PORTH
Fisiopatologia

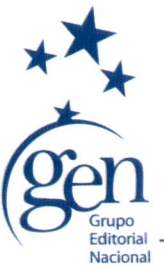

O GEN | Grupo Editorial Nacional – maior plataforma editorial brasileira no segmento científico, técnico e profissional – publica conteúdos nas áreas de ciências da saúde, exatas, humanas, jurídicas e sociais aplicadas, além de prover serviços direcionados à educação continuada e à preparação para concursos.

As editoras que integram o GEN, das mais respeitadas no mercado editorial, construíram catálogos inigualáveis, com obras decisivas para a formação acadêmica e o aperfeiçoamento de várias gerações de profissionais e estudantes, tendo se tornado sinônimo de qualidade e seriedade.

A missão do GEN e dos núcleos de conteúdo que o compõem é prover a melhor informação científica e distribuí-la de maneira flexível e conveniente, a preços justos, gerando benefícios e servindo a autores, docentes, livreiros, funcionários, colaboradores e acionistas.

Nosso comportamento ético incondicional e nossa responsabilidade social e ambiental são reforçados pela natureza educacional de nossa atividade e dão sustentabilidade ao crescimento contínuo e à rentabilidade do grupo.

PORTH
Fisiopatologia

Tommie L. Norris, DNS, RN
AACN Leadership for Academic Nursing Fellow
Dean, School of Nursing
Miami Dade College
Miami, Florida

Revisão Técnica da Edição em Inglês
Rupa Lalchandani Tuan, PhD
Assistant Professor
Notre Dame de Namur University
Belmont, California

Tradução
Maria de Fátima Azevedo
Sylvia Werdmüller von Elgg Roberto

Revisão Técnica
Isabel Cruz
Doutora em Enfermagem pela Universidade de São Paulo (USP).
Professora Titular da Faculdade de Enfermagem da
Universidade Federal Fluminense (UFF).

10ª edição

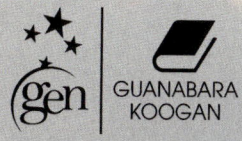

- A autora deste livro e a editora empenharam seus melhores esforços para assegurar que as informações e os procedimentos apresentados no texto estejam em acordo com os padrões aceitos à época da publicação, *e todos os dados foram atualizados pela autora até a data do fechamento do livro.* Entretanto, tendo em conta a evolução das ciências, as atualizações legislativas, as mudanças regulamentares governamentais e o constante fluxo de novas informações sobre os temas que constam do livro, recomendamos enfaticamente que os leitores consultem sempre outras fontes fidedignas, de modo a se certificarem de que as informações contidas no texto estão corretas e de que não houve alterações nas recomendações ou na legislação regulamentadora.

- Data do fechamento do livro: 26/02/2021

- A autora e a editora envidaram todos os esforços no sentido de se certificarem de que a escolha e a posologia dos medicamentos apresentados neste compêndio estivessem em conformidade com as recomendações atuais e com a prática em vigor na época da publicação. Entretanto, em vista da pesquisa constante, das modificações nas normas governamentais e do fluxo contínuo de informações em relação à terapia e às reações medicamentosas, o leitor é aconselhado a checar a bula de cada fármaco para qualquer alteração nas indicações e posologias, assim como para maiores cuidados e precauções. Isso é particularmente importante quando o agente recomendado é novo ou utilizado com pouca frequência.

- A autora e a editora se empenharam para citar adequadamente e dar o devido crédito a todos os detentores de direitos autorais de qualquer material utilizado neste livro, dispondo-se a possíveis acertos posteriores caso, inadvertida e involuntariamente, a identificação de algum deles tenha sido omitida.

- **Atendimento ao cliente: (11) 5080-0751 | faleconosco@grupogen.com.br**

- Traduzido de:
  PORTH'S PATHOPHYSIOLOGY: CONCEPTS OF ALTERED HEALTH STATES, TENTH EDITION
  Copyright © 2019 Wolters Kluwer
  All rights reserved.
  2001 Market Street
  Philadelphia, PA 19103 USA
  LWW.com
  Published by arrangement with Lippincott Williams & Wilkins, Inc., USA.
  Lippincott Williams & Wilkins/Wolters Kluwer Health did not participate in the translation of this title.
  ISBN: 978-1-4963-7755-5

- Direitos exclusivos para a língua portuguesa
  Copyright © 2021 by
  EDITORA GUANABARA KOOGAN LTDA.
  Uma editora integrante do GEN | Grupo Editorial Nacional
  Travessa do Ouvidor, 11
  Rio de Janeiro – RJ – CEP 20040-040
  www.grupogen.com.br

- Reservados todos os direitos. É proibida a duplicação ou reprodução deste volume, no todo ou em parte, em quaisquer formas ou por quaisquer meios (eletrônico, mecânico, gravação, fotocópia, distribuição pela Internet ou outros), sem permissão, por escrito, da Editora Guanabara Koogan Ltda.

- Adaptação de capa: Bruno Sales

- Editoração eletrônica: Anthares

- Ficha catalográfica

CIP-BRASIL. CATALOGAÇÃO NA PUBLICAÇÃO
SINDICATO NACIONAL DOS EDITORES DE LIVROS, RJ

N772p
10. ed.

Norris, Tommie L.
 Porth fisiopatologia / Tommie L. Norris ; revisão técnica da edição em inglês Rupa Lalchandani Tuan ; tradução Maria de Fátima Azevedo, Sylvia Werdmüller von Elgg Roberto ; revisão técnica Isabel Cruz. - 10. ed. - Rio de Janeiro : Guanabara Koogan, 2021.
 1552 p. : il. ; 28 cm.

 Tradução de: Porth's pathophysiology
 Apêndice
 Inclui bibliografia e índice
 ISBN 978-85-277-3743-2

 1. Fisiopatologia. 2. Fisiologia humana. 3. Clínica médica. 4. Diagnóstico. I. Tuan, Rupa Lalchandani. II. Azevedo, Maria de Fátima. III. Roberto, Sylvia Werdmüller von Elgg. IV. Cruz, Isabel. V. Título.

21-68714 CDD: 616.047
         CDU: 616:612

Camila Donis Hartmann - Bibliotecária - CRB-7/6472

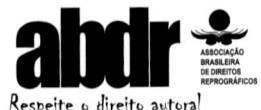

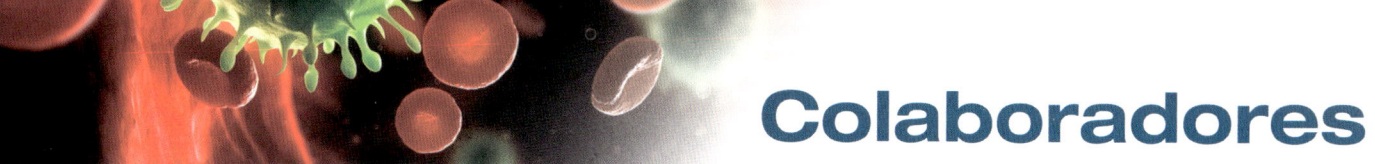

Colaboradores

Colaboradores da décima edição

Sawsan Abuhammad, PhD
Assistant Professor, Maternal and Child Health
Jordan University of Science and Technology
Irbid, Jordan
Capítulo 42: Estrutura e Função do Sistema Geniturinário Masculino

Maeghan Arnold, MNSc, APRN, AGACNP-BC
Clinical Instructor
College of Nursing, Practice Department
University of Arkansas for Medical Sciences
Little Rock, Arkansas
Capítulo 20: Distúrbios das Funções Auditiva e Vestibular

Michele R. Arwood, DNP, MSN, BSN, CNS-BC, NE-BC, CJCP
System Director, Quality and Accreditation
Baptist Memorial Health Care Corporation
Memphis, Tennessee
Capítulo 8: Desequilíbrios Hidreletrolíticos e Acidobásicos
Capítulo 29: Estrutura e Função do Sistema Respiratório

Trina Barrett, DNP, RN, CNE, CCRN
Assistant Professor
College of Nursing
University of Tennessee Health Science Center
Memphis, Tennessee
Capítulo 3: Adaptação, Lesão e Morte Celulares

Cynthia Bautista, PhD, CCRN, SCRN, CCNS, ACNS-BC, FNCS
Associate Professor
Marion Peckham Egan School of Nursing and Health Studies
Fairfield University
Fairfield, Connecticut
Capítulo 13: Organização e Controle da Função Neurológica
Capítulo 14: Função Somatossensorial, Dor, Cefaleia e Regulação da Temperatura
Capítulo 15: Distúrbios da Função Motora
Capítulo 16: Distúrbios da Função Encefálica

Hallie Bensinger, DNP, APN, FNP-BC
Kaplan Nurse Consultant
New York, New York
Capítulo 44: Estrutura e Função do Sistema Genital Feminino
Capítulo 45: Doenças do Sistema Genital Feminino

Jami S. Brown, DHEd, RN, CNN
Assistant Professor
College of Nursing
University of Tennessee Health Science Center
Memphis, Tennessee
Capítulo 34: Lesão Renal Aguda e Doença Renal Crônica

Melissa Brown, MS, RN
Instructional Academic Staff
College of Nursing
University of Wisconsin–Milwaukee
Milwaukee, Wisconsin
Capítulo 43: Distúrbios do Sistema Reprodutor Masculino

Jacqueline Rosenjack Burchum, DNSc, FNP-BC, CNE
Associate Professor
College of Nursing
University of Tennessee Health Science Center
Memphis, Tennessee
Capítulo 21: Células Sanguíneas e Sistema Hematopoético
Capítulo 23: Distúrbios das Hemácias

Kathy Diane Butler, DNP, APRN, FNP/GNP-BC, NP-C
Clinical Associate Professor
College of Nursing
University of Memphis
Memphis, Tennessee
Capítulo 49: Distúrbios da Função Musculoesquelética | Distúrbios do Desenvolvimento e Metabólicos, Intolerância à Atividade e Fadiga

Freddy W. Cao, MD, PhD
Clinical Associate Professor
College of Nursing
University of Wisconsin–Milwaukee
Milwaukee, Wisconsin
Capítulo 36: Estrutura e Função do Sistema Digestório
Capítulo 37: Distúrbios da Função Gastrintestinal
Capítulo 38: Distúrbios das Funções do Sistema Hepatobiliar e do Pâncreas Exócrino

Jaclyn Conelius, PhD, FNP-BC, FHRS
Associate Professor & FNP Track Coordinator
Marion Peckham Egan School of Nursing & Health Studies
Fairfield University
Fairfield, Connecticut
Capítulo 28: Distúrbios da Condução e do Ritmo Cardíacos

Herodotos Ellinas, MD, FAAP/FACP
Associate Professor, Department of Anesthesiology
Residency Program Director
Medical College of Wisconsin
Milwaukee, Wisconsin
Capítulo 27: Distúrbios da Função Cardíaca, Insuficiência Cardíaca e Choque Circulatório

Deena Garner, DNP, RN
Clinical Instructor
College of Nursing, Practice Department
University of Arkansas for Medical Sciences
Little Rock, Arkansas
Capítulo 20: Distúrbios das Funções Auditiva e Vestibular

Sandeep Gopalakrishnan, PhD
Assistant Professor
College of Nursing
University of Wisconsin–Milwaukee
Milwaukee, Wisconsin
Capítulo 7: Estresse e Adaptação
Capítulo 9: Inflamação, Reparo de Tecidos e Cicatrização de Feridas
Capítulo 12: Distúrbios da Resposta Imunológica, inclusive HIV/AIDS

Lisa Hight, EdD
Professor of Biology
General Education – Biomedical Sciences – Biology
Baptist College of Health Sciences
Memphis, Tennessee
Capítulo 51: Estrutura e Função da Pele
Capítulo 52: Distúrbios da Integridade e da Função da Pele

Deborah L. Hopla, DNP, APRN-BC, FAANP
Associate Professor
Director MSN/FNP and DNP Programs
Amy V. Cockcroft Leadership Fellow
Department of Nursing
School of Health Sciences
Francis Marion University
Florence, South Carolina
Capítulo 46: Infecções Sexualmente Transmissíveis

Teresa Kessler, PhD, RN, ACNS-BC, CNE
Professor, Kreft Endowed Chair for the Advancement of Nursing Science
College of Nursing and Health Professions
Valparaiso University
Valparaiso, Indiana
Capítulo 8: Desequilíbrios Hidreletrolíticos e Acidobásicos

Christine Paquin Kurtz, DNP
Associate Professor
Nursing and Health Professions
Valparaiso University – College of Nursing
Valparaiso, Indiana
Capítulo 17: Sono e Transtornos do Sono-Vigília

Elizabeth M. Long, DNP, APRN-BC, CNS
Assistant Professor
School of Nursing
Lamar University
Beaumont, Texas
Capítulo 18: Transtornos do Pensamento, das Emoções e da Memória

Tracy McClinton, DNP, AG-ACNP, BC
Assistant Professor
College of Nursing
University of Tennessee Health Science Center
Memphis, Tennessee
Capítulo 30: Infecções, Neoplasias e Doenças Infantis do Sistema Respiratório
Capítulo 31: Distúrbios de Ventilação e da Troca Gasosa

Linda C. Mefford, PhD, MSN, APRN, NNP-BC, RNC-NIC
Associate Professor of Nursing
Lansing School of Nursing and Clinical Sciences
Bellarmine University
Louisville, Kentucky
Capítulo 26: Distúrbios do Fluxo Sanguíneo e Regulação da Pressão Arterial
Capítulo 32: Estrutura e Função Renais
Capítulo 33: Distúrbios da Função Renal
Capítulo 40: Mecanismos de Controle Endócrino
Capítulo 41: Distúrbios do Controle Endócrino do Crescimento e do Metabolismo

Sarah Morgan, PhD, RN
Clinical Associate Professor
College of Nursing
University of Wisconsin–Milwaukee
Milwaukee, Wisconsin
Capítulo 47: Estrutura e Função do Sistema Musculoesquelético
Capítulo 48: Distúrbios da Função Musculoesquelética | Traumatismo, Infecção e Neoplasias
Capítulo 50: Distúrbios da Função Musculoesquelética | Doenças Reumáticas

Nancy A. Moriber, PhD, MSN, BSN, CRNA, APRN
Assistant Professor
School of Nursing; Nurse Anesthesia
Fairfield University
Fairfield, Connecticut
Capítulo 11: Imunidades Inata e Adaptativa

Emma Murray, DNP, APRN, ACNP-BC
Assistant Professor
College of Nursing
University of Tennessee Health Science Center
Memphis, Tennessee

Capítulo 30: Infecções, Neoplasias e Doenças Infantis do Sistema Respiratório
Capítulo 31: Distúrbios de Ventilação e da Troca Gasosa

Cheryl Neudauer, PhD, MEd
Faculty
Department of Biology
Minneapolis Community and Technical College
Minneapolis, Minnesota
Capítulo 2: Características das Células e dos Tecidos

Stephanie Nikbakht, DNP, PPCNP-BC
Assistant Professor
College of Nursing
University of Tennessee Health Science Center
PNP, Division of Genetics
Le Bonheur Children's Hospital
Memphis, Tennessee
Capítulo 30: Infecções, Neoplasias e Doenças Infantis do Sistema Respiratório

Alyssa Norris, MS, RD, LDN, CLC
Clinical Dietitian II
Nutrition Therapy
Le Bonheur Children's Hospital
Memphis, Tennessee
Capítulo 39: Alterações do Estado Nutricional

Keevia Porter, DNP, NP-C
Assistant Professor
College of Nursing
University of Tennessee Health Science Center
Memphis, Tennessee
Capítulo 35: Doenças da Bexiga e das Vias Urinárias Inferiores

Michelle Rickard, DNP, CPNP-AC
Assistant Professor
College of Nursing
University of Tennessee Health Science Center
Memphis, Tennessee
Capítulo 6: Neoplasias

Archie Sims, MSN
Nurse Practitioner
Hospitalist
Palmetto Health Tuomey
Sumter, South Carolina
Capítulo 1: Conceitos de Saúde e Doença

Diane Smith, DNP, FNP-BC
Clinical Professor
University of Wisconsin–Milwaukee
Milwaukee, Wisconsin
Capítulo 19: Distúrbios da Visão

Ansley Grimes Stanfill, PhD, RN
Assistant Professor
College of Nursing
University of Tennessee Health Science Center
Memphis, Tennessee
Capítulo 4: Controle Genético da Função Celular e Herança
Capítulo 5: Doenças Genéticas e Congênitas

Sharon Stevenson, DNP, APRN, PPCNP-BC
Clinical Assistant Professor
College of Nursing, Practice Department
University of Arkansas for Medical Sciences
Little Rock, Arkansas
Capítulo 20: Distúrbios das Funções Auditiva e Vestibular

James Mark Tanner, DNP, RN
Assistant Clinical Professor
BSN Program Director
UAMS College of Nursing
University of Arkansas for Medical Sciences
Little Rock, Arkansas
Capítulo 25: Estrutura e Função do Sistema Cardiovascular

Janet Tucker, PhD, RNC-OB
Assistant Professor
Loewenberg College of Nursing
University of Memphis
Memphis, Tennessee
Capítulo 39: Alterações do Estado Nutricional

Reba A. Umberger, PhD, RN, CCRN-K
Assistant Professor
College of Nursing
University of Tennessee Health Science Center
Memphis, Tennessee
Capítulo 10: Mecanismos de Doenças Infecciosas
Capítulo 32: Estrutura e Função Renais
Capítulo 33: Distúrbios da Função Renal

Melody Waller, PhD, RN
Assistant Professor
College of Nursing
University of Tennessee Health Science Center
Memphis, Tennessee
Capítulo 44: Estrutura e Função do Sistema Genital Feminino
Capítulo 45: Doenças do Sistema Genital Feminino

Paige Wimberley, PhD, APRN, CNS-BC, CNE
Associate Professor
College of Nursing and Health Professions
Arkansas State University
Jonesboro, Arkansas
Capítulo 22: Distúrbios da Hemostasia
Capítulo 24: Distúrbios dos Leucócitos e dos Tecidos Linfoides

Sachin Yende, MD, MS
Professor
Department of Critical Care Medicine and Clinical and Translational Sciences

University of Pittsburgh
Pittsburgh, Pennsylvania
Capítulo 10: Mecanismos de Doenças Infecciosas

Colaboradores da nona edição

Cynthia Bautista, PhD, RN, CNRN, CCNS, ACNS-BC
Neuroscience Clinical Nurse Specialist
Yale New Haven Hospital
New Haven, Connecticut
(Capítulos 17, 18, 19, 20)

Jaclyn Conelius, PhD, APRN, FNP-BC
Assistant Professor
Fairfield University School of Nursing
Fairfield, Connecticut
(Capítulos 29, 30, 31, 32, 33, 34)

Sally O. Gerard, DNP, RN, CDE
Assistant Professor of Nursing and Coordinator, Nursing Leadership Track
Fairfield University School of Nursing
Fairfield, Connecticut
(Capítulos 48, 50)

Lisa Grossman, MD, MPH
Administrative Chief Resident
Obstetrics/Gynecology
Columbia University Medical Center
New York, New York
(Capítulos 6, 7, 53, 54, 55)

Theresa Kessler, PhD, RN, ACNS-BC, CNE
Professor
Valparaiso University
Valparaiso, Indiana
(Capítulos 21, 40)

Melissa Kramps, DNP, APRN
Nurse Practitioner
Memory Disorders Center
New York, New York
(Capítulo 3)

Zachary Krom, MSN, RN, CCRN
Service Line Educator: Adult Surgery
Yale New Haven Hospital
New Haven, Connecticut
(Capítulos 44, 45, 46)

Christine Kurtz, DNP, PMHCNS-BC
Adjunct Assistant Professor
Valparaiso University College of Nursing
Valparaiso, Indiana
(Capítulo 21)

Jessie Moore, MS, APRN
Program Coordinator, Weight Loss Surgery
Yale New Haven Hospital – Saint Raphael Campus
New Haven, Connecticut
(Capítulo 47)

Nancy A. Moriber, PhD, CRNA, APRN
Visiting Assistant Professor and Director, Nurse Anesthesia Track
Fairfield University School of Nursing
Fairfield, Connecticut
(Capítulos 13, 15)

Martha Burke O'Brien, MS, ANP-BC, APRN
Director of Student Health Services
Trinity College
Hartford, Connecticut
(Capítulo 23)

Eileen O'Shea, PhD
Assistant Professor
Fairfield University School of Nursing
Fairfield, Connecticut
(Capítulo 2)

Kathleen Wheeler, PhD, APRN, PMHNP-BC, FAAN
Professor
Fairfield University School of Nursing
Fairfield, Connecticut
(Capítulo 22)

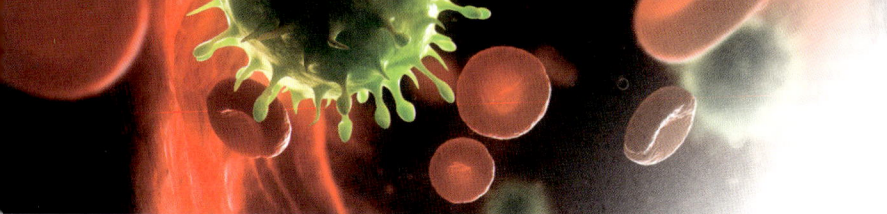

Revisores

Brittny Chabalowski, RN, MSN, CEN, CNE, CHSE
Program Director
University of South Florida College of Nursing
Tampa, Florida

Susan Dentel
Professional Faculty
Washtenaw Community College
Ann Arbor, Michigan

Dr. Christi Jo Emerson, EdD, MSN, RN
Associate Professor
University of Mary Hardin-Baylor
Belton, Texas

Jill Guttormson, RN
Assistant Professor
Marquette University
Milwaukee, Wisconsin

Gina Hale, PhD, RN, CNE
Director of Recruitment and Retention
Lamar University
Beaumont, Texas

Lori Juza, RN, MSN
Instructor
Northeast Wisconsin Technical College
Green Bay, Wisconsin

Leslie Reifel, RN, MSN, CPNP, CNE
Associate Professor
Sentara College of Health Sciences
Chesapeake, Virginia

Michelle Roa, PhD, RN
Dean of Academic Affairs/Nursing
Good Samaritan College of Nursing and Health Science
Cincinnati, Ohio

Scott Seamans
Lecturer
Penn State University
Centre County, Pennsylvania

Jennifer Sofie, DNP, FNP-C, ANP-BC, RN
Associate Clinical Professor
Montana State University in Bozeman
Bozeman, Montana

Rupa Lalchandani Tuan, PhD
Assistant Professor
Notre Dame de Namur University
Belmont, California

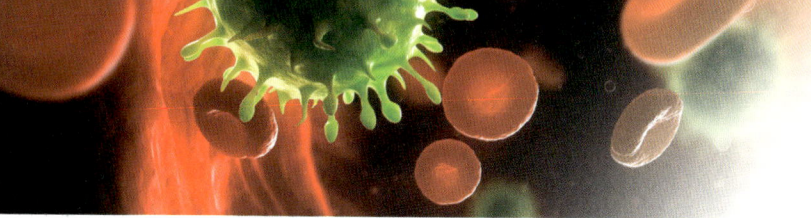

Prefácio

Desde sua primeira edição, em 1982, *Porth | Fisiopatologia* ganhou notoriedade e se tornou uma fonte de consulta confiável e definitiva para estudantes, instrutores e profissionais da área da saúde. O objetivo desta edição foi desenvolver um livro-texto atualizado, preciso e abrangente, apresentado de forma lógica. Este livro foi escrito com a intenção de tornar o assunto "fisiopatologia" empolgante, relacionando o funcionamento normal do corpo às alterações fisiológicas resultantes da doença e abordando a notável capacidade do corpo de compensar os sinais e os sintomas da enfermidade.

Embora a perspectiva e os objetivos do livro permaneçam consistentes, esta edição considera os numerosos avanços tecnológicos que permitiram aos profissionais de saúde estabelecerem o diagnóstico mais precocemente e com maior acurácia. Colaboradores do mundo inteiro e de diversas disciplinas forneceram o conhecimento que possibilitou tornar a informação aplicável a um público amplo. Uma base sólida em fisiopatologia é essencial para dar aos médicos as ferramentas de raciocínio clínico para a análise crítica de casos complexos de pacientes – tantos os casos comuns quanto os raros.

Este texto enfoca a base científica que sustenta os componentes da prática dos profissionais de saúde. A informação baseada em evidências obtida do livro fornece aos profissionais conhecimento para uma tomada de decisão clínica efetiva no contexto de uma profissão dinâmica.

Uma organização conceitual holística emprega os sistemas corporais como uma estrutura organizacional e mostra como os sistemas estão inter-relacionados. A seleção do conteúdo baseou-se em causas de morbidade e mortalidade comuns ao longo do tempo de vida esperado, incluindo os últimos avanços ocorridos nos campos de genética, epigenética, imunologia, microbiologia e biologia molecular. Os conceitos são apresentados de maneira lógica e compreensível para os estudantes. Um dos objetivos da nova edição é fornecer a informação decisiva necessária à compreensão das alterações médicas complexas e, ao mesmo tempo, transmitir o conteúdo em um formato acessível ao leitor. Os capítulos estão dispostos de modo que conceitos fundamentais, como adaptação celular, inflamação e reparo, controle genético da função celular e herança e processos imunológicos, apareçam nos capítulos iniciais, antes das discussões específicas sobre estados patológicos específicos.

Entre os pontos fortes comprovados do livro estão os capítulos expandidos sobre saúde e doença; nutrição; sono e transtornos do sono; pediatria; gerontologia; e transtornos do pensamento, da emoção e do humor. Os avanços ocorridos na assistência médica são apresentados por meio da inclusão de estudos internacionais, diretrizes da Organização Mundial da Saúde, padrões atualizados e variáveis médicas de diversas populações.

ORGANIZAÇÃO

As partes do livro identificam áreas amplas do conhecimento, como as alterações no sistema circulatório. Muitas partes têm um capítulo introdutório com informações essenciais acerca da estrutura e da função dos sistemas corporais discutidos na parte. Cada um desses capítulos fornece as bases para a compressão do conteúdo de fisiopatologia apresentado nos capítulos subsequentes.

CARACTERÍSTICAS DO LIVRO

Para ajudar você a dominar o conteúdo essencial, este livro inclui as características especiais descritas a seguir.

Estudos de caso

Cada unidade é aberta por estudo de caso que introduz a história e os sintomas do paciente. Ao longo de alguns capítulos da parte correspondente, informações adicionais vão sendo incluídas ao caso, à medida que se relacionam com o assunto apresentado, fornecendo aos estudantes um exemplo de aplicação do conteúdo na vida real.

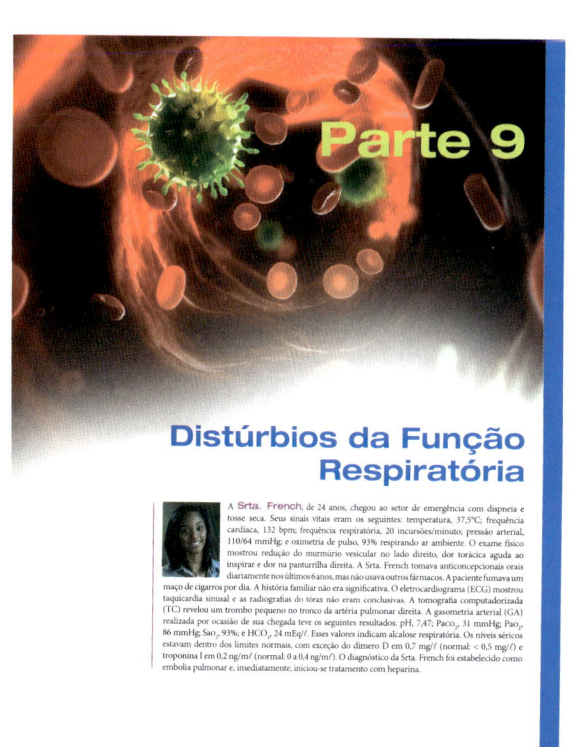

Objetivos

Os objetivos aparecem no início de cada seção para direcionar seu estudo. Após concluir cada uma das áreas de conteúdo, pode ser desejável retornar e garantir que cada objetivo tenha sido alcançado.

LESÃO E MORTE CELULARES

Depois de concluir esta seção, o leitor deverá ser capaz de:

- Descrever os mecanismos pelos quais agentes físicos, como traumatismo contuso, forças elétricas e extremos de temperatura, produzem lesão celular
- Diferenciar os efeitos de radiações ionizantes e não ionizantes em termos de sua capacidade de causar lesão celular
- Nomear os mecanismos e manifestações de lesão celular associados a envenenamento por chumbo
- Relacionar a formação de radicais livres e estresse oxidativo com lesão e morte celulares.

Palavras-chave e glossário

Para qualquer profissional, é essencial usar e compreender o vocabulário específico de sua profissão. Ao longo de todo o livro, você encontrará palavras-chave destacadas na cor violeta, indicando termos importantes para o aprendizado (e as ideias a elas associadas). O livro apresenta ainda um glossário para auxiliar você a expandir seu vocabulário e melhorar a sua compreensão acerca do conteúdo lido. O glossário contém definições concisas de termos encontrados com frequência. Caso esteja inseguro quanto ao significado de uma palavra, consulte o glossário na parte final do livro antes de prosseguir.

Normalmente, o sono e a vigília ocorrem de maneira cíclica, integrados no dia solar de 24 h que alterna claridade e escuridão. O termo **circadiano**, do latim *circa* ("sobre") e *dies* ("dia"), é empregado para descrever esses ritmos diários de 24 h. A função do sistema de tempo circadiano é proporcionar uma organização temporal para os processos fisiológicos e comportamentos como um meio de promover a adaptação eficaz ao ambiente. No nível comportamental, isso é expresso em ciclos regulares de sono e de vigília e funções orgânicas, como a regulação da temperatura e a secreção hormonal com base nas alterações do dia solar de 24 h.

Boxes

Os boxes são usados ao longo do texto para resumir e destacar informações importantes.

Conceitos fundamentais

Um modo de aprender consiste em focar nos conceitos ou nas ideias principais, em vez de tentar memorizar vários fragmentos de informação relacionados ou não. Os profissionais de saúde devem aplicar esses conceitos em uma situação clínica real, o que exige a compreensão da etiologia subjacente, da histologia, dos sintomas, dos fatores de risco e das características marcantes de uma doença em particular. Como você provavelmente já percebeu, é impossível memorizar tudo o que está contido em um capítulo ou seção do livro. Seu cérebro não só tem dificuldade de tentar descobrir onde armazenar todas as diferentes informações, como também não sabe o que fazer para recuperá-las quando você precisa delas. O mais importante é que o conteúdo memorizado nunca ou raramente pode ser aplicado de forma direta a uma situação clínica real. Os boxes "conceitos fundamentais" orientam você a identificar os conceitos ou as ideias principais que constituem a base para a verdadeira compreensão dos conteúdos mais importantes. Quando você compreender os conceitos apresentados nesses boxes, terá uma estrutura para se recordar e usar as informações fornecidas no texto.

Conceitos fundamentais

Funções da pele

- A pele impede os líquidos corporais de deixarem o corpo, protege o corpo contra agentes ambientais potencialmente nocivos e serve como uma área de troca de calor. Além disso, as células do sistema imune da pele fornecem proteção contra microrganismos invasores
- Os receptores da pele transmitem as sensações de tato, pressão, temperatura e dor para o sistema nervoso central para a localização e discriminação.

Resumo

Os boxes "Resumo" aparecem no fim de cada seção principal, trazendo uma revisão e um reforço do conteúdo abordado. Use os resumos para assegurar que compreendeu tudo que leu.

RESUMO

A adaptação fisiológica e psicológica envolve a capacidade de manter a constância do meio interno (homeostasia) e do comportamento diante de uma ampla gama de alterações nos meios interno e externo. Isso envolve sistemas de controle e *feedback* negativo que regulam a função celular, controlam os processos vitais, regulam o comportamento e integram a função dos diferentes sistemas corporais.

Compreenda

Os boxes "Compreenda" enfocam os fenômenos e os processos fisiológicos que constituem a base para compreensão dos distúrbios apresentados no livro. Esse recurso fragmenta em partes um processo ou fenômeno e o apresenta de maneira sequencial, fornecendo uma noção de como os processos patológicos podem muitas vezes interromper essa sequência.

Compreenda Hemodinâmica do fluxo sanguíneo (continuação)

Raio do vaso

Além da pressão e da resistência, a taxa de fluxo sanguíneo através de um vaso é afetada pela quarta potência do seu raio (o valor do raio multiplicado por si mesmo quatro vezes). Assim, o fluxo sanguíneo no vaso B com um raio de 2 mm será 16 vezes maior do que no vaso A com raio de 1 mm.

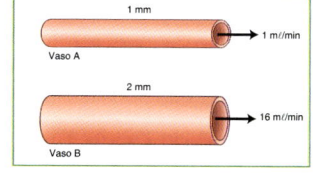

Área transversal e velocidade do fluxo

A velocidade do movimento anterógrado do sangue é afetada pela área transversal de um vaso sanguíneo. À medida que a área transversal de um vaso aumenta (seções 1 e 3), o sangue precisa fluir lateralmente, bem como para a frente, de modo a preencher a área aumentada. Como resultado, a velocidade anterógrada média diminui. Em contraste, quando a área transversal diminuiu (seção 2), o fluxo lateral é reduzido e a velocidade anterógrada média aumenta.

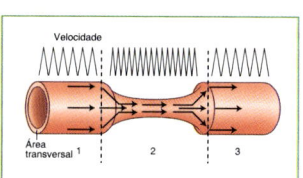

Considerações geriátricas e considerações pediátricas

Os boxes "considerações geriátricas" e "considerações pediátricas" no fim de cada capítulo demonstram como o conteúdo abordado no capítulo se reflete nessas duas populações. Destacam as variações que podem ser atribuídas à idade – por exemplo, a imaturidade do sistema imune dos neonatos e a diminuição da ação fagocítica em idosos, condições capazes de aumentar o risco de doença.

CONSIDERAÇÕES GERIÁTRICAS

- Os valores de hematócrito, em homens e mulheres, são mais baixos após os 60 anos de idade por causa da diminuição da produção de eritrócitos pela medula óssea, resultando em fadiga[19]
- Nos adultos mais idosos, o distúrbio mais comum do sistema hematológico é anemia, que pode ser atribuída à diminuição da produção de eritrócitos e infecções ou doenças crônicas[20]
- Anemia nos adultos mais velhos deve ser investigada; nunca é normal[20]
- Deficiências nutricionais resultam em alterações nos eritrócitos. Deficiências de folato, vitamina B_{12} (anemia perniciosa) e vitamina C são mais comuns em adultos mais velhos por causa da alteração da absorção, interferência de medicamentos e má absorção.[20]

CONSIDERAÇÕES PEDIÁTRICAS

- As crianças correm risco de contrair doenças infecciosas porque seu sistema imunológico ainda está em desenvolvimento e elas tendem a colocar mãos e objetos potencialmente infectados na boca[48]
- Vacinas, tanto novas como antigas, promoveram redução significativa do número e da gravidade de infecções[48]
- Creches e escolas são frequentadas por muitas pessoas e as crianças correm risco de entrar em contato com agentes infecciosos[48]
- Erupção cutânea é uma manifestação comum em muitas infecções e dificulta a identificação do agente causal. Uma descrição meticulosa feita pelo responsável pela criança é crucial para a avaliação[48]
- Embora a maioria das infecções em crianças se manifeste com febre, recém-nascidos podem apresentar hipotermia e algumas crianças não ficam febris.[49]

Tabelas e quadros

As tabelas e os quadros são projetados para apresentar informações complexas em um formato que as torne mais significativas e fáceis de lembrar. As tabelas, com duas ou mais colunas, frequentemente são usadas para comparar ou contrastar informação. Os quadros, com uma única coluna, são usados para resumir informação.

Tabela 20.1 Doenças comuns que afetam o sistema vestibular.

Tipo de doença	Patologia
Neuroma acústico	Tumor ou tumor não cancerígeno no nervo vestibulococlear
Vertigem posicional paroxística benigna (VPPB)	Transtorno de otólitos
Labirintite	Infecção viral ou bacteriana aguda das vias vestibulares
Enxaqueca vestibular	Tontura ou vertigem com ou sem dor de cabeça; relacionada com o neurotransmissor serotonina

Quadro 41.1 Causas de hipopituitarismo.

- Tumores e lesões em massa: adenomas hipofisários, cistos, câncer metastático e outras lesões
- Cirurgia ou radioterapia hipofisária
- Lesões infiltrativas e infecções: hemocromatose e hipofisite linfocítica
- Síndrome da sela vazia: alargamento da sela turca não totalmente preenchido por tecido hipofisário
- Distúrbios hipotalâmicos: tumores e lesões em massa (p. ex., craniofaringeomas e malignidades metastáticas), radioterapia hipotalâmica, lesões infiltrativas (p. ex., sarcoidose), traumatismo e infecções

Ilustrações e fotos

As ilustrações detalhadas e coloridas o ajudarão a construir uma imagem mental do conteúdo apresentado. Cada desenho foi desenvolvido para respaldar as ideias contidas no texto. Algumas ilustrações têm a finalidade de ajudá-lo a imaginar as complexas interações entre os diversos fenômenos envolvidos no desenvolvimento de uma doença; outras podem ajudá-lo a visualizar a função normal ou a compreender os mecanismos que permitem aos processos patológicos exercer seus efeitos. Ademais, as fotografias fornecem uma visão realista de lesões e processos patológicos selecionados.

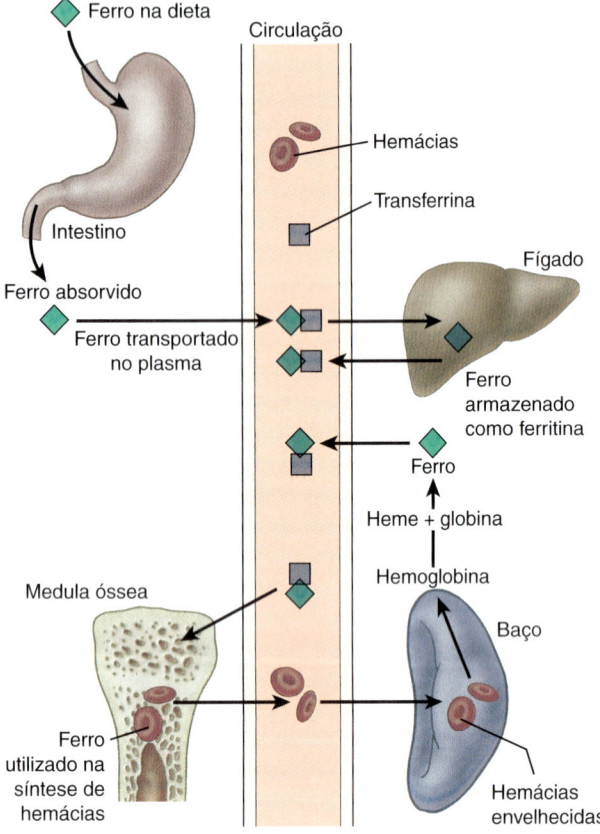

Figura 23.3 • Representação esquemática do ciclo do ferro, incluindo sua absorção pelo aparelho gastrintestinal, transporte na corrente sanguínea, armazenamento no fígado, reciclagem de hemácias envelhecidas destruídas no baço e utilização na síntese de hemácias ocorrida na medula óssea.

Alertas de domínio do conceito

Os "Alertas de domínio do conceito" esclarecem conceitos de enfermagem fundamentais para melhorar a compreensão do leitor acerca de tópicos potencialmente confusos, conforme identificados pelo *Misconception Alerts* do *Lippincott's Adaptative Learning Powered by prepU*.

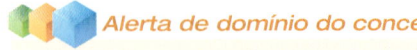 **Alerta de domínio do conceito**

A eletricidade na desfibrilação não sincronizada despolariza todo o coração, interrompendo o ritmo caótico e possibilitando que o nó SA assuma o controle.

Aprendizado interativo

As ferramentas de aprendizado interativo disponíveis *online* enriquecem o aprendizado e são identificadas com ícones ao longo do livro.

- "Conceitos em ação" aborda os conceitos fisiológicos e fisiopatológicos, explicando, por meio de animações em inglês, aqueles de difícil compreensão.

Exercícios de revisão

Os exercícios de revisão apresentados no fim de cada capítulo são projetados para ajudar você a memorizar o conteúdo e a verificar seus conhecimentos. Se não conseguir responder uma questão, releia a seção no capítulo.

> ### Exercícios de revisão
>
> 1. Uma mulher de 75 anos com história de insuficiência cardíaca congestiva chegou à clínica queixando-se de fadiga. A frequência cardíaca era de 121 bpm e o ritmo estava irregular.
>   a. Que tipo de arritmia essa paciente poderia ter? O que você poderia encontrar se fizesse um ECG?
>   b. Qual é a causa desse problema?
>   c. Qual seria a causa da fadiga dessa paciente?
>   d. Quais são algumas preocupações associadas a esse tipo de arritmia?
> 2. Um homem de 45 anos chegou ao setor de urgência queixando-se de desconforto torácico, dispneia e mal-estar geral. Você avalia seus sinais vitais e constata a temperatura de 37,5°C, pressão arterial de 180/90, frequência de pulso de 90 bpm e ligeiramente irregular e frequência respiratória de 26. Você fez um ECG e o exame das derivações anteriores mostrou que o paciente apresentava um episódio de isquemia.
>   a. Você instalou o monitor cardíaco e observou que o ritmo cardíaco do paciente era sinusal normal, mas que ele apresentava extrassístoles frequentes com mais de 0,10 s de duração. De qual tipo de contração prematura você suspeitaria nesse caso?
>   b. Como você esperaria que estivesse o pulso do paciente?
>   c. Qual seria a etiologia dessa arritmia? Como ela poderia ser tratada?

Apêndice

O Apêndice "Valores Laboratoriais" fornece acesso rápido aos valores normais de muitos exames de laboratório, além de uma descrição dos prefixos, símbolos e fatores (p. ex., micro, μ, 10^{-6}) usados para descrever esses valores. Conhecer os valores normais pode ajudá-lo a identificar valores anormais.

AGRADECIMENTOS

A história do texto que compõe este livro é rica e seria um descuido de minha parte não agradecer à organizadora original, Dra. Carol Porth, autora da abordagem "enfermeiro-fisiologista", marca registrada deste livro; esta obra é construída com base nas ideias dela.

O conhecimento dos colaboradores, tanto dos atuais como dos anteriores, mantém o livro na vanguarda dos avanços científicos e médicos. A atenção deles para com os detalhes e o desejo de compartilhar informação atual, relevante e essencial deve ser aplaudida. Para a 10ª edição, vários capítulos foram mesclados de modo a aprimorar o fluxo do conteúdo, o que exigiu tempo e talento extra dos colaboradores.

Meus agradecimentos também a Dra. Rupa Lalchandani Tuan, por sua diligência em garantir a acurácia da informação contida nesta obra.

Gostaria de agradecer a Kelly Squazzo, editora executiva, por possibilitar que eu me tornasse a organizadora deste projeto. Muito obrigado a Meredith Brittain, editora de desenvolvimento sênior, por suas numerosas sugestões, revisões e lembretes referentes aos prazos. Agradeço também a Tim Rinehart, que acompanhou nosso progresso e incentivou os colaboradores a submeterem seus capítulos, mantendo toda a equipe sempre informada.

Gostaria de agradecer igualmente aos meus colegas, com quem compartilhei meu entusiasmo. Por fim, agradeço minha família pela compreensão quando dediquei boa parte do meu tempo ao projeto e por partilhar minha empolgação sobre o impacto que o livro terá em alunos e profissionais que pretendem aplicar a informação baseada em evidência a fim de melhorar os desfechos de seus pacientes.

Material Suplementar

Este livro conta com o seguinte material suplementar:

- Animações (em inglês) que explicam conceitos fisiológicos e fisiopatológicos.

O acesso ao material suplementar é gratuito. Basta que o leitor se cadastre e faça seu *login* em nosso *site* (www.grupogen.com.br), clicando no *menu* superior do lado direito e, após, em *GEN-IO*. Em seguida, clique no menu retrátil e insira o PIN de acesso localizado na primeira capa interna deste livro.

É rápido e fácil! Caso haja alguma mudança no sistema ou dificuldade de acesso, entre em contato conosco (gendigital@grupogen.com.br).

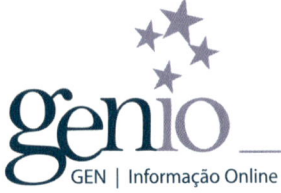

GEN-IO (GEN | Informação Online) é o ambiente virtual de aprendizagem do GEN | Grupo Editorial Nacional

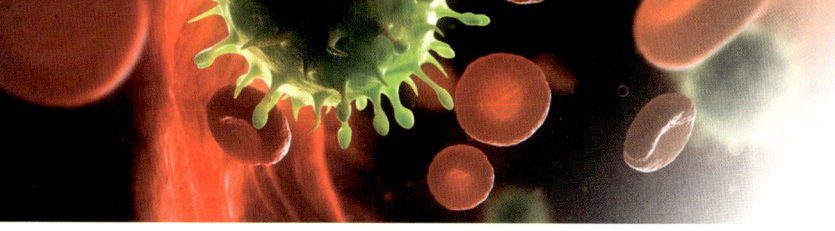

Sumário

Parte 1 Conceitos de Saúde e Doença, 1

1 Conceitos de Saúde e Doença, 2
Introdução, 2
Conceitos de saúde e doença, 2
Saúde e doença nas populações, 7

Parte 2 Função e Crescimento Celulares, 13

2 Características das Células e dos Tecidos, 14
Introdução, 14
Componentes funcionais da célula, 14
Integração da função celular e replicação, 21
Movimentação através da membrana celular e potenciais de membrana, 27
Tecidos corporais, 36

3 Adaptação, Lesão e Morte Celulares, 47
Introdução, 47
Adaptação celular, 47
Lesão e morte celulares, 52

4 Controle Genético da Função Celular e Herança, 64
Introdução, 64
Controle genético da função celular, 64
Cromossomos, 72
Padrões de herança, 75
Tecnologia genética, 77
Mapeamento genético, 77

5 Doenças Genéticas e Congênitas, 82
Introdução, 82
Doenças genéticas e cromossômicas, 82
Doenças causadas por influências ambientais, 94
Diagnóstico e aconselhamento, 97

6 Neoplasias, 102
Introdução, 102
Conceitos de diferenciação e crescimento celulares, 102
Características de neoplasias benignas e malignas, 108
Etiologia do câncer, 116
Manifestações clínicas, 124
Rastreamento, diagnóstico e tratamento, 127
Câncer infantil, 135

Parte 3 Transtornos da Função Integrativa, 141

7 Estresse e Adaptação, 142
Introdução, 142
Homeostase, 142
Estresse e adaptação, 144
Transtornos da resposta ao estresse, 152

8 Desequilíbrios Hidreletrolíticos e Acidobásicos, 158
Introdução, 158
Composição e distribuição compartimental dos líquidos corporais, 158
Homeostasia do sódio e da água, 166
Homeostasia do potássio, 180
Homeostasia do cálcio, fósforo e magnésio, 186
Mecanismos de equilíbrio acidobásico, 198
Distúrbios do equilíbrio acidobásico, 206

Parte 4 Infecção, Inflamação e Imunidade, 221

9 Inflamação, Reparo de Tecidos e Cicatrização de Feridas, 222
Introdução, 222
Resposta inflamatória, 222
Reparo tecidual e cicatrização de feridas, 235

10 Mecanismos de Doenças Infecciosas, 246
Introdução, 246
Doenças infecciosas, 246
Mecanismos de infecção, 256
Diagnóstico e tratamento de doenças infecciosas, 262
Bioterrorismo e doenças infecciosas de emergência global, 268

11 Imunidades Inata e Adaptativa, 272
Introdução, 272
Resposta imunológica, 272
Imunidade inata, 277
Imunidade adaptativa, 283
Aspectos do desenvolvimento do sistema imunológico, 298

12 Distúrbios da Resposta Imunológica, inclusive HIV/AIDS, 302
Distúrbios da resposta imunológica, 302
Distúrbios de imunodeficiência, 302
Distúrbios de hipersensibilidade, 314
Imunopatologia dos transplantes, 324
Doença autoimune, 326
Síndrome da imunodeficiência adquirida/infecção pelo vírus da imunodeficiência humana, 331
Epidemia da AIDS e transmissão da infecção pelo HIV, 331
Fisiopatologia e evolução clínica, 332
Prevenção, diagnóstico e tratamento, 337
Infecção pelo HIV na gravidez e em lactentes/crianças, 340

Parte 5 Transtornos da Função Neurológica, 345

13 Organização e Controle da Função Neurológica, 346
Introdução, 346
Células do tecido nervoso, 346
Neurofisiologia, 350
Organização do desenvolvimento do sistema nervoso, 355
Estrutura e funcionamento da medula espinal e do encéfalo, 364
Sistema nervoso autônomo, 377

14 Função Somatossensorial, Dor, Cefaleia e Regulação da Temperatura, 386
Introdução, 386
Organização e controle da função somatossensorial, 386
Dor, 393
Alterações na sensibilidade à dor e tipos especiais de dor, 406
Cefaleia e dor associada, 409
Dor em crianças e idosos, 412
Regulação da temperatura corporal, 414
Elevação da temperatura corporal, 418
Redução da temperatura corporal, 424

15 Distúrbios da Função Motora, 429
Introdução, 429
Organização e controle da função motora, 429
Distúrbios da unidade motora, 438
Distúrbios do cerebelo e dos núcleos da base, 447
Distúrbios do neurônio motor superior, 453

16 Distúrbios da Função Encefálica, 468
Introdução, 468
Manifestações e mecanismos de lesão encefálica, 468
Lesão encefálica traumática, 480
Doença cerebrovascular, 484
Infecções e neoplasias, 493
Distúrbios convulsivos, 498

17 Sono e Transtornos do Sono-Vigília, 505
Introdução, 505
Neurobiologia do sono, 505
Transtornos do sono, 510
Sono e transtornos do sono em crianças e idosos, 520

18 Transtornos do Pensamento, das Emoções e da Memória, 524
Introdução, 524
Transtornos psiquiátricos, 524
Tipos de transtornos psiquiátricos, 528
Transtornos da memória e cognição, 535

Parte 6 Transtornos da Função Sensorial Especial, 547

19 Distúrbios da Visão, 548
Introdução, 548
Distúrbios das estruturas oculares acessórias, 548
Distúrbios da conjuntiva, córnea e trato uveal, 551
Pressão intraocular e glaucoma, 558
Distúrbios e função do cristalino, 561
Distúrbios do vítreo e da retina, 564
Distúrbios de vias neurais e centros corticais, 575
Distúrbios do movimento ocular, 578

20 Distúrbios das Funções Auditiva e Vestibular, 587
Introdução, 587
Distúrbios do sistema auditivo, 587
Distúrbios da função vestibular, 601

Parte 7 Distúrbios do Sistema Hematopoético, 609

21 Células Sanguíneas e Sistema Hematopoético, 610
Introdução, 610
Composição do sangue e formação das células sanguíneas, 610
Exames complementares, 617

22 Distúrbios da Hemostasia, 620
Introdução, 620
Mecanismos da hemostasia, 620
Estados de hipercoagulabilidade, 626
Distúrbios hemorrágicos, 629

23 Distúrbios das Hemácias, 637
Introdução, 637
Hemácias, 637
Tipagem sanguínea e terapia transfusional, 642
Anemia, 648
Policitemia, 657
Alterações nas hemácias relacionadas com a idade, 658

24 Distúrbios dos Leucócitos e dos Tecidos Linfoides, 663
Introdução, 663
Tecidos hematopoéticos e linfoides, 663
Distúrbios não neoplásicos de leucócitos, 668
Distúrbios neoplásicos de origem linfoide e hematopoética, 671

Parte 8 Distúrbios da Função Cardiovascular, 685

25 Estrutura e Função do Sistema Cardiovascular, 686
Introdução, 686
Bomba cardíaca, 686
Organização do sistema cardiovascular, 695
Princípios da circulação sanguínea, 697
Circulação sistêmica e controle do fluxo sanguíneo, 701
Microcirculação e sistema linfático, 706
Controle neural da função circulatória, 710

26 Distúrbios do Fluxo Sanguíneo e Regulação da Pressão Arterial, 713
Introdução, 713
Estrutura e função do vaso sanguíneo, 713
Regulação da pressão arterial sistêmica, 715
Distúrbios do fluxo sanguíneo arterial sistêmico, 721
Distúrbios da circulação venosa sistêmica, 737
Distúrbios da regulação da pressão arterial, 741

27 Distúrbios da Função Cardíaca, Insuficiência Cardíaca e Choque Circulatório, 752
Introdução, 752
Distúrbios da função cardíaca, 752
Insuficiência cardíaca e choque circulatório, 789

28 Distúrbios da Condução e do Ritmo Cardíacos, 835
Introdução, 835
Sistema de condução do coração, 835
Distúrbios do ritmo e da condução cardíacos, 841

Parte 9 Distúrbios da Função Respiratória, 857

29 Estrutura e Função do Sistema Respiratório, 858
Introdução, 858
Organização estrutural do sistema respiratório, 858
Troca gasosa entre a atmosfera e os pulmões, 867
Troca e transporte dos gases, 875
Controle da respiração, 884

30 Infecções, Neoplasias e Doenças Infantis do Sistema Respiratório, 889
Introdução, 889
Infecções respiratórias, 889
Câncer de pulmão, 906
Doenças respiratórias infantis, 910

31 Distúrbios de Ventilação e da Troca Gasosa, 920

Introdução, 920
Efeitos fisiológicos de distúrbios da ventilação e da difusão, 920
Distúrbios de inflação dos pulmões, 925
Distúrbios obstrutivos das vias respiratórias, 930
Doenças pulmonares intersticiais (restritivas) crônicas, 943
Distúrbios da circulação pulmonar, 946
Distúrbios respiratórios agudos, 951

Parte 10 Distúrbios da Função Renal, 959

32 Estrutura e Função Renais, 960

Introdução, 960
Estrutura e função renais, 960
Provas de função renal, 976

33 Distúrbios da Função Renal, 981

Introdução, 981
Doenças renais congênitas e hereditárias, 981
Distúrbios obstrutivos, 986
Infecções urinárias, 991
Distúrbios da função glomerular, 996
Distúrbios tubulointersticiais, 1003
Tumores malignos do rim, 1006

34 Lesão Renal Aguda e Doença Renal Crônica, 1011

Introdução, 1011
Lesão renal aguda, 1011
Doença renal crônica, 1015
Doença renal crônica em crianças e idosos, 1027

35 Doenças da Bexiga e das Vias Urinárias Inferiores, 1031

Introdução, 1031
Controle da eliminação de urina, 1031
Distúrbios da função vesical, 1036
Câncer de bexiga, 1045

Parte 11 Distúrbios da Função Gastrintestinal, 1049

36 Estrutura e Função do Sistema Digestório, 1050

Introdução, 1050
Estrutura e organização do sistema digestório, 1050
Motilidade, 1054
Funções hormonal, secretória e digestiva, 1060
Digestão e absorção, 1065
Imunidade gastrintestinal, 1068

37 Distúrbios da Função Gastrintestinal, 1072

Introdução, 1072
Manifestações comuns dos distúrbios do sistema digestório I
  Anorexia, náuseas e vômitos, 1072
Doenças do esôfago, 1074
Doenças do estômago, 1079
Doenças dos intestinos delgado e grosso, 1086

38 Distúrbios das Funções do Sistema Hepatobiliar e do Pâncreas Exócrino, 1113

Introdução, 1113
Fígado e sistema hepatobiliar, 1113
Distúrbios das funções hepática e biliar, 1121
Distúrbios da vesícula biliar e do pâncreas exócrino, 1139

39 Alterações do Estado Nutricional, 1151

Introdução, 1151
Estado nutricional, 1151
Necessidades nutricionais, 1154
Sobrepeso e obesidade, 1158
Desnutrição e transtornos alimentares, 1164

Parte 12 Distúrbios da Função Endócrina, 1171

40 Mecanismos de Controle Endócrino, 1172

Introdução, 1172
Sistema endócrino, 1172

41 Distúrbios do Controle Endócrino do Crescimento e do Metabolismo, 1185

Introdução, 1185
Aspectos gerais da alteração da função endócrina, 1185
Distúrbios da hipófise e do crescimento, 1186
Distúrbios tireóideos, 1193
Distúrbios da função cortical suprarrenal, 1200
Aspectos gerais da alteração da regulação da glicose, 1208
Diabetes melito e síndrome metabólica, 1213
Complicações do diabetes melito, 1219

Parte 13 Distúrbios das Funções Geniturinária e Reprodutiva, 1227

42 Estrutura e Função do Sistema Geniturinário Masculino, 1229

Introdução, 1229
Estrutura do sistema genital masculino, 1229
Espermatogênese e controle hormonal da função reprodutiva masculina, 1233
Controle neural da função sexual e alterações associadas ao envelhecimento, 1237

43 Distúrbios do Sistema Reprodutor Masculino, 1241

Introdução, 1241
Distúrbios do pênis, 1241
Distúrbios da bolsa escrotal e dos testículos, 1247
Distúrbios da próstata, 1253

44 Estrutura e Função do Sistema Genital Feminino, 1264

Introdução, 1264
Estruturas reprodutivas, 1264
Ciclo menstrual, 1268
Mamas, 1277

45 Doenças do Sistema Genital Feminino, 1281

Introdução, 1281
Distúrbios da genitália externa e da vagina, 1281
Doenças do colo do útero e do útero, 1284
Distúrbios das tubas uterinas e dos ovários, 1292
Distúrbios da sustentação pélvica e da posição uterina, 1299
Distúrbios menstruais, 1302
Doenças da mama, 1305
Infertilidade, 1310

46 Infecções Sexualmente Transmissíveis, 1316

Introdução, 1316
Infecções dos órgãos genitais externos, 1316
Infecções vaginais, 1321
Infecções vaginais, urogenitais e sistêmicas, 1324
Outras infecções, 1329

Parte 14 Distúrbios da Função Musculoesquelética, 1331

47 Estrutura e Função do Sistema Musculoesquelético, 1332

Introdução, 1332
Estruturas ósseas do sistema esquelético, 1332
Articulações, 1339

48 Distúrbios da Função Musculoesquelética | Traumatismo, Infecção e Neoplasias, 1344

Introdução, 1344
Lesões (agravos) e traumatismos das estruturas musculoesqueléticas, 1344
Infecções ósseas, 1360
Osteonecrose, 1364
Neoplasias, 1365

49 Distúrbios da Função Musculoesquelética | Distúrbios do Desenvolvimento e Metabólicos, Intolerância à Atividade e Fadiga, 1373

Introdução, 1373
Alterações no crescimento e no desenvolvimento esquelético, 1373
Doença óssea metabólica, 1388
Intolerância à atividade e fadiga, 1396

50 Distúrbios da Função Musculoesquelética | Doenças Reumáticas, 1404

Introdução, 1404
Doenças reumáticas autoimunes sistêmicas, 1404
Espondiloartropatias soronegativas, 1414
Síndrome de osteoartrite, 1418
Artropatias induzidas por cristais, 1423
Doenças reumáticas em crianças e idosos, 1425

Parte 15 Distúrbios da Função Tegumentar, 1431

51 Estrutura e Função da Pele, 1432

Introdução, 1432
Estrutura e função da pele, 1432
Manifestações das doenças de pele, 1440

52 Distúrbios da Integridade e da Função da Pele, 1448

Introdução, 1448
Lesões primárias da pele, 1448
Lesões por radiação ultravioleta, térmicas e por pressão, 1472
Nevos e cânceres de pele, 1480
Condições da pele relacionadas com a idade, 1484

Apêndice, 1492

Glossário, 1495

Índice Alfabético, 1508

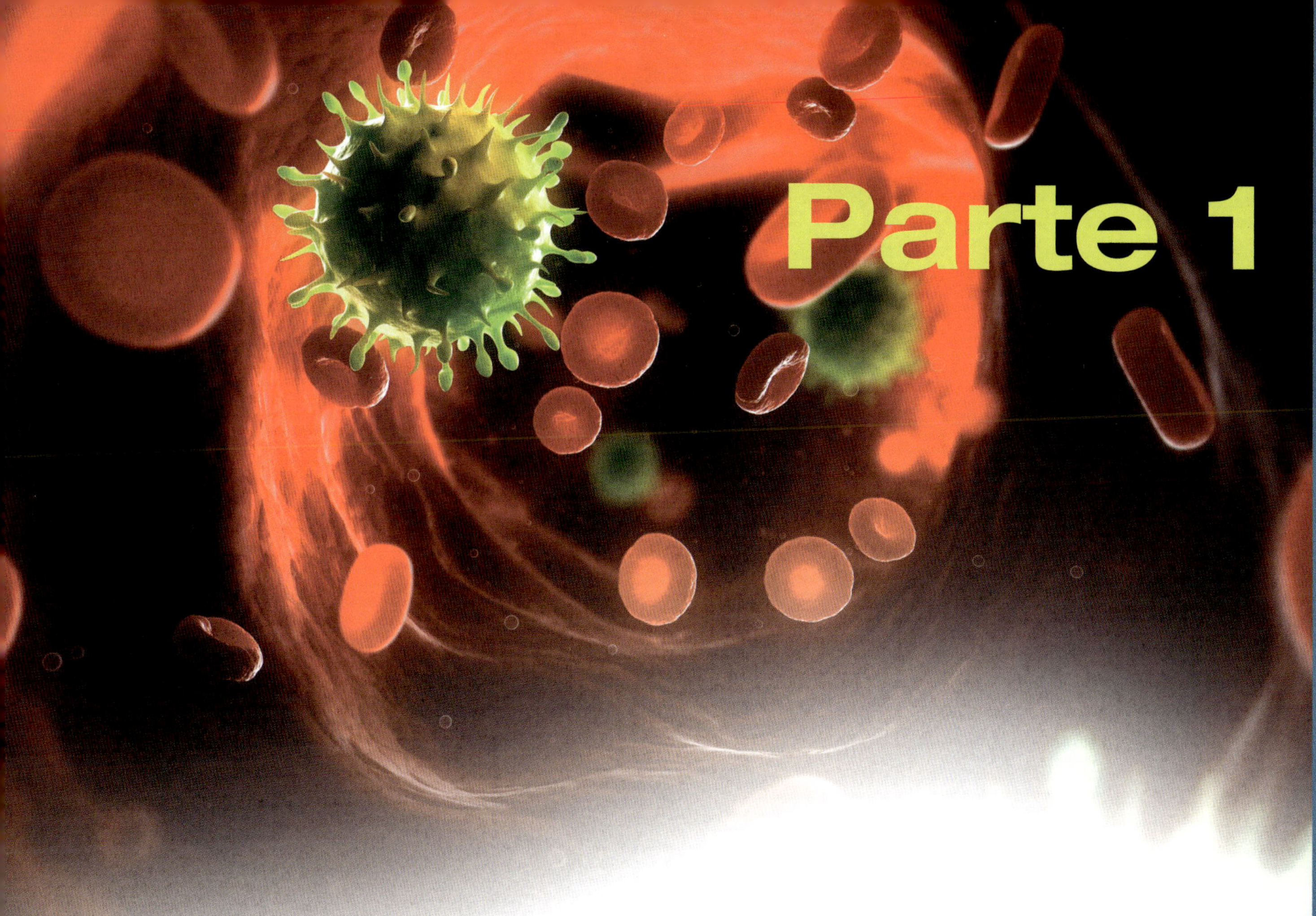

Parte 1

Conceitos de Saúde e Doença

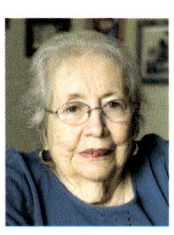

A **Sra. Sora**, de 85 anos, nasceu durante um período de profunda crise econômica. Ela é viúva e se mudou recentemente para a casa da filha porque a previdência social é sua única renda.

Sente-se dolorida e com dor nas costas, descrita como "formigamento e sensação de queimação no lado esquerdo das costas, logo acima da cintura". O desconforto começou cerca de 2 dias atrás, e ela pensou que passaria espontaneamente. No entanto, aumentou de intensidade, e nesta manhã a Sra. Sora notou uma erupção sobre a região dolorida.

A julgar pelas quedas recentes durante a noite, a filha suspeita que a visão da mãe tenha diminuído. Também está preocupada com a perda de acuidade auditiva, apetite e com a fadiga crescente da mãe. Ela acrescenta que a Sra. Sora foi hospitalizada em virtude de uma pneumonia cerca de 4 meses atrás, e aparentava confusão mental durante o curso da doença.

Os sinais vitais da Sra. Sora estão todos dentro dos limites normais (pressão arterial = 122/68 mmHg, pulso = 77, frequência respiratória = 14/min e temperatura = 37°C). O exame físico da erupção nas costas revelou pápulas vesiculares agrupadas sobre o dermátomo T7 do lado esquerdo. O desconforto é sentido com palpação leve. Em questionamento posterior, a Sra. Sora afirmou: "Sim, eu tive catapora na primeira série." A erupção é diagnosticada como vírus varicela-zóster (VVZ).

Conceitos de Saúde e Doença

1

Archie Sims

INTRODUÇÃO

O termo *fisiopatologia*, foco deste livro, pode ser definido como a fisiologia da saúde alterada. O termo combina as palavras *patologia* e *fisiologia*. Patologia (do grego *pathos*, que significa "doença") é a disciplina relacionada com o estudo das alterações estruturais e funcionais nas células, nos tecidos e nos órgãos do organismo e que causam ou são causadas por doença. Fisiologia é a disciplina que lida com as funções do corpo humano. Assim, fisiopatologia não aborda só as alterações em células e órgãos que ocorrem com a manifestação da doença, mas também os efeitos dessas mudanças sobre a função total do corpo (Figura 1.1). A atrofia do cérebro (ver Figura 1.1 A) e a hipertrofia do miocárdio (ver Figura 1.1 B) ilustram as alterações fisiopatológicas decorrentes de um acidente vascular encefálico (AVE) posterior a longo período de hipertensão não tratada e seus efeitos no miocárdio.

A fisiopatologia também estuda os mecanismos patológicos subjacentes e fornece informações para auxiliar no planejamento preventivo, bem como procedimentos e práticas terapêuticas de saúde, como seguir uma dieta saudável, fazer exercícios e aderir aos medicamentos prescritos. Este capítulo se destina a orientar o leitor sobre os conceitos de saúde e doença, os diferentes termos empregados no decorrer do texto, as fontes de dados e seu significado, assim como sobre os aspectos mais abrangentes da fisiopatologia em termos de saúde e bem-estar das populações.

CONCEITOS DE SAÚDE E DOENÇA

Depois de concluir esta seção, o leitor deverá ser capaz de:

- Conhecer a definição de saúde estabelecida pela Organização Mundial da Saúde
- Definir fisiopatologia
- Explicar o significado de confiabilidade, validade, sensibilidade, especificidade e valor preditivo no que se refere a observações e testes utilizados no diagnóstico da doença.

Muitas vezes, é difícil determinar o que constitui saúde e doença em virtude do modo como diferentes pessoas veem esse tópico. O que pode ser definido como saúde é determinado por vários fatores, inclusive genética, idade, sexo, diferenças culturais e étnicas, bem como expectativas do indivíduo, do grupo e do governo.

Saúde

Em 1948, o Preâmbulo da Constituição da Organização Mundial da Saúde (OMS) definiu saúde como "um estado de completo bem-estar físico, mental e social, e não meramente a ausência de doenças e enfermidades", definição esta que não foi alterada desde então.[1] Embora ideal para muitas pessoas, esta era uma meta considerada irreal. O Departamento de Saúde e Serviços Humanos dos EUA[a], no documento *Healthy People 2020*, descreve as condições de saúde como:

- Alcançar uma vida livre de doença, incapacidade, lesões e morte prematura passíveis de prevenção
- Alcançar a equidade em saúde e eliminar as disparidades
- Promover a boa saúde para todos
- Promover comportamentos saudáveis por toda a vida.[2]

A cada década, o Departamento de Saúde e Serviços Humanos dos EUA lidera iniciativas que visam a facilitar os objetivos de uma nova década em seu relatório, como acontece com o atual *Healthy People 2020*. Esses relatórios de consenso são desenvolvidos especificamente para auxiliar na prevenção de alguns problemas de saúde e oferecer conselhos para promoção da saúde, como definido pela OMS.

Doença

É considerada uma enfermidade aguda ou crônica que a pessoa adquire ou nasce com ela e que provoca disfunção fisiológica em um ou mais sistemas orgânicos. Geralmente, cada doença apresenta sinais e sintomas que caracterizam sua patogênese e etiologia identificável. Os aspectos do processo patológico incluem etiologia, patogênese, alterações morfológicas, manifestações clínicas, diagnóstico e curso clínico.

---

[a] N.R.T.: no Brasil, o conceito de saúde e o Sistema Único de Saúde (SUS) estão definidos na Constituição Federal, 2008, do artigo 196 ao 200. Fonte: http://conselho.saude.gov.br/web_sus20anos/20ªnossus/legislacao/constituicaofederal.pdf.

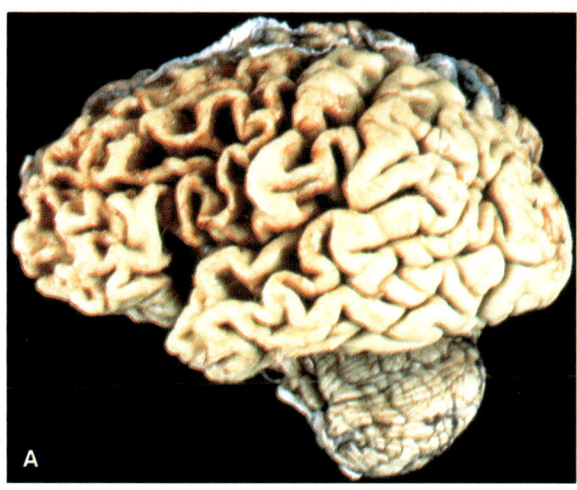 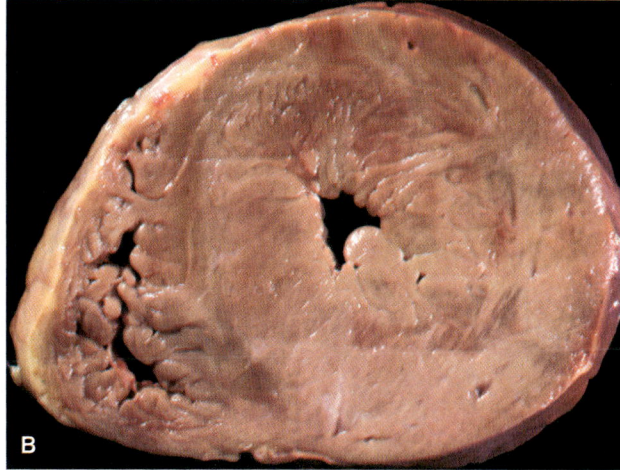

Figura 1.1 • A. Atrofia do lobo frontal do cérebro. Os giros são finos e os sulcos se apresentam extremamente ampliados. **B.** Hipertrofia miocárdica. A secção transversal do coração ilustra um caso de hipertrofia ventricular esquerda resultante de hipertensão de longa data. Fonte: Strayer D. S., Rubin R. (2015) Rubin's pathology: Clinicopathologic foundations of medicine (7. ed., p. 16). Philadelphia, PA: Lippincott Williams & Wilkins.

Etiologia

As causas de uma doença são conhecidas como *fatores etiológicos*. Entre os agentes etiológicos reconhecidos estão agentes biológicos (p. ex., bactérias e vírus), forças físicas (p. ex., traumatismo, queimaduras, radiação), agentes químicos (p. ex., venenos e etanol), herança genética e excessos ou déficits nutricionais.

A maioria dos agentes causadores de doença é inespecífica, e muitos agentes diferentes podem causar uma doença em um mesmo órgão. Por outro lado, um único agente ou evento traumático pode conduzir ao desenvolvimento de uma doença em diferentes órgãos ou sistemas. Por exemplo, em casos de fibrose cística, doença falciforme e hipercolesterolemia familiar, um único aminoácido, molécula transportadora ou proteína do receptor produz uma doença generalizada. Embora um agente patológico possa afetar mais de um órgão isoladamente e diferentes agentes patológicos possam afetar o mesmo órgão, a maioria dos estados patológicos não tem uma única causa. Ao contrário, a maioria das doenças tem origem multifatorial. Isso se aplica, em especial, a câncer, doenças cardíacas e diabetes melito. A Figura 1.2 ilustra esse fato e traça as cinco causas do câncer e a fisiopatologia, que evolui a partir dos mecanismos da doença desencadeada por uma das causas. Os diversos fatores que predispõem a uma doença específica são frequentemente referidos como *fatores de risco*.

Uma das maneiras de classificar os fatores que causam a doença é agrupá-los em categorias, conforme adquiridos ao longo da vida ou ocorram no momento do nascimento. *Condições congênitas* são defeitos manifestados no nascimento, embora possam não ser evidentes no começo e até mesmo nunca se manifestar. As alterações congênitas podem ser causadas por influências genéticas, fatores ambientais (p. ex., infecções virais na mãe, uso abusivo de substâncias pela mãe, exposição à radiação ou posição do feto no útero) ou uma combinação de fatores genéticos e ambientais. *Defeitos adquiridos* são causados por eventos após o nascimento; incluem lesões, exposição a agentes infecciosos, alimentação inadequada, falta de oxigênio, resposta imune inadequada e neoplasia. Acredita-se que muitas doenças resultem de uma predisposição genética e de um ou mais eventos que funcionam como gatilho para o desenvolvimento da doença. Existem 35 mil genes no genoma humano, de 1 a 10 milhões de proteínas e de 2 a 3 mil metabólitos no metaboloma humano.[3] Os enormes avanços na área da biologia molecular e a ampla variabilidade pessoal resultaram na evolução da biologia de sistemas e da medicina personalizada. Essas conquistas auxiliam na identificação da etiologia das doenças e no desenvolvimento de intervenções individualizadas.[3]

Patogênese

Embora a etiologia descreva o que deflagra o processo patológico, a *patogênese* explica como ele evolui. Em outras palavras, patogênese é a sequência de eventos que ocorrem nas células e tecidos a partir do momento do contato inicial com um agente etiológico até a última expressão de uma doença. Embora etiologia e patogênese sejam termos frequentemente empregados como sinônimos, o significado é bastante diferente. Por exemplo, a aterosclerose frequentemente é citada como etiologia (ou causa) de uma doença arterial coronariana. Na realidade, a progressão de um processo inflamatório de uma camada de gordura até a lesão provocadora da oclusão do vaso, observada em pessoas com doença da artéria coronária, representa a patogênese da doença. A verdadeira etiologia da aterosclerose permanece incerta.

Morfologia e histologia

A **morfologia** está relacionada com a estrutura ou forma fundamental de células ou tecidos. *Alterações morfológicas* dizem respeito tanto a mudanças anatômicas macroscópicas quanto microscópicas características de determinada doença. **Histologia** é a disciplina que estuda as células e a matriz extracelular dos tecidos orgânicos. O método mais comumente empregado no estudo de tecidos é a preparação de secções histológicas – secções finas e translúcidas de tecidos e órgãos analisadas com a ajuda de um microscópio. As secções histológicas

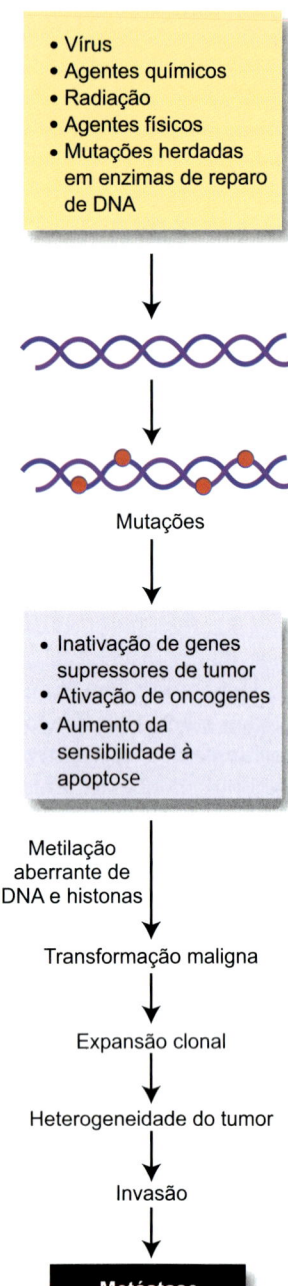

Figura 1.2 • Resumo dos mecanismos gerais do câncer. Fonte: Strayer D. S., Rubin R. (2015). *Rubin's pathology: Clinicopathologic foundations of medicine* (7. ed., p. 231). Philadelphia, PA: Lippincott Williams & Wilkins.

desempenham um papel importante no diagnóstico de diversos tipos de câncer. Uma lesão representa descontinuidade patológica ou traumática de um órgão ou tecido orgânico. As descrições do tamanho e das características da lesão frequentemente podem ser obtidas pela utilização de radiografia, ecografia e outras modalidades de exames por imagem. Também podem ser coletadas amostras da lesão para realização de biopsia e amostras de tecidos para estudos histológicos. A doença diagnóstica evoluiu muito nos últimos anos, passando a incluir ferramentas imunológicas e da biologia molecular para o estudo de estados patológicos (Figura 1.3).[4]

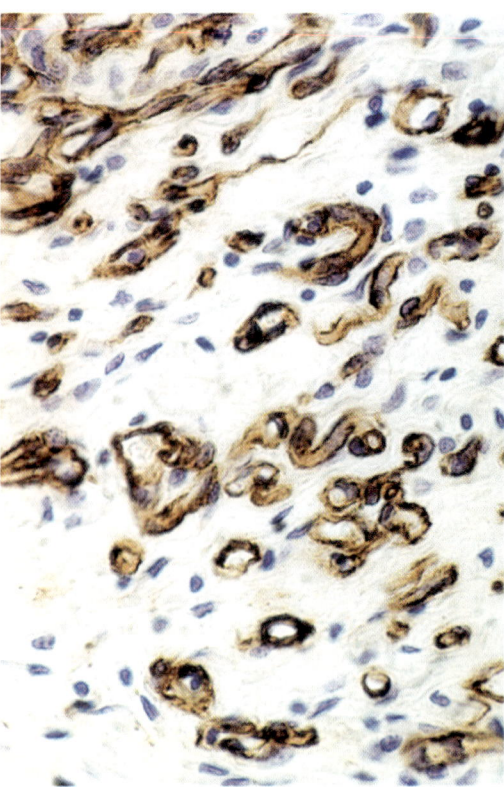

Figura 1.3 • Tecido de granulação. Uma fotomicrografia de tecido de granulação mostra brotos capilares de paredes finas imunocorados para destacar os colágenos da membrana basal. Os capilares infiltrantes penetram em uma matriz de tecido conjuntivo frouxa contendo células mesenquimais e inflamatórias ocasionais. Fonte: Rubin R., Strayer D. S. (2015). *Rubin's pathology: Clinicopathologic foundations of medicine* (7. ed., p. 113, Figura 3.9). Philadelphia, PA: Lippincott Williams & Wilkins.

Manifestações clínicas

As doenças podem manifestar-se de várias maneiras. Às vezes, produzem sinais como febre, que tornam evidente a doença do indivíduo. Em outros casos, a doença é silenciosa no início e detectada durante exame realizado para outra finalidade ou depois de seu estado já estar avançado.

Sinais e sintomas são termos empregados para descrever as alterações estruturais e funcionais ligadas à doença. *Sintoma* é a queixa subjetiva percebida pelo indivíduo portador de uma doença, enquanto *sinal* é a manifestação possível de ser percebida por um observador. Dor, dificuldade em respirar e tonturas são sintomas de uma doença. Temperatura elevada, edema nos membros e alteração no tamanho das pupilas são sinais objetivos de fácil observação por alguém, além do portador da doença.

Sinais e sintomas podem estar relacionados com o distúrbio principal ou podem representar uma tentativa do organismo de compensar a alteração funcional causada pela condição patológica. Muitos estados patológicos não são diretamente observados. Por exemplo, não se pode ver que o indivíduo está com hemorragia ou se apresenta redução na troca gasosa pulmonar. Em vez disso, o que pode ser observado é a tentativa do organismo em compensar as alterações funcionais provocadas pela doença, como a taquicardia seguida da perda de sangue ou do aumento da frequência respiratória que ocorre com pneumonia.

Síndrome é uma compilação de sinais e sintomas (p. ex., síndrome de fadiga crônica) característica de um estado patológico específico. *Complicações* são possíveis extensões adversas de uma doença ou podem ser resultado do tratamento. *Sequelas* são lesões ou deficiências que acompanham ou são causadas por uma doença.

Diagnóstico

Diagnóstico é a designação quanto à natureza ou causa de um problema de saúde (p. ex., pneumonia bacteriana ou acidente vascular cerebral hemorrágico). O processo de diagnóstico requer a obtenção de histórico clínico criterioso, exame físico e exames complementares. No histórico, a entrevista é empregada para obter o relato do indivíduo sobre sintomas e sua progressão, assim como sobre fatores que possam contribuir para o diagnóstico. O exame físico é feito para observar se existem sinais de alteração funcional ou na estrutura orgânica. Os exames complementares são solicitados para comprovar o que se acredita ser o problema. Também podem ser realizados para determinar outros possíveis problemas de saúde que não foram detectados pela entrevista e pelo exame físico, mas que podem existir considerando os sinais e sintomas identificados.

O desenvolvimento de um diagnóstico envolve a ponderação de possibilidades concorrentes e a seleção da mais provável entre as condições que podem ser responsáveis pela apresentação clínica do indivíduo. A probabilidade clínica de determinada doença em um indivíduo de certa idade, sexo, raça/etnia, estilo de vida, antecedentes genéticos e lugar de origem muitas vezes influencia o estabelecimento de um diagnóstico presuntivo. Os exames laboratoriais e de imagem são utilizados para confirmar o diagnóstico.

Um fator importante na interpretação dos resultados de um exame complementar é a determinação de normalidade ou de anormalidade. O hemograma apresenta valores acima do normal, dentro da faixa de normalidade ou abaixo do normal? O que é considerado valor *normal* para um exame laboratorial é estabelecido estatisticamente a partir de resultados de testes obtidos de uma amostra selecionada de indivíduos. Um valor normal representa o resultado de um exame que se enquadra dentro da curva do sino [curva de Gauss] ou representa uma distribuição de 95%. Assim, o nível sérico normal de sódio (entre 136 e 145 mEq/ℓ) representa os níveis médios de sódio no plasma na população de referência ± 2 desvios-padrão. Para determinados exames laboratoriais, o valor normal deve ser ajustado conforme o sexo, outras comorbidades ou a idade do paciente. Por exemplo, o intervalo de hemoglobina normal para mulheres fica entre 12 e 16 g/dℓ, e para homens entre 14 e 17,4 g/dℓ.[5] Os níveis séricos de creatinina geralmente são ajustados de acordo com a idade em pacientes idosos; os valores normais de fosfato sérico diferem entre adultos e pacientes pediátricos.

Os parâmetros laboratoriais devem ser interpretados com base na confiabilidade, validade, sensibilidade e especificidade da medição.[5,6] *Validade* se refere ao grau em que uma ferramenta de medição afere o que se pretende medir. Por exemplo, a validade das medidas de pressão arterial obtidas por um esfigmomanômetro pode ser comparada com os valores obtidos intra-arterialmente, que são medidas obtidas a partir de procedimentos invasivos, com a inserção de cateteres arteriais em artérias radiais de indivíduos com doença aguda. *Confiabilidade* se refere à extensão a que uma observação, se for repetida, fornece o mesmo resultado. Um aparelho de pressão arterial mal calibrado fornecerá valores inconsistentes de pressão arterial, particularmente em faixas de pressão muito alta ou baixa. A confiabilidade também depende da habilidade do profissional em fazer a medição. Os valores de pressão arterial podem variar de um indivíduo para outro devido à técnica empregada (p. ex., observadores diferentes podem desinflar o manguito a uma taxa diferente, obtendo, assim, valores distintos), à maneira como é feita a leitura do manômetro ou a diferenças de acuidade auditiva entre os profissionais.

No campo das medições de laboratório clínico, a *padronização* visa a aumentar a veracidade e a confiabilidade dos valores aferidos. A padronização depende da utilização de normas estabelecidas, procedimentos de medição de referência e material de referência.[7] Nos EUA, a agência governamental Food and Drug Administration (FDA) é responsável pela regulamentação de dispositivos de diagnóstico *in vitro*, incluindo os aparelhos de laboratório clínico, *kits* de teste e reagentes.[b] Fabricantes que ofereçam ao mercado novos dispositivos de diagnóstico devem apresentar à FDA informações sobre o aparelho, *kit* de teste ou reagente, conforme as exigências dos estatutos e regulamentos vigentes. A FDA analisa essas informações para decidir se o produto pode ser comercializado em território americano.

Medidas de sensibilidade e especificidade estão relacionadas com a determinação de probabilidade ou desempenho do teste ou observação na identificação de indivíduos com doença e sem doença (Figura 1.4). *Sensibilidade* se refere à proporção de indivíduos com uma doença específica positivos para essa doença em determinado teste ou observação (chamado de resultado verdadeiro-positivo). Se o resultado de um teste de alta sensibilidade é negativo, isso indica que o indivíduo não é portador daquela doença, que é excluída ou "descartada" como possibilidade diagnóstica. *Especificidade* se refere à proporção de indivíduos sem a doença que apresentam resultado negativo em determinado teste ou observação (chamado resultado verdadeiro-negativo). A especificidade pode ser calculada somente entre indivíduos que não são portadores de determinada doença. Um teste com 95% de especificidade identifica corretamente de 95 a 100 indivíduos normais. Os 5% remanescentes representam resultados *falso-positivos*. Um resultado falso-positivo pode ser extremamente estressante para o indivíduo em teste, enquanto um resultado *falso-negativo* pode retardar o diagnóstico e comprometer o resultado do tratamento.

Valor preditivo representa o quanto o resultado de uma observação ou um teste é capaz de prever determinada doença ou condição.[8] Um *valor preditivo positivo* se refere à proporção

---

[b] N.R.T.: no Brasil, a Agência Nacional de Vigilância Sanitária (Anvisa) atua em todos os setores relacionados com produtos e serviços que possam afetar a saúde da população. Fonte: <http://portal.anvisa.gov.br/wps/portal/anvisa/anvisa/home>.

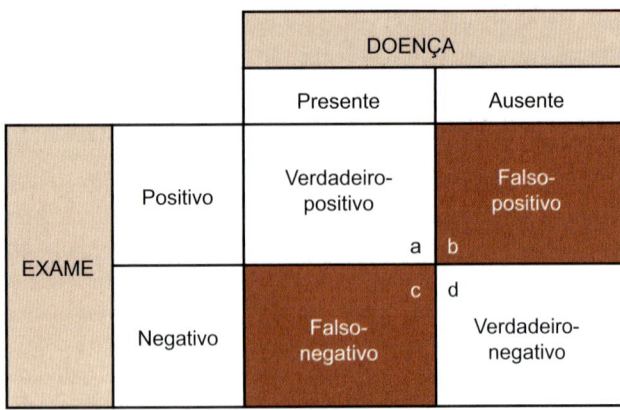

Figura 1.4 • Relação entre um resultado de exame complementar e a ocorrência de doença. Existem duas possibilidades para que o resultado do teste esteja correto (verdadeiro-positivo e verdadeiro-negativo) e duas possibilidades para que o resultado esteja incorreto (falso-positivo e falso-negativo). Fonte: Fletcher R. H., Fletcher S. W. (2014). *Clinical epidemiology: The essentials* (5. ed., p. 109). Philadelphia, PA: Lippincott Williams & Wilkins.

de resultados verdadeiro-positivos que ocorre em dada população. Em um grupo de mulheres com "nódulos mamários suspeitos" em um programa de triagem de câncer, a proporção posteriormente determinada como portadora de câncer de mama constituiu o valor preditivo positivo. Um *valor preditivo negativo* se refere às observações verdadeiro-negativas em dada população. Em um teste de triagem de câncer de mama, o valor preditivo negativo representa a proporção de mulheres sem nódulos suspeitos que não são portadoras de câncer de mama. Embora um valor preditivo dependa parcialmente da sensibilidade e da especificidade, depende mais da prevalência de determinada doença naquela população. Independentemente da imutabilidade da sensibilidade e da especificidade, o valor preditivo positivo de uma observação aumenta com a prevalência, enquanto o valor preditivo negativo cai.

Curso clínico

Descreve a evolução de uma doença. A enfermidade pode apresentar curso agudo, subagudo ou crônico. *Doença aguda* é aquela relativamente grave, porém autolimitante. *Doença crônica* indica um processo contínuo a longo prazo. Uma doença crônica pode ter curso contínuo ou apresentar exacerbação da condição (agravamento dos sintomas e da gravidade da doença) e remissão (período em que se observa redução na gravidade e nos sintomas). *Doença subaguda* é um processo intermediário entre um curso agudo e um crônico. Não é tão grave quanto a condição aguda nem tão prolongada quanto a crônica.

O espectro de gravidade para doenças infecciosas, como hepatite B, pode variar de pré-clínico até infecção crônica persistente. Durante a *fase pré-clínica*, a doença não é clinicamente evidente, mas está destinada a progredir para um estágio de doença clínica. Como acontece com a hepatite B, a transmissão do vírus é possível durante a fase pré-clínica. Uma doença em *fase subclínica* não é clinicamente evidente e não está destinada a tornar-se clinicamente evidente. Pode ser diagnosticada por meio de testes com anticorpos ou cultura. A maioria dos casos de tuberculose não é clinicamente aparente, e a evidência de sua manifestação pode ser estabelecida por testes cutâneos. A doença em *fase clínica* se manifesta por sinais e sintomas. Uma doença infecciosa crônica persistente pode durar anos, às vezes por toda a vida. O *estado de portador* se refere ao indivíduo que abriga um microrganismo patogênico, mas não está infectado, como evidenciado por resposta de anticorpo ou manifestações clínicas. Esse indivíduo ainda pode infectar outras pessoas. O estado de portador pode ter duração limitada ou ser crônico, com vigência de meses ou anos.

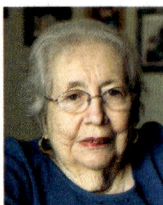

Você deve se lembrar da Sra. Sora, a mulher de 85 anos introduzida no início da unidade. Sora nasceu durante a Grande Depressão e recentemente mudou de estado para morar com a filha. A Sra. Sora sentiu uma queimação no lado esquerdo das costas, onde uma erupção cutânea se desenvolveu alguns dias depois. Essa combinação de formigamento/queimação (*sintoma subjetivo*) em um lado do corpo, seguida de erupção cutânea formada por pequenas bolhas cheias de líquido (*sinal que pode ser observado*) é conhecida como herpes-zóster ou cobreiro (*diagnóstico*), e costuma ser observado em pessoas mais velhas (*coorte*). Trata-se de uma reativação do vírus da catapora (vírus varicela-zóster; *etiologia*) e ocorre ao longo de uma via nervosa. O que torna essa manifestação única é o fato de ela ter ocorrido apenas em um lado do corpo. Algumas pessoas sentem dor na área da erupção cutânea muito tempo após a cicatrização (*curso clínico*). O motivo da reativação do vírus não está claro, mas parece relacionado com o estresse e a supressão imunológica (*fatores de risco*).

RESUMO

O termo *fisiopatologia*, foco deste livro, pode ser definido como a fisiologia da saúde alterada. *Doença* foi definida como qualquer desvio ou interrupção da estrutura ou função normal de qualquer parte, órgão ou sistema orgânico, que se manifesta por um conjunto característico de sinais ou sintomas e cuja etiologia, patogênese e prognóstico podem ser conhecidos ou desconhecidos. As causas de determinada doença são conhecidas como *fatores etiológicos*. *Patogênese* descreve a evolução do processo patológico. *Morfologia* se refere à estrutura ou forma de células ou tecidos; *alterações morfológicas* são alterações na estrutura ou forma, consideradas características de uma doença.

A doença pode manifestar-se de várias maneiras. *Sintoma* é a queixa subjetiva, como dor ou tontura, enquanto *sinal* é a manifestação observável, como temperatura elevada ou garganta avermelhada. *Síndrome* é a compilação de sinais e sintomas característicos de um estado patológico específico.

Diagnóstico é a designação sobre a natureza e a causa de um problema de saúde. Os profissionais de saúde devem realizar históricos e exames físicos completos e validar os resultados por meio de exames complementares, incluindo exames laboratoriais, exames por imagem (p. ex., tomografia computadorizada) e outros. O valor de muitos exames complementares baseia-se em sua confiabilidade e validade, bem como em sua sensibilidade e especificidade. Ter uma compreensão abrangente da fisiopatologia auxilia o profissional de saúde na identificação de problemas durante a realização do histórico do paciente, incluindo a entrevista e o exame físico, e na utilização dos dados de laboratório como validação adicional.[7]

O *curso clínico* de uma doença descreve sua evolução. A doença pode ser aguda (relativamente grave, porém autolimitada), crônica (contínua ou episódica, mas de longa duração) ou subaguda (não tão grave como na fase aguda nem tão prolongada como na fase crônica). Dentro de um espectro, a doença pode ser considerada pré-clínica ou não evidente clinicamente; subclínica, não evidente clinicamente e não destinada a tornar-se; ou clínica, caracterizada por sinais e sintomas.

SAÚDE E DOENÇA NAS POPULAÇÕES

Depois de concluir esta seção, o leitor deverá ser capaz de:

- Definir o termo *epidemiologia*
- Comparar o significado dos termos *incidência* e *prevalência* enquanto medidas de frequência da doença
- Diferenciar níveis primário, secundário e terciário de prevenção.

A saúde de um indivíduo está intimamente relacionada com a saúde da comunidade e da população no seu entorno. A capacidade de atravessar continentes em poucas horas abriu o mundo para questões associadas às populações em nível global. Doenças que antes se mantinham confinadas a determinadas regiões do globo atualmente representam uma ameaça para as populações de todo o mundo.

À medida que avançamos no século 21, somos constantemente lembrados de que o sistema de saúde e os serviços que ele oferece são direcionados para populações específicas. Sistemas de cuidados gerenciados estão focalizados em uma abordagem baseada na população para planejamento, oferta e avaliação dos cuidados de saúde. O foco dos cuidados de saúde também começou a ser encarado como uma parceria, na qual o indivíduo é convidado a assumir maior responsabilidade por sua saúde.

Epidemiologia e padrões de doença

Epidemiologia é o estudo da ocorrência de doenças em populações humanas.[8] Inicialmente, foi desenvolvida para explicar a propagação de enfermidades infecciosas durante epidemias e surgiu como ciência para estudar fatores de risco para doenças multifatoriais, como as cardíacas e o câncer. A epidemiologia procura padrões entre indivíduos afetados por uma doença em particular, como idade, raça, hábitos alimentares, estilo de vida ou localização geográfica. Em contraste com os pesquisadores biomédicos, que estudam os mecanismos de produção de doenças, os epidemiologistas voltam-se mais para o motivo do fato do que para o seu desdobramento. Por exemplo, o epidemiologista está mais preocupado em avaliar se o fato de fumar em si está relacionado com a doença cardiovascular e se o risco de doença cardíaca diminui quando o indivíduo abandona o vício. Por outro lado, o pesquisador biomédico está mais preocupado com o agente causador existente na fumaça do cigarro e com as vias por intermédio das quais isso contribui para a manifestação de uma doença cardíaca.

Muito do nosso conhecimento sobre doença provém de estudos epidemiológicos. Os métodos epidemiológicos são utilizados para determinar como uma enfermidade é transmitida, como controlá-la, evitá-la e eliminá-la. Os métodos epidemiológicos também são empregados para estudar a história natural da doença, avaliar novas estratégias de prevenção e tratamento, explorar o impacto de diferentes padrões de prestação de cuidados de saúde e prever futuras necessidades nos cuidados de saúde. Como tal, os estudos epidemiológicos servem de base para tomada de decisão clínica, alocação de recursos no sistema de saúde e desenvolvimento de políticas relacionadas com questões de saúde pública.

Incidência e prevalência

A medida de frequência da doença é um aspecto importante da epidemiologia. Estabelece um meio para prever quais enfermidades estão atuando em determinada população e fornece indicação da velocidade com que estão aumentando ou diminuindo. Um *caso de doença* pode representar um caso específico ou o número de novos episódios de uma condição em particular, diagnosticada dentro de determinado período. A **incidência** reflete o número de novos casos que surgem em uma população em risco durante um período de tempo especificado. A população em risco é considerada como os indivíduos sem a doença, mas que estão em risco de desenvolvê-la. É determinada pela divisão do número de novos casos de uma doença pela parte da população em risco de desenvolvimento da doença durante o mesmo período (p. ex., novos casos por mil ou 100 mil indivíduos na população que estão em risco). A incidência cumulativa estima o risco de desenvolvimento da doença durante esse intervalo de tempo. A **prevalência** é a medida de doença existente em uma população em determinado ponto no tempo (p. ex., número de casos existentes dividido pela população atual).[8] A prevalência não é uma estimativa do risco de desenvolvimento de uma doença, porque é uma função tanto de novos casos quanto do tempo em que os casos permanecem na população. Incidência e prevalência são sempre relatadas como taxas (p. ex., casos por 100 ou casos por 100 mil).

Morbidade e mortalidade

Estatísticas de morbidade e mortalidade fornecem informações sobre os efeitos funcionais (morbidade) e causadores de morte (mortalidade) característicos de determinada doença. Essas estatísticas são úteis por possibilitar a antecipação das necessidades de cuidados de saúde, o planejamento de programas de educação pública, o direcionamento dos esforços de pesquisa em saúde e a alocação de recursos para a área da saúde.

Morbidade descreve os efeitos de uma doença sobre a vida de um indivíduo. Muitas condições, como a artrite, apresentam taxas de mortalidade baixas, mas têm impacto significativo na vida do indivíduo. Morbidade está relacionada não apenas com a ocorrência ou incidência, mas com a persistência e as consequências a longo prazo de determinada doença.

As estatísticas de *mortalidade* fornecem informações sobre as causas de morte em determinada população. Na maioria dos países, os indivíduos são legalmente obrigados a registrar determinados fatos, como idade, sexo e causa da morte no atestado de óbito.[c] Procedimentos de classificação estabelecidos por acordos internacionais (como a Classificação Internacional de Doenças [CID] criada pela OMS) são utilizados para a codificação da causa de morte, com dados expressos em taxas de mortalidade.[1] As taxas brutas de mortalidade (ou seja, o número de mortes em determinado período) não levam em consideração idade, sexo, raça, condição socioeconômica e outros fatores. Por essa razão, a mortalidade geralmente é expressa como taxas de mortalidade para uma população específica, como a taxa de mortalidade infantil. A mortalidade também pode ser descrita em termos das principais causas de morte de acordo com idade, sexo, raça e etnia. Por exemplo, entre os indivíduos com 65 anos de idade ou mais, as principais causas de morte nos EUA são doença cardíaca, câncer, doenças crônicas do sistema respiratório inferior e doenças cerebrovasculares.[9]

Determinação dos fatores de risco

As condições consideradas suspeitas de contribuir para o desenvolvimento de uma doença são chamadas *fatores de risco*. Podem ser inerentes ao indivíduo (pressão arterial elevada ou excesso de peso) ou externos (tabagismo ou alcoolismo). Existem diferentes tipos de estudo empregados para determinar os fatores de risco, incluindo estudos transversais, estudos de caso-controle e estudos de coorte.

Estudos transversais e de caso-controle

Os *estudos transversais* (*cross-sectional*) utilizam a coleta simultânea de informações necessárias para a classificação do estado de exposição e do resultado. Podem ser utilizados para comparar a prevalência de uma doença em indivíduos com o fator (ou exposição) com a prevalência da doença em indivíduos que não são expostos ao fator, por exemplo, comparando-se a prevalência de doença cardíaca coronária entre fumantes e não fumantes. *Estudos de caso-controle* são projetados para comparar indivíduos com resultado de interesse conhecido (casos) e aqueles sem resultado de interesse conhecido (controles).[8] As informações sobre exposição ou características de interesse são, então, coletadas de indivíduos em ambos os grupos. Por exemplo, as características de consumo materno de álcool em recém-nascidos com síndrome alcoólica fetal (casos) podem ser comparadas com as de crianças nascidas sem a síndrome (controles).

Estudos de coorte

Uma *coorte* é um grupo de indivíduos que nasceram aproximadamente na mesma época ou partilham algumas características de interesse.[8] Os indivíduos que fazem parte de estudo de coorte (também chamado *estudo longitudinal*) são acompanhados por um período de tempo para que se possa observar um resultado específico de saúde. Uma coorte pode ser constituída por um único grupo de indivíduos selecionados por terem sido ou não expostos a fatores de risco suspeitos. Por exemplo, dois grupos especificamente selecionados porque os indivíduos de um deles foram expostos e o outro não; ou um único grupo exposto em que os resultados possam ser comparados com a população geral.

Estudo de Framingham. Trata-se de um dos exemplos mais conhecidos de estudos de coorte, realizado na cidade de Framingham, no estado norte-americano de Massachusetts.[10] A cidade foi escolhida em decorrência do tamanho da população, da relativa facilidade com que os indivíduos podiam ser contatados e também da estabilidade com que a população entrava e saía daquela área. Esse estudo longitudinal, iniciado em 1950, foi criado pelo Public Health Service americano para estudar as características de indivíduos que desenvolveriam posteriormente uma doença cardíaca coronariana. O estudo consistiu em 5 mil indivíduos, entre 30 e 59 anos de idade, selecionados aleatoriamente e acompanhados por um período inicial de 20 anos. Durante esse tempo, a previsão era de que 1.500 deles desenvolveriam doença cardíaca coronariana. A vantagem desse tipo de estudo é que pode explorar determinado número de fatores de risco ao mesmo tempo e estabelecer a importância relativa de cada um. Outra vantagem é que os fatores de risco podem ser relacionados após outras doenças, como acidente vascular cerebral.

Nurses' Health Study. Outro estudo de coorte bem conhecido é o Nurses' Health Study, desenvolvido pela Universidade de Harvard e pelo Brigham and Women's Hospital. O estudo começou em 1976, com uma coorte de 121.700 cuidadoras, com idade entre 30 e 55 anos, residentes nos EUA.[11] O estudo foi ampliado em 1989 para incluir um grupo de 238 mil cuidadoras.[11] Inicialmente projetado para pesquisar a relação entre o uso de contraceptivos orais e a incidência do câncer de mama, as cuidadoras participantes do estudo forneceram respostas a perguntas detalhadas sobre ciclo menstrual, tabagismo, dieta, peso, medida da cintura, padrões de atividade, problemas de saúde e uso de medicamentos. Os pesquisadores coletaram amostras de urina, sangue e até amostras de unha. A seleção da coorte foi justificada pelo fato de que as cuidadoras seriam pessoas bem organizadas, precisas e atentas em suas respostas, e que fisiologicamente não seriam diferentes de outros grupos de mulheres. Também foi previsto que seus padrões de fertilidade, alimentação e tabagismo seriam semelhantes aos de outras mulheres que trabalham.

---

[c] N.R.T.: no Brasil, a categoria raça/cor é de preenchimento obrigatório em vários formulários de saúde, incluindo o atestado de óbito. Fonte: <http://bvsms.saude.gov.br/bvs/publicacoes/declaracao_de_obito_final.pdf>.

História natural

A *história natural* de uma doença se refere à progressão e ao resultado projetado da doença sem intervenção médica. Ao estudar os padrões de uma doença ao longo do tempo nas populações, os epidemiologistas entendem melhor sua história natural. O conhecimento da história natural pode ser usado para determinar a evolução da doença, estabelecer prioridades para os serviços de saúde, estabelecer os efeitos de programas de triagem e detecção precoce na evolução da doença e comparar os resultados de novos tratamentos com o resultado esperado sem tratamento.

Existem algumas doenças para as quais não são conhecidos métodos eficazes de tratamento, ou cujas medidas terapêuticas atualmente disponíveis se mostram eficazes apenas em determinados indivíduos. Neste caso, a história natural da doença pode ser utilizada para prever resultados. Por exemplo, a história natural da hepatite C indica que 75 a 85% dos indivíduos infectados não conseguem eliminar o vírus e evoluem para um quadro de infecção crônica.[12] Informações sobre a história natural de uma doença e a disponibilidade de métodos de tratamento eficazes fornecem indicações para a tomada de medidas de prevenção. No caso da hepatite C, a triagem cuidadosa de doações de sangue e a conscientização de usuários de substâncias psicoativas intravenosas podem ser empregadas para evitar a transmissão do vírus. Concomitantemente, os cientistas tentam desenvolver uma vacina capaz de prevenir a infecção em indivíduos expostos ao vírus. O desenvolvimento de vacinas para impedir a propagação de doenças infecciosas como a poliomielite e a hepatite B, indubitavelmente, tem sido motivado pelo conhecimento sobre a história natural dessas doenças e pela falta de medidas eficazes de intervenção. Com outras doenças, como o câncer de mama, a detecção precoce pelo autoexame da mama e a mamografia aumentam as chances de cura.

Prognóstico se refere ao resultado provável e à perspectiva de recuperação do paciente afetado por determinada doença. Pode ser designado como com chance de recuperação completa, possibilidade de complicações ou tempo previsto de sobrevida. Geralmente, é apresentado em relação às opções de tratamento, ou seja, o resultado esperado ou a possibilidade de sobrevivência, com ou sem determinado tipo de tratamento. O prognóstico associado a determinado tipo de tratamento geralmente é apresentado juntamente com o risco associado ao tratamento.

Prevenção de doenças

Basicamente, uma vida saudável contribui para a prevenção de doenças. Existem três tipos fundamentais de prevenção: primária, secundária e terciária (Figura 1.5).[8] É importante observar que os três níveis são dirigidos à prevenção.

A *prevenção primária* se destina a impedir a doença pela remoção de todos os fatores de risco. Exemplos de prevenção primária incluem a administração de ácido fólico para gestantes e mulheres que estejam pensando em engravidar, para evitar defeitos do tubo neural fetal; vacinação de crianças para evitar doenças transmissíveis; e aconselhamento para que o indivíduo adote estilos de vida saudáveis como modo de evitar doenças cardíacas.[8] A prevenção primária muitas vezes é realizada fora do sistema de cuidado de saúde no nível da comunidade. Algumas medidas de prevenção primária são obrigatórias por lei (p. ex., uso de cinto de segurança em automóveis e de capacete em motocicletas). Outras são observadas em relação a ocupações específicas (p. ex., uso de tampões de ouvido ou máscaras contra poeira).

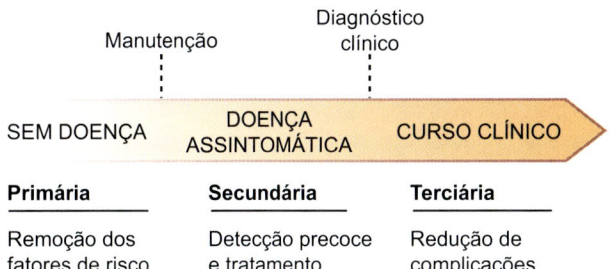

Figura 1.5 • Níveis de prevenção. A prevenção primária visa impedir a doença. A prevenção secundária detecta e cura a doença na fase assintomática. A prevenção terciária reduz complicações da doença. Fonte: Fletcher R. H., Fletcher S. W. (2014). *Clinical epidemiology: The essentials* (5. ed., p. 153). Philadelphia, PA: Lippincott Williams & Wilkins.

A *prevenção secundária* detecta a doença precocemente, quando ainda é assintomática, e as medidas terapêuticas podem efetuar a cura ou impedir a progressão da doença. O uso do Papanicolaou para a detecção precoce do câncer do colo do útero é um exemplo de prevenção secundária. A triagem também inclui a realização de entrevista (perguntando se a pessoa é fumante), exame físico (medição da pressão arterial), exames laboratoriais (determinação do nível de colesterol) e outros procedimentos (colonoscopia) que podem ser "aplicados de modo razoavelmente rápido em indivíduos assintomáticos".[8] A maioria das medidas de prevenção secundária é realizada em ambiente clínico. Todos os tipos de profissionais de saúde (p. ex., médicos, cuidadores, dentistas, fonoaudiólogos, optometristas) participam na prevenção secundária.

A *prevenção terciária* é dirigida a intervenções clínicas que impeçam deterioração posterior ou reduzam as complicações de uma doença já antes diagnosticada. Um exemplo é o uso de medicamentos beta-adrenérgicos para reduzir o risco de morte em indivíduos que tiveram infarto do miocárdio. Os limites da prevenção terciária vão além de tratar o problema apresentado pelo indivíduo. Em pacientes diabéticos, por exemplo, a prevenção terciária requer mais do que um bom controle da glicose. Inclui também realização de exames oftalmológicos regulares para a detecção precoce da retinopatia, orientação para o cuidado com os pés e tratamento para outros fatores de risco cardiovasculares, como hiperlipidemia.[8] A prevenção terciária também abarca medidas para limitar o comprometimento físico e o impacto social provocado pela doença. A maioria dos programas de prevenção terciária faz parte do sistema de saúde e envolve a atuação de diferentes tipos de profissionais de saúde.

Prática baseada em evidências e diretrizes para a prática clínica

A prática baseada em evidências e as diretrizes para a prática clínica ganharam popularidade entre médicos, profissionais de saúde pública, organizações de saúde e junto ao público como meio de aprimorar a qualidade e a eficiência dos cuidados de saúde. Seu desenvolvimento ocorreu, pelo menos parcialmente, devido à enorme quantidade de informações publicadas sobre diagnóstico e medidas de tratamento para várias condições clínicas, bem como a demandas por cuidados de saúde de melhor qualidade e custo mais baixo.

Prática baseada em evidências se refere à tomada de decisões na área da saúde com base em dados científicos que demonstram um modo específico de gerenciar determinada doença, sintomas e queixas do paciente. O emprego da prática baseada em evidências obriga os profissionais de saúde a não exercerem a prática apenas à "sua" maneira ou porque "sempre foi feito assim". A prática baseada em evidências tem como fundamento a integração entre a *expertise* clínica do profissional e a melhor evidência clínica externa produzida por pesquisas sistemáticas.[13]

O termo *expertise clínica* implica a proficiência e o julgamento que os clínicos adquirem individualmente com a experiência e a prática clínica. A melhor evidência clínica externa se baseia na identificação de pesquisas clinicamente relevantes, muitas vezes de ciências básicas, mas em especial a partir de estudos clínicos centrados no paciente e focalizados na exatidão e na precisão dos testes e métodos de diagnóstico, no poder de indicadores prognósticos e na eficácia e na segurança dos esquemas terapêuticos, de reabilitação e de prevenção.

Diretrizes para a prática clínica são normatizações sistematicamente desenvolvidas destinadas a fornecer informações aos profissionais e indivíduos na tomada de decisões sobre os cuidados de saúde em circunstâncias clínicas específicas.[6,13] Os profissionais de saúde devem não apenas rever, mas também contrabalançar diversos resultados, tanto positivos como negativos, e fazer recomendações. Diretrizes são diferentes de revisões sistemáticas. Podem ter a forma de algoritmos, que são métodos passo a passo para resolver um problema, normas publicadas para os cuidados com o paciente, ou uma combinação dos dois.

O desenvolvimento de diretrizes para a prática baseada em evidências frequentemente utiliza métodos como a metanálise para combinar evidências de diferentes estudos e produzir estimativa mais acurada da precisão de um método de diagnóstico ou dos efeitos de um método de intervenção.[14] O desenvolvimento de diretrizes para a prática baseada em evidências exige revisão constante. Os profissionais responsáveis por essas revisões incluem aqueles com experiência no conteúdo clínico, que podem verificar a integridade da revisão da literatura e garantir sensibilidade clínica; especialistas no desenvolvimento de diretrizes, que podem examinar o método pelo qual a diretriz foi desenvolvida; e usuários em potencial dessas diretrizes.[13]

Uma vez desenvolvida, uma diretriz para a prática clínica deve ser constantemente revista e alterada para se manter atualizada em relação a novos resultados de pesquisas e novos métodos de diagnóstico e tratamento. Por exemplo, tanto as *Guidelines for the Prevention, Evaluation, and Treatment of High Blood Pressure*,[7] desenvolvidas inicialmente em 1972 pelo Joint National Committee, como também as *Guidelines for the Diagnosis and Management of Asthma*,[15] criadas em 1991 pelo Expert Panel, passaram por várias revisões, à medida que surgiam novas evidências a partir de pesquisas.

As diretrizes para a prática baseada em evidências, que se destinam ao cuidado direto do paciente, também são importantes na orientação da pesquisa para os melhores métodos de diagnóstico e tratamento de problemas de saúde específicos. Por exemplo, os profissionais de saúde utilizam os mesmos critérios para o diagnóstico da extensão e da gravidade de uma condição específica, como a hipertensão arterial, por meio de diretrizes comprovadas para hipertensão [*the 8th Report of the Joint National Committee on Prevention, Detection, and Evaluation, and Treatment of High Blood Pressure* (JNC 8)]. Os profissionais de saúde também utilizam os mesmos protocolos de tratamento para pessoas com hipertensão até que novos dados forneçam suporte a uma mudança, como a utilização de novos agentes farmacológicos.

RESUMO

Epidemiologia se refere ao estudo de doenças em populações. Busca padrões, como idade, raça e hábitos alimentares entre os indivíduos afetados por uma doença específica. Esses padrões são utilizados para determinar em que circunstâncias essa doença ocorre. *Incidência* é o número de novos casos que surgem em dada população durante certo período de tempo. *Prevalência* é o número de indivíduos em uma população portadores de determinada doença em um ponto no tempo ou período. Incidência e prevalência são relatadas como proporções ou taxas (p. ex., casos por 100 ou 100 mil habitantes). *Morbidade* descreve os efeitos de uma doença sobre a vida de um indivíduo. Está relacionada com a incidência da doença, bem como com a persistência e as consequências a longo prazo. As estatísticas sobre *mortalidade* fornecem informações sobre as causas de morte em determinada população.

As condições suspeitas de contribuir para o desenvolvimento de uma doença são denominadas *fatores de risco*. Os estudos empregados para estabelecer os fatores de risco incluem estudos transversais, estudos de caso-controle e estudos de coorte. A *história natural* se refere à progressão e ao resultado previstos de uma doença sem intervenção médica. *Prognóstico* é o termo empregado para designar o resultado provável e a perspectiva de recuperação de uma doença.

Os três tipos fundamentais de prevenção são a primária, a secundária e a terciária. A *prevenção primária*, como imunizações, está direcionada para a remoção de fatores de risco, impedindo a doença. A *prevenção secundária*, como um exame de Papanicolaou, detecta a doença quando ainda é assintomática e pode ser curada com tratamento adequado. A *prevenção terciária*, como o uso de medicamentos beta-adrenérgicos na redução do risco de morte em indivíduos que tiveram infarto do miocárdio, concentra-se em intervenções clínicas que impeçam maior deterioração ou reduzam as complicações de uma doença.

A *prática baseada em evidências* e as *diretrizes para a prática clínica* são mecanismos que utilizam a melhor evidência científica atual para a tomada de decisões sobre a saúde dos indivíduos. Baseiam-se na experiência do profissional integrada à melhor evidência clínica de uma revisão sistemática ou de trabalhos de pesquisa confiáveis. As diretrizes de práticas podem assumir a forma de algoritmos, que são métodos passo a passo para resolução de problemas, normas por escrito, ou uma combinação desses.

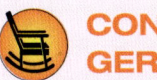

CONSIDERAÇÕES GERIÁTRICAS

- Os indivíduos envelhecem porque suas células se tornam senescentes. A idade é um dos fatores de risco independentes mais importantes para muitas doenças crônicas. O envelhecimento celular não é agudo; em vez disso, é progressivo como resultado de dano ambiental, como lesão por radicais livres, **senescência celular** fixa, influências genéticas e declínio funcional[4]
- As principais causas de morte em pessoas com 65 anos de idade ou mais incluem doenças cardíacas, neoplasias malignas, acidente vascular cerebral, pneumonia, *influenza* (gripe) e doença pulmonar obstrutiva crônica (DPOC)[16]
- As demandas especiais das pessoas idosas precisam ser levadas em conta quando são coletadas amostras para exames laboratoriais. Os valores normais podem variar; por exemplo, a variação normal da lipase sérica para adultos é 10 a 40 U/ℓ em comparação com 18 a 180 U/ℓ para pessoas com mais de 65 anos de idade.[5]

CONSIDERAÇÕES PEDIÁTRICAS

- Das 5,9 milhões de mortes de crianças com menos de 5 anos de idade em 2015, mais da metade foram de causas passíveis de prevenção ou tratamento[16]
- As células de crianças têm maior capacidade de replicação do que as células de adultos mais velhos[4]
- Em todo o planeta, a desnutrição é o fator contribuinte para 45% de todas as mortes de crianças; portanto, a desnutrição torna as crianças suscetíveis a doenças graves[17]
- As cinco principais causas de morte de crianças com 1 a 4 anos de idade incluem: (1) lesões não intencionais; (2) malformações/deformidades congênitas e anormalidades cromossômicas; (3) câncer; (4) doenças cardíacas; e (5) homicídio. As principais causas de morte de crianças com 5 a 14 anos de idade são: (1) lesões não intencionais; (2) câncer; e (3) anomalias congênitas, homicídio e doenças cardíacas[16]
- O Federal Interagency Forum on Child and Family Statistics publicou indicadores nacionais para as crianças norte-americanas. Condições de saúde importantes como obesidade, asma e dificuldades emocionais comprometem a saúde das crianças[18]
- Os limites da normalidade dos valores laboratoriais são muito mais complexos na população pediátrica (Fischbach & Dunning, p. 17).[5] É crucial que os profissionais de saúde tenham acesso, planejem, implementem e avaliem os cuidados com base em limites da normalidade apropriados para a idade.

REFERÊNCIAS BIBLIOGRÁFICAS

1. World Health Organization. (2003). About WHO: Definition of health; disease eradication/elimination goals. [Online]. Available: www.who.int/about/definition/en/. Accessed January 12, 2011.
2. U.S. Department of Health and Human Services. (2010). Healthy People 2020–The mission, vision, and goals of 2020 [Online]. Available: http://www.healthypeople.gov/2020/TopicsObjectives2020/pdfs/HP2020_brochure.pdf. Accessed January 22, 2011.
3. Carlsten C., Brauer M., Brinkman F., et al. (2014). Genes, the environment and personalized medicine: We need to harness both environmental and genetic data to maximize personal and population health. EMBO Reports 15(7), 736-739.
4. Kumar V., Abbas A., Aster J. C. (2014). Robbins and Cotran pathologic basis of disease (9th ed., p. 40). Philadelphia, PA: Elsevier Saunders.
5. Fischbach F., Dunning M. B. (2014). A manual of laboratory and diagnostic tests (9th ed., pp. 12–13, 96). Philadelphia, PA: Lippincott Williams & Wilkins.
6. Benjamin I. J., Griggs R. C., Wing E. J., et al. (2016). Andreoli and Carpenter's Cecil essentials of medicine (9th ed., pp. 266-270). Philadelphia, PA: Elsevier Saunders.
7. American Association for Clinical Chemistry. (2017). How reliable is laboratory testing? Available: https://labtestsonline.org/understanding/features/reliability/start1/. Accessed October 8, 2017.
8. Fletcher R. H., Fletcher S. W., Fletcher G. S. (2012). Clinical epidemiology: The essentials (5th ed.). Philadelphia, PA: Lippincott Williams & Wilkins.
9. Centers for Disease Control and Prevention. (2017). FastStats. Older persons' health. Available: https://www.cdc.gov/nchs/fastats/older-american-health.htm. http://www.cdc.gov/nchs/fastats/lcod.htm. Accessed October 8, 2017.
10. Framingham Heart Study. (2001). Framingham Heart Study: Design, rationale, objectives, and research milestones. [Online]. Available: www.nhlbi.nih.gov/about/framingham/design.htm. Accessed January 6, 2011.
11. Channing Laboratory. (2008). The Nurse's Health Study. [Online]. Available: http://www.channing.harvard.edu/nhs/. Accessed January 29, 2011.
12. Center for Disease Control and Prevention. (2017). Hepatitis c faqs for health professionals. Available: https://www.cdc.gov/hepatitis/hcv/hcvfaq.htm. Accessed October 8, 2017.
13. Duke University Medical Center. (2017). What is evidenced-based practice? Available: http://guides.mclibrary.duke.edu/ebmtutorial. Accessed October 8, 2017.
14. Berlin J. A., Golulb R. M. (2014). Meta-analysis as evidence building a better pyramid. JAMA 312(6), 603-606. doi:10.1001/jama.2014.8167.
15. National Asthma Education and Prevention Program. (2007). Expert Panel Report 3: Guidelines for the diagnosis and management of asthma. [Online]. Available: http://www.aanma.org/advocacy/guidelines-for-the-diagnosis-and-management-of-asthma/#Guidelines. Accessed May 22, 2013.
16. Center for Disease Control. (2016). Available: https://www.cdc.gov/nchs/data/hus/hus16.pdf#020 (Table 20, pp. 131-132). Accessed October 11, 2017.
17. World Health Organization. (2017). Fact sheets: Child health. Available: http://www.who.int/topics/child_health/factsheets/en/. Accessed October 11, 2017.
18. Federal Interagency Forum on Child and Family Statistics. (2017). Welcome to America's children: Key national indicators of well-being. Available: https://www.childstats.gov/index.asp. Accessed October 11, 2017.

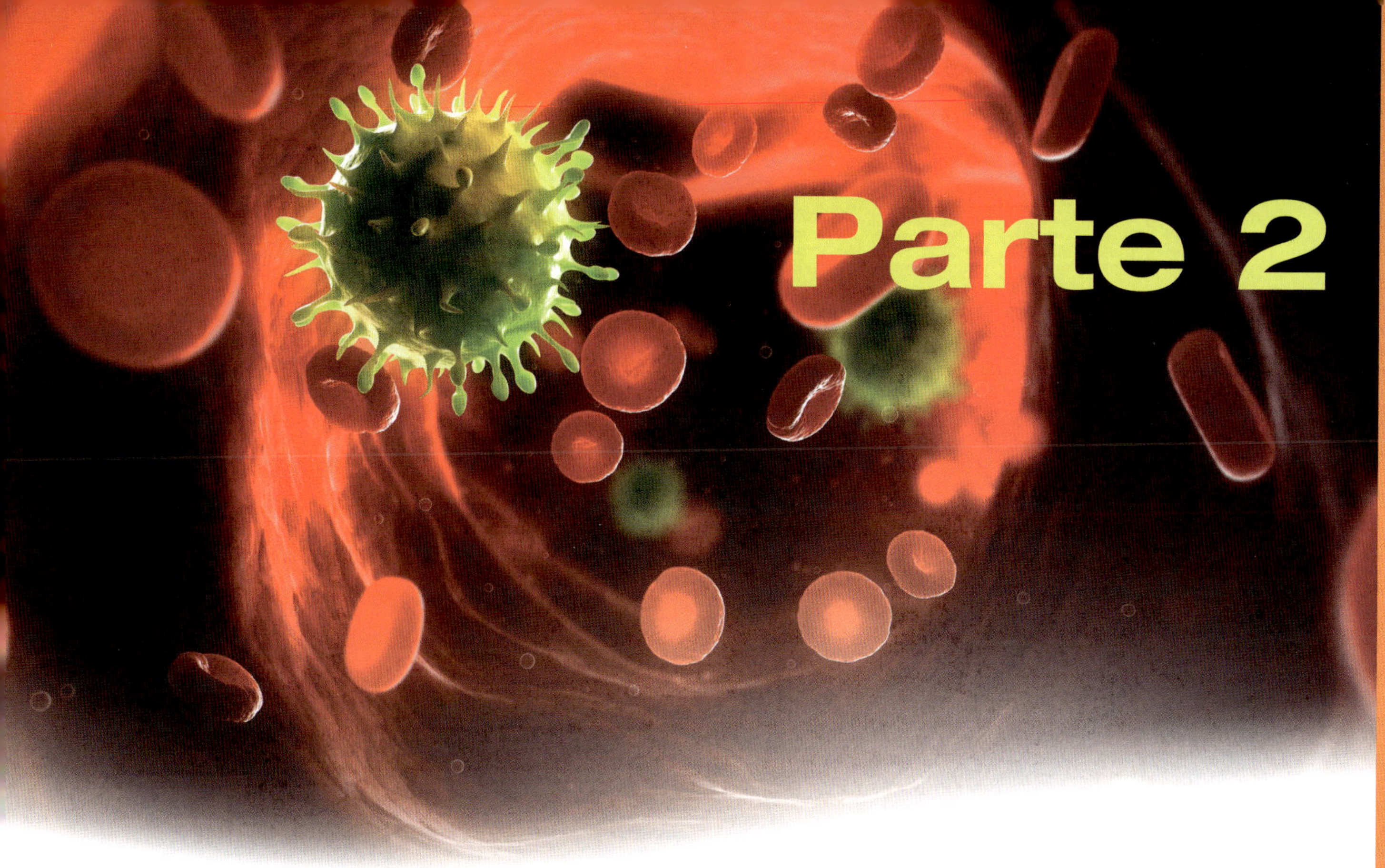

Parte 2

Função e Crescimento Celulares

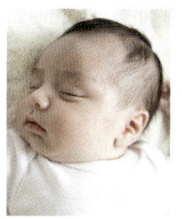

Jennifer é uma recém-nascida de 1 dia de idade, nascida após um parto vaginal sem complicações de uma primípara de 46 anos de idade. Observa-se que a criança apresenta tônus muscular fraco e aspecto facial irregular, incluindo olhos amendoados posicionados para cima e um perfil facial achatado, com depressão da ponte nasal. Além disso, ela apresenta um sopro cardíaco, e existe uma preocupação a respeito de uma possível condição cardíaca. O pediatra acredita que ela possa apresentar síndrome de Down (trissomia do cromossomo 21). Uma amostra de sangue foi coletada para o cariótipo e enviada ao laboratório. Os resultados indicam 47, XX, +21, o que significa que Jennifer tem 47 cromossomos, inclusive dois cromossomos X e uma cópia extra do cromossomo 21.

Características das Células e dos Tecidos

2

Cheryl Neudauer

INTRODUÇÃO

Na maior parte dos organismos, a **célula** é a menor unidade funcional com as características necessárias para a vida. Com base na sua origem embrionária, as células se combinam para formar **tecidos**. Esses tecidos se combinam para formar órgãos. Embora as células de diferentes tecidos e órgãos variem na estrutura e na função, determinadas características são comuns a todas as células. As células têm a capacidade de realizar a troca de materiais com o seu ambiente, obter energia dos nutrientes, sintetizar moléculas complexas, e algumas podem se replicar. Como a maior parte dos processos de doença tem início no nível celular, é necessário compreender a função celular para entender os processos de doença. Há doenças que afetam as células de um tipo de tecido, outras afetam as células de um órgão e algumas afetam as células de todo o organismo. Este capítulo discute as partes estruturais das células, as funções e o crescimento celulares, a movimentação de substâncias (p. ex., íons) pela membrana celular, assim como os tipos de tecidos.

COMPONENTES FUNCIONAIS DA CÉLULA

Depois de concluir esta seção, o leitor deverá ser capaz de:

- Descrever por que o núcleo celular é denominado "centro de controle" da célula
- Prever os efeitos da disfunção em cada organela celular
- Diferenciar as quatro funções da membrana celular.

A maior parte dos organismos, incluindo os seres humanos, contém células eucariontes, compostas por compartimentos internos ligados à membrana, denominados organelas ("órgãos pequenos" no interior das células); o núcleo é um exemplo de organela. Isso é o contrário do que ocorre nos procariontes, como as bactérias, que não contêm organelas ligadas à membrana. Embora sejam diversas na sua organização, todas as células eucariontes apresentam estruturas em comum, que realizam funções únicas. Quando observados ao microscópio, os três componentes principais de uma célula eucarionte tornam-se evidentes – o núcleo, o citoplasma e a membrana celular (Figura 2.1).

Protoplasma

Os biólogos denominam o líquido intracelular de **protoplasma**. Ele é composto por água, proteínas, lipídios, carboidratos e eletrólitos.[1]

- A água representa 70 a 85% do protoplasma da célula[1]
- As proteínas compõem 10 a 20% do protoplasma. As proteínas são polares e hidrofílicas (têm afinidade pela água), o que as torna hidrossolúveis. Exemplos de proteínas incluem as enzimas necessárias para as reações celulares, as proteínas estruturais, os canais iônicos e os receptores.[1] As proteínas podem se ligar a outras substâncias para formar nucleoproteínas, glicoproteínas e lipoproteínas
- Os lipídios compõem 2 a 3% do protoplasma. Não são polares e são hidrofóbicos (não têm afinidade pela água), o que os torna não hidrossolúveis. Eles são os principais constituintes das membranas celulares que circundam o exterior e o interior das células. Exemplos de lipídios incluem os fosfolipídios e o colesterol. Algumas células também contêm grandes quantidades de triglicerídios. Nas células adiposas, os triglicerídios podem compor até 95% da massa celular total.[1] Trata-se de uma forma de energia armazenada que pode ser degradada para uso, conforme a necessidade, no corpo
- Os carboidratos representam cerca de 1% do protoplasma e atuam primariamente como uma fonte rápida de energia[1]
- Os principais eletrólitos intracelulares incluem os íons potássio, magnésio, fosfato, sulfato e bicarbonato. Pequenas quantidades de íons sódio, cloreto e cálcio também estão presentes nas células. Esses eletrólitos participam das reações essenciais ao metabolismo da célula e auxiliam na geração e no envio de sinais em neurônios, células musculares e outras células.

O protoplasma celular apresenta duas regiões distintas:

- **Carioplasma** ou **nucleoplasma** – dentro do núcleo
- **Citoplasma** – fora do núcleo; contém uma parte líquida denominada **citosol** (citoplasma = citosol + organelas).

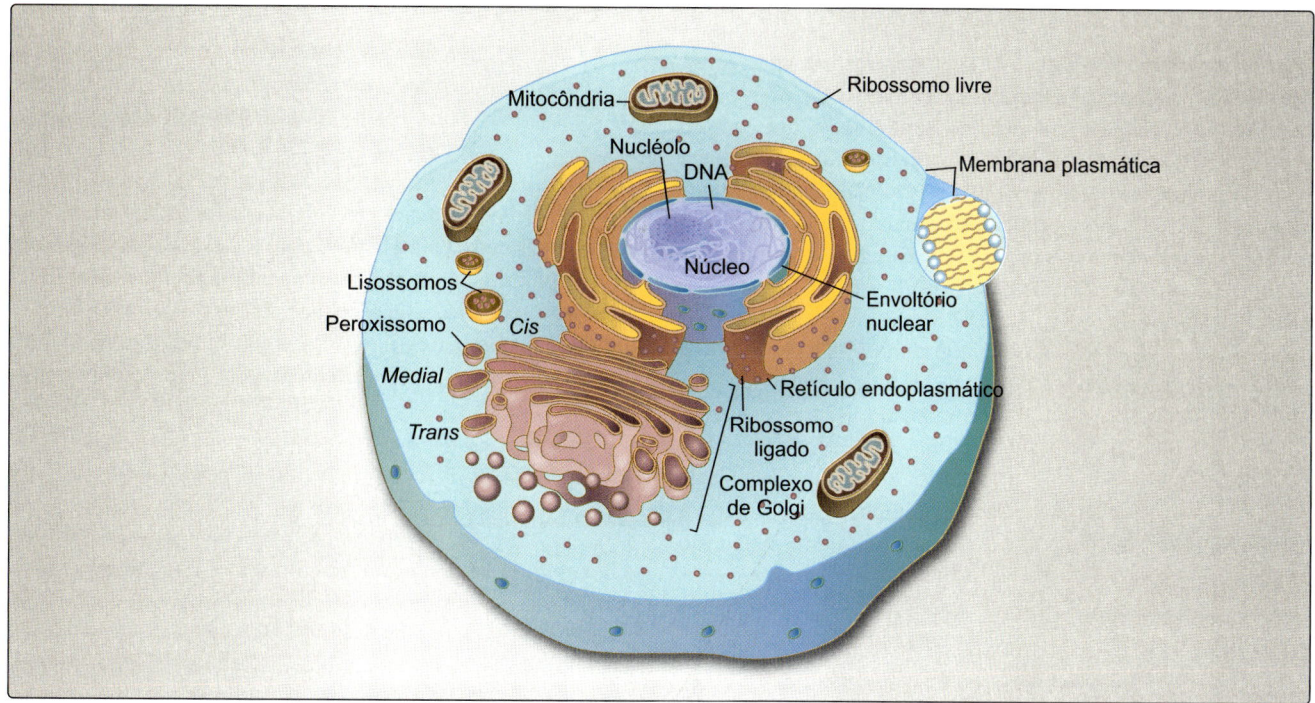

Figura 2.1 • Organelas celulares. Fonte: Leeper-Woodford. (2016). *Lippincott illustrated reviews: Integrated systems* (Fig. 2.1, p. 39). Philadelphia, PA: Wolters Kluwer, com permissão.

Conceitos fundamentais

Organização funcional da célula

- As organelas citoplasmáticas realizam funções no interior das células, de modo semelhante às funções realizadas pelos órgãos corporais dentro do organismo
- O núcleo é a maior e mais visível organela na célula. O núcleo é o centro de controle celular e, nas células eucariontes, contém as informações genéticas que estão no ácido desoxirribonucleico (DNA) herdado dos pais (o DNA existente nas mitocôndrias é de origem materna)[1]
- Outras organelas incluem as mitocôndrias, que auxiliam na síntese das moléculas de energia usadas pelas células, e os lisossomos e proteassomos, que atuam como o "sistema digestivo" da célula. Os ribossomos, que não são circundados por membranas, são as estruturas celulares responsáveis pela síntese proteica; aquelas proteínas podem auxiliar na síntese de outras moléculas necessárias para a função celular.

Núcleo

O núcleo celular é uma estrutura arredondada ou alongada, próxima ao centro da célula (ver Figura 2.1). Enquanto as células procariontes, como as bactérias, não têm núcleo nem membrana nuclear, todas as células eucariontes têm no mínimo um núcleo. Os osteoclastos (um tipo de célula óssea), por exemplo, normalmente contêm 12 núcleos ou mais.[1]

O núcleo pode ser considerado o centro de controle da célula, que contém instruções para a síntese de proteínas. E estas, por sua vez, podem sintetizar outras moléculas necessárias para a função e a sobrevida celulares.[1] O núcleo guarda o DNA, onde estão contidos os genes. Os genes contêm as instruções para a função e a sobrevida celulares. Por exemplo, o gene da insulina contém instruções para a síntese da proteína insulina. Também existem genes que contêm instruções para enzimas que são utilizadas na síntese de outras moléculas necessárias à função celular. Além disso, os genes são as unidades de herança que transmitem as informações dos pais para seus filhos.

O núcleo também é local de síntese dos três tipos principais de ácido ribonucleico (RNA). Essas moléculas de RNA se movimentam do núcleo para o citoplasma e atuam na síntese de proteínas. Os três tipos de RNA são:

- RNA mensageiro (mRNA) – sintetizado a partir das informações genéticas transcritas do DNA em um processo denominado transcrição. O mRNA se desloca até os ribossomos citoplasmáticos, de modo a permitir o uso dessas instruções na síntese proteica
- RNA ribossômico (rRNA) – componente RNA dos ribossomos, o local de produção de proteínas
- RNA de transferência (tRNA) – transporta os aminoácidos até os ribossomos, de modo que o mRNA possa ser transformado em uma sequência de aminoácidos. Esse processo, conhecido como tradução, utiliza o molde de mRNA para unir os aminoácidos e sintetizar proteínas.[1]

O nucleoplasma intranuclear é separado do citoplasma extranuclear pelo **envoltório nuclear**, que circunda o núcleo.[1] O envoltório nuclear contém muitos poros nucleares.[1] Líquidos, eletrólitos, RNA, algumas proteínas e alguns hormônios se movimentam em ambas as direções através dos poros nucleares, e essa troca entre o nucleoplasma e o citoplasma aparentemente é um processo regulado.[1]

Citoplasma e suas organelas

O citoplasma inclui o líquido e as organelas extranucleares, contidos no espaço intracelular delimitado pela membrana que circunda a célula. O citoplasma é uma solução que contém água, eletrólitos, proteínas, gorduras e carboidratos.[1] Também pode haver acúmulo de pigmentos no citoplasma, alguns dos quais são constituintes celulares normais. Um exemplo é a melanina, que confere a cor da pele. Entretanto, alguns pigmentos não são constituintes celulares normais. Por exemplo, quando o corpo degrada hemácias velhas, os pigmentos das hemácias são transformados no pigmento bilirrubina, que o corpo consegue excretar; algumas condições levam ao acúmulo de bilirrubina nas células, causando a *icterícia*, que é observada clinicamente como manchas amareladas na pele e na esclera (a parte normalmente branca do olho).

Diversas organelas incorporadas no citoplasma atuam como os órgãos da célula. Além do núcleo, que foi discutido na seção anterior, tais organelas incluem os ribossomos, o retículo endoplasmático (RE), o complexo de Golgi, os lisossomos, os peroxissomos, os proteassomos e as mitocôndrias.[1]

Ribossomos

Os ribossomos são os locais de síntese proteica na célula. São constituídos por duas subunidades compostas por rRNA e proteínas. Durante a síntese proteica, as duas subunidades ribossômicas são unidas por um filamento de mRNA.[1] Esses ribossomos ativos permanecem no citoplasma (Figura 2.2) ou ligados à membrana do RE, dependendo do sítio de utilização da proteína.[1]

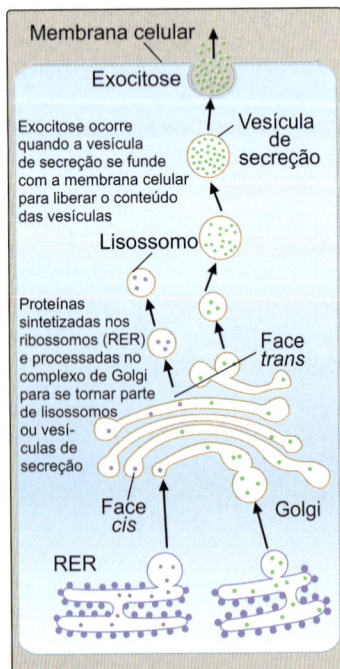

Figura 2.2 • Retículo endoplasmático (RE), ribossomos e aparelho de Golgi. O RE rugoso é composto por membranas intricadamente dobradas, cravejadas de ribossomos. Os ribossomos são compostos por proteína e rRNA organizados em conjunto. O aparelho de Golgi processa as proteínas sintetizadas nos ribossomos. Fonte: Leeper-Woodford. (2016). *Lippincott illustrated reviews: Integrated systems* (Fig. 2.3, p. 41). Philadelphia, PA: Wolters Kluwer, com permissão.

Retículo endoplasmático

O RE é um extenso sistema de membranas pareadas e vesículas achatadas, que conecta diversas partes do interior da célula (ver Figura 2.2).[1] Existem dois tipos de RE nas células – rugoso e liso.

O **RE rugoso** apresenta ribossomos aderidos que, ao microscópio, conferem um aspecto de estrutura "rugosa" à membrana do RE. As proteínas sintetizadas pelo RE rugoso normalmente se tornam parte integrante de organelas ou membranas celulares, ou são secretadas pelas células. Por exemplo, o RE rugoso sintetiza (1) as enzimas digestivas encontradas nos lisossomos; e (2) as proteínas que são secretadas, como a proteína do hormônio insulina.

O **RE liso** não contém ribossomos e apresenta uma estrutura lisa quando observado ao microscópio. Como não tem ribossomos ligados, o RE liso não participa da síntese de proteínas, mas está envolvido na síntese de lipídios, incluindo os hormônios esteroides. O retículo sarcoplasmático das células musculares é um tipo de RE liso que armazena íons cálcio no seu interior, os quais são liberados na estimulação da contração muscular. O RE liso do fígado está envolvido no armazenamento da glicose extra na forma de glicogênio, bem como no metabolismo de alguns medicamentos hormonais.

Quando as proteínas se acumulam no RE mais rapidamente do que podem ser removidas, diz-se que a célula sofre "estresse do RE". A célula responde diminuindo a síntese de proteínas e restaurando a homeostase. As respostas anormais ao estresse do RE, que podem causar inflamação e até mesmo morte celular, têm sido implicadas na doença inflamatória intestinal,[2] em um tipo genético de diabetes melito[3], e em um distúrbio dos músculos esqueléticos conhecido como miosite[4], bem como em muitas outras doenças.

Complexo de Golgi

O aparelho de Golgi, por vezes denominado **complexo de Golgi**, é composto por quatro ou mais pilhas de vesículas ou sacos achatados e finos (Figura 2.3).[1] As substâncias produzidas no RE são transportadas até o complexo de Golgi em pequenas vesículas de transferência recobertas por membrana. O complexo de Golgi modifica essas substâncias e as embala em grânulos ou vesículas de secreção. Por exemplo, a insulina é sintetizada como uma grande proteína pró-insulina inativa, a qual é quebrada em várias proteínas de insulina ativa menores, no interior do complexo de Golgi das células beta do pâncreas. Em seguida a insulina é embalada em vesículas prontas para a secreção da célula quando há um aumento da glicemia (p. ex., após uma refeição).

Além de sintetizar os grânulos de secreção, acredita-se que o complexo de Golgi sintetiza grandes moléculas de carboidratos que se combinam com as proteínas produzidas no RE rugoso, formando as glicoproteínas. Dados recentes sugerem que o aparelho de Golgi tem ainda outra função: a de receber proteínas e outras substâncias da superfície celular, por meio de um mecanismo de transporte retrógrado. Diversas toxinas bacterianas, como as toxinas de *Shigella* e da cólera, e toxinas vegetais, como a ricina, que têm alvos citoplasmáticos, exploraram essa via retrógrada.[1]

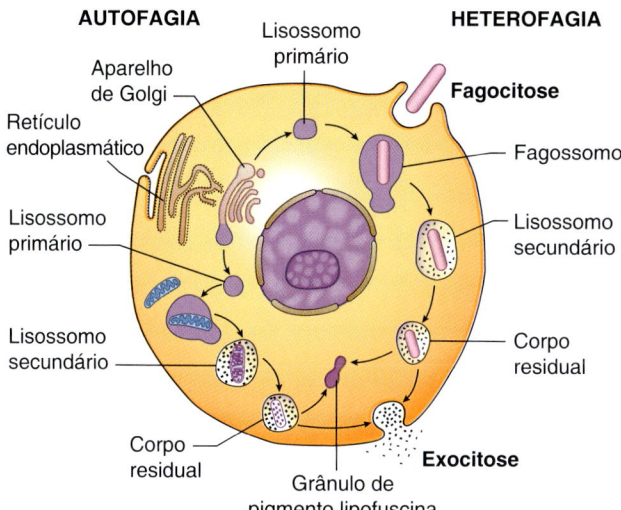

Figura 2.3 • Processos de autofagia e heterofagia, mostrando os lisossomos primários e secundários, os corpos residuais, a extrusão do conteúdo do corpo residual da célula e os corpos residuais que contêm lipofuscina.

Lisossomos e peroxissomos

Os lisossomos podem ser considerados o "sistema digestivo" ou o "estômago" da célula. Essas pequenas vesículas cercadas por membranas contêm enzimas poderosas, que conseguem degradar excessos e partes de células desgastadas, bem como substâncias estranhas que são transportadas para o interior da célula (p. ex., bactérias fagocitadas). Todas as enzimas lisossômicas necessitam de um ambiente ácido, e os lisossomos mantêm um pH de aproximadamente 5 no seu interior (semelhante ao modo como o estômago mantém um pH baixo). O pH do citoplasma (em torno de 7,2) protege outras estruturas celulares contra a degradação por essas enzimas, em caso de extravasamento do lisossomo. Os **lisossomos primários** são organelas intracelulares ligadas à membrana, contendo uma diversidade de enzimas que ainda não entraram no processo digestivo. Recebem suas enzimas, bem como suas membranas, do aparelho de Golgi. Os lisossomos primários tornam-se **lisossomos secundários** depois de se fundirem aos vacúolos ligados à membrana que contêm o material a ser digerido. Os lisossomos degradam o material fagocitado por meio de heterofagia ou de autofagia (ver Figura 2.3).

A heterofagia (*hetero*, diferente; *fagia*, ingerir) se refere à digestão de uma substância fagocitada do ambiente extracelular.[5] Uma dobra da membrana celular transporta os materiais externos para o interior da célula, formando uma vesícula fagocítica circundante, ou **fagossomo**. Os lisossomos primários, em seguida, fundem-se aos fagossomos e formam lisossomos secundários. A heterofagocitose é mais comum em leucócitos fagocíticos, como neutrófilos e macrófagos.

A autofagia envolve a digestão de organelas celulares danificadas, como mitocôndrias ou RE, as quais os lisossomos devem remover para a continuidade da função celular normal.[5] A autofagocitose é mais comum nas células que sofrem atrofia (degeneração celular).

Embora as enzimas nos lisossomos secundários consigam degradar a maior parte das proteínas, carboidratos e lipídios constituintes básicos, alguns materiais permanecem não digeridos. Esses materiais não digeridos podem permanecer no citoplasma como **corpos residuais**, ou são removidos da célula por meio da exocitose. Em algumas células de vida longa, como os neurônios e as células musculares cardíacas, ocorre o acúmulo de grandes quantidades de corpos residuais, como grânulos de lipofuscina ou pigmentos do envelhecimento. Outros pigmentos que não são digeridos, como partículas de carbono inaladas e pigmentos de tatuagens, também se acumulam e podem permanecer nos corpos residuais durante décadas.

Os lisossomos desempenham um papel importante no metabolismo normal de determinadas substâncias no corpo. Em algumas doenças hereditárias conhecidas como doenças de armazenamento lisossômico, uma enzima lisossômica específica encontra-se ausente ou inativa, e não ocorre a digestão de determinadas substâncias celulares.[6] Como resultado, essas substâncias se acumulam nas células. Existem aproximadamente 50 doenças de armazenamento lisossômico, todas raras, cada uma das quais resultante da ausência de atividade de uma ou mais enzimas lisossômicas. Na doença de Tay-Sachs, um distúrbio autossômico recessivo, as células não sintetizam a hexosaminidase A, uma enzima lisossômica necessária para a degradação do gangliosídio GM_2, encontrado nas membranas das células nervosas. Embora o gangliosídio GM_2 se acumule em muitos tecidos, como coração, fígado e baço, o seu acúmulo no sistema nervoso e na retina do olho causa as piores lesões.[6]

Menores que os lisossomos, as organelas redondas ligadas à membrana denominadas **peroxissomos** contêm uma enzima especial, responsável pela degradação de peróxidos (p. ex., peróxido de hidrogênio) no controle dos radicais livres.[6] Se não forem degradados, esses radicais livres altamente instáveis danificam outras moléculas citoplasmáticas. Os peroxissomos também contêm as enzimas necessárias para a degradação de ácidos graxos com cadeias muito longas. Nas células hepáticas, as peroxidases auxiliam na síntese dos ácidos biliares.[5]

Proteassomos

Três mecanismos celulares principais estão envolvidos na degradação das proteínas ou **proteólise**.[5] Um deles consiste na degradação lisossômica, descrita anteriormente. O segundo mecanismo é a **via da caspase**, envolvida na morte celular apoptótica. O terceiro método de proteólise ocorre dentro de uma organela denominada **proteassomo**. Os proteassomos são pequenas organelas compostas por complexos proteicos, encontradas no citoplasma e no núcleo. Essas organelas reconhecem proteínas malformadas e com dobras errôneas, que se tornaram alvo de degradação. Sugere-se que até um terço das cadeias de polipeptídios recém-formadas sejam selecionadas para degradação por proteassomos, em decorrência dos mecanismos de controle de qualidade celulares.

Mitocôndrias

As mitocôndrias são as "usinas de energia" da célula, por conterem enzimas que transformam nutrientes com carbono em energia, facilmente utilizada pelas células. Esse processo multietapas com frequência é denominado **respiração celular**, uma vez que necessita de oxigênio.[1] As células armazenam a maior parte dessa energia na forma de ligações fosfato de alta energia em substâncias como a adenosina trifosfato (ATP), a qual é utilizada como energia em diversas atividades celulares. As mitocôndrias são encontradas perto do sítio celular onde a energia é consumida (p. ex., perto das miofibrilas nas células musculares). A quantidade de mitocôndrias em um determinado tipo celular varia de acordo com o tipo de atividade que a célula realiza e a demanda de energia dessa atividade.[1] Por exemplo, ocorre um grande aumento no número de mitocôndrias no músculo esquelético, que é repetidamente estimulado a contrair.

As mitocôndrias são compostas por duas membranas: uma externa, ao redor da organela, e uma interna, que forma projeções semelhantes a prateleiras, denominadas **cristas** (Figura 2.4). O estreito espaço entre as membranas externa e interna é denominado **espaço intermembranoso**, enquanto o grande espaço no interior da membrana interna é chamado de **espaço matricial**.[5] A membrana mitocondrial externa contém uma grande quantidade de porinas transmembranares, que permitem a passagem de substâncias hidrossolúveis (incluindo proteínas). A membrana interna contém as enzimas da cadeia respiratória e as proteínas de transporte necessárias para a síntese de ATP. Em determinadas regiões, as membranas externa e interna entram em contato; esses pontos de contato atuam como vias de entrada e saída do espaço matricial, para proteínas e pequenas substâncias.

As mitocôndrias contêm o seu próprio DNA e ribossomos, e são autorreplicantes. O DNA mitocondrial (mtDNA) é encontrado na matriz mitocondrial e difere do DNA cromossômico nuclear. Também conhecido como o "outro genoma humano", o mtDNA é uma molécula circular com filamento duplo, que contém as instruções para a síntese de 13 proteínas necessárias à função mitocondrial. O DNA nuclear contém a codificação de proteínas estruturais das mitocôndrias, bem como de outras proteínas necessárias à respiração celular.[5,7]

O mtDNA é herdado da mãe e utilizado no estudo da herança da linhagem materna. Foram encontradas mutações em cada um dos genes mitocondriais, e começa a surgir uma compreensão sobre a função do mtDNA em determinadas doenças e no envelhecimento. A maior parte das células no corpo pode ser afetada por mutações do mtDNA.[5]

As mitocôndrias também atuam como importantes reguladores da apoptose, ou morte celular programada. Tanto a insuficiência quanto o excesso de apoptose foram implicados em uma grande diversidade de doenças, incluindo o câncer, no qual ocorre apoptose insuficiente (i. e., menos morte celular leva ao aumento quantitativo de células), e doenças neurodegenerativas, nas quais há excesso de apoptose.

Citoesqueleto

Além de suas organelas, o citoplasma contém um *citoesqueleto*, ou esqueleto da célula. O citoesqueleto é uma rede de microtúbulos, microfilamentos, filamentos intermediários e filamentos espessos (Figura 2.5).[5] O citoesqueleto controla o formato e a movimentação da célula.

Microtúbulos

São formados por subunidades proteicas denominadas **tubulinas**. Os microtúbulos são estruturas longas, rígidas e ocas, com formato semelhante ao de cilindros.[7] Os microtúbulos podem ser rapidamente desmontados em um local (no citoplasma, de microtúbulos em tubulina livre) e remontados em outro (de tubulina livre em microtúbulos). Essa remontagem constante forma os elementos do citoesqueleto por meio do encurtamento e alongamento contínuos dos dímeros de tubulina, em um processo conhecido como instabilidade dinâmica.[6]

Os microtúbulos atuam no desenvolvimento e na manutenção da formação celular. Os microtúbulos participam nos mecanismos de transporte intracelular, incluindo o transporte de materiais nos axônios longos dos neurônios, e o de melanina nas células da pele. Os microtúbulos também fazem parte de outras estruturas celulares, como os cílios e os flagelos[7] (Figura 2.6).

Outro papel importante dos microtúbulos é a participação na mitose (divisão celular). Alguns medicamentos contra o câncer (p. ex., vimblastina e vincristina) se ligam aos microtúbulos e inibem a divisão celular.[8]

Cílios e flagelos. Os **flagelos** e os **cílios** são extensões celulares preenchidas por microtúbulos, circundadas por uma membrana que é contínua à membrana celular. As células flageladas eucariontes em geral são classificadas como tendo apenas um flagelo, enquanto as células ciliadas tipicamente têm uma grande quantidade de cílios.[7] Em seres humanos, as

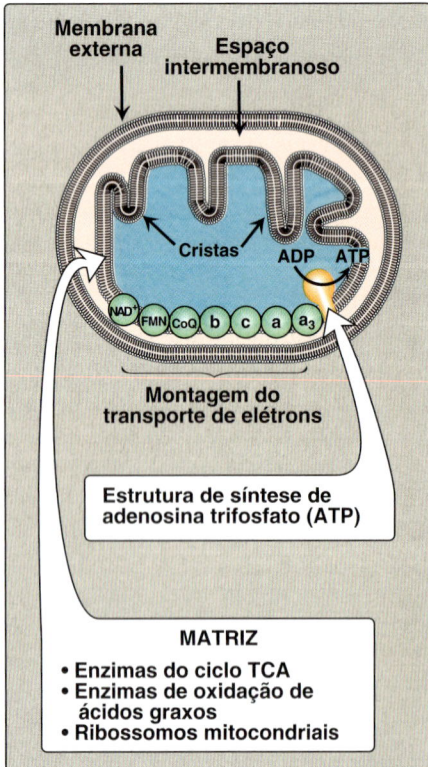

Figura 2.4 • Mitocôndria. A membrana interna forma dobras transversais, denominadas *cristas*, nas quais estão localizadas as enzimas necessárias para a etapa final da produção de adenosina trifosfato (ATP; i. e., fosforilação oxidativa). Fonte: Leeper-Woodford. (2016). *Lippincott illustrated reviews: Integrated systems* (Fig. 2.4, p. 41). Philadelphia, PA: Wolters Kluwer, com permissão.

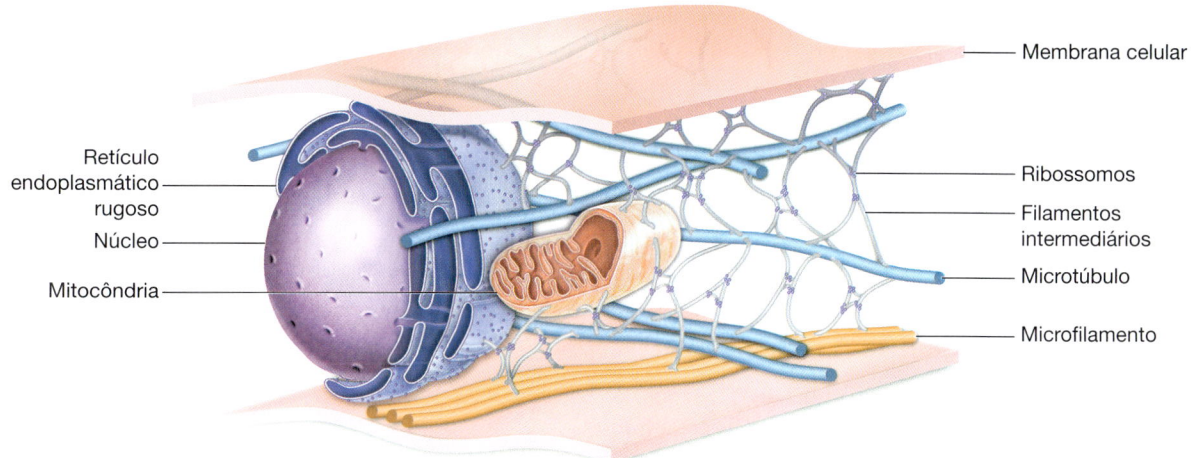

Figura 2.5 • Citoesqueleto. Composto por microfilamentos, microtúbulos e filamentos intermediários. Fonte: reimpressa com permissão de Wingerd B. (2014). *The human body* (3. ed., Fig. 3.10, p. 55). Philadelphia, PA: Wolters Kluwer.

células espermáticas são o único tipo de célula flagelada. Os cílios são encontrados sobre as superfícies de muitos revestimentos epiteliais, incluindo os seios nasais e os brônquios no sistema respiratório superior. Neste, os cílios atuam na subida do muco, batendo como os remos de um bote para auxiliar na movimentação das substâncias aprisionadas no muco (como bactérias e poeira) desde as vias respiratórias até a boca, de modo que possam ser deglutidas. A lesão dos cílios ou das células ciliadas causa tosse, que auxilia na remoção dessas substâncias das vias respiratórias.

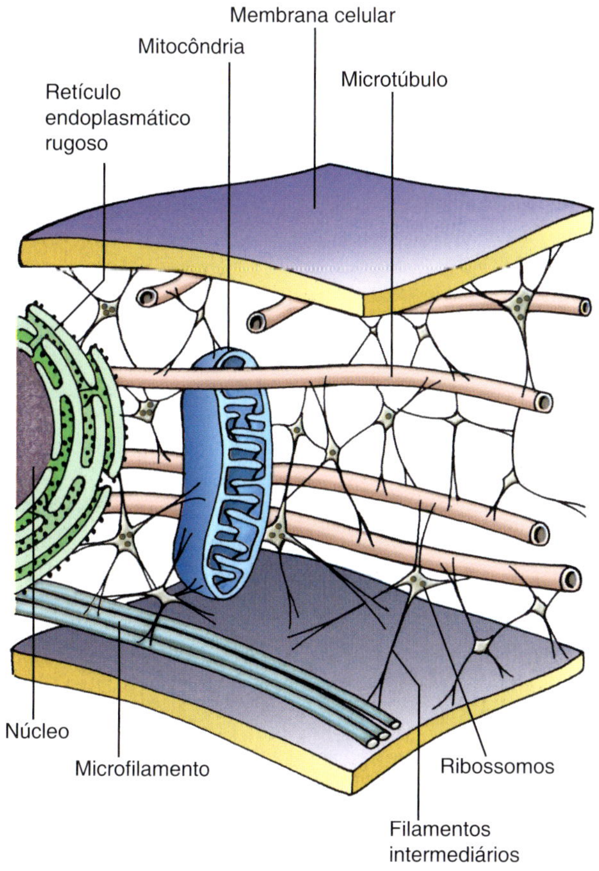

Os cílios também desempenham papel nos tecidos sensoriais no olho, no epitélio olfatório, na orelha interna e durante o desenvolvimento embrionário, e são essenciais para o funcionamento normal de muitos tecidos, incluindo o rim. Uma condição denominada **doença renal policística** está ligada a um defeito genético nos cílios das células tubulares renais.

Os defeitos genéticos podem resultar em uma montagem incorreta dos cílios.[7] Por exemplo, a discinesia ciliar primária (DCP), também denominada **síndrome dos cílios imóveis**, causa problemas nos cílios do trato respiratório, de modo que não é possível remover as bactérias inaladas, o que leva a uma doença pulmonar crônica denominada **bronquiectasia**. Os defeitos genéticos também podem causar problemas de fertilidade, quando afetam os cílios nas tubas uterinas ou os flagelos no esperma.[7,9]

Microfilamentos

Os microfilamentos são finas estruturas citoplasmáticas filiformes. Existem três classes de microfilamentos:

1. Microfilamentos finos – semelhantes aos filamentos finos de actina no músculo
2. Filamentos intermediários – grupo de filamentos com tamanhos de diâmetro entre aqueles dos filamentos espessos e grossos
3. Filamentos grossos de miosina – encontrados nas células musculares, também podem ser encontrados temporariamente em outras células.[5]

A contração muscular depende da interação entre os filamentos finos de actina e os filamentos grossos de miosina. As atividades contráteis que envolvem os microfilamentos e os filamentos grossos de miosina auxiliam na movimentação do citoplasma e da membrana celular, durante a endocitose e a exocitose. Os microfilamentos também estão presentes nas

Figura 2.6 • Microtúbulos e microfilamentos da célula. Os microfilamentos estão associados à superfície interna da célula e auxiliam na motilidade celular. Os microtúbulos formam o citoesqueleto e mantêm a posição das organelas.

microvilosidades do intestino. Os filamentos intermediários auxiliam no suporte e na manutenção do formato das células. Exemplos de filamentos intermediários são os filamentos de queratina encontrados nos queratinócitos da pele, e os filamentos gliais encontrados nas células da glia do sistema nervoso.[5] Os **emaranhados neurofibrilares** encontrados no cérebro de indivíduos com doença de Alzheimer são formados por proteínas associadas a microtúbulos agregados, e resultam em citoesqueletos anormais nos neurônios.

Membrana celular (plasmática)

A célula é circundada por uma fina membrana, que separa o conteúdo intracelular do ambiente extracelular. (Observar que a membrana é diferente da parede de uma célula.) Por exemplo, algumas bactérias são circundadas tanto por uma membrana celular quanto por uma parede celular. As paredes celulares conferem suporte estrutural e força, mas é importante observar que a parede celular das bactérias pode ser Gram-negativa ou Gram-positiva. As células humanas não apresentam paredes celulares, devido ao desenvolvimento dos tecidos, órgãos e sistemas que precisam ter a capacidade de se comunicar. Para diferenciar entre a membrana celular que circunda a célula e as outras membranas celulares internas, como as membranas mitocondriais ou nucleares, a membrana celular frequentemente é denominada **membrana plasmática**.

De muitas maneiras, a membrana celular é um dos componentes mais importantes da célula. Ela atua como uma estrutura semipermeável que ajuda a determinar o que pode entrar e sair das células. A membrana celular contém receptores para hormônios, neurotransmissores e outros sinais químicos, bem como transportadores que possibilitam aos íons cruzar a membrana durante a sinalização elétrica nas células (p. ex., em neurônios e células musculares). Ela também auxilia na regulação do crescimento e da divisão celulares.

A membrana celular é uma estrutura dinâmica e fluida, composta organizadamente por lipídios, carboidratos e proteínas (Figura 2.7). A parte principal da membrana é a bicamada lipídica, composta predominantemente por fosfolipídios, com glicolipídios e colesterol.[7] Essa bicamada lipídica é uma barreira essencialmente impermeável a todas as substâncias, exceto as lipossolúveis.

As moléculas de fosfolipídios são dispostas de um modo que suas cabeças hidrofílicas (com afinidade pela água) ficam voltadas para o exterior, em cada lado da membrana, onde está o líquido extracelular ou intracelular aquoso, e suas caudas hidrofóbicas se projetam na direção do meio interno da membrana (compare isso a um sanduíche de manteiga de amendoim, no qual as duas fatias de pão são as cabeças hidrofílicas, e a manteiga de amendoim são as caudas lipofílicas).

Embora a bicamada lipídica proporcione a estrutura básica da membrana celular, as proteínas realizam a maior parte das funções. O modo como as proteínas estão associadas à membrana celular com frequência determina a sua função. As **proteínas integrais** cruzam toda a bicamada lipídica e também são denominadas **proteínas transmembrana**. As proteínas transmembrana podem atuar em ambos os lados da membrana ou transportar moléculas através dela. Por exemplo, muitas proteínas transmembrana formam canais iônicos e são seletivas em relação a quais substâncias se movimentam por meio desses canais. Mutações nas proteínas de canal, com frequência denominadas **canalopatias**, podem causar distúrbios genéticos.[10] Por exemplo, a **fibrose cística** envolve um canal de cloreto anormal, que torna a membrana celular epitelial impermeável ao íon cloreto. A secreção inadequada de cloreto, com excesso de sódio e água, causa secreções respiratórias anormalmente espessas e viscosas, que bloqueiam as vias respiratórias. Os canais ou poros de água, denominados **aquaporinas**, também são proteínas transmembrana encontradas na membrana celular. As alterações no transporte

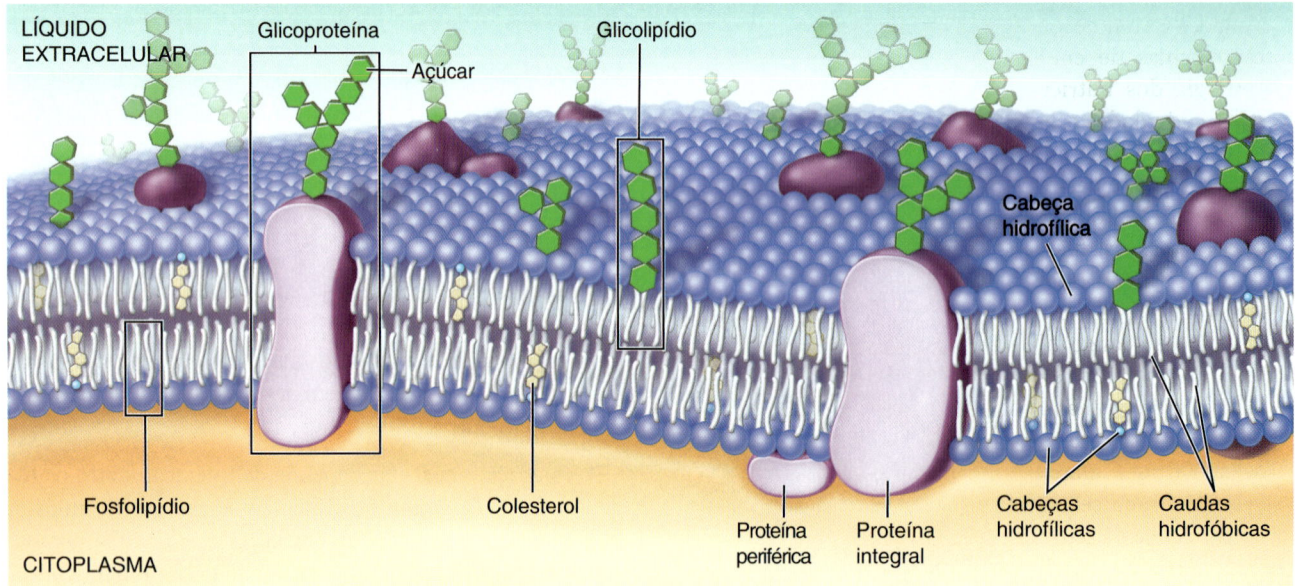

Figura 2.7 • Estrutura da membrana celular mostrando as cabeças hidrofílicas (polares) e as caudas hidrofóbicas (ácidos graxos). Fonte: McConnell T. H., Hull K. L. (2011). *Human form, human function: Essentials of anatomy & physiology* (p. 67). Philadelphia, PA: Lippincott Williams & Wilkins.

de água via aquaporinas podem causar doenças, incluindo diabetes insípido. Os carreadores são outro tipo de proteína transmembrana, que possibilitam que as substâncias cruzem as membranas. Os transportadores de glicose (GLUT) são exemplos de carreadores, e alterações no movimento da glicose através desses transportadores estão envolvidas no diabetes melito.[8]

As **proteínas periféricas** estão ligadas temporariamente a um dos lados da membrana, não atravessam a bicamada lipídica e têm funções envolvendo o lado (interno ou externo) da membrana onde se encontram. Diversas proteínas periféricas são receptoras de sinais químicos ou estão envolvidas nos sistemas de sinalização intracelular.

RESUMO

A célula é uma estrutura autossuficiente, que atua de modo semelhante ao organismo total. Na maior parte das células, um único núcleo controla a função celular. Ele contém o DNA, que fornece as informações necessárias para a síntese das diversas proteínas de que a célula necessita para permanecer viva e transmitir as informações genéticas entre as gerações. O núcleo também é o local onde o RNA é sintetizado. Os três tipos de RNA (mRNA, rRNA, tRNA) se movem até o citoplasma para promover a síntese proteica.

O citoplasma contém as organelas da célula e o citoesqueleto. Os ribossomos são os sítios de síntese proteica celular. O RE transporta as substâncias de uma parte da célula para outra e sintetiza proteínas (RE rugoso), carboidratos e lipídios (RE liso). Os corpos de Golgi transformam as substâncias sintetizadas no RE e as embalam em grânulos de secreção para o transporte no interior da célula ou para a exportação da célula. Os lisossomos, que são considerados o sistema digestivo da célula, contêm enzimas que digerem partes de células desgastadas e materiais estranhos. O proteassomo digere as proteínas malformadas e com dobras errôneas. As mitocôndrias atuam como usinas de energia para a célula, transformando a energia dos nutrientes em ATP, que fornece energia para as atividades celulares. As mitocôndrias contêm seu próprio DNA, que é importante para a síntese dos RNA mitocondriais e das proteínas utilizadas no metabolismo oxidativo. O citoplasma também contém microtúbulos, microfilamentos, filamentos intermediários e filamentos grossos. Os microtúbulos ajudam a determinar o formato celular, proporcionam um meio para a movimentação das organelas ao longo do citoplasma e auxiliam na movimentação dos cílios e dos cromossomos durante a divisão celular. Os microfilamentos de actina e os filamentos finos de miosina interagem, de modo a possibilitar a contração das células musculares.

A membrana celular é uma bicamada lipídica que circunda a célula e a separa de seu ambiente externo adjacente. Ainda que a bicamada lipídica forneça a estrutura básica da membrana celular, as proteínas realizam a maior parte de suas funções específicas. As proteínas periféricas com frequência atuam como sítios receptores para moléculas de sinalização, e as proteínas transmembrana comumente formam transportadores para íons e outras substâncias.

INTEGRAÇÃO DA FUNÇÃO CELULAR E REPLICAÇÃO

Depois de concluir esta seção, o leitor deverá ser capaz de:

- Ordenar a via de comunicação celular, desde o receptor até a resposta, e explicar o motivo pelo qual o processo com frequência é denominado transdução de sinal
- Correlacionar as fases do ciclo celular à replicação celular
- Prever como as alterações no fornecimento de oxigênio para as células modificam a respiração celular e os níveis de ATP e dióxido de carbono.

Comunicação celular

As células nos organismos multicelulares precisam se comunicar entre si, para coordenar a sua função e controlar o seu crescimento. O corpo humano envia informações entre as células, de diversos modos. Estes incluem a comunicação direta entre células adjacentes por meio de junções comunicantes, a sinalização autócrina e parácrina, e a sinalização endócrina ou sináptica.[7] Em algumas partes do corpo, o mesmo mensageiro químico pode atuar como neurotransmissor, mediador parácrino e hormônio secretado pelos neurônios na circulação sanguínea.

- **Sinalização autócrina** (*auto*: própria) – ocorre quando uma célula libera uma substância química no líquido extracelular, a qual afeta a sua própria atividade (Figura 2.8)
- **Sinalização parácrina** – atua principalmente sobre as células próximas
- **Sinalização endócrina** – depende de hormônios transportados na corrente sanguínea até as células de todo o corpo
- **Sinalização sináptica** – ocorre no sistema nervoso, onde os neurotransmissores são liberados dos neurônios para atuar somente sobre as células adjacentes nas sinapses.

Conceitos fundamentais

Comunicação celular

- As células comunicam-se entre si e com os ambientes interno e externo, de diversos modos; por exemplo, os sistemas de sinalização elétrica e química controlam os potenciais elétricos, a função geral de uma célula e a atividade genética necessária para a divisão e a replicação celulares
- Os mensageiros químicos se ligam aos receptores proteicos sobre a superfície celular ou no interior das células, em um processo denominado transdução de sinal
- As células conseguem regular as suas respostas aos mensageiros químicos aumentando ou diminuindo a quantidade de receptores.

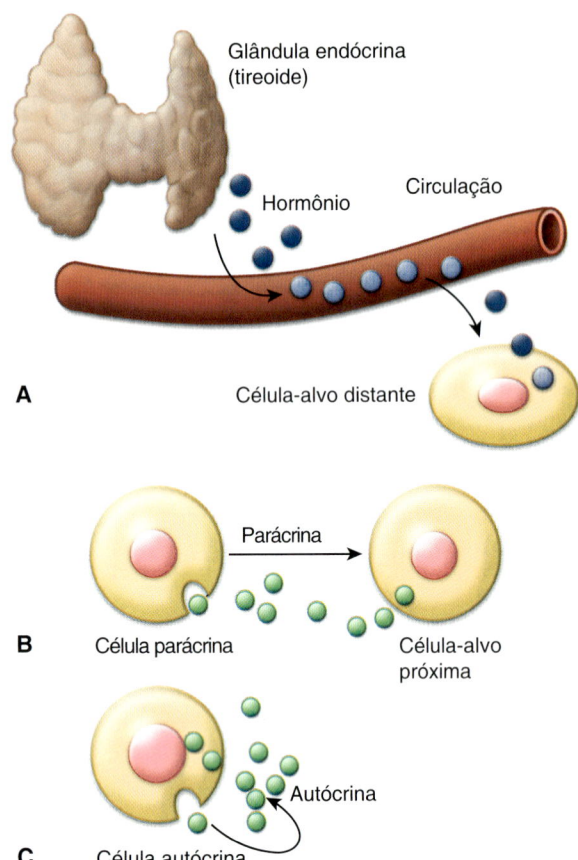

Figura 2.8 • Exemplos de secreções endócrina (**A**), parácrina (**B**) e autócrina (**C**).

Receptores celulares

Os sistemas de sinalização incluem receptores encontrados na membrana celular (receptores de superfície celular) ou no interior das células (receptores intracelulares). Os receptores são ativados por uma diversidade de sinais químicos extracelulares ou **primeiros mensageiros**, incluindo neurotransmissores, hormônios e fatores de crescimento, bem como outros mensageiros químicos. Os receptores são proteínas e as substâncias químicas que se ligam a eles são denominadas ligantes.

As substâncias químicas hidrofílicas (que têm afinidade pela água) entram nas células com dificuldade, normalmente ligando-se aos receptores de superfície celular. As substâncias lipofílicas (que têm afinidade pelos lipídios) conseguem cruzar o centro lipofílico da membrana e podem se ligar aos receptores no citoplasma ou no núcleo.

Os sistemas de sinalização também incluem transdutores e efetores envolvidos na transformação do sinal em uma resposta. A via pode incluir moléculas intracelulares adicionais, denominadas **segundos mensageiros**.[7] Muitas moléculas envolvidas na transdução de sinal são proteínas, graças a sua capacidade de mudar o formato ou a conformação, alternado assim a sua função e, consequentemente, as funções da célula. Durante a transdução de sinal, enzimas denominadas **proteinoquinases** comumente catalisam a adição de um fosfato às proteínas, promovendo alteração da estrutura e da função.[7]

Receptores de superfície celular

Cada tipo de célula no corpo tem um conjunto único de receptores de superfície, que possibilita à célula responder especificamente a um conjunto de moléculas de sinalização. A quantidade dessas proteínas pode aumentar ou diminuir, conforme as necessidades da célula. Diante de um excesso de sinais químicos, a quantidade de receptores ativos diminui, em um processo denominado **regulação descendente**. Quando há diminuição dos sinais químicos, a quantidade de receptores ativos aumenta por **regulação ascendente**. Existem três classes de proteínas receptoras de superfície celular: ligadas à proteína G, acopladas a canais iônicos e ligadas a enzimas.[5]

Receptores ligados à proteína G. Os mais de 1.000 receptores ligados à proteína G incluídos nessa classe constituem a maior família de receptores de superfície celular.[5] São receptores que dependem da atividade de proteínas reguladoras intracelulares ligadas à membrana, para converter os sinais externos (primeiros mensageiros) em sinais internos (segundos mensageiros). Como essas proteínas reguladoras se ligam à guanina difosfato (GDP) e à guanina trifosfato (GTP), são denominadas **proteínas G**. Os receptores ligados à proteína G participam das respostas celulares a muitos tipos de primeiros mensageiros.[5]

Embora existam diferenças entre os receptores ligados à proteína G, todos compartilham diversas características.[7] Todos têm uma porção extracelular que se liga ao sinal químico (primeiro mensageiro) e, como resultado dessa ligação, sofrem alterações no formato que, por sua vez, ativam a proteína G intracelular. As proteínas G utilizam um **ciclo de GTPase**, que atua como um "interruptor" molecular. No seu estado ativado (ligado), a proteína G se liga ao GTP, enquanto no estado inativado (desligado), ela se liga ao GDP.[5]

No nível molecular, as proteínas G são heterotriméricas, ou seja, apresentam três (tri) subunidades diferentes (hetero)[1]: alfa (α), beta (β) e gama (γ; Figura 2.9). A subunidade α se liga ao GDP ou GTP e exibe atividade de GTPase.[1] Quando a GTP está ligado, a proteína G está ativa. A proteína G ativada tem atividade de GTPase, transformando o GTP ligado (com três grupos fosfato) em GDP (com dois grupos fosfato), e então retornando ao seu estado inativo. A ativação do receptor causa a separação da subunidade α do receptor e das subunidades β e γ, bem como o envio do sinal do primeiro mensageiro para a proteína efetora.

Com frequência, o efetor é uma enzima que converte uma molécula precursora inativa em um segundo mensageiro. Este se difunde para o interior do citoplasma e transporta o sinal além da membrana celular. Um segundo mensageiro comum é o monofosfato cíclico de adenosina (cAMP). Ele é ativado pela enzima **adenilil ciclase**, que dá origem ao cAMP por meio da transferência de grupos fosfato do ATP para outras proteínas.[1] Essa transferência altera o formato e a função das proteínas. Por fim, as referidas alterações produzem a resposta celular ao primeiro mensageiro, a qual pode ser secreção, contração ou relaxamento muscular, alteração no metabolismo ou abertura de canais iônicos.

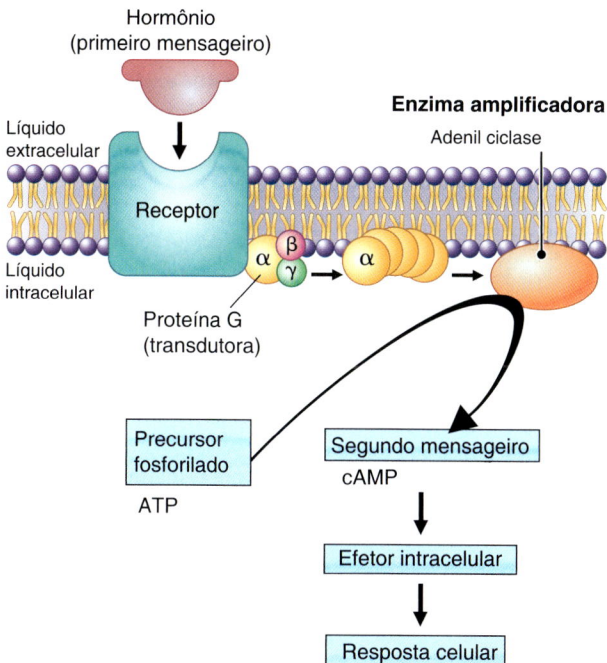

Figura 2.9 • Ativação de um receptor ligado à proteína G e produção de monofosfato cíclico de adenosina (cAMP). A ligação de um hormônio (o primeiro mensageiro) causa a interação do receptor ativado com a proteína G ligada ao GDP inativo. Isso resulta na ativação da proteína G e na dissociação das subunidades α, β e γ da proteína G. A subunidade α ativada da proteína G, então, interage com e ativa a proteína de membrana adenilil ciclase, para catalisar a conversão de adenosina trifosfato (ATP) no segundo mensageiro cAMP. O segundo mensageiro, em seguida, ativa um efetor interno que leva à resposta celular.

Receptores ligados a enzimas. Assim como os receptores ligados à proteína G, os receptores ligados a enzimas são proteínas transmembrana, cujo sítio de ligação ao ligante repousa na superfície externa da membrana celular.[5] Em vez da porção intracelular associada a uma proteína G, esse receptor tem uma porção intracelular com atividade enzimática ou que se liga diretamente a uma enzima.

Existem diversas classes de receptores ligados a enzimas, incluindo os receptores ativadores ou com atividade de tirosinoquinase. Os receptores ligados a enzimas estimulam respostas celulares como entrada de cálcio nas células, aumento das trocas de sódio e potássio via membrana celular, e estimulação da entrada de glicose e aminoácidos nas células. A insulina, por exemplo, atua por meio da ligação a um receptor de superfície com atividade de tirosinoquinase.

As cascatas de sinalização intracelular estimuladas pela ativação dos receptores de tirosinoquinase também estão envolvidas na função dos fatores de crescimento. Como está implícito em seu nome, muitos fatores de crescimento são mensageiros importantes para a sinalização da substituição e do crescimento celulares. A maior parte dos fatores de crescimento pertence a um dos três grupos a seguir:

- Fatores que estimulam a divisão e o desenvolvimento de diversos tipos de células (p. ex., fator de crescimento epidérmico e fator de crescimento endotelial vascular)
- Citocinas importantes na regulação do sistema imune
- Fatores estimuladores de colônias, que regulam a divisão e a maturação dos leucócitos e das hemácias.

Todos os fatores de crescimento atuam por meio da ligação a receptores específicos e consequente sinalização para as células-alvo. Os sinais assim gerados apresentam dois efeitos gerais: estimulação da síntese proteica a partir de numerosos genes que se encontravam quiescentes nas células em repouso; e estimulação da entrada das células no ciclo celular, para a divisão celular.

Receptores ligados a canais iônicos. Os receptores ligados a canais iônicos estão envolvidos na sinalização rápida entre células eletricamente excitáveis, como os neurônios e as células musculares.[5] Lembre-se de que os íons possuem uma carga e sua movimentação pela membrana altera as cargas (ou voltagens) locais, resultando na geração de um sinal elétrico junto às células. Muitos neurotransmissores estimulam esse tipo de sinalização, via abertura ou fechamento de canais iônicos na membrana celular.

Receptores intracelulares

Alguns sinais, como o hormônio tireoidiano e os hormônios esteroides, não se ligam aos receptores de superfície celular, mas se movimentam através da membrana celular e se ligam a receptores intracelulares, influenciando a atividade do DNA. Muitos desses hormônios se ligam a um receptor citoplasmático, e o complexo receptor-hormônio entra no núcleo. No núcleo, o complexo receptor-hormônio se liga ao DNA para alterar a síntese de proteínas.[1]

Ciclo e divisão celulares

O ciclo de vida de uma célula é denominado **ciclo celular**. Normalmente, esse ciclo é dividido em cinco fases (Figura 2.10):

1. G_0: a célula pode deixar o ciclo celular e permanecer em estado de inatividade ou entrar novamente no ciclo celular, em outro momento
2. G_1: a célula começa a se preparar para a mitose, havendo aumento de proteínas, organelas e elementos citoesqueléticos
3. S: fase de síntese, quando ocorre a síntese ou replicação do DNA e os centríolos começam a se replicar
4. G_2: fase pré-mitótica, que é semelhante à G_1 em termos de atividade do RNA e síntese de proteínas
5. M: ocorre a mitose celular.[7]

Os tecidos podem ser compostos principalmente por células em G_0, mas a maior parte dos tecidos contém uma combinação de células que se movimentam continuamente pelo ciclo celular e células que ocasionalmente entram no ciclo celular. As células sem divisão, como os neurônios e as células musculares esqueléticas e cardíacas, deixaram o ciclo celular e não conseguem realizar a divisão mitótica na vida pós-natal.[7]

A divisão celular, ou mitose, é o processo durante o qual uma célula-mãe se divide e cada célula-filha recebe cromossomos idênticos aos da célula-mãe.[7] A divisão celular proporciona ao corpo um meio de substituir as células que têm um tempo de vida limitado, como as células da pele e do sangue,

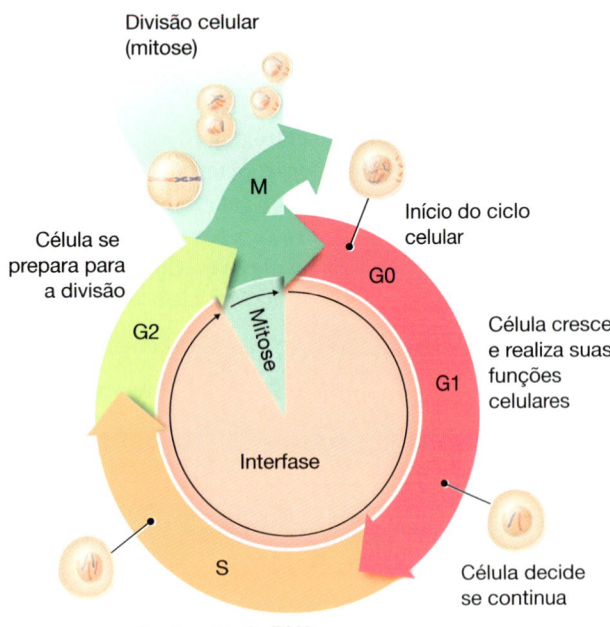

Figura 2.10 • Ciclo celular. G_0: célula sem divisão; G_1: crescimento celular; S: replicação do DNA; G_2: síntese de proteínas; M: mitose. Fonte: Wingerd B. (2014). *The human body. Concepts of anatomy and physiology* (3. ed.). Philadelphia, PA: Lippincott Williams & Wilkins.

O carreador especial da energia celular é o ATP. As moléculas de ATP são compostas por adenosina, uma base nitrogenada; ribose, um açúcar com cinco carbonos; e três grupos fosfato (Figura 2.11). Os grupos fosfato são unidos por duas ligações de alta energia.[7] Grandes quantidades de energia livre são liberadas quando o ATP é clivado para formar ADP, que contém dois grupos fosfato. A energia livre liberada a partir da clivagem do ATP é utilizada para conduzir reações. A energia dos nutrientes é utilizada para converter o ADP em ATP, novamente. Como a energia pode ser "poupada ou gasta" com o uso de ATP, este costuma ser denominado a *moeda de energia* da célula.

A transformação da energia ocorre no interior da célula, por dois tipos de vias de produção energética:

- Via glicolítica **anaeróbica** (*i. e.*, sem oxigênio), que ocorre no citoplasma
- Via **aeróbica** (*i. e.*, com oxigênio), que ocorre nas mitocôndrias.

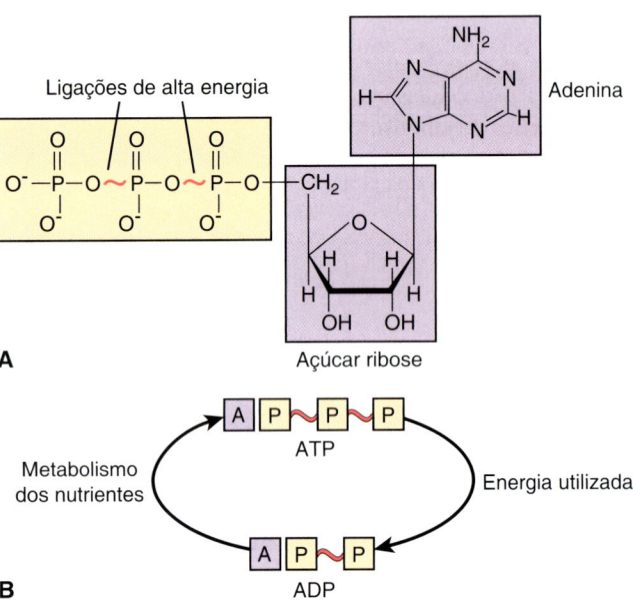

Figura 2.11 • O ATP é a principal fonte de energia celular. **A.** Cada molécula de ATP contém duas ligações de alta energia, cada uma com aproximadamente 12 kcal de energia em potencial. **B.** As ligações de ATP de alta energia estão em fluxo constante. São oriundas do metabolismo de substratos (glicose, aminoácidos e gorduras) e são consumidas à medida que ocorre gasto de energia.

aumentando a massa tecidual durante os períodos de crescimento, e propiciando o reparo tecidual e a cicatrização de ferimentos.

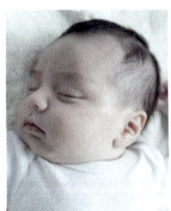

Você se lembra de **Jennifer**, a recém-nascida do estudo de caso que abre a unidade? Quando crianças nascem com características específicas, como tônus muscular fraco, depressão da ponte nasal, perfil facial achatado e olhos amendoados posicionados para cima, realiza-se uma análise genética denominada cariotipagem. O resultado da análise do cariótipo foi positivo para trissomia do cromossomo 21, ou três cópias do cromossomo 21.

Metabolismo celular e fontes de energia

Energia é a capacidade de realizar trabalho. As células utilizam o oxigênio para transformar os nutrientes em energia necessária para contração muscular, transporte ativo de íons e outras moléculas pelas membranas celulares, e síntese de enzimas, hormônios e outras macromoléculas. O *metabolismo energético* se refere aos processos por meio dos quais as gorduras, proteínas e carboidratos contendo as calorias dos alimentos que ingerimos são transformados em energia ou fontes de energia na célula. As duas fases do metabolismo são o catabolismo e o anabolismo. O catabolismo degrada os nutrientes e os tecidos corporais para produzir energia. O anabolismo forma moléculas mais complexas a partir de moléculas mais simples.

RESUMO

As células comunicam-se entre si por meio de sistemas de mensageiros químicos. Em alguns tecidos, os mensageiros movimentam-se entre as células por meio de junções comunicantes, sem adentrar o líquido extracelular. Outros tipos de mensageiros químicos se ligam a receptores de superfície celular ou intracelulares. As três classes de proteínas receptoras de superfície celular são os receptores ligados à proteína G, receptores acoplados a canais iônicos

Compreenda | Metabolismo celular

Metabolismo celular é o processo que transforma os nutrientes calóricos (carboidratos, proteínas e gorduras) em ATP, para suprir as necessidades energéticas da célula. O ATP é formado por três vias principais: (1) a via glicolítica; (2) o ciclo do ácido cítrico; e (3) a cadeia de transporte de elétrons. Sem oxigênio, as células utilizarão a via glicolítica no citosol, e sintetizarão duas moléculas de ATP a partir de uma molécula de glicose. Com oxigênio e mitocôndrias, as células sintetizarão muito mais ATP por molécula de glicose.

As células iniciam o processo de metabolismo energético pela via glicolítica anaeróbica, no citoplasma; se houver oxigênio, a via é transferida para as mitocôndrias, para a via aeróbica. Ambas as vias implicam reações de oxidação e redução envolvendo um elétron doador, que é oxidado na reação, e um elétron receptor, que é reduzido na reação. No metabolismo energético, os produtos da degradação metabólica de carboidratos, gorduras e proteínas doam elétrons e são oxidados, enquanto as coenzimas nicotinamida adenina dinucleotídio (NAD^+) e flavina adenina dinucleotídio (FAD) recebem elétrons e são reduzidas.[7]

Metabolismo anaeróbico

Glicólise (*glicol*, açúcar; *lise*, degradação) é o processo por meio do qual ocorre a liberação de energia a partir da glicose. É uma importante fonte de energia para células que não têm mitocôndrias, as organelas celulares onde ocorre o metabolismo aeróbico. A glicólise também fornece energia nas situações em que o fornecimento de energia para a célula é tardio ou está comprometido (p. ex., no músculo esquelético durante os primeiros minutos de exercícios).

A glicólise, que ocorre no citoplasma da célula, envolve a quebra da molécula de glicose (com seis carbonos) em duas moléculas de ácido pirúvico (com três carbonos cada). Como a reação de quebra da glicose requer duas moléculas de ATP, há um ganho líquido de apenas duas moléculas de ATP a cada molécula de glicose metabolizada. O processo é anaeróbico e não necessita de oxigênio (O_2), nem produz dióxido de carbono (CO_2). Na presença de O_2, o ácido pirúvico é transferido para o interior das mitocôndrias e entra no ciclo do ácido cítrico aeróbico. Sob condições anaeróbicas, como uma parada cardíaca ou um choque circulatório, o piruvato é convertido em ácido láctico, possibilitando que a glicose prossiga, como um meio de fornecer ATP para as células na ausência de O_2.

A conversão do piruvato em ácido láctico é reversível. Após a restauração do suprimento de oxigênio, o ácido láctico é novamente convertido em piruvato e utilizado para obtenção de energia ou síntese de glicose.

O fígado é um dos poucos tecidos que removem o ácido láctico da corrente sanguínea e o convertem em glicose, em um processo denominado **gliconeogênese** (*glico*, glicose; *neo*, nova; *gênese*, gerar ou sintetizar; esse processo dá origem a uma nova molécula de glicose). A glicose é liberada na corrente sanguínea para ser novamente utilizada pelas células. O músculo cardíaco também apresenta eficiência na transformação do ácido láctico em piruvato, com subsequente utilização do piruvato para obtenção de energia. O piruvato é uma fonte de energia particularmente importante para o coração durante a prática de exercícios intensos, quando os músculos esqueléticos produzem grandes quantidades de ácido láctico, que é liberado na circulação sanguínea.

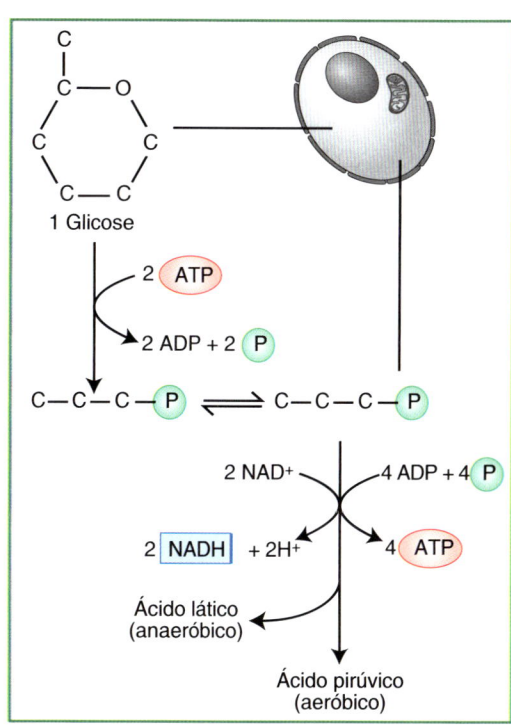

(continua)

Compreenda | Metabolismo celular (continuação)

Metabolismo aeróbico

O metabolismo aeróbico ocorre nas mitocôndrias da célula e envolve o ciclo do ácido cítrico e a cadeia de transporte de elétrons. Nele, os compostos carbônicos das gorduras, proteínas e carboidratos da dieta são degradados, e seus elétrons são combinados com oxigênio para formar dióxido de carbono, água e ATP. Diferentemente do ácido láctico, que é um produto final do metabolismo anaeróbico, o dióxido de carbono e a água em geral são inofensivos e facilmente eliminados pelo corpo.[7]

Sob condições aeróbicas, ambas as moléculas de piruvato formadas pela via glicolítica adentram as mitocôndrias, onde o piruvato se combina com a acetil-coenzima para formar acetil-coenzima A (acetil-CoA). A formação da acetil-CoA dá início às reações no ciclo do ácido cítrico, também denominado **ciclo do ácido tricarboxílico** (TCA) ou **ciclo de Krebs**. Algumas reações liberam CO_2 e algumas transferem elétrons do átomo de hidrogênio para as coenzimas NADH (nicotinamida adenina dinucleotídio) ou $FADH_2$ (flavina adenina dinucleotídio). Além do piruvato oriundo da glicólise, os produtos da degradação de ácidos graxos e aminoácidos também entram no ciclo do ácido cítrico. Os ácidos graxos, principal fonte de combustível no corpo, são oxidados a acetil-CoA para entrar no ciclo do ácido cítrico.[1,6,7]

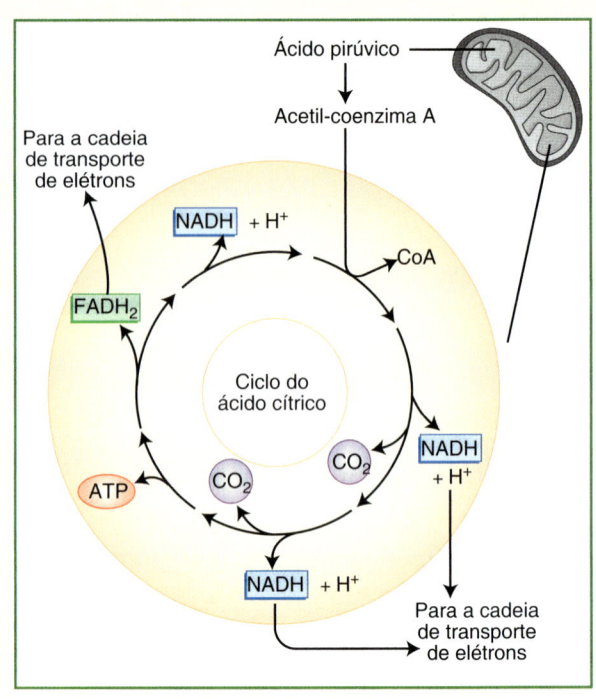

O metabolismo oxidativo ocorre na cadeia de transporte de elétrons, nas mitocôndrias.[1,6,7] Ao final do ciclo do ácido cítrico, cada molécula de glicose produz quatro novas moléculas de ATP (duas da glicólise e duas do ciclo do ácido cítrico). De fato, a principal função desses estágios mais iniciais é disponibilizar os elétrons (e^-) da glicose e de outros nutrientes para a oxidação. A oxidação dos elétrons pela NADH e $FADH_2$ acontece por meio de uma série de reações enzimáticas na cadeia de transporte de elétrons, nas mitocôndrias. Durante essas reações, os prótons (H^+) se combinam com O_2 para formar água (H_2O), e grandes quantidades de energia são liberadas e utilizadas para a adição de uma ligação de fosfato de alta energia ao ADP, convertendo-o em ATP. Como a formação de ATP envolve a adição de uma ligação de fosfato de alta energia ao ADP, algumas vezes o processo é denominado **fosforilação oxidativa**. Ocorre uma produção líquida de 36 moléculas de ATP a partir de uma molécula de glicose (duas da glicólise, duas do ciclo do ácido cítrico, e 32 da cadeia de transporte de elétrons). Em geral, a quantidade líquida de ATP formado por grama de proteínas metabolizado é inferior àquela formada a partir da glicose, enquanto a quantidade de ATP formado a partir das gorduras é maior (p. ex., cada molécula de ácidos graxos com 16 carbonos produz aproximadamente 129 moléculas de ATP).

Entre os integrantes da cadeia de transporte de elétrons, existem diversas moléculas que contêm ferro e são denominadas **citocromos**. Cada citocromo é uma proteína com

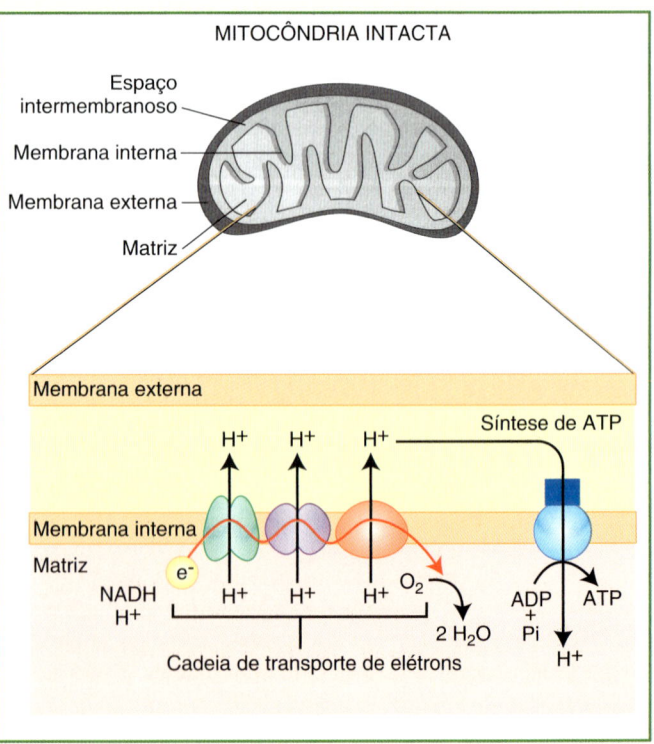

(continua)

> **Compreenda** Metabolismo celular *(continuação)*

estrutura de heme, semelhante àquela da hemoglobina. O último complexo do citocromo é a citocromo oxidase, que cede os elétrons do citocromo para o oxigênio. A citocromo oxidase apresenta uma afinidade de ligação ao oxigênio inferior à da mioglobina (carreadora de oxigênio contendo heme intracelular) ou à da hemoglobina (transportadora de oxigênio contendo heme, presente nos eritrócitos sanguíneos). Portanto, o oxigênio é retirado das hemácias para a mioglobina e desta para a citocromo oxidase, onde é reduzido a H_2O.[6,7] Embora a anemia ferropriva seja caracterizada pela diminuição dos níveis de hemoglobina, os citocromos contendo ferro que participam da cadeia de transporte de elétrons em tecidos como o músculo esquelético também são afetados. Portanto, a fadiga que se desenvolve na anemia ferropriva resulta, em parte, do comprometimento da função da cadeia de transporte de elétrons.

---

e receptores ligados a enzimas. Os receptores ligados à proteína G dependem de moléculas denominadas proteínas G, que atuam como "interruptor liga-desliga" para a transformação de sinais externos (primeiros mensageiros) em sinais internos (segundos mensageiros). A sinalização acoplada aos canais iônicos abre ou fecha esses canais na membrana celular. Os receptores ligados a enzimas ativam enzimas intracelulares. Os receptores intracelulares se ligam ao DNA para alterar a síntese de proteínas.

O ciclo de vida de uma célula é denominado **ciclo celular**. Normalmente, esse ciclo é dividido em cinco fases: G_0, ou fase de repouso; G_1, durante a qual a célula começa a se preparar para a divisão; a fase S ou sintética, em que ocorre a replicação do DNA; G_2, que é a fase pré-mitótica, semelhante à G_1; e a fase M, quando ocorre a divisão celular. No processo da divisão celular, ou mitose, uma célula-mãe se divide em duas células-filhas, cada uma das quais recebe um par de cromossomos idênticos.

Metabolismo é o processo por meio do qual os carboidratos, gorduras e proteínas dos alimentos ingeridos são degradados e, em seguida, transformados na energia necessária à função celular. A energia é convertida em ATP, a moeda de energia da célula. Nas células, há dois mecanismos de conversão de energia: a via glicolítica anaeróbica, no citoplasma, e as vias aeróbicas, nas mitocôndrias. As vias mais eficientes são a do ciclo do ácido cítrico aeróbico e a da cadeia de transporte de elétrons, nas mitocôndrias. Essas vias necessitam de oxigênio e produzem dióxido de carbono e água como produtos finais. A via glicolítica citoplasmática envolve a degradação da glicose para formação de ATP. Essa via pode ocorrer sem oxigênio, com a produção de ácido láctico.

MOVIMENTAÇÃO ATRAVÉS DA MEMBRANA CELULAR E POTENCIAIS DE MEMBRANA

Depois de concluir esta seção, o leitor deverá ser capaz de:

- Comparar e contrastar os mecanismos de transporte através da membrana: difusão, osmose, transporte ativo, endocitose e exocitose
- Prever as alterações nos potenciais de membrana, com base na difusão de íons.

A membrana celular atua como uma barreira que controla quais substâncias entram e saem da célula. Essa barreira possibilita a entrada na célula das substâncias essenciais à função celular, ao mesmo tempo em que mantém do lado de fora as substâncias prejudiciais. A maior parte das membranas celulares é semipermeável, o que significa que algumas substâncias, como a água, conseguem cruzar a membrana (as membranas são *permeáveis* a essas substâncias), enquanto outras são barradas (as membranas são *impermeáveis* a essas substâncias).

A membrana celular é responsável pelas diferenças na composição dos líquidos intracelular e extracelular. Por exemplo, o líquido extracelular normalmente tem concentrações maiores de íons sódio, cálcio e cloreto em comparação ao líquido intracelular; por outro lado, o líquido intracelular em geral tem concentrações maiores de potássio em comparação ao líquido extracelular.

Movimentação de substâncias através da membrana celular

A movimentação pela membrana celular ocorre essencialmente de três maneiras:

- Por difusão simples, de acordo com o gradiente de concentração
- Por proteínas carreadoras, responsáveis pelo transporte somente de um tipo de molécula; e que também podem estar envolvidas no transporte ativo
- Por proteínas de canal, que transferem as moléculas hidrossolúveis e atuam como filtro de seletividade iônica (Figura 2.12).

O transporte vesicular possibilita que a membrana celular permaneça intacta, ao mesmo tempo em que permite a passagem de moléculas. Esse processo se dá por endocitose, que transporta materiais para o interior da célula, e por exocitose, que remove as substâncias da célula (Figura 2.13). A membrana celular também pode englobar uma partícula, formando uma vesícula ligada à membrana; essa vesícula revestida de membrana se move por endocitose para o interior da célula.

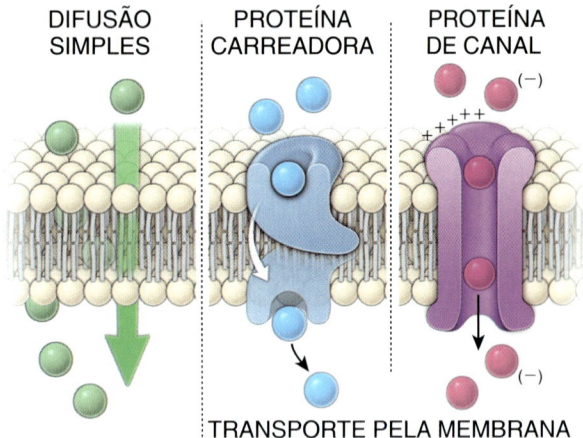

Figura 2.12 • Movimentação das moléculas pela membrana plasmática. Fonte: reimpresso de Pawlina W. *Histology: A text and atlas with correlated cell and molecular biology* (7. ed., Fig. 2.7, p. 31). Philadelphia, PA: Wolters Kluwer, com permissão.

As substâncias também podem sair da célula quando uma vesícula ligada à membrana se funde com a membrana durante a exocitose.[5]

Transporte passivo

O **transporte passivo** de substâncias pela membrana celular é influenciado por gradientes químicos ou elétricos e não requer energia. Uma diferença entre as quantidades de partículas de cada lado da membrana cria um gradiente químico, enquanto uma diferença entre as partículas ou íons carregados gera um gradiente elétrico. Os gradientes químicos e elétricos com frequência estão correlacionados e são denominados *gradientes eletroquímicos*.[1] Por exemplo, há mais sódio carregado positivamente fora da célula, em comparação ao meio intracelular, e isso cria tanto um gradiente químico (maior concentração) quanto um gradiente elétrico (maior carga).

Difusão. Difusão é o processo por meio do qual as substâncias tornam-se amplamente dispersas e alcançam uma concentração uniforme, em virtude da energia de seus movimentos cinéticos espontâneos (Figura 2.14 A). As substâncias se movem da área de maior concentração para a de menor concentração. Um exemplo de difusão é a movimentação das moléculas odoríferas da sopa que cozinha em uma panela até o seu nariz.[1] As substâncias lipofílicas (que têm afinidade pelos lipídios), como oxigênio, dióxido de carbono, álcool e hormônios esteroides, conseguem se difundir pela camada lipídica da membrana celular. As substâncias hidrofílicas (que têm afinidade pela água) não conseguem passar pelos lipídios da membrana e, em vez disso, difundem-se pelas passagens preenchidas com água existentes na membrana celular (*i. e.*, as proteínas integrais discutidas anteriormente, como canais iônicos, aquaporinas e carreadores).

A velocidade da movimentação depende:

- Da quantidade de partículas disponíveis para difusão
- Do movimento cinético das partículas
- Da quantidade de aberturas na membrana celular pelas quais as partículas conseguem se movimentar
- Da temperatura, que altera o movimento das partículas – ou seja, quanto mais alta a temperatura, maior o movimento térmico das moléculas

Difusão facilitada. Conforme descrito anteriormente, pequenas substâncias lipofílicas conseguem passar pelos lipídios nas membranas celulares. Algumas substâncias, como a glicose, não conseguem atravessar a membrana celular, por não serem lipofílicas ou serem grandes demais para passar por ela. Essas substâncias precisam de ajuda para cruzar a membrana, e a difusão assistida por proteínas é auxiliada por uma proteína de transporte.

As substâncias se movem a partir das áreas de maior concentração para as de menor concentração, e isso não requer energia (Figura 2.14 C). Por exemplo, os íons sódio conseguem se difundir pelos canais iônicos a partir do meio extracelular, onde sua concentração é maior, para o meio intracelular, onde estão em menor concentração.

As substâncias conseguem se movimentar via canais proteicos (canais iônicos ou aquaporinas) ou por carreadores. Quando as substâncias se movimentam por meio de carreadores, ligam-se ao carreador na superfície exterior da membrana, são transportadas pela membrana unidas ao carreador e, em seguida, são liberadas na face interior da membrana.

A velocidade na qual uma substância se move pela membrana depende da diferença na concentração entre os dois lados da membrana. A disponibilidade das proteínas de transporte e

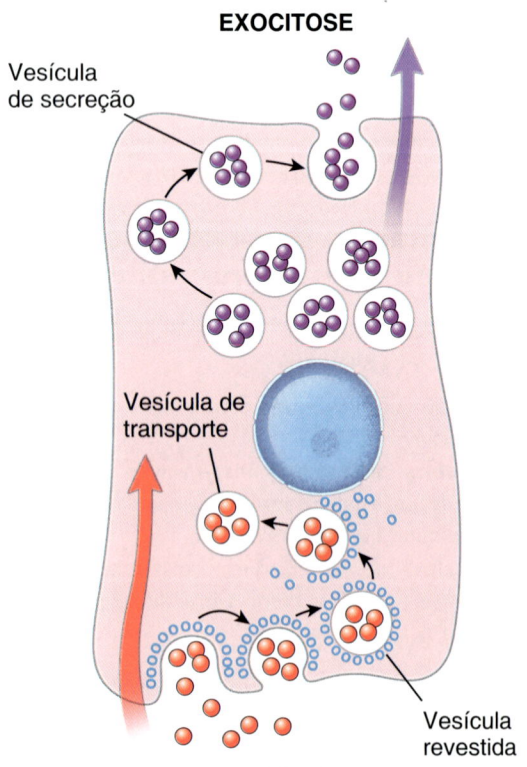

Figura 2.13 • A endocitose e a exocitose são dois tipos importantes de transporte vesicular. Fonte: reimpressa de Pawlina W. *Histology: A text and atlas with correlated cell and molecular biology* (7. ed., Fig. 2.8, p. 32). Philadelphia, PA: Wolters Kluwer, com permissão.

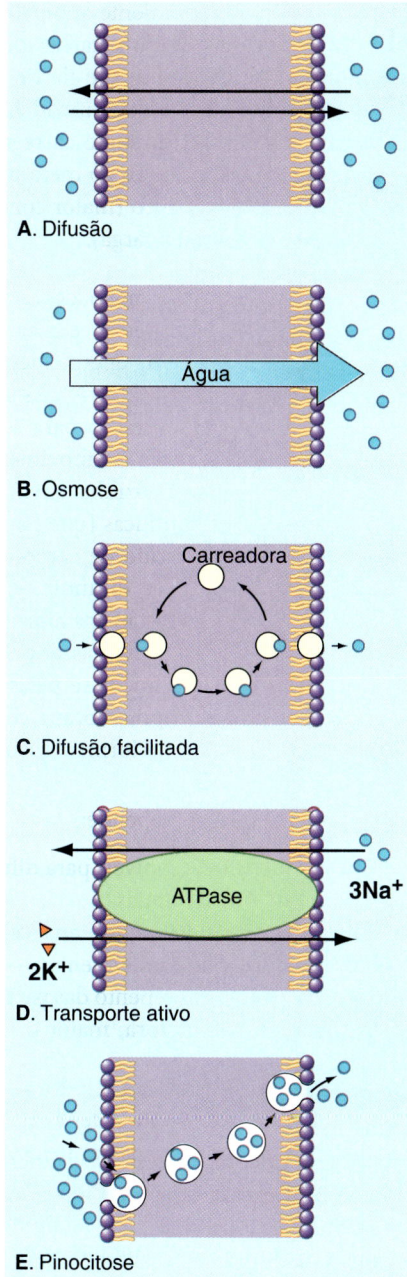

Figura 2.14 • Mecanismos do transporte pela membrana. **A.** Na difusão, as partículas se movem livremente atravessando a membrana, até alcançarem uma distribuição homogênea. **B.** Na osmose, as partículas osmoticamente ativas regulam o fluxo de água. **C.** A difusão facilitada utiliza um sistema carreador. **D.** No transporte ativo, moléculas selecionadas são transportadas pela membrana por uma bomba acionada por energia (Na+/K+-ATPase). **E.** Na pinocitose, a membrana forma uma vesícula, que engloba a partícula e a transporta pela membrana, onde ela é liberada.

extracelular (incluindo a corrente sanguínea). Isso resulta em **hiperglicemia** (*hiper*, alta; *gli*, açúcar; *emia*, no sangue) e ocorre no diabetes melito.

Osmose. A água normalmente cruza as membranas por meio de canais de água (aquaporinas), seguindo seu gradiente de concentração, movimentando-se a partir de uma área de maior concentração para áreas de menor concentração (ver Figura 2.14 B). Esse processo é denominado osmose e é direcionado pela **pressão osmótica**.[1]

A osmose é regulada pela concentração de substâncias (íons e solutos) em cada lado de uma membrana, as quais não conseguem se difundir por ela (p. ex., na ausência de canais de sódio abertos, não há difusão de sódio pela membrana). Quando existe diferença na concentração de substâncias impermeáveis à membrana, a água se move através das aquaporinas, saindo do lado com menor concentração de partículas para o lado com maior concentração (e, efetivamente, saindo do lado com maior concentração de água para o lado com menor concentração). O movimento da água continua até que as concentrações das substâncias em cada lado da membrana estejam igualmente diluídas, ou até que a pressão osmótica resista ao fluxo de água.

Transporte ativo e cotransporte

Os mecanismos de transporte ativo envolvem a contribuição e o uso de energia. Conforme aprendemos, na difusão, as substâncias deixam a área de maior concentração e seguem para a de menor concentração, resultando em uma distribuição igualitária ao longo da membrana celular. Contudo, existem situações que requerem concentrações diferentes de uma substância nos líquidos intra- e extracelular. Por exemplo, para funcionar, a célula necessita que a concentração intracelular de íons potássio seja muito maior do que no líquido extracelular, ao mesmo tempo em que mantém uma concentração intracelular de íons sódio muito menor do que no líquido extracelular. Isso envolve o consumo de energia para bombear os íons "para cima" ou contra o seu gradiente de concentração. Quando as células utilizam energia para forçar a movimentação das substâncias contra um gradiente elétrico ou químico, o processo é denominado **transporte ativo**.[1,7]

O sistema de transporte ativo mais detalhadamente estudado é a bomba de sódio-potássio ou (Na+/K+)-ATPase (ver Figura 2.14 D). Essa bomba faz sair três íons sódio da célula, e entrar dois íons potássio. A Na+/K+-ATPase move esses íons contra os seus gradientes de concentração.[7] A energia utilizada nesse processo é liberada na quebra da ligação fosfato de alta energia na molécula de ATP, por ação da enzima ATPase integrante da proteína de transporte Na+/K+-ATPase. Se houver diminuição na atividade da Na+/K+-ATPase, a concentração intracelular de íons sódio aumentará, elevando a pressão osmótica. Em seguida, haverá difusão da água para dentro da célula e edema. Se isso continuar, a célula pode explodir e morrer. Esse cenário é possível nos ataques cardíacos e em alguns tipos de acidentes vasculares encefálicos, quando o fluxo sanguíneo é reduzido para algumas células. O consequente comprometimento do fornecimento de oxigênio faz as células

o tempo que a substância gasta para cruzar a membrana também são importantes. A insulina, que estimula o transporte da glicose para o interior das células, atua aumentando a quantidade de carreadores de glicose nas membranas celulares.[1] Em pessoas que não sintetizam insulina ou cujas células não respondem a esse hormônio, há menos GLUT nas membranas celulares e menos glicose se movimenta a partir do líquido alternarem para o metabolismo anaeróbico, produzindo muito menos ATP. Com a diminuição do ATP, a atividade da bomba de Na^+/K^+ diminui, a concentração intracelular de íons sódio aumenta, a água se difunde para dentro das células e há morte celular no coração ou no cérebro.

Existem dois tipos de sistemas de transporte ativo: o transporte ativo primário e o transporte ativo secundário. No **transporte ativo primário**, a fonte de energia (p. ex., ATP) é utilizada diretamente no transporte de uma substância, enquanto os mecanismos de **transporte ativo secundário** utilizam a energia do transporte de uma substância no cotransporte de uma segunda substância. Por exemplo, quando os íons sódio se difundem para o interior das células, a energia gerada nesse movimento é utilizada para conduzir o transporte de uma segunda substância contra o seu gradiente de concentração. De modo semelhante à difusão assistida por proteína, os mecanismos de transporte ativo secundário utilizam proteínas de transporte localizadas na membrana. Os sistemas de transporte secundário são classificados em dois grupos: sistemas de **cotransporte** ou **simporte**, nos quais as substâncias são transportadas na mesma direção, e sistemas de **contratransporte** ou **antiporte**, nos quais as substâncias são transportadas em direções opostas (Figura 2.15).[7] Um exemplo de cotransporte ocorre no intestino, no qual a absorção da glicose e de aminoácidos está ligada ao transporte de sódio.

Endocitose e exocitose

Endocitose é o processo pelo qual as células circundam e ingerem materiais de suas adjacências. As substâncias são englobadas por pequenas vesículas circundadas por membrana, para serem transportadas até o meio citoplasmático.

A endocitose inclui a pinocitose e a fagocitose. A **pinocitose** (ato de "beber" da célula) envolve a ingestão de pequenas quantidades de líquidos ou partículas sólidas (p. ex., proteínas e soluções de eletrólitos; ver Figura 2.14 E).[5] A **fagocitose** (ato de "comer" da célula) implica no englobamento seguido da morte ou degradação de microrganismos ou outras partículas. Durante a fagocitose, a partícula entra em contato com a superfície celular e é circundada, de todos os lados, pela membrana celular. Forma-se, assim, a vesícula fagocítica ou fagossomo, o qual se funde ao lisossomo, cujas enzimas degradam o material ingerido. Leucócitos como macrófagos e neutrófilos utilizam a fagocitose para eliminar organismos invasores, células danificadas e partes extracelulares desnecessárias.[5]

Algumas substâncias adentram as células via endocitose mediada por receptor, na qual as substâncias se ligam a um receptor de superfície celular para estimular a endocitose.[5,7] Um exemplo são as lipoproteínas de baixa densidade (LDL), que transportam o colesterol do fígado até as células, para ser utilizado. Problemas com esses receptores podem impedir a entrada de LDL nas células, resultando em aumento de sua concentração nos líquidos extracelulares (incluindo a corrente sanguínea).

Exocitose é destinada à secreção de substâncias intracelulares nos espaços extracelulares. Diferentemente do que ocorre na endocitose, a vesícula de secreção circundada por membrana se funde ao lado interno da membrana celular, de modo a criar uma abertura que possibilita a liberação do conteúdo vesicular para o líquido extracelular. A exocitose é importante para a remoção de resíduos celulares e liberação de substâncias como hormônios peptídicos e neurotransmissores, que são sintetizados e armazenados nas células.[5]

Canais iônicos

A carga elétrica em íons como o sódio e o potássio dificulta a passagem através da camada lipídica da membrana celular. Contudo, a rápida movimentação desses íons é essencial em muitas funções celulares, incluindo a atividade nervosa. Isso é possível por meio da difusão seletiva por canais iônicos. Os canais iônicos são altamente seletivos: alguns permitem a passagem somente de íons sódio, enquanto outros são seletivos para íons potássio, cálcio ou cloreto.[7]

Os canais são proteínas contendo um centro aquoso que se estendem através da membrana celular, de modo que os íons e outras substâncias hidrofílicas que passam por eles permanecem em contato com a solução aquosa que os preenche. Os canais que permanecem abertos são denominados canais de extravasamento. Outros canais são canais com comportas, cujo formato é alterado por estímulos específicos. Canais com comportas que estejam fechados são abertos pelo estímulo, assim como os canais abertos são fechados pelo estímulo (Figura 2.16).[7]

Três tipos principais de canais com comportas estão presentes nas membranas celulares:

- Canais com comporta dependentes de voltagem, que abrem ou fecham mediante alterações no potencial de membrana

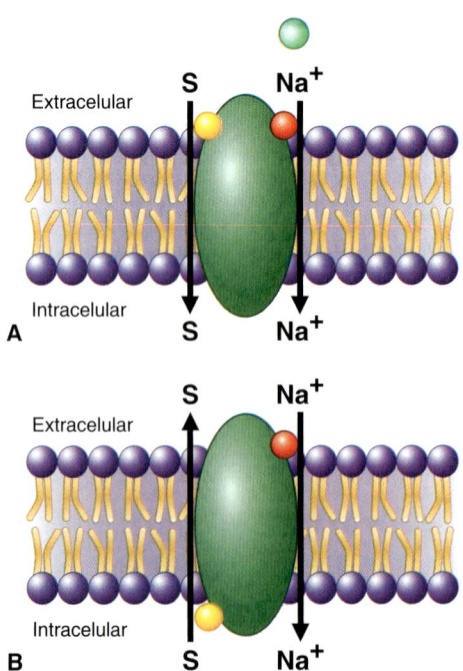

Figura 2.15 • Sistemas de transporte ativo secundário. **A.** O simporte ou cotransporte carreia o soluto transportado (S) na mesma direção do íon sódio (Na^+). **B.** O antiporte ou contratransporte carreia o soluto e o Na^+ na direção oposta.

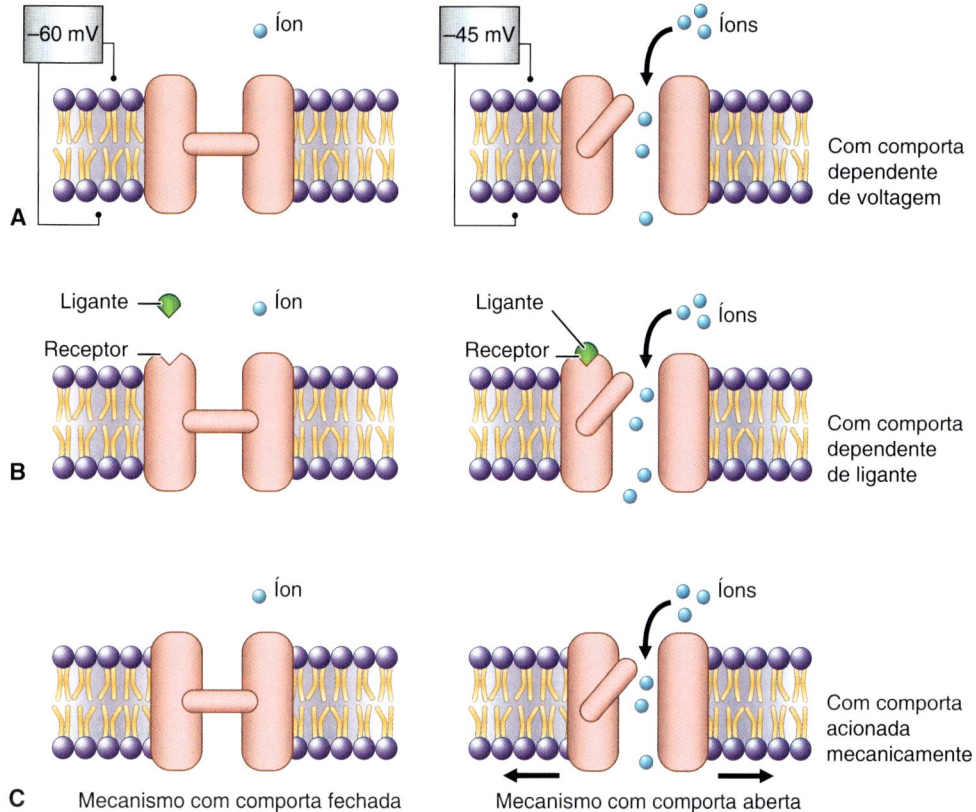

Figura 2.16 • Canais iônicos com comportas que abrem em resposta a um estímulo específico. **A.** Os canais com comportas dependentes de voltagem são controlados por uma alteração no potencial de membrana. **B.** Os canais com comportas dependentes de ligante são controlados pela ligação de um ligante a um receptor. **C.** Os canais com comportas acionadas mecanicamente, que são controlados por estímulos mecânicos como o estiramento, frequentemente têm ligações que os conectam ao citoesqueleto.

- Canais com comporta dependentes de ligante ou *canais com comportas acionadas quimicamente*, que abrem ou fecham mediante ligação de substâncias químicas; esses canais também são receptores, e as substâncias químicas que se ligam aos receptores são denominadas ligantes (p. ex., o neurotransmissor acetilcolina)
- Canais com comportas acionadas mecanicamente, que abrem ou fecham em resposta a estímulos mecânicos como vibrações, estiramento tecidual, temperatura ou pressão (ver Figura 2.16).[7]

São as comportas que abrem ou fecham os canais iônicos. Após a abertura dos canais, íons específicos podem se mover por eles, de modo semelhante a uma chave que abre um portão específico e permite que se passe por ele. No caso de canais com comportas localizados na membrana celular, a "chave" pode ser uma alteração na voltagem, a ligação ao ligante, ou um estímulo mecânico. O resultado final da abertura dessas comportas é a movimentação de íons.

Potenciais de membrana

Conforme mencionado anteriormente, as concentrações de íons com frequência são diferentes em cada lado da membrana celular, acarretando diferenças de carga entre ambos. Essas diferenças criam potenciais elétricos ao longo das membranas celulares na maioria das células no corpo, os quais são denominados **potenciais de membrana**.[5]

Nas células nervosas ou musculares, as alterações no potencial de membrana possibilitam os impulsos nervosos e a contração muscular. Em outros tipos de células, como as células glandulares, as alterações no potencial de membrana estimulam a secreção hormonal e outras funções (p. ex., a secreção de insulina pelas células beta do pâncreas).

Os potenciais elétricos são medidos em volts (V) ou milivolts (mV; veja a seguir). Os potenciais elétricos descrevem a capacidade das cargas elétricas isoladas, com polaridades opostas (+ e –), realizarem um trabalho. A diferença de potencial é a diferença entre as cargas separadas. Os termos *diferença de potencial* e *voltagem* são sinônimos.[5]

A voltagem sempre é medida comparando-se dois pontos em um sistema. Por exemplo, a voltagem na bateria de um carro (6 ou 12V) é a diferença de potencial entre os dois terminais da bateria. Como a quantidade total de carga que pode ser separada por uma membrana celular é pequena, as diferenças de potencial entre as células são pequenas, sendo medidas em mV (1/1000 de 1 V) (Figura 2.17).

As diferenças de potencial ao longo da membrana celular podem ser medidas inserindo-se um eletrodo muito fino na célula e outro no líquido extracelular que a circunda, e conectando os dois eletrodos a um voltímetro. O voltímetro é configurado de modo que o lado externo tenha 0 mV e, em seguida, a diferença de voltagem no interior da célula é medida. Por exemplo, o potencial no interior dos neurônios é −70 mV, devido à presença de mais cargas negativas no meio

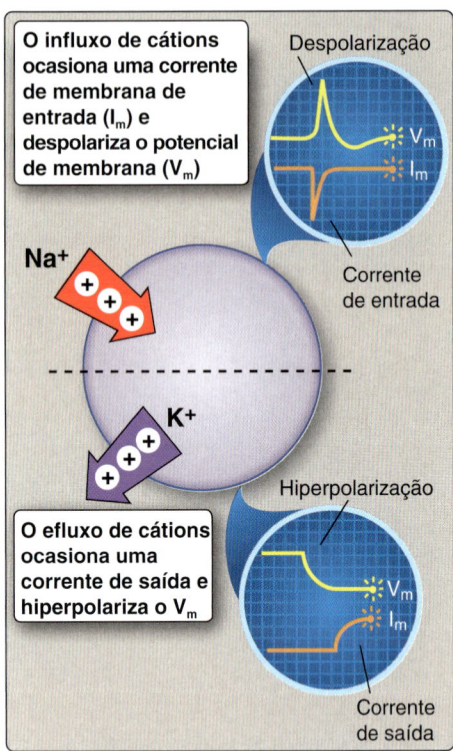

Figura 2.17 • Alterações no potencial de membrana e correntes iônicas. Fonte: reimpressa de Preston R. R., Wilson T. (2013). *Lippincott's illustrated reviews: Physiology* (Fig. 2.8, p. 20). Philadelphia, PA: Wolters Kluwer, com permissão.

intracelular. Em células não estimuladas em repouso, essa diferença é denominada *potencial de repouso da membrana* (PRM). Diz-se que a célula está polarizada em repouso, porque os dois lados da membrana têm voltagens diferentes (como na polarização a respeito de um assunto, em que as partes envolvidas têm opiniões diferentes). Para a maioria das células em repouso, os íons sódio, cálcio e cloreto estão em maior quantidade no meio extracelular, enquanto o potássio está em maior quantidade no meio intracelular.

Um estímulo para a abertura dos canais de sódio ou cálcio nas células em repouso faz esses íons carregados positivamente se difundirem na direção dos seus gradientes de concentração, a partir do meio exterior (maior concentração) para o meio interior (menor concentração). Isso transfere uma carga positiva para o interior celular, tornando a célula menos negativa (ou mais positiva). Agora, a diferença entre os meios intra- e extracelular é menor, portanto a célula está menos polarizada. Esse fenômeno é denominado **despolarização**. (Retomando a comparação com a polarização a respeito de um assunto, se uma das partes mudar de opinião e esta for mais semelhante à da outra parte, ambas estarão menos polarizadas – ou mais despolarizadas – sobre o assunto.)

Do mesmo modo, um estímulo para a abertura dos canais de cloreto nas células em repouso fará os íons cloreto carregados negativamente se difundirem do meio exterior para o meio interior celular. Entretanto, isso irá conferir uma carga negativa ao meio intracelular e tornará a célula mais negativa (ou menos positiva). Agora, a diferença entre os meios intra- e extracelular é maior, portanto a célula está mais polarizada. Esse fenômeno é denominado **hiperpolarização**. (Continuando com o exemplo comparativo: se uma das partes assumir uma opinião ainda mais diferente, ambas as partes estarão mais polarizadas – ou hiperpolarizadas – a respeito do assunto.)

Diante de um estímulo para a abertura dos canais de potássio nas células em repouso, os íons potássio carregados positivamente irão se difundir na direção dos seus gradientes de concentração, saindo da célula (maior concentração) para o meio extracelular (menor concentração). Isso remove a carga positiva intracelular e torna a célula mais negativa (ou menos positiva). A diferença entre os meios intra- e extracelular aumenta, portanto a célula fica mais polarizada. Esse fenômeno também é uma hiperpolarização (observe que, assim como na difusão do cloreto, o interior da célula fica mais negativo, porém o cloreto acrescenta carga negativa ao meio intracelular, enquanto a difusão do potássio remove a carga positiva do interior da célula). Se primeiramente houver despolarização (p. ex., pela difusão de sódio ou cálcio para o meio interior) e, em seguida, difusão de potássio para fora da célula, a remoção da carga positiva do potássio intracelular será denominada *repolarização*.

Resumidamente, na situação de repouso, íons específicos estão em concentrações maiores em um dos lados da membrana, resultando em diferenças de carga e de gradientes químicos entre os lados da membrana. Isso estabelece o PRM, no qual ambos os lados da membrana estão polarizados. Subsequentemente, a estimulação para abertura ou fechamento dos canais iônicos irá alterar o local de movimentação dos íons (e suas cargas). Quando o interior da célula se torna menos negativo, as células são consideradas despolarizadas, mas quando se torna mais negativo, as células são consideradas hiperpolarizadas (ou repolarizadas, caso tenha ocorrido despolarização antes).

Potenciais graduados

Nos neurônios, os dendritos recebem sinais que alteram a abertura dos canais iônicos. Com a abertura dos canais de sódio ou cálcio, há despolarização dos dendritos e do corpo celular, porque isso resulta no transporte da carga positiva para o meio intracelular. Esse fenômeno é denominado potencial graduado, por ser estabelecido de forma graduada pela força do sinal (sinais mais fortes resultam em maior despolarização). Se houver um sinal suficientemente intenso e despolarização, um potencial de ação é estimulado no axônio, de modo a possibilitar a transmissão desse sinal para a célula vizinha. Assim, quando alguém cutuca o seu braço, há abertura dos canais de sódio e/ou potássio com comportas acionadas mecanicamente existentes no seu corpo, e seus neurônios enviam um sinal que resulta em uma resposta do seu corpo (*i. e.*, afastamento do braço).

Se houver estímulo para a abertura dos canais de cloro ou potássio existentes nos dendritos, o interior das células se tornará mais negativo. Esse mecanismo é denominado potencial graduado de hiperpolarização e é inibitório. Como resultado dos potenciais graduados de hiperpolarização, o sinal de despolarização deve ser ainda mais forte para estimular um potencial de ação e transmitir a resposta à célula vizinha. Substâncias como barbitúricos e álcool podem ter um efeito profundo, causando inibição de neurotransmissores como o ácido gama-aminobutírico (GABA).

Compreenda Potenciais de membrana

Potenciais elétricos estão presentes nas membranas de praticamente todas as células no corpo. Células como neurônios e fibras musculares são capazes de gerar impulsos elétricos que sofrem alterações rápidas e são utilizados para transmitir sinais ao longo das membranas celulares. Em outras células, como as células glandulares, os potenciais de membrana são utilizados para sinalizar a liberação de hormônios ou ativar outras funções celulares. A geração dos potenciais de membrana depende (1) da difusão de íons que transportam correntes; (2) do desenvolvimento de um equilíbrio eletroquímico; (3) do estabelecimento de um PRM; e (4) do acionamento dos potenciais de ação.

Potenciais de difusão

O potencial de difusão é a diferença de potencial gerada ao longo de uma membrana, quando um íon que transporta uma corrente, como o íon potássio (K^+), se difunde na direção do seu gradiente de concentração. São necessárias duas condições para que isso ocorra: (1) a membrana deve ser seletivamente permeável ao íon em particular; e (2) a concentração desse íon deve ser maior em um dos lados da membrana.

A magnitude do potencial de difusão, medida em milivolts, depende do tamanho do gradiente de concentração. O sinal (+ ou –) ou polaridade do potencial depende do íon difundido – é negativo no meio interno quando um íon carregado positivamente (p. ex., K^+) se difunde do lado interno para o lado externo da membrana, carregando consigo a sua carga.

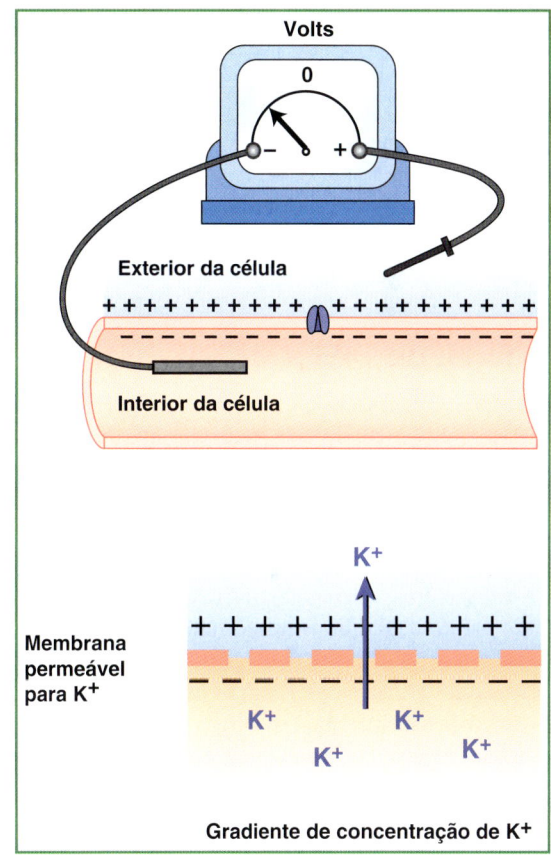

Potenciais de equilíbrio

Um potencial de equilíbrio é o potencial de membrana que equilibra exatamente e se opõe à difusão líquida de um íon na direção do seu gradiente de concentração. Ao se difundir na direção do seu gradiente de concentração, um cátion transporta sua carga positiva ao longo da membrana, gerando, assim, uma força elétrica que finalmente retardará e interromperá a sua difusão. O equilíbrio eletroquímico ocorre quando as *forças químicas que direcionam* a difusão e as *forças elétricas de repulsão* se encontram exatamente equilibradas, de modo que não ocorre difusão adicional. O potencial de equilíbrio (FEM, força eletromotriz) pode ser calculado inserindo-se as concentrações iônicas dos meios interior e exterior na equação de Nernst.

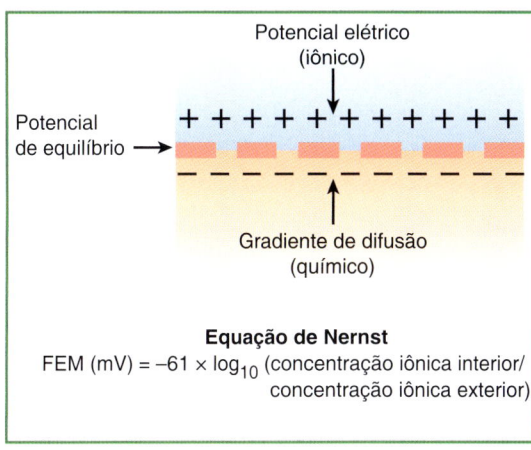

(continua)

Compreenda Potenciais de membrana 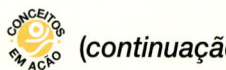 (continuação)

Equação de Nernst para o cálculo do potencial de equilíbrio

A equação a seguir, conhecida como *equação de Nernst*, pode ser utilizada para calcular o potencial de equilíbrio (força eletromotriz [FEM] em milivolts [mV] de um íon univalente à temperatura corporal de 37°C).

$$\text{FEM (mV)} = -61 \times \log_{10} (\text{concentração iônica interior/concentração iônica exterior})$$

Por exemplo, se a concentração de um íon no interior da membrana for 100 mmol/ℓ e a concentração no meio exterior for igual a 10 mmol/ℓ, a FEM (mV) do íon será $-61 \times \log_{10}$ (100/10 [$\log_{10}$ de 10 é 1]). Portanto, são necessários 61 mV de carga internamente à membrana para equilibrar o potencial de difusão criado pela diferença de concentração na membrana em relação ao íon.

A FEM para os íons potássio, com o uso de uma concentração intracelular normal estimada de 140 mmol/ℓ e uma concentração extracelular normal de 4 mmol/ℓ, é -94 mV:

$$-94 \text{ mV} = -61 \times \log_{10} (140 \text{ mmol no interior}/4 \text{ mmol no exterior})$$

Esse valor assume que a membrana é permeável somente ao potássio. É um valor próximo aos -70 a -90 mV do *potencial de repouso da membrana* para fibras nervosas, medido em estudos laboratoriais.

Quando uma membrana é permeável a diversos íons, o potencial de difusão reflete a soma dos potenciais de equilíbrio para cada íon.

Potencial de repouso da membrana

O PRM, que é necessário para a excitabilidade elétrica, está presente quando a célula não está transmitindo impulsos. Como a membrana em repouso é permeável ao K^+, trata-se essencialmente de um potencial de equilíbrio do K^+. Isso pode ser explicado em termos do amplo gradiente de concentração do K^+ (p. ex., 140 mEq/ℓ no interior e 4 mEq/ℓ no exterior), que causa a difusão do K^+ carregado positivamente para o exterior, deixando para trás os ânions intracelulares carregados negativamente (A^-) que não serão difundidos. Como consequência, há polarização da membrana, com as cargas negativas alinhadas ao longo da face interna, e as cargas positivas alinhadas ao longo da face externa. A bomba de Na^+/K^+ da membrana, que remove três Na^+ do interior ao mesmo tempo em que devolve apenas dois K^+ para o interior, contribui para a manutenção do PRM.

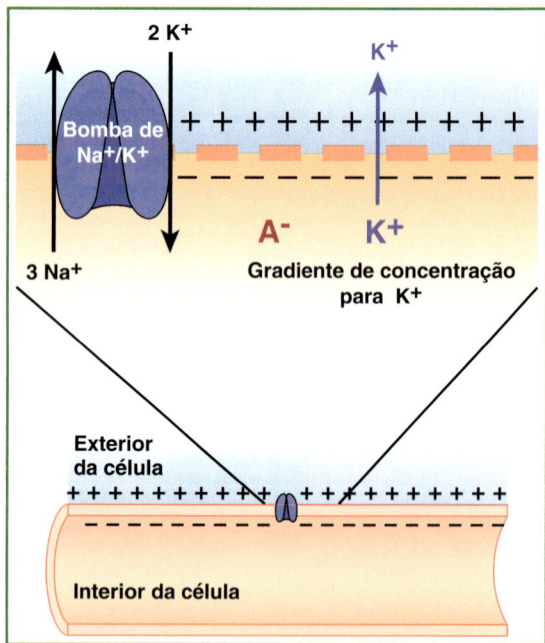

(continua)

Compreenda Potenciais de membrana 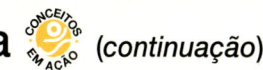 (continuação)

Potenciais de ação

Os potenciais de ação envolvem alterações rápidas no potencial de membrana. Cada potencial de ação tem início com uma súbita mudança do PRM negativo para um potencial com limiar positivo, causando a abertura dos canais de membrana de Na⁺ (ou outros íons do potencial de ação). A abertura dos canais de Na⁺ possibilita que grandes quantidades de íons Na⁺ carregados positivamente se difundam para dentro da célula, causando a despolarização do potencial de membrana ou uma rápida mudança para positividade interna e negatividade externa. A isso se segue rapidamente o fechamento dos canais de Na⁺ e a abertura dos canais de K⁺, levando a um rápido efluxo de K⁺ da célula e ao restabelecimento do PRM.

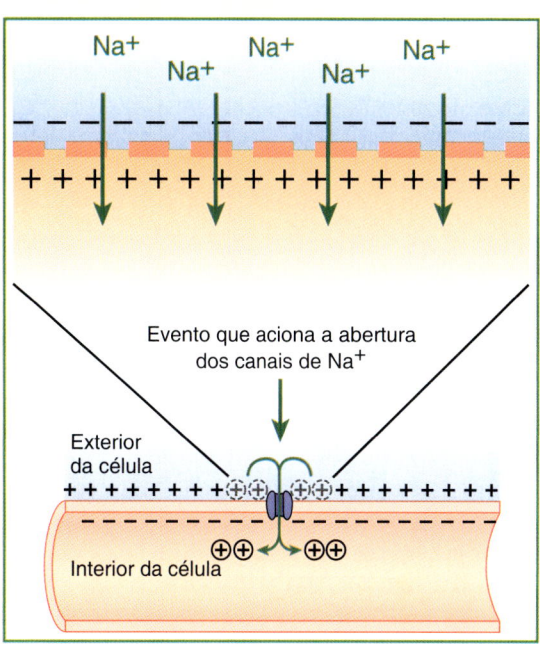

Potencial de ação

Nos neurônios, um potencial graduado suficientemente forte gera um potencial de ação no axônio. A movimentação dos íons nos potenciais graduados causa alterações na voltagem que estimulam a abertura de canais de sódio com comportas voltagem-dependentes no axônio. A difusão dos íons sódio para dentro do axônio causa despolarização. Isso estimula a abertura dos canais de potássio com comportas voltagem-dependentes nas adjacências, e os íons potássio se difundem para fora do axônio causando repolarização. Essa sequência de eventos continua até a chegada do sinal no terminal axônico. Alguns neurônios no sistema nervoso central (SNC) têm junções comunicantes com neurônios-alvo, que são estimulados pelos íons que se difundem para o seu interior. Em sua maioria, os neurotransmissores são liberados dos neurônios por exocitose, ligam-se e estimulam as células-alvo. No terminal axônico, a despolarização do potencial de ação causa abertura dos canais de cálcio. O cálcio, então, se difunde e estimula uma cadeia de reações que promovem a exocitose do neurotransmissor.

Também ocorre a geração de potenciais de ação nas células musculares cardíacas e esqueléticas. Contudo, o envolvimento dos íons se dá de modos diferentes, em comparação ao observado nos neurônios. As alterações no potencial de membrana também estão implicadas em outros tipos de células. Por exemplo, as células beta do pâncreas respondem ao aumento da glicemia fechando os canais de potássio, o que diminui a difusão do potássio para fora das células, aumenta a carga positiva no meio intracelular e leva à despolarização. Assim como nos terminais axônicos dos neurônios, essa despolarização causa abertura dos canais de cálcio. O cálcio se difunde para o interior e provoca uma cadeia de reações que estimulam a exocitose da insulina para a corrente sanguínea, como uma resposta ao aumento da glicemia. Muitos medicamentos utilizados no tratamento do diabetes melito tipo II são dirigidos a essas etapas, para aumentar a secreção de insulina.

RESUMO

A movimentação de materiais pela membrana da célula é necessária à sua sobrevida. A difusão é um processo por meio do qual substâncias como íons se movem na direção de um gradiente de concentração, partindo de uma área de maior concentração para uma área de menor concentração. Osmose é a difusão somente de moléculas de água através de uma membrana, na direção do gradiente de concentração da água, partindo de onde há mais água (e menos solutos) para onde há menos água (e mais solutos). A difusão assistida por proteínas possibilita que pequenas substâncias hidrofílicas (que têm afinidade pela água), como íons ou glicose, cruzem a membrana celular auxiliadas por uma proteína de transporte que se estende pela membrana (proteína canal ou carreadora). Outro tipo de transporte, denominado **transporte ativo**, exige que a célula utilize energia para transportar as substâncias contra um gradiente de concentração, saindo da área de menor concentração rumo à de maior concentração. Existem dois tipos de transporte ativo, primário e secundário, e ambos necessitam de proteínas carreadoras. A bomba de Na⁺/K⁺ ou Na⁺/K⁺-ATPase é o transportador ativo mais conhecido. **Endocitose** é o processo no qual as células englobam materiais do meio adjacente. As partículas pequenas são ingeridas por um processo denominado pinocitose, enquanto as partículas maiores sofrem fagocitose. Algumas partículas requerem a ligação de um ligante, num processo denominado endocitose mediada por receptores. A exocitose envolve a remoção de partículas grandes da célula, e é essencialmente o contrário da endocitose.

Canais iônicos são proteínas transmembrana integrais, que se estendem ao longo da membrana celular. Podem ser abertas (canais de extravasamento) ou estar acopladas a comportas de abertura ou fechamento (canais com comportas dependentes de ligante, canais com comportas voltagem-dependentes, e canais com comportas de acionamento mecânico).

As membranas de muitas células do corpo apresentam potenciais eletroquímicos, dada a existência de concentrações maiores de íons específicos em cada lado da membrana celular. Por exemplo, para a maioria das células, há mais íons sódio, cálcio e cloreto no meio extracelular, e mais íons potássio no meio intracelular. Quando a maior parte das células está em repouso, existe mais carga negativa dentro do que fora das células, as quais são ditas polarizadas. Isso é o PRM, estabelecido pela diferença de carga elétrica e de gradientes químicos. Quando as células são estimuladas, os canais iônicos podem abrir ou fechar, alterando a capacidade de difusão de íons específicos. A difusão iônica que torna o meio intracelular mais positivo causa despolarização (p. ex., íons sódio ou cálcio que se difundem para o interior das células). A difusão iônica que torna o meio intracelular mais negativo causa hiperpolarização ou repolarização, desde que a célula tenha sido despolarizada primeiramente (p. ex., um íon cloreto que se difunde para o interior da célula, ou um íon potássio que se difunde para o meio externo). Em neurônios, os potenciais graduados de despolarização podem estimular potenciais de ação para o envio de sinais a outras células; os potenciais graduados de hiperpolarização podem inibir os potenciais de ação e a sinalização. As alterações na difusão de íons através da membrana também estimulam a sinalização elétrica em células como as musculares e glandulares.

TECIDOS CORPORAIS

Depois de concluir esta seção, o leitor deverá ser capaz de:
- Relacionar o processo de diferenciação celular ao desenvolvimento dos sistemas e órgãos no embrião, e à regeneração dos tecidos na vida pós-natal
- Comparar e contrastar as características dos quatro diferentes tipos de tecidos.

Anteriormente, ainda neste capítulo, discutimos a célula individual, seus processos metabólicos, e os modos de comunicação e replicação celular. Ainda que todas as células compartilhem determinadas características, apresentam estruturas e funções especializadas, dependendo de sua localização no corpo. Por exemplo, as células musculares, cutâneas e nervosas são estruturalmente distintas entre si e desempenham funções muito diferentes. Os grupos de células que atuam em conjunto são denominados tecidos. Existem quatro categorias de tecidos:

1. Tecido epitelial
2. Tecido conjuntivo (de apoio)
3. Tecido muscular
4. Tecido nervoso.

Os tecidos não existem em unidades isoladas, mas estão combinados uns com os outros para formar os órgãos do corpo. A presente seção fornece uma breve visão geral das células de cada um desses quatro tipos de tecidos; das estruturas que mantêm essas células unidas; e da matriz extracelular na qual elas vivem.

Diferenciação celular

Após a concepção, o óvulo fertilizado passa por uma série de divisões celulares que resultam em aproximadamente 200 tipos celulares diferentes. O mecanismo de formação dos diferentes tipos celulares e disposição das células nos vários tipos de tecidos é denominado diferenciação celular. Trata-se de um processo controlado por um sistema que liga (aumenta a transcrição) e desliga (diminui a transcrição) genes.

É preciso que as células embrionárias se diferenciem (tornar-se diferentes) para que haja o desenvolvimento de todos os diversos tipos de células, sistemas e órgãos. Então, as células devem permanecer diferenciadas após o desaparecimento do sinal que deu início à diferenciação celular. O processo de diferenciação celular é controlado pela memória celular, que é mantida por proteínas nas células individuais de um tipo celular em particular. Isso significa que, uma vez concluída a diferenciação, o tipo tecidual não retorna aos estágios anteriores à diferenciação. O processo de diferenciação celular normalmente progride formando células que são mais especializadas que suas antecessoras.[1] Em geral, os tipos de células altamente diferenciadas, como as do músculo esquelético e do tecido nervoso, perdem sua capacidade de divisão celular na vida pós-natal. De modo análogo, as células-tronco são como "árvores" que fornecem blocos de madeira utilizados na fabricação de móveis para fins específicos. Uma vez concluída a fabricação de itens como cadeiras e mesas, o processo não pode ser revertido, ou seja, os móveis não voltam a ser árvore.

Embora a maior parte das células se diferencie em tipos celulares especializados, muitos tecidos contêm algumas células-tronco parcialmente diferenciadas.[1] Essas células-tronco, que ainda podem sofrer divisão celular, atuam como uma fonte de reserva de células especializadas por toda a vida do organismo, possibilitando a regeneração de alguns tecidos. As células-tronco têm capacidades de diferenciação variadas. Por exemplo, o tecido muscular esquelético não tem células indiferenciadas suficientes, portanto sua capacidade de regeneração é limitada. As células-tronco hematopoéticas (sanguíneas) apresentam o maior potencial de diferenciação e possivelmente conseguem ressintetizar todas as células sanguíneas e imunes (são as principais células nos transplantes de medula óssea). Outras células-tronco, como aquelas que substituem as células epiteliais de revestimento do trato gastrintestinal, são menos gerais, mas ainda podem se diferenciar.

> **Conceitos fundamentais**
>
> **Organização das células em tecidos:**
> - As células são organizadas em unidades funcionais maiores, denominadas *tecidos*. Os tecidos associam-se uns com os outros para formar os diversos órgãos do corpo.

Origem embrionária dos tipos de tecidos

Todos os aproximadamente 200 tipos diferentes de células do corpo podem ser classificados em quatro tipos teciduais básicos ou primários: (1) epitelial; (2) conjuntivo; (3) muscular; e (4) nervoso (Tabela 2.1). Esses tipos teciduais básicos comumente são descritos de acordo com a sua origem embrionária. O embrião é essencialmente uma estrutura tubular com três camadas (Figura 2.18):

1. A camada exterior denominada ectoderma
2. A camada intermediária denominada mesoderma
3. A camada interior denominada endoderma.

Todos os tecidos corporais adultos se desenvolvem a partir dessas três camadas celulares. Os tecidos epiteliais se desenvolvem a partir de todas as três camadas embrionárias; os tecidos conjuntivo e muscular se desenvolvem principalmente a partir do mesoderma; e o tecido nervoso se desenvolve a partir do ectoderma.

Tecido epitelial

O tecido epitelial recobre a superfície externa do corpo e reveste as cavidades fechadas internas (incluindo os vasos sanguíneos), bem como os tubos corporais que se conectam com o exterior do corpo (tratos gastrintestinal, respiratório e geniturinário). O tecido epitelial também forma a parte secretora das glândulas e seus ductos.

Tabela 2.1 Classificação dos tipos de tecido.

Tipo de tecido	Localização
Tecido epitelial: cobertura e revestimento das superfícies corporais	
Epitélio simples:	
• Escamoso	Revestimento de vasos sanguíneos, cavidades corporais, alvéolos pulmonares
• Cúbico	Túbulos renais coletores; cobertura dos ovários
• Colunar	Revestimento do intestino e da vesícula biliar
Epitélio estratificado:	
• Escamoso queratinizado	Pele
• Escamoso não queratinizado	Membranas mucosas da boca, do esôfago e da vagina
• Cúbico	Ductos das glândulas sudoríparas
• Colunar	Grandes ductos das glândulas salivares e mamárias; também encontrado na conjuntiva
• De transição	Bexiga, ureteres, pelve renal
• Pseudoestratificado	Passagens da traqueia e das vias respiratórias
Glandular:	
• Endócrino	Hipófise, tireoide, suprarrenal e outras glândulas
• Exócrino	Glândulas sudoríparas e glândulas no trato gastrintestinal
Neuroepitélio	Mucosa olfatória, retina, língua
Epitélio reprodutor	Túbulos seminíferos do testículo; porção cortical do ovário
Tecido conjuntivo	
Tecido conjuntivo embrionário:	
• Mesenquimal	Mesoderma embrionário
• Mucoso	Cordão umbilical (geleia de Wharton)
Tecido conjuntivo adulto:	
• Frouxo ou areolar	Áreas subcutâneas
• Denso modelado	Tendões e ligamentos
• Denso não modelado	Derme da pele
• Adiposo	Coxins gordurosos, camadas subcutâneas
• Reticular	Estrutura de órgãos linfoides, medula óssea, fígado
Tecido conjuntivo especializado:	
• Ósseo	Ossos longos, ossos chatos
• Cartilaginoso	Anéis traqueais, orelha externa, superfícies articulares
• Hematopoético	Células sanguíneas, tecido mieloide (medula óssea)
Tecido muscular	
Esquelético	Músculos esqueléticos
Cardíaco	Músculos cardíacos
Liso	Trato gastrintestinal, vasos sanguíneos, brônquios, bexiga e outros
Tecido nervoso	
Neurônios	Neurônios centrais e periféricos e fibras nervosas
Células de apoio	Células da glia e ependimárias, no SNC; células de Schwann e satélites, no SNP

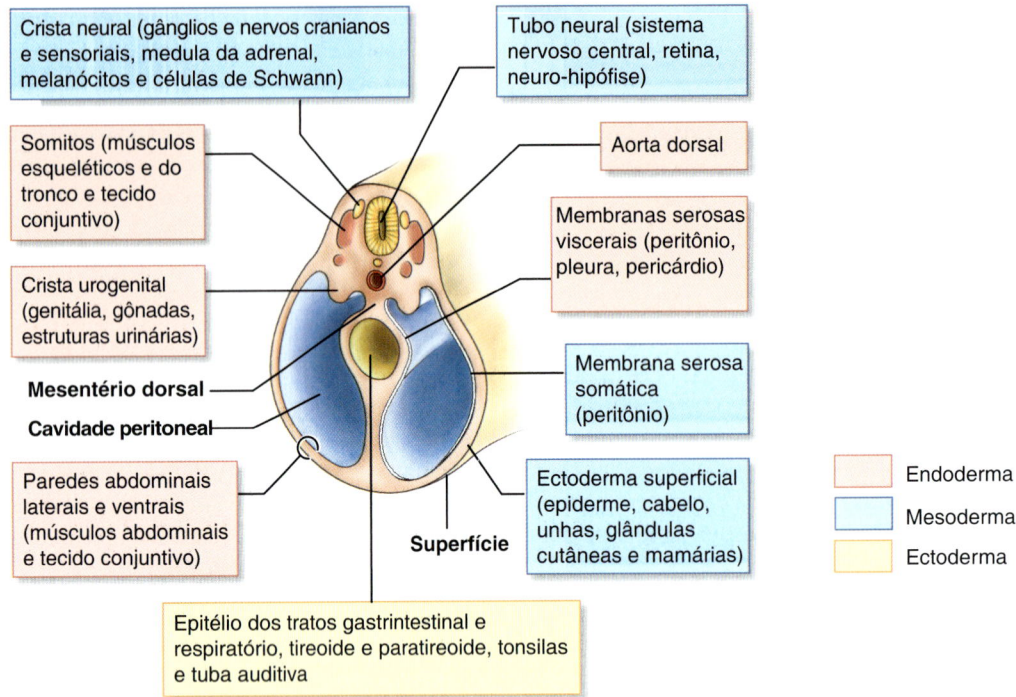

Figura 2.18 • Corte transversal do embrião humano, ilustrando o desenvolvimento das estruturas somáticas e viscerais.

Origem e características

O tecido epitelial se desenvolve a partir de todas as três camadas embrionárias.[5]

A maior parte dos epitélios da pele, da boca, do nariz e do ânus se desenvolve a partir do ectoderma exterior.

1. O revestimento endotelial dos vasos sanguíneos se desenvolve a partir do mesoderma intermediário
2. Os revestimentos dos tratos respiratório e gastrintestinal, bem como das glândulas do sistema digestivo, se desenvolvem a partir do endoderma interno
3. Muitos tipos de tecidos epiteliais retêm a capacidade de diferenciação e sofrem uma rápida proliferação para a substituição de células lesionadas.

As células que constituem o tecido epitelial apresentam três características gerais:

- Têm três superfícies distintas: uma superfície livre ou superfície apical, uma superfície lateral (nos lados das células), e uma superfície basal (na base do tecido)
- A superfície basal das células epiteliais está unida a uma membrana basal (abaixo das células epiteliais, como um porão localizado embaixo de uma casa)
- As células nos tecidos epiteliais estão próximas das células adjacentes, às quais se unem por meio de moléculas de adesão celular (MAC; Figura 2.19).[5]

As características e a disposição das células nos tecidos epiteliais determinam a sua função.

1. A superfície livre ou apical sempre está direcionada à superfície exterior ou ao lúmen de uma cavidade fechada ou tubo (p. ex., interior ou lúmen dos intestinos ou dos vasos sanguíneos)
2. A superfície lateral comunica-se com as células adjacentes e é caracterizada por áreas de adesão especializadas
3. A superfície basal repousa sobre a membrana basal e une ou ancora a célula no tecido conjuntivo adjacente.

O tecido epitelial é **avascular** (*a*, sem; *vascular*, refere-se aos vasos sanguíneos). Portanto, os tecidos epiteliais recebem oxigênio e nutrientes dos capilares do tecido conjuntivo sobre o qual repousa o tecido epitelial (Figura 2.19).

Para sobreviver, o tecido epitelial deve permanecer hidratado. Até mesmo o epitélio cutâneo, que aparenta ser seco, tem a sua hidratação mantida por uma camada de células cutâneas

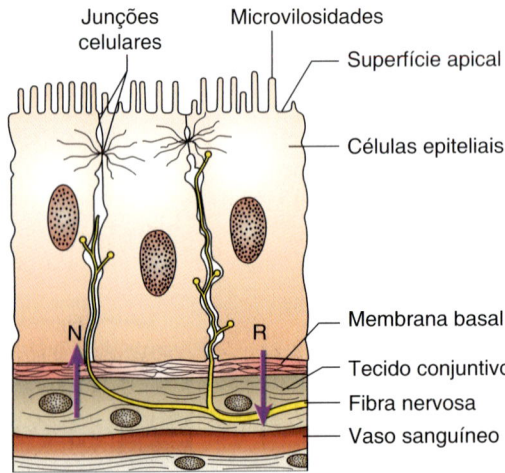

Figura 2.19 • Disposição típica das células epiteliais em relação aos tecidos subjacentes e ao suprimento sanguíneo. O tecido epitelial não tem suprimento sanguíneo próprio e depende dos vasos sanguíneos no tecido conjuntivo adjacente para a nutrição (N) e a eliminação de resíduos (R).

impermeáveis, denominadas **queratinócitos**, que sintetizam a **queratina**; a queratina evita a evaporação da umidade das camadas mais profundas da pele.

Membrana basal. Abaixo de todos os tipos de tecidos epiteliais, existe uma matriz extracelular denominada **membrana basal**. A membrana basal é composta pela lâmina basal e por uma camada reticular adjacente. Os termos **lâmina basal** e membrana basal com frequência são utilizados de modo intercambiável.[6]

Junções e adesões celulares. As células do tecido epitelial são fortemente unidas por junções especializadas. Essas junções especializadas possibilitam que as células formem barreiras para evitar a movimentação de água, solutos e células entre os compartimentos corporais. Nos tecidos epiteliais, são observados três tipos básicos de junções intercelulares (Figura 2.20):

1. **Junções de oclusão contínuas** (*i. e.*, zônula de oclusão): encontradas somente no tecido epitelial, unindo células adjacentes. Esse tipo de junção intercelular evita que materiais como as macromoléculas nos intestinos sejam transportados entre as células e adentrem a corrente sanguínea ou as cavidades corporais[5]
2. **Junções de adesão**: sítios de adesão firme entre células adjacentes. O papel principal das junções de adesão é evitar que as células se separem. As junções de adesão são encontradas no tecido epitelial e entre as células musculares cardíacas
3. **Junções comunicantes**: sítios de adesão firme intercelular, dotados de canais que unem o citoplasma de duas células adjacentes (como túneis entre as células). As junções comunicantes são encontradas no tecido epitelial e em muitos outros tipos de comunicação entre as células. Por exemplo, as junções comunicantes possibilitam que os íons se movimentem entre as células como parte dos sinais elétricos (p. ex., no músculo liso ou cardíaco).[5,7]

Tipos de tecidos epiteliais

Os tecidos epiteliais são classificados de acordo com:

1. O formato das células: **escamoso** (finas e achatadas), **cúbico** (com formato de cubo) e colunar (semelhante a uma coluna)
2. A quantidade de camadas presentes: **simples**, **estratificado** e **pseudoestratificado** (Figura 2.21).[6]

Epitélio simples. O epitélio simples contém uma única camada de células repousando sobre a membrana basal. O epitélio simples escamoso é adaptado para a filtração. Na filtração, algumas substâncias conseguem passar, enquanto outras são retidas. Analogamente, a filtração é o processo utilizado no preparo do

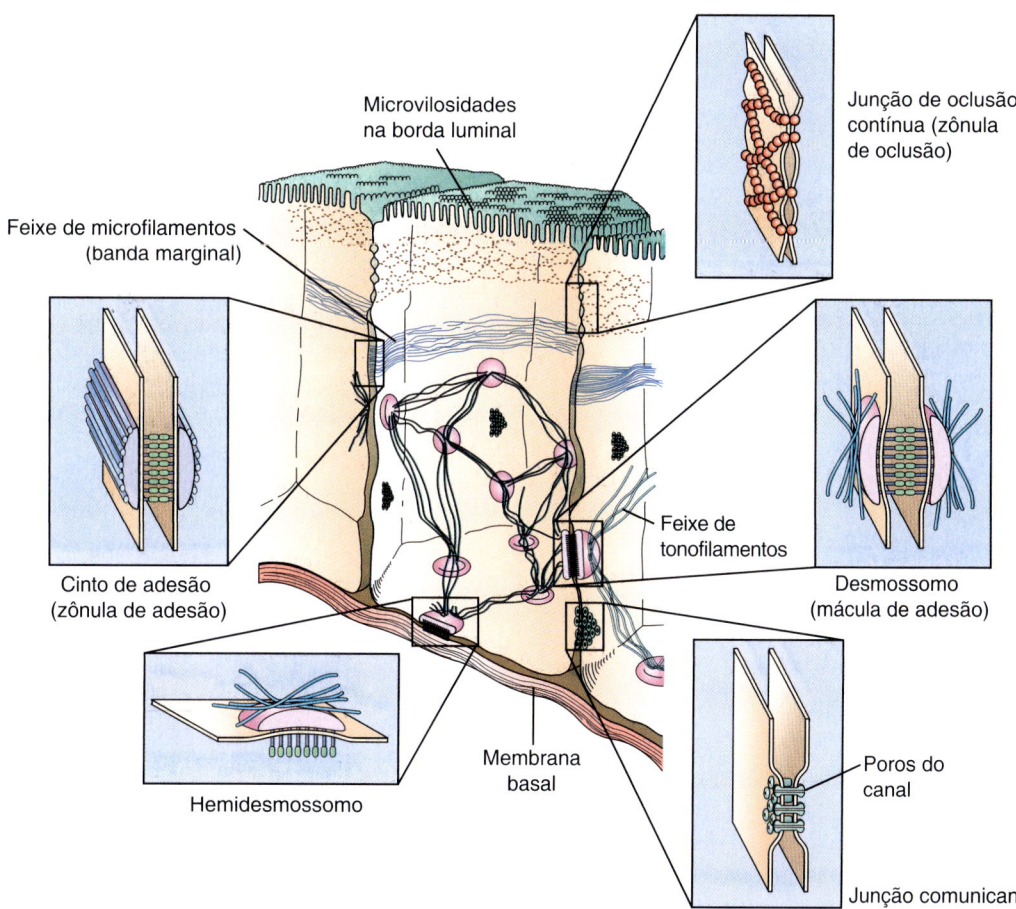

Figura 2.20 • Três tipos de junções intercelulares encontrados no tecido epitelial: junção de oclusão contínua (zônula de oclusão); junção de adesão, que inclui o cinto de adesão (zônula de adesão), desmossomos (mácula de adesão) e hemidesmossomos; e junção comunicante.

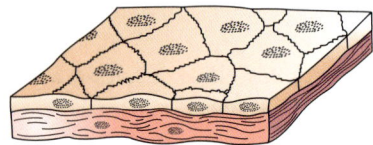
Simples escamoso

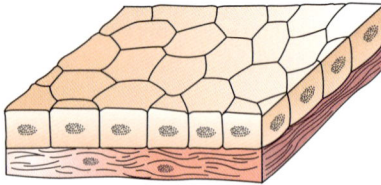
Simples cúbico

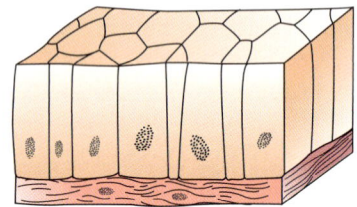
Simples colunar

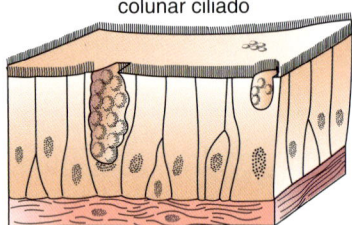
Pseudoestratificado colunar ciliado

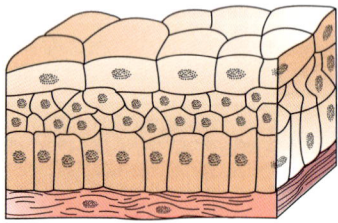
De transição

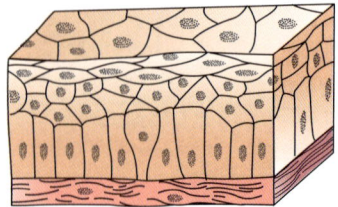
Estratificado escamoso

Figura 2.21 • Diversos tipos de tecido epitelial.

- Uma camada única de epitélio escamoso (fino e achatado) reveste o coração e os vasos sanguíneos, sendo denominada **endotélio**
- Um tipo semelhante de camada forma as membranas serosas que revestem as cavidades pleural, pericárdica e peritoneal, bem como os órgãos nelas contidos. Esse tipo de camada é denominado mesotélio
- O **epitélio simples cúbico** é encontrado sobre a superfície do ovário e da tireoide
- O **epitélio simples colunar** reveste o intestino
- Um tipo especializado de epitélio simples colunar tem projeções semelhantes a pelos, denominadas **cílios**, frequentemente em células secretoras de muco denominadas **células caliciformes**. Esse tipo de epitélio simples colunar reveste as vias respiratórias do trato respiratório.[5]

Epitélio estratificado e pseudoestratificado. O epitélio estratificado contém mais de uma camada de células, e somente a camada mais profunda repousa sobre a membrana basal. É projetado para proteger as superfícies corporais.

O **epitélio estratificado escamoso queratinizado** compõe a epiderme da pele. A queratina é uma proteína fibrosa (como uma fibra) e resistente encontrada nas células da parte externa da pele. O epitélio estratificado escamoso queratinizado é composto por muitas camadas.

- As camadas mais próximas da membrana basal e dos tecidos subjacentes são cúbicas ou colunares
- As células se tornam mais irregulares e delgadas conforme se aproximam da superfície da pele
- As células da superfície são preenchidas por queratina e morrem, destacam-se e, em seguida, são substituídas pelas células mais profundas.

O epitélio estratificado escamoso não queratinizado é encontrado nas superfícies úmidas, como a boca e a língua. Os epitélios estratificados cúbico e colunar são encontrados nos ductos das glândulas salivares e nos ductos maiores das glândulas mamárias.[5] Em fumantes, as células epiteliais colunares ciliadas normais da traqueia e dos brônquios frequentemente são substituídas por células epiteliais estratificadas escamosas, com capacidade aumentada de suportar os efeitos irritativos do tabagismo. Normalmente, os cílios movimentam o muco e as partículas aprisionadas (como poeira e microrganismos) até a garganta, para que possam ser deglutidas e digeridas. Quando as células ciliadas são substituídas por células não ciliadas, torna-se necessário tossir para movimentar o muco da traqueia e dos brônquios até a boca; é isso que causa a tosse dos fumantes ou, em certos casos, a tosse devido à morte imunomediada das células ciliadas infectadas por vírus.

O **epitélio pseudoestratificado** é um tipo de epitélio no qual todas as células estão em contato com a matriz intercelular subjacente, mas algumas não se estendem até a superfície. Um epitélio pseudoestratificado colunar ciliado com células caliciformes constitui o revestimento da maior parte do trato respiratório superior. Todas as células altas que alcançam a superfície desse tipo de epitélio são células ciliadas ou células caliciformes produtoras de muco. As células basais que não alcançam a superfície atuam como células-tronco para células

café: a água e as substâncias dissolvidas passam pelo filtro de café (semelhante ao epitélio simples), mas os grãos de café não conseguem atravessar a camada filtrante.

- O epitélio simples reveste os vasos sanguíneos, linfonodos e alvéolos pulmonares ciliadas e caliciformes.⁵ O **epitélio de transição** é um epitélio estratificado, caracterizado por células com capacidade de mudar de forma e se tornarem mais delgadas quando o tecido é estirado. O referido tecido pode ser estirado sem a separação das células superficiais. O epitélio de transição é bem adaptado para o revestimento dos órgãos que mudam constantemente de volume, como a bexiga.

Epitélio glandular. O tecido epitelial glandular é formado por células especializadas na produção de uma secreção líquida.⁵ Esse processo normalmente ocorre com a síntese intracelular de macromoléculas (a variedade das macromoléculas produzidas depende do tipo de célula e da localização no corpo). As macromoléculas normalmente são armazenadas em pequenas vesículas ligadas à membrana, denominadas **grânulos de secreção**. Por exemplo, as células epiteliais glandulares podem sintetizar, armazenar e secretar proteínas (p. ex., insulina), lipídios (p. ex., hormônios adrenocorticais, secreções das glândulas sebáceas), assim como complexos de carboidratos e proteínas (p. ex., saliva).

As **glândulas exócrinas** utilizam ductos para secretar substâncias para fora do corpo ou em cavidades corporais, como as glândulas sudoríparas e as glândulas mamárias na lactação. As **glândulas endócrinas** não têm ductos e secretam hormônios diretamente na corrente sanguínea.

Tecido conjuntivo ou de apoio

O tecido conjuntivo ou de apoio é o tecido mais comum no corpo. Como seu nome sugere, conecta e liga ou apoia os diversos tecidos.⁵ O tecido conjuntivo é único, no sentido de que suas células produzem a matriz extracelular que sustenta e mantém os tecidos unidos. As cápsulas que circundam os órgãos do corpo são compostas por tecido conjuntivo. O tecido conjuntivo adulto pode ser dividido em dois tipos: tecido conjuntivo próprio, incluindo os tecidos conjuntivos frouxo (areolar), adiposo, reticular e denso; e tecido conjuntivo especializado, que serve de apoio para os tecidos moles do corpo e armazena gordura (células cartilaginosas, ósseas e sanguíneas), o que é discutido no Capítulo 47.

Tecido muscular

O tecido muscular, cuja principal função é a contração, é responsável pelo movimento do corpo e de suas partes, bem como pelas alterações no tamanho e no formato dos órgãos internos. O tecido muscular contém dois tipos de fibras responsáveis pela contração: filamentos finos e filamentos grossos. Os filamentos finos são compostos por actina, e os filamentos grossos são constituídos de miosina. Esses dois tipos de miofilamentos compõem a maior parte do citoplasma, que é denominado sarcoplasma nas células musculares.⁷

Existem três tipos de tecidos musculares: **esquelético**, **cardíaco** e **liso**. Os músculos esqueléticos e cardíacos são músculos estriados, cujos filamentos de actina e miosina estão dispostos em grandes sarcômeros paralelos que conferem às fibras musculares um aspecto de "fitas" ou "estrias" ao microscópio. O **músculo liso** não tem estriações e é encontrado na íris do olho, nas paredes dos vasos sanguíneos e circundando órgãos ocos (p. ex., estômago e bexiga) e tubos ocos (p. ex., ureteres e ducto biliar comum).⁷

Os músculos esqueléticos e cardíacos não conseguem se dividir para substituir as células lesionadas. Contudo, o músculo liso tem capacidade de divisão. Alguns aumentos no músculo liso são normais, como o que ocorre no útero durante a gestação. Porém, certos aumentos são patológicos, como o aumento no músculo liso que ocorre nas artérias de pessoas com hipertensão crônica.

Músculo esquelético

O **músculo esquelético** é o tecido mais abundante no corpo, compondo 40 a 45% do peso corporal total.⁷ A maior parte dos músculos esqueléticos está unida aos ossos, e as contrações do músculo esquelético são responsáveis pelos movimentos do esqueleto. Cada músculo esquelético é um órgão separado, composto por centenas ou milhares de fibras musculares (as células do músculo esquelético também são denominadas fibras musculares). Embora as fibras musculares sejam o principal tipo celular, também estão presentes tecido conjuntivo, vasos sanguíneos e fibras nervosas.

Organização e estrutura. A denominação das estruturas das fibras/células do músculo esquelético comumente inicia com o prefixo *sarco*. Por exemplo, o citoplasma é denominado sarcoplasma e está contido dentro do **sarcolema** (a membrana celular). As células musculares esqueléticas têm muitos núcleos. Por todo o sarcoplasma, encontram-se as proteínas contráteis actina e miosina dispostas em feixes paralelos denominados **miofibrilas** (Figura 2.22 A). Estas contêm filamentos finos de actina e filamentos grossos de miosina. Cada miofibrila é composta por unidades regularmente repetidas ao longo do seu comprimento, denominadas **sarcômeros** (Figura 2.22 B).⁷ Os sarcômeros são as unidades estruturais e funcionais dos músculos cardíacos e esqueléticos. Ao microscópio, os sarcômeros assumem um aspecto de estriações (fitas).

O **retículo sarcoplasmático,** que é comparável ao RE liso (Figuras 2.22 C e D), armazena o cálcio liberado durante a contração muscular. Os níveis de íons cálcio no retículo sarcoplasmático são 10 mil vezes maiores do que no sarcoplasma.

Os **túbulos transversais** ou T são extensões da membrana celular e estão dispostos perpendicularmente à fibra muscular. A porção oca, ou lúmen, do túbulo transversal é contínua com o compartimento do líquido extracelular. Os potenciais de ação são rapidamente conduzidos sobre a superfície da fibra muscular e para o interior dos túbulos T até o retículo sarcoplasmático. Em seguida, o retículo sarcoplasmático libera cálcio, dando início à contração muscular. A membrana do retículo sarcoplasmático também apresenta um mecanismo de transporte ativo para bombear o cálcio de volta para dentro do retículo sarcoplasmático e interromper a contração muscular.

Contração muscular esquelética. A miosina compõe os filamentos grossos. Ela tem uma cauda fina, que proporciona o suporte estrutural para o filamento, e uma cabeça esférica (semelhante a um globo). Cada cabeça de miosina tem um sítio de ligação à actina, além de um sítio ativo separado que catalisa a degradação do ATP para fornecimento da energia

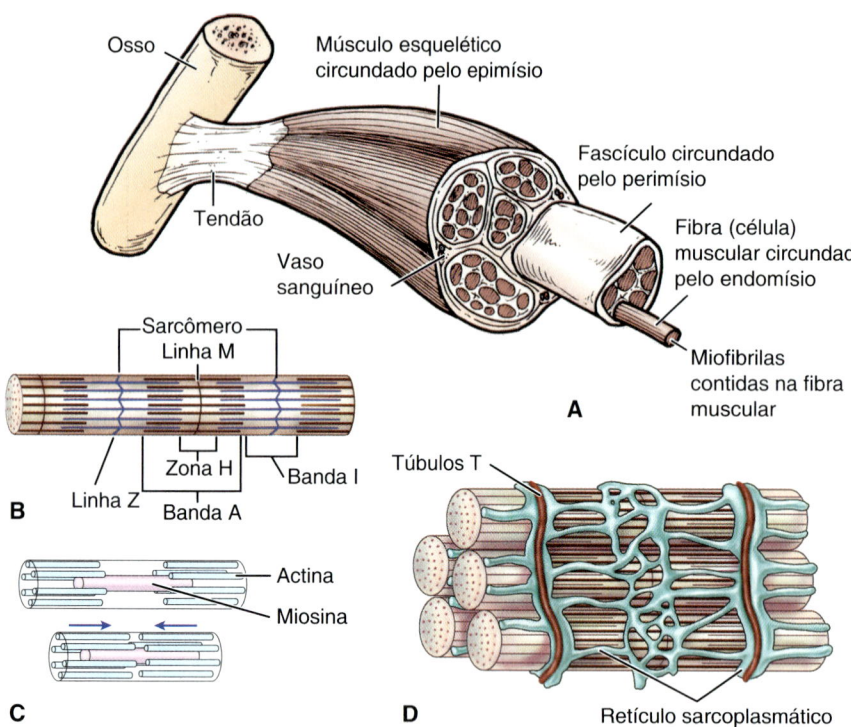

Figura 2.22 • **A.** Componentes do tecido conjuntivo de um músculo esquelético. **B.** Estriações da miofibrila mostrando a sobreposição das proteínas contráteis e das bandas A e I, a zona H e as linhas Z e M. **C.** Estados de relaxamento e contração da miofibrila indicando a posição dos filamentos de actina (*azul*) entre os filamentos de miosina (*rosa*) no músculo relaxado (*acima*), e ao puxar as membranas Z na direção umas das outras (*abaixo*), à medida que o músculo contrai. **D.** Retículo sarcoplasmático com túbulos T.

necessária à movimentação da cabeça da miosina, de modo a permitir que esta puxe o filamento de actina durante a contração muscular.

A actina compõe os filamentos finos. É uma proteína globular (semelhante a uma esfera) disposta em duas fileiras torcidas entre si, formando um filamento helicoidal longo. Duas proteínas reguladoras estão associadas à actina: tropomiosina e troponina (Figura 2.23 A).

No estado não contraído, a **tropomiosina** bloqueia os sítios de ligação à miosina nos filamentos de actina. Durante um potencial de ação, os íons cálcio liberados do retículo sarcoplasmático no sarcoplasma conseguem se ligar à **troponina** (Figura 2.23 B). A ligação do cálcio à troponina movimenta a tropomiosina, de modo a permitir que a miosina se ligue à actina.[5]

Quando ativadas pelo ATP, as pontes cruzadas de miosina e actina giram de modo semelhante aos remos de um bote, à

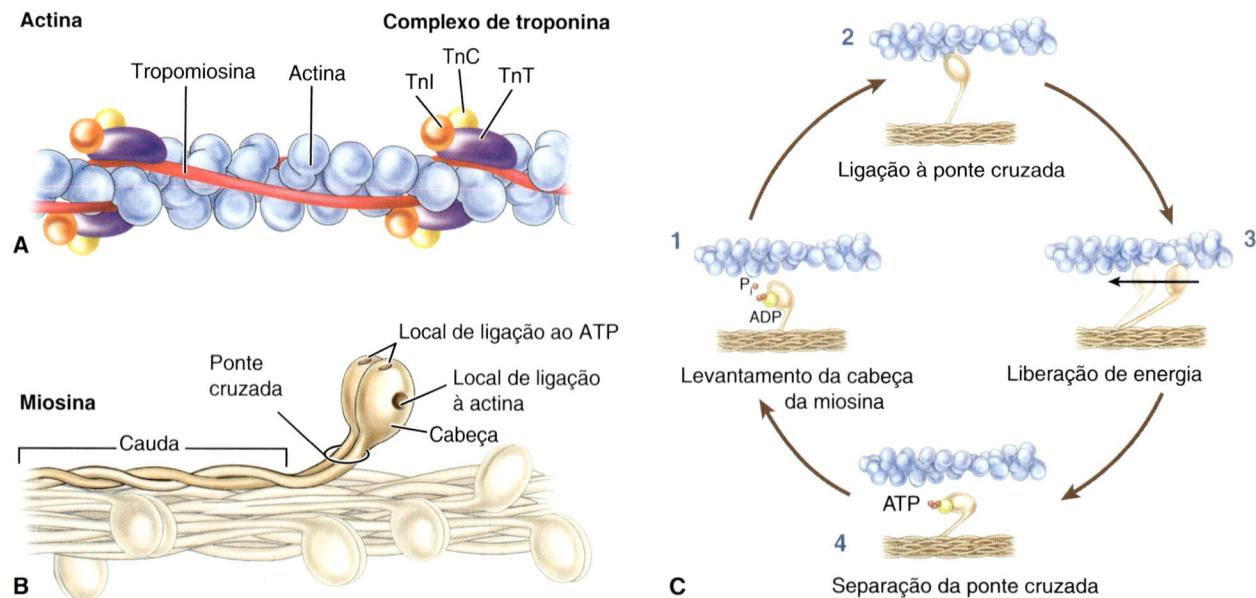

Figura 2.23 • Estrutura molecular do filamento fino de actina (**A**) e do filamento mais grosso de miosina (**B**) do músculo estriado. O filamento fino é uma hélice com filamento duplo de moléculas de actina, com moléculas de tropomiosina e troponina dispostas ao longo dos sulcos dos filamentos de actina. **C.** Sequência de eventos envolvidos no deslizamento dos filamentos de actina e miosina adjacentes: levantamento da cabeça da miosina, à medida que o ATP é quebrado em ADP (1); ligação de ponte cruzada (2); liberação de energia, durante a qual a cabeça da miosina se dobra ao mover a actina para frente (3); separação da ponte cruzada com a ligação de novo ATP à cabeça da miosina (4).

medida que se unem ao filamento de actina. Durante a contração, a miosina se liga e libera a actina, repetidamente, movimentando o filamento de actina. Isso puxa os filamentos finos e grossos, um após o outro, encurtando assim os sarcômeros, em seguida as fibras musculares e, por fim, promovendo o encurtamento dos músculos (ver Figura 2.23 C).

Quando o estímulo nos músculos é interrompido, a concentração de cálcio no sarcoplasma diminui em função de seu transporte ativo para dentro do retículo sarcoplasmático, por ação de uma bomba de membrana que utiliza a energia do ATP.

A base do *rigor mortis* pode ser explicada pela ligação da actina e da miosina. Conforme se inicia a degradação do músculo após a morte, o retículo sarcoplasmático libera íons cálcio que possibilitam a ligação das cabeças da miosina à actina. Com a diminuição do fornecimento de ATP, falta energia disponível para a interação normal entre a actina e a miosina, e o músculo permanece em um estado de rigor até que a degradação adicional destrua as pontes cruzadas entre as duas proteínas.[5]

Músculo cardíaco

O músculo cardíaco é a principal parte do coração. Assim como nas células musculares esqueléticas, os filamentos de actina e miosina, incluindo as proteínas associadas, estão dispostos em sarcômeros que exibem um aspecto tipicamente estriado (em fitas) ao microscópio.

Os discos intercalados (segurando as mãos juntas, com os dedos entrelaçados, "intercala-se" os dedos) também são visíveis ao microscópio. Os discos intercalados são os pontos de união entre as células musculares cardíacas, e contêm junções comunicantes que possibilitam o transporte de íons intercelular para a contração coordenada do coração.

As células do músculo cardíaco também são denominadas fibras musculares cardíacas, ou cardiomiócitos. Existem dois tipos de células musculares cardíacas:

1. Células autorrítmicas ou marca-passo: representam cerca de 1% das células musculares cardíacas e são encontradas nos nodos sinoatrial (SA) e atrioventricular (AV). Essas células passam automaticamente pelos potenciais de ação, na ausência de estimulação do sistema nervoso (são as células que permitem que o coração "bata fora do corpo"). A velocidade desses potenciais de ação pode ser aumentada pela estimulação simpática, ou diminuída pela estimulação parassimpática
2. Células contráteis cardíacas: representam o restante das células musculares cardíacas e são responsáveis pela contração do coração. A contração das câmaras do coração aumenta a pressão no seu interior, de modo que o sangue flui a partir dessas áreas de pressão mais alta para as áreas de pressão mais baixa (p. ex., do ventrículo esquerdo para a aorta).

O fato de as células musculares cardíacas também conterem troponina é clinicamente importante. Durante um ataque cardíaco, os vasos sanguíneos que chegam às células musculares cardíacas estão bloqueados, o que diminui o fornecimento de energia para essas células. Com a diminuição do oxigênio, os níveis de ATP diminuem, assim como o bombeamento do sódio para fora das células. Com o aumento da concentração de sódio nas células musculares cardíacas, a osmolaridade aumenta e a água se difunde por osmose, para tentar diluir o sódio. A demora do fluxo sanguíneo (bem como do oxigênio e do ATP) em retornar para as células musculares cardíacas pode resultar na explosão dessas células em consequência do aumento de água. Quando as células explodem, liberam seu conteúdo no sangue. Os aumentos nos valores de troponina e enzimas cardíacas detectados pelos exames de sangue são utilizados para auxiliar no diagnóstico de ataque cardíaco.

Músculo liso

O músculo liso com frequência é denominado **músculo involuntário**, por apresentar atividade espontânea ou estimulada pelo sistema nervoso autônomo (simpático ou parassimpático). As contrações dos músculos lisos são mais lentas e mais duradouras do que as contrações dos músculos esquelético ou cardíaco.

Organização e estrutura. As células musculares lisas não contêm sarcômeros e, portanto, não mostram o aspecto estriado ao microscópio. Os feixes de filamentos não são paralelos entre si, mas cruzados em toda a extensão da célula. Nos músculos lisos, os filamentos de actina estão unidos a estruturas denominadas *corpos densos* (Figura 2.24). Alguns corpos densos estão unidos à membrana celular, enquanto outros encontram-se unidos por proteínas estruturais em toda a célula.[5,10]

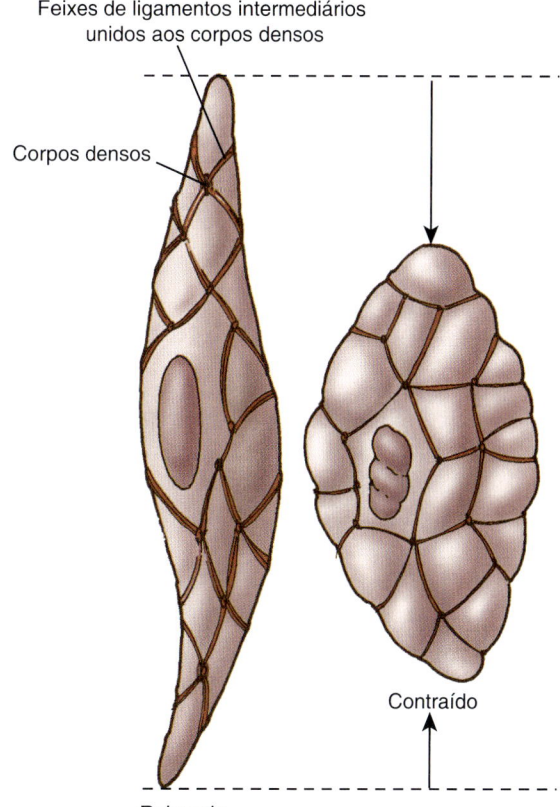

Figura 2.24 • Estrutura do músculo liso revelando os corpos densos. No músculo liso, a força da contração é transmitida até a membrana celular por feixes de fibras intermediárias.

A ausência de uma sobreposição regular dos filamentos contráteis proporciona maior amplitude para o desenvolvimento de tensão no músculo liso. Isso é importante nos órgãos ocos que sofrem mudanças de volume, com alterações resultantes no comprimento das fibras musculares lisas de suas paredes. Mesmo com a distensão de um órgão oco, a fibra muscular lisa retém certa capacidade de desenvolver tensão; no músculo esquelético, uma distensão semelhante causaria um estiramento além da área de sobreposição dos filamentos finos e espessos.

O músculo liso normalmente está disposto em folhas ou feixes. Em órgãos ocos, como os intestinos, os feixes se organizam na dupla camada muscular externa, composta por uma camada longitudinal externa e uma camada circular interna. Com frequência, uma mucosa muscular mais fina encontra-se entre a muscular externa e o endotélio que reveste os vasos sanguíneos. Nestes, os feixes estão dispostos de modo circular ou helicoidal, ao redor da parede do vaso.

Contração do músculo liso.
Assim como nos músculos cardíaco e esquelético, a contração do músculo liso é iniciada por um aumento no cálcio intracelular. Entretanto, o músculo liso difere do músculo esquelético quanto ao modo de formação de suas pontes cruzadas. O retículo sarcoplasmático do músculo liso é menos desenvolvido do que no músculo esquelético, e não há túbulos transversais. As células musculares lisas dependem da entrada de cálcio extracelular e da liberação de cálcio do retículo sarcoplasmático, para a contração muscular.[5] Essa necessidade de transporte do cálcio extracelular através da membrana celular durante a contração muscular é a base da ação dos medicamentos bloqueadores de cálcio utilizados no tratamento de doenças cardiovasculares.

O músculo liso também não tem troponina, a proteína reguladora de ligação ao cálcio encontrada nos músculos esquelético e cardíaco. Em vez disso, depende de outra proteína de ligação ao cálcio, denominada *calmodulina*. O complexo cálcio-calmodulina se liga e ativa os filamentos grossos contendo miosina, que interagem com a actina.

Tipos de músculo liso.
Os músculos lisos podem ser divididos em duas amplas categorias, de acordo com o seu modo de ativação:

1. No **músculo liso multiunitário**, cada unidade opera de modo quase independente das demais; com frequência, esse músculo é estimulado por um único nervo, como ocorre no músculo esquelético. Apresenta pouca ou nenhuma atividade própria e depende do sistema nervoso autônomo para a sua ativação. Esse tipo de músculo liso é encontrado na íris, nas paredes do ducto deferente, e ligado aos pelos da pele
2. As fibras no **músculo liso unitário** estão em contato próximo entre si e conseguem contrair por conta própria, sem estimulação nervosa ou hormonal. Normalmente, a maior parte das fibras musculares se contrai ao mesmo tempo – daí o termo músculo liso *unitário*. Determinados hormônios, outros agentes e fatores locais podem aumentar ou diminuir a atividade do músculo liso. As células do músculo liso encontrado no útero e em vasos sanguíneos de pequeno diâmetro também são fibras de músculo liso unitário.

Tecido nervoso

O tecido nervoso encontra-se distribuído por todo o corpo, como um sistema de comunicação. Anatomicamente, o sistema nervoso é dividido em SNC, composto pelo cérebro e medula espinal, e sistema nervoso periférico (SNP), composto pelo tecido nervoso externo ao SNC. As células nervosas são altamente diferenciadas e a maior parte não apresenta capacidade de regeneração na vida pós-natal. Estruturalmente, o tecido nervoso é composto por dois tipos celulares: células nervosas, denominadas neurônios, e células da glia ou de suporte. A maior parte dos neurônios é composta pelos seguintes elementos:

1. Soma ou corpo celular: contém o núcleo e a maior parte das organelas
2. Dendritos: múltiplas extensões alongadas, que recebem e transportam os estímulos que chegam do ambiente, das células epiteliais sensoriais e de outros neurônios até a célula
3. Axônios: especializados na geração e na condução de potenciais de ação para longe do corpo celular e a outras células nervosas, musculares e glandulares
4. Terminais axônicos: onde os neurotransmissores encontram-se armazenados em vesículas que são liberadas nas células adjacentes após um potencial de ação.

Os neurônios periféricos podem ser classificados como neurônios aferentes e eferentes, de acordo com a sua função:

1. Os neurônios aferentes ou sensoriais transmitem as informações em direção ao SNC; estão envolvidos na recepção das informações sensoriais oriundas do ambiente externo e do interior do corpo
2. Os neurônios eferentes ou motores transmitem as informações que se distanciam do SNC; são necessários para o controle das fibras musculares e das glândulas endócrinas e exócrinas. Existem duas divisões do SNP eferente: neurônios motores somáticos, que estimulam as contrações dos músculos esqueléticos (*soma*, corpo; *motor*, movimentar) e fazem com que o seu corpo se movimente; e neurônios autônomos, que estimulam os outros dois tipos de músculo (cardíaco e liso), as glândulas e os tecidos adiposos (são neurônios automáticos que estimulam principalmente as funções involuntárias/automáticas). O sistema nervoso autônomo é adicionalmente dividido em neurônios simpáticos (luta ou fuga) e neurônios parassimpáticos (repouso e digestão).

A comunicação entre os neurônios e outras células, como outros neurônios ou células musculares, ocorre em estruturas especializadas denominadas *sinapses*. Uma sinapse química contém (1) o terminal axônico de um neurônio; (2) a área da membrana celular contendo os receptores na célula-alvo; e (3) o espaço entre essas duas células. Na sinapse química, os neurotransmissores se ligam aos receptores na célula-alvo, a qual pode ser outro neurônio ou uma célula muscular. Além disso, existem sinapses elétricas nas quais os neurônios estão unidos por junções comunicantes que possibilitam a passagem de íons entre as células.

Neuroglia (glia significa "cola") ou células da glia são as células de sustentação dos neurônios. São exemplos de células da glia encontradas no SNC:

1. Astrócitos: células da glia mais comuns, apresentam muitas extensões longas circundando vasos sanguíneos no SNC. Fornecem apoio estrutural aos neurônios, e suas extensões formam uma barreira selada que protege o SNC
2. Oligodendrócitos: envolvem os axônios dos neurônios do SNC e formam a mielina, que isola os neurônios e acelera os potenciais de ação
3. Micróglia: são as células fagocíticas
4. Células ependimárias: revestem as cavidades do cérebro e da medula espinal, e estão em contato com o líquido cerebrospinal.

Os exemplos de células da glia no SNP incluem os seguintes:

1. Células de Schwann (como os oligodendrócitos no SNC): envolvem os axônios dos neurônios do SNP e formam a mielina, que isola os neurônios e acelera os potenciais de ação
2. Células-satélite: envolvem e protegem os gânglios da raiz dorsal, bem como as células ganglionares autônomas.

Matriz extracelular

Até agora, o foco da discussão foram as células dos diferentes tipos de tecidos. Dentro dos tecidos, as células são mantidas unidas por junções celulares; o espaço entre as células é preenchido por uma matriz extracelular; e as moléculas de adesão formam os contatos intercelulares.

Os tecidos não são compostos apenas por células. Uma grande parte do volume tecidual consiste em uma matriz extracelular. Essa matriz é composta por diversas proteínas e polissacarídios (*poli*, muitos; *sacarídio*, açúcar; um polissacarídio é uma molécula composta por muitos açúcares).[6] Essas proteínas e polissacarídios são secretados pelas células no interior dos tecidos, e estão organizados em uma rede de sustentação estreitamente associada às células que os sintetizam. A quantidade e a composição da matriz variam de acordo com os diferentes tecidos e suas funções. Por exemplo, no osso, existe mais matriz do que células ao seu redor; no cérebro, existem mais células e a matriz é somente a parte menor.[5]

Duas classes principais de macromoléculas extracelulares compõem a matriz extracelular:

1. Cadeias polissacarídicas: constituídas por polissacarídios de uma classe denominada glicosaminoglicanas (GAG); normalmente, são encontradas ligadas a uma proteína, como as proteoglicanas (proteína + açúcar)
2. Proteínas fibrosas (semelhantes a fibras) (colágeno, elastina, fibronectina e laminina): são encontradas na membrana basal.

O colágeno é a proteína mais comum no corpo. É uma fibra branca, rígida e sem vida, que constitui o arcabouço da pele, ligamentos, tendões e muitas outras estruturas. A elastina age como uma faixa elástica que, depois de distendida, retorna à sua forma original. Existem muitas fibras de elastina nas estruturas que frequentemente sofrem distensão, como a aorta e alguns ligamentos.[5]

RESUMO

As células do corpo são organizadas em quatro tipos de tecidos básicos: epitelial, conjuntivo, muscular e nervoso.

1. O tecido epitelial recobre e reveste as superfícies corporais, e forma os componentes funcionais das estruturas glandulares. O tecido epitelial é classificado em três tipos (escamoso, cúbico e colunar), de acordo com o formato das células e a quantidade de camadas presentes. As células no tecido epitelial são mantidas unidas por três tipos de junções intercelulares: de oclusão, de adesão e comunicantes
2. O tecido conjuntivo apoia e conecta as estruturas corporais; forma os ossos e o sistema esquelético, as estruturas articulares, as células sanguíneas e as substâncias intercelulares. O tecido conjuntivo pode ser dividido em quatro tipos: frouxo ou areolar, que preenche os espaços corporais e é caracterizado pela substância fundamental abundante; adiposo, que armazena gorduras; reticular, que forma a estrutura arquitetônica em muitas estruturas do corpo; e denso – regular e irregular –, que forma estruturas como os tendões e os ligamentos (e a derme da pele)
3. O tecido muscular é um tecido especializado, com capacidade de contração. Existem três tipos de tecido muscular: esquelético, cardíaco e liso. As células musculares esqueléticas e cardíacas têm actina, miosina e outras proteínas dispostas em sarcômeros que exibem o aspecto de estriações (fitas) ao microscópio. As células musculares cardíacas são conectadas por junções comunicantes que possibilitam a passagem de íons entre as células, para a contração coordenada. Os músculos lisos têm actina e miosina em uma disposição diferente e, assim, não são estriados (mas aparentam ser lisos). Os filamentos de actina e miosina interagem para encurtar os músculos, num processo ativado pela presença de cálcio. No músculo esquelético, o cálcio é liberado do retículo sarcoplasmático em resposta a um potencial de ação. Os músculos lisos e cardíacos com frequência são denominados *músculos involuntários*, porque contraem espontaneamente ou mediante a atividade do sistema nervoso autônomo. O retículo sarcoplasmático é menos definido e depende da entrada de íons cálcio extracelulares para a contração muscular
4. O tecido nervoso é composto por dois tipos de células: células nervosas, denominadas neurônios, e células da glia, que são as células de apoio. O tecido nervoso é encontrado por todo o corpo e integra seu sistema de comunicação. O sistema nervoso é dividido anatomicamente em SNC, composto pelo cérebro e pela medula espinal, e SNP, composto pelo tecido nervoso exterior ao SNC.

O tecido nervoso, que é composto por neurônios e células da glia, reage às alterações externas e internas e as comunica para o corpo.

A matriz extracelular é composta por uma diversidade de proteínas e polissacarídios. A quantidade e a composição da matriz variam conforme os diferentes tecidos e a sua função.

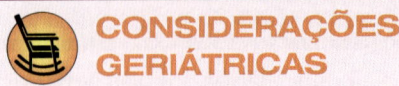
CONSIDERAÇÕES GERIÁTRICAS

- Teorias tentam explicar a biologia do envelhecimento. Entretanto, os cientistas ainda não conseguiram chegar a uma conclusão unânime[10]
  - A teoria da limitação fundamental apoia o "uso e desgaste" de moléculas celulares vitais, como a lesão do DNA mitocondrial
  - A teoria do envelhecimento não programado sugere que um acúmulo de dano tecidual resulta no envelhecimento
  - A teoria do envelhecimento programado, também denominada teoria não estocástica, postula que somos geneticamente programados para cometer suicídio por meio da não renovação de algumas células
- A cardiopatia, a causa líder de morbidade e mortalidade nos EUA, tem início no nível molecular, conhecido como senescência cardiovascular, levando ao enfraquecimento dos processos celulares nas células em envelhecimento.[11]

CONSIDERAÇÕES PEDIÁTRICAS

- A senescência celular ocorre durante o desenvolvimento embrionário normal[12]
- A fibrose cística, uma doença hereditária, resulta na ausência de bombas de íons cloreto e consequente danificação de proteínas estruturais celulares. O avanço dos estudos genéticos levou a melhoras no tratamento de crianças com essa doença[13]
- O sangue do cordão do feto e o sangue do recém-nascido contêm muitas células, incluindo células-tronco, eritrócitos e leucócitos, e células T. Discute-se o sucesso do uso dessas células na prevenção de determinadas enfermidades tratadas com células-tronco.[14]

Exercícios de revisão

1. As tatuagens são compostas por pigmentos injetados na pele.
   a. *Explique o que ocorre com a tinta após a sua injeção, e o motivo pelo qual ela não é finalmente eliminada.*
2. Pessoas que ingerem quantidades excessivas de álcool apresentam rápidas alterações no SNC, incluindo alterações tanto motoras quanto comportamentais, e o odor de álcool pode ser detectado em seu hálito.
   a. *Utilize os conceitos relacionados à estrutura da bicamada lipídica da membrana celular para explicar essas observações.*
3. A absorção da glicose do intestino envolve um mecanismo de cotransporte, no qual o transporte primário ativo de íons sódio é utilizado para proporcionar o transporte secundário da glicose.
   a. *Formule uma hipótese sobre como essas informações podem ser utilizadas para elaborar uma solução de reidratação oral para uma pessoa com diarreia.*

REFERÊNCIAS BIBLIOGRÁFICAS

1. Hall J. E. (2016). Guyton and Hall textbook of medical physiology (13th ed.). Philadelphia, PA: Saunders.
2. Luo K., Cao S. S. (2015). Endoplasmic reticulum stress in intestinal epithelial cell function and inflammatory bowel disease. Gastroenterology Research and Practice 2015, Article 328791, 6 pages.
3. Hasnain S. Z., Prins J. B., McGuckin M. A. (2016). Oxidative and endoplasmic reticulum stress in β-cell dysfunction in diabetes. Journal of Molecular Endocrinology 56, R33-R54.
4. Manole E., Bastian A. E., Butoianu N., et al. (2017). Myositis noninflammatory mechanisms: An up-dated review. Journal of Immunoassay and Immunochemistry 38(2), 115-126.
5. Boron W. F., Boulpaep E. L. (2017). Medical physiology (3rd ed.). Philadelphia, PA: Saunders.
6. Ross M. H., Pawina W. (2015). Histology: A text and atlas (7th ed.). Philadelphia, PA: Lippincott Williams & Wilkins.
7. Strayer D. S., Rubin E. (2014). Rubin's pathology: Clinicopathologic foundations of medicine (7th ed.). Philadelphia, PA: Lippincott Williams & Wilkins.
8. Horani A., Brody S. L., Feerkol T. W. (2014). Picking up speed: Advances in the genetics of primary cilia dyskinesia. Pediatric Research 75(1-2), 158-164.
9. Spillane J., Kullmann D. M., Hanna M. G. (2016). Genetic neurological channelopathies: Molecular genetics and clinical phenotypes. Journal of Neurology, Neurosurgery, and Psychiatry 87(1), 37-48.
10. Goldsmith T. S. (2014). The evolution of aging. Crownsville, MD: Azinet Press.
11. Iop L., Dal Sasso E., Schirone L., et al. (2017). The light and shadow of senescence and inflammation in cardiovascular pathology and regenerative medicine. Mediators of Inflammation 2017, Article ID 7953486, 13 pages. doi: 10.1155/2017/7953486.
12. Munoz-Espin D., Serrano M. (2014). Cellular senescence: From physiology to pathology. Nature Reviews. Molecular Cell Biology 15(7), 482-496. doi: 10.1038/nrm3823.
13. Patton K. T., Thibodeau K. T. (2014). The human body in health and disease (6th ed.). MO: Elsevier.
14. Mohora R., Hudita D., Stoicescu S.-M. (2017). The mirage of long term vital benefice–Risk for the beginning of life? Mædica 12(1), 13-18.

Adaptação, Lesão e Morte Celulares

3

Trina Barret

INTRODUÇÃO

Quando confrontada com o estresse que coloca em perigo sua estrutura e função normais, a célula sofre alterações adaptativas que possibilitam a sobrevivência e a manutenção da função. Somente quando o estresse é esmagador ou a adaptação é ineficaz, ocorrem o dano e a morte celular. Este capítulo trata de adaptação, dano e morte das células.

ADAPTAÇÃO CELULAR

Depois de concluir esta seção, o leitor deverá ser capaz de:

- Citar o objetivo geral das alterações na estrutura e função das células que ocorrem como resultado de processos adaptativos normais
- Descrever alterações celulares ocorridas com atrofia, hipertrofia, hiperplasia, metaplasia e displasia e as condições gerais em que se dão essas alterações
- Comparar a patogênese e os efeitos de calcificações distróficas e metastáticas.

As células se adaptam a alterações do meio ambiente interno, do mesmo modo que o organismo como um todo se adapta às alterações do meio ambiente externo. As células podem se ajustar passando por alterações no tamanho, número e tipo. Essas alterações, possíveis de ocorrer isoladamente ou em combinação, conduzem a:

- Atrofia
- Hipertrofia
- Hiperplasia
- Metaplasia
- Displasia.

As respostas adaptativas também incluem acúmulo e armazenamento intracelular de produtos em quantidade anormal.[1]

Existem diversos mecanismos moleculares que fazem a mediação da adaptação celular, assim como fatores produzidos por outras células ou pelas próprias células. Esses mecanismos dependem em grande parte dos sinais transmitidos pelos mensageiros químicos, que exercem seus efeitos alterando a função do gene. Em geral, os genes expressos em todas as células se dividem em duas categorias:

- Genes operacionais, que são necessários para o funcionamento normal de uma célula
- Genes que determinam as características de diferenciação de determinado tipo de célula.

Em muitas respostas celulares adaptativas, a expressão dos genes de diferenciação é alterada, enquanto os genes operacionais permanecem inalterados. Assim, uma célula é capaz de alterar o tamanho ou a forma sem comprometer sua função normal. Quando o estímulo que provocou a adaptação é removido, o efeito sobre a expressão dos genes de diferenciação também é removido e as células retomam seu estado anterior de função especializada. As alterações celulares adaptativas são consideradas normais ou anormais se a resposta tiver sido mediada por um estímulo adequado. Respostas adaptativas normais vêm em atendimento a uma necessidade e a um estímulo apropriado. Após a remoção da necessidade, cessa a resposta adaptativa.

> **Conceitos fundamentais**
>
> **Adaptações celulares**
>
> - As células são capazes de se adaptar ao aumento da demanda de trabalho ou a ameaças a sua sobrevivência, alterando seu tamanho (atrofia e hipertrofia), número (hiperplasia) e forma (metaplasia)
> - A adaptação celular normal ocorre em resposta a um estímulo apropriado e cessa assim que a necessidade de adaptação deixa de existir.

Atrofia

Quando confrontada com uma redução das exigências de trabalho ou com condições ambientais adversas, a maioria das células é capaz de reverter para um tamanho menor e um nível mais baixo e mais eficiente de funcionamento, compatível com a sobrevivência. Essa diminuição no tamanho da célula é denominada atrofia e está na Figura 3.1, ilustrando a atrofia do endométrio. Células atrofiadas reduzem seu consumo de oxigênio e outras funções por meio da diminuição do número e tamanho de suas organelas e outras estruturas celulares. Passa a haver um número menor de mitocôndrias, miofilamentos e estruturas de retículo endoplasmático. Quando ocorre o envolvimento de um número suficiente de células, todo o tecido ou músculo sofre atrofia.

O tamanho da célula, particularmente no tecido muscular, está relacionado com a carga de trabalho. À medida que a carga de trabalho das células diminui, acontece também uma redução no consumo de oxigênio e na síntese proteica. Além disso, a massa muscular apropriada é mantida por níveis suficientes de insulina e fator de crescimento semelhante à insulina tipo 1 (IGF-1).[2] Quando os níveis de insulina e IGF-1 estão baixos ou na existência de sinais catabólicos, a atrofia muscular dá-se por mecanismos que incluem redução de processos de síntese, aumento da proteólise pelo sistema ubiquitina-proteassoma e apoptose ou morte celular programada.[3] No sistema ubiquitina-proteassoma, as proteínas intracelulares destinadas à destruição têm ligação covalente com uma pequena proteína denominada *ubiquitina* e são degradadas por pequenas organelas citoplasmáticas denominadas *proteassomas*.[4]

As causas genéricas de atrofia podem ser agrupadas em cinco categorias:

1. Desuso
2. Desenervação
3. Perda de estimulação endócrina
4. Nutrição inadequada
5. Isquemia ou diminuição do fluxo sanguíneo.

A atrofia por desuso sobrevém quando há uma diminuição no uso da musculatura esquelética. Um exemplo extremo de atrofia por desuso pode ser observado na musculatura de membros imobilizados por aparelho gessado. Como a atrofia é adaptável e reversível, o tamanho do músculo é restaurado depois que o aparelho gessado é removido e o uso muscular é retomado. A atrofia por desenervação é um tipo de atrofia por desuso nos músculos de membros paralisados.[3,5] A falta de estimulação endócrina produz um tipo de atrofia por desuso. Nas mulheres, a perda de estimulação pelo estrogênio durante a menopausa resulta em alterações atróficas nos órgãos reprodutores. Com a desnutrição e a diminuição do fluxo de sangue, as células diminuem seu tamanho e sua necessidade energética como um meio de sobrevivência.

Hipertrofia

Representa um aumento no tamanho celular, bem como na quantidade de massa de tecido funcional (Figura 3.2). Isso resulta de um aumento da carga de trabalho aplicada sobre um órgão ou uma parte do organismo, e é frequentemente observado em tecidos do músculo cardíaco e esquelético que não podem se adaptar ao aumento da carga de trabalho por meio de divisão mitótica e formação de mais células.[1] A hipertrofia envolve um aumento nos componentes funcionais da célula, que possibilita à célula alcançar o equilíbrio entre a demanda e a capacidade funcional. Por exemplo, à medida que as células musculares se hipertrofiam, são sintetizados filamentos adicionais de actina e miosina, enzimas celulares e adenosina trifosfato (ATP).[1,5]

A hipertrofia pode resultar de condições fisiológicas normais ou patológicas. O aumento da massa muscular associado à prática de exercícios físicos é um exemplo de hipertrofia fisiológica. A hipertrofia patológica é efeito de distúrbios orgânicos e pode ser adaptativa ou compensatória. Exemplos de hipertrofia adaptativa ocorrem com o espessamento da bexiga por obstrução contínua e prolongada do fluxo urinário e em casos de hipertrofia do miocárdio resultante de doença cardíaca valvular ou hipertensão. Hipertrofia compensatória é o aumento de um órgão ou tecido remanescente após uma parte ter sido removida ou inativada cirurgicamente. Por exemplo, se um rim é retirado, o rim remanescente aumenta de tamanho para compensar a perda.

Os sinais iniciais de hipertrofia parecem ser complexos e estar relacionados com a depleção de ATP; forças mecânicas,

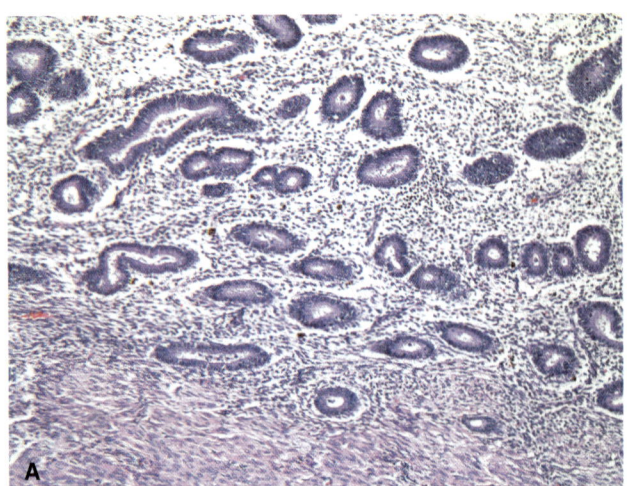
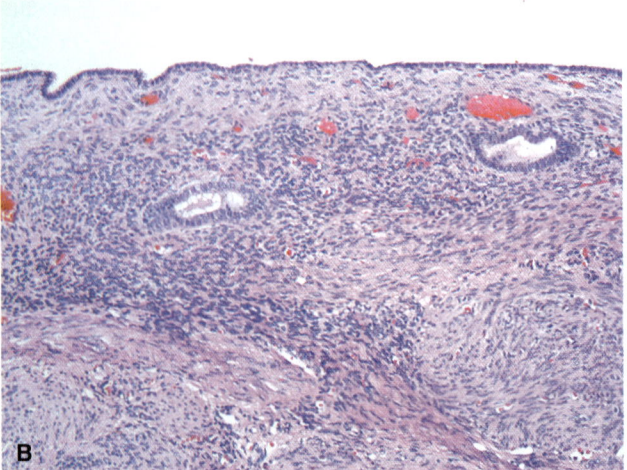

Figura 3.1 • **Atrofia de células no endométrio. A.** Ilustração do tecido de uma mulher em idade fértil, com endométrio de espessura normal. **B.** Esta seção do endométrio é de uma mulher de 75 anos e mostra atrofia celular e glândulas císticas. (As duas lâminas têm o mesmo grau de ampliação.) Fonte: Rubin R., Strayer D. (2015). *Rubin's pathology: Clinicopathologic foundations of medicine* (7. ed., Fig. 1-19, p. 17). Philadelphia, PA: Lippincott Williams & Wilkins.

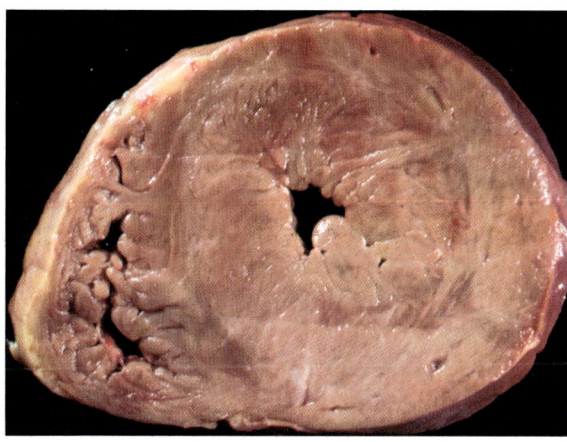

Figura 3.2 • Hipertrofia miocárdica. Corte transversal do coração com hipertrofia ventricular esquerda. Fonte: Rubin R., Strayer D. (2015). *Rubin's pathology: Clinicopathologic foundations of medicine* (7. ed., p. 16). Philadelphia, PA: Lippincott Williams & Wilkins.

como o alongamento das fibras musculares; ativação dos produtos de degradação celular e fatores hormonais.[5] Um exemplo de alterações hormonais no coração hipertrofiado é o aumento da glicólise. Portanto, com uma taxa glicolítica acelerada, o potencial de adaptações no coração hipertrofiado aumenta.[6] No caso do músculo cardíaco, os sinais iniciais podem ser divididos em duas grandes categorias:[6]

1. Estresse biomecânico
2. Fatores neuro-humorais.

Eventos de sinalização que regulam a plasticidade cardíaca constituem uma rede que integra uma infinidade de sinais para ativar um número limitado de respostas. A pesquisa mostra que cascatas de sinalização intracelular promovem a síntese e a estabilidade de proteínas, nas quais ambas podem aumentar o tamanho dos cardiomiócitos. Os mecanismos exatos de como os sinais biomecânicos são transduzidos através da membrana celular não são claros. A literatura sugere que os mecanismos envolvem canais iônicos sensíveis ao estiramento, integrinas e outras proteínas estruturais. A rede complexa liga a matriz extracelular, citoesqueleto, sarcômero, proteínas de manipulação de Ca^{2+} e o núcleo.[6] Por fim, é alcançado um limite, para além do qual um novo aumento da massa de tecido já não é capaz de compensar o aumento da carga de trabalho. Os fatores limitantes para a hipertrofia continuada devem estar relacionados com as limitações no fluxo sanguíneo. Em caso de hipertensão, por exemplo, a sobrecarga de trabalho necessário para bombear o sangue contra a pressão arterial elevada na aorta resulta em uma intensificação progressiva na massa muscular ventricular esquerda e na necessidade de fluxo sanguíneo coronário.

Os estudiosos continuam a mostrar interesse nas vias de sinalização que controlam a disposição dos elementos contrácteis em casos de hipertrofia cardíaca. As pesquisas apontam determinadas moléculas de sinalização como possíveis de alterar a expressão do gene capacitado para controlar o tamanho e a estrutura de proteínas contrácteis das células do miocárdio hipertrofiado. Por exemplo, as células do miocárdio hipertrofiado de atletas bem treinados mostram um aumento proporcional na largura e comprimento. Isso é o contrário do que acontece com a hipertrofia que se desenvolve em casos de miocardiopatia dilatada, na qual as células hipertrofiadas apresentam um aumento relativamente maior no comprimento do que na largura. Em sobrecarga de pressão, como ocorre com a hipertensão, as células hipertrofiadas têm largura maior do que o comprimento.[6] Acredita-se que a elucidação das vias de sinalização que determinam as características adaptativas e não adaptativas da hipertrofia cardíaca conduzirá a novos alvos de tratamento.

Hiperplasia

Diz respeito a um aumento no número de células de um órgão ou tecido. Ocorre em tecidos formados por células capazes de realizar divisão mitótica, como na epiderme, epitélio intestinal e tecido glandular.[1] Certos tipos de células como os neurônios raramente se dividem e, por conseguinte, têm pouca capacidade, se houver, para crescimento hiperplásico. Existem evidências de que a hiperplasia envolve a ativação de genes que controlam a proliferação celular e a existência de mensageiros intracelulares que monitoram a replicação celular e o crescimento. Como acontece com outras respostas celulares adaptativas normais, a hiperplasia é um processo controlado que vem como resposta a um estímulo adequado e cessa após a remoção do estímulo.

Os estímulos que induzem a hiperplasia podem ser fisiológicos ou não fisiológicos. Existem dois tipos comuns de hiperplasia fisiológica: hormonais e compensatórias. O aumento das mamas e do útero durante a gestação são exemplos de hiperplasia fisiológica, resultante da estimulação pelo estrogênio. A regeneração do fígado que ocorre após hepatectomia parcial (remoção parcial do fígado) é um exemplo de hiperplasia compensatória. Hiperplasia também é uma resposta importante do tecido conjuntivo no processo de cicatrização de feridas, durante o qual a proliferação de fibroblastos e vasos sanguíneos contribui com o reparo. Embora a hipertrofia e a hiperplasia sejam dois processos distintos, podem acontecer em conjunto e frequentemente são provocadas pelo mesmo mecanismo.[1] Por exemplo, o útero grávido sofre tanto de hipertrofia quanto de hiperplasia como resultado da estimulação pelo estrogênio.

A maioria dos tipos de hiperplasia não fisiológica advém de estimulação hormonal excessiva ou do efeito de fatores de crescimento no tecido-alvo.[2] O público parece acreditar que o resultado de um teste de laboratório que inclui o termo hiperplasia geralmente diz respeito a uma condição grave. Por exemplo, a produção excessiva de estrogênio pode causar hiperplasia endometrial e sangramento menstrual anormal. A hiperplasia do endométrio é considerada um fator de alto risco para o desenvolvimento de câncer do endométrio e é uma condição a ser cuidadosamente monitorada.[7] A hiperplasia benigna da próstata (HBP), que é um distúrbio comum em homens com mais de 50 anos de idade, está relacionada com a ação de androgênios. A HBP é uma condição benigna que provoca sintomas no trato urinário inferior. Algumas vezes, a HBP evolui para câncer de próstata.[8] Mulheres com hiperplasia atípica da mama também devem ser cuidadosamente monitoradas, uma vez que têm um risco quatro vezes maior de desenvolver carcinoma ductal *in situ* ou câncer de mama invasivo.[9] Verrugas na pele são outro exemplo de hiperplasia causada pelos fatores de crescimento produzidos por determinados tipos de vírus, como papilomavírus.

Metaplasia

Representa uma alteração reversível na qual um tipo de célula adulta (epitelial ou mesenquimal) é substituído por outro tipo de célula adulta. Considera-se que a metaplasia envolva a reprogramação de células-tronco indiferenciadas encontradas no tecido que sofre as alterações metaplásicas.[1]

Geralmente, a metaplasia ocorre em resposta a irritação e inflamação crônica e viabiliza a reposição de células mais capazes de sobreviver em circunstâncias nas quais um tipo de célula mais frágil pode não resistir. No entanto, a conversão de um tipo de célula nunca ultrapassa os limites do tipo de tecido primário (p. ex., um tipo de célula epitelial pode ser convertido em outro tipo de célula epitelial, mas não em uma célula de tecido conjuntivo). Um exemplo de metaplasia é a substituição adaptativa de células epiteliais escamosas estratificadas por células epiteliais cilíndricas ciliadas que ocorre na traqueia e vias respiratórias de um fumante habitual de cigarros.

A inflamação crônica durante a doença do refluxo ácido gastresofágico (DRGE) é um fator de risco primário do esôfago de Barrett (EB) e da carcinogênese esofágica. A literatura define EB como a presença de um esôfago colunar metaplásico induzido por DRGE. Pessoas com EB têm um risco de 30 a 40% de desenvolver adenocarcinoma de esôfago de Barrett.[10]

Displasia

Caracterizada pelo crescimento celular desordenado de um tecido específico ao resultar em células que variam de tamanho, forma e organização. Graus menores de displasia estão associados a irritação ou inflamação crônica. O padrão é mais frequente em áreas do epitélio escamoso metaplásico do sistema respiratório e do colo do útero. Embora displasia seja um processo anormal, é adaptável no sentido em que é potencialmente reversível após a remoção da causa. A displasia está fortemente implicada como precursora de câncer.[1] Em casos de câncer do sistema respiratório e do colo do útero, têm sido encontradas alterações displásicas adjacentes aos focos de transformação cancerosa. Por meio do esfregaço de Papanicolaou vem sendo documentado que o câncer do colo do útero se desenvolve a partir de uma série de alterações epiteliais incrementais, que variam de displasia grave até câncer invasivo. No entanto, a displasia é um processo adaptativo e, como tal, não resulta necessariamente em câncer.

Recém-nascidos prematuros ventilados por longos períodos devido a prematuridade e falta de surfactante, e também os nascidos a termo que necessitam de intubação e oxigênio ventilado no primeiro mês de vida, frequentemente desenvolvem displasia broncopulmonar (DBP). Pesquisas mostram que crianças com DBP são significativamente mais propensas a apresentar sintomas respiratórios persistentes na idade escolar, como obstrução das vias aéreas e hiperinsuflação, além de usar medicamentos para asma em idade escolar. A literatura define a DBP como a necessidade de suplementação de oxigênio com 36 semanas de idade gestacional e prediz maior disfunção pulmonar e aumento da morbidade respiratória na idade escolar.[11]

Acúmulo intracelular

Acúmulos intracelulares representam o armazenamento de substâncias que as células não podem usar imediatamente nem eliminar. Essas substâncias podem se acumular no citoplasma (frequentemente nos lisossomos) ou no núcleo. Em alguns casos, o acúmulo pode ser de uma substância anormal produzida pela célula e, em outros casos, a célula pode estar armazenando material exógeno ou produtos de processos patológicos que ocorrem em outras partes do organismo. Um exemplo é o acúmulo de fragmentos β-amiloides, que evolui para uma doença da musculatura esquelética denominada miosite.[12]

Essas substâncias podem se acumular de maneira transitória ou permanente, ser inofensivas ou tóxicas e agrupadas em três categorias:

1. Substâncias normalmente encontradas no organismo, como lipídios, proteínas, carboidratos, melanina e bilirrubina, armazenadas em quantidades anormalmente grandes
2. Produtos endógenos anormais, como os que resultam de erros inatos do metabolismo
3. Produtos exógenos, como agentes e pigmentos ambientais, que não podem ser degradados pela célula.[1]

A acumulação de constituintes celulares normais sucede quando uma substância é produzida em uma taxa que excede a de seu metabolismo ou remoção. Um exemplo desse tipo de processo são as alterações lipídicas no fígado, devido ao acúmulo intracelular de triglicerídios. Normalmente, as células hepáticas contêm um pouco de gordura, que é oxidada e utilizada para produzir energia ou convertida em triglicerídios. Essa gordura é derivada de ácidos graxos livres liberados a partir do tecido adiposo. A acumulação anormal ocorre quando o fornecimento de ácidos graxos livres para o fígado tem uma elevação, como acontece no jejum e em casos de diabetes melito, ou quando existe um distúrbio no metabolismo intra-hepático dos lipídios, como nos casos de alcoolismo.

O acúmulo intracelular pode ser o resultado de distúrbios genéticos que atrapalham o metabolismo de determinadas substâncias. Uma enzima normal pode ser substituída por uma anormal, resultando na formação de uma substância que não pode ser utilizada nem eliminada pela célula; ou pode haver a falta de uma enzima, de modo que um produto intermediário se acumula na célula. Por exemplo, existem pelo menos dez distúrbios genéticos que afetam o metabolismo do glicogênio, mas a maioria leva ao acúmulo de reservas de glicogênio intracelular. Na forma mais comum desse tipo de patologia, a doença de von Gierke, grandes quantidades de glicogênio se acumulam no fígado e nos rins, devido à deficiência da enzima glicose-6-fosfatase. Sem essa enzima, o glicogênio não pode ser decomposto em glicose. A condição leva não apenas ao acúmulo de glicogênio, mas também à redução dos níveis sanguíneos de glicose. Na doença de Tay-Sachs, outro distúrbio genético, lipídios anormais se acumulam no cérebro e outros tecidos, causando deterioração motora e mental, que se manifesta aproximadamente aos 6 meses de idade, seguida de morte entre 2 e 5 anos de idade. De maneira semelhante, outros defeitos enzimáticos conduzem ao acúmulo de outras substâncias.

Pigmentos são substâncias coloridas possíveis de se acumularem nas células. Podem ter origem endógena (proveniente do próprio organismo) ou exógena (proveniente de fora do organismo). A *icterícia* se caracteriza por descoloração amarelada dos tecidos, devido à retenção de bilirrubina, um pigmento biliar endógeno. Essa condição pode ser o resultado de aumento na produção de bilirrubina pela destruição de hemácias, obstrução da passagem de bile para o intestino ou condições tóxicas que afetem a capacidade do fígado de remover a bilirrubina do sangue. A lipofuscina é um pigmento castanho-claro oriundo da acumulação de resíduos da digestão incompleta de restos celulares durante o processo normal de renovação das estruturas celulares (Figura 3.3). O acúmulo de lipofuscina aumenta com a idade e, por vezes, é chamado *pigmento do desgaste* (*wear-and-tear pigment*). É mais comum em células do coração, células nervosas e do fígado do que em outros tecidos e é observado com mais frequência em condições associadas à atrofia de um órgão.

Um dos pigmentos exógenos mais comuns é o carbono sob a forma de pó de carvão. Naqueles que trabalham em minas de carvão ou em pessoas expostas a ambientes altamente poluídos, o acúmulo de pó de carvão escurece o tecido pulmonar e pode causar uma doença pulmonar grave. A formação de uma linha azulada ao longo das margens da gengiva é um dos recursos de diagnóstico do envenenamento por chumbo. Tatuagens provêm de pigmentos insolúveis introduzidos na pele, onde são engolfados por macrófagos e duram a vida toda.

O significado de acumulações intracelulares depende da causa e da gravidade da condição. Muitas acumulações, como a de lipofuscina e leves alterações graxas, não têm efeito sobre o funcionamento das células. Algumas condições, como a hiperbilirrubinemia que causa icterícia, são reversíveis. Outras doenças, como os distúrbios de armazenamento de glicogênio, produzem acúmulos que originam a disfunção orgânica e outras alterações na função fisiológica.

Calcificações patológicas

Uma calcificação patológica envolve a deposição anormal de sais de cálcio nos tecidos juntamente a menores quantidades de ferro, magnésio e outros minerais. É denominada *calcificação distrófica* quando ocorre em tecidos mortos, e *calcificação metastática* quando acontece no tecido normal.

Calcificação distrófica

Calcificação distrófica representa a deposição macroscópica de sais de cálcio em tecidos orgânicos danificados.[13] Muitas vezes, é visível a olho nu como depósitos que variam de aspecto, desde os pequenos como grãos de areia, até um material duro e empedrado. A patogênese da calcificação distrófica envolve a formação intracelular ou extracelular de fosfato de cálcio cristalino. Os componentes dos depósitos de cálcio derivam de células mortas ou que estão morrendo, bem como a partir de líquidos da circulação e intersticiais.

A calcificação distrófica é comumente observada em lesões ateromatosas na aterosclerose avançada, em áreas de lesão na aorta e grandes vasos sanguíneos, assim como em valvas cardíacas danificadas.[13] As calcificações distróficas são observadas em tecidos humanos sem desequilíbrios conhecidos de cálcio ou fosfato – por exemplo, em tecidos necróticos ou em placas ateroscleróticas – e, quando encontradas, são acompanhadas no manejo de longa data de insuficiência venosa crônica.[14]

Calcificação metastática

Ao contrário da calcificação distrófica, que ocorre em tecidos lesionados, a calcificação metastática aparece em tecidos normais, como resultado de um aumento dos níveis de cálcio no plasma (hipercalcemia). Praticamente, qualquer condição que eleve os níveis séricos de cálcio pode levar à calcificação em locais inapropriados, como o pulmão, os túbulos renais e os vasos sanguíneos.[13] As principais causas da hipercalcemia são hiperparatireoidismo, tanto primário quanto secundário à retenção de fosfato em casos de insuficiência renal; aumento na mobilização do cálcio dos ossos, conforme na doença de Paget, câncer com lesões ósseas metastáticas ou imobilização e intoxicação por vitamina D.[14]

RESUMO

As células se adaptam às alterações em seu ambiente e em suas demandas de trabalho, modificando tamanho, número e características. Essas alterações adaptativas são consistentes com as necessidades da célula e ocorrem em resposta a um estímulo adequado. As alterações geralmente são revertidas após a remoção do estímulo.

Quando confrontadas com uma diminuição na demanda de trabalho ou condições ambientais adversas, as células sofrem atrofia ou reduzem de tamanho e revertem para

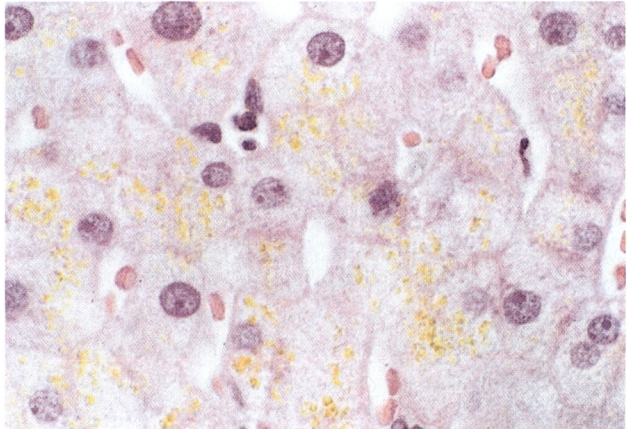

Figura 3.3 • Acúmulo intracelular de lipofuscina. Fotomicrografia do fígado de um homem de 80 anos de idade mostra grânulos citoplasmáticos dourados, que representam depósitos de lipofuscina nos lisossomos. Fonte: Rubin R., Strayer D. (2015). *Rubin's pathology: Clinicopathologic foundations of medicine* (7. ed., p. 11). Philadelphia, PA: Lippincott Williams & Wilkins.

um nível mais baixo e mais eficiente de funcionamento. A hipertrofia resulta de uma demanda maior de trabalho e é caracterizada por aumento no tamanho do tecido, provocado pelo crescimento no tamanho das células e componentes intracelulares funcionais. O número crescente de células de um tecido ou órgão que é ainda capaz de divisão mitótica é denominado *hiperplasia*.[13,15] Metaplasia ocorre em resposta à irritação crônica e representa a substituição por um tipo de célula mais capaz de sobreviver sob determinadas condições do que um tipo de célula mais frágil, que pode não resistir. A displasia é caracterizada pelo crescimento celular desordenado de um tecido específico, que resulta em células que variam em tamanho, forma e aparência. Muitas vezes, é um precursor do câncer.

Sob certas circunstâncias, as células podem acumular quantidades anormais de diferentes substâncias. Se a acumulação reflete um distúrbio sistêmico corrigível, como a hiperbilirrubinemia que provoca icterícia, o acúmulo é reversível. Se a condição não pode ser corrigida, como muitas vezes ocorre em casos de erros inatos do metabolismo, as células ficam sobrecarregadas, causando lesão e morte celular.

Calcificação patológica envolve a deposição anormal de sais de cálcio nos tecidos. Calcificação distrófica ocorre em tecido morto ou que está morrendo. Embora a existência de calcificação distrófica possa apenas indicar lesão celular anterior, também é uma causa frequente de disfunção orgânica (p. ex., quando afeta as valvas cardíacas). A calcificação metastática se manifesta em tecidos normais, como resultado de níveis séricos elevados de cálcio. Praticamente, qualquer condição que eleve os níveis séricos de cálcio pode levar à calcificação em locais impróprios, como o pulmão, os túbulos renais e os vasos sanguíneos.

LESÃO E MORTE CELULARES

Depois de concluir esta seção, o leitor deverá ser capaz de:

- Descrever os mecanismos pelos quais agentes físicos, como traumatismo contuso, forças elétricas e extremos de temperatura, produzem lesão celular
- Diferenciar os efeitos de radiações ionizantes e não ionizantes em termos de sua capacidade de causar lesão celular
- Nomear os mecanismos e manifestações de lesão celular associados a envenenamento por chumbo
- Relacionar a formação de radicais livres e estresse oxidativo com lesão e morte celulares.

As células podem ser lesionadas de muitas maneiras. A extensão em que qualquer agente prejudicial pode causar lesão e morte celular depende em grande parte da intensidade e da duração da lesão e do tipo de célula envolvida. Uma lesão celular normalmente pode ser revertida até o ponto depois do qual se verifica uma lesão irreversível e morte celular. Se um estresse específico provoca lesão celular reversível ou irreversível, depende da gravidade da lesão e de variáveis como suprimento sanguíneo, estado nutricional e capacidade de regeneração. Lesão e morte celular são processos contínuos; no estado de saúde, são contrabalançados pela renovação celular.

> **Conceitos fundamentais**
>
> ### Lesão celular
>
> - As células podem ser danificadas de diferentes maneiras, incluindo traumatismo físico, extremos de temperatura, lesão por forças elétricas, exposição a substâncias químicas prejudiciais, danos por radiação, lesão por agentes biológicos e fatores nutricionais
> - A maioria dos agentes prejudiciais exerce seus efeitos nocivos pela produção descontrolada de radicais livres, redução no suprimento ou utilização de oxigênio, ou pelos efeitos destrutivos da liberação descontrolada de cálcio intracelular.

Causas de lesão celular

O dano celular pode ocorrer de várias maneiras. Para fins de discussão, as maneiras pelas quais as células são danificadas foram agrupadas em cinco categorias:

1. Lesão por agentes físicos
2. Lesão por radiação
3. Lesão química
4. Lesão por agentes biológicos
5. Lesão por desequilíbrio nutricional.

Lesão por agentes físicos

Agentes físicos responsáveis por dano celular e tecidual incluem forças mecânicas, extremos de temperatura e forças elétricas. São causas comuns de lesão devido a exposição ambiental; acidentes de trabalho e transporte; e violência física e agressão.

Forças mecânicas. A lesão ou traumatismo pela ação de forças mecânicas ocorre como resultado do impacto do corpo contra um objeto. Tanto o corpo quanto a massa podem estar em movimento ou, como às vezes acontece, ambos mostram-se em movimento no momento do impacto. Esse tipo de lesão causa laceração nos tecidos, fraturas ósseas, danos aos vasos sanguíneos e interrupção do fluxo sanguíneo.

Extremos de temperatura. Calor e frio extremos causam danos para a célula, suas organelas e seus sistemas enzimáticos. A exposição ao calor de baixa intensidade (43 a 46°C), como ocorre com queimaduras de espessura parcial e insolação grave, provoca lesões nas células por induzir uma lesão vascular, acelerando o metabolismo celular, inativando enzimas sensíveis à temperatura e provocando o rompimento da membrana celular. Com calor mais intenso sobrevém a coagulação dos vasos sanguíneos e das proteínas do tecido. A exposição ao frio aumenta a viscosidade do sangue e induz à vasoconstrição por ação direta sobre os vasos sanguíneos e por atividade reflexa do sistema nervoso simpático. A resultante diminuição do fluxo sanguíneo pode levar à lesão hipóxica do tecido, dependendo do grau e da duração da exposição ao frio. Uma lesão por congelamento provavelmente se origina de uma combinação de formação de cristais de gelo e vasoconstrição. A diminuição do fluxo sanguíneo leva a estase capilar e trombose arteriolar e capilar. O edema resulta do aumento da permeabilidade capilar.

Lesões elétricas. As lesões causadas por eletricidade podem afetar o organismo por meio de extensa lesão tecidual e pela interrupção de impulsos neurais e cardíacos. Voltagem, tipo de corrente, amperagem, via da corrente, resistência do tecido e tempo de exposição determinam os efeitos da eletricidade sobre o organismo.[16]

A corrente alternada (AC) geralmente é mais perigosa que a corrente contínua (DC), porque provoca contrações musculares violentas; isso impede a pessoa de se libertar da fonte elétrica e, por vezes, resulta em fraturas e luxações. Nas lesões elétricas, o organismo funciona como um condutor de corrente.[16] A corrente elétrica entra no corpo a partir de uma fonte elétrica como um fio exposto, atravessa e sai para outro condutor, como a umidade do solo ou um pedaço de metal que a pessoa está segurando. O caminho que a corrente percorre é fundamental, porque a energia elétrica interrompe os impulsos em tecidos excitáveis. O fluxo de corrente através do cérebro pode cessar os impulsos dos centros respiratórios no tronco encefálico, e o fluxo de corrente através do tórax pode causar arritmias cardíacas fatais.

A resistência ao fluxo de corrente em circuitos elétricos transforma eletricidade em calor. É por isso que os elementos em dispositivos elétricos de aquecimento são feitos de metais altamente resistentes. Grande parte dos danos produzidos por lesões elétricas é causada pela produção de calor em tecidos com resistência elétrica mais alta. A resistência à corrente elétrica varia da maior para a menor em ossos, gordura, tendões, pele, músculos, sangue e nervos. A lesão mais grave ocorre geralmente no local da pele onde a corrente entra e sai do organismo (Figura 3.4). Depois que a eletricidade penetra a pele, atravessa rapidamente o corpo ao longo das linhas de menor resistência: por meio de líquidos corporais e nervos. Pode ocorrer degeneração das paredes dos vasos, levando à formação de trombos enquanto a corrente flui ao longo dos vasos sanguíneos. Isso pode causar extensa lesão muscular e danos profundos aos tecidos. A pele grossa e seca é mais resistente ao fluxo de eletricidade do que a pele fina e úmida. Considera-se que quanto maior a resistência da pele, mais grave a queimadura na pele, e quanto menor a resistência, maior é o efeito profundo e sistêmico.

Lesões por radiação

A radiação eletromagnética compreende um amplo espectro de energia propagada por ondas, que varia de raios gama ionizantes até ondas de radiofrequência (Figura 3.5). Um fóton é uma partícula de energia de radiação. Energia de radiação acima da faixa da radiação ultravioleta (UV) é denominada *radiação ionizante*, porque os fótons têm energia suficiente para derrubar os elétrons de átomos e moléculas. *Radiação não ionizante* se refere à energia de radiação em frequências abaixo daquela da luz visível. *Radiação UV* representa a parte do espectro de radiação eletromagnética pouco acima da faixa visível.[16] Contém raios com energia crescente que são poderosos o suficiente para interromper vínculos intracelulares e causar queimaduras solares.

Radiação ionizante. A radiação ionizante impacta as células extraindo elétrons das moléculas e átomos (causando ionização). Isso ocorre pela libertação de radicais livres que destroem as células e por atingir diretamente moléculas-alvo.[16] A radiação pode matar imediatamente as células, interromper a replicação celular ou causar uma variedade de mutações genéticas que podem ou não ser fatais. A maior parte das lesões por radiação é causada pela irradiação localizada, empregada no tratamento de câncer. Com exceção de circunstâncias incomuns, como o uso de dose elevada que antecede um transplante de medula óssea, é rara a exposição do corpo inteiro à radiação.

Os efeitos negativos da radiação ionizante variam de acordo com a dose, taxa de dosagem (uma dose única pode causar maior prejuízo do que doses fracionadas) e a sensibilidade diferente de cada tipo de tecido exposto à radiação. Devido ao efeito sobre a síntese do ácido desoxirribonucleico (DNA) e à interferência no processo de mitose, as células da medula óssea e do intestino que se dividem rapidamente são muito mais vulneráveis a danos causados por radiação do que tecidos ósseos e da musculatura esquelética. Com o tempo, uma exposição ocupacional e acidental à radiação ionizante pode resultar no aumento do risco para o desenvolvimento de diversos tipos de câncer, incluindo o câncer de pele, leucemia, sarcoma osteogênico e câncer de pulmão. O mesmo se aplica a pessoas quando expostas à radiação durante a infância.[17]

Muitas das manifestações clínicas de lesões por radiação resultam de lesão celular aguda, alterações dose-dependentes nos vasos sanguíneos que alimentam os tecidos irradiados e substituição por tecido fibrótico. A resposta inicial da célula aos danos causados pela radiação envolve edema, rompimento das mitocôndrias e outras organelas, alterações

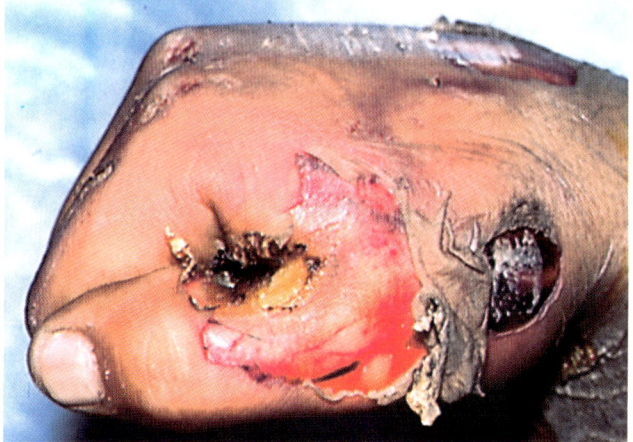

Figura 3.4 • Queimadura elétrica da pele. A vítima foi eletrocutada depois de tentar impedir uma queda da escada, segurando-se em um fio de alta tensão. Fonte: Rubin R., Strayer D. (2015). *Rubin's pathology: Clinicopathologic foundations of medicine* (7. ed., Fig. 8-21, p. 352). Philadelphia, PA: Lippincott Williams & Wilkins.

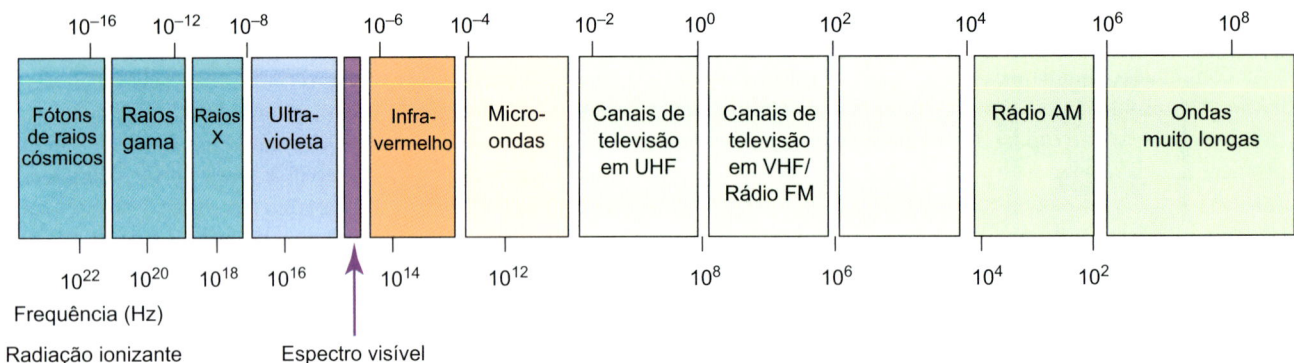

Figura 3.5 • Espectro de radiação eletromagnética.

na membrana celular e alterações significativas no núcleo. As células endoteliais dos vasos sanguíneos são particularmente sensíveis à radiação. Durante o período imediato após a exposição, evidencia-se apenas a dilatação dos vasos (p. ex., eritema inicial da pele após radioterapia). Posteriormente, ou com níveis mais elevados de radiação, ocorrem alterações destrutivas em vasos sanguíneos de menor calibre, como capilares e vênulas. A necrose aguda reversível é representada por distúrbios, como cistite, dermatite e diarreia resultante de enterite. Danos mais persistentes podem ser atribuídos à necrose aguda das células do tecido incapacitadas para regeneração e isquemia crônica. Os efeitos crônicos dos danos causados por radiação se caracterizam por fibrose e cicatrização em tecidos e órgãos da região afetada (p. ex., fibrose intersticial do coração e dos pulmões após a irradiação do tórax). Como a radiação administrada na radioterapia inevitavelmente atravessa a pele, é comum a ocorrência de dermatite de radiação. Pode haver necrose da pele, comprometimento do processo de cicatrização de feridas e dermatite crônica por radiação.

Radiação ultravioleta. A radiação ultravioleta provoca queimadura solar e aumenta o risco de câncer de pele. O grau de risco depende do tipo de raios UV, da intensidade da exposição e da quantidade de melanina, responsável pela proteção da pele. Considera-se que os danos na pele produzidos por radiação UV são causados por espécies reativas de oxigênio (ROS) e por danos aos processos de produção de melanina na pele.[18] A radiação UV também danifica o DNA, resultando na formação de dímeros de pirimidina (inserção de duas bases de pirimidina idênticas na replicação do DNA, em vez de uma).

Outras formas de danos ao DNA incluem a produção de quebras de cadeia simples e formação de ligações cruzadas em proteínas do DNA. Normalmente, os erros durante a replicação do DNA são reparados por enzimas que removem a seção defeituosa e consertam o dano. A importância do reparo do DNA na proteção contra danos causados pela radiação UV é evidenciada pela vulnerabilidade apresentada por indivíduos que não têm as enzimas necessárias para reparar danos ao DNA induzidos por UV. Em um distúrbio genético denominado *xeroderma pigmentoso*, falta uma enzima necessária para reparar o dano ao DNA induzido por luz solar. Essa doença autossômica recessiva é caracterizada por extrema fotossensibilidade e aumento no risco de câncer para a pele exposta ao sol.[18]

Radiação não ionizante. O espectro de radiação não ionizante inclui a luz infravermelha, ultrassom, micro-ondas e energia *laser*. Ao contrário da radiação ionizante, que pode quebrar diretamente as ligações químicas, a radiação não ionizante exerce seus efeitos causando vibração e rotação de átomos e moléculas.[16] Toda essa energia vibracional e rotacional é então convertida em energia térmica. A radiação não ionizante de baixa frequência é amplamente utilizada em sistemas de radar, televisão, operações industriais (p. ex., aquecimento, soldagem, fundição de metais, processamento de madeira e plástico), eletrodomésticos (p. ex., forno de micro-ondas) e aplicações médicas (p. ex., diatermia). Existem relatos de casos isolados de queimaduras na pele e lesões térmicas aos tecidos mais profundos ocorridos em ambientes industriais e resultantes do manuseio impróprio de fornos de micro-ondas de uso doméstico. A lesão por essas fontes é principalmente térmica e, devido à profundidade de penetração dos raios infravermelhos ou das micro-ondas, o dano tende a envolver a derme e o tecido subcutâneo.

Lesão química

Produtos químicos capazes de causar danos às células estão por toda parte. Água e ar poluídos contêm substâncias químicas capazes de causar lesão nos tecidos orgânicos, assim como o fumo do tabaco e alguns alimentos e conservas industrializados. Alguns dos produtos químicos mais prejudiciais à saúde ocupam regularmente o meio ambiente, incluindo gases como o monóxido de carbono, inseticidas e elementos-traço, como o chumbo.

Os agentes químicos podem danificar a membrana e outras estruturas celulares, bloquear as vias enzimáticas, coagular as proteínas celulares e romper o equilíbrio osmótico e iônico da célula. Substâncias corrosivas como ácidos e bases fortes destroem as células ao entrar em contato com o organismo. Outros produtos químicos danificam o processo de metabolismo ou eliminação celular. O tetracloreto de carbono (CCl_4), por exemplo, provoca poucos danos até que seja metabolizado pelas enzimas hepáticas e transformado em um radical livre altamente reativo ($CCl_3 \cdot$). O tetracloreto de carbono é extremamente tóxico para células do fígado.[17]

Substâncias químicas. Diversas substâncias lícitas e ilícitas, como etanol, medicamentos com e sem prescrição médica e drogas ilícitas, são capazes de, direta ou indiretamente, danificar os tecidos. O álcool etílico pode lesar a mucosa gástrica, o fígado, o desenvolvimento do feto e outros órgãos. Medicamentos antineoplásicos e imunossupressores podem causar danos diretamente às células. Outras substâncias liberam produtos do metabolismo final que são tóxicos para as células. O paracetamol, um analgésico que dispensa prescrição médica e é amplamente utilizado pela população, é metabolizado pelo fígado, no qual pequenas quantidades do fármaco são convertidas em um metabólito altamente tóxico. Esse metabólito é processado por uma via que utiliza uma substância normalmente encontrada no fígado (glutationa). Quando são ingeridas grandes quantidades do fármaco, essa via se sobrecarrega e os metabólitos tóxicos se acumulam, causando necrose maciça do fígado.

Intoxicação por chumbo. O chumbo é um metal particularmente tóxico. Pequenas quantidades vão se acumulando até alcançar níveis tóxicos. O chumbo está no meio ambiente de diversas maneiras como na pintura descascada, solo e poeira contaminados com chumbo, vegetais de raiz contaminados com chumbo, canos de água ou soldas de chumbo, cerâmica esmaltada, papel de jornal e brinquedos fabricados internacionalmente. Os adultos muitas vezes entram em contato com o chumbo por exposição ocupacional. As crianças são expostas ao chumbo pela ingestão de lascas de pintura, inalação de pó de tinta com chumbo ou por brincar em solo contaminado. Os níveis de chumbo no sangue de adultos e crianças têm caído desde a retirada do metal da gasolina e das soldas, assim como das latas de alimentos em conserva.[19] Pesquisas descobriram que baixos níveis de chumbo no sangue podem levar a déficits cognitivos e intelectuais devastadores, além de problemas neurocomportamentais em crianças. Esse achado levou, em 2012, o Advisory Committee on Childhood Lead Poisoning Prevention (ACCLPP) do CDC a reduzir o nível de referência do chumbo sanguíneo de 10 para 5 µg/dℓ.[19]

O chumbo é absorvido pelo sistema digestório ou pelos pulmões e migra para a corrente sanguínea. A deficiência de cálcio, ferro ou zinco aumenta a absorção de chumbo. Em crianças, a maior quantidade de chumbo é absorvida pelos pulmões. Embora crianças possam ingerir a mesma quantidade, ou até uma quantidade menor de chumbo, a absorção em lactentes e crianças é maior e, portanto, elas são mais vulneráveis à intoxicação.[19,20] O chumbo atravessa a placenta, expondo o feto a níveis de chumbo comparáveis aos da mãe. O chumbo é armazenado nos ossos e eliminado pelos rins. Embora a meia-vida de chumbo varie de horas a dias, a quantidade armazenada pelos ossos funciona como um depósito a partir do qual os níveis sanguíneos são mantidos. Em certo sentido, os ossos protegem outros tecidos, mas a lenta taxa de eliminação mantém os níveis plasmáticos estáveis por meses e até anos.

A toxicidade do chumbo está relacionada com diferentes efeitos bioquímicos. O chumbo tem a capacidade para inativar enzimas, competir com o cálcio na incorporação aos ossos e interferir na transmissão nervosa e no desenvolvimento cerebral. Os alvos principais de toxicidade do chumbo são os glóbulos vermelhos, o sistema digestório, rins e sistema nervoso.

Anemia é um sinal importante de intoxicação por chumbo. O metal compete com as enzimas necessárias para a síntese da hemoglobina e com enzimas associadas à membrana celular que impedem a lise das hemácias. Os glóbulos vermelhos resultantes mostram um pontilhado grosseiro e são hipocrômicos, lembrando a aparência nos casos de anemia por deficiência de ferro. O tempo de vida das hemácias também diminui. O sistema digestório é a principal fonte de sintomas no adulto. Um sintoma característico é a chamada "cólica plúmbica", um tipo grave e mal localizado de dor abdominal aguda. Pode aparecer uma linha de chumbo formada por sulfito de chumbo precipitado ao longo das margens gengivais. A linha de chumbo raramente é observada em crianças. Os rins são a principal via de excreção. O chumbo pode causar danos difusos nos rins que podem levar à insuficiência renal. Mesmo sem sinais evidentes de danos renais, a intoxicação por chumbo conduz à hipertensão.

No sistema nervoso, a toxicidade do chumbo se caracteriza por desmielinização da substância branca do cérebro e cerebelo e morte de células corticais. Quando isso ocorre na primeira infância, pode afetar o desenvolvimento neurocomportamental e resultar em níveis mais baixos de QI e redução do desempenho escolar.[20] Nos adultos, surge uma neuropatia periférica desmielinizante. A manifestação mais grave de intoxicação por chumbo é a encefalopatia aguda, que se manifesta por vômitos persistentes, ataxia, convulsões, papiledema, alterações da consciência e coma. A encefalopatia aguda pode se manifestar subitamente, ou pode ser precedida por outros sinais de intoxicação por chumbo, como alterações de comportamento ou queixas abdominais.

Devido ao desenvolvimento de déficits cognitivos e neurocomportamentais a longo prazo ocorridos em crianças, mesmo com níveis de chumbo moderadamente elevados, os CDC americanos emitiram recomendações para triagem de chumbo em crianças.[22] Um nível plasmático de chumbo considerado seguro ainda é incerto. Um índice de 25 µg/dℓ já foi considerado seguro. Pesquisas têm encontrado QI anormalmente baixos em crianças com níveis de chumbo de 10 a 15 µg/dℓ.

A triagem para a toxicidade do chumbo envolve o uso de sangue capilar obtido a partir de uma picada na lateral da polpa digital para medir os níveis de protoporfirina eritrocitária livre (EP). Níveis elevados de EP resultam da inibição causada pelo chumbo sobre a ação de enzimas necessárias à síntese da hemoglobina nas hemácias.

O teste de EP é útil na detecção de níveis elevados de chumbo, mas geralmente não detecta níveis abaixo de 20 a 25 µg/dℓ. Assim, um teste de triagem capilar que apresenta valores superiores a 10 µg/dℓ deve ser confirmado por uma amostra de sangue venoso. Como os sintomas da intoxicação por chumbo não são específicos em geral, o diagnóstico muitas vezes é retardado. A existência de anemia pode apresentar as primeiras pistas do distúrbio. Os testes laboratoriais são necessários para estabelecer o diagnóstico. O tratamento envolve a remoção da fonte de chumbo e, em casos de intoxicação grave, a administração de um agente quelante. Crianças assintomáticas com níveis sanguíneos de 45 a 69 μg/dℓ normalmente recebem esse tratamento.[20,21] Uma equipe de saúde pública deve avaliar a fonte de chumbo, uma vez que é necessária a remoção meticulosa.

Intoxicação por mercúrio. O mercúrio tem sido utilizado para fins industriais e médicos há centenas de anos. O mercúrio é tóxico, e os riscos ocupacionais e exposições acidentais associados ao mercúrio são muito conhecidos. Atualmente, mercúrio e chumbo são os metais mais tóxicos. O mercúrio é tóxico em quatro tipos primários: vapor de mercúrio, mercúrio inorgânico bivalente, metil-mercúrio e etil-mercúrio.[20] Dependendo do tipo de exposição ao mercúrio, pode ocorrer toxicidade envolvendo o sistema nervoso central e os rins.[20]

No caso de obturações dentárias, a preocupação envolve o vapor de mercúrio liberado na boca. No entanto, a quantidade de vapor de mercúrio liberado pelas obturações é muito pequena. A principal fonte de exposição ao metil-mercúrio é pelo consumo de peixes de vida longa, como o atum e o peixe-espada. Os peixes concentram mercúrio a partir de sedimentos na água. No entanto, apenas alguns tipos de peixe representam risco potencial; outros tipos como o salmão têm quantidades minúsculas ou nenhuma. Como o cérebro em desenvolvimento é mais suscetível a danos induzidos por mercúrio, é recomendável que crianças pequenas, gestantes e lactantes evitem o consumo de peixes conhecidos por conter alto teor de mercúrio. O timerosal é um conservante que contém etil-mercúrio, que ajuda a evitar o crescimento de microrganismos em vacinas. Devido a questões relacionadas com o uso desse conservante, ele quase nunca é utilizado nos EUA.

Lesão por agentes biológicos

Os agentes biológicos diferem de outros agentes nocivos à medida que são capazes de se replicar e conseguem continuar a produzir seus efeitos. Esses agentes variam de vírus submicroscópicos até parasitas maiores. Os agentes biológicos causam dano celular por diversos mecanismos. Os vírus entram na célula e se incorporam à sua estrutura de síntese de DNA. Algumas bactérias produzem exotoxinas que interferem na produção celular de ATP. Outras bactérias, como bacilos gram-negativos, liberam endotoxinas que provocam lesões nas células e aumentam a permeabilidade capilar.

Lesão por desequilíbrio nutricional

Excessos e deficiências nutricionais predispõem as células a lesões. Considera-se que a obesidade e dietas ricas em gorduras saturadas predispõem os indivíduos à aterosclerose. O organismo precisa de mais de 60 substâncias orgânicas e inorgânicas, em quantidades que variam de microgramas a gramas. Esses nutrientes incluem minerais, vitaminas, certos ácidos graxos e aminoácidos específicos. As deficiências nutricionais podem ocorrer por escassez de alimentos, em que existe deficiência de nutrientes e vitaminas, ou devido à deficiência seletiva de um nutriente ou vitamina. Anemia ferropriva, escorbuto, beribéri e pelagra são exemplos de danos causados pela falta de vitaminas ou minerais específicos. As deficiências de proteínas e calorias provenientes da escassez de alimentos (fome) causam dano generalizado nos tecidos.

Mecanismos de dano celular

Os mecanismos pelos quais agentes nocivos causam dano e morte celular são complexos. Alguns agentes como o calor produzem lesão celular direta. Outros fatores, como distúrbios genéticos, produzem seus efeitos indiretamente, por meio de doenças metabólicas e alteração da resposta imune.[16] Parece haver pelo menos três mecanismos principais pelos quais a maioria dos agentes nocivos exerce seus efeitos:

- Formação de radicais livres
- Hipoxia e depleção de ATP
- Ruptura da homeostase do cálcio intracelular (Figura 3.6).

Danos pela formação de radicais livres

Muitos agentes exercem efeitos nocivos por intermédio de espécies químicas reativas conhecidas como *radicais livres*.[22] Radicais livres são espécies químicas altamente reativas, com um elétron não emparelhado na órbita externa (camada de valência) da molécula.[16] Na literatura, o elétron não emparelhado é denotado por um ponto, por exemplo, •NO. O elétron não emparelhado torna os radicais livres instáveis e altamente reativos, de modo que reagem de maneira inespecífica com moléculas em torno deles. Além disso, os radicais livres podem estabelecer reações em cadeia, que consistem em eventos químicos que geram novos radicais livres. Nas células e tecidos, os radicais livres reagem com proteínas, lipídios e carboidratos e assim danificam as membranas, inativam enzimas e danificam ácidos nucleicos constituintes do DNA. As ações de radicais livres podem perturbar e danificar células e tecidos.

Espécies reativas de oxigênio (ROS) são moléculas que contêm oxigênio e incluem radicais livres, como superóxido (O_2^-), o radical hidroxila (OH•) e não radicais, como o peróxido de hidrogênio (H_2O_2).[16] Essas moléculas são produzidas de maneira endógena por processos metabólicos normais ou atividades celulares, como a explosão metabólica que acompanha a fagocitose. No entanto, as causas exógenas, incluindo a radiação ionizante e UV, podem induzir a produção de ROS no organismo. *Estresse oxidativo* é uma condição que ocorre quando a geração de ROS excede a capacidade do organismo de neutralizar e eliminar a substância.[16] O estresse oxidativo pode levar à oxidação dos componentes da célula, ativação das vias de transdução de sinalização e alterações na expressão de genes e proteínas. Podem sobrevir danos e alterações no DNA como resultado de estresse oxidativo. Embora a produção de ROS e o estresse oxidativo estejam claramente associados a dano em células e tecidos, evidências mostram que ROS nem sempre age de maneira aleatória e nociva. Estudos recentes têm demonstrado que ROS também são moléculas de sinalização importantes, utilizadas em células saudáveis para regular e manter as atividades e o funcionamento normal, como o tônus vascular e a sinalização do fator de crescimento do endotélio vascular e insulina.[22] O dano oxidativo tem sido implicado

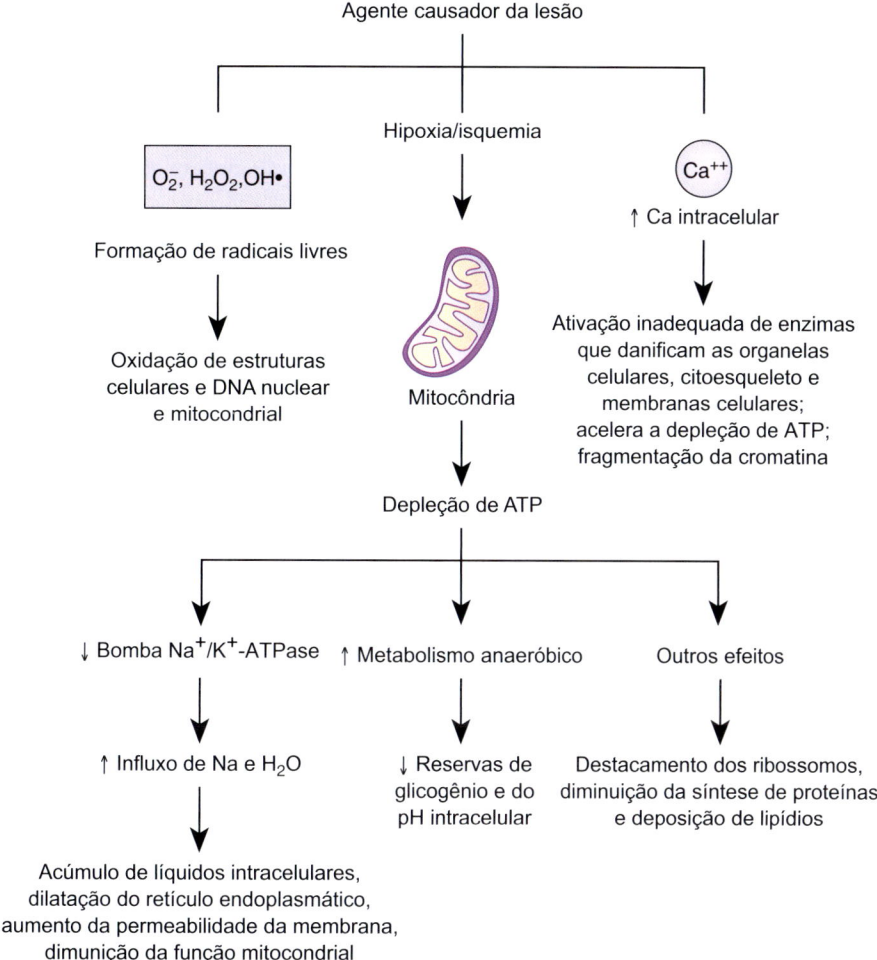

Figura 3.6 • Mecanismos de lesão celular. Agentes nocivos tendem a causar hipoxia/isquemia (acompanhe a seta do meio, que ilustra as manifestações que acionam o metabolismo anaeróbico levando à lesão celular). No lado esquerdo da figura, a formação de radicais livres provoca a oxidação de estruturas celulares ao ocasionar a depleção de ATP; no lado direito, o alto nível de cálcio intracelular danifica diversos processos celulares, que também causam depleção de ATP. Essas três vias ilustram o modo como os agentes nocivos promovem dano e morte celular.

em várias doenças. As mutações no gene de SOD estão relacionadas com a esclerose lateral amiotrófica (ELA; denominada doença de Lou Gehrig).[23] Considera-se que o estresse oxidativo desempenha um papel importante no desenvolvimento de câncer.[16] O restabelecimento do fluxo sanguíneo após a perda de perfusão, como ocorre durante um infarto do miocárdio ou acidente vascular encefálico, está associado à lesão oxidativa de órgãos vitais.[24] Acredita-se que a disfunção endotelial que contribui para o desenvolvimento, progressão e prognóstico da doença cardiovascular seja causada em parte por estresse oxidativo.[24] Além das muitas doenças e alterações no estado de saúde causadas por danos oxidativos, o estresse oxidativo tem sido associado aos declínios funcionais subjacentes ao processo de envelhecimento.[25]

Antioxidantes são moléculas naturais ou sintéticas que inibem as reações de ROS com estruturas biológicas ou impedem a formação descontrolada de ROS. Antioxidantes incluem componentes enzimáticos e não enzimáticos.[16] A enzima catalase pode catalisar a reação que forma água a partir de peróxido de hidrogênio. Antioxidantes não enzimáticos incluem carotenos (p. ex., vitamina A), tocoferóis (p. ex., vitamina E), ascorbato (vitamina C), glutationa, flavonoides, selênio e zinco.[15]

Lesão celular hipóxica

A hipoxia priva a célula de oxigênio e interrompe o metabolismo oxidativo e a produção de ATP. O tempo real necessário para produzir um dano celular irreversível depende do grau de privação de oxigênio e das necessidades metabólicas da célula. Algumas células, como as do coração, cérebro e rins, exigem grandes quantidades de oxigênio para o fornecimento de energia para realização de suas funções. As células do cérebro, por exemplo, começam a sofrer danos permanentes após 4 a 6 min de privação de oxigênio. Pode existir uma margem mínima entre o tempo necessário para causar dano celular reversível ou irreversível. Durante condições hipóxicas, os fatores indutores de hipoxia (HIF) provocam a expressão de genes que estimulam a formação de hemácias, produzem ATP na falta de oxigênio e aumentam a angiogênese[23,24] (formação de novos vasos sanguíneos).

A hipoxia pode resultar de uma quantidade insuficiente de oxigênio no ar, doença respiratória, isquemia (diminuição do fluxo sanguíneo devido a vasoconstrição ou obstrução vascular), anemia, edema ou incapacidade das células de utilizar o oxigênio. A isquemia se caracteriza pela redução no fornecimento de oxigênio e comprometimento na remoção de produtos finais metabólicos, como o ácido láctico. Ao contrário da hipoxia propriamente dita, que depende do teor de oxigênio do sangue e afeta todas as células do organismo, a isquemia normalmente afeta o fluxo de sangue em um número limitado de vasos sanguíneos e produz uma lesão localizada no tecido. Em alguns casos de edema, a distância para a difusão de oxigênio pode se tornar um fator limitante no aporte de oxigênio.[24] Em estados hipermetabólicos, as células podem exigir mais oxigênio do que pode ser fornecido pela função respiratória e transporte de oxigênio normal. A hipoxia também funciona como causa final de morte celular em outros tipos de lesão. Por exemplo, um agente físico como a baixa temperatura pode causar vasoconstrição grave e prejudicar o fluxo sanguíneo.

A hipoxia provoca uma falha de energia na célula, com efeitos generalizados sobre os componentes estruturais e funcionais. Como a tensão de oxigênio na célula cai, o metabolismo oxidativo cessa e a célula volta ao metabolismo anaeróbico, usando suas reservas de glicogênio limitadas, na tentativa de manter as funções celulares vitais. O pH celular cai devido ao acúmulo de ácido láctico na célula. Essa redução do pH pode ter efeitos adversos sobre as estruturas intracelulares e as reações bioquímicas ocorridas no interior da célula. O pH baixo pode alterar a membrana celular e causar aglomeração de cromatina e retração celular.

Um efeito importante da redução de ATP é a turgência celular aguda provocada por uma falha na bomba de sódio/potássio (Na^+/K^+)–ATPase, que se localiza na membrana e depende de energia, o que retira sódio e coloca potássio para dentro da célula. Com o comprometimento funcional dessa bomba, diminuem os níveis intracelulares de potássio e se acumulam o sódio e a água na célula. A circulação de água e dos íons no interior da célula está associada a várias alterações, incluindo alargamento do retículo endoplasmático, permeabilidade da membrana e redução da função mitocondrial.[16] Em alguns casos, as alterações celulares resultantes da isquemia são reversíveis se a oxigenação é restaurada. Se o suprimento de oxigênio não é restaurado, no entanto, ocorre perda contínua de enzimas, proteínas e ácido ribonucleico através da membrana celular hiperpermeável. A lesão das membranas dos lisossomos resulta no extravasamento de enzimas destrutivas para o citoplasma e na digestão enzimática dos componentes celulares. O extravasamento de enzimas intracelulares através da membrana celular permeável para o líquido extracelular fornece um indicador clínico importante de lesão e morte celular.

Comprometimento da homeostase do cálcio

O cálcio funciona como um importante segundo mensageiro e sinalizador citosólico para muitas respostas celulares. Várias proteínas de ligação ao cálcio, como a calmodulina e a troponina, atuam como transdutores de sinalização do cálcio citosólico. As quinases dependentes de cálcio/calmodulina fazem a mediação indireta nos efeitos do cálcio sobre respostas como a contração do músculo liso e a quebra de glicogênio. Normalmente, os níveis de íons cálcio intracelular são mantidos extremamente baixos quando comparados aos níveis extracelulares. O baixo nível de cálcio intracelular é mantido por um sistema de troca de cálcio/magnésio (Ca^{2+}/Mg^{2+})–ATPase, associado à membrana. Processos isquêmicos e determinadas toxinas levam a um aumento nos níveis de cálcio intracelular devido ao maior influxo através da membrana e à liberação de cálcio das reservas intracelulares. O nível mais elevado de cálcio pode inapropriadamente ativar diversas enzimas, com efeitos potencialmente nocivos. Essas enzimas incluem as fosfolipases, responsáveis por danos à membrana celular; proteases, que danificam as proteínas do citoesqueleto e a membrana; ATPases, que quebram a molécula de ATP e aceleram a depleção; e as endonucleases, que fragmentam a cromatina. Embora se saiba que células danificadas acumulam cálcio, não se sabe se esta é a causa final de uma lesão celular irreversível.

Lesão celular reversível e morte celular

Os mecanismos de lesão celular podem produzir lesão celular subletal e reversível ou levar à lesão irreversível, com destruição ou morte celular (Figura 3.7). A destruição e a remoção da célula podem envolver um de dois mecanismos:

- Apoptose, que é projetada para remover células danificadas ou desgastadas
- Morte celular ou necrose, que ocorre como processo irreversível em células danificadas.[1]

Lesão celular reversível

A lesão celular reversível, embora impeça o funcionamento normal da célula, não resulta em morte celular. Podem ser observados dois padrões de lesão celular reversível sob o microscópio: edema e degeneração gordurosa. A tumefação da célula ocorre pelo comprometimento da bomba de Na^+/K^+-ATPase dependente de energia, geralmente como resultado de lesão celular hipóxica.

A degeneração gordurosa está relacionada com o acúmulo intracelular de gordura. Quando ocorrem essas alterações, pequenos vacúolos de gordura se dispersam por todo o citoplasma. Normalmente o processo causa um comprometimento maior que o edema celular e, embora seja reversível, indica

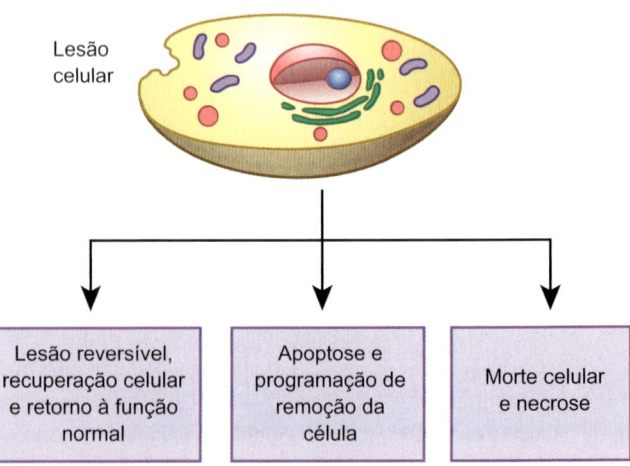

Figura 3.7 • Resultados de lesão celular: lesão celular reversível; apoptose e remoção programada de células; e morte celular e necrose.

lesão grave em geral. Essas alterações gordurosas podem aparecer, porque células normais apresentam uma carga de gordura aumentada ou porque células danificadas são incapazes de metabolizar a gordura adequadamente. Em indivíduos obesos, muitas vezes ocorrem infiltrados gordurosos no interior e entre as células do fígado e do coração, devido à maior carga de gordura. As vias para o metabolismo da gordura podem ser comprometidas durante uma lesão celular e a gordura pode se acumular na célula, uma vez que a produção é maior que o uso e a exportação. O fígado, onde a maioria das gorduras é sintetizada e metabolizada, é particularmente sensível à degeneração gordurosa, mas essas alterações também podem ocorrer no rim, coração e outros órgãos.

Morte celular programada

Na maioria das células não tumorais normais, o número de células nos tecidos é regulado por meio de um equilíbrio entre proliferação e morte celular. A morte celular se dá por necrose ou de maneira programada denominada *apoptose*.[1]

Apoptose é um processo altamente seletivo, que elimina células danificadas e envelhecidas, controlando a regeneração dos tecidos. As células em apoptose têm características morfológicas específicas, bem como alterações bioquímicas. Como mostrado na Figura 3.8, ocorrem retração e condensação do núcleo e citoplasma. A cromatina aglomera-se no envelope nuclear e sucede a fragmentação do DNA. Em seguida, toda a célula se fragmenta em vários corpos apoptóticos de um modo que mantém a integridade da membrana plasmática e não precipita um processo inflamatório. Alterações na membrana plasmática induzem a fagocitose dos corpos apoptóticos por macrófagos e outras células, completando assim o processo de degradação.

A apoptose é considerada responsável por diversos processos fisiológicos normais, incluindo a destruição programada de células durante o desenvolvimento embrionário, involução de tecidos hormônio-dependentes, morte de células do sistema imunológico, morte celular por células T citotóxicas e morte celular em populações de células em proliferação. Durante a embriogênese, no desenvolvimento de diversos órgãos como o coração, que começa como um tubo pulsante e é gradualmente modificado até se tornar uma bomba com quatro cavidades, a morte celular por apoptose possibilita aos órgãos passarem para a próxima etapa de desenvolvimento. A apoptose também separa as membranas interdigitais em dedos das mãos e pés no embrião em desenvolvimento (Figura 3.9). A morte celular por apoptose ocorre na involução de células endometriais hormônio-dependentes, durante o ciclo menstrual, e na regressão do tecido mamário, após o fim do aleitamento materno. O controle do número de células do sistema imunológico e destruição de células T autorreativas no timo foram creditados à apoptose. As células T citotóxicas e células citotóxicas naturais são consideradas responsáveis pela destruição de células-alvo por indução de morte celular por apoptose.

> **Alerta de domínio do conceito**
>
> A involução que ocorre nas células dependentes de hormônios, como no tecido mamário após o desmame, ocorre como resultado da morte celular programada ou da apoptose.

A apoptose está associada a muitos processos patológicos e doenças. Por exemplo, a interferência com a apoptose é conhecida por ser um mecanismo que contribui para carcinogênese.[26] A apoptose também pode estar implicada em doenças neurodegenerativas, como doença de Alzheimer, doença de Parkinson e ELA. No entanto, os mecanismos exatos envolvidos nessas doenças continuam sob investigação.

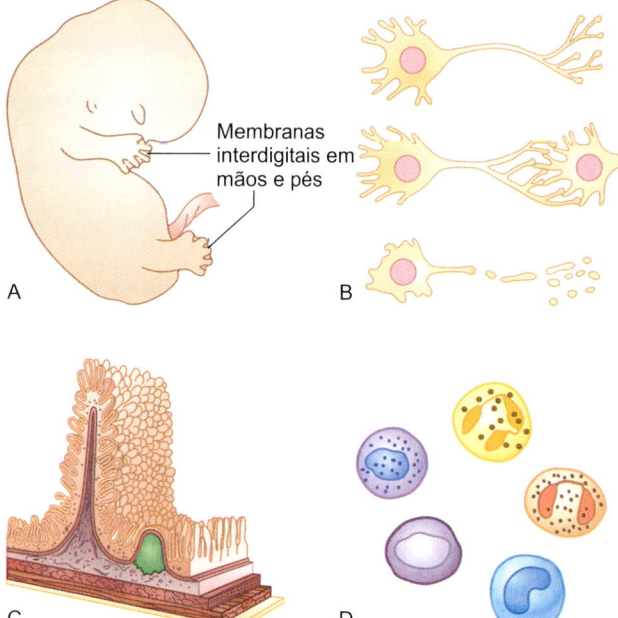

Figura 3.9 • Exemplos de apoptose. **A.** Separação dos dedos das mãos e pés por membranas no embrião. **B.** Desenvolvimento de conexões neurais; neurônios que não estabelecem conexões sinápticas e recebem fatores de sobrevivência podem ser induzidos a sofrer apoptose. **C.** Remoção de células das vilosidades intestinais; novas células epiteliais são continuamente formadas na cripta, migram para a ponta das vilosidades à medida que envelhecem e sofrem apoptose na ponta ao final do seu tempo de vida. **D.** Remoção de células sanguíneas senescentes.

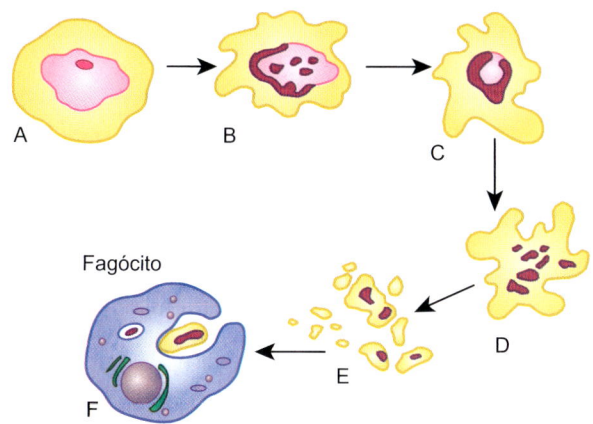

Figura 3.8 • Remoção celular por apoptose: retração das estruturas celulares (**A**), condensação e fragmentação da cromatina nuclear (**B** e **C**), separação de fragmentos nucleares e organelas citoplasmáticas em corpos apoptóticos (**D** e **E**) e englobamento dos fragmentos apoptóticos pelo fagócito (**F**).

Foram descritas duas vias básicas para a apoptose (Figura 3.10). São elas a via extrínseca, que é dependente do receptor de morte celular, e a via intrínseca, que é independente de receptor de morte. A fase de execução das duas vias é realizada por enzimas proteolíticas denominadas *caspases*, encontradas na célula como *pró-caspases* e ativadas por clivagem de uma porção inibidora de sua cadeia polipeptídica.

A *via extrínseca* envolve a ativação de receptores, como receptores do fator de necrose tumoral (TNF) e receptor do ligante Fas.[25] O ligante Fas pode ser expresso sobre a superfície de determinadas células, como células T citotóxicas, ou aparecem em forma solúvel. Quando o ligante Fas se une ao seu receptor, as proteínas se reúnem na extremidade citoplasmática do receptor de Fas para formar um complexo que inicia a morte celular. Em seguida, o complexo converte a pró-caspase-8 em caspase-8. A caspase-8, por sua vez, ativa uma cascata de caspases, que executam o processo de apoptose.[2,25] O resultado final inclui a ativação de endonucleases que causam a fragmentação do DNA e a morte celular. Além do TNF e do ligante Fas, moléculas de sinalização primárias conhecidas por ativar a via extrínseca incluem o ligante indutor de apoptose relacionado com TNF (TRAIL), a citocina interleucina-1 (IL-1) e lipopolissacarídios (LPS), uma endotoxina encontrada na parte externa da membrana celular de bactérias gram-negativas.

A *via intrínseca*, ou *via induzida pela mitocôndria*, é ativada por condições como danos ao DNA, ROS, hipoxia, diminuição dos níveis de ATP, senescência celular e ativação da proteína p53 por dano ao DNA.[25] Envolve a abertura de poros de permeabilidade da membrana mitocondrial, com liberação do citocromo c das mitocôndrias para o citoplasma. O citocromo c citoplasmático ativa as caspases, incluindo a caspase-3. A ativação da caspase-3 é uma etapa comum tanto à via extrínseca quanto intrínseca. Além disso, a ativação ou aumento dos níveis de proteínas pró-apoptóticas, como Bid e Bax, após a ativação da caspase-8 na via extrínseca pode conduzir à liberação mitocondrial de citocromo c, unindo, desse modo, as duas vias de apoptose. Muitos inibidores de apoptose nas células são conhecidos e considerados contribuintes para o desenvolvimento de câncer e doenças autoimunes.[2] A ação terapêutica de determinados fármacos pode induzir ou facilitar a apoptose. O processo de apoptose continua a ser uma área de pesquisa ativa, para melhor compreensão e tratamento de diversas doenças.

Necrose

Necrose diz respeito à morte de células em um órgão ou tecido que ainda é parte de um organismo vivo.[16] O processo de necrose é diferente da apoptose porque provoca a perda da integridade da membrana celular e a degradação enzimática de partes da célula e desencadeia um processo inflamatório.[1] Ao contrário da apoptose, que funciona removendo células para que novas células possam substituí-las, a necrose interfere frequentemente na reposição de células e na regeneração dos tecidos.

Com a morte celular por necrose, ocorrem alterações significativas na aparência do conteúdo citoplasmático e do núcleo. Essas alterações muitas vezes não são visíveis, mesmo sob o microscópio, por horas depois da morte da célula. A dissolução da célula ou tecido necrosado pode seguir diferentes caminhos. A célula pode sofrer liquefação (necrose de liquefação); pode ser transformada em massa firme e acinzentada (necrose de coagulação) ou ser convertida em um material caseoso por infiltração de substâncias como gorduras (necrose caseosa).[1] A *necrose de liquefação* surge quando algumas células morrem, mas suas enzimas catalíticas não são destruídas.[1] Um exemplo de necrose de liquefação é o amolecimento do centro de um abscesso com descarga do seu conteúdo. Durante a *necrose de coagulação*, desenvolve-se acidose, que desnatura as enzimas e proteínas estruturais da célula. Esse tipo de necrose é característica de lesão hipóxica e é observada em regiões infartadas.[1] O infarto (morte dos tecidos) sucede quando uma artéria que alimenta um órgão ou uma parte do corpo sofre obstrução e não existe outra fonte de suprimento sanguíneo. Como regra

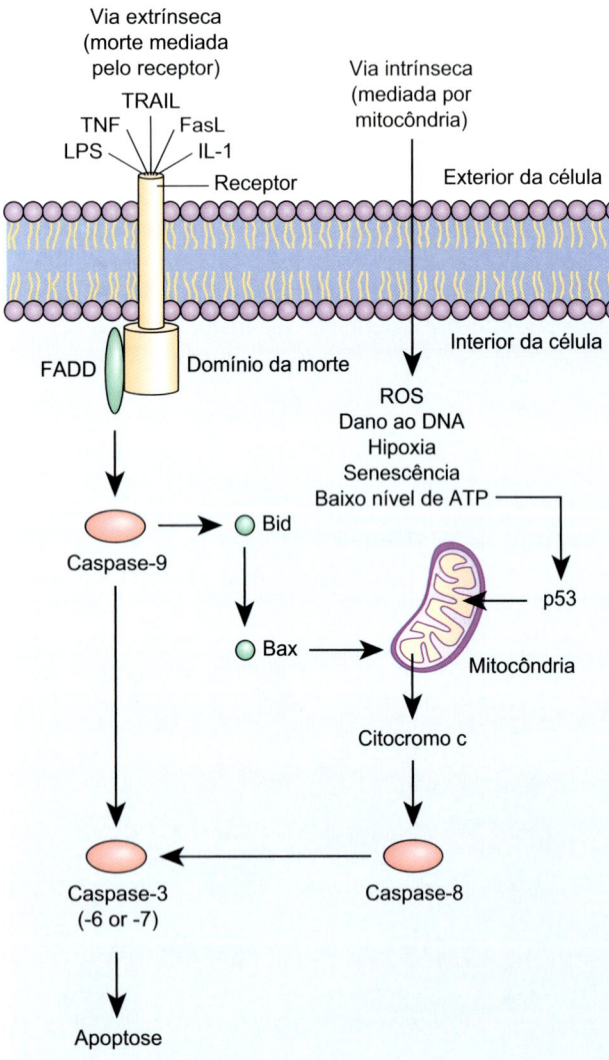

Figura 3.10 • Vias extrínseca e intrínseca da apoptose. A via extrínseca é ativada por sinais como o ligante Fas (FasL), que, ao se ligar ao receptor de Fas, forma um complexo de indução de morte, unindo o domínio de morte associada a Fas (FADD) ao domínio de morte do receptor Fas. A via intrínseca é ativada por sinais como ERO e danos ao DNA que induzem a liberação de citocromo c da mitocôndria para o citoplasma. As duas vias ativam as caspases para executar a apoptose.

geral, a forma do infarto é cônica e corresponde à distribuição da artéria e suas ramificações. Uma artéria pode ser obstruída por um êmbolo, um trombo, uma doença da parede arterial ou uma pressão externa ao vaso.

Necrose caseosa é um tipo distinto de necrose de coagulação em que as células mortas persistem indefinidamente.[1] É mais comumente encontrada no centro de granulomas tuberculosos ou tubérculos.[1]

Gangrena. O termo *gangrena* é aplicado quando uma massa considerável de tecido sofre necrose. A gangrena pode ser classificada como seca ou úmida. Nos casos de gangrena seca, a parte afetada seca e se retrai, a pele mostra vincos e sua coloração muda para marrom-escuro ou preto. A propagação da gangrena seca é lenta e os sintomas não são tão evidenciados como os da gangrena úmida. A irritação causada pelo tecido morto produz uma linha de reação inflamatória (linha de demarcação) entre o tecido morto da área gangrenosa e o tecido saudável. A gangrena seca geralmente resulta de interferências no suprimento de sangue arterial para determinada área, sem interferir no retorno venoso, e representa um tipo de necrose de coagulação.

Na gangrena úmida, a área se mostra fria, edemaciada e sem pulso. A pele da região fica úmida, preta e tensionada. Formam-se bolhas na superfície, ocorre liquefação e pode ser sentido um odor fétido, causado pela ação de bactérias. Não existe uma linha de demarcação entre tecido normal e doente, e a propagação dos danos nos tecidos é rápida. Os sintomas sistêmicos geralmente são graves, e pode ocorrer a morte a menos que a condição seja detida. A gangrena úmida advém principalmente de interferências no retorno venoso da região afetada. A invasão bacteriana desempenha um papel importante no desenvolvimento de gangrena úmida e é responsável por muitos dos sintomas proeminentes. A gangrena seca é confinada quase que exclusivamente nos membros do corpo, mas a gangrena úmida pode afetar órgãos internos ou extremidades. Se uma bactéria invade o tecido necrosado, um caso de gangrena seca pode se transformar em gangrena úmida.

Gangrena gasosa é um tipo especial que resulta da infecção de tecidos desvitalizados por um dos diferentes tipos de bactéria do gênero *Clostridium*, mais comumente o *Clostridium perfringens*.[1] Esses microrganismos anaeróbicos que formam esporos são comuns na natureza, especialmente no solo. A gangrena gasosa costuma ocorrer em casos que envolvem traumatismo e fraturas compostas, em que são incorporados detritos e sujeira. Algumas espécies foram isoladas no estômago, vesícula biliar, intestino, vagina e pele de indivíduos saudáveis. A característica dessa condição é a formação de bolhas de gás de sulfeto de hidrogênio nos músculos. A gangrena gasosa é uma doença grave e potencialmente fatal. São utilizados antibióticos para tratar a infecção, e procedimentos cirúrgicos para remover o tecido infectado. Pode ser necessária a amputação da área para evitar a propagação da infecção que envolve tal membro. Tem sido empregada a oxigenoterapia hiperbárica, mas os dados clínicos que dão suporte à eficácia do procedimento ainda não passaram por avaliação rigorosa.

Envelhecimento celular

Tal como acontece com adaptação e lesão, o envelhecimento é um processo que envolve células e tecidos orgânicos. Têm sido propostas inúmeras teorias para explicar as causas do envelhecimento. Essas teorias não são mutuamente exclusivas e, provavelmente, o envelhecimento é um processo complexo, com múltiplas causas. As principais teorias do envelhecimento podem ser classificadas com base em uma explicação evolutiva, molecular, celular e sistêmica.[1]

As *teorias evolutivas* dão destaque à variação genética e ao sucesso reprodutivo. Passados os anos reprodutivos, não está claro se a longevidade continuada contribui para a aptidão das espécies. Assim, os genes "antienvelhecimento" não seriam necessariamente selecionados, preservados e prevalentes no *pool* genético.

As *teorias moleculares* do envelhecimento celular se concentram mais em mutações ou alterações na expressão gênica. Como aparência, propriedades e função celulares dependem da expressão do gene, esse aspecto provavelmente está envolvido em certo nível do processo de envelhecimento. Recentemente, tem sido dada atenção aos chamados genes do envelhecimento, identificados em sistemas modelo.

Atualmente, existem várias *teorias da senescência celular* sob investigação, incluindo aquelas que destacam o encurtamento dos telômeros, os danos causados por radicais livres e apoptose. Desde os meados de 1960, há conhecimento de que determinadas células em cultura apresentam um limite na capacidade de replicação, o denominado limite de Hayflick, que representa cerca de 50 duplicações de população. Esse limite parece estar relacionado com o comprimento dos telômeros, que são sequências de DNA localizadas nas extremidades dos cromossomos. Cada vez que uma célula se divide, os telômeros se encurtam, até que um comprimento mínimo e crítico é alcançado, seguindo-se senescência e interrupção da capacidade de replicação celular. Algumas células têm telomerase, uma enzima que "reconstrói" os telômeros e diminui ou evita o encurtamento. Células cancerosas apresentam níveis elevados de telomerase, que impede a senescência e contribui para a imortalidade celular que caracteriza o câncer. O encurtamento dos telômeros parece estar relacionado com outras teorias sobre as causas do envelhecimento celular. Por exemplo, os danos causados por radicais livres e danos oxidativos podem matar as células e precipitar o encurtamento dos telômeros. A restrição calórica, que parece aumentar a longevidade, pode estar relacionada com a redução na geração de radicais livres mitocondriais, devido à redução na ingestão de metionina ou outros aminoácidos encontrados na dieta.[27-29]

As teorias de nível sistêmico focalizam no declínio de funções integradoras de sistemas orgânicos, como os sistemas imunológico e neuroendócrino, que são necessários para o controle de outros sistemas. A capacidade do sistema imunológico pode diminuir com a idade e reduzir a eficiência da proteção do organismo contra infecção ou câncer. Além disso, mutações e manipulações genéticas, como *daf-2*, que é similar aos genes do receptor de insulina/IGF-1 humana, no modelo de envelhecimento do verme *Caenorhabditis elegans* causa alterações significativas na longevidade do parasita.[30]

Vias relacionadas com *daf-2* podem ser responsáveis pela relação entre restrição calórica e prolongamento do tempo de vida em roedores e outros animais. Os mecanismos que regulam o envelhecimento provavelmente são complexos e multifatoriais, como será qualquer intervenção para prolongá-lo.[31]

RESUMO

O dano celular pode ser causado por diferentes agentes, incluindo agentes físicos, químicos, biológicos e fatores nutricionais. Entre os agentes físicos que provocam lesões na célula estão forças mecânicas que produzem traumatismo do tecido, extremos de temperatura, eletricidade, radiação e desequilíbrios nutricionais. Agentes químicos podem danificar a célula por meio de vários mecanismos: podem bloquear as vias enzimáticas, causar coagulação de tecidos e interromper o equilíbrio osmótico ou iônico da célula. Os agentes biológicos diferem de outros agentes nocivos, pois são capazes de se replicar e continuar a produzir a lesão. Entre os fatores nutricionais que contribuem para o dano celular estão excessos e deficiência de nutrientes, vitaminas e minerais.

Os agentes nocivos exercem seus efeitos, em grande parte, por meio da geração de radicais livres, produção de hipoxia celular, ou por desregular os níveis de cálcio intracelular. Espécies de oxigênio parcialmente reduzido denominados *radicais livres* são importantes mediadores do processo de lesão celular em diferentes condições patológicas. São também uma importante causa de lesão celular em casos de hipoxia e após exposição à radiação e a determinados agentes químicos. A falta de oxigênio é a base da patogênese da lesão celular em casos de hipoxia e isquemia. A hipoxia pode ser o resultado de uma quantidade insuficiente de oxigênio no ar, doença cardiorrespiratória, anemia ou incapacidade das células para utilizar o oxigênio. O aumento de cálcio intracelular ativa uma série de enzimas, com efeitos potencialmente prejudiciais.

Agentes nocivos podem produzir dano celular subletal e reversível ou podem levar a uma lesão irreversível e morte celular. A morte celular podem envolver dois mecanismos: apoptose e necrose. Apoptose envolve a destruição celular controlada e é o meio pelo qual o organismo remove e substitui células que tenham sido produzidas em excesso, tenham se desenvolvido de maneira inadequada, apresentem dano genético ou estejam desgastadas. Necrose se refere ao processo de morte celular caracterizado por edema celular, ruptura da membrana e inflamação.

Tal como os processos de adaptação e lesão, o envelhecimento é um processo que envolve células e tecidos orgânicos. Diversas teorias têm sido propostas para explicar as causas complexas do envelhecimento, incluindo aquelas baseadas em mecanismos evolutivos, que explicam o envelhecimento como uma consequência da seleção natural, em que os traços que maximizam a capacidade reprodutiva de um indivíduo são selecionados em detrimento daqueles que maximizam a longevidade; teorias moleculares, como as que explicam o envelhecimento como sendo o resultado de alterações na expressão gênica; teorias que explicam a senescência celular em relação ao comprimento dos telômeros ou eventos moleculares, danos por radicais livres, acúmulo de desgaste (*wear-and-tear*) ou apoptose; e teorias de sistemas, que atribuem o envelhecimento celular a um declínio nas funções integradoras de sistemas orgânicos, como o sistema neuroendócrino e imunológico.

CONSIDERAÇÕES GERIÁTRICAS

- A maioria dos órgãos não continuam regenerando as células; essa é uma causa universal de atrofia no envelhecimento[1]
- A sarcopenia, perda de massa muscular relacionada com a idade, se deve à perda de fibras do tipo II. Isso é um processo diferente da caquexia, associada à perda de fibras do tipo I[1]
- A macroautofagia, um processo no qual o conteúdo citoplasmático é degradado por lisossomos e digerido, diminui com o passar dos anos, contribuindo para inflamação crônica, doença de Alzheimer e alterações no sistema nervoso central e no coração.[32]

CONSIDERAÇÕES PEDIÁTRICAS

- O tabagismo passivo (fumaça) e a fumaça de tabaco ambiental impedem a absorção de aminoácidos necessários para o crescimento fetal pelas células da placenta[33]
- O abuso de substâncias psicoativas que cruzam a placenta, como álcool etílico, cocaína e metanfetaminas, provoca lesão celular e defeitos congênitos[33]
- A puberdade está associada à hipertrofia celular em decorrência de aumentos súbitos do hormônio do crescimento (GH) e dos hormônios androgênicos.[1]

Exercícios de revisão

1. Um homem de 30 anos de idade sofreu uma fratura na perna há 2 meses. A perna foi engessada e o gesso acabou de ser removido. Ele está impressionado com o grau com que os músculos de sua perna se retraíram.
   a. Você considera isso uma resposta adaptativa normal? Explique.
   b. Essas alterações têm efeito imediato e/ou a longo prazo sobre o funcionamento da perna?
   c. Que medidas podem ser tomadas para restaurar a função completa da perna?
2. Uma mulher de 45 anos tem sido tratada com radioterapia para câncer de mama.
   a. Explique os efeitos da radiação ionizante na erradicação de células tumorais.

b. Por que a radioterapia é administrada em pequenas doses divididas, ou doses fracionadas, em vez de uma única dose grande?
c. Durante o programa de tratamento, a mulher percebe que a pele sobre a área irradiada ficou avermelhada e irritada. Qual é a razão para isso?

3. Indivíduos que sofreram infarto do miocárdio podem apresentar danos adicionais depois de restaurado o fluxo sanguíneo; um fenômeno conhecido como *lesão de reperfusão*.
   a. Qual é o mecanismo proposto subjacente à lesão de reperfusão?
   b. Que fatores podem influenciar esse mecanismo?

4. Diariamente, as células do sangue em nosso organismo se tornam senescentes e morrem, sem produzir sinais de inflamação, porém um dano maciço ou a destruição do tecido, como ocorre em casos de infarto do miocárdio, produz sinais significativos de inflamação.
   a. Explique.

REFERÊNCIAS BIBLIOGRÁFICAS

1. Rubin R., Strayer D. (Eds.). (2015). Rubin's pathology: Clinicopathologic foundations of medicine (7th ed.). Philadelphia, PA: Lippincott Williams & Wilkins.
2. Rawlings D., Metzler G., Dutra M. W., et al. (2017). Altered B cell signalling in autoimmunity. Nature Reviews Immunology 17, 670–678. http://dx.doi.org/10.1038/nri.2017.24.
3. Bodine S. C. (2013). Disuse-induced muscle wasting. The International Journal of Biochemistry 45, 2200–2208. https://doi.org/http://dx.doi.org/10.1016/j.biocel.2013.06.011.
4. Chowdhury M., Enenkel C. (2015). Intracellular dynamics of the ubiquitin-proteasome-system [version 2; referees: 3 approved]F100Research. F100Research 4(367), 1–16. https://doi.org/10.12688/f1000research.6835.2.
5. Schiaffino S., Dyar K. A., Cicilio S., et al. (2013). Mechanisms regulating skeletal muscle growth and atrophy. Feb Journal 280, 4294–4314. https://doi.org/doi:10.1111/febs.12253.
6. Kundu B. K., Zhong M., Sen S., et al. (2015). Remodeling of glucose metabolism precedes pressure overload-induced left ventricular hypertrophy: Review of a hypothesis. Cardiology 130, 211–220. https://doi.org/10.1159/000369782.
7. Baker J., Obermair A., Gebski V., et al. (2012). Efficacy of oral or intrauterine device-delivered progestin in patients with complex endometrial hyperplasia with atypia or early endometrial adenocarcinoma: A meta-analysis and systematic review of the literature. Gynecologic Oncology 125, 263–270. https://doi.org/10.1016/j.ygyno.2011.11.043.
8. Gandaglia G., Briganti A., Gontero P., et al. (2013). The role of chronic prostatic inflammation in the pathogenesis and progression of benign prostatic hyperplasia (BPH). BJU International 112, 432–441. https://doi.org/10.1111/bju.12118.
9. Hartmann L. C., Degnim A. C., Santen R. J., et al. (2015). Atypical hyperplasia of the breast: Risk assessment and management options. The New England Journal of Medicine 372(1), 78–89. https://doi.org/10.1056/NEJMsr140716.
10. Thanan R., Ma N., Hiraku Y., et al. (2016). DNA damage in CD133-positive cells in Barrett's esophagus and esophageal adenocarcinoma. Mediators of Inflammation 2016, 1–8. http://dx.doi.org/http://dx.doi.org/10.1155/2016/7937814.
11. Hove M. V., Prenzel F., Uhlig H. H., et al. (2014). Pulmonary outcome in former preterm, very low birth weight children with bronchopulmonary dysplasia: A case control follow up at school age. The Journal of Pediatrics 164(1), 40–45. http://dx.doi.org/http://dx.doi.org/10.1016/j.jpeds.2013.07.045.
12. Askanas V., Engel K., Nogalska A. (2012). Pathogenic considerations in sporadic inclusion-body myositis, a degenerative muscle disease associated with aging and abnormalities of myoproteostasis. Journal of Neuropathology & Experimental Neurology 71(8), 680–693.
13. Mohiuddin S. A., Badal S., Doiphode A., et al. (2012). Multiple supramassetric dystrophic calcinosis. Annals of Maxillofacial Surgery 2(1), 74–76. https://doi.org/10.4103/2231-0746.95328.
14. Smith E. R. (2016). Vascular calcification in uremia: new-age concepts about an old-age problem vascular calcification in uremia: newage concepts about an old-age problem. In T. Hewitson E. Smith, S. Holt (Eds.), Methods in molecular biology. https://doi.org/https://doi.org/10.1007/978-1-4939-3353-2_13.
15. Kim H. Y., Park J. H., Lee J. B., et al. (2017). A case of dystrophic calcification in the masseter muscle. Maxillofacial Plastic and Reconstructive Surgery 39(31), 1–5. https://doi.org/10.1186/s40902-017-0130-4.
16. McConnell T. H., Hull K. L. (2011). Human form human function: Essentials of anatomy & physiology. Philadelphia, PA: Lippincott Williams & Wilkins.
17. Wu S., Powers S., Zhu W., et al. (2016). Substantial contribution of extrinsic risk factors to cancer development. Nature 529, 43–57. https://doi.org/10.1038/nature16166.
18. Naik S. M., Shenoy A. M., Nanjundappa A., et al. (2013). Cutaneous malignancies in xeroderma pigmentosum: Earlier management improves survival. Indian Journal of Otolaryngology and Head & Neck Surgery 65(2), 162–167. https://doi.org/10.1007/s12070-012-0614-6.
19. Schnur J., John R. M. (2013). Childhood lead poisoning and the new Centers for Disease Control and Prevention guidelines for lead exposure. Journal of the American Association of Nurse Practitioners, 26, 283–247. https://doi.org/10.1002/2327-6924.12112.
20. Centers for Disease Control and Prevention. (2014). Lead. [Online]. Available: http://www.cdc.gov/nceh/lead/. Accessed January 28, 2018.
21. Centers for Disease Control and Prevention. (2014). Lead prevention tips. [Online]. Available: http://www.cdc.gov/nceh/lead/tips.htm. Accessed January 28, 2018.
22. Ma Q. (2013). Role of Nrf2 in oxidative stress and toxicity. Annual Review of Pharmacology and Toxicology 53, 401–426. http://doi.org/10.1146/annurev-pharmtox-011112-140320.
23. Niki E. (2014). Biomarkers of lipid peroxidation in clinical material. Biochimica et Biophysica Acta 1840, 809–817. https://doi.org/http://dx.doi.org/10.1016/j.bbagen.2013.03.020.
24. Semenza G. L. (2012). Hypoxia-inducible factors in physiology and medicine. Cell 148, 399–408. https://doi.org/10.1016/j.cell.2012.01.021.
25. Wang J., Gao J., Li Y., et al. (2013). Functional polymorphisms in FAZ and FASL contribute to risk of squamous cell carcinoma of the larynx and hypopharynx in a Chinese population. Gene 524, 193–196. https://doi.org/http://dx.doi.org/10.1016/j.gene.2013.04.034.
26. Okuda H., Xing F., Pandey P. R., et al. (2013). miR-7 Suppresses brain metastasis of breast cancer stem-like cells by modulating KLF4. Cancer Research 73(4), 1434–1445. https://doi.org/10.1158/0008-5472.CAN-12-2037.
27. Brandhorst S., Choi I. Y., Min M., et al. (2015). A periodic diet that mimics fasting promotes multi-system regeneration, enhanced cognitive performance, and health span. Cell Metabolism 22, 86–99. https://doi.org/http://dx.doi.org/10.1016/j.cmet.2015.05.012.
28. Mendell J. T., Olson E. N. (2012). MicroRNAs in stress signaling and human disease. Cell 1172–1187. https://doi.org/10.1016/j.cell.2012.02.005.
29. Saifan C., Saad M., Charabaty E. E., et al. (2013). Warfarin-induced calciphylaxis: A case report and review of literature. International Journal of General Medicine 6, 665–669. https://doi.org/http://dx.doi.org/10.2147/IJGM.S47397.
30. Gems D., Partridge L. (2013). Genetics of longevity in model organisms: Debates and paradigm shifts. The Annual Review of Physiology 75, 621–644. https://doi.org/10.1146/annurev-physiol-030212-183712.
31. Eggermont A. M., Spatz A., Robert C. (2013). Cutaneous melanoma. Seminar 383, 816–827. https://doi.org/http://dx.doi.org/10.1016/.
32. Oishi Y., Manabe I. (2016). Macrophages in age-related chronic inflammatory diseases. Nature Partner Journals. doi: 10.1038/npjamd.2016.18.
33. Bowden V. R., Greenberg C. S. (2014). Children and their families the continuum of nursing care. Philadelphia, PA: Wolters Kluwer.

Controle Genético da Função Celular e Herança

4

Ansley Grimes Stanfill

INTRODUÇÃO

Nossa informação genética está armazenada dentro da estrutura do *ácido desoxirribonucleico* (DNA), uma macromolécula extremamente estável. A informação genética orienta a função das nossas células, determina nossa aparência e como reagimos ao meio ambiente, além de funcionar como unidade da herança passada de geração em geração. Os genes também determinam nossa suscetibilidade a doenças e o modo como reagimos aos fármacos.

A compreensão do papel que a genética desempenha na patogênese das doenças cresceu muito ao longo do século passado, decorrente da conclusão do Projeto Genoma Humano em 2003, no qual todo o genoma humano foi sequenciado. Com base nessas informações, os pesquisadores nos mostraram que muitas doenças comuns, inclusive câncer, diabetes e doenças cardiovasculares, têm um componente genético. No caso do câncer, avanços genéticos recentes levaram a novos métodos para a detecção precoce e tratamento mais eficaz. Os avanços na tecnologia do DNA recombinante forneceram os métodos para produção de insulina humana, hormônio do crescimento e fatores de coagulação. Este capítulo inclui discussões sobre o controle genético da função celular, cromossomos, padrões de herança e tecnologia genética.

CONTROLE GENÉTICO DA FUNÇÃO CELULAR

Depois de concluir esta seção, o leitor deverá ser capaz de:

- Comparar e diferenciar a estrutura e a função do DNA e do RNA
- Explicar como o código do DNA é transcrito em RNA e traduzido em proteína
- Descrever maneiras pelas quais a expressão gênica é regulada.

O DNA que contém nossa informação genética é uma molécula extremamente estável. Devido à sua estrutura estável, a informação genética no DNA pode sobreviver às várias fases de divisão celular e ao processo diário de renovação celular e crescimento dos tecidos. A sua estrutura estável também possibilita que a informação sobreviva aos diversos processos de divisão de redução envolvidos na formação de gametas (óvulo e espermatozoide), processo de fertilização e divisões celulares mitóticas envolvidas na formação de um novo organismo a partir do óvulo unicelular fertilizado, chamado *zigoto*.

Um segundo tipo de ácido nucleico, o *ácido ribonucleico* (RNA), está envolvido na verdadeira síntese de proteínas celulares. A informação contida em determinado gene é transcrita primeiramente do DNA para o RNA, processada no núcleo e, em seguida, transportada para o citoplasma, onde é traduzida e sintetizada em proteínas.

Embora as moléculas de DNA e RNA tenham recebido muita atenção, são as proteínas codificadas pelos genes que compõem a maioria das estruturas celulares e executam a maior parte das funções vitais. As proteínas são responsáveis pela diversidade funcional de células, realizam a maioria das funções biológicas e é no nível das proteínas que acontecem muitos processos reguladores, ocorrem muitos processos patológicos e em que se encontra a maioria dos alvos dos fármacos.

Alerta de domínio do conceito

O termo *proteoma* define o conjunto completo de proteínas codificadas por um genoma. A proteômica, o estudo do proteoma, utiliza métodos tecnológicos altamente sofisticados para examinar os eventos moleculares e bioquímicos em uma célula.

Conceitos fundamentais

Papel do DNA no controle do funcionamento celular

- A informação necessária para o controle da estrutura e funcionamento celular está incorporada na informação genética codificada dentro da molécula de DNA
- Embora todas as células do organismo contenham a mesma informação genética, cada tipo de célula utiliza apenas uma parte dessa informação, dependendo de sua função específica no corpo.

Estrutura e função do DNA

A molécula de DNA que armazena a informação genética no núcleo é uma longa estrutura de cadeia dupla helicoidal. O DNA é composto por *nucleotídios*, constituídos por ácido fosfórico, um açúcar com cinco carbonos chamado *desoxirribose* e uma de quatro bases nitrogenadas (Figura 4.1). Essas bases nitrogenadas transportam a informação genética e são divididas em dois grupos: *bases pirimídicas*, timina (T) e citosina (C), que têm um anel nitrogenado, e *bases púricas*, adenina (A) e guanina (G), que têm dois. A espinha dorsal do DNA consiste em grupos alternados de açúcar e fosfato, com pares de bases projetando-se para dentro na lateral da molécula de açúcar.

Dupla-hélice e pareamento das bases

A estrutura do DNA, como inicialmente descrita por James Watson e Frances Crick em 1953, é semelhante a uma escada em espiral, com as bases pareadas representando os degraus (Figura 4.1). Existe um pareamento complementar e preciso entre bases púricas e pirimídicas na molécula de DNA. Adenina pareia com timina (A-T) e guanina pareia com citosina (G-C). As bases pareadas nas cadeias opostas de DNA são unidas por pontes de hidrogênio estáveis. A estrutura de cadeia dupla das moléculas de DNA lhes possibilita reproduzir-se com precisão, separando as duas cadeias, além de promover também uma reparação eficaz e correta de moléculas danificadas de DNA.

Antes da divisão celular, as duas cadeias da hélice se separam, e uma cadeia complementar é duplicada ao lado de cada cadeia original, de tal modo que duas cadeias se tornam quatro. Durante a divisão celular, as moléculas de cadeia dupla recém-duplicadas são separadas em pares compostos por uma cadeia antiga e outra nova. Em 1958, Meselson e Stahl primeiro caracterizaram esse processo de replicação de DNA como *semiconservativa*, em oposição à replicação conservativa, em que as cadeias parentais se reassociam quando as duas fitas são unidas (Figura 4.2).[1]

Compactação do DNA

O genoma (conteúdo genético total) é distribuído em cromossomos. Vinte e dois desses pares são autossomos, enquanto o último par é composto por cromossomos sexuais [tanto XX (feminino) quanto XY (masculino)]. Os genes são dispostos linearmente ao longo de cada cromossomo. Cada cromossomo contém uma hélice linear contínua de DNA. Se fosse esticado, o DNA no cromossomo mais longo teria mais de 7 cm de comprimento. Se os DNA dos 46 cromossomos fossem esticados e colocados um atrás do outro, cobririam uma distância de cerca de 2 m.

Em decorrência de seu grande tamanho, as moléculas de DNA se combinam com vários tipos de proteína e pequenas quantidades de RNA em uma estrutura em espiral bem compactada conhecida como *cromatina*. Um grupo específico de proteínas chamadas *histonas* controlam as dobras adicionais da cadeia de DNA, essenciais para acondicionar a molécula.[2] A Figura 4.3 ilustra como os cromossomos se enrolam na cromatina e, depois, em torno das histonas.

Esse arranjo resolve um problema duplo. Tornar o DNA tão compactado e organizado possibilita que uma enorme quantidade de DNA se encaixe no núcleo e também replicação fiel durante a divisão celular. A estrutura em espiral e o acondicionamento (junto de outros mecanismos) também conseguem impedir que certos genes sejam acessados quando não são necessários.

Quando um gene específico é necessário, a cromatina precisa ser induzida a modificar sua estrutura, um processo chamado de *remodelação da cromatina*.[3] A ativação gênica pode ser desencadeada pela acetilação de uma proteína histona, enquanto a metilação de outras proteínas histonas está relacionada com a inativação do gene.

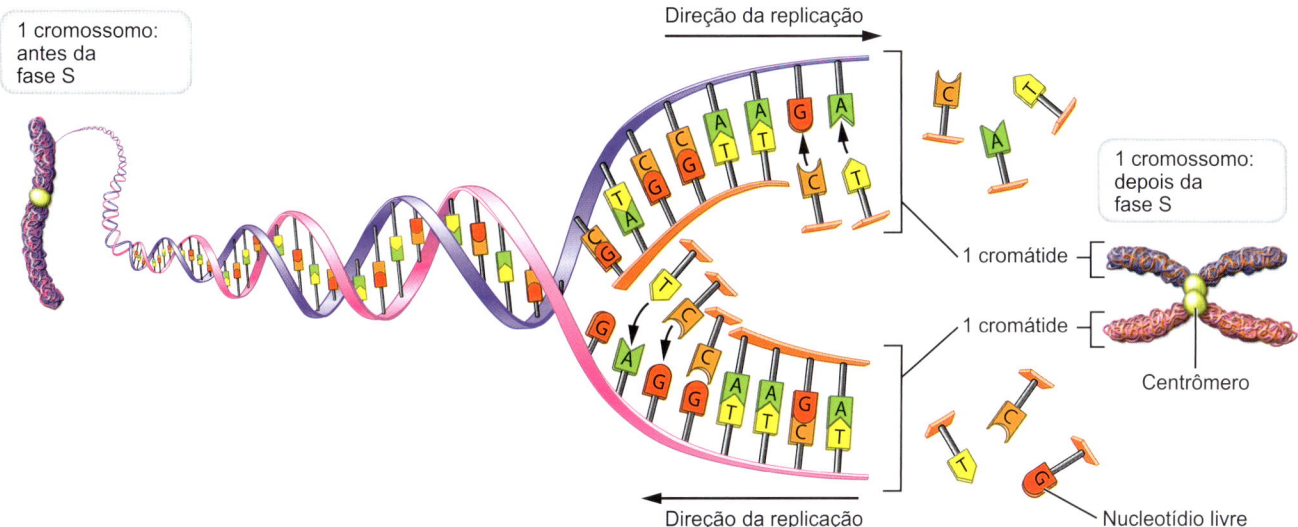

Figura 4.1 • Replicação da hélice de DNA. A hélice do DNA é desenrolada e as regras de pareamento das bases (A com T e G com C) operam para montar uma nova fita de DNA em cada cadeia original. Depois de completa a replicação do DNA, cada molécula (cromátide) consiste em uma cadeia antiga e uma nova sintetizada. Elas estão unidas pelo centrômero. Extraída de McConnell T., Hull K. (2011). *Human form human function: Essentials of anatomy & physiology* (pp. 78). Philadelphia, PA: Lippincott Williams & Wilkins.

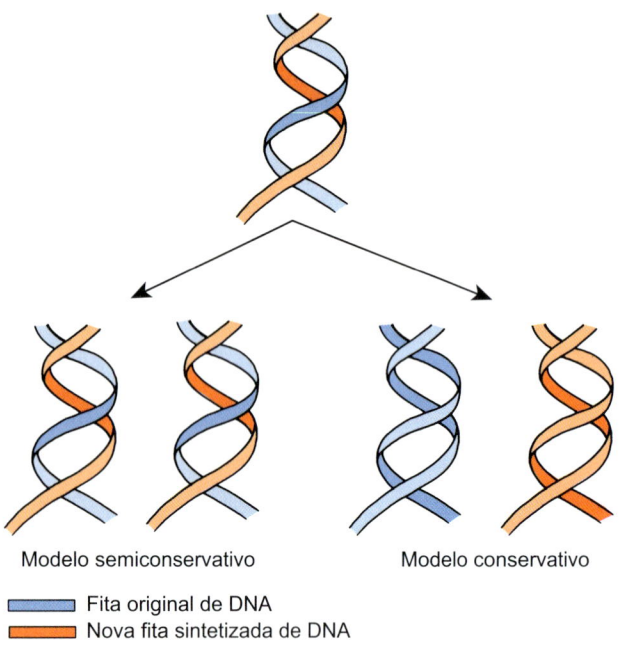

Figura 4.2 • Modelo semiconservativo e conservativo de replicação do DNA, como proposto por Meselson e Stahl, em 1958. Na replicação semiconservativa de DNA, as duas cadeias originais se desenrolam e uma cadeia complementar é formada ao longo de cada cadeia original.

Reparo do DNA

Raramente, podem ocorrer erros acidentais na replicação do DNA. Esses erros são chamados de *mutações*. As mutações são o resultado da substituição de um par de bases por outro, da perda ou adição de um ou mais pares de bases ou de rearranjos nos pares de bases. Muitas dessas mutações acontecem espontaneamente, enquanto outras se dão devido a agentes ambientais, produtos químicos e radiação. As mutações podem surgir em células somáticas ou células germinativas. Apenas alterações no DNA em células germinativas podem ser herdadas na prole.

Felizmente, a maioria desses defeitos é corrigida por mecanismos de reparo no DNA. Há vários tipos de mecanismos de reparação, e cada um depende de enzimas específicas, denominadas *endonucleases,* que reconhecem distorções locais na hélice do DNA, cortam a cadeia anormal e removem a porção distorcida.[6] O intervalo é, em seguida, preenchido quando os desoxirribonucleotídios corretos, criados pela DNA polimerase utilizando a cadeia complementar intacta como molde, são adicionados ao DNA clivado. O segmento terminal recentemente sintetizado se junta ao restante da cadeia de DNA por uma ligase. Genes específicos de reparação do DNA controlam a regulação desses mecanismos. Alterações nesses genes podem tornar o DNA potencialmente suscetível ao acúmulo de mutações e resultar em câncer.

Variabilidade genética

O genoma humano é quase exatamente o mesmo (99,9%) em todas as pessoas. A pequena variação (0,01%) na sequência dos genes é considerada responsável pelas diferenças individuais nos traços físicos, comportamento e suscetibilidade a

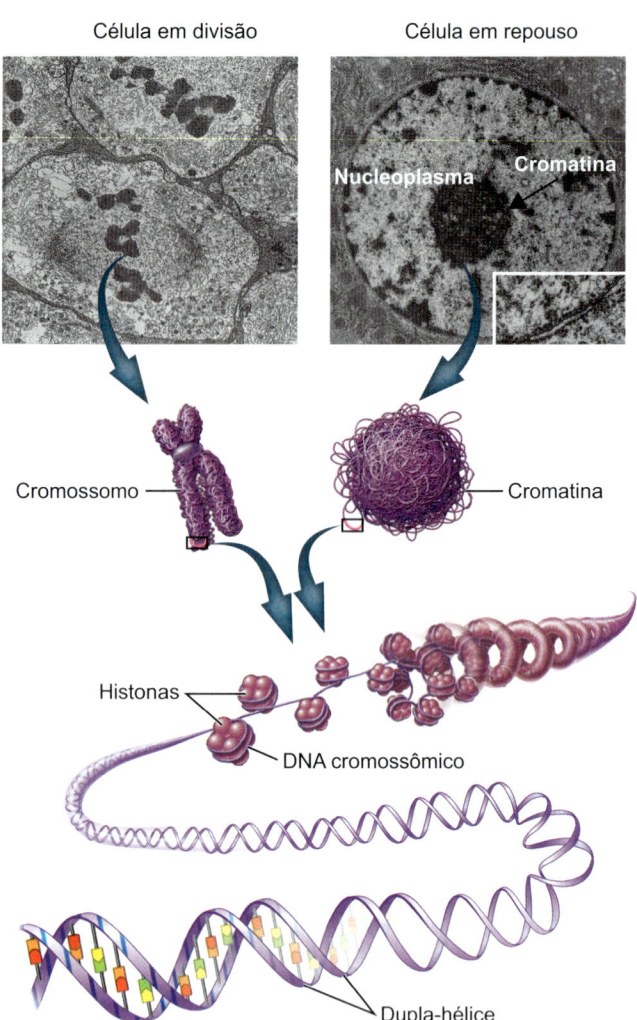

Figura 4.3 • Organização da cadeia de DNA. As cadeias de DNA são mostradas nos cromossomos, para as células em processo de divisão, e na cromatina, para células em repouso, e estão também enroladas em torno de histonas. Extraída de McConnell T. H., Hull K. L. (2011). *Human form human function: Essentials of anatomy & physiology* (pp. 71, Fig. 3.5). Philadelphia, PA: Lippincott Williams & Wilkins.

doenças. Essas variações normais algumas vezes são chamadas de *polimorfismos* (pela existência de mais de um tipo morfológico ou corporal em uma população). Foi organizado um esforço internacional para desenvolver um mapa (HapMap) dessas variações, com a intenção de estabelecer um vínculo entre as variações genéticas específicas e doenças complexas comuns.[4]

Dos genes às proteínas

Embora o DNA determine o tipo de produto bioquímico necessário para a célula e dirija sua síntese, é o RNA que responde pela montagem dos produtos. O RNA reúne os aminoácidos em proteínas funcionais pelo processo de tradução.

Estrutura e função do RNA

O RNA, como o DNA, é uma grande molécula formada por uma longa cadeia de nucleotídios. No entanto, difere do DNA em três aspectos estruturais. Primeiro, o RNA é uma cadeia simples e não uma molécula de cadeia dupla. Segundo, o açúcar em cada nucleotídio do RNA é a ribose e não a desoxirribose. Terceiro, a base pirimídica timina do DNA é substituída por uracila no RNA.

Nesse capítulo, serão abordados o RNA mensageiro (mRNA), o RNA ribossômico (rRNA) e o RNA transportador (tRNA).[9] Os três tipos de RNA são sintetizados no núcleo por enzimas de RNA polimerase e, em seguida, transferidos para o citoplasma, onde ocorre a síntese proteica. O *RNA mensageiro* carrega as instruções para a síntese de proteínas, obtidas a partir da molécula de DNA, para o citoplasma. O *RNA transportador* lê as instruções e fornece os aminoácidos apropriados ao ribossomo, já o *RNA ribossômico* traduz as instruções e fornece o maquinário necessário para a síntese de proteínas.

RNA mensageiro. O RNA mensageiro é o modelo para a síntese de proteínas. Trata-se de uma longa molécula com várias centenas a vários milhares de nucleotídios. Como mencionado anteriormente, quatro bases – guanina, adenina, citosina e timina (no DNA) ou uracila (no RNA) – formam o alfabeto do código genético. Uma sequência de três dessas bases no RNA compõe o código tripleto fundamental usado na transmissão das informações genéticas necessárias para a síntese de proteínas. Esse código tripleto é chamado de *códon* (Tabela 4.1). Um exemplo é a sequência nucleotídica UGG (uracila, guanina, guanina), que é o código tripleto de RNA para o aminoácido triptofano. O código genético consiste em uma linguagem universal usada pela maioria das células vivas (ou seja, o código para o aminoácido triptofano é o mesmo em bactéria, planta e ser humano). Matematicamente, as quatro bases podem ser organizadas em 64 combinações diferentes.

Sessenta e um dos tripletos correspondem a aminoácidos específicos e três são *códons de parada*, que sinalizam o fim de uma molécula proteica.[5] Todavia, apenas 20 aminoácidos são usados na síntese de proteínas em humanos. Vários dos possíveis tripletos codificam o mesmo aminoácido; portanto, o código genético é considerado *redundante* ou *corrompido*. Por exemplo, os códons AAA e AAG codificam o aminoácido lisina. Códons que especificam o mesmo aminoácido são chamados de *sinônimos*. Os sinônimos geralmente têm as mesmas duas primeiras bases, mas diferem na terceira, definida como *oscilação*. Um exemplo de oscilação são os códons de aminoácido leucina: se as duas primeiras bases são CU, não importa qual é a terceira base.

O RNA mensageiro é formado pelo DNA por meio de um processo denominado *transcrição*. Nesse processo, as fracas ligações de hidrogênio dos nucleotídios de DNA são temporariamente quebradas de modo que os nucleotídios de RNA livres podem emparelhar com seus homólogos da molécula de DNA (Figura 4.4). Tal como acontece com o pareamento de bases das cadeias de DNA, as bases de RNA complementares formam pares com as bases de DNA. Novamente no RNA, a uracila (U) substitui a timina e pareia com a adenina. Como no DNA, a guanina pareia com a citosina.

RNA ribossômico. O ribossomo é a estrutura física no citoplasma em que acontece a síntese proteica. O RNA ribossômico constitui um pouco mais da metade do ribossomo, com o restante composto por proteínas estruturais e enzimas necessárias à síntese proteica.[9] Tal como acontece com os outros tipos de RNA, o rRNA é sintetizado no núcleo. Diferentemente dos outros dois tipos, o rRNA é produzido em uma estrutura

Tabela 4.1 Código tripleto dos aminoácidos.

Aminoácido	Códons do RNA					
Ácido aspártico	GAU	GAC				
Ácido glutâmico	GAA	GAG				
Alanina	GCU	GCC	GCA	GCG		
Arginina	CGU	CGC	CGA	CGG	AGA	AGG
Asparagina	AAU	AAC				
Cisteína	UGU	UGC				
Fenilalanina	UUU	UUC				
Glicina	GGU	GGC	GGA	GGG		
Glutamina	CAA	CAG				
Histidina	CAU	CAC				
Isoleucina	AUU	AUC	AUA			
Leucina	CUU	CUC	CUA	CUG	UUA	UUG
Lisina	AAA	AAG				
Metionina	AUG					
Prolina	CCU	CCC	CCA	CCG		
Serina	UCU	UCC	UCA	UCG	AGC	AGU
Tirosina	UAU	UAC				
Treonina	ACU	ACC	ACA	ACG		
Triptofano	UGG					
Valina	GUU	GUC	GUA	GUG		
De iniciação (CI)	AUG					
De parada (CT)	UAA	UAG	UGA			

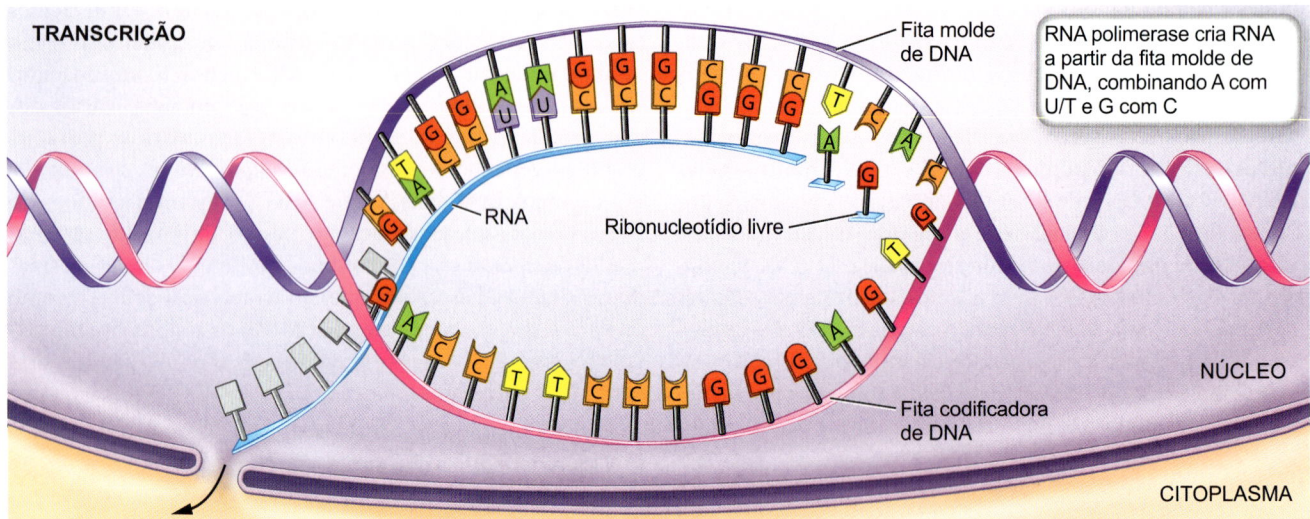

Figura 4.4 • A hélice de DNA e a transcrição do RNA mensageiro (mRNA). A hélice de DNA se desenrola e uma nova fita de mRNA é construída sobre o molde de DNA. O mRNA contém a mesma sequência de bases da cadeia de DNA, com exceção das bases T, que são substituídas por bases U. O mRNA deixa o núcleo através de poros na membrana nuclear. Extraída de McConnell T., Hull K. (2011). *Human form human function: Essentials of anatomy & physiology* (pp. 83). Philadelphia, PA: Lippincott Williams & Wilkins.

nuclear especializada, chamada *nucléolo*. O rRNA formado se combina com proteínas ribossômicas no núcleo para produzir o ribossomo, que é então transportado para o citoplasma. Ao alcançar o citoplasma, a maioria dos ribossomos se prende ao retículo endoplasmático e inicia a tarefa de síntese de proteínas.

RNA transportador. O *RNA transportador* é uma molécula em forma de trevo e que trabalha para fornecer a forma ativada de um aminoácido para a proteína sintetizada nos ribossomos. São conhecidos pelo menos 20 tipos diferentes de tRNA, e cada um reconhece e se liga com apenas um tipo de aminoácido. Cada molécula de tRNA tem dois locais de reconhecimento: o primeiro é complementar ao códon de mRNA, e o segundo é complementar ao aminoácido. Cada tipo de tRNA carrega seu aminoácido específico para os ribossomos, nos quais está ocorrendo a síntese de proteínas; lá ele reconhece o códon apropriado no mRNA e entrega o aminoácido à molécula de proteína em formação.

Transcrição

A transcrição se dá no núcleo das células e é um processo no qual o RNA é sintetizado a partir do molde de DNA (ver Figura 4.4). Os genes são transcritos por enzimas denominadas *RNA polimerases* que geram uma cadeia simples de RNA com sequência idêntica (com exceção de U no lugar de T) a uma das cadeias de DNA. A transcrição se inicia pela montagem de um complexo de transcrição composto por RNA polimerase e outros fatores associados. Esse complexo se liga ao DNA de cadeia dupla em um local específico chamado *região promotora*. Dentro da região promotora, existe uma sequência nucleotídica de timina-adenina-timina-adenina crucial (chamada caixa TATA) que a RNA polimerase reconhece e à qual se liga. Essa ligação também requer fatores de transcrição, um local de iniciação de transcrição e outras proteínas. A transcrição continua a copiar a cadeia significativa em uma única cadeia de RNA à medida que se desloca ao longo do gene, continuando até atingir o códon de parada. Ao chegar, a enzima RNA polimerase deixa o gene e libera a fita de RNA. A fita de RNA é então processada em uma molécula de mRNA madura.

O processamento envolve a adição de certos ácidos nucleicos nas extremidades da cadeia de RNA e o corte e o processamento (*splicing*) de certas sequências internas. O *splicing* é a remoção de trechos (íntrons) de RNA. Devido ao processo de *splicing*, a sequência de final de mRNA é diferente do modelo original de DNA. As regiões de codificação de proteínas retidas das sequências de mRNA são chamadas *éxons* e as regiões entre os éxons são chamadas *íntrons*. Embora não sejam utilizados na fabricação do produto proteico, os íntrons ainda são importantes.

O *splicing* possibilita que a célula produza uma variedade de moléculas de mRNA a partir de um único gene. Variando os segmentos de *splicing* do mRNA inicial, são formadas diversas moléculas de mRNA. Por exemplo, em uma célula muscular, o mRNA tropomiosina original sofre até dez *splicings*, fornecendo diferentes produtos proteicos. Isso torna possível que diferentes proteínas sejam expressas a partir de um único gene e reduz a quantidade de DNA que deve estar contida no genoma.

Tradução

Depois que o mRNA é processado (adicionando ácidos nucleicos às extremidades e separando os éxons), torna-se uma molécula madura, passada para o citoplasma da célula, onde ocorre a tradução. A tradução consiste na síntese de uma proteína usando o modelo de mRNA. Todas as proteínas são feitas de aminoácidos, unidos de ponta a ponta para formar as longas cadeias de polipeptídios das moléculas proteicas. Cada cadeia de polipeptídios pode conter mais de 300 aminoácidos. A tradução requer ações coordenadas de mRNA, rRNA e tRNA para formar uma molécula tão complexa (Figura 4.5). O mRNA fornece as informações necessárias para colocar os aminoácidos em sua ordem correta, de acordo com cada tipo específico de proteína. Durante a síntese de proteínas, o mRNA se acopla e passa pelo ribossomo (ligando-se ao rRNA), que "lê" as instruções para a síntese. À medida que o mRNA passa através do ribossomo, o tRNA entrega os aminoácidos adequados para serem fixados à cadeia polipeptídica em crescimento. Cada uma das 20 moléculas de tRNA diferentes transporta seu aminoácido específico para o ribossomo para que se incorpore à molécula proteica em desenvolvimento.

Em seguida, essa nova cadeia de polipeptídio deve se dobrar para adquirir sua conformação tridimensional única. A dobragem de muitas proteínas é mais eficiente pela ação de classes especiais de proteínas chamadas chaperonas moleculares.[6] Essas proteínas também auxiliam no transporte para o local celular em que a proteína desempenhará sua função e ajudará a evitar o desdobramento das proteínas existentes. A interrupção desse mecanismo faz com que as moléculas intracelulares se tornem desnaturadas e insolúveis. As proteínas desnaturadas tendem a aderir umas às outras, precipitar e formar corpos de inclusão, um processo patológico que ocorre nas doenças de Parkinson, Alzheimer e Huntington.

Durante a dobragem, outras modificações podem ocorrer. A nova cadeia sintetizada de polipeptídio também pode precisar se combinar com uma ou mais cadeias de polipeptídios a partir do mesmo ou de um cromossomo adjacente, ligando pequenos cofatores para a sua atividade ou promovendo modificação na enzima apropriada. Outras modificações podem envolver a clivagem da proteína, que pode ocorrer para remover uma sequência de aminoácidos específica ou para dividir a molécula em cadeias menores.

Regulação da expressão gênica

Apenas cerca de 2% do genoma codifica instruções para a síntese de proteínas; o restante é constituído por regiões não codificadoras, que são estruturadoras ou servem para determinar onde, quando e em que quantidade as proteínas devem ser elaboradas. Chama-se *expressão gênica* o grau em que um gene ou grupo particular de genes é ativamente transcrito. Um fenômeno denominado *indução* é um importante processo que aumenta a expressão do gene. *Repressão gênica* é um processo pelo qual um gene regulador atua para reduzir ou impedir a expressão gênica. Locais ativadores e repressores geralmente monitoraram os níveis de produto sintetizado e regulam a transcrição gênica por meio de um mecanismo de *feedback* negativo. A redução nos níveis do produto induz a transcrição do gene, e quando os níveis aumentam, ocorre repressão.

Embora o controle da expressão gênica ocorra de vários modos, muitos dos eventos reguladores acontecem ao nível da transcrição. A iniciação e a regulação da transcrição requerem a colaboração de uma bateria de proteínas, designadas coletivamente de *fatores de transcrição*.[7] Os fatores de transcrição constituem uma classe de proteínas que se liga à sua própria região específica no DNA e funciona de modo a aumentar ou diminuir a atividade de transcrição dos genes. São o componente que possibilita a neurônios e células hepáticas usarem o mesmo DNA e ainda assim terem estrutura e funções completamente diferentes. Alguns desses fatores, chamados de *fatores de transcrição genéricos*, são necessários para a transcrição de todos os genes. Outros, chamados *fatores de transcrição específicos*, têm funções mais especializadas, ativando genes apenas

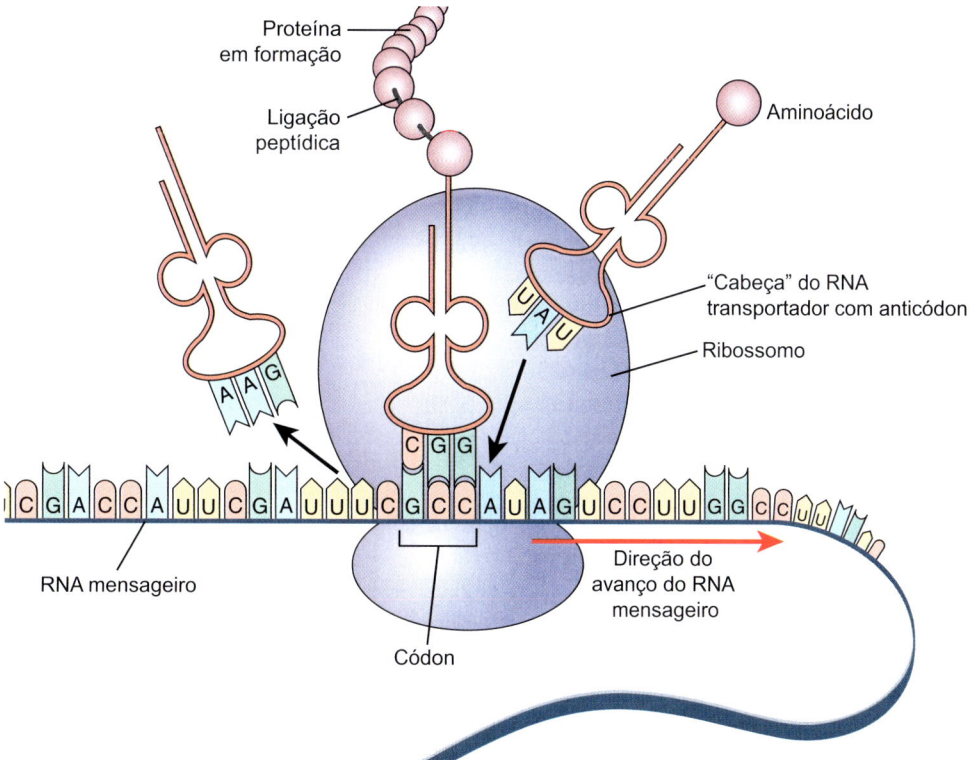

Figura 4.5 • Síntese proteica. Uma fita de RNA mensageiro (mRNA) é mostrada se movendo ao longo de uma pequena subunidade do ribossomo no citoplasma. À medida que o códon do mRNA passa ao longo do ribossomo, um novo aminoácido é adicionado à cadeia peptídica em crescimento pelo RNA transportador (tRNA). Conforme cada aminoácido se une ao seguinte por uma ligação peptídica, seu tRNA é liberado.

Compreenda: Síntese proteica dirigida por DNA

O ácido desoxirribonucleico (DNA) contém a informação para dirigir a síntese das milhares de proteínas contidas nas diferentes células do corpo. Um segundo tipo de ácido nucleico, o ácido ribonucleico (RNA), participa na montagem propriamente dita das proteínas.

Existem três tipos de RNA: RNA mensageiro (mRNA), RNA ribossômico (rRNA) e RNA transportador (tRNA), que participam na (1) transcrição das instruções de DNA para a síntese de proteína e na (2) conversão dessas instruções na montagem dos polipeptídios que compõem as diferentes proteínas.

O código genético é um tripleto de quatro bases (adenina [A], timina [T], guanina [G] e citosina [C], com a timina do DNA sendo substituída por uracila [U] no RNA) que controlam a sequência de aminoácidos da molécula de proteína que está sendo sintetizada. O código tripleto de RNA é denominado *códon*.

Transcrição

A transcrição ocorre quando o DNA é copiado para uma cadeia complementar de mRNA. A transcrição é iniciada por uma enzima chamada *RNA polimerase*, que se liga a um local promotor no DNA. Muitas outras proteínas, incluindo os fatores de transcrição, aumentam ou diminuem a atividade transcricional dos genes. Depois da transcrição, o mRNA se separa do DNA e é processado pela adição de sequência de nucleotídios no início e no fim da molécula, e íntrons são retirados. Alterações do *splicing* possibilitam a produção de vários tipos de moléculas de mRNA a partir de um único gene. Uma vez processado, o mRNA difunde-se através dos poros nucleares para o citoplasma, onde é traduzido em proteína.

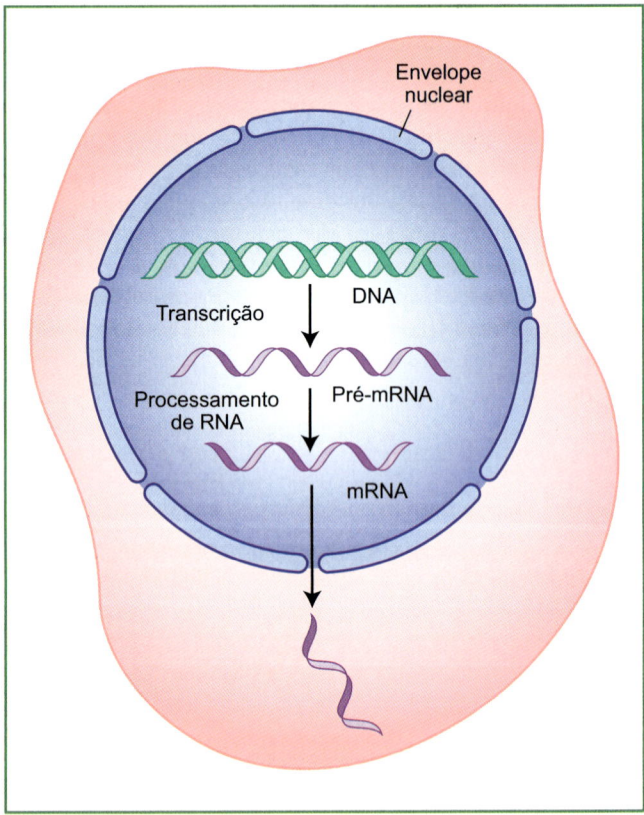

(continua)

Compreenda | Síntese proteica dirigida por DNA (continuação)

Tradução

A tradução começa quando o mRNA, que leva as instruções para uma proteína específica, entra em contato com um ribossomo e se liga a uma pequena subunidade do mRNA. Em seguida, ele se move através do ribossomo, enquanto o tRNA entrega e transfere o aminoácido correto para sua posição certa na cadeia peptídica crescente. Existem 20 tipos de tRNA, um para cada um dos 20 tipos diferentes de aminoácidos.

Para ser funcional, a proteína recém-sintetizada precisa adotar sua conformação funcional, ser ainda mais modificada e, em seguida, encaminhada para sua posição final na célula.

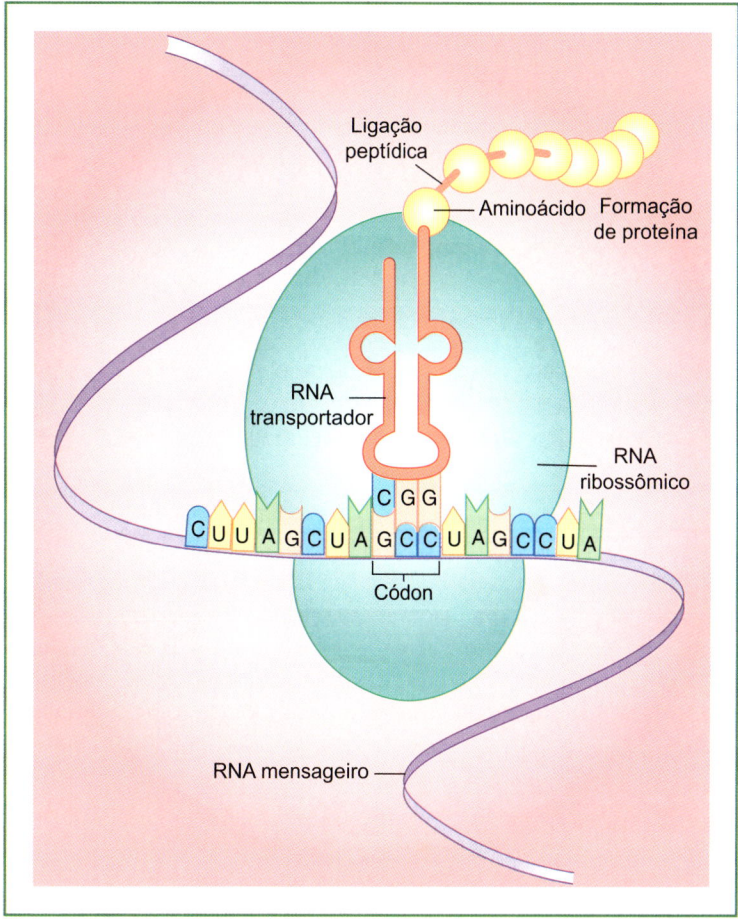

em fases específicas do desenvolvimento. Por exemplo, a família de fatores de transcrição PAX está envolvida no desenvolvimento de tecidos embrionários como os olhos e porções do sistema nervoso.[8]

RESUMO

Os genes determinam o tipo de proteínas e enzimas produzidas pela célula e, portanto, controlam a herança e o funcionamento celular de ambas. A informação genética está armazenada em uma macromolécula estável conhecida por DNA. O código genético é determinado pela disposição das bases nitrogenadas de quatro nucleotídios (adenina, guanina, timina [uracila no RNA] e citosina). Mutações genéticas representam erros acidentais na duplicação, rearranjo ou exclusão de partes do código genético. Felizmente, a maioria das mutações é corrigida por mecanismos de reparo do DNA na célula. Em seres humanos, a maior parte do DNA é idêntica, e apenas 0,01% dele cria as diferenças individuais nas características físicas e no comportamento.

Um segundo tipo de ácido nucleico, chamado RNA, é usado para criar uma proteína a partir do código do DNA. Existem três tipos principais de RNA: mensageiro, ribossômico e de transferência. A transcrição do RNA mensageiro é iniciada pela RNA polimerase e outros fatores associados, que se ligam ao DNA em um local específico chamado região promotora. Uma vez transcrito, o RNA mensageiro é processado antes de seguir para o citoplasma da célula. A tradução ocorre no citoplasma quando o mRNA se liga ao ribossomo (RNA ribossômico) para criar um polipeptídio. O RNA de transferência atua como um sistema transportador para fornecer os aminoácidos apropriados aos ribossomos.

O grau em que um gene ou grupo de genes em particular é ativo é chamado *expressão gênica*. A expressão genética envolve um conjunto de inter-relações complexas, incluindo a transcrição do RNA e o processamento pós-tradução. A iniciação e a regulação da transcrição de RNA são controladas por *fatores de transcrição* que se ligam a regiões específicas de DNA e funcionam de modo a regular a expressão gênica de tipos diferentes de células orgânicas.

O processamento pós-tradução inclui a dobragem correta da cadeia polipeptídica recém-sintetizada até alcançar sua conformação original tridimensional. Classes especiais de proteínas chamadas *chaperonas moleculares* são responsáveis pela dobragem mais eficiente de muitas proteínas. O processamento pós-tradução também pode envolver a combinação de cadeias de polipeptídios a partir do mesmo cromossomo ou cromossomo adjacente, a ligação de pequenos cofatores ou a modificação de enzimas.

CROMOSSOMOS

Depois de concluir esta seção, o leitor deverá ser capaz de:

- Listar as partes específicas do cromossomo
- Descrever os processos de mitose e meiose
- Explicar para que um cariótipo pode ser usado.

A maior parte da informação genética em uma célula é organizada, armazenada e recuperada em estruturas chamadas *cromossomos*. Embora os cromossomos sejam visíveis apenas em células em divisão, eles mantêm sua integridade entre as divisões celulares. Os cromossomos são organizados em pares, em que um membro do par é herdado do pai e o outro da mãe. Cada espécie tem um número característico de cromossomos. Nos seres humanos, existem 46 deles, organizados em 23 pares de cromossomos. Dos 23 pares de cromossomos humanos, 22 são chamados de *autossomos* e a cada um foi dada uma designação numérica para fins de classificação (Figura 4.6). Os pares de cromossomos autossômicos contêm genes e sequências semelhantes e, portanto, são chamados cromossomos homólogos. Contudo, eles não são idênticos, visto que um se origina do pai e outro da mãe.

Os cromossomos sexuais, que compõem o par de cromossomos 23, determinam o sexo do indivíduo. Todos os homens têm um cromossomo X e um Y (um cromossomo X da mãe e um cromossomo Y do pai); todas as mulheres têm dois cromossomos X (um de cada progenitor). O cromossomo Y, muito menor, contém a *região específica masculina* (MSY) que determina o sexo masculino.[9] Contudo, apenas um dos cromossomos X no sexo feminino é ativo no controle da expressão de características genéticas. Se o cromossomo X ativo será derivado da mãe ou do pai, isso é determinado poucos dias após a concepção. A seleção de qualquer um dos X é aleatória para cada linha celular possível. Assim, os tecidos de mulheres normais têm cromossomos X ativos, em média, 50% de origem materna e 50% de origem paterna. Isso é conhecido como o *princípio de Lyon*.[10]

Divisão celular

Ocorrem dois tipos de divisão celular em seres humanos e muitos outros animais: mitose e meiose. A mitose envolve a replicação do DNA para duplicar células somáticas e é representada pelo ciclo celular (Figura 4.7). Cada uma das duas células resultantes deve ter um conjunto idêntico de 23 pares de cromossomos. A *meiose* é um processo limitado à replicação de células germinativas (Figura 4.8). Isso resulta na formação de gametas, ou células reprodutoras (óvulo e espermatozoide), com cada célula tendo apenas um conjunto de 23 cromossomos. A meiose é dividida em duas fases distintas, meiose I e meiose II. Como na mitose, o primeiro passo da meiose I é replicar o DNA durante a interfase. Durante a metáfase I, todos os cromossomos autossômicos homólogos

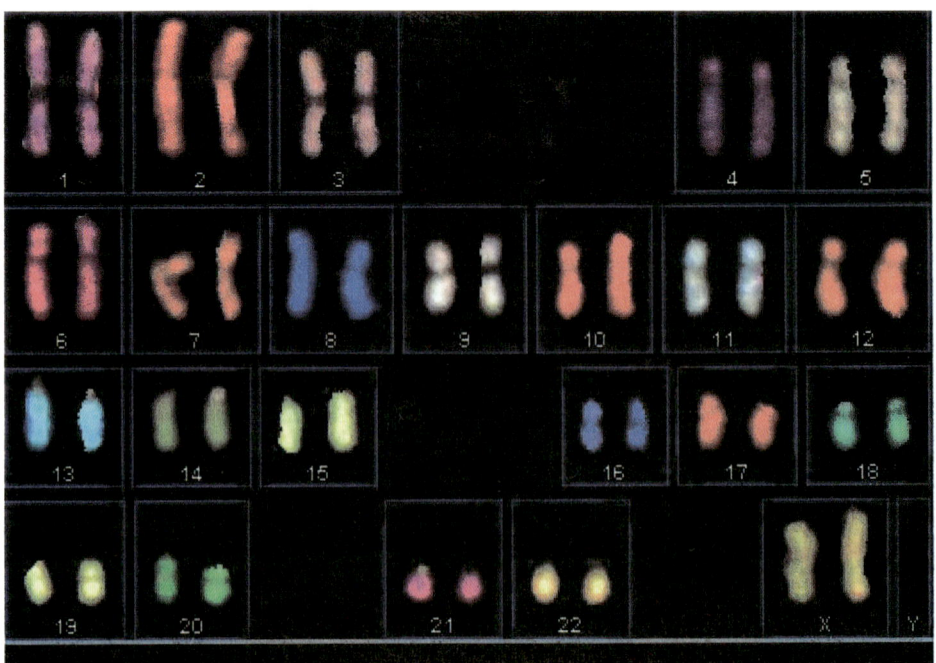

Figura 4.6 • Cariótipo de cromossomos humanos. Extraída de Rubin R., Strayer D. (Eds.). (2012). *Rubin's pathology: Clinicopathologic foundations of medicine* (6. ed., pp. 221). Philadelphia, PA: Lippincott Williams & Wilkins.

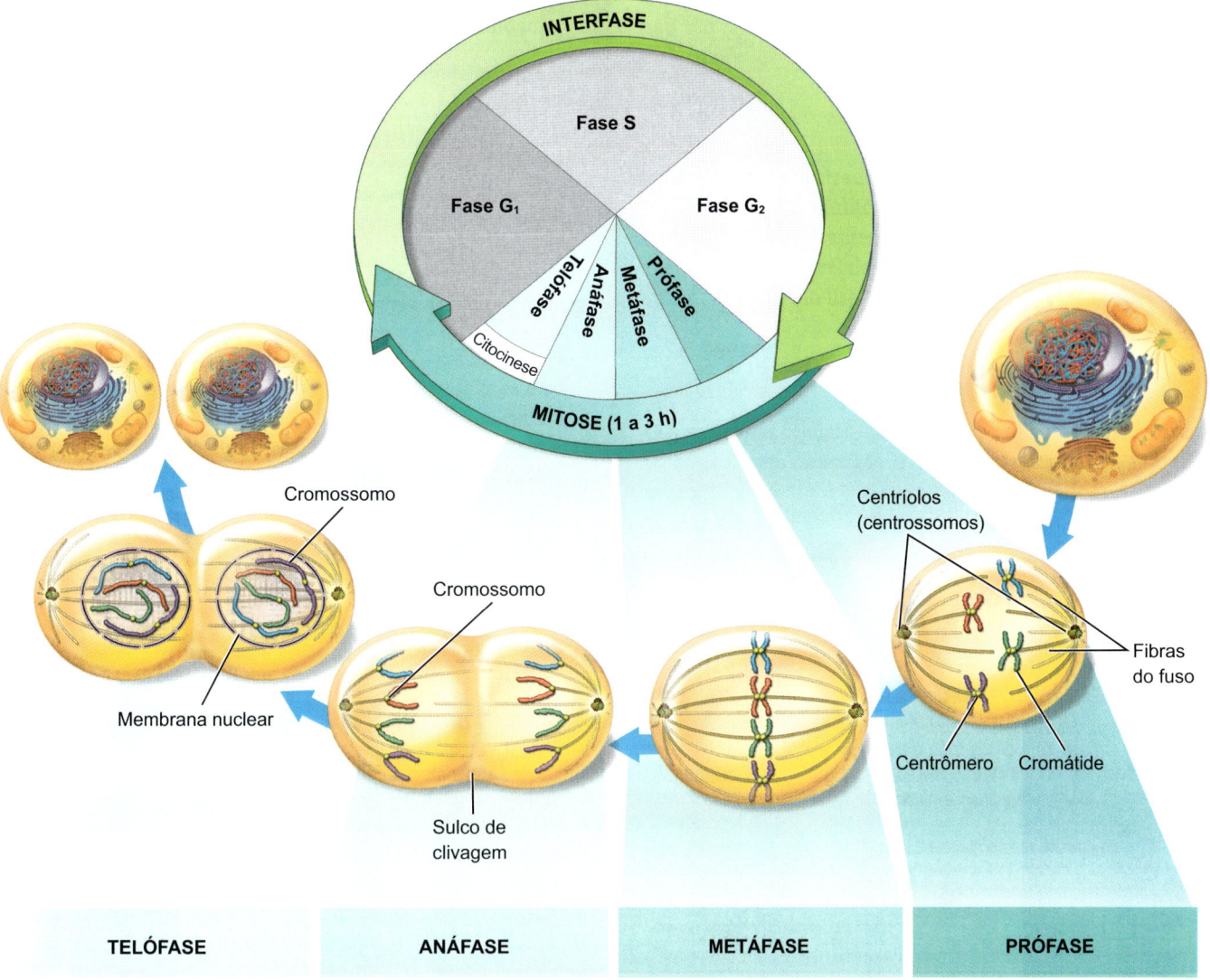

Figura 4.7 • Mitose. A mitose consiste na divisão do núcleo e é composta por quatro etapas: telófase, anáfase, metáfase e prófase. Extraída de McConnell T. H., Hull K. L. (2011). *Human form human function: Essentials of anatomy & physiology* (pp. 79, Fig. 3.12). Philadelphia, PA: Lippincott Williams & Wilkins.

se emparelham, formando uma tétrade. Os cromossomos X e Y não são homólogos e não formam bivalentes. Como os bivalentes estão alinhados, uma troca de segmentos cromátides pode ocorrer na metáfase I. Esse processo é chamado de *crossing-over* (Figura 4.9). O *crossing-over* possibilita novas combinações de genes, aumentando a variabilidade genética. Depois da telófase I, cada uma das duas células-filhas contém um membro de cada par de cromossomos homólogos e um cromossomo sexual (23 cromossomos de fita dupla). Durante a anáfase da meiose II, os 23 cromossomos de fita dupla (duas cromátides) se dividem nos centrômeros. Cada célula-filha subsequente receberá 23 cromátides individuais.

A meiose, que ocorre apenas em células produtoras de gametas encontradas nos testículos ou ovários, tem um resultado diferente em indivíduos do sexo masculino e feminino. Nos

Conceitos fundamentais

Cromossomos

- O DNA está organizado em 23 pares de cromossomos. Existem 22 pares de autossomos, que são iguais para homens e mulheres, e um par de cromossomos sexuais, com o par XX em mulheres e XY nos homens
- A divisão celular requer a duplicação de cromossomos. A duplicação de cromossomos em uma linha de célula somática é completada pelo processo de mitose, em que cada célula-filha recebe 23 pares de cromossomos. A meiose é limitada à replicação de células germinativas e resulta em células-filhas, cada uma com um único conjunto de 23 cromossomos.

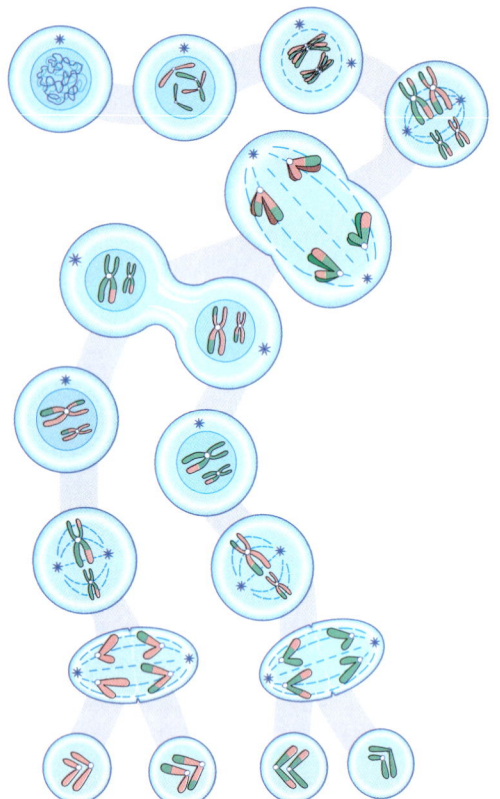

Figura 4.8 • Meiose. A meiose é a divisão celular que produz gametas ou células reprodutivas. Definição retirada de *Stedman's medical dictionary* (2015). Philadelphia, PA: Lippincott Williams & Wilkins.

Estrutura do cromossomo

Citogenética é o estudo da estrutura e características numéricas dos cromossomos de uma célula. Estudos cromossômicos podem ser feitos em qualquer tecido ou célula que cresce e se divide em cultura, mas os leucócitos ou amostras bucais (bochecha) são frequentemente utilizados para esse fim. Depois que as células foram cultivadas, uma substância chamada *colchicina* é empregada para manter a mitose na metáfase, para que os cromossomos possam ser facilmente identificados. O preparo é feito espalhando-se e fixando-se os cromossomos em uma lâmina, a seguir eles são corados para mostrar os padrões de bandas específicos de cada cromossomo. Os cromossomos são fotografados e as microfotografias de cada um dos cromossomos são cortadas e arranjadas em pares de acordo com um sistema de classificação padronizado (ver Figura 4.7). A imagem completa é chamada *cariótipo* e o processo de preparo da imagem é chamado *cariotipagem*.

Na lâmina de metáfase, cada cromossomo toma a forma de um "X" ou padrão do "osso da sorte". As duas cromatinas estão ligadas por um centrômero. Os cromossomos humanos são divididos em três tipos, de acordo com a posição do centrômero. Se o centrômero está no meio e os braços têm aproximadamente o mesmo comprimento, o cromossomo é chamado *metacêntrico*; se não está centralizado e os braços têm comprimento claramente diferente, é chamado *submetacêntrico*; e se está próximo a uma das extremidades, é chamado *acrocêntrico*. O braço curto do cromossomo é designado pela letra "p", de pequeno (*petite*, em francês) e o braço longo é designado pela letra "q" simplesmente porque é a próxima letra do alfabeto.[14] Os braços do cromossomo são indicados pelo número do cromossomo seguido pela designação p ou q (p. ex., 15 p). Os cromossomos 13, 14, 15, 21 e 22 têm pequenas massas de cromatina chamadas *satélites* conectadas a seus braços curtos por hastes estreitas. Nas extremidades de cada cromossomo existem sequências especiais de DNA, chamadas *telômeros*. Os telômeros possibilitam que a extremidade da molécula de DNA seja totalmente replicada.

Os padrões de bandas de um cromossomo são utilizados para descrever a posição de um gene em um cromossomo. Cada braço do cromossomo é dividido em regiões, que são numeradas a partir do centrômero para fora (p. ex., 1, 2). As regiões são divididas em faixas, que também são numeradas (Figura 4.10). Esses números são utilizados para designar a posição de um gene no cromossomo. Por exemplo, Xp22 se refere à banda 2, região 2 do braço curto (p) do cromossomo X.

homens, a meiose (espermatogênese) resulta em quatro células-filhas viáveis chamadas *espermátides*, que se diferenciam em espermatozoides. Nas mulheres, a formação de gametas ou oogênese é bem diferente. Depois da primeira divisão meiótica de um ovócito primário, são formados um ovócito secundário e outra estrutura denominada corpo polar. Esse pequeno corpo polar contém pouco citoplasma, mas pode passar por uma segunda divisão meiótica, resultando em dois corpos polares. O ovócito secundário sofre uma segunda divisão meiótica, produzindo um ovócito maduro e outro corpo polar. São produzidos quatro espermatozoides viáveis durante a espermatogênese, mas apenas um óvulo é gerado por oogênese.

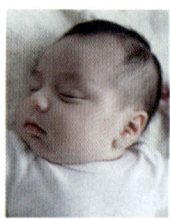

Lembre-se do estudo de caso na abertura da unidade, em que o cariótipo de **Jennifer** revelou um cromossomo 21 adicional, resultante de uma não disjunção. Esse evento acontece com mais frequência à medida que a mulher envelhece. Portanto, mulheres de 35 anos de idade ou mais são incentivadas a passar por uma triagem pré-natal, descrita no Capítulo 5.

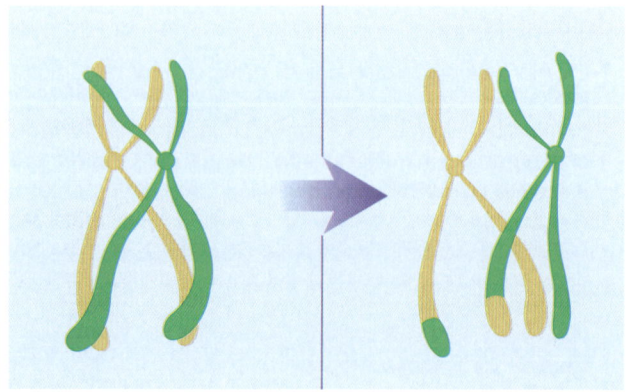

Figura 4.9 • Permuta (*crossing-over*) do DNA no momento da meiose.

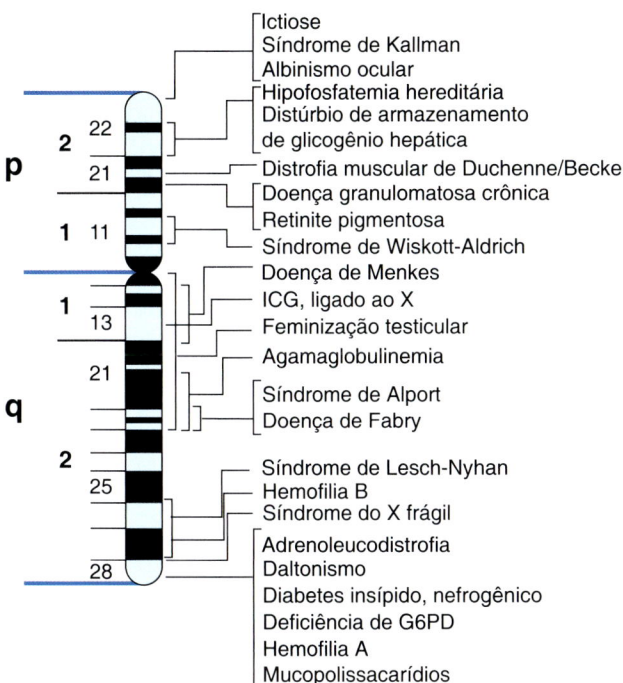

Figura 4.10 • Localização de doenças hereditárias representativas no cromossomo X. G6 PD: glicose-6-fosfato desidrogenase; ICG: imunodeficiência combinada grave. Extraída de Rubin R., Strayer D. (Eds.). (2015). *Rubin's pathology: Clinicopathologic foundations of medicine* (7. ed., Fig. 6.32, pp. 282). Philadelphia, PA: Lippincott Williams & Wilkins.

RESUMO

A informação genética em uma célula é organizada em estruturas chamadas cromossomos. Em seres humanos, existem 46 cromossomos organizados em 23 pares. Vinte e dois desses pares são autossomos. O vigésimo terceiro par constitui os cromossomos sexuais. Existem dois tipos de divisão celular: meiose e mitose. A divisão mitótica ocorre em células somáticas e resulta em duas células-filhas, cada uma com 23 pares de cromossomos. A meiose é limitada à replicação de células germinativas e resulta na formação de gametas ou células reprodutivas (óvulo e esperma), cada uma com apenas um conjunto de 23 cromossomos. O cariótipo é uma fotografia dos cromossomos de uma pessoa. Ele é preparado por meio de técnicas laboratoriais especiais nas quais as células são cultivadas, fixadas e coradas para exibir padrões de bandas identificáveis.

PADRÕES DE HERANÇA

Depois de concluir esta seção, o leitor deverá ser capaz de:

- Diferenciar genótipo de fenótipo
- Definir os termos alelo, *locus*, homozigoto e heterozigoto
- Explicar por que um indivíduo pode ser um "portador" de uma característica específica.

As características herdadas dos pais são transportadas dentro dos genes, encontrados ao longo dos cromossomos. São possíveis formas alternativas do mesmo gene e cada uma pode produzir um aspecto diferente de um determinado traço.

Definições

A genética tem seu próprio conjunto de definições. O *genótipo* de um indivíduo é a informação genética armazenada na sequência dos pares de bases. O *fenótipo* se refere às características físicas ou bioquímicas conhecidas, que são associadas a um genótipo específico. Contudo, mais de um genótipo pode ter o mesmo fenótipo. Algumas pessoas de olhos castanhos são portadoras do código para olhos azuis e outras de olhos castanhos não são. Fenotipicamente, essas duas pessoas de olhos castanhos parecem as mesmas, mas genotipicamente são diferentes.

A posição de um gene em um cromossomo é chamada *locus*, e formas alternativas de um gene no mesmo *locus* são chamadas *alelos*. Quando apenas um par de genes está envolvido na transmissão da informação, emprega-se o termo *traço de único gene*. Traços de único gene seguem as leis de herança mendeliana.

Herança poligênica envolve múltiplos genes em *loci* diferentes, com cada gene exercendo um pequeno efeito na determinação de uma característica. Vários pares de genes, muitos deles com códigos alternativos, determinam a maioria dos traços humanos. Os traços poligênicos são previsíveis, mas com menor confiabilidade do que os traços de único gene. Herança *multifatorial* é semelhante à herança poligênica, no sentido de que vários alelos em diferentes *loci* afetam o resultado; a diferença é que a herança multifatorial também inclui os efeitos ambientais sobre os genes.

São conhecidas muitas outras interações gene-gene. Isso inclui a *epistasia*, em que um gene mascara os efeitos fenotípicos de outro gene; alelos múltiplos, em que mais do que um alelo afeta a mesma característica (p. ex., tipos sanguíneos ABO); *genes complementares*, em que cada gene é mutuamente dependente e *genes colaborativos*, em que dois genes diferentes que influenciam a mesma característica interagem para produzir um fenótipo que nenhum dos genes isoladamente poderia produzir.

Imprinting genômico

Determinados genes exibem um tipo de transmissão de "origem parental", na qual os genomas parentais nem sempre contribuem igualmente para o desenvolvimento do indivíduo (Figura 4.11). A transmissão desse fenômeno é chamada de *imprinting* genômico. Embora raro, estima-se que cerca de 100 genes exibam *imprinting* genômico.

Exemplos muito conhecidos de *imprinting* genômico são a transmissão das mutações nas síndromes de Prader-Willi e Angelman.[11] As duas síndromes apresentam retardo mental como característica comum. Verificou-se também que ambos os distúrbios tinham a mesma deleção no cromossomo 15. Quando a deleção é herdada da mãe, a criança apresenta a síndrome de Angelman ("fantoche feliz"). A mesma deleção herdada do pai resulta na síndrome de Prader-Willi.

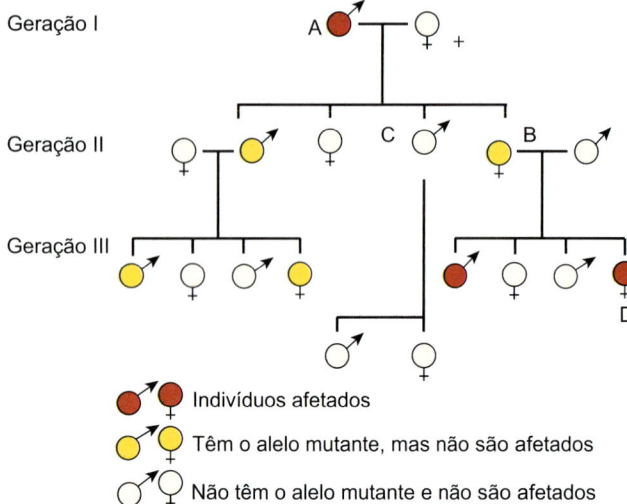

Figura 4.11 • Heredograma de três gerações mostrando *imprinting* genômico. Na geração I, o indivíduo **A**, do sexo masculino, herdou um alelo mutante de sua mãe afetada (não mostrado), o gene é "desligado" durante a espermatogênese e, portanto, nenhum dos seus descendentes (geração II) expressa o alelo mutante, independentemente do fato de serem portadores. No entanto, o gene será novamente "ligado" durante a oogênese em qualquer uma de suas filhas (**B**) que herdaram o alelo. Todas as crianças (geração III) que herdarem o alelo mutante serão afetadas. Todos os descendentes de crianças normais (**C**) terão prole normal. Todos os filhos da mulher (**D**) expressarão a mutação se herdarem o alelo.

de Gregor Mendel foi publicado em 1865, novas descobertas levaram a algumas modificações nas leis originais, mas muitos dos princípios básicos ainda são verdadeiros.

Mendel descobriu o padrão básico de herança por meio da realização de experiências cuidadosamente planejadas com ervilhas de jardim. Fazendo experiências com diversas características fenotípicas em ervilhas, Mendel propôs que características hereditárias são transmitidas de pais para filhos por meio de fatores herdados independentemente – agora conhecidos como genes – e que esses fatores são transmitidos como traços recessivos e dominantes. Mendel chamou os fatores dominantes (ervilhas redondas) de "A" e os fatores recessivos (ervilhas enrugadas) de "a". Geneticistas continuam a empregar letras maiúsculas para designar traços dominantes e letras minúsculas para identificar traços recessivos. As combinações possíveis de se formarem com a transmissão de traços dominantes e recessivos de único gene podem ser descritas mediante a construção de uma figura chamada *quadrado de Punnett*, que usa letras maiúsculas e minúsculas (Figura 4.12).

Os traços observáveis da herança de único gene são herdados pelos descendentes dos pais. As células germinativas primordiais (espermatozoide e óvulo) de ambos os pais sofrem meiose, na qual o número de cromossomos é dividido pela metade (de 46 para 23) e cada célula germinativa recebe apenas um alelo de cada par (primeira lei de Mendel). De acordo com a segunda lei de Mendel, os alelos dos diferentes *loci* de genes segregam de maneira independente e se recombinam aleatoriamente no descendente. Indivíduos nos quais dois alelos de um determinado par são iguais (AA ou aa) são chamados *homozigotos*. Os *heterozigotos* têm alelos diferentes (Aa) em um *locus* do gene. Uma *característica recessiva* é aquela expressa apenas em um par homozigoto (aa), e uma *característica dominante* é

Um distúrbio cromossômico relacionado é a *dissomia uniparental*. Isso ocorre quando dois cromossomos de mesmo número são herdados de um dos pais. Normalmente, isso não é um problema, exceto nos casos em que um cromossomo foi *imprinted* por um dos pais. Nesse caso, os descendentes terão apenas uma cópia funcionante do cromossomo, originando possíveis problemas.

Conceitos fundamentais

Transmissão de informação genética

- A transmissão de informações de uma geração para a seguinte é fornecida pelo material genético transferido de cada um dos pais no momento da concepção
- Os padrões de herança mendeliana, ou de único gene, são transmitidos de pais para filhos de maneira previsível. A herança poligênica, que envolve vários genes, e a herança multifatorial, que também envolve diversos genes além de fatores ambientais, são menos previsíveis.

Leis de Mendel

A principal característica da herança é a previsibilidade: dadas certas condições, a probabilidade de ocorrência ou recorrência de um traço específico é extremamente previsível. As unidades de hereditariedade são os genes, e o padrão de expressão de um único gene pode ser previsto com base nas leis de Mendel em relação à transmissão genética. Desde que o trabalho original

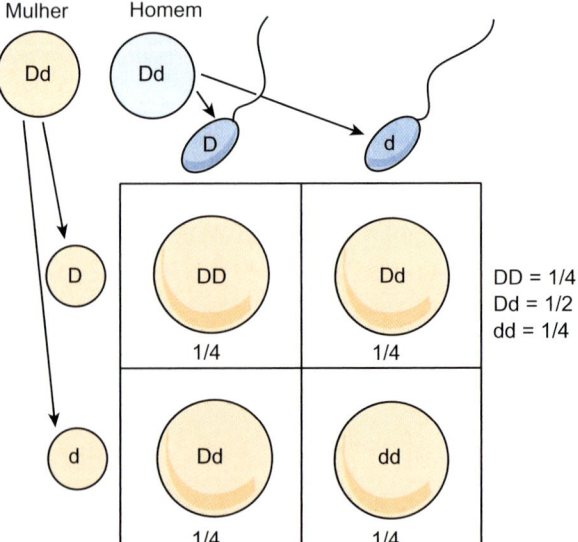

Figura 4.12 • Quadrado de Punnett, que mostra todas as combinações possíveis para a transmissão de uma característica de único gene (bochechas com covinhas). No exemplo mostrado os dois pais são heterozigotos (Dd) para o traço. Os alelos carregados pela mãe estão à esquerda, e os do pai estão acima. O alelo D é dominante, e o alelo d é recessivo. Os descendentes DD e Dd têm covinhas, e os descendentes dd não as têm.

expressa tanto em um par homozigoto (AA) quanto heterozigoto (Aa). Se o traço seguir uma simples herança mendeliana, então todas as pessoas com um alelo dominante, independentemente de ser uma ou duas cópias, mostrarão o fenótipo desse traço. Por exemplo, os genes para cabelos loiros são recessivos e os para cabelos castanhos, dominantes. Portanto, apenas as pessoas com genótipo com dois alelos para cabelos loiros serão loiras; aquelas com um ou dois alelos para cabelos castanhos terão cabelos castanhos.

Às vezes, a pessoa heterozigótica para uma característica recessiva (Aa) é chamada de *portadora*. Esse indivíduo não exibirá o fenótipo para a característica recessiva, mas "carreia" o alelo. Se ele tiver filhos com alguém que exibe esse fenótipo e é homozigoto para a característica recessiva, ou com alguém que também é portador, essa descendência também poderia exibir a característica recessiva. Tal situação poderia ocorrer quando duas pessoas com fenótipo de olhos castanhos têm um filho de olhos azuis. Os olhos castanhos (B) são dominantes aos olhos azuis (b), então ambos os pais precisam ser genotipicamente heterozigotos (Bb).

Heredograma

Trata-se de um método gráfico (ver Figuras 4.11 e 4.12) para retratar a história familiar de uma característica hereditária e elaborado a partir de uma história familiar cuidadosamente obtida. É útil para traçar o padrão de herança de uma característica particular.

RESUMO

Padrões hereditários conseguem calcular a probabilidade de ocorrência ou recorrência de uma característica genética específica. Genótipo se refere à informação armazenada no código genético de um indivíduo, enquanto o fenótipo representa os traços reconhecíveis, físicos e bioquímicos, associados ao genótipo. A região específica da molécula de DNA onde se localiza um gene particular é chamado *locus genético*. Formas alternativas de um gene são chamadas *alelos*. Traços podem ser tanto recessivos quanto dominantes. Um traço recessivo é expresso apenas quando há duas cópias (homozigotos) do alelo recessivo. Traços dominantes são expressos quando há uma (heterozigoto) ou duas cópias (homozigoto) do alelo dominante. Heredograma é um método gráfico para retratar a história familiar de uma característica hereditária.

TECNOLOGIA GENÉTICA

Depois de concluir esta seção, o leitor deverá ser capaz de:
- Descrever sucintamente os métodos utilizados em estudos de ligação e hibridização
- Descrever o processo da tecnologia do DNA recombinante
- Caracterizar o processo de interferência de RNA.

As últimas décadas foram testemunhas de avanços fenomenais no campo da genética. Esses avanços incluem a finalização do Projeto Genoma Humano; a criação do Projeto Internacional HapMap para mapear os haplótipos das variações no genoma humano; e no desenvolvimento de métodos para a aplicação da tecnologia desses projetos no diagnóstico e tratamento de doenças. Muitos profissionais de saúde também estabeleceram competências clínicas para suas profissões específicas sobre genética, porque a aplicação da tecnologia genética está se tornando mais evidente em todas as áreas de rastreamento e tratamento das doenças. Existem vários métodos novos de diagnóstico genético sendo utilizados, que são capazes de avaliar as pessoas para várias alterações genéticas. As informações obtidas a partir dessas tecnologias auxiliam muito no planejamento do cuidado e da gestão farmacológica de muitos tipos de doenças. Os profissionais de saúde precisam ser capazes de responder a perguntas e explicar a pessoas e familiares o resultado do teste e como esse conhecimento pode ou não influenciar o curso da sua saúde.

MAPEAMENTO GENÉTICO

Mapeamento genético é a atribuição de genes a um *locus* ou parte específica dos cromossomos. Outro tipo de estratégia de mapeamento, o mapa de haplótipos, concentra-se em identificar pequenas variações no genoma humano que afetam a suscetibilidade de uma pessoa à doença e as respostas a fatores ambientais, como micróbios, toxinas e substâncias.

Projeto Genoma Humano

O Projeto Genoma Humano, iniciado em 1990 e concluído em 2003, buscou identificar todos os genes do genoma humano. O projeto internacional foi responsável por determinar a localização precisa de genes e também explorar tecnologias que viabilizassem o sequenciamento de grandes quantidades de DNA com alta precisão e baixo custo. Parte do que foi descoberto foi bastante inesperada, incluindo a revelação de que os seres humanos têm meros 30 mil genes, em vez dos 100 mil inicialmente previstos a partir do diferente número de proteínas de nosso corpo. Outra descoberta surpreendente foi mencionada anteriormente neste capítulo. Em média, duas pessoas não relacionadas compartilham 99,9% de sua sequência de DNA; isso indica que a notável diversidade existente entre os seres humanos está contida em aproximadamente 0,1% do nosso DNA.[1,2]

Métodos de mapeamento genético

Têm sido utilizados diversos métodos para o desenvolvimento de mapas genéticos. Os mais importantes são estudos de ligação familiar, métodos de dosagem gênica e estudos de hibridização. Muitas vezes, a atribuição específica do local de um gene é feita por meio de informações de diversas técnicas de mapeamento.

Estudos de ligação. Os estudos de ligação estabelecem a premissa de que os genes estão dispostos em um arranjo linear ao longo dos cromossomos. Durante a meiose, os cromossomos emparelhados de células germinativas às vezes trocam material genético por causa do *crossing-over* (ver Figura 4.8). Essa troca geralmente envolve mais de um gene; normalmente são trocados grandes blocos de genes (que representam grande parte do cromossomo). Embora o ponto em que um bloco se separa do outro seja um acontecimento aleatório, quanto mais próximos dois genes estiverem em um mesmo cromossomo, maior é a chance de que sejam repassados para os descendentes. Quando dois traços herdados acontecem juntos em uma taxa maior do que a esperada pelo acaso, diz-se que existe entre eles uma *ligação gênica*. A análise de ligação pode ser usada clinicamente para identificar pessoas afetadas em uma família com um defeito genético conhecido.

Estudos de hibridização.
Uma recente descoberta biológica revelou que duas células somáticas de espécies diferentes, quando colocadas em conjunto na mesma cultura, se fundem então para formar uma nova célula híbrida. São utilizados dois métodos de hibridização em estudos genômicos: hibridização de células somáticas e hibridização *in situ*.

Hibridização de células somáticas envolve a fusão de células somáticas humanas com células de uma espécie diferente (tipicamente, de camundongos), para se obter uma célula contendo os cromossomos das duas espécies. Como essas células híbridas são instáveis, elas começam a perder cromossomos das duas espécies durante divisões celulares subsequentes. Isso possibilita a obtenção de células com diferentes combinações parciais de cromossomos humanos. As proteínas dessas células são, então, estudadas com a compreensão de que, para que uma proteína seja produzida, determinado cromossomo deve existir e, por conseguinte, a codificação para aquela proteína deve estar localizada nesse cromossomo.

A *hibridização in situ* envolve a utilização de sequências específicas de DNA ou RNA para localizar genes não expressos na cultura de células. As moléculas de DNA e RNA podem ser quimicamente identificadas com marcadores radioativos ou fluorescentes. Essas sequências de DNA ou de RNA quimicamente marcadas são utilizadas como sondas para detectar a localização de genes. Se a sonda corresponde ao DNA complementar de um segmento de cromossomo, ela hibridiza e permanece no local exato (daí o termo *in situ*) em um cromossomo. Marcadores radioativos ou fluorescentes são usados para localizar a sonda.

Mapeamento de haplótipos
À medida que progredia o trabalho do Projeto Genoma Humano, muitos pesquisadores argumentaram que seria possível a identificação dos padrões comuns de variações na sequência do DNA no genoma humano. Foi organizado um projeto internacional, conhecido como o *Projeto Internacional HapMap*, com a intenção de desenvolver um mapa de haplótipos dessas variações. Locais na sequência de DNA em que a diferença entre os indivíduos se apresenta em uma única base de DNA são chamados de *polimorfismos de nucleotídio único* (SNP, *single nucleotide polymorphisms*). Um haplótipo consiste em vários SNP proximamente ligados em um único cromossomo e que geralmente são passados como um bloco de uma geração para outra em determinada população. Uma das motivações do projeto HapMap foi a constatação de que a identificação de alguns SNP era suficiente para identificar os haplótipos em um bloco. Os SNP específicos que identificam os haplótipos são chamados *tagging SNP*. Essa abordagem, além de reduzir o número de SNP necessários para analisar um genoma inteiro, torna os métodos de verificação genômica muito mais eficientes para encontrar regiões com genes que contribuem para o desenvolvimento da doença. Muita atenção tem sido dada à utilização de SNP, para indicar suscetibilidade a doenças de uma população em relação a outra, bem como para definir medicamentos e terapias apropriadas com base no genótipo.

Tecnologia de DNA recombinante

O termo *DNA recombinante* refere-se a uma combinação de moléculas de DNA que não são encontradas juntas na natureza. A tecnologia de DNA recombinante viabiliza a identificação da sequência de DNA em um gene e a elaboração do produto proteico codificado pelo gene. A sequência específica de nucleotídios de um fragmento de DNA pode frequentemente ser identificada por meio da análise da sequência de aminoácidos e do códon do mRNA do seu produto proteico. Sequências curtas de pares de bases podem ser sintetizadas, marcadas radioativamente e, em seguida, utilizadas para identificar sua sequência complementar. Desse modo, é possível a identificação de estruturas normais e anormais nos genes.

Isolamento e clonagem genética

Os métodos de isolamento e clonagem de genes utilizados na tecnologia de DNA recombinante contam com o fato de que os genes de todos os organismos, de bactérias até mamíferos, têm por base uma organização molecular semelhante. A clonagem genética requer o corte e a modificação de uma molécula de DNA e a subsequente remontagem de seus fragmentos e a produção de cópias modificadas do DNA, seu mRNA e produtos do gene. A molécula de DNA é cortada utilizando-se uma enzima bacteriana, chamada *enzima de restrição*, que se liga ao DNA onde quer que uma curta sequência específica de pares de bases seja encontrada e cliva a molécula em um local específico de nucleotídios. Desse modo, uma longa molécula de DNA pode ser dividida em fragmentos menores distintos, um dos quais contém o gene de interesse. Há muitas enzimas de restrição disponíveis comercialmente, que cortam o DNA em diferentes locais de reconhecimento.

Os fragmentos de DNA frequentemente podem então ser reproduzidos com frequência por meio da inserção de um organismo unicelular, como uma bactéria. Para fazer isso, é utilizado um vetor de clonagem, como um vírus bacteriano ou o pequeno círculo de DNA que se encontra na maior parte das bactérias, denominado *plasmídio*. Os vetores virais e plasmídio replicam de maneira autônoma na célula bacteriana hospedeira. Durante a clonagem de genes, um vetor bacteriano e o fragmento de DNA são combinados e unidos por uma enzima especial denominada *DNA ligase*. Os vetores recombinantes são em seguida introduzidos em um meio de cultura adequado para a bactéria, e ela pode se replicar e expressar o gene do vetor recombinante.

Aplicações farmacêuticas

Os métodos da tecnologia de DNA recombinante também podem ser utilizados no tratamento de doenças. Por exemplo, a tecnologia de DNA recombinante é usada na fabricação de insulina humana usada para tratar diabetes melito. O DNA recombinante que corresponde à cadeia A da insulina humana foi isolado e inserido em plasmídios que, por sua vez, foram empregados para transformar *Escherichia coli*. As bactérias, então, sintetizaram a cadeia de insulina. Um método semelhante foi utilizado para se obter a cadeia B. As cadeias A e B foram então misturadas e foi viabilizado que se dobrassem, formando pontes de dissulfeto, produzindo moléculas ativas de insulina. O hormônio do crescimento humano também foi produzido em *E. coli*. Proteínas mais complexas são produzidas em cultura de células de mamífero com a utilização de técnicas de DNA recombinante. Entre elas, a eritropoetina, que é utilizada para estimular a produção de hemácias; fator VIII, empregado no tratamento de hemofilia; e ativador de plasminogênio tecidual (AP-t), administrado frequentemente após um infarto do coração para dissolver trombos.

Impressão digital genética

A técnica de impressão digital genética também usa tecnologia de DNA recombinante, assim como os princípios básicos da genética médica.[12] Com o uso de enzimas de restrição, a molécula de DNA é primeiro clivada em regiões específicas (Figura 4.13). Os fragmentos de DNA são separados de acordo com o tamanho por eletroforese e desnaturados (por aquecimento ou tratamento químico) para que todo o DNA seja de cadeia simples. O DNA de cadeia simples é então transferido para papel de nitrocelulose, aquecido para fixar o DNA ao papel e tratado com diferentes sondas radioativas. Depois que as sondas radioativas se ligam ao DNA desnaturado, realiza-se uma radiografia para revelar os fragmentos de DNA marcados.

Quando empregado em patologia forense, esse procedimento é aplicado a amostras do suspeito e a amostras forenses. Isso pode ser feito com amostras muito pequenas de DNA (um fio de cabelo ou uma gota de sangue ou saliva), usando-se a amplificação pela reação em cadeia da polimerase (PCR). Os padrões de bandas de DNA entre as amostras são analisados para verificar se são correspondentes. Com os métodos convencionais de análise de enzimas no sangue e no soro, há uma possibilidade de uma em 100 a 1 mil de que as duas amostras correspondam por acaso. Com impressões genéticas, essa probabilidade é de 1 em 100 mil a 1 milhão.

Terapia genética

Apesar de serem bastante diferentes da inserção de material genético em um organismo unicelular, como bactérias, estão disponíveis algumas técnicas para a inserção de genes no genoma de plantas multicelulares e animais. Veículos de liberação promissores para esses genes são os adenovírus. Tais vírus são veículos ideais porque seu DNA não se integra ao genoma do hospedeiro. No entanto, muitas vezes é necessário repetir as inoculações, pois o sistema imunológico do organismo geralmente ataca células que expressam proteínas de adenovírus. Esse tipo de terapia continua como um

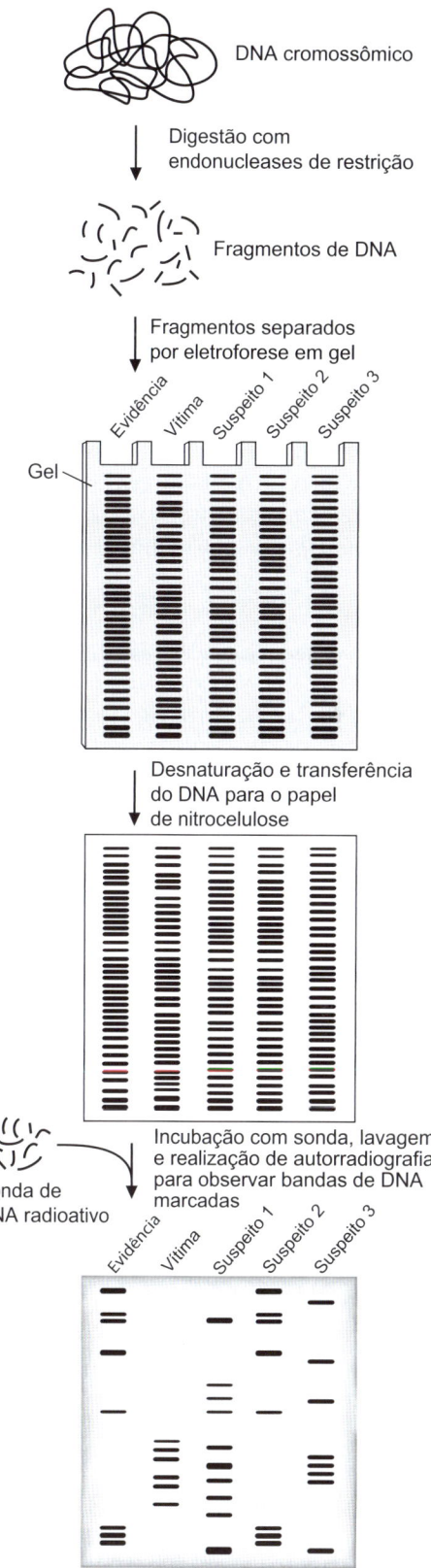

Figura 4.13 • Impressão digital genética. Enzimas de restrição são usadas para quebrar o DNA cromossômico em fragmentos, que são então separados por eletroforese em gel, desnaturados e transferidos para o papel de nitrocelulose; as bandas de DNA são marcadas com uma sonda radioativa e observadas utilizando-se autorradiografia. Adaptada de Smith C., Marks A. D., Lieberman M. (2005). *Marks' basic medical biochemistry* (2. ed., pp. 309). Philadelphia, PA: Lippincott Williams & Wilkins.

dos métodos mais promissores para o tratamento de doenças genéticas como fibrose cística, alguns tipos de câncer e várias doenças infecciosas.

São empregadas duas abordagens principais em terapia genética: genes transferidos podem substituir os defeituosos ou podem inibir seletivamente a expressão de genes deletérios. Sequências clonadas de DNA geralmente são os compostos utilizados na terapia genética. No entanto, a introdução do gene clonado no organismo multicelular pode influenciar apenas as poucas células que recebem o gene. Uma solução para esse problema seria a inserção do gene em um espermatozoide ou óvulo; após a fertilização, o gene será replicado em todos os tipos de células de diferenciação. Mesmo assim, técnicas de inserção celular são limitadas. Existem não apenas questões morais e éticas envolvidas, mas o problema de que essas técnicas não podem direcionar o DNA inserido para ser anexado a um cromossomo em particular ou suplantar um gene existente, deslocando-o de seu local original.

Tecnologia do RNA interferente

Uma abordagem de terapia genética está centralizada na substituição de genes em falta. No entanto, várias doenças genéticas são o resultado não da falta de genes, mas da atividade defeituosa. Com isso em mente, alguns cientistas estão abordando o problema usando *RNA interferente* (iRNA) para impedir que os genes produzam as proteínas indesejadas da doença.[13] O iRNA é um processo natural em que pequenos pedaços de RNA de cadeia dupla (*small interfering RNA* [siRNA]) suprimem a expressão do gene. Os cientistas acreditam que o iRNA pode ter se originado como uma defesa contra infecções virais e invasores genômicos potencialmente prejudiciais. Nas infecções virais, o iRNA poderia servir para controlar a infecção por evitar a síntese de proteínas virais.

Com o aperfeiçoamento contínuo das técnicas de silenciamento de genes, o iRNA já teve um impacto importante sobre a biologia molecular. Por exemplo, ele deu aos cientistas a capacidade de praticar genômica reversa, na qual a função de um gene pode ser inferida por meio do silenciamento de sua expressão. Cada vez mais, as empresas farmacêuticas estão usando iRNA para identificar alvos terapêuticos relacionados com a doença. Também existe um interesse considerável no aproveitamento de iRNA para fins terapêuticos, incluindo o tratamento do vírus da imunodeficiência humana (HIV) e vírus da hepatite C. Antes que isso possa ocorrer, no entanto, os métodos terapêuticos devem se mostrar seguros e eficazes, e devem ser superados os obstáculos para entrega de iRNA em células-alvo. É difícil para o RNA atravessar a membrana celular, e enzimas no sangue podem rapidamente quebrar a molécula.

com outros genes do local conhecido ou de acordo com sua tendência de serem herdados juntos. Um haplótipo consiste em vários SNP proximamente ligados em um único cromossomo e geralmente são passados como um bloco de uma geração para outra em determinada população. O Projeto Internacional HapMap foi desenvolvido para mapear os SNP no genoma humano, com a expectativa de que possam ser úteis na previsão e gestão de diversas doenças.

A engenharia genética proporcionou os métodos para a manipulação de ácidos nucleicos e recombinação de genes (DNA recombinante) em moléculas híbridas que podem ser inseridas em organismos unicelulares e reproduzidas muitas vezes. Como resultado, as proteínas antes disponíveis apenas em pequenas quantidades podem agora ser produzidas em grandes quantidades, uma vez que os respectivos genes foram isolados. Impressão digital genética, que se baseia na tecnologia de DNA recombinante e no mapeamento genético, é frequentemente empregada em investigações forenses. Uma nova estratégia para a gestão de doenças genéticas tem se concentrado no silenciamento de genes com o emprego do iRNA para impedir a produção de proteínas indesejadas que geram doenças.

CONSIDERAÇÕES GERIÁTRICAS

- As influências genéticas no envelhecimento são evidentes ao decorrer de uma vida bem mais longa (até 65%) quando mutações de um único gene ocorrem em vias de sinalização específicas[14]
- O encurtamento ou a erosão dos telômeros contribui para o envelhecimento orgânico.[14]

CONSIDERAÇÕES PEDIÁTRICAS

- Um de 150 nascidos vivos tem uma anomalia cromossômica que causa comprometimento cognitivo e defeitos congênitos. Anormalidades cromossômicas são ainda mais prevalentes entre natimortos e abortos espontâneos
- Erros inatos do metabolismo, causados por mutações genéticas, podem ser letais se não tratados, o que faz muitos estados exigirem triagem neonatal obrigatória[15]
- A criação do heredograma ajuda as famílias a identificar distúrbios genéticos e é útil quando se busca aconselhamento genético.[15]

RESUMO

Mapeamento genético é um método utilizado para atribuição de genes a cromossomos específicos ou partes de um cromossomo. Estudos de ligação atribuem um local no cromossomo para os genes, com base em sua estreita associação

Exercícios de revisão

1. O Projeto Genoma Humano revelou que os seres humanos têm apenas de 30 mil a 35 mil genes. Somente cerca de 2% do genoma codifica instruções para a síntese de proteínas, enquanto 50% são constituídos por sequências repetidas, que não codificam proteínas.

a. Utilize essa informação para explicar como o pequeno número de genes que codifica proteínas é capaz de produzir a grande variedade de proteínas necessárias para o desenvolvimento de órgãos e estruturas no embrião, bem como os necessários para o funcionamento orgânico normal na vida pós-natal.

2. Uma criança prestes a ser submetida a um procedimento cirúrgico faz um teste de tipagem sanguínea para possíveis transfusões de sangue. Contam aos pais que a criança é O Rh-positivo. Tanto a mãe quanto o pai são A Rh-positivo.
    a. Como você explicaria essa variação no tipo de sangue para os pais?
3. Anualmente, mais de 100 mil pessoas morrem como resultado de reações adversas a medicamentos; outros 2,2 milhões desenvolvem reações graves, enquanto outras não respondem às ações terapêuticas dos fármacos.
    a. Explique como o uso de informações sobre polimorfismos de nucleotídio único (SNP) pode ser feito para mapear variações individuais nas respostas aos medicamentos.
4. A insulina humana, preparada por meio de tecnologia de DNA recombinante, é utilizada no tratamento de diabetes melito.
    a. Explique as técnicas empregadas para a produção de um hormônio humano com essa tecnologia.

REFERÊNCIAS BIBLIOGRÁFICAS

1. Meselson M., Stahl F. W. (1958). The replication of DNA in Escherichia coli. Proceedings of the National Academy of Sciences of the United States of America 44(7), 671-682.
2. Biterge B., Schneider R. (2014). Histone variants: Key players of chromatin. Cell and Tissue Research 356(3), 457–466. doi:10.1007/s00441-014-1862-4.
3. Clapier C. R., Iwasa J., Cairns B. R., et al. (2017). Mechanisms of action and regulation of ATP-dependent chromatin-remodelling complexes. Nature Reviews Molecular Cell Biology 18(7), 407-422. doi:10.1038/nrm.2017.26.
4. International HapMap C. (2003). The International HapMap Project. Nature 426(6968), 789-796. doi:10.1038/nature02168.
5. Brown A., Shao S., Murray J., et al. (2015). Structural basis for stop codon recognition in eukaryotes. Nature 524(7566), 493-496. doi:10.1038/nature14896.
6. Brandvold K. R., Morimoto R. I. (2015). The chemical biology of molecular chaperones–Implications for modulation of proteostasis. Journal of Molecular Biology 427(18), 2931-2947. doi:10.1016/j.jmb.2015.05.010.
7. Spitz F., Furlong E. E. (2012). Transcription factors: From enhancer binding to developmental control. Nature Reviews Genetics 13(9), 613-626. doi:10.1038/nrg3207.
8. Blake J. A., Ziman M. R. (2014). Pax genes: Regulators of lineage specification and progenitor cell maintenance. Development 141(4), 737-751. doi:10.1242/dev.091785.
9. Hughes J. F., Rozen S. (2012). Genomics and genetics of human and primate y chromosomes. Annual Review of Genomics and Human Genetics 13, 83-108. doi:10.1146/annurev-genom-090711-163855.
10. Rubin R., Strayer D. (Eds.) (2012). Rubin's pathology: Clinicopathologic foundations of medicine. Philadelphia, PA: Lippincott Williams & Wilkins.
11. Kalsner L., Chamberlain S. J. (2015). Prader-Willi, Angelman, and 15q11-q13 duplication syndromes. Pediatric Clinics of North America 62(3), 587-606. doi:10.1016/j.pcl.2015.03.004.
12. Thompson R., Zoppis S., McCord B. (2012). An overview of DNA typing methods for human identification: Past, present, and future. Methods in Molecular Biology 830, 3-16. doi:10.1007/978-1-61779-461-2_1.
13. Fischer S. E. (2015). RNA interference and microRNA-mediated silencing. Current Protocols in Molecular Biology 112(26), 1-5. doi:10.1002/0471142727.mb2601s112.
14. Strayer D. S., Rubin E. (2015). Rubin's pathology clinicopathologic foundations of medicine (7th ed.). Philadelphia, PA: Wolter Kluwers.
15. Kyle T., Carman S. (2017). Nursing care of the child with an alteration in genetics. In Essentials of pediatric nursing (3rd ed.). Philadelphia, PA: Wolter Kluwers.

Doenças Genéticas e Congênitas

5

Ansley Grimes Stanfill, PhD, RN

INTRODUÇÃO

Defeitos congênitos, às vezes chamados de anomalias congênitas, são anormalidades em uma estrutura, função ou metabolismo orgânico já no momento do nascimento. Afetam mais de 185 mil crianças nascidas anualmente nos EUA[a] e são a principal causa de morte.[1] Defeitos congênitos podem ser causados por fatores genéticos (herança monogênica, herança multifatorial ou aberrações cromossômicas) ou fatores ambientais ativos durante o desenvolvimento embrionário ou fetal (p. ex., doença materna, infecções ou medicamentos tomados durante a gravidez). Embora os defeitos congênitos causados por fatores genéticos estejam evidentes ao nascimento, eles podem não se manifestar mais tarde. Este capítulo apresenta uma visão geral de doenças genéticas e congênitas e divide-se em três partes:

1. Doenças genéticas e cromossômicas
2. Doenças causadas por fatores ambientais
3. Diagnóstico e aconselhamento.

DOENÇAS GENÉTICAS E CROMOSSÔMICAS

Depois de concluir esta seção, o leitor deverá ser capaz de:

- Descrever três tipos de doenças monogênicas (de único gene) e seus padrões de herança
- Diferenciar as doenças por herança multifatorial daquelas causadas por herança monogênica.

A maioria das doenças é causada por alterações na molécula de DNA (ácido desoxirribonucleico), que modificam a sequência de síntese de um produto genético específico. Outras doenças genéticas resultam de aberrações cromossômicas como deleção ou erros de duplicação ou, ainda, são o resultado de um número anormal de cromossomos.

Os genes em cada cromossomo estão dispostos em uma ordem estrita, com cada gene ocupando um determinado local ou *locus*. Os dois membros de um par de genes, um herdado da mãe e outro do pai, são chamados *alelos*. Se os membros de um par de genes são idênticos (*i. e.*, codificam exatamente o mesmo produto genético), o indivíduo é considerado *homozigoto*, e se os dois membros são diferentes, o indivíduo é *heterozigoto*. A composição genética de uma pessoa é chamada *genótipo*, enquanto o *fenótipo* é a expressão observável de um genótipo em termos de características físicas ou bioquímicas. Se o traço é visto fenotipicamente no heterozigoto, diz-se que o alelo é *dominante*. Se no homozigoto, o alelo é *recessivo*.

Muitos genes têm mais de um alelo normal (formas alternativas) no mesmo local. Isso é chamado de polimorfismo. Embora a maioria das características siga um padrão dominante ou recessivo, é possível que os dois alelos de um par de genes sejam vistos fenotipicamente no heterozigoto, uma condição denominada *codominância*. A herança do grupo sanguíneo (p. ex., A0, B0, AB) é um exemplo de codominância e polimorfismo.

Uma *mutação* genética é um evento bioquímico, como uma alteração, deleção ou inserção de um nucleotídio, que produz um novo alelo para um gene específico. Um único gene mutante pode ser expresso em diferentes partes do corpo. A síndrome de Marfan, por exemplo, resulta de um defeito em um único gene em uma proteína do tecido conjuntivo, que tem efeitos disseminados envolvendo estruturas esqueléticas, cardiovasculares e os olhos. A doença pode ser herdada como característica familiar ou surgir como um caso esporádico decorrente de uma nova mutação.

Doenças monogênicas

Doenças monogênicas são causadas por um alelo defeituoso ou mutante em um único *locus* genético e seguem padrões de hereditariedade mendeliana. Doenças monogênicas são caracterizadas por seus padrões de transmissão, que geralmente são obtidos pelo histórico genético familiar. Os padrões de herança dependem de o fenótipo ser dominante ou recessivo

---

[a] N.R.T.: no Brasil, os óbitos por malformação congênita aumentaram de 4,0 em 1980 para 6,7 por mil nascidos vivos (NV) em 1990, chegando a 11,4 por mil NV em 2000. Em 2004, já representavam a segunda causa de óbito infantil no país. Fonte: Gomes M. R. R., Costa J. S. D. da. (2012). Mortalidade infantil e as malformações congênitas no Município de Pelotas, RS, Brasil: estudo ecológico no período 1996-2008. *Epidemiol Serv Saúde* [on-line]. mar. 21(1) [citado 03 Setembro 2014], 119 a 128. Disponível em: http://scielo.iec.pa.gov.br/scielo.php?script=sci_arttext&pid=S1679-49742012000100012&lng=pt&nrm=iso.

e de o gene em questão estar localizado em um cromossomo autossômico ou sexual. Além de doenças causadas por mutações de genes localizados nos cromossomos do interior do núcleo, outra (porém mais rara) classe de doenças envolve o genoma mitocondrial e mostra padrão de herança materna.

Praticamente todas as doenças de único gene conduzem à formação de uma proteína anormal ou diminuição da produção de um produto genético. Essas mudanças são passíveis de originar muitos tipos diferentes de alterações sistêmicas. A Tabela 5.1 lista algumas das doenças comuns de único gene e suas manifestações.

Doenças autossômicas dominantes

Nas doenças autossômicas dominantes, um único alelo mutante de um dos pais afetado é transmitido para um filho, independentemente do sexo. O genitor afetado tem 50% de chance de transmitir a doença para cada indivíduo da prole (Figura 5.1). Os parentes não afetados de um dos pais ou irmãos não afetados da prole não transmitem a doença. Em muitas circunstâncias, a idade de manifestação é atrasada e os sinais e sintomas da doença não aparecem até mais tarde na vida (como nos casos de doença de Huntington).

Doenças autossômicas dominantes também podem se manifestar como uma nova mutação. A mutação será transmitida para a próxima geração dependendo da capacidade reprodutiva do indivíduo afetado. Muitas mutações autossômicas dominantes são acompanhadas de capacidade reprodutiva reduzida e, portanto, o defeito não se perpetua nas gerações futuras. Se um defeito autossômico for acompanhado por total incapacidade de reprodução, essencialmente todos os novos casos da doença serão devidos a novas mutações. Se o defeito não afeta a capacidade de reprodução, é mais provável que seja herdado de um dos pais.

Embora exista uma chance de 50% de herdar uma doença genética dominante de um progenitor afetado, pode haver grande variação na penetração e na expressão do gene. Quando uma pessoa herda um gene mutante dominante, mas não exibe o fenótipo associado, a característica é descrita como tendo *penetrância reduzida*. A penetrância é expressa em termos matemáticos: uma penetrância de 50% indica que a pessoa com o gene defeituoso herdado tem 50% de chance de expressar o transtorno. A pessoa com um gene mutante que não se expressa é uma exceção importante à regra, pois esta estabelece que indivíduos não afetados não transmitem um traço autossômico dominante. Essas pessoas são capazes de transmitir o gene para seus descendentes e assim produzir a condição "de pular uma geração" na história familiar delas. Doenças autossômicas dominantes também exibem *expressividade variável*; isso significa que são expressas de maneira diferente nos indivíduos que carregam o gene mutante. A

Tabela 5.1 Importância das doenças de herança mendeliana ou monogênicas.

Doenças	Significado
Autossômicas dominantes	
Acondroplasia	Nanismo de membros curtos
Doença renal policística do adulto	Doença renal crônica
Doença de Huntington	Doença neurodegenerativa
Hipercolesterolemia familiar	Aterosclerose prematura
Síndrome de Marfan	Doença do tecido conjuntivo com anormalidades nos sistemas esquelético, ocular e cardiovascular
Neurofibromatose (NF)	Tumores neurogênicos: tumores cutâneos fibromatosos, lesões cutâneas pigmentadas e nódulos oculares em NF-1; neuroma do acústico bilateral em NF-2
Osteogênese imperfeita	Doença dos ossos frágeis devido a defeitos na síntese de colágeno
Esferocitose	Doença das hemácias
Doença de von Willebrand	Diátese hemorrágica
Autossômicas recessivas	
Fibrose cística	Distúrbio de transporte de íons cloreto através de membrana em glândulas exócrinas, que causa doença nos pulmões e pâncreas
Doenças de armazenamento de glicogênio	Excesso de acúmulo de glicogênio no fígado e hipoglicemia (doença de von Gierke); acúmulo de glicogênio no músculo estriado em formas miopáticas
Albinismo oculocutâneo	Hipopigmentação de pele, pelos, cabelos e olhos resultante da incapacidade de sintetizar melanina
Fenilcetonúria (PKU)	Falta de fenilalanina hidroxilase com hiperfenilalaninemia e comprometimento do desenvolvimento cerebral
Anemia falciforme	Defeito nas hemácias
Doença de Tay-Sachs	Deficiência de hexosaminidase A; deterioração mental e física grave que começa na infância
Recessivas ligadas ao X	
Hipogamaglobulinemia do tipo Bruton	Imunodeficiência
Hemofilia A	Diátese hemorrágica
Distrofia de Duchene	Distrofia muscular
Síndrome do X frágil	Deficiência intelectual

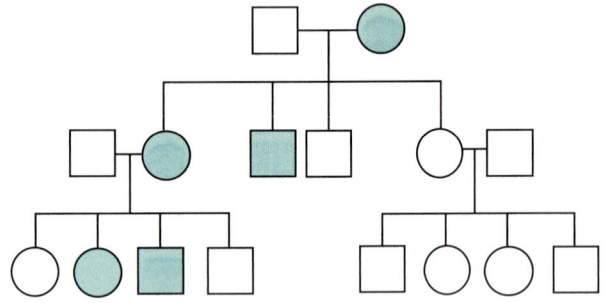

Figura 5.1 • Heredograma simples de um traço autossômico dominante. Quadrados representam homens, círculos representam mulheres. Os símbolos sombreados representam um pai afetado com um gene mutante. Um dos pais afetado com um traço autossômico dominante tem 50% de chance de passar o gene mutante para cada criança, independentemente do sexo.

polidactilia, ou dedos extranumerários, por exemplo, pode ser expressa em qualquer um dos dedos das mãos ou dos pés.[2] Outras doenças da herança autossômica, síndrome de Marfan e neurofibromatose (NF), são descritas aqui.

Síndrome de Marfan. É uma doença autossômica dominante do tecido conjuntivo que dá forma e estrutura a outros tecidos do corpo e os mantém no lugar. A anomalia bioquímica básica na síndrome de Marfan afeta a *fibrilina I*, que é um dos principais componentes das microfibrilas encontradas na matriz extracelular.[3] A fibrilina I é codificada pelo gene *FBNI*, mapeado no cromossomo 15q21. A prevalência da síndrome de Marfan é estimada em 1 por 5 mil. Aproximadamente 70 a 80% dos casos são familiares e o restante são casos esporádicos, resultantes de novas mutações nas células germinativas dos pais.[3]

A síndrome de Marfan afeta diversos sistemas orgânicos, incluindo os olhos; o sistema cardiovascular; e o sistema esquelético (ossos e articulações).[3] Existe uma grande variação no fenótipo para a doença. As pessoas podem ter anormalidades em um, dois ou mais sistemas orgânicos. As deformidades ósseas, que são as características mais evidentes da doença, incluem um corpo longo e fino, com membros excepcionalmente longos e dedos compridos e afilados, às vezes chamados de *aracneiformes* ou *aracnodactilia*; articulações hiperextensíveis; e vários tipos de deformidades da coluna vertebral, incluindo cifose e escoliose (Figura 5.2). Muitas vezes ocorrem deformidades torácicas, peito escavado (esterno com depressão profunda) ou tórax carinado, possíveis de exigir a realização de um procedimento cirúrgico. A doença ocular mais comum é a luxação bilateral do cristalino devido à fraqueza dos ligamentos. Miopia e predisposição ao descolamento de retina também são comuns. No entanto, os aspectos com mais risco à vida são os defeitos cardiovasculares, que incluem prolapso da valva mitral, dilatação progressiva do anel da valva aórtica e fraqueza da aorta e outras artérias. A dissecção e ruptura da aorta podem levar à morte prematura.

Como mais de 100 mutações foram associadas à doença, o diagnóstico da síndrome de Marfan se baseia em critérios diagnósticos principais e secundários, que incluem deformidades esqueléticas, cardiovasculares e oculares. Atualmente, não há cura para a síndrome de Marfan. O plano de tratamento deve incluir a realização de ecocardiograma e eletrocardiograma para avaliar o estado do sistema cardiovascular, exames periódicos dos olhos e avaliação do sistema esquelético, especialmente em crianças e adolescentes.

Neurofibromatose. A neurofibromatose é uma doença causadora do desenvolvimento de tumores a partir de células de Schwann encontradas no sistema neurológico.[4] Existem pelo menos duas formas genética e clinicamente distintas da doença:

1. NF tipo 1 (NF-1), também conhecida como *doença de von Recklinghausen*
2. NF tipo 2 acústica bilateral (NF-2).[4,9]

As duas doenças resultam de um defeito genético no gene supressor de tumor que regula a diferenciação e o crescimento das células. O gene para NF-1 foi mapeado no braço longo do cromossomo 17 e o gene de NF-2 no cromossomo 22.[4,5]

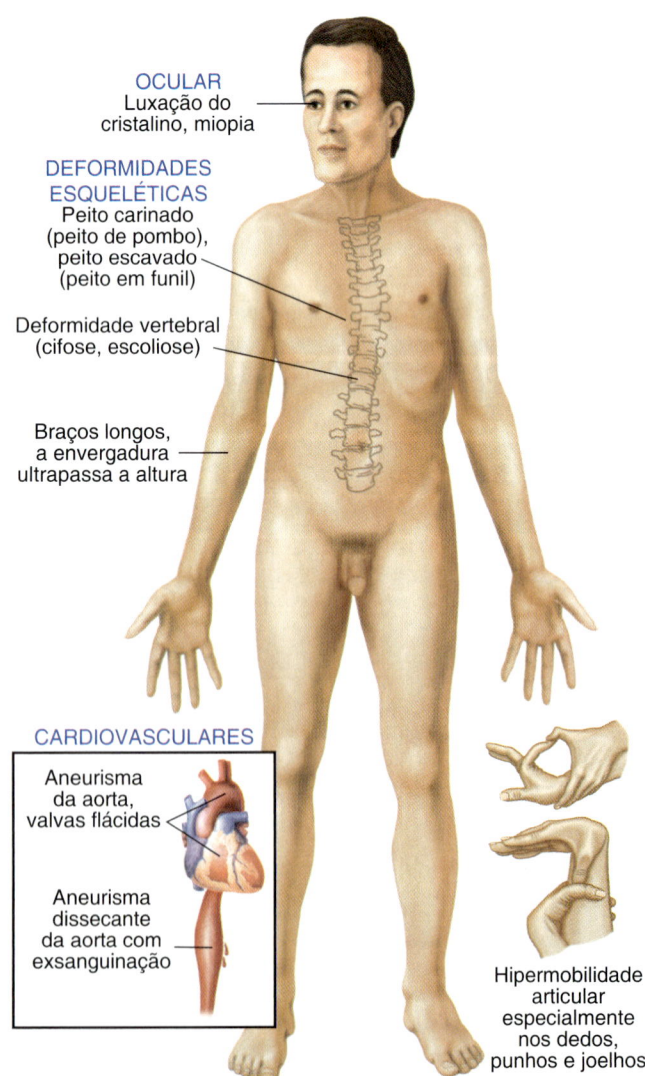

Figura 5.2 • Características clínicas da síndrome de Marfan.

A NF do tipo 1 é uma doença comum, caracterizada por neurofibromas cutâneos e subcutâneos no final da infância ou adolescência.[4] Os neurofibromas cutâneos, que variam em número de alguns a centenas, se manifestam como lesões moles e pedunculadas ao se projetarem da pele. São o tipo mais comum de lesão, muitas vezes não são aparentes até a puberdade e apresentam maior densidade no tronco (Figura 5.3). As lesões subcutâneas crescem logo abaixo da pele. São firmes, arredondadas e podem ser dolorosas. Neurofibromas plexiformes envolvem os nervos periféricos maiores. Eles tendem a formar grandes tumores responsáveis pelas graves deformações na face, pelo crescimento excessivo dos membros ou pelas deformidades esqueléticas, como escoliose. Nódulos pigmentados da íris (nódulos de Lisch), específicos para NF-1, geralmente se apresentam após os 6 anos de idade.[6] Eles não apresentam qualquer problema clínico, mas são importantes para o estabelecimento do diagnóstico.

O segundo componente principal de NF-1 são pigmentações cutâneas planas e grandes (geralmente ≥ 15 mm de diâmetro), conhecidas como *manchas café com leite*.[4] Geralmente são de coloração castanho-clara uniforme em indivíduos de pele clara, e marrom-escura em pessoas de pele mais escura, com bordas muito demarcadas. Embora pequenas lesões individuais possam ser encontradas em crianças normais, lesões maiores ou em quantidade de seis ou mais medindo acima de 1,5 cm de diâmetro sugerem NF-1.[7] As pigmentações cutâneas tornam-se mais evidentes com a idade, na medida em que os melanossomas das células epidérmicas acumulam melanina.

Crianças com NF-1 também estão suscetíveis a complicações neurológicas. Existe um aumento na incidência de dificuldades de aprendizagem, transtornos de déficit de atenção e alterações da fala em crianças afetadas. Convulsões parciais complexas e tônico-clônicas generalizadas são uma complicação frequente. Neoplasias malignas são também um problema significativo em pessoas com NF-1. Uma das principais complicações da NF-1 que ocorre em 3 a 5% dos casos é o aparecimento de um neurofibrossarcoma em um neurofibroma, geralmente um neurofibroma plexiforme maior.[4] NF-1 também está associada ao aumento da incidência de outros tumores de origem neural, incluindo meningiomas, gliomas ópticos e feocromocitomas.

Neurofibromatose tipo 2 se caracteriza por tumores do nervo coclear. Na maioria das vezes, a doença é assintomática durante os primeiros 15 anos de vida. Esse tipo de NF acontece com menos frequência, a uma taxa de 1 em 50 mil indivíduos. Os sintomas mais frequentes são cefaleia, perda de audição e zumbido. Pode estar associada a meningiomas intracranianos e medulares. Pode haver indicação cirúrgica para a remoção ou redução do volume dos tumores.[5]

Doenças autossômicas recessivas

Doenças autossômicas recessivas se manifestam apenas quando os dois membros do par de genes são afetados (homozigoto). Neste caso, ambos os pais podem não ser afetados, mas são portadores do gene defectivo. Doenças autossômicas recessivas afetam os dois sexos. O risco de ocorrência em cada gestação é de um em quatro para uma criança afetada, dois em quatro para uma criança portadora e um em quatro para uma criança homozigota normal (não portadora e não afetada; Figura 5.4). *Cruzamento consanguíneo* (casamento de duas pessoas aparentadas), ou consanguinidade, aumenta a chance de que essas duas pessoas sejam portadoras de uma doença autossômica recessiva.

Com doenças autossômicas recessivas, a idade de manifestação frequentemente é no início da vida. Adicionalmente, a sintomatologia tende a ser mais uniforme do que com doenças

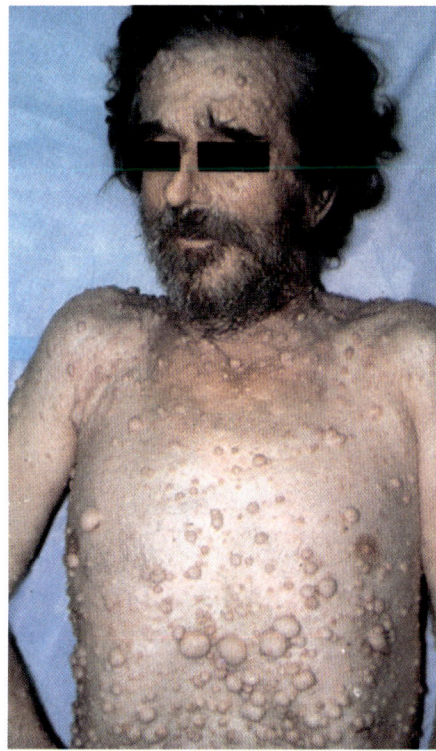

Figura 5.3 • Neurofibromatose do tipo 1. Podem ser observados vários neurofibromas cutâneos na face e no tronco. Fonte: Strayer, D. S., Rubin E. (Eds.) (2015). *Rubin's pathology: Clinicopathologic foundations of medicine* (7. ed., Fig. 6-20C, p. 269). Philadelphia, PA: Lippincott Williams & Wilkins.

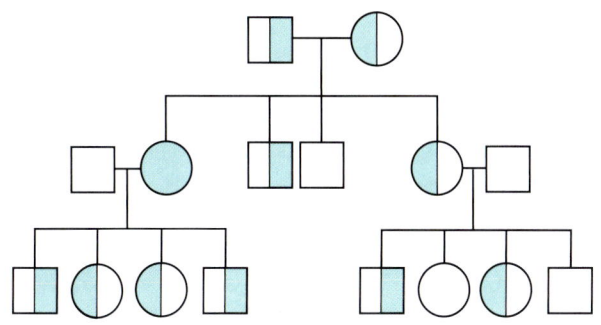

Figura 5.4 • Amostra de heredograma simples de um traço autossômico recessivo. Quadrados representam homens, círculos representam mulheres. Quando os símbolos estão meio sombreados, esse pai é portador de uma característica autossômica recessiva. Se ambos os pais são portadores em cada concepção, existe uma chance de 25% de ter uma criança afetada (círculo ou quadrado completamente sombreado), 50% de ter uma criança portadora e 25% de ter uma criança não portadora ou não afetada, independentemente do sexo.

autossômicas dominantes. Doenças autossômicas são caracteristicamente causadas pela perda de mutações de função, muitas das quais podem comprometer ou eliminar a função de uma enzima. No caso de um portador heterozigoto, a existência de um gene mutante em geral não produz sintomas, porque são sintetizadas quantidades iguais de enzimas normais e defeituosas. Esta "margem de segurança" garante funcionamento normal às células com metade da quantidade usual de enzima. Em contraste, a inativação dos dois alelos de um homozigoto resulta na perda completa da atividade enzimática. Doenças autossômicas recessivas incluem quase todos os erros inatos do metabolismo. Doenças enzimáticas que prejudicam vias catabólicas dão origem a acúmulo de substâncias contidas na dieta (p. ex., fenilcetonúria [PKU]) ou constituintes celulares (p. ex., doenças de depósito lisossômico). Outras doenças advêm de um defeito na síntese mediada por enzimas de uma proteína essencial (p. ex., o regulador da condutância transmembranar na fibrose cística). Dois exemplos de doenças autossômicas recessivas não discutidos em outras partes deste livro são PKU e doença de Tay-Sachs.

Fenilcetonúria. É uma doença autossômica recessiva metabólica rara que afeta aproximadamente 1 em cada 10 mil a 15 mil crianças nos EUA. A doença é causada por uma deficiência da enzima fenilalanina hidroxilase no fígado que permite o acúmulo de níveis tóxicos do aminoácido fenilalanina nos tecidos e no sangue.[8] Se não tratada, a doença resulta em retardo mental, microcefalia, atraso na fala e outros sinais de comprometimento do desenvolvimento neurológico.

Como os sintomas da fenilcetonúria (PKU) se desenvolvem gradualmente e são difíceis de avaliar, algumas políticas estão sendo adotadas já há algum tempo[b] para que todos os recém-nascidos sejam testados para níveis anormais de fenilalanina.[9] Crianças com a doença devem ser tratadas com uma dieta especial, que restringe a ingestão de fenilalanina. A dieta pode evitar o retardo mental, bem como outros efeitos neurodegenerativos de PKU não tratada. No entanto, o tratamento dietético precisa ser iniciado precocemente na vida neonatal para evitar danos cerebrais. Crianças com níveis elevados de fenilalanina devem começar o tratamento com 7 a 10 dias de vida; isso demonstra a necessidade do diagnóstico precoce.[8]

Doença de Tay-Sachs. A doença de Tay-Sachs é uma variante de uma classe de doenças de depósito lisossômico, conhecidas como *gangliosidoses*, em que ocorre falha na degradação dos gangliosídios GM2 da membrana celular.[10] A doença de Tay-Sachs é herdada como traço autossômico recessivo e acontece dez vezes mais frequentemente em judeus originários do Leste Europeu (asquenazes), em comparação com a população geral, embora os esforços direcionados na triagem tenham mostrado sucesso na redução das taxas para essa população.[11]

Na doença de Tay-Sachs, o gangliosídio GM2 se acumula nos lisossomos de todos os órgãos, porém é mais proeminente nos neurônios e na retina.[10] O exame microscópico revela neurônios túrgidos com vacúolos citoplasmáticos, cada um representando um lisossomo excessivamente distendido, preenchido por gangliosídios.[10] Com o tempo, sobrevém a destruição progressiva dos neurônios, inclusive no cerebelo, no núcleo da base, no tronco encefálico, na medula espinal e no sistema nervoso autônomo. O envolvimento da retina é detectado por oftalmoscopia e aparece como uma mancha vermelho-cereja sobre a mácula.[10]

Recém-nascidos com doença de Tay-Sachs têm aparência normal no nascimento, mas começam a manifestar progressivamente fraqueza, flacidez muscular e déficit na responsividade a partir de 6 a 10 meses de idade.[10] Isso é seguido por uma rápida deterioração da função motora e mental, muitas vezes com o desenvolvimento de convulsões generalizadas. O envolvimento da retina conduz a deficiência visual e eventual cegueira. A morte geralmente se dá antes de 4 a 5 anos de idade.[10] A análise do plasma sanguíneo para a enzima lisossomal hexosaminidase A, que é deficiente na doença de Tay-Sachs, possibilita a identificação precisa de portadores genéticos da doença, para que eles possam tomar decisões conscientes e informadas a respeito de ter um filho.[11]

Doenças recessivas ligadas ao cromossomo X

Doenças ligadas ao sexo estão quase sempre associadas ao cromossomo X, e o padrão de herança é predominantemente recessivo. Lembre-se de que os cromossomos sexuais para mulheres são XX e para homens, XY. Por causa do X normal, mulheres heterozigotas (carreadoras) raramente sofrem os efeitos de um gene recessivo defeituoso, enquanto todos os homens que recebem o gene são tipicamente afetados porque têm apenas a cópia mutante.

O padrão de herança comum em uma família é aquele no qual uma mãe não afetada é carreadora do alelo mutante. Ela não apresenta manifestações porque tem um cromossomo X normal, que é dominante em relação ao cromossomo X mutante recessivo. Como a mãe transmite um desses dois cromossomos X para os filhos, existe 50% de chance de transmissão do gene mutante para os filhos (que têm apenas um cromossomo X e apresentarão a condição) e 50% de chance de as filhas serem carreadoras do gene mutante (como apresentam dois cromossomos X, o mutante não se manifesta por causa do cromossomo X normal; Figura 5.5).

Como os genes do cromossomo Y não são afetados, o homem afetado não transmite o defeito aos filhos do sexo masculino, e eles não serão portadores nem transmitirão a doença a seus filhos.

Embora a ocorrência seja rara, as mulheres podem apresentar um distúrbio recessivo ligado ao X. Para que isso aconteça, uma mulher carreadora do traço tem uma filha com um homem que apresenta o distúrbio. Nesse caso, 50% dos filhos e 50% das filhas terão o distúrbio. As outras filhas serão carreadoras do traço como a mãe. Doenças recessivas ligadas ao X incluem deficiência de glicose-6-fosfato desidrogenase, hemofilia A e agamaglobulinemia ligada ao X.

---

[b]N.R.T.: no Brasil, a triagem neonatal para fenilcetonúria é obrigatória, garantida por lei. É conhecida como "teste do pezinho", e avalia simultaneamente o hipotireoidismo congênito.

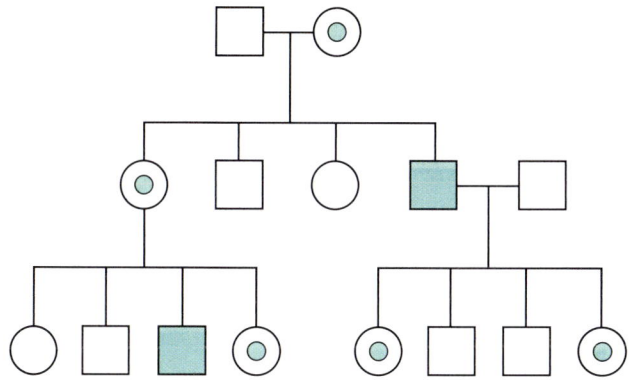

Figura 5.5 • Exemplo de heredograma de herança de um traço recessivo ligado ao X. Os traços recessivos ligados ao X são expressados fenotipicamente na prole masculina, enquanto as mulheres costumam ser carreadoras. O círculo sombreado pequeno representa uma mulher carreadora do traço e o quadrado sombreado maior representa o homem com o distúrbio. A mulher transmitirá sua condição de carreadora para 50% das filhas, enquanto 50% dos filhos terão o distúrbio. O homem com o distúrbio transmitirá o gene mutante para todas as filhas, que se tornarão carreadoras do traço. Ele não terá filhos acometidos. Esse homem só tem seu cromossomo X mutante ou o cromossomo Y para transmitir para a próxima geração. No caso de uma filha (XX), o pai doa seu único cromossomo X que se combina com um dos cromossomos X da mãe. Como esse cromossomo X do pai apresenta mutação, ele transmite o gene mutante para 100% das filhas, que se tornam carreadoras.

Distúrbios dominantes ligados ao X

Os distúrbios dominantes ligados ao X não são tão comuns quanto os recessivos ligados ao X. Nos distúrbios dominantes ligados ao X, os homens e as mulheres que herdam uma cópia do cromossomo X mutado apresentam a doença. No caso das mulheres, o cromossomo X mutado é dominante em relação ao cromossomo X normal. Embora homens e mulheres sejam acometidos, com frequência a mutação é letal na vida embrionária em homens (que têm apenas o cromossomo X mutado e o cromossomo Y normal) e mulheres homozigóticas para a mutação. Mulheres que são heterozigóticas (um cromossomo X mutante e um normal) transmitem o distúrbio para 50% da prole, tanto para homens quanto para mulheres. Os homens com o distúrbio terão 100% das filhas acometidas ou 100% dos filhos normais. A explicação é que todos os filhos herdarão o cromossomo Y do pai, mas as filhas herdarão o cromossomo X mutado do pai. Exemplos de distúrbios dominantes ligados ao X incluem a síndrome do X frágil e a de Rett.

Síndrome do cromossomo X frágil

A síndrome do X frágil é uma doença monogênica que provoca deficiência intelectual.[12] A mutação ocorre no local frágil do Xq27 e se caracteriza por amplificação de uma repetição do códon citosina, guanina, guanina (CGG).[13]

Patogênese. O gene X frágil foi mapeado no braço longo do cromossomo X, denominado local *FMR1* (*fragile X mental retardation 1*).[13] O produto do gene, a proteína FMRP, é uma proteína citoplasmática amplamente expressa. É mais abundante no cérebro e nos testículos, órgãos mais afetados pela doença. Cada gene contém uma região de promoção e uma região de instruções que executa as orientações para a síntese de proteínas. A região promotora do gene *FMR1* contém repetições de um código tripleto específico CGG que, quando normal, controla a atividade do gene. Assim que a repetição excede um comprimento limite para a doença, não sucede mais produção de FMRP, o que resulta no fenótipo X frágil. Pessoas sem a síndrome do X frágil têm entre 6 e 40 repetições. Um gene com 55 a 200 repetições geralmente é considerado uma permutação e um com mais de 200 repetições, uma mutação completa.[13]

Manifestações clínicas e diagnóstico. Meninos afetados são intelectualmente deficientes e compartilham um fenótipo físico comum, que inclui rosto alongado, com queixo grande e orelhas grandes e evertidas. A hiperextensibilidade das articulações, palato ogival e prolapso da valva mitral, que são observados em alguns casos, imitam sintomas de uma doença do tecido conjuntivo.[12] Algumas anomalias físicas podem ser sutis ou ausentes. Como meninas têm dois cromossomos X, apresentam maior possibilidade de ter um desenvolvimento cognitivo relativamente normal ou podem apresentar dificuldades de aprendizagem em determinada área.

O diagnóstico da síndrome do X frágil se baseia em características físicas e mentais. Podem ser realizados testes de DNA para confirmar se há um gene *FMR1* anormal. Como as manifestações da síndrome do X frágil podem ser semelhantes às de outros transtornos de aprendizagem, recomenda-se que indivíduos com deficiência intelectual de causa desconhecida, atraso no desenvolvimento, dificuldades de aprendizagem, autismo ou comportamentos do espectro autista sejam avaliados para a doença.[12] Atualmente, a triagem do X frágil é muitas vezes oferecida juntamente com a triagem pré-natal de rotina para determinar se a mulher é portadora.

> **Conceitos fundamentais**
>
> **Doenças monogênicas**
>
> - Doenças genéticas podem ser autossômicas dominantes, nas quais o fenótipo é visto tanto no genótipo homozigoto dominante quanto no heterozigoto, ou autossômicas recessivas, nas quais o fenótipo é visto apenas no genótipo homozigoto recessivo
> - Doenças ligadas ao sexo quase sempre estão associadas ao cromossomo X e são predominantemente recessivas.

Doenças de herança multifatorial

Doenças de herança multifatorial são causadas pela influência de múltiplos genes e por fatores ambientais. Esses traços não seguem o mesmo padrão evidente de herança, como acontece nas doenças monogênicas, porque o aparecimento do fenótipo da enfermidade dependerá de mudanças ambientais, além de mutações genéticas. As doenças de herança multifatorial podem se manifestar ao nascimento, ou podem ser expressas mais tarde na vida. Doenças congênitas, conforme se considera, surgem por meio de herança multifatorial e incluem fenda labial ou palatina, pé torto, luxação congênita do quadril, doença cardíaca congênita, estenose pilórica e malformação do sistema urinário. Acredita-se que os fatores ambientais desempenhem um papel importante nas doenças de herança multifatorial ao se desenvolverem na vida adulta, como doença da artéria coronária (DAC), diabetes melito, hipertensão arterial e câncer.

Embora traços multifatoriais não possam ser previstos com o mesmo grau de acurácia das mutações mendelianas monogênicas, existem padrões característicos para doenças congênitas. Primeiramente, malformações congênitas multifatoriais tendem a envolver um único órgão ou tecido proveniente do mesmo campo de desenvolvimento embrionário. Em segundo lugar, o risco de recorrência nas futuras gestações é alto para o mesmo defeito ou similar. Por exemplo, isso significa que os pais de uma criança com um defeito como fenda palatina correm um risco maior de ter outro filho com o mesmo defeito. Em terceiro lugar, parentes em primeiro grau de uma pessoa afetada correm risco aumentado (em comparação com a população em geral) de ter filhos com a mesma enfermidade. O risco é maior de acordo com o aumento da incidência do defeito entre parentes.

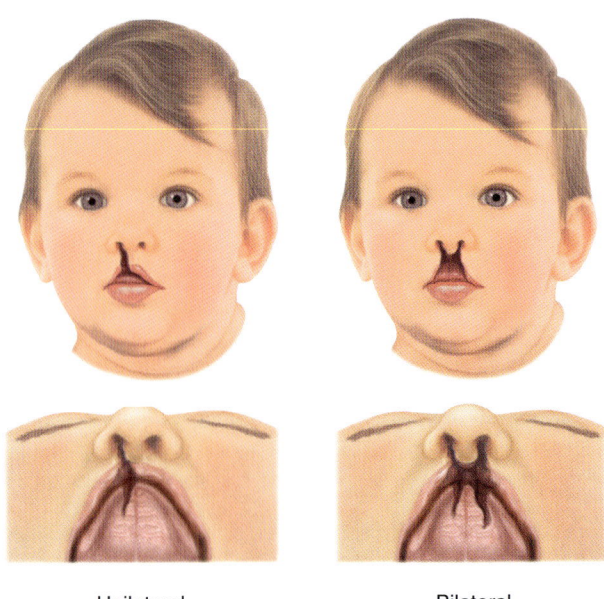

Figura 5.6 • Fissura labial e fenda palatina.

Fissura labial e fenda palatina

A fissura labial associada ou não à fenda palatina é um dos defeitos congênitos mais comuns, ocorrendo em quase 0,1% de todas as gestações.[14] É também um dos defeitos congênitos mais evidentes, resultando em uma aparência anormal na face e comprometimento da fala.

Em termos de desenvolvimento, o defeito tem a sua origem por volta do 35º dia de gestação, quando as protuberâncias frontais das estruturas craniofaciais se fundem com o processo maxilar para formar o lábio superior.[14] Esse processo está sob o controle de muitos genes, e perturbações (hereditárias ou ambientais) nesse momento podem resultar em fissura labial com ou sem fenda palatina (Figura 5.6). O defeito também pode ser causado por teratógenos (p. ex., vírus da rubéola, medicamentos anticonvulsivantes) e é frequentemente encontrado em crianças com anomalias cromossômicas.

O aspecto da fissura labial e do defeito palatal pode variar desde um pequeno entalhe no vermelhão do lábio superior até a completa separação, envolvendo o palato e se estendendo para o assoalho nasal. As fissuras podem ser unilaterais ou bilaterais e envolver a crista alveolar. A condição é acompanhada por dentes deformados, supranumerários ou pela ausência deles. A fissura palatina isoladamente ocorre na linha média e pode envolver apenas a úvula ou se estender até os palatos mole e duro.

Uma criança com fissura labial ou palatina exigirá anos de tratamento com especialistas médicos e odontológicos, incluindo um cirurgião plástico, odontopediatra, ortodontista e fonoaudiólogo. O problema imediato do recém-nascido/lactente com fissura labiopalatal é a alimentação. Tanto o aleitamento materno quanto a mamadeira dependem de sucção, que se desenvolve pressionando com a língua a aréola ou o bico da mamadeira contra o palato duro. Embora geralmente crianças com fissura labial não apresentem problemas com a alimentação, aquelas com fenda palatina muitas vezes precisam de bicos artificiais macios especialmente desenvolvidos, com grandes aberturas e uma mamadeira compressível. À medida que a criança cresce, a fala pode ser prejudicada por causa desses problemas.

Ocorreram grandes avanços no cuidado de recém-nascidos com fissura labiopalatal no último quarto do século 20.[15] O fechamento cirúrgico do lábio costuma ser realizado até os 3 meses de idade, com o fechamento do palato geralmente sendo feito antes do primeiro ano de vida. Dependendo da extensão do defeito, podem ser necessárias cirurgias adicionais à medida que a criança cresce. Em algumas situações, o palato é reparado antes da fissura labial, e os resultados indicam que a cirurgia do palato é mais fácil quando realizada antes do reparo do lábio.[15] Além disso, quando a fenda palatina é corrigida antes do reparo do lábio, o tempo entre as cirurgias é mais curto.[15] O deslocamento das arcadas superiores e o mau posicionamento dos dentes exigem, em geral, correção ortodôntica.

Doenças cromossômicas

Doenças cromossômicas constituem uma categoria importante de doenças genéticas, sendo responsáveis por uma grande proporção de abortos espontâneos precoces, malformações congênitas e deficiência intelectual. O estudo dos distúrbios cromossômicos é chamado de citogenética.

Durante a mitose nas células somáticas humanas, os cromossomos se replicam de modo que cada célula recebe um total de 23 pares de cromossomos; contudo, nas células germinativas que passam por meiose, esses pares são reduzidos e cada célula-filha recebe apenas 23 cromossomos. No momento da concepção, os conjuntos de 23 cromossomos no óvulo e de 23 cromossomos no espermatozoide se unem e produzem um embrião com 23 pares de cromossomos, ou seja, um total de 46 cromossomos.

Anormalidades cromossômicas são comumente definidas de acordo com a descrição abreviada do cariótipo. Neste sistema, o número total de cromossomos é colocado em primeiro lugar, seguido por complemento do cromossomo sexual e da descrição de qualquer anormalidade. Por exemplo, um homem com trissomia do 21 é designado 47,XY,+21.

Anormalidades cromossômicas estruturais

As aberrações responsáveis pelas doenças cromossômicas podem ser um número anormal de cromossomos, mas também alterações na estrutura de um ou mais cromossomos. As alterações estruturais nos cromossomos geralmente advêm da quebra de um ou mais cromossomos durante a meiose, seguida por rearranjo ou deleção de partes do cromossomo. Entre os fatores que se acredita causarem quebras cromossômicas encontram-se a exposição a fontes de radiação, como raios X; influência de determinados produtos químicos; mudanças extremas no ambiente celular e infecções virais.

Podem ocorrer diversos padrões de ruptura e rearranjo do cromossomo (Figura 5.7), como *deleção* da porção quebrada do cromossomo. Quando um cromossomo está envolvido, as porções quebradas podem ser *invertidas*. Ocorre a formação de um *isocromossomo* quando o centrômero do cromossomo se separa horizontalmente e não verticalmente. A *formação de anel* acontece quando a deleção é seguida pela união das cromátides para formar um anel. A *translocação* ocorre quando há quebras simultâneas em dois cromossomos de pares diferentes, com troca de porções dos cromossomos. Quando há translocação recíproca equilibrada, nenhuma informação genética é perdida; portanto, indivíduos com translocações geralmente são normais.

Uma forma especial de translocação chamada de *fusão cêntrica* ou *translocação robertsoniana* envolve dois cromossomos acrocêntricos nos quais o centrômero está próximo à extremidade, mais comumente nos cromossomos 13 e 14 ou 14 e 21. Tipicamente, a quebra ocorre perto do centrômero, afetando o braço curto de um cromossomo e o braço longo de outro. A transferência dos fragmentos do cromossomo conduz à formação de um fragmento extremamente longo e outro curto. O fragmento curto é, habitualmente, perdido durante divisões subsequentes. Nesse caso, o indivíduo tem apenas 45 cromossomos, mas a quantidade de material genético perdido é tão pequena que muitas vezes passa despercebida. No entanto, surge uma dificuldade durante a meiose, que resulta em gametas com um número desequilibrado de cromossomos. A principal importância clínica desse tipo de translocação é que os portadores de uma translocação robertsoniana envolvendo o cromossomo 21 correm alto risco de gerar uma criança com síndrome de Down.

As manifestações de aberrações na estrutura cromossômica dependem, em grande parte, da quantidade de material genético que é perdido ou deslocado. Muitas células com quebras não restauradas grandes são eliminadas nos ciclos de replicação seguintes, devido a deficiências que podem ser fatais. Isso é benéfico, pois evita que células danificadas se tornem parte permanente do organismo ou, se ocorre nos gametas, de dar origem a zigotos com defeitos grosseiros.

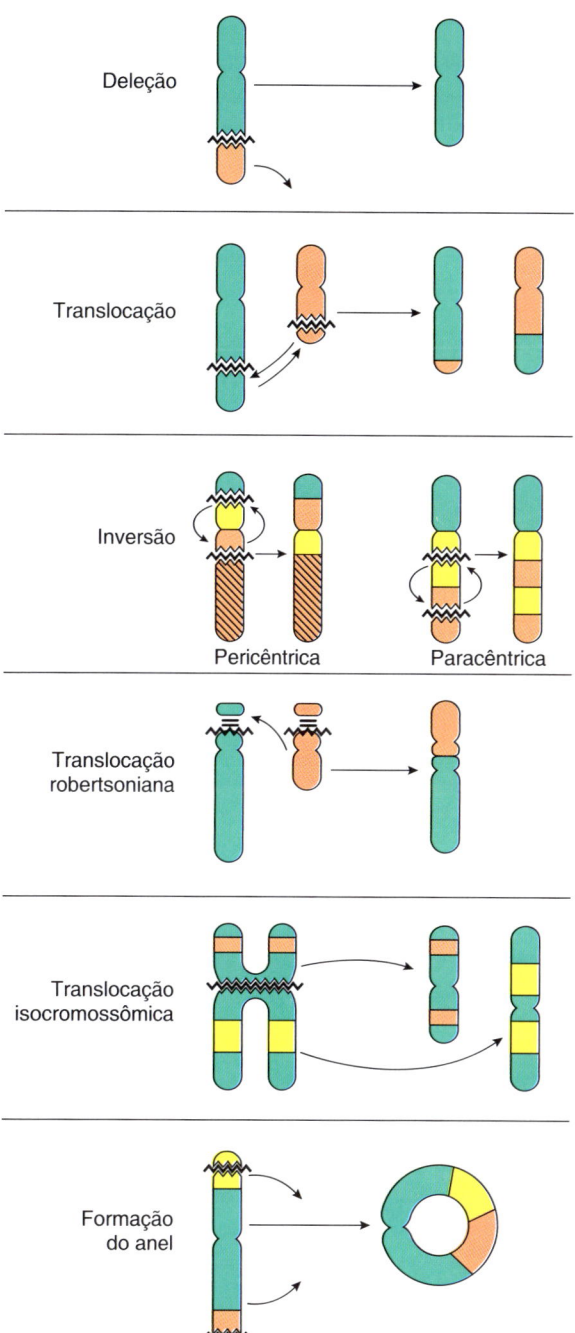

Figura 5.7 • Anormalidades estruturais no cromossomo humano. A deleção de parte de um cromossomo leva a perda de material genético e encurtamento do cromossomo. Uma **translocação recíproca** envolve quebras em dois cromossomos não homólogos, com troca do segmento acêntrico. Uma **inversão** requer duas quebras em um mesmo cromossomo. Se as quebras ocorrerem em lados opostos do centrômero, a inversão é **pericêntrica**; se a quebra for no mesmo braço, é denominada **paracêntrica**. Uma **translocação robertsoniana** ocorre quando dois cromossomos acrocêntricos não homólogos sofrem uma quebra próximo ao centrômero, depois do que os braços longos se fundem para formar um grande cromossomo metacêntrico. **Isocromossomos** surgem da divisão defeituosa do centrômero, que leva à duplicação do braço longo e deleção do braço curto, ou o inverso (iso p). Cromossomos em anel se formam com quebras das duas porções teloméricas de um cromossomo, deleção dos fragmentos acêntricos e fusão da porção cêntrica remanescente. Fonte: Rubin R., Strayer D. S. (Eds.) (2015). *Rubin's pathology: Clinicopathologic foundations of medicine* (7. ed., Fig. 6-8, p. 253). Philadelphia, PA: Lippincott Williams & Wilkins.

Distúrbios numéricos envolvendo autossomos

Ter um número anormal de cromossomos é denominado *aneuploidia*. Muitas vezes, isso acontece quando os cromossomos não se separam durante a oogênese ou espermatogênese. Isso pode dar-se em qualquer um dos autossomos ou dos cromossomos sexuais e é chamado de *não disjunção* (Figura 5.8). A não disjunção dá origem a células germinativas com um número par de cromossomos (22, 24). Os produtos da concepção formados a partir desse número par de cromossomos têm um número ímpar de cromossomos, 45 ou 47. *Monossomia* se refere à existência de apenas um membro de um par de cromossomos. Os defeitos associados à monossomia de autossomos são graves e com frequência causa aborto espontâneo *in utero*.

Polissomia, ou a existência de mais de dois cromossomos de um conjunto, ocorre quando uma célula germinativa (tanto óvulo quanto espermatozoide) contendo mais de 23 cromossomos é envolvida na concepção. Casos de trissomia do 18 (síndrome de Edwards) e trissomia do 13 (síndrome de Patau) compartilham várias características cariotípicas e clínicas com a trissomia do 21 (síndrome de Down). Em contraste com a síndrome de Down, no entanto, as primeiras duas malformações são muito mais graves. O resultado é que esses recém-nascidos raramente sobrevivem além dos primeiros anos de vida.[15]

Síndrome de Down. Descrita pela primeira vez em 1866 por John Langdon Down, a trissomia do 21 ou síndrome de Down causa uma combinação de defeitos congênitos, incluindo um certo grau de déficit mental, características faciais específicas e outros problemas de saúde. É a doença cromossômica mais comum.

Aproximadamente 95% dos casos de síndrome de Down são causados por não disjunção ou por um erro na divisão celular durante a meiose, resultando em trissomia do cromossomo 21. Uma forma rara de síndrome de Down pode se desenvolver em filhos de pessoas nas quais houve uma translocação robertsoniana (ver Figura 5.7) envolvendo o braço longo do cromossomo 21q e o braço longo de um dos cromossomos acrocêntricos (na maioria das vezes o cromossomo 14 ou 22). A translocação adiciona tamanho ao braço longo normal do cromossomo 21. Portanto, um indivíduo com esse tipo de síndrome de Down tem 46 cromossomos, mas uma trissomia do braço longo do cromossomo 21 (21q).[16]

O risco de gestar uma criança com síndrome de Down aumenta com a idade materna. A razão para essa correlação entre idade materna e não disjunção é desconhecida, mas acredita-se ser o reflexo de algum aspecto do envelhecimento do ovócito. Embora os homens continuem a produzir espermatozoides durante toda a sua vida fértil, as mulheres nascem com todos os ovócitos que terão. Esses ovócitos podem sofrer alterações como resultado do processo de envelhecimento e é provável que tenham anormalidades cromossômicas.

Uma criança com síndrome de Down tem características físicas específicas evidentes ao nascimento. Essas características incluem cabeça pequena e quadrada. O perfil facial é achatado, com nariz pequeno e depressão da ponte nasal; pequenas dobras nos cantos internos dos olhos (pregas epicânticas) e olhos oblíquos voltados para cima; orelhas pequenas e malformadas, com implantação baixa; coxim gorduroso na parte de trás do pescoço; e a boca aberta com língua grande e protuberante (Figura 5.9). As mãos da criança geralmente são curtas e grossas, com dedos que se curvam para dentro, e geralmente existe apenas um único vinco palmar (prega simiesca). Existe uma grande distância entre o hálux e o segundo dedo do pé. Muitas vezes acompanham cardiopatias congênitas e um aumento no risco de malformações gastrintestinais. Além disso, há um aumento do risco de doença de Alzheimer entre pessoas mais velhas com síndrome de Down.

Existem vários exames de triagem pré-natal que podem ser realizados para determinar o risco de ter uma criança com síndrome de Down.[18] Os mais usados são exames de sangue que medem os níveis séricos maternos de α-fetoproteína (AFP), gonadotrofina coriônica humana (hCG), estriol não conjugado, inibina A e proteína plasmática A associada à gravidez (PAPP-A) (ver seção *Diagnóstico e aconselhamento*). Os resultados de três ou quatro desses exames, juntamente com a idade materna, são frequentemente utilizados para verificar a probabilidade de uma gestante ter um filho com síndrome de Down. Entre 10 e 13 semanas, as mulheres podem fazer um ultrassom que avalie a translucência nucal (espaço sonolucente na parte

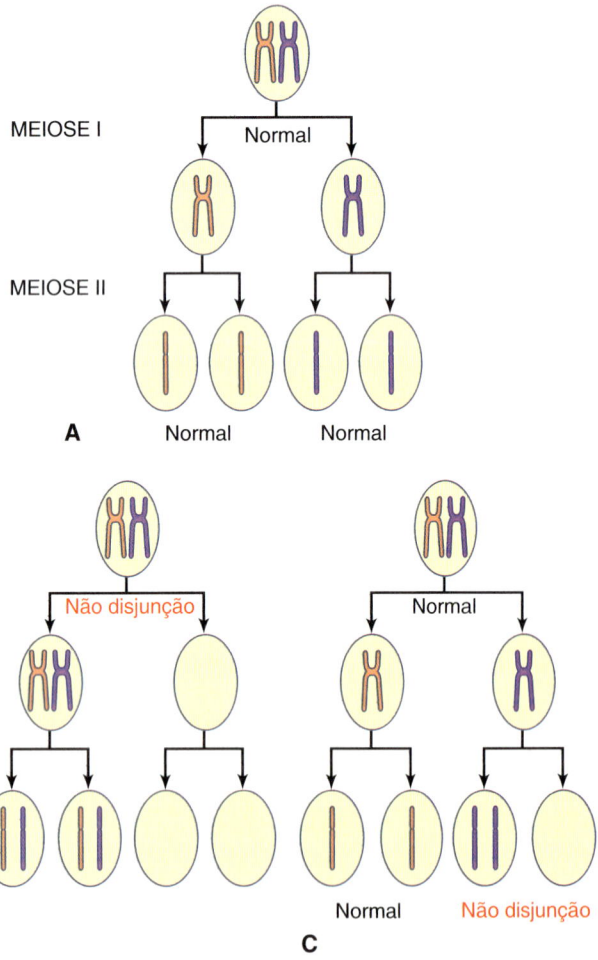

Figura 5.8 • Não disjunção como causa de distúrbios do número de cromossomos. **A.** Distribuição normal de cromossomos durante a meiose I e II. **B.** Se ocorre uma não disjunção na meiose I, os gametas contêm um par de cromossomos ou a falta de cromossomos. **C.** Se acontece não disjunção na meiose II, os gametas afetados contêm duas cópias de um cromossomo parental ou a falta de cromossomo.

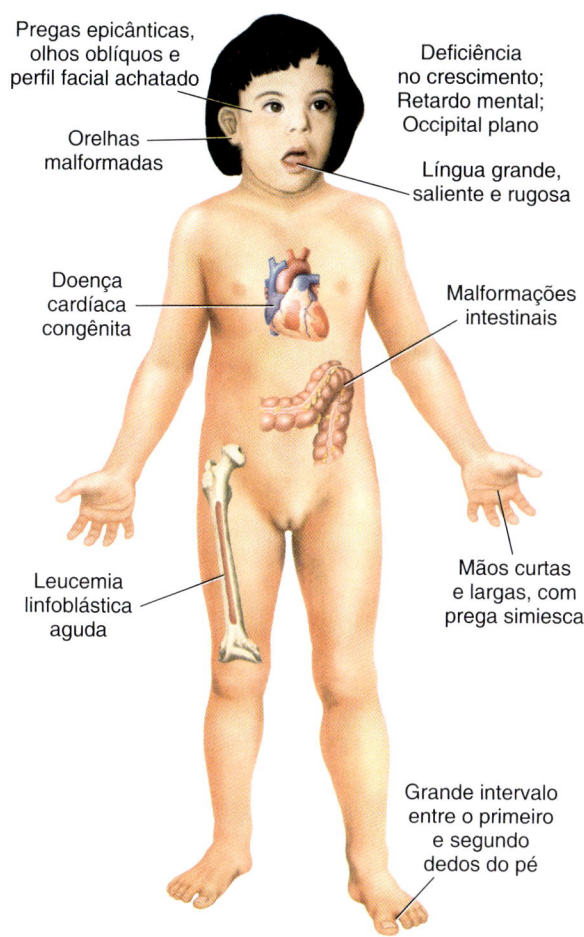

Figura 5.9 • Características clínicas de uma criança com síndrome de Down.

de trás do pescoço fetal). O feto com síndrome de Down tende a ter uma área maior de translucência em comparação com uma criança cromossomicamente normal. Todavia, o diagnóstico definitivo da síndrome de Down no feto é pela análise cromossômica com o uso de amostra de vilosidade coriônica, amniocentese ou biopsia percutânea de sangue do cordão umbilical, que será discutido mais adiante neste capítulo.

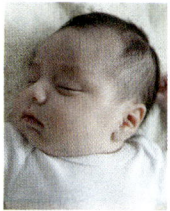

Você se lembra de **Jennifer**, a recém-nascida com síndrome de Down apresentada na abertura da Parte 2? Sua doença poderia ter sido diagnosticada no pré-natal. Sua mãe tinha 46 anos, considerada uma idade materna avançada e associada a maior risco de aneuploidia, como trissomia do 21. Foi oferecido à mãe um exame de triagem para o primeiro trimestre em sua primeira ultrassonografia na 12ª semana de gestação e ela aceitou. Foi observado aumento da translucência nucal, e o risco para trissomia do 21 calculado a partir do exame de primeiro trimestre indicou um risco de 1:20 de trissomia do 21. Ela recusou exames invasivos, como a amniocentese, e declarou que resultados positivos de outros ensaios não mudariam sua decisão de manter a gestação.[c] Na ultrassonografia para avaliar a anatomia e nas ultrassonografias de acompanhamento, foi observada no feto a inexistência de um osso nasal, intestino ecogênico, ossos longos curtos e foco ecogênico no coração, que são marcadores para uma possível síndrome de Down. Mulheres que apresentam anormalidades no exame do primeiro trimestre, no exame do segundo trimestre, achados anormais de ultrassonografia, história pessoal ou familiar de doenças genéticas ou casos de idade materna avançada devem ser encaminhadas ao aconselhamento genético durante a gestação para uma discussão mais aprofundada e gestão adequada da situação.[c]

Doenças numéricas envolvendo cromossomos sexuais

Doenças cromossômicas associadas aos cromossomos sexuais são muito mais comuns do que as relacionadas com os autossomos, com exceção da trissomia do 21. Além disso, os desequilíbrios nos números (excesso ou deleção) são muito mais bem tolerados do que aquelas anormalidades cromossômicas que envolvem os autossomos. Isso está relacionado, em grande parte, com dois fatores peculiares aos cromossomos sexuais:

1. Todos, menos um cromossomo X é inativado
2. Existem pouquíssimos genes transportados no cromossomo Y.

Embora mulheres normalmente recebam tanto um cromossomo X do pai quanto da mãe, as manifestações clínicas de anormalidades no cromossomo X podem variar bastante devido ao processo de inativação do X. Nas células somáticas de indivíduos do sexo feminino, apenas um cromossomo X é transcricionalmente ativo e cria proteína a partir do modelo de DNA. O outro cromossomo está inativo. O processo de inativação do X, que é aleatório, ocorre no início da vida embrionária e geralmente está completo quase no final da primeira semana de desenvolvimento. Depois que um cromossomo X foi inativado em uma célula, todas as células descendentes dela terão o mesmo cromossomo X ativado ou inativado. Embora grande parte de um cromossomo X seja inativada nas mulheres, várias regiões contêm genes que escapam do processo de inativação e podem continuar a ser expressos por ambos os cromossomos X. Esses genes explicariam algumas das variações nos sintomas clínicos observados em casos de anormalidades numéricas do cromossomo X.

Síndrome de Turner. Descreve a ausência de todos (45,X/0) ou de parte do cromossomo X. Algumas mulheres com síndrome de Turner podem ter parte do cromossomo X, e outras podem exibir mosaicismo onde uma ou mais linhas celulares adicionais estão ativas. Essa doença afeta em torno de 1 em cada 2.500 nascidos vivos e é a doença genética que acomete mais frequentemente as mulheres.[17]

---

[c] N.R.T.: no Brasil, a legislação vigente só autoriza o aborto em caso de a gestação colocar em risco a vida da gestante ou ser resultante de violência sexual e de fetos anencéfalos. Fontes: http://www.saudeesustentabilidade.org.br/index.php/saiba-em-quais-circunstancias-o-aborto-e-legal/e http://www.conjur.com.br/2013-mai-13/leia-acordao-stf-autoriza-interrupcao-gravidez-anencefalo, respectivamente.

Caracteristicamente, a mulher com síndrome de Turner tem baixa estatura, mas as proporções do corpo são normais (Figura 5.10). Mulheres com síndrome de Turner perdem a maioria de seus ovócitos com 2 anos de idade. Portanto, elas não menstruam e não mostram sinais de características sexuais secundárias. Existem variações na manifestação da síndrome, com alterações desde fenótipos essencialmente normais até anormalidades cardíacas, como valva aórtica bicúspide e coarctação da aorta, bem como um pequeno pescoço alado.[17]

Como o fenótipo pode variar um pouco, com frequência o diagnóstico da síndrome de Turner é feito em crianças maiores ou no início da adolescência em meninas que não apresentam todas as características clássicas da síndrome. É importante diagnosticar meninas com síndrome de Turner o mais cedo possível, para que o plano de tratamento possa ser implementado e monitorado ao longo de sua vida.

O controle da síndrome de Turner deve começar na infância e requer avaliação e tratamento contínuo. O uso de terapia com hormônio de crescimento geralmente consegue promover um ganho de 6 a 10 cm na altura final. A terapia com estrogênio, que deve ser instituída aproximadamente na idade normal da puberdade, é empregada para promover o desenvolvimento e a manutenção de características sexuais secundárias.[17]

Síndrome de Klinefelter. A síndrome de Klinefelter é uma condição de disgenesia testicular acompanhada pela existência de um ou mais cromossomos X extras, além do complemento normal XY do sexo masculino.[18] A maioria dos homens com síndrome de Klinefelter tem um cromossomo X adicional (47, XXY). Em casos raros, há mais de um cromossomo X adicional (48, XXXY). O cromossomo X extra no indivíduo do sexo masculino 47,XXY, resulta da não disjunção durante a divisão meiótica em um dos pais, mas se desconhece a causa da não disjunção. Idade materna avançada aumenta o risco, mas apenas um pouco. A síndrome de Klinefelter ocorre em quase 1 em cada 700 nascidos vivos do sexo masculino.[18]

Embora seja razoavelmente comum a presença do cromossomo extra, ainda constitui um diagnóstico raro, porque mais uma vez o fenótipo é variável. Muitos homens vivem sem saber que têm um cromossomo adicional. Por isso, tem sido sugerido que o termo *síndrome de Klinefelter* seja substituído por *homem 47,XXY*.[18]

Alterações fenotípicas comuns na síndrome de Klinefelter incluem aumento das mamas, pelos faciais e corporais esparsos, testículos pequenos e incapacidade de produzir espermatozoides (Figura 5.11). Independentemente do número de cromossomos

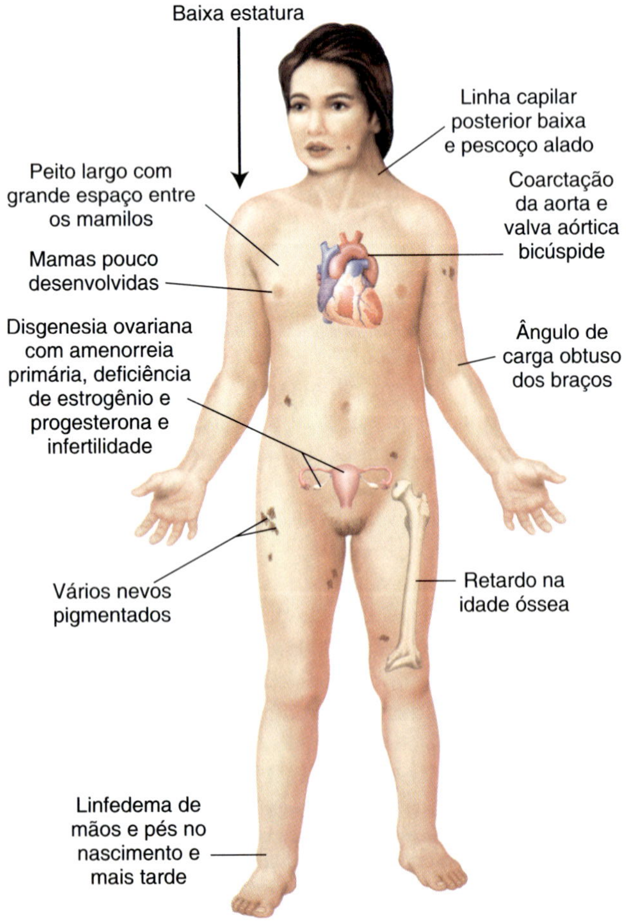

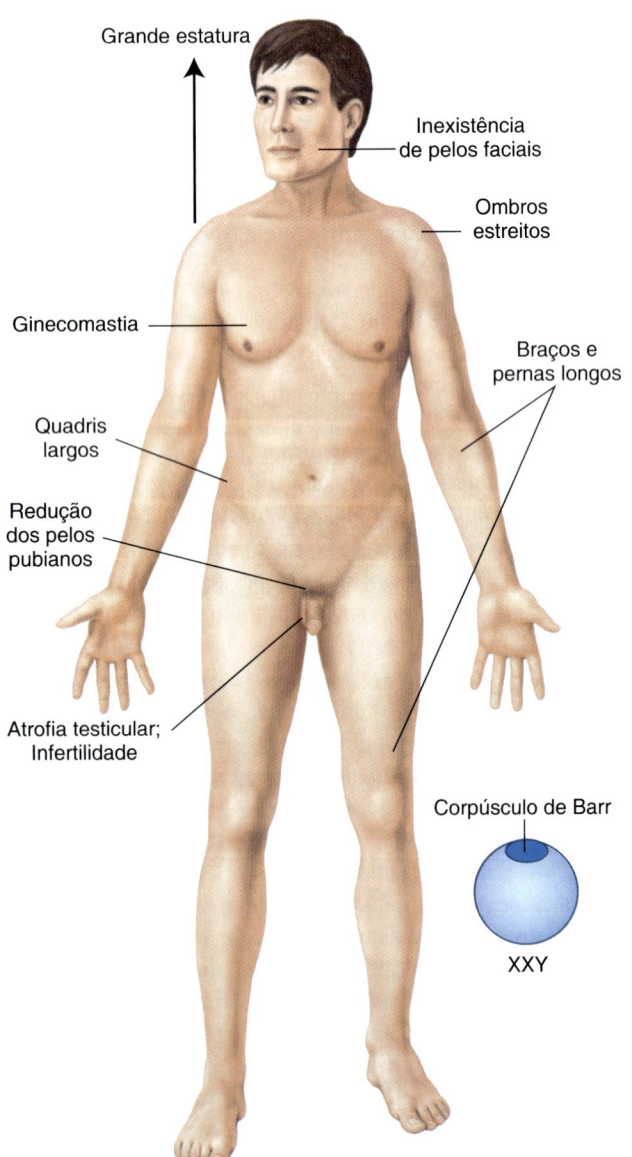

Figura 5.10 • Características clínicas da síndrome de Turner.

Figura 5.11 • Características clínicas da síndrome de Klinefelter.

X, o fenótipo masculino é mantido. Frequentemente, a condição passa despercebida ao nascimento. O recém-nascido geralmente tem genitália masculina normal, mas na puberdade, os testículos não respondem à estimulação das gonadotrofinas e sofrem degeneração. Isso resulta em alta estatura, com proporções do corpo anormais em que a parte inferior do corpo é mais comprida que a parte superior. Mais tarde na vida, a compleição física pode se tornar pesada, com distribuição feminina da gordura subcutânea e graus variáveis de aumento das mamas. Há comprometimento das características sexuais secundárias masculinas, como o tom de voz que continua a ser feminino e pouca barba e pelos pubianos. Embora o intelecto geralmente seja normal, a maioria dos indivíduos 47,XXY, apresenta certo grau de comprometimento da linguagem.[18]

O controle adequado da síndrome de Klinefelter exige avaliação abrangente do desenvolvimento neurológico. Na primeira infância, isso muitas vezes inclui uma abordagem multidisciplinar para definir o tratamento adequado, como fisioterapia, programas de estimulação infantil e terapia da fala. Homens com síndrome de Klinefelter têm hipogonadismo congênito, que resulta na incapacidade de produzir quantidades normais de testosterona, acompanhada por um aumento nos hormônios gonadotróficos do hipotálamo. A terapia hormonal é, em geral, iniciada quando existem evidências de um déficit de testosterona. A infertilidade é comum em homens com síndrome de Klinefelter, devido à baixa contagem de espermatozoides. Se existirem espermatozoides, pode ser útil a criopreservação para o planejamento familiar futuro.[18] No entanto, recomenda-se o aconselhamento genético devido ao aumento do risco de anomalias cromossômicas autossômicas e sexuais.

Distúrbios do gene mitocondrial

As mitocôndrias contêm seu próprio DNA, que é distinto do DNA contido no núcleo da célula. Embora a maioria das doenças herdadas provenha de anormalidades no DNA nuclear, existem várias enfermidades que causam rearranjos e mutações que podem ocorrer no DNA mitocondrial (mtDNA). Esse DNA mitocondrial (mtDNA) é armazenado em um cromossomo circular de fita dupla e contém 37 genes: 2 genes de RNA ribossômico (rRNA), 22 genes de RNA transportador (tRNA) e 13 genes que codificam as subunidades estruturais das enzimas da cadeia respiratória mitocondrial, que participam na fosforilação oxidativa e geração de trifosfato de adenosina.

Como o mtDNA é herdado apenas da mãe, todas as doenças de mtDNA também são herdadas pela linhagem materna. A herança materna é explicada pelos processos que ocorrem durante a concepção. O óvulo contém numerosas mitocôndrias no seu citoplasma abundante, enquanto os espermatozoides contêm poucas, se houver. Assim, o mtDNA no zigoto provém apenas da mãe. O zigoto e as células-filhas têm muitas mitocôndrias, cada uma contendo várias cópias do mtDNA de origem materna. Durante o crescimento do feto ou posteriormente, é possível que algumas células sejam compostas apenas de mtDNA normal ou mutante (uma situação chamada *homoplasmia*), enquanto outras recebam uma mistura de DNA normal e mutante (*heteroplasmia*). Por sua vez, a expressão clínica de uma doença produzida por determinada mutação de mtDNA depende do conteúdo total de genes mitocondriais e da porcentagem que é mutante. A fração de mtDNA mutante deve exceder um valor crítico para que uma doença mitocondrial se torne sintomática. Esse limiar varia em diferentes órgãos e presumivelmente está relacionado com as necessidades de energia das células.

Mutações no DNA mitocondrial geralmente afetam tecidos que dependem de fosforilação oxidativa para atender a alta demanda de energia metabólica. Assim, mutações do mtDNA com frequência afetam o sistema neuromuscular e produzem doenças, como encefalopatias, miopatias, degeneração da retina, perda da função do músculo extraocular e surdez. Entretanto, existe uma gama de doenças mitocondriais que pode incluir disfunção hepática, insuficiência de medula óssea e disfunção de células das ilhotas pancreáticas e diabetes, entre outras doenças. A Tabela 5.2 descreve exemplos representativos de doenças devido a mutações no DNAmt.

Tabela 5.2 Algumas doenças associadas a mutações no DNA mitocondrial.

Doença	Manifestação
Oftalmoplegia externa progressiva crônica	Fraqueza progressiva dos músculos extraoculares
Surdez	Surdez neurossensorial progressiva, muitas vezes associada a antibióticos aminoglicosídios
Síndrome de Kearns-Sayre	Fraqueza progressiva dos músculos extraoculares de manifestação precoce com bloqueio cardíaco e pigmentação da retina
Neuropatia óptica hereditária de Leber	Perda visual bilateral, indolor, subaguda, com manchas de cegueira central (escotomas) e visão anormal das cores
Doença de Leigh	Fraqueza muscular proximal, neuropatia sensorial, atraso no desenvolvimento, ataxia, convulsões, demência e deficiência visual devido à degeneração pigmentar da retina
MELAS (*m*itochondrial *e*ncephalomyopathy, *l*actic *a*cidosis and *s*trokelike syndrome)	Encefalomiopatia mitocondrial (alterações na estrutura cerebral), acidose láctica e síndrome tipo AVC, convulsões e outras anormalidades clínicas e laboratoriais; pode se manifestar apenas como diabetes melito
MERRF (*m*yoclonic *e*pilepsy with *r*agged *r*ed *f*ibers)	Epilepsia mioclônica com fibras rotas vermelhas no músculo, ataxia, surdez neurossensorial
Epilepsia mioclônica com fibras rotas vermelhas	Convulsões mioclônicas, ataxia cerebelar, miopatia mitocondrial (fraqueza muscular, fadiga)

RESUMO

Doenças genéticas podem afetar um único gene (herança mendeliana) ou vários genes (herança poligênica). Mutações de único gene podem ocorrer em um autossomo ou no cromossomo X e ser expressas como traço dominante ou recessivo. Em doenças autossômicas dominantes, o pai afetado tem 50% de chance de transmitir a doença a cada descendente. Doenças autossômicas recessivas se manifestam apenas quando são afetados os dois membros do par de genes. Geralmente, os pais não são afetados, mas são portadores do gene defeituoso. Suas chances de ter uma criança afetada são de uma em quatro; de ter um filho portador, de duas em quatro; e de ter um filho não portador e não afetado, de uma em quatro. Doenças recessivas ligadas ao X, que estão associadas ao cromossomo X, são tipicamente transmitidas por uma mãe não afetada, que transporta um cromossomo X normal e outro mutante. Ela tem 50% de chances de transmitir o gene defeituoso para seus filhos homens, que são afetados, e suas filhas têm 50% de chances de serem portadoras do gene mutante. Devido a um gene normal no par, mulheres heterozigotas raramente sofrem os efeitos do gene defeituoso. As doenças dominantes ligadas ao X são menos comuns que as recessivas ligadas ao X, mas existem. Doenças de herança multifatorial são causadas por diversos genes e, em muitos casos, fatores ambientais.

Doenças cromossômicas resultam de uma alteração no número ou na estrutura dos cromossomos. Uma alteração no número de cromossomos é chamada de *aneuploidia*. *Monossomia* envolve a existência de apenas um membro de um par de cromossomos, como pode ser observado na síndrome de Turner, em que ocorre monossomia do cromossomo X. *Polissomia* se refere à existência de mais do que dois cromossomos em um conjunto. A síndrome de Klinefelter envolve polissomia do cromossomo X. Trissomia do 21 (síndrome de Down) é a forma mais comum de doença cromossômica. Alterações na estrutura dos cromossomos envolvem a supressão ou adição de material genético ou uma translocação de material genético de um par de cromossomos para o outro.

As mitocôndrias contêm seu DNA próprio, que é distinto do DNA nuclear. Este mtDNA é herdado apenas pela linha materna. Doenças de genes mitocondriais interferem no processo de fosforilação oxidativa e produção de energia celular. Existe uma gama de doenças de genes mitocondriais, com predominância de doenças neuromusculares.

DOENÇAS CAUSADAS POR INFLUÊNCIAS AMBIENTAIS

Depois de concluir esta seção, o leitor deverá ser capaz de:

- Citar o período mais suscetível na vida intrauterina para o desenvolvimento de defeitos decorrentes de agentes ambientais
- Descrever os cuidados que devem ser observados quando se considera o uso de substâncias durante a gestação, incluindo os possíveis efeitos do uso abusivo de etanol, derivados de vitamina A e deficiência de ácido fólico no desenvolvimento fetal.

O embrião em desenvolvimento está sujeito a muitas influências não genéticas. Após a concepção, o desenvolvimento é influenciado por fatores ambientais que o embrião compartilha com a mãe. O estado fisiológico da mãe – equilíbrio hormonal, estado geral de saúde, estado nutricional e uso de substâncias – indubitavelmente influencia o desenvolvimento do feto. Por exemplo, o tabagismo materno está associado ao baixo peso neonatal. O uso materno de etanol sabidamente provoca anomalias fetais. Vários medicamentos/substâncias podem causar aborto espontâneo precoce. O vírus do sarampo e outros agentes infecciosos desencadeiam malformações congênitas. Outros agentes, como radiação, podem causar defeitos cromossômicos e genéticos e provocar distúrbios de desenvolvimento.

Período de vulnerabilidade

O desenvolvimento do embrião pode sofrer perturbações mais facilmente durante o período em que estão ocorrendo a diferenciação e o desenvolvimento dos órgãos. Este intervalo de tempo, que é muitas vezes chamado de período de *organogênese*, se estende do 15º ao 60º dia após a concepção. Influências ambientais durante as duas primeiras semanas após a fertilização podem interferir na implantação e resultar em aborto ou reabsorção precoce dos produtos da concepção. Cada órgão tem um período crítico durante o qual é altamente suscetível a perturbações ambientais (Figura 5.12).

Agentes teratogênicos

Um agente teratogênico é um agente químico, físico ou biológico que produz alterações durante o desenvolvimento embrionário ou fetal. Uma doença ou alteração no estado metabólico da mãe também é capaz de afetar o desenvolvimento do embrião ou feto. Teoricamente, agentes teratogênicos podem causar os defeitos de nascimento de três maneiras:

1. Por exposição direta da gestante e do embrião ou feto ao agente
2. Por exposição da mulher que está prestes a engravidar a um agente que tenha uma taxa de depuração lenta (*clearance*), de tal maneira que uma dose teratogênica é retida durante o início da gestação
3. Como resultado de efeitos mutagênicos causados por um agente ambiental que ocorreu antes da gestação, provocando danos permanentes às células reprodutivas da mulher (ou do homem).

Para facilitar a abordagem, os agentes teratogênicos foram divididos em três grupos: radiação; drogas ilícitas e substâncias químicas; e agentes infecciosos. O Quadro 5.1 lista agentes comumente identificados em cada um desses grupos.

Radiação

Altas doses de radiação ionizante têm efeito teratogênico e mutagênico e a capacidade de efetuar alterações hereditárias no material genético. Especificamente, tem sido demonstrado que níveis excessivos de radiação causam microcefalia, malformações ósseas

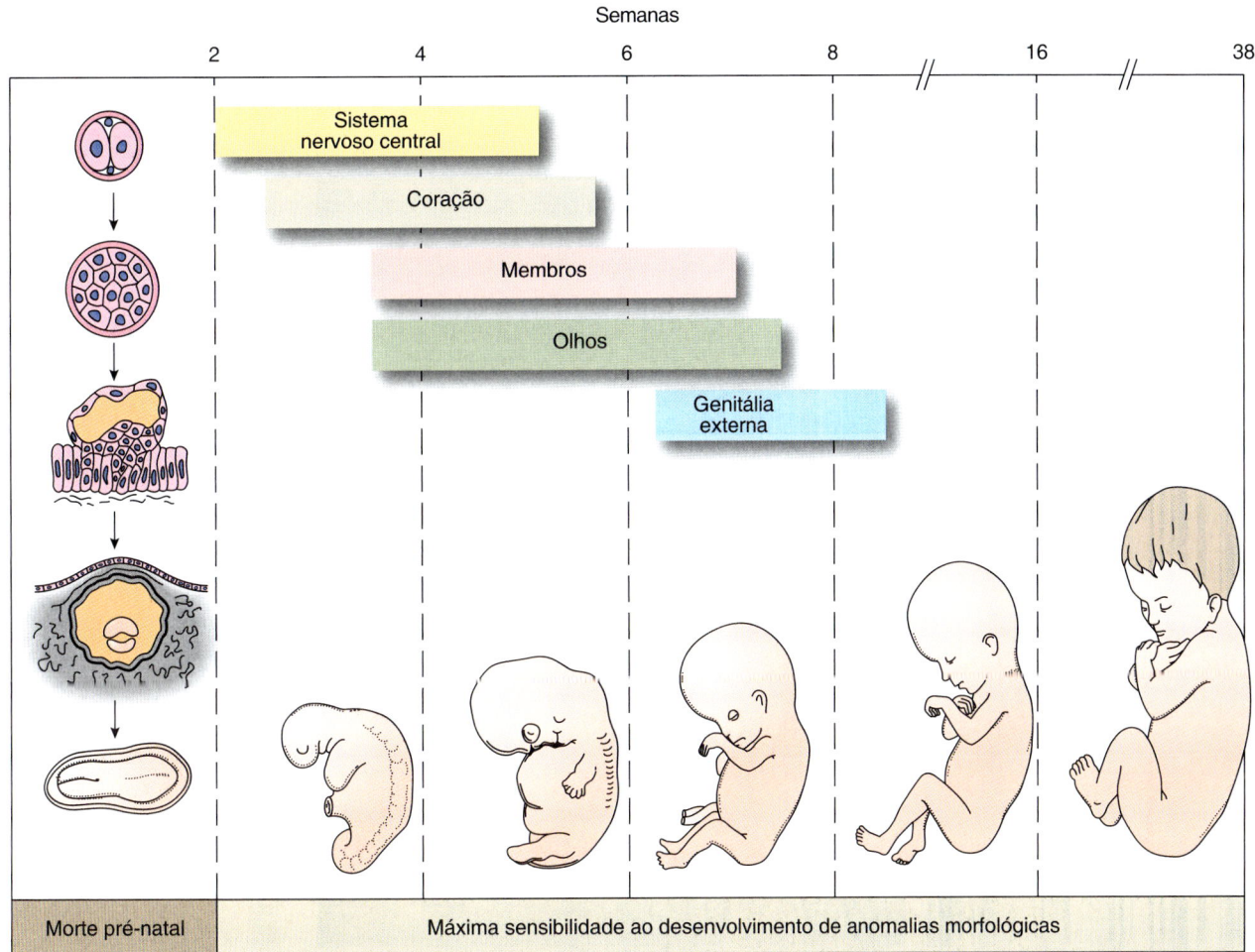

Figura 5.12 • Sensibilidade de órgãos específicos para agentes teratogênicos em períodos críticos da embriogênese. A exposição a influências adversas na pré-implantação e fases iniciais de desenvolvimento (*extrema esquerda*) conduz à morte pré-natal. Os períodos de sensibilidade máxima para agentes teratogênicos (*barras horizontais*) variam para os diferentes sistemas orgânicos, mas, em geral, ficam limitados às primeiras 8 semanas de gestação. Fonte: Strayer D. S., Rubyn E. (Eds.) (2015). *Rubin's pathology: Clinicopathologic foundations of medicine* (7. ed., Fig. 6-2, p. 246). Philadelphia, PA: Lippincott Williams & Wilkins.

e retardo mental. Não existem evidências de que níveis *diagnósticos* de radiação (p. ex., provenientes de uma radiografia de tórax) provoquem anomalias congênitas, mas, sempre que possível, são tomadas todas as medidas para proteger o feto.

Em situações em que um exame é necessário para a saúde da mulher, os benefícios provenientes da realização de um diagnóstico por imagem adequado devem superar os potenciais riscos teóricos para o feto.

Produtos químicos e fármacos

Produtos químicos ambientais e medicamentos podem atravessar a placenta e causar danos ao desenvolvimento embrionário e fetal. Alguns dos agentes teratogênicos ambientais mais bem documentados são os mercuriais orgânicos, que causam déficits neurológicos e cegueira. Certas fontes de água e alguns peixes podem ser contaminados por mercúrio. Os mecanismos precisos pelos quais produtos químicos e medicamentos exercem seus efeitos teratogênicos são em grande parte desconhecidos. Eles são capazes de produzir efeitos citotóxicos (que matam as células), antimetabólicos ou efeitos inibidores do crescimento do feto ou embrião em desenvolvimento.

Os medicamentos estão no topo da lista de teratógenos químicos. Muitas substâncias conseguem atravessar a placenta e expor o feto tanto a efeitos farmacológicos quanto a efeitos teratogênicos. Os fatores que afetam a transferência placentária de uma determinada substância e seu efeito sobre o feto incluem a taxa com a qual o fármaco cruza a placenta, a duração da exposição e a fase de desenvolvimento da placenta e do feto no momento da exposição.[19] Fármacos lipossolúveis tendem a atravessar a placenta mais rapidamente e entrar na circulação fetal. O peso molecular de uma substância também influencia a taxa e a quantidade de fármaco que é transferida através da placenta.

Vários medicamentos têm sido considerados teratogênicos. No entanto, talvez o mais conhecido desses fármacos seja a talidomida, que foi demonstrado dar origem a uma série de malformações, incluindo focomelia (*i. e.*, encurtamento dos membros, que ficam com aparência semelhante aos de uma foca) dos quatro membros. Outras substâncias conhecidas por causar anomalias fetais são aquelas utilizadas no tratamento do câncer, o anticoagulante varfarina, diversos medicamentos anticonvulsivantes, o álcool etílico e a cocaína. Algumas substâncias

Quadro 5.1 Agentes teratogênicos*.

Radiação

Drogas ilícitas e substâncias químicas

- Álcool
- Anticoagulantes:
  - Varfarina
- Antibióticos:
  - Quinolonas
  - Tetraciclina
- Anticonvulsivantes
- Anti-hipertensivos:
  - Inibidores da ECA, bloqueadores dos receptores da angiotensina II
- Antipsicóticos:
  - Lítio
- Medicamentos contra o câncer:
  - Aminopterina
  - Metotrexato
  - 6-mercaptopurina
- Isotretinoína
- Talidomida

Agentes infecciosos

- Vírus:
  - Citomegalovírus
  - Herpes-vírus simples
  - Sarampo (rubéola)
  - Caxumba
  - Vírus varicela-zóster (catapora)
- Fatores não virais:
  - Sífilis
  - Toxoplasmose

*Não inclusivos.

afetam uma única estrutura em desenvolvimento; por exemplo, a propiltiouracila pode prejudicar o desenvolvimento da tireoide e a tetraciclina pode interferir na fase de mineralização no desenvolvimento dos dentes. Mais recentemente, a vitamina A e seus derivados (os retinoides) têm sido alvo de preocupação devido ao seu potencial teratogênico. A preocupação com os efeitos teratogênicos de derivados da vitamina A surgiu com a introdução da substância antiacne isotretinoína.

Em 1983, a Food and Drug Administration estabeleceu um sistema de classificação de substâncias, de acordo com a probabilidade de risco para o feto. Segundo esse sistema, as substâncias são classificadas em cinco categorias: A, B, C, D e X. Substâncias que pertencem à categoria A são as menos perigosas, aumentando a probabilidade de risco gradativamente nas categorias B, C e D. As substâncias da categoria X são contraindicadas durante a gravidez devido a sua comprovada teratogenicidade.[19]

Como muitas substâncias são suspeitas de causar anormalidades fetais, e mesmo aquelas que anteriormente se acreditava serem de uso seguro atualmente têm sido consideradas de maneira mais crítica, recomenda-se que mulheres em idade fértil evitem o uso desnecessário de medicamentos. Isso vale tanto para não gestantes quanto para gestantes, pois muitos defeitos de desenvolvimento ocorrem no início da gestação. Como aconteceu com o uso da talidomida, o dano para o embrião pode ocorrer antes que a gravidez seja suspeita ou confirmada.

Síndrome alcoólica fetal. Uma substância cujo uso é frequentemente abusivo e pode ter efeitos deletérios para o feto é o álcool. O termo *síndrome alcoólica fetal* (SAF) se refere a um grupo de anomalias fetais físicas, comportamentais e cognitivas que ocorrem secundariamente à ingestão de álcool durante a gestação.[20] O álcool, que é lipossolúvel e tem um peso molecular entre 600 e 1.000, atravessa livremente a barreira placentária. As concentrações de álcool no feto são pelo menos tão elevadas como na mãe. Ao contrário de muitos outros teratógenos, os efeitos nocivos do álcool não se restringem ao período sensível do início da gravidez mas se estendem durante toda a gestação.

O álcool etílico tem efeitos muito diversos sobre o desenvolvimento fetal. Pode haver retardo do crescimento pré-natal ou pós-natal; envolvimento do sistema nervoso central (SNC), incluindo anormalidades neurológicas, atraso no desenvolvimento, disfunção comportamental, deficiência intelectual e malformações cranianas e cerebrais; e um conjunto específico de características faciais que incluem fissuras palpebrais pequenas, borda vermelha do lábio superior fina e terço médio da face e filtro (*i. e.*, sulco no meio do lábio superior) achatados e alongados (Figura 5.13).[20] As características faciais de SAF podem não ser tão aparentes no recém-nascido, mas se tornam mais proeminentes à medida que a criança se desenvolve. Conforme a criança vai crescendo e entra na idade adulta, as características faciais se tornam mais sutis, tornando o diagnóstico de SAF em pessoas mais velhas difícil. Cada um desses defeitos pode variar em termos de gravidade, provavelmente refletindo o momento do consumo de etanol em relação ao período de desenvolvimento fetal, a quantidade de álcool consumida e as influências hereditárias e outras ambientais.

A quantidade de álcool possível de ser consumida com segurança durante a gestação é desconhecida. Mesmo pequenas quantidades de álcool consumidas durante períodos críticos do desenvolvimento fetal podem ter ação teratogênica.

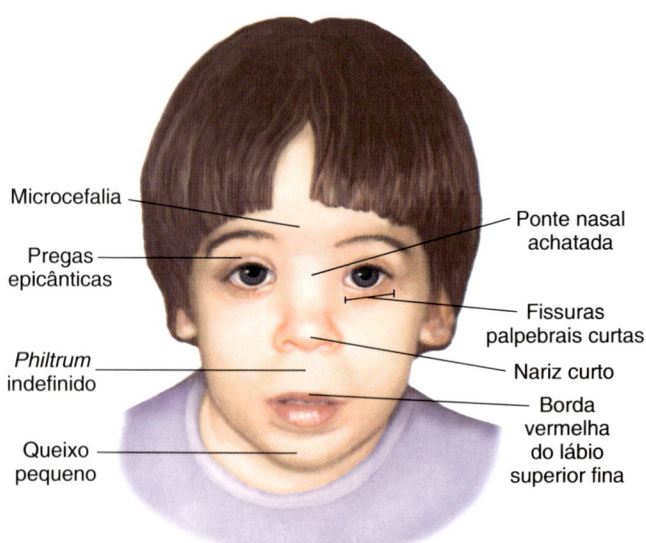

Figura 5.13 • Características clínicas da síndrome alcoólica fetal.

Por exemplo, se o álcool é consumido durante o período de organogênese, pode resultar em uma variedade de defeitos esqueléticos e orgânicos. Se o álcool é consumido no final da gestação, fase em que o cérebro está em rápido desenvolvimento, pode haver transtornos cognitivos e comportamentais na ausência de alterações físicas. O consumo crônico de álcool durante a gestação pode originar diversos efeitos, que variam de anormalidades físicas ao retardo do crescimento e comprometimento funcional do SNC. Evidências sugerem que concentrações elevadas de álcool de curta duração, como as que ocorrem com o consumo excessivo de álcool, podem ser particularmente significativas, com as anormalidades sendo únicas para o período de exposição.[20] Devido ao possível efeito sobre o feto, recomenda-se que as mulheres se abstenham completamente de álcool durante a gestação.

Conceitos fundamentais

Agentes teratogênicos

- Agentes teratogênicos, como radiação, produtos químicos e medicamentos, e microrganismos infecciosos, são agentes que provocam anomalias no embrião em desenvolvimento
- A fase de desenvolvimento do embrião determina a suscetibilidade aos teratógenos. O período durante o qual o embrião é mais suscetível a agentes teratogênicos é o tempo em que ocorrem rápida diferenciação e desenvolvimento de órgãos e tecidos, geralmente do 15º ao 60º dia após a concepção.

Agentes infecciosos

Muitos microrganismos são capazes de atravessar a placenta e entrar na circulação fetal, muitas vezes produzindo malformações múltiplas. A sigla TORCH significa *t*oxoplasmose, *o*utros microrganismos, *r*ubéola, *c*itomegalovírus e *h*erpes-vírus, que são os agentes mais frequentemente implicados como causa de anomalias fetais.[21] Outros agentes que podem causar anomalia incluem a infecção pelo vírus da varicela-zóster, listeriose, leptospirose, infecção pelo vírus Epstein-Barr, tuberculose e sífilis.[21] Tem sido sugerido que se adicione à lista o vírus da imunodeficiência humana (HIV) e o da parvovirose humana (B19). As manifestações clínicas e patológicas mais comuns incluem atraso no crescimento e anormalidades cerebrais (microcefalia, hidrocefalia), olhos, ouvidos, fígado, sistema hematopoético (anemia, trombocitopenia), pulmões (pneumonite) e coração (miocardite, doenças cardíacas congênitas).[21] Entretanto, essas manifestações irão variar entre os recém-nascidos sintomáticos, e apenas alguns apresentam anormalidades multissistêmicas.

Deficiência de ácido fólico

Embora a maior parte dos defeitos congênitos esteja relacionada com a exposição a um agente teratogênico, a deficiência de nutrientes e vitaminas também pode ser um fator contribuinte. A deficiência de ácido fólico tem sido implicada no surgimento de defeitos do tubo neural (DTN) (p. ex., anencefalia, espinha bífida, encefalocele). Estudos têm demonstrado uma redução significativa nos DNT quando mulheres em idade fértil recebem suplementação de ácido fólico a longo prazo.[22] Portanto, recomenda-se que todas as mulheres em idade fértil recebam 400 μg (0,4 mg) de ácido fólico diariamente e só depois tentem engravidar.

RESUMO

Agente teratogênico é aquele que produz anormalidades durante a vida embrionária ou fetal. O início da gestação (15 a 60 dias após a concepção) é o período em que os agentes ambientais apresentam maior capacidade de produzir seus efeitos deletérios para o embrião em desenvolvimento. Diversos agentes ambientais podem ser prejudiciais ao feto, incluindo radiação, medicamentos e produtos químicos, e agentes infecciosos. Como muitas substâncias têm potencial para causar anomalias fetais, muitas vezes já na fase inicial da gestação, recomenda-se que mulheres em idade fértil evitem o uso desnecessário de medicamentos.

DIAGNÓSTICO E ACONSELHAMENTO

Depois de concluir esta seção, o leitor deverá ser capaz de:

- Descrever o processo de avaliação genética
- Descrever os métodos utilizados para se chegar a um diagnóstico pré-natal, incluindo ultrassonografia, amniocentese, biopsia de vilosidade coriônica, biopsia percutânea de sangue do cordão umbilical e métodos laboratoriais para determinar a composição bioquímica e genética do feto.

O nascimento de uma criança com um defeito congênito é um acontecimento traumático na vida de qualquer casal. Em geral, duas questões devem ser resolvidas. A primeira diz respeito ao atendimento imediato e futuro da criança afetada, e a segunda, à possibilidade de que futuros filhos dessa família venham a apresentar um defeito semelhante. A avaliação e o aconselhamento genéticos podem ajudar a definir se o defeito foi herdado e qual é o risco de recorrência. O diagnóstico pré-natal proporciona um meio de determinar se um feto tem certos tipos de anormalidades. É importante que os pais estejam cientes das potenciais complicações relacionadas com a aquisição de informações adicionais a partir desses testes genéticos.

Avaliação genética

Um aconselhamento genético eficaz requer o diagnóstico preciso e a comunicação dos resultados e dos riscos de recorrência para os pais e outros familiares que precisem dessas informações. O aconselhamento pode ser fornecido após o nascimento de uma criança afetada, ou pode ser oferecido a pessoas com alto risco de ter um filho acometido (irmãos de pessoas com defeitos congênitos). Uma equipe de aconselhamento capacitada pode ajudar a família a entender o problema, além de fornecer suporte à decisão educada de ter ou não mais filhos.

A avaliação de risco genético e prognóstico normalmente é dirigida por um geneticista clínico, muitas vezes com a ajuda de especialistas clínicos e de exames laboratoriais. Deve ser incluído um histórico familiar detalhado (linhagem), histórico da gestação e o relato detalhado do parto e do estado de saúde e desenvolvimento pós-natal. É necessário um exame físico cuidadoso da criança afetada e frequentemente dos pais e irmãos. A realização de exames laboratoriais, incluindo análise cromossômica e estudos bioquímicos, por vezes precede o diagnóstico definitivo.

Rastreamento e diagnóstico pré-natais

O objetivo do rastreamento e do diagnóstico pré-natais não é apenas detectar anomalias fetais, mas também aliviar a ansiedade e dar assistência à família para se preparar para a chegada de uma criança com uma deficiência específica. O rastreamento pré-natal não pode ser empregado para descartar todas as possíveis anomalias fetais. Deve ser limitado a determinar se o feto tem (ou é provável que tenha) certas condições pré-indicadas pela idade materna, histórico familiar ou fatores de risco bem definidos.

Existem vários métodos capazes de ajudar no diagnóstico de um feto em relação a doenças genéticas, incluindo ultrassonografia, testes de triagem do soro materno (sangue), amniocentese, biopsia de vilosidade coriônica e biopsia percutânea de sangue do cordão umbilical (Figura 5.14). O diagnóstico pré-natal também pode fornecer as informações necessárias para a prescrição de um tratamento pré-natal para o feto ou para que se faça planos apropriados para o nascimento de uma criança com uma doença conhecida.

Ultrassonografia

A ultrassonografia é um método diagnóstico não invasivo que utiliza o reflexo de ondas sonoras de alta frequência para visualização de estruturas de tecidos moles. Desde a sua introdução em 1958, este método tem sido utilizado durante a gestação para determinar o número de fetos, tamanho e posição fetal, o volume de líquido amniótico e localização da placenta.

Mas aparelhos de alta resolução com imagens em tempo real têm aprimorado a capacidade dos escâneres de ultrassonografia para detectar anomalias congênitas. A ultrassonografia possibilita o diagnóstico intrauterino de defeitos cardíacos, hidrocefalia, espinha bífida, defeitos na face, defeitos cardíacos congênitos, hérnia diafragmática congênita, doenças do sistema digestório, anomalias esqueléticas e vários outros

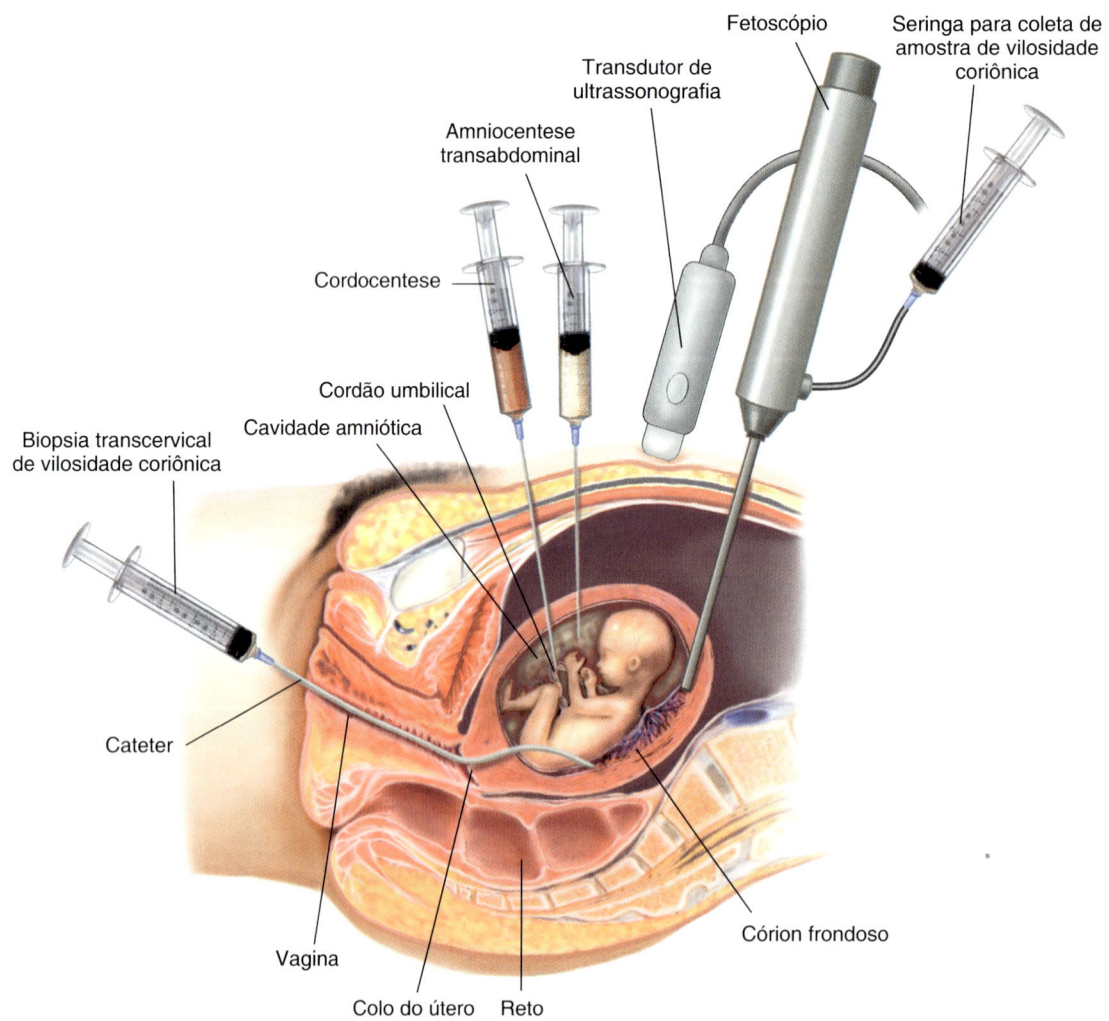

Figura 5.14 • Métodos de triagem pré-natal.

defeitos. A ultrassonografia tridimensional (3D) se tornou útil para avaliar melhor o perfil facial e defeitos da parede abdominal. Pode ser realizado um ecocardiograma fetal para o acompanhamento de eventuais anomalias cardíacas. Pode ser realizada uma ressonância magnética fetal (RMF) para investigar melhor anomalias esqueléticas, neurológicas e outras. O diagnóstico intrauterino de anomalias congênitas possibilita um melhor acompanhamento e planejamento nas especialidades adequadas, parto prematuro para a correção precoce, seleção de cesariana para reduzir uma lesão fetal e, em alguns casos, a terapia intrauterina.

Marcadores do soro materno

Os exames com o sangue materno começaram a ser realizados no início da década de 1980. Desde então, uma série de fatores séricos têm sido pesquisados como exames de triagem para anomalias fetais.

Os exames maternos atuais favorecem o rastreamento de primeiro trimestre para todas as mulheres entre 11 e 13 semanas de gestação, combinando a translucência nucal observada na ultrassonografia com os níveis de PAPP-A, níveis de hCG e idade materna para determinar o risco de trissomias do 21, do 13 e do 18. PAPP-A, que é secretada pela placenta, demonstrou desempenhar um papel importante na promoção do processo de diferenciação e proliferação celular em vários sistemas orgânicos. Em gestações complicadas, a concentração de PAPP-A aumenta com a idade gestacional até o termo. Níveis reduzidos de PAPP-A no primeiro trimestre (entre 10 e 13 semanas) são associados à síndrome de Down. Quando empregados juntamente com outros critérios, como idade materna, β-hCG livre e medida ecográfica da translucência nucal, os níveis séricos de PAPP-A conseguem detectar de 85 a 95% das gestações afetadas, com uma taxa de resultados falso-positivos de aproximadamente 5%.

A AFP é uma importante proteína do plasma fetal e tem uma estrutura semelhante à albumina encontrada na vida pós-natal. AFP é produzida inicialmente pelo saco vitelino, sistema digestório e fígado. Os níveis plasmáticos fetais de AFP alcançam o pico aproximadamente entre a 10ª e a 13ª semana de gestação e diminuem até o terceiro trimestre, quando os níveis mostram novo pico. Os níveis materno e amniótico de AFP se mostram elevados em gestações em que o feto apresenta DTN (anencefalia e espinha bífida aberta) ou algumas outras malformações, como defeito da parede abdominal anterior em que o tegumento fetal não está intacto. Embora DTN estejam associados a níveis elevados de AFP, níveis reduzidos da proteína têm sido associados à síndrome de Down.

Uma glicoproteína complexa, hCG, é produzida exclusivamente pela camada externa do trofoblasto logo após a implantação na parede uterina. Seus níveis aumentam rapidamente nas primeiras 8 semanas de gestação, diminuem progressivamente até a 20ª semana e depois permanecem estáveis. O único marcador sérico materno que produz a taxa mais alta de detecção de síndrome de Down é um nível elevado de hCG. A inibina A, que é secretada pelo corpo lúteo e unidade feto-placentária, também é um marcador sérico materno para síndrome de Down fetal.

O estriol não conjugado é produzido pela placenta a partir de precursores fornecidos pelas glândulas suprarrenais e pelo fígado fetal. Seu nível aumenta de modo constante durante toda a gestação até um nível mais elevado do que é normalmente produzido pelo fígado. Os níveis de estriol não conjugado se apresentam reduzidos em casos de síndrome de Down e trissomia do 18.

> **Conceitos fundamentais**
>
> **Diagnóstico e aconselhamento**
>
> - Ultrassonografia, triagem de primeiro trimestre, teste quádruplo de rastreamento, amniocentese, coleta de amostra de vilosidade coriônica e biopsia percutânea de sangue do cordão umbilical (BPSCU) são procedimentos importantes que viabilizam o diagnóstico e o tratamento pré-natais.

Amniocentese

Procedimento diagnóstico invasivo que envolve a retirada de uma amostra de líquido amniótico do útero grávido, geralmente usando uma abordagem transabdominal (ver Figura 5.14). O procedimento é útil para mulheres com risco elevado verificado durante o teste quádruplo na triagem de primeiro trimestre, achados anormais na ultrassonografia fetal, ou pais que são portadores ou têm forte histórico familiar de doença hereditária. A ultrassonografia é empregada para obter informações adicionais e para orientar a punção com a agulha de amniocentese. É feito um estudo do líquido amniótico e das células do feto. A amniocentese pode ser realizada em ambulatório durante a 15ª semana. Para a análise cromossômica, é feita a cultura das células fetais e o resultado fica disponível em 10 a 14 dias.

Biopsia de vilosidade coriônica

A biopsia de vilosidade coriônica é um procedimento diagnóstico invasivo para obtenção do tecido utilizado para estudos de cromossomos fetais, análise de DNA e estudos bioquímicos. A amostra de vilosidade coriônica geralmente é coletada após 10 semanas de gestação. Não é recomendada a realização do teste antes de 10 semanas devido ao perigo de defeitos de redução de membros no feto. As vilosidades coriônicas são o local em que ocorre a troca de nutrientes entre o sangue materno e o embrião – o saco coriônico envolve o saco amniótico e o feto, e as vilosidades são os vasos sanguíneos primitivos que se desenvolvem na placenta. O procedimento pode ser realizado utilizando-se uma abordagem transabdominal ou transcervical (ver Figura 5.14).

Biopsia percutânea de sangue do cordão umbilical

É um procedimento diagnóstico invasivo que envolve a inserção transcutânea de uma agulha através da parede uterina e na artéria umbilical. A biopsia percutânea de sangue do cordão umbilical (BPSCU) deve ser guiada por ultrassonografia e pode ser feita a qualquer momento depois da 16ª semana de gestação. É utilizada para o diagnóstico pré-natal de hemoglobinopatias, doenças de coagulação, doenças metabólicas e citogenéticas e imunodeficiências.

Infecções fetais, como rubéola e toxoplasmose, podem ser detectadas pela medição dos anticorpos imunoglobulina M ou diretamente por hemocultura. Como esse procedimento acarreta um risco maior de perda gestacional em comparação com a amniocentese, é reservado, em geral, para situações em que é necessária uma análise citogenética rápida, ou em que a informação diagnóstica não pode ser obtida por outros métodos.

Análises citogenética e de DNA

Na amniocentese e na biopsia de vilosidade coriônica são coletadas amostras de células que podem ser usadas para análises citogenéticas e de DNA.

Os exames citogenéticos são utilizados na cariotipagem fetal para detectar anormalidades no número e na estrutura dos cromossomos no feto. A cariotipagem também revela o sexo do feto. Isso pode ser útil quando um defeito hereditário é conhecido por afetar apenas um dos sexos.

A análise de DNA pode ser feita em células extraídas do líquido amniótico, vilosidades coriônicas ou sangue fetal a partir de uma biopsia percutânea de sangue do cordão umbilical. Essas análises são usadas para detectar defeitos genéticos que causam erros inatos do metabolismo, como a doença de Tay-Sachs, doença de armazenamento de glicogênio e hipercolesterolemia familiar. É possível estabelecer um diagnóstico pré-natal para mais de 70 erros inatos do metabolismo.

A última novidade no diagnóstico fetal envolve a procura de DNA do feto no sangue materno. Algumas empresas privadas e muitas instituições de pesquisa estão estudando a eficácia de procurar DNA fetal para a determinação do sexo e outros testes genéticos. São necessárias mais pesquisas antes que esse exame possa ser oferecido a todas as mulheres.

CONSIDERAÇÕES GERIÁTRICAS

- O envelhecimento é um fator de risco importante para o desenvolvimento da doença de Parkinson
- Já foi constatado que a doença de Parkinson tem um componente genético. Mutações em determinados genes (como *LRRK2*, *PARK7*, *PINK1*, *PRKN* e *SNCA*) são fortemente associadas ao desenvolvimento da doença de Parkinson, enquanto alterações em outros genes (p. ex., *GBA* e *UCHL1*) apenas aumentam o risco de desenvolver essa condição ao longo da vida[23]
- Riscos genéticos associados ao envelhecimento cognitivo normal e a doença de Alzheimer (DA) interagem para a previsão da suscetibilidade à demência.[24]

CONSIDERAÇÕES PEDIÁTRICAS

- Em mais de 67% dos defeitos congênitos, a causa exata não é conhecida imediatamente[21]
- Para fins de comparação, a maioria das morbidades em recém-nascidos/lactentes e crianças de países desenvolvidos é causada por defeitos genéticos, enquanto 95% das mortes de recém-nascidos/lactentes em países subdesenvolvidos são consequência de infecções, desnutrição e outras causas ambientais[21]
- Os distúrbios mitocondriais são transmitidos da mãe para toda a prole em virtude de mutações no DNA mitocondrial. O prognóstico depende do número de sistemas de órgãos comprometidos.[25]

RESUMO

Diagnóstico e aconselhamento genético pré-natais são feitos com o objetivo de determinar o risco do nascimento de uma criança com doença genética ou cromossômica. Frequentemente, envolvem a necessidade de um histórico familiar detalhado (linhagem), o exame de todos os membros da família afetados e testes de laboratório, incluindo análise cromossômica e estudos bioquímicos. Esses exames são geralmente feitos por um conselheiro genético e uma equipe de profissionais de saúde especialmente treinada. A triagem e o diagnóstico pré-natais são utilizados para detectar anomalias fetais. A ultrassonografia é empregada para geração de imagens anatômicas do feto. É utilizada para a determinação do tamanho e posição fetal e para verificação da existência de anomalias estruturais. A triagem do soro materno é usada para identificar gestações com risco aumentado para algumas doenças. A amniocentese e a biopsia de vilosidades coriônicas podem ser utilizadas para obter amostras para estudos citogenéticos e bioquímicos.

Exercícios de revisão

1. Uma mulher de 23 anos de idade com doença falciforme e seu marido querem ter um filho, mas temem que a criança nasça com a doença.
    a. Qual é o genótipo da mãe em termos do gene falciforme? Ela é heterozigota ou homozigota?
    b. Se o marido não for portador do gene falciforme, qual é a probabilidade de a criança ter a doença ou ser portadora do traço falciforme?
2. Um casal tem uma criança que nasceu com uma doença cardíaca congênita.
    a. Você consideraria o defeito resultado de um traço monogênico ou poligênico?
    b. Será que esses pais apresentam maior risco de ter outra criança com um defeito cardíaco ou teriam risco igual de ter um filho com um defeito em outro sistema orgânico, como fenda palatina?
3. Um casal foi informado de que seu filho recém-nascido tem as características de síndrome de Down e é sugerida a realização de estudos genéticos.

a. É verificado que a criança tem trissomia do 21. Use a Figura 5.8, que descreve os eventos ocorridos durante a meiose, para explicar a origem do terceiro cromossomo 21.
b. Se fosse verificado que a criança tinha o cromossomo robertsoniano, como você explicaria a origem do cromossomo anormal?

4. Um menino de 8 anos de idade foi diagnosticado com miopatia mitocondrial. Suas principais queixas são fraqueza muscular e intolerância à prática de exercícios. A mãe relata sintomas semelhantes, mas em um grau muito menor.
   a. Explique a causa dos sintomas do menino.
   b. Doenças mitocondriais seguem um padrão não mendeliano de herança. Explique.

5. Uma mulher de 26 anos está planejando engravidar.
   a. Que informações você daria a ela sobre os efeitos da exposição do feto a medicamentos e outras substâncias? Qual estágio de desenvolvimento fetal está associado ao risco mais elevado?
   b. Qual é a justificativa para assegurar que ela tenha uma ingestão adequada de ácido fólico antes da concepção?

REFERÊNCIAS BIBLIOGRÁFICAS

1. Centers for Disease C. (2007). Birth defects and congenital abnormalities. Available: https://www.cdc.gov/nchs/fastats/birth-defects.htm. Accessed November 15, 2017.
2. Malik S. (2014). Polydactyly: Phenotypes, genetics and classification. Clinical Genetics 85(3), 203–212. doi: 10.1111/cge.12276.
3. Verstraeten A., Alaerts M., Van Laer L., et al. (2016). Marfan syndrome and related disorders: 25 years of gene discovery. Human Mutation 37(6), 524–531. doi: 10.1002/humu.22977.
4. Hirbe A. C., Gutmann D. H. (2014). Neurofibromatosis type 1: A multidisciplinary approach to care. Lancet Neurology 13(8), 834–843. doi: 10.1016/S1474-4422(14)70063-8.
5. Kresak J. L., Walsh M. (2016). Neurofibromatosis: A review of NF1, NF2, and schwannomatosis. Journal of Pediatric Genetics 5(2), 98–104. doi: 10.1055/s-0036-1579766.
6. Abdolrahimzadeh B., Piraino D. C., Albanese G., et al. (2016). Neurofibromatosis: An update of ophthalmic characteristics and applications of optical coherence tomography. Clinical Ophthalmology 10, 851–860. doi: 10.2147/OPTH.S102830.
7. Bernier A., Larbrisseau A., Perreault S. (2016). Cafe-au-lait macules and neurofibromatosis type 1: A review of the literature. Pediatric Neurology 60, 24–29 e1. doi: 10.1016/j.pediatrneurol.2016.03.003.
8. Al Hafid N., Christodoulou J. (2015). Phenylketonuria: A review of current and future treatments. Translational Pediatrics 4(4), 304–317. doi: 10.3978/j.issn.2224-4336.2015.10.07.
9. Berry S. A., Brown C., Grant M., et al. (2013). Newborn screening 50 years later: Access issues faced by adults with PKU. Genetics in Medicine 5(8), 591–599. doi: 10.1038/gim.2013.10.
10. Patterson M. C. (2013). Gangliosidoses. Handbook of Clinical Neurology 113, 1707–1708. doi: 10.1016/B978-0-444-59565-2.00039-3.
11. Lew R. M., Burnett L., Proos A. L., et al. (2015). Ashkenazi Jewish population screening for Tay-Sachs disease: The international and Australian experience. Journal of Paediatrics and Child Health 51(3), 271–279. doi: 10.1111/jpc.12632.
12. Kidd S. A., Lachiewicz A., Barbouth D., et al. (2014). Fragile X syndrome: A review of associated medical problems. Pediatrics 134(5), 995–1005. doi: 10.1542/peds.2013-4301.
13. Bagni C, Oostra B. A. (2013). Fragile X syndrome: From protein function to therapy. American Journal of Medical Genetics. Part A 161A(11), 2809–2821. doi: 10.1002/ajmg.a.36241.
14. Seto-Salvia N., Stanier P. (2014). Genetics of cleft lip and/or cleft palate: Association with other common anomalies. European Journal of Medical Genetics 57(8), 381–393. doi: 10.1016/j.ejmg.2014.04.003.
15. Smith D. M., Losee J. E. (2014). Cleft palate repair. Clinics in Plastic Surgery 41(2), 189–210. doi: 10.1016/j.cps.2013.12.005.
16. Asim A., Kumar A., Muthuswamy S., et al. (2015). Down syndrome: An insight of the disease. Journal of Biomedical Science 22, 41. doi: 10.1186/s12929-015-0138-y.
17. Milbrandt T., Thomas E. (2013). Turner syndrome. Pediatrics in Review 34(9), 420–421. doi: 10.1542/pir.34-9-420.
18. Groth K. A., Skakkebaek A., Host C., et al. (2013). Clinical review: Klinefelter syndrome–A clinical update. Journal of Clinical Endocrinology and Metabolism 98(1), 20–30. doi: 10.1210/jc.2012-2382.
19. Burkey B. W., Holmes A. P. (2013). Evaluating medication use in pregnancy and lactation: What every pharmacist should know. Journal of Pediatric Pharmacology and Therapeutics 18(3), 247–258. doi: 10.5863/1551-6776-18.3.247.
20. Memo L., Gnoato E., Caminiti S. (2013). Fetal alcohol spectrum disorders and fetal alcohol syndrome: The state of the art and new diagnostic tools. Early Human Development 89(Suppl 1), S40–S43. doi: 10.1016/S0378-3782(13)70013-6.
21. Strayer D. S., Rubin E. (Eds.) (2015). Rubin's pathology: Clinicopathologic foundations of medicine (7th ed). Philadelphia, PA: Wolters Kluwer.
22. Burdge G. C., Lillycrop K. A. (2012). Folic acid supplementation in pregnancy: Are there devils in the detail? British Journal of Nutrition 108(11), 1924–1930. doi: 10.1017/S0007114512003765.
23. NIH. (2018). Parkinson disease. Retrieved July 18, 2018. Available: https://ghr.nlm.nih.gov/condition/parkinson-disease#inheritance.
24. Sapkota S., Dixon, R. A. (2018). A network of genetic effects on nondemented cognitive aging: Alzheimer's genetic risk (CLU + CR1+PICALM) intensifies cognitive aging genetic risk (COMT + BDNF) selectively for APOEε4 carriers. Journal of Alzheimer's Disease 62(2), 887–900. doi: 10.3233/JAD-170909.
25. Goodhue C. J. (2014). The child with an inborn error of metabolism. In Bowden V. R., Greenberg, C. S. (Eds). Children and their families the continuum of nursing care. Philadelphia, PA: Wolters Kluwer.

Neoplasias

6

Michelle Rickard

INTRODUÇÃO

O câncer é uma importante causa de morte de adultos em todo o planeta, suplantado apenas pelas doenças cardiovasculares.[1] Também é a segunda principal causa de morte de crianças em idade escolar nos EUA.[2] A exposição a fatores externos, como tabaco, radiação ultravioleta, dieta inadequada, agentes infecciosos e carcinógenos, bem como fatores internos, como gênero, etnicidade e genética, afetam a incidência de câncer.[3] As pesquisas possibilitaram uma melhor compreensão das causas do câncer e aprimoraram as ferramentas de rastreamento e as modalidades de prevenção.[3] As taxas de sobrevida são influenciadas pelo tipo de câncer, pelo estágio do câncer por ocasião do diagnóstico e pela disponibilidade de tratamento.[4] Este capítulo está dividido em seis seções:

- Conceitos de diferenciação e crescimento celulares
- Características de neoplasias benignas e malignas
- Etiologia do câncer
- Manifestações clínicas
- Rastreamento, diagnóstico e tratamento
- Câncer infantil.

CONCEITOS DE DIFERENCIAÇÃO E CRESCIMENTO CELULARES

Depois de concluir esta seção, o leitor deverá ser capaz de:

- Definir neoplasia e explicar de que maneira o crescimento neoplásico difere de alterações adaptativas normalmente observadas (atrofia, hipertrofia e hiperplasia)
- Descrever as fases do ciclo celular.

O câncer é uma doença que resulta de alterações nos processos de diferenciação e crescimento celulares. O processo resultante é chamado de *neoplasia*, que significa *crescimento novo*. Ao contrário de alterações no crescimento do tecido ocorridas em processos como hipertrofia e hiperplasia, o crescimento de uma neoplasia tende a ser desorganizado e relativamente autônomo porque não há controle regulador normal do crescimento e da divisão celulares.

A renovação e o reparo do tecido normal envolvem dois componentes: proliferação e diferenciação celular. *Proliferação*, ou processo de divisão celular, é um processo adaptativo para o crescimento de novas células que substituirão células envelhecidas ou quando é necessária a formação de células adicionais.[5,6] *Diferenciação* descreve o mecanismo pelo qual as células se tornam cada vez mais especializadas a cada divisão mitótica.[5,6] A apoptose é uma forma de morte celular programada, que elimina células senescentes, células com DNA (ácido desoxirribonucleico) danificado ou células indesejadas.[5,6]

Ciclo celular

O ciclo celular é uma sequência ordenada de eventos que ocorrem à medida que uma célula duplica o seu conteúdo e se divide (Figura 6.1). Durante o ciclo celular a informação genética é duplicada, e os cromossomos duplicados são devidamente alinhados para distribuição entre duas células-filhas geneticamente idênticas.

O ciclo celular é dividido em quatro fases, conhecidas como G_1, S, G_2 e M. A *fase 1* (G_1, de *gap 1*, em inglês) vem depois da fase pós-mitótica, quando a síntese de DNA é interrompida e se inicia a síntese de RNA (ácido ribonucleico) e proteínas, quando começa o crescimento celular.[5,6] Durante a *fase S* (síntese), ocorre a síntese de DNA, quando se formam dois conjuntos separados de cromossomos, um para cada célula-filha. A *fase 2 (G_2)* representa a fase pré-mitótica e é semelhante à G_1, no sentido em que interrompe a síntese de DNA, porém mantém a síntese de RNA e de proteínas. As fases G_1, S e G_2 são chamadas de *interfase*. A *fase M* (mitose) é a fase de divisão nuclear, ou mitose, e divisão do citoplasma. Células continuamente em divisão, como o epitélio escamoso estratificado da pele, mantém ininterrupto o ciclo de divisão mitótica. Quando as condições ambientais são adversas, como pode acontecer por indisponibilidade de nutriente ou fator de crescimento, ou quando são altamente especializadas, as células podem deixar o ciclo celular, tornando-se mitoticamente quiescentes ou permanecer em um estado de repouso conhecido como G_0. As células em G_0 podem tornar a entrar no ciclo celular em resposta à existência de nutrientes extracelulares, fatores de crescimento, hormônios e outros sinais,

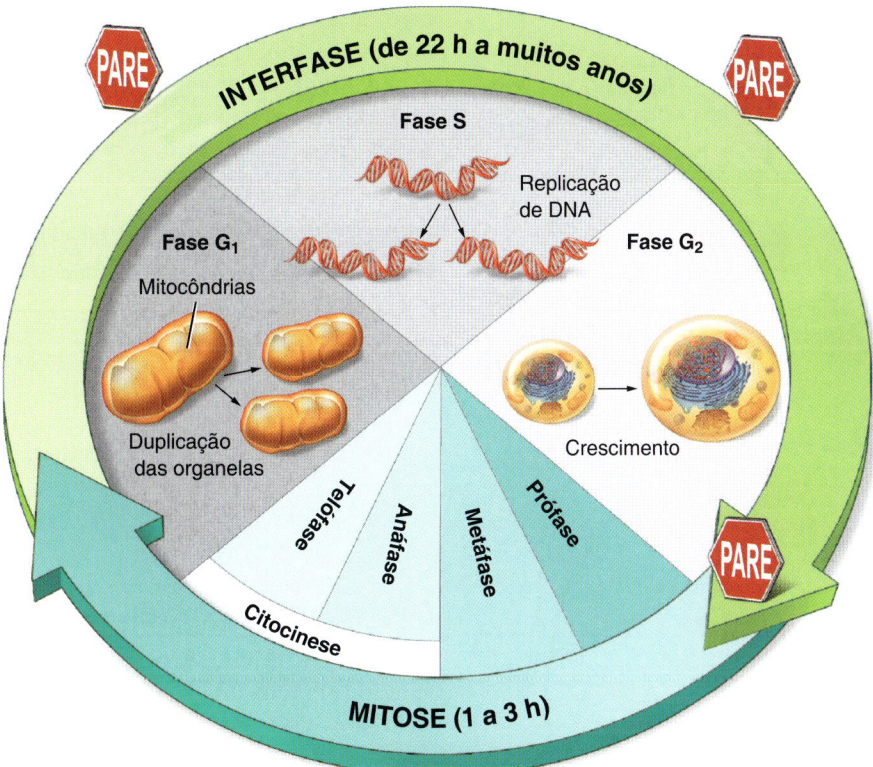

Figura 6.1 • Ciclo celular. Ilustração das quatro etapas do ciclo celular, começando com G_1 e prosseguindo até M. São mostradas a primeira fase de crescimento (G_1), a fase de síntese de DNA (S), a segunda fase de crescimento (G_2) e a mitose (M). Fonte: McConnell T. H., Hull K. L. (2011). *Human form human function: Essentials of anatomy & physiology* (p. 77, Fig. 3.10). Philadelphia, PA: Lippincott Williams & Wilkins.

como perda sanguínea ou lesão tecidual que dispara o mecanismo de crescimento celular.[7] Células altamente especializadas e diferenciadas, como os neurônios, podem permanecer indefinidamente em G_0.

Dentro do ciclo celular, podem ser efetuadas pausas, se eventos específicos de cada fase do ciclo celular não tiverem sido completados. Por exemplo, a mitose é impedida até que o DNA seja replicado adequadamente. Além disso, a separação dos cromossomos na mitose é adiada até que todas as fibras do fuso se liguem aos cromossomos. Estas são oportunidades para verificar a precisão do processo de replicação do DNA. Esses pontos de controle de danos ao DNA possibilitam a identificação de defeitos e os reparos, garantindo que cada célula-filha receba um conjunto completo de informação genética, idêntico ao da célula-mãe.[6]

As ciclinas são um grupo de proteínas que controlam a entrada e a progressão das células mediante o ciclo celular. As ciclinas se conectam a proteínas chamadas *quinases dependentes da ciclina* (CDK). As quinases são enzimas que fosforilam proteínas. As CDK fosforilam proteínas-alvo específicas e são expressas de modo contínuo ao longo do ciclo celular, mas em uma forma inativa, enquanto as ciclinas são sintetizadas durante fases específicas do ciclo celular e, em seguida, degradadas pela via da ubiquitinação assim que sua tarefa é completada. Embora cada uma das fases do ciclo celular seja cuidadosamente controlada, a transição de G_2 para M é considerada um dos pontos mais importantes de controle do ciclo celular. Além da síntese e degradação das ciclinas, os complexos de ciclina-CDK são regulados pela ligação de inibidores de CDK (CKI). Os CKI são particularmente importantes na regulação de pontos de controle do ciclo celular durante os quais são reparados erros na replicação do DNA.[8] A manipulação de ciclinas, CDK e CKI é a base para o desenvolvimento de novas formas de terapia medicamentosa possíveis de serem utilizadas no tratamento do câncer (Figura 6.2).[9]

Proliferação celular

Proliferação celular é o processo de aumento no número de células por divisão mitótica. Em tecidos normais, a proliferação celular é regulada de modo que o número de células em divisão ativa é equivalente ao número de células mortas ou perdidas. Nos seres humanos, existem duas grandes categorias de células: os gametas e as células somáticas. Os *gametas* (óvulo e espermatozoide) são *células haploides*, com apenas um conjunto de cromossomos de um dos pais, e são projetados especificamente para a fusão sexual. Após a fusão, é formada uma célula *diploide* contendo os dois conjuntos de cromossomos. Essa é a *célula somática*, que passa a formar o resto do organismo.

Em termos de proliferação celular, os 200 diferentes tipos de células que compõem o organismo podem ser divididos em três grandes grupos:

- Neurônios e células da musculatura esquelética e do músculo cardíaco, que são bem diferenciados e raramente se dividem e se reproduzem

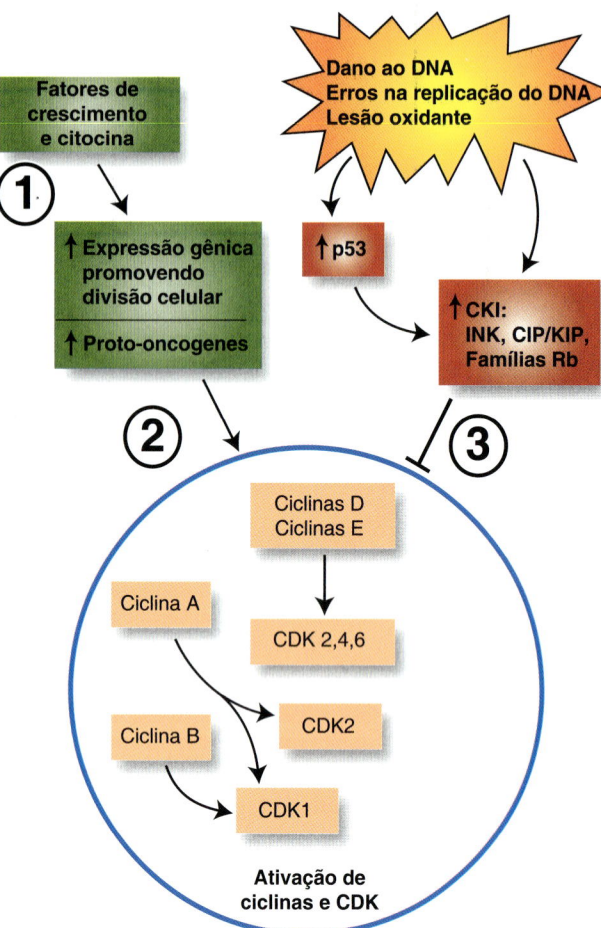

Figura 6.2 • Ativação e inibição das ciclinas. 1. Ativação. As células recebem sinais (via fatores de crescimento, citocinas e outros) que deflagram o processo de divisão celular. Isso resulta em expressão aumentada de genes promotores da progressão do ciclo celular, inclusive vários proto-oncogenes. 2. Ações das ciclinas de fase inicial. As ciclinas D e E aumentam a atividade das quinases dependentes de ciclina (CDK) 2, 4 e 6. Além disso, a ciclina A ativa as CDK 2 e 1, enquanto a ciclina B ativa as CDK 4 e 6. Essas CDK impulsionam a progressão do ciclo celular. 3. Inibição. Vários estímulos, inclusive erros na replicação do DNA, lesão do DNA e diversos sinais inibitórios, contrabalançam os sinais ativadores da fase 1. Esses estímulos inibitórios ativam p53. Diretamente ou via p53, os estímulos aumentam a produção e a atividade de inibidores de ciclina quinases (CKI), como a família INK de proteínas, CIP e KIP, assim como Rb. Essas famílias de CKI bloqueiam todas as etapas arroladas em duas. Fonte: Strayer D. S., Rubin R. (Eds.) (2015). *Rubin's pathology: Clinicopathologic foundations of medicine* (7. ed., Fig. 5-15, p. 179). Philadelphia, PA: Lippincott Williams & Wilkins.

- Células progenitoras ou mães, que continuam a se dividir e se reproduzir, como as células do sangue, da pele e do fígado
- Células-tronco indiferenciadas, que podem ser acionadas para entrar no ciclo celular e na produção de um grande número de células progenitoras, se necessário.[2]

As taxas de reprodução celular variam muito. Os leucócitos e as células que revestem o sistema digestório vivem vários dias e devem ser substituídos constantemente. Na maior parte dos tecidos, a taxa de reprodução de células é grandemente aumentada quando o tecido é danificado ou quando ocorre perda tecidual. Um sangramento, por exemplo, estimula a reprodução das células formadoras de sangue encontradas na medula óssea. Em alguns tipos de tecido, o programa genético de replicação celular normal é suprimido, mas pode ser reativado em determinadas condições. O fígado, por exemplo, tem uma extensa capacidade de regeneração sob certas condições.

Conceitos fundamentais

Proliferação e crescimento celulares

- O crescimento e o reparo tecidual envolvem proliferação, diferenciação e apoptose celulares
- A apoptose é uma forma de morte celular programada, que elimina senescentes e alguns tipos de células danificadas (p. ex., células com DNA danificado ou lesão induzida por peróxido de hidrogênio).

Diferenciação celular

Diferenciação celular é o processo pelo qual células em proliferação se tornam progressivamente tipos celulares mais especializados. Esse processo resulta em uma célula totalmente diferenciada, adulta, que tem um conjunto de características estruturais, funcionais e tempo de vida específicos. Por exemplo, a hemácia é uma célula terminalmente diferenciada que foi programada para se transformar em um disco côncavo, que funciona como um veículo para o transporte de oxigênio e vive cerca de 3 meses.

Os diversos tipos de células do organismo se originam de uma única célula, o óvulo fertilizado ou ovo. À medida que as células embrionárias aumentam em número, envolvem-se em um processo coordenado de diferenciação necessário para o desenvolvimento de todos os órgãos do corpo. O processo de diferenciação é regulado por uma combinação de processos internos envolvendo a expressão de genes específicos e estímulos externos fornecidos por células vizinhas, matriz extracelular, exposição a substâncias na circulação materna e fatores de crescimento, citocinas, oxigênio e nutrientes.

O que torna as células de um órgão diferentes das células de outro órgão são os genes específicos que são expressos e o padrão específico de expressão gênica. Embora todas as células tenham o mesmo conjunto de genes, apenas um pequeno número é expresso na vida pós-natal. Quando células, como as do embrião em desenvolvimento, se diferenciam e dão origem a células diferenciadas de um tipo de tecido particular, os genes apropriados são mantidos em um estado ativo, enquanto o restante permanece inativo. Normalmente, a taxa de reprodução de células e o processo de diferenciação celular são controlados com precisão na vida pré-natal e pós-natal, de modo que ambos os mecanismos são interrompidos assim que são formados a quantidade e os tipos de células adequados.

O processo de diferenciação ocorre em etapas ordenadas. Seguindo o progresso de cada etapa, o aumento na especialização é trocado por uma perda na capacidade de desenvolver características celulares diferentes e tipos diferentes de células. À medida que a célula vai se tornando cada vez mais especializada, os estímulos que são capazes de induzir a mitose

Compreenda | Ciclo celular

Uma célula se reproduz realizando uma sequência ordenada de eventos denominada *ciclo celular*. O ciclo celular é dividido em quatro fases de duração variável que inclui (1) a fase de síntese (S) e mitose (M), que são separadas por (2) duas fases (G_1 e G_2). Ocorre também (3) uma fase de inatividade (G_0), durante a qual a célula pode deixar o ciclo celular. Movimento através de cada uma dessas fases é mediado em (4) postos de controle específicos, que são controlados por enzimas e proteínas específicas chamadas ciclinas.

Síntese e mitose

Síntese (S) e mitose (M) representam as duas fases principais do ciclo celular. A fase S, que tem cerca de 10 a 12 h de duração, é o período de síntese de DNA e replicação dos cromossomos. A fase M, que geralmente dura menos de 1 h, envolve a formação do fuso mitótico e a divisão da célula com a formação de duas células-filhas.

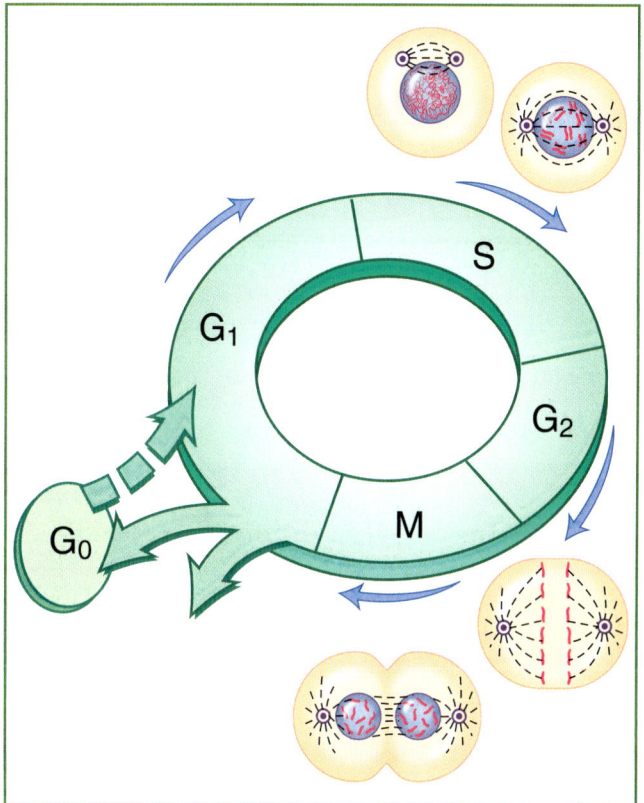

Fases G_1 e G_2

Como a maioria das células necessita de tempo para crescer e dobrar sua massa de proteínas e organelas, fases adicionais (G, *gap*) são inseridas no ciclo celular. G_1 é a fase durante a qual a célula começa a se preparar para a replicação do DNA e a mitose por meio de síntese de proteínas e do aumento no número de organelas e elementos do citoesqueleto. G_2 é a fase pré-mitótica. Durante esta fase, as enzimas e outras proteínas necessárias para a divisão celular são sintetizadas e movidas para os seus locais apropriados.

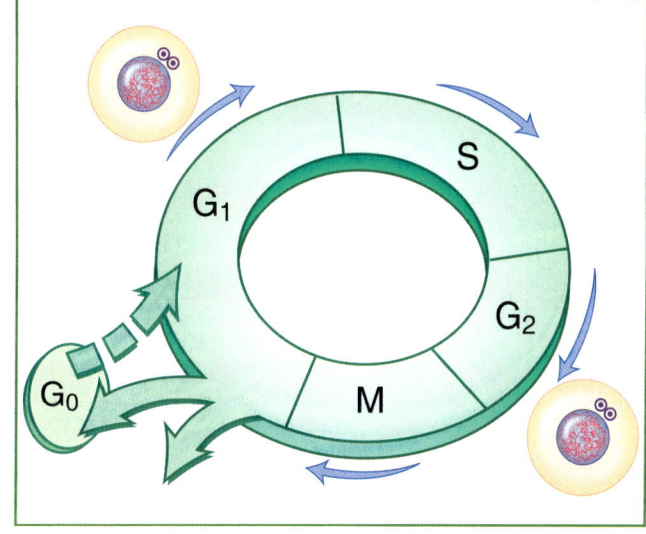

(*continua*)

Compreenda | Ciclo celular (continuação)

Fase G_0

G_0 é a fase após a mitose, durante a qual a célula pode deixar o ciclo celular e permanecer em um estado de inatividade ou reentrar no ciclo celular em outro momento. Células lábeis, como as células do sangue e as que revestem o sistema digestório, não entram na fase G_0, mas continuam no ciclo. Células estáveis, como os hepatócitos, entram na fase G_0 após a mitose, mas podem reentrar no ciclo celular quando estimulados pela perda de outras células. Células permanentes, como os neurônios que se tornam terminalmente diferenciadas após a mitose, deixam o ciclo celular e não são mais capazes de renovação celular.

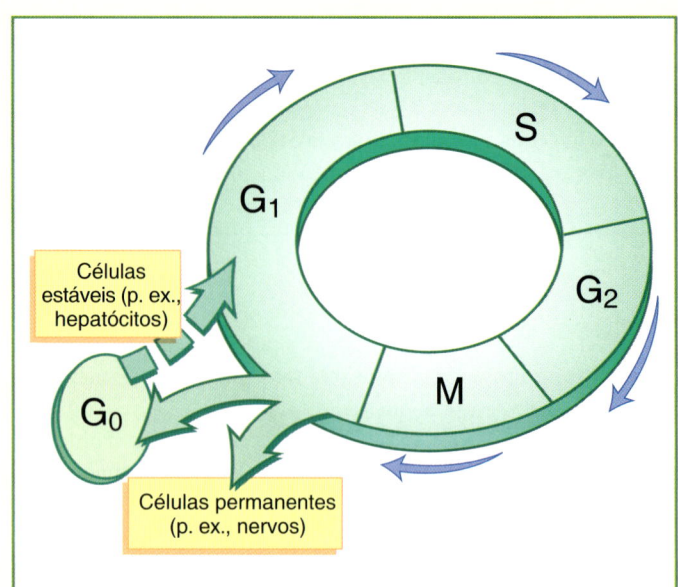

Pontos de controle e ciclinas

Na maioria das células, existem diversos pontos de controle do ciclo celular, quando o ciclo pode ser detido se eventos anteriores não foram concluídos. Por exemplo, o ponto de controle G_1/S monitora danos ao DNA cromossômico por exposição à radiação ou agentes químicos, e o ponto de controle G_2/M impede que a célula entre em mitose se a replicação do DNA não está completa.

As ciclinas são uma família de proteínas que controlam a entrada e a progressão das células mediante o ciclo celular. Elas funcionam ativando proteínas chamadas CDK. Diferentes combinações de ciclinas e CDK estão associadas a cada uma das fases do ciclo celular. Além da síntese e degradação das ciclinas, os complexos ciclina-CDK são regulados pela ligação de CKI. Os inibidores de CDK são particularmente importantes na regulação dos pontos de controle do ciclo celular, durante os quais erros na replicação do DNA podem ser reparados.

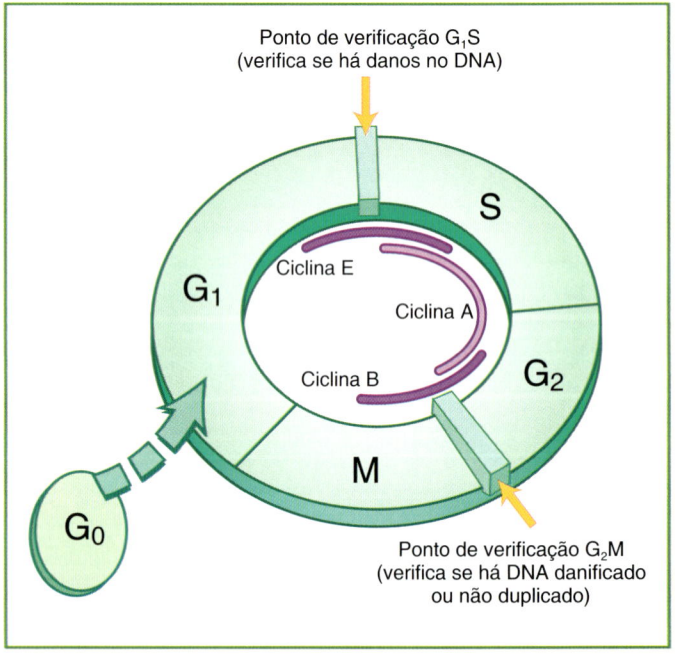

ficam mais limitados. Os neurônios, que são células altamente especializadas, perdem a capacidade de se dividir e se reproduzir quando o desenvolvimento do sistema nervoso está completo. Mais importante ainda, existem muito poucas células precursoras remanescentes para orientar sua substituição. No entanto, uma quantidade apropriada desse tipo de células é gerada no embrião de modo que a perda de determinada porcentagem de células não afeta a população total de células e suas funções específicas.

Em alguns tecidos, como a pele e a mucosa que reveste o sistema digestório, um grau elevado de renovação celular é mantido ao longo da vida. Mesmo nessas populações de células que se renovam continuamente, as células mais especializadas são incapazes de divisão. Essas populações de células dependem de *progenitores ou células-mãe* da mesma linhagem que ainda não tenham se diferenciado a ponto de perder a capacidade de se dividir. Essas células são diferenciadas o suficiente de modo que as células-filhas sejam limitadas à mesma linhagem de células, mas não o suficiente para evitar a possibilidade de proliferação ativa. No entanto, suas propriedades de renovação celular são restringidas por fatores de crescimento necessários para que ocorra a divisão celular.

Outro tipo de células, chamadas *células-tronco*, permanece incompletamente diferenciado ao longo da vida. Trata-se de células de reserva, que permanecem quiescentes até existir a necessidade de reposição celular, caso em que se dividem, produzindo outras células-tronco e células capazes de realizar as funções de uma célula diferenciada. Quando uma célula-tronco se divide, uma célula-filha retém as características das células-tronco e a outra se torna uma célula progenitora, que passa pelo processo que resulta na diferenciação terminal (Figura 6.3). A progênie de cada célula progenitora segue programas genéticos mais restritos, com as células de diferenciação passando por várias divisões mitóticas durante o processo de transformar-se em um tipo maduro de célula e com cada geração de células tornando-se mais especializada. Dessa maneira, uma única célula-tronco pode dar origem a muitas células necessárias para o reparo normal de tecidos ou produção de células do sangue. Quando as células que se dividem se tornam totalmente diferenciadas, a taxa de divisão mitótica é reduzida. No sistema imunológico, por exemplo, com o estímulo adequado, os linfócitos B se tornam progressivamente mais diferenciados, à medida que passam por sucessivas divisões mitóticas, até se tornarem plasmócitos maduros, que já não podem se dividir, mas são capazes de secretar grandes quantidades de anticorpos.

As células-tronco têm duas propriedades importantes: autorrenovação e potência. *Autorrenovação* significa que as células estaminais podem sofrer numerosas divisões mitóticas, mantendo seu estado indiferenciado.[6,10] O termo *potência* é utilizado para definir o potencial de diferenciação das células estaminais. *Células-tronco totipotentes* são aquelas produzidas por fertilização do óvulo. As primeiras células produzidas após a fertilização são totipotentes e podem se diferenciar em células embrionárias e extraembrionárias. As células-tronco totipotentes dão origem a *células-tronco pluripotentes*, possíveis de se diferenciarem em três camadas germinativas do embrião. *Células-tronco multipotentes* são, por exemplo, as células estaminais hematopoéticas, que dão origem a apenas alguns tipos de células. Finalmente, as *células-tronco unipotentes* produzem apenas um tipo celular, mas mantém a propriedade de autorrenovação.

É praticada a classificação das células-tronco em duas categorias básicas: células-tronco embrionárias e células-tronco adultas (às vezes chamadas de *células-tronco somáticas*).[6,10] *Células-tronco embrionárias* são células pluripotentes derivadas da massa celular interna do blastocisto do embrião. Dão origem às três camadas de células germinativas embrionárias. Com o desenvolvimento, o embrião forma células-tronco germinativas para reprodução e células-tronco somáticas para organogênese. Tanto as células-tronco germinativas quanto as células-tronco somáticas mantém a capacidade de autorrenovação. As *células-tronco adultas* estão localizadas em microambientes especializados, que diferem uns dos outros dependendo do tipo de tecido. Essas células-tronco têm um papel importante na homeostase, pois contribuem para a regeneração tecidual e a reposição de células perdidas por morte celular.[11]

Foi identificado um papel importante de células-tronco na patogênese do câncer, assunto que continua a ser pesquisado.[11] São identificadas células-tronco tumorais (chamadas de *células iniciadoras de tumor* [TIC, *tumor-initiating cells*]) no câncer de mama, próstata, leucemia mieloide aguda (LMA) e outros tipos de câncer.[12] Para manter suas propriedades de autorrenovação, essas células-tronco expressam inibidores do ciclo celular. Existe também forte suporte experimental para a ideia de que, em determinados tipos de câncer, as células-tronco tumorais são o alvo inicial da transformação maligna.[12] Se confirmada, a identificação dessas descobertas pode ter implicações importantes no tratamento do câncer. Por exemplo, os medicamentos podem ser direcionados para eliminar células em proliferação.

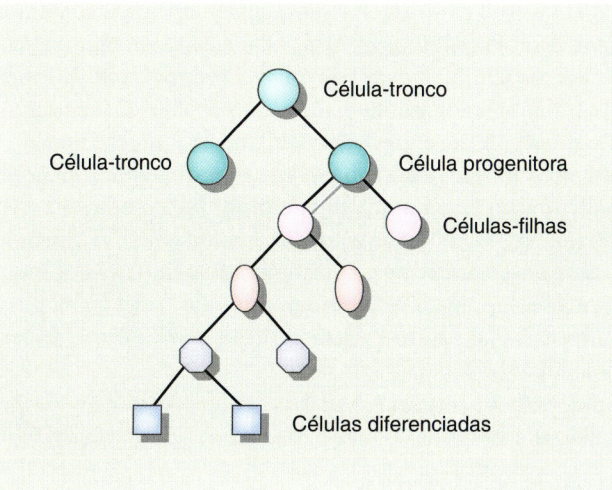

Figura 6.3 • Mecanismo de substituição celular mediado por células-tronco. A divisão de uma célula-tronco com um potencial ilimitado para proliferação resulta em uma célula-filha, que mantém as características de uma célula-tronco, e uma segunda célula-filha, que se diferencia em células progenitoras ou células-mães, com potencial limitado para diferenciação e proliferação. À medida que as células-filhas da célula progenitora proliferam, tornam-se mais diferenciadas até alcançarem um estágio em que estão totalmente diferenciadas.

RESUMO

O termo *neoplasia* se refere à massa anormal de tecido em que o crescimento excede e é descoordenado em relação aos tecidos normais. Ao contrário de processos adaptativos celulares normais, como hipertrofia e hiperplasia, neoplasias não obedecem às leis de crescimento celular normal. Neoplasias não têm nenhum propósito útil, não ocorrem em resposta a um estímulo adequado e continuam a crescer à custa do hospedeiro.

O processo de crescimento e divisão celular é chamado de *ciclo celular*. Está dividido em quatro fases: G_1, que é a fase pós-mitótica, quando ocorre a síntese de proteínas e o crescimento celular; S, que é a fase durante a qual ocorre a síntese de DNA, dando origem a dois conjuntos separados de cromossomos; G_2, que é a fase pré-mitótica, durante a qual a síntese de RNA e de proteínas continua; e M, que é a fase de mitose ou divisão celular. A fase G_0 é um período de descanso ou fase de inatividade na qual a célula não se divide. A entrada e a progressão ao longo das diferentes fases do ciclo celular são controladas por ciclinas, CDK e inibidores de CDK.

O processo normal de renovação e de reparo de tecidos envolve proliferação, diferenciação e apoptose da célula. Proliferação, ou processo de divisão celular, é um mecanismo natural adaptativo para a substituição quando células velhas morrem ou é necessário adicionar novas células ao tecido. Diferenciação é o processo de especialização pelo qual novas células adquirem a estrutura e função das células que substituem. Apoptose é uma forma de morte celular programada, que elimina células senescentes, células com DNA danificado ou células indesejadas. As células do organismo podem ser divididas em dois grandes grupos: neurônios e células da musculatura esquelética e músculo cardíaco, que são bem diferenciadas e raramente se dividem ou se reproduzem; e células progenitoras ou células-mães, que continuam a se dividir e se reproduzir, como células do sangue, células da pele e células do fígado.

Uma terceira categoria de células são as células-tronco, que permanecem dormentes até que haja a necessidade de reposição celular, caso em que se dividem, produzindo outras células estaminais e células que podem executar as funções de células diferenciadas. As células-tronco têm duas propriedades importantes: autorrenovação e potência. Autorrenovação significa que as células estaminais podem sofrer numerosas divisões mitóticas, mantendo seu estado indiferenciado. O termo *potência* é empregado para definir o potencial de diferenciação das células-tronco. Existem duas categorias principais de células-tronco. Células-tronco embrionárias, que são células pluripotentes, derivadas da massa celular interna do blastocisto do embrião. Células-tronco adultas residem em microambientes específicos e têm papéis importantes na homeostase por contribuírem com a regeneração dos tecidos e reposição de células perdidas para a apoptose. Células-tronco tumorais foram identificadas no câncer de mama, próstata, LMA e outros tipos de câncer.

CARACTERÍSTICAS DE NEOPLASIAS BENIGNAS E MALIGNAS

Depois de concluir esta seção, o leitor deverá ser capaz de:

- Citar as propriedades de diferenciação celular para o desenvolvimento de um clone de células de câncer e o comportamento da neoplasia
- Descrever a via de disseminação hematológica de uma célula de câncer metastático
- Empregar os conceitos de fração de crescimento e tempo de duplicação para explicar o crescimento do tecido canceroso.

Os órgãos do corpo são compostos por dois tipos de tecido: parênquima e estroma ou tecido de suporte. As *células do parênquima* representam os componentes funcionais de um órgão. As células do parênquima de uma neoplasia determinam seu comportamento e são o componente para o qual a neoplasia é nomeada. O *tecido de suporte* inclui a matriz extracelular e o tecido conjuntivo que circunda as células do parênquima. Os vasos linfáticos e sanguíneos fornecem alimentação e suporte para as células do parênquima.

Terminologia

Tradicionalmente, por definição, *neoplasia* é uma tumefação que pode ser causada por uma série de condições, incluindo inflamação e traumatismo. Além disso, o termo tem sido utilizado para definir massa de células que surge devido a um crescimento excessivo. Neoplasias geralmente são classificadas como benignas ou malignas. Neoplasias que contêm células bem diferenciadas agrupadas em conjunto em uma massa única são consideradas *benignas*. Essas neoplasias geralmente não causam a morte, a menos que sua localização ou seu tamanho interfira nas funções vitais. *Neoplasias malignas*, ao contrário, são menos diferenciadas e têm a capacidade de se desprender, entrar no sistema circulatório ou linfático e formar neoplasias malignas secundárias em outros locais no organismo.

As neoplasias geralmente recebem o nome por adição do sufixo *-oma* ao tipo de tecido parenquimatoso a partir do qual se origina o crescimento.[6] Desse modo, uma neoplasia benigna do tecido epitelial glandular é chamada de *adenoma*, e uma neoplasia benigna do tecido ósseo é nomeada de *osteoma*. O termo *carcinoma* é empregado para designar uma neoplasia maligna com origem no tecido epitelial. No caso de uma neoplasia maligna do tecido epitelial glandular, o termo empregado é *adenocarcinoma*. Neoplasias malignas de origem mesenquimal são chamadas *sarcomas* (p. ex., osteossarcoma). *Papilomas* são projeções digitiformes, benignas e de tamanho microscópico ou macroscópico, que crescem em qualquer superfície. Um *pólipo* é um crescimento de tecido que se projeta a partir de uma superfície mucosa, como a do intestino. Embora o termo geralmente indique uma neoplasia benigna, algumas neoplasias malignas também podem surgir como pólipos.[6] Pólipos adenomatosos são considerados precursores de adenocarcinomas do cólon. *Oncologia* é o estudo de neoplasias e de seu tratamento. A Tabela 6.1 fornece uma lista com os nomes de neoplasias benignas e malignas, separadas de acordo com o tipo de tecido.

Neoplasias benignas e malignas geralmente podem ser distinguidas por:

- Características celulares
- Taxa de crescimento
- Modo de crescimento
- Capacidade de invadir e formar metástases em outras partes do organismo
- Potencial para causar a morte.

As características de neoplasias benignas e malignas são apresentadas resumidamente na Tabela 6.2.

Tabela 6.1 Nomenclatura de neoplasias benignas e malignas de acordo com o tipo de tecido.

Tipo de tecido	Neoplasia benigna	Neoplasia maligna
Epitelial		
Superficial	Papiloma	Carcinoma espinocelular
Glandular	Adenoma	Adenocarcinoma
Conjuntivo		
Fibroso	Fibroma	Fibrossarcoma
Adiposo	Lipoma	Lipossarcoma
Cartilagem	Condroma	Condrossarcoma
Ossos	Osteoma	Osteossarcoma
Vasos sanguíneos	Hemangioma	Hemangiossarcoma
Vasos linfáticos	Linfangioma	Linfangiossarcoma
Tecido linfático		Linfossarcoma
Muscular		
Liso	Liomioma	Liomiossarcoma
Estriado	Rabdomioma	Rabdomiossarcoma
Tecido neural		
Células nervosas	Neuroma	Neuroblastoma
Tecido glial	Glioma	Glioblastoma, astrocitoma, meduloblastoma, oligodendroglioma
Bainhas nervosas	Neurilemoma	Sarcoma neurilemal
Meninges	Meningioma	Sarcoma meníngeo
Hematológico		
Granulocítico		Leucemia mieloide
Eritrocítico		Leucemia eritrocítica
Células do plasma		Mieloma múltiplo
Linfocítico		Leucemia linfocítica ou linfoma
Monocítico		Leucemia monocítica
Tecido endotelial		
Vasos sanguíneos	Hemangioma	Hemangiossarcoma
Vasos linfáticos	Linfangioma	Linfangiossarcoma

Tabela 6.2 Características de neoplasias benignas e malignas.

Características	Benignas	Malignas
Características celulares	Células bem diferenciadas, que se assemelham a células do tecido de origem	Células indiferenciadas, com anaplasia e estrutura atípica, que muitas vezes têm pouca semelhança com as células do tecido de origem
Taxa de crescimento	Geralmente lenta e progressiva; pode paralisar ou regredir	Variável e depende do nível de diferenciação; quanto mais indiferenciadas as células, mais rápida é a taxa de crescimento
Modo de crescimento	Crescimento por expansão, sem invadir os tecidos circundantes; geralmente encapsulado	Crescimento por invasão, envia prolongamentos que infiltram os tecidos circundantes
Metástase	Não se disseminam por metástase	Obtêm acesso aos vasos sanguíneos e linfáticos para se disseminarem para outras áreas do corpo

Neoplasias benignas

As neoplasias benignas são compostas de células bem diferenciadas que se assemelham às células dos tecidos de origem e se caracterizam por crescimento lento e progressivo, que pode paralisar ou regredir.[12] Por motivos desconhecidos, as neoplasias benignas perderam a capacidade de suprimir o programa genético de proliferação celular, mas mantiveram o programa normal de diferenciação celular. Elas crescem por expansão e permanecem no local de origem, sem a capacidade de se infiltrar, invadir ou criar metástases para locais distantes. Como se expandem lentamente, desenvolvem uma borda de tecido conjuntivo comprimido denominada *cápsula fibrosa*.[6] A cápsula é responsável pela linha nítida de demarcação entre a neoplasia benigna e os tecidos adjacentes, um fator que facilita sua remoção cirúrgica.

Geralmente, neoplasias benignas são uma ameaça muito menor à saúde e ao bem-estar do que neoplasias malignas e não causam morte, a menos que venham a interferir nas funções vitais, devido à sua localização anatômica. Por exemplo, uma neoplasia benigna que cresce na cavidade craniana acaba provocando morte por compressão das estruturas cerebrais. Neoplasias benignas também podem causar distúrbios na função de estruturas adjacentes ou distantes, por meio de pressão sobre os tecidos, vasos sanguíneos ou nervos. Algumas neoplasias benignas também são conhecidas por sua capacidade de causar alterações na função orgânica devido à produção anormal de hormônios.

> ### Conceitos fundamentais
>
> #### Neoplasias benignas e malignas
>
> - Uma neoplasia, seja ela benigna ou maligna, representa um novo crescimento
> - Neoplasias benignas são tumores bem diferenciados, que se assemelham aos tecidos de origem, mas que perderam a capacidade de controlar a proliferação celular. Crescem por expansão, são envoltos por uma cápsula fibrosa e não causam a morte, a menos que sua localização interfira em funções orgânicas vitais
> - Neoplasias malignas são tumores com menor nível de diferenciação, que perderam a capacidade de controlar tanto a proliferação quanto a diferenciação celular. Elas crescem de modo desordenado e descontrolado e invadem os tecidos circundantes; têm células que se soltam e migram para locais distantes para formar metástases e, inevitavelmente, causam sofrimento e morte, a menos que seu crescimento possa ser controlado pelo tratamento.

Neoplasias malignas

Neoplasias malignas, que invadem e destroem o tecido circundante e se propagam para outras partes do corpo, tendem a crescer rapidamente e se disseminar; têm potencial para causar a morte. Devido à sua rápida taxa de crescimento, as neoplasias malignas podem comprimir vasos sanguíneos e comprometer o suprimento sanguíneo, causando isquemia e lesão tecidual. Algumas doenças malignas podem secretar hormônios ou citocinas, liberar enzimas e toxinas ou induzir uma resposta inflamatória prejudicial ao tecido normal, tanto quanto a própria neoplasia.

Existem duas categorias de neoplasias malignas: neoplasias sólidas e cânceres hematológicos. As neoplasias sólidas inicialmente se mantêm confinadas a um tecido ou órgão específico. À medida que progride o crescimento da neoplasia sólida primária, as células se separam da massa neoplásica original, invadem o tecido circundante e penetram nos sistemas de vasos sanguíneos e linfáticos para se disseminarem para locais distantes, em um processo denominado *metástase* (Figura 6.4). O câncer hematológico envolve células normalmente encontradas no sangue e na linfa, tornando-os condições disseminadas desde o início (Figura 6.5).

Carcinoma *in situ* é uma lesão pré-invasiva localizada (Figura 6.6). Como exemplo, nos casos de carcinoma ductal *in*

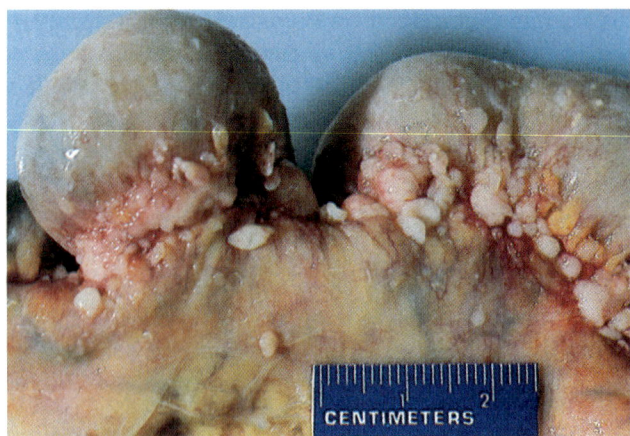

Figura 6.4 • Carcinomatose peritoneal. O mesentério ligado a uma alça do intestino delgado é preenchido com pequenos nódulos de carcinoma metastático do ovário. Fonte: Strayer D. S., Rubin R. (Eds.) (2015). *Rubin's pathology: Clinicopathologic foundations of medicine* (7. ed., Fig. 5-8, p. 175). Philadelphia, PA: Lippincott Williams & Wilkins.

situ da mama, as células ainda não atravessaram a membrana basal. Dependendo de sua localização, lesões *in situ* geralmente podem ser removidas cirurgicamente, ou tratadas, de modo que a probabilidade de recorrência é pequena. Por exemplo, o carcinoma *in situ* do colo do útero é essencialmente 100% curável.

Características de células cancerosas

As células cancerosas têm duas características principais: proliferação rápida e anormal e perda de diferenciação. A perda da capacidade de diferenciação significa que não apresentam as características e propriedades normais de células diferenciadas e, por conseguinte, são mais semelhantes às células embrionárias.

O termo *anaplasia* descreve a perda da capacidade de diferenciação celular do tecido canceroso.[6] Células cancerosas indiferenciadas são marcadas por uma série de alterações morfológicas. Neoplasias indiferenciadas geralmente exibem um

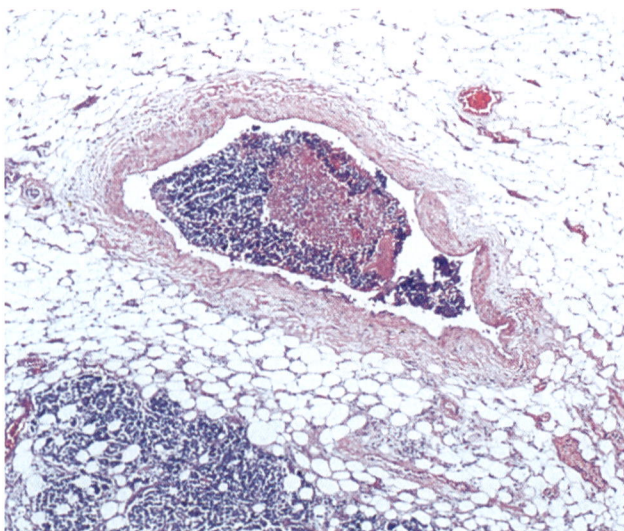

Figura 6.5 • Disseminação hematogênica do câncer. Neoplasia maligna (*ao fundo*) está associada ao tecido adiposo e penetrou uma veia. Strayer D. S., Rubin R. (Eds.) (2015). *Rubin's pathology: Clinicopathologic foundations of medicine* (7. ed., Fig. 5-9, p. 175). Philadelphia, PA: Lippincott Williams & Wilkins.

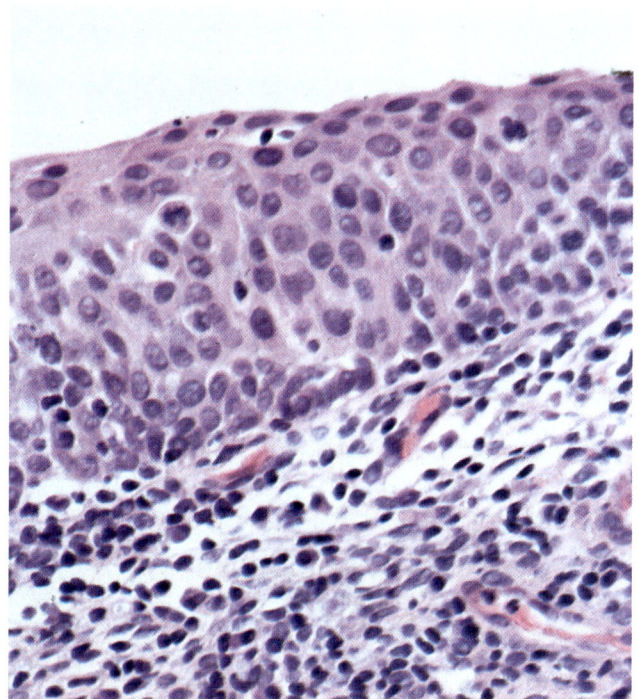

Figura 6.6 • Carcinoma *in situ*. Uma parte do colo do útero mostra células neoplásicas escamosas que ocupam toda a espessura do epitélio, confinadas à mucosa pela membrana basal intacta subjacente. Fonte: Strayer D. S., Rubin R. (Eds.) (2015). *Rubin's pathology: Clinicopathologic foundations of medicine* (7. ed., Fig. 5-6, p. 174). Philadelphia, PA: Lippincott Williams & Wilkins.

número maior de células em mitose, devido a uma taxa de proliferação elevada. Exibem também figuras mitóticas atípicas, muitas vezes com a produção de fusos tripolares, tetrapolares ou multipolares (Figura 6.7 B). Células cancerosas altamente anaplásicas, qualquer que seja seu tecido de origem, começam a se parecer mais com células indiferenciadas ou embrionárias do que com as células de seu tecido de origem. Alguns tipos de câncer apresentam apenas ligeira anaplasia, enquanto outros exibem anaplasia marcante. A classificação citológica/histológica de neoplasias se baseia no grau de diferenciação e no número de células em proliferação. Quanto mais uma célula neoplásica se assemelha a células de tecidos normais comparáveis, tanto morfológica quanto funcionalmente, menor o grau. Desse modo, em uma escala que varia do grau I ao IV, neoplasias de grau I mostram células muito diferenciadas, e de grau IV, pouco diferenciadas, exibindo anaplasia marcante.[6]

As características de proliferação e diferenciação alteradas estão associadas a uma série de outras alterações nas características e funções das células, que distinguem células cancerígenas de suas homólogas normalmente diferenciadas. Essas alterações estão listadas na Tabela 6.3.

Instabilidade genética.
A maioria das células cancerosas exibe uma característica chamada *instabilidade genética* – frequentemente considerada uma indicação de câncer. O conceito surgiu após a constatação de que mutações não corrigidas em células normais são raras, devido aos inúmeros mecanismos celulares capazes de impedi-las. Para explicar a alta frequência de mutações em células cancerosas, acredita-se que essas células tenham um "fenótipo de mutação" com instabilidade genética, que contribui para o desenvolvimento e a progressão do câncer.[6] As características da instabilidade genética incluem aneuploidia, em que o número de cromossomos aumenta ou diminui; instabilidade intracromossômica, que inclui inserções, exclusões e amplificações; instabilidade de microssatélites, que envolve pequenas sequências repetitivas de DNA; e mutações pontuais.

Independência do fator de crescimento.
Outra característica de células cancerosas é a capacidade de proliferação, mesmo na ausência de fatores de crescimento. Essa característica é frequentemente observada quando células cancerosas são propagadas em culturas de células – a adição de soro, que é rico em fatores de crescimento, é desnecessária para a proliferação do câncer. Células normais mantidas em cultura morrem com frequência sem adição de soro ou de fator de crescimento. Em alguns casos, isso acontece porque as células cancerosas podem se dividir rapidamente sem que o fator de crescimento se ligue ao seu receptor. Células de câncer de mama que não expressam receptores de estrogênio são um exemplo. Tais células cancerosas crescem mesmo na ausência de estrogênio, que normalmente é o estímulo para o crescimento de células epiteliais dos

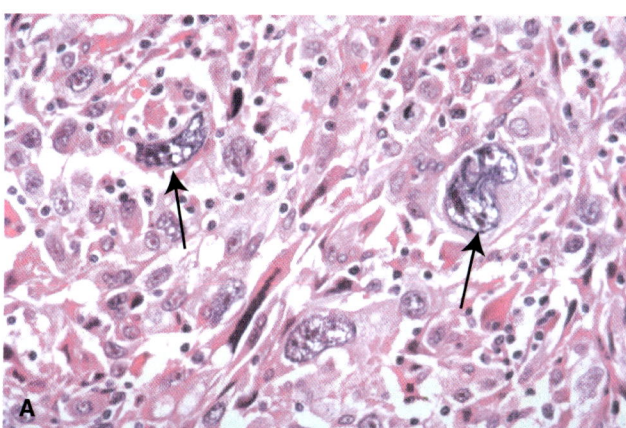
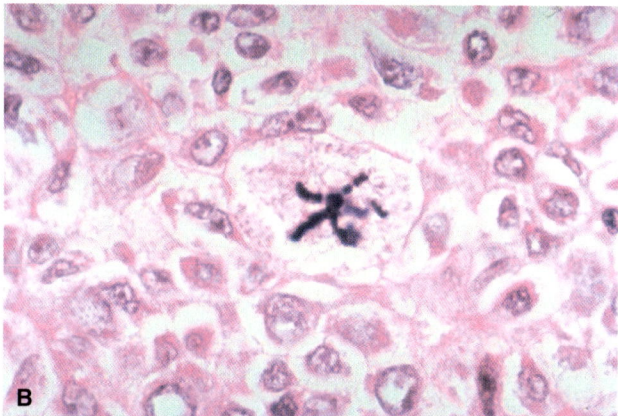

Figura 6.7 • Características anaplásicas de neoplasias malignas. **A.** As células deste carcinoma anaplásico são altamente pleomórficas (ou seja, variam em tamanho e formato). Os núcleos são hipercromáticos e grandes em relação ao citoplasma. Existem células tumorais gigantes e multinucleadas (*setas*). **B.** A célula maligna em metáfase exibe uma figura de mitose anormal. Fonte: Strayer D. S., Rubin R. (Eds.) (2015). *Rubin's pathology: Clinicopathologic foundations of medicine* (7. ed., Fig. 5-2, p. 171). Philadelphia, PA: Lippincott Williams & Wilkins.

Tabela 6.3 Comparação entre as características de uma célula normal e de uma célula cancerosa.

Características	Célula normal	Célula cancerosa
Crescimento	Regular	Irregular
Diferenciação	Alta	Baixa
Estabilidade genética	Estável	Instável
Dependência de fator de crescimento	Dependente	Independente
Dependência da densidade	Alta	Baixa
Adesividade entre as células	Alta	Baixa
Dependência de ancoragem	Alta	Baixa
Comunicação entre as células	Alta	Baixa
Vida útil da célula	Limitada	Ilimitada
Expressão do antígeno	Não há	Pode haver
Produção de substâncias (p. ex., proteases, hormônios)	Normal	Anormal
Composição e arranjo do citoesqueleto	Normal	Anormal

ductos mamários. Algumas células cancerosas podem produzir seus próprios fatores de crescimento e secretá-los para o meio de cultura, enquanto outras têm receptores ou proteínas de sinalização anormais que podem ativar inadequadamente as vias de sinalização de crescimento celular.

Inibição celular dependente de densidade. Células cancerígenas muitas vezes perdem a *inibição celular dependente da densidade*, que é a interrupção do crescimento depois que as células alcançam uma densidade específica. Isso, às vezes, é chamado de *inibição por contato* porque frequentemente as células param de crescer quando entram em contato umas com as outras. Na cicatrização de feridas, a inibição por contato faz o crescimento de tecido ser interrompido no ponto em que as bordas da ferida se juntam. Entretanto, células cancerosas tendem a crescer desenfreadamente, sem considerar o tecido adjacente. Possíveis explicações para que células cancerosas percam a capacidade de inibição por contato dependente de densidade incluem a independência do fator de crescimento, mecanismos oxidativos[13,14] e alterações nas interações entre as vias de sinalização para adesão celular e crescimento (p. ex., receptores superficiais de integrinas, proteinoquinases ativadas por mitógenos [MAP, *mitogen-activated protein*] e fosforilação de quinase de adesão focal [FAK, *focal adhesion kinase*]).[15]

Dependência de ancoragem. As células cancerosas também diferem de suas homólogas normais por terem independência de ancoragem. Células epiteliais normais devem estar ancoradas em células vizinhas ou na matriz extracelular subjacente para que possam viver e crescer. Se uma célula normal se separa, frequentemente sofre um tipo de apoptose conhecido como *anoiquia*, o termo de origem grega para "sem-teto". Células epiteliais normais devem estar conectadas a outras células ou à matriz extracelular para que possam permanecer vivas. Células cancerosas, no entanto, frequentemente permanecem viáveis e se multiplicam sem as conexões normais com outras células ou com a matriz extracelular. As células cancerosas conseguem com frequência sobreviver em microambientes diferentes dos de células normais. Embora o processo de independência de ancoragem seja complexo e ainda não esteja totalmente esclarecido, estudos recentes têm mostrado progressos na compreensão dos genes, vias e mecanismos envolvidos.[16]

Comunicação entre as células. Outra característica das células cancerosas é a comunicação defeituosa entre uma célula e outra, uma condição que por sua vez contribui para outras características dessas células. O comprometimento da comunicação celular interfere na formação de conexões intercelulares e na capacidade de resposta aos sinais derivados da membrana. Por exemplo, existem relatos, para alguns tipos de câncer, de alterações nas proteínas das máculas comunicantes, que viabilizam a continuidade citoplasmática e a comunicação entre as células.[17]

Tempo de vida. Células cancerosas diferem das células normais por serem *imortais*, com um tempo de vida útil ilimitado. Se células normais, não cancerosas, são coletadas do organismo e mantidas em cultura, a maioria se divide um número limitado de vezes, normalmente cerca de 50 duplicações da população, torna-se senescente e interrompe o processo de divisão. Ao contrário do período de vida limitado de células normais, as células cancerosas se partem em um número infinito de vezes e, por conseguinte, alcançam a imortalidade. Os telômeros são sequências de nucleotídios curtas e repetitivas nas extremidades periféricas dos braços cromossômicos. Os telômeros encurtam a cada divisão celular. Quando o comprimento alcança determinado limite, os cromossomos já não são mais capazes de replicação, e a divisão celular deixa de ocorrer. A maioria das células cancerosas mantém altos níveis de telomerase, uma enzima que impede o encurtamento dos telômeros. Isso impede que os telômeros envelheçam e alcancem o nível crítico de tamanho associado à senescência replicativa da célula.

Expressão do antígeno. Células cancerosas também expressam diversas moléculas de superfície celular ou antígenos, que são imunologicamente identificadas como estranhas. Os genes de uma célula codificam esses *antígenos teciduais*. Muitas células cancerosas transformadas revertem para padrões embrionários de expressão do gene e produzem antígenos imunologicamente distintos dos antígenos que são expressos por células do tecido muito diferenciado a partir do qual se originou o câncer. Alguns cânceres expressam antígenos fetais que não são produzidos por células comparáveis no adulto. Antígenos neoplásicos podem ser clinicamente úteis como marcadores para indicar a existência, recorrência ou crescimento progressivo de um câncer.

Produção de enzimas, hormônios e outras substâncias. Células cancerosas podem produzir substâncias que células normais do tecido de origem não produzem ou secretam em quantidades menores. Podem também secretar enzimas de degradação que viabilizam invasão e metástase. Células cancerosas também podem assumir a síntese de hormônios ou a produção e secreção de substâncias pró-coagulantes que afetam os mecanismos de coagulação.

Alterações do citoesqueleto. Por fim, as células cancerosas podem apresentar alterações e anormalidades no citoesqueleto.

Isso pode envolver o surgimento de tipos de filamento intermediário anormal ou alterações em filamentos de actina e microtúbulos, que facilitam invasão e metástase. O papel da actina, dos microtúbulos e de suas proteínas reguladoras continua a ser o foco de muitas pesquisas relacionadas com o câncer.

Invasão e metástase

Ao contrário de neoplasias benignas, que crescem por expansão e geralmente são envolvidas por uma cápsula, o câncer se dissemina por invasão direta e extensão, semeadura de células cancerosas em cavidades orgânicas e metástase através de vasos sanguíneos ou linfáticos. A palavra *câncer* deriva da palavra latina que significa "caranguejo", porque a doença cresce e se espalha enviando projeções para os tecidos circundantes como se fossem as patas de um caranguejo. A maioria dos cânceres sintetiza e secreta enzimas que degradam proteínas e contribuem para infiltração, invasão e penetração nos tecidos circundantes. A falta de uma linha de demarcação nítida que separe o câncer do tecido circundante torna a remoção cirúrgica completa de uma neoplasia maligna mais difícil do que a retirada de neoplasias benignas. Muitas vezes o cirurgião precisa extirpar porções de tecido aparentemente normal, pois fazem fronteira com a neoplasia para que o patologista possa estabelecer as margens livres de câncer em torno da neoplasia removida e garantir que o tecido restante seja livre de câncer.

A *semeadura* de células cancerosas em cavidades orgânicas ocorre quando uma neoplasia lança células nesses espaços ocos. Na maioria das vezes, dá-se o envolvimento da cavidade peritoneal, mas outros espaços, como a cavidade pleural, cavidade pericárdica e espaços articulares também podem ser comprometidos. A semeadura para a cavidade peritoneal é particularmente comum em casos de câncer de ovário. De modo similar ao que se verifica na cultura de tecidos, as neoplasias nesses locais crescem em massas e estão associadas ao acúmulo de líquido (p. ex., ascite, derrame pleural).[6] A semeadura de um câncer em outras áreas do corpo frequentemente é resultado de uma complicação pós-operatória, depois da remoção da neoplasia. O termo *metástase* é empregado para descrever o desenvolvimento de uma neoplasia secundária, em uma região distante da neoplasia primária.[6] As neoplasias metastáticas frequentemente retêm muitas das características do tumor primário do qual foram derivadas. Isso possibilita determinar o local primário do tumor com base nas características celulares da neoplasia metastática. Algumas neoplasias tendem a apresentar metástase no início de seu desenvolvimento, enquanto outras não apresentam metástase até mais tarde no curso da doença. Ocasionalmente, uma neoplasia metastática se tornará avançada muito antes que a neoplasia primária se torne clinicamente detectável. As neoplasias malignas do rim, por exemplo, podem permanecer totalmente indetectáveis e assintomáticas até que uma lesão metastática seja encontrada no pulmão.

A metástase ocorre através dos canais linfáticos (disseminação linfática) e vasos sanguíneos (disseminação hematogênica).[6] Em muitos tipos de câncer, a primeira evidência de doença disseminada é a existência de células neoplásicas nos linfonodos que drenam a área da neoplasia. Quando a metástase ocorre através dos vasos linfáticos, as células neoplásicas se alojam inicialmente no primeiro linfonodo que recebe a drenagem da área da neoplasia. Depois de instaladas nesse linfonodo, as células podem morrer devido à falta de um ambiente adequado, crescer e se transformar em uma massa discernível ou permanecer dormentes, por motivos desconhecidos. Quando sobrevivem e crescem, as células cancerosas podem se disseminar a partir de linfonodos mais distantes para o ducto torácico e, desse modo, ter acesso à vasculatura.

O termo *linfonodo sentinela* é empregado para descrever o primeiro linfonodo que recebe a drenagem da neoplasia primária.[6] Como a metástase inicial no câncer de mama é quase sempre linfática, a disseminação linfática e, portanto, a expansão da doença pode ser determinada por meio do mapeamento linfático e da biopsia do linfonodo sentinela. Isso é feito pela injeção de um marcador radioativo e/ou corante azul na neoplasia para determinar qual é o primeiro linfonodo no percurso de drenagem linfática do câncer. Uma vez identificado o linfonodo sentinela, ele é examinado para determinar se há ou não células cancerosas. O procedimento também é utilizado para mapear a propagação de melanoma e outros tipos de câncer que têm disseminação metastática inicial através do sistema linfático.

Nos casos em que ocorre disseminação hematológica, as células cancerosas transmitidas pelo sangue podem entrar no fluxo venoso que drena o local da neoplasia primária. As células cancerosas também podem penetrar os vasos sanguíneos associados à neoplasia que se infiltram nela ou são encontrados em sua periferia. Antes de entrar na circulação geral, o sangue venoso proveniente do sistema digestório, pâncreas e baço é encaminhado através da veia porta para o fígado. Portanto, o fígado é um local comum para metástase de cânceres que se originam nesses órgãos. Embora o local de propagação hematológica geralmente esteja relacionado com a drenagem vascular da neoplasia primária, algumas neoplasias desenvolvem metástases para áreas distantes e independentes. Uma explicação para esse tipo de ocorrência é que células de diferentes neoplasias tendem a apresentar metástase para órgãos-alvo específicos, que proporcionam microambientes adequados por conterem substâncias como citocinas ou fatores de crescimento, necessárias à sua sobrevivência.[6] Por exemplo, a transferrina, uma substância promotora do crescimento, que é isolada do tecido pulmonar, estimula o crescimento de células malignas que tipicamente fazem metástase para os pulmões. Outros órgãos considerados locais preferenciais para metástases contêm citocinas e fatores de crescimento específicos, além de outras características microambientais que facilitam a sobrevivência e o crescimento da neoplasia metastática.

A natureza seletiva da disseminação hematológica indica que a metástase é um processo finamente orquestrado, que inclui várias etapas e apenas um pequeno clone de células selecionadas de câncer tem a combinação certa de produtos genéticos para executar todos os passos necessários para o estabelecimento de uma neoplasia secundária. Para formar metástases, uma célula neoplásica deve ser capaz de se separar da neoplasia primária, invadir a matriz extracelular circundante, ter acesso a um vaso sanguíneo, sobreviver à sua passagem pela corrente sanguínea e emergir em um local favorável, invadir o tecido circundante, começar a crescer e estabelecer suprimento sanguíneo (Figura 6.8). No entanto, também existem evidências crescentes

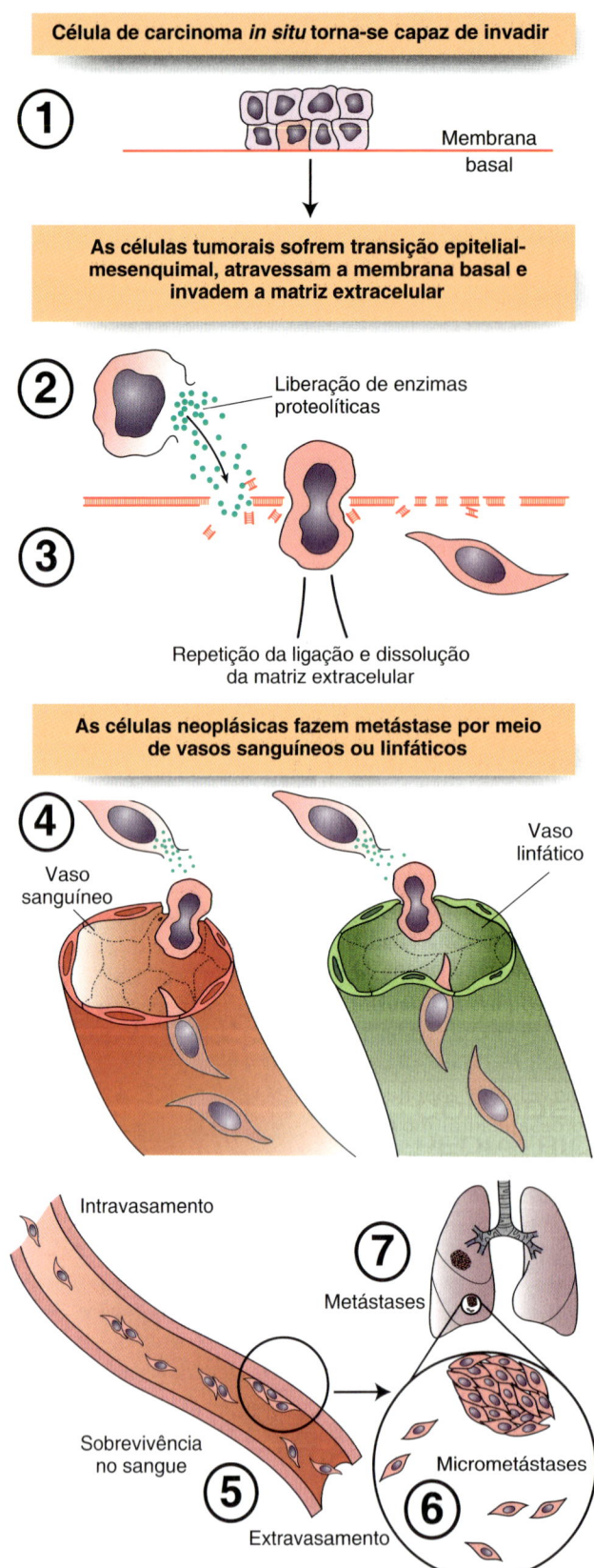

Figura 6.8 • Mecanismos de invasão tumoral e metástase. O mecanismo pelo qual um tumor maligno penetra inicialmente a membrana basal e depois invade o meio extracelular circundante envolve várias etapas: 1. O tumor adquire, primeiro, a capacidade de se ligar a componentes da matriz extracelular. Essas interações são mediadas pela expressão de várias moléculas de adesão. 2. O tumor sofre transição epiteliomesenquimatosa (TEM) e atravessa a membrana basal. 3. Enzimas proteolíticas são, então, liberadas pelas células tumorais, e a matriz extracelular é degradada. 4. Após se deslocar através do meio extracelular, o câncer invasor penetra nos vasos sanguíneos e linfáticos pelos mesmos mecanismos. 5. Após a sobrevida nos vasos sanguíneos e linfáticos, o tumor abandona o sistema vascular. 6. Ele estabelece micrometástases no local onde deixa a vasculatura. 7. Essas micrometástases crescem e se tornam massas visíveis de tumor metastático. Fonte: Strayer D. S., Rubin R. (Eds.) (2015). *Rubin's pathology: Clinicopathologic foundations of medicine* (7. ed., Fig. 5-31, p. 196). Philadelphia, PA: Lippincott Williams & Wilkins.

do papel significativo do ecossistema da célula cancerosa – que inclui, mas não se resume à matriz extracelular, às células neurais, aos leucócitos, às células endoteliais, aos adipócitos, aos fibroblastos e aos macrófagos – em possibilitar que células cancerígenas estabeleçam locais de metástase[6] (Figura 6.9).

Crescimento neoplásico

Depois que as células têm um suprimento de sangue adequado, a taxa de crescimento tecidual em tecido normal e canceroso depende de três fatores:

1. Do número de células que se dividem ou que se deslocam ativamente ao longo do ciclo celular
2. Da duração do ciclo celular
3. Do número de células perdidas em relação ao número de novas células sendo produzidas.

Uma das razões pelas quais neoplasias cancerosas frequentemente parecem crescer tão rapidamente está relacionada com o tamanho do *pool* celular que participa ativamente do ciclo celular. Vem sendo demonstrado que a duração do ciclo celular das células do tecido canceroso não é necessariamente menor do que o de células normais. O que acontece é que células cancerosas não morrem dentro do cronograma estabelecido e fatores de crescimento impedem que deixem o ciclo celular e entrem na fase G_0. Desse modo, uma porcentagem maior de células permanece ativamente no ciclo, mais do que ocorre no tecido normal.

A relação entre células em divisão e células em repouso de uma massa de tecido é chamada de *fração de crescimento*. O *tempo de duplicação* é o período necessário para que a massa total de células de uma neoplasia dobre. À medida que aumenta a fração de crescimento, diminui o tempo de duplicação.

RESUMO

Neoplasias podem ser benignas ou malignas. Neoplasias benignas e malignas diferem em termos de características das células, modo de crescimento, taxa de crescimento, potencial para formação de metástase, capacidade de produzir efeitos generalizados, tendência a causar destruição tecidual e capacidade de causar a morte. O crescimento de uma neoplasia benigna é restrito ao local de origem, e esse crescimento geralmente não causa a morte, a não ser quando interfere nas funções vitais. As neoplasias malignas crescem de modo descontrolado, em que falta organização normal, espalham-se para áreas distantes no organismo e provocam a morte, a não ser quando o crescimento ou a metástase neoplásica sejam inibidos ou interrompidos por meio de tratamento. Existem dois tipos básicos de câncer: neoplasias sólidas e neoplasias hematológicas. Nas neoplasias sólidas, inicialmente a neoplasia primária permanece confinada a um órgão ou tecido específico, enquanto nos casos de neoplasia hematológica a disseminação ocorre desde o início.

O câncer é um distúrbio de proliferação e diferenciação celulares. O termo *anaplasia* é usado para descrever a perda de diferenciação celular no tecido canceroso. Células cancerígenas indiferenciadas são caracterizadas por uma série de alterações morfológicas, incluindo variações no tamanho e na forma, uma condição denominada *pleomorfismo*. As características de proliferação e de diferenciação alteradas estão associadas a uma série de outras mudanças nas características e no funcionamento celular, incluindo instabilidade genética; independência do fator de crescimento, perda da inibição dependente de densidade, coesividade

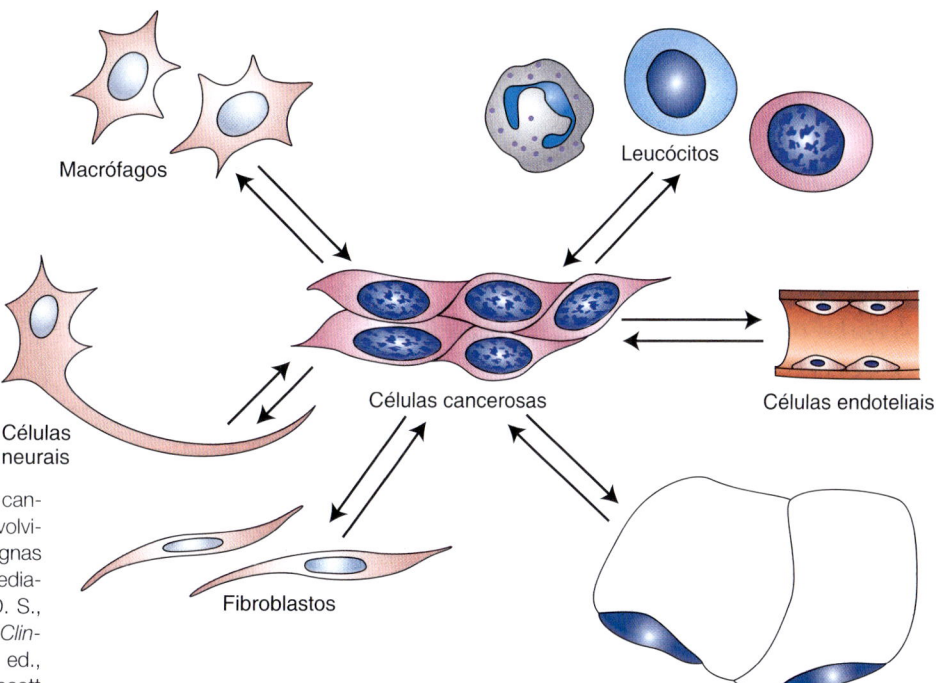

Figura 6.9 • Ecossistema de células cancerosas. As células do tumor em desenvolvimento interagem com células não malignas em seu ambiente, pela produção de mediadores solúveis e outros. Fonte: Strayer D. S., Rubin R. (Eds.) (2015). *Rubin's pathology: Clinicopathologic foundations of medicine* (7. ed., Fig. 5-32, p. 197). Philadelphia, PA: Lippincott Williams & Wilkins.

e adesividade, e dependência de ancoragem; falhas na comunicação entre células; tempo de vida indeterminado (imortalidade); expressão de antígenos teciduais alterados; secreção anormal de enzimas de degradação que viabilizam invasão e metástase, ou produção ectópica de hormônios; e características anormais do citoesqueleto.

A propagação do câncer ocorre por três vias: invasão direta e extensão; semeadura de células cancerosas em cavidades orgânicas e metástase através de vasos sanguíneos ou linfáticos. Apenas uma pequena proporção do clone de células cancerosas é capaz de metástase. Para formar metástases, uma célula neoplásica deve ser capaz de se soltar da neoplasia primária; invadir a matriz extracelular circundante; ter acesso a um vaso sanguíneo; sobreviver ao trajeto na corrente sanguínea e emergir em um local favorável; invadir o tecido circundante e começar a crescer. A taxa de crescimento do tecido canceroso depende da relação entre células em divisão e células em repouso (fração de crescimento) e do tempo necessário para que todas as células da neoplasia se dupliquem (tempo de duplicação). Geralmente, uma neoplasia é indetectável até que ocorram 30 duplicações e contenha mais de 1 bilhão de células.

ETIOLOGIA DO CÂNCER

Depois de concluir esta seção, o leitor deverá ser capaz de:

- Descrever os vários tipos de genes associados ao câncer e as vias celulares e moleculares associadas ao câncer
- Descrever os eventos genéticos e fatores epigenéticos importantes na tumorigênese
- Descrever a importância das células-tronco neoplásicas, da angiogênese e do microambiente celular no crescimento do câncer e na formação de metástase.

As causas do câncer são variadas e complexas. A causalidade deve ser discutida em termos de:

1. Mecanismos genéticos e moleculares envolvidos e que caracterizam a transformação de células normais em células cancerosas
2. Fatores externos e mais contextualizados, como idade, hereditariedade e agentes ambientais, que contribuem para o desenvolvimento e a progressão do câncer.

Juntos, os dois mecanismos contribuem para a rede causal multidimensional por intermédio da qual os cânceres se desenvolvem e progridem ao longo do tempo.

Bases genética e molecular do câncer

Acredita-se que a patogênese molecular da maioria dos cânceres se origine a partir de um dano genético ou mutação, com as consequentes alterações na fisiologia celular que transformam uma célula com funcionamento normal em uma célula cancerosa. Fatores epigenéticos que envolvem o silenciamento de um gene ou mais genes também podem estar envolvidos na patogênese molecular do câncer. Nos últimos anos, foi identificado um papel importante para células-tronco neoplásicas na patogênese do câncer. Enfim, o microambiente celular, que envolve vários tipos de células, o meio complexo de citocinas e fatores de crescimento, assim como a matriz extracelular atualmente são reconhecidos como contribuintes importantes para o desenvolvimento, o crescimento e a progressão do câncer.

Genes associados ao câncer

A maioria dos genes associados ao câncer pode ser classificada em duas grandes categorias, com base no fato de uma hiperatividade ou hipoatividade de um gene aumentar o risco de câncer. A categoria associada à hiperatividade do gene envolve *proto-oncogenes*, que são genes normais que se tornam oncogenes causadores de câncer quando sofrem mutação. Os proto-oncogenes codificam proteínas celulares normais, como fatores de crescimento, receptores de fator de crescimento, moléculas de sinalização de fator de crescimento e fatores de transcrição que promovem o crescimento celular ou incrementam a sinalização dependente de fator de crescimento.

A categoria associada à hipoatividade do gene inclui os *genes supressores de neoplasia*, que, por serem menos ativos, criam um ambiente que promove o desenvolvimento do câncer. Genes supressores de neoplasia incluem o gene do retinoblastoma (*RB*), que normalmente impede a divisão celular, e o gene *TP53*, que normalmente se torna ativo em células com DNA danificado para iniciar apoptose.[6,18] A perda de atividade de *RB* pode acelerar o ciclo celular e conduzir a um aumento da proliferação celular[18], enquanto a inatividade de *TP53* pode aumentar a sobrevivência de células com DNA danificado. O gene *TP53* tornou-se um indicador confiável do prognóstico.[19] Existem diversos eventos genéticos capazes de levar à formação de oncogene ou à perda de função do gene supressor de neoplasia.

Eventos genéticos que conduzem à formação ou à ativação do oncogene. Tradicionalmente, as translocações cromossômicas têm sido associadas a determinados tipos de câncer, como linfoma de Burkitt e leucemia mieloide crônica (LMC). No linfoma de Burkitt, o proto-oncogene *myc*, que codifica uma proteína de sinalização de crescimento, é translocado de sua posição normal no cromossomo 8 para o cromossomo 14[6] (Figura 6.10 C). O resultado da translocação em LMC é o aparecimento do chamado *cromossomo Filadélfia*, envolvendo os cromossomos 9 e 22, e a formação de uma proteína de fusão anormal, uma proteína oncogênica híbrida (bcr–abl), que promove a proliferação celular (Figura 6.10 A e B). A biotecnologia e a genômica estão possibilitando a identificação de translocações de genes e maior compreensão de como essas translocações, ainda que no mesmo cromossomo, contribuem para a tumorigênese pela criação de proteínas de fusão anormais que promovem a proliferação celular.

Outro evento genético comum em casos de câncer é a amplificação do gene. Várias cópias de determinados genes pode levar a uma hiperexpressão, com níveis maiores que o normal de proteínas que incrementam a proliferação celular. Por exemplo, o gene do receptor tipo 2 do fator de crescimento epidérmico humano (*HER-2/neu*) está amplificado em muitos casos de

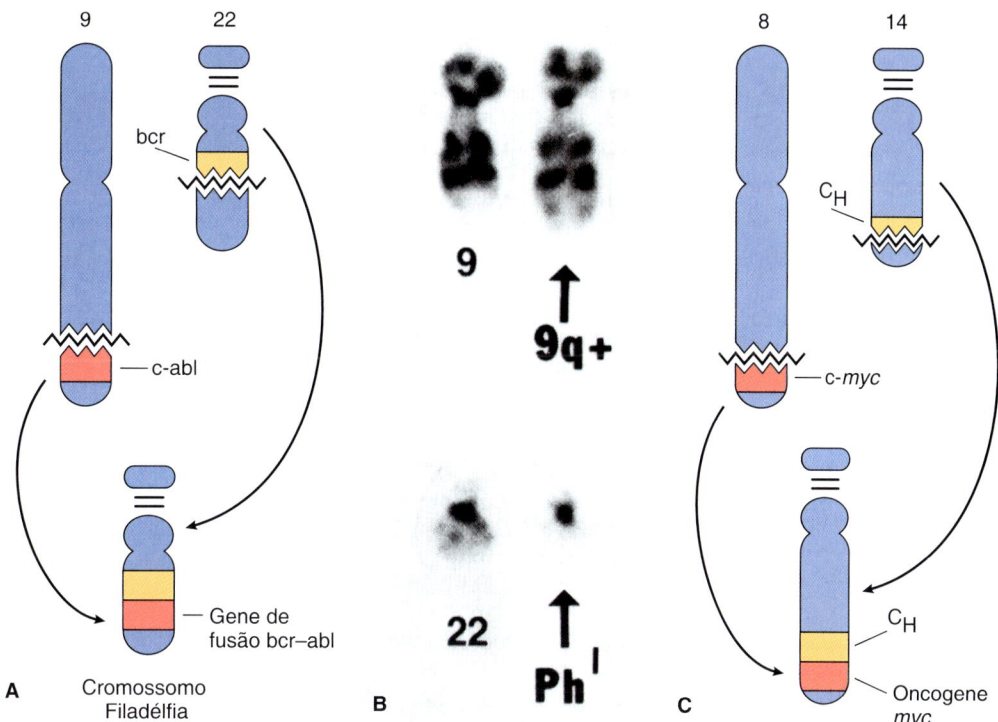

Figura 6.10 • Ativação do oncogene por translocação cromossômica. **A.** Leucemia mieloide crônica. Ocorre translocação recíproca nas quebras das extremidades dos braços longos dos cromossomos 9 e 22. Isso resulta no cromossomo Filadélfia (Ph1), que contém um novo gene de fusão que codifica uma proteína oncogênica híbrida (bcr–abl), provavelmente envolvida na patogênese da leucemia mieloide crônica. **B.** Cariótipos de um paciente com LMC mostrando os resultados de translocações recíprocas entre os cromossomos 9 e 22. O cromossomo Filadélfia é reconhecido por um cromossomo 22 menor do que o normal (22q–). Um cromossomo 9 (9q+) é maior do que o seu par normal. **C.** Linfoma de Burkitt. Quebras cromossômicas envolvem os braços longos dos cromossomos 8 e 14. O gene c-myc do cromossomo 8 é translocado para uma região no cromossomo 14, adjacente ao gene que codifica para a região constante da cadeia pesada da imunoglobulina (C_H). Fonte: Rubin R., Strayer D. S. (Eds.). (2012). Rubin's pathology: Clinicopathologic foundations of medicine (6. ed., p. 174). Philadelphia, PA: Lippincott Williams & Wilkins.

câncer de mama; sua existência indica um tumor agressivo, com um prognóstico desfavorável.[20] Um dos agentes utilizados no tratamento de câncer de mama por hiperexpressão de HER-2/neu é o trastuzumabe, um anticorpo monoclonal que se liga seletivamente a *HER-2*, inibindo assim a proliferação de células neoplásicas com hiperexpressão de HER-2.

Eventos genéticos que conduzem à perda de função do gene supressor de neoplasia.

Os genes supressores de neoplasia inibem a proliferação de células neoplásicas. Quando esse tipo de gene é inativado, um sinal genético que normalmente inibe a proliferação celular é removido, dando início ao crescimento desordenado. Foram encontrados vários genes supressores de neoplasias, relacionados com diferentes tipos de câncer.[6] Deve despertar interesse particular o gene *TP53*, localizado no braço curto do cromossomo 17, que codifica a proteína p53. Mutações no gene *TP53* têm sido associadas ao câncer de pulmão, mama e cólon.[19] O gene *TP53* também parece iniciar apoptose em células neoplásicas danificadas por radioterapia e quimioterapia.

Embora geralmente uma única mutação desempenhe o papel principal na ativação do oncogene, podem ser necessários para o mau funcionamento de genes supressores de neoplasia "dois eventos" (*two hits*) que contribuem para a perda total da função, como sugerido pela *hipótese carcinogênica dos "dois eventos"*[6] (Figura 6.11). O primeiro evento pode ser uma mutação pontual em um dos alelos de um cromossomo particular; mais tarde, ocorre um segundo evento, que envolve o outro alelo do gene. Nos casos hereditários, o primeiro evento é herdado do progenitor afetado e, portanto, consta em todas as células somáticas do organismo. Em casos de RB, o segundo evento acontece em uma das muitas células da retina (que já carreiam o gene mutante). Em casos esporádicos (não herdados), dão-se as duas mutações (eventos) em uma única célula somática, cuja descendência formará o câncer. Em indivíduos portadores de uma mutação herdada, como o alelo mutante *RB*, todas as células somáticas são perfeitamente normais, exceto pelo aumento do risco de desenvolvimento de câncer. Esse indivíduo é considerado *heterozigoto* para o *locus* do gene. O câncer se desenvolve quando o indivíduo se torna homozigoto para o alelo mutante, uma condição chamada de *perda de heterozigotia*, que confere um prognóstico desfavorável.[6] Por exemplo, sabe-se que ocorre perda de heterozigotia em casos de câncer hereditário, em que um gene mutante é herdado de um dos pais, e em outras condições (p. ex., exposição à radiação) que tornam o indivíduo mais suscetível ao câncer.

Mecanismos epigenéticos

Além dos mecanismos que abrangem alterações estruturais no DNA e nos cromossomos, há mecanismos moleculares e celulares, denominados *mecanismos epigenéticos*, que envolvem alterações nos padrões de expressão de genes, sem alteração

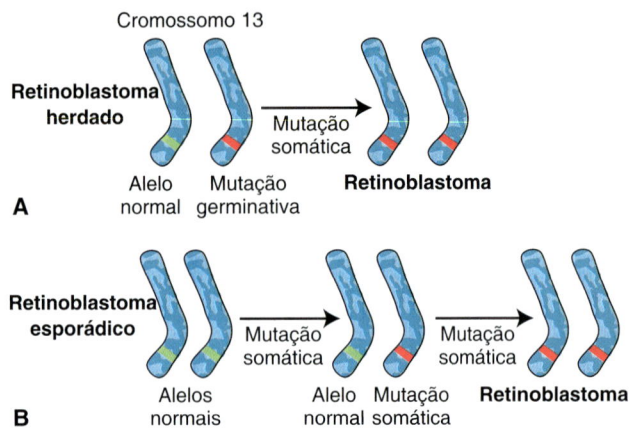

Figura 6.11 • A origem dos "dois eventos" (*two-hit*) do retinoblastoma. **A.** Uma criança com a forma hereditária de retinoblastoma nasce com uma mutação na linhagem germinativa em um alelo do gene do retinoblastoma localizado no braço longo do cromossomo 13. Essa mutação não é suficiente para a tumorigênese, mas a ausência de dois alelos do tipo selvagem enfraquece a proteção contra o desenvolvimento do tumor, caso o alelo restante se torne alterado. Então, uma segunda mutação somática na retina conduz à inativação do alelo *RB* de funcionamento normal e ao desenvolvimento subsequente de retinoblatoma. **B.** Em casos esporádicos de retinoblatoma, a criança nasce com dois alelos normais *RB*. São necessárias duas mutações somáticas independentes para inativar a função do gene *RB* e tornar possível o surgimento do clone neoplásico. Fonte: Strayer D., Rubin R. (Eds.) (2015). *Rubin's pathology: Clinicopathologic foundations of medicine* (7. ed., Fig. 5-40, p. 208). Philadelphia, PA: Lippincott Williams & Wilkins.

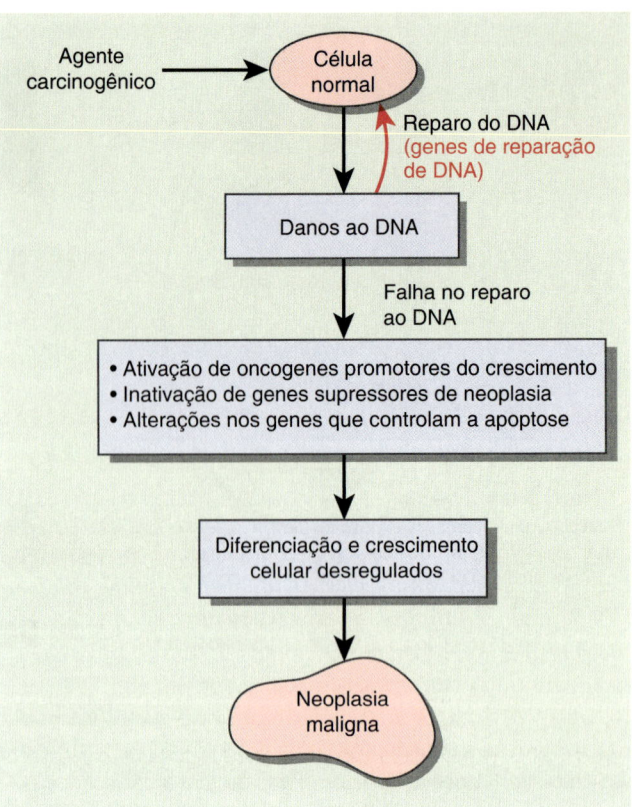

Figura 6.12 • Fluxograma representando os estágios de desenvolvimento de uma neoplasia maligna resultante da exposição a um agente oncogênico que danifica o DNA. Quando há genes de reparo de DNA (*seta vermelha*), o DNA é restaurado e não acontece a mutação genética.

no DNA. Os mecanismos epigenéticos podem "silenciar" certos genes, como genes supressores de neoplasia, de modo que, mesmo que o gene exista, ele não seja expresso, deixando de produzir uma proteína supressora de câncer. Um desses mecanismos de silenciamento epigenético é a metilação da região promotora do gene, que impede uma mudança de transcrição e provoca a inatividade do gene. Os mecanismos epigenéticos que alteram a expressão de genes associados ao câncer ainda estão sendo pesquisados. Os dois agentes de hipometilação disponíveis para o tratamento da síndrome mielodisplásica (SMD) e da LMA são azacitidina e decitabina.[5]

Vias molecular e celular

Existem inúmeros mecanismos moleculares e celulares com uma infinidade de vias e genes associados conhecidos ou suspeitos por facilitar o desenvolvimento do câncer. Genes que aumentam a suscetibilidade ao câncer ou facilitam seu desenvolvimento incluem falhas nos mecanismos de reparo do DNA, nas vias de sinalização do fator de crescimento, evasão de apoptose, impedimento da senescência celular, desenvolvimento de angiogênese sustentada e metástase e invasão. Além disso, ocorre o envolvimento de mutações genéticas associadas, que viabilizam a invasão e sobrevivência em tecidos vizinhos, bem como a evasão da detecção e ataque imunológicos.

Defeitos no reparo do DNA. Mecanismos genéticos que regulam o reparo de DNA danificado têm sido implicados no processo de oncogênese (Figura 6.12). Os genes de reparo de DNA afetam a proliferação e a sobrevivência celulares indiretamente, por meio de sua capacidade de reparar danos em proto-oncogenes, genes que influenciam a apoptose e genes supressores de neoplasia.[6] Danos genéticos podem ser causados pela ação de produtos químicos, radiação ou vírus, ou podem ser herdados na linhagem germinativa. Significativamente, verifica-se que a aquisição de uma mutação de um único gene não é suficiente para transformar células normais em células cancerosas. Em vez disso, a transformação cancerosa parece exigir a ativação de vários genes mutantes de maneira independente.

Defeitos nas vias de sinalização do fator de crescimento. Um modo relativamente comum mediante o qual células cancerosas adquirem crescimento autônomo são mutações em genes que controlam as vias de sinalização do fator de crescimento. Essas vias de sinalização conectam receptores do fator de crescimento aos seus alvos nucleares.[6] Em condições normais, a proliferação das células envolve a ligação de um fator de crescimento ao seu receptor na membrana celular, a ativação do receptor do fator de crescimento sobre a superfície interna da membrana celular, a transferência do sinal através do citosol até o núcleo por proteínas de transdução de sinais que funcionam como mensageiros secundários, a indução e ativação de fatores de regulação que iniciam a transcrição de DNA e a entrada da célula no ciclo celular (Figura 6.13). Muitas das proteínas envolvidas nas vias de sinalização que controlam a ação de fatores de crescimento exercem seus efeitos por meio de quinases, enzimas que fosforilam proteínas. Em

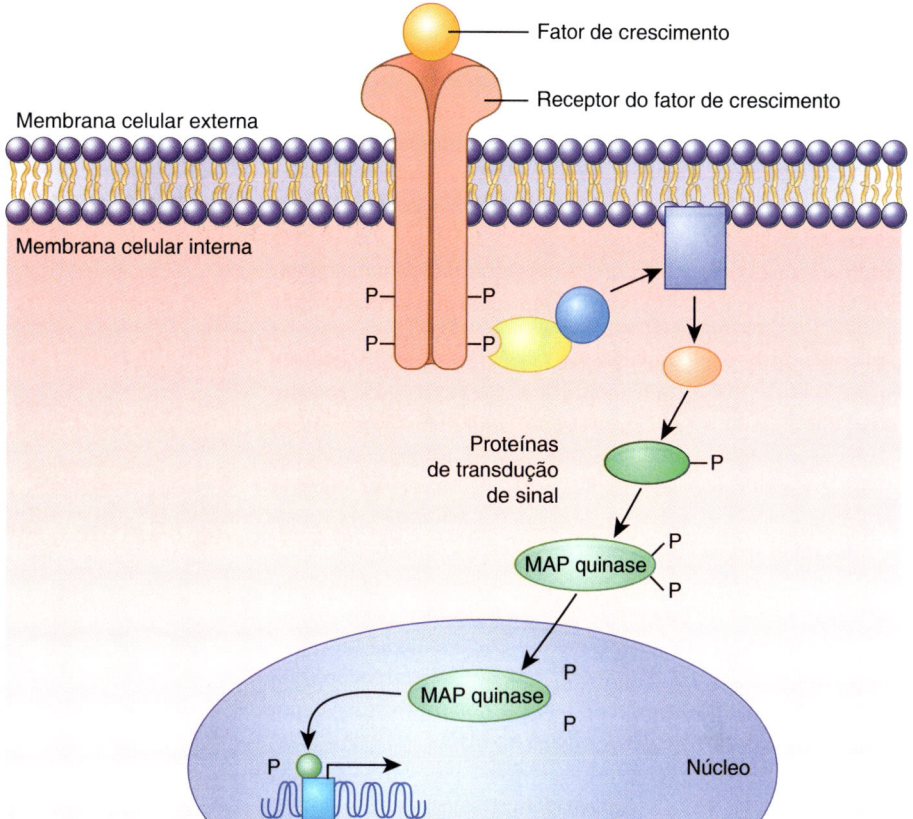

Figura 6.13 • Via dos genes de regulação do crescimento e replicação celulares. A estimulação de uma célula normal por um fator de crescimento resulta na ativação do receptor do fator de crescimento e de proteínas de sinalização, que transmitem o sinal de promoção do crescimento para o núcleo, onde ocorre a modulação da transcrição de genes e a progressão por meio do ciclo celular. Muitas dessas proteínas sinalizadoras exercem seus efeitos por enzimas denominadas *quinases*, que fosforilam proteínas. MAP: proteína ativada por mitógeno.

certos tipos de câncer, como LMC, ocorre uma mutação no proto-oncogene que controla a atividade da tirosinoquinase, provocando a desorganização do crescimento e da proliferação celulares.

Evasão da apoptose. Mecanismos defeituosos da apoptose têm um papel importante no desenvolvimento do câncer. A falha na apoptose normal de células cancerosas pode ser o resultado de vários problemas. Pode haver alteração de sinalização da sobrevivência celular, ativação excessiva de proteínas *ras*, mutações no gene *TP53*, infrarregulação dos receptores de morte celular (p. ex., TRAIL), estabilização da mitocôndria, inativação de proteínas pró-apoptose (p. ex., metilação de caspase-8), hiperatividade do fator kappa B nuclear (NF-κB), produção de proteínas de choque térmico, ou falha nas células do sistema imunológico que induzem a morte celular.[25] Em muitos casos de câncer, foram encontradas alterações nas vias apoptóticas e antiapoptóticas, em genes e proteínas.

Evasão da senescência celular. Outra resposta celular normal para danos no DNA é a senescência celular. Como declarado anteriormente, as células cancerosas se caracterizam pela imortalidade devido a níveis elevados de telomerase, que impede o envelhecimento e a senescência celulares. Altos níveis de telomerase e a prevenção do encurtamento dos telômeros também podem contribuir para o desenvolvimento e a progressão de câncer, porque a senescência é considerada uma resposta normal ao dano no DNA de células, bem como um mecanismo supressor de neoplasia, e, em sistemas-modelo, telômeros curtos limitam o crescimento do câncer.[21]

Desenvolvimento de angiogênese sustentada. Mesmo com todas as anormalidades genéticas mencionadas, as neoplasias não podem crescer a menos que ocorra angiogênese, para fornecer os vasos sanguíneos necessários à sobrevivência. A angiogênese é necessária não apenas para manter o crescimento da neoplasia, mas também para a formação de metástase. A base molecular para o interruptor angiogênico é desconhecida, mas parece envolver aumento da produção de fatores angiogênicos ou perda de inibidores angiogênicos. O gene *TP53* normal parece inibir a angiogênese por induzir a síntese de uma molécula antiangiogênica chamada *trombospondina-1*.[6] Com inativação por mutação de ambos os alelos do gene *TP53* (como ocorre em muitos cânceres), os níveis de trombospondina-1 caem vertiginosamente, pendendo o equilíbrio em favor de fatores angiogênicos. A angiogênese também é influenciada por hipoxia e liberação de proteases envolvidas na regulação do equilíbrio entre fatores angiogênicos e antiangiogênicos. Devido ao papel fundamental do fator angiogênico no crescimento neoplásico, o fármaco bevacizumabe, um anticorpo monoclonal, foi aprovado para o tratamento de carcinoma metastático colorretal e de células renais, câncer de pulmão de células não pequenas e certos tipos de neoplasias cerebrais.[6] A terapia antiangiogênese tem mostrado ações antineoplásicas sinérgicas quando combinada com as formas convencionais de quimioterapia para o tratamento desse tipo de câncer. E também está sendo pesquisada sua eficácia para outros tipos de câncer.

Além disso, a terapia antiangiogênese pode ter ações mais amplas. Por exemplo, atualmente se acredita que células cancerígenas representem uma população heterogênea que inclui uma população de células-tronco neoplásicas, caracterizada por quiescência mitótica e maior capacidade de sobrevivência à ação de agentes quimioterápicos; isso torna as células-tronco neoplásicas particularmente difíceis de tratar. As células-tronco neoplásicas podem estar localizadas próximas aos vasos sanguíneos, em que recebem sinais para autorrenovação.

Invasão e metástase. Em suma, é conhecido o envolvimento de vários genes e vias moleculares e celulares na invasão e formação de metástases. Há evidências de que células cancerosas com propriedades invasivas são na verdade membros da população de células-tronco neoplásicas, anteriormente discutidas. Essa evidência sugere que programas genéticos funcionando normalmente em células-tronco durante o desenvolvimento embrionário podem se tornar ativos em células-tronco neoplásicas, possibilitando que se soltem, atravessem as barreiras teciduais, escapem da morte por anoiquia e colonizem novos tecidos.²² O proto-oncogene MET, que é expresso tanto em células estaminais quanto em células cancerosas, é um regulador-chave do crescimento invasivo. Resultados de pesquisas sugerem que condições adversas, como hipoxia tecidual, comumente encontrada em neoplasias cancerosas, desencadeiam esse comportamento invasivo por ativação do receptor tirosinoquinase do MET.

Importância do microambiente

Tradicionalmente, a biologia molecular e celular do câncer tem focalizado o próprio câncer. Mais recentemente, tem sido descrito o papel importante do microambiente no desenvolvimento do câncer e de metástases. O microambiente celular do câncer consiste em vários tipos de células, incluindo macrófagos, fibroblastos, células endoteliais e vários tipos de células imunológicas e inflamatórias; matriz extracelular; e substâncias de sinalização primária, como citocinas, quimiocinas e hormônios. Por exemplo, a sinalização da citocina para produção do fator de transformação de crescimento β (TGF-β) é sabidamente importante na via celular, conduzindo à formação ou supressão de células de câncer.²⁹ A capacidade do TGF-β para fazer o câncer progredir e formar metástase, no entanto, depende do microambiente de vários tipos de células e *cross-talk* de sinais entre os tipos de células. Em alguns casos, o fenótipo de uma célula cancerosa pode realmente se normalizar quando é removido do microambiente neoplásico e colocado em um ambiente normal, e vice-versa. Enfim, as etapas essenciais necessárias para o crescimento de neoplasias e metástases, como a angiogênese e a sobrevivência da neoplasia metastática, dependem do microambiente.

Carcinogênese

A hipótese é de que o processo pelo qual agentes carcinogênicos (causadores de câncer) transformam células normais em células cancerosas seja um mecanismo de várias etapas, que pode ser dividido em três estágios: iniciação, promoção e progressão (Figura 6.14). *Iniciação* é a primeira etapa e descreve a exposição das células a um agente carcinogênico, fazendo-as vulneráveis à transformação cancerígena.⁶ Os agentes carcinogênicos podem ser químicos, físicos e biológicos ou produzir alterações irreversíveis no genoma de uma célula, previamente

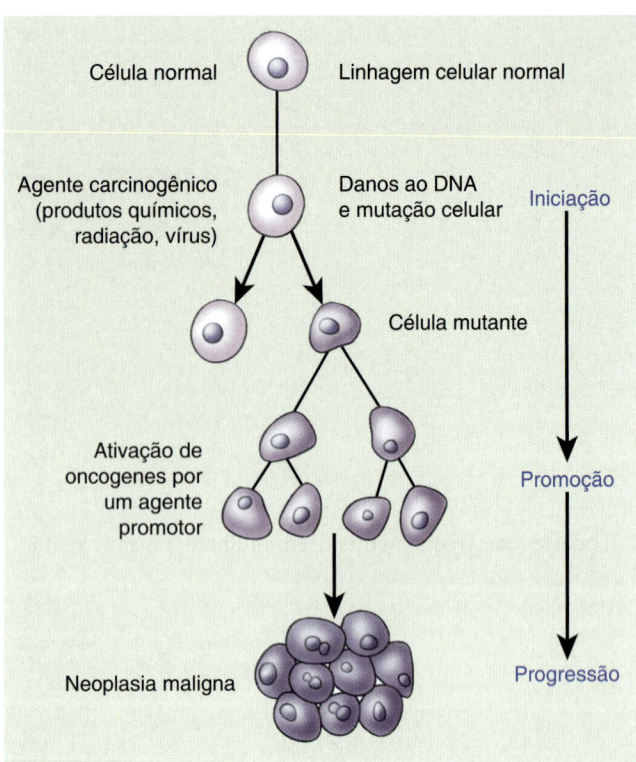

Figura 6.14 • Processos de iniciação, promoção e progressão na evolução clonal de neoplasias malignas. A iniciação envolve a exposição das células a doses determinadas de um agente cancerígeno; a promoção é o crescimento desregulado e acelerado das células transformadas; e a progressão é a aquisição de características malignas pelas células neoplásicas.

normal. Como os efeitos dos agentes iniciadores são irreversíveis, várias doses divididas podem alcançar os mesmos efeitos de uma única exposição à mesma dose total ou a pequenas quantidades de substâncias altamente cancerígenas. As células mais sensíveis a alterações mutagênicas são aquelas que estão em síntese ativa de DNA.

Promoção é a segunda etapa, que viabiliza o crescimento exponencial de células, desencadeado por vários fatores de crescimento e químicos.⁶ A promoção é reversível se a substância promotora for removida. Células que foram iniciadas de maneira irreversível podem ser promovidas, mesmo após longos períodos de latência. O período de latência varia com o tipo de agente, dose e características das células-alvo. Muitos carcinógenos químicos são chamados de *carcinógenos completos*, porque podem iniciar e promover a transformação neoplásica. *Progressão* é a última etapa do processo e se manifesta quando as células neoplásicas adquirem alterações fenotípicas malignas que promovem invasão, competência metastática, tendência de crescimento autônomo e maior instabilidade do cariótipo.

Fatores do hospedeiro e do ambiente

Como o câncer não é uma única doença, é razoável supor que não tenha uma causa única. O mais provável é que o câncer ocorra devido a interações entre diversos fatores de risco ou à exposição repetida a um agente cancerígeno específico. Entre os fatores de risco tradicionalmente associados ao câncer estão hereditariedade, fatores hormonais, mecanismos imunológicos e agentes ambientais, como produtos químicos, radiação e vírus causadores de câncer. Mais recentemente, tem havido interesse na obesidade como fator de risco para o desenvolvimento de câncer. Tem sido relatada uma associação forte e consistente entre obesidade e mortalidade por todos os tipos de câncer em homens e mulheres.[23] Pessoas obesas tendem a produzir maiores quantidades de androgênios, e uma parte é convertida para a forma ativa do estrogênio no tecido adiposo, causando um estado funcional de hiperestrogenismo. Devido à associação entre o uso de estrogênio na pós-menopausa e o câncer de mama e do endométrio, a relação é mais forte entre mulheres do que entre homens.[24]

Hereditariedade

Vem sendo observada uma predisposição hereditária para cerca de 50 tipos de câncer em famílias. O câncer de mama, por exemplo, ocorre mais frequentemente em mulheres cujas avós, mães, tias ou irmãs também tiveram uma neoplasia maligna de mama. A predisposição genética para o desenvolvimento de câncer tem sido documentada para diversas lesões cancerígenas e pré-cancerígenas que acompanham padrões de herança mendeliana. Foram identificados dois genes supressores de neoplasia, chamados *BRCA1* (carcinoma de mama 1) e *BRCA2* (carcinoma de mama 2) em casos de suscetibilidade genética ao câncer de mama e de ovário.[2] Portadoras de uma mutação BRCA apresentam risco de 80% (se viverem até 85 anos de idade) para o desenvolvimento de câncer de mama. O risco de desenvolver câncer de ovário é de 10 a 20% para portadoras de mutações no gene *BRCA2* e de 40 a 60% para mutações em *BRCA1*.[6] Esses genes também têm sido associados a um risco maior para o câncer de próstata, pâncreas, cólon e outros cânceres.

Vários tipos de câncer exibem um padrão de hereditariedade autossômico dominante, que aumenta consideravelmente o risco de desenvolvimento de uma neoplasia.[6] A mutação herdada geralmente é pontual e acontece em um único alelo de um gene supressor de neoplasia. As pessoas que herdam o gene mutante nascem com uma cópia normal e uma cópia mutante do gene.[25,26] Para que o câncer se desenvolva, o gene normal deve ser inativado, geralmente por meio de uma mutação somática. O retinoblastoma, uma neoplasia rara da retina que se desenvolve na infância, é um exemplo de câncer que segue um padrão de hereditariedade autossômico dominante. Aproximadamente 1/3 dos casos de RB são herdados, e portadores do gene supressor de neoplasia *RB* mutante têm um risco significativamente maior para o desenvolvimento de RB, geralmente com envolvimento bilateral.[27] A polipose adenomatosa familiar do cólon também segue um padrão de herança autossômica dominante. Essa condição é causada pela mutação de outro gene supressor de neoplasia, o gene *APC*.[27] Pessoas que herdam esse gene desenvolvem centenas de pólipos adenomatosos e uma porcentagem pode se tornar cancerosa.[28]

Hormônios

Hormônios têm recebido considerável atenção de pesquisadores no que diz respeito ao câncer de mama, ovário e endométrio em mulheres, e de próstata e testículos em homens. Embora a relação entre os hormônios e o desenvolvimento do câncer não seja clara, tem sido sugerido que pode estar associado à capacidade dos hormônios para acionar a divisão celular de um fenótipo maligno. Devido a evidências de que hormônios endógenos afetam o risco desses tipos de câncer, existe uma preocupação em relação aos efeitos sobre o risco de desenvolvimento de câncer pela administração dos mesmos hormônios, ou hormônios relacionados, para fins terapêuticos.

Mecanismos imunológicos

Há evidências substanciais da participação do sistema imunológico na resistência contra a progressão e a disseminação do câncer. O conceito central, conhecido como *hipótese da vigilância imunológica*, proposto pela primeira vez em 1909, postula que o sistema imunológico desempenha um papel central na resistência contra o desenvolvimento de neoplasias.[6,29] Além das interações do câncer com o hospedeiro como mecanismo de desenvolvimento da doença, mecanismos imunológicos proporcionam um meio para detecção, classificação e prognóstico de cânceres e se apresentam como um método potencial de tratamento. *Imunoterapia* é uma modalidade de tratamento do câncer concebida para aumentar a resposta imunológica do indivíduo, para aumentar a possibilidade de destruição da neoplasia.

Alguns apontam que o desenvolvimento de câncer pode estar associado à deterioração ou ao declínio da capacidade de vigilância do sistema imunológico. Por exemplo, foi observado um aumento na incidência de câncer em indivíduos com condições que resultam em imunodeficiência e nos receptores de transplantes de órgãos que estão fazendo uso de medicação imunossupressora. A incidência de câncer também é maior em adultos mais velhos, nos quais é sabido que ocorre uma diminuição da atividade imunológica. A associação entre sarcoma de Kaposi e a síndrome da imunodeficiência adquirida (AIDS) enfatiza ainda mais o papel do sistema imunológico na prevenção da proliferação de células malignas.

Há demonstrações de que as células neoplásicas, em sua maioria, têm configurações moleculares que podem ser especificamente reconhecidas por linfócitos T do sistema imunológico ou por anticorpos e, portanto, são denominadas *antígenos neoplásicos*. Os antígenos neoplásicos mais relevantes se enquadram em duas categorias: únicos, antígenos neoplásicos específicos encontrados apenas em células da neoplasia, e associados a neoplasias, encontrados em células neoplásicas e células normais.

Praticamente todos os componentes do sistema imunológico têm o potencial para erradicar células cancerosas, incluindo linfócitos T, linfócitos B e anticorpos, macrófagos e células citotóxicas naturais (NK, *natural killer*). A resposta dos linfócitos T é, sem dúvida, uma das mais importantes do hospedeiro para o controle do crescimento de células neoplásicas antigênicas. Os linfócitos T são responsáveis pela morte direta das células neoplásicas e pela ativação de outros componentes do sistema imunológico. A imunidade para células cancerosas reflete a função de dois subconjuntos de linfócitos T: linfócitos T auxiliares CD4$^+$ e linfócitos T citotóxicos CD8$^+$. A descoberta de anticorpos que reagem às neoplasias no plasma de pessoas com câncer fornece suporte ao papel dos linfócitos B como membros da equipe de vigilância imunológica. Os anticorpos podem destruir as células cancerosas por meio de mecanismos mediados por complemento ou pela citotoxicidade celular dependente de anticorpos, em que o anticorpo conecta a célula neoplásica a outra célula efetora, como as células NK, que realmente matam a célula cancerosa. As células NK não requerem o reconhecimento do antígeno e podem causar a lise de uma gama de células-alvo. A atividade citotóxica das células NK pode ser incrementada pelas citocinas interleucina (IL)-2 e interferona, e a sua atividade pode ser amplificada pela resposta dos linfócitos T do sistema imunológico. Os macrófagos são importantes na imunidade neoplásica como células apresentadoras de antígeno para iniciar a resposta imunológica e células efetoras potenciais para participar na lise das células neoplásicas.

Carcinógenos químicos

Um carginógeno é um agente capaz de causar câncer. Carcinógenos químicos são divididos em dois grupos: agentes de reação direta, que não necessitam de ativação no organismo para se tornarem cancerígenos, e agentes de reação indireta, chamados *pró-carcinogênicos ou iniciadores*, que se tornam ativos somente após uma conversão metabólica. Os iniciadores de ação direta e indireta formam espécies altamente reativas (*i. e.*, eletrófilos e radicais livres) que se ligam a resíduos nucleofílicos no DNA, RNA ou nas proteínas celulares. A ação dessas espécies reativas tende a causar mutação celular ou alterações na síntese de enzimas e proteínas estruturais, de um modo que altera a replicação celular e interfere nos controles reguladores. O potencial carcinogênico de alguns produtos químicos é aumentado por agentes chamados *promotores*, que, isoladamente, têm pouca ou nenhuma capacidade de causar câncer. Acredita-se que os promotores exercem seu efeito alterando a expressão do material genético de uma célula, aumentando a síntese de DNA, incrementando a amplificação do gene (número de cópias do gene) e alterando a comunicação intercelular.

A exposição a diversos agentes cancerígenos químicos está associada a fatores de risco associados ao estilo de vida, como tabagismo, tipo de dieta e consumo de bebidas alcoólicas. A fumaça do cigarro contém tanto substâncias pró-carcinogênicas quanto promotoras. Está diretamente associada ao desenvolvimento de câncer de pulmão e de laringe e também tem sido associada a vários outros tipos de câncer. Mascar tabaco aumenta o risco de câncer na cavidade oral e esôfago. Estima-se que 40% de todos os cânceres diagnosticados nos EUA[a] estejam relacionados com o consumo de tabaco.[30] Não é só o fumante que se coloca em risco, outras pessoas passivamente expostas à fumaça do cigarro também. A fumaça ambiental do tabaco foi classificada como carcinogênico "grupo A", com base no sistema de classificação da Agência de Proteção Ambiental dos EUA.

Há também uma forte evidência de que certos elementos da dieta contêm produtos químicos que contribuem para o risco de desenvolvimento de câncer. Muitos agentes cancerígenos dietéticos existem naturalmente nos vegetais (p. ex., aflatoxinas) ou são utilizados na preservação de alimentos.[31] Por exemplo, o benzo[*a*]pireno e outros hidrocarbonetos policíclicos são convertidos em carcinógenos quando os alimentos são fritos em gordura reutilizada várias vezes. Entre os mais potentes agentes pró-cancerígenos destacam-se os hidrocarbonetos aromáticos policíclicos. Essas substâncias despertam particular interesse porque são produzidas a partir de gorduras animais no processo de preparação de carnes com o uso de carvão vegetal e se encontram em produtos defumados. Também são produzidas na combustão do tabaco e encontradas na fumaça do cigarro. O câncer de cólon tem sido associado a alta ingestão de carne vermelha gorda e baixa ingestão de fibras alimentares. Acredita-se que uma dieta com alto teor de gordura seja cancerígena, porque aumenta o fluxo de ácidos biliares primários, que são convertidos em ácidos biliares secundários quando há bactérias anaeróbicas do cólon, produzindo agentes cancerígenos. Estudos identificaram que a obesidade aliada a pouca atividade física aumenta o risco de câncer de cólon.[23,32]

O consumo de álcool está associado a diversos tipos de câncer; os mecanismos causais são muito complexos. O primeiro e mais tóxico metabólito do etanol é o acetaldeído, que pode provocar mutações pontuais em algumas células.[6] Além disso, o etanol pode alterar a metilação do DNA e interferir no metabolismo de retinoides, importantes para os mecanismos antioxidantes. O efeito cancerígeno do fumo do cigarro pode ser reforçado pelo consumo concomitante de álcool; pessoas que fumam e bebem quantidades consideráveis de álcool correm maior risco de desenvolvimento de câncer de cavidade oral, laringe e esôfago.

Os efeitos dos agentes carcinogênicos geralmente são dose-dependentes; quanto maior a dose ou o tempo de exposição, maior é o risco de desenvolvimento de câncer. Alguns agentes químicos carcinógenos podem agir em conjunto com outras influências cancerígenas, como vírus ou radiação, para induzir neoplasia. Geralmente, existe um período de latência, que varia de 5 a 30 anos após a exposição ao carcinógeno químico, para o desenvolvimento de câncer. Isso é lamentável, porque muitas pessoas foram expostas ao agente e seus efeitos cancerígenos antes do reconhecimento desse tipo de associação. Isso ocorreu, por exemplo, com o uso de dietilestilbestrol, amplamente utilizado nos EUA a partir de meados dos anos de 1940-1970 para prevenção de aborto. Mas somente no final da década de 1960 foram encontrados muitos casos de adenose vaginal e adenocarcinoma em mulheres jovens como resultado da exposição uterina ao dietilestilbestrol.[33]

Para obter uma lista de agentes químicos e ambientais conhecidos como cancerígenos para seres humanos, consultar Quadro 6.1.

Radiação

Os efeitos da *radiação ionizante* na carcinogênese têm sido bem documentados em sobreviventes da bomba atômica, em pessoas com diagnóstico de exposição e em trabalhadores da indústria, cientistas e médicos por exposição ocupacional. Epiteliomas cutâneos malignos e leucemia eram significativamente elevados nessas populações. Entre 1950 e 1970, a taxa de mortalidade apenas por leucemia nos grupos com maior exposição entre os sobreviventes da bomba atômica lançada sobre Hiroshima e Nagasaki foi de 147 por 100.000 pessoas, 30 vezes a taxa esperada.[34]

---

[a] N.R.T.: no Brasil, segundo o INCA, o tabagismo é responsável por 200 mil mortes por ano. Fonte: http://www.inca.gov.br/tabagismo/frameset.asp?item=atento&link=doencas.htm.

Quadro 6.1 Agentes químicos e ambientais comprovadamente carcinogênicos em seres humanos.

Hidrocarbonetos policíclicos
- Fuligem, alcatrão e óleos
- Fumaça de cigarro

Agentes industriais
- Anilina e corantes azo
- Compostos de arsênio
- Amianto
- β-naftilamina
- Benzeno
- Benzo[a]pireno
- Tetracloreto de carbono
- Inseticidas, fungicidas
- Compostos de níquel e cromo
- Bifenilos policlorados
- Cloreto de vinila

Alimentos e fármacos
- Alimentos defumados
- Nitrosaminas
- Aflatoxina B_1
- Dietilestilbestrol
- Medicamentos antineoplásicos (p. ex., agentes alquilantes, ciclofosfamida, clorambucila, nitrosoureia)

O tipo de câncer desenvolvido dependa da dose de radiação, sexo e idade em que ocorreu a exposição. Por exemplo, aproximadamente 25 a 30 anos depois da exposição de corpo inteiro ou tronco, foi verificado um aumento da incidência de leucemia e câncer de mama, pulmão, estômago, tireoide, glândulas salivares, sistema digestório e tecidos linfoides. O período de tempo entre a exposição e o surgimento de câncer está relacionado com a idade. Por exemplo, crianças expostas à radiação ionizante no útero apresentam maior risco de desenvolvimento de leucemias e neoplasias da infância, particularmente no período de 2 a 3 anos após o nascimento. Esse período de latência para a leucemia se estende até 5 a 10 anos se a criança foi exposta após o nascimento e 20 anos para certos tipos de neoplasias sólidas.[39] Outro exemplo é o período de latência para desenvolvimento de câncer de tireoide em lactentes e crianças pequenas que receberam radiação na área da cabeça e pescoço para diminuir o tamanho das amígdalas ou timo, que pode chegar a 35 anos após a exposição.

A associação entre a luz solar e o desenvolvimento de câncer de pele tem sido relatada há mais de 100 anos. A *radiação ultravioleta* consiste em raios de energia relativamente baixa, que não penetram profundamente na pele. As evidências que sustentam o papel da radiação ultravioleta como causadora de câncer de pele incluem o fato de que se desenvolve principalmente em áreas da pele com maior exposição à luz solar (p. ex., cabeça e pescoço, braços, mãos e pernas); maior incidência em pessoas de pele clara, que não têm pigmento melanina suficiente para filtrar a luz ultravioleta; e o fato de que a intensidade da exposição aos raios ultravioleta está diretamente relacionada com a incidência de câncer de pele, como evidenciado por taxas mais elevadas verificadas na Austrália[b] e no sudoeste americano.[35] Alguns estudos também sugerem que uma intensa exposição à luz solar episódica, especialmente durante a infância, tem maior associação ao desenvolvimento de melanoma do que uma exposição prolongada de baixa intensidade. Tal como acontece com outras substâncias cancerígenas, os efeitos da radiação ultravioleta, em geral, são aditivos, e existe um intervalo entre o tempo de exposição e a detecção do câncer.

Vírus oncogênicos

Um vírus oncogênico é aquele que pode induzir o desenvolvimento de câncer. Suspeita-se há algum tempo que os vírus desempenham um papel importante no desenvolvimento de determinados tipos de câncer, particularmente leucemia e linfoma. O interesse no campo da oncologia viral, especialmente em populações humanas, cresceu com a descoberta da transcriptase reversa e o desenvolvimento de tecnologia de DNA recombinante e, mais recentemente, com a descoberta de oncogenes e genes supressores de neoplasia.

Os vírus, que são pequenas partículas que contêm material genético (DNA ou RNA), se inserem na célula hospedeira e incorporam seu DNA cromossômico, controlando o funcionamento celular com a finalidade de produzir proteínas virais. Um grande número de vírus de DNA e RNA (retrovírus) tem demonstrado potencial oncogênico em animais. No entanto, apenas alguns vírus têm sido associados ao câncer em seres humanos.

Foram identificados quatro vírus de DNA em cânceres humanos: papilomavírus humano (HPV), vírus Epstein-Barr (EBV), vírus da hepatite B (HBV) e herpes-vírus humano tipo 8 (HHV-8),[2] que causa sarcoma de Kaposi em indivíduos com AIDS. Existem mais de 60 tipos geneticamente diferentes de HPV. Alguns tipos (tipos 1, 2, 4 e 7) causam papilomas benignos (verrugas). Tipos de HPV também têm sido implicados no desenvolvimento de carcinoma espinocelular do colo do útero e região anogenital. Os tipos de HPV 16 e 18, que são considerados os mais relacionados com o câncer do colo do útero e, com menos frequência, os tipos de HPV 31, 33, 35 e 51 são encontrados em aproximadamente 85% dos carcinomas espinocelulares do colo do útero e considerados precursores presumidos (i. e., displasia cervical grave e carcinoma *in situ*).[2] Duas vacinas para proteger contra os tipos de HPV específicos já estão disponíveis para as mulheres e homens jovens.

EBV é um membro da família do herpes-vírus. Ele tem sido implicado na patogênese de quatro tipos de câncer humano: linfoma de Burkitt; carcinoma de nasofaringe; linfomas de células B em pacientes imunossuprimidos, como indivíduos com AIDS; e alguns casos de linfoma de Hodgkin. O linfoma de Burkitt é uma neoplasia de linfócitos B, que é endêmica em determinadas regiões da África Oriental e ocorre esporadicamente em outras áreas em todo o mundo. Em pessoas com a função imunológica normal, a proliferação de células B causada por EBV pode ser facilmente controlada, e a pessoa se

---

[b]N.R.T.: segundo o INCA, o câncer de pele é o mais frequente no Brasil e corresponde a 25% de todos os tumores malignos registrados no país. O melanoma representa apenas 4% do total de câncer de pele. Fonte: http://www2.inca.gov.br/wps/wcm/connect/tiposdecancer/site/home/pele_melanoma/definicao.

torna assintomática ou experimenta um episódio autolimitado de mononucleose infecciosa. Em regiões do mundo onde o linfoma de Burkitt é endêmico, a manifestação concomitante de malária ou outras infecções causa comprometimento da função imunológica, possibilitando a proliferação sustentada de linfócitos B. Pode ser observado um risco maior de linfomas de células B em pessoas com sistema imunológico suprimido por medicamentos, como receptores de órgãos transplantados.

HBV é o agente etiológico no desenvolvimento de hepatite B, cirrose e carcinoma hepatocelular. Foi verificada uma correlação significativa entre taxas elevadas de carcinoma hepatocelular em todo o mundo e prevalência de portadores de HBV.[6] Outros fatores etiológicos também podem contribuir para o desenvolvimento de câncer de fígado. O mecanismo preciso pelo qual o HBV induz o câncer hepatocelular não foi determinado, embora tenha sido sugerido que possa resultar de danos prolongados induzidos por HBV e regeneração.

Ainda que existam diversos retrovírus (vírus de RNA) que causem câncer em animais, o único retrovírus conhecido por causar câncer em humanos é o vírus linfotrópico de células T humanas do tipo 1 (HTLV-1). O HTLV-1 está associado a uma forma de leucemia de células T, que é endêmica em algumas regiões no Japão e encontrada esporadicamente em outras áreas do mundo.[40] Semelhante ao vírus da imunodeficiência humana (HIV), responsável pela AIDS, o HTLV-1 é atraído por células T CD4$^+$, e esse subconjunto de células T é, portanto, o principal alvo para a transformação cancerosa. A contaminação requer a transmissão de células T infectadas por meio de relações sexuais, sangue ou leite materno infectado.

RESUMO

As causas do câncer são extremamente complexas e podem ser consideradas de duas perspectivas: (1) origens e mecanismos moleculares e celulares e (2) fatores causais externos e contextuais, incluindo idade, hereditariedade e agentes ambientais que influenciam a manifestação e o desenvolvimento. Na maioria dos casos, a patogênese molecular do câncer é considerada originária de danos ou mutação genética, que alteram a fisiologia da célula e transformam uma célula normal em cancerosa. No entanto, a complexidade das causas e patogênese do câncer está se tornando cada vez mais evidente à medida que são conhecidos os papéis dos mecanismos epigenéticos, células-tronco neoplásicas e microambiente na tumorigênese.

Os tipos de genes envolvidos no câncer são numerosos, sendo duas categorias principais: os proto-oncogenes, que controlam o crescimento e a replicação celular; e os genes supressores de neoplasia, que são os genes reguladores de inibição de crescimento. Entre os mecanismos genéticos e moleculares que aumentam a suscetibilidade ao câncer ou facilitam o desenvolvimento estão os defeitos nos mecanismos de reparo do DNA, defeitos nas vias de sinalização do fator de crescimento, evasão da apoptose, desenvolvimento sustentado da angiogênese e invasão e metástase. Como o câncer não é uma doença única, é provável que ocorra a interação de vários fatores no nível celular e molecular para transformar células normais em células cancerosas. Danos genéticos e epigenéticos podem ser o resultado de interações de vários fatores de risco ou da exposição repetida a uma única substância cancerígena. Entre os fatores de risco associados ao câncer estão hereditariedade, fatores hormonais, mecanismos imunológicos e agentes ambientais, como produtos químicos, radiação e vírus causadores de câncer.

MANIFESTAÇÕES CLÍNICAS

Depois de concluir esta seção, o leitor deverá ser capaz de:

- Caracterizar os mecanismos envolvidos na anorexia e caquexia, fadiga e transtornos do sono, anemia e trombose venosa que acomete pessoas com câncer
- Definir o termo *síndrome paraneoplásica* e explicar sua patogênese e manifestações.

Provavelmente, não existe uma única função orgânica que não seja afetada pela manifestação de câncer. Como as células neoplásicas substituem o parênquima de funcionamento normal, as manifestações iniciais geralmente refletem o local primário de envolvimento. Por exemplo, inicialmente o câncer do pulmão produz comprometimento da função respiratória; à medida que a neoplasia cresce e se dissemina em metástase, outras estruturas são afetadas. O câncer também produz manifestações genéricas, como fadiga, anorexia e caquexia, anemia, diminuição da resistência às infecções e sintomas não relacionados com o local da neoplasia (síndromes paraneoplásicas; Tabela 6.4). Muitas dessas manifestações são agravadas pelos efeitos colaterais dos métodos utilizados no tratamento da doença. Em seus estágios finais, o câncer muitas vezes causa dor. A dor é um dos aspectos mais temidos do câncer e deve ser uma das principais preocupações no tratamento de pessoas com câncer incurável.

Integridade do tecido

O câncer afeta a integridade do tecido. À medida que o câncer cresce, comprime e erode os vasos sanguíneos, causando ulceração e necrose, juntamente com sangramento e às vezes hemorragia. Um dos primeiros sinais de alerta do câncer colorretal é sangue nas fezes. As células cancerosas podem também produzir enzimas e toxinas metabólicas prejudiciais aos tecidos circundantes. Em geral, o tecido danificado por um crescimento canceroso não cicatriza normalmente. Pelo contrário, a área danificada persiste e muitas vezes continua a crescer; uma ferida que não cicatriza é outro sinal de alerta do câncer. O câncer não respeita limites anatômicos; à medida que cresce, invade e comprime estruturas adjacentes. O câncer abdominal, por exemplo, pode comprimir as vísceras e causar obstrução intestinal.

O desenvolvimento de derrames ou líquido no espaço pleural, pericárdico ou peritoneal muitas vezes é o primeiro sinal de algumas neoplasias.[6] O envolvimento direto da superfície serosa parece ser o fator desencadeante mais importante, embora muitos outros mecanismos, como obstrução da drenagem linfática, também possam colaborar. Relata-se que

Tabela 6.4 Síndromes paraneoplásicas mais comuns.

Tipo de síndrome	Tipo de neoplasia associada	Mecanismo proposto
Endócrina		
Síndrome de secreção inapropriada de ADH	Câncer de pulmão de pequenas células, outros	Produção e liberação de ADH pela neoplasia
Síndrome de Cushing – ACTH	Câncer de pulmão de pequenas células, câncer carcinoide dos brônquios	Produção e liberação de hormônio adrenocorticotrófico (ACTH) pela neoplasia
Hipercalcemia humoral	Câncer espinocelular do pulmão, cabeça, pescoço, ovário	Produção e liberação de fator polipeptídico intimamente relacionado com hormônio da paratireoide (PTH)
Hematológica		
Trombose venosa	Câncer de pâncreas e de pulmão, a maioria dos cânceres sólidos	Produção de fatores pró-coagulação
Endocardite trombolítica não bacteriana e anemia da malignidade	Cânceres avançados	
Neurológica		
Síndrome de Eaton-Lambert	Câncer de pulmão de pequenas células	Produção autoimune de anticorpos contra estruturas da placa motora
Miastenia *gravis*	Timoma	Autoimune gerando transmissão neuronal anormal
Dermatológica		
Síndromes cutâneas	Carcinoma gástrico e outros	Possivelmente causado pela produção de fatores de crescimento (epidérmicos) pelas células neoplásicas
Acantose *nigricans* Pênfigo Ictiose Paget extramamária	Cânceres	Às vezes ocorrem antes do câncer
		Danos ao glomérulo renal
Renal		
Síndrome nefrótica	Câncer renal	

ACTH: hormônio adrenocorticotrófico; ADH: hormônio antidiurético; PTH: paratormônio.

quase 50% dos derrames não diagnosticados em pessoas com câncer não conhecido se devem à malignidade. Câncer de pulmão, câncer de mama e linfomas são as causas mais comuns dos derrames pleurais malignos (DPM).[6,36] A maioria dos indivíduos com derrame pleural é sintomática, apresentando dor no peito, falta de ar e tosse. Mais do que qualquer outra neoplasia maligna, o câncer de ovário está associado ao acúmulo de líquido na cavidade peritoneal. Desconforto abdominal, inchaço e sensação de peso e aumento da circunferência abdominal, que refletem derrame peritoneal ou ascite, falta de ar e urgência ou frequência urinária aumentada, são sintomas comuns de câncer de ovário.[37]

Manifestações sistêmicas

Muitas manifestações clínicas de câncer, incluindo anorexia e caquexia, fadiga, transtornos do sono e anemia, não estão diretamente relacionadas com a existência de uma massa neoplásica, mas com as alterações nas vias metabólicas e citocinas circulantes e outros mediadores. Embora as pesquisas tenham produzido *insights* surpreendentes sobre as causas e a cura do câncer, ainda existe muito a ser feito em relação à gestão dos efeitos colaterais associados à doença.[6]

Anorexia e caquexia

Muitos tipos de câncer estão associados a perda de peso, de gordura corporal e de tecido muscular, acompanhadas por profunda fraqueza, anorexia e anemia. Essa síndrome muitas vezes é chamada de *síndrome da anorexia-caquexia do câncer*.[38] É uma manifestação comum na maioria de casos de neoplasias sólidas, com exceção do câncer de mama. Estima-se que é uma causa significativa de morbidade e mortalidade em 50 a 80% das pessoas com câncer avançado e é responsável pela morte em até 20% dos casos.[43] A condição é mais comum em crianças e idosos e se torna mais pronunciada à medida que a doença progride. Pessoas com caquexia do câncer também respondem menos à quimioterapia e estão mais propensas a efeitos colaterais tóxicos.

Embora anorexia, redução da ingestão de alimentos e alterações do paladar sejam comuns em pessoas com câncer, e muitas vezes são acentuadas pelos métodos de tratamento, a extensão da perda de peso e perda de proteínas não pode ser explicada apenas em termos de redução na ingestão de alimentos. Em contraste com a inanição resultante da falta de ingestão de alimentos, na qual o peso é preferencialmente perdido dos compartimentos de gordura, na caquexia a perda é proveniente tanto de compartimentos de gordura quanto de musculatura esquelética.[38] Além disso, a perda de proteínas advinda da inanição é dividida igualmente entre músculo esquelético e proteínas viscerais, enquanto, na caquexia, as proteínas viscerais são relativamente bem preservadas. Assim, acontece perda de massa de fígado com a inanição, mas aumento de massa em pessoas com caquexia, devido à reciclagem hepática de nutrientes e à resposta de fase aguda. Por último, e mais importante, a perda de peso que ocorre com a inanição geralmente pode ser revertida por realimentação, enquanto a suplementação nutricional oral ou parenteral não reverte a caquexia.

Os mecanismos da caquexia do câncer parecem ser inerentes a um estado hipermetabólico e a um metabolismo alterado de nutrientes específico do estado de existência de neoplasia. As neoplasias tendem a consumir grandes quantidades de glicose, com consequente aumento na formação de lactato, uma vez que os níveis de oxigênio da neoplasia são muito baixos para suportar o ciclo do ácido cítrico e a fosforilação oxidativa mitocondrial. O lactato que é produzido circula até o fígado, onde é novamente convertido em glicose. A produção de glicose (gliconeogênese) a partir de lactato utiliza trifosfato de adenosina (ATP) e é muito ineficiente, contribuindo para o estado hipermetabólico de pessoas com caquexia. Outro mecanismo para o maior gasto energético é o aumento da expressão de proteínas mitocondriais desacopladas, que catalisam o desacoplamento no processo de fosforilação oxidativa, de modo que a energia é perdida na forma de calor. Também têm sido relatadas anormalidades no metabolismo de gordura e proteínas. Durante a inanição em pessoas sem câncer, as cetonas derivadas da gordura substituem a glicose normalmente utilizada pelo cérebro, levando à diminuição da gliconeogênese a partir de aminoácidos, com conservação da massa muscular, enquanto em pessoas com caquexia do câncer, os aminoácidos não são preservados e ocorre uma depleção da massa corporal magra, uma condição que se acredita contribuir para a redução do tempo de vida.

Embora os mecanismos da síndrome da anorexia-caquexia do câncer não estejam totalmente entendidos, provavelmente são multifatoriais, resultantes de uma resposta inflamatória persistente em conjunto com a produção de citocinas específicas e fatores catabólicos da neoplasia. A síndrome mostra semelhanças com a resposta de fase aguda observada com lesão de tecidos, infecção ou inflamação, em que a síntese de proteínas pelo fígado muda de síntese de albumina para síntese de proteínas de fase aguda, como a proteína C reativa, o fibrinogênio e a α_1 antitripsina. Sabe-se que a resposta de fase aguda é ativada por citocinas, como o fator α de necrose neoplásica (TNF-α) e IL-1 e IL-6; isso sugere que também devem colaborar para a caquexia do câncer.[39] Foram observados níveis séricos elevados dessas citocinas em pessoas com câncer, e esses níveis parecem estar relacionados com a progressão da neoplasia. O TNF-α, secretado principalmente por macrófagos em resposta ao crescimento de células neoplásicas ou infecção por bactéria gram-negativa, foi a primeira citocina identificada associada a caquexia e perda de peso. Ele provoca anorexia por supressão do centro de saciedade no hipotálamo e aumento da síntese da lipoproteína lipase, uma enzima que facilita a liberação de ácidos graxos das lipoproteínas para que possam ser utilizados pelos tecidos. IL-1 e IL-6 compartilham diversas características de TNF-α em termos de capacidade de incitar caquexia.

Fadiga e transtornos do sono

Transtornos do sono e fadiga são dois dos efeitos colaterais mais frequentes em indivíduos com câncer.[40] A fadiga relacionada com o câncer se caracteriza por sensação de cansaço, fraqueza e falta de energia, diferente do cansaço normalmente experimentado por pessoas saudáveis, na medida em que não é aliviada pelo repouso ou sono. Ocorre como consequência do próprio câncer e como efeito colateral do tratamento. A fadiga relacionada com o câncer pode ser um sintoma precoce de doença maligna e tem sido relatada por mais de um terço das pessoas no momento do diagnóstico.[40] Além disso, é um sintoma que pode permanecer por meses ou mesmo anos após o tratamento.

Embora os transtornos do sono e a fadiga relacionados com o câncer sejam condições distintas, estão intimamente associados em termos de prevalência e sintomas.[10] Pessoas com câncer relatam má qualidade do sono, problemas para iniciar e manter o sono, sono insuficiente, despertar noturno e sono agitado. Tal como acontece com a fadiga, os fatores precipitantes incluem o diagnóstico de câncer, tipo e estágio da doença, dor e efeitos colaterais do tratamento (p. ex., náuseas, vômitos). Uma vez iniciada, a insônia frequentemente se autoperpetua devido à tendência natural para compensar a perda de sono por meio de cochilos, dormir mais cedo e levantar mais tarde. Também pode ser que a fadiga que ocorre relacionada com o câncer ou a terapia anticâncer possa, na verdade, induzir o indivíduo a estender suas oportunidades de sono, tornando-se um fator que contribui para a manutenção da insônia. Também foram observadas correlações entre fadiga e sintomas diurnos de problemas do sono, como sonolência diurna e cochilos.

Anemia

Anemia é comum em pessoas com diferentes tipos de cânceres. Pode estar relacionada com perda de sangue, hemólise, comprometimento da produção de hemácias ou pode ser efeito do tratamento.[2] Por exemplo, a medicação usada no tratamento do câncer é citotóxica e pode reduzir a produção de hemácias. Além disso, existem muitos mecanismos pelos quais a produção de hemácias pode ser prejudicada em pessoas com neoplasias malignas, incluindo deficiências nutricionais, insuficiência da medula óssea e embotamento da resposta da eritropoetina à hipoxia. As citocinas inflamatórias geradas em resposta às neoplasias diminuem a produção de eritropoetina, resultando na diminuição da produção de hemácias.

A anemia relacionada com o câncer está associada à redução da eficácia do tratamento, ao aumento da mortalidade, ao aumento das necessidades de transfusão e à redução do desempenho, assim como da qualidade de vida. A hipoxia, uma característica de neoplasias sólidas avançadas, tem sido reconhecida como um fator crítico na promoção de resistência da neoplasia à radioterapia e a determinados agentes quimioterápicos. A anemia grave pode retardar a realização de intervenções cirúrgicas quando requer transfusões pré-operatórias. Do mesmo modo, os baixos níveis de hemoglobina, antes ou durante a quimioterapia, podem exigir redução da dose ou atrasos na administração, resultando na diminuição da eficácia global do tratamento. A anemia relacionada com o câncer frequentemente é tratada com eritropoetina humana recombinante.

RESUMO

Provavelmente, não existe uma única função orgânica que não seja afetada por um câncer. Como as células neoplásicas substituem o parênquima de funcionamento normal, as manifestações iniciais de câncer geralmente refletem o local primário de envolvimento. O câncer comprime os vasos sanguíneos, obstrui o fluxo da linfa, rompe a integridade dos tecidos, invade cavidades serosas e comprime órgãos viscerais. Isso pode originar o desenvolvimento de derrames (líquido) pleural, pericárdio ou peritoneal e manifestações genéricas, como anorexia e caquexia, fadiga e transtornos do sono, e anemia. Muitas manifestações são agravadas pelos efeitos colaterais dos métodos utilizados no tratamento da doença.

RASTREAMENTO, DIAGNÓSTICO E TRATAMENTO

Depois de concluir esta seção, o leitor deverá ser capaz de:

- Comparar os diferentes mecanismos de triagem para o câncer
- Diferenciar os três tipos de tratamento para o câncer (curativo, controle e paliativo), considerando os riscos e os benefícios de cada abordagem.

Rastreamento

O rastreamento representa uma medida de prevenção secundária para o reconhecimento precoce do câncer em uma população assintomática.[2] O rastreamento pode ser feito por meio de observação (p. ex., pele, boca, genitália externa), palpação (p. ex., mama, tireoide, reto e ânus, próstata, linfonodos), exames e procedimentos laboratoriais (p. ex., Papanicolaou, colonoscopia, mamografia). É necessária a realização de testes capazes de detectar especificamente o câncer nos estágios iniciais ou processos pré-malignos, que sejam custo-efetivos e que resultem em desfechos terapêuticos melhores.[6] Para a maioria dos cânceres, o estágio na apresentação está relacionado com a possibilidade de cura, com relatos de taxas mais altas quando a neoplasia é pequena e sem evidência de metástase. Certas neoplasias, no entanto, tendem a formar metástase precocemente, mesmo a partir de uma pequena neoplasia primária. Métodos de rastreamento mais sensíveis, como marcadores tumorais, estão sendo desenvolvidos para formas de câncer. As diretrizes para o câncer de pulmão, desenvolvidas pela American Cancer Society, recomendam abordar a questão com pessoas saudáveis entre 55 e 74 anos, com histórico mínimo de tabagismo de 30 maços/ano e que continuam a fumar ou pararam o tabagismo nos últimos 15 anos.[41]

Cânceres cujas modalidades atuais de rastreamento ou detecção precoce conduziram à melhora nos resultados incluem o de mama (mamografia); colo do útero (Papanicolaou); cólon e reto (toque retal, exame de sangue oculto nas fezes e colonoscopia); próstata (teste do antígeno prostático específico [PSA] e US transretal) e melanoma maligno (autoexame). Embora não tão claramente definido, recomenda-se o rastreamento de outros tipos de câncer, como de tireoide, testículos, ovários, linfonodos e cavidade oral no momento dos exames periódicos de saúde.

Métodos diagnósticos

Os métodos utilizados no diagnóstico e estadiamento do câncer são determinados em grande parte pela localização e pelo tipo de câncer suspeito. Diversos procedimentos são empregados no diagnóstico do câncer, incluindo exames de sangue para marcadores tumorais, estudos citológicos e biopsia de tecido, endoscopia, US, radiografias, RM, TC e tomografia por emissão de pósitrons (PET).

Marcadores tumorais

Marcadores tumorais são antígenos expressos na superfície de células neoplásicas ou substâncias liberadas de células normais, em resposta à existência de neoplasia.[6,42] Algumas substâncias, como hormônios e enzimas normalmente produzidas pelo tecido envolvido, mostram hiperexpressão como resultado do câncer. Outros marcadores de neoplasia, como proteínas oncofetais, são produzidos durante o desenvolvimento fetal e induzidos a reaparecer pela existência de neoplasias benignas e malignas. Marcadores tumorais são usados para rastreamento, estabelecimento de prognóstico, monitoramento da terapia e detecção de recidiva.[42] A Tabela 6.5 identifica alguns marcadores tumorais, sua origem e os tipos de câncer associados a eles.

Os marcadores séricos que se mostraram mais úteis na prática clínica são gonadotrofina coriônica humana (hCG), CA-125, PSA, α-fetoproteína (AFP), antígeno carcinoembrionário (CEA) e antígenos CD de células do sangue.[6] Um hormônio normalmente produzido pela placenta, o hCG, é utilizado como marcador para o diagnóstico, prescrição de tratamento e acompanhamento da doença em mulheres com alto risco para tumor trofoblástico gestacional. PSA é utilizado como marcador no câncer da próstata e CA-125 como marcador de câncer do ovário. Marcadores para leucemia e linfomas são reunidos pelos antígenos chamados *grupamento de diferenciação* (CD, *cluster of differentiation*). Os antígenos CD ajudam a fazer a distinção entre linfócitos T e B, monócitos, granulócitos e células NK e variantes imaturas dessas células.[6]

Alguns cânceres expressam antígenos fetais que normalmente aparecem apenas durante o desenvolvimento embrionário.[6] As duas substâncias que se mostraram mais úteis como marcadores tumorais foram AFP e CEA. A AFP é sintetizada pelo fígado fetal, saco vitelino e sistema digestório, sendo a principal proteína plasmática do feto. São encontrados níveis elevados em pessoas com câncer hepático primário e também têm sido observados em alguns cânceres dos testículos, ovário, pâncreas e estômago. O CEA é normalmente produzido pelo tecido embrionário no intestino, pâncreas e fígado, sendo confeccionado por diferentes tipos de câncer. Dependendo do nível plasmático considerado elevado, os níveis de CEA são altos em aproximadamente 60 a 90% dos casos de carcinoma colorretal, de 50 a 80% dos casos de câncer do pâncreas e de 25 a 50% dos tumores gástricos e da mama.[6] Como acontece com a maioria dos outros marcadores tumorais, níveis elevados de CEA e AFP podem ser encontrados em condições não cancerosas, e níveis elevados de ambos dependem do tamanho do tumor, de modo que nenhum deles é útil como exame de rastreamento precoce de câncer.

Como ferramentas de diagnóstico, os marcadores tumorais têm limitações. Quase todos os marcadores podem apresentar níveis elevados em condições benignas, e a maior parte não mostra elevação nas fases iniciais do processo maligno. Assim, marcadores tumorais têm valor limitado como exames de rastreamento. Além disso, não são suficientemente específicos

Tabela 6.5 Marcadores tumorais

Marcador	Fonte	Cânceres associados
Antígenos		
AFP	Saco vitelino fetal e estruturas gastrintestinais no início da vida fetal	Câncer hepático primário; câncer de testículos de células germinativas
CA 15-3	Proteína do tecido mamário	Marcador tumoral para rastrear câncer de mama, fígado e pulmão
CA 27-29	Proteína do tecido mamário	Recorrência de câncer de mama e metástase
CEA	Tecidos embrionários no intestino, pâncreas, fígado e mama	Câncer colorretal e cânceres de pâncreas, pulmão e estômago
Hormônios		
hCG	Hormônio normalmente produzido pela placenta	Tumores trofoblásticos gestacionais; câncer de testículos de células germinativas
Calcitonina	Hormônio produzido pelas células parafoliculares da tireoide	Câncer de tireoide
Catecolaminas (epinefrina, norepinefrina) e metabólitos	Hormônios produzidos pelas células cromafins da glândula suprarrenal	Feocromocitoma e tumores relacionados
Proteínas específicas		
Imunoglobulina monoclonal	Imunoglobulina anormal produzida pelas células neoplásicas	Mieloma múltiplo
PSA	Produzido pelas células epiteliais que revestem os ácinos e os ductos prostáticos	Câncer de próstata
Mucinas e outras glicoproteínas		
CA-125	Produzido por células de Müller do ovário	Câncer de ovário
CA 19-9	Produzido pelo epitélio do trato gastrintestinal	Câncer de pâncreas e cólon
Grupamento de diferenciação		
Antígenos CD	Presença de leucócitos	Usado para determinar o tipo e o nível de diferenciação dos leucócitos envolvidos nos diferentes tipos de leucemia e linfoma

AFP: α-fetoproteína; CD: *cluster of differentiation*; CEA: antígeno carcinoembrionário; hCG: gonadotrofina coriônica humana; PSA: antígeno prostático específico.

para diagnosticar um processo maligno, mas, uma vez diagnosticado um associado a níveis elevados de um marcador tumoral, esse marcador pode ser utilizado para avaliar a resposta ao tratamento. Exemplos de marcadores tumorais que auxiliam na avaliação da resposta ao tratamento e de recorrência do câncer de mama são CA 15-3 e CA 27-29, ambos encontrados no tecido mamário.[3] Níveis extremamente elevados de um marcador tumoral podem indicar prognóstico desfavorável ou a necessidade de tratamento mais agressivo. Talvez o maior valor dos marcadores tumorais resida no monitoramento da terapia de indivíduos com câncer generalizado. O nível da maior parte dos marcadores tumorais tende a diminuir com o sucesso do tratamento e aumentar com a disseminação da neoplasia ou recidiva.

Métodos citológicos e histológicos

Exames histológicos e citológicos são métodos laboratoriais utilizados para examinar células e tecidos. Várias abordagens de amostragem estão disponíveis, incluindo esfregaços citológicos, biopsia de tecido e aspiração com agulha fina.[6]

Exame de Papanicolaou. O exame de Papanicolaou é um método citológico utilizado para a detecção de células cancerosas. É o exame microscópico de um esfregaço adequadamente preparado por um patologista com o propósito de detectar células anormais. A utilidade do Papanicolaou baseia-se no fato de que as células cancerosas não têm as propriedades de coesão e as junções intercelulares características do tecido normal. Sem essas características, as células cancerosas tendem a esfoliar e se misturar com secreções que cercam o crescimento da neoplasia. Embora o exame de Papanicolaou seja amplamente utilizado como teste de rastreamento para o câncer de colo do útero, pode ser realizado para outras secreções orgânicas, incluindo a drenagem do mamilo, lavagens anais, líquido pleural ou peritoneal e lavagens gástricas.

Biopsia de tecido. A biopsia de tecido, que é de fundamental importância no diagnóstico correto e na histologia do câncer, envolve a remoção de uma amostra de tecido para estudo microscópico. As biopsias podem ser obtidas de diversas maneiras, incluindo biopsia com agulha de aspiração, métodos endoscópicos, como broncoscopia ou cistoscopia, que envolvem a passagem de um endoscópio através de um orifício até a estrutura envolvida, ou métodos laparoscópicos. Em alguns casos, é feita uma incisão cirúrgica, de onde são obtidas amostras de biopsia. Biopsias de excisão são aquelas em que toda a neoplasia é removida. Geralmente são neoplasias pequenas, sólidas e massas palpáveis. Se a neoplasia for muito grande para ser completamente removida, pode ser extirpada uma parte do tecido da massa para análise. A preservação adequada da amostra inclui imersão rápida em uma solução fixadora, como formalina, com preservação de uma parte da amostra em um fixador especial para análise por microscopia eletrônica, ou refrigeração imediata para possibilitar a análise adequada de hormônios, receptores e outros tipos de moléculas. O congelamento pode ser feito para determinar a natureza de uma lesão de massa ou avaliar as margens de uma neoplasia extirpada, para assegurar que toda a neoplasia tenha sido removida.[6]

Aspiração por agulha fina é outra abordagem amplamente utilizada. O procedimento envolve a aspiração de células e líquido com uma agulha de pequeno calibre. O método é utilizado com mais frequência na avaliação de lesões facilmente palpáveis em locais como tireoide, mama e linfonodos. Modernas técnicas de imagem têm viabilizado a extensão do método a estruturas mais profundas, como linfonodos pélvicos e pâncreas.

Imuno-histoquímica.
A imuno-histoquímica envolve o uso de anticorpos para facilitar a identificação de produtos ou marcadores de superfície celular.[6] Por exemplo, certos carcinomas anaplásicos, linfomas malignos, melanomas e sarcomas têm aspecto muito semelhante ao microscópio, mas devem ser identificados com precisão porque o tratamento e prognóstico são bastante diferentes. Anticorpos contra filamentos intermediários provaram ser úteis em casos assim, porque células neoplásicas muitas vezes contêm filamentos intermediários, característicos dos seus tecidos de origem.[6] A imuno-histoquímica também pode ser usada para determinar o local de origem de neoplasias metastáticas. Muitas pessoas com câncer apresentam metástase. Em casos em que a origem da metástase é obscura, a detecção imunoquímica de antígenos específicos de tecidos ou órgãos pode ajudar a identificar a origem da neoplasia. A imuno-histoquímica também pode ser utilizada para detectar moléculas com significado prognóstico ou terapêutico. Por exemplo, a detecção de receptores de estrogênio em células de câncer de mama tem importância prognóstica e terapêutica, porque essas neoplasias respondem à terapia antiestrogênica.

Tecnologia de *microarrays*.
A tecnologia de *microarrays* [ou microarranjos] usa "*chips* genéticos" que podem realizar simultaneamente ensaios em miniatura para detectar e quantificar a expressão de um grande número de genes.[6] A vantagem da tecnologia de *microarrays* é a capacidade de analisar um grande número de alterações nas células cancerosas para determinar padrões gerais de comportamento que não podiam ser avaliados por meios convencionais. Existem matrizes de DNA comercialmente disponíveis para auxiliar na tomada de decisões clínicas sobre o tratamento do câncer de mama. Além de identificar o tipo de neoplasia, os *microarrays* são utilizados para prever o prognóstico e a resposta terapêutica, examinando alterações na neoplasia após a terapia e classificando neoplasias hereditárias.[6]

Estadiamento e classificação de neoplasias

Os dois métodos básicos para a classificação do câncer são a *graduação*, de acordo com as características histológicas ou celulares da neoplasia, e o *estadiamento*, de acordo com a propagação clínica da doença. Os dois métodos são usados para determinar o curso da doença e auxiliar na seleção de um plano de tratamento ou de manejo adequados. A classificação de neoplasias envolve o exame microscópico das células cancerígenas para determinar o nível de diferenciação e o número de mitoses. Cânceres são classificados como de grau I, II, III e IV com o aumento da anaplasia ou a falta de diferenciação. O estadiamento dos cânceres usa métodos para determinar a extensão e propagação da doença. Procedimentos cirúrgicos podem ser empregados para determinar o tamanho da neoplasia e o comprometimento de linfonodos.

O estadiamento clínico do câncer é destinado a grupos populacionais, de acordo com a extensão da doença. Ele ajuda a determinar a escolha do tratamento para indivíduos específicos, estimando o prognóstico e comparando os resultados de diferentes regimes de tratamento. O sistema TNM do American Joint Committee on Cancer (AJCC) é o mais empregado.[43] Esse sistema, brevemente descrito no Quadro 6.2, classifica a doença em estágios usando três componentes tumorais:

- *T* representa a extensão e distribuição do tumor primário
- *N* refere-se ao envolvimento dos linfonodos regionais
- *M* descreve a extensão do envolvimento metastático.

O tempo é indicado como estadiamento pós-cirúrgico anatomopatológico (pTNM), estadiamento cirúrgico-avaliativo (sTNM), estadiamento para retratamento (rTNM) e estadiamento após necropsia (aTNM).[44]

Tratamento do câncer

Os objetivos dos métodos de tratamento do câncer se dividem em três categorias: curativos, de controle e paliativos. As modalidades mais comuns são cirurgia, radioterapia, quimioterapia, terapia hormonal e bioterapia. O tratamento do câncer envolve o uso de um programa cuidadosamente planejado, que combine os benefícios de diferentes modalidades de tratamento com o conhecimento de uma equipe interdisciplinar de especialistas, incluindo médicos, cirurgiões e radiologistas especializados em oncologia; enfermeiros; farmacêuticos e uma variada equipe auxiliar.

Cirurgia

Cirurgia é o tratamento mais antigo para o câncer e utilizado para diagnóstico, estadiamento, remoção da neoplasia e como paliativo (alívio dos sintomas) quando a cura não pode ser alcançada. O tipo de cirurgia é determinado pela extensão da doença, localização e estruturas envolvidas, taxa de crescimento da neoplasia e potencial invasivo, risco cirúrgico e

Quadro 6.2 Sistema de classificação TNM.

T (Tumor)
- Tx: o tumor não pode ser adequadamente avaliado
- T0: não há evidência de tumor primário
- Tis: carcinoma *in situ*
- T1 a T4: aumento progressivo no tamanho ou extensão do tumor

N (Linfonodos)
- Nx: os linfonodos regionais não podem ser avaliados
- N0: nenhuma evidência de metástase em linfonodos regionais
- N1 a 3: comprometimento crescente dos linfonodos regionais

M (Metástase)
- Mx: não pode ser avaliada
- M0: inexistência de metástase a distância
- M1: existência de metástase a distância, especificar local

qualidade de vida do paciente após o procedimento. Frequentemente, a cirurgia é o primeiro tratamento para casos de neoplasias sólidas. Se a neoplasia é pequena e com margens bem definidas, muitas vezes pode ser totalmente removida. No entanto, se a neoplasia é grande ou envolve tecidos vitais, a remoção cirúrgica pode ser difícil, se não impossível.

A cirurgia fornece várias abordagens para o tratamento do câncer. Por exemplo, pode ser o tratamento curativo primário para cânceres local ou regionalmente contidos, sem metástases, ou que não tenham invadido órgãos vitais. É empregada também como um componente de terapia adjuvante, em combinação com quimioterapia ou radioterapia, em outros tipos de câncer. Técnicas cirúrgicas também podem ser usadas para controlar emergências oncológicas, como hemorragia gastrintestinal. Outra abordagem inclui o uso de técnicas cirúrgicas para a profilaxia de câncer em famílias com alto risco geneticamente confirmado para o desenvolvimento de câncer. Por exemplo, a realização de uma colectomia total com colostomia pode ser sugerida para uma pessoa com polipose adenomatosa familiar, devido ao maior risco de desenvolvimento de câncer antes de 40 anos de idade.

As técnicas cirúrgicas têm se expandido para incluir a criocirurgia, quimiocirurgia, cirurgia a *laser* e cirurgia laparoscópica. *Criocirurgia* envolve a instilação de nitrogênio líquido na neoplasia através de uma sonda. É utilizado no tratamento de câncer do fígado e da próstata. *Quimiocirurgia* é empregada para câncer de pele. Envolve o uso de uma pasta corrosiva em combinação com múltiplos cortes a frio, para garantir a remoção completa da neoplasia. A *cirurgia a laser* utiliza um feixe de *laser* para a ressecção da neoplasia. É empregada de modo eficaz em cirurgias da retina e das cordas vocais. A *cirurgia laparoscópica* envolve a realização de cirurgia abdominal através de duas pequenas incisões, uma para visualizar o interior da cavidade e outra para a inserção de instrumentos cirúrgicos.

A cooperação entre centros de tratamento de câncer em todo o mundo ajudou a padronizar e aprimorar os procedimentos cirúrgicos, determinar que tipo de câncer deve ser tratado por intervenção cirúrgica e estabelecer em que ordem as modalidades de tratamento cirúrgico e não cirúrgico devem ser utilizadas. Também foi dada grande ênfase ao desenvolvimento de técnicas cirúrgicas que preservam a imagem e forma corporais sem comprometer a função essencial. Cirurgias com preservação de nervos e tecidos são o principal método utilizado, sempre que possível, mesmo que a remoção completa da neoplasia seja o objetivo final.

Radioterapia

A radioterapia é um dos métodos mais utilizados no tratamento do câncer.[6] Pode ser empregada como método primário ou como tratamento adjuvante além de cirurgia, quimioterapia, ou ambas. Também pode ser utilizada no tratamento paliativo, para reduzir sintomas, como dor óssea resultante de metástases em indivíduos com câncer em estágio avançado. A radiação é usada para tratar emergências oncológicas, como síndrome da veia cava superior, compressão da medula espinal ou obstrução brônquica.

A radioterapia utiliza partículas ou ondas de alta energia para destruir ou danificar as células cancerosas. A absorção de energia radioativa pelos tecidos conduz à ionização das moléculas ou à criação de radicais livres. A radiação também pode produzir efeitos indiretamente, por interação com água (que representa aproximadamente 80% do volume celular), para produção de radicais livres, que danificam as estruturas celulares. A radiação pode interromper o processo do ciclo celular, matar as células ou danificar seu DNA.[6] A radiação deve produzir quebras na fita dupla do DNA para matar uma célula, devido à alta capacidade da célula para reparar quebras de fita simples.

Os efeitos terapêuticos da radioterapia derivam do fato de que as células de uma neoplasia maligna proliferam rapidamente e têm pouca diferenciação, apresentando maior probabilidade de serem danificadas do que células do tecido normal, que proliferam mais lentamente. Em certa medida, no entanto, a radiação é prejudicial para todas as células que proliferam rapidamente, incluindo as da medula óssea e do revestimento da mucosa do sistema digestório. O tecido normal geralmente é capaz de se recuperar dos danos da radiação mais prontamente do que o tecido canceroso. Além de seus efeitos letais, a radiação também produz lesões subletais. A recuperação dos efeitos de doses subletais de radiação ocorre no intervalo entre a primeira dose e as subsequentes.[6,45] Por isso, grandes doses totais de radiação podem ser toleradas quando divididas em várias doses fracionadas.[53]

A dose de radiação escolhida para o tratamento de um câncer em particular é determinada por fatores como radiossensibilidade do tipo de neoplasia, tamanho da neoplasia e, mais importante, a tolerância dos tecidos circundantes.[6,46] O termo *radiossensibilidade* descreve as propriedades inerentes de uma neoplasia que determinam sua capacidade de resposta à radiação. Ela é muito variável entre os diferentes tipos de câncer e acredita-se que varia em função de sua posição no ciclo celular. Cânceres de crescimento rápido têm células que tipicamente apresentam maior radiossensibilidade que cânceres de crescimento lento. A combinação de fármacos citotóxicos selecionados com radiação demonstrou efeito radiossensibilizador em células neoplásicas pela alteração da distribuição do ciclo celular, aumentando o dano e diminuindo o reparo ao DNA. Radiossensibilizadores incluem 5-fluoruracila, capecitabina, paclitaxel e cisplatina.[47,48]

Resposta à radiação descreve a maneira pela qual uma neoplasia radiossensível responde à irradiação. Um dos principais determinantes da capacidade de resposta à radiação é a oxigenação da neoplasia, pois o oxigênio é uma rica fonte de radicais livres, que se formam e destroem componentes celulares essenciais durante a irradiação.[49] Muitas neoplasias de crescimento rápido superam a capacidade de seu suprimento sanguíneo e ficam privadas de oxigênio. As células hipóxicas dessas neoplasias são mais resistentes à radiação do que células normais ou neoplásicas muito oxigenadas. É importante o emprego de métodos para assegurar a oferta de oxigênio adequada, como níveis apropriados de hemoglobina.

As curvas de dose-resposta, que expressam o grau de lesão tecidual letal em relação à dose de radiação, são determinadas pelo número de células que sobrevivem a doses fracionadas de radiação. A utilização de doses fracionadas mais frequentes aumenta a probabilidade de que as células cancerosas se dividam e estejam no período vulnerável do ciclo celular durante a administração da radiação. Esse tipo de dosagem também dá tempo para que tecidos normais reparem os danos causados pela radiação. Um importante foco de pesquisa tem sido a busca de medicamentos para reduzir os efeitos biológicos da radiação sobre o tecido normal. Esses medicamentos, conhecidos como *radioprotetores*, preferencialmente deveriam proteger as células normais dos efeitos citotóxicos da radiação. Um fármaco pouco conhecido, a amifostina, teve vários graus de sucesso em proteger as células dos efeitos citotóxicos da radiação.[50,51] Portanto, embora tenha havido algum progresso promissor, os radioprotetores precisam ser mais pesquisados.

Administração.
A radiação terapêutica pode ser distribuída por uma de três maneiras: por feixe externo ou teleterapia, com feixes gerados a distância e dirigidos à neoplasia; braquiterapia, em que uma fonte radioativa selada é colocada próxima ou diretamente no local da neoplasia; e terapia sistêmica, quando radioisótopos são administrados por via oral ou injetados no local da neoplasia.[6] A radiação a partir de qualquer fonte diminui de intensidade como uma função do quadrado da distância em relação à fonte. A teleterapia, que é a forma mais comumente utilizada de radioterapia, mantém a intensidade sobre um grande volume de tecido aumentando a distância entre fonte e superfície. Na braquiterapia, a distância entre fonte e superfície é pequena, portanto o volume de tratamento efetivo é pequeno.

O *feixe de radiação externa* é mais frequentemente utilizado com um acelerador linear ou uma máquina de cobalto-60.[6] O acelerador linear deve ser o aparelho preferencial devido à sua versatilidade e precisão na distribuição da dose, bem como a velocidade de administração do tratamento. Aceleradores lineares produzem radiação ionizante por meio de um processo no qual os elétrons são acelerados a uma velocidade muito alta, atingem um alvo e produzem raios X de alta energia (fótons). O acelerador linear pode variar o nível de energia de radiação oferecida, de modo a atingir diferentes espessuras. São usadas várias abordagens de modificação de feixe para definir e dar forma ao feixe, aumentando os danos da radiação no local da neoplasia e preservando os tecidos normais circundantes. O paciente é equipado com um molde de plástico ou gesso para manter o corpo imóvel, enquanto feixes de radiação são enviados de várias direções. Radioterapia de intensidade modulada (IMRT) e radioterapia conformacional tridimensional (RTC3D) são formas avançadas de radioterapia externa. Como acontece com RTC3D, técnicas de imagem computadorizadas são utilizadas para calcular as doses mais eficazes e as combinações de tratamento. Esse mapeamento preciso da neoplasia possibilita o fornecimento de feixes de radiação em conformidade com os contornos da neoplasia, diminuindo a dose e, consequentemente, a toxicidade ao tecido normal adjacente. Devido à precisão do método, é ainda mais importante que a pessoa permaneça no lugar certo e perfeitamente imóvel durante o tratamento. Isso geralmente exige a fabricação de um molde especial antes do tratamento, para manter o corpo posicionado.

A *braquiterapia* envolve a inserção de fontes radioativas seladas em uma cavidade orgânica (intracavitária) ou diretamente em tecidos do corpo (intersticial). *Braquiterapia* significa "terapia curta", indicando que o efeito da radiação está limitado a zonas próximas da fonte de radiação.[52] A braquiterapia pode ser subdividida em dois tipos: com dose elevada de radiação (HDR) e com dose baixa de radiação (LDR), de acordo com a velocidade de liberação da radiação. HDR usa uma única fonte altamente radioativa, ligada a um cabo e acoplada em uma máquina robótica denominada *afterloader* remoto de HDR. Quando o tratamento é administrado, a fonte de radiação é empurrada a partir do *afterloader* remoto através de um tubo até uma área próxima ao local da neoplasia. Máquinas com *afterloading* remoto tornam possível inserir um material radioativo (p. ex., césio-137, irídio-192) na área da neoplasia durante um intervalo de tempo específico e removê-la, enquanto a equipe de oncologia está fora da sala de tratamento. Isso minimiza a exposição à radiação do pessoal e diminui o tempo de tratamento, viabilizando o uso de fontes radioativas de dose intermediária e alta dose.[52] Por outro lado, a fonte de radiação para braquiterapia LDR pode ser colocada em dispositivos de cateter ou em fontes de radiação seladas (p. ex., contas, sementes) e inserida diretamente na área a ser tratada ou próximo a ela. A terapia com LDR pode ser temporária ou permanente. Braquiterapia com LDR temporária pode ser realizada como um procedimento hospitalar, com aplicadores de radiação e fontes mantidas no paciente por alguns dias. Materiais radioativos com meia-vida relativamente curta, como iodo-125 ou paládio-103, são comumente encapsulados e utilizados em implantes permanentes (p. ex., implantes de sementes utilizadas no tratamento do câncer de próstata).

Fontes de radiação internas não seladas são injetadas por via intravenosa ou administradas por via oral. O iodo-131, administrado oralmente, é utilizado no tratamento do câncer de tireoide. Radiocirurgia estereotáxica é um método para destruição de neoplasias cerebrais e metástases cerebrais pela liberação de uma única dose elevada de radiação através de feixes estreitos estereotaxicamente dirigidos. Radiocirurgia com faca gama (*gamma knife*) torna possível a aplicação de radiação focalizada para metástase cerebral limitada e está associada a menores complicações a longo prazo, como disfunção cognitiva, em comparação com a irradiação do cérebro inteiro.

Efeitos adversos.
A radioterapia afeta de modo negativo o tecido normal que prolifera rapidamente e é semelhante às células malignas. Tecidos localizados na área de tratamento são mais frequentemente afetados, em geral pele, mucosa do sistema digestório e medula óssea. Anorexia, náuseas, vômitos e diarreia são comuns com irradiação abdominal e pélvica. Esses sintomas geralmente podem ser controlados com medicação e medidas dietéticas. O principal efeito sistêmico é a fadiga. A maioria desses efeitos secundários é temporária e reversível.

A radiação também pode provocar supressão da medula óssea, principalmente quando administrada na medula óssea em áreas do esqueleto. Subsequentemente, a contagem sanguínea total é afetada, resultando na redução inicial do número de leucócitos, seguida por uma diminuição dos trombócitos (plaquetas) e das hemácias. Isso predispõe a pessoa a infecção, hemorragia e anemia, respectivamente.

O feixe de radiação externa tem de primeiro penetrar na pele e, dependendo da dose total e do tipo de radiação utilizada, podem se desenvolver reações cutâneas. Com doses moderadas de radiação, o cabelo começa a cair espontaneamente ou quando penteado, depois de 10 a 14 dias. Com doses maiores, desenvolve-se um eritema (muito parecido com queimadura solar), que pode escurecer a pele, e em doses mais elevadas podem aparecer manchas de descamação seca ou úmida. Pode acontecer mucosite ou descamação das mucosas oral e faríngea, que por vezes pode ser grave, como efeito colateral previsível em pessoas que recebem irradiação na área da cabeça e pescoço. Dor e dificuldades para comer e beber podem afetar negativamente o estado nutricional do indivíduo. É possível que a irradiação da região pélvica cause impotência ou disfunção erétil, bem como irritação, secura e descarga vaginal, dispareunia e, como efeito tardio, estenose vaginal.

Quimioterapia

A quimioterapia tem evoluído como uma das principais modalidades para o tratamento sistêmico do câncer. Ao contrário da cirurgia e radioterapia, a quimioterapia é um tratamento sistêmico, que contribui para que os medicamentos alcancem o local da neoplasia e outras áreas distantes. Agentes quimioterápicos podem ser a forma primária de tratamento ou podem ser usados como parte de um plano de tratamento multimodal. É o principal tratamento para a maioria dos cânceres hematológicos e algumas neoplasias sólidas. Em pessoas com doença disseminada generalizada, a quimioterapia costuma agir apenas como cuidado paliativo, não curativo.

Os quimioterápicos exercem seus efeitos por meio de vários mecanismos. No nível celular, exercem sua ação letal por processos que impedem o crescimento e a replicação das células. A quimioterapia mata as células cancerosas por interromper a síntese de DNA, RNA e proteínas, influenciar a produção de enzimas e impedir de maneira genérica a mitose celular.[6] Em condições ideais, a medicação anticâncer deveria erradicar células cancerosas sem danificar os tecidos normais. Embora em processo de desenvolvimento, os agentes anticâncer disponíveis não estão livres de efeitos tóxicos.

Para a maioria dos agentes quimioterápicos, a relação entre a sobrevivência de células neoplásicas e a dose é exponencial, com o número de células sobreviventes proporcional à dose do fármaco, e o número de células em risco de exposição proporcional à ação destrutiva. A quimioterapia é mais eficiente no tratamento de neoplasias com fração alta de crescimento, devido à sua capacidade de matar rapidamente células em processo de divisão.

Um dos principais problemas na quimioterapia do câncer é o desenvolvimento de resistência celular. Experimentalmente, a resistência aos medicamentos pode ser altamente específica para um único agente e, geralmente, é baseada em alterações genéticas em determinada célula neoplásica. Em outros casos, sobrevém um fenômeno de multirresistência, abrangendo fármacos com diferentes estruturas. Esse tipo de resistência muitas vezes envolve o aumento da expressão de genes transportadores transmembranares, envolvidos no efluxo dos fármacos.

Agentes quimioterápicos comumente são classificados de acordo com o local e mecanismo de ação. Medicamentos com estrutura e efeitos semelhantes sobre a função celular geralmente são agrupados, e também apresentam perfis semelhantes de efeitos secundários. Agentes com interação direta e indireta com o DNA são duas das grandes categorias de quimioterápicos.[6] Outros agentes sistêmicos incluem agentes direcionados a hormônios e moléculas. Os quimioterápicos também podem ser classificados como específicos ou inespecíficos para o ciclo celular. Os fármacos são considerados específicos para o ciclo celular se exercem sua ação durante uma fase específica desse ciclo. Por exemplo, o metotrexato, um antimetabólito, age interferindo na síntese de DNA e, portanto, interrompe a fase S do ciclo celular. Os medicamentos são considerados inespecíficos se exercem seus efeitos em todas as fases do ciclo celular. Os agentes de alquilação são inespecíficos para o ciclo celular e agem rompendo o DNA tanto quando as células estão no estado de repouso quanto quando estão em divisão. Como os quimioterápicos têm mecanismos de ação diferentes, muitas vezes são combinados agentes inespecíficos e específicos para o ciclo no tratamento do câncer.

Agentes de interação direta com o DNA. Agentes que interagem diretamente com o DNA incluem agentes alquilantes, antibióticos antineoplásicos e inibidores da topoisomerase. Como classe, os agentes alquilantes exercem seus efeitos citotóxicos transferindo seu grupo alquil para diversos componentes celulares.[53] A alquilação do DNA no núcleo da célula é provavelmente a principal interação a causar morte celular. Os agentes alquilantes têm efeitos vesicantes diretos e podem danificar os tecidos no local de administração, bem como produzir toxicidade sistêmica. A toxicidade geralmente está relacionada com a dose e ocorre principalmente em tecidos de proliferação rápida, como medula óssea, sistema digestório e tecidos de reprodução.

Os *antibióticos antineoplásicos* são substâncias produzidas por bactérias que na natureza parecem oferecer proteção contra microrganismos hostis. Como classe, ligam-se diretamente ao DNA e, frequentemente, sofrem reações de transferência de elétrons para gerar radicais livres nas proximidades da molécula de DNA, resultando em danos na forma de quebras simples ou *cross-links*. Aproximadamente 75% de todos os antibióticos antineoplásicos em uso clínico são originalmente isolados a partir de um micróbio do solo, *Streptomyces*.[54] Entre eles estão as antraciclinas, dactinomicina, bleomicina e mitomicina. As antraciclinas (p. ex., doxorrubicina e daunorrubicina) estão entre as substâncias citotóxicas mais utilizadas no tratamento do câncer.[54] A principal toxicidade limitante da dose de todas as antraciclinas é a cardiotoxicidade e mielossupressão, com neutropenia mais comumente observada que trombocitopenia. Podem ocorrer duas formas de cardiotoxicidade: aguda e crônica. A forma aguda acontece nos primeiros 2 a 3 dias de tratamento e se apresenta com arritmia, distúrbios de condução, outras alterações eletrocardiográficas, pericardite e miocardite.[54] Essa forma é geralmente transitória e na maioria dos casos assintomática. A forma crônica de cardiotoxicidade resulta em miocardiopatia dilatada dose-dependente. Os esforços para minimizar o perfil de toxicidade dos antibióticos antineoplásicos têm resultado no desenvolvimento de compostos análogos (p. ex., idarrubicina, epirrubicina). Tem sido usada tecnologia de lipossoma com dois antibióticos antineoplásicos (doxorrubicina e daunorrubicina) para desenvolver quimioterápicos encapsulados por lipossomas revestidos.

Os *inibidores da DNA topoisomerase* bloqueiam a divisão celular, interferindo na ação das enzimas topoisomerase que quebram e rejuntam ligações fosfodiéster nas fitas de DNA para impedir que elas se embaracem durante a separação e desenrolem da dupla-hélice.[54,55] A topoisomerase I produz quebras de fita simples (*nicks*) e a topoisomerase II produz quebras das fitas duplas. As epipodofilotoxinas (etoposido e teniposido) são inibidores de topoisomerase II que bloqueiam a divisão celular do final de S à fase G2 do ciclo celular. As camptotecinas (topotecana, irinotecano) inibem a ação da topoisomerase I, enzima responsável pelo corte e rejunção de cadeias simples de DNA. A inibição dessa enzima interfere na nova selagem das quebras e danifica o DNA.

Agentes de interação indireta com o DNA. Incluem os antimetabólitos e os inibidores do fuso mitótico. Os antimetabólitos (antagonistas do ácido fólico e antagonistas de purina e pirimidina) interrompem as vias bioquímicas relacionadas com nucleotídios e síntese de ácido nucleico. Os antimetabólitos podem causar danos ao DNA indiretamente por meio de incorporação errada no DNA, tempo anormal da síntese de DNA ou funcionamento anormal das enzimas biossintéticas purina e pirimidina.[56] Eles tendem a transmitir o maior efeito durante a fase S do ciclo celular. Devido à especificidade com a fase S, os antimetabólitos têm se mostrado mais efetivos quando administrados como infusão prolongada. Os efeitos colaterais mais comuns incluem estomatite, diarreia e mielossupressão.

Os alcaloides vegetais, incluindo os alcaloides da Vinca e taxanos, são fármacos que afetam as estruturas necessárias para a formação de microtúbulos do citoesqueleto e o fuso mitótico.[56] Embora cada grupo de medicamentos afete os microtúbulos, seu mecanismo de ação é diferente. Os alcaloides da Vinca (p. ex., vimblastina, vincristina) inibem a polimerização da tubulina, o que afeta a montagem dos microtúbulos. Esse efeito inibitório resulta na interrupção da mitose na metáfase, parando o processo de divisão, que então conduz à morte celular. Vimblastina é um vesicante potente com o qual se deve ter cautela na administração. A toxicidade inclui náuseas e vômitos, mielossupressão e alopecia. Apesar das semelhanças no mecanismo de ação, a vincristina tem um espectro diferente de ações e toxicidades em relação à vimblastina. A principal toxicidade dose-limitante é a neurotoxicidade, geralmente expressa como uma neuropatia sensorial periférica, embora tenha sido observada disfunção do sistema nervoso autônomo (p. ex., hipotensão ortostática, problemas no esfíncter, íleo paralítico), paralisia dos nervos cranianos, ataxia, convulsões e coma. Os taxanos (p. ex., paclitaxel, docetaxel) diferem dos alcaloides da Vinca porque estabilizam os microtúbulos contra a despolimerização. Os microtúbulos estabilizados são incapazes de sofrer as mudanças normais necessárias para a conclusão do ciclo celular. Esses fármacos são administrados por via intravenosa, e requerem a utilização de um veículo que pode causar reações de hipersensibilidade. Além das reações de hipersensibilidade, o perfil de efeitos secundários inclui mielossupressão e neurotoxicidade periférica, na forma de dormência em luva e meia e parestesia.

Quimioterapia combinada. Foi constatado que a quimioterapia combinada é mais eficaz do que o tratamento com um único medicamento. A quimioterapia combinada cria um ambiente mais hostil para o crescimento de células neoplásicas por meio de concentrações mais elevadas de medicamentos e impede o desenvolvimento de clones resistentes das células cancerosas. Com esse método, são empregados vários fármacos com diferentes mecanismos de ação, vias metabólicas, tempos de manifestação da ação e recuperação, efeitos colaterais e tempo de aparecimento de efeitos secundários. Medicamentos utilizados em combinação devem ser eficazes individualmente contra a neoplasia e podem ter sinergia com os outros. As vias de administração e os horários das doses são cuidadosamente pensados para assegurar a entrega otimizada das formas ativas dos medicamentos durante a fase sensível do ciclo celular.

Administração. Muitos medicamentos empregados na quimioterapia do câncer são administrados por via intravenosa. Dispositivos de acesso venoso (DAV) muitas vezes são implantados em pessoas com acesso venoso precário e naquelas que necessitam de terapia intravenosa frequente ou contínua. Um DAV pode ser utilizado para a administração domiciliar de quimioterápicos, coleta de sangue e administração de componentes sanguíneos. Tais sistemas acessam a circulação venosa através de um cateter exteriorizado ou um cateter implantado com acessos. Em alguns casos, os fármacos são administrados por infusão contínua, utilizando uma bomba de infusão, que possibilita à pessoa permanecer em casa e manter suas atividades rotineiras.

Efeitos adversos. A quimioterapia é administrada com base no mecanismo de resposta à dose (*i. e.*, quanto mais substância é administrada, maior será o número de células cancerosas mortas). Fármacos quimioterápicos afetam células neoplásicas e células de tecido normal de proliferação rápida. O nadir (*i. e.*, o ponto mais baixo) é o ponto de toxicidade máxima para determinado efeito adverso de um fármaco e é estabelecido de acordo com o tempo necessário para chegar a esse ponto. Como muitos efeitos tóxicos dos medicamentos quimioterápicos persistem por algum tempo depois que a administração é interrompida, os tempos de nadir e as taxas de recuperação são guias úteis para avaliar os efeitos do tratamento. Alguns efeitos colaterais aparecem imediatamente ou após alguns dias (agudos), alguns dentro de semanas (intermediários) e outros, meses ou anos após a administração da quimioterapia (longo prazo).

A maioria dos medicamentos quimioterápicos causa pancitopenia devido à supressão da medula óssea, resultando em neutropenia (que causa infecções), anemia (que causa fadiga) e trombocitopenia (que aumenta o risco de sangramento). A disponibilidade de fatores de crescimento hematopoéticos (p. ex., fator estimulador de colônias de granulócitos [G-CSF] e IL-11, uma citocina que estimula a produção de plaquetas) encurtou o período de mielossupressão, reduzindo a necessidade de hospitalização por infecção e hemorragia. O fator de crescimento epoetina α, uma forma da proteína eritropoetina produzida pelos rins para auxiliar na produção de hemácias, é usado com uma população selecionada. Essa substância tem sido analisada desde 2004, quando se descobriu que poderia promover a progressão da neoplasia e abreviar a sobrevivência. O risco-benefício de epoetina precisa ser cuidadosamente ponderado antes de o medicamento ser administrado para anemia induzida por quimioterapia.[58]

Anorexia, náuseas e vômitos são problemas comumente associados à quimioterapia contra o câncer.[6] A gravidade dos vômitos está relacionada com o potencial emético da substância em particular. Esses sintomas podem ocorrer em minutos ou horas após a administração e acredita-se que é a estimulação da zona gatilho quimiorreceptora do bulbo que inicia os vômitos. A zona gatilho quimiorreceptora reage aos níveis de produtos químicos que circulam no sangue. Os sintomas agudos geralmente desaparecem em 24 a 48 h e muitas vezes podem ser aliviados por antieméticos. As abordagens farmacológicas para evitar náuseas e vômitos induzidos por quimioterapia melhoraram muito ao longo das últimas décadas. Os antagonistas dos receptores de serotonina (5-HT$_3$) (p. ex., ondansetrona, granisetrona, dolasetrona, palonosetrona) facilitam o uso de medicamentos quimioterápicos altamente eméticos por reduzir com maior eficiência náuseas e vômitos induzidos por esses fármacos. Esses antieméticos são efetivos quando administrados tanto por via oral quanto intravenosa.

Alopecia ou queda de cabelo resulta do comprometimento na proliferação dos folículos pilosos e é um efeito colateral de vários medicamentos contra o câncer. Geralmente é temporária, e o cabelo tende a voltar a crescer quando o tratamento é interrompido. As estruturas de proliferação rápida do sistema reprodutivo são especialmente sensíveis à ação de medicamentos contra o câncer. As mulheres podem sofrer alterações no fluxo menstrual ou ter amenorreia. Os homens podem ter redução na contagem de espermatozoides (oligospermia) ou ausência de espermatozoides (azoospermia). Também podem ocorrer efeitos teratogênicos ou mutagênicos.

Agentes quimioterápicos são tóxicos para todas as células. O potencial mutagênico, carcinogênico e teratogênico dessas substâncias tem encontrado forte suporte tanto em estudos em animais quanto em seres humanos. Devido a esses riscos potenciais, são necessários cuidados especiais ao manusear ou administrar esses medicamentos. As substâncias, seus frascos e equipamento de administração exigem descarte especial como resíduos perigosos. Nos EUA, a Occupational Safety and Health Administration (OSHA), a Oncology Nursing Society (ONS) e a American Society of Hospitals Pharmacists (ASHP) criaram diretrizes para a administração segura de quimioterápicos.

Estudos epidemiológicos têm mostrado aumento do risco para o desenvolvimento de segunda malignidade, como leucemia aguda após utilização a longo prazo de agentes alquilantes. Acredita-se que essa segunda malignidade seja o resultado de alterações celulares diretamente produzidas pela substância ou pela supressão da resposta imunológica.

Terapia hormonal

A terapia hormonal consiste na administração de medicamentos destinados a perturbar o ambiente hormonal de células cancerígenas. A ação dos hormônios e anti-hormônios depende da existência de receptores tumorais específicos. Entre os tumores conhecidos por responder à manipulação hormonal estão os de mama, próstata e endométrio. Além desses, outros tipos de câncer, como o sarcoma de Kaposi e o câncer dos rins, fígado, ovário e pâncreas, podem ser tratados com terapia hormonal. A teoria por trás da maioria dos tratamentos de câncer à base de hormônios é privar as células cancerosas dos sinais hormonais que poderiam estimulá-las a se dividir.

As opções terapêuticas para alterar o ambiente hormonal na mulher com câncer de mama ou no homem com câncer de próstata incluem medidas cirúrgicas e farmacológicas. A cirurgia envolve a remoção do órgão responsável pela produção do hormônio que estimula o tecido-alvo (p. ex., ooforectomia em mulheres e orquiectomia em homens). Métodos farmacológicos se concentram em reduzir os níveis circulantes de hormônios ou alterar os receptores hormonais de modo que não respondam ao hormônio.

A supressão farmacológica dos níveis hormonais circulantes pode ser efetuada por meio de dessensibilização hipofisária, como acontece com a administração de androgênios, ou pela administração de análogos do *hormônio liberador de gonadotrofinas* (GnRH) que atuam no nível do hipotálamo para inibir a produção e liberação de gonadotrofina. Outra classe de substâncias, os *inibidores da aromatase*, é usada para tratar algumas formas de câncer de mama em estágio inicial. Essas substâncias atuam interrompendo os processos bioquímicos que convertem o androgênio suprarrenal androstenediona em estrona.[59] A aromatização de um precursor androgênico em estrogênio ocorre na gordura corporal. Como o estrogênio promove o crescimento do câncer de mama, a síntese de estrogênio no tecido adiposo pode ser um fator importante para o crescimento do câncer de mama durante a pós-menopausa.

A função do receptor hormonal pode ser alterada pela administração de doses farmacológicas de hormônios exógenos que atuam provocando diminuição nos receptores hormonais ou pelas substâncias anti-hormônio (antiestrogênios [tamoxifeno, fulvestranto] e antiandrogênios [flutamida, bicalutamida, nilutamida]), que se ligam aos receptores hormonais, tornando-os inacessíveis à estimulação hormonal. Inicialmente, as pessoas costumam responder favoravelmente ao tratamento; no final, porém, o câncer se torna resistente à manipulação hormonal e devem ser buscadas outras abordagens para controlar a doença.

Bioterapia

A bioterapia envolve a utilização de imunoterapia e modificadores da resposta biológica como um meio de alterar a resposta imunitária do indivíduo ao câncer.[60] Os principais mecanismos pelos quais a bioterapia exerce seus efeitos são modificações na resposta do hospedeiro ou na biologia da célula neoplásica.

Imunoterapia. A imunoterapia tem se mostrado uma estratégia efetiva para processos malignos e é menos tóxica que os esquemas de quimioterapia.[61] Na imunoterapia, utiliza-se o sistema imune do paciente para combater o câncer, seja estimulando o ataque das células cancerosas pelo sistema imune ou melhorando o sistema imune do indivíduo.[62] A imunoterapia pode ser usada como única abordagem ou ser combinada com outras modalidades terapêuticas.[62]

Os tipos de imunoterapia incluem anticorpos monoclonais, inibidores imunes, vacinas contra câncer e imunoterapias inespecíficas.[62] Os *anticorpos monoclonais* são produzidos em laboratório e direcionados contra proteína ou antígenos específicos frequentemente encontrados nas células cancerosas, possibilitando o ataque a essas células.[62]

Inibidores imunes possibilitam que o corpo reconheça moléculas em células imunes específicas para criar uma resposta imune.[62] As *vacinas contra o câncer* são um dos modificadores de resposta biológica mais recentes que estimulam o sistema imune a combater uma doença ou infecção, mais frequentemente vírus causadores de câncer como o vírus da hepatite B (HBV) e HPV.[63,64]

Modificadores da resposta biológica.

Os modificadores da resposta biológica podem ser agrupados em três tipos: citocinas, que incluem interferonas e IL; anticorpos monoclonais (MoAb); e fatores de crescimento hematopoéticos. Alguns agentes, como as interferonas, têm mais de uma função biológica, incluindo ações antivirais, imunomoduladoras e antiproliferativas. *Interferonas* são polipeptídios endógenos sintetizados por algumas células em resposta a diversos estímulos celulares ou virais. Os três principais tipos de interferonas são α, β e γ, cada grupo diferindo em termos dos receptores de superfície celular.[5,65] As interferonas parecem inibir a replicação viral e também podem estar envolvidas na inibição da síntese de proteínas da neoplasia e no prolongamento do ciclo celular, aumentando a porcentagem de células na fase G0. As interferonas estimulam as células assassinas e o linfócito T. A interferona-γ foi aprovada pela FDA para o tratamento da tricoleucemia, sarcoma de Kaposi relacionado com a AIDS e LMC e como terapia adjuvante para pessoas com alto risco de recorrência de melanoma.[6,65]

Interleucinas (IL) são citocinas que afetam a comunicação entre as células ligando-se a receptores nas membranas da superfície celular de células-alvo. Das 18 IL conhecidas, a mais estudada tem sido a IL-2. Um recombinante humano IL-2 (IL-2r, aldesleucina) foi aprovado pela FDA e está sendo utilizado no tratamento de células renais metastáticas e melanoma.[65]

RESUMO

Os métodos utilizados para o diagnóstico de câncer variam de acordo com o tipo de neoplasia e sua localização. Como muitos tipos de câncer são curáveis, são importantes o diagnóstico precoce e as práticas de saúde destinadas a promover a detecção da doença nos estágios iniciais. Estudos histológicos são realizados em laboratório, utilizando células ou amostras de tecido. Existem dois métodos básicos de classificação de neoplasias: a classificação de acordo com as características histológicas ou teciduais e o estadiamento clínico de acordo com a propagação da doença. O sistema TNM para o estadiamento clínico do câncer leva em conta o tamanho da neoplasia, o comprometimento de linfonodos e a metástase.

Planos de tratamento que utilizam mais de um tipo de terapia, muitas vezes em combinação, estão oferecendo a cura para uma série de tipos de câncer, que há algumas décadas tinham prognóstico desfavorável, e estão aumentando a expectativa de vida em relação a outros tipos de câncer. Os procedimentos cirúrgicos são mais precisos e menos invasivos, preservando a função do órgão e resultando em melhor qualidade de vida. Equipamentos de radiação recentes e novas técnicas viabilizam a destruição mais controlada das células cancerosas, preservando tecidos normais. A quimioterapia tem evoluído como uma das principais modalidades de tratamento sistêmico para o câncer. Diferentemente da cirurgia e da radioterapia, a quimioterapia é um tratamento sistêmico, que possibilita que os fármacos alcancem o local da neoplasia, bem como outros locais distantes. As principais classes de quimioterápicos são os agentes de interação direta com o DNA (agentes alquilantes, antibióticos antineoplásicos e inibidores da topoisomerase) e agentes de interação indireta com o DNA (antimetabólitos e inibidores do fuso mitótico). Os agentes quimioterápicos oncológicos também podem ser classificados como específicos para o ciclo celular ou não específicos para o ciclo celular, dependendo do fato de exercerem sua ação durante uma fase específica desse ciclo. Outros agentes sistêmicos incluem agentes-alvo hormonais e moleculares que bloqueiam as enzimas específicas e fatores de crescimento envolvidos na proliferação de células cancerosas.

CÂNCER INFANTIL

Depois de concluir esta seção, o leitor deverá ser capaz de:

- Citar os tipos mais comuns de câncer que afetam lactentes, crianças e adolescentes
- Descrever de que modo os cânceres que afetam crianças são diferentes dos que afetam adultos
- Discutir possíveis efeitos a longo prazo da radioterapia e da quimioterapia em adultos sobreviventes de câncer infantil.

O câncer infantil é relativamente raro, representando cerca de 1% de todas as neoplasias malignas nos EUA.[1] Embora raro, o câncer continua sendo a segunda causa de morte entre crianças em idade escolar nos EUA.[1] Os tipos de câncer ocorridos com mais frequência na infância incluem leucemia, linfoma não Hodgkin e Hodgkin e câncer ósseo (osteossarcoma e sarcoma de Ewing). A taxa de sobrevida global para crianças é de 85%.[2]

Incidência e tipos

O espectro do câncer infantil difere significativamente dos que afetam adultos. Embora a maioria dos cânceres de adultos seja de origem epitelial (p. ex., de pulmão, de mama, colorretal), os cânceres infantis diferem por envolverem geralmente sistema hematopoético, sistema nervoso, tecidos moles, ossos e rins.[66]

Durante o primeiro ano de vida, neoplasias embrionárias, como neoplasia de Wilms, retinoblastoma e neuroblastoma, estão entre os tipos mais comuns. Neoplasias embrionárias, juntamente com leucemia aguda, linfoma não Hodgkin e gliomas, têm um pico de incidência em crianças de 2 a 5 anos de idade. À medida que crescem, especialmente depois que ultrapassam a puberdade, aumenta a incidência de neoplasias malignas ósseas, linfoma de Hodgkin, neoplasias de células germinativas gonadais (carcinomas testicular e de ovário) e vários carcinomas, como câncer de tireoide e melanoma maligno.

Neoplasias embrionárias

Diversas neoplasias do 1º ano de vida e da primeira infância têm origem embrionária; isso significa que exibem características de organogênese semelhantes às do desenvolvimento embrionário. Devido a essas características, tais neoplasias são frequentemente designadas com o sufixo *blastoma* (p. ex., nefroblastoma [tumor de Wilms], retinoblastoma e neuroblastoma).[2] Tumor de Wilms e neuroblastoma são particularmente ilustrativos desse tipo de neoplasia da infância.

Neuroblastomas. Surgem do tecido da crista neural primordial no sistema nervoso simpático e na medula suprarrenal.[67] São a segunda neoplasia maligna sólida mais comum na infância, depois das neoplasias cerebrais. Cerca de 40% dos neuroblastomas surgem na glândula suprarrenal, com o restante ocorrendo em qualquer lugar ao longo da cadeia simpática, mais comumente na região paravertebral do abdome e do mediastino posterior. As neoplasias podem surgir em muitos outros locais, incluindo pelve, pescoço e cérebro. As manifestações clínicas variam de acordo com o local principal e a função neuroendócrina da neoplasia. Em crianças menores de 2 anos de idade, o neuroblastoma geralmente se apresenta com grandes massas abdominais, febre e provável perda de peso. Dor óssea sugere doença metastática. Cerca de 90% das neoplasias, independentemente da localização, secretam catecolaminas, que é uma característica importante para o diagnóstico (altos níveis sanguíneos de catecolaminas e altos níveis na urina de metabólitos de catecolaminas).[67]

Neuroblastoma é também uma neoplasia extremamente maligna, particularmente em crianças com doença avançada.[67] Embora a taxa de sobrevida em 5 anos tenha melhorado, o neuroblastoma continua a representar aproximadamente 15% das mortes por câncer na infância. Lactentes tendem a ter prognóstico melhor do que crianças mais velhas. Quase todas as crianças com neuroblastoma são diagnosticadas antes dos 5 anos de idade, e quanto mais jovem no momento do diagnóstico, melhor é o prognóstico.[67]

Biologia do câncer infantil

Do mesmo modo que nos casos de câncer de adultos, provavelmente não existe uma causa única para o câncer infantil. Apesar de várias condições genéticas estarem associadas ao câncer infantil, são relativamente raras, sugerindo uma interação entre suscetibilidade genética e exposições ambientais. Há algumas condições hereditárias que aumentam a suscetibilidade na infância e até mesmo câncer de adulto. Um exemplo é a síndrome de Down, que na verdade aumenta o risco de leucemia linfoblástica aguda (LLA) e LMA.[2,68]

Embora constitua apenas uma pequena porcentagem do câncer infantil, a biologia de diversas dessas neoplasias ilustra vários aspectos biológicos importantes da doença, como a teoria de dois eventos de genes supressores neoplásicos recessivos (p. ex., mutação do gene *RB* em RB); defeitos no reparo do DNA; e semelhanças histológicas entre organogênese e oncogênese. Síndromes associadas a defeitos no reparo do DNA incluem xeroderma pigmentoso, em que há risco aumentado de câncer de pele, devido a defeitos no reparo do DNA danificado pela luz ultravioleta. O desenvolvimento do câncer infantil também tem sido associado ao *imprinting* genômico. A inativação é determinada pelo fato de o gene ser herdado da mãe ou do pai. Por exemplo, o alelo materno para o fator de crescimento-2 (IGF-2) semelhante à insulina normalmente é inativado (*imprinted*). Em alguns tumores de Wilms, a perda de *imprinting* (reexpressão do alelo materno) pode ser demonstrada pela superexpressão da proteína IGF-2, que é um fator de crescimento embrionário.[69]

Diagnóstico e tratamento

A detecção precoce geralmente leva a menos terapia e melhores resultados. Como os sintomas experimentados pelas crianças são generalizados (p. ex., febre prolongada, fadiga e dor óssea), o diagnóstico pode atrasar. Quando esses sintomas ocorrem em um contexto de linfadenopatia persistente, perda inexplicada de peso, massas crescentes (especialmente em associação à perda de peso) e anormalidades no funcionamento do SNC, devem ser considerados sinais de alerta de câncer em crianças. Como esses sinais e sintomas do câncer muitas vezes são semelhantes aos de doenças comuns na infância, é fácil um diagnóstico de câncer nos estágios iniciais passar despercebido.

O diagnóstico de câncer infantil envolve muitos dos mesmos métodos utilizados nos casos de adultos. Em geral, o exame histopatológico é uma parte essencial do processo de diagnóstico. O estadiamento preciso da doença é especialmente essencial em casos de câncer infantil, em que os benefícios potenciais do tratamento devem ser cuidadosamente ponderados contra potenciais efeitos a longo prazo.

O tratamento do câncer infantil é complexo, intenso, prolongado e está em constante evolução. Geralmente envolve terapias multidisciplinares e multimodais adequadas, bem como a avaliação de recorrência e efeitos tardios da doença e das terapias utilizadas no tratamento.

Duas modalidades são frequentemente utilizadas no tratamento do câncer infantil, com a quimioterapia sendo a mais amplamente empregada, seguida, por ordem de utilização, de cirurgia, radioterapia e terapia com agentes biológicos. A quimioterapia é mais utilizada no tratamento de crianças com câncer do que em adultos, porque crianças toleram melhor os efeitos adversos agudos e, em geral, as neoplasias pediátricas são mais sensíveis à quimioterapia do que cânceres do adulto.[70]

Com o aprimoramento dos métodos de tratamento, o número de crianças que sobrevivem ao câncer infantil é crescente. Contudo, a terapia é capaz de produzir sequelas tardias, como crescimento prejudicado, disfunção neurológica, disfunção hormonal, miocardiopatia, fibrose pulmonar e risco de segunda neoplasia maligna. Assim, um dos desafios crescentes é a prestação de cuidados de saúde adequados aos sobreviventes do câncer que se manifesta na infância e na adolescência.[71]

Radioterapia

A radioterapia apresenta o risco de efeitos a longo prazo para os sobreviventes de câncer na infância. Os efeitos tardios da radioterapia são influenciados pelos órgãos e tecidos incluídos na região do tratamento, pelo tipo de radiação administrada, pela dose diária fracionada e pela radiação acumulada e a idade em que foi realizado o tratamento. Existe um risco maior para o desenvolvimento de melanoma, carcinoma espinocelular e carcinoma basocelular. Alterações musculoesqueléticas também são comuns após a radioterapia. Mesmo com os métodos atuais, os sobreviventes podem ter alterações que causam dor e alteração no funcionamento musculoesquelético.

A radioterapia craniana (RTC) tem sido usada para tratar neoplasias cerebrais, LLA, neoplasias de tecidos moles da cabeça e pescoço e RB. O efeito tardio mais comum da radiação com dosagem entre moderada e alta de todo o cérebro é redução da função intelectual.[71] Sobreviventes de neoplasia cerebral tratados em uma idade mais jovem são particularmente suscetíveis. A radiação craniana também está associada a distúrbios neuroendócrinos, particularmente deficiência de hormônio do crescimento. Assim, crianças que chegam à idade adulta após RTC podem ter estatura física reduzida. Quanto menor a idade e maior a dose de radiação, maior o desvio no padrão normal de crescimento. A deficiência do hormônio do crescimento em adultos está associada a aumento da prevalência de dislipidemia, resistência à insulina e mortalidade por causas cardiovasculares. Doses moderadas de RTC também estão associadas à obesidade, principalmente em pacientes do sexo feminino.[71] Durante muitos anos, a radiação do cérebro inteiro ou RTC foi o principal método de prevenção de recidiva no SNC de crianças com LLA. O reconhecimento de disfunção cognitiva associada a RTC tem levado ao emprego de outros métodos para profilaxia do SNC.[71]

A irradiação do tórax e campo do manto (linfonodos na área do pescoço, subclavicular, axilar e no mediastino) é frequentemente utilizada no tratamento de linfomas de Hodgkin e não Hodgkin e metástases do pulmão. Esse campo expõe à radiação ionizante o tecido em desenvolvimento de mama, coração e pulmões. Mulheres submetidas a esse tipo de radioterapia correm risco significativo de desenvolvimento de câncer de mama.[71] Grande parte do coração é exposta em campos de radiação no tórax e manto, resultando em doença prematura subsequente na artéria coronária, em valvas e no pericárdio. A exposição dos pulmões à radioterapia pode originar redução da função pulmonar. Doenças da tireoide, principalmente o hipotireoidismo, são comuns após radiação no manto ou pescoço.

Sobreviventes de câncer infantil tratados com irradiação abdominal ou pélvica também correm risco de apresentar vários tipos de distúrbios tardios envolvendo sistema digestório, fígado, baço, rins e estruturas do sistema geniturinário, incluindo as gônadas.[71] As complicações do sistema digestório incluem inflamação crônica da mucosa, o que interfere na absorção e na digestão de nutrientes. Lesões renais crônicas consequentes da irradiação podem interferir na função glomerular ou tubular; e a fibrose por radiação da pelve afeta adversamente a capacidade e o funcionamento da bexiga. Os efeitos adversos da radiação sobre a função das gônadas variam de acordo com idade, sexo e dose cumulativa. Atraso na maturação sexual em meninos e meninas pode resultar da irradiação das gônadas. Em meninos, a produção de espermatozoides é reduzida de maneira dose-dependente. Em meninas, a radiação no abdome, na pelve e na coluna vertebral é associada ao maior risco de falência ovariana, especialmente se os ovários estão no campo de tratamento.

Quimioterapia

A quimioterapia também apresenta o risco de efeitos a longo prazo para os sobreviventes de câncer infantil. Os possíveis efeitos tardios de agentes alquilantes incluem lesão dose-dependente das gônadas (hipogonadismo, infertilidade e menopausa precoce).[71] A terapia com agentes alquilantes também tem sido aliada a condições secundárias e dose-dependentes de leucemia mieloide aguda, fibrose pulmonar, doença renal e distúrbios da bexiga. O uso de antraciclinas, incluindo doxorrubicina e daunorrubicina, amplamente empregadas no tratamento de câncer infantil, pode resultar em miocardiopatia e eventual insuficiência cardíaca congestiva.[71] Os efeitos tardios da cisplatina e carboplatina, alquilantes não clássicos mais utilizados, são nefrotoxicidade, ototoxicidade e neurotoxicidade. Embora a poliquimioterapia aumente a efetividade do tratamento, também está associada a risco aumentado de efeitos secundários, se os agentes tiverem espectro semelhante de toxicidade. A poliquimioterapia intratecal para evitar recidiva de LLA no SNC, que é um santuário para células da LLA, é conhecida por causar comprometimento cognitivo significativo e persistente em muitas crianças.

RESUMO

Embora a maioria dos cânceres de adultos tenha origem nas células epiteliais, a maioria dos cânceres infantis geralmente envolve sistema hematopoético, sistema nervoso ou tecido conjuntivo. Formas hereditárias de câncer tendem a ter idade de manifestação mais precoce, maior frequência de lesões multifocais em um único órgão e envolvimento bilateral de órgãos pares ou múltiplas neoplasias primárias. O diagnóstico precoce do câncer infantil muitas vezes deixa de ser feito porque os sinais e sintomas mimetizam os de outras doenças da infância. Com o aprimoramento nos métodos de tratamento, o número de crianças que sobrevivem ao câncer infantil continua a aumentar. À medida que essas crianças se aproximam da idade adulta, existe uma preocupação de que a terapia que salvou suas vidas na infância possa produzir efeitos tardios, como crescimento prejudicado, disfunção cognitiva, disfunção hormonal, miocardiopatia, fibrose pulmonar e risco de segunda neoplasia maligna.

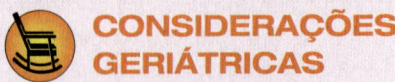

CONSIDERAÇÕES GERIÁTRICAS

- A ocorrência de novos casos dos quatro principais cânceres (colorretal, pulmões/brônquios, mama [mulheres], próstata) aumenta com a idade[72]
- A oncologia geriátrica, uma abordagem muldisciplinar/multidimensional, surgiu por causa do número crescente de pessoas com 65 anos de idade ou mais com câncer[73]
- Comorbidades, polifarmácia e falta de inclusão em estudos clínicos limitam a compreensão da quimioterapia[73]
- A recuperação do câncer e de seu tratamento é, com frequência, retardada por causa da regeneração tecidual mais lenta e da disfunção dos sistemas respiratório e circulatório.[73]

CONSIDERAÇÕES PEDIÁTRICAS

- Câncer é a principal causa de morte por doença de crianças com mais de 1 ano de idade[74]
- A realização de tarefas desenvolvimentais durante a adolescência pode se tornar comprometida por causa do isolamento dos colegas e ser acompanhada por desempenho escolar inferior[74]
- A alteração na produção de células sanguíneas é um sinal de alerta de câncer em crianças, resultando em infecções mais frequentes e graves, fadiga e palidez[74]
- As opções terapêuticas têm efeitos no longo prazo, sobretudo com impacto no crescimento e no desenvolvimento.[74]

Exercícios de revisão

1. Uma mulher de 30 anos de idade teve sangramento menstrual intenso e lhe disseram que tem uma neoplasia uterina chamada liomioma. Ela está preocupada com a possibilidade de ter câncer.
   a. Qual é a diferença entre liomioma e liomiossarcoma?
   b. Como você explicaria a diferença a ela?
2. Entre as características das células cancerosas estão falta de diferenciação celular, comprometimento da adesão celular e perda da dependência de ancoragem.
   a. Explique como cada uma dessas características contribui para a utilidade do esfregaço de Papanicolaou como exame de rastreamento para o câncer do colo do útero.
3. Um menino de 12 anos de idade com osteossarcoma está sendo atendido em uma clínica oncológica pediátrica. Seu histórico médico revela que seu pai foi tratado com sucesso para RB ainda criança.
   a. Relacione a genética do gene RB com a hipótese dos "dois eventos" para o desenvolvimento de osteossarcoma no filho de um homem com RB.

4. Um homem de 48 anos de idade se apresenta para uma consulta com queixa de fraqueza nas pernas. É fumante inveterado e apresenta tosse produtiva por anos. Exames complementares posteriores revelaram câncer de pulmão de pequenas células com metástase cerebral. O plano de tratamento proposto inclui quimioterapia e radioterapia.
   a. Qual é a provável causa da fraqueza nas pernas? Isso está relacionado com o câncer de pulmão?
   b. Relacione o histórico de tabagismo desse homem com o desenvolvimento de câncer de pulmão.
   c. Explique o mecanismo de metástase do câncer.
   d. Explique os mecanismos pelos quais a quimioterapia e a radioterapia são capazes de destruir as células cancerígenas, tendo efeito menor ou nulo sobre células normais.
5. Uma jovem de 17 anos de idade foi entrevistada pelo orientador escolar por causa de problemas para se manter em dia com suas atribuições nos cursos de matemática e ciências. Ela contou ao orientador que teve leucemia quando tinha 2 anos de idade e recebeu radioterapia craniana. Ela confidencia que sempre teve mais problemas com a aprendizagem do que seus colegas de classe e acha que pode ser devido à radiação. Ela também diz que é mais baixa do que seus colegas e isso a tem incomodado.
   a. Explique a relação entre radioterapia craniana e redução da função cognitiva e baixa estatura.
   b. Que outros problemas neuroendócrinos essa moça poderia apresentar como resultado da radioterapia?

REFERÊNCIAS BIBLIOGRÁFICAS

1. Centers for Disease Control and Prevention. (2016). Deaths and mortality. [Online]. Available: https://www.cdc.gov/nchs/fastats/deaths.htm. Accessed October 26, 2017.
2. Center for Disease Control and Prevention. (2014). Child health. [Online]. Available: https://www.cdc.gov/nchs/fastats/child-health.htm. Accessed October 20, 2017.
3. American Cancer Society. (2017). Cancer facts & figures: 2017. [Online]. Available: https://www.cancer.org/content/dam/cancer-org/research/cancerfacts-and-statistics/annual-cancer-facts-and-figures/2017/cancer-facts-andfigures-2017.pdf. Accessed November 8, 2017.
4. American Cancer Society. (2015). Global cancer facts & figures (3rd ed). [Online]. Available: https://www.cancer.org/content/dam/cancer-org/research/cancer-facts-and-statistics/global-cancer-facts-and-figures/global-cancer-facts-and-figures-3rd-edition.pdf. Accessed November 14, 2017.
5. Dominguez-Brauer C., Thu K. L., Mason J. M. (2015). Targeting mitosis in cancer: Emerging strategies. Molecular Cell 60(4), 524–536.
6. Rubin R., Strayer D. S. (Eds). (2014). Rubin's pathology: Clinicopathologic foundations of medicine (7th ed). Philadelphia, PA: Lippincott Williams & Wilkins.
7. Yarbro C. H., Wujcik D., Gobel B. H. (Eds.). (2018). Cancer nursing: Principles & practice (8th ed.). Sudbury, MA: Jones & Bartlett Publishers.
8. Ross M. H., Pawlina W. (2015). Histology: A test and atlas with correlated cell and molecular biology (7th ed.). Philadelphia, PA: Lippincott Williams & Williams.
9. Asghar U., Witkiewicz A. K., Turner N. C., et al. (2015). The history and future of targeting cyclin-dependent kinases in cancer therapy. Nature Reviews Drug Discovery 14(2), 130–146.

10. Guo G., von Meyenn F., Santos F., et al. (2016). Naïve pluripotent stem cells derived directly from isolated cells of the human inner cell mass. Stem Cell Reports 6, 437–446.
11. Islam F., Gopalan V., Smith R. A., et al. (2015). Translational potential of cancer stem cells: A review of the detection of cancer stem cells and their roles in cancer recurrence and cancer treatment. Experimental Research 335(1), 135–147.
12. Cermeno E. A., Garcia A. J. (2016). Tumor-initiating cells: Emerging biophysical methods of isolation. Current Stem Cell Reports 2(1), 21-32
13. Mori M., Triboulet R., Mohseni M., et al. (2013). Hippo signaling regulates microprocessor and links cell-density-dependent miRNA biogenesis to cancer. Cell 156, 893–906.
14. Hafner M. Niepel M., Chung M., et al. (2016). Growth rate inhibition metrics correct for confounders in measuring sensitivity to cancer drugs. Nature Methods 13(6), 521–526.
15. Aksamitiene E., Kiyatkin A., Kholodenko B. N. (2012). Cross-talk mitogenic Ras/MAPK and survival P13 K/AKT pathways: A fine balance. Biochemical Society Transactions 40(1), 139–146.
16. Paoli P., Giannoni E., Chiarugi P. (2013). Anoikis molecular pathways and its role in cancer progression. Biochemica et Biophysica Acta 1833, 3481–3498.
17. Herve' J. C., Derangeon M. (2013). Gap-junction-mediated cell-to-cell communication. Cell and Tissue Research 352(1), 21–31.
18. Manning A. L., Dyson N. J. (2012). RB: Mitotic implications of a tumor suppressor. Nature Reviews Cancer 12(3), 220–226.
19. Aloni-Grinstein R., Shetzer Y., Kaufman T., et al. (2014). P53: The barrier to cancer stem cell formation. FEBS Letters 588(16), 2580–2589.
20. Zhou H., Wang H., Yu G., et al. (2017). Synergistic inhibitory effects of an engineered antibody-like modecult ATF-Fc and trastuzumab on tumor growth and invasion in a human breast cancer xenograft mouse model. Oncology Letters 14, 5189–5196.
21. Maclejowski J., deLange T. (2017). Telomeres in cancer: Tumour suppression and genome stability. Nature Reviews. Molecular Cell Biology 18(3), 175–186.
22. Scheel C., Weinberg R. A. (2012). Cancer stem cells and epithelial-mesenchymal transition: Concepts and molecular links. Seminars in Cancer Biology 22, 396–403.
23. Flegal K. M., Kit B. K., Orpana H., et al. (2013). Association of allcause mortality with overweight and obesity using standard body mass index categories: A systematic review and meta-analysis. Journal of the American Medical Association 309(1), 71–82.
24. Brown S. B., Hankinson S. E. (2015). Endogenous estrogens and the risk of breast, endometrial and ovarian cancers. Steroids 99, 8–10.
25. Rahman N. (2014). Realizing the promise of cancer predisposition genes. Nature 505, 302–308.
26. Campbell C. D., Eichler E. E. (2013). Properties and rates of germline mutation in humans. Trends in Genetics 29(10), 575–584.
27. Kleinerman R. A., Schonfeld S. J., Tucker M. A. (2012). Sarcomas in hereditary retinoblastoma. Clinical Sarcoma Research 2(15), 1–7.
28. Plawski A., Banasiewicz T., Borun P., et al. (2013). Familial adenomatous polyposis of the colon. Hereditary Cancer in Clinical Practice 11(1), 15.
29. Ribatti D. (2017). The concept of immune surveillance against tumors: The first theories. Oncotarget 8(4), 7175–7180.
30. Center for Disease Control. (2016). Cancers linked to tobacco use make up 40% of all cancers diagnosed in the United States. Available: https://www.cdc.gov/media/releases/2016/p1110-vital-signs-cancer-tobacco.html.
31. Hemeryck L. Y., Vanhaecke L. (2016). Diet-related DNA adduct formation in relation to carcinogenesis. Nutrition Reviews 74(8), 475–489.
32. Moore S. C., Lee M., Weiderpass E. L., et al. (2016). Association of leisure-time physical activity with risk of 26 types of cancer in 1.44 million adults. Journal of the American Medical Association 176(6), 816–825.
33. Poskanzer D. C., Herbst A. (1977). Epidemiology of vaginal adenosis and adenocarcinoma associated with exposure to stilbestrol in utero. Cancer 39, 1892–1895.
34. Jablon S., Kato H. (1972). Studies of the mortality of A-bomb survivors: Radiation dose and mortality, 1950-1970. Radiation Research 50, 649–698.
35. Ruddon R. W. (Ed). (1995). Cancer biology. New York: Oxford University Press.
36. Morgensztern D., Waqar S., Subramanian J., et al. (2012). Prognostic impact of malignant pleural effusion at presentation in patients with metastatic non-small-cell lung cancer. Journal of Thoracic Oncology 7, 1485–1489.
37. Gilbert L., Sampalis J., Karp I., et al. (2012). Assessment of symptomatic women for early diagnosis of ovarian cancer: Results from the prospective DOvE pilot project. Lancet 13, 285–291.
38. Muliawati Y., Haroen H., Rotty L. (2012). Cancer anorexia – cachexia syndrome. The Indonesian Journal of Internal Medicine 44(2), 154–162.
39. Aoyagi T., Terracina K. P., Matsubara H., et al. (2015). Cancer cachexia, mechanism and treatment. World Journal of Gastrointestinal Oncology 7(4), 17–29.
40. Bower J. E. (2014). Cancer-related fatigue-mechanisms, risk factors, and treatments. National Review of Clinical Oncology 11, 597–609.
41. Wender R., Fontham E. T., Barrera E., et al. (2013). American Cancer Society lung cancer screening guidelines. A Cancer Journal for Clinicians 63, 106–117.
42. Duffy M. J. (2013). Tumor markers in clinical practice: A review focusing on common solid cancers. Medial Principles and Practice 22, 4–11.
43. Mirsadraee S., Oswal D., Alizadeh Y., et al. (2012). The 7th lung cancer TNM classification and staging system: Review of the changes and implications. World Journal of Radiology 4(4), 128–134.
44. Liang J., Gao P., Wang Z., et al. (2012). The integration of macroscopic tumor invasion of adjacent organs into TNM staging system for colorectal cancer. PLoS ONE 7(12), e52269.
45. Ramroth J., Cutter D. J., Darby S. C., et al. (2016). Dose and fractionation in radiation therapy of curative intent for non-small cell lung cancer: Meta-analysis of randomized trials. International Journal of Radiation Oncology 96(4), 736–747.
46. Willers H., Gheorghiu L., Liu Q., et al. (2015). DNA damage response assessments in human tumor samples provide functional biomarkers of radiosensitivity. Seminars in Radiation Oncology 25, 237–250.
47. Gabikian P., Tyler B. M., Zhang I., et al. (2014). Radiosensitization of malignant gliomas following intracranial delivery of paclitaxel biodegradable polymer microspheres laboratory investigation. Journal of Neurosurgery 120(5), 1078–1085.
48. Saif M. W., Garcon M. C., Rdriguez G., et al. (2013). Bolus 5-Fluorouracil as an alternative in patients with cardiotoxicity associated with infusion 5-Fluorouracil and Capecitabine: A case series. In Vivo 27, 531–534.
49. Maas A. L., Carter S. L., Wileyto E. P., et al. (2012). Tumor vascular microenvironment determines responsiveness to photodynamic therapy. Cancer Research 72(8), 2079–2088.
50. Ormsby R. J., Lawrence M. D., Blyth B. J., et al. (2014). Protection from radiation-induced apoptosis by radioprotector amifostine (WR-2721) is radiation dose dependent. Cell Biology and Toxicology 30, 55–66.
51. Koukourakis M. I., Giatromanolaki A., Zois C., et al. (2016). Normal tissue radioprotection by amifostine via Warburg-type effects. Scientific Reports 6, 1–14.
52. Kamrava M. (2014). Potential role of ultrasound imaging in interstitial image based cervical cancer brachytherapy. Journal of Contemporary Brachytherapy 6(2), 223–230.
53. Fu D., Calvo J. A., Samson L. D. (2012). Balancing repair and tolerance of DNA damage caused by alkylating agents. Nature 12, 104–120.
54. Lucas X., Senger C., Erxleben A., et al. (2013). StreptomeDB:A resource for natural compounds isolated from Streptomyces species. Nucleic Acids Research 31, 1130–1136.
55. Tacar O., Sriamornsak P., Dass C. R. (2013). Doxorubicin: An update on anticancer molecular action, toxicity and novel drug delivery systems. Journal of Pharmacy and Pharmacology 65, 157–170.
56. Yang F., Teves S. S., Kemp C. J., et al. (2014). Doxorubicin, DNA torsion, and chromatin dynamics. Biochimica et Biophysica Acta 1845, 84–89.
57. Mukhtar E., Adhami V. M. Kukhtar H. (2016). Targeting microtubules by natural agents for cancer therapy. Molecular Cancer Therapeutics 13(2), 275–284.
58. Glaspy J. (2012). Update on safety of ESAs in cancer-induced anemia. Journal of the National Cancer Network 10(5), 659–667.
59. Renoir J. M., Marsaud V., Lazennec G. (2013). Estrogen receptor signaling as a target for novel breast cancer therapeutics. Biochemical Pharmacy 85, 449–465.

60. Kuroki M., Miyamoto S., Morisaki T., *et al.* (2012). Biological response modifiers used in cancer biotherapy. Anticancer Research 32, 2229–2234.
61. Myint Z. W., Goil G. (2017). Role of modern immunotherapy in gastrointestinal malignancies: A review of current clinical progress. Journal of Hematology & Oncology 10, 86–98.
62. American Cancer Society. (2017). Treatment and support (online). Available at https://www.cancer.org/treatment.html. Retrieved November 18, 2017.
63. Ott P. A., Fritsch E. F., Wu C. J., *et al.* (2014). Vaccines and melanoma. Hematology Oncology Clinics of North America 28, 559–569.
64. Joura E. A., Giuliano A. R., Iversen E. E., *et al.* (2015). A 9-valent HPV vaccine against infection and intraepithelial neoplasia in women. The New England Journal of Medicine 372(8), 711–723.
65. Lin F. Young H. (2014). Interferons: Success in anti-viral immunotherapy. Cytokine & Growth Factor Reviews 25, 369–376.
66. Siegel R. L., Miller K. D., Jemal A. (2018). Cancer statistics, 2018. CA: A Cancer Journal for Clinicians 68, 7–30.
67. Cheung N. V. Dyer M. A. (2013). Neuroblastoma: Developmental biology, cancer genomics and immunotherapy. Nature Reviews. Cancer 13, 397–411.
68. Bruwier A. Chantrain C. F. (2012). Hematological disorders and leukemia in children with Down syndrome. European Journal of Pediatrics 171, 1301–1307.
69. Harris L. K. Westwood M. (2012). Biology and significance of signaling pathways activated by IGF-II. Growth Factors 30(1), 1–12.
70. American Cancer Society. (2016). What are the differences between cancers in adults and children? [Online]. Available: https://www.cancer.org/cancer/childhood-non-hodgkin-lymphoma/about/differences-childrenadults.html. Accessed March 2, 2018.
71. Robinson L. L. Hudson M. M. (2014). Survivors of childhood and adolescent cancer: Life-long risks and responsibilities. Nature Reviews Cancer 14, 61–70.
72. Siegel R. L., Miller K. D., Jemal A. (2017). Cancer statistics, 2017. CA: A Cancer Journal for Clinicians. https://doi.org/10.3322/caac.21387.
73. Stern C. (2018). Management of patients with oncologic disorders. In Hinkle J. L., Kj H. Cheever Brunner & Suddarth's textbook of medicalsurgical nursing (14 ed.). Philadelphia: Wolters Kluwer.
74. Kyle T., Carman S. (2017). Essentials of pediatric nursing (3rd ed.). Philadelphia: Wolters Kluwer.

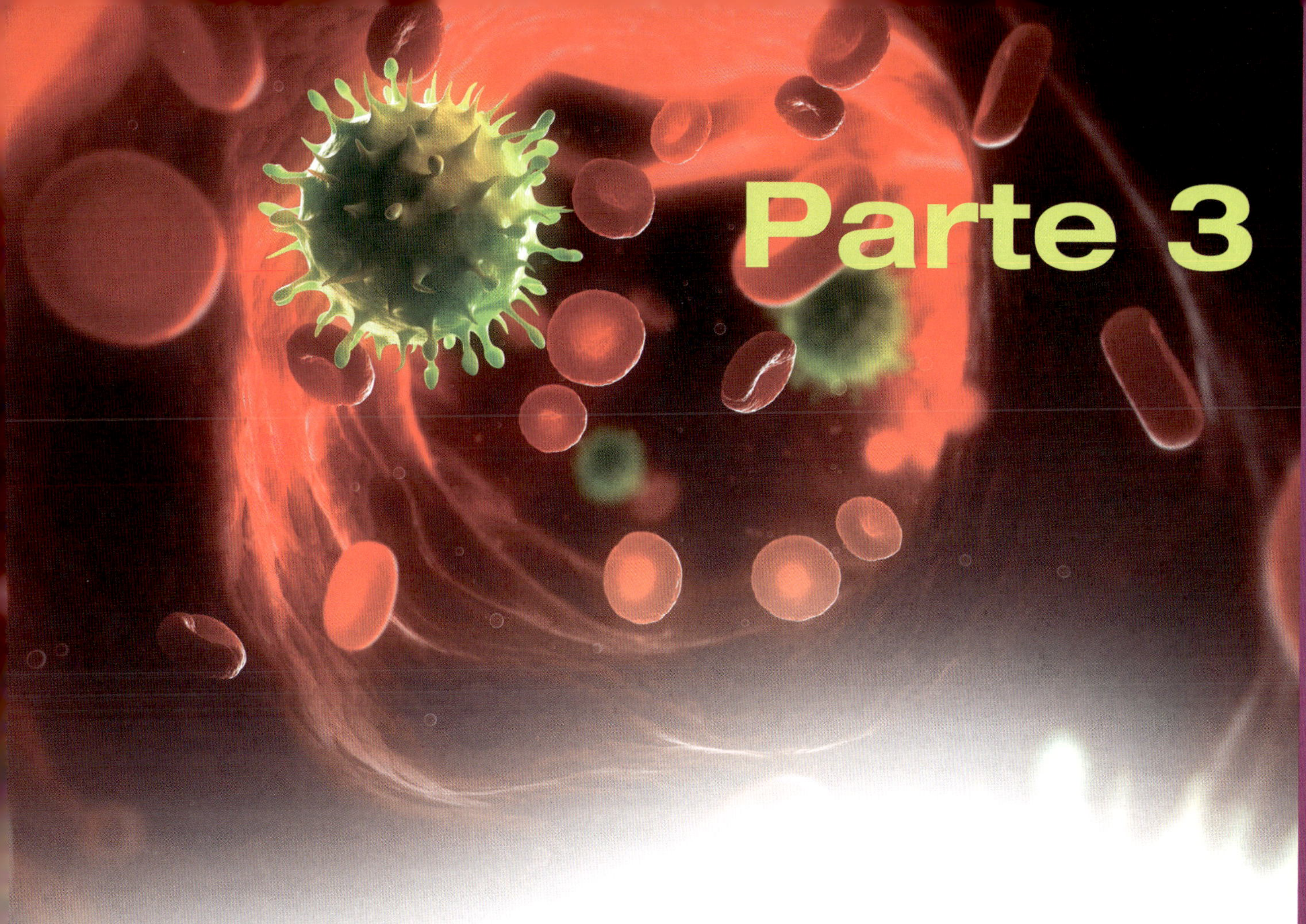

Parte 3

Transtornos da Função Integrativa

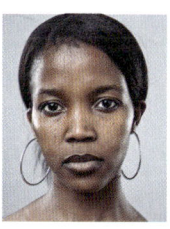

Iona Smith, 38 anos, apresenta eritema malar (em asa de borboleta), desconforto articular generalizado, fadiga e intensa fotossensibilidade. Ela foi investigada para lúpus eritematoso sistêmico (LES). Iona afirma que apresenta esses sintomas de maneira intermitente há aproximadamente 9 meses e que está sob estresse considerável. Sua família (os pais, a irmã, dois irmãos e a avó) foi morta em um acidente de automóvel há aproximadamente 1 ano, quando viajavam para sua casa para comemorar o Natal. Ela e seu marido têm um filho com síndrome de Asperger, condição que faz parte do espectro autista, e recentemente seu marido ficou desempregado. Como não tem plano de saúde, Iona protelou a visita ao médico. Ela nega história familiar ou pessoal de LES.

O médico solicitou alguns exames de sangue e agendou uma consulta de retorno em 3 semanas. O exame de sangue indicou contagem elevada de leucócitos e linfócitos, diminuição na contagem de plaquetas e anemia hemolítica. As provas sorológicas identificaram três autoanticorpos na amostra de sangue de Iona muito sugestivos de LES: anticorpo antinuclear (ANA), anticoagulante lúpico e anticorpo anti-Smith. Ela também apresentou concentrações significativas de proteína na urina (2+), indicando que já tem algum grau de doença renal. Seus sintomas e resultados clínicos levam ao diagnóstico de LES.

Estresse e Adaptação

7

Sandeep Gopalakrishnan

INTRODUÇÃO

O estresse tem se tornado um tema cada vez mais discutido no mundo de hoje. O conceito é amplamente debatido nas áreas de saúde e também é abordado em áreas como economia, ciências políticas, negócios e educação. Na imprensa em geral, a resposta fisiológica ao estresse frequentemente é apontada como fator contribuinte para vários estados físicos e mentais individuais e problemas sociais. Em 2017, o levantamento da American Psychological Association's (APA) Stress in America™ identificou várias fontes de estresse e seus efeitos na saúde global e no bem-estar dos norte-americanos vivendo nos EUA. É interessante mencionar que esse levantamento identificou que 57% dos norte-americanos relatavam que a situação política atual era uma fonte significativa de estresse. Outros estressores importantes incluíam estresse relacionado com a segurança pessoal e o futuro, a violência policial contra minorias, o trabalho e a economia, os tiroteios em massa e a violência. A tecnologia e as redes sociais modificaram a maneira de as pessoas terem acesso às informações em todo o planeta. De acordo com a APA, oito em cada 10 norte-americanos acessam seus aparelhos eletrônicos pessoais todos os dias e verificam constantemente as informações neles, e essa atividade é considerada uma fonte de estresse. Os estressores mencionados influenciam a saúde da sociedade e o percentual de norte-americanos que relatou ao menos uma manifestação de estresse (cefaleia, ansiedade, depressão etc.) aumentou de 71% em agosto de 2016 para 80% em janeiro de 2017.[1]

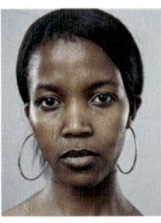 **Iona** tem convivido com eventos extremamente estressantes, incluindo a morte de vários membros de sua família, possivelmente alguma culpa pelo fato de que eles estavam viajando para sua casa para passar o feriado, e por precisar lidar com seu filho, portador da síndrome de Asperger. Agora, ela também acumulou o estresse do desemprego do marido. Iona precisará adquirir habilidades para o controle do estresse e recursos para ajudá-la com o filho e com a própria saúde. Ela deve ser encaminhada a um psicólogo e a um assistente social, que serão capazes de auxiliá-la na administração do estresse. Caso contrário, esse estresse adicional em sua vida fará exacerbará sua doença.

Em 1910, quando Sir William Osler elaborou suas *Lumleian Lectures* sobre *angina pectoris* (angina de peito), ele descreveu a relação entre estresse e tensão (*stress and strain*) quanto a essa condição física.[2] Aproximadamente 15 anos depois, Walter Cannon, conhecido por seu trabalho em fisiologia, começou a usar a palavra estresse (*stress*) em relação aos seus experimentos de laboratório sobre a resposta de "luta ou fuga". Parece possível que o termo tenha surgido a partir de seu trabalho sobre as características de homeostase dos organismos vivos e sua tendência à resiliência quando influenciados por uma "força externa".[3] Mais ou menos na mesma época, Hans Selye, que se tornou conhecido por suas pesquisas e publicações sobre o estresse, começou a empregar o termo estresse de um modo muito especial, para descrever um conjunto orquestrado de respostas orgânicas a qualquer forma de estímulo nocivo.[4]

O conteúdo deste capítulo foi organizado em três seções: homeostase, resposta e adaptação ao estresse e distúrbios da resposta ao estresse.

HOMEOSTASE

Depois de concluir esta seção, o leitor deverá ser capaz de:

- Descrever o conceito de homeostase
- Descrever os componentes de um sistema de controle, incluindo o valor de um sistema de *feedback* negativo.

Os conceitos de estresse e adaptação têm sua origem na complexidade do corpo humano e nas interações de suas células com seus vários sistemas orgânicos. Essas interações requerem que seja mantido um nível de homeostase ou constância durante as diversas alterações ocorridas nos ambientes interno e externo. Ao efetivar um estado de constância, a homeostase demanda sistemas de controle de *feedback* que regulam a função celular e integram o funcionamento dos diferentes sistemas orgânicos.

Constância do ambiente interno

Claude Bernard, um fisiologista do século 19, foi o primeiro a descrever claramente a importância fundamental de um ambiente interno estável, que ele chamou de *milieu intérieur*.[5] Bernard reconheceu que os líquidos corporais que cercam as células (líquidos extracelulares) e os diferentes sistemas orgânicos fornecem os meios de troca entre o ambiente externo e o interno. É nesse ambiente interno que as células recebem a nutrição e é nesse líquido que secretam seus resíduos. Mesmo o conteúdo do sistema digestório e dos pulmões não se torna parte do ambiente interno até que tenha sido absorvido no líquido extracelular. Um organismo multicelular é capaz de sobreviver somente enquanto a composição do ambiente interno é compatível com as necessidades de sobrevivência das células individualmente. Por exemplo, mesmo uma pequena alteração no pH dos líquidos orgânicos pode perturbar os processos metabólicos de células individuais.

O conceito de ambiente interno estável foi apoiado por Walter Bradford Cannon, que propôs que esse tipo de estabilidade, chamada por ele de *homeostase*, era alcançado por meio de um sistema de processos fisiológicos cuidadosamente coordenados opondo-se a mudanças.[6] Cannon destacou que tais processos eram em grande parte automáticos e enfatizou que a homeostase envolve resistência a distúrbios internos e externos.

Em seu livro *Wisdow of the body*, publicado em 1939, Cannon apresentou quatro proposições experimentais para descrever as características gerais da homeostase.[6] Com o conjunto de proposições, Cannon enfatizou que quando um fator é conhecido por alterar a homeostase em determinado sentido, é razoável esperar que existam mecanismos com o efeito contrário. Na regulação homeostática da glicemia, por exemplo, é de se esperar que haja tanto mecanismos para aumentar quanto para diminuir esses níveis. Enquanto o mecanismo de resposta ao distúrbio inicial tiver condições de recuperar a homeostase, podem ser mantidos a integridade do organismo e o estado de normalidade.

Sistemas de controle

A capacidade do organismo para funcionar e manter a homeostase em condições de mudança nos ambientes interno e externo depende de milhares de sistemas de controle que regulam a função fisiológica do corpo. Um sistema de controle homeostático é constituído por um conjunto de componentes interligados, que funcionam de modo a manter um parâmetro orgânico físico ou químico relativamente constante. Os sistemas de controle orgânico regulam a função celular, controlam os processos vitais e integram o funcionamento dos diferentes sistemas orgânicos.

Os pesquisadores têm manifestado interesse recente pelos sistemas de controle neuroendócrino que influenciam o comportamento. Mensageiros bioquímicos no cérebro humano servem para controlar a atividade nervosa, regular o fluxo de informações e, por fim, influenciar o comportamento.[7] Esses sistemas de controle fazem a mediação de reações físicas, emocionais e comportamentais ao estresse, que, em conjunto, são denominadas *resposta ao estresse*.

Assim como qualquer sistema de controle, cada resposta ao estresse envolve um *sensor* para detectar a mudança, um *integrador* para processar todos os dados recebidos e compará-los com o "normal" e *efetores* para tentar reverter a mudança. Por exemplo, os olhos (sensor) de uma pessoa que está fazendo uma caminhada veem uma cobra (estressor), e o córtex cerebral (integrador) de um indivíduo determina que a cobra é uma ameaça e ativa o coração, os músculos respiratórios e muitos outros órgãos (efetores) para ajudá-lo a escapar.

Estressores mais complexos requerem sistemas de controle mais complexos, e algumas vezes a resposta ao estresse não consegue restaurar o equilíbrio e a homeostase. Por exemplo, experiências físicas e psicológicas adversas durante o período pré-natal e a infância podem afetar a saúde do adulto.[8] É possível o impacto se manifestar décadas mais tarde como problemas de saúde mental, desregulações imunológicas, doenças cardiovasculares, câncer e assim por diante.[8] Por conseguinte, é importante identificar as experiências iniciais negativas e tratá-las, não apenas para manter o estado de saúde da criança, mas também a saúde futura do adulto.[9]

Alguns dados sugerem ser benéfica a criação ativa de um sentimento de equilíbrio por meio, por exemplo, da manutenção de um diário de interações com indivíduos que costumam causar estresse. Ao escrever como aplicar novos métodos de comunicação com esses indivíduos, é possível criar uma imagem menos desgastante das interações diárias com pessoas estressantes. Essa atividade promove alguns benefícios fisiológicos.[10] Há dados sugerindo que, ao desempenhar um papel ativo na manutenção do senso de equilíbrio, o cérebro tenta se reorganizar para o futuro.[10] Essa neuroplasticidade aumentada no cérebro poderia melhorar o equilíbrio emocional, a flexibilidade e as funções imune e cardíaca, além de promover a capacidade de ter empatia.[9] Outros estudos sugerem que ajudar as pessoas a recordar experiências passadas e imaginar possíveis situações prepara essas pessoas para controlar futuras experiências estressantes.[11]

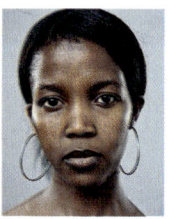

Essas pesquisas validam a necessidade de **Iona** de se encontrar com um psicólogo e um assistente social que possam ajudá-la no controle do estresse e possivelmente na identificação de determinada experiência passada que necessite ser trabalhada. O trabalho com esses profissionais pode dar suporte ao cérebro para se reorganizar de modo a lidar mais efetivamente com seu filho autista, bem como a administrar seu tempo para um descanso adequado para si mesma.

Conceitos fundamentais

Homeostase

- Homeostase é a manutenção proposital de um ambiente interno estável por meio de processos fisiológicos coordenados que se opõem à mudança
- Os sistemas de controle fisiológicos que se opõem à mudança operam por mecanismos de *feedback* negativo e consistem em um sensor, que detecta a alteração; um integrador/comparador, que processa e compara os dados recebidos em relação a um *set point*; e um sistema efetor, que retorna a função para a faixa de normalidade determinada pelo *set point*.

Sistemas de *feedback*

A maioria dos sistemas de controle do corpo humano opera por mecanismos de *feedback* negativo, que funcionam de modo semelhante ao termostato de um sistema de aquecimento. Quando a função ou o valor monitorado cai abaixo do *set point* do sistema, o mecanismo de *feedback* faz a função ou o valor se elevar. Quando a função ou o valor aumenta acima do *set point*, o mecanismo de *feedback* diminui (Figura 7.1). Por exemplo, no mecanismo de *feedback* negativo que controla a glicemia, um aumento no nível de glicose estimula um aumento da liberação de insulina, e isso melhora a remoção de glicose do sangue. Quando a glicose é absorvida pelas células e os níveis sanguíneos caem, a secreção de insulina é inibida e o glucagon e outros mecanismos contrarregulatórios estimulam a liberação de glicose das reservas de glicogênio do fígado, assim os níveis de glicose no sangue retornam ao normal. O mesmo vale para todos os hormônios endócrinos ligados à hipófise para o seu hormônio estimulante e ao hipotálamo para o seu hormônio de liberação. Por exemplo, quando os níveis de tiroxina (T4) na tireoide estão baixos, isso aciona a hipófise para aumentar os níveis do hormônio tireoestimulante (TSH), que, em seguida, aumenta a secreção de T4 pela tireoide.

A razão pela qual a maioria dos sistemas de controle fisiológico funciona sob mecanismos de *feedback* negativo, em vez de sob *mecanismos de feedback positivo*, é que um mecanismo de *feedback* positivo provoca instabilidade em vez de estabilidade em um sistema. Isso resulta em um ciclo no qual o estímulo inicial produz mais do mesmo. Por exemplo, em um sistema de *feedback* positivo hipotético, a exposição a um aumento da temperatura ambiente provoca a ação de mecanismos compensatórios destinados a aumentar, em vez de diminuir, a temperatura corporal.

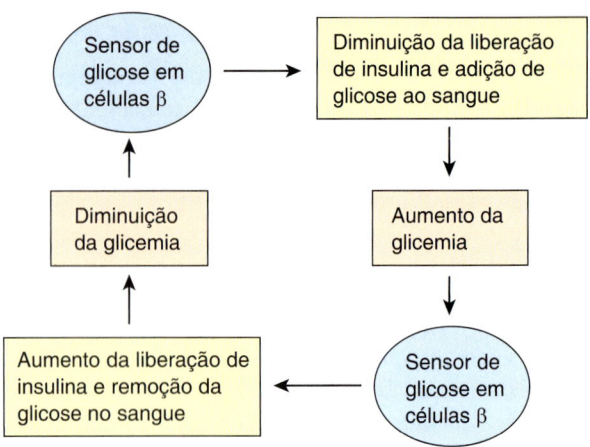

Figura 7.1 • Ilustração de mecanismos de controle de *feedback* negativo utilizando como exemplo a glicemia.

- Explicar a adaptação e seu objetivo fisiológico
- Discutir a síndrome de adaptação geral (SAG).

O maior enfoque na promoção da saúde tem aumentado o interesse no papel do estresse e da resposta biocomportamental ao estresse no desenvolvimento de estados patológicos. O estresse pode contribuir diretamente para a produção ou exacerbação de uma doença ou para o desenvolvimento de comportamentos como tabagismo, excesso de alimentação e uso abusivo de substâncias psicoativas, o que aumenta o risco de doenças.[11]

Resposta ao estresse

No início da década de 1930, o renomado endocrinologista Hans Selye foi o primeiro a descrever um grupo de alterações anatômicas específicas que ocorreram em ratos expostos a diferentes estímulos experimentais. Ele chegou à compreensão de que essas mudanças eram manifestações de tentativas do corpo de se adaptar aos estímulos. Selye descreveu o *estresse* como "estado que se manifesta por uma síndrome orgânica específica, que se desenvolve em resposta a qualquer estímulo que cause intensa demanda sistêmica".[12] Ainda jovem e estudante de medicina, Selye percebeu que pessoas com condições patológicas diferentes apresentavam muitos sinais e sintomas em comum. Ele observou que "se um homem sofre perda de sangue, doença infecciosa ou câncer avançado, perde o apetite, a força muscular e a ambição de realizar qualquer coisa. Geralmente, o paciente também perde peso e até sua expressão facial revela que está doente".[13] Selye se refere a isso como "síndrome de apenas estar doente".

No início de sua carreira como cientista experimental, Selye observou o aparecimento de hipertrofia suprarrenal, atrofia do timo e úlceras gástricas nos ratos que estava usando em suas pesquisas. Essas mesmas três alterações se desenvolviam em resposta a diferentes, ou inespecíficos, desafios experimentais. Ele presumiu que o eixo hipotálamo-hipófise-suprarrenal (HHS) desempenhava um papel fundamental no desenvolvimento dessa resposta. Para Selye, a resposta ao estresse era um processo que possibilitava aos ratos resistirem ao desafio experimental utilizando a função do sistema mais capaz de

---

RESUMO

Adaptações fisiológicas e psicológicas envolvem a capacidade de manter a constância do ambiente interno (homeostase) e o comportamento em face de uma gama de alterações tanto no ambiente interno quanto no externo. Isso concerne à ação de sistemas de controle e de *feedback* negativo, que regulam a função celular, controlam os processos vitais, regulam o comportamento e integram o funcionamento dos diferentes sistemas orgânicos.

ESTRESSE E ADAPTAÇÃO

Depois de concluir esta seção, o leitor deverá ser capaz de:

- Citar a definição de estresse proposta por Selye
- Explicar as interações dos componentes do sistema nervoso na mediação da resposta ao estresse
- Descrever as respostas ao estresse dos sistemas nervoso autônomo, endócrino, imunológico e musculoesquelético

responder. Ele chamou a resposta de *síndrome adaptativa geral* (SAG): *geral* porque o efeito era uma reação sistêmica geral; *adaptativa* porque a resposta se dava em reação a um estressor; e *síndrome* porque as manifestações físicas eram coordenadas e dependentes umas das outras.[12]

De acordo com Selye, a SAG envolve três fases: fase de alerta, fase de resistência e fase de exaustão. A *fase de alerta* se caracteriza por estimulação generalizada do sistema nervoso simpático e do eixo HHS, resultando na liberação de catecolaminas e cortisol. Durante a *fase de resistência*, o corpo seleciona os canais mais eficazes e econômicos de defesa, e os altos níveis de cortisol, característicos da primeira fase, caem porque não são mais necessários. Se o estressor é mantido ou supera a capacidade do organismo de se defender, segue-se a *fase de exaustão*, durante a qual ocorre esgotamento dos recursos e surgem sinais de "desgaste" ou dano sistêmico.

Selye defendia que muitas doenças, como diversos transtornos emocionais, cefaleia levemente irritante, insônia, desconforto gástrico, úlceras gástricas e duodenais, certos tipos de doença reumática e doenças cardiovasculares e renais, parecem se manifestar ou ser incentivadas pelo "próprio corpo por defeito nas reações adaptativas aos agentes potencialmente danosos".[13]

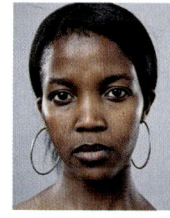

Com um diagnóstico recente de LES, **Iona** está manifestando a última fase da resposta ao estresse. Ela certamente esgotou muitos recursos de seu corpo e está apresentando "desgaste" e dano sistêmico, como doença renal e algum tipo de distúrbio inflamatório articular.

Os acontecimentos ou agentes ambientais responsáveis por dar início à resposta ao estresse foram chamados *estressores*. De acordo com Selye, os estressores podem ser endógenos, fornecidos pelo próprio organismo, ou exógenos, fornecidos pelo ambiente exterior ao corpo.[13] Para explicar a resposta ao estresse, Selye propôs que dois fatores determinam a natureza das respostas: as propriedades do estressor e o condicionamento da pessoa que está sendo estressada. Selye salientou que nem todo tipo de estresse é prejudicial; portanto, ele cunhou os termos *eustresse* e *distresse*.[14] Ele sugeriu que períodos leves, breves e controláveis de estresse poderiam ser percebidos como estímulos positivos ao crescimento e desenvolvimento emocional e intelectual do indivíduo. São as situações graves, prolongadas e descontroladas de distresse psicológico e físico que causam problemas de saúde.[13] Por exemplo, a alegria de se tornar pai ou mãe e a tristeza de perder os pais são experiências completamente diferentes, mas seu efeito estressor, a demanda inespecífica de ajuste a uma nova situação, pode ser similar.

Fica cada vez mais evidente que a resposta fisiológica ao estresse é muito mais complicada do que aquela que pode ser explicada totalmente por um mecanismo clássico de estímulo e resposta. Estressores tendem a produzir respostas diferentes em pessoas diferentes ou na mesma pessoa em momentos diferentes, indicando a influência da capacidade de adaptação do indivíduo, o que Selye denominou *fatores condicionantes*. Esses fatores condicionantes podem ser internos (p. ex., predisposição genética, idade, sexo) ou externos (p. ex., exposição a agentes ambientais, vivências, fatores da dieta, nível de suporte social).[13] O risco relativo para o desenvolvimento de um processo patológico relacionado com o estresse parece, pelo menos parcialmente, dependente desses fatores.

Richard Lazarus, psicólogo muito respeitado que dedicou sua carreira ao estudo do estresse e das emoções, considera que "significados e valores estão no centro da vida humana e representam a essência do estresse, da emoção e da adaptação".[15] Existem evidências de que o eixo hipotálamo-hipófise-suprarrenal, o eixo suprarrenocortical, o sistema hormonal suprarrenomedular e o sistema nervoso simpático são ativados de maneira diferente, dependendo do tipo e da intensidade do estressor.[16]

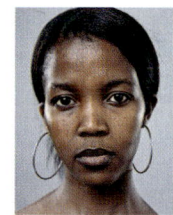

Iona tem dois fatores condicionantes internos para LES, como o fato de ser mulher e ter 38 anos de idade. Ela também tem fatores condicionantes externos, como as experiências de vida e o nível de suporte social. Com tantos fatores de estresse em sua vida, ela está muito vulnerável e suas respostas ao estresse não são satisfatórias.

Respostas neuroendócrinas

As manifestações da resposta ao estresse são fortemente influenciadas pelos sistemas nervoso e endócrino. Os sistemas neuroendócrinos integram os sinais recebidos das vias neurossensoriais e de mediadores transportados pela corrente sanguínea. Além disso, o sistema imunológico tanto pode afetar quanto ser afetado pela resposta ao estresse. A Tabela 7.1 resume a ação dos hormônios envolvidos nas respostas neuroendócrinas ao estresse. Os resultados da liberação coordenada desses neuro-hormônios incluem mobilização de energia, aumento do foco e da conscientização, intensificação do fluxo sanguíneo cerebral e da utilização de glicose, maior funcionamento cardiovascular e respiratório, redistribuição do fluxo sanguíneo para o cérebro e os músculos, modulação da resposta imune, inibição da função reprodutiva e diminuição do apetite.[16]

A resposta ao estresse é um sistema fisiológico normal e coordenado destinado a aumentar a probabilidade de sobrevivência, mas também projetado para ser um ativador agudo de resposta, quando isso é necessário para trazer o corpo de volta a um estado estável e desligado quando o desafio à homeostase diminui. Portanto, em circunstâncias normais, as respostas neurais e os hormônios liberados durante a resposta não permanecem por tempo suficiente para causar danos aos tecidos vitais. Desde o início da década de 1980, o termo *alostase* tem sido utilizado por alguns pesquisadores para descrever as mudanças fisiológicas nos sistemas neuroendócrino, autônomo e imunológico em resposta a desafios reais ou percebidos à homeostase.

Tabela 7.1 Hormônios envolvidos nas respostas neuroendócrinas ao estresse.

Hormônios associados à resposta ao estresse	Origem do hormônio	Efeitos fisiológicos
Catecolaminas (norepinefrina [NE], epinefrina)	*locus ceruleus* (LC), medula suprarrenal	Produz diminuição na liberação de insulina e aumento na liberação de glucagon, que resulta em aumento da glicogenólise, gliconeogênese, lipólise, proteólise e diminuição da absorção de glicose por tecidos periféricos; aumento da frequência e da contratilidade cardíacas e contração da musculatura lisa dos vasos; e relaxamento da musculatura lisa dos brônquios
Fator liberador de corticotrofina (CRF)	Hipotálamo	Estimula a secreção de hormônio adrenocorticotrófico (ACTH) pela adeno-hipófise e o aumento da atividade dos neurônios do LC
Hormônio adrenocorticotrófico (ACTH)	Adeno-hipófise	Estimula a síntese e a liberação de cortisol
Hormônios glicocorticoides (p. ex., cortisol)	Córtex suprarrenal	Potencializa as ações da epinefrina e do glucagon; inibe a liberação e/ou ações dos hormônios reprodutivos e hormônio tireoestimulante (TSH); e produz diminuição de células imunológicas e mediadores inflamatórios
Hormônios mineralocorticoides (p. ex., aldosterona)	Córtex suprarrenal	Aumenta a absorção de sódio pelos rins
Hormônio antidiurético (ADH, vasopressina)	Hipotálamo, neuro-hipófise	Aumenta a absorção de água pelos rins; produz constrição dos vasos sanguíneos; e estimula a liberação de ACTH

Alerta de domínio do conceito

A persistência ou acúmulo das alterações alostáticas (p. ex., imunossupressão, ativação dos sistemas nervoso simpático e renina-angiotensina-aldosterona) tem sido denominada carga ou sobrecarga alostática, e esse conceito foi usado para medir os efeitos cumulativos do estresse em humanos.[17]

A integração dos componentes da resposta ao estresse, que ocorre no nível do sistema nervoso central (SNC), é complexa e não completamente compreendida. Baseia-se na comunicação ao longo das vias neuronais do córtex cerebral, do sistema límbico, do tálamo, do hipotálamo, da hipófise e do sistema de ativação reticular (SAR; Figura 7.2). O córtex cerebral está envolvido com a vigilância, a cognição e a atenção focalizada, e o sistema límbico, com os componentes emocionais (p. ex., medo, excitação, fúria, raiva) da resposta ao estresse. O tálamo funciona como centro de retransmissão e é importante no recebimento, na triagem e na distribuição de estímulos sensoriais. O hipotálamo coordena as respostas do sistema nervoso autônomo (SNA) e do sistema endócrino. O SAR modula o estado de alerta mental, a atividade do SNA e o tônus da musculatura esquelética, empregando os dados de outras estruturas neurais. A tensão musculoesquelética durante a resposta ao estresse reflete o aumento da atividade do SAR e sua influência sobre os circuitos reflexos que controlam o tônus muscular. Para aumentar a complexidade desse sistema, existe o fato de que os circuitos cerebrais individuais participantes da mediação da resposta ao estresse interagem e regulam a atividade uns dos outros. Por exemplo, existem conexões recíprocas entre neurônios do hipotálamo que iniciam a emissão do fator liberador de corticotrofina (CRF) e neurônios do *locus ceruleus* (LC), associada à liberação de norepinefrina (NE).

Desse modo, a norepinefrina estimula a secreção do CRF, e o CRF estimula a liberação de NE.[17]

Locus ceruleus. É uma área do tronco encefálico, componente neural fundamental para o desencadeamento da resposta neuroendócrina ao estresse.[17] O LC é densamente povoado por neurônios que produzem NE; acredita-se que seja o local de integração central para a resposta do SNA a estímulos de estresse (Figura 7.3). O sistema LC-NE tem vias aferentes para o hipotálamo, o sistema límbico, o hipocampo e o córtex cerebral.

O sistema LC-NE confere uma vantagem adaptativa durante uma situação estressante. A manifestação do sistema nervoso simpático à reação de estresse tem sido chamada de *resposta de luta ou fuga*. Esta é a mais rápida das respostas ao estresse e representava uma resposta básica de sobrevivência para nossos ancestrais primitivos, quando confrontados com os perigos da vida selvagem e seus habitantes. O aumento da atividade simpática no cérebro eleva a capacidade de atenção e excitação e, portanto, pode intensificar a memória. As frequências cardíaca e respiratória se elevam, as mãos e os pés se tornam úmidos, as pupilas se dilatam, a boca fica seca e a atividade do sistema digestório diminui.

Fator liberador de corticotrofina. É um componente endócrino fundamental da resposta neuroendócrina ao estresse (Figura 7.3). O CRF é um hormônio peptídico pequeno secretado pelo núcleo paraventricular (NPV) do hipotálamo. É, ao mesmo tempo, importante regulador do sistema endócrino da hipófise e da atividade suprarrenal e neurotransmissor envolvido na atividade do SNA, do metabolismo e do comportamento.[17] Os receptores para o CRF estão distribuídos por todo o cérebro, bem como em muitos locais periféricos. O CRF secretado pelo hipotálamo em resposta ao estímulo estressor induz a secreção do hormônio adrenocorticotrófico (ACTH)

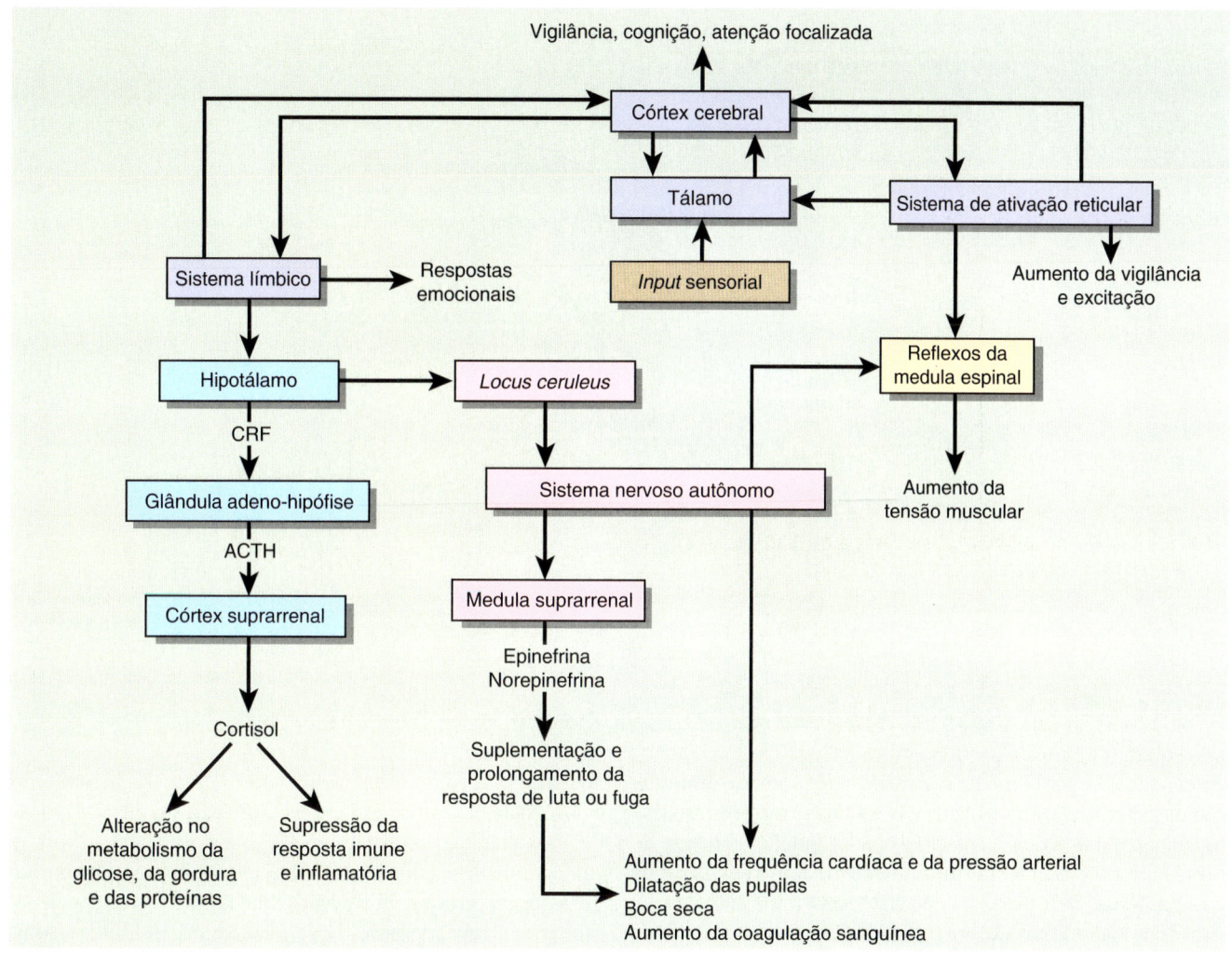

Figura 7.2 • Vias neuroendócrinas e respostas fisiológicas ao estresse. ACTH: hormônio adrenocorticotrófico; CRF: fator liberador de corticotrofina.

pela glândula adeno-hipófise. O ACTH, por sua vez, estimula a glândula suprarrenal a sintetizar e secretar hormônios glicocorticoides (p. ex., cortisol).

Os hormônios glicocorticoides têm uma série de efeitos fisiológicos diretos ou indiretos que fazem mediação da resposta ao estresse, aumentam a ação de outros hormônios do estresse ou suprimem outros componentes do sistema de estresse. Com relação a isso, o cortisol atua não apenas como mediador da resposta ao estresse, mas como inibidor, para que não ocorra a sobreativação dessa resposta.[17]

O cortisol mantém os níveis sanguíneos de glicose por antagonizar os efeitos da insulina e aumenta o efeito das catecolaminas no sistema cardiovascular. Ele também suprime a atividade dos osteoblastos, a hematopoese, a síntese de colágeno e respostas imunes. Todas essas funções protegem o organismo contra os efeitos de um estressor e concentram energias para recuperar o equilíbrio em face de um desafio agudo à homeostase.

Angiotensina II. A estimulação do sistema nervoso simpático também ativa na periferia o sistema renina-angiotensina-aldosterona (SRAA), que medeia o aumento no tônus vascular periférico e a retenção de sódio e água pelos rins. Essas mudanças contribuem para as alterações fisiológicas ocorridas com a resposta ao estresse, que, se prolongadas, podem contribuir para o desenvolvimento de alterações patológicas. A angiotensina II, que pode ser entregue perifericamente ou produzida localmente, também tem efeitos sobre o SNC; os receptores de angiotensina II tipo 1 (AT1) estão amplamente distribuídos no hipotálamo e no LC. Por meio desses receptores, a angiotensina II aumenta a formação e a liberação de CRF, contribui para a liberação do ACTH pela hipófise, aumenta a liberação induzida pelo estresse de vasopressina pela neuro-hipófise e estimula a liberação de NE pelo LC.[17]

Outros hormônios. Uma grande variedade de outros hormônios, incluindo hormônio do crescimento, hormônios tireóideos e reprodutivos, também responde a estímulos estressantes. Os sistemas responsáveis pela reprodução, pelo crescimento e pela imunidade estão diretamente vinculados ao sistema de estresse, e os efeitos hormonais da resposta ao estresse influenciam profundamente esses sistemas. Estudos já mostraram que, nas mulheres, o estresse e o trauma grave podem provocar irregularidades menstruais, anovulação e

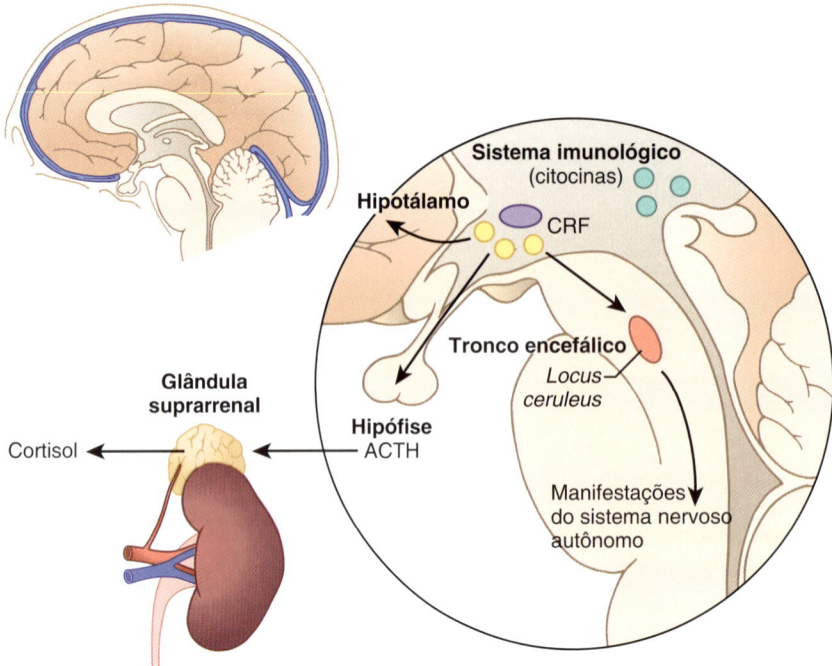

Figura 7.3 • Regulação pelo sistema neuroendócrino-imunológico da resposta ao estresse. ACTH: hormônio adrenocorticotrófico; CRF: fator liberador de corticotrofina.

amenorreia.[16] Nos homens, o estresse pode induzir diminuição da espermatogênese, distúrbios ejaculatórios, redução dos níveis de testosterona e infertilidade.[18] Embora os níveis de hormônio do crescimento inicialmente se mostrem elevados na manifestação de estresse, a persistência prolongada de cortisol leva à supressão do hormônio do crescimento, do fator de crescimento semelhante à insulina 1 (IGF-1, *insulin-like growth factor*) e de outros fatores de crescimento, exercendo efeito cronicamente inibidor sobre o crescimento. Além disso, o CRF aumenta diretamente os níveis de somatostatina, que, por sua vez, inibe a secreção do hormônio do crescimento. Embora a conexão seja especulativa, os efeitos do estresse sobre o hormônio do crescimento podem fornecer um dos elos fundamentais para a compreensão sobre o déficit de crescimento em crianças.

A secreção de cortisol induzida pelo estresse também está associada a diminuição nos níveis do TSH e inibição da conversão de tiroxina (T4) em tri-iodotironina (T3), que é biologicamente mais ativa, nos tecidos periféricos. Ambas as alterações podem funcionar como meio para conservar energia em momentos de estresse.

O hormônio antidiurético (ADH) liberado pela neuro-hipófise também está envolvido na resposta ao estresse, em particular no estresse hipotensor ou estresse resultante da perda de volume de líquido. O ADH, também conhecido como *vasopressina*, aumenta a retenção de água pelos rins e produz vasoconstrição. Além disso, a vasopressina sintetizada nos neurônios parvocelulares do hipotálamo e transportada para a adeno-hipófise parece ter sinergia com a capacidade do CRF para estimular a liberação de ACTH.

O neurotransmissor serotonina, ou 5-hidroxitriptamina (5-HT), também desempenha papel importante na resposta ao estresse mediante neurônios que inervam o hipotálamo, a amígdala e outras estruturas límbicas. A administração de agonistas dos receptores 5-HT em animais de laboratório demonstrou aumentar a secreção de vários hormônios de estresse. Outros hormônios que possivelmente colaboram para a resposta ao estresse incluem o peptídio intestinal vasoativo (VIP), o neuropeptídio Y, a colecistocinina (CCK) e a substância P. Esses hormônios têm papéis fisiológicos bem caracterizados na periferia, mas também são encontrados no SNC, e a literatura também apoia sua participação na resposta ao estresse.[19]

Ocitocina é um neuropeptídio/neuro-hormônio produzido no núcleo paraventricular e no núcleo supraóptico do hipotálamo. A literatura sugere que a ocitocina é importante na redução das consequências fisiológicas relacionadas com o estresse. A administração exógena de ocitocina (por via nasal) reduz comprovadamente a reatividade psicossocial a estresse, medo e ansiedade e aumenta o processamento da recompensa.[20]

Resposta imune

A principal característica da resposta ao estresse, como primeiramente descrita por Selye, são as interações endócrino-imunes (*i. e.*, aumento da produção de corticosteroides e atrofia do timo) conhecidas por suprimir a resposta imunológica. Em conjunto, esses dois componentes do sistema de estresse, por meio do sistema endócrino e das vias de neurotransmissores, produzem as alterações físicas e comportamentais destinadas a adaptar o organismo ao estresse agudo. Grande parte da literatura sobre o estresse e a resposta imune enfoca o papel causal do estresse em doenças relacionadas com o sistema imunológico. Também tem sido sugerido que pode ocorrer o inverso, ou seja, manifestações emocionais e psicológicas da resposta ao estresse podem ser um reflexo de alterações no sistema nervoso central, resultante da resposta imune (ver Figura 7.3). Células do sistema imunológico, como monócitos e linfócitos, podem penetrar a barreira hematencefálica e passar a residir no cérebro, onde secretam mensageiros químicos chamados *citocinas*, capazes de influenciar a resposta ao estresse.

O mecanismo exato pelo qual o estresse produz seu efeito sobre a resposta imune é desconhecido, e provavelmente varia de pessoa para pessoa, dependendo de fatores genéticos e ambientais. Os argumentos mais significativos para a interação dos sistemas neuroendócrino e imunológico derivam de evidências de que os sistemas imunológico e neuroendócrino compartilham vias de sinalização comum (ou seja, moléculas mensageiras e receptores), pelas quais os hormônios e os neuropeptídios podem alterar a função das células do sistema imunológico, e que o sistema imunológico e seus mediadores podem modular a função neuroendócrina.[17] Receptores para uma série de hormônios controlados pelo SNC e neuromediadores supostamente têm sido encontrados em linfócitos. Entre esses estão receptores de glicocorticoides, insulina, testosterona, prolactina, catecolaminas, estrogênios, acetilcolina e hormônio do crescimento, sugerindo que esses hormônios e neuromediadores influenciam a função dos linfócitos. Por exemplo, o cortisol é conhecido por suprimir a função imunitária, e doses farmacológicas de cortisol são utilizadas clinicamente para suprimir a resposta imune. Observa-se que o eixo HPS é ativado por citocinas, tais como interleucina-1, interleucina-6 e fator de necrose tumoral-α (TNF-α), liberadas por células do sistema imunológico.

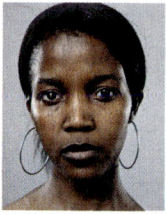

Nas pessoas com LES existe aumento de linfócitos, e estes podem migrar para o cérebro, onde secretam citocinas, que desencadeiam um processo inflamatório. Além disso, o sistema imunológico pode ser modulado para reconhecer as próprias células como antígenos e destruí-las. Isso pode ser observado na doença autoimune, LES (diagnóstico de **Iona**).

A segunda via possível para a regulação neuroendócrina da função imunológica é pelo sistema nervoso simpático e a liberação de catecolaminas. Linfonodos, timo e baço têm fibras nervosas do SNA. O CRF atuando centralmente ativa o SNA por meio de vias descendentes multissinápticas, e a epinefrina circulante atua sinergicamente com o CRF e o cortisol para inibir a função do sistema imunológico.

Não é apenas a quantidade de expressão imune que é alterada pelo estresse, mas também a qualidade da resposta. Hormônios de estresse estimulam de maneira diferenciada a proliferação de subtipos de linfócitos T auxiliares. Como esses subtipos de linfócitos T auxiliares secretam citocinas diferentes, eles estimulam diferentes aspectos da resposta imune. Um subtipo tende a estimular os linfócitos T e a resposta imunomediada por células, enquanto um segundo tipo tende a ativar os linfócitos B e a resposta imune com mediação humoral.[17]

Conceitos fundamentais

Estresse e adaptação

- Estresse é um estado que se manifesta por sintomas que surgem pela ativação coordenada dos sistemas neuroendócrino e imunológico, que Selye chamou de síndrome de adaptação geral
- Hormônios e neurotransmissores (catecolaminas e cortisol) liberados durante a resposta ao estresse funcionam para alertar o indivíduo sobre uma ameaça ou desafio à homeostase, para aumentar a atividade cardiovascular e metabólica, a fim de controlar o estressor e concentrar a energia do corpo pela supressão da atividade de outros sistemas, que não são imediatamente necessários
- Adaptação é a capacidade de responder aos desafios da homeostase física ou psicológica e de retornar a um estado equilibrado
- A capacidade de adaptação é influenciada por aprendizagem prévia, reserva fisiológica, tempo, herança genética, idade, estados de saúde e nutricional, ciclos sono-vigília e fatores psicossociais.

Enfrentamento e adaptação ao estresse

A capacidade de se adaptar a uma variedade de ambientes e estressores não é específica de seres humanos. De acordo com René Dubos (microbiologista conhecido por seu estudo sobre as respostas humanas ao ambiente total), a "adaptabilidade é encontrada ao longo da vida e talvez seja o único atributo que distingue mais claramente o mundo da vida do mundo da matéria inanimada."[21] Organismos vivos, não importa o quão primitivos, não se submetem passivamente ao impacto das forças ambientais. Eles tentam responder de modo adaptativo, cada um à sua maneira única e mais adequada. Quanto mais alto está localizado na escala evolutiva, maior será seu repertório de mecanismos adaptativos e sua capacidade para selecionar e limitar os aspectos do meio ambiente ao qual responde. Os mecanismos mais completamente evoluídos são as respostas sociais, por intermédio das quais pessoas ou grupos modificam seus ambientes, seus hábitos ou ambos para alcançar um modo de vida mais adequado às suas necessidades.

Adaptação

Devido a um sistema nervoso e intelecto altamente desenvolvidos, os seres humanos geralmente têm mecanismos alternativos de adaptação e capacidade para controlar vários aspectos do seu ambiente. O ar-condicionado e o aquecimento central limitam a necessidade de se adaptar a alterações bruscas de temperatura no meio ambiente. A disponibilidade de agentes antissépticos, imunizações e antibióticos elimina a necessidade de resposta a agentes infecciosos comuns. Ao mesmo tempo, a tecnologia moderna cria desafios de adaptação e fornece novas fontes de estresse, como poluição sonora e atmosférica, aumento da exposição a substâncias químicas nocivas, alterações nos ritmos biológicos impostas pelo trabalho em turnos e por viagens internacionais e exposição a aparelhos eletrônicos.

É de particular interesse observar as diferenças na resposta do organismo a eventos que ameaçam a integridade do ambiente fisiológico e àqueles que ameaçam a integridade do ambiente social do indivíduo. Muitas respostas do organismo a distúrbios fisiológicos são controladas momento a momento por mecanismos de *feedback* que limitam sua aplicação e seu tempo de ação. Por exemplo, o aumento mediado por barorreflexo na frequência cardíaca ocorrido quando uma pessoa se movimenta de uma posição reclinada até ficar de pé é quase instantâneo e desaparece em segundos. Além disso, a resposta a distúrbios fisiológicos que ameaçam a integridade do ambiente interno é específica para a ameaça envolvida; o organismo, em geral, não aumenta a temperatura corporal quando é necessária uma elevação da frequência cardíaca. Em contraste, a resposta a perturbações psicológicas não é regulada com o mesmo grau de especificidade e controle de *feedback*. Ao contrário, o efeito pode ser inadequado e sustentado.

Fatores que afetam a capacidade de adaptação

Adaptação implica que um indivíduo consiga criar novo equilíbrio entre o estressor e a capacidade de lidar com ele. Os meios utilizados para alcançar esse equilíbrio são chamados de *estratégias de enfrentamento* ou *mecanismos de enfrentamento*. Mecanismos de enfrentamento são respostas emocionais e comportamentais empregadas para gerenciar ameaças à nossa homeostase fisiológica e psicológica. De acordo com Lázaro, a maneira como enfrentamos eventos estressantes depende de como percebemos e interpretamos tais eventos.[22] O evento é percebido como ameaça de dano ou perda? É percebido como desafio, e não como ameaça? Reserva fisiológica, tempo, genética, idade, estado de saúde, estado nutricional, ciclos sono-vigília, "resistência" (*hardiness*)[a] e fatores psicossociais influenciam a avaliação de uma pessoa a um estressor e os mecanismos de enfrentamento utilizados para se adaptar à nova situação (Figura 7.4).

Reserva fisiológica e anatômica. Um atleta treinado é capaz de aumentar o débito cardíaco de seis a sete vezes durante a prática de exercícios. A margem de segurança para a adaptação da maioria dos sistemas orgânicos é consideravelmente maior do que a necessária para as atividades cotidianas. As hemácias transportam mais oxigênio do que os tecidos são capazes de utilizar, o fígado e os adipócitos armazenam nutrientes em excesso, e os tecidos ósseos reservam mais cálcio do que o necessário para o funcionamento neuromuscular regular. A capacidade dos sistemas orgânicos de aumentar sua função pela necessidade de se adaptar é conhecida como *reserva fisiológica*. Muitos órgãos, como pulmões, rins e glândulas suprarrenais, também entram em sintonia para fornecer a reserva anatômica. Os dois órgãos não são necessários para assegurar a existência e a manutenção contínuas do ambiente interno. Muitas pessoas apresentam função orgânica normal com apenas um pulmão ou um rim. Em casos de doença renal, por exemplo, os sinais de insuficiência não acontecem até que aproximadamente 80% dos néfrons em funcionamento tenham sido destruídos.

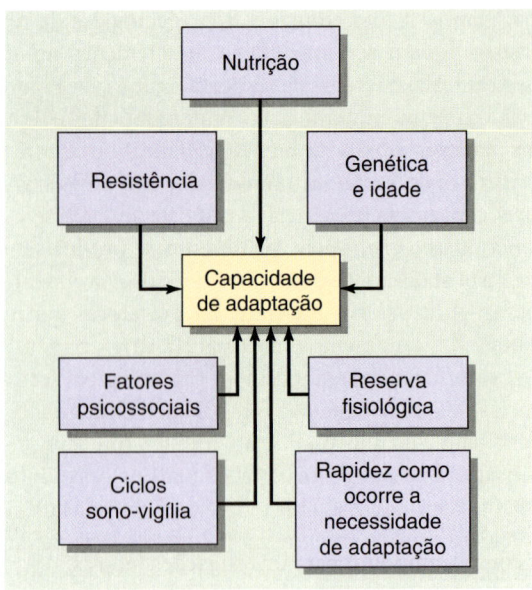

Figura 7.4 • Fatores que afetam a adaptação.

Tempo. A adaptação é mais eficiente quando as alterações ocorrem gradualmente, em vez de subitamente. É possível, por exemplo, perder um litro ou mais de sangue por um sangramento gastrintestinal crônico no período de 1 semana sem manifestar sinais de choque. No entanto, uma hemorragia súbita, que provoca rápida perda da mesma quantidade de sangue, pode causar hipotensão e choque.

Genética. A adaptação é ainda mais afetada pela disponibilidade de respostas adaptativas e flexibilidade na escolha da resposta mais adequada e econômica. Quanto maior for o número de respostas disponíveis, mais efetiva será a capacidade de adaptação.

A genética pode garantir que sistemas essenciais para a adaptação funcionem adequadamente. Mesmo um gene de efeitos deletérios pode ser adaptativo em determinados ambientes. Na África, o gene para a anemia falciforme persiste em algumas populações porque fornece certa resistência à infecção pelo *Plasmodium* (parasita que causa a malária).

Idade. A capacidade de adaptação é menor nos dois extremos da vida. É prejudicada pela imaturidade de um lactente tanto quanto pela diminuição da reserva funcional que se dá com o envelhecimento. Por exemplo, o lactente tem dificuldade de concentração de urina devido à imaturidade das estruturas renais, portanto é menos capaz do que um adulto de lidar com a diminuição na ingestão de água ou com perdas exageradas de água. Situação semelhante acontece com os idosos, devido a alterações na função renal relacionadas com a idade.

Sexo. Na última década, principalmente porque as mulheres foram incluídas nas pesquisas de ciências básicas e clínicas, foram encontradas diferenças entre os sexos em relação às funções cardiovascular, respiratória, endócrina, renal e neurofisiológica, e foi aventada a hipótese de que os hormônios sexuais sejam a base para essas diferenças biológicas. Os avanços

---

[a] N.T.R.: *hardiness* é a predisposição que possibilita que o indivíduo aceite os desafios e as mudanças da vida com bom humor e resiliência.

tecnológicos no campo da biologia celular e molecular deixam claro, no entanto, que existem diferenças fundamentais na localização e regulação de genes individuais entre os genomas masculino e feminino. Essas diferenças têm implicações na prevenção, no diagnóstico e no tratamento de doenças e implicações específicas relacionadas com nossa compreensão sobre as diferenças na resposta aos estressores em função do sexo.

Devido à natureza das diferenças em função do sexo, não chega a ser surpreendente que existam diferenças na resposta ao estresse fisiológico tanto no eixo HPS quanto no SNA. Mulheres na pré-menopausa tendem a apresentar menor ativação do sistema nervoso simpático do que os homens em resposta a estressores. Diferenças na ativação da resposta ao estresse com base no sexo podem explicar parcialmente as diferenças de suscetibilidade a doenças em que a resposta ao estresse pode desempenhar papel causal. Esses resultados de pesquisas não são definitivos, mas são intrigantes e podem servir como trampolim para investigações futuras.

Estado de saúde.
O estado de saúde física e mental determina as reservas fisiológicas e psicológicas e é um forte determinante da capacidade de adaptação. Por exemplo, pessoas com doenças cardíacas têm menor capacidade para se adaptar ao tipo de estresse que exige respostas cardiovasculares. Frequentemente, o estresse emocional grave produz perturbações na função fisiológica e limita a capacidade de fazer escolhas adequadas relacionadas com as necessidades de adaptação a longo prazo. Aqueles que já trabalharam com pessoas com doenças agudas sabem que a vontade de viver, muitas vezes, tem influência profunda sobre a sobrevivência em casos potencialmente fatais.

Estado nutricional.
Existem entre 50 e 60 nutrientes essenciais, incluindo minerais, lipídios, determinados ácidos graxos, vitaminas e aminoácidos específicos. A deficiência ou o excesso de qualquer desses nutrientes pode alterar o estado de saúde de uma pessoa e prejudicar a capacidade de adaptação. É bem conhecida a importância da alimentação para a função enzimática, a resposta imune e o processo de cicatrização de feridas. Se for considerado o mundo todo, a desnutrição pode ser uma das causas mais comuns de imunodeficiência.

Entre os problemas associados a excessos na dieta estão a obesidade e o uso abusivo de álcool. A obesidade é um problema comum. Predispõe o indivíduo a inúmeros problemas de saúde, incluindo aterosclerose e hipertensão arterial. O etanol geralmente é usado em excesso. Ele afeta de maneira grave a função cerebral e, com o uso prolongado, pode prejudicar gravemente a função do fígado, do cérebro e de outras estruturas vitais.

Ritmo circadiano.
O sono é considerado uma função reparadora, durante o qual a energia é restaurada e os tecidos são regenerados.[23] Ocorre de maneira cíclica, alternando-se com períodos de vigília e maior utilização de energia. Os ritmos biológicos desempenham papel importante na adaptação ao estresse, no desenvolvimento de processos patológicos e na resposta ao tratamento. Diversos ritmos, como descanso e atividade, trabalho e lazer, comer e beber, oscilam com frequência semelhante à do ciclo solar claro-escuro de 24 h. O termo *circadiano*, do latim *circa* ("por volta de") e *dies* ("dia"), é empregado para descrever esses ritmos diários de 24 h.

Já foi demonstrado que transtornos do sono e alterações no ciclo sono-vigília alteram a função imunológica, o padrão circadiano normal de secreção hormonal e o funcionamento físico e psicológico.[23,24] As duas manifestações mais comuns de alteração no ciclo sono-vigília são insônia e privação de sono ou maior sonolência. Em alguns indivíduos, o estresse pode produzir transtornos do sono; em outros, esses transtornos podem levar a estresse. Estresse agudo e perturbações ambientais, perda de um ente querido, recuperação de cirurgia e dor são causas comuns de insônia transitória e a curto prazo. Viagens aéreas e dissincronose (*jet lag*) constituem causas adicionais de alteração do ciclo sono-vigília, assim como o trabalho em turnos.

Resistência.
Estudos feitos por psicólogos sociais têm se concentrado nas reações emocionais dos indivíduos em situações de estresse e seus mecanismos de enfrentamento para determinar as características que ajudam algumas pessoas a permanecerem saudáveis, apesar de serem desafiadas por altos níveis de estresse. Por exemplo, o conceito de resistência (*hardiness*, personalidade resistente) descreve uma personalidade que tipicamente inclui senso de controle sobre o ambiente, sensação de ter um propósito na vida e capacidade de encarar os estressores como desafio, e não como ameaça.[25] Muitos estudos realizados por enfermeiros e psicólogos sociais sugerem que a resistência ao estresse (*hardiness*) está relacionada com os desfechos positivos para a saúde.[26]

Fatores psicossociais.
Vários estudos têm relacionado fatores sociais e eventos da vida com doenças. O interesse científico no meio social como causa de estresse foi gradualmente ampliado para incluir o ambiente social como recurso que modula a relação entre estresse e saúde. Presumivelmente, pessoas com condições de mobilizar fortes recursos de suporte em suas relações sociais são mais capazes de suportar os efeitos negativos do estresse sobre sua saúde.

Os estudos sugerem que o suporte social exerce efeitos positivos diretos e indiretos na saúde e no bem-estar, além de funcionar como amortecedor ou modificador dos efeitos físicos e psicossociais do estresse.[27] O suporte social é encarado em termos do número de relacionamentos que a pessoa tem e a percepção da pessoa desses relacionamentos.

Relações estreitas com outras pessoas podem envolver efeitos positivos; também têm potencial de conflito e podem, em algumas situações, deixar a pessoa menos capaz de lidar com os estressores da vida.

RESUMO

A resposta ao estresse envolve a ativação de diversos sistemas fisiológicos (sistema nervoso simpático, eixo HPS e sistema imunológico) que trabalham de maneira coordenada para proteger o organismo contra os danos provocados pelas demandas intensas feitas a ele. Selye chamou essa resposta de *síndrome de adaptação geral*. A resposta ao estresse é dividida em três estágios: *estágio de alarme*, com a ativação do sistema nervoso simpático e do eixo HPS; *estágio de resistência*, durante o qual o organismo seleciona as defesas mais eficazes; e *estágio de exaustão*, durante o qual os recursos fisiológicos estão esgotados e aparecem os sinais de dano sistêmico.

A ativação e o controle da resposta ao estresse são mediados por esforços combinados dos sistemas nervoso e endócrino. Os sistemas neuroendócrinos integram os sinais recebidos ao longo das vias neurossensoriais e de mediadores transportados pela corrente sanguínea. Além disso, o sistema imunológico tanto afeta quanto é afetado pela resposta ao estresse.

A adaptação é afetada por inúmeros fatores, incluindo experiência e aprendizagem anterior, rapidez com que ocorre a necessidade de adaptação, herança genética e idade, estado de saúde, nutrição, ciclos sono-vigília, *hardiness* e fatores psicossociais.

TRANSTORNOS DA RESPOSTA AO ESTRESSE

Depois de concluir esta seção, o leitor deverá ser capaz de:

- Descrever os efeitos fisiológicos e psicológicos de uma resposta ao estresse crônico
- Descrever as características do transtorno de estresse pós-traumático
- Listar cinco métodos não farmacológicos para o tratamento do estresse.

Em sua maior parte, entende-se que a resposta ao estresse deve ser aguda e por tempo limitado. A natureza limitada pelo tempo do processo torna vantajosos os efeitos catabólicos e imunossupressores que o acompanham. Acredita-se que a cronicidade da resposta é que seja prejudicial à saúde física e mental.

Os estressores podem assumir uma série de padrões em relação ao tempo de duração. Eles podem ser classificados como limitados e agudos, crônicos e intermitentes, ou crônicos e sustentados. Um estressor limitado agudo é aquele que se manifesta por um curto período de tempo e não se repete. Um estressor crônico intermitente é aquele ao qual o indivíduo é cronicamente exposto. A frequência ou cronicidade das circunstâncias com que o organismo é convidado a responder muitas vezes determina a disponibilidade e eficiência das respostas ao estresse. A resposta do sistema imunológico, por exemplo, é mais rápida e eficiente durante a segunda exposição a um agente patogênico do que é à primeira exposição. No entanto, a exposição crônica a um estressor pode causar a fadiga do sistema e prejudicar sua eficácia.

Efeitos do estresse agudo

Reações de estresse agudo são aquelas associadas ao SNA e à resposta de luta ou fuga. As manifestações de resposta ao estresse – cefaleia latejante, pele úmida e fria e torcicolo – são parte da resposta ao estresse agudo. Centralmente, existe a facilitação das vias neurais que mediam o estado de excitação, alerta, vigilância, cognição e atenção concentrada, bem como a agressividade adequada. A resposta ao estresse agudo pode resultar tanto de eventos psicológica quanto fisiologicamente ameaçadores. Em situações de traumatismo potencialmente fatais, essas respostas agudas podem ser o salva-vidas, pelo fato de desviarem o sangue de funções menos essenciais para funções orgânicas essenciais. O aumento do estado de vigilância e do funcionamento cognitivo possibilita o processamento rápido de informações e a chegada a uma solução mais adequada para a situação ameaçadora.

No entanto, para pessoas com habilidades de enfrentamento limitadas, seja devido a sua saúde física ou mental, a resposta ao estresse agudo pode ser prejudicial (Quadro 7.1). Isso se aplica a indivíduos com doença cardíaca preexistente, em que os comportamentos simpáticos avassaladores associados à resposta ao estresse podem conduzir a arritmias. Para pessoas com outros problemas crônicos de saúde, como enxaqueca, o estresse agudo pode precipitar recorrência. Em pessoas saudáveis, a resposta ao estresse agudo pode redirecionar a atenção para comportamentos que promovam a saúde, como o cuidado de fazer as refeições de maneira adequada e dormir o suficiente. Para aqueles com problemas de saúde, a resposta pode interromper a adesão a regimes de medicação e programas de exercícios. Em algumas situações, o estado de excitação aguda, na verdade, pode ser fatal; imobilizar fisicamente uma pessoa em movimento evitaria uma catástrofe (p. ex., desviando-se de um carro em alta velocidade).

Efeitos do estresse crônico

A resposta ao estresse é projetada para ser uma resposta aguda autolimitada, na qual a ativação do SNA e do eixo HPS possa ser controlada por *feedback* negativo. Como acontece com todos os sistemas de *feedback* negativo, podem ocorrer alterações fisiopatológicas no sistema de resposta ao estresse. A função pode ser alterada de várias maneiras, inclusive quando um componente do sistema falha; quando as conexões neurais e hormonais entre os componentes do sistema são disfuncionais; e quando o estímulo inicial para a ativação do sistema é

Quadro 7.1 Distúrbios de saúde induzidos possivelmente pelo estresse.

- Transtornos do humor
- Ansiedade
- Depressão
- TEPT
- Distúrbios alimentares
- Distúrbios do sono
- Diabetes tipo 2
- Hipertensão
- Infecção
- Exacerbação de doenças autoimunes
- Problemas gastrintestinais
- Dor
- Obesidade
- Eczema
- Câncer
- Aterosclerose
- Enxaqueca

prolongado ou de tal magnitude que supera a capacidade do sistema para responder de maneira adequada. Nesses casos, o sistema pode se tornar hiperativo ou hipoativo.

A cronicidade e a ativação excessiva da resposta ao estresse podem advir de doenças crônicas, bem como contribuir para o desenvolvimento de problemas de saúde a longo prazo. A ativação da resposta ao estresse crônico é uma importante questão de saúde pública, tanto em termos de saúde quanto de uma perspectiva de custo. O estresse está vinculado a uma miríade de problemas de saúde, como doenças dos sistemas cardiovascular, digestório, imunológico e neurológico, bem como depressão, alcoolismo crônico e uso de substâncias psicoativas, transtornos alimentares, acidentes e suicídio.

Transtorno de estresse pós-traumático

O transtorno de estresse pós-traumático (TEPT) é uma síndrome incapacitante causada pela ativação crônica da resposta ao estresse como resultado de um evento traumático significativo. A pessoa pode se lembrar do evento traumático, ou pode ocorrer TEPT sem nenhuma lembrança da experiência estressante anterior. O TEPT que se manifesta 6 meses após o acontecimento traumático é chamado TEPT de manifestação tardia.[28] O TEPT era anteriormente denominado *fadiga de combate* ou *shell shock (choque pós-guerra)*, porque foi caracterizado pela primeira vez em soldados que voltavam do combate. Embora a guerra ainda seja uma causa significativa de TEPT, outros grandes eventos catastróficos, como desastres naturais relacionados com o clima (furacões, terremotos e inundações), acidentes de avião, bombardeios terroristas e estupro ou maus-tratos, também podem resultar no desenvolvimento da doença. Nos EUA, os eventos traumáticos mais frequentemente relatados incluem agressões físicas e sexuais (com prevalência de 52%) e acidentes (com prevalência de 50%).[28] Pessoas expostas a eventos traumáticos também estão sob risco de desenvolver depressão maior, transtorno do pânico, transtorno de ansiedade generalizada e uso abusivo de substâncias.[22] Podem também apresentar sintomas físicos e doenças (p. ex., hipertensão, asma e síndromes de dor crônica).

O TEPT se caracteriza por uma constelação de sintomas experimentados como estados de intrusão, evasão e hipervigilância. *Intrusão* se refere a *flashbacks* durante as horas de vigília ou pesadelos nos quais o evento traumático passado é revivido, muitas vezes em detalhes vívidos e assustadores. *Evasão* se refere à insensibilidade emocional que acompanha esse transtorno e atrapalha as relações pessoais significativas. Como o indivíduo com TEPT não tem sido capaz de resolver os sentimentos dolorosos associados ao trauma, a depressão geralmente faz parte do quadro clínico. A culpa do sobrevivente também pode ser um produto de situações traumáticas nas quais a pessoa sobrevive ao desastre, mas seus entes queridos perecem. *Hipervigilância* se refere a maior irritabilidade, dificuldade de concentração, reflexo de sobressalto exagerado e forte vigilância e preocupação com a segurança. Além disso, as pessoas com TEPT comumente sofrem problemas de memória, transtornos do sono e ansiedade excessiva.

Para que seja estabelecido um diagnóstico de TEPT, a pessoa deve ter vivenciado, testemunhado ou confrontado um evento traumático que tenha causado nela uma reação envolvendo horror e medo. A tríade de sintomas de intrusão, evasão e hipervigilância que caracterizam o TEPT deve coexistir por pelo menos 1 mês, e o transtorno deve ter causado sofrimento clinicamente significativo.[28] Embora a fisiopatologia do TEPT não seja completamente compreendida, a revelação de alterações fisiológicas relacionadas com o transtorno tem lançado luz sobre por que algumas pessoas se recuperam da doença, enquanto outras não. Postula-se ultimamente que os sintomas intrusivos de TEPT podem surgir pela ativação exagerada do sistema nervoso simpático em resposta ao evento traumático. Foi demonstrado que pessoas com TEPT crônico apresentam níveis elevados de norepinefrina e aumento na atividade de receptores α_2-adrenérgicos.

Estudos neuroanatômicos recentes identificaram alterações nos sistemas neurais, que fazem parte da amígdala e do hipocampo, e que desempenham um papel significativo no aprendizado do medo, na detecção de ameaças, na função executiva e regulação das emoções e no processamento contextual.[28] Tomografia por emissão de pósitrons e ressonância magnética funcional mostraram aumento da reatividade da amígdala e do hipocampo e diminuição da reatividade das áreas anteriores do giro cingulado e orbitofrontais. Essas áreas do cérebro estão envolvidas com as respostas de medo. O hipocampo também funciona em processos de memória. Diferenças na função do hipocampo e em processos de memória sugerem uma base neuroanatômica para os intensos problemas sofridos por pessoas diagnosticadas com TEPT. Indivíduos com TEPT apresentam diminuição dos níveis de cortisol, aumento da sensibilidade dos receptores de cortisol e reforço da inibição por *feedback* negativo da liberação de cortisol no teste de supressão com dexametasona. A dexametasona é um glicocorticoide sintético que mimetiza os efeitos do cortisol e inibe a ação direta do CRF e do ACTH. A hipersupressão do cortisol, observada com o teste de dexametasona, sugere que pessoas com TEPT não apresentam a resposta ao estresse clássica, como descrita por Selye. Como essa hipersupressão não foi descrita em outros transtornos psiquiátricos, pode servir como marcador relativamente específico para TEPT.

Pouco se sabe sobre os fatores de risco que predispõem ao desenvolvimento de TEPT. As estatísticas indicam que mais pesquisas são necessárias para determinar esses fatores como meio de detectar os indivíduos que precisam de medidas terapêuticas intensivas após experimentar um evento que envolva risco de morte. Também é necessária uma investigação para definir os mecanismos pelos quais a doença se desenvolve, de modo que possa ser evitada ou, se isso não for possível, que possam ser desenvolvidos métodos de tratamento para reduzir seus efeitos violentos tanto sobre as pessoas afetadas quanto sobre seus familiares.[29]

Os profissionais de saúde precisam estar cientes de que indivíduos com sintomas de depressão, ansiedade e uso abusivo de álcool ou drogas ilícitas podem, na verdade, sofrer de TEPT. O histórico do paciente deve incluir questões relativas a violência, grande perda ou eventos traumáticos.

Analisar ou conversar sobre o evento traumático no momento em que acontece, muitas vezes, é uma ferramenta terapêutica eficaz. Frequentemente, existem equipes de intervenção em crise entre os primeiros profissionais que atendem às necessidades emocionais de quem é resgatado em eventos catastróficos. Algumas pessoas podem precisar de terapia de grupo ou acompanhamento individual contínuo. Muitas vezes, o emprego de farmacoterapia concomitante, com agentes antidepressivos e ansiolíticos, é útil e auxilia o indivíduo a participar mais plenamente da terapia.

Mais importante, a pessoa com TEPT não deve ser responsabilizada pela doença ou entender que isso é evidência da chamada falha de caráter. Não é incomum que indivíduos com esse transtorno escutem coisas como "você tem que superar" ou "siga em frente, porque outros já passaram por isso e superaram". Existem inúmeras evidências que sugerem haver uma base biológica para as diferenças individuais na resposta a acontecimentos traumáticos, e essas diferenças devem ser levadas em conta no tratamento.

Tratamento e pesquisa dos transtornos de estresse

As alterações bioquímicas no sistema de resposta ao estresse de pessoas que sofreram algum tipo de maus-tratos na infância, de maneira que não são capazes de responder efetivamente aos estressores no futuro, são chamadas de resposta ao estresse traumático.[30] Evidências apontam que a intervenção precoce pode ajudar o indivíduo na adaptação a mecanismos novos e efetivos de enfrentamento, de modo que no futuro ele seja capaz de administrar melhor o estresse.[30] Além disso, um estudo realizado com cuidadores de um cônjuge ou membro da família demonstra que aqueles que relataram níveis mais elevados de estresse do cuidador também tinham autopercepção pior de sua saúde. Quando foram feitas intervenções precoces para gerenciar os níveis de estresse desses cuidadores, foi observada a percepção de comportamentos menos negativos autoidentificados.[31] Vários estudos têm dado suporte ao emprego de intervenções precoces para ajudar no gerenciamento do estresse. De fato, existe um estudo que descreve como o desenvolvimento da resiliência foi conduzido com enfermeiros do setor de oncologia para diminuir a síndrome de *burnout* (síndrome de esgotamento ocupacional). Os resultados do estudo indicaram que o programa foi bem-sucedido e foi recomendada sua aplicação a todos os profissionais de enfermagem.[31]

Tratamento

O tratamento do estresse deve ser dirigido para ajudar as pessoas a evitar comportamentos de enfrentamento que impõem riscos à sua saúde e proporcionar a esses indivíduos estratégias alternativas para reduzir o estresse. Pessoas que se sentem sobrecarregadas pelas inúmeras pressões da vida a que vêm sendo expostas podem usar alguns métodos, como o estabelecimento propositivo de prioridades e a resolução de problemas. Outros métodos não farmacológicos utilizados para reduzir o estresse são técnicas de relaxamento, terapia de imagens mentais (*imagery*), musicoterapia, massagem e *biofeedback*.

Relaxamento. Práticas para evocação de uma resposta de relaxamento são muito numerosas. São encontradas em praticamente todas as culturas, e é creditada a elas a diminuição generalizada na atividade do sistema simpático e na tensão imposta ao sistema musculoesquelético. Herbert Benson, um médico que trabalhou no desenvolvimento da técnica, descreveu quatro elementos cruciais para as várias técnicas de relaxamento: dispositivo mental repetitivo, atitude passiva, redução do tônus mental e ambiente tranquilo. Ele desenvolveu um método não cultural usado comumente para atingir relaxamento.[32] O relaxamento muscular progressivo é um método de aliviar a tensão. Esta pode ser definida fisiologicamente como a contração inadequada de fibras musculares. O relaxamento muscular progressivo, que tem sido modificado por diversos terapeutas, consiste na contração e relaxamento sistemáticos dos principais grupos musculares. À medida que a pessoa aprende a relaxar, os vários grupos musculares são combinados. Ao final, a pessoa aprende a relaxar grupos musculares individuais sem a necessidade de primeiro contraí-los.

Terapia de imagens mentais. A terapia de imagens mentais (*imagery*) é uma opção para alcançar o relaxamento. Um dos métodos é a visualização de uma cena: a pessoa é convidada a se sentar, fechar os olhos e se concentrar em uma cena narrada pelo terapeuta. Sempre que possível, os cinco sentidos devem estar envolvidos. A pessoa tenta visualizar, sentir, ouvir, cheirar e provar os aspectos envolvidos na experiência visual. Outros tipos dessa terapia envolvem imaginar a aparência de cada um dos principais grupos musculares e como eles se sentem durante um estado de tensão e de relaxamento.

Musicoterapia. A musicoterapia é utilizada tanto por seus efeitos fisiológicos quanto psicológicos. Trata-se de ouvir peças musicais selecionadas como maneira de amenizar a ansiedade ou o estresse, diminuir o nível de dor, reduzir sentimentos de solidão e isolamento, amortecer ruídos e facilitar a expressão das emoções. Geralmente, a música é selecionada de acordo com a preferência musical do indivíduo e as experiências musicais passadas associadas a ela. Dependendo do cenário, podem ser utilizados fones de ouvido para filtrar outros ruídos que possam causar distração. Ouvir música do rádio ou da televisão não é apropriado na musicoterapia devido à incapacidade de se controlar a seleção de peças musicais que deverão ser tocadas, as interrupções que ocorrem (p. ex., anúncios e comerciais), além da qualidade inferior da recepção.

Biofeedback. É uma técnica na qual o indivíduo aprende a controlar as funções fisiológicas. Envolve o monitoramento eletrônico de uma ou mais respostas fisiológicas ao estresse, com *feedback* imediato da resposta específica à pessoa em tratamento.

Vários tipos de respostas são usados: eletromiográfico (EMG), eletrotérmico e eletrodérmico.[33] A resposta eletromiográfica envolve a medida dos potenciais elétricos dos músculos, geralmente os músculos extensores dos antebraços ou o músculo frontal. Isso é feito para ganhar controle sobre a contração dos músculos esqueléticos, que ocorre em situações de ansiedade e tensão emocional. Os sensores eletrotérmicos monitoram a temperatura nos dedos das mãos ou dos pés. O sistema nervoso simpático exerce controle significativo sobre o fluxo sanguíneo nas partes distais do corpo, como os dedos das mãos e dos pés. Portanto, a ansiedade se manifesta, com frequência, como redução da temperatura cutânea nos dedos das mãos e dos pés. Os sensores eletrodérmicos medem a condutividade da pele (geralmente das mãos) em resposta à ansiedade.

Massoterapia. Consiste na manipulação dos tecidos moles do corpo com o propósito de promover relaxamento e alívio da tensão muscular. A técnica pode envolver movimentos suaves ao longo do comprimento do músculo (*effleurage* ou *deslizamento*), aplicação de pressão em toda a largura do músculo (*petrissage* ou amassamento), movimentos de massagem profunda aplicada por movimentos circulares dos polegares ou das pontas dos dedos das mãos (fricção) ou aplicação de golpes delicados com os dedos ou com as mãos (tapotagem).[34]

Pesquisa

A pesquisa sobre o estresse tem se concentrado em relatos pessoais de situações estressantes e nas respostas fisiológicas ao estresse. Uma série de formulários de entrevista e outros instrumentos por escrito estão disponíveis para fazer a aferição das respostas individuais ao estresse e dos mecanismos de enfrentamento em adultos.

A medição de sinais vitais, níveis de ACTH, glicocorticoides (cortisol) e glicose, além de contagens imunológicas, faz parte dos estudos nas pesquisas atuais sobre o estresse.

Foram selecionados indivíduos criticamente enfermos e outros em ventilação artificial para que ouvissem, ou não, uma música enquanto eram observados seus sinais vitais e níveis de sedação (Escala de Sedação de Ramsay). Todos foram medicados com o mesmo sedativo, e a dosagem foi calculada de acordo com o peso de cada um. O grupo experimental (aqueles que ouviram música) apresentou níveis mais altos de sedação, como evidenciado por escores de Ramsay superiores aos do grupo-controle, porém não foram observadas diferenças nos sinais vitais.[35] A manutenção de níveis mais altos de sedação na Escala de Sedação de Ramsay foi considerada um resultado positivo para a prevenção do estresse.[35] Um estudo realizado com mulheres porto-riquenhas que vivem nos EUA mostrou que muitas estavam sob estresse, como evidenciado pelo aumento das frequências respiratória e cardíaca e da pressão arterial.[36] Verificou-se que essas mulheres tinham uma chance significativamente maior de desenvolver doenças cardiovasculares, artrite, obesidade abdominal, hipertensão arterial e diabetes melito no futuro.[36] Evidências de outro estudo mostram que mulheres equatorianas com altos níveis de estresse estão desenvolvendo LES, doença autoimune que provoca inflamação sistêmica.[37]

Pesquisas que tentam estabelecer ligação entre a resposta ao estresse e processos patológicos precisam ser interpretadas com cautela, devido à influência que as diferenças individuais têm na maneira como as pessoas reagem ao estresse. Nem todo mundo que passa por eventos estressantes na vida desenvolve uma doença. A evidência de ligação entre o sistema de resposta ao estresse e o desenvolvimento de uma doença em pessoas suscetíveis é atraente, mas não conclusiva. Nenhum estudo foi capaz de estabelecer uma relação direta de causa e efeito entre a resposta ao estresse e a ocorrência de doença. Por exemplo, um transtorno depressivo está frequentemente associado ao aumento nos níveis plasmáticos de cortisol e nas concentrações de CRF no líquido cerebrospinal. A questão que se coloca é se esse aumento do cortisol plasmático deve ser considerado como causa ou efeito do estado depressivo. Embora os profissionais de saúde continuem a questionar o papel dos estressores e as habilidades de enfrentamento na patogênese de estados patológicos, devemos resistir à tentação de sugerir que qualquer doença é o resultado de estresse excessivo ou de habilidades de enfrentamento precárias.

RESUMO

O estresse em si não é negativo nem prejudicial à saúde. A resposta ao estresse é projetada para ser limitada e protetora, mas situações que provocam a ativação prolongada da resposta devido à ação de estressores intensos ou crônicos podem ser prejudiciais à saúde. O TEPT é um exemplo de ativação da resposta ao estresse crônico, como resultado de uma experiência traumática grave. Nesse transtorno, a memória do evento traumático parece ser reforçada. *Flashbacks* do evento são acompanhados de intensa ativação do sistema neuroendócrino.

O tratamento do estresse deve ser destinado a ajudar as pessoas a evitar comportamentos de enfrentamento que podem afetar negativamente sua saúde e proporcionar outras maneiras para redução do estresse. Métodos não farmacológicos utilizados no tratamento do estresse incluem técnicas de relaxamento, terapia de imagens mentais, musicoterapia, técnicas de massagem e *biofeedback*.

A pesquisa sobre estresse tem se concentrado em relatos pessoais da situação de estresse e suas respostas fisiológicas a ele. Vários formulários de entrevista e outras ferramentas estão disponíveis para medir as respostas individuais a estressores agudos e crônicos. Os métodos utilizados para o estudo das manifestações fisiológicas da resposta ao estresse incluem registro eletrocardiográfico da frequência cardíaca, aferição da pressão arterial, medição eletrodérmica da resistência cutânea associada à sudorese e análises bioquímicas de níveis hormonais.

CONSIDERAÇÕES GERIÁTRICAS

- A sensação de coerência pode ajudar os cuidadores de idosos frágeis a lidar com o estresse crônico. (Coerência é definida como um sentimento confiável focado nos fatores e não na doença, que ajuda a compreender os eventos da vida e como lidar com eles, sabendo que têm sentido)[38]
- Estressores associados ao envelhecimento incluem preocupações financeiras, mortes de entes queridos, comprometimento da independência no autocuidado e aposentadoria[39]
- A nutrição satisfatória consegue reduzir os efeitos negativos do estresse sobre o sistema imune[39]
- Acredita-se que o estresse crônico acelera o envelhecimento crônico: níveis aumentados de interleucina 6 (IL-6) associados ao estresse indicam estresse subclínico.[40]

CONSIDERAÇÕES PEDIÁTRICAS

- O estresse em crianças pode ser consequente a questões do desenvolvimento ou a eventos atípicos, inclusive doença, violência ou traumas. Resiliência (habilidade de enfrentamento para lidar efetivamente com o estresse) ajudará a criança a atingir o equilíbrio[41]
- Lactentes lidam com o estresse por meio de sucção. Regressão ao uso de chupeta ou mamadeira pode ocorrer durante períodos de estresse porque esse comportamento proporciona sensação de segurança[42]
- *Tai chi*, uma terapia alternativa ou complementar, comprovadamente promove relaxamento muscular e autocontrole em crianças.[43]

Exercícios de revisão

1. Uma estudante universitária de 21 anos de idade percebe que frequentemente se desenvolvem "aftas" durante a semana estressante de realização das provas finais.
   a. Qual é a associação entre estresse e sistema imunológico?
   b. Uma de suas colegas sugere que ela ouça música ou tente exercícios de relaxamento como uma maneira de amenizar o estresse. Explique como essas intervenções podem funcionar no alívio do estresse.
2. Uma mulher de 75 anos de idade com insuficiência cardíaca congestiva se queixa de que sua condição piora quando se preocupa e se sente sob estresse.
   a. Relacione os efeitos do estresse no controle neuroendócrino da função cardiovascular e sua possível relação com o agravamento da insuficiência cardíaca congestiva nessa mulher.
   b. Ela conta a você que passou por situações de estresse muito piores quando era mais jovem, e nunca teve qualquer problema. Como você explica isso?
3. Uma mulher de 30 anos resgatada de um prédio que desabou tem tido pesadelos em que se recorda do evento, sentido ansiedade excessiva e perda de apetite e temido sair de casa porque acha que algo de ruim pode acontecer.
   a. Considerando seu histórico e sintomas, qual é o diagnóstico provável?
   b. De que maneira ela pode ser tratada?

REFERÊNCIAS BIBLIOGRÁFICAS

1. American Psychological Association. (2017). Stress in America: Coping with change. Stress in America™ Survey.
2. Osler W. (1910). The Lumleian lectures in angina pectoris. Lancet 1, 696–700, 839–844, 974–977.
3. Cannon W. B. (1935). Stresses and strains of homeostasis. American Journal of Medical Science 189, 1–5.
4. Selye H. (1946). The general adaptation syndrome and diseases of adaptation. Journal of Clinical Endocrinology 6, 117–124.
5. Bernard C. (1878). Leçons sur les phénomènes de la vie communs aux animaux et aux vegetaux. Paris: Bailliere JB.
6. Cannon W. B. (1939). The wisdom of the body (pp. 299–300). New York: WW Norton.
7. Understanding the stress response. Chronic activation of this survival mechanism impairs health. (2016). Harvard Medical School. Harvard Health Publishing. Available: https://www.health.harvard.edu/staying-healthy/understanding-the-stress-response. Accessed February 24, 2018.
8. Momen N. C., Olsen J., Gissler M., et al. (2013). Early life bereavement and childhood cancer: a nationwide follow-up study in two countries. BMJ Open 3(5).
9. Finkelhor D., Shattuck A., Turner H., et al. (2013). Improving the adverse childhood experiences study scale. Journal of the American Medical Association Pediatrics 167(1), 70–75.
10. Siegel D. J. (2007). The mindful brain: Reflection and attunement in the cultivation of well-being. New York: WW Norton.
11. Schacter D. L., Gaesser B., Addis D. R. (2013). Remembering the past and imagining the future in the elderly. Gerontology 59(2), 143-151.
12. Selye H. (1976). The stress of life (rev. ed.). New York: McGraw-Hill.
13. Selye H. (1973). The evolution of the stress concept. American Scientist 61, 692–699.
14. Selye H. (1974). Stress without distress (p. 6). New York: New American Library.
15. Lazarus R. (2006). Stress and emotion: A new synthesis (p. 6). New York: Springer.
16. Herman J. P., McKlveen J. M., Ghosal S., et al. (2016). Regulation of the hypothalamic-pituitary-adrenocortical stress response. Comprehensive Physiology 6(2), 603–621.
17. Hall J. E. (2015). Guyten and Hall textbook of medical physiology (13th ed.). Philadelphia, PA: Saunders.
18. Sengupta P., Dutta S., Krajewska-Kulak E. (2017). The disappearing sperms: Analysis of reports published between 1980 and 2015. American Journal of Men's Health 11(4), 1279–1304.
19. Yam K. Y., Naninck E. F., Schmidt M. V., et al. (2015). Early-life adversity programs emotional functions and the neuroendocrine stress system: The contribution of nutrition, metabolic hormones and epigenetic mechanisms. Stress 18(3), 328–342.
20. Sippel L. M., Allington C. E., Pietrzak R. H., et al. (2017). Oxytocin and stress-related disorders: Neurobiological mechanisms and treatment opportunities. Chronic Stress (Thousand Oaks) 1. doi:10.1177/2470547016687996.
21. Dubos R. (1965). Man adapting (pp. 256, 258, 261, 264). New Haven, CT: Yale University.
22. Lazarus R. (2011). Evolution of a model of stress, coping, and discrete emotions. In Rice V. H. (Ed.). Handbook of stress, coping, and health (2nd ed., pp. 195–222). Thousand Oaks, CA: Sage.
23. Buysse D. J. (2014). Sleep health: Can we define it? Does it matter? Sleep 37(1), 9–17.
24. Sollars P. J., Pickard G. E. (2015). The neurobiology of circadian rhythms. Psychiatric Clinics of North America 38(4), 645–665.
25. Hague A., Leggat S. G. (2010). Enhancing hardiness among health care workers: The perceptions of senior managers. Health Services Management Research 23(2), 54–59.
26. Jordan T. R., Khubchandani J., Wiblishauser M. (2016). The impact of perceived stress and coping adequacy on the health of nurses: A pilot investigation. Nursing Research and Practice 2016, 5843256.
27. Ozbay F., Johnson D. C., Dimoulas E., et al. (2007). Social support and resilience to stress: From neurobiology to clinical practice. Psychiatry (Edgmont) 4(5), 35–40.
28. Shalev A., Liberzon I., Marmar C. (2017). Post-traumatic stress disorder. The New England Journal of Medicine 376(25), 2459–2469.
29. Lehrner A., Yehuda R. (2018). Trauma across generations and paths to adaptation and resilience. Psychological Trauma: Theory, Research, Practice, and Policy 10(1), 22–29.
30. De Bellis M. D., Woolley D. P., Hooper S. R. (2013). Neuropsychological findings in pediatric maltreatment: Relationship of PTSD, dissociative symptoms, and abuse/neglect indices to neurocognitive outcomes. Child Maltreatment 18(3), 171–183.
31. Kelley D. E., Lewis M. A., Southwell B. G. (2017). Perceived support from a caregiver's social ties predicts subsequent care-recipient health. Preventive Medicine Reports 8, 108–111.

32. Benson H. (1977). Systemic hypertension and the relaxation response. The New England Journal of Medicine 296, 1152–1154.
33. Strada E. A., Portenoy R. K. Psychological rehabilitative, and integrative therapies for cancer pain. In D. M. F. Savarese (Ed.). UpToDate.Available: https://www-uptodate-com./contents/psychological-rehabilitative-and-integrative-therapies-for-cancer-pain?search=Biofeedback:%20An%20overview%20in%20the%20context%20%20of%20heart-brain%20 medicine&source=search_result&selectedTitle=3~150&usage_type=default&display_rank=3. Accessed February 24, 2018.
34. Salvo S. G. (2015). Massage therapy: Principles and practice (5th ed.). St. Louis, MO: Saunders.
35. Lee C. H., Lee C. Y., Hsu M. Y., et al. (2017). Effects of music intervention on state anxiety and physiological indices in patients undergoing mechanical ventilation in the intensive care unit. Biological Research for Nursing 19(2), 137–144.
36. Mattei J., Demissie S., Falcon L. M., et al. (2010). Allostatic load is associated with chronic conditions in the Boston Puerto Rican Health. Social Science & Medicine 70(12), 1988–1996.
37. Miles A. (2011). Emerging chronic illness: Women and lupus erythematosus in Ecuador. Health Care for Women International 32(8), 651–668.
38. Potier F., Degryse J., Henrard S., et al. (2018). A high sense of coherence protects from the burden of caregiving in older spousal caregivers. Archives of Gerontology & Geriatrics 75, 76–82. doi: 10.1016/j.archger.2017.11.013.
39. Eliopoulos C. (2018). Gerontological nursing (9th ed.). Philadelphia, PA: Wolters Kluwer.
40. American Institute of Stress. (n.d.). Seniors. Transforming stress through awareness, education, and collaboration. Available: https://www.stress.org/seniors/. Accessed February 24, 2018.
41. Kyle T., Carman S. (2017). Essentials of pediatric nursing (3rd ed.). Philadelphia, PA: Wolters Kluwer.
42. Bowden V. R., Greenberg C. S. (2014). Children and their families the continuum of nursing care. Philadelphia, PA: Wolters Kluwer.
43. McClafferty H. (2018). Mind-body therapies in pediatrics. Alternative & Complementary Therapies 24(1), 29-31. doi: 10.1089/act.2017.29143.hm.

Desequilíbrios Hidreletrolíticos e Acidobásicos

8

Michele R. Arwood e Theresa Kessler

INTRODUÇÃO

Este capítulo discute os desequilíbrios hidreletrolíticos e acidobásicos. Os eletrólitos influenciam de modo significativo todas as funções celulares e são mantidos basicamente pelos rins, dentro de uma estreita faixa de normalidade. A concentração de hidrogênio (H^+) é controlada por tampões e seu desequilíbrio resulta em acidose ou alcalose.

Líquidos e eletrólitos são encontrados nas células do corpo, nos espaços teciduais entre as células e no sangue que preenche o compartimento vascular. Os líquidos corporais transportam gases, nutrientes e escórias metabólicas; ajudam a gerar a atividade elétrica necessária para colocar o corpo em funcionamento; participam da transformação dos alimentos em energia; e, de outro modo, mantêm as funções gerais do organismo. Embora o volume e a composição dos líquidos permaneçam relativamente constantes quando ocorrem variações amplas da ingestão e das perdas, distúrbios como estresses ambientais e doença podem reduzir a ingestão, aumentar as perdas e interferir nos mecanismos reguladores do volume, da composição e da distribuição dos líquidos. Este capítulo descreve a composição e a distribuição compartimental dos líquidos corporais; o equilíbrio hidreletrolítico; a homeostasia do potássio; e a homeostasia do cálcio, do fósforo e do magnésio, bem como os distúrbios do equilíbrio de fluidos e eletrólitos. A necessidade de uma regulação precisa do equilíbrio do íon hidrogênio (H^+) é semelhante, de muitas maneiras, a de outros íons no corpo. A excitabilidade da membrana, os sistemas enzimáticos e as reações químicas dependem da ótima regulação da concentração de H^+ dentro de uma faixa fisiológica normal. Muitas condições, patológicas ou não, podem modificar a concentração de H^+ e o equilíbrio acidobásico. O conteúdo sobre o equilíbrio do H^+ foi organizado em duas seções: mecanismos do equilíbrio acidobásico e distúrbios do equilíbrio acidobásico.

COMPOSIÇÃO E DISTRIBUIÇÃO COMPARTIMENTAL DOS LÍQUIDOS CORPORAIS

Depois de concluir esta seção, o leitor deverá ser capaz de:

- Entender as diferenças entre os compartimentos de líquidos intracelulares e extracelulares quanto à distribuição e à composição em termos de água, eletrólitos e outros solutos osmoticamente ativos
- Relacionar o conceito de gradiente de concentração com os processos de difusão e osmose
- Descrever o controle do volume das células e o efeito das soluções isotônicas, hipotônicas e hipertônicas no tamanho da célula.

Os líquidos corporais estão distribuídos entre os compartimentos de líquido intracelular (LIC) e de líquido extracelular (LEC). O LIC abrange os líquidos contidos nos bilhões de células do corpo. Dentre os dois compartimentos citados, o LIC é o maior e contém cerca de dois terços da água corporal em adultos saudáveis. O terço restante de água corporal encontra-se no LEC, que comporta todos os líquidos situados fora das células, inclusive nos espaços intersticiais ou teciduais e nos vasos sanguíneos (Figura 8.1).

O compartimento de LEC inclui os líquidos do plasma sanguíneo e dos interstícios; contém grandes quantidades de sódio e cloreto, assim como quantidades moderadas de bicarbonato, mas apenas diminutas quantidades de potássio,

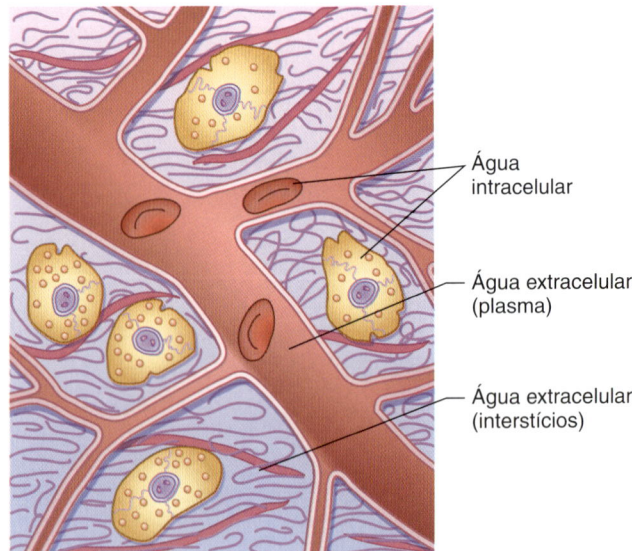

Figura 8.1 • Distribuição da água no corpo. O espaço extracelular inclui o compartimento vascular e os espaços intersticiais.

magnésio, cálcio e fósforo. Em contraste com o LEC, o LIC praticamente não contém cálcio; tem quantidades pequenas de sódio, cloreto, bicarbonato e fósforo; quantidades moderadas de magnésio; e grandes quantidades de potássio (Tabela 8.1). Na prática clínica, os níveis de eletrólitos no sangue ou no plasma sanguíneo refletem suas concentrações no LEC. Embora os níveis sanguíneos geralmente representem as concentrações corporais totais de um eletrólito, isso nem sempre ocorre, sobretudo no caso do potássio, do qual apenas cerca de 2% estão no LEC.[1] O potássio é o eletrólito intracelular mais abundante.

A membrana celular funciona como principal barreira ao transporte de substâncias entre os compartimentos de LEC e LIC. Substâncias lipossolúveis (p. ex., oxigênio [O_2] e dióxido de carbono [CO_2]), que se dissolvem na dupla camada lipídica das membranas celulares, atravessam diretamente a membrana, enquanto alguns íons (p. ex., sódio [Na^+] e potássio [K^+]) dependem de mecanismos de transporte como a bomba de Na^+/K^+, localizada na membrana celular, para sua transferência através da membrana.[2] Como a bomba de Na^+/K^+ depende da energia liberada do trifosfato de adenosina (ATP) pela enzima ATPase, esse mecanismo geralmente é conhecido como bomba de Na^+/K^+-ATPase da membrana. A água atravessa a membrana celular por osmose utilizando canais proteicos transmembrana conhecidos como *aquaporinas*.[3]

Dissociação dos eletrólitos

Os líquidos corporais contêm água e eletrólitos. Eletrólitos são substâncias que se dissociam em solução e formam partículas eletricamente carregadas, ou *íons*. Por exemplo, uma molécula de cloreto de sódio (NaCl) dissocia-se para formar um íon Na^+ (com carga elétrica positiva) e um íon Cl^- (com carga elétrica negativa). As partículas que não se dissociam em íons (inclusive glicose e ureia) são descritas como *não eletrólitos*. Os íons de carga elétrica positiva são conhecidos como *cátions*, porque são atraídos ao cátodo de uma célula elétrica úmida, enquanto os íons de carga elétrica negativa são chamados de *ânions* por serem atraídos ao ânodo. Os íons nos líquidos corporais contêm uma (i. e., íon monovalente) ou duas (i. e., íons bivalentes) cargas elétricas. Em razão de suas forças de atração, os cátions de carga elétrica positiva sempre estão acompanhados de ânions de carga elétrica negativa. Desse modo, todos os líquidos corporais contêm quantidades iguais de cátions e ânions. Entretanto, cátions e ânions podem ser permutados uns pelos outros, contanto que tenham a mesma carga elétrica. Por exemplo, um íon H^+ de carga elétrica positiva pode ser trocado por um íon K^+ de carga elétrica positiva, enquanto um íon HCO_3^- de carga elétrica negativa pode ser permutado por um íon Cl^- de mesma carga elétrica.

Difusão e osmose

Difusão

Difusão é o transporte de partículas polares (com carga elétrica) ou apolares (sem carga elétrica) ao longo de um gradiente de concentração. Todas as moléculas e íons, inclusive água e moléculas dissolvidas, estão em movimento aleatório contínuo. É o movimento dessas partículas, colidindo umas com as outras, que fornece energia para a difusão. Como existem mais moléculas em movimento constante em uma solução concentrada, as partículas movimentam-se de uma área com concentração mais alta para outra com concentração mais baixa. As unidades de medida usadas para descrever a quantidade de eletrólitos e solutos nos líquidos corporais são discutidas no Quadro 8.1.

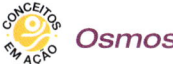

Osmose

O termo *osmose* significa transferência de água através de uma membrana semipermeável (i. e., permeável à água, mas impermeável à maioria dos solutos). Como as partículas, a água difunde-se seguindo seu gradiente de concentração, ou seja, deixa o lado da membrana com menor quantidade de partículas e maior concentração de água e entra no lado com maior quantidade de partículas e menor concentração de água (Figura 8.2). À medida que atravessa a membrana semipermeável, a água gera uma pressão conhecida como *pressão osmótica*. A magnitude dessa pressão representa a pressão hidrostática (medida em mililitros de mercúrio [mmHg], necessária para impedir o movimento da água através da membrana).

Tabela 8.1 Concentrações de eletrólitos extracelulares e intracelulares em adultos.

Eletrólito	Concentração extracelular*		Concentração intracelular*	
	Unidades convencionais	Unidades SI	Unidades convencionais	Unidades do SI
Sódio	135 a 145 mEq/ℓ	135 a 145 mmol/ℓ	10 a 14 mEq/ℓ	10 a 14 mmol/ℓ
Potássio	3,5 a 5 mEq/ℓ	3,5 a 5,0 mmol/ℓ	140 a 150 mEq/ℓ	140 a 150 mmol/ℓ
Cloreto	98 a 106 mEq/ℓ	98 a 106 mmol/ℓ	3 a 4 mEq/ℓ	3 a 4 mmol/ℓ
Bicarbonato	24 a 31 mEq/ℓ	24 a 31 mmol/ℓ	7 a 10 mEq/ℓ	7 a 10 mmol/ℓ
Cálcio	8,5 a 10,5 mg/dℓ	2,1 a 2,6 mmol/ℓ	< 1 mEq/ℓ	< 0,25 mmol/ℓ
Fósforo	2,5 a 4,5 mg/dℓ	0,8 a 1,45 mmol/ℓ	Variável	Variável
Magnésio	1,8 a 3 mg/dℓ	0,75 a 1,25 mmol/ℓ	40 mEq/kg[+]	20 mmol/ℓ

*Os valores podem variar entre os diferentes laboratórios, dependendo do método de análise utilizado.
[+]Os valores variam nos diferentes tecidos e de acordo com o estado nutricional. SI: sistema internacional.

Quadro 8.1 Unidades de medida.

A quantidade de eletrólitos e solutos dos líquidos corporais é expressa como concentração ou quantidade de soluto em determinado volume de líquido, por exemplo, miligramas por decilitro (mg/dℓ), miliequivalentes por litro (mEq/ℓ) ou milimoles por litro (mmol/ℓ). A unidade de medida em *miligramas por decilitro* expressa o peso do soluto em um décimo de litro (dℓ), ou 100 mℓ da solução. A concentração de eletrólitos (inclusive cálcio, fosfato e magnésio) geralmente é expressa em mg/dℓ.

A unidade de *miliequivalentes* é usada para expressar a equivalência de cargas para determinado peso de um eletrólito. A eletroneutralidade exige que a quantidade total de cátions do corpo seja igual à quantidade total de ânions. Quando cátions e ânions se combinam, isso ocorre de acordo com suas cargas iônicas e não com base em seus pesos atômicos. Desse modo, 1 mEq de sódio tem a mesma quantidade de cargas que 1 mEq de cloreto, independentemente do peso molecular (embora o sódio seja positivo e o cloreto seja negativo). O número de miliequivalentes de um eletrólito em um litro de solução pode ser calculado a partir da seguinte equação:

$$mEq = \frac{mg/100\ m\ell \times 10 \times valência}{peso\ atômico}$$

As unidades do Sistema Internacional (SI) expressam a concentração do eletrólito nos líquidos corporais em *milimoles por litro* (mmol/ℓ). Um milimol equivale a 1.000 moles, ou o peso molecular de uma substância expresso em miligramas. A quantidade de milimoles de um eletrólito em um litro da solução pode ser calculada com base na seguinte fórmula:

$$mmol/\ell = \frac{mEq/\ell}{valência}$$

No caso dos eletrólitos monovalentes, inclusive sódio e potássio, os valores em mmol e mEq são iguais. Por exemplo, 140 mEq equivalem a 140 mmol de sódio

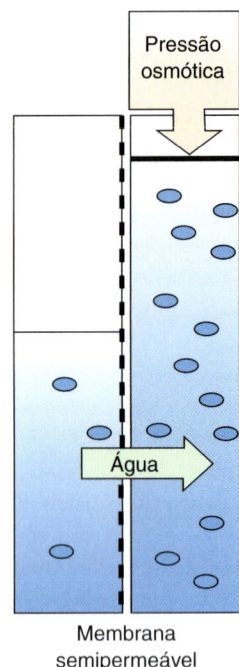

Figura 8.2 • Transferência de água através de membrana semipermeável. A água passa do lado que tem menos partículas não difusíveis para o lado mais concentrado. A pressão osmótica é igual à pressão hidrostática necessária para impedir o movimento da água através da membrana.

A atividade osmótica que as partículas não difusíveis exercem atraindo água de um lado da membrana semipermeável para outro é medida por uma unidade conhecida como *osmol*. Este é derivado do peso molecular em gramas de uma substância (i. e., o peso molecular de 1 g de uma substância não difusível e não ionizável equivale a 1 osmol). Na prática clínica, a atividade osmótica geralmente é expressa em miliosmóis (um milésimo de um osmol) por litro. Todas as partículas não difusíveis – grandes ou pequenas – são igualmente eficazes quanto à capacidade de atrair água através de uma membrana semipermeável. Desse modo, é a quantidade e não o tamanho das partículas não difusíveis que determina a atividade osmótica de uma solução.

Essa atividade pode ser expressa em termos de osmolaridade ou osmolalidade. O termo *osmolaridade* refere-se à concentração osmolar em 1 ℓ de solução (mOsm/ℓ), enquanto *osmolalidade* descreve a concentração osmolar em 1 kg de água (mOsm/kg de H_2O). Em geral, a osmolaridade é usada quando se refere aos líquidos fora do corpo, enquanto a osmolalidade é empregada para descrever líquidos dentro do corpo. Como 1 ℓ de água pesa 1 kg, os termos *osmolaridade* e *osmolalidade* geralmente são utilizados como sinônimos.

As partículas osmoticamente ativas predominantes no LEC são Na^+ e seus ânions associados (Cl^- e HCO_3^-), que, em conjunto, representam 90 a 95% da pressão osmótica. Ureia e glicose, também osmoticamente ativas, representam menos de 5% da pressão osmótica total do compartimento extracelular.[2] Entretanto, essa relação percentual pode mudar quando os níveis sanguíneos de glicose estão elevados nos pacientes com diabetes melito, ou quando as concentrações de ureia se alteram rapidamente nos pacientes com doença renal crônica. A osmolalidade sérica, que normalmente varia entre 285 e 295 mOsm/kg, pode ser calculada utilizando-se a seguinte fórmula:[4]

$$Osmolalidade\ (mOsm/kg) = 2[Na^+\ (mEq/\ell)] + \frac{glicose\ (mg/d\ell)^*}{18} + \frac{ureia\ (mg/d\ell)^*}{2,8}$$

Em que:

- *1 mOsm de glicose = 180 mg/ℓ e
- 1 mOsm de ureia = 28 mg/ℓ.

Em condições normais, os valores calculados e efetivamente medidos de osmolalidade variam em torno de 10 mOsm. A diferença entre esses valores é conhecida como *diferença osmolar* (ou *hiato osmolar*). Uma diferença osmolar maior que 10 mOsm sugere a existência de alguma substância osmoticamente ativa indeterminável, inclusive álcool, acetona ou manitol. A osmolalidade da urina é discutida no Quadro 8.2.

Quadro 8.2 Osmolalidade urinária.

A osmolalidade urinária reflete a capacidade renal de produzir urina concentrada ou diluída de acordo com a osmolalidade sérica e a necessidade de conservar ou excretar água. A razão entre osmolalidade sérica e osmolalidade urinária em uma amostra de urina de 24 h normalmente é maior que 1:1 e, depois de um período de privação de água ao longo da noite, essa razão deve ser maior que 3:1. Um paciente desidratado (que perdeu água) pode ter razão urina-soro na faixa de 4:1. Nesses casos, a osmolalidade urinária pode passar de 1.000 mOsm/kg H_2O. Nos pacientes que têm dificuldade de concentrar sua urina (p. ex., portadores de diabetes insípido [DI] ou insuficiência renal crônica), a razão urina-soro geralmente é menor ou igual a 1:1.

A densidade urinária compara o peso da urina com o peso da água, resultando no índice da concentração de solutos. A densidade da água é 1.000. Alterações na densidade de 1.010 a 1.020 refletem um aumento de 400 mOsm/kg H_2O. Nas condições evidenciadas por depleção de sódio, os rins geralmente tentam conservar sódio, a densidade urinária é normal e as concentrações urinárias de sódio e cloreto são baixas.

Alerta de domínio do conceito

A osmolalidade urinária reflete a capacidade renal de produzir urina concentrada ou diluída, de acordo com a osmolalidade sérica e a necessidade de excreção ou conservação de água.

Tonicidade

As alterações da concentração de água causam distensão ou contração da célula. O termo *tonicidade* refere-se à tensão ou ao efeito que a pressão osmótica efetiva de uma solução com solutos impermeáveis exerce sobre as dimensões da célula, em razão da transferência de água através da membrana celular. Um osmol eficaz é aquele que exerce força osmótica e não consegue passar pela membrana celular, enquanto um osmol ineficaz exerce força osmótica e a atravessa. A tonicidade é determinada unicamente pelos solutos eficazes, inclusive glicose, que não conseguem penetrar na membrana celular e, desse modo, geram uma força osmótica que atrai a água para fora da célula. Por outro lado, a ureia, osmoticamente ativa e lipossolúvel, tende a se distribuir igualmente nos dois lados da membrana celular. Por essa razão, quando os níveis de ureia do LEC estão elevados, as concentrações no LIC também aumentam. Desse modo, a ureia é considerada um osmol ineficaz. A ureia só afeta a tonicidade quando suas concentrações extracelulares são alteradas rapidamente (p. ex., durante uma sessão de hemodiálise terapêutica).

As soluções que entram em contato com as células do corpo podem ser classificadas como isotônicas, hipotônicas ou hipertônicas, conforme causem distensão ou retração celular (Figura 8.3). As células colocadas em uma solução isotônica – que tem a mesma osmolalidade efetiva que o LIC (i. e., 280 mOsm/ℓ) – não edemaciam e não retraem. Um exemplo de solução isotônica é o NaCl a 0,9%. Quando colocadas em solução hipotônica – cuja osmolalidade efetiva é menor que a do LIC – as células edemaciam ao serem penetradas pela água; em solução hipertônica – cuja osmolalidade efetiva é maior que a do LIC – as células retraem conforme a água é atraída para fora delas. Entretanto, uma solução isosmótica não é necessariamente isotônica. Por exemplo, a infusão intravenosa de uma solução de glicose a 5% – que é isosmótica – equivale à infusão de uma solução hipotônica de água destilada, porque a glicose é rapidamente metabolizada em CO_2 e água.

Distribuição compartimental dos líquidos corporais

Nos adultos medianos, a água corporal representa cerca de 60% do peso do corpo (ou cerca de 42 ℓ de água). Como as mulheres têm mais tecido adiposo, cerca de 50% do seu peso corporal é constituído de água.[2] A água do corpo está distribuída entre os compartimentos de LEC e LIC. No adulto, o líquido do compartimento de LIC representa em torno de 40% do peso corporal, enquanto o líquido do compartimento de LEC também é dividido em dois subcompartimentos principais: compartimento plasmático, que representa cerca de 25% do LEC, e compartimento de líquido intersticial, que constitui cerca de 75% do LEC[2] (Figura 8.4).

Um terceiro subcompartimento (em geral, menos expressivo) do compartimento de LEC é o transcelular. Este engloba o líquido cerebrospinal e os líquidos contidos nos diversos espaços do corpo, inclusive nas cavidades peritoneal, pleural e pericárdica, nos espaços articulares e no sistema digestório. Em condições normais, apenas cerca de 1% do LEC está no espaço transcelular. Esse volume pode aumentar expressivamente com distúrbios como a ascite, na qual grandes quantidades de líquidos ficam separadas na cavidade peritoneal. Quando o compartimento de líquido transcelular se torna expressivamente ampliado, o termo utilizado é *terceiro espaço*, porque esse líquido não está prontamente disponível para troca com o restante do LEC.

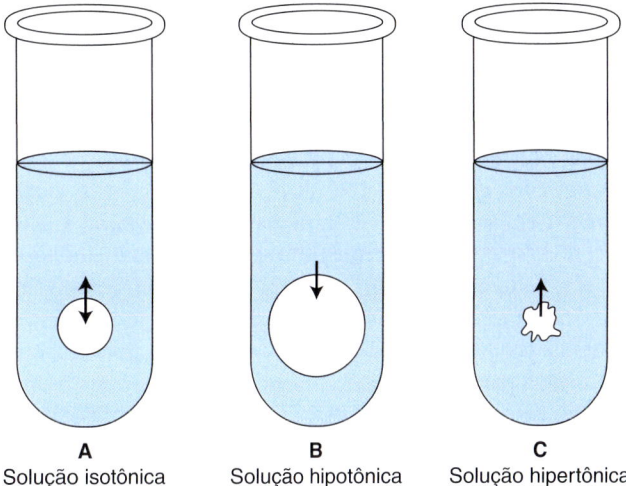

A Solução isotônica   **B** Solução hipotônica   **C** Solução hipertônica

Figura 8.3 • Osmose. **A.** As hemácias não sofrem alteração de tamanho em soluções isotônicas. **B.** O tamanho aumenta nas soluções hipotônicas. **C.** O tamanho diminui nas soluções hipertônicas.

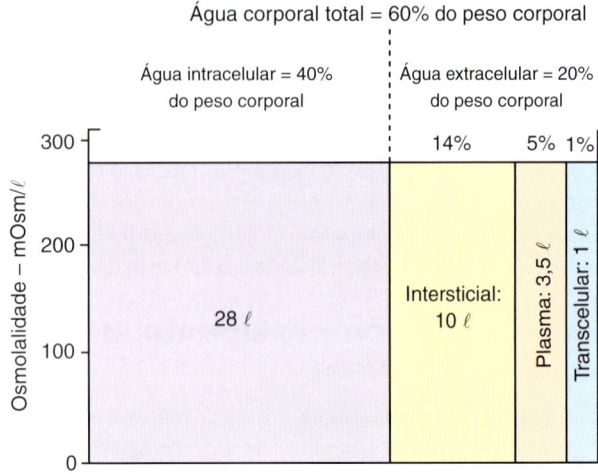

Figura 8.4 • Dimensões aproximadas dos compartimentos corporais de um adulto de 70 kg.

Volume de líquido intracelular

O volume de LIC é regulado não só pelas proteínas e pelos compostos orgânicos existentes nas células do corpo, mas também pela água e pelos solutos trocados entre o LEC e o LIC. A membrana da maioria das células é livremente permeável à água. Por essa razão, a água é transferida entre o LEC e o LIC por ação da força osmótica (osmose). Por outro lado, proteínas e outros compostos orgânicos osmoticamente ativos não conseguem atravessar a membrana celular. A entrada da água nas células é regulada por essas substâncias osmoticamente ativas e também pelos solutos como sódio e potássio, que atravessam a membrana celular. Algumas proteínas intracelulares têm carga negativa e atraem íons de carga positiva (p. ex., K^+), explicando sua concentração mais alta no LIC. O sódio, com concentração mais alta no LEC que no LIC, tende a entrar na célula por difusão. O Na^+ é osmoticamente ativo e, se não fosse contrabalançado, sua entrada poderia atrair água para dentro da célula até rompê-la. Isso não ocorre porque a Na^+/K^+-ATPase da membrana remove continuamente três íons Na^+ da célula para cada dois íons K^+ que voltam para dentro dela. As condições que deprimem a função dessa bomba (p. ex., hipoxia) causam edemaciamento das células por acúmulo de íons Na^+.

O volume de LIC também é afetado pela concentração de substâncias osmoticamente ativas que não conseguem atravessar a membrana celular. Por exemplo, nos pacientes com diabetes melito, a glicose não consegue entrar nas células e sua concentração elevada no LEC atrai água para o meio extracelular. Células como as do sistema nervoso central (SNC) defendem-se das oscilações significativas do volume de líquidos alterando as moléculas intracelulares osmoticamente ativas. Como mecanismo compensatório inicial para preservar o volume celular, há um desvio rápido de sódio, potássio, cloreto e água para fora das células cerebrais em resposta a uma redução da osmolalidade do LEC, ou para dentro das células cerebrais em resposta a um aumento da osmolalidade do LEC. Depois de 48 a 72 h, começa um processo adaptativo mais lento, durante o qual as células cerebrais mobilizam osmólitos orgânicos – basicamente aminoácidos – na tentativa de manter o volume celular normal.

Volume de líquido extracelular

O LEC é dividido entre os compartimentos de líquidos vascular, intersticial e transcelular. O compartimento vascular contém sangue, essencial ao transporte de substâncias como eletrólitos, gases, nutrientes e escórias metabólicas por todo o corpo. O líquido dos espaços intersticiais funciona como veículo de transporte de gases, nutrientes, escórias e outros compostos transferidos entre o compartimento vascular e as células do corpo. Esse líquido também atua como reservatório, a partir do qual o volume vascular pode ser mantido nos episódios de hemorragia ou perda de líquido vascular. Um gel tecidual, material semelhante a uma esponja, formado de grandes quantidades de filamentos de proteoglicanos, preenche os espaços tissulares e facilita a distribuição homogênea do líquido intersticial[2] (ver Figura 8.1). Em condições normais, a maior parte do líquido intersticial encontra-se na forma de gel. Este é sustentado por fibras de colágeno que o mantêm em sua posição. Com consistência mais firme que a da água, impede que esta saia dos capilares e ajuda a evitar sua acumulação nos espaços intersticiais.

Troca de líquidos entre capilares e interstício

A transferência de água entre os compartimentos vascular e intersticial ocorre no nível dos capilares. Quatro forças controlam essa transferência:

1. Pressão de filtração capilar, que empurra água para fora dos capilares e para dentro dos espaços intersticiais
2. Pressão coloidosmótica capilar, que atrai a água de volta ao interior dos capilares
3. Pressão hidrostática intersticial, que se opõe à saída da água dos capilares
4. Pressão coloidosmótica tecidual, que atrai água dos capilares para fora deles e para dentro dos espaços intersticiais.[2]

Em condições normais, a combinação dessas quatro forças é tal que apenas um pequeno excesso de líquido permanece no compartimento intersticial. Esse excesso é removido do interstício pelo sistema linfático e devolvido à circulação sistêmica.

O termo *filtração capilar* refere-se à transferência da água pelos poros dos capilares por ação de uma força mecânica, em vez de osmótica. A pressão de filtração capilar (cerca de 30 a 40 mmHg na extremidade arterial, 10 a 15 mmHg na extremidade venosa e 25 mmHg no espaço intermediário), também conhecida como *pressão hidrostática capilar*, corresponde à pressão que empurra a água para fora dos capilares e para dentro dos espaços intersticiais. Essa pressão reflete as pressões arterial e venosa, as resistências pré-capilar (arteríolas) e pós-capilar (vênulas), e a força de gravidade.[2] A elevação da pressão arterial ou venosa aumenta a pressão capilar. A força de gravidade aumenta a pressão capilar nos segmentos pendentes do corpo. Em um indivíduo que permanece de pé e absolutamente imóvel, o peso do sangue na coluna vascular aumenta a pressão em 1 mmHg para cada 13,6 mm de distância do coração.[2] Essa pressão resulta do peso da água e, consequentemente, é conhecida como *pressão hidrostática*. Nos adultos que permanecem em posição ortostática e absolutamente imóveis, a pressão nas veias dos pés pode chegar a 90 mmHg. Essa pressão é, então, transmitida aos capilares.

Pressão coloidosmótica capilar (aproximadamente 28 mmHg) é a pressão osmótica gerada pelas proteínas plasmáticas, grandes demais para atravessar os poros da parede capilar.[2] O termo *pressão coloidosmótica* diferencia esse tipo de pressão osmótica da que se desenvolve na membrana celular em consequência da existência de eletrólitos e compostos não eletrolíticos. Como as proteínas plasmáticas normalmente não penetram nos poros capilares, e como sua concentração é maior no plasma que nos líquidos intersticiais, a pressão coloidosmótica capilar atrai os líquidos de volta ao interior dos capilares.

A pressão do líquido intersticial (cerca de –3 mmHg) e a pressão coloidosmótica tecidual (cerca de 8 mmHg) contribuem para a transferência da água para dentro e para fora dos espaços intersticiais.[2] A pressão do líquido intersticial, normalmente negativa, contribui para a movimentação extracelular da água nos espaços intersticiais. A pressão coloidosmótica tecidual, que reflete a pequena quantidade de proteínas que normalmente escapam dos capilares para os espaços intersticiais, também atrai água para fora do capilar e para dentro dos espaços teciduais.

O sistema linfático constitui uma via acessória por meio da qual o líquido dos espaços intersticiais pode voltar à circulação. O mais importante é que esse sistema oferece um meio de remover proteínas plasmáticas e partículas osmoticamente ativas dos espaços teciduais, tendo em vista que nenhuma delas pode ser reabsorvida aos capilares.

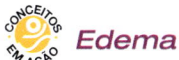
Edema

O edema pode ser definido como a distensão produzida pela expansão do volume de líquido intersticial. Na verdade, os espaços com líquido intersticial podem efetivamente dilatar para acomodar um volume adicional de 10 a 30 ℓ de líquidos.[2] Entre os mecanismos fisiopatológicos que contribuem para a acumulação de edema, estão os fatores que aumentam a pressão de filtração capilar, reduzem a pressão coloidosmótica capilar, aumentam a permeabilidade capilar ou causam obstrução do fluxo de linfa.[2] O Quadro 8.3 resume as causas de edema.

Pressão de filtração capilar aumentada. À medida que a pressão de filtração capilar aumenta, o mesmo acontece com a transferência de líquidos vasculares para os espaços intersticiais. Entre os fatores que elevam a pressão capilar estão: (1) pressão arterial alta ou resistência reduzida ao fluxo sanguíneo pelos esfíncteres pré-capilares; (2) elevação da pressão venosa ou aumento da resistência à drenagem no esfíncter pós-capilar; e (3) distensão dos capilares em consequência da ampliação do volume vascular.

O edema pode ser localizado ou generalizado. O edema localizado que ocorre com a urticária (i. e., placas urticadas) ou outros distúrbios alérgicos ou inflamatórios resulta da liberação de histamina e outros mediadores inflamatórios que provocam dilatação dos esfíncteres pré-capilares e das arteríolas que irrigam as lesões edemaciadas. A tromboflebite obstrui

Quadro 8.3 Causas de edema.

Pressão capilar aumentada
- Aumento do volume vascular:
  - Insuficiência cardíaca
  - Doença renal
  - Retenção pré-menstrual de sódio
  - Gestação
  - Estresse do calor ambiente
  - Tratamento com derivados da tiazolidinediona (p. ex., pioglitazona e rosiglitazona)
- Obstrução venosa
  - Doença hepática com obstrução da veia porta
  - Edema pulmonar agudo
  - Trombose (tromboflebite) venosa
- Redução da resistência arteriolar
  - Reação aos bloqueadores do canal de cálcio

Pressão coloidosmótica reduzida
- Aumento das perdas de proteínas plasmáticas
  - Doenças renais que causam perda de proteínas
  - Queimaduras extensivas
- Redução da síntese de proteínas plasmáticas
  - Doença hepática
  - Inanição, desnutrição

Permeabilidade capilar aumentada
- Inflamação
- Reações alérgicas (p. ex., urticária)
- Câncer (p. ex., ascite, derrame pleural)
- Traumatismo dos tecidos e queimaduras

Fluxo linfático obstruído
- Obstrução maligna das estruturas linfáticas
- Ressecção cirúrgica dos linfonodos

o fluxo venoso e aumenta a pressão venosa, com acumulação de edema na parte pendente, geralmente um dos membros inferiores.

O edema generalizado (conhecido como *anasarca*) em geral é resultante da ampliação do volume vascular. O edema das mãos e dos pés que ocorre em indivíduos saudáveis nos dias quentes de verão é um exemplo de edema causado por vasodilatação dos vasos sanguíneos superficiais, bem como pela retenção de sódio e água. O edema generalizado é comum com distúrbios como a insuficiência cardíaca congestiva, que causa retenção de líquidos e congestão venosa. Nos pacientes com insuficiência cardíaca direita, o sangue que se acumula em todo o sistema venoso provoca congestão dos órgãos internos e edema dos membros pendentes.

Em razão dos efeitos da gravidade, o edema resultante da elevação da pressão capilar geralmente provoca acumulação de líquidos nas partes pendentes do corpo, condição conhecida como *edema postural* ou *gravitacional*. Por exemplo, o edema dos tornozelos e dos pés aumenta quando os pacientes ficam em pé por períodos longos.

Pressão coloidosmótica capilar reduzida. As proteínas plasmáticas geram a força osmótica necessária para atrair o líquido dos espaços teciduais de volta ao interior dos capilares. Consistem em uma mistura de proteínas, inclusive albumina, globulinas e fibrinogênio. A albumina – a menor de todas as proteínas do plasma – tem peso molecular de 69.000; as globulinas têm pesos moleculares de cerca de 140.000; e o fibrinogênio tem peso molecular de 400.000.[2] Devido ao menor peso molecular, há em 1 g de albumina cerca de duas vezes mais moléculas osmoticamente ativas do que em 1 g de globulinas, e quase seis vezes mais dessas moléculas do que em 1 g de fibrinogênio. Além disso, a concentração de albumina (em torno de 4,5 g/dℓ) é maior que a das globulinas (2,5 g/dℓ) e do fibrinogênio (0,3 mg/dℓ).

O edema causado por redução da pressão coloidosmótica capilar geralmente é ocasionado pela produção insuficiente ou pela perda anormal de proteínas plasmáticas, principalmente de albumina, sintetizadas no fígado. Em pacientes com insuficiência hepática grave, a síntese reduzida de albumina diminui a pressão coloidosmótica. Nos pacientes em inanição e desnutrição, o edema acumula-se porque não há aminoácidos para sintetizar proteínas plasmáticas.

As proteínas plasmáticas são perdidas mais comumente pelos rins. Na presença de doenças renais como a glomerulonefrite, os capilares glomerulares tornam-se permeáveis a essas proteínas, principalmente à albumina, que é a menor dentre todas. Quando isso ocorre, grandes quantidades de albumina são filtradas, removidas do sangue e perdidas na urina. A perda excessiva de proteínas plasmáticas também ocorre quando há lesão ou destruição de áreas extensivas da pele. O edema é um problema comum nos estágios iniciais das queimaduras, em consequência da lesão dos capilares e da perda desse tipo de proteínas.[1]

Como as proteínas plasmáticas estão distribuídas homogeneamente por todo o corpo e não são afetadas pela força da gravidade, o edema causado pela redução da pressão coloidosmótica capilar tende a se acumular nos tecidos tanto das áreas não pendentes como das áreas pendentes do corpo. O edema acumula-se na face e também nas pernas e pés.

Permeabilidade capilar aumentada.
Quando os poros dos capilares dilatam ou há perda de integridade das paredes dos capilares, a permeabilidade desses vasos sanguíneos aumenta. Com isso, proteínas e outras partículas osmoticamente ativas do plasma extravasam para os espaços intersticiais, intensificando a pressão coloidosmótica dos tecidos e, desse modo, contribuindo para a acumulação de líquido no interstício. Entre os distúrbios que aumentam a permeabilidade capilar, estão as queimaduras, congestão capilar, inflamação e reações imunes.

Fluxo linfático obstruído.
Proteínas e outras partículas grandes osmoticamente ativas do plasma, que não podem ser reabsorvidas através dos poros da membrana capilar, dependem do sistema linfático para que possam voltar ao sistema circulatório. O edema causado por redução do fluxo linfático em consequência de um bloqueio ou de uma malformação do sistema linfático, forma-se pela acumulação de muitas proteínas em determinadas regiões, condição conhecida como *linfedema*.[5] A invasão neoplásica maligna das estruturas linfáticas e a ressecção dos linfonodos durante uma cirurgia de ressecção de cânceres são causas comuns de linfedema.[6] Outras incluem infecção e traumatismo envolvendo os canais linfáticos e os linfonodos.

Manifestações clínicas.
Os efeitos do edema são determinados basicamente por sua localização. O edema do encéfalo, da laringe ou dos pulmões é uma condição aguda potencialmente fatal. Embora não ponha a vida em risco, também pode interferir na mobilidade quando afeta os movimentos das articulações. Em geral, o edema dos tornozelos e dos pés tem início insidioso e pode ou não estar associado a alguma doença. No nível dos tecidos, o edema aumenta a distância que precisa ser transposta para difusão de O_2, nutrientes e escórias metabólicas. Em geral, os tecidos edemaciados são mais suscetíveis a lesões e isquemia tecidual, inclusive úlceras de pressão. Além disso, o edema pode comprimir vasos sanguíneos. A pele de um dedo da mão gravemente edemaciado pode funcionar como torniquete, desviando o fluxo sanguíneo do membro. O edema também pode ser desfigurante, causando efeitos psicológicos e transtornos de autoconceito. Por fim, adicionalmente, pode causar dificuldade para a aquisição de roupas e calçados bem ajustados.

O *edema com cacifo* ocorre quando a acumulação de líquido no interstício é maior que a capacidade de absorção do gel tecidual. Com esse tipo de edema, a água dos tecidos torna-se móvel e pode ser transferida de um local para outro mediante compressão com um dedo. Em geral, o *edema sem cacifo* ocorre quando proteínas plasmáticas coaguladas se acumulam nos espaços teciduais, sendo mais comum nas áreas com infecção ou traumatismo localizado. Em geral, a área edemaciada é firme à pressão e exibe alterações de cor.

Avaliação e tratamento.
Entre as técnicas usadas para avaliar edemas, incluem-se a pesagem diária, a avaliação visual, a medição da parte afetada e a compressão com um dedo para determinar a formação ou não de cacifo. A pesagem diária, realizada sempre no mesmo horário e com a mesma quantidade de roupa, fornece um indicador útil da acumulação de líquido (1 ℓ de água pesa 1 kg) consequente ao edema. A inspeção visual e a medição da circunferência de um membro também podem ser realizadas para avaliar a gravidade do edema, sendo especialmente úteis quando o edema é causado por tromboflebite. A pressão aplicada com um dedo pode ser usada para determinar o grau de edema com cacifo (depressível). Quando a depressão permanece depois de retirar o dedo, diz-se que o edema forma cacifo. Esse tipo de edema é graduado em uma escala de 1+ (mínimo) a 4+ (grave) (Figura 8.5).

Diferenciar um linfedema de outras formas de edema pode ser desafiador, especialmente em sua manifestação inicial. A papilomatose contribui para essa distinção, uma vez que imprime à pele aspecto verrucoso característico resultante da dilatação dos vasos linfáticos envolvidos em tecido fibrótico. A tomografia computadorizada ou a ressonância magnética podem ser usadas para confirmar o diagnóstico.[5,6]

O tratamento do edema geralmente é voltado para a manutenção da vida quando o problema envolve estruturas vitais, correção ou eliminação da causa, e prevenção de lesão tecidual.

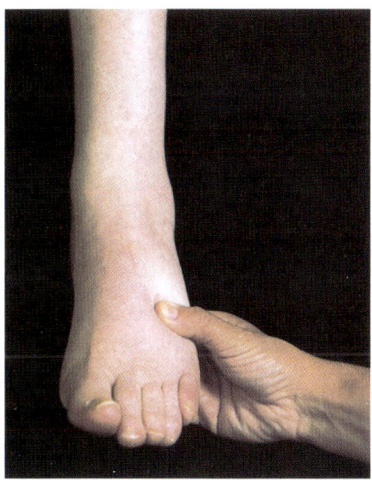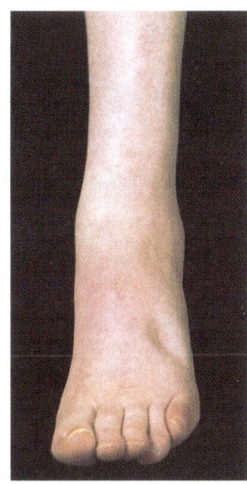

Figura 8.5 • Edema 3+ com cacifo (depressível) no pé esquerdo. Adaptada de Bickley L. S. (2017). *Bates' guide to physical examination and history taking* (12. ed., Figs. 12-24 and 12-25, p. 529). Philadelphia, PA: Wolter Kluwer.

O edema dos membros inferiores pode melhorar com a adoção de medidas simples como, por exemplo, a elevação dos pés. Em geral, o tratamento com diuréticos é usado para edemas associados à ampliação acentuada do volume de LEC. Os níveis séricos de albumina podem ser dosados e, em alguns casos, pode ser necessário administrar albumina intravenosa para aumentar a pressão coloidosmótica do plasma, quando o edema é causado por hipoalbuminemia.

Meias e mangas elásticas compressivas aumentam a pressão do líquido intersticial e a resistência à saída dos líquidos dos capilares para os espaços teciduais. Nos casos típicos, esses dispositivos compressivos são prescritos aos pacientes com doenças como obstrução linfática ou venosa, e são mais eficazes quando aplicados antes de os tecidos acumularem líquido – por exemplo, nas primeiras horas da manhã. O linfedema moderado a grave geralmente é tratado com massagens de baixa pressão para aumentar o fluxo linfático, facilitando a abertura e o fechamento das valvas dos canais linfáticos, além de roupas compressivas ou bombas de compressão pneumática, exercícios de mobilização ativa e passiva, e cuidados meticulosos com a pele para evitar infecção.[5,6]

Acumulação de líquido no terceiro espaço

O terceiro espaço forma-se quando há perda ou retenção de LEC no espaço transcelular. As cavidades serosas fazem parte desse compartimento e estão localizadas em áreas estratégicas do corpo, onde há movimento contínuo de suas estruturas – saco pericárdico, cavidade peritoneal e cavidade pleural. A troca de LEC entre os capilares, os espaços intersticiais e o espaço transcelular das cavidades serosas depende dos mesmos mecanismos utilizados nos capilares de qualquer outra parte do corpo. As cavidades serosas estão diretamente ligadas aos sistemas de drenagem linfática. A ação de ordenha das estruturas em movimento (inclusive pulmões) força continuamente líquidos e proteínas plasmáticas a voltarem para a circulação, mantendo essas cavidades vazias. Qualquer obstrução do fluxo linfático provoca acumulação de líquidos nas cavidades serosas. Como também ocorre com o líquido do edema, os líquidos do terceiro espaço são formados pela acumulação ou retenção de líquidos corporais, que contribuem para o aumento do peso, mas não para a reserva de volume ou a função fisiológica. Algumas causas de acumulação de líquido no terceiro espaço são a síndrome de reação inflamatória sistêmica ou a síndrome de extravasamento capilar da pancreatite, hipoalbuminemia em pacientes com insuficiência hepática e queimaduras de terceiro grau.[7]

O prefixo *hidro* pode ser usado para indicar a acumulação de líquidos em excesso, por exemplo, *hidrotórax* – que significa excesso de líquidos na cavidade pleural. A acumulação de líquidos na cavidade peritoneal é conhecida como *ascite*. A transudação de líquidos para as cavidades serosas também é descrita pelo termo *derrame*. Este pode conter sangue, proteínas plasmáticas, células inflamatórias (*i. e.*, pus) e LEC.

RESUMO

Os líquidos corporais contêm água e eletrólitos, e estão distribuídos entre os compartimentos de LIC e LEC do corpo. Dois terços estão localizados nas células do compartimento de LIC, enquanto o terço restante está no compartimento vascular, nos espaços intersticiais e no terceiro espaço do compartimento de LEC. O LIC tem concentrações altas de potássio, cálcio, fósforo e magnésio, enquanto o LEC tem concentrações altas de sódio, cloreto e bicarbonato.

Os eletrólitos e outros compostos não eletrolíticos passam por difusão através das membranas celulares que separam os compartimentos de LIC e LEC. A água as atravessa por osmose, utilizando canais proteicos especiais conhecidos como *aquaporinas*. Ela sai do lado da membrana onde sua concentração é maior e há quantidades menores de partículas, e entra no lado onde sua concentração é menor e as partículas estão em maior quantidade. A tensão osmótica, ou efeito exercido por uma solução sobre o volume celular causando edemaciamento ou retração da célula, é conhecida como *tonicidade*.

Edema é um aumento de volume do líquido intersticial. Os mecanismos fisiopatológicos que contribuem para a acumulação de edema incluem fatores que (1) aumentam a pressão de filtração capilar; (2) reduzem a pressão coloidosmótica capilar; (3) aumentam a permeabilidade capilar; e (4) obstruem o fluxo linfático. O efeito que o edema causa em determinada função do corpo é estabelecido por sua localização. O edema do encéfalo, da laringe ou dos pulmões é uma condição aguda potencialmente fatal, enquanto o dos tornozelos e pés pode ser um incômodo normalmente associado às temperaturas altas. Também pode haver acúmulo de líquido no compartimento transcelular – espaços articulares, saco pericárdico, cavidade peritoneal e cavidade pleural. Como esse líquido não pode ser trocado facilmente com o restante do compartimento de LEC, em geral é descrito como líquido do terceiro espaço.

HOMEOSTASIA DO SÓDIO E DA ÁGUA

Depois de concluir esta seção, o leitor deverá ser capaz de:

- Descrever as funções e os mecanismos fisiológicos que controlam os níveis de água e a concentração de sódio do corpo, inclusive volume circulante efetivo, sistema nervoso simpático, sistema renina-angiotensina-aldosterona e hormônio antidiurético
- Descrever a relação entre hormônio antidiurético e canais de aquaporina-2 na reabsorção de água pelos rins
- Comparar a fisiopatologia, as manifestações clínicas e o tratamento do diabetes insípido (DI) e da síndrome de secreção inadequada de hormônio antidiurético.

A transferência de líquidos corporais entre os compartimentos de LIC e LEC ocorre através da membrana celular e depende dos níveis de água e sódio no LEC. Aproximadamente 93% dos líquidos corporais são constituídos de água, enquanto sais de sódio representam cerca de 90 a 95% dos solutos do LEC.[2] Em condições normais, as alterações das quantidades de água e sódio são proporcionais, de modo que o volume e a osmolalidade do LEC possam ser mantidos dentro da faixa normal. Como é a concentração de sódio que controla a osmolalidade do LEC, as alterações desse íon geralmente vêm acompanhadas de variações proporcionais do volume de água.

Homeostasia da água corporal

A água corporal total (ACT) varia com o sexo e a idade. Essas diferenças podem ser explicadas por variações da gordura corporal, que praticamente não contém água (i. e., a gordura é composta de cerca de 10% de água, em comparação com 75% da composição do músculo esquelético). Nos adultos jovens do sexo masculino, a ACT representa cerca de 60% do peso corporal, enquanto o valor correspondente nas mulheres jovens gira em torno de 50%.[1] A ACT tende a diminuir com o envelhecimento, porque há acumulação de mais tecido adiposo e perda de musculatura.[1] A obesidade a diminui ainda mais, uma vez que os tecidos adiposos contêm apenas 10% de água.[1]

Os lactentes normalmente têm mais ACT que as crianças maiores ou os adultos. A água corporal total representa quase 75% do peso corporal dos lactentes a termo e constitui porcentagem ainda maior dos prematuros.[1] Além de ter proporcionalmente mais água corporal que os adultos, em termos relativos, os lactentes têm mais água em seus compartimentos de LEC (mais de 50%). No recém-nascido, o maior teor de água do LEC pode ser explicado por sua taxa metabólica mais alta, superfície corporal aumentada em comparação à massa corporal, e incapacidade de concentrar a urina em razão da imaturidade das estruturas renais. Como têm mais facilidade para perder LEC, os recém-nascidos são mais suscetíveis aos déficits de líquido do que as crianças maiores e os adultos. À medida que o lactente cresce, a ACT diminui e, ao final do segundo ano de vida, as porcentagens e a distribuição são semelhantes às dos adultos.[8]

Ganhos e perdas

Independentemente da idade, todos os indivíduos saudáveis necessitam de cerca de 100 mℓ de água para cada 100 calorias metabolizadas, a fim de dissolver e eliminar os resíduos do metabolismo. Isso significa que um indivíduo que despende 1.800 calorias na forma de energia requer cerca de 1.800 mℓ de água para finalidades metabólicas. A taxa metabólica aumenta 12% para cada 1°C de elevação na temperatura corporal, quando há febre.[2] A febre também eleva a frequência respiratória, acarretando perdas adicionais de vapor de água pelos pulmões.

As principais fontes de água são a ingestão oral e o metabolismo dos nutrientes. A água – inclusive a obtida dos líquidos e alimentos sólidos – é absorvida pelo sistema digestório. Alimentação por tubo e líquidos administrados por via parenteral também são fontes de água; os processos metabólicos produzem quantidades pequenas.

Em condições normais, as perdas mais expressivas de água ocorrem nos rins, enquanto volumes menores são eliminados pela pele, pulmões e sistema digestório. Mesmo quando se interrompe a administração de líquidos orais ou parenterais, os rins continuam a produzir urina como forma de eliminar os resíduos metabólicos do corpo. O débito urinário necessário para eliminar esses restos é conhecido como *débito urinário obrigatório*, que representa cerca de 300 a 500 mℓ/dia. As perdas de água que podem ocorrer pela pele e pulmões são conhecidas como *perdas imperceptíveis de água*. A Tabela 8.2 resume os ganhos e as perdas de água corporal.

Homeostasia do sódio

O sódio é o cátion mais abundante no corpo, representando em média cerca de 60 mEq/kg de peso corporal.[1] A maior parte do sódio do corpo está no compartimento de LEC (135 a 145 mEq/ℓ [135 a 145 mmol/ℓ]), enquanto o compartimento de LIC contém apenas quantidades pequenas (10 a 14 mEq/ℓ [10 a 14 mmol/ℓ]). A membrana da célula em repouso é relativamente impermeável ao sódio. O que entra na célula por difusão é transportado ativamente para fora contra um gradiente eletroquímico pela bomba de Na^+/K^+-ATPase da membrana.

O sódio atua basicamente na regulação do volume de LEC. Como cátion principal desse compartimento, ele e seus ânions associados (Cl^- e HCO_3^-) respondem por cerca de 90 a 95% da atividade osmótica do LEC. Como faz parte da molécula do bicarbonato de sódio, é importante para a regulação do equilíbrio acidobásico. Sendo um íon carreador de corrente, o Na^+ contribui para a função normal do sistema nervoso e de outros tecidos excitáveis.

Tabela 8.2 Causas de ganho e perda de água corporal do adulto.

Ganhos		Perdas	
Ingestão		Urina	1.500 mℓ
Na forma de água	1.000 mℓ	Perdas imperceptíveis:	
Nos alimentos	1.300 mℓ	Pulmões	300 mℓ
Água de oxidação	200 mℓ	Pele	500 mℓ
		Fezes	200 mℓ
Total	2.500 mℓ	Total	2.500 mℓ

Compreenda | Troca de líquidos capilares

A transferência de líquidos entre o compartimento vascular e o compartimento de líquido intersticial que circunda as células do corpo ocorre no nível dos capilares. A direção e o volume de líquidos que atravessam as paredes capilares são determinados pelos seguintes fatores: (1) pressões hidrostáticas nos dois compartimentos; (2) pressões coloidosmóticas nos dois compartimentos; e (3) remoção do excesso de líquido e das partículas osmoticamente ativas dos espaços intersticiais, pelo sistema linfático.

Pressão hidrostática

Pressão hidrostática é a força de empuxo exercida por um líquido. Dentro dos capilares, é igual à pressão de filtração capilar, ou seja, cerca de 30 mmHg na extremidade arterial e 10 mmHg na extremidade venosa. Pressão do líquido intersticial é a força que os líquidos dos espaços intersticiais exercem fora da parede capilar. Existem evidências sugerindo que a pressão intersticial seja ligeiramente negativa (–3 mmHg), contribuindo para a saída de líquido dos capilares.

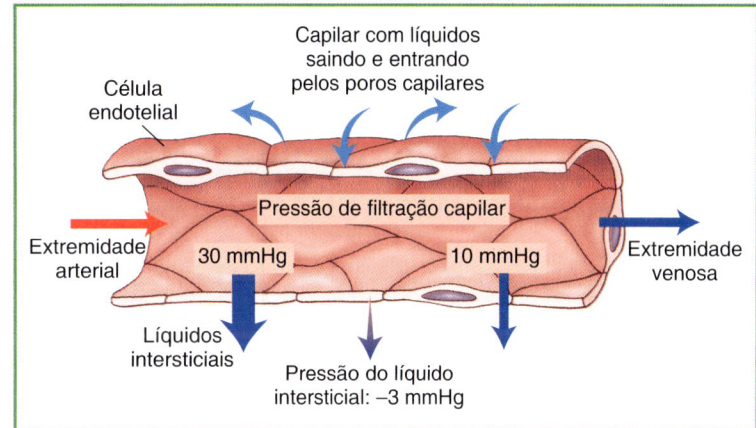

Pressão coloidosmótica

Pressão coloidosmótica é a força de empuxo criada por partículas uniformemente dispersas, inclusive proteínas plasmáticas, que não podem atravessar os poros da membrana do capilar. Normalmente, a pressão coloidosmótica capilar aproximada é de 28 mmHg ao longo de todo o trajeto do sistema capilar. A pressão coloidosmótica intersticial (em torno de 8 mmHg) representa a força de empuxo exercida pelas quantidades pequenas de proteínas que saem pelos poros da parede capilar e entram nos espaços intersticiais. A pressão coloidosmótica capilar, maior que a pressão hidrostática na extremidade venosa do capilar e que a pressão coloidosmótica intersticial, é a principal responsável pela transferência dos líquidos de volta ao interior dos capilares.

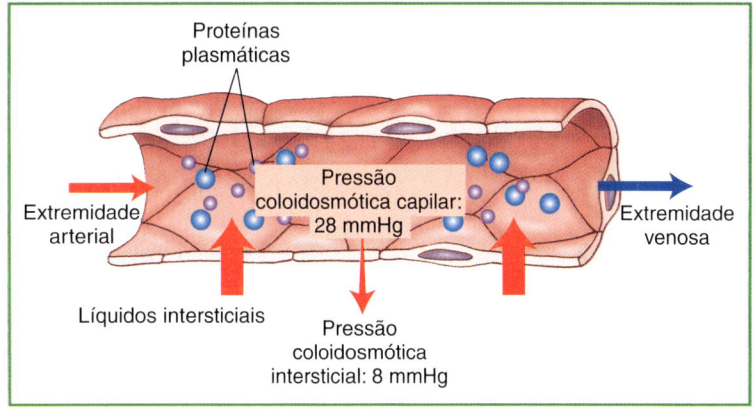

(*continua*)

> **Compreenda** Troca de líquidos capilares (*continuação*)

Drenagem linfática

A circulação linfática forma um sistema acessório por meio do qual os líquidos podem voltar à circulação sistêmica. Normalmente, as forças que movimentam os líquidos dos capilares para dentro do interstício são maiores do que as forças que os devolvem ao interior dos capilares. Qualquer excesso de líquidos e proteínas plasmáticas osmoticamente ativas que possa ter extravasado no interstício é recolhido pelos vasos do sistema linfático e devolvido à circulação. Na falta da função do sistema linfático, quantidades excessivas de líquidos poderiam acumular-se nos espaços intersticiais.

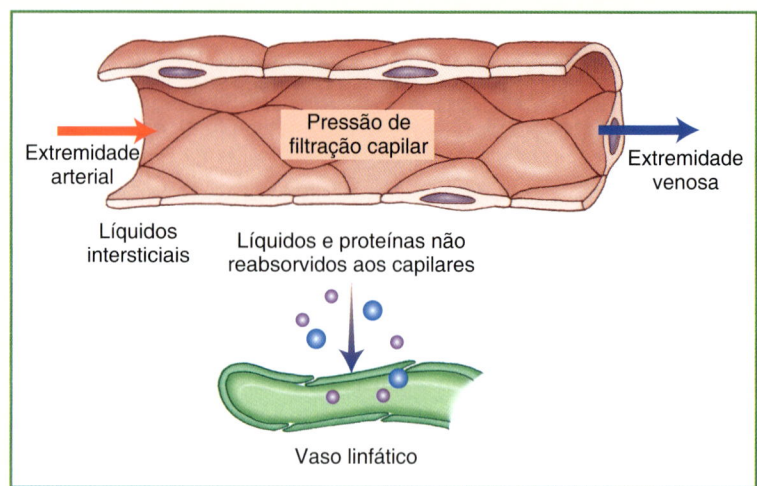

> **Conceitos fundamentais**
>
> **Homeostasia do sódio e da água**
>
> - O volume de água e seu efeito na concentração de sódio do LEC ajudam a regular a distribuição de líquidos entre os compartimentos de LIC e LEC
> - A hipo- ou a hipernatremia causadas, respectivamente, por perdas ou acúmulos desproporcionais de sódio ou água exercem seus efeitos sobre o LIC, resultando na transferência da água para dentro ou fora das células do corpo. Algumas manifestações clínicas das alterações da concentração de sódio refletem variações do volume intracelular, principalmente das células do sistema nervoso.

Ganhos e perdas

Normalmente, o sódio entra no corpo pelo sistema digestório e é eliminado pelos rins ou perdido via esse sistema ou a pele. Em condições normais, o sódio ingerido provém de fontes dietéticas. As necessidades corporais desse elemento geralmente podem ser atendidas pela ingestão de apenas 500 mg/dia. A ingestão média de sal varia de 6 a 15 g/dia, ou 12 a 30 vezes as necessidades diárias. A ingestão dietética, comumente maior que a quantidade necessária ao corpo, frequentemente é mais influenciada por fatores culturais e preferências alimentares, do que pelas necessidades do organismo. Como os rótulos das embalagens indicam, alguns alimentos preparados comercialmente e bebidas não alcoólicas contêm quantidades expressivas de sódio. Outras fontes desse mineral são as infusões intravenosas de soro fisiológico e fármacos que o contêm.

A maior parte das perdas de sódio ocorre por meio dos rins, que são extremamente eficientes na regulação dessas perdas. Quando a ingestão de sódio é limitada ou diante da necessidade de sua conservação, os rins conseguem reabsorver quase todo o sódio filtrado pelos glomérulos. Isso resulta na formação de urina praticamente sem sódio. Por outro lado, quanto maior a ingestão, maiores são as perdas urinárias de sódio.

Em geral, menos de 10% do sódio ingerido é perdido pelo sistema digestório e pela pele. Embora a concentração de sódio nos líquidos dos segmentos proximais do sistema digestório esteja muito próxima da concentração no LEC, o sódio é reabsorvido conforme os líquidos passam pelos segmentos distais do intestino, de modo que sua concentração aproximada nas fezes é de apenas 40 mEq/ℓ (40 mmol/ℓ). As perdas de sódio aumentam com distúrbios como vômito, diarreia, drenagem de fístulas e aspiração gastrintestinal, que removem sódio do sistema digestório. A irrigação dos tubos gastrintestinais com água destilada retira sódio do sistema digestório, do mesmo modo como ocorre com os enemas aplicados com água de torneira.

O sódio deixa a pele através das glândulas sudoríferas. O suor é uma solução hipotônica que contém sódio e cloreto. Embora as perdas de sódio por transpiração geralmente sejam desprezíveis, elas podem aumentar muito durante os exercícios físicos e períodos de exposição a altas temperaturas ambientais. Um indivíduo que transpire profusamente chega a perder 15 a 30 g de sal por dia, nos primeiros dias de exposição a um ambiente com temperatura elevada. Em geral, essa quantidade diminui a menos de 3 a 5 g por dia, depois de 4 a 6 semanas de aclimatização.[2]

Mecanismos de regulação

O regulador principal da homeostasia do sódio e da água é a manutenção do *volume circulante efetivo*, também conhecido como *volume de sangue arterial efetivo*. Isso corresponde ao sistema vascular que irriga o corpo. Um volume circulante efetivo baixo ativa mecanismos de *feedback* que aumentam a retenção de sódio e água, enquanto um volume circulante efetivo alto desencadeia mecanismos de *feedback* que diminuem essa retenção.

O volume circulante efetivo é monitorado por alguns sensores localizados no sistema vascular e nos rins. Esses sensores são *barorreceptores*, porque respondem ao estiramento das paredes vasculares induzido pela pressão arterial.[1] Existem barorreceptores na circulação de baixa pressão (paredes dos átrios cardíacos e vasos pulmonares calibrosos), os quais respondem basicamente à plenitude da circulação. Também existem barorreceptores na circulação arterial de alta pressão (arco aórtico e seio carotídeo), o quais reagem principalmente às oscilações da pressão arterial. A atividade desses dois tipos de receptores regula a eliminação de água via modulação da atividade do sistema nervoso simpático e da secreção de hormônio antidiurético (ADH).[1] O sistema nervoso simpático reage às alterações da pressão arterial e do volume sanguíneo ajustando a taxa de filtração glomerular e, desse modo, a taxa com que o sódio é filtrado do sangue. A atividade simpática também regula a reabsorção tubular de sódio e a secreção de renina. Outro mecanismo relacionado com a excreção renal de sódio é o do peptídio natriurético atrial (PNA), secretado pelas células dos átrios do coração. O PNA, liberado em resposta ao estiramento e ao enchimento excessivo dos átrios, aumenta a excreção renal de sódio que, por sua vez, atrai mais água.[1]

Receptores sensíveis à pressão existentes nos rins, principalmente nas arteríolas aferentes, respondem diretamente às oscilações da pressão arterial estimulando o sistema nervoso simpático e secretando renina, que ativa o sistema renina-angiotensina-aldosterona (SRAA).[1] Esse sistema exerce suas ações por meio da angiotensina II e da aldosterona. A renina é uma enzima proteica pequena liberada pelos rins em resposta às alterações da pressão arterial, da taxa de filtração glomerular e da quantidade de sódio no líquido tubular. A maior parte da renina secretada deixa os rins e entra na corrente sanguínea, onde interage enzimaticamente e converte uma proteína plasmática circulante conhecida como *angiotensinogênio*, em angiotensina I.

A angiotensina I é convertida rapidamente em angiotensina II pela enzima conversora de angiotensina (ECA), nos pequenos vasos sanguíneos dos pulmões. A angiotensina II atua de modo direto nos túbulos renais e aumenta a reabsorção de sódio. Além disso, causa contração dos vasos sanguíneos renais e, desse modo, diminui a taxa de filtração glomerular e o fluxo sanguíneo renal, de modo a haver menos filtração e mais reabsorção de sódio.

A angiotensina II também é um regulador potente da *aldosterona*, hormônio secretado pelo córtex suprarrenal. Esse hormônio atua nos túbulos coletores corticais dos rins e aumenta a reabsorção de sódio, ao mesmo tempo que promove a eliminação de potássio. A ação da aldosterona na conservação de sódio pode ser inibida por bloqueio com diuréticos poupadores de potássio (p. ex., espironolactona, amilorida e triantereno), supressão da secreção de renina (p. ex., bloqueadores beta-adrenérgicos), inibição da conversão da angiotensina I em angiotensina II (*i. e.*, inibidores da ECA), ou bloqueio da ação da angiotensina II no receptor de angiotensina (*i. e.*, bloqueadores do receptor de angiotensina II, ou BRA).[1]

Sede e hormônio antidiurético

Sede e ADH são dois mecanismos adicionais que contribuem diretamente para a regulação da água corporal, e indiretamente para a regulação do nível de sódio. A sede regula basicamente a ingestão de água, enquanto o ADH regula sua eliminação. Ambos reagem às alterações da osmolalidade extracelular e do volume circulante efetivo resultante (Figura 8.6).[1]

Distúrbios da sede

Sede é a sensação consciente da necessidade de obter e ingerir líquidos com teor elevado de água. A ingestão de água ou outros líquidos geralmente ocorre por força do hábito ou por outras razões não relacionadas com a sede. A maioria dos indivíduos bebe sem ter sede, e a água é ingerida antes que seja

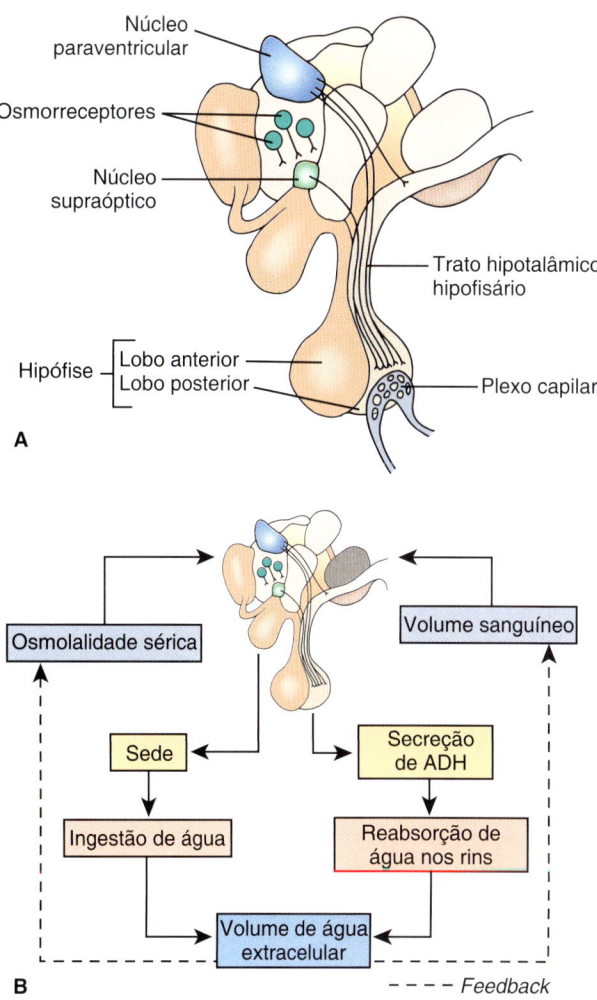

Figura 8.6 • **A.** Corte sagital da hipófise e do hipotálamo anterior. O hormônio antidiurético (ADH) é produzido principalmente no núcleo supraóptico e no núcleo hipotalâmico paraventricular, em quantidades menores. Em seguida, desce pelo trato hipotalâmico-hipofisário e é armazenado nos grânulos secretórios da neuro-hipófise, de onde pode ser liberado na corrente sanguínea. **B.** Vias reguladoras do volume extracelular de água pela sede e pelo ADH.

necessária. Por essa razão, a sede é basicamente uma reação de emergência. Em geral, ocorre apenas quando a necessidade de ingerir água não foi previamente atendida.

A sede é controlada pelo centro hipotalâmico da sede. Existem dois estímulos à sede verdadeira, causada pela necessidade de água: (1) desidratação celular ocasionada pelo aumento da osmolalidade do LEC; e (2) redução do volume sanguíneo, que pode ou não estar associada à diminuição da osmolalidade sérica. Neurônios sensoriais conhecidos como *osmorreceptores*, localizados no centro hipotalâmico da sede ou nas suas proximidades, reagem às alterações da osmolalidade do LEC com edemaciamento ou retração (Figura 8.7). Normalmente, a sede é percebida quando ocorrem alterações de apenas 1 a 2% na osmolalidade sérica.[9] Os receptores de estiramento do sistema vascular citados antes, que monitoram o volume circulante efetivo, também participam da regulação da sede. Esta é um dos primeiros sintomas de hemorragia e geralmente ocorre antes do aparecimento de outros sinais de perda sanguínea.

Um terceiro estímulo importante para a sede é a angiotensina II, cujos níveis aumentam em resposta às quedas do volume sanguíneo e da pressão arterial. O sistema renina-angiotensina contribui para a sede não osmótica. Esse sistema é considerado um *backup* e provavelmente não contribui para a regulação da sede normal. Contudo, níveis altos de angiotensina podem provocar sede em pacientes com doença renal crônica e insuficiência cardíaca congestiva, nos quais os níveis de renina podem estar elevados.

O ressecamento da boca, como a sede que um palestrante sente enquanto fala, produz uma sensação de sede não necessariamente associada às condições de hidratação do corpo. Essa sensação também ocorre nos indivíduos que respiram pela boca, inclusive tabagistas e portadores de doença respiratória crônica ou síndrome de hiperventilação.

Hipodipsia.
É uma redução da capacidade de sentir sede, comumente associada às lesões da região hipotalâmica (p. ex., traumatismo craniano, meningiomas, hidrocefalia oculta, hemorragia subaracnóidea). Também há evidência de diminuição da sede e da ingestão de água em idosos com mais de 80 anos, apesar dos níveis mais altos de sódio e osmolalidade plasmáticos.[10] A incapacidade de perceber e reagir à sede é agravada nos idosos que sofreram acidentes vasculares encefálicos (AVE), e também pode ser afetada por confusão mental, déficits sensoriais e distúrbios motores.

Polidipsia.
Também conhecida como sede excessiva, é normal quando ocorre nas condições de déficit de água. A intensificação da sensação de sede e do comportamento que leva à ingestão de líquidos pode ser classificada em três grupos: (1) sede sintomática ou verdadeira; (2) sede inadequada ou falsa, que ocorre a despeito de níveis normais de água corporal e osmolalidade sérica; e (3) ingestão compulsiva de água. A *sede sintomática* ocorre quando há perda de água corporal, e regride mediante reposição da água. Entre as causas mais frequentes, estão as perdas de água associadas com diarreia, vômitos, diabetes melito e DI. A *sede inadequada* ou *excessiva* pode persistir, mesmo com hidratação apropriada. Essa é uma queixa comum dos pacientes com insuficiência cardíaca congestiva, diabetes melito e doença renal crônica. Embora a causa da sede desses pacientes seja desconhecida, pode resultar dos níveis altos de angiotensina. A sede também é uma

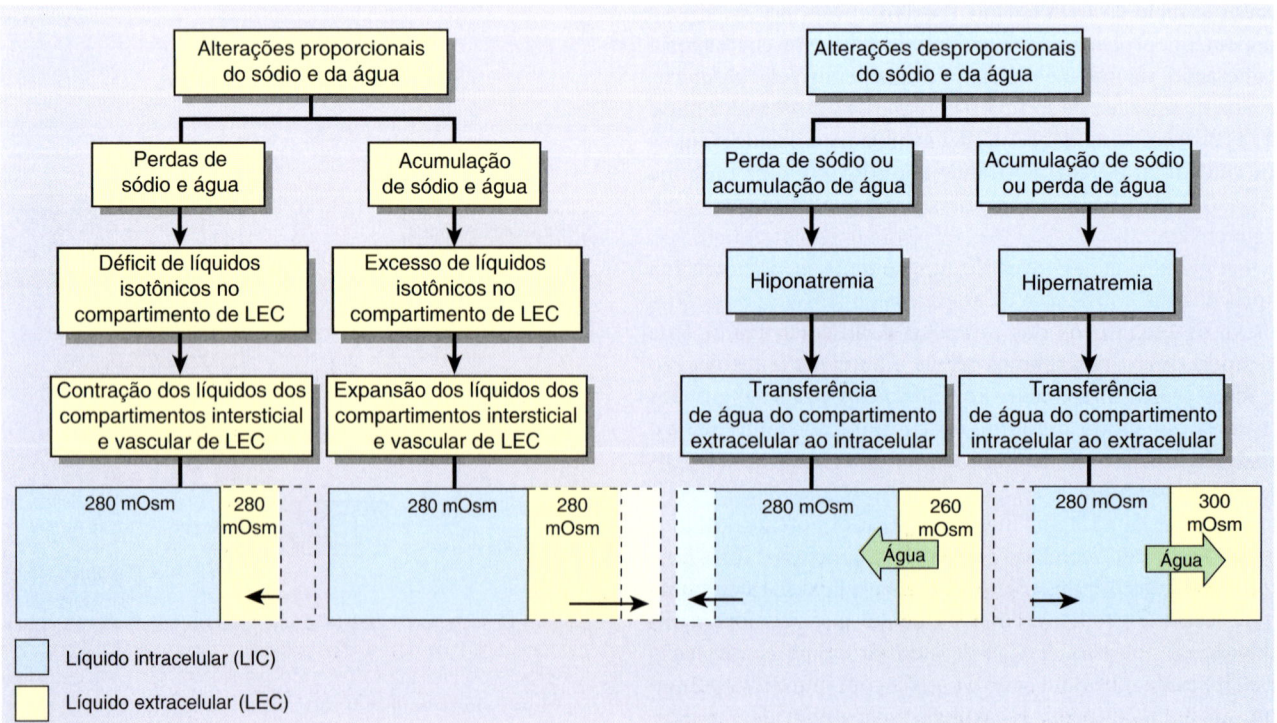

Figura 8.7 • Efeito do excesso e do déficit de líquido isotônico, da hiponatremia e da hipernatremia no movimento da água entre os compartimentos de líquido extra- (LEC) e intracelular (LIC).

queixa comum dos pacientes com ressecamento bucal causado por disfunção das glândulas salivares ou tratamento com fármacos de ação anticolinérgica (p. ex., anti-histamínicos, atropina) e que diminuem a secreção de saliva.

A *polidipsia psicogênica* consiste na ingestão compulsiva de água e, em geral, é detectada nos pacientes com transtornos psiquiátricos, mais comumente esquizofrenia.[11] Eles ingerem grandes quantidades de água e eliminam volumes enormes de urina. A causa dessa ingestão excessiva não está esclarecida. O problema pode ser agravado pelos fármacos antipsicóticos, que aumentam os níveis do ADH e interferem na excreção de água pelos rins. O tabagismo, comum entre esses pacientes, também estimula a secreção de ADH. A ingestão excessiva somada à excreção reduzida de água (ou à ingestão rápida a uma taxa maior que a da excreção renal) pode causar intoxicação hídrica nos pacientes com polidipsia psicogênica. Em geral, o tratamento consiste em restringir a ingestão de água e adotar medidas comportamentais voltadas para a redução de seu consumo.

Distúrbios do hormônio antidiurético

A reabsorção de água pelos rins é regulada pelo ADH, também conhecido como *vasopressina*. O ADH é sintetizado pelas células dos núcleos supraópticos e paraventriculares do hipotálamo e, em seguida, transportado por uma via neural (*i. e.*, trato hipotalâmico-hipofisário) até a neuro-hipófise, onde é armazenado. Quando os núcleos supraópticos e paraventriculares do hipotálamo são estimulados pela osmolalidade sérica elevada ou por outros fatores, estímulos neurais descem pelo trato hipotalâmico-hipofisário até a neuro-hipófise, resultando na secreção do ADH armazenado na circulação[12] (ver Figura 8.7).

O ADH exerce seus efeitos via dois tipos de receptor de vasopressina (V) – V_1 e V_2. Os receptores V_1, localizados na musculatura lisa dos vasos sanguíneos, causam vasoconstrição – daí o nome *vasopressina*. Embora o ADH possa aumentar a pressão arterial por meio de tais receptores, essa resposta ocorre apenas quando seus níveis estão muito aumentados. Os receptores V_2 encontram-se nas células tubulares do ducto coletor cortical e controlam a reabsorção de água pelos rins. Esses mecanismos renais de reabsorção de água são responsáveis pela manutenção da osmolalidade dos líquidos corporais.[2]

Sem ADH, as membranas luminais das células epiteliais tubulares dos ductos coletores são praticamente impermeáveis à água. Quando há esse hormônio, os poros ou canais de água conhecidos como *aquaporinas* são estimulados a se mover para dentro da membrana dessas células tubulares, tornando-as permeáveis à água. A aquaporina-2 é o canal de água específico controlado pelo ADH.[2]

Como também ocorre com a sede, os níveis do ADH são controlados pelo volume do LEC e pela osmolalidade. Os osmorreceptores hipotalâmicos são capazes de detectar oscilações da osmolalidade do LEC, e podem estimular a síntese e a secreção de ADH. Do mesmo modo, receptores de estiramento sensíveis às alterações da pressão arterial e ao volume circulante efetivo ajudam a regular a secreção desse hormônio (*i. e.*, secreção não osmótica de ADH). Reduções do volume sanguíneo entre 5 e 10% provocam aumentos máximos nos níveis de ADH. Como ocorre com muitos outros mecanismos homeostáticos, os distúrbios agudos causam alterações mais expressivas nos níveis de ADH, comparativamente às condições crônicas.

Anormalidades da síntese e da secreção de ADH ocorrem em algumas situações de estresse. Dor intensa, náuseas, traumatismo, intervenção cirúrgica, alguns anestésicos e narcóticos (p. ex., morfina e meperidina) aumentam os níveis desse hormônio.[2] Entre as substâncias que afetam o nível de ADH, estão a nicotina, que estimula sua secreção, e o etanol, que a inibe (Tabela 8.3). Dois distúrbios importantes alteram os níveis do ADH: DI e síndrome de secreção inadequada de ADH.

Diabetes insípido. É causado pela deficiência de ADH ou por uma resposta atenuada ao hormônio.[2] Os pacientes com essa doença não conseguem concentrar a urina durante os períodos de restrição hídrica e excretam grandes volumes, geralmente 3 a 20 ℓ/dia, dependendo da gravidade da deficiência ou da insensibilidade renal ao ADH. Esse débito urinário volumoso é acompanhado de sede excessiva. Contanto que o mecanismo da sede esteja normal e que a pronta ingestão de líquidos seja possível, há pouca ou nenhuma alteração nos níveis de líquido em pacientes com DI. O perigo ocorre quando a doença acomete pacientes que não conseguem comunicar a necessidade de ingerir água ou não conseguem ingerir o volume necessário. Nesses casos, a ingestão inadequada de líquidos conduz rapidamente à desidratação hipertônica e a uma osmolalidade sérica elevada.

Existem dois tipos de DI: neurogênico ou central, consequente a uma anormalidade da síntese ou da secreção do ADH; e nefrogênico, causado pela insensibilidade dos rins à ação do ADH.[2] Com o DI neurogênico, deve haver destruição de 80 a 90% dos neurônios secretores de ADH para que o paciente

Tabela 8.3 Substâncias que afetam os níveis do hormônio antidiurético.*

Substâncias que reduzem a ação/nível de ADH	Substâncias que aumentam a ação/nível de ADH
Anfotericina B	Anestésicos gerais (a maioria)
Antagonistas da morfina	Antidepressivos tricíclicos
Demeclociclina	Anti-inflamatórios não esteroides
Etanol	Antineoplásicos (vincristina e ciclofosfamida)
Foscarnete	Antipsicóticos do grupo da fenotiazina
Lítio	Carbamazepina
	Clofibrato
	Clorpropamida
	Diuréticos tiazídicos (clorotiazida)
	Inibidores seletivos da recaptação de serotonina
	Narcóticos (morfina e meperidina)
	Nicotina
	Tiotixeno (antipsicótico)

*A lista não é completa.
ADH: hormônio antidiurético.

apresente poliúria. A maioria dos pacientes com DI neurogênico manifesta parcialmente a doença e conserva alguma capacidade de concentração urinária. O DI neurogênico transitório pode ser subsequente a traumatismos cranianos ou cirurgias realizadas nas proximidades do trato hipotalâmico-hipofisário. O DI nefrogênico caracteriza-se por redução da capacidade de concentrar urina e conservar água livre. É uma doença que pode estar relacionada a um traço genético afetando o receptor V_2, que se liga ao ADH, ou à proteína aquaporina-2, que forma os canais de água dos túbulos coletores.[2] Outras causas adquiridas de DI nefrogênico são fármacos como o lítio, além de distúrbios eletrolíticos (p. ex., depleção de potássio e hipercalcemia crônica). Ambos parecem interferir nas ações pós-receptor do ADH sobre a permeabilidade dos ductos coletores.

Em geral, a investigação diagnóstica dos pacientes com DI começa com a tentativa de determinar o débito urinário total de 24 h. Além disso, também é necessário confirmar se a diurese osmótica não é causada pela glicose ou por distúrbios como as doenças renais. A avaliação subsequente baseia-se na dosagem dos níveis de ADH simultaneamente à determinação das osmolalidades plasmática e urinária, antes e depois de um intervalo de privação de líquidos ou infusão de solução salina hipertônica. Em pacientes com DI neurogênico, os níveis de ADH não aumentam em resposta à elevação da osmolalidade plasmática. Outra abordagem diagnóstica consiste em uma experiência cuidadosamente monitorada usando uma preparação farmacêutica do ADH. Pacientes com DI nefrogênico não respondem às preparações farmacêuticas desse hormônio. Quando há suspeita de DI central, técnicas diagnósticas como RM da região hipofisário-hipotalâmica são realizadas para determinar a causa da doença. A RM localiza a neuro-hipófise normal como um sinal de intensidade alta nas imagens em T1. Estudos experimentais indicaram que a "mancha brilhante" estava relacionada com a quantidade de ADH armazenado. Esse sinal de intensidade alta é localizado na maioria (e não em todos) dos indivíduos normais, mas não na maioria (embora também não em todos) dos pacientes com DI.[13]

O tratamento do DI central depende da causa e da gravidade da doença. Alguns pacientes com DI neurogênico parcial mantêm a homeostasia da água praticamente normal, quando conseguem ingeri-la em resposta à sede. Existem preparações farmacêuticas de ADH para tratar pacientes que não podem ser controlados com medidas conservadoras. O fármaco preferido para tratar DI crônico é o acetato de desmopressina (DDAVP), geralmente administrado por via oral, embora também disponível em preparações nasal e parenteral. O antidiabético oral clorpropamida pode ser usado para estimular a secreção de ADH em pacientes com DI neurogênico parcial. Esse fármaco geralmente é reservado para casos especiais, porque pode causar hipoglicemia. As formas neurogênica e nefrogênica do DI respondem parcialmente aos diuréticos tiazídicos (p. ex., hidroclorotiazida). Esses diuréticos parecem atuar aumentando a excreção de sódio pelos rins, acarretando contração do volume de LEC, redução da taxa de filtração glomerular (e também a carga filtrada de sódio) e aumento da reabsorção de água e sódio. Alguns estudos também sugeriram que os diuréticos tiazídicos aumentam a permeabilidade dos túbulos coletores à água.[13]

Síndrome de secreção inadequada de hormônio antidiurético.
É causada por uma anormalidade do sistema de *feedback* negativo que regula a secreção e a inibição desse hormônio.[2] Nos pacientes com essa síndrome, a secreção de ADH continua mesmo quando a osmolalidade sérica está baixa, resultando em retenção acentuada de água e hiponatremia dilucional.

A síndrome de secreção inadequada de hormônio antidiurético (SSIADH) pode ser um distúrbio transitório (p. ex., em situações de estresse) ou, mais comumente, uma doença crônica resultante de outros distúrbios, como tumores pulmonares ou cerebrais. Estímulos como intervenções cirúrgicas, dor, estresse e oscilações da temperatura podem estimular a secreção de ADH por uma ação no SNC. Fármacos causam a SSIADH por diversos mecanismos. Alguns parecem aumentar a produção e a secreção de ADH pelo hipotálamo, enquanto outros atuam diretamente nos túbulos renais e intensificam a ação do hormônio. As formas mais crônicas da SSIADH podem ser causadas por tumores pulmonares, lesões torácicas e doenças do SNC. Tumores – especialmente carcinomas broncogênicos e cânceres de tecidos linfoides, próstata e pâncreas – são conhecidos por produzirem e secretarem ADH, independentemente dos mecanismos normais de controle hipotalâmico. Outros distúrbios intratorácicos, inclusive a tuberculose avançada, pneumonia grave e respiração artificial com pressão positiva, também podem causar essa síndrome. O mecanismo sugerido para explicar a SSIADH em pacientes mantidos com respiração com pressão positiva é a ativação dos barorreceptores (p. ex., barorreceptores aórticos, receptores cardiopulmonares) que reagem às alterações extremas da pressão intratorácica. Doenças e lesões do SNC podem causar compressão ou invasão direta das estruturas do hipotálamo e da neuro-hipófise.[14] Exemplos incluem tumores cerebrais, hidrocefalia, traumatismo craniano, meningite e encefalite. A infecção pelo vírus da imunodeficiência humana (HIV) é uma causa comprovada dessa síndrome (p. ex., causada por infecções, tumores e fármacos associados).

As manifestações clínicas da SSIADH são atribuídas à hiponatremia dilucional. A osmolalidade urinária é alta e a osmolalidade sérica é baixa. O débito urinário diminui, apesar da ingestão adequada ou aumentada de líquidos. O hematócrito e as concentrações plasmáticas de sódio e ureia diminuem em consequência da expansão do volume de LEC. O diagnóstico dessa síndrome deve ser considerado apenas quando o paciente exibe as cinco manifestações clínicas essenciais: (1) hiponatremia hipotônica; (2) natriurese (> 20 mEq/ℓ [20 mmol/ℓ]); (3) osmolalidade urinária maior que a osmolalidade plasmática; (4) inexistência de edema e depleção de volume; e (5) provas de funções renal, tireóidea e suprarrenais normais.[2]

O tratamento da SSIADH depende de sua gravidade. Nos casos brandos, consiste em limitar a ingestão de líquidos. Quando essa restrição é insuficiente, diuréticos (p. ex., manitol e furosemida) podem ser usados para estimular a diurese e a eliminação de água livre. Lítio e o antibiótico demeclociclina inibem a ação do ADH nos ductos coletores renais e, em alguns casos, são administrados para tratar a doença. Nos casos de intoxicação hídrica grave, pode-se administrar solução hipertônica (p. ex., NaCl a 3%) por via intravenosa. Os antagonistas do hormônio antidiurético (aquaréticos) recém-desenvolvidos oferecem uma abordagem terapêutica nova ao tratamento da hiponatremia euvolêmica.[15] Esses fármacos (p. ex., conivaptana) são antagonistas específicos do receptor V_2 do ADH e causam aquarese (i. e., excreção de água livre com conservação de eletrólitos).

Distúrbios da homeostasia do sódio e da água

Os distúrbios da homeostasia do sódio e da água podem ser divididos em dois grupos principais:

1. Contração ou expansão isotônica do volume de LEC
2. Diluição hipotônica (hiponatremia) ou concentração hipertônica (hipernatremia) do sódio extracelular, causada por alterações da água extracelular (ver Figura 8.6).

Em geral, os distúrbios isotônicos limitam-se ao compartimento de LEC, causando contração (déficit de volume de líquidos) ou expansão (excesso de volume de líquidos) do volume vascular e dos líquidos intersticiais. Os distúrbios da concentração de sódio causam alterações da osmolalidade do LEC, com transferência de água desse compartimento para o de LIC (hiponatremia), ou deste último para o primeiro (hipernatremia).

Déficit de volume de líquidos isotônicos

O déficit de volume de líquidos caracteriza-se por redução do LEC, inclusive do volume sanguíneo circulante. O termo *déficit de volume de líquidos isotônicos* é usado para diferenciar entre esse tipo de déficit de líquidos, no qual ocorrem perdas proporcionais de sódio e água, e o estado hiperosmolar associado à hipernatremia. A menos que existam outras anormalidades hidreletrolíticas, as concentrações dos eletrólitos plasmáticos permanecem praticamente inalteradas. Quando o volume sanguíneo circulante efetivo está reduzido, a condição geralmente é descrita como *hipovolemia*.

Etiologia

O déficit de volume de líquidos isotônicos ocorre quando água e eletrólitos são perdidos em proporções isotônicas (Tabela 8.4). Isso quase sempre é causado por perdas de líquidos corporais frequentemente acompanhadas de redução da ingestão de líquidos. Essa condição pode ocorrer em consequência da perda de líquidos gastrintestinais, poliúria ou transpiração causada por febre e exercícios. A ingestão de líquidos pode ser reduzida em função da dificuldade de acesso aos líquidos, depressão do estímulo da sede, estado de inconsciência, traumatismo oral, distúrbios da deglutição ou doenças neuromusculares que impeçam o acesso aos líquidos.

Em um único dia, 8 a 10 ℓ de LEC são secretados no sistema digestório. A maior parte é reabsorvida no íleo e no cólon proximal, enquanto apenas cerca de 150 a 200 mℓ/dia são eliminados nas fezes. Vômitos e diarreia interrompem o processo de reabsorção e, em algumas situações, aumentam a secreção de líquidos no sistema digestório. Com a cólera asiática, a morte ocorre em questão de horas, à medida que o microrganismo provoca secreção de volumes excessivos de líquidos no lúmen intestinal. Em seguida, esses líquidos são eliminados na forma

Tabela 8.4 Causas e manifestações clínicas do déficit de volume de líquidos isotônicos.

Causas	Manifestações clínicas

• Ingestão inadequada de líquidos
  ▪ Traumatismo oral ou incapacidade de deglutir
  ▪ Incapacidade de obter líquidos (p. ex., restrição à mobilidade)
  ▪ Sensação de sede reduzida
  ▪ Restrição terapêutica de líquidos
  ▪ Inconsciência ou incapacidade de expressar sede
• Perdas excessivas de líquidos gastrintestinais:
  ▪ Vômitos
  ▪ Diarreia
  ▪ Aspiração gastrintestinal
  ▪ Fístula gastrintestinal com drenagem
• Perdas renais excessivas:
  ▪ Tratamento com diuréticos
  ▪ Diurese osmótica (hiperglicemia)
  ▪ Insuficiência suprarrenal (doença de Addison)
  ▪ Doença renal com perda salina
• Perdas cutâneas excessivas:
  ▪ Febre
  ▪ Exposição a temperaturas ambientes altas
  ▪ Queimaduras e feridas que destroem a pele
• Perdas ao terceiro espaço:
  ▪ Obstrução intestinal
  ▪ Edema
  ▪ Ascite
  ▪ Queimaduras (primeiros dias)
	• Perda aguda de peso (% do peso corporal):
	  ▪ Déficit de volume de líquidos leve: 2%
	  ▪ Déficit de volume de líquidos moderado: 2 a 5%
	  ▪ Déficit de volume de líquidos grave: 8% ou mais
	• Aumento compensatório do hormônio antidiurético:
	  ▪ Débito urinário reduzido
	  ▪ Osmolalidade e densidade urinárias aumentadas
	• Osmolalidade sérica aumentada:
	  ▪ Sede
	  ▪ Aumentos do hematócrito e do nível de ureia
	• Volume vascular reduzido:
	  ▪ Hipotensão postural
	  ▪ Taquicardia, pulsos arteriais fracos e filiformes
	  ▪ Volume venoso reduzido e tempo de enchimento venoso aumentado
	  ▪ Hipotensão e choque
	• Volume de LEC reduzido:
	  ▪ Depressão das fontanelas dos lactentes
	  ▪ Olhos encovados e bulbos oculares com consistência diminuída
	• Regulação térmica anormal:
	  ▪ Temperatura corporal alta

de vômitos ou excretados como diarreia. Aspiração gastrintestinal, fístulas e tubos de drenagem podem retirar grandes volumes de líquido do sistema digestório.

Perdas excessivas de sódio e água também podem ocorrer pelos rins. Alguns tipos de doença renal caracterizam-se por perda de sal em consequência da interferência na reabsorção de sal. O déficit de volume de líquidos também pode ser causado por diurese osmótica ou uso inadequado de diuréticos. A glicose no filtrado urinário impede a reabsorção de água pelos túbulos renais, causando perdas de sódio e água. Na doença de Addison – evidenciada por insuficiência crônica do córtex suprarrenal – há perda descontrolada de sódio na urina e resultante déficit de LEC. Essas perdas são acompanhadas de aumento na retenção de potássio.

A pele funciona como superfície de trocas de calor e barreira à evaporação, de modo a impedir que a água saia do corpo. As perdas de sódio e água na superfície do corpo aumentam quando há transpiração excessiva ou com a lesão de áreas extensivas de pele. Clima quente e febre aumentam a transpiração. A temperaturas ambientais elevadas, as perdas de água por transpiração podem aumentar em até 1 a 3 ℓ/hora, dependendo da aclimatização.[2] Em geral, a frequência respiratória e a transpiração aumentam, à medida que a temperatura corporal sobe. Cerca de 3 ℓ de água podem ser perdidos em um único dia, em consequência da febre. Queimaduras também causam perdas excessivas de líquido. As perdas por evaporação podem aumentar em dez vezes (até 3 a 5 ℓ/dia) nos pacientes com queimaduras graves.[2]

As perdas ao terceiro espaço causam sequestro de LEC nas cavidades serosas, nos espaços extracelulares dos tecidos lesados ou no lúmen intestinal.[7] Como esse líquido continua no corpo, o déficit de volume de líquidos provocado pela acumulação no terceiro espaço geralmente não reduz o peso corporal.

Manifestações clínicas.
As manifestações clínicas do déficit de volume de líquidos refletem a redução do volume de LEC. Isso inclui sede, perda de peso, sinais de conservação de água pelos rins, desregulação da temperatura e sinais de contração dos volumes de líquidos intersticial e vascular (ver Tabela 8.4).

A perda de volume de líquido é acompanhada de redução do peso corporal. Um litro de água pesa 1 kg. Quando um indivíduo perde 2% do seu peso corporal, diz-se que o déficit de volume de LEC é brando. Em um paciente de 68 kg, essa porcentagem de peso equivaleria a 1,4 ℓ de água. Para assegurar a precisão, o peso deve ser verificado sempre no mesmo horário e com o paciente utilizando a mesma quantidade de roupas. Como o LEC fica retido no corpo dos pacientes com perdas ao terceiro espaço, seu peso pode não diminuir.

A sede é uma queixa comum dos pacientes com déficit de líquido, embora nem sempre seja referida nos estágios iniciais do déficit de líquidos isotônicos. Esse sintoma ocorre à medida que o volume circulatório efetivo diminui a ponto de estimular o mecanismo da sede. O débito urinário diminui e a osmolalidade e a densidade urinária aumentam proporcionalmente à elevação dos níveis de ADH consequente à redução do volume vascular. Embora haja perda de líquidos isotônicos do compartimento vascular, outros elementos sanguíneos, como as hemácias (eritrócitos) e a ureia, tornam-se mais concentrados.

O volume de líquido dos tecidos corporais diminui, à medida que vai sendo drenado dos espaços intersticiais. Os olhos tornam-se encovados e parecem mais macios que o normal, ao mesmo tempo que o teor de líquido da câmara anterior diminui. O líquido confere resistência à pele e aos tecidos subjacentes, e essa propriedade é conhecida como *turgor cutâneo* ou *tecidual*. Este é avaliado pinçando-se uma dobra de pele entre os dedos polegar e indicador. A pele deve voltar imediatamente à sua conformação original com a liberação dos dedos.[16] Quando lactentes perdem 3 a 5% da água corporal, o turgor continua praticamente normal, mas com perdas entre 6 e 9%, há diminuição e a fontanela anterior fica deprimida.[8] A redução do turgor cutâneo é menos preditiva do déficit de líquido nos idosos (> 65 anos), em razão da perda de elasticidade dos tecidos. Nos recém-nascidos, o déficit de líquido pode ser evidenciado pela depressão da fontanela anterior em consequência da redução do líquido cerebrospinal.

Os volumes arterial e venoso diminuem durante os períodos com déficit de líquido, e o mesmo acontece com o enchimento da circulação capilar. À medida que o volume do sistema arterial diminui, a pressão arterial cai, a frequência cardíaca aumenta e o pulso torna-se fraco e filiforme. A hipotensão postural (queda da pressão arterial na posição ortostática) é um sinal precoce de déficit de líquido. No lado venoso da circulação, as veias tornam-se menos salientes. Quando o déficit de volume é grave, o paciente pode ter sinais de choque hipovolêmico e colapso vascular.

Diagnóstico e tratamento.
O diagnóstico do déficit de volume de líquido baseia-se no relato de distúrbios que predispõem a perdas de sódio e água, emagrecimento, e sinais de disfunção fisiológica sugestiva de redução do volume de líquido. As determinações da ingestão e das perdas possibilitam a avaliação do balanço hídrico. Contudo, essas medidas podem não representar as perdas e os ganhos reais, devido à dificuldade para determinar tais parâmetros e estimar as perdas imperceptíveis.

As determinações da frequência cardíaca e da pressão arterial fornecem informações úteis quanto ao volume vascular. Um teste simples para avaliar o tempo de enchimento venoso consiste em comprimir a extremidade distal de uma veia na superfície dorsal da mão em posição não pendente. A seguir, a veia deve ser esvaziada por "ordenha" do sangue na direção do coração e voltar a encher quase imediatamente com a liberação do dedo compressor. Nos casos de redução do volume venoso (p. ex., déficit de líquido), o tempo de enchimento venoso aumenta. O tempo de enchimento capilar também aumenta e pode ser avaliado aplicando-se pressão na ponta de um dos dedos da mão por 5 s e, em seguida, liberando-se a pressão e contando-se o tempo que demora para a cor voltar ao normal (em condições normais, 1 a 2 s).[17]

O tratamento do déficit de volume consiste em repor líquidos e adotar medidas para eliminar a causa subjacente. Em geral, são utilizadas soluções eletrolíticas isotônicas para reposição de líquido. Hipovolemia aguda e choque hipovolêmico podem causar lesão renal. Por essa razão, a avaliação imediata da gravidade do déficit de líquido e as medidas apropriadas para repor esse déficit e tratar a causa subjacente são essenciais.

Excesso de volume de líquidos isotônicos

O excesso de volume de líquido reflete uma expansão isotônica do compartimento de LEC com aumento dos volumes intersticial e vascular. Embora o volume de líquido aumentado geralmente seja causado por alguma doença, isso nem sempre ocorre. Por exemplo, a expansão isotônica compensatória dos líquidos corporais pode se dar nos indivíduos saudáveis expostos a altas temperaturas ambientais, como mecanismo para aumentar a perda de calor corporal.

Etiologia. O excesso de volume de líquidos isotônicos quase sempre resulta do aumento do sódio corporal total, que está associado a um aumento proporcional da água corporal. Embora possa ser causado por ingestão excessiva de sódio, na maioria dos casos esse desequilíbrio é causado por reduções na eliminação de sódio e água pelos rins.

Entre as causas dessas reduções, estão distúrbios da função renal, insuficiência cardíaca ou hepática, e excesso de glicocorticoides (Tabela 8.5). A insuficiência cardíaca diminui o volume circulante efetivo e o fluxo sanguíneo renal, e causa aumento compensatório da retenção de sal e água. Pacientes com insuficiência cardíaca congestiva mantêm um equilíbrio precário entre a ingestão e a perda de sódio e água. Mesmo aumentos pequenos da ingestão de sódio podem resultar em um estado de excesso de volume de líquidos e agravar a insuficiência cardíaca. Uma condição conhecida como *sobrecarga circulatória* resulta da ampliação do volume sanguíneo, que pode ocorrer durante a infusão de líquidos intravenosos ou transfusões de sangue com um volume ou velocidade de infusão excessivos. A insuficiência hepática (p. ex., cirrose hepática) interfere no metabolismo da aldosterona e diminui o volume circulante efetivo e a perfusão renal, resultando em retenção de água e sal. Os hormônios corticoides aumentam a reabsorção de sódio nos rins. Pacientes tratados com corticoides e portadores de doença de Cushing frequentemente apresentam retenção excessiva de sódio.

Manifestações clínicas. O excesso de volume de líquidos isotônicos evidencia-se por aumento dos volumes de líquidos vascular e intersticial. Isso se reflete em um aumento de peso a curto prazo. Um volume de líquido discretamente aumentado representa uma adição de 2% no peso corporal; um aumento moderado, de 5%; e um excesso grave, de 8% ou mais[8] (Tabela 8.5). O edema é um sinal característico do excesso de líquidos isotônicos. Quando esse excesso acumula-se gradativamente, como é frequente nas doenças debilitantes e na inanição, o líquido do edema pode obscurecer a perda de massa tecidual. Os pacientes podem ter níveis baixos de ureia sanguínea e hematócrito em consequência da diluição causada pela expansão do volume plasmático. O aumento do volume vascular pode ser evidenciado pela distensão das veias do pescoço, esvaziamento lento das veias periféricas, pulso cheio e saltitante, e elevação da pressão venosa central. Quando o excesso de líquidos se acumula nos pulmões (i. e., edema pulmonar), o paciente pode referir queixas de falta de ar e dificuldade de respirar, estertores pulmonares e tosse produtiva. Pode haver ascite e derrame pleural nos casos graves de excesso de volume de líquido.

Diagnóstico e tratamento. O diagnóstico do excesso de volume de líquidos geralmente se baseia na detecção de fatores predisponentes para retenção de sódio e água, aumento do peso e manifestações clínicas como edema, além de queixas cardiovasculares sugestivas de expansão do volume de LEC.

O tratamento do excesso de volume de líquidos enfatiza a aquisição de um equilíbrio mais favorável entre ingestão e perdas de sódio e água. Em geral, o paciente deve adotar uma dieta com restrição de sódio, como forma de reduzir os níveis extracelulares de sódio e água. Diuréticos são administrados comumente para aumentar a eliminação de sódio. Quando há necessidade de administrar líquidos intravenosos ou transfundir hemocomponentes, o procedimento deve ser monitorado cuidadosamente, para evitar sobrecarga de líquido.

Hiponatremia

A concentração plasmática normal do sódio varia de 135 a 145 mEq/ℓ (135 a 145 mmol/ℓ). Os níveis plasmáticos refletem a concentração de sódio expressa em miliequivalentes ou milimoles por litro, em vez de usar um valor absoluto. Como o sódio e seus ânions associados representam 90 a 95% da

Tabela 8.5 Causas e manifestações clínicas de excesso de volume de líquidos isotônicos.

Causas	Manifestações clínicas

• Eliminação reduzida de sódio e água
  ▪ Insuficiência cardíaca congestiva
  ▪ Insuficiência renal
  ▪ Níveis altos de corticoides endógenos
    ○ Hiperaldosteronismo
    ○ Doença de Cushing
  ▪ Insuficiência hepática (p. ex., cirrose)
• Ingestão de sódio maior que as perdas
  ▪ Ingestão dietética excessiva
  ▪ Ingestão excessiva de fármacos ou remédios caseiros contendo sódio
  ▪ Administração excessiva de soluções parenterais contendo sódio
• Ingestão de líquidos maior que as perdas
  ▪ Ingestão de líquidos maior que a eliminação
  ▪ Infusão muito rápida de soluções parenterais ou sangue
	• Ganho ponderal agudo (% do peso corporal):
	  ▪ Excesso de volume de líquidos leve: 2%
	  ▪ Excesso de volume de líquidos moderado: 5%
	  ▪ Excesso de volume de líquidos grave: 8% ou mais
	• Volume de líquidos intersticiais aumentado:
	  ▪ Edema gravitacional (partes pendentes) generalizado
	• Volume vascular aumentado:
	  ▪ Pulsos arteriais cheios e vigorosos
	  ▪ Distensão venosa
	  ▪ Edema pulmonar:
	    ○ Falta de ar
	    ○ Estertores
	    ○ Dispneia
	    ○ Tosse

osmolalidade do LEC, a osmolalidade sérica (faixa normal: 275 a 295 mOsm/kg) geralmente oscila com as alterações da concentração plasmática de sódio.

A hiponatremia caracteriza-se por uma concentração plasmática de sódio menor que 135 mEq/ℓ (135 mmol/ℓ) e é um dos distúrbios eletrolíticos mais encontrados nos pacientes internados em hospitais gerais, além de ser comum na população ambulatorial, principalmente entre os idosos. Algumas condições associadas ao envelhecimento tornam a população idosa mais suscetível à hiponatremia, entre os quais o declínio da função renal com limitação da capacidade de conservar sódio. Embora os idosos mantenham a homeostasia dos líquidos corporais na maioria das condições habituais, a capacidade de adaptar-se aos estresses ambientais, aos efeitos dos fármacos e às anormalidades causadas por outras doenças é progressivamente reduzida.

Tipos e etiologia. Em consequência dos efeitos das partículas osmoticamente ativas (p. ex., glicose), a hiponatremia pode ser evidenciada por um estado hipotônico ou hipertônico.[2] A *hiponatremia hipertônica* (*translocacional*) resulta do desvio osmótico da água do compartimento de LIC para o de LEC. Isso ocorre, por exemplo, quando há hiperglicemia (a correção para hiperglicemia é um aumento de 1,6 mEq/ℓ [1,6 mmol/ℓ] do sódio plasmático para cada 100 mg/dℓ de glicose plasmática acima do nível de 100 mg/dℓ [5,5 mmol/ℓ]). Nesse caso, o sódio do LEC vai sendo diluído, à medida que a água sai das células em resposta aos efeitos osmóticos da glicemia elevada. A *hiponatremia hipotônica* (*dilucional*) certamente é o tipo mais comum de hiponatremia e é causada por retenção de água. Essa condição pode ser subclassificada em hipovolêmica, euvolêmica ou hipervolêmica, com base nos volumes de LEC associados.[2,12] Em razão dos seus efeitos na eliminação de sódio e água, os diuréticos podem causar hiponatremia hipovolêmica ou euvolêmica.

A *hiponatremia hipotônica hipovolêmica* ocorre quando se perde água com sódio, o que resulta em diminuição do nível de plasma, embora este último em quantidades menores.[18] Entre suas causas está a transpiração excessiva nos climas quentes, principalmente quando se realiza esforço vigoroso, que acarreta perdas de sal e água. A hiponatremia ocorre quando se utiliza água, em vez de soluções contendo eletrólitos, para repor os líquidos perdidos por transpiração. Outra causa possível é a perda de sódio pelo sistema digestório, em consequência de irrigações gastroentéricas frequentes com água destilada. A perda de líquido isotônico, como a que se dá com vômitos ou diarreia, geralmente não reduz os níveis plasmáticos do sódio, a menos que as perdas sejam repostas com quantidades desproporcionais de água administrada por via oral ou parenteral. Perdas de líquidos gastrintestinais e ingestão de fórmulas lácteas excessivamente diluídas são causas frequentes de hiponatremia aguda em lactentes e crianças. A hiponatremia hipovolêmica também é uma complicação comum da insuficiência suprarrenal, quando atribuída à redução dos níveis de aldosterona. A escassez de aldosterona aumenta as perdas renais de sódio, enquanto a deficiência de cortisol aumenta os níveis de ADH e causa retenção de água.

A *hiponatremia hipotônica euvolêmica* ou *normovolêmica* consiste na retenção de água com diluição do sódio, embora com manutenção do volume de LEC dentro da faixa normal. É mais comum, respondendo por até 60% de todos os casos de hiponatremia, e geralmente resulta da SIADH.[18] Essa condição costuma ser causada pela SSIADH. O risco de desenvolver hiponatremia normovolêmica aumenta no período pós-operatório. Nessas condições, os níveis de ADH geralmente estão elevados e isso aumenta a reabsorção renal de água. Embora esses níveis altos comumente regridam dentro de 72 h, podem persistir por até 5 dias. A hiponatremia torna-se pronunciada quando são utilizados líquidos sem eletrólitos (p. ex., soro glicosado a 5%) para reposição do volume.

A *hiponatremia hipotônica hipervolêmica* ocorre quando a hiponatremia está associada aos distúrbios causadores de edema, inclusive insuficiência cardíaca descompensada, doença hepática avançada e doença renal. Embora o sódio corporal total esteja aumentado em pacientes com insuficiência cardíaca, o volume circulante efetivo geralmente é "percebido" como insuficiente pelos barorreceptores (*i. e.*, enchimento arterial relativamente insuficiente), resultando na elevação dos níveis de ADH (secreção não osmótica de ADH).[18]

O uso abusivo da droga ilícita metilenodioximetanfetamina (MDMA, também conhecida como *ecstasy*) pode causar sintomas neurológicos graves, incluindo convulsões, edema cerebral e herniação secundária à hiponatremia grave.

Manifestações clínicas. As manifestações clínicas da hiponatremia hipotônica estão relacionadas basicamente com a diluição do sódio (Tabela 8.6). A osmolalidade sérica diminui e as células edemaciam em consequência da transferência de água do compartimento de LEC ao de LIC. Essas manifestações dependem da rapidez com que se desenvolve a hiponatremia e da gravidade da diluição do sódio. Os sinais e sintomas podem ser agudos (*i. e.*, início em 48 h, como nos casos de intoxicação hídrica) ou mais insidiosos e menos graves (p. ex., hiponatremia crônica). Em razão da transferência de água, a hiponatremia aumenta o volume de água intracelular, o que acarreta algumas manifestações clínicas do distúrbio. O edema de compressão digital é um sinal de excesso de água intracelular. Esse fenômeno é demonstrado quando se pressiona firmemente um dedo sobre a superfície óssea do esterno por 15 a 30 s. Esse tipo de edema é identificado quando a marca deixada pelo dedo persiste no esterno, onde foi aplicada pressão.

Cãibras musculares, fraqueza e fadiga refletem os efeitos da hiponatremia na função dos músculos esqueléticos e, de modo geral, são os sinais iniciais desse distúrbio. Em muitos casos, tais efeitos são observados em pacientes com hiponatremia associada à realização de exercícios vigorosos sob condições de clima quente. Esses pacientes também podem ter manifestações gastrintestinais como náuseas e vômitos, cólicas abdominais e diarreia.

Alerta de domínio do conceito

As células do encéfalo e do sistema nervoso são as mais gravemente comprometidas pelo aumento da água intracelular. As manifestações clínicas incluem apatia, letargia e cefaleia, que podem evoluir para desorientação, confusão mental, fraqueza motora flagrante e depressão dos reflexos tendinosos profundos.

Tabela 8.6 Causas e manifestações clínicas da hiponatremia.

Causas	Manifestações clínicas
Hiponatremia hipotônica	
<ul><li>Hipovolêmica (sódio sérico reduzido com volume de LEC diminuído)</li><li>Uso de fórmulas lácteas para recém-nascidos excessivamente diluídas</li><li>Administração de soluções parenterais sem sódio</li><li>Perdas gastrintestinais</li><li>Vômitos e diarreia</li><li>Transpiração com reposição de líquidos sem sódio</li><li>Irrigação frequente das cavidades corporais com soluções sem sódio<ul><li>Irrigação de tubos gastrintestinais com água destilada</li><li>Enemas com água de torneira</li><li>Uso de soluções não eletrolíticas para irrigação durante cirurgia da próstata</li></ul></li><li>Acumulação no terceiro espaço (íleo paralítico, pancreatite)</li><li>Tratamento com diuréticos</li><li>Deficiência de mineralocorticoides (doença de Addison)</li><li>Nefrite com perda de sal</li><li>Euvolêmica (sódio sérico reduzido com volume de LEC normal)</li><li>Níveis altos de ADH<ul><li>Traumatismo, estresse, dor</li><li>SSIADH</li><li>Uso de fármacos que aumentam o ADH</li></ul></li><li>Tratamento com diuréticos</li><li>Deficiência de glicocorticoides</li><li>Hipotireoidismo</li><li>Polidipsia psicogênica</li><li>Exercícios de resistência (*endurance*)</li><li>Abuso de MDMA (*ecstasy*)</li><li>Hipervolêmica (sódio sérico reduzido com volume de LEC aumentado)</li><li>Insuficiência cardíaca descompensada</li><li>Doença renal avançada</li><li>Insuficiência renal sem nefrose</li></ul>	<ul><li>Valores laboratoriais<ul><li>Níveis séricos de sódio menores que 135 mEq/ℓ (135 mmol/ℓ)</li><li>Hiponatremia hipotônica</li><li>Osmolalidade sérica < 280 mOsm/kg</li><li>Diluição dos componentes do sangue, inclusive hematócrito e ureia</li><li>Hiponatremia hipertônica</li><li>Osmolalidade sérica > 280 mOsm/kg</li></ul></li><li>Sinais associados à hiposmolalidade dos LEC e à transferência de água para as células cerebrais e os tecidos neuromusculares<ul><li>Cãibras musculares</li><li>Fraqueza</li><li>Cefaleia</li><li>Depressão</li><li>Apreensão, sensação de desmaio iminente</li><li>Transtornos da personalidade</li><li>Letargia</li><li>Torpor, coma</li></ul></li><li>Manifestações gastrintestinais<ul><li>Anorexia, náuseas e vômitos</li><li>Cólicas abdominais, diarreia</li></ul></li><li>Ampliação do volume de LIC<ul><li>Edema de compressão digital</li></ul></li></ul>
Hiponatremia hipertônica (desvio osmótico de água do compartimento de LIC para o de LEC)	
<ul><li>Hiperglicemia</li></ul>	Manifestações clínicas relacionadas principalmente com a hiperosmolalidade dos LEC

Convulsões e coma ocorrem quando os níveis plasmáticos de sódio alcançam patamares extremamente baixos. Esses efeitos graves causados pelo edema cerebral podem ser irreversíveis. Quando o distúrbio se desenvolve lentamente, os sinais e sintomas se manifestam quando os níveis de sódio se aproximam de 120 mEq/ℓ (120 mmol/ℓ) (i. e., hiponatremia grave).[2] O termo *intoxicação hídrica* é usado comumente para descrever os efeitos neurológicos da hiponatremia hipotônica aguda.

Diagnóstico e tratamento. O diagnóstico da hiponatremia baseia-se nos resultados laboratoriais indicando concentração plasmática baixa de sódio, osmolalidade urinária e plasmática reduzidas e nível urinário baixo de sódio, avaliação das condições de volume do paciente, existência de distúrbios que predispõem à retenção de água ou sódio, e sinais e sintomas sugestivos desse distúrbio.

O tratamento da hiponatremia com excesso de água consiste basicamente em reverter a causa subjacente. Quando a hiponatremia é causada por intoxicação hídrica, a restrição da ingestão de água ou a interrupção do uso dos fármacos que contribuem para a SSIADH podem ser suficientes. A administração de solução salina oral ou intravenosa pode ser necessária quando a hiponatremia é causada por deficiência de sódio. A hiponatremia sintomática (i. e., manifestações neurológicas) geralmente é tratada com solução salina hipertônica e um diurético de alça (p. ex., furosemida) para aumentar a eliminação de água. Essa combinação permite corrigir os níveis plasmáticos de sódio e, ao mesmo tempo, eliminar o excesso de água do corpo. Os novos antagonistas específicos do receptor V_2 de ADH, que bloqueiam a ação diurética desse hormônio (aquaréticos), oferecem uma abordagem terapêutica inédita ao tratamento da hiponatremia euvolêmica.[16]

Existe preocupação quanto à rapidez com que os níveis plasmáticos de sódio são corrigidos, principalmente nos pacientes com hiponatremia sintomática crônica. As células – especialmente as cerebrais – tendem a proteger-se das alterações do volume celular causadas pelas variações da osmolalidade do LEC aumentando ou reduzindo suas concentrações de osmólitos orgânicos.[16] Nos casos de intoxicação hídrica prolongada, as células cerebrais reduzem suas concentrações de osmólitos como modo de evitar que seu volume aumente. Podem ser necessários vários dias até que essas células reponham os osmólitos perdidos durante o episódio de hiponatremia. Desse modo, as medidas terapêuticas que provocam alterações rápidas da osmolalidade sérica podem causar alterações drásticas de volume nas células cerebrais. Um dos efeitos descritos do tratamento rápido da hiponatremia é um distúrbio desmielinizante osmótico conhecido como *mielinólise pontina central*, que causa sequelas neurológicas graves e, em alguns casos, leva à morte.[16] Essa complicação é mais comum nas mulheres pré-menopausa e nos pacientes em hipoxia.

Hipernatremia

O termo hipernatremia significa nível plasmático de sódio maior que 145 mEq/ℓ (145 mmol/ℓ) e osmolalidade sérica acima de 295 mOsm/kg. Por ser um soluto funcionalmente impermeável, o sódio contribui para a tonicidade e promove a transferência de água através das membranas celulares. A hipernatremia caracteriza-se por hipertonicidade do LEC e quase sempre causa desidratação celular.[2]

Etiologia. A hipernatremia consiste no déficit de água relativamente às reservas corporais de sódio. Pode ser causada por perdas globais de água ou acumulação de sódio. A perda de água total pode ocorrer por meio da urina, do sistema digestório, dos pulmões ou da pele. Uma anormalidade do mecanismo da sede ou a incapacidade de obter ou ingerir água podem interferir na reposição. A ingestão ou a infusão rápida de sódio, com pouco tempo ou oportunidade de ingerir água, pode causar acumulação desproporcional de sódio (Tabela 8.7). Isso pode ocorrer com os pacientes em estado crítico, que têm várias necessidades de reposição de líquidos e eletrólitos. Na verdade, hipernatremia é um fator de risco independente e diretamente relacionado com mortalidade mais alta.[18]

A hipernatremia quase sempre ocorre depois de uma perda de líquidos corporais com concentrações de sódio menores que o normal, de modo que o indivíduo perde mais água que sódio. Isso pode ser causado por perdas exageradas de líquidos pelas vias respiratórias durante períodos de febre ou exercícios extenuantes, diarreia aquosa ou com a administração por tubo de refeições osmoticamente ativas com quantidades insuficientes de água. Quando há perda unicamente de água, cada compartimento de líquido do corpo perde a mesma porcentagem de seu volume. Como cerca de um terço da água está no compartimento de LEC, em comparação com dois terços no compartimento de LIC, mais volume real de água é perdido do segundo que do primeiro compartimento.

Em condições normais, o déficit de água estimula a sede e aumenta a ingestão de líquido. Por essa razão, a hipernatremia é mais provável em lactentes e pacientes que não conseguem expressar sua sede ou obter água para beber. Nos casos de hipodipsia (ou sede reduzida), a necessidade de ingerir líquidos não ativa o mecanismo da sede. A hipodipsia é especialmente comum nos idosos. Em pacientes com DI, a hipernatremia pode ocorrer quando o mecanismo da sede está deprimido ou o acesso à água é impedido.

A administração terapêutica de soluções contendo sódio também pode causar hipernatremia. A solução salina hipertônica utilizada na instilação intra-amniótica para provocar

Tabela 8.7 Causas e manifestações clínicas da hipernatremia.

Causas	Manifestações clínicas

• Perdas excessivas de água:
  ▪ Diarreia líquida
  ▪ Transpiração excessiva
  ▪ Respirações aceleradas por doenças como traqueobronquite
  ▪ Alimentação por tubo com soluções hipertônicas
  ▪ Diabetes insípido
• Ingestão reduzida de água:
  ▪ Impossibilidade de conseguir água
  ▪ Traumatismo oral ou incapacidade de engolir
  ▪ Sensação de sede deprimida
  ▪ Restrição de água com finalidade terapêutica
  ▪ Inconsciência ou incapacidade de expressar sede
• Ingestão excessiva de sódio:
  ▪ Administração rápida ou excessiva de soluções parenterais contendo sódio
  ▪ Semiafogamento em água salgada
	• Valores laboratoriais:
	  ▪ Nível sérico de sódio maior que 145 mEq/ℓ (145 mmol/ℓ)
	  ▪ Osmolalidade sérica elevada
	  ▪ Hematócrito e ureia aumentados
	• Sede e sinais de elevação dos níveis de ADH
	  ▪ Polidipsia
	  ▪ Oligúria ou anúria
	  ▪ Densidade urinária alta
	• Desidratação intracelular
	  ▪ Pele e mucosas secas
	  ▪ Turgor cutâneo reduzido
	  ▪ Língua áspera e rachada
	  ▪ Salivação e lacrimejamento reduzidos
	• Sinais relacionados com a hiperosmolalidade dos LEC e a transferência de água para fora das células cerebrais
	  ▪ Cefaleia
	  ▪ Agitação e inquietude
	  ▪ Reflexos deprimidos
	  ▪ Convulsões e coma
	• Desidratação extracelular e volume vascular reduzido
	  ▪ Taquicardia
	  ▪ Pulsos fracos e filiformes
	  ▪ Pressão arterial baixa
	  ▪ Colapso vascular

abortamento terapêutico pode ser injetada acidentalmente em uma veia e também ocasionar hipernatremia. Em casos raros, a ingestão de sal ocorre rapidamente (p. ex., ingestão excessiva de tabletes de sal ou semiafogamento em água salgada).

Manifestações clínicas.
As manifestações clínicas da hipernatremia causada por perda de água são praticamente as mesmas da perda de LEC e da desidratação celular (ver Tabela 8.7). A gravidade dos sinais e sintomas aumenta quando a elevação do sódio plasmático é expressiva e ocorre rapidamente. O peso corporal diminui proporcionalmente à quantidade de água perdida. Como o plasma sanguíneo tem cerca de 90 a 93% de seu volume representado por água, as concentrações das células sanguíneas e de outros componentes do sangue aumentam, à medida que o volume de água do LEC diminui.

A sede é um sintoma inicial do déficit de água e ocorre quando as perdas hídricas representam 0,5% da água corporal total. O débito urinário diminui e a osmolalidade urinária aumenta em consequência dos mecanismos de conservação renal de água. A temperatura corporal frequentemente aumenta, enquanto a pele se torna quente e ruborizada. O volume vascular diminui, o pulso torna-se rápido e filiforme, e a pressão arterial cai. A hipernatremia aumenta a osmolalidade sérica e faz com que a água seja atraída para fora das células. Consequentemente, a pele e as mucosas tornam-se ressecadas, enquanto a salivação e o lacrimejamento diminuem. A boca fica seca e pegajosa, a língua torna-se áspera e rachada. A deglutição é difícil. Os tecidos subcutâneos adquirem textura firme e semelhante à borracha. Uma alteração mais significativa é que a água é atraída para fora das células do SNC, causando reflexos deprimidos, agitação, cefaleia e inquietude. Coma e convulsões podem ocorrer quando a hipernatremia piora.

Diagnóstico e tratamento.
O diagnóstico da hipernatremia baseia-se na história clínica, nas alterações do exame físico sugestivas de desidratação e nos resultados dos exames laboratoriais. O tratamento inclui medidas para corrigir a causa subjacente e repor líquidos para tratar a desidratação associada. Os líquidos de reposição podem ser administrados por via oral ou intravenosa, embora a primeira seja preferível. Existem soluções de reposição de glicose e eletrólitos disponíveis para tratar lactentes com diarreia.[19] Até recentemente, essas soluções eram utilizadas apenas nas primeiras horas de uma doença diarreica, ou como primeira etapa do restabelecimento da ingestão oral depois do tratamento de reposição parenteral. Hoje em dia, essas soluções estão amplamente disponíveis nos supermercados e farmácias, e podem ser usadas para tratar diarreia e outros distúrbios causadores de desidratação em lactentes e crianças pequenas.

Um dos aspectos mais graves do déficit de volume de líquidos é a desidratação das células cerebrais e nervosas. A osmolalidade sérica deve ser corrigida lentamente, nos casos de hipernatremia crônica. Quando a hipernatremia é corrigida muito rápido, antes que os osmólitos tenham oportunidade de difundir, o plasma pode tornar-se relativamente hipotônico em relação à osmolalidade das células cerebrais. Quando isso ocorre, a água é transferida para dentro das células do encéfalo e causa edema cerebral, o que pode provocar lesão neurológica potencialmente grave.

RESUMO

Os líquidos corporais estão distribuídos entre os compartimentos de LEC e LIC. A regulação do volume de líquidos, das concentrações dos solutos e da distribuição entre esses dois compartimentos depende da homeostasia da água e do sódio. A água representa cerca de 90 a 93% do volume dos líquidos, enquanto os sais de sódio constituem cerca de 90 a 95% dos solutos extracelulares. Água e sódio são absorvidos no sistema digestório e eliminados pelos rins. O regulador principal da homeostasia da água e do sódio é a manutenção do volume sanguíneo circulante efetivo, monitorado por receptores de estiramento do sistema vascular; esses receptores exercem suas ações por meio do ADH e do sistema nervoso simpático. Nos rins, também há receptores cujas ações dependem do sistema nervoso simpático e do SRAA. A água corporal e a osmolalidade sérica também são reguladas pela sede (que controla a ingestão de água) e pelo ADH (que controla a concentração da urina e o débito urinário).

Os distúrbios do volume de líquidos isotônicos são causados por contração ou expansão do LEC, desencadeada por perdas proporcionais de sódio e água. O *déficit de volume de líquidos isotônicos* caracteriza-se pela redução do volume de LEC, causadora de sede, redução do volume sanguíneo e disfunção circulatória, diminuição do débito cardíaco, e aumento da densidade urinária. O *excesso de volume de líquidos isotônicos* caracteriza-se pela ampliação do volume de LEC, evidenciada por sinais de volume vascular aumentado e edema.

As alterações da concentração extracelular de sódio são causadas por acumulação (hiponatremia) ou perda (hipernatremia) desproporcional de água. Por ser o cátion principal do compartimento de LEC, o sódio controla a osmolalidade desse compartimento e seus efeitos no volume celular. A hiponatremia pode ser *hipertônica* (*translocacional*), quando a água é transferida para fora das células como reação aos níveis altos de glicose sanguínea; ou *hipotônica* (*dilucional*), quando há retenção de mais água do que sódio no corpo. A hiponatremia hipotônica, que pode se evidenciar por um estado de hipovolemia, euvolemia ou hipervolemia, caracteriza-se por atração da água do compartimento de LEC para dentro das células, resultando em edema celular. Essa condição causa cãibras musculares e fraqueza, náuseas, vômitos, cólicas abdominais e diarreia, e sinais referidos ao SNC, inclusive cefaleia, letargia, depressão dos reflexos tendíneos profundos e, nos casos graves, convulsões e coma.

A hipernatremia é causada por perdas desproporcionais de água corporal, em comparação com o sódio perdido. Com esse distúrbio, a água intracelular é atraída para dentro do compartimento de LEC, resultando na retração das células. A hipernatremia evidencia-se por sede e redução do débito urinário, ressecamento da boca e diminuição do turgor cutâneo, sinais de redução do volume vascular (taquicardia, pulsos fracos e filiformes) e sinais referidos ao SNC, inclusive reflexos deprimidos, agitação, cefaleia e, nos casos graves, convulsões e coma.

HOMEOSTASIA DO POTÁSSIO

Depois de concluir esta seção, o leitor deverá ser capaz de:

- Caracterizar a distribuição do potássio no corpo e explicar como os níveis extracelulares de potássio são regulados quando há acumulação e perda desse íon
- Relacionar as funções do potássio com as manifestações clínicas de hipopotassemia e hiperpotassemia.

Regulação da homeostasia do potássio

O potássio é o segundo íon mais abundante do organismo e o principal cátion do compartimento de LIC. Aproximadamente 98% do potássio do corpo estão localizados nas células, com concentração intracelular entre 140 e 150 mEq/ℓ (140 a 150 mmol/ℓ).[2] A concentração de potássio no LEC (3,5 a 5 mEq/ℓ [3,5 a 5 mmol/ℓ]) é significativamente menor. Como o potássio é um íon intracelular, as reservas corporais totais estão relacionadas com o tamanho corporal e a massa muscular. Nos adultos, o potássio corporal total é cerca de 50 mEq/kg do peso corporal.[2]

Ganhos e perdas

Normalmente, o potássio do corpo provém de fontes dietéticas. Nos indivíduos saudáveis, a homeostasia desse elemento geralmente é mantida pela ingestão dietética diária de 50 a 100 mEq. Quantidades adicionais de potássio são necessárias nos períodos de traumatismo e estresse. Os rins são a via principal de eliminação. Cerca de 90 a 95% das perdas ocorrem na urina, enquanto o restante é perdido nas fezes ou no suor.[2]

Mecanismos de regulação

Em condições normais, a concentração de potássio do LEC é precisamente regulada em torno de 4,2 mEq/ℓ (4,2 mmol/ℓ). O controle preciso é necessário porque muitas funções celulares são sensíveis às alterações dos níveis de potássio do LEC, ainda que as variações sejam pequenas. Um aumento do potássio de apenas 0,3 a 0,4 mEq/ℓ (0,3 a 0,4 mmol/ℓ) pode causar arritmias cardíacas graves e até morte. Uma refeição pode conter até 50 mEq, o que significa que o aporte diário pode chegar a 200 mEq/ℓ. Portanto, é importante que os rins retirem rapidamente esse potássio extracelular para evitar complicações graves.[2]

O potássio sérico é regulado principalmente por dois mecanismos: (1) mecanismos renais, que conservam ou eliminam potássio; e (2) transferência transcelular entre os compartimentos de LIC e LEC.

Regulação renal. O potássio do corpo é eliminado principalmente pelos rins. Ao contrário dos outros eletrólitos, a regulação de sua eliminação é controlada por sua secreção do sangue para o filtrado tubular, e não por reabsorção do filtrado tubular para o sangue. O potássio é filtrado nos glomérulos, reabsorvido com sódio e água no túbulo proximal, e com sódio e cloreto no ramo ascendente espesso da alça de Henle; por fim, é secretado nos túbulos coletores corticais e distais, para ser eliminado na urina. Esse último mecanismo funciona como "ajuste fino" da concentração do potássio no LEC.

A aldosterona desempenha um papel fundamental na regulação da eliminação renal do potássio. Seus efeitos na excreção de potássio são mediados por um mecanismo de permuta de Na^+/K^+ localizado nos túbulos coletores corticais e distais finais do rim. Na presença da aldosterona, o Na^+ é transportado de volta ao sangue e o K^+ é secretado no filtrado tubular para ser eliminado na urina. A taxa de secreção de aldosterona pelas glândulas suprarrenais é controlada rigorosamente pelos níveis plasmáticos do potássio. Por exemplo, aumentos de menos de 1 mEq/ℓ (1 mmol/ℓ) no nível do potássio triplicam os níveis de aldosterona.[2] O efeito do potássio plasmático na secreção de aldosterona é um exemplo da potente regulação da eliminação desse íon por *feedback*. Na ausência da aldosterona – como ocorre em pacientes com doença de Addison – a eliminação renal de potássio está reduzida e provoca elevação das concentrações plasmáticas a níveis perigosamente altos. A aldosterona geralmente é referida como um *hormônio mineralocorticoide*, por seus efeitos sobre os níveis de sódio e potássio. O termo *atividade mineralocorticoide* é usado para descrever a ação de outros hormônios do córtex suprarrenal (inclusive cortisol), que exercem ações semelhantes às da aldosterona.

Também há um mecanismo de permuta de K^+/H^+ nos túbulos coletores corticais dos rins. Quando os níveis plasmáticos do potássio estão altos, esse cátion é secretado na urina e o H^+ é reabsorvido para o sangue, resultando em diminuição do pH e desenvolvimento de acidose metabólica. Por outro lado, quando os níveis estão baixos, ele é reabsorvido e o H^+ é secretado na urina, resultando em alcalose metabólica.

Transferência extracelular-intracelular. Para evitar aumento dos níveis extracelulares do potássio, o excesso desse íon é desviado temporariamente para dentro das hemácias e de outras células, inclusive musculares, hepáticas e ósseas. Essa transferência é controlada pela função da Na^+/K^+-ATPase da membrana e pela permeabilidade de seus canais iônicos.

Entre os fatores que alteram a distribuição intracelular-extracelular do potássio, estão a osmolalidade sérica, os distúrbios acidobásicos, a insulina e a atividade beta-adrenérgica. Os aumentos súbitos da osmolalidade sérica provocam saída de água das células. Por sua vez, a perda de água celular aumenta o potássio intracelular, resultando em sua transferência para fora da célula (LEC).

Os íons K^+ e H^+ – ambos carregados positivamente – podem ser permutados entre o LIC e o LEC por um mecanismo de transferência de cátions (Figura 8.8). Por exemplo, nos casos de acidose metabólica, o íon H^+ entra nas células do corpo para tamponá-las e isso resulta na saída do K^+ para o LEC.[8] A insulina e as catecolaminas (p. ex., epinefrina) aumentam a captação celular de K^+, porque aumentam a atividade da Na^+/K^+-ATPase da membrana.[1] A insulina aumenta a captação celular de potássio depois de uma refeição. As catecolaminas – principalmente epinefrina – facilitam a transferência do potássio para dentro dos tecidos musculares nos períodos de estresse fisiológico. Os agonistas beta-adrenérgicos como pseudoefedrina e albuterol têm efeitos semelhantes na distribuição desse elemento.

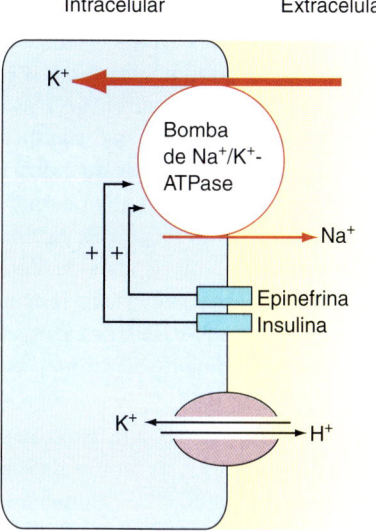

Figura 8.8 • Mecanismos de regulação dos desvios transcelulares de potássio.

Exercícios físicos também provocam transferências de potássio entre esses compartimentos. A contração muscular repetitiva libera potássio no LEC. Apesar do aumento em geral pequeno com exercícios de média intensidade, pode haver um aumento expressivo durante a prática de exercícios extenuantes. Mesmo a contração e o relaxamento do punho durante uma coleta de sangue podem causar desvio de potássio para fora das células e aumentar artificialmente seus níveis plasmáticos.

Conceitos fundamentais

Homeostasia do potássio

- O potássio é um íon predominantemente intracelular, presente em quantidades diminutas (todavia vitais) no LEC
- A distribuição do potássio entre os compartimentos intra- e extracelular regula os potenciais elétricos da membrana que controlam a excitabilidade das células nervosas e musculares, assim como a contratilidade dos tecidos musculares esqueléticos, cardíacos e lisos
- Dois mecanismos principais controlam o nível sérico do potássio: (1) mecanismos renais que conservam ou eliminam potássio; e (2) sistemas tamponadores transcelulares, que removem potássio e o liberam no soro conforme a necessidade. Os distúrbios que interferem no funcionamento desse mecanismo podem causar alteração grave das concentrações séricas do potássio.

Distúrbios da homeostasia do potássio

Como cátion intracelular principal, o potássio é fundamental a muitas funções do corpo. Está envolvido, inclusive, na manutenção da integridade osmótica das células, no equilíbrio acidobásico e na capacidade renal de concentração da urina. É necessário para o crescimento e contribui para as reações químicas complexas que transformam carboidratos em energia, trocam glicose por glicogênio, e convertem aminoácidos em proteínas. Além disso, o potássio desempenha um papel fundamental na condução dos estímulos neurais e na excitabilidade dos músculos esquelético, cardíaco e liso. Tudo isso ocorre sob a regulação dos seguintes processos:

- Potencial de membrana em repouso
- Abertura dos canais de sódio que controlam a transmissão de correntes durante o potencial de ação
- Taxa de repolarização da membrana.

As alterações da excitabilidade dos nervos e dos músculos são especialmente importantes no coração, onde oscilações do potássio plasmático podem causar graves arritmias e distúrbios da condução cardíaca. As alterações do potássio plasmático também afetam os músculos esqueléticos e a musculatura lisa dos vasos sanguíneos e do sistema digestório.

O *potencial de membrana em repouso* é determinado pela razão entre as concentrações de potássio no LIC e no LEC (Figura 8.9). A redução do potássio plasmático torna o potencial de membrana mais negativo, afastando-o ainda mais do limiar de excitação. Desse modo, estímulos mais fortes são necessários para alcançar o limiar e abrir os canais de sódio responsáveis pelo potencial de membrana. O aumento do potássio plasmático causa efeitos contrários: torna o potencial de membrana em repouso mais positivo, aproximando-o do limiar. Nos casos de hiperpotassemia grave, pode haver despolarizações prolongadas que reduzem a excitabilidade. A *taxa de repolarização* varia com os níveis plasmáticos do potássio. A repolarização é mais rápida na hiperpotassemia e mais lenta na hipopotassemia. A inativação dos canais de sódio e a taxa de repolarização da membrana são clinicamente importantes, porque predispõem às arritmias cardíacas ou aos distúrbios da condução. A hiperpotassemia é um dos distúrbios eletrolíticos potencialmente mais letais, sobretudo nas crianças.[20]

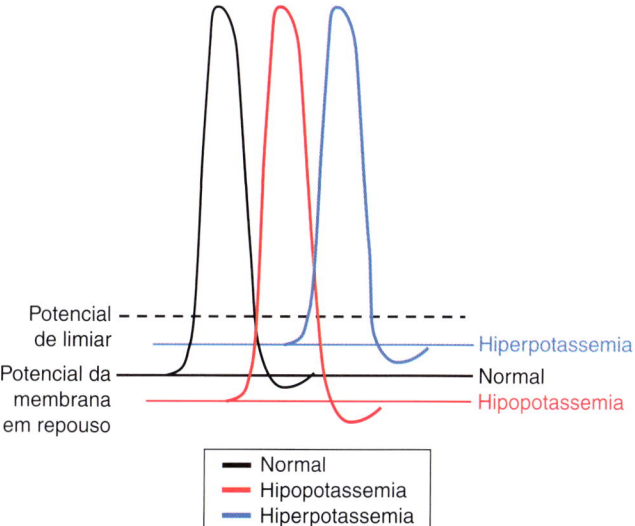

Figura 8.9 • Efeitos das alterações do potássio (hipopotassemia em *vermelho* e hiperpotassemia em *azul*) sobre o potencial de membrana em repouso; ativação e abertura dos canais de sódio com o potencial de limiar; e taxa de repolarização durante um potencial de ação neural.

Hipopotassemia

Hipopotassemia significa redução dos níveis plasmáticos de potássio a menos de 3,5 mEq/ℓ (3,5 mmol/ℓ). Em razão da transferência intercelular, podem ocorrer alterações transitórias no potássio plasmático em consequência da permuta entre os compartimentos de LIC e LEC.

Etiologia. As causas da deficiência de potássio podem ser classificadas em três grupos: (1) ingestão insuficiente; (2) perdas gastrintestinais, renais e cutâneas excessivas; e (3) redistribuição entre os compartimentos de LIC e LEC (Tabela 8.8).[2]

Ingestão insuficiente. É uma causa comum de hipopotassemia. A ingestão diária mínima de potássio é de 40 a 50 mEq/ℓ. A ingestão dietética insuficiente pode ser causada por incapacidade de obter ou ingerir alimentos, ou pelo consumo de uma dieta com alimentos que contêm pouco potássio. A ingestão de potássio costuma ser insuficiente nos casos de pacientes que aderem às dietas da moda e pacientes com transtornos alimentares. Os idosos são especialmente propensos a desenvolver essa deficiência. Muitos têm hábitos alimentares inadequados, porque vivem sozinhos; podem ter renda baixa, dificultando a aquisição de alimentos ricos em potássio, dificuldade de mastigar os alimentos com teores altos de potássio devido a problemas dentários, ou podem apresentar distúrbios da deglutição.

Perdas excessivas. Os rins são os principais responsáveis pela eliminação de potássio. Cerca de 80 a 90% das perdas ocorrem na urina, enquanto o restante é eliminado nas fezes e no suor. Os rins não têm os mecanismos homeostáticos necessários para conservar potássio durante os períodos de ingestão insuficiente. Subsequentemente aos traumatismos e nas situações de estresse, as perdas urinárias de potássio em geral aumentam e podem causar hipopotassemia grave.[2] Isso significa que os déficits podem desenvolver-se rapidamente quando a ingestão é suficiente. As perdas renais também podem aumentar com o uso de fármacos como diuréticos tiazídicos, alcalose metabólica, deficiência de magnésio e níveis altos de aldosterona. Alguns antibióticos, especialmente anfotericina B e gentamicina, são ânions impermeáveis que precisam de cátions de carga elétrica positiva para serem eliminados na urina – isso causa perda de potássio.

Tratamentos à base de diuréticos, com exceção dos que conservam potássio, são a causa mais comum de hipopotassemia. Os diuréticos de alça e os tiazídicos aumentam as perdas de potássio na urina. A gravidade da hipopotassemia está diretamente relacionada com a dose do diurético e é maior quando a ingestão de sódio é mais abundante.[2] A deficiência de magnésio causa perda renal de potássio. Em geral, esse distúrbio eletrolítico coexiste com a deficiência de potássio, em razão do tratamento com diuréticos ou de doenças como diarreia. É importante salientar que a possibilidade de corrigir a deficiência de potássio diminui quando também há deficiência de magnésio.

As perdas renais de potássio são acentuadas pela aldosterona e pelo cortisol. Perdas aumentadas ocorrem em condições como traumatismo e intervenções cirúrgicas, que causam aumento desses hormônios em razão do estresse. O

Tabela 8.8 Causas e manifestações clínicas da hipopotassemia.

Causas	Manifestações clínicas
• Ingestão insuficiente: 　▪ Dieta deficiente em potássio 　▪ Incapacidade de ingerir alimentos 　▪ Administração de soluções parenterais sem potássio • Perdas renais excessivas: 　▪ Tratamento com diuréticos (exceto diuréticos poupadores de potássio) 　▪ Fase diurética da insuficiência renal 　▪ Níveis altos de mineralocorticoides 　　◦ Hiperaldosteronismo primário 　　◦ Tratamento com corticoides • Perdas gastrintestinais excessivas: 　▪ Vômitos 　▪ Diarreia 　▪ Aspiração gastrintestinal 　▪ Fístula gastrintestinal com drenagem • Desvios entre compartimentos: 　▪ Tratamento com agonista beta-adrenérgico (p. ex., albuterol) 　▪ Tratamento da cetoacidose diabética com insulina 　▪ Alcalose respiratória ou metabólica	• Valores laboratoriais 　▪ Níveis séricos de potássio menores que 3,5 mEq/ℓ (3,5 mmol/ℓ) • Capacidade comprometida de concentrar urina 　▪ Poliúria 　▪ Urina com osmolalidade e densidade baixas 　▪ Polidipsia • Manifestações gastrintestinais 　▪ Anorexia, náuseas e vômitos 　▪ Constipação intestinal 　▪ Distensão abdominal 　▪ Íleo paralítico • Manifestações neuromusculares 　▪ Flacidez, fraqueza e fadiga musculares 　▪ Cãibras e hipersensibilidade musculares 　▪ Parestesias 　▪ Paralisia • Manifestações cardiovasculares 　▪ Hipotensão postural 　▪ Hipersensibilidade aos efeitos tóxicos dos digitálicos 　▪ Alterações eletrocardiográficas 　▪ Arritmias cardíacas • Manifestações neurológicas centrais 　▪ Confusão 　▪ Depressão • Distúrbios acidobásicos 　▪ Alcalose metabólica

hiperaldosteronismo primário, causado por um tumor ou por hiperplasia das células do córtex suprarrenal secretoras de aldosterona, acarreta perdas graves de potássio e diminui suas concentrações plasmáticas.[2] O cortisol liga-se aos receptores de aldosterona e produz efeitos semelhantes a esta na eliminação de potássio.

Outras doenças genéticas raras que também podem causar hipopotassemia são as síndromes de Bartter, Gitelman e Liddle. A *síndrome de Bartter*, que afeta o cotransportador $Na^+/K^+/2Cl^-$ do segmento espesso da alça de Henle, causa alcalose metabólica, hipercalciúria ou perda excessiva de cálcio na urina e pressão arterial *normal*.[2] Como os diuréticos de alça atuam nessa mesma região do rim, essas manifestações clínicas são idênticas às que ocorrem com o uso crônico desses diuréticos. As manifestações clínicas da *síndrome de Gitelman*, que afeta o transportador Na^+/Cl^- do túbulo distal, são semelhantes às da síndrome de Bartter, mas com hipocalciúria e hipomagnesemia causada pela perda renal de magnésio.[2] Como esse também é o local onde os diuréticos tiazídicos atuam, tais manifestações clínicas são as mesmas observadas com a ingestão prolongada desses fármacos. A *síndrome de Liddle* causa manifestações clínicas semelhantes às da síndrome de Bartter, embora com pressão arterial *alta* em razão da reabsorção excessiva de sódio.[2]

Embora as perdas de potássio por meio da pele e do sistema digestório geralmente sejam mínimas, podem ser excessivas em algumas condições. Por exemplo, queimaduras aumentam as perdas de potássio na superfície da pele. As perdas causadas por transpiração aumentam nos indivíduos aclimatados a uma região quente, em parte porque a secreção aumentada de aldosterona durante a aclimatização ao calor intensifica as perdas de potássio na urina e no suor. As perdas gastrintestinais também podem ser excessivas, como nos casos de vômito e diarreia, e diante da necessidade de aspiração gastrintestinal. Por exemplo, a quantidade de potássio das fezes líquidas é de cerca de 40 a 60 mEq/ℓ (40 a 60 mmol/ℓ).

Transferências entre compartimentos. Em vista da razão alta entre as concentrações intra- e extracelular de potássio, os distúrbios que acarretam redistribuição desse íon do compartimento de LEC para LIC podem reduzir acentuadamente os níveis plasmáticos do potássio (ver Figura 8.8). A insulina aumenta o transporte de glicose e potássio para dentro das células, por isso os pacientes frequentemente têm déficits de potássio durante o tratamento da cetoacidose diabética. Vários agonistas beta$_2$-adrenérgicos (p. ex., descongestionantes e broncodilatadores) desviam potássio para dentro das células e causam hipopotassemia transitória.

Manifestações clínicas. Incluem distúrbios das funções renal, gastrintestinal, cardiovascular e neuromuscular (Tabela 8.9). Essas manifestações clínicas refletem as funções intracelulares do potássio, assim como a tentativa do organismo de regular as concentrações desse íon no LEC, de modo que permaneçam na faixa exígua necessária para manter a atividade elétrica normal dos tecidos excitáveis, incluindo células nervosas e musculares. Os sinais e sintomas da deficiência de potássio raramente ocorrem antes de os níveis plasmáticos caírem a menos de 3 mEq/ℓ (3 mmol/ℓ). Nos casos típicos, as manifestações clínicas têm início gradativo e, por essa razão, o distúrbio pode passar despercebido por algum tempo.

Os processos renais que conservam potássio durante os períodos de hipopotassemia interferem na capacidade renal de concentrar urina. O débito urinário e a osmolalidade plasmática aumentam, a densidade urinária diminui, e é comum que os pacientes relatem queixas como poliúria, nictúria e sede (um exemplo de DI nefrogênico). Alcalose metabólica e perda renal de cloreto são sinais de hipopotassemia grave.[2]

Vários sinais e sintomas estão relacionados com a função gastrintestinal, inclusive anorexia, náuseas e vômitos. A atonia da musculatura lisa gastrintestinal pode causar constipação intestinal, distensão abdominal e, nos casos graves, íleo paralítico. Quando os sintomas gastrintestinais ocorrem de forma gradativa e não são graves, geralmente reduzem a ingestão de potássio e agravam o problema.

Os efeitos mais graves da hipopotassemia são os que afetam a função cardiovascular. A hipotensão postural é um sinal comum. A maioria dos pacientes com níveis plasmáticos de potássio abaixo de 3 mEq/ℓ (3 mmol/ℓ) tem anormalidades

Tabela 8.9 Causas e manifestações clínicas da hiperpotassemia.

Causas	Manifestações clínicas

• Ingestão excessiva:
  ▪ Ingestão oral excessiva
  ▪ Tratamento com suplementos de potássio
  ▪ Infusão rápida ou excessiva de líquidos parenterais contendo potássio
• Liberação de potássio do compartimento intracelular:
  ▪ Traumatismo dos tecidos
  ▪ Queimaduras
  ▪ Lesões por esmagamento
  ▪ Esforço extremo ou convulsões
• Eliminação renal inadequada:
  ▪ Insuficiência renal
  ▪ Insuficiência suprarrenal (doença de Addison)
  ▪ Tratamento com diuréticos poupadores de potássio
  ▪ Tratamento com inibidores da ECA ou BRA
	• Valores laboratoriais:
	  ▪ Nível sérico de potássio acima de 5,0 mEq/ℓ (5 mmol/ℓ)
	• Manifestações gastrintestinais:
	  ▪ Náuseas e vômitos
	  ▪ Cólicas intestinais
	  ▪ Diarreia
	• Manifestações neuromusculares:
	  ▪ Parestesias
	  ▪ Fraqueza e tontura
	  ▪ Cãibras musculares
	• Manifestações cardiovasculares:
	  ▪ Anormalidades do eletrocardiograma
	  ▪ Risco de parada cardíaca nos casos graves

no eletrocardiograma (ECG), típicas dessa condição. Tais alterações incluem prolongamento do intervalo PR, depressão do segmento ST, achatamento da onda T e aparecimento de uma onda U proeminente (Figura 8.10). Em condições normais, o potássio sai da célula durante a fase de repolarização do potencial de ação, retornando o potencial de membrana ao seu valor normal em repouso. A hipopotassemia reduz a permeabilidade da membrana celular ao potássio e, assim, diminui a entrada desse íon, prolongando a taxa de repolarização e o período refratário relativo. A onda U pode ser encontrada no ECG de indivíduos normais, mas deve ter amplitude menor que a da onda T. Nos casos de hipopotassemia, a amplitude da onda T diminui à medida que a da onda U aumenta. Embora essas alterações da atividade elétrica do coração geralmente não sejam graves, podem predispor à bradicardia sinusal e às arritmias ventriculares ectópicas. A intoxicação digitálica pode ser desencadeada nos pacientes tratados com esses fármacos, e o risco de arritmias ventriculares aumenta, especialmente nos indivíduos com cardiopatias coexistentes. Os riscos associados à toxicidade digitálica são agravados nos pacientes tratados com diuréticos que aumentam as perdas urinárias de potássio.

Queixas de fraqueza, fadiga e cãibras musculares, principalmente durante esforços físicos, são comuns nos casos de hipopotassemia moderada (potássio plasmático entre 3,0 e 2,5 mEq/ℓ [3 a 2,5 mmol/ℓ]). Paralisia muscular com insuficiência respiratória potencialmente fatal pode ocorrer em pacientes com hipopotassemia grave (potássio plasmático < 2,5 mEq/ℓ [2,5 mmol/ℓ]). Os músculos das pernas são mais gravemente afetados, sobretudo os quadríceps. Alguns pacientes queixam-se de hipersensibilidade muscular e parestesias, em vez de fraqueza. Com a deficiência crônica de potássio, a atrofia muscular pode contribuir para a fraqueza dos músculos.

Na doença genética rara conhecida como *paralisia periódica familiar hipopotassêmica*, os episódios de hipopotassemia causam crises de fraqueza muscular grave e paralisia flácida que, quando não tratadas, se estendem por 6 a 48 h.[21] A paralisia pode ser desencadeada por condições que causam hipopotassemia profunda em consequência da transferência de potássio para dentro das células, inclusive ingestão de uma refeição rica em carboidratos ou administração de insulina, epinefrina ou glicocorticoides. Em geral, a paralisia pode ser revertida mediante a reposição de potássio.

Tratamento. Quando possível, a hipopotassemia causada pela deficiência de potássio é tratada aumentando-se a ingestão de alimentos que contêm grandes quantidades desse íon – carnes, frutas desidratadas, sucos de frutas (especialmente laranjas) e bananas. Os suplementos orais de potássio são prescritos aos pacientes que não ingerem quantidades suficientes para repor suas perdas. Isso é especialmente válido aos que usam diuréticos e digitálicos.

O potássio pode ser administrado por via intravenosa quando a via oral não é tolerada ou diante da necessidade de reposição rápida. É preciso dosar repetidamente os níveis séricos de magnésio porque, se um paciente tem hipopotassemia, frequentemente também desenvolve deficiência de magnésio. A infusão rápida de uma solução concentrada de potássio pode causar morte por parada cardíaca. A equipe de saúde que assume a responsabilidade de administrar soluções intravenosas contendo potássio deve estar plenamente consciente de todas as precauções referentes à sua diluição e à taxa de infusão.

Hiperpotassemia

Hiperpotassemia é um aumento dos níveis plasmáticos de potássio acima de 5 mEq/ℓ (5 mmol/ℓ). Essa é uma ocorrência rara em indivíduos saudáveis, porque o organismo é extremamente eficiente em evitar a acumulação excessiva de potássio no LEC.

Etiologia. As três causas principais de excesso de potássio são: (1) eliminação renal reduzida; (2) administração excessivamente rápida; e (3) transferência do potássio do compartimento de LIC ao de LEC[22] (ver Tabela 8.9). A pseudo-hiperpotassemia pode ser secundária à liberação do potássio das reservas intracelulares, em seguida à coleta de uma amostra de sangue, bem como à hemólise causada pela agitação excessiva de uma

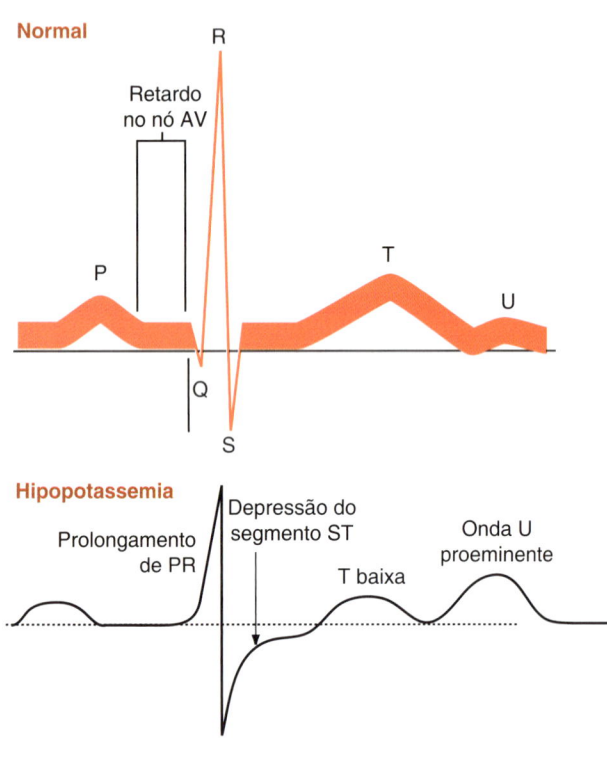
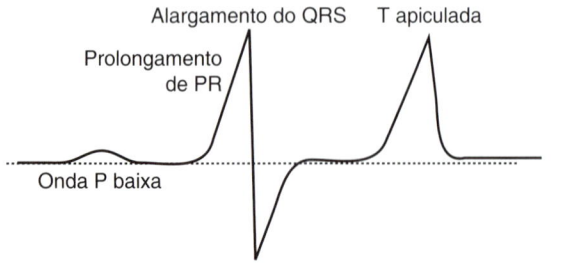

Figura 8.10 • Anormalidades do ECG com hipopotassemia e hiperpotassemia.

amostra de sangue, à punção venosa traumática, ou à aplicação prolongada de um torniquete durante a venopunção.[23]

A doença renal é a causa mais frequente de hiperpotassemia. A hiperpotassemia crônica quase sempre está associada à insuficiência renal. Em geral, a taxa de filtração glomerular deve cair a menos 10 mℓ/min, antes que o paciente desenvolva esse distúrbio eletrolítico. Algumas doenças renais como nefropatia associada à doença falciforme ou à intoxicação por chumbo e a nefrite do lúpus eritematoso sistêmico podem reduzir seletivamente a secreção tubular de potássio, sem causar insuficiência renal. A acidose diminui ainda mais a eliminação renal de potássio e deve ser corrigida. Pacientes que apresentam insuficiência renal aguda com acidose láctica ou cetoacidose estão mais sujeitos a desenvolver hiperpotassemia.

A aldosterona atua no sistema de permuta de Na^+/K^+ dos túbulos distais e aumenta a excreção de potássio, ao mesmo tempo que facilita a reabsorção de sódio. A redução da eliminação de potássio mediada pela aldosterona pode ser causada por insuficiência suprarrenal (i. e., doença de Addison), diminuição da secreção de aldosterona em consequência da redução da renina ou da angiotensina II, ou depressão da capacidade renal de responder à aldosterona. Os diuréticos que poupam potássio (p. ex., espironolactona, amilorida e triantereno) podem causar hiperpotassemia por esse último mecanismo. Os inibidores da ECA e os BRA, dado que podem reduzir os níveis de aldosterona, também aumentam os níveis plasmáticos de potássio.

O excesso de potássio pode ser atribuído à ingestão oral excessiva ou à infusão intravenosa de potássio. É difícil aumentar a ingestão de potássio a ponto de causar hiperpotassemia, quando a função renal e a função do sistema de permuta de Na^+/K^+ estão normais. Uma exceção a essa regra é a administração parenteral intravenosa. Em alguns casos, ocorreram acidentes graves e fatais de hiperpotassemia quando soluções de potássio intravenosas foram infundidas muito rapidamente. Como os rins controlam a eliminação do potássio, as soluções intravenosas contendo esse íon nunca devem ser infundidas antes de avaliar o débito urinário e concluir que a função renal parece adequada.

A saída do potássio das células do corpo para o LEC também pode aumentar seus níveis plasmáticos. Lesões dos tecidos podem causar a transferência do potássio intracelular para o compartimento de LEC. Por exemplo, queimaduras e lesões por esmagamento causam morte celular e liberam potássio no LEC. Em muitos casos, essas mesmas lesões deprimem a função renal e isso contribui para hiperpotassemia. A hiperpotassemia transitória pode ocorrer durante esforços extenuantes ou convulsões, quando as células musculares são permeáveis ao potássio. Com uma doença autossômica dominante rara conhecida como *paralisia periódica hiperpotassêmica*, a hiperpotassemia pode causar períodos transitórios de fraqueza e paralisia musculares subsequentes a esforços físicos, exposição ao frio ou outras condições indutoras de saída do potássio das células. Esses períodos tendem a ser breves.[24]

Manifestações clínicas. Os sinais e sintomas do excesso de potássio estão diretamente relacionados com a redução da excitabilidade neuromuscular (ver Tabela 8.9). As manifestações neuromusculares desse excesso geralmente ocorrem quando a concentração plasmática ultrapassa 6 mEq/ℓ (6 mmol/ℓ). Nos casos típicos, o primeiro sintoma associado à hiperpotassemia é parestesia. O paciente também pode queixar-se de fraqueza muscular generalizada ou dispneia secundária ao enfraquecimento dos músculos respiratórios.

O efeito mais grave da hiperpotassemia ocorre no coração. À medida que os níveis de potássio aumentam, ocorrem distúrbios da condução cardíaca. As primeiras alterações são ondas P estreitas e apiculadas, e alargamento do complexo QRS. Quando os níveis plasmáticos continuam a aumentar, o intervalo PR é prolongado e, em seguida, as ondas P desaparecem (ver Figura 8.10). A frequência cardíaca pode ser reduzida. Fibrilação ventricular e parada cardíaca são eventos terminais. Os efeitos deletérios da hiperpotassemia no coração são mais pronunciados quando o nível plasmático do potássio aumenta rapidamente. É importante entender que transfusões repetidas de hemácias podem causar hiperpotassemia e, quando são realizadas de forma acelerada, o distúrbio eletrolítico pode levar ao óbito.[25]

Diagnóstico e tratamento. O diagnóstico da hiperpotassemia baseia-se na história detalhada, no exame físico completo para detectar fraqueza muscular e sinais de déficit de volume, nas dosagens dos níveis plasmáticos de potássio e nas alterações do ECG. A história clínica deve incluir perguntas sobre ingestão dietética, uso de diuréticos conservadores de potássio, história de doença renal e episódios recidivantes de fraqueza muscular.

O tratamento do excesso de potássio varia com o grau de elevação do nível plasmático e a existência de manifestações neuromusculares e anormalidades do ECG. O cálcio antagoniza a redução da excitabilidade da membrana induzida pelo potássio e normaliza essa propriedade das membranas celulares. O efeito protetor da administração de cálcio geralmente tem duração curta (15 a 30 min) e deve ser complementado por outros tratamentos para reduzir a concentração do potássio no LEC. A administração de bicarbonato de sódio, agonistas beta-adrenérgicos (p. ex., albuterol por nebulização) ou insulina distribui o potássio ao compartimento de LIC e reduz rapidamente sua concentração no LEC. As infusões intravenosas de insulina e glicose comumente são administradas com essa finalidade.

Medidas menos emergenciais enfatizam a redução ou a interrupção da ingestão ou da absorção, a promoção da excreção renal e a ampliação da captação celular. A restrição da ingestão pode ser conseguida por limitação das fontes dietéticas de potássio. O ingrediente principal da maioria dos substitutos do sal é o cloreto de potássio, e esses produtos não devem ser usados por pacientes com problemas renais. Geralmente é mais difícil aumentar a excreção de potássio. Pacientes com insuficiência renal podem necessitar de hemodiálise ou diálise peritoneal para reduzir os níveis plasmáticos de potássio. O sulfato de poliestireno sódico – resina de troca iônica – também pode ser usado para remover íons K^+ do intestino grosso. Os íons Na^+ dessa resina são permutados por íons K^+ e a resina contendo potássio é eliminada nas fezes.

RESUMO

O potássio é o principal cátion do LEC. Esse elemento contribui para a manutenção da osmolalidade intracelular, desempenha um papel fundamental na condução dos estímulos neurais e na excitabilidade dos músculos esquelético cardíaco e liso, e afeta o equilíbrio acidobásico. O potássio é ingerido com a dieta e eliminado pelos rins. Como não é bem conservado por estes, a ingestão diária deve ser adequada. Um desvio transcelular pode causar redistribuição do potássio entre os compartimentos de LEC e LIC, e aumentar ou reduzir seus níveis plasmáticos.

A hipopotassemia é uma redução do potássio sérico a níveis menores que 3,5 mEq/ℓ (3,5 mmol/ℓ). Isso pode ser causado por ingestão insuficiente, perdas excessivas ou redistribuição entre os compartimentos de LIC e LEC. As manifestações clínicas incluem distúrbios das funções renal, muscular esquelética, gastrintestinal e cardiovascular, e refletem o papel fundamental desse íon no metabolismo celular e na função neuromuscular.

A hiperpotassemia é um aumento do potássio plasmático acima de 5 mEq/ℓ (5 mmol/ℓ). Raramente ocorre nos indivíduos saudáveis, porque o organismo é extremamente eficiente em evitar acumulação excessiva de potássio no LEC. As causas principais desse excesso são a eliminação renal reduzida, uma infusão intravenosa excessivamente rápida e o desvio transcelular do potássio da célula para o compartimento de LEC. A parada cardíaca é o efeito mais grave da hiperpotassemia.

HOMEOSTASIA DO CÁLCIO, FÓSFORO E MAGNÉSIO

Depois de concluir esta seção, o leitor deverá ser capaz de:

- Descrever a relação entre absorção intestinal, eliminação renal, armazenamento ósseo e funções da vitamina D e do paratormônio na regulação dos níveis de cálcio, fósforo e magnésio
- Entender a diferença entre as formas ionizada e quelada (ou ligada) do cálcio em termos de sua função fisiológica.

Mecanismos reguladores da homeostasia do cálcio, fósforo e magnésio

Cálcio, fósforo e magnésio são os principais cátions do corpo humano. São ingeridos com a dieta, absorvidos no intestino, filtrados nos glomérulos renais, reabsorvidos nos túbulos renais e eliminados na urina. Em torno de 99% do cálcio, 85% do fósforo e 50 a 60% do magnésio estão localizados nos ossos. A maior parte do restante de cálcio (cerca de 1%), fósforo (cerca de 14%) e magnésio (cerca de 40 a 50%) está dentro das células. Apenas uma quantidade pequena desses três íons é encontrada no LEC. Tais quantidades diminutas (embora vitais) de cálcio, fósforo e magnésio são direta ou indiretamente reguladas pela vitamina D e pelo paratormônio (PTH). A calcitonina – hormônio produzido pelas células C da tireoide – parece atuar nos rins e ossos, no sentido de remover cálcio da circulação extracelular.

Vitamina D

Embora seja classificada como vitamina, a vitamina D atua como hormônio. Sua função é manter os níveis plasmáticos normais de cálcio e fósforo facilitando sua absorção no intestino, embora também seja necessária para a formação óssea normal. É sintetizada pela irradiação ultravioleta do 7-di-hidrocolesterol, encontrado na pele ou obtido dos alimentos da dieta, dentre os quais alguns são enriquecidos com essa vitamina. As formas sintetizada ou ingerida de vitamina D são essencialmente pró-hormônios sem atividade biológica, e precisam passar por transformações metabólicas para poderem adquirir potência. Quando a vitamina D entra na circulação proveniente da pele ou do intestino, concentra-se no fígado. Nesse órgão, é hidroxilada para formar 25-hidroxivitamina D [25-$(OH)D_3$], também conhecida como *calcidiol*. Em seguida, este é transportado aos rins, onde é transformado na forma ativa 1,25-$(OH)_2D_3$. A ação principal da forma ativada da vitamina D – também conhecida como *calcitriol* – é aumentar a absorção de cálcio no intestino. Além disso, o calcitriol sensibiliza os ossos às ações reabsortivas do PTH. Existem evidências de que a vitamina D controla a proliferação das glândulas paratireóideas, além de suprimir a síntese e secreção desse hormônio.[26] A produção de 1,25-$(OH)_2D_3$ nos rins é regulada por *feedback* dos níveis plasmáticos de cálcio e fosfato. Concentrações baixas de cálcio aumentam o nível de PTH, que, por sua vez, estimula a ativação da vitamina D. A redução do fosfato plasmático também promove a ativação da vitamina. Outro mecanismo de controle da ativação renal da vitamina D é exercido por *feedback* negativo, que monitora os níveis de 1,25$(OH)_2D_3$.

Paratormônio

O PTH – regulador principal dos níveis plasmáticos de cálcio e fósforo – é secretado pelas glândulas paratireoides. Existem quatro glândulas paratireoides localizadas na superfície dorsal da glândula tireoide. O regulador principal do PTH é a concentração plasmática de cálcio. Um receptor de cálcio singular encontrado na membrana das células paratireóideas (receptor extracelular sensível ao cálcio) reage rapidamente às alterações dos níveis plasmáticos do cálcio.[2] Quando o nível plasmático do cálcio está elevado, a secreção de PTH é inibida e o cálcio é depositado nos ossos. Quando o nível está baixo, a secreção desse hormônio aumenta e o cálcio é mobilizado dos ossos. A resposta à redução do cálcio plasmático é imediata, ou seja, em alguns segundos. O fósforo não produz efeito direto na secreção do PTH. Em vez disso, atua indiretamente formando um complexo com o cálcio e, desse modo, diminuindo sua concentração plasmática.

A secreção, a síntese e a ação do PTH também são influenciadas pelo magnésio. Esse cátion atua como cofator na produção de energia celular e é importante para a função dos sistemas de segundos mensageiros. Os efeitos do magnésio na síntese e na secreção do PTH parecem mediados por esses mecanismos. Em razão de sua função na regulação da secreção desse hormônio, a hipomagnesemia grave e persistente pode inibir expressivamente os níveis do PTH.

A função principal do PTH é manter a concentração de cálcio do LEC. Essa função é desempenhada facilitando a liberação do cálcio ósseo, aumentando a ativação da vitamina D como modo de aumentar a absorção intestinal de cálcio e estimulando a conservação de cálcio pelos rins e, ao mesmo tempo, aumentando a excreção de fosfato (Figura 8.11). O PTH atua nos ossos para acelerar a mobilização e a transferência do cálcio ao LEC. A reação óssea a esse hormônio é um processo em duas etapas. Há uma resposta imediata, na qual o cálcio encontrado nos líquidos ósseos é liberado no LEC; a segunda etapa é mais lenta e consiste na reabsorção dos ossos completamente mineralizados, resultando em liberação de cálcio e fósforo. As ações do PTH em termos de reabsorção óssea dependem dos níveis normais de vitamina D e magnésio. A ativação da vitamina D pelos rins é facilitada quando há PTH; é por meio da ativação da vitamina D que o PTH aumenta a absorção intestinal de cálcio e fósforo, além de atuar nos rins para aumentar a reabsorção tubular de cálcio e magnésio, ao mesmo tempo que estimula a eliminação de fósforo. A intensificação simultânea da eliminação do fósforo assegura que esse elemento liberado dos ossos não cause hiperfosfatemia nem aumente o risco de deposição de cristais de fosfato de cálcio nos tecidos.

Hipoparatireoidismo. Caracteriza-se por secreção insuficiente de PTH e causa hipocalcemia. A deficiência desse hormônio pode ser provocada por ausência congênita das quatro glândulas paratireoides, como na síndrome de DiGeorge. Uma forma adquirida de deficiência de PTH pode surgir depois de cirurgias do pescoço, especialmente quando o procedimento envolve a ressecção de um adenoma paratireóideo, tireoidectomia ou ressecção cervical bilateral para tratar câncer. Uma forma transitória de deficiência de PTH, que se desenvolve em 1 a 2 dias e se estende por 5 dias, pode ocorrer após cirurgias da tireoide, em consequência da supressão das glândulas paratireoides.[2] O hipoparatireoidismo também pode ter etiologia autoimune. Anticorpos antiparatireóideos foram detectados em alguns pacientes com hipoparatireoidismo, principalmente nos portadores de vários distúrbios autoimunes como diabetes tipo 1, doença de Graves, tireoidite de Hashimoto e vitiligo (destruição autoimune dos melanócitos, resultando na formação de áreas cutâneas totalmente brancas). Outras causas de hipoparatireoidismo são efeitos deletérios causados por metais pesados (p. ex., doença de Wilson), tumores metastáticos e intervenções cirúrgicas. A deficiência de magnésio ocasiona disfunção paratireóidea transitória. A correção da hipomagnesemia provoca regressão imediata da disfunção.

As manifestações clínicas do hipoparatireoidismo agudo, derivado do nível baixo de cálcio, incluem tetania com cãibras musculares, espasmo carpopodálico e convulsões. Quase todos os pacientes referem parestesias, inclusive formigamento na região perioral e nas mãos e pés. Os níveis baixos de cálcio podem prolongar o intervalo QT e causar resistência aos digitálicos, hipotensão e insuficiência cardíaca refratária ao tratamento. Os sinais e sintomas da deficiência crônica de PTH incluem letargia, ansiedade e transtornos da personalidade. Alguns pacientes podem referir borramento visual causado por cataratas que se desenvolvem depois de alguns anos. Sinais extrapiramidais semelhantes aos da doença de Parkinson podem se manifestar em consequência da calcificação dos núcleos da base. O tratamento bem-sucedido da hipocalcemia pode melhorar os sintomas e, em alguns casos, está associado à redução da calcificação revelada radiograficamente. Os dentes podem ser enfraquecidos quando a doença ocorre na infância.

O diagnóstico do hipoparatireoidismo baseia-se na demonstração de níveis plasmáticos baixos de cálcio, níveis plasmáticos altos de fosfato e concentrações plasmáticas reduzidas de PTH. Em geral, os níveis plasmáticos do potássio são determinados para que se possa excluir hipomagnesemia como causa do problema. A tetania do hipoparatireoidismo agudo é tratada com infusão intravenosa de gliconato de cálcio, seguida da administração oral de sais de cálcio e vitamina D. A suplementação de magnésio é administrada quando a causa do hipoparatireoidismo é a deficiência desse elemento. Pacientes com hipoparatireoidismo crônico são tratados à base de cálcio e vitamina D orais. Os níveis plasmáticos do cálcio são monitorados periodicamente (no mínimo a cada 3 meses), como forma de manter o cálcio plasmático dentro de uma faixa ligeiramente baixa, embora sem causar sintomas. A manutenção do cálcio plasmático nessa faixa ajuda a evitar hipercalciúria e lesão renal.

Pseudo-hipoparatireoidismo é uma doença familiar rara que se caracteriza por resistência dos tecidos periféricos ao PTH. O quadro clínico típico é hipocalcemia, função paratireóidea exacerbada e várias anomalias congênitas do crescimento e desenvolvimento ósseos, inclusive estatura baixa e ossos metacarpos e metatarsos curtos. Existem variantes dessa

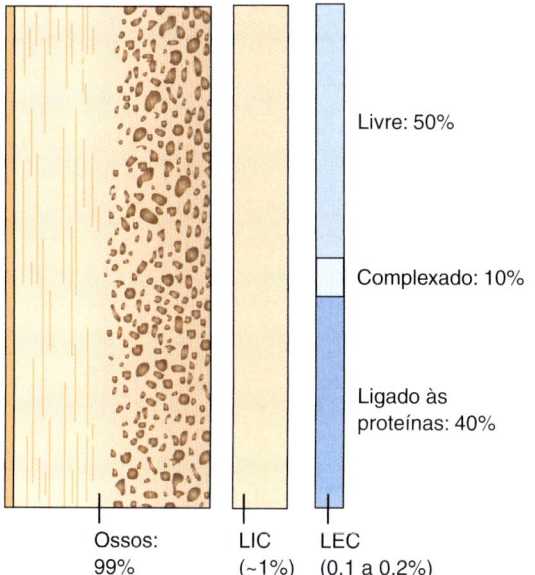

Figura 8.11 • Distribuição do cálcio corporal entre os ossos e os compartimentos de líquido intracelular (LIC) e líquido extracelular (LEC). A ilustração também mostra as porcentagens do cálcio livre, complexado e ligado às proteínas.

doença, e alguns pacientes têm pseudo-hipoparatireoidismo com anomalias congênitas, enquanto outros têm malformações congênitas com níveis normais de cálcio e fosfato. As manifestações clínicas são atribuídas basicamente à hipocalcemia crônica. O tratamento é semelhante ao recomendado para hipoparatireoidismo.

Hiperparatireoidismo. É causado pela secreção excessiva de PTH. Pode manifestar-se como um distúrbio primário induzido por hiperplasia (15%), adenoma (85%) e, em casos raros, câncer das glândulas paratireoides, ou ainda como um distúrbio secundário dos pacientes com insuficiência renal crônica ou má absorção persistente de cálcio. Os adenomas e a hiperplasia das paratireoides podem estar associados a várias doenças familiares específicas (inclusive neoplasia endócrina múltipla [NEM] de tipos 1 e 2).

O hiperparatireoidismo primário é mais comum depois dos 50 anos de idade e acomete mais frequentemente as mulheres.[22] Ele causa hipercalcemia e aumenta a concentração de cálcio no filtrado urinário, resultando em hipercalciúria com formação potencial de cálculos renais. A reabsorção óssea crônica pode produzir desmineralização difusa, fraturas patológicas e lesões ósseas císticas. A densitometria por emissão de raios x de dupla energia (DEXA) pode ser usada para determinar a densidade mineral óssea (DMO). Os sinais e sintomas dessa doença estão relacionados com anormalidades ósseas, exposição dos rins a altas concentrações de cálcio e os elevados níveis plasmáticos desse elemento. Hoje em dia, a maioria dos pacientes com hiperparatireoidismo primário tem um distúrbio assintomático detectado por exames bioquímicos de rotina.

Exames complementares – incluindo dosagens dos níveis plasmáticos do cálcio e das concentrações do PTH total – são usados para diferenciar as duas causas mais comuns de hipercalcemia: hiperparatireoidismo primário e hipercalcemia associada ao câncer (HAC). Os ensaios do PTH total usam dois anticorpos que se ligam a diferentes partes da molécula do hormônio e são destinados a dosar especificamente a forma intacta e biologicamente ativa do hormônio. Com o hiperparatireoidismo primário, os níveis do PTH total sofrem elevação em 75 a 90% dos casos ou mostram-se "inadequadamente" normais, apesar da hipercalcemia, quando deveriam estar suprimidos. Na HAC, os níveis do PTH total estão suprimidos. Exames de imagem da região das paratireoides podem ser usados para revelar um adenoma. Entretanto, sua utilidade antes e depois da intervenção cirúrgica é muito controvertida.[2] Em geral, o tratamento preferido é a ressecção cirúrgica das paratireoides.

O hiperparatireoidismo secundário consiste na hiperplasia das glândulas paratireoides e ocorre principalmente nos pacientes com insuficiência renal.[2] Nos estágios iniciais da insuficiência renal, a elevação do nível do PTH é causada pelos níveis plasmáticos baixos de cálcio e vitamina D ativada. À medida que a doença avança, há diminuição dos receptores de vitamina D e cálcio, tornando as glândulas paratireoides mais resistentes à regulação por *feedback* dos níveis plasmáticos de cálcio e vitamina D. Nesse ponto, os níveis plasmáticos altos de fosfato ocasionam hiperplasia das glândulas paratireoides, independentemente do cálcio e da vitamina D ativada. A doença óssea dos pacientes com hiperparatireoidismo secundário à insuficiência renal é conhecida como *distúrbio ósseo mineral da doença renal crônica* (DOM-DRC). Essa doença tem três manifestações fisiopatológicas principais, inclusive metabolismo anormal do cálcio, fosfato, vitamina D ou PTH; calcificação dos tecidos moles ou dos vasos sanguíneos; e anormalidades da renovação óssea.[27] No passado, a DOM-DRC era conhecida como osteodistrofia renal.[28] Algumas evidências sugerem que, com essa doença, os altos níveis de fósforo acarretam aterosclerose porque aumentam a espessura da íntima-média das carótidas.[28]

O tratamento do hiperparatireoidismo inclui a normalização da hipercalcemia por aumento da ingestão de líquidos. Os pacientes com doença branda são instruídos a manter-se ativos e ingerir volumes adequados de líquido. Além disso, devem evitar antiácidos que contenham cálcio, vitamina D e diuréticos tiazídicos, que aumentam a reabsorção de cálcio nos rins. A paratireoidectomia pode ser indicada aos pacientes com hiperparatireoidismo sintomático, cálculos renais ou osteopatia. A prevenção de hiperfosfatemia pode atenuar os problemas clínicos da DOM-DRC causada pelo hiperparatireoidismo secundário à insuficiência renal. Acetato de cálcio ou um composto sem cálcio (cloridrato de sevelâmero [conforme DCB]) pode ser administrado durante as refeições para ligar-se ao fosfato.[29] O calcitriol – forma ativada da vitamina D – pode ser usado para controlar a hiperplasia das glândulas paratireoides e suprimir a síntese e a secreção do PTH. Contudo, em razão de seu efeito potente sobre a absorção intestinal e a mobilização óssea, o calcitriol pode provocar hipercalcemia. Também foram desenvolvidos análogos mais modernos da vitamina D ativada, que conservam a capacidade de suprimir a função das glândulas paratireoides e, ao mesmo tempo, causam efeitos mínimos na reabsorção de cálcio ou fósforo.

Conceitos fundamentais

Homeostasia do cálcio

- Os níveis de cálcio do LEC são constituídos de frações livres (ionizadas), complexadas e ligadas às proteínas. Apenas o Ca^{2+} ionizado desempenha uma função essencial na excitabilidade cardíaca e neuromuscular
- Os níveis séricos do cálcio são regulados pelo PTH e por mecanismos renais, por meio dos quais as concentrações séricas do cálcio e do fosfato são reguladas reciprocamente a fim de evitar deposição deletéria dos cristais de fosfato de cálcio nos tecidos moles do corpo.

Distúrbios da homeostasia do cálcio

O cálcio que entra no corpo por meio do sistema digestório é absorvido no intestino sob ação da vitamina D, armazenado nos ossos e excretado pelos rins. Em torno de 99% do cálcio do organismo está ligado aos ossos, conferindo-lhes força e estabilizando o sistema esquelético, além de atuar como fonte permutável para manter os níveis do cálcio extracelular. A maior parte do cálcio restante (cerca de 1%) está dentro das células, com apenas cerca de 0,1 a 0,2% (aproximadamente 8,5 a 10,5 mg/dℓ [2,1 a 2,6 mmol/ℓ] permanecendo no LEC.

O cálcio do LEC encontra-se em três formas: (1) ligado às proteínas; (2) complexado; e (3) ionizado (ver Figura 8.11). Cerca de 40% do cálcio do LEC está ligado às proteínas plasmáticas (principalmente albumina) e não pode se difundir ou atravessar a parede capilar para sair do compartimento vascular. Outra fração (10%) forma complexos (*i. e.*, forma quelada) com compostos como citrato, fosfato e sulfato. Essa forma não é ionizada. O restante do cálcio do LEC (50%) está na forma ionizada, disponível para sair do compartimento vascular e participar das funções celulares. O nível de cálcio plasmático total oscila com as alterações da albumina e do pH plasmáticos. O cálcio ionizado desempenha várias funções.[2,30] Ele participa de algumas reações enzimáticas, exerce um efeito importante nos potenciais das membranas e na excitabilidade dos neurônios, e é necessário à contração dos músculos esqueléticos, cardíaco e lisos; também participa da liberação de hormônios, neurotransmissores e outros mensageiros químicos, influencia a contratilidade e a automaticidade cardíacas via canais de cálcio lentos, e é essencial à coagulação do sangue. O uso dos bloqueadores do canal de cálcio para tratar distúrbios circulatórios demonstra a importância dos íons Ca^{2+} para o funcionamento normal do coração e dos vasos sanguíneos. Com exceção das duas primeiras etapas da via intrínseca da coagulação sanguínea, o cálcio é necessário a todas as outras. Em razão de sua capacidade de ligar-se ao cálcio, o citrato é usado comumente para evitar coagulação do sangue utilizado nas transfusões. Alguns estudos sugeriram que os níveis de cálcio ionizado (iCa) por ocasião da internação dos pacientes traumatizados em estado crítico sejam preditivos da necessidade de transfusões sanguíneas múltiplas; além disso, baixos níveis de iCa são preditivos de mortalidade.[2,3]

Ganhos e perdas

As principais fontes dietéticas de cálcio são o leite e seus derivados. Apenas 30 a 50% do cálcio dietético são absorvidos no duodeno e no terço proximal do jejuno; o restante é eliminado nas fezes. Diariamente, cerca de 150 mg de cálcio saem do intestino e entram na corrente sanguínea. A absorção final é igual à quantidade absorvida dos intestinos menos a quantidade que entra no órgão. O balanço torna-se negativo quando a ingestão dietética (e a absorção de cálcio) é menor que a secreção intestinal.

O cálcio é armazenado nos ossos e excretado pelos rins. Cerca de 60 a 65% do cálcio filtrado é reabsorvido passivamente nos túbulos proximais, em razão da reabsorção de NaCl; 15 a 20% são reabsorvidos no segmento ascendente espesso da alça de Henle, por meio do sistema cotransportador de $Na^+/K^+/2Cl^-$; e 5 a 10% são reabsorvidos nos túbulos contorcidos distais. O túbulo contorcido distal é um sítio regulador importante para o controle da quantidade de cálcio que entra na urina. O PTH e possivelmente a vitamina D estimulam a reabsorção de cálcio nesse segmento do néfron. Os diuréticos tiazídicos, que exercem seus efeitos nos túbulos contorcidos distais, aumentam a reabsorção de cálcio. Outros fatores que podem afetar a reabsorção nesses túbulos são os níveis de fosfato, insulina e glicose.

Hipocalcemia

A hipocalcemia é definida por níveis plasmáticos de cálcio menores que 8,5 mg/dℓ (2,1 mmol/ℓ). Ocorre com alguns tipos de estado crítico e acomete cerca de 70% dos pacientes internados em unidades de tratamento intensivo.[31]

Etiologia. As causas de hipocalcemia podem ser divididas em quatro grupos: (1) capacidade reduzida de mobilizar cálcio das reservas ósseas; (2) perdas renais anormais de cálcio; (3) ligação ou quelação ampliada do cálcio às proteínas, de modo que frações maiores do cálcio estejam na forma não ionizada; e (4) sequestro nos tecidos moles (Tabela 8.10). A pseudo-hipocalcemia é causada por hipoalbuminemia. Nesse caso, um paciente desnutrido pode ter nível sérico baixo de cálcio total, embora não tenha sintomas.

O cálcio plasmático está em equilíbrio dinâmico com o cálcio ósseo. A capacidade de mobilizar o cálcio ósseo depende dos níveis adequados de PTH. Concentrações baixas desse hormônio podem causar hipoparatireoidismo primário ou secundário. A supressão da secreção de PTH também pode ocorrer quando os níveis de vitamina D estão elevados. A forma ativada da vitamina D (calcitriol) pode ser usada para suprimir o hiperparatireoidismo secundário dos pacientes com doença renal crônica. A deficiência de magnésio inibe a secreção do PTH e reduz sua ação na reabsorção óssea. Esse tipo de hipocalcemia é difícil de tratar apenas com suplementos de cálcio e exige a correção da deficiência de magnésio.

Existe uma relação inversa entre as excreções renais de cálcio e fosfato. A eliminação de fosfato diminui nos pacientes com doença renal crônica e causa redução das concentrações plasmáticas do cálcio. Hipocalcemia e hiperfosfatemia ocorrem quando a taxa de filtração glomerular diminui a menos de 59 mℓ/min (os valores normais – relacionados com a idade, o sexo e o tamanho corporal – oscilam em torno de 120 mℓ/min nas mulheres jovens e 130 mℓ/min nos homens jovens).

Apenas a forma ionizada do cálcio consegue sair dos capilares e participar das funções do organismo. As variações do pH alteram a porcentagem de cálcio que se encontra nas formas ionizada e ligada. O pH ácido reduz a ligação do cálcio às proteínas, causando aumento desproporcional do cálcio ionizado, embora o nível do cálcio plasmático total permaneça inalterado. O pH alcalino exerce efeitos contrários. Por exemplo, a hiperventilação suficiente para ocasionar alcalose respiratória pode desencadear tetania em razão do aumento da ligação do cálcio às proteínas. Ácidos graxos livres também aumentam a ligação do cálcio à albumina e reduzem o cálcio ionizado. Elevações dos ácidos graxos livres suficientes para alterar a ligação do cálcio podem ocorrer em situações de estresse, que provocam elevações dos níveis de epinefrina, glucagon, hormônio de crescimento e hormônio adrenocorticotrófico. Heparina, fármacos beta-adrenérgicos (*i. e.*, epinefrina, isoproterenol e norepinefrina) e álcool também podem elevar os níveis de ácidos graxos livres o suficiente para aumentar a ligação do cálcio.

Tabela 8.10 Causas e manifestações clínicas da hipocalcemia.

Causas	Manifestações clínicas

• Capacidade reduzida de mobilizar cálcio ósseo:
  ▪ Hipoparatireoidismo
  ▪ Resistência às ações do PTH
  ▪ Hipomagnesemia
• Ingestão ou absorção reduzida:
  ▪ Má absorção
  ▪ Deficiência de vitamina D
    ○ Impossibilidade de ativar a vitamina
      – Doença hepática
      – Doença renal
    ○ Fármacos que reduzem a ativação da vitamina D (p. ex., fenitoína)
• Perdas renais anormais:
  ▪ Insuficiência renal e hiperfosfatemia
• Quelação ou ligação aumentada às proteínas:
  ▪ pH alto
  ▪ Níveis altos de ácidos graxos
  ▪ Transfusões rápidas de sangue citratado
• Sequestro aumentado:
  ▪ Pancreatite aguda
	• Valores laboratoriais:
	  ▪ Nível sérico de cálcio menor que 8,5 mg/dℓ (2,1 mmol/ℓ)
	• Manifestações neuromusculares (excitabilidade neuromuscular aumentada):
	  ▪ Parestesias, principalmente dormência e formigamento
	  ▪ Cãibras musculares
	  ▪ Espasmos e cólicas abdominais
	  ▪ Reflexos hiperativos
	  ▪ Espasmo carpopodálico
	  ▪ Tetania
	  ▪ Espasmo da laringe
	  ▪ Sinais de Chvostek e Trousseau positivos
	• Manifestações cardiovasculares:
	  ▪ Hipotensão
	  ▪ Sinais de insuficiência cardíaca
	  ▪ Incapacidade de responder aos fármacos que atuam por mecanismos mediados pelo cálcio
	  ▪ Prolongamento do intervalo QT, que predispõe às arritmias ventriculares
	• Manifestações esqueléticas (deficiência crônica):
	  ▪ Osteomalacia
	  ▪ Dor, deformidades e fraturas ósseas

O citrato forma complexos com o cálcio e é muito usado como anticoagulante dos hemocomponentes transfundidos. Teoricamente, seu excesso no sangue do doador poderia combinar-se com o cálcio do sangue do receptor, acarretando redução aguda do cálcio ionizado. Isso não ocorre na situação normal, porque o fígado remove o citrato em questão de minutos. Quando as transfusões são administradas a uma taxa lenta, há pouco risco de hipocalcemia causada pela ligação do cálcio ao citrato.[2]

Hipocalcemia é uma anormalidade comum dos pacientes com pancreatite aguda. A inflamação do pâncreas provoca liberação de enzimas proteolíticas e lipolíticas. Aparentemente, o Ca^{2+} combina-se com os ácidos graxos livres liberados por lipólise pancreática, resultando na formação de sabões e na remoção do cálcio da circulação.

Os déficits de cálcio por deficiência dietética afetam os ossos, em vez dos níveis de cálcio extracelular. Embora muitos alimentos sejam enriquecidos com vitamina D, a deficiência dietética dessa vitamina ainda é encontrada. Essa deficiência é mais provável nos estados de má absorção (p. ex., obstrução biliar, insuficiência pancreática e doença celíaca), nos quais há redução da capacidade de absorver gorduras e vitaminas lipossolúveis. A impossibilidade de ativar vitamina D é outra causa de hipocalcemia. Fármacos anticonvulsivantes, principalmente fenitoína, podem dificultar a ativação inicial da vitamina D no fígado. A última etapa da ativação dessa vitamina é prejudicada nos pacientes com doença renal crônica. Felizmente, a forma ativada da vitamina D – calcitriol – foi sintetizada e está disponível para o tratamento da deficiência de cálcio dos pacientes com nefropatia crônica.

Manifestações clínicas. A hipocalcemia pode ser um distúrbio agudo ou crônico. As manifestações clínicas da forma aguda refletem a excitabilidade neuromuscular exacerbada e os efeitos cardiovasculares da redução do cálcio ionizado (ver Tabela 8.10). Este estabiliza a excitabilidade neuromuscular e, assim, torna as células neurais menos sensíveis aos estímulos. Os nervos expostos a níveis baixos de cálcio ionizado mostram limiares reduzidos de excitação, reações repetitivas a um único estímulo e, nos casos extremos, atividade contínua. A gravidade das manifestações clínicas depende da causa subjacente, da velocidade do aparecimento do distúrbio, dos distúrbios eletrolíticos coexistentes e do pH extracelular. A excitabilidade neuromuscular exacerbada pode causar parestesias (i. e., formigamento em torno da boca e nas mãos e nos pés) e tetania (i. e., espasmos dos músculos da face, das mãos e dos pés).[32] A hipocalcemia grave pode acarretar espasmo da laringe, convulsões e até mesmo a morte.

Os efeitos cardiovasculares da hipocalcemia aguda incluem hipotensão, insuficiência cardíaca, arritmias cardíacas (especialmente bloqueio atrioventricular [BAV] e fibrilação ventricular) e incapacidade de responder a fármacos como digitálicos, norepinefrina e dopamina, que atuam por mecanismos dependentes do cálcio.

Os testes de Chvostek e Trousseau podem ser realizados para determinar se um paciente tem excitabilidade neuromuscular exacerbada e tetania.[32] O sinal de Chvostek é testado percutindo-se suavemente a face, na região logo abaixo da têmpora, no ponto em que o nervo facial emerge. A percussão suave da face sobre o nervo facial provoca espasmos dos lábios, do nariz ou da face quando o resultado do teste é positivo. Um manguito de pressão arterial inflado é usado para testar o sinal de Trousseau. Ele é inflado 10 mmHg acima da pressão arterial por 3 min. A contração dos dedos e das mãos (i. e., espasmo carpopodálico) indica tetania.

Em geral, a hipocalcemia crônica está associada às manifestações esqueléticas e cutâneas. Os pacientes podem ter dor, fragilidade, deformidades e fraturas ósseas. A pele pode ficar seca e descamada, as unhas tornam-se quebradiças e os cabelos ficam ressecados. É comum que esses pacientes desenvolvam cataratas.

Tratamento. Hipocalcemia aguda é uma emergência que requer tratamento imediato. A infusão intravenosa de uma solução contendo cálcio (p. ex., gliconato ou cloreto de cálcio) é realizada quando os pacientes têm ou se espera que tenham tetania ou sintomas agudos decorrentes da diminuição do nível plasmático de cálcio.[33]

A hipocalcemia crônica é tratada por ingestão oral de cálcio. Um copo de leite contém cerca de 300 mg de cálcio. Suplementos orais na forma de sais de carbonato, gliconato ou lactato de cálcio podem ser usados. O tratamento a longo prazo requer a administração de preparações de vitamina D, especialmente aos pacientes com hiperparatireoidismo e doença renal crônica. A forma ativa da vitamina D é administrada quando os mecanismos hepáticos ou renais necessários à ativação hormonal estão prejudicados. O PTH sintético (1-34) pode ser administrado por injeção subcutânea na reposição hormonal do hipoparatireoidismo.

Hipercalcemia

A hipercalcemia é o aumento da concentração de cálcio plasmático total acima de 10,5 mg/dℓ (2,6 mmol/ℓ). Elevações artificiais dos níveis de cálcio podem ser causadas pela demora durante a coleta de amostras de sangue com um torniquete muito apertado. Níveis altos de proteínas plasmáticas (p. ex., hiperalbuminemia e hiperglobulinemia) podem aumentar o cálcio plasmático total, mas não afetam a concentração do cálcio ionizado.

Etiologia. O excesso de cálcio no plasma (*i. e.*, hipercalcemia) ocorre quando a transferência desse cátion para a circulação supera a ação dos hormônios reguladores ou a capacidade renal de remover o excesso de íons cálcio (Tabela 8.11). As duas causas mais comuns de hipercalcemia são reabsorção óssea aumentada por neoplasias e hiperparatireoidismo.[2] Ambas são responsáveis pela maioria dos casos de hipercalcemia, que é uma complicação comum das neoplasias malignas e ocorre em cerca de 10 a 20% dos pacientes com doença avançada, condição conhecida como hipercalcemia humoral maligna (HHM).[34] Determinados tumores malignos, como carcinoma do pulmão, foram associados à hipercalcemia. Alguns destroem os ossos, enquanto outros produzem compostos humorais que estimulam a atividade osteoblástica, aumentam a reabsorção óssea ou inibem a formação óssea. A maioria dos pacientes com HHM produz a proteína relacionada ao PTH (PTHrP), reconhecida como principal fator humoral desse distúrbio.[34] O PTH e a PTHrP têm homologia (ou seja, semelhança estrutural) acentuada em suas extremidades aminoterminais. Essa homologia resulta da ligação do PTH e do PTHrP ao mesmo receptor (receptor de PTH/PTHrP). Tal proteína é detectada nos pacientes com alguns tipos de tumores sólidos e também leucemia/linfoma de células T.[34]

Tabela 8.11 Causas e manifestações clínicas da hipercalcemia.

Causas	Manifestações clínicas

• Absorção intestinal aumentada:
   ■ Excesso de vitamina D
   ■ Excesso de cálcio na dieta
   ■ Síndrome leite-álcali
• Reabsorção óssea aumentada:
   ■ Níveis altos de PTH
   ■ Neoplasias malignas
   ■ Imobilização prolongada
• Eliminação reduzida:
   ■ Diuréticos tiazídicos
   ■ Tratamento com lítio
	• Valores laboratoriais:
	   ■ Nível sérico de cálcio maior que 10,5 mg/dℓ (2,6 mmol/ℓ)
	• Capacidade reduzida de concentrar urina e exposição dos rins às concentrações altas de cálcio:
	   ■ Poliúria
	   ■ Polidipsia
	   ■ Dor no flanco
	   ■ Sinais de insuficiência renal aguda ou crônica
	   ■ Sinais de litíase renal
	• Manifestações gastrintestinais:
	   ■ Anorexia
	   ■ Náuseas e vômitos
	   ■ Constipação intestinal
	• Manifestações neuromusculares (excitabilidade neuromuscular reduzida):
	   ■ Fraqueza e atrofia musculares
	   ■ Ataxia, tônus muscular reduzido
	• Manifestações esqueléticas:
	   ■ Osteopenia
	   ■ Osteoporose
	• Manifestações neurológicas centrais:
	   ■ Letargia
	   ■ Transtornos de personalidade e comportamento
	   ■ Torpor e coma
	• Manifestações cardiovasculares:
	   ■ Hipertensão
	   ■ Encurtamento do intervalo QT
	   ■ Bloqueio atrioventricular no ECG

São causas menos comuns de hipercalcemia a imobilização prolongada, absorção intestinal aumentada de cálcio, doses excessivas de vitamina D, ou efeitos de fármacos como lítio e diuréticos tiazídicos. Crianças com hipercalcemia devem ser tratadas com medidas para acelerar a excreção do cálcio, que é o objetivo principal do tratamento.[35] Imobilização prolongada e falta de sustentação de peso causam desmineralização óssea e liberam cálcio na corrente sanguínea. A absorção intestinal de cálcio pode ser aumentada por doses excessivas de vitamina D, ou pode resultar de um distúrbio conhecido como *síndrome do leite-álcali*. Essa síndrome é provocada pela ingestão excessiva de cálcio (em geral, na forma de leite) e antiácidos absorvíveis. Em razão da disponibilidade de antiácidos não absorvíveis, o diagnóstico dessa síndrome atualmente é menos comum, mas pode ocorrer em mulheres que exageram no uso de preparações de cálcio para evitar osteoporose. A interrupção do uso do antiácido corrige a alcalose e aumenta a eliminação do cálcio.

Vários fármacos aumentam os níveis do cálcio. O uso de lítio para tratar transtornos bipolares aumenta a reabsorção de cálcio no túbulo contorcido distal dos rins. Embora os diuréticos tiazídicos raramente causem hipercalcemia, eles podem "desvendar" esse distúrbio induzido por outras doenças, inclusive osteopatias coexistentes e condições que aumentam a reabsorção óssea.

Manifestações clínicas. Os sinais e sintomas associados ao excesso de cálcio refletem (1) as alterações da excitabilidade neuronal; (2) os distúrbios das funções dos músculos liso e cardíaco; e (3) a exposição dos rins a elevadas concentrações de cálcio (ver Tabela 8.11). A excitabilidade neuronal está reduzida nos pacientes com hipercalcemia, os quais podem ter depressão do nível de consciência, torpor, fraqueza e flacidez muscular. Os transtornos comportamentais podem variar de alterações sutis da personalidade a casos de psicose aguda. O coração reage aos níveis altos de cálcio com aumento da contratilidade e arritmias ventriculares. Os digitálicos acentuam essas respostas. As queixas gastrintestinais são atribuídas à redução da atividade da musculatura lisa e incluem constipação intestinal, anorexia, náuseas e vômitos. Concentrações altas de cálcio na urina dificultam a função renal de concentrar urina, porque interferem na ação do ADH (um exemplo de DI nefrogênico). Isso causa diurese de sal e água, e aumenta a sensação de sede. A hipercalciúria também predispõe à formação de cálculos renais. A pancreatite é outra complicação potencial da hipercalcemia e provavelmente está relacionada com a formação de cálculos nos ductos pancreáticos.

O termo *crise hipercalcêmica* refere-se a um aumento súbito do nível plasmático de cálcio.[8] Neoplasias malignas e hiperparatireoidismo são as causas principais dessa condição. Com a crise hipercalcêmica, os pacientes têm arritmias cardíacas, oligúria, sede excessiva, depleção de volume, febre, níveis alterados de consciência e transtorno mental com outros sinais de excesso de cálcio.[8] A hipercalcemia sintomática está associada a uma alta taxa de mortalidade e, em geral, a morte é causada por parada cardíaca.

Tratamento. Em geral, o tratamento do excesso de cálcio tem como objetivos a reidratação e a adoção de medidas para aumentar a excreção urinária desse cátion.[2,8] A reposição de líquidos é necessária quando há déficit de volume. A excreção de sódio acompanha a eliminação de cálcio. Diuréticos e NaCl podem ser administrados para aumentar a eliminação urinária de cálcio, após a reposição do volume de LEC. Os diuréticos de alça geralmente são usados em vez dos diuréticos tiazídicos, que aumentam a reabsorção do cálcio. A redução inicial das concentrações do cálcio é seguida da adoção de medidas para inibir a reabsorção óssea. Entre os fármacos usados para inibir a mobilização do cálcio estão os bifosfonatos, a calcitonina, corticoides, mitramicina e nitrato de gálio. Os bifosfonatos (p. ex., pamidronato, zoledronato), que atuam basicamente inibindo a atividade osteoclástica, causam reduções expressivas dos níveis do cálcio com efeitos colaterais relativamente incomuns. A calcitonina inibe a atividade osteoclástica e, assim, reduz a reabsorção. Os corticoides e a mitramicina inibem a reabsorção óssea e são usados para tratar hipercalcemia associada aos cânceres. O uso prolongado de mitramicina – um antineoplásico – é restrito em razão de sua capacidade de causar nefrotoxicidade e hepatotoxicidade. O nitrato de gálio é extremamente eficaz no tratamento da hipercalcemia grave associada a neoplasias malignas. Esse fármaco é um composto químico inibidor da reabsorção óssea, embora seu mecanismo exato de ação ainda seja desconhecido. A diálise pode ser realizada nos pacientes com hipercalcemia associada à insuficiência renal e também em indivíduos com insuficiência cardíaca, nos quais a sobrecarga de volume é preocupante.

Distúrbios da homeostasia do fósforo

O fósforo é um ânion predominantemente intracelular. Em torno de 85% encontram-se nos ossos, enquanto a maior parte do restante (14%) está nas células. Apenas cerca de 1% do fósforo está no compartimento de LEC; deste, apenas uma porcentagem diminuta se encontra no plasma. Em adultos, os níveis plasmáticos normais de fósforo oscilam na faixa de 2,5 a 4,5 mg/dℓ (0,8 a 1,45 mmol/ℓ). Esses valores são ligeiramente maiores nos lactentes (3,7 a 8,5 mg/dℓ; 1,2 a 2,7 mmol/ℓ) e nas crianças (4 a 5,4 mg/dℓ; 1,3 a 1,7 mmol/ℓ), provavelmente em razão dos níveis altos de hormônio do crescimento e das concentrações baixas dos hormônios gonadais.

O fósforo do organismo está distribuído de duas formas – inorgânico e orgânico. O fósforo inorgânico (fosfato [$H_2PO_4^-$ ou HPO_4^{2-}]) é a principal forma circulante, dosada rotineiramente (e referida como nível de fósforo) nos exames laboratoriais.[2] A maior parte do fósforo intracelular (cerca de 90%) está na forma orgânica (p. ex., ácidos nucleicos, fosfolipídios, ATP). A entrada desse elemento nas células é facilitada depois da captação de glicose, porque ele é incorporado aos intermediários fosforilados do metabolismo da glicose. Destruição ou atrofia celular causa perda dos componentes celulares que contêm fosfato orgânico; a regeneração desses componentes celulares resulta na remoção do fosfato inorgânico do compartimento de LEC.

O fósforo é essencial a algumas funções do organismo. Tem papel importante na formação dos ossos, é essencial a alguns processos metabólicos (inclusive produção de ATP e das enzimas necessárias ao metabolismo de glicose, gorduras e proteínas), é um componente essencial de várias partes vitais da célula (por ser incorporado aos ácidos nucleicos do DNA e do RNA, e aos fosfolipídios da membrana celular) e funciona como tamponador acidobásico do LEC e na excreção renal dos íons hidrogênio. O fornecimento de O_2 pelas hemácias depende do fósforo orgânico do ATP e do 2,3-difosfoglicerato (2,3-DPG). Além disso, é necessário à função normal de outras células sanguíneas, inclusive leucócitos e plaquetas.

Ganhos e perdas

O fósforo é ingerido com a dieta e eliminado na urina. Provém de várias fontes dietéticas, inclusive leite e carnes. Cerca de 80% do fósforo ingerido é absorvido no intestino, principalmente no jejuno. A absorção diminui com a ingestão simultânea de substâncias que se ligam a ele, como cálcio, magnésio e alumínio.

O fosfato não se liga às proteínas plasmáticas e praticamente todo fosfato no plasma é filtrado nos glomérulos.[2] Em seguida, a eliminação renal do fosfato é regulada por um mecanismo de *overflow*, por meio do qual a quantidade de fosfato perdido na urina está relacionada diretamente com suas concentrações no sangue. Praticamente todo fosfato filtrado é reabsorvido, quando os níveis sanguíneos estão baixos; e quando estão acima de um nível crítico, o excesso de fosfato é eliminado na urina. O fosfato é reabsorvido do filtrado para as células epiteliais dos túbulos proximais por ação de um cotransportador de sódio-fosfato (NPT2). O PTH pode desempenhar um papel significativo na regulação da reabsorção de fosfato, via inibição da síntese e da expressão do transportador NPT2. Desse modo, sempre que o nível de PTH aumenta, a reabsorção tubular de fosfato diminui, e quantidades maiores são perdidas na urina. O NPT2 também é inibido por hormônios conhecidos como *fosfatoninas*.[36] Existem duas fosfatoninas mais importantes, o fator 23 de crescimento dos fibroblastos (PGF23) e a proteína 4 secretada e relacionada à proteína frisada (sFRP4).[37] Quando esses hormônios são produzidos em excesso (p. ex., osteomalacia induzida por tumor), o paciente tem hipofosfatemia grave causada pela redução da absorção intestinal de fosfato. Além disso, o excesso de fosfatoninas causa decomposição excessiva do calcitriol (forma ativa da vitamina D), resultando em osteomalacia ou raquitismo.[36]

Hipofosfatemia

De modo geral, a hipofosfatemia é definida por níveis plasmáticos de fósforo menores que 2,5 mg/dℓ (0,8 mmol/ℓ) em adultos. O distúrbio é considerado grave quando as concentrações estão abaixo de 1 mg/dℓ (0,32 mmol/ℓ).[2] A hipofosfatemia pode ocorrer mesmo com reservas corporais normais de fosfato, em consequência da transferência do compartimento de LEC ao de LIC. A deficiência grave de fósforo pode existir com concentrações plasmáticas baixas, normais ou altas.

Etiologia. As causas mais comuns de hipofosfatemia são deficiência de fósforo secundária à absorção intestinal insuficiente, transferências intercompartimentares e perdas renais aumentadas (Tabela 8.12). Em muitos casos, existe mais de um mecanismo em ação. A menos que a ingestão alimentar esteja profundamente reduzida, a ingestão dietética e a absorção intestinal de fósforo geralmente são suficientes. A absorção intestinal pode ser inibida pela administração de glicocorticoides, teores dietéticos altos de magnésio e hipotireoidismo. A ingestão prolongada de antiácidos também pode interferir na absorção intestinal. Os antiácidos que contêm hidróxido de alumínio, carbonato de alumínio e carbonato de cálcio ligam-se ao fosfato e aumentam suas perdas nas fezes. Como podem ligar-se ao fosfato, algumas vezes os antiácidos à base de cálcio são usados terapeuticamente, para diminuir os níveis plasmáticos de fosfato dos pacientes com doença renal crônica.

O alcoolismo é uma causa comum de hipofosfatemia. Os mecanismos responsáveis pela hipofosfatemia nos pacientes dependentes do álcool podem estar relacionados com desnutrição, taxas aumentadas de excreção renal ou hipomagnesemia. Desnutrição e cetoacidose diabética aumentam a excreção

Tabela 8.12 Causas e manifestações clínicas da hipofosfatemia.

Causas	Manifestações clínicas
• Absorção intestinal reduzida: 　▪ Antiácidos (alumínio e cálcio) 　▪ Diarreia profusa 　▪ Carência de vitamina D • Eliminação renal aumentada: 　▪ Alcalose 　▪ Hiperparatireoidismo 　▪ Cetoacidose diabética 　▪ Anormalidades da absorção tubular renal • Desnutrição e transferências intracelulares: 　▪ Alcoolismo 　▪ Hiperalimentação parenteral total 　▪ Recuperação da desnutrição 　▪ Administração de insulina durante a recuperação da cetoacidose diabética	• Valores laboratoriais: 　▪ Nível sérico de fósforo menor que 2,5 mg/dℓ (0,8 mmol/ℓ) nos adultos e 4 mg/dℓ (1,3 mmol/ℓ) nas crianças • Manifestações neurológicas: 　▪ Tremor intencional 　▪ Ataxia 　▪ Parestesias 　▪ Confusão, torpor e coma 　▪ Convulsões • Manifestações musculoesqueléticas: 　▪ Fraqueza muscular 　▪ Rigidez articular 　▪ Dor óssea 　▪ Osteomalacia • Distúrbios hematológicos: 　▪ Anemia hemolítica 　▪ Disfunção plaquetária com distúrbios hemorrágicos 　▪ Função anormal dos leucócitos

de fosfato e a perda de fósforo pelo organismo. A reintrodução dos alimentos em pacientes desnutridos aumenta a incorporação de fósforo aos ácidos nucleicos e aos compostos fosforilados da célula.[38] O mesmo acontece quando a cetoacidose diabética é revertida pelo tratamento com insulina. As perdas urinárias de fosfato podem ser causadas por fármacos como teofilina, corticoides e diuréticos de alça que aumentam a excreção renal.

A hipofosfatemia também pode ocorrer durante períodos longos de administração de glicose ou hiperalimentação. A administração de glicose causa secreção de insulina, que promove a entrada de glicose e fósforo nas células. Os processos catabólicos que ocorrem com a cetoacidose diabética também esgotam as reservas de fosfato. Entretanto, a hipofosfatemia geralmente só se torna evidente depois que a insulina e a reposição de líquidos corrigem a desidratação, e a glicose começa a voltar para a célula. A infusão de soluções de hiperalimentação sem quantidades suficientes de fósforo causa entrada rápida desse elemento na massa muscular do corpo, principalmente quando o tratamento é iniciado após um período de catabolismo tecidual. Como apenas uma quantidade pequena do fósforo corporal total está no compartimento de LEC, até mesmo uma pequena redistribuição entre os compartimentos de LEC e LIC pode causar hipofosfatemia, ainda que os níveis totais de fósforo permaneçam inalterados.

A alcalose respiratória secundária à hiperventilação prolongada pode causar hipofosfatemia por redução dos níveis de cálcio ionizado, em consequência da ampliação da ligação às proteínas, da secreção aumentada de PTH e da excreção aumentada de fosfato.

Manifestações clínicas.
Resultam do declínio das reservas de energia celular, em consequência da deficiência de ATP e da redução do transporte de O_2 causada pelos baixos níveis de 2,3-DPG nas hemácias. A hipofosfatemia acarreta alteração da função neural, distúrbio musculoesquelético e problemas hematológicos (ver Tabela 8.12).

O metabolismo eritrocitário é prejudicado pela deficiência de fósforo, e as células tornam-se rígidas, são facilmente lisadas, e contêm níveis baixos de ATP e 2,3-DPG. As funções quimiotática e fagocitária dos leucócitos, bem como as funções hemostáticas das plaquetas, também são afetadas. A hipofosfatemia grave aguda (0,1 a 0,2 mg/dℓ) pode causar anemia hemolítica aguda com fragilidade eritrocitária aumentada, maior suscetibilidade às infecções e disfunção plaquetária com hemorragias petequiais. Também pode haver anorexia e disfagia. As manifestações neurológicas (tremores intencionais, parestesias, hiporreflexia, torpor, coma e convulsões) são incomuns, porém graves. Alguns pacientes com hipofosfatemia grave podem ter insuficiência respiratória secundária à disfunção dos músculos respiratórios.

A deficiência crônica de fósforo interfere na mineralização da matriz óssea recém-formada. Nas crianças em crescimento, esse processo provoca proliferação endocondral anormal e manifestações clínicas de raquitismo. Nos adultos, a deficiência causa rigidez articular, dor óssea e deformidades esqueléticas compatíveis com osteomalacia.

Tratamento.
Geralmente é voltado para a prevenção da hipofosfatemia. Isso pode ser conseguido com a ingestão de fontes dietéticas ricas em fósforo (um copo de leite contém cerca de 250 mg de fósforo) ou soluções de reposição oral ou intravenosa. Em regra, os suplementos de fósforo estão contraindicados aos pacientes com hiperparatireoidismo, doença renal crônica e hipercalcemia, devido ao alto risco de calcificações extracelulares.

Hiperfosfatemia

A hiperfosfatemia é definida por uma concentração plasmática de fósforo acima de 4,5 mg/dℓ (1,45 mmol/ℓ) em adultos. Normalmente, as crianças em crescimento têm níveis plasmáticos de fosfato mais altos que os adultos.

Etiologia.
A hiperfosfatemia resulta da impossibilidade de excretar o excesso de fosfato pelos rins, da redistribuição rápida do fosfato intracelular ao compartimento de LEC, e da ingestão excessiva de fósforo.[2] A causa mais comum é disfunção renal (Tabela 8.13).

Hiperfosfatemia é um distúrbio eletrolítico comum nos pacientes com doença renal crônica. Os níveis de fósforo elevados dos pacientes com nefropatia crônica ocorrem apesar dos aumentos compensatórios do PTH. Evidências mostram o aumento das calcificações cardiovasculares e da mortalidade entre pacientes com DRC, bem como dos níveis de fósforo.[2] A liberação do fósforo intracelular pode ser causada por condições como traumatismo tecidual extensivo, rabdomiólise, insolação, deficiência de potássio e convulsões. A quimioterapia pode aumentar os níveis plasmáticos de fosfato em consequência da rápida destruição das células tumorais (síndrome de destruição tumoral).

A administração excessiva de antiácidos, laxantes ou enemas contendo fosfato pode ser outra causa de hiperfosfatemia, especialmente quando o volume vascular e a taxa de filtração glomerular estão reduzidos. Os laxantes e os enemas contendo fosfato predispõem à hipovolemia e à redução da taxa de filtração glomerular, porque causam diarreia e, desse modo, aumentam o risco de hipofosfatemia.

Manifestações clínicas.
A hiperfosfatemia está associada à redução do nível plasmático de cálcio. Alguns dos sinais e sintomas do excesso de fosfato estão relacionados com o déficit de cálcio (Tabela 8.13). Quando não tratada adequadamente, a hiperfosfatemia das doenças crônicas pode causar hiperparatireoidismo secundário, osteodistrofias renais ou distúrbios da mineralização óssea e calcificações extraósseas dos tecidos moles.

Tratamento.
Tem como objetivo corrigir a causa do problema. A restrição dietética dos alimentos ricos em fósforo pode ser recomendada. Os compostos captadores de fosfato à base de cálcio são úteis aos pacientes com hiperfosfatemia crônica. O sevelâmer – um captador de fosfato sem cálcio e alumínio – é tão eficaz quanto um captador à base de cálcio, todavia sem causar os efeitos colaterais, inclusive elevação do produto cálcio × fosfato, hipercalcemia e calcificações cardiovasculares.[29] A hemodiálise é realizada para reduzir os níveis de fosfato em pacientes com doença renal crônica.

Tabela 8.13 Causas e manifestações clínicas da hiperfosfatemia.

Causas	Manifestações clínicas

• Sobrecarga aguda de fosfato
  ▪ Laxantes e enemas contendo fósforo
  ▪ Suplementação de fosfato intravenoso
• Transferência do LIC ao LEC
  ▪ Traumatismo extensivo
  ▪ Insolação
  ▪ Convulsões
  ▪ Rabdomiólise
  ▪ Síndrome de destruição tumoral
  ▪ Deficiência de potássio
• Eliminação reduzida
  ▪ Insuficiência renal
  ▪ Hipoparatireoidismo
	• Valores laboratoriais
	  ▪ Nível sérico de fósforo acima de 4,5 mg/dℓ (1,45 mmol/ℓ) nos adultos e 5,4 mg/dℓ (1,7 mmol/ℓ) nas crianças
	• Manifestações neuromusculares (redução simultânea do cálcio sérico)
	  ▪ Parestesias
	  ▪ Tetania
	• Manifestações cardiovasculares
	  ▪ Hipotensão
	  ▪ Arritmias cardíacas

Conceitos fundamentais

Homeostasia do fósforo

- Em torno de 85% do fósforo está nos ossos. A maior parte do fósforo restante está ligada a compostos orgânicos como ácidos nucleicos, compostos de alta energia (p. ex., ATP) e coenzimas essenciais à função celular
- Os níveis séricos do fósforo são regulados pelos rins, que eliminam ou conservam fosfato em meio às oscilações das concentrações séricas. Os níveis séricos do cálcio e do fosfato são reciprocamente regulados, para evitar deposição deletéria de cristais de fosfato de cálcio nos tecidos moles do corpo. Algumas manifestações clínicas da hiperfosfatemia são atribuídas à redução dos níveis séricos de cálcio.

Distúrbios da homeostasia do magnésio

Magnésio é o quarto cátion mais abundante no corpo e, depois do potássio, é o segundo cátion intracelular mais importante. Da quantidade total de magnésio, cerca de 50 a 60% estão armazenados nos ossos; 8 a 49% estão nas células; e o restante (1%) está disperso no LEC.[2] Cerca de 20 a 30% do magnésio no LEC está ligado a proteínas, e apenas uma parcela pequena do magnésio do LIC (15 a 30%) pode ser permutada com o LEC. A concentração plasmática normal de magnésio varia de 1,8 a 3,0 mg/dℓ (0,75 a 1,25 mmol/ℓ).

A importância do magnésio para as funções gerais do organismo foi reconhecida apenas recentemente. Esse elemento atua como cofator em muitas reações enzimáticas intracelulares, inclusive transferência dos grupos de fosfato de alto valor energético para a produção de ATP a partir do difosfato de adenosina (ADP). O magnésio é essencial a todas as reações que exigem ATP, a todas as etapas relacionadas com a replicação e a transcrição do DNA e à translação do RNA mensageiro. Além disso, é necessário ao metabolismo energético celular, ao funcionamento da bomba de Na^+/K^+-ATPase da membrana, à estabilização das membranas, à condução neural e ao transporte iônico, assim como à atividade dos canais de potássio e cálcio.[2] Os canais de potássio, inclusive o canal de potássio sensível à acetilcolina, dependem dos níveis intracelulares normais de magnésio. O magnésio bloqueia a saída do potássio das células cardíacas. Quando os níveis de magnésio estão baixos, esse canal viabiliza a saída do potássio, resultando em níveis intracelulares de potássio baixos. Alguns canais de cálcio também são dependentes do magnésio. As concentrações mais altas de magnésio no LIC inibem o transporte do cálcio para as células e sua liberação pelo retículo sarcoplasmático. Assim, o magnésio tende a atuar como relaxante da musculatura lisa, porque altera os níveis de cálcio, responsável pela contração muscular. O magnésio não tem ação anticonvulsivante. O mecanismo de ação sugerido é a vasodilatação cerebral ou a prevenção de lesão neuronal isquêmica por bloqueio dos receptores de N-metil-D-aspartato (NMDA) do encéfalo. O magnésio é o fármaco preferido para tratar eclâmpsia.[39] Além disso, é utilizado comumente como neuroprotetor em lactentes. Na verdade, evidências sugerem que cerca de 1.000 casos anuais de paralisia cerebral nos EUA poderiam ser evitados com a administração rotineira de magnésio durante o trabalho de parto.[39]

Ganhos e perdas

O magnésio é ingerido com a dieta, absorvido no intestino e excretado pelos rins. A regulação da absorção intestinal é imprecisa, de modo que aproximadamente 25 a 65% do magnésio da dieta é absorvido. Esse elemento é encontrado em todos os vegetais verdes, grãos, nozes, carnes e frutos do mar. Além disso, é encontrado em grande parte das fontes de águas subterrâneas dos EUA.

Os rins são os principais órgãos de regulação do magnésio. Eles filtram cerca de 70 a 80% do magnésio plasmático e excretam cerca de 6%, embora essa porcentagem possa ser afetada por outras condições e fármacos.[2] O magnésio é um eletrólito singular, porque em torno de 12 a 20% da quantidade filtrada é absorvida nos túbulos proximais.[2] A maior parte (quase 65%) é reabsorvida passivamente no ramo ascendente espesso da alça de Henle.[2] A principal força motriz para a absorção do magnésio nesse segmento do glomérulo (alça de Henle) é o gradiente de voltagem positivo gerado no lúmen tubular pelo sistema cotransportador de $Na^+/K^+/2Cl^-$. A inibição desse sistema de transporte pelos diuréticos de alça reduz a reabsorção do magnésio. A reabsorção ativa do magnésio ocorre no túbulo contorcido distal e é responsável por cerca de 10% da carga filtrada. Essa reabsorção é estimulada pelo PTH e reduzida quando os níveis plasmáticos de magnésio e cálcio são altos.

Hipomagnesemia

A deficiência de magnésio consiste na depleção das reservas corporais totais, enquanto o termo hipomagnesemia descreve as concentrações plasmáticas menores que 1,8 mg/dℓ (0,75 mmol/ℓ).[40] Ocorre com as condições que limitam a ingestão ou aumentam as perdas intestinais ou renais, sendo uma anormalidade comum nos serviços de emergência e nas unidades de tratamento intensivo.

Etiologia. A deficiência de magnésio pode ser causada por ingestão insuficiente, perdas excessivas ou transferência entre os compartimentos de LEC e LIC (Tabela 8.14). Isso pode resultar de distúrbios que restringem diretamente a ingestão, incluindo desnutrição, inanição ou administração prolongada de nutrição parenteral sem magnésio. Outros distúrbios como diarreia, síndromes de má absorção, aspiração nasogástrica prolongada ou uso abusivo de laxantes reduzem a absorção intestinal. Uma causa comum da deficiência de magnésio é alcoolismo crônico. Entre os fatores contribuidores para a hipomagnesemia nesses pacientes, estão a ingestão reduzida e as perdas gastrintestinais por diarreia. Os efeitos da hipomagnesemia são exagerados por outros distúrbios eletrolíticos, inclusive hipopotassemia, hipocalcemia e acidose metabólica.

Embora os rins sejam capazes de se defender da hipermagnesemia, são órgãos que tendem menos a conservar magnésio e evitar hipomagnesemia. As perdas urinárias aumentam na cetoacidose diabética, no hiperparatireoidismo e no hiperaldosteronismo. Alguns fármacos aumentam as perdas renais de magnésio, incluindo diuréticos de alça e tiazídicos, além dos fármacos nefrotóxicos como os antibióticos aminoglicosídios, ciclosporina, cisplatina e anfotericina B. Várias doenças genéticas raras também podem acarretar hipomagnesemia (i. e., síndromes de Gitelman e Bartter).

A hipomagnesemia relativa também pode ocorrer nas condições que estimulam a transferência de magnésio entre os compartimentos de LEC e LIC, inclusive infusão rápida de glicose, soluções parenterais contendo insulina e alcalose. Embora sejam transitórias, essas condições podem produzir alterações graves da função corporal.

Manifestações clínicas. Em geral, a deficiência de magnésio está associada à hipocalcemia e à hipopotassemia, e ocasiona algumas manifestações neurológicas e cardiovasculares relacionadas (Tabela 8.14). Hipocalcemia é uma anormalidade frequentemente associada à hipomagnesemia. A maioria dos pacientes com hipocalcemia relacionada com hipomagnesemia tem níveis baixos de PTH, provavelmente em consequência das anormalidades dos mecanismos dependentes de magnésio, os quais controlam a síntese e a secreção de PTH. Também há evidência de que a hipomagnesemia diminui a liberação de cálcio dos ossos via mecanismos dependentes e independentes do PTH. Nos pacientes com esse distúrbio, os íons magnésio (Mg^{2+}) são liberados dos ossos em troca da captação aumentada de cálcio do LEC.

A hipomagnesemia diminui o potássio intracelular e reduz a capacidade renal de conservar esse cátion. Quando há hipomagnesemia, a hipopotassemia não melhora com reposição de potássio.

O magnésio é essencial ao metabolismo dos carboidratos e às reações do metabolismo aeróbio e anaeróbio. Algumas manifestações clínicas da deficiência de magnésio são atribuídas a distúrbios eletrolíticos coexistentes, incluindo hipopotassemia e hipocalcemia. Esta última pode ser evidenciada por transtornos de personalidade e irritabilidade neuromuscular, além de tremores, movimentos coreiformes ou atetoides, e sinais de Chvostek e Trousseau positivos. As manifestações cardiovasculares incluem taquicardia, hipertensão e arritmias ventriculares. Também pode haver anormalidades no ECG, inclusive ampliação do complexo QRS, ondas T apiculadas, prolongamento do intervalo PR, inversão da onda T e formação de ondas U. Especialmente com o uso de digitálicos, as arritmias ventriculares podem ser difíceis de controlar, a menos que os níveis do magnésio sejam normalizados.

Tabela 8.14 Causas e manifestações clínicas da hipomagnesemia.

Causas	Manifestações clínicas

• Ingestão ou absorção reduzida:
  ▪ Alcoolismo
  ▪ Desnutrição ou inanição
  ▪ Má absorção
  ▪ Cirurgia de *bypass* do intestino delgado
  ▪ Hiperalimentação parenteral com quantidades insuficientes de magnésio
  ▪ Ingestão dietética abundante em cálcio, sem quantidades proporcionais de magnésio
• Perdas aumentadas:
  ▪ Tratamento com diuréticos
  ▪ Hiperparatireoidismo
  ▪ Hiperaldosteronismo
  ▪ Cetoacidose diabética
  ▪ Doença renal com perda de magnésio
	• Valores laboratoriais:
	  ◦ Nível sérico de magnésio menor que 1,8 mg/dℓ (0,75 mmol/ℓ)
	• Manifestações neuromusculares:
	  ▪ Transtorno de personalidade
	  ▪ Movimentos atetoides ou coreiformes
	  ▪ Nistagmo
	  ▪ Tetania
	  ▪ Sinais de Babinski, Chvostek e Trousseau positivos
	• Manifestações cardiovasculares:
	  ▪ Taquicardia
	  ▪ Hipertensão arterial
	  ▪ Arritmias cardíacas

A deficiência persistente de magnésio foi implicada como fator de risco para osteoporose e osteomalacia, principalmente nos pacientes com alcoolismo crônico, diabetes melito e síndrome de má absorção.

Tratamento. A hipomagnesemia é tratada com reposição de magnésio. A via de administração depende da gravidade do distúrbio. Os casos sintomáticos de deficiência de magnésio moderada a grave são tratados à base de reposição parenteral. O tratamento deve ser mantido por vários dias, para repor as reservas e os níveis plasmáticos. Nos distúrbios evidenciados por perda renal ou intestinal crônica, pode ser necessário manter a reposição de magnésio com preparações orais. Em geral, o magnésio é administrado para tratar arritmias cardíacas, infarto do miocárdio, angina, asma brônquica e gestação complicada por pré-eclâmpsia ou eclâmpsia. É essencial ter o cuidado de evitar hipermagnesemia e monitorar cuidadosamente os pacientes com qualquer grau de insuficiência renal, para evitar excesso de magnésio.

Conceitos fundamentais

Homeostasia do magnésio

- A maior parte do magnésio do organismo está localizada nas células, atuando na regulação da atividade enzimática, produção de ATP e transporte de cálcio. O magnésio é necessário à função do PTH, e a hipomagnesemia é uma causa comum de hipocalcemia
- A eliminação do magnésio é feita pelos rins, que ajustam a excreção urinária como modo de manter os níveis séricos. Os diuréticos tendem a interromper os mecanismos de regulação renal e aumentar as perdas urinárias de magnésio.

Hipermagnesemia

A hipermagnesemia caracteriza-se pelo aumento da quantidade total de magnésio no organismo e elevação da concentração plasmática acima de 3,0 mg/dℓ (1,25 mmol/ℓ). Como os rins normais conseguem excretar magnésio, a hipermagnesemia é um distúrbio raro.

Etiologia. Quando há hipermagnesemia, o problema geralmente está relacionado com insuficiência renal e uso excessivo de fármacos contendo magnésio, inclusive antiácidos, suplementos minerais ou laxantes (Tabela 8.15). Os idosos são especialmente suscetíveis devido às reduções na função renal decorrentes do envelhecimento, além de tenderem a usar mais fármacos contendo magnésio (p. ex., antiácidos e laxantes). O sulfato de magnésio é usado para tratar toxemia gestacional e no trabalho de parto prematuro, casos em que é essencial o monitoramento atento dos sinais de hipermagnesemia.

Manifestações clínicas. A hipermagnesemia altera as funções neuromusculares e cardiovasculares (Tabela 8.15). Como o magnésio tende a suprimir a secreção do PTH, a hipocalcemia pode ser um distúrbio associado à hipomagnesemia. Em geral, os sinais e sintomas ocorrem apenas quando os níveis plasmáticos de magnésio estão acima de 4,8 mg/dℓ (2 mmol/ℓ).[40]

A hipermagnesemia deprime a função neuromuscular e causa hiporreflexia, fraqueza muscular e confusão mental. O magnésio reduz a liberação de acetilcolina nas junções mioneurais, podendo ocasionar bloqueio neuromuscular e paralisia respiratória. Os efeitos cardiovasculares estão relacionados às ações do magnésio como bloqueador dos canais de cálcio. A pressão arterial diminui, enquanto o ECG revela encurtamento do intervalo QT, anormalidades da onda T e prolongamento de QRS e do intervalo PR. A hipermagnesemia grave (> 12 mg/dℓ) está associada à paralisia muscular e respiratória, bloqueio atrioventricular (BAV) completo e parada cardíaca.

Tratamento. Envolve a interrupção do uso de magnésio. O cálcio é antagonista direto do magnésio, podendo ser utilizado em infusão intravenosa. Pode haver necessidade de diálise peritoneal ou hemodiálise.

RESUMO

Cálcio, fósforo e magnésio são os principais íons bivalentes do corpo. O cálcio é o cátion bivalente mais importante. Em torno de 99% do cálcio corporal está ligado aos ossos, e menos de 1% está no compartimento de LEC. O cálcio ósseo está em equilíbrio dinâmico com seus níveis no LEC. Dentre as três formas de cálcio no LEC (*i. e.*, ligado às proteínas, complexado e ionizado), apenas o ionizado pode

Tabela 8.15 Causas e manifestações clínicas da hipermagnesemia.

Causas	Manifestações clínicas

• Ingestão ou infusão excessiva:
  ▪ Administração intravenosa de magnésio para tratar pré-eclâmpsia
  ▪ Uso excessivo de fármacos contendo magnésio
• Excreção reduzida:
  ▪ Doenças renais
    ○ Glomerulonefrite
    ○ Doença renal tubulointersticial
  ▪ Insuficiência renal aguda
	• Valores laboratoriais
	  ▪ Níveis séricos de magnésio acima de 3,0 mg/dℓ (1,25 mmol/ℓ)
	• Manifestações neuromusculares
	  ▪ Letargia
	  ▪ Hiporreflexia
	  ▪ Confusão mental
	  ▪ Coma
	• Manifestações cardiovasculares
	  ▪ Hipotensão
	  ▪ Arritmias cardíacas
	  ▪ Parada cardíaca

atravessar a membrana celular e participar das funções celulares. O cálcio ionizado desempenha algumas funções: contribui para a função neuromuscular, exerce um papel vital no processo de coagulação sanguínea e participa de algumas reações enzimáticas. As alterações nos níveis de cálcio ionizado causam efeitos neurais, ou seja, a excitabilidade neural aumenta com a hipocalcemia e diminui com a hipercalcemia.

O fósforo é um ânion predominante no compartimento de LIC. Esse elemento é incorporado aos ácidos nucleicos e ao ATP. As causas mais comuns de distúrbios dos níveis de fosfato no LEC são as alterações da absorção intestinal, transferências intercompartimentares e anormalidades da eliminação renal. A deficiência de fósforo causa sinais e sintomas de disfunção neural, distúrbios da função musculoesquelética e anormalidades hematológicas. A maioria dessas manifestações clínicas é causada pela redução das reservas de energia celular em consequência da deficiência de ATP e do transporte de O_2 pela 2,3-DPG das hemácias. O excesso de fósforo está associado à insuficiência renal e à deficiência de PTH, bem como a concentrações plasmáticas de cálcio diminuídas.

O magnésio é o segundo cátion mais abundante do LIC. Esse elemento atua como cofator de algumas reações enzimáticas intracelulares e é necessário ao metabolismo energético das células, ao funcionamento da bomba de Na^+/K^+-ATPase da membrana, à função neural, ao transporte iônico e às atividades dos canais de potássio e cálcio. O magnésio bloqueia a saída do potássio das células cardíacas; quando os níveis de magnésio estão baixos, o canal viabiliza a saída do potássio, resultando em redução da concentração intracelular deste último. O magnésio atua nos canais de cálcio inibindo a transferência desse elemento para dentro das células. Mais da metade do magnésio do corpo pode ser encontrado nos ossos.[2] A deficiência de magnésio pode ser causada por ingestão insuficiente, perdas excessivas ou transferência entre os compartimentos de LEC e de LIC. A hipomagnesemia inibe a secreção de PTH e as ações desse hormônio, causa redução do potássio do LIC e interfere na capacidade renal de conservar potássio. Em geral, a hipermagnesemia está relacionada com insuficiência renal e uso indevido de fármacos contendo magnésio, inclusive antiácidos, suplementos minerais ou laxantes. Pode causar disfunção neuromuscular evidenciada por hiporreflexia, fraqueza muscular e confusão mental. O magnésio diminui a liberação de acetilcolina na junção mioneural, podendo ocasionar bloqueio neuromuscular e paralisia respiratória.

MECANISMOS DE EQUILÍBRIO ACIDOBÁSICO

Depois de concluir esta seção, o leitor deverá ser capaz de:

- Descrever as três formas de transporte de dióxido de carbono e sua contribuição para o equilíbrio acidobásico
- Descrever os mecanismos intracelulares e extracelulares de tamponamento de alterações do pH
- Comparar as atuações dos rins e do sistema respiratório na regulação do equilíbrio acidobásico.

Normalmente, a concentração de ácidos e bases do corpo é regulada de modo a manter o pH dos líquidos extracelulares dentro de uma faixa bastante estreita (7,35 a 7,45). Esse equilíbrio é conservado por mecanismos que geram, tamponam e eliminam ácidos e bases. Esta seção do capítulo enfoca a química acidobásica, a produção e regulação de ácidos metabólicos e bicarbonato, o cálculo do pH, e os exames laboratoriais para determinação do equilíbrio acidobásico.

Química acidobásica

Um ácido é uma molécula que libera um íon H^+; uma base é um íon ou molécula que recebe ou se combina com um íon H^+.[44-46]

Por exemplo, o ácido clorídrico (HCl) se dissocia na água e forma íons hidrogênio (H^+) e cloreto (Cl^-). Uma base, como o bicarbonato (HCO_3^-), combina-se com H^+ e forma ácido carbônico (H_2CO_3). A maior parte dos ácidos e bases do corpo é fraca. O *ácido carbônico* (H_2CO_3) é o mais importante, sendo um derivado fraco do dióxido de carbono (CO_2) e do bicarbonato (HCO_3^-), que é uma base fraca.

Ácidos e bases existem na forma de sistemas-tampão – uma mistura de ácido fraco e base conjugada, ou de base fraca e ácido conjugado. Quando um ácido (HA) é adicionado à água, dissocia-se de modo reversível em H^+ e seu ânion conjugado (A^-). O grau de dissociação e a ação doadora de H^+ determina se um ácido é forte ou fraco.[1] *Ácidos fortes*, como o ácido sulfúrico, dissociam-se de modo limitado. O mesmo se aplica às bases e sua capacidade de dissociação e aceitação de H^+.

A concentração de H^+ nos líquidos corporais é baixa, em comparação à dos outros íons.[1] Por exemplo, o íon sódio (Na^+) é encontrado em uma concentração aproximadamente 3,5 milhões de vezes superior à de H^+. Como é difícil trabalhar com um número tão pequeno, a concentração de H^+ costuma ser tratada em termos de *pH*. Especificamente, o pH representa o logaritmo negativo (log_{10}) da concentração de H^+ expressa em miliequivalentes por litro (mEq/ℓ).[1,3] Portanto, um valor de pH igual a 7,0 implica uma concentração de H^+ de 10^{-7} (0,0000001 mEq/ℓ). Como o pH apresenta relação inversa com a concentração de H^+, um pH baixo indica concentração elevada de H^+, enquanto um pH alto indica concentração baixa de H^+.

A *constante de dissociação* (K) é usada para descrever qual ácido ou base de um sistema-tampão se dissocia.[1,2] O símbolo pK se refere ao log_{10} negativo da constante de dissociação de um ácido, e representa o pH no qual há dissociação de 50% de um ácido.[3] A utilização de um log_{10} negativo possibilita a expressão do pH como um valor positivo. Cada ácido em uma solução aquosa tem um pK característico que varia pouco em função da temperatura e do pH. À temperatura corporal normal, o pK do sistema-tampão bicarbonato do compartimento de LEC é 6,1.[44,46]

No todo, existem três maneiras de avaliar as alterações no equilíbrio acidobásico: (1) a abordagem mais tradicional de Henderson-Hasselbalch (fisiológica), que avalia a relação entre bicarbonato (HCO_3^-) e P_{CO_2}; (2) a abordagem padrão do excesso de bases; e (3) a abordagem de Stewart (quantitativa), que avalia as diferenças de íons fortes e o total de ácidos fracos.[47-48]

> **Conceitos fundamentais**
>
> ### Mecanismos do equilíbrio acidobásico
>
> - O pH é regulado pelos sistemas intracelular (proteínas) e extracelular (ácido carbônico [H_2CO_3]/bicarbonato [HCO_3^-]) que tamponam as possíveis alterações do pH em decorrência da produção metabólica de ácidos voláteis (CO_2) e não voláteis (ou seja, ácidos sulfúrico e fosfórico).

Produção metabólica de ácido e bicarbonato

Ácidos são gerados continuamente como subprodutos de processos metabólicos (Figura 8.12). Fisiologicamente, esses ácidos são classificados em dois grupos: *ácido volátil* (H_2CO_3) e *ácidos fixos* ou *não voláteis* (todos os outros). A diferença entre os dois tipos de ácidos aumenta porque H_2CO_3 está em equilíbrio com CO_2 ($H_2CO_3 \leftrightarrow CO_2 + H_2O$), que é volátil e sai do corpo pelos pulmões. Portanto, os pulmões e sua capacidade de exalar CO_2 determinarão a concentração de H_2CO_3. Os pulmões não eliminam *ácidos fixos ou não voláteis* (p. ex., sulfúrico, clorídrico, fosfórico), os quais são tamponados por proteínas corporais ou tampões extracelulares como o HCO_3^-, e depois eliminados pelos rins.

Produção de dióxido de carbono e bicarbonato

O metabolismo corporal resulta na produção diária de aproximadamente 15.000 mmol de CO_2.[49] O dióxido de carbono é transportado na circulação em três formas:

1. Como gás dissolvido
2. Como bicarbonato
3. Como carbamino-hemoglobina (ver o item "Compreensão | Transporte do dióxido de carbono").

Coletivamente, o CO_2 dissolvido e o HCO_3^- representam aproximadamente 77% do CO_2 transportado no LEC; o CO_2 remanescente é transportado como carbamino-hemoglobina (CO_2 ligado a aminoácidos na hemoglobina).[44] Embora o CO_2 seja um gás e não um ácido, uma pequena porcentagem do gás se combina com a água e forma H_2CO_3. A reação que gera H_2CO_3 a partir de CO_2 e água é catalisada por uma enzima denominada *anidrase carbônica*, encontrada em grande quantidade nos eritrócitos, nas células tubulares renais e em outros tecidos corporais. A velocidade da reação entre CO_2 e água aumenta aproximadamente 5 mil vezes na presença da anidrase carbônica. Se não houvesse essa enzima, a reação seria lenta demais para ter relevância na manutenção do equilíbrio acidobásico.

Como é quase impossível mensurar o H_2CO_3, é comum obter medidas do CO_2 quando se calcula o pH. O teor de

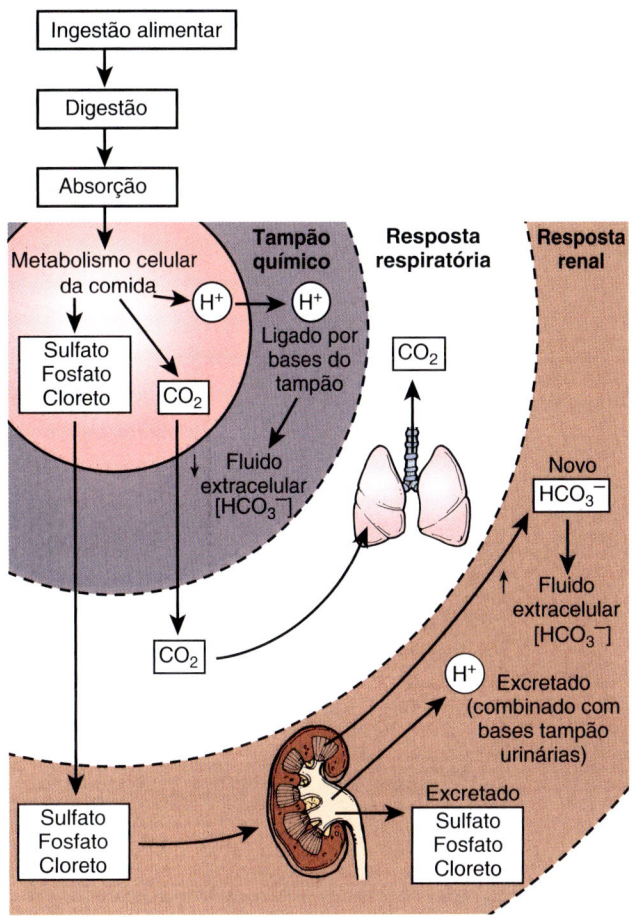

Figura 8.12 • Manutenção do pH sanguíneo normal por tampões químicos, sistema respiratório e rins. Quando o indivíduo segue uma dieta mista, o pH é ameaçado pela produção de ácidos fortes (sulfúrico, clorídrico e fosfórico) resultante principalmente do metabolismo proteico. Esses ácidos fortes são tamponados no corpo por bases tamponadoras químicas, como o bicarbonato (HCO_3^-) do líquido extracelular (LEC). Os rins eliminam íons hidrogênio (H^+) combinados com tampões e ânions na urina. Ao mesmo tempo, os rins acrescentam HCO_3^- novo ao LEC para repor o HCO_3^- consumido no tamponamento de ácidos fortes. O sistema respiratório elimina dióxido de carbono (CO_2). Fonte: Rhodes R. A., Bell D. R. (2017). *Medical physiology principles for clinical medicine* (5. ed., Figura 24.2, p. 488). Philadelphia, PA: Wolters Kluwer.

H_2CO_3 do sangue pode ser calculado multiplicando-se a pressão parcial de CO_2 (P_{CO_2}) por seu coeficiente de solubilidade, que é 0,03. Isso significa que a concentração de H_2CO_3 no sangue arterial, cuja P_{CO_2} normalmente se aproxima de 40 mmHg, é igual a 1,20 mEq/ℓ (40 × 0,03 = 1,20) e que a concentração de H_2CO_3 no sangue venoso, cuja P_{CO_2} gira em torno de 45 mmHg, é igual a 1,35 mEq/ℓ.

Produção de bases e ácidos fixos ou não voláteis

O metabolismo das proteínas e de outros nutrientes da dieta resulta na geração de bases e ácidos fixos ou não voláteis.[46,50]

A oxidação dos aminoácidos contendo enxofre (p. ex., metionina, cisteína) resulta na produção de ácido sulfúrico. A oxidação de arginina e lisina produz ácido clorídrico, e a oxidação de ácidos nucleicos contendo fósforo produz ácido

Compreenda | Transporte do dióxido de carbono

O metabolismo corporal resulta em produção contínua de dióxido de carbono (CO_2). Conforme vai sendo formado durante o processo metabólico, o CO_2 se difunde das células do corpo para os espaços teciduais e, em seguida, para a circulação. O CO_2 é transportado de três formas na circulação: (1) dissolvido no plasma; (2) como bicarbonato; e (3) ligado à hemoglobina.

Plasma

Uma pequena parte (aproximadamente 10%) do CO_2 produzido pelas células corporais é transportada no estado dissolvido para os pulmões e, daí, exalada. O teor de CO_2 dissolvido que pode ser transportado no plasma é determinado pela pressão parcial do gás (P_{CO_2}) e por seu coeficiente de solubilidade (0,03 mℓ/100 mℓ de plasma para cada 1 mmHg da P_{CO_2}). Portanto, cada 100 mℓ de sangue arterial com P_{CO_2} de 40 mmHg deve conter 1,2 mℓ de CO_2 dissolvido. O ácido carbônico (H_2CO_3) formado a partir da hidratação do CO_2 dissolvido contribui para o pH do sangue.

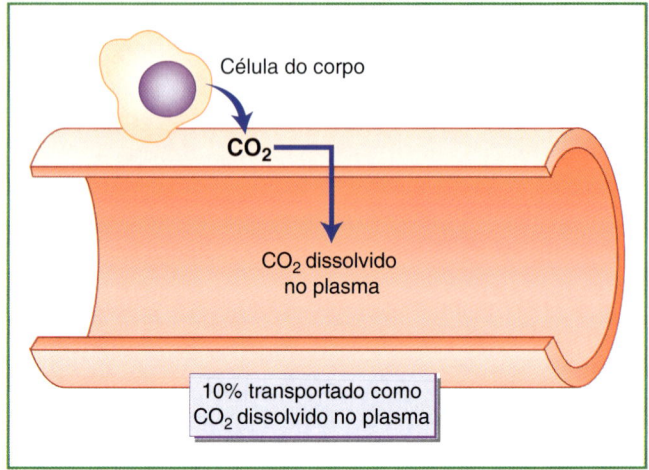

Bicarbonato

O dióxido de carbono em excesso, que pode ser transportado no plasma, desloca-se para os eritrócitos, nos quais a enzima anidrase carbônica (AC) catalisa sua conversão em ácido carbônico (H_2CO_3). O H_2CO_3, por sua vez, dissocia-se em íons hidrogênio (H^+) e bicarbonato (HCO_3^-). O H^+ se combina à hemoglobina e o HCO_3^- se difunde para o plasma, onde participa na regulação acidobásica. O movimento de HCO_3^- para o plasma é possibilitado por um sistema de transporte especial existente na membrana eritrocitária, no qual os íons HCO_3^- são trocados por íons cloreto (Cl^-). A ventilação e a manipulação renal do bicarbonato determinam as concentrações plasmáticas do bicarbonato.[7]

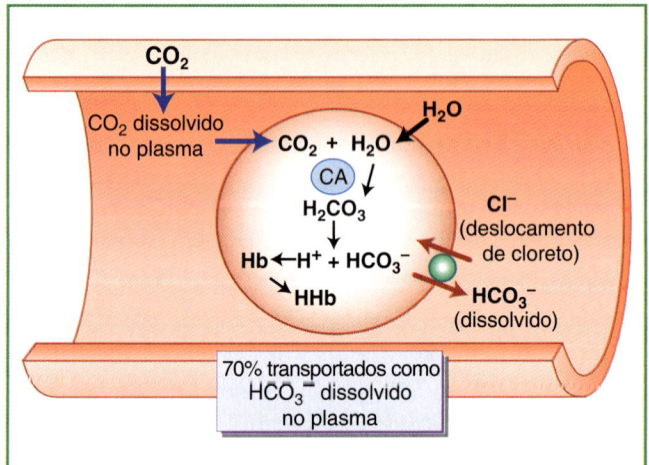

Hemoglobina

O CO_2 nos eritrócitos se combina à hemoglobina e forma carbamino-hemoglobina ($HbCO_2$). A combinação do CO_2 com a hemoglobina é uma reação reversível caracterizada por uma ligação frouxa, de modo que o CO_2 pode ser facilmente liberado nos capilares alveolares e exalado dos pulmões.

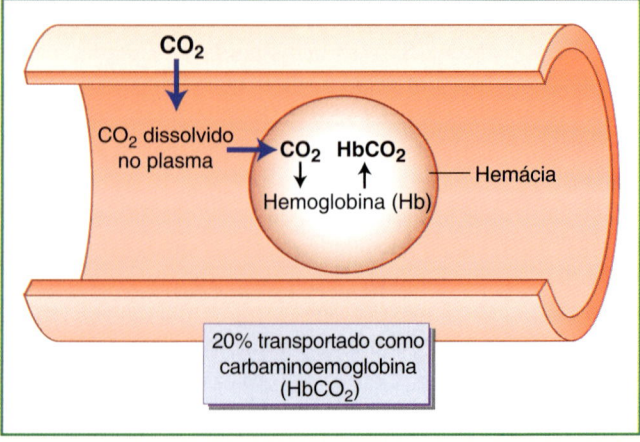

fosfórico. A oxidação incompleta de glicose resulta na formação de ácido láctico e a oxidação incompleta de gorduras resulta na produção de cetoácidos. A principal fonte de bases é o metabolismo de aminoácidos como aspartato e glutamato, bem como de determinados ânions orgânicos (p. ex., citrato, lactato e acetato).

A produção de ácidos normalmente excede a produção de bases durante a degradação dos alimentos, quando o indivíduo ingere carne e vegetais.[3] Uma dieta normal resulta em 50 a 100 mEq de H^+ na forma de ácido sulfúrico não volátil.[6] O consumo de dieta vegetariana, rica em ânions orgânicos, resulta na produção final de base.[46]

Cálculo do pH

O pH plasmático pode ser calculado pela *equação de Henderson-Hasselbalch*.[44-46] Essa equação usa o pKa do sistema-tampão bicarbonato (igual a 6,1) e o $\log_{10}$ do HCO_3^- para a razão de CO_2 dissolvido (H_2CO_3)[46]:

$$pH = 6,1 + \log_{10}(HCO_3^-/P_{CO_2} \times 0,03)$$

A designação "pH" foi criada para expressar mais facilmente o baixo valor de H^+.[2] Deve ser mencionado que é a razão, em vez dos valores absolutos do bicarbonato e do CO_2 dissolvido, que determina o pH (p. ex., quando a razão é 20:1, o pH = 7,4). O pH plasmático diminui quando a razão é inferior a 20:1, e aumenta quando a razão é maior que 20:1 (Figura 8.13). Como é a razão e não os valores absolutos de HCO_3^- ou CO_2 que determina o pH, este consegue permanecer dentro de uma faixa relativamente normal quando as alterações do HCO_3^- são acompanhadas de alterações semelhantes do CO_2, e vice-versa. Por exemplo, o pH permanece em 7,4 quando o HCO_3^- plasmático aumenta de 24 para 49 mEq/ℓ, contanto que os níveis de CO_2 também dupliquem. Do mesmo modo, o pH permanecerá em 7,4 quando o HCO_3^- plasmático cair de 24 para 12 mEq/ℓ, se os níveis de CO_2 também caírem 50%. O pH plasmático indica apenas o equilíbrio ou a razão HCO_3^-/P_{CO_2} e não a origem dos distúrbios.

Regulação do pH

O pH dos líquidos corporais (ou alteração da concentração de H^+) é regulado por três mecanismos principais:

1. Sistemas-tampão químicos dos líquidos corporais, que se combinam imediatamente com o excesso de ácidos ou bases para evitar alterações importantes do pH
2. Pulmões, que controlam a eliminação de CO_2
3. Rins, que eliminam H^+ e reabsorvem e geram novo HCO_3^-.

Sistemas-tampão químicos

A regulação rápida do pH depende de sistemas-tampão químicos do LIC e LEC. Como já foi mencionado, um *sistema-tampão* consiste em uma base fraca e seu ácido conjugado, ou em um ácido fraco e sua base conjugada. No processo de evitar grandes alterações do pH, o sistema troca um ácido forte por um ácido fraco, ou uma base forte por uma base fraca. Os três principais sistemas-tampão que protegem o pH dos líquidos corporais são:

1. Sistema-tampão bicarbonato
2. Proteínas
3. Sistema de troca transcelular H^+/K^+.[44,46]

Esses sistemas-tampão atuam imediatamente para combinar excesso de ácidos ou bases e evitar, assim, alterações importantes do pH durante o intervalo de tempo até os mecanismos respiratórios e renais se tornarem efetivos. Embora a ação desses tampões seja imediata, seu efeito sobre o pH é limitado e não corrige alterações importantes ou prolongadas.

Os ossos representam uma fonte adicional de tamponamento acidobásico.[10] O excesso de íons H^+ pode ser trocado por Na^+ e K^+ na superfície óssea, enquanto a dissolução de minerais ósseos com liberação de compostos como bicarbonato de sódio ($NaHCO_3$) e carbonato de cálcio ($CaCO_3$) no LEC pode tamponar o excesso de ácido. Estima-se que até 40% do tamponamento de uma sobrecarga aguda de ácido ocorra nos ossos. A atuação dos tampões ósseos é ainda maior na acidose crônica. As consequências do tamponamento ósseo incluem desmineralização dos ossos e predisposição ao desenvolvimento de cálculos renais, por causa da excreção urinária aumentada de cálcio. Pessoas com nefropatias crônicas correm maior risco de redução do cálcio ósseo, por causa da retenção de ácido.

Sistema-tampão bicarbonato. O sistema-tampão bicarbonato (HCO_3^-), o tampão mais potente do LEC, utiliza H_2CO_3 como ácido fraco e um sal de bicarbonato, como bicarbonato de sódio ($NaHCO_3$), como sua base fraca.[44,45] O ácido fraco H_2CO_3 substitui um ácido forte como o ácido clorídrico ($HCl + NaHCO_3 \times H_2CO_3 + NaCl$), ou a base fraca do bicarbonato substitui uma base forte como o hidróxido de sódio ($NaOH + H_2CO_3 \times NaHCO_3 + H_2O$). O sistema-tampão bicarbonato é especialmente eficiente porque seus componentes podem ser acrescentados ou retirados do corpo com rapidez.[44-46] O metabolismo fornece bastante CO_2 que pode substituir qualquer H_2CO_3 perdido quando um excesso de base é acrescentado; ademais, o CO_2 pode ser eliminado rapidamente quando se adiciona ácido em excesso. Da mesma forma, os rins conseguem conservar ou formar HCO_3^- novo quando é adicionado ácido em excesso; os rins também conseguem excretar HCO_3^- quando se adiciona excesso de base.

Sistema-tampão proteína. As proteínas constituem o maior sistema-tampão do corpo.[44,45] Elas são anfotéricas, ou seja, podem funcionar como ácidos ou bases e contêm muitos grupos ionizáveis capazes de liberar ou receber H^+. As proteínas que atuam como tampão estão localizadas principalmente nas células, e tanto os íons H^+ como o CO_2 se difundem através das membranas celulares por meio de tamponamento por proteínas intracelulares. Dada a lentidão do movimento de H^+ e HCO_3^- através das membranas celulares, o tamponamento de desequilíbrios acidobásicos extracelulares demora algumas horas.[44] A albumina e as globulinas plasmáticas são as principais proteínas que atuam como tampão no compartimento vascular.

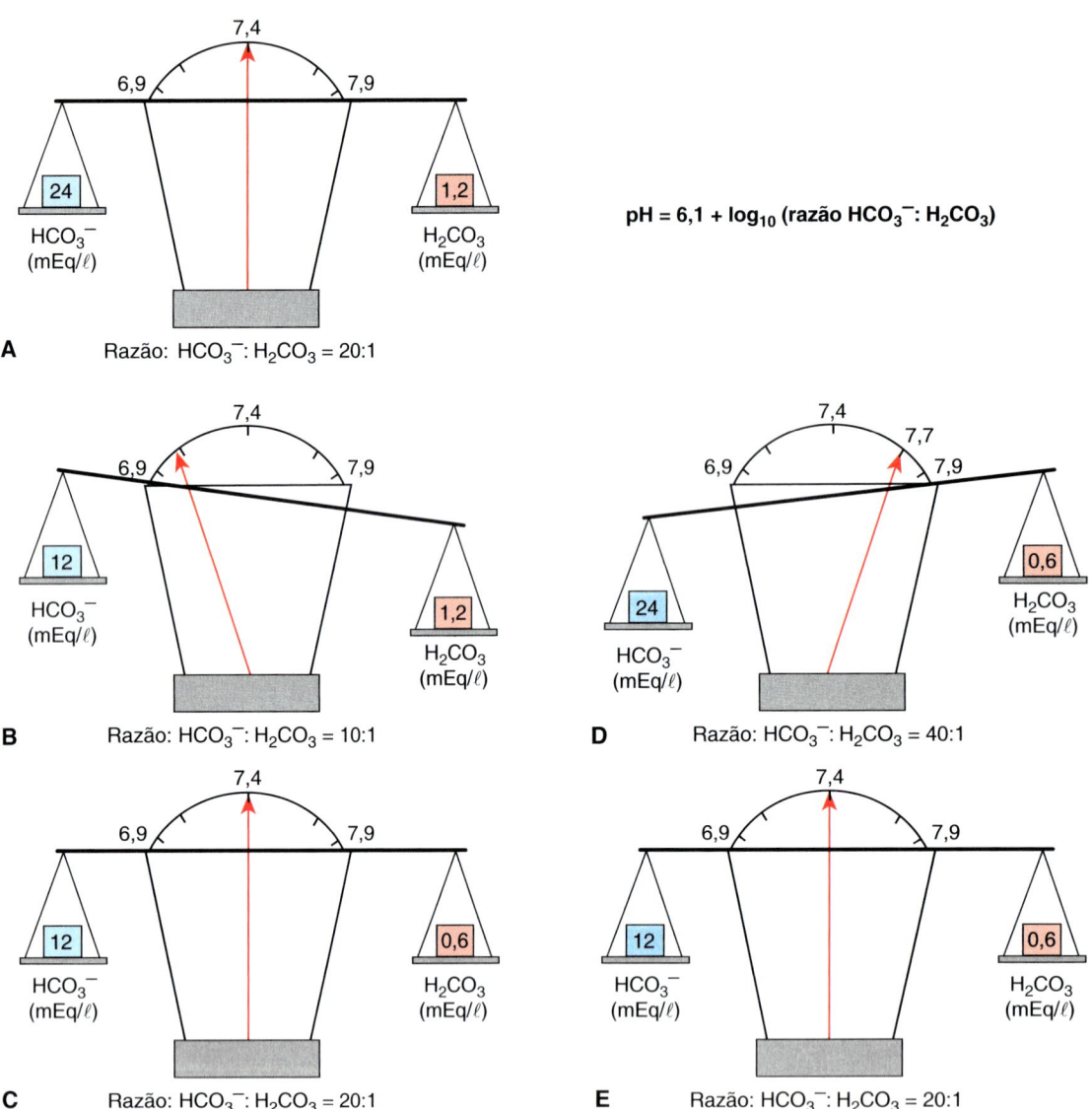

Figura 8.13 • Estados normais e compensados de pH e equilíbrio acidobásico representados como uma escala de equilíbrio. **A.** Quando a razão de bicarbonato (HCO_3^-)/ácido carbônico (H_2CO_3, CO_2 arterial × 0,03) = 20:1, o pH = 7,4. **B.** Acidose metabólica com razão HCO_3^-: H_2CO_3 de 10:1 e pH = 7,1. **C.** A compensação respiratória reduz H_2CO_3 para 0,6 mEq/ℓ e retorna a razão HCO_3^-: H_2CO_3 para 20:1 e o pH para 7,4. **D.** Alcalose respiratória com razão HCO_3^-: H_2CO_3 de 40:1 e pH = 7,7. **E.** A compensação renal elimina HCO_3^-, reduzindo os níveis séricos para 12 mEq/ℓ, retornando a razão HCO_3^-: H_2CO_3 para 10:1 e o pH para 7,4. Normalmente, esses mecanismos compensatórios conseguem tamponar grandes alterações do pH, mas não normalizam completamente o pH como se mostra aqui.

Troca hidrogênio-potássio. A troca transcompartimental dos íons H^+ e potássio (K^+) constitui outro importante sistema de regulação do equilíbrio acidobásico. Os íons H^+ e K^+ têm carga elétrica positiva e se movem livremente entre os compartimentos de LIC e LEC. Quando existe excesso de H^+ no LEC, este é trocado por K^+ e vai para o LIC; quando existe excesso de K^+ no LEC, este é trocado por H^+ e vai para o LIC. Portanto, as alterações nos níveis de K^+ podem influenciar o equilíbrio acidobásico, assim como as alterações do equilíbrio acidobásico podem influenciar os níveis de K^+. As oscilações do K^+ tendem a ser mais pronunciadas na acidose metabólica do que na acidose respiratória.[3] Além disso, a acidose metabólica causada pelo acúmulo de ácidos não orgânicos (p. ex., ácido clorídrico na diarreia, ácido fosfórico na doença renal crônica) provoca um aumento maior dos níveis extracelulares de K^+ do que o observado com a acidose consequente ao acúmulo de ácidos orgânicos (p. ex., ácido láctico, cetoácidos).

Mecanismos respiratórios de controle

A segunda linha de defesa contra os distúrbios acidobásicos é o controle do CO_2 extracelular pelos pulmões.[45,49] A regulação pulmonar só entra em ação quando os tampões químicos não minimizam as oscilações de H^+.[45] O aumento da ventilação reduz a P_{CO_2}, enquanto a redução da ventilação eleva a P_{CO_2}. A P_{CO_2} e o pH sanguíneos são importantes reguladores da ventilação. Quimiorreceptores no tronco encefálico e quimiorreceptores periféricos nos corpos carótidos e aórticos detectam alterações da P_{CO_2} e do pH, e modificam a frequência respiratória.

Quando a concentração de H^+ está acima do normal, o sistema respiratório é estimulado e o resultado é o aumento da ventilação. Esse controle do pH é rápido, ocorrendo em questão de minutos, e atinge o máximo em 12 a 24 h. Embora a resposta respiratória seja rápida, não restaura plenamente a normalidade do pH. Sua efetividade como sistema-tampão é de apenas 50 a 75%, aproximadamente.[44,45] Isso significa que se o pH cair de 7,4 para 7,0, o sistema respiratório só consegue retornar o pH para um valor próximo de 7,2 a 7,3.[44] Todavia, sua ação rápida evita oscilações significativas do pH enquanto a reação (bem mais lenta) dos rins não tem início.

Embora o CO_2 atravesse rapidamente a barreira hematencefálica, existe um intervalo de tempo até a entrada de HCO_3^-. Portanto, os níveis sanguíneos de HCO_3^- oscilam mais rápido que os níveis no líquido cerebrospinal. Na acidose metabólica, por exemplo, é frequente a redução primária do pH no líquido cerebral e uma redução mais lenta do HCO_3^-. Quando os distúrbios acidobásicos metabólicos são corrigidos rapidamente, a resposta respiratória pode persistir devido à demora no ajuste dos níveis de HCO_3^- no líquido cerebrospinal.

Mecanismos renais de controle

Os rins são a terceira linha de defesa nos distúrbios acidobásicos, e têm três funções importantes na regulação do equilíbrio acidobásico.[45,46] A primeira consiste na excreção de H^+ oriundo de ácidos fixos (resultantes do metabolismo de proteínas e lipídios). A segunda função é a reabsorção do HCO_3^- filtrado no glomérulo, de modo que esse importante tampão não seja perdido na urina. A terceira função é a produção de HCO_3^- novo, que é liberado de volta para o sangue.[44–46] Os rins também atuam no controle do pH: em condições de sobrecarga de ácido, a produção e a excreção de amônio (NH^+) possibilita a secreção de ácido e a normalização do pH.[45] Os mecanismos renais de regulação do equilíbrio acidobásico não conseguem ajustar o pH em minutos, como fazem os mecanismos pulmonares, mas começam a ajustar o pH após algumas horas e continuam atuando por dias, até o pH retornar a valores normais ou quase normais.

Eliminação de íons hidrogênio e conservação de bicarbonato. Os rins regulam o pH por meio de excreção do excesso de H^+, reabsorção de HCO_3^- e produção de HCO_3^- novo. O HCO_3^- é filtrado livremente no glomérulo (cerca de 4.300 mEq/dia) e reabsorvido nos túbulos.[43,46] A perda até mesmo de pequenas quantidades de HCO_3^- compromete a capacidade do corpo de tamponar a carga diária de ácidos metabólicos. Visto que a quantidade de H^+ que pode ser filtrada nos glomérulos é relativamente pequena em comparação à de HCO_3^-, sua eliminação se baseia na secreção de H^+ do sangue para o filtrado urinário nos túbulos.

A maior parte (85 a 90%) da secreção de H^+ e da reabsorção de HCO_3^- ocorrem no túbulo proximal.[49] O processo começa com um sistema de transporte acoplado Na^+/H^+, no qual H^+ é secretado para o líquido tubular e Na^+ é reabsorvido para a célula tubular (Figura 8.14). O H^+ secretado se combina ao HCO_3^- filtrado para formar H_2CO_3. A seguir, H_2CO_3 é decomposto em CO_2 e H_2O, em uma reação catalisada pela anidrase carbônica da borda em escova. O dióxido de carbono e a água formados atravessam rapidamente a membrana luminal e penetram na célula tubular. No interior da célula tubular, as reações ocorrem no sentido oposto. O dióxido de carbono e a água se combinam e formam uma nova molécula de H_2CO_3, em uma reação mediada pela anidrase carbônica. Por sua vez, o H_2CO_3 é dissociado em HCO_3^- e H^+. O HCO_3^-, então, é reabsorvido para o sangue com Na^+, enquanto o H^+ recém-formado é secretado para o líquido tubular e outro ciclo é iniciado. Normalmente, apenas alguns íons H^+ secretados permanecem no líquido tubular, porque a secreção de H^+ é mais ou menos equivalente ao número de íons HCO_3^- filtrados no glomérulo.

Sistemas-tampão tubulares. Visto que um filtrado urinário extremamente ácido seria danoso para as estruturas no sistema urinário, o pH urinário mínimo é próximo de 4,5.[44,45] Quando o pH urinário atinge esse nível de acidez, a secreção de H^+ cessa. Isso limita a quantidade de H^+ não tamponado que pode ser eliminada pelos rins. Quando a quantidade de H^+ livre secretada para o líquido tubular ameaça tornar o pH da urina ácido demais, é preciso transportá-lo de outra maneira. Isso é feito pela combinação de íons H^+ com tampões intratubulares, antes da excreção na urina. Existem dois importantes sistemas-tampão intratubulares: os sistemas-tampão fosfato e amônia.[44,50] O HCO_3^- gerado por esses dois sistemas-tampão é novo, demonstrando uma das maneiras pelas quais os rins repõem as reservas de HCO_3^- do LEC.

O sistema-tampão fosfato utiliza HPO_4^{2-} e $H_2PO_4^-$ existentes no filtrado tubular. As duas formas de fosfato se tornam concentradas no líquido tubular por serem relativamente pouco absorvidas, e também por causa da reabsorção da água do líquido tubular. Outro fator que torna o fosfato tão efetivo como tampão urinário é o fato de o pH urinário ser próximo do pK do sistema-tampão fosfato. O processo de secreção de H^+ nos túbulos é o mesmo utilizado para a reabsorção de HCO_3^-. Enquanto houver excesso de HCO_3^- no líquido

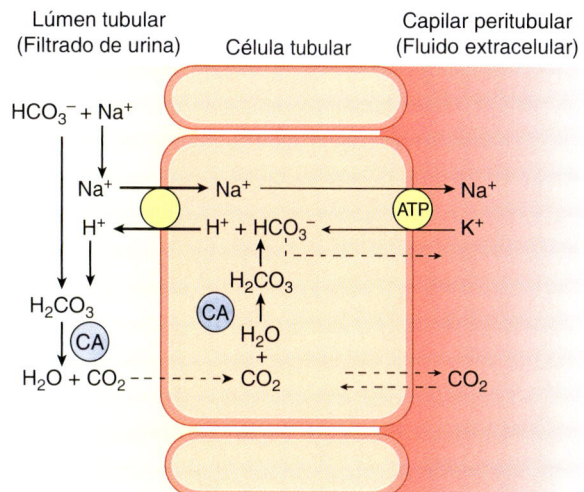

Figura 8.14 • Secreção de íon hidrogênio (H^+) e reabsorção de íon bicarbonato (HCO_3^-) em uma célula tubular renal. O dióxido de carbono (CO_2) se difunde do sangue ou do filtrado urinário para a célula tubular, onde se combina com água, em uma reação catalisada pela anidrase carbônica, e produz ácido carbônico (H_2CO_3). O H_2CO_3 se dissocia, com formação de H^+ e HCO_3^-. O H^+ é secretado para o líquido tubular em troca de Na^+. O Na^+ e o HCO_3^- penetram no líquido extracelular. ATP: trifosfato de adenosina.

tubular, a maior parte do H^+ secretado é combinada ao HCO_3^-. Todavia, quando todo o HCO_3^- for reabsorvido e não estiver mais disponível para se combinar ao H^+, qualquer excesso de H^+ se combina com HPO_4^{2-} e forma HPO_4^- (Figura 8.15). Após a combinação com HPO_4^{2-}, o H^+ pode ser excretado na forma de NaH_2PO_4, de modo a carrear o excesso de H^+.

Outro sistema-tampão importante, embora mais complexo, é o *sistema-tampão amônia*. A excreção de H^+ e a geração de HCO_3^- pelo sistema-tampão amônia ocorre em três etapas principais:

1. Síntese de amônio (NH_4^+) a partir do aminoácido glutamina, no túbulo proximal
2. Reabsorção e reciclagem de NH_4^+, na medula renal
3. Tamponamento dos íons H^+ por NH_3, nos túbulos coletores.[44,46]

O metabolismo de glutamato no túbulo proximal resulta na formação de dois íons NH_4^+ e dois HCO_3^{-}[1,3] (Figura 8.16). Os dois íons NH_4^+ são secretados no líquido tubular por um mecanismo de contratransporte, na troca de Na^+. Os dois íons HCO_3^- saem da célula tubular com o Na^+ reabsorvido e penetram no sistema capilar peritubular. Portanto, para cada molécula de glutamina metabolizada no túbulo proximal, dois íons NH_4^+ são secretados para o filtrado tubular e dois íons HCO_3^- são reabsorvidos para o sangue. O HCO_3^- gerado por esse processo constitui HCO_3^- novo.

Uma parte significativa do NH_4^+ secretado pelas células dos túbulos proximais é reabsorvida no ramo ascendente espesso da alça de Henle, onde o íon substitui o K^+ no cotransportador $Na^+/K^+/2Cl^-$.[50] O NH_4^+ reabsorvido pelo ramo ascendente espesso da alça de Henle se acumula no interstício medular do rim, onde existe em equilíbrio com a NH_3 (ver Figura 8.16). Embora tanto NH_4^+ como NH_3 sejam encontrados no líquido intersticial da medula renal, apenas NH_3 é lipossolúvel e consegue se difundir através das células dos ductos coletores para o líquido tubular. Uma vez no líquido tubular, NH_3 se combina ao H^+ secretado e forma NH_4^+. O NH_4^+ não é lipossolúvel e, portanto, fica retido no líquido tubular e é eliminado na urina. É interessante mencionar que a fonte do H^+ secretado pelas células dos túbulos coletores é o CO_2 e a água. Assim, para cada H^+ produzido nas células e secretado, um HCO_3^- novo é gerado e adicionado ao sangue.

Um dos aspectos mais importantes do sistema-tampão amônia é estar sujeito ao controle fisiológico. Em condições normais, a quantidade de H^+ eliminado pelo sistema-tampão amônia representa aproximadamente 50% do ácido excretado e 50% do novo HCO_3^- regenerado.[44] Todavia, na acidose crônica, pode se tornar o mecanismo dominante de excreção de H^+ e geração de HCO_3^- novo. O hiato aniônico urinário, que é um método indireto de avaliação dos níveis urinários de NH_4^+, pode ser usado para avaliar a função renal em termos de eliminação de H^+.

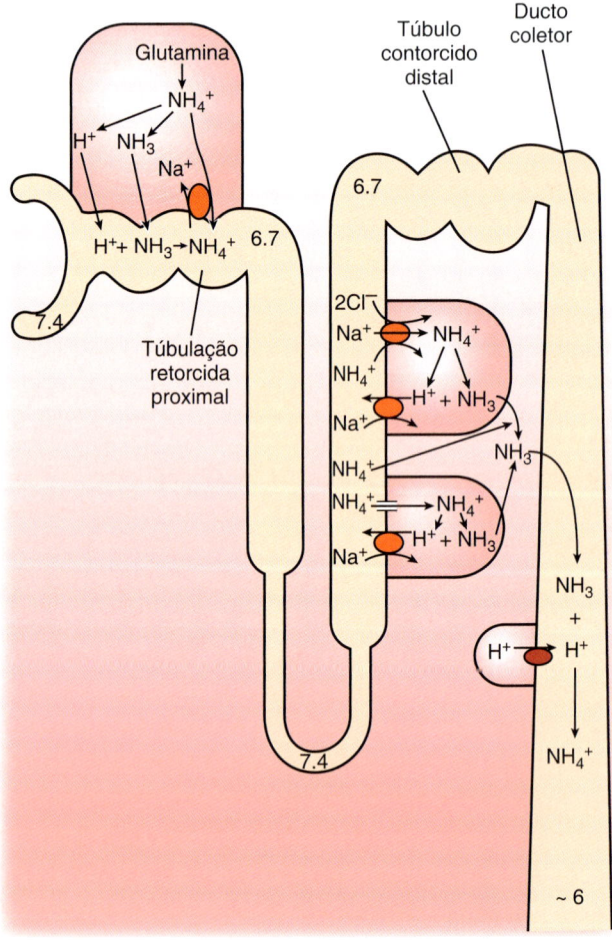

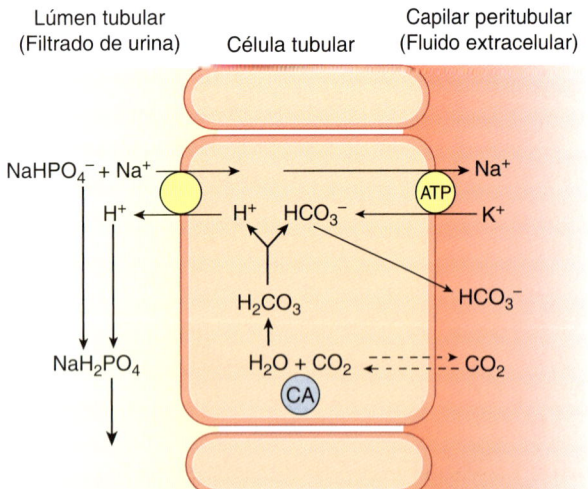

Figura 8.15 • Sistema-tampão fosfato renal. O íon fosfato monohidrogenado (HPO_4^{2-}) penetra no líquido tubular glomerular. Um H^+ se combina ao HPO_4^{2-} e forma $H_2PO_4^-$, para depois ser excretado na urina combinado ao Na^+. O HCO_3^- se move para o LEC com o Na^+ que foi trocado durante a secreção de H^+. ATP: trifosfato de adenosina; AC: anidrase carbônica.

Figura 8.16 • Acidificação ao longo do néfron. O pH da urina tubular diminui ao longo do túbulo contorcido proximal, aumenta ao longo do ramo descendente da alça de Henle, cai ao longo do ramo ascendente e atinge seus valores mais baixos nos ductos coletores. A amônia (NH_3 + NH_4) é produzida principalmente nas células dos túbulos proximais e secretada na urina tubular. O NH_4^+ é reabsorvido no ramo ascendente espesso e se acumula na medula renal, enquanto a NH_3 se difunde para a urina ácida nos ductos coletores, onde é retida na forma de NH_4^+. Fonte: Rhodes R. A., Bell D. R. (2017). Medical physiology: Principles for clinical medicine (5. ed., Figura 24.5, p. 492). Philadelphia, PA: Wolters Kluwer.

Troca de potássio e hidrogênio. Os níveis plasmáticos de K^+ influenciam a eliminação renal de H^+, e vice-versa. A hipopotassemia é um estímulo potente para secreção de H^+ e reabsorção de HCO_3^-. Quando os níveis plasmáticos de K^+ caem, há deslocamento de K^+ do LIC para o compartimento de LEC, bem como a movimentação recíproca de H^+ do LEC para o compartimento de LIC. Um processo semelhante ocorre nos túbulos distais renais, onde a bomba de troca ATPase (H^+/K^+ adenosina trifosfatase) reabsorve ativamente o K^+ enquanto secreta H^+.[44,46] A elevação dos níveis plasmáticos de K^+ produz efeito contrário.

Os níveis plasmáticos de K^+ são modificados de modo semelhante pelo equilíbrio acidobásico. Portanto, a acidose tende a aumentar a eliminação de H^+ e reduzir a eliminação de K^+, com consequente elevação dos níveis plasmáticos de K^+; por outro lado, a alcalose tende a reduzir a eliminação de H^+ e aumentar a eliminação de K^+, com consequente redução dos níveis plasmáticos de K^+.[45]

A aldosterona também influencia a eliminação de H^+ pelos rins; atua nos ductos coletores e estimula indiretamente a secreção de H^+, enquanto aumenta a reabsorção de Na^+ e a secreção de K^+. Portanto, o hiperaldosteronismo tende a induzir redução dos níveis plasmáticos de K^+ e aumento do pH, devido ao aumento da secreção de H^+. O hipoaldosteronismo tem efeito contrário.

Troca de cloreto e bicarbonato. Outro mecanismo renal de regulação de HCO_3^- é a troca de ânions cloreto e bicarbonato associada à reabsorção de Na^+. Normalmente, o Cl^- é absorvido com o Na^+ nos túbulos. Em situações de depleção volêmica (p. ex., vômitos) e depleção de cloreto, os rins são forçados a substituir o ânion Cl^- por HCO_3^-, aumentando assim a absorção de HCO_3^-. A *alcalose hipoclorêmica* consiste na elevação do pH induzida pela reabsorção excessiva de HCO_3^- em decorrência da redução dos níveis de Cl^-. A *acidose hiperclorêmica* consiste na redução do pH em função da queda na reabsorção de HCO_3^- decorrente do aumento dos níveis de Cl^-.

Exames laboratoriais

Entre os exames laboratoriais usados na avaliação do equilíbrio acidobásico, estão gasometria arterial, pH, teor de CO_2 e níveis de HCO_3^-, excesso ou déficit de base, e hiato aniônico no sangue e na urina. Embora seja útil determinar se existe acidose ou alcalose, as determinações do pH sanguíneo fornecem poucas informações sobre a causa do distúrbio acidobásico.

Níveis de dióxido de carbono e bicarbonato

A P_{CO_2} na gasometria arterial é um meio de avaliar o componente respiratório do equilíbrio acidobásico. A determinação dos gases é feita no sangue arterial porque existe grande variação dos gases no sangue venoso, dependendo das demandas metabólicas dos vários tecidos que drenam para a veia onde o sangue é coletado. Os níveis de H_2CO_3 podem ser calculados na gasometria arterial usando a P_{CO_2} e o coeficiente de solubilidade de CO_2 (P_{CO_2} arterial normal = 35 a 45 mmHg).

Também é possível calcular os valores sanguíneos do oxigênio (P_{O_2}) a partir da gasometria arterial. Essa medida pode ser importante na avaliação da função respiratória.

O teor de CO_2 consiste no CO_2 total no sangue, inclusive o CO_2 dissolvido contido no HCO_3^- e o que está ligado à hemoglobina (carbamino-hemoglobina [CO_2 HHb]). A faixa da normalidade da concentração de HCO_3^- no sangue venoso é 24 a 31 mEq/ℓ (24 a 31 mmol/ℓ), e no sangue arterial é 22 a 26 mEq/ℓ.

Excesso ou déficit de base

O excesso ou déficit total de base, também denominado *base tampão do sangue total*, consiste no nível de todos os sistemas-tampão do sangue – hemoglobina, proteínas, fosfato e HCO_3^-. O excesso ou déficit de base descreve a quantidade de ácido fixo ou base que precisa ser adicionada a uma amostra de sangue para obter um pH = 7,4 (normal ± e mEq/ℓ). Para propósitos clínicos, o excesso ou déficit de base pode ser encarado como uma medida do excesso ou do déficit de bicarbonato, e indica uma alteração de natureza não respiratória no equilíbrio acidobásico. O excesso de base indica alcalose metabólica, enquanto um déficit de base indica acidose metabólica.

Hiato aniônico

O hiato aniônico, um conceito diagnóstico, descreve a diferença entre a concentração plasmática do principal cátion medido (Na^+ e K^+) e a soma dos ânions medidos (Cl^- e HCO_3^-).[44,51] Essa diferença representa a concentração de ânions não medidos, como fosfatos, sulfatos, ácidos orgânicos e proteínas (Figura 8.17). Normalmente, o hiato aniônico medido por espectrometria de emissão atômica por chama (FAES, do inglês *flame atomic emission spectrometry*) varia entre 8 e 16 mEq/ℓ (uma faixa normal de 12 a 20 mEq/ℓ é normal, quando K^+ é incluído no cálculo).[52] Por ser um ânion, a albumina é medida com frequência e usada na determinação do hiato aniônico em pessoas com hipoalbuminemia. Para cada redução de 1 g/dℓ na concentração plasmática de albumina, um fator de correção deve ser acrescido ao hiato que é calculado pela fórmula: hiato aniônico = $Na^+ - (Cl^- + HCO_3^-)$.[53] Tipicamente, o hiato aniônico é usado para diagnosticar as causas de acidose metabólica.[46,54,55] Um valor aumentado é encontrado em condições como acidose láctica, acidose alcoólica, envenenamento por substâncias como salicilatos e etilenoglicol (anticongelante) e cetoacidose decorrente de níveis elevados de ácidos metabólicos.[44,51] Um hiato aniônico baixo é encontrado em condições que provocam queda dos ânions não medidos (basicamente albumina) ou aumento dos cátions não medidos. Esse aumento dos cátions não medidos pode ocorrer na hiperpotassemia, hipercalcemia, hipermagnesemia, intoxicação por lítio ou mieloma múltiplo (no qual há produção de uma imunoglobulina anormal).[51]

O hiato aniônico na urina pode ser útil como ferramenta diagnóstica em pacientes em estado crítico.[11,13,15] A determinação dos eletrólitos na urina não inclui o bicarbonato. Na verdade, o hiato aniônico na urina usa a diferença entre cátions mensuráveis (Na^+ e K^+) e ânions mensuráveis (Cl^-) para estimar a excreção de amônio (NH_4^+).[55,56] Como o amônio é um cátion, o valor do hiato aniônico se torna mais negativo

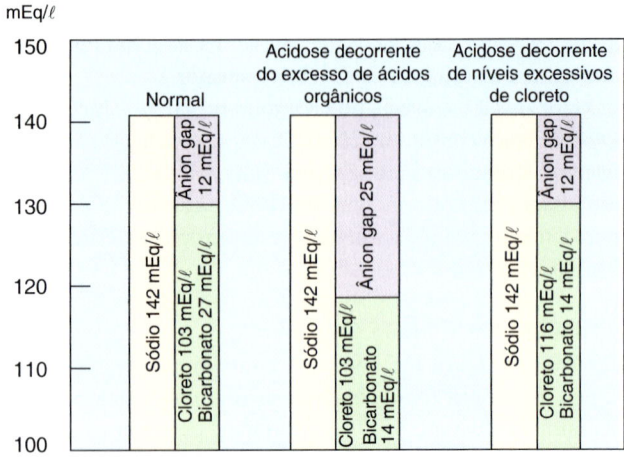

Figura 8.17 • Hiato aniônico na acidose causada por excesso de ácidos metabólicos e níveis plasmáticos de cloreto elevados. Os ânions não medidos como fosfatos, sulfatos e ácidos orgânicos aumentam o hiato aniônico, porque substituem o bicarbonato. Isso pressupõe que não há alteração do teor de sódio.

à medida que o nível de amônio se eleva. Em pessoas normais secretando 20 a 40 mmol de amônio por litro, o hiato aniônico urinário é próximo de zero – representando eletroneutralidade. Na acidose metabólica, a quantidade de NH_4 não medida deve aumentar, se a excreção renal de H^+ estiver conservada; como resultado, o hiato aniônico urinário deve se tornar mais negativo.

RESUMO

A função corporal normal depende da regulação precisa do equilíbrio acidobásico. Normalmente, o pH do líquido extracelular é mantido dentro da estreita faixa da normalidade de 7,35 a 7,45. Processos metabólicos produzem ácidos metabólicos voláteis e ácidos metabólicos fixos ou não voláteis que precisam ser tamponados e eliminados do corpo. O ácido volátil H_2CO_3 está em equilíbrio com o CO_2 dissolvido, o qual é eliminado pelos pulmões. Os ácidos metabólicos fixos ou não voláteis, derivados principalmente do metabolismo de proteínas e do metabolismo incompleto de carboidratos e gorduras, são eliminados pelos rins. É a razão entre a concentração de HCO_3 e o CO_2 dissolvido (concentração de H_2CO_3) que determina o pH do líquido extracelular. Quando a razão é 20:1, o pH é 7,4.

A capacidade do corpo de manter o pH dentro dos limites da normalidade (fisiológicos) depende de mecanismos respiratórios e renais, bem como dos tampões químicos existentes no LIC e no LEC – o mais importante deles é o sistema-tampão HCO_3^-. A regulação respiratória do pH é mais rápida, embora não normalize completamente o pH. Os rins ajudam na regulação do pH por meio de eliminação de íons H^+, conservação dos íons HCO_3^- e produção de novos íons HCO_3^-. No processo de eliminação de H^+, os rins usam os sistemas-tampão amônia e fosfato. O pH corporal também é afetado pela distribuição dos cátions (K^+ e H^+) e ânions (Cl^- e HCO_3^-) que podem ser trocados.

Os exames laboratoriais usados na avaliação do equilíbrio acidobásico incluem a determinação dos gases no sangue arterial, do teor de CO_2 e dos níveis de HCO_3^-, o cálculo do excesso ou do déficit de base, e o hiato aniônico. O excesso ou déficit de base descreve a quantidade de base ou ácido fixo que precisa ser adicionada a uma amostra de sangue para atingir um pH de 7,4. O hiato aniônico descreve a diferença entre as concentrações plasmáticas dos principais cátions medidos (Na^+ e K^+) e a soma dos ânions (Cl^- e HCO_3^-). Essa diferença representa a concentração dos ânions não medidos existentes, como fosfatos, sulfatos e ácidos orgânicos. O hiato aniônico urinário usa a diferença entre os cátions (Na^+ e K^+) e ânions (Cl^-) mensuráveis para fazer uma estimativa da excreção de amônio (NH_4^+) e da capacidade dos rins de excretar o excesso de H^+.

DISTÚRBIOS DO EQUILÍBRIO ACIDOBÁSICO

Depois de concluir esta seção, o leitor deverá ser capaz de:

- Definir acidose metabólica, alcalose metabólica, acidose respiratória e alcalose respiratória
- Descrever as causas comuns de acidose e alcalose metabólicas e acidose e alcalose respiratórias
- Comparar e estabelecer as diferenças das manifestações clínicas e dos tratamentos de acidose metabólica, alcalose metabólica, acidose respiratória e alcalose respiratória.

Os termos *acidose* e *alcalose* descrevem as condições clínicas consequentes a alterações nas concentrações de CO_2 dissolvido e HCO_3^-. Um álcali representa uma combinação de um ou mais metais alcalinos (p. ex., Na^+, K^+) com um íon extremamente básico como o íon hidroxila (OH^-). Bicarbonato de sódio é o principal álcali no líquido extracelular. Embora haja definições um pouco diferentes, os termos *álcali* e *base* são usados como sinônimos.[44] Portanto, o termo *alcalose* significa o oposto de *acidose*. *Alcalose* é a retirada do excesso de íons H^+ dos líquidos corporais, enquanto *acidose* é o acréscimo de íons H^+. Tipicamente, desequilíbrios acidobásicos resultam em acidose. Alcalose é, habitualmente, compensatória.

Distúrbios acidobásicos metabólicos e respiratórios

Existem dois tipos de distúrbios acidobásicos: metabólicos e respiratórios (Tabela 8.16). Os *distúrbios metabólicos* produzem alteração da concentração plasmática de HCO_3^- e resultam do acréscimo ou da perda de álcalis ou ácidos não voláteis pelo LEC. A queda do pH em decorrência de redução dos níveis de HCO_3^- é denominada *acidose metabólica*, enquanto a elevação do pH por causa de níveis elevados de HCO_3^- é denominada *alcalose metabólica*.

Distúrbios respiratórios envolvem alteração da P_{CO_2}, refletindo aumento ou redução da ventilação alveolar. *Acidose respiratória* é caracterizada por queda do pH, refletindo

Tabela 8.16 Resumo de distúrbios acidobásicos puros e suas respostas compensatórias.

Desequilíbrio acidobásico	Distúrbio primário	Compensação respiratória e resposta prevista*	Compensação renal e resposta prevista*,†
Acidose metabólica	↓pH e HCO_3^- $HCO_3^- < 22$ mEq/ℓ	↓ventilação e ↓P_{CO_2} 1 mEq/ℓ *↓$HCO_3^- \rightarrow$ 1 a 1,2 mmHg de ↓P_{CO_2}*	↑ excreção de H^+ e ↑ reabsorção de HCO_3^- se não houver doença renal
Alcalose metabólica	↑pH e HCO_3^- $HCO_3^- > 26$ mEq/ℓ	↓ventilação e ↑P_{CO_2} 1 mEq/ℓ *↑$HCO_3^- \rightarrow$ 0,7 mmHg ↑P_{CO_2}*	↓excreção de H^+ e ↓reabsorção de HCO_3^- se não houver doença renal
Acidose respiratória	↓pH e ↑P_{CO_2} $P_{CO_2} > 45$ mmHg	Nenhuma	↑excreção de H^+ e ↑reabsorção de HCO_3^- *Aguda: 1 mmHg ↑$P_{CO_2} \rightarrow$ 0,1 mEq/ℓ ↑HCO_3^-* *Crônica: 1 mmHg ↑$P_{CO_2} \rightarrow$ 0,3 mEq/ℓ ↑HCO_3^-*
Alcalose respiratória	↑pH e ↓P_{CO_2} $P_{CO_2} < 35$ mmHg	Nenhuma	↓excreção de H^+ e ↓reabsorção de HCO_3^- *Aguda: 1 mmHg ↓$P_{CO_2} \rightarrow$ 0,2 mEq/ℓ ↓HCO_3^-* *Crônica: 1 mmHg ↓$P_{CO_2} \rightarrow$ 0,4 mEq/ℓ ↓HCO_3^-*

OBS: As respostas compensatórias previstas estão em *itálico*.
*Se os valores sanguíneos forem iguais aos valores compensatórios previstos, existe um distúrbio acidobásico puro; se os valores forem diferentes, existe um distúrbio acidobásico misto.[1]
†A compensação aguda se refere à duração de minutos a algumas horas. A compensação renal crônica se refere à duração de vários dias.[1]

diminuição da ventilação e elevação da P_{CO_2}. *Alcalose respiratória* envolve elevação do pH, resultante de aumento da ventilação alveolar e queda da P_{CO_2}.

Mecanismos compensatórios

Tipicamente, acidose e alcalose têm um *evento primário ou inicial* e um *estado compensatório ou adaptativo* que resulta de mecanismos homeostáticos que tentam corrigir ou evitar alterações importantes do pH. Por exemplo, uma pessoa apresenta acidose metabólica primária como resultado da produção excessiva de cetoácidos e alcalose respiratória por causa de aumento compensatório da ventilação (ver Tabela 8.16).

Mecanismos compensatórios são um meio de controlar o pH quando a correção é impossível ou não pode ser alcançada imediatamente. Com frequência, os mecanismos compensatórios são medidas contemporizadoras que possibilitam a sobrevida enquanto o corpo tenta corrigir o distúrbio primário. A compensação demanda o uso de mecanismos diferentes dos responsáveis pelo distúrbio primário. Por exemplo, os pulmões não conseguem compensar acidose respiratória provocada por pneumopatia, assim como os rins não conseguem compensar acidose metabólica consequente à doença renal crônica. Não obstante, o corpo consegue usar mecanismos renais para compensar as alterações do pH induzidas por distúrbios respiratórios, bem como usar mecanismos respiratórios para compensar as alterações metabolicamente induzidas do equilíbrio acidobásico. Visto que os mecanismos compensatórios se tornam mais efetivos com o passar do tempo, com frequência há diferenças entre a alteração do pH encontrada nos distúrbios acidobásicos agudos e crônicos. Existe uma distinção entre distúrbios acidobásicos respiratórios agudos e crônicos, mas isso não ocorre nos distúrbios acidobásicos metabólicos.[46] Essa diferença se deve ao fato de a compensação renal para um distúrbio respiratório demorar dias, enquanto a compensação respiratória para um distúrbio metabólico ocorrer em minutos a horas.[46]

Distúrbios acidobásicos puros e mistos

Até agora, discutimos os distúrbios acidobásicos como se eles existissem isoladamente na forma de um distúrbio acidobásico primário (p. ex., acidose metabólica) acompanhado por uma resposta compensatória prevista (ou seja, hiperventilação e alcalose respiratória). Todavia, as pessoas habitualmente apresentam mais de um distúrbio primário ou apresentam um distúrbio misto.[46] Por exemplo, uma pessoa pode apresentar baixa concentração plasmática de HCO_3^- resultante de acidose metabólica e uma alta P_{CO_2} decorrente de doença pulmonar crônica. Os valores das respostas compensatórias renais ou respiratórias previstas podem ser empregados no diagnóstico desses distúrbios acidobásicos mistos (ver Tabela 8.16). Se os valores da resposta compensatória estiverem fora dos valores plasmáticos previstos, pode-se concluir que existe mais de um distúrbio (ou seja, um distúrbio misto). Como a resposta respiratória às alterações do HCO_3^- ocorrem quase imediatamente, ocorre apenas uma resposta compensatória prevista para distúrbios acidobásicos metabólicos primários. Isso contrasta

> **Conceitos fundamentais**
>
> **Desequilíbrio acidobásico**
>
> - Acidose metabólica pode ser definida como redução dos níveis plasmáticos de HCO_3^- e do pH provocada por excesso de produção ou acúmulo de ácidos fixos ou perda de íons HCO_3^-. As respostas compensatórias incluem aumento da ventilação e eliminação de CO_2, além de geração de bicarbonato pelos rins
> - Alcalose metabólica pode ser definida como aumento dos níveis plasmáticos de HCO_3^- e do pH, o qual é iniciado por uma perda excessiva de íons H^+ ou ganho de íons HCO_3^-, sendo mantida por condições que comprometem a capacidade dos rins de excretar o excesso de íons HCO_3^-. As respostas compensatórias incluem uma redução da frequência respiratória com retenção da P_{CO_2} e aumento da eliminação de HCO_3^- pelos rins

com os distúrbios respiratórios primários, que apresentam duas faixas de valores previstos, uma para resposta aguda e outra para respostas crônicas. A resposta renal demora alguns dias para se tornar plenamente efetiva. A resposta compensatória aguda representa os níveis de HCO_3^- antes de a compensação renal ocorrer, enquanto a resposta crônica representa os níveis pós-compensação renal. Portanto, os valores do pH plasmático tendem a ser mais normais na fase crônica.

Acidose metabólica

A acidose metabólica consiste na redução da concentração plasmática de HCO_3^- e do pH. É o distúrbio acidobásico mais comum. Na acidose metabólica, o corpo humano compensa a redução do pH por meio de aumento da frequência respiratória, em um esforço para reduzir a P_{CO_2} e os níveis de HCO_3^-. A expectativa é que a P_{CO_2} caia em média 1,3 mmHg para cada 1 mEq/ℓ da concentração de HCO_3^-, com uma variação de 1 a 5 mmHg para cada 1 mEq/ℓ de queda dos níveis de HCO_3^-.

Etiologia

A acidose metabólica pode ser causada por um ou mais dos seguintes mecanismos:

1. Aumento da produção de ácidos metanólicos fixos ou ingestão de ácidos fixos como ácido salicílico
2. Incapacidade renal de excretar os ácidos fixos produzidos pelo metabolismo normal
3. Perda excessiva de bicarbonato pelos rins ou pelo sistema digestório
4. Concentração plasmática aumentada de Cl^-.[44,53]

Quadro 8.4 O hiato aniônico no diagnóstico diferencial de acidose metabólica.

Hiato aniônico diminuído (< 8 mEq/ℓ)[52]
- Hipoalbuminemia (redução dos ânions não medidos)
- Mieloma múltiplo (aumento das paraproteínas IgG catiônicas não medidas)
- Aumento dos cátions não medidos (hiperpotassemia, hipercalcemia, hipermagnesemia, intoxicação por lítio)

Hiato aniônico aumentado (> 16 mEq/ℓ)[52]
- Existência de ânion metabólico não medido
  - Cetoacidose diabética
  - Cetoacidose alcoólica
  - Acidose láctica
  - Inanição
  - Insuficiência renal
- Existência de fármaco ou ânion químico
  - Intoxicação por salicilatos
  - Intoxicação por metanol
  - Intoxicação por etilenoglicol

Hiato aniônico normal (8 a 16 mEq/ℓ)[52]
- Perda de bicarbonato
  - Diarreia
  - Perda de líquido pancreático
  - Ileostomia (não adaptada)
- Retenção de cloreto
  - Acidose tubular renal
  - Bexiga de bexiga ileal
  - Nutrição parenteral (arginina, histidina e lisina)

Em muitos casos, o hiato aniônico é útil na determinação da causa da acidose metabólica (Quadro 8.4). A existência de excesso de ácidos metabólicos provoca aumento do hiato aniônico porque o sal sódico do ácido agressor (p. ex., lactato de sódio) substitui o bicarbonato de sódio. A diarreia é uma causa frequente de acidose metabólica com hiato aniônico normal.[1] Quando a acidose resulta de elevação dos níveis plasmáticos de Cl^- (p. ex., acidose hiperclorêmica), o hiato aniônico também permanece dentro dos níveis da normalidade. O acrônimo MUDPILES pode ser utilizado para lembrar as etiologias mais comuns de acidose com hiato aniônico, ou seja, metanol, uremia, cetoacidose metabólica, paraldeído, isoniazida, ácido láctico, etanol (etilenoglicol) e salicilatos (inanição). As causas de acidose metabólica são resumidas na Tabela 8.17.[58] A acidose sem hiato aniônico é, mais frequentemente, causada pela perda significativa de base em decorrência de diarreia profusa ou administração de grandes volumes de soluções contendo cloreto, as quais provocam a queda do hiato aniônico aos níveis normais.[44]

Acidose láctica.
A acidose láctica aguda é um tipo comum de acidose metabólica em pacientes hospitalizados e é consequência da produção exagerada ou da redução da retirada de ácido láctico do sangue. O ácido láctico é produzido pelo metabolismo anaeróbico da glicose. A maioria dos casos de acidose láctica é causada pelo aporte inadequado de oxigênio ou por hipoxia, como ocorre nos casos de choque ou parada cardíaca.[59] Além de aumentarem a produção de ácido láctico, essas condições também comprometem sua eliminação, devido à perfusão inadequada do fígado e dos rins. As taxas de mortalidade são elevadas em pessoas com acidose láctica por causa de choque e hipoxia tecidual.[60] A sepse grave frequentemente está associada à acidose láctica e à hiperlactatemia, podendo ser um forte preditor de mortalidade para pacientes com sepse.[61] A acidose láctica pode ocorrer durante períodos de prática de exercícios físicos intensos, porque as demandas metabólicas dos músculos exercitados ultrapassam sua capacidade aeróbica de produção de ATP, fazendo com que eles revertam para o metabolismo anaeróbico e produção de ácido láctico.[60]

A acidose láctica está associada a distúrbios aparentemente sem hipoxia tecidual. Já foi descrita em pessoas com leucemia, linfomas e outros cânceres, diabetes melito mal controlado e insuficiência hepática grave. Os mecanismos responsáveis pela acidose láctica são pouco compreendidos. Algumas condições, incluindo neoplasias, provocam aumentos localizados do metabolismo tecidual e da produção de lactato ou interferem no fluxo sanguíneo para células não cancerosas. Há fármacos que podem provocar acidose láctica potencialmente fatal ao inibirem a função mitocondrial, sobretudo no fígado. Entre esses fármacos, está a biguanida hipoglicemiante metformina.[56,62] A acidose láctica associada à metformina

Tabela 8.17 Causas e manifestações de acidose metabólica.

Causas	Manifestações
<ul><li>Excesso de ácidos metabólicos (hiato aniônico aumentado):<ul><li>Produção excessiva de ácidos metabólicos</li><li>Acidose láctica (p. ex., exercícios físicos extenuantes)</li><li>Cetoacidose diabética</li><li>Cetoacidose alcoólica</li><li>Jejum e inanição</li><li>Intoxicação (p. ex., isoniazida, salicilato, metanol, paradeído, etilenoglicol)</li></ul></li><li>Comprometimento da eliminação dos ácidos metabólicos<ul><li>Disfunção ou insuficiência renal</li><li>Acidose urêmica (p. ex., insuficiência renal grave)</li></ul></li><li>Perda excessiva de bicarbonato (hiato aniônico normal):<ul><li>Perda de secreções intestinais<ul><li>Diarreia (grave)</li><li>Aspiração intestinal</li><li>Fístula intestinal ou biliar</li></ul></li><li>Perdas renais aumentadas<ul><li>Acidose tubular renal</li><li>Tratamento dos inibidores da anidrase carbônica</li><li>Hipoaldosteronismo</li></ul></li></ul></li><li>Elevação dos níveis de cloreto (hiato aniônico normal):<ul><li>Reabsorção excessiva de cloreto pelos rins</li><li>Infusões de cloreto de sódio</li><li>Tratamento com cloreto de amônio</li><li>Hiperalimentação parenteral</li></ul></li></ul>	<ul><li>pH, CO_2 e HCO_3^- sanguíneos:<ul><li>Redução do pH</li><li>Redução (primária) do HCO_3^-</li><li>Redução (compensatória) da P_{CO_2}</li></ul></li><li>Função gastrintestinal:<ul><li>Anorexia</li><li>Náuseas e vômitos</li><li>Dor abdominal</li></ul></li><li>Função neural:<ul><li>Fraqueza</li><li>Letargia</li><li>Mal-estar geral</li><li>Confusão mental/torpor</li><li>Coma</li><li>Depressão das funções vitais</li></ul></li><li>Função cardiovascular:<ul><li>Vasodilatação periférica</li><li>Redução da frequência cardíaca</li><li>Arritmias cardíacas</li></ul></li><li>Pele:<ul><li>Quente e ruborizada</li></ul></li><li>Sistema esquelético:<ul><li>Doença óssea (p. ex., acidose crônica)</li></ul></li><li>Sinais de compensação:<ul><li>Aumento da frequência respiratória e da profundidade das incursões respiratórias (ou seja, respiração de Kussmaul)</li><li>Hiperpotassemia</li><li>Urina ácida</li><li>Aumento do teor de amônia na urina</li></ul></li></ul>

ocorre como resultado dos efeitos do medicamento nas células em casos de superdosagem, embora a incidência relatada de acidose seja pequena.[62,63] Uma forma relativamente rara de acidose láctica, denominada acidose láctica dextrógira, pode ocorrer em pessoas com distúrbios intestinais e envolve a geração e absorção de ácido láctico dextrógiro (o ácido láctico levógiro é a causa habitual da acidose láctica).[7,53] É mais frequente em pessoas submetidas à cirurgia de derivação jejunoileal para tratamento de obesidade, ou portadoras da síndrome do intestino curto, na qual há comprometimento da absorção de carboidratos no intestino delgado. Nesses casos, o carboidrato não absorvido chega ao cólon e é convertido em ácido d-láctico pelo crescimento excessivo de anaeróbios gram-positivos. Indivíduos com acidose láctica dextrógira apresentam episódios de acidose metabólica desencadeados frequentemente por refeições ricas em carboidratos. As manifestações neurológicas incluem confusão mental, ataxia cerebelar, fala arrastada e perda da memória. Os pacientes podem se queixar ou parecer ter intoxicação alimentar. O tratamento inclui dieta com baixo teor de carboidratos e agentes antimicrobianos para redução do número de microrganismos produtores de ácido d-láctico no cólon.

Cetoacidose. Os cetoácidos (ou seja, ácidos acetoacético e beta-hidroxibutírico), produzidos no fígado a partir de ácidos graxos, são fonte de nutrientes para muitos tecidos corporais.

Ocorre superprodução de cetoácidos quando as reservas de carboidratos são inadequadas ou quando o corpo não consegue utilizar as reservas de carboidratos como nutrientes. Nessas condições, os ácidos graxos são mobilizados do tecido adiposo e levados para o fígado, onde são convertidos em cetonas. Os cetoácidos surgem quando a produção de cetona pelo fígado excede o uso tecidual.[49]

Uma causa comum de cetoacidose é o diabetes melito não controlado, no qual a deficiência de insulina promove liberação de ácidos graxos pelos adipócitos com subsequente produção excessiva de cetoácidos. A cetoacidose também pode ser consequente ao jejum ou à privação de alimentos, em que a falta de carboidratos provoca um estado autolimitado de cetoacidose.[64]

As cetonas são formadas durante a oxidação do álcool, um processo que ocorre no fígado. Uma condição potencialmente fatal, denominada *cetoacidose alcoólica*, pode ocorrer naqueles que consomem bebidas alcoólicas em excesso.[64,65] De modo geral, ocorre após ingestão prolongada de álcool etílico, sobretudo se acompanhada por diminuição do consumo de alimentos e vômitos resultando na utilização de ácidos graxos como fonte energética. A formação de cetonas pode ser exacerbada pela hipoglicemia que resulta da inibição álcool-induzida da síntese hepática de glicose (ou seja, da gliconeogênese), bem como pelo comprometimento da eliminação renal de cetonas em decorrência da desidratação. O déficit de volume do LEC causado pelos vômitos e pela redução do aporte de líquidos contribui, com frequência, para a acidose. Numerosos outros fatores, como elevação dos níveis de cortisol, hormônio do crescimento, glucagon e catecolaminas, medeiam a liberação de ácidos graxos livres e, assim, contribuem para o desenvolvimento de cetoacidose alcoólica. O diagnóstico é dificultado pelas inúmeras manifestações clínicas inespecíficas, entretanto a condição é passível de tratamento mediante seu reconhecimento precoce e controle apropriado.[65]

Intoxicação por salicilato.
Os salicilatos são outra fonte potencial de ácidos metabólicos. O ácido acetilsalicílico (AAS) é prontamente absorvido no estômago e no intestino delgado, sendo rapidamente convertido em ácido salicílico no corpo. Embora o AAS seja a causa mais comum de intoxicação por salicilato, outras formulações de salicilato como metil salicilato, salicilato sódico e ácido salicílico podem provocar efeitos semelhantes. A superdosagem de salicilato provoca efeitos tóxicos graves, inclusive morte. Os níveis séricos de salicilato em associação com os achados clínicos são importantes na previsão da morbidade e da mortalidade nos casos de intoxicação por salicilato.[66] Na intoxicação por salicilato, ocorrem vários distúrbios acidobásicos. Os salicilatos cruzam a barreira hematencefálica e estimulam diretamente o centro respiratório, causando hiperventilação e alcalose respiratória. A compensação renal consiste na secreção de quantidades aumentadas de HCO_3^-, K^+ e Na^+, contribuindo para o desenvolvimento de acidose metabólica. Os salicilatos também interferem no metabolismo dos carboidratos, resultando em aumento da produção de ácidos metabólicos. Um dos tratamentos da intoxicação por salicilato consiste em *alcalinização* do plasma. O ácido salicílico, sendo um ácido fraco, existe em equilíbrio com o ânion salicilato alcalino. O ácido salicílico é o componente tóxico, por causa de sua capacidade de cruzar membranas celulares e penetrar nas células cerebrais. O ânion salicilato quase não cruza as membranas e é menos tóxico. Quando o LEC é alcalinizado, a razão ácido salicílico:salicilato é bastante reduzida. Isso possibilita o deslocamento do ácido salicílico para fora das células e para dentro do LEC, ao longo de um gradiente de concentração. A eliminação renal dos salicilatos segue um padrão semelhante, quando a urina é alcalinizada.

Intoxicação por metanol e etilenoglicol.
A ingestão de metanol e etilenoglicol resulta na produção de ácidos metabólicos e provoca acidose metabólica. O metanol e o etilenoglicol provocam hiato osmolar, por causa de suas dimensões reduzidas e propriedades osmóticas. O metanol é um componente de goma-laca, verniz, soluções descongelantes e outros produtos comerciais. Às vezes, uma pessoa viciada em álcool etílico (etanol) consome metanol como substituto do etanol.[49] O metanol pode ser absorvido pela pele ou pelo sistema digestório, ou pode ser inalado pelos pulmões. Até mesmo o consumo de 30 mℓ pode ser tóxico. Além da acidose metabólica, o metanol provoca graves efeitos tóxicos no nervo óptico e no SNC. A lesão dos sistemas de órgãos ocorre após um período de 24 h, durante o qual o metanol é convertido em formaldeído e ácido fórmico. O *etilenoglicol* é um solvente encontrado em vários produtos comerciais, desde soluções anticongelantes até soluções de limpeza de tapetes e tecidos. Seu sabor é doce e intoxicante. Esses fatores contribuem para o potencial de abuso por adultos, porque possibilitam a subtituição do consumo de etanol, no entanto a intoxicação é mais comum em crianças devido às suas cores brilhantes e ao sabor doce.[67,68]

É rapidamente absorvido pelo intestino e isso torna inefetivo o tratamento com lavagem gástrica e xarope de ipeca. A acidose ocorre enquanto o etilenoglicol é convertido em ácidos oxálico e láctico. As manifestações de intoxicação por etilenoglicol ocorrem em três estágios:

1. Sintomas neurológicos junto ao SNC, os quais variam de embriaguez a coma, podendo surgir durante as primeiras 12 h
2. Acidose metabólica e manifestações cardiopulmonares, tais como taquicardia e edema pulmonar
3. Dor no flanco e insuficiência renal aguda causada pela obstrução dos túbulos renais por cristais de oxalato (consequente à produção excessiva de ácido oxálico), resultando em oliguria/anuria.[67]

A enzima *álcool desidrogenase* metaboliza o metanol e o etilenoglicol em seus metabólitos tóxicos. Esta é a mesma enzima usada no metabolismo do etanol. Como a álcool desidrogenase tem maior afinidade pelo etanol do que por metanol ou etilenoglicol, a administração oral ou intravenosa de etanol é usada como antídoto para a intoxicação por metanol ou etilenoglicol. Expansão do volume extracelular e hemodiálise também são usadas. Nos EUA, o fomepizol é aprovado pela agência Food and Drug Administration para uso como antídoto em casos de intoxicação por metanol ou etilenoglicol.[67,68] Acredita-se que o fomepizol atua como inibidor da enzima álcool desidrogenase, evitando assim a formação dos metabólitos tóxicos do etilenoglicol.

Diminuição da função renal.
A doença renal crônica é a causa mais comum de acidose metabólica crônica. Normalmente, os rins conservam HCO_3^- e secretam íons H^+ na urina, como meio de regular o equilíbrio acidobásico. Na doença renal crônica, há perda das funções glomerular e tubular, com consequente retenção de escórias nitrogenadas e ácidos metabólicos. O efeito mais proeminente dessas alterações é sobre o sistema musculoesquelético. Em uma condição denominada *acidose tubular renal*, a função glomerular é normal ou discretamente comprometida, mas a secreção tubular de H^+ ou a reabsorção de HCO_3^- é anormal.[69]

Aumento das perdas de bicarbonato.
Perdas aumentadas de HCO_3^- ocorrem quando há perda de líquidos corporais ricos em bicarbonato ou comprometimento da conservação de HCO_3^- pelos rins. As secreções intestinais apresentam concentração elevada de HCO_3^-. Portanto, ocorre perda excessiva de HCO_3^- nos casos de diarreia grave; drenagem do intestino delgado, do pâncreas e de fístula biliar; drenagem de ileostomia e aspiração intestinal. Na diarreia de origem microbiana, o HCO_3^- também é secretado para o intestino como meio de neutralizar os ácidos metabólicos produzidos pelos microrganismos responsáveis pela diarreia. A criação de uma bexiga

ileal, em condições como bexiga neurogênica ou na retirada cirúrgica da bexiga urinária por causa de câncer, envolve a implantação dos ureteres em uma alça curta e isolada de íleo que serve de conduto para a coleta de urina. Nesse procedimento, o tempo de contato entre a urina e a bexiga ileal normalmente é curto demais para que haja troca aniônica significativa, e há perda de HCO_3^- na urina.[70]

Acidose hiperclorêmica.
A acidose hiperclorêmica ocorre quando o aumento dos níveis de Cl^- é desproporcional ao sódio.[53]

Como Cl^- e HCO_3^- são ânions que podem ser trocados, o HCO_3^- plasmático diminui quando há aumento dos níveis de Cl^-. Acidose hiperclorêmica pode ocorrer como resultado de absorção anormal de Cl^- pelos rins ou do tratamento com medicamentos contendo cloreto (ou seja, cloreto de sódio, soluções de hiperalimentação contendo aminoácidos e cloreto, e cloreto de amônio). O cloreto de amônio é decomposto em NH_4 e Cl^-. O íon amônio é convertido em ureia no fígado, deixando o Cl^- livre para reagir com H^+ e formar HCl. De modo semelhante, a administração de cloreto de sódio por via intravenosa ou de soluções de hiperalimentação parenteral contendo uma combinação de aminoácidos e Cl^- pode provocar acidose.[12]

Na acidose hiperclorêmica, o hiato aniônico se mantém dentro dos limites da normalidade, enquanto os níveis plasmáticos de Cl^- estão aumentados e os níveis plasmáticos de HCO_3^- estão diminuídos.

Manifestações clínicas

A acidose metabólica é caracterizada por redução do pH (< 7,35) e dos níveis de HCO_3^- (< 22 mEq/ℓ) em decorrência de ganho de H^+ ou perda de HCO_3^-. Tipicamente, a acidose provoca aumento compensatório da frequência respiratória com redução da P_{CO_2}. As manifestações de acidose metabólica se encaixam em três categorias:

1. Sinais e sintomas do distúrbio responsável pela acidose
2. Alterações da função corporal relacionadas com o recrutamento dos mecanismos compensatórios
3. Alterações da função cardiovascular, neurológica e musculoesquelética resultantes do pH diminuído (ver Tabela 8.17).

Os sinais e os sintomas de acidose metabólica surgem, habitualmente, quando a concentração plasmática de HCO_3^- cai para 20 mEq/ℓ ou menos. A queda do pH para menos de 7,1 a 7,2 pode reduzir o débito cardíaco e predispor a arritmias cardíacas potencialmente fatais.

A acidose metabólica raramente é um distúrbio primário e, de modo geral, se desenvolve durante o curso de outra doença.[49] As manifestações de acidose metabólica costumam se sobrepor aos sinais/sintomas da condição de saúde contribuinte. Na cetoacidose diabética, uma causa de acidose metabólica, os pacientes apresentam aumento das concentrações de glicose no sangue e na urina, bem como hálito cetônico (achado característico). Na acidose metabólica que acompanha a doença renal crônica, os níveis sanguíneos de ureia estão elevados e as outras provas de função renal têm resultados anormais.

De modo geral, as manifestações clínicas relacionadas aos mecanismos compensatórios respiratórios e renais ocorrem precocemente no curso da acidose metabólica. Em situações de acidose metabólica aguda, o sistema respiratório compensa a queda do pH por aumento da ventilação (para redução da P_{CO_2}). As incursões respiratórias são profundas e rápidas. Na cetoacidose diabética, esse padrão respiratório é denominado *respiração de Kussmaul*. Para propósitos descritivos, pode-se dizer que a respiração de Kussmaul se assemelha à hiperpneia do exercício físico – a pessoa respira como se tivesse corrido. Há também queixas de dispneia ao esforço físico. Na acidose grave, o paciente apresenta dispneia mesmo em repouso. A compensação respiratória da acidose aguda tende a ser um pouco maior do que para a acidose crônica. Quando a função renal é normal, a excreção de H^+ aumenta depressa, em resposta à acidose, e a urina se torna mais ácida.

As alterações do pH exercem um efeito direto na função corporal, que pode provocar sinais e sintomas comuns à maioria dos tipos de acidose metabólica, independentemente da causa. Pessoas com acidose metabólica se queixam, com frequência, de fraqueza muscular, fadiga, mal-estar geral e cefaleia discreta. Também podem apresentar anorexia, náuseas, vômitos e dor abdominal. O turgor tecidual está comprometido e a pele se mostra ressecada quando a acidose é acompanhada de déficit hídrico. Em pessoas com diabetes melito não diagnosticado, as náuseas, vômitos e dor abdominal podem ser incorretamente atribuídos à gastrenterite viral ou a outra patologia abdominal (p. ex., apendicite). A acidose deprime a excitabilidade neuronal e inibe a ligação do cálcio às proteínas plasmáticas, de modo que há mais cálcio livre para reduzir a atividade neural. Com a evolução da acidose, o nível de consciência cai e ocorrem torpor e coma. A pele frequentemente é quente e ruborizada, porque os vasos sanguíneos cutâneos se tornam menos responsivos à estimulação pelo sistema nervoso simpático e perdem o tônus.

Quando o pH cai para 7,1 a 7,2, a contratilidade cardíaca e o débito cardíaco diminuem, o coração torna-se menos responsivo às catecolaminas (ou seja, epinefrina e norepinefrina) e podem ocorrer arritmias, inclusive arritmias ventriculares fatais. A redução da função ventricular é especialmente importante na perpetuação de acidose láctica induzida por choque, e a correção parcial da acidemia pode ser necessária antes da restauração da perfusão tecidual.

A acidemia crônica, como ocorre na doença renal crônica, pode provocar vários distúrbios musculoesqueléticos, alguns resultantes da liberação de cálcio e fosfato durante o tamponamento ósseo do excesso de íons H^+.[46] De importância especial é o comprometimento do crescimento infantil. Em lactentes e crianças, a acidemia está associada a vários sinais/sintomas inespecíficos, tais como anorexia, fraqueza muscular e inquietação. A fraqueza muscular e a inquietação podem resultar de alterações do metabolismo muscular.

Tratamento

O tratamento da acidose metabólica é focalizado na correção da condição responsável pelo distúrbio, aliada à reposição do líquido e dos eletrólitos perdidos. O uso de bicarbonato de sódio ($NaHCO_3$) suplementar tem sido a base do tratamento de algumas formas de acidose com hiato aniônico normal.[56] Na maioria das pessoas com choque circulatório, parada cardíaca ou sepse, a causa primária da acidose láctica é o comprometimento do aporte de oxigênio. Nessas situações, a administração de altas doses de bicarbonato de sódio ($NaHCO_3$) não melhora o aporte de oxigênio nem o distúrbio metabólico.[46] Na acidose láctica, são necessárias medidas terapêuticas para melhorar a perfusão tecidual, enquanto na acidose relacionada à sepse, o tratamento da infecção é crucial.

Alcalose metabólica

A alcalose metabólica é um distúrbio sistêmico causado por elevação do pH plasmático decorrente de excesso primário de HCO_3^-.[44,54] Pode resultar de várias situações, inclusive ingestão de antiácidos, vômitos e perda renal de H^+.

Etiologia

A alcalose metabólica pode ser causada por fatores que provoquem perda de ácidos fixos ou ganho de bicarbonato, e por fatores que mantêm a alcalose ao interferirem na excreção do excesso de bicarbonato (Tabela 8.18). Esses fatores incluem:

1. Ganho de base por via oral ou intravenosa
2. Perda de ácidos fixos pelo estômago
3. Manutenção dos níveis elevados de bicarbonato por contração do volume de LEC, hipopotassemia e hipocloremia.

Excesso de base. Como o rim normal é extremamente eficiente na excreção de bicarbonato, o aporte excessivo de base raramente causa alcalose metabólica crônica significativa. Por outro lado, alcalose aguda transitória é uma ocorrência razoavelmente comum durante ou logo após a ingestão de antiácidos contendo bicarbonato ou a infusão intravenosa de $NaHCO_3$ ou uma base equivalente (p. ex., acetato em soluções de hiperalimentação, lactato na solução de Lactato de Ringer e citrato em transfusões de sangue). Uma condição denominada síndrome do leite-álcali ocorre quando a ingestão crônica de leite ou antiácidos com carbonato de cálcio provoca hipercalcemia e alcalose metabólica. Essa condição, mais comum no início do século XX, agora é denominada síndrome do cálcio-álcali.[13,56] Nesse caso, os antiácidos elevam a concentração plasmática de HCO_3^-, enquanto a hipercalcemia evita a excreção urinária de HCO_3^-. Atualmente, sua causa mais comum é a administração crônica de carbonato de cálcio por tratar dispepsia e doença por refluxo gastroesofágico (DRGE), além do uso de suplementos com vitamina D para prevenção de osteoporose em mulheres em pós-menopausa e adultos de idade avançada.

Perda de ácidos fixos. A perda de ácidos fixos ocorre principalmente via perda de ácido pelo estômago e perda de cloreto na urina. Vômitos e retirada das secreções gástricas por aspiração nasogástrica são causas comuns de alcalose metabólica em pessoas com doenças agudas ou em pacientes hospitalizados. As secreções gástricas contêm concentrações elevadas de HCl e concentrações menores de cloreto de potássio (KCl). Como os íons cloreto são retirados do sangue e secretados para o estômago, eles são substituídos por HCO_3^-. Portanto, a perda das secreções gástricas por vômito ou aspiração gástrica é uma causa comum de alcalose metabólica. A ocorrência simultânea de depleção do volume de LEC, hipoloremia e hipopotassemia mantém a alcalose metabólica por aumentar a reabsorção de HCO_3^- pelos rins (Figura 8.18).

Os diuréticos de alça (p. ex., furosemida) e tiazídicos (p. ex., hidroclorotiazida) muitas vezes estão associados à alcalose metabólica, cuja gravidade varia diretamente com o grau de diurese. A contração volêmica e a perda de H^+ na urina contribuem para o distúrbio. A perda urinária de H^+ se deve basicamente ao aumento da secreção de H^+ nos túbulos distais,

Tabela 8.18 Causas e manifestações de alcalose metabólica.

Causas	Manifestações

• Ganho excessivo de bicarbonato ou álcali
  ▪ Ingestão ou administração de $NaHCO_3$
  ▪ Administração de soluções de hiperalimentação contendo acetato
  ▪ Administração de soluções parenterais contendo lactato
  ▪ Transfusão de sangue contendo citrato
• Perda excessiva de íons hidrogênio
  ▪ Vômitos
  ▪ Aspiração gástrica
  ▪ Síndrome de consumo compulsivo de alimentos seguido por purgação
  ▪ Déficit de potássio (grave)
     ○ Terapia com diuréticos
     ○ Hiperaldosteronismo
  ▪ Síndrome do leite-álcali
• Aumento da retenção de bicarbonato
  ▪ Perda de cloreto com retenção de bicarbonato
• Contração volêmica
  ▪ Perda de líquidos corporais
  ▪ Terapia com diuréticos
	• pH, CO_2 e HCO_3^- sanguíneos
	  ▪ Elevação do pH
	  ▪ Elevação (primária) do HCO_3^-
	  ▪ Elevação (compensatória) da P_{CO_2}
	• Função neural
	  ▪ Confusão mental
	  ▪ Reflexos hiperativos
	  ▪ Tetania
	  ▪ Convulsões
	• Função cardiovascular
	  ▪ Hipotensão
	  ▪ Arritmias
	• Função respiratória
	  ▪ Acidose respiratória por causa da redução da frequência respiratória
	• Sinais de compensação
	  ▪ Redução da frequência respiratória e da pofundidade das incursões respiratórias
	  ▪ Elevação do pH urinário

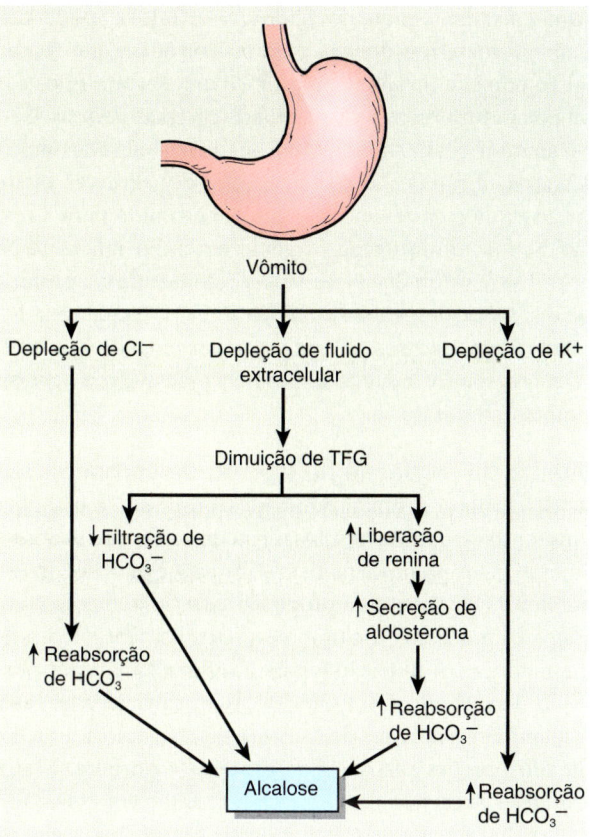

Figura 8.18 • Mecanismos renais de reabsorção de bicarbonato (HCO_3^-) e manutenção da alcalose metabólica após a depleção do volume de LEC, cloreto (Cl^-) e potássio (K^+) decorrente de vômitos. TFG: taxa de filtração glomerular.

o qual resulta da relação entre o aumento diurético-induzido do aporte de Na^+ aos túbulos distais e ductos coletores, onde ocorre a excreção acelerada de H^+ e K^+, além do aumento da secreção de aldosterona decorrente da contração volêmica. Embora a aldosterona iniba a perda de Na^+, também acelera a reabsorção de HCO_3^-.

A alcalose metabólica também pode ser consequente à correção abrupta de acidose respiratória em pacientes com acidose respiratória crônica. A acidose respiratória crônica está associada à perda compensatória de H^+ e Cl^- aliada à retenção de HCO_3^-. Quando a acidose respiratória é corrigida de forma abrupta, como ocorre na ventilação mecânica, há desenvolvimento de alcalose metabólica "pós-hipercapnia" mesmo com a queda rápida da Pco_2, porque a concentração plasmática de HCO_3^- (que precisa ser eliminado pelos rins) permanece elevada.

Manutenção da alcalose metabólica. A manutenção da alcalose metabólica se baseia nos rins e na incapacidade renal de eliminar o excesso de HCO_3^- do corpo. Muitas condições que acompanham o desenvolvimento de alcalose metabólica, como contração do volume de LEC, hipocloremia e hipopotassemia, também aumentam a reabsorção renal de HCO_3^-, contribuindo assim para sua manutenção.

A depleção do LEC causa declínio da taxa de filtração glomerular (TFG) com subsequente aumento da reabsorção de Na^+ e H_2O. Quando existe depleção de Cl^- devido à perda de HCl, o ânion disponível para reabsorção com Na^+ é HCO_3^-. A hipopotassemia, que geralmente acompanha a alcalose metabólica, também contribui para sua manutenção. Isso se deve, em parte, ao efeito direto da alcalose na excreção de potássio pelos rins e, em parte, ao hiperaldosteronismo secundário resultante da depleção volêmica. Na hipopotassemia, a reabsorção de K^+ nos túbulos distais é acompanhada por aumento da secreção de H^+. O hiperaldosteronismo secundário, por sua vez, promove uma reabsorção substancial de Na^+ pelos túbulos coletores e distais, ao mesmo tempo que estimula a secreção de H^+ pelas células dos túbulos coletores. A hipopotassemia assim induzida agrava ainda mais a alcalose metabólica, por causa do aumento da reabsorção de HCO_3^- nos túbulos proximais e da secreção de H^+ nos túbulos distais.

Manifestações clínicas

A alcalose metabólica se caracteriza por pH superior a 7,45, níveis de HCO_3^- acima de 26 mEq/ℓ (26 mmol/ℓ), e excesso de base superior a 2 mEq/ℓ (2 mmol/ℓ; ver Tabela 8.18). As pessoas com alcalose metabólica muitas vezes são assintomáticas ou apresentam sinais relacionados à depleção do volume de LEC ou à hipopotassemia. Os sinais e sintomas neurológicos (p. ex., hiperexcitabilidade) são menos comuns na alcalose metabólica do que em outros distúrbios acidobásicos, uma vez que o HCO_3^- penetra no líquido cerebrospinal mais lentamente que o CO_2. Quando ocorrem manifestações neurológicas, como se observa na alcalose metabólica aguda e grave, essas incluem confusão mental, reflexos hiperativos, tetania e espasmo carpopodálico. A alcalose metabólica também promove hipoventilação compensatória com desenvolvimento de vários graus de hipoxemia e acidose respiratória. A alcalose metabólica grave (pH > 7,55) é acompanhada de morbidade significativa, incluindo insuficiência respiratória, arritmias cardíacas, convulsões e coma.

Tratamento

De modo geral, o tratamento da alcalose metabólica é direcionado para a correção da causa da condição. Um déficit de cloreto exige correção. O cloreto de potássio (KCl) habitualmente é o tratamento de escolha nos casos com déficit associado de K^+. Quando o KCl é usado como tratamento, o ânion Cl^- substitui o ânion HCO_3^-, e o K^+ corrige o déficit de K^+, possibilitando a retenção renal de H^+ e a eliminação concomitante de K^+. A reposição hídrica com soro fisiológico (NaCl a 0,9%) ou solução de NaCl a 0,45% é prescrita com frequência como parte do tratamento de alcalose com contração volêmica.

Acidose respiratória

A acidose respiratória ocorre em condições que comprometem a ventilação alveolar e provocam elevação da Pco_2 plasmática, também conhecida como hipercapnia, além de redução do pH. A acidose respiratória pode ser aguda ou crônica, embora ocorra mais frequentemente como resultado de redução da ventilação.[54] A insuficiência respiratória aguda está associada à elevação rápida da Pco_2 arterial, com aumento mínimo do HCO_3^- plasmático e queda significativa do pH. A acidose respiratória crônica se caracteriza pela elevação sustentada da Pco_2, resultando em adaptação renal com aumento mais acentuado do HCO_3^- plasmático e menor queda do pH.

Etiologia

A acidose respiratória ocorre em condições agudas ou crônicas que comprometem a ventilação alveolar e provocam acúmulo de CO_2 e elevação da Pco_2 (Tabela 8.19). Pode haver comprometimento da ventilação como consequência da diminuição do impulso respiratório, pneumopatia ou distúrbios dos músculos respiratórios e da parede torácica. Menos comumente, a condição resulta de produção excessiva de CO_2.

Distúrbios agudos da ventilação. A acidose respiratória aguda pode ser causada por comprometimento da função do centro respiratório no bulbo (como na superdosagem de narcótico), doença pulmonar, lesão torácica, fraqueza dos músculos respiratórios ou obstrução das vias respiratórias. Quase todas as pessoas com acidose respiratória aguda apresentam hipoxemia, se estiverem respirando o ar ambiente. Em muitos casos, o surgimento dos sinais de hipoxemia precede as manifestações clínicas de acidose respiratória, uma vez que o CO_2 se difunde através da membrana alveolocapilar 20 vezes mais rápido do que o oxigênio.[44]

Distúrbios crônicos da ventilação. A acidose respiratória crônica é um distúrbio relativamente comum em pacientes com doença pulmonar obstrutiva crônica (DPOC). Nessas pessoas, a elevação persistente da Pco_2 estimula a secreção renal de H^+ e reabsorção de HCO_3^-. Em muitos casos, a efetividade desses mecanismos compensatórios faz o pH retornar a valores quase normais, desde que os níveis de oxigênio sejam mantidos em uma faixa que não suprima indevidamente o controle da respiração pelos quimiorreceptores.

Um episódio agudo de acidose respiratória pode ocorrer em pessoas com doença pulmonar crônica que recebem oxigenoterapia a um fluxo suficiente para elevar a Pco_2 a um nível que induza redução da ventilação. Nessas pessoas, o centro respiratório bulbar adapta-se aos níveis elevados de CO_2 e deixa de responder às elevações da Pco_2. Em vez disso, a redução da Po_2 passa a ser o principal estímulo para a respiração. Se for administrado oxigênio em fluxo suficiente para suprimir esse estímulo, a frequência respiratória e a profundidade das incursões respiratórias diminuem, enquanto a Pco_2 aumenta. Qualquer pessoa que precise de oxigênio suplementar deve recebê-lo, todavia com cautela para evitar a depressão do impulso respiratório.

Aumento da produção de dióxido de carbono. O dióxido de carbono é um produto dos processos metabólicos, gerando uma quantidade substancial de ácido que precisa ser excretado pelos pulmões ou pelos rins para evitar a ocorrência de acidose. O aumento da produção de CO_2 pode resultar de numerosos processos, incluindo exercícios físicos, febre, sepse e queimaduras. A nutrição também influencia a produção de dióxido de carbono. Uma dieta rica em carboidratos resulta em quantidades maiores de CO_2, em comparação a uma dieta contendo porções razoáveis de proteína e gordura. Embora a produção excessiva de CO_2 possa resultar em elevação da Pco_2, isso raramente ocorre. Em pessoas saudáveis, a elevação do CO_2 é equilibrada por uma maior eliminação do gás pelos pulmões. Pessoas com doenças respiratórias não conseguem eliminar o excesso de CO_2.

Manifestações clínicas

A acidose respiratória está associada a pH inferior a 7,35 e Pco_2 superior a 45 mmHg (Tabela 8.19). As manifestações clínicas da acidose respiratória dependem da rapidez de

Tabela 8.19 Causas e manifestações de acidose respiratória.

Causas	Manifestações

• Depressão do centro respiratório
  ▪ Superdosagem de fármacos/drogas
  ▪ Lesão craniana
• Doenças pulmonares
  ▪ Asma brônquica
  ▪ Enfisema
  ▪ Bronquite crônica
  ▪ Pneumonia
  ▪ Edema pulmonar
  ▪ Síndrome da angústia (desconforto) respiratória
• Obstrução das vias respiratórias, distúrbios da parede torácica e músculos respiratórios
  ▪ Paralisia dos músculos respiratórios
  ▪ Lesões torácicas
  ▪ Cifoescoliose
  ▪ Obesidade extrema
  ▪ Tratamento com fármacos paralisantes
• Respirar ar com alto teor de CO_2
	• pH, CO_2 e HCO_3^- sanguíneos
	  ▪ Redução do pH
	  ▪ Elevação (primária) da Pco_2
	  ▪ Aumento compensatório de HCO_3^-
	• Função neural
	  ▪ Dilatação dos vasos cerebrais e depressão da função neural
	    ○ Cefaleia
	    ○ Astenia
	    ○ Modificações comportamentais
	      – Confusão mental
	      – Depressão
	      – Paranoia
	      – Alucinações
	  ▪ Tremores
	  ▪ Paralisia
	  ▪ Torpor e coma
	• Pele
	  ▪ Pele quente e ruborizada
	• Sinais de compensação
	  ▪ Urina ácida

instalação e de a condição ser aguda ou crônica. Como a acidose respiratória costuma ser acompanhada de hipoxemia, as manifestações clínicas da acidose respiratória não raro se misturam a manifestações de déficit de oxigênio. O CO_2 atravessa facilmente a barreira hematencefálica, exercendo seus efeitos via modificação do pH dos líquidos cerebrais. Níveis elevados de CO_2 provocam dilatação dos vasos sanguíneos cerebrais, causando cefaleia, borramento visual, irritabilidade, espasmos musculares e transtornos psicológicos. Se a condição for grave e prolongada, pode provocar elevação da pressão do líquido cerebrospinal e papiledema. Há comprometimento do nível de consciência, variando de letargia a coma, à medida que os níveis aumentados de P_{CO_2} atingem níveis extremos. Pode haver paralisia dos membros, além de depressão respiratória. Formas menos graves de acidose frequentemente são acompanhadas de pele quente e ruborizada, fraqueza muscular e taquicardia.

Tratamento

O tratamento de acidose respiratória aguda e crônica é direcionado para a melhora da ventilação. Os casos graves requerem instituição de ventilação mecânica.

> **Conceitos fundamentais**
>
> **Desequilíbrio acidobásico**
>
> - A acidose respiratória (hipercapnia) representa elevação da P_{CO_2} e queda do pH plasmático, resultando de diminuição da ventilação alveolar efetiva. Os mecanismos compensatórios incluem aumento da conservação e da geração de HCO_3^- e eliminação de H^+ pelos rins
> - A alcalose respiratória (hipocapnia) representa queda da P_{CO_2} e elevação do pH plasmático, resultando de aumento da ventilação alveolar. Os mecanismos compensatórios incluem aumento da eliminação de HCO_3^- e conservação de H^+ pelos rins.

Alcalose respiratória

A alcalose respiratória é um distúrbio acidobásico sistêmico caracterizado pela redução primária da P_{CO_2} plasmática, também denominada hipocapnia, que provoca elevação do pH e subsequente queda dos níveis de HCO_3^-. Como a alcalose respiratória pode ocorrer subitamente, não há redução compensatória do nível de bicarbonato antes da correção respiratória.

Etiologia

A alcalose respiratória é causada por hiperventilação ou por uma frequência respiratória superior à necessária para manter níveis plasmáticos normais de P_{CO_2} (Tabela 8.20). Isso pode ocorrer como resultado da estimulação central do centro respiratório bulbar ou das vias periféricas (p. ex., quimiorreceptores caróticos) para o centro respiratório bulbar, mas raramente decorre de uma condição física patológica.[44]

A ventilação mecânica pode provocar alcalose respiratória se a frequência respiratória e o volume corrente forem configurados de modo que a eliminação de CO_2 exceda sua produção. O dióxido de carbono cruza a membrana alveolocapilar 20 vezes mais rápido que o oxigênio. Portanto, ventilação-minuto aumentada é necessária para manter níveis de oxigênio adequados, ao mesmo tempo que promove redução dos níveis de CO_2. A alcalose respiratória é encarada como "terapêutica" (tentativa de reduzir a pressão intracraniana) em pacientes entubados e sob ventilação mecânica, que apresentam pressão intracraniana (PIC) elevada.

A estimulação central do centro respiratório bulbar é feita por ansiedade, dor, gravidez, estados febris, sepse, encefalite e intoxicação por salicilatos. Há muito tempo, a alcalose respiratória é reconhecida como um distúrbio acidobásico em pacientes com doenças críticas, sendo um achado consistente na embolia pulmonar e na insuficiência cardíaca congestiva.

Uma das causas mais comuns de alcalose respiratória é a hiperventilação, que se caracteriza por episódios recorrentes de ventilação exagerada frequentemente associados a esforços voluntários, ansiedade, estimulação direta do centro

Tabela 8.20 Causas e manifestações de alcalose respiratória.

Causas	Manifestações

- Ventilação excessiva
  - Ansiedade e hiperventilação psicogênica
  - Hipoxia e estimulação reflexa de ventilação
  - Doença pulmonar que provoca estimulação reflexa da ventilação
    - Estimulação do centro respiratório
    - Elevação dos níveis sanguíneos de amônia
    - Intoxicação por salicilatos
    - Encefalite
    - Febre
  - Ventilação mecânica
	- pH, CO_2 e HCO_3^- sanguíneos
	  - Aumento do pH
	  - Redução (primária) da P_{CO_2}
	  - Redução compensatória de HCO_3^-
	- Função neural
	  - Constrição dos vasos cerebrais e excitabilidade neuronal aumentada
	    - Tontura, pânico, sensação de desmaio
	    - Tetania
	    - Dormência e formigamento nos dedos dos pés e das mãos
	    - Sinais de Chvostek e Trousseau positivos
	    - Convulsões
	- Função cardiovascular
	  - Arritmias cardíacas

respiratório por alguma anormalidade, incluindo febre e intoxicação por salicilatos e hipoxia por anemia grave.[46] Pessoas apresentando crises de pânico costumam ir o pronto-socorro apresentando manifestações de alcalose respiratória aguda.

Uma pessoa pode desenvolver o tipo fisiológico de alcalose respiratória ao escalar grandes altitudes.[46] O menor teor de oxigênio no ar estimula a frequência respiratória. Esse aumento provoca redução do CO_2 e resulta em uma forma leve de alcalose respiratória. Tipicamente, o corpo compensa isso por via renal (aumento da excreção de HCO_3^-).[44,46]

A hipoxemia exerce seu efeito no pH via quimiorreceptores periféricos localizados nos corpos carotídeos. A estimulação desses quimiorreceptores ocorre em condições que provocam hipoxemia com transporte relativamente não comprometido do CO_2, como a exposição a grandes altitudes.

Manifestações clínicas

A alcalose respiratória se manifesta como redução da P_{CO_2} e déficit de H_2CO_3 (ver Tabela 8.20). Na alcalose respiratória, o pH é superior a 7,45, enquanto a P_{CO_2} é inferior a 35 mmHg e os níveis de HCO_3^- são inferiores a 22 mEq/ℓ (22 mmol/ℓ).

Os sinais e sintomas de alcalose respiratória estão associados à hiperexcitabilidade do sistema nervoso e à redução do fluxo sanguíneo cerebral. A alcalose aumenta a ligação proteica do cálcio extracelular e isso reduz os níveis de cálcio ionizado, aumentando a excitabilidade neuromuscular. A diminuição do teor de CO_2 no sangue provoca constrição dos vasos sanguíneos cerebrais. Como o CO_2 cruza a barreira hematencefálica rapidamente, o surgimento das manifestações da alcalose respiratória aguda costuma ser rápido. A pessoa comumente relata sensação de desmaio, tontura, formigamento e dormência nos dedos das mãos e dos pés. Sudorese, palpitações, pânico e dispneia acompanham essas manifestações clínicas. Os sinais de Chvostek e Trousseau podem ser positivos, e o paciente pode apresentar episódios de convulsão. Como o CO_2 fornece o estímulo para regulação a curto prazo da respiração, breves períodos de apneia ocorrem em pessoas com episódios agudos de hiperventilação.

Tratamento

Visto que a alcalose respiratória tipicamente é um estado compensatório, não deve ser tratada de forma direta. Por isso, seu tratamento é voltado para a adoção de medidas corretivas da causa subjacente. A hipoxia pode ser corrigida com administração de oxigênio suplementar. As configurações do ventilador podem ser modificadas para evitar ou tratar a alcalose respiratória em pacientes sob ventilação mecânica. Pessoas que estão hiperventilando melhoram ao serem tranquilizadas, quando respiram em um saco de papel durante os episódios de hiperventilação, e com a abordagem do estresse psicológico.

RESUMO

A acidose descreve a redução do pH, enquanto a alcalose descreve a elevação do pH. Os distúrbios acidobásicos podem ser causados por alterações envolvendo os ácidos voláteis do corpo (ou seja, acidose respiratória ou alcalose respiratória) ou os ácidos fixos ou não voláteis (ou seja, acidose metabólica ou alcalose metabólica). Tipicamente, acidose e alcalose envolvem um evento primário ou iniciador, bem como um estado compensador ou adaptativo resultante de mecanismos homeostáticos que tentam evitar ou corrigir grandes alterações do pH. Um distúrbio acidobásico misto é aquele no qual existe um distúrbio primário e uma modificação compensatória no equilíbrio acidobásico. A acidose metabólica é definida pela redução do pH em função da redução do nível de bicarbonato (HCO_3^-), enquanto a alcalose metabólica consiste na elevação do pH em função da elevação do nível de bicarbonato (HCO_3^-). A acidose metabólica é causada pelo aumento da produção de ácidos metabólicos não voláteis (p. ex., ácido láctico ou cetoácidos), redução da excreção renal de ácidos, perda excessiva de HCO_3^- (como ocorre na diarreia) ou aumento dos níveis de Cl^-. A acidose metabólica pode se manifestar com aumento do hiato aniônico, no qual o bicarbonato de sódio é substituído pelo sal sódico do ânion agressor, ou com um hiato aniônico normal, quando HCO_3^- é substituído por Cl^-. A alcalose metabólica envolve a indução de elevação do pH e dos níveis de HCO_3^-, por meio de perda de H^+ ou do ganho de HCO_3^-, aliada à manutenção da alcalose pela incapacidade dos rins de eliminar o excesso de HCO_3^- (em decorrência da contração associada do volume de LEC, dos níveis aumentados de aldosterona e da redução dos níveis de Cl^- e K^+).

A acidose respiratória reflete a elevação dos níveis da P_{CO_2} e é causada por condições que comprometem a ventilação alveolar; pode ocorrer como um distúrbio agudo envolvendo rápida elevação da P_{CO_2}, aumento mínimo do HCO_3^- plasmático e redução significativa do pH. A alcalose respiratória é causada por condições que provocam hiperventilação e redução da P_{CO_2}. Como a alcalose respiratória costuma ocorrer rapidamente, não há redução compensatória dos níveis de HCO_3^- sem as devidas correções.

Os sinais e sintomas de acidose e alcalose refletem as alterações na função corporal associadas ao distúrbio responsável pelo distúrbio acidobásico; o efeito da modificação do pH sobre a função corporal; e a tentativa do corpo de corrigir e manter o pH em uma faixa fisiológica normal. Em geral, a excitabilidade neuromuscular diminui na acidose e aumenta na alcalose.

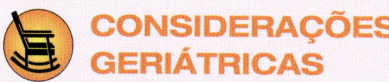

CONSIDERAÇÕES GERIÁTRICAS

- A desidratação é potencialmente fatal em adultos de idade avançada, por causa do volume reduzido de líquido corporal preexistente. Redução do turgor cutâneo, urina concentrada e níveis sanguíneos elevados de ureia (acima de 60 mg/dℓ) são sinais clínicos de desidratação. A confusão mental frequentemente acompanha a desidratação em adultos de idade avançada[72]
- Os suplementos eletrolíticos podem ter sabor amargo, devido à perda dos botões gustativos associada ao envelhecimento[72]
- Adultos de idade avançada apresentam alto risco de desequilíbrios hidreletrolíticos, por causa da incapacidade de compensar com facilidade os desequilíbrios associados ao comprometimento das funções renal e pulmonar. O uso de múltiplos fármacos e de determinadas substâncias (p. ex., diuréticos, antiácidos) aumenta esse risco
- O monitoramento do balanço hídrico (aporte e eliminação de líquido) em adultos de idade avançada (sobretudo idosos frágeis) é uma medida preventiva de desequilíbrios hidreletrolíticos.[72]

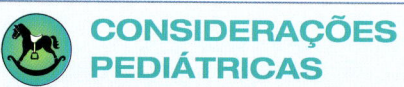

CONSIDERAÇÕES PEDIÁTRICAS

- A taxa metabólica basal normalmente aumentada das crianças resulta em uma taxa de transferência de água e eletrólitos maior que o dobro da dos adultos[73]
- Déficits de líquido ocorrem em recém-nascidos/lactentes em função da troca diária de 50% do LEC[73]
- A hipotensão por déficit hídrico em crianças é um sinal tardio e um achado crítico[73]
- Os valores normais de líquido, eletrólitos, ácidos e bases variam de acordo com a idade do lactente ou da criança, em comparação com os adultos. É importante consultar tabelas específicas para a população pediátrica, ao avaliar esses valores[73]
- A acidose associada à hipotensão em crianças é potencialmente fatal e implica risco de falência dos sistemas pulmonar e circulatório. A acidose também depleta potássio[73]
- Em crianças, a produção adequada de urina é necessária antes da administração de suplementos de potássio, para evitar o risco de arritmias ou morte cardíaca associado ao acúmulo desse íon[73]
- O aumento da mobilização pode evitar hipercalcemia, graças à reabsorção de cálcio pelos ossos da criança.[73]

Exercícios de revisão

1. Um paciente de 40 anos, com AIDS avançada, desenvolveu uma infecção respiratória aguda. Os exames confirmaram o diagnóstico de pneumonia por *Pneumocystis jiroveci* (antes conhecido como *P. carinii*). Embora fosse tratado adequadamente, seu nível de sódio plasmático era 118 mEq/ℓ (118 mmol/ℓ). Os resultados das provas de função renal estavam normais.
   a. Qual a causa provável desse distúrbio eletrolítico?
   b. Quais são as cinco manifestações clínicas essenciais desse distúrbio?
2. Uma paciente de 70 anos usava furosemida (um diurético de alça) para tratar insuficiência cardíaca congestiva e queixou-se de fraqueza, fadiga e cãibras nas pernas. O nível plasmático de potássio era 2 mEq/ℓ (2 mmol/ℓ), e o sódio plasmático era 140 mEq/ℓ (140 mmol/ℓ). Além disso, a paciente queixava-se de, às vezes, sentir "um batimento estranho no peito".
   a. Qual era a causa provável dos sintomas?
   b. O ECG mostrou depressão do segmento ST e ondas T de baixa amplitude. Explique o mecanismo fisiológico responsável por essas alterações.
   c. Qual seria o tratamento?
3. Uma paciente de 50 anos tinha hipercalcemia sintomática e história recente de tratamento para um câncer de mama.
   a. Como você avaliaria essa paciente com níveis plasmáticos de cálcio altos?
   b. Qual seria o significado da história recente de câncer?
   c. Quais exames complementares poderiam ser solicitados?
4. Uma paciente diabética de 34 anos de idade foi trazida para o pronto-socorro, em estado torporoso. A pele dela está quente e ruborizada, o hálito é doce, seu pulso está rápido e fraco, e as incursões respiratórias são rápidas e profundas. Os exames laboratoriais iniciais mostram glicemia de 320 mg/dℓ, HCO_3^- de 12 mEq/ℓ (normal, 22 a 26 mEq/ℓ) e pH de 7,1 (normal, 7,35 a 7,45).
   a. Qual é a causa mais provável dos valores baixos de bicarbonato e pH?
   b. Qual seria a explicação para a respiração profunda e rápida?
   c. Usando a equação de Henderson-Hasselbalch e o coeficiente de solubilidade para CO_2, apresentados neste capítulo, qual seria a P_{CO_2} dessa paciente?
   d. Qual seria a explicação para a pele quente e ruborizada e para o torpor?
5. Explique o uso do hiato aniônico urinário para determinar a capacidade renal de compensar os distúrbios do equilíbrio acidobásico, por meio da secreção e eliminação de íons H^+.
6. Uma paciente de 16 anos de idade é examinada pelo médico assistente, por causa de seu comportamento alimentar preocupante – por vezes, ela come de modo excessivo e compulsivo; recentemente, descobriu-se que ela induz vômito depois desses episódios. Uma hipótese diagnóstica é bulimia nervosa. Os exames laboratoriais iniciais mostram K^+ plasmático de 3 mEq/ℓ (normal: 3,5 a 5,0 mEq/ℓ) e Cl^- de 93 mEq/ℓ (normal: 98 a 100 mEq/ℓ).

a. Explique os valores baixos de potássio e cloreto.
b. Qual seria o tipo de anormalidade acidobásica que essa paciente apresenta?
7. Há certo tempo, um paciente de 65 anos de idade com doença pulmonar obstrutiva crônica (DPOC) utiliza oxigenoterapia de baixo fluxo, por ter dificuldade para manter a oxigenação sanguínea adequada. Recentemente, ele contraiu uma infecção respiratória grave e apresentou dispneia. Foi então trazido ao pronto-socorro, apresentando letargia progressiva. Sua esposa tem dificuldade para acordá-lo. A frequência respiratória está em 12 incursões/min e a esposa informa que "ele aumentou o fluxo de oxigênio" por causa da dispneia.
   a. Qual é a causa mais provável da letargia?
   b. Qual seria a explicação para a letargia e a dificuldade de acordar desse paciente?
   c. A gasometria arterial, coletada na admissão ao pronto-socorro, mostrou P_{O_2} de 85 mmHg (normal, 90 a 95 mmHg) e P_{CO_2} de 90 mmHg (normal, 40 mmHg); HCO_3^- sérico de 34 mEq/ℓ (normal, 22 a 26 mEq/ℓ). Qual seria o pH desse paciente?
   d. Para esse caso, qual seria a principal meta terapêutica, no tocante ao equilíbrio acidobásico?

REFERÊNCIAS BIBLIOGRÁFICAS

1. Rhoades R. A., Bell D. R. (Eds.). (2017). Acid–base homeostasis. In Medical physiology: Principles for clinical medicine (5th ed., pp. 485–507). Baltimore, MD: Wolters Kluwer.
2. Hall J. E. (2016). Guyton and Hall textbook of medical physiology (13th ed.). Philadelphia, PA: Elsevier Saunders.
3. Noda Y. (2014). Dynamic regulation and dysregulation of the water channel aquaporin-2: A common cause of and promising therapeutic target for water balance disorders. Clinical and Experimental Nephrology 18(4), 558–570.
4. Rennke H. G., Denker B. M. (2014). Renal pathophysiology: The essentials (4th ed.). Philadelphia, PA: Lippincott Williams & Wilkins.
5. Chance-Hetzler J., Armer J., Van Loo M., et al. (2015). Prospective lymphedema surveillance in a clinic setting. Journal of Personalized Medicine 5(3), 311–325.
6. Zuther J. E. (2013). Lymphedema management: The comprehensive guide for practitioners (3rd ed.). New York: Thieme Medical Publishers.
7. Morton P. G., Fontaine D. K. (2013). Critical care nursing: A holistic approach (10th ed.). Philadelphia, PA: Lippincott Williams & Wilkins.
8. Ball J., Bindler R., Cowen K., et al. (2017). Principles of pediatric nursing: Caring for children (12th ed.). Boston, MA: Pearson.
9. Sterns R. (2018). Etiology and evaluation of hypernatremia in adults. In Emmet M. (Ed.), Uptodate. Available: https://www-uptodate-com.ezproxy.uu.edu/contents/etiology-and-evaluation-of-hypernatremia-inadults?search=The%20physiological%20regulation%20of%20thirst%20and%20fluid%20intake,%20thirst&source=search_result&selectedTitle=3~150&usage_type=default&display_rank=3. Accessed March 12, 2018.
10. Shah M. K., Workeneh B. M., Taffet G. E. (2014). Hypernatremia in the geriatric population. Clinical Interventions of Aging, 2014(9), 1987–1992.
11. Martin L. M., Higueras P. H. (2016). Psychogenic polydipsia and schizophrenia. European Psychiatry 33, S722–S723.
12. Sterns R. H. General principles of disorders of water balance (hyponatremia and hypernatremia) and sodium balance (hypovolemia and edema). In Emmett M. (Ed.), UpToDate. Available: https://www-uptodate-com.ezproxy.uu.edu/contents/general-principles-of-disorders-of-water-balance-hyponatremia-and-hypernatremia-and-sodium-balance-hypovolemia-and-edema?search=Disorders%20ºf%20water%20imbalance&source=search_result&selectedTitle=1~150&usage_type=default&display_rank=1. Accessed March 12, 2018.
13. Rondon-Berrios H. (2016). Vasopressin receptor and clinical role. Best Practice & Research Clinical Endocrinology & Metabolism 30(2), 289–303.
14. Bichet D. G. (2017). Clinical manifestations and causes of central diabetes insipidus. In Sterns R. (Ed.), UpToDate. Available: https://www-uptodate-com.ezproxy.uu.edu/contents/clinical-manifestationsand-causes-of-central-diabetes-insipidus?search=MRI%20diabetes%20insipidus&source=search_result&selectedTitle=1~150&usage_type=default&display_rank=1. Accessed March 14, 2018.
15. Sterns R. (2018). Pathophysiology and etiology of the syndrome of inappropriate antidiuretic hormone secretion (SIADH). In Emmett M. (Ed.), UpToDate. Available: https://www-uptodate-com.ezproxy.uu.edu/contents/pathophysiology-and-etiology-of-the-syndrome-ofinappropriate-antidiuretic-hormone-secretion-siadh?search=syndrome%20of%20inappropriate%20antidiuretic%20hormone%20secretion&source=search_result&selectedTitle=1~150&usage_type=default&display_rank=8. Accessed March 14, 2018.
16. Sterns H. (2018). Etiology, clinical manifestations, and diagnosis of volume depletion in adults. In Emmett M. (Ed.), UpToDate. Available: https://wwwuptodate-com.ezproxy.uu.edu/contents/etiology-clinical-manifestationsand-diagnosis-of-volume-depletion-in-adults?search=decreased%20skin%20turgor&source=search_result&selectedTitle=1~44&usage_type=default&display_rank=1#H11.
17. Jensen S. (2015). Nursing health assessment: A best practice approach (2nd ed.). Philadelphia, PA: Lippincott Williams & Wilkins.
18. Sahay M., Sahay R. (2014). Hyponatremia: A practical approach. Indian Journal of Endocrinology and Metabolism 18(6), 760–771.
19. Freedman S. (2017). Oral rehydration therapy. In Mattoo T. (Ed.), Up ToDate. Available: https://www.uptodate.com/contents/oral-rehydration-therapy.
20. Daly K., Farrington E. (2013). Hypokalemia and hyperkalemia in infants and children: Pathophysiology and treatment. Journal of Pediatric Healthcare 27(6), 486–496.
21. Braun M. M., Barstow C. H. (2015). Diagnosis and management of sodium disorders: Hyponatremia and hypernatremia. American Family Physicians 1(5), 299–307.
22. Gutmann L., Conwit R. (2014). Hypokalemic periodic paralysis. In Sheffner J. (Ed.), UpToDate. Available: https://www-uptodate-com.ezproxy.uu.edu/contents/hypokalemic-periodic-paralysis?search=hypokalemic%20familial%20periodic%20paralysis&source=search_result&selectedTitle=1~104&usage_type=default&display_rank=1. Accessed March 14, 2018.
23. Marcocci C., Bollerslev J., KahnA.A., et al. (2014). Medical management of primary hyperparathyroidism: Proceedings of the fourth international workshop on the management of asymptomatic primary hyperparathyroidism. The Journal of Clinical Endocrinology and Metabolism 99(10), 3607–3618.
24. Meng Q. H., Wagar E. A. (2015). Pseudohyperkalemia: A new twist on an old phenomenon. Critical Reviews of Clinical Laboratory Sciences 52(2), 45–55.
25. Charles G., Zheng C., Lehmann-Horn F., et al. (2013). Characterization of hyperkalemic periodic paralysis: A survey of genetically diagnosed individuals. Journal of Neurology 260(10), 2606–2613.
26. Rizos C. V., Milionis H. J., Elisaf M. S. (2017). Severe hyperkalemia following blood transfusions: Is there a link? World Journal of Nephrology 6(1), 53–56.
27. Ross M. H., Pawlina W. (2016). Histology: A text and atlas with correlated cell and molecular biology (7th ed.). Philadelphia, PA: Lippincott Williams & Wilkins.
28. Caulley L., Johnson-Obaseki S., Luo L., et al. (2017). Risk factors for postoperative complications in total thyroidectomy: A retrospective, risk-adjusted analysis from the National Surgical Quality Improvement Program. Medicine 96(5), e5752.

29. Verdelli C., Corbett S. (2017). Mechanisms in endocrinology. Kidney involvement in patients with primary hyperparathyroidism: An update on clinical and molecular aspects. European Journal of Endocrinology 176, R39–R52.
30. Moschella C. (2016). Chronic kidney disease-mineral and bone disorder: Guidelines for diagnosis, treatment, and management. Journal of American Academy of Physician Assistants 29(7), 21-29.
31. Moorthi R. N., Moe S. M. (2013). Recent advances in the non-invasive diagnosis of renal osteodystrophy. Kidney International 84(5), 886–894.
32. Yuen N. K., Ananthakrishnan S., Campbell M. J. (2016). Hyperparathyroidism of renal disease. The Permanente Journal 20(3), 78–83.
33. Webster S., Todd S. J. H., Wright C. R. (2015). A retrospective cohort analysis of ionised calcium levels in major trauma patients who have received early blood product transfusion in the Emergency Department. Scandinavian Journal of Trauma, Resuscitation and Emergency Medicine 23(2), 03–08.
34. Steele T., Kolamunnage-Dona R., Downey C., et al. (2013). Assessment and clinical course of hypocalcemia in critical illness. Critical Care 4(17), 1365–1385.
35. Dunphy L. M., Winland-Brown J. E., Porter B. O., et al. (2015). Primary care: The art and science of advanced practice nursing (4th ed.). Philadelphia, PA: FA Davis.
36. Burchum J., Rosenthal L. (2015). Pharmacology for nursing care (9th ed.). St. Louis, MO: Elsevier.
37. Yarbro C. H., Wujcik D., Gobel B. H. (Eds.) (2018). Oncology nursing: Principles and practice (8th ed.). Sudbury, MA: Jones & Bartlett Publishers.
38. Crowley R., Gittoes N. (2013). Clinical Medicine 13(3), 287–290.
39. Boulding R., McCann P. (2014). Hypercalcemic crisis treated with calcium-free hemodialysis with subsequent parathyroidectomy and postsurgical hypocalcemia. Journal of Acute Medicine 4, 135–137.
40. Hogan J., Goldfarb S. (2018). Regulation of calcium and phosphate balance. In Sterns R. (Ed.), UpToDate. Available: https://www-uptodate-com.ezproxy.uu.edu/contents/regulation-of-calcium-and-phosphate-balance?search=-phosphatonins%20 sodium-phosphate%20cotransporter&source=search_result&selectedTitle=2~20&usage_type=default&display_rank=2. Accessed March 14, 2018.
41. Windpessi M., Mayrbaeurl B., Baldinger C. M., et al. (2017). Refeeding syndrome in oncology: Report of four cases. World Journal of Oncology 8(1), 25–29.
42. Smith J. M., Lowe R. F., Fullerton J., et al. (2013). An integrative review of the side effects related to the use of magnesium sulfate for preeclampsia and eclampsia management. BioMedCentral Pregnancy and Childbirth 13(1), 34–36.
43. Grober U., Schmidt J., Kisters K. (2015). Magnesium in prevention and therapy. Nutrients 7(9), 8199–8226.
44. Hall J. E. (2016). Guyton and Hall textbook of medical physiology (13th ed., pp. 409–426). Philadelphia, PA: Saunders Elsevier.
45. Sherwood L. (2016). Human physiology: From cells to systems (9th ed., pp. 547–562). Boston, MA: Cengage Learning.
46. Tanner G. A. (2018). Acid-base homeostatis. In Rhoades R. A., Bell D. R. (Eds.) Medical physiology principles for clinical medicine (5th ed., pp. 458–507). Philadelphia, PA: Wolters Kluwer.
47. Gomez H., Kellum J. A. (2015). Understanding acid base disorders. Critical Care Clinics 31, 849–860. http://dx.doi.org/10.1016/j.ccc.2015.06.016.
48. Antonogiannaki E., Mitrouska I., Amargianitakis V., et al. (2015). Evaluation of acid-base status in patients admitted to ED-physiocochemical vs traditional approaches. American Journal of Emergency Medicine 33(2105), 378–382. http://dx.doi.org/10.1016/j.ajem.2014.12.010.
49. Hamm L. L., Nakhoul N., Hering-Smith K. S. (2015). Acid-base homeostasis. Clinical Journal of the American Society of Nephrology 10(12), 2232–2242. doi:10.2215/CJN.07400715.
50. Fischbach F., Dunning M. B. (2015). A manual of laboratory and diagnostic tests (9th ed.). Philadelphia, PA: Wolters Kluwer/Lippincott Williams & Wilkins.
51. Berend K., deVries A. P. J., Gans, R.O. B. (2014). Physiological approach to assessment of acid-base disturbances. New England Journal of Medicine 371, 1434–1445. doi:10.1056/NEJMra1003327.
52. Rice M., Ismail B., Pillow M. T. (2014). Approach to metabolic acidosis in the emergency department. Emergency Medicine Clinics of North America 32, 403–420. http://dx.doi.org/10.1016/j.emc.2014.01.002.
53. Adeva-Andany M. M., Carneiro-Freire N., Donapetry-Garcia C., et al. (2014). The importance of the ionic product for water to understand the physiology of the acid-base balance in humans. BioMed Research International 2014, 1–16. Available: http://dx.doi.org/10.1155/2014/695281.
54. Kitterer D., Schwab M., Alscher M. D., et al. (2015). Drug-induced acid–base disorders. Pediatric Nephrology 30, 1407–1423. doi:10.1007/s00467-014-2958-5.
55. DeFronzo R., Fleming G. A., Chen K., Bicsak T. A. (2016). Metforminassociated lactic acidosis: Current perspectives on causes and risk. Metabolism Clinical and Experimental 65, 20–29. Available: http://dx.doi.org/10.1016/j.metabol.2015.10.014.
56. Berend K., deVries A. P. J., Gans R. O. B. (2015). Correspondence physiological approach to assessment of acid-base disturbances. New England Journal of Medicine 372, 193–195. doi:10.1056/NELMc1413880.
57. Glasmacher S. A., Stone W. (2016). Anion gap as a prognostic tool for risk stratification in critically ill patients–A systematic review and meta-analysis. BMC Anesthesiology 16(68), 1–13. doi:10.1186/s12871-016-0241-y.
58. Rastegar M., Nagami G. T. (2017). Non-anion gap metabolic acidosis: A clinical approach to evaluation. American Journal of Kidney Disease 69(2), 296–301. Available: http://dx.doi.org/10.1053/j.ajkd.2016.09.013.
59. Ferreruela M. Raurich J. M., Ayerstaran L., et al. (2017). Hyperlactatemia in ICU patients: Incidence, causes, and associated mortality. Journal of Critical Care 42, 200–205. https://dx.doi.org/10.1016/jere.2017.07.039.
60. Bakker J., Nijsten M., Jansen T. C. (2013). Clinical use of lactate monitoring in critically ill patients. Annals of Intensive Care 3(12), 1–8. Available: http://www.annalsofintensivecare.com/content/3/1/12.
61. Garcia-Alvarez M., Marik P., Bellomo R. (2014). Sepsis-associated hyperlactatemia. Critical Care 18(503), 1–11. Available: http://ccforum.co/content/18/4/503.
62. McNamara K., Isbister G. K. (2015). Hyperlactatemia and clinical severity of acute metformin overdose. Internal Medicine Journal 45(4), 402– 408. doi:10.1111/imj.12713.
63. Fabian E., Kramer L., Siebert F., et al. (2017). d-Lactic acidosis–case report and review of the literature. Zeitschrift für Gastroenterologie 55(1), 75–82. doi:10.1055/s-0042-117647.
64. Palmer B. F., Clegg D. J. (2015). Electrolyte and acid–base disturbances in patients with diabetes mellitus. New England Journal of Medicine 373, 548–559. doi:10.1056/NEJMra1503102.
65. Noor N. M., Basavaraju K., Sharpstone D. (2016). Alcoholic ketoacidosis: A case report and review of the literature. Oxford Medical Case Reports 3, 31–33. doi:10.1093/omcr/omw006.
66. Shivley R. M., Hoffman R. S., Manini A. F. (2017). Acute salicylate poisoning: Risk factors for severe outcome. Clinical Toxicology 55(3), 175–180. doi:10.1080/15563650.2016.1271127.
67. Agency for Toxic Substances and Disease Registry. (2014). Medical management guidelines for ethylene glycol. Available: https://www.atsdr.cdc.gov/MHMI/mmg96.pdf.
68. Singh R., Arain E., Buth A., et al. (2016). Ethylene glycol poisoning: An unusual cause of altered mental status and the lessons learned from management of the disease in the acute setting. Case Reports in Critical Care 2016, 1–6. Available: http://dx.doi.org/10.1155/20126/9157393.
69. Santos F., Ordonez F. A., Claramunt-Taberner D., et al. (2015). Clinical and laboratory approaches in the diagnosis of renal tubular acidosis. Pediatric Nephrology 30, 2099–2107. doi:10.1007/s00467-0153083-9.
70. Van der A. F., Joniau S., Van Den Braden M., et al. (2011). Metabolic changes after urinary diversion. Advances in Urology 2011, 1–5. doi:10.1155/2011/764325.
71. Malcolm O. T. (2015). Identification, treatment, and prevention of calcium-alkali syndrome in elderly patients. The Consultant Pharmacist 30(8), 444–454. doi:10.4140/TCP.n.2015.444.
72. Eliopoulos C. (2018). Gerontological nursing (9th ed.). Philadelphia, PA: Wolters Kluwer.
73. Bowden V. R., Greenberg C. S. (2014). Children and their families: The continuum of nursing care (3rd ed.). Philadelphia, PA: Wolters Kluwer.

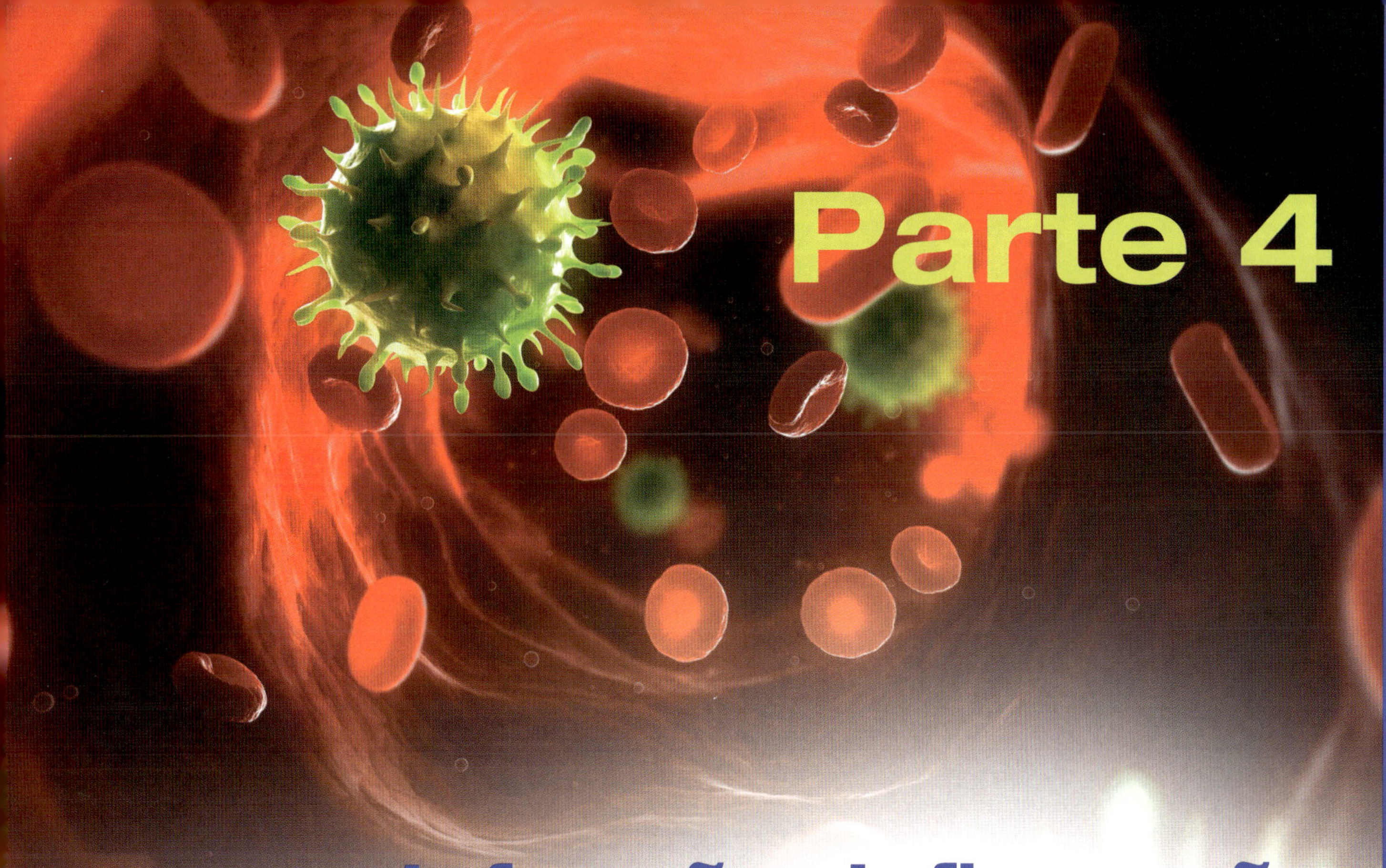

Parte 4

Infecção, Inflamação e Imunidade

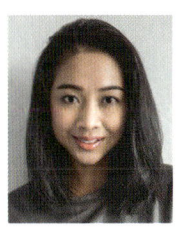

Sue Roon, 19 anos de idade, procurou o ambulatório de clínica médica porque seu tornozelo esquerdo estava edemaciado, quase duas vezes o volume normal. Ela explicou que já tinha apresentado esse mesmo quadro, sem traumatismo ou lesão, cinco vezes nos últimos 18 meses. De modo geral, o edema persistia por aproximadamente 36 h e, depois, desaparecia espontaneamente. O médico solicitou radiografias que não revelaram fratura ou alterações dignas de nota. Ela também informou edema semelhante no punho direito nos últimos 18 meses (também de ocorrência espontânea, sem lesão causal, e que desaparecia naturalmente). Quando isso aconteceu, ela ingeriu dois comprimidos de ibuprofeno duas vezes ao dia, aplicou gelo no local, colocou uma atadura compressiva e não deu atenção ao edema.

Ela relatou que, além do edema incomum, começou a se sentir mais cansada que o habitual. Não sabia o motivo desse cansaço porque não tinha se dedicado a atividades extenuantes no período. Negou estresse. Ela também informou discreta cefaleia intermitente que reapareceu há aproximadamente 2 dias quando o edema reapareceu. Seus sinais vitais estão normais, com exceção da temperatura (37,8°C). Ela não tem outras queixas e acredita que "sua saúde é boa". Não tem história familiar de distúrbios autoimunes como síndrome de Sjögren ou artrite reumatoide. Ela também não tem história pessoal de distúrbios neurológicos ou musculares ou desconforto muscular ou dor à palpação nos locais anatômicos clássicos de fibromialgia. Sue Roon afirma fazer muitas caminhadas em montanha e jardinagem, mas nega picada de carrapato, bem como erupção cutânea ou picadas de inseto nos últimos dois anos. Todavia, como ela mora em New Jersey (considerada uma área de alto risco de doença de Lyme) e passa muito tempo ao ar livre, o médico decidiu investigar a possibilidade de doença de Lyme (causada por *Borrelia burgdorferi*). Foram solicitados hemograma completo com contagem diferencial, velocidade de hemossedimentação (VHS) e imunoensaio enzimático para doença de Lyme. O imunoensaio foi positivo. A seguir, foi feito um *Western blot*, que também resultou positivo para anticorpos contra *B. burgdorferi*. Foi feito o diagnóstico de doença de Lyme e a paciente foi medicada com doxiciclina (100 mg, duas vezes ao dia durante 21 dias). O clínico encaminhou essa paciente para um infectologista porque ela provavelmente portava a doença de Lyme há 18 meses.

Inflamação, Reparo de Tecidos e Cicatrização de Feridas

9

Sandeep Gopalakrishnan

INTRODUÇÃO

O processo inflamatório envolve uma ampla variedade de respostas fisiológicas e patológicas que se destina a eliminar a causa inicial de lesão celular, remover o tecido danificado e produzir um novo. O processo ocorre por meio da destruição, da digestão enzimática, da compartimentalização ou de qualquer outro modo de neutralizar os agentes nocivos, como toxinas, corpos estranhos ou microrganismos infecciosos.[1] Esses processos preparam o terreno para os eventos que acabarão por cicatrizar o tecido danificado. Assim, a inflamação se mostra intimamente entrelaçada com os processos de reparo, que substituem o tecido danificado ou preenchem os defeitos residuais com tecido cicatricial fibroso.

Embora tenha sido descrita pela primeira vez há mais de 2 mil anos, a resposta inflamatória tem provocado interesse renovado nos últimos anos. Como resultado, sabe-se hoje em dia que a patogênese de diversas doenças está agora ligada à resposta inflamatória desregulada.[2-4] Por exemplo, a resposta inflamatória é atribuída à produção de asma brônquica incapacitante, à geração de placas ateroscleróticas que levam ao infarto do miocárdio e aos efeitos incapacitantes do diabetes, distúrbios autoimunes e neurodegenerativos. Este capítulo se concentra nas manifestações morfológicas e funcionais de processos inflamatórios agudos e crônicos, no reparo tecidual e na cicatrização de feridas.

RESPOSTA INFLAMATÓRIA

Depois de concluir esta seção, o leitor deverá ser capaz de:

- Identificar e indicar as razões fisiológicas por trás dos cinco sinais cardinais de inflamação aguda
- Descrever as alterações vasculares em uma resposta inflamatória aguda
- Caracterizar a interação de moléculas de adesão, citocinas e quimiocinas na adesão leucocitária, na migração e na fagocitose, que fazem parte da fase celular do processo inflamatório
- Listar quatro tipos de mediadores inflamatórios e indicar sua função
- Diferenciar inflamação aguda e crônica
- Definir a manifestação sistêmica da inflamação, incluindo as características de uma resposta de fase aguda.

Inflamação é a reação de tecidos vascularizados a uma lesão. Ela se caracteriza pela ação de mediadores inflamatórios, como os do sistema complemento, o fator de necrose tumoral α (TNF-α), o fator de crescimento endotelial vascular (VEGF), os neutrófilos e o amiloide sérico, assim como pelo movimento de líquidos, dentro das células ou no líquido intersticial. O processo inflamatório geralmente localiza e elimina micróbios, partículas estranhas e células anormais e viabiliza o reparo do tecido lesionado. As condições inflamatórias são comumente nomeadas acrescentando-se o sufixo *-ite* ao órgão ou sistema afetado. Por exemplo, *apendicite* se refere à inflamação do apêndice; *pericardite*, à inflamação do pericárdio; e *neurite*, à inflamação de um nervo. Expressões mais descritivas do processo inflamatório podem indicar se o processo é agudo ou crônico.

A descrição clássica de um processo inflamatório tem sido transmitida ao longo do tempo. No século 1 d.C., o médico romano Celsus descreveu a reação local da lesão em termos atualmente conhecidos como *sinais cardinais* do processo inflamatório.[1] Estes são *rubor* (vermelhidão), *tumefação* (edema), *calor* e *dor*. No século 2 d.C., o médico grego Galeno adicionou um quinto sinal cardinal, perda de função. Além dos sinais cardinais que aparecem no local da lesão, podem ocorrer manifestações sistêmicas ou constitucionais (p. ex., febre) à medida que mediadores químicos (p. ex., citocinas) produzidos no local da inflamação entram no sistema circulatório. A grande variedade de manifestações sistêmicas durante um processo inflamatório agudo é conhecida como *resposta de fase aguda*.

O grau da resposta inflamatória pode ser influenciado por vários fatores, como a duração da lesão, o tipo de agente estranho, o grau de lesão e o microambiente.[1] O processo inflamatório pode ser dividido em dois tipos: agudo e crônico.[1] O *processo inflamatório agudo* tem duração relativamente curta, variando de alguns minutos até muitos dias, e caracteriza-se pela exsudação de líquidos e componentes do plasma e pela emigração de leucócitos, predominantemente neutrófilos, para os tecidos extravasculares. O *processo inflamatório crônico* tem duração mais longa, que varia de 1 dia até anos, e está associado à existência de linfócitos e macrófagos, à proliferação de vasos sanguíneos, à fibrose e à necrose tecidual. Frequentemente, essas formas básicas de inflamação se sobrepõem, e muitos fatores podem influenciar seu curso.

Inflamação aguda

A inflamação aguda é a resposta protetora dos tecidos locais e de seus vasos sanguíneos a lesões precoces (aparecendo em minutos a horas) e é crítica para a restauração da homeostase tecidual.[6] Tipicamente, dá-se antes do estabelecimento da imunidade adaptativa e se destina, principalmente, a remoção do agente nocivo e limitação da extensão do dano tecidual. O processo inflamatório agudo é desencadeado por uma grande variedade de estímulos, incluindo infecções; reações imunológicas; traumatismo contuso e penetrante; agentes físicos ou químicos (p. ex., queimaduras, congelamento, radiação, produtos químicos cáusticos) e necrose do tecido a partir de qualquer causa.

Células de inflamação

O processo inflamatório agudo envolve duas fases principais: fase vascular e fase celular.[6] Diversos tipos de tecidos e células estão envolvidos nessas fases, bem como células endoteliais que revestem os vasos sanguíneos, leucócitos que circulam no sangue, células do tecido conjuntivo (mastócitos, fibroblastos, macrófagos e linfócitos) e componentes da matriz extracelular (MEC) (Figura 9.1). A MEC é composta por proteínas fibrosas (colágeno e elastina), glicoproteínas adesivas e proteoglicanos. No nível bioquímico, os mediadores inflamatórios, agindo em conjunto ou em sequência, amplificam a resposta inicial e influenciam sua evolução por meio da regulação das respostas vasculares e celulares subsequentes.

Células endoteliais. Constituem o revestimento epitelial com espessura de uma única célula dos vasos sanguíneos formando uma barreira permeável seletiva entre o sangue circulante nos vasos e os tecidos circundantes. Elas produzem agentes antiplaquetários e antitrombóticos que mantêm a permeabilidade do vaso, assim como vasodilatadores e vasoconstritores que regulam o fluxo sanguíneo.[8] As células endoteliais também são fundamentais para a resposta inflamatória e apresentam alterações significativas em pessoas com doenças inflamatórias.[9] As células endoteliais funcionais fornecem uma barreira de permeabilidade seletiva para estímulos inflamatórios exógenos (microbianos) e endógenos; regulam o extravasamento de leucócitos pela expressão de moléculas de adesão celular e receptores; contribuem para a regulação e a modulação da resposta imune pela síntese e liberação de mediadores inflamatórios; e regulam a proliferação de células imunes pela secreção de fatores estimuladores de colônias hematopoéticas (CSF, *colony-stimulating factor*). As células endoteliais também participam do processo de reparo que acompanha a inflamação por meio da produção de fatores de crescimento que estimulam a angiogênese (formação de novos vasos sanguíneos) e a síntese de MEC.[8,9] As células endoteliais circulantes podem ser utilizadas como indicadores confiáveis de disfunção vascular em pessoas que sofrem com lúpus eritematoso sistêmico (LES), mesmo sem doença cardiovascular diagnosticada.[10]

Plaquetas. Plaquetas ou trombócitos são elementos figurados circulantes no sangue envolvidos nos mecanismos celulares de hemostasia primária. Plaquetas ativadas também liberam

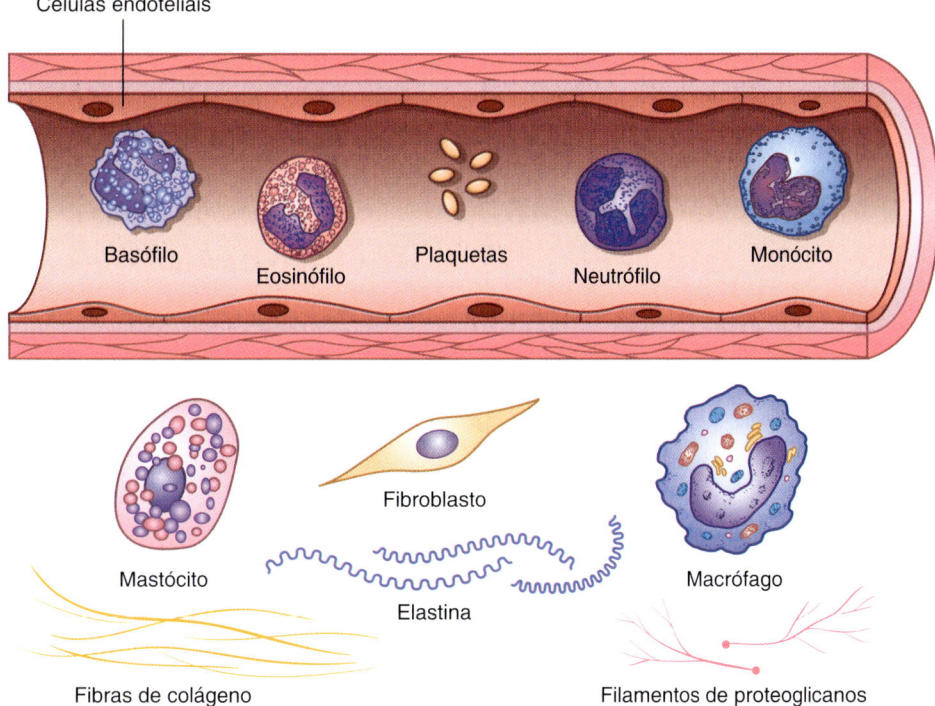

Figura 9.1 • Células de inflamação aguda.

Compreenda | Inflamação aguda

O processo inflamatório agudo é a resposta imediata e precoce a um agente nocivo, crítico para a restauração da homeostase tecidual. A resposta, que é um programa altamente coordenado para controlar e eliminar células, microrganismos e antígenos alterados, ocorre em duas fases: (1) fase vascular, que resulta em aumento do fluxo sanguíneo e alterações nos pequenos vasos da microcirculação; e (2) fase celular, que resulta na migração de leucócitos da circulação e sua ativação para eliminar o agente nocivo. A função primária da resposta inflamatória é limitar o efeito nocivo do agente patológico e remover os componentes do tecido lesionado, possibilitando o reparo do tecido.

Fase vascular

O processo inflamatório agudo se caracteriza por alterações nos pequenos vasos sanguíneos no local da lesão, marcadas por edema tecidual. Ele começa com vasoconstrição momentânea, seguida rapidamente por vasodilatação mediada em parte por mediadores lipídicos e produtos vasoativos.[6] A vasodilatação envolve as arteríolas e vênulas, com consequente aumento do fluxo sanguíneo capilar, causando calor e vermelhidão, dois dos sinais cardinais do processo inflamatório. Isso é acompanhado por aumento na permeabilidade vascular, com a efusão de um líquido rico em proteína (exsudato) para os espaços extravasculares. A perda de proteínas reduz a pressão osmótica capilar e aumenta a pressão osmótica intersticial. Isso, juntamente com aumento na pressão capilar, provoca fluxo significativo de líquido e sua acumulação nos espaços teciduais, produzindo edema, dor e comprometimento da função, que representam os outros sinais cardinais do processo inflamatório agudo. À medida que o líquido se desloca para fora dos vasos, ocorre estagnação do fluxo sanguíneo e coagulação. Isso ajuda a localizar a disseminação de microrganismos infecciosos.

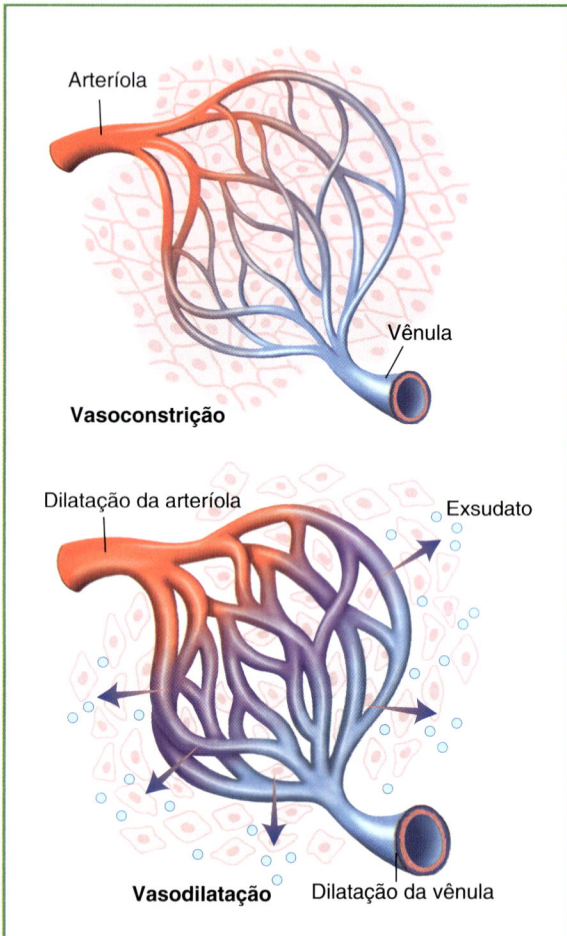

(continua)

Compreenda | Inflamação aguda (continuação)

Fase celular | Marginação, adesão e transmigração de leucócitos

A fase celular de um processo inflamatório agudo envolve o deslocamento de leucócitos, principalmente neutrófilos polimorfonucleares (PMN), para o local da lesão de modo que possam exercer sua função normal de defesa do hospedeiro através da fagocitose. O deslocamento e a ativação dos leucócitos podem ser divididos nas seguintes etapas: ativação endotelial; adesão e marginação; transmigração; e quimiotaxia. O recrutamento de leucócitos para as vênulas pré-capilares, onde deixam a circulação, é facilitado pela desaceleração do fluxo sanguíneo e pela marginação ao longo da superfície vascular. A adesão e a transmigração de leucócitos do espaço vascular para o tecido extravascular são facilitadas pelas moléculas de adesão complementares (p. ex., selectinas, integrinas) nos leucócitos e nas superfícies endoteliais. Depois do extravasamento, os leucócitos migram através dos tecidos em direção ao local da lesão por quimiotaxia ou locomoção orientada ao longo de um gradiente químico.

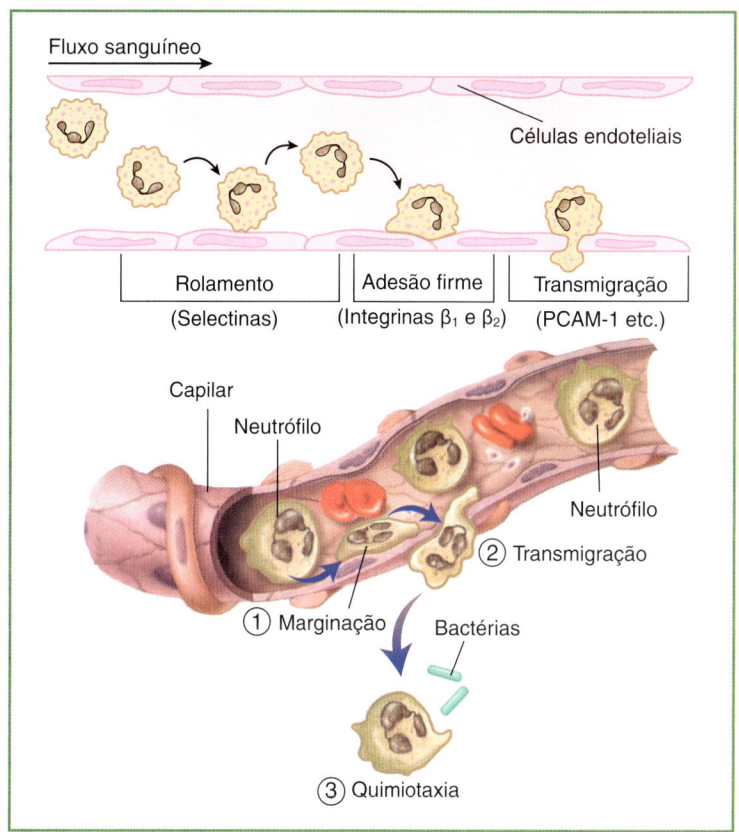

Ativação de leucócitos e fagocitose

Uma vez na lesão, os produtos do dano tecidual desencadeiam uma série de respostas leucocitárias, incluindo fagocitose e morte celular. A opsonização dos micróbios pelo fator de complemento C3b e anticorpo facilita o reconhecimento pelo neutrófilo receptor de C3b e anticorpo Fc. A ativação do receptor desencadeia a sinalização intracelular e a montagem de actina no neutrófilo, levando à formação de pseudópodes que englobam o micróbio em um fagossomo. O fagossomo então se funde com um lisossomo intracelular para formar um fagolisossomo no qual enzimas lisossomais e radicais de oxigênio livre são liberados para matar e degradar o micróbio.

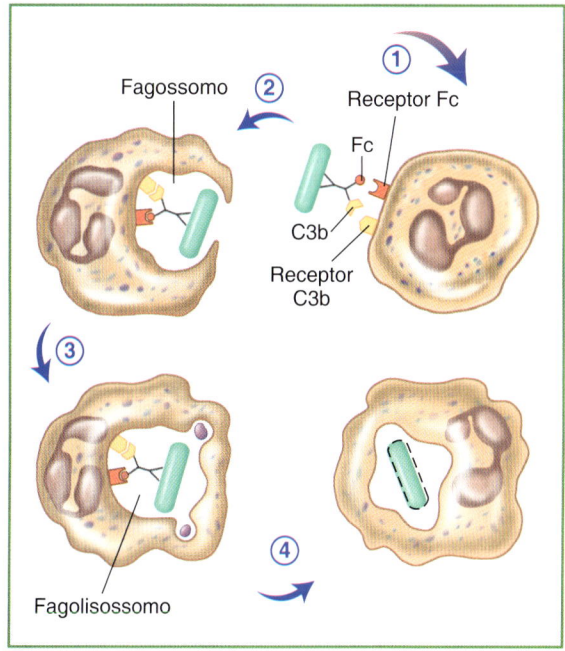

vários mediadores inflamatórios potentes, aumentando, assim, a permeabilidade vascular e alterando as propriedades quimiotáticas, adesivas e proteolíticas das células endoteliais.[11] Quando uma plaqueta sofre ativação, mais 300 proteínas são liberadas. Embora apenas uma proporção relativamente pequena tenha sido identificada, parece que um número significativo são mediadores inflamatórios. Há evidências crescentes que sugerem o papel significativo das plaquetas nas respostas imune e inflamatória.[11] A associação entre plaquetas e doenças inflamatórias é realçada pelo número de processos patológicos inflamatórios (p. ex., aterosclerose, enxaqueca, LES) comprovadamente associados à ativação plaquetária.[11]

Neutrófilos e monócitos (macrófagos).

Neutrófilos e macrófagos são leucócitos fagocíticos existentes em grande número e são evidenciados no local da inflamação em um intervalo de poucas horas. Os dois tipos de leucócitos expressam diversos receptores de superfície e moléculas envolvidas na sua ativação. Isso inclui receptores de manose, que se ligam a glicoproteínas de bactérias; receptores *toll-like*, que respondem a diferentes tipos e componentes de micróbios; receptores de comunicação celular, que reconhecem quimiocinas e citocinas específicas produzidas em resposta a infecções e lesão tecidual; moléculas de adesão celular, que afetam a adesão de leucócitos; e receptores do complemento, que reconhecem fragmentos degradados de complemento depositados na superfície microbiana (Figura 9.2).

O *neutrófilo* é o primeiro fagócito a chegar ao local da inflamação, geralmente em um intervalo de 90 min após a lesão.[1] Esses leucócitos têm núcleos divididos em três a cinco lobos. Portanto, são frequentemente chamados de PMN ou *neutrófilos polimorfonucleares*. Um leucócito identificado por grânulos citoplasmáticos distintivos é chamado de granulócito. Os grânulos citoplasmáticos dos granulócitos, que resistem à coloração e continuam a apresentar cor neutra, contêm enzimas e material antibacteriano utilizados na destruição de micróbios que foram engolfados e de tecido morto.[12] Os neutrófilos são capazes de produzir oxigênio (peróxido de hidrogênio) e produtos nitrogenados (óxido nítrico [NO]) que auxiliam na destruição dos resíduos engolfados pela célula fagocítica.[12]

O número de neutrófilos no sangue muitas vezes aumenta substancialmente durante um processo inflamatório, especialmente com infecções bacterianas. Após serem liberados da medula óssea, os neutrófilos circulantes têm vida útil de aproximadamente 10 h, portanto precisam ser constantemente substituídos para que a contagem permaneça adequada. Isso exige aumento de leucócitos em circulação, condição chamada de *leucocitose*, frequentemente elevada quando há infecções bacterianas e lesão tecidual.[1] Com a demanda excessiva por fagócitos, formas imaturas de neutrófilos são liberadas da medula óssea. Essas células imaturas muitas vezes são chamadas de *bastões* porque têm o núcleo em formato de ferradura.

Monócitos circulantes, que têm um único núcleo em forma de rim e são os maiores leucócitos circulantes, constituem de 3 a 8% da contagem de leucócitos do sangue. Os monócitos são liberados da medula óssea para agir como macrófagos.[1,9] As células mononucleares chegam ao local da inflamação logo depois dos neutrófilos e desempenham suas funções fagocíticas durante vários dias.[1]

Monócitos e macrófagos produzem potentes mediadores vasoativos, incluindo prostaglandinas e leucotrienos (LT), fator de ativação plaquetária (FAP), citocinas inflamatórias e fatores de crescimento que promovem a regeneração dos tecidos. Os macrófagos englobam partículas maiores e uma quantidade maior de material estranho do que os neutrófilos. Estes fagócitos de vida mais longa ajudam a destruir o agente

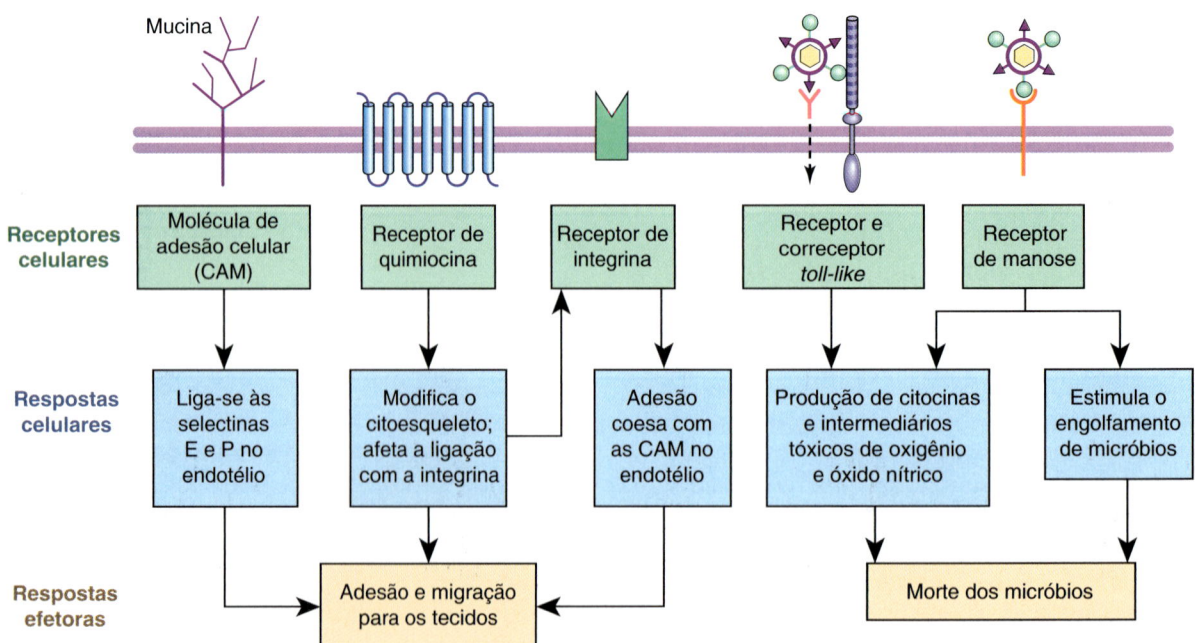

Figura 9.2 • Ativação de leucócitos. Diferentes classes de receptores de superfície celular de leucócitos reconhecem estímulos diversos. Os receptores iniciam as respostas que fazem a mediação das funções leucocitárias.

causador, auxiliam nos processos de sinalização de imunidade, servem para extinguir o processo inflamatório e contribuem para a iniciação dos processos de cicatrização. Também desempenham papel importante no processo inflamatório crônico, no qual podem rodear e cercar materiais estranhos que não podem ser digeridos.

Eosinófilos, basófilos e mastócitos.
Produzem mediadores lipídicos e citocinas que induzem o processo inflamatório. Embora esses três tipos de células apresentem características específicas, todos contêm grânulos citoplasmáticos que induzem o processo inflamatório. São particularmente importantes nos casos de inflamação associada a reações de hipersensibilidade imediata e distúrbios alérgicos.

Os eosinófilos circulam no sangue e são recrutados para os tecidos, de modo semelhante aos neutrófilos. A quantidade desses granulócitos aumenta no sangue durante reações alérgicas e infecções parasitárias. Os grânulos de eosinófilos, que se tingem de vermelho com o corante ácido de eosina, contêm uma proteína altamente tóxica para vermes parasitos grandes que não podem ser fagocitados. Também desempenham papel importante nas reações alérgicas por meio do controle da liberação de mediadores químicos específicos.

Basófilos são granulócitos sanguíneos semelhantes estrutural e funcionalmente aos mastócitos do tecido conjuntivo. São derivados de células progenitoras da medula óssea e circulam no sangue. Os grânulos dos *basófilos*, que se tingem de azul com um corante básico, contêm histamina e outros mediadores bioativos de inflamação. Tanto basófilos quanto mastócitos se ligam a um anticorpo, a imunoglobulina E (IgE), secretada por células do plasma por meio de receptores na sua superfície celular.[13] A ligação com IgE provoca a liberação de histamina e de agentes vasoativos dos grânulos dos basófilos.

Os mastócitos derivam das mesmas células-tronco hematopoéticas que os basófilos, mas não se desenvolvem até que deixam a circulação e se alojam nos tecidos. A ativação dos mastócitos resulta na liberação do conteúdo pré-formado de seus grânulos (histamina, proteoglicanos, proteases e citocinas como TNF-α e a interleucina [IL]-16); na síntese de mediadores lipídicos derivados de precursores da membrana celular (metabólitos do ácido araquidônico, como prostaglandinas e FAP); e na estimulação da síntese de citocinas e quimiocinas por outras células inflamatórias como monócitos e macrófagos. Os mastócitos estão envolvidos nas reações acionadas por IgE e no combate a infecções por helmintos.[14]

Fase vascular
As alterações vasculares decorrentes do processo inflamatório envolvem arteríolas, capilares e vênulas da microcirculação. Essas alterações se iniciam logo após a lesão e se caracterizam por vasodilatação, alterações no fluxo sanguíneo, aumento da permeabilidade vascular e extravasamento de líquido nos tecidos extravasculares.[1]

A vasodilatação, uma das primeiras manifestações do processo inflamatório, começa depois de uma constrição transitória das arteríolas, que dura alguns segundos. A vasodilatação envolve primeiramente as arteríolas e, em seguida, resulta na abertura dos leitos capilares na região afetada. Como resultado, a área se torna congestionada, causando a vermelhidão (eritema) e o calor associados a um processo de inflamação aguda. A vasodilatação é induzida pela ação de vários mediadores, como a histamina e o ácido nítrico.[6]

A vasodilatação é rapidamente seguida por aumento da permeabilidade da microcirculação, com o transbordamento de um líquido rico em proteína (exsudato) para os espaços extravasculares. A perda de líquido ocasiona aumento da concentração de constituintes do sangue (hemácias, leucócitos, plaquetas e fatores de coagulação), estagnação do fluxo e coagulação do sangue no local da lesão. Isso ajuda a localizar a disseminação de microrganismos infecciosos. A perda de proteínas plasmáticas reduz a pressão osmótica intracapilar e aumenta a pressão osmótica do líquido intersticial, de modo que este se desloque para os tecidos e produza tumefação (*i. e.*, edema), dor e comprometimento funcional, que são os sinais cardinais do processo inflamatório agudo. A exsudação de líquido para os espaços teciduais também serve para diluir o agente agressor.[6,8]

O aumento da permeabilidade característico de um processo inflamatório agudo resulta da formação de lacunas endoteliais nas vênulas da microcirculação. A ligação de mediadores químicos a receptores endoteliais provoca a contração das células endoteliais e a separação das junções intercelulares. Esse é o mecanismo mais comum de derrame vascular e é induzido pela ação de histamina, bradicinina, LT e muitas outras classes de mediadores químicos.[1]

Padrões de resposta vascular.
Dependendo da gravidade da lesão, as alterações vasculares que acontecem com um processo inflamatório seguem um de três padrões de resposta.[15] O primeiro padrão é uma *resposta transitória imediata*, como no caso de ferimentos leves. É um tipo de resposta que se desenvolve rapidamente após a lesão e geralmente é reversível e de curta duração (15 a 30 min). Tipicamente, esse tipo de derrame afeta vênulas com 20 a 60 μm de diâmetro, não afetando capilares e arteríolas.[15] Embora não seja conhecido o mecanismo exato para que esse efeito se restrinja às vênulas, pode refletir a maior densidade dos receptores no endotélio das vênulas. Além disso, tem sido sugerido que os eventos leucocitários posteriores do processo inflamatório (*i. e.*, adesão e emigração), na maioria dos órgãos, também ocorram predominantemente nas vênulas.

O segundo padrão é uma *resposta sustentada imediata*, que ocorre com lesões mais graves e continua durante vários dias. Essa resposta afeta arteríolas, capilares e vênulas e geralmente é o resultado de danos diretos ao endotélio. Os neutrófilos que aderem ao endotélio também podem danificar células endoteliais.

O terceiro padrão é uma *resposta hemodinâmica tardia*, na qual se dá um aumento da permeabilidade nas vênulas e nos capilares. A resposta tardia frequentemente acompanha lesões resultantes de exposição à radiação, como queimaduras solares. O mecanismo de derrame é desconhecido, mas pode originar-se de um efeito direto do agente nocivo, que conduz a danos tardios nas células endoteliais.

Fase celular

A fase celular do processo inflamatório agudo se caracteriza pelas alterações nas células endoteliais que revestem o sistema vascular e pelo deslocamento de leucócitos fagocíticos para a área de lesão ou infecção. Embora a atenção tenha se concentrado no recrutamento de leucócitos do sangue, uma resposta rápida requer também a liberação de mediadores químicos a partir de células teciduais (mastócitos e macrófagos) pré-posicionadas nos tecidos. A sequência de eventos na resposta celular à inflamação inclui leucócitos de:

1. Marginação e adesão ao endotélio
2. Transmigração através do endotélio
3. Quimiotaxia
4. Ativação e fagocitose.

Marginação, adesão e transmigração.
Durante as fases iniciais da resposta inflamatória, os leucócitos permanecem concentrados ao longo da parede do endotélio. O *cross-talk* entre os leucócitos do sangue e do endotélio vascular define um evento inflamatório definitivo e garante adesão segura e aprisionamento de leucócitos ao longo do endotélio.[5,8,15] Como consequência, os leucócitos retardam sua migração, aderem firmemente ao endotélio e começam a se deslocar ao longo da periferia dos vasos sanguíneos. Esse processo de acumulação de leucócitos é denominado *marginação*. A liberação subsequente de moléculas de comunicação celular chamadas *citocinas* faz as células endoteliais que revestem os vasos expressarem moléculas de adesão celular, como *selectinas*, que se ligam a resíduos de carboidratos localizados na superfície dos leucócitos.[13] Essa interação retarda o fluxo e faz os leucócitos se deslocarem ao longo da superfície das células endoteliais em um movimento de rolamento, e, quando finalmente imobilizados, aderirem fortemente a moléculas de adesão intercelular (ICAM, *intercellular adhesion molecules*), fixando-se ao endotélio.[1,13] A adesão provoca a separação das células endoteliais, possibilitando que os leucócitos estendam pseudópodes, façam a *transmigração* através da parede vascular e, em seguida, pela influência de fatores quimiotáticos, migrem para os espaços teciduais.

Várias famílias de moléculas de adesão estão envolvidas no recrutamento de leucócitos, incluindo selectinas, integrinas (VLA-5, um receptor de fibronectina) e a superfamília das imunoglobulinas.[5,8,15] As selectinas são uma família de três proteínas intimamente relacionadas (P-selectina, E-selectina e L-selectina) que diferem em sua distribuição celular, mas todas funcionam no processo de adesão de leucócitos a células endoteliais. A superfamília das integrinas consiste em 30 proteínas estruturalmente semelhantes que promovem interações intercelulares e entre célula e MEC. O nome *integrina* deriva da hipótese de que elas coordenem (integrem) sinais de ligantes extracelulares com motilidade dependente do citoesqueleto, alteração de formato e respostas de células fagocíticas do sistema imunológico. As moléculas de adesão da superfamília das imunoglobulinas incluem ICAM-1, ICAM-2 e a molécula de adesão vascular (VCAM)-1, todas interagindo com as integrinas nos leucócitos para mediar o recrutamento.

Quimiotaxia.
É o processo dinâmico e guiado por energia de migração celular direcionada.[1] Assim que os leucócitos deixam os capilares, eles vagam através dos tecidos orientados por um gradiente de quimioatratores secretados, como quimiocinas, resíduos bacterianos e celulares e fragmentos de proteínas produzidos pela ativação do sistema complemento (p. ex., C3a, C5a). As quimiocinas, subgrupo importante de citocinas quimiotáticas, são pequenas proteínas que orientam o tráfego de leucócitos durante os estágios iniciais do processo inflamatório ou lesão.[16] Diversas células imunológicas (p. ex., macrófagos) e não imunológicas secretam esses quimioatratores para assegurar o movimento dirigido de leucócitos até o local de infecção.

Ativação de leucócitos e fagocitose.
Durante a fase final da resposta celular, monócitos, neutrófilos e macrófagos dos tecidos são ativados para englobar e degradar as bactérias e os fragmentos celulares em um processo denominado *fagocitose*.[1] A fagocitose envolve três etapas distintas: (1) reconhecimento e aderência; (2) englobamento; e (3) morte intracelular. A fagocitose é iniciada pelo reconhecimento e pela ligação de partículas por receptores específicos na superfície de células fagocíticas. Essa ligação é essencial para capturar o agente, o que desencadeia o englobamento e ativa o potencial de matar de uma célula. Os micróbios podem se ligar diretamente à membrana de células fagocíticas por diferentes tipos de receptores de reconhecimento de padrão (p. ex., receptores *toll-like* e receptores de manose) ou indiretamente, por intermédio de receptores que reconhecem micróbios revestidos por lectinas de ligação com carboidratos, anticorpos ou complemento. O revestimento de um antígeno pelo anticorpo ou complemento para melhorar a ligação é denominado *opsonização*. A endocitose mediada por receptores é desencadeada por opsonização e ligação do agente para fagocitar receptores da superfície celular. A endocitose é realizada por extensões citoplasmáticas (pseudópodes) que cercam e encerram a partícula em uma vesícula fagocítica delimitada por membrana, ou *fagossomo*. Uma vez no interior do citoplasma celular, o fagossomo se funde com um lisossomo citoplasmático que contenha moléculas antibacterianas e enzimas que sejam capazes de matar e digerir o micróbio.

A morte intracelular de micróbios patogênicos pode ser conseguida por intermédio de vários mecanismos, incluindo produtos tóxicos de oxigênio e nitrogênio, lisozimas, proteases e defensinas. As vias metabólicas de ruptura que geram produtos tóxicos de oxigênio e nitrogênio (*i. e.*, óxido nítrico, peróxido de hidrogênio e ácido hipocloroso) requerem a existência de oxigênio e enzimas metabólicas, como mieloperoxidase, nicotinamida adenina dinucleotídio fosfato (NADPH)-oxidase e NO-sintetase. Vias independentes de oxigênio produzem vários tipos de enzimas digestivas e de moléculas antimicrobianas (p. ex., defensinas). Indivíduos que nascem com defeitos genéticos em algumas dessas enzimas sofrem de condições de imunodeficiência que os tornam suscetíveis a infecções bacterianas repetidas.

Mediadores inflamatórios

Embora o processo inflamatório seja precipitado por infecção e lesão, seus sinais e sintomas são produzidos por mediadores químicos. Os mediadores podem ser originados do plasma ou de células (Figura 9.3). Os mediadores derivados do plasma, sintetizados no fígado, incluem os fatores de coagulação e as proteínas do complemento. Esses mediadores são encontrados no plasma em uma forma precursora, que precisa ser ativada por uma série de processos proteolíticos para adquirir suas propriedades biológicas. Mediadores derivados de células normalmente são sequestrados em grânulos intracelulares que precisam ser secretados (p. ex., histamina a partir de mastócitos) ou são sintetizados conforme a necessidade (p. ex., citocinas), em resposta a um estímulo. Embora plaquetas, neutrófilos, monócitos/macrófagos e mastócitos sejam as principais fontes desses mediadores, células endoteliais, do músculo liso, fibroblastos e a maioria das células epiteliais podem ser induzidos a produzir alguns dos mediadores.[17,18]

A produção de mediadores ativos é desencadeada por micróbios ou por proteínas do hospedeiro, como as dos sistemas complemento, cinina ou de coagulação, que são ativadas por micróbios ou tecidos danificados. Os mediadores podem atuar sobre uma ou algumas células-alvo e têm diversos alvos ou diferentes efeitos sobre os tipos distintos de células. Uma vez ativados e liberados da célula, a maioria dos mediadores têm curta duração. Eles podem ser transformados em metabólitos inativos, inativados por enzimas, ou eliminados ou degradados de outro modo.

Os mediadores inflamatórios podem ser classificados por função:

- Aqueles com propriedades vasoativas e de contração da musculatura lisa, como a histamina, os metabólitos de ácido araquidônico (prostaglandinas e LT) e FAP
- Proteases plasmáticas que ativam membros do sistema complemento, fatores de coagulação da cascata de coagulação e peptídios vasoativos do sistema cinina
- Fatores quimiotáticos, como fragmentos de complemento e quimiocinas
- Moléculas reativas e citocinas liberadas de leucócitos, que, quando lançadas no ambiente extracelular, podem afetar o tecido e as células circundantes.

Histamina. É encontrada em reservas pré-formadas em células e, portanto, é um dos primeiros mediadores a serem liberados durante uma reação inflamatória aguda. A histamina pré-formada está amplamente distribuída nos tecidos, e as concentrações mais elevadas são encontradas no tecido conjuntivo adjacente a vasos sanguíneos. Também é encontrada em plaquetas e basófilos no sangue circulante. A histamina pré-formada é encontrada em grânulos de mastócitos e liberada em resposta a uma variedade de estímulos, incluindo traumatismo e reações imunológicas que envolvem a ligação com anticorpos IgE. A histamina causa dilatação de arteríolas

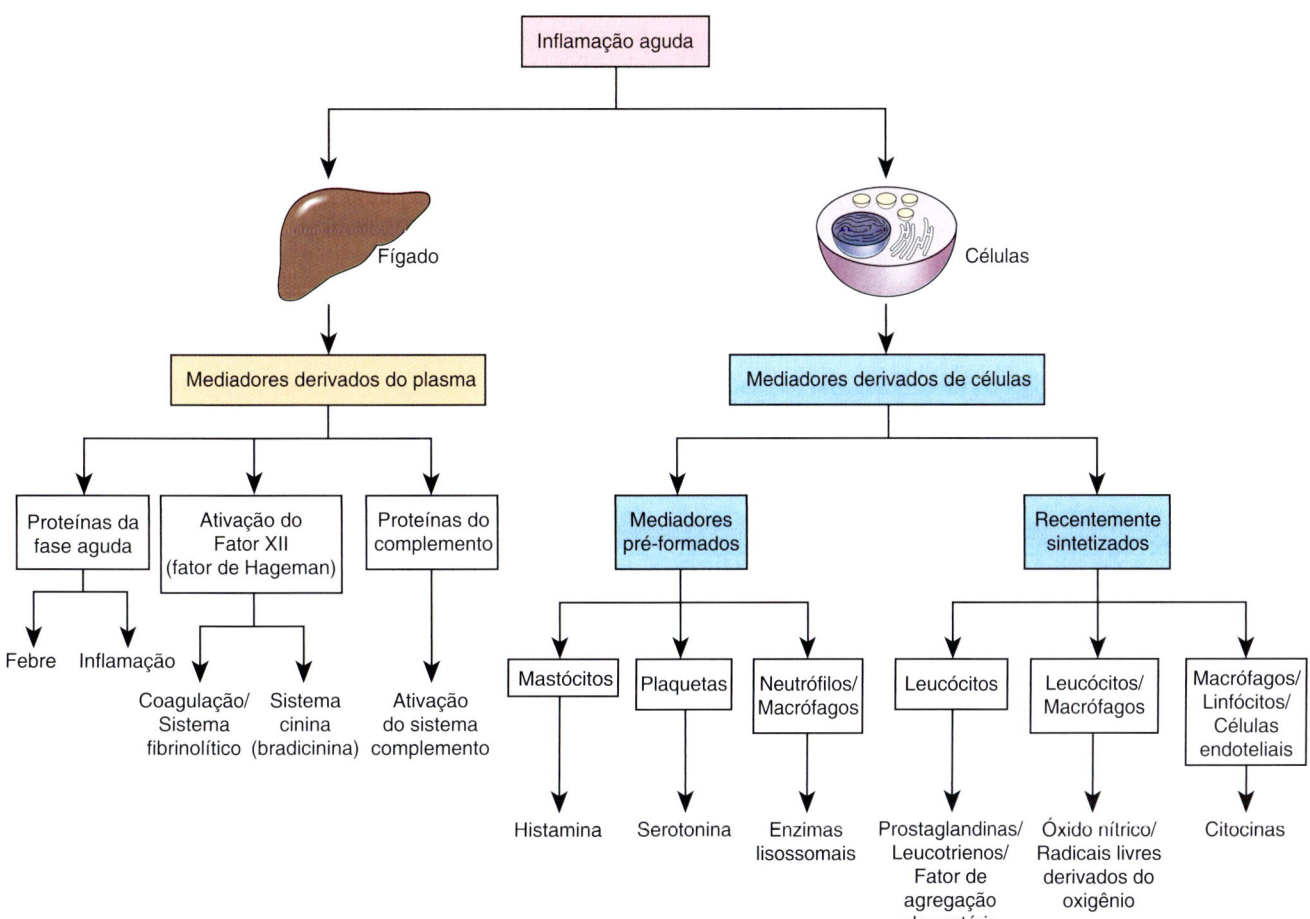

Figura 9.3 • Mediadores derivados do plasma e de células nos processos de inflamação aguda.

e aumenta a permeabilidade de vênulas. Ela atua no nível da microcirculação por ligação a receptores de histamina do tipo 1 (H_1) em células endoteliais e é considerada o principal mediador da fase transitória imediata de aumento da permeabilidade vascular na resposta inflamatória aguda. Anti-histamínicos (antagonistas do receptor H_1), que se ligam aos receptores H_1, atuam competitivamente para antagonizar muitos efeitos da resposta inflamatória imediata.

Metabólitos do ácido araquidônico. O ácido araquidônico é um ácido graxo insaturado com 20 átomos de carbono encontrado nos fosfolipídios das membranas celulares. A liberação de ácido araquidônico por fosfolipases inicia uma série de reações complexas que conduzem à produção dos mediadores inflamatórios da família dos *eicosanoides* (LT, prostaglandinas e metabólitos relacionados). A síntese dos eicosanoides segue uma de duas vias: a via da ciclo-oxigenase, que culmina com a síntese de prostaglandinas e tromboxano, denominados coletivamente prostanoides, e a via da lipo-oxigenase, que culmina com a síntese de LT (Figura 9.4).[19-21]

Diversas prostaglandinas são sintetizadas a partir do ácido araquidônico pela via metabólica da ciclo-oxigenase.[1] As prostaglandinas [p. ex., prostaglandina D_2 (PGD_2); prostaglandina [PG] E_2 [PGE_2]; prostaglandina F2α [$PGF_{2α}$] e prostaciclina [PGI_2]) induzem inflamação e potencializam os efeitos da histamina e de outros mediadores inflamatórios. As prostaglandinas e o tromboxano A_2 promovem agregação de plaquetas e vasoconstrição. O ácido acetilsalicílico e os medicamentos anti-inflamatórios não esteroides (AINE) reduzem a inflamação por inativação da primeira enzima na via da ciclo-oxigenase para síntese de prostaglandina.

Do mesmo modo que as prostaglandinas, os leucotrienos são formados a partir do ácido araquidônico, mas pela via da lipo-oxigenase. A histamina e os LT são complementares na ação porque têm funções semelhantes. A histamina é produzida rapidamente e de modo transiente, enquanto os LT mais potentes estão sendo sintetizados. Também foi constatado que os LT afetam a permeabilidade das vênulas pós-capilares, as propriedades de adesão de células endoteliais e o extravasamento e a quimiotaxia de neutrófilos, eosinófilos e monócitos. Os LT C_4, LTD_4 e LTE_4, conhecidos coletivamente como substância de reação lenta de anafilaxia (SRSA, *slow reacting substance of anaphylaxis*), provocam a constrição lenta e sustentada dos bronquíolos e são importantes mediadores inflamatórios em casos de asma brônquica e anafilaxia.

A modificação dietética da resposta inflamatória por meio do uso de ácidos graxos poli-insaturados ômega-3, especificamente o ácido eicosapentaenoico e o ácido docosaexaenoico, encontrados em óleo de peixes, pode ser efetiva na prevenção de algumas manifestações negativas do processo inflamatório.[22-24] O ácido α-linolênico, encontrado na semente de linhaça, no óleo de canola, em vegetais de folhas verdes, nozes e soja, é outra fonte de ácidos graxos ômega-3. Os ácidos graxos poli-insaturados ômega-3, considerados antitrombóticos e anti-inflamatórios, são estruturalmente diferentes dos ácidos graxos poli-insaturados ômega-6, que são pró-trombóticos e pró-inflamatórios e que se encontram na maioria das sementes, óleos vegetais e carne. Tipicamente, as membranas

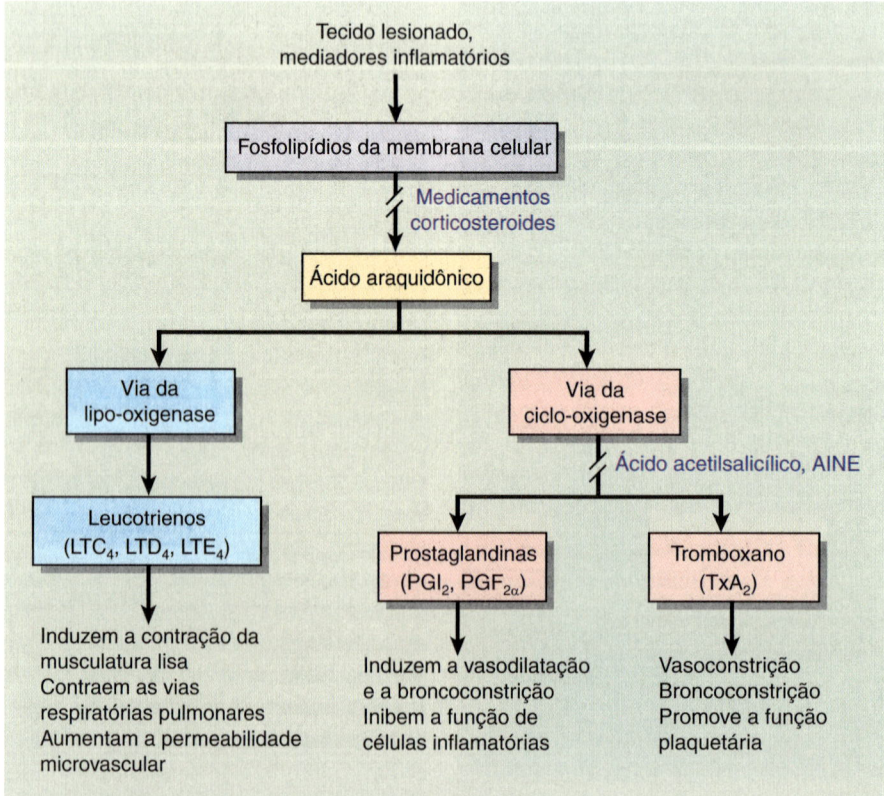

Figura 9.4 • Vias da ciclo-oxigenase e lipo-oxigenase e locais onde os corticosteroides e os AINE agem.

celulares das células inflamatórias apresentam altos níveis de ácido araquidônico ômega-6, fonte dos mediadores inflamatórios prostaglandinas e LT. Comer óleo de peixe e outros alimentos ricos em ácidos graxos ômega-3 resulta na substituição parcial do ácido araquidônico nas membranas das células inflamatórias por ácido eicosapentaenoico, uma mudança que leva à diminuição da produção de mediadores inflamatórios derivados do ácido araquidônico. Essa resposta por si só deve ser considerada um efeito potencialmente benéfico dos ácidos graxos ômega-3. No entanto, esses ácidos apresentam inúmeros outros efeitos que podem ocorrer a jusante da produção de eicosanoides alterados ou que podem ser independentes dessa função. Por exemplo, as pesquisas com animais e seres humanos têm mostrado que a inclusão na dieta de óleo de peixe resulta na supressão da produção de citocinas pró-inflamatórias e na redução da expressão de moléculas de adesão que participam da resposta inflamatória.[25]

Fator de ativação plaquetária.
O fator de ativação plaquetária (FAP), produzido a partir de um complexo lipídico armazenado nas membranas celulares, afeta vários tipos de células e induz a agregação das plaquetas. Ele ativa os neutrófilos e é um potente quimioatrator de eosinófilos. Quando injetado na pele, provoca reação papuloeritematosa e o infiltrado leucocitário característico de reações de hipersensibilidade imediata. Quando inalado, o FAP provoca broncospasmo, infiltração eosinofílica e hiper-reatividade brônquica inespecífica.

Proteínas plasmáticas.
Diversos fenômenos na resposta inflamatória são mediados por proteínas do plasma que pertencem a três sistemas inter-relacionados: coagulação, complemento e cinina.

O sistema de coagulação contribui para a fase vascular do processo inflamatório, principalmente com os fibrinopeptídios formados durante as etapas finais do processo de coagulação. A protease trombina, que se liga a receptores chamados receptores ativados por protease (PAR, *protease activated receptors*), proporciona a conexão final entre o sistema de coagulação e o processo inflamatório.[26] O acoplamento do denominado receptor do tipo 1 (PAR-1) pelas proteases, em particular a trombina, desencadeia várias respostas que induzem à inflamação, incluindo produção de quimiocinas, expressão de moléculas de adesão endoteliais, indução de síntese de prostaglandinas e produção de FAP.

O sistema complemento consiste em 20 componentes proteicos (e seus produtos de clivagem) encontrados em maior concentração no plasma. As proteínas do complemento se encontram em formas inativas no plasma. Muitas são ativadas para se tornarem enzimas proteolíticas que degradam outras proteínas do complemento, formando uma cascata que desempenha papel importante tanto na imunidade quanto no processo inflamatório.[27-29] As proteínas do complemento auxiliam na cascata inflamatória aumentando a permeabilidade vascular, aprimorando o processo de fagocitose e provocando vasodilatação.

O sistema cinina produz peptídios vasoativos a partir de proteínas plasmáticas chamadas *cininogênios*, pela ação de proteases conhecidas como *calicreínas*.[30] A ativação do sistema cinina resulta na liberação de bradicinina, que aumenta a permeabilidade vascular e provoca contração da musculatura lisa, dilatação dos vasos sanguíneos e dor quando injetada na pele. Esses efeitos são semelhantes aos da histamina. A ação da bradicinina é de curta duração, porque é rapidamente inativada por uma enzima chamada *cininase*. Qualquer quantidade de bradicinina que escape da inativação pela cininase é degradada pela enzima conversora de angiotensina nos pulmões.[30]

Citocinas e quimiocinas.
As citocinas são proteínas produzidas por vários tipos de células (principalmente macrófagos e linfócitos ativados, mas também por vários tipos de tecidos como endotelial, epitelial e conjuntivo) que modulam a função de outras células.[1] Apesar de bem conhecidos por seu papel na resposta imunológica, esses produtos também desempenham um papel importante nos processos de inflamação aguda e crônica.

O TNF-α e a interleucina-1 são duas das principais citocinas que fazem a mediação de processos inflamatórios. A principal fonte celular de TNF-α e IL-1 é ativada por macrófagos (Figura 9.5). A IL-1 também é produzida por muitos outros tipos de células além de macrófagos, entre eles neutrófilos, células endoteliais e células epiteliais (p. ex., queratinócitos).

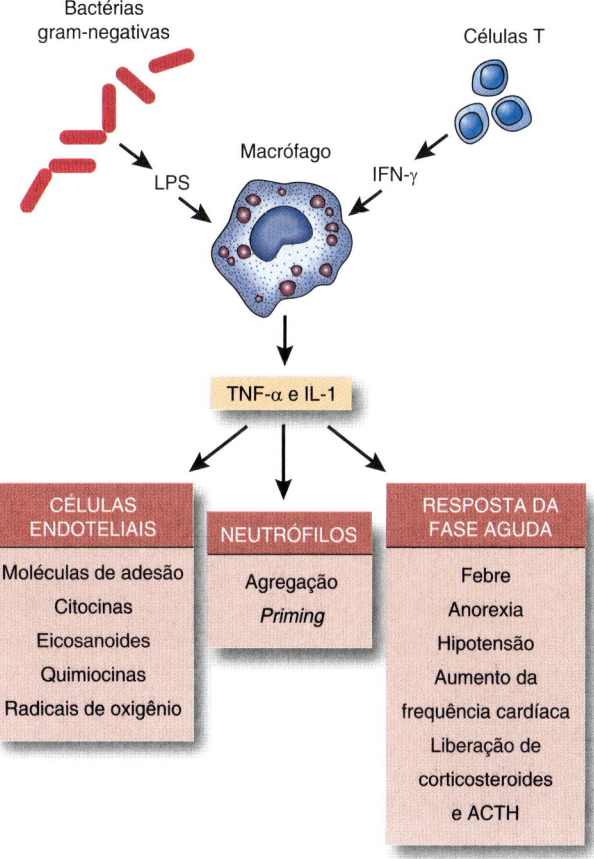

Figura 9.5 • O papel central IL-1 e do TNF-α na resposta inflamatória aguda. Os lipopolissacarídios (LPS) e a IFN-γ ativam os macrófagos para liberar citocinas inflamatórias, principalmente IL-1 e TNF-α, responsáveis pela orientação tanto de respostas inflamatórias locais quanto sistêmicas. ACTH: hormônio adrenocorticotrófico. Fonte: Rubin E., Strayer D. S. (Eds.) (2015). Rubin's patology: Clinicopathologic foundations of medicine (7. ed., Fig. 2-14, p. 68). Philadelphia, PA: Lippincott Williams & Wilkins.

A secreção de TNF-α e IL-1 pode ser estimulada por endotoxinas e outros produtos microbianos, por células do sistema imunológico, lesões e uma variedade de estímulos inflamatórios. TNF-α e IL-1 induzem as células endoteliais a expressar moléculas de adesão e liberar citocinas, quimiocinas e espécies reativas de oxigênio. O TNF-α induz *priming* e agregação de neutrófilos, levando a um incremento nas respostas dessas células à ação de outros mediadores. IL-1 e TNF-α também são mediadores das respostas de fase aguda associada a infecção ou lesão. As características dessas respostas sistêmicas incluem febre; hipotensão e aumento da frequência cardíaca; anorexia; liberação de neutrófilos na circulação; e aumento dos níveis de hormônios corticosteroides.

As citocinas quimiotáticas, ou *quimiocinas*, são uma família de pequenas proteínas que atuam principalmente como agentes quimioatratores para recrutar e orientar a migração de células imunológicas e inflamatórias.[31] As quimiocinas produzem um gradiente quimiotático por ligação a proteoglicanos na superfície de células endoteliais ou na MEC. Como resultado, elevadas concentrações de quimiocinas persistem nos locais de lesão do tecido ou de infecção. Foram identificadas duas classes de quimiocinas: quimiocinas inflamatórias e quimiocinas *homing*. As quimiocinas inflamatórias são produzidas em resposta a toxinas bacterianas e citocinas inflamatórias (*i. e.*, IL-1, TNF-α). Essas quimiocinas recrutam leucócitos durante a resposta inflamatória. As quimiocinas *homing* são constitutivamente expressas e são suprarreguladas durante reação inflamatória e resposta imune.[31]

Radicais livres derivados do óxido nítrico e do oxigênio.
Os radicais livres derivados do oxigênio e do óxido nítrico (NO) desempenham um papel importante na resposta inflamatória. O óxido nítrico, produzido por uma variedade de células, desempenha inúmeros papéis no processo inflamatório, incluindo relaxamento da musculatura lisa e antagonismo à adesão de plaquetas, agregação e desgranulação, e funciona como regulador endógeno do recrutamento de leucócitos.[32,33] O bloqueio da produção de NO pode aumentar a adesão de leucócitos; o fornecimento de NO exógeno reduz o número de leucócitos. Desse modo, a produção de NO parece representar um mecanismo de compensação que reduz a fase celular da inflamação. O comprometimento da produção de NO pelas células endoteliais vasculares está implicado em alterações inflamatórias resultantes da aterosclerose. O óxido nítrico e seus derivados também têm ação antimicrobiana, portanto o NO funciona como mediador do hospedeiro contra infecção.

Radicais livres derivados do oxigênio podem ser liberados de leucócitos para o meio extracelular após a exposição a micróbios, citocinas e complexos imunológicos, ou no processo de fagocitose, que ocorre durante a fase celular do processo inflamatório. Os radicais superóxido, peróxido de hidrogênio e hidroxila são as principais espécies produzidas na célula. Essas espécies podem se combinar com o NO para formar outros intermediários reativos de nitrogênio, capazes de fomentar o processo inflamatório e provocar maiores danos aos tecidos.

Manifestações locais

Embora todas as reações inflamatórias agudas sejam caracterizadas por alterações vasculares e infiltração de leucócitos, a gravidade da reação, a causa específica e o local de envolvimento introduzem variações nas manifestações e correlações clínicas. Essas manifestações podem variar desde edema e formação de exsudato até a formação de abscesso ou ulceração.

Caracteristicamente, a resposta inflamatória aguda envolve a produção de exsudato. Esses exsudatos variam em relação ao tipo de líquido, ao teor de proteína plasmática e à existência ou não de células. Eles podem ser serosos, hemorrágicos, fibrinosos, membranosos ou purulentos. Muitas vezes, o exsudato é composto por uma combinação desses tipos. *Exsudato seroso* é um líquido com baixo teor de proteína resultante da entrada de plasma no local inflamatório. *Exsudato hemorrágico* acontece quando existe lesão tecidual grave, que danifica os vasos sanguíneos, ou quando há fugas significativas de hemácias dos capilares. Exsudato fibrinoso contém grandes quantidades de fibrinogênio e forma uma malha grossa e pegajosa, semelhante às fibras de um coágulo sanguíneo. *Exsudatos membranosos* ou *pseudomembranosos* se desenvolvem em superfícies mucosas e são compostos por células necróticas enredadas em um exsudato fibropurulento.

Um *exsudato purulento* ou *supurativo* contém pus, composto por leucócitos degradados, proteínas e fragmentos de tecido. Alguns microrganismos, como *Staphylococcus*, apresentam maior propensão do que outros a induzir processo inflamatório supurativo localizado. Abscesso é uma área localizada de inflamação contendo um exsudato purulento, que pode ser cercado por uma camada de neutrófilos (Figura 9.6). Os fibroblastos, por fim, podem entrar na área e cercar o abscesso. Como agentes antimicrobianos não conseguem penetrar a parede do abscesso, podem ser necessárias incisão cirúrgica e drenagem para alcançar a cicatrização.

Ulceração se refere a um local de inflamação, onde uma superfície epitelial (p. ex., pele ou epitélio gastrintestinal) se torna necrótica e corroída, frequentemente associada a inflamação subepitelial. A ulceração pode decorrer de uma lesão traumática à superfície epitelial (p. ex., úlcera péptica) ou de um comprometimento vascular (p. ex., úlceras do pé associadas ao diabetes).

Conceitos fundamentais

Resposta inflamatória

- As manifestações de uma resposta inflamatória aguda podem ser atribuídas a alterações vasculares imediatas que ocorrem (vasodilatação e aumento da permeabilidade capilar), influxo de células inflamatórias como neutrófilos e, em alguns casos, efeitos disseminados de mediadores inflamatórios, que produzem febre e outros sinais e sintomas sistêmicos
- As manifestações de inflamação crônica são o resultado de infiltração de macrófagos, linfócitos e fibroblastos, conduzindo a processo inflamatório persistente, proliferação de fibroblastos e formação de cicatriz.

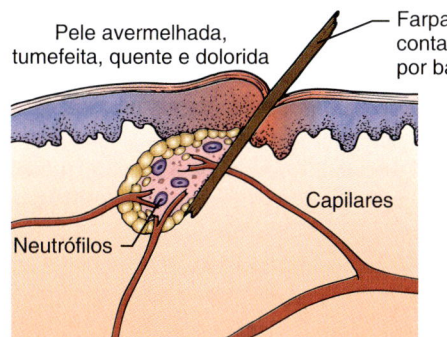

A Inflamação
Dilatação capilar, exsudação de líquido, migração de neutrófilos

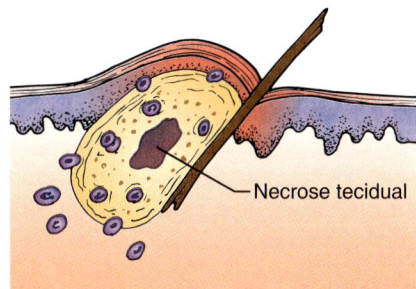

B Supuração
Desenvolvimento de exsudato supurativo ou purulento contendo neutrófilos degradados e restos de tecido

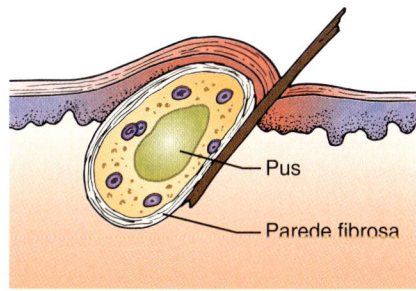

C Formação de abscesso
Compartimentalização de exsudato purulento (pus) para formação de abscesso

Figura 9.6 • Formação de abscesso. **A.** Invasão bacteriana e desenvolvimento do processo inflamatório. **B.** Continuação do crescimento bacteriano, migração de neutrófilos, liquefação por necrose de tecidos e desenvolvimento de exsudato purulento. **C.** Compartimentalização da área inflamada e seu exsudato purulento de modo a formar um abscesso.

Inflamação crônica

Em contraste com os processos inflamatórios agudos, que geralmente são autolimitados e de curta duração, a inflamação crônica é autoperpetuada e pode durar semanas, meses ou mesmo anos. Ela tende a se desenvolver como o resultado de um processo inflamatório agudo recorrente ou progressivo ou por respostas de baixo grau, que não são capazes de evocar resposta aguda.

É característica de um processo inflamatório crônico a infiltração de células mononucleares (macrófagos e linfócitos) em vez do afluxo de neutrófilos, como comumente observado nos casos de inflamação aguda. A inflamação crônica também envolve a proliferação de fibroblastos, em vez da formação de exsudatos. Como consequência, o risco de formação de cicatrizes e deformidades geralmente é maior do que nos casos de inflamação aguda. Os agentes que costumam desencadear um processo inflamatório crônico tipicamente são infecções persistentes de baixo grau ou irritativos que não são capazes de penetrar profundamente ou de se disseminar rapidamente.[34] Dentre as causas de inflamação crônica, destaca-se a existência de corpos estranhos, como talco, sílica, amianto e materiais cirúrgicos de sutura. Muitos vírus podem provocar resposta inflamatória crônica, como também o fazem certas bactérias, fungos e parasitos maiores com virulência entre moderada e baixa. Podem ser citados como exemplos o bacilo da tuberculose e o treponema da sífilis. A existência de tecido danificado, como o que se forma em torno de uma fratura de cicatrização, também pode incitar o desenvolvimento de um processo inflamatório crônico. Acredita-se que mecanismos imunológicos desempenham papel importante nos casos de inflamação crônica. Os dois padrões de inflamação crônica são a inflamação crônica inespecífica e a inflamação granulomatosa.

Inflamação crônica inespecífica

A inflamação crônica inespecífica envolve a acumulação difusa de macrófagos e linfócitos no local de lesão. A quimiotaxia contínua impulsiona os macrófagos a se infiltrarem no local inflamado, onde se acumulam devido a sobrevivência e imobilização prolongadas. Esses mecanismos conduzem à proliferação de fibroblastos, com formação de cicatriz subsequente, o que em muitos casos substitui o tecido conjuntivo normal ou tecidos parenquimais funcionais nas estruturas envolvidas. Por exemplo, o tecido cicatricial resultante de um processo inflamatório crônico do intestino provoca o estreitamento do lúmen intestinal.[35]

Inflamação granulomatosa

Lesão granulomatosa é uma forma distinta de inflamação crônica. Tipicamente, um *granuloma* é uma pequena lesão medindo de 1 a 2 mm em que existe um aglomerado de macrófagos rodeados por linfócitos. Esses macrófagos modificados se assemelham a células epiteliais e, por vezes, são chamados de *células epitelioides*.[1] Como outros macrófagos, as células epitelioides são originalmente derivadas de monócitos do sangue. O processo inflamatório granulomatoso está associado à existência de corpos estranhos, como farpas, suturas, resíduos de sílica e amianto e a microrganismos que causam tuberculose, sífilis, sarcoidose, infecções fúngicas profundas e brucelose. Esses tipos de agente têm uma característica comum: são mal digeridos e, geralmente, não podem ser facilmente controlados por outros mecanismos inflamatórios. As células epitelioides de um processo inflamatório granulomatoso têm condições de se agrupar em massa ou se aglutinar, formando uma célula gigante multinucleada, na tentativa de cercar o corpo estranho (Figura 9.7). Assim, uma densa membrana de tecido conjuntivo encapsula a lesão, isolando-a. Frequentemente, essas células são chamadas *de células gigantes de corpo estranho*.

Manifestações sistêmicas da inflamação

Em condições excelentes, a resposta inflamatória continua confinada a uma área localizada. Em alguns casos, no entanto,

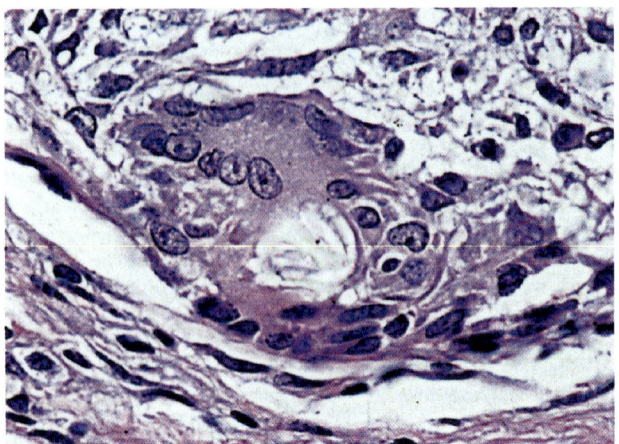

Figura 9.7 • Tipos de granulomas. Células gigantes de corpo estranho com numerosos núcleos dispostos aleatoriamente no citoplasma e material estranho no centro. Fonte: Rubin E., Farber J. L. (Eds.) (2015). Rubin's pathology: Clinicopathologic foundations of medicine (7. ed., Fig. 2-42C, p. 92). Philadelphia, PA: Lippincott Williams & Wilkins.

a lesão local pode resultar em manifestações sistêmicas proeminentes à medida que mediadores inflamatórios vão sendo liberados na corrente sanguínea. As manifestações sistêmicas mais importantes de um processo inflamatório incluem resposta de fase aguda, alterações na contagem de leucócitos do sangue e febre. Processos inflamatórios agudos e crônicos localizados podem se estender ao sistema linfático e levar a uma reação nos linfonodos que drenam a área afetada.

Resposta de fase aguda

Juntamente com as respostas celulares durante a resposta inflamatória, ocorrem vários efeitos sistêmicos chamados de *resposta de fase aguda*. A resposta de fase aguda, que normalmente se inicia em um intervalo de horas ou dias após a manifestação da inflamação ou infecção, inclui alterações nas concentrações de proteínas plasmáticas (*i. e.*, proteínas de fase aguda), no catabolismo muscular, no balanço nitrogenado negativo, elevação da velocidade de hemossedimentação (VHS) e aumento no número de leucócitos. Essas respostas são produzidas pela liberação de citocinas, particularmente IL-1, IL-6 e TNF-α. Essas citocinas afetam o centro termorregulador do hipotálamo para produzir febre, o sinal mais evidente de uma resposta de fase aguda. A IL-1 e outras citocinas induzem a elevação no número e aumentam os neutrófilos circulantes, estimulando sua produção na medula óssea. Outras manifestações da resposta de fase aguda incluem anorexia, sonolência e mal-estar, provavelmente por causa da ação de IL-1 e TNF-α sobre o sistema nervoso central. As alterações metabólicas, incluindo as que ocorrem no catabolismo da musculatura esquelética, fornecem aminoácidos que podem ser utilizados na resposta imune e no reparo dos tecidos. Em geral, a resposta de fase aguda serve para coordenar as várias alterações nas funções orgânicas a fim de possibilitar ótima resposta do hospedeiro.

Nos casos de infecções bacterianas graves (septicemia), a grande quantidade de microrganismos no sangue resulta do descontrole da resposta inflamatória, com a produção e liberação de enormes quantidades de citocinas inflamatórias (principalmente IL-1 e TNF-α) e o desenvolvimento do que é conhecido como *síndrome de resposta inflamatória sistêmica*.[37] Essas citocinas provocam vasodilatação generalizada, aumento da permeabilidade vascular, perda de líquidos intravasculares, depressão do miocárdio e choque circulatório.

Proteínas de fase aguda. Durante a resposta de fase aguda, o fígado aumenta drasticamente a síntese de proteínas de fase aguda, como fibrinogênio, proteína C reativa (CRP) e proteína amiloide A sérica (SAA, *serum amyloid A protein*).[1] A síntese dessas proteínas é regulada positivamente por citocinas, especialmente TNF-α, IL-1 (para SAA) e IL-6 (para fibrinogênio e CRP).

A PCR é uma proteína de fase aguda e um importante biomarcador inflamatório em várias condições clínicas, como infarto agudo do miocárdio, malignidades e distúrbios autoimunes e intervenções cirúrgicas. A PCR foi nomeada em virtude de sua capacidade de reagir com a fração C (polissacarídeo C) isolada da parede celular dos pneumococos.[38] Acredita-se que a função da CRP seja proteção, uma vez que se liga à superfície de microrganismos invasores e os marca para serem destruídos pelo sistema complemento e por fagocitose.[38] Embora todas as pessoas mantenham um baixo nível de CRP, esse nível se eleva quando ocorre resposta inflamatória aguda. Estudos recentes têm se concentrado na utilização de CRP de alta sensibilidade (CRP-as) como um marcador para o aumento de risco de infarto do miocárdio em pessoas com doença cardíaca coronariana.[39] Crê-se que a inflamação que envolve placas ateroscleróticas nas artérias coronárias possa predispor ao desenvolvimento de trombose e infarto do miocárdio.[39]

Durante a resposta de fase aguda, a proteína SAA substitui a apolipoproteína A, um componente de partículas de lipoproteína de alta densidade (HDL, *high-density liprotein*); essa substituição presumivelmente aumenta a transferência de HDL de células hepáticas para os macrófagos, capazes então de utilizar essas partículas para o fornecimento de energia. O aumento nos níveis de fibrinogênio faz as hemácias formarem pilhas (*rouleaux*) que sedimentam mais rapidamente do que hemácias individuais. Essa é a base da aceleração na velocidade de hemossedimentação (VHS), que aparece em condições patológicas caracterizadas por uma resposta inflamatória sistêmica.

Resposta leucocitária

A leucocitose, que é o aumento no número de leucócitos, frequentemente representa um sinal de resposta inflamatória, especialmente aquela causada por infecção bacteriana. O número de leucócitos geralmente aumenta do valor normal na faixa de 4.000 a 10.000 células/µℓ para 15.000 a 20.000 células/µℓ em condições inflamatórias agudas. Depois de liberados pela medula óssea, os neutrófilos circulantes têm vida útil de apenas aproximadamente 10 h, portanto precisam ser constantemente substituídos para manter uma contagem adequada. Com a demanda excessiva por fagócitos, são liberadas da medula óssea formas imaturas de neutrófilos (bastões).

Infecções bacterianas produzem aumento relativamente seletivo no número de neutrófilos (neutrofilia), enquanto respostas parasitárias e alérgicas costumam induzir eosinofilia. As infecções virais tendem a produzir redução no número de neutrófilos (neutropenia) e aumento no número de linfócitos (linfocitose). Em casos de infecções graves, pode ocorrer redução na contagem de leucócitos (leucopenia) ou na capacidade de produção.

Linfadenite

Processos inflamatórios agudos e crônicos localizados podem levar a uma reação nos linfonodos que drenam a área afetada. Essa resposta torna-se inespecífica aos mediadores liberados no tecido lesionado ou imunológica a um antígeno específico. Linfonodos palpáveis e doloridos estão mais comumente associados a processos inflamatórios, enquanto linfonodos palpáveis, mas sem dor, são mais característicos em casos de neoplasias.

RESUMO

Inflamação descreve uma resposta local à lesão tecidual e pode se apresentar como condição aguda ou crônica. Os sinais clássicos de uma resposta inflamatória aguda são rubor, tumefação, calor local, dor e perda de função. O processo inflamatório agudo é orquestrado por células endoteliais que revestem os vasos sanguíneos; leucócitos fagocíticos (principalmente neutrófilos e monócitos) que circulam no sangue; e células teciduais (macrófagos, mastócitos), que orientam as respostas dos tecidos. O processo inflamatório agudo envolve uma fase hemodinâmica, durante a qual ocorre aumento do fluxo sanguíneo e da permeabilidade capilar, e uma fase celular, durante a qual os leucócitos fagocíticos se deslocam para a área afetada para engolfar e degradar o agente nocivo. A resposta inflamatória é comandada por mediadores químicos, como citocinas e quimiocinas, histamina, prostaglandinas, FAP, fragmentos do complemento e moléculas reativas liberadas pelos leucócitos. O processo inflamatório agudo pode envolver a produção de exsudato com líquido seroso (exsudato seroso), hemácias (exsudato hemorrágico), fibrinogênio (exsudato fibrinoso) ou fragmentos de tecido e produtos de degradação dos leucócitos (exsudato purulento).

Em contraste com a inflamação aguda, que é autolimitada, o processo inflamatório crônico é prolongado e geralmente causado por irritativos persistentes, sendo a maioria insolúvel e resistente a fagocitose e outros mecanismos inflamatórios. O processo inflamatório crônico envolve células mononucleares (linfócitos e macrófagos), em vez de granulócitos.

As manifestações sistêmicas de um processo inflamatório incluem efeitos sistêmicos da resposta de fase aguda, como febre e letargia; aumento da VHS e dos níveis de CRP de alta sensibilidade e outras proteínas de fase aguda; leucocitose ou, em alguns casos, leucopenia; e dilatação dos linfonodos que drenam a área afetada.

REPARO TECIDUAL E CICATRIZAÇÃO DE FERIDAS

Depois de concluir esta seção, o leitor deverá ser capaz de:

- Comparar os tipos de células lábeis, estáveis e permanentes em termos de sua capacidade de regeneração
- Descrever o processo de cicatrização de feridas durante as fases inflamatória, proliferativa e de remodelação
- Explicar os efeitos da desnutrição; isquemia e privação de oxigênio; comprometimento das respostas imunológicas e inflamatórias; e infecção, separação de feridas e corpos estranhos na cicatrização de feridas
- Discutir os efeitos da idade na cicatrização de feridas.

Reparo dos tecidos

O reparo dos tecidos, que se sobrepõe ao processo inflamatório, é uma resposta à lesão tecidual e representa uma tentativa de manter a estrutura e o funcionamento orgânicos normais. Pode tomar o formato de uma regeneração, na qual as células lesionadas são substituídas por células do mesmo tipo, muitas vezes sem deixar vestígios residuais de lesão anterior, ou de uma substituição por tecido conjuntivo, o que deixa cicatriz permanente. Tanto a regeneração quanto o reparo por tecido conjuntivo são determinadas por intermédio de mecanismos semelhantes que envolvem migração, proliferação e diferenciação celulares, bem como interação com a MEC.[40]

Regeneração dos tecidos

Órgãos e tecidos orgânicos são compostos por dois tipos de estruturas: parênquima e estroma. Os tecidos do parênquima contêm as células funcionais de um órgão ou parte do corpo (p. ex., hepatócitos, células tubulares renais). Os tecidos do estroma consistem em tecido conjuntivo de sustentação, vasos sanguíneos, MEC e fibras nervosas.

A regeneração dos tecidos envolve a substituição do tecido lesionado por células do mesmo tipo, deixando pouca ou nenhuma evidência da lesão anterior. A capacidade de regeneração varia de acordo com o tipo de célula e de tecido. As células do corpo são divididas em três tipos, segundo sua capacidade de regeneração: células lábeis, estáveis ou permanentes.[40] *Células lábeis* são aquelas que continuam a se dividir e replicar ao longo da vida, substituindo células continuamente destruídas. Isso inclui as células epiteliais da superfície cutânea, da cavidade oral, da vagina e do colo do útero; o epitélio colunar do sistema digestório, do útero e das tubas uterinas; o epitélio de transição do sistema urinário; e as células da medula óssea. *Células estáveis* são aquelas que normalmente param de se dividir quando o processo de crescimento é interrompido. No entanto, são capazes de se regenerar quando confrontadas com um estímulo apropriado e podem, portanto, reconstituir o tecido original. Essa categoria inclui as células do parênquima hepático e renal, da musculatura lisa e do endotélio vascular. *Células permanentes* ou *fixas* não sofrem divisão mitótica. A categoria de células permanentes inclui as células nervosas, da musculatura esquelética e do músculo cardíaco. Essas células normalmente não se regeneram; uma vez destruídas, são substituídas por tecido fibroso de cicatrização sem as características funcionais do tecido destruído.

Reparo por tecido fibroso

Lesão grave ou persistente, com danos tanto às células do parênquima quanto à MEC, leva a uma situação em que o reparo não pode ser obtido apenas com a regeneração dos tecidos. Nessas condições, ocorre reparo com substituição por tecido conjuntivo, processo que envolve a produção de tecido de granulação e a formação de tecido cicatricial.

O tecido de granulação é um tecido conjuntivo úmido de coloração vermelha brilhante que contém capilares recém-formados, proliferação de fibroblastos e células inflamatórias residuais. O desenvolvimento de tecido de granulação envolve crescimento de novos capilares (angiogênese), fibrogênese e involução para a formação do tecido cicatricial. O processo de angiogênese abrange a produção e o surgimento de novos vasos sanguíneos a partir de vasos preexistentes. Estes novos capilares tendem a brotar da superfície da ferida como pequenos grânulos avermelhados, dando nome ao *tecido de granulação*. Assim, porções do novo leito capilar se diferenciam em arteríolas e vênulas.

A fibrogênese compreende o afluxo de fibroblastos ativados. Estes secretam componentes da matriz extracelular, incluindo fibronectina, ácido hialurônico, proteoglicanos e colágeno. A fibronectina e o ácido hialurônico são os primeiros componentes depositados na cicatrização de feridas, e os proteoglicanos aparecem posteriormente. Como os proteoglicanos são substâncias hidrofílicas, sua acumulação contribui para a aparência edematosa da ferida. O começo da síntese de colágeno colabora para a formação subsequente do tecido cicatricial.

A formação de uma cicatriz se baseia na estrutura do tecido de granulação de novos vasos e na MEC frouxa. O processo se desenvolve em duas fases: (1) migração e proliferação de fibroblastos para o local da lesão e (2) deposição de MEC por essas células. À medida que o processo de cicatrização evolui, ocorre redução na proliferação de fibroblastos e formação de novos vasos sanguíneos e aumento da síntese e deposição de colágeno. A síntese de colágeno é importante para o desenvolvimento de forças de tração no local da ferida de cicatrização. Em última análise, a base para a formação do tecido de granulação evolui para uma cicatriz composta de fibroblastos fusiformes, em grande parte inativos, densas fibras de colágeno, fragmentos de tecido elástico e outros componentes da MEC. À medida que a cicatriz amadurece, a degeneração vascular, por conseguinte, transforma o tecido de granulação altamente vascular em uma cicatriz pálida, em grande parte avascular.

Regulação do processo de cicatrização

O processo de cicatrização dos tecidos é regulado pela ação de mediadores químicos e fatores de crescimento, que também orquestram as interações entre a matriz extracelular e a matriz celular.[40-43]

Mediadores químicos e fatores de crescimento. Um número considerável de pesquisas tem contribuído para a compreensão da ação de mediadores químicos e fatores de crescimento que orquestram o processo de cicatrização. Esses mediadores químicos e fatores de crescimento são liberados de maneira ordenada de muitas células que participam na regeneração dos tecidos e no processo de cicatrização.

Os mediadores químicos incluem IL, interferonas (IFN), TNF-α e derivados do ácido araquidônico (prostaglandinas e LT), que participam na resposta inflamatória.[19] Os fatores de crescimento são moléculas semelhantes a hormônios que interagem com receptores específicos da superfície celular para controlar os processos envolvidos na reparação de tecidos e na cicatrização de feridas.[44] Eles podem atuar sobre as células adjacentes ou na célula para produzir o fator de crescimento. Os fatores de crescimento são nomeados em relação a seu tecido de origem (p. ex., fator de crescimento derivado das plaquetas [PDGF, *platelet derived growth factor*], fator de crescimento de fibroblastos [FGF, *fibroblast growth factor*]), sua atividade biológica (p. ex., fator transformador de crescimento [TGF, *transforming growth factor*]), ou às células sobre as quais atuam (p. ex., fator de crescimento epitelial [EGF, *epithelial growth factor*] ou fator de crescimento β do tecido conjuntivo [TGF-β, *connective tissue growth factor beta*] ou do endotélio vascular [VEGF]).[44] Os fatores de crescimento controlam a proliferação, a diferenciação e o metabolismo celulares durante o processo de cicatrização de feridas. Por exemplo, o VEGF estimula a cicatrização de feridas por meio da deposição de colágeno, angiogênese e epitelização.[44] Os fatores de crescimento auxiliam na regulação do processo inflamatório; funcionam como quimioatratores para neutrófilos, monócitos (macrófagos), fibroblastos e células epiteliais; estimulam a angiogênese; e contribuem para a geração da MEC.

Matriz extracelular. O entendimento sobre o processo de regeneração e reparo tecidual tem se expandido ao longo das últimas décadas para incorporar o complexo ambiente da MEC. A MEC é secretada localmente e se organiza em uma rede de espaços que circundam as células do tecido. São três seus componentes básicos: proteínas estruturais fibrosas (p. ex., fibras de colágeno e elastina), géis hidratados (p. ex., proteoglicanos e ácido hialurônico), que possibilitam resistência e lubrificação, e glicoproteínas de adesão (p. ex., fibronectina e laminina), que unem os elementos da matriz uns aos outros e às células. A MEC se apresenta em duas formas básicas: (1) *membrana basal*, que circunda células epiteliais, endoteliais e células da musculatura lisa e (2) *matriz intersticial*, que está disposta nos espaços intercelulares do tecido conjuntivo e entre o epitélio e as células de suporte dos vasos sanguíneos.

A MEC fornece turgescência aos tecidos moles e rigidez aos ossos; abastece o substrato para a adesão celular; está envolvida na regulação do crescimento, do movimento e da diferenciação das células que a rodeiam; e proporciona os meios de armazenamento e apresentação de moléculas reguladoras que controlam o processo de reparo. Ela também fornece a base estrutural para a renovação dos tecidos. Embora as células de vários tecidos sejam capazes de regeneração, uma lesão nem sempre resulta no restabelecimento da estrutura normal, a não ser que a MEC permaneça intacta. A integridade da membrana basal subjacente, em particular, é fundamental para a regeneração tecidual. Quando a membrana basal é comprometida, a proliferação celular ocorre de maneira aleatória, o que resulta em um tecido desorganizado e não funcional.

É fundamental para o processo de cicatrização de feridas a transição do tecido de granulação para tecido cicatricial, que envolve alterações na composição da MEC. No processo de transição, os componentes da matriz extracelular são degradados por proteases (enzimas) secretadas localmente por uma variedade de células (fibroblastos, macrófagos, neutrófilos,

Compreenda | Cicatrização de feridas

A cicatrização de feridas envolve a restauração da integridade do tecido lesionado. A cicatrização de feridas cutâneas, comumente utilizadas para ilustrar os princípios gerais do processo de cicatrização, é dividida em três fases: (1) fase inflamatória, (2) fase proliferativa e (3) contração da ferida e fase de remodelação. Cada uma é mediada por citocinas e fatores de crescimento.

Fase inflamatória

A fase inflamatória começa no momento da lesão com a formação de um coágulo sanguíneo e a migração de leucócitos fagocíticos para o local da ferida. As primeiras células a chegar, os neutrófilos, ingerem e removem as bactérias e os restos celulares. Após 24 h, os macrófagos se juntam aos neutrófilos para continuar a ingestão de fragmentos celulares; estes desempenham papel essencial na produção de fatores de crescimento para a fase proliferativa.

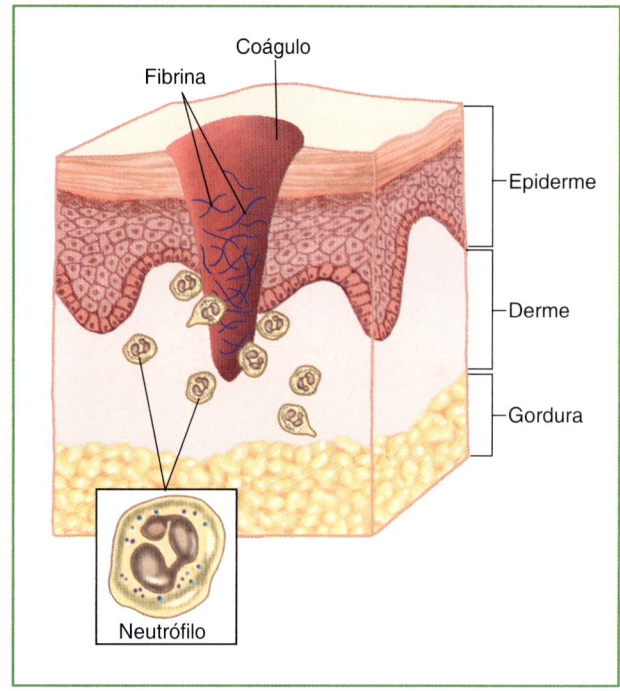

Fase proliferativa

Os processos primários durante esta fase se concentram na construção de tecido novo para preencher o espaço da ferida. As células mais importantes durante esta fase são os *fibroblastos*, que são células do tecido conjuntivo que sintetizam e secretam colágeno, proteoglicanos e glicoproteínas necessários para a cicatrização de feridas. Os fibroblastos também produzem uma família de fatores de crescimento que induzem o processo de angiogênese (crescimento de novos vasos sanguíneos) e proliferação e migração de células endoteliais. O componente final da fase proliferativa é a epitelização, durante a qual as células epiteliais nas bordas da ferida proliferam para formar uma nova camada de superfície, semelhante à que foi destruída pela lesão.

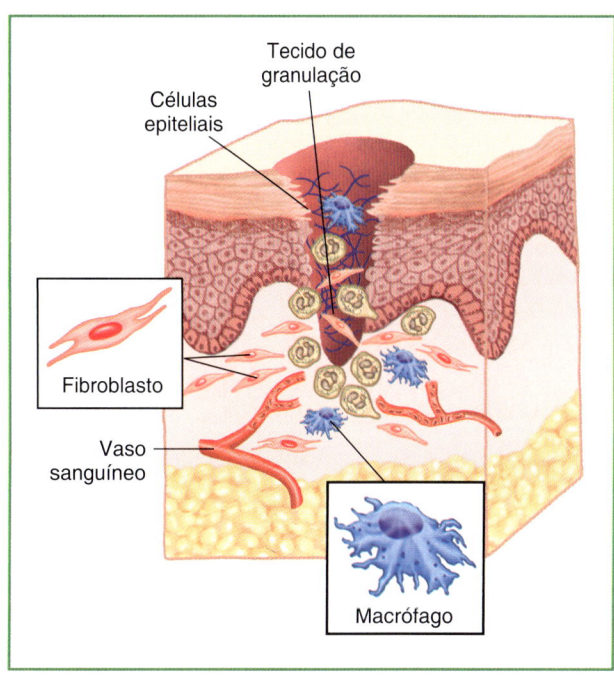

(continua)

Compreenda Cicatrização de feridas (continuação)

Contração da ferida e fase de remodelação

Esta fase se inicia aproximadamente 3 semanas após a lesão com o desenvolvimento da cicatriz fibrosa e pode continuar por 6 meses ou mais, dependendo da extensão da ferida. Durante esta fase, ocorre redução na vascularidade e remodelação contínua do tecido cicatricial simultaneamente por meio da síntese de colágeno pelos fibroblastos e da lise pela enzima colagenase. Como resultado desses dois processos, a arquitetura da cicatriz é capaz de aumentar sua resistência à tração, e a cicatriz encolhe, tornando-se menos visível.

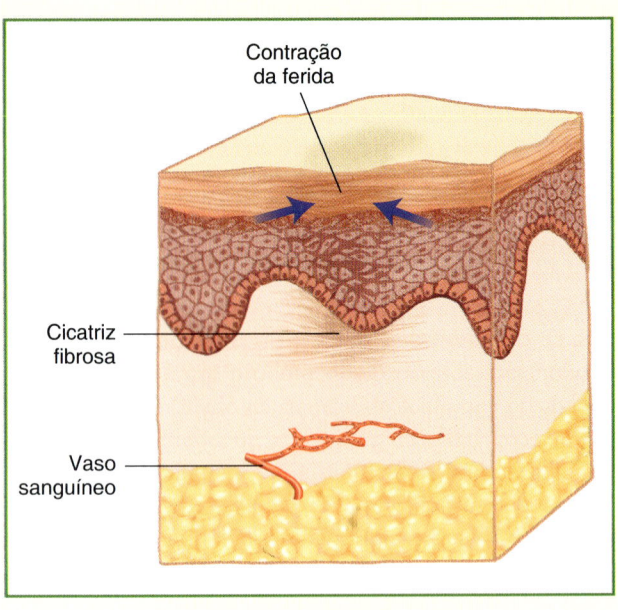

células sinoviais e células epiteliais). Algumas proteases, como as colagenases, são altamente especializadas, fazendo a clivagem de proteínas específicas em um pequeno número de locais.[45] Isso viabiliza a manutenção da integridade estrutural da MEC enquanto ocorre a migração celular. Devido ao potencial de produzir danos aos tecidos, a ação das proteases é rigorosamente controlada. Tipicamente, são elaboradas em uma forma inativa, que precisa ser ativada por mediadores químicos encontrados no local da lesão, e são rapidamente inativadas por inibidores teciduais. As pesquisas mais recentes concentram-se na investigação de problemas na regulagem da ação das proteases em distúrbios, como o rompimento da matriz cartilaginosa nos casos de artrite e inflamação neural nos casos de esclerose múltipla e na rigidez arterial, que provoca aumento da resistência periférica.[45] As evidências obtidas a partir de um estudo com animais mostram que a inexistência do inibidor tecidual da metaloproteinase 2 (MMP2) pode conduzir a disfunção cardíaca no ventrículo esquerdo e comprometimento da remodelação da MEC em resposta ao estresse biomecânico.[46]

Cicatrização de feridas

Tecidos lesionados são reparados por regeneração das células parenquimatosas ou por reparo do tecido conjuntivo, no qual as células parenquimatosas do tecido lesionado são substituídas por tecido fibrótico (cicatricial). O objetivo primário do processo de cicatrização é preencher a lacuna criada pela destruição tecidual e restaurar a continuidade estrutural da parte ferida. Quando não é possível a regeneração, a substituição por tecido conjuntivo (cicatriz) é a maneira de manter essa continuidade tecidual. Embora o tecido fibrótico preencha a lacuna criada pela morte tecidual, não repõe as células parenquimatosas funcionais. Como a capacidade de regeneração da maioria dos tecidos é limitada, a cicatrização das feridas geralmente envolve a formação de tecido fibrótico. A discussão a seguir aborda especificamente feridas cutâneas.

Cicatrização por primeira ou segunda intenção

Dependendo da magnitude da perda de tecido, o fechamento e a cicatrização da ferida podem ocorrer por *primeira ou segunda intenção*, isto é, *cicatrização primária ou secundária* (Figura 9.8). Uma incisão cirúrgica suturada é um exemplo de cicatrização por primeira intenção. Feridas maiores (p. ex., queimaduras e grandes feridas superficiais), que apresentam maior perda de tecido e de contaminação, cicatrizam por segunda intenção. A cicatrização por segunda intenção é mais lenta do que a cicatrização por primeira intenção e resulta na formação de mais tecido cicatricial. Uma ferida capaz de ser cicatrizada por primeira intenção pode se tornar infectada e cicatrizar por segunda intenção.

Fases da cicatrização de feridas

O processo de cicatrização de feridas é comumente dividido em três fases: (1) fase inflamatória; (2) fase proliferativa; e (3) fase de maturação ou remodelação.[1,28] A duração das fases é bastante previsível em feridas com cicatrização por primeira intenção. Na cicatrização de feridas por segunda intenção, o processo depende da extensão da lesão e do meio ambiente de cicatrização.

Fase inflamatória. A fase inflamatória da cicatrização das feridas começa no momento da lesão e é um período crítico, porque prepara o ambiente da ferida durante a cicatrização. Essa fase inclui hemostasia e as fases vascular e celular da inflamação.

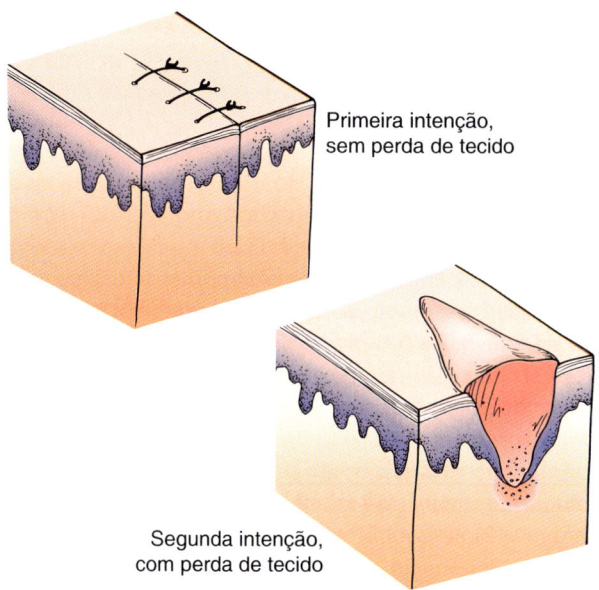

Figura 9.8 • Cicatrização de uma ferida na pele por primeira e segunda intenções.

No momento da lesão, os processos hemostáticos são ativados imediatamente. Ocorre a constrição dos vasos sanguíneos lesionados e o início da coagulação do sangue por meio da ativação e agregação de plaquetas. Após breve período de constrição, os mesmos vasos se dilatam e os capilares aumentam a permeabilidade, possibilitando que componentes plasmáticos e sanguíneos extravasem para a área lesionada. Em pequenas feridas superficiais, o coágulo perde líquido e se transforma em uma crosta desidratada que protege a região afetada.

Depois disso, dá-se a fase celular da inflamação, que pode ser evidenciada pela migração de leucócitos fagocíticos, que digerem e removem os microrganismos invasores, a fibrina, os fragmentos extracelulares e outras substâncias estranhas ao organismo. Os neutrófilos são as primeiras células a chegar, e isso geralmente ocorre em 3 ou 4 dias. Eles ingerem bactérias e fragmentos celulares. Depois de aproximadamente 24 h, os macrófagos, que são células fagocíticas maiores, alcançam a área da ferida e permanecem por um longo período. Essas células, resultantes de monócitos do sangue, são essenciais para o processo de cicatrização. Dentre suas funções, destacam-se a fagocitose e a liberação de fatores de crescimento que estimulam a proliferação de células epiteliais e a angiogênese e atraem fibroblastos. Quando ocorre grande defeito nos tecidos mais profundos, são necessários neutrófilos e macrófagos para remover os detritos e facilitar o fechamento da ferida. Embora uma ferida possa cicatrizar sem neutrófilos, isso não sucede sem macrófagos.

Fase proliferativa. A fase proliferativa da cicatrização geralmente começa 2 a 3 dias após a lesão e pode durar até 3 semanas em ferida com cicatrização por primeira intenção. Os processos primários durante esse intervalo estão concentrados na construção de um novo tecido para preencher o espaço da ferida. A célula fundamental nesta fase é o *fibroblasto*, que é uma célula de tecido conjuntivo que sintetiza e secreta colágeno e outros elementos intercelulares necessários ao processo de cicatrização de feridas. Os fibroblastos produzem também uma família de fatores de crescimento que induzem a angiogênese e a proliferação e migração de células endoteliais.

Já em 24 ou 48 h após a lesão, os fibroblastos e as células endoteliais vasculares começam a proliferar para formar o tecido de granulação que serve de base para o desenvolvimento do tecido cicatricial. Esse tecido é frágil e sangra facilmente devido aos inúmeros brotos capilares recém-formados. Feridas que cicatrizam por segunda intenção apresentam quantidade maior de fragmentos necróticos e exsudato que deve ser removida, e isso envolve grande quantidade de tecido de granulação. Os vasos sanguíneos recém-formados são semipermeáveis e possibilitam o extravasamento de proteínas plasmáticas e leucócitos para os tecidos.

O componente final da fase proliferativa é a epitelização, que engloba a migração, a proliferação e a diferenciação das células epiteliais nas margens do ferimento, de modo a formar uma nova camada de superfície semelhante à destruída pela lesão. Em ferimentos que cicatrizam por primeira intenção, essas células epidérmicas proliferam e selam a ferida em um intervalo de 24 a 48 h.[41] Como a migração de células epiteliais requer uma superfície vascular úmida e não pode ocorrer em superfícies ressecadas ou necróticas, a epitelização é atrasada em feridas abertas, até que se forme um leito de tecido de granulação. Quando a crosta foi formada sobre a ferida, as células epiteliais migram entre ela e o tecido viável subjacente; quando uma porção significativa da ferida tiver sido recoberta por tecido epitelial, a crosta da ferida se desprende.

Algumas vezes, ocorre a formação de tecido de granulação em excesso, que se estende por cima das bordas da ferida, impedindo que aconteça a reepitelização. A remoção cirúrgica ou cauterização química do defeito possibilita que o processo de cicatrização prossiga.

À medida que a fase proliferativa evolui, existe acúmulo continuado de colágeno e proliferação de fibroblastos. A síntese de colágeno alcança um pico em um intervalo de 5 a 7 dias e continua por várias semanas, dependendo do tamanho da ferida. Na segunda semana, a maior parte dos leucócitos já deixou a área, o edema diminuiu e a ferida começa a ficar esbranquiçada, à medida que os pequenos vasos sanguíneos começam a trombosar e degenerar.

Fase de remodelação. A terceira fase de cicatrização de feridas, o processo de remodelação, começa cerca de 3 semanas após a lesão e pode continuar por 6 meses ou mais, a depender da extensão da ferida. Como o nome indica, acontece a remodelação contínua do tecido cicatricial mediante a síntese simultânea de colágeno pelos fibroblastos e a lise pela enzima colagenase. Como resultado desses dois processos, a arquitetura da cicatriz é reorientada para aumentar a resistência à tração.

A maioria das feridas não recupera integralmente a resistência à tração da pele que não sofreu ferimentos depois de completada a cicatrização. Feridas cuidadosamente suturadas imediatamente após procedimento cirúrgico têm aproximadamente 70% da força de tração da pele sem ferimentos, em grande parte por causa da colocação das suturas. Isso possibilita que as pessoas se movimentem livremente após a cirurgia sem medo de que se dê a separação da ferida. Quando as suturas são removidas, geralmente no final da primeira semana, a força de tração da ferida é de aproximadamente 10%. Ela aumenta rapidamente durante as 4 semanas seguintes e, em seguida, desacelera, alcançando patamar de aproximadamente 70 a 80% da força de tração da pele intacta ao final de um período de 3 meses.[41]

Uma lesão que cicatriza por segunda intenção sofre contração durante as fases de proliferação e remodelação. Como consequência, a cicatriz que se forma é consideravelmente menor do que a ferida original. Esteticamente, isso pode ser desejável porque reduz o tamanho do defeito visível. No entanto, a contração do tecido cicatricial sobre articulações e outras estruturas do corpo tende a limitar o movimento e a causar deformidades. Como resultado da perda de elasticidade, o tecido cicatrizado que é esticado não retorna ao comprimento original.

Uma anormalidade do processo de cicatrização por meio de reparo de tecido cicatricial é a formação de *queloides*. Os queloides são massas tumorais semelhantes às causadas por excesso de produção de tecido cicatricial (Figura 9.9). A tendência ao desenvolvimento de queloides é mais comum em afrodescendentes e parece ter base genética.

Conceitos fundamentais

Reparo tecidual e cicatrização de feridas

- Tecidos lesionados podem ser reparados por meio da regeneração de suas células por células do mesmo tecido, de tecido parenquimatoso ou por processos de reparo por meio de tecido conjuntivo, nos quais o tecido cicatricial é usado para realizar a cicatrização
- A cicatrização de feridas pode ser prejudicada por condições que diminuem o fluxo sanguíneo e o fornecimento de oxigênio, restrição de nutrientes essenciais ao processo de cicatrização, depressão das respostas inflamatórias e imunológicas por infecção, afastamento das bordas das feridas, existência de corpos estranhos e envelhecimento.

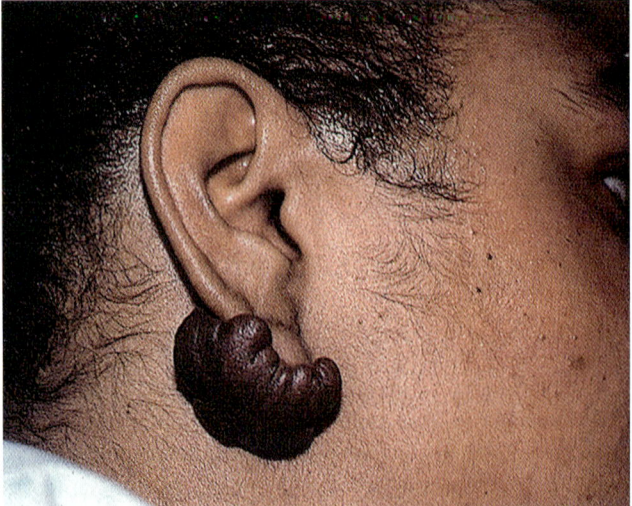

Figura 9.9 • Queloide. Mulher negra que desenvolveu queloide após a perfuração da orelha. Fonte: Strayer D. E., Rubin R. (Eds.) (2015). Rubin's pathology: Clinicopathologic foundations of medicine (7. ed., Figure 3-18A, p. 129). Philadelphia, PA: Lippincott Williams & Wilkins.

Fatores que afetam a cicatrização de feridas

Diversos fatores locais e sistêmicos podem influenciar a cicatrização de feridas. Dentre as causas mais frequentes de dificuldades de cicatrização, destacam-se desnutrição; restrição do fluxo sanguíneo e da oferta de oxigênio; comprometimento das respostas inflamatórias e imunológicas; infecção, separação da ferida e existência de corpos estranhos; e idade.[40,42] Distúrbios específicos possíveis de desacelerar o processo de cicatrização de feridas incluem diabetes melito, doença arterial periférica, insuficiência venosa e transtornos nutricionais. Embora existam muitos fatores que prejudiquem a cicatrização, a ciência descobriu algumas maneiras de acelerar o processo normal de reparo de feridas.

Desnutrição. A cicatrização bem-sucedida de feridas depende, parcialmente, de reservas adequadas de proteínas, carboidratos, lipídios, vitaminas e minerais. A desnutrição tem sido identificada como fator importante na desaceleração e até mesmo no impedimento do processo de cicatrização de feridas.[47] A deficiência de proteínas prolonga a fase inflamatória de cicatrização e prejudica a proliferação de fibroblastos, a síntese de colágeno e proteína da matriz, a angiogênese e a remodelação da ferida. Os carboidratos são necessários como fonte de energia para os leucócitos. Também têm efeito poupador de proteínas e ajudam a evitar o uso de aminoácidos como combustível quando são necessários ao processo de cicatrização. Os lipídios são componentes essenciais das membranas celulares e são necessários para a síntese de novas células.

Embora a maioria das vitaminas sejam cofatores essenciais para as funções orgânicas diárias, as vitaminas A e C desempenham papel essencial no processo de cicatrização. A vitamina C é necessária para a síntese de colágeno. Nos casos de deficiência de vitamina C, ocorre o sequenciamento inadequado dos aminoácidos, a conexão entre os aminoácidos não acontece, os produtos de degradação da síntese de colágeno não são removidos da célula, novas feridas não são capazes de cicatrizar corretamente e feridas velhas podem despedaçar-se. A administração de vitamina C recupera rapidamente o processo normal de cicatrização. A vitamina A funciona estimulando e fornecendo suporte à epitelização, à formação de capilares e à síntese de colágeno. Também tem sido demonstrado que ela neutraliza os efeitos anti-inflamatórios dos corticosteroides e pode ser utilizada para reverter esses efeitos em pessoas submetidas a tratamento crônico com esteroides. As vitaminas do complexo B são cofatores importantes em reações enzimáticas que contribuem para o processo de cicatrização de feridas. Todas são hidrossolúveis e, com exceção da vitamina B_{12}, armazenada pelo fígado, quase todas devem ser suplementadas diariamente. A vitamina K tem papel indireto no processo de cicatrização de feridas, evitando distúrbios hemorrágicos que contribuem para a formação de hematoma e infecção subsequentes.

O papel dos minerais no processo de cicatrização de feridas não é tão claramente definido. Os macrominerais, incluindo sódio, potássio, cálcio e fósforo, bem como os micronutrientes (minerais), como cobre e zinco, devem existir para que a célula possa funcionar normalmente. O zinco é cofator para diversos sistemas enzimáticos responsáveis pela proliferação celular.

Em estudos em animais, descobriu-se que o zinco auxilia na reepitelização.

Fluxo sanguíneo e oferta de oxigênio.
Para que ocorra a cicatrização, as feridas devem manter fluxo de sangue adequado para suprir os nutrientes necessários e remover os resíduos, toxinas locais, bactérias e outros detritos. Pode acontecer comprometimento do processo de cicatrização de feridas devido à má circulação sanguínea, como resultado de condições preexistentes da ferida (p. ex., edema) ou problemas de saúde. Doença arterial ou venosa são causas bem documentadas de prejuízo ao processo de cicatrização de feridas. Em quadros traumáticos, uma diminuição do volume de sangue pode causar a redução do fluxo sanguíneo para os tecidos lesionados.

Oxigênio molecular é necessário para a síntese de colágeno. A hipoxia é um fator importante que impede a cicatrização de feridas, uma vez que tem sido demonstrado que causa redução no crescimento de fibroblastos, na produção de colágeno e na angiogênese.[48,49] Feridas em tecidos isquêmicos são infectadas com maior frequência do que feridas no tecido bem vascularizado. Células PMN e macrófagos requerem oxigênio para a destruição de microrganismos que invadem a área. Embora essas células possam realizar fagocitose em um ambiente relativamente anóxico, não são capazes de digerir bactérias.

A terapia hiperbárica com oxigênio é um tratamento que demonstra aprimorar o processo de cicatrização de feridas em vários tipos de lesão. Essa terapia fornece entre 96 e 100% de oxigênio a uma pressão atmosférica duas vezes maior que a pressão normal ao nível do mar.[48] O objetivo é aumentar o fornecimento de oxigênio para os tecidos por intermédio do aumento da pressão parcial de oxigênio dissolvido no plasma. Um aumento na tensão de oxigênio nos tecidos pelo oxigênio hiperbárico melhora a cicatrização da ferida por diversos mecanismos, incluindo aumento na taxa de eliminação de bactérias por neutrófilos, comprometimento do crescimento de bactérias anaeróbicas e promoção da angiogênese e da atividade dos fibroblastos. O oxigênio hiperbárico geralmente é reservado para o tratamento de feridas difíceis, nas quais hipoxia e infecção podem interferir na cicatrização.

Comprometimento das respostas inflamatória e imunológica.
Os mecanismos imunológicos e inflamatórios funcionam no processo de cicatrização de feridas. A inflamação é essencial durante a primeira fase de cicatrização da ferida e os mecanismos imunológicos evitam o desenvolvimento de infecções que prejudicam a cicatrização. Entre as condições que comprometem o processo inflamatório e a função imunológica encontram-se distúrbios da função fagocitária, diabetes melito e administração terapêutica de corticosteroides.

Os distúrbios fagocíticos podem ser divididos em defeitos intrínsecos e extrínsecos. Os defeitos extrínsecos são aqueles que reduzem o número total de células fagocíticas (p. ex., agentes imunossupressores), prejudicam a atração de células fagocíticas para o local da ferida e interferem no engolfamento de bactérias e corpos estranhos pelas células fagocíticas (i. e., opsonização). Distúrbios fagocíticos intrínsecos resultam de deficiências enzimáticas na via metabólica de destruição das bactérias ingeridas pelas células fagocíticas. Dentre eles destaca-se a doença granulomatosa crônica, condição hereditária ligada ao X em que existe deficiência das enzimas mieloperoxidase ou NADPH. A deficiência desses compostos impede a produção de superóxido e de peróxido de hidrogênio, necessários para eliminar as bactérias.

Muitas pessoas com diabetes melito acometidas por feridas não respondem bem aos métodos tradicionais de tratamento devido aos altos níveis de glicose no sangue.[49] Nos diabéticos, as evidências demonstram atrasos no processo de cicatrização e complicações, como infecções prolongadas.[49] É particularmente importante o efeito da hiperglicemia sobre a função fagocítica. Os neutrófilos, por exemplo, apresentam redução na função quimiotática e fagocitária, incluindo o englobamento e a eliminação intracelular de bactérias, quando expostos a níveis alterados de glicose. Também é comum entre diabéticos distúrbios dos pequenos vasos sanguíneos, prejudicando o suprimento de células inflamatórias, oxigênio e nutrientes ao local da ferida.

A administração terapêutica de fármacos corticosteroides reduz o processo inflamatório e pode atrasar o processo de cicatrização. Esses hormônios reduzem a permeabilidade capilar durante os estágios iniciais do processo inflamatório, alteram a propriedade fagocítica de leucócitos e inibem a proliferação e a função de fibroblastos.

Infecção, separação de feridas e corpos estranhos.
Contaminação, separação de feridas e corpos estranhos atrasam o processo de cicatrização. Uma infecção prejudica o processo de cicatrização de feridas em todas as dimensões.[50] Ela prolonga a fase inflamatória, dificulta a formação de tecido de granulação e inibe a proliferação de fibroblastos e a deposição de fibras de colágeno. No momento da lesão, todas as feridas estão contaminadas. Embora as defesas do organismo possam lidar com a invasão de microrganismos no momento do ferimento, feridas gravemente contaminadas podem sobrecarregar as defesas do hospedeiro. Quadros de traumatismo e comprometimento preexistente das defesas do hospedeiro também têm condições de contribuir para o desenvolvimento de infecções em feridas.

A aproximação das bordas da ferida (i. e., a sutura de um tipo de ferida por incisão) aumenta muito as chances de cicatrização e evita o desenvolvimento de infecção. A epitelização da ferida com bordas estreitamente aproximadas ocorre no intervalo de 1 a 2 dias. Feridas grandes e abertas tendem a cicatrizar mais lentamente porque muitas vezes é impossível conseguir o fechamento nesse tipo de ferimento. Fatores mecânicos, como o aumento da pressão sobre o local ou uma torção, podem provocar a separação da ferida, ou *deiscência*. A existência de corpos estranhos tende a ser um convite à contaminação bacteriana e atrasa a cicatrização. Fragmentos de madeira, aço, vidro e outros compostos podem se incrustar na ferida e ser difíceis de localizar quando a ferida é tratada. Suturas também devem ser consideradas corpos estranhos e, apesar de necessárias para o fechamento de feridas cirúrgicas, são um impedimento para a cicatrização. Por isso, são removidas tão rapidamente quanto possível após um procedimento cirúrgico. A infecção de uma ferida é uma preocupação especial em pessoas com implantes de corpos estranhos, como dispositivos ortopédicos (p. ex., pinos, dispositivos de estabilização), marca-passos e *shunts*. Essas infecções são difíceis de tratar e podem exigir a remoção do dispositivo. Novas terapias tópicas de desbridamento e novos métodos de diagnóstico têm se mostrado bem-sucedidos na ruptura do biofilme microbiano que se desenvolve sobre a superfície de ferimentos.[50]

Feridas por mordedura.
A mordedura de animais e a de seres humanos são particularmente problemáticas em termos de infecção.[51] É muito importante considerar o tipo de animal que inflige a mordida, o local da mordida e o tipo de lesão para que seja possível determinar se a ferida se tornará infectada. Mordeduras de gato (30 a 50%) apresentam maior propensão para infecção por *Pasteurella multocida* em comparação com mordidas humanas.[51] A mordedura de cães, por motivos pouco conhecidos, se mostra infectada em apenas aproximadamente 5% dos casos e, em geral, por *P. multocida* ou *Capnocytophaga canimorsus*.[51] Mordidas infligidas por crianças geralmente são superficiais e raramente se infectam, enquanto mordidas infligidas por indivíduos adultos apresentam taxa muito mais alta de infecção. Perfurações têm maior probabilidade de infeccionar do que lacerações, provavelmente porque as lacerações são mais fáceis de irrigar e desbridar.

O tratamento de feridas por mordedura envolve irrigação e limpeza vigorosas, bem como desbridamento ou remoção de tecidos necróticos. Se a ferida por mordedura deve ser fechada com suturas para promover a cicatrização por primeira intenção, isso depende do local e do fato de já estar ou não infectada. Feridas que não estão infectadas e requerem fechamento por motivos mecânicos ou cosméticos podem ser suturadas. Feridas da mão geralmente não são suturadas porque uma infecção de espaço fechado na mão pode produzir perda de função. Geralmente, são administrados antibióticos como profilaxia para pessoas com mordeduras de alto risco (p. ex., de gato em qualquer região e de seres humanos ou animais na mão). Todas as pessoas que sofrem mordeduras devem ser avaliadas para definir a necessidade de profilaxia contra tétano ou raiva.

Efeito da idade sobre o processo de cicatrização de feridas

Cicatrização de feridas em recém-nascidos e crianças.
O processo de cicatrização de feridas em crianças é semelhante ao da população adulta.[52] A criança tem maior capacidade de reparo do que o adulto, mas pode não ter as reservas necessárias para garantir a cicatrização adequada. A falta de reservas é evidenciada pela facilidade com que pode ocorrer desequilíbrio de eletrólitos, mudança brusca de temperatura e rápida disseminação de infecção. Recém-nascidos e lactentes podem ter um sistema imunológico imaturo, sem experiência antigênica com os microrganismos que contaminam as feridas. Quanto mais jovem a criança, maior a probabilidade de que o sistema imunológico não esteja totalmente desenvolvido.

O sucesso da cicatrização também depende de uma nutrição adequada. As crianças precisam de calorias suficientes para manter simultaneamente seu crescimento e a cicatrização de feridas. Os prematuros muitas vezes nascem com sistemas orgânicos imaturos e reservas mínimas de energia, mas com grandes requisitos metabólicos, condição que predispõe ao prejuízo do processo de cicatrização de feridas.

Crianças com determinadas comorbidades, como diabetes e problemas de má absorção, estão em maior risco de desenvolver complicações na ferida. Do mesmo modo, estão mais propensas a desenvolver ruptura da pele ou úlcera de pressão. A Escala Q de Braden é empregada para avaliar a ruptura da pele de pacientes pediátricos e é projetada especificamente para uso em crianças.[53]

Cicatrização de feridas em idosos.
Ocorrem diversas alterações estruturais e funcionais durante o processo de envelhecimento da pele, incluindo diminuição da espessura dérmica, declínio na quantidade de colágeno e perda de elasticidade.[54] As alterações cutâneas observadas com o envelhecimento são complicadas pelos efeitos da exposição ao sol. Uma vez que os efeitos da exposição ao sol são cumulativos, os idosos mostram mais alterações na estrutura da pele.

Acredita-se que o processo de cicatrização de feridas é progressivamente prejudicado com o envelhecimento. Os idosos apresentam redução na síntese de colágeno e fibroblastos, comprometimento da contração da ferida e reepitelização mais lenta de feridas abertas.[55] Embora o processo de cicatrização de feridas possa ser mais lento, a maioria das feridas cicatriza, mesmo no idoso debilitado submetido a grandes procedimentos cirúrgicos.

Os idosos são mais vulneráveis a feridas crônicas, principalmente úlceras de pressão, diabéticas e isquêmicas, em comparação com indivíduos mais jovens, e essas feridas cicatrizam mais lentamente. No entanto, o aparecimento dessas feridas provavelmente se deve a outros distúrbios, como imobilidade, diabetes melito ou doença vascular, mais do que ao envelhecimento.[55] Estão sendo estudadas novas formulações, específicas para condições patológicas que afetam os idosos com feridas de cicatrização lenta, e estão sendo consideradas avaliações econômicas desses fármacos.[55] As evidências sugerem que os idosos devem ter sua fórmula nutricional avaliada para se certificar de que se correlaciona com suas necessidades e de que inclui especificamente arginina, zinco, proteínas e vitamina C.[55]

RESUMO

A capacidade dos tecidos de reparar danos resultantes de lesão depende da capacidade do corpo de substituir as células do parênquima e organizá-las em sua forma original. Regeneração descreve o processo pelo qual o tecido é substituído por células de tipo e função semelhantes. A cicatrização por regeneração é limitada a tecidos com células capazes de se dividir e substituir as células lesionadas. As células do corpo são divididas em dois tipos, de acordo com sua capacidade de regeneração: células lábeis, como as células epiteliais da superfície cutânea e do sistema digestório, que continuam a se regenerar ao longo da vida; células estáveis, como aquelas armazenadas pelo fígado, que normalmente não se dividem, mas são capazes de regeneração quando confrontadas com estímulo apropriado; e células permanentes ou fixas, como as células nervosas, que não são capazes de se regenerar. O reparo por tecido cicatricial envolve a substituição por tecido conjuntivo fibroso do tecido lesionado que não pode ser reparado por regeneração.

O processo de cicatrização de feridas ocorre por primeira ou segunda intenção e é comumente dividido em três fases: fase inflamatória, fase proliferativa e fase de maturação ou remodelação. Na ferida com cicatrização por primeira intenção, a duração das fases é bastante previsível. Na cicatrização de ferida por segunda intenção, o processo depende da extensão da lesão e do meio ambiente de cicatrização. O processo de cicatrização de feridas pode ser prejudicado ou complicado por fatores como desnutrição; restrição do fluxo sanguíneo e oferta de oxigênio; diminuição das respostas inflamatórias e imunológicas; e infecção, separação das bordas da ferida e existência de corpos estranhos. Em lactentes e crianças mais novas, a cicatrização de feridas em geral não é prejudicada, a menos que não haja boas condições de higiene; os adolescentes tendem a ter a pele seca, o que pode reduzir a taxa de cicatrização de feridas.[56] Idosos apresentam pele seca e diminuição da gordura subcutânea, fatores que retardam a cicatrização.[55]

CONSIDERAÇÕES GERIÁTRICAS

- Por causa do risco de úlceras por compressão secundárias a alterações na composição da pele com o envelhecimento (discutidas anteriormente neste capítulo), a tolerância à compressão deve ser avaliada periodicamente para evitar lesões. A pele é inspecionada à procura de vermelhidão após o indivíduo ficar na mesma posição durante 30 min. Se houver vermelhidão, não se deve deixar o indivíduo na mesma posição por mais de 30 min. Se não houver vermelhidão, o período de tempo entre a mudança de posição pode ser aumentado aos poucos até ocorrer vermelhidão ou por no máximo 2 h. A simples mudança de apoio enquanto a pessoa está sentada consegue reduzir a compressão[54]
- Compressão contínua por mais de 6 h resulta em ulceração e, mesmo com a administração de antibióticos, a cicatrização completa pode demorar semanas a meses[54]
- As úlceras de estase aumentam o risco de infecção e de necrose cutânea em adultos mais velhos. A prevenção é crucial; as medidas recomendadas incluem aumento do teor de proteína da dieta, elevação dos membros inferiores quando a pessoa estiver sentada, massagem das proeminências ósseas, uso de meias compressivas e não esfregar a pele[54]
- A inflamação nos adultos mais velhos manifesta-se, com frequência, de modo diferente dos adultos mais jovens – febre baixa, dor mínima e elevação dos níveis de citocinas pró-inflamatórias.[54]

CONSIDERAÇÕES PEDIÁTRICAS

- O teor aumentado de água e a inserção frouxa da epiderme na derme colocam as crianças em risco de ferimentos[56]
- Crianças obesas apresentam um número aumentado de moléculas relacionadas com inflamação, inclusive TNF-α, IL-6 e cardiotropina-1, associadas a determinadas comorbidades como fatores de risco cardiovascular[57]
- Comprimento menor dos telômeros está relacionado com inflamação crônica e estresse em crianças.[58]

Exercícios de revisão

1. Um adolescente de 15 anos de idade apresenta dor abdominal, temperatura de 38°C e leucocitose de 13.000/µℓ, com aumento no número de neutrófilos. É feita uma tentativa de diagnóstico de apendicite.
   a. *Explique o significado da dor e sua relação com a resposta inflamatória.*
   b. *Qual é a causa da febre e da contagem elevada de leucócitos?*
   c. *Qual seria o tratamento preferencial para esse menino?*
2. O ácido acetilsalicílico e outros anti-inflamatórios não esteroides (AINE) são utilizados para controlar as manifestações de doenças inflamatórias crônicas, como a artrite.
   a. *Explique seu mecanismo de ação em termos de controle da resposta inflamatória.*
3. Depois de um infarto do miocárdio, a área do músculo cardíaco que sofreu necrose devido à falta de suprimento sanguíneo passa por cicatrização por substituição com tecido cicatricial.
   a. *Compare o funcionamento do músculo cardíaco substituído por tecido cicatricial com o do músculo cardíaco normal adjacente.*
4. Um homem de 35 anos de idade apresenta grande abscesso na perna. Ele conta que machucou a perna enquanto fazia consertos em casa, e acredita que possa haver uma farpa de madeira na área infectada.
   a. *Explique os eventos que participam da formação de um abscesso.*
   b. *Ele é informado de que é necessário fazer incisão e drenagem da lesão para que a cicatrização possa ocorrer. Explique.*
   c. *Ele se mostra relutante em aceitar o procedimento e pergunta se tomar um antibiótico não seria o suficiente. Explique por que o uso apenas de antibióticos geralmente não é efetivo para eliminar os microrganismos contidos em um abscesso.*

REFERÊNCIAS BIBLIOGRÁFICAS

1. Rubin E., Strayer D. S. (2015). Rubin's Pathology: Clinicopathologic Foundations of Medicine (7th ed.). Philadelphia, PA: Walters Kluwer Health.
2. Kidane D., Chae W. J., Czochor J., et al. (2014). Interplay between DNA repair and inflammation, and the link to cancer. Critical Reviews in Biochemistry and Molecular Biology 49(2), 116–139.
3. Baune B. T. (2015). Inflammation and neurodegenerative disorders: is there still hope for therapeutic intervention? Current Opinion in Psychiatry 28(2), 148–154.
4. Leonard B. E. (2015). Pain, depression and inflammation: Are interconnected causative factors involved? Modern Trends in Pharmaco psychiatry 30, 22–35.
5. Netea M. G., Balkwill F., Chonchol M., et al. (2017). A guiding map for inflammation. Nature Immunology 18(8), 826–831.
6. Sansbury B. E., Spite M. (2016). Resolution of acute inflammation and the role of resolvins in immunity, thrombosis, and vascular biology. Circulation Research 119(1), 113–130.
7. Lillico D. M., Zwozdesky M. A., Pemberton J. G., et al. (2015). Teleost leukocyte immune-type receptors activate distinct phagocytic modes for target acquisition and engulfment. Journal of Leukocyte Biology 98(2), 235–248.
8. Shoda T., Futamura K., Orihara K., et al. (2016). Recent advances in understanding the roles of vascular endothelial cells in allergic inflammation. Allergology International 65(1), 21–29.
9. Xiao L., Liu Y., Wang N. (2014). New paradigms in inflammatory signaling in vascular endothelial cells. American Journal of Physiology: Heart and Circulatory Physiology 306(3), H317–H325.
10. Henrot P., Foret J., Barnetche T., et al. (2018). Assessment of subclinical atherosclerosis in systemic lupus erythematosus: A systematic review and meta-analysis. Joint, Bone, Spine 85(2), 155–163.
11. Thomas M. R., Storey R. F. (2015). The role of platelets in inflammation. Thrombosis and Haemostasis 114(3), 449–458.
12. Hall J. E. (2011). Guyton and Hall Textbook of Medical Physiology (12th ed.). Philadelphia, PA: Lippincott Williams & Wilkins.
13. Ross M. H., Pawlina W. (2011). Histology: A Text and Atlas with Correlated Cell and Molecular Biology (6th ed.). Philadelphia, PA: Lippincott Williams & Wilkins.
14. Theoharides T. C., Alysandratos K. D., Angelidou A., et al. (2012). Mast cells and inflammation. Biochimica et Biophysica Acta 1822(1), 21–33.
15. Pober J. S., Sessa W. C. (2014). Inflammation and the blood microvascular system. Cold Spring Harbor Perspectives in Biology 7(1), a016345.
16. Griffith J. W., Sokol C. L., Luster A. D. (2014). Chemokines and chemokine receptors: Positioning cells for host defense and immunity. Annual Review of Immunology 32, 659–702.
17. Rahmati M., Mobasheri A., Mozafari M. (2016). Inflammatory mediators in osteoarthritis: A critical review of the state-of-the-art, current prospects, and future challenges. Bone 85, 81–90.
18. Zanini M., Meyer E., Simon S. (2017). Pulp inflammation diagnosis from clinical to inflammatory mediators: A systematic review. Journal of Endodontics 43(7), 1033–1051.
19. Chen C., Wang D. W. (2015). Cytochrome P450-CYP2 family-epoxygenase role in inflammation and cancer. Advances in Pharmacology 74, 193–221.
20. Korotkova M., Lundberg I. E. (2014). The skeletal muscle arachidonic acid cascade in health and inflammatory disease. Nature Reviews Rheumatology 10(5), 295–303.
21. Stenson W. F. (2014). The universe of arachidonic acid metabolites in inflammatory bowel disease: Can we tell the good from the bad? Current Opinion in Gastroenterology 30(4), 347–351.
22. Gerber P. A., Gouni-Berthold I., Berneis K. (2013). Omega-3 fatty acids: Role in metabolism and cardiovascular disease. Current Pharmaceutical Design 19(17), 3074–3093.
23. Jain A. P., Aggarwal K. K., Zhang P. Y. (2015). Omega-3 fatty acids and cardiovascular disease. European Review for Medical and Pharmacological Sciences 19(3), 441–445.
24. Mori T. A. (2014). Omega-3 fatty acids and cardiovascular disease: Epidemiology and effects on cardiometabolic risk factors. Food & Function 5(9), 2004–2019.
25. Skarke C., Alamuddin N., Lawson J. A, et al. (2015). Bioactive products formed in humans from fish oils. The Journal of Lipid Research 56(9), 1808–1820.
26. van der Poll T., Herwald H. (2014). The coagulation system and its function in early immune defense. Thrombosis and Haemostasis 112(4), 640–648.
27. Morgan B. P., Harris C. L. (2015). Complement, a target for therapy in inflammatory and degenerative diseases. Nature Reviews Drug Discovery 14(12), 857–877.
28. Roos D. (2015). Complement and phagocytes – A complicated interaction. Molecular Immunology 68(1), 31–34.
29. Xu H., Chen M. (2016). Targeting the complement system for the management of retinal inflammatory and degenerative diseases. The European Journal of Pharmacology 787, 94–104.
30. Kalinska M., Meyer-Hoffert U., Kantyka T., Potempa J. (2016). Kallikreins–The melting pot of activity and function. Biochimie 122, 270–282.
31. Turner M. D., Nedjai B., Hurst T., Pennington D. J. (2014). Cytokines and chemokines: At the crossroads of cell signalling and inflammatory disease. Biochimica et Biophysica Acta 1843(11), 2563–2582.
32. Lee M. Y., Sun K. H., Chiang C. P., et al. (2015). Nitric oxide suppresses LPS-induced inflammation in a mouse asthma model by attenuating the interaction of IKK and Hsp90. Experimental Biology and Medicine (Maywood, NJ) 240(4), 498–507.
33. Sardon O., Corcuera P., Aldasoro A., et al. (2014). Alveolar nitric oxide and its role in pediatric asthma control assessment. BMC Pulmonary Medicine 14, 126.
34. Minihane A. M., Vinoy S., Russell W. R., et al. (2015). Low-grade inflammation, diet composition and health: Current research evidence and its translation. The British Journal of Nutrition 114(7), 999–1012.
35. Huang Y., Chen Z. (2016). Inflammatory bowel disease related innate immunity and adaptive immunity. American Journal of Translational Research 8(6), 2490–2497.
36. Rose C. D., Neven B., Wouters C. (2014). Granulomatous inflammation: The overlap of immune deficiency and inflammation. Best Practice & Research: Clinical Rheumatology 28(2), 191–212.
37. Sprung C. L., Dellinger R. P. (2015). Systemic inflammatory response syndrome criteria for severe sepsis. The New England Journal of Medicine 373(9), 880.
38. Kaur M. (2017). C-reactive protein: A prognostic indicator. International Journal of Applied and Basic Medical Research 7(2), 83–84.
39. Xu W., Chen B., Guo L., Li Z., Zhao Y., Zeng H. (2015). High-sensitivity CRP: Possible link between job stress and atherosclerosis. American Journal of Industrial Medicine 58(7), 773–779.
40. Takeo M., Lee W., Ito M. (2015). Wound healing and skin regeneration. Cold Spring Harbor Perspectives in Medicine 5(1), a023267.
41. Janis J., Harrison B. (2014). Wound healing: Part II. Clinical applications. Plastic and Reconstructive Surgery 133(3), 383e–392e.
42. Kasuya A., Tokura Y. (2014). Attempts to accelerate wound healing. Journal of Dermatological Science 76(3), 169–172.
43. Martin P., Nunan R. (2015). Cellular and molecular mechanisms of repair in acute and chronic wound healing. British Journal of Dermatology 173(2), 370–378.
44. Barrientos S., Brem H., Stojadinovic O., Tomic-Canic M. (2014). Clinical application of growth factors and cytokines in wound healing. Wound Repair and Regeneration 22(5), 569–578.
45. Tseng C. C., Chang S. J., Tsai W. C., et al. (2016). Increased incidence of rheumatoid arthritis in multiple sclerosis: A nationwide cohort study. Medicine (Baltimore) 95(26), e3999.
46. Zitta K., Meybohm P., Bein B., et al. (2014). Activities of cardiac tissue matrix metalloproteinases 2 and 9 are reduced by remote ischemic preconditioning in cardiosurgical patients with cardiopulmonary bypass. Journal of Translational Medicine 12, 94.
47. Quain A. M., Khardori N. M. (2015). Nutrition in wound care management: A comprehensive overview. Wounds 27(12), 327–335.
48. de Smet G. H. J., Kroese L. F., Menon A. G., et al. (2017). Oxygen therapies and their effects on wound healing. Wound Repair and Regeneration 25(4), 591–608.
49. Sidaway P. (2015). Diabetes: Epigenetic changes lead to impaired wound healing in patients with T2DM. Nature Reviews Endocrinology 11(2), 65.

50. Worster B., Zawora M. Q., Hsieh C. (2015). Common questions about wound care. American Family Physician 91(2), 86–92.
51. Rothe K., Tsokos M., Handrick W. (2015). Animal and human bite wounds. Deutsches Ärzteblatt International 112(25), 433–442; quiz 443.
52. Ball J., Bindler R., Cowen K. (2012). Principles of Pediatric Nursing: Caring for Children (5th ed.). Boston, MA: Pearson.
53. Willock J., Habiballah L., Long D., Palmer K., Anthony D. (2016). A comparison of the performance of the Braden Q and the Glamorgan paediatric pressure ulcer risk assessment scales in general and intensive care paediatric and neonatal units. Journal of Tissue Viability 25(2), 119–126.
54. Newton V. L., McConnell J. C., Hibbert S. A., Graham H. K., Watson R. E. (2015). Skin aging: Molecular pathology, dermal remodelling and the imaging revolution. Giornale Italiano di Dermatologia e Venereologia 150(6), 665–674.
55. Gould L., Abadir P., Brem H., *et al.* (2015). Chronic wound repair and healing in older adults: Current status and future research. Wound Repair and Regeneration 23(1), 1–13.
56. Kyle T., Carman S. (2017). Essentials of Pediatric Nursing (3rd ed.). Philadelphia, PA: Wolters Kluwer.
57. Marti A., Morell-Azanza L., Azcona-San Julián M., *et al.* (2018). Serum and gene expression levels of CT-1, IL-6, and TNF-α after a lifestyle intervention in obese children Pediatric Diabetes 19(2), 217–222. Available from: CINAHL Complete, Ipswich, MA. Accessed March 27, 2018.
58. Verstraete S., Vanhorebeek I., Verstraete S., *et al.* (2018). Leukocyte telomere length in paediatric critical illness: Effect of early parenteral nutrition Critical Care 22, 1. Available from: CINAHL Complete, Ipswich, MA. Accessed March 27, 2018.

Mecanismos de Doenças Infecciosas

10

Reba A. Umberger e Sachin Yende

INTRODUÇÃO

Todos os organismos vivos compartilham dois objetivos básicos na vida: sobrevivência e reprodução. Isso se aplica igualmente a todos os microrganismos, incluindo bactérias, vírus, fungos e protozoários. Para alcançar esses objetivos, os microrganismos precisam extrair os nutrientes essenciais do meio ambiente para seu crescimento e sua proliferação. O *habitat* de incontáveis microrganismos inclui o corpo humano, que é habitado por trilhões de microrganismos vivendo em simbiose em um ecossistema complexo.[1] A maioria dos microrganismos encontrada no corpo humano vive no sistema digestório (mais de 300 espécies diferentes) e, em geral, é denominada microflora normal. Atualmente, sabe-se que a diversidade microbiana participa da resposta imune e do desenvolvimento de algumas doenças imunomediadas.[2] Existe um equilíbrio contínuo da resposta imune para erradicar microrganismos potencialmente patogênicos e tolerar a microflora normal. Quando os microrganismos patogênicos sobrepujam as barreiras de defesa do hospedeiro (p. ex., pele e mucosas) e o sistema imunológico não consegue erradicá-los, as consequências são danosas e potencialmente fatais. As consequências dessas invasões são, coletivamente, denominadas *doenças infecciosas*.

DOENÇAS INFECCIOSAS

Depois de concluir esta seção, o leitor deverá ser capaz de:

- Definir os termos *hospedeiro, agente, doenças infecciosas, colonização, flora, virulência, patógeno* e *saprófita*
- Descrever a interação de microrganismo e hospedeiro utilizando os conceitos de comensalismo, mutualismo e relações parasitárias
- Descrever a tríade do modelo de doenças infecciosas.

Conceitos de doença infecciosa

O estudo das doenças infecciosas está intimamente relacionado com as disciplinas de microbiologia, imunologia e epidemiologia. Cada uma dessas disciplinas (embora haja alguma superposição) focaliza um aspecto da tríade bem conhecida de modelo da doença (Figura 10.1), que mostra a relação entre agente, hospedeiro e ambiente. Esse modelo foi empregado pela primeira vez no estudo das doenças infecciosas. O capítulo iniciará com uma discussão sobre os agentes que podem provocar doenças infecciosas. A resposta imune do hospedeiro (descrita com detalhes no próximo capítulo) e os fatores ambientais envolvidos no desenvolvimento das doenças infecciosas serão descritos na seção "Mecanismos de infecção", mais adiante.

Todas as disciplinas *científicas* evoluem com conhecimento distinto e uso de vocabulário específico, e o estudo de doenças infecciosas não é exceção. A maneira mais adequada de abordar esse assunto é com uma breve discussão sobre a terminologia utilizada para caracterizar as interações dos seres humanos com os micróbios.

Qualquer organismo capaz de atender as demandas nutricionais e físicas de crescimento de outro organismo é chamado de *hospedeiro*. Ao longo deste capítulo, o termo *hospedeiro* é usado com mais frequência para se referir aos seres humanos que dão suporte ao crescimento de microrganismos. Ocasionalmente, os termos *infecção* e *colonização* podem ser intercambiáveis. No entanto, o termo *infecção* descreve a existência e a multiplicação dentro do hospedeiro de outro organismo vivo, com lesão subsequente ao hospedeiro, enquanto *colonização* descreve o estabelecimento desse organismo, etapa necessária no processo multifacetado de uma infecção.

Um equívoco comum é considerar que todas as interações de microrganismos e seres humanos são prejudiciais. As

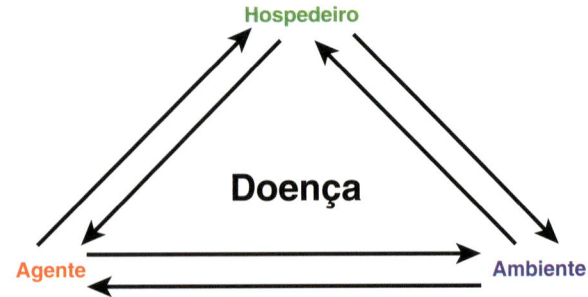

Figura 10.1 • Tríade do modelo da doença infecciosa. As doenças infecciosas resultam da interação entre agente, hospedeiro suscetível e condições ambientais que promovem infecção.

superfícies internas e externas expostas do corpo humano são normalmente habitadas de modo inofensivo por um grande número de bactérias, coletivamente denominadas *flora normal*. Embora as bactérias que colonizam o corpo humano tenham necessidades nutricionais, o hospedeiro não é afetado de maneira adversa pelo relacionamento. Essa interação é chamada de *comensalismo*, e os microrganismos que colonizam são frequentemente denominados *flora comensal*. O termo *mutualismo* se aplica a uma interação na qual o microrganismo e o hospedeiro se beneficiam. Por exemplo, determinados microrganismos que habitam o sistema digestório humano extraem nutrientes do hospedeiro e secretam derivados vitamínicos essenciais ao metabolismo (p. ex., a vitamina K), que são absorvidos e utilizados pelo hospedeiro. Uma *relação parasitária* é aquela em que apenas os microrganismos infectantes se beneficiam e o hospedeiro não ganha nada ou mantém uma lesão a partir da interação. Se o hospedeiro mantiver lesão ou dano patológico, o processo é chamado de *doença infecciosa*.

A gravidade de uma doença infecciosa pode variar de leve a potencialmente fatal e depende de muitas variáveis, inclusive da saúde do hospedeiro, da virulência (potencial de provocar enfermidade) do microrganismo e das condições ambientais. Os microrganismos que conseguem provocar doença são denominados *patógenos*. Alguns são extremamente virulentos e provocam, com frequência, enfermidades no hospedeiro exposto a eles. A Tabela 10.1 inclui uma lista de patógenos que costumam provocar doença em seres humanos. Felizmente, existem poucos patógenos humanos no mundo microbiano. A maioria é composta por microrganismos de vida livre *saprófitos* inofensivos, que crescem a partir de material orgânico morto ou em decomposição no ambiente. Todos os microrganismos, mesmo os saprófitos e os membros da flora normal, podem

Tabela 10.1 Patógenos comuns.

Patógeno	Características estruturais	Características funcionais	Tratamento	Doenças mais comuns
Vírus	DNA/RNA e revestimento proteico	Não consegue se reproduzir fora das células	Antivirais, que desaceleram a replicação viral	*Influenza*, resfriado, sarampo, HIV/AIDS
Bactérias	Célula microscópica sem núcleo	Comum em teclados, bebedouros, banheiros etc.	Antibióticos, que desaceleram a reprodução bacteriana	Amigdalite estreptocócica, algumas infecções dos seios nasais e dos pulmões, certos casos de intoxicação alimentar
Fungos	Microscópicos, unicelulares (leveduras) ou multicelulares (bolor)	Em geral infectam as superfícies e orifícios corporais	Antifúngicos, que destroem as paredes celulares	Tinha do pé, micoses
Protozoários	Microscópicos, unicelulares	Comuns no fornecimento de água de países em desenvolvimento	Medicamentos que interferem no metabolismo do protozoário	Malária, doença do sono
Helmintos	Multicelulares	Preferem viver no interior de espaços corporais e células	Anti-helmínticos, que interferem no metabolismo do helminto	Nematódeos, tênias (helmintos)
Príon	A proteína (PrP) é encontrada em todo o corpo; no entanto, o PrPSC em materiais infecciosos está dobrado	Proteína encontrada em animais infectados	Pesquisa atual para tratamento eficaz	Doença de Creutzfeldt-Jakob (associada a outras condições neurodegenerativas)

Adaptada com permissão de McConnell T. H., Hull K. L. (2011). *Human form human function: Essentials of anatomy & physiology*. Philadelphia, PA: Lippincott Williams & Wilkins. Fonte da imagem do príon: Knipe, D. M., Howley, P. M., (2013). Fields virology (6. ed., Figura 76.6, p. 2426). Philadelphia, PA: Lippincott Williams & Wilkins.

ser *patógenos oportunistas*, capazes de produzir uma doença infecciosa quando a saúde e a imunidade do hospedeiro são debilitadas por doença, desnutrição ou terapia clínica.

Agentes de doenças infecciosas

Os agentes de doenças infecciosas incluem príons, vírus, bactérias (*i. e.*, Rickettsiaceae e Chlamydiaceae), fungos e parasitos. Um resumo das características mais importantes desses patógenos microbianos é apresentado na Tabela 10.2.

Príons

No passado, os *microbiologistas* presumiam que todos os agentes infecciosos precisavam ter um plano mestre (um genoma de ácido ribonucleico [RNA] ou de ácido desoxirribonucleico [DNA]) que codificasse a produção de proteínas essenciais e enzimas necessárias para a sobrevivência e a reprodução. No entanto, atualmente se sabe que a infecção pode ser transmitida apenas por proteínas, sem a existência de ácidos nucleicos ou material genômico.[3] Os príons, descobertos em 1982 e antes considerados vírus de crescimento lento, são partículas proteicas que conseguem transmitir infecção ao se autopropagarem.[3,4] Já foram identificadas diversas doenças associadas aos príons, incluindo a doença de Creutzfeldt-Jakob e kuru em humanos, *scrapie* em ovinos, doença debilitante crônica em cervos e alces, encefalopatia espongiforme bovina (EEB, ou doença da vaca louca) em bovinos e recentemente atrofia de múltiplos sistemas (AMS) em humanos.[5] As várias doenças associadas ao príon produzem processos e sintomas patológicos muito semelhantes nos hospedeiros e são chamados coletivamente de *doenças neurodegenerativas transmissíveis* (Figura 10.2). Todas essas doenças se caracterizam pela degeneração neuronal lenta e progressiva, não inflamatória, que conduz a perda de coordenação (ataxia), demência e morte durante um período de meses a anos. A conversão de um precursor de proteína celular (PrP^{SC}) envolve modificação/pregueamento da estrutura proteica, de tal forma que contém muitas lâminas pregueadas beta. A modificação estrutural pós-tradução provoca alteração do comportamento da proteína. PrP^{SC} é resistente à ação das proteases (enzimas que degradam proteínas deformadas). O acúmulo dessas proteínas truncadas é tóxico para as células; contudo, conforme se agrupam, tornam-se menos citotóxicas e podem ser capturadas em placas, novelos ou corpúsculos de inclusão.[4]

Há evidências crescentes de que proteínas semelhantes aos príons são mais comuns do que se acreditava. Na verdade, a descoberta de proteínas semelhantes aos príons com função fisiológica normal em seu estado agregado está levando à especulação de que essas proteínas são, na verdade, um fator protetor do hospedeiro contra o vírus.[4]

Doenças causadas por príons apresentam desafios significativos para seu manejo pela estrutura patogênica de PrP^{sc}. Ela é muito estável e, por conseguinte, é resistente a vários tratamentos. Estudos que investigaram a transmissão de doenças causadas por príons em animais demonstram claramente que os príons se replicam, levando os pesquisadores a analisarem de que maneira as proteínas podem se reproduzir na ausência de material genético.[3] Com base nos modelos atuais, acredita-se que as PrP^{sc} se liguem à PrP^{c} normal na superfície celular, transformando-se em PrP^{sc}, liberadas da célula e, em seguida, agregadas em placas do tipo amiloide no cérebro. A célula então se reabastece de PrP^{c}, mantendo o ciclo. À medida que as PrP^{sc} se acumulam, elas se disseminam nos axônios das células nervosas, causando progressivamente maior dano aos neurônios do hospedeiro e eventual incapacidade. Visto que os agentes antimicrobianos atacam funções reprodutoras ou metabólicas que os príons não têm, eles não são efetivos contra os príons. A transmissão humana ocorre primariamente pelo consumo de carne infectada ou por transplante de córnea ou órgão infectado. Dois relatos de caso recentes indicam possível transmissão a partir de plasma infectado; contudo, a causalidade não foi confirmada.[6] Por causa do possível diagnóstico incorreto de casos de atrofia de múltiplos sistemas, como doença de Parkinson, recomenda-se que apenas eletrodos/sondas cirúrgicos descartáveis sejam usados para estimulação

Tabela 10.2 Comparação das características de patógenos microbianos.

Organismo	Núcleo definido	Material genômico	Tamanho*	Intracelular ou extracelular	Mobilidade
Príons	Não	Desconhecido	55 kDa	E	–
Vírus	Não	DNA ou RNA	0,02 a 0,03	I	–
Bactérias	Não	DNA	0,5 a 15	I/E	±
Mycoplasma	Não	DNA	0,2 a 0,3	E	–
Espiroquetas	Não	DNA	6 a 15	E	+
Rickettsiaceae	Não	DNA	0,2 a 2	I	–
Chlamydiaceae	Não	DNA	0,3 a 1	I	–
Leveduras	Sim	DNA	2 a 60	I/E	–
Bolor	Sim	DNA	2 a 15 (largura das hifas)	E	–
Protozoários	Sim	DNA	1 a 60	I/E	+
Helmintos	Sim	DNA	2 mm a > 1 m	E	+

* Em micrômetros, exceto quando indicado.

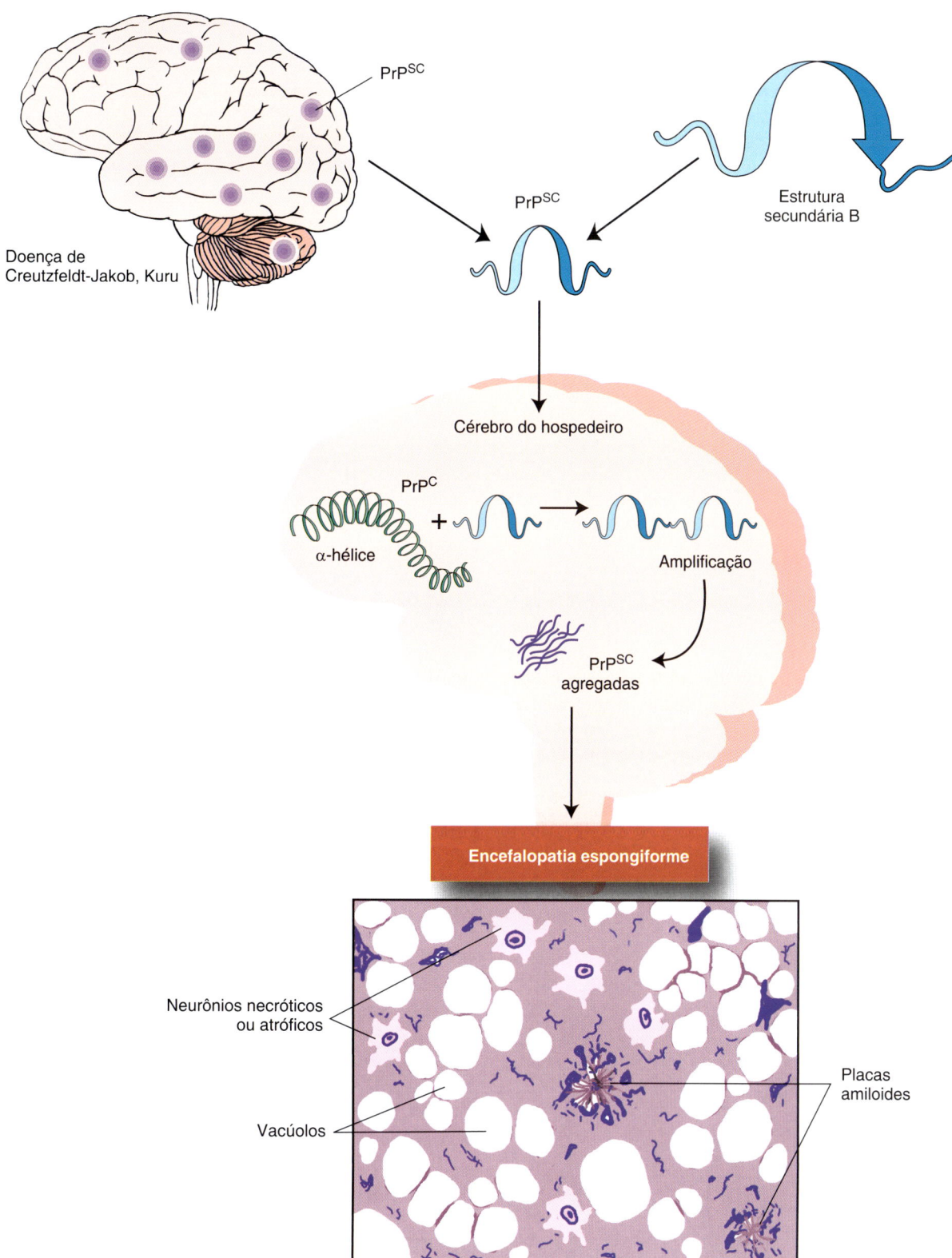

Figura 10.2 • Patogênese molecular de doenças causadas por príons. Fonte: Strayer D. S., Rubin R. (Eds.) (2015). *Rubin's pathology: Clinicopathologic foundations of medicine* (7. ed., Figura 32.71, p. 1452). Philadelphia, PA: Wolters Kluwer Health.

cerebral profunda de pacientes com doença de Parkinson para evitar possível transmissão.[5]

Vírus

Os vírus são os menores patógenos intracelulares obrigatórios. Não têm estruturas celulares organizadas, mas consistem em uma camada de proteína ou capsídio, em torno de um núcleo de ácido nucleico, ou genoma, de RNA *ou* DNA, nunca os dois (Figura 10.3). Alguns vírus são inseridos em um envelope de lipoproteína derivada da membrana citoplasmática da célula hospedeira parasitada. Vírus envelopados incluem membros do grupo do herpes-vírus e do paramixovírus (p. ex., vírus influenza e poxvírus). Alguns vírus envelopados são continuamente eliminados na superfície da célula infectada, no formato de brotamentos envelopados pinçados da membrana celular.

Os vírus de seres humanos e animais foram classificados de acordo com diferentes características. Essas características incluem o tipo de genoma viral (de cadeia simples ou de cadeia dupla de DNA ou RNA), as características físicas (p. ex., tamanho, existência ou não de um envelope de membrana), o mecanismo de replicação (p. ex., retrovírus), o modo de transmissão (p. ex., vírus transmitidos por artrópodes, enterovírus), o tecido-alvo e o tipo de doença produzida (p. ex., hepatites A, B, C, D e E), para citar alguns.

Vírus são incapazes de se replicar no exterior de uma célula viva. Eles devem penetrar em uma célula viva e utilizar a estrutura biossintética da célula para se replicar.[3] O processo de replicação viral é mostrado na Figura 10.4. Nem todos os agentes virais provocam a lise e a morte da célula hospedeira durante o curso da replicação. Alguns vírus penetram na célula hospedeira e inserem seu genoma no cromossomo dela, onde permanece em estado latente e sem replicação por

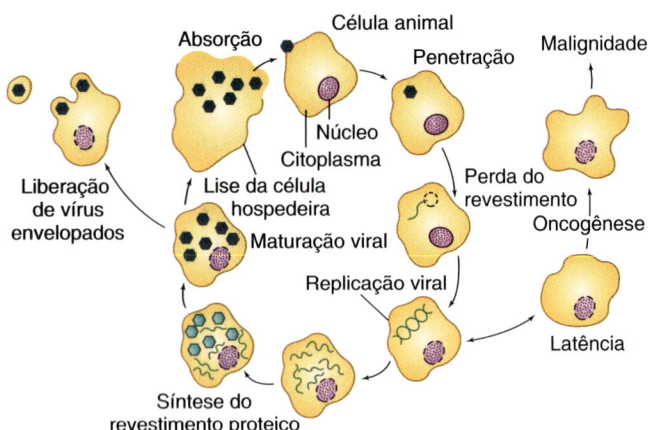

Figura 10.4 • Representação esquemática das muitas consequências possíveis de uma infecção viral em células hospedeiras, incluindo a lise celular (poliovírus), a liberação contínua de partículas virais ou latência (herpes-vírus) e oncogênese (papovavírus).

longos períodos, sem causar doença. Exposto ao estímulo adequado, o vírus sofre replicação ativa e produz sintomas da doença no intervalo de meses ou anos mais tarde. Os membros do grupo do herpes-vírus e do adenovírus são exemplos de vírus latentes. Os herpes-vírus incluem os agentes da varicela e zóster (varicela-zóster ou herpes-zóster), herpes-vírus simples (HSV) tipo 1, herpes genital (HSV tipo 2), infecções por citomegalovírus, roséola (herpes-vírus humano 6), mononucleose infecciosa (MI) (vírus Epstein-Barr [EBV], herpes-vírus 4; Figura 10.5) e sarcoma de Kaposi (herpes-vírus 8). A retomada da replicação viral latente pode provocar sinais/sintomas de doença primária (p. ex., herpes genital) ou causar sintomatologia completamente diferente (p. ex., herpes-zóster em vez de varicela [catapora]).

A família de vírus que vem despertando muita atenção é a Orthomyxoviridae ou vírus da gripe. A atenção tem se concentrado no subtipo 5 da hemaglutinina (H) e no subtipo 1 da neuraminidase (N) ou variante H5N1, vulgarmente conhecida como vírus da *gripe aviária*, e na variante H1N1, popularmente conhecida como *gripe suína*. Os vírus da gripe aviária diferem dos vírus da gripe humana habitual pelo tipo de hospedeiro que normalmente infectam. O vírus da gripe aviária infecta aves selvagens. Todavia, os antígenos dos vírus influenza mudam com frequência e raramente ocorre imunidade de manada para proteger os seres humanos antes da epidemia de gripe anterior.[2] A população humana é suscetível porque o vírus não é reconhecido pelo sistema imunológico. Houve uma pandemia global causada por H1N1 (ou gripe suína) em 2009, resultando em mais de 30 mil casos em mais de 70 países.[7] O Centers for Disease Control and Prevention (CDC) recomenda o uso de testes rápidos usando reação da cadeia da polimerase (PCR) em tempo real por profissionais treinados.[7] Os agentes antivirais oseltamivir e zanamivir são mais efetivos quando iniciados nas primeiras 48 h após o aparecimento dos sinais/sintomas; portanto, uma anamnese cuidadosa é muito importante. É crucial levar em conta os recursos disponíveis em uma epidemia. Medidas de suporte em uma unidade de tratamento intensivo exigem ventilação mecânica e agentes vasopressores. Práticas de controle precoce de infecção são

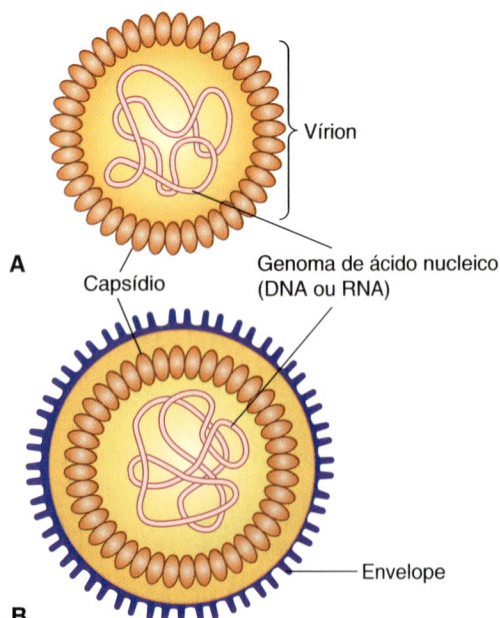

Figura 10.3 • **A.** A estrutura básica de um vírus inclui um revestimento de proteína em torno de um cerne de ácido nucleico (DNA ou RNA). **B.** Alguns vírus também podem ser revestidos por envelope externo lipoproteico.

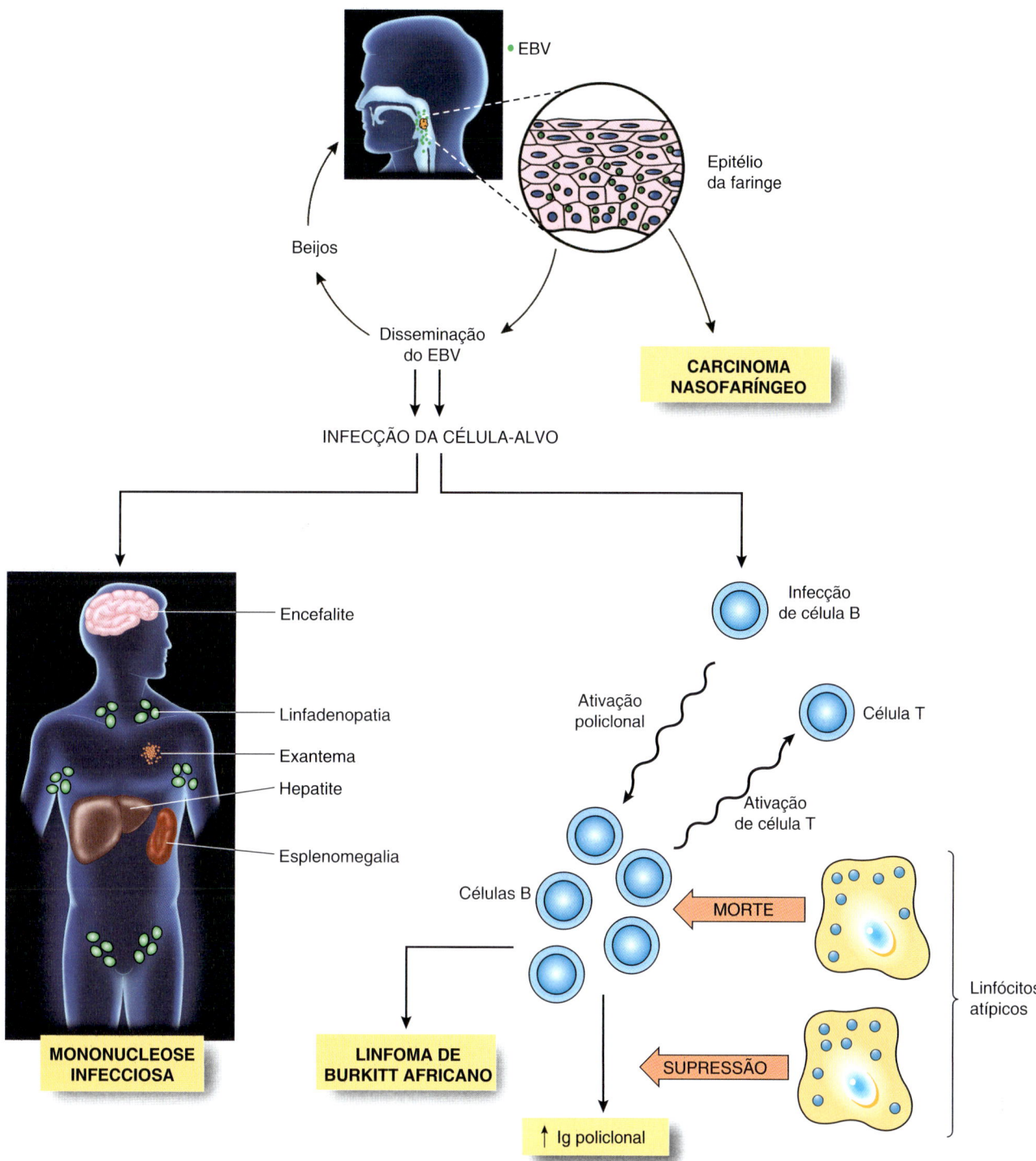

Figura 10.5 • Papel do vírus Epstein-Barr (EBV) na mononucleose infecciosa (MI), no carcinoma da nasofaringe e no linfoma de Burkitt. O EBV invade e se replica nas glândulas salivares ou no epitélio da faringe e é eliminado na saliva e em secreções respiratórias. Além disso, em algumas pessoas o vírus transforma as células epiteliais da faringe, que podem causar carcinoma nasofaríngeo. Em outras, que não adquiriram imunidade por exposição durante a infância, o EBV causa mononucleose infecciosa. O EBV pode infectar os linfócitos B e estimular a produção de linfócitos atípicos, que matam os linfócitos B infectados pelo vírus e suprimem a produção de imunoglobulina. Alguns linfócitos B infectados se transformam em linfócitos malignos do linfoma de Burkitt. Fonte: Strayer D. S., Rubin R. (Eds.) (2015). *Rubin's pathology: Clinicopathologic foundations of medicine* (7. ed., Figura 9.9, p. 383). Philadelphia, PA: Wolters Kluwer Health.

importantes para evitar a propagação da gripe (*influenza*).[7] Desde o início dos anos 1980, os membros do grupo de retrovírus recebem atenção considerável depois da identificação do vírus da imunodeficiência humana (HIV) como agente etiológico da síndrome da imunodeficiência adquirida (AIDS). Os retrovírus têm um único mecanismo de replicação. Após a entrada na célula hospedeira, o genoma de RNA viral é traduzido primeiro para DNA por uma enzima viral chamada *transcriptase reversa*. A cópia de DNA viral é integrada ao cromossomo do hospedeiro, onde existe em estado latente, semelhante aos herpes-vírus. A reativação e a replicação exigem uma inversão de todo o processo. Alguns retrovírus lisam a célula hospedeira durante o processo de replicação. No caso do HIV, quando as células infectadas (linfócitos T CD4$^+$) são ativadas, elas liberam vírus por brotamento ou fusão intercelular. A lise dos linfócitos T CD4$^+$ também libera HIV na corrente sanguínea, resultando em redução da contagem de linfócitos T CD4$^+$ e supressão da resposta imune.[3] Além de causar doenças infecciosas, certos vírus podem transformar células hospedeiras normais em células malignas durante o ciclo de replicação. Esse grupo de vírus é denominado oncogênico e inclui certos retrovírus e vírus de DNA, como os herpes-vírus, os adenovírus e os papovavírus. Os papilomavírus humanos (HPV), membros da família papovavírus, causam verrugas cutâneas e genitais, e vários genótipos estão associados ao desenvolvimento de câncer do colo do útero. A primeira vacina (Gardasil®) para prevenir câncer de colo de útero, lesões genitais pré-cancerosas, verrugas genitais e cânceres anal e orofaríngeo por causa de HPV foi desenvolvida em 2006 e a cobertura vacinal foi expandida para ser efetiva contra nove tipos de HIV (6, 11, 16, 18, 31, 33, 45, 52 e 58).[8]

Bactérias

Bactérias são organismos unicelulares que se replicam de maneira autônoma e são conhecidos como *procariontes* ou *procariotas*, porque não têm um núcleo organizado. Em comparação com as células eucarióticas nucleadas, as células bacterianas são pequenas e primitivas.[3] São as menores células vivas e contêm organelas intracelulares organizadas, e o genoma consiste apenas em um cromossomo circular de DNA cadeia dupla, associado ao RNA e às proteínas.[3] Muitas bactérias transitoriamente abrigam pequenos pedaços extracromossômicos de DNA circular chamados *plasmídios*. Às vezes, os plasmídios contêm informações genéticas que aumentam a virulência ou a resistência aos antibióticos.

A célula procariótica é organizada em um compartimento interno denominado *citoplasma*, que contém a aparelhagem reprodutiva e metabólica da célula. O citoplasma é cercado por uma membrana lipídica flexível, denominada *membrana citoplasmática*.[3] Esta, por sua vez, geralmente é envolta por uma parede celular rígida. A estrutura e a síntese da parede celular determinam o formato microscópico da bactéria (p. ex., esférica [cocos]; helicoidal [espiral]; ou alongada [bacilos]). As bactérias também podem ser divididas em dois tipos (gram-positivas e gram-negativas) com base em suas propriedades de coloração pelo método de Gram. As bactérias gram-positivas produzem uma parede celular composta por um polímero conhecido como peptidoglicano. Esse polímero é produzido apenas por procariotas e é usado como alvo para algumas terapias antifúngicas. As bactérias gram-negativas produzem uma membrana externa constituída por lipopolissacarídio (LPS), que pode induzir choque no hospedeiro.[3] Algumas bactérias sintetizam uma cápsula extracelular constituída por proteína ou polissacarídio. A cápsula protege o microrganismo de ameaças ambientais como as defesas imunológicas do hospedeiro.[3] A Figura 10.6 mostra várias morfologias bacterianas.

Certas bactérias têm mobilidade graças a um apêndice externo chamado *flagelo*. Os flagelos giram como uma hélice, transportando o microrganismo através de um ambiente líquido. As bactérias também são capazes de produzir estruturas piliformes que se projetam da superfície celular chamadas *cílios* ou *fímbrias*, possibilitando ao microrganismo aderir a superfícies como as mucosas ou a outras bactérias.

A maioria dos procariontes tem reprodução assexuada por divisão celular simples. A maneira pela qual um microrganismo se divide pode influenciar a morfologia microscópica. Por exemplo, quando os cocos se dividem em cadeias, são chamados *estreptococos*; em pares, *diplococos*; e em cachos, *estafilococos*.[3] A taxa de crescimento das bactérias varia significativamente entre espécies diferentes e depende muito das condições de crescimento físico e da disponibilidade de nutrientes. Em laboratório, uma única bactéria colocada no ambiente de crescimento adequado, como uma placa de ágar, pode se reproduzir a uma taxa que passa a formar uma colônia visível, composta de milhões de bactérias, em um intervalo de algumas horas.

Na natureza, raramente existem bactérias como células individuais flutuando em um meio aquoso. Na verdade, elas preferem se unir e colonizar superfícies ambientais, produzindo comunidades estruturadas chamadas *biofilmes*.[9] A

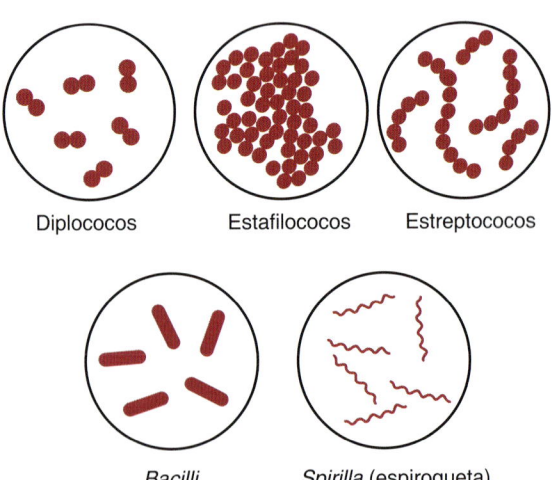

Figura 10.6 • Variedade da morfologia bacteriana. Exemplos de doenças relacionadas com bactérias: os estreptococos são microrganismos aeróbicos gram-positivos que provocam infecções cutâneas como impetigo, escarlatina, faringite, endocardite, pneumonia e choque tóxico potencialmente fatal e sepse. *Salmonella* e *E. coli* são bacilos gram-negativos que provocam doenças transmitidas por alimentos. O gênero *Spirillum* contém bactérias gram-negativas que provocam diarreia e úlceras pépticas. Fonte: Houser H. J., Sesser J. R. (2016). *LWW's medical assisting exam review for CMA, RMA, and CMAS certification*. Philadelphia, PA: Wolters Kluwer.

organização e a estrutura dos biofilmes possibilitam o acesso a nutrientes e a eliminação de resíduos metabólicos disponíveis. No biofilme, os microrganismos individuais usam a sinalização química como meio de comunicação intercelular primitivo para representar o estado do meio ambiente. Isso é conhecido como *detecção de quorum*. Esses sinais informam os membros da comunidade quando existem nutrientes suficientes para a proliferação ou quando as condições ambientais demandam quiescência ou evacuação. Exemplos de biofilmes são abundantes na natureza e são encontrados em superfícies de ambientes aquáticos e nos seres humanos.

A aparência física de uma colônia de bactérias cultivadas sobre uma placa de ágar pode ser bastante distinta entre as diferentes espécies. Espécies diferentes de bactérias também se multiplicam em velocidades diferentes em condições ótimas (p. ex., *E. coli* se replicam em apenas 10 min, enquanto *Mycobacterium tuberculosis* demoram 24 h).[10] Algumas bactérias produzem pigmentos que dão a colônias uma cor única; outras produzem esporos altamente resistentes quando confrontados com um ambiente desfavorável. Os esporos têm condições de existir em estado quiescente quase indefinidamente até que as condições de crescimento adequadas sejam encontradas, e, neste momento, os esporos germinam e o microrganismo retoma o metabolismo normal e a possibilidade de replicação.

Bactérias são formas de vida extremamente adaptáveis. Podem ser encontradas não só em seres humanos e outros hospedeiros, mas em quase todos os extremos ambientais na Terra. Entretanto, cada espécie bacteriana individual tem um conjunto bem definido de parâmetros de crescimento, incluindo nutrição, temperatura, luz, umidade e atmosfera. Bactérias com necessidades de crescimento extremamente rígidas são chamadas de *fastidiosas*. Por exemplo, *Neisseria gonorrhoeae*, bactéria que causa a gonorreia, não consegue viver por longos períodos fora do corpo humano.[10] Algumas bactérias necessitam de oxigênio para o crescimento e o metabolismo e são chamadas *aeróbicas*. Outras não conseguem sobreviver em um ambiente com oxigênio e são chamadas de *anaeróbicas*. Um organismo capaz de adaptar seu metabolismo para condições aeróbicas ou anaeróbicas é chamado de *anaeróbico facultativo*.

Em laboratório, as bactérias geralmente são classificadas de acordo com o aspecto microscópico e as propriedades de coloração da célula. A coloração de Gram é o processo mais amplamente utilizado. As bactérias são chamadas de organismos *gram-positivos* se são coradas de púrpura por um corante básico primário (normalmente cristal violeta). Aquelas que não retêm a cor do cristal violeta, mas se coram de vermelho por um segundo corante (safranina), são chamadas de organismos *gram-negativos*. As características de coloração e morfologia microscópica são utilizadas em combinação para descrever as bactérias. Por exemplo, *Streptococcus pyogenes*, o agente causador da escarlatina e da febre reumática, é um microrganismo gram-positivo de forma esférica, que cresce em cadeias e sua coloração é roxa pelo método de Gram. *Legionella pneumophila*, a bactéria responsável pela doença do legionário, é um bacilo gram-negativo.

Outro modo de classificar as bactérias de acordo com as propriedades de coloração microscópicas é a *coloração álcool-acidorresistente*. Devido ao seu teor original de ácido graxo na composição da membrana celular, certas bactérias são resistentes à descoloração por um corante primário (fucsina de carbol ou uma combinação de auramina e rodamina) quando tratadas com uma solução de ácido-álcool. Esses organismos são denominados álcool-acidorresistentes e incluem diversos agentes patogênicos humanos importantes, sobretudo *Mycobacterium tuberculosis* e outras micobactérias.[10]

Para fins de taxonomia (*i. e.*, identificação e classificação), cada membro do reino bacteriano é categorizado em um pequeno grupo de organismos bioquímica e geneticamente relacionados chamado *gênero*, subdividido, ainda, em indivíduos distintos dentro do gênero denominados *espécies*. A atribuição de gênero e espécie do microrganismo é refletida em seu nome (p. ex., *Staphylococcus* [gênero] *aureus* [espécie]).

Espiroquetas. Os espiroquetas são uma categoria excêntrica de bactérias mencionadas separadamente devido à sua morfologia celular anormal e a um mecanismo distinto de motilidade. Tecnicamente, os espiroquetas são bacilos gram-negativos, mas são únicos na medida em que o formato da célula é helicoidal e o comprimento do organismo é muitas vezes a sua largura. Diversos filamentos se enrolam em torno da parede celular e se estendem por todo o comprimento da célula. Esses filamentos impulsionam o microrganismo através de um meio aquoso em um movimento de saca-rolhas.

Os espiroquetas são microrganismos anaeróbicos e compreendem três gêneros: *Leptospira*, *Borrelia* e *Treponema*. Cada um dos gêneros tem cepas saprófitas e patogênicas. As leptospiras patogênicas infectam uma grande variedade de animais selvagens e domésticos. Os animais infectados lançam os microrganismos no meio ambiente pelo sistema urinário. A transmissão para humanos se dá por contato com animais infectados ou ambientes contaminados com urina. As leptospiras ganham acesso ao hospedeiro diretamente através das mucosas ou feridas na pele, e podem provocar uma doença grave e potencialmente fatal chamada *síndrome de Weil*. Em contraste, o gênero *Borrelia* é transmitido por animais infectados aos seres humanos por meio da picada de um vetor artrópode, como piolhos ou carrapatos. Incluídos no gênero *Borrelia* estão os agentes da febre recorrente (*Borrelia recurrentis*) e da doença de Lyme (*B. burgdorferi*).

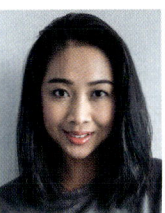

Sue, a mulher diagnosticada com doença de Lyme apresentada no começo da Parte 4, não se lembra de ter sido picada por um carrapato e não apresentou uma erupção cutânea do tipo olho de boi nem eritema migratório (52% dos portadores não apresentam erupção cutânea). No entanto, a espécie de carrapato que carrega o microrganismo causador da doença de Lyme (*B. burgdorferi*) tem menos que 2 mm. Portanto, é provável que não tenha percebido o carrapato grudado em sua pele. Sue apresentou manifestações clínicas evidentes de envolvimento do sistema nervoso central e do sistema musculoesquelético, incluindo cefaleia, fadiga, dor articular e tumefação. Sue definitivamente se encaixa no quadro "clássico" de doença de Lyme.

A espécie patogênica *Treponema* não necessita de intermediários e se dissemina de pessoa para pessoa por contato direto. O membro mais importante desse gênero é o *Treponema pallidum*, agente causador da sífilis.

Micoplasmas. Os micoplasmas são procariontes unicelulares capazes de replicação independente. Esses microrganismos têm menos de um terço do tamanho das bactérias, com aproximadamente 0,3 μm em seu maior diâmetro, e contêm um pequeno genoma de DNA com aproximadamente metade do tamanho do cromossomo bacteriano. A célula é composta de citoplasma cercado por uma membrana, mas, ao contrário das bactérias, os micoplasmas não produzem parede celular rígida de peptidoglicano. Como consequência, o aspecto microscópico das células é altamente variável, desde formas de cocos até filamentos, e os micoplasmas são resistentes aos antibióticos inibidores da parede celular, como penicilinas e cefalosporinas.

Os micoplasmas que afetam os seres humanos são divididos em três gêneros: *Mycoplasma*, *Ureaplasma* e *Acholeplasma*. Os dois primeiros precisam extrair colesterol do ambiente para produzir a membrana celular; *Acholeplasma* não. No hospedeiro humano, os micoplasmas são comensais. No entanto, diversas espécies provocam doenças graves, inclusive pneumonia (*Mycoplasma pneumoniae*), infecções genitais (*Mycoplasma hominis* e *Ureaplasma urealyticum*), infecções respiratórias transmitidas pelas mães a recém-nascidos de baixo peso (*U. urealyticum*) e complicações potenciais durante a gravidez.[10,11]

Conceitos fundamentais

Agentes de doenças infecciosas

- Os microrganismos podem ser divididos em eucariotas (p. ex., fungos e parasitas), que têm o núcleo celular separado por membrana, e procariotas (p. ex., bactérias), que não têm núcleo definido
- Eucariotas e procariotas são considerados microrganismos porque contêm todas as enzimas e as ferramentas biológicas necessárias para sua replicação e a exploração de energia metabólica.

Rickettsiaceae, Anaplasmataceae, Chlamydiaceae e Coxiella

Este grupo interessante de microrganismos combina as características de agentes virais e bacterianos para produzir doença em seres humanos. Todos são patógenos intracelulares obrigatórios, como os vírus, mas produzem uma parede celular rígida de peptidoglicano; têm reprodução assexuada por divisão celular; e contêm RNA e DNA, como as bactérias.[2]

Os microrganismos da família Rickettsiaceae dependem da célula hospedeira para conseguir vitaminas e nutrientes essenciais, mas os da família Chlamydiaceae parecem sequestrar intermediários do metabolismo de energia, como adenosina trifosfato (ATP). Os microrganismos da família Rickettsiaceae infectam, mas não provocam doença nas células de determinados artrópodes, como ácaros, pulgas, carrapatos e piolhos.[10]

Os microrganismos são transmitidos aos seres humanos pela picada do artrópode (*i. e.*, vetor) e produzem diversas doenças potencialmente letais (riquetsioses), incluindo febre maculosa das Montanhas Rochosas e tifo epidêmico. A febre maculosa (transmitida aos seres humanos por um vetor carrapato) é uma doença de notificação compulsória que tem aumentado em frequência ao longo da última década de dois casos em 1 milhão de pessoas para 11 casos em 1 milhão de pessoas em 2014.[12] No entanto, a taxa de mortalidade diminuiu para menos de 0,50%.[12]

Os microrganismos da família Chlamydiaceae são ligeiramente menores do que os da família Rickettsiaceae e estruturalmente semelhantes; no entanto, são transmitidos diretamente entre os vertebrados sensíveis, sem um vetor intermediário artrópode. A transmissão e a replicação de microrganismos dessa família ocorrem mediante um ciclo de vida definido. A forma infecciosa, chamada de *corpo elementar*, se conecta e entra na célula hospedeira, onde se transforma em um corpo reticular maior.[13] Essa forma sofre replicação ativa em vários corpos elementares, que são disseminados para o meio extracelular para iniciar outro ciclo infeccioso. A transmissão ocorre via contato interpessoal próximo. *Chlamydia trachomatis* é transmitida por contato sexual (é uma causa importante de doença sexualmente transmissível [DST] em homens e mulheres) e pode causar conjuntivite em recém-nascidos.[10] A pneumonia por *Chlamydophila* (pneumonia bacteriana atípica) é transmitida por gotículas transmitidas pelo ar ou pelo contato das mãos com mucosas.[13] *Chlamydophila psittaci* pode ser transmitida de pássaros para os seres humanos e provoca pneumonia.[14] Aproximadamente 1% das pneumonias contraídas na comunidade é causada por *C. psittaci*.[14] Microrganismos da família Anaplasmataceae (incluindo os gêneros reorganizados *Ehrlichia*, *Anaplasma*, *Neorickettsia* e *Wolbachia*) também são microrganismos intracelulares obrigatórios que se assemelham aos da família Rickettsiaceae em estrutura e produzem uma variedade de doenças veterinárias e humanas, entre estas algumas cujos vetores são carrapatos. O alvo desses microrganismos são leucócitos mononucleares e polimorfonucleares do hospedeiro para infecção, e, semelhante aos microrganismos da família Chlamydiaceae, multiplicam-se no citoplasma de leucócitos infectados dentro de vacúolos denominados *mórula*. Ao contrário dos microrganismos da família Chlamydiaceae, os da família Anaplasmataceae não têm ciclo de vida definido e são independentes da célula hospedeira para a produção de energia. *Ehrlichia sennetsu*, basicamente restrita ao Japão, provoca uma doença chamada *febre sennetsu*, que se assemelha à mononucleose infecciosa. A doença causada por esse organismo é diferente da provocada por outros membros da família Anaplasmataceae porque está associada à ingestão de peixe cru infestado de parasitas infectados por *E. sennetsu*. As infecções mais comuns causadas por microrganismos da família Anaplasmataceae são a erliquiose humana monocítica e a granulocítica. A erliquiose monocítica humana é uma doença causada por *Ehrlichia chaffeensis* e *E. canis*, a qual pode ser facilmente confundida com febre maculosa.

As manifestações clínicas da erliquiose variam de leves a potencialmente fatais.[15] As manifestações incluem mal-estar generalizado, anorexia e náuseas, febre, calafrios, cefaleia e dor no corpo. Os sinais/sintomas ocorrem 1 a 2 semanas após a picada do carrapato. Os pacientes podem apresentar erupção cutânea (mais frequentemente em crianças) bem como sinais/sintomas gastrintestinais. Leucopenia (redução da contagem de leucócitos) e trombocitopenia (redução da contagem de plaquetas) são achados frequentes. Sequelas graves incluem síndrome da angústia (desconforto) respiratória aguda, sepse grave e choque séptico (que pode levar à insuficiência renal aguda), bem como meningite e meningoencefalite.[15]

A doença costuma ser mais grave em idosos e pessoas com função imunológica comprometida. As evidências validam a importância do tratamento antibiótico empírico quando se suspeita de erliquiose, uma vez que existe a possibilidade de infecção fulminante e extremamente fatal em pacientes imunocomprometidos.[16] A erliquiose granulocítica humana, causada por duas espécies (*Anaplasma phagocytophilum* e *Ehrlichia ewingii*), também pode ser transmitida por carrapatos. Os sinais/sintomas são comparáveis aos observados nos casos de erliquiose monocítica humana.

O gênero *Coxiella* contém apenas uma espécie, *C. burnetii*. Tal como os seus homólogos de riquétsias, é um organismo intracelular gram-negativo que infecta uma variedade de animais, incluindo bois, ovelhas e cabras.[17] Nos seres humanos, a infecção por *Coxiella* produz uma doença conhecida como *febre Q*, caracterizada por um estado febril inespecífico frequentemente acompanhado de cefaleia, dor retro-orbital, calafrios e sintomas semelhantes aos de pneumonia leve. O organismo produz uma fase altamente resistente como um esporo que é transmitida aos seres humanos quando o tecido animal contaminado é aerossolizado (p. ex., durante o processamento de carnes) ou pela ingestão de leite contaminado. Também pode ser transmitido pela exposição a animais infectados.

Fungos

Fungos são microrganismos saprófitos eucariontes de vida livre encontrados em todos os *habitats* da Terra. Alguns são membros da flora humana normal. Felizmente, poucos são capazes de causar doenças em seres humanos, e a maioria das infecções é autolimitada e acidental na pele e no tecido subcutâneo. Infecções fúngicas graves são raras e geralmente começam por perfurações ou inalação. Apesar de sua natureza normalmente inofensiva, os fungos provocam doenças oportunistas potencialmente fatais, quando a capacidade de defesa do hospedeiro é desativada.

Os fungos podem ser separados em dois grupos, leveduras e fungos filamentosos, com base em diferenças rudimentares em sua morfologia. As leveduras são microrganismos unicelulares, com aproximadamente o tamanho das hemácias, que se reproduzem por um processo de brotamento. Os brotos se separam da célula-mãe e amadurecem em células-filhas idênticas. Fungos filamentosos, ou bolores, produzem longos filamentos ocos ramificados chamados *hifas*. Alguns bolores produzem paredes transversais, que segregam as hifas em compartimentos, e outros não. Um número limitado de fungos é capaz de se desenvolver como levedura em determinada temperatura e como bolor em outra. Esses microrganismos são chamados *fungos dimórficos* e incluem vários patógenos humanos, como os agentes de blastomicose (*Blastomyces dermatitidis*), histoplasmose (*Histoplasma capsulatum*) e coccidioidomicose (*Coccidioides immitis*).

O aspecto de uma colônia de fungos tende a refletir sua composição celular. Colônias de levedura geralmente são lisas, com textura cremosa ou cerosa. O bolor produz colônias que lembram a aparência do algodão ou de um pó e são compostas por um emaranhado de hifas chamado coletivamente de *micélio*. O micélio pode penetrar na superfície de crescimento ou se projetar acima da colônia como as raízes e os ramos de uma árvore. Leveduras e bolores produzem uma camada de parede celular rígida quimicamente relacionada com os peptidoglicanos da parede bacteriana; portanto, não é sensível à ação de antibióticos do grupo das penicilinas.

A maioria dos fungos é capaz de reprodução sexuada ou assexuada. O processo sexuado envolve a fusão de zigotos com a produção de um zigósporo recombinante. A reprodução assexuada envolve a formação de esporos altamente resistentes chamados *conídios* ou *esporangiósporos*, mantidos por estruturas especializadas que surgem das hifas. Os bolores são identificados no laboratório pelo aspecto microscópico característico das estruturas assexuadas de frutificação e pelos esporos.

Do mesmo modo que os agentes patogênicos bacterianos de seres humanos, os fungos têm condições de produzir doença no hospedeiro humano se puderem se desenvolver na temperatura do local infectado. Por exemplo, diversos agentes patogênicos fúngicos chamados *dermatófitos* não conseguem crescer na temperatura central do corpo (37°C), e a infecção fica limitada às superfícies cutâneas mais frias. Doenças causadas por esses microrganismos, incluindo micose, tinha do pé e tinha inguinal (todos exemplos de tinha), são chamadas coletivamente de *micoses superficiais*.[3] As infecções fúngicas também podem ser infecções cutâneas, subcutâneas, profundas e invasivas. Micoses sistêmicas são infecções fúngicas graves de tecidos profundos e, por definição, são causadas por microrganismos capazes de se desenvolver a 37°C. As leveduras, como *Candida albicans*, são flora comensal da pele, das mucosas e do sistema digestório e são aptas a se desenvolver em uma ampla faixa de temperaturas. *Candida* é considerada infecção oportunista em pessoas imunocomprometidas, contudo é uma causa de infecções em pessoas sem neutropenia. Candidemia (*Candida* no sangue) e candidíase intra-abdominal são infecções comuns na unidade de tratamento intensivo (UTI).[18] Além disso, aspergilose é uma forma letal de pneumonia.[18] Mecanismos imunológicos intactos e a competição por nutrientes fornecidos pela flora bacteriana normalmente mantêm a colonização de fungos em xeque. Alterações em qualquer um desses componentes provocadas por doenças ou antibióticos podem perturbar esse equilíbrio, viabilizando o crescimento excessivo de fungos e preparando o terreno para infecções oportunistas.

Parasitos

Em sentido estrito, qualquer organismo que obtém benefícios a partir de sua relação biológica com outro organismo é um parasito. No estudo de microbiologia clínica, no entanto, o termo *parasito* evoluiu para designar membros do reino animal que infectam e causam doença em outros animais, o que inclui protozoários, helmintos e artrópodes. A microbiota intestinal exerce um efeito imunorregulador na resposta imune do hospedeiro no cenário de parasitas intestinais.[19]

Protozoários são animais unicelulares com complemento completo da maquinaria celular eucariótica, incluindo um núcleo e organelas bem definidas. A reprodução pode ser sexuada ou assexuada, e os ciclos de vida podem ser simples ou complexos, com vários estágios de maturação que exigem mais de um hospedeiro para que possam ser concluídos. A maioria são microrganismos saprófitos, mas alguns se adaptaram às acomodações do ambiente humano e produzem uma variedade de doenças, incluindo malária, disenteria amebiana e giardíase.[3] As infecções por protozoários podem ser transmitidas diretamente de um hospedeiro para outro por contato sexual; de modo indireto, por meio da água ou de alimentos contaminados; ou por um vetor artrópode. A transmissão direta ou indireta resulta da ingestão de cistos altamente resistentes ou de esporos eliminados nas fezes de um hospedeiro infectado. Quando os cistos alcançam o intestino, amadurecem em formas vegetativas chamadas *trofozoítos*, capazes de reprodução assexuada ou formação de cistos. A maioria dos trofozoítos tem mobilidade em virtude de flagelos, cílios ou movimento ameboide.

Os helmintos são uma coleção de parasitos vermiformes que incluem nematoides, tênias ou cestódios e trematódeos ou vermes. Os helmintos se reproduzem sexualmente dentro do hospedeiro definitivo, e alguns demandam um hospedeiro intermediário para o desenvolvimento e a maturação dos filhotes. Os seres humanos podem servir como hospedeiro definitivo ou intermediário, ou ambos, como no caso de determinadas doenças como a triquinose. A transmissão de doenças por helmintos ocorre principalmente pela ingestão de ovos fertilizados ou pela penetração cutânea de estágios larvais infecciosos – diretamente ou com o auxílio de um vetor de artrópode. As infecções por helmintos podem envolver muitos sistemas e locais orgânicos, incluindo fígado e pulmão; vias urinárias e intestinais; sistema nervoso central e sistema circulatório e os músculos. Embora, em sua maioria, as doenças transmitidas por helmintos tenham sido erradicadas nos EUA, ainda são um problema de saúde importante nos países em desenvolvimento.

Os artrópodes que parasitam seres humanos e animais incluem os vetores de doenças infecciosas (p. ex., carrapatos, mosquitos, pulgas) e os ectoparasitos. Os ectoparasitos infestam as superfícies externas do corpo e causam dano tecidual localizado ou inflamação secundária a mordida ou picada do artrópode. Os mais importantes ectoparasitos humanos são ácaros (sarna), bicho-de-pé, piolhos (cabeça, corpo e púbis) e pulgas.[3] A transmissão de ectoparasitos acontece diretamente por contato com formas imaturas ou maduras do artrópode ou seus ovos, encontrados no hospedeiro infestado ou nas roupas do hospedeiro, nas roupas de cama ou em objetos como pentes e escovas. Muitos ectoparasitos são vetores de outras doenças infecciosas, incluindo tifo endêmico e peste bubônica (pulgas) e tifo epidêmico (piolhos).

RESUMO

Ao longo da vida, os seres humanos são continuamente expostos e colonizados de modo inofensivo por inúmeros microrganismos. Essa relação é colocada em xeque por mecanismos de defesa intactos do hospedeiro (p. ex., barreiras mucosas e cutâneas, função imunológica normal) e pela natureza inócua da maioria dos microrganismos ambientais. Fatores capazes de enfraquecer a resistência do hospedeiro ou aumentar a virulência dos microrganismos colonizadores podem perturbar o equilíbrio do relacionamento e causar doença. O grau em que o equilíbrio é deslocado a favor do microrganismo determina a gravidade da doença.

Existe uma diversidade extrema de microrganismos procariontes e eucariontes capazes de causar doenças infecciosas em seres humanos. Imunossupressão – relacionada com condições clínicas subjacentes, terapia imunossupressora ou envelhecimento (conhecida como imunossenescência) – aumenta o risco de infecções associadas a microrganismos oportunistas e outros patógenos. No entanto, a maioria das doenças infecciosas em seres humanos continua a ser causada apenas por uma pequena fração dos organismos que compõem o universo microscópico.

MECANISMOS DE INFECÇÃO

Depois de concluir esta seção, o leitor deverá ser capaz de:

- Discutir modos de transmissão de doenças infecciosas
- Descrever as etapas de uma doença infecciosa
- Discutir manifestações clínicas de uma resposta desregulada da defesa do hospedeiro à infecção.

Epidemiologia das doenças infecciosas

Epidemiologia é o estudo dos padrões e determinantes da saúde com a meta de controlar as doenças e os agravos à saúde.[20] Os princípios da epidemiologia foram aplicados, primeiro, ao estudo de enfermidades infecciosas. Enquanto a epidemiologia descritiva foca no padrão da doença, a epidemiologia analítica examina os fatores associados a elas.[21] Para interromper ou eliminar a propagação de um agente infeccioso, é preciso levar em consideração fatores relacionados com os hospedeiros, os agentes causais e o meio ambiente (a conhecida tríade da doença) (ver Figura 10.1), além dos modos de transmissão.

Para compreender a epidemiologia de uma doença, os casos precisam ser definidos e cuidadosamente contados para que sejam notadas alterações gradativas ou abruptas de frequência. *Incidência* é o termo empregado para descrever o número de novos casos de determinada doença infecciosa em uma população definida (p. ex., em cada 100 mil pessoas) durante um período de tempo estabelecido (p. ex., mensal, trimestral, anual). A *prevalência* da doença indica o número de casos ativos em determinado momento em uma população. A doença é considerada *endêmica* em uma região geográfica específica se a incidência e a prevalência são relativamente estáveis. Uma *epidemia* descreve um aumento abrupto e inesperado na incidência da doença em relação às taxas endêmicas. Uma *pandemia* se refere à disseminação de doenças além das fronteiras continentais. Meios de transporte rápidos em todo o mundo aumentaram o risco de transmissão de uma pandemia de microrganismos patogênicos durante os surtos.

Como exemplo desses princípios, um surto de uma doença respiratória viral suspeita, posteriormente identificada como síndrome respiratória aguda grave (SRAG), foi reconhecido na província de Guangdong, no sul da China, a partir de novembro de 2002.[22,23] A doença era altamente transmissível, como evidenciado pela primeira ocorrência reconhecida em Taiwan. Quatro dias depois de voltar de Taiwan em uma viagem a trabalho na província de Guangdong, um empresário desenvolveu uma doença febril e foi internado em um hospital local. No intervalo de 1 mês, foi documentado que um grande surto de SRAG havia afetado cerca de 3 mil pessoas na cidade de Taipei, Taiwan. Assim que o surto de SRAG atravessou fronteiras continentais pela primeira vez, sua classificação foi alterada de epidemia para pandemia.[22,23]

Modos de transmissão

Os modos de transmissão incluem mecanismos diretos e indiretos. Porta de entrada se refere ao processo pelo qual um agente patogênico entra no corpo, obtém acesso aos tecidos sensíveis e provoca a doença. Entre os possíveis modos de transmissão estão penetração, contato direto, ingestão e inalação. A porta de entrada não determina o local de infecção. Patógenos ingeridos podem penetrar na mucosa intestinal, se difundir através do sistema circulatório e causar doenças em outros órgãos, como pulmão ou fígado. Quaisquer que sejam os mecanismos de entrada, a transmissão de agentes infecciosos está diretamente relacionada com o número de agentes infecciosos absorvidos pelo hospedeiro.

Penetração

Qualquer ruptura na integridade da superfície de barreira cutânea ou mucosa se torna um local potencial para a invasão de microrganismos. A ruptura pode ser o resultado de uma lesão acidental que causa escoriações, queimaduras ou feridas penetrantes; procedimentos médicos, como cirurgia ou cateterismo; ou processo infeccioso primário que produz lesões de superfície, como varicela ou impetigo. Também pode ocorrer translocação de bactérias do trato gastrintestinal e inoculação direta pelo uso de substâncias intravenosas ou pela mordida de um animal ou artrópode.

Contato direto

Alguns agentes são transmitidos diretamente de tecidos ou secreções infectados para mucosas intactas expostas. Isso é especialmente verdadeiro em determinadas doenças sexualmente transmissíveis (DST), como gonorreia, sífilis, clamídia e herpes genital, nas quais, durante o contato íntimo, pode ocorrer a exposição de mucosas não infectadas a patógenos.

A transmissão de DST não se limita ao contato sexual. Pode ocorrer a *transmissão vertical* desses agentes, de mãe para filho, através da placenta ou durante o parto, quando as mucosas dos fetos/recém-nascidos entram em contato com secreções vaginais infectadas da mãe. Quando uma doença infecciosa é transmitida de mãe para filho durante a gestação ou o parto, é classificada como *infecção congênita*. As infecções observadas com maior frequência incluem toxoplasmose congênita (causada pelo parasita *Toxoplasma gondii*), sífilis, rubéola, infecção por citomegalovírus e infecções por HSV (infecções TORCH), vírus varicela-zóster, parvovírus B19, estreptococos do grupo B (*Streptococcus agalatiae*) e HIV. Destes, o citomegalovírus (CMV) é uma causa comum de infecção congênita nos EUA, ocorrendo em 0,5 a 22% dos nascidos vivos.[14]

A gravidade dos defeitos congênitos associados a essas infecções depende muito da idade gestacional do feto quando ocorre a transmissão, mas a maioria desses agentes pode causar retardo mental profundo e déficits neurossensoriais, incluindo cegueira e perda auditiva. O HIV raramente provoca sinais e sintomas evidentes no recém-nascido infectado, e às vezes leva anos para que os efeitos da doença se manifestem.

Ingestão

A entrada de microrganismos patogênicos ou seus produtos tóxicos através da cavidade oral e do sistema digestório representa um dos meios mais eficientes de transmissão de doenças em seres humanos. Muitas infecções bacterianas, virais e parasitárias, incluindo cólera, febre tifoide, disenteria (amebiana e bacilar), intoxicação alimentar, diarreia do viajante, criptosporidiose e hepatite A, manifestam-se após a ingestão de alimentos e água contaminados. Nesse mecanismo de transmissão, é necessário que o agente infeccioso possa sobreviver em número suficiente ao pH baixo, à atividade enzimática das secreções gástricas e à ação peristáltica do intestino para estabelecer a infecção, denominada dose infecciosa. No caso de microrganismos como *Vibrio cholerae*, o ácido gástrico reduz a dose infecciosa; contudo, alguns agentes como cistos de *Shigella* e *Giardia* causam infecções em uma dose menor por causa de sua resistência ao ácido gástrico.[24] Patógenos ingeridos também precisam competir com sucesso com a flora bacteriana normal do intestino para obtenção de suas necessidades nutricionais. Pessoas com acidez gástrica reduzida por doença ou medicamentos são mais suscetíveis a infecção por essa via, porque o número de microrganismos ingeridos que sobrevive ao ambiente gástrico é maior.

Inalação

O sistema respiratório de pessoas saudáveis é equipado com um sistema de defesa em camadas múltiplas para evitar a entrada de patógenos potenciais nos pulmões. A superfície da árvore respiratória é revestida por uma camada de muco continuamente deslocada para longe dos pulmões, em direção à boca, pelo movimento de células epiteliais ciliadas. A umidade do ar inspirado aumenta o tamanho de partículas em aerossol, que são efetivamente filtradas pelas membranas mucosas do sistema respiratório superior. A tosse também auxilia na remoção de partículas do sistema respiratório inferior. As secreções respiratórias contêm anticorpos e enzimas capazes de inativar os agentes infecciosos. Partículas e microrganismos que alcançam o pulmão são eliminados por células fagocíticas.

Apesar dessa variedade impressionante de mecanismos de proteção, diversos patógenos são capazes de invadir o corpo humano pelo sistema respiratório, incluindo agentes de pneumonia bacteriana (*Streptococcus pneumoniae*, *Legionella pneumophila*), meningite (*Neisseria meningitidis*, *Haemophilus influenzae*) e tuberculose, bem como os vírus responsáveis por sarampo, caxumba, varicela, gripe e resfriado comum.[14] Defeitos na função pulmonar ou no transporte mucociliar causados por processos não infecciosos, como fibrose cística, enfisema ou tabagismo, podem aumentar o risco de doenças adquiridas por inalação de patógenos.

Alerta de domínio do conceito
A varicela se propaga pelo ar.

Conceitos fundamentais
Epidemiologia das doenças infecciosas

- A epidemiologia se concentra na incidência (número de casos novos) e na prevalência (número de casos ativos em determinado momento) de uma doença infecciosa; na fonte de infecção e na sua porta de entrada, no local de infecção e nos fatores de virulência do microrganismo infectante; e nos sinais e sintomas da infecção e seu curso
- Os objetivos finais de estudos epidemiológicos são a interrupção da propagação de doenças infecciosas e sua erradicação.

Fonte

A fonte de uma doença infecciosa se refere à localização, ao hospedeiro, ao objeto ou à substância da qual o agente infeccioso foi adquirido: essencialmente, "onde, quem, o quê e quando" da transmissão da doença. A fonte pode ser endógena (adquirido da própria flora microbiana do hospedeiro, como seria o caso de uma infecção oportunista) ou exógena (adquirido de fontes externas, como água, alimento, solo ou ar). A fonte do agente infeccioso pode ser outro ser humano, como de mãe para filho durante a gestação (infecções congênitas); um objeto inanimado; um animal ou a picada de um artrópode (vetor). Objetos inanimados que carregam agente infeccioso são conhecidos como *fômites*. Por exemplo, os rinovírus e muitos outros vírus não envelopados podem ser transmitidos por contato com fômites contaminados, como lenços e brinquedos. Zoonose é uma categoria de doenças infecciosas transmitidas por outras espécies animais para seres humanos. Quando uma doença se origina nos seres humanos e se desloca para animais, são denominadas "zoonoses reversas".[24] As zoonoses representam uma grande porcentagem das doenças infecciosas emergentes (até 70%). Exemplos de zoonose incluem doença da arranhadura do gato, HIV, raiva, peste e gripe (*influenza*).[24] Outra via de propagação de doenças infecciosas (como a doença de Lyme ou o vírus do Nilo Ocidental [WNV]) é a picada de vetores artrópodes.

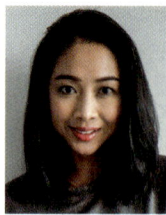

Sue contraiu a doença de Lyme pela picada de artrópodes vetores (disseminação a partir de outras espécies animais para o ser humano). O microrganismo responsável por sua infecção é, mais provavelmente, *Borrelia burgdorferi*, um espiroqueta transmitido pelo carrapato *Ixodes scapularis*, que se alimenta e se acasala em veados. Como esse tipo de carrapato tem menos de 2 mm, é fácil passar despercebido quando se prende à pele de seres humanos. Demora até 36 h para a fixação e a transferência das borrélias do carrapato infectado para o indivíduo.

A origem pode denotar um local. Por exemplo, infecções que se desenvolvem em pessoas hospitalizadas são denominadas *hospitalares* (*nosocomiais*) ou associadas à assistência à saúde, enquanto aquelas contraídas fora de unidades de saúde são chamadas de *infecções comunitárias*. As definições usadas para esses dois tipos de infecção incluem a cronologia da infecção (desenvolvimento em menos de 48 h define infecção comunitária), bem como internação, diálise e cuidados com feridas prévios.

A fonte também pode se referir a determinada substância corporal que é um veículo mais provável de transmissão, como fezes, sangue, líquidos orgânicos, secreções respiratórias e urina. As infecções são também transmitidas de pessoa para pessoa por intermédio de objetos inanimados (fômites compartilhados) contaminados por líquidos corporais infectados. Um exemplo desse mecanismo de transmissão inclui a propagação do HIV e da hepatite B mediante a utilização de seringas compartilhadas por usuários de drogas ilícitas intravenosas. A infecção também pode ser transmitida por uma combinação complexa entre a origem, a porta de entrada e o vetor. O controle da fonte é um aspecto importante da prevenção e do tratamento.

Manifestações clínicas

O termo *manifestações clínicas* se refere ao conjunto de sinais e sintomas expressos pelo hospedeiro durante o curso da doença. Também é conhecida como *quadro clínico* ou *apresentação da doença*, e pode ser característica para determinado agente infeccioso. Em termos de fisiopatologia, os sintomas são a expressão externa da luta entre os microrganismos invasores e as respostas inflamatória e imunológica de retaliação do hospedeiro. Os sinais/sintomas de uma doença infecciosa podem ser específicos e refletir o local de infecção (p. ex., diarreia, prurido, convulsões, hemorragia e pneumonia). Por outro lado, manifestações como febre, mialgia, cefaleia e letargia são relativamente inespecíficas e podem ser partilhadas por diversas doenças infecciosas. Os sinais/sintomas de um hospedeiro doente podem ser óbvios, como no caso da varicela ou do sarampo. Outras alterações, como o aumento na contagem de leucócitos (leucocitose), podem exigir exames laboratoriais para serem detectadas. O reconhecimento e a documentação meticulosa da sintomatologia podem ajudar no diagnóstico de uma doença infecciosa.

Curso da doença

O curso de qualquer doença infecciosa pode ser dividido em várias fases distintas após o *ponto* em que o agente patogênico potencial penetra no hospedeiro. Essas fases são período de incubação, fase prodrômica, fase aguda, fase de convalescença e fase de resolução (Figura 10.7). A divisão em fases se baseia na progressão e na intensidade dos sintomas do hospedeiro, o qual reflete a resposta do hospedeiro a uma infecção no decorrer do tempo. A duração de cada fase e o padrão genérico da doença podem ser específicos para diferentes agentes patogênicos, ajudando no diagnóstico de uma doença infecciosa.

O *período de incubação* é a fase em que o patógeno começa a replicação ativa sem produzir sintomas reconhecíveis no hospedeiro. Pode ser curto, como no caso da cólera (mais de 24 h), ou prolongado, como nos casos de hepatite B (mais de 180 dias) ou HIV (meses a anos).[3] A duração do período de incubação pode ser influenciada por outros fatores, incluindo o estado geral de saúde do hospedeiro, a porta de entrada e o grau da dose infecciosa do patógeno.

O que marca o começo da *fase prodrômica* é o aparecimento inicial de sintomas no hospedeiro, embora o quadro clínico durante esse período possa ser apenas uma vaga sensação de mal-estar. O hospedeiro pode apresentar febre leve, mialgia, cefaleia e fadiga. Estas são alterações constitucionais compartilhadas por um grande número de processos patológicos. A duração da fase prodrômica pode variar consideravelmente de um hospedeiro para outro.

A *fase aguda* é o período durante o qual o hospedeiro experimenta o máximo impacto do processo infeccioso, correspondente à rápida proliferação e disseminação do patógeno. Durante essa fase, derivados tóxicos do metabolismo microbiano, a lise celular e a resposta imunológica do hospedeiro se combinam para produzir danos e inflamação nos tecidos. Os sintomas do hospedeiro tornam-se acentuados e mais específicos do que na fase prodrômica, geralmente tipificando o patógeno e os locais de envolvimento.

O *período de convalescença* se caracteriza por contenção da infecção, eliminação progressiva do patógeno, reparação de tecidos danificados e resolução dos sintomas associados. Semelhante ao período de incubação, o tempo necessário para a convalescença completa pode demorar dias, semanas ou meses, dependendo do tipo de agente patogênico e da voracidade da resposta imune do hospedeiro. A *resolução* é a eliminação total de um patógeno do organismo, sem sinais ou sintomas de doença residual. Algumas vezes, as infecções podem levar a estados de doença crônicos.

Têm sido reconhecidas várias exceções para a apresentação clássica de um processo infeccioso. Doenças infecciosas crônicas têm curso marcadamente prolongado e, por vezes, irregular. O hospedeiro pode ser acometido pelos sintomas de um processo infeccioso de maneira contínua ou esporádica por meses ou anos, sem entrar na fase de convalescença. Em contraste, uma *enfermidade subclínica ou subaguda* evolui de infecção para resolução sem sintomas clinicamente aparentes. A doença é chamada *insidiosa* se a fase prodrômica é prolongada; uma doença fulminante é caracterizada por manifestação abrupta dos sintomas, com pequena ou nenhuma fase prodrômica. Infecções fatais são variantes de um curso típico da doença.

Local de infecção

A inflamação de um local anatômico geralmente é designada pela adição do sufixo *-ite* ao nome do tecido envolvido (p. ex., bronquite, infecção dos brônquios e bronquíolos; encefalite, infecção cerebral; endocardite; infecção cardíaca). No entanto, esses são termos gerais e se aplicam igualmente a processos inflamatórios de origem infecciosa e não infecciosa. O sufixo *-emia* é usado para designar a existência de uma substância no sangue (p. ex., *bacteriemia*, *viremia* e *fungemia* descrevem a existência desses agentes infecciosos no sangue). O termo *sepse* (ou *septicemia*) tem sido utilizado para descrever a presença de toxinas microbianas no sangue. Nas últimas três décadas, a definição de sepse focalizou nas manifestações clínicas de inflamação sistêmica (febre/hipotermia, taquicardia, taquipneia e leucocitose/leucopenia/desvio para a esquerda) em pacientes com infecção suspeita ou confirmada. O termo *sepse grave* era utilizado para a sepse com falência de órgãos e o termo *choque séptico* era empregado quando a hipotensão associada à falência de órgãos não respondia à reposição de líquido. A definição continuará a evoluir. Agora se sabe que sepse é uma resposta desregulada do hospedeiro à infecção acompanhada por disfunção potencialmente fatal de órgãos.[25] O tipo de patógeno, a porta de entrada e a competência do sistema de defesa imunológica do hospedeiro, em última análise, determinam o local de uma doença infecciosa. Muitos microrganismos patogênicos são restritos em sua capacidade de invadir o corpo humano. Microrganismos como *Mycoplasma pneumoniae*, vírus influenza e *Legionella pneumophila* raramente causam doença fora do sistema respiratório; infecções causadas por *Neisseria gonorrhoeae* geralmente ficam confinadas ao sistema geniturinário; e shigelose e giardíase raramente se estendem além do sistema digestório.[3] Estas são consideradas doenças infecciosas localizadas. A bactéria *Helicobacter pylori* é um exemplo extremo de patógeno específico

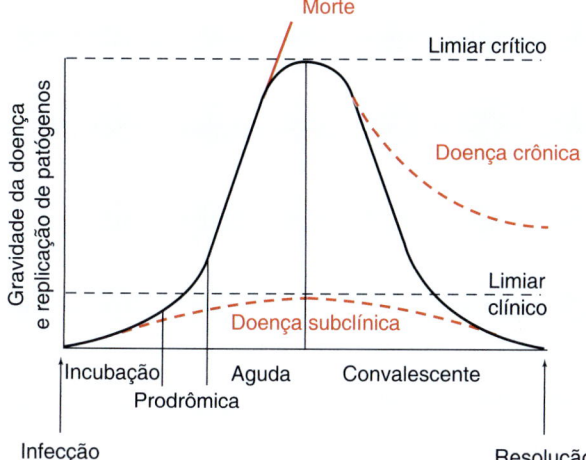

Figura 10.7 • Fases de uma doença infecciosa primária na ordem em que aparece em relação à gravidade dos sintomas e ao número de agentes infecciosos. O limiar clínico corresponde à expressão inicial dos sintomas reconhecíveis, enquanto o limiar crítico representa o pico de intensidade da doença.

de um local. O *Helicobacter pylori* representa uma causa importante no desenvolvimento de úlceras gástricas, mas não tem sido implicado em processos patológicos em outras partes do corpo humano. Bactérias como *Neisseria meningitidis* causa doença meningocócica, um patógeno importante em crianças e jovens adultos; *Salmonella typhi*, que causa a febre tifoide; e *Borrelia burgdorferi*, agente da doença de Lyme, tendem a se disseminar de um local primário de infecção para envolver outros locais e sistemas orgânicos. Esses são exemplos de agentes patogênicos sistêmicos disseminados por todo o corpo através do sistema circulatório. *Staphylococcus aureus* pode provocar muitos tipos diferentes de infecção (p. ex., pneumonia, infecção urinária, endocardite, celulite).

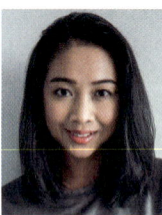

Sue apresentou tumefação recorrente e dolorida em duas articulações nos últimos 18 meses (sem lesão aparente). Ela refere cefaleia quando as articulações estão edemaciadas e tem se sentido muito cansada. Além disso, apresentou febre baixa de 37,9°C hoje no consultório do médico. Todos esses sintomas são exemplos das características sistêmicas da doença de Lyme. Alguns dos sintomas podem ser resultado da cascata inflamatória, que é desencadeada quando Sue é acometida por um surto da doença. As citocinas e o complemento desencadeiam a lesão tecidual à medida que tentam combater a doença de Lyme. Não existe vacina para a doença de Lyme, por isso não é possível evitar totalmente essa enfermidade. Sue desenvolveu anticorpos para a doença, como evidenciado por seus exames sorológicos positivos. Para que um exame apresente resultado positivo, é necessário que duas em três bandas de imunoglobulina IgM[20,23,38,40] sejam positivas para doença de Lyme.[26] Sue precisaria que cinco das bandas a seguir (18; 21 ou 24; 28; 30; 39; 41; 45; 58; 66 ou 93) apresentassem titulação IgG positiva para doença de Lyme.[26]

Abscesso é uma bolsa de infecção localizada composta de tecidos desvitalizados, microrganismos e leucócitos fagocíticos do sangue do hospedeiro. Nesse caso, a disseminação do patógeno foi contida pelo hospedeiro, mas o funcionamento da série branca no ambiente tóxico do abscesso está prejudicado e retarda a eliminação dos microrganismos se não for realmente interrompido. Abscessos geralmente precisam ser drenados cirurgicamente para que seja alcançada a cura completa, dependendo da localização e do tamanho. De igual modo, infecções de implantes biomédicos, como cateteres, valvas cardíacas artificiais e implantes prostéticos de ossos, raramente podem ser curadas pela resposta imune do hospedeiro e terapia antimicrobiana. O microrganismo infectante coloniza a superfície do implante, produzindo matriz densa de células, proteínas do hospedeiro e material capsular – um biofilme –, tornando necessária a remoção do dispositivo.

Fatores de virulência

Fatores de virulência são substâncias ou produtos gerados por agentes infecciosos que aumentam a capacidade de causar doença. Embora um grande número de produtos microbianos possa ser encaixado nessa descrição, geralmente podem ser agrupados em quatro categorias: toxinas, fatores de adesão, fatores de evasão e fatores invasivos (Tabela 10.3).

Toxinas

Toxinas são substâncias que alteram ou destroem o funcionamento normal do hospedeiro ou de células do hospedeiro. A produção de toxina é uma característica principalmente de patógenos bacterianos, embora certos fungos e protozoários também elaborem substâncias tóxicas para os seres humanos. As toxinas bacterianas têm amplo espectro de atividade e exercem seus efeitos em uma grande variedade de células-alvo do hospedeiro. Para efeitos de classificação, no entanto, podem ser divididas em dois tipos principais: *exotoxinas* e *endotoxinas*.

Tabela 10.3 Exemplos de fatores de virulência produzidos por microrganismos patogênicos.

Fator	Categoria	Microrganismo	Efeito sobre o hospedeiro
Toxina colérica	Exotoxina	*Vibrio cholerae* (bactéria)	Diarreia secretora
Toxina da difteria	Exotoxina	*Corynebacterium diphtheriae* (bactéria)	Inibição da síntese proteica
Lipopolissacarídio	Endotoxina	Muitas bactérias gram-negativas	Febre, hipotensão, choque
Toxina do choque tóxico	Enterotoxina	*Staphylococcus aureus* (bactéria)	Exantema, diarreia, vômitos, hepatite
Hemaglutinina	Aderência	Vírus influenza	Estabelecimento de infecção
Cílios	Aderência	*Neisseria gonorrhoeae* (bactéria)	Estabelecimento de infecção
Leucocidina	Evasiva	*S. aureus*	Destrói fagócitos
IgA protease	Evasiva	*Haemophilus influenzae* (bactéria)	Inativação de anticorpos
Cápsula	Evasiva	*Cryptococcus neoformans* (levedura)	Impedimento da fagocitose
Colagenase	Invasiva	*Pseudomonas aeruginosa* (bactéria)	Penetração de tecido
Protease	Invasiva	*Aspergillus* (bolor)	Penetração de tecido
Fosfolipase	Invasiva	*Clostridium perfringens* (bactéria)	Penetração de tecido
Toxina botulínica	Exotoxina	*Clostridium botulinum* (bactéria)	Neuroparalisia, inibição da liberação de acetilcolina
Pneumolisina	Exotoxina	*Streptococcus pneumoniae* (bactéria)	Inibição da função das células fagocitárias e respiratórias ciliadas

Exotoxinas. Exotoxinas são proteínas liberadas pelas bactérias durante seu crescimento e que podem lesionar as células do hospedeiro. As toxinas bacterianas evoluíram alguns mecanismos diferentes e estirpe-específicos para escapar do sistema imunológico.[27] *Neurotoxinas*, *enterotoxinas* e *citotoxinas* são termos comumente utilizados para descrever as exotoxinas que atuam nos neurônios, no sistema digestório e nas células, respectivamente.[3] Embora essas exotoxinas tenham sido descritas primeiro com base em suas atividades, agora se sabe que muitas são superantígenos.[28] Superantígenos incitam uma resposta por interação com o sistema imunológico (tanto inato como adaptativo). Eles interagem com antígenos de histocompatibilidade principal nas células apresentadoras de antígeno, bem como em linfócitos T, para induzir uma potente resposta inflamatória local ou sistêmica.[27]

Por meio de suas enzimas, inativam ou modificam constituintes celulares importantes, ocasionando morte ou disfunção celular. A toxina da difteria, por exemplo, inibe a síntese proteica celular; a toxina do botulismo reduz a liberação de neurotransmissores de neurônios colinérgicos, provocando paralisia flácida; a toxina do tétano diminui a liberação de neurotransmissores de neurônios inibitórios, provocando paralisia espástica; e a toxina do cólera induz a secreção de líquidos para o lúmen intestinal, causando diarreia. Existem cinco grupos diferentes de superantígeno (I a V), com os grupos I e II sendo responsáveis por doença humana grave.[28] *Streptococcus pyogenes* (estreptococos beta-hemolíticos do grupo A) produzem até 11 superantígenos diferentes conhecidos como endotoxinas pirogênicas estreptocócicas (EPE). Algumas dessas EPE já foram denominadas toxinas da escarlatina. Aproximadamente 10 milhões de casos de faringite por *Streptococcus pyogenes* ocorrem a cada ano e podem evoluir para choque tóxico, miosite, doença autoimune e glomerulonefrite.[28]

Staphylococcus aureus produz até 24 superantígenos diferentes. Exemplos incluem toxina 1 da síndrome de choque tóxico (TSST-1), que provoca uma síndrome potencialmente fatal semelhante ao choque tóxico (semelhante à doença provocada pelo uso de tampões higiênicos), e enterotoxinas estafilocócicas, que são conhecidas por seu efeito emético. Os dois microrganismos podem colonizar seus hospedeiros e resultar em estado de portador, demonstrando como eles usam seus fatores de virulência para escapar do sistema imunológico do hospedeiro.[28] Outros exemplos de doenças induzidas por exotoxinas incluem coqueluche, antraz, diarreia do viajante, síndrome do choque tóxico e uma série de doenças transmitidas por alimentos (i. e., intoxicação alimentar).[29]

Endotoxinas. Em contraste com as exotoxinas, as endotoxinas não contêm proteína, não são liberadas ativamente pela bactéria durante o crescimento e não têm atividade enzimática. Pelo contrário, são moléculas complexas compostas por lipídios e polissacarídios encontrados na parede celular de bactérias gram-negativas. Estudos de diferentes endotoxinas têm indicado que a porção lipídica da endotoxina confere as propriedades tóxicas à molécula. As endotoxinas são ativadores potentes de vários sistemas de regulação em seres humanos. Uma pequena quantidade de endotoxina no sistema circulatório (endotoxemia) pode induzir a coagulação, hemorragia, inflamação, hipotensão e febre. O somatório das reações fisiológicas causadas pelas endotoxinas é por vezes denominado *choque endotóxico*.[29]

Fatores de adesão

Nenhuma interação de microrganismos e seres humanos pode evoluir para infecção ou doença se o patógeno for incapaz de se ligar e colonizar o hospedeiro. O processo de adesão microbiana pode ser específico para um local (p. ex., membranas mucosas, superfícies cutâneas); para um tipo de célula (p. ex., linfócitos T, epitélio respiratório, epitélio intestinal); ou pode ser inespecífico (p. ex., áreas úmidas, superfícies eletricamente carregadas). Em qualquer desses casos, a aderência requer interação positiva das superfícies das células hospedeiras com o agente infeccioso.

O local ao qual os microrganismos aderem é chamado *receptor*, e a molécula ou substância recíproca que se liga ao receptor é chamada *ligante* ou *adesina*. Os receptores podem ser proteínas, carboidratos, lipídios ou moléculas complexas compostas pelos três. Do mesmo modo, os ligantes podem ser moléculas simples ou complexas e, em alguns casos, estruturas altamente específicas. Os ligantes que se unem a carboidratos específicos são chamados *lectinas*. Após a fixação inicial, diversos agentes bacterianos se incorporam a uma matriz gelatinosa de polissacarídios chamada *limo* ou *camada mucosa*. A camada mucosa serve a dois propósitos: ancora firmemente o agente às superfícies teciduais do hospedeiro e protege o agente das defesas imunológicas do hospedeiro.[30]

Muitos agentes virais, incluindo os da gripe, da caxumba, do sarampo e os adenovírus, produzem apêndices filamentosos ou picos denominados *hemaglutininas*, que reconhecem os receptores carboidratos sobre as superfícies das células específicas no sistema respiratório superior do hospedeiro.

Fatores de evasão

Diversos fatores produzidos por microrganismos aumentam sua virulência por subtrair vários componentes do sistema imunológico do hospedeiro. Polissacarídios extracelulares, incluindo cápsulas, limo e camadas mucosas, desencorajam o engolfamento e a morte de patógenos por leucócitos fagocíticos do sangue do hospedeiro (i. e., neutrófilos e macrófagos). Microrganismos encapsulados, como *S. agalatiae*, *S. pneumoniae*, *N. meningitidis* e *H. influenzae* tipo b (antes da vacina), são causa de morbidade e mortalidade em recém-nascidos e crianças sem anticorpos anticapsulares de proteção. Certas bactérias, fungos e parasitos patogênicos impedem a fagocitose excretando toxinas leucocidina C, que causam um dano específico e letal para a membrana celular de neutrófilos e macrófagos do hospedeiro. Outros patógenos, como os agentes bacterianos da salmonelose, listeriose e doença do legionário, são adaptados para sobreviver e se reproduzir no interior de leucócitos fagocíticos após a ingestão, evitando ou neutralizando os produtos geralmente letais contidos nos lisossomos da célula. *Helicobacter pylori*, a causa infecciosa da gastrite e de úlceras gástricas, produz uma enzima chamada urease em sua parede celular externa.[3] A urease converte a ureia gástrica em amônia, neutraliza o ambiente ácido do estômago e possibilita ao microrganismo sobreviver nesse ambiente hostil.

Outras estratégias especiais utilizadas por micróbios patogênicos para evadir-se da vigilância imunológica evoluíram unicamente para evitar o reconhecimento por anticorpos do hospedeiro. Algumas cepas de *S. aureus* produzem uma proteína de superfície (proteína A) que imobiliza a imunoglobulina G (IgG), mantendo o local de ligação do antígeno inofensivamente longe dos microrganismos. Esse patógeno também secreta uma enzima especial chamada *coagulase*. Ela converte fatores de coagulação humanos solúveis em um coágulo sólido, que envolve e protege o organismo de células hospedeiras fagocíticas e de anticorpos. *H. influenzae* e *N. gonorrhoeae* secretam enzimas que clivam e inativam a IgA secretora, neutralizando a defesa primária do sistema respiratório e genital no local da infecção. Espécies de *Borrelia*, incluindo os agentes da doença de Lyme e da febre recorrente, alteram antígenos de superfície durante o curso da doença para evitar a detecção imunológica. Parece que a capacidade de conceber sistemas de defesa estratégicos e tecnologias furtivas não está limitada aos seres humanos.

Alguns tipos de vírus, como o HIV, alteram a função de células imunorreguladoras. Embora essa propriedade aumente a virulência desses agentes, não é considerada um fator de virulência, no verdadeiro sentido da definição.

Fatores de invasão

Fatores de invasão são produzidos por agentes infecciosos para facilitar a penetração de barreiras anatômicas e de tecidos do hospedeiro. A maioria dos fatores de invasão são enzimas capazes de destruir membranas celulares (p. ex., fosfolipases), tecido conjuntivo (p. ex., elastases, colagenase), matrizes intercelulares (p. ex., hialuronidase) e complexos proteicos estruturais (p. ex., proteases).[29] É o efeito combinado entre fatores de invasão, toxinas e substâncias antimicrobianas e inflamatórias liberados por células do hospedeiro para combater a infecção que faz a mediação do dano tecidual e da fisiopatologia das doenças infecciosas.

RESUMO

Epidemiologia é o estudo de fatores, eventos e circunstâncias que influenciam a transmissão de doenças nas populações. *Incidência* se refere ao número de novos casos de uma doença infecciosa que ocorrem em uma população definida, e *prevalência* se refere ao número de casos ativos em dado momento. As doenças infecciosas são consideradas endêmicas em uma área geográfica se a incidência e a prevalência esperadas são relativamente estáveis. Uma epidemia se refere ao aumento abrupto e inesperado na incidência de uma doença em relação às taxas endêmicas, e uma pandemia se refere à propagação da doença para além das fronteiras continentais.

O objetivo final da epidemiologia e dos estudos epidemiológicos é traçar estratégias para interromper ou eliminar a disseminação de doenças infecciosas. Para tanto, as doenças infecciosas são classificadas de acordo com incidência, porta de entrada, fonte, sintomas, curso da doença, local de infecção e fatores de virulência.

DIAGNÓSTICO E TRATAMENTO DE DOENÇAS INFECCIOSAS

Depois de concluir esta seção, o leitor deverá ser capaz de:

- Explicar os diferentes métodos para diagnóstico de doenças infecciosas
- Citar três métodos gerais de intervenção possíveis de serem utilizados no tratamento de doenças infecciosas.

Diagnóstico

O diagnóstico de uma doença infecciosa requer dois critérios: a recuperação de patógeno provável ou alguma evidência de sua existência em locais infectados de um hospedeiro doente e a documentação precisa de sinais e sintomas compatíveis com um processo infeccioso clínico. No laboratório, o diagnóstico de um agente infeccioso é obtido por meio de três técnicas fundamentais: cultura, sorologia e detecção de antígenos; sequências genômicas ou metabólitos característicos produzidos pelo patógeno.

Cultura

Cultura se refere ao crescimento de um microrganismo fora do organismo, geralmente em um meio de crescimento artificial, como placas de ágar ou caldo de cultura. A amostra do hospedeiro é inoculada no caldo ou sobre a superfície de uma placa de ágar e a cultura é colocada em ambiente controlado, como uma incubadora, até que o crescimento de microrganismos seja detectável. No caso de um agente patogênico, a identificação se baseia no aspecto microscópico e na reação de coloração de Gram, formato, textura e coloração (*i. e.*, morfologia) das colônias e por um painel de reações bioquímicas que destaquem as características bioquímicas do microrganismo. Certas bactérias como *Mycobacterium leprae*, agente da hanseníase, e *T. pallidum*, espiroqueta da sífilis, não crescem em meios artificiais e requerem métodos adicionais de identificação. Os fungos e micoplasmas são cultivados de modo muito semelhante às bactérias, mas a identificação é feita de maneira mais confiável pela análise microscópica e pela morfologia da colônia. Alguns fungos crescem bem lentamente e podem levar semanas para serem identificados por cultura.

Chlamydiaceae, Rickettsiaceae e todos os vírus que infectam os seres humanos são patógenos intracelulares.[3] Por isso, o cultivo desses agentes em laboratório requer a inoculação de células eucarióticas reproduzidas em cultura (cultura de células). A cultura de células é constituída por um recipiente contendo uma camada única, ou monocamada, de células eucarióticas cobrindo o fundo, sobreposta pelo caldo que contém os nutrientes essenciais e fatores de crescimento. Quando um vírus infecta e se replica em células eucarióticas em cultura, produz alterações patológicas no aspecto da célula chamadas de *efeito citopático* (ECP; Figura 10.8). O ECP pode ser detectado microscopicamente, e o padrão e o grau de destruição celular muitas vezes são característicos de determinado vírus.

Embora os meios de cultura tenham sido desenvolvidos para o crescimento em laboratório de determinados protozoários e helmintos que infectam os seres humanos, o diagnóstico de parasitoses tradicionalmente tem se baseado na

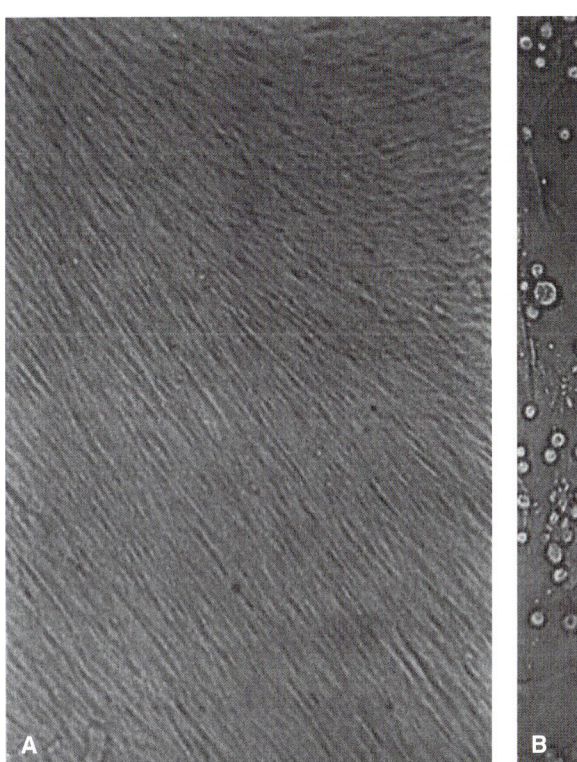
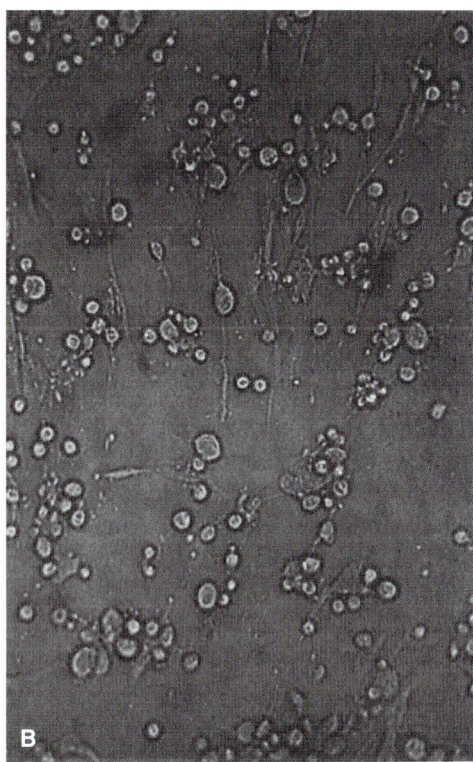

Figura 10.8 • **A.** Aspecto microscópico de uma monocamada de fibroblastos humanos não infectados cultivados em cultura de células. **B.** As mesmas células após infecção com HSV, demonstrando o efeito citopático causado pela replicação viral e por lise celular concomitante.

identificação microscópica ou, no caso dos vermes, na identificação visual direta de microrganismos, cistos ou ovas em amostras de pacientes infectados.

No caso de infecções agudas, é importante coletar material para cultura antes da administração do antibiótico. A cronologia, o transporte e o processamento das amostras são cruciais para a obtenção de resultados acurados. O agente causal não é identificado por cultura em até 33% das pessoas com sepse.[31] Não se sabe quantas dessas culturas são falso-negativas. Existem muitos motivos para isso (p. ex., o microrganismo pode ser exigente e de difícil cultura, a cultura pode conter poucos microrganismos ou um antibiótico foi administrado antes da coleta de material para cultura).[32]

Sorologia

Sorologia é uma maneira indireta de identificação de agentes infecciosos pela medição de anticorpos séricos no hospedeiro doente. Uma tentativa de diagnóstico pode ser feita se o nível de anticorpos, também chamado de *título de anticorpos*, contra um patógeno específico aumenta durante a fase aguda da doença e cai durante a convalescença. A identificação sorológica de um agente infeccioso não é tão precisa como a que se obtém em cultura, mas pode ser um adjuvante útil, especialmente para o diagnóstico de doenças causadas por agentes patogênicos como o vírus da hepatite B, que não podem ser cultivados. A titulação de anticorpos apresenta outra vantagem na medida em que tipos específicos de anticorpos, como IgM e IgG, são produzidos pelo hospedeiro durante as diferentes fases de um processo infeccioso. Os níveis de anticorpos IgM específicos geralmente sobem e descem durante a fase aguda da doença, enquanto a síntese da classe de anticorpos IgG aumenta durante a fase aguda e se mantém elevada até a resolução e mesmo depois.[26] A titulação de anticorpos de classes específicas também pode ser útil no diagnóstico de infecções congênitas. Anticorpos IgM não atravessam a placenta, mas determinados anticorpos IgG são transferidos passivamente da mãe para o filho durante o último trimestre de gestação. Consequentemente, um nível elevado de anticorpos IgM específicos do patógeno no plasma de um recém-nascido deve ter se originado do próprio neonato e, portanto, indica infecção congênita. Um aumento semelhante no título de IgG no recém-nascido não é capaz de diferenciar infecção congênita de infecção materna.[26]

A tecnologia de *detecção de antígeno* evoluiu rapidamente na década passada e no processo revolucionou o diagnóstico de determinadas doenças infecciosas. A detecção de antígeno incorpora características dos métodos de cultura e sorologia, mas o tempo necessário para o diagnóstico foi muito reduzido. Em princípio, esse método se baseia em anticorpos purificados para detectar antígenos de agentes infecciosos em amostras obtidas a partir do hospedeiro doente. A fonte de anticorpos utilizada para a detecção do antígeno pode ser animais imunizados contra um patógeno específico ou *hibridomas*. A fusão de células normais produtoras de anticorpos do baço de um animal imunizado com células malignas de mieloma cria hibridomas. O híbrido resultante sintetiza grandes quantidades de anticorpo. Um anticorpo produzido por um hibridoma é chamado de *anticorpo monoclonal* e é altamente específico para um antígeno único e um único agente patogênico. Independentemente da fonte, os anticorpos são marcados com uma substância que possibilita a detecção microscópica ou visual quando ligada ao patógeno ou seus derivados. Em geral, os três tipos de marcadores utilizados com essa finalidade são corantes fluorescentes, enzimas e partículas, como esferas de látex. Os anticorpos fluorescentes possibilitam a visualização de um agente infeccioso com a ajuda de microscopia de fluorescência. Dependendo do tipo de corante fluorescente utilizado, o microrganismo pode aparecer verde brilhante ou laranja contra um fundo preto, tornando a detecção extremamente fácil. Os anticorpos marcados com enzima funcionam de maneira semelhante. A enzima é capaz de converter um composto incolor em uma substância colorida, viabilizando, assim, a detecção do anticorpo ligado a um agente infeccioso sem o uso de microscópio fluorescente. As partículas revestidas com anticorpos se unem, ou se aglutinam, quando o antígeno apropriado é encontrado em uma amostra. A aglutinação das partículas é especialmente útil quando se examinam líquidos corporais infectados, como urina, soro ou líquido cerebrospinal. Além disso, tecnologias mais recentes possibilitam a análise simultânea de múltiplos antígenos em uma amostra de pequeno volume por meio do uso de contas revestidas por anticorpo, sistema de detecção de fluorescência e *software* para quantificação.

Sequenciamento de DNA e RNA

Métodos para identificar agentes infecciosos pela detecção de sequências de DNA ou RNA exclusivas de um único agente têm sido cada vez mais utilizados na última década. Várias técnicas foram desenvolvidas para alcançar esse objetivo, cada uma com diferentes graus de sensibilidade em relação ao número de microrganismos que precisam estar em uma amostra para que sejam detectados. O primeiro desses métodos é o chamado *sonda de hibridação de DNA*. Por esse método, pequenos fragmentos de DNA são extraídos do genoma de um agente patogênico específico e marcados com compostos (fotoquímicos emissores de luz ou antígenos) que possibilitam a detecção. As sondas de DNA marcado são adicionadas a amostras de um hospedeiro infectado. Se o agente patogênico é encontrado, a sonda se liga à cadeia complementar de DNA no genoma do agente infeccioso, o que torna possível um diagnóstico rápido. A utilização de sondas marcadas propiciou a visualização de agentes particulares no interior e em torno de células individuais em cortes histológicos de tecido.

O segundo método de detecção de DNA é mais sensível e chamado de *reação em cadeia da polimerase* (PCR; Figura 10.9).[26] Esse método incorpora dois reagentes especiais: um par específico de oligonucleotídios (geralmente com menos de 25 nucleotídios de tamanho) chamado *primers* (iniciadores) e uma polimerase de DNA estável ao calor. Para realizar o ensaio, os iniciadores são adicionados às amostras com o patógeno suspeito, e a amostra é aquecida para fundir o DNA da amostra e, em seguida, deixada para esfriar. Os *primers* localizam e se ligam apenas ao DNA complementar alvo do patógeno em questão. A polimerase estável ao calor começa a replicar o DNA a partir do ponto em que os iniciadores se ligaram, semelhante a dois trens que se aproximam um do outro em faixas separadas, mas convergentes. Após o ciclo inicial, a polimerização de DNA cessa no ponto em que os iniciadores estavam localizados, produzindo uma cadeia de DNA com tamanho diferente, dependendo da

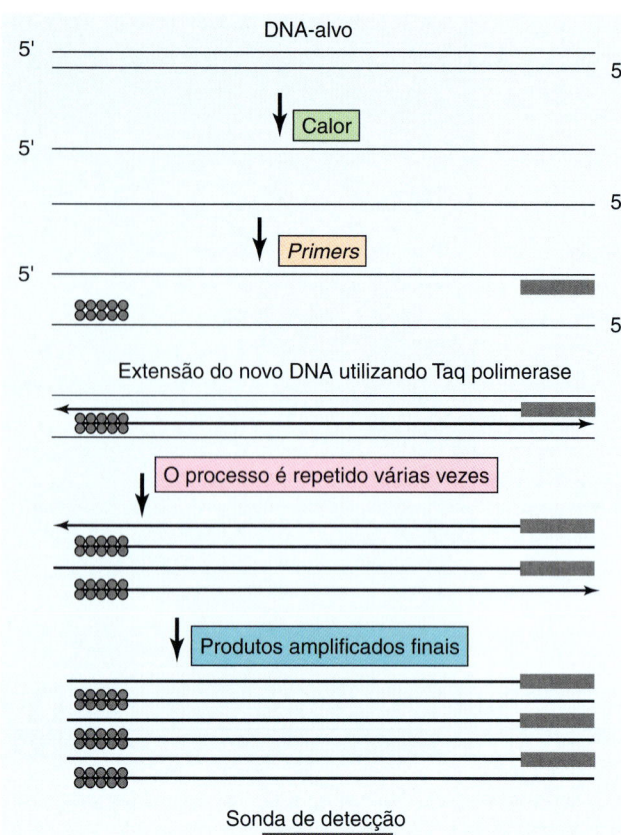

Figura 10.9 • Reação em cadeia da polimerase. O DNA-alvo primeiramente é fundido utilizando-se calor (geralmente em torno de 94°C) para separar as cadeias de DNA. Os iniciadores *primers* que reconhecem sequências específicas do DNA-alvo podem se ligar à medida que a reação arrefece. Utilizando uma única DNA polimerase termoestável, denominada Taq, e inúmeros desoxinucleotídios, novas cadeias de DNA são amplificadas a partir do ponto de fixação do iniciador. O processo é repetido várias vezes (chamadas de *ciclos*) até que sejam produzidas milhões de cópias de DNA com o mesmo comprimento, definido pela distância (em pares de bases) entre os locais de ligação do iniciador. Essas cópias são então detectadas por eletroforese e coloração ou por sondas de DNA marcadas que, semelhantemente aos iniciadores, reconhecem uma sequência específica localizada na secção de DNA amplificada.

distância que separa os dois iniciadores. A amostra é novamente aquecida e o processo é reiniciado. Após diversos ciclos de aquecimento, resfriamento e polimerização, é produzido um grande número de fragmentos de DNA de tamanho uniforme, se o patógeno específico (ou seu DNA) estiver na amostra. Os fragmentos de DNA polimerizados são separados por eletroforese e visualizados com um corante ou identificados por hibridação com sonda específica.

Uma modificação da PCR, conhecida como PCR em tempo real, continua a revolucionar diagnósticos médicos. O método de PCR em tempo real utiliza os mesmos princípios da PCR tradicional, mas inclui uma sonda marcada com fluorescência que se liga especificamente a uma sequência de DNA-alvo entre os iniciadores oligonucleotídicos. À medida que o DNA é replicado pela polimerase de DNA, é medido o nível de fluorescência na reação. Se a fluorescência aumenta além de um limiar mínimo, a PCR é considerada positiva e indica a existência de DNA-alvo em determinada amostra. PCR em tempo real é muito efetiva na determinação do diagnóstico de *Clostridium difficile*. É mais rápida, mais sensível e mais específica, podendo auxiliar o médico na administração de antibióticos em um regime mais efetivo para pessoas com diarreia secundária ao *C. difficile*.[34]

Foram desenvolvidas diversas variações das técnicas de detecção de genes moleculares em adição à PCR que têm sido incorporadas em *kits* de diagnóstico para utilização em laboratórios clínicos, incluindo a reação em cadeia de ligase (LCR), a amplificação mediada por transcrição (TMA), a amplificação por deslocamento de cadeia, a amplificação do sinal de cadeia ramificada de DNA (bDNA), ensaios de captura de híbridos e sequenciamento de DNA.[30]

Muitas dessas tecnologias de detecção de genes têm sido adaptadas para a quantificação do DNA ou RNA-alvo em amostras de soro de pacientes infectados com vírus como HIV e vírus da hepatite C. Se a terapia é efetiva, a replicação viral é suprimida e a carga viral (nível de genoma viral) no sangue periférico é reduzida. Por outro lado, se mutações no genoma viral resultam em cepas resistentes ou se a terapia antiviral é ineficaz, a replicação viral continua e a carga viral aumenta, indicando a necessidade de mudar a abordagem terapêutica.

A biologia molecular revolucionou o diagnóstico médico. Com o emprego de técnicas como PCR, agora os laboratórios podem detectar a existência de apenas um vírus ou bactéria em uma única amostra, viabilizando o diagnóstico de infecções por microrganismos cujo crescimento em cultura é impossível ou difícil. Esses métodos têm aumentado a sensibilidade ao reduzir o tempo necessário para identificar o agente etiológico da doença infecciosa. Por exemplo, com a utilização de métodos tradicionais de cultura viral, pode-se demorar dias ou semanas para cultivar um vírus e correlacioná-lo com o ECP. Com a utilização de técnicas de biologia molecular, os laboratórios são capazes de completar o mesmo trabalho em algumas horas. Recentemente a técnica foi acoplada à espectrometria de massa com ionização por eletrospray (PCR/ESI-MS), que possibilita a detecção de mais de 800 patógenos diferentes em aproximadamente 6 horas.[35] A realização de antibiograma (pesquisa de sensibilidade a antibióticos) não é possível com essa técnica, mas é possível detectar marcadores de resistência a antibióticos. PCR/ESI-MS é uma técnica extremamente sensível de detecção rápida de patógenos, com sensibilidade três vezes superior à das culturas padrões.[35]

Tratamento

O objetivo do tratamento de uma doença infecciosa é a remoção completa do patógeno do organismo do hospedeiro e a restauração da função fisiológica normal dos tecidos danificados. A maioria das doenças infecciosas em seres humanos é autolimitada, no sentido em que necessitam de pouco ou nenhum tratamento clínico para a cura completa. Quando um processo infeccioso evolui, é essencial uma intervenção terapêutica. A escolha pode ser um tratamento medicamentoso pelo uso de agentes antimicrobianos; imunológico com preparações de anticorpos, vacinas ou substâncias que estimulem e aprimorem a função imunológica do hospedeiro; ou cirúrgico pela remoção de tecidos infectados. A decisão sobre utilizar determinada modalidade terapêutica ou a combinação de terapias deve ser baseada na extensão, na urgência e na localização do processo patológico, no tipo de agente patogênico e na disponibilidade de agentes antimicrobianos efetivos.

Agentes antimicrobianos

Apenas com o advento da Segunda Guerra Mundial, após a introdução de sulfonamidas e da penicilina, o desenvolvimento de compostos antimicrobianos amadureceu para uma ciência de grande importância. Hoje, a lista completa de agentes anti-infecciosos efetivos é cada vez maior. A maioria dos compostos antimicrobianos pode ser grosseiramente classificada de acordo com o mecanismo da atividade anti-infecciosa, a estrutura química e o alvo patogênico (p. ex., antibacteriano, antiviral, antifúngico ou antiparasitário). As diretrizes são revisadas e atualizadas com regularidade. Nos EUA, a Infectious Disease Society of America é uma referência importante.[36]

Além das diretrizes, o tratamento é orientado pelos padrões de resistência a antibióticos locais e por antibiogramas das unidades de saúde. Biomarcadores (proteína C reativa ou pró-calcitonina) são, com frequência, úteis no monitoramento da resposta ao tratamento juntamente a achados clínicos típicos (p. ex., temperatura corporal, frequência cardíaca).

Agentes antibacterianos. Os agentes antibacterianos geralmente são chamados de antibióticos. A maioria dos antibióticos, na verdade, é produzida por outros microrganismos, principalmente bactérias e fungos, como subprodutos de seu metabolismo. Geralmente, os antibióticos são efetivos apenas contra outros microrganismos procariontes. Um antibiótico é considerado *bactericida* se provocar danos irreversíveis e letais ao agente patogênico bacteriano, e *bacteriostático* se os efeitos inibitórios sobre o crescimento bacteriano puderem ser revertidos quando o agente for eliminado. Os antibióticos podem ser classificados em famílias de compostos com estrutura química e atividade relacionadas (Tabela 10.4).

Conceitos fundamentais

Diagnóstico e tratamento de doenças infecciosas

- O diagnóstico definitivo de uma doença infecciosa exige a recuperação e a identificação do microrganismo infectante por meio de: identificação microscópica do agente em esfregaços de amostras ou cortes de tecido; isolamento em cultura e identificação dos agentes; demonstração de anticorpos ou respostas imunomediadas por células de um agente infeccioso; ou identificação de DNA ou RNA de agentes infecciosos
- O tratamento das doenças infecciosas visa a eliminar o microrganismo infeccioso e promover a recuperação da pessoa infectada. O controle/erradicação da infecção é feito por meio de agentes antimicrobianos, imunoterapia e, quando necessário, intervenção cirúrgica (p. ex., drenagem de abscesso). Cuidados de suporte, como hidratação adequada, também são importantes porque mantêm a perfusão dos órgãos. Nutrição e sono adequados também são importantes. A prevenção das doenças infecciosas é feita por meio de imunização.

Tabela 10.4 Classificação e atividade de agentes antibacterianos (antibióticos).

Família	Exemplo	Alvo	Efeitos colaterais
Penicilinas	Ampicilina	Parede celular	Reações alérgicas
Cefalosporinas	Cefalexina	Parede celular	Reações alérgicas
Monobactâmicos	Aztreonam	Parede celular	Exantemas
Carbapenêmicos	Imipeném	Parede celular	Náuseas, diarreia
Aminoglicosídios	Tobramicina	Ribossomos (síntese de proteínas)	Perda auditiva Nefrotoxicidade
Tetraciclinas	Doxiciclina	Ribossomos (síntese de proteínas)	Irritação gastrintestinal Displasias óssea e dental
Macrolídios	Claritromicina	Ribossomos (síntese de proteínas)	Colite Reações alérgicas
Glicopeptídios	Vancomicina	Ribossomos (síntese de proteínas)	Reações alérgicas Perda auditiva Nefrotoxicidade
Quinolonas	Ciprofloxacino	Síntese de DNA	Irritação gastrintestinal Ruptura de tendão
Diversos	Cloranfenicol	Ribossomos (síntese de proteínas)	Anemia
	Rifampicina	Ribossomos (síntese de proteínas)	Toxicidade hepática
	Trimetoprima	Síntese de ácido fólico	Reações alérgicas Os mesmos que das sulfonamidas
Sulfonamidas	Sulfadiazina	Síntese de ácido fólico	Reações alérgicas Anemia Irritação gastrintestinal
Oxazolidinona	Linezolida	Ribossomos (síntese de proteínas)	Diarreia, trombocitopenia
Estreptogramina	Quinupristina/dalfopristina	Ribossomos (síntese de proteínas)	Dores musculares e articulares
Glicilciclinas	Tigeciclina	Ribossomos	Náuseas, vômitos, diarreia
Polimixinas	Colistina	Membrana	Confusão mental, perturbações visuais, vertigens, lesão renal
Lipopeptídio	Daptomicina	Despolarização da membrana	Náuseas, vômitos, constipação intestinal, diarreia, cefaleia

Nem todos os antibióticos são efetivos contra todas as bactérias patogênicas. Alguns agentes são eficazes apenas contra bactérias gram-negativas, e os outros são específicos para microrganismos gram-positivos (p. ex., vancomicina). Os chamados antibióticos de largo espectro, como as classes mais novas de cefalosporinas, são ativos contra uma grande variedade de bactérias gram-positivas e gram-negativas. Os membros do gênero *Mycobacterium*, incluindo *M. tuberculosis*, são extremamente resistentes aos efeitos das principais classes de antibióticos e requerem um espectro de agentes totalmente diferentes para a terapia. Os quatro mecanismos de ação básicos dos antibióticos são: interferência em uma etapa específica da síntese da parede celular bacteriana (p. ex., penicilinas, cefalosporinas, glicopeptídios, monobactâmicos, carbapenenos); inibição da síntese proteica bacteriana (p. ex., aminoglicosídios, macrolídios, quetólidos, tetraciclinas, cloranfenicol, oxazolidinonas, estreptograminas e rifampicina); interrupção da síntese de ácido nucleico (p. ex., fluoroquinolonas, ácido nalidíxico); e interferência no metabolismo normal (p. ex., sulfonamidas, trimetoprima).[34]

Apesar da falta de atividade antibiótica contra células eucariontes, muitos agentes causam efeitos colaterais indesejados ou tóxicos em seres humanos, incluindo respostas alérgicas (penicilinas, cefalosporinas, sulfonamidas, glicopeptídios); deficiência auditiva e insuficiência renal (aminoglicosídios) e toxicidade para o fígado ou a medula óssea (cloranfenicol, fluoroquinolonas, vancomicina). A maior preocupação é o aumento da prevalência de bactérias resistentes aos efeitos dos antibióticos. As maneiras pelas quais as bactérias adquirem resistência aos antibióticos estão se tornando tão numerosas quanto os tipos de antibióticos. Os mecanismos de resistência bacterianos incluem produção de enzimas que inativam os antibióticos, como beta-lactamases, mutações genéticas que alteram os locais de ligação aos antibióticos, vias metabólicas alternativas que desviam da ação dos antibióticos; e alterações nas características de filtragem da parede celular bacteriana, que impedem o acesso dos antibióticos até o alvo no organismo. O uso cuidadoso de antibióticos ajuda a prevenir o desenvolvimento de resistência a esses fármacos. Quando é necessário utilizar antibióticos de amplo espectro, esses devem ser mantidos até o antibiograma determinar agentes mais específicos.

Agentes antivirais. Até recentemente, poucos agentes antivirais efetivos estavam disponíveis para o tratamento de infecções em seres humanos. A razão para isso é a toxicidade para o hospedeiro. A replicação viral requer a utilização de enzimas de células hospedeiras eucarióticas, e os fármacos que interrompem efetivamente a replicação do vírus são capazes de interferir na reprodução da célula hospedeira também. No entanto, em resposta à epidemia de AIDS, tem havido um desenvolvimento maciço, embora atrasado, de agentes antirretrovirais. Quase todos os compostos antivirais são sintéticos, e, com poucas exceções, o alvo principal de compostos antivirais é a síntese de RNA ou DNA viral. Agentes como aciclovir, ganciclovir, vidarabina e ribavirina mimetizam os nucleosídios das moléculas de RNA e DNA.[34] Durante a replicação viral ativa, os análogos de nucleosídios inibem a polimerase do DNA viral, evitando a duplicação do genoma viral e a propagação de progênie viral infecciosa para outras células hospedeiras suscetíveis. Semelhantemente à especificidade dos antibióticos, os agentes antivirais podem ser ativos apenas contra vírus de RNA, apenas contra vírus de DNA, ou ocasionalmente contra ambos. Outros análogos de nucleosídios, como zidovudina, lamivudina, didanosina, estavudina e zalcitabina, e inibidores não nucleosídios, incluindo nevirapina, efavirenz e delavirdina, foram desenvolvidos especificamente para o tratamento da AIDS, visando à inibição de uma enzima específica do HIV, a transcriptase reversa.[34] Essa enzima é essencial no processo de replicação viral e não tem correspondência em células hospedeiras eucarióticas infectadas.

Outra classe de agentes antivirais desenvolvida apenas para o tratamento de infecções pelo HIV são os *inibidores da protease* (p. ex., indinavir, ritonavir, saquinavir, tipranavir, atazanavir, nelfinavir). Esses fármacos inibem uma enzima específica do HIV necessária nos eventos tardios do processo de maturação do ciclo de vida do vírus.[34]

Abordagens experimentais para a terapia antiviral incluem compostos que inibem a ligação do vírus a células hospedeiras suscetíveis; fármacos que impedem o desencapsulamento do genoma viral depois que se encontra no interior da célula hospedeira; e agentes que inibem diretamente a polimerase de DNA viral. Uma classe de agentes antivirais que inibe especificamente a neuraminidase do vírus influenza B, que é uma enzima essencial para a replicação viral, também se mostrou efetiva contra influenza. Dois agentes dessa classe, zanamivir e oseltamivir, são utilizados no tratamento dos vírus influenza A e B.

Embora o tratamento de infecções virais com agentes antimicrobianos seja um esforço relativamente recente, os relatos de mutações virais que resultam em cepas resistentes são muito comuns. Isso é especialmente problemático no caso do HIV, pois já foi descrita resistência a agentes antivirais relativamente novos, incluindo os análogos de nucleosídios e inibidores de protease, o que originou a necessidade de terapia combinada ou alternada com vários agentes antirretrovirais.

Agentes antifúngicos. O *local-alvo* de duas das famílias mais importantes de agentes antifúngicos é a membrana citoplasmática de leveduras ou bolores. As membranas de fungos diferem das membranas celulares humanas pelo fato de conterem ergosterol em vez de colesterol. A família dos compostos antifúngicos de polieno (p. ex., anfotericina B, nistatina) se liga preferencialmente ao ergosterol e forma orifícios na membrana citoplasmática, causando o escape do conteúdo das células de fungos e, por fim, a lise celular.[34] A classe de medicamentos do imidazol (p. ex., fluconazol, itraconazol, voriconazol, posaconazol) inibe a síntese de ergosterol, danificando a integridade da membrana citoplasmática fúngica.[34] As duas classes de fármacos conseguem, até certo ponto, ligar-se ao componente colesterol das membranas de células hospedeiras e induzir uma variedade de efeitos secundários tóxicos em pacientes tratados. O análogo de nucleosídio 5-fluorocitosina (5-FC) interrompe a síntese de RNA e DNA de fungos, mas sem a toxicidade associada ao polieno e a fármacos da família imidazol. Infelizmente, o 5-FC demonstra pouca ou nenhuma atividade antifúngica contra bolores e fungos dimórficos e torna-se reservado principalmente para infecções provocadas por leveduras.

Uma nova classe de compostos antifúngicos chamados *equinocandinas* tem recebido atenção considerável, porque esses fármacos inibem a síntese de β-1,3-glucana, um importante polissacarídio da parede celular encontrado em muitos fungos, incluindo *C. albicans*, *Aspergillus* sp. e *Pneumocystis carinii*.[34] Os medicamentos incluídos nessa classe são caspofungina, micafungina e anidulafungina. Esses inibidores estão disponíveis para o tratamento de pessoas com infecções fúngicas, como candidíase ou aspergilose invasiva, que são refratárias ao tratamento com outros agentes antifúngicos.

Agentes antiparasitários. Devido à extrema diversidade dos parasitos humanos e seus ciclos de crescimento, seria impraticável e demorado fazer uma revisão das terapias e agentes antiparasitários. Semelhantemente a outras doenças infecciosas causadas por microrganismos eucariontes, o tratamento de doenças parasitárias se baseia na exploração de componentes essenciais do metabolismo do parasito ou na anatomia celular que não é compartilhada pelo hospedeiro. Qualquer relação entre o local-alvo do parasito e as células do hospedeiro aumenta a probabilidade de reações de toxicidade no hospedeiro.

A resistência dos parasitos humanos à terapia padrão efetiva é uma grande preocupação. Na África, Ásia e América do Sul, a incidência de malária (*Plasmodium falciparum*) resistente à cloroquina vem crescendo. Cepas resistentes exigem terapia mais complicada, onerosa e potencialmente tóxica com uma combinação de agentes.

Imunoterapia

Uma abordagem interessante para o tratamento de doenças infecciosas é a imunoterapia. Essa estratégia envolve completar ou estimular a resposta imune do hospedeiro de modo que a disseminação de um patógeno seja limitada ou revertida. Existem diversos produtos disponíveis para essa finalidade, incluindo a imunoglobulina intravenosa (IVIG) e citocinas. A IVIG é uma preparação de um *pool* de anticorpos obtidos de doadores humanos saudáveis infundida em uma solução intravenosa. Teoricamente, os anticorpos específicos do micróbio encontrados na infusão facilitam a neutralização, a fagocitose e a eliminação de agentes infecciosos acima e além das capacidades do hospedeiro doente. Preparações de imunoglobulinas hiperimunes, que também se encontram comercialmente disponíveis, contêm títulos elevados de anticorpos contra agentes patogênicos específicos, incluindo vírus da hepatite B, citomegalovírus, vírus da raiva e vírus da varicela-zóster.

Citocinas são substâncias produzidas por diversas células que, em pequenas quantidades, estimulam a replicação de leucócitos, a fagocitose, a produção de anticorpos, e que induzem febre, inflamação e reparação de tecidos – sendo todos esses elementos que neutralizam agentes infecciosos e aceleram a recuperação. Com o advento da engenharia genética e da clonagem, várias citocinas, incluindo interferonas e interleucinas, foram produzidas em laboratório e estão sendo avaliadas experimentalmente como agentes anti-infecciosos. À medida que aprendemos mais sobre a ação de citocinas, torna-se evidente que algumas reações adversas associadas a processos infecciosos resultam da própria resposta inflamatória do organismo. Alguns agentes experimentais com ação bloqueadora de uma ou mais vias medidas por citocinas inflamatórias foram testados nos últimos 30 anos, contudo nenhum agente é aprovado atualmente pela agência norte-americana Food and Drug Administration (FDA) para sepse. Hidrocortisona (que bloqueia algumas vias) tem sido muito utilizada para conter respostas inflamatórias exageradas, entretanto é preconizada apenas como terapia de reposição na eventualidade de insuficiência suprarrenal.[37] É provável que terapias baseadas na regulação da resposta inflamatória acabem sendo aprovadas pela FDA.

Um dos meios mais eficientes, porém muitas vezes negligenciado na prevenção de doenças infecciosas, é a vacinação. A adesão adequada e oportuna aos calendários de vacinação recomendados para crianças e as imunizações de reforço em adultos reduzem efetivamente a propagação sem sentido de doenças possíveis de serem evitadas por vacinas, como sarampo, caxumba, coqueluche e rubéola, que ainda ocorrem com frequência alarmante. Estão sendo elaboradas novas estratégias para o desenvolvimento de vacinas transportadas por vetores virais inofensivos que poderão um dia resultar na imunização por via oral, efetiva e de baixo custo contra HIV, hepatite C, malária e outras doenças infecciosas potencialmente letais.

Intervenção cirúrgica

Antes da descoberta de agentes antimicrobianos, a remoção cirúrgica de tecidos, órgãos ou membros infectados era, ocasionalmente, a única opção disponível para impedir a morte do hospedeiro infectado. Hoje em dia, a terapia medicamentosa, com antibióticos e outros agentes anti-infecciosos, é uma solução efetiva para a maioria das doenças infecciosas. Todavia, a intervenção cirúrgica ainda constitui opção importante para os casos em que o agente patogênico é resistente aos tratamentos disponíveis. Intervenções cirúrgicas podem ser usadas para acelerar o processo de recuperação fornecendo acesso a um local infectado por agentes antimicrobianos (drenagem de um abscesso), limpeza do local (desbridamento) ou remoção de órgãos ou tecidos infectados (p. ex., apendicectomia). Em algumas situações, a cirurgia pode ser o único meio de alcançar a cura completa, como no caso de endocardite resultante de uma valva cardíaca infectada, na qual a valva doente tem de ser substituída por uma mecânica ou biológica para restaurar a função normal. Em outras situações, a contenção cirúrgica de um processo infeccioso rapidamente progressivo, como a gangrena gasosa, pode ser o único meio de salvar a vida de uma pessoa.

Desfechos no longo prazo

Uma enfermidade infecciosa (p. ex., causada por *Mycobacterium*) pode persistir por períodos prolongados com poucas repercussões até ser reativada quando o sistema imunológico se torna comprometido em decorrência do envelhecimento ou outra causa. Os avanços científicos possibilitaram que a infecção pelo vírus da imunodeficiência humana (HIV), que antes evoluía inevitavelmente para a síndrome da imunodeficiência adquirida (AIDS), com elevado risco de morte por infecções oportunistas, evoluísse para uma doença crônica com controle farmacológico.

Como o manejo de infecções agudas potencialmente fatais (p. ex., sepse) melhorou, o número de pessoas que sobrevivem à sepse durante a internação aumentou.[38]

Os sobreviventes à sepse apresentam taxas muito elevadas de morbidade e mortalidade, com mais de 50% sendo reinternados no primeiro ano após o episódio de sepse. Infecção é o motivo mais frequente de reinternação[38], e a imunossupressão pós-sepse ainda não é bem compreendida.[39] Os sobreviventes à sepse também apresentam comprometimento cognitivo, déficit psicológico (p. ex., depressão), comprometimento funcional e alto risco de eventos cardiovasculares. A redução da qualidade de vida é relatada por até 5 anos.[38] É necessária muito mais pesquisa para compreender a fisiopatologia subjacente aos efeitos em longo prazo da sepse.

> ### RESUMO
>
> O resultado final de qualquer interação entre microrganismos e um hospedeiro humano é decidido por um conjunto complexo e em constante mudança de variáveis que levam em conta a saúde geral e o funcionamento fisiológico do hospedeiro e a virulência e dose infecciosa do micróbio. Em muitos casos, a doença é uma consequência inevitável, mas, com os avanços contínuos da ciência e da tecnologia, a maioria já pode ser eliminada ou rapidamente curada com terapia adequada. A intenção de quem estuda doenças infecciosas é entender completamente o patógeno, o curso da doença, os mecanismos de transmissão e a resposta do hospedeiro à infecção. Esse conhecimento conduzirá ao desenvolvimento de técnicas aprimoradas de diagnóstico, a métodos revolucionários para a terapia anti-infecciosa e à erradicação ou ao controle de agentes microscópicos que agravam a saúde e causam a morte em todo o mundo.

BIOTERRORISMO E DOENÇAS INFECCIOSAS DE EMERGÊNCIA GLOBAL

Depois de concluir esta seção, o leitor deverá ser capaz de:

- Listar os agentes infecciosos que representam o mais alto nível de ameaça de bioterrorismo
- Expor um importante conceito relacionado com a contenção de infecções causadas por bioterrorismo e viagens globais.

Bioterrorismo

Em outubro de 2001, menos de 1 mês depois da tragédia de 11 de setembro, o mundo se tornou instantaneamente familiarizado com o termo *bioterrorismo*. Até o final de novembro do mesmo ano, haviam sido identificados 22 casos de antraz humano (11 cutâneos e 11 por inalação), resultando em cinco mortes, e todos os casos foram associados à exposição a quatro envelopes intencionalmente contaminados entregues pelo Serviço Postal dos EUA. A realidade da crise de 2001 trouxe um novo sentido para a conscientização sobre o uso de microrganismos como armas biológicas.[40]

Antraz é uma doença antiga causada por inoculação cutânea, inalação ou ingestão de esporos de *Bacillus anthracis*, um bacilo gram-positivo. Antraz é mais comumente conhecido como uma doença de herbívoros que pode ser transmitida aos seres humanos pelo contato com secreções, solo ou produtos de origem animal infectados. É raro nos EUA, por isso o aumento repentino de casos em um curto período de tempo foi um sinal alarmante de que a disseminação do microrganismo havia sido intencional. Felizmente, o número de mortes foi limitado, graças ao pronto reconhecimento dos casos por médicos e profissionais de saúde pública e à rápida instituição de profilaxia antimicrobiana para as pessoas expostas.

Para se preparar para a possibilidade de ataques bioterroristas, o CDC, juntamente com outras agências dos governos federal, estaduais e locais dos EUA, criou uma rede de resposta (LRN, Laboratory Response Network). A LRN é uma estrutura em quatro níveis que consiste em laboratórios cada vez mais especializados, responsabilidade e instalações para contenção biológica que possibilitam a detecção e a identificação rápida e coordenada de eventos de bioterrorismo em condições de trabalho seguras.[41,42]

Agentes potenciais de bioterrorismo foram classificados em três níveis (A, B e C) com base em risco de uso, transmissibilidade, invasão e taxa de mortalidade. Os agentes colocados no nível mais alto de ameaça de bioterrorismo incluem *B. anthracis*, *Yersinia pestis* (causa a peste bubônica), *Francisella tularensis* (causa a tularemia), o principal vírus da varíola e vários vírus de febre hemorrágica (Ebola, Marburg, Lassa e Junin). A toxina botulínica do organismo gram-positivo anaeróbico *Clostridium botulinum*, que causa uma paralisia neuromuscular chamada botulismo, também está listada na categoria A. Curiosamente, as toxinas botulínicas A e B purificadas do *C. botulinum* estão sendo cada vez mais usadas em diversos produtos com fins medicinais e cosméticos. A categoria B inclui agentes de doenças transmitidas por alimentos e pela água (*Salmonella*, *Shigella*, *Vibrio cholerae*, *E. coli* O157:H7), infecções de zoonoses (*Brucella* sp., *C. burnetii*, *Burkholderia mallei*) e encefalites virais (vírus da encefalite equina venezuelana, ocidental e oriental), bem como as toxinas de *S. aureus*, *Clostridium perfringens* e *Ricinus communis* (mamona). Agentes da categoria C são definidos como patógenos emergentes com riscos potenciais para o futuro, apesar de muitos deles serem causa de doenças antigas. Os agentes da categoria C incluem *M. tuberculosis*, vírus Nipah, hantavírus, vírus da febre amarela e vírus transmitidos por carrapatos, e o único protozoário do grupo, *Cryptosporidium parvum*. Um excelente site disponibilizado pelo CDC (CDC Public Health Emergency Preparedness and Response Site) fornece informações detalhadas sobre os agentes de bioterrorismo, contatos de emergência e planos de contingência em caso de um surto (https://emergency.cdc.gov/bioterrorism/index.asp).[43] Além disso, a American Society for Microbiology está na vanguarda dos esforços de resposta, fornecendo recursos e diretrizes para laboratórios-sentinela a fim de viabilizar o combate ao bioterrorismo.[40]

Doenças infecciosas globais

Os primeiros anos do século 21, com a contribuição de um mercado global e da facilidade das viagens internacionais, testemunharam a importação ou a emergência de uma série de novas doenças infecciosas. Durante o final do verão e início do outono de 1999, o vírus do Nilo Ocidental (WNV, um flavivírus transmitido por artrópodes) foi identificado como causa de uma epidemia envolvendo 56 pessoas na cidade de Nova York.[2] Esse surto, que resultou em sete mortes (principalmente idosos), marcou a primeira vez em que o WNV foi reconhecido no hemisfério ocidental desde sua descoberta em Uganda quase 60 anos antes. Como o WNV é um agente transmitido pela picada de mosquitos e pode infectar diversas espécies suscetíveis, como aves (p. ex., gralhas-azuis, corvos e falcões) e hospedeiros equinos, o potencial de disseminação rápida e sustentada da doença nos EUA foi logo reconhecido. No outono de 2002, uma rede nacional de vigilância detectou atividade do WNV em 2.289 municípios de 44 estados americanos, incluindo o Condado de Los Angeles, e identificou mais de 3 mil casos de infecção em humanos. A doença varia em intensidade de uma condição febril inespecífica até meningoencefalite fulminante. Apenas no ano de 2002, foram identificados nos EUA 3.389 casos da doença associada ao WNV, com 201 mortes, tornando este o maior surto de meningoencefalite por arbovírus já descrito no hemisfério ocidental. Os esforços para evitar a propagação da doença estão atualmente concentrados na vigilância da manifestação da doença associada ao WNV em aves, seres humanos e outros mamíferos, assim como no controle do mosquito.[44]

No inverno de 2002, a SARS emergiu como uma ameaça global. O primeiro indício da ameaça iminente foi quando o Ministério da Saúde chinês relatou 305 casos de uma doença misteriosa e virulenta do sistema respiratório que surgiu na província de Guangdong, no sul da China, em um intervalo de 4 meses.[22,23] A propagação da doença por contato domiciliar de pessoas acometidas com a equipe médica identificou a doença como altamente transmissível. Em um curto espaço de tempo, indivíduos com sintomas compatíveis foram reconhecidos em Hong Kong e no Vietnã. A Organização Mundial da Saúde (OMS) prontamente emitiu um alerta global e iniciou uma vigilância internacional para pacientes com sintomatologia típica com histórico de viagem à região endêmica. Em junho de 2003, foram relatados à OMS mais de 8 mil casos de SARS em 29 países, com 809 mortes. Em um feito notável da tecnologia molecular, a etiologia da SARS foi rapidamente determinada como um novo coronavírus, possivelmente originário de mamíferos ou aves, e seu genoma completo foi sequenciado no final de maio de 2003.

O vírus Zika é um flavivírus transmitido por mosquitos. Foi detectado pela primeira vez em 1947 em macacos *rhesus* em Uganda. Casos em seres humanos foram notificados na África na década de 1960; contudo, em 2015, muitos casos de microcefalia congênita foram correlacionados com esse vírus.[45,46] Diversos indivíduos que contraem esse vírus apresentam sinais/sintomas leves e é improvável que procurem assistência médica, de modo que não se conhece o número verdadeiro de pessoas que contraíram o vírus Zika. A Organização Mundial da Saúde declarou emergência de saúde pública internacional em 1 de fevereiro de 2016. A investigação revelou os seguintes casos suspeitos de estarem associados ao vírus Zika: 3.000 suspeitos na população geral, 22 gestantes, 13 com síndrome de Guillain-Barré e 29 recém-nascidos com microcefalia. A resposta consistiu em testagem, controle de vetores e orientações de prevenção (p. ex., mosquiteiros, DEET, roupa que protege os membros superiores e inferiores). O vírus Zika foi detectado em vários líquidos corporais e também pode ser transmitido por contato sexual.[45]

Mais trabalho é necessário para compreender o impacto do vírus Zika nos ciclos de transmissão e o ônus da doença em populações humanas e não humanas.

Esses três cenários destacam a rapidez com que doenças novas ou exóticas podem ser introduzidas em outras regiões do mundo onde a espécie não é nativa e expor uma população suscetível. Embora os grandes avanços na área da microbiologia molecular tenham possibilitado a rápida identificação de microrganismos novos e raros, a devastação potencial em termos de vidas humanas e prejuízos econômicos é enorme, ressaltando-se a necessidade da manutenção de recursos para a vigilância sanitária pública e a intervenção. Para mais detalhes sobre esses e outros casos de infecções intrigantes, consulte estes excelentes *sites*: www.who.int/en/e www.cdc.gov. A International Society for Infectious Diseases mantém uma LISTSERV conhecida como ProMed que emite avisos precoces de surtos e disseminação rápida de doenças infecciosas: http://www.promedmail.org/.

RESUMO

Os desafios associados à manutenção da saúde em uma comunidade global estão se tornando cada vez mais aparentes. Com as contribuições de um mercado global e da facilidade das viagens internacionais, a década passada testemunhou a importação e o surgimento de uma série de novas doenças infecciosas. Existe também a ameaça potencial do uso deliberado de microrganismos como armas de bioterrorismo.

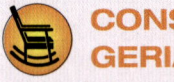

CONSIDERAÇÕES GERIÁTRICAS

- O envelhecimento expõe os indivíduos a infecções por vírus como papilomavírus humano (HPV), vírus da hepatite B (HBV) e vírus Epstein-Barr (EBV), que estão ligados a câncer em todo o planeta[47]
- Alterações estruturais relacionadas com o envelhecimento (p. ex., adelgaçamento das mucosas na laringe, que resulta em voz trêmula e menor projeção da voz) precisam ser diferenciadas de doenças infecciosas como infecção das vias respiratórias superiores[47]
- 14,1% das pessoas com mais de 65 anos de idade têm rinossinusite crônica em decorrência de alterações da estrutura nasal em virtude do envelhecimento, como queda da ponta do nariz, que restringe o fluxo de ar.[47]

CONSIDERAÇÕES PEDIÁTRICAS

- As crianças correm risco de contrair doenças infecciosas porque seu sistema imunológico ainda está em desenvolvimento e elas tendem a colocar mãos e objetos potencialmente infectados na boca[48]
- Vacinas, tanto novas como antigas, promoverão redução significativa do número e da gravidade de infecções[48]
- Creches e escolas são frequentadas por muitas pessoas e as crianças correm risco de entrar em contato com agentes infecciosos[48]
- Erupção cutânea é uma manifestação comum em muitas infecções e dificulta a identificação do agente causal. Uma descrição meticulosa feita pelo responsável pela criança é crucial para a avaliação[48]
- Embora a maioria das infecções em crianças se manifeste com febre, recém-nascidos podem apresentar hipotermia e algumas crianças não ficam febris.[49]

Exercícios de revisão

1. Uma injeção intramuscular de vitamina K costuma ser administrada a recém-nascidos que ainda não desenvolveram a flora intestinal para evitar hemorragias devido à deficiência de fatores de coagulação dependentes de vitamina K.
    a. *Use o conceito de mutualismo para explicar por que isso é feito.*
2. Indivíduos com erliquiose granulocítica humana podem ser coinfectados pela doença de Lyme.
    a. *Explique.*
3. Indivíduos com doença pulmonar crônica muitas vezes são orientados a entrar em contato com seu médico quando percebem mudança na cor de seu escarro (*i. e.*, de branco ou claro para amarelo ou marrom), porque isso pode ser um sinal de infecção bacteriana.
    a. *Explique.*
4. Os microrganismos somente são capazes de causar infecção se puderem se desenvolver na mesma temperatura do local orgânico infectado.
    a. *Utilizando esse conceito, explique os diferentes locais de infecções por dermatófitos (fungos), que causam tinha do pé, e* Candida albicans, *que causa infecções na boca (candidíase oral ou "sapinho") e nos órgãos genitais femininos (vulvovaginite).*
5. A ameaça de infecções globais, como SARS e HIV, continua a crescer.
    a. *O que você proporia como uma das mais importantes funções dos profissionais de saúde em termos de controle da disseminação dessas infecções?*

REFERÊNCIAS BIBLIOGRÁFICAS

1. Lloyd-Price J., Abu-Ali G., Huttenhower C. (2016). The healthy human microbiome. Genome Medicine 8, 51. doi: 10.1186/s13073-016-0307-y.
2. Petersen C., Round J. L. (2014). Defining dysbiosis and its influence on host immunity and disease. Cellular Microbiology 16(7), 1024–1033. doi: 10.1111/cmi.12308.

3. Strayer D. S., Rubin R. (Eds.) (2015). Rubin's pathology: Clinicopathologic foundations of medicine (7th ed.). Philadelphia, PA: Wolters Kluwer Health.
4. Rayman J. B., Kandel E. R. (2017). Functional prions in the Brain. Cold Spring Harbor Perspectives in Biology 9(1), 1–14. doi: 10.1101/cshperspect.a023671.
5. Prusiner S. B., Woerman A. L., Mordes D. A., et al. (2015). Evidence for alpha-synuclein prions causing multiple system atrophy in humans with parkinsonism. Proceedings of the National Academy of Sciences of the United States of America 112(38), E5308–E5317. doi: 10.1073/pnas.1514475112.
6. Urwin P., Thanigaikumar K., Ironside J. W., et al. (2017). Sporadic Creutzfeldt-Jakob disease in 2 plasma product recipients, United Kingdom. Emerging Infectious Diseases 23(6), 893–897. doi: 10.3201/eid2306.161884.
7. Rewar S., Mirdha D., Rewar P. (2015). Treatment and Prevention of Pandemic H1N1 Influenza. Annals of Global Health 81(5), 645–653. doi: 10.1016/j.aogh.2015.08.014.
8. Zhang Z., Zhang J., Xia N., et al. (2017). Expanded strain coverage for a highly successful public health tool: prophylactic 9-valent human papillomavirus vaccine. Human Vaccines & Immunotherapeutics 13(10), 2280–2291. doi: 10.1080/21645515.2017.1346755.
9. Solano C., Echeverz M., Lasa I. (2014). Biofilm dispersion and quorum sensing. Current Opinion in Microbiology 18, 96–104. doi: 10.1016/j.mib.2014.02.008.
10. Goering R. V., Dockrell H. M., Zuckerman M., et al. (2013). Mim's Medical Microbiology (5th ed.). Philadelphia, PA: Elsevier Saunders.
11. Donders G. G. G., Ruban K., Bellen G., et al. (2017). Mycoplasma/ureaplasma infection in pregnancy: to screen or not to screen. Journal of Perinatal Medicine 45(5), 505–515. doi: 10.1515/jpm-2016-0111.
12. Centers for Disease Control and Prevention. (2017). Rocky mountain spotted fever. Available http://www.cdc.gov/rmsf/stats/index.html. Accessed November 30, 2017.
13. Centers for Disease Control and Prevention. (2017). Disease specifics: Chlamydia pneumoniae. Available https://www.cdc.gov/pneumonia/atypical/cpneumoniae/hcp/disease.html Accessed November 30, 2017.
14. Hogerwerf L., De Gier B., Baan B., et al. (2017). Chlamydia psittaci (psittacosis) as a cause of community-acquired pneumonia: A systematic review and meta-analysis. Epidemiology and Infection 145(15), 3096–3105. doi: 10.1017/S0950268817002060.
15. Snowden J., Simonsen K. A. (2017). Ehrlichiosis. In: StatPearls [Internet]. Treasure Island, FL: StatPearls Publishing. Available: https://www.ncbi.nlm.nih.gov/books/NBK441966/. Accessed June, 2017.
16. Yachoui R. (2013). Multiorgan failure related to human monocytic ehrlichiosis. BMJ Case Reports 2013. doi: 10.1136/bcr-2013-008716.
17. Eldin C., Melenotte C., Mediannikov O., et al. (2017). From Q fever to coxiella burnetii infection: a paradigm change. Clinical Microbiology Reviews 30(1), 115–190. doi: 10.1128/CMR.00045-16.
18. Colombo A. L., de Almeida Junior J. N., Slavin M. A., et al. (2017). Candida and invasive mould diseases in non-neutropenic critically ill patients and patients with haematological cancer. Lancet Infectious Diseases 17(11), e344–e356. doi: 10.1016/S1473-3099(17)30304-3.
19. Partida-Rodriguez O., Serrano-Vazquez A., Nieves-Ramirez M. E., et al. (2017). Human intestinal microbiota: Interaction between parasites and the host immune response. Archives of Medical Research, 1–2. doi: 10.1016/j.arcmed.2017.11.
20. World Health Organization. (2017). Health topics: Epidemiology. 3 Available: http://www.who.int/topics/epidemiology/en/ Accessed November 12, 2017.
21. Gordis L. (2014). Epidemiology (5th ed.). Philadelphia, PA: Elsevier Saunders.
22. Hui D. S., Chan P. K. (2010). Severe acute respiratory syndrome and coronavirus. Infectious Disease Clinics 24(3), 619–638.
23. Hsueh P. R., Yang P. C. (2005). Severe acute respiratory syndrome epidemic in Taiwan, 2003. Journal of Microbiology, Immunology and Infection 38, 82–88.
24. Bennett J. E., Dolin R., Blaser, M. J. (Eds.) (2015). Mandell, Douglas, and Bennett's principles and practice of infectious diseases (8th ed.). Philadelphia, PA: Elsevier, Saunders.
25. Singer M., Deutschman C. S., Seymour C. W., et al. (2016). The third international consensus definitions for sepsis and septic shock (sepsis-3). JAMA 315(8), 801–810. doi: 10.1001/jama.2016.0287.
26. Fischbach F., Dunning M. B. (2015). A manual of laboratory and diagnostic tests (9th ed.). Philadelphia, PA: Wolters Kluwer Health | Lippincott Williams & Wilkins.
27. Sastalla I., Monack D. M., Kubatzky K. F. (2016). Editorial: Bacterial exotoxins: how bacteria fight the immune system. Frontiers in Immunology 7, 300. doi: 10.3389/fimmu.2016.00300.
28. Spaulding A. R., Salgado-Pabon W., Kohler P. L., et al. (2013). Staphylococcal and streptococcal superantigen exotoxins. Clinical Microbiology Reviews 26(3), 422–447. doi: 10.1128/CMR.00104-12.
29. Hall J. (2015). Guyton and Hall textbook of medical physiology (13th ed.). Philadelphia, PA: Saunders.
30. Shetty N. (2009). Infectious disease: Pathogenesis, prevalence and case studies. Chichester, UK: John Wiley & Sons.
31. Rhodes A., Evans L. E., Alhazzani W., et al. (2017). Surviving sepsis campaign: international guidelines for management of sepsis and septic shock: 2016. Critical Care Medicine 45(3), 486–552. doi: 10.1097/CCM.0000000000002255.
32. Opota O., Jaton K., Greub G. (2015). Microbial diagnosis of bloodstream infection: towards molecular diagnosis directly from blood. Clinical Microbiology and Infection 21(4), 323–331. doi: 10.1016/j.cmi.2015.02.005.
33. Geskin L. J. (2015). Monoclonal antibodies. Dermatologic Clinics 33(4), 777–786. doi: 10.1016/j.det.2015.05.015.
34. Woo T. M., Robinson M. V. (2016). Pharmacotherapeutics for nurse practitioner prescribers. Philadelphia, PA: F. A. Davis.
35. Vincent J. L., Brealey D., Libert N., et al. (2015). Rapid diagnosis of infection in the critically ill, a multicenter study of molecular detection in bloodstream infections, pneumonia, and sterile site infections. Critical Care Medicine, 43(11), 2283–2291. doi: 10.1097/CCM.0000000000001249.
36. Infectious Disease Society of America. (2017). IDSA practice guidelines. Available: http://www.idsociety.org/PracticeGuidelines/.
37. Annane D., Pastores S. M., Rochwerg B., et al. (2017). Guidelines for the diagnosis and management of critical illness-related corticosteroid insufficiency (CIRCI) in critically ill patients (part I): Society of Critical Care Medicine (SCCM) and European Society of Intensive Care Medicine (ESICM) 2017. Critical Care Medicine 45(12), 2078–2088. doi: 10.1097/CCM.0000000000002737.
38. Shankar-Hari M., Rubenfeld G. D. (2016). Understanding long-term outcomes following sepsis: Implications and challenges. Current Infectious Disease Reports 18(11), 37. doi: 10.1007/s11908-016-0544-7.
39. Angus D. C., Opal S. (2016). Immunosuppression and secondary infection in sepsis: part, not all, of the story. JAMA 315(14), 1457–1459. doi: 10.1001/jama.2016.2762.
40. Adalja A. A., Toner E., Inglesby T. V. (2015). Clinical management of potential bioterrorism-related conditions. New England Journal of Medicine 372(10), 954–962. doi: 10.1056/NEJMra1409755.
41. Wagar E. (2016). Bioterrorism and the role of the clinical microbiology laboratory. Clinical Microbiology Reviews 29(1), 175–189. doi: 10.1128/CMR.00033-15.
42. Center for Disease Control and Prevention. (2014). Laboratory response network. Available: https://emergency.cdc.gov/lrn/Accessed December 13, 2017.
43. Center for Disease Control and Prevention. (2017). Emergency preparedness and response. Available: https://emergency.cdc.gov/bioterrorism/index.asp Accessed December 13, 2017.
44. Center for Disease Control and Prevention. (2017). West Nile virus. Available: http://www.cdc.gov/ncidod/dvbid/westnile/index.htm Accessed December 13, 2017.
45. Waddell L. A., Greig J. D. (2016). Scoping review of the zika virus literature. PLoS One 11(5), e0156376. doi: 10.1371/journal.pone.0156376.
46. Journel I., Andrecy L. L., Metellus D., et al. (2017). Transmission of Zika Virus–Haiti, October 12, 2015 to September 10, 2016. Morbidity and Mortality Weekly Report 66(6), 172–176. doi: 10.15585/mmwr.mm6606a4.
47. Hinkle J. L. (2018). Brunner & Suddarth's textbook of medical-surgical nursing. (14th ed). Philadelphia, PA: Wolters Kluwer.
48. Kyle T., Carman S. (2017). Essentials of pediatric nursing. (3rd ed.). Philadelphia, PA: Wolters Kluwer.
49. Smitherman H. F., Macias C. G. (2017). Febrile Infant (younger than 90 days of age): Outpatient evaluation. UpToDate. Available: https://www.uptodate.com/contents/febrile-infant-younger-than-90-days-of-age-outpatient-evaluation Accessed February 15, 2018.

Imunidades Inata e Adaptativa

11

Nancy A. Moriber

INTRODUÇÃO

O organismo humano é constantemente exposto a microrganismos potencialmente nocivos e a substâncias estranhas. Em virtude disso, desenvolveu um sistema completo composto por mecanismos complementares e inter-relacionados que se defende contra a invasão por bactérias, vírus e outras substâncias estranhas. Por intermédio do reconhecimento de padrões específicos encontrados na superfície de organismos e toxinas, o sistema imunológico consegue distinguir entre o que faz parte do organismo e o que lhe é estranho e diferenciar agentes potencialmente nocivos e não nocivos. Além disso, o sistema imunológico tem condições para se defender contra células e moléculas anormais que se desenvolvem periodicamente dentro do corpo. A pele e suas camadas epiteliais, em conjunto com processos inflamatórios normais do organismo, formam a primeira linha de defesa e conferem *imunidade inata ou natural* ao hospedeiro. Se essas barreiras de proteção são ultrapassadas, o organismo depende de uma segunda linha de defesa, conhecida como *resposta imune adaptativa*, para erradicar a infecção por microrganismos invasores. A resposta imune adaptativa se desenvolve lentamente, mas resulta na produção de anticorpos capazes de atingir rapidamente microrganismos e substâncias estranhas específicas quando ocorre uma segunda exposição.

Este capítulo aborda a imunidade e o sistema imunológico, incluindo uma discussão completa sobre imunidades inata e adaptativa. Também são apresentados conceitos relacionados com os processos fundamentais das células, sistemas de reconhecimento e respostas efetoras integrais para o sistema imunológico. Além disso, são discutidos aspectos do desenvolvimento do sistema imunológico.

RESPOSTA IMUNOLÓGICA

Depois de concluir esta seção, o leitor deverá ser capaz de:
- Discutir a função do sistema imunológico
- Comparar e contrastar as respostas das imunidades inata e adaptativa
- Compreender o papel dos mediadores químicos que orquestram a resposta imune.

A imunidade pode ser definida como a capacidade do organismo de se defender contra patógenos e/ou substâncias estranhas responsáveis pelo desenvolvimento da doença. A resposta imunológica é complexa e iniciada por vários sistemas de defesa do organismo. Algumas dessas respostas se tornam ativas quase imediatamente, enquanto outras se desenvolvem lentamente. É a interação coordenada desses mecanismos que possibilita que o organismo mantenha a homeostase normal interna. No entanto, quando esses mecanismos estão deprimidos ou hiperativos, podem ocorrer as enfermidades.

Imunidade inata e imunidade adaptativa são processos complementares que trabalham para proteger o organismo. A *imunidade inata*, responsável pela primeira linha de defesa do organismo, ocorre mais cedo e mais rapidamente em resposta a substâncias estranhas, enquanto a imunidade adaptativa geralmente é tardia, a menos que o hospedeiro tenha sido exposto anteriormente (Tabela 11.1).

É essencial a existência de mecanismos imunológicos inatos intactos para deflagrar a resposta imune adaptativa. Portanto, uma resposta imunológica bem-sucedida requer comunicação entre os dois sistemas. As células dendríticas (CD) são um componente essencial tanto da imunidade inata quanto da adaptativa e funcionam como elo de comunicação entre as duas respostas imunes por meio da liberação de citocinas e quimiocinas.[1] Como resultado, as células da imunidade inata são capazes de comunicar informações importantes sobre o microrganismo invasor ou a substância estranha aos linfócitos B e T, principais células envolvidos no processo de imunidade adaptativa. Essas células imunológicas, por sua vez, recrutam e ativam fagócitos e moléculas adicionais do sistema imunológico inato para defender o hospedeiro. Tanto a imunidade inata quanto a adaptativa são, portanto, essenciais para uma resposta imunológica eficaz e trabalham juntas na luta contra a infecção.

Citocinas e seu papel na imunidade

A capacidade das células tanto do sistema imunológico inato quanto do sistema adaptativo de comunicar informações críticas entre si e iniciar respostas celulares efetoras depende da secreção de substâncias solúveis de curta ação, biologicamente ativas e chamadas *citocinas*. As citocinas são um componente

Tabela 11.1 Características das imunidades inata e adaptativa.

Características	Inata	Adaptativa
Tempo de resposta	Imediata (min/h)	Dependente da exposição (primeira: tardia; segunda: imediata devido à produção de anticorpos)
Diversidade	Limitada a classes ou grupos de micróbios	Muito grande; específica para cada antígeno original
Reconhecimento do micróbio	Padrões gerais dos micróbios; inespecífica	Específica para micróbios e antígenos individuais (complexo antígeno/anticorpo)
Reconhecimento de *non-self*	Sim	Sim
Resposta à repetição da infecção	Similar a cada exposição	Memória imunológica; mais rápida e eficiente a cada exposição subsequente
Defesa	Epitélio (pele, mucosas), fagócitos, inflamação, febre	Destruição celular; marcação do antígeno pelo anticorpo para remoção
Componentes celulares	Fagócitos (monócitos/macrófagos, neutrófilos), células NK e CD	Linfócitos T e B, macrófagos, células dendríticas e células NK
Componentes moleculares	Citocinas, proteínas do complemento, proteínas de fase aguda, mediadores solúveis	Anticorpos, citocinas, sistema complemento

essencial dos mecanismos de defesa do hospedeiro e o principal meio de comunicação das células da imunidade inata e da imunidade adaptativa. As quimiocinas são um subconjunto de citocinas, que consistem em pequenas moléculas de proteína envolvidas nas respostas imunológicas e inflamatória.[2] São responsáveis por direcionar a migração de leucócitos para as áreas de lesão e para os locais onde as respostas imunológicas foram ativadas, como linfonodos, baço, placas de Peyer e as tonsilas.[2] As quimiocinas podem trabalhar juntas para antagonizar ou ativar os receptores de quimiocinas. A fonte e a função das principais citocinas que participam da imunidade inata e da adaptativa estão resumidas na Tabela 11.2.

Propriedades gerais das citocinas

As citocinas são proteínas anti-inflamatórias de baixo peso molecular secretadas por células dos sistemas imunes inato e adaptativo e que regulam muitas das ações dessas células. As principais citocinas são interleucinas (IL), interferonas (IFN) e fator de necrose tumoral alfa (TNF-α). As citocinas se ligam a receptores específicos nas células-alvo e, depois, ativam processos intracelulares.[3]

As IL são produzidas por macrófagos e linfócitos em resposta a um microrganismo invasor ou quando o processo inflamatório é iniciado. Sua função primária é intensificar a resposta imune adquirida ou regular (suprimir ou exacerbar) o processo inflamatório. As IFN são citocinas que, primariamente, protegem o hospedeiro contra infecções virais e participam na modulação da resposta inflamatória. Cada tipo de IFN é produzido por uma célula específica da resposta imune. As IFN-α e IFN-β são produzidas primariamente por macrófagos, enquanto a IFN-γ é produzida primariamente por linfócitos T. O TNF-α é uma citocina que atua como um dos mais importantes mediadores da resposta inflamatória. É produzido por macrófagos quando os receptores *toll*-símiles superficiais (TLT), que têm participação crucial na detecção de microrganismos, reconhecem os chamados padrões moleculares patógeno-associados (PAMP) na superfície das células.[4] O TFN-α atua como um pirógeno (indutor de febre) endógeno que estimula a síntese de substâncias pró-inflamatórias no fígado. Se a exposição for prolongada, tem a capacidade de provocar coagulação intravascular e formar coágulos.

Apesar das diversas funções das citocinas, todas compartilham algumas propriedades importantes. Todas as citocinas são secretadas de modo breve e autolimitado. Raramente são armazenadas na forma de pró-moléculas; em vez disso, são sintetizadas sempre que as células que as produzem são ativadas. Algumas citocinas exibem pleotropismo, ou seja, conseguem atuar em diferentes tipos de células. Por exemplo, a IL-17 é produzida por linfócitos T auxiliares e atua em leucócitos, células epiteliais e fibroblastos. Como resultado, a IL-17 tem participação crucial na defesa do hospedeiro contra patógenos que conseguem infiltrar a pele e as mucosas.[5] Quando essas defesas apresentam alguma disfunção, podem ocorrer processos mórbidos originados nesses tecidos, como asma e psoríase. As citocinas também exibem redundância, ou seja, têm a capacidade de estimular as mesmas funções biológicas ou funções biológicas superpostas. Por causa dessa redundância, a inibição de uma citocina terá pouco ou nenhum impacto na integridade da resposta imune porque outras citocinas compensam essa inibição.

Alerta de domínio do conceito

As citocinas têm a capacidade de atuar em diferentes tipos de células, ou seja, apresentam pleotropismo em vez de especificidade celular. Também têm a capacidade de estimular os mesmos fatores biológicos promovidos por outras citocinas ou superpor seus efeitos, o que é denominado redundância.

Além do pleotrofismo e da redundância, vários tipos celulares diferentes conseguem produzir a mesma citocina. Isso possibilita um espectro de atividade mais amplo. Por exemplo, a IL-1 é uma citocina pró-inflamatória produzida primariamente por macrófagos, embora também possa ser produzida por quase todos os leucócitos, células endoteliais e fibroblastos. As citocinas também iniciam reações em cascata, com uma citocina influenciando a síntese e as ações de outras

Tabela 11.2 Citocinas das imunidades inata e adaptativa.

Citocinas	Fonte	Função
Interleucina-1 (IL-1)	Macrófagos, células endoteliais, algumas células epiteliais	Grande variedade de efeitos biológicos; ativa o endotélio na inflamação; induz febre e resposta de fase aguda; estimula a produção de neutrófilos
Interleucina-2 (IL-2)	Células T CD4+, CD8+	Fator de crescimento para linfócitos T ativados; induz a síntese de outras citocinas; ativa linfócitos T citotóxicos e células NK
Interleucina-3 (IL-3)	Células T CD4+	Fator de crescimento para células progenitoras hematopoéticas
Interleucina-4 (IL-4)	Células T_2H CD4+, mastócitos	Promove o crescimento e a sobrevivência de linfócitos T, B e mastócitos; provoca a diferenciação de linfócitos T_2H; ativa linfócitos B e eosinófilos; induz respostas tipo IgE
Interleucina-5 (IL-5)	Células T_2H CD4+	Induz o crescimento e o desenvolvimento de eosinófilos
Interleucina-6 (IL-6)	Macrófagos, células endoteliais, linfócitos T	Estimula o fígado a produzir mediadores da resposta inflamatória de fase aguda; também induz a proliferação de células produtoras de anticorpos pelo sistema imunológico adaptativo
Interleucina-7 (IL-7)	Células do estroma da medula óssea	Função principal na imunidade adaptativa; estimula o desenvolvimento e a proliferação de células pré-B e timócitos
Interleucina-8 (IL-8)	Macrófagos, células endoteliais	Função principal na imunidade adaptativa; quimioatratora de neutrófilos e linfócitos T; regula o *homing* de linfócitos e a infiltração de neutrófilos
Interleucina-10 (IL-10)	Macrófagos, algumas células T-auxiliares	Inibidora de macrófagos e células dendríticas ativadas; diminui a inflamação por inibição de linfócitos T_1H e liberação de IL-12 pelos macrófagos
Interleucina-12 (IL-12)	Macrófagos, células dendríticas	Aprimora a citotoxicidade das células NK na imunidade inata; induz a diferenciação de linfócitos T_1H na imunidade adaptativa
Interferonas do tipo 1 (IFN-α, IFN-β)	Macrófagos, fibroblastos	Inibem a replicação viral; ativam células NK; aumentam a expressão de moléculas do MHC-I em células infectadas por vírus
Interferona-γ (IFN-γ)	Células NK, linfócitos T CD4+ e CD8+	Ativa os macrófagos na resposta imunomediada por células na imunidade inata e na adaptativa; aumenta a expressão de MHC-I e MHC-II e o processamento e apresentação de antígenos
Fator de necrose tumoral α (TNF-α)	Macrófagos, células T	Induz inflamação, febre e resposta de fase aguda; ativa neutrófilos e células endoteliais; mata células por apoptose
Quimiocinas	Macrófagos, células endoteliais, linfócitos T	Grande família de citocinas estruturalmente semelhantes que estimulam a movimentação de leucócitos e regulam a migração de leucócitos do sangue para os tecidos
FEC de granulócitos e monócitos (GM-FEC)	Células T, macrófagos, células endoteliais, fibroblastos	Promove a maturação e o crescimento de neutrófilos, eosinófilos e monócitos; ativa granulócitos maduros
FEC de granulócitos (G-FEC)	Macrófagos, fibroblastos, células endoteliais	Proporciona o crescimento e a maturação de neutrófilos consumidos em reações inflamatórias
FEC de monócitos (M-FEC)	Macrófagos, células T ativadas, células endoteliais	Suscita o crescimento e a maturação de fagócitos mononucleares

FEC: fator estimulante de colônias; NK: citotóxicas naturais (em inglês, *natural killer*); T_1H: linfócitos T auxiliares do tipo 1; T_2H: linfócitos T auxiliares do tipo 2; MHC: complexo principal de histocompatibilidade.

citocinas, o que acaba produzindo a ação desejada. Esses efeitos podem ser localizados, atuando em apenas uma célula ou grupo de células na área em torno da célula efetora, ou os efeitos podem ser sistêmicos, com as citocinas sendo secretadas para a corrente sanguínea e transportadas para seu local de ação. O TNF-α é um exemplo de citocina com efeitos sistêmicos de longo alcance.

Os fatores estimulantes de colônias (FEC) são um subconjunto singular de citocinas que participam na hematopoese e estimulam a produção de um grande número de plaquetas maduras, eritrócitos, linfócitos, neutrófilos, monócitos, esosinófilos, basófilos e CD. Os fatores estimulantes de colônias foram nomeados de acordo com o tipo de célula na qual atuam (ver Tabela 11.2). Embora fatores estimulantes de colônias sejam necessários para a produção de células sanguíneas normais, o excesso desses fatores está associado a vários processos mórbidos, como doença pulmonar obstrutiva crônica (DPOC).[6] O comprometimento da função dos macrófagos e o subsequente comprometimento da atividade do fator estimulante de colônias de granulócitos (FEC-G) têm sido associados ao desenvolvimento de neutrofilia em estudos em animais.[7] Na prática clínica, fatores estimulantes de colônias

Compreenda | Imunidades inata e adaptativa

Os sistemas imunológicos inato e adaptativo medeiam as defesas do corpo por meio de um sistema integrado no qual numerosas células e moléculas funcionam de modo cooperativo para proteger o corpo contra invasores. O sistema imunológico inato estimula a imunidade adaptativa e influencia a natureza das respostas imunes adaptativas, tornando-as mais efetivas. Embora usem mecanismos diferentes para reconhecer patógenos invasores, os dois tipos de imunidade empregam muitos dos mesmos mecanismos, inclusive destruição do patógeno por fagocitose e pelo sistema complemento, para eliminar o microrganismo do corpo.

Imunidade inata

A imunidade inata (também chamada de *imunidade natural*) constitui as defesas celulares e bioquímicas existentes normalmente antes do encontro com um agente infeccioso e fornecem proteção rápida contra a infecção. Os principais componentes efetores da imunidade inata incluem células epiteliais, que bloqueiam a entrada de agentes infecciosos e secretam enzimas, proteínas e peptídios antimicrobianos; neutrófilos e macrófagos fagocíticos, que englobam e digerem os micróbios; células citotóxicas naturais (NK, *natural killer*), que matam micróbios intracelulares e agentes estranhos; o sistema complemento, que amplifica a resposta inflamatória e usa a resposta de ataque à membrana para provocar a lise dos micróbios. As células do sistema imunológico inato também produzem mensageiros químicos que estimulam e influenciam a resposta imune adaptativa.

O sistema de imunidade inata utiliza receptores de reconhecimento de padrões que identificam estruturas microbianas (p. ex., açúcares, moléculas lipídicas, proteínas) que são compartilhados por micróbios e que muitas vezes são necessários para a sua sobrevivência, mas que não são encontrados em células humanas. Assim, o sistema imunológico inato é capaz de distinguir entre o que lhe é próprio e não próprio (*self* e *non–self*), mas não distingue entre os agentes.

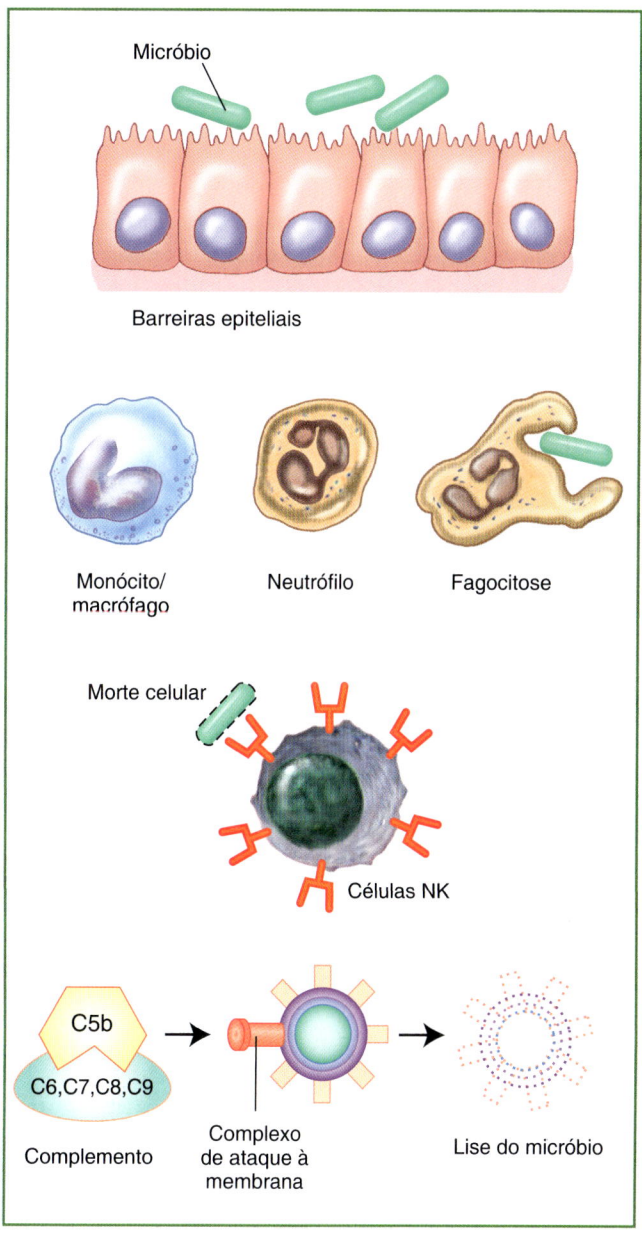

(*continua*)

Compreenda | Imunidades inata e adaptativa (continuação)

Imunidade adaptativa

A imunidade adaptativa (também chamada de *imunidade adquirida*) consiste na imunidade desenvolvida mediante exposição prévia a agentes infecciosos e outras substâncias estranhas ao organismo. A característica que define a imunidade adaptativa é a capacidade não só de distinguir entre *self* e *non-self*, mas de reconhecer e destruir os agentes estranhos específicos com base em suas propriedades antigênicas. Portanto, a resposta imune adaptativa consegue diferenciar microrganismos ou substâncias diferentes. Os componentes do sistema imunológico adaptativo são linfócitos B e T e seus produtos. Existem dois tipos de respostas imunológicas adaptativas: humoral e mediada por células.

A imunidade humoral é mediada por linfócitos B (células B) e representa a principal defesa contra micróbios extracelulares e suas toxinas. As células B se diferenciam em plasmócitos secretores de anticorpos. Os anticorpos circulantes, então, interagem com os microrganismos existentes em superfícies mucosas ou no sangue, destruindo-os.

A imunidade mediada por células, ou celular, é a imunidade mediada por linfócitos T citotóxicos (células T) e funciona na eliminação de agentes patogênicos intracelulares (p. ex., vírus). As células T desenvolvem receptores que reconhecem os peptídios virais na superfície das células infectadas e, em seguida, sinalizam a destruição dessas células.

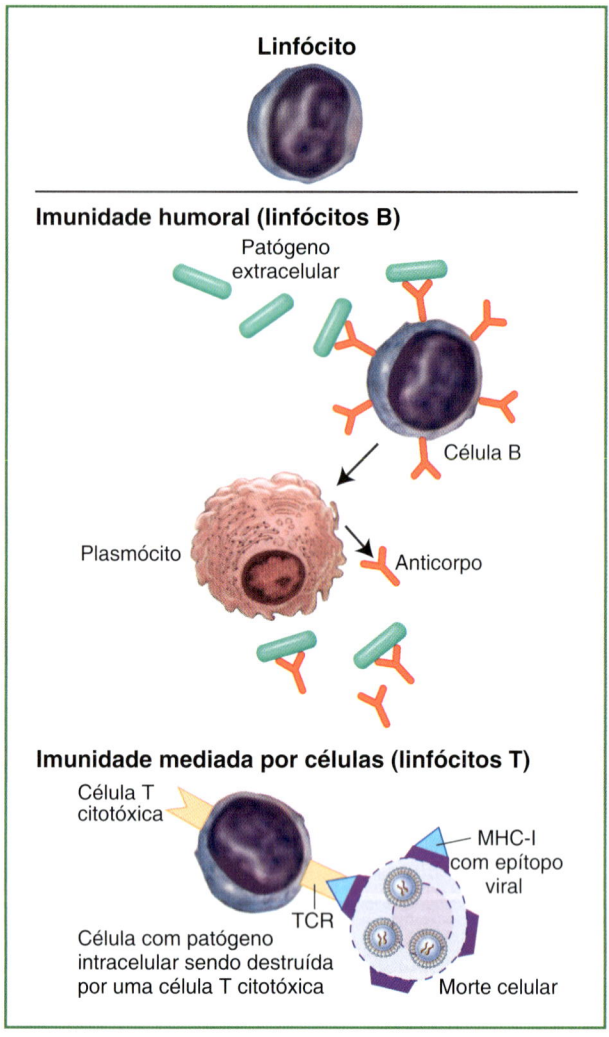

recombinantes estão sendo usados para aumentar as taxas de sucesso dos transplantes de medula óssea. A disponibilidade de FEC recombinantes e citocinas oferece a possibilidade de algumas terapias clínicas, quando é desejável estimulação ou inibição da resposta imune ou da produção de células.

Quimiocinas

Quimiocinas são pequenas moléculas de proteína (70 a 130 aminoácidos) envolvidas em respostas celulares imunológicas e inflamatórias e funcionam de modo a controlar a migração de leucócitos para seu principal local de ação na resposta imune.[6] As quatro classes distintas de quimiocinas são chamadas de C, CC, CXC e CX3C.[8] Atualmente, foram identificadas 48 moléculas de quimiocinas distintas dentro das quatro classes diferentes. A maioria é classificada como quimiocina CC ou CXC. As quimiocinas CC atraem monócitos, linfócitos e eosinófilos para locais de inflamação crônica. As quimiocinas CXC atraem neutrófilos para locais de inflamação aguda.

As quimiocinas se comunicam com suas células-alvo pela ativação de receptores acoplados à proteína G nas células. Como resultado, elas são capazes de ativar as diferentes populações de leucócitos com base nas necessidades da situação.[8] A maioria dos receptores acoplados à proteína G reconhece mais do que uma quimiocina, e a maioria das quimiocinas reconhece mais do que um receptor. A ligação de uma quimiocina a um receptor pode resultar em inibição ou ativação com a mesma quimiocina atuando como ativador para um tipo de receptor e inibidor para outro. As quimiocinas estão envolvidas no desenvolvimento de diversas doenças agudas e crônicas, incluindo aterosclerose, artrite reumatoide, doença inflamatória do intestino (doença de Crohn, colite ulcerativa), asma alérgica e bronquite crônica, esclerose múltipla, lúpus eritematoso sistêmico e infecção pelo HIV. Também desempenham um papel na resposta imunológica do organismo contra células cancerosas por meio do aprimoramento das quimiocinas por células T ativadas e outras proteínas derivadas de tumores.[9,10]

RESUMO

Imunidade é a defesa que o organismo tem contra doenças e microrganismos invasores. Os mecanismos imunológicos são divididos em dois tipos: imunidade inata e imunidade adaptativa. A imunidade inata é a primeira linha de defesa e pode distinguir entre *self* e *non-self* por meio do reconhecimento de padrões celulares existentes em substâncias estranhas e micróbios. A imunidade adaptativa é parte de uma segunda linha de defesa e envolve mecanismos celulares e humorais que respondem a substâncias específicas de células conhecidas como antígenos. A resposta imune adaptativa tem capacidade de amplificar e sustentar sua resposta, de distinguir entre *self* e *non-self* e, finalmente, capacidade de memória, uma vez que é capaz de reconhecer o antígeno no caso de uma segunda exposição, a fim de produzir rapidamente uma resposta maior em encontros subsequentes com o mesmo microrganismo. As respostas imunológicas inata e adaptativa trabalham em conjunto para assegurar a manutenção da homeostase.

Embora tanto as células do sistema imunológico inato quanto as do adaptativo comuniquem informações fundamentais sobre micróbios ou patógenos invasores por um contato intercelular, diversas interações e respostas celulares dependem da secreção de mediadores químicos na forma de citocinas, quimiocinas e dos fatores estimulantes de colônias. As citocinas são proteínas solúveis secretadas por células dos sistemas imunológicos inato e adaptativo que fazem a mediação de muitas funções dessas células. As quimiocinas são citocinas que estimulam a migração e a ativação de diversas células imunes e inflamatórias. Os fatores estimulantes de colônias estimulam o crescimento e a diferenciação de células progenitoras do sistema imunológico encontradas na medula óssea e são fundamentais na hematopoese.

IMUNIDADE INATA

Depois de concluir esta seção, o leitor deverá ser capaz de:

- Descrever os componentes celulares da resposta imunológica inata e suas funções
- Explicar os sistemas de reconhecimento de patógenos na imunidade inata
- Descrever as funções das diversas citocinas envolvidas na imunidade inata
- Definir o papel do sistema complemento na imunidade e na inflamação.

Barreiras epiteliais

As barreiras físicas, mecânicas e bioquímicas contra a invasão microbiana são encontradas em todas as portas de entrada comuns no organismo, incluindo a pele e os sistemas respiratório, digestório e urogenital. A pele intacta é de longe a barreira física mais formidável disponível contra infecção por causa de seu *design*. Ela é composta por células compactadas, organizadas em múltiplas camadas continuamente repostas.

> **Conceitos fundamentais**
>
> **Imunidade inata**
>
> - A imunidade inata consiste em defesas físicas, químicas, celulares e moleculares possíveis de serem prontamente ativadas para fazer a mediação rápida da proteção inicial contra infecções
> - A resposta imune inata se fundamenta na capacidade do corpo de diferenciar estruturas existentes na superfície dos patógenos (conhecidas como PAMP) das estruturas nas células humanas
> - As células fagocíticas da resposta imune inata expressam PRR, que se ligam com padrões compartilhados por grupos de micróbios, mas que não existem nas células de mamíferos. TLR, um tipo importante de PRR, são expressos em fagócitos e considerados ativadores potentes das células e moléculas do sistema imunológico inato
> - Citocinas e quimiocinas liberadas por leucócitos ativados regulam as atividades da imunidade inata, estimulam o processo inflamatório e iniciam a resposta imune adaptativa.

Além disso, a pele é recoberta por uma camada protetora de proteína, conhecida como queratina. A pele tem substâncias químicas simples que criam um ambiente ácido, salgado e inespecífico, além de proteínas antibacterianas, como a enzima lisozima, que inibem a colonização de microrganismos e auxiliam em sua destruição. A complexidade da pele se torna evidente nos casos de dermatite de contato, nos quais o aumento da suscetibilidade à infecção cutânea ocorre como resultado de anormalidades da resposta imune inata, assim como de defeitos na própria camada epitelial e defeitos nas vias de sinalização e/ou na expressão da resposta inata.[11]

Lâminas de células epiteliais compactadas revestem e protegem os sistemas gastrintestinal, respiratório e urogenital e impedem fisicamente que microrganismos entrem no organismo. Essas células destroem os microrganismos invasores secretando enzimas, proteínas e peptídios antimicrobianos. Células especializadas desses revestimentos, como as células caliciformes do sistema digestório, secretam um material viscoso composto de glicoproteínas de elevado peso molecular, conhecidas como mucinas, que, quando hidratadas, formam o *muco*. As mucinas se ligam a patógenos, aprisionando-os e eliminando, desse modo, potenciais invasores. Nas vias respiratórias inferiores, estruturas piliformes móveis chamadas *cílios* se projetam das células epiteliais e removem os micróbios aprisionados no muco através da árvore brônquica, em direção à garganta. Respostas fisiológicas, como tosse e espirros, ajudam na remoção do invasor pelo organismo.

Os microrganismos capturados pelo muco são, então, expostos a várias defesas químicas encontradas em todo o organismo, incluindo lisozimas e o sistema complemento. O sistema complemento, encontrado no sangue, é essencial para a atividade dos anticorpos; é constituído por 20 precursores enzimáticos diferentes, que, ao serem ativados por complexos antígeno-anticorpo, provocam agregação das bactérias de modo que elas se tornam mais suscetíveis às células imunes fagocíticas (Figura 11.1). Além disso, pesquisa recente

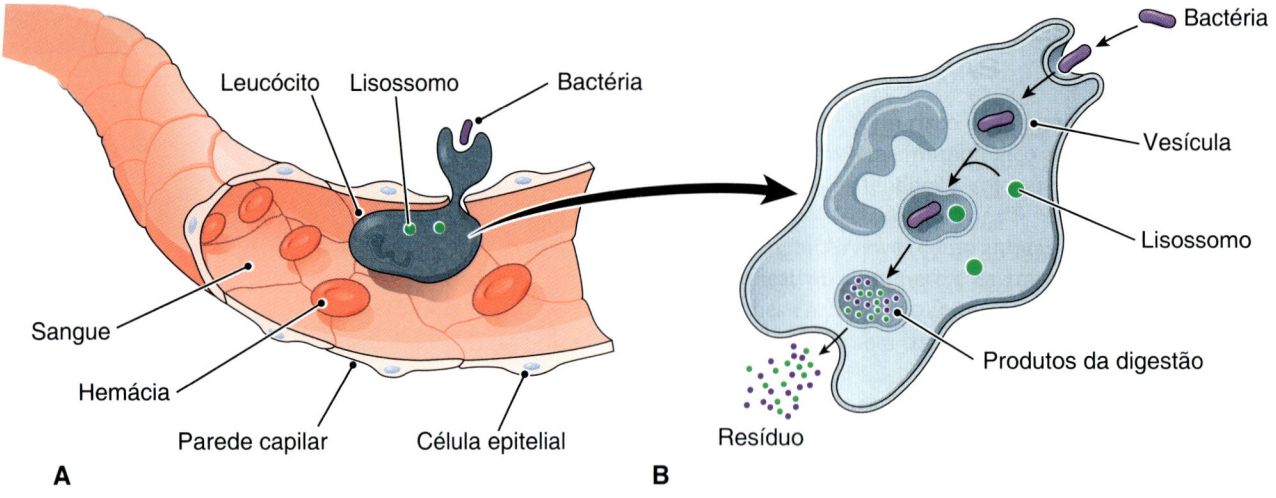

Figura 11.1 • Fagocitose. **A.** Leucócito fagocítico atravessa um capilar na área infectada e engolfa a bactéria. **B.** O lisossomo digere as bactérias que estavam em uma vesícula. Fonte: Cohen B. J. (2013). *Memmler's the human body in health and disease* (12. ed.) Philadelphia, PA: Lippincott Williams & Wilkins.

mostrou que o complemento tem participação crucial, conectando as respostas imunes inatas e adaptativas via liberação da proteína C3.[12] No estômago e nos intestinos, a morte dos micróbios resulta da ação de enzimas digestivas, das condições ácidas e da secreção de defensinas. As defensinas são pequenos peptídios de carga elétrica positiva que destroem rapidamente microrganismos gram-positivos e gram-negativos ao romper suas membranas.

Quando um patógeno consegue ultrapassar as defesas epiteliais, a resposta imune inata é iniciada por leucócitos do organismo pelo reconhecimento de receptores de superfície comuns nos microrganismos invasores.

Células da imunidade inata

As células da resposta imune inata reconhecem micróbios que compartilham características em seus receptores de superfície. Uma vez reconhecidos, as células imunes inatas iniciam um espectro amplo de respostas direcionadas contra os microrganismos invasores. As células cruciais da imunidade inata incluem neutrófilos, macrófagos, CD, células NK e linfócitos intraepiteliais. As células imunes inatas atuam em conjunto para reconhecer moléculas amplamente expressas que são derivadas de patógenos ou células apoptóticas. Elas exercem efeitos pró-inflamatórios e anti-inflamatórios em seus alvos e têm participação importante no condicionamento das respostas imunes adaptativas.[13,14]

Neutrófilos e macrófagos

Os leucócitos envolvidos na resposta imune inata são derivados de células estaminais mieloides e subdivididos em dois grupos distintos com base na existência ou não de grânulos específicos de coloração em seu citoplasma. Os leucócitos com grânulos são classificados como granulócitos e incluem neutrófilos, eosinófilos e basófilos. Leucócitos sem os grânulos são classificados como agranulócitos e incluem linfócitos, monócitos e macrófagos. No entanto, os linfócitos são derivados de precursores linfoides e não fazem parte da resposta imunológica inata.

Os neutrófilos, que recebem o nome pela coloração neutra de seus grânulos, são os granulócitos mais abundantes encontrados no organismo e representam aproximadamente 55% de todos os leucócitos do sangue. Também são conhecidos como neutrófilos polimorfonucleares (PMN). São células fagocíticas capazes de movimentos ameboides, o que lhes permite migrar por todo o corpo. Eles funcionam como células de resposta precoce na imunidade inata. São raros nos tecidos e em cavidades orgânicas e permanecem predominantemente dormentes na corrente sanguínea e na medula óssea até que sua participação seja necessária para a resposta imunológica.[15] Os eosinófilos têm grandes grânulos grosseiros e representam apenas entre 1 e 4% da contagem total de leucócitos. Em contraste com os neutrófilos, essas células não ingerem resíduos celulares, mas sim complexos antígeno-anticorpo e vírus. Frequentemente, tornam-se ativos em infecções parasitárias e reações alérgicas. Os basófilos representam menos de 1% da contagem total de leucócitos e contêm grânulos que liberam uma grande variedade de substâncias, incluindo histamina e enzimas proteolíticas. Sua função não é completamente compreendida, mas acredita-se que desempenhe papel importante em processos alérgicos e infecções parasitárias.

Os agranulócitos envolvidos na imunidade inata são parte do sistema fagocítico mononuclear (SFM) e incluem monócitos e macrófagos. Os monócitos têm o maior tamanho entre todos os leucócitos, mas representam apenas entre 3 e 7% da contagem total de leucócitos. São liberados da medula óssea para a corrente sanguínea, onde migram para os tecidos e amadurecem em macrófagos e CD para participarem da resposta inflamatória e fagocitar substâncias estranhas e restos celulares. Os macrófagos têm vida útil longa, são encontrados nos tecidos e atuam como as primeiras células fagocíticas que microrganismos invasores encontram ao entrar no hospedeiro.[15]

Os macrófagos são essenciais para a eliminação de bactérias que rompem a barreira epitelial do intestino e de outros sistemas orgânicos. Eles têm uma plasticidade notável, o que lhes permite alterar seu fenótipo e características funcionais para responder com eficiência aos sinais ambientais.[14] Isso os torna mais eficientes do que as células fagocíticas mais abundantes representadas por neutrófilos. Uma vez ativadas, essas células englobam e digerem os micróbios que se fixam à sua membrana celular. A capacidade dessas células fagocíticas de iniciar essa resposta depende do reconhecimento de estruturas na superfície dos microrganismos conhecidas como PAMP ou PRR. A fagocitose de microrganismos invasores ajuda a limitar a propagação da infecção até que as respostas imunes adaptativas possam ser totalmente ativadas.

Além da fagocitose, os macrófagos e as CD processam e apresentam antígenos na iniciação da resposta imune atuando como os principais iniciadores da resposta imune adaptativa.[1] Essas células secretam substâncias que iniciam e coordenam a resposta inflamatória ou ativam os linfócitos. Os macrófagos também podem remover complexos de antígeno-anticorpo e, sob a influência dos linfócitos T, destruir células malignas do hospedeiro ou células infectadas por vírus.

Células dendríticas

As CD são leucócitos especializados, derivados da medula óssea encontrados em tecido linfoide e são a ponte entre os sistemas imunológicos inato e adaptativo. Essas células recebem o nome devido à semelhança com os dendritos do sistema nervoso central, porque têm projeções em sua superfície que lhes conferem aparência similar. As CD são relativamente raras e encontradas principalmente em tecidos com exposição ao ambiente externo, como os sistemas respiratório e gastrintestinal.[1] São encontradas, em especial, na forma imatura, que está disponível para perceber diretamente a existência de patógenos, capturar agentes externos e transportá-los para tecidos linfoides secundários.[1] Uma vez ativadas, as CD sofrem processo de maturação complexo para que possam funcionar como células apresentadoras de antígenos (CAA), capazes de iniciar a imunidade adaptativa.[1] Elas são responsáveis pelo processamento e pela apresentação dos antígenos aos linfócitos. Da mesma maneira que os macrófagos, também liberam várias moléculas de comunicação que orientam a natureza da resposta imune adaptativa.

Células citotóxicas naturais e linfócitos intraepiteliais

As células citotóxicas naturais (NK, *natural killer*) e as células intraepiteliais representam outro tipo de célula envolvido na resposta imune inata. As células NK têm a capacidade de matar espontaneamente os microrganismos-alvo. Ambos os tipos de célula dependem do reconhecimento de PAMP específicos na superfície celular do microrganismo.

As células NK são uma população heterogênea de linfócitos que mediam a citotoxicidade espontânea contra células infectadas.[16] Como têm a capacidade singular de atacar microrganismos sem exposição prévia, são consideradas parte da resposta imune inata embora sua origem seja linfoide. Elas se assemelham a grandes linfócitos granulares e são capazes de exterminar alguns tipos de tumor e/ou células infectadas sem exposição prévia a antígenos de superfície. No entanto, tem sido demonstrado que desempenham um papel igualmente importante na limitação da propagação da infecção e no auxílio ao desenvolvimento de respostas imunológicas adaptativas por meio da produção de citocinas.[16] As células NK podem ser excitatórias ou inibitórias e isso assegura que apenas células estranhas sejam destruídas (ver Figura 11.2).[16] Além de atuar como fagócitos, as células NK auxiliam na polarização dos linfócitos T, na maturação das CD e no controle imune inato de infecções virais por meio da secreção de imunomoduladores e citocinas antivirais. As células NK representam aproximadamente 10 a 15% dos linfócitos no sangue periférico, mas não têm receptores de linfócitos T (TCR) nem imunoglobulinas (Ig) em sua superfície.

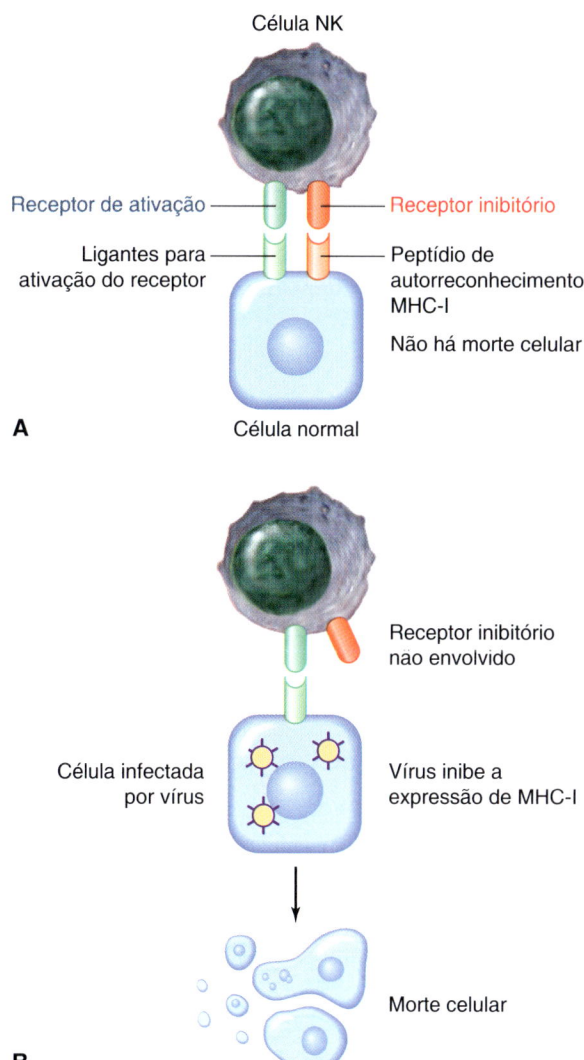

Figura 11.2 • Receptores de células citotóxicas naturais (NK). **A.** As células NK expressam os receptores de ativação que respondem aos ligantes de células ou feridas infectadas por vírus e que inibem os receptores que se ligam a moléculas de autorreconhecimento da classe I do complexo principal de histocompatibilidade (MHC-I) expressas por células normais. As células normais não são exterminadas porque os sinais inibitórios de moléculas normais MHC-I substituem os sinais de ativação. **B.** Em células infectadas por vírus ou células tumorais, o aumento da expressão dos ligantes para os receptores de ativação e a redução na expressão ou a modificação em moléculas de MHC interrompem os sinais inibidores, possibilitando a ativação de células NK e a lise de células-alvo.

Reconhecimento do patógeno

A resposta imune inata desempenha um papel crucial na resposta pró-inflamatória a uma infecção e se baseia na capacidade de defesa do hospedeiro de diferenciar *self* de *non-self* de modo que apenas os microrganismos invasores sejam atacados. Os leucócitos envolvidos nessa resposta reconhecem certos padrões evolutivamente conservados na superfície de patógenos e, em resposta a esse reconhecimento, ligam-se à membrana e destroem o microrganismo invasor pelo processo de fagocitose (Figura 11.3).

Reconhecimento de padrões

Os patógenos invasores contêm estruturas em suas membranas celulares denominadas PAMP, que são reconhecidos pelas células do sistema imunológico inato porque têm receptores conhecidos como RRP. Quando ocorre o reconhecimento de um PAMP, os RRP entram em contato com a superfície celular e/ou enviam sinais intracelulares ao hospedeiro, o que desencadeia resposta pró-inflamatória e antimicrobiana que inclui a síntese e liberação de citocinas, quimiocinas e moléculas de adesão celular.[17] Os PAMP reconhecidos pelos RRP do hospedeiro são constituídos por uma combinação de moléculas de açúcares, lipídios, proteínas ou por padrões de ácidos nucleicos modificados, e são essenciais para o funcionamento e a capacidade infecciosa do agente patogênico. Como os PAMP são essenciais para o funcionamento do microrganismo, uma mutação não pode ajudá-lo a evitar o reconhecimento imunológico.

O complemento humano de RRP é muito extenso (aproximadamente 1.000), de modo que as classes de patógenos reconhecidas por eles são muito diversas.

A capacidade da resposta imune inata para limitar precocemente a ação de micróbios no processo infeccioso resulta da ligação de agentes patogênicos aos RRP dos leucócitos, que por sua vez desencadeiam os eventos de sinalização que conduzem à ativação do complemento, à fagocitose e à autofagia. Uma vez iniciado esse processo, os leucócitos, neutrófilos e monócitos migram da corrente sanguínea para os tecidos, juntamente com outros líquidos corporais, causando edema periférico. Os monócitos no sangue amadurecem em macrófagos à medida que atravessam os tecidos e se juntam aos macrófagos e às CD já existentes. Os RRP presentes nessas células também são ativados, ampliando a resposta inflamatória.

Receptores toll-like

Os receptores de reconhecimento de padrões mais estudados associados à resposta imune inata são os TLR. O nome desses receptores deriva do estudo da proteína *toll* na mosca-da-fruta (*Drosophila melanogaster*), que é responsável pela resistência da *Drosophila* a infecções bacterianas e fúngicas.[17] Do ponto de vista estrutural, TLR são glicoproteínas integrais que apresentam um local de ligação extracelular e um domínio citoplasmático de sinalização *toll*/interleucina 1 (IL-1) que inicia a cascata da sinalização.[17] A ligação de PAMP a um TLR provoca uma modificação morfológica no receptor e ativa processos intracelulares. TLR são essenciais na manutenção

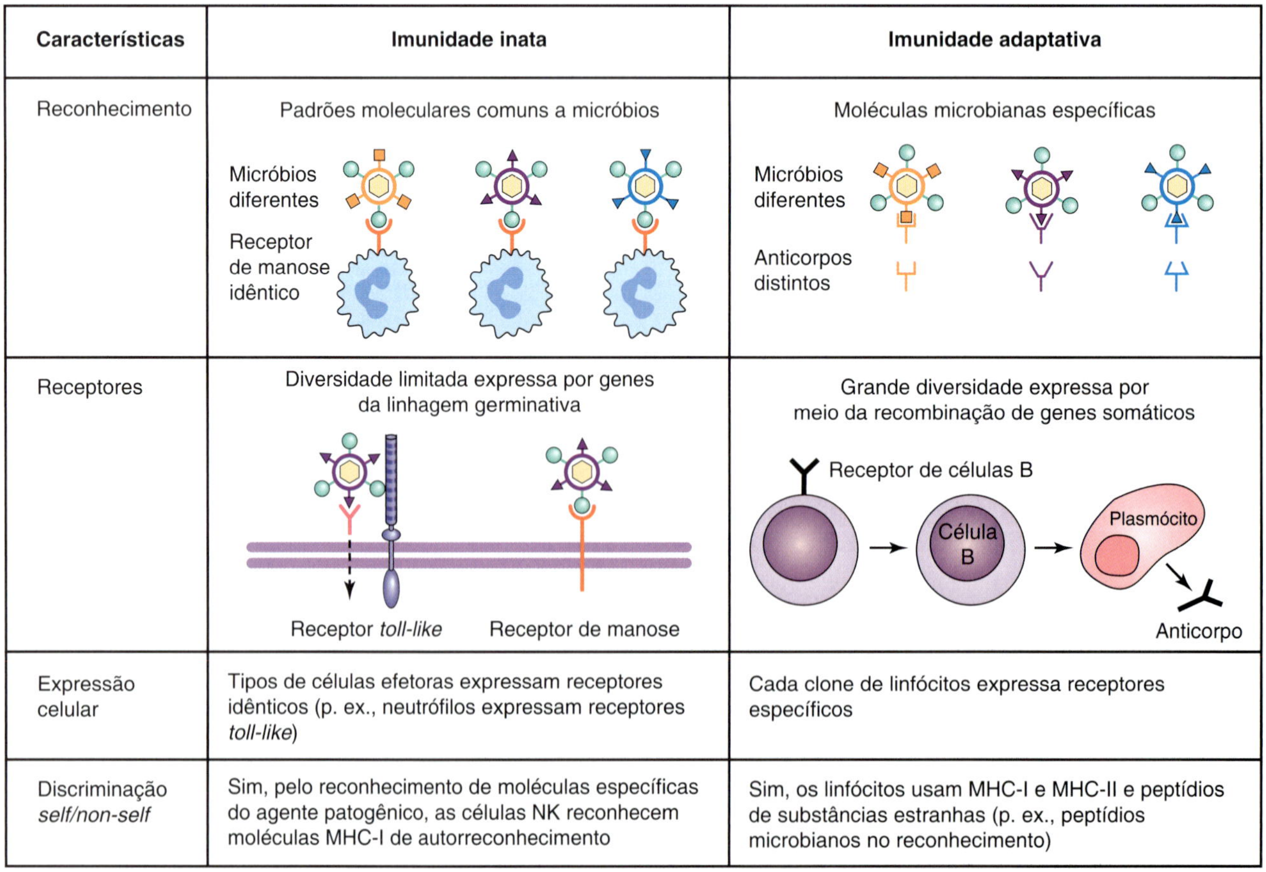

Características	Imunidade inata	Imunidade adaptativa
Reconhecimento	Padrões moleculares comuns a micróbios. Micróbios diferentes. Receptor de manose idêntico.	Moléculas microbianas específicas. Micróbios diferentes. Anticorpos distintos.
Receptores	Diversidade limitada expressa por genes da linhagem germinativa. Receptor *toll-like*. Receptor de manose.	Grande diversidade expressa por meio da recombinação de genes somáticos. Receptor de células B → Célula B → Plasmócito → Anticorpo.
Expressão celular	Tipos de células efetoras expressam receptores idênticos (p. ex., neutrófilos expressam receptores *toll-like*).	Cada clone de linfócitos expressa receptores específicos.
Discriminação *self/non-self*	Sim, pelo reconhecimento de moléculas específicas do agente patogênico, as células NK reconhecem moléculas MHC-I de autorreconhecimento.	Sim, os linfócitos usam MHC-I e MHC-II e peptídeos de substâncias estranhas (p. ex., peptídeos microbianos no reconhecimento).

Figura 11.3 • Sistemas de reconhecimento da imunidade inata e da adaptativa.

da homeostase tecidual ao regularem a cicatrização de feridas, o reparo de tecidos e a regeneração tecidual. Podem ser encontrados na maioria das células da medula óssea, inclusive macrófagos, CD, neutrófilos, linfócitos T, linfócitos B e em outras células, como fibrócitos e células epiteliais. Foram identificados dez diferentes TLR em seres humanos, e cada um reconhece PAMP distintos e derivados de vários microrganismos, incluindo bactérias, vírus, fungos e protozoários.[18]

Mediadores solúveis da imunidade inata

Embora as células do sistema imunológico inato comuniquem informações críticas sobre microrganismos invasores e sobre o reconhecimento entre *self* e *non-self* por contato intercelular, os mediadores solúveis também são essenciais em muitos outros aspectos da resposta imune inata. O desenvolvimento dessa resposta é muito dependente da secreção de moléculas solúveis como opsoninas, citocinas e proteínas de fase aguda.

Opsoninas

Opsoninas são moléculas que revestem partículas de carga negativa na membrana celular e, como resultado, aumentam a possibilidade de reconhecimento e a ligação de células fagocíticas aos microrganismos. O processo pelo qual as partículas celulares de micróbios são revestidas é chamado de *opsonização*. Uma vez que a opsonina se liga ao micróbio, é capaz de ativar o fagócito após a fixação a um RRP na célula fagocítica. Existem várias opsoninas importantes na imunidade inata e no processo inflamatório agudo, incluindo as proteínas de fase aguda, lectinas e proteínas do complemento. Os componentes da resposta imune adaptativa também podem atuar como opsoninas. Por exemplo, quando a resposta humoral é ativada, anticorpos IgG e IgM podem revestir partículas celulares de patógenos e se ligar a receptores Fc em neutrófilos e macrófagos, incrementando a função fagocítica de células inatas.

Citocinas inflamatórias

As citocinas são proteínas de baixo peso molecular que funcionam como mensageiros químicos solúveis e que mediam a interação das células imunológicas com as células dos tecidos. Fazem parte de uma rede de sinalização integrada com uma grande variedade de funções, tanto na defesa imunológica inata (inespecífica) quanto na adaptativa. As citocinas envolvidas na imunidade inata incluem o TNF-α e a linfotoxina; interferonas (IFN-γ, IFN-α, IFN-β); interleucinas IL-1, IL-6 e IL-12; e quimiocinas (ver Tabela 11.2). Essas substâncias modulam a imunidade inata estimulando o desenvolvimento de células envolvidas tanto na imunidade inata quanto na imunidade adaptativa, produzindo a quimiotaxia dos leucócitos e inibindo a replicação viral. Uma vez que um dos fagócitos da imunidade inata é ativado por RRP-PAMP ligado com um patógeno, as citocinas são liberadas para os tecidos circundantes, nos quais exercem seu efeito. Se for ativado um grande número de células, então as citocinas podem ser capazes de estimular os processos inflamatórios nos tecidos distantes do local inicial da infecção. Em circunstâncias normais, a duração da atividade das citocinas é relativamente curta, de modo que não ocorre resposta imune prolongada.

O TNF-α e as linfotoxinas são citocinas estruturalmente relacionadas e têm atividades citotóxicas semelhantes.[19] As duas citocinas diferem no fato de que o TNF-α pode ser secretado por uma variedade de células imunológicas, mas as linfotoxinas são predominantemente secretadas por linfócitos ativados e por células NK. Essas citocinas regulam o desenvolvimento dos tecidos linfoides e o processo inflamatório, melhorando a adesão das células imunológicas aos patógenos e estimulando a liberação de outras citocinas/quimiocinas.[19] As IFN fazem parte de outra família de citocinas significativamente envolvida na iniciação e no reforço da resposta imune celular à infecção viral de células do hospedeiro. Além disso, elas desempenham um papel fundamental na amplificação da apresentação de antígenos para células T específicas, formando a ponte química entre a resposta imune inata e adaptativa.[19] As interferonas do tipo I (IFN-α e IFN-β) são secretada por células infectadas por vírus, enquanto as do tipo II, chamadas de interferona imunológica ou gama (IFN-γ), são secretadas principalmente por células T, células NK e macrófagos.[19] As IFN ativam os macrófagos, induzem as células B a trocar o tipo de Ig, alteram a resposta das células T auxiliares, inibem o crescimento celular, promovem apoptose e induzem estado antiviral em células não infectadas. Finalmente, as interleucinas ajudam a regular a resposta imunológica aumentando a expressão de moléculas de adesão nas células endoteliais, estimulando a migração de leucócitos em tecidos infectados, e instigando a produção de anticorpos pelas células da resposta imune adaptativa.

Proteínas de fase aguda

Duas proteínas de fase aguda envolvidas na defesa contra infecções são a lectina ligante de manose (MBL, *mannose binding lectin*) e a proteína C reativa (CRP). A MBL e a CRP são produzidas no fígado e liberadas em resposta à lesão e à inflamação dos tecidos.[20,21] A MBL se liga especificamente a resíduos de açúcar de manose, e a CRP se liga tanto a fosfolipídios quanto aos açúcares encontrados na superfície de micróbios. Essas substâncias aprimoram a ligação de células fagocíticas a microrganismos invasores que não foram muito bem opsonizados. Elas também atuam como ativadores da via alternativa do sistema complemento.

Sistema complemento

O sistema complemento é um poderoso mecanismo efetor das imunidades inata e adaptativa que possibilita ao organismo localizar a infecção e destruir os microrganismos invasores. O sistema complemento é composto por um grupo de proteínas que se encontram na circulação e em vários líquidos extracelulares. As proteínas do complemento normalmente circulam como precursores inativos. Quando ativadas pelos componentes da resposta imunológica, são iniciadas diversas interações proteolíticas e proteína-proteína, o que culmina, em última instância, na opsonização de microrganismos patogênicos invasores, na migração de leucócitos para o local de invasão, na iniciação de uma reação inflamatória localizada e na lise final do patógeno.[22] As proteínas do sistema complemento são principalmente enzimas proteolíticas e constituem aproximadamente entre 10 e 15% das proteínas do plasma. Para que ocorra uma reação de complemento, os componentes do complemento devem ser ativados na sequência correta. Os inibidores de proteínas e a instabilidade de proteínas do complemento ativadas em cada passo do processo impedem a ativação descontrolada do sistema complemento.

Existem três vias de ativação paralelas, mas independentes, do sistema complemento durante a resposta imune inata: a via clássica, a via da lectina e a via alternativa. As reações do sistema complemento podem ser divididas em três fases:

1. Iniciação ou ativação
2. Amplificação da inflamação
3. Resposta ao ataque de membrana em estágio avançado.

As três vias diferem nas proteínas empregadas na fase inicial de ativação, porém, em última análise, convergem para a proteína C3 do complemento, essencial para a fase de amplificação. A proteína C3 ativada, em seguida, impulsiona todas as moléculas de complemento subsequentes (C5-C9), resultando na lise final das células.

A via clássica é iniciada por um complexo antígeno-anticorpo (mediado por IgG ou IgM), o que faz um local de reação específico do anticorpo ser "descoberto", de modo que possa se ligar diretamente à molécula C1 no sistema complemento. Uma vez ativada, a molécula C1 desencadeia uma "cascata" de reações em sequência. Inicialmente, é produzida uma pequena quantidade de enzima, mas, com a ativação de proteínas sequenciais do complemento aumentando sucessivamente, são produzidas concentrações de enzimas proteolíticas. Esse processo é conhecido como *amplificação*. Na via da lectina ou na via alternativa, proteínas circulantes inativas do complemento são ativadas quando expostas a polissacarídios da superfície microbiana, MBL, PCR e outros mediadores solúveis essenciais para o processo de imunidade inata. Do mesmo modo que na via clássica, a via da lectina e a via alternativa produzem uma série de reações enzimáticas que clivam sucessivas proteínas do complemento.

Durante a fase de ativação da cascata do complemento, a clivagem de C3 produz C3a e C3b. O fragmento C3b é uma opsonina fundamental que reveste a bactéria e possibilita que ela seja fagocitada após a ligação com o receptor do complemento em leucócitos. C3a provoca a migração de neutrófilos para os tecidos para incrementar a resposta inflamatória. A produção de C3a, C4a e C5a também conduz à ativação de mastócitos e basófilos, fazendo com que liberem histamina, heparina e outras substâncias. Esses mediadores da resposta inflamatória aumentam o fluxo sanguíneo nos tecidos e também causam aumento localizado da permeabilidade capilar, viabilizando o extravasamento de líquidos e proteínas na região. Além disso, estimulam alterações nas células endoteliais a fim de suscitar a quimiotaxia de neutrófilos e macrófagos para o local de inflamação.

Durante a fase tardia, com a resposta ao ataque da membrana da cascata do complemento, a clivagem de C5 desencadeia a montagem de um complexo de ataque à membrana da proteína C5-C9. O complexo resultante cria uma estrutura tubular que penetra na membrana da célula microbiana e, assim, possibilita a passagem de íons, moléculas pequenas e água para o interior da célula, para que, em última instância, a célula estoure. As funções múltiplas e complementares do sistema complemento fazem dele um componente integral da imunidade inata e da inflamação. Também servem como uma ponte essencial entre as respostas inatas e humorais. As manifestações fisiopatológicas associadas a deficiências do sistema complemento variam desde aumento na suscetibilidade a infecção até distúrbios inflamatórios e doenças autoimunes, que são o resultado do comprometimento da eliminação do complemento ativado.

RESUMO

O sistema imunológico inato é um sistema complexo que funciona de maneira organizada, rápida, porém inespecífica, como a primeira linha de defesa do organismo contra invasões. É constituído por células epiteliais da pele e das membranas mucosas; células fagocíticas, como neutrófilos, macrófagos e células NK; e uma série de proteínas plasmáticas, incluindo as citocinas, as quimiocinas e as proteínas do sistema complemento. Esse tipo de defesa existe antes que o organismo seja exposto a um microrganismo invasor e é ativado independentemente da resposta humoral adaptativa. As células epiteliais da pele e das membranas mucosas bloqueiam a entrada de agentes infecciosos e secretam enzimas antimicrobianas, proteínas e peptídios na tentativa de evitar que os microrganismos invadam o ambiente interno.

Os fagócitos da resposta imune inata englobam e digerem os agentes infecciosos. Eles utilizam os RRP, que são receptores em suas membranas, para reconhecer e se ligar a padrões genéricos de moléculas (PAMP) compartilhados por micróbios e essenciais para sua sobrevivência. Os receptores TLR são a classe mais estudada de RRP e são expressos em muitas células do sistema imunológico inato. Os TLR estão envolvidos em respostas a tipos muito diferentes de moléculas normalmente expressas por células microbianas, mas não de mamíferos.

O desenvolvimento de uma resposta imune inata saudável depende não somente da atividade coordenada dos leucócitos, mas da secreção de mediadores químicos e moléculas solúveis, como opsoninas, citocinas, proteínas de fase aguda e do sistema complemento. As opsoninas se ligam aos microrganismos e os rotulam para facilitar o reconhecimento mais eficiente pelos fagócitos. Leucócitos ativados liberam citocinas que estimulam a migração de leucócitos para o local de inflamação, estimulam a produção de proteínas de fase aguda e incrementam a fagocitose.

O sistema complemento é um sistema efetor primário que funciona como parte tanto da resposta imune inata quanto da adaptativa. É composto por um grupo de proteínas ativadas por intermédio de três vias distintas, mas convergentes: via clássica, via da lectina e via alternativa. A função primária do sistema complemento é a promoção da inflamação e a destruição dos micróbios.

IMUNIDADE ADAPTATIVA

Depois de concluir esta seção, o leitor deverá ser capaz de:

- Caracterizar o significado e a função das moléculas do complexo principal de histocompatibilidade (MHC)
- Comparar e contrastar o desenvolvimento e a função dos linfócitos T e B
- Diferenciar os processos de imunidade celular e humoral
- Descrever a função das cinco classes de imunoglobulinas
- Descrever a função das citocinas envolvidas na resposta imune adaptativa.

O sistema imunológico adaptativo é a última linha de defesa contra infecções e é ativado assim que a resposta imune inata inicia o processo inflamatório. Em contraste com a imunidade inata, a resposta imune adaptativa é capaz de atingir células ou microrganismos específicos, que reconhece como estranhos ao organismo, por meio da ativação de diferentes tipos de linfócitos e seus produtos, incluindo os anticorpos. Os linfócitos envolvidos na imunidade adaptativa têm a capacidade única de memorizar um patógeno específico e montar uma resposta imune intensificada durante exposições repetidas. Cada exposição resulta em uma resposta mais rápida e mais agressiva. As substâncias na superfície de microrganismos patogênicos ou outras substâncias estranhas que provocam respostas imunológicas adaptativas são chamadas de *antígenos*. A imunidade adaptativa envolve dois mecanismos diferentes, porém interligados: resposta humoral e resposta mediada por células. A *imunidade humoral* é mediada pela ativação de *linfócitos B* e a produção posterior de anticorpos. É a principal defesa contra micróbios extracelulares e toxinas. Em contraste, a *imunidade mediada por células* implica a ativação de *linfócitos T* específicos (linfócitos T auxiliares e linfócitos T citotóxicos), responsáveis pela defesa do organismo contra microrganismos intracelulares como os vírus.

> **Conceitos fundamentais**
>
> **Imunidade adaptativa**
>
> - A resposta imune adaptativa envolve uma série complexa de interações dos componentes do sistema imunológico com os antígenos de um agente patogênico estranho ao organismo. Ela é capaz de distinguir entre *self* e *non-self*, reconhecer e reagir especificamente a um grande número de diferentes micróbios e patógenos e memorizar agentes específicos
> - A imunidade humoral consiste na proteção conferida pelos plasmócitos derivados de linfócitos B, que produzem anticorpos que circulam na corrente sanguínea e interagem com antígenos circulantes e na superfície das células
> - A imunidade celular confere proteção contra vírus ou câncer por meio de linfócitos T citotóxicos.

Antígenos

Antígenos ou *imunógenos* são substâncias ou moléculas estranhas ao organismo que, quando introduzidas nele, desencadeiam a produção de anticorpos pelos linfócitos B, o que conduz à destruição do agente invasor. Normalmente, são constituídos por macromoléculas (> 10.000 dáltons), como proteínas, polissacarídios, lipídios e ácidos nucleicos livres. Os antígenos são reconhecidos por receptores específicos encontrados na superfície dos linfócitos e por *anticorpos* ou *imunoglobulinas* secretados em resposta à presença de antígeno. Os antígenos podem tomar a forma de qualquer substância estranha, como bactérias, fungos, vírus, protozoários, parasitos e agentes não microbianos, assim como pólen de plantas, veneno de insetos e órgãos transplantados.

Os antígenos têm locais imunologicamente ativos denominados *determinantes antigênicos* ou *epítopos*. Estes são componentes distintos e menores do antígeno com formato molecular original que pode ser reconhecido por um receptor de imunoglobulina (Ig) específico e se ligar a ele; são encontrados na superfície de linfócitos ou em um local de ligação ao antígeno de um anticorpo secretado (Figura 11.4). Não é incomum que um único antígeno tenha vários determinantes antigênicos e, portanto, seja capaz de estimular linfócitos T e B diferentes. Por exemplo, as diferentes proteínas que formam o vírus da gripe podem funcionar como antígenos específicos (antígeno A, B, C, H e N), cada um contendo vários determinantes antigênicos.[25] São encontradas centenas de determinantes antigênicos em estruturas como a parede celular bacteriana.

Moléculas de baixo peso molecular (< 10.000 dáltons) podem conter determinantes antigênicos, mas sozinhas geralmente não são capazes de estimular uma resposta imune. Essas moléculas são conhecidas como *haptenos*. Quando combinam com um carreador imunogênico (em geral uma proteína), são capazes de funcionar como antígenos. Existem muitos haptenos na natureza e frequentemente eles criam problemas para os seres humanos. O urushiol, toxina encontrada no óleo da

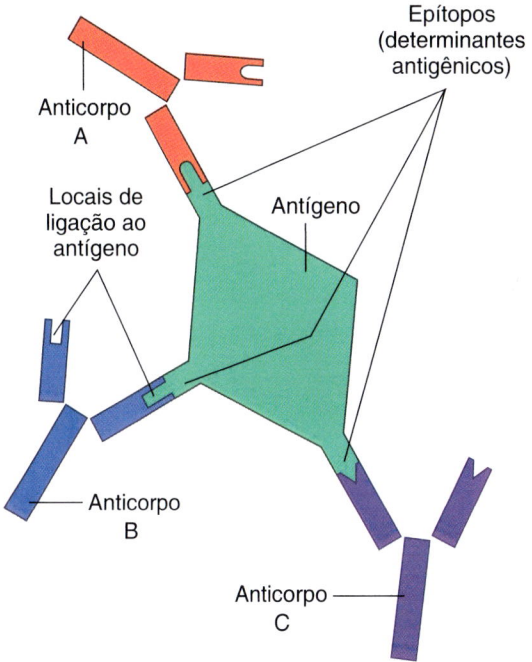

Figura 11.4 • Múltiplos epítopos em um complexo antigênico sendo reconhecidos por seus respectivos anticorpos (A, B, C).

Compreenda: Sistema complemento

O sistema complemento fornece um dos principais mecanismos efetores tanto da imunidade humoral quanto da inata. O sistema consiste em um grupo de proteínas (proteínas do complemento C1-C9) normalmente encontradas no plasma na forma inativa. A ativação do sistema complemento é um processo altamente regulado envolvendo a quebra sequencial das proteínas do complemento para produzir uma cascata de produtos de clivagem capazes de atividade enzimática proteolítica. Isso possibilita uma amplificação porque cada molécula ativada em uma etapa do processo pode produzir diversas moléculas de enzimas ativadas na etapa seguinte. A ativação do complemento é inibida por proteínas em células hospedeiras normais; assim, sua ação fica limitada aos micróbios e outros antígenos que não apresentam essas proteínas inibidoras.

As reações do sistema complemento podem ser divididas em três fases: (1) fase inicial de ativação; (2) fase inicial da resposta inflamatória; e (3) fase tardia de ataque à membrana.

Fase inicial de ativação

Existem três vias para o reconhecimento de micróbios e a ativação do sistema complemento: (1) via alternativa, que é ativada na superfície de células microbianas na ausência do anticorpo e é um componente da imunidade inata; (2) via clássica, que é ativada por determinados tipos de anticorpos ligados ao antígeno e faz parte da imunidade humoral; e (3) via da lectina, que é ativada por uma lectina plasmática que se liga à manose nas células de micróbios e ativa a via clássica do sistema na ausência do anticorpo.

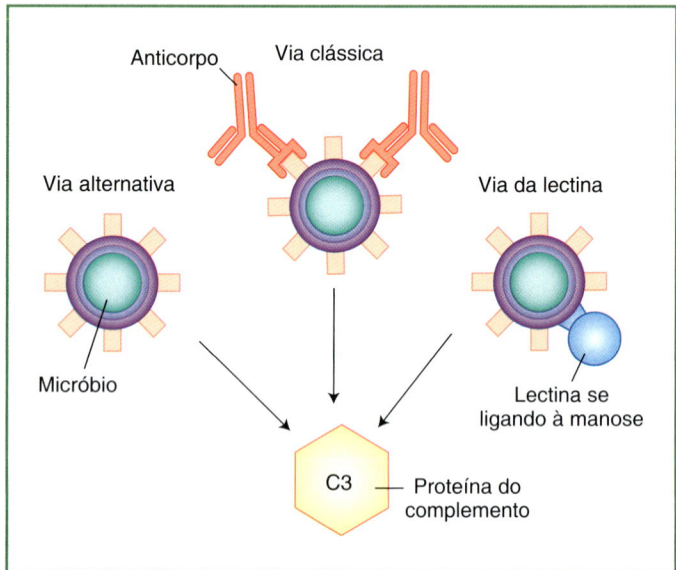

(continua)

Compreenda Sistema complemento (continuação)

Fase inicial da resposta inflamatória

O componente principal do sistema complemento para as três vias é a ativação da proteína C3 do complemento e sua clivagem enzimática em um fragmento maior conhecido como C3b e um fragmento menor conhecido como C3a. O fragmento menor 3a estimula a inflamação, atuando como quimioatrator para neutrófilos. O fragmento maior 3b se liga ao micróbio e age como opsonina para a fagocitose. Ele também funciona como enzima para clivar a proteína C5 em dois componentes: um fragmento C5a, que produz vasodilatação e aumento da permeabilidade vascular, e um fragmento C5b, que conduz à fase tardia da resposta de ataque à membrana.

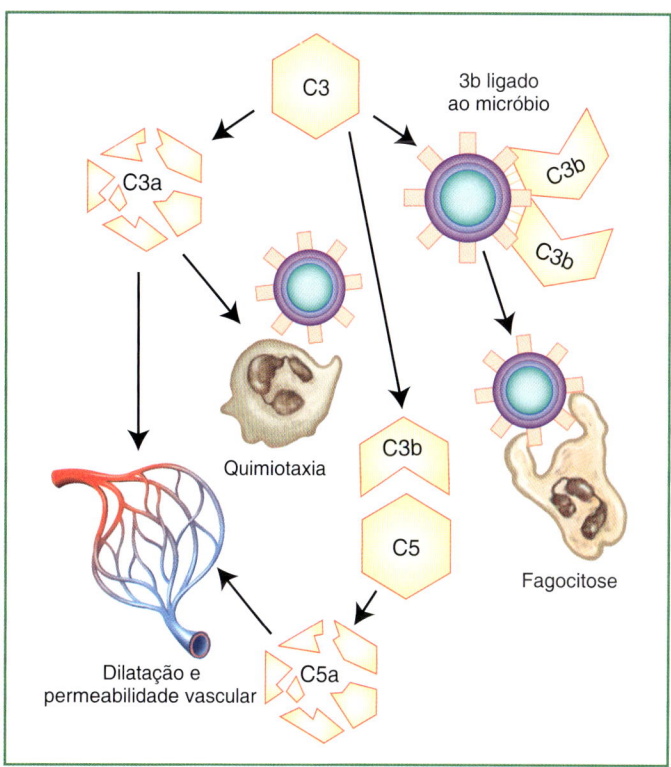

Fase tardia de ataque à membrana

Na resposta de fase tardia, C3b se liga a outras proteínas do complemento para formar uma enzima que cliva C5, produzindo os fragmentos C5a e C5b. O fragmento C5a estimula o influxo de neutrófilos e a fase vascular da inflamação aguda. O fragmento C5b, que permanece ligado ao micróbio, inicia a formação de um complexo de proteínas do complemento C6, C7, C8 e C9 para formar um complexo proteico de ataque à membrana, ou poro, que possibilita a entrada de líquidos e íons, que provocam a lise celular.

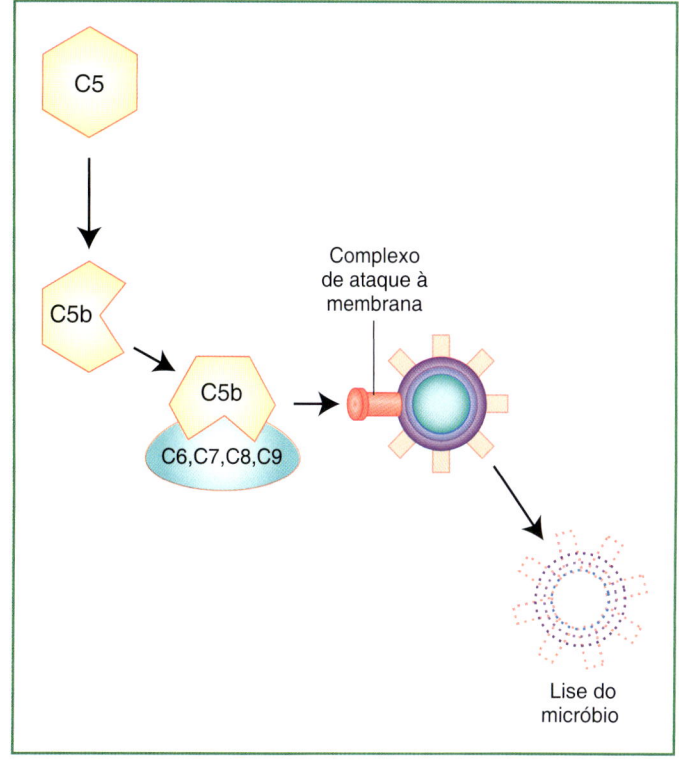

hera venenosa, é responsável por iniciar reação alérgica.[26] A resposta alérgica ao antibiótico penicilina é um exemplo de reação de importância clínica que se manifesta por meio de complexos de hapteno-carreador. A molécula de penicilina é muito pequena (350 dáltons) e, geralmente, não é antigênica. No entanto, em pessoas com sensibilidade ao medicamento, ela pode formar um complexo com proteínas transportadoras no organismo, que são, então, reconhecidas como "estranhas", portanto capazes de iniciar uma reação antígeno-anticorpo.

Células de imunidade adaptativa

As principais células do sistema imunológico adaptativo são os linfócitos, as células apresentadoras de antígenos e as células efetoras.

Linfócitos

Os linfócitos representam aproximadamente 36% da contagem total de leucócitos e são as principais células da resposta imune adaptativa. Eles surgem da linha de células estaminais linfoides da medula óssea e se diferenciam em dois tipos distintos, mas relacionados, de células: os linfócitos B e os linfócitos T. Os linfócitos B são responsáveis pela formação de anticorpos que fornecem imunidade humoral, enquanto os linfócitos T proporcionam a imunidade mediada por células. Os linfócitos T e B são exclusivos na medida em que representam as únicas células no corpo capazes de reconhecer antígenos específicos do organismo encontrados na superfície de células microbianas e outros agentes patogênicos. Como resultado, os processos imunes adaptativos são específicos para determinado microrganismo e têm a capacidade de memorização.

O reconhecimento de antígenos de superfície específicos por linfócitos é possível devido à existência de receptores ou de anticorpos específicos na superfície de linfócitos B e T. Os cientistas foram capazes de identificar essas proteínas específicas e correlacioná-las a uma função celular específica. Isso levou ao desenvolvimento de um sistema de classificação para essas moléculas de superfície conhecido como *grupamento de diferenciação* (CD, *cluster of differentiation*). A nomenclatura para as proteínas de superfície utiliza as letras *CD* seguidas por um número com a especificação das proteínas de superfície que definem um tipo de célula, ou a fase de diferenciação das células, e que são reconhecidas por um conjunto ou grupo de anticorpos. A utilização dessa nomenclatura se espalhou para outras células do sistema imunológico e para citocinas, todas contribuindo para a resposta imune adquirida.

Os leucócitos envolvidos na resposta imune inata, como macrófagos e CD, também desempenham papel fundamental na imunidade adaptativa, porque funcionam como CAA. São capazes de processar antígenos complexos em epítopos que, em seguida, são apresentados à membrana celular para ativar os linfócitos adequados. Funcionalmente, existem dois tipos de células imunológicas: as reguladoras e as efetoras. As *células reguladoras* auxiliam na orquestração e no controle da resposta imune, enquanto as células efetoras realizam a eliminação do antígeno (microbiano, não microbiano ou toxina). No organismo, os linfócitos T auxiliares ativam linfócitos e outros fagócitos, enquanto as células T (T_{reg}) reguladoras mantêm essas células sob controle para que não ocorra resposta imunológica exagerada. Linfócitos T citotóxicos, macrófagos e outros leucócitos funcionam como células efetoras em diferentes respostas imunes.

Embora os linfócitos T e B sejam produzidos a partir de células estaminais linfoides da medula óssea, eles não permanecem na medula para o processo de maturação. Os linfócitos indiferenciados, imaturos, migram para os tecidos linfoides, onde se desenvolvem em diferentes tipos de linfócitos maduros (Figura 11.5). Os linfócitos T primeiro migram para o timo, onde se dividem rapidamente e desenvolvem extensa diversidade em sua capacidade de reação contra diferentes antígenos.[27] Cada linfócito T desenvolve especificidade contra um antígeno específico. Assim que acontece essa diferenciação, os linfócitos deixam o timo e migram através da corrente sanguínea para tecidos linfoides periféricos. Nesse momento, as células estão pré-programadas para não atacar tecidos do próprio organismo. Infelizmente, em muitas doenças autoimunes, acredita-se que esse processo sofra um desvio. Os *linfócitos B* amadurecem principalmente na medula óssea e são essenciais para a imunidade *humoral*, ou *imunidade mediada por anticorpos*. Diferentemente dos linfócitos T, em que toda a célula está envolvida na resposta imune, os linfócitos B secretam os anticorpos que, então, atuam como agentes reativos no processo imunológico. Por conseguinte, os linfócitos são diferenciados por sua função e resposta aos antígenos; pelas moléculas e receptores da membrana celular; pelo tipo de proteína que secretam; e por sua localização tecidual. São encontradas altas

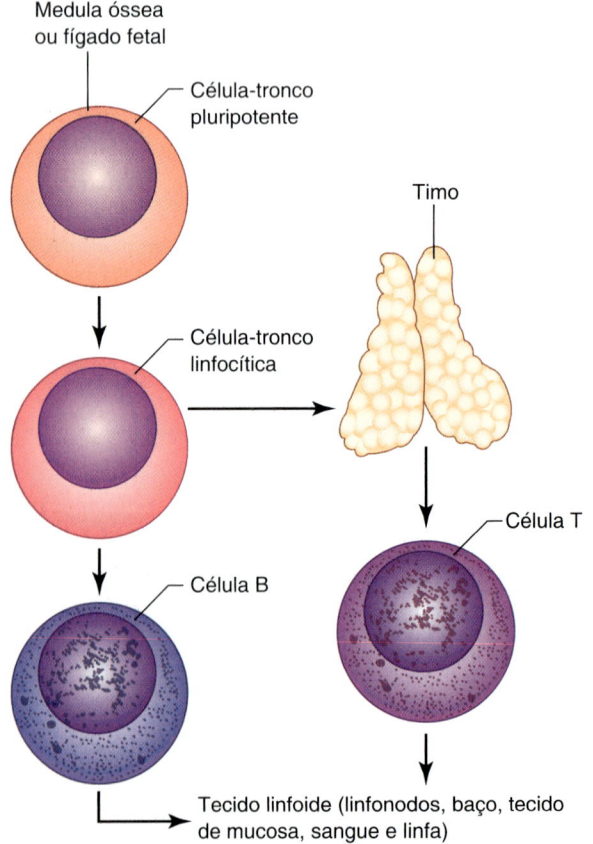

Figura 11.5 • Via de diferenciação para células T e B.

concentrações de linfócitos maduros no tecido linfático por todo o organismo, incluindo linfonodos, baço, pele e mucosas.

Os linfócitos T e B apresentam todos os processos necessários para uma resposta imune adaptativa: especificidade, diversidade, memória e reconhecimento de *self* e *non-self*. Quando antígenos entram em contato com os linfócitos nos tecidos linfoides do organismo, células T específicas tornam-se ativadas e células B específicas são estimuladas a produzir anticorpos. Depois do primeiro encontro, essas células podem reconhecer exatamente um microrganismo ou molécula estranha, porque cada linfócito é capaz de se dirigir a um antígeno específico e diferenciar entre este e o *self* ou outras substâncias possíveis de serem semelhantes ao invasor. Tanto a imunidade mediada por células quanto a imunidade humoral são capazes de responder a milhões de antígenos diariamente, porque existe uma enorme variedade de linfócitos programados e selecionados durante o desenvolvimento celular. Assim que a substância, ou microrganismo invasor, é removida do organismo, os linfócitos "lembram" a apresentação do antígeno e podem responder rapidamente durante o próximo encontro. Esses linfócitos são chamados linfócitos T e B de "memória". Eles permanecem no organismo por um período mais longo do que seus predecessores e, como resultado, podem reagir mais rapidamente se a exposição se repetir. O sistema imunológico geralmente é capaz de responder de maneira tão eficiente a microrganismos comumente encontrados, que não temos consciência da resposta.

A ativação de linfócitos B e T é desencadeada pela apresentação de antígenos a receptores de superfície específicos (Figura 11.6). O receptor do antígeno encontrado em linfócitos B é composto de moléculas de imunoglobulinas ligadas à membrana celular que podem se ligar a um epítopo específico. No entanto, para que os linfócitos B venham a produzir

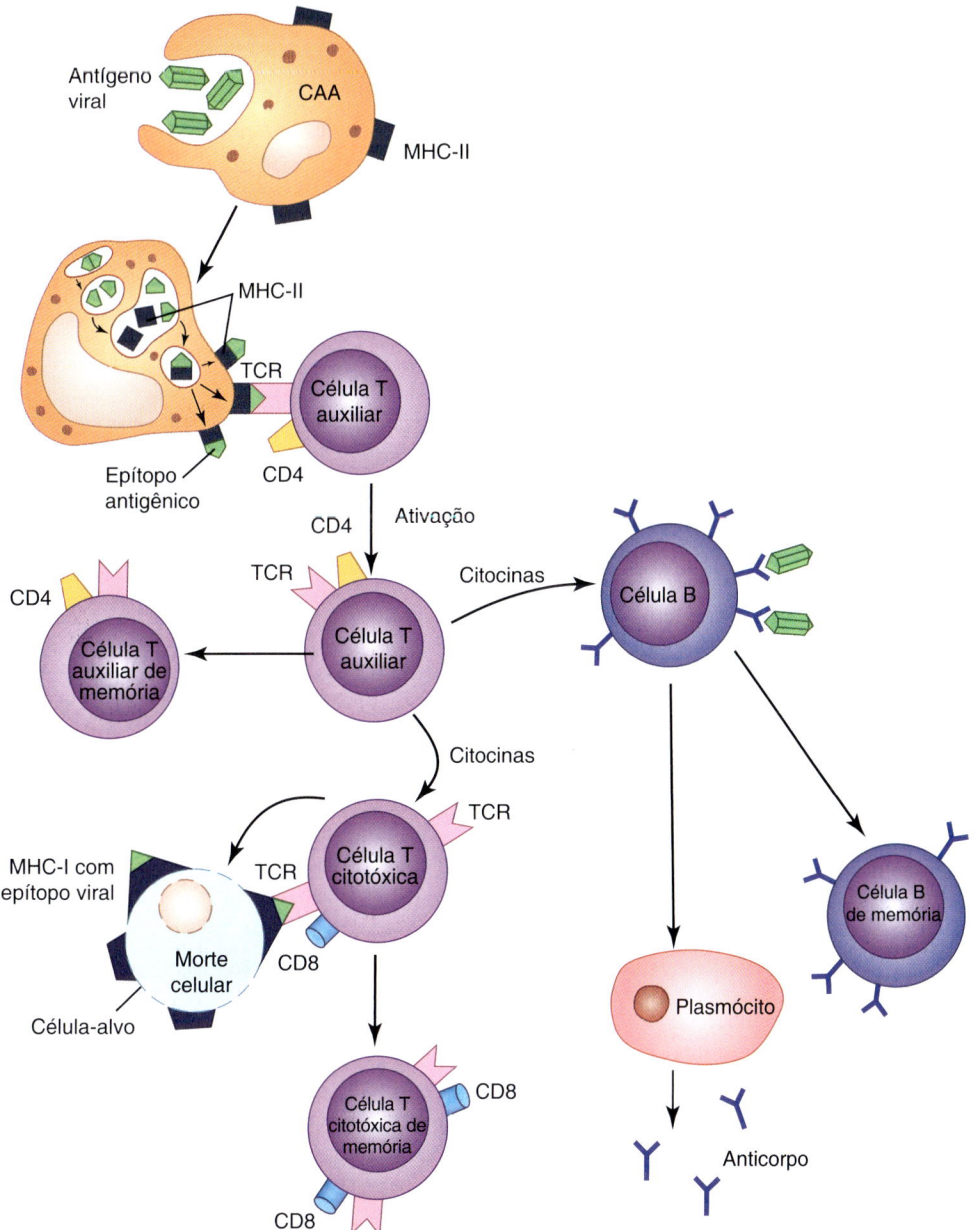

Figura 11.6 • Via para a participação de células imunológicas em uma resposta imune. CAA: células apresentadoras de antígenos; MHC: complexo principal de histocompatibilidade; TCR: receptor de célula T.

anticorpos, eles precisam da ajuda de linfócitos T específicos chamados de *células T auxiliares* (*T helper*). Enquanto os linfócitos B se ligam a um determinante (ou hapteno) na molécula do antígeno, a célula T auxiliar específica para o antígeno reconhece e se liga a outro determinante, conhecido como *carreador*. O carreador é uma célula apresentadora de antígeno que anteriormente já havia captado o antígeno especificado. Essa interação (célula B-célula T-CAA) é limitada pela existência de proteínas de autorreconhecimento, chamada molécula do *complexo principal de histocompatibilidade* (MHC). Isso possibilita que o linfócito diferencie entre *self* e peptídios estranhos.

Uma vez que os linfócitos B e T tenham sido ativados e amplificados por citocinas liberadas como parte da resposta inata, os linfócitos se dividem várias vezes para formar populações ou clones de células, que continuam a se diferenciar em vários tipos de células efetoras e de memória. Na resposta imune adaptativa, as células efetoras destroem os antígenos, e as células de memória retêm a capacidade de selecionar determinado antígeno em encontros posteriores.

Moléculas do complexo principal de histocompatibilidade

Para que a resposta imune adaptativa funcione corretamente, deve ser capaz de discriminar entre as moléculas nativas do organismo e as estranhas ou prejudiciais a ele. Os linfócitos T são concebidos para responder a um número ilimitado de antígenos, mas, ao mesmo tempo, precisam ser capazes de ignorar os autoantígenos expressos em tecidos. As moléculas MHC possibilitam que os linfócitos façam exatamente isso. O MHC é um grande conjunto de genes localizados no braço curto do cromossomo 6.[28] O complexo ocupa aproximadamente 4 milhões de pares de bases e contém 128 genes diferentes, dos quais apenas alguns desempenham um papel na resposta imune. Os genes do MHC estão divididos em três classes: I, II e III, com base na função subjacente (Figura 11.7).

Os genes de classe I e II do MHC são responsáveis pela codificação de antígenos leucocitários humanos (ALH), que são proteínas encontradas nas superfícies das células que definem tipos individuais de tecido. Essas moléculas são observadas nas glicoproteínas da superfície celular que formam a base para a tipagem dos tecidos no organismo de seres humanos. Cada indivíduo tem uma coleção única de proteínas MHC que afetam a resposta imune, bem como a suscetibilidade a determinado número de doenças. Devido ao número de genes do MHC e à possibilidade de vários alelos para cada gene, é quase impossível que dois indivíduos tenham perfil idêntico de MHC.

Os genes de classe I e II do MHC também codificam proteínas que desempenham papel importante na apresentação do antígeno. Fragmentos proteicos do interior da célula são apresentados por complexos de MHC na superfície celular, possibilitando que o sistema imunológico distinga entre os tecidos do próprio organismo e as substâncias estranhas. Células com fragmentos de peptídios estranhos na membrana são atacadas e destruídas pelos linfócitos B e T. Os genes de classe III do MHC codificam diversos componentes do sistema complemento e desempenham papel importante no processo de imunidade inata.

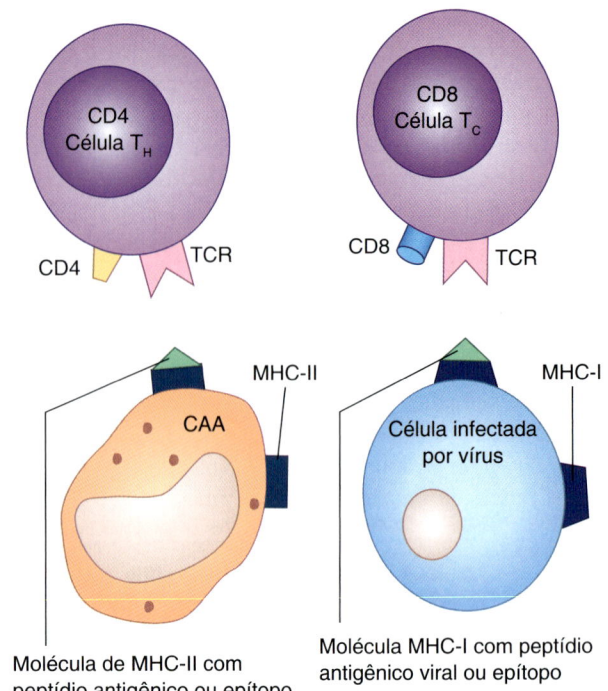

Figura 11.7 • Reconhecimento por um receptor de células T (TCR) em célula T auxiliar (T_H) CD4+ de epítopo associado à molécula de classe II do complexo principal de histocompatibilidade (MHC) em célula apresentadora de antígeno (CAA); e por um TCR em célula T citotóxica (T_C) CD8+ de epítopo associado à molécula MHC de classe I em célula infectada por vírus.

Os MHC de classe I são glicoproteínas na superfície celular que contêm um sulco que consegue acomodar um fragmento peptídico. As moléculas de MHC de classe I interagem com linfócitos T citotóxicos e os ativam quando apresentados a um antígeno peptídico estranho. Os MHC de classe I também podem apresentar fragmentos degradados de proteína viral oriundos de células infectadas; são encontrados em quase todas as células nucleadas do corpo e conseguem sinalizar para o sistema imunológico em resposta a todos os tipos de alterações celulares.[29]

As *moléculas de classe II do MHC* (MHC-II) são encontradas somente em CAA fagocíticas, células do sistema imunológico que englobam partículas estranhas, incluindo bactérias e outros micróbios. Isso engloba macrófagos, CD e linfócitos B, que se comunicam com o receptor de antígeno e com a molécula CD4 em linfócitos T auxiliares.

Do mesmo modo que as proteínas da classe I do MHC, as proteínas MHC de classe II têm uma fenda ou sulco que se liga a um fragmento de antígeno. No entanto, as proteínas dessa classe se ligam a fragmentos de patógenos que tenham sido engolfados e digeridos durante o processo de fagocitose. O patógeno engolfado é degradado em fragmentos peptídicos livres no interior de vesículas citoplasmáticas e depois forma um complexo com moléculas de MHC-II na superfície celular. As células T auxiliares reconhecem esses complexos na superfície de CAA e se tornam ativadas.

As primeiras proteínas do MHC humano descobertas são chamadas de antígenos leucocitários humanos (HLA, *human leukocyte antigens*), assim denominados porque foram identificados na superfície de leucócitos. Os HLA são o alvo do principal envolvimento em casos de rejeição de órgãos transplantados e, por isso, têm sido foco de um grande esforço de investigação na área da imunologia. Uma análise recente dos genes de moléculas de HLA possibilitou melhor compreensão das proteínas envolvidas nessa resposta. As moléculas clássicas do MHC-I humano são divididas em tipos chamados de HLA-A, HLA-B e HLA-C; e as moléculas de MHC-II são identificadas como HLA-DR, HLA-DP e HLA-DQ (Tabela 11.3). Centenas de alelos ou genes alternativos podem ocupar cada um dos *loci* de genes que codificam moléculas de HLA. Foram identificados mais de 350 alelos possíveis para o *locus* A, 650 alelos para o *locus* B e 180 alelos para o *locus* C. Esses genes e suas moléculas de MHC expressas são designados por uma letra e números (*i. e.*, HLA-B27).

Genes HLA são herdados como uma unidade chamada *haplótipo*, porque os genes de classes I e II do MHC estão intimamente relacionados em um cromossomo. Uma vez que cada pessoa herda um cromossomo de cada um dos pais, cada pessoa tem dois haplótipos HLA. A tipagem de tecidos realizada nos casos que envolvem a ciência forense e o transplante de órgãos está concentrada na identificação desses haplótipos. Nos casos de transplante de órgãos ou tecidos, quanto maior for a correspondência entre os tipos de HLA, maior é a probabilidade de antígenos idênticos e menor a possibilidade de rejeição. No entanto, nem todas as pessoas que desenvolvem rejeição de órgãos após transplante desenvolvem anticorpos anti-HLA. Existem antígenos-alvo não HLA, incluindo os antígenos MICA (*MHC class I chain-related antigens A*).[30,31] Esses antígenos são expressos em células epiteliais, monócitos, fibroblastos e células endoteliais. Portanto, anticorpos específicos de doadores não podem ser detectados previamente durante a tipagem de tecidos porque não são expressos nos leucócitos testados.[30]

Células apresentadoras de antígenos

Durante a resposta imune adaptativa, a ativação de um linfócito T requer o reconhecimento de um peptídio estranho (antígeno) ligado a uma molécula do MHC-*self*. Esse processo requer que os sinais de estimulação sejam disparados simultaneamente para os linfócitos T por outra célula especializada conhecida como *célula apresentadora de antígeno* (*CAA*). Portanto, as CAA desempenham papel fundamental na ligação entre os sistemas de imunidade inata e imunidade adaptativa. As células que funcionam como CAA devem ser capazes de expressar ambas as classes de moléculas MHC e de incluir CD, monócitos, macrófagos e linfócitos B. Em determinadas condições, as células endoteliais também são capazes de funcionar como célula apresentadora de antígeno. As CAA têm demonstrado que desempenham papel essencial no desenvolvimento de doenças autoimunes e de aterosclerose. Os linfócitos T ativados parecem promover a formação de ateroesclerose e, em modelos experimentais, a deficiência de CAA e de células T tem sido associada à redução de até 80% na formação de plaquetas.[32]

Os macrófagos funcionam como o tipo principal de CAA. Eles são as células-chave do sistema fagocítico mononuclear e englobam e digerem micróbios e outras substâncias estranhas que ganham acesso ao organismo. Desde que os macrófagos possam surgir a partir de monócitos do sangue, eles serão capazes de se mover livremente por todo o organismo até o local de ação apropriado. Macrófagos teciduais espalham-se pelo tecido conjuntivo ou agrupam-se em órgãos como pulmão (*i. e.*, macrófagos alveolares), fígado (*i. e.*, células de Kupffer), baço, linfonodos, peritônio, sistema nervoso central (*i. e.*, células da micróglia) e outras áreas. Os macrófagos são ativados durante a resposta imune inata, na qual englobam e degradam complexos antigênicos em fragmentos peptídicos. Esses fragmentos podem, então, ser associados a moléculas do MHC-II para apresentação a células da resposta "mediada por células", para que possam ocorrer o reconhecimento *self/non-self* e a ativação da resposta imune.

As CD também são responsáveis por apresentar antígenos processados aos linfócitos T ativados. A estrutura estelar das CD fornece uma extensa área de superfície rica em moléculas de MHC-II, importante para a iniciação da imunidade adaptativa. As CD podem ser encontradas nos tecidos onde o antígeno entra no organismo e nos tecidos linfoides periféricos. Tanto as CD quanto os macrófagos são capazes de "especialização", dependendo da sua localização no organismo. Por exemplo, as células de Langerhans são CD especializadas da pele, enquanto as CD foliculares são encontradas nos linfonodos. As células de Langerhans transportam antígenos encontrados na pele até os linfonodos próximos para que sejam destruídos. Também estão envolvidas no desenvolvimento de reações mediadas por células imunológicas, como nos casos de dermatite de contato alérgica do tipo IV. Finalmente, as CD podem ser encontradas no revestimento da mucosa intestinal e têm sido implicadas no desenvolvimento de doenças inflamatórias do intestino, como doença de Crohn e colite ulcerativa.

Linfócitos B e imunidade humoral

A resposta imune humoral é mediada por anticorpos, que são produzidos por linfócitos B. As duas funções principais dos

Tabela 11.3 Propriedades de moléculas do MHC de classes I e II.

Propriedades	Antígenos HLA	Distribuição	Funções
MHC de classe I	HLA-A, HLA-B, HLA-C	Praticamente todas as células nucleadas	Apresentar antígenos processados a células T citotóxicas CD8+; restringir a citólise de células infectadas com vírus, células tumorais e células transplantadas
MHC de classe II	HLA-DR, HLA-DP, HLA-DQ	Células do sistema imunológico, células apresentadoras de antígenos, células B e macrófagos	Apresentar fragmentos antigênicos processados a células T CD4+; necessário para a efetiva interação das células do sistema imunológico

HLA: antígeno leucocitário humano; MHC: complexo principal de histocompatibilidade.

linfócitos B são a eliminação de micróbios e toxinas extracelulares e a "memória" posterior para uma resposta mais agressiva em encontros posteriores. A imunidade humoral é mais importante do que a imunidade celular na defesa contra micróbios com cápsulas ricas em polissacarídios e toxinas lipídicas porque apenas os linfócitos B são capazes de responder e produzir anticorpos específicos para os diversos tipos dessas moléculas. As células T, que são os mediadores da imunidade celular, respondem principalmente a antígenos de superfície proteicos.

Os linfócitos B são produzidos na medula óssea e são classificados de acordo com as proteínas do MHC-II, imunoglobulinas e receptores do complemento expressos na membrana celular. Em cada fase do desenvolvimento, é expresso um padrão genético Ig específico para a célula, que serve para designar o tipo de célula produtora de anticorpos. As células progenitoras de linfócitos B são conhecidas como células pró-B e pré-B e se desenvolvem tanto em linfócitos B maduros quanto em linfócitos B *naïve* na medula óssea. Os linfócitos B *naïve* (ou imaturos) exibem IgM na superfície celular. Essas células imaturas respondem a um antígeno de maneira diferente das células B maduras. Podem ser funcionalmente eliminadas do organismo como resultado da interação com um autoantígeno, submetendo-se à morte celular programada (apoptose), ou por se tornarem não responsivas diante do antígeno. Linfócitos B *naïve* apresentam IgM na sua superfície. Essas células imaturas respondem aos antígenos de modo diferente dos linfócitos B maduros. Elas podem ser removidas funcionalmente do corpo como resultado de interação com um autoantígeno, por morte celular programada (apoptose) ou por se tornarem não responsivas ao antígeno. Linfócitos B *naïve* podem sair da medula óssea e migrar para tecidos linfoides periféricos ou secundários, como baço e linfonodos, onde conseguem amadurecer plenamente. Após o amadurecimento, conseguem expressar IgD, além de IgM na superfície da membrana celular. Linfócitos B maduros conseguem responder a todos os antígenos e interagir com linfócitos T. Linhagens de linfócitos B são condicionadas contra um antígeno específico quando entram em contato com moléculas que apresentam um receptor compatível. Na apresentação de um antígeno a linfócitos T auxiliares, eles passam por várias alterações morfológicas que os transformam em plasmócitos secretores de anticorpos ou linfócitos B de memória (Figura 11.8). Os dois tipos de células são necessários para o sucesso final da resposta humoral. Os anticorpos produzidos pelos plasmócitos são liberados na linfa e no sangue, onde podem se ligar e remover seu antígeno específico com a ajuda de outras células e moléculas imunológicas efetoras. Os linfócitos B de memória têm uma vida útil mais longa e são distribuídos para tecidos periféricos na preparação para uma exposição subsequente ao antígeno.

Imunoglobulinas

Os anticorpos são moléculas proteicas também conhecidas como *imunoglobulinas* (Ig). Estas são classificadas em cinco categorias diferentes com base em seu papel nos mecanismos de defesa humorais. As cinco classes incluem IgG, IgA, IgM, IgD e IgE (Tabela 11.4). A Ig é composta por quatro cadeias polipeptídicas, com pelo menos dois locais idênticos de ligação ao antígeno (Figura 11.9). Cada Ig é composta por duas cadeias leves (L, *light*) idênticas e duas cadeias pesadas (H, *heavy*) idênticas que conferem à molécula seu formato característico de "Y". A extremidade em "Y" das moléculas de Ig carrega os locais de ligação de antígenos, que são chamados de fragmentos de ligação ao antígeno (*Fab, fragment antigen binding*). A extremidade simples da molécula, que é chamada de fragmento *Fc*, determina as funções da classe de Ig.

As cadeias pesadas e leves da Ig têm determinadas sequências de aminoácidos que apresentam regiões constantes (C) e regiões variáveis (V). As *regiões constantes* têm sequências de aminoácidos que não variam entre os anticorpos de determinada classe de Ig e determinam a classificação de uma Ig em particular (p. ex., IgG, IgE). As regiões constantes, por conseguinte, determinam a função final de um anticorpo em particular. Em contraste, as sequências de aminoácidos das *regiões variáveis* diferem de anticorpo para anticorpo. Também contêm locais de ligação ao antígeno de uma molécula em particular. As diferentes sequências de aminoácidos encontradas nesses locais de ligação possibilitam que a região do anticorpo reconheça o seu epítopo complementar (antígeno).

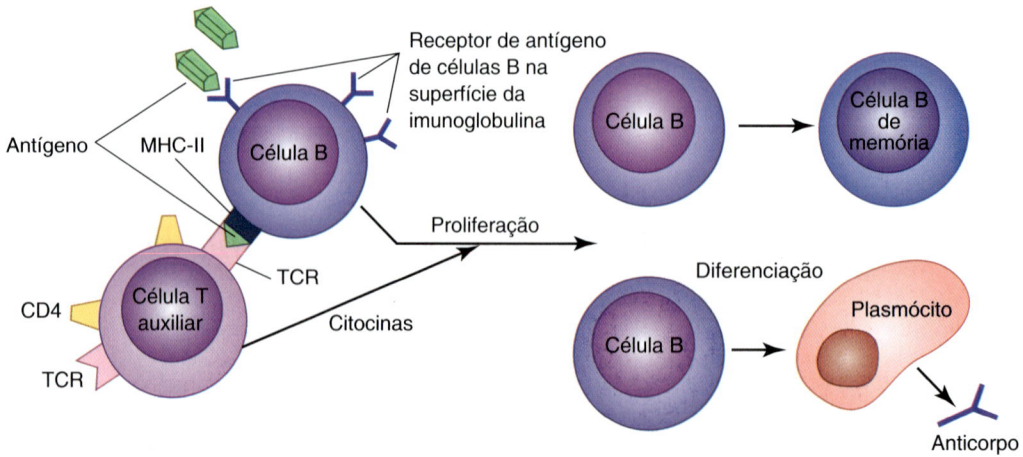

Figura 11.8 • Via de diferenciação de células B.

Tabela 11.4 Classes e características das imunoglobulinas.

Figura	Classe	Porcentagem do total	Características
	IgG	75%	Apresenta propriedades antivirais, antitoxinas e antibacterianas; única Ig que atravessa a placenta; responsável pela proteção do recém-nascido; ativa o complemento e se liga a macrófagos
	IgA	15%	Ig predominante nas secreções corporais como saliva, secreções nasais e respiratórias e no leite materno; protege as mucosas
	IgM	10%	Forma anticorpos naturais, como aqueles para os antígenos sanguíneos ABO; proeminente na fase inicial da resposta imune; ativa o complemento
	IgD	0,2%	Encontrada em linfócitos B; necessária para a maturação de células B
	IgE	0,004%	Liga-se a mastócitos e basófilos; envolvida nos casos de infecções parasitárias, reações alérgicas e de hipersensibilidade

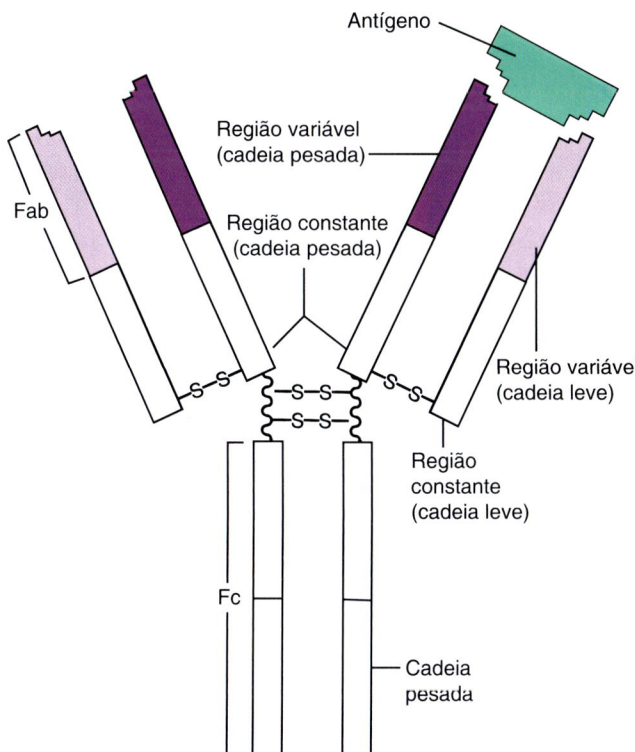

Figura 11.9 • Representação esquemática da molécula de uma imunoglobulina G (IgG) mostrando as regiões constantes e variáveis de cadeias leves e pesadas.

A sequência variável de aminoácidos determina o formato do local de ligação, formando uma bolsa tridimensional que serve a um antígeno específico. Quando os linfócitos B se dividem, formam clones que produzem anticorpos com as regiões idênticas de ligação ao antígeno. Contudo, durante o curso da resposta imune, pode ocorrer uma troca de classe (p. ex., de IgM para IgG), fazendo o clone de células B produzir um dos diferentes tipos de imunoglobulina.

A imunoglobulina G (*IgG*) é o tipo mais abundante de imunoglobulina, representando 75% do total de anticorpos em circulação. É uma grande molécula e é constituída por dois tipos diferentes de cadeia de polipeptídios. A IgG apresenta propriedades antivirais, antibacterianas e antitoxinas. É encontrada em todos os líquidos corporais, penetra facilmente nos tecidos e é capaz de atravessar a placenta, o que confere imunidade passiva ao feto. Com a ajuda de uma CAA, a IgG se liga às células-alvo do mesmo modo que os receptores Fc se ligam nas células NK e nos macrófagos, o que resulta na lise das células-alvo. Existem quatro subclasses de IgG (IgG1, IgG2, IgG3 e IgG4), com especificidade para determinados tipos de antígenos. Por exemplo, a IgG2 parece ter como alvo bactérias encapsuladas com uma camada de lipopolissacarídio, como *Streptococcus pneumoniae*.[33,34]

A *imunoglobulina A* (*IgA*) é composta por duas moléculas idênticas e é o segundo tipo mais comum de imunoglobulina encontrado no soro, correspondendo a aproximadamente 15% de todos os anticorpos. É principalmente uma Ig secretora, encontrada na saliva, nas lágrimas, no colostro (*i. e.*, o primeiro leite da mãe em período de amamentação) e em secreções brônquicas, gastrintestinais, prostáticas e vaginais. Como é encontrada principalmente nas secreções, sua principal função é a imunidade local em superfícies mucosas. A IgA impede a ligação de vírus e bactérias às células epiteliais.

A *imunoglobulina M (IgM)* representa aproximadamente 10% dos anticorpos circulantes. É uma macromolécula de cinco membros com cadeias pesadas e leves idênticas. Devido à sua estrutura, é um eficiente complemento na fixação de Ig e é fundamental para a lise dos microrganismos. Ela também funciona como um anticorpo aglutinador efetivo, estimulando o agrupamento de microrganismos para eventual lise e eliminação. A IgM é o primeiro anticorpo a ser produzido pelo feto em desenvolvimento e pelos linfócitos B imaturos.

A *imunoglobulina D (IgD)* é encontrada principalmente nas membranas celulares de linfócitos B onde funciona como um receptor para o antígeno. Ela circula no soro em níveis extremamente baixos, nos quais sua função é essencialmente desconhecida, mas pode desempenhar um papel na diferenciação das células B.

A *imunoglobulina E (IgE)* é a imunoglobulina sérica menos comum, porque se liga fortemente aos receptores Fc em basófilos e mastócitos. Está envolvida nos processos de inflamação e reação alérgica, causando a degranulação de mastócitos e a liberação de mediadores químicos, incluindo a histamina. A IgE também é essencial no combate às infecções parasitárias.

Imunidade humoral

A imunidade humoral requer a existência de linfócitos B maduros capazes de reconhecer o antígeno e se diferenciar em plasmócitos secretores de anticorpos. A resposta final da formação do complexo antígeno-anticorpo pode tomar vários formatos, incluindo a precipitação do complexo antígeno-anticorpo, a aglutinação de agentes patogênicos, a neutralização das toxinas, a fagocitose ou lise dos microrganismos invasores, a ativação de células imunológicas e a ativação do complemento.

Ocorrem duas respostas separadas, porém interligadas, no desenvolvimento da imunidade humoral: resposta primária e resposta secundária (Figura 11.10). A *resposta imunológica primária* se desenvolve quando o organismo encontra o antígeno pela primeira vez. O antígeno entra em contato com várias CAA, é processado por essas células em associação às moléculas do MHC-II na superfície celular e, em seguida, é apresentado aos linfócitos (*i. e.*, células T auxiliares CD4$^+$) para iniciar o processo imunológico. As células apresentadoras de antígenos como os macrófagos também secretam interleucinas, que são essenciais para ativar a resposta mediada por células por meio das células T auxiliares de CD4$^+$. As células T auxiliares CD4$^+$ ativadas provocam a proliferação de células B, que se diferenciam em plasmócitos produtores de anticorpos. A resposta imune primária dura entre 1 e 2 semanas, mas, uma vez produzida, níveis detectáveis de anticorpo continuam a aumentar por várias semanas, mesmo que o processo infeccioso tenha tido resolução. A *fase de memória* ou *resposta imune secundária* dá-se na exposição subsequente ao antígeno. Durante a resposta secundária, o aumento nos níveis de anticorpos ocorre mais cedo e alcança um nível mais elevado devido à disponibilidade de células de memória.

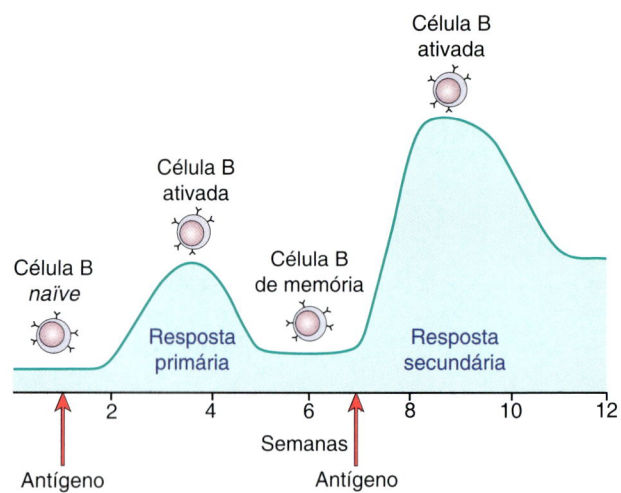

Figura 11.10 • Fases primária e secundária ou de memorização da resposta imune humoral ao mesmo antígeno.

Durante a resposta primária, os linfócitos B proliferam e se diferenciam em plasmócitos secretores de anticorpos. Uma fração de células B ativadas permanece intacta para formar um *pool* de linfócitos B de memória que, em seguida, tornam-se disponíveis para responder de maneira eficiente à invasão durante exposição subsequente. As células T ativadas também podem produzir respostas imunes primárias e secundárias mediadas por células e o desenvolvimento concomitante de células T de memória.

O processo de imunização usa a fases primárias e secundárias da resposta imune humoral. A primeira vacinação causa a produção tanto de plasmócitos quanto de células de memória. Os plasmócitos destroem o microrganismo invasor ou toxina, e as células de memória fornecem defesa contra exposições futuras. Imunizações de reforço (efeito *booster*) produzem resposta antígeno-anticorpo imediata que simula aumento imediato nos níveis de anticorpos.

Linfócitos T e imunidade celular

Os linfócitos T desempenham muitas funções no sistema imunológico, incluindo a ativação de outras células T e células B, o controle de infecções virais intracelulares, a rejeição de enxertos de tecidos estranhos, a ativação de processos autoimunes e a ativação de reações de hipersensibilidade tardia. Esses processos compreendem a *imunidade mediada por células* ou *imunidade celular* do organismo. A fase efetora da imunidade mediada por células é realizada por linfócitos T e macrófagos.

Os linfócitos T têm origem em células estaminais linfoides da medula óssea, mas, ao contrário de linfócitos B, migram para o timo para passar pelo processo de maturação. O timo é ricamente inervado e produz diversos hormônios peptídicos como *timulina* e *timopoetina*, provavelmente envolvidas na maturação de células T. Os precursores dos linfócitos T são atraídos para o timo pela timotaxina, um fator quimiotático secretado pelas células epiteliais da glândula. Assim que os precursores dos linfócitos T penetram no córtex do timo, sofrem rearranjo dos segmentos dos genes das cadeias alfa e beta de modo que passam a expressar um receptor de antígeno singular (TCR). O segmento β é expresso primeiramente resultando na formação de um TCR. Isso interrompe o rearranjo dos genes e provoca a maturação e expressão total de linfócitos CD4+ (auxiliares) e CD8+ (citotóxicos). Estes são os linfócitos predominantes no organismo. Os linfócitos T maduros deixam o timo e migram para os tecidos linfoides periféricos, onde se multiplicam e se diferenciam em células T de memória e outros linfócitos maduros ao encontrar um antígeno.

O TCR no linfócito maduro é composto por dois polipeptídios que se dobram para formar uma fenda que reconhece complexos processados de peptídio antigênico-MHC. A maioria dos TCR reconhece antígenos que estão ligados a moléculas derivadas de MHC. O TCR está associado a várias moléculas de superfície, como CD4 e CD8. CD4 está associado a células T auxiliares, e CD8 está associado a células T citotóxicas. CD4 e CD8 ajudam a estabilizar o complexo TCR-MHC-antígeno durante o processo de ativação de células T. O TCR também está associado a outras moléculas de superfície, conhecidas como *complexo CD3*, que igualmente ajudam na sinalização celular.

Células T auxiliares e citocinas na imunidade adaptativa

A ativação de células T auxiliares é o evento central na iniciação da imunidade humoral mediada por células. Células T auxiliares (T_H, *T helper*) CD4+ funcionam como os principais reguladores do sistema imunológico. Elas se tornam ativadas quando seus TCR interagem com os antígenos que formaram um complexo com MHC de classe II na superfície das CAA. Assim que as células CD4+ são ativadas, as citocinas que secretam em resposta influenciam a função de quase todas as outras células do sistema imunológico. Dependendo da citocina específica liberada pelas células T CD4+, a resposta imunológica subsequente será ativada. Essas citocinas são capazes de ativar e regular células B, linfócitos T citotóxicos, células NK, macrófagos e outras células do sistema imunológico. A IL-2 tem um papel importante na imunidade medida por células e é necessária para a proliferação e a função dos linfócitos T auxiliares, dos linfócitos T citotóxicos, dos linfócitos B e das células NK. Existem outras citocinas que não são produzidas por linfócitos T CD4+, embora sejam essenciais para sua função. IL-1 é produzida por células inflamatórias, sendo responsável pela intensificação da expressão das moléculas de adesão nas células endoteliais, pela ativação da migração de leucócitos e pela estimulação da produção de anticorpos.[19]

Os linfócitos T auxiliares CD4+ ativados conseguem se diferenciar em duas subpopulações distintas de linfócitos T auxiliares, ou seja, T1 e T2, com base nas citocinas secretadas pelas células apresentadoras de antígeno no local da ativação (Tabela 11.5). Macrófagos e CD produzem IL-2, que direciona os linfócitos T auxiliares CD4+ a se tornarem o subtipo T1, enquanto mastócitos e linfócitos T produzem IL-4, que induz a diferenciação no subtipo T2. Os linfócitos T auxiliares do subtipo T2 apresentam antígenos aos linfócitos B, estimulando a diferenciação em plasmócitos produtores de anticorpos. Como parte da resposta alérgica ou de hipersensibilidade, os linfócitos auxiliares do subtipo T2 direcionam os linfócitos B a trocar de classe e produzirem anticorpos IgE.

O padrão distinto de citocina secretada por linfócitos auxiliares T1 e T2 determina se ocorrerá uma resposta imune humoral ou mediada por células. Os linfócitos auxiliares T1 produzem as citocinas IL-2 e IFN-γ, enquanto linfócitos auxiliares T2 produzem IL-4 e IL-5. A IL-5 é um ativador de eosinófilos que, juntamente da IgE, atua no controle de helmintíases (parasitose intestinal). Algumas das citocinas (p. ex., IL-10) produzidas pelos linfócitos auxiliares T2 são anti-inflamatórios e inibem a ativação de macrófagos e suprimem outras respostas dos linfócitos auxiliares T1. Na maioria das respostas imunes ocorre um equilíbrio entre a ativação de linfócitos auxiliares dos subtipos 1 e 2.

Células T reguladoras

T_{reg} são um subconjunto de linfócitos T que funciona para controlar as respostas do sistema imunológico. Foram identificadas diferentes populações de T_{reg} produzidas no timo, incluindo aquelas que expressam CD4 e CD25 na superfície. Essas células representam um subconjunto de linfócitos T CD4+ que atuam como "reguladores negativos" do processo imune, visto que suprimem as atividades das células imunes.[35] Os linfócitos T reguladores inibem a proliferação de outros linfócitos autorreativos potencialmente deletérios e, assim, limitam a inflamação e a lesão tecidual. A produção de T_{reg} é altamente dependente da existência do antígeno, da ativação de um TCR com o antígeno e da liberação de citocinas. Existem também evidências recentes da existência de células T reguladoras CD8+ possíveis de seletivamente fazerem regulação infrarregular de células T ativadas por *self* ou por antígenos estranhos.

Tabela 11.5 Comparação das propriedades das células T auxiliares subtipos 1 (T_1H) e 2 (T_2H).

	T_1H	T_2H
Estímulo para a diferenciação de subtipo T_H	Micróbios	Alergênios e vermes parasitas
Células e citocinas que influenciam a maturação do subtipo T_H	IL-12 produzida por macrófagos e células dendríticas	IL-4 produzida por mastócitos e células T
Citocinas secretadas pelo subtipo T_H	IFN-γ; IL-2	IL-4; IL-5
Funções efetoras	Defesa mediada por fagocitose contra infecções, especialmente micróbios intracelulares; estimula a produção de IgG	Reações imunomediadas por IgE e eosinófilos/mastócitos; estimula a produção de IgE

IL: interleucina; IFN: interferona; Ig: imunoglobulina.

Essas células se diferenciam em células reguladoras durante a resposta imunológica primária e funcionam de modo a suprimir a resposta imunológica secundária. Portanto, as CD8+ reguladoras estão envolvidas principalmente na discriminação entre *self* e *non-self*. A capacidade das T$_{reg}$ para controlar vários aspectos da resposta imune tem implicações significativas para a prática clínica. As pesquisas têm se mostrado promissoras no controle de doença inflamatória do intestino, encefalite alérgica experimental e diabetes autoimune.

Células T citotóxicas

A função primária das células T citotóxicas (CD8+) é controlar a atividade de todas as células do organismo e destruir qualquer ameaça à integridade do organismo. As células T CD8+ reconhecem antígenos apresentados na superfície celular por moléculas derivadas da classe I de MHC que testam degradação de proteínas do interior de células infectadas por vírus ou transformadas por câncer[36] (Figura 11.11). A capacidade das células CD8+ de reconhecer os complexos MHC-I-antígeno em células-alvo infectadas assegura que células não infectadas do hospedeiro, que expressam apenas moléculas de MHC de classe I, não sejam destruídas de maneira indiscriminada. Os linfócitos T citotóxicos CD8+ podem destruir células-alvo por diversos mecanismos, como pela liberação de enzimas citolíticas ou pelo desencadeamento de moléculas da membrana e pela apoptose intracelular. A apoptose é um processo biológico normal que elimina do organismo células em excesso, perigosas ou danificadas. As células T CD8+ desempenham um papel importante no controle da replicação de vírus e bactérias intracelulares, porque o anticorpo não consegue penetrar facilmente a membrana de células vivas.

Imunidade mediada por células

Para que a resposta imunomediada por células realize sua função, é necessária a existência de linfócitos T CD4+ e CD8+ saudáveis. As células T auxiliares CD4+ ativadas liberam várias citocinas (p. ex., IFN-γ) que recrutam e ativam outras células T citotóxicas CD8+, macrófagos e células inflamatórias. As citocinas (p. ex., quimiocinas) estimulam tipos migratórios de células inflamatórias, o que reforça ainda mais as funções fagocíticas, metabólicas e enzimáticas da resposta imunomediada por células. Isso resulta na destruição mais rápida e mais eficiente de células infectadas. Esse tipo de defesa é importante contra diversos patógenos intracelulares como micobactérias e *Listeria monocytogenes*, mas infelizmente tem um papel em reações de hipersensibilidade tardia. A dermatite de contato alérgica (hipersensibilidade tardia do tipo IV) resulta da ativação de precursores de células T CD4+ e CD8+ nos linfonodos de drenagem no local onde antígenos foram encontrados. Esses "peptídios haptenos" estimulam o recrutamento de células T no local de apresentação do antígeno, induzindo sinais inflamatórios e apoptose das células epidérmicas, o que conduz ao desenvolvimento de inflamação, liberação de mediadores químicos e sintomas clínicos.

Nas respostas imunomediadas por células, predominam as ações de linfócitos T e macrófagos efetores. Os macrófagos, que representam o tipo de fagócito mais agressivo e abundante, se tornam ativados após exposição a citocinas de células T, especialmente IFN-γ.[3] A fase inicial da imunidade mediada por células é iniciada quando uma CAA apresenta um complexo antígeno MHC classe I ou II a uma célula T auxiliar CD4+, ativando-a. A célula auxiliar T ativada, então, sintetiza várias citocinas, que estimulam a produção maior de células T auxiliares CD4+, o que amplifica a resposta. A liberação adicional de citocinas aumenta também a atividade das células T citotóxicas e de macrófagos efetores.

Órgãos linfoides

Os órgãos linfoides centrais e periféricos são responsáveis pela produção, maturação e armazenamento de um grande número de células do sistema imunológico, incluindo os linfócitos B e T. Esses órgãos e tecidos apresentam uma distribuição ampla por todo o organismo e têm diferentes funções, muitas vezes sobrepostas (Figura 11.12). Os órgãos linfoides centrais são compostos pela medula óssea e pelo timo e são responsáveis pela produção e maturação de células imunológicas. Os tecidos e células do sistema linfoide periférico armazenam as células do sistema imunológico, onde funcionam de modo a concentrar e processar o antígeno, bem como os processos de suporte celular necessários para o desenvolvimento total das respostas imunológicas adaptativas. Os tecidos linfoides periféricos são compostos por linfonodos, baço, tonsilas, apêndice, placas de Peyer no intestino e tecidos linfoides associados à mucosa nos sistemas respiratório, gastrintestinal e reprodutivo. Redes de canais linfáticos, vasos sanguíneos e capilares conectam os

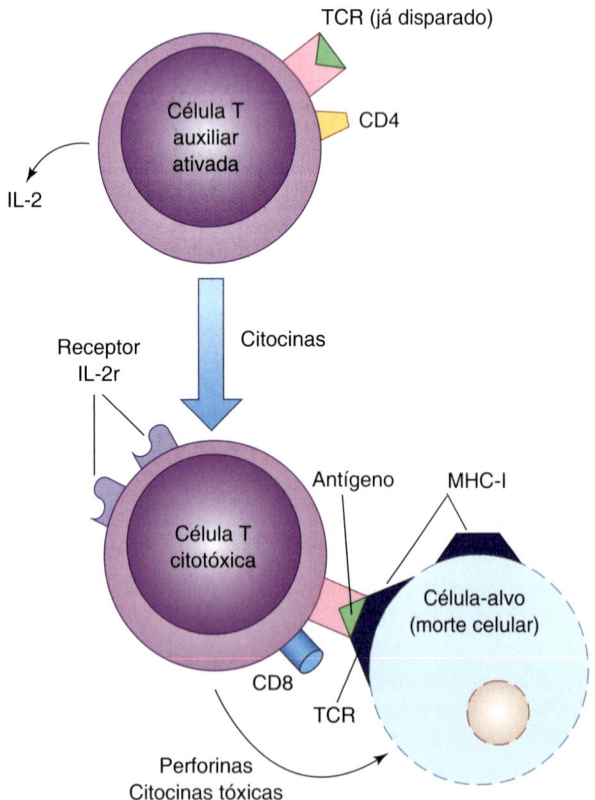

Figura 11.11 • Destruição da célula-alvo por célula T citotóxica. As citocinas liberadas da célula T auxiliar ativada aumentam o potencial da célula T citotóxica para destruição da célula-alvo.

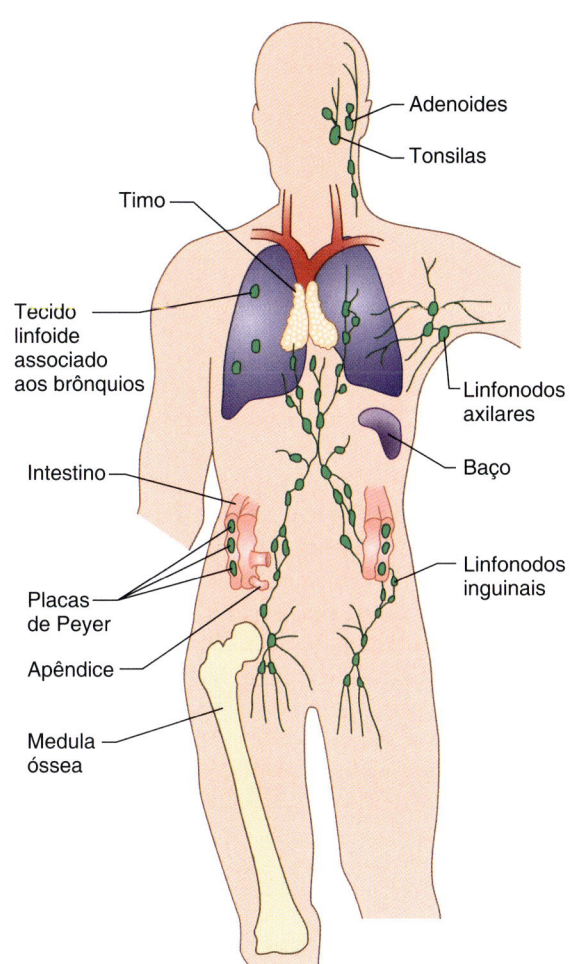

Figura 11.12 • Órgãos e tecidos linfoides centrais e periféricos.

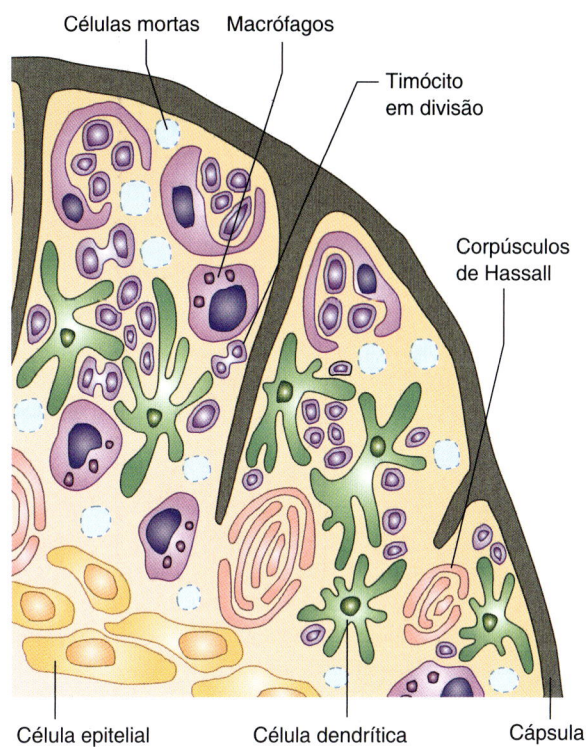

Figura 11.13 • Características estruturais do timo. O timo é dividido em lóbulos contendo um córtex externo densamente povoado por timócitos em divisão ou células T prematuras e um bulbo interno que contém linfócitos T maduros, macrófagos, células dendríticas e corpúsculos de Hassall.

órgãos linfoides e transportam células imunológicas, antígenos e resíduos celulares por todo o organismo.

Timo

O timo é uma estrutura alongada e bilobada localizada no mediastino acima do coração e funciona como um órgão especializado do sistema imunológico. Cada lobo é rodeado por uma camada de cápsula de tecido conjuntivo e é dividido em lóbulos. Os lóbulos podem ser divididos em um córtex externo e um bulbo central, que desempenham funções diferentes no processo de maturação de linfócitos T. O córtex externo contém linfócitos T imaturos (timócitos) densamente dispostos. O bulbo interno é uma área menos densa de tecido que contém uma quantidade menor de linfócitos mais maduros. É composta por corpúsculos de Hassall, mas também armazena CD e macrófagos (Figura 11.13). A função dos corpúsculos de Hassall ainda não foi totalmente esclarecida, mas parece ser uma fonte potente de citocinas.

O timo é essencial para o desenvolvimento do sistema imunológico, pois é responsável pela produção de linfócitos T imunocompetentes maduros. O timo é um órgão totalmente desenvolvido ao nascimento, pesando aproximadamente de 15 a 20 g. É mais ativo no período neonatal e na pré-adolescência. Na puberdade, quando as células do sistema imunológico estão bem estabelecidas nos tecidos linfoides periféricos, o timo começa a se atrofiar e a ser substituído por tecido adiposo. No entanto, uma produção residual de linfócitos T permanece ao longo da vida adulta. Células precursoras T (pré-T) entram no timo como células T funcional e fenotipicamente imaturas. Então, amadurecem durante ciclos diferentes e se deslocam do córtex para o bulbo até que sejam liberadas para os tecidos linfoides periféricos. No córtex ocorrem rápida divisão celular, maturação e seleção, sob a influência de hormônios tímicos e citocinas. Como células T maduras, elas desenvolvem os TCR, que as diferenciam de outros tipos de células T. A maior parte dos timócitos morre no córtex durante o processo de rearranjo de genes e maturação, pois não consegue desenvolver os tipos de receptores apropriados nas suas membranas celulares. Apenas as células T capazes de reconhecer um antígeno exógeno apresentado por *self*-MHC conseguem amadurecer. Esse processo é chamado de seleção tímica. Células T auxiliares maduras e imunocompetentes e células T citotóxicas deixam o timo em 2 ou 3 dias e entram nos tecidos linfoides periféricos através da corrente sanguínea.

Linfonodos

Os linfonodos são pequenos grupamentos de tecido linfoide localizados ao longo dos vasos linfáticos por todo o organismo. Os vasos linfáticos transportam a linfa, que é um líquido transparente amarelado que contém uma variedade de leucócitos (predominantemente linfócitos) e transporta detritos celulares e microrganismos para os linfonodos a fim de que sejam removidos do organismo. Cada linfonodo processa a linfa de um local anatômico distinto adjacente. Os linfonodos estão reunidos nas axilas e na virilha e ao longo dos grandes vasos do pescoço, tórax e abdome. Eles recebem a linfa a partir de ductos de coleta, que em última instância drenam para o ducto torácico localizado no lado esquerdo do tórax, no nível da veia subclávia. Os linfonodos têm duas funções: remover material estranho da linfa antes que entre na corrente sanguínea e servir como centro para proliferação e resposta das células do sistema imunológico.

Os linfonodos são tecidos encapsulados em formato de feijão com aproximadamente 0,5 a 1 cm de diâmetro. A linfa penetra no linfonodo através de canais linfáticos aferentes e sai através de vasos linfáticos eferentes localizados profundamente no nódulo. Os linfócitos e macrófagos se deslocam lentamente através dos linfonodos, de modo que têm um tempo adequado para englobar microrganismos e interagir com antígenos circulantes. O sistema linfático proporciona uma grande superfície sobre a qual os macrófagos e as CD podem apresentar mais facilmente os antígenos aos linfócitos T.

Os linfonodos são divididos em três áreas distintas e especializadas: córtex externo, paracórtex e bulbo interno (Figura 11.14). Os linfócitos T predominam no córtex e os linfócitos B predominam nos folículos e centros germinativos do córtex externo. Os linfócitos T proliferam quando os antígenos entram no córtex do linfonodo. Eles, então, migram para o córtex externo, de modo que possam interagir com os linfócitos B, que são armazenados ali. Nos folículos, os linfócitos continuam a amadurecer, se reproduzir e interagir com os PAC existentes nos linfonodos (macrófagos e CD foliculares). As células B ativadas, então, migram para o bulbo do linfonodo, onde completam seu processo de maturação em plasmócitos. Grandes quantidades de anticorpos são então liberadas para a circulação sistêmica.

Baço

O baço é um grande órgão secundário linfoide de formato ovoide localizado no alto do quadrante superior esquerdo da cavidade abdominal, entre o diafragma e o estômago. O baço filtra os antígenos do sangue e é importante na resposta do organismo a infecções sistêmicas. Está dividido em dois sistemas: a polpa branca e a polpa vermelha. A polpa vermelha recebe grande suprimento de artérias e veias sinusoides e representa a área de remoção de hemácias e células senescentes (envelhecidas biologicamente) ou danificadas. A polpa branca contém linfonodos e tecido linfoide difuso, onde existem áreas concentradas de linfócitos B e T, macrófagos e CD. Os linfócitos (principalmente as células T) que cercam as arteríolas centrais formam a área chamada de *bainha linfoide periarterial*. Também existe uma zona marginal difusa que contém os folículos e os centros germinativos e que é rica em células B. Essa área separa a polpa branca da polpa vermelha e possibilita que os linfócitos se desloquem facilmente entre o sangue e o

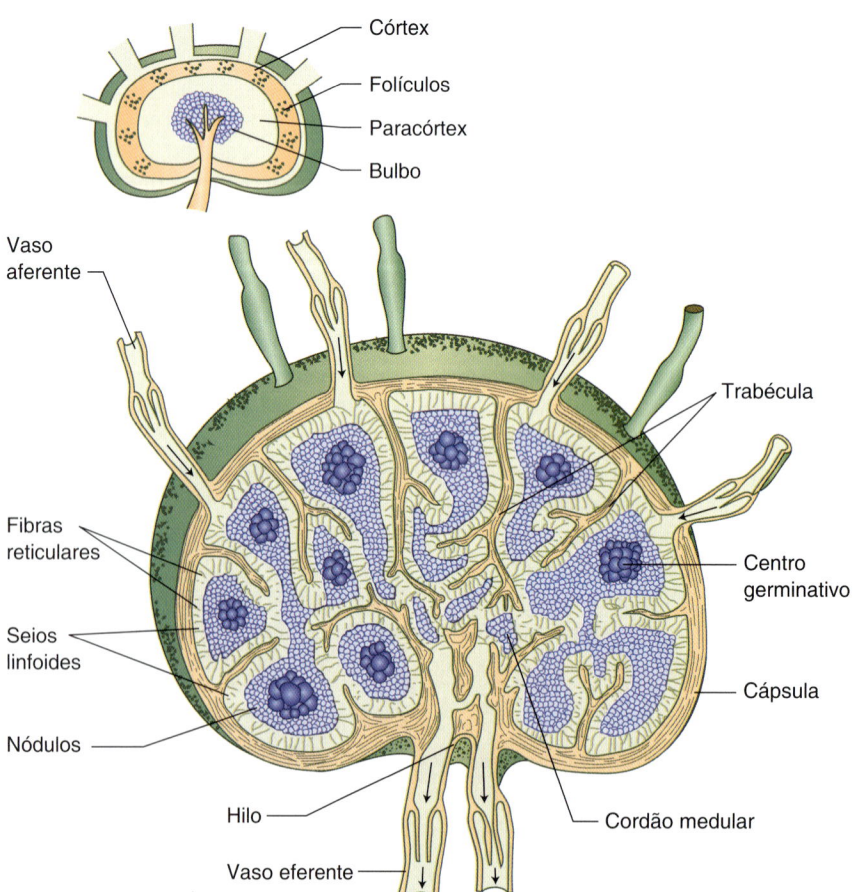

Figura 11.14 • Características estruturais de um linfonodo. As bactérias que ganham acesso ao organismo são filtradas e extraídas da linfa à medida que esta flui através dos linfonodos.

tecido linfático. Ocorre no baço uma sequência de eventos de ativação similares aos observados nos linfonodos.

Outros tecidos linfoides secundários

Outros tecidos linfoides secundários incluem os *tecidos linfoides associados a mucosas*, que são aglomerados não encapsulados de tecidos linfoides localizados ao redor das membranas que revestem os sistemas respiratório, digestivo e urogenital. Esses sistemas orgânicos entram constantemente em contato com agentes patogênicos e toxinas, portanto requerem a existência de células do sistema imunológico, a fim de responder à invasão por potenciais patógenos e substâncias nocivas. Em alguns tecidos, os linfócitos são organizados em grupos soltos, indistintos, mas em outros tecidos, como as tonsilas, placas de Peyer no intestino e o apêndice, sua estrutura é mais bem organizada. Esses tecidos contêm todos os componentes celulares (*i. e.*, células T, células B, macrófagos e CD) necessários para montar uma resposta imunológica. A imunidade nas camadas mucosas ajuda a excluir diversos patógenos do organismo e, como resultado, protege as estruturas internas vitais.

Imunidade ativa *versus* passiva

O objetivo do sistema imunológico é proteger o hospedeiro contra a invasão por agentes patogênicos potencialmente perigosos, substâncias estranhas e outras fontes de antígenos prejudiciais. A resposta imune adaptativa alcança esse objetivo por meio da ativação da resposta humoral e da resposta mediada por células. Esse tipo de proteção pode ser induzido por uma destas duas maneiras:

1. Após a exposição à substância agressora e a ativação de linfócitos B e T pelo hospedeiro (imunidade ativa)
2. Por meio da transferência de anticorpos contra um antígeno diretamente para o hospedeiro (imunidade passiva).

A *imunidade ativa* é adquirida quando o hospedeiro estabelece uma resposta imune contra um antígeno pelo processo de vacinação ou por exposição ambiental. É chamada imunidade ativa porque requer a ação do próprio sistema imunológico do hospedeiro para desenvolver uma resposta imunológica, incluindo o desenvolvimento de memória. A imunidade ativa geralmente tem longa duração, mas requer um período que pode variar de poucos dias a semanas após a primeira exposição para desenvolver uma resposta imunológica suficientemente apropriada, que culmina na destruição do antígeno apresentado. No entanto, no caso de uma exposição posterior, o sistema imunológico rapidamente fica completamente ativado devido à existência da memória de linfócitos B e T e de anticorpos circulantes. O processo pelo qual a imunidade ativa é adquirida pela administração de uma vacina é denominado *imunização*. A resposta imune adquirida pode melhorar em exposições repetidas a um antígeno injetado (vacinas de reforço) ou a uma infecção natural.

A *imunidade passiva* é a imunidade transferida de outra fonte. A forma mais comum de imunidade passiva é a conferida ao feto pela mãe. Durante o desenvolvimento fetal, os anticorpos IgG maternos são transferidos para o feto através da placenta. Após o nascimento, o recém-nascido também recebe anticorpos IgG da mãe no leite ou no colostro. Portanto, os lactentes recebem certo grau de proteção contra infecções por um período de aproximadamente 3 a 6 meses, dando tempo ao seu próprio sistema imunológico para amadurecer. Alguns tipos de proteção contra doenças infecciosas também podem ser fornecidos pela administração de um *pool* de imunoglobulinas retiradas de fontes humanas ou animais. A imunidade passiva produz apenas uma proteção a curto prazo, que pode durar semanas ou meses.

Regulação da resposta imune adaptativa

Para que o organismo hospedeiro possa permanecer saudável, o sistema imunológico deve funcionar corretamente. Uma resposta imune enfraquecida pode conduzir à imunodeficiência, porém uma resposta inadequada ou excessiva pode causar reações alérgicas e doenças autoimunes. Portanto, o sistema imunológico deve ser capaz de autorregulação. O processo pelo qual o organismo se autorregula é mal compreendido, mas deve envolver todos os aspectos da resposta imune inata e adaptativa para ser efetiva.

Cada exposição a um antígeno provoca uma resposta previsível do sistema imunológico. Assim que o sistema imunológico é ativado, a resposta é amplificada até que alcança um pico e assim desaparece. Isso ocorre porque a resposta imune normal do organismo é autolimitada. Logo que o antígeno é destruído e a ação de mediadores químicos é interrompida, cessa a resposta imune. Acredita-se que citocinas anti-inflamatórias e linfócitos T reguladores desempenhem um papel nesse processo.[37]

A *tolerância* também desempenha um papel importante na autorregulação da resposta imunológica. Tolerância é a capacidade do sistema imunológico de reagir a antígenos estranhos, mas permanecer não reativo para autoantígenos. A tolerância aos autoantígenos protege o organismo de respostas autoimunes prejudiciais. Isso é extremamente importante em órgãos vitais como cérebro, testículos, ovários e olhos, em que danos imunológicos podem ser letais para o organismo.

Muitas doenças autoimunes, como a tireoidite de Hashimoto e o diabetes melito insulinodependente, são causadas pelo comprometimento das funções de linfócitos B e T (especificamente linfócitos citotóxicos), que resulta em dano celular direto, pois o sistema imunológico do organismo já não é capaz de fazer a distinção entre *self* e *non-self*.[38,39]

RESUMO

A imunidade adaptativa é composta por dois processos distintos, mas relacionados: imunidade mediada por células e imunidade humoral. Juntos, eles respondem a antígenos estranhos, amplificam e sustentam respostas imunológicas, diferenciam *self* de *non-self* e conferem "memória", de modo que possa ser iniciada uma resposta mais forte em caso de exposição subsequente a determinado microrganismo. Os antígenos geralmente são substâncias estranhas ao hospedeiro, capazes de estimular uma resposta imune. Antígenos têm locais de ligação antigênicos específicos para as células do sistema imunológico, conhecidos como epítopos. Os epítopos possibilitam que o sistema imunológico adaptativo distinga entre antígenos estranhos e substâncias celulares normais, cuja destruição seria prejudicial para o organismo.

A imunidade adaptativa pode ser adquirida ativa ou passivamente. A imunidade adaptativa ativa é adquirida por imunização ou pelo fato de ter uma doença, enquanto a imunidade passiva se desenvolve quando o hospedeiro recebe anticorpos ou células imunes de outra fonte. A resposta imune adquirida pode melhorar com a exposição repetida a um antígeno adquirido ou a uma infecção natural.

As principais células do sistema imunológico adaptativo são os linfócitos B e T, as células apresentadoras de antígenos e as células efetoras responsáveis pela eliminação de antígenos. Os linfócitos são produzidos e amadurecem nos órgãos linfoides centrais (medula óssea e timo); posteriormente, são armazenados nos tecidos linfoides periféricos.

Os linfócitos B se diferenciam em plasmócitos que produzem anticorpos e proporcionam a eliminação de micróbios do líquido extracelular (imunidade humoral) e também funcionam como células de memória, responsáveis pela resposta imunológica rápida, no caso de exposição subsequente. Os linfócitos T se diferenciam em células reguladoras (células T auxiliares e T_{reg}) e efetoras (células T citotóxicas). As CAA consistem em macrófagos e CD, que processam e apresentam peptídios de antígeno para células T auxiliares $CD4^+$.

Durante o processo de maturação celular, os linfócitos T expressam moléculas específicas sobre as superfícies celulares, capazes de distinguir entre os diferentes tipos de células, e ajudam a determinar a funcionalidade das células. As células T auxiliares reguladoras $CD4^+$ auxiliam a modular a resposta imune e são essenciais para a diferenciação de células B em plasmócitos produtores de anticorpos e na diferenciação de linfócitos T em células T citotóxicas efetoras $CD8^+$. As células citotóxicas $CD8^+$ eliminam micróbios intracelulares, como vírus e outros agentes patogênicos. Tanto as células da resposta imune inata quanto da adaptativa produzem citocinas que influenciam as respostas imunológicas adaptativas. Essas citocinas funcionam como moléculas de comunicação para linfócitos B e T, estimulam a proliferação e diferenciação celular e asseguram o desenvolvimento adequado das células efetoras citotóxicas e das células de memória.

Pessoas imunocomprometidas precisam ser avaliadas atentamente para determinar a razão risco:benefício da administração de vacinas. De modo geral, vacinas de microrganismos mortos ou inativados são seguras e pode ser necessário administrar doses de reforço. No caso de pessoas imunocomprometidas por outras causas que não infecção por HIV, como imunodeficiência congênita, ou no caso de imunossupressão programada, as vacinas com vírus vivos não são, em geral, preconizadas.

A imunossupressão compromete os linfócitos B e/ou T e reduzem ou aniquilam a resposta humoral (anticorpos) às vacinas. As pessoas infectadas pelo HIV precisam ser avaliadas e testadas antes da administração de vacinas com vírus vivos.[40]

ASPECTOS DO DESENVOLVIMENTO DO SISTEMA IMUNOLÓGICO

Depois de concluir esta seção, o leitor deverá ser capaz de:

- Explicar a transferência de imunidade passiva da mãe para o feto e da mãe para o lactente durante o processo de amamentação
- Caracterizar o desenvolvimento da imunidade ativa no lactente e em crianças pequenas
- Descrever as mudanças na resposta imunológica durante o processo normal de envelhecimento.

O desenvolvimento do sistema imunológico começa no início da vida fetal no período de aproximadamente 5 a 6 semanas de gestação, quando o fígado fetal inicia ativamente a hematopoese. Mais ou menos ao mesmo tempo (na 6ª semana de gestação), o timo surge a partir do terceiro arco branquial, com o córtex surgindo de sua camada ectodérmica e o bulbo da endoderme.[41] Nas 2 ou 3 semanas seguintes, as células linfoides migram inicialmente do saco vitelino e do fígado fetal e, em seguida, da medula óssea para colonizar o timo.[41] O desenvolvimento de órgãos linfoides secundários (i. e., baço, linfonodos e tecidos linfoides associados às mucosas) começa logo depois. Os órgãos linfoides secundários são pequenos, mas bem desenvolvidos ao nascer, e amadurecem rapidamente após a exposição a micróbios durante o período pós-natal. O timo é o maior tecido linfoide no recém-nascido em relação ao tamanho do corpo e normalmente alcança seu peso maduro por volta de 1 ano de idade.

Transferência de imunidade da mãe para o feto/recém-nascido

O sistema imunológico do recém-nascido é funcionalmente imaturo no momento do nascimento, por isso a proteção contra infecções e substâncias tóxicas ocorre por meio da transferência de anticorpos IgG maternos. Os anticorpos IgG maternos atravessam facilmente a placenta durante o desenvolvimento fetal e permanecem funcionais no recém-nascido durante os primeiros meses de vida, proporcionando imunidade passiva até que a produção de imunoglobulinas esteja bem estabelecida no recém-nascido. IgG é a única classe de imunoglobulina capaz de atravessar a placenta. A transmissão materna de IgG é efetiva contra a maioria dos microrganismos e vírus que um recém-nascido encontra. A vacinação materna pode então oferecer ao feto e ao recém-nascido imunidade passiva contra infecções comuns como influenza ou herpes-zóster.[42] A maior quantidade de IgG atravessa a placenta durante as últimas semanas de gestação e é armazenada em tecidos fetais. Recém-nascidos prematuros podem apresentar deficiências na quantidade de anticorpos maternos, sendo, portanto, mais suscetíveis à infecção. Por causa da transferência de anticorpos IgG para o feto, o recém-nascido da mãe infectada com o HIV apresenta resultado positivo para o teste de anticorpos anti-HIV, embora possa não estar infectado pelo vírus.

O sangue do cordão umbilical não costuma conter IgM ou IgA. Se existentes, esses anticorpos são de origem fetal e representam uma exposição à infecção durante a vida intrauterina, pois os anticorpos IgM e IgA maternos não conseguem atravessar facilmente a placenta. Normalmente, o recém-nascido começa a produzir anticorpos IgM logo após o nascimento, como resultado da exposição ao imenso número de antígenos normalmente encontrados no meio ambiente. No entanto, essa IgM tem menor afinidade de ligação e é efetiva contra uma variedade limitada de antígenos. Também tem sido demonstrado que recém-nascidos prematuros podem produzir IgM, como os nascidos a termo. Com aproximadamente 6 dias de vida, os níveis de IgM do recém-nascido aumentam acentuadamente, e esse aumento se mantém até aproximadamente 1 ano de idade, quando é alcançado o nível do adulto.

A IgA sérica normalmente não é encontrada ao nascimento, mas pode ser detectada no recém-nascido de aproximadamente 13 dias. Os níveis de IgA aumentam durante a primeira infância e alcançam o pico entre 6 e 7 anos de idade. Embora a IgA materna não seja transferida no útero, ela é transferida para o lactente no colostro. Como os anticorpos IgA estão associados a membranas mucosas, esses anticorpos fornecem imunidade local para o sistema intestinal durante a infância.

Resposta imune em idosos

À medida que envelhecemos, diminui a capacidade do sistema imunológico de proteger o organismo de patógenos e toxinas ambientais, decorrente de um declínio geral na capacidade de resposta imunológica. Isso resulta de alterações na resposta imune humoral e mediada por células. Consequentemente, os idosos são mais suscetíveis a infecções, têm mais evidência de doença autoimune e distúrbios imunes complexos e apresentam maior incidência de câncer do que pessoas mais jovens. Além disso, o sistema imunológico dos idosos é menos suscetível a reagir de maneira adequada à imunização. Portanto, os idosos têm resposta enfraquecida à vacinação. Frequentemente, também apresentam muitas comorbidades que comprometem a função imunológica normal e prejudicam a resposta imune.

A causa das alterações na resposta imune de idosos é multifatorial. Há uma diminuição contínua no tamanho do timo, que começa durante a puberdade e afeta a produção total e a função de células T. O tamanho do timo diminui para 15% ou menos do seu tamanho máximo. Também pode haver diminuição do número de linfócitos nos tecidos linfoides periféricos. O achado mais comum é uma ligeira diminuição na proporção entre células T e outros linfócitos e diminuição na quantidade de células CD4+ e CD8+.

O envelhecimento também produz mudanças qualitativas na função dos linfócitos. Eles parecem exibir respostas alteradas à estimulação antigênica, inclusive não responsividade à ativação. Verifica-se que os linfócitos T CD4+ são o tipo celular mais gravemente afetado, porque acontece diminuição na velocidade de síntese das citocinas que estimulam a proliferação de linfócitos e na expressão dos receptores específicos que interagem com as citocinas circulantes. Especificamente, os níveis de IL-2, IL-4 e IL-12 diminuem nos idosos. Embora a função verdadeira das células B esteja comprometida com o envelhecimento, a variedade de antígenos que podem ser reconhecidos pelas células B não muda.

RESUMO

Os recém-nascidos são protegidos contra antígenos no início da vida como resultado da transferência passiva de anticorpos IgG maternos através da placenta e dos anticorpos IgA no colostro e na amamentação. O envelhecimento do indivíduo resulta em diversas alterações, mas os mecanismos exatos não são completamente compreendidos. Todavia, a população mais velha é mais propensa a infecção e distúrbios autoimunes em decorrência de comprometimento da resposta imune, tanto inata como adaptativa.

CONSIDERAÇÕES GERIÁTRICAS

- A atuação do sistema imunológico começa a diminuir com a idade em decorrência de redução da responsividade dos sistemas imunes inato e adaptativo. A causa é multifatorial, tornando os adultos mais velhos mais suscetíveis a infecção e distúrbios autoimunes[43]
- A ausência de febre não descarta a possibilidade de infecção em pessoas mais velhas por causa do comprometimento da resposta imune associada ao envelhecimento.[43]

CONSIDERAÇÕES PEDIÁTRICAS

- A imunidade celular é funcional ao nascimento e a imunidade humoral se desenvolve com a exposição aos antígenos[44]
- Não é incomum que crianças pequenas apresentem aumento localizado de linfonodos por causa de infecções virais repetidas[44]
- Recém-nascidos e lactentes apresentam resposta fagocítica diminuída por causa do sistema complemento imaturo[44]
- Como as imunoglobulinas (Ig) não atravessam a placenta (com exceção da IgG), é necessária a exposição a um antígeno para a produção de IgA, IgD, IgE e IgM[44]
- Biomarcadores (medidas biológicas que podem ser pesquisadas para indicar processos biológicos normais, condições patológicas ou até mesmo resposta ao tratamento) são um componente importante do sistema imunológico pediátrico, capazes de identificar mecanismos de defesa e função fisiológica do sistema imunológico. São usados no monitoramento e na previsão de estados de saúde.[45]

Exercícios de revisão

1. As manifestações sistêmicas (p. ex., mialgia generalizada, calafrios e febre, perda de apetite) que acompanham um episódio de amigdalite (tonsilite) ou de infecção respiratória aguda são estimuladas por reações a citocinas do sistema imunológico inato e não por anticorpos ou respostas mediadas por células da resposta imune adaptativa:
   a. Explique.

2. Uma estudante de enfermagem está trabalhando como voluntária em um ambulatório comunitário. Sempre que ela entra no ambulatório, espirra e apresenta coriza. Ela tem história pregressa de alergia a mofo e seu irmão mais novo tem asma. A análise feita no ambulatório de alergologia indica forte reação ao látex. Ela é orientada a evitar exposição a todas as formas de látex.
   a. Qual classe de imunoglobulina e que tipo de células mediadoras são responsáveis pelas manifestações clínicas dessa pessoa?
   b. Que tipo de linfócito T auxiliar e quais citocinas direcionam a expressão dessa resposta imune?
   c. Esse é um exemplo de imunidade ativa ou passiva? Essa é provavelmente uma resposta imune primária ou secundária?

3. Um lactente com 5 meses de vida apresenta candidíase oral, uma infecção causada por levedura. Nos últimos 2 meses, ele apresentou episódios recorrentes de otite média. Suas tonsilas são muito pequenas. O hemograma revelou baixa contagem de linfócitos e nenhum linfócito T. Exames adicionais indicaram mutação genética no complexo receptor de linfócito T (TCR-CD3), que influencia a maturação de todos os linfócitos T. O diagnóstico final é imunodeficiência combinada grave. Um transplante de medula óssea está sendo programado com células do irmão que é HLA-compatível.
   a. Por que as infecções não ocorreram nos 3 primeiros meses de vida desse lactente?
   b. Qual seria o impacto da ausência de linfócitos T na imunidade humoral e na imunidade celular?
   c. Por que não seria aconselhável administrar uma vacina com vírus vivo a esse lactente?

REFERÊNCIAS BIBLIOGRÁFICAS

1. Breedveld A., Groot Kormelink T., van Egmond M., et al. (2017). Granulocytes as modulators of dendritic cell function. Journal of Leukocyte Biology 102, 1003–1016.
2. Cecchinato V., D'Agostino G., Raeli L, et al. (2016). Chemokine interaction with synergy-inducing molecules: Fine tuning modulation of cell trafficking. Journal of Leukocyte Biology 99, 851–855.
3. Tangye S. G., Pelham S. J., Deenick M. K., et al. (2017). Cytokinemediated regulation of human lymphocyte development and function: Insights from primary immunodeficiencies. Journal of Immunology 199, 1949–1958.
4. Leifer C. A., Medvedev A. E. (2016). Molecular mechanisms of regulation of Toll-like receptor signaling. Journal of Leukocyte Biology 100, 927–941.
5. Hoffman M. A., Kiecker F., Zuberbier T. (2016). A systematic review of the role of interleukin-17 and the interleukin-20 family in inflammatory skin diseases. Current Opinion in Allergy & Clinical Immunology 16, 451–457.
6. Fan V. S., Gharib S. A., Martin T. R., et al. (2016). COPD disease severity and innate immune response to pathogen-associated molecular patterns. International Journal of COPD 111, 467-477.
7. Kruger K., Dischereit G., Seimetz M., et al. (2016). Time course of cigarette smoke-induced changes in systemic inflammation and muscle structure. American Journal of Physiology-Lung Cellular & Molecular Physiology 309, 119–128.
8. Nagarsheth, N., Wicha, M. S., Zou, W. (2017). Chemokines in the cancer microenvironment and their relevance in cancer immunotherapy. Nature Reviews Immunology 17(9). 559-572. doi: 10.1038/nri2017.49.
9. Massara M., Bonavita O., Mantovani A, et al. (2016). Atypical chemokine receptors in cancer: Friends or foes? Journal of Leukocyte Biology 99, 927–933.
10. Yadava K., Bollyky P., Lawson M. A. (2016). The formation and function of tertiary lymphoid follicles in chronic pulmonary inflammation. Immunology 149, 262–269.
11. Martin S. F. (2015). New concepts in cutaneous allergy. Contact Dermatitis 72, 2–10.
12. Erdei A., Sandor N., Macsik-Valent B., et al. (2016). The versatile functions of complement C3-derived ligands. Immunological Reviews 274, 127–140.
13. Spahn J. H., Li W., Kreisel D. (2014). Innate immune cells in transplantation. Current Opinion in Organ Transplantation 19, 14–19.
14. Isidro R. A., Appleyard C. B. (2016). Colonic macrophage polarization in homeostasis, inflammation and cancer. American Journal of Physiology-Gastrointestinal & Liver Physiology 311, G59–G73.
15. Liszewski, M. K., Elvington, M., Kulkarni, H. S., et al. (2017). Complement's hidden arsenal: New insights and novel functions inside the cell. Molecular Immunology 84, 2–9. doi: 10.1016/j.molimm2017.01.004.
16. Adams N. M., O'Sullivan T. E. Geary C. D., et al. (2016). NK cell responses redefine immunological memory. Journal of Immunology 197, 2963–2970.
17. Shi M., Chen X., Ye K., et al. (2016). Application potential of toll-like receptors in cancer immunotherapy. Medicine 95, e3951.
18. Gao Y., Xiao M. D., Wang Y., et al. (2017). Association of single-nucleotide polymorphisms in toll-like receptor 2 gene with asthma susceptibility: A meta-analysis. Medicine 96, e6822.
19. De Paepe B., Creus K., De Bleecker J. L. (2009). Role of cytokines and chemokines in idiopathic inflammatory myopathies. Current Opinion in Rheumatology 21, 610–616.
20. Li J., Jiao Z., Qui H., et al. (2017). C-reactive protein and risk of ovarian cancer: A systematic review & meta-analysis. Medicine 96, e7822.
21. Nelson B., Zhou X., White M., et al. (2014). Recombinant human mannose-binding lectin dampens human alveolar macrophage inflammatory responses to influenza A virus in vitro. Journal of Leukocyte Biology 95, 7150722.
22. Kouser L., Madhukaran S. P., Shastri A., et al. (2015). Emerging and novel functions of complement protein C1q. Frontiers in Immunology 7, 317, doi: 10.3389/fimmu.2015.00317.
23. Stites E., Le Quintrec M., Thurman J. M. (2015). The complement system and antibody-mediated transplant rejection. Journal of Immunology 195, 5525–5531.
24. Garred P., Genster N., Pilely K., et al. (2016). A journey through the lectin pathway of complement-MBL and beyond. Immunological Reviews 274, 74–97.
25. Guo C., Xie X., Li H., et al. (2015). Prediction of common epitopes on hemagglutinin of the Influenza A virus (H1 subtype). Experimental & Molecular Pathology 98, 79–84.
26. Kim J. H., Hu Y., Yongqing T., et al. (2016). CD1a on Langerhans cells controls inflammatory skin disease. Nature Immunology 17, 1159–1166.
27. Lucas B., James K. D., Cosway E. J. et al. (2016). Lymphotoxin beta receptor controls T cell progenitor entry to the thymus. Journal of Immunology 197, 2665–2672.
28. Zack E. (2014). Emerging therapies for autoimmune disorders. Journal of Infusion Nursing 37, 109–119.
29. Brzostek J., Gascoigne N. R. J. (2017). Thymic origins of T cell receptor alloreactivity. Transplantation 101, 1535–1541.
30. Cai, J., Terasaki, P. I., Zhu, D., et al. (2016). Complement-fixing antibodies against denatured HLA and MICA antigens are associated with antibody mediated rejection. Experimental and Molecular Pathology 100(1), 45–50. doi: 10.1016/j.yexmp.2015.11.023.
31. Irure J., Lopez-Hoyos M., Rodrigo E., et al. Antibody-mediated rejection in kidney transplantation without evidence of anti-HLA antibodies? Transplantation Proceedings 48, 2888-2890.
32. Koltsova E. K., Garcia Z., Chodaczek, G., et al. (2012). Dynamic T cell-APC interactions sustain chronic inflammation in atherosclerosis. Journal of Clinical Investigation 122, 3114–3126.
33. Yamasaki R., Yabe U., Kataoka C., et al. (2010). The oligosaccharide of gonococcal lipooligosaccharide contains several epitopes that are recognized by human antibodies. Infection and Immunity 78, 3247–3257.

34. De la Torre M. C., Palomera E., Serra-Prat M., *et al.* (2016). IgG2 as an independent risk factor for mortality in patients with communityacquired pneumonia. Journal of Critical Care 35, 115–119.
35. Furukawa A., Wisel S. A., Tang Q. (2016). Impact of immune-modulatory drugs on regulatory T cell. Transplantation 100, 2288–2300.
36. Bedoui S., Heath W. R. Mueller S. N. (2016). CD4(+) T-cell help amplifies innate signals for primary CD8(+) T-cell immunity. Immunological Reviews 272, 52-64.
37. Chen X., Oppenheim J. J. (2014). Th17 and Tregs: Unlikely allies. Journal of Leukocyte Biology 95, 723–731.
38. Ajjan R. A., Weetman A. P. (2015). The pathogenesis of Hashimoto's thyroiditis: Further developments in our understanding. Hormone & Metabolic Research 47, 702–710.
39. Li M., Song L. J., Qin X. Y. (2014). Advances in the cellular immunological pathogenesis of type 1 diabetes. Journal of Cellular & Molecular Medicine 18, 749–758.
40. Rubin, L. G., Levin, M. J., Ljungman, P., *et al.* (2014). 2013 IDSA clinical practice guideline for vaccination of the immunocompromised host. Clinical Infectious Diseases 58, 44–100.
41. Holt P. G., Jones C. A. (2000). The development of the immune system during pregnancy and early life. Allergy 55, 688–697.
42. Swamy G. K., Beigi R. H. (2015). Maternal benefits of immunization during pregnancy. Vaccine 33, 6436–6440.
43. Eliopoulos, C. (2018). Gerontological nursing (9th ed.), Philadelphia: Wolters Kluwer.
44. Kyle, T. (2017). Nursing care of the child with an alteration in immunity or immunologic disorder. In Essentials of pediatric nursing (3rd ed). Philadelphia: Wolters Kluwer.
45. Frieri, M., Kumar, K., Boutin, A. (2016). Biomarkers, trauma, and sepsis in pediatrics: A review. Journal of Pediatrics Review, 4(1), e4767. doi: 10.17795/jpr-4767.

Distúrbios da Resposta Imunológica, inclusive HIV/AIDS

12

Sandeep Gopalakrishnan

DISTÚRBIOS DA RESPOSTA IMUNOLÓGICA

O sistema imunológico humano é multidimensional e complexo e visa a proteger o hospedeiro contra invasão por substâncias estranhas, microrganismos e toxinas. Além disso, ajuda a proteger contra a proliferação de células neoplásicas e tem participação crucial no processo de inflamação e cicatrização de feridas. Infelizmente, em determinadas circunstâncias, o sistema imunológico deixa de ser efetivo ou pode se tornar hiperativo, provocando o desenvolvimento de doenças debilitantes e/ou potencialmente fatais. Esses processos mórbidos podem adotar a forma de distúrbios de imunodeficiência, reações alérgicas ou de hipersensibilidade, rejeição de transplante e distúrbios autoimunes. Seja qual for a manifestação, a causa subjacente pode ser rastreada até uma anormalidade de um dos componentes celulares ou químicos das respostas imunes inatas e adaptativas.

DISTÚRBIOS DE IMUNODEFICIÊNCIA

Depois de concluir esta seção, o leitor deverá ser capaz de:

- Identificar as diferenças entre distúrbios de imunodeficiência primária e secundária
- Comparar e contrastar a patologia e as manifestações clínicas de distúrbios de imunodeficiência humoral (células B), celular (células T) e distúrbios combinados das células B e T
- Discutir a fisiopatologia e as manifestações clínicas de distúrbios do complemento, incluindo edema angioneurótico hereditário
- Discutir a fisiopatologia dos distúrbios da fagocitose.

Imunodeficiência é definida como a existência de anormalidade em uma ou mais partes do sistema imunológico que resulta no aumento da suscetibilidade para estados patológicos normalmente erradicados por uma resposta imune de funcionamento adequado, incluindo infecções por microrganismos invasores ou desenvolvimento de distúrbios neoplásicos. Distúrbios de imunodeficiência são classificados como primários ou secundários (adquiridos mais tarde na vida).

A imunodeficiência primária é congênita ou hereditária, como características ligadas ao sexo, traços autossômicos dominantes ou traços autossômicos recessivos. A imunodeficiência secundária se desenvolve mais tarde na vida por causa de outros estados fisiopatológicos, como desnutrição; cânceres disseminados; infecção das células do sistema imunológico, especialmente pelo vírus da imunodeficiência humana (HIV); e tratamento com substâncias imunossupressoras, como agentes quimioterápicos, corticosteroides ou medicamentos contra rejeição a transplantes. As manifestações clínicas e o impacto sobre as tarefas de rotina do cliente dependem do distúrbio de imunodeficiência específico e do grau de disfunção do sistema imunológico. As diferentes categorias de distúrbios de imunodeficiência estão resumidas no Quadro 12.1.

O sistema imunológico é composto por dois sistemas distintos, mas inter-relacionados: sistema imunológico inato e sistema imunológico adaptativo. Esses dois sistemas trabalham em conjunto para proteger o organismo de infecções e doenças. O sistema imunológico inato é a primeira linha de defesa do organismo contra infecções. Emprega respostas celulares e químicas rápidas, porém inespecíficas. Inclui a ação de leucócitos fagocíticos (neutrófilos, macrófagos); células citotóxicas naturais (NK, *natural killers*); mediadores químicos, como quimiocinas e citocinas; e do sistema complemento. O sistema imunológico adaptativo difere do sistema inato em sua capacidade de demonstrar "memória" para microrganismos invasores e substâncias tóxicas. A resposta imune adaptativa se desenvolve mais lentamente, mas com grande especificidade. Os linfócitos T e B do sistema imunológico inato têm a capacidade de expressar seus receptores (células T) e produzir imunoglobulinas (Ig) (células B) em bilhões de combinações diferentes, o que lhes possibilita alcançar bilhões de diferentes epítopos, vírus e microrganismos.

A capacidade do sistema imunológico adaptativo de funcionar efetivamente é dependente da interação de dois mecanismos distintos, mas intimamente relacionados: resposta humoral (mediada por células B) e resposta celular (mediada por células T). A resposta imune humoral se baseia na capacidade das células B de produzir imunoglobulinas específicas para o antígeno e células de "memória". Em contraste, a resposta mediada por células se baseia na capacidade dos linfócitos T de produzir várias citocinas, apresentar antígenos aos

Quadro 12.1 Estados de imunodeficiência.

Imunodeficiência humoral (células B)

- Primária:
  - Hipogamaglobulinemia ligada ao X
  - Imunodeficiência comum variável
  - Deficiência seletiva de IgG, IgA e IgM
- Secundária:
  - Perda crescente de imunoglobulina (síndrome nefrótica)

Imunodeficiência celular (células T)

- Primária:
  - Aplasia tímica congênita (síndrome de DiGeorge)
  - Síndrome de hiper-IgM
- Secundária:
  - Doença maligna (doença de Hodgkin e outras)
  - Supressão transitória da produção e da função de células T devido a infecção viral aguda
  - HIV-AIDS

Imunodeficiência combinada de células B e T

- Primária:
  - Síndrome da imunodeficiência combinada grave ligada ao X
  - Autossômica recessiva (deficiência de adenosina deaminase [ADA], deficiência de Jak3 [Janus quinase 3])
  - Síndrome de Wiskott-Aldrich
  - Ataxia-telangiectasia
  - Síndrome da imunodeficiência combinada
- Secundária:
  - Irradiação
  - Imunossupressão e fármacos citotóxicos

Distúrbios do sistema complemento

- Primários:
  - Deficiência hereditária de proteínas do complemento
  - Deficiência hereditária de inibidor de C1 (edema angioneurótico)
- Secundários:
  - Distúrbios adquiridos que consomem fatores de complemento

Distúrbios de fagocitose

- Primários:
  - Doença granulomatosa crônica
  - Síndrome de Chédiak-Higashi
- Secundários:
  - Induzidos por medicamentos (corticosteroides e terapia imunossupressora)
  - Diabetes melito

---

linfócitos B para que sejam destruídos e, no caso de células T citotóxicas, matar células infectadas por microrganismos intracelulares. É essencial que as células das respostas humorais e das mediadas por células trabalhem em conjunto na defesa contra a invasão de microrganismos e processos patológicos. Por exemplo, a ativação de linfócitos B e a produção subsequente de Ig (ou seja, IgG versus IgA) são dependentes de determinadas citocinas especificamente produzidas por células T auxiliares. Por outro lado, os linfócitos T citotóxicos dependem de imunoglobulinas específicas produzidas por células B (plasmócitos) para que sejam capazes de destruir células infectadas por vírus e partículas virais livres antes que se disseminem para outros alvos celulares.

As imunodeficiências primárias (IDP) são causadas por anormalidades genéticas do sistema imunológico; esse grupo consiste em mais de 130 distúrbios distintos.[1] Estimativas recentes estabelecem prevalência geral para IDP nos EUA de 1:2.000.[2] Aproximadamente 65% desses casos se apresentam como síndrome primária de deficiência de anticorpo. A incidência aumentou de 2,4 por 100 mil nos anos de 1976 a 1980 para 10,3 por 100 mil de 2001 a 2006. Esse aumento tem sido atribuído a maior conscientização e, portanto, maior número de diagnósticos de IDP, e não a um aumento no número de novos casos.[3] Nos últimos anos têm sido realizadas inúmeras pesquisas para identificar defeitos genéticos e bioquímicos que causam o desenvolvimento de IDP. Isso levou ao aprimoramento de tratamentos e terapias para pacientes com IDP, diminuindo a incidência de infecções potencialmente fatais. A maioria deles é herdada como traços autossômicos recessivos, sendo vários ligados ao sexo e causados por mutações no cromossomo X; entretanto, a causa de alguns ainda precisa ser identificada.[3] A principal causa de muitos casos de IDP envolve mutações que afetam as vias de sinalização (p. ex., citocinas e sinalização de citocinas, subunidades receptoras e vias metabólicas) que determinam o desenvolvimento imunológico e a função celular. A autoimunidade está frequentemente associada à IDP porque também afeta a capacidade do sistema imunológico de diferenciar constituintes (self) de estranhos (não self).[1,3]

Muitos distúrbios de imunodeficiência primária têm consequências gravemente debilitantes e altamente fatais. Embora a detecção precoce seja possível, os pediatras não costumam realizar triagem regular. No caso de recém-nascidos com imunodeficiência combinada grave de células T e B, o diagnóstico precoce é essencial para evitar infecções graves e viabilizar a administração de vacinas de vírus vivo atenuado (p. ex., sarampo, caxumba, rubéola, varicela, bacilo Calmette-Guérin), que, de outra maneira, podem ter consequências terríveis e eminentemente fatais.[4]

Crianças com IDP frequentemente apresentam histórico de infecções graves e recorrentes resistentes ao tratamento. Na verdade, a idade média de encaminhamento para testes imunológicos depois de infecção recorrente grave é de aproximadamente 6 meses.[4] As infecções envolvem com frequência o sistema respiratório e resultam de microrganismos não observados tradicionalmente nessa população. Isso inclui episódios recorrentes de otite, sinusite e pneumonia no período de 1 ano e que não respondem à administração prolongada de antibióticos (1 a 2 meses); déficit de crescimento na infância; aftas persistentes ou infecções fúngicas; recorrência de abscessos cutâneos ou em outros órgãos; e histórico familiar positivo de imunodeficiência primária. Como esses distúrbios são frequentemente herdados, um histórico familiar positivo pode ajudar no estabelecimento do diagnóstico. Tem sido evidenciado que áreas demográficas com alta taxa de consanguinidade (descendentes de um mesmo ancestral) apresentam taxa de prevalência muito maior do que na população geral. Além disso, a identificação do microrganismo infeccioso pode ajudar no diagnóstico da forma específica de IDP. As infecções bacterianas (por *Streptococcus pneumoniae* e *Haemophilus influenzae*) são observadas com frequência em casos de deficiência de anticorpos, enquanto graves infecções virais, fúngicas e oportunistas geralmente caracterizam deficiências de células T.[5,6] Infecções recorrentes com bactérias encapsuladas, particularmente *S. pneumoniae*, caracterizam indivíduos com deficiências de complemento.[10] Infecções recorrentes por estafilococos e outros microrganismos catalase-positivos são comuns em pessoas com doenças que afetam principalmente a fagocitose. A Tabela 12.1 resume as infecções que ocorrem com os diferentes tipos de distúrbios de imunodeficiência primária.

Imunodeficiências humorais

As imunodeficiências humorais (células B) estão principalmente associadas à disfunção das células B e diminuição da produção de imunoglobulinas. Como os linfócitos B são essenciais para a defesa normal do organismo contra a invasão de bactérias, pessoas com imunodeficiência humoral têm maior risco de desenvolvimento de infecções recorrentes por *S. pneumoniae*, *H. influenzae*, *Staphylococcus aureus* e vários microrganismos gram-negativos, incluindo *Pseudomonas*.[6] A imunidade humoral geralmente não é tão importante na defesa contra bactérias intracelulares (micobactérias), fungos e protozoários; assim, infecções recorrentes com esses microrganismos são comuns. Uma vez que a função das células T não é afetada, a resposta do organismo à infecção viral é normal.

Hipogamaglobulinemia transitória do lactente

Os recém-nascidos são protegidos de infecções por anticorpos IgG maternos que atravessaram a placenta durante o desenvolvimento fetal. Em geral, apresentam deficiência de IgA, IgM, IgD e IgE, porque essas imunoglobulinas normalmente não atravessam a placenta. Durante os primeiros 6 meses de vida, os níveis de anticorpos maternos diminuem gradualmente, à medida que o sistema imunológico humoral do lactente gradativamente assume a produção de anticorpos, alcançando os níveis de adultos em torno de 1 a 2 anos de idade.

Nos recém-nascidos com hipogamaglobulinemia transitória da infância (HTI), existe redução nos níveis séricos de uma ou mais imunoglobulinas, o que resulta em infecções recorrentes.[8,9] É mais comum os lactentes apresentarem deficiência tanto de IgG quanto de IgA, mas existem relatos de casos de diminuição dos níveis de IgA apenas, e de IgG, IgA e IgM. Os sintomas da HTI se manifestam à medida que diminuem os níveis de anticorpos IgG maternos durante os 6 primeiros meses de vida, e o sistema imunológico da criança ainda não é capaz de sintetizar adequadamente e por conta própria as imunoglobulinas. As manifestações clínicas mais frequentes incluem infecções das vias respiratórias superiores, infecções das vias respiratórias inferiores (incluindo pneumonia), alergias e asma alérgica.[9] O tratamento de HTI geralmente é feito com antibióticos profiláticos, mas algumas evidências indicam que a administração intravenosa de imunoglobulina (IVIG) pode desempenhar papel importante na melhoria da qualidade de vida e na interrupção do ciclo de infecção frequentemente observado nessas crianças.[10] A maioria dos casos de HTI tem resolução espontânea quando a criança alcança 3 anos de idade, mas alguns persistem até a adolescência e estão mais associados a outros distúrbios de imunodeficiência primária.

Tabela 12.1 Microrganismos infecciosos frequentemente associados às principais categorias de distúrbios de imunodeficiência.

Distúrbio de imunodeficiência	Vírus	Bactérias	Fungos	Protozoários
Imunodeficiência de células B (humoral)	Enterovírus	*Streptococcus pneumoniae*, *Staphylococcus aureus*, *Haemophilus influenzae*	Não	*Giardia lamblia*
Imunodeficiência de células T (mediada por células)	Herpes-vírus	*Salmonella typhi*, todas as micobactérias	*Candida albicans*, *Coccidioides immitis*, *Histoplasma capsulatum*, *Aspergillus fumigatus*	
Imunodeficiência combinada de células T e células B	Todos	*S. pneumoniae*, *S. aureus*, *H. influenzae*, *Neisseria meningitidis*, *Mycoplasma hominis*, flora entérica	*C. albicans*, *Pneumocystis jiroveci* (anteriormente *carinii*)	*Toxoplasma gondii*
Distúrbios do sistema complemento	–	*S. pneumoniae*, *S. aureus*, *H. influenzae*	–	–
Distúrbios fagocíticos (neutrófilos e monócitos)	–	*S. aureus*, flora entérica, *P. aeruginosa*, todas as micobactérias	*A. fumigatus*, *C. albicans*, *Nocardia asteroides*	–

Fonte: Alder R., Kalumuck K. (2013). Immunodeficiency disorders. *Magill's medical guide (online edition)* [serial online]. Disponível em: Research Starters, Ipswich, MA. Accessed May 4, 2018; Nazi N., Ladomenou F. (2018). Gastrintestinal manifestations of primary immune deficiencies in children. *International Reviews of Immunology*, 37(2), 111 a 118; Preston R. R., Wilson T. (2013). *Lippincott's illustrated reviews: Physiology*. Philadelphia, PA: Wolters Kluwer; Rhoades R. A., Bell D. R. (2018). *Medical physiology* (5th ed.). Philadelphia, PA: Wolter Kluwers.

Distúrbios de imunodeficiência humoral primária

Os distúrbios de imunodeficiência primária que afetam a diferenciação de células B e a produção de anticorpos são comuns e resultam de comprometimento no processo de diferenciação e maturação de células estaminais linfoides da medula óssea. Células B imaturas ou *naïve* que expressam IgM de superfície (IgM+) deixam a medula óssea e migram para os tecidos linfoides periféricos. Depois do antígeno e da estimulação de células T, elas passam por uma "mudança de classe", em que perdem IgM de superfície e expressam outros tipos de imunoglobulinas, como plasmócitos secretores de IgG, IgA, IgE (Figura 12.1).[11] Os distúrbios de imunodeficiência humoral primária podem interromper a produção de uma ou de todas as imunoglobulinas em qualquer ponto ao longo do ciclo de diferenciação e maturação.

Agamaglobulinemia ligada ao X.
A agamaglobulinemia ligada ao X (XLA) é um distúrbio hereditário ligado ao sexo, de padrão recessivo, e que afeta 1 em 250 mil indivíduos do sexo masculino. A XLA é uma imunodeficiência humoral primária causada por um defeito no início do desenvolvimento das células B, levando a diminuição acentuada na produção, maturação e sobrevivência de linfócitos B maduros. O resultado final é hipogamaglobulinemia profunda e grave susceptibilidade à infecção. Os homens afetados têm propensão a infecções por bactérias encapsuladas, como *S. pneumoniae*, *H. influenzae* tipo b, *Giardia lamblia*, meningococos e vários enterovírus.[12,13]

Em 1993, descobriu-se que a mutação genética para XLA estava localizada em Xq21.3-Xq22, que codifica a sinalização de uma quinase intracelular denominada tirosinoquinase de Bruton (Btk).[14] A Btk é expressa em todas as fases de desenvolvimento das células B, mas sua principal função se encontra no início da maturação, em que desempenha papel importante na via de sinalização do receptor de células pré-B.[14] A inexistência de Btk provoca parada no desenvolvimento das células B. A mutação no gene Btk resulta na falta de células B maduras em circulação e de plasmócitos. Contudo, os linfócitos T são normais em número e função.

A maioria dos meninos com XLA é assintomática ao nascer devido à existência de anticorpos maternos circulantes. Assim que esses níveis começam a cair, os indivíduos do sexo masculino afetados desenvolvem infecções altamente fatais e que não respondem ao tratamento com antibióticos. O diagnóstico se baseia na demonstração de níveis séricos baixos ou sem imunoglobulina. A terapia atual, que inclui a administração crônica de IVIG e antibióticos profiláticos, é apenas parcialmente efetiva, custa caro e está associada a complicações graves a longo prazo. Estão sendo testados novos tratamentos com a terapia genética para promover a expressão de Btk de linhagem específica para células B; esses tratamentos têm obtido algum sucesso.[15]

Imunodeficiência variável comum.
Outra forma de imunodeficiência humoral primária ligada ao comprometimento do ciclo de diferenciação prejudicada das células B e à produção de anticorpos é a *imunodeficiência variável comum* (CVID). Todos os pacientes apresentam níveis séricos baixos de IgG, mas alguns apresentam também níveis baixos de IgA e/ou IgM, resultando no prejuízo da resposta de anticorpos a infecções específicas e em desafio à vacinação.[16] A CVID é um distúrbio heterogêneo que afeta igualmente homens e mulheres e para o qual não foi identificada nenhuma mutação gênica específica.

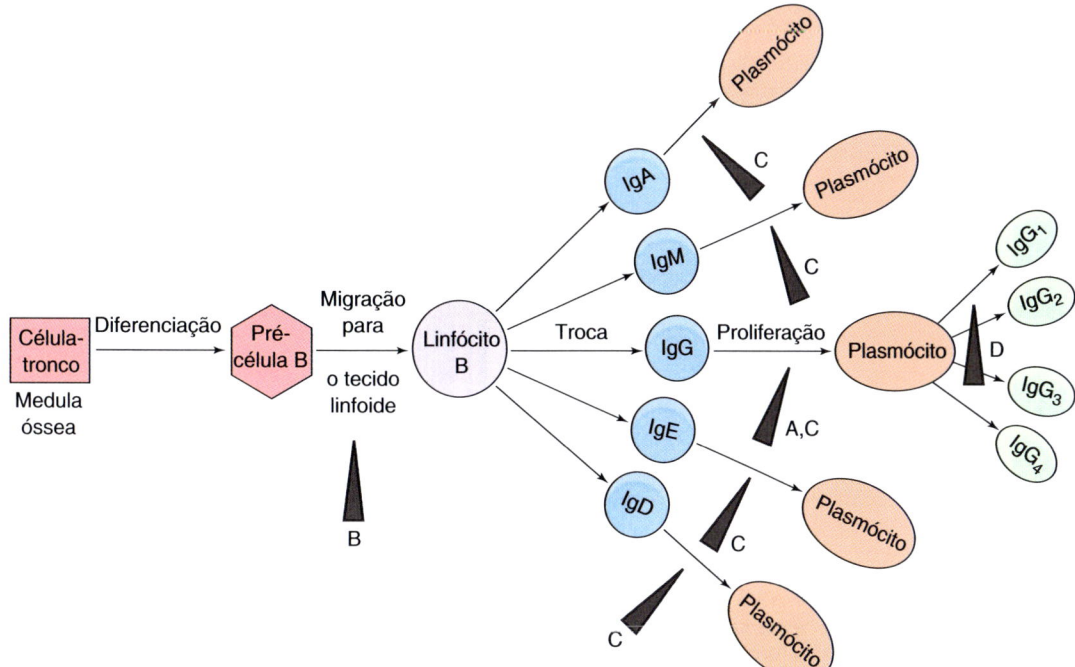

Figura 12.1 • Amadurecimento de células-tronco para plasmócitos secretores de imunoglobulinas. As *setas* indicam o estágio do processo de maturação, que é interrompido em caso de (**A**) hipogamaglobulinemia transitória, (**B**) agamaglobulinemia ligada ao cromossomo X, (**C**) imunodeficiência variável comum e (**D**) deficiência de subclasse de IgG.

Os pacientes com esse distúrbio podem apresentar deficiência de coestimulante induzível de células T (ICOS), deficiência de CD19 e polimorfismos de *Escherichia coli* MutS ou deficiência do modulador de cálcio e interator do ligante de ciclofilina (TACI). O resultado dessas mutações é uma falha na mudança de classe de células B *naïve* no processo de maturação tardio.[16] Normalmente, as células B circulantes expressam IgM e IgD de superfície e, depois da estimulação do antígeno e de células T em tecidos linfoides, perdem esses marcadores e expressam IgG, IgA ou IgE. As células B de memória também expressarão o marcador CD27 de superfície ou o receptor membro 7 da superfamília de fator de necrose tumoral (TNFRSF7).[6] Assim, pessoas com CVID têm um número relativamente normal de linfócitos B não funcionantes. Os linfócitos T CD4 e/ou CD8 geralmente não são afetados, mas em muitos pacientes a contagem total de células T pode estar diminuída, particularmente como resultado da perda de células *naïve* T $CD4^+$.[17]

As manifestações clínicas de CVID podem começar em qualquer momento da vida (em indivíduos muito jovens ou muito velhos) e mais comumente incluem infecções bacterianas e virais recorrentes do sistema respiratório.[16] Uma doença autoimune (27%) é observada com frequência em pessoas com CVID e está associada tanto à redução na contagem total de células T regulatórias quanto ao comprometimento funcional.[16,17] Os distúrbios autoimunes diagnosticados com mais frequência são púrpura trombocitopênica imune e anemia hemolítica autoimune (AHAI), mas existem relatos de casos de artrite inflamatória asséptica não erosiva soronegativa, doença intestinal inflamatória e vasculite. Aproximadamente 10% das pessoas apresentarão um distúrbio linfoproliferativo em algum momento da vida, incluindo esplenomegalia, linfadenopatia, doença intersticial pulmonar e, na pior das hipóteses, linfoma, mais comumente do tipo não Hodgkin.[17]

Os métodos de tratamento para CVID são semelhantes aos utilizados para outros tipos de imunodeficiência humoral primária, colocando-se como principal a terapia com IVIG. Anafilaxia de IgA em IVIG tem sido relatada em pessoas com CVID com deficiência de IgA. Existe IVIG com depleção de IgA disponível, e seu uso reduziu muito o risco.

Deficiência seletiva de imunoglobulina A.
A deficiência seletiva de IgA (SIGAD) é a imunodeficiência primária mais comum; foi descrita pela primeira vez em crianças com ataxia-telangiectasia. A incidência mundial varia de acordo com a etnia.[18] A síndrome se caracteriza por redução moderada a acentuada nos níveis de IgA sérica e secretora. No organismo, a IgA secretora se liga aos agentes patogênicos intestinais e a seus produtos tóxicos, assim como naturaliza um e outro; por conseguinte, os anticorpos IgA não são normalmente encontrados na corrente sanguínea, a menos que ocorra invasão da flora bacteriana. Na maioria dos casos de SIGAD, as manifestações clínicas são leves ou inexistentes. No entanto, na forma fulminante, a deficiência leva ao aumento da suscetibilidade às infecções, particularmente às das vias respiratórias superiores e inferiores.[18] Em pessoas com SIGAD, os linfócitos B expressam IgA de superfície, mas as células parecem ter uma parada em seu desenvolvimento, de modo que não ocorre a diferenciação final em plasmócitos secretores de IgA. O mecanismo exato de deficiência de IgA é desconhecido, mas em muitos casos foram identificadas mutações genéticas do gene de TACI.[19] Outros mecanismos fisiopatológicos postulados incluem a existência de células T supressoras específicas de IgA, o funcionamento inadequado de células T auxiliares ou a diminuição da expressão de CD40 na superfície dos monócitos.[19] A SIGAD está geneticamente ligada à CVID; os dois distúrbios parecem ser o resultado de um mesmo defeito molecular.[20] Muitos casos de crianças com SIGAD evoluem para o desenvolvimento de CVID mais tarde na vida, e vice-versa. A SIGAD se dá em homens e mulheres e em membros de sucessivas gerações de uma família. Isso sugere herança autossômica com expressividade variável, porque muitas pessoas têm histórico familiar de SIGAD ou CVID.[20]

A maioria das pessoas com SIGAD não tem sintomas evidentes porque os níveis de IgG e IgM geralmente são normais, e a resposta humoral à infecção é adequada. Pelo menos 50% das crianças afetadas superam a deficiência até os 14 anos de idade. Pessoas com deficiências graves são acometidas com frequência por infecções respiratórias e gastrintestinais recorrentes e apresentam maior incidência de alergias e outras doenças autoimunes. Em pessoas com diagnóstico de SIGAD, a frequência de anticorpos circulantes anti-IgA tem sido relatada em 20 a 40%, por isso anafilaxia e reações alérgicas a produtos sanguíneos devem constituir preocupação real para os médicos.[20] Portanto, devem ser utilizadas somente hemácias especialmente lavadas de doadores normais ou hemácias de doadores deficientes em IgA.

Não existe um tratamento definitivo para SIGAD, a menos que haja redução concomitante nos níveis de IgG. A administração de imunoglobulina IgA é de pouca utilidade pelo fato de ter meia-vida curta e normalmente estar confinada às camadas mucosas. Existe também risco significativo de anafilaxia em pessoas que apresentam anti-IgA circulante na corrente sanguínea.

Deficiência de subclasse de imunoglobulina G.
Os anticorpos IgG podem ser divididos em quatro subclasses, designadas de IgG1-IgG4, com base na estrutura e na função subjacentes. Os indivíduos podem apresentar deficiência em um ou mais subtipos de IgG, independentemente de níveis séricos normais de IgG total. Deficiências de IgG1 e IgG2 são mais comuns e apresentam maior possibilidade de estarem associadas a níveis séricos baixos de IgG, porque são os principais componentes dos anticorpos IgG.[29] A maior parte do IgG circulante pertence às subclasses IgG1 (70%) e IgG2 (20%). Em geral, os anticorpos contra proteínas antigênicas pertencem às subclasses IgG1 e IgG3, enquanto os anticorpos contra antígenos de hidrocarbonetos e polissacarídios são principalmente da subclasse IgG2. Como resultado, as pessoas com deficiência em anticorpos da subclasse IgG2 podem estar em maior risco para o desenvolvimento de sinusite, otite média e pneumonia causadas por microrganismos encapsulados em polissacarídios, como *S. pneumoniae*, *H. influenzae* tipo b e *N. meningitidis*. No entanto, podem ser encontrados níveis reduzidos de anticorpos de uma ou mais subclasses em indivíduos saudáveis. O tratamento da deficiência de subclasses de IgG é dependente da deficiência específica e da apresentação clínica.

Crianças com formas leves podem ser tratadas com antibióticos profiláticos para evitar infecções recorrentes. IVIG pode ser administrado a crianças com manifestações graves dessa deficiência.

Conceitos fundamentais

Distúrbios de imunodeficiência primária

- Os distúrbios de imunodeficiência primária são anormalidades hereditárias da função imunológica que tornam uma pessoa suscetível a doenças normalmente evitadas por um sistema imunológico intacto. Podem ser classificados como mediados por células B, mediados por células T ou imunodeficiências combinadas, que afetam todos os aspectos da resposta imune humoral e mediada por células
- Distúrbios de imunodeficiência mediada por células B afetam a produção de anticorpos e inibem a capacidade de defesa do sistema imunológico contra infecções bacterianas e toxinas que circulam nos líquidos orgânicos (IgM e IgG) ou que entram no organismo através da superfície da mucosa do sistema respiratório ou digestório (IgA)
- Os distúrbios de imunodeficiência mediada por células T resultam da expressão deficiente do complexo receptor de células T (TCR), da produção defeituosa de citocinas e de defeitos na ativação de células T. Isso compromete a capacidade de defesa do sistema imunológico contra infecções por fungos, protozoários, vírus e bactérias intracelulares (células T citotóxicas CD8$^+$)
- Os distúrbios combinados da imunodeficiência das células B e T afetam todos os aspectos do sistema imunológico e sua função.

Distúrbios de imunodeficiência humoral secundária

Existem inúmeras causas para hipogamaglobulinemia secundária, incluindo desnutrição, queimaduras, perda gastrintestinal, síndrome nefrótica e malignidade, bem como efeito colateral de determinados medicamentos.[22] Essas condições resultam em maior perda e/ou diminuição da produção de imunoglobulinas. Por exemplo, a síndrome nefrótica está relacionada com a perda de IgG sérica como resultado de anormalidade na filtração glomerular e subsequente perda urinária. Os níveis séricos de IgA e IgM permanecem normais ou se mostram ligeiramente elevados, porque são moléculas de grande peso molecular não filtradas pelos glomérulos.[22] Por outro lado, várias doenças malignas, como leucemia e linfoma, estão associadas a deficiências de anticorpos, porque diminuem a produção de anticorpos como um todo. Muitos medicamentos comumente utilizados podem prejudicar os níveis de anticorpos por qualquer mecanismo e incluem diversos antiepilépticos, anti-hipertensivos e glicocorticoides. Os efeitos geralmente podem ser revertidos pela retirada da medicação.

Imunodeficiências mediadas por células

Imunodeficiências mediadas por células (células T) são um grupo heterogêneo de doenças que surgem de defeitos em um ou mais componentes da resposta imunomediada por células. Enquanto os linfócitos B passam por uma via definitiva de diferenciação que culmina na produção de anticorpos, as funções dos linfócitos T maduros são imunologicamente diversas. Os linfócitos T são constituídos por duas subpopulações distintas: as células T auxiliares CD4$^+$ e as células T CD8$^+$ citotóxicas. As subpopulações de linfócitos T trabalham coletivamente para proteger contra infecções por fungos, protozoários, vírus e bactérias intracelulares; controlar a proliferação de células malignas; e coordenar a resposta imune como um todo. Por isso, defeitos nos diferentes componentes do sistema podem resultar em uma gama de respostas imunológicas.

Distúrbios de imunodeficiência primária mediada por células

De todas as imunodeficiências primárias, as mediadas por células T são consideradas as mais graves. Os recém-nascidos afetados sucumbem a graves infecções virais, fúngicas e infecções oportunistas nos primeiros meses de vida.[23] A existência de anticorpos maternos não oferece nenhuma vantagem imunológica contra esses distúrbios. Crianças com formas mais graves de defeitos mediados por células T, como *síndrome de imunodeficiência grave combinada* (SIDC), raramente sobrevivem além da infância ou adolescência porque são propensas a infecções oportunistas e não oportunísticas.[23] Defeitos de células T recentemente identificados, como a síndrome de hiper-IgM ligada ao X, apresentam resultado mais favorável, com pouco ou nenhum tratamento.

Os distúrbios de imunodeficiência primária de células T resultam da expressão deficiente do complexo TCR, da produção defeituosa de citocinas e de defeitos na ativação de células T. Os indivíduos geralmente são diagnosticados com base na apresentação clínica e no histórico familiar. Nos tipos mais graves de imunodeficiência mediada por células, a avaliação imunológica revela diminuição no número de subconjuntos de linfócitos, incluindo células T, B e NK em esfregaços de sangue periférico e depressão da resposta das células T à estimulação do antígeno.[24]

Tradicionalmente, o transplante de medula óssea é o tratamento de escolha em crianças com as formas mais graves de imunodeficiência de células T. No entanto, atualmente, a restauração do sistema imunológico por meio de transplante alogênico de células-tronco hematopoéticas (TCTH)[23] e a terapia genética[25] têm se tornado cada vez mais populares no tratamento de distúrbios específicos de células T, incluindo síndrome de Wiskott-Aldrich (SWA), SIDC ligada ao X e deficiência de adenosina deaminase (ADA). O principal risco aos receptores de transplante de medula óssea e de células estaminais é a doença enxerto *versus* hospedeiro (DECH).

Síndrome de DiGeorge. A síndrome de DiGeorge ou síndrome velocardiofacial é um defeito do desenvolvimento embrionário associado à deleção do cromossomo 22q11.2.[26,27] Ocorre em aproximadamente 1:4.000 nascimentos. A incidência dessa doença está aumentando, porque muitos afetados atualmente estão gerando crianças afetadas. O defeito parece acontecer antes da 12ª semana de gestação, quando timo, glândulas paratireoides e partes da cabeça, pescoço e coração estão se desenvolvendo. Crianças com a síndrome de DiGeorge se apresentam com um complexo de defeitos, incluindo imunodeficiência entre leve e moderada, resultante da inexistência congênita do timo, anomalias cardíacas e renais, anormalidades palatais, hipoparatireoidismo, defeitos esqueléticos e atrasos no desenvolvimento. A doença afeta ambos os sexos.

A expressão fenotípica da anormalidade cromossômica ligada à síndrome de DiGeorge é extremamente variável. Recém-nascidos com esse defeito geralmente apresentam falha parcial ou completa do desenvolvimento do timo e das glândulas paratireoides e têm defeitos congênitos de cabeça, pescoço, palato e coração. Em algumas crianças, o timo existe, mas é extremamente pequeno e localizado fora do mediastino. Nessas crianças, há chances de ocorrer crescimento e desenvolvimento do timo com a estimulação normal do sistema imunológico. Os distúrbios faciais podem incluir hipertelorismo (aumento da distância entre os olhos); micrognatia (mandíbula anormalmente pequena); orelhas de implantação baixa e anguladas posteriormente, com perda auditiva associada; divisão da úvula; palato ogival ou fenda palatina; e fraqueza da musculatura da cavidade oral e da nasofaringe.[27] Na maioria das crianças afetadas, os defeitos do palato estão aliados a problemas de alimentação, prejuízo na qualidade da fala e atraso na aquisição de linguagem. Anomalias renais afetam cerca de um terço das crianças com síndrome de DiGeorge. Felizmente, são raros os casos de displasia renal e agenesia que exigem realização imediata de diálise. Podem se desenvolver hipocalcemia e tetania no período de 24 h após o nascimento como resultado de inexistência ou hipoplasia das glândulas paratireoides.

O sistema imunológico é afetado em 75% dos casos de crianças com síndrome de DiGeorge como resultado da hipoplasia do timo.[27] No entanto, o tamanho do timo se correlaciona diretamente com a contagem de células T na circulação devido à existência de um número limitado de células tímicas em locais atípicos. Consequentemente, a gravidade da disfunção de células T varia desde a inexistência de células T circulantes até contagens normais. Crianças com disfunção grave das células T apresentam propensão maior para infecções recorrentes ou crônicas por vírus, fungos e bactérias intracelulares. O comprometimento da função das células T auxiliares afeta a apresentação de antígenos a células B e a subsequente produção de anticorpos. Esse fenômeno parece ser limitado a pacientes pediátricos, uma vez que não há evidência clínica de que pacientes adultos apresentem risco maior de infecção.

O tratamento da síndrome de DiGeorge é dependente dos sintomas apresentados. As anomalias cardíacas são em geral reparadas logo após o nascimento. Em crianças com aplasia verdadeira do timo e inexistência congênita de células T, o tratamento de escolha para reconstituir a imunidade das células T é um transplante de timo ou de células T totalmente correspondentes. Como acontece com qualquer imunodeficiência primária, a autoimunidade é um problema potencial. Portanto, devem ser tomadas precauções durante o tratamento por transplante ou transfusão para evitar o desenvolvimento de DECH.

Imunodeficiência com hiper-IgM ligada ao X. Distúrbios de hiperimunoglobulina M (HIGM) são um grupo heterogêneo de distúrbios de imunodeficiência primária resultantes da recombinação defeituosa na mudança de classe de imunoglobulinas durante o processo de maturação de células B que resulta em deficiência de IgG, IgA e IgE, mas em níveis elevados de IgM3.[28] Esse distúrbio ligado ao X ocorre apenas em indivíduos do sexo masculino. Em condições normais, a recombinação para mudança de classe é dependente da apresentação de antígenos aos receptores de células B, que é mediada por meio da interação direta de células T e sinalização via CD40 ligante/CD40 receptor.[29,30] O distúrbio é proveniente da incapacidade das células T de sinalizar as células B para a troca de isótipos IgG e IgA. Assim, continuam a expressar apenas a subclasse de imunoglobulinas IgM. Na maioria dos casos, é o resultado de mutação genética resultante da deficiência de CD40 ligante. Embora o distúrbio seja identificado com base em um defeito de anticorpo, sua causa primária é um defeito de imunidade mediada por células.

As manifestações clínicas de HIGM acontecem no início da vida, em lactentes com idade média de menos de 12 meses.[31] As crianças de modo geral apresentam infecções recorrentes sinopulmonares que podem evoluir para bronquiectasia e pneumonia. Em aproximadamente 40% dos casos, o sintoma de apresentação é uma infecção oportunista, como pneumonia causada por *Pneumocystis jiroveci* (PJP).[32] Infelizmente, essas crianças estão particularmente em risco para o desenvolvimento de doenças autoimunes e doenças malignas de vias biliares, intestino e sistema neuroendócrino devido aos defeitos na sinalização de CD40. O tratamento mais comum é com reposição de imunoglobulinas e antibióticos profiláticos.

Distúrbios secundários de imunodeficiência mediada por células

Distúrbios secundários de imunodeficiência mediada por células são mais prevalentes que deficiências primárias e frequentemente estão associados a infecções agudas virais (p. ex., vírus do sarampo, citomegalovírus) e a determinados tipos de doenças malignas, como doença de Hodgkin e outros linfomas. Infecções virais muitas vezes comprometem a imunidade celular por infecção direta de subpopulações específicas de linfócitos T (p. ex., células auxiliares). Vírus linfotrópicos, como o HIV e o herpes-vírus humano (HSV) do tipo 6, causam a depleção seletiva do subtipo de células que invadem, assim como a perda concomitante da função imunológica associada a esse subtipo. Indivíduos com doenças malignas podem ter a função das células T prejudicada devido à proliferação desregulada ou depleção de um tipo particular de célula. Alguns casos de imunodeficiência de células T não têm etiologia conhecida, porém o fator causal surge mais tarde na vida. Linfocitopenia idiopática de células T CD4+ é um distúrbio raro caracterizado por um defeito significativo e persistente das células T CD4+ que predispõe ao desenvolvimento de infecções oportunistas graves quando não há outros defeitos imunológicos.[33] Independentemente da etiologia, pessoas com distúrbio secundário de imunodeficiência mediada por células podem apresentar maior suscetibilidade a infecções causadas por patógenos normalmente inofensivos (infecções oportunistas) ou podem ser incapazes de produzir reações de hipersensibilidade tardia (anergia). Pessoas com anergia apresentam reação diminuída ou inexistente ao antígeno, mesmo quando há infecção conhecida.

Imunodeficiências combinadas de células T e células B

Os distúrbios linfocíticos combinados de células T e células B se manifestam como defeitos nas duas respostas imunológicas: humoral e mediada por células. Coletivamente, esses distúrbios são conhecidos como síndrome da imunodeficiência combinada (SIDC), mas são um grupo diverso causado por mutações em um grande número de genes que influenciam o desenvolvimento ou a resposta de linfócitos, incluindo receptores de linfócitos, citocinas ou antígenos do complexo principal de histocompatibilidade (MHC, *major histocompatibility complex*), que podem levar à imunodeficiência combinada. O resultado final é uma interrupção nas vias de comunicação entre as células do sistema imunológico humoral e mediado por células e inexistência de resposta imune adaptativa. O espectro de distúrbios resultantes de imunodeficiências combinadas (IDC) varia de leve a grave e, em última instância, a formas fatais.

Distúrbios de imunodeficiência combinada grave

Os distúrbios de imunodeficiência combinada grave (SIDC) são um grupo de doenças geneticamente diversas caracterizado por deficiências profundas de linfócitos T e B, e em algumas formas de células NK, com a consequente perda das imunidades humoral e mediada por células.[23] A incidência de SIDC é 1:100.000 nascidos vivos e representa coletivamente cerca de 20% dos distúrbios de imunodeficiência primária.[34] Os lactentes afetados são linfopênicos e não têm células T, que normalmente constituem 70% dos linfócitos circulantes totais. O curso da doença se assemelha ao da síndrome da imunodeficiência adquirida (AIDS), com problemas de desenvolvimento, diarreia crônica e infecções oportunistas graves. A SIDC geralmente é fatal nos dois primeiros anos de vida, a menos que possa ser realizada a reconstituição do sistema imunológico por meio de transplante de medula óssea ou de TCTH. O diagnóstico precoce é essencial, pois as chances de sucesso do tratamento são melhores em crianças que não sofreram infecções oportunistas graves.[34] Portanto, pediatras e neonatologistas defendem atualmente a triagem para SIDC. O recebimento precoce de TCTH é associado ao maior grau de sucesso a longo prazo.[35] A terapia de reposição enzimática e a terapia gênica estão sendo investigadas e foram recebidas com algum êxito em crianças com determinados subtipos de SIDC.[36,37]

Até o momento, 13 mutações diferentes foram associadas à SIDC. Mutações ligadas ao X são responsáveis por quase 45% de todos os casos, como resultado de defeitos na cadeia γ comum dos receptores de citocinas.[29] Mutações com herança autossômica recessiva representam a maioria dos casos restantes de SIDC, incluindo mutações nos genes que codificam gene ADA, gene Janus quinase 3 (JAK3), a cadeia α do receptor de interleucina-7 (cadeia IL-7Rα; também conhecida como CD127) e genes 1 e 2 de ativação de recombinação (*RAG1* e *RAG2*).[34] Muitas dessas mutações resultam em defeitos que prejudicam a maturação das células T, como defeitos de controle do receptor de citocina de diferenciação de células T, arranjo do receptor de gene do antígeno em células T e B ou qualquer outro componente da função do receptor de antígeno de células T necessário para o desenvolvimento normal das células T.

A forma mais comum de SIDC é ligada ao X, portanto é mais prevalente em indivíduos do sexo masculino. Ela é causada por uma mutação no gene da cadeia gama de receptores de interleucina (IL) -2 (IL-2Rγ) que codifica para a subunidade comum de cadeia γ (γc) dos receptores de citocina.[29] Esse receptor transmembrana é um elemento comum a vários receptores de IL, incluindo os receptores da IL-7, que é responsável pela proliferação de precursores de linfócitos T. O comprometimento funcional do receptor resulta em defeitos na diferenciação e na produção de linfócitos T. Embora a produção de células B não seja afetada, a produção de anticorpos é prejudicada devido à falta de células T auxiliares.

SIDC com deficiência de ADA é uma das formas mais comuns do distúrbio herdado como traço autossômico recessivo. É responsável por 15 a 20% de todos os casos de SIDC, com taxas de prevalência que variaram entre 1: 375.000 e 1:660.000 nascidos vivos.[30] ADA é uma enzima essencial na via da purina que catalisa a desaminação irreversível de adenosina e desoxiadenosina. Defeitos no gene de ADA causam acúmulo de metabólitos tóxicos da purina no plasma e, por fim, a destruição das células T. Logo após o nascimento, o lactente apresenta profunda linfopenia (contagem total < 500/mm)³; inexistência de imunidades humoral e mediada por células; infecções recorrentes e problemas de desenvolvimento. A acumulação sistêmica de metabólitos tóxicos da purina provoca outros efeitos sobre órgãos-alvo, como pulmões, sistema musculoesquelético e sistema nervoso central (SNC), sistema digestório e fígado.[30] O tratamento de escolha para crianças com ADA-SIDC é o transplante de medula óssea de um irmão doador idêntico para HLA, mas é viável apenas em uma minoria de casos. A terapia de reposição enzimática com peguilado bovino (PEGADA) provou ser efetiva em aproximadamente 70 a 80% dos casos, porém é frequentemente relacionada com a reconstituição imunológica incompleta porque muitos pacientes desenvolvem anticorpos anti-ADA.[38]

Outras causas menos comuns de SIDC devem-se a deficiências do gene ativador da recombinase (RAG), deficiência de JAK3 e mutações que comprometem a expressão de moléculas MHC classe II.[383] Defeitos na atividade de RAG são o resultado de mutações codificadas no cromossomo 11 p13 e no comprometimento dos rearranjos de genes somáticos necessários para o rearranjo somático de receptores de antígenos em células T e B.[39] JAK3 é essencial para a transdução do sinal por meio da γc comum. Esse defeito é semelhante ao que ocorre em SIDC ligada ao X, portanto os dois distúrbios partilham muitos dos mesmos defeitos moleculares subjacentes. Defeitos de MHC II impedem o desenvolvimento normal de células T auxiliares CD4⁺.

Distúrbios de imunodeficiência combinada

Os distúrbios de IDC são menos graves que aqueles categorizados como SIDC, porque apresentam redução no funcionamento das células T e na produção de anticorpos pelas células B, mas esses processos ocorrem. Como SIDC, os distúrbios de IDC são um grupo heterogêneo de doenças com diferentes causas genéticas. Muitas vezes estão associados a outros distúrbios, como AT e síndrome de Wiskott-Aldrich (SWA).[39]

Como todas as imunodeficiências primárias, crianças com IDC apresentam maior propensão para o desenvolvimento de infecções recorrentes incluindo infecções pulmonares, cutâneas e do sistema urinário. Também têm maior incidência de diarreia crônica e outras doenças gastrintestinais, bem como septicemia por microrganismos gram-negativos. Embora geralmente sobrevivam por mais tempo do que crianças com SIDC, sem tratamento essas crianças não conseguem se desenvolver adequadamente e muitas vezes têm a vida abreviada.

Ataxia-telangiectasia.
É um distúrbio autossômico recessivo raro causado por uma mutação genética (ATM, ataxia-telangiectasia mutada) mapeada no cromossomo 11q22-23 com uma prevalência mundial estimada entre 1 em 40.000 e 1 em 100.000 nascidos vivos.[40] ATM é uma grande quinase serina/treonina envolvida na resposta celular à ruptura na fita dupla da hélice de DNA. É uma doença complexa, multissistêmica, caracterizada por neurodegeneração, principalmente do cerebelo, e telangiectasia oculocutânea. Ataxia é a característica neurodegenerativa predominante, que geralmente não é diagnosticada até que a criança comece a andar. Está vinculada a deficiências imunológicas, incluindo linfopenia, hipogamaglobulinemia e disfunção imunomediada por células que resulta em infecções sinopulmonares recorrentes. Indivíduos com esse transtorno apresentam maior risco de desenvolvimento de câncer e sensibilidade à radiação. As doenças malignas mais comuns que ocorrem com essa condição têm origem linfoide, mas existem relatos frequentes de tumores renais sólidos (tumor de Wilms).[40]

O desenvolvimento cognitivo é normal no início do processo patológico, mas se estabiliza durante a infância e se interrompe aos 10 anos de idade. Crianças com ataxia-telangiectasia (AT) apresentam deficiências de imunidades celular e humoral. As contagens totais de linfócitos são mais baixas, e acontece também diminuição na proporção entre células T auxiliares $CD4^+$ e células T supressoras $CD8^+$. Estudos recentes indicam que o principal defeito no funcionamento das células T é quantitativo, não qualitativo, porque os linfócitos T existentes parecem ser funcionalmente intactos. A maioria dos pacientes exibe deficiências em IgA, IgE e IgG, sendo mais afetadas as subclasses IgG2 e IgG4. Noventa e cinco por cento de todas as crianças afetadas apresentam níveis séricos elevados de α-fetoproteína (AFP).[40]

Síndrome de Wiskott-Aldrich.
A síndrome de Wiskott-Aldrich (SWA) é uma doença grave, rara e complexa ligada ao cromossomo X que se caracteriza pela tríade trombocitopenia, infecções recorrentes e eczema, com um maior risco para o desenvolvimento de doenças autoimunes e linfomas. A síndrome afeta aproximadamente entre 1 e 4 por um milhão de nascidos vivos do sexo masculino e é causada por mutações no gene *SWA*.[1] Crianças que não expressam a proteína da SWA (pSWA) têm expectativa de vida de aproximadamente 15 anos. A pSWA é um regulador essencial da montagem da actina em todas as células hematopoéticas (incluindo as plaquetas) em resposta a sinais emitidos pela membrana celular. São comuns hemorragias, que variam de leves a potencialmente fatais e se manifestam em mais de 80% dos casos. As anormalidades na imunidade humoral incluem diminuição nos níveis séricos de IgM e níveis séricos acentuadamente elevados das concentrações de IgA e IgE. Isso provavelmente se deve à perda da estimulação mediada por células T e à incapacidade intrínseca das células B de produzir anticorpos contra antígenos polissacarídicos independentes de células T. A disfunção das células T inicialmente é limitada, mas aumenta com o tempo, resultando em maior suscetibilidade a infecções e ao desenvolvimento de malignidades do sistema fagocítico mononuclear, incluindo linfoma de Hodgkin e leucemia.[41,42]

O manejo de indivíduos com SWA deve se concentrar no tratamento do eczema e no controle de infecções e dos episódios hemorrágicos. Atualmente, o único tratamento definitivo é o transplante alogênico HSC, mas isso está associado a um risco considerável de complicações, incluindo morte e rejeição do transplante. A terapia genética com HSC está emergindo como estratégia terapêutica promissora, uma vez que a expressão de pSWA está confinada a células hematopoéticas. Em ensaios clínicos, pacientes que recebem infusão autóloga de células $CD34^+$ transduzidas com retrovírus que expressam pSWA demonstraram reconstituição imunológica.[43]

Distúrbios do sistema complemento

O sistema complemento é parte integral da resposta imune inata e essencial para a integridade do sistema imunológico, como também a resposta imune adaptativa. A ativação do sistema complemento ocorre por meio de uma entre três formas: via clássica, via mediada por lectina ou vias alternativas. Independentemente da via, a ativação do sistema complemento promove quimiotaxia, opsonização e fagocitose de agentes patogênicos invasores e bacteriólise. Alterações em qualquer componente do sistema complemento podem conduzir a aumento na suscetibilidade a doenças infecciosas e desenvolvimento de uma série de processos autoimunes.

Distúrbios primários do sistema complemento

Os distúrbios primários do sistema complemento podem ser transmitidos como traços autossômicos recessivos, autossômicos dominantes ou autossômicos codominantes. No caso de codominância, indivíduos heterozigotos geralmente têm um gene que funciona, e os níveis de complemento na maioria dos casos são suficientes para evitar o desenvolvimento de uma doença. O maior número das doenças associadas ao sistema complemento resulta da ativação e da regulação inadequadas de proteínas do complemento, e não necessariamente de deficiências nas proteínas complemento propriamente ditas.[44] Na verdade, raramente são observadas deficiências nas proteínas das vias clássica e alternativa. Deficiências em proteínas da via da lectina, embora mais comuns, não são a causa principal de distúrbios primários do sistema complemento.

Distúrbios primários do sistema complemento podem envolver uma ou mais proteínas, receptores e/ou moléculas de controle em qualquer ponto ao longo da cascata de complemento. No entanto, a apresentação clínica é dependente do componente afetado. Por exemplo, defeitos na via clássica resultam no aumento da autoimunidade e de infecções por agentes patogênicos de alto grau, enquanto defeitos na via da lectina estão aliados a risco maior de infecção por agentes não usuais, como *Cryptosporidium* e *Aspergillus*.[45] Uma vez que as três vias convergem para a ativação de C3, defeitos que impactam C3 ou proteínas de ação tardia afetam a ativação do complemento por qualquer uma das três vias e estão associados a aumento significativo de infecções por patógenos de alto grau, incluindo infecção por *Neisseria gonorrhoeae* e *N. meningitidis*, síndrome hemolítico-urêmica e degeneração macular do adulto.[46]

Sabe-se agora que o sistema complemento desempenha papel fundamental no controle da resposta imune adaptativa. Indivíduos portadores de deficiência de proteínas do complemento frequentemente têm defeitos significativos na resposta imune adaptativa. Deficiências de C1q, C3 e C4 estão vinculadas à redução da resposta imunológica, especialmente para antígenos dependentes de células T.[45] Além disso, têm baixa atividade do centro germinativo e pouca memória imunológica. Na subunidade C1, C1q é essencial para a ligação de complexos imunes e células apoptóticas, promovendo sua eventual remoção da circulação.[44] Esses pacientes, por conseguinte, apresentam maior risco para infecção por bactérias encapsuladas, em particular *S. pneumoniae*. Além disso, têm risco aumentado para o desenvolvimento de processos patológicos autoimunes, particularmente lúpus eritematoso sistêmico (LES) e outras formas de vasculite.

Apenas recentemente os defeitos na via da lectina foram implicados no envolvimento com uma proteína essencial, a lectina ligadora de manose (MBL, *mannose-binding lectin*). A MBL não requer a apresentação de anticorpos para sua ativação, do mesmo modo que acontece com C1 na via clássica. Ela apresenta uma porção central e braços que irradiam dela com uma estrutura encadeada de colágeno interligada capaz de se ligar aos polissacarídios da superfície bacteriana. Um defeito de único gene que se expressa em um padrão autossômico dominante resulta na torção inadequada da molécula de MBL e em concentrações plasmáticas anormalmente baixas (< 2 μg/mℓ).[44]

A maioria dos distúrbios do complemento deriva de defeitos em receptores de controle e moléculas do complemento. Como a regulação perfeita de C3 é essencial para evitar danos ao tecido do hospedeiro, diversas substâncias e receptores desempenham papel importante nesse processo. Deficiência ou ativação inadequada podem causar doença significativa, independentemente da circulação de níveis normais de proteína complemento. Em circunstâncias normais, a ligação de C3b com um alvo tem duas funções: manter a cascata do complemento e opsonização. O fator H e o fator I são essenciais para a inativação de C3b no plasma e nas hemácias. O fator H é um cofator para a clivagem de C3, e deficiências completas estão associadas a glomerulonefrite, síndrome hemolítico-urêmica atípica (SHUa), degeneração macular relacionada com a idade e síndrome HELLP (anemia hemolítica, elevação de enzimas hepáticas, baixa de plaquetas) durante a gestação.[47] O fator 1 é um cofator para a clivagem de C4 e C3. A deficiência completa está ligada a níveis baixos de C3 circulante e infecções oportunistas.[48]

Edema angioneurótico hereditário.
O edema angioneurótico hereditário (AEH) é um distúrbio do complemento raro e possivelmente fatal, que afeta 1:10.000 a 1:150.000 indivíduos e resulta de uma deficiência quantitativa (tipo I) ou qualitativa (tipo II) do inibidor de C1 (AEH-C1-INH).[49] O AEH é herdado como característica autossômica dominante que provoca mutações no gene *SERPING1*, localizado na região q12-q13.1 do cromossomo 11.[50] No sistema complemento, C1-INH normalmente inibe a ativação de C1r e C1s na via clássica, bem como as etapas iniciais na via da lectina. Também funciona como inibidor das vias de coagulação, fibrinólise e do sistema gerador de cininas por meio da inativação de calicreína e do fator XIIa do plasma. Deficiências em C1-INH resultam na liberação descontrolada de várias substâncias vasoativas promotoras da permeabilidade vascular. O resultado final é o desenvolvimento de episódios espontâneos de edema em camadas profundas do tecido subcutâneo dos membros, da face e do tronco, ou no tecido submucoso das vias respiratórias superiores e do sistema digestório.[50]

O edema de laringe é manifestação altamente fatal que pode levar à completa obstrução das vias respiratórias e à morte, se não for tratado. A tumefação das estruturas da mucosa gastrintestinal está associada a náuseas, vômitos e diarreias. Em alguns pacientes as crises podem ser precedidas pelo desenvolvimento de *eritema marginado*, um tipo de eritema macular e não pruriginoso. O AEH geralmente se manifesta na infância e é agravado na adolescência. Os sintomas costumam alcançar um pico em 1,5 dia e depois apresentam resolução no mesmo período de tempo. O controle da doença envolve a conduta de emergência em casos de obstrução grave das vias respiratórias, incluindo entubação ou traqueostomia de emergência, administração de concentrado de C1-INH, antagonista do receptor B2 da bradicinina ou inibidor da calicreína. O tratamento preventivo em geral consiste em evitar a exposição a fatores precipitantes, administrar androgênios atenuados e antifibrinolíticos ou concentração de C1-INH.[51]

Distúrbios secundários do sistema complemento

Deficiências secundárias do complemento ocorrem como resultado de ativação rápida ou processamento de componentes do complemento em face dos níveis normais de complemento, como observado em distúrbios complexos imunes. Também podem ser observadas em casos de doença hepática crônica e desnutrição, em que a produção da proteína complemento está negativamente afetada. Independentemente da causa, as manifestações de distúrbios secundários são dependentes dos componentes das vias de complemento afetados.

Distúrbios fagocíticos

O sistema fagocítico é composto principalmente por leucócitos polimorfonucleares (*i. e.*, neutrófilos e eosinófilos) e fagócitos mononucleares (*i. e.*, monócitos circulantes e macrófagos fixos e teciduais). Essas células são responsáveis principalmente pela remoção de microrganismos, toxinas e detritos celulares do organismo. Quando ativadas por fatores quimiotáticos, as células fagocíticas migram para o local de ação e englobam os microrganismos invasores ou substâncias estranhas. Além disso, produzem substâncias microbicidas, como enzimas e subprodutos metabólicos que matam ou ingerem os patógenos. Após a resolução de um processo infeccioso, as células fagocíticas (p. ex., neutrófilos) são submetidas à morte celular programada, ou *apoptose*, de modo a evitar danos para as células do hospedeiro como consequência da exposição a proteases microbicidas ativadas e substâncias quimiotáticas.[52] Defeito em qualquer uma dessas funções ou redução do número absoluto de células disponíveis pode perturbar a capacidade do sistema fagocítico de funcionar efetivamente. Pessoas com distúrbios fagocíticos ficam extremamente suscetíveis a infecções bacterianas e fúngicas, como *Candida*. No entanto, o agente patogênico exato varia de acordo com o processo patológico em particular. Do mesmo modo que acontece com outras alterações na função imunológica, os distúrbios fagocíticos podem se constituir em primários ou secundários.

Distúrbios fagocíticos primários

Distúrbios fagocíticos primários afetam a adesão de leucócitos (p. ex., deficiência de adesão de leucócitos ou DAL), a produção e a atividade microbicidas (p. ex., doença granulomatosa crônica [DGC]) e o processo de degranulação celular (p. ex., síndrome de Chédiak-Higashi [SCH]).

A DAL representa um grupo de doenças genéticas raras (< 1:1.000.000 nascimentos) que compartilham um defeito comum na adesão de neutrófilos. Atualmente, três mutações genéticas distintas no cromossomo 21q22.3 foram associadas ao desenvolvimento de DAL. Essas mutações alteram a expressão de CD18 dos neutrófilos, resultando em quimiotaxia, marginação e aderência. Além disso, ocorre diminuição da função de células NK e células T citotóxicas.[53] Durante as fases iniciais de uma infecção, a aderência de neutrófilos ao endotélio pós-capilar é fraca devido a interações no mecanismo de rolamento da selectina. À medida que a resposta imune é preparada, as interações com β-integrina fortalecem a aderência, possibilitando que os neutrófilos migrem para os tecidos circundantes. Podem suceder defeitos clinicamente relevantes em qualquer ponto do processo.

DAL-1 é a forma mais comum de um transtorno resultante de deficiências na integrina CD18, necessária para a expressão de superfície de CD11/CD18. Pacientes com DAL-1 normalmente apresentam um de dois fenótipos, mas todos manifestam infecções bacterianas recorrentes e potencialmente fatais e úlceras que não cicatrizam, frequentemente diagnosticadas como colite ulcerativa.[54] Indivíduos com as formas mais graves da doença têm menos de 1% de CD18 normal, e cerca de 75% morrem antes dos 2 anos de idade, a menos que sejam submetidos a transplante de células-tronco. DAL-II resulta de um defeito no metabolismo da fucose, responsável pela inexistência de glicanos fucosilados na superfície da membrana celular e pela adesão mediada por selectina. DAL-III parece ser o resultado de falha na ativação das diversas integrinas necessárias para a expressão de CD18.[54]

A DGC é uma das formas mais comuns de disfunção primária de fagócitos que afeta cerca de 1:200.000 nascimentos. Ela resulta em aumento da susceptibilidade a infecções bacterianas e fúngicas, bem como no desenvolvimento de lesões granulomatosas. A DGC se caracteriza por defeitos na produção de microbicidas oxidantes, especificamente as oxidases fagocíticas geradoras de superóxidos, conhecidas como *phox*, que tornam os indivíduos afetados incapazes de fagocitar microrganismos. Seis subunidades diferentes derivadas do complexo nicotinamida adenina dinucleotídeo fosfato oxidase compõem a molécula oxidase *phox*.[55] Cada uma é encontrada separadamente no citoplasma ou em vesículas de neutrófilos em repouso. Após a estimulação de neutrófilos, essas subunidades normalmente se unem para formar oxidases ativas na membrana de fagossomos, criando um ambiente intracelular capaz de matar os micróbios ingeridos. Em pessoas com DGC, existem mutações nos genes que codificam os componentes essenciais das subunidades *phox* e que resultam na produção de formas inativas de *phox*. Existem quatro formas genéticas diferentes de DGC, com 75% dos casos herdados como característica ligada ao cromossomo X (as mutações são na subunidade gp91 [phox]).[56] Portanto, a maioria dos casos é diagnosticada em indivíduos do sexo masculino.

Crianças com DGC estão sujeitas a infecções crônicas e agudas, incluindo pneumonia, abscessos subcutâneos e nos órgãos, celulite, osteomielite, septicemia e adenite supurativa, independentemente da administração agressiva de antibióticos profiláticos e terapêuticos.[57] Essas infecções geralmente se manifestam nos dois primeiros anos de vida. Uma grande variedade de fungos e bactérias pode ser responsabilizada por essas infecções, incluindo *S. aureus, Burkholderia cepacia, Burkholderia pseudomallei, Serratia marcescens, Escherichia coli, Candida albicans, Granulibacter bethesdensis* e *Aspergillus* spp. As infecções e inflamações crônicas resultam no desenvolvimento de massas granulomatosas fibróticas capazes de causar danos em órgãos-alvo e, por fim, demandar excisão cirúrgica. Deficiência cognitiva também está associada à DGC, mas o mecanismo exato não é conhecido. O transplante de medula óssea é a única maneira conhecida de obter a cura para DGC. O tratamento de suporte inclui o uso de interferona-γ recombinante e terapia profilática com antibióticos.[56,57]

A SCH é uma doença rara (< 500 casos) autossômica recessiva caracterizada por grave imunodeficiência, aumento da suscetibilidade a infecção, tendência a hemorragia, albinismo oculocutâneo parcial e disfunção neurológica progressiva.[58] Grânulos disfuncionais anormalmente grandes podem ser prontamente observados nos granulócitos do sangue e da medula óssea e em outras células, incluindo melanócitos, fibroblastos, células endoteliais, células de Schwann e neurônios. A SCH é causada por mutações de gene único localizado no cromossomo 1q42-43, que codifica o regulador do tráfico lisossomal (LYST).[58] Células afetadas apresentam quimiotaxia defeituosa, mobilidade reduzida e atividade microtubular e diminuição da atividade bactericida.

A SCH se manifesta durante os primeiros anos de vida e na primeira infância, e poucas crianças sobrevivem até a adolescência. Algum tempo depois da manifestação inicial de infecção, 50 a 85% dos indivíduos entram em uma "fase acelerada", caracterizada por infiltração linfocítica dos principais órgãos do corpo humano.[59] Embora geralmente os microrganismos responsáveis pelas infecções observadas em casos de SCH sejam bactérias, o gatilho para a fase acelerada parece ser uma reação à infecção viral, provavelmente pelo vírus Epstein-Barr (EBV). Pessoas com SCH são incapazes de conter a infecção por EBV, o que leva a um estado de constante linfoproliferação, insuficiência de órgãos-alvo e, finalmente, morte. O tratamento profilático de SCH é sintomático e inclui antibióticos, mas, infelizmente, não impede qualquer das complicações que se manifestam com o desenvolvimento da doença. O transplante de células hematopoéticas continua a ser o tratamento de escolha para restaurar a função hematológica e imunológica, mas não é capaz de evitar ou reverter quaisquer complicações associadas.[59]

Distúrbios fagocíticos secundários

Distúrbios fagocíticos secundários podem ser o resultado de uma série de doenças, como leucemia, desnutrição, infecções virais ou diabetes melito. Pessoas com diabetes melito apresentam maior propensão para desenvolvimento precário da função fagocitária devido a alterações na quimiotaxia celular. O mecanismo exato da disfunção não é conhecido, mas não parece estar associado à idade ou à gravidade de um distúrbio endócrino. Existe certa evidência de que a disfunção fagocitária seja coerada em uma taxa mais elevada em pessoas com diabetes. Substâncias que comprometem ou impedem processos inflamatórios e a função das células T, como corticosteroides ou ciclosporina, também podem alterar a resposta fagocítica por meio da modulação de citocinas.

Transplante de células-tronco

Na maioria dos casos de distúrbios de imunodeficiência primária, o tratamento de escolha é o TCTH a partir de doador compatível para HLA (antígeno leucocitário humano alogênico), pois resulta em reconstituição imunológica efetiva e melhora a taxa de sobrevida em cerca de 90% dos indivíduos tratados.[60] No entanto, doadores HLA compatíveis são encontrados em menos de 20% dos casos (ou seja, compatibilidade em pelo menos três dos seis *loci* de HLA). Em casos assim, os transplantes são realizados com a utilização de células de um doador familiar incompatível ou de um doador compatível não aparentado (MUD, *matched unrelated donor*).[61] No entanto, uma fração significativa dessas pessoas desenvolve reconstituição imunológica atrasada, de qualidade inferior ou a curto prazo. Elas também ficam mais propensas a complicações resultantes do TCTH, como DECH, autoimunidade, inflamação crônica e infecção persistente. Isso levou ao desenvolvimento de novas terapias que incorporam ao regime terapêutico a terapia genética e imunológica de pré-condicionamento.[62]

As células estaminais hematopoéticas podem ser coletadas tanto da medula óssea quanto do sangue periférico. No entanto, desde a introdução do transplante de células-tronco de sangue periférico (TCTSP) em 1986, as células sanguíneas têm substituído as da medula óssea em cerca de 100% dos transplantes autólogos e 75% dos transplantes alogênicos.[62] Para que o transplante seja efetivo, tradicionalmente têm sido administradas doses mieloablativas de quimioterapia, a fim de suprimir completamente a função da medula óssea do hospedeiro. No entanto, pesquisas recentes têm demonstrado comprometimento da reconstituição imunológica a longo prazo em uma porcentagem significativa desses indivíduos. Parece que um quimerismo misto estável de células do doador em todas as linhagens, incluindo células B e células mieloides, é essencial para a reconstituição de longa duração. Regimes mais novos e não mieloablativos de condicionamento quimioterápico são projetados para dar espaço na medula óssea às células do doador, sem aniquilar completamente a função da medula óssea. Esses regimes estão associados a melhores taxas de sobrevivência a curto e longo prazos.[60-62]

O advento da terapia genética alterou radicalmente as perspectivas do transplante de células-tronco. Ela possibilitou a utilização de células autólogas geneticamente modificadas para corrigir a disfunção celular preexistente. Vetores retrovirais contendo o código genético apropriado são transduzidos para células de sangue periférico, que são então transplantadas de volta para o hospedeiro. Dependendo do vetor genético, essas células geneticamente modificadas demonstram enxertia persistente, com diferenciação de multilinhagens, aumento na contagem de células e melhora tanto da função celular quanto humoral, sem o risco de DECH e outros distúrbios autoimunes.[47,49,63]

Uma terceira fonte potencial de células-tronco é o sangue do cordão umbilical. O sangue do cordão umbilical é uma fonte rica de sangue hematopoético primitivo, que pode ser coletado no momento do parto. Até 250 mℓ de sangue do cordão umbilical podem ser coletados sem produzir efeitos nocivos para a mãe e o recém-nascido. Embora o enxerto confiável de medula óssea possa ser alcançado em crianças, é incerto se o sangue do cordão contém quantidade de células-tronco suficiente para enxertia persistente em receptores adultos.[64]

RESUMO

A resposta imune é um processo complexo e multidimensional que requer ações coordenadas do sistema imunológico inato e do adaptativo. Devido à sua complexidade, não é incomum que um ou mais processos normais sofram alterações. Imunodeficiência é definida como a perda absoluta ou parcial da resposta imunológica normal que coloca uma pessoa em risco para o desenvolvimento de processos infecciosos ou malignos. Distúrbios do sistema imunológico são classificados como primários e secundários. Distúrbios primários são herdados, uma vez que o defeito genético subjacente é manifestado ao nascimento, enquanto distúrbios secundários se desenvolvem em algum momento da vida, em resposta a outra entidade patológica ou condição. O grau em que qualquer um ou todos esses componentes sofrem comprometimento determina a gravidade da imunodeficiência.

As imunodeficiências podem afetar qualquer componente da resposta imunológica celular ou humoral. Distúrbios de imunodeficiência linfocítica B, ou imunodeficiência humoral, podem afetar todas as imunoglobulinas circulantes, resultando em agamaglobulinemia, ou afetar um único tipo de Ig (p. ex., imunodeficiência de IgA). Defeitos na imunidade humoral aumentam o risco de infecções piogênicas recorrentes, mas têm impacto limitado sobre a defesa contra bactérias intracelulares (micobactérias), fungos, protozoários e a maioria dos vírus, exceto aqueles que causam infecção gastrintestinal. A imunidade fornecida pelas células T é responsável pela proteção contra infecções por fungos, protozoários, vírus e infecções por bactérias intracelulares; também funciona no controle da proliferação de células malignas e na coordenação da resposta imune em geral. Distúrbios imunológicos dos linfócitos T, ou mediados por células, podem se apresentar como estados de imunodeficiência seletiva de células T ou como distúrbios de imunodeficiência de células T e B combinados. Crianças nascidas com SIDC apresentam infecções oportunistas graves, e o curso da doença se assemelha ao da AIDS. A maioria dessas crianças morre antes de completar 1 ano de idade, a menos que possa ser alcançada a reconstituição do sistema imunológico por meio de TCTH.

O sistema complemento e as células fagocíticas são componentes integrais da imunidade inata e também podem ser alvo de distúrbios de imunodeficiência. O sistema complemento desempenha papel fundamental na promoção da quimiotaxia, opsonização e fagocitose de agentes patogênicos invasivos. Deficiências em proteínas do complemento, moléculas de controle ou receptores podem levar ao aumento da suscetibilidade para doenças infecciosas e doenças autoimunes, particularmente o LES. Indivíduos com distúrbios fagocíticos são extremamente suscetíveis a infecções por bactérias e fungos, incluindo *Candida*; no entanto, o patógeno exato varia de acordo com o processo patológico específico. Distúrbios fagocíticos primários incluem DAL, anormalidades de degranulação e defeitos na atividade microbicida.

DISTÚRBIOS DE HIPERSENSIBILIDADE

Depois de concluir esta seção, o leitor deverá ser capaz de:

- Descrever as respostas imunes adaptativas que protegem contra agentes microbianos e as respostas de hipersensibilidade
- Debater sobre a resposta imune envolvida no desenvolvimento de reações de hipersensibilidade do tipo I, tipo II, tipo III e tipo IV
- Descrever a patogênese das reações comuns de hipersensibilidade, incluindo rinite alérgica, alergia alimentar, doença do soro, reação de Arthus, dermatite de contato e pneumonite por hipersensibilidade.

A ativação do sistema imunológico normalmente resulta na mobilização e na coordenação da atividade de células T e células B, a fim de proteger o corpo contra microrganismos invasores e substâncias tóxicas. Infelizmente, esse mesmo sistema é capaz de causar sérios danos quando não funciona do modo pretendido. Hipersensibilidade é definida como resposta anormal e excessiva do sistema imunológico ativado que provoca lesões e danos aos tecidos do hospedeiro. Os distúrbios causados por respostas imunes são chamados coletivamente de reações de hipersensibilidade. As reações de hipersensibilidade são classificadas em quatro tipos: tipo I, distúrbios mediados por IgE; tipo II, distúrbios mediados por anticorpos; tipo III, distúrbios imunológicos mediados pelo sistema complemento; e tipo IV, distúrbios mediados por células T (ver Tabela 12.1). Eles diferem em relação aos componentes específicos da resposta imune iniciada, ao aparecimento de sintomas e ao eventual mecanismo de lesão.

Distúrbios de hipersensibilidade imediata | Tipo I

As reações de hipersensibilidade do tipo I são reações mediadas por IgE que se desenvolvem rapidamente após a exposição a um antígeno. As reações de hipersensibilidade tipo I representam a resposta alérgica clássica e, nesse contexto, os antígenos são chamados de *alergênios*. Alergênios ambientais, clínicos e farmacológicos são capazes de iniciar uma reação de hipersensibilidade do tipo I. Os alergênios mais comumente encontrados incluem proteínas do pólen, ácaros domésticos, pelos de animais, alimentos, produtos químicos domésticos e agentes farmacêuticos como o antibiótico penicilina. A exposição aos alergênios pode se dar por meio de inalação, ingestão, injeção ou contato com a pele. Dependendo da porta de entrada, as reações do tipo I podem ser localizadas em uma área específica do organismo (p. ex., dermatite de contato), sistêmicas, causando processo patológico (p. ex., asma), ou anafiláticas, que são altamente fatais.[65-67]

Dois tipos de células desempenham um papel essencial no desenvolvimento de reações de hipersensibilidade do tipo I: células T auxiliares tipo 2 (T_2H) e mastócitos ou basófilos. Dois subtipos distintos de células T auxiliares (T_1H ou T_2H) se desenvolvem a partir de células T auxiliares ativadas CD4$^+$ com base nas citocinas expressas pelas células apresentadoras de antígenos (CAA) no local de ativação. Macrófagos e células dendríticas orientam a maturação de células T auxiliares CD4$^+$ em relação ao subtipo T_1H, enquanto mastócitos e células T induzem a diferenciação do subtipo T_2H. As células T_1H estimulam a diferenciação das células B em plasmócitos produtores de IgM e IgG. As células T_2H direcionam a mudança de classe dos linfócitos B e produzem anticorpos IgE, necessários à resposta alérgica ou de hipersensibilidade. Além disso, citocinas T_2H são responsáveis pela mobilização e ativação dos mastócitos, basófilos e eosinófilos, induzindo respostas inflamatórias distintas das reações de T_1H.[66]

Mastócitos, basófilos e eosinófilos são essenciais para o desenvolvimento de reações de hipersensibilidade do tipo I. Eles são membros da classe *granulócitos* dos leucócitos porque contêm grânulos ricos em mediadores químicos, como histamina e heparina. Esses mediadores podem ser pré-formados ou são enzimaticamente ativados em resposta à sinalização T_2H. Uma vez liberados, são capazes de induzir uma grande variedade de respostas celulares. Mastócitos e basófilos são histologicamente semelhantes e derivam de células progenitoras CD34$^+$.[689] No entanto, os basófilos ficam confinados à corrente sanguínea, e os mastócitos são distribuídos por todo o tecido conjuntivo, especialmente em áreas sob a pele e as membranas mucosas dos sistemas respiratório, digestório e geniturinário e adjacente a vasos sanguíneos e linfáticos.[68] Isso coloca os mastócitos em estreita proximidade com superfícies frequentemente expostas a alergênios. Os mastócitos localizados em diferentes partes do organismo, e até mesmo em um único local, podem ter diferenças significativas no conteúdo de mediadores e no grau de sensibilidade a agentes que produzem a degranulação dos mastócitos.

As reações de hipersensibilidade do tipo I são dependentes da ativação mediada por IgE de mastócitos e basófilos (Figura 12.2). Durante a exposição inicial a um antígeno, o organismo produz IgE específica para o alergênio como parte da resposta humoral normal, e IgE para os receptores IgE de alta afinidade, conhecidos como FcεRI, expressos na superfície de mastócitos e basófilos.[69,70] Por outro lado, linfócitos, eosinófilos e plaquetas se ligam à IgE por meio de receptores FcεRII de baixa afinidade.[71] Em exposições subsequentes a um alergênio, são formadas ligações cruzadas multiméricas entre anticorpos IgE, criando uma ponte entre duas moléculas de IgE. Quando receptores IgE se agregam, induzem transdução de sinal que estimula a degranulação dos mastócitos e a liberação de mediadores químicos vasoativos; síntese e secreção do fator de ativação plaquetária (FAP) e leucotrienos; e secreção de diversos fatores de crescimento, citocinas e quimiocinas.[71]

A maioria das reações de hipersensibilidade do tipo I, como a asma brônquica, se desenvolve em duas fases distintas e bem definidas: (1) resposta de fase inicial ou primária, caracterizada por vasodilatação, derrame vascular e contração de músculo

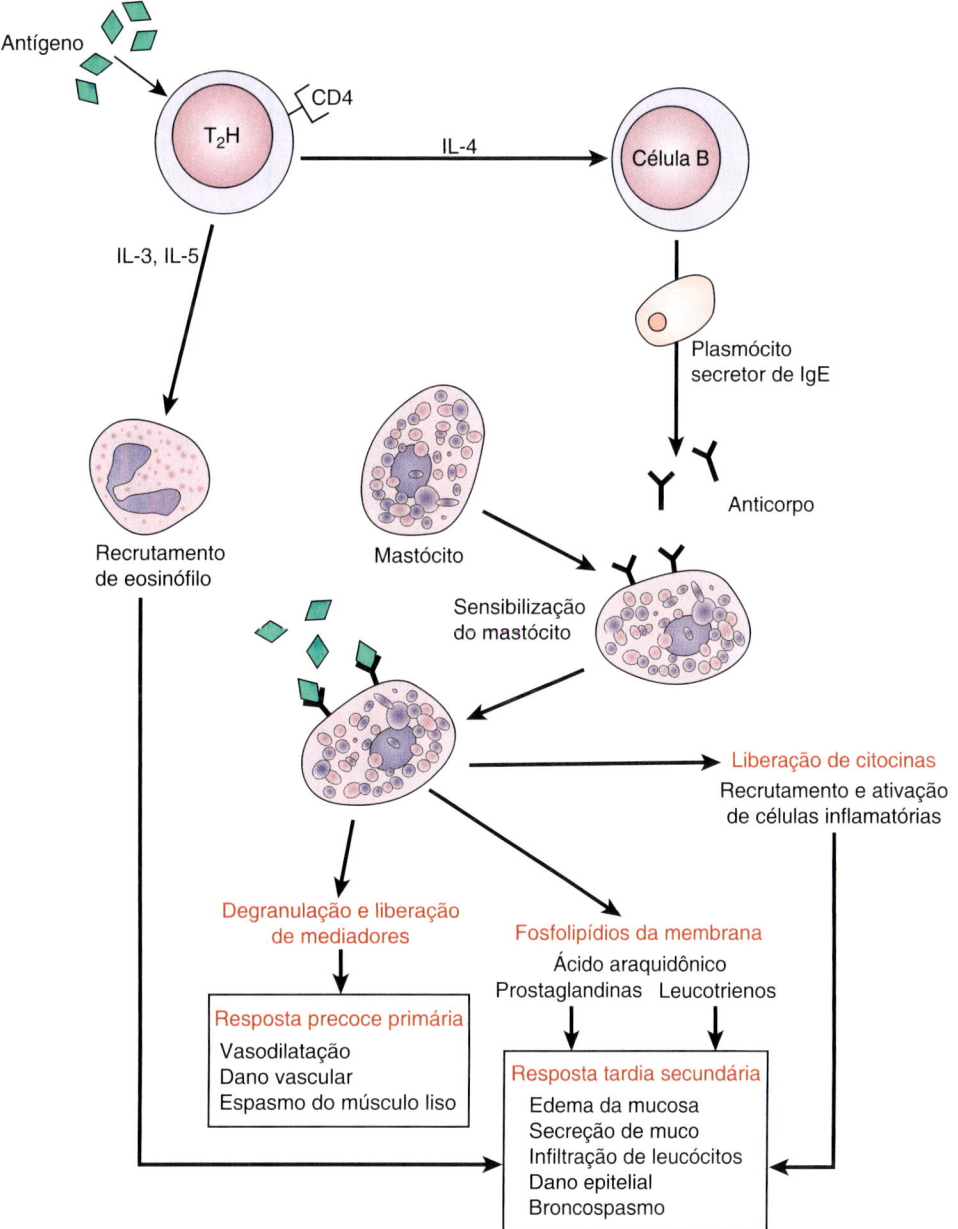

Figura 12.2 • Reação de hipersensibilidade do tipo I, mediada por IgE. A estimulação da diferenciação de células B por células T auxiliares tipo 2 (T_2H) estimuladas pela existência de um antígeno leva à produção de plasmócitos IgE e à sensibilização de mastócitos. A ligação subsequente com o antígeno produz degranulação dos mastócitos sensibilizados, com liberação de mediadores pré-formados, que leva a uma resposta de fase precoce ou primária. O recrutamento de eosinófilos feito pelas células T T_2H, juntamente com a liberação de citocinas e de fosfolipídios da membrana dos mastócitos, leva a uma resposta de fase tardia ou secundária.

liso; e (2) resposta de fase tardia ou secundária, caracterizada por infiltração mais intensa dos tecidos por eosinófilos e outras células inflamatórias agudas e crônicas, bem como destruição do tecido sob a forma de dano a células epiteliais.

A resposta de fase inicial ou primária geralmente se inicia de 5 a 30 min após exposição a um alergênio e desaparece dentro de 60 min. Ela é mediada pela degranulação aguda de mastócitos e liberação de mediadores pré-formados e/ou ativados por enzimas. Esses mediadores incluem histamina, serotonina, acetilcolina, adenosina, mediadores quimiotáticos, fatores de crescimento e proteases neutras, como tripsina e quimase, que levam à produção de cininas. A histamina é o mediador mais reconhecido de reações de hipersensibilidade do tipo I. Ela é uma potente amina vasoativa que aumenta a produção de óxido nítrico; relaxa a musculatura lisa vascular; aumenta a permeabilidade dos capilares e vênulas; e provoca contração dos músculos lisos e constrição brônquica. A acetilcolina mimetiza muitas ações da histamina e produz contração da musculatura lisa brônquica e dilatação dos pequenos vasos sanguíneos por meio da ativação do sistema nervoso parassimpático. As cininas são um grupo de peptídios inflamatórios potentes que, uma vez ativado por modificação enzimática, produz vasodilatação e também contração dos músculos lisos.

A resposta de hipersensibilidade secundária ou de fase tardia do tipo I se manifesta de 2 a 8 h após a resolução da fase inicial e pode durar vários dias. Em alguns casos, a fase tardia pode ser significativamente prolongada ou apenas sofrer resolução parcial, como no caso de asma brônquica sem controle. É o resultado da ação de mediadores lipídicos e citocinas liberadas a partir de células do sistema imunológico, como parte do processo inflamatório normal. Os mediadores lipídicos, que são derivados de fosfolipídios encontrados nas membranas dos mastócitos, são quebrados para formar o ácido araquidônico durante o processo de degranulação dos mastócitos. O ácido araquidônico é então utilizado na síntese de leucotrienos e prostaglandinas, que produzem efeitos sobre os órgãos-alvo de maneira semelhante à histamina e à acetilcolina, exceto que têm maior período de latência e ação prolongada. Os mastócitos também produzem citocinas e fatores quimiotáticos que promovem a migração de eosinófilos e leucócitos para o local de exposição ao alergênio, o que contribui para a resposta de fase tardia.

É importante salientar que nem todas as reações mediadas por IgE resultam em hipersensibilidade ou no desenvolvimento de uma doença. A resposta de anticorpo mediada por IgE é uma parte normal da resposta imune a infecções parasitárias. Durante a fase tardia da resposta, os anticorpos IgE são dirigidos contra as larvas dos parasitos, estimulando o recrutamento de grandes corpos de células inflamatórias, incluindo eosinófilos, e causando citotoxicidade mediada por células. Esse tipo de reação de hipersensibilidade do tipo I é particularmente importante nos países em desenvolvimento, onde grande parte da população é infectada por parasitos intestinais.

Reações anafiláticas ou sistêmicas

A anafilaxia é uma reação de hipersensibilidade sistêmica catastrófica e potencialmente fatal mediada por IgE. Está associada à liberação generalizada de histamina na circulação sistêmica, o que produz vasodilatação maciça, hipotensão, hipoxia arterial e edema das vias respiratórias.[72] É o resultado da existência de quantidades, mesmo que mínimas, de um alergênio introduzido no organismo através das vias respiratórias, da pele, do sangue ou da mucosa gastrintestinal. O nível de gravidade, por conseguinte, depende do grau de sensibilização preexistente e não da quantidade de exposição.

As manifestações clínicas se dão ao longo de um *continuum*, aumentando em gravidade e classificadas em uma escala de I a IV.[72] As reações de grau I geralmente permanecem confinadas a tecidos cutâneos e mucosas, manifestando-se na forma de eritema e urticária, com ou sem angioedema. Reações de grau II evoluem para incluir sinais multissistêmicos moderados, como hipotensão, taquicardia, dispneia e distúrbios gastrintestinais (p. ex., náuseas, vômitos, diarreia, cólicas abdominais resultantes do edema da mucosa). Reações de grau III são altamente fatais devido ao desenvolvimento de broncospasmo, arritmias cardíacas e colapso cardíaco. Uma vez que a reação de hipersensibilidade alcança o grau IV, ocorre parada cardíaca e o controle inclui medidas puramente de reanimação.

É essencial evitar a exposição a potenciais gatilhos que causam anafilaxia, pois qualquer reação pode representar ameaça à vida. Todas as pessoas com potencial para o desenvolvimento de reações anafiláticas devem ser orientadas a ter consigo um alerta médico na forma de bracelete, colar ou outro tipo de identificação que possa informar uma equipe de emergência sobre a possibilidade de anafilaxia. Além disso, indivíduos com histórico de anafilaxia devem receber seringas pré-carregadas de epinefrina e ser instruídos sobre o modo de utilização.

O tratamento inicial da anafilaxia depende do estágio em que a pessoa se apresenta, mas deve sempre se concentrar na retirada do alergênio agressor, na manutenção da perviedade das vias respiratórias, no estabelecimento de acesso intravenoso adequado, na reanimação volêmica e na administração de epinefrina.[73] É importante explicar a todas as pessoas com potencial para anafilaxia que, se lhes ocorre uma reação anafilática e recorrem ao autotratamento com epinefrina, é essencial que procurem assistência médica imediata, independentemente da resposta inicial ao autotratamento, porque as reações podem reaparecer.

Reações atópicas ou locais

Reações de hipersensibilidade local geralmente acontecem quando o alergênio agressor fica confinado a determinado local de exposição. O termo *atopia* é frequentemente empregado para descrever essas reações e se refere a uma predisposição genética para o desenvolvimento de reações de hipersensibilidade imediata, do tipo I e mediadas por IgE após exposição a antígenos ambientais comuns, como pólen, alimentos ou pelo de animais. Mais comumente, as reações atópicas se manifestam como urticária (prurido), rinite alérgica, dermatite atópica e asma brônquica. Indivíduos com propensão à atopia muitas vezes desenvolvem reações a mais de um alergênio ambiental, com a manifestação de sintomas em diferentes épocas do ano.

A incidência de reações de hipersensibilidade imediata tende a ser maior em pessoas com histórico familiar de atopia, mas a base genética para esses distúrbios não está completamente compreendida. Devido a diferenças genéticas subjacentes em pessoas com hipersensibilidade do tipo I, tem sido difícil delinear o genoma exato. No entanto, foi observado que várias regiões cromossômicas contêm sequências de genes ligados ao desenvolvimento de asma e atopia, incluindo o conjunto de citocinas no cromossomo 5q; interferona γ (IFN-γ) e STAT6 no cromossomo 12q e IL4R no cromossomo 16p.[74] Indivíduos portadores de condições alérgicas atópicas são propensos a ter altos níveis séricos totais e alergênio-específicos de IgE, bem como quantidade maior de eosinófilos, basófilos e mastócitos. Embora a resposta desencadeada por IgE provavelmente represente um fator fundamental na fisiopatologia das doenças alérgicas atópicas, não é o único fator e não pode ser responsabilizada pelo desenvolvimento de todas as formas de dermatite atópica e asma.

Rinite alérgica.
A rinite alérgica é um distúrbio comum de hipersensibilidade das vias respiratórias superiores que afeta entre 20 e 40% da população ocidental. Os sintomas incluem coriza, obstrução nasal, espirros, prurido nasal e lacrimejamento (conjuntivite).[75] O diagnóstico da rinite alérgica é estabelecido com base na apresentação clínica do paciente e por um teste cutâneo positivo ou a existência no soro de anticorpos IgE específicos para aeroalergênios. Pessoas com rinite alérgica frequentemente apresentam outras formas de atopia, como asma alérgica e urticária.[76] Crises graves podem ser acompanhadas de mal-estar sistêmico, fadiga, cefaleia e dor muscular resultante do ato de espirrar. Não há febre. Os alergênios associados ao desenvolvimento de rinite alérgica são transmitidos pelo ar e, por conseguinte, depositados diretamente sobre a mucosa nasal. Os alergênios mais comuns incluem pólen de ambrósia, gramíneas, árvores e ervas daninhas; esporos de fungos; ácaros; pelo de animais; e penas.

As manifestações clínicas são dependentes da época e da gravidade da exposição. Em pessoas cronicamente expostas a alergênios, os sintomas podem permanecer durante o ano todo. Essa forma de atopia é conhecida como *rinite perene*. Por outro lado, pessoas que apresentam sintomas apenas quando expostas a alta quantidade de alergênios, como no outono ou na primavera, têm a chamada *rinite alérgica sazonal*. Sintomas que parecem piorar durante a noite sugerem um alergênio doméstico, e sintomas que desaparecem durante o fim de semana indicam exposição ocupacional.

A resposta alérgica nos casos de rinite alérgica se situa especificamente na mucosa nasal. Quando aeroalergênios são inalados, são depositados principalmente sobre a mucosa nasal, onde são apresentados às células T pelas CAA. Diante de citocinas celulares, ocorre a troca de classe de células B, resultando no aumento da produção de IgE.[75,76] Uma vez formado o complexo IgE-alergênio, sucede a infiltração da mucosa nasal por células T_2H, mastócitos, basófilos, eosinófilos e células de Langerhans, induzindo resposta imune completa mediada por células.

O tratamento da rinite alérgica deve se concentrar em instituir medidas de prevenção e controle dos sintomas. Sempre que possível, o alergênio agressor deve ser removido do ambiente, ou a exposição deve ser mantida no mínimo. A maioria dos sintomas pode ser controlada com o uso de anti-histamínicos e descongestionantes nasais tópicos, vendidos sem receita médica. Pode se desenvolver tolerância e rebote do congestionamento com a administração crônica de descongestionantes nasais tópicos; por isso, seu uso deve ser limitado a períodos de menos de 1 semana. Os sintomas mais graves podem requerer o uso de medicamentos com prescrição médica, incluindo corticosteroides tópicos nasais (p. ex., mometasona) e anti-histamínicos (p. ex., azelastina HCl). Pode ser útil o uso de estabilizadores de mastócitos, especialmente quando administrados de maneira profilática; como exemplo, há a cromolina sódica intranasal, que impede a degranulação localizada de mastócitos e a liberação de mediadores intracelulares. Indivíduos cujos sintomas não podem ser controlados com sucesso por essas medidas devem ser submetidos a um programa de dessensibilização conhecido como imunoterapia. A dessensibilização envolve a administração frequente de doses cada vez maiores do antígeno agressor. Os antígenos estimulam a produção de níveis elevados de anticorpos IgG, capazes de se combinar com o antígeno e impedir a ativação de anticorpos IgE ligados às células.

Alergias alimentares.
A alergia alimentar é muito comum nos países ocidentais do mundo todo, e muitas vezes se manifesta com consequências fatais. Na verdade, a anafilaxia induzida por alimentos é a principal causa de internações de emergência, especialmente entre crianças.[77] Atualmente, a taxa de prevalência de alergia alimentar fica entre 3 e 6% e, de acordo com o Centers for Disease Control and Prevention (CDC), isso representa um aumento de 18% sobre os números apresentados na década anterior.[77,78] A etiologia exata do aumento de casos é desconhecida. Qualquer alimento é capaz de induzir reação de hipersensibilidade em pessoas suscetíveis, porém os alimentos mais comumente envolvidos incluem amendoim, nozes e frutos do mar. Além disso, o leite é frequentemente implicado em casos envolvendo crianças.[77,78] Indivíduos com asma, adolescentes e aqueles com histórico pessoal ou familiar de alergia alimentar têm maior risco de desenvolver reações graves.

As manifestações clínicas da alergia alimentar são dependentes de muitos fatores, incluindo quantidade de alimento ingerido, há quanto tempo o paciente não comia, doença e medicação concomitante, exercícios físicos e fase do ciclo menstrual.[77,78] As reações variam em um mesmo indivíduo durante exposições diferentes, mas os principais sintomas são observados na pele, nos sistemas digestório e respiratório em aproximadamente 80% dos casos. A capacidade de determinado alimento de desencadear reação de hipersensibilidade do tipo I pode ser alterada durante o processo de cozimento, porque o aquecimento pode alterar (desnaturar) a estrutura proteica de um alergênio, tornando-o incapaz de desencadear a resposta humoral. Podem ocorrer tanto reações agudas (urticária e anafilaxia) quanto reações crônicas (asma, dermatite atópica e distúrbios gastrintestinais) a alergênios alimentares.

São comuns reações anafiláticas a alergênios alimentares, e a apresentação pode ser diferente para adultos e crianças. Adultos em geral apresentam sintomas graves, como colapso cardiovascular, enquanto em crianças são mais comuns dor abdominal, urticária, rinite alérgica, conjuntivite e rubor facial.[77,78] Respiração sibilante e estridor são mais comuns em crianças pré-escolares e crianças mais velhas, enquanto urticária e vômitos são geralmente observados em lactentes.[79] A maioria das reações se manifesta no intervalo de 1 h após a exposição, mas são possíveis reações tardias, secundárias à absorção tardia do alergênio. Uma forma rara de anafilaxia associada a alimentos é conhecida como *anafilaxia induzida por exercício dependente de alimentos* (AIEDA). Em caso de AIEDA, tanto o exercício físico quanto os alergênios alimentares são tolerados independentemente, e os sintomas não ocorrem na falta de exercício. A fisiopatologia não está completamente esclarecida, mas parece sugerir que existe estado maleável de tolerância imunológica em indivíduos suscetíveis. Durante a prática de exercícios físicos, são prováveis alterações na osmolaridade e no pH do plasma, na atividade enzimática do tecido, na distribuição do fluxo sanguíneo e na permeabilidade gastrintestinal, o que resulta na facilitação do reconhecimento e ligação com o alergênio.[80,81]

Alergias alimentares podem surgir em qualquer idade, mas tendem a se manifestar durante a infância. A resposta alérgica é ativada quando um alergênio alimentar específico entra em contato com o anticorpo IgE encontrado na mucosa intestinal e, posteriormente, estimula a liberação local e sistêmica de histamina e outras citocinas necessárias à resposta alérgica. Hidrocarbonetos, lipídios, proteínas ou aditivos alimentares, como conservantes, corantes e aromas, podem servir como potenciais alergênios na resposta alérgica. É comum a manifestação de sensibilidade cruzada aos alergênios entre alimentos de grupos alimentares estreitamente relacionados. Portanto, uma pessoa pode conter alergênios que apresentam reações cruzadas. Por exemplo, alguns indivíduos são alérgicos a todas as leguminosas (ou seja, feijão, ervilhas e amendoim).

O diagnóstico das alergias alimentares é multifacetado e depende da elaboração cuidadosa de um histórico alimentar e de testes de provocação oral. Os testes de provocação envolvem a eliminação sistemática de alergênios suspeitos na dieta por um período de tempo para que possa ser observado se os sintomas desaparecem, e sua posterior reintrodução à dieta para determinar se os sintomas reaparecerão. Apenas um alimento deve ser testado de cada vez na procura por um diagnóstico definitivo. Se o risco de teste de provocação oral for muito grande, também podem ser testados os níveis séricos de IgE específica para aquele alergênio.

O tratamento da alergia alimentar incide especificamente sobre a prevenção da exposição ao alergênio agressor. No entanto, isso pode ser difícil, em especial nas pessoas extremamente sensíveis à proteína de um alimento em particular, porque os alimentos (processados ou frescos) podem ser contaminados por essa proteína durante o manuseio. Alimentos preparados nas mesmas unidades de processamento de produtos à base de nozes podem ser potenciais fontes de alergênios e, portanto, provocar resposta alérgica em indivíduos suscetíveis. Por isso devem ser colocados alertas em todos os produtos processados em instalações que manipulam alimentos altamente alergênicos. Indivíduos com alergias graves ou com histórico de anafilaxia devem ser orientados a utilizar autoinjetores carregados com epinefrina e a procurar atendimento de emergência imediatamente após a exposição.

Distúrbios mediados por anticorpos | Tipo II

As reações de hipersensibilidade do tipo II (mediadas por anticorpos), também chamadas de reações de *hipersensibilidade citotóxica*, são mediadas por anticorpos IgG ou IgM dirigidos contra antígenos específicos na superfície de células ou tecidos específicos do hospedeiro. Os antígenos podem ser parte inerentemente intrínseca da célula hospedeira, ou extrínseca, incorporada à superfície celular depois da exposição a um corpo estranho ou agente infeccioso. Assim, os tecidos que expressam os antígenos-alvo determinam as manifestações clínicas das reações de hipersensibilidade do tipo II. Esses antígenos são conhecidos como *antígenos específicos do tecido*.[82] Existem quatro mecanismos gerais pelos quais as reações de hipersensibilidade do tipo II podem ser propagadas, mas, independentemente da via, sempre são iniciadas pela ligação de um anticorpo IgG ou IgM a antígenos específicos do tecido. Esses mecanismos incluem destruição celular ativada pelo complemento; citotoxicidade celular mediada por anticorpos; inflamação mediada por complemento e anticorpos; e modulação dependente de anticorpos de receptores de superfície celular normal (Figura 12.3).[82]

Destruição celular ativada por complemento

A destruição de células-alvo em reações de hipersensibilidade do tipo II pode ocorrer como resultado da ativação do sistema complemento pela via clássica. Primeiramente, a formação do complexo de ataque à membrana (CAM) por ativação de C5-C9 possibilita a passagem de íons, pequenas moléculas e água para o interior celular, causando a lise direta das células. Além disso, IgG e o fragmento de complemento C3b atuam como opsoninas por ligação a receptores localizados na superfície de macrófagos. Esse processo ativa os macrófagos que, em seguida, destroem as células-alvo por fagocitose. Assim, a ativação do sistema complemento produz resposta dupla que culmina na destruição celular.

Em indivíduos com AHAI, os autoanticorpos atacam epítopos localizados nas hemácias.[83] As hemácias revestidas com esses autoanticorpos são destruídas por fagócitos no fígado ou no baço. Alguns tipos de autoanticorpos, mas nem todos, também podem induzir fagocitose e lise celular por meio do sistema complemento. O mesmo processo ocorre no útero, no desenvolvimento de *eritroblastose fetal* ou nos casos de incompatibilidade de Rh. Mulheres com sangue Rh-negativo não têm o antígeno RhD em suas hemácias, mas produzem anticorpo anti-D. No feto Rh-positivo, os anticorpos anti-D maternos revestem as hemácias fetais que contêm o fator Rh, possibilitando que sejam removidos da circulação fetal por fagocitose mediada por macrófagos e monócitos.[84]

Citotoxicidade celular dependente de anticorpos

A citotoxicidade celular dependente de anticorpo (ADCC) incorpora componentes tanto de resposta imune inata quanto adaptativa na destruição das células-alvo, mas não é dependente da ativação ou utilização de proteínas do complemento. Pelo

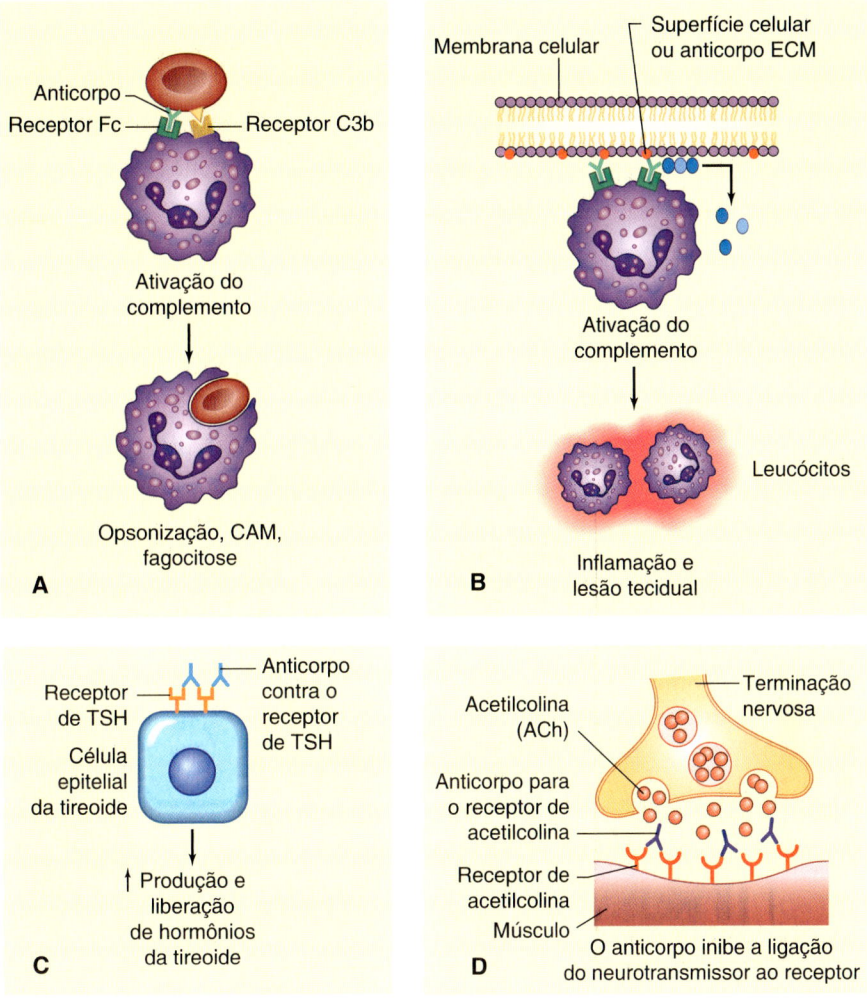

Figura 12.3 • As reações de hipersensibilidade do tipo II resultam da ligação de anticorpos a antígenos de superfície normais ou alterados. **A.** Opsonização e fagocitose mediada por receptor de complemento ou anticorpos; ou lise celular por meio de complexo de ataque à membrana (CAM). **B.** Inflamação mediada por receptor de complemento ou anticorpos resultante de recrutamento e ativação de leucócitos que produzem inflamação (neutrófilos e monócitos). **C.** Disfunção celular mediada por anticorpos, em que o anticorpo contra o receptor de hormônio tireoestimulante (TSH) aumenta a produção de hormônio da tireoide. **D.** O anticorpo para o receptor de acetilcolina inibe a ligação do receptor do neurotransmissor na miastenia *gravis*.

contrário, o mecanismo se baseia na atividade de células NK inespecíficas, mas outras células, como macrófagos e eosinófilos, também têm sido implicadas. O fragmento Fc do anticorpo IgG se liga ao receptor de Fc (FcγR) na superfície da célula efetora, e um fragmento variável se liga ao epítopo na superfície da célula-alvo, causando a liberação de substâncias quimiotáticas e a destruição das células-alvo.[85] A ADCC é um mecanismo comum antiviral. Tem sido implicado no desenvolvimento de diversas doenças autoimunes, como pênfigo vulgar.

Inflamação mediada por complemento e anticorpos

Quando antígenos expressos normalmente nas paredes dos vasos, ou que circulam no plasma, são depositados sobre a superfície de células endoteliais ou tecidos extracelulares, as manifestações são o resultado de inflamação localizada em oposição à destruição celular. A existência de anticorpos nos tecidos ativa a cascata do complemento, o que resulta na liberação de proteínas do complemento ativadas, C3a e C5a, que, por sua vez, atraem neutrófilos para a área e estimulam a deposição da proteína de complemento C3b. Os neutrófilos se ligarão ao fragmento de anticorpo Fc ou C3b, mas, em vez de destruir as células por fagocitose, sofrem degranulação e liberam mediadores químicos (enzimas e oxidases) envolvidos na resposta inflamatória. A inflamação mediada por anticorpos é responsável pela lesão tecidual observada na doença de Goodpasture, que se caracteriza pela existência de autoanticorpos contra α3NC1 do domínio de colágeno IV, proteína essencial da membrana basal dos rins e pulmões.[86] A ativação de neutrófilos mediada por anticorpos provoca o desenvolvimento de glomerulonefrite, insuficiência renal aguda e doença pulmonar hemorrágica se não for iniciada terapia imunossupressora.

Disfunção celular mediada por anticorpos

Em algumas reações do tipo II, a ligação do anticorpo a receptores específicos de células-alvo provoca, de algum modo, o mau funcionamento da célula, em vez de iniciar o processo de destruição celular. O complexo anticorpo-receptor que é formado modula a função do receptor, impedindo ou incrementando interações com ligantes normais por substituição do ligante e estimulação direta dos receptores, ou pela destruição completa do receptor. Os sintomas de reações de hipersensibilidade do tipo II causados por disfunção celular mediada por anticorpos são dependentes do receptor-alvo específico. Na doença de Graves, os autoanticorpos, conhecidos como *imunoglobulina inibidora da ligação de tireotropina*, ligam-se aos receptores do hormônio tireoestimulante (TSH) ativando-os nas células da tireoide; isso estimula a produção de tiroxina e o desenvolvimento de hipertireoidismo.[87] Em contraste, nos casos de miastenia *gravis*, os autoanticorpos são dirigidos aos receptores nicotínicos de acetilcolina localizados nas placas motoras terminais dentro da junção neuromuscular, onde bloqueiam a ação da acetilcolina e estimulam a destruição dos receptores, o que leva à diminuição da função neuromuscular.[88]

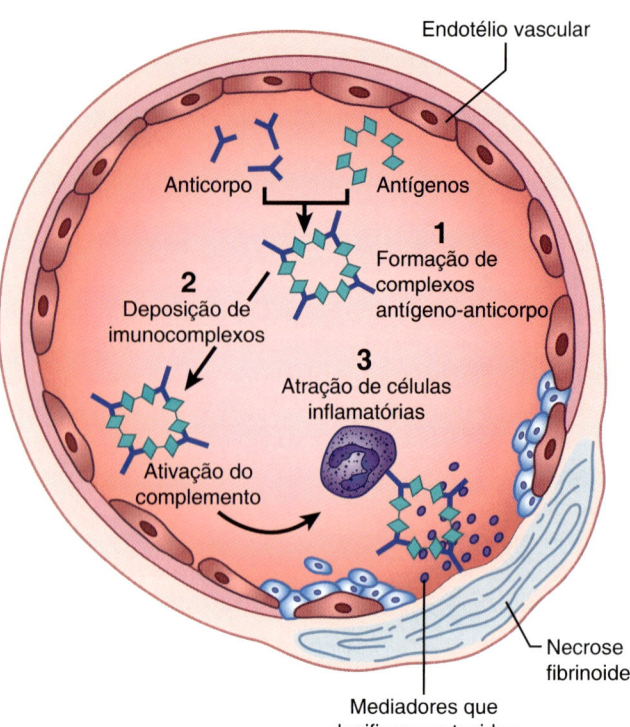

Figura 12.4 • Reações com imunocomplexos (tipo III) que envolvem a ativação do complemento por imunoglobulinas IgG ou IgM com (1) formação de imunocomplexos constituídos no sangue que são (2) depositados nos tecidos. A ativação do complemento no local de deposição do imunocomplexo (3) conduz à atração de leucócitos responsáveis por lesão nos vasos e tecidos.

Conceitos fundamentais

Doenças alérgicas e hipersensibilidade

- As reações de hipersensibilidade do tipo I são dependentes da ativação mediada por IgE de mastócitos e basófilos e da liberação subsequente de mediadores químicos da resposta inflamatória
- As reações de hipersensibilidade do tipo II (mediadas por anticorpos) ou reações de *hipersensibilidade citotóxica* são mediadas por anticorpos IgG ou IgM dirigidos contra antígenos-alvo na superfície de células ou tecidos específicos do hospedeiro e resultam na fagocitose mediada pelo complemento e lesão celular
- As reações de hipersensibilidade do tipo III (complexo imune) são causadas pela formação de complexos imunológicos de antígeno-anticorpo na corrente sanguínea – subsequentemente depositados no epitélio vascular ou nos tecidos extravasculares – que ativam o sistema complemento, provocando resposta inflamatória maciça
- As reações de hipersensibilidade do tipo IV (mediada por células) envolvem danos aos tecidos, em que as respostas imunológicas mediadas por células com linfócitos T sensibilizados causam lesão celular e tecidual. Embora todos sejam mediados por células T, os mecanismos fisiopatológicos e as populações de células T sensibilizadas envolvidas são diferentes.

Distúrbios mediados por imunocomplexos | Tipo III

Distúrbios alérgicos imunocomplexos são causados pela formação de complexos imunológicos antígeno-anticorpo na corrente sanguínea que posteriormente se depositam no epitélio vascular ou nos tecidos extravasculares (Figura 12.4). A deposição desses complexos nos tecidos ativa o sistema complemento e induz a resposta inflamatória maciça. Como nas reações de hipersensibilidade do tipo II, anticorpos IgG e IgM ativam os distúrbios mediados por imunocomplexos. No entanto, nas reações do tipo III, os complexos anticorpo-antígeno são primeiramente formados no plasma e, em seguida, depositados nos tecidos. As manifestações clínicas podem, portanto, ter pouco a ver com o alvo antigênico em particular, mas sim com o local de deposição dos imunocomplexos. Os imunocomplexos formados na circulação sanguínea podem produzir danos em qualquer vaso terminal de órgãos, incluindo aqueles que irrigam glomérulo renal, pele, pulmões e sinóvia das articulações. Podem ser generalizadas, se os imunocomplexos se depositarem em diversos órgãos, ou localizadas em um órgão específico, como rins, articulações ou pequenos vasos sanguíneos da pele. Uma vez depositados, os imunocomplexos provocam resposta inflamatória por meio da ativação do sistema complemento e da produção de fatores quimiotáticos que recrutam neutrófilos e outras células da resposta inflamatória. A ativação dessas células inflamatórias por imunocomplexos e pelo complemento, acompanhada da liberação de potentes mediadores inflamatórios, é diretamente responsável pelos danos. Reações do tipo III são responsáveis pela vasculite observada em muitas doenças autoimunes, como LES e glomerulonefrite aguda.

Distúrbios sistêmicos dos imunocomplexos

A doença do soro é uma síndrome clínica que resulta da formação de imunocomplexos antígeno-anticorpo insolúveis quando há excesso de antígeno e subsequente deposição generalizada em tecidos-alvo, como vasos sanguíneos, articulações, coração e rins. Os imunocomplexos depositados ativam a cascata do complemento, aumentam a permeabilidade vascular e estimulam o recrutamento de células fagocíticas. O resultado geral é dano tecidual e edema. As manifestações clínicas incluem erupção cutânea, febre, linfadenopatia generalizada e artralgias, que geralmente se iniciam cerca de 1 a 2 semanas após a exposição inicial ao antígeno e desaparecem com a retirada do agente agressor. Em indivíduos previamente sensibilizados, têm sido relatadas reações graves e potencialmente fatais. A doença do soro foi descrita pela primeira vez em indivíduos que receberam soro estranho, como soro de cavalo, para o tratamento de difteria e escarlatina. Essa carga de antígeno foi capaz de estimular a produção de grandes quantidades de imunocomplexos, que se depositaram nos tecidos causando a ativação de mastócitos, monócitos, leucócitos polimorfonucleares e plaquetas. Atualmente, a administração de grandes volumes de proteínas estranhas é raramente indicada, mas diversos medicamentos, incluindo antibióticos betalactâmicos e sulfonamidas, são capazes de causar reações semelhantes.[89]

O tratamento da doença do soro geralmente se concentra na remoção do antígeno sensibilizador, fornecendo alívio dos sintomas. Incorpora-se a ele o uso de ácido acetilsalicílico para a dor nas articulações e anti-histamínicos para o prurido. No caso de reações graves, podem ser administrados epinefrina ou corticosteroides sistêmicos.

Reações localizadas de imunocomplexos

A *reação de Arthus* é uma reação de imunocomplexo localizada associada a necrose tecidual discreta, geralmente na pele. É causada pela exposição repetida de um local a um antígeno, onde existem níveis elevados de anticorpos circulantes pré-formados. Na maioria dos casos, os sintomas se manifestam no intervalo de 1 h e alcançam um pico 6 a 12 h após a exposição.[79] Tipicamente, as lesões são avermelhadas, altas e inflamadas. Com frequência, formam-se úlceras no centro da lesão devido à liberação de citocinas inflamatórias. O mecanismo da reação de Arthus não é completamente compreendido, mas acredita-se ser o resultado do contato localizado do antígeno injetado com anticorpos IgG na circulação. Essa reação é o protótipo para o desenvolvimento de vasculite localizada associada a determinadas reações a medicamentos em seres humanos.

Distúrbios de hipersensibilidade mediados por células | Tipo IV

As reações de hipersensibilidade do tipo IV diferem das reações de hipersensibilidade dos tipos I a III pelo fato de serem mediadas por células e tardias, em vez de respostas imunológicas imediatas mediadas por anticorpos (Figura 12.5). A resposta imune mediada por células normalmente é o principal mecanismo da defesa contra uma variedade de microrganismos, incluindo agentes patogênicos intracelulares, como *Mycobacterium tuberculosis* e vírus, bem como agentes extracelulares, como fungos, protozoários e parasitas. No entanto, pode causar morte celular e lesão tecidual em pessoas sensibilizadas, em resposta a antígenos químicos administrados topicamente (dermatite de contato) e exposição sistêmica ao antígeno ou como parte do processo autoimune.

As reações de hipersensibilidade do tipo IV compreendem um espectro de distúrbios, variando desde apresentação

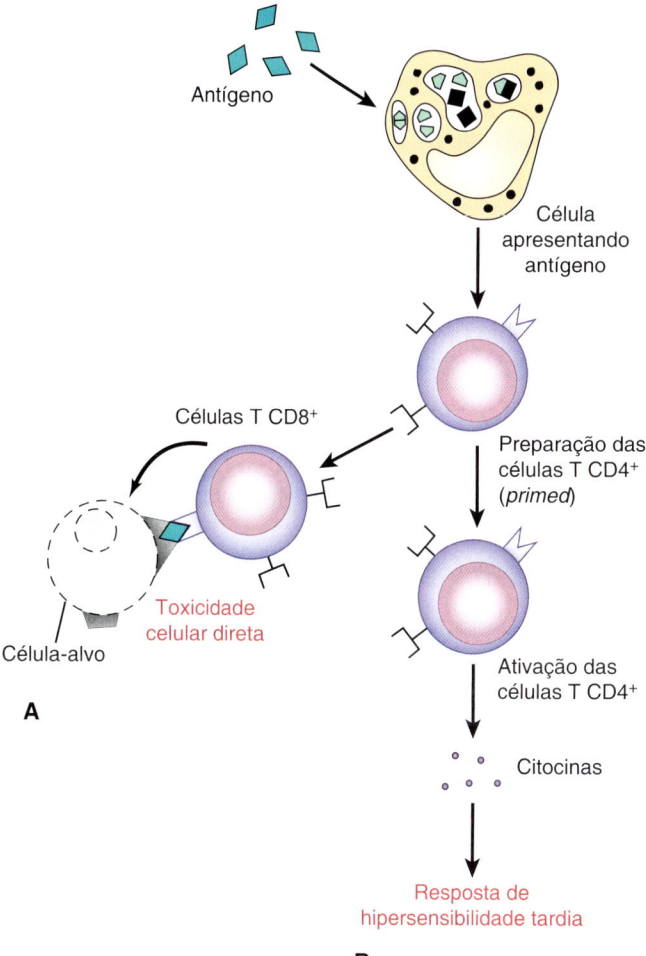

Figura 12.5 • Reações de hipersensibilidade mediadas por células (tipo IV), que incluem (**A**) citotoxicidade diretamente mediada por células, nas quais as células T CD8+ matam as células-alvo de suporte do antígeno, e (**B**) reações de hipersensibilidade tardia, em que células CD4+ previamente sensibilizadas liberam citocinas que danificam as células.

clínica leve até casos graves. Embora todas as reações sejam mediadas por células T, são diferentes em relação aos mecanismos fisiopatológicos envolvidos e a populações de células T sensibilizadas. Atualmente, devido à heterogeneidade das reações de hipersensibilidade tardia, os especialistas em imunologia subdividem as reações do tipo IV em quatro subtipos distintos (IVa, IVb, IVc e IVd), com base na resposta imune, na população de células T e nas características patológicas.[90] Ademais, dependendo da reação, diferentes subconjuntos de células T com funções citotóxicas e reguladoras distintas podem ser ativados em diferentes etapas do processo patológico.

Nas reações de hipersensibilidade do tipo IVa (p. ex., eczema), as células T_1H-CD4+ ativam monócitos e macrófagos por intermédio da secreção de grandes quantidades de IFN-γ. Os monócitos ativados estimulam a produção de anticorpos fixadores do complemento e ativam respostas pró-inflamatórias (p. ex., TNF-α e IL-12) e respostas CD8+.[82] Como as respostas tipo IVa requerem a síntese de moléculas efetoras, elas podem levar entre 24 e 72 h para se desenvolver, por isso são chamadas distúrbios de hipersensibilidade "do tipo tardio".

Reações do tipo IVb e IVd também são consideradas como hipersensibilidade tardia. Reações do tipo IVb (p. ex., *exantema maculopapular* e *exantema bolhoso*) são o resultado da ativação de células T_2H e da infiltração eosinofílica dos tecidos. As células T_2H secretam as citocinas IL-4 e IL-5, necessárias para a ativação da resposta dos mastócitos e eosinófilos. Além disso, essas citocinas desativam os macrófagos e promovem a produção de anticorpos IgE e IgG pelos linfócitos B. Reações do tipo IVd são muito raras e implicam recrutamento e ativação de neutrófilos por linfócitos T, que secretam especificamente IL-8. O único distúrbio desse subtipo é a *pustulose exantemática generalizada aguda* (PEGA), que se apresenta com pústulas estéreis cheias de neutrófilos na pele, febre e leucocitose maciça.[91]

As reações de hipersensibilidade do tipo IVc são respostas citotóxicas mediadas por linfócitos $CD4^+$ e $CD8^+$ que secretam perforina e granzima B.[92] Os linfócitos T citotóxicos (LTC) se ligam a fragmentos de antígenos que se apresentam sobre as moléculas de MHC encontradas na superfície das CAA. Os peptídios derivados de antígenos citosólicos (p. ex., virais) são apresentados por moléculas MHC classe I e ativam as células T $CD8^+$, que matam qualquer célula exibindo um antígeno estranho. Os peptídios derivados de proteínas degradadas como resultado da ingestão fagocítica (p. ex., bactérias) são apresentados em moléculas de MHC de classe II, que ativam células T $CD4^+$. Uma vez ativadas desse modo, as células T $CD4^+$ podem ser consideradas citotóxicas, porque podem ativar outras células efetoras, incluindo $CD8^+$ citotóxico, macrófagos e linfócitos B.

Em infecções virais, o dano celular frequentemente advém de respostas LTC, e não dos efeitos citotóxicos do microrganismo invasor. Enquanto alguns vírus causam danos diretamente nas células infectadas e, por isso, são chamados citopáticos, outros vírus não citopáticos não o fazem. Como os LTC não são capazes de distinguir entre vírus citopático e não citopático, eles destroem quase todas as células infectadas, independentemente de o vírus representar ou não um perigo para a célula. Em certas formas de hepatite, por exemplo, a destruição das células hepáticas ocorre em função da resposta LTC do hospedeiro, e não pelo vírus.

Dermatite de contato alérgica

A dermatite de contato alérgica é uma reação de hipersensibilidade do tipo IV associada à ativação de T_1H e linfócitos T auxiliares. A resposta inflamatória ocorre em duas fases, a de sensibilização e a de elicitação. Geralmente, mostra-se confinada em locais da pele que entram em contato direto com um hapteno (p. ex., cosméticos, tinturas de cabelo, metais, medicamentos de uso tópico, óleos vegetais). Durante a fase de sensibilização, os haptenos são captados por células dendríticas que, em seguida, migram para os linfonodos regionais e estimulam a produção de células T. Além disso, os queratinócitos locais são sensibilizados pelos haptenos e iniciam e amplificam a resposta imunológica local. Uma nova exposição a um hapteno específico resulta no rápido recrutamento e na ativação de células T específicas de memória. A forma mais comum da doença é a dermatite que se segue ao contato próximo com antígenos da hera venenosa ou de veneno de carvalho, embora muitas outras substâncias possam provocar reação.

As manifestações clínicas da dermatite de contato incluem erupção eritematosa, papular e vesicular, aliada a prurido intenso e bolhas.[93] A área afetada frequentemente se torna edemaciada e quente, com formação de exsudato e crostas. Não é incomum o desenvolvimento de infecção secundária. A localização das lesões muitas vezes pode fornecer uma pista sobre o antígeno que está causando o transtorno. No entanto, em alguns casos de dermatite de contato (p. ex., hera venenosa), o alergênio pode inadvertidamente se disseminar de uma parte para outra do corpo. A gravidade das reações varia de leve a intensa, de acordo com a pessoa e o alergênio envolvidos. Os sintomas em geral aparecem entre 12 e 24 h após a exposição. Dependendo do antígeno e da duração da exposição, a reação pode durar de dias a semanas.

O diagnóstico de dermatite de contato é estabelecido com base nas características e na distribuição da erupção, bem como a relação temporal entre a exposição ao alergênio suspeito.[93] Podem ser realizados testes de contato para confirmar o diagnóstico. O tratamento envolve a remoção do agente agressor, seguida pela aplicação de preparações tópicas (p. ex., pomadas, cremes à base de corticosteroides), para aliviar as lesões cutâneas sintomáticas e evitar infecções bacterianas secundárias. Reações mais graves podem exigir a administração de corticoterapia sistêmica.

Pneumonite por hipersensibilidade

A pneumonite por hipersensibilidade, também conhecida como alveolite alérgica extrínseca, é uma forma de doença pulmonar inflamatória que resulta de resposta imunológica exagerada após a exposição a um grande número de partículas orgânicas inaladas ou antígenos relacionados com a ocupação profissional do indivíduo.[94] Foi descrita pela primeira vez por Pepys *et al.* após exposição a grãos e feno mofados e chamada de "pulmão de fazendeiro".[95] Verificou-se que o agente agressor era a *Actinomyces*, bactéria comumente encontrada em folhagem mofada. O mecanismo fisiopatológico exato da pneumonite por hipersensibilidade permanece incerto, mas as evidências dão suporte a um papel para o desenvolvimento tanto de resposta imune do tipo III quanto do tipo IV. O indivíduo apresenta tanto altos níveis séricos de IgG antígeno-específica quanto infiltração celular combinada e formação de granuloma. Células T_1H parecem desempenhar papel crítico no desenvolvimento da doença por meio da produção e da liberação de TNF, IFN-γ, IL-12 e IL-18 no tecido pulmonar.[94] Os sintomas, como respiração ofegante, tosse seca, febre e calafrios, cefaleia e mal-estar, muitas vezes se manifestam horas após a exposição e também desaparecem em um intervalo de horas após a remoção dos antígenos sensibilizantes. No entanto, têm sido relatadas sequelas a longo prazo.

O diagnóstico de pneumonite de hipersensibilidade se baseia em um histórico consistente (ocupacional ou não) de exposição a possíveis antígenos. Tomografias computadorizadas do tórax mostram áreas de vascularização lobar e a existência de nódulos centrolobulares.[107] A remoção do agente agressor e a administração oral de corticosteroides são os únicos tratamentos disponíveis.

Alergia ao látex

Com a instituição das precauções universais na década de 1980, a utilização de produtos que contenham látex de borracha natural aumentou significativamente. O látex de borracha natural é produzido a partir da seiva leitosa da árvore *Hevea brasiliensis*, da qual foram isoladas pelo menos 13 proteínas alergênicas até hoje, e qualquer uma delas pode desencadear resposta alérgica em indivíduos suscetíveis.[96] Além disso, o látex é um componente conhecido de mais de 40 mil produtos utilizados no cotidiano. O resultado é que a alergia ao látex tem se apresentado como um problema clínico significativo nas sociedades ocidentalizadas. No auge do uso do látex, em meados da década de 1990, 25 a 50% das pessoas com espinha bífida ou anomalias geniturinárias submetidas a procedimentos cirúrgicos frequentes e 17% dos profissionais de saúde desenvolviam alergia ao látex, como consequência da exposição crônica.[96]

Embora a exposição ao látex de borracha natural seja necessária para que ocorra a sensibilização do indivíduo, outros fatores desempenham papel fundamental no desenvolvimento da alergia ao látex. Pessoas com histórico de reações atópicas, alergias alimentares e reações de hipersensibilidade tardia apresentam maior propensão para desenvolver reação alérgica ao látex. As proteínas encontradas no látex também podem ser encontradas em muitas substâncias naturais, incluindo pólen de árvores, abacate, banana, aipo e peras, que possibilitam o desenvolvimento da sensibilidade cruzada. Polimorfismos genéticos em mais de 30 genes situados em 15 cromossomos diferentes foram implicados no desenvolvimento da reação alérgica, mas ainda não foram definitivamente identificados para a reação de hipersensibilidade ao látex.[96]

A exposição ao látex pode se dar por inúmeros mecanismos, como contato com pele e membranas mucosas, inalação, contato com tecidos internos ou por meio de injeção intravascular. As reações mais graves se desenvolvem quando as proteínas do látex entram em contato com membranas mucosas da boca, da vagina, da uretra ou do reto. Crianças com mielomeningocele e anomalias geniturinárias (espinha bífida) que se submetem a exames frequentes e a tratamentos que envolvem a superfície da mucosa da bexiga ou do reto estão particularmente sob risco de desenvolvimento de alergia ao látex.[97] Reações anafiláticas são causadas pela exposição de órgãos internos a luvas utilizadas pelo cirurgião durante os procedimentos.

Quando a borracha natural é processada na fabricação de produtos que contêm látex, são adicionados ao látex líquido vários aceleradores, agentes de cura, antioxidantes e estabilizadores. Como qualquer substância com potencial alergênico na mistura final de látex é capaz de desencadear resposta alérgica, isso muitas vezes dificulta a identificação do agente alergênico agressor. Para complicar ainda mais o quadro, quando luvas de látex são fabricadas para uso em cuidados de saúde, é feita uma aplicação de amido de milho em pó para facilitar o seu calçamento. Infelizmente, o amido de milho em pó colocado na luva desempenha papel importante na resposta alérgica, porque as partículas de proteína do látex são prontamente absorvidas pelo pó na luva e podem tomar a forma de aerossol durante o calçamento e/ou a remoção das luvas, provocando o desenvolvimento de sintomas em indivíduos sensibilizados. Isso é especialmente verdadeiro nas salas de cirurgia, onde podem ser encontrados altos níveis de látex na forma de aerossol.

A alergia ao látex pode se apresentar como reação de hipersensibilidade do tipo I mediada por IgE, reação de hipersensibilidade do tipo IV mediada por células ou uma combinação das duas. Frequentemente, o mecanismo fisiopatológico exato não está claro, porque a ativação da resposta imune humoral e a resposta mediada por células estão intimamente relacionadas.

As reações de hipersensibilidade do tipo I mediadas por IgE se desenvolvem em resposta à sensibilização por uma ou mais proteínas específicas do látex. Essas reações são imediatas e, muitas vezes, potencialmente fatais, pois ocorrem minutos após a exposição. As manifestações clínicas variam de leves a graves e incluem urticária, respiração sibilante, congestão nasal, coriza, rinoconjuntivite, broncospasmo, hipotensão sistêmica, anafilaxia e colapso cardiovascular.

As reações de hipersensibilidade do tipo IV a luvas de látex são a forma mais comumente observada desse tipo de alergia. Nessa forma de alergia, o indivíduo em geral desenvolve dermatite de contato para um dos aditivos químicos, e não pelas proteínas do látex, no intervalo entre 48 e 96 h após a exposição. Frequentemente, a dermatite de contato afeta o dorso das mãos e se caracteriza por erupção cutânea vesicular e pruriginosa. Quando o contato com as luvas é mantido, a área se torna espessa e com crostas. O tratamento é feito com a administração tópica de corticosteroides durante a fase aguda e pela prevenção do uso de todos os produtos que possam conter látex em sua composição.

O diagnóstico da alergia ao látex se baseia no histórico individual e em sintomas após a exposição a produtos contendo látex. Considerando que muitas reações observadas às luvas de látex resultam de dermatite irritativa de etiologia não imunológica, é importante diferenciar entre reações cutâneas alérgicas e não alérgicas.[97] O diagnóstico definitivo é estabelecido por meio de testes cutâneos ou injeção intradérmica do alergênio, e confirmado por intermédio de imunoensaios de IgE sérica específica para o látex. Nos indivíduos em que o resultado dos imunoensaios é negativo, pode ser realizado um teste de contato se o histórico for convincente, uma vez que podem ocorrer resultados falso-negativos. Independentemente da técnica utilizada, todo o equipamento e as substâncias necessárias para tratar a anafilaxia devem estar prontamente disponíveis.

O tratamento da alergia ao látex consiste principalmente em medidas preventivas e requer grande dose de orientação voltada tanto para o indivíduo sensível ao látex quanto para seus familiares. Pessoas com alergia conhecida devem evitar contato com qualquer produto suspeito de conter látex até que a informação possa ser verificada com o fabricante. Todos os procedimentos cirúrgicos e clínicos em indivíduos com alergia ao látex devem ser realizados em um ambiente livre de látex. Pessoas com reações graves de hipersensibilidade do tipo I mediada por IgE devem ser instruídas a ter consigo um alerta médico na forma de bracelete ou colar. Os profissionais de saúde com alergia grave e altamente fatal podem ser forçados a trocar de profissão. Se ocorrerem reações do tipo I, devem ser tratadas com epinefrina, anti-histamínicos (bloqueadores de H1 e H2) e corticosteroides sistêmicos, a fim de manter a permeabilidade das vias respiratórias e restaurar a estabilidade hemodinâmica.[111]

RESUMO

Reações de hipersensibilidade são respostas imunológicas exageradas para alimentos ou antígenos de substâncias encontradas no meio ambiente que não afetam a maioria da população. Existem quatro categorias básicas de respostas de hipersensibilidade: (1) respostas do tipo I, que são mediadas por imunoglobulinas da classe IgE e incluem choque anafilático, febre do feno e asma brônquica; (2) respostas tipo II, que envolvem a destruição das células do complemento ativado (incompatibilidade de Rh); ADCC, inflamação mediada por complemento e por anticorpos (p. ex., doença de Goodpasture) e disfunção celular mediada por anticorpos (p. ex., doença de Graves e miastenia *gravis*); (3) distúrbios de hipersensibilidade do tipo III mediados por imunocomplexos, que envolvem formação e deposição de complexos antígeno-anticorpo insolúveis nos vasos sanguíneos, provocando desenvolvimento de vasculite e danos aos órgãos, como observado em casos de LES ou glomerulonefrite aguda, doença sistêmica do imunocomplexo (doença do soro) e doença local do imunocomplexo (reação de Arthus); e (4) reações de hipersensibilidade do tipo IV mediadas por células, que são subdivididas em quatro tipos diferentes com base na população de células T envolvida e na resposta fisiopatológica.

A alergia ao látex pode envolver uma reação do tipo I mediada por IgE ou uma reação do tipo IV mediada por células. O tipo mais comum de resposta alérgica ao látex é dermatite de contato causada por uma reação de hipersensibilidade tardia tipo IV aos aditivos de borracha. A resposta menos comum, do tipo I mediada por IgE, é causada pela sensibilização a uma proteína do látex e pode precipitar reações anafiláticas muito mais graves.

IMUNOPATOLOGIA DOS TRANSPLANTES

Depois de concluir esta seção, o leitor deverá ser capaz de:

- Discutir a justificativa para a correspondência dos tipos HLA ou MHC em transplante de órgãos
- Descrever os mecanismos imunológicos envolvidos na rejeição ao transplante alogênico
- Detalhar os mecanismos e manifestações de DECH.

Tradicionalmente, um transplante pode ser definido como o processo de remoção de células, tecidos ou órgãos, chamado de *enxerto*, de um indivíduo e sua colocação em outro indivíduo, no qual passam a assumir a função normal dos tecidos substituídos. Enxertos transplantados de outra pessoa são conhecidos como *aloenxertos*. Em determinadas circunstâncias, o enxerto pode ser feito a partir de uma parte do corpo e transplantado para outra parte do mesmo indivíduo. Esses enxertos são conhecidos como *autoenxertos*. A pessoa que forneceu o enxerto é chamada de *doador,* e a que recebe o enxerto é chamada de *receptor* ou *hospedeiro*. O transplante de tecidos se tornou rotineiro devido ao aprimoramento da tecnologia médica, mas ainda podem suceder complicações graves. A mais importante é a rejeição do enxerto mediada pelo sistema imunológico do hospedeiro.

Para que o transplante seja bem-sucedido, é essencial que o sistema imunológico do hospedeiro reconheça o enxerto como *self* em vez de *não self*. É função dos linfócitos T responder a um número ilimitado de antígenos e, ao mesmo tempo, ignorar os autoantígenos expressos nos tecidos. Moléculas do complexo principal de histocompatibilidade (MHC) ou HLA expressos na superfície celular possibilitam que os linfócitos façam isso. Linfócitos B e T circulantes destroem as células que expressam fragmentos de peptídios estranhos ao MHC. O tecido transplantado pode ser categorizado como enxerto *autólogo* (autoenxerto) se o doador e receptor forem a mesma pessoa, enxerto *singênico* se o doador e o receptor forem gêmeos idênticos, e *alogênico* (ou aloenxerto) se o doador e o receptor não tiverem relação de parentesco, mas compartilharem expressão tecidual semelhante de HLA. As moléculas HLA reconhecidas como estranhas em aloenxertos são chamadas *aloantígenos*. A doação para transplantes de órgãos sólidos pode ser feita por doadores vivos ou mortos (cadáver) e entre parentes ou pessoas sem relação de parentesco (heterólogo). A probabilidade de rejeição varia indiretamente com o grau de semelhança existente entre o HLA do doador e do receptor.

Mecanismos envolvidos na rejeição ao transplante

O processo de rejeição ao transplante envolve resposta imunológica complexa, mas coordenada e mediada por células e por anticorpos. Embora os linfócitos T venham recebendo maior atenção como mediadores da rejeição aos transplantes, atualmente se sabe que células B, macrófagos, eosinófilos e células NK têm impacto significativo sobre a qualidade e a quantidade do processo de rejeição. Na verdade, quando os regimes de depleção de células T são empregados antes do transplante, a importância dessas células no processo de rejeição se torna mais evidente.[99] Existem três formas clássicas de rejeição: mediada por células, mediada por anticorpos e rejeição crônica, embora também possa ocorrer padrão misto de rejeição.

A forma mais comum de rejeição aguda ao enxerto é mediada por células T e conhecida como *rejeição celular*. É iniciada pela apresentação de aloantígenos do doador a linfócitos T do receptor por meio de células dendríticas e macrófagos apresentadores de antígenos. As CAA podem ser provenientes de tecido do receptor ou do doador. Quando as CAA são originárias do doador, dizemos que a ativação dos linfócitos T ocorre por via direta. Quando as CAA são células inatas do receptor, dizemos que a ativação dos linfócitos T é por *via indireta*, que se assemelha às vias normalmente envolvidas no reconhecimento de substâncias estranhas. A maioria dos aloantígenos é apresentada em associação a moléculas MHC I ou II, resultando na destruição de células do enxerto por células

T citotóxicas CD8+ ou pela manifestação de reação de hipersensibilidade tardia, desencadeada por células T auxiliares CD4+.[100]

As células T do receptor reconhecem as moléculas alogênicas MHC na superfície das CAA que migraram para o tecido linfoide e sobre o próprio enxerto. As células CD8+ reconhecem moléculas MHC da classe I e se diferenciam em LTC maduros, que matam diretamente o tecido do enxerto, como fariam com qualquer substância estranha. As células T auxiliares CD4+ reconhecem moléculas MHC da classe II e se diferenciam em células T auxiliares efetoras, que secretam citocinas que influenciam praticamente todas as outras células da resposta imunológica, como linfócitos B, células T citotóxicas (CD8+), macrófagos e células NK. Além disso, as citocinas provocam aumento da permeabilidade vascular, acúmulo e ativação local de macrófagos e eventual lesão ao enxerto. Embora tradicionalmente se acreditasse que as células T_1H auxiliares mediassem a rejeição e as células T_2H promovessem a tolerância, atualmente se tem conhecimento de que as células T_2H auxiliares sozinhas podem ser responsabilizadas pela rejeição ao enxerto, mediada pela ativação de eosinófilos.[100]

A rejeição mediada por anticorpos ou rejeição *humoral* é causada pela proliferação de linfócitos B e diferenciação em plasmócitos que produzem anticorpos específicos contra o doador (DAS, *donor-specific antibodies*). Esses anticorpos podem ser pré-formados se o sistema imunológico foi exposto antes do transplante ou podem ser produzidos após o transplante. Os linfócitos B também desempenham papel na rejeição do enxerto que é independente de anticorpo, por meio da secreção de citocinas e quimiocinas pró-inflamatórias e a participação na apresentação do antígeno.[99] A rejeição mediada por anticorpos pode ter origem hiperaguda ou aguda. A *rejeição hiperaguda* ocorre quase imediatamente após a reperfusão vascular dos tecidos enxertados. Os anticorpos pré-formados contra antígenos HLA são depositados no tecido endotelial e microvascular, onde ativam a via clássica de complemento e causam necrose do tecido e lesão do enxerto.[100] A rejeição hiperaguda é considerada uma resposta de hipersensibilidade do tipo III. A *rejeição aguda mediada por anticorpos* acontece em poucos dias ou semanas após o transplante. O período de tempo depende de o hospedeiro ter recebido ou não terapia imunossupressora antes do transplante. A exposição prévia a antígenos HLA relevantes é a causa, mas, ao contrário do que acontece em casos de rejeição hiperaguda, anticorpos de alta circulação não são encontrados no momento do transplante.[101] Ao longo de um período de vários dias, são gerados títulos elevados de anticorpos fixadores do complemento, o que causa lesão por diversos mecanismos, incluindo citotoxicidade dependente de complemento, inflamação e citotoxicidade mediada por células dependente de anticorpos. Independentemente do mecanismo de rejeição, o alvo inicial desses anticorpos parece ser a vasculatura do enxerto.

A *rejeição crônica* envolve lesão inflamatória imunomediada ao enxerto que ocorre ao longo de um intervalo de tempo prolongado. Na maioria das vezes, deve-se à incapacidade de manter a imunossupressão adequada necessária para controlar linfócitos T ou anticorpos antienxerto residuais circulantes. A rejeição crônica se manifesta com declínio progressivo na função do tecido, geralmente como resultado de lesão vascular e comprometimento do suprimento sanguíneo.[102] Linfócitos T e macrófagos infiltram o enxerto e criam resposta imunológica crônica que causa hipertrofia celular e espessamento subendotelial. A rejeição mediada por anticorpos pode ser responsável por um processo de rejeição crônica em pacientes com níveis baixos não detectados de DAS preexistentes ou novos. Nos casos de transplante renal, é caracterizada por aumento progressivo da creatinina sérica durante um período que varia de 4 a 6 meses.

Doença enxerto versus hospedeiro

A doença enxerto *versus* hospedeiro (DECH) é uma das principais complicações que ocorrem com mais frequência após transplante alogênico. Existem três requisitos fundamentais para o desenvolvimento de DECH:

1. O enxerto deve conter células imunologicamente competentes
2. As células do receptor devem expressar antígenos que não se encontram nas células do doador
3. O receptor deve estar imunologicamente comprometido e incapaz de montar resposta imune efetiva.

Também existem relatos de casos de DECH em outro tipo de situação, em que tecidos que contêm linfócitos T, como produtos de sangue, medula óssea ou órgãos sólidos (fígado), são transplantados para pessoas imunocomprometidas.[103]

DECH acontece quando as células T do doador reagem com HLA encontrados nas células do hospedeiro. A incidência de DECH aguda está diretamente relacionada com o grau de incompatibilidade entre proteínas HLA do receptor e do doador. As proteínas HLA de classe I (A, B e C) são expressas na maioria das células nucleadas do organismo. Proteínas HLA da classe II (DR, DQ e DP) são manifestadas principalmente em células hemopoéticas, como linfócitos B, células dendríticas e monócitos. A expressão da proteína HLA da classe II também pode ser estimulada por outros tipos de células durante inflamação e lesão dos tecidos. Portanto, doadores e receptores são testados para apresentar compatibilidade para HLA de classe I (A, B e C) e antígenos de classe II CRB1 para reduzir a possibilidade de rejeição. No entanto, mesmo com a compatibilidade dos tecidos, 40% dos receptores de enxertos com HLA idêntico desenvolvem sinais de DECH no sistema, necessitando de tratamento com altas doses de esteroides. Acredita-se que DECH seja o resultado de diferenças genéticas codificadas que sistematizam proteínas de menor histocompatibilidade.[103,104]

O desenvolvimento de DECH envolve um processo em três etapas: (1) ativação de CAA do receptor; (2) ativação, proliferação, diferenciação e migração de linfócitos T do doador; e (3) destruição do tecido-alvo. Antes do transplante, as CAA do hospedeiro estão em um estado de ativação elevada, resultado do processo patológico subjacente e dos regimes de pré-condicionamento para o TCTH. Como consequência, essas células exibem expressão amplificada de moléculas de aderência, antígenos do MHC e moléculas coestimulantes. Após o transplante, os linfócitos T do doador encontram essas CAA "elevadas" e ativam as células CD4+ e CD8+. O resultado é a estimulação de complexa cascata de mediadores celulares inflamatórios solúveis e agentes que amplificam a lesão tecidual e promovem a destruição dos tecidos.

A DECH pode ser aguda ou crônica. DECH aguda geralmente se desenvolve nos primeiros 100 dias após o transplante, enquanto DECH crônica ocorre algum tempo depois disso. No entanto, têm sido relatados casos de manifestação tardia de DECH aguda e, em alguns, os pacientes apresentam características das duas formas. Os sinais e sintomas em geral se desenvolvem primeiro na pele, coincidindo com o enxerto de células do doador. O indivíduo apresenta erupção pleurítica e maculopapular que começa nas mãos e nos pés, mas no final se estende por todo o corpo. Em casos graves, a pele pode formar bolhas e ulcerações. Os sintomas gastrintestinais incluem náuseas, anorexia, diarreia e dor abdominal. Sangramento gastrintestinal é um mau sinal, pois indica ulceração da mucosa. É comum o desenvolvimento de doença hepática, mas muitas vezes é difícil diferenciar do envolvimento hepático normalmente observado após um transplante. Essa condição pode progredir para o desenvolvimento de doença veno-oclusiva, toxicidade de medicamentos, infecção viral, sobrecarga de ferro, obstrução biliar extra-hepática, septicemia e coma. A gravidade da DECH aguda é determinada com base no envolvimento dos três principais órgãos-alvo afetados (pele, sistema digestório e fígado). Casos de DECH grave estão associados a prognóstico desfavorável, e a taxa de sobrevivência a longo prazo é de 5%.[103,104]

DECH crônica é uma das principais causas tardias de morte após altas doses de quimioterapia mieloablativa. DECH pode evoluir para a forma aguda da doença, apresentar recidiva algum tempo após a resolução de um processo agudo ou se desenvolver de novo. Os maiores fatores de risco para o desenvolvimento de DECH crônica são idade avançada do receptor e histórico de DECH aguda. Os sinais e sintomas de DECH crônica são típicos de um processo autoimune e podem afetar todos os principais sistemas orgânicos do corpo.

A prevenção da DECH se concentra em regimes que especificamente provocam a depleção dos linfócitos T do doador, mas foram recebidos com sucesso misto a longo prazo. Têm sido estudados extensivamente regimes que incluem a remoção de células T do doador do enxerto antes do transplante e a administração de anticorpos contra as células T *in vivo*, mas estão atrelados a altas taxas de falência do enxerto. Podem ser utilizados medicamentos imunossupressores ou anti-inflamatórios, como ciclosporina e tacrolimo ou glicocorticoides, para bloquear a ativação das células T e a ação de citocinas.[103,104]

> ### RESUMO
>
> O transplante pode ser definido como um processo de remoção de células, tecidos ou órgãos, chamado *enxerto*, de uma pessoa e sua colocação em outro indivíduo, em que assume a função normal dos tecidos substituídos. Embora os avanços da medicina tenham melhorado substancialmente a taxa de sobrevivência a longo prazo após um transplante, a rejeição ainda existe como grande obstáculo para o sucesso do procedimento. Rejeição é o processo pelo qual o sistema imunológico do receptor reconhece o enxerto como estranho, monta uma resposta imunológica e o destrói. A destruição das células ou tecidos do enxerto pode ser mediada por células, por anticorpos ou uma combinação de ambos os processos. A rejeição hiperaguda mediada por anticorpos ocorre quase imediatamente após o transplante e é provocada pela existência de anticorpos do receptor contra antígenos do enxerto, o que dá início a uma reação de hipersensibilidade imediata nos vasos sanguíneos do enxerto. A *rejeição aguda mediada por anticorpos* ocorre poucos dias ou semanas após o transplante. A exposição prévia a antígenos HLA relevantes é a causa, mas, ao contrário de rejeição hiperaguda, não há elevação de anticorpos na circulação no momento do transplante. A rejeição crônica acontece em um intervalo de tempo maior e é causada por citocinas produzidas por células T que estimulam a fibrose do tecido do enxerto.
>
> DECH ocorre quando as células de um doador imunocompetente são transplantadas para um receptor imunologicamente comprometido. São necessários três requisitos básicos para o desenvolvimento de DECH: (1) as células do doador devem ser imunologicamente competentes; (2) o tecido do receptor deve ter antígenos estranhos às células do doador; e (3) o receptor deve estar imunologicamente comprometido para que não possa destruir as células transplantadas.

DOENÇA AUTOIMUNE

Depois de concluir esta seção, o leitor deverá ser capaz de:

- Discutir os mecanismos de autotolerância à medida que estão relacionados com o desenvolvimento de doença autoimune
- Discutir os possíveis mecanismos subjacentes à doença autoimune
- Descrever os critérios para o estabelecimento de uma base autoimune para a doença.

As doenças autoimunes representam um grupo heterogêneo de distúrbios que ocorrem quando o sistema imunológico do organismo não consegue diferenciar *self* de *não self* e monta resposta imunológica contra tecidos do hospedeiro. As doenças autoimunes podem afetar quase qualquer tipo de célula, tecido ou sistema orgânico. Algumas, como tireoidite de Hashimoto, são específicas para um tecido. Outras, como o LES, são sistêmicas, e afetam vários órgãos e sistemas. O Quadro 12.2 lista algumas das doenças autoimunes mais comuns.

Tolerância imunológica

Uma característica fundamental do sistema imunológico é a sua capacidade de diferenciar entre antígenos estranhos e autoantígenos. A capacidade do sistema imunológico para diferenciar *self* de *não self* é chamada de *autotolerância*. O desenvolvimento de autotolerância depende de dois processos coordenados: *tolerância central*, que é a eliminação de linfócitos autorreativos durante o processo de maturação nos tecidos

Quadro 12.2 Doenças provavelmente autoimunes.*

- Sistêmicas:
  - Doença mista do tecido conjuntivo
  - Polimiosite – dermatomiosite
  - Artrite reumatoide
  - Esclerodermia
  - Síndrome de Sjögren
  - Lúpus eritematoso sistêmico
- Sanguíneas:
  - Anemia hemolítica autoimune
  - Neutropenia e linfopenia autoimunes
  - Púrpura trombocitopênica idiopática
- Outros órgãos:
  - Polineurite idiopática aguda
  - Gastrite atrófica e anemia perniciosa
  - Suprarrenalite autoimune
  - Síndrome de Goodpasture
  - Tireoidite de Hashimoto
  - Diabetes melito tipo 1
  - Miastenia *gravis*
  - Insuficiência gonadal prematura (ovário)
  - Cirrose biliar primária
  - Oftalmia simpática
  - Arterite temporal
  - Tireotoxicose (doença de Graves)
  - Doença de Crohn, colite ulcerativa

*Os exemplos não são inclusivos.

linfoides centrais, e *tolerância periférica*, que é a supressão de linfócitos autorreativos funcionais em tecidos periféricos que escaparam da destruição pelo timo.[105] *Autorreatividade* é o processo pelo qual o organismo age contra o próprio tecido.

A ativação do sistema imunológico requer a apresentação de antígenos estranhos a células B e T imunologicamente ativas. A expressão do antígeno é codificada nos genes do MHC, que determinam os HLA específicos encontrados na superfície das células. Durante o desenvolvimento das células T no timo, os linfócitos T (protimócitos) sofrem rearranjo aleatório de *loci* genéticos específicos, responsáveis pela codificação dos receptores de antígenos. Os protimócitos com TCR que se ligam de modo adequado ao MHC são positivamente selecionados, enquanto protimócitos com alta afinidade para o autoantígeno ou autorreatividade são destruídos.[105] Ocorrem processos similares na eliminação de linfócitos B que apresentam elevada afinidade para autoantígenos. O objetivo principal é produzir uma população de linfócitos B e T imunologicamente não responsivos diante de autoantígenos antes de sua liberação na circulação central. *Anergia* é a perda completa de resposta dos linfócitos para um antígeno e pode resultar na diminuição ou falta de resposta imunológica celular e/ou humoral.

Tolerância de células B

Em circunstâncias normais, os linfócitos B circulantes não produzem anticorpos contra os tecidos do hospedeiro. A produção de anticorpos de células B é normalmente mantida sob controle com a ajuda de células T auxiliares CD4+.[106] Além disso, os linfócitos B autorreativos podem ser eliminados por apoptose nos tecidos linfoides centrais, baço e linfonodos periféricos, ou podem ser funcionalmente inativados por processo conhecido como *anergia*. No entanto, em muitas doenças autoimunes, o sistema imunológico perde a capacidade de reconhecer componentes *self* e passa a produzir anticorpos, também conhecidos como *autoanticorpos*, contra os tecidos do hospedeiro. Por exemplo, na doença de Graves, a manifestação de hipertireoidismo é o resultado da hiperatividade induzida por autoanticorpos do receptor de TSH (ver Figura 12.3).

Tolerância das células T

Os principais mecanismos de tolerância de células T envolvem um processo de seleção positiva e negativa de linfócitos em maturação (Figura 12.6). Quando linfócitos imaturos migram para o timo, a linhagem de células T sofre rearranjo do gene TCR nos *loci* α e β.[105] Nesse ponto, eles podem amadurecer tanto para células CD4+ quanto para células CD8+ e são considerados duplo positivo (CD4+/8+). Depois do rearranjo, as células T com TCR que respondem apropriadamente a complexos de *self*-peptídio-MHC e têm pouca avidez para o antígeno são sinalizadas, pela liberação de citocinas e quimiocinas, a migrar para a medula do timo e amadurecer em células CD4+/8– e CD4–/8+ ou linfócito único positivo. Isso é conhecido como *seleção positiva*. Em contraste, as células T com TCR que apresentam elevada avidez para o complexo *self*-peptídio-MHC são direcionadas à apoptose ou morte celular programada. Isso é conhecido como deleção clonal ou *seleção negativa* e também se dá na medula do timo. Embora os processos que regem a seleção e maturação de linfócitos T sejam extensivos, células T autorreativas podem escapar para a periferia, onde os mecanismos periféricos para o desenvolvimento de autotolerância se tornam importantes.

Vários mecanismos periféricos estão disponíveis para lidar com células autorreativas que escapam da seleção central. Um dos principais mecanismos começa com o desenvolvimento de uma subpopulação especializada de linfócitos T. As células T reguladoras CD4+CD25+ são um subconjunto de linfócitos T produzidos no timo que regulam a tolerância específica ao antígeno. Essas células T reguladoras têm como alvo abolir a resposta de células T autorreativas liberadas para a circulação periférica por interrupção da produção e liberação de IL-2. As células T reguladoras também são capazes de induzir tolerância a antígenos estranhos, inibindo a ativação e proliferação de células T *naïve* CD4+ em resposta a um antígeno.[105]

A atividade de células T autorreativas também pode ser inibida por fatores anatômicos e fisiológicos locais. Algumas células T estão localizadas em áreas do organismo em que não conseguem entrar em contato com seus antígenos correspondentes (p. ex., barreira hematencefálica), de modo que permanecem imunologicamente inativas. Em outros casos, as células T autorreativas encontram seus antígenos correspondentes, mas faltam os fatores coestimulantes necessários para sua ativação. A ativação de células T periféricas requer a apresentação de um peptídio antigênico em associação a moléculas MHC na CAA, bem como um conjunto de fatores coestimulantes secundários. Como os sinais coestimulantes

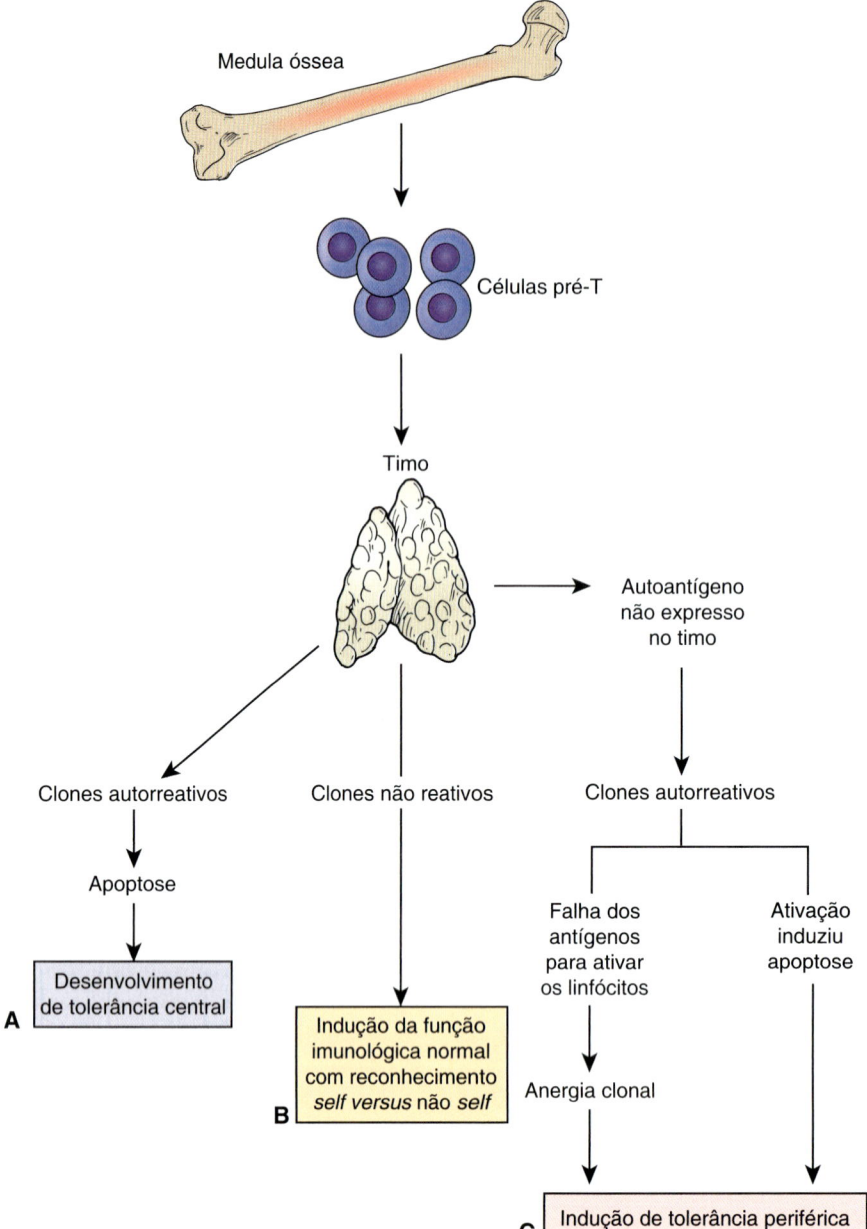

Figura 12.6 • Desenvolvimento de tolerância imunológica. **A.** Desenvolvimento de tolerância central com a eliminação de linfócitos T autorreativos no timo. **B.** Linfócitos não reativos com o desenvolvimento da função imune normal. **C.** Indução de tolerância periférica em células autorreativas que não são eliminadas no timo.

não são fortemente expressos na maioria dos tecidos normais, o encontro de células T autorreativas com seus antígenos-alvo específicos não consegue iniciar resposta imunológica, o que resulta no desenvolvimento de anergia.

Outro mecanismo essencial para a manutenção da tolerância funcional envolve a morte por apoptose de células T autorreativas quando ocorre ativação excessiva ou repetida de TCR. Esse processo é chamado de morte celular induzida por ativação (AICD).[107] É necessário acontecer AICD para evitar que células T ativadas possam induzir resposta autoimune. É um processo normal do sistema imunológico, concebido para manter a homeostasia interna. A AICD é mediada pela interação entre um receptor de superfície de uma célula em apoptose (denominado FAS), encontrado nas células T, e uma molécula mensageira solúvel de membrana, conhecida como ligante faz (FasL, CD95L). A ligação FAS/ligante FAS ativa os processos intracelulares que resultam na morte celular programada. A expressão do receptor FAS é significativamente aumentada na superfície celular de células T ativadas. Por conseguinte, a expressão da molécula mensageira FAS pelo mesmo grupo de células T ativadas autorreativas pode resultar na remoção da população da circulação.

Mecanismos das doenças autoimunes

Embora seja claro que a doença autoimune resulta de uma perda de autotolerância, os mecanismos exatos são desconhecidos.

> **Conceitos fundamentais**
>
> **Tolerância imunológica**
>
> - Autotolerância imunológica é a capacidade do sistema imunológico de distinguir entre antígenos *self* e *não self*. É mediada por mecanismos centrais e periféricos que deletam células imunes autorreativas ou as tornam não responsivas ao autoantígeno
> - O desenvolvimento da autotolerância depende de dois processos coordenados: *tolerância central*, que é a eliminação de linfócitos autorreativos durante a maturação nos tecidos linfoides centrais, e *tolerância periférica*, que é a supressão funcional de linfócitos autorreativos em tecidos periféricos que escaparam da destruição no timo.

Doenças autoimunes representam um grupo heterogêneo de distúrbios; sendo assim, tem um papel significativo a combinação entre fatores genéticos e ambientais. O sexo também pode ser um fator preponderante, uma vez que muitas doenças autoimunes, como o lúpus, são predominantemente observadas em indivíduos do sexo feminino, o que sugere que os hormônios femininos, como os estrogênios, podem desempenhar um papel no desenvolvimento de determinadas doenças autoimunes. O estrogênio tem demonstrado fortes efeitos imunomoduladores, como estimulação da produção de anticorpos autorreativos de linfócitos B, aumento da adesão leucocitária às células endoteliais e aumento da produção de citocinas.[108]

Hereditariedade

Embora a fisiopatologia das doenças autoimunes seja multifatorial e complexa, envolvendo tanto influências ambientais quanto genéticas, sabe-se que a hereditariedade tem impacto significativo sobre a prevalência desses distúrbios. Doenças autoimunes não são herdadas na forma tradicional, como acontece com a mutação de um único gene. Em vez disso, as pessoas com doenças autoimunes apresentam *suscetibilidade genética*, que atua em conjunto com os fatores ambientais para aumentar o risco de desenvolvimento de um processo patológico.[109,110] Além disso, muitos desses genes são compartilhados entre distúrbios autoimunes com semelhantes características subjacentes. Por exemplo, IFN tipo I é um mediador central da resposta imune inata que estimula a maturação dos monócitos; a maturação de plasmócitos e a troca de classe das imunoglobulinas; e a atividade das células T citotóxicas. Pacientes com LES ou esclerose sistêmica (ES) apresentam defeitos no fator regulador 5 (*IRF5*), resultando na transcrição anormal de IFN. Em outros casos, ocorrem alterações hereditárias como resultado de alterações na expressão dos genes, em vez de alterações no sequenciamento do DNA. Isso é chamado de *epigenética* e resulta da metilação das bases de desoxicitosina (dC) no par de bases citosina – guanina da molécula de DNA. Como resultado, a estrutura da cromatina é alterada de tal maneira que não pode ser alcançada durante os processos normais de transcrição de DNA, e as funções codificadas na sequência de DNA são interrompidas.

As altas taxas de concordância em parentes de primeiro grau e os gêmeos monozigóticos fornecem fortes evidências para o papel da herança em casos de doença autoimune. Parentes de primeiro grau têm risco relativo de artrite reumatoide, que é duas a quatro vezes a da população geral. Estudos com gêmeos monozigóticos e dizigóticos indicam que a artrite reumatoide é aproximadamente 65% herdada, com muitas das pessoas afetadas compartilhando alelos para o mesmo anticorpo antipeptídio citrulinado cíclico (anti-CCP). É claro que a autoimunidade não se desenvolve em todas as pessoas com predisposição genética.[108] Portanto, outros fatores conhecidos como "fatos geradores" interagem para precipitação do estado imunológico alterado. Na maioria dos casos, um ou mais dos eventos que desencadeiam o desenvolvimento de resposta autoimune são desconhecidos, mas em muitos casos verifica-se que o "gatilho" pode ser uma infecção viral, uma substância química ou um autoantígeno de um tecido orgânico que se manteve escondido do sistema imunológico durante o desenvolvimento e abruptamente é expresso.

Fatores ambientais

O papel do meio ambiente no desenvolvimento de doenças autoimunes é complexo. A incidência de algumas doenças autoimunes, como diabetes melito tipo I, tem crescido nos últimos anos mais rapidamente do que seria esperado com base apenas em mecanismos genéticos, sugerindo aumento do impacto dos fatores ambientais sobre a população geneticamente suscetível.[111] Fatores ambientais, incluindo infecção viral, falta de exposição aos anticorpos maternos por meio da amamentação, tabagismo materno e exposição a produtos químicos perigosos parecem estar envolvidos na patogênese de doenças autoimunes, mas seu papel preciso na deflagração da resposta autorreativa é em grande parte desconhecido. Vários fatores funcionam em conjunto, resultando na perda de autotolerância; isso inclui quebra de anergia de células T, liberação de antígenos sequestrados, mimetismo molecular e desenvolvimento de superantígenos.

Quebra na anergia das células T. *Anergia* é um estado de função reduzida, em que um antígeno específico de células T imunocompetente é incapaz de responder a um estímulo apropriado. Pode-se desenvolver anergia se ocorre perda de fatores coestimulantes normais em face da ativação normal de células T, ou a partir de estimulação TCR alterada/crônica. A anergia primária de células T CD4+ e CD8+ é caracterizada pela produção defeituosa de IFN-γ e TNF-α.[112] Além disso, as células T reguladoras controlam a ativação das células T deixando de expressar citocinas inflamatórias estimulantes de células T. A maioria dos tecidos normais não expressa moléculas coestimulantes e, sendo assim, está protegida da ação de células T autorreativas encontradas na circulação. No entanto, se células normais são induzidas a expressar fatores coestimulantes, então a anergia normal é inibida e pode se desenvolver autoimunidade. Isso é possível após infecção ou em situações em que haja a necrose de tecido e inflamação local.

Liberação de antígenos sequestrados. Em circunstâncias normais, o organismo não produz anticorpos contra antígenos próprios. Se os autoantígenos foram completamente sequestrados durante o desenvolvimento das células T e reintroduzidos no sistema imunológico, existe a possibilidade de que sejam tratados como antígenos estranhos. Isso foi documentado em casos de orquite e uveíte autoimunes após a liberação sistêmica de antígenos de espermatozoides e oculares. Outras vezes, os autoantígenos podem alterar sua estrutura e, quando entram em contato com as células T, não são reconhecidos como inatos pelo hospedeiro. Uma vez iniciado o processo autoimune, ele tende a se amplificar e progredir, às vezes com recaídas esporádicas e remissões. Isso ocorre porque o processo inflamatório inicial libera estes autoantígenos alterados, em que encontram as células do sistema imunológico. O resultado é a ativação contínua de novos linfócitos que reconhecem os epítopos anteriormente ocultos.

Mimetismo molecular. Sabe-se que as infecções virais podem servir como gatilhos em muitos processos autoimunes, mas o mecanismo pelo qual isso ocorre não é totalmente compreendido. *Mimetismo molecular* é uma teoria que tem sido postulada para descrever os mecanismos pelos quais os agentes infecciosos ou outras substâncias estranhas desencadeiam resposta imune contra os autoantígenos. Se um hospedeiro suscetível é exposto a um antígeno estranho imunologicamente semelhante aos seus próprios autoantígenos (compartilham epítopos), mas que difere suficientemente para provocar resposta imune, pode ocorrer reatividade cruzada entre os dois antígenos e danos aos tecidos do hospedeiro.[114]

O mimetismo molecular tem sido utilizado para explicar o dano cardíaco associado a febre reumática aguda após infecção por estreptococos do grupo A beta-hemolítico e a lesão desmielinizante em casos de esclerose múltipla.[114] Pessoas com febre reumática apresentam altos níveis de anticorpos circulantes contra a proteína M estreptocócica do tipo 5, um antígeno encontrado na membrana da célula microbiana que demonstra reatividade cruzada com a miosina cardíaca. Diversos vírus destruídos pelas células T citotóxicas (CD8[+]) partilham epítopos comuns com as proteínas básicas da mielina, que são o alvo em pessoas com esclerose múltipla. No entanto, nem todos os indivíduos expostos a esses microrganismos passam a desenvolver autoimunidade. Isso pode ser devido a diferenças na expressão de HLA. O tipo de HLA expresso pela célula determina exatamente quais fragmentos de um agente patogênico são exibidos na superfície das CAA para apresentação às células T. Alguns fragmentos podem apresentar reação cruzada e outros não. Em casos de espondiloartropatias, ocorre reatividade cruzada entre os linfócitos B e os peptídios de membranas bacterianas gram-negativas; antígenos HLA-B27 hospedeiros específicos foram implicados no desenvolvimento do distúrbio.[114]

Superantígenos. Superantígenos são uma família de substâncias relacionadas, incluindo exotoxinas de estafilococos e estreptococos, que induzem a proliferação e a ativação descontrolada de linfócitos T, causando febre, choque e morte. Ao contrário dos antígenos, os superantígenos se ligam como moléculas intactas a uma gama de moléculas MHC classe II nas CAA e, em seguida, ao TCR em regiões variáveis da cadeia β (TCR Vβ). Cada superantígeno é capaz de se ligar a um grande subconjunto de domínios de TCR Vβ, e o resultado é a ativação de até 20% de todas as células T.[115] Os superantígenos estão envolvidos em várias condições patológicas, como intoxicação alimentar e síndrome do choque tóxico.

Diagnóstico e tratamento de doenças autoimunes

O diagnóstico de doenças autoimunes nem sempre é fácil. Há mais de 80 doenças autoimunes identificadas, e muitas têm apresentações que se sobrepõem. Além disso, muitas manifestações são inespecíficas e frequentemente observadas em outros processos patológicos sem etiologia autoimune. Portanto, o diagnóstico deve ser estabelecido com base em evidências de autoimunidade, como indicado pelo histórico, bem como no resultado de exame físico e testes sorológicos. Cada doença autoimune está associada a determinados sinais clínicos e achados laboratoriais, que os médicos pesquisam durante a investigação diagnóstica. Pelo fato de a etiologia da autoimunidade ser multifatorial, é improvável que qualquer teste genético específico individualmente seja capaz de determinar um diagnóstico com 100% de certeza.[116]

A base para a maioria dos testes sorológicos é a demonstração de anticorpos dirigidos contra antígenos de tecidos ou componentes celulares. Os resultados dos testes sorológicos são correlacionados com os achados físicos durante a pesquisa diagnóstica. Por exemplo, uma criança que se apresenta com histórico crônico ou agudo de febre, artrite e erupção macular e tem altos níveis de anticorpos antinucleares receberá o diagnóstico provável de LES. A detecção de anticorpos no laboratório geralmente é obtida por um de três métodos: ensaio de anticorpo fluorescente indireto (IFA), ensaio imunoenzimático (ELISA) ou ensaio de aglutinação de partículas de certo tipo. Cada técnica é baseada na especificidade do anticorpo para o antígeno. No ELISA e no IFA, o soro da pessoa é diluído e deixado para reagir em uma superfície revestida por antígeno (*i. e.*, células inteiras fixadas para a detecção de anticorpos antinucleares), de modo que o anticorpo na amostra possa se ligar ao antígeno. O anticorpo plasmático é então ligado a uma enzima ou a um anticorpo secundário, produzindo reação visível que possibilita a quantificação de anticorpos existentes. Ensaios de aglutinação de partículas são muito mais simples, porque a ligação do anticorpo do indivíduo com as partículas revestidas com antígeno provoca reação de aglutinação, e não é necessária segunda reação.[116]

O tratamento de doenças autoimunes é dependente da magnitude das manifestações e dos mecanismos subjacentes ao processo patológico. Como em muitos casos os mecanismos fisiopatológicos não são sempre conhecidos, o tratamento pode ser puramente sintomático. Os corticosteroides e imunossupressores são o esteio da terapia para deter ou reverter o dano celular causado pela resposta autoimune. A plasmaférese tem sido utilizada em casos graves para remover as células autorreativas da circulação.[117]

As terapias recentes para o tratamento de doenças autoimunes têm se concentrado em atingir linfócitos e citocinas específicas envolvidas na resposta autoimune. Por exemplo, as interferonas do tipo I (IFN-α) têm sido implicadas no desenvolvimento de muitos processos autoimunes, incluindo o lúpus. A terapia com anticorpos monoclonais anti-IFN tem demonstrado inibir a superexpressão dos genes de IFN e suprimir a expressão de citocinas dependentes de interferona (p. ex., TNF-α, IL-10 e IL-1). Outras terapias recentes provocam a depleção de células B autorreativas tendo como alvo CD20 (rituximabe), modulando a atividade de células B sem depleção da linhagem de linfócitos (epratuzumabe), bloqueando fatores de crescimento de células B (belimumabe) ou inibindo a comunicação entre células T e B pelo bloqueio dos fatores coestimulantes (CTLA-4 Ig).[117] Infelizmente, o sucesso desses tratamentos tem sido variável.

RESUMO

Doenças autoimunes são causadas pela perda da autotolerância imunológica, o que resulta em danos para os tecidos do organismo. Doenças autoimunes são um grupo heterogêneo de distúrbios e, dependendo do alvo dos linfócitos autorreativos, podem afetar quase qualquer célula ou tecido do organismo. A capacidade do sistema imunológico para diferenciar *self* de *não self* é chamada de *autotolerância* e normalmente é mantida por intermédio de mecanismos centrais que eliminam os linfócitos autorreativos antes que possam entrar em contato com um autoantígeno. As células que escapam da eliminação por mecanismos centrais podem ser suprimidas ou inativadas na periferia. Defeitos em qualquer desses mecanismos podem ser responsáveis pelo desenvolvimento de doenças autoimunes.

A atividade das células T é modulada pela expressão do complexo HLA-MHC na superfície celular. Os antígenos são normalmente apresentados às TCR em combinação com moléculas de MHC. Essa interação ativa uma variedade de processos imunológicos, que culminam na destruição do "antígeno estranho". Uma perturbação em qualquer etapa do processo de reconhecimento do antígeno pode resultar na perda da autotolerância, incluindo a quebra da anergia das células T, na liberação de antígenos sequestrados, em mimetismo molecular e no desenvolvimento de superantígenos. O diagnóstico das doenças autoimunes é estabelecido com base em evidências de autoimunidade, como indicado pelo histórico e pelo resultado de exames físicos e sorológicos.

SÍNDROME DA IMUNODEFICIÊNCIA ADQUIRIDA/INFECÇÃO PELO VÍRUS DA IMUNODEFICIÊNCIA HUMANA

A AIDS é uma doença provocada pela infecção pelo vírus da imunodeficiência humana (HIV) e se caracteriza por imunossupressão profunda associada a infecções oportunistas, processos malignos, emaciação e degeneração do sistema nervoso central (SNC). Atualmente, a AIDS é considerada uma doença crônica.

EPIDEMIA DA AIDS E TRANSMISSÃO DA INFECÇÃO PELO HIV

Depois de concluir esta seção, o leitor deverá ser capaz de:

- Declarar qual é o vírus responsável pela AIDS e explicar como ele difere da maioria dos outros vírus
- Discorrer sobre os mecanismos de transmissão do HIV e correlacioná-los com a necessidade de conscientização do público e com a preocupação em relação à propagação da AIDS

Segundo o último relatório de acompanhamento do HIV, publicado pelo CDC no fim de 2015, estimava-se que 1,1 milhão de pessoas com 13 anos de idade ou mais eram portadores da infecção pelo HIV nos EUA, inclusive cerca de 162 mil pessoas cujas (15%) infecções não tinham sido diagnosticadas.[1,118-122]

Transmissão da infecção pelo HIV

O HIV é um retrovírus que ataca seletivamente linfócitos T CD4+, as células imunes responsáveis por controle e coordenação da resposta imune à infecção. Por conseguinte, as pessoas infectadas pelo HIV apresentam deterioração do sistema imunológico e são mais suscetíveis a infecções graves por microrganismos habitualmente inofensivos.[124] Em todo o planeta, o HIV do tipo 1 (HIV-1) é responsável pela maioria das infecções. Um segundo tipo, HIV-2, é endêmico em muitos países na África Ocidental, embora seja raro em outras partes do mundo. A maioria (81%) dos indivíduos portadores do HIV-2 nasceram na África Ocidental. Pessoas portadoras de HIV-2 tendem a não desenvolver AIDS.[2,3]

O HIV é transmitido de uma pessoa para outra via contato sexual, perinatal ou com sangue. As categorias de transmissão de HIV, segundo o CDC, para crianças, incluem a via perinatal e outras. As categorias dos adultos incluem contato sexual entre homens, uso de drogas IV, contato heterossexual etc.[3]

Vários estudos envolvendo mais de mil contactantes domiciliares, não sexuais e não infectados, de pessoas com infecção pelo HIV (inclusive irmãos, pais e filhos) não apresentaram evidências de transmissão casual. A transmissão pode ocorrer quando sangue, sêmen ou secreções vaginais infectados de uma pessoa são depositados em uma mucosa ou na corrente sanguínea de outra. Contato sexual é o modo mais frequente de transmissão do HIV.[125] O HIV é encontrado no sêmen e nos líquidos vaginais. Existe risco de transmissão de HIV quando esses líquidos entram em contato com alguma parte do corpo que possa levar o vírus para a corrente sanguínea, inclusive mucosas vaginal e anal, laceração superficial, feridas ou abrasões na pele. O contato com sêmen ocorre durante relações sexuais (vaginal e oral), sexo oral e inseminação por homem infectado. A exposição às secreções vaginais ou cervicais ocorre durante relação sexual vaginal e sexo oral. Na maioria das cidades dos EUA, a transmissão sexual do HIV está relacionada primariamente com relação sexual vaginal ou anal. Todavia, o uso de preservativos é extremamente efetivo na prevenção da transmissão do HIV.

Como o HIV é encontrado no sangue, o uso de agulhas, seringas e outros dispositivos de injeção de drogas é uma via direta de transmissão. Nos EUA, dos casos notificados de AIDS, aproximadamente 25% ocorreram em usuários de drogas injetáveis.[125] Antes de 1985, as transfusões de sangue total, de plasma, de concentrados de plaquetas ou de concentrados de hemácias também eram via de transmissão do HIV. Nessa época, 70 a 80% dos hemofílicos tratados com suplementos de fator VIII foram infectados pelo HIV.[125] Desde 1985, todas as doações de sangue nos EUA são rastreadas para procurar HIV; portanto, esse não é mais considerado um fator de risco de transmissão. Outros hemoderivados, como gamaglobulina ou imunoglobulina contra vírus da hepatite B, não foram implicados na transmissão do HIV.

A transmissão de mãe para filho é a forma mais comum de as crianças serem infectadas pelo HIV. O HIV pode ser transmitido da gestante para o feto *in utero*, durante o trabalho de parto e durante o parto. Também pode ser transmitido pelo aleitamento materno.[6] Noventa por cento das crianças infectadas contraíram o vírus de suas mães. Todavia, evidências sugerem que se a mãe e o recém-nascido forem tratados com um ou dois agentes antirretrovirais associados à zidovudina (a prática habitual é administrar apenas zidovudina), ocorre redução estatisticamente significativa da transmissão do HIV.[7]

A infecção pelo HIV de origem ocupacional em profissionais de saúde é incomum. As precauções universais de manipulação de sangue e líquidos corporais devem ser seguidas em todos os contatos com pessoas em unidades de saúde porque se deve partir do pressuposto que qualquer indivíduo pode ter uma doença transmissível. O risco ocupacional de infecção de profissionais de saúde está, mais frequentemente, associado à inoculação percutânea (ou seja, picadas de agulhas) de sangue de uma pessoa infectada pelo HIV. A transmissão está associada a tamanho da agulha, volume de sangue presente, profundidade da lesão, tipo de contaminação do líquido, estágio da doença e carga viral do indivíduo.

Pessoas com outras doenças sexualmente transmissíveis (DST) correm risco aumentado de contrair infecção pelo HIV. O risco de transmissão do HIV aumenta quando existem DST com ulcerações genitais (ou seja, sífilis, infecção por herpes-vírus simples [HSV] e cancroide) e DST não ulcerativas (ou seja, gonorreia, infecção por *Chlamydia* e tricomoníase). O HIV aumenta a duração e a recorrência das lesões das DST, eleva os fracassos terapêuticos e provoca apresentação atípica de doenças ulcerativas genitais por causa da supressão do sistema imunológico.

A pessoa infectada pelo HIV é considerada contagiosa mesmo quando não há sinais/sintomas. O momento no qual uma pessoa infectada, sem anticorpos anti-HIV detectados no sangue, passa a apresentar esses anticorpos é denominado *soroconversão*. Tipicamente, a soroconversão ocorre 1 a 3 meses após a exposição ao HIV, embora possa demorar até 6 meses.[3] O período de tempo entre a infecção e a soroconversão é denominado janela imunológica. Durante esse período, a pesquisa de anticorpos anti-HIV será negativa. Em casos raros pode ocorrer infecção a partir de sangue transfundido que foi rastreado para anticorpos anti-HIV e considerado negativo porque o doador foi infectado recentemente e ainda estava na janela imunológica. Por isso, nos EUA, a agência FDA exige que os centros de coleta de sangue rastreiem os doadores potenciais por meio de entrevistas para identificar comportamentos que sabidamente trazem risco de infecção pelo HIV.

Conceitos fundamentais

Epidemia de AIDS e transmissão de HIV

- AIDS é causada pelo HIV
- HIV é transmitido por sangue, sêmen, líquidos vaginais e leite materno
- As pessoas infectadas pelo HIV são contagiosas mesmo quando assintomáticas.

RESUMO

A AIDS é uma doença infecciosa do sistema imunológico causada pelo HIV, um retrovírus que provoca imunossupressão significativa. A gravidade da doença clínica e a inexistência de cura ou vacina aumentou a preocupação e a conscientização do público. A incidência mais alta de HIV no período de 2010 a 2015 foi em homens e indivíduos entre 25 e 34 anos de idade.[1] O HIV é transmitido de uma pessoa para outra por via perinatal, contato sexual ou com sangue. A transmissão ocorre quando sangue, sêmen ou secreções vaginais infectados de uma pessoa são depositados na mucosa ou na corrente sanguínea de outra. As vias de transmissão primárias são relação sexual, uso de drogas IV e de mãe para filho. Transfusões de sangue e de hemoderivados ainda são fontes de transmissão do HIV em países subdesenvolvidos. A exposição ocupacional em unidades de saúde representa uma porcentagem ínfima da transmissão do HIV. A infecção pelo HIV não é transmitida por contato casual ou vetores insetos. Existem evidências crescentes de uma associação entre infecção pelo HIV e outras DST. Os indivíduos infectados conseguem transmitir o vírus para outras pessoas antes de suas infecções serem detectadas por testes de anticorpos anti-HIV.

FISIOPATOLOGIA E EVOLUÇÃO CLÍNICA

Depois de concluir esta seção, o leitor deverá ser capaz de:

- Descrever a estrutura do HIV e sua penetração e etapas de replicação no interior do linfócito T CD4$^+$
- Descrever as alterações da função imune que ocorrem nos indivíduos com AIDS
- Relacionar a disfunção imune em pessoas infectadas pelo HIV e em pessoas com AIDS com a ocorrência de infecções oportunistas, tumores malignos, manifestações do sistema nervoso, síndrome de emaciação e distúrbios metabólicos.

Aspectos moleculares e biológicos do HIV

O HIV-1 é um retrovírus com envelope, especificamente da subfamília dos lentivírus.[4] Todos esses vírus provocam doenças fatais lentamente progressivas que incluem síndromes de emaciação e degeneração do SNC. Duas formas de HIV (HIV-1 e HIV-2), geneticamente diferentes embora antigenicamente relacionadas, foram isoladas em pessoas com AIDS. O HIV-1 é o tipo mais associado com AIDS nos EUA, na Europa e na África Central, enquanto o HIV-2 provoca uma doença semelhante, principalmente na África Ocidental. O HIV-2 parece ser transmitido da mesma forma que o HIV-1; também pode provocar imunodeficiência evidenciada por redução do número de linfócitos T CD4+ e o desenvolvimento de AIDS. Embora o espectro da doença provocado pelo HIV-2 seja semelhante ao do HIV-1, propaga-se mais lentamente. Existem exames específicos para HIV-2 e o sangue coletado para fins de transfusão é rotineiramente rastreado para buscar HIV-2.

Como a maioria das pessoas é infectada pelo HIV-1, esta discussão terá essa forma como foco.[2] O HIV infecta um número limitado de células no corpo, inclusive um subconjunto de linfócitos denominados linfócitos T CD4+ (também conhecidos como *linfócitos T auxiliares* ou *células T CD4+*), macrófagos e células dendríticas.[11] Os linfócitos T CD4+ são necessários para a função imune normal. Entre outras funções, reconhecem antígenos estranhos e ajudam a ativar linfócitos B produtores de anticorpos.[11] Os linfócitos T CD4+ também harmonizam a imunidade celular, na qual os linfócitos T CD8+ e células *natural killer* (NK) destroem diretamente as células infectadas por vírus, *Mycobacterium tuberculosis* e antígenos estranhos. A função fagocítica dos monócitos e macrófagos também é influenciada pelos linfócitos T CD4+.

Como outros retrovírus, o HIV carreia suas informações genéticas em ácido ribonucleico (RNA) em vez de ácido desoxirribonucleico (DNA). O vírion do HIV é esférico e contém um cerne elétron-denso circundado por um envelope lipídico (Figura 12.7). O cerne do vírus contém a principal proteína do capsídio p24, duas cópias de RNA genômico e três enzimas virais (protease, transcriptase reversa e integrase). Como a proteína p24 é o antígeno mais facilmente detectado, constitui o alvo dos anticorpos empregados no rastreamento da infecção pelo HIV. O cerne viral é circundado por uma proteína de matriz denominada p17, encontrada sob o envelope viral. O envelope viral é crivado por duas glicoproteínas, gp120 e gp41, cruciais para a infecção das células.

A replicação do HIV é mostrada na Figura 12.8. Cada uma dessas etapas fornece dados sobre a elaboração dos métodos usados para prevenir ou tratar a infecção. A *primeira etapa* envolve a ligação do vírus aos linfócitos T CD4+. Quando o HIV chega à corrente sanguínea, liga-se à superfície dos linfócitos T CD4+ graças a um receptor CD4+ que apresenta elevada afinidade para o HIV. Todavia, a ligação a esse receptor não é suficiente para ocorrer infecção; o vírus também precisa se ligar a outras moléculas na superfície (correceptores de quimiocinas, como CCR5 e CXCT4) que se conectam às glicoproteínas do envelope gp120 e gp 41. Esse processo é

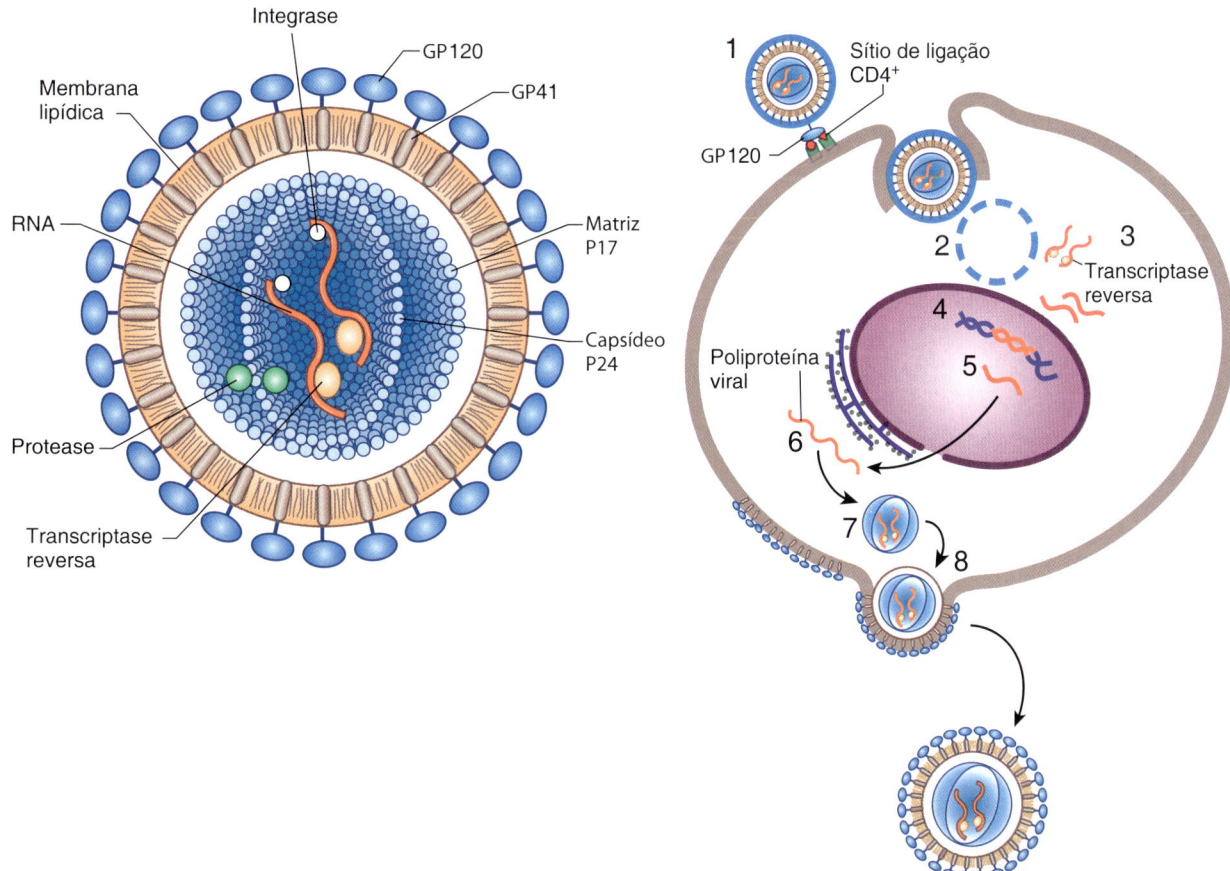

Figura 12.7 • HIV-1. O vírus é circundado por um envelope lipídico.

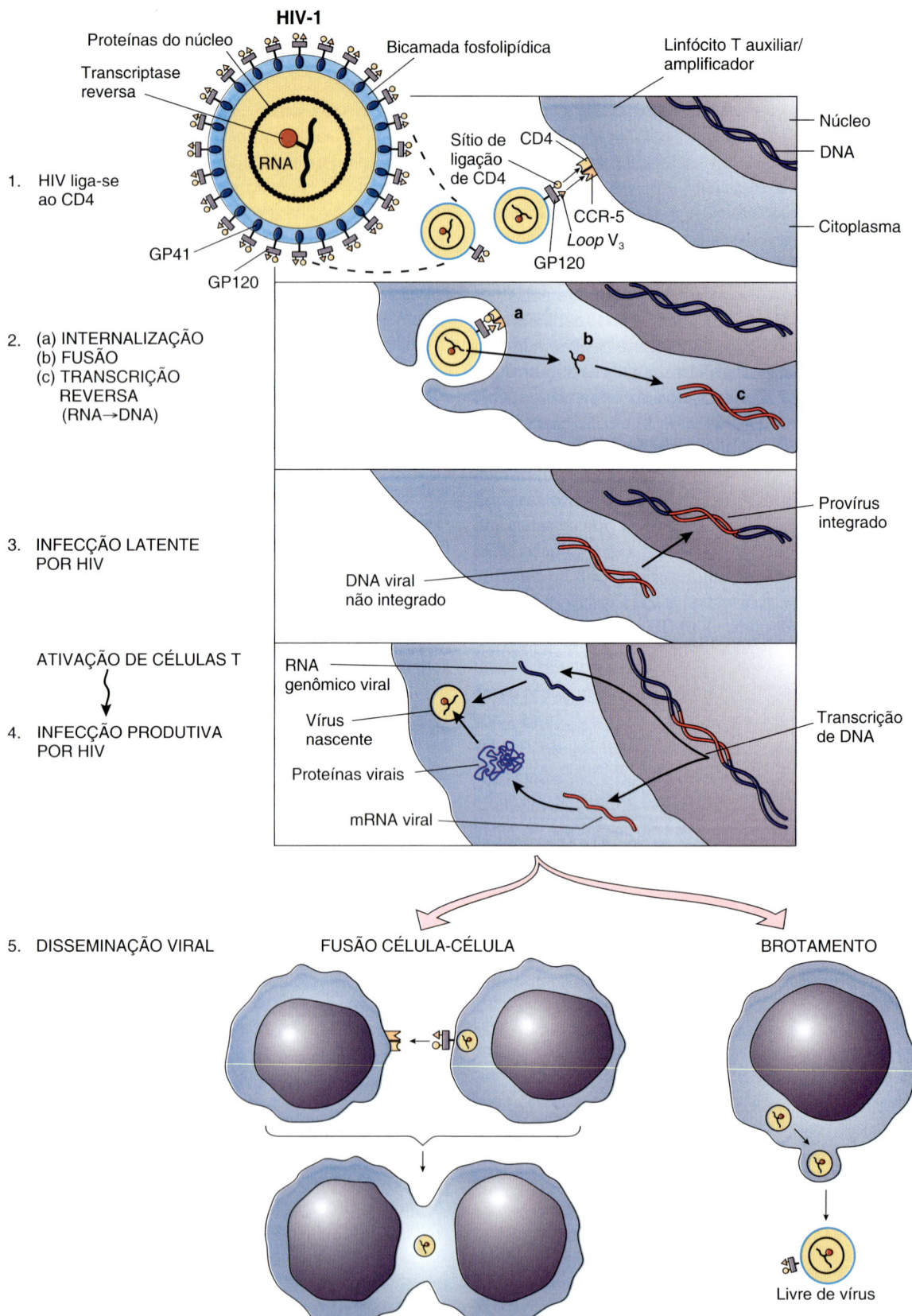

Figura 12.8 • O ciclo de vida do HIV-1 é um processo com múltiplas etapas que inclui: (**1**) ligação do receptor CD4+ com receptor quimiocina (p. ex., CCR5); (**2**) internalização, fusão do envelope do vírus com a da célula hospedeira e transcrição reversa; (**3**) integração ao DNA da célula hospedeira onde persiste em estado de latência; (**4**) replicação em conjunto com a ativação do linfócito T do hospedeiro e (**5**) disseminação. Fonte: Strayer D., Rubin R. (Eds.) (2015). *Rubin's clinicopathologic foundations of medicine* (7. ed., Figura 4.23, p. 161). Philadelphia, PA: Lippincott Williams & Wilkins.

conhecido como *ligação*. A *segunda etapa* possibilita a internalização do vírus. Após a ligação, os peptídios do envelope viral se fundem à membrana do linfócito T CD4⁺.

A fusão resulta em perda do envelope do vírus, possibilitando que o conteúdo do cerne viral (os dois filamentos individuais de RNA viral e as enzimas transcriptase reversa, integrase e protease) penetre na célula do hospedeiro. Os correceptores quimiocinas são componentes críticos do processo de infecção pelo HIV.

A *terceira etapa* consiste na síntese de DNA. Para a reprodução do HIV é obrigatório que o RNA viral se torne DNA. Isso é feito graças à enzima *transcriptase reversa*. A transcriptase reversa faz uma cópia do RNA viral e, depois, uma cópia especular. O resultado é um DNA de duplo filamento que carreia informações para replicação viral. A *quarta etapa* é denominada *integração*. Durante a integração, o novo DNA penetra no núcleo do linfócito T CD4⁺ e, com a ajuda da enzima integrase, é inserido no DNA original da célula. A *quinta etapa* envolve *transcrição* do DNA viral com duplo filamento para formar RNA mensageiro (mRNA) de filamento único com as instruções para formação de novos vírus. A transcrição envolve ativação do linfócito T e indução de fatores de transcrição da célula hospedeira como fator nuclear κB (NFκB).[4] Para finalizar o ciclo, o RNA ribossômico (rRNA) emprega as instruções no mRNA para criar uma cadeia de proteínas e enzimas denominada *poliproteína*. Essas poliproteínas contêm os elementos necessários para os estágios seguintes de criação de novos vírus. A sétima etapa é denominada *clivagem*. Durante a clivagem, a enzima protease secciona a cadeia da poliproteína em proteínas individuais que farão parte dos novos vírus. Por fim, as proteínas e o RNA viral são reunidos em novos HIV e são liberados do linfócito T CD4⁺.

O tratamento da infecção pelo HIV/AIDS se fundamenta no uso de agentes que interrompem as etapas do processo de replicação do HIV. Atualmente, existem múltiplas classes de fármacos antivirais. A terapia antirretroviral altamente ativa, também denominada coquetel antirretroviral, constituída tipicamente por uma combinação de três a quatro agentes antivirais, tornou-se o padrão de cuidado atual.[3]

A replicação do HIV envolve a destruição do linfócito T CD4⁺ e a liberação de cópias do HIV para a corrente sanguínea. Essas partículas virais (vírions) invadem outros linfócitos T CD4⁺, possibilitando a evolução da infecção (Figura 12.9). A cada dia, milhões de linfócitos T CD4⁺ infectados são destruídos, liberando bilhões de partículas virais para a corrente sanguínea. Todavia, diariamente, quase todos os linfócitos T CD4⁺ são substituídos e quase todas as partículas virais são destruídas. O problema é que, com o passar dos anos, a contagem de linfócitos T CD4⁺ diminui gradativamente em decorrência desse processo e o número de vírus detectados no sangue das pessoas infectadas pelo HIV aumenta.[3]

Até a contagem de linfócitos T CD4⁺ cair a níveis muito baixos, uma pessoa infectada pelo HIV pode permanecer assintomática, embora ainda esteja ocorrendo replicação viral ativa e testes sorológicos conseguem identificar anticorpos anti-HIV.[13] Esses anticorpos, infelizmente, não conferem proteção contra o vírus. Embora não haja sinais/sintomas evidentes, a infecção prossegue em nível microbiológico, inclusive a invasão e a destruição seletiva de linfócitos T CD4⁺. O declínio contínuo dos linfócitos T CD4⁺ coloca a pessoa infectada pelo HIV em alto risco de contrair outras infecções ou ter câncer.

Conceitos fundamentais

Fisiopatologia da infecção pelo HIV/AIDS

- O HIV é um retrovírus que destrói o sistema imunológico do corpo ao invadir e destruir os linfócitos T CD4⁺
- No processo de invasão do linfócito T CD4⁺, o vírus se liga a receptores nos linfócitos T CD4⁺, seu envelope funde-se à membrana dessa célula e a penetra, depois o RNA viral é incorporado ao DNA do linfócito. O DNA do linfócito T CD4⁺ é usado para reproduzir grandes quantidades de HIV, que são liberados para a corrente sanguínea
- Conforme diminui a contagem de linfócitos T CD4⁺, o corpo se torna suscetível a infecções oportunistas.

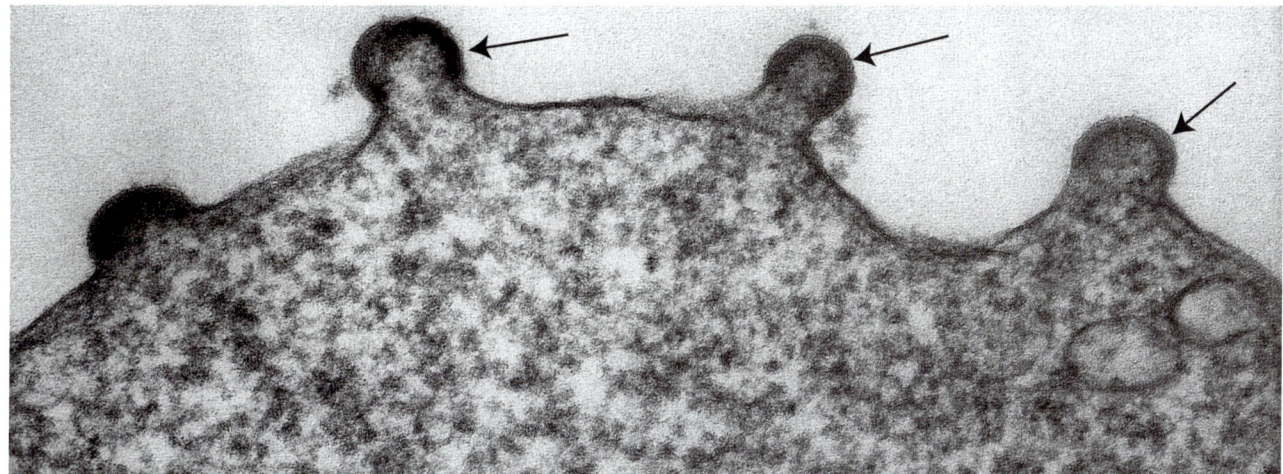

Figura 12.9 • Vírions de HIV-1 podem ser vistos brotando de células infectadas (setas). Fonte: Strayer D., Rubin R. (Eds.) (2015). *Rubin's clinicopathologic foundations of medicine* (7. ed., Figura 4.24, p. 162). Philadelphia, PA: Lippincott Williams & Wilkins.

Fases da infecção pelo HIV

A evolução típica da infecção pelo HIV é definida por três fases, que geralmente ocorrem em um período de 8 a 12 anos. As três fases são infecção primária, fase de latência ou crônica assintomática e AIDS franca.[5]

Muitas pessoas, quando são infectadas inicialmente pelo HIV, apresentam uma síndrome semelhante a mononucleose conhecida como *infecção primária*, que pode durar algumas semanas. Essa fase aguda inclui febre, fadiga, mialgia, dor de garganta, sudorese noturna, distúrbios gastrintestinais, linfadenopatia, erupção cutânea maculopapular e cefaleia. Durante a infecção primária, existe aumento da replicação viral, que resulta em cargas virais muito altas, algumas vezes superiores a 1.000.000 cópias/mℓ, e queda da contagem de linfócitos T CD4+. De modo geral, os sinais/sintomas da fase primária da infecção pelo HIV surgem aproximadamente 1 mês após a exposição ao HIV, embora possam aparecer mais cedo.[5] Após algumas semanas, o sistema imunológico atua para controlar a replicação viral e reduzir a carga viral a um nível mais baixo. Essa carga viral permanece, com frequência, nesse nível mais baixo.

As pessoas cujo diagnóstico da infecção pelo HIV é feito na fase primária representam uma oportunidade única em termos de tratamento. Alguns especialistas especulam que o tratamento, se for instituído precocemente, reduz o número de células infectadas pelo HIV de vida longa (p. ex., células de memória CD4+).[3] O tratamento precoce também protege o funcionamento dos linfócitos T CD4+ infectados pelo HIV e dos linfócitos T citotóxicos. Por fim, o tratamento precoce poderia ajudar a manter uma população viral homogênea que seria mais bem controlada pelos fármacos antirretrovirais e pelo sistema imunológico.

A fase primária é seguida por um período latente durante o qual a pessoa não apresenta sinais nem sintomas da doença. O período latente mediano é de aproximadamente 10 anos. Durante esse período de tempo, a contagem de linfócitos T CD4+ cai gradativamente a partir da faixa normal de 800 a 1.000/$\mu\ell$ para 200/$\mu\ell$ ou menos. Dados mais recentes sugerem que a queda do número de linfócitos T CD4+ não é constante com base nos níveis de RNA do HIV e os fatores relacionados com a variabilidade no declínio da contagem dos linfócitos T CD4+ estão sendo investigados. Alguns indivíduos apresentam linfadenopatia nessa fase. De modo geral, a linfadenopatia generalizada persistente (LGP) é definida como aumento crônico dos linfonodos por mais de 3 meses em pelo menos dois locais do corpo, não incluindo a região inguinal. Os linfonodos podem ser dolorosos ou visíveis externamente.

A terceira fase, AIDS franca, ocorre quando uma pessoa apresenta uma contagem de linfócitos T CD4+ inferior a 200/$\mu\ell$ ou uma doença definidora de AIDS.[17] Sem tratamento antirretroviral, essa fase pode evoluir para morte em 2 ou 3 anos ou, em alguns casos, mais rápido ainda. O risco de infecções oportunistas e morte aumenta significativamente quando a contagem de linfócitos T CD4+ cai abaixo de 200/$\mu\ell$ (Figura 12.10).

Evolução clínica

A evolução clínica da infecção pelo HIV varia de uma pessoa para outra. Sessenta a 70% dos infectados pelo HIV desenvolvem AIDS 10 a 11 anos após a infecção. Esses indivíduos são considerados *progressores típicos*. Outros 10 a 20% evoluem rapidamente, desenvolvendo AIDS em menos de 5 anos, e são denominados *progressores rápidos*. Cinco a 15% são *progressores lentos* e não evoluem para AIDS por mais de 15 anos.[6] Existe um subgrupo de progressores lentos, denominados *não progressores por longo tempo*. Representam 1% de todos os casos de infecção pelo HIV. Essas pessoas foram infectadas há pelo menos 8 anos, não fizeram uso de agentes antirretrovirais, têm contagens altas de linfócitos T CD4+ e, em geral, cargas

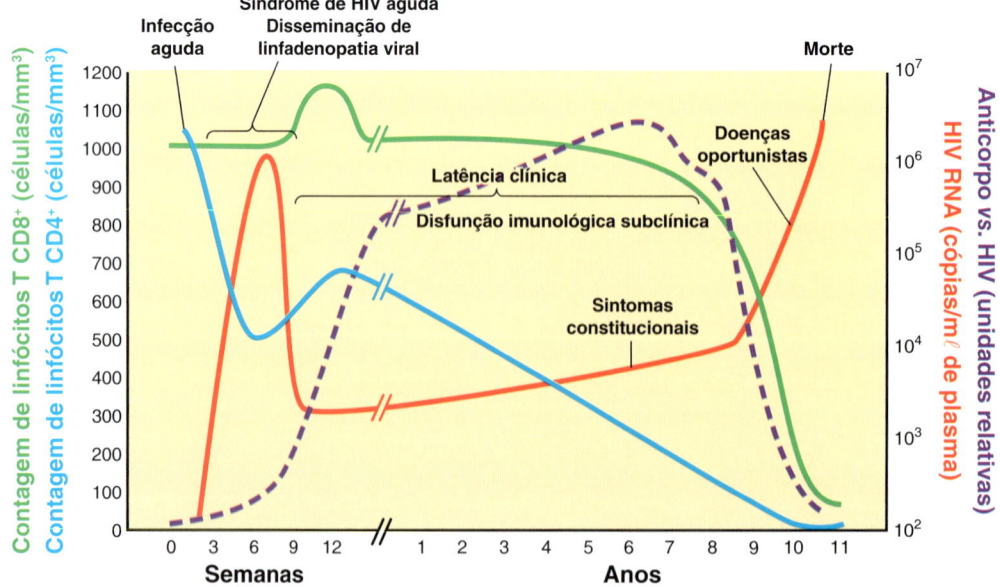

Figura 12.10 • Evolução temporal da infecção pelo HIV-1. Eventos importantes no desenvolvimento da infecção pelo HIV-1 são mostrados, inclusive a síndrome clínica, as cargas virais e a dinâmica da população de linfócitos T CD4+ e CD8+ ao longo da vida. Fonte: Strayer D., Rubin R. (Eds.) (2015). *Rubin's clinicopathologic foundations of medicine* (7. ed., Figura 4.26, p. 164). Philadelphia, PA: Lippincott Williams & Wilkins.

virais muito baixas. Nesse grupo, algumas pessoas apresentam supressão virológica espontânea e sustentada sem o uso de medicamentos antirretrovirais. Esse grupo está sendo investigado atualmente para ajudar na determinação das interações imunológicas e virológicas que possibilitam a manutenção da supressão do HIV sem medicação.[6]

Imunodeficiências graves e até morte podem ocorrer se a infecção pelo HIV não for tratada ou detectada. A administração profilática de antibióticos reduziu os casos de pneumonia por *P. jiroveci* (antes denominado *P. carinii*). Todavia, os indivíduos com AIDS continuam suscetíveis à infecção por *Legionella*. O distúrbio gastrintestinal mais comumente associada a infecção pelo HIV/AIDS é diarreia, que ocorre em 75% dos casos. *Cryptosporidium*, *Isospora belli* e *Giardia lamblia* são os protozoários mais comuns, enquanto *Salmonella* e *M. avium* são causas bacterianas comuns. Quando a contagem de linfócitos T $CD4^+$ cai abaixo de $50/mm^3$, pode ocorrer colite. As complicações relacionadas com o sistema nervoso incluem meningite criptocócica, toxoplasmose cerebral, linfoma do SNC e leucoencefalopatia multifocal causada pelo vírus JC.

As manifestações cutâneas mais frequentes são ectima e impetigo bolhoso causados por *Staphylococcus aureus*. Distúrbios cutâneos comuns incluem doença mucocutânea crônica causada por herpes-vírus simples (HSV) e lesões por papilomavírus humano (HPV). Os processos malignos associados a infecção pelo HIV/AIDS incluem sarcoma de Kaposi (SK). Indivíduos com menos de 60 anos de idade que apresentam SK são altamente suspeitos de infecção pelo HIV/AIDS. Doenças linfoproliferativas por linfócitos B, tanto congênitas como adquiridas, manifestam-se como linfadenopatia generalizada. As proliferações de linfócitos B ou linfomas de linfócitos B monoclonais estão associadas ao vírus Epstein-Barr (EBV). Infecções oportunistas que ocorrem em pessoas infectadas pelo HIV são mostradas na Figura 12.11.[7]

Infecções oportunistas

As infecções oportunistas começam a ocorrer quando o sistema imunológico é gravemente comprometido. O número de linfócitos T $CD4^+$ está diretamente relacionado com o risco de desenvolvimento de infecções oportunistas. Além disso, o nível basal do RNA do HIV é um fator de risco contribuinte e, também, um fator de risco independente.[8] As infecções oportunistas são causadas por microrganismos que não provocam infecção em pessoas hígidas. Embora uma pessoa com AIDS possa viver por muitos anos antes da primeira enfermidade grave, à medida que o sistema imunológico é comprometido, essas doenças oportunistas se tornam cada vez mais graves e de tratamento mais difícil.

As infecções oportunistas são, mais frequentemente, categorizadas pelo tipo de microrganismos causal (p. ex., fungos, protozoários, bactérias, micobactérias, vírus). As infecções oportunistas causadas por bactérias e micobactérias incluem pneumonia bacteriana, salmonelose, bartonelose, tuberculose (*M. tuberculosis*) e infecções causadas pelo complexo *Mycobacterium avium-intracellulare* (MAC). As infecções oportunistas fúngicas incluem candidíase, coccidioidomicose, criptococose, histoplasmose, peniciliose e pneumocistose. As infecções oportunistas por protozoários incluem criptosporidiose, microsporidiose, isosporidiose e toxoplasmose. As infecções oportunistas virais incluem aquelas causadas por citomegalovírus (CMV), herpes-vírus simples (HSV), herpes-zóster, papilomavírus humano (HPV) e vírus JC, o agente causal da leucoencefalopatia multifocal progressiva (LMP).

RESUMO

O HIV é um retrovírus que infecta os linfócitos T $CD4^+$ e os macrófagos do corpo. O material genético do HIV se integra ao DNA da célula hospedeira e novos HIV são produzidos.

Manifestações clínicas, como sinais/sintomas semelhantes a mononucleose, podem ocorrer logo após a infecção. Essa fase é seguida por uma fase latente que pode durar muitos anos. O final da fase latente é assinalado pelo aparecimento de infecções oportunistas e câncer quando a pessoa é diagnosticada com AIDS. As complicações dessas infecções podem se manifestar nos sistemas respiratório, digestório e nervoso e podem incluir pneumonia, esofagite, diarreia, gastrenterite, tumores, síndrome de emaciação, alteração do estado mental, convulsões, déficits motores e distúrbios metabólicos.

PREVENÇÃO, DIAGNÓSTICO E TRATAMENTO

Depois de concluir esta seção, o leitor deverá ser capaz de:

- Diferenciar os testes de detecção de anticorpos anti-HIV – imunoensaio enzimático (ELISA) e *Western blot* – para diagnóstico da infecção pelo HIV
- Comparar as ações dos inibidores da transcriptase reversa (p. ex., inibidores da transcriptase reversa análogos de nucleosídios/nucleotídios, inibidores da transcriptase reversa não análogos de nucleosídios/nucleotídios), inibidores da protease e inibidores de fusão em termos de controle da replicação do HIV.

Prevenção

Como não existe cura para a infecção pelo HIV ou para a AIDS, a adoção de um comportamento sem risco ou de baixo risco é a melhor proteção contra a doença. Abstinência sexual e relacionamentos sexuais mutuamente monogâmicos entre duas pessoas não infectadas são as melhores maneiras de evitar a infecção pelo HIV e outras DST. O uso correto e consistente de preservativos de látex pode conferir proteção contra o HIV porque evita o contato com sêmen ou secreções vaginais durante as relações sexuais.

Evitar o uso de drogas por via IV e, sobretudo, evitar o compartilhamento de seringas também são medidas preventivas importantes da infecção pelo HIV. As autoridades de saúde pública e os médicos recomendam que os usuários de drogas por via IV usem seringas descartáveis estéreis ou, se isso não for possível, lavem bem as seringas com água sanitária. Outras

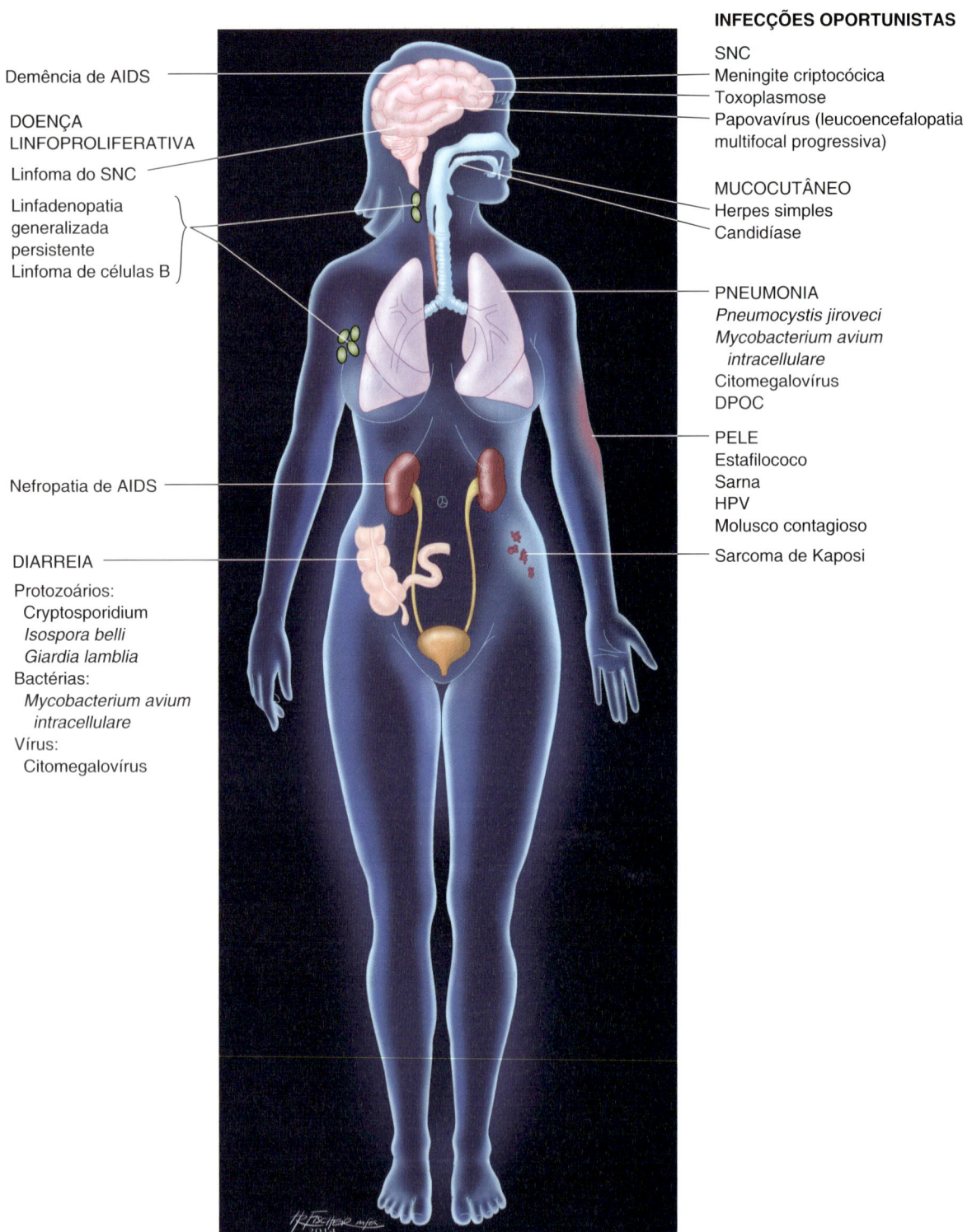

Figura 12.11 • Destruição mediada pelo HIV-1 do sistema imunológico resulta na AIDS. As complicações infecciosas e neoplásicas da AIDS podem afetar praticamente todos os sistemas de órgãos. DPOC: doença pulmonar obstrutiva crônica. HPV: papilomavírus humano; SNC: sistema nervoso central. Fonte: Strayer D., Rubin R. (Eds.) (2015). *Rubin's clinicopathologic foundations of medicine* (7. ed., Figure 4.25, p. 163). Philadelphia, PA: Lippincott Williams & Wilkins.

substâncias psicoativas que reduzem inibições podem resultar em comportamento sexual de risco e aumentam o risco de exposição ao HIV. A natureza viciante de muitas substâncias psicoativas usadas sem indicação clínica pode resultar em aumento da frequência de comportamento sexual não seguro e do número de parceiros sexuais quando o(a) usuário(a) troca a atividade sexual por dinheiro ou drogas. As pessoas preocupadas com o risco que correm devem ser encorajadas a procurar informações e orientação e devem ser testadas para determinar se estão infectadas pelo HIV.

Qualquer pessoa que corre risco continuado de infecção pelo HIV deve ser testada pelo menos uma vez ao ano. Os indivíduos de alto risco, inclusive usuários de drogas IV e seus parceiros, profissionais do sexo, pessoas que trocam sexo por drogas e qualquer pessoa que teve mais de um parceiro sexual desde o último teste para HIV, devem ser testados mais frequentemente. Os elementos essenciais de qualquer interação de prevenção/orientação sobre infecção pelo HIV incluem avaliação personalizada do risco e elaboração de um plano de prevenção. Orientação e intervenções comportamentais ainda são a base dos programas de prevenção da infecção pelo HIV. A avaliação individualizada do risco e a orientação sobre a transmissão do HIV e possíveis técnicas ou habilidades de prevenção são fornecidas em unidades de saúde e, no caso de pessoas que correm risco elevado de infecção, em unidades comunitárias. A orientação no ambiente das comunidades é fornecida em escolas, locais de trabalho e pela mídia. O treinamento de profissionais pode ter impacto na propagação do HIV, sendo um importante elemento de prevenção.

Métodos diagnósticos

Os métodos diagnósticos usados na infecção pelo HIV incluem métodos laboratoriais para determinar a existência de infecção e métodos clínicos para avaliar a evolução da doença. O método mais acurado e barato de identificar a infecção pelo HIV é a pesquisa de anticorpos anti-HIV. Os primeiros ensaios comerciais para detecção do HIV surgiram em 1985 para rastreamento de sangue doado para transfusão. Desde então, o uso de testes de detecção de anticorpos foi expandido para incluir a investigação de pessoas com risco aumentado de contrair a infecção pelo HIV. O procedimento do teste de anticorpos anti-HIV consiste no rastreamento com imunoensaio enzimático, também conhecido como *ensaio imunossorvente ligado a enzima* (ELISA), seguido por um teste confirmatório, o ensaio *Western blot*, que é realizado se o imunoensaio enzimático for positivo.[51] Tendo em vista as questões psicológicas relacionadas com a infecção pelo HIV e a AIDS, é crucial manter a sensibilidade e a confidencialidade sempre que for implementada a testagem.[9]

A *reação da cadeia da polimerase* (PCR) é uma técnica de detecção do DNA do HIV. A PCR detecta o vírus em vez de o anticorpo contra o vírus. Os testes *Western blot* e ensaio imunoenzimático detectam os anticorpos anti-HIV. A PCR é útil no diagnóstico de infecção pelo HIV em recém-nascidos/lactentes de mulheres infectadas porque eles apresentam anticorpos anti-HIV maternos (independentemente de estarem ou não infectados). Como a quantidade de DNA viral na célula infectada pelo HIV é pequena em comparação com a quantidade de DNA humano, a detecção direta do material genético viral é difícil. A PCR é um método de amplificar o DNA viral em até 1 milhão de vezes (ou mais) para aumentar a probabilidade de detecção.

Tratamento

Não existe cura para a infecção pelo HIV. Os medicamentos disponíveis atualmente para o tratamento reduzem a carga viral no corpo, mas não erradicam o HIV. O manejo da infecção pelo HIV mudou drasticamente desde meados da década de 1990. Essa modificação decorre da melhor compreensão da patogênese do HIV, da emergência da testagem da carga viral e do número aumentado de medicamentos para combater o vírus. Após a confirmação do diagnóstico de infecção pelo HIV, deve ser feita uma avaliação basal. Essa avaliação deve incluir anamnese meticulosa, exame físico completo e exames laboratoriais basais, inclusive hemograma completo com contagem diferencial. O acompanhamento rotineiro da pessoa assintomática estável com infecção pelo HIV deve incluir anamnese, exame físico, contagem de linfócitos T CD4+ e determinação da carga viral a cada 3 a 4 meses.[125-127] As pessoas sintomáticas precisam ser acompanhadas a intervalos menores.

As intervenções terapêuticas são determinadas pelo nível de atividade da doença com base na carga viral, no grau de imunodeficiência (contagem de linfócitos T CD4+) e ocorrência de infecções oportunistas específicas. Nos EUA, o National Institutes of Health revisa anualmente o uso de agentes antirretrovirais em adolescentes e adultos infectados pelo HIV-1. Por causa dos frequentes avanços no manejo da infecção pelo HIV, os profissionais do atendimento primário precisam estar preparados para atualizar seus conhecimentos sobre diagnóstico, testagem, investigação e intervenção clínica. O tratamento da infecção pelo HIV é um dos campos que evolui mais rapidamente na medicina. A Infectious Diseases Society of America/HIV Medicine Association, o CDC, o Department of Health and Human Services e o U.S. Public Health Service emitem regularmente diretrizes para auxiliar os profissionais de saúde no atendimento às pessoas com infecção pelo HIV.

Manejo farmacológico

Visto que fármacos diferentes atuam em vários estágios do ciclo de replicação, o tratamento ótimo inclui a associação de vários medicamentos. O primeiro fármaco aprovado pela agência norte-americana FDA para o tratamento da infecção pelo HIV foi a zidovudina em 1987. Desde então, um número crescente de medicamentos foi aprovado pela FDA para o tratamento da infecção pelo HIV. Atualmente existem cinco classes de agentes antirretrovirais:

- Inibidores da transcriptase reversa
- Inibidores da protease
- Inibidores de fusão/penetração
- Inibidores da integrase
- Combinação fixa de vários fármacos.

Cada tipo de agente tenta interromper a replicação viral em um ponto diferente do ciclo. Inibidores de maturação ainda estão sendo desenvolvidos e, se forem efetivos, sua ação é bloquear a formação do envoltório externo do vírus e a erupção dos vírus das células hospedeiras.

> **RESUMO**
>
> Visto que não há cura para a infecção pelo HIV, a melhor proteção contra essa infecção consiste em comportamento de baixo risco ou sem risco. As seguintes medidas são cruciais para interromper a transmissão do HIV: abstinência prolongada, relacionamentos sexuais mutuamente monogâmicos entre duas pessoas não infectadas, uso de preservativos, evitar o uso de drogas e o uso de seringas estéreis se não for possível evitar o uso de drogas.
>
> Em 2014, a agência norte-americana FDA aprovou a combinação de testes de detecção do antígeno do HIV e de anticorpos anti-HIV com testes de diferenciação entre anticorpos anti-HIV-1 e anti-HIV-2. A avaliação começa com testes para detectar anticorpos anti-HIV-1, anticorpos anti-HIV-2 e antígeno p24 do HIV-1.[9] O diagnóstico e o tratamento de transtornos cognitivos e afetivos são parte essencial da assistência continuada às pessoas infectadas pelo HIV. Tratamento apropriado deve ser disponibilizado quando os pacientes apresentam sinais de dependência de álcool etílico ou de outras substâncias psicoativas.
>
> O manejo da infecção pelo HIV/AIDS incorpora cinco classes de fármacos ("coquetel antirretroviral"), reconhecimento precoce e tratamento de infecções oportunistas e outros distúrbios clínicos e monitoramento do perfil do HIV.

INFECÇÃO PELO HIV NA GRAVIDEZ E EM LACTENTES/CRIANÇAS

Depois de concluir esta seção, o leitor deverá ser capaz de:

- Discorrer sobre a transmissão vertical (da mãe para o filho) do HIV e as medidas preventivas preconizadas
- Comparar a evolução da infecção pelo HIV em adultos com recém-nascidos/lactentes e crianças.

Nos EUA, quase todas as crianças que foram infectadas pelo HIV contraíram o vírus no período perinatal. Dos 2,1 milhões de crianças em todo o planeta infectadas pelo HIV, a maioria contraiu o vírus da mãe durante o parto ou pelo aleitamento materno.[10] Mulheres infectadas pelo HIV podem transmitir o vírus para os filhos *in utero*, durante o trabalho de parto, o parto ou pelo aleitamento. O risco de transmissão do HIV da mãe para o filho pode ser reduzido pelo não aleitamento, pela detecção precoce e realização de cesariana ou pela administração de medicação antirretroviral ao recém-nascido durante 4 a 6 semanas.[11,128]

Prevenção da transmissão perinatal do HIV

Determinar se a pessoa está infectada pelo HIV é recomendado para todas as gestantes no momento da descoberta da gravidez e por ocasião do trabalho de parto e do parto. Isso é feito porque é crucial, em caso de resultado positivo, iniciar a medicação antirretroviral. Atualmente, sabe-se que o uso dessa medicação durante a gravidez diminui o risco de transmissão perinatal do HIV. A medicação usada contra o HIV é considerada segura durante a gravidez, sendo um assunto importante a ser conversado durante as consultas no ambulatório de pré-natal.[11] Os benefícios da testagem voluntária da gestante e do recém-nascido incluem a redução da morbidade por causa de tratamento intensivo e medidas de suporte, a oportunidade de iniciar precocemente a terapia antirretroviral na gestante e no feto e o fornecimento de informações sobre o risco de transmissão pelo leite materno.[129,130]

Diagnóstico de infecção pelo HIV em crianças

Ensaios virológicos que pesquisam diretamente o HIV são usados em recém-nascidos e lactentes (antes de 18 meses de vida) com história de exposição; não são realizados testes para anticorpos anti-HIV. Lactentes que correm alto risco de transmissão perinatal e 2 a 4 semanas antes de suspender a medicação antirretroviral devem fazer outro teste virológico. O diagnóstico de infecção pelo HIV se baseia em dois resultados positivos em testes virológicos realizados com amostras de sangue separadas em lactentes com menos de 18 meses de vida. A ausência de infecção pelo HIV aos 12 a 18 meses de vida pode ser determinada por teste virológico negativo, que denota o desaparecimento dos anticorpos anti-HIV maternos. O diagnóstico de infecção pelo HIV-1 em crianças com 24 meses de vida ou mais se baseia nos testes de pesquisa de anticorpos anti-HIV ou de antígeno/anticorpo.[12,131]

Manifestações clínicas da infecção pelo HIV em crianças

As crianças apresentam manifestações clínicas da infecção pelo HIV diferentes dos adultos. Retardo do desenvolvimento, retardo do crescimento ou emaciação indica infecção pelo HIV em crianças quando não há distúrbios metabólicos e endócrinos. Retardos do desenvolvimento, sobretudo da linguagem expressiva, indicam progressão da infecção pelo HIV se for descartada desnutrição. Encefalopatia pelo HIV ou infecções oportunistas podem resultar em alteração do sistema nervoso central (SNC, que em crianças maiores pode se manifestar como transtornos da memória e da concentração. À medida que a contagem de linfócitos T $CD4^+$ se eleva,

> **Conceitos fundamentais**
>
> **Infecção pelo HIV na gravidez e em lactentes/crianças**
>
> - O HIV pode ser passado da gestante para o feto durante o trabalho de parto, o parto ou pelo aleitamento materno
> - A evolução da infecção pelo HIV nas crianças é diferente da observada em adultos.

aumenta a ocorrência de manifestações cutâneas como distúrbios mucocutâneos (p. ex., causadas por *Candida albicans*). O achado de lesões de herpes-zóster deflagraria a investigação de infecção pelo HIV. Infecções bacterianas recorrentes e pelo vírus varicela-zóster ocorrem na forma pediátrica de AIDS por causa da resposta anormal dos linfócitos B.[13,132]

RESUMO

As mulheres infectadas podem transmitir o vírus para sua progênie *in utero*, durante o trabalho de parto, o parto ou pelo aleitamento. Recomenda-se que todas as gestantes sejam testadas para HIV por ocasião do diagnóstico de gravidez e, mais uma vez, por ocasião do trabalho de parto e do parto. O diagnóstico de infecção pelo HIV em filhos de mulheres HIV-positivas é complicado pelos anticorpos anti-HIV maternos que cruzam a placenta para o feto. De modo geral, esses anticorpos desaparecem em 18 meses em lactentes não infectados. A administração de terapia antirretroviral durante a gravidez, o trabalho de parto e o parto e também ao recém-nascido diminui a transmissão perinatal.

CONSIDERAÇÕES GERIÁTRICAS

- A taxa de AIDS em adultos com mais de 50 anos de idade é o dobro da taxa encontrada em adultos mais jovens; 44% das novas infecções pelo HIV em adultos mais velhos ocorre em homens bissexuais ou homossexuais[133]
- Acredita-se que o aumento dos distúrbios autoimunes seja consequente às alterações celulares associadas ao envelhecimento que fazem o corpo reconhecê-las como estranhas (*non self*)[133]
- A ocorrência de doença reumática autoimune em povos nativos americanos é consequente a predisposição genética[133]
- O envelhecimento reduz a capacidade de induzir diferenciação dos linfócitos T e a resposta imune humoral, resultando em taxas aumentadas de infecção e câncer.[133]

CONSIDERAÇÕES PEDIÁTRICAS

- Acredita-se que a doença de Kawasaki seja uma doença autoimune causada por citocinas que provocam vasculite, que pode evoluir para doença da artéria coronária ou desenvolvimento de um aneurisma[134]
- Hepatite autoimune, um distúrbio crônico, é diagnosticada pelo achado de anticorpos antinucleares, anticorpos contra o músculo liso e anticorpos antimicrossomiais hepáticos e renais. As manifestações clínicas incluem hepatomegalia, fadiga, icterícia e dor no hipocôndrio direito[134]
- Lúpus eritematoso sistêmico, um distúrbio autoimune, compromete tanto a imunidade humoral como a celular e acredita-se que seu desenvolvimento seja multifatorial[134]
- Em comparação com a artrite reumatoide do adulto, é menos comum que pessoas com artrite reumatoide juvenil apresentem fator reumatoide positivo[134]
- A sinovite do quadril, que provoca dor no quadril e coxeadura, acomete primariamente meninas entre 3 e 8 anos de idade e, embora sua etiologia ainda não tenha sido esclarecida, acredita-se que hipersensibilidade alérgica seja uma causa[134]
- Na imunodeficiência combinada grave, um raro distúrbio autossômico recessivo ou ligado ao X, os linfócitos T e B não são funcionais e é necessário transplante de células hematopoéticas ou infusões intravenosas de imunoglobulina.[134]

Exercícios de revisão

1. Uma mulher de 20 anos de idade foi diagnosticada com deficiência de IgA. Ela é acometida por crises frequentes de bronquite e infecções sinusais.
   a. Por que esses tipos de infecções são particularmente proeminentes em pessoas com uma deficiência de IgA?
   b. Ela foi informada de que precisa estar ciente de que poderia ter uma reação grave se fosse preciso receber transfusões de hemácias não lavadas. Explique.
2. Pessoas com imunidade celular prejudicada podem não responder ao teste tuberculínico, mesmo quando infectadas por *Mycobacterium tuberculosis*.
   a. Explique.
3. Um homem de 32 anos se apresenta em uma clínica de alergia queixando-se de rinite alérgica ou febre do feno. Suas principais reclamações são prurido nasal, congestão nasal com drenagem aquosa profusa, espirros e irritação nos olhos. O exame físico revela mucosa nasal edemaciada e inflamada e vermelhidão da conjuntiva ocular. Ele relata que isso acontece a cada outono durante a "estação de polinização".
   a. Explique os mecanismos imunológicos responsáveis pelos sintomas desse homem.
   b. Que tipo de teste de diagnóstico pode ser usado?
   c. Que tipo de tratamento pode ser empregado para aliviar seus sintomas?
4. Pessoas com parasitos intestinais e pessoas com alergia podem apresentar níveis elevados de eosinófilos no sangue.
   a. Explique.
5. Uma mulher de 29 anos se apresenta para sua consulta obstétrica inicial com cerca de 10 semanas de gravidez.
   a. Esta mulher está em um relacionamento monogâmico. Um teste de HIV deve fazer parte de seu exame de sangue inicial? Por quê?
   b. O teste de HIV da mulher deu positivo. O que deve ser feito para diminuir o risco de transmissão do HIV para o filho?
   c. O bebê nasce e seu teste inicial de anticorpos é positivo. Isso significa que o bebê está infectado? Como é feito o diagnóstico de infecção pelo HIV em uma criança menor de 18 meses, e por que isso é diferente do diagnóstico para adultos?

REFERÊNCIAS BIBLIOGRÁFICAS

1. Kobrynski L., Powell R. W., Bowen S. (2014). Prevalence and morbidity of primary 1. immunodeficiency diseases, United States 2001–2007. Journal of Clinical Immunology 34(8), 954–961.
2. Picard C., Al-Herz W., Bousfiha A., et al. (2015). Primary immunodeficiency diseases: An update on the classification from the International Union of Immunological Societies Expert Committee for Primary Immunodeficiency 2015. Journal of Clinical Immunology 35(8), 696–726.
3. Bonagura V. R., Kaplan B., Jongco A. M. (2016). Management of primary antibody deficiency syndromes. Annals of Allergy, Asthma, and Immunology 117(6), 620–626.
4. McWilliams L. M., Dell Railey M., Buckley R. H. (2015). Positive family history, infection, low absolute lymphocyte count (ALC), and absent thymic shadow: Diagnostic clues for all molecular forms of severe combined immunodeficiency (SCID). The Journal of Allergy and Clinical Immunology. In Practice 3(4), 585–591.
5. Griffith L. M., Cowan M. J., Notarangelo L. D., et al. (2016). Primary immune deficiency treatment consortium (PIDTC) update. Journal of Allergy and Clinical Immunology 138(2), 375–385.
6. Rosenberg E., Dent P. B., Denburg J. A. (2016). Primary immune deficiencies in the adult: A previously underrecognized common condition. The Journal of Allergy and Clinical Immunology. In Practice 4(6), 1101–1107.
7. Kaufmann S. H. E., Dorhoi A. (2016). Molecular determinants in phagocyte-bacteria interactions. Immunity 44(3), 476–491.
8. Kutukculer N., Azarsiz E., Karaca N. E., et al. (2015). Fc gamma receptor polymorphisms in patients with transient hypogammaglobulinemia of infancy presenting with mild and severe infections. Asian Pacific Journal of Allergy and Immunology 33(4), 312–319.
9. Sutcu M., Akturk H., Salman N., et al. (2015). Transient hypogammaglobulinemia of infancy: Predictive factors for late recovery. Turkish Journal of Pediatrics 57(6), 592–598.
10. Memmedova L., Azarsiz E., Edeer Karaca N., et al. (2013). Does intravenous immunoglobulin therapy prolong immunodeficiency in transient hypogammaglobulinemia of infancy? Pediatric Reports 5(3), e14.
11. Nayan S., Alizadehfar R., Desrosiers M. (2015). Humoral primary immunodeficiencies in chronic rhinosinusitis. Current Allergy and Asthma Reports 15(8), 46.
12. Hernandez-Trujillo V. P., Scalchunes C., Cunningham–Rundles C., et al. (2014). Autoimmunity and inflammation in X-linked agammaglobulinemia. Journal of Clinical Immunology 34(6), 627–632.
13. Suri D., Rawat A., Singh S. (2016). X-linked Agammaglobulinemia. Indian Journal of Pediatrics 83(4), 331–337.
14. Zaidi S. K., Qureshi S., Qamar F. N. (2017). X-linked agammaglobulinemia – first case with Bruton tyrosine kinase mutation from Pakistan. Journal of the Pakistan Medical Association 67(3), 471–473.
15. Ponader S., Burger J. A. (2014). Bruton's tyrosine kinase: From X-linked agammaglobulinemia toward targeted therapy for B-cell malignancies. Journal of Clinical Oncology 32(17), 1830–1839.
16. Abbott J. K., Gelfand E. W. (2015). Common variable immunodeficiency: Diagnosis, management, and treatment. Immunology and Allergy Clinics of North America 35(4), 637–658.
17. Xiao X., Miao Q., Chang C., et al. (2014). Common variable immunodeficiency and autoimmunity – an inconvenient truth. Autoimmunity Reviews 13(8), 858–864.
18. Yazdani R., Latif A., Tabassomi F., et al. (2015). Clinical phenotype classification for selective immunoglobulin A deficiency. Expert Review of Clinical Immunology 11(11), 1245–1254.
19. Lozano N. A., Lozano A., Sasia L. V., et al. (2015). Clinical comparison between patients with selective immunoglobulin A deficiency and other primary immunodeficiencies. Archivos Argentinos de Pediatría 113(2), 141–145.
20. Yazdani R., Fatholahi M., Ganjalikhani-Hakemi M., et al. (2016). Role of apoptosis in common variable immunodeficiency and selective immunoglobulin A deficiency. Molecular Immunology 71, 1–9.
21. Schatorje E. J., de Jong E., van Hout R. W., et al. (2016). The challenge of immunoglobulin-G subclass deficiency and specific polysaccharide antibody deficiency – a Dutch Pediatric Cohort Study. Journal of Clinical Immunology 36(2), 141–148.
22. Compagno N., Malipiero G., Cinetto F., et al. (2014). Immunoglobulin replacement therapy in secondary hypogammaglobulinemia. Frontiers in Immunology 5, 626.
23. Fischer A., Notarangelo L. D., Neven B., et al. (2015). Severe combined immunodeficiencies and related disorders. Nature Reviews Disease Primers 1, 15061.
24. Wong G. K., Heather J. M., Barmettler S., et al. (2017). Immune dysregulation in immunodeficiency disorders: The role of T-cell receptor sequencing. Journal of Autoimmunity 80, 1–9.
25. Laberko A., Gennery A. R. (2018). Clinical considerations in the hematopoietic stem cell transplant management of primary immunodeficiencies. Expert Review of Clinical Immunology 14(4), 297–306.
26. Alkan G., Emiroglu M. K., Kartal A. (2017). DiGeorge syndrome with sacral myelomeningocele and epilepsy. Journal of Pediatric Neurosciences 12(4), 344–345.
27. McDonald-McGinn D. M., Sullivan K. E., Marino B., et al. (2015). 22q11.2 deletion syndrome. Nature Reviews Disease Primers 1, 15071.
28. Liu X., Zhou K., Yu D., et al. (2017). A delayed diagnosis of X-linked hyper IgM syndrome complicated with toxoplasmic encephalitis in a child: A case report and literature review. Medicine (Baltimore) 96(49), e8989.
29. Allenspach E., Rawlings D. J., Scharenberg A. M. (1993). X-linked severe combined immunodeficiency. GeneReviews((R)). Adam M. P., Ardinger H. H., Pagon R. A., et al. (Eds.) Seattle (WA): University of Washington.
30. Kohn D. B., Gaspar H. B. (2017). How We manage adenosine deaminase-deficient severe combined immune deficiency (ADA SCID). Journal of Clinical Immunology 37(4), 351–356.
31. Gallagher J., Adams J., Hintermeyer M., et al. (2016). X-linked hyper IgM syndrome presenting as pulmonary alveolar proteinosis. Journal of Clinical Immunology 36(6), 564–570.
32. Lundgren I. S., Englund J. A., Burroughs L. M., et al. (2012). Outcomes and duration of Pneumocystis jiroveci pneumonia therapy in infants with severe combined immunodeficiency. Pediatric Infectious Disease Journal 31(1), 95–97.
33. Yarmohammadi H., Cunningham-Rundles C. (2017). Idiopathic CD4 lymphocytopenia: Pathogenesis, etiologies, clinical presentations and treatment strategies. Annals of Allergy, Asthma, and Immunology 119(4), 374–378.
34. Kelly B. T., Tam J. S., Verbsky J. W., et al. (2013). Screening for severe combined immunodeficiency in neonates. Clinical Epidemiology 5, 363–369.
35. Wahlstrom J. T., Dvorak C. C. Cowan M. J. (2015). Hematopoietic stem cell transplantation for severe combined immunodeficiency. Current Pediatrics Report 3(1), 1–10.
36. Aiuti A., Roncarolo M. G., Naldini L. (2017). Gene therapy for ADAS-CID, the first marketing approval of an ex vivo gene therapy in Europe: Paving the road for the next generation of advanced therapy medicinal products. EMBO Molecular Medicine 9(6), 737–740.
37. Tartibi H. M., Hershfield M. S., Bahna S. L. (2016). A 24-year enzyme replacement therapy in an adenosine-deaminase-deficient patient. Pediatrics 137(1), e20152169. doi: 10.1542/peds.2015-2169.
38. Whitmore K. V., Gaspar H. B. (2016). Adenosine deaminase deficiency–more than just an immunodeficiency. Frontiers in Immunology 7, 314.
39. Tasher D., Dalal I. (2012). The genetic basis of severe combined immunodeficiency and its variants. The Application of Clinical Genetics 5, 67–80.
40. Rothblum-Oviatt C., Wright J., Lefton-Greif M. A., et al. (2016). Ataxia telangiectasia: A review. Orphanet Journal of Rare Diseases 11(1), 159.
41. Buchbinder D., Nugent D. J., Fillipovich A. H. (2014). Wiskott-Aldrich syndrome: Diagnosis, current management, and emerging treatments. The Application of Clinical Genetics 7, 55–66.
42. Massaad, M. J., Ramesh N., Geha R. S. (2013). Wiskott-Aldrich syndrome: A comprehensive review. Annals of the New York Academy of Sciences 1285, 26–43.
43. Scaramuzza S., Biasco L., Ripamonti A., et al. (2013). Preclinical safety and efficacy of human CD34(+) cells transduced with lentiviral vector

for the treatment of Wiskott-Aldrich syndrome. Molecular Therapy 21(1), 175–184.
44. Mathern D. R., Heeger P. S. (2015). Molecules great and small: The complement system. Clinical Journal of the American Society of Nephrology 10(9), 1636–1650.
45. Braem S. G., Rooijakkers S. H., van Kessel K. P., et al. (2015). Effective neutrophil phagocytosis of aspergillus fumigatus is mediated by classical pathway complement activation. Journal of Innate Immunity 7(4), 364–374.
46. Geerlings M. J., de Jong E. K., den Hollander A. I. (2017). The complement system in age-related macular degeneration: A review of rare genetic variants and implications for personalized treatment. Molecular Immunology 84, 65–76.
47. Bigger B. W., Wynn R. F. (2014). Novel approaches and mechanisms in hematopoietic stem cell gene therapy. Discovery Medicine 17(94), 207–215.
48. Vaught A. J., Braunstein E. M., Jasem J., et al. (2018). Germline mutations in the alternative pathway of complement predispose to HELLP syndrome. JCI Insight 3(6), e99128.
49. Burnight E. R., Wiley L. A., Mullins R. F., et al. (2014). Gene therapy using stem cells. Cold Spring Harbor Perspectives in Medicine 5(4).
50. Bhardwaj N., Craig T. J. (2014). Treatment of hereditary angioedema: A review (CME). Transfusion 54(11), 2989–2996; quiz 2988.
51. Sabharwal G., Craig T. (2017). Pediatric hereditary angioedema: An update. F1000Res 6. doi: 10.12688/f1000research.11320.1.
52. Gordon S. (2016). Phagocytosis: An immunobiologic process. Immunity 44(3), 463–475.
53. Harris E. S., Weyrich A. S., Zimmerman G. A. (2013). Lessons from rare maladies: Leukocyte adhesion deficiency syndromes. Current Opinion in Hematology 20(1), 16–25.
54. Nagendran J., Prakash C., Anandakrishna L., et al. (2012). Leukocyte adhesion deficiency: A case report and review. Journal of Dentistry for Children (Chicago, Ill.) 79(2), 105–110.
55. Gennery A. (2017). Recent advances in understanding and treating chronic granulomatous disease. F1000Res 6, 1427.
56. Arnold D. E., Heimall J. R. (2017). A review of chronic granulomatous disease. Advances in Therapy 34(12), 2543–2557.
57. Chiriaco M., Salfa I., Di Matteo G., et al. (2016). Chronic granulomatous disease: Clinical, molecular, and therapeutic aspects. Pediatric Allergy and Immunology 27(3), 242–253.
58. Introne W. J., Westbroek W., Golas G. A. et al. (1993). Chediak-Higashi syndrome. GeneReviews((R)). Adam M. P., Ardinger H. H., Pagon R. A., et al. (Eds.) Seattle (WA): University of Washington.
59. Maaloul I., Talmoudi J., Chabchoub I., et al. (2016). Chediak-Higashi syndrome presenting in accelerated phase: A case report and literature review. Hematology/Oncology and Stem Cell Therapy 9(2), 71–75.
60. Kang E., Gennery A. (2014). Hematopoietic stem cell transplantation for primary immunodeficiencies. Hematology/Oncology Clinics of North America 28(6), 1157–1170.
61. Kekre N., Antin J. H. (2014). Hematopoietic stem cell transplantation donor sources in the 21 st century: Choosing the ideal donor when a perfect match does not exist. Blood 124(3), 334–343.
62. Thrasher A. J., Williams D. A. (2017). Evolving gene therapy in primary immunodeficiency. Molecular Therapy 25(5), 1132–1141.
63. Cavazzana M. (2014). Hematopoietic stem cell gene therapy: Progress on the clinical front. Human Gene Therapy 25(3), 165–170.
64. Ballen K. (2017). Umbilical cord blood transplantation: Challenges and future directions. Stem Cells Translational Medicine 6(5), 1312–1315.
65. Stone S. F., Phillips E. J., Wiese M. D., et al. (2014). Immediate-type hypersensitivity drug reactions. British Journal of Clinical Pharmacology 78(1), 1–13.
66. Wu L. C., Zarrin A. A. (2014). The production and regulation of IgE by the immune system. Nature Reviews Immunology 14(4), 247–259.
67. Wenande E., Garvey L. H. (2016). Immediate-type hypersensitivity to polyethylene glycols: A review. Clinical and Experimental Allergy 46(7), 907–922.
68. Sibilano R., Frossi B., Pucillo C. E. (2014). Mast cell activation: A complex interplay of positive and negative signaling pathways. European Journal of Immunology 44(9), 2558–2566.
69. Sawaguchi M., Tanaka S., Nakatani Y., et al. (2012). Role of mast cells and basophils in IgE responses and in allergic airway hyperresponsiveness. Journal of Immunology 188(4), 1809–1818.
70. Olivera A., Rivera J. (2014). Paradigm shifts in mast cell and basophil biology and function: An emerging view of immune regulation in health and disease. Methods in Molecular Biology 1192, 3–31.
71. Shiraishi Y., Jia Y., Domenico J., et al. (2013). Sequential engagement of Fc epsilon RI on Mast cells and basophil histamine H4 receptor and Fc epsilon RI in allergic rhinitis. Journal of Immunology 190(2), 539–548.
72. Munoz-Cano R., Pascal M., Araujo G., et al. (2017). Mechanisms, cofactors, and augmenting factors involved in anaphylaxis. Frontiers in Immunology 8, 1193.
73. Labella M., Garcia-Neuer M., Castells M. (2018). Application of precision medicine to the treatment of anaphylaxis. Current Opinion in Allergy and Clinical Immunology 18(3), 190–197.
74. Tamari M., Tanaka S., Hirota T. (2013). Genome-wide association studies of allergic diseases. Allergology International 62(1), 21–28.
75. Wheatley L. M., Togias A. (2015). Clinical practice. Allergic rhinitis. New England Journal of Medicine 372(5), 456–463.
76. Wang X. Y., Lim-Jurado M., Prepageran N., et al. (2016). Treatment of allergic rhinitis and urticaria: A review of the newest antihistamine drug bilastine. Therapeutics and Clinical Risk Management 12, 585–597.
77. Koplin J. J., Mills E. N., Allen K. J. (2015). Epidemiology of food allergy and food-induced anaphylaxis: Is there really a Western world epidemic? Current Opinion in Allergy and Clinical Immunology 15(5), 409–416.
78. Kattan J. (2016). The prevalence and natural history of food allergy. Current Allergy and Asthma Reports 16(7), 47.
79. Gershwin L. J. (2018). Adverse reactions to vaccination: From anaphylaxis to autoimmunity. The Veterinary Clinics of North America. Small Animal Practice 48(2), 279–290.
80. Asaumi T., Ebisawa M. (2018). How to manage food dependent exercise induced anaphylaxis (FDEIA). Current Opinion in Allergy and Clinical Immunology 18(3), 243–247.
81. Wauters R. H., Banks T. A., Lomasney E. M. (2018). Food-dependent exercise-induced anaphylaxis. BMJ Case Reports 2018. pii: bcr-2017-222370.
82. Legendre D. P., Muzny C. A., Marshall G. D., et al. (2014). Antibiotic hypersensitivity reactions and approaches to desensitization. Clinical Infectious Diseases 58(8), 1140–1148.
83. Park S. H. (2016). Diagnosis and treatment of autoimmune hemolytic anemia: Classic approach and recent advances. Blood Research 51(2), 69–71.
84. Ree I. M. C., Smits-Wintjens V., van der Bom J. G., et al. (2017). Neonatal management and outcome in alloimmune hemolytic disease. Expert Review of Hematology 10(7), 607–616.
85. Ochoa M. C., Minute L., Rodriguez I., et al. (2017). Antibody-dependent cell cytotoxicity: Immunotherapy strategies enhancing effector NK cells. Immunology and Cell Biology 95(4), 347–355.
86. Tecklenborg J., Clayton D., Siebert S., et al. (2018). The role of the immune system in kidney disease. Clinical and Experimental Immunology 192(2), 142–150.
87. Burch H. B., Cooper D. S. (2015). Management of Graves disease: A review. JAMA 314(23), 2544–2554.
88. Gilhus N. E. (2016). Myasthenia gravis. New England Journal of Medicine 375(26), 2570–2581.
89. Sanchez-Borges M., Thong B., Blanca M., et al. (2013). Hypersensitivity reactions to non beta–lactam antimicrobial agents, a statement of the WAO special committee on drug allergy. World Allergy Organization Journal 6(1), 18.
90. Schrijvers R., Gilissen L., Chiriac A. M., et al. (2015). Pathogenesis and diagnosis of delayed-type drug hypersensitivity reactions, from bedside to bench and back. Clinical and Translational Allergy 5, 31.
91. Kumar P., Das A. (2017). Acute generalized exanthematous pustulosis. Indian Pediatrics 54(3), 253.
92. Voskoboinik I., Whisstock J. C., Trapani J. A. (2015). Perforin and granzymes: Function, dysfunction and human pathology. Nature Reviews Immunology 15(6), 388–400.
93. Brasch J., Becker D., Aberer W., et al. (2014). Guideline contact dermatitis: S1-Guidelines of the German Contact Allergy Group (DKG) of

the German Dermatology Society (DDG), the Information Network of Dermatological Clinics (IVDK), the German Society for Allergology and Clinical Immunology (DGAKI), the Working Group for Occupational and Environmental Dermatology (ABD) of the DDG, the Medical Association of German Allergologists (AeDA), the Professional Association of German Dermatologists (BVDD) and the DDG. Allergo Journal International 23(4), 126–138.
94. Spagnolo P., Rossi G., Cavazza A., et al. (2015). Hypersensitivity pneumonitis: A comprehensive review. J Investig Allergol Clin Immunol 25(4), 237–250; quiz follow 250.
95. Pepys J., Jenkins P. A., Festenstein G. N., et al. (1963). Farmer's lung. Thermophilic actinomycetes as a source of "Farmer's Lung Hay" antigen. Lancet 2(7308), 607–611.
96. Kelly K. J., Sussman G. N. (2017). Latex allergy: Where are we now and how did we get there? The Journal of Allergy and Clinical Immunology. In Practice 5(5), 1212–1216.
97. Kumar R. P. (2012). Latex allergy in clinical practice. Indian Journal of Dermatology 57(1), 66–70.
98. Wu M., McIntosh J., Liu J. (2016). Current prevalence rate of latex allergy: Why it remains a problem? Journal of Occupational Health 58(2), 138–144.
99. Moreau A., Varey E., Anegon I., et al. (2013). Effector mechanisms of rejection. Cold Spring Harbor Perspectives in Medicine 3(11), a015461.
100. Kant C. D., Akiyama Y., Tanaka K., et al. (2015). Both rejection and tolerance of allografts can occur in the absence of secondary lymphoid tissues. Journal of Immunology 194(3), 1364–1371.
101. Cai J., Qing X., Tan J., et al. (2013). Humoral theory of transplantation: Some hot topics. British Medical Bulletin 105, 139–155.
102. Lipshultz S. E., Chandar J. J., Rusconi P. G., et al. (2014). Issues in solid-organ transplantation in children: Translational research from bench to bedside. Clinics (São Paulo, Brazil) 69(Suppl 1), 55–72.
103. Nassereddine S., Rafei H., Elbahesh E., et al. (2017). Acute graft versus host disease: A comprehensive review. Anticancer Research 37(4), 1547–1555.
104. Zeiser R., Blazar B. R. (2017). Acute graft-versus-host disease – biologic process, prevention, and therapy. New England Journal of Medicine 377(22), 2167–2179.
105. Geenen V. (2017). History of the thymus: From an "accident of evolution" to the programming of immunological self-tolerance. Medical Science (Paris) 33(6–7), 653–663.
106. Chong A. S., Khiew S. H. (2017). Transplantation tolerance: Don't forget about the B cells. Clinical and Experimental Immunology 189(2), 171–180.
107. Sikora E. (2015). Activation-induced and damage-induced cell death in aging human T cells. Mechanisms of Ageing and Development 151, 85–92.
108. Rosenblum M. D., Remedios K. A., Abbas A. K. (2015). Mechanisms of human autoimmunity. Journal of Clinical Investigation 125(6), 2228–2233.
109. Costenbader K. H., Gay S., Alarcon-Riquelme M. E., et al. (2012). Genes, epigenetic regulation and environmental factors: Which is the most relevant in developing autoimmune diseases? Autoimmunity Reviews 11(8), 604–609.
110. Ceccarelli F., Agmon-Levin N., Perricone C. (2016). Genetic factors of autoimmune diseases. Journal of Immunology Research 2016, 3476023.
111. Eringsmark Regnell S., Lernmark A. (2013). The environment and the origins of islet autoimmunity and Type 1 diabetes. Diabetic Medicine 30(2), 155–160.
112. Crespo J., Sun H., Welling T. H., et al. (2013). T cell anergy, exhaustion, senescence, and stemness in the tumor microenvironment. Current Opinion in Immunology 25(2), 214–221.
113. Silva C. A., Cocuzza M., Carvalho J. F., et al. (2014). Diagnosis and classification of autoimmune orchitis. Autoimmunity Reviews 13(4–5), 431–434.
114. Cusick M. F., Libbey J. E., Fujinami R. S. (2012). Molecular mimicry as a mechanism of autoimmune disease. Clinical Reviews in Allergy and Immunology 42(1), 102–111.
115. Spaulding A. R., Salgado-Pabon W., Kohler P. L., et al. (2013). Staphylococcal and streptococcal superantigen exotoxins. Clinical Microbiology Reviews 26(3), 422–447.
116. Castro C., Gourley M. (2010). Diagnostic testing and interpretation of tests for autoimmunity. Journal of Allergy and Clinical Immunology 125(2 Suppl 2), S238–S247.
117. Rosenblum M. D., Gratz I. K., Paw J. S., et al. (2012). Treating human autoimmunity: Current practice and future prospects. Science Translational Medicine 4(125), 125 sr121.
118. Centers for Disease Control and Prevention. Estimated HIV incidence and prevalence in the United States, 2010–2015. HIV Surveillance Supplemental Report, 2018; 23(No. 1).
119. Shaw G. M., Hunter E. (2012). HIV transmission. Cold Spring Harbor Perspectives in Medicine 2(11), a006965.
120. Maartens G., Celum C., Lewin S. R. (2014). HIV infection: Epidemiology, pathogenesis, treatment, and prevention. Lancet 384(9939), 258–271.
121. Centers for Disease Control and Prevention. HIV Surveillance Report, 2016; vol. 28.
122. Naif H. M. (2013). Pathogenesis of HIV Infection. Infectious Disease Reports 5(Suppl 1), e6.
123. Ford N., Doherty M. (2017). The enduring challenge of advanced HIV infection. New England Journal of Medicine 377(3), 283–284.
124. Marciano B. E., Huang C. Y., Joshi G., et al. (2014). BCG vaccination in patients with severe combined immunodeficiency: Complicastions, risks, and vaccination policies. Journal of Allergy and Clinical Immunology 133(4), 1134–1141.
125. Cihlar T., Fordyce M. (2016). Current status and prospects of HIV treatment. Current Opinion in Virology 18, 50–56.
126. Strayer D., Rubin R. (Eds.) (2015). Rubin's clinicopathologic foundations of medicine (7th ed.). Philadelphia, PA: Lippincott Williams & Wilkins.
127. Stevenson M. (2018). CROI 2018: Advances in basic science understanding of HIV. Topics in Antiviral Medicine 26(1), 17–21.
128. Centers for Disease Control and Prevention (2014). National HIV Testing Day and new testing recommendations. MMWR. Morbidity and Mortality Weekly Report 63(25), 537.
129. Flynn P. M. (2018). A broader look at adolescents with perinatal HIV. Available: https://www.nature.com/articles/d41586-018-04476- 8?WT.ec_id=NATURE-20180426&utm_source=nature_etoc&utm_medium=email&utm_campaign=20180426&spMailingID=56487811&spUserID=MjA1NzcwMjE4MQS2&spJobID=1383950517&spReportId=MTM4Mzk1MDUxNwS2. Accessed May 14, 2018.
130. Center of Disease Control. (2018). Preventing mother-to-child transmission of HIV. Available: https://aidsinfo.nih.gov/understanding-hivaids/fact-sheets/20/50/preventing-mother-to-child-transmission-of-hiv. Accessed May 14, 2018.
131. National Institutes of Health. (2017). Diagnosis of HIV infection in infants and children. Available: https://aidsinfo.nih.gov/guidelines/html/2/pediatric-arv/55/diagnosis-of-hiv-infection-in-infants-and-children. Accessed May 14, 2018.
132. Rivera D. M., Steele R. W. (2017). Pediatric HIV infection clinical presentation. Available: https://emedicine.medscape.com/article/965086 clinical#showall. Accessed May 14, 2018.
133. Eliopoulos C. (2018). Gerontological Nursing (9th ed.). Philadelphia, PA: Wolters Kluwer.
134. Kyle T., Carman S. (2017). Essentials of Pediatric Nursing (3rd ed.). Philadelphia, PA: Wolters Kluwer.

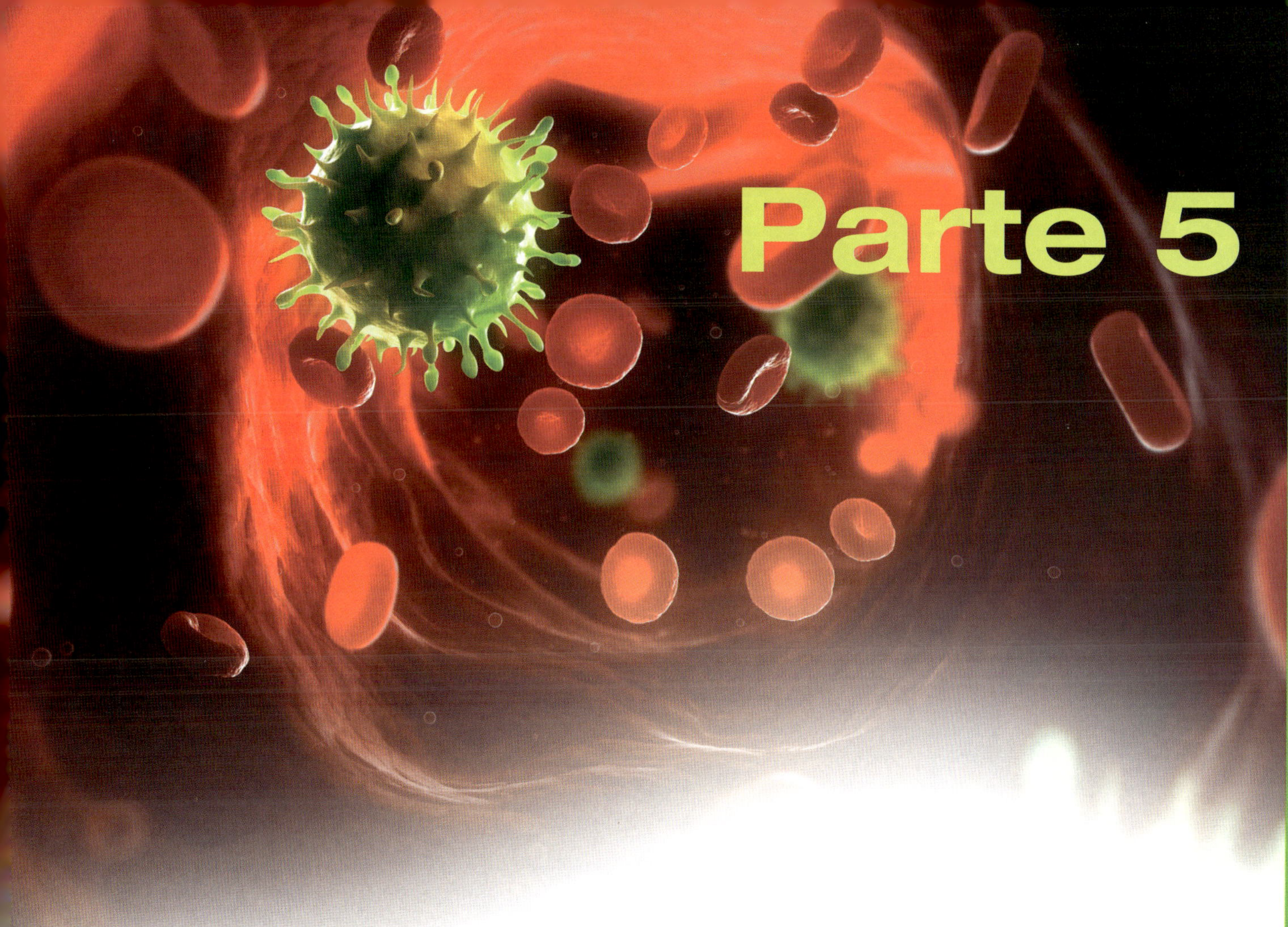

Parte 5

Transtornos da Função Neurológica

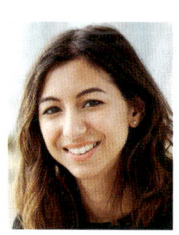

Ulrie, uma estudante universitária com 22 anos de idade, refere borramento visual, fraqueza nos membros superiores, bem como dormência e formigamento nas duas mãos. Está preocupada com a possibilidade de ter esclerose múltipla (EM), pois sua avó materna tinha essa doença. No exame neurológico, Ulrie apresentou borramento visual no olho direito, fraqueza motora e sensação de formigamento em ambas as mãos. Os exames de sangue resultaram normais, incluindo concentração de hemoglobina, contagem geral e diferencial de leucócitos, velocidade de hemossedimentação, níveis de vitamina B_{12} e folato e sorologia para sífilis. A ressonância magnética (RM) revelou uma ou duas placas de desmielinização periventriculares. O líquido cerebrospinal (LCS) extraído por punção lombar contém quantidades normais de proteína (0,40 mg/dℓ) e de linfócitos (foram observadas três células na amostra). A análise posterior do LCS por eletroforese em gel revelou múltiplas bandas oligoclonais. Elas representam tipos específicos de imunoglobulinas e são raras em indivíduos que não têm EM ou doença inflamatória similar do sistema nervoso central. A presença de bandas oligoclonais no LCS é um forte indicador de EM. Os sintomas e os resultados dos testes de Ulrie são consistentes com o diagnóstico de EM.

Organização e Controle da Função Neurológica

13

Cynthia Bautista

INTRODUÇÃO

As principais funções do sistema nervoso incluem detecção, análise e transmissão de informação. O sistema sensorial, integrado pelo encéfalo, produz sinais para os sistemas motor e autônomo para controlar o movimento e as funções viscerais e endócrinas. Essas ações são controladas por neurônios, formando uma rede de sinalização que inclui um sistema motor e um sistema sensorial.[1]

O sistema nervoso é dividido em dois componentes: sistema nervoso central (SNC) e sistema nervoso periférico (SNP). O SNC consiste em encéfalo e medula espinal. O SNP consiste em nervos cranianos (NC) provenientes do encéfalo e nervos espinais oriundos da medula espinal. As células nervosas, tanto do SNC quanto do SNP, formam vias sensoriais de entrada de informação (aferentes) e vias motoras de saída de informação (eferentes).

CÉLULAS DO TECIDO NERVOSO

Depois de concluir esta seção, o leitor deverá ser capaz de:

- Distinguir entre as funções dos neurônios e de células da neuróglia do sistema nervoso
- Descrever a estrutura e a função das três partes de um neurônio
- Descrever as necessidades metabólicas do tecido nervoso.

Conceitos fundamentais

Organização estrutural do sistema nervoso

- O sistema nervoso é dividido em duas partes: SNC, que consiste em encéfalo e medula espinal, localizados no crânio e na coluna vertebral; e SNP, localizado fora dessas estruturas
- O sistema nervoso contém dois tipos principais de células: neurônios, que são as células funcionais do sistema nervoso; e células da neuróglia, que protegem o sistema nervoso e fornecem suporte metabólico.

O tecido nervoso contém dois tipos de células: neurônios e células da neuróglia (ou glia). Os neurônios são as células funcionais do sistema nervoso. Exibem excitabilidade e conduzem os impulsos para o funcionamento do sistema nervoso. As células da neuróglia protegem o sistema nervoso e fornecem suporte aos neurônios.

Neurônios

Neurônios são as células funcionais do sistema nervoso. Neurônios aferentes (sensoriais) transmitem informações para o SNC, enquanto neurônios eferentes (motores) transportam as informações provenientes do SNC (Figura 13.1). Intercalada entre os neurônios aferentes e eferentes existe uma rede de neurônios integradores (também chamados de *interneurônios* ou *neurônios internunciais*) que modulam e controlam a resposta do organismo a estímulos sensoriais vindos do ambiente interno e do externo.

Os neurônios são constituídos por três partes distintas: corpo celular, dendritos e axônio. Essas estruturas formam as ligações funcionais, ou sinapses, com outras células nervosas, com células receptoras ou com células efetoras. Os processos axônicos são especialmente concebidos para uma comunicação rápida com outros neurônios e as diversas estruturas do organismo inervadas pelo sistema nervoso.

O corpo celular de um neurônio contém um grande núcleo vesicular, com um ou mais nucléolos distintos e um retículo endoplasmático rugoso bem desenvolvido. O núcleo de um neurônio tem o mesmo conteúdo de ácido desoxirribonucleico (DNA) e o mesmo código genético encontrado em outras células do corpo. O nucléolo, composto por porções de vários cromossomos, produz o ácido ribonucleico (RNA), necessário para a síntese de proteínas. O citoplasma contém grandes massas de ribossomos, proeminentes na maioria dos neurônios. Essas massas ácidas de RNA, envolvidas na síntese proteica, tingem-se como corpos de Nissl escuros com corantes histológicos básicos (Figura 13.1).

Os dendritos são extensões curtas e ramificadas do corpo da célula nervosa. Eles conduzem informação para o corpo celular e são a principal fonte de informação para o neurônio. Os dendritos e o corpo celular têm terminais sinápticos que se comunicam com os axônios e com os dendritos de outros neurônios.

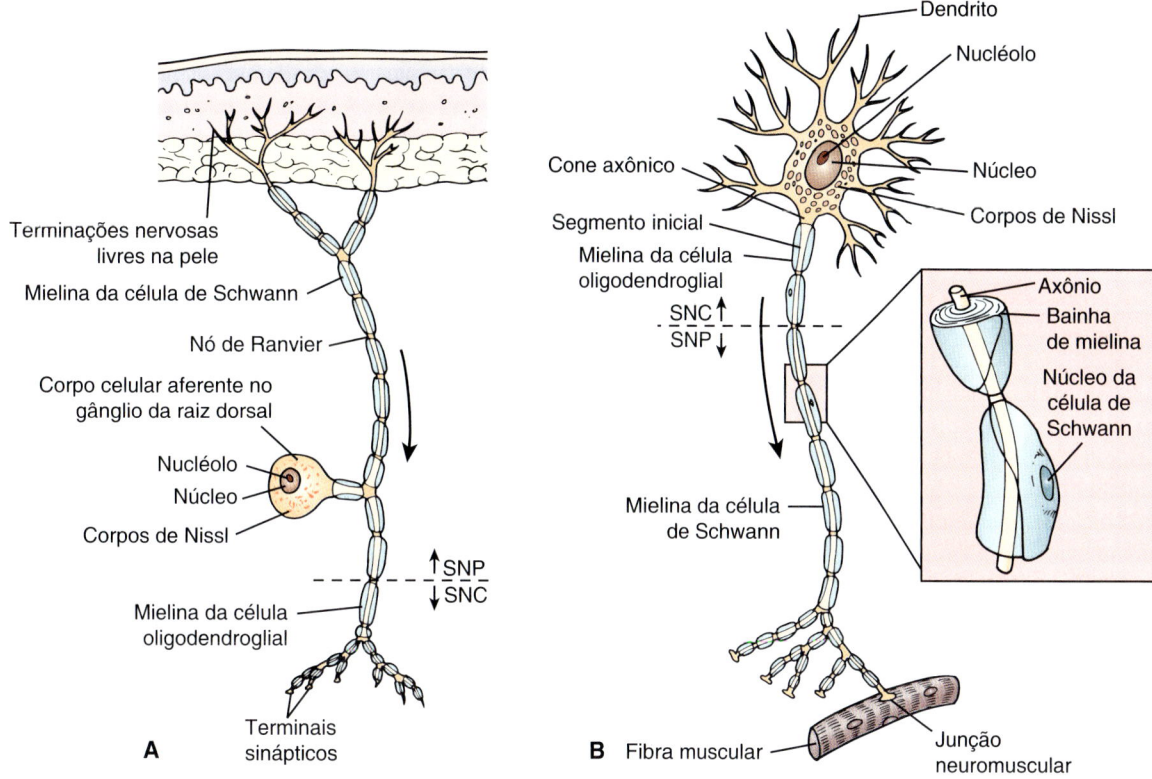

Figura 13.1 • Neurônios aferentes (**A**) e eferentes (**B**), mostrando o corpo celular, dendritos e axônios. As *setas* indicam a direção da condução dos potenciais de ação.

Os axônios são prolongamentos longos eferentes que se projetam do corpo celular. A maioria dos neurônios tem apenas um axônio. No entanto, os axônios podem apresentar múltiplas ramificações, que resultam em muitos terminais axônicos. O axônio de um neurônio conduz os impulsos nervosos do corpo celular até a sinapse. O axônio também fornece um condutor físico para o transporte de materiais entre o corpo celular e os terminais sinápticos do axônio. O corpo celular do neurônio é equipado para altos níveis de atividade metabólica. Isso é necessário porque o corpo celular deve sintetizar os constituintes da membrana e do citoplasma necessários para manter o funcionamento da célula, além de diversas proteínas e outras substâncias citoplasmáticas utilizadas pelo axônio e seus terminais sinápticos. Os axônios podem ser muito curtos (0,1 mm) ou muito longos (3,0 m).[2] O diâmetro do axônio pode variar. Axônios de grande diâmetro conduzem rapidamente os impulsos, e axônios de menor diâmetro conduzem os impulsos mais lentamente.

O transporte de materiais ocorre do corpo celular para os terminais do axônio (transporte anterógrado) e, em menor medida, na direção oposta (transporte retrógrado). O componente anterógrado consiste em componentes rápidos e lentos. Sistemas anterógrados rápidos transportam moléculas como grânulos neurossecretórios por meio de um sistema dependente de energia a uma taxa de 100 a 400 mm/dia.[2] Outro componente do sistema anterógrado rápido transporta organelas, incluindo as mitocôndrias. O hormônio antidiurético e a ocitocina usam o sistema anterógrado rápido para trafegar neurônios do hipotálamo através de seus axônios até a neuro-hipófise, onde os hormônios são liberados na corrente sanguínea. O componente anterógrado lento transporta materiais como a tubulina e enzimas citoplasmáticas a uma taxa de 0,1 a 3,0 mm/dia.[2] Um componente rápido do transporte axônico retrógrado transporta materiais enviados de volta para o corpo celular para serem degradados ou reutilizados. Embora a maior parte desse material seja degradada nos lisossomos, o transporte retrógrado também é utilizado para transmitir sinais para o corpo celular.

Duas proteínas motoras (cinesina e dineína) estão envolvidas no processo de transporte. As cinesinas são proteínas motoras dirigidas à extremidade *mais* (+) dos microtúbulos do citoesqueleto que transportam sua carga em direção anterógrada até a sinapse. As dineínas citoplasmáticas são proteínas motoras dirigidas à extremidade *menos* (−) dos microtúbulos que transportam suas cargas em direção retrógrada até o corpo celular.

Células da neuróglia

As células da neuróglia do sistema nervoso, incluindo os vários tipos de células da neuróglia do SNC e as células de Schwann e células-satélites do SNP, fornecem proteção e suporte metabólico aos neurônios. As células da neuróglia segregam os neurônios em compartimentos metabólicos isolados, o que é necessário para o funcionamento neurológico normal. Alguns tipos de células da neuróglia (os astrócitos) ajudam a formar a barreira hematencefálica (pés vasculares), que impede que substâncias tóxicas no sangue entrem no cérebro.

Dois tipos de células da neuróglia (os oligodendrócitos no SNC e as células de Schwann no SNP) produzem a mielina utilizada para isolar os processos celulares nervosos e aumentar a velocidade de condução do impulso nervoso. A mielina tem alto teor de lipídios, o que lhe confere cor esbranquiçada, e o nome *substância branca* é dado à massa de fibras mielinizadas na medula espinal e no cérebro. Além de aumentar a velocidade de condução nervosa, a bainha de mielina é essencial para a sobrevivência de processos neuronais maiores, possivelmente por meio da secreção de compostos neurotróficos. A formação de mielina é essencialmente a mesma tanto no SNC como no SNP. Os dois contêm a proteína básica de mielina, e ambos envolvem a convolução da membrana plasmática em torno da fibra nervosa. Durante a moldagem das duas lâminas internas adjacentes, as faces da membrana plasmática, que estão próximas, e qualquer porção de citoplasma remanescente aparecem como uma linha escura, denominada *linha densa principal*. Da mesma maneira, durante a convolução da membrana plasmática para formar a mielina, lâminas da membrana plasmática externa adjacente ficam opostas, criando a *linha densa menor* ou interperíodo.

Em algumas condições patológicas, a mielina pode se degenerar ou ser destruída. Isso deixa uma parte do processo axônico sem mielina (desmielinizado), mantendo intactos os oligodendrócitos ou as células de Schwann adjacentes. A menos que ocorra remielinização, o axônio acabará morrendo. As evidências continuam sugerindo a necessidade de terapia de remielinização na esclerose múltipla [uma doença caracterizada por lesões desmielinizadas (ou placas) no SNC], visto que há essa possibilidade. O uso de nova tecnologia de imagem precisará ser estabelecido para determinar a remielinização ocorrida na pessoa com esclerose múltipla.[3]

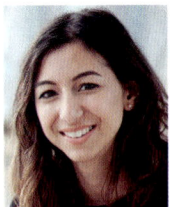

Lembra-se de **Ulrie**, a jovem apresentada no início da Parte 5? Essa estudante universitária apresenta esclerose múltipla remitente-recidivante. Ela continua a ter exacerbações da doença a cada intervalo de poucos meses. É mantida em regime terapêutico com um agente modificador e tratada com esteroides durante a fase de exacerbação da doença. Uma RM é realizada em um intervalo de 3 a 6 meses para avaliação das placas de desmielinização periventriculares. À medida que a doença progride, seus exames por imagem mostram um número cada vez maior de placas escleróticas.

Células da neuróglia do sistema nervoso central

As células da neuróglia do SNC consistem em oligodendrócitos, astrócitos, micróglia e células ependimárias (Figura 13.2). Os *oligodendrócitos* formam a mielina no SNC. Em vez de formar uma cobertura de mielina para um único axônio, essas células alcançam vários processos, cada uma envolvendo e formando um segmento de várias camadas de mielina em torno de diferentes axônios. Como acontece com as fibras mielinizadas periféricas, a cobertura dos axônios no SNC aumenta a velocidade de condução do nervo.

Os *astrócitos*, o tipo mais numeroso de células da neuróglia, são particularmente proeminentes na substância cinzenta do SNC. Essas células grandes têm diversos processos protoplasmáticos, alguns alcançando a superfície dos capilares, outros a superfície das células nervosas e outros, ainda, preenchendo a maior parte do espaço intercelular no interior do SNC. Os astrócitos mantêm a importante ligação entre os neurônios,

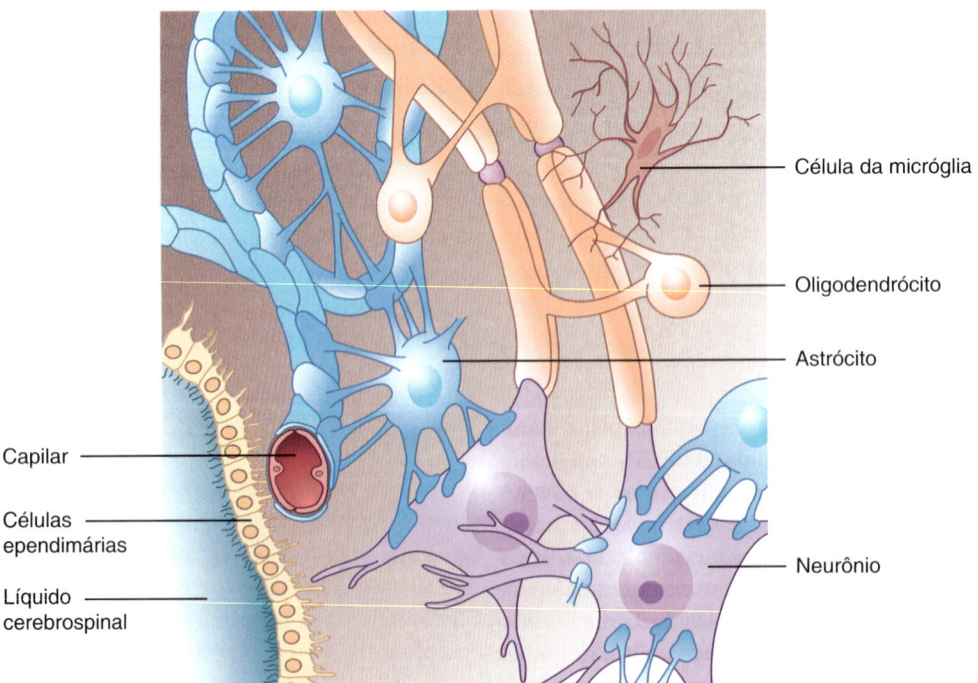

Figura 13.2 • Células de suporte do SNC. Visão esquemática das relações entre os elementos da neuróglia (astrócitos, oligodendrócitos, células da micróglia e células ependimárias), capilares, LCS e corpos celulares dos neurônios do sistema nervoso central.

especialmente entre sinapses, e o fluxo sanguíneo capilar. Eles também ajudam a manter a concentração correta de íons potássio no espaço extracelular entre os neurônios. Como os astrócitos são altamente permeáveis ao potássio, podem recaptar o excesso de potássio e assim proteger os outros neurônios. Além disso, os astrócitos fazem recaptação de neurotransmissores de zonas sinápticas após sua liberação, ajudando a regular a atividade sináptica. Pesquisas sugerem que os astrócitos também podem desempenhar papel importante na regulação do fluxo sanguíneo para a substância cinzenta cerebral.[4] Os astrócitos também são as principais células responsáveis pela reparação e cicatrização no encéfalo. Podem encher seu citoplasma de microfibrilas (*i. e.*, astrócitos fibrosos), e massas dessas células formam o tipo especial de tecido cicatricial que se desenvolve no sistema nervoso central quando o tecido sofre destruição. Esse processo é chamado de *gliose*.

Um terceiro tipo de célula da neuróglia, a *micróglia*, é constituído por pequenas células fagocíticas, disponibilizadas para a limpeza dos detritos depois de dano, infecção ou morte celular. O quarto tipo de célula, a *célula ependimária*, forma o revestimento da cavidade do tubo neural, o sistema ventricular. Em algumas áreas, essas células se combinam com uma rica rede vascular para formar o *plexo coroide*, onde ocorre a produção do líquido cerebrospinal (LCS).

Células da neuróglia do sistema nervoso periférico

As células-satélites e células de Schwann são os dois tipos de células da neuróglia do SNP. Normalmente, os corpos de células nervosas no SNP são coletados em gânglios, como a raiz dorsal e os gânglios autônomos. Células-satélites dos gânglios são achatados capsulares que formam uma membrana basal que protege o corpo celular contra a difusão de grandes moléculas. Uma única camada de células-satélites separa cada um dos corpos celulares, e os processos dos nervos periféricos são separados do gânglio pelo tecido conjuntivo.

As células de Schwann são "parentes próximos" das células-satélites. A membrana celular e o citoplasma das células de Schwann envolvem os processos de grandes neurônios aferentes e eferentes. Durante o processo de mielinização, a célula de Schwann envolve várias vezes cada processo nervoso (Figura 13.3). As células de Schwann se alinham ao longo do processo neuronal, e cada uma dessas células forma seu próprio segmento individual de mielina. A extremidade de cada segmento de mielina se liga à membrana celular do axônio por meio de junções intercelulares.

As sucessivas células de Schwann são separadas por curtos intervalos de líquido extracelular, chamados *nós de Ranvier*, nos quais não existe a cobertura de mielina e se concentram os canais de sódio dependentes de voltagem (Figura 13.4). Os nós de Ranvier aumentam a condução nervosa, possibilitando que o impulso salte de um nó para o outro através do líquido extracelular, em um processo chamado de *condução saltatória*. Desse modo, o impulso pode viajar mais rapidamente do que poderia se fosse obrigado a se deslocar sistematicamente ao longo de todo o processo nervoso. Esse aumento na velocidade de condução reduz grandemente o tempo de reação, ou o

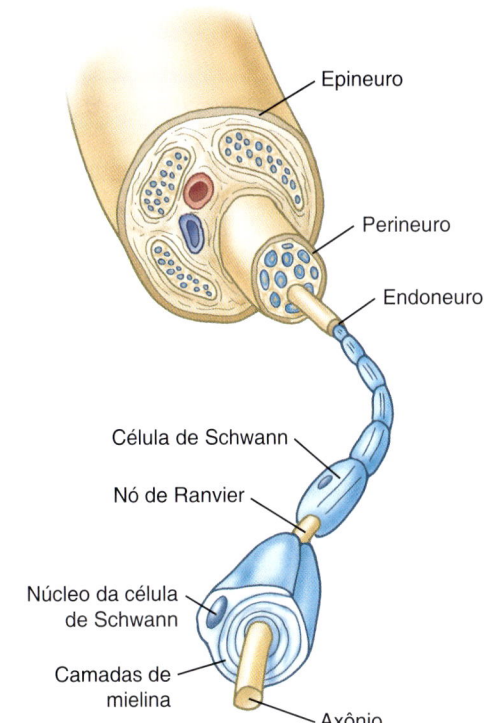

Figura 13.3 • Secção de um nervo periférico contendo tanto neurônios aferentes (sensoriais) quanto eferentes (motores). As células de Schwann formam uma bainha de mielina em torno das fibras nervosas mais grossas do SNP. As sucessivas células de Schwann são separadas por curtos espaços de líquido extracelular chamados de nós de Ranvier, em que não existe mielina e estão concentrados os canais de sódio dependentes de voltagem.

tempo entre a aplicação do estímulo e a resposta motora subsequente. O curto tempo de reação é particularmente importante nos nervos periféricos de longa distância (por vezes, de 1 a 1,5 m) para a condução entre o sistema nervoso central e órgãos efetores distais.

Cada uma das células de Schwann ao longo de um nervo periférico é encerrada em um tubo contínuo de membrana basal, que por sua vez está rodeado por uma bainha de múltiplas camadas de tecido conjuntivo frouxo conhecida como *endoneuro* (ver Figura 13.3). A bainha endoneural, essencial para a regeneração dos nervos periféricos, fornece um tubo de colágeno através do qual um axônio de regeneração pode alcançar novamente seu antigo alvo. A bainha endoneural não penetra o sistema nervoso central. Acredita-se que a ausência das bainhas endoneurais seja um fator importante na regeneração axônica limitada dos nervos do SNC, em comparação com os nervos do SNP.

As bainhas endoneurais se unem a vasos sanguíneos em pequenos pacotes ou grupos de nervos chamados *fascículos*. No nervo, outra cobertura protetora chamada perineuro envolve os fascículos. A *bainha epineural* altamente protetora dos nervos periféricos envolve ainda os fascículos. As camadas protetoras que envolvem os processos nervosos periféricos são contínuas com a cápsula de tecido conjuntivo das terminações nervosas sensoriais e o tecido conjuntivo que circunda as estruturas efetoras, como as células da musculatura esquelética. No

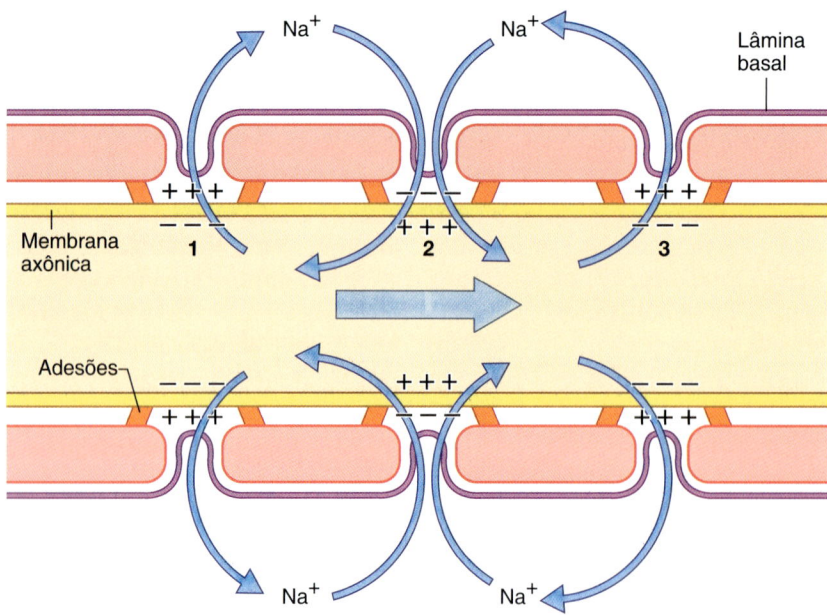

Figura 13.4 • Diagrama esquemático de uma secção longitudinal de um axônio mielinizado no SNP. As células de Schwann isolam o axônio, diminuindo o fluxo através da membrana. Os potenciais de ação ocorrem nos nós de Ranvier, que são áreas não mielinizadas da lâmina basal entre as células de Schwann. Os impulsos saltam de um nó para o outro, em um processo chamado *condução saltatória*, que aumenta a velocidade de condução. **1.** Região hiperpolarizada atrás do potencial de ação. **2.** Região hipopolarizada no potencial de ação. **3.** Região hiperpolarizada à frente do potencial de ação. As adesões das células de Schwann (*vermelho*) à membrana plasmática do axônio bloqueiam a fuga de corrente sob a mielina.

centro, as camadas do tecido conjuntivo continuam ao longo das raízes dorsal e ventral do nervo e se fundem com as meninges que envolvem o encéfalo e a medula espinal.

Demanda metabólica do tecido nervoso

O tecido nervoso tem alta taxa de metabolismo. O encéfalo recebe 15 a 20% (aproximadamente 750 mℓ por minuto) do débito cardíaco de repouso e consome 20% do oxigênio.[5] Independentemente de suas necessidades energéticas substanciais, o encéfalo não é capaz de armazenar oxigênio ou efetivamente se envolver em um processo de metabolismo anaeróbico. Uma interrupção no suprimento de sangue ou oxigênio para o encéfalo conduz rapidamente à manifestação de sinais e sintomas clinicamente observáveis. Ocorre a perda da consciência quase simultaneamente à parada cardíaca, e a morte de células do encéfalo se inicia em um intervalo de 4 a 6 min. A interrupção do fluxo sanguíneo também resulta no acúmulo de subprodutos metabólicos tóxicos para o tecido neural.

A glicose é a fonte principal de combustível para o sistema nervoso, mas os neurônios não têm provisão para armazenamento de glicose. As cetonas podem fornecer requisitos limitados e temporários de energia. No entanto, essas fontes se esgotam rapidamente. Ao contrário das células musculares, os neurônios não têm reservas de glicogênio e devem contar com a glicose do sangue ou com as reservas de glicogênio das células de suporte da neuróglia. Indivíduos que fazem uso de insulina para o tratamento de diabetes podem apresentar sinais de disfunção neural e inconsciência (*i. e.*, reação de insulina ou choque) quando os níveis glicêmicos caem devido ao excesso de insulina.

RESUMO

O tecido nervoso é composto por dois tipos de células: neurônios e células da neuróglia. Os neurônios são compostos de três partes: corpo celular, que controla a atividade das células; dendritos, que conduzem informação para o corpo celular; e axônio, que transmite os impulsos provenientes do corpo celular. Os mecanismos de transporte axônico fornecem os meios de condução de materiais para e a partir do corpo celular e terminações axônicas. As células da neuróglia consistem em vários tipos de células da glia no SNC, além de células de Schwann e células-satélites no SNP. As células da neuróglia protegem e fornecem suporte metabólico aos neurônios, auxiliam na regulação do fluxo sanguíneo e ajudam na segregação de neurônios em compartimentos isolados, o que é necessário para o funcionamento neuronal normal. O funcionamento do sistema nervoso requer alta demanda de energia metabólica. A glicose é o principal combustível do sistema nervoso. O encéfalo representa apenas 2% do peso corporal, mas recebe 15 a 20% do débito cardíaco de repouso.

NEUROFISIOLOGIA

Depois de concluir esta seção, o leitor deverá ser capaz de:

* Descrever as três fases de um potencial de ação e correlacionar à importância funcional dos canais iônicos nas diferentes fases

- Caracterizar o papel dos potenciais pós-sinápticos excitatórios (PEPS) e inibitórios (PIPS) quando se referem à somação espacial e temporal dos potenciais de membrana
- Descrever de que maneira os neurotransmissores são sintetizados, armazenados, liberados e inativados.

Os neurônios se caracterizam pela capacidade de se comunicar com outros neurônios através de impulsos elétricos ou potenciais de ação. Os neurônios transferem informações de um local para outro por meio da frequência e do padrão dos potenciais de ação.

Potenciais de ação

Os sinais nervosos são transmitidos por potenciais de ação, que são alterações bruscas e pulsantes no potencial de membrana que duram aproximadamente 5 milissegundos (ms).[2] As membranas celulares de tecido excitáveis, incluindo as de células nervosas e musculares, contêm canais iônicos, que são responsáveis por produzir esses potenciais de ação. Portões dependentes de voltagem, que abrem e fecham de acordo com as alterações no potencial de membrana, protegem os canais iônicos existentes nas membranas. Há canais dependentes da voltagem separados para os íons sódio, potássio e cálcio. Cada tipo de canal iônico tem um potencial de membrana característico para se abrir e fechar. Também há canais dependentes de ligantes, que respondem a mensageiros químicos como os neurotransmissores; canais fechados mecanicamente, que respondem a mudanças físicas na membrana celular; e canais iônicos sensíveis à luz, que respondem a flutuações nos níveis de luminosidade.

A excitabilidade dos neurônios pode ser afetada por condições que alteram o potencial de repouso da membrana, deslocando-o para mais perto ou mais longe do potencial limiar. A *hipopolarização* aumenta a excitabilidade do neurônio pós-sináptico, por trazer o potencial de membrana para mais perto do potencial limiar, de modo que é necessário um estímulo subsequente menor para disparar o neurônio. A *hiperpolarização* desloca o potencial de membrana para mais longe do potencial limiar e tem efeito oposto, inibitório, diminuindo a probabilidade de geração de um potencial de ação.

Os potenciais de ação podem ser divididos em três fases: repouso ou estado de polarização, despolarização e repolarização (Figura 13.5).

Potencial de repouso da membrana

O *potencial de repouso da membrana* (aproximadamente –70 mV para grandes fibras nervosas) é o período sem perturbação do potencial de ação durante o qual o nervo não transmite impulsos. Durante esse período, considera-se que a membrana está *polarizada* devido a uma grande separação entre as cargas (*i. e.*, positiva do lado de fora e negativa do lado de dentro). A fase de repouso do potencial de membrana continua até que algum evento faça a membrana aumentar sua permeabilidade ao sódio. O *potencial limiar* (aproximadamente –55 mV em grandes fibras nervosas) representa o potencial de membrana no qual os neurônios ou outros tecidos excitáveis são estimulados a disparar.[6] Quando o potencial

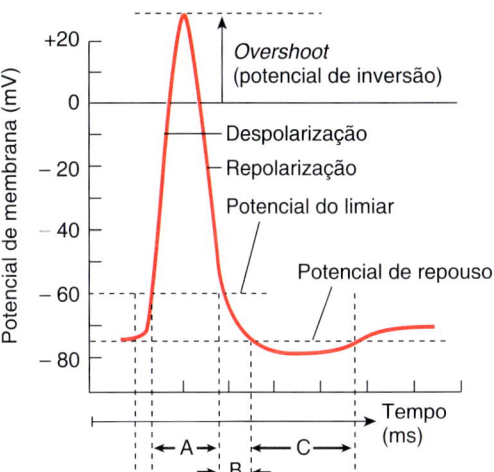

Figura 13.5 • Curso de tempo de um potencial de ação registrado em um ponto do axônio com um dos eletrodos dentro e outro fora da membrana plasmática. A subida do potencial de ação é chamada de *pico*. A fase de ascensão mais aproximadamente a primeira metade da fase de repolarização é o chamado período refratário absoluto (**A**). A porção da fase de repolarização que se estende do limiar do potencial de repouso da membrana representa o período refratário relativo (**B**). A porção restante da fase de repolarização do potencial de repouso da membrana é o pós-potencial negativo (**C**). Período refratário relativo é o período durante o qual a membrana se torna hiperpolarizada à medida que o potencial fica abaixo do potencial de repouso da membrana.

limiar é alcançado, as estruturas que funcionam como portões nos canais iônicos são abertas. Abaixo do potencial limiar esses portões permanecem firmemente fechados. Os portões funcionam conforme o "fenômeno tudo ou nada". Eles estão sempre totalmente abertos ou totalmente fechados. Em circunstâncias normais, o estímulo limiar é suficiente para abrir muitos canais iônicos, provocando despolarização maciça da membrana (o potencial de ação).

Despolarização

Caracteriza-se pelo fluxo de íons eletricamente carregados. Durante a fase de despolarização, a membrana se torna subitamente permeável aos íons sódio. O rápido influxo de íons sódio produz correntes locais que trafegam através da membrana da célula adjacente, abrindo os canais de sódio dessa parte da membrana. Nos neurônios, os portões de íons sódio permanecem abertos por aproximadamente um quarto de milésimo de segundo. Durante essa fase do potencial de ação, a face interna da membrana se torna positiva (aproximadamente +30 mV).

Repolarização

Fase durante a qual a polaridade do potencial de repouso da membrana é restabelecida. Isso é conseguido com o fechamento dos canais de sódio e a abertura dos canais de potássio. O fluxo de íons potássio de carga positiva ao longo da membrana celular retorna a negatividade do potencial de membrana. Uma bomba de adenosina trifosfatase sódio-potássio (Na^+–K^+ ATPase) gradualmente restabelece as concentrações iônicas de repouso em cada lado da membrana. As membranas de células excitáveis precisam ser suficientemente repolarizadas antes que possam ser novamente excitadas. Durante a repolarização, a membrana permanece refratária até que aproximadamente um terço da repolarização esteja completo. Este período, que dura entre 0,4 e 4 ms, é chamado de *período refratário absoluto*. Durante uma parte do período de recuperação, a membrana pode sofrer excitação, embora apenas por um estímulo mais forte do que o normal. Esse período é chamado de *período refratário relativo*.

Transmissão sináptica

Os neurônios se comunicam uns com os outros por meio de estruturas conhecidas como *sinapses*. São encontrados dois tipos de sinapses no sistema nervoso: química e elétrica. As *sinapses elétricas* possibilitam a passagem de íons condutores de corrente através de pequenas aberturas chamadas *junções comunicantes* (*gap junctions*), que penetram na junção das células adjacentes e tornam possível à corrente trafegar em qualquer direção. As junções comunicantes possibilitam que um potencial de ação passe direta e rapidamente de um neurônio para outro. Elas podem conectar neurônios que tenham estreita relação funcional em circuitos.

O tipo mais comum de sinapse é a *química*. Sinapses químicas envolvem estruturas especiais das membranas pré-sinápticas e pós-sinápticas, separadas por uma fenda sináptica. O terminal pré-sináptico secreta uma e, frequentemente, várias moléculas de transmissores químicos. Os neurotransmissores secretados se difundem na fenda sináptica e se ligam aos receptores na membrana pós-sináptica. Em contraste com uma sinapse elétrica, a sinapse química funciona como um retificador, viabilizando a comunicação apenas em um sentido. As sinapses químicas são divididas em dois tipos: de excitação e de inibição. Nas sinapses excitatórias, a ligação do neurotransmissor com o receptor produz a despolarização da membrana pós-sináptica. A ligação do neurotransmissor ao receptor de uma sinapse inibitória reduz a capacidade do neurônio pós-sináptico de produzir um potencial de ação. A maioria dos neurotransmissores inibitórios induz a hiperpolarização da membrana pós-sináptica, tornando-a mais permeável ao potássio ou ao cloreto, ou a ambos.

Sinapses químicas são o componente mais lento da comunicação progressiva através de uma sequência de neurônios, como em um reflexo espinal. Em contraste com a condução de potenciais de ação elétricos, cada evento sucessivo na sinapse química – secreção do transmissor, difusão através da fenda sináptica, interação com os receptores pós-sinápticos e produção de um potencial de ação subsequente no neurônio pós-sináptico – consome tempo.

O corpo celular e os dendritos de um neurônio são cobertos por milhares de sinapses, e qualquer uma ou muitas delas podem ser ativadas a qualquer momento. Devido à interação deste rico *input* sináptico, cada neurônio se assemelha a um pequeno integrador, no qual os circuitos de diversos neurônios interagem uns com os outros. É a complexidade dessas interações e as integrações sutis envolvidas na produção de respostas comportamentais que garantem inteligência ao sistema.

Sinapses químicas exibem várias relações. Os axônios podem fazer sinapse com dendritos (axodendrítica), com o corpo celular (axossomática), ou com outro axônio (axoaxônica). Os dendritos podem fazer sinapse com os axônios (dendroaxônica), com outros dendritos (dendrodendrítica) ou com o corpo celular de outros neurônios (dendrossomática). Também foram observadas sinapses entre o corpo da célula nervosa e axônios (sinapses somatoaxônicas). As sinapses que ocorrem entre os corpos celulares de neurônios vizinhos (somatossomáticas) são raras, exceto entre alguns núcleos eferentes. O mecanismo de comunicação entre o neurônio pré-sináptico e o neurônio pós-sináptico é semelhante em todos os tipos de sinapses. Os potenciais de ação acontecem nos terminais axônicos dos neurônios aferentes e provocam a rápida liberação de moléculas de neurotransmissores da superfície axônica ou pré-sináptica.

Potenciais pós-sinápticos excitatórios e inibitórios

Um neurotransmissor pode produzir um potencial graduado excitatório ou inibitório. Quando a combinação de um neurotransmissor com um local receptor provoca despolarização parcial da membrana pós-sináptica, isso é chamado de *potencial pós-sináptico excitatório* (PPSE). Em outras sinapses, a combinação de um neurotransmissor com um local receptor é inibitória no sentido de que faz com que a membrana nervosa local se torne hiperpolarizada e menos excitável. Isso é chamado de *potencial pós-sináptico inibitório* (PPSI).

Os potenciais de ação não se iniciam na membrana adjacente à sinapse. Eles começam no segmento inicial do axônio, próximo ao cone axônico (ver Figura 13.1), que se encontra um pouco antes do primeiro segmento de mielina. A porção inicial do axônio é mais excitável do que o resto do neurônio. As correntes locais resultantes de um PPSE (por vezes chamado de *potencial gerador*) geralmente são insuficientes para alcançar o limiar e provocar a despolarização do segmento inicial do axônio. Se várias correntes PPSE ocorrem simultaneamente, a área de despolarização pode tornar-se suficientemente grande, e as correntes do segmento inicial podem se tornar suficientemente fortes para ultrapassar o potencial limiar e iniciar um potencial de ação. Esta soma das áreas despolarizadas é chamada de *somação espacial*. Os PPSE também têm capacidade de se somar e provocar um potencial de ação, se isso ocorre em rápida sucessão. Este aspecto temporal da ocorrência de dois ou mais PPSE é chamado *somação temporal*.

Os PPSI também podem ser submetidos às somações espacial e temporal uns com os outros e com os PPSE, reduzindo a eficácia destes últimos por uma soma algébrica aproximada. Se a somação dos PPSE e PPSI mantém a despolarização no segmento inicial abaixo do nível de limiar, não ocorre potencial de ação.

A somação espacial e temporal durante a atividade sináptica funciona como um interruptor sensível e complicado que requer a combinação correta de atividade de *input* antes que a célula possa provocar potencial de ação. A ocorrência e a frequência de potenciais de ação nos axônios constituem o "fenômeno tudo ou nada", que varia apenas em relação à existência ou não desses impulsos e sua frequência.

Compreenda | Transmissão sináptica

Os neurônios se comunicam uns com os outros por meio de sinapses químicas e pelo uso de neurotransmissores. Sinapses químicas consistem em um neurônio pré-sináptico, fenda sináptica e um neurônio pós-sináptico. O processo de comunicação se baseia em: (1) síntese e liberação do neurotransmissor de um neurônio pré-sináptico; (2) ligação do neurotransmissor aos receptores no neurônio pós-sináptico; e (3) remoção do neurotransmissor do local receptor.

Síntese e liberação de neurotransmissores

Os neurotransmissores são sintetizados no neurônio pré-sináptico e depois armazenados em vesículas sinápticas. A comunicação entre os dois neurônios começa com um impulso nervoso, que estimula o neurônio pré-sináptico, seguido pelo movimento das vesículas sinápticas para a membrana celular e pela liberação do neurotransmissor na fenda sináptica.

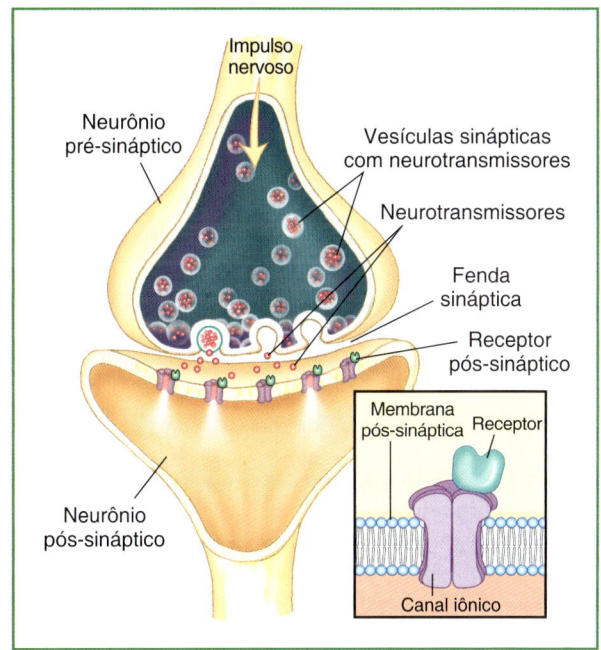

Ligação com o receptor

Uma vez liberado do neurônio pré-sináptico, o neurotransmissor se difunde através da fenda sináptica e se liga a receptores no neurônio pós-sináptico. A ação de um neurotransmissor é determinada pelo tipo de receptor (excitatório ou inibitório) ao qual se liga. A ligação de um neurotransmissor a um receptor com função excitatória frequentemente resulta na abertura de um canal de íons, como o canal de sódio. Muitos neurônios pré-sinápticos também têm receptores aos quais podem se ligar os neurotransmissores. Os receptores pré-sinápticos funcionam em *feedback* negativo para inibir a liberação do neurotransmissor.

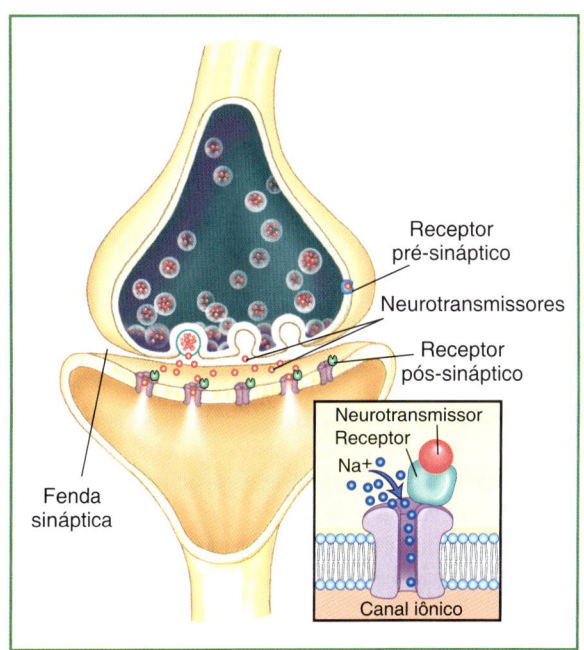

(*continua*)

Compreenda Transmissão sináptica (continuação)

Remoção do neurotransmissor

O controle preciso da função sináptica depende da rápida remoção do neurotransmissor do local receptor. Um neurotransmissor liberado pode (1) ser levado de volta para o neurônio, em um processo chamado de recaptação; (2) difundir-se para fora da fenda sináptica; ou (3) ser quebrado por enzimas e transformado em substância inativa ou metabólito. A ação da norepinefrina é fortemente interrompida pelo processo de recaptação, no qual o neurotransmissor é levado de volta para o neurônio em uma forma inalterada para ser reutilizado. As enzimas na fenda sináptica ou nos terminais nervosos também podem quebrar a molécula. O neurotransmissor acetilcolina é rapidamente degradado pela enzima acetilcolinesterase.

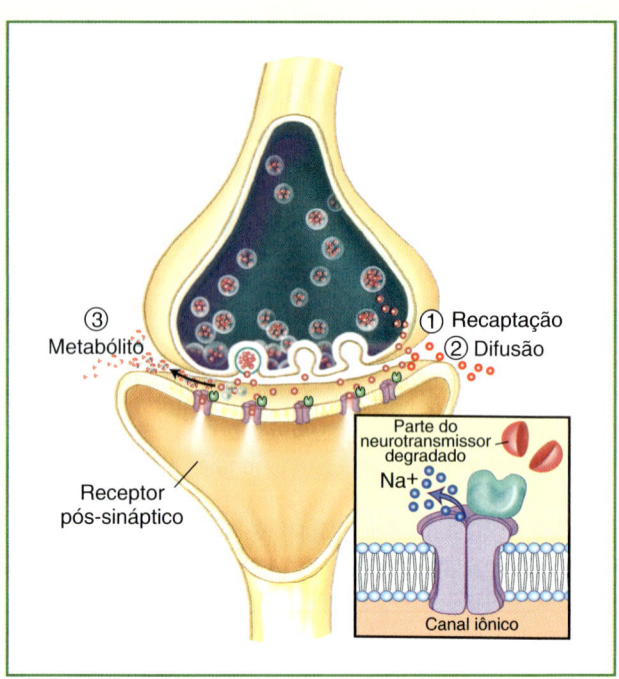

Moléculas mensageiras

O funcionamento do sistema nervoso depende da ação de mensageiros químicos. Esses mensageiros incluem neurotransmissores, neuromoduladores e fatores neurotróficos ou de crescimento dos nervos.

Neurotransmissores

Substâncias químicas que estimulam, inibem ou modificam a resposta das células cerebrais. Incluem aminoácidos, neuropeptídios e monoaminas. Os *aminoácidos* são os componentes das proteínas e são encontrados nos líquidos corporais. Os aminoácidos glutamina, glicina e ácido gama-aminobutírico (GABA) funcionam como neurotransmissores na maior parte das sinapses do SNC. GABA faz a mediação na maioria das sinapses inibitórias do SNC. Os *neuropeptídios* são moléculas de baixo peso molecular constituídas por dois ou mais aminoácidos. Incluem a substância P, endorfinas e encefalinas envolvidas na sensação e percepção dolorosa. A *monoamina* é uma molécula de amina que contém um grupo amina (NH_2). Serotonina, dopamina, norepinefrina e epinefrina são monoaminas sintetizadas a partir de aminoácidos.

O processo de neurotransmissão envolve a síntese, o armazenamento e a liberação de um neurotransmissor; a reação desse neurotransmissor com um receptor; e a finalização da ação do receptor. Os neurotransmissores são sintetizados no citoplasma do terminal axônico. A síntese de neurotransmissores pode requerer uma ou mais etapas, catalisadas por enzimas (p. ex., uma enzima para a síntese de acetilcolina e três para a norepinefrina). Os neurônios são limitados pelos sistemas enzimáticos quanto ao tipo de neurotransmissor que podem sintetizar. Após a síntese, as moléculas de neurotransmissores são armazenadas no terminal axônico em pequenas bolsas membranosas chamadas *vesículas sinápticas*. Essas vesículas protegem os neurotransmissores contra a destruição enzimática no terminal nervoso. Pode haver milhares de vesículas em um único terminal, cada uma contendo de 10 mil a 100 mil moléculas de neurotransmissores. A chegada de um impulso ao terminal nervoso faz as vesículas se deslocarem até a membrana celular e liberarem suas moléculas de neurotransmissores na fenda sináptica.

Os neurotransmissores exercem sua ação por meio de proteínas específicas, chamadas *receptores*, incorporadas à membrana pós-sináptica. Esses receptores são adaptados para corresponder exatamente ao tamanho e à forma de determinado neurotransmissor. A interação entre um neurotransmissor e um receptor resulta em resposta fisiológica específica. A ação de um neurotransmissor é determinada pelo tipo de receptor ao qual se liga (excitatório ou inibitório). A acetilcolina é um neurotransmissor excitatório quando é liberada em uma junção mioneural e inibitório quando liberada no nó sinoatrial no coração. Os receptores são nomeados de acordo com o tipo de neurotransmissor com que interagem (p. ex., *receptor colinérgico* é o receptor que se liga à acetilcolina).

É necessária rápida remoção do neurotransmissor assim que tiver exercido seus efeitos sobre a membrana pós-sináptica, para que seja mantido o controle preciso da transmissão neuronal. Um neurotransmissor liberado pode sofrer um de três processos:

1. Pode ser degradado por enzimas em substâncias inativas
2. Pode ser levado de volta para dentro do neurônio pré-sináptico em um processo denominado *recaptação*
3. Pode ser difundido no líquido intercelular até que sua concentração seja muito baixa para influenciar a excitabilidade pós-sináptica.

Um exemplo desses processos ocorre quando a acetilcolina é rapidamente degradada pela acetilcolinesterase em ácido acético e colina, com a molécula de colina sendo recaptada pelo neurônio pré-sináptico para ser reutilizada na síntese de acetilcolina. Grande parte das catecolaminas é recaptada pelo neurônio de maneira inalterada para posterior reutilização. Enzimas na fenda sináptica ou nos terminais nervosos são capazes também de degradar as catecolaminas.

Neuromoduladores

Outra classe de moléculas mensageiras, conhecida como *neuromoduladores*, também pode ser liberada a partir de terminais axônicos. As moléculas neuromoduladoras têm condições de reagir com receptores pré-sinápticos ou pós-sinápticos para alterar a autorização de saída ou a resposta a neurotransmissores. Os neuromoduladores podem agir sobre os receptores pós-sinápticos para produzir alterações mais lentas e mais duradouras na excitabilidade da membrana. Isso altera a ação das moléculas de neurotransmissores de ação mais rápida, aumentando ou diminuindo sua eficácia. Pela combinação com autorreceptores em sua membrana pré-sináptica, um neurotransmissor pode agir como neuromodulador para aumentar ou inibir ainda mais a atividade nervosa. Em alguns nervos, como os nervos simpáticos periféricos, uma molécula mensageira está sujeita a ter funções tanto de neurotransmissor quanto de modulador. Por exemplo, a norepinefrina pode ativar receptores pós-sinápticos α_1-adrenérgicos para produzir vasoconstrição ou estimular os receptores pré-sinápticos α_2-adrenérgicos para inibir ainda mais a liberação de norepinefrina.

Fatores neurotróficos

Os fatores de crescimento dos nervos ou fatores neurotróficos são responsáveis pela manutenção da sobrevivência a longo prazo da célula pós-sináptica e são secretados pelos terminais axônicos independentemente de um potencial de ação. Exemplos incluem fatores tróficos entre neurônios nas sinapses sequenciais de neurônios sensoriais do SNC. Também foi demonstrada a existência de fatores tróficos produzidos por células-alvo que entram no axônio e são necessários para a sobrevivência a longo prazo dos neurônios pré-sinápticos. Fatores tróficos da célula-alvo do neurônio provavelmente têm grande importância no estabelecimento de conexões neurais específicas durante o desenvolvimento embrionário normal.

RESUMO

Os neurônios se caracterizam pela capacidade de comunicação com outros neurônios e células do corpo através de sinais elétricos denominados *potenciais de ação*. As membranas celulares dos neurônios contêm canais iônicos, responsáveis pela produção dos potenciais de ação. Portões dependentes de voltagem que abrem e fecham com as alterações no potencial de membrana protegem esses canais. Um potencial de ação é dividido em três etapas: potencial de repouso, durante o qual a membrana é polarizada, mas não ocorre atividade elétrica; fase de despolarização, durante a qual os canais de sódio se abrem, possibilitando o rápido influxo de íons sódio que produzem o impulso elétrico; e fase de repolarização, durante a qual a membrana fica permeável a íons potássio, viabilizando o efluxo de íons potássio e o restabelecimento do potencial de repouso da membrana.

Sinapses são estruturas que tornam possível a comunicação entre os neurônios. Foram identificados dois tipos de sinapses: elétricas e químicas. As sinapses elétricas consistem em junções comunicantes (*gap junctions*) entre células adjacentes que possibilitam aos potenciais de ação se moverem rapidamente de uma célula para outra. Sinapses químicas envolvem estruturas especiais pré-sinápticas e pós-sinápticas, separadas por uma fenda sináptica. Essas estruturas dependem de mensageiros químicos liberados pelo neurônio pré-sináptico, que atravessam a fenda sináptica e interagem com receptores no neurônio pós-sináptico.

Neurotransmissores são mensageiros químicos que controlam a função neural. Eles seletivamente determinam a excitação ou a inibição de potenciais de ação. São conhecidos três tipos principais de neurotransmissores: aminoácidos, como ácido glutâmico e GABA; neuropeptídios, como endorfinas e encefalinas; e monoaminas, como epinefrina e norepinefrina. Os neurotransmissores interagem com receptores de membrana celular para produzir ações excitatórias ou inibitórias. Neuromoduladores são mensageiros químicos que reagem com receptores de membrana para produzir alterações mais lentas e prolongadas na permeabilidade da membrana. Fatores neurotróficos ou de crescimento que também são liberados a partir de terminais pré-sinápticos são responsáveis pela manutenção a longo prazo da sobrevivência dos neurônios pós-sinápticos.

ORGANIZAÇÃO DO DESENVOLVIMENTO DO SISTEMA NERVOSO

Depois de concluir esta seção, o leitor deverá ser capaz de:

- Definir os termos *aferente, eferente, gânglio, neurônio de associação, coluna de células* e *trato*
- Descrever a origem e o destino de fibras nervosas contidas nas raízes dorsais e ventrais
- Descrever as estruturas inervadas por aferentes somáticos gerais, aferentes viscerais especiais, aferentes viscerais gerais, aferentes somáticos especiais, eferente visceral geral, eferente faríngeo e neurônios eferentes somáticos gerais.

A organização do sistema nervoso pode ser descrita em termos do seu desenvolvimento, durante o qual novas funções e maior complexidade resultam da modificação e ampliação de estruturas mais primitivas. Assim, a porção rostral ou extremidade frontal do SNC se torna especializada, com manutenção da organização mais antiga no tronco encefálico e na medula espinal. O domínio da extremidade frontal do SNC é refletido no que tem sido chamado de *hierarquia de controle*, com o prosencéfalo controlando o tronco encefálico e o tronco encefálico controlando a medula espinal. Durante o processo de desenvolvimento, novas funções são adicionadas à superfície de sistemas funcionalmente mais antigos. À medida que as novas funções se concentram na extremidade rostral do sistema nervoso, também se tornam mais vulneráveis a lesões. Nada exemplifica melhor esse princípio do que o estado vegetativo persistente. Isso se dá quando uma lesão cerebral grave provoca danos irreversíveis aos centros corticais superiores, enquanto os centros inferiores do tronco encefálico, como os que controlam a respiração, permanecem funcionais.

Desenvolvimento embrionário

Todos os tecidos e órgãos do corpo se desenvolveram a partir de três camadas embrionárias (*i. e.*, ectoderme, mesoderme e endoderme) encontradas durante a 3ª semana de vida embrionária. O corpo é organizado em soma e vísceras. O *soma*, ou parede corporal, inclui todas as estruturas derivadas da ectoderme embrionária, como a epiderme da pele e o SNC. Os tecidos conjuntivos mesodérmicos do soma incluem a derme da pele, músculos esqueléticos, ossos e revestimento exterior de cavidade corporal (p. ex., pleura parietal e peritônio). O sistema nervoso inerva todas as estruturas somáticas além das estruturas internas que compõem as vísceras. *Vísceras* incluem os grandes vasos derivados da mesoderme intermediária, o sistema urinário e as estruturas gonadais. Também inclui o revestimento interno das cavidades corporais, como a pleura visceral e o peritônio, e os tecidos que envolvem a porção intestinal revestida pela mesoderme e seus órgãos derivados (p. ex., pulmões, fígado, pâncreas).

O sistema nervoso surge muito precocemente no desenvolvimento embrionário (3ª semana). Esse desenvolvimento precoce é essencial, porque influencia o desenvolvimento e a organização de muitos outros sistemas orgânicos, tais como esqueleto axial, músculos esqueléticos e órgãos sensoriais, como olhos e ouvidos. Ao longo da vida, a organização do sistema nervoso mantém a maioria dos padrões que foram estabelecidos durante a vida embrionária. É esse padrão precoce de desenvolvimento segmentar do embrião que se apresenta como base para a compreensão do sistema nervoso.

Durante a 2ª semana de desenvolvimento, o tecido embrionário é formado por duas camadas, a endoderme e a ectoderme. No início da 3ª semana, a ectoderme começa a invaginar e a migrar entre as duas camadas, formando uma terceira, chamada *mesoderme* (Figura 13.6). A mesoderme percorre toda a linha média do embrião e forma uma haste especializada de tecido embrionário chamada *notocorda*. A notocorda e a mesoderme adjacente fornecem o sinal de indução necessário para que a ectoderme sofra diferenciação e forme uma estrutura espessa chamada *placa neural*, que representa o primórdio

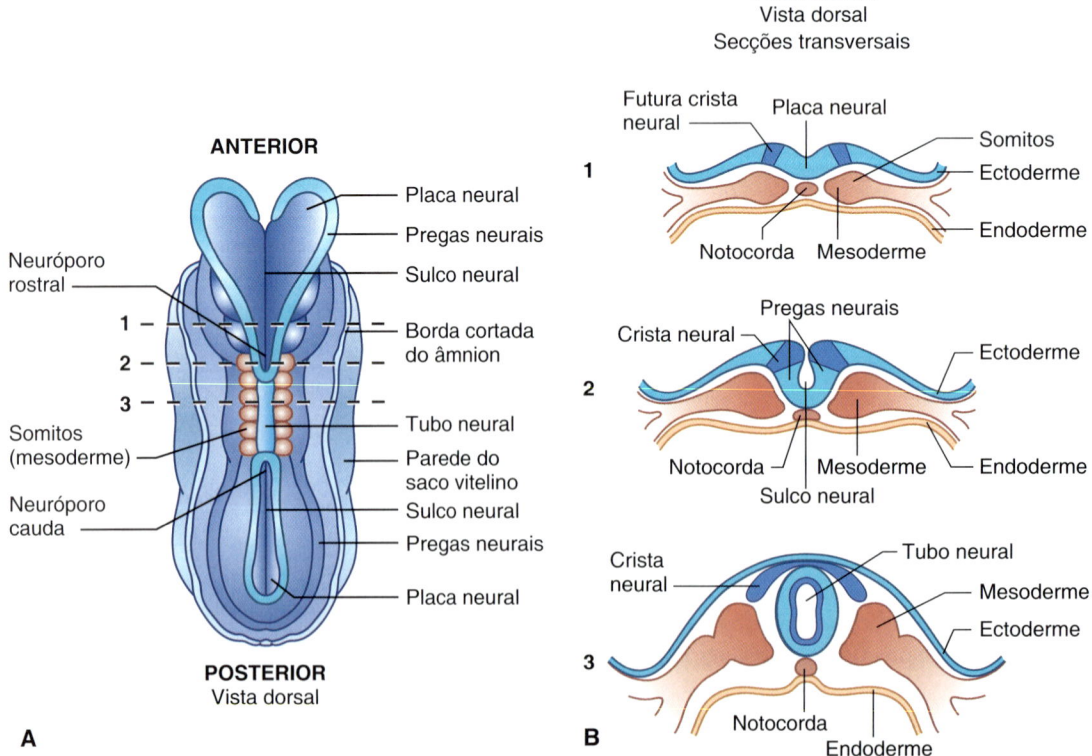

Figura 13.6 • Formação do tubo neural. **A.** Vista dorsal de um embrião de seis somitos (22 a 23 dias) mostrando pregas neurais, sulco neural e tubo neural fundido. O neuróporo anterior se fecha aproximadamente no 25º dia, e o neuróporo posterior aproximadamente no 27º dia de gestação. **B.** Três secções transversais tomadas nos níveis indicados na ilustração **A**. As secções mostram onde o tubo neural está começando a se formar.

do sistema nervoso. Dentro da placa neural se desenvolve um sulco axial (*i. e.*, sulco neural) que afunda na mesoderme subjacente, possibilitando que suas paredes se fundam na parte superior e formem um tubo ectodérmico chamado *tubo neural*. Esse processo, chamado de *fechamento do tubo neural*, ocorre durante o final da 3ª e a 4ª semana de gestação e é vital para a sobrevivência do embrião.

Durante o desenvolvimento embrionário, o tubo neural se desenvolve formando o SNC, enquanto a notocorda é a base em torno da qual se desenvolverá a coluna vertebral. A superfície da ectoderme se separa do tubo neural e funde na parte superior para se tornar a camada exterior da pele. O fechamento inicial do tubo neural começa no nível cervical e torácico superior e continua rostralmente em direção à extremidade cefálica do embrião e caudalmente em direção ao sacro. O fechamento total ocorre em torno do 25º dia na extremidade mais rostral do encéfalo (*i. e.*, no neuróporo anterior) e por volta do 27º dia na região lombossacra (*i. e.*, no neuróporo posterior).

À medida que o tubo neural se fecha, células ectodérmicas chamadas *células da crista neural* migram para longe da superfície dorsal do tubo neural para se tornarem progenitoras dos neurônios e das células de suporte do SNP. Durante esse período do desenvolvimento embrionário, são produzidas moléculas de adesão celular neuronal (N-CAM) para diminuir a migração de células da crista neural. Além disso, são produzidas moléculas de fibronectina para aumentar a formação de vias que possam orientar as células da crista neural durante a migração. Algumas dessas células se agrupam para formar os *gânglios da raiz dorsal*, nas laterais de cada um dos segmentos da medula espinal e nos *gânglios cranianos*, encontrados na maioria dos segmentos do encéfalo. Os neurônios desses gânglios podem se tornar neurônios aferentes ou sensoriais do SNP. Outras células da crista neural se tornam células de pigmentação da pele ou contribuem para a formação das meninges, de muitas estruturas da face e de células ganglionares periféricas do sistema nervoso autonômico (SNA), incluindo as do córtex suprarrenal.

Durante o desenvolvimento, a porção mais rostral do tubo neural embrionário, aproximadamente dez segmentos, sofre extensa modificação e ampliação de modo a formar o encéfalo (Figura 13.7). No embrião precoce desenvolvem-se três tumefações, ou vesículas primárias, subdividindo esses dez segmentos em prosencéfalo, ou porção anterior do encéfalo, contendo os dois primeiros segmentos; mesencéfalo, ou porção média do encéfalo, que se desenvolve a partir do 3º segmento; e rombencéfalo, ou porção posterior do encéfalo, que se desenvolve a partir do 4º segmento até o 10º. O tronco encefálico é formado a partir de modificações dos dez segmentos rostrais da parede do tubo neural. No prosencéfalo, desenvolvem-se dois pares de divertículos laterais: o cálice óptico, que se torna o nervo óptico e a retina, e as vesículas telencefálicas, que se tornam os hemisférios cerebrais. Dentro do prosencéfalo, o canal central oco se expande para se tornar cavidades preenchidas por LCS, que são o primeiro e o segundo ventrículos (laterais). A porção diencefálica restante do tubo neural se desenvolve em tálamo e hipotálamo. A neuro-hipófise cresce como uma projeção da linha média ventral nas junções dos segmentos 1 e 2. Uma projeção dorsal, o corpo pineal, se desenvolve entre os segmentos 2 e 3.

Todos os segmentos do encéfalo, exceto o 2º segmento, mantêm uma parte da organização segmentar básica do sistema nervoso. O desenvolvimento evolutivo do encéfalo se reflete nos pares de nervos segmentares: cranianos e cervicais superiores. Isso reflete o padrão segmentar original do tubo neural, com cada segmento tendo várias ramificações em pares contendo um grupo de axônios componentes. Um dos segmentos tem ramificações pareadas para os músculos do corpo, outro conjunto para estruturas viscerais, e assim por diante. O padrão clássico de organização do nervo espinal, que

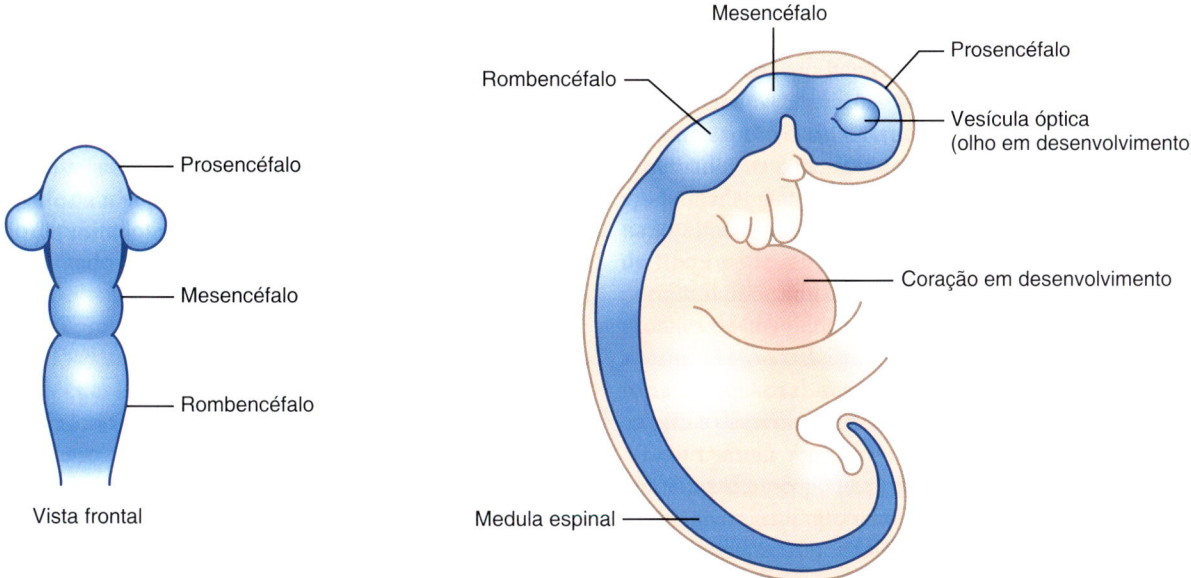

Figura 13.7 • Vistas frontal e lateral de um embrião de 5 semanas mostrando as vesículas cerebrais e três divisões embrionárias do encéfalo e do tronco encefálico.

consiste em um par de raízes dorsais e um par de raízes ventrais, é um desenvolvimento evolutivo tardio que não ocorreu nos nervos cranianos (NC). Por conseguinte, os nervos cranianos, que são arbitrariamente numerados de 1 a 12, mantêm o padrão antigo, com mais de uma ramificação de NC a partir de um único segmento. O verdadeiro padrão nervoso segmentar dos NC é alterado porque estão faltando todos os ramos do 2º segmento e a maioria dos ramos do 1º segmento. O NC II, também chamado de *nervo óptico*, não é um nervo segmentar. É um trato cerebral que conecta a retina (encéfalo modificado) com o primeiro segmento do prosencéfalo, a partir do qual se desenvolveu.

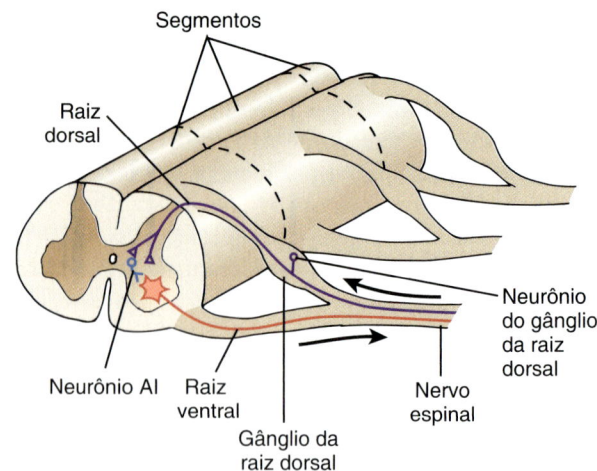

Figura 13.8 • Neste diagrama de três segmentos da medula espinal, três raízes dorsais entram e três raízes ventrais saem da superfície dorsal lateral da medula. O gânglio da raiz dorsal contém células ganglionares da raiz dorsal cujos axônios se bifurcam: um dos processos entra na medula espinal na raiz dorsal e o outro se estende perifericamente para suprir a pele e os músculos. A raiz ventral é formada por axônios de neurônios motores na medula espinal. AI: associação de *input*.

> ### Conceitos fundamentais
>
> **Organização do desenvolvimento do sistema nervoso**
>
> - No processo de desenvolvimento, o padrão básico de organização é de uma série longitudinal de segmentos, cada um repetindo o mesmo padrão de organização básico fundamental: uma parede corporal ou soma contendo o esqueleto axial e um tubo neural, que se desenvolve para formar o sistema nervoso
> - À medida que o sistema nervoso se desenvolve, vai se tornando segmentado, com um padrão de repetição de neurônios axônicos aferentes formando as raízes dorsais de cada nervo segmentar em sucessão, e neurônios eferentes de saída formando as raízes ventrais de cada nervo segmentar em sucessão.

Organização segmentar

Em termos de desenvolvimento, o padrão básico de organização do corpo é o de uma série longitudinal de segmentos, cada um repetindo o mesmo padrão fundamental. Embora os sistemas precoces de musculatura esquelética, vascular e excretor e os nervos que abastecem estruturas somáticas e viscerais tenham o mesmo padrão segmentar, é o sistema nervoso que retém essa organização mais claramente na vida pós-natal. O SNC e seus nervos periféricos associados são constituídos por aproximadamente 43 segmentos, 33 dos quais formando a medula espinal e os nervos da coluna vertebral e 10 formando o encéfalo e o SNC.

Cada segmento do SNC é acompanhado por pares bilaterais de feixes de fibras nervosas, ou raízes; um par ventral; e um par dorsal (Figura 13.8). Cada par de raízes dorsais se liga a um par de gânglios da raiz dorsal e seu segmento correspondente no SNC. Os gânglios da raiz dorsal contêm muitos corpos de células nervosas aferentes, cada um com dois processos semelhantes a axônios: um que termina em um receptor periférico e outro que entra no segmento central neural. Estes processos semelhantes a axônios que entram no segmento neural central se comunicam com os neurônios chamados *neurônios de associação de input* (AI). Neurônios aferentes somáticos (AS) transmitem informações do soma para neurônios AI somáticos (AIS), e neurônios aferentes viscerais (AV) transmitem informações das vísceras para neurônios AI viscerais (AIV).

O par de raízes ventrais de cada segmento é constituído por feixes de axônios que fornecem saída (*output*) eferente para locais efetores, como os músculos e células glandulares do segmento corporal.

Em secção transversal, o tubo neural embrionário oco pode ser dividido em um canal central, ou ventrículo, contendo LCS e na parede do tubo. Esta última se desenvolve em uma porção cinzenta interior de células, que está funcionalmente dividida em colunas longitudinais de neurônios chamadas *colunas de células*. Essas colunas de células contêm corpos de células nervosas rodeadas por uma região de substância branca superficial com os sistemas de vias longitudinais do SNC. Esses sistemas de vias são compostos por muitos processos de células nervosas. A metade dorsal, ou *corno dorsal*, da substância cinzenta contém neurônios aferentes. A porção ventral, ou *corno ventral*, contém os neurônios eferentes que se comunicam por meio das raízes ventrais com células efetoras do segmento corporal. Muitos neurônios no SNC desenvolvem axônios que crescem longitudinalmente como sistemas de vias que se comunicam entre segmentos adjacentes e distais do tubo neural.

Colunas de células

A estrutura organizacional do sistema nervoso pode ser descrita como um padrão em que os neurônios funcionalmente específicos do SNP e do SNC se repetem como colunas de células paralelas em sentido longitudinal ao longo do sistema nervoso. Nesse padrão, neurônios aferentes, células do corno dorsal e células do corno ventral são organizados como uma série bilateral de 11 colunas de células.

As colunas de células de cada lado podem ainda ser agrupadas de acordo com sua localização no SNP: quatro no gânglio da raiz dorsal contendo os neurônios sensoriais, quatro no corno dorsal com neurônios sensoriais IA e três no corno ventral incluindo os neurônios motores (Figura 13.9). Cada

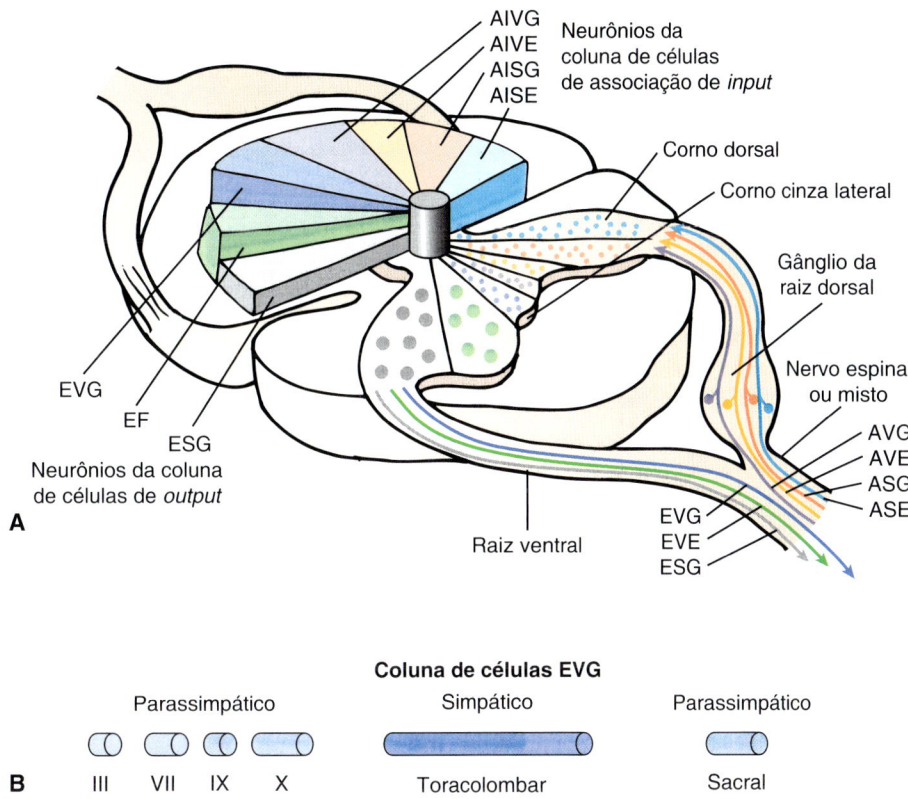

Figura 13.9 • **A.** Colunas de células do SNC. As colunas de células no corno dorsal contêm neurônios de associação de *input* (AI) para neurônios: aferente visceral geral (AVG), aferente visceral especial (AVE), aferente sensorial especial (ASE) e aferente somático geral (ASG) com corpos celulares no gânglio da raiz dorsal. As colunas de células no corno ventral contêm neurônios de associação de *output* (AO) para neurônios: eferente visceral geral (EVG), eferente da faringe (EF) e eferente somático geral (ESG). **B.** Representação esquemática da coluna de células EVG mostrando os componentes parassimpáticos e simpáticos. A coluna não é contínua, mas interrompida no tronco encefálico, pois apenas os núcleos dos NC III, VII, IX e X contêm neurônios parassimpáticos pré-ganglionares. A coluna é novamente interrompida até o nível de T1 a L1 ou L2, onde os neurônios pré-ganglionares da porção simpática são encontrados no corno lateral da medula espinal. Outro intervalo é evidente até a porção do sacro do sistema nervoso parassimpático.

coluna de gânglios da raiz dorsal se projeta para sua coluna específica de neurônios AI no corno dorsal que, em seguida, distribui as informações aferentes para circuitos reflexos locais e segmentos mais rostrais e elaborados do SNC. Os cornos ventrais mantêm neurônios de associação de *output* (AO) e neurônios motores inferiores (NMI). Os NMI fornecem o circuito final para organizar a atividade do nervo eferente.

Entre os neurônios AI e os neurônios AO existem redes de pequenos neurônios internunciais (interneurais) organizadas em circuitos complexos. Os neurônios internunciais fornecem singularidade, adequação e inteligência da resposta a um estímulo. A maioria dos bilhões de células do SNC na substância cinzenta do encéfalo e da medula espinal é composta por neurônios internunciais.

Colunas de células do corno dorsal.
Quatro colunas de neurônios aferentes (sensoriais) do gânglio da raiz dorsal inervam diretamente quatro colunas correspondentes de neurônios AI no corno dorsal. Essas colunas são classificadas como aferentes gerais e especiais: AS especial, AS geral, AV especial e AV geral (ver Figura 13.9).

Fibras *aferentes somáticas especiais* são responsáveis pela informação sensorial interna, como sensação de articulações e tendões (i. e., propriocepção). Os neurônios nas células da coluna AIS especial transmitem suas informações para reflexos locais responsáveis por postura e movimento. Esses neurônios também transmitem informações para o cerebelo, contribuindo para a coordenação do movimento; e para o prosencéfalo, contribuindo para a sensação. Aferentes que inervam labirinto e órgãos terminais auditivos derivados da orelha interna também pertencem à categoria AS especial.

Fibras *aferentes gerais somáticas* inervam a pele e outras estruturas somáticas e respondem a estímulos como aqueles que produzem sensação de pressão ou dor. As células da coluna AIS geral transmitem informação sensorial para circuitos de reflexos de proteção e outros tipos de reflexos e projetam as informações para a porção anterior do encéfalo, onde é percebida como sensação de dor, quente, frio, e assim por diante.

Células *aferentes viscerais especiais* inervam receptores especializados relacionados com as vísceras, como as papilas gustativas e os receptores da mucosa olfatória. Seus prolongamentos centrais se comunicam com os neurônios especiais da coluna AIV, que se projetam para circuitos reflexos produzindo salivação, mastigação, deglutição e outras respostas. As fibras de projeção do prosencéfalo dessas células de associação fornecem sensações de paladar e olfato.

Neurônios *aferentes viscerais gerais* inervam estruturas viscerais, como sistema digestório, bexiga, coração e grandes vasos. Eles se projetam para a coluna AIV geral, que retransmite a informação para circuitos reflexos vitais e envia informações para o prosencéfalo em relação a sensações viscerais como plenitude no estômago, pressão da bexiga e experiência sexual.

Colunas de células do corno ventral.
O corno ventral contém três colunas de células longitudinais: eferente visceral geral, eferente da faringe e eferente somática geral (ver Figura 13.9). Cada uma dessas colunas de células contém neurônios AO e eferentes. Os neurônios AO coordenam e integram a função dos neurônios eferentes motores de sua coluna.

Neurônios *eferentes viscerais gerais* transmitem o *output* eferente do SNA e são chamados de *neurônios pré-ganglionares*. Esses neurônios são estrutural e funcionalmente divididos entre os sistemas nervosos simpático ou parassimpático. Seus axônios se projetam através das raízes ventrais segmentares (especificamente de um grupo de neurônios originários do corno intermediário lateral da medula toracolombar) para inervar a musculatura lisa e o músculo cardíaco e células glandulares do corpo, cuja maioria se localiza nas vísceras. Nas vísceras estão três colunas de células adicionais derivadas da crista neural, em cada lado do corpo. Essas colunas se tornam os neurônios pós-ganglionares do SNA. No sistema nervoso simpático, o gânglio paravertebral (cadeia simpática) e a série de gânglios pré-vertebrais (p. ex., gânglios celíacos) associados à aorta dorsal representam as colunas. Para o sistema parassimpático, estas se tornam o plexo entérico na parede dos órgãos derivados do intestino e em uma série de gânglios na cabeça. Essa coluna não é contínua, mas é interrompida no tronco encefálico, porque apenas os núcleos de NC III, VII, IX e X contêm neurônios parassimpáticos pré-ganglionares. A coluna é novamente interrompida até o nível torácico T1 aos níveis lombares L1 ou L2, nos quais os neurônios pré-ganglionares do sistema nervoso simpático são encontrados no corno lateral da medula espinal. Outro intervalo fica evidente até a porção sacral do sistema nervoso parassimpático.

Neurônios *eferentes da faringe* inervam a musculatura esquelética do arco branquial: músculos da mastigação e da expressão facial e músculos da faringe e da laringe. Os neurônios eferentes da faringe também inervam músculos responsáveis pelo movimento da cabeça.

Os *neurônios eferentes somáticos gerais* inervam músculos derivados do soma no corpo e na cabeça, o que inclui a musculatura esquelética do corpo e dos membros, a língua e os músculos oculares extrínsecos. Esses neurônios eferentes transmitem os comandos do SNC para efetores periféricos, os músculos esqueléticos. Eles são os "neurônios da via final comum" na sequência que conduz à atividade motora. Muitas vezes são chamados de NMI, porque estão sob o controle de níveis mais elevados do sistema nervoso central. Os NMI têm seus corpos celulares no tronco encefálico e na medula espinal.

Nervos periféricos.
Os nervos periféricos, incluindo os nervos cranianos e espinais, contêm processos aferentes e eferentes de mais do que uma das quatro colunas de células aferentes e três colunas de células eferentes. Isso fornece a base para a avaliação da função de qualquer nervo periférico. Os componentes funcionais de cada um dos nervos cranianos e espinais são apresentados na Tabela 13.1.

Tratos longitudinais
A substância cinzenta das colunas de células no sistema nervoso central é envolta por feixes de axônios mielinizados (*i. e.*, substância branca) e axônios sem mielina, que trafegam longitudinalmente ao longo do comprimento do eixo neural. Essa substância branca pode ser dividida em três camadas: interna, média e externa (Figura 13.10). A camada interna contém fibras curtas que se projetam até no máximo aproximadamente cinco segmentos antes de entrar novamente na substância cinzenta. A camada média se projeta para seis segmentos ou mais. As fibras da camada interna e da camada média têm diversas ramificações, ou colaterais, que entram na substância cinzenta dos segmentos intermediários. Na camada externa são encontrados axônios de grande diâmetro que podem trafegar ao longo de todo o comprimento do sistema nervoso (Tabela 13.2). *Suprassegmentar* é um termo que se refere a níveis mais elevados do SNC, como o tronco encefálico e o telencéfalo e estruturas acima de determinado segmento do SNC. As fibras da camada média e da camada externa têm projeções suprassegmentares.

As camadas longitudinais são dispostas em feixes, ou sistemas de fibras, que contêm axônios com o mesmo destino, origem e função (Figura 13.11). Essas vias longitudinais são nomeadas sistematicamente para refletir sua origem e destino; o primeiro termo se refere à origem e o segundo ao destino. Por exemplo, o trato espinotalâmico se origina na medula espinal e termina no tálamo. O trato corticospinal se origina no córtex cerebral e termina na medula espinal.

Camada interna.
Localizada no centro da substância cinzenta superficial, a camada interna da substância branca contém os axônios dos neurônios que ligam segmentos vizinhos do sistema nervoso. Os axônios dessa camada possibilitam que os neurônios motores de diversos segmentos trabalhem juntos como uma unidade funcional. Eles também possibilitam que os neurônios aferentes de um segmento desencadeiem reflexos que ativem unidades motoras em segmentos vizinhos ou no mesmo segmento. Do ponto de vista do desenvolvimento evolutivo, esta é a mais antiga das três camadas. É a primeira das camadas longitudinais a se tornar funcional e seus circuitos podem ser limitados a um tipo de reflexo de movimentos, incluindo movimentos reflexos do feto (*i. e.*, chutes), que se iniciam durante o quinto mês de vida intrauterina.

A camada interna da substância branca difere das outras duas camadas em um aspecto importante. Muitos neurônios na substância cinzenta embrionária migram para essa camada, resultando em uma rica mistura de neurônios e fibras locais denominada *formação reticular*. O circuito da maioria dos reflexos está contido na formação reticular. No tronco encefálico, a formação reticular se amplia e contém as principais porções de reflexos vitais, como aqueles que controlam respiração, função cardiovascular, deglutição e vômitos. Um sistema funcional denominado *sistema de ativação reticular* atua nas porções laterais da formação reticular da medula, da ponte e, especialmente, do mesencéfalo. As informações obtidas a

Tabela 13.1 Nervos segmentares e seus componentes.

Segmento e nervo	Componente	Inervação	Função
1. Prosencéfalo			
I. Olfatório	AVE	Receptores na mucosa olfatória	Reflexos, olfato (odor)
2. II. Nervo óptico		Nervo óptico e retina (parte do sistema nervoso central, e não um nervo periférico)	
3. Mesencéfalo			
V. Trigêmeo (V_1), divisão oftálmica	ASE	Músculos: face superior: testa, pálpebra superior	Expressão facial, propriocepção
	ASG	Pele, tecido subcutâneo; conjuntiva; seios frontais/etmoidais	Somestesia Reflexos (piscar)
III. Oculomotor	EVG	Esfíncter da íris	Constrição pupilar
		Musculatura ciliar	Acomodação
	ESG	Músculos extrínsecos do olho	Movimento dos olhos, movimento das pálpebras
4. Ponte			
V. Trigêmeo (V_2), divisão maxilar	ASE	Músculos: expressão facial	Propriocepção Reflexos (espirro), somestesia
	ASG	Pele, mucosa oral, dentes superiores, palato duro, seio maxilar	
V. Trigêmeo (V_3), divisão mandibular	ASE	Mandíbula, músculos: mastigação	Propriocepção, reflexo mandibular
	ASG	Pele, mucosa, dentes, 2/3 anteriores da língua	Reflexos, somestesia
	EF	Músculos: mastigação	Mastigação: fala
		Tensor do tímpano	Protege os ouvidos de sons altos
		Tensor do véu palatino	Tensiona o palato mole
IV. Troclear	ESG	Músculo ocular extrínseco	Move os olhos para baixo e para dentro
5. Ponte caudal			
VIII. Vestibular, coclear (vestibulococlear)	ASE	Órgãos terminais vestibulares	Reflexos, senso de posição da cabeça
		Órgão de Corti	Reflexos, audição
VII. Nervo facial, porção intermediária	ASG	Meato acústico externo	Somestesia
	AVG	Nasofaringe	Reflexo faríngeo: sensação
	AVE	Papilas gustativas nos 2/3 anteriores da língua	Reflexo: gustação (paladar)
	EVG	Nasofaringe	Secreção de muco, reflexos
		Glândulas lacrimal, sublingual, submandibular	Lacrimejamento, salivação
Nervo facial	EF	Músculos: expressão facial, estapédio	Expressão facial Protege os ouvidos de sons altos
VI. Abducente	ESG	Músculo ocular extrínseco	Desvio ocular lateral
6. Bulbo médio			
IX. Glossofaríngeo	ASE	Músculo estilofaríngeo	Propriocepção
	ASG	Orelha externa, parte posterior	Somestesia
	AVE	Papilas gustativas do terço posterior da língua	Degustação (paladar)
	AVG	Orofaringe	Reflexo faríngeo: sensação
	EVG	Glândula parótida; mucosa faríngea	Reflexo salivar: secreção de muco
	EF	Músculo estilofaríngeo	Auxilia na deglutição
7 a 10. Bulbo caudal			
X. Vago	ASE	Músculos: faringe, laringe	Propriocepção
	ASG	Orelha externa, parte posterior	Somestesia
	AVE	Papilas gustativas, faringe, laringe	Reflexos, degustação
	AVG	Órgãos viscerais (esôfago até a parte média do cólon transverso, fígado, pâncreas, coração, pulmões)	Reflexos, sensação
	EVG	Órgãos viscerais, como os da linha acima	Eferente parassimpático
	EF	Músculos: faringe, laringe	Deglutição, fonação, vômitos
XII. Hipoglosso	ESG	Músculos da língua	Movimentos da língua, reflexos
Segmentos espinais			
C1 a C4 Cervical superior XI. Nervos espinais acessórios	EF	Músculos: esternocleidomastóideo, trapézio	Movimentos de cabeça e pescoço

(continua)

Tabela 13.1 Nervos segmentares e seus componentes. (Continuação)

Segmento e nervo	Componente	Inervação	Função
Nervos espinais	ASE	Músculos do pescoço	Propriocepção, RTP
	ASG	Pescoço, nuca	Somestesia
	ESG	Músculos do pescoço	Movimentos de cabeça e pescoço
C5 a C8, cervical inferior	ASE	Músculos dos membros superiores	Propriocepção, RTP
	ASG	Membros superiores	Reflexos, somestesia
	ESG	Músculos dos membros superiores	Movimentos, postura
T1 a L2, torácica, lombar superior	ASE	Músculos: tronco, parede abdominal	Propriocepção
	ASG	Tronco, parede abdominal	Reflexos, somestesia
	AVG	Todas as vísceras	Reflexos e sensações
	EVG	Todas as vísceras	Reflexos simpáticos, controle vasomotor, sudorese, ereção dos pelos
	ESG	Músculos: tronco, parede abdominal, costas	Movimentos, postura, respiração
L2 a S1, lombar inferior, sacral superior	ASE	Músculos dos membros inferiores	Propriocepção, RTP
	ASG	Tronco inferior, membros, costas	Reflexos, somestesia
	ESG	Músculos: tronco, membros inferiores, costas	Movimentos, postura
S2 a S4, sacral inferior	ASE	Músculos: pelve, períneo	Propriocepção
	ASG	Pelve, genitália	Reflexos, somestesia
	AVG	Intestino grosso, bexiga, útero	Reflexos e sensações
	EVG	Intestino grosso, órgãos viscerais	Reflexos viscerais, defecação, micção, ereção
	ASE	Músculos do períneo	Propriocepção
S5 a Co2, sacral inferior, coccígeo	ASG	Sacro inferior, ânus	Reflexos, somestesia
	ESG	Músculos do períneo	Reflexos, postura

Componentes aferentes (sensoriais) – ASE: aferente somático especial; ASG: aferente somático geral; AVE: aferente visceral especial; AVG: aferente visceral geral. Componentes eferentes (motores) – EVG: eferente visceral geral (sistema nervoso autônomo); EF: eferente faríngeo; ESG: eferente somático geral; RTP: reflexos tendinosos profundos.

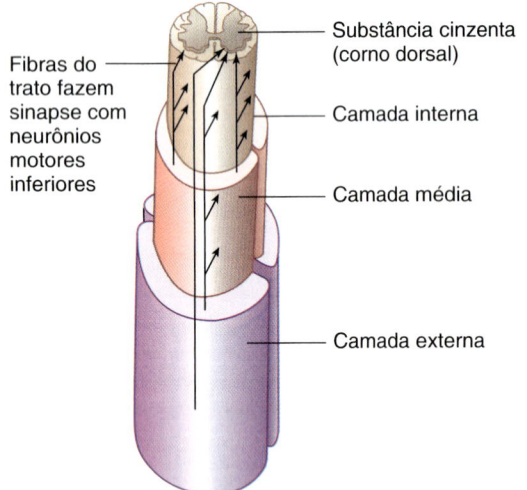

Figura 13.10 • As três subdivisões concêntricas dos tratos da substância branca. A migração de neurônios para a camada interna converte essa camada na formação reticular da substância branca.

partir de todas as modalidades sensoriais, incluindo as somestésicas, auditivas, visuais e os nervos AV, bombardeiam os neurônios desse sistema.

O sistema de ativação reticular tem porções descendentes e ascendentes. A porção descendente se comunica com todos os níveis segmentares da coluna vertebral através de tratos reticuloespinais (via paleoespinotalâmica) e servem para facilitar muitos reflexos medulares. Por exemplo, ela acelera o tempo de reação e estabiliza reflexos posturais. A porção ascendente acelera a atividade cerebral, especialmente as atividades talâmicas e corticais. Isso se reflete pelo aparecimento de padrões de atividade das ondas cerebrais do tipo vigília. Estímulos repentinos resultam em posturas de proteção e atenção e no aumento do nível de consciência.

Camada média. A camada média da substância branca contém a maioria dos principais sistemas de fibras necessários para sensação e movimento, incluindo o trato espinorreticular ascendente e tratos espinotalâmicos. Essa camada é constituída

Tabela 13.2 Características das subdivisões concêntricas dos tratos longitudinais na substância branca do sistema nervoso central.

Características	Camada interna	Camada média	Camada externa
Extensão segmentar	Intersegmentar (< 5 segmentos)	Suprassegmentar (≥ 5 segmentos)	Suprassegmentar
Número de sinapses	Multissináptico	Multissináptico, mas menos que na camada interna	Monossináptico com estruturas-alvo
Velocidade de condução	Muito lenta	Rápida	Mais rápida
Exemplos de sistemas funcionais	Circuitos do reflexo flexor de retirada	Tratos espinotalâmicos	Tratos corticospinais

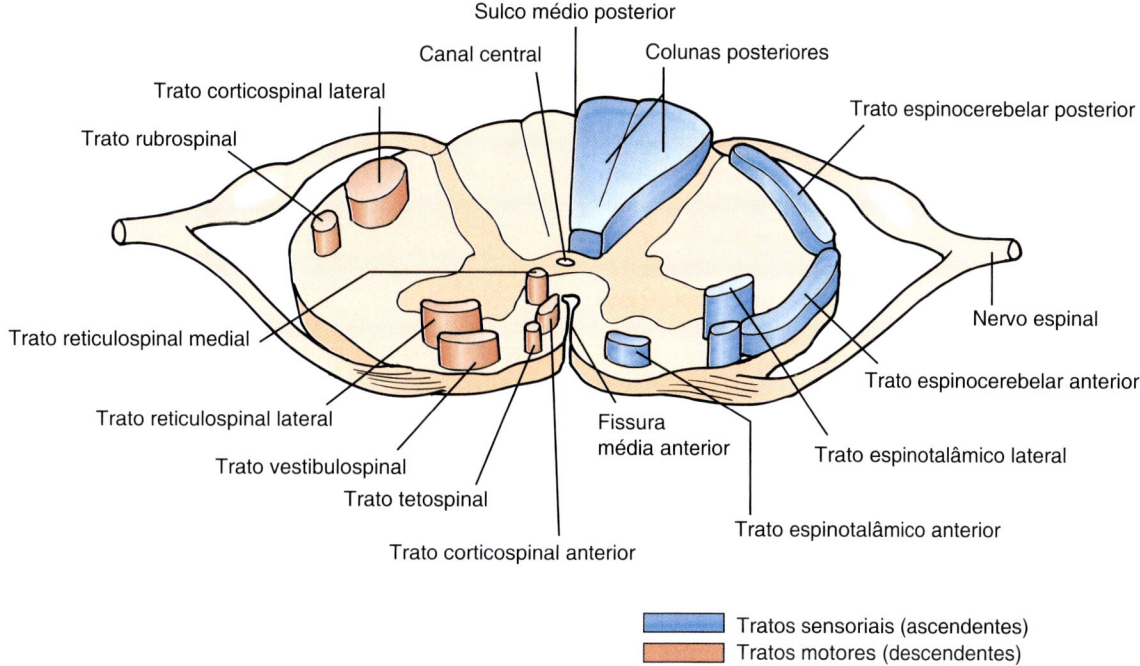

Figura 13.11 • Secção transversal da medula espinal mostrando vias sensoriais e motoras selecionadas. Os tratos são bilaterais, mas são indicados apenas em metade da medula espinal.

por fibras suprassegmentares de maior diâmetro e mais longas que sobem para o tronco encefálico e são em grande parte funcionais ao nascimento. Esses tratos são bastante antigos do ponto de vista evolutivo. Essa camada facilita muitas funções primitivas, como o reflexo de sobressalto auditivo, que ocorre em resposta a ruídos altos. Esse reflexo consiste em virar a cabeça e o corpo em direção ao som, dilatação das pupilas, recuperação do fôlego e aceleração do pulso.

Camada externa. A camada externa dos sistemas de fibras é a mais nova das três camadas com relação ao desenvolvimento evolutivo. Torna-se funcional aproximadamente no segundo ano de vida e inclui as vias necessárias para o treinamento da bexiga. A mielinização dessas extensões suprassegmentares, que incluem muitas das vias necessárias para habilidades delicadas e altamente coordenadas, não está completa até aproximadamente o quinto ano de vida. Isso inclui o desenvolvimento de tratos necessários para habilidades manipulativas finas, como a coordenação do dedo polegar, necessária para o uso de ferramentas, e os movimentos dos pés, necessários para acrobacias. Os tratos da camada externa são os sistemas de evolução mais recentes e, como estão situados mais superficialmente no encéfalo e na medula espinal, são os mais vulneráveis a lesões. Quando esses tratos são lesionados, muitas vezes os tratos da camada média e da camada interna permanecem funcionais, e o emprego de métodos de reabilitação pode resultar no uso efetivo dos sistemas mais antigos. Podem ser perdidos a delicadeza e o refinamento dos movimentos, mas a função básica permanece. Por exemplo, quando ocorre lesão no sistema corticospinal, um importante sistema da camada externa que possibilita o controle manipulativo fino requerido para a escrita, os sistemas da camada média restantes, se intactos, auxiliam a agarrar e segurar objetos. A mão ainda pode ser usada para executar funções básicas, mas funções manipulativas finas dos dedos são perdidas.

Vias colaterais de comunicação. Os axônios das camadas interna e média têm como característica muitos ramos colaterais que se movem até as colunas de células cinzentas ou fazem sinapse com as fibras da formação reticular à medida que o axônio passa por cada um dos sucessivos segmentos do SNC. Se um grande axônio é destruído em algum ponto ao longo de seu curso, esses colaterais fornecem vias alternativas multissinápticas que fazem o desvio do dano local. O sistema de fibras da camada externa não tem esses colaterais, mas, por sua vez, projeta-se principalmente para neurônios-alvo com os quais se comunica. Por isso, danos aos tratos da camada externa provocam a perda permanente da função. Danos aos sistemas da camada interna ou média geralmente são acompanhados por um lento retorno da função, presumivelmente por meio das conexões colaterais.

RESUMO

O SNC se desenvolve a partir da ectoderme de um embrião em seus primeiros estágios por meio da formação de um tubo oco que se fecha ao longo do seu eixo longitudinal e aprofunda abaixo da superfície. Esse tubo oco forma os ventrículos do encéfalo e o canal da coluna vertebral; a parede lateral se desenvolve para formar o tronco encefálico e a medula espinal. O desenvolvimento do SNC requer a produção coordenada de muitos fatores embrionários indutivos. O tronco encefálico e a medula espinal são subdivididos em corno dorsal, que contém os neurônios que recebem e processam a informação sensorial ou aferente; e corno anterior, que contém os neurônios motores eferentes que lidam com as fases finais de processamento de saída. O SNP se desenvolve a partir de células de origem ectodérmica chamadas *células da crista neural*, que migram para longe da superfície dorsal do tubo neural em formação.

Ao longo da vida, a organização do sistema nervoso mantém muitos padrões estabelecidos durante o período embrionário. Este padrão inicial de desenvolvimento embrionário segmentar é retido no sistema nervoso totalmente desenvolvido. Cada um dos 43 ou mais segmentos orgânicos está ligado ao segmento correspondente do sistema nervoso central ou do tubo neural por neurônios segmentares aferentes e eferentes. Os processos neuronais aferentes entram no SNC através dos gânglios da raiz dorsal e das raízes dorsais. Os neurônios aferentes dos gânglios da raiz dorsal são de quatro tipos: AS geral, AS especial, AV geral e AV especial. Cada um desses neurônios aferentes faz sinapse com os neurônios AI apropriados nas colunas de células do corno dorsal (p. ex., AS geral faz sinapse com neurônios na coluna de células AI geral). As fibras eferentes de neurônios motores do corno ventral saem do SNC nas raízes ventrais. Os neurônios eferentes somáticos gerais são NMI que inervam músculos esqueléticos derivados somáticos, e os neurônios eferentes viscerais gerais são as fibras pré-ganglionares que fazem sinapse com fibras pós-ganglionares que inervam estruturas viscerais. Este padrão de neurônios aferentes e eferentes, que normalmente é repetido em cada segmento orgânico, forma colunas paralelas de células que funcionam longitudinalmente através do SNC e do SNP.

A comunicação longitudinal entre os segmentos do SNC é conferida por neurônios que enviam axônios a segmentos próximos por meio da camada mais interna da substância branca, o antigo sistema de fibras da camada interna. Essas células possibilitam a coordenação entre segmentos adjacentes. Os neurônios invadem essa camada, e essa mistura de células e axônios é chamada de *formação reticular*. É na formação reticular que se localizam vários circuitos reflexos importantes da medula espinal e do tronco encefálico. Os tratos da camada média, localizados fora da camada interna, possibilitam a comunicação longitudinal entre os segmentos mais distantes do sistema nervoso. Essa camada inclui a maioria dos tratos importantes ascendentes e descendentes. Os sistemas da camada externa posteriormente evoluídos, que se tornam funcionais durante a infância, trafegam para fora da substância branca e fornecem os meios para que o sistema funcione de maneira muito delicada e discriminativa. A posição externa dos tratos e sua falta de vias colaterais e redundantes os tornam mais vulneráveis a lesões.

ESTRUTURA E FUNCIONAMENTO DA MEDULA ESPINAL E DO ENCÉFALO

Depois de concluir esta seção, o leitor deverá ser capaz de:

- Descrever a inervação e o funcionamento dos reflexos da medula espinal

- Identificar as estruturas do rombencéfalo, do mesencéfalo e do prosencéfalo e descrever suas funções
- Identificar os nervos cranianos e descrever sua localização e função.

Medula espinal

No adulto, a medula espinal é encontrada nos dois terços superiores do canal medular da coluna vertebral (Figura 13.12). Estende-se do forame occipital, na base do crânio, até uma terminação em forma de cone, o cone medular, geralmente no nível da primeira ou segunda vértebra lombar (L1 ou L2) no indivíduo adulto. Consequentemente, as raízes dorsais e ventrais da porção mais caudal da medula se alongam durante o desenvolvimento e sofrem angulação para baixo, formando o que é chamado de *cauda equina*. O filamento terminal, composto por tecidos não neurais e pela pia-máter, continua caudalmente e se liga à segunda vértebra sacral (S2).

A medula espinal tem forma ovalada em secção transversal. Internamente, a substância cinzenta tem a aparência de uma borboleta ou da letra "H" em secção transversal (ver Figura 13.12). Alguns neurônios que formam a substância cinzenta da medula têm prolongamentos ou axônios que saem da medula espinal, entram nos nervos periféricos e inervam tecidos, como gânglios autônomos ou músculos esqueléticos. A substância branca da medula que envolve a substância cinzenta contém feixes de fibras nervosas de axônios ascendentes e descendentes que transmitem informações entre os segmentos da medula ou informações provenientes de níveis mais altos do SNC, como o tronco encefálico ou telencéfalo.

Internamente, as extensões da substância cinzenta que formam a letra "H" são chamadas *cornos*. Os que se prolongam posteriormente são chamados *cornos dorsais*, e os que se estendem anteriormente são chamados *cornos ventrais*. Os cornos dorsais contêm neurônios AI que recebem impulsos aferentes através das raízes dorsais e outros neurônios conectados. Os cornos ventrais contêm neurônios AO e os NMI eferentes que saem da medula através das raízes ventrais. A parte central da medula, que liga os cornos dorsal e ventral, é chamada *substância cinzenta intermediária*. A substância cinzenta intermediária envolve o canal central. Na região torácica, as pequenas projeções que emergem da substância cinzenta intermediária são chamadas *colunas intermediolaterais* dos cornos. Essas colunas contêm neurônios AO viscerais e neurônios eferentes do sistema nervoso simpático.

A quantidade de substância cinzenta é proporcional à quantidade de tecido inervada por determinado segmento da medula (ver Figura 13.12). Na região lombar e nos segmentos superiores da região sacral existe uma quantidade maior de substância cinzenta, que inerva os membros inferiores, e também na região entre o quinto segmento cervical e o primeiro segmento torácico, que inervam os membros superiores. A quantidade de substância branca na medula espinal também aumenta progressivamente em direção ao encéfalo, porque um número cada vez maior de fibras ascendentes é adicionado e o número de axônios descendentes é maior.

A medula espinal e dorsal e raízes ventrais são recobertas por uma bainha de tecido conjuntivo, a pia-máter, que também

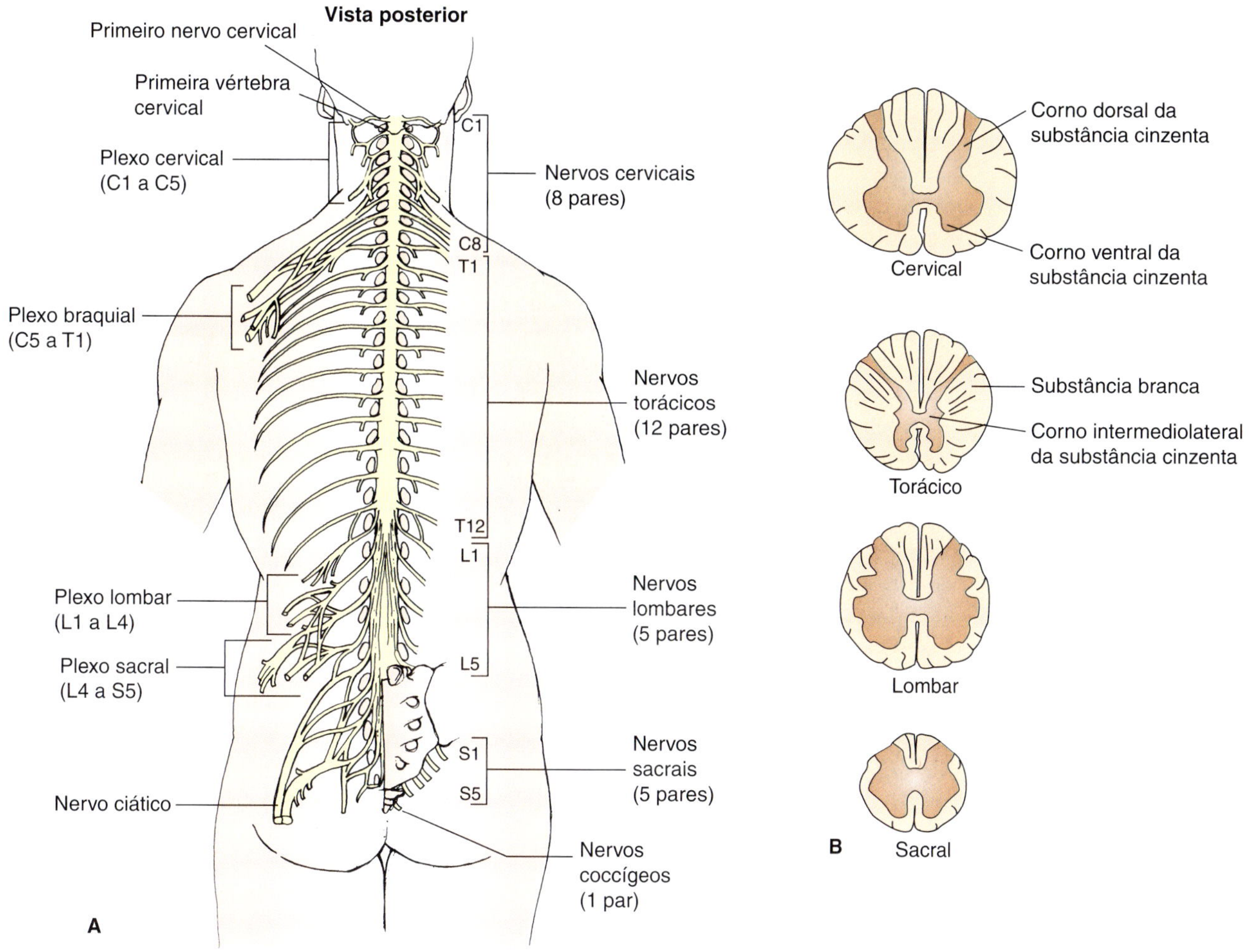

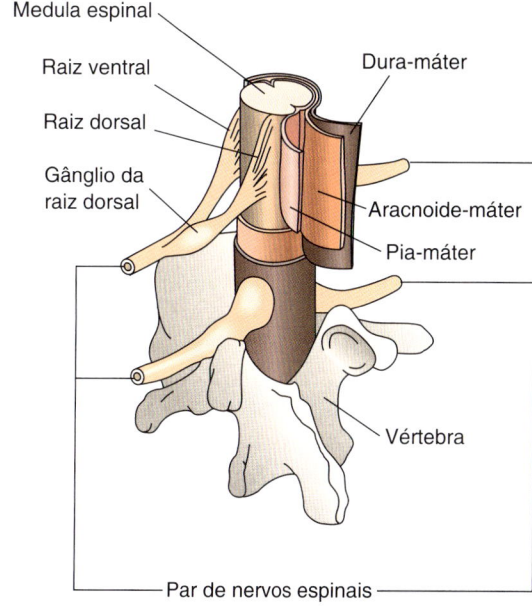

Figura 13.12 • **A.** Vista posterior da medula espinal, incluindo porções dos principais nervos espinais e alguns componentes principais dos plexos nervosos. **B.** Cortes transversais da medula espinal mostrando variações regionais na substância cinzenta e aumento da substância branca à medida que a medula ascende.

contém os vasos sanguíneos que fornecem suprimento sanguíneo às substâncias branca e cinzenta da medula (Figura 13.13). Nas laterais da medula espinal, extensões da pia-máter, os chamados ligamentos denteados, prendem os lados da medula espinal às paredes ósseas do canal espinal. Assim, a medula é suspensa tanto pelos ligamentos denteados quanto pelos nervos segmentares. Existe um espaço epidural preenchido por gordura e vasos entre a dura-máter da medula e a parede interior do canal espinal.

A medula espinal e os nervos e suas estruturas de suporte são protegidos pela coluna vertebral. O corpo vertebral é anterior e é a parte mais robusta do osso que dá força à coluna vertebral e suporta o peso corporal. Cada corpo vertebral tem dois pedículos que se estendem posteriormente e fornecem suporte aos processos transversais das lâminas orientados lateralmente, que se arqueiam na linha média e se fundem para continuar como processos espinhosos. O arco vertebral e a superfície posterior do corpo vertebral formam a parede do forame vertebral. A sucessão de orifícios na vértebra da coluna vertebral articulada forma o canal vertebral (canal espinal), que contém a medula espinal, meninges, gordura e raízes

Figura 13.13 • Medula espinal e meninges.

nervosas espinais. Os espaços entre os corpos vertebrais são preenchidos com discos fibrocartilaginosos e estabilizados por fortes ligamentos. Existe um intervalo, o forame intervertebral, entre cada dois pedículos sucessivos, possibilitando a saída dos nervos segmentares e a passagem de vasos sanguíneos.

No início da vida fetal, a medula espinal se estende por todo o comprimento da coluna vertebral, e os nervos espinais saem através do forame intervertebral, próximo de seu nível de origem. Como a coluna vertebral e a dura-máter espinal crescem mais rápido do que a medula espinal, desenvolve-se uma disparidade entre cada segmento sucessivo da medula e a saída de suas raízes nervosas dorsais e ventrais através do forame intervertebral correspondente. No recém-nascido, a medula termina no nível das vértebras L2 ou L3, enquanto, no adulto, a medula normalmente termina na borda inferior de L1. Além disso, a aracnoide-máter e seu espaço subaracnoide, que é preenchido com LCS, não se fecha sobre os filamentos terminais até que alcancem a segunda vértebra sacral. Isso resulta na formação de uma bolsa de LCS, a *cisterna da dura-máter espinal*, que se estende aproximadamente a partir de L2 a S2. Como essa área contém abundante suprimento de LCS e a medula espinal não se estende até essa localização, esta área (L3 ou L4) é frequentemente utilizada para realização de punção lombar e obtenção de amostras de LCS. As raízes nervosas correm pequeno risco de traumatismo pela agulha utilizada nesse procedimento.

Nervos espinais

Os nervos periféricos que transportam informação até e a partir da medula espinal são chamados de *nervos espinais*. Existem 31 pares de nervos espinais (8 cervicais, 12 torácicos, 5 lombares, 5 sacrais e 1 coccígeo). Cada par é nomeado em relação ao segmento da medula espinal de onde se origina. Como o primeiro nervo espinal cervical sai da medula espinal logo acima da primeira vértebra cervical (C1), é dada ao nervo a numeração da vértebra óssea logo abaixo dele. Contudo, a numeração sofre alterações em todos os níveis mais baixos. O nervo cervical 8 (C8) sai da medula acima da vértebra T1, e cada nervo subsequente é numerado em relação à vértebra logo acima de seu ponto de saída (ver Figura 13.12).

Cada segmento da medula espinal se comunica com seu segmento corporal correspondente através dos pares de nervos espinais segmentares (ver Figura 13.8). Cada nervo espinal, acompanhado dos vasos sanguíneos que irrigam a medula espinal, entra no canal espinal através de um forame intervertebral, no qual se divide em dois ramos, ou raízes. Um ramo entra na superfície dorsolateral da medula (i. e., raiz dorsal) transportando os axônios dos neurônios aferentes para o SNC. O outro ramo deixa a superfície ventrolateral da medula (i. e., raiz ventral), transportando os axônios dos neurônios aferentes para a periferia corporal. Esses dois ramos ou raízes se fundem no forame intervertebral, formando o nervo espinal misto – "misto" porque tem axônios tanto aferentes quanto eferentes.

Depois de deixar a coluna vertebral, o nervo espinal se divide em dois *ramos* – um pequeno ramo primário dorsal e um ramo primário ventral maior (Figura 13.14). Os nervos espinais da medula torácica e lombar superior também produzem um terceiro ramo, o ramo comunicante, que contém

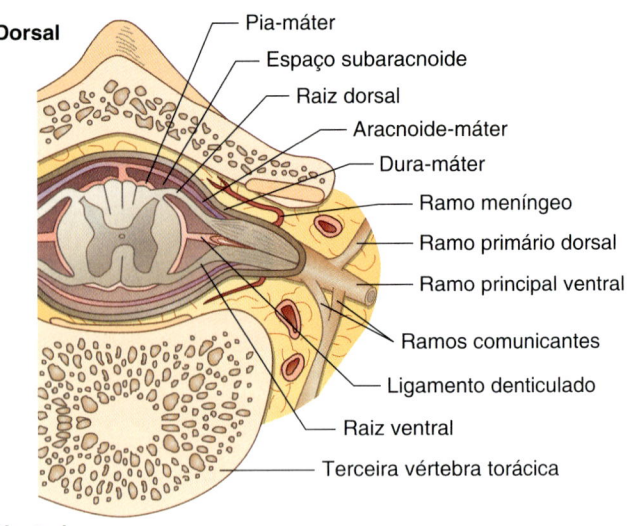

Figura 13.14 • Secção transversal da coluna vertebral no nível da terceira vértebra torácica mostrando as meninges, a medula espinal e a origem de um nervo espinal e suas ramificações.

os axônios simpáticos que suprem os vasos sanguíneos, o sistema geniturinário e o sistema digestório. O ramo primário dorsal contém fibras sensoriais da pele e fibras motoras para os músculos das costas. O ramo primário ventral contém fibras motoras que inervam os músculos esqueléticos da parede corporal anterior e as pernas e os braços.

Os nervos espinais não vão diretamente até as fibras cutâneas e musculares; em vez disso, eles formam redes nervosas complicadas chamadas de plexos (ver Figura 13.11). Um plexo é um local de ramos nervosos misturados. Muitos nervos espinais entram no plexo e se conectam com outros nervos espinais antes de deixá-lo. Os nervos que saem de um plexo formam ramos progressivamente menores, que abastecem a pele e os músculos das várias partes do corpo. O SNP contém quatro plexos principais: plexo cervical, plexo braquial, plexo lombar e plexo sacral.

Reflexos espinais

Reflexo é uma resposta entre um estímulo e uma resposta motora evocada. Sua base anatômica consiste em um neurônio aferente (sensorial), da conexão com os interneurônios do SNC que se comunicam com o neurônio efetor (motor) e do neurônio efetor (motor) que inerva o músculo ou órgão. Um reflexo é capaz de envolver os neurônios de um único segmento de medula (i. e., reflexos segmentares), vários segmentos (i. e., reflexos intersegmentares) ou estruturas no encéfalo (i. e., reflexos suprassegmentares). Dois tipos importantes de reflexos motores da medula são o reflexo de retirada e o reflexo miotático.

O reflexo de retirada é estimulado por um estímulo prejudicial (nociceptivo) e desloca rapidamente a parte do corpo afetada para longe do estímulo agressor, geralmente pela flexão do membro (Figura 13.15). O reflexo de retirada é um poderoso reflexo, tendo precedência sobre outros reflexos associados à locomoção. Qualquer uma das grandes articulações pode estar envolvida nesse tipo de reflexo, dependendo do local de

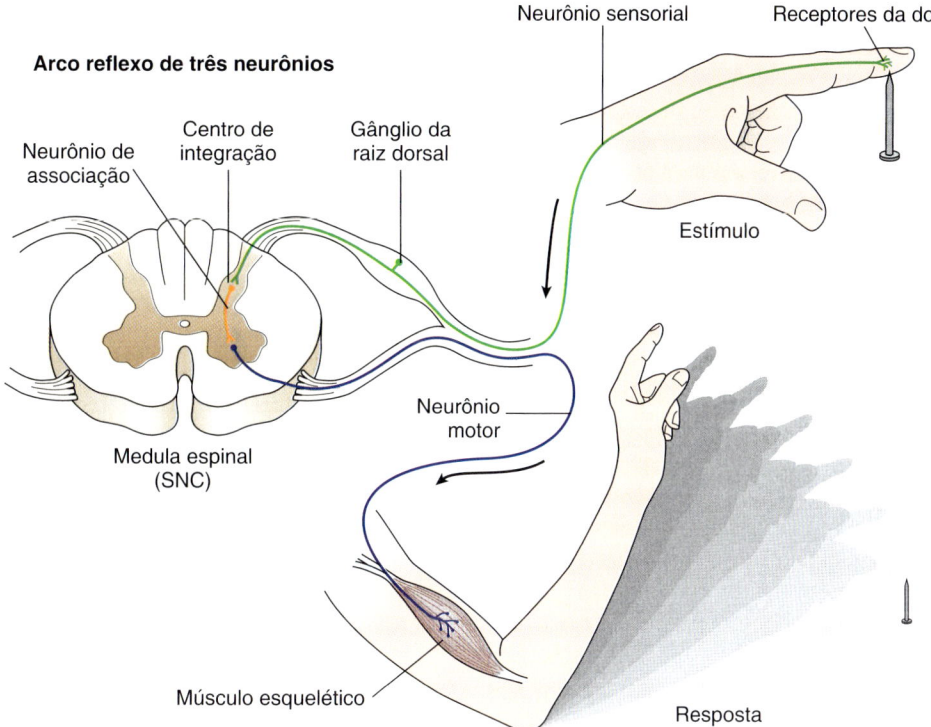

Figura 13.15 • Diagrama do reflexo de retirada mostrando os elementos essenciais para um arco reflexo espinal: um receptor em um neurônio sensorial, um centro de integração com um neurônio de associação e um efetor (músculo esquelético).

estimulação aferente. Tipicamente, são envolvidas todas as articulações de uma extremidade (p. ex., dedo, punho, cotovelo, ombro). Esse reflexo polissináptico complexo também desloca o suporte postural para o lado oposto do corpo com um reflexo extensor cruzado e, simultaneamente, alerta a porção anterior do encéfalo sobre o evento do estímulo ofensivo. O reflexo de retirada também pode produzir a contração de músculos além das extremidades. Por exemplo, a irritação das vísceras abdominais pode causar contração dos músculos abdominais.

O reflexo miotático ou de estiramento controla o tônus muscular e ajuda a manter a postura. Terminações nervosas sensoriais especializadas na musculatura esquelética e nos tendões transmitem informações sobre o estiramento muscular e a tensão articular ao SNC. Esta informação, que impulsiona mecanismos de reflexo postural, também é retransmitida para o tálamo e o córtex sensorial e é experimentada como *propriocepção*, o sentido do movimento e o posicionamento do corpo. Para fornecer essas informações, os músculos e seus tendões são abastecidos com dois tipos de receptores sensoriais: os receptores do fuso muscular e os órgãos tendinosos de Golgi. Os *fusos musculares* são receptores de estiramento distribuídos por toda a superfície de um músculo que transmitem informações sobre comprimento e taxa de estiramento muscular. Os *órgãos tendinosos de Golgi* são encontrados em tendões musculares e transmitem informação sobre a tensão muscular ou a força de contração na junção do músculo e do tendão que se conecta ao osso. O papel provável dos órgãos tendinosos é equalizar as forças contráteis de grupos musculares distintos, distribuindo a carga sobre todas as fibras para evitar lesão muscular local, que poderia ocorrer quando um pequeno número de fibras é sobrecarregado.

Encéfalo

Com base no seu desenvolvimento embrionário, o encéfalo pode ser dividido em três regiões: rombencéfalo, mesencéfalo e prosencéfalo (Figura 13.16 A). O rombencéfalo inclui o bulbo raquidiano, a ponte cerebral e sua extensão dorsal, o cerebelo. As estruturas do mesencéfalo incluem dois pares de ampliações dorsais, o colículo superior e o inferior. O prosencéfalo, que consiste em dois hemisférios e é coberto pelo córtex cerebral, contém massas centrais de substância cinzenta, os núcleos da base e a extremidade rostral do tubo neural, o diencéfalo, com seus derivados no encéfalo adulto, tálamo e hipotálamo.

O termo *tronco encefálico* é frequentemente empregado para incluir o mesencéfalo, a ponte e o bulbo (Figura 13.16 B). Essas regiões do tubo neural apresentam a organização de segmentos de medula espinal, exceto pela existência de um número maior de colunas de células longitudinais; isso reflete o aumento da complexidade dos nervos cranianos segmentares. No tronco encefálico, a estrutura e a função da formação reticular foram grandemente expandidas. Na ponte e no bulbo, a formação reticular contém redes que controlam funções básicas como respiração, alimentação e locomoção. A integração em um nível superior dessas funções se dá no mesencéfalo. A formação reticular externamente é circundada pelos sistemas de trato longo que ligam o prosencéfalo a partes mais baixas do SNC.

Rombencéfalo

A parte posterior do encéfalo consiste em duas porções: metencéfalo (cerebelo e ponte) e mielencéfalo (medula oblonga ou bulbo). Transtornos do sono e acidente vascular encefálico

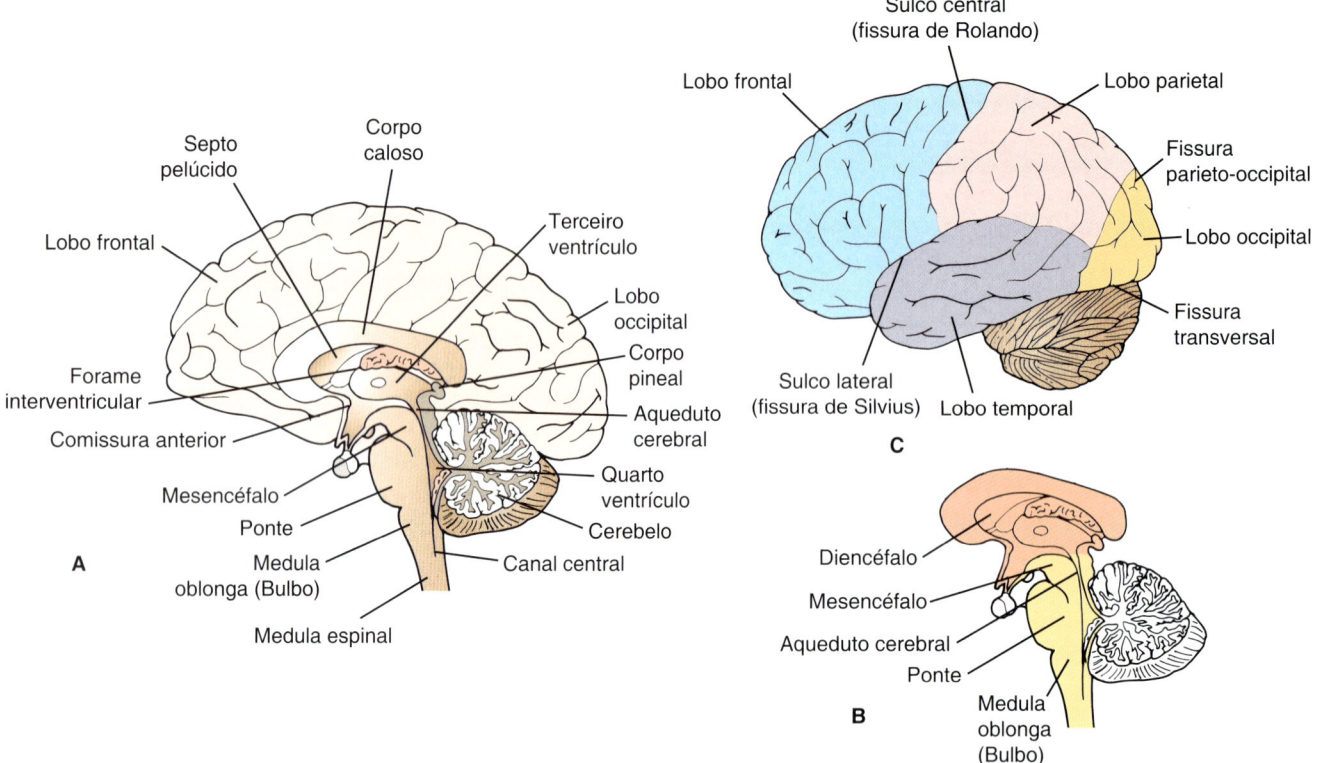

Figura 13.16 • **A.** Secção sagital média do encéfalo mostrando as estruturas do prosencéfalo, do mesencéfalo e do rombencéfalo. **B.** Diencéfalo, tronco encefálico e aqueduto cerebral conectando o terceiro e o quarto ventrículos. **C.** Vista lateral dos hemisférios cerebrais.

(AVE) são doenças que frequentemente afetam o rombencéfalo. Essa área do encéfalo auxilia no gerenciamento da atividade motora, na postura e nas funções principais, como respiração e circulação sanguínea.

Bulbo. A medula oblonga (ou bulbo) representa os cinco segmentos caudais da parte cerebral do tubo neural. Os ramos dos nervos cranianos que entram e saem dele têm funções semelhantes às dos nervos espinais segmentares. Embora as áreas do corno ventral no bulbo sejam muito pequenas, as áreas do corno dorsal são mais amplas e processam grande quantidade de informação que flui através do SNC. Os componentes dos nervos segmentares periféricos no bulbo podem ser divididos naqueles que saem do tubo neural no aspecto ventromedial (*i. e.*, NC hipoglosso) ou dorsolateral (*i. e.*, NC vago, acessório espinal, glossofaríngeo e vestibular). Como sinais e sintomas patológicos refletem a segregação espacial dos componentes do tronco encefálico, síndromes neurológicas resultantes de traumatismo, tumores, aneurismas e AVE geralmente são classificadas como síndromes ventrais ou dorsolaterais.

Os NMI eferentes somáticos gerais dos segmentos inferiores do bulbo inervam a musculatura extrínseca e intrínseca da língua por meio do *nervo hipoglosso* (NC XII). Danos no nervo hipoglosso resultam em fraqueza ou paralisia dos músculos da língua. Quando a língua está projetada, ela se desvia para o lado lesado e, portanto, mais fraco, por causa da força maior de protrusão do lado normal. Os axônios do nervo hipoglosso deixam o bulbo na porção adjacente para duas longas cristas longitudinais ao longo da superfície inferior medial da medula oblonga. Estas cristas, chamadas *pirâmides*, contêm as fibras corticospinais, cuja maioria cruza para descer na coluna lateral para o lado oposto da medula espinal. Lesões na superfície ventral da medula caudal resultam na síndrome da hemiplegia alternante do hipoglosso. Essas lesões são caracterizadas por meio de sinais de denervação ipsilateral (*i. e.*, do mesmo lado) da língua e fraqueza ou paralisia contralateral (*i. e.*, do lado oposto) dos membros superiores e inferiores.

O *nervo vago* (NC X) tem vários componentes aferentes (sensoriais) e eferentes (motores). Neurônios AS gerais inervam o ouvido externo, enquanto neurônios AV especiais inervam as papilas gustativas da faringe. Componentes sensoriais e motores do nervo vago inervam a faringe, o sistema digestório (a partir da faringe da laringe até o cólon transverso médio), o coração, o baço e os pulmões.[2] A iniciação de muitos reflexos essenciais e funções normais depende de inervação vagal intacta. A perda unilateral da função vagal pode resultar em desaceleração da motilidade gastrintestinal, voz rouca permanente e desvio da úvula, que se afasta do lado lesionado. A perda bilateral da função vagal pode danificar seriamente a manutenção de reflexos cardiovasculares e respiratórios. Engolir pode se tornar difícil e, por vezes, a paralisia das estruturas da laringe provoca obstrução das vias respiratórias com risco de morte para o indivíduo.

O esternocleidomastóideo, um poderoso músculo responsável pelo giro da cabeça, e o músculo trapézio, que eleva os ombros, são inervados pelo *nervo acessório espinal* (NC XI), com NMI nos quatro segmentos superiores da coluna cervical. Pequenas raízes intermediárias desses níveis segmentares se combinam e entram na cavidade craniana através do forame magno, e saem do forame jugular com os NC IX e X. A perda de função do nervo espinal acessório resulta em inclinação do ombro para o lado lesionado e fraqueza quando o indivíduo move a cabeça para o lado oposto.

O *nervo glossofaríngeo* dorsolateral (NC IX) contém os mesmos componentes que o nervo vago, mas inerva um segmento mais rostral do sistema digestório e da faringe. Esse nervo fornece inervação sensorial visceral especial às papilas gustativas da faringe oral e da parte de trás da língua; inervação aferente da faringe oral e os barorreceptores do seio carotídeo; inervação eferente do gânglio ótico, que controla a função salivar da glândula parótida; e inervação eferente dos músculos estilofaríngeos da faringe. Esse NC raramente é danificado, mas quando acontece, desenvolve-se anestesia da orofaringe ipsilateral, juntamente com o sintoma de secura na boca resultante da diminuição da salivação.

O nervo aferente sensorial especial *vestibulococlear* (NC VIII), anteriormente chamado de *nervo auditivo*, é fixado lateralmente na junção do bulbo e da ponte, região muitas vezes chamada de *ponte caudal*. Ele consiste em duas divisões distintas de fibras: divisões cocleares e vestibulares, sendo ambas sensoriais. Os corpos celulares na cóclea da orelha interna produzem fibras da divisão coclear. Essas fibras transmitem impulsos relacionados com o sentido da audição. A divisão vestibular surge de dois gânglios que inervam os corpos celulares no utrículo, no sáculo e nos canais semicirculares e transmite os impulsos relacionados com o posicionamento da cabeça e o movimento do corpo no espaço. A irritação da divisão coclear resulta em tinido (*i. e.*, zumbido nos ouvidos); a destruição do nervo resulta em surdez nervosa. A lesão da divisão vestibular conduz a um quadro de vertigem, nistagmo e certa instabilidade postural.

O *nervo facial* (NC VII) e seu componente intermediário (o intermédio) é um nervo misto que tem tanto componentes aferentes como eferentes. Ele emerge da junção entre a ponte e o bulbo. O nervo intermédio, que contém neurônios AS geral, AV especial, AV geral e neurônios eferentes viscerais gerais, inerva a nasofaringe e as papilas gustativas do palato. Ele também inerva os dois terços anteriores da língua, as glândulas salivares submandibular e sublingual, as glândulas lacrimais e as membranas mucosas do nariz e véu palatino. A perda desse ramo do nervo facial pode levar à secura ocular com risco de formação de cicatrizes na córnea e até cegueira. Os NMI eferentes da faringe do nervo facial inervam adequadamente os músculos que controlam a expressão facial, como enrugar a testa e sorrir. A perda unilateral da função do nervo facial resulta em paralisia flácida dos músculos de metade do rosto, condição chamada de *paralisia de Bell*.

Ponte. A ponte se desenvolve a partir do quinto segmento do tubo neural. Internamente, o canal central da medula espinal, que é mais largo na altura da ponte e do bulbo rostral, forma o quarto ventrículo (Figura 13.16 B). Uma área ampliada na superfície ventral da ponte contém os núcleos pontinos, que recebem informações de todas as partes do córtex cerebral. Os axônios desses neurônios formam um feixe maciço que oscila em torno da lateral do quarto ventrículo para entrar no cerebelo. Na ponte, a formação reticular é grande e contém o circuito responsável pela mastigação dos alimentos e manipulação das maxilas durante a fala.

O *nervo abducente* (NC VI), que surge da porção caudal da ponte, envia os NMI para fora ventralmente em ambos os lados das pirâmides e depois avança até a órbita ocular para inervar o músculo reto lateral do olho. Como o nome sugere, o nervo abducente é responsável pelo movimento de abdução dos olhos (rotação lateral ou externa); danos periféricos a esse nervo resultam em estrabismo medial, que é fraqueza ou perda de abdução ocular.

O *nervo trigêmeo* (NC V), que tem subdivisões tanto sensoriais quanto motoras, sai do tronco encefálico lateralmente sobre a superfície em frente à ponte. O trigêmeo é o principal nervo sensorial a transmitir modalidades de dor, temperatura, tato e propriocepção às áreas superficiais e profundas da face. As áreas inervadas incluem a pele do couro cabeludo e a face anterior; a conjuntiva e a órbita; as meninges; os seios paranasais e a boca, incluindo os dentes e os dois terços anteriores da língua. Os NMI do nervo trigêmeo inervam os músculos esqueléticos envolvidos com a mastigação e contribuem nos processos de deglutição e fala, nos movimentos do palato mole e na tensão da membrana timpânica através do músculo tensor do tímpano. O músculo tensor do tímpano tem função de reflexo de proteção, amortecendo o movimento dos ossículos da orelha média durante a execução de sons de alta intensidade.

Cerebelo.
Localiza-se na fossa posterior do crânio, acima da ponte (ver Figura 13.16 A). Ele é separado dos hemisférios cerebrais por uma dobra da dura-máter, a membrana tentorial. O cerebelo é constituído por uma pequena porção média não pareada, chamada *verme*, e por duas grandes massas laterais, os *hemisférios cerebelares*.[2] Em contraste com o tronco encefálico de substância branca externa e núcleos cinzentos internos, o cerebelo, como o cérebro, tem um córtex exterior de substância cinzenta que se sobrepõe à substância branca. Próximo ao quarto ventrículo, várias massas de substância cinzenta, os chamados *núcleos cerebelares profundos*, fazem fronteira com o teto do quarto ventrículo. As células do córtex cerebelar e os núcleos profundos interagem, e os axônios deste último enviam informação para diversas áreas, particularmente no córtex motor, por meio de um relé do tálamo. As funções sinérgicas do cerebelo (*i. e.*, suavização temporal e espacial) contribuem para a execução de todos os movimentos de membros, tronco, cabeça, laringe e olhos, independentemente de se tratar de um movimento voluntário ou de um movimento semiautomático ou automático complexo. Durante movimentos altamente especializados, o córtex motor envia sinais para o cerebelo informando-o sobre o movimento que deve ser executado. O cerebelo faz ajustes contínuos, o que resulta na suavidade do movimento, particularmente durante manobras delicadas. Movimentos altamente especializados requerem treinamento motor extensivo, e muitas evidências sugerem que diversos desses padrões de movimentos aprendidos envolvem circuitos cerebelares.

O cerebelo recebe *input* proprioceptor do sistema vestibular; *feedback* dos músculos, tendões e articulações; e sinais indiretos dos sistemas somestésico, visual e auditivo, que fornecem informações básicas para o movimento em curso. A informação sensorial e motora a partir de determinada área do corpo é enviada para a mesma área do cerebelo. Dessa maneira, o cerebelo pode avaliar continuamente o estado de cada parte do corpo: posição, taxa de movimento e influência de forças, como a gravidade, que são opostas ao movimento. O cerebelo compara o que está realmente acontecendo com o que se pretende que aconteça. Em seguida, transmite os sinais de correção adequados de volta para o sistema motor, instruindo-o a aumentar ou diminuir a atividade dos grupos musculares que participam, de modo que possam ser realizados movimentos suaves e precisos.

Outra função do cerebelo é o amortecimento do movimento muscular. Todos os movimentos do corpo são essencialmente pendulares (i. e., oscilação para a frente e para trás). À medida que o movimento se inicia, desenvolve-se o "momento físico" e deve ser ultrapassado antes que o movimento possa ser interrompido. Esse momento físico faz o movimento pendular ter uma tendência a "passar do alvo" se não for atenuado. No cerebelo intacto, sinais automáticos interrompem o movimento precisamente no ponto pretendido. O cerebelo analisa informações proprioceptivas para prever a posição futura de partes em movimento, a rapidez do movimento e o tempo necessário para sua execução. Isso lhe possibilita inibir músculos agonistas e excitar músculos antagonistas quando o movimento se aproxima do alvo a que se destina.

Mesencéfalo

Desenvolve-se a partir do quarto segmento do tubo neural e sua organização é semelhante à de um segmento espinal. Internamente, o canal central é restabelecido como aqueduto cerebral, ligando o quarto ventrículo ao terceiro ventrículo (ver Figura 13.16 B). Saem do mesencéfalo dois NC eferentes somáticos gerais, o nervo oculomotor (NC III) e o nervo troclear (NC IV).

Dois feixes de fibras nervosas proeminentes, os *pedúnculos cerebrais*, passam ao longo da superfície ventral do mesencéfalo. Essas fibras incluem o trato corticospinal e são as principais vias motoras entre a porção anterior do encéfalo e a ponte. Na superfície dorsal, quatro "pequenos montes", os *colículos superior* e *inferior*, são áreas de formação cortical. Os colículos inferiores estão envolvidos na execução do giro direcional e, até certo ponto, na experiência da direção de fontes de som, enquanto os colículos superiores são essenciais para os mecanismos reflexos que controlam os movimentos oculares conjugados quando o ambiente visual é pesquisado.

A substância cinzenta central ventral (i. e., corno ventral) do mesencéfalo contém os NMI que inervam a maioria dos músculos esqueléticos que movem o globo ocular e erguem as pálpebras. Esses axônios deixam o mesencéfalo através do nervo oculomotor (NC III). Esse nervo também contém os NMI parassimpáticos que controlam a constrição pupilar e o músculo ciliar que focaliza o cristalino (ver Tabela 13.1). Danos à saída ventral do NC III e ao pedúnculo cerebral adjacente, que contém o sistema axônico corticospinal de um lado, resultam em paralisia do movimento ocular combinada com hemiplegia contralateral.

Um pequeno grupo de células na parte ventral da substância cinzenta central caudal contém o nervo troclear (NC IV), que inerva o músculo oblíquo superior do olho. Esse músculo move a parte superior do olho para baixo e em direção ao nariz quando o olho é aduzido, ou virado para dentro. O nervo troclear sai da superfície dorsal do mesencéfalo e faz uma decussação (cruzamento) antes de sair do tronco encefálico. Lesões ao nervo troclear afetam o olhar para baixo no lado oposto ao do músculo desnervado, produzindo diplopia, ou visão dupla. Descer escadas se torna particularmente difícil. Como o músculo oblíquo superior tem como principal função a rotação interna do globo ocular, pessoas com danos no nervo troclear normalmente mantêm a cabeça inclinada para o lado que sofreu o dano.

Prosencéfalo

A parte mais rostral do encéfalo, o prosencéfalo, consiste em telencéfalo, ou "encéfalo terminal", e em diencéfalo, ou "entre os encéfalos". O diencéfalo forma o núcleo da parte frontal do encéfalo, e o telencéfalo forma os hemisférios cerebrais.

Diencéfalo. Três dos segmentos encefálicos mais anteriores formam um corno dorsal ampliado e um corno ventral com um canal central vertical, dilatado e profundo – o terceiro ventrículo, que separa os dois lados. Essa região é denominada *diencéfalo*. As partes do corno dorsal do diencéfalo são o tálamo e o subtálamo; a parte do corno ventral é o hipotálamo (Figura 13.17). O nervo óptico (NC II) e a retina são extensões do diencéfalo.

O tálamo consiste em duas grandes massas em forma de ovo, uma de cada lado do terceiro ventrículo. Está dividido em várias partes importantes, e cada parte é dividida em núcleos distintos, que são as principais estações de retransmissão de informações que partem do córtex cerebral. Todas as vias sensoriais têm projeções diretas para os núcleos talâmicos, que transmitem a informação a áreas restritas do córtex sensorial. A coordenação e a integração de estímulos sensoriais periféricos ocorrem no tálamo, juntamente com alguma interpretação grosseira de experiências auditivas altamente carregadas de emoção que não apenas estejam se manifestando, mas também na forma de lembrança dessas experiências. Por exemplo, uma pessoa pode se recuperar de um coma profundo, no qual a atividade do córtex cerebral é mínima, e se lembrar de coisas que foram ditas à beira do leito.

O tálamo também desempenha um papel importante na transmissão de informação crítica sobre as atividades motoras que chegam e partem de áreas selecionadas do córtex motor. Dois circuitos neuronais se destacam: o primeiro é a via que parte do córtex cerebral até a ponte e o cerebelo e depois, por meio do tálamo, de volta ao córtex motor; o segundo é o circuito de realimentação (*feedback*) que trafega do córtex até os núcleos da base e em seguida para o tálamo, e do tálamo de volta para o córtex. O subtálamo também contém sistemas de controle de movimento relacionados com os núcleos da base.

Por meio de suas conexões com o sistema ativador reticular ascendente, o tálamo processa influências neurais básicas para os ritmos excitatórios corticais (i. e., aqueles que podem ser registrados por um eletroencefalograma), para os ciclos essenciais de sono-vigília e para o processo de reação aos estímulos. Além de suas conexões corticais, os núcleos talâmicos têm conexões entre si e com as estruturas encefálicas

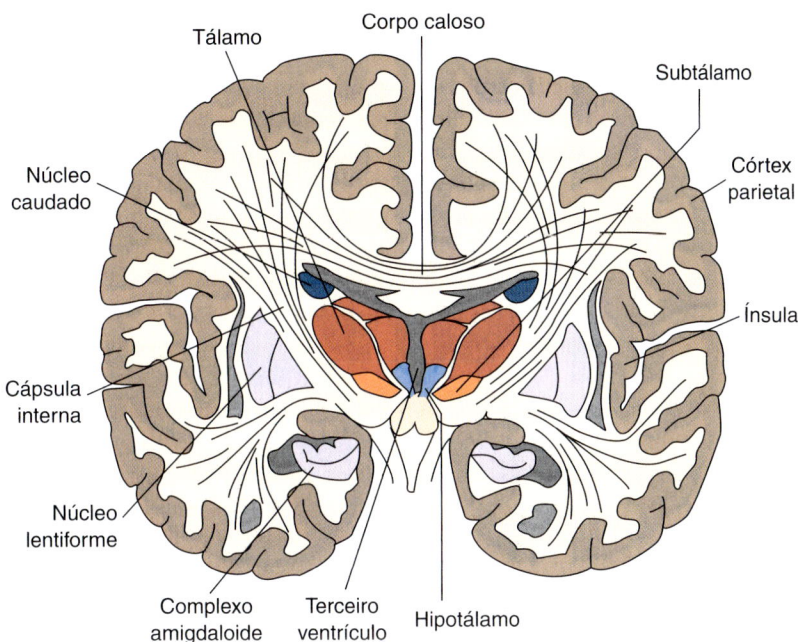

Figura 13.17 • Secção frontal do encéfalo passando pelo terceiro ventrículo mostrando tálamo, subtálamo, hipotálamo, cápsula interna, corpo caloso, núcleos da base (núcleo caudado, núcleo lentiforme), complexo da amígdala, ínsula e córtex parietal.

adjacentes não talâmicas, como o sistema límbico. Por meio de suas conexões com o sistema límbico, alguns núcleos talâmicos estão envolvidos na relação entre estímulos e as respostas emocionais que eles evocam.

Abaixo do tálamo e representando a porção do corno ventral do diencéfalo se localiza o hipotálamo. Ele também faz fronteira com o terceiro ventrículo e inclui uma extensão ventral, a neuro-hipófise. O hipotálamo é a principal área de integração do controle homeostático do ambiente interno do corpo. A manutenção das concentrações gasosas no sangue, o equilíbrio hídrico, o consumo de alimentos e os principais aspectos de controle do sistema endócrino e do SNA requerem o funcionamento do hipotálamo.

A cápsula interna é uma faixa larga de projeção de fibras que medialmente fica entre o tálamo e lateralmente entre os núcleos da base (ver Figura 13.17). Ela contém todas as fibras que ligam o córtex cerebral a estruturas mais profundas, incluindo núcleos da base, tálamo, mesencéfalo, ponte, bulbo e medula espinal.

Hemisférios cerebrais. Os dois hemisférios cerebrais são extensões laterais do diencéfalo. Internamente, os hemisférios cerebrais contêm os ventrículos laterais, que estão ligados ao terceiro ventrículo do diencéfalo por uma pequena abertura chamada *forame interventricular* (ver Figura 13.16 A). Os axônios do nervo olfatório (NC I) terminam na parte mais antiga do telencéfalo, o bulbo olfatório, onde ocorre o processamento inicial da informação olfatória. Os axônios de projeção do bulbo olfatório transmitem informações através dos tratos olfatórios para o tálamo e para outras partes do córtex cerebral (i. e., córtex orbital), onde acontecem reflexos relacionados com a função e a experiência olfatórias.

Uma área mais espessa de axônios mielinizados chamada *corpo caloso* conecta o córtex cerebral dos dois lados do cérebro (ver Figura 13.17). Duas pequenas comissuras, comissuras anterior e posterior, ligam os dois lados das áreas mais especializadas do telencéfalo e do diencéfalo.

As superfícies dos hemisférios se localizam lateral (de lado), medial (área entre os dois lados do encéfalo) e ventralmente (na base). O córtex cerebral de evolução recente, conforme a filogenética, constitui o neocórtex, estruturando-se em seis camadas de células. Existem muitas cristas e fendas na superfície dos hemisférios. Um *giro* é a crista entre dois sulcos, e as fendas são chamadas de *sulcos* ou *fissuras*. O córtex cerebral é arbitrariamente dividido em lobos, que recebem o nome dos ossos que os recobrem: frontal, parietal, temporal e occipital (ver Figura 13.16 C).

Núcleos da base. Um corte através dos hemisférios cerebrais revela a superfície do córtex cerebral; uma camada de substância branca subcortical, composta por massas de axônios mielinizados; e massas profundas de substância cinzenta – os núcleos da base que fazem fronteira com o ventrículo lateral (ver Figura 13.17). Os núcleos da base estão dispostos de cada um dos lados da cápsula interna, lateralmente em relação ao tálamo. Consistem em *núcleo caudado*, uma estrutura em forma de vírgula; *putame*, uma estrutura em forma de escudo; e *globo pálido*. O termo *estriado* se refere ao núcleo caudado mais o putame. Juntos, o globo pálido e o putame formam o *núcleo lentiforme* (em forma de lente).[2]

Os núcleos da base preparam o corpo para posturas e movimentos aprendidos e não aprendidos nas porções axial e proximal, que aprimoram e adicionam delicadeza aos movimentos de manipulação controlados por neurônios motores superiores (NMS). Essas funções de movimento de fundo são chamadas de *movimentos associados*. Núcleos da base intactos e funcionais fazem os braços oscilarem durante a caminhada e a corrida. Os núcleos da base também estão envolvidos com os movimentos de continuidade que acompanham o arremesso da bola ou o balançar do taco de *baseball*. Do mesmo modo que o córtex motor, os núcleos do lado esquerdo controlam o movimento do lado direito do corpo, e vice-versa. Os circuitos que conectam o córtex pré-motor e o córtex motor suplementar; os núcleos da base; e partes do tálamo são responsáveis pelos movimentos associados que acompanham comportamentos altamente qualificados. Doença de Parkinson, coreia de Huntington e algumas formas de paralisia cerebral, entre outras disfunções envolvendo os núcleos da base, resultam na liberação frequente ou contínua de padrões posturais anormais ou de movimentos axiais e proximais anormais. Se o dano aos núcleos da base é localizado em apenas um dos lados do corpo, o padrão anormal de movimentos ocorre no lado oposto. Esses padrões de movimento automático são interrompidos somente durante o sono, mas, em algumas condições, os movimentos são tão violentos que comprometem a capacidade de adormecer.

Lobo frontal. Estende-se do polo frontal até o sulco central (*i. e.*, fissura) e é separado do lobo temporal pelo sulco lateral. Cada lóbulo frontal pode ser subdividido rostralmente no polo frontal e lateralmente em giros superior, médio e inferior, que continuam na superfície inferior sobre os olhos como córtex orbital. Essas áreas estão associadas aos núcleos talâmicos médios, que também estão conectados ao sistema límbico. Funcionalmente, acredita-se que o córtex pré-frontal esteja envolvido com processos de antecipação e previsão das consequências de determinado comportamento.

O giro pré-central (área 4), próximo ao sulco central, é o *córtex motor primário* (Figura 13.18). Essa área do córtex é responsável pelo controle preciso de movimentos para os músculos flexores distais das mãos e dos pés e do aparelho fonador necessário para a fala. Rostral ao giro pré-central fica uma região do córtex frontal chamada de *pré-motora* ou *córtex de associação motora*. Essa região (área 8 e área rostral 6) está envolvida com o planejamento de padrões de movimentos aprendidos complexos, e danos a essas áreas resultam em dispraxia ou apraxia. Indivíduos com esse tipo de problema podem manipular uma chave de fenda, por exemplo, mas não podem usá-la para soltar um parafuso. O córtex motor primário e o córtex de associação motora estão ligados aos núcleos talâmicos laterais, através dos quais recebem *feedback* de informações dos núcleos da base e do cerebelo. Na superfície medial do hemisfério, a área do córtex pré-motor inclui o *córtex motor suplementar*, envolvido no controle de padrões de movimentos bilaterais que requerem grande destreza.

Lobo parietal. O lobo parietal do telencéfalo está por trás do sulco central (*i. e.*, giro pós-central) e acima do sulco lateral. Uma faixa de córtex na borda do sulco central é chamada de *córtex somatossensorial primário* (áreas 3, 1, 2) porque recebe informações sensoriais muito específicas dos núcleos laterais do tálamo. Logo atrás do córtex sensorial primário se encontra o *córtex de associação somestésico* (áreas 5, 7), que está conectado com os núcleos talâmicos e com o córtex sensorial primário (Figura 13.18). Essa região é necessária para a percepção somestésica (*i. e.*, a valorização do significado da informação sensorial integrada proveniente de vários sistemas sensoriais), especialmente em relação à percepção de "onde" parte o estímulo no espaço em relação às partes do corpo. Lesões localizadas nessa região podem resultar na incapacidade de reconhecer o significado de um objeto (condição chamada *agnosia*). Com os olhos fechados, a pessoa pode sentir e descrever uma chave de fenda em termos de forma e textura. No entanto, a pessoa não pode integrar a informação sensorial necessária para identificar o objeto como sendo uma chave de fenda.

Lobo temporal. Encontra-se abaixo do sulco lateral e se funde com os lobos parietal e occipital. Ele inclui o polo temporal e três giros primários, os giros superior, médio e inferior. O córtex auditivo primário (área 41) envolve a parte do giro temporal superior que se estende até o sulco lateral (Figura 13.18). Essa área é particularmente importante na discriminação de

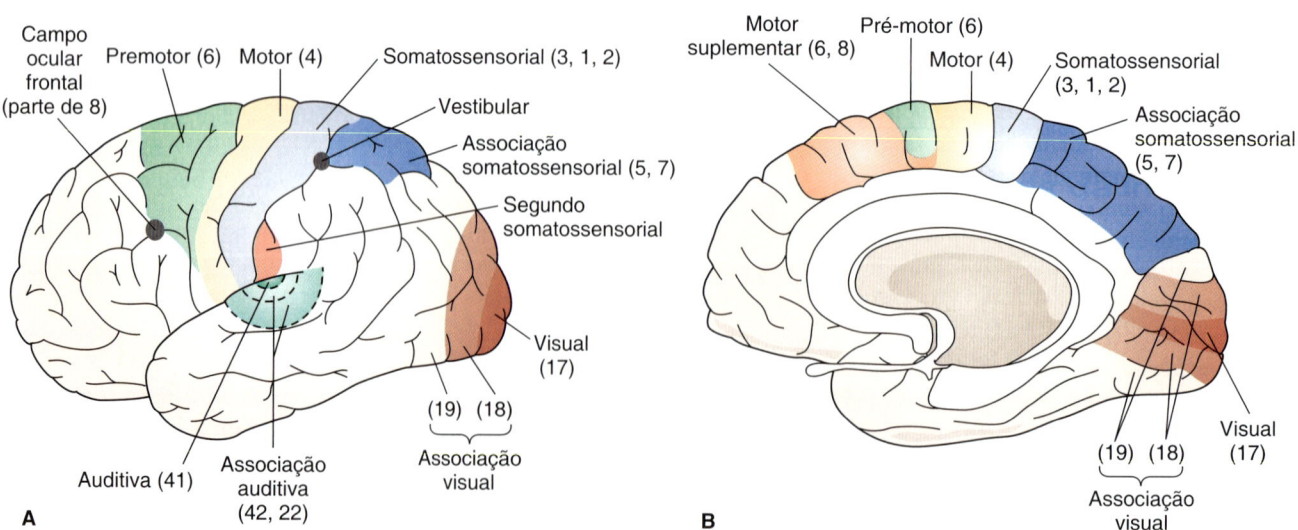

Figura 13.18 • Áreas motoras e sensoriais do córtex cerebral. **A.** Vista lateral esquerda do córtex cerebral. **B.** Este diagrama representa as áreas em que o cérebro foi seccionado no plano mediano.

sons que entram pelas orelhas opostas. Ela recebe projeções de *input* auditivo através do colículo inferior do mesencéfalo e do núcleo talâmico ventrolateral. A parte mais exposta do giro temporal superior envolve a área de associação ou percepção auditiva (área 22). Os aspectos da audição que atribuem significado a determinados padrões sonoros requerem que essa área funcione corretamente. As porções restantes do córtex temporal não são tão bem definidas, mas, aparentemente, são importantes na recuperação da memória a longo prazo. Isso é particularmente verdade no que diz respeito à percepção e à memória de padrões sensoriais complexos, como figuras geométricas e rostos (i. e., reconhecimento de "que" ou "quem" se trata o estímulo).

Lobo occipital. Reside posteriormente aos lobos temporal e parietal e é arbitrariamente separado deles (ver Figura 13.18). A superfície medial do lobo occipital contém um sulco profundo, que se estende do lobo límbico ao polo occipital, o chamado *sulco calcarino*, que é cercado pelo córtex visual primário (área 17). Um pouco acima e abaixo e se estendendo sobre a face lateral do polo occipital está o *córtex de associação visual* (áreas 18, 19). Essa área está intimamente ligada ao córtex visual primário e aos núcleos complexos do tálamo. A integridade do córtex de associação é necessária para a função visual gnóstica, por meio da qual se percebe o significado da experiência visual, incluindo experiências de cor, movimento, percepção de profundidade, modelo, forma e localização no espaço.

As áreas neocorticais do lobo parietal, entre o córtex somestésico e o córtex visual, têm a função de relacionar ou "perceber" a textura e a localização de um objeto com sua imagem visual. Entre as áreas de associação auditiva e visual, a *região parieto-occipital* é necessária para relacionar o significado de determinado som e imagem a um objeto ou pessoa.

Sistema límbico. O aspecto medial do cérebro está organizado em bandas concêntricas de córtex, o *sistema límbico*, que circunda a conexão entre o terceiro ventrículo e o ventrículo lateral. A banda mais interna, logo acima e abaixo da superfície de corte do corpo caloso, é dobrada e não pode ser vizualizada, mas é uma antiga terminação cortical de três camadas, como o hipocampo no lobo temporal. Fora da área dobrada existe uma banda de córtex de transição, que inclui o giro cingulado e o giro para-hipocampal (Figura 13.19). O lobo límbico tem conexões recíprocas com os núcleos medial e intralaminar do tálamo, com os núcleos profundos do cérebro (p. ex., núcleos amigdaloides, núcleos septais) e com o hipotálamo. Genericamente, essa região do encéfalo está envolvida com a experiência emocional e o controle do comportamento relacionado com a emoção. A estimulação de áreas específicas nesse sistema pode levar a sentimentos de medo, alta ansiedade ou grande prazer. Também pode resultar em comportamentos violentos, como ações de ataque, defesa ou discurso explosivo e emocional.

Meninges

No interior do crânio e da coluna vertebral, o encéfalo e a medula espinal estão frouxamente suspensos e protegidos por várias bainhas de tecido conjuntivo chamadas *meninges* (Figura 13.20). Todas as superfícies da medula espinal, do

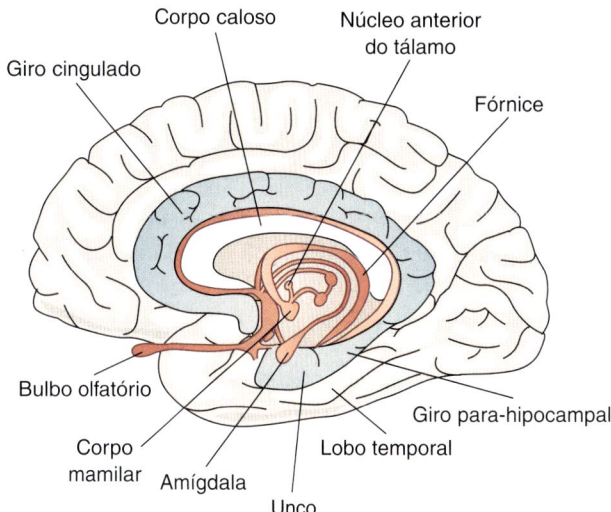

Figura 13.19 • O sistema límbico inclui o córtex límbico (giro cingulado, giro para-hipocampal e unco) e estruturas subcorticais associadas (tálamo, hipotálamo e amígdala).

encéfalo e dos nervos segmentares são recobertas por uma camada de tecido conjuntivo delicado chamada *pia-máter*. Os vasos sanguíneos superficiais e aqueles que penetram no encéfalo e na medula espinal são encerrados nessa camada de tecido protetor. A segunda camada, muito delicada, avascular e impermeável é denominada *aracnoide-máter*, e encerra todo o SNC. O LCS está contido no espaço subaracnoide. Logo acima da aracnoide, existe uma bainha contínua de tecido conjuntivo rígido, a *dura-máter*, que fornece a principal proteção para o encéfalo e a medula espinal. A dura-máter craniana frequentemente se separa em duas camadas, com a camada exterior funcionando como o periósteo da superfície interna do crânio.

A camada interna da dura-máter forma duas grandes invaginações: uma dobra longitudinal chamada de *foice cerebral* e uma dobra transversal chamada *tentório do cerebelo* que escora o encéfalo ao crânio (Figura 13.21). A foice cerebral se localiza

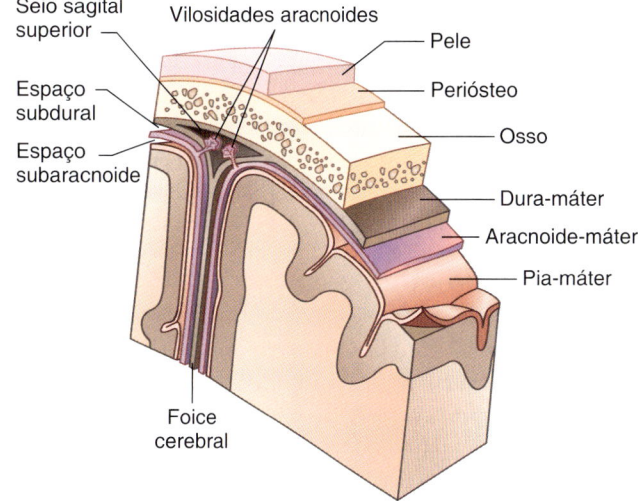

Figura 13.20 • Meninges cranianas. As vilosidades aracnoides, mostradas dentro do seio sagital superior, são um local de absorção de LCS para o sangue.

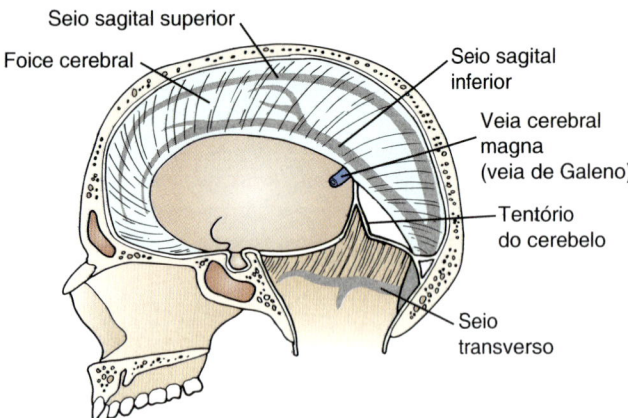

Figura 13.21 • Dura-máter craniana. O crânio é aberto para mostrar a foice cerebral e as porções direita e esquerda do tentório cerebelar, bem como alguns dos seios venosos cranianos.

na fenda longitudinal e separa os dois hemisférios cerebrais. Anteriormente ela se liga à crista do osso etmoide e termina se tornando contínua com o tentório cerebelar. O tentório cerebelar é um grande septo em forma crescente que funciona como uma rede, fornecendo suporte aos lobos occipitais acima do cerebelo. A foice cerebral se conecta ao tentório e o sustenta, conferindo a ele a aparência de uma tenda. O tentório se une à porção pétrea do osso temporal e ao dorso da sela do assoalho craniano, com um intervalo semicircular, ou incisura, formado na linha média para possibilitar que o mesencéfalo passe adiante da fossa posterior. Ele também forma um septo resistente, separando as fossas cerebrais anterior e média, que contêm os hemisférios cerebrais, da fossa posterior, localizada interiormente e que contém o tronco encefálico e o cerebelo. Essa compartimentalização é a base para os termos geralmente empregados *supratentorial* (i. e., acima do tentório) e *infratentorial* (i. e., abaixo do tentório). Os hemisférios cerebrais e o diencéfalo são estruturas supratentoriais; a ponte, o cerebelo e o bulbo são estruturas infratentoriais.

O tentório e a foice cerebral normalmente dão suporte e protegem o encéfalo, que flutua no LCS dentro do espaço fechado. Entretanto, em casos de traumatismo extremo, as bordas cortantes dessas dobras podem danificar o encéfalo. Lesões que ocupam espaço, como tumores ou hematomas, podem pressionar o encéfalo contra essas bordas ou através da incisura do tentório (i. e., herniação). Como resultado, o tecido encefálico pode ser comprimido, contundido ou destruído, causando frequentemente déficits permanentes.

Sistema ventricular e líquido cerebrospinal

O sistema ventricular é constituído por uma série de cavidades cerebrais preenchidas por LCS (Figura 13.22). O LCS constitui o líquido de suporte e proteção para o encéfalo e a medula espinal. O LCS ajuda a manter o ambiente iônico constante, que funciona como meio para a difusão de nutrientes, eletrólitos e produtos finais metabólicos para o líquido extracelular que circunda os neurônios do SNC e a neuróglia. Preenchendo os ventrículos, o LCS fornece suporte à massa encefálica. Como ele preenche o espaço subaracnoide em torno do SNC,

uma força física exercida sobre o crânio ou a coluna vertebral é, de certa maneira, dissipada e amortecida.

Uma fina camada de células da neuróglia, chamadas coletivamente de *epêndima*, alinha os ventrículos e o canal central da medula espinal. Existe uma ampla expansão do epêndima no teto dos ventrículos laterais e do terceiro e quarto ventrículos. O LCS é produzido por minúsculas massas avermelhadas de células ependimárias especializadas e por capilares que formam o *plexo coroide*, que se projetam para os ventrículos. O LCS é um ultrafiltrado de plasma sanguíneo, composto principalmente de água e outros constituintes, com composição próxima à do líquido extracelular cerebral (Tabela 13.3). A quantidade de LCS produzida diariamente é de aproximadamente 500 mℓ. A quantidade de LCS no sistema ventricular, em qualquer momento, é de aproximadamente 125 a 150 mℓ; isso significa que o LCS está continuamente sendo absorvido.

O LCS produzido nos ventrículos circula através do forame interventricular, do terceiro ventrículo, do aqueduto cerebral e do quarto ventrículo até sair do sistema ventricular. Três orifícios, ou forames, viabilizam a passagem de LCS para o espaço subaracnoide. Dois deles, os forames de Luschka, estão localizados nos cantos laterais do quarto ventrículo. O terceiro, o forame mediano de Magendie, se encontra na linha média da extremidade caudal do quarto ventrículo (Figura 13.23). Em seguida, o LCS entra no espaço subaracnoide que envolve a medula espinal, principalmente em sua superfície dorsal, e se desloca novamente para a cavidade craniana, ao longo de sua superfície ventral.

A reabsorção de LCS pelo sistema vascular acontece ao longo das laterais do seio sagital superior nas fossas anterior e média. O espaço subaracnoide tem projeções, as chamadas *vilosidades aracnoides*, que penetram a dura-máter interna e as paredes do seio sagital superior. A reabsorção de LCS pelo sistema vascular se dá por meio de um gradiente de pressão. A pressão normal do LCS varia na faixa de 60 a 180 mm H_2O no indivíduo posicionado em decúbito lateral.[7] A microestrutura das vilosidades aracnoides é projetada de um modo que se a pressão de LCS cair para um valor abaixo de aproximadamente 50 mm H_2O, as vias de passagem colapsam e bloqueiam o fluxo inverso. Assim, as vilosidades aracnoides funcionam como válvulas de sentido único, viabilizando o fluxo de saída de LCS para o sangue venoso do seio sagital, mas não possibilitando que o sangue passe para os espaços aracnoides.

Barreiras hematencefálica e hematoliquórica

A manutenção de um ambiente quimicamente estável é essencial para o funcionamento do encéfalo. Na maioria das regiões do corpo, o líquido extracelular sofre pequenas flutuações no pH e nas concentrações de hormônios, aminoácidos e íons potássio, durante o desempenho de atividades rotineiras diárias, como alimentação e exercícios físicos. Quando o encéfalo é submetido a esse tipo de flutuação, o resultado é o descontrole da atividade neural, porque determinadas substâncias, como os aminoácidos, atuam como neurotransmissores, e íons como o potássio influenciam o limiar de descarga neural. Duas barreiras, a barreira hematencefálica e a barreira hematoliquórica, proporcionam os meios para manutenção da estabilidade do ambiente químico do encéfalo. Apenas as moléculas de água,

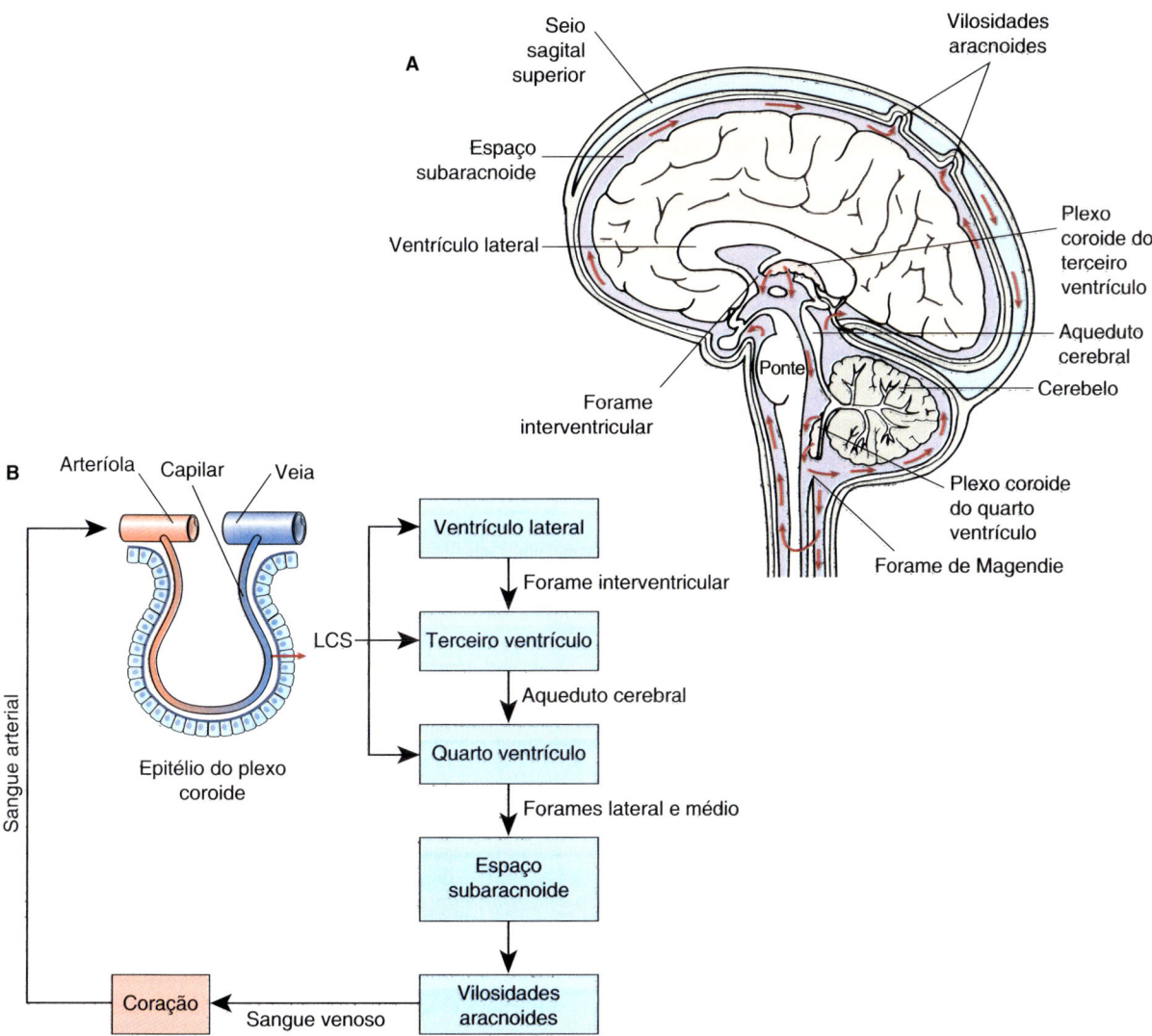

Figura 13.22 • **A.** O fluxo de líquido cerebrospinal (LCS) desde o momento de sua formação do sangue nos plexos coroides até seu retorno ao sangue no seio sagital superior. Os plexos nos ventrículos laterais não são ilustrados. **B.** O LCS é um filtrado de sangue produzido pelo epitélio do plexo coroide encontrado em cada ventrículo encefálico. O LCS dos ventrículos laterais flui através do forame interventricular (Monro) até o terceiro ventrículo. Do terceiro ventrículo, o LCS é transportado para o quarto ventrículo através do aqueduto cerebral (Silvius). Três aberturas, o forame de Magendie na linha média e dois forames laterais (Luschka), permitem que o LCS passe para o espaço subaracnoide, onde retorna para a circulação venosa através das vilosidades aracnoides.

dióxido de carbono e oxigênio conseguem entrar no encéfalo com relativa facilidade. O transporte de outras substâncias entre o encéfalo e o sangue é mais lento e mais controlado.

A barreira hematencefálica depende das características únicas dos capilares encefálicos. As células endoteliais dos capilares encefálicos são unidas por junções oclusivas contínuas. Além disso, a maior parte dos capilares encefálicos é envolta por uma membrana basal e por processos de células de suporte do encéfalo denominados *astrócitos* (pés astrocitários; Figura 13.23). A barreira hematencefálica possibilita a passagem de substâncias essenciais, ao mesmo tempo em que exclui materiais indesejados. Sistemas de transporte reverso fazem a remoção de substâncias provenientes do cérebro. Grandes moléculas, como proteínas e peptídios, são em grande parte impedidas de atravessar a barreira hematencefálica. Lesões cerebrais agudas, como as causadas por traumatismo e infecção, aumentam a permeabilidade da barreira hematencefálica e alteram as concentrações encefálicas de proteínas, água e eletrólitos.

A barreira hematencefálica impede que muitas substâncias entrem no encéfalo. Compostos de maior solubilidade em água são excluídos do encéfalo, especialmente moléculas com alta carga iônica, como diversas catecolaminas. Em contraste,

Tabela 13.3 Composição do líquido cerebrospinal e do plasma sanguíneo.

Substância	Plasma	Líquido cerebrospinal
Proteína (mg/dℓ)	6.000	20
Na^+ (mEq/ℓ)	135	131
Cl^- (mEq/ℓ)	101	124
K^+ (mEq/ℓ)	4,5	2,9
HCO_3^- (mEq/ℓ)	25	24
pH	7,4	7,32
Glicose (mg/dℓ)	92	61

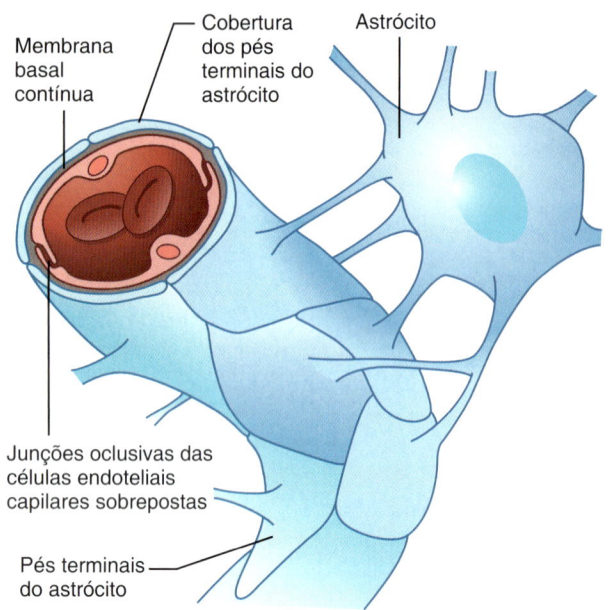

Figura 13.23 • Os três componentes da barreira hematencefálica: o astrócito e os pés terminais do astrócito que circundam o tubo capilar, a membrana basal capilar e as junções oclusivas que unem as células endoteliais dos capilares sobrepostos.

várias moléculas solúveis em lipídios conseguem atravessar as camadas lipídicas da barreira hematencefálica com facilidade. Alguns medicamentos, como o antibiótico cloranfenicol, são altamente solúveis em gordura e, portanto, conseguem entrar rapidamente no encéfalo. Medicamentos com baixa solubilidade em gordura entram no encéfalo lentamente ou não conseguem entrar. O etanol, a nicotina e a heroína são altamente solúveis em lipídios e conseguem rapidamente acessar o encéfalo. Algumas substâncias que penetram o endotélio capilar são convertidas por meio de processos metabólicos em uma forma química incapaz de se transportar até o encéfalo.

Os capilares encefálicos são muito mais permeáveis ao nascimento do que na idade adulta, pois a barreira hematencefálica se desenvolve durante os primeiros anos de vida. Em casos graves de crianças com icterícia, a bilirrubina consegue atravessar a barreira hematencefálica ainda imatura, produzindo encefalopatia bilirrubínica (*kernicterus*) e danos encefálicos. Em adultos, a barreira hematencefálica já amadurecida impede que a bilirrubina entre no encéfalo, evitando danos ao sistema nervoso.

As células ependimárias que recobrem o plexo coroide são unidas por junções oclusivas, que formam a barreira hematoliquórica, para possibilitar a difusão de diversas moléculas encontradas no plasma sanguíneo dos capilares do plexo coroide para o LCS. A água é transportada através das células epiteliais do plexo coroide por osmose. Oxigênio e dióxido de carbono entram no LCS por difusão, o que resulta em pressões parciais aproximadamente iguais às do plasma. Os altos níveis de sódio os baixos níveis de potássio no LCS são regulados ativamente mantidos relativamente constantes. Moléculas de lipídios e de hormônios não peptídicos se difundem com bastante facilidade através da barreira hematoliquórica; moléculas maiores, porém, como proteínas, peptídios, vários antibióticos e outros medicamentos, normalmente não conseguem atravessar. O epitélio coroide utiliza a energia na forma de adenosina trifosfato (ATP) para secretar ativamente diversos componentes para o LCS, incluindo proteínas, íons sódio e diversos micronutrientes, como as vitaminas C e B_6 (piridoxina) e o ácido fólico. Como a constituição resultante no LCS apresenta concentração relativamente alta de sódio, os íons cloreto e bicarbonato carregados negativamente se difundem para o LCS por meio de um gradiente iônico. As células do plexo coroide também produzem bicarbonato a partir de moléculas de dióxido de carbono no sangue. Esse bicarbonato é importante na regulação do pH do líquido cerebrospinal.

Existem mecanismos que facilitam o transporte de outras moléculas, como a glicose, sem gasto de energia. A amônia, um metabólito tóxico da atividade neuronal, é convertida em glutamina por astrócitos. A glutamina se desloca por difusão facilitada através do epitélio coroide para o plasma. Isso exemplifica uma das principais funções do LCS: proporcionar um meio de remoção de resíduos tóxicos do SNC. Como o encéfalo e a medula espinal não têm canais linfáticos, o LCS desempenha essa função.

Várias áreas específicas do encéfalo não apresentam uma barreira hematoliquórica. Uma dessas áreas é a extremidade caudal do quarto ventrículo (*i. e.*, área postrema), onde receptores especializados para o dióxido de carbono encontrado no LCS influenciam a função respiratória. Outra área se localiza nas paredes do terceiro ventrículo, o que possibilita que os neurônios do hipotálamo monitorem os níveis de glicose no sangue. Isso torna possível que os centros hipotalâmicos percebam e respondam a alterações nos níveis de glicose no sangue por meio de comportamentos associados à fome e à alimentação. Embora, em sua maioria, as células que revestem o terceiro ventrículo sejam células ependimárias, também são encontradas células ependimárias modificadas denominadas *tanicitos*. Os prolongamentos dos tanicitos se estendem através do revestimento da neuróglia do terceiro ventrículo e terminam nos vasos sanguíneos, neurônios, células da neuróglia ou do tecido encefálico circundante.

RESUMO

No adulto, a medula espinal se localiza nos dois terços superiores do canal medular da coluna vertebral. Em secção transversal, a medula espinal tem uma forma oval. Internamente, a substância cinzenta tem a aparência de uma borboleta ou da letra "H". Os cornos dorsais contêm os neurônios AI e recebem informações aferentes da raiz dorsal e de outros neurônios conectados. Os cornos ventrais contêm os neurônios AO e NMI eferentes que saem da medula pelas raízes ventrais. Existem 31 pares de nervos espinais (*i. e.*, 8 cervicais, 12 torácicos, 5 lombares, 5 sacrais e 1 coccígeo). Cada par de nervos se comunica com seus segmentos corporais correspondentes. Os nervos espinais e os vasos sanguíneos que suprem a medula espinal entram no canal espinal através de um forame intervertebral. Depois de entrar no forame, eles se dividem em dois ramos, ou raízes, um dos quais entra na superfície dorsolateral da medula (*i. e.*, a raiz dorsal), carregando os axônios dos neurônios aferentes no SNC. A outra raiz deixa a superfície ventrolateral da medula (*i. e.*, a raiz ventral), carregando os axônios dos neurônios eferentes para a periferia do corpo. Essas duas raízes se fundem no forame intervertebral, formando o nervo espinal misto.

Um reflexo proporciona uma relação altamente confiável entre um estímulo e uma resposta motora. Sua base anatômica consiste em um neurônio aferente (sensorial), conexão com os neurônios do SNC que se comunicam com o neurônio efetor (motor), e o neurônio efetor que inerva um músculo ou órgão. Os reflexos possibilitam que a via sensorial apresente resposta motora involuntária a um estímulo.

O encéfalo pode ser dividido em três partes: rombencéfalo, mesencéfalo e prosencéfalo. A parte posterior do encéfalo, que consiste em bulbo, ponte e cerebelo, contém os circuitos neuronais para funções de alimentação, respiração e locomoção necessárias à sobrevivência do indivíduo. Os NC III e IV têm origem no mesencéfalo, e os NC XII, XI, X, IX, VIII, VII, VI e V estão localizados no rombencéfalo. O prosencéfalo é a parte mais rostral do cérebro. Consiste em diencéfalo e telencéfalo. A parte do corno dorsal do diencéfalo compreende o tálamo e o subtálamo, e o corno ventral é o hipotálamo. Os hemisférios cerebrais são extensões laterais do diencéfalo.

Os hemisférios cerebrais são divididos em lobos: frontal, parietal, temporal e occipital, que recebem seu nome correspondente aos ossos do crânio que os recobrem. Contidos no lobo frontal estão a área pré-frontal, pré-motora e o córtex motor primário. O córtex sensorial primário e a área de associação somestésica se localizam no córtex parietal; o córtex auditivo primário e a área de associação auditiva se encontram no lobo temporal; e o córtex visual primário e o córtex de associação visual estão no lobo occipital. O sistema límbico, envolvido na experiência emocional e na liberação de comportamentos emocionais, está localizado no aspecto medial do encéfalo. Essas áreas corticais são reciprocamente conectadas com núcleos talâmicos subjacentes através da cápsula interna. O envolvimento do tálamo é essencial para o funcionamento normal do prosencéfalo.

O encéfalo é envolvido e protegido pelas meninges dura-máter, aracnoide-máter e pia-máter. O LCS de proteção, no qual estão imersos o encéfalo e a medula espinal, tem capacidade para isolar essas estruturas de traumatismos leves e moderados. O LCS é secretado para os ventrículos pelas células ependimárias do plexo coroide, circula através do sistema ventricular, e é reabsorvido pelo sistema venoso através das vilosidades aracnoides. As barreiras hematencefálica e hematoliquórica protegem o encéfalo de substâncias encontradas no sangue que poderiam comprometer o funcionamento encefálico.

SISTEMA NERVOSO AUTÔNOMO

Depois de concluir esta seção, o leitor deverá ser capaz de:

- Comparar os componentes sensoriais e motores do sistema nervoso autônomo com os do sistema nervoso central
- Comparar a localização anatômica e as funções dos sistemas nervosos simpático e parassimpático
- Descrever a síntese, a liberação e a degradação de neurotransmissores, e o funcionamento dos receptores nos sistemas nervosos simpático e parassimpático.

A capacidade de manter a homeostase e executar as atividades de vida diária em um ambiente físico em constante mudança é em grande parte transferida para o SNA. Essa parte do sistema nervoso funciona no nível subconsciente e está envolvida na regulação, no ajuste e na coordenação das funções viscerais vitais, como pressão arterial e circulação sanguínea; temperatura corporal; respiração; digestão; metabolismo e eliminação de resíduos. O SNA é fortemente afetado por influências emocionais e está envolvido em muitos aspectos expressivos do comportamento. Várias expressões emocionais, como corar, empalidecer, palpitações do coração, suor nas mãos e boca seca são mediadas pelo SNA. Exercícios de relaxamento e técnicas de *biofeedback* têm sido empregados para modificar as funções subconscientes do SNA.

Tal como acontece com o sistema nervoso somático, o SNA é representado tanto no SNC quanto no SNP. O SNA foi definido como um sistema eferente geral que inerva os órgãos viscerais. A saída eferente do SNA tem duas divisões: sistema nervoso simpático e sistema nervoso parassimpático.[8] *Inputs* aferentes para o SNA são fornecidos por neurônios AV e geralmente não são considerados parte do SNA. As duas divisões do SNA geralmente são vistas como tendo ações opostas e antagônicas. As exceções são funções como a sudorese e a regulação do diâmetro dos vasos sanguíneos arteriolares, que são controladas por uma única divisão do SNA, neste caso, o sistema nervoso simpático.

As funções do sistema nervoso simpático incluem a manutenção da temperatura corporal e o ajuste dos vasos sanguíneos e da pressão sanguínea para atender às alterações em relação às necessidades orgânicas. Esses ajustes ocorrem em resposta a alterações nas atividades rotineiras da vida diária, como passar de uma posição em decúbito para a posição ortostática. O sistema simpatossuprarrenal também pode atuar como uma unidade quando houver uma séria ameaça à integridade do indivíduo, na chamada resposta de "luta ou fuga". Durante uma situação de estresse ocorre aceleração da frequência cardíaca; aumento da pressão arterial; desvio do fluxo sanguíneo da pele e do sistema digestório para os músculos esqueléticos e o encéfalo; elevação dos níveis de glicose no sangue; dilatação dos bronquíolos e das pupilas; constrição dos esfíncteres do estômago e do intestino delgado e também do esfíncter interno da uretra; e redução da taxa de secreção das glândulas exócrinas envolvidas na digestão. Uma situação de emergência frequentemente requer vasoconstrição e desvio do sangue que abastece a pele para os músculos e o encéfalo, um mecanismo que, quando há uma ferida, prevê redução no fluxo sanguíneo para a preservação das funções vitais necessárias à sobrevivência. A função simpática frequentemente é resumida como "catabólica" pelo fato de que suas ações predominam durante os períodos de grande gasto energético, como quando se apresenta uma ameaça à sobrevivência.

Em contraste com o sistema nervoso simpático, as funções do sistema nervoso parassimpático estão responsáveis pela conservação de energia; reposição e armazenamento de recursos; e manutenção da função orgânica durante os períodos de atividade mínima: a resposta *descansar e digerir*. As ações do sistema nervoso parassimpático provocam redução da frequência cardíaca; estimulação da função gastrintestinal e secreção glandular associada; promoção do processo de eliminação pelos intestinos e a bexiga; e contração da pupila, protegendo a retina da luz excessiva durante períodos em que a função visual não é vital para a sobrevivência do indivíduo.

O sistema nervoso simpático e o sistema nervoso parassimpático estão continuamente em atividade. O efeito dessa atividade contínua é conhecido como *tônus*. O tônus de um órgão ou sistema efetor pode ser aumentado ou diminuído e geralmente é regulado por uma única divisão do SNA (p. ex., o tônus da musculatura lisa vascular é controlado pelo sistema nervoso simpático). O aumento da atividade simpática produz vasoconstrição local pelo aumento do tônus da musculatura lisa vascular; a diminuição da atividade resulta na vasodilatação devido à diminuição do tônus. Em estruturas como o nó atrioventricular e o nó sinusal do coração, que são inervadas pelas duas divisões do SNA, a função de uma divisão predomina no controle do tônus. Nesse caso, o sistema nervoso parassimpático tonicamente ativo exerce um efeito de retenção ou frenagem na frequência cardíaca, e, quando o fluxo parassimpático é retirado, semelhante ao que acontece quando se tira o pé do freio, a frequência cardíaca aumenta. O aumento da frequência cardíaca que ocorre com a retirada vagal pode ser ainda mais elevado pela estimulação simpática. A Tabela 13.4 descreve a resposta dos órgãos efetores a impulsos simpáticos e parassimpáticos.

Vias eferentes autonômicas

A saída das duas divisões do SNA segue uma via de dois neurônios. O primeiro neurônio motor, chamado *neurônio pré-ganglionar*, se localiza na coluna intermediolateral de células da medula espinal ou da sua posição equivalente no tronco encefálico. O segundo neurônio motor, chamado *neurônio pós-ganglionar*, faz sinapse com um neurônio pré-ganglionar em um gânglio autônomo no SNP. As duas divisões do SNA diferem quanto à localização de seus corpos celulares pré-ganglionares; ao comprimento relativo de suas fibras pré-ganglionares; à natureza de suas respostas periféricas; e a seus neurotransmissores pré-ganglionares e pós-ganglionares (Tabela 13.4). Essa via de dois neurônios e os interneurônios dos gânglios autônomos, que incrementam ainda mais a função de modulação pelo SNA, são muito diferentes dos arranjos no sistema nervoso somático.

A maioria dos órgãos viscerais é inervada tanto por fibras simpáticas quanto parassimpáticas (Figura 13.24). As exceções incluem estruturas como vasos sanguíneos e glândulas sudoríparas, que recebem *input* apenas de uma divisão do SNA. As fibras do sistema nervoso simpático são distribuídas para órgãos efetores por todo o organismo e, como resultado, as ações simpáticas tendem a ser mais difusas do que as do sistema nervoso parassimpático, no qual as fibras

---

Conceitos fundamentais

Sistema nervoso autônomo

- O SNA funciona em nível subconsciente e é responsável pela manutenção das funções homeostáticas do corpo
- O SNA tem duas divisões: sistema simpático e sistema parassimpático. Embora as duas divisões funcionem conjuntamente, geralmente são consideradas como tendo ações opostas e antagônicas
- O efluxo das duas divisões do SNA é uma via de dois neurônios: um neurônio pré-ganglionar e um neurônio pós-ganglionar. A acetilcolina é o neurotransmissor para os neurônios pré-ganglionares nas duas divisões do SNA, bem como para os neurônios pós-ganglionares do sistema nervoso parassimpático. Norepinefrina e epinefrina são os neurotransmissores para a maioria dos neurônios pós-ganglionares simpáticos.

Tabela 13.4 Características dos sistemas nervosos simpático e parassimpático.

Características	Fluxo de saída simpático	Fluxo de saída parassimpático
Localização de corpos celulares pré-ganglionares	T1 a T12, L1 e L2	NC: III, VII (intermediário), IX e X; segmentos sacrais 2, 3 e 4
Comprimento relativo das fibras pré-ganglionares	Curto: para a cadeia paravertebral de gânglios ou gânglios aórticos pré-vertebrais	Longo: para células ganglionares próximas ou no órgão inervado
Função geral	Catabólica: mobiliza recursos em antecipação a ameaça à sobrevivência (preparação para a resposta de "luta ou fuga")	Anabólica: focalizada na conservação, na renovação e no armazenamento de recursos
Natureza da resposta periférica	Generalizada	Localizada
Transmissor entre os terminais pré-ganglionares e os neurônios pós-ganglionares	ACh	ACh
Transmissor de neurônios pós-ganglionares	ACh (glândulas sudoríparas e fibras vasodilatadoras da musculatura esquelética); norepinefrina (na maioria das sinapses); norepinefrina e epinefrina (secretadas pela glândula suprarrenal)	ACh

ACh: acetilcolina.

têm distribuição mais localizada. As fibras pré-ganglionares do sistema nervoso simpático podem percorrer uma distância considerável e passar por vários gânglios antes de fazer sinapse com os neurônios pós-ganglionares, e seus terminais entram em contato com muitas fibras pós-ganglionares. Em alguns gânglios, a proporção entre células pré-ganglionares e células ganglionares pode ser de 1:20; por isso, os efeitos da estimulação simpática são difusos. Existe uma sobreposição considerável, e uma célula ganglionar pode fazer contato com várias fibras pré-ganglionares. Em contraste com o sistema nervoso simpático, o sistema nervoso parassimpático tem seus neurônios pós-ganglionares localizados muito próximos ou no próprio órgão de inervação. Como a proporção entre a comunicação pré-ganglionar e pós-ganglionar muitas vezes é de 1:1, os efeitos do sistema nervoso parassimpático são muito mais limitados.

Sistema nervoso simpático

Os neurônios do sistema nervoso simpático se localizam principalmente na coluna intermediolateral de células dos segmentos torácico e lombar superior (T1 a L2) da medula espinal.[8] Sendo assim, o sistema nervoso simpático muitas vezes é chamado de *divisão toracolombar* do SNA. Esses neurônios pré-ganglionares têm axônios que, em sua grande maioria, são mielinizados e relativamente curtos. Os neurônios pós-ganglionares do sistema nervoso simpático se localizam nos gânglios da cadeia paravertebral dos gânglios simpáticos, que são encontrados nos dois lados da coluna vertebral ou nos gânglios simpáticos pré-vertebrais, como o gânglio celíaco. Além de neurônios eferentes pós-ganglionares, os gânglios simpáticos contêm neurônios do tipo internuncial, com axônios curtos, semelhantes aos associados a circuitos complexos no cérebro

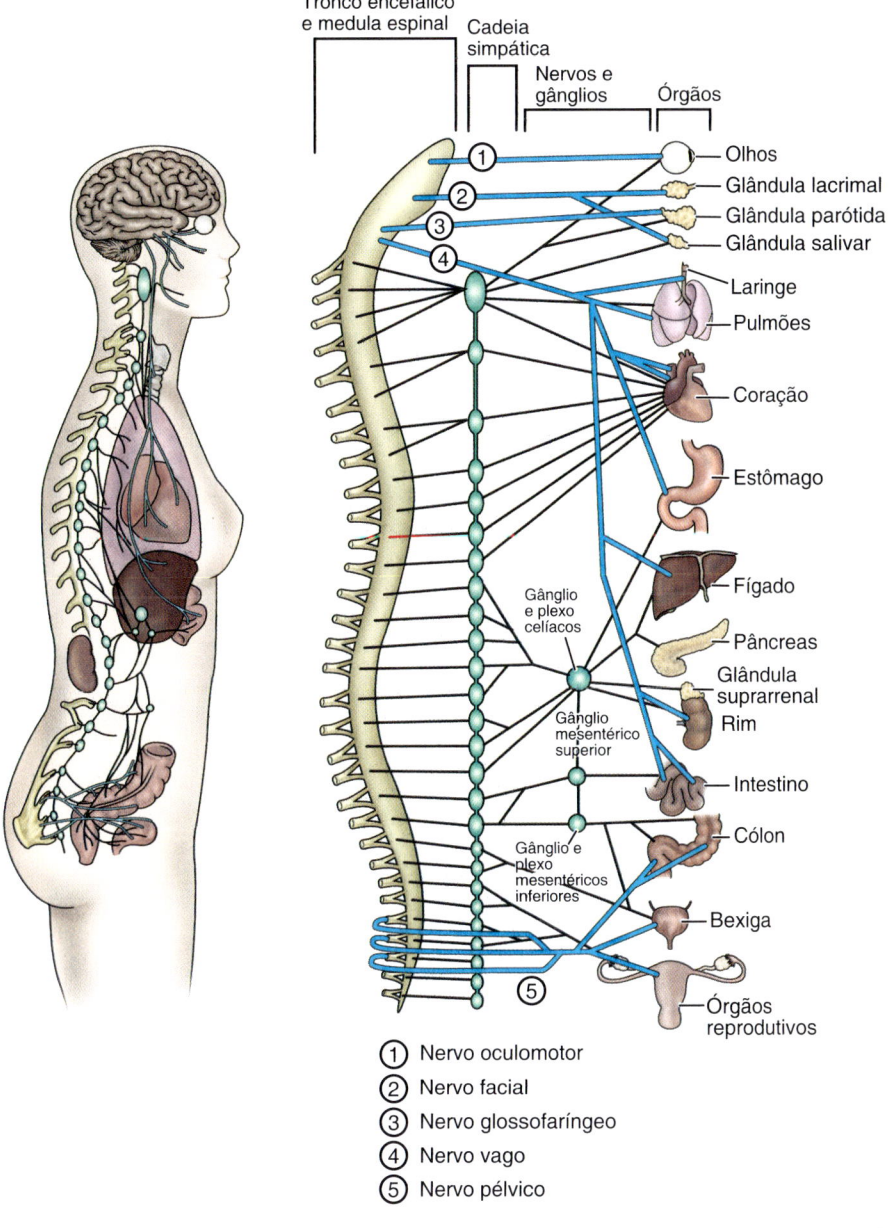

Figura 13.24 • Anatomia do SNA. Fonte: Hinkle J. L., Cheever, K. H. (2018). Brunner & Suddarth's textbook of medical-surgical nursing (4. ed., Fig. 65-10, p. 1954). Philadelphia, PA: Lippincott Williams & Wilkins.

e na medula espinal. Muitos deles inibem e outros modulam a transmissão pré-ganglionar para pós-ganglionar.

Os axônios dos neurônios pré-ganglionares deixam a medula espinal através das raízes ventrais dos nervos espinais (T1 a L2), entram pelos ramos primários ventrais e deixam o respectivo nervo espinal através dos ramos comunicantes brancos para chegar à cadeia ganglionar paravertebral (Figura 13.25). Na cadeia de gânglios simpáticos, as fibras pré-ganglionares podem fazer sinapse com neurônios do gânglio que entram, com gânglios acima ou abaixo da cadeia, e fazer sinapse com um ou mais gânglios, ou passar através da cadeia e se deslocar para fora através de um nervo esplâncnico para terminar nos gânglios pré-vertebrais (i. e., celíaco, mesentérico superior ou mesentérico inferior) espalhados ao longo da aorta dorsal e seus ramos.

As fibras pré-ganglionares dos segmentos torácicos da medula se deslocam para cima, para formar a cadeia cervical que conecta os gânglios simpáticos cervicais inferior, médio e superior com o resto da cadeia simpática nos níveis mais baixos. Os axônios simpáticos pós-ganglionares da cadeia de gânglios cervical e lombossacral inferior se propagam além, até os plexos nervosos juntamente com as continuações das grandes artérias. Estruturas cranianas, especialmente os vasos sanguíneos, são inervadas pela propagação de axônios pós-ganglionares ao longo das artérias carótidas interna e externa para o rosto e a cavidade craniana. As fibras simpáticas que saem de T1 geralmente continuam para cima na cadeia simpática até o crânio; as que saem de T2 entram no pescoço; as de T1 a T5 trafegam até o coração; as de T3, T4, T5 e T6 se dirigem para as vísceras torácicas; as de T7, T8, T9, T10 e T11 se dirigem para as vísceras abdominais; e as que partem de T12, L1, L2 e L3 vão até os rins e órgãos pélvicos. Muitas fibras pré-ganglionares do quinto até os últimos segmentos toracolombares passam através de gânglios paravertebrais para continuar como nervos esplâncnicos. A maioria dessas fibras não faz sinapse até alcançar o gânglio celíaco ou o gânglio mesentérico superior; outras vão até a medula suprarrenal.

A medula suprarrenal, que é parte do sistema nervoso simpático, contém neurônios simpáticos pós-ganglionares que secretam

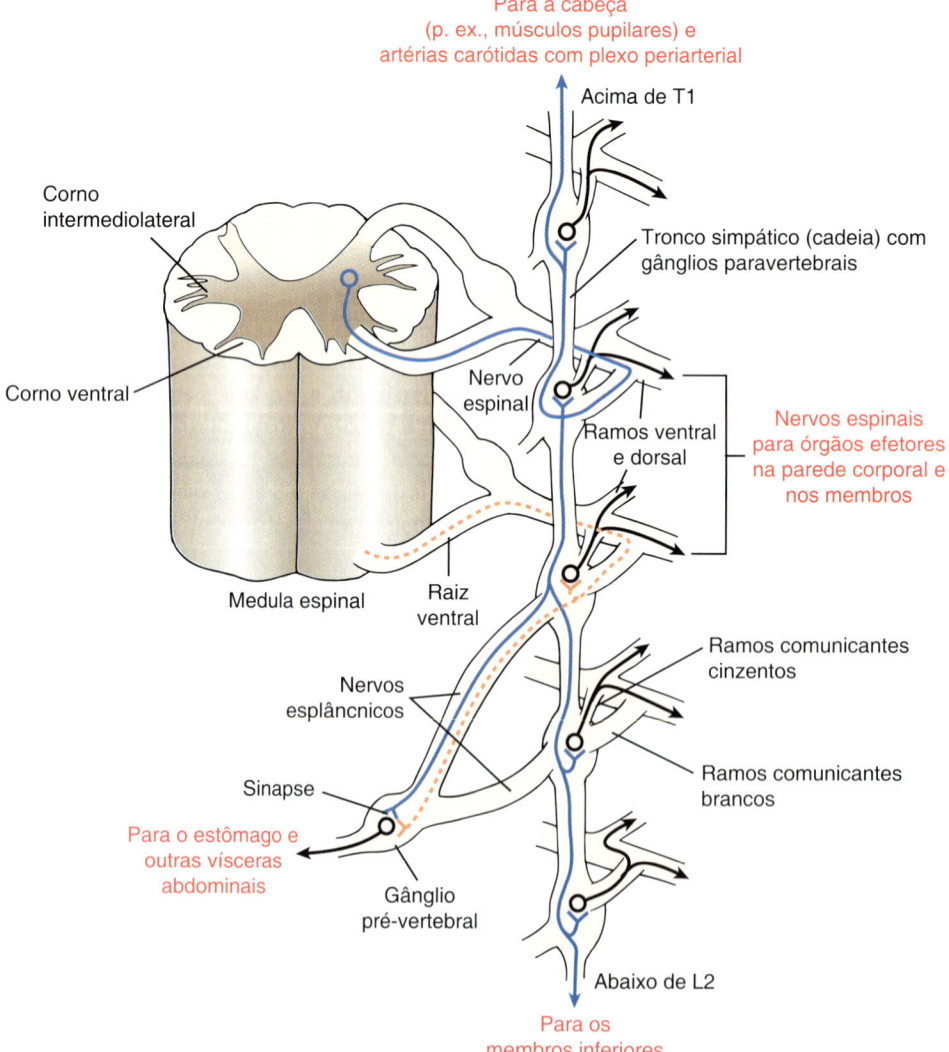

Figura 13.25 • Vias simpáticas. As fibras pré-ganglionares simpáticas (em azul) deixam a medula espinal através da raiz ventral dos nervos espinais, entram no ramo primário ventral e passam pelo ramo branco até o gânglio pré-vertebral ou paravertebral da cadeia simpática, onde fazem sinapse com os neurônios pós-ganglionares (em preto). Outros neurônios pré-ganglionares (linhas pontilhadas em vermelho) trafegam diretamente para o seu destino nos vários órgãos efetores.

neurotransmissores simpáticos diretamente na corrente sanguínea. Algumas fibras pós-ganglionares, que são amielínicas, saem da cadeia ganglionar paravertebral e reingressam no nervo segmentar através de ramos amielínicos, chamados *ramos cinzentos*. Esses nervos segmentares são então distribuídos para todas as partes das paredes do corpo nos ramos do nervo espinal. Essas fibras inervam glândulas sudoríparas, músculos piloeretores dos folículos pilosos, todos os vasos sanguíneos da pele e da musculatura esquelética e o próprio SNC.

Sistema nervoso parassimpático

As fibras pré-ganglionares do sistema nervoso parassimpático, também chamado de *divisão craniossacral* do SNA, se originam em alguns segmentos do tronco encefálico e segmentos sacrais da medula espinal. As áreas centrais de origem são mesencéfalo, ponte, medula oblonga e medula espinal sacral. O fluxo do mesencéfalo passa através do nervo oculomotor (NC III) para o gânglio ciliar, que se situa na órbita na parte de trás do olho; ele inerva o músculo do esfíncter da pupila de cada olho e os músculos ciliares que controlam a espessura para acomodação do cristalino. As fibras pré-ganglionares do componente intermediário do complexo nervo facial (NC VII) se originam da saída pontina caudal. Essa saída faz sinapse com o gânglio submandibular, que envia fibras pós-ganglionares para inervar as glândulas submandibular e sublingual. Além disso, as fibras pré-ganglionares são distribuídas para os gânglios pterigopalatinos para fazer sinapse em neurônios pós-ganglionares que inervam as glândulas lacrimais e nasais. As fibras no nervo glossofaríngeo (NC IX) fazem sinapse no gânglio ótico, que inerva as glândulas salivares parótidas. O nervo vago fornece inervação parassimpática para coração, traqueia, pulmões, esôfago, estômago, intestino delgado, metade proximal do cólon, fígado, vesícula biliar, pâncreas, rins e porções superiores dos ureteres. O sistema digestório tem sua própria rede intrínseca de células ganglionares, localizadas entre as camadas de músculo liso, chamadas *sistema nervoso entérico*, que controla o peristaltismo local e as funções secretoras. A ação do sistema nervoso entérico pode ser modificada pela atividade do SNA.

Os axônios pré-ganglionares sacrais deixam os nervos segmentares S2 a S4 se reunindo nos nervos pélvicos, também chamados de *nervos erigentes*. Os nervos pélvicos deixam o plexo sacral em cada lado da medula e distribuem suas fibras periféricas para bexiga, útero, uretra, próstata, porção distal do cólon transverso, cólon descendente e reto. As fibras parassimpáticas sacrais também suprem o fluxo venoso dos órgãos genitais externos para facilitar a função erétil.

Exceto pelos NC III, VII e IX, que fazem sinapse em gânglios específicos, as longas fibras pré-ganglionares parassimpáticas passam sem interrupção para fibras pós-ganglionares curtas nas paredes dos órgãos. Nas paredes desses órgãos, neurônios pós-ganglionares enviam axônios para células da musculatura lisa e glandulares que modulam suas funções.

Vias integrativas centrais

Fibras AV gerais acompanham o fluxo de saída simpático e parassimpático na medula e nos nervos cranianos, trazendo informações sobre quimiorreceptores, pressão, distensão da cápsula do órgão e informação nociceptiva de órgãos viscerais para o tronco encefálico, a medula toracolombar e a sacral. Circuitos reflexos locais relacionando atividade eferente autonômica e AV são integrados em um sistema de controle hierárquico na medula espinal e no tronco encefálico. A cada nível mais alto do sistema nervoso vai ocorrendo progressivamente maior complexidade nas respostas e maior precisão no controle. A maioria dos reflexos viscerais conta com a colaboração dos NMI que inervam os músculos esqueléticos como parte de seu padrão de resposta. A distinção entre as hierarquias reflexas puramente viscerais e somáticas torna-se cada vez menos significativa nos níveis mais altos de controle hierárquico e integração comportamental.

O hipotálamo funciona como principal centro de controle para a maioria das funções mediadas autonomamente. O hipotálamo, com conexões com córtex cerebral, sistema límbico e hipófise, está em uma posição privilegiada para receber, integrar e transmitir informações a outras áreas do sistema nervoso. Os sinais provenientes do hipotálamo podem afetar quase todos os centros de controle de tronco encefálico. Por exemplo, a estimulação de determinadas áreas, principalmente no hipotálamo posterior, pode fazer os centros de controle cardiovasculares elevarem a pressão arterial em mais de duas vezes o valor normal. Da mesma maneira, outros centros hipotalâmicos controlam a temperatura corporal e aumentam a salivação e a atividade gastrintestinal.

Ocorrem ajustes reflexos da função cardiovascular e respiratória no nível do tronco encefálico. Um exemplo importante é o barorreflexo do seio carotídeo. O aumento da pressão arterial no seio da carótida resulta em aumento da descarga de fibras aferentes que trafegam pelo NC IX até os centros cardiovasculares no tronco encefálico. Esses centros aumentam a atividade das fibras descendentes eferentes vagais que desaceleram a frequência cardíaca, enquanto fibras simpáticas inibidoras aumentam a frequência cardíaca e o tônus dos vasos sanguíneos. As características mais marcantes do SNA são a rapidez e a intensidade na capacidade de causar alterações no funcionamento visceral. Em um intervalo de 3 a 5 s, ele é capaz de aumentar a frequência cardíaca em aproximadamente duas vezes o valor de repouso. O tônus da musculatura lisa dos brônquios é amplamente controlado por fibras parassimpáticas transportadas pelo nervo vago. Esses nervos produzem constrição dos bronquíolos entre leve e moderada.

Outros reflexos importantes do SNA estão localizados no nível da medula espinal. Tal como acontece com outros reflexos espinais, esses reflexos são modulados pelo *input* de centros superiores. Quando existe uma perda de comunicação entre os centros mais altos e os reflexos espinais, como ocorre nos casos de lesões da medula espinal, esses reflexos passam a funcionar de maneira irregular. Isso resulta em descontrole da sudorese, instabilidade vasomotora e função reflexa do intestino e da bexiga.

Neurotransmissão autonômica

A geração e a transmissão de impulsos no SNA se dão da mesma maneira que nos outros neurônios. São criados potenciais de ação que se autopropagam com a transmissão dos impulsos através das sinapses e outras junções teciduais por transmissores neuro-humorais. No entanto, os neurônios somáticos motores que inervam os músculos esqueléticos se dividem em vários ramos, com cada ramo inervando uma única fibra muscular; em contraste, a distribuição das fibras pós-ganglionares do SNA forma um plexo nervoso difuso no local de inervação. As membranas das células de muitas fibras musculares lisas são ligadas por pontes protoplasmáticas condutoras, chamadas *junções comunicantes* (*gap junctions*), que possibilitam a rápida condução de impulsos através de folhas inteiras de músculo liso, muitas vezes em repetidas ondas de contração. Os neurotransmissores autônomos liberados perto de uma porção limitada dessas fibras proporcionam uma função de modulação que se estende a muitas células efetoras. Camadas de músculo liso do intestino e da parede da bexiga são exemplos disso. Às vezes, células musculares lisas isoladas são inervadas individualmente pelo SNA, como as células pilopretoras que elevam os pelos da pele durante a exposição ao frio.

Os principais neurotransmissores do SNA são a acetilcolina e as catecolaminas, epinefrina e norepinefrina (Figura 13.26).[8] A acetilcolina é liberada em todas as sinapses pré-ganglionares nos gânglios autônomos de fibras nervosas tanto simpáticas quanto parassimpáticas e em sinapses pós-ganglionares de todas as terminações nervosas parassimpáticas. Também é liberada nas terminações nervosas simpáticas que inervam as glândulas sudoríparas e em fibras vasodilatadoras colinérgicas encontradas no músculo esquelético. A norepinefrina é liberada na maioria das terminações nervosas simpáticas. A medula suprarrenal, que é um gânglio simpático pré-vertebral modificado, produz epinefrina juntamente com pequenas quantidades de norepinefrina. A dopamina, que é um composto intermediário na síntese de norepinefrina, também funciona como neurotransmissor. É o principal transmissor inibitório dos neurônios internunciais nos gânglios simpáticos. Também tem efeitos vasodilatadores sobre os vasos sanguíneos renais, esplâncnicos e coronarianos, quando administrada por via intravenosa, e algumas vezes é utilizada no tratamento de choque.

Acetilcolina e receptores colinérgicos

A acetilcolina é sintetizada nos neurônios colinérgicos a partir de moléculas de colina e acetilcoenzima A (acetil-CoA; Figura 13.27 A). Depois que a acetilcolina é secretada pelas terminações nervosas colinérgicas, ela é rapidamente decomposta pela enzima acetilcolinesterase. A molécula de colina é transportada de volta para o terminal nervoso, onde é reutilizada na síntese de acetilcolina.

Os receptores que respondem à ação da acetilcolina são chamados *receptores colinérgicos*. Existem dois tipos de receptores colinérgicos: muscarínicos e nicotínicos. Os receptores muscarínicos são encontrados nos alvos de inervação de fibras pós-ganglionares do sistema nervoso parassimpático e nas glândulas sudoríparas, que são inervadas pelo sistema nervoso simpático.

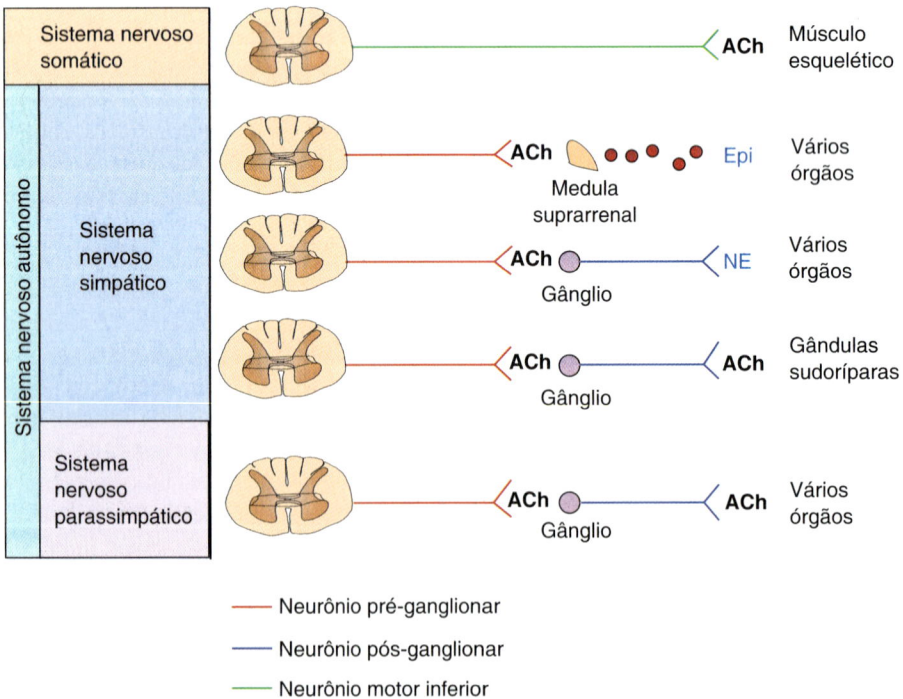

Figura 13.26 • Comparação da neurotransmissão no sistema nervoso autônomo (SNA) e no somático. No sistema nervoso somático, todos os NMI liberam acetilcolina (ACh) como neurotransmissor. No SNA os neurônios pré-ganglionares tanto simpáticos quanto parassimpáticos liberam ACh como neurotransmissor. Os neurônios pós-ganglionares parassimpáticos liberam ACh no local de inervação do órgão. A maioria dos neurônios pós-ganglionares do sistema nervoso simpático libera norepinefrina (NE) no local de inervação do órgão. O principal neurotransmissor liberado pela glândula suprarrenal é epinefrina (Epi), que trafega até o local de inervação do órgão através da corrente sanguínea. Os neurônios pós-ganglionares que inervam as glândulas sudoríparas são fibras simpáticas que usam como neurotransmissor a acetilcolina.

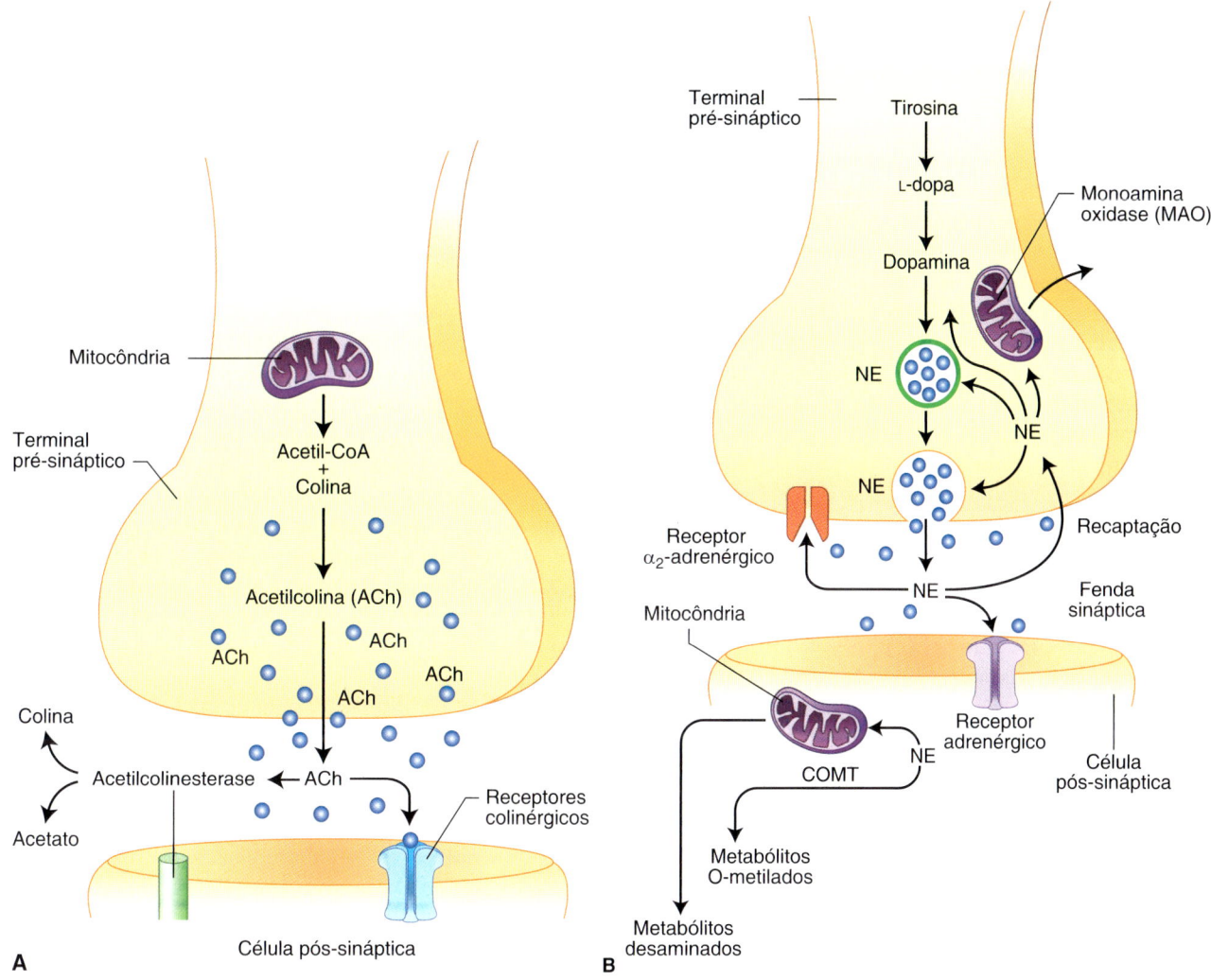

Figura 13.27 • Ilustração esquemática da síntese, liberação, ligação com receptor, degradação e transporte metabólito de volta para o neurônio pré-sináptico (acetilcolina) e recaptação (norepinefrina) de neurotransmissores colinérgicos parassimpáticos (**A**) e noradrenérgicos simpáticos (**B**). COMT: catecol-O-metiltransferase.

Os receptores nicotínicos são encontrados nos gânglios autônomos e nas placas terminais de músculos esqueléticos. A acetilcolina exerce ação excitatória na maioria dos receptores muscarínicos e nicotínicos, exceto naqueles localizados no coração e na parte inferior do esôfago, onde há efeito inibitório. A atropina é uma substância antimuscarínica, ou de bloqueio colinérgico muscarínico, que impede a ação da acetilcolina nos locais de receptores muscarínicos excitatórios e inibitórios. Como a atropina é uma substância bloqueadora muscarínica, ela exerce pouco efeito em locais receptores nicotínicos.

Catecolaminas e receptores adrenérgicos

As catecolaminas, classe de substâncias que inclui a norepinefrina, a epinefrina e a dopamina, são sintetizadas no axoplasma de terminações nervosas simpáticas a partir do aminoácido tirosina (Figura 13.27 B). Durante a síntese de uma catecolamina, a tirosina é hidroxilada (*i. e.*, adiciona-se um grupamento hidroxila) para formar DOPA, e a molécula de DOPA é descarboxilada (*i. e.*, um grupamento carboxila é removido) para formar a dopamina. A dopamina, por sua vez, é hidroxilada para formar a norepinefrina. Na glândula suprarrenal ocorre uma etapa adicional, durante a qual se dá a metilação da norepinefrina (*i. e.*, adição de um grupamento metila) para formar a epinefrina.

Cada etapa na síntese de um neurotransmissor simpático requer uma enzima diferente, e o tipo de neurotransmissor produzido depende do tipo de enzima disponível em um terminal nervoso. Por exemplo, os neurônios simpáticos pós-ganglionares que suprem os vasos sanguíneos sintetizam norepinefrina, mas os neurônios pós-ganglionares na medula suprarrenal produzem epinefrina ou norepinefrina. A epinefrina representa aproximadamente 80% das catecolaminas liberadas pela glândula suprarrenal. A síntese de epinefrina pela medula suprarrenal é influenciada pela secreção de glicocorticoides a partir do córtex suprarrenal. Esses hormônios são transportados através de uma rede vascular intrassuprarrenal, do córtex suprarrenal até a medula suprarrenal, onde fazem os neurônios simpáticos aumentarem a produção de epinefrina por meio de uma elevação da atividade enzimática. Assim, qualquer situação suficientemente estressante para produzir aumento nos níveis de glicocorticoides também aumenta os níveis de epinefrina. À medida que as catecolaminas são sintetizadas, vão sendo armazenadas em vesículas. A etapa final da síntese de norepinefrina ocorre nessas vesículas. Quando um potencial de ação atinge um terminal axônico, as moléculas de neurotransmissores são liberadas dessas vesículas de armazenamento. As vesículas proporcionam um meio para o armazenamento concentrado de catecolaminas e protegem os neurotransmissores da ação de enzimas citoplasmáticas que causam sua degradação.

Além da síntese neuronal, existe um segundo mecanismo importante para a reposição de norepinefrina nos terminais nervosos simpáticos. Esse mecanismo consiste na recaptura ativa ou recaptação do neurotransmissor liberado para o terminal nervoso. Uma quantidade que varia entre 50 e 80% de norepinefrina liberada durante um potencial de ação é removida da região sináptica por um processo ativo de recaptação. Esse processo interrompe a ação do neurotransmissor e possibilita que ele seja reutilizado pelo neurônio. O restante das catecolaminas liberadas se mistura aos líquidos dos tecidos circundantes ou é degradado por duas enzimas especiais: catecol-O-metiltransferase, que está em todos os tecidos de modo difuso, e monoamina oxidase (MAO), encontrada nas terminações nervosas. Acredita-se que algumas classes de medicamentos, como antidepressivos tricíclicos, aumentam os níveis de catecolaminas nos locais das terminações nervosas do cérebro por meio do bloqueio do processo de recaptação. Outros, como os inibidores da MAO, aumentam os níveis de neurotransmissores por reduzir a degradação enzimática.

As catecolaminas podem causar excitação ou inibição da contração do músculo liso, dependendo do local, da dosagem e do tipo de receptor existente. A norepinefrina tem potente atividade excitatória e baixa atividade inibitória. A epinefrina é potente tanto como agente excitatório quanto inibitório. As respostas de excitação (α) ou inibição (β) dos órgãos à ação dos neurotransmissores simpáticos são mediadas pela interação com estruturas específicas na membrana celular, chamadas *receptores*.

Na musculatura lisa vascular, a excitação dos receptores α provoca vasoconstrição, e a excitação dos receptores β vasodilatação. A administração endógena e exógena de norepinefrina produz vasoconstrição acentuada dos vasos sanguíneos na pele, nos rins e na circulação esplâncnica, que são supridos por receptores α. Os receptores β são mais prevalentes no coração, nos vasos sanguíneos da musculatura esquelética e nos bronquíolos. Os vasos sanguíneos de músculos esqueléticos têm receptores α e β. Nesses vasos, níveis altos de norepinefrina produzem vasoconstrição; níveis baixos produzem vasodilatação. Acredita-se que níveis baixos tenham efeito diluidor sobre os níveis de norepinefrina nas artérias desses vasos sanguíneos, de modo que predomina o efeito dos receptores β. No que diz respeito a vasos com poucos receptores, como os que abastecem o encéfalo, a norepinefrina tem pouco efeito.

Os receptores alfa-adrenérgicos foram subdivididos em receptores α_1 e α_2; e os receptores beta-adrenérgicos em receptores β_1 e β_2. Os receptores β_1-adrenérgicos são encontrados principalmente no coração e podem ser bloqueados seletivamente por substâncias bloqueadoras de receptores β_1. Os receptores β_2-adrenérgicos são encontrados nos bronquíolos e em outros locais que têm funções mediadas por receptores β. Os receptores α_1-adrenérgicos são encontrados principalmente em locais efetores pós-sinápticos; eles fazem a mediação de respostas na musculatura lisa vascular. Os receptores α_2-adrenérgicos estão situados principalmente em locais pré-sinápticos e podem inibir a liberação de norepinefrina nas terminações nervosas simpáticas. Os receptores α_2-adrenérgicos são abundantes no sistema nervoso central e acredita-se que influenciam o controle central da pressão arterial.

As várias classes de receptores adrenérgicos fornecem um mecanismo pelo qual o mesmo neurotransmissor adrenérgico pode ter diversos efeitos seletivos sobre diferentes células efetoras. Esse mecanismo também possibilita que neurotransmissores transportados pela corrente sanguínea produzam os mesmos efeitos, seja por secreção neuroendócrina pela glândula suprarrenal, pela administração de substâncias por via subcutânea ou por via intravenosa. As catecolaminas produzidas e liberadas a partir de terminações nervosas simpáticas são chamadas *neuromediadores endógenos*. As terminações nervosas simpáticas também podem ser ativadas por formas exógenas destes neuromediadores, que alcançam as terminações nervosas através da corrente sanguínea depois de injetadas no corpo ou administradas por via oral. Essas substâncias mimetizam a ação dos neuromediadores e, por isso, são consideradas como tendo uma *ação simpaticomimética*. Outras substâncias podem bloquear seletivamente os locais receptores nos neurônios e impedir temporariamente que o neurotransmissor exerça sua ação.

RESUMO

O SNA regula, ajusta e coordena as funções viscerais do corpo. O SNA, que é dividido em sistemas simpático e parassimpático, é um sistema eferente. Ele recebe o *input* aferente de neurônios AV. O SNA tem componentes do SNC e do SNP. O fluxo de saída tanto do sistema nervoso simpático quanto do parassimpático percorre uma via formada por dois neurônios, que consiste em um neurônio pré-ganglionar do SNC e um neurônio pós-ganglionar localizado fora do SNC. As fibras simpáticas saem do SNC no nível toracolombar, e as fibras parassimpáticas deixam o SNC nos níveis craniano e sacral. O sistema nervoso simpático e o sistema parassimpático podem ter efeitos opostos sobre a função visceral: se um excita, o outro inibe. O hipotálamo funciona como principal centro de controle para a maioria das funções do SNA; circuitos reflexos locais que relacionam a atividade AV e a atividade eferente autonômica são integrados em um sistema de controle hierárquico na medula espinal e no tronco encefálico.

Os principais neurotransmissores do SNA são a acetilcolina e as catecolaminas, a epinefrina e a norepinefrina. A acetilcolina é o transmissor para todos os neurônios pré-ganglionares, para os neurônios parassimpáticos pós-ganglionares e para determinados neurônios simpáticos pós-ganglionares. As catecolaminas são os neurotransmissores para a maioria dos neurônios simpáticos pós-ganglionares. Os neurotransmissores exercem sua ação por meio de receptores especializados na superfície celular: receptores colinérgicos, que se ligam à acetilcolina, e receptores adrenérgicos, que se ligam às catecolaminas. Os receptores colinérgicos são divididos em receptores nicotínicos e muscarínicos; os receptores adrenérgicos, em receptores α e β. A existência de diferentes receptores para o mesmo transmissor em diversos locais em um mesmo tecido ou em tecidos diferentes resulta em diferenças nas respostas teciduais para o mesmo transmissor. Esse arranjo também possibilita a utilização de agentes farmacológicos que atuam sobre tipos específicos de receptores.

CONSIDERAÇÕES GERIÁTRICAS

- O envelhecimento está associado à redução da massa de células nervosas, do peso total do encéfalo e das dimensões do encéfalo e da medula espinal[9]
- O tempo de reação aumenta em decorrência da perda de células nervosas; as células nervosas remanescentes têm menos dendritos e há desmielinização da célula.[9] Efeitos tóxicos nas células nervosas podem ocorrer devido à exposição a radicais livres por toda a vida[9]
- A capacidade de compensação do encéfalo à redução do fluxo sanguíneo diminui com o envelhecimento.[9]

CONSIDERAÇÕES PEDIÁTRICAS

- Infecções, traumatismos e malformações congênitas podem causar alterações neurológicas nas crianças[10]
- Durante as primeiras 3 a 4 semanas de gravidez, o encéfalo e a medula espinal correm risco aumentado de alterações do desenvolvimento quando expostos a desnutrição, infecções, traumatismo e agentes teratogênicos[10]
- Como os ossos do crânio não estão fundidos por ocasião do nascimento, o recém-nascido/lactente corre risco aumentado de fraturas do crânio[10]
- Quanto mais prematuro for o recém-nascido, maior é o risco de lesão encefálica por causa do número aumentado de capilares frágeis que podem resultar em hemorragia[10]
- A mobilidade aumentada da coluna vertebral das crianças as coloca em risco de lesão da região cervical.[10]

Exercícios de revisão

1. Herpes-zóster ou cobreiro é uma erupção cutânea vesicular dolorosa que envolve problemas na distribuição do dermátomo de um nervo AS geral, causados pela reativação do vírus da varicela (vírus varicela-zóster), que permaneceu latente no gânglio da raiz dorsal desde a manifestação da infecção na infância.
    a. Explique a reativação do vírus da varicela-zóster.

2. Um evento como uma parada cardíaca, que produz isquemia global do encéfalo, pode produzir perda seletiva de memória recente e de habilidades cognitivas, enquanto funções mais vegetativas de sustentação da vida, como a respiração, são preservadas.
    a. Utilizando princípios relacionados com o desenvolvimento do sistema nervoso e a hierarquia de controle, explique por que isso acontece.
3. Geralmente, uma lesão da medula espinal ou uma doença produzem déficits sensoriais e motores. Uma exceção é a infecção pelo vírus da poliomielite, que produz fraqueza e paralisia sem perda de sensibilidade nas extremidades afetadas.
    a. Explique isso empregando informações sobre a organização das colunas de células na medula espinal.
4. O funcionamento do sistema nervoso simpático é frequentemente descrito em relação à resposta de "luta ou fuga". Empregando essa descrição, explique a vantagem fisiológica para a seguinte distribuição de receptores do sistema nervoso simpático:
    a. A existência de receptores β_2 nos vasos sanguíneos que possibilita o fluxo de sangue para os músculos esqueléticos durante uma situação de "luta ou fuga", e a existência de receptores α_1 nos vasos de resistência que controlam a pressão arterial.
    b. A existência de receptores de acetilcolina nas glândulas sudoríparas que viabiliza a perda por evaporação do calor do corpo durante uma situação de "luta ou fuga", e a existência de receptores α_1 que contraem os vasos cutâneos que controlam o fluxo sanguíneo para a pele.
    c. A existência de receptores β_2 que produzem o relaxamento do músculo detrusor da bexiga durante uma situação de "luta ou fuga", e a existência de receptores α_1 que produzem a contração da musculatura lisa no esfíncter interno da bexiga.

REFERÊNCIAS BIBLIOGRÁFICAS

1. Hammer G., McPhee S. (2013). Pathophysiology of disease: An introduction to clinical medicine (7th ed.). New York: McGraw-Hill.
2. Waxman S. (2017). Clinical neuroanatomy (28th ed.). New York, NY: McGraw Hill Education.
3. Harlow D. E., Honce, J. M., Miravalle, A. A. (2013). Remyelination therapy in multiple sclerosis. Frontiers in Neurology 6, 1–13.
4. MacVicar B. A., Newman E. A. (2015). Astrocyte regulation of blood flow in the brain. Cold Spring Harbor Perspectives in Biology 7, 1–15.
5. Hickey J. (2013). The clinical practice of neurological and neurosurgical nursing (7th ed.). Philadelphia, PA: Lippincott Williams & Wilkins.
6. Tortora G., Derrickson B. (2017). Principles of anatomy and physiology (15th ed.). Hoboken, NJ: John Wiley & Sons.
7. Rowland, L. P., Pedley, T. A. (2015). Merritt's Neurology (13th ed.). Philadelphia, PA: Lippincott Williams & Wilkins.
8. Bader, M. K., Littlejohns, L. R., Olson, D.M. (2016). AANN Core Curriculum for Neuroscience Nursing. Chicago, IL: AANN.
9. Eliopoulos, C. Neurologic function. In Gerontological nursing (9th ed.). Philadelphia, PA: Wolters Kluwer.
10. Kyle T., Carman S. (Eds.) (2017). Nursing care of the child with an alteration in intracranial regulation/neurologic disorder. In Essentials of pediatric nursing (3rd ed.). Philadelphia, PA: Wolters Kluwer.

Função Somatossensorial, Dor, Cefaleia e Regulação da Temperatura

14

Cynthia Bautista

INTRODUÇÃO

O componente somatossensorial do sistema nervoso proporciona a consciência das sensações corporais, como toque, temperatura, posição do corpo e dor. Esses sentidos especiais são discutidos em outros capítulos. Os receptores sensoriais para a função somatossensorial consistem em terminações nervosas distintas na pele e outros tecidos corporais. Entre 2 e 3 milhões de neurônios sensoriais entregam um fluxo constante de informação codificada. Apenas uma pequena parte dessa informação chega à consciência. A maioria das informações é essencial para inúmeros mecanismos reflexos e automáticos.

ORGANIZAÇÃO E CONTROLE DA FUNÇÃO SOMATOSSENSORIAL

Depois de concluir esta seção, o leitor deverá ser capaz de:

- Descrever a organização do sistema somatossensorial em termos de neurônios de primeira, segunda e terceira ordem
- Fazer um resumo da estrutura e da função dos neurônios do gânglio da raiz dorsal em termos de receptores sensoriais, velocidades de condução e projeções para a medula espinal
- Comparar as modalidades sensoriais táteis, térmicas e posicionais em termos de receptores, estímulos adequados, vias ascendentes e mecanismos integrativos centrais.

O sistema somatossensorial é concebido para fornecer ao sistema nervoso central (SNC) os dados sobre toque, temperatura, posição do corpo e dor relacionados com estruturas corporais profundas e superficiais. Os neurônios sensoriais podem ser divididos em três tipos, que variam em distribuição e no modo de sensação detectada: somáticos gerais, somáticos especiais e viscerais gerais. Os *neurônios aferentes somáticos gerais* têm ramificações com distribuição generalizada por todo o corpo e com muitos tipos de receptores, o que resulta em sensações como dor, toque e temperatura.[1,2] Os *neurônios aferentes somáticos especiais* têm receptores localizados principalmente nos músculos, tendões e articulações.[1,2] Esses receptores detectam a posição e o movimento do corpo. Os *neurônios aferentes viscerais gerais* apresentam receptores em diversas estruturas viscerais que detectam plenitude e desconforto.[1,2]

Sistemas sensoriais

Os sistemas sensoriais podem ser conceituados como uma sucessão em série de neurônios de primeira, segunda e terceira ordens. *Neurônios de primeira ordem* transmitem informação sensorial da periferia para o SNC. *Neurônios de segunda ordem* se comunicam com várias redes de reflexos e vias sensoriais na medula espinal e trafegam diretamente até o tálamo. *Neurônios de terceira ordem* transmitem informação a partir do tálamo para o córtex cerebral (Figura 14.1).

Estes três níveis principais de integração neural fornecem a estrutura de organização do sistema somatossensorial:

- Unidades sensoriais, que contêm os receptores sensoriais
- Vias ascendentes
- Centros de processamento central no tálamo e no córtex cerebral.

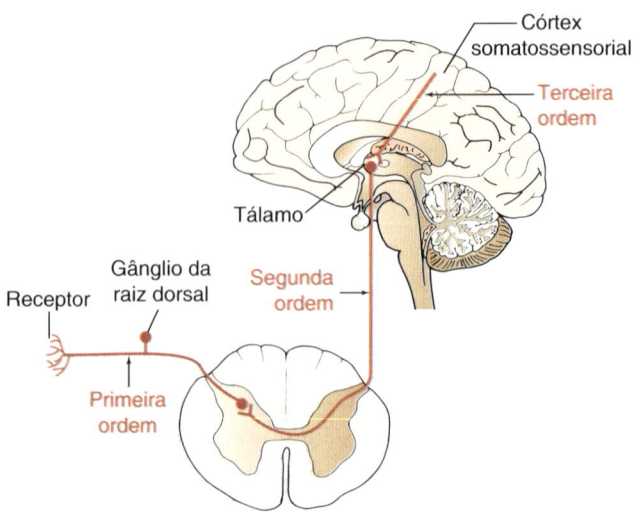

Figura 14.1 • Arranjo dos neurônios de primeira, segunda e terceira ordens do sistema somatossensorial.

A informação sensorial normalmente é transmitida e processada em sentido cranial (em direção à cabeça) pelas três ordens de neurônios. Muitos interneurônios processam e modificam a informação sensorial no nível dos neurônios de segunda e terceira ordens, e muitos participam antes de ocorrerem respostas coordenadas e movimentos aprendidos adequados. O número de neurônios envolvidos aumenta exponencialmente do nível primário ao secundário e do secundário ao nível terciário.

> **Conceitos fundamentais**
>
> **Sistema somatossensorial**
>
> - O sistema somatossensorial retransmite informações sobre quatro modalidades principais: toque, temperatura, posição do corpo e dor
> - A informação somatossensorial é transmitida em sequência por três tipos de neurônios: neurônios de primeira ordem, que transmitem informações dos receptores sensoriais para os neurônios do corno dorsal; neurônios de associação do SNC de segunda ordem, que se comunicam com vários circuitos reflexos e transmitem a informação ao tálamo e neurônios de terceira ordem, que encaminham as informações do tálamo ao córtex sensorial.

Unidade sensorial

A experiência somatossensorial surge a partir da informação fornecida por uma variedade de receptores distribuídos ao longo do corpo. Esses receptores monitoram quatro principais tipos ou modalidades de sensações: discriminação de estímulo, sensação tátil, sensação térmica e propriocepção.[1]

Cada uma das modalidades somatossensoriais é mediada por um sistema diferente de receptores e vias em direção ao encéfalo. No entanto, toda a informação somatossensorial proveniente dos membros e do tronco compartilha uma classe comum de neurônios sensoriais, denominados *neurônios do gânglio da raiz dorsal*.[2] A informação somatossensorial oriunda da face e de estruturas cranianas é transmitida pelos neurônios sensoriais do trigêmeo, que funcionam da mesma maneira que os neurônios do gânglio da raiz dorsal. O corpo celular de um neurônio do gânglio da raiz dorsal, seu ramo periférico (que inerva uma pequena área da periferia) e o axônio central (que se projeta para o SNC) formam a chamada *unidade sensorial*.

As fibras de diferentes neurônios do gânglio da raiz dorsal conduzem impulsos em velocidades que variam de 0,5 a 120 m/segundo.[1] A velocidade depende do diâmetro da fibra nervosa. Existem três tipos de fibras nervosas que transmitem informação somatossensorial: tipos A, B e C.[3] Fibras do tipo A, que são mielinizadas, têm a condução mais rápida e transmitem pressão cutânea e sensação de toque, sensação de frio, dor mecânica ou térmica. Fibras do tipo B, que também são mielinizadas, transmitem a informação a partir de mecanorreceptores cutâneos e subcutâneos.[4] As fibras do tipo C não mielinizadas têm o menor diâmetro e a condução mais lenta. Elas transmitem sensação de calor e sensação de dor induzida por forças mecânicas e químicas, bem como calor e frio. Um dos maiores problemas para controlar a dor é identificar sua etiologia. A identificação da etiologia da dor é especialmente difícil em áreas como o sistema urinário inferior. O sistema urinário inferior tem tanto fibras Aδ mielinizadas quanto fibras C amielínicas que fornecem inervações aferentes a esta área. Evidências sugerem que, quando se utiliza um equipamento para detecção de limiar de percepção de corrente elétrica nessa região, pode ser feito um diagnóstico mais abrangente da função sensorial. Por sua vez, poderiam ser recomendadas intervenções farmacológicas e não farmacológicas mais eficazes.[5]

Padrão dermatomal da inervação da raiz dorsal

A inervação somatossensorial do corpo, incluindo a cabeça, mantém um padrão de organização segmentar básico, que foi estabelecido durante o desenvolvimento embrionário. Trinta e três pares de nervos espinais fornecem a inervação sensorial e motora das paredes do corpo, membros e vísceras. O aporte sensorial para cada segmento da medula espinal é fornecido por neurônios sensoriais com corpos celulares no gânglio da raiz dorsal.

A área da parede do corpo abastecida por um único par de gânglios da raiz dorsal é chamada *dermátomo*. Essas tiras inervadas por gânglios da raiz dorsal estão dispostas em uma sequência regular e se movem para cima a partir do segundo segmento do cóccix através dos segmentos cervicais, refletindo a organização segmentar básica do corpo e do sistema nervoso (Figura 14.2). Os nervos cranianos que inervam a cabeça enviam seus axônios para núcleos equivalentes no tronco encefálico. Dermátomos vizinhos se sobrepõem uns aos outros o suficiente para que a perda de uma raiz dorsal ou gânglio da raiz tenha como resultado uma redução, mas não a perda total da inervação sensorial de um dermátomo (Figura 14.3). O emprego de mapas de dermátomos pode ajudar na interpretação do nível e da extensão de *deficits* sensoriais que resultam de danos a nervos segmentares e à medula espinal. As informações obtidas a partir desse exercício são capazes de ajudar a determinar o plano mais efetivo de tratamento da dor.

Circuitos espinais e vias neurais ascendentes

Ao penetrar na medula espinal, os axônios centrais dos neurônios somatossensoriais se ramificam extensivamente e se projetam para os neurônios localizados na substância cinzenta da medula espinal. Alguns ramos se envolvem em reflexos locais da medula espinal e iniciam diretamente reflexos motores (p. ex., reflexo flexor de retirada). Duas vias paralelas, a *via discriminativa* e a *via anterolateral*, conduzem as informações da medula espinal até o nível talâmico de sensação, cada uma tomando um percurso diferente pelo SNC. A via discriminativa cruza na base do bulbo, e a via anterolateral cruza no interior dos primeiros segmentos de entrada na medula espinal. Essas vias transmitem informações para o encéfalo com três

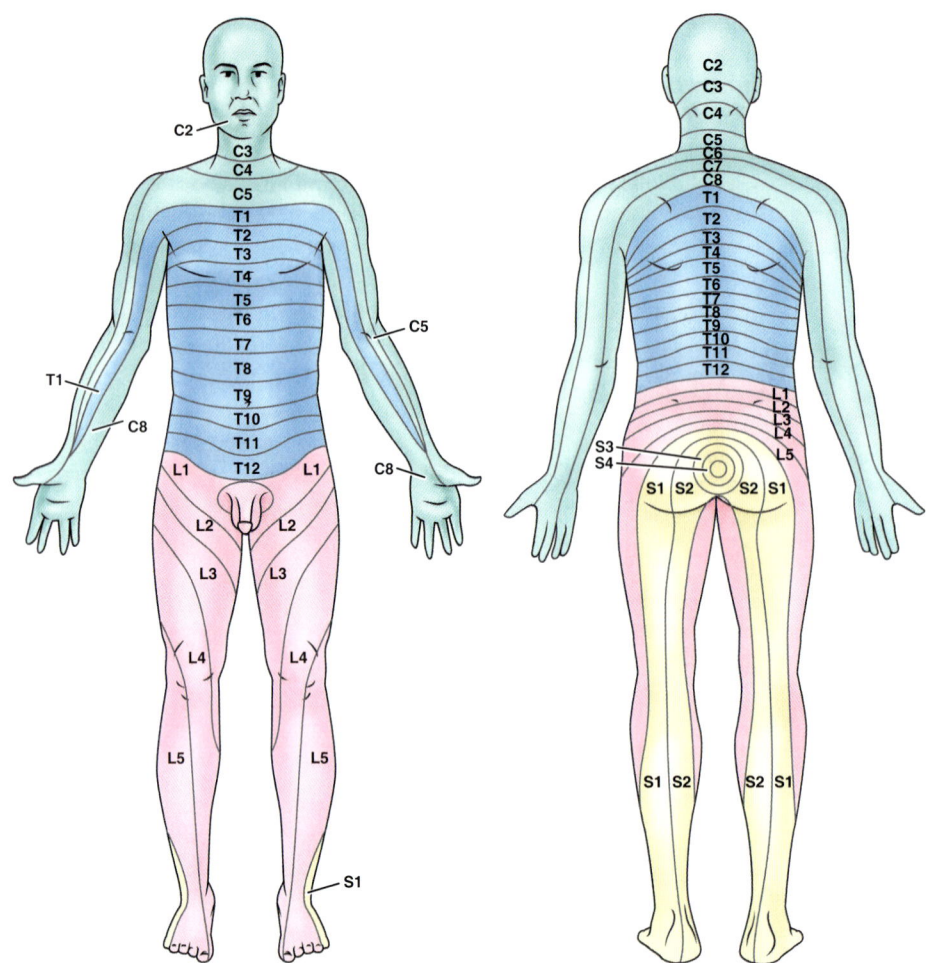

Figura 14.2 • Distribuição dermatomal. Fonte: Hinkle J. L., Cheever K. H. (2018). *Brunner & Suddarth's textbook of medical-surgical nursing* (14. ed., Figura 65.9, p. 1953). Philadelphia, PA: Lippincott Williams & Wilkins.

finalidades: percepção, excitação e controle motor. As vantagens de ter um sistema com duas vias incluem:

- A informação sensorial pode ser tratada de duas maneiras diferentes
- Se um caminho estiver danificado, o outro ainda pode fornecer informações.

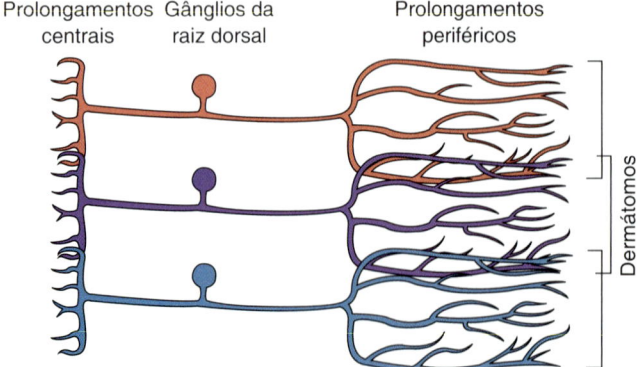

Figura 14.3 • Os dermátomos formados pelos processos periféricos dos nervos espinais adjacentes sobrepõem-se na superfície do corpo. Os prolongamentos centrais destas fibras também se sobrepõem em sua distribuição espinal.

Via discriminativa. A via discriminativa, também conhecida como via coluna dorsal-lemnisco medial, é utilizada para a transmissão rápida de informação sensorial, como o toque discriminativo.[1] Contém ramificações de axônios aferentes primários que ascendem pela coluna dorsal ipsilateral (*i. e.,* do mesmo lado) da substância branca da medula espinal e fazem sinapses com neurônios de associação somatossensoriais altamente evoluídos no bulbo. A via discriminativa utiliza apenas três neurônios para transmitir informação a partir de um receptor sensorial até a faixa somatossensorial do córtex cerebral parietal no lado oposto do encéfalo. São eles:

1. O neurônio primário do gânglio da raiz dorsal, que projeta seu axônio central para os núcleos da coluna dorsal
2. O neurônio da coluna dorsal, que envia seu axônio por meio de um sistema de condução rápida, chamado *lemnisco medial*. Depois, cruza na base do bulbo e trafega até o tálamo, no lado oposto do encéfalo, onde se inicia a sensação básica
3. O neurônio talâmico, que projeta seus axônios através da radiação somatossensorial até o córtex sensorial primário[1] (Figura 14.4 A).

O lemnisco medial é acompanhado por fibras do núcleo sensorial do nervo trigêmeo (nervo craniano V) que inerva o rosto.

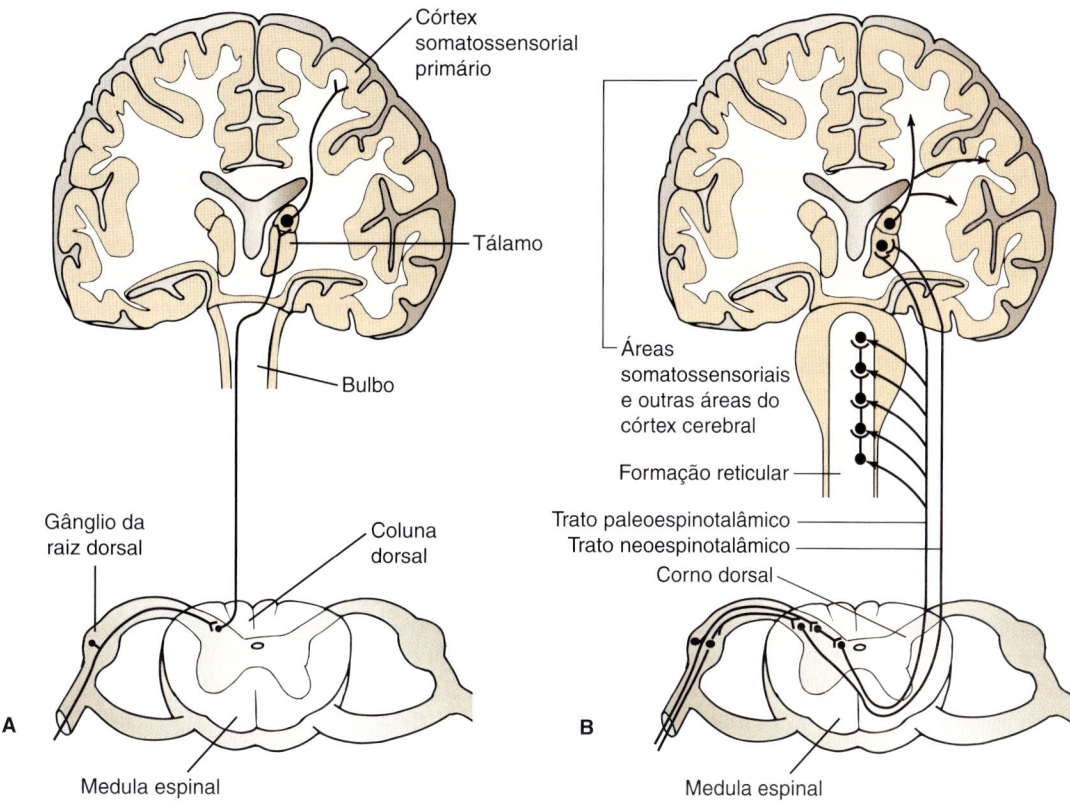

Figura 14.4 • **A.** Via discriminativa de transmissão rápida (coluna dorsal-lemniscal medial) transportando axônios mediadores de sensação tátil e de propriocepção. **B.** Subdivisão neoespinotalâmica e paleoespinotalâmica da via sensorial anterolateral. Os neurônios das vias anterolaterais cruzam no mesmo segmento que o corpo celular e sobem no lado oposto da medula espinal. O trato neoespinotalâmico se dirige principalmente para núcleos talâmicos com fibras de terceira ordem, que se projetam para o córtex somatossensorial. O sistema paleoespinotalâmico envia colaterais à formação reticular e a outras estruturas, a partir das quais outras fibras se projetam para o tálamo.

A informação sensorial que chega ao córtex sensorial por essa via é bem localizada e discriminada em termos de intensidade.

Uma característica específica da via discriminativa é a transmissão de informações precisas sobre a orientação espacial. Essa é a única via percorrida pelas sensações de movimento muscular e articular, vibração e tato fino discriminativo, como é necessário para diferenciar corretamente a localização do toque na pele em dois pontos adjacentes (*i. e.,* discriminação de dois pontos). Uma função importante da via discriminativa é integrar as informações de vários receptores. A sensação de forma e tamanho de um objeto quando não há visualização, chamada *estereognosia,* se baseia em informações aferentes precisas provenientes de músculos, tendões e receptores articulares. Por exemplo, uma chave de fenda é considerada diferente de uma faca em termos de textura (sensibilidade tátil) e forma, com base na posição relativa dos dedos à medida que se movimentam ao longo do objeto. Essa percepção interpretativa complexa requer que o sistema discriminativo e o córtex parietal de associação de ordem superior estejam funcionando corretamente. Se a via somatossensorial discriminativa é funcional, mas o córtex parietal de associação está discretamente danificado, a pessoa consegue descrever corretamente o objeto, mas não reconhece que é uma chave de fenda. Esse *deficit* é chamado *astereognosia.*

Via anterolateral. As vias anterolaterais (via anterior e via espinotalâmica lateral) consistem em sistemas bilaterais, multissinápticos e de condução lenta. Essas vias fornecem a transmissão de informações sensoriais, como dor, sensação térmica, toque bruto e pressão que não necessitam de localização distinta da fonte de sinal ou discriminação fina de intensidade. As fibras da via anterolateral se originam nos cornos dorsais no nível do nervo segmentar, em que os neurônios da raiz dorsal entram na medula espinal. Eles cruzam na comissura anterior, no interior de alguns segmentos de origem, até a via anterolateral oposta, na qual ascendem em direção ao encéfalo. As fibras do trato espinotalâmico fazem sinapses com vários núcleos do tálamo, mas no caminho emitem numerosas ramificações, que trafegam para o sistema de ativação reticular (SAR) do tronco encefálico. Essas projeções são a base para um estado maior de vigília ou consciência depois de forte estimulação somatossensorial, e para a reação generalizada de sobressalto, que ocorre com estímulos repentinos e intensos. Elas também estimulam as respostas do sistema nervoso autônomo, como aumento da frequência cardíaca e da pressão arterial, dilatação das pupilas e pele pálida e úmida que resulta da constrição dos vasos sanguíneos da pele e da ativação das glândulas sudoríferas.

Existem duas subdivisões na via anterolateral: o *trato neoespinotalâmico* e o *trato paleoespinotalâmico* (Figura 14.4 B).[1] O trato neoespinotalâmico consiste em uma sequência de pelo menos três neurônios com axônios longos. Ele provê a transmissão relativamente rápida de informações sensoriais até o tálamo. O trato paleoespinotalâmico, filogenicamente mais velho do que o sistema neoespinotalâmico, abrange tratos bilaterais, multissinápticos e de condução lenta que transmitem sinais sensoriais que não necessitam de localização distinta ou discriminação de gradações finas de intensidade. Essa via de condução mais lenta também se projeta para os núcleos intralaminares do tálamo, que têm ligações estreitas com os sistemas corticais límbicos. O circuito confere ao tato seu aspecto afetivo ou emocional, como o desconforto particular da sensação de forte pressão e a sensação agradável peculiar das cócegas e do toque suave na pele.

Central de processamento da informação somatossensorial

A percepção, ou o processamento final da informação somatossensorial, envolve a consciência de um estímulo, localização e discriminação de suas características e interpretação de seu significado. À medida que a informação sensorial atinge o tálamo, começa a entrar no nível de consciência. No tálamo, a informação sensorial é mais ou menos localizada e percebida como uma sensação bruta. A localização completa, a discriminação da intensidade e a interpretação do significado dos estímulos exigem o processamento pelo córtex somatossensorial.

O córtex somatossensorial está localizado no lobo parietal, que se encontra por trás do sulco central e acima do sulco lateral (Figura 14.5). A faixa de córtex parietal que ladeia o sulco central é chamada de *córtex somatossensorial primário*, porque recebe informações sensoriais primárias por meio de projeções diretas do tálamo. O *homúnculo sensorial* reflete a densidade dos neurônios corticais dedicados ao *input* sensorial de aferentes em áreas periféricas correspondentes. A maior parte da superfície cortical é dedicada a áreas do corpo, como o polegar, o indicador, os lábios e a língua, em que são essenciais a percepção de tato fino e a discriminação de pressão para o funcionamento normal.

Paralelamente e logo atrás do córtex somatossensorial primário (*i. e.*, em direção ao córtex occipital) encontram-se as áreas de associação somatossensorial, que são necessárias para transformar a matéria-prima da sensação em percepção aprendida com significado. A maioria dos aspectos relacionados com a percepção de sensações, ou somestesia, exige o funcionamento desse córtex de associação parietal. O aspecto perceptivo, ou significado, de um padrão de estímulo envolve a integração entre a sensação e o aprendizado anterior. Por exemplo, o aprendizado anterior de uma pessoa e a sensação tátil fornecem a percepção de estar sentada em uma poltrona macia em vez de em um assento duro de bicicleta.

Modalidades sensoriais

A experiência somatossensorial pode ser dividida em *modalidades*, um termo empregado para distinções qualitativas e subjetivas entre as sensações táteis, térmicas e dolorosas, por exemplo. Essas experiências requerem o funcionamento de receptores sensoriais e estruturas da porção anterior do encéfalo no tálamo e córtex cerebral. A experiência sensorial também envolve a discriminação sensorial quantitativa ou a capacidade de distinguir entre os diferentes níveis de estimulação sensorial.

As terminações receptivas de diferentes aferentes primários são particularmente sensíveis a formas específicas de energia física e química. São capazes de iniciar potenciais de ação para muitas formas de energia em altos níveis energéticos, mas são altamente sintonizadas para ser diferencialmente sensíveis a baixos níveis de um tipo de energia particular. Por exemplo, uma terminação receptiva pode ser especialmente sensível a um pequeno aumento da temperatura local da pele. O estímulo da terminação por corrente elétrica ou forte pressão também pode resultar em potenciais de ação. A quantidade de energia necessária, no entanto, é muito maior do que para uma mudança de temperatura. Outras terminações sensoriais aferentes são mais sensíveis a uma ligeira endentação cutânea, e seus sinais são interpretados subjetivamente como toque. Sensações de frio *versus* quente, dor aguda *versus* dor lenta e pressão delicada *versus* pressão profunda são todas baseadas em diferentes populações de neurônios aferentes ou na integração central de informações simultâneas de vários aferentes sintonizados de maneira distinta.

Quando a informação de diferentes aferentes primários alcança a porção anterior do encéfalo, onde acontece a experiência subjetiva, as diferenças qualitativas entre calor e toque são chamadas de *modalidades sensoriais*. Embora a informação detectada pelo receptor seja retransmitida para o tálamo e o córtex sobre vias separadas, a experiência de uma modalidade, como frio *versus* quente, é exclusivamente subjetiva.

Discriminação do estímulo

A capacidade de discriminar a localização de um estímulo somestésico é chamada *acuidade* e se baseia no campo sensorial em um dermátomo inervado por um neurônio aferente. Alta acuidade (*i. e.*, a capacidade de estabelecer fina discriminação de localização) exige elevada densidade de inervação por neurônios aferentes. Por exemplo, a acuidade é mais alta

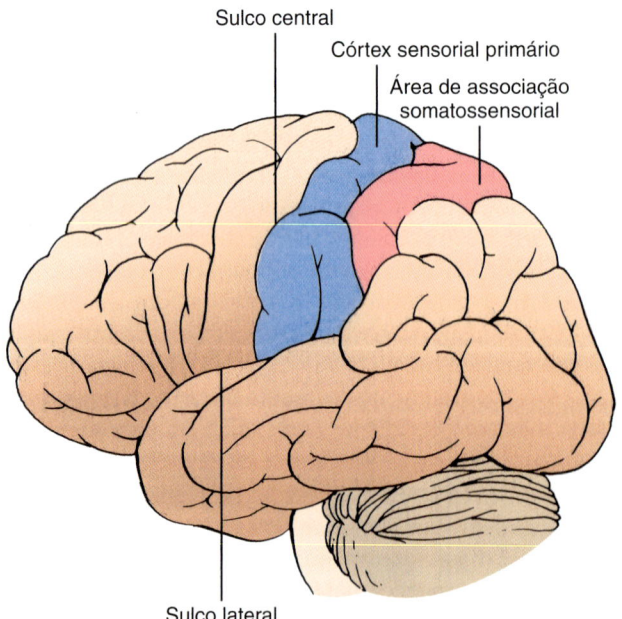

Figura 14.5 • Córtex somatossensorial primário e área de associação somatossensorial.

nos lábios e na bochecha, porém mais baixa no braço ou nas costas. Alta acuidade também requer um sistema de projeção através do SNC até a parte frontal do encéfalo, que preserva a diferenciação entre os níveis de atividade em áreas sensoriais adjacentes. Os receptores ou terminações receptoras de neurônios aferentes primários diferem quanto à intensidade com que são disparados. Por exemplo, é possível avaliar a discriminação de dois pontos com um clipe de papel aberto com suas extremidades dobradas seguidas de uma distância de 5 mm entre elas. Quando colocadas sobre os lábios ou bochechas, a pessoa prontamente é capaz de detectar dois pontos de contato. Se colocadas sobre as costas ou sobre o braço, as extremidades do clipe de papel têm de ser progressivamente afastadas antes de haver detecção dos dois pontos de contato.

Sensação tátil

O sistema tátil, que retransmite informação sensorial sobre toque, pressão e vibração, é considerado o sistema básico somatossensorial. A perda de sensibilidade em relação à temperatura ou à dor deixa a pessoa sem consciência da deficiência. Se o sistema tátil apresentar comprometimento, resultará então na anestesia total (*i. e.,* dormência) das partes do corpo envolvidas.

A sensação do toque resulta da estimulação de receptores táteis na pele e nos tecidos imediatamente abaixo da pele, da pressão de deformação dos tecidos mais profundos e das vibrações de sinais sensoriais que se repetem rapidamente. Existem pelo menos seis tipos de receptores táteis especializados na pele e em estruturas mais profundas: terminações nervosas livres, corpúsculos de Meissner, discos de Merkel, corpúsculos de Pacini, órgãos terminais de folículos pilosos e órgãos terminais de Ruffini (Figura 14.6).[1]

As *terminações nervosas livres* são encontradas na pele e em muitos outros tecidos, incluindo a córnea. Elas detectam toque e pressão. Os *corpúsculos de Meissner* são terminações nervosas alongadas e encapsuladas em regiões cutâneas sem pelos. São particularmente abundantes nas pontas dos dedos, lábios e outras áreas em que o sentido do tato é altamente desenvolvido. Os *discos de Merkel* são receptores em forma de cúpula encontrados tanto em áreas glabras quanto em superfícies cutâneas recobertas com pelos. Em contraste com os corpúsculos de Meissner, que se adaptam em uma fração de segundo, os discos de Merkel transmitem um sinal forte inicial que diminui em força, mas tem adaptação lenta. Por esse motivo, os corpúsculos de Meissner são particularmente sensíveis à movimentação de objetos muito leves sobre a superfície da pele e à vibração de baixa frequência. Os discos de Merkel são responsáveis por emitir sinais de estado estacionário que possibilitam a determinação contínua de toque sobre a pele.

Os *corpúsculos de Pacini* estão localizados tanto abaixo da pele quanto profundamente nas fáscias dos tecidos do corpo. Esse tipo de receptor, que é estimulado por movimentos rápidos dos tecidos e se adapta em um intervalo de alguns centésimos de segundo, é importante na detecção de mudanças de pressão direta e vibração dos tecidos.[2] Os *órgãos terminais dos folículos pilosos* se constituem de fibras aferentes não mielinizadas entrelaçadas na maior parte do comprimento do folículo piloso. Esses receptores, que se adaptam rapidamente,

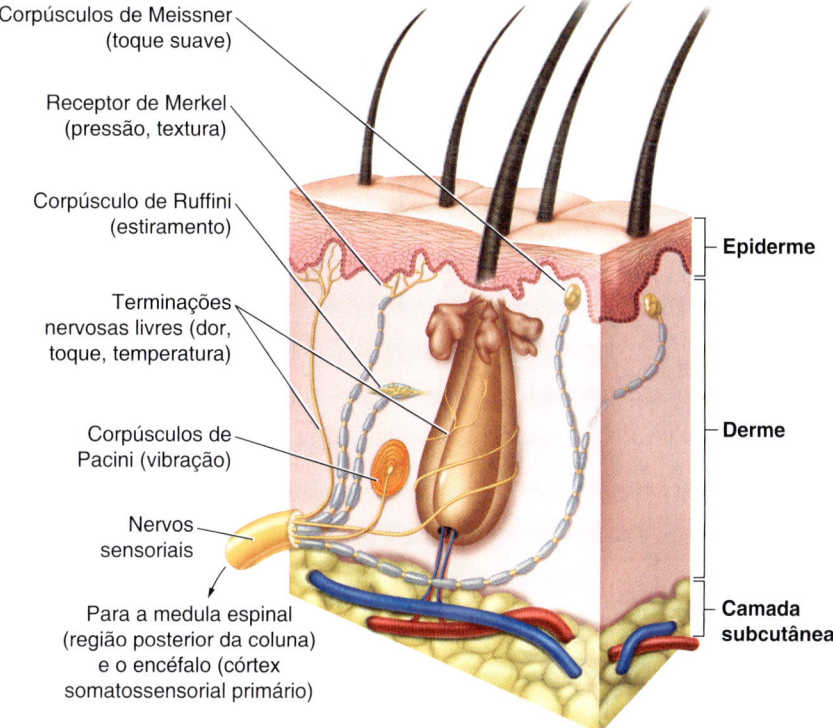

Figura 14.6 • Receptores sensoriais somáticos na pele. Terminações nervosas livres, terminações nervosas modificadas e células receptoras especializadas detectam diferentes estímulos táteis. Fonte: McConnell T. H., Hull K. L. (2011). *Human form human function: Essentials of anatomy & physiology*. Philadelphia, PA: Lippincott Williams & Wilkins.

detectam o movimento da superfície do corpo. Os *órgãos terminais de Ruffini* se encontram na pele e em estruturas mais profundas, incluindo as cápsulas articulares. Esses receptores, que possuem terminações encapsuladas com múltiplas ramificações, têm pouca capacidade de adaptação e são importantes para sinalizar estados contínuos de deformação, como toque e pressão forte e contínua, uma vez que são sensíveis ao estiramento da pele.[2]

Quase todos os receptores táteis especializados, como os discos de Merkel, corpúsculos de Meissner, órgãos terminais dos folículos pilosos, corpúsculos de Pacini e órgãos terminais de Ruffini, transmitem seus sinais através de grandes fibras nervosas mielinizadas (*i. e.*, tipos Aα e Aβ) que têm velocidades de transmissão variando de 30 a 70 m/segundo.[1] A maioria das terminações nervosas livres transmite sinais por meio de pequenas fibras mielinizadas (*i. e.*, tipo Aδ) com velocidades de condução de 5 a 30 m/segundo.[1]

A informação sensorial para a sensação tátil entra na medula espinal através das raízes dorsais dos nervos espinais. Toda sensação tátil que requer condução rápida é transmitida pela via discriminativa até o tálamo por meio do lemnisco medial. Isso inclui a sensação tátil que exige alto grau de localização ou finas gradações de sensações de intensidade, vibração e sensações sinalizadoras do movimento contra a pele. Em adição à via discriminativa ascendente, a sensação tátil utiliza a via anterolateral mais primitiva e grosseira. Os axônios que carregam a informação tátil ascendente nas colunas dorsais têm muitos ramos ou colaterais, e alguns deles fazem sinapse no corno dorsal, próximo ao nível de entrada da raiz dorsal. Depois de várias sinapses, os axônios são projetados para cima nos dois lados do aspecto anterolateral da medula espinal até o tálamo. Poucas fibras trafegam por todo o caminho até o tálamo. A maioria faz sinapse com neurônios da formação reticular que, em seguida, enviam seus axônios em direção ao tálamo. Os núcleos laterais do tálamo são capazes de contribuir com uma sensação de localização bruta do lado oposto do corpo. A partir do tálamo, algumas projeções trafegam para o córtex somatossensorial, especialmente para o lado oposto ao do estímulo.

Devido à possibilidade de diferentes rotas, raramente ocorre destruição total da via anterolateral. A única oportunidade em que esse sistema alternativo bruto se torna essencial é quando a via discriminativa está danificada. Então, apesar da projeção de informações a partir do sistema anterolateral até o córtex somatossensorial, permanece apenas uma sensação tátil mal localizada e de alto limiar. Indivíduos com esse problema perdem toda a sensação de movimento articular e muscular, posição do corpo e discriminação de dois pontos.

Sensação térmica

A sensação térmica é discriminada por três tipos de receptores: de frio, calor e dor. Os receptores de frio e calor estão localizados sob a pele em pontos distintos, mas separados. Em algumas áreas, existem mais receptores de frio do que de calor. Por exemplo, os lábios têm de 15 a 25 receptores de frio por centímetro quadrado, em comparação com 3 a 5 em uma área do mesmo tamanho nos dedos.[1] Diferentes gradações de recepção de calor e frio resultam de graus relativos de estimulação dos diferentes tipos de terminações nervosas. Receptores de calor respondem proporcionalmente ao aumento da temperatura da pele entre 32 e 48°C, e receptores de frio a temperaturas entre 10 e 40°C.[4] Os receptores de dor térmica são estimulados apenas por sensações de extremos de temperatura, como "frio congelante" (temperaturas abaixo de 10°C) e "quente escaldante" (temperaturas acima de 48°C).[4] Os receptores térmicos respondem rapidamente a mudanças bruscas de temperatura e, em seguida, se adaptam em um intervalo de minutos. No entanto, não se adaptam completamente, mas continuam a responder a estados estáveis de temperatura. Por exemplo, a sensação de calor que se sente ao entrar em uma banheira de água quente ou o extremo grau de frio experimentado quando se sai à rua em um dia frio é a resposta inicial a uma mudança de temperatura, seguida por uma adaptação a essa mudança, mas a sensação de calor ou frio permanece.

Aferentes térmicos, com terminações térmicas receptivas na pele, enviam seus axônios centrais até o corno dorsal segmentar da medula espinal. Ao entrar no corno dorsal, os sinais térmicos são processados por neurônios de associação de *input* de segunda ordem. Esses neurônios de associação ativam os neurônios de projeção, de modo que os axônios então cruzam para o lado oposto da medula e ascendam pelo sistema anterolateral multissináptico de condução lenta para o lado oposto do encéfalo. As regiões talâmicas e do córtex somatossensorial de sensibilidade à temperatura estão misturadas com as de sensibilidade tátil.

A condução de informação térmica através de nervos periféricos é muito lenta em comparação com as informações aferentes táteis rápidas, que trafegam através do sistema discriminativo. Se uma pessoa coloca o pé em uma banheira de água quente, a sensação tátil ocorre bem antes da sensação de queimação. O pé é retirado da água quente pelo reflexo de retirada local muito antes que o calor excessivo seja percebido pelo prosencéfalo. Agentes anestésicos locais bloqueiam os aferentes de pequeno diâmetro que carregam a informação sensorial térmica antes de bloquear os axônios de grande diâmetro que carregam a informação tátil discriminativa.

Propriocepção

Propriocepção se refere à sensação de movimento e posição de um membro e do corpo sem o emprego da visão. É mediada por informações de receptores proprioceptivos (receptores do fuso muscular e de órgãos tendinosos de Golgi) encontrados principalmente nos músculos, tendões e cápsulas articulares. Existem duas submodalidades de propriocepção: o componente fixo ou estático (sensação da posição dos membros) e os aspectos dinâmicos da propriocepção (cinestesia). Ambos dependem da transmissão constante de informação para o SNC em relação ao grau de angulação de todas as articulações e à proporção de mudança na angulação. Além disso, receptores sensíveis ao estiramento encontrados na pele (órgãos terminais de Ruffini, corpúsculos de Pacini e células de Merkel) também sinalizam informações posturais. Os sinais desses receptores são processados através da via coluna dorsal-lemnisco medial. Essa via transmite sinais periféricos para o córtex cerebral, que são então processados no tálamo, antes de alcançar o córtex cerebral. Lesões que afetam a coluna posterior comprometem a propriocepção. O sistema vestibular também desempenha um papel essencial na propriocepção.

Avaliação clínica da função somatossensorial

A avaliação neurológica da função somatossensorial inclui o teste da integridade dos nervos espinais segmentares. A ponta de um alfinete pressionada contra a pele da sola do pé, que resulta em um reflexo de retirada, e a queixa de dor cutânea atestam a integridade funcional dos terminais aferentes na pele, de todo o percurso através dos nervos periféricos dos pés, pernas e coxa até o gânglio da raiz dorsal sacral (S1) e através da raiz dorsal até o segmento da medula espinal. O teste confirma que as células de associação de *input* somatossensorial receberam essas informações e estão funcionando, ao mesmo passo que está funcionando também o circuito reflexo dos segmentos da medula (L5 a S2). Além disso, os neurônios motores inferiores de L4 ao corno ventral de S1 podem ser considerados operacionais, e seus axônios através das raízes ventrais, nervo periférico misto e neurônio motor para os músculos que produzem a resposta de retirada podem ser considerados intactos e funcionais. A comunicação entre o neurônio motor inferior e as células musculares é funcional, e esses músculos têm capacidade de resposta e força normais.

O teste deve ser realizado em cada nível segmentar, ou dermátomo, movendo-se para cima ao longo do corpo e do pescoço, de segmentos coccígeos até altos níveis cervicais, para testar a integridade funcional de todos os nervos da coluna vertebral. Dermátomos similares cobrem a face e o couro cabeludo, e estes, embora inervados por nervos cranianos segmentares, devem ser testados da mesma maneira.

A observação de um reflexo de retirada normal descarta doença periférica do nervo, distúrbios do gânglio da raiz dorsal, doenças da junção neuromuscular e distúrbios musculares graves. A função reflexa normal também indica que muitos dos principais tratos descendentes do SNC estão funcionando dentro dos limites normais. Se a pessoa é capaz de relatar a sensação de espetada e de identificar a localização com precisão, muitos sistemas ascendentes em grande parte da medula espinal e do encéfalo estão também funcionando normalmente, assim como os mecanismos básicos do intelecto e da fala.

A integridade da via discriminativa coluna dorsal-lemnisco medial em comparação com as vias táteis anterolaterais deve ser testada mantendo os olhos da pessoa fechados, passando suavemente na pele uma mecha de algodão, tocando uma área com um ou dois objetos pontiagudos, encostando em partes correspondentes do corpo de cada lado simultaneamente, ou em sequência aleatória, e passivamente flexionando o dedo da pessoa para um lado e para o outro em ordem aleatória. Se apenas a via anterolateral for funcional, o limiar tátil será marcadamente elevado, haverá falta de discriminação de dois pontos e de propriocepção, e a pessoa apresentará dificuldade em discriminar qual lado do corpo teria recebido estimulação.

RESUMO

O componente somatossensorial do sistema nervoso proporciona a consciência das sensações corporais, como toque, temperatura, propriocepção e dor. Existem três níveis principais de integração neural no sistema somatossensorial: as unidades sensoriais que contêm os receptores sensoriais, as vias ascendentes e os centros de processamento central no tálamo e córtex cerebral. Uma unidade sensorial consiste em um único neurônio do gânglio da raiz dorsal, seus receptores e seu axônio central, sendo este o que termina no corno dorsal da medula espinal. A parte do corpo inervada por neurônios aferentes somatossensoriais de um conjunto de gânglios da raiz dorsal é chamada de *dermátomo*. Os percursos ascendentes incluem a via discriminativa, que cruza a base do bulbo, e a via anterolateral, que cruza dentro dos primeiros segmentos de entrada na medula espinal. A percepção, ou o processamento final da informação somatossensorial, envolve centros no tálamo e no córtex somatossensorial. No tálamo, a informação sensorial é grosseiramente localizada e percebida. A localização completa, a discriminação da intensidade e a interpretação do significado dos estímulos exigem processamento pelo córtex somatossensorial. O *homúnculo sensorial* reflete a densidade de neurônios corticais dedicados ao *input* sensorial de aferentes em áreas periféricas correspondentes.

O sistema tátil retransmite as sensações de tato, pressão e vibração. Emprega duas vias separadas anatomicamente para retransmitir a informação de toque para o lado oposto do prosencéfalo: a via discriminativa da coluna dorsal e a via anterolateral. Sensações de toque delicado, vibração, posição e movimento usam a via discriminativa para alcançar o tálamo, onde ocorre a retransmissão de terceira ordem para a faixa somatossensorial primária do córtex parietal. Sensações táteis brutas são transportadas pela via anterolateral bilateral de condução lenta. Sensações de temperatura morno-quente e frio-gelado são resultantes da estimulação de receptores térmicos de unidades sensoriais que se projetam para o tálamo e córtex através do sistema anterolateral no lado oposto do corpo. Propriocepção é o sentido de movimento e posição dos membros e do corpo sem o uso da visão. A informação proprioceptiva é processada através da via coluna dorsal-lemnisco medial de condução rápida. A avaliação do sistema ipsilateral da coluna dorsal (tato discriminativo) ou do sistema de projeção de temperatura contralateral possibilita a análise diagnóstica do nível e da extensão de danos às vias somatossensoriais.

DOR

Depois de concluir esta seção, o leitor deverá ser capaz de:

- Discutir as diferenças entre as teorias da especificidade, do padrão, de controle das comportas (*gate control*) e da neuromatriz da dor

- Discutir a diferença entre fibras neuronais Aδ e C na transmissão de informação dolorosa
- Explicar a transmissão dos sinais dolorosos, em relação às vias neoespinotalâmica, paleoespinotalâmica e reticuloespinais, incluindo o papel dos mediadores químicos e dos fatores que modulam a transmissão da dor.

A Associação Internacional para o Estudo da Dor (IASP, International Association for the Study of Pain) define dor como uma "experiência sensorial e emocional desagradável associada a um dano tecidual real ou potencial".[6] Dor é quando uma pessoa reage a um estímulo visando à remoção do gatilho que disparou a estimulação nociceptiva.[1] Geralmente, estabelece-se que os conceitos de percepção e de reação à dor podem ser separados. O estresse provocado pela dor é mais fortemente influenciado pela reação à dor do que pela intensidade real de dor. Fatores como ansiedade, cultura, sexo, idade, experiências anteriores e expectativas sobre o alívio da dor podem influenciar a reação da pessoa a ela. A dor envolve estruturas anatômicas e comportamentos fisiológicos, bem como fatores psicológicos, sociais, culturais e cognitivos.

A dor é um sintoma comum que varia muito de intensidade e atinge qualquer faixa etária. Quando é extremamente grave, pode perturbar o comportamento de uma pessoa e consumir toda a sua atenção. Pode ser igualmente intensa para lactentes e crianças, jovens e adultos de meia-idade, bem como adultos com mais de 65 anos de idade. Tanto a dor aguda quanto a dor crônica podem representar um grande problema de saúde. A dor é o sintoma mais comum e a causa da grande procura por atendimento médico. A dor aguda muitas vezes resulta de traumatismo, cirurgia ou procedimentos médicos invasivos. Também pode ser um sintoma de apresentação para alguns tipos de infecção (p. ex., faringite, apendicite, otite média). A dor crônica pode ser sintoma de inúmeros problemas de saúde (p. ex., artrite, lesão nas costas, câncer). Estima-se que qualquer tipo de dor que persista por mais de 24 h tenha sido relatada por cerca de 76,5 milhões de americanos.[7]

A experiência da dor depende tanto da percepção sensorial quanto do estímulo. A percepção da dor pode ser fortemente influenciada pelo sistema de analgesia endógena que modula a sensação de dor. Um exemplo é o fenômeno de soldados feridos em batalha ou atletas lesionados durante um jogo, mas que não percebem ferimentos graves como sendo dolorosos. Só após deixarem o campo de batalha ou a partida começam a sentir as manifestações resultantes dos ferimentos. Estimulação sensorial se refere aos processos pelos quais uma pessoa experimenta a dor. Um exemplo disso seria a dor nociceptiva ou neuropática.[8]

A dor tem origem nociceptiva ou neuropática. Os receptores de dor (nociceptores) são terminações nervosas livres. Quando os nociceptores são ativados em resposta a uma lesão real ou iminente dos tecidos, a consequência é a *dor nociceptiva*. A *dor neuropática* resulta de lesão direta ou de uma disfunção nos axônios sensoriais dos nervos periféricos ou centrais.[9] Uma lesão tecidual ou nervosa pode resultar em vários sintomas. Há também a dor resultante de estímulos cutâneos que normalmente não causam dor (*alodinia*), extrema sensibilidade à dor (*hiperalgesia*) e inexistência de dor por estímulos que normalmente seriam dolorosos (*analgesia*).[10] Este último, embora não doloroso, pode ser extremamente grave (p. ex., em pessoas com diabetes com neuropatia periférica) pela falta do sistema de proteção de alerta precoce existente no caso de lesão de tecidos.

Teorias sobre a dor

Tradicionalmente, duas teorias explicam a base fisiológica da experiência dolorosa: teoria da especificidade e teoria do padrão. A *teoria da especificidade* considera a dor como uma modalidade sensorial separada, evocada pela atividade de receptores específicos que transmitem informações para centros de dor ou regiões do prosencéfalo, onde a dor é percebida.[11] Essa teoria descreve o quão dolorosa uma lesão aguda específica pode ser. No entanto, essa teoria não abrange os sentimentos do indivíduo quanto à sua percepção sobre a dor, ou como a pessoa lida com ela, ou mesmo como lidou em experiências dolorosas anteriores.[12] A *teoria do padrão* compreende um grupo de teorias coletivamente consideradas. Esse grupo aponta que os receptores de dor compartilham terminações ou vias com outras modalidades sensoriais, mas que os diferentes padrões de atividade (*i. e.*, espacial ou temporal) dos mesmos neurônios podem ser usados para sinalizar estímulos dolorosos e não dolorosos.[11] Por exemplo, um toque suave aplicado na pele produziria a sensação de tato mediante disparo de baixa frequência do receptor. Por outro lado, a pressão produziria dor intensa por meio de disparo de alta frequência do mesmo receptor. Tanto a teoria da especificidade quanto a teoria do padrão focalizam a base neurofisiológica da dor e ambas provavelmente se aplicam. Foram identificados aferentes nociceptivos específicos. No entanto, quase todos os estímulos aferentes, se conduzidos a uma frequência muito alta, podem ser experimentados como dolorosos.

A *teoria de controle das comportas para a dor (gate control)*, uma modificação da teoria da especificidade, foi proposta por Melzack e Wall em 1965 para enfrentar os desafios apresentados pela teoria do padrão. Essa teoria postula a existência de mecanismos de comportas ou portões neurais no nível da medula espinal segmentar para explicar as interações da dor com outras modalidades sensoriais.[13] A teoria original de controle das comportas propôs uma rede no nível da medula espinal de células de transmissão ou de projeção e neurônios internunciais que inibem as células de transmissão, formando um mecanismo de *comporta* de nível segmentar capaz de bloquear a projeção da informação de dor para o encéfalo.

De acordo com a teoria de controle das comportas, os neurônios internunciais envolvidos no mecanismo de *comporta* são ativados por fibras de grande diâmetro e propagação mais rápida que carregam a informação tátil. O disparo simultâneo das fibras táteis de grande diâmetro tem potencial para bloquear a transmissão dos impulsos das fibras de dor de pequeno diâmetro mielinizadas e não mielinizadas.[13] Terapeutas da dor sabem há muito tempo que a intensidade da dor pode ser reduzida temporariamente durante estimulação tátil ativa. Por exemplo, passar repetidas vezes uma escova de cerdas macias na pele (*i. e.*, escovação) sobre ou próximo a uma área dolorosa pode amenizar a dor durante vários minutos ou várias horas.

Atualmente, sabe-se que a modulação da dor é um fenômeno muito mais complexo do que o proposto pela teoria original de controle das comportas. A informação tátil é transmitida por fibras de pequeno e de grande diâmetro. As principais interações de modalidades sensoriais, incluindo o chamado fenômeno de comporta, ocorrem em diversos níveis do SNC rostral até o segmento de entrada. Talvez o aspecto mais intrigante de estímulos aplicados localmente, como a escovação, que podem bloquear a experiência da dor, seja o efeito relativamente de longa duração (minutos a horas) do tratamento. Esse efeito prolongado tem sido difícil de ser explicado com base nas teorias de especificidade, incluindo a teoria de controle das comportas. Outros fatores importantes incluem o efeito de opioides endógenos e seus receptores no nível segmentar e no tronco encefálico, modulação de *feedback* descendente, sensibilidade alterada, aprendizagem e cultura. Apesar dessa complexidade, a teoria de Melzack e Wall serviu a um propósito útil. Despertou o interesse na pesquisa sobre a dor e estimulou a investigação e a atividade clínicas relacionadas com os sistemas de modulação da dor.

Melzack desenvolveu a *teoria da neuromatriz* para aprofundar o papel do encéfalo na sensação dolorosa, bem como as múltiplas dimensões e determinantes da dor.[14] A teoria da neuromatriz é particularmente útil para a compreensão da dor crônica e dor do membro fantasma, na qual não existe uma relação simples ponto a ponto entre a lesão tecidual e a experiência dolorosa. A teoria da neuromatriz propõe que o encéfalo contém uma rede neural amplamente distribuída, chamada *autocorpo (ou autoimagem) neuromatriz*, que contém componentes somatossensoriais, límbicos e talamocorticais. Influências genéticas e sensoriais determinam a arquitetura sináptica da matriz neural de um indivíduo, que integra várias fontes de *input* e produz o padrão de neuroassinatura ao evocar as dimensões sensoriais, afetivas e cognitivas da experiência e comportamento doloroso. Estas fontes múltiplas incluem:

- *Inputs* somatossensoriais
- Outros *inputs* sensoriais que afetam a interpretação da situação
- *Inputs* fásicos e tônicos do encéfalo que tratam de coisas como atenção, expectativa, cultura e personalidade
- Modulação inibitória neural intrínseca
- Vários componentes dos sistemas de regulação do estresse.

A teoria da neuromatriz da dor pode abrir áreas de pesquisa completamente novas, como a compreensão do papel que o cortisol desempenha na dor crônica, o efeito do estrogênio sobre a dor mediada pela liberação de citocinas periféricas, e o aumento relatado na dor crônica que ocorre com a idade.[14]

Mecanismos e vias da dor

A dor geralmente é considerada no contexto de lesão tecidual. O termo *nocicepção*, que significa "sentido de dor", vem da palavra latina *nocere*, "ferir". Estímulos nociceptivos são objetivamente definidos como estímulos de tal intensidade que causam, ou estão próximos de causar, danos aos tecidos. O reflexo de retirada (p. ex., a retirada automática de uma parte do corpo a partir de um estímulo que danifica os tecidos) é empregado para determinar quando um estímulo pode ser considerado nociceptivo. Os estímulos utilizados incluem pressão de um objeto pontiagudo, forte corrente elétrica aplicada sobre a pele ou aplicação de calor ou frio sobre a pele. Em níveis baixos de intensidade, esses estímulos nocivos ativam nociceptores (receptores de dor), mas são percebidos como dolorosos apenas quando a intensidade chega a um nível em que o dano tecidual ocorreu ou é iminente.

Os mecanismos de dor são muitos e complexos. Tal como com outras formas de somatossensação, as vias são compostas de neurônios de primeira, segunda e terceira ordens (Figura 14.7). Os neurônios de primeira ordem e suas terminações receptivas detectam estímulos ameaçantes à integridade de tecidos inervados. Os neurônios de segunda ordem estão localizados na medula espinal e são responsáveis pelo processamento de informação nociceptiva. Neurônios de terceira ordem projetam informações de dor para o encéfalo. O tálamo e o córtex somatossensorial integram e modulam a dor, bem como a reação subjetiva do indivíduo à experiência dolorosa.

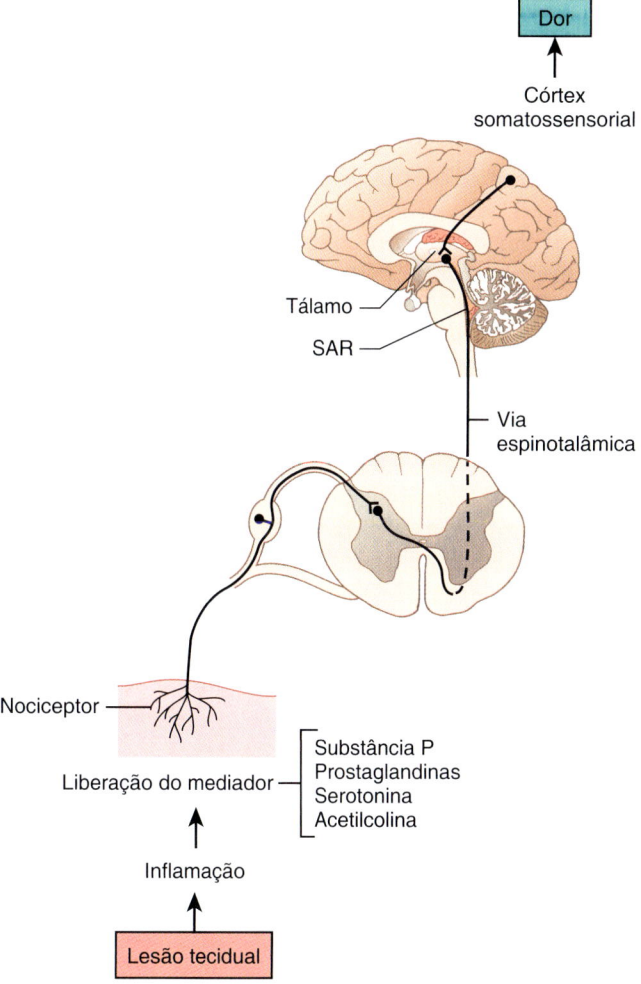

Figura 14.7 • Mecanismo de dor aguda. A lesão tecidual conduz à liberação de mediadores inflamatórios, com posterior estimulação nociceptiva. Os impulsos de dor são então transmitidos para o corno dorsal da medula espinal, onde fazem contato com os neurônios de segunda ordem que atravessam para o lado oposto da medula espinal e ascendem pelo trato espinotalâmico até o sistema ativador reticular (SAR) e o tálamo. A localização e o significado da dor ocorrem no nível do córtex somatossensorial.

Receptores e mediadores da dor

Nociceptores, ou receptores de dor, são receptores sensoriais ativados por agravos nocivos aos tecidos periféricos. Estruturalmente, as terminações receptivas das fibras de dor periférica são terminações nervosas livres. Essas terminações receptivas, amplamente distribuídas na pele, polpa dentária, periósteo, meninges e alguns órgãos internos, traduzem os estímulos nocivos em potenciais de ação, transmitidos por um gânglio da raiz dorsal para o corno dorsal da medula espinal.

Potenciais de ação nociceptivos são transmitidos através de dois tipos de fibras nervosas aferentes: fibras Aδ mielinizadas e fibras C amielínicas. As fibras Aδ de maior diâmetro têm velocidades de condução consideravelmente maiores, transmitindo impulsos a uma taxa de 6 a 30 m/segundo.[1] As fibras C são as menores entre todas as fibras nervosas periféricas e transmitem impulsos a uma taxa de 0,5 a 2 m/segundo.[1] A dor conduzida por fibras Aδ tradicionalmente é chamada de *dor rápida* e, em geral, é provocada por estímulos mecânicos ou térmicos. A dor conduzida por fibras C muitas vezes é descrita como *dor de ondas lentas*, porque é mais lenta no início e tem maior duração. É incitada por estímulos químicos ou por estímulos mecânicos ou térmicos persistentes. Os potenciais pós-excitatórios lentos gerados pelas fibras C são responsáveis pela sensibilização central à dor crônica.

Estimulação de nociceptores

Diferentemente de outros receptores sensoriais, os nociceptores respondem a várias formas de estimulação, incluindo estímulos mecânicos, térmicos e químicos. Alguns receptores respondem a um único tipo de estímulo (mecânico ou térmico) e outros, chamados *receptores polimodais*, respondem aos três tipos de estímulos (mecânico, térmico e químico). Estímulos mecânicos podem surgir a partir de uma pressão intensa aplicada à pele ou da contração violenta ou estiramento extremo de um músculo. Tanto os extremos de calor quanto de frio são capazes de estimular os nociceptores. Estímulos químicos surgem a partir de fontes variadas, como traumatismo tecidual, isquemia e inflamação. Uma gama de mediadores químicos é liberada a partir de tecidos lesionados e inflamados, incluindo íons hidrogênio e potássio, prostaglandinas, leucotrienos, histamina, bradicinina, acetilcolina e serotonina. Esses mediadores químicos produzem seus efeitos estimulando diretamente os nociceptores ou sensibilizando-os para os efeitos do estímulo nociceptivo, perpetuando as respostas inflamatórias ao levar à liberação de agentes químicos que agem como estímulos nociceptivos, ou incitam reflexos neurogênicos que aumentam a resposta a estímulos nociceptivos. Por exemplo, bradicinina, histamina, serotonina e potássio ativam e também sensibilizam os nociceptores.[1] Trifosfato de adenosina (ATP), acetilcolina e plaquetas atuam isoladamente ou em conjunto para sensibilizar nociceptores por intermédio de outros agentes químicos, como as prostaglandinas. O ácido acetilsalicílico e outros medicamentos anti-inflamatórios não esteroides (AINE) são eficazes no controle da dor, pois bloqueiam a enzima necessária para a síntese de prostaglandina.

A estimulação nociceptiva que ativa as fibras C pode causar uma resposta conhecida como *inflamação neurogênica*, que produz vasodilatação e um aumento na liberação de mediadores químicos a que os nociceptores respondem.[1] Acredita-se que o mecanismo de fibras C seja mediado por um reflexo neuronal de raiz dorsal, que produz transporte retrógrado e liberação de mediadores químicos, que por sua vez provocam o aumento da inflamação nos tecidos periféricos. Esse reflexo pode configurar um ciclo vicioso com implicações relacionadas com dor persistente e hiperalgesia.[9]

Mediadores na medula espinal. Na medula espinal, a transmissão de impulsos entre neurônios nociceptivos e neurônios do corno dorsal é mediada por neurotransmissores químicos liberados a partir de terminações nervosas centrais de neurônios nociceptivos. Alguns desses neurotransmissores são aminoácidos (p. ex., glutamato), outros são derivados de aminoácidos (p. ex., norepinefrina) e outros ainda são peptídios de baixo peso molecular, compostos por dois ou mais aminoácidos. O aminoácido glutamato é um dos principais neurotransmissores excitatórios liberados pelas terminações nervosas centrais de neurônios nociceptivos. A substância P, um neuropeptídio, também é liberada no corno dorsal por fibras C em resposta à estimulação nociceptiva. A substância P provoca potenciais excitatórios lentos nos neurônios do corno dorsal. Diferentemente do glutamato, que tem sua ação limitada à área imediata da terminação sináptica, alguns neuropeptídios liberados no corno dorsal podem se difundir até certa distância, porque não são inativados por mecanismos de recaptação. Na dor persistente, isso ajuda a explicar a excitabilidade e a natureza não localizada de muitas condições dolorosas. Neuropeptídios, como a substância P, também parecem prolongar e aprimorar a ação do glutamato.[1] Se esses neurotransmissores são liberados em grandes quantidades ou por longos períodos, podem conduzir a hiperalgesia secundária, condição na qual os neurônios de segunda ordem se tornam extremamente sensíveis a baixos níveis de estimulação nociva.

Conceitos fundamentais

Sensação dolorosa

- A via rápida e acentuadamente discriminada para dor trafega do receptor até a medula espinal utilizando fibras Aδ mielinizadas e da medula espinal até o tálamo usando o sistema neoespinotalâmico
- A via lenta e de condução contínua para dor é transmitida para a medula espinal utilizando fibras C amielínicas e da medula espinal até o tálamo empregando o sistema paleoespinotalâmico, mais tortuoso e lento.

Circuitos e vias da medula espinal

Ao entrar na medula espinal através da raiz dorsal, as fibras de dor bifurcam e sobem ou descem um ou dois segmentos antes de fazer a sinapse com os neurônios de associação no corno dorsal. Do corno dorsal, os axônios dos neurônios de projeção de associação atravessam a comissura anterior para o lado oposto e, em seguida, ascendem pelas vias neoespinotalâmica e paleoespinotalâmica anteriormente descritas (Figura 14.8).

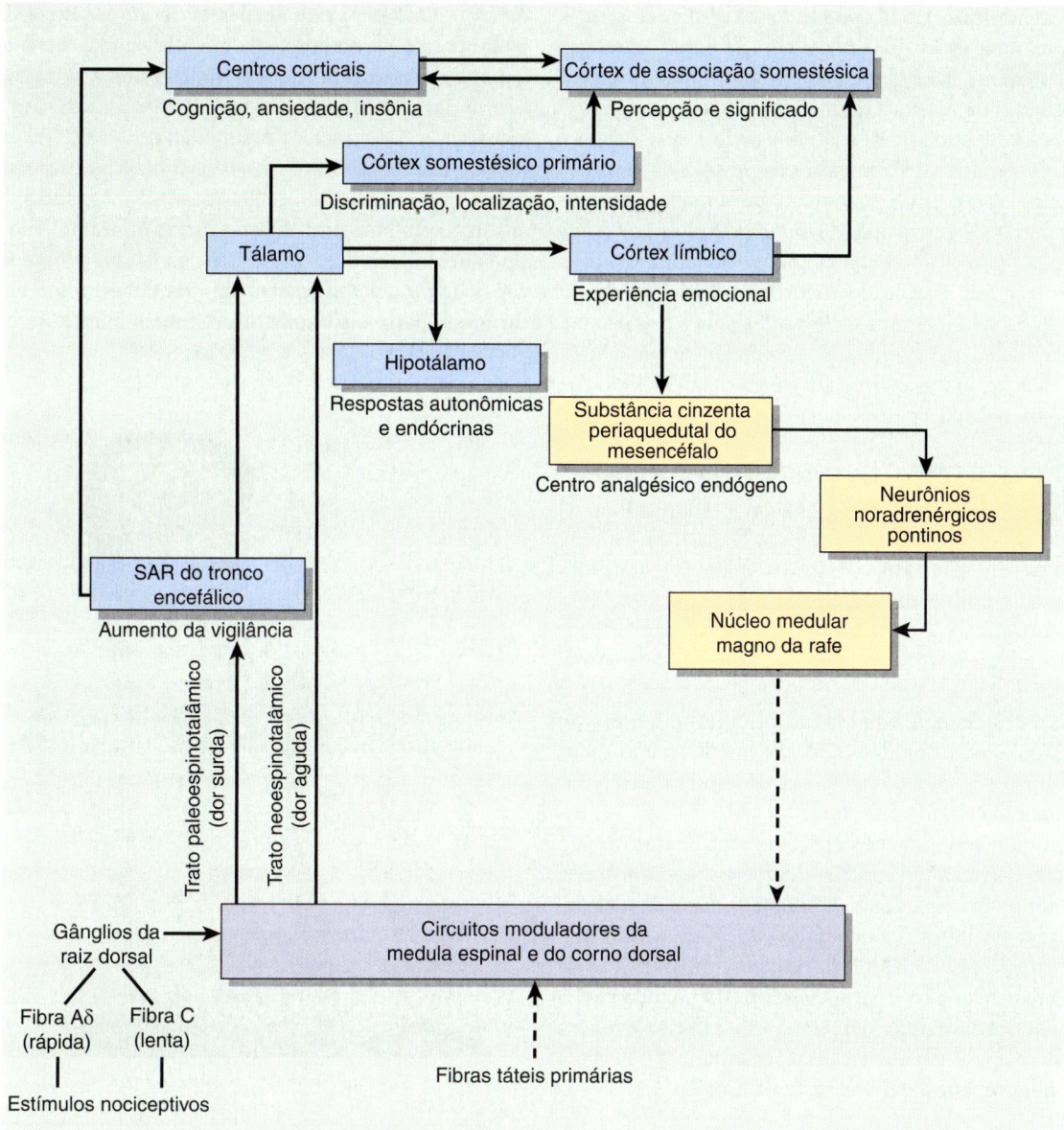

Figura 14.8 • Vias primárias da dor. A transmissão de impulsos nociceptivos é modulada pelo circuito do corno dorsal, que recebe a informação a partir de receptores primários de toque e de vias descendentes que envolvem os sistemas corticais límbicos (córtex frontal orbital, amígdala e hipotálamo), o centro periaquedutal analgésico endógeno no mesencéfalo, neurônios noradrenérgicos da ponte e NMR na medula. As linhas tracejadas indicam inibição ou modulação da transmissão da dor por neurônios de projeção do corno dorsal. NMR: núcleo magno da rafe; SAR: sistema ativador reticular.

As fibras de condução rápida do trato neoespinotalâmico estão associadas, principalmente, à transmissão de informações de dor aguda e rápida para o tálamo. No tálamo, são feitas sinapses e o percurso continua até a área somatossensorial parietal contralateral para fornecer a localização precisa da dor.

O trato paleoespinotalâmico é um sistema multissináptico de condução mais lenta relacionado com dores surdas e difusas e com sensações desagradáveis comumente associadas a dor crônica e visceral. Essa informação trafega através das pequenas fibras C amielínicas. As fibras desse sistema também se projetam para cima pela via anterolateral contralateral para terminar em várias regiões do tálamo, incluindo os núcleos intralaterais, que se projetam para o sistema límbico. Isso está associado aos aspectos emocionais ou afetivo-motivacionais da dor. As fibras espinorreticulares dessa via se projetam bilateralmente para a formação reticular do tronco encefálico. Esse componente do sistema paleoespinotalâmico facilita os reflexos de desvio em todos os níveis. Também contribui para o aumento da atividade eletroencefalográfica associada ao estado de alerta e, indiretamente, influencia as funções do hipotálamo relacionadas ao alerta súbito, como aumento da frequência cardíaca e pressão arterial. Isso explica o enorme efeito de excitação resultante de certos estímulos dolorosos.

Os neurônios do corno dorsal (de segunda ordem) são divididos basicamente em dois tipos: neurônios de ampla faixa dinâmica (WDR, *wide-dynamic-range*), que respondem a diferentes estímulos de baixa intensidade, e neurônios nociceptivos específicos, que respondem apenas a estímulos nocivos ou nociceptivos. Quando os estímulos se elevam a um nível nocivo, os neurônios WDR respondem de maneira mais intensa. Após uma lesão mais grave aos aferentes sensoriais periféricos, as fibras Aδ e C respondem mais intensamente à medida que são cada vez mais estimuladas. Quando as fibras C são estimuladas repetidamente a uma taxa de 1 vez/segundo, cada estímulo produz um aumento progressivo da resposta dos neurônios WDR. Esse fenômeno de amplificação dos sinais transmitidos é denominado *windup* e explica por que a sensação de dor parece aumentar com a estimulação repetida. O *windup* e a sensibilização dos neurônios do corno dorsal têm implicações para a terapia da dor adequada e precoce, ou mesmo preferencial, para evitar a possibilidade de que neurônios da medula espinal desenvolvam hipersensibilidade ou se tornem sujeitos a disparar espontaneamente.[4]

Centros cerebrais e percepção dolorosa

A informação sobre uma lesão tecidual é transmitida da medula espinal até os centros encefálicos no tálamo, onde se manifesta uma sensação básica de agravo, ou dor (Figura 14.9). No sistema neoespinotalâmico, são necessárias interconexões entre o tálamo lateral e o córtex somatossensorial para adicionar precisão, discriminação e significado à sensação dolorosa. O sistema paleoespinotalâmico se projeta difusamente a partir dos núcleos intralaminares do tálamo para grandes áreas do córtex límbico. Essas conexões, provavelmente, estão associadas ao agravo e ao efeito de alteração do humor e estreitamento da atenção causado pela dor.

Pesquisas utilizando magnetoencefalografia demonstram a representação cortical da sensação de dor em humanos e se mostram muito eficazes quando combinadas com modalidades de imagem estrutural.[15] Em adultos saudáveis, a estimulação aferente nociceptiva Aδ está relacionada com a ativação do córtex somatossensorial primário contralateral no lobo parietal, enquanto a estimulação aferente C está relacionada com a ativação do córtex somatossensorial secundário e do córtex cingulado anterior, que é parte do sistema límbico.

Vias centrais para a modulação da dor

Um importante avanço na compreensão da dor foi a descoberta de vias neuroanatômicas que surgem no tronco encefálico e no mesencéfalo, descem para a medula espinal e modulam os impulsos ascendentes de dor. Essa via começa em uma área do mesencéfalo denominada região da substância cinzenta periaquedutal (PAG, *periaqueductal gray*). Por intermédio de pesquisas, verificou-se que a estimulação elétrica das regiões PAG no mesencéfalo produzia um estado de analgesia que durava muitas horas. Posteriormente, observou-se que os receptores opioides estavam altamente concentrados nesta e em outras regiões do SNC, onde a estimulação elétrica produzia analgesia. Devido a esses resultados, a área PAG do mesencéfalo é frequentemente referida como *sistema de analgesia*.[1]

A área PAG recebe *input* a partir de áreas espalhadas do SNC, incluindo o córtex cerebral, hipotálamo, formação reticular do tronco encefálico e medula espinal por meio das vias paleoespinotalâmica e neoespinotalâmica. Essa região está intimamente ligada ao sistema límbico, que se associa à experiência emocional. Os neurônios da área PAG têm axônios que descem em uma área no bulbo rostral chamado *núcleo magno da rafe* (NMR). Os axônios desses neurônios do NMR se projetam para o corno dorsal da medula espinal, onde terminam nas mesmas camadas de entrada das fibras primárias de dor (ver Figura 14.8). A serotonina é identificada como neurotransmissor nos núcleos medulares do NMR. Há evidências de que fármacos antidepressivos tricíclicos como a amitriptilina, que aprimora os efeitos da serotonina bloqueando sua absorção pré-sináptica, sejam efetivos no tratamento de certos tipos de dor crônica.[16] A descoberta de que a norepinefrina é capaz de bloquear a transmissão da dor resultou em estudos dirigidos para a administração concomitante de opioides e

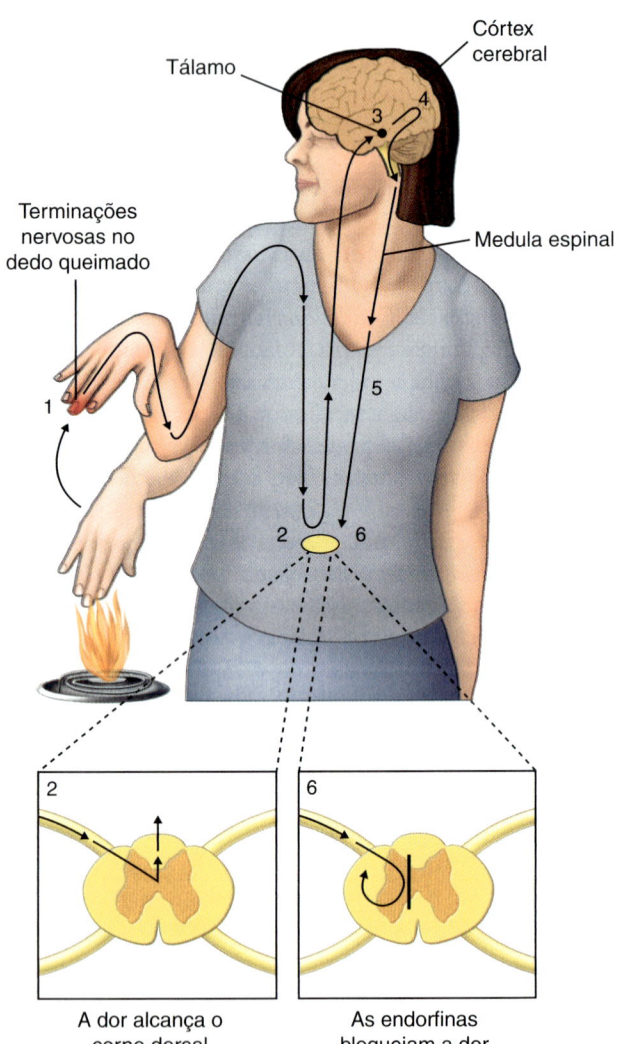

Figura 14.9 • Transmissão da dor. (1) A dor começa como uma mensagem recebida por terminações nervosas, como é visto em um dedo queimado. (2) A liberação de substância P, bradicinina e prostaglandinas sensibiliza as terminações nervosas, ajudando a transmitir a dor do local da lesão para o encéfalo. (3) O sinal de dor, em seguida, trafega como um impulso eletroquímico ao longo do comprimento do nervo até o corno dorsal da medula espinal, uma região que recebe sinais de todo o corpo. (4) A medula espinal, então, envia a mensagem para o tálamo, que em seguida envia para o córtex. (5) O alívio da dor se inicia com sinais provenientes do encéfalo que descem pela medula espinal, onde (6) substâncias químicas como endorfina S são liberadas no corno dorsal para diminuir a mensagem de dor. Fonte: Jensen S. (2015). *Nursing health assessment: a best practice approach*. (2. ed., Figura 6.1, p. 114). Philadelphia, PA: Lippincott Williams & Wilkins.

clonidina, um agonista alfa-adrenérgico de ação central, para o alívio da dor.

Mecanismos analgésicos endógenos

Existem evidências de que receptores opioides e peptídios opioides sintetizados endogenamente, que são substâncias semelhantes à morfina, são encontrados nos prolongamentos periféricos dos neurônios aferentes primários e em muitas regiões do SNC (ver Figura 14.9). Foram identificadas três famílias de peptídios opioides endógenos: encefalinas, endorfinas e dinorfinas. Cada família é derivada de um polipeptídio precursor distinto e tem uma distribuição anatômica característica. Embora cada família geralmente esteja localizada em diferentes grupos de neurônios, por vezes mais de uma família pode estar no mesmo neurônio. Por exemplo, os peptídios proencefalina encontram-se em áreas da medula espinal e PAG que estão relacionadas com a percepção de dor; no hipocampo e outras áreas do encéfalo que modulam o comportamento emocional; em estruturas nos núcleos da base que modulam o controle motor e em neurônios do tronco encefálico que regulam as respostas do sistema nervoso autônomo.

Embora os peptídios opioides endógenos pareçam funcionar como neurotransmissores, seu pleno significado no controle da dor e outras funções fisiológicas não é completamente compreendido. Pesquisas em laboratório, ainda um pouco inconsistentes, revelaram que os agonistas opiáceos inibem canais de cálcio nos neurônios da raiz dorsal e do gânglio trigeminal, bem como nos neurônios aferentes primários. Como são os íons cálcio que provocam a liberação do neurotransmissor na sinapse, esse bloqueio de cálcio inibiria a transmissão sináptica dos impulsos de dor. É importante a caracterização dos receptores que se ligam aos peptídios opioides endógenos para a compreensão dos mecanismos de controle da dor. A identificação desses receptores tem facilitado uma compreensão mais abrangente das ações de substâncias opioides disponíveis, como a morfina. Isso também tem auxiliado na investigação contínua para o desenvolvimento de novas preparações, como medicamentos com 24 h de dispensação, adesivos dérmicos e bombas intravenosas autoadministráveis de acordo com a necessidade percebida.

Limiar e tolerância à dor

O limiar e a tolerância à dor afetam a resposta de uma pessoa a um estímulo doloroso. *Limiar de dor* é o ponto em que um estímulo é percebido como doloroso. *Tolerância à dor* é a experiência total da dor. É definida como a menor "resposta a um fármaco, devido à administração repetida do medicamento".[17] Fatores psicológicos, familiares, culturais e ambientais influenciam significativamente a quantidade de dor que uma pessoa está disposta a tolerar. A separação e a identificação do papel de cada um desses dois aspectos da dor continuam a causar problemas fundamentais para a equipe de controle de dor.

Tipos de dor

A dor pode ser classificada de acordo com a duração (aguda ou crônica), a localização (cutânea ou profunda e visceral) e o local de referência. A classificação com base em um diagnóstico médico associado (p. ex., cirurgia, traumatismo, câncer, anemia falciforme, fibromialgia) também é muito útil no planejamento das intervenções apropriadas de controle da dor.

Dor aguda e dor crônica

A classificação de dor mais amplamente aceita é de acordo com a sua duração. A pesquisa sobre a dor enfatiza a importância de se diferenciar a dor aguda da dor crônica. O diagnóstico e a terapia para cada tipo são distintos, porque diferem em causa, função, mecanismos e sequelas psicológicas (Tabela 14.1).

Tabela 14.1 Características da dor aguda e da dor crônica.

Características	Dor aguda	Dor crônica
Início	Recente	Contínuo ou intermitente
Duração	Curta (< 6 meses)	6 meses ou mais
Respostas autonômicas	Consistente com a resposta simpática de luta ou fuga* Aumento da frequência cardíaca Aumento do volume sistólico Aumento da pressão arterial Aumento da dilatação pupilar Aumento da tensão muscular Diminuição da mobilidade intestinal Diminuição do fluxo salivar (xerostomia)	Inexistência de resposta autônoma
Componente psicológico	Ansiedade associada	Aumento da irritabilidade Depressão associada Preocupação somática Inexistência de interesses externos Diminuição da força dos relacionamentos
Outros tipos de resposta		Diminuição do sono Diminuição da libido Mudanças de apetite

*As respostas são aproximadamente proporcionais à intensidade do estímulo.

Tradicionalmente, a distinção entre dor aguda e crônica é baseada em um único *continuum* de tempo em determinado intervalo (p. ex., 6 meses). Algumas condições como osteoartrite apresentam dimensões tanto de dor aguda quanto crônica.

Dor aguda. A dor aguda é aquela provocada por danos aos tecidos do corpo e pela ativação de estímulos nociceptivos no sítio de dano tecidual local.[1] Geralmente, é de curta duração e tende a apresentar resolução quando o processo patológico subjacente é resolvido.[1] O propósito da dor aguda é servir como um sistema de alerta. Esse nível de dor avisa ao indivíduo quanto à existência de um dano real ou iminente aos tecidos e conduz à busca por auxílio médico. A localização, a irradiação, a intensidade e a duração da dor, bem como os fatores que agravam ou aliviam, fornecem pistas essenciais para o diagnóstico.

As intervenções que aliviam a dor geralmente também provocam alívio em problemas concomitantes, como ansiedade e espasmos musculoesqueléticos. A dor, quando tratada inadequadamente, pode provocar respostas fisiológicas que alteram a circulação e o metabolismo dos tecidos e produzem manifestações físicas, como taquicardia, que reflete o aumento da atividade simpática. A dor aguda, quando tratada inadequadamente, tende a diminuir a mobilidade e alterar os movimentos respiratórios, como respiração profunda e tosse, até o ponto em que pode complicar ou retardar a recuperação.

Dor crônica. A dor crônica é aquela que persiste por mais tempo do que se poderia razoavelmente esperar após um evento causador. Além disso, é mantida por fatores que são patológica e fisicamente distantes da causa originária. A dor crônica pode se manter por anos a fio, como pode ser bastante variável. Pode ser implacável e extremamente grave, como a dor óssea metastática. Pode ser relativamente contínua, com ou sem períodos de escalada, como acontece com algumas formas de dor nas costas. Algumas condições com episódios recorrentes de dor aguda são particularmente problemáticas, porque apresentam tanto características de dor aguda quanto de dor crônica. Isso inclui a dor associada a crises de anemia falciforme ou à cefaleia do tipo enxaqueca.

A dor crônica é uma das principais causas de incapacitação. Diferentemente da dor aguda, a dor crônica persistente geralmente não tem função útil. Ao contrário, impõe tensões fisiológicas, psicológicas, familiares e econômicas e é capaz de esgotar os recursos de uma pessoa. Em contraste com a dor aguda, as influências psicológicas e ambientais são propensas a desempenhar um papel importante no desenvolvimento de comportamentos associados à dor crônica.

Os fatores biológicos que influenciam a dor crônica incluem mecanismos periféricos, mecanismos periférico-centrais e mecanismos centrais. Os mecanismos periféricos resultam da estimulação persistente de nociceptores e, em sua maioria, estão envolvidos com distúrbios crônicos musculoesqueléticos, viscerais e vasculares. Os mecanismos periférico-centrais estão relacionados com o funcionamento anormal de áreas centrais e periféricas do sistema somatossensorial, como o resultante da perda parcial ou total das vias descendentes inibidoras ou da descarga espontânea de fibras regeneradas. Isso inclui condições como causalgia, dor do membro fantasma e neuralgia pós-herpética. Os mecanismos centrais estão associados a doenças ou lesões do SNC e se caracterizam pela manifestação de ardor, dor, hiperalgesia, disestesia e outras sensações anormais. A dor central está associada a doenças como lesões do tálamo (dor talâmica), lesão da medula espinal, interrupção cirúrgica de vias de dor e esclerose múltipla.

Indivíduos com dor crônica podem não apresentar os comportamentos somáticos, autônomos ou afetivos frequentemente associados aos casos de dor aguda. À medida que a condição dolorosa se torna prolongada e contínua, as respostas do sistema nervoso autônomo tendem a diminuir. Além disso, estão mais associadas a dor crônica, perda de apetite, transtornos do sono e depressão. Felizmente, a depressão geralmente é aliviada depois que a dor é removida. A ligação entre depressão e diminuição da tolerância à dor pode ser explicada de modo similar, pelo fato de que ambas respondem a alterações nas vias biológicas dos sistemas serotoninérgico e noradrenérgico. Antidepressivos tricíclicos e outros medicamentos com efeito serotoninérgico e noradrenérgico demonstram o alívio de diversas síndromes de dor crônica.[17]

Dor cutânea e dor somática profunda

A dor também pode ser classificada de acordo com sua localização. A *dor cutânea* surge de estruturas superficiais. É uma dor aguda, em caráter de queimação com possível início abrupto ou lento. Pode ser localizada com precisão e ser distribuída ao longo de dermátomos. Devido a uma sobreposição na distribuição das fibras nervosas entre os dermátomos, os limites da dor muitas vezes não são tão definidos como os indicados por diagramas de dermátomos.

A *dor somática profunda* tem origem em estruturas profundas do organismo (p. ex., periósteo, músculos, tendões, articulações e vasos sanguíneos). É mais difusa do que a dor cutânea. Diversos estímulos podem produzir dor somática profunda, como forte pressão exercida sobre os ossos, isquemia de um músculo e danos teciduais. Um exemplo disso é a dor que o indivíduo vivencia como resultado de uma entorse no tornozelo. Pode ocorrer a irradiação da dor a partir do local original da lesão.

Dor visceral

A *dor visceral* tem origem nos órgãos viscerais e é uma das dores mais comumente produzidas por doenças. Embora seja semelhante à dor somática em muitos aspectos, tanto os mecanismos neurológicos quanto a percepção de dor visceral diferem daqueles da dor somática. Uma das diferenças mais importantes entre a dor superficial e a dor visceral é o tipo de dano provocado. Fortes contrações, distensão ou isquemia que afetem as paredes das vísceras são capazes de induzir dor grave. Existe uma baixa densidade de nociceptores nas vísceras, em comparação com a pele. Há uma divergência funcional do *input* visceral no SNC, que ocorre quando vários neurônios de segunda ordem respondem a um estímulo de um único aferente visceral.

Aferentes nociceptivos viscerais do tórax e do abdome trafegam ao longo das vias dos nervos cranianos e da coluna vertebral do sistema nervoso autônomo. Durante muitos anos acreditou-se que os tratos espinotalâmicos e espinorreticulares carregavam informação nociceptiva visceral. A identificação de novas vias muitas vezes é clinicamente importante para determinar novas técnicas de controle da dor.

Dor referida

A dor referida é aquela que é percebida em um local diferente do seu ponto de origem, mas que é inervado pelo mesmo segmento da coluna vertebral. A hipótese é de que os neurônios aferentes viscerais e somáticos convergem para os mesmos neurônios de projeção do corno dorsal (Figura 14.10). Por esse motivo, pode ser difícil para o encéfalo identificar corretamente a fonte original da dor. A dor que se origina em vísceras abdominais ou torácicas é difusa e mal localizada, e muitas vezes observada em um local distante da área afetada. Por exemplo, a dor associada ao infarto do miocárdio é comumente percebida no braço esquerdo, pescoço e tórax, o que pode retardar o diagnóstico e o tratamento de uma condição potencialmente fatal.

A dor referida pode surgir isolada ou concomitantemente à dor localizada na origem dos estímulos nocivos. Essa falta de correspondência entre a localização da dor e a dos estímulos dolorosos dificulta o estabelecimento do diagnóstico. Ainda que o termo *referida* geralmente seja aplicado à dor oriunda das vísceras e sentida como se fosse originária da parede do corpo, esse termo também pode aplicar-se à dor que surge a partir de estruturas somáticas. Por exemplo, uma dor referida à parede torácica pode ser causada por estimulação nociceptiva da porção periférica do diafragma, que recebe inervação somatossensorial dos nervos intercostais. A compreensão da dor referida é de grande valor no diagnóstico de inúmeras doenças. O padrão típico de dor de referência, com base em nossa perspectiva, é aquele em que os neurônios aferentes dos tecidos somáticos ou viscerais profundos entram na medula espinal no mesmo nível que os neurônios aferentes de áreas cutâneas às quais a dor é referida (Figura 14.11).

Os locais de dor referida são determinados embriologicamente com o desenvolvimento de estruturas viscerais e somáticas que compartilham o mesmo local de entrada de informações sensoriais para o SNC e, em seguida, deslocam-se para locais mais distantes. Por exemplo, uma pessoa com peritonite pode apresentar queixa de dor no ombro. Internamente, existe uma inflamação no peritônio que reveste a parte central do diafragma. No embrião, o diafragma tem origem no pescoço, e sua porção central é inervada pelo nervo frênico, que entra na medula no nível do terceiro ao quinto segmento (C3 a C5). À medida que o feto se desenvolve, o diafragma desce para sua posição usual nos indivíduos adultos, entre as cavidades torácica e abdominal, mantendo o padrão embrionário de inervação. Assim, as fibras que entram na medula espinal no nível de C3 a C5 transportam informação tanto da região do pescoço quanto do diafragma, e a dor diafragmática é interpretada pelo prosencéfalo como originária do ombro ou do pescoço.

Embora seja postulado que a pleura visceral, o pericárdio e o peritônio são relativamente livres de fibras de dor, a pleura

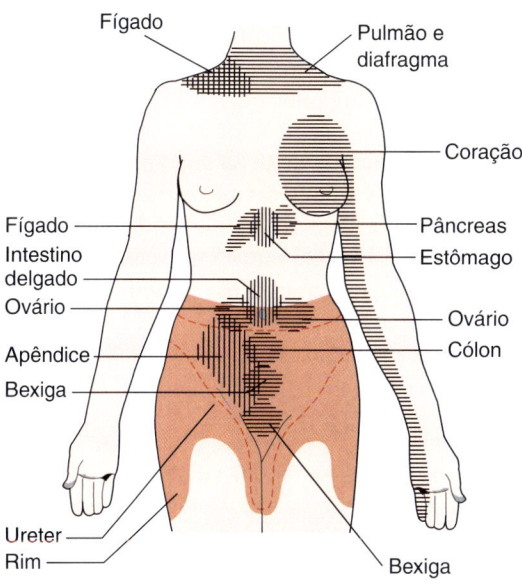

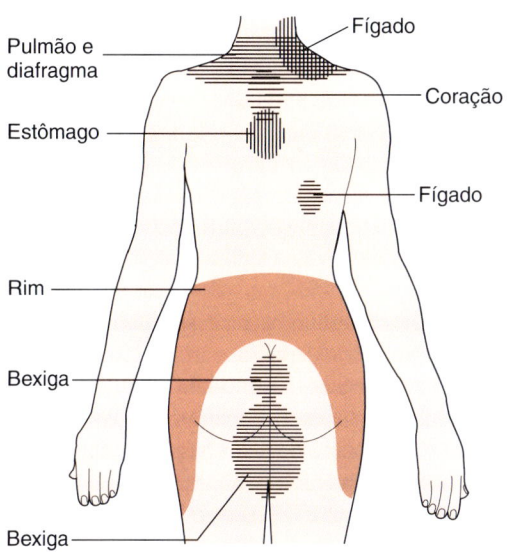

Figura 14.11 • Áreas de dor referida. (*Acima*) Vista anterior. (*Abaixo*) Vista posterior.

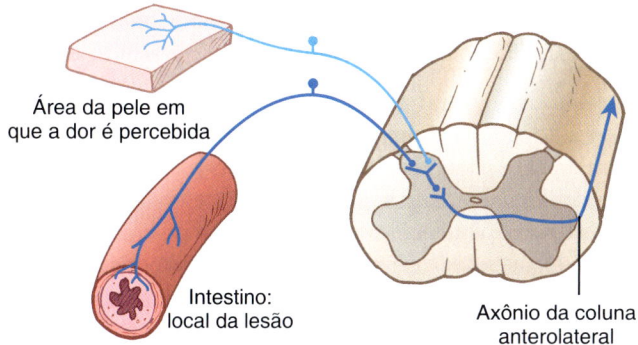

Figura 14.10 • Convergência de *inputs* cutâneos e viscerais sobre o mesmo neurônio de projeção de segunda ordem no corno dorsal da medula espinal. Embora praticamente todos os *inputs* viscerais sejam convergentes com *inputs* cutâneos, a maioria dos *inputs* cutâneos não converge com outros *inputs* sensoriais.

parietal, o pericárdio e o peritônio reagem a estímulos nociceptivos. Uma inflamação visceral pode envolver estruturas parietais e somáticas e pode provocar dor difusa local ou dor referida. Por exemplo, quando o peritônio parietal está irritado por causa de uma apendicite, que tipicamente faz surgir uma dor sobre a área inflamada no quadrante inferior direito, a dor evocada é referida à área umbilical.

Ocorre *espasmo muscular* quando estruturas somáticas estão envolvidas. O espasmo muscular é uma rigidez que atua como reflexo de proteção. Sua finalidade é proteger as partes afetadas do corpo (p. ex., um apêndice inflamado ou um músculo torcido). Esse espasmo muscular de proteção pode causar compressão dos vasos sanguíneos e estimular uma dor de isquemia muscular, causando dor local e referida.

> ### Conceitos fundamentais
>
> #### Tipos de dor
> - A dor pode ser classificada de acordo com a duração (aguda ou crônica), a localização (cutânea ou profunda e visceral) e o local de referência
> - A dor aguda é uma dor autolimitada que dura menos de 6 meses
> - A dor crônica é a dor persistente que dura mais de 6 meses, não apresenta as respostas autonômicas e somáticas associadas à dor aguda e é acompanhada por perda de apetite, transtornos do sono, depressão e outras respostas incapacitantes.

Avaliação da dor

Uma avaliação cuidadosa da dor auxilia os profissionais de saúde no diagnóstico, no tratamento e no alívio da dor. A avaliação inclui fatores como natureza, gravidade, localização e irradiação da dor. Tal como acontece com outros estados patológicos, eliminar a causa da dor é preferível a simplesmente tratar o sintoma. Um histórico cuidadoso muitas vezes apresenta informações sobre os fatores desencadeantes (*i. e.*, lesão, infecção ou doença) e o local de estímulos nociceptivos (*i. e.*, receptores periféricos ou órgão visceral). Um histórico abrangente deve incluir:

- Início da dor
- Descrição, localização, irradiação, intensidade, qualidade e padrão da dor
- Qualquer coisa que alivia ou agrava
- Reação do indivíduo à dor.

Diferentemente de muitas outras respostas corporais, como temperatura e pressão arterial, a natureza, a gravidade e a angústia provocada pela dor não podem ser medidas objetivamente. Para superar esse problema, foram desenvolvidos vários métodos para quantificar a dor com base em relato individual. Esse relatório deve abranger a escala numérica de intensidade da dor, a analogia visual e o descritor verbal. A maioria dos questionários avalia um único aspecto da dor, como a intensidade. Por exemplo, uma *escala numérica de intensidade da dor* demanda que as pessoas selecionem o número que melhor representa a intensidade da sua dor, em que 0 representa inexistência de dor e 10 representa a dor mais intensa que se possa imaginar. A *escala analógica visual* também pode ser empregada. É uma linha reta, muitas vezes com 10 cm de comprimento, com uma descrição de texto (p. ex., "nenhuma dor" e "a dor mais intensa imaginável") em cada uma das extremidades da linha que representa a continuidade da intensidade da dor. As pessoas são convidadas a escolher um ponto no *continuum* que represente a intensidade da sua dor. A resposta pode ser quantificada mediante a medição da linha para determinar a distância entre a marca, medida em milímetros, a partir da extremidade onde está escrito "nenhuma dor". Escalas com *descritor verbal* consistem em várias opções numericamente classificadas de palavras como nenhuma = 0; pouca = 1; leve = 2; moderada = 3 e grave = 4. A palavra escolhida é usada para determinar a representação numérica da intensidade da dor em uma escala ordinal.

Controle da dor

As abordagens terapêuticas para o controle da dor aguda e da dor crônica diferem acentuadamente. Na dor aguda, o tratamento é direcionado para proporcionar alívio da dor, interrompendo o estímulo nociceptivo. Como a dor é autolimitada, no sentido em que desaparece quando os tecidos lesionados cicatrizam, geralmente não é necessária uma terapia de longo prazo. O controle da dor crônica é muito mais complexo e deve se basear em várias considerações, incluindo a expectativa de vida.

Tratamento da dor aguda

A dor aguda deve ser tratada de maneira agressiva e com medicação antes que se torne grave. Isso possibilita que a pessoa se sinta mais confortável e ativa e pronta para assumir um papel participativo nos seus cuidados com a saúde. Parte da relutância dos profissionais de saúde em prestar socorro adequado a casos de dor aguda tem sido o medo da dependência. No entanto, avalia-se que a dependência a medicamentos opioides seja praticamente inexistente quando os fármacos são prescritos para a dor aguda. Normalmente, uma quantidade menor de medicação é necessária quando o medicamento é administrado antes de a dor se tornar grave e as vias de dor se tornarem sensibilizadas.

Tratamento da dor crônica

O tratamento da dor crônica exige tentativas precoces para evitar a dor e uma terapia adequada para crises de dor aguda. O tratamento específico depende da causa da dor, do histórico natural do problema de saúde subjacente, bem como da expectativa de vida da pessoa. Se a doença orgânica que provoca a dor não pode ser curada, então os métodos não curativos de controle tornam-se fundamentais para o tratamento. Os métodos de tratamento para a dor crônica podem incluir bloqueio neural, modalidades elétricas (p. ex., estimulação elétrica nervosa transcutânea [TENS]), fisioterapia, intervenções cognitivo-comportamentais e medicamentos narcóticos e não narcóticos. Medicamentos não narcóticos como antidepressivos tricíclicos, anticonvulsivantes e AINE funcionam como terapia adjuvante importante para a ação de opioides no tratamento de diferentes tipos de dor crônica. O tratamento da dor crônica é mais eficiente quando realizado por uma equipe multiprofissional, que deve incluir especialistas em diferentes áreas, como anestesiologia, enfermagem, fisioterapia, serviço social e cirurgia.

O câncer é uma causa comum de dor crônica. Os objetivos do tratamento da dor oncológica crônica devem ser o alívio e a prevenção da dor. O controle da dor continua a ser um problema significativo, apesar dos avanços na compreensão e no tratamento. A terapia com analgésicos, medicamentos adjuvantes, estratégias cognitivas ou comportamentais, modalidades físicas e bloqueios nervosos são empregados no tratamento das diferentes formas de dor crônica. Dependendo do tipo e do estágio do câncer, outros tratamentos como radioterapia paliativa, terapias antineoplásicas e cirurgia paliativa são capazes de ajudar a controlar a dor. A Organização Mundial da Saúde criou uma escada analgésica para a dor oncológica que auxilia os profissionais na escolha do analgésico mais apropriado.[18]

Tratamento não farmacológico da dor

Uma série de métodos não farmacológicos de tratamento pode frequentemente ser utilizada para resolução da dor. Isso inclui intervenções cognitivo-comportamentais; agentes físicos, como calor e frio; bem como eletroanalgesia. Muitas vezes, esses métodos são usados juntamente com os analgésicos, e não como o único meio de controle da dor.

Intervenções cognitivo-comportamentais. As intervenções cognitivo-comportamentais, que muitas vezes podem auxiliar indivíduos em situação de dor aguda e também de dor crônica, incluem relaxamento, distração, reavaliação cognitiva, terapia de imagens mentais, meditação e *biofeedback*. Se o indivíduo está na iminência de ser submetido a uma intervenção cirúrgica ou um procedimento doloroso, o ideal é que aprenda e treine essas técnicas antes da manifestação da dor (p. ex., antes da cirurgia). Se o indivíduo já está sentindo dor, o uso de intervenções cognitivo-comportamentais deve se basear na capacidade da pessoa de dominar a técnica, bem como em sua resposta à intervenção. Por exemplo, para um doente em fase terminal com dor grave, pode ser um complemento mais adequado ao tratamento com analgésicos fazer uso de músicas relaxantes à sua escolha do que tentar aprender uma modalidade que exija mais atenção de sua parte (p. ex., meditação ou reavaliação cognitiva).

Relaxamento é uma das abordagens cognitivo-comportamentais com melhor avaliação para o alívio da dor. O método de relaxamento não precisa ser complexo. Estratégias relativamente simples, como respiração lenta e rítmica e procedimentos breves de relaxamento da mandíbula, têm sido bem-sucedidas na diminuição da dor autorrelatada e no uso de analgésicos.

Distração (*i. e.*, focalizar a atenção em coisas diferentes dos estímulos dolorosos ou emoções negativas) não elimina a dor, mas pode torná-la mais tolerável. Pode servir como uma espécie de blindagem sensorial, por intermédio da qual a atenção à dor é sacrificada para prestar atenção a outros estímulos possíveis de serem mais percebidos. Exemplos de distração incluem contar, repetir frases ou poemas e se engajar em atividades voltadas à concentração, como projetos, tarefas, trabalho, conversas ou descrição de imagens. Televisão, filmes de aventura, música e humor oferecem distração. *Reavaliação cognitiva* é um modo de autodistração ou controle cognitivo em que o indivíduo focaliza a atenção nos aspectos positivos da experiência e se distancia da dor. Indivíduos empregando métodos de distração podem não parecer sofrer de dor grave. No entanto, é inadequado supor que uma pessoa não esteja verdadeiramente com dor por usar o método da distração. Analgésicos com prescrição médica não devem ser negados porque a pessoa aparentemente trata a dor sem o uso de medicação. É importante realizar uma avaliação adequada para determinar o nível individual da dor e definir outras intervenções necessárias para o alívio.

Terapia de imagens mentais (imagery) é uma técnica que consiste em usar a imaginação para desenvolver uma imagem mental. No tratamento da dor, utiliza-se a terapia de imagens mentais (*i. e.*, imagens dirigidas a um alvo específico). Essa técnica é usada isoladamente ou combinada com outras intervenções cognitivo-comportamentais (p. ex., relaxamento ou *biofeedback*) para desenvolver imagens sensoriais capazes de diminuir a intensidade da dor percebida. Também pode ser aplicada para diminuir a ansiedade e reduzir a tensão muscular. *Meditação* também pode ser utilizada, mas requer prática e capacidade de concentração para tornar-se efetiva.

Biofeedback é usado para fornecer retroalimentação ao indivíduo sobre a situação de algumas funções orgânicas (p. ex., temperatura do dedo, pulsação da artéria temporal, pressão arterial ou tensão muscular). Trata-se de um processo de aprendizagem concebido para tornar a pessoa consciente quanto a algumas de suas funções orgânicas com o propósito de modificá-las em nível consciente. O interesse em *biofeedback* tem aumentado devido à possibilidade de utilizar esse tipo de tratamento em casos de enxaqueca e cefaleia tensional ou para qualquer tipo de dor com um componente de tensão muscular.

Agentes físicos. O calor e o frio são agentes físicos utilizados para proporcionar alívio da dor. A escolha do agente físico depende do tipo de dor a ser tratado e, em muitos casos, da preferência pessoal.

O *calor* é muito utilizado para aliviar a dor. O calor dilata os vasos sanguíneos e aumenta o fluxo sanguíneo local. Também pode influenciar a transmissão dos impulsos de dor e aumentar a capacidade de extensão do colágeno. Um aumento na circulação local é capaz de reduzir o nível de estimulação nociceptiva por meio da redução da isquemia local causada por espasmo muscular ou tensão; aumentar a remoção de metabólitos e mediadores inflamatórios que agem como estímulos nociceptivos; e ajudar a reduzir o edema e aliviar a pressão sobre as terminações nociceptivas locais. A sensação de calor é transportada até o corno posterior da medula espinal e pode exercer o seu efeito pela modulação na projeção de transmissão da dor. Pode também desencadear a liberação de opioides endógenos. O calor altera a viscosidade das fibras de colágeno nos ligamentos, tendões e estruturas articulares de modo que possam ser mais facilmente estendidos e mais esticados, antes que as terminações nociceptivas sejam estimuladas. Assim, o calor muitas vezes é aplicado antes de uma terapia que vise ao alongamento das estruturas articulares e ao aumento da amplitude de movimento. Deve-se tomar cuidado para não empregar calor excessivo. Quando se utiliza calor em excesso, o próprio calor se torna um estímulo nocivo, o que resulta em dor e danos teciduais reais ou iminentes. Em determinadas situações, a utilização de calor é controversa e, em certas condições (p. ex., doença vascular periférica), nas quais o aumento do fluxo sanguíneo ou do metabolismo seria prejudicial, o uso de calor é contraindicado.

Igualmente à aplicação de calor, a aplicação de *frio* é capaz de produzir uma redução drástica da dor. O frio exerce seu efeito sobre a dor por intermédio de mecanismos circulatórios e neurológicos. A resposta inicial à aplicação local de frio é vasoconstrição local súbita. Essa vasoconstrição inicial é seguida por períodos alternados de vasodilatação e vasoconstrição, durante os quais o organismo "busca" seu nível normal de fluxo sanguíneo para evitar danos nos tecidos locais. A vasoconstrição é causada por estimulação local de fibras simpáticas e resfriamento direto dos vasos sanguíneos, enquanto a hiperemia acontece por mecanismos autorreguladores locais. Em situações de lesão aguda, o frio é utilizado para produzir vasoconstrição e evitar o extravasamento de sangue para os tecidos. O alívio da dor resulta da redução do edema e da diminuição da estimulação de terminações nociceptivas. A vasodilatação que se segue pode ajudar na remoção de substâncias estimuladoras das terminações nociceptivas.

O frio também tem um efeito acentuado e significativo sobre a dor proveniente da acumulação de metabólitos no músculo, induzida por espasmos. Em termos de modulação da dor, o frio tem condições de reduzir a atividade aferente que chega ao corno posterior da medula espinal por modulação do *input* sensorial. A aplicação de frio é um estímulo nocivo e possivelmente influencia a liberação de opioides endógenos na área de PAG. Compressas frias devem ser flexíveis, para que possam assumir com facilidade a conformação das partes do corpo, adequadamente embaladas, para proteger a pele, e aplicadas durante não mais do que 15 a 20 min por vez.

Analgesia induzida por estímulo. A analgesia induzida por estímulo é um dos mais antigos métodos conhecidos para o alívio da dor. Métodos de estimulação elétrica para aliviar a dor incluem TENS, acupuntura elétrica e neuroestimulação. TENS se refere à transmissão de energia elétrica através da superfície da pele para as fibras nervosas periféricas. Têm sido desenvolvidas unidades TENS convenientes, fáceis de transportar e relativamente econômicas. A maioria tem quase o tamanho de um baralho. Essas unidades funcionam com bateria e descarregam uma corrente elétrica sobre o local de destino.

O sistema geralmente é composto por três partes: um par de eletrodos, os cabos e um estimulador. A estimulação elétrica é fornecida em forma de onda pulsada, que pode variar em termos de amplitude de pulso, largura e frequência. O tipo de estimulação utilizado varia de acordo com a dor a ser tratada. A localização das vias fisiológicas e a compreensão dos mecanismos de dor envolvidos determinam a colocação do eletrodo. Ele pode ser colocado nos dois lados de uma região dolorida; ao longo de um dermátomo afetado; ao longo de um nervo periférico afetado, onde a localização é mais superficial, ou ao longo de um tronco nervoso. Por exemplo, os eletrodos geralmente são colocados medial e lateralmente à incisão no tratamento da dor pós-operatória.

Provavelmente, não existe uma explicação única para os efeitos fisiológicos de TENS. Cada tipo específico de estimulador tem diferentes locais de ação e pode ser explicado por mais de uma teoria. A teoria do controle das comportas foi proposta como um mecanismo possível. De acordo com essa teoria, a informação da dor é transmitida pelas fibras Aδ e C de pequeno diâmetro. As fibras aferentes A de grande diâmetro e fibras de pequeno diâmetro transportam informações táteis fazendo a mediação de toque, pressão e sinestesia. TENS pode funcionar com base no disparo diferencial de impulsos nas grandes fibras que transportam informação não dolorosa. Por conseguinte, o aumento da atividade nessas fibras de maior diâmetro supostamente modula a transmissão de informações dolorosas para o prosencéfalo. TENS apresenta a vantagem de ser um método não invasivo, facilmente regulado pela pessoa ou profissional de saúde e eficaz em algumas formas de dor aguda e crônica. Sua utilização pode ser ensinada antes de um procedimento cirúrgico, proporcionando redução na quantidade de medicação analgésica no pós-operatório e, possivelmente, evitando o desenvolvimento de dores persistentes.

Acupuntura. A prática da acupuntura envolve a introdução de agulhas em pontos específicos sobre a superfície corporal. Existem quadros disponíveis para descrever os pontos de inserção da agulha usados para aliviar a dor em determinadas regiões anatômicas. Além de agulhas, por vezes é utilizada a palpação. A acupuntura é amplamente disponível em clínicas de dor, embora não sejam muitas as pesquisas de alta qualidade, amplas e randomizadas sobre os efeitos da técnica no tratamento da dor crônica.

Neuroestimulação. A neuroestimulação libera estimulação elétrica de baixa voltagem na medula espinal ou nervos periféricos-alvo para bloquear a sensação dolorosa. Melzack e Wall (teoria das comportas) postulam que a neuroestimulação ativa o sistema de inibição da dor. Para um sistema totalmente implantável, são implantados cirurgicamente uma fonte de energia (bateria) e eletrodos.

Tratamento farmacológico

Os analgésicos são utilizados há muitos anos para aliviar a dor de curta duração. Um analgésico é um medicamento que age no sistema nervoso para diminuir ou eliminar a dor sem induzir perda de consciência. Analgésicos não curam a causa subjacente à dor, mas seu uso adequado pode evitar que a dor aguda evolua para dor crônica. Outro benefício dos analgésicos é que viabilizam a mobilidade do indivíduo após um procedimento cirúrgico, por exemplo, quando podem ser necessários exercícios como tosse e respiração profunda.

O analgésico ideal deve ser efetivo, não causar dependência e ser de baixo custo. Além disso, deve produzir a menor quantidade de efeitos adversos e não deve afetar o nível de consciência do indivíduo. Embora o tratamento de longa duração com opioides possa resultar em tolerância aos medicamentos dessa classe (i. e., mais fármaco é necessário para alcançar o mesmo efeito) e dependência física, isso não deve ser confundido com vício. É raro observar um comportamento no longo prazo de busca pela substância em pessoas tratadas com opioides apenas durante o tempo necessário para alcançar o alívio da dor. As necessidades e circunstâncias únicas apresentadas por indivíduos com dor devem ser tratadas para que se possa alcançar um controle satisfatório da dor. O uso de analgésicos é apenas um dos aspectos de um programa abrangente de controle da dor aguda e, principalmente, de dores crônicas.

Analgésicos não narcóticos. Os medicamentos analgésicos não narcóticos orais mais comuns incluem paracetamol, ácido acetilsalicílico e outros AINE. O ácido acetilsalicílico atua central e perifericamente para bloquear a transmissão dos impulsos dolorosos. Também tem propriedades antipiréticas e anti-inflamatórias. A ação do ácido acetilsalicílico e de outros AINE se dá por meio da inibição da ciclo-oxigenase (COX), enzima que medeia a biossíntese das prostaglandinas. Os AINE também diminuem a sensibilidade dos vasos sanguíneos para bradicinina e histamina; afetam a produção de citocinas por linfócitos T; revertem a vasodilatação; e reduzem a liberação de mediadores inflamatórios a partir de granulócitos, mastócitos e basófilos.[17] O paracetamol é uma alternativa aos AINE. Embora geralmente seja considerado equivalente ao ácido acetilsalicílico como agente analgésico e antipirético, faltam a essa substância propriedades anti-inflamatórias.

Analgésicos opioides. O termo *opioide* ou *narcótico* é utilizado para se referir a um grupo de medicamentos, naturais ou sintéticos, de ação semelhante à da morfina.[17] O termo mais antigo *opiáceo* era empregado para designar substâncias derivadas do ópio: morfina, codeína e muitos outros congêneres semissintéticos da morfina. Os opioides são usados no curto prazo para alívio da dor e para uso mais prolongado em condições como a dor do câncer. Quando administrados para alívio temporário de dor grave, como a que ocorre após um procedimento cirúrgico, existem muitas evidências de que os opioides são mais efetivos quando administrados rotineiramente antes de a dor se manifestar (analgesia preemptiva) ou se tornar extrema do que quando administrados de maneira esporádica. Indivíduos tratados por esse regime parecem exigir uma quantidade menor de doses e são capazes de retomar suas atividades normais mais precocemente.

Embora as propriedades analgésicas e psicofarmacológicas da morfina sejam conhecidas há séculos, o fato de que o encéfalo também contém as próprias substâncias químicas endógenas semelhantes aos opioides, as chamadas endorfinas (encefalinas, endorfinas e dinorfinas), tornou-se conhecido apenas nos últimos 40 ou 50 anos.

Os analgésicos opioides se caracterizam por sua interação com três tipos de receptores opioides, designados pelas letras gregas mu (μ, para "morfina"), delta (δ) e kapa (κ).[17] Cada tipo de receptor foi clonado, e foram identificados subtipos por meio de estudos moleculares e de ligação com o receptor. A morfina e a maioria dos opioides utilizados clinicamente exercem seus efeitos por intermédio do receptor mu. Os receptores opioides kapa são analgésicos eficazes, porém seus efeitos colaterais se mostraram problemáticos, e o impacto clínico dos receptores opioides delta tem sido insignificante.

Está bem documentado que os receptores mu modulam tanto o efeito terapêutico de analgesia como os efeitos secundários de depressão respiratória, miose, redução da motilidade gastrintestinal (que causa constipação intestinal), sensação de bem-estar ou de euforia e dependência física. Os receptores mu são encontrados em locais pré-sinápticos e pós-sinápticos no corno dorsal da medula e das vias ascendentes do tronco encefálico, do tálamo e do córtex, bem como no sistema inibitório descendente que modula a dor na medula espinal. Sua localização vertebral é empregada clinicamente para a aplicação direta de analgésicos opioides na medula espinal, por meio de injeção, de infusão ou de um dispositivo implantável intratecal (bomba), que fornece anestesia regional, minimizando os indesejados efeitos de depressão respiratória, náuseas, vômitos e sedação ocorridos com a administração sistêmica de fármacos que atuam no nível encefálico. Também são encontrados receptores mu em neurônios sensoriais periféricos após um processo inflamatório. Esta localização fornece suporte à exploração, e eventual utilização clínica, da aplicação local de opioides (p. ex., instilação intra-articular de opioides após cirurgia no joelho).

À medida que mais informações se tornarem disponíveis sobre os opioides e seus receptores, parece provável que possam ser desenvolvidos medicamentos para a dor que atuem seletivamente em determinados locais do receptor, proporcionando o controle mais efetivo da dor, produzindo menos efeitos adversos e oferecendo menos risco de dependência.

Analgésicos adjuvantes. Os analgésicos adjuvantes incluem medicamentos como antidepressivos tricíclicos, medicamentos anticonvulsivantes e agentes ansiolíticos neurolépticos. O fato de o sistema de supressão da dor ter sinapses não endorfínicas levanta a possibilidade de que medicamentos não opioides potentes e de ação central possam ser úteis no alívio da dor. A serotonina tem mostrado desempenhar um papel importante na produção de analgesia. Os antidepressivos tricíclicos (i. e., imipramina, amitriptilina e doxepina), que bloqueiam a recaptação de serotonina na fenda sináptica, têm demonstrado alívio da dor em alguns indivíduos. Esses medicamentos são particularmente úteis para certos estados dolorosos crônicos, como a neuralgia pós-herpética.[16,17]

Certos medicamentos anticonvulsivantes, como carbamazepina e gabapentina, apresentam efeitos analgésicos sobre determinadas condições dolorosas. Esses medicamentos, que suprimem o disparo neuronal espontâneo, são particularmente úteis no tratamento da dor que se manifesta após uma lesão do nervo (dor neuropática), incluindo a neuropatia diabética e a síndrome de dor crônica regional. Outros agentes, como os corticosteroides, podem ser empregados para diminuir a inflamação e os estímulos nociceptivos responsáveis pela dor.[17]

Intervenção cirúrgica

Se um procedimento cirúrgico é capaz de eliminar o problema que provoca a dor, como um tumor que pressiona um nervo ou um apêndice inflamado, logo pode ser curativo. Em outros casos, a cirurgia é usada para o tratamento de sintomas, e não para a cura. Os procedimentos cirúrgicos para casos de dor grave e intratável de origem periférica ou central têm demonstrado algum sucesso. Podem ser realizados para remover a causa ou bloquear a transmissão de dor intratável em casos de dor do membro fantasma, neuralgia grave, determinados tipos de câncer inoperáveis e causalgia.

RESUMO

A dor é um fenômeno elusivo e complexo; é um sintoma comum a muitas doenças. É uma experiência altamente individualizada, moldada pela cultura e por experiências anteriores da vida de uma pessoa, e é difícil de ser mensurada. Cientificamente, a dor é considerada no contexto da nocicepção. Nociceptores são terminações nervosas receptivas que respondem a estímulos nocivos. Receptores de dor respondem a estímulos mecânicos, térmicos e químicos. Neurônios nociceptivos transmitem impulsos aos neurônios do corno dorsal empregando neurotransmissores químicos. As vias neoespinotalâmica e paleoespinotalâmica são utilizadas para transmitir informações dolorosas para o encéfalo. Diversas vias neuroanatômicas, bem como peptídeos opioides endógenos, modulam a dor no SNC.

A dor pode ser classificada de acordo com a duração, a localização e o local de referência, bem como o diagnóstico médico associado. Dor aguda é uma dor autolimitada que desaparece com a cicatrização do tecido lesionado, enquanto a dor crônica permanece por muito mais tempo do que aquele previsto para a melhora da causa subjacente da dor. A dor pode ter origem cutânea, somática profunda ou visceral. Dor referida é aquela sentida em uma localização diferente da sua origem. O limiar de dor, a tolerância à dor, a idade, o sexo e outros fatores afetam a reação individual aos estímulos dolorosos.

As modalidades de tratamento para a dor incluem medidas fisiológicas, cognitivas e comportamentais; uso de calor e frio; métodos analgésicos induzidos por estimulação e agentes farmacológicos isoladamente ou em combinação. Está se tornando evidente que, mesmo nos casos de dor crônica, a abordagem mais efetiva é o tratamento precoce, ou mesmo a prevenção. Depois que a dor se instala, o maior sucesso alcançado na avaliação e no controle da dor é obtido com a prática de uma abordagem interdisciplinar.

ALTERAÇÕES NA SENSIBILIDADE À DOR E TIPOS ESPECIAIS DE DOR

Depois de concluir esta seção, o leitor deverá ser capaz de:

- Definir alodinia, hipoestesia, hiperestesia, parestesias, hiperpatia, analgesia, hipoalgesia e hiperalgesia
- Descrever as causas, características e tratamento da dor neuropática, neuralgia do trigêmeo, neuralgia pós-herpética e síndrome de dor regional complexa
- Discutir possíveis mecanismos para a dor do membro fantasma.

Alterações na sensibilidade à dor

A sensibilidade e a percepção da dor variam entre indivíduos e na mesma pessoa sob diferentes condições e em diferentes partes do corpo. Irritação, hipoxia leve e compressão suave de um nervo periférico geralmente resultam em hiperexcitabilidade das fibras nervosas sensoriais ou corpos celulares. Isso é percebido como uma sensação desagradável de hipersensibilidade (i. e., *hiperestesia*) ou aumento da sensibilidade à dor (i. e., *hiperalgesia*). A hiperalgesia primária descreve a sensibilidade à dor que ocorre diretamente nos tecidos danificados. A hiperalgesia secundária ocorre no tecido circundante não lesionado. As causas possíveis de hiperalgesia incluem aumento da sensibilidade a estímulos nocivos, diminuição do limiar dos nociceptores, aumento da dor produzida por um estímulo supralimiar e pelo chamado fenômeno *windup*.[19]

Hiperpatia é uma síndrome em que o limiar sensorial é elevado, mas, quando é alcançado, a estimulação contínua, especialmente se repetitiva, resulta em uma experiência desagradável e prolongada. Essa dor pode ser explosiva e irradiada pela distribuição de nervos periféricos. Está associada a alterações patológicas nos nervos periféricos, como isquemia localizada. Sensações espontâneas desagradáveis, chamadas *parestesias*, se manifestam em casos de irritação mais graves (p. ex., a sensação de alfinetadas e agulhadas que se segue à compressão temporária de um nervo periférico). O termo genérico *disestesia* é empregado para distorções (geralmente desagradáveis) de sensações somestésicas que normalmente acompanham a perda parcial da inervação sensorial.

Processos patológicos mais graves podem resultar em redução ou perda de sensações táteis (p. ex., *hipoestesia*, *anestesia*), térmicas (p. ex., *hipotermia*, *atermia*) e dolorosas (i. e., *hipoalgesia*). *Analgesia* é a inexistência de dor por um estímulo nociceptivo ou o alívio da dor sem perda de consciência. A incapacidade de detectar sensações dolorosas pode resultar em traumatismo, infecção e até mesmo perda de uma parte do corpo. A insensibilidade à dor por herança pode assumir a forma de indiferença congênita ou insensibilidade congênita à dor. Indiferença congênita é quando a transmissão dos impulsos nervosos parece normal, mas a apreciação de estímulos dolorosos em níveis mais elevados parece não existir. Insensibilidade congênita é quando aparentemente existe um defeito em um nervo periférico, de tal modo que a transmissão de impulsos nervosos dolorosos não resulta na percepção de dor. Seja qual for a causa, indivíduos sem a capacidade de perceber a dor estão em risco constante de sofrer danos teciduais, pois a dor não está cumprindo sua função de proteção.[20]

Alodinia (do grego *allo*, "outro", e *odynia*, "doloroso") é o termo empregado para o intrigante fenômeno da dor que se segue a um estímulo não nocivo a uma superfície cutânea aparentemente normal. Estímulos não nocivos podem ser o toque do vento, de folhas ou simplesmente tomar banho. Esse termo se refere a casos em que tecidos de outra forma normais podem ter inervação anormal ou podem ser locais de referência para outros locais que dão origem à dor pela apresentação de estímulos inócuos. Pode resultar de um aumento da capacidade de resposta na medula espinal (sensibilização central) ou de uma redução no limiar de ativação do nociceptor (sensibilização periférica). Um tipo de alodinia envolve *pontos de gatilho*, que são pontos de localização alta na pele ou membrana mucosa possíveis de produzir dor intensa e imediata naquele local ou em outro lugar, quando atingidos por leve estimulação tátil. Pontos de gatilho miofasciais são focos de extrema sensibilidade encontrados em muitos músculos, e podem ser responsáveis pela sensação de dor projetada para locais distantes dos pontos de sensibilidade. Os pontos de gatilho apresentam ampla distribuição na parte de trás da cabeça e do pescoço e nas regiões lombar e torácica. Esses pontos de gatilho causam síndromes de dor miofascial reprodutível em músculos específicos. Essas síndromes dolorosas são a principal fonte de dor em indivíduos que frequentam clínicas para tratamento da dor crônica.

Tipos especiais de dor

Dor neuropática

A dor neuropática é aquela provocada por algum problema relacionado com o sistema neurológico. Quando os nervos periféricos são afetados por lesão ou doença, isso pode resultar em distúrbios sensoriais inusitados, que muitas vezes não podem ser tratados. As características observáveis que apontam para processos neuropáticos como causa de dor incluem dor generalizada que não pode ser explicada de outra maneira e sinais de *déficit* sensorial (p. ex., dormência, parestesia). Dependendo da causa, alguns poucos ou muitos axônios podem ser danificados, e a condição pode ser unilateral ou bilateral. A dor neuropática se distingue de outras condições dolorosas, nas quais o estímulo começa em tecidos não neuronais.

As causas da dor neuropática são classificadas de acordo com o grau de envolvimento de nervos periféricos. Condições que podem levar a dor por provocar danos aos nervos periféricos em uma única área incluem compressão nervosa, compressão do nervo por massa tumoral e diversas neuralgias (p. ex., neuralgia do trigêmeo, pós-herpética e pós-traumática). Condições que podem levar a dor por causar danos aos nervos periféricos em uma área extensa incluem o diabetes melito, o consumo prolongado de bebidas alcoólicas e o hipotireoidismo. Frequentemente, o diabetes provoca uma neuropatia dependente do comprimento (o que significa que os axônios mais longos de um nervo periférico são mais vulneráveis). A lesão de um nervo pode também resultar em uma síndrome multissintomática e multissistêmica denominada *síndrome de dor regional complexa*. Acredita-se que a lesão do nervo associada a uma amputação seja uma causa de dor do membro fantasma.

A dor neuropática varia de acordo com a extensão e a localização da doença ou da lesão. Pode haver alodinia ou sensação dolorosa como se o indivíduo estivesse sendo esfaqueado, perfurado, queimado ou alvejado. A dor pode ser persistente ou intermitente. O diagnóstico depende do modo de manifestação, da distribuição das sensações anormais, da qualidade da dor e de outras condições clínicas relevantes (p. ex., diabetes, hipotireoidismo, consumo abusivo de álcool, erupção cutânea ou traumatismo). Em alguns casos, a lesão de nervos periféricos origina dor que persiste para além do tempo previsto como necessário para a cicatrização dos tecidos. Processos patológicos periféricos (p. ex., degeneração neural, formação de neuroma e produção de descargas neuronais espontâneas anormais pelo neurônio sensorial lesionado) e a plasticidade neural (*i. e.,* alterações na função do SNC) são as principais hipóteses postuladas para explicar os casos de dor neuropática persistente.

Os métodos de tratamento compreendem medidas destinadas a restabelecer ou evitar maiores danos aos nervos (p. ex., ressecção cirúrgica de um tumor causando a compressão do nervo, melhora no controle glicêmico de pessoas com diabetes que têm neuropatias dolorosas) e intervenções com a finalidade de aliviar a dor. Embora muitos analgésicos adjuvantes sejam utilizados nos casos de dor neuropática, muitas vezes é difícil alcançar o controle da dor. A abordagem inicial na busca por um regime de controle adequado da dor é fazer tentativas sequenciais com medicamentos analgésicos isoladamente e, em seguida, em combinação e também tentativas com intervenções não farmacológicas. Os analgésicos adjuvantes são divididos em duas classes genéricas, incluindo dores neuropáticas e ósseas. Muitas vezes, a categoria de dor neuropática é tratada com antidepressivos tricíclicos, antiepilépticos, anestésicos locais e agonistas alfa2-adrenérgicos.[16] Na maioria das vezes, a dor óssea é tratada com glicocorticoides, bisfosfonatos, inibidores de osteoclastos e relaxantes da musculatura esquelética.[16]

Pouco efeito no controle da dor ou efeitos colaterais inaceitáveis são capazes de conduzir a uma pesquisa com outros medicamentos. Se o resultado com analgésicos adjuvantes é ruim, também pode ser tentado o uso de opioides. No entanto, preocupações relacionadas com os efeitos colaterais e com a possibilidade remota de dependência devem ser consideradas. Quando se decide tentar essa opção, é desejável administrar opioides de ação prolongada, pois trabalham com a natureza tipicamente contínua da dor neuropática. Terapias não farmacológicas também são empregadas para o controle da dor neurogênica. Pode ser realizada a estimulação elétrica do nervo periférico ou da medula espinal nos casos de radiculopatia e neuralgia.

Neuralgia

A neuralgia se caracteriza por crises graves, breves, muitas vezes repetitivas de dor relâmpago ou latejante. Manifesta-se ao longo da distribuição de um nervo espinal ou craniano e, geralmente, é precipitada por estimulação da região cutânea inervada por esse nervo.

Neuralgia do trigêmeo. Neuralgia do trigêmeo, ou *tic douloureux*, é uma das formas mais comuns e graves de neuralgia. É caracterizada por crises súbitas e recorrentes de dor aguda, sem dormência, em um ou mais ramos do nervo craniano V.[3] Ainda existe grande controvérsia com relação à fisiopatologia da neuralgia do trigêmeo. No entanto, a maioria dos especialistas concorda que é causada por desmielinização dos axônios no gânglio, na raiz e no nervo.[16]

O tratamento da neuralgia do trigêmeo inclui modalidades farmacológicas e cirúrgicas. Outras intervenções incluem prevenção de fatores precipitantes (p. ex., a estimulação de pontos de gatilho) e lesões oculares devido à irritação; fornecimento de nutrição adequada e meios para evitar o isolamento social.

A carbamazepina, um medicamento anticonvulsivante, é reconhecida como agente de primeira linha para o tratamento da neuralgia do trigêmeo.[16] A liberação cirúrgica de vasos, estruturas durais ou tecido cicatricial em torno do gânglio semilunar ou da raiz na fossa craniana média muitas vezes consegue eliminar os sintomas.

Neuralgia pós-herpética.

O herpes-zóster (também chamado de *cobreiro*) é causado pelo mesmo herpes-vírus (vírus varicela-zóster) que provoca a varicela e que se acredita representar uma infecção recorrente localizada provocada pelo vírus varicela-zóster em estado latente nos gânglios da raiz dorsal desde o surto inicial de varicela.[16] A reativação da replicação viral está associada a um declínio da imunidade celular. A probabilidade de desenvolvimento de herpes-zóster aumenta depois dos 60 anos de idade.[16] O risco de herpes-zóster cresce com o enfraquecimento da imunidade celular.

Durante o surto agudo de herpes-zóster, o vírus reativado trafega do gânglio sensorial e do nervo periférico afetados para a região cutânea dos dermátomos correspondentes, provocando erupção vesicular localizada unilateral e hiperpatia. Na infecção aguda, é destruída uma quantidade proporcionalmente maior de fibras nervosas grandes. As fibras regeneradas parecem ter diâmetros menores. Como ocorre perda relativa de grandes fibras durante o processo de envelhecimento, os idosos tornam-se particularmente propensos à dor devido à mudança na proporção entre fibras nervosas de grande e pequeno diâmetro.

Pessoas com neuralgia pós-herpética podem sofrer de dor constante ("queimação, dor, latejamento"), dor intermitente (em caráter de punhalada) e dor evocada por estímulo (alodinia).

O tratamento precoce do cobreiro com medicação antiviral, como aciclovir ou valaciclovir, que inibem a replicação do ácido desoxirribonucleico (DNA) do herpes-vírus, pode reduzir a gravidade do herpes-zóster. Inicialmente, a neuralgia pós-herpética pode ser tratada com um agente anestésico de uso tópico, creme de lidocaína, prilocaína ou gel de lidocaína 5%. A medicação com antidepressivos tricíclicos, como amitriptilina ou desipramina, pode ser utilizada para o alívio da dor. O bloqueio nervoso regional tem sido empregado com sucesso limitado.

Um estudo recente de investigação para uma nova vacina com vírus vivo atenuado administrada em adultos com 60 anos de idade ou mais e projetada para aumentar a imunidade mediada por células contra o vírus varicela-zóster demonstrou reduções substanciais na incidência de herpes-zóster e neuralgia pós-herpética.[16] Por isso, a vacina Zostavax® foi aprovada pela FDA (Food and Drug Administration) para a prevenção do herpes-zóster em indivíduos a partir de 60 anos de idade e oferece proteção de aproximadamente 60%.[16]

Dor do membro fantasma

A dor do membro fantasma, um tipo de dor neurológica, é aquela que se manifesta após a amputação de um membro ou parte de um membro. A dor pode se manifestar com sensação de formigamento, aperto ou peso, seguida por ardor, cãibra ou dor aguda.[21] Pode desaparecer espontaneamente ou persistir por muitos anos.

Existem diversas teorias sobre as causas do desenvolvimento de dor do membro fantasma. Uma delas postula que a extremidade de um nervo em regeneração pode permanecer conectada ao tecido cicatricial no local da amputação. Sabe-se que quando um nervo periférico é cortado, o tecido cicatrizado que se forma funciona como uma barreira para a regeneração do crescimento axônico. O axônio em crescimento frequentemente permanece preso no tecido cicatricial, formando um crescimento emaranhado (*i. e.*, neuroma) de axônios de pequeno diâmetro, incluindo aferentes nociceptivos primários e eferentes simpáticos. Tem sido proposto que esses aferentes apresentam aumento da sensibilidade a estímulos mecânicos inócuos e à atividade simpática e das catecolaminas circulantes. Outra teoria relacionada transfere a fonte de dor do membro fantasma para a medula espinal; isso sugere que a dor se deva à descarga espontânea de neurônios da medula espinal que perderam o *input* sensorial normal procedente do próprio organismo. Neste caso, a hipótese é de que um circuito neuronal fechado autoexcitante no corno posterior da medula espinal envia impulsos para o encéfalo, resultando em dor. Mesmo a menor irritação na área do membro amputado pode iniciar esse ciclo. Outras teorias propõem que a dor do membro fantasma é capaz de surgir no próprio encéfalo. Uma das hipóteses propõe que a dor é causada por alterações no fluxo de sinais através de áreas somatossensoriais do encéfalo. Em outras palavras, parece haver plasticidade mesmo no SNC de um indivíduo adulto. O tratamento da dor do membro fantasma tem sido realizado com o uso de bloqueios simpáticos, TENS de grandes aferentes mielinizados que inervam a área, hipnose e treinamento em técnicas de relaxamento.

RESUMO

A dor pode se manifestar com ou sem um estímulo adequado, ou pode não se manifestar quando há um estímulo adequado; qualquer uma dessas condições descreve um distúrbio álgico. Pode haver analgesia (inexistência de dor), hiperalgesia (aumento da sensibilidade à dor), hipoalgesia (diminuição da sensibilidade a estímulos dolorosos), hiperpatia (resposta desagradável e prolongada de dor), hiperestesia (aumento anormal da sensibilidade), hipoestesia (diminuição anormal da sensibilidade), parestesia (sensação tátil anormal, como formigamento ou "alfinetadas" quando não há estímulos externos) ou alodinia (dor provocada por estímulos que normalmente não causam dor).

A dor neuropática pode se manifestar devido a um traumatismo ou uma doença neuronal em uma área localizada ou com distribuição mais global (p. ex., doenças do sistema endócrino ou medicamentos neurotóxicos). A neuralgia se caracteriza por surtos breves e graves, muitas vezes repetitivos, semelhante a um relâmpago ou pulsante, que se manifesta ao longo da distribuição de um nervo espinal ou craniano e, geralmente, é precipitada por estimulação da região cutânea inervada por esse nervo. A neuralgia do trigêmeo, ou *tic douloureux*, é uma das neuralgias mais comuns e graves. Manifesta-se por tiques faciais ou espasmos. A neuralgia pós-herpética é uma dor crônica capaz de se manifestar após herpes-zóster, uma infecção pelo vírus varicela-zóster dos gânglios da raiz dorsal e áreas correspondentes de inervação. A dor do membro fantasma, uma dor neurológica, pode se manifestar após a amputação de um membro ou parte de um membro.

CEFALEIA E DOR ASSOCIADA

Depois de concluir esta seção, o leitor deverá ser capaz de:

- Diferenciar entre a ocorrência e a manifestação de cefaleia do tipo enxaqueca, cefaleia em salvas, cefaleia tensional e cefaleia pela síndrome da articulação temporomandibular (ATM)
- Caracterizar os métodos farmacológicos e não farmacológicos utilizados no tratamento da cefaleia
- Citar a causa mais comum de dores na ATM.

Cefaleia

Cefaleia é um problema de saúde muito comum. Anualmente, mais de 18 milhões de americanos comparecem ao consultório médico por causa de cefaleia.[16] Embora a dor na cabeça e na face tenham características que as distinguem de outros distúrbios álgicos, também compartilham muitas características.

A cefaleia pode ser provocada por diversas condições. Algumas delas representam transtornos primários e outras se manifestam secundárias a condições patológicas em que a cefaleia é um sintoma. Os tipos mais comuns de cefaleia primária ou crônica são cefaleia do tipo enxaqueca, cefaleia tensional, cefaleia em salvas e cefaleia crônica diária (CCD). Embora a maioria das causas de cefaleia secundária seja benigna, algumas podem ser indício de distúrbios graves, como meningite, tumor cerebral ou aneurisma cerebral. Outras vezes o indivíduo pode sofrer de cefaleia pós-traumática. Pesquisas indicam que pessoas com leve lesão cerebral traumática (LCT) têm mais problemas com cefaleia do que aquelas com LCT moderada ou grave.[22] A manifestação súbita de uma cefaleia grave e intratável em uma pessoa saudável provavelmente está mais relacionada com uma doença intracraniana grave, como hemorragia subaracnóidea ou meningite, do que com cefaleia crônica. A cefaleia que perturba o sono, a cefaleia de esforço (p. ex., desencadeada por atividade física ou sexual ou manobra de Valsalva) e a cefaleia acompanhada de sintomas neurológicos, como sonolência, distúrbios visuais ou nos membros ou alteração do estado mental também podem indicar lesões intracranianas subjacentes ou outros processos patológicos. Outro alerta para cefaleia secundária inclui alteração fundamental ou de progressão no padrão da cefaleia ou manifestação inédita de cefaleia em indivíduos com mais de 50 anos de idade, ou em pessoas com câncer, imunossupressão, ou gestantes.[23,24] Idosos requerem avaliação abrangente para a manifestação de qualquer tipo de cefaleia em casos de histórico de cefaleia antes de envelhecer.[25]

Muitas vezes, é difícil estabelecer o diagnóstico e a classificação da cefaleia. Isso exige histórico e exame físico completo para excluir causas secundárias. O histórico deve incluir fatores precipitantes de cefaleia, como ingestão de alimentos e aditivos alimentares, perda de refeições e associação ao período menstrual. É essencial realizar um histórico cuidadoso da medicação, pois muitas substâncias podem provocar ou agravar a cefaleia. O etanol também pode causar ou agravar a condição. Pode ser útil a criação de um diário de cefaleia, no qual a pessoa deve fazer um registro da ocorrência de cefaleia e de eventos simultâneos ou anteriores para que seja possível identificar fatores que contribuam para sua manifestação.

Em 2013, a Sociedade Internacional de Cefaleia (IHS, International Headache Society) publicou a terceira edição da classificação internacional das cefaleias (CIC, em inglês ICHD-3, *International Classification of Headache Disorders*).[24] O sistema de classificação é dividido em três seções: (1) cefaleias primárias; (2) cefaleias secundárias e (3) neuropatias cranianas dolorosas, outras dores faciais e de cabeça.[24] As cefaleias primárias, incluindo enxaqueca, cefaleia em salvas, cefaleia tensional e outras cefaleias autonômicas do trigêmeo, são discutidas a seguir. Também são discutidas CCD e dor facial causadas por dores na ATM.

Enxaqueca

A enxaqueca afeta muitas pessoas, especialmente do sexo feminino. Os casos de enxaqueca tendem a ocorrer dentro de uma mesma família e acredita-se que são herdados como traço autossômico dominante com penetrância incompleta.

Etiologia e patogênese

Os mecanismos fisiopatológicos da dor associada à cefaleia do tipo enxaqueca permanecem pouco compreendidos. Embora existam muitas teorias alternativas, está bem estabelecido que, durante uma crise de enxaqueca, o nervo trigêmeo torna-se ativado.[26] A estimulação das fibras sensoriais do trigêmeo pode levar à liberação de neuropeptídios, causando inflamação neurogênica dolorosa na vasculatura das meninges.[27] Outro possível mecanismo implica a vasodilatação neurogênica dos vasos sanguíneos das meninges como componente fundamental dos processos inflamatórios que ocorrem durante uma crise de enxaqueca. O que fornece suporte à base neurogênica da enxaqueca são sintomas premonitórios frequentes antes da manifestação da cefaleia: transtornos neurológicos focais, que não podem ser explicados em termos de fluxo sanguíneo cerebral.[27]

Variações hormonais, particularmente nos níveis de estrogênio, desempenham um papel importante no padrão das crises de enxaqueca. Para muitas mulheres, a enxaqueca coincide com seu período menstrual. Aditivos de alimentos, como glutamato monossódico, queijo curado e chocolate, também podem precipitar uma crise de enxaqueca. Os verdadeiros gatilhos da enxaqueca são os produtos químicos nos alimentos, e não alergênios.

Manifestações clínicas

A CIC-3 classifica a enxaqueca em dois grandes subtipos, enxaqueca sem e com aura.[24]

A enxaqueca sem aura é uma cefaleia pulsátil, latejante e unilateral, que normalmente tem duração de 1 a 2 dias e é agravada por atividade física rotineira. A cefaleia é acompanhada por náuseas e vômitos, o que muitas vezes é incapacitante, e sensibilidade a luz e som. São muito comuns distúrbios visuais, que consistem em alucinações visuais, como estrelas, faíscas e *flashes* de luz. A enxaqueca com aura tem sintomas semelhantes, mas com a adição de sintomas visuais reversíveis, que incluem características positivas (p. ex., luzes piscando, manchas ou linhas) ou características negativas (perda de visão); sintomas sensoriais totalmente reversíveis, que têm características positivas (sensação de alfinetadas) ou características negativas (dormência), e distúrbios da fala ou sintomas neurológicos totalmente reversíveis que precedem a cefaleia.[24] A aura geralmente se desenvolve por um período de 5 a 20 min, com duração entre 5 min e 1 h. Embora em apenas uma pequena porcentagem de indivíduos com enxaqueca se manifeste a aura antes de uma crise, muitas pessoas sem aura apresentam sintomas prodrômicos, como fadiga e irritabilidade, que precedem o surto e se mantêm por horas ou mesmo dias.[26]

Os outros subtipos de migrânea descritos na CIC-3 são migrânea crônica, complicações da migrânea (p. ex., estado migranoso, aura persistente sem infarto, infarto migranoso e crise epiléptica desencadeada por aura migranosa), provável migrânea e síndromes episódicas que podem estar associadas à migrânea.[24] A enxaqueca retiniana é uma forma rara, caracterizada por crises recorrentes totalmente reversíveis de cintilações (sensação visual de faíscas ou *flashes* de luz), escotomas (pontos cegos visuais) ou cegueira que afeta um olho, que se manifesta uma hora após a cefaleia do tipo enxaqueca. A CIC-3 classifica a dor como enxaqueca crônica quando uma cefaleia que satisfaz os critérios para enxaqueca ocorre 15 ou mais dias por mês no intervalo de 3 meses ou mais, não havendo excesso de medicação. O infarto por enxaqueca é uma ocorrência incomum na qual um ou mais dos sintomas de outro modo típicos de aura persistem por mais de uma hora e exames neurológicos por imagem confirmam infarto isquêmico. Aplicados estritamente, esses critérios podem distinguir essa condição de um acidente vascular encefálico, que deve ser excluído.[24]

A enxaqueca também pode se apresentar como cefaleia mista, incluindo sintomas normalmente associados a cefaleia tensional, cefaleia sinusal ou CCD. Essas condições são denominadas *enxaqueca transformada* e é difícil estabelecer uma classificação. Embora sintomas nasais não sejam considerados como critérios diagnósticos para enxaqueca, com frequência a acompanham e, provavelmente, resultam da ativação parassimpática craniana. A dor sinusal pode indicar tanto cefaleia por inflamação dos seios nasais quanto enxaqueca.

A enxaqueca pode se manifestar em crianças e adultos. Antes da puberdade, a enxaqueca tem distribuição igual entre os sexos. O critério de diagnóstico essencial para casos de enxaqueca em crianças é a cefaleia recorrente, separada por períodos sem dor. O diagnóstico geralmente se baseia no fato de a criança apresentar três das seguintes características: dor abdominal, náuseas ou vômitos, cefaleia latejante, localização unilateral da dor, aura associada, alívio durante o sono e histórico familiar positivo. Os sintomas variam muito entre pacientes pediátricos, desde crianças que precisam interromper as atividades para buscar alívio em um ambiente escuro até casos em que a enxaqueca é detectável apenas pelo questionamento direto. Uma característica comum da enxaqueca em crianças são náuseas e vômito intensos. O vômito pode estar associado a dor abdominal e febre. Sendo assim, a enxaqueca pode ser confundida com outras condições patológicas, como apendicite. Como a cefaleia em pacientes pediátricos pode ser um sintoma de outros distúrbios mais graves, incluindo lesões intracranianas, é importante que sejam descartadas outras causas de cefaleia.

Tratamento

O tratamento da enxaqueca inclui terapia farmacológica e não farmacológica preventiva e abortiva.

O tratamento não farmacológico busca evitar os gatilhos da enxaqueca, como alimentos ou cheiros que precipitam uma crise. Muitas pessoas com enxaqueca podem se beneficiar por manter uma alimentação regular e hábitos de sono. Medidas para controlar o estresse, que pode precipitar uma crise, também são importantes. Durante a crise, muitas pessoas acham útil se retirar para um ambiente tranquilo e escuro até o desaparecimento dos sintomas.

O tratamento farmacológico envolve tanto a terapia abortiva para crises agudas quanto a terapia de prevenção. Uma gama de medicamentos pode ser utilizada para tratar os sintomas agudos da enxaqueca. Com base em ensaios clínicos, os agentes de primeira linha incluem ácido acetilsalicílico; combinações de paracetamol, ácido acetilsalicílico e cafeína; AINE (p. ex., naproxeno sódico, ibuprofeno); agonistas do receptor de serotonina ($5-HT_1$) (p. ex., sumatriptana, naratriptana, rizatriptana, zolmitriptana); derivados da ergotamina (p. ex., di-hidroergotamina) e medicamentos antieméticos (p. ex., ondansetrona, metoclopramida).[16,27] Vias de administração não oral podem ser mais indicadas para indivíduos que rapidamente desenvolvem dor grave ou ao acordar, ou para aqueles com náuseas e vômitos graves. A sumatriptana foi aprovada para a administração por via intranasal. O uso frequente de medicamentos abortivos pode causar cefaleia de rebote.

Pode ser necessário um tratamento farmacológico preventivo se a enxaqueca se tornar incapacitante, caso se manifeste mais do que duas ou três vezes por mês, se o tratamento abortivo estiver sendo administrado mais de 2 vezes/semana, ou se a pessoa tiver enxaqueca hemiplégica, enxaqueca com aura prolongada, ou infarto por enxaqueca.[16,27] Na maioria dos casos, o tratamento preventivo deve ser administrado diariamente durante um período entre meses ou anos. Agentes de primeira linha incluem medicamentos de bloqueio beta-adrenérgico (p. ex., propranolol, atenolol), antidepressivos (amitriptilina) e anticonvulsivantes (divalproato de sódio, valproato de sódio).[16] Quando se toma a decisão de interromper o tratamento preventivo, os medicamentos devem ser retirados gradualmente.

Existem outros medicamentos disponíveis que são efetivos, mas podem ter efeitos colaterais graves em algumas pessoas. Por exemplo, por causa do risco de vasospasmo coronário, os agonistas do receptor $5-HT_1$ não devem ser administrados a pessoas com doença arterial coronariana.

Cefaleia em salvas

A cefaleia em salvas é um tipo relativamente incomum de dor de cabeça que se manifesta com mais frequência em pacientes do sexo masculino do que feminino e, tipicamente, se inicia na terceira década de vida.[28] Esse tipo de cefaleia tende a ocorrer em grupos, ou salvas, por períodos de semanas ou meses, seguido por um período de remissão longo, sem dores de cabeça. A cefaleia em salvas é um tipo de cefaleia neurovascular primária que tipicamente inclui dor intensa, implacável e unilateral.

Etiologia e patogênese

Os mecanismos fisiopatológicos subjacentes à cefaleia em salvas não são completamente conhecidos, embora recentemente tenha sido observado que a hereditariedade, por meio de um gene autossômico dominante, tenha algum papel na patogênese da cefaleia em salvas. Os mecanismos fisiopatológicos mais prováveis incluem a ação combinada de fatores vasculares, neurogênicos, metabólicos e humorais. Acredita-se que a ativação do sistema vascular do nervo trigêmeo e os reflexos autônomos parassimpáticos cranianos possam explicar a dor e os sintomas autônomos. Acredita-se também que o hipotálamo desempenhe um papel fundamental. O possível papel dos centros de regulação do hipotálamo anterior está implicado pela observação de alterações biológicas circadianas e distúrbios neuroendócrinos (p. ex., alterações no cortisol, na prolactina e na testosterona) tanto nos períodos ativos quanto durante a remissão clínica. Ressonâncias magnéticas revelam artérias intracranianas dilatadas no lado doloroso. Crê-se que a perda de tônus vascular resulte de um defeito na inervação simpática perivascular.

Manifestações clínicas

A dor associada à cefaleia em salvas tem manifestação súbita e aumenta de intensidade até alcançar o pico em um intervalo de aproximadamente 10 a 15 min, com duração de 15 a 180 min. A dor por trás dos olhos irradia para o nervo trigêmeo ipsilateral (p. ex., têmpora, bochecha, gengiva). Frequentemente, a cefaleia está relacionada com um ou mais sintomas, como inquietação ou agitação, vermelhidão na conjuntiva, lacrimejamento, especificamente unilateral, congestão nasal, rinorreia, sudorese na testa e na face, miose, ptose e edema palpebral.

Tratamento

Devido à duração relativamente curta e à natureza autolimitada da cefaleia em salvas, preparações orais geralmente levam muito tempo para alcançar níveis terapêuticos. Os tratamentos mais efetivos são aqueles de ação rápida. A inalação de oxigênio pode ser indicada para uso doméstico. Medicamentos profiláticos para casos de cefaleia em salvas incluem verapamil, carbonato de lítio, corticosteroides e valproato de sódio.[27]

Cefaleia tensional

O tipo mais comum de cefaleia é o tensional. Ao contrário da enxaqueca e da cefaleia em salvas, a cefaleia tensional não é suficientemente grave a ponto de interferir nas atividades diárias do indivíduo.

Etiologia e patogênese

Os mecanismos precisos da cefaleia tensional não são conhecidos e as hipóteses de causalidade são contraditórias. Uma teoria popular é que a cefaleia tensional resulta da tensão sustentada de músculos do couro cabeludo e pescoço; entretanto, algumas pesquisas não conseguiram encontrar uma correlação entre a contração muscular e a cefaleia tensional. Acredita-se que a cefaleia do tipo enxaqueca possa sofrer uma transformação gradual em cefaleia tensional crônica. A cefaleia tensional também pode ser causada por disfunção oromandibular, estresse psicogênico, ansiedade, depressão e estresse muscular. Também pode resultar do uso excessivo de analgésicos ou cafeína.

Manifestações clínicas

A cefaleia tensional é frequentemente descrita como uma dor de cabeça surda, difusa e indescritível, que apresenta distribuição ao redor da cabeça como se fosse a tira de um chapéu, e não está associada a náuseas ou vômitos, nem é agravada por atividade física. Pode ser pouco frequente, episódica ou crônica.

Tratamento

Muitas vezes, os casos de cefaleia tensional se mostram mais sensíveis às técnicas não farmacológicas, como *biofeedback*, acupuntura, massagem, relaxamento, terapia de imagens mentais e fisioterapia, que outros tipos de cefaleia. Para indivíduos com problemas de postura, pode ser útil uma combinação de exercícios para amplitude de movimentos, relaxamento e aprimoramento da postura corporal.

Os medicamentos de escolha para o tratamento agudo da cefaleia tensional são analgésicos, incluindo ácido acetilsalicílico, paracetamol e AINE.[16,27] Indivíduos com cefaleia tensional pouco frequente geralmente fazem uso da automedicação com analgésicos de venda livre para o tratamento da dor aguda e não necessitam fazer uso de medicação profilática. Esses agentes devem ser usados com cautela, pois podem desenvolver cefaleia de rebote quando tomados regularmente.

Como a "linha divisória" entre cefaleia tensional, enxaqueca e CCD muitas vezes é tênue, a adição de medicamentos e o uso de todos os medicamentos contra enxaqueca podem ser tentados em casos refratários. Outros medicamentos empregados concomitantemente com analgésicos incluem anti-histamínicos sedativos (p. ex., prometazina e difenidramina), antieméticos (p. ex., metoclopramida e proclorperazina) ou sedativos (p. ex., butalbital).

Cefaleia crônica diária

O termo *cefaleia crônica diária* é empregado para se referir a um tipo de cefaleia que se manifesta por 15 dias seguidos ou mais no período de 1 mês por mais de 3 meses.[27] Pouco se sabe sobre a prevalência e a incidência de CCD. Critérios diagnósticos para CCD não são oferecidos pelo sistema de classificação da IHS.

Etiologia e patogênese

A causa de CCD é desconhecida, embora existam várias hipóteses. Há cefaleia do tipo enxaqueca transformada, evolução de cefaleia tensional, nova cefaleia persistente diária e cefaleia pós-traumática. Embora o uso excessivo de medicamentos sintomáticos tenha sido relacionado com casos de CCD, existe um grupo de pessoas para o qual a CCD não está relacionada com o uso excessivo de medicamentos.

Manifestações clínicas

Em muitas pessoas, CCD mantém determinadas características de enxaqueca, enquanto em outras se assemelha à cefaleia tensional crônica. CCD pode estar ligada à cefaleia tensional crônica e episódica. A nova cefaleia persistente diária pode ter manifestação súbita, sem histórico de enxaqueca, cefaleia tensional, traumatismo ou estresse psicológico.

Tratamento

Para as pessoas com CCD, pode ser necessária uma combinação de intervenções farmacológicas e comportamentais. Tal como acontece com a cefaleia tensional, pode ser útil o emprego de técnicas não farmacológicas, como *biofeedback*, acupuntura, massagem, relaxamento, terapia de imagens mentais e fisioterapia. Há também o auxílio de algumas medidas para reduzir ou eliminar o uso excessivo de medicação, incluindo a ingestão de cafeína.

Dor na articulação temporomandibular

Uma causa comum de cefaleia é a síndrome da ATM. Geralmente, é causada por um desequilíbrio no movimento articular por causa de problemas de mordida, bruxismo (*i. e.*, ranger os dentes) ou problemas na articulação.[27] Quase sempre é referida, e comumente se apresenta, como dor muscular facial, cefaleia, dor no pescoço ou dor de ouvido. A dor referida é agravada pela função da mandíbula. A cefaleia associada a essa síndrome é comum em adultos e crianças e pode causar problemas de dor crônica.

O tratamento da dor na ATM é destinado a corrigir o problema e, em alguns casos, isso pode ser difícil. A terapia inicial deve ser dirigida ao alívio da dor e à melhoria da função. O alívio da dor muitas vezes pode ser alcançado com o uso de AINE. Relaxantes musculares são utilizados na manifestação de espasmos musculares.

RESUMO

Cefaleia é um distúrbio comum causado por diversas condições. Certos tipos de cefaleia representam transtornos primários e outros ocorrem secundariamente a outro estado patológico no qual a cefaleia é um sintoma. Cefaleias primárias incluem cefaleia do tipo enxaqueca, cefaleia tensional, cefaleia em salvas e CCD. Embora a maioria das causas de cefaleia secundária seja benigna, algumas são indícios de distúrbios graves, como meningite, tumor cerebral ou aneurisma cerebral. A síndrome da ATM é uma das principais causas de cefaleia. Geralmente, é provocada por um desequilíbrio no movimento articular por conta de problemas na mordida, bruxismo ou outros problemas comuns, como inflamação, traumatismo e alterações degenerativas.

DOR EM CRIANÇAS E IDOSOS

Depois de concluir esta seção, o leitor deverá ser capaz de:

- Diferenciar a resposta à dor em crianças da resposta à dor em idosos
- Explicar como a avaliação da dor pode variar em crianças e idosos
- Explicar como o tratamento da dor pode variar em crianças e idosos.

A dor é frequentemente subestimada tanto em relação ao reconhecimento quanto ao tratamento em crianças e idosos. Além dos obstáculos comuns ao tratamento adequado da dor, como a preocupação com os efeitos da analgesia sobre o estado respiratório e o potencial de desenvolvimento de dependência de opioides, existem impedimentos adicionais para o tratamento adequado da dor em crianças e idosos. No caso de crianças muito pequenas e de idosos confusos, há vários fatores adicionais a serem considerados. Isso inclui a extrema dificuldade de avaliar a localização e a intensidade da dor em indivíduos cognitivamente imaturos ou deficientes e o argumento de que, mesmo que sintam dor, eles não se lembram.[19]

Dor em crianças

A resposta humana a estímulos dolorosos começa no período neonatal e continua até o fim da vida. Embora as reações comportamentais específicas e localizadas sejam menos acentuadas no recém-nascido ou nos indivíduos com maior comprometimento cognitivo, os reflexos de proteção ou de retirada em resposta a estímulos nociceptivos podem ser claramente demonstrados. As vias da dor, centros corticais e subcorticais, e as respostas neuroquímicas associadas à transmissão da dor estão desenvolvidas e funcionais a partir do último trimestre de gestação. Os recém-nascidos percebem claramente a dor, como demonstrado por sua resposta fisiológica integrada aos estímulos nociceptivos. Os neurônios do corno dorsal em recém-nascidos têm um campo receptivo mais amplo e limiar de excitação mais baixo que em crianças mais velhas.

À medida que lactentes e crianças amadurecem, suas respostas à dor tornam-se mais complexas e refletem o amadurecimento dos processos de cognição e de desenvolvimento. Crianças certamente sentem dor e têm se mostrado confiáveis e precisas ao relatá-la. Elas também se lembram da dor. Isso é evidenciado em estudos com crianças com câncer, cujo sofrimento durante a realização de procedimentos dolorosos aumenta ao longo do tempo sem intervenção, e em recém-nascidos em unidades de cuidados intensivos, que demonstram respostas de retirada de proteção para um estímulo pontiagudo no calcanhar após episódios repetidos.

Avaliação da dor

Para que possa ser tratada adequadamente, a dor precisa ser continuamente avaliada, e a resposta ao tratamento também é essencial.[16] O autorrelato deve ser considerado como a estimativa mais confiável de dor. No caso de crianças com 8 anos de idade ou mais, podem ser usadas escalas numéricas (*i. e.*, 1 a 10) e escalas gráficas com palavras (*i. e.*, "nenhuma", "pouca", "a pior que já senti"). Com crianças entre 3 e 8 anos de idade, as escalas com os rostos de crianças reais ou de personagens de desenho animado podem ser usadas para obter um relatório de dor. A Escala de Dor FACES de Wong-Baker (http://wongbakerfaces.org) é útil em crianças com 3 a 4 anos de idade e contém figuras e uma breve descrição da dor. O profissional explica as figuras, usando as palavras sob cada uma. Outra estratégia complementar para avaliar a dor de um paciente pediátrico é a utilização de um esboço do corpo, solicitando à criança para indicar onde a dor está localizada. Cuidados devem ser tomados na avaliação dos relatos infantis de dor, porque estes podem ser influenciados por uma variedade de fatores, incluindo idade, níveis de ansiedade, bem como medo e presença dos pais. Algumas medidas fisiológicas, como frequência cardíaca, são convenientes para rapidamente avaliar e medir a resposta a estímulos nociceptivos breves, mas não são específicas. Tomar por base os indicadores de atividade do sistema nervoso simpático e de comportamento talvez também seja problemático, pois podem ser causados por outros fatores além da dor (p. ex., ansiedade e atividade física) e nem sempre acompanham a dor, especialmente a dor crônica.

Tratamento da dor

O tratamento da dor em crianças pode ser incluído, basicamente, em duas categorias: farmacológica e não farmacológica. Em termos de intervenções farmacológicas, muitos dos analgésicos utilizados em adultos também podem ser utilizados de modo seguro e eficaz em crianças e adolescentes. No entanto, quando se utilizam medicamentos específicos, é fundamental verificar se o medicamento foi aprovado para uso em crianças e administrá-lo de maneira adequada, de acordo com o peso e o nível de desenvolvimento fisiológico. Diferenças no funcionamento fisiológico relacionadas com a idade, especificamente em recém-nascidos, afetam a ação dos medicamentos. Recém-nascidos e lactentes têm níveis reduzidos de enzimas hepáticas, necessárias para o metabolismo de muitos analgésicos. Os níveis dessas enzimas hepáticas se elevam rapidamente para os níveis do adulto logo nos primeiros meses de vida. A excreção renal de fármacos depende do fluxo sanguíneo renal, da taxa de filtração glomerular e da secreção tubular, os quais são reduzidos em recém-nascidos, especialmente nos prematuros.

O princípio dominante em todo o planejamento para tratamento da dor pediátrica é tratar cada criança em bases individuais e combinar o agente analgésico com a causa e o nível de dor. Um segundo princípio envolve a manutenção do equilíbrio entre o nível de efeitos colaterais e o alívio da dor, de tal modo que o alívio possa ser alcançado com a menor quantidade de opioides e de sedação possível. Uma estratégia para essa finalidade é o tempo de administração de analgesia, a fim de que seja atingido um nível sanguíneo estável e, tanto quanto possível, haja a prevenção da dor. Isso exige que a criança receba analgesia em um esquema de administração regular, e não "conforme o necessário ou SOS". Além disso, a maioria dos medicamentos é embalada principalmente para uso adulto, e o cálculo de dosagem e diluições em série pode predispor a erros de medicação.

Estratégias não farmacológicas podem ser muito eficazes na redução do total de dor e da quantidade de analgesia utilizada. Além disso, algumas estratégias não farmacológicas são capazes de reduzir a ansiedade e aumentar o nível de autocontrole da criança durante períodos de dor. As crianças podem ser ensinadas a empregar métodos de distração simples e relaxamento e outras técnicas, como a aplicação de calor e frio. Outras medidas não farmacológicas que proporcionem preparo psicológico para um procedimento doloroso ou cirúrgico podem ser ensinadas à criança. Isso inclui declarações positivas, terapia de imagens mentais, ludoterapia, modelagem e ensaio do procedimento. As intervenções não farmacológicas devem ser desenvolvidas de maneira apropriada e, se possível, a criança e os pais devem aprender a técnica quando a criança não está com dor (p. ex., antes da cirurgia ou de um procedimento doloroso), de modo que seja mais fácil praticá-la.

Dor em idosos

Entre os adultos, a prevalência de dor na população em geral aumenta com o envelhecimento. As pesquisas são inconsistentes em relação a mudanças associadas à idade na percepção da dor. Algumas diferenças aparentes relacionadas com a idade podem refletir diferenças na disposição no relato da dor, e não em diferenças reais. O idoso pode se mostrar relutante em fazer um relato de dor para não ser um fardo, ou por medo do possível diagnóstico, dos exames, medicamentos ou custos que possam resultar de uma tentativa de diagnosticar ou tratar sua dor. É importante que o profissional de saúde faça perguntas muito específicas aos idosos em relação à dor que sentem, a fim de obter informações corretas para que seja entregue um plano com o melhor tratamento da dor.[29]

Avaliação da dor

A avaliação da dor em idosos pode variar de forma relativamente simples, em um paciente alerta, bem informado, cognitivamente intacto, com a dor de uma única fonte e sem comorbidades, até casos extraordinariamente difíceis de pacientes com confusão mental. Sempre que possível, o relato pessoal de dor é o melhor padrão, mas também devem ser considerados os sinais comportamentais de dor. Pode ser particularmente difícil o estabelecimento de um diagnóstico preciso quando o indivíduo se apresenta com muitos problemas de saúde ou certo declínio na função cognitiva. Nos últimos anos, tem havido um aumento da conscientização sobre a necessidade de abordar as questões de dor em pessoas com demência. O protocolo de Avaliação de Desconforto na Demência é um exemplo dos esforços para aprimorar a avaliação e o tratamento de dor nessa população. O protocolo inclui critérios comportamentais para avaliação da dor e as intervenções recomendadas. Seu uso tem se mostrado útil para aprimorar o controle da dor.[30]

Controle da dor

Ao prescrever medidas farmacológicas e não farmacológicas de controle da dor para a população idosa, é preciso ter cuidado para considerar a causa da dor, o estado de saúde do indivíduo, as terapias simultâneas e o estado mental. Na população mais idosa, em que o risco de eventos adversos é maior, as opções não farmacológicas são geralmente menos dispendiosas e provocam menos efeitos colaterais.

O papel do foco mental e do nível de ansiedade é importante, e técnicas de relaxamento, massagem e *biofeedback* também podem ser intervenções não farmacológicas úteis. A fisioterapia e a terapia ocupacional têm uma variedade de modalidades, incluindo a utilização de cintas ou talas, mudanças na biomecânica e exercícios, que têm demonstrado o alívio da dor.

Embora seja importante a eficácia quando se considera a utilização de agentes farmacológicos para o alívio da dor na população idosa, também devem ser considerados o custo e a segurança do paciente. Questões de segurança que devem ser ponderadas para a população de idosos incluem alterações no metabolismo dos fármacos, outras comorbidades e polifarmácia. Os idosos podem ter alterações fisiológicas capazes de afetar a farmacocinética dos medicamentos prescritos para tratamento da dor. Essas alterações incluem diminuição do fluxo sanguíneo para os órgãos, atraso na motilidade gástrica, redução da função renal e diminuição da albumina relacionada com problemas nutricionais.[17] Os idosos também costumam ter muitos problemas de saúde coexistentes, o que induz à prática de polifarmácia. A adição de analgésicos em um regime complexo de medicação apresenta possibilidade ainda maior de causar interações medicamentosas e de complicar a adesão ao tratamento pelos idosos. No entanto, essas considerações não devem impedir o uso adequado de medicamentos analgésicos para alcançar o alívio da dor. Os medicamentos não opioides geralmente são avaliados como primeira linha de tratamento da dor entre leve e moderada, e o paracetamol geralmente é a primeira escolha, pois é relativamente seguro para pacientes idosos.[16] Os opioides são reservados para casos de dor mais grave e cuidados paliativos. Tal como acontece com indivíduos mais jovens, os analgésicos adjuvantes são efetivamente utilizados para o tratamento da dor em idosos. É essencial o emprego de ferramentas para avaliar o nível de dor e a eficácia do tratamento. O monitoramento dos efeitos colaterais também é fundamental.

RESUMO

As crianças sentem e se lembram de experiências dolorosas, e até mesmo as muito pequenas são capazes de relatar a dor com precisão e confiabilidade. O reconhecimento desse fato provocou mudanças na prática clínica dos profissionais de saúde envolvidos na avaliação da dor em pacientes pediátricos. Intervenções farmacológicas (incluindo opioides) e não farmacológicas para o tratamento da dor têm demonstrado efetividade em crianças. Técnicas não farmacológicas devem ser baseadas no nível de desenvolvimento da criança e ser ensinadas às crianças e aos pais.

A dor é um sintoma comum em idosos. A avaliação, o diagnóstico e o tratamento da dor em idosos podem ser complicados. Idosos podem se mostrar relutantes ou incapazes de comunicar cognitivamente sua dor. Além disso, o diagnóstico e o tratamento podem ser complicados por comorbidades e alterações nas funções cognitivas e fisiológicas relacionadas com o envelhecimento.

REGULAÇÃO DA TEMPERATURA CORPORAL

Depois de concluir esta seção, o leitor deverá ser capaz de:

- Diferenciar temperatura central do corpo de temperatura cutânea
- Identificar as diferenças entre os métodos utilizados na aferição da temperatura corporal
- Definir os termos *condução*, *radiação*, *convecção* e *evaporação* e relacioná-los com os mecanismos de ganho e perda de calor do corpo.

A maioria dos processos bioquímicos do corpo é influenciada por alterações da temperatura. Os processos metabólicos são acelerados ou reduzidos conforme a temperatura corporal aumenta ou cai. Normalmente, a *temperatura central do corpo* (ou seja, intracraniana, intratorácica e intra-abdominal) é mantida entre 36 e 37,5°C.[31] Dentro dessa faixa existem diferenças individuais. Por exemplo, a temperatura central da maioria das mulheres eleva-se 0,5 a 1°C durante a fase de pós-ovulação do ciclo menstrual.[31] Há também variações diurnas. A temperatura central do corpo atinge seu nível mais alto no fim da tarde e no início da noite; a temperatura central do corpo atinge seu nível mais baixo nas primeiras horas da manhã (Figura 14.12). De fato, a temperatura central do corpo é, geralmente, mais baixa entre as 3 e 6 h da manhã e mais alta entre 15 e 18 h.[31]

A temperatura corporal reflete a diferença entre a produção de calor e a perda de calor, variando com a prática de exercícios físicos e os extremos de temperatura ambiental. Por exemplo, os exercícios físicos podem aumentar a produção metabólica de calor em 10 vezes.[31] Felizmente, respostas termorreguladoras como sudorese aumentam, simultaneamente, a perda de calor e assim evitam que a temperatura corporal atinja níveis perigosamente elevados. Calafrios, por outro lado, aumentam a produção metabólica de calor. Essa resposta termorreguladora

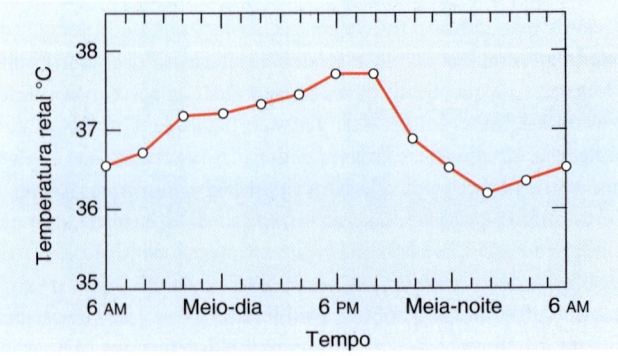

Figura 14.12 • Variações diurnas normais da temperatura corporal.

pode contrabalançar a perda aumentada de calor resultante de condições ambientais frias. O corpo humano, quando hidratado e protegido de modo apropriado, consegue funcionar em condições ambientais que variam de –50 a +50°C. A falha no manejo adequado da produção de calor e/ou da perda de calor tem repercussões devastadoras. Por exemplo, cristais de gelo podem se formar nos tecidos expostos a ambientes úmidos e com temperaturas muito baixas. No outro extremo, temperaturas muito altas (+45°C) provocam coagulação e/ou agregação das proteínas corporais. Como será discutido mais adiante, alterações sistêmicas muito menores da temperatura corporal podem ser igualmente devastadoras, provocando lesão tecidual, falha de órgãos, coma e até morte.[32]

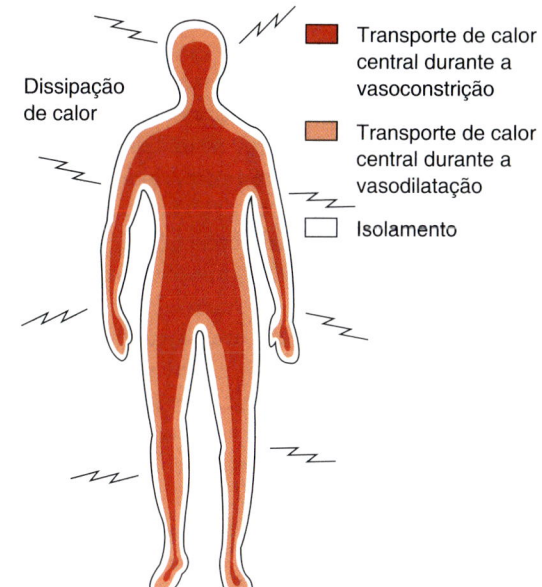

Conceitos fundamentais

Termorregulação

- A temperatura corporal central reflete o equilíbrio entre o ganho e a perda de calor pelo corpo. Os processos metabólicos produzem calor que precisa ser dissipado
- O hipotálamo é o centro de controle térmico do corpo; recebe informações de termorreceptores periféricos e centrais e compara essas informações com a faixa de temperatura preestabelecida
- A elevação da temperatura central do corpo resulta de vasoconstrição e calafrios, enquanto a queda da temperatura resulta de vasodilatação e sudorese.

A maior parte do calor corporal é produzida pelos tecidos centrais mais profundos (ou seja, músculos e vísceras), que estão isolados do meio ambiente e protegidos contra a perda de calor por um "invólucro" de tecidos subcutâneos e pele (Figura 14.13). A espessura desse invólucro depende do fluxo sanguíneo. Em um ambiente quente, o fluxo sanguíneo aumenta e a espessura desse invólucro externo diminui, possibilitando maior dissipação de calor. Em um ambiente frio, os vasos que irrigam a pele e os tecidos subjacentes, inclusive os dos membros e músculos mais superficiais do pescoço e do tronco, contraem. Isso aumenta a espessura do invólucro e ajuda a minimizar a perda de calor central pelo corpo. A camada adiposa subcutânea contribui para o valor de isolamento do invólucro externo por causa de sua espessura e porque sua condução de calor é aproximadamente um terço da condução efetivamente exibida por outros tecidos.

A temperatura é diferente em várias partes do corpo, com a temperatura central mais elevada do que a temperatura na superfície cutânea. A temperatura retal é usada como medida da temperatura central e considerada o parâmetro mais acurado.[1] De modo geral, a temperatura retal varia entre 37,3 e 37,6°C. A temperatura central também pode ser aferida no esôfago por meio de um termômetro flexível, em uma artéria pulmonar por meio de um cateter de termodiluição usado na medida do débito cardíaco ou na bexiga urinária por meio de um cateter urinário com um termossensor que afere a temperatura da urina. Por causa de sua localização, as temperaturas aferidas na artéria pulmonar e no esôfago refletem melhor as temperaturas no coração e nos órgãos torácicos.

Figura 14.13 • Controle da perda de calor. O calor corporal é produzido nos tecidos mais profundos do corpo, isolados por tecidos subcutâneos e pele para proteger da perda de calor. Durante a vasodilatação, o sangue circulante transporta calor para a superfície cutânea onde se dissipa para o ambiente circundante. A vasoconstrição diminui o transporte do calor central para a superfície cutânea, enquanto a vasodilatação aumenta o transporte.

Alerta de domínio do conceito

O cateter de artéria pulmonar é o método de aferição preferido quando as temperaturas estão mudando rapidamente e precisam ser acompanhadas com atenção no paciente com doença aguda em uma unidade de tratamento intensivo.

A temperatura oral, aferida com o termômetro sob a língua, é habitualmente 0,2 a 0,51°C mais baixa que a temperatura retal. Todavia, a temperatura oral geralmente acompanha de perto as alterações da temperatura central. A medida da temperatura axilar também pode usada como uma estimativa da temperatura central, contudo, as bordas da fossa axilar precisam ser aproximadas por um período prolongado (5 a 10 min no caso de um termômetro de vidro) porque esse método exige acúmulo considerável de calor antes de a temperatura final ser atingida.

O termômetro auricular usa um sensor infravermelho para medir o fluxo sanguíneo oriundo da artéria carótida na membrana timpânica e acredita-se que reflita diretamente a temperatura central.[33] O termômetro auricular é muito usado em todas as unidades de saúde por causa da facilidade de uso, da velocidade da aferição e da aceitação das pessoas, além de poupar tempo dos profissionais de saúde. Todavia, ainda há dúvidas quanto à acurácia desse método.[34]

As temperaturas corporal central e cutânea são detectadas e integradas por regiões termorreguladoras no hipotálamo (sobretudo a área hipotalâmica anterior pré-óptica) e em outras estruturas cerebrais (ou seja, tálamo e córtex cerebral). Canais iônicos sensíveis à temperatura são identificados como um subconjunto da potencial família de receptores transitórios (termo TRP) e encontrados em neurônios sensoriais periféricos e centrais. São ativados por estímulos inócuos (morno e frio) e nocivos (quente e gelado).[35] Sinais periféricos relacionados com a temperatura são iniciados por alterações nos potenciais de membrana locais, transmitidos para o cérebro pelos gânglios da raiz dorsal.[35] O *set point* do centro termorregulador do hipotálamo é a temperatura central ideal para o indivíduo, ajudando a regular a temperatura central do corpo dentro da faixa de normalidade (36 a 37,5°C). Quando a temperatura corporal começa a subir além do *set point*, o hipotálamo sinaliza para os sistemas nervosos central e periférico iniciarem comportamentos dissipadores de calor. Da mesma forma, quando a temperatura corporal cai abaixo do *set point*, o hipotálamo incita comportamentos fisiológicos que aumentam a produção e a conservação de calor. De modo geral, temperaturas centrais superiores a 41°C ou inferiores a 34°C implicam em comprometimento da capacidade de termorregulação do corpo. Na Tabela 14.2, são descritas respostas corporais de produção, conservação e dissipação de calor. Lesões da medula espinal com transecção no nível de T6 ou acima podem comprometer substancialmente a regulação da temperatura corporal porque os centros termorreguladores no hipotálamo não conseguem mais controlar o fluxo sanguíneo e a sudorese.

Além dos mecanismos termorreguladores reflexos e automáticos, os seres humanos apresentam comportamentos voluntários que ajudam a regular a temperatura corporal com base em sua percepção consciente de calor e frio. Entre esses comportamentos estão a seleção de roupas apropriadas e a regulação da temperatura ambiental por meio de sistemas de aquecimento e ar-condicionado. Posições corporais que aproximam os membros do corpo reduzem a perda de calor e costumam ser adotadas no tempo frio.

Mecanismos de produção de calor

O metabolismo é a principal fonte de produção de calor (termogênese) do corpo. Muitos fatores influenciam a taxa metabólica, inclusive:

- Taxa metabólica de cada célula
- Qualquer fator que aumente a taxa metabólica basal (TMB), como a atividade física
- Metabolismo extraordinário causado por hormônios, como tiroxina, hormônio do crescimento (GH) ou testosterona
- Qualquer metabolismo extraordinário causado pela estimulação de células pelo sistema nervoso simpático
- Metabolismo extraordinário causado por aumento da atividade química celular
- Efeito termogênico da digestão, da absorção ou do armazenamento dos alimentos.[1]

Existe uma elevação de 0,55°C da temperatura corporal para cada 7% de aumento do metabolismo. Os neurotransmissores simpáticos, epinefrina e norepinefrina, que são liberados quando é necessário elevar a temperatura corporal, atuam no nível celular para desviar o metabolismo corporal de produção de calor para geração de energia. Esse é um dos motivos de a febre tender a provocar fraqueza muscular e fadiga. Os hormônios tireóideos aceleram o metabolismo celular, contudo, essa resposta geralmente demora algumas semanas para atingir sua efetividade máxima. Ações involuntárias, como calafrios e bater os dentes, conseguem promover elevação da temperatura (em três a cinco vezes). Os *calafrios* são iniciados por impulsos provenientes do hipotálamo, resultando em elevação da temperatura corporal e do consumo de oxigênio.[36] Embora os calafrios sejam uma tentativa de reduzir a temperatura corporal, na verdade ocorre aumento da temperatura corporal e do consumo de oxigênio.[36]

A primeira alteração muscular que ocorre com os calafrios é o aumento generalizado do tônus muscular, seguido por tremores rítmicos oscilantes envolvendo o reflexo espinal que controla o tônus muscular. A prática de exercícios físicos eleva a temperatura corporal. Os músculos convertem a maior parte da energia nos substratos que consomem em calor em vez de trabalho mecânico. Durante exercício vigoroso mais de três quartos do metabolismo aumentado resultante da atividade

Tabela 14.2 Respostas de ganho e perda de calor usadas na regulação da temperatura corporal.

Resposta corporal	Mecanismo de ação
Ganho de calor	
Constrição dos vasos sanguíneos superficiais	Restringe o fluxo sanguíneo ao centro do corpo, com a pele e os tecidos subcutâneos atuando como isolantes para evitar a perda do calor central
Contração dos músculos piloeretores que circundam os pelos na pele	Reduz a superfície cutânea com perda de calor
Adoção da posição "encolhida", com membros superiores e inferiores bem próximos ao corpo	Reduz a área de perda de calor
Calafrios	Aumenta produção de calor pelos músculos
Produção aumentada de epinefrina	Eleva a produção de calor associada com metabolismo
Produção aumentada de hormônios tireóideos	Trata-se de um mecanismo para aumentar o metabolismo e a produção de calor no longo prazo
Perda de calor	
Dilatação dos vasos sanguíneos superficiais	Transporte de sangue contendo calor central para a periferia, onde é dissipado por radiação, condução e convecção
Sudorese	Aumento da perda de calor por evaporação

muscular aparece como calor no interior do corpo e o restante é traduzido em trabalho mecânico.[37]

Mecanismos de perda de calor

A maior parte das perdas de calor do corpo ocorre na superfície cutânea quando o calor no sangue se desloca para a pele e desta para o ambiente circundante. Existem numerosas anastomoses arteriovenosas (AV) sob a superfície da pele que possibilitam que o sangue se desloque diretamente do sistema arterial para o sistema venoso.[3] Essas AV assemelham-se bastante a radiadores em um sistema de aquecimento. Quando os desvios (*shunts*) estão abertos, o calor corporal é dissipado livremente para a pele e para o ambiente circundante e quando os desvios estão fechados, o calor é retido no corpo. O fluxo sanguíneo nas AV é controlado quase exclusivamente pelo sistema nervoso simpático em resposta a alterações da temperatura central e da temperatura ambiente. A contração dos *músculos piloeretores* da pele, que eleva os pelos da pele (calafrios), também ajuda na conservação de calor graças à redução da área de superfície disponível para perda de calor.

A perda de calor corporal se dá por radiação, condução e convecção a partir da superfície cutânea; por evaporação na forma de suor e perspiração insensível; por exalação de ar que foi aquecido e umidificado; e por urina e fezes. Desses mecanismos, apenas as perdas de calor que ocorrem na superfície da pele estão diretamente sob controle hipotalâmico.

Radiação

Radiação é a transferência de calor através do ar ou do vácuo. O calor proveniente do ar é irradiado. A perda de calor por radiação varia de acordo com a temperatura do ambiente, que precisa ser inferior à do corpo para que ocorra perda de calor. Se uma pessoa nua estiver sentada em um local com temperatura ambiente normal, aproximadamente 60% de sua perda de calor ocorre tipicamente por radiação.[1]

Condução

É a transferência direta de calor de uma molécula para outra. O sangue carreia ou conduz calor do centro do corpo para a superfície da pele. Normalmente apenas um pouco de calor é perdido por meio de condução para uma superfície mais fria. Mantas ou colchões resfriadores, que são usados para baixar febre, utilizam condução de calor para transferir calor da pele para a superfície fria do colchão. O calor também pode ser conduzido no sentido oposto, ou seja, do ambiente externo para a superfície corporal. Por exemplo, a temperatura corporal pode aumentar um pouco após um banho quente.

A água tem calor específico várias vezes maior que o ar, portanto, a água absorve muito mais calor do que o ar. A perda de calor corporal pode ser excessiva e potencialmente fatal em situações de imersão em água gelada ou exposição ao frio em roupas úmidas ou molhadas.

A condução de calor para a superfície corporal é influenciada pelo volume sanguíneo. Em locais quentes o mecanismo compensatório do corpo consiste em aumentar o volume sanguíneo para dissipar calor. O discreto edema maleolar observado no verão constitui evidência da expansão do volume sanguíneo. A exposição ao frio promove diurese e redução do volume sanguíneo como meio de controlar a transferência de calor para a superfície corporal.[38]

Convecção

Convecção consiste na transferência de calor por meio de circulação de correntes de ar. Normalmente, uma camada de ar quente tende a remanescer próximo à superfície corporal. A convecção provoca retirada contínua da camada quente e substituição por ar do ambiente circundante. O fator resfriador do vento que com frequência é mencionado nos relatos meteorológicos inclui o efeito da convecção.

Evaporação

Evaporação envolve o uso do calor corporal para converter a água na pele em vapor d'água. A água que se difunde através da pele independente da sudorese é denominada *perspiração insensível*. A perda por perspiração insensível é maior em ambientes secos. A sudorese é produzida pelas glândulas sudoríparas e é controlada pelo sistema nervoso simpático. A sudorese é mediada por acetilcolina. Isso é diferente de outras funções com mediação simpática nas quais os neurotransmissores são as catecolaminas. O impacto dessa diferença é que agentes anticolinérgicos, como atropina, podem interferir na perda de calor ao interromper a sudorese.

As perdas de calor por evaporação envolvem perspiração insensível e sudorese, com 0,58 calorias sendo perdidas a cada grama de água evaporada.[1] Enquanto a temperatura corporal for maior que a temperatura atmosférica, a perda de calor se dá por radiação. Todavia, quando a temperatura do ambiente circundante se torna maior que a temperatura cutânea, evaporação é a única maneira de o corpo dissipar calor. Qualquer condição que evite as perdas de calor por evaporação provoca elevação da temperatura corporal.

RESUMO

Normalmente, a temperatura corporal central é mantida entre 36 e 37,5°C. As temperaturas corporal e cutânea são detectadas e integradas por regiões termorreguladoras no hipotálamo e em outras estruturas cerebrais que modificam a produção e a perda de calor como uma maneira de regular a temperatura corporal. Processos metabólicos que ocorrem nas estruturas centrais mais profundas (ou seja, músculos e vísceras) do corpo produzem a maior parte do calor corporal. Os neurotransmissores do sistema nervoso simpático (epinefrina e norepinefrina) e os hormônios tireóideos atuam no nível celular para desviar o metabolismo corporal para produção de calor, enquanto calafrios e bater os dentes usam o calor liberado por movimentos musculares involuntários para elevar a temperatura corporal. A maior parte das perdas de calor do corpo ocorrem na superfície cutânea, onde o calor sai da corrente sanguínea para o ambiente circundante. O calor é perdido a partir da pele por radiação, condução, convecção e evaporação (perspiração e suor). A contração dos *músculos piloeretores* da pele auxilia na conservação do calor ao reduzir a área de superfície disponível para perda de calor.

ELEVAÇÃO DA TEMPERATURA CORPORAL

Depois de concluir esta seção, o leitor deverá ser capaz de:

- Caracterizar a fisiologia da febre
- Diferenciar os mecanismos fisiológicos envolvidos na febre e na hipertermia
- Comparar os mecanismos da hipertermia maligna e da sindrome neuroléptica maligna (SNM).

Os termos febre e hipertermia descrevem condições nas quais a temperatura corporal está mais elevada que a faixa da normalidade. Febre é consequente ao deslocamento ascendente do *set point* termostático do centro termorregulador no hipotálamo. É o oposto do que ocorre na hipertermia, na qual o *set point* termostático não se modifica, mas os mecanismos que controlam a temperatura corporal não são efetivos na manutenção da temperatura corporal dentro da faixa da normalidade durante situações em que a produção de calor supera a capacidade do corpo de dissipar calor.

Febre

Os termos *febre* ou *pirexia* descrevem a elevação da temperatura corporal causada pelo deslocamento ascendente do *set point* termostático do centro termorregulador hipotalâmico. A temperatura corporal é uma das respostas fisiológicas mais frequentemente monitoradas durante as doenças.

Conceitos fundamentais

Febre

- Aumento da temperatura corporal resultante da elevação induzida por citocinas do *set point* do centro termostático no hipotálamo
- Resposta inespecífica, mediada por pirógenos endógenos liberados por células hospedeiras em resposta a distúrbios infecciosos ou não infecciosos.

Mecanismos

Muitas proteínas, produtos de degradação de proteínas e algumas outras substâncias liberadas pelas membranas celulares bacterianas podem provocar a elevação do *set point* termostático do centro hipotalâmico. A febre desaparece quando é removida a condição que provocou a elevação do *set point* termostático do centro hipotalâmico. De modo geral, as febres reguladas pelo hipotálamo não ultrapassam 41°C, sugerindo um mecanismo de segurança termostático intrínseco. Temperaturas acima desse nível são, habitualmente, resultado de atividade superposta, como convulsões, estados de hipertermia ou comprometimento direto do centro de controle da temperatura.

Pirógenos são substâncias exógenas ou endógenas que induzem febre. *Pirógenos exógenos* são provenientes de fora do corpo e incluem substâncias como produtos bacterianos, toxinas bacterianas ou microrganismos integrais. Pirógenos exógenos induzem as células hospedeiras a produzir mediadores indutores de febre denominados *pirógenos endógenos*. Quando existem bactérias ou produtos da degradação de bactérias nos tecidos ou no sangue, as células fagocíticas do sistema imune entram em ação. Essas células fagocítica digerem os produtos bacterianos e, depois, liberam citocinas pirogênicas, principalmente interleucina 1 (IL-1), interleucina 6 (IL-6) e fator de necrose tumoral alfa (TNF-α), para a corrente sanguínea e, daí, para o hipotálamo, onde exercem suas ações.[3] Essas citocinas induzem prostaglandina E2 (PGE2), que é um metabólito do ácido araquidônico (um ácido graxo intramembrana). Aventa-se que PGE2 é liberada para o hipotálamo quando a interleucina 1B (IL-1B) interage com as células endoteliais da barreia hematencefálica nos capilares da lâmina terminal do órgão vascular (OVLT), que se localiza no terceiro ventrículo acima do quiasma óptico.[31]

Nesse ponto a PGE2 se liga a receptores no hipotálamo e induz elevações do *set point* no centro termorregulador via segundo mensageiro monofosfato cíclico de adenosina (cAMP). Em resposta a essa elevação do *set point* no centro termorregulador, o hipotálamo inicia calafrios e vasoconstrição para elevar a temperatura central do corpo até um novo ponto e ocorre febre.

Embora não haja dúvidas quanto à participação central da PGE2 na elevação do *set point* no centro termorregulador e produção de febre, a pesquisa sugere que a resposta febril a bactérias gram-negativas invasoras e seus produtos (principalmente lipopolissacarídios endotóxicos) é mediada por PGE2.[31]

Além de provocar febre, os pirógenos endógenos mediam várias outras respostas. Por exemplo, IL-1 e TNF-α são mediadores inflamatórios que provocam outros sinais de inflamação como leucocitose, anorexia e mal-estar. Muitos distúrbios não infecciosos, como infarto do miocárdio, embolia pulmonar e neoplasias, provocam febre. Nessas condições as células lesionadas ou anormais incitam a produção de pirógenos endógenos. Por exemplo, traumatismo e cirurgias podem estar associados a até 3 dias de febre. Algumas células malignas, como as de leucemia e doença de Hodgkin, secretam mediadores químicos que funcionam como pirógenos endógenos.

A febre de origem no SNC é, ocasionalmente, denominada *febre neurogênica*. De modo geral, é causada por lesão do hipotálamo por causa de traumatismo do SNC, sangramento intracerebral ou elevação da pressão intracraniana. A febre neurogênica se caracteriza por temperatura corporal alta que é resistente à terapia antipirética e não está associada a sudorese.

Propósito

O propósito da febre não é totalmente compreendido, entretanto, de um ponto de vista puramente prático, a febre é um valioso indicador do estado de saúde. Para muitas pessoas, a febre é um sinal de infecção e justifica a necessidade de tratamento médico. Há pouca pesquisa apoiando a crença de que febre inferior a 40°C é deletéria. Na verdade, os estudos em animais demonstraram uma vantagem evidente, em termos de sobrevida, nos animais infectados com febre em comparação com aqueles que não conseguem apresentar febre. Já foi constatado também que elevações pequenas da temperatura corporal, como as que ocorrem na febre, incrementam a função imune graças à proliferação dos linfócitos T.[3] Muitos dos agentes infecciosos microbianos crescem melhor em temperaturas corporais normais e o crescimento desses patógenos é inibido pelas temperaturas atingidas na febre.

Todavia, até mesmo a febre baixa é negativa em muitas situações, tais como adultos mais velhos que apresentam doenças cardíacas ou pulmonares por causa da demanda aumentada de oxigênio que a febre induz. Para cada 1°C de elevação da temperatura corporal, a TMB aumenta 7% e isso aumenta a carga de trabalho do coração. Febre também pode provocar confusão mental, taquicardia e taquipneia. Quando a temperatura corporal é superior a 42,2°C pode ocorrer lesão celular e isso pode acabar provocando acidose potencialmente fatal, hipoxia e hiperpotassemia.[38]

Padrões

Os padrões de alteração da temperatura corporal nas pessoas com febre são variáveis. Além disso, a variação diurna média da temperatura corporal resulta em elevação no final da tarde ou no início da noite.[32] Esses padrões podem ser descritos como intermitente, remitente, contínuo ou recorrente (Figura 14.14). *Febre intermitente* é aquela na qual a temperatura corporal retorna ao valor normal pelo menos uma vez a cada 24 h, enquanto na *febre remitente* a temperatura corporal não retorna ao normal e varia alguns graus para cima e para baixo. Na *febre contínua* a temperatura corporal permanece acima do normal com variações mínimas (geralmente < 0,55°C). *Febre recorrente* é aquela na qual há um ou mais episódios de febre, cada um deles com vários dias de duração, com um ou mais dias de temperatura corporal normal entre os episódios.

Um dado crítico quando se faz uma análise da febre é a relação da frequência cardíaca com o nível de elevação da temperatura corporal. A maioria das pessoas responde à elevação da temperatura corporal com aumento compatível da frequência cardíaca. A observação de elevação da temperatura corporal sem a esperada alteração da frequência cardíaca pode fornecer informações úteis sobre a etiologia da febre. Por exemplo, uma frequência cardíaca mais lenta do que seria esperado pode ocorrer na doença dos legionários e na febre medicamentosa e uma frequência cardíaca mais rápida do que o esperado pode ser uma manifestação de hipertireoidismo e embolia pulmonar.

Manifestações clínicas

Os comportamentos fisiológicos que ocorrem durante o desenvolvimento de febre podem ser divididos em quatro estágios sucessivos (Figura 14.15):

1. Pródromo
2. Calafrios, quando a temperatura corporal se eleva
3. Rubor cutâneo
4. Defervescência.

Durante o *primeiro período* (*prodrômico*) existem queixas inespecíficas, tais como cefaleia e fadiga discretas, mal-estar geral e dores fugazes. Durante o *segundo período* (*calafrio*) existe a sensação desconfortável de frio e o início de tremores generalizados, embora a temperatura corporal esteja subindo. De modo geral, vasoconstrição e piloereção precedem o aparecimento de tremores. Nesse ponto, a pele está pálida e arrepiada. Existe a sensação de frio e urgência para colocar mais roupa ou cobertas e se encolher em uma posição que conserve o calor corporal. Quando os tremores fazem a temperatura corporal alcançar o novo *set point* do centro de controle da temperatura, os tremores desaparecem e surge a sensação de calor. Nesse momento começa o *terceiro estágio* (*rubor cutâneo*) – ocorre vasodilatação cutânea e a pele se torna quente e ruborizada. O *quarto estágio* (*defervescência*) da resposta febril é caracterizado pelo início da sudorese. Nem todas as pessoas passam pelos quatro estágios de desenvolvimento da febre.

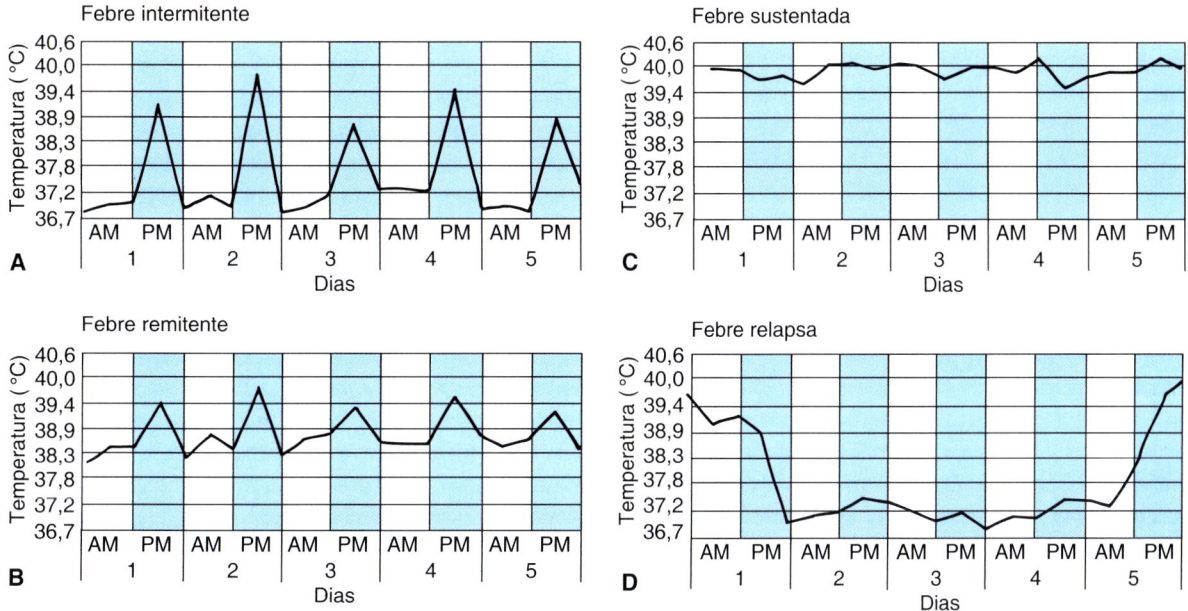

Figura 14.14 • Representação esquemática dos padrões de febre: intermitente (**A**), remitente (**B**), contínuo (**C**) e recorrente (**D**).

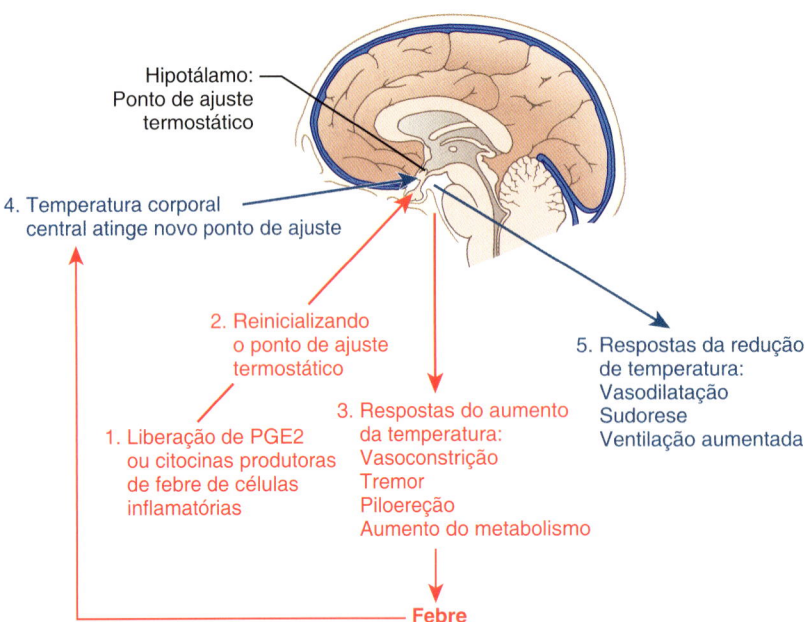

Figura 14.15 • Mecanismos da febre. (1) Liberação de prostaglandina E2 (PGE2) ou citocinas indutoras de febre pelas células inflamatórias; (2) redefinição do *set point* de temperatura corporal para um nível mais alto (pródromos); (3) geração de respostas mediadas pelo hipotálamo que elevam a temperatura corporal (calafrios); (4) desenvolvimento de febre com elevação da temperatura corporal para um novo *set point* termostático e (5) produção de respostas para redução da temperatura (rubor e defervescência) e retorno da temperatura corporal para um nível mais baixo.

Pode não ocorrer sudorese e a febre pode se instalar gradativamente sem calafrios ou tremores.

Manifestações clínicas comuns da febre são anorexia, mialgia, artralgia e fadiga. Essas manifestações são piores quando a temperatura corporal se eleva rapidamente ou excede 39,5°C. A frequência respiratória aumenta e, em geral, a frequência cardíaca também. Desidratação ocorre por causa da sudorese e do aumento da perda hídrica consequente da frequência respiratória aumentada. Muitas das manifestações clínicas estão relacionadas com a elevação da taxa metabólica, com o aumento das demandas de oxigênio e do uso das proteínas corporais como fonte de energia. Quando a febre é prolongada existe degradação aumentada das reservas endógenas de gordura. Se a degradação da gordura for rápida, pode ocorrer acidose metabólica.

Cefaleia é um sintoma que comumente acompanha a febre e acredita-se que resulta da dilatação dos vasos cerebrais. *Delirium* é possível quando a temperatura corporal ultrapassa 40°C, contudo, em adultos mais velhos confusão mental e *delirium* podem ocorrer mesmo com elevações moderadas da temperatura corporal. Por causa da captação de oxigênio progressivamente menor pelos pulmões de pessoas mais velhas, a função pulmonar pode ser um fator limitante no hipermetabolismo que acompanha a febre nos idosos. Confusão, perda da coordenação e agitação psicomotora comumente refletem a hipoxemia cerebral. Vesículas que surgem em algumas pessoas durante a febre são causadas por infecção causada por herpes-vírus simples do tipo 1 (HSV-1) que estava latente nos gânglios regionais e é reativado pela elevação da temperatura corporal.

Diagnóstico

A maioria das doenças febris consiste em infecções comuns e seu diagnóstico é relativamente fácil. Todavia, em determinados casos é difícil estabelecer a causa da febre. Febre prolongada cuja causa é difícil de determinar é, com frequência, denominada *febre de origem indeterminada* (FOI) ou febre persistente inexplicada. A FOI é definida como elevação da temperatura corporal para 38,3°C, ou mais elevada, durante 3 semanas ou mais e inclui 1 semana de investigação diagnóstica abrangente que não identifica a causa.[27] Entre as causas de FOI estão processos malignos (p. ex., linfomas, metástases para o fígado e o SNC); infecções como tuberculose, infecção pelo vírus da imunodeficiência humana (HIV) ou abscessos, e febre medicamentosa. Processos malignos, sobretudo linfoma não Hodgkin, são causas importantes de FOI em pessoas idosas. Cirrose hepática é outra causa de FOI.

Febres recorrentes ou periódicas podem ocorrer em intervalos previsíveis ou sem padrão temporal discernível; podem não ter uma causa discernível ou podem ser o sinal inicial de várias doenças graves, frequentemente precedendo as outras manifestações clínicas por semanas ou meses. Condições nas quais as febres recomentes não seguem um padrão estritamente periódicos incluem distúrbios genéticos como a febre mediterrânea familiar.[27] A febre mediterrânea familiar, um distúrbio autossômico recessivo, é caracterizada por aparecimento em jovens (< 20 anos de idade) de episódios agudos de peritonite e febre alta com uma duração média inferior a 2 dias. Em alguns casos ocorrem pleurite, pericardite e artrite. A complicação crônica primária é o aparecimento de anticorpos séricos que podem provocar insuficiência renal ou cardíaca. Outras condições que se manifestam como febres recorrentes em intervalos irregulares incluem infecções virais ou bacterianas repetidas, infecções fúngicas e parasitárias e algumas condições inflamatórias, como lúpus eritematoso ou doença de Crohn. O desafio clínico é o diagnóstico diferencial de febre periódica ou recorrente. De modo geral, a investigação diagnóstica inicial exige anamnese e exame físico meticulosos para descartar condições clínicas mais graves que se manifestam inicialmente com febre.

Tratamento

Os métodos de tratamento da febre focalizam em modificações do ambiente externo para aumentar a transferência de calor do ambiente interno para o ambiente externo, suporte para o estado hipermetabólico associado a febre, proteção dos órgãos e sistemas de órgãos vulneráveis e tratamento da infecção ou condição responsável pela febre. Como a febre é uma manifestação clínica, é necessário fazer o diagnóstico e tratar a causa primária.

A modificação do ambiente facilita a transferência de calor para fora do corpo. Banhos com esponjas embebidas com água fria ou solução alcoólica podem ser dados para aumentar a perda de calor por evaporação, embora seja necessário cuidado para não resfriar a pessoa rápido demais. É melhor levar a pessoa para uma unidade de saúde para determinar se ela precisa de medicação intravenosa (hidratação, antitérmicos) e assistência médica. Resfriamento mais vigoroso pode ser conseguido com o uso de mantas ou colchão de resfriamento, que facilitam a condução de calor do corpo para a solução de refrigeração que circula no colchão. É preciso ter cuidado e evitar que o método de resfriamento não provoque vasoconstrição e tremores que reduzem a perda de calor e aumentam a produção de calor.

Hidratação e carboidratos simples são necessários para manter o estado hipermetabólico e evitar a degradação tecidual que são característicos da febre. Hidratação adicional é necessária por causa da sudorese e para contrabalançar a perda insensível de água pelos pulmões em decorrência do aumento da frequência respiratória. A administração de soluções apropriadas é crucial para manter o volume vascular adequado para o transporte de calor para a superfície cutânea.

Agentes anipiréticos, como ácido acetilsalicílico, ibuprofeno e paracetamol, são frequentemente usados para aliviar o desconforto provocado pela febre e para proteger órgãos vulneráveis como o encéfalo das elevações extremas da temperatura corporal. Acredita-se que esses fármacos redefinem o *set point* do centro termorregulador no hipotálamo para um nível mais baixo, presumivelmente pelo bloqueio da atividade da COX, uma enzima que é necessária para a conversão de ácido araquidônico em PGE2. Todavia, as evidências sugerem que a administração rotineira de agentes antipiréticos não reduz a duração da febre nem da doença.[36,39] Por causa do risco de síndrome de Reye, o CDC (Centers for Disease Control and Prevention), a agência norte-americana FDA e o American Academy of Pediatrics Committee on Infectious Diseases recomendam que não sejam utilizados ácido acetilsalicílico e outros salicilatos em crianças com gripe ou varicela.

Febre em crianças

Febre ocorre com frequência em lactentes e crianças pequenas, sendo um motivo comum de atendimento em pronto-socorro. Lactentes e crianças pequenas têm função imunológica menos bem desenvolvida e são mais comumente infectados por microrganismos virulentos. Além disso, os mecanismos de controle da temperatura corporal não são tão bem desenvolvidos nos lactentes como nas crianças maiores e nos adultos. Embora lactentes com febre possam não parecer doentes, isso não implica na ausência de doença bacteriana. Em lactentes com menos de 3 meses de vida uma elevação discreta da temperatura corporal (ou seja, temperatura retal de 38°C) pode indicar infecção grave.

Embora o diagnóstico diferencial de febre seja muito amplo e inclua causas infecciosas e não infecciosas, a maioria das crianças com febre tem uma infecção subjacente. As causas mais comuns são infecções leves ou mais graves do sistema respiratório, do sistema digestório, do sistema urinário ou do SNC. A epidemiologia da doença bacteriana grave foi drasticamente modificada pela implementação das vacinas contra *Haemophilus influenzae* e *Streptococcus pneumoniae* em países desenvolvidos. *Haemophilus influenzae* do tipo b foi quase eliminado e a incidência de doença pneumocócica causada por sorotipos vacinais e por sorotipos com reação cruzada diminuiu substancialmente. Febre em lactentes e crianças pode ser classificada como de baixo ou alto risco, dependendo da probabilidade da infecção evoluir para bacteriemia ou meningite e sinais de toxemia. Recém-nascidos (1 a 28 dias de vida) com febre devem ser considerados portadores de infecção bacteriana que pode causar bacteriemia ou meningite. Sinais de toxemia incluem letargia, alimentação insatisfatória, hipoventilação, comprometimento da oxigenação tecidual e cianose. De modo geral, são solicitadas contagem de leucócitos (total e diferencial) e hemoculturas em lactentes e crianças de alto risco para determinar a causa da febre. Radiografia de tórax deve ser solicitada no caso de lactentes com menos de 3 meses de vida que apresentem pelo menos um sinal de doença respiratória (p. ex., taquipneia, estertores, diminuição do murmúrio vesicular, sibilos, tosse).[27] Lactentes (1 a 12 meses de vida) com febre e meninas com 1 a 3 anos de idade devem ser considerados como de alto risco de apresentar infecção urinária.[27]

A abordagem terapêutica da criança pequena com febre sem causa conhecida depende da idade da criança. Recém-nascidos e lactentes são, com frequência, hospitalizados para investigação e tratamento da febre.[27]

Febre em adultos mais velhos

Nos adultos mais velhos, até mesmo elevações discretas da temperatura corporal podem indicar doença ou infecção grave, causada mais frequentemente por bactérias. Isso ocorre porque os idosos têm, com frequência, temperatura corporal basal mais baixa e, embora a temperatura corporal deles se eleve durante uma infecção, não atinge níveis considerados altos.[27,40] A temperatura corporal normal e o padrão circadiano de variação da temperatura estão, com frequência, modificados nos idosos. Febre nos adultos mais velhos realmente aumenta a resposta imunológica deles, mas geralmente a resposta é muito mais fraca do que nas pessoas mais jovens.[40]

Já foi sugerido que adultos mais velhos com infecções graves apresentam resposta febril embotada ou não apresentam resposta febril.[41] Os mecanismos prováveis da resposta febril embotada incluem distúrbio na percepção da temperatura corporal pelo centro termorregulador no hipotálamo, alterações na liberação dos pirógenos endógenos e a falha na incitação de respostas como constrição de vasos cutâneos, aumento da produção de calor e tremores que aumentam a temperatura corporal durante a resposta febril. A ausência de febre pode retardar o diagnóstico e a instituição do tratamento antimicrobiano. Portanto, é importante fazer uma anamnese e um exame físico meticulosos com foco em outros sinais de infecção e sepse em adultos mais velhos. Sinais de infecção em adultos mais velhos sem febre incluem alterações inexplicáveis da capacidade funcional, piora do estado mental, fraqueza e fadiga e perda ponderal.

Outro fator que pode retardar o reconhecimento de febre em adultos mais velhos é o método de aferição da temperatura corporal. Já foi sugerido que a aferição da temperatura retal e da temperatura timpânica é mais efetiva nesses indivíduos porque condições como respiração bucal, tremores da língua e agitação psicomotora frequentemente dificultam a aferição acurada da temperatura oral.

Hipertermia

Hipertermia descreve elevação da temperatura corporal que ocorre sem alteração do *set point* no centro termorregulador hipotalâmico. A hipertermia ocorre quando os mecanismos termorreguladores são sobrepujados por produção de calor, calor ambiental excessivo ou comprometimento da dissipação de calor;[40] inclui (em ordem de gravidade crescente) cãibras pelo calor, exaustão pelo calor e insolação. Hipertermia maligna descreve um raro distúrbio genético de hipertermia relacionada a anestesia. Hipertermia também pode ser consequente a reação medicamentosa.

Existem vários fatores predisponentes à hipertermia. Se esforços musculares prolongados forem feitos em ambientes quentes, como frequentemente é o caso de atletas, recrutas militares e trabalhadores braçais, ocorre sobrecarga de calor. Visto que a função circulatória é essencial para a dissipação de calor, idosos e pessoas portadoras de doenças cardiovasculares correm risco aumentado de hipertermia. Fármacos que aumentam o tônus muscular e o metabolismo ou reduzem a perda de calor (p. ex., diuréticos, neurolépticos, anticolinérgicos) podem comprometer a termorregulação. Lactentes e crianças pequenas que são deixadas em carros fechados, mesmo por curtos períodos de tempo, em dias quentes correm risco de hipertermia.

A melhor abordagem para os distúrbios relacionados ao calor é a prevenção, basicamente evitando atividades físicas em ambientes quentes, aumentando o consumo de líquido e usando roupas apropriadas à atividade. A capacidade de tolerar um ambiente quente depende da temperatura e da umidade. Umidade relativa alta retarda a perda de calor por meio de sudorese e evaporação e reduz a capacidade de resfriamento do corpo. O *índice de calor* é a temperatura que o corpo percebe quando a temperatura e a umidade são combinadas.

Cãibras pelo calor

As cãibras pelo calor são espasmos lentos e dolorosos da musculatura esquelética que, habitualmente, ocorrem nos músculos mais utilizados; duram 1 a 3 min. A cãibra resulta de depleção de sal que ocorre quando as perdas de líquido por sudorese intensa são repostas apenas com água. Os músculos estão doloridos à palpação e a pele está, em geral, úmida. A temperatura corporal pode ser normal ou discretamente elevada. Quase sempre a pessoa relata atividade física vigorosa antes do aparecimento das manifestações clínicas.

Exaustão pelo calor

Exaustão pelo calor está relacionada a perda gradativa de sal e água, geralmente após a prática de esforços físicos prolongados e vigorosos em um ambiente quente. As manifestações clínicas incluem sede, fadiga, náuseas, oliguria, vertigem e, por fim, *delirium*. Manifestações gripais gastrintestinais são comuns. A hiperventilação associada a exaustão pelo calor podem contribuir para as cãibras pelo calor e para a tetania por causar alcalose respiratória. Os pacientes apresentam pele úmida, a temperatura retal é, geralmente, superior a 37,8°C, mas inferior a 40°C, e a frequência cardíaca está aumentada. Sinais/sintomas de cãibras pelo calor acompanham a exaustão pelo calor.

Insolação

Insolação constitui uma falha importante e potencialmente fatal dos mecanismos termorreguladores, resultando em elevação excessiva da temperatura corporal com temperatura central superior a 40°C; pele quente e seca; ausência de sudorese e possíveis anormalidades do SNC (p. ex., *delirium*, convulsões e perda da consciência).[42] Nos EUA, a cada ano uma média de 5.946 pessoas são atendidas em setores de emergência hospitalares por causa de insolação relacionada a prática de exercícios físicos.[43] O risco de desenvolver insolação em resposta ao estresse térmico é maior em certas condições (p. ex., alcoolismo, obesidade, diabetes melito, doenças cardíacas, renais ou mentais crônicas) e uso de substâncias químicas (p. ex., álcool etílico, anticolinérgicos, betabloqueadores ou antidepressivos tricíclicos) que comprometam a vasodilatação e a sudorese.[42]

Acredita-se que a fisiopatologia da insolação resulte de efeito direto do calor nas células corporais e liberação de citocinas (p. ex., interleucinas, TNF-α e interferona) pelas células endoteliais, pelos leucócitos e pelas células epiteliais sob estresse térmico que protegem contra lesão tecidual. O resultado final é uma combinação de respostas inflamatórias locais

---

Conceitos fundamentais

Hipertermia

- Consiste em elevação patológica da temperatura corporal central sem alteração do *set point* hipotalâmico. O centro termorregulador é sobrepujado pela produção excessiva de calor, pelo comprometimento da perda de calor ou por calor ambiental excessivo
- Hipertermia maligna é um distúrbio autossômico dominante no qual a liberação anormal de cálcio a partir de reservas intracelulares provoca contrações descontroladas da musculatura esquelética, resultando em elevação rápida da temperatura central do corpo; ocorre habitualmente em resposta à administração de um anestésico.

e sistêmicas que podem provocar síndrome de angústia respiratória aguda (SARA), insuficiência renal aguda (IRA), coagulação intravascular disseminada e distúrbios em múltiplos órgãos. As manifestações clínicas de insolação incluem taquicardia, hiperventilação, tontura, fraqueza, labilidade emocional, náuseas e vômitos, confusão mental, *delirium*, borramento visual, convulsões, colapso e coma. A pele está quente e, geralmente, ressecada e, tipicamente, o pulso arterial é forte nos estágios iniciais da insolação. A pressão arterial está elevada inicialmente, mas hipotensão ocorre à medida que a condição evolui. Quando ocorre colapso vascular, a pele se torna fria. Anormalidades associadas incluem alterações eletrocardiográficas compatíveis com lesão cardíaca, distúrbios da coagulação sanguínea, depleção de potássio e sódio e sinais de lesão hepática.

O tratamento consiste em medidas de suporte da função dos órgãos vitais enquanto são instituídos procedimentos de resfriamento para promover redução rápida da temperatura central. É preciso ter cuidado e evitar que os métodos de resfriamento provoquem vasoconstrição ou calafrios com consequente redução da taxa de resfriamento ou indução de produção de calor.

Febre medicamentosa

A febre medicamentosa é definida como febre que coincide com a administração de um fármaco e que desaparece após a interrupção do mesmo.[32] Fármacos ao induzir febre por meio de vários mecanismos, a saber, ao interferir na dissipação de calor, modificar a regulação da temperatura corporal pelos centros hipotalâmicos, atuar como pirógenos diretos, lesionar diretamente tecidos ou induzir uma resposta imune. Hormônio tireóideo exógeno aumenta a taxa metabólica e pode aumentar a produção de calor e a temperatura corporal. Uma pesquisa demonstra que propiltiouracila (PTU) exerce vários efeitos colaterais, inclusive febre, e que o uso de PTU pode induzir febre e causar pneumonia intersticial.[44] A dissipação periférica de calor pode ser comprometida por atropina e agentes anticolinérgicos, anti-histamínicos, agentes psicóticos fenotiazínicos e antidepressivos tricíclicos, que reduzem a sudorese, ou por anfetaminas (especialmente *ecstasy*), cocaína e agentes simpaticomiméticos, que provocam vasoconstrição periférica.[2] Fármacos administrados por via intravenosa podem provocar flebite relacionada à infusão com produção de pirógenos celulares que provocam febre. O tratamento com agentes antineoplásicos pode causar a liberação de pirógenos endógenos pelas células cancerosas destruídas. Doses excessivas (*overdose*) de inibidores da recaptação de serotonina ou o uso em usuários de inibidores da monoamina oxidase (IMAO) podem causar agitação psicomotora, hiperatividade e hipertermia (síndrome serotoninérgica).[32] A causa mais frequente de febre medicamentosa é uma *reação de hipersensibilidade*. As febres medicamentosas por hipersensibilidade ocorrem após algumas semanas de exposição ao fármaco, não podem ser explicadas pela ação farmacológico do fármaco, não são dose-relacionadas, desaparecem quando o fármaco é interrompido e reaparecem quando a administração dele é retomada. O padrão da febre apresenta, tipicamente, ritmo diurno normal com picos de elevação da temperatura corporal. As pessoas com febre medicamentosa apresentam, com frequência, outros sinais de reações de hipersensibilidade, como artralgia, urticária, mialgias, desconforto gastrintestinal e erupções cutâneas.

Temperaturas entre 38,9 e 40°C são comuns na febre medicamentosa. A pessoa não percebe a febre e parece estar bem apesar da temperatura elevada. A ausência de elevação da frequência cardíaca em associação à elevação da temperatura corporal é um indício importante de febre medicamentosa. Com frequência a febre precede outros efeitos mais graves da reação medicamentosa. Por esse motivo, é importante o reconhecimento precoce desse tipo de febre. Esse diagnóstico deve ser aventado sempre que a elevação da temperatura corporal for inesperada e ocorre apesar da melhora da condição para a qual o medicamento foi prescrito.

Hipertermia maligna

A hipertermia maligna é um distúrbio autossômico dominante no qual o calor gerado pela contração descontrolada da musculatura esquelética pode provocar hipertermia grave e potencialmente fatal.[32] De modo geral, a mutação envolve o gene RYR1 no cromossomo 19q13.1.[32] A contração muscular é provocada pela liberação anormal de cálcio intracelular pelo retículo endoplasmático através dos canais de cálcio. A liberação de cálcio anormalmente elevada também provoca hipermetabolismo contínuo e subsequente perda da integridade celular. O hipermetabolismo contínuo resulta em produção excessiva de lactato, alto consumo de ATP, aumento do consumo de oxigênio e da produção de dióxido de carbono e produção elevada de calor.

Nas pessoas acometidas um episódio de hipertermia maligna é deflagrado por exposição a determinados estressores ou agentes anestésicos gerais que podem provocar o aparecimento agudo ou insidioso de sinais/sintomas.[45] A síndrome está, mais frequentemente, associada aos agentes anestésicos halogenados (halotano) e ao relaxante muscular despolarizante succinilcolina. Existem também vários fatores precipitantes não operatórios, inclusive traumatismo, exercícios físicos, estresse térmico ambiental e infecção. A condição é especialmente perigosa em pessoas jovens com grande massa muscular para gerar calor. Além da elevação contínua dos níveis de dióxido de carbono no volume corrente final, um sinal inicial do distúrbio, quando a condição ocorre durante anestesia, é rigidez da musculatura esquelética.

Arritmias cardíacas e um estado hipermetabólico ocorrem em sequência rápida a menos que o evento deflagrador seja interrompido imediatamente. Além da interrupção dos agentes deflagradores, o tratamento inclui medidas para resfriar o corpo, suporte cardiopulmonar e administração de dantroleno, um fármaco relaxante muscular que bloqueia a liberação de cálcio pelo retículo sarcoplasmático.

Síndrome neuroléptica maligna

A SNM está associada ao uso de medicamentos neurolépticos (psicotrópicos ou antipsicóticos) e pode ocorrer em até 0,02 a 3,23% dos usuários desses fármacos.[32] A maioria desses medicamentos bloqueia os receptores de dopamina nos núcleos da base e no hipotálamo. Acredita-se que a hipertermia resulta de alterações funcionais do centro termorregulador hipotalâmico. Visto que muitos agentes neurolépticos provocam aumento da contração muscular semelhante à observada na hipertermia maligna, já foi aventado que o distúrbio pode ser causado por um espectro de defeitos hereditários em genes que são responsáveis por vários mecanismos reguladores do cálcio em neurônios simpáticos (p. ex., neurônios dopaminérgicos). Em geral, a síndrome instala-se de modo abrupto e se caracteriza por hipertermia, rigidez muscular, alterações da consciência e disfunção do sistema nervoso autônomo. A hipertermia é acompanhada por taquicardia, arritmias cardíacas, labilidade da pressão arterial, dispneia e taquipneia.[32]

O tratamento da SNM inclui interrupção imediata do agente neuroléptico (antipsicótico), medidas para reduzir a temperatura corporal e correção de arritmias cardíacas e outras complicações do distúrbio. Bromocriptina (um agonista da dopamina) e dantroleno (um relaxante muscular) podem ser usados como parte do esquema terapêutico.

> ### RESUMO
>
> Febre e hipertermia consistem em elevação da temperatura corporal para além da faixa da normalidade. A febre verdadeira é um distúrbio da termorregulação no qual existe deslocamento ascendente do *set point* de controle da temperatura corporal. Na hipertermia, o *set point* não é modificado, mas o desafio imposto à regulação da temperatura corporal excede a capacidade do centro termorregulador de controlar a temperatura corporal. A febre pode ter várias causas, inclusive microrganismos, traumatismo e medicamentos ou substâncias químicas; todos incitam a liberação de pirógenos endógenos. As reações que ocorrem durante um episódio de febre têm quatro estágios: pródromos, calafrios, rubor e defervescência. A febre pode seguir um padrão intermitente, remitente, contínuo ou recorrente. As manifestações de febre estão relacionadas, em grande parte, a desidratação e elevação da taxa metabólica. Até mesmo uma febre baixa em recém-nascidos de alto risco ou adultos mais velhos pode ser um indício de infecção grave. O manejo da febre focaliza na modificação do ambiente externo como um meio de aumentar a transferência de calor para o ambiente externo, no suporte para o estado hipermetabólico que acompanha a febre, na proteção dos tecidos corporais vulneráveis e no tratamento da infecção ou da condição que provocou a febre.
>
> Hipertermia, cuja gravidade varia com base no grau de elevação da temperatura central e da gravidade do comprometimento dos sistemas nervoso e circulatório, inclui cãibras de calor, exaustão pelo calor e insolação. Entre os fatores que contribuem para o desenvolvimento de hipertermia estão esforço muscular prolongado em ambiente quente, distúrbios que comprometem a dissipação de calor e reações de hipersensibilidade a fármacos. Hipertermia maligna é um distúrbio autossômico dominante que pode provocar elevação significativa e potencialmente fatal da temperatura corporal. Com frequência, a condição é desencadeada por agentes anestésicos gerais e relaxantes musculares durante cirurgia. A SNM está associada ao tratamento com agentes neurolépticos (antipsicóticos) e acredita-se que resulta de alterações na função do centro termorregulador ou de contração muscular descontrolada.

REDUÇÃO DA TEMPERATURA CORPORAL

Depois de concluir esta seção, o leitor deverá ser capaz de:

- Definir *hipotermia*
- Comparar as manifestações das formas leve, moderada e grave de hipotermia e relacioná-las com as alterações funcionais fisiológicas que ocorrem quando a temperatura corporal cai
- Descrever as causas de perdas de calor e hipotermia no recém-nascido e na pessoa submetida à cirurgia.

Hipotermia

Hipotermia é definida como temperatura central (ou seja, retal, esofágica ou timpânica) inferior a 35°C.[46] Hipotermia acidental pode ser definida como queda da temperatura central, geralmente em ambiente frio e associada a uma condição aguda, mas sem distúrbio primário do centro de regulação da temperatura. Nas crianças o processo de resfriamento rápido, além do reflexo de mergulho que deflagra apneia e desvio (*shunting*) circulatório para estabelecer uma circulação cardioencefálica, é responsável pela taxa de sobrevida surpreendentemente elevada após submersão em água fria. O reflexo de mergulho está bastante diminuído nos adultos.

Hipotermia sistêmica pode resultar de exposição prolongada ao frio (atmosférica ou submersão). Hipotermia pode ocorrer em pessoas saudáveis durante exposição acidental. Como a água conduz calor mais facilmente que o ar, a temperatura corporal cai rapidamente quando o corpo é submerso em água fria ou quando as roupas estão molhadas. Nas pessoas com alteração da homeostase consequente a debilidade ou doença, a hipotermia pode ocorrer após exposição a quedas relativamente pequenas da temperatura atmosférica.

Muitas condições subjacentes podem colaborar para o desenvolvimento de hipotermia. A desnutrição reduz o substrato disponível para geração de calor e perda de gordura corporal diminui o isolamento tecidual. Álcool etílico e agentes sedativos embotam a conscientização das temperaturas frias e comprometem o discernimento de procura por abrigo ou colocação de vestimentas adicionais. O álcool etílico também inibe os calafrios. Pessoas com doenças cardiovasculares, com doenças vasculares cerebrais, com lesão da medula espinal e hipotireoidismo também são predispostas à hipotermia.

Hipotermia neonatal

Recém-nascidos correm risco especialmente alto de hipotermia por causa de sua elevada razão área de superfície corporal:massa corporal. Em relação ao peso corporal, a área de superfície corporal de um recém-nascido é três vezes maior do que a de um adulto e, no caso de recém-nascidos de baixo peso, a camada isolante de gordura subcutânea é mais fina. O recém-nascido corre risco elevado, mas o prematuro corre o risco mais elevado de perda de calor e hipotermia.[31] Nas condições habituais da sala de parto (20 a 25°C) a temperatura cutânea de um recém-nascido cai aproximadamente 0,3°C/min e a temperatura corporal profunda cai aproximadamente 0,1°C/min. A perda de calor ocorre por convecção para o ar ambiente mais frio, por condução para o material mais frio sobre o qual o recém-nascido é colocado e por evaporação a partir da pele úmida. A temperatura corporal instável de um prematuro pode cair abruptamente após a expulsão do útero e essa hipotermia está associada a aumento das taxas de morbidade e mortalidade.

Na verdade, o recém-nascido apresenta um processo importante de combate à hipotermia. Esse processo é denominado termogênese sem calafrio e ocorre primariamente no fígado, no tecido adiposo marrom e no cérebro.[1] A gordura marrom difere do tecido adiposo regular porque apresenta um número elevado de mitocôndrias. Os recém-nascidos apresentam esse tecido adiposo marrom no pescoço e na parte superior do dorso. A gordura marrom tem uma proteína desacopladora denominada UCP1 (termogenina) que possibilita oxidação de ácidos graxos para produção de calor. A temperatura fria extrema estimula a liberação de epinefrina e TSH, que provoca a liberação de T3 e T4. A epinefrina ativa a enzima 5'/3'-monodesiodinase que auxilia a conversão de T4 em T3 (de ação mais rápida). T3 atua na gordura marrom para liberar a oxidação mitocondrial a partir de fosforilação. Isso, por sua vez, aumenta a produção de calor.

Hipotermia perioperatória

As pessoas submetidas a procedimentos cirúrgicos também correm risco de hipotermia. A prevenção de hipotermia perioperatória é especialmente importante em pessoas magras, debilitadas, intoxicadas e mais velhas por meio de técnicas de reaquecimento e intervenções como redução da exposição da pele e aquecimento pré-operatório.[47] A hipotermia perioperatória resulta de ambiente frio e comprometimento dos mecanismos de termorregulação desencadeado por anestésicos e outros fármacos. Para cada grau de queda da temperatura, há 7% de redução das demandas metabólicas corporais.[48] Tanto os anestésicos gerais quanto os regionais interferem em muitos dos mecanismos de termorregulação do corpo. Os anestésicos gerais reduzem a taxa metabólica e abaixam os limiares de vasoconstrição e calafrios. Calafrios pós-anestesia é uma complicação comum da anestesia moderna. Além do desconforto, os calafrios pós-anestesia estão associados a várias sequelas potencialmente perigosas, inclusive aumento do consumo de oxigênio e da produção de dióxido de carbono, aumento do esforço cardiorrespiratório e efeitos da liberação aumentada de catecolaminas (epinefrina e norepinefrina). Esses efeitos podem dificultar a recuperação de populações vulneráveis, como adultos mais velhos e pessoas com reservas cardiopulmonares marginais, comprometimento da capacidade de transporte de oxigênio (anemia) e outras condições de saúde.

Vários métodos são empregados para prevenir a perda de calor durante intervenções cirúrgicas. Monitoramento da temperatura central, acompanhado por métodos passivos e ativos de manutenção da temperatura corporal normal, deve fazer parte do monitoramento intraoperatório rotineiro. Em muitos casos é necessário algum tipo de reaquecimento ativo. Antes da cirurgia as pessoas são avaliadas cuidadosamente à procura de infecção e, se alguma for encontrada, a cirurgia deve ser adiada.

Manifestações clínicas

Os sinais/sintomas de hipotermia incluem comprometimento da coordenação, tropeços, voz escandida, irracionalidade e comprometimento do discernimento, amnésia, alucinações, pele azulada e tumefeita, midríase (dilatação pupilar), redução da frequência respiratória, pulso fraco e irregular e torpor. Na forma leve de hipotermia calafrios intensos geram calor e a atividade do sistema nervoso simpático é ativada para resistir à queda da temperatura. A vasoconstrição pode ser significativa, a frequência cardíaca é acelerada e o volume sistólico aumenta. A pressão arterial se eleva discretamente e é comum a ocorrência de hiperventilação. A exposição ao frio aumenta o fluxo urinário antes de ocorrer queda da temperatura corporal. Desidratação e elevação do hematócrito ocorrem após algumas horas, mesmo na hipotermia leve, sendo exacerbadas pelo desvio de água do compartimento extracelular para o intracelular.

Na forma moderada de hipotermia os calafrios diminuem gradativamente e os músculos se tornam rígidos. A frequência cardíaca e o volume sistólico diminuem, assim como a pressão arterial e a taxa metabólica. Associada a essa queda da taxa metabólica ocorre diminuição do consumo de oxigênio e da produção de dióxido de carbono. Existe uma queda de aproximadamente 7% do consumo de oxigênio para cada 1°C de queda da temperatura corporal. A redução da produção de dióxido de carbono provoca redução da frequência respiratória. As incursões respiratórias diminuem à medida que a temperatura cai abaixo de 32,2°C. A redução da atividade mental, do reflexo da tosse e das secreções do sistema respiratório resultam em dificuldade para eliminar as secreções e asfixia. No tocante à função cardiovascular, há declínio gradual da frequência cardíaca e do débito cardíaco à medida que a hipotermia progride. Inicialmente a pressão arterial se eleva e, depois, cai gradativamente. Existe risco aumentado de ocorrência de arritmias, provavelmente em decorrência de hipoxia miocárdica e desequilíbrio do sistema nervoso autônomo. Fibrilação ventricular é uma causa importante de morte na hipotermia.

O metabolismo de carboidratos e a atividade da insulina diminuem, resultando em hiperglicemia proporcional ao grau de resfriamento. A perda da integridade da membrana celular induzida pelo frio possibilita o deslocamento do líquido intravascular para a pele, conferindo à mesma um aspecto tumefeito. Distúrbios acidobásicos ocorrem com frequência aumentada em temperaturas inferiores a 25°C a menos que seja mantida ventilação apropriada. As concentrações extracelulares de sódio e potássio diminuem, enquanto as concentrações de cloreto se elevam. Existe perda temporária de plasma da circulação juntamente com aumento da viscosidade sanguínea como resultado da retenção nos pequenos vasos e na pele.

Diagnóstico e tratamento

As aferições da temperatura oral são muito inexatas durante hipotermia por causa da intensa vasoconstrição e do fluxo sanguíneo mais lento. Existem termômetros eletrônicos com sondas flexíveis para aferição das temperaturas retal, vesical e esofágica. A maioria dos termômetros mede apenas temperaturas na faixa de 35 a 42°C, portanto, um termômetro especial que detecte até 25°C ou uma sonda elétrica com termistor é necessária para monitorar a temperatura corporal de pessoas com hipotermia. O manejo da hipotermia consiste em reaquecimento, suporte das funções vitais e prevenção e tratamento de complicações.

Hipotermia terapêutica

Hipotermia controlada pode ser usada após lesão cerebral e durante determinados tipos de cirurgia para reduzir a inflamação e o metabolismo cerebral. Já foi constatado que essa hipotermia terapêutica controlada é benéfica para pessoas que sofreram uma parada cardíaca por causa de fibrilação ventricular. A hipotermia terapêutica melhora os desfechos neurológicos dessas pessoas.[47] Durante a intervenção, sobretudo cirurgia cardiotorácica, as pessoas são mantidas entre 28 e 32°C para reduzir as demandas metabólicas e prevenir lesão isquêmica.[48] A isquemia miocárdica é prevenida pela injeção de solução cardioplégica fria (4°C) na raiz da aorta sob pressão.[48] Essa solução é rica em potássio que provoca assistolia, além da hipotermia, para proteger o miocárdio durante a intervenção cirúrgica.[48] Além disso, para manter a hipotermia miocárdica, solução salina congelada é aplicada topicamente. Existem, entretanto, algumas complicações potenciais da cardioplegia fria, tais como arritmias ventriculares, redução do fluxo sanguíneo cerebral e depressão miocárdica pós-operatória. Assim, alguns cirurgiões usam cardioplegia sanguínea normotérmica.[48] Ao término da cirurgia, sangue aquecido é perfundido nos pacientes mantidos em hipotermia. É necessário algum tempo para reaquecer a pessoa de volta à temperatura corporal central de 37°C e é crucial que o reaquecimento seja realizado lentamente. Tentativas de prevenir calafrios e vasoconstrição significativa são feitas,[48] contudo, se ocorrer diátese hemorrágica após a cirurgia, a restauração da temperatura corporal precisa ser realizada do modo mais rápido e mais seguro possível. Atualmente existe muita controvérsia em relação a utilização de hipotermia terapêutica para situações como lesão cerebral traumática, parada cardíaca, lesão raquimedular, acidente vascular encefálico, elevação da pressão intracraniana e encefalopatia hepática.[49]

RESUMO

Hipotermia é um distúrbio potencialmente fatal no qual a temperatura central do corpo cai abaixo de 35°C. Hipotermia acidental pode ocorrer em pessoas sem problemas de saúde durante exposição acidental e em adultos mais velhos ou pessoas com incapacidades e comprometimento da percepção ou da resposta ao frio. Alcoolismo, doença cardiovascular, desnutrição e hipotireoidismo contribuem para o risco de hipotermia. Hipotermia também é uma ocorrência comum em recém-nascidos, sobretudo prematuros, e em pessoas submetidas a intervenções cirúrgicas. O maior efeito da hipotermia é a queda da taxa metabólica, resultando em redução da produção de dióxido de carbono e da frequência respiratória. Entre as manifestações clínicas de hipotermia estão comprometimento da coordenação, tropeços, fala escandida, irracionalidade, comprometimento do discernimento, amnésia, alucinações, pele tumefeita e azulada, midríase (dilatação pupilar), redução da frequência respiratória, pulso fraco e irregular, torpor e coma. O tratamento de hipotermia inclui reaquecimento passivo ou ativo, suporte das funções vitais e prevenção e tratamento de complicações.

CONSIDERAÇÕES GERIÁTRICAS

- Dor persistente é, com frequência, disseminada no adulto mais velho; fibromialgia e osteoartrite generalizada são causas identificadas[50]
- A temperatura corporal é mais baixa nos adultos mais velhos (36 a 36,8°C); portanto, é importante fazer um registro das temperaturas basais para determinar quando ocorre febre[51]
- A elevação não detectada da temperatura impõe carga no coração, aumentando a frequência cardíaca em 10 bpm para cada 0,55°C de elevação da temperatura.[51]

CONSIDERAÇÕES PEDIÁTRICAS

- As crianças apresentam dor crônica, assim como dor aguda[52]
- Fatores psicológicos e ambientais têm participação muito maior na percepção da dor em crianças do que nos adultos[52]
- Crianças de qualquer idade, inclusive recém-nascidos, sentem dor. No caso de lactentes com poucas semanas de vida, a expressão facial (fechar os olhos com força, boca aberta) indica dor[52]
- A escala de dor FACES (http://wongbakerfaces.org) pode ser usada em crianças pequenas (3 a 4 anos) para descrever a intensidade da dor
- Já foi constatado que episódios de birra são preditivos de sofrimento e dor em crianças[52]
- Use o método menos invasivo para avaliar a temperatura de uma criança. A temperatura oral é confiável, uma vez que a criança pode cooperar (geralmente por volta dos 5 anos). O método retal deve ser evitado em crianças imunocomprometidas.[52]

Exercícios de revisão

1. Um homem de 25 anos está internado no setor de emergência com dor abdominal aguda, que começou na região epigástrica e agora mudou para o quadrante inferior direito do abdome. Podem ser observados sensibilidade localizada e espasmo muscular sobre a área. Sua frequência cardíaca e sua pressão arterial estão elevadas, e sua pele se apresenta úmida e fria por causa da perspiração. O diagnóstico provisório é apendicite, e ele é encaminhado para consulta com um cirurgião.
   a. Descreva a origem dos estímulos de dor e as vias neurais envolvidas no tipo de dor que esse homem está sentindo.
   b. Explique os mecanismos neurais envolvidos no espasmo dos músculos abdominais sobrepostos.
   c. Qual é o significado da pele úmida e fria e do aumento na frequência cardíaca e na pressão arterial?
2. Uma mulher de 65 anos com câncer de mama está recebendo cuidados paliativos em casa. Ela toma um analgésico opioide de ação prolongada suplementado com uma combinação opioide de ação rápida e medicamentos não narcóticos para dor súbita.
   a. Explique a diferença entre os mecanismos e os tratamentos de dores agudas e crônicas.
   b. Descreva a ação dos opioides no tratamento da dor.
   c. Defina os termos tolerância e tolerância cruzada em relação ao uso de opioides no tratamento da dor.
   d. Descreva os efeitos colaterais mais comuns associados ao uso de opioides para o alívio da dor em pacientes com câncer.
3. Uma mulher de 42 anos de idade apresenta dor facial súbita, como a sensação de facadas, que surge próximo ao lado direito de sua boca e, em seguida, se desloca para a orelha direita, os olhos e as narinas. Ela está segurando a mão para proteger o rosto, porque a dor "dispara com toque, movimento e correntes de ar". O diagnóstico inicial é neuralgia do trigêmeo.
   a. Explique a distribuição e os mecanismos da dor, particularmente o desencadeamento da dor por estímulos aplicados sobre a pele.
   b. Quais são os possíveis métodos de tratamento para essa mulher?
4. Uma mulher de 21 anos de idade comparece ao ambulatório da universidade se queixando de dor latejante no lado esquerdo da cabeça, náuseas e vômitos, e extrema sensibilidade a luz, ruído e movimento da cabeça. Ela conta também que teve uma cefaleia semelhante 3 meses atrás, com duração de 2 dias, e afirma achar que está desenvolvendo enxaqueca como sua mãe. Está preocupada porque não consegue ultimamente frequentar as aulas, e as provas serão na semana seguinte.
   a. O histórico e os sintomas dessa mulher são compatíveis com enxaqueca? Explique.
   b. Use a distribuição do nervo trigêmeo e o conceito de inflamação neurogênica para explicar os sintomas dessa mulher.
5. Um homem de 72 anos de idade comparece ao setor de emergência depois de sofrer uma queda queixando-se da "pior dor de cabeça que já tive". Ele responde às perguntas com dificuldade crescente.
   a. Diferencie cefaleia primária de cefaleia secundária.
   b. Com as informações de que dispõe, suspeita-se de que tipo de cefaleia e por quê?
6. Uma menina de 3 anos de idade é examinada no ambulatório de pediatria e apresenta temperatura corporal de 39°C. A pele dela está quente ao toque e enrubescida, a frequência de pulso é 120 bpm (bpm) e as incursões respiratórias são rápidas e superficiais (32 incursões/minuto). A mãe informa que a menina se queixa de dor de garganta e se nega a ingerir líquido ou medicação antitérmica.
   a. Explique os mecanismos fisiológicos de geração de febre.
   b. A pele quente e ruborizada, as frequências cardíaca e respiratória aumentadas são consistentes com esse nível de febre?
   c. Após ser medicada com uma dose apropriada de paracetamol, a criança começa a suar e a temperatura corporal cai para 37,2°C. Explique os mecanismos fisiológicos da queda de temperatura.
7. Um homem de 25 anos de idade foi trazido ao pronto-socorro após ser encontrado inconsciente em um banco com neve. A temperatura ambiente, quando ele foi encontrado, era de –23,3°C. No carro dele, encontrado próximo, havia garrafas de bebida alcoólica (destilado) e isso sugeriu que ele estivesse bebendo. A temperatura desse paciente ao ser admitido era 29,8°C, sua frequência cardíaca era 40 bpm e a frequência respiratória era 18 incursões/minuto (respiração superficial). A pele dele estava fria, os músculos rígidos e os dedos azulados.
   a. Quais fatores poderiam ter contribuído para o estado de hipotermia desse paciente?
   b. Esse homem consegue apresentar os comportamentos fisiológicos para controlar a perda de calor corporal?
   c. Existem dois métodos disponíveis para aferir a temperatura desse homem (oral ou retal). Qual medição seria mais acurada? Explique.
   d. Quais precauções devem ser consideradas quando se decide qual método de reaquecimento deve ser instituído para esse paciente?

REFERÊNCIAS BIBLIOGRÁFICAS

1. Guyton A., Hall J. E. (2016). Textbook of medical physiology (13th ed.). Philadelphia, PA: Elsevier Saunders.
2. Ross M. H., Pawlina W. (2016). Histology: A text and atlas with correlated cell and molecular biology (7th ed.). Philadelphia, PA: Lippincott Williams & Wilkins.
3. Rowland L., Pedley T. (Eds.) (2015). Merritt's neurology (13th ed.). Philadelphia, PA: Lippincott Williams & Wilkins.
4. Tortora G., Derrickson B. (2014). Principles of anatomy & physiology (14th ed.). Hoboken, NJ: John Wiley & Sons.

5. Quaghebeur J., Wyndaele J. (2015). A review of techniques used for evaluating lower urinary tract symptoms and the level of quality of life in patients with chronic pelvic pain syndrome. Itch & Pain 2, 1–6.
6. International Association for the Study of Pain. (1994). Definition of pain. [Online]. Available: https://www.iasp-pain.org/Taxonomy#Pain. Accessed December 23, 2017
7. The American Academy of Pain Medicine. (2018). Highlights from the National Center for Health Statistics Report: Health, United States, 2006, Special Feature on Pain. [Online]. Available: http://www.painmed.org/PatientCenter/Facts_on_Pain.aspx#incidence Accessed March 16, 2018.
8. Falk S., Dickenson A. (2014). Pain and nociception: Mechanisms of cancer-induced bone pain. Journal of Clinical Oncology 32, 1647–1654.
9. Cohan S. P., Mao J. (2014). Neuropathic pain: mechanisms and their clinical implications. British Medical Journal 348, 1–12.
10. Shaygan M., Boger A., Kroner-Herwig B. (2014). Neuropathic sensory symptoms: Association with pain and psychological factors. Neuropsychiatric Disease and Treatment 10, 897–906.
11. Moayedi M., Davis K. D. (2013). Theories of pain: From specificity to gate control. Journal of Neurophysiology 109, 5–12.
12. Prescott S. A., Ma Q., Koninck Y. (2014). Normal and abnormal coding of painful sensations. National Neuroscience 17(2), 183–191.
13. Melzack R., Wall P. D. (1965). Pain mechanisms: A new theory. Science 150, 971–979.
14. Melzack R. (1999). From the gate to the neuromatrix. Pain 6(Suppl.), S121–S126.
15. Gopalakrishnan R., Burgess R. C., Plow E. B., et al. (2014). A magnetoencephalography study of multi-modal processing of pain anticipation in primary sensory cortices. Neuroscience 304, 176–189.
16. Dunphy L. M., Winland-Brown J., Porter B., et al. (2015). Primary care: the art and science of advanced practice nursing (4th ed.). Philadelphia, PA: FA Davis.
17. Lehne R. A. (2015). Pharmacology for nursing care (9th ed.). St. Louis, MO: Elsevier.
18. Carlson C. L. (2016). Effectiveness of the World Health Organization cancer pain relief guidelines: An integrative review. Journal of Pain Research 9, 515–534.
19. Jensen S. (2015). Nursing health assessment: A best practice approach (2nd ed.). Philadelphia, PA: Lippincott Williams & Wilkins.
20. Kumaz R., Asci M., Balta O., et al. (2017). Congenital insensitivity to pain syndrome accompanied by neglected orthopedic traumas and complications. Archive of Clinical Cases 4(1), 27–33.
21. McCormick Z., Chang-Chien G., Marshall B., et al. (2014). Phantom limb pain: A systematic neuroanatomical-based review of pharmacologic treatment. Pain Medicine 15, 292–305.
22. D'Onofrio F., Russo A., Conte F., et al. (2014). Post-traumatic headaches: An epidemiological overview. Neurological Science 35(Suppl 1), S203–S206.
23. Chaudhry P., Friedman D. I. (2015). Neuroimaging in secondary headache disorders. Current Pain and Headache Reports 19, 1–11.
24. Olesen J., Bendtsen L., Dodick D., et al. (2013). The International Classification of Headache Disorders (3rd ed. beta version). Cephalalgia 33(9), 629–808.
25. Hershey L., Bednarczyk E. (2013). Treatment of headache in the elderly. Current Treatment Options in Neurology 15, 56–62.
26. Noseda R., Burstein R. (2013). Migraine pathophysiology: Anatomy of the trigeminovascular pathway and associated neurological symptoms, CSD, sensitization and modulation of pain. Pain 154(Suppl 1), 1–21.
27. Goroll A. H., Mulley A. G. (2014). Primary care medicine: Office evaluation and management of the adult patient (7th ed.). Philadelphia, PA: Lippincott Williams & Wilkins.
28. Weaver-Agostoni J. (2013). Cluster headache. American Family Physician 88(2), 122–128.
29. Hadjistavropoulos T., Herr K., Prkachim K. M., et al. (2014). Pain assessment in elderly adults with dementia. The Lancet 13, 1–13.
30. Achterberg W., Pieper M. J., van Dalen-Kok A. H., et al. (2013). Pain management in patients with dementia. Clinical Interventions in Aging 8, 1471–1482.
31. Boron Q. F., Boulpaep E. L. (2016). Medical physiology (3rd ed.). Philadelphia, PA: Elsevier.
32. Andreoli T. E., Benjamin I. J., Griggs R. C., et al. (2015). Andreoli and Carpenter's cecil essentials of medicine (9th ed.). Philadelphia, PA: Elsevier.
33. Gasim G., Musa I., Abdien M., et al. (2013). Accuracy of tympanic temperature measurement using an infrared tympanic membrane thermometer. BioMed Central Research Notes 6, 1–5.
34. Pak S., Lee H., Kwack M., et al. (2014). Systematic review and metaanalysis of the diagnostic accuracy of an infrared tympanic thermometer for use with adults. International Journal of Nursing 1(2), 115–134.
35. Auliciems A. (2014). Thermal sensation and cell adaptability. International Journal of Biometeorology 58, 325–335.
36. Golembiewski J. (2015). Pharmacological management of perioperative shivering. Journal of PeriAnesthesia Nursing 30(4), 357–359.
37. Flouris D., Schlader Z. J. (2015). Human behavioral thermoregulation during exercise in the heat. Scandinavian Journal of Medical Science of Sports 25(Suppl 1), 52–64.
38. Rubin R., Strayer D. (Eds.) (2015). Rubin's pathology: Clinicopathologic foundations of medicine (7th ed.). Philadelphia, PA: Lippincott Williams & Wilkins.
39. Egi M., Makino S., Mizobuchi S. (2018). Management of fever in critically ill patients with infection. Journal of Emergency Critical Care Medicine 2(10), 1–6.
40. Outzen M. (2009). Management of fever in older adults. Journal of Gerontological Nursing 35(5), 17–23.
41. Norman D. C. (2016). Clinical features of infection in older adults. Clinical Geriatric Medicine 32, 433–441.
42. Pryor R., Roth R., Suyama J., et al. (2015). Exertional heat illness: Emerging concepts and advances in prehospital care. Prehospital Disaster Medicine 30(3), 297–305.
43. Nichols A. (2014). Heat-related illness in sports and exercise. Current Review Musculoskeletal Medicine 7, 355–365.
44. Ferreira C., Costa T., Marques A. V. (2015). Diffuse alveolar haemorrhage secondary to propylthiouracil-induced vasculitis. British Medical Journal Case Report published online: DOI: 10.1136/bcr-2014-208289.
45. Rosenberg H., Pollock N., Shiemann A., et al. (2015). Malignant hyperthermia: a review. Orphanet Journal of Rare Disease 10, 1–19.
46. Davis C. (2017). Hypothermia. Accessed online: https://www.emedicinehealth.com/hypothermia/article_em.htm#what_is_hypothermia.
47. Plitnick K., Biehle K. J., Meinken C. (2015). Shivering suppression in therapeutic hypothermia. Nursing 2015 Critical Care 10(5), 22–26.
48. Morton M. G., Fontaine D. K. (2017). Critical care nursing: a holistic approach (11th ed.). Philadelphia, PA: Lippincott Williams & Wilkins.
49. Alvis-Miranda H. R., Alcala-Cerra G., Rubiano A. M., et al. (2014). Therapeutic hypothermia in brain trauma injury: Controversies. Romanian Neurosurgery 3, 259–268.
50. Galicia-Castillo M. C., Weiner D. K. Treatment of persistent pain in older adults. In Crowley M. (Ed.) UpToDate. Retrieved March 16, 2018 from https://www.uptodate.com/contents/treatment-of-persistent-pain-in-older-adults.
51. Eliopoulos C. (2018). Gerontological Nursing (9th ed.). Philadelphia, PA: Wolters Kluwer.
52. Kyle T., Carman S. (2017). Essentials of Pediatric Nursing (3rd ed.). Philadelphia, PA: Wolters Kluwer.

Distúrbios da Função Motora

15

Cynthia Bautista

INTRODUÇÃO

Os músculos esqueléticos são necessários para realizar movimentos especializados que coordenam e executam essas contrações de tal maneira que resulta em um movimento suave, intencional e coordenado. Em alguns casos, movimentos sem propósito e desordenados podem ser quase tão incapacitantes como a inexistência de movimento. Este capítulo apresenta uma introdução à organização e ao controle da função motora, seguida de uma discussão sobre os distúrbios da função motora, incluindo distrofia muscular e distúrbios da junção neuromuscular, nervos periféricos, núcleos da base, assim como cerebelo e neurônios motores superiores (NMS).

Conceitos fundamentais

Sistemas motores

- Sistemas motores exigem neurônios motores superiores que se projetam do córtex motor para o tronco encefálico ou medula espinal, onde direta ou indiretamente inervam os neurônios motores inferiores (NMI) dos músculos de contração; *feedback* sensorial dos músculos envolvidos, que é continuamente retransmitido ao cerebelo, núcleos da base e córtex sensorial; e uma junção neuromuscular funcional, que liga a atividade do sistema nervoso à contração muscular
- O sistema motor piramidal tem origem no córtex motor e fornece o controle do movimento muscular fino e o sistema extrapiramidal tem origem nos núcleos da base e fornece a base para padrões de movimento mais grosseiro, de suporte
- A eficiência do movimento pelo sistema do motor depende do tônus muscular fornecido pelo reflexo de estiramento e pelas informações oriundas do sistema vestibular para manter o suporte postural estável.

ORGANIZAÇÃO E CONTROLE DA FUNÇÃO MOTORA

Depois de concluir esta seção, o leitor deverá ser capaz de:

- Definir o termo *unidade motora* e caracterizar seu mecanismo de controle do movimento da musculatura esquelética
- Diferenciar entre as funções do córtex motor primário, pré-motor e suplementar
- Comparar o efeito de LNM superior e inferior sobre o funcionamento do reflexo de estiramento da medula espinal e sobre o tônus muscular.

A função motora requer a realização de movimento e a manutenção da postura com caminhada, corrida ou movimentação precisa dos dedos. Isso é descrito como manutenção ideal da posição corporal. Estruturas distribuídas por todo o sistema neuromuscular controlam a postura.[1] O sistema neuromuscular consiste em unidades motoras (neurônio motor e as fibras musculares que ele inerva); medula espinal, que contém os circuitos de reflexo básicos para a manutenção da postura e movimento; e vias descendentes de circuitos provenientes do tronco encefálico, cerebelo, núcleos da base e córtex motor.

Organização do movimento

Os sistemas motores são organizados em uma hierarquia funcional, cada um responsável por níveis crescentes de complexidade (Figura 15.1). O nível mais baixo da hierarquia se localiza na medula espinal, que contém o circuito básico de reflexo necessário para coordenar a função das unidades motoras envolvidas no movimento planejado. No nível acima da medula espinal estão as estruturas do tronco encefálico. Acima do tronco encefálico estão as estruturas do cerebelo e núcleos da base, que modificam as ações dos sistemas de tronco encefálico. Supervisionando essas estruturas supraespinais estão os centros motores localizados no córtex cerebral. O nível mais alto de função, que se localiza no córtex frontal, é responsável pelo propósito e planejamento do movimento motor. A eficiência do movimento depende de *inputs* provenientes dos sistemas sensoriais que operam em paralelo com os sistemas motores.

Medula espinal

A medula espinal contém os circuitos neuronais que fazem a mediação de diversos reflexos e movimentos rítmicos automáticos. Circuitos semelhantes que regem movimentos reflexos da face e da boca estão localizados no tronco encefálico. Os circuitos mais simples são monossinápticos, com apenas um

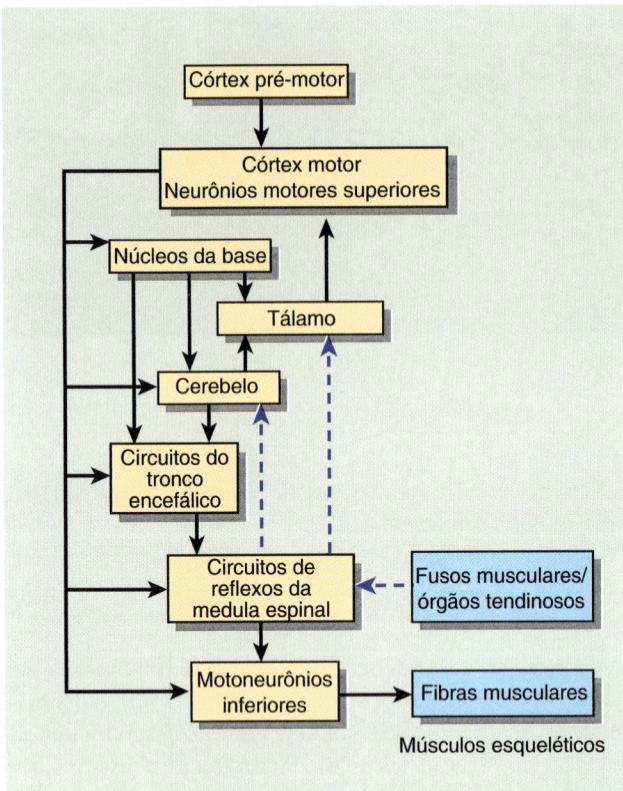

Figura 15.1 • Sistema de controle motor. A via comum final transmite todos os comandos do SNC para a musculatura esquelética. Essa via é influenciada pelo *input* sensorial oriundo dos fusos musculares, dos órgãos tendinosos (linhas tracejadas) e dos sinais descendentes provenientes do córtex cerebral e tronco encefálico. O cerebelo e os núcleos da base influenciam indiretamente a função motora ao utilizar o tronco encefálico e as vias corticais.

A via lateral do tronco encefálico está mais envolvida com movimentos direcionados a um determinado objetivo. Ela termina nos interneurônios da porção dorsolateral da substância cinzenta da medula e, desse modo, influencia os neurônios motores que controlam os músculos distais dos membros. Essas vias descendentes modificam a atividade dos neurônios motores extensores e flexores para produzir movimentos motores complexos, como caminhada e corrida.

Córtex motor

O córtex representa o nível mais alto da função motora. Os córtices primário, pré-motor e suplementar, localizados na parte posterior do lobo frontal, iniciam e controlam movimentos precisos, intencionais e que requerem habilidade dos músculos distais e, especialmente, dos músculos flexores dos membros e aparelho fonador (Figura 15.3).[2] Essas áreas motoras recebem informações do tálamo e córtex somatossensorial e, indiretamente, do cerebelo e núcleos da base.

O córtex motor primário (área 4, utilizando a classificação de Brodmann das áreas corticais do encéfalo), também chamado de *faixa motora*, está localizado na superfície rostral e porções adjacentes do sulco central.[2] O córtex motor primário controla sequências específicas de movimentos musculares. Também é o primeiro nível de controle descendente para movimentos motores que exigem precisão. Os neurônios no córtex motor primário são organizados em uma matriz somatotópica, ou mapa distorcido do corpo, chamada de *homúnculo motor* (Figura 15.4).[3] As áreas do corpo que requerem maior destreza têm áreas corticais maiores dedicadas a elas. Mais da metade do córtex motor primário está envolvido com o controle dos músculos das mãos, da expressão facial e da fala.

neurônio motor primário. No entanto, a maioria dos reflexos são polissinápticos, com um ou mais interneurônios interpostos. Os interneurônios e os neurônios motores também recebem *input* de axônios descendentes de centros superiores. Esses sinais supraespinais podem modificar as respostas reflexas aos estímulos periféricos, facilitando ou inibindo diferentes populações de interneurônios. Também coordenam os movimentos por intermédio desses interneurônios.

Tronco encefálico

O tronco encefálico contém dois sistemas descendentes: as vias medial e lateral (Figura 15.2). A via medial abastece os sistemas de controle postural básicos, que as áreas motoras corticais utilizam para organizar movimentos altamente diferenciados. A via medial consiste em tratos que descem pela coluna ventral ipsilateral da medula espinal e terminam em interneurônios que influenciam os neurônios motores dos músculos axiais e proximais. Esses músculos axiais e proximais são responsáveis por reflexos posturais, como os necessários para conferir ritmo às passadas durante a caminhada ou corrida e recuperação da postura quando o equilíbrio é rompido.

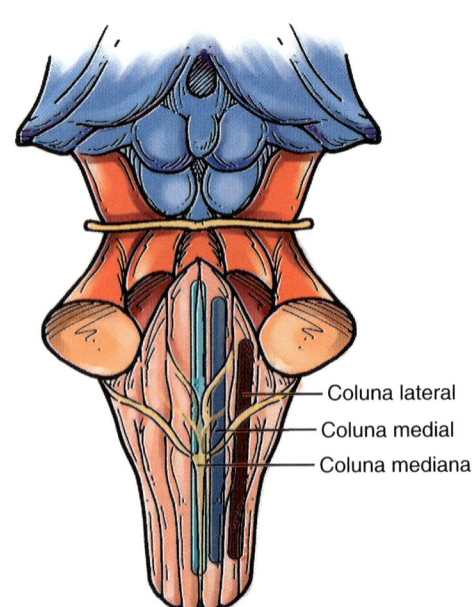

Figura 15.2 • Colunas mediana, medial e lateral da formação reticular. Fonte: Hickey J. V. (2014). *The clinical practice of neurological and neurosurgical nursing* (7. ed.). Philadelphia, PA: Wolters Kluwer.

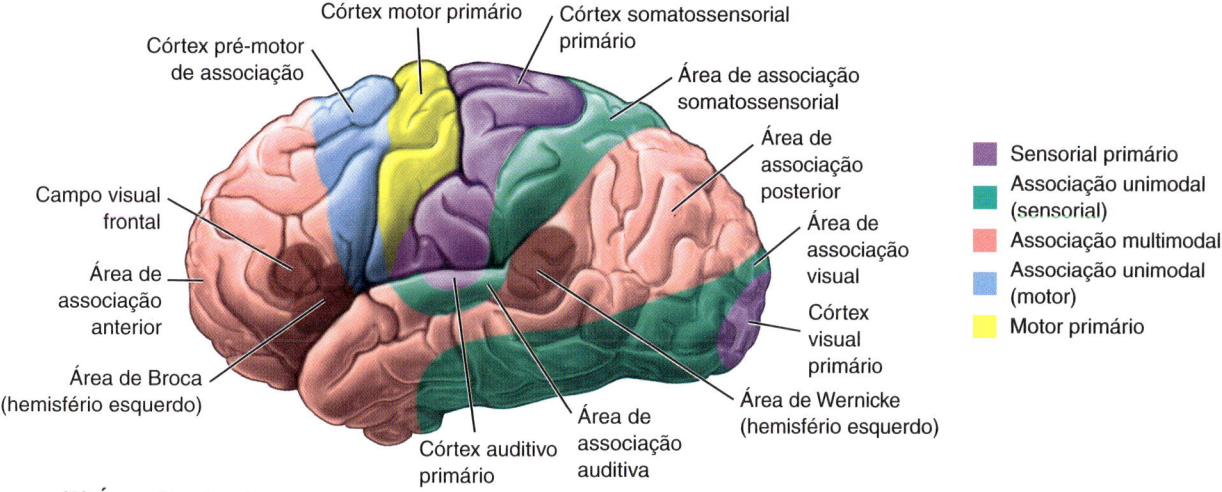

(A) Áreas funcionais

(B) Córtex gustativo e ínsula

Figura 15.3 • A. Áreas funcionais do cérebro (telencéfalo). As áreas sensoriais primárias do cérebro recebem informação sensorial de muitas fontes. O córtex de associação motora organiza os movimentos e o córtex motor primário envia comandos para músculos individuais. **B.** Puxando para trás os lobos parietal e temporal, podem ser visualizados o córtex gustativo e a ínsula. Fonte: McConnell T. H., Hull K. L. (2011). *Human form human function: Essentials of anatomy & physiology* (p. 297). Philadelphia, PA: Lippincott Williams & Wilkins.

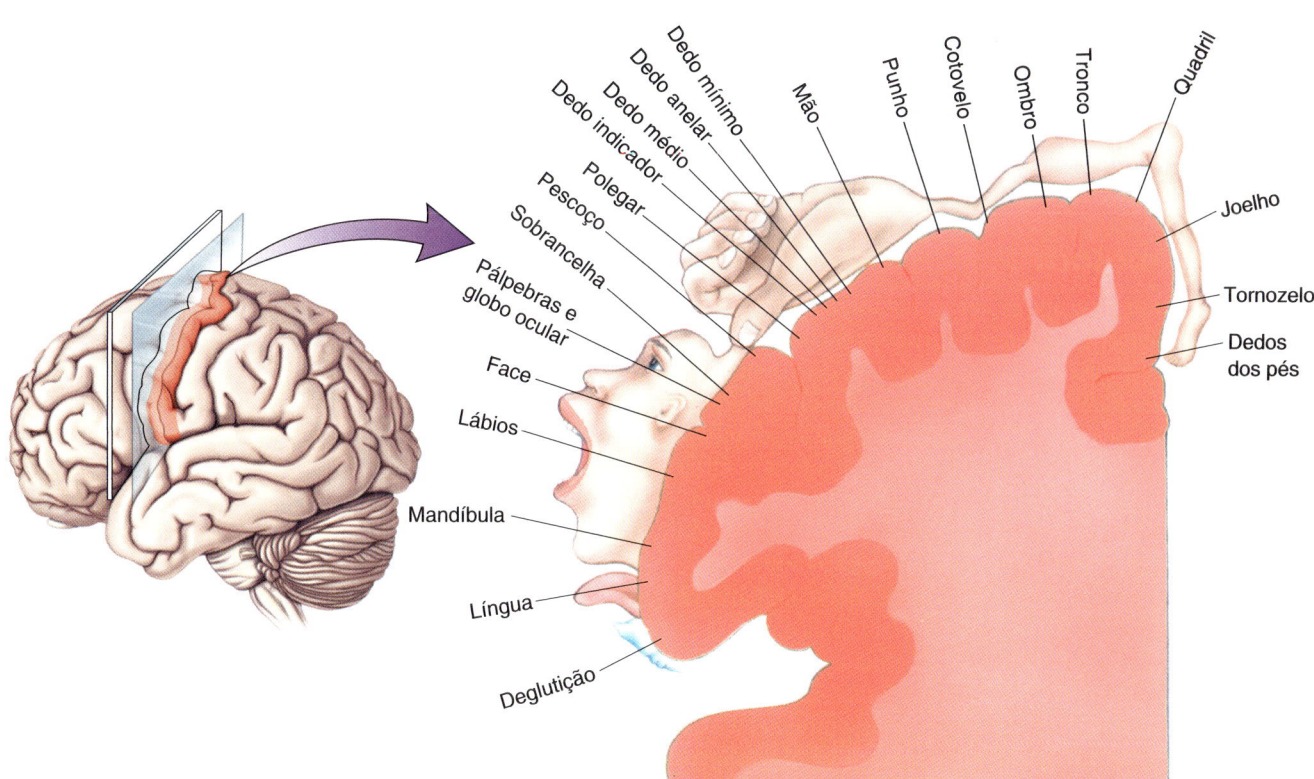

Figura 15.4 • O homúnculo motor. As funções são organizadas da cabeça aos pés tanto do lado esquerdo quanto direito, como uma pessoa que estivesse pendurada de cabeça para baixo. Fonte: Jensen S. (2015). *Nursing health assessment: A best practice approach* (p. 651). Philadelphia, PA: Lippincott Williams & Wilkins.

O córtex pré-motor (áreas de Brodmann 6 e 8), que está localizado anteriormente ao córtex motor primário, envia algumas fibras para o trato corticospinal, mas inerva principalmente a faixa motora primária. Sinais nervosos gerados pelo córtex pré-motor produzem "padrões" de movimento muito mais complexos do que os padrões discretos gerados pelo córtex motor primário. Por exemplo, o padrão de movimento para alcançar um objetivo específico, como jogar uma bola ou pegar um garfo, é programado pelo córtex de associação pré-frontal e núcleos talâmicos associados.

O córtex motor suplementar, que contém representações de todas as partes do corpo, se localiza na superfície medial do hemisfério na região pré-motora (áreas de Brodmann 6 e 8). Ele está intimamente envolvido com a realização de movimentos complexos e hábeis que envolvem os dois lados do corpo.

Cerebelo e núcleos da base

O cerebelo e os núcleos da base fornecem circuitos de *feedback* que regulam áreas corticais e motoras do tronco encefálico.[2] Eles recebem *inputs* de várias áreas do córtex e os projetam para o córtex motor através do tálamo. O cerebelo e os núcleos da base não enviam *output* significativo diretamente para a medula espinal, mas agem precisamente sobre os neurônios motores do tronco encefálico.

Embora as contribuições exatas do cerebelo e dos núcleos da base ainda não sejam muito claras, ambos são necessários para a realização de movimentos suaves e para a postura. Os núcleos da base fornecem graciosidade à *performance*, bem como uma postura de suporte para movimentos altamente qualificados. Os circuitos cerebelares estão envolvidos com a programação temporal, com a coordenação de movimentos em progresso e com a aprendizagem de habilidades motoras. Danos ao cerebelo por lesões vasculares causadas por determinadas doenças degenerativas familiares produzem ataxia cerebelar, perda característica de coordenação e precisão dos movimentos dos membros.

Unidade motora

O neurônio motor e o grupo de fibras musculares que ele inerva em um músculo são chamados de *unidade motora*. Quando o neurônio motor desenvolve um potencial de ação, todas as fibras musculares da unidade motora inervadas por ele desenvolvem os potenciais de ação, fazendo com que se contraiam simultaneamente. Sendo assim, um neurônio motor e as fibras musculares que ele inerva funcionam como uma única unidade: a unidade básica de controle motor.

Cada neurônio motor apresenta múltiplas ramificações e possibilita que um único neurônio motor inerve milhares de fibras musculares. Em geral, os grandes músculos, que contêm centenas ou milhares de fibras musculares e que são responsáveis pela realização de movimentos motores grosseiros, têm grandes unidades motoras. Isso contrasta fortemente com aqueles que controlam as mãos, a língua e os movimentos oculares, nos quais as unidades motoras são pequenas e viabilizam um controle muito preciso dos movimentos.[4]

Os neurônios motores que abastecem uma unidade motora estão localizados no corno ventral da medula espinal e são chamados de *neurônios motores inferiores* (NMI). Os neurônios motores superiores (NMS), que exercem controle sobre os NMI, se projetam da faixa motora no córtex cerebral até o corno ventral e estão totalmente contidos no sistema nervoso central (SNC; Figura 15.5).

Reflexos espinais

Reflexos são respostas motoras involuntárias e coordenadas iniciadas por um estímulo aplicado aos receptores periféricos. Alguns reflexos, como o reflexo flexor de retirada, iniciam movimentos para evitar situações perigosas. Outros, como o reflexo de estiramento ou reflexo extensor cruzado, servem para integrar os movimentos motores para que funcionem de maneira coordenada. A base anatômica de um reflexo consiste em um neurônio aferente que faz sinapse diretamente com um neurônio efetor que inerva um músculo ou com um interneurônio que faz sinapse com um neurônio efetor. Um reflexo pode envolver neurônios em um único segmento da medula (*i. e.*, reflexos segmentares), vários segmentos (*i. e.*, reflexos intersegmentares) ou estruturas no encéfalo (*i. e.*, reflexos suprassegmentares).

Existe uma quantidade significativa de circuitos reflexos na medula espinal para o controle coordenado de movimentos, particularmente movimentos estereotipados responsáveis pela locomoção. Muitos desses reflexos funcionam igualmente bem em animais descerebrados (aqueles em que o encéfalo foi destruído), contanto que a medula espinal esteja intacta. Outros reflexos espinais exigem a atividade do encéfalo para uma conclusão bem-sucedida. Além disso, o encéfalo é alertado por muitos tipos de atividades reflexas da medula espinal e pode, portanto, inibi-las ou facilitar sua execução.

Reflexo de estiramento e reflexo tendinoso profundo

Para que a musculatura esquelética possa executar normalmente os movimentos, o encéfalo deve ser continuamente informado sobre o estado atual dos músculos, e os músculos devem apresentar tônus (resistência ao estiramento ativo e passivo em repouso). Isso dependerá da transmissão para o SNC de informações em relação ao sentido de posicionamento do corpo, movimento e tônus muscular. A informação proveniente desses aferentes sensoriais é retransmitida para o cerebelo e o córtex cerebral e é experimentada como *propriocepção* ou o sentido do movimento e posição do corpo, independentemente da visão. Os músculos e seus tendões são abastecidos por dois tipos de receptores para fornecer essas informações: fusos musculares e órgãos tendinosos de Golgi. Os fusos musculares, que estão distribuídos por todo o tecido muscular, transmitem informações sobre o comprimento do músculo e a taxa de estiramento muscular. Os *órgãos tendinosos de Golgi* são encontrados nos tendões musculares e transmitem informações sobre a tensão muscular ou a força de contração na junção do músculo com o tendão que se liga ao osso. O tônus muscular normal depende de reflexos de estiramento iniciados pelos fusos musculares, que monitoram alterações no comprimento do músculo.

O reflexo de estiramento, que é uma contração das fibras musculares que ocorre quando um músculo é alongado, é

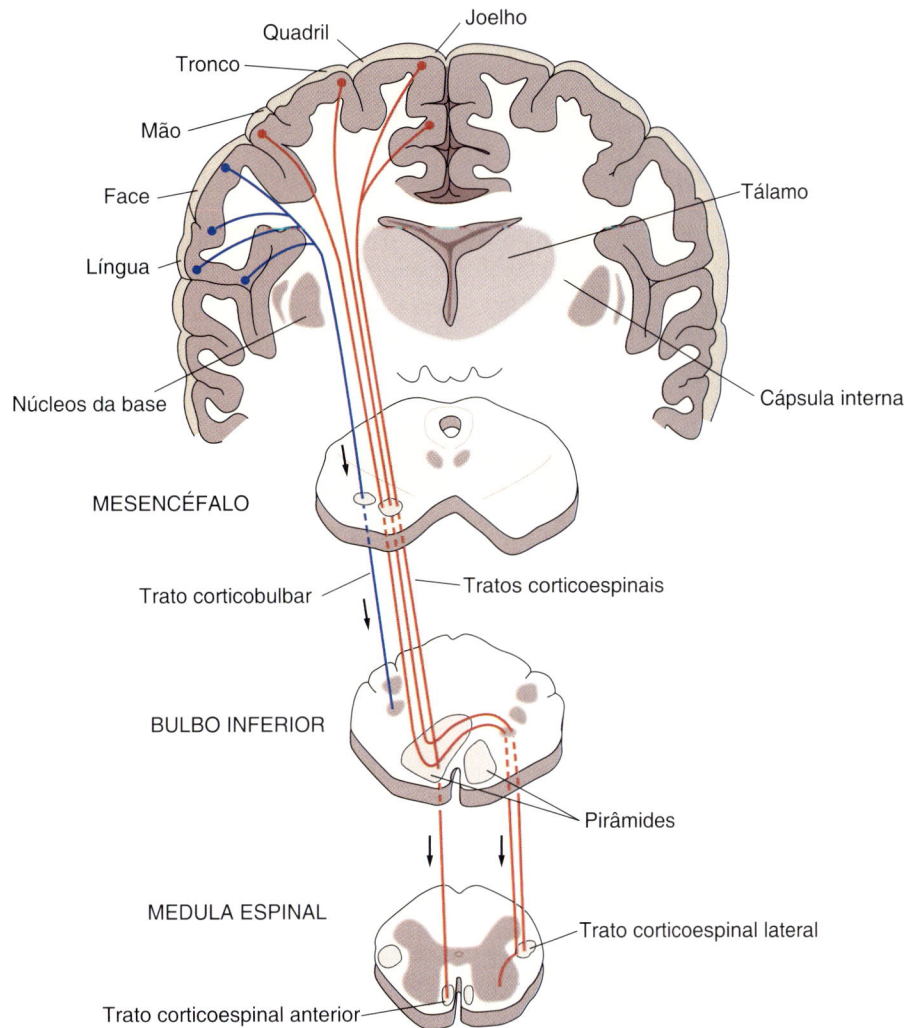

Figura 15.5 • Vias motoras. Os tratos descendentes transportam informações motoras e musculares do córtex para os nervos cranianos e periféricos. Fonte: Jensen S. (2015). *Nursing health assessment: A best practice approach* (p. 651). Philadelphia, PA: Lippincott Williams & Wilkins.

essencial para o controle do tônus muscular e manutenção da postura (consulte o boxe Compreenda | Reflexo de estiramento e tônus muscular). Os reflexos de estiramento podem ser evocados em músculos de todo o corpo e são testados regularmente (p. ex., reflexo patelar), durante um exame clínico para diagnóstico de condições neurológicas. Os reflexos de estiramento tendem a ser hipoativos ou inexistentes nos quadros de danos aos nervos periféricos ou de lesão no corno ventral envolvendo a área testada. São hiperativos quando uma lesão do trato corticospinal (p. ex., acidente vascular encefálico [AVE] ou lesão da medula espinal [LME]) reduz ou interrompe o efeito inibitório do encéfalo na medula espinal.

Os fusos musculares consistem em um grupo de miniaturas de fibras musculares esqueléticas especializadas, chamadas *fibras intrafusais*, que são encerradas em uma cápsula de tecido conjuntivo e ligadas às fibras extrafusais de um músculo esquelético. No centro da área do receptor, um grande neurônio sensorial faz uma espiral em torno da fibra intrafusal, formando a chamada *terminação primária* ou *anuloespiral*. As fibras musculares intrafusais funcionam como receptores de estiramento. Quando um músculo esquelético é esticado,

o fuso e suas fibras intrafusais são esticados, resultando no aumento dos disparos de suas fibras nervosas aferentes. Os axônios desses neurônios aferentes entram na medula espinal através de vários ramos da raiz dorsal. Alguns ramos terminam no segmento de entrada. Outros ascendem a segmentos adjacentes, influenciando a função reflexa intersegmentar. Outros ainda ascendem pela coluna dorsal da medula até o bulbo do tronco encefálico. Os ramos segmentares fazem conexões, juntamente com outros ramos, que passam diretamente para a substância cinzenta anterior da medula espinal e estabelecem contato monossináptico com cada um dos NMI que tenham unidades motoras no músculo contendo o receptor do fuso. Isso produz uma contração muscular oposta. Outro ramo segmentar do mesmo neurônio aferente inerva um neurônio internuncial, que é inibitório para unidades motoras de grupos musculares antagônicos. Essa via inibitória bissináptica é a base para a atividade recíproca de músculos agonistas e antagonistas (*i. e.*, quando um músculo agonista é esticado, os antagonistas relaxam). A inervação recíproca é útil não apenas para o reflexo de estiramento, mas também para movimentos voluntários. O relaxamento do músculo antagonista durante o movimento aumenta a velocidade e a eficiência musculares, pois os músculos que atuam como motores principais não estão trabalhando contra a contração dos músculos opostos.[2]

Outra função do reflexo de estiramento é informar o SNC sobre o estado de comprimento do músculo. As fibras ascendentes do reflexo de estiramento, finalmente, fornecem informações sobre o comprimento muscular para centros superiores localizados no cerebelo e no córtex cerebral. Quando um músculo esquelético se estica ou se encurta como resultado de uma tensão exercida sobre ele, tem de estar disponível um mecanismo de retorno para o reajuste do comprimento, de maneira que o aparelho do fuso se mantenha sensível às alterações momento a momento sobre o estiramento muscular, mesmo quando ocorrem alterações no comprimento do músculo. Isso é conseguido por intermédio dos neurônios motores γ, que ajustam o comprimento das fibras do fuso para coincidir com o comprimento da fibra muscular extrafusal. Fibras descendentes das vias motoras fazem sinapse e ativam simultaneamente neurônios motores α e γ, de modo que a sensibilidade das fibras do fuso esteja em coordenação com o movimento muscular.

O controle central sobre os neurônios motores γ também oportuniza o aumento ou a redução do tônus muscular, em antecipação a alterações na força muscular. O SNC, por meio do controle coordenado dos neurônios motores α do músculo e dos neurônios motores γ do fuso, é capaz de suprimir o reflexo de estiramento. Isso se dá durante a realização de movimentos programados centralmente, como durante o lançamento de uma bola, que requer que o músculo produza uma gama completa de movimento sem oposição. Sem esse ajuste programado do reflexo de estiramento, qualquer movimento seria imediatamente seguido por um movimento oposto e impedido.

Vias motoras

O córtex motor primário contém muitas camadas de neurônios de saída (*output*) em forma de pirâmide que:

- Transmitem sinais para áreas pré-motoras e somatossensoriais localizadas no mesmo lado do córtex (*i. e.*, córtex pré-motor e córtex somatossensorial)
- Transmitem sinais para o lado oposto do córtex
- Descendem até estruturas subcorticais como os núcleos da base e o tálamo.

As grandes células piramidais localizadas na quinta camada transmitem informações para o tronco encefálico e a medula espinal. Os axônios desses NMS conduzem sinais através da substância branca subcortical e da cápsula interna até a superfície profunda do tronco encefálico, através da protuberância ventral da ponte cerebral e para a superfície ventral do bulbo, onde formam uma saliência ou pirâmide. Aproximadamente 90% dos axônios corticospinais cruzam a linha média na junção do bulbo e da medula espinal cervical para formar o trato corticospinal lateral, na substância branca lateral da medula espinal.[4] Esse trato se estende ao longo da medula espinal. Os restantes 10% de fibras que não cruzam trafegam para baixo pela coluna ventral da medula, principalmente para níveis cervicais, nos quais cruzam e inervam os NMI contralaterais.[4]

Os tratos motores são classificados como pertencentes a uma de duas vias motoras: piramidal (direta) e extrapiramidal (indireta). De acordo com esse sistema de classificação, a via piramidal consiste em vias motoras que se originam no córtex motor e terminam nas fibras corticobulbares do tronco encefálico e nas fibras corticospinais da medula espinal. Outras fibras provenientes do córtex e dos núcleos da base se projetam para o tronco encefálico, formação reticular e vias reticuloespinais até os NMI dos músculos proximais e extensores. Essas fibras não decussam nas pirâmides, daí o nome sistema extrapiramidal. Distúrbios dos tratos piramidais (p. ex., AVE) se caracterizam pela manifestação de espasticidade e paralisia, enquanto os que afetam as vias extrapiramidais (p. ex., doença de Parkinson) resultam em movimentos involuntários, rigidez muscular e imobilidade sem paralisia.

Avaliação da função motora

A verificação do sistema motor deve incluir a avaliação de:

- Posição do corpo
- Movimentos involuntários
- Características musculares (força, tamanho e tônus)
- Reflexos espinais
- Coordenação.[5]

Posição do corpo e movimentos involuntários

Observe a posição do corpo da pessoa quando está em movimento e em repouso. Acompanhe continuamente para perceber movimentos involuntários e anote a localização, qualidade, taxa e ritmo dos movimentos.

Características musculares

Força muscular. Movimento de cada extremidade contra a força da gravidade e testes de resistência. Anormalidades em qualquer parte da via motora podem produzir redução da força ou fraqueza muscular. *Paralisia* é o termo que se refere à perda de movimentos, e *paresia*, à fraqueza ou à perda incompleta da força muscular. O padrão de fraqueza pode auxiliar na localização da lesão. Alguns desses padrões são:

- *Monoparesia* ou *monoplegia*: resulta da destruição da inervação NMS piramidal de um membro
- *Hemiparesia* ou *hemiplegia*: resulta da destruição da inervação NMS piramidal dos dois membros de um dos lados do corpo
- *Diparesia* ou *diplegia* ou *paraparesia* ou *paraplegia*: resulta da destruição da inervação NMS piramidal dos dois membros superiores ou inferiores
- *Tetraparesia* ou *tetraplegia*, também chamada *quadriparesia* ou *quadriplegia*: resulta da destruição da inervação NMS piramidal dos quatro membros.

Tanto a paresia quanto a paralisia podem ainda ser designadas como originárias de neurônios motores superiores ou inferiores. Lesões nos NMS do córtex motor ou do trato corticospinal tipicamente afetam mais os extensores nos membros superiores do que os flexores, enquanto, nos membros inferiores,

Compreenda | Reflexo de estiramento e tônus muscular

O tônus muscular é controlado pelo reflexo de estiramento, que monitora as alterações no comprimento do músculo. A atividade do reflexo de estiramento pode ser dividida em três etapas: (1) ativação dos receptores de estiramento; (2) integração do reflexo na medula espinal; e (3) regulação da sensibilidade reflexa por centros superiores do encéfalo. O teste do reflexo patelar fornece um meio para avaliar esse tipo de reflexo.

Receptores do reflexo de estiramento

O músculo esquelético é composto por dois tipos de fibras musculares: um grande número de fibras extrafusais, que controlam o movimento do músculo, e um número menor de fibras intrafusais, que controlam o tônus muscular. As fibras intrafusais são encapsuladas em bainhas, formando o fuso muscular que corre em paralelo com as fibras extrafusais. Cada fibra intrafusal é inervada por uma grande fibra nervosa sensorial do tipo Ia, que envolve a porção central não contrátil da fibra para formar a chamada *terminação anuloespiral*. Como os fusos têm orientação paralela em relação às fibras musculares extrafusais, o alongamento das fibras extrafusais também estica as fibras do fuso e estimula as terminações receptoras do neurônio aferente Ia.

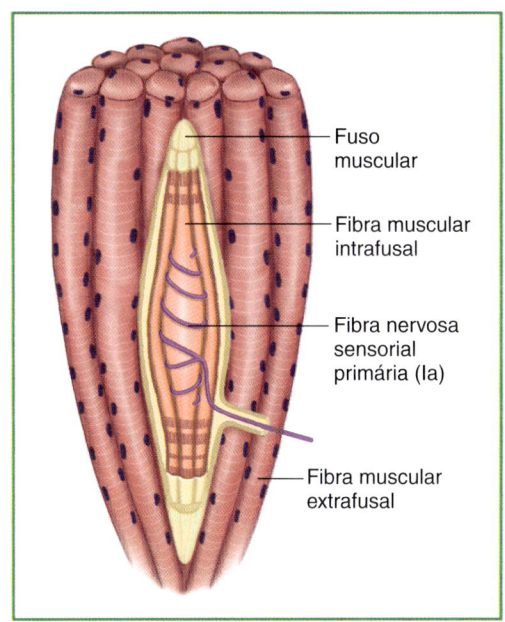

Centros de reflexo medulares

Os impulsos aferentes provenientes da fibra sensorial Ia do fuso muscular são transmitidos para a medula espinal, onde fazem sinapse com neurônios motores α do músculo alongado, para formar um arco reflexo monossináptico: "monossináptico" porque apenas uma sinapse separa o *input* sensorial primário do *output* do neurônio motor. A contração muscular reflexa que segue resiste ainda mais ao estiramento do músculo. À medida que ocorre esta atividade medular reflexa, são transmitidos impulsos que fornecem informações sobre o comprimento do músculo para os centros superiores do encéfalo. É a atividade coordenada de todos os reflexos monossinápticos que abastecem as fibras extrafusais no músculo esquelético que fornece o tônus muscular necessário para a realização do movimento organizado.

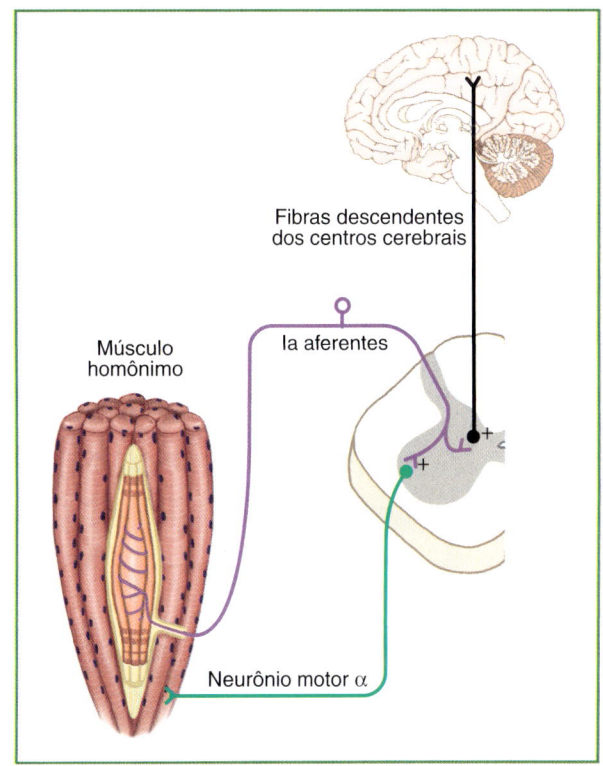

(continua)

Compreenda | Reflexo de estiramento e tônus muscular (continuação)

Conexões no centro encefálico

Embora um reflexo espinal possa funcionar de maneira independente, sua sensibilidade é ajustada por centros superiores do encéfalo. Os dois tipos de fibras musculares são inervados por neurônios motores: as fibras extrafusais por grandes neurônios motores α, que produzem contração muscular, e as fibras intrafusais por neurônios motores γ menores, que controlam a sensibilidade do reflexo de estiramento. As fibras descendentes das vias motoras fazem sinapse tanto com neurônios motores α quanto γ, e os impulsos são enviados simultaneamente para as grandes fibras extrafusais e para as fibras intrafusais, para manter a tensão do fuso muscular (e a sensibilidade) durante a contração muscular.

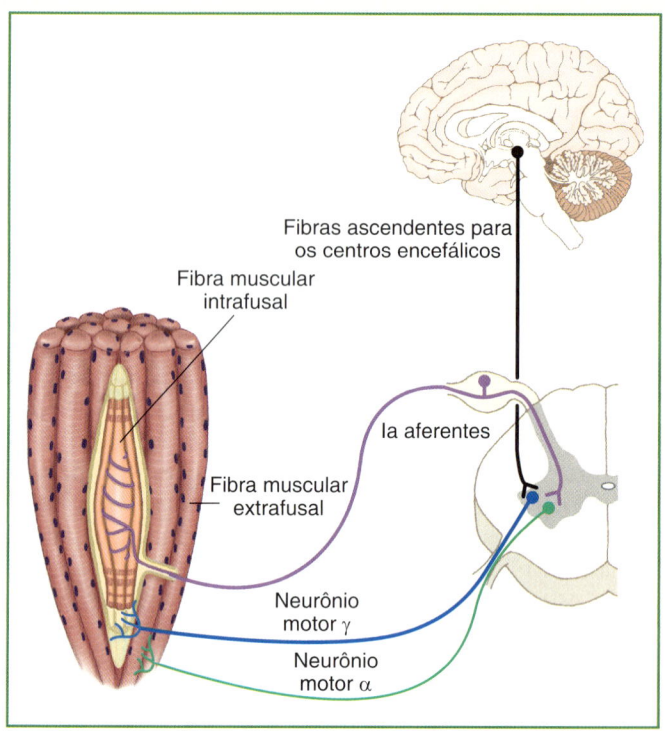

Reflexo patelar

O reflexo patelar, que ocorre quando se bate no joelho com um martelo de reflexo, verifica a integridade do arco reflexo de estiramento no músculo quadríceps. O alongamento das fibras extrafusais pela batida do martelo reflexo conduz ao alongamento das fibras intrafusais e aumenta o disparo de neurônios aferentes do tipo Ia. Os impulsos da fibra Ia entram no corno dorsal da medula espinal e fazem contato monossináptico com o corno ventral do neurônio motor α abastecendo as fibras extrafusais do músculo quadríceps. A contração reflexa resultante (encurtamento) do músculo quadríceps é responsável pelo reflexo patelar. Esses reflexos musculares são chamados de *reflexos tendinosos profundos*. Eles podem ser verificados nos punhos, cotovelos, joelhos e tornozelos como um meio de avaliar os componentes do reflexo de estiramento em diferentes segmentos da medula espinal.

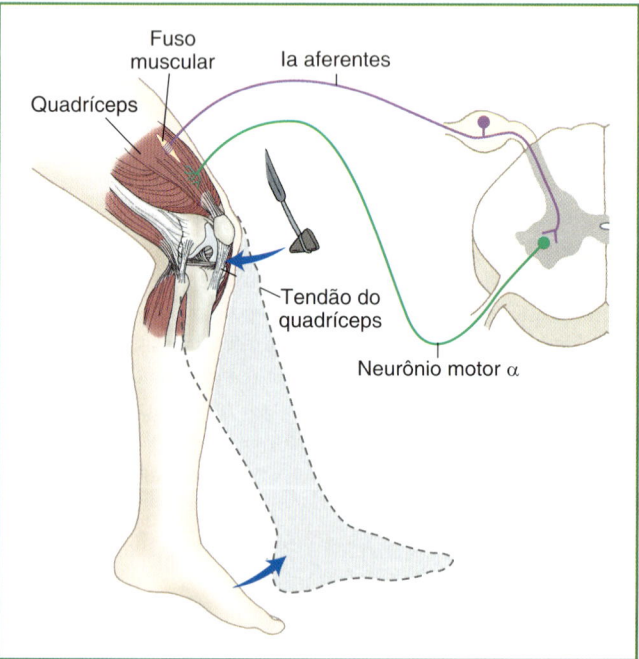

os flexores são mais afetados. Em casos de lesão dos NMI ou distúrbios nos nervos periféricos, a fraqueza afeta predominantemente o membro distal, enquanto em distúrbios musculares, como a distrofia muscular, a função do membro proximal pode ser afetada antes que a função do membro distal.

Massa muscular. O tamanho de um músculo (seja um músculo de tamanho normal, hipertrofiado ou atrofiado) também ajuda a localizar a lesão e, muitas vezes, fornece pistas sobre o processo patológico. A atrofia muscular, ou perda de massa muscular, geralmente resulta de lesões NMI, bem como doenças dos próprios músculos. Hipertrofia se refere a um aumento da massa muscular com aumento proporcional da força. Pseudo-hipertrofia, como ocorre com a distrofia muscular de Duchenne (DMD), se refere a um aumento da massa sem aumento concomitante da força muscular.

Fasciculações são movimentos visíveis, vermiculares e intermitentes de fibras musculares que podem ser percebidos como um tremor sob a pele. São causadas por contrações espontâneas de todas as fibras musculares em uma unidade motora, como resultado de irritação e hiperexcitabilidade do corpo celular e seu neurônio motor, sugerindo um distúrbio NMI.

Tônus muscular. O tônus é o estado normal de tensão muscular. O tônus muscular pode ser verificado apalpando-se o músculo em repouso e durante alongamento passivo. Com a pessoa em repouso, as articulações devem estar dispostas na faixa normal de amplitude de movimento (flexão e extensão) pelo examinador. Distúrbios do tônus da musculatura esquelética são característicos de diversas lesões do sistema nervoso. Qualquer interrupção na via do reflexo de estiramento por lesão dos nervos periféricos, processo patológico da junção neuromuscular, lesão da medula espinal ou danos ao sistema corticospinal pode resultar em perturbações do tônus muscular.

As anormalidades do tônus muscular podem ser descritas como hipotonia (menor que o normal), flacidez (inexistência) ou hipertonia, rigidez, espasticidade ou tetania (que indicam um tônus maior que o normal). Tipicamente, lesões NMS produzem aumento do tônus muscular, enquanto lesões NMI produzem redução. O aumento da resistência que é variável e geralmente piora nos extremos da amplitude de movimento é chamado de *espasticidade*. A resistência que piora em toda a amplitude e em todas as direções é chamada de *rigidez*. Uma diminuição da resistência sugere um distúrbio NMI ou estágios agudos de LME. O excesso de flexibilidade indica músculos hipotônicos ou flácidos.

Atividade medular reflexa

Testar os RTP (consulte o boxe Compreenda | Reflexo de estiramento e tônus muscular) pode fornecer informações importantes sobre o estado do sistema nervoso central no controle da função muscular. Reflexos hiperativos são sugestivos de um distúrbio NMS. *Clônus* é a contração rítmica alternada com relaxamento de um membro, e é causado por um estiramento repentino do músculo que é suavemente mantido na posição alongada. Pode ser observado com a hipertonia da espasticidade associada a lesões NMS, como ocorre em casos de lesão da medula espinal. *Hiporreflexia* ou *arreflexia* sugere uma lesão NMI. A distribuição da anormalidade nos reflexos também é útil para determinar a localização da lesão. Por exemplo, hiper-reflexia nos dois membros inferiores indica uma lesão na medula espinal, enquanto hiper-reflexia apenas em um lado do corpo aponta para uma lesão NMS ao longo da via motora (p. ex., no córtex motor ou na cápsula interna).

Coordenação do movimento

A coordenação do movimento muscular exige que quatro áreas do sistema nervoso funcionem de maneira integrada:

- O sistema motor para a força muscular
- O sistema cerebelar para o movimento rítmico e a postura firme
- O sistema vestibular para postura e equilíbrio
- O sistema sensorial para o sentido de posição do corpo.

Nos casos de distúrbios cerebelares, um movimento não pode ser rapidamente acompanhado pelo movimento oposto, e os movimentos são lentos, irregulares, desajeitados, instáveis e inadequados que variam em velocidade, força e direção. *Disdiadococinesia* é a incapacidade de executar com precisão movimentos que se alternam rapidamente. *Ataxia* é um termo usado para descrever a marcha instável. *Dismetria* é um termo usado para descrever movimentos imprecisos, o que resulta na incapacidade de alcançar um alvo específico. É possível testar se há dismetria pedindo que a pessoa toque o dedo do examinador e, em seguida, alternadamente, toque seu próprio dedo. Esses movimentos normalmente são suaves e precisos. Pedir à pessoa para tocar o dedo do examinador, com o braço estendido e o dedo esticado, primeiramente com os olhos abertos e depois fechados, verifica o sentido de posicionamento. O desvio repetitivo e consistente para um dos lados (chamado *past pointing*), que piora com os olhos fechados, sugere um distúrbio cerebelar ou vestibular.

Coreia (movimentos anormais de contorção), *distonia* (contrações simultâneas anormais de músculos agonistas e antagonistas, levando a uma postura anormal), *tremor* (movimentos rítmicos de determinada parte do corpo), *bradicinesia* (lentidão de movimentos) e *mioclonia* (abalos musculares involuntários [*jerks*]) indicam anormalidades nos núcleos da base, embora possa ser difícil determinar a localização exata.

RESUMO

A função motora requer movimento e manutenção da postura, seja para possibilitar caminhadas, corridas ou movimentos precisos dos dedos. O sistema consiste em NMI, que estão localizados no corno ventral da medula espinal e no grupo de fibras musculares que eles inervam no músculo; circuitos medulares e reflexos; e em NMS que se projetam do córtex motor para o lado oposto da medula, em que constroem uma pirâmide, antes de atravessar a linha média, de modo a formar o trato corticospinal lateral na medula espinal. Os córtices motores primário, pré-motor e suplementar proporcionam o controle voluntário da função motora que é dirigida pelo córtex motor. O córtex motor primário é responsável pela execução de um movimento; o córtex pré-motor pelo planejamento do movimento e o córtex motor suplementar para ensaiar as sequências motoras de um movimento, incluindo as que envolvem os dois lados do corpo. Como acontece em outras partes do sistema nervoso, os sistemas motores são organizados de acordo com uma hierarquia funcional, de baixo para cima: da medula espinal para o tronco encefálico e córtex motor, cada um com circuitos que, por intermédio de suas conexões de entrada e de saída (*input* e *output*), podem contribuir para a organização e regulação de respostas motoras complexas.

O controle adequado da função muscular requer o funcionamento de circuitos de reflexo que monitoram o estado funcional das fibras musculares, momento a momento, juntamente com a excitação do músculo pelos NMI localizados na medula espinal. Os fusos musculares do reflexo de estiramento funcionam para monitorar e corrigir alterações no comprimento do músculo quando as fibras extrafusais são encurtadas (por contração) ou alongadas (por estiramento).

A avaliação de força muscular, tamanho, tônus, reflexos motores, padrões de movimento motor e postura proporcionam os meios para determinar a localização de distúrbios da função motora. Paresia (fraqueza) e paralisia (perda do movimento muscular) refletem perda de força muscular. Lesões NMS tendem a produzir paralisia espástica; e lesões NMI, paralisia flácida. As alterações no tamanho muscular são caracterizados por perda de massa muscular (atrofia) ou aumento da massa muscular (hipertrofia). O tônus muscular é mantido por meio da função combinada do reflexo de estiramento da medula espinal; os centros superiores monitoram a inervação NMS dos NMI. Hipotonia ou flacidez é uma condição em que o tônus muscular é menor do que o normal, e hipertonia ou espasticidade é uma condição de tônus excessivo. Movimentos e posturas anormais e descoordenados sugerem um processo patológico cerebelar ou dos núcleos da base.

DISTÚRBIOS DA UNIDADE MOTORA

Depois de concluir esta seção, o leitor deverá ser capaz de:

- Definir o termo *sistema nervoso periférico* e descrever as características dos nervos periféricos
- Comparar a causa e as manifestações de mononeuropatias periféricas com polineuropatias.

A maioria dos distúrbios da unidade motora provoca fraqueza e atrofia dos músculos esqueléticos. As características distintivas dessas doenças variam, dependendo do componente da unidade motora que é mais afetado: o corpo celular do neurônio motor, seu axônio, a junção neuromuscular ou as fibras musculares.[6,7] Distúrbios que afetam o corpo da célula nervosa muitas vezes são chamados de *doenças do neurônio motor inferior*. Aquelas que afetam o axônio do nervo são chamadas de *neuropatias periféricas*. As que afetam as fibras musculares são então chamadas de *miopatias*.

Distúrbios da musculatura esquelética

Atrofia muscular

A manutenção da força muscular requer movimentos relativamente frequentes contra resistência. O uso reduzido da musculatura resulta em atrofia muscular; isso se caracteriza por diminuição no diâmetro das fibras musculares devido à perda de filamentos de proteína.[7] Quando um músculo com inervação normal não é utilizado por longos períodos, as células musculares diminuem de diâmetro e, embora as células musculares não morram, perdem grande parte de suas proteínas contráteis e tornam-se enfraquecidas. Isso é chamado de *atrofia por desuso* e ocorre em condições como imobilização e patologia crônica. As evidências sugerem que nem toda atrofia da musculatura esquelética é exatamente a mesma, devido a diferentes vias de sinalização que controlam a síntese de proteínas do músculo esquelético. Caso essas evidências sejam comprovadas, podem ser desenvolvidas terapias individualizadas para cada tipo de atrofia por desuso que possibilite a prevenção mais direcionada.[8]

Os exemplos mais extremos de atrofia muscular são encontrados em pessoas com distúrbios que privam os músculos de sua inervação. Isso é chamado de *atrofia por denervação*. Durante os primeiros estágios do desenvolvimento embrionário, os nervos em formação inervam as células da musculatura esquelética parcialmente madura. Se as células musculares em desenvolvimento não recebem inervação, não amadurecem e acabam por morrer. No processo de inervação, a contração aleatória de células musculares torna-se sujeita aos neurônios responsáveis pela inervação e, a partir de então, as células musculares contraem apenas quando estimuladas por esse neurônio em particular. Se o NMI morre ou seu axônio é destruído, a célula muscular esquelética encontra-se novamente livre da dominação neural. Quando isso acontece, ela começa a ter contrações espontâneas temporárias, chamadas *fibrilações*. Em contraste com a fasciculação anteriormente descrita, as fibrilações não são clinicamente visíveis e podem ser detectadas apenas por eletromiografia (EMG). O músculo também começa a perder suas proteínas contráteis e, depois de vários meses, se não reinervados, é substituído por tecido conjuntivo fibroso, o que torna difícil a reabilitação. Frequentemente, a atrofia por denervação pode ser retardada pela aplicação periódica de estímulos elétricos no músculo, enquanto se espera para determinar se a fibra do nervo danificado pode se regenerar.

Distrofia muscular

Distrofia muscular é um termo aplicado a diversas alterações genéticas que provocam a deterioração progressiva de músculos esqueléticos devido a hipertrofia das células do músculo misto, atrofia e necrose. Essas condições são distúrbios primários do tecido muscular e provavelmente não envolvem o sistema nervoso. À medida que o músculo sofre necrose, ocorre a substituição das fibras musculares por gordura e tecido conjuntivo; isso aumenta o tamanho do músculo e resulta em fraqueza muscular (Figura 15.6). O aumento da massa muscular resultante da infiltração de tecido conjuntivo é chamado *pseudo-hipertrofia*. A fraqueza muscular é insidiosa no início, mas, continuamente progressiva, variando de acordo com o tipo de distúrbio.

A forma mais comum da doença é DMD, que acomete um em cada 3.500 nascidos vivos do sexo masculino.[9] DMD é herdada como um defeito de único gene recessivo no cromossomo X e é transmitido da mãe para a prole masculina. Uma forma espontânea (mutação) pode ocorrer em meninas. Outra forma de distrofia, a *distrofia muscular de Becker*, é ligada ao X de maneira semelhante, porém se manifesta no final da infância ou começo da adolescência e tem um curso de progressão mais lento.

Etiologia e patogênese. A DMD é causada por mutações em um gene localizado no braço curto do cromossomo X, que codifica uma proteína chamada *distrofina*. A distrofina é uma grande proteína citoplasmática, que se localiza na superfície interior do sarcolema, ou membrana da fibra muscular. As moléculas de distrofina concentram-se sobre as bandas Z do músculo, onde formam uma forte ligação entre os filamentos de actina do aparelho contráctil intracelular e a matriz extracelular de tecido conjuntivo.[6,7] Acredita-se que anomalias no complexo de proteínas associadas à distrofina comprometem a integridade do sarcolema, particularmente com contrações sustentadas. Esse comprometimento da integridade pode ser responsável pela maior fragilidade observada em um músculo distrófico, pelo influxo excessivo de íons cálcio e pela liberação de enzimas musculares solúveis, como a creatinoquinase no soro. O processo degenerativo em casos de DMD consiste em necrose implacável das fibras musculares, acompanhada de um processo contínuo de reparo e regeneração e fibrose progressiva. O processo degenerativo, por fim, supera a capacidade regenerativa do músculo, causando a substituição gradual das fibras musculares por tecido conjuntivo fibrogorduroso. O estágio final da doença se caracteriza pela perda quase total das fibras musculares esqueléticas, com relativa preservação das fibras intrafusais dos fusos musculares.[7]

Manifestações clínicas. Os sinais de fraqueza muscular se manifestam por quedas frequentes, que geralmente se tornam evidentes quando a criança tem entre 2 e 3 anos de idade. Os músculos posturais dos quadris e dos ombros geralmente são os primeiros afetados. Logo, se desenvolve pseudo-hipertrofia dos músculos da panturrilha. O desequilíbrio entre a ação de músculos agonistas e antagonistas conduz a anormalidades na postura e ao desenvolvimento de contraturas e imobilidade articular. É comum o desenvolvimento de escoliose. A função dos músculos distais, em geral, é preservada, pelo menos o suficiente para que a criança possa continuar a fazer uso de utensílios para alimentação e teclados de computador. A função dos músculos extraoculares também é bastante preservada, bem como a função da musculatura lisa necessária para controlar a atividade da bexiga e do intestino. A incontinência é um evento raro e tardio. O envolvimento dos músculos respiratórios resulta em tosse fraca e ineficiente, infecções respiratórias frequentes e redução da reserva respiratória. A DMD também afeta o músculo cardíaco, sendo a miocardiopatia uma característica comum da doença. A gravidade do acometimento cardíaco, no entanto, não está necessariamente relacionada com a fraqueza da musculatura esquelética. Alguns indivíduos entram em óbito ainda na tenra idade devido a miocardiopatia grave, enquanto outros mantêm a função cardíaca adequada até os estágios terminais da doença. A morte por envolvimento da musculatura respiratória e cardíaca geralmente ocorre em adultos jovens.

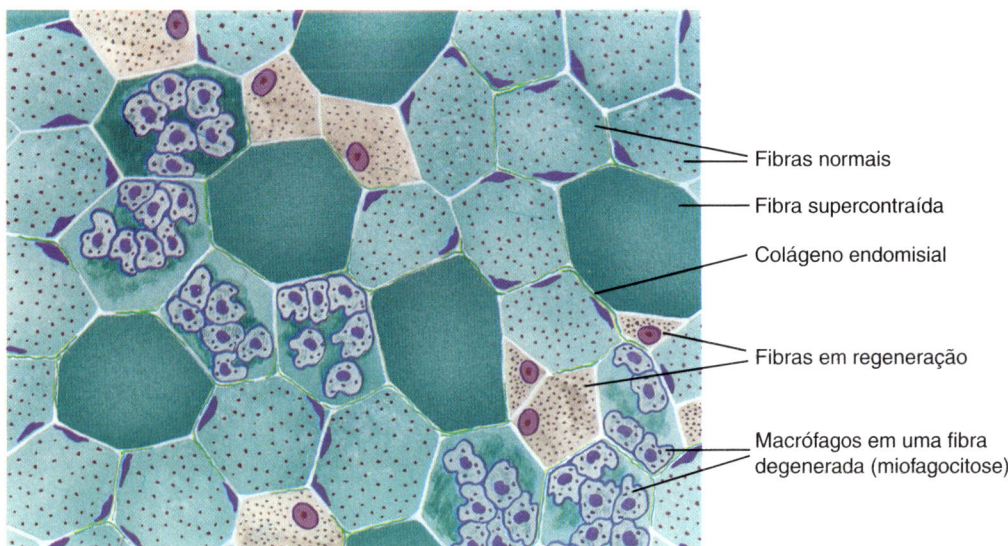

Figura 15.6 • Distrofia muscular de Duchenne. Alterações patológicas na musculatura esquelética. Algumas fibras são ligeiramente maiores e mais escuras do que o normal. Elas representam segmentos supercontraídos de sarcoplasma situado entre segmentos degenerados. Outras fibras são preenchidas por macrófagos que removem o sarcoplasma degenerado. Outras fibras são menores do que o normal e têm sarcoplasma granular. Essas fibras têm núcleos vesiculares maiores, com nucléolos proeminentes, e representam fibras em regeneração. O desenvolvimento de fibrose endomisial é representado pela deposição de colágeno em torno de fibras musculares individuais. As alterações são compatíveis com as de miopatia não inflamatória crônica ativa. Fonte: Strayer D. S., Rubin E., Saffitz J. E., *et al.* (Eds.) (2015). *Rubin's pathology: Clinicopathologic foundations of medicine* (7. ed., Capítulo 31). Philadelphia, PA: Lippincott Williams & Wilkins.

Diagnóstico. Os dados de diagnóstico importantes para esta doença incluem a observação dos movimentos voluntários da criança e um histórico familiar completo. Os níveis séricos da enzima creatinoquinase, que extravasa de fibras musculares danificadas, podem ser usados para auxiliar o diagnóstico. A biopsia é um exame diagnóstico para doença muscular, pois mostra uma mistura de degeneração e regeneração de células musculares e pode revelar a substituição por gordura e tecido cicatricial. O ecocardiograma, o eletrocardiograma e a radiografia de tórax são usados para avaliar a função cardíaca. Um diagnóstico genético molecular específico é possível pela demonstração de uma distrofina defeituosa, seja por meio da utilização de coloração imuno-histoquímica de secções de tecido de biopsia do músculo, seja pela análise da reação em cadeia da polimerase (PCR) do ácido desoxirribonucleico (DNA) genômico derivado de leucócitos de uma amostra de sangue. Os mesmos métodos de análise de DNA podem ser utilizados em amostras de sangue para estabelecer a condição de portador em parentes do sexo feminino em situação de risco, como irmãs e primas.

Tratamento. O controle da doença deve ser direcionado para a manutenção de deambulação e prevenção de deformidades. O alongamento passivo, correção ou contenção da postura e o uso de talas ajudam a impedir deformidades. Devem ser tomadas precauções para evitar o desenvolvimento de infecções respiratórias. Embora tenha havido grandes avanços na identificação do gene e derivados genéticos envolvidos na DMD, ainda não existe cura conhecida. O conhecimento dos modificadores gênicos específicos e das vias relevantes que modificam a evolução da doença é necessário para a elaboração de opções terapêuticas direcionadas. Os modificadores da genotipagem conseguem identificar pessoas com fenótipos específicos com o propósito de desenvolver tratamento personalizado.[10]

Distúrbios da junção neuromuscular

A junção neuromuscular funciona como uma sinapse entre um neurônio motor e uma fibra do músculo esquelético. Consiste em terminais axônicos de um neurônio motor e uma região especializada da membrana muscular chamada de *placa terminal* motora. A transmissão dos impulsos na junção neuromuscular é mediada pela liberação do neurotransmissor *acetilcolina* nos terminais axônicos. A acetilcolina se liga a receptores específicos na região da placa terminal na superfície da fibra muscular para provocar a contração do músculo (Figura 15.7). A acetilcolina só se torna ativa na junção neuromuscular pelo curto período de tempo que leva para gerar um potencial de ação na célula muscular inervada. No espaço sináptico existem grandes quantidades da enzima *acetilcolinesterase*, que destrói a molécula de acetilcolina alguns milissegundos depois de ter sido liberada. A rápida inativação da acetilcolina produz contrações musculares repetidas e gradações na força de contração.

Distúrbios induzidos por toxinas e outras substâncias

Diversas substâncias podem modificar a função neuromuscular, alterando a liberação, inativação ou ligação do receptor de acetilcolina. O curare é uma das substâncias que atua sobre a membrana pós-juncional da placa terminal motora para impedir o efeito de despolarização do neurotransmissor. Para facilitar o relaxamento da musculatura envolvida durante procedimentos cirúrgicos, são empregadas substâncias quimicamente semelhantes ao curare para bloquear a transmissão neuromuscular. Substâncias como a fisostigmina e a neostigmina inibem a ação da acetilcolinesterase e possibilitam a acumulação da acetilcolina liberada pelo neurônio motor, prolongando sua ação.[11] Esses fármacos são utilizados para o tratamento de miastenia *gravis*.

Neurotoxinas provenientes do organismo que causa o botulismo (*Clostridium botulinum*) produzem paralisia pelo

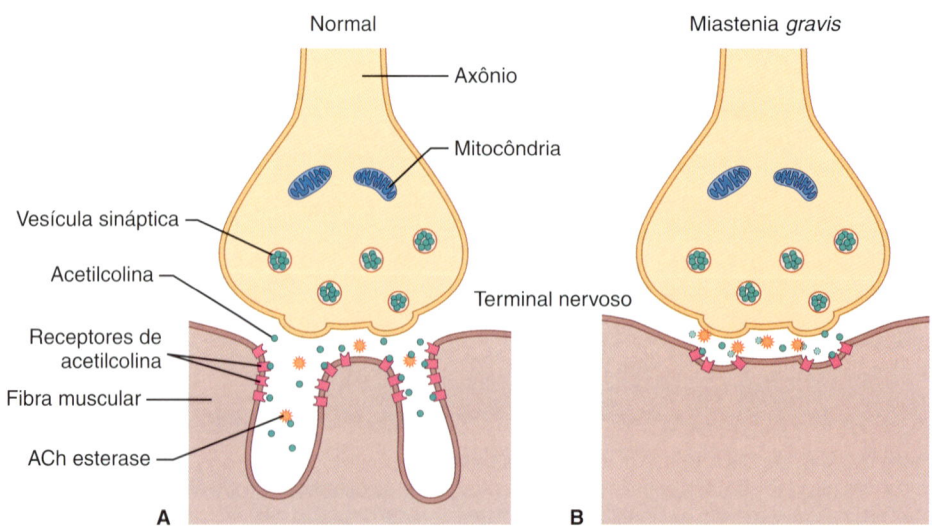

Figura 15.7 • Junção neuromuscular. **A.** A acetilcolina (ACh) liberada dos neurônios motores na junção mioneural atravessa o espaço sináptico para alcançar os receptores que estão concentrados nas dobras da placa terminal da fibra muscular. Uma vez liberada, a ACh é rapidamente degradada pela enzima acetilcolinesterase (ACh esterase). **B.** Redução no número de receptores de acetilcolina na miastenia *gravis*.

bloqueio da liberação de acetilcolina.[7] Os clostrídios são bacilos formadores de esporos, anaeróbicos e gram-positivos encontrados no mundo inteiro no solo, sedimentos marinhos e de água doce e nos intestinos de muitos animais. O botulismo clássico de origem alimentar ocorre pela ingestão de alimentos cultivados no solo que não são devidamente cozidos ou conservados.[7] Os esporos podem permanecer dormentes, são resistentes ao calor e germinam em ambientes de baixa acidez e baixos níveis de nitrato. Conservas de legumes, alimentos preservados em óleo de alho e sopas geralmente são a causa de surtos esporádicos. A ingestão de esporos leva à síntese da toxina e sua absorção pelo aparelho intestinal. O botulismo por ferimentos acontece por meio da colonização de feridas com *C. botulinum*.[7] O botulismo infantil, atualmente a forma da doença mais comumente relatada, ocorre pela ingestão infantil de esporos de *C. botulinum*.[12] O sistema digestório imaturo de um lactente torna possível a germinação dos esporos e a produção das toxinas botulínicas. Lactentes, em geral, desenvolvem o botulismo ingerindo esporos de *C. botulinum* encontrados no solo ou em produtos com mel.[12]

As características clínicas clássicas do botulismo incluem náuseas, vômitos, constipação intestinal, anomalias nos nervos cranianos, hipotonia, hiper-reflexia e angústia respiratória. Outros sintomas comuns incluem dificuldade em falar, disfagia, paralisia e retenção urinária. A constipação intestinal pode acometer crianças afetadas por um tempo variável e pode preceder a fraqueza em várias semanas. Em média, os sintomas aparecem dentro de 18 a 36 h após a ingestão; no entanto, os sintomas podem ocorrer de 6 h a 10 dias após a ingestão.

Preparações farmacológicas da toxina botulínica (toxina botulínica tipo A e toxina botulínica tipo B) tornaram-se comercialmente disponíveis para uso no tratamento de distúrbios das pálpebras e do movimento dos olhos.[7] Toxina também é utilizada para o tratamento de torcicolo espasmódico, disfonia espasmódica (distonia da laringe) e outras distonias. O medicamento é injetado no músculo-alvo usando a atividade elétrica registrada por eletromiografia (EMG) na ponta de uma agulha especial para orientar a injeção. O tratamento não é permanente e precisa ser repetido em intervalos específicos.

Os antibióticos aminoglicosídios (p. ex., gentamicina) impedem a liberação de acetilcolina nas terminações nervosas e podem produzir um distúrbio clínico semelhante ao botulismo. Uma vez que o fármaco é eliminado do corpo, os sintomas diminuem rapidamente. Essas substâncias são perigosas para pessoas com distúrbios preexistentes da transmissão neuromuscular, como a miastenia *gravis*.

Os organofosforados que são usados em alguns inseticidas se ligam à acetilcolinesterase para impedir a quebra da molécula de acetilcolina. Isso resulta na ação prolongada e excessiva da acetilcolina com bloqueio da despolarização dos receptores colinérgicos, incluindo aqueles da junção neuromuscular.[13] Os organofosforados são bem absorvidos pela pele, pulmões, intestino e conjuntiva ocular, mostrando-se eficazes como inseticidas, mas também potencialmente perigosos para os seres humanos. Alguns organofosforados são rapidamente metabolizados em produtos inativos no organismo de seres humanos e são considerados seguros para a venda ao público em geral. Foi proibida a venda de outros inseticidas, como o paration, que não podem ser efetivamente metabolizados em produtos inativos. Outros compostos organofosforados são desenvolvidos como "gases dos nervos" com potencial militar. Se absorvidos em concentrações suficientemente altas, têm efeitos letais pelo bloqueio da despolarização e perda da função muscular respiratória.

Miastenia gravis

A miastenia *gravis* é uma doença de transmissão na junção neuromuscular, devido ao ataque mediado por anticorpos aos receptores nicotínicos AChR ou tirosinoquinase músculo-específica (MuSK) que afetam a comunicação entre o neurônio motor e o músculo inervado.[9] Essa doença autoimune pode se manifestar em qualquer idade, mas o pico de incidência costuma ocorrer em adultos jovens. A doença é aproximadamente três vezes mais comum em mulheres do que em homens. Um segundo pico, menor, surge no final da vida e afeta mais homens do que mulheres. A síndrome miastênica de Lambert-Eaton é uma doença autoimune das sinapses colinérgicas periféricas que acontece com casos de carcinoma de pequenas células do pulmão.[9] A miastenia *gravis* neonatal, causada pela transferência placentária do anticorpo do receptor de acetilcolina, se manifesta em cerca de 10% das crianças nascidas de mães com a doença. A resolução espontânea dos sintomas geralmente se dá alguns meses após o nascimento.[9]

Etiologia e patogênese. Sendo uma doença autoimune, o distúrbio é causado por perda mediada por anticorpos dos receptores de acetilcolina na junção neuromuscular (ver Figura 15.7 B).[9] Embora o mecanismo exato que desencadeia a resposta autoimune não esteja totalmente compreendido, acredita-se que seja causada por células T auxiliares sensibilizadas e um ataque dirigido por anticorpos ao receptor de acetilcolina na junção neuromuscular. O ataque de anticorpos resulta na perda das porções terminais ricas em receptores de acetilcolina nas pregas da placa terminal da fibra muscular, na redução dos receptores e no aumento da fenda sináptica que prejudica a transmissão do sinal. Os anticorpos não bloqueiam diretamente a ligação da acetilcolina para impedir a transmissão neuromuscular. Aproximadamente 70% das pessoas com miastenia *gravis* também apresentam anormalidades no timo, como timoma (*i. e.*, tumor do timo) ou hiperplasia do timo (*i. e.*, aumento do peso do timo devido ao crescimento do número de células).[9]

Manifestações clínicas. Em pessoas com miastenia *gravis* que têm uma área reduzida de membrana pós-sináptica e um número menor de receptores de acetilcolina, cada liberação de acetilcolina pela membrana pré-sináptica resulta em um potencial de menor amplitude na placa terminal. Isso resulta em fraqueza muscular e cansaço por esforço sustentado. As áreas mais comumente afetadas são os olhos e os músculos periorbitais, com desenvolvimento inicial de sintomas de ptose, devido à fraqueza palpebral; ou diplopia, devido à fraqueza dos músculos extraoculares. A doença pode evoluir de fraqueza muscular ocular para fraqueza generalizada, incluindo fraqueza da musculatura respiratória. A condição pode dificultar a mastigação e a deglutição. A fraqueza nos movimentos dos membros geralmente é mais nítida na porção proximal do que na porção distal, de modo que é difícil para o paciente subir escadas e levantar objetos. À medida que a doença evolui, são afetados os músculos da porção inferior da face, causando o comprometimento da fala. Na maioria das pessoas acometidas, os sintomas são menos evidentes ao despertar pela manhã, mas vão piorando com o esforço à medida que o dia avança.

Indivíduos com miastenia *gravis* tendem a experimentar uma exacerbação repentina de sintomas e fraqueza conhecida como *crise miastênica*. A crise miastênica ocorre quando a fraqueza muscular se torna grave o suficiente para comprometer a ventilação a ponto de ser necessário o uso de suporte ventilatório e proteção das vias respiratórias. Em geral, a crise miastênica ocorre durante um período de estresse, como a existência de infecção, transtornos emocionais, gestação, ingestão de álcool, exposição ao frio ou cirurgia. A crise colinérgica resulta de doses inadequadas ou excessivas de fármacos anticolinesterase utilizados no tratamento de miastenia *gravis*.

Diagnóstico e tratamento. O diagnóstico de miastenia *gravis* se baseia no histórico e no exame físico do paciente, no teste anticolinesterase, em estudos de estimulação do nervo e em ensaios para anticorpos contra os receptores da acetilcolina. O teste anticolinesterase usa uma injeção de brometo de neostigmina ou edrofônio que inibe a acetilcolinesterase; a enzima que diminui a degradação de acetilcolina na junção neuromuscular. Quando a fraqueza é causada por miastenia *gravis*, sobrévem melhora transitória significativa na função muscular. Um avanço nos métodos de diagnóstico para miastenia *gravis* é EMG de fibra única, disponível em muitos centros médicos. A EMG de fibra única detecta atraso ou falha na transmissão neuromuscular nas fibras musculares abastecidas por uma única fibra nervosa. O resultado de uma EMG padrão e da velocidade de condução nervosa geralmente são normais. Um teste de imunoensaio pode ser utilizado para detectar anticorpos de receptores antiacetilcolina que circulam no sangue. Pesquisas revelam a existência do vírus Epstein-Barr, um vírus linfotrópico do herpes humano, no timo de muitos portadores de miastenia *gravis*.[14] Verificou-se que a maioria das crianças com diagnóstico de miastenia *gravis* já tem anticorpos para receptores de acetilcolina e seu grau de doença é influenciado pela genética e pelo meio ambiente.[15]

Os métodos de tratamento incluem a utilização de agentes farmacológicos; terapia imunossupressora, com substâncias corticosteroides; gestão da crise miastênica; timectomia e plasmaférese ou imunoglobulina intravenosa. Deve ser evitado o uso de medicamentos que possam exacerbar a miastenia *gravis*, como os antibióticos aminoglicosídios. O tratamento farmacológico com anticolinesterásicos reversíveis inibe a degradação da acetilcolina pela acetilcolinesterase na junção neuromuscular. Piridostigmina e neostigmina são as substâncias de escolha. Medicamentos corticosteroides, que suprimem a resposta imunológica, devem ser tentados em casos nos quais a resposta aos anticolinesterásicos e à timectomia não apresenta bons resultados. Imunossupressores (p. ex., azatioprina, ciclosporina) também podem ser frequentemente utilizados em combinação com plasmaférese.

A plasmaférese remove os anticorpos da circulação e proporciona melhora clínica a curto prazo. É empregada principalmente para estabilizar as condições do indivíduo durante uma crise miastênica ou no tratamento a curto prazo em pessoas submetidas à timectomia. A administração intravenosa de imunoglobulina também produz melhora clínica em pessoas com miastenia *gravis*. Embora o efeito seja temporário, pode durar de semanas a meses. As indicações para a sua utilização são semelhantes àquelas para a plasmaférese. O mecanismo de ação da imunoglobulina intravenosa é desconhecido. A timectomia, ou remoção cirúrgica do timo, pode ser utilizada como tratamento de miastenia *gravis*. Como o mecanismo pelo qual a cirurgia exerce seu efeito é desconhecido, esse tipo de tratamento permanece controverso. A remoção do timo é bastante recomendada para jovens com miastenia *gravis* e, nesse tipo de quadro, geralmente se observa uma desaceleração na evolução da doença.

Distúrbios dos neurônios motores inferiores

Os distúrbios dos NMI são doenças neurológicas progressivas que afetam seletivamente as células do corno anterior da medula espinal e os neurônios motores dos nervos cranianos.[7] Um exemplo de distúrbio que envolve somente os NMI é um grupo distinto de doenças degenerativas, que se manifestam na infância ou adolescência, chamado de *atrofia muscular espinal* (AME). Os achados mais importantes em todas as formas da doença são fraqueza e atrofia muscular. Essa condição pode ser herdada, geralmente de forma autossômica recessiva, e é causada pela supressão do gene de sobrevivência do neurônio motor (*SMN1*). Essa condição pode ser classificada como tipo I (doença de Werdnig-Hoffman), tipo II (intermediária) e tipo III (doença de Kugelberg-Welander).[7] Algumas formas de AME resultam da degeneração de células do corno anterior, mas não são causadas por deleção do gene *SMN1*. A forma mais grave pode ser sintomática ao nascimento ou se manifestar nos primeiros meses de vida. Além de hipotonia no lactente, os pacientes frequentemente morrem por insuficiência respiratória.[7]

Distúrbios dos nervos periféricos

O sistema nervoso periférico é constituído por ramos motores e sensoriais dos nervos cranianos e da coluna vertebral, porções periféricas do sistema nervoso autônomo e gânglios periféricos. Uma neuropatia periférica é qualquer distúrbio primário dos nervos periféricos. O resultado geral é fraqueza muscular, com ou sem a atrofia, e alterações sensoriais.

Ao contrário dos nervos no sistema nervoso central, os nervos periféricos são bastante fortes e resistentes. Eles contêm uma série de bainhas de tecido conjuntivo que envolvem suas fibras nervosas. Uma bainha fibrosa externa, chamada *epineuro*, envolve nervos médios e grandes. No seu interior, um revestimento chamado *perineuro* recobre cada feixe de fibras nervosas. Além disso, dentro de cada conjunto, uma bainha delicada do tecido conjuntivo, conhecida como *endoneuro*, envolve cada fibra nervosa. No interior da bainha endoneural localizam-se as células de Schwann, que produzem a bainha de mielina que circunda os nervos periféricos. Cada célula de Schwann pode mielinizar apenas um segmento de um único axônio: o que ela recobre. Portanto, a mielinização de um axônio inteiro requer a participação de uma longa linhagem dessas células.

Lesão e reparação de um nervo periférico

Existem dois tipos principais de lesão do nervo periférico, com base no alvo do insulto: desmielinização segmentar, envolvendo a célula de Schwann, e degeneração axônica, envolvendo o corpo das células neuronais ou do seu axônio. Os distúrbios de nervos periféricos podem afetar um nervo ou raízes nervosas espinais, um plexo nervoso, um tronco nervoso periférico (mononeuropatias) ou múltiplos nervos periféricos (polineuropatias).

Desmielinização segmentar. Ocorre desmielinização segmentar quando existe um distúrbio da célula de Schwann (como na síndrome de Guillain-Barré), ou quando ocorrem danos à bainha de mielina (p. ex., neuropatias sensoriais), sem uma anomalia primária do axônio.[7] Tipicamente, afeta algumas células de Schwann, preservando outras. O axônio desnudado fornece um estímulo para a remielinização, e a população de células no endoneuro tem a capacidade para substituir as células de Schwann danificadas. Essas células proliferam e cercam o axônio e, com o tempo, tornam a mielinizar a parte descoberta. No entanto, a nova bainha de mielina é fina em relação a proporções do axônio, e, ao longo do tempo, muitas neuropatias desmielinizantes crônicas conduzem a uma lesão axônica.[7]

Degeneração axônica. A degeneração axônica é causada por uma lesão primária no corpo da célula neuronal ou em seu axônio. Danos ao axônio podem resultar de um evento central que acontece em algum ponto ao longo do comprimento do nervo (p. ex., traumatismo ou isquemia) ou a uma anormalidade mais generalizada que afeta o corpo das células neuronais (neuropatia).

Danos a um axônio de nervos periféricos, causados por uma lesão ou neuropatia, resultam em alterações degenerativas, seguidas por colapso da bainha de mielina e das células de Schwann. Na degeneração axônica distal, o axônio proximal e corpo celular neuronal, que sintetiza o material necessário para nutrir e manter o axônio, permanecem intactos. Em neuropatias e lesões por esmagamento, em que o tubo endoneural permanece intacto, a fibra que sobrevive crescerá para baixo desse tubo até a estrutura originalmente inervada pelo neurônio (Figura 15.8). No entanto, pode levar semanas ou meses até que as fibras capazes de renovação possam alcançar seu órgão-alvo e para que a função de comunicação seja restabelecida. Para as células de Schwann, é necessário um tempo maior para formar novos segmentos de mielina e para que o axônio possa recuperar seu diâmetro original e velocidade de condução.

A regeneração bem-sucedida de uma fibra nervosa do sistema nervoso periférico depende de diversos fatores. Se uma fibra nervosa é destruída em um ponto relativamente próximo ao corpo celular neuronal, as chances são de que a célula nervosa morra, e, se isso acontecer, ela não será substituída. Se ocorrer um tipo de lesão por esmagamento, verifica-se a

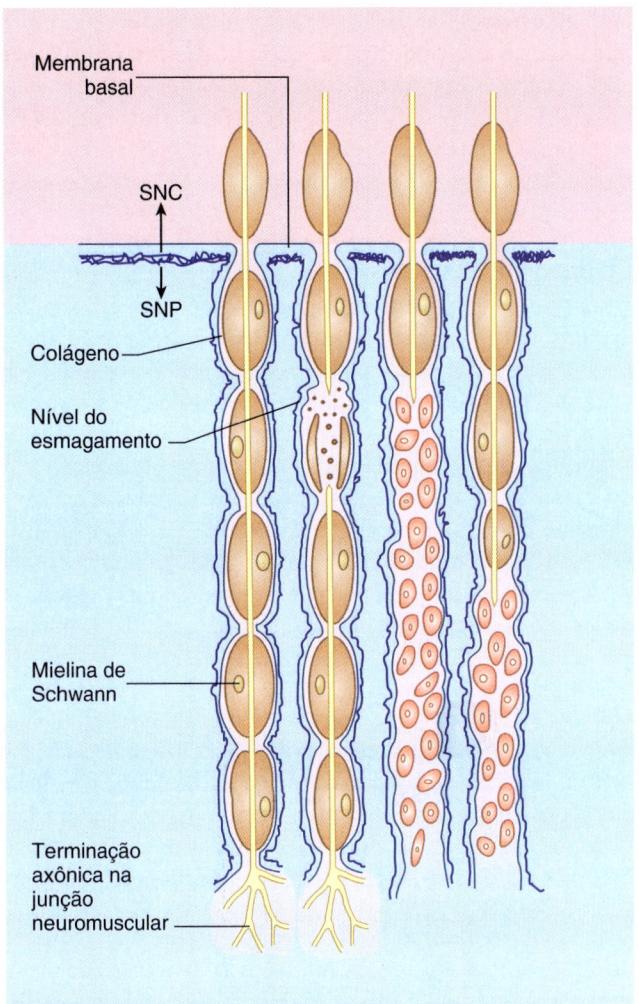

Figura 15.8 • Etapas sequenciais na degeneração e regeneração de um axônio eferente dentro de seu tubo endoneural, após lesão por esmagamento do nervo periférico. SNP: sistema nervoso periférico.

recuperação parcial ou muitas vezes total da função. Um traumatismo cortante a um nervo é um assunto completamente diferente. O tecido conjuntivo cicatricial se forma rapidamente no local da ferida e, quando isso acontece, apenas os ramos axônicos de regeneração mais rápida conseguem chegar até os tubos endoneurais distais intactos. Muitos agentes inibidores da cicatrização têm sido empregados na tentativa de reduzir esse problema, porém têm tido apenas um sucesso moderado. Em outra tentativa para melhorar a regeneração de nervos, têm sido colocados diversos tipos de implantes tubulares para preencher lacunas maiores do tubo endoneural.

Neuropatias que envolvem o corpo celular neuronal são muito menos comuns do que aquelas que afetam os axônios. Nesses casos, há pouca possibilidade de recuperação da função porque a morte das células neuronais impede a regeneração axônica.

Mononeuropatias

Mononeuropatias geralmente são causadas por condições localizadas, como traumatismo, compressão ou infecção que afetam um único nervo espinal, plexo ou tronco nervoso periférico. Ossos fraturados são capazes de lacerar ou comprimir os nervos. Torniquetes excessivamente apertados podem ferir os nervos diretamente ou produzir lesão isquêmica. Além disso, infecções como herpes-zóster afetam a distribuição segmentar de um único nervo aferente. Geralmente, a recuperação da função nervosa é completa depois de lesões por compressão e incompleta ou defeituosa após a secção do nervo.

Síndrome do túnel do carpo.
A síndrome do túnel do carpo é um tipo de mononeuropatia por compressão relativamente comum.[7] Ela é causada pela compressão do nervo mediano, à medida que ele se desloca com os tendões flexores através de um canal feito pelos ossos do carpo e o ligamento transverso do carpo. A condição pode ser causada por uma variedade de condições que produzem uma redução na capacidade do canal do carpo (i. e., alterações ósseas ou nos ligamentos) ou um aumento do volume do conteúdo do túnel (i. e., inflamação dos tendões, edema sinovial ou tumores). A maioria dos casos de síndrome do túnel do carpo é resultado do uso repetitivo do punho (i. e., movimentos de flexão e extensão e estresse associado a movimentos de beliscar e agarrar).

Manifestações clínicas. A síndrome do túnel do carpo é caracterizada por dor, parestesia e dormência do polegar e dos dois ou três primeiros dígitos da mão; dor no punho e na mão, que piora à noite; atrofia do músculo adutor do polegar e fraqueza na pegada de precisão. Essas anomalias podem contribuir para a falta de jeito para realizar atividades motoras finas.

Diagnóstico e tratamento. O diagnóstico geralmente é baseado em distúrbios sensoriais confinados à distribuição do nervo mediano e um sinal positivo no teste de Tinel ou Phalen.[16] O *sinal de Tinel* é o desenvolvimento de uma sensação de formigamento na palma da mão, que é provocada pela percussão leve sobre o nervo mediano no punho. A *manobra de Phalen* é realizada ao pedir à pessoa que mantenha o punho em flexão completa para cerca de um minuto. Se houver dormência e parestesia reproduzidas ou exageradas ao longo do nervo mediano, o resultado do teste é considerado positivo. Frequentemente, são realizados EMG e estudos de condução nervosa para confirmar o diagnóstico e excluir outras causas da doença.

O tratamento inclui evitar movimentos que causem compressão dos nervos, o uso de talas e medicamentos anti-inflamatórios. Devem ser implementadas medidas para diminuir os movimentos repetitivos que causam o problema. O uso de talas pode ser limitado ao período noturno. Quando o uso de talas é ineficaz, podem ser injetados corticosteroides no interior do túnel do carpo, para reduzir a inflamação e o edema. A intervenção cirúrgica consiste na divisão operativa do ligamento volar do carpo, como um meio de aliviar a pressão sobre o nervo mediano.

Polineuropatias
Polineuropatias envolvem a desmielinização ou degeneração axônica de vários nervos periféricos que resulta em déficits sensoriais, motores ou sensorimotores mistos. Tipicamente, os axônios mais longos são acometidos com sintomas que começam na porção distal dos membros. Se houver envolvimento do sistema nervoso autônomo, podem se manifestar hipotensão postural, obstipação e impotência. As polineuropatias podem resultar de mecanismos imunológicos (p. ex., síndrome de Guillain-Barré), agentes tóxicos (p. ex., polineuropatia por arsênico, polineuropatia por chumbo, polineuropatia alcoólica) e doenças metabólicas (p. ex., diabetes melito, uremia). Diferentes causas tendem a afetar axônios de diferentes diâmetros e afetar em diferentes graus neurônios autônomos, sensoriais ou motores.

Síndrome de Guillain-Barré.
A síndrome de Guillain-Barré é uma polineuropatia aguda com mediação imunológica.[17] A síndrome define uma entidade clínica que se caracteriza por fraqueza simétrica dos membros de manifestação rápida, ascendente e progressiva e perda de reflexos. Tem sido descrita como a causa mais comum de paralisia aguda flácida não traumática. Existem várias manifestações da doença, incluindo a degeneração axônica motora pura e a degeneração axônica tanto de nervos motores quanto sensoriais.[7] A doença é manifestada por infiltração de células mononucleares em torno dos capilares dos neurônios periféricos, edema do compartimento endoneural e desmielinização de raízes nervosas ventrais. A causa da síndrome de Guillain-Barré, provavelmente, tem um componente imunológico. A maioria das pessoas relata ter experimentado uma doença semelhante à gripe aguda antes do início dos sintomas. Além disso, aproximadamente um terço das pessoas com síndrome de Guillain-Barré têm anticorpos contra gangliosídios nervosos.

Manifestações clínicas. Fraqueza muscular ascendente e progressiva dos membros, produzindo uma paralisia flácida simétrica, é o que caracteriza o distúrbio. Sintomas de parestesia e dormência muitas vezes acompanham a perda da função motora. A paralisia é capaz de progredir para afetar os músculos respiratórios; isso exigirá o uso de suporte ventilatório. É comum o envolvimento do sistema nervoso autônomo causando hipotensão postural, arritmias, rubor facial, anormalidades na sudorese e retenção urinária. A dor é outra característica comum da síndrome de Guillain-Barré. A síndrome de Guillain-Barré pode ter um rápido desenvolvimento de insuficiência ventilatória e distúrbios autônomos que ameaçam a função circulatória ou pode se apresentar como um processo lento e insidioso. Pode ocorrer comprometimento de nervos cranianos resultando em fraqueza facial, oculomotora ou bulbar. A gravidade e a duração da síndrome de Guillain-Barré são variáveis, desde fraqueza discreta com recuperação espontânea até tetraplegia e dependência de ventilação mecânica sem sinais de recuperação durante vários meses ou mais.[18]

Tratamento. O tratamento inclui o suporte das funções vitais e a prevenção de complicações, como ruptura da pele e tromboflebite. O tratamento é mais efetivo se iniciado precocemente no curso da doença.[18] A base do tratamento geralmente envolve plasmaférese e terapia intravenosa com altas doses de imunoglobulina.

Dorsalgia
A dor lombar ou lombalgia é um problema comum que afeta quase 70% das pessoas pelo menos uma vez na vida.[16,19]

Afeta igualmente homens e mulheres, com manifestação mais frequentemente na faixa etária entre 30 e 50 anos de idade.[16] Os fatores de risco incluem levantar pesos, fumo, obesidade e sintomas depressivos.[19] No entanto, a lombalgia é comum mesmo em pessoas que não se expõem a esses fatores de risco. Embora a dor lombar aguda apresente resolução em um período que varia entre 3 e 6 semanas na maioria dos casos, as recorrências são comuns.[16]

A dorsalgia pode resultar de uma série de problemas inter-relacionados que envolvem estruturas da coluna vertebral, incluindo facetas articulares; periósteo vertebral; ligamentos; musculatura e fáscia paravertebral e raízes nervosas da coluna vertebral. Pessoas com dor lombar costumam sofrer lesões dos músculos e ligamentos relacionadas com o processo de envelhecimento e alterações degenerativas nos discos intervertebrais e articulações. Outras causas incluem herniação do disco, que é o núcleo pulposo e estenose espinal, que se caracteriza pelo estreitamento do canal central, tipicamente a partir de alterações degenerativas hipertróficas.[16]

As modalidades de diagnóstico utilizadas na avaliação da dorsalgia incluem histórico e exame físico, envolvendo um exame neurológico completo. Outros métodos diagnósticos são radiografias e ressonância magnética das costas. A realização de estudos por RM e radiografia geralmente não é recomendada no início do curso da lombalgia. O desafio diagnóstico é identificar as pessoas que necessitam de uma avaliação mais aprofundada para problemas mais sérios.

O tratamento da dorsalgia, em geral, é conservador e consiste no uso de medicamentos analgésicos, relaxantes musculares e orientação sobre a mecânica correta para o levantamento de peso e métodos proteção das costas.[16] O alívio da dor normalmente ocorre com o uso de anti-inflamatórios não esteroides, outros tipos de analgésicos e relaxantes musculares. Devido à frequência esmagadora de transtornos do sono que acompanham os casos de lombalgia, é importante que o profissional de saúde também verifique esses transtornos.[20]

Hérnia do disco intervertebral

O disco intervertebral é considerado o componente mais crítico das estruturas de suporte da coluna vertebral. O disco intervertebral é constituído por um centro gelatinoso chamado de *núcleo pulposo*, que é cercado por um forte anel de fibrocartilagem chamado *anel fibroso*.[2] Os componentes estruturais do disco o tornam capaz de absorver choque e mudar de forma, mantendo a possibilidade de movimento. Com a disfunção, o núcleo pulposo pode ser "espremido" e deslocado, projetando-se através do anel fibroso, uma condição conhecida como *hérnia discal* (Figura 15.9 A e B).

Etiologia e patogênese. O disco intervertebral pode se tornar disfuncional como resultado de traumatismo, envelhecimento ou doenças degenerativas da coluna vertebral. O traumatismo resulta de atividades, como o levantamento de peso com o indivíduo flexionando as costas, um escorregão, queda sobre as nádegas ou as costas ou a supressão de um espirro. Com o envelhecimento, o centro gelatinoso do disco desidrata e perde grande parte de sua elasticidade, provocando desgaste e ruptura. Processos degenerativos, como osteoartrite ou espondilite anquilosante, predispõem ao desalinhamento da coluna vertebral.

As regiões cervical e lombar são as áreas mais flexíveis da coluna e também as mais frequentemente afetadas por hérnias discais. Geralmente, a hérnia ocorre nos níveis mais baixos da coluna lombar, onde é maior a massa a ser suportada e a coluna vertebral mais se curva. A maioria das hérnias lombares acontece no nível de L4 ou L5 até S1. Nos casos de hérnia da coluna cervical, os níveis mais constantemente envolvidos são C6 a C7 e C5 a C6. A protrusão do núcleo pulposo se dá no aspecto posterior e em direção ao forame intervertebral e sua raiz nervosa espinal (Figura 15.9 B).

O nível em que se dá a hérnia discal é importante. Quando a lesão surge na região lombar, apenas as fibras nervosas da cauda equina estão envolvidas. Como essas alongadas raízes

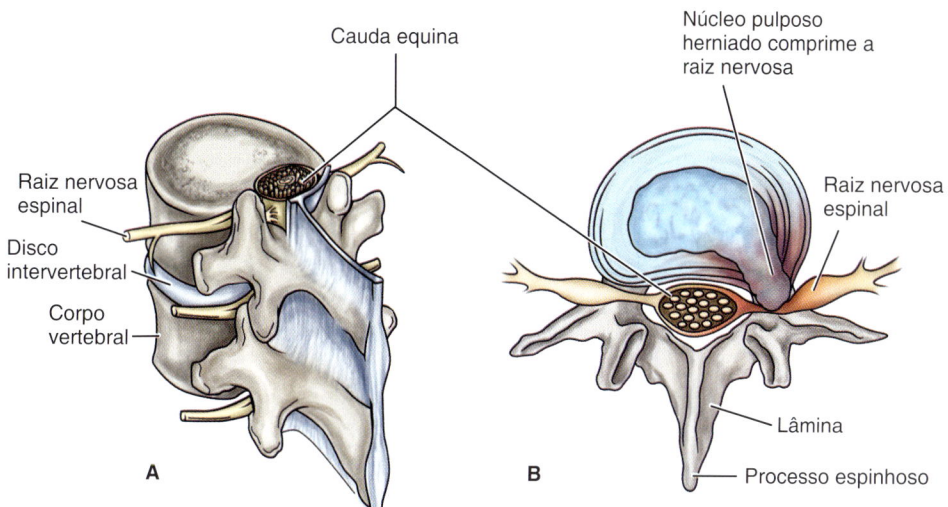

Figura 15.9 • A. Aparência normal de vértebras lombares, discos intervertebrais e raiz do nervo espinal. **B.** Ruptura do disco vertebral. Fonte: Hinkle J. L., Cheever K. H. (2014). *Brunner & Suddarth's textbook of medical-surgical nursing*. 13. ed., p. 2074. Philadelphia, PA: Lippincott Williams & Wilkins.

dorsais e ventrais contêm tubos endoneurais de tecido conjuntivo, é provável a regeneração das fibras nervosas. No entanto, são necessárias várias semanas ou meses até ocorrer a recuperação total, devido à distância até o músculo ou a pele dos membros inferiores.

Manifestações clínicas. Os sinais e sintomas de uma hérnia discal se localizam na área do corpo inervada pelas raízes nervosas e incluem tanto manifestações motoras quanto sensoriais (Figura 15.10). Dor é o primeiro e mais comum dos sintomas. As raízes nervosas em L4, L5, S1, S2 e S3 dão origem a uma síndrome de dorsalgia, que se espalha para baixo, para a parte de trás da coxa e da perna e a sola do pé. Na maioria dos casos, a dor se intensifica com tosse, espirros, esforço, inclinação, ficar em pé e movimentos bruscos que ocorrem durante uma caminhada ou corrida. Pode ocorrer fraqueza motora leve, embora fraqueza grave seja uma ocorrência rara. Os déficits sensoriais mais comuns de uma compressão da raiz nervosa espinal são parestesia e dormência, principalmente na perna e no pé. A hérnia discal deve ser diferenciada de outras causas de lombalgia aguda.

Diagnóstico. A avaliação diagnóstica deve incluir histórico e exame físico. A avaliação neurológica deve envolver testes de força muscular e reflexos. O teste da perna reta é uma importante manobra diagnóstica.[16] É feito com o paciente posicionado em decúbito dorsal e realizado levantando-se passivamente a perna da pessoa. O teste também pode ser feito estendendo-se lentamente o joelho, enquanto a pessoa se senta em uma mesa, com o quadril e o joelho flexionado a 90°. A manobra é projetada para aplicar tração ao longo da raiz nervosa, o que agrava a dor se houver inflamação aguda na raiz nervosa. Normalmente, é possível levantar a perna até quase 90°, sem causar desconforto dos músculos do jarrete. O resultado do teste é positivo se a dor for produzida quando a perna é levantada a 60° ou menos.[16] Outros métodos de diagnóstico incluem radiografia das costas, ressonância magnética, tomografia computadorizada e mielografia por TC.

Tratamento. O tratamento muitas vezes é conservador e consiste na administração de medicamentos analgésicos e orientação sobre como proteger as costas. O alívio da dor geralmente pode ocorrer com o uso de medicamentos anti-inflamatórios não esteroides, embora possa ser necessário o uso a curto prazo de analgésicos opiáceos nos casos de dor grave. Relaxantes musculares podem ser empregados por um curto período. Para o tratamento inicial de lombalgia aguda ou subaguda, as diretrizes sugerem medidas não farmacológicas, inclusive calor superficial, massagem, acupuntura, redução do estresse baseada em *mindfullness*, tai chi, ioga, exercícios de controle motor, relaxamento progressivo, *biofeedback* por EMG, laserterapia de baixo nível, condicionamento operante, terapia comportamental cognitiva ou manipulação vertebral.[2] O tratamento cirúrgico pode ser indicado quando houver constatação da hérnia por um procedimento de imagem, dor consistente ou déficit neurológico consistente, sem resposta ao tratamento conservador.

Emergências relacionadas com a dorsalgia

Embora a dorsalgia aguda seja considerada uma condição não fatal, em alguns casos pode ser a manifestação de uma doença grave. Catástrofes vasculares (aneurisma e dissecação da aorta abdominal), neoplasia maligna, síndromes de compressão da medula espinal e processos infecciosos podem se apresentar como dorsalgia aguda.

Os achados clínicos, comumente chamados de *sinais de alerta (red flags)*, que indicam a possibilidade de uma doença mais grave incluem:

- Início gradual de dor
- Idade inferior a 20 anos ou superior a 50 anos
- Dor na coluna torácica
- Histórico de traumatismo, febre, calafrios, suores noturnos, imunossupressão ou malignidade
- Perda de peso não intencional
- Procedimentos recentes conhecidos por causar bacteriemia
- Histórico do uso de substâncias intravenosas.[16]

O aparecimento gradual da dor pode ser indicativo de uma doença maligna ou infecção. A dorsalgia que se manifesta antes dos 20 anos de idade sugere distúrbios congênitos

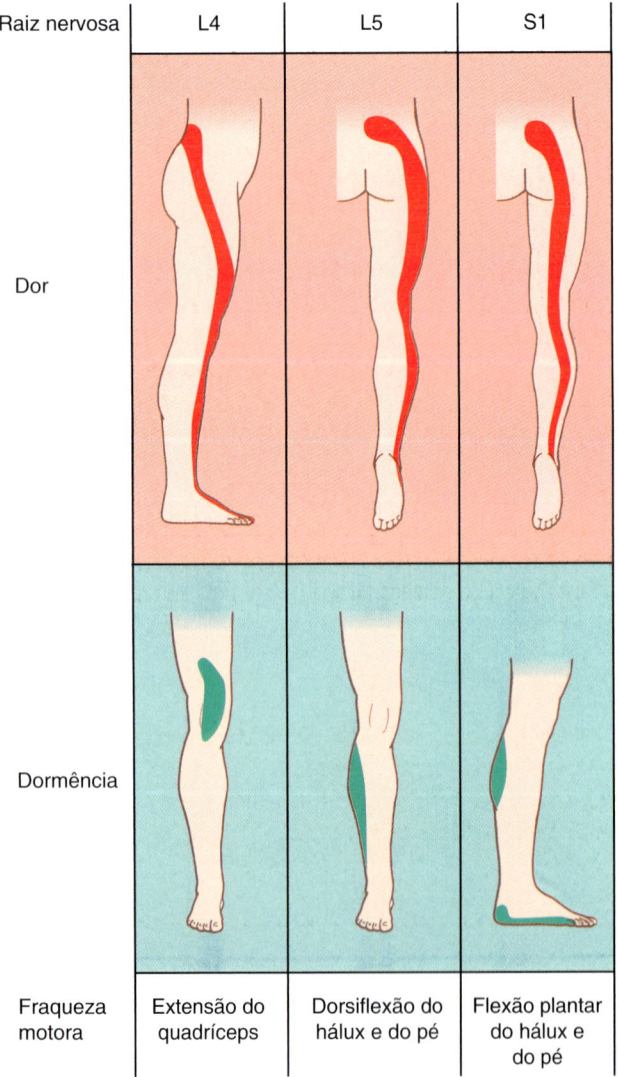

Figura 15.10 • Dermátomos do membro inferior (L1 a S5) em que a irritação da raiz espinal provoca dor e dormência.

ou de desenvolvimento; e a manifestação súbita de dor em pessoas com 50 anos de idade ou mais tem maior possibilidade de representar uma doença grave, como aneurisma da aorta, doença maligna ou fratura de compressão. A dor que é agravada quando o paciente se deita deve ser considerada um sinal de alerta para malignidade ou infecção; e a dor que melhora quando a pessoa se senta ou flexiona ligeiramente a coluna sugere estenose do canal vertebral. Relatos de sintomas neurológicos, como parestesia, fraqueza motora, incontinência urinária ou fecal ou anormalidades na marcha, requerem a realização de testes diagnósticos adicionais para descartar a possibilidade de compressão da medula espinal.

RESUMO

A unidade motora consiste em NMI, junção neuromuscular e músculo esquelético que é inervado pelo nervo. Distúrbios da unidade neuromuscular incluem a distrofia muscular e a miastenia *gravis*. *Distrofia muscular* é o termo usado para descrever uma série de alterações que provocam a deterioração progressiva do músculo esquelético, devido à necrose seguida pela substituição por tecido fibrogorduroso. Uma forma da doença, a DMD, é herdada como um traço ligado ao X e transmitida pela mãe para sua prole masculina. A miastenia *gravis* é uma doença da junção neuromuscular, resultante de uma deficiência funcional nos receptores de acetilcolina, que provoca fraqueza dos músculos esqueléticos. Como a doença afeta a junção neuromuscular, não existe perda da função sensorial. As manifestações mais comuns são fraqueza dos músculos dos olhos, com ptose e diplopia.

Distúrbios dos nervos periféricos envolvem neurônios motores e sensoriais fora do SNC. Existem dois tipos principais de lesão do nervo periférico, com base no alvo do agravo: desmielinização segmentar que envolve a célula de Schwann e degeneração axônica envolvendo o axônio do nervo ou o corpo celular. Os distúrbios dos nervos periféricos incluem as mononeuropatias, envolvendo um único nervo espinal, plexo ou nervo periférico e as polineuropatias que envolvem desmielinização ou degeneração axônica de vários nervos periféricos, que resulta em déficits simétricos sensoriais, motores ou déficits sensorimotores mistos. A síndrome do túnel do carpo, uma mononeuropatia, é causada pela compressão do nervo mediano que passa pelo túnel do carpo no punho. A síndrome de Guillain-Barré é uma polineuropatia subaguda, provavelmente resultante de mecanismos imunológicos, que causa manifestações progressivas ascendentes motoras, sensoriais e manifestações do sistema nervoso autônomo. Pode ocorrer comprometimento respiratório que necessite de ventilação mecânica.

Dorsalgia aguda é mais comumente o resultado de condições como uma tensão muscular; o tratamento se concentra em medidas para melhorar a tolerância à atividade. A hérnia de disco intervertebral se caracteriza pela protrusão do núcleo pulposo para dentro do canal espinal, com irritação ou compressão da raiz nervosa. Geralmente, a hérnia discal ocorre nos níveis mais baixos da coluna lombar e sacral (L4 ou L5 até S1) e cervical (C6 a C7 e C5 a C6). Os sinais e sintomas de uma hérnia discal se localizam na área do corpo inervada pelas raízes nervosas afetadas e incluem dor e manifestações motoras e sensoriais.

DISTÚRBIOS DO CEREBELO E DOS NÚCLEOS DA BASE

Depois de concluir esta seção, o leitor deverá ser capaz de:

- Relacionar as funções do cerebelo com a produção de ataxia vestibulocerebelar, decomposição do movimento e tremor cerebelar
- Descrever a organização funcional dos núcleos da base e as vias de comunicação com o tálamo e o córtex cerebral.

Distúrbios do cerebelo

O cerebelo é uma estrutura localizada na fossa posterior e ligada à ponte, ao bulbo e ao mesencéfalo pelos três pares de pedúnculos cerebelares.[2,7] Por vezes tem sido referido como a *área silenciosa* do encéfalo, porque a estimulação elétrica não produz nenhuma sensação consciente e raramente provoca quaisquer movimentos motores.[7] No entanto, a remoção ou danos ao cerebelo provocam grandes anomalias nos movimentos. O cerebelo é especialmente vital durante o desempenho de atividades musculares rápidas, como corrida, escrita e até mesmo a fala. A perda da função cerebelar pode resultar em total falta de coordenação dessas funções, mesmo que não aconteça uma paralisia.

As funções do cerebelo são integradas em diversas vias aferentes e eferentes conectadas por todo o encéfalo. Uma extensa e importante via aferente é a *via corticopontina cerebelar*, que se origina nos córtices motor cerebral e pré-motor, bem como no córtex somatossensorial. Outras vias aferentes importantes ligam o cerebelo aos *inputs* provenientes do núcleo da base; informações sobre tensão muscular e articular originárias dos receptores de estiramento; *input* visual dos olhos e sensação de equilíbrio oriundos do sistema vestibular na orelha interna. Existem três vias eferentes gerais que saem do cerebelo:

- *Via vestibulocerebelar*: funciona em estreita associação aos núcleos vestibulares do tronco encefálico, para manter o equilíbrio e a postura
- *Via espinocerebelar*: fornece o circuito para coordenar os movimentos das porções distais dos membros, especialmente as mãos e os dedos
- *Via cerebrocerebelar*: transmite informações de *output* no sentido ascendente para o encéfalo, funcionando em *feedback* com os sistemas motor e somatossensorial para coordenar os movimentos sequenciais do corpo e dos membros.

Distúrbios do movimento associados ao cerebelo

Os sinais de disfunção cerebelar podem ser agrupados em três classes: distúrbios vestibulocerebelares, ataxia cerebelar ou decomposição do movimento e tremor cerebelar. Esses distúrbios ocorrem do lado do dano cerebelar e são causados por defeito congênito, acidente vascular ou crescimento tumoral. O monitoramento visual de movimento não consegue compensar os defeitos do cerebelo, e a anormalidade nos movimentos acontece tanto com os olhos abertos quanto fechados.

Danos na porção cerebelar associada ao sistema vestibular resultam em dificuldade ou incapacidade para manter uma postura firme do tronco, que normalmente requer movimentos constantes de reajuste. Isso é uma forma de instabilidade do tronco, chamada *ataxia do tronco*, e pode ser tão grave que impossibilita ao indivíduo ficar em pé. Também pode ser afetada a capacidade de fixar os olhos em um ponto determinado. O resultado é o reajuste conjugado e constante do posicionamento do olho, chamado *nistagmo*, que torna a leitura extremamente difícil, especialmente quando os olhos são desviados para o mesmo lado em que ocorreu o dano cerebelar.

Ataxia e tremor cerebelar são aspectos diferentes de defeitos nas funções de correção contínuas e suaves. A distaxia cerebelar ou, se grave, a ataxia é caracterizada por uma decomposição do movimento, em que cada componente sucessivo de um movimento complexo se dá separadamente, em vez de ser composto em uma suave sucessão de ações. Como o etanol afeta especificamente a função cerebelar, pessoas embriagadas frequentemente apresentam marcha cambaleante e instável. Movimentos alternados rápidos como supinação-pronação-supinação das mãos são irregulares e realizados lentamente. O movimento de se esticar para tocar um objeto se divide em pequenos componentes sequenciais, cada um deles ultrapassando o limite desejado, seguido de hipercorreção. O dedo se move bruscamente em direção ao alvo, erra, corrige em outra direção e falha mais uma vez, até que o objeto seja finalmente alcançado. Isso é chamado *dismetria*. A esclerose múltipla (EM) é a causa mais comum de ataxia cerebelar.[22] Em até 26% das crianças em idade pré-escolar, pode ocorrer ataxia cerebelar pós-infecciosa aguda com história prévia de varicela.[23]

Tremor cerebelar é um movimento rítmico de vaivém de um dedo da mão ou do pé, que piora à medida que o objeto se aproxima. O tremor resulta da incapacidade do sistema cerebelar danificado de manter a fixação sustentada de uma parte do corpo e de fazer leves correções contínuas na trajetória do movimento; dá-se a correção excessiva do movimento, primeiro para um lado e depois para o outro. Muitas vezes, pode ser detectado o tremor de um braço ou uma perna durante o início de um movimento pretendido. O termo comum para o tremor cerebelar é *tremor intencional*. É possível avaliar a função do cerebelo à medida que se relaciona com o tremor quando se pede à pessoa que toque com o calcanhar o joelho oposto, que deslize suavemente os dedos dos pés ao longo da parte de trás da perna oposta ou que toque o nariz com o dedo.

A função cerebelar é capaz também de afetar as habilidades motoras da mastigação e deglutição (disfagia) e da fala (disartria). A fala normal precisa de um controle suave dos músculos respiratórios e de um controle altamente coordenado dos músculos da laringe, lábios e língua. A disartria cerebelar se caracteriza por fala lenta, arrastada e que varia de intensidade continuamente. Técnicas de fonoaudiologia podem fornecer meios de reabilitação, como aprender a diminuir a velocidade da fala e compensar, tanto quanto possível, pelo emprego de músculos menos comprometidos pela doença.

Distúrbios dos núcleos da base

Os núcleos da base são um grupo de núcleos subcorticais profundos interligados que têm um papel essencial no controle do movimento. Eles funcionam na organização de programas de movimentos herdados e altamente aprendidos e automáticos, especialmente aqueles que afetam o tronco e as extremidades proximais. Acredita-se que os núcleos da base sejam muito importantes para iniciar, interromper e monitorar movimentos ordenados e executados pelo córtex, em particular aqueles relativamente lentos e sustentados, ou estereotipados, como a oscilação dos braços durante a caminhada. Eles também ajudam a regular a intensidade desses movimentos e agem para inibir movimentos antagônicos ou desnecessários. A função dos núcleos da base não se limita a funções motoras. Eles também estão envolvidos em funções cognitivas e perceptivas.

Os componentes estruturais dos núcleos da base incluem núcleo caudado, putame e globo pálido.[2] Estão localizados no aspecto lateral e caudal do tálamo, ocupando uma grande parte do interior dos dois hemisférios cerebrais. O caudado e o putame são chamados coletivamente de *corpo estriado*; o putame e o globo pálido formam uma região em cunha chamada *núcleo lentiforme*. Duas outras estruturas, a *substância negra* do mesencéfalo e o *núcleo subtalâmico* do diencéfalo, são consideradas parte dos núcleos da base (Figura 15.11).[2] A porção dorsal da substância negra contém células que usam a dopamina como neurotransmissor e são ricas em um pigmento negro chamado *melanina*. A alta concentração de melanina confere uma cor escura à estrutura, de onde vem o nome *substância negra*. Os axônios da substância negra formam a *via nigroestriatal*, que fornece dopamina ao corpo estriado.

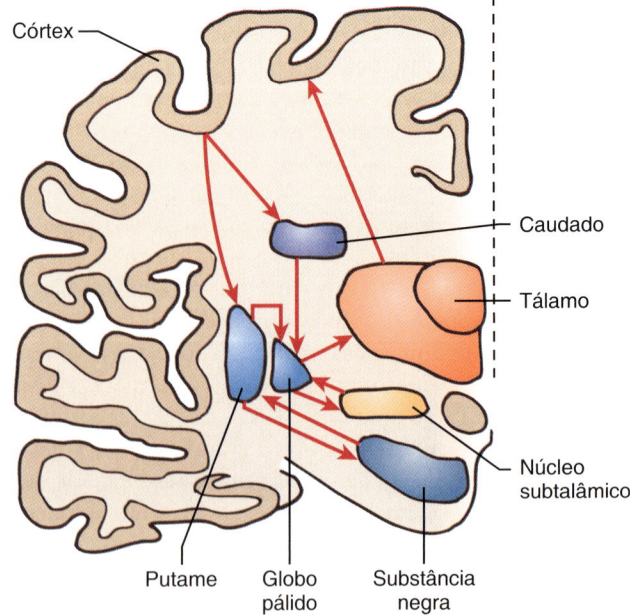

Figura 15.11 • Estruturas e circuitos neurais básicos dos núcleos da base.

O núcleo subtalâmico fica logo abaixo do tálamo e acima da porção anterior da substância negra. As células glutaminérgicas desse núcleo são as únicas projeções excitatórias para os núcleos da base.

Associados aos núcleos da base estão vários núcleos talâmicos. Para os córtices motor e pré-motor, esses núcleos são o ventral lateral (VL) e o ventral anterior (VA). Cada região do córtex cerebral é interligada com uma região correspondente da linha ventral de núcleos talâmicos. Os circuitos de *feedback* córtex-tálamo e tálamo-córtex são excitatórios e, se não houvesse modulação, produziriam hiperatividade da área cortical, provocando dureza e rigidez da face, corpo e membros e, no caso de alternância, um tremor contínuo (*i. e.*, tremor em repouso). Para a realização de diversos movimentos estereotipados semiautomáticos, a excitabilidade do tálamo é modulada por inibição pelos núcleos da base. Os núcleos da base formam um componente importante de um circuito de inibição de cada região cortical específica. Circuitos inibitórios independentes córtex-núcleos da base e tálamo-córtex modulam a função de todas as regiões do córtex cerebral.

Os núcleos da base têm estruturas de *input* que recebem informações aferentes de estruturas externas; circuitos internos que ligam as várias estruturas dos núcleos da base e estruturas de *output* que fornecem informações para outros centros encefálicos. O corpo estriado representa a principal estrutura de *input* para os núcleos da base. Praticamente todas as vias principais para a execução de padrões aprendidos de movimento passam pelo corpo estriado. Outras estruturas dos núcleos da base, como a substância negra e os núcleos subtalâmicos, estão interligadas umas às outras ou aos núcleos de *input* e *output*, e são componentes das estruturas internas.

As funções de *output* dos núcleos da base são principalmente inibitórias. Circuitos vindos de centros corticais específicos passam pelo núcleo da base para modular a excitabilidade de determinados núcleos talâmicos e, desse modo, influenciar o controle cortical de funções motoras altamente aprendidas, automáticas e estereotipadas. Os dois núcleos de *output* dos núcleos da base, o globo pálido e a substância negra, inibem tonicamente seus núcleos-alvo no tálamo. Os núcleos da base também têm uma função cognitiva. Essa função está intimamente vinculada ao córtex cerebral, pelo fato de que os núcleos da base monitoram a informação sensorial que entra no encéfalo e a aplicam às informações armazenadas na memória. O controle cognitivo das atividades motoras determina, inconscientemente e em poucos segundos, que padrões de movimento serão necessários para alcançar um determinado objetivo. O núcleo caudado, que recebe uma grande quantidade de *input* das áreas de associação do encéfalo, desempenha um papel importante no controle da atividade motora cognitiva.

Diversas vias fornecem sinais excitatórios que equilibram o grande número de sinais inibitórios transmitidos por neurônios GABAérgicos (ácido γ-aminobutírico) e dopaminérgicos. Um desses circuitos envolve a *projeção inibitória neostriatal* na substância negra. A substância negra projeta axônios dopaminérgicos de volta ao corpo estriado. O parkinsonismo é uma deficiência na projeção dopaminérgica desse circuito de modulação. A função do corpo estriado também envolve interneurônios colinérgicos locais. Acredita-se que a destruição desses interneurônios esteja relacionada com os movimentos coreiformes da doença de Huntington, outra síndrome relacionada com os núcleos da base.

Distúrbios do movimento associados aos núcleos da base

Os distúrbios dos núcleos da base são um grupo complexo de distúrbios motores caracterizados por tremor e outros movimentos involuntários, alterações na postura e tônus muscular e pobreza e lentidão de movimentos. Incluem tremores e tiques, distúrbios hipocinéticos e hipercinéticos (Tabela 15.1).[1]

Lesões nos núcleos da base causam perturbações de movimento. Os diversos tipos de movimentos involuntários frequentemente ocorrem em conjunto e parecem ter uma causa subjacente comum. Existem doenças hipocinéticas e hipercinéticas que podem ser explicadas por patologia nas vias indiretas ou diretas que conectam os núcleos da base com o circuito motor talamocortical. A superatividade da via indireta em relação à via direta resulta em distúrbios hipocinéticos, como a doença de Parkinson. A menor atividade da via indireta pode resultar em distúrbios hipercinéticos, como coreia e balismo.

Doença de Parkinson

A doença de Parkinson é um distúrbio degenerativo do funcionamento dos núcleos da base, que resulta em uma variada combinação de tremor, rigidez, acinesia/bradicinesia e alterações posturais. A doença se caracteriza pela destruição progressiva da via nigroestriatal, com a subsequente redução das concentrações de dopamina no corpo estriado. A prevalência da doença de Parkinson nos EUA é estimada em 1% da população com mais de 65 anos de idade.[16] A idade média de manifestação da doença de Parkinson é de 57 anos, com cerca de 60 mil novos casos diagnosticados anualmente.[a]

A síndrome clínica resultante das alterações degenerativas no funcionamento dos núcleos da base frequentemente é denominada *parkinsonismo*. Na doença de Parkinson, também conhecida como *parkinsonismo idiopático*, a depleção de dopamina resulta da degeneração do sistema nigroestriatal. O parkinsonismo também pode se desenvolver como uma síndrome pós-encefálica; como um efeito colateral da terapia com substâncias antipsicóticas que bloqueiam os receptores de dopamina; como uma reação tóxica a um agente químico; ou como resultado de grave envenenamento por monóxido de carbono. Além disso, sintomas de parkinsonismo podem se manifestar quando ocorrem danos à via nigroestriatal, em condições como doença vascular cerebral, tumores cerebrais, traumatismo craniano repetido ou transtorno neurológico degenerativo.

A anormalidade cerebral primária encontrada em todas as pessoas com doença de Parkinson é a degeneração dos neurônios dopaminérgicos nigroestriatais.[16] No exame microscópico, verifica-se a perda de neurônios pigmentados da substância negra (Figura 15.12). Algumas células nervosas

---

[a] N.R.T.: no Brasil, um recurso profissional é a Associação Brasil Parkinson. Informações disponíveis em: http://www.parkinson.org.br.

Tabela 15.1 Características dos distúrbios do movimento associados aos núcleos da base.

Distúrbios do movimento	Características
Tremor	Contrações involuntárias e oscilantes de grupos musculares opostos em torno de uma articulação Habitualmente bastante uniforme em frequência e amplitude Pode ocorrer como tremores de repouso e tremores posturais, que acontecem quando a parte é mantida em posição estável
Distúrbios hipocinéticos	Lentidão ao iniciar o movimento e redução na amplitude e na força do movimento (bradicinesia)
Coreia	Movimentos irregulares (torcendo e retorcendo) Acentuado por movimentação e por estimulação ambiental; frequentemente interferem nos padrões normais de movimento Podem ser movimentos do rosto, como caretas, erguer as sobrancelhas, revirar os olhos e mexer com a língua (enrolar, mostrar ou esconder a língua) Nos membros os movimentos são, em grande parte, distais. Podem ser movimentos que simulam o dedilhar do piano, alternados com extensão e flexão dos dedos
Atetose	Movimento contínuo, sinuoso, de torção das articulações de um membro ou do corpo
Balismo	Movimentos violentos, ritmados, de grande amplitude, especialmente nos membros de um lado do corpo (hemibalismo)
Distonia	Manutenção de uma postura anormal resultante de um movimento de torção dos membros, pescoço ou tronco Frequentemente resulta de contração simultânea de músculos agonistas e antagonistas Pode resultar em posturas grotescas e retorcidas
Discinesia	Movimentos irregulares bizarros (torcendo e retorcendo) Frequentemente envolve a face, boca, mandíbula e língua, formando uma careta, o franzimento dos lábios ou protrusão da língua Membros afetados com menos frequência Discinesia tardia é uma reação adversa que pode se desenvolver com o uso prolongado de alguns medicamentos antipsicóticos

residuais são atróficas e outras contêm poucos *corpos de Lewy*, que são visualizados como inclusões citoplasmáticas eosinofílicas esféricas. Os corpos de Lewy são produzidos dentro dos neurônios degenerados em muitas pessoas com doença de Parkinson ou parkinsonismo.[16]

Etiologia e patogênese. Embora a causa da doença de Parkinson ainda seja desconhecida, acredita-se que a maioria dos casos surja por uma interação de fatores ambientais e genéticos. Ao longo das últimas décadas, vários processos patológicos (p. ex., estresse oxidativo e doenças mitocondriais) que podem resultar em degeneração foram identificados como causas da doença de Parkinson. Já foram identificados alguns fatores ambientais que aumentam o risco de doença de Parkinson. Há relatos de que o contato ocupacional com pesticidas agrícolas específicos está relacionado com o desenvolvimento da doença de Parkinson. A vida rural com uso de poços de água foi mencionada como fator de risco de doença de Parkinson, sobretudo se a região foi aspergida com herbicidas e pesticidas. É interessante mencionar que tabagismo (cigarro) e consumo de café foram associados a risco menor de doença de Parkinson.[24]

Vários genes têm sido identificados que ilustram os diferentes tipos de doença de Parkinson, dependendo se a pessoa herda um gene dominante ou recessivo.[25] Na verdade, verificou-se que a forma recessiva provoca um conjunto mais brando de sintomas do que a forma dominante, que se assemelha à forma mais complexa e grave da doença de Parkinson com corpos de Lewy.[25] Embora rara, a forma autossômica dominante da doença tem recebido considerável atenção porque a α-sinucleína é um dos principais componentes dos corpos de Lewy, que são encontrados no tecido cerebral de pessoas com doença de Parkinson.[7,25] Mutações em um segundo gene que codifica a proteína *parkin* estão associadas à forma autossômica recessiva, de manifestação precoce da doença de Parkinson. A proteína *parkin* age como uma enzima (*i. e.*, ubiquitina ligase) no sistema conjugado ubiquitina, que tem como alvo proteínas defeituosas e com dobras anormais para serem destruídas. A perda da função normal da proteína *parkin* é postulada como sendo o motivo pelo qual as proteínas anormais se agregam e causam alterações neurodegenerativas.[7] A relação da genética com a doença de Parkinson está começando a fornecer mais informações que ajudam a explicar a etiologia do parkinsonismo, semelhante aos estudos epidemiológicos, que identificaram vários riscos ambientais. Além disso, existem várias novas ferramentas de diagnóstico disponíveis para a avaliação nas áreas da genômica, proteômica, transcriptômica, lipidômica e metabolômica, bem como vias de sinalização que determinam o diagnóstico da doença de Parkinson.[25] Também existem síndromes que podem causar parkinsonismo e que não são realmente a doença de Parkinson idiopática, como o parkinsonismo induzido por 1-metil-4 fenil-1,2,3,6-tetra-hidropiridina (MPTP), o parkinsonismo pós-infeccioso, a degeneração estriatonigral e a paralisia supranuclear progressiva, em que o achado comum é a perda de neurônios dopaminérgicos pigmentados na substância negra.[7]

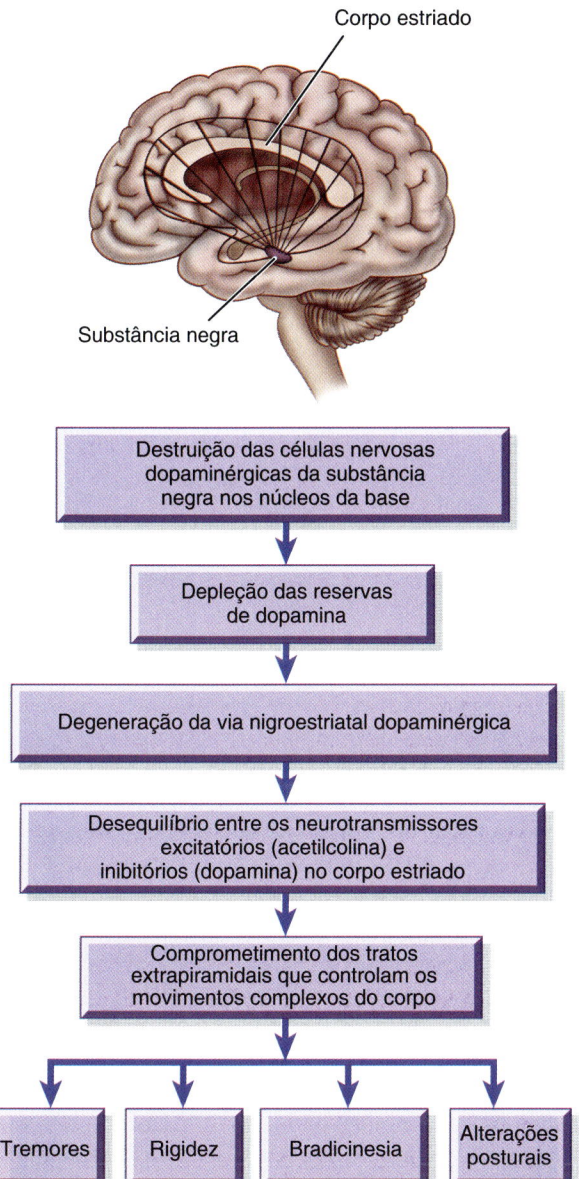

Figura 15.12 • Fisiopatologia da doença de Parkinson. Os núcleos na substância negra projetam fibras até o corpo estriado. As fibras nervosas transportam dopamina para o corpo estriado. A perda de células nervosas dopaminérgicas na substância negra do encéfalo é considerada responsável pelos sintomas de parkinsonismo. Fonte: Hinkle J. L., Cheever K. H. (2014). *Brunner & Suddarth's textbook of medical-surgical nursing.* 13. ed., p. 2063. Philadelphia, PA: Lippincott Williams & Wilkins.

Manifestações clínicas. As manifestações cardinais da doença de Parkinson são tremor, rigidez e bradicinesia ou lentidão de movimentos.[16] Tremor é a manifestação mais visível da doença. O tremor afeta os segmentos distais dos membros, principalmente as mãos e os pés; cabeça, pescoço, face, lábios e língua ou mandíbula. Caracteriza-se pela alteração rítmica de movimentos de flexão e contração (4 a 6 bpm) que lembra o movimento de rolar uma pílula entre o polegar e o indicador. O tremor é geralmente unilateral, acontece quando o membro está apoiado e em repouso e desaparece com o movimento e o sono. O tremor, por fim, progride para envolver os dois lados do corpo.

Rigidez é definida como a resistência ao movimento tanto de flexão quanto de extensão na amplitude completa do movimento. É mais evidente durante o movimento articular passivo e envolve movimentos bruscos, como os de uma roda dentada ou uma catraca, que necessitam de uma energia considerável para que sejam executados. Podem se desenvolver contrações de flexão como resultado da rigidez. Tal como acontece com o tremor, a rigidez em geral começa unilateralmente, mas avança para envolver os dois lados do corpo.

A bradicinesia é caracterizada pela lentidão para iniciar e executar movimentos e dificuldade com a interrupção súbita e inesperada de movimentos voluntários. Movimentos associativos inconscientes são realizados em etapas desconexas, e não de um modo harmonioso e coordenado. Esse é o sintoma mais incapacitante da doença de Parkinson. Pessoas com a doença têm dificuldade para iniciar a marcha e dificuldade para virar. Enquanto caminham, podem congelar no lugar e se sentir como se seus pés estivessem colados ao chão, especialmente quando se deslocam através de uma porta ou se preparam para virar. Quando andam, inclinam-se para a frente para manter seu centro de gravidade e dão pequenos passos, arrastando-se sem balançar os braços, além da dificuldade de alterar o ritmo da marcha. As manifestações de parkinsonismo em estágio avançado incluem quedas, flutuações na função motora, distúrbios neuropsiquiátricos e distúrbios do sono. A perda de reflexos posturais predispõe a quedas, frequentemente para trás. Movimentos faciais emocionais e voluntários se tornam limitados e mais lentos à medida que a doença evolui; a expressão facial se torna rígida como uma máscara. Ocorre perda do reflexo de piscar e problemas para expressar emoções. Os músculos da língua, palato e garganta se enrijecem. A pessoa pode babar por causa da dificuldade em mover a saliva para a parte de trás da boca e deglutir. A fala se torna lenta e monótona, sem modulação, e as palavras são mal articuladas.

Como os núcleos da base também influenciam o sistema nervoso autônomo, pessoas com doença de Parkinson muitas vezes apresentam sudorese, secreção da glândula sebácea e salivação excessivas e descontroladas. Pode haver sintomas autônomos, como lacrimejamento, disfagia, hipotensão ortostática, regulação térmica, obstipação, impotência e incontinência urinária, em particular nos estágios finais da doença.

A disfunção cognitiva também pode ser uma característica importante associada à doença de Parkinson. A forma mais grave de demência é observada em cerca de 20% das pessoas com doença de Parkinson. Déficits de discriminação visuoespacial, função executiva do lobo frontal e recuperação da memória (em comparação com a formação de novas memórias, como observado na doença de Alzheimer) são mais típicos da disfunção cognitiva observada em pessoas com doença de Parkinson do que em outras formas de demência. O déficit no funcionamento executivo pode estar entre os primeiros sinais de declínio cognitivo, como evidenciado pela dificuldade de planejamento, início e realização de tarefas. A demência, quando ocorre, muitas vezes é manifestação tardia da doença, e a taxa de declínio pode ser considerada lenta em comparação com a doença de Alzheimer.

Tratamento. A abordagem para o tratamento da doença de Parkinson deve ser altamente individualizada. É importante compreender que não existe um tratamento que possa impedir totalmente a progressão da doença. O tratamento meramente controla os sintomas.[16] Intervenções não farmacológicas oferecem grupos de apoio, orientação, exercício diário e alimentação balanceada. Podem ser utilizadas injeções de toxina botulínica no tratamento de distonias, como o espasmo da pálpebra e distonias dos membros que estão associadas à doença de Parkinson. Pessoas com parkinsonismo diferente do apresentado na doença de Parkinson idiopática geralmente não respondem de maneira significativa aos medicamentos desenvolvidos para a doença de Parkinson.

Na maioria dos casos, o tratamento farmacológico é determinado pela gravidade dos sintomas. Os fármacos antiparkinson atuam por meio do aumento da capacidade funcional do sistema dopaminérgico hipoativo ou pela redução da influência excessiva de neurônios colinérgicos excitatórios. As substâncias que melhoram o funcionamento do sistema dopaminérgico incluem aquelas que aumentam os níveis de dopamina (levodopa), estimulam os receptores de dopamina (agonistas do receptor de dopamina) ou retardam a decomposição da dopamina (inibidores da monoamina oxidase). Como a transmissão da dopamina é interrompida na doença de Parkinson, desenvolve-se uma preponderância da atividade colinérgica, que pode ser tratada com substâncias anticolinérgicas.[26]

A dopamina não atravessa a barreira hematencefálica. A administração de levodopa, um precursor de dopamina que consegue atravessar a barreira hematencefálica, tem produzido melhora significativa nos sintomas clínicos da doença de Parkinson, e continua a ser a substância mais efetiva para o tratamento. A evidência de diminuição dos níveis de dopamina no corpo estriado em pacientes com a doença de Parkinson levou à administração de grandes doses de um composto sintético de levodopa, que é absorvido pelo sistema intestinal, atravessa a barreira hematencefálica e é convertido em dopamina pela ação central da dopa descarboxilase. Quando a levodopa (um inibidor da descarboxilase) é administrada em combinação com carbidopa, o metabolismo periférico da levodopa é reduzido, os níveis plasmáticos de levodopa se elevam e sua meia-vida é mais longa, e uma quantidade maior de levodopa torna-se disponível para entrada no encéfalo, necessitando de uma dose menor para alcançar os resultados desejados.[26] Um efeito adverso tardio do tratamento com levodopa é o chamado *fenômeno on-off*, em que ocorrem flutuações frequentes, abruptas e imprevisíveis na *performance* motora durante o dia. Essas flutuações incluem períodos "*on*", sem discinesia; períodos "*on*" com discinesia e períodos de bradicinesia (a resposta "*off*"). Algumas flutuações refletem o tempo de administração do fármaco e, nesse caso, a resposta "*on*" coincide com os níveis de pico do medicamento e a resposta "*off*" com baixos níveis do medicamento.

Bromocriptina, pramipexol e ropinirol são exemplos de agonistas da dopamina que estimulam diretamente os receptores de dopamina.[26] A rotigotina é um agonista da dopamina que é oferecido por um sistema transdérmico. A apomorfina é outro agonista da dopamina que pode ser administrado por via intravenosa. A bromocriptina, o pramipexol e o ropinirol são utilizados como terapia inicial ou adjuvante na doença de Parkinson. Eles podem ser administrados em combinação com carbidopa/levodopa. A selegilina e rasagilina são inibidores da monoamina oxidase do tipo B, que inibem a degradação metabólica da dopamina. A selegilina e rasagilina podem ser usadas como tratamento adjuvante para reduzir leves flutuações *on-off* na capacidade de resposta das pessoas que estão em tratamento com levodopa.[16]

Acredita-se que medicamentos anticolinérgicos (p. ex., tri-hexafenidil, benztropina) sejam capazes de restaurar o "equilíbrio" entre a redução de dopamina e os neurônios colinérgicos sem inibição no corpo estriado. São mais úteis no alívio da rigidez e do tremor do que na bradicinesia. As substâncias anticolinérgicas reduzem os tremores e a rigidez e conseguem alguma melhora da função. No entanto, sua potência parece diminuir com o tempo e o aumento da dosagem apenas aumenta a possibilidade de efeitos secundários, como borramento visual, xerostomia, distúrbios nos intestinos e na bexiga, disfunção cognitiva e alucinações.[16]

Antes do advento da estimulação profunda do encéfalo, o tratamento cirúrgico para a doença de Parkinson era limitado à realização de talamotomia e palidotomia, que também causavam destruição de tecido encefálico.[16] Com esses procedimentos, parte do tálamo ou do globo pálido nos núcleos da base é destruída pelo uso de um estimulador elétrico ou pela ponta super-resfriada de uma sonda de metal (criotalamotomia). É feito o mapeamento encefálico durante a cirurgia para identificar e evitar danos em áreas sensoriais e motoras. Geralmente, a talamotomia e a palidotomia são confinadas a um lado do encéfalo, devido aos efeitos adversos associados a procedimentos lesionantes bilaterais. O transplante cirúrgico de tecido medular adrenal ou tecido da substância negra fetal foi pesquisado em ensaios clínicos, mas também não foi comprovada sua utilidade.

A estimulação encefálica profunda, que envolve a implantação de eletrodos no núcleo subtalâmico ou na parte interna do globo pálido, é realizada com mais frequência para o tratamento de doença de Parkinson nos EUA, uma vez que é considerada não destrutiva e reversível.[16] Os eletrodos são conectados a um gerador de impulso cirurgicamente implantado, que fornece uma estimulação elétrica para bloquear a atividade do nervo anormal que causa tremor e atividade motora anormal na doença de Parkinson. O sistema de estimulação encefálica profunda viabiliza a programação da estimulação para controlar os sintomas do paciente, e os parâmetros de estimulação podem ser alterados ao longo do tempo à medida que a doença progride. A estimulação encefálica profunda é empregada em pessoas com doença de Parkinson que respondem ao tratamento com levodopa, mas que apresentam efeitos colaterais associados (p. ex., flutuação motora ou discinesia). Não é uma cura, mas serve para aumentar a duração dos períodos "*on*", possibilita a redução na dosagem de medicação (na estimulação dos núcleos subtalâmicos) e melhora a função.

RESUMO

Alterações na coordenação dos movimentos musculares e movimentos musculares anormais resultam de distúrbios do cerebelo e dos núcleos da base. As funções do cerebelo, que são especialmente vitais durante a realização de movimentos musculares rápidos, usam o *input* aferente de várias fontes, incluindo receptores de estiramento, proprioceptores, receptores táteis na pele, *input* visual e sistema vestibular. Os distúrbios cerebelares englobam disfunção vestibulocerebelar, ataxia cerebelar e tremor cerebelar.

Os núcleos da base organizam os padrões básicos de movimento em padrões mais complexos e os liberam quando comandados pelo córtex motor, contribuindo com a graciosidade dos movimentos especializados iniciados e controlados pelo córtex. Distúrbios dos núcleos da base são caracterizados por movimentos involuntários, alterações no tônus muscular e distúrbios na postura. Esses distúrbios compreendem tremor, tiques, hemibalismo, coreia, atetose, distonia e discinesia.

Parkinsonismo, um distúrbio dos núcleos da base, caracteriza-se pela destruição da via nigroestriatal, com a subsequente redução nas concentrações de dopamina no corpo estriado. Isso resulta em um desequilíbrio entre os efeitos inibidores de funções dos núcleos da base dopaminérgicos e o aumento nas funções excitatórias colinérgicas. A doença se manifesta por tremor em repouso; aumento do tônus e rigidez muscular; lentidão de movimentos (*i. e.*, bradicinesia); distúrbios da marcha e comprometimento das respostas autonômicas posturais. A doença geralmente tem progressão lenta, evoluindo ao longo de várias décadas. O tremor geralmente começa em uma ou nas duas mãos e, em seguida, se generaliza por todo o corpo. As alterações posturais e os distúrbios da marcha vão se tornando mais notáveis, o que resulta em incapacidade significativa.

DISTÚRBIOS DO NEURÔNIO MOTOR SUPERIOR

Depois de concluir esta seção, o leitor deverá ser capaz de:

- Relacionar as alterações patológicas nos NMS e NMI que ocorrem na esclerose lateral amiotrófica (ELA) e as manifestações da doença
- Explicar o impacto da desmielinização e da formação de placa na esclerose múltipla (EM)
- Descrever os efeitos de uma lesão da medula espinal sobre a ventilação e a comunicação; o sistema nervoso autônomo; a função cardiovascular; a função sensorimotora; e sobre o intestino, bexiga e funções sexuais.

Distúrbios do NMS envolvem neurônios que estão totalmente contidos no SNC. Incluem neurônios motores que surgem nas áreas motoras do córtex e suas fibras, à medida que se projetam através do encéfalo e descem pela medula espinal. ELA é um distúrbio misto de NMS e NMI. Os distúrbios que afetam os NMS incluem EM e LME.

Esclerose lateral amiotrófica

A ELA, também conhecida como *doença de Lou Gehrig* em homenagem ao famoso jogador de beisebol do New York Yankees, é um distúrbio neurológico violento que afeta seletivamente a função motora. ELA tem uma incidência anual de 1 em cada 100 mil na população geral.[7] ELA é primariamente um distúrbio que se manifesta em indivíduos de meia-idade ou idosos, afetando mais frequentemente a faixa etária entre 50 e 60 anos, com indivíduos do sexo masculino quase duas vezes mais afetados que o sexo feminino.[b]

ELA afeta os neurônios motores em três locais: nas células do corno anterior (NMI) da medula espinal; nos núcleos motores do tronco encefálico, em particular os núcleos do hipoglosso, e nos NMS do córtex cerebral.[7] O fato de que a doença seja mais extensiva nas porções distais das vias afetadas na medula espinal inferior, em vez de nas porções proximais, sugere que os neurônios afetados sofrem primeiramente degeneração em seus terminais distais e que a doença avança até que, finalmente, a célula-tronco nervosa morre. Uma característica marcante da doença é que todo o sistema sensorial, mecanismos de regulação de controle e coordenação do movimento e o intelecto permanecem intactos. Os neurônios da motilidade ocular e os neurônios parassimpáticos na medula espinal sacral também são preservados.

A morte dos NMI leva a denervação, com retração posterior da musculatura e atrofia das fibras musculares. É esta atrofia das fibras, denominada *amiotrofia*, que aparece na designação da doença. A perda de fibras nervosas em colunas laterais da substância branca da medula espinal, juntamente com gliose fibrilar, confere uma firmeza ou esclerose a esse tecido do SNC. O termo *esclerose lateral* designa essas alterações.

Etiologia e patogênese

A causa da destruição dos NMI e NMS em ELA é incerta. Cinco por cento dos casos são familiares. Acredita-se que os outros sejam casos esporádicos, sem histórico familiar da doença.[7] O gene para um subconjunto de ELA familiar foi mapeado para superóxido dismutase 1 (*SOD1*) no cromossomo 21.[7] As proteínas do neurofilamento, que funcionam no transporte axônico de moléculas, são destruídos em ELA. Outros *loci* genéticos para ELA foram mapeados, mas ainda não clonados. Outro mecanismo sugerido na patogênese de ELA é lesão exotóxica pela ativação de canais iônicos dependentes de glutamato, que são diferenciados por sua sensibilidade ao ácido *N*-metil-D-aspártico. Embora a autoimunidade tenha sido apontada como causa de esclerose lateral amiotrófica, a doença não responde a agentes imunossupressores, que normalmente são utilizados no tratamento de distúrbios autoimunes.

---

[b]N.R.T.: no Brasil, um recurso profissional é a ABRELA – Associação Brasileira de Esclerose Lateral Amiotrófica. Informações disponíveis em: http://www.abrela.org.br.

Manifestações clínicas

Os sintomas da ELA podem estar relacionados com o envolvimento dos NMS ou NMI. As manifestações de lesões NMS incluem fraqueza, espasticidade ou rigidez e controle motor fino prejudicado.[7] Disfagia (dificuldade para engolir), disartria (dificuldade de articulação da fala) e disfonia (dificuldade de emitir os sons da fala) podem resultar do envolvimento de NMI no tronco encefálico ou de uma disfunção dos NMS descendentes para o tronco encefálico. As manifestações da destruição de NMI incluem fasciculações, fraqueza, atrofia muscular e hiporreflexia.[7] Cãibras musculares que envolvem as porções distais das pernas representam frequentemente um sintoma precoce. A apresentação clínica mais comum é uma fraqueza de progressão lenta e atrofia nos músculos distais de um dos membros superiores. Depois ocorre a distribuição regional da fraqueza clínica, refletindo o envolvimento das áreas adjacentes da medula espinal. Por fim, são afetados os NMS e NMI que inervam vários membros e a cabeça. Nos estágios mais avançados, são afetados os músculos do palato, faringe, língua, pescoço e ombros, causando comprometimento dos processos de mastigação, deglutição e fala. As complicações agudas mais significativas da doença são produzidas por disfagia com aspiração recorrente e fraqueza dos músculos respiratórios. A morte geralmente resulta do envolvimento de nervos cranianos e da musculatura respiratória.

Tratamento

Hoje em dia, não existe cura para a esclerose lateral amiotrófica. A gestão dos casos de ELA é um desafio e requer o trabalho de uma equipe multiprofissional. Medidas de assistência no controle dos sintomas (p. ex., fraqueza e espasmos musculares, disfagia, dificuldade de comunicação, saliva excessivamente diluída e labilidade emocional), estado nutricional e fraqueza dos músculos respiratórios possibilitam que pessoas com o transtorno sobrevivam mais tempo do que se nada fosse feito. Riluzol, um agente antiglutamato, comprovadamente prolonga a sobrevida de pacientes com esclerose lateral amiotrófica.[27] Esse agente reduz o acúmulo de glutamato e alentece a evolução da doença. Os estudos clínicos focalizam programas de exercício físico, intervenções nutricionais, transplante de células-tronco e terapia para evitar a produção de proteínas envolvidas na doença.[27]

Esclerose múltipla

Tal como acontece com outras doenças desmielinizantes, a EM se caracteriza pela inflamação e destruição da maior parte da substância branca da mielina do SNC.[16,28] O sistema nervoso periférico é poupado e normalmente não existem sinais de uma doença sistêmica associada. Estima-se que a EM afete 400 mil pessoas nos EUA.[29] Tipicamente, a idade de manifestação fica entre 20 e 30 anos, com mulheres sendo afetadas duas vezes mais que homens.[16] A EM resulta em significativa incapacidade funcional e muitas vezes relacionada com o trabalho, em indivíduos que estão no auge de sua produtividade.[c]

---

[c] N.R.T.: no Brasil, um recurso profissional é a Associação Brasileira de Esclerose Múltipla. Informações disponíveis em: http://www.abem.org.br.

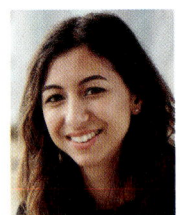

Você se lembra de **Ulrie**, apresentada no estudo de caso que abre a Parte 5? Ulrie é uma estudante universitária de 22 anos de idade diagnosticada com esclerose múltipla remitente-recorrente. O perfil de Ulrie se encaixa na idade de manifestação de EM, que é tipicamente entre 20 e 30 anos. Ela também tem um membro da família com EM (a avó) e o fato de ser do sexo feminino a coloca em maior risco de desenvolvimento de EM em comparação com indivíduos do sexo masculino. Será um grande desafio para Ulrie conseguir ser bem-sucedida nos estudos universitários durante os períodos de exacerbação da EM.

Etiologia

A esclerose múltipla ocorre mais comumente em pessoas de ascendência do norte da Europa e é incomum em asiáticos.[29] Tem sido observado que a doença é mais comum em latitudes setentrionais, talvez relacionada com a migração seletiva de pessoas com potencial genético de suscetibilidade para essas regiões.[29] A prevalência é baixa na Ásia, África e norte da América do Sul.

A pessoa com EM tem 10 a 20% de chance de ter um membro da família com a doença.[29] O risco sem qualquer histórico familiar é de 1/1.000.[7] Pessoas com o antígeno leucocitário humano HLA-DR2 têm risco aumentado para EM.[30]

Patogênese

Acredita-se que a EM seja uma doença mediada imunologicamente, que se desenvolve em indivíduos geneticamente suscetíveis. Embora o antígeno-alvo ainda não tenha sido identificado, os dados sugerem a existência de uma resposta imunológica a uma proteína do SNC.

As lesões de EM consistem em trechos rígidos e com arestas vivas de desmielinização, observados por toda a substância branca, bem como, por vezes, na substância cinzenta do SNC (Figura 15.13).[7] Essas lesões, que representam o resultado de um processo de decomposição aguda da mielina, são chamadas de *placas*. As lesões mostram uma predileção pelo nervo óptico, substância branca periventricular, tronco encefálico, cerebelo e substância branca da medula espinal.[7] Em uma placa ativa, existem sinais de decomposição contínua da mielina. A sequência de decomposição da mielina não é bem compreendida, embora seja sabido que as lesões contêm pequenas quantidades de proteínas básicas de mielina e maior quantidade de enzimas proteolíticas, macrófagos, linfócitos e plasmócitos.

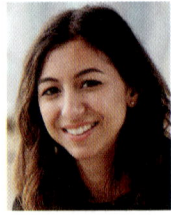

Ulrie fez uma RM que mostrou que ela já tem uma ou duas placas periventriculares. Isso explicaria alguns dos seus sintomas, como borramento visual, fraqueza nos membros superiores, formigamento e dormência nas duas mãos. No exame neurológico, apresentou visão turva no olho direito, fraqueza motora e sensação de formigamento nas duas mãos. Também se queixa de estar muito cansada.

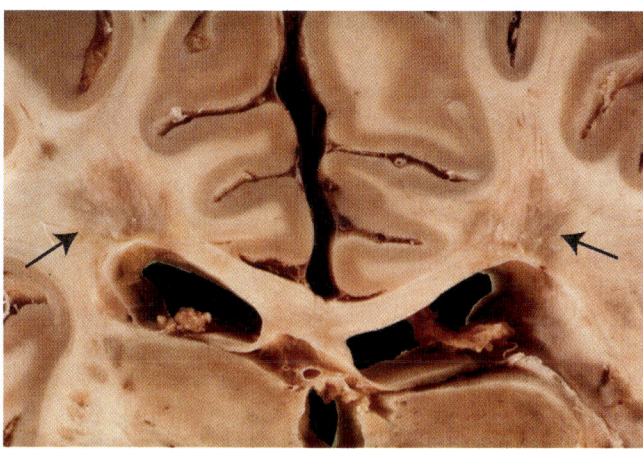

Figura 15.13 • Esclerose múltipla. Este corte fresco no plano coronal mostra os tons mais escuros das placas periventriculares um tanto irregulares (setas), refletindo a perda de mielina, contrastando com a aparência normal branca e brilhante da substância branca. Fonte: Strayer D. S., Rubin E., Saffitz J. E., et al. (Eds.) (2015). *Rubin's pathology: Clinicopathologic foundations of medicine* (7. ed., Capítulo 32). Philadelphia, PA: Lippincott Williams & Wilkins.

Os oligodendrócitos têm o número reduzido e podem não ocorrer, especialmente em lesões mais antigas. Lesões agudas, subagudas e crônicas são muitas vezes observadas em vários locais por todo o SNC.

Ressonâncias magnéticas mostram que as lesões de EM podem acontecer em dois estágios:

1. Um primeiro estágio que implica o desenvolvimento sequencial de pequenas lesões inflamatórias
2. Um segundo estágio durante o qual as lesões se estendem e se consolidam; é nesta fase que ocorrem desmielinização e gliose (formação de cicatriz).

Não se sabe se o processo inflamatório, que surge durante a primeira fase, é dirigido contra a mielina ou contra os oligodendrócitos que produzem mielina.

Manifestações clínicas e curso da doença

A fisiopatologia da EM envolve a desmielinização de fibras nervosas da substância branca do encéfalo, medula espinal e do nervo óptico. No SNC, a mielina é formada por oligodendrócitos, principalmente aqueles que se encontram entre as fibras nervosas da substância branca. Essa função dos oligodendrócitos é equivalente à das células de Schwann no sistema nervoso periférico. As propriedades da bainha de mielina, de alta resistência elétrica e baixa capacitância, viabilizam seu funcionamento como um isolante elétrico. Fibras nervosas desmielinizadas exibem uma variedade de anormalidades de condução, que vão desde a redução da velocidade de condução até bloqueios de condução. A interrupção da condução nervosa nos nervos desmielinizados é manifestada por vários sintomas, dependendo da localização e da extensão da lesão. As áreas mais comumente afetadas pela EM são nervo óptico (campo visual), tratos corticobulbares (fala e deglutição), tratos corticospinais (força muscular), tratos cerebelares (marcha e coordenação), tratos espinocerebelares (equilíbrio), fascículo longitudinal medial (função de conjugação do olhar nos músculos extraoculares) e colunas de células posteriores da medula espinal (propriocepção e vibração). Tipicamente, uma pessoa considerada saudável apresenta um episódio agudo ou subagudo de parestesia, neurite óptica (*i. e.*, borramento visual ou perda de visão em uma parte do campo visual, com dor ao movimentar o globo ocular), diplopia ou tipos específicos de paralisia do olhar.

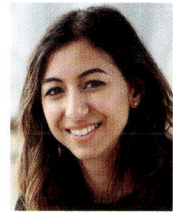

Ulrie se apresentou com borramento visual no olho direito, o que é indicativo de neurite óptica. Ela estava se sentindo bem até 1 semana atrás, quando sofreu esse episódio agudo de sintomas. Os sintomas persistiram e ela procurou o departamento de emergência. Aos 22 anos de idade, ela pode estar com EM há algum tempo, uma vez que foi constatada uma ou duas placas pela RM.

As parestesias são evidenciadas como dormência, formigamento, sensação de queimação ou pressão na face ou nas extremidades envolvidas, com sintomas que variam desde um desconforto até manifestações graves. A dor causada pela espasticidade também é um fator que pode ser aliviado por meio de exercícios de alongamento adequados. Outros sintomas comuns são anormalidade na marcha, disfunção vesical e sexual, vertigem, nistagmo, fadiga e distúrbios da fala. Esses sintomas costumam durar vários dias ou semanas e, em seguida, apresentam resolução completa ou parcial. Após um período de funcionamento normal ou relativamente normal, surgem novos sintomas. Manifestações psicológicas, como alterações de humor, podem representar uma reação emocional à natureza da doença ou, mais provavelmente, o envolvimento da substância branca do córtex cerebral. Podem se manifestar como depressão, euforia, falta de atenção, apatia, esquecimento e perda de memória. A fadiga é um dos problemas mais comuns para pessoas com EM. Esse tipo de fadiga é frequentemente descrito como um sentimento generalizado de baixa energia, não relacionada com sintomas de depressão e diferente da fraqueza. A fadiga tem um impacto prejudicial sobre as atividades da vida diária e a prática de atividade física sustentada. Intervenções como o espaçamento entre as atividades e o estabelecimento de prioridades muitas vezes podem ajudar.

O curso da doença pode se encaixar em uma de quatro categorias:

1. Recidivante-remitente
2. Secundária progressiva
3. Progressiva primária
4. Progressiva recidivante.[7,16]

A forma *remitente-recorrente* da doença é caracterizada por episódios de agravamento agudo, com recuperação e um curso estável entre as recidivas.

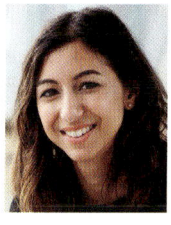

Vai ser difícil para **Ulrie** se a doença evoluir para distúrbios da fala; alterações de humor, que indicariam o envolvimento da substância branca; esquecimento e perda de memória, sendo ela uma estudante universitária. Ela se sente fatigada, o que é outro sintoma frequente, e necessitará de alguma ajuda no planejamento de sua agitada agenda estudantil para que seja capaz de gerenciá-la. Ulrie foi diagnosticada com a forma remitente-recorrente de EM, de modo que deve apresentar períodos estáveis entre as exacerbações se for capaz de se organizar e ter o descanso adequado. Será realmente difícil para uma estudante universitária.

A *doença progressiva secundária* envolve a deterioração neurológica progressiva, com ou sem a sobreposição de recidivas agudas em uma pessoa com doença recorrente-remitente anterior. A *doença progressiva primária* se caracteriza pela deterioração neurológica quase contínua desde a manifestação dos sintomas. A categoria *recidivante progressiva* da doença envolve deterioração neurológica progressiva a partir do início dos sintomas, mas com sobreposição de recidivas subsequentes.[7,16]

Diagnóstico

O diagnóstico de esclerose múltipla baseia-se em critérios clínicos estabelecidos e exames laboratoriais, quando necessário. Não existe um teste diagnóstico definitivo. Avanços nos métodos de análise do líquido cerebrospinal (LCS) e nas técnicas de RM simplificaram bastante o procedimento. Um diagnóstico definitivo de EM exige a comprovação de um dos seguintes padrões:

- Dois ou mais episódios de exacerbação separados por 1 mês ou mais, e com duração de mais de 24 h, com posterior recuperação
- Histórico clínico de exacerbações e remissões claramente definidas, com ou sem recuperação completa, seguidas por progressão dos sintomas durante um período de pelo menos 6 meses
- Progressão lenta e gradual de sinais e sintomas durante um período de pelo menos 6 meses.[16]

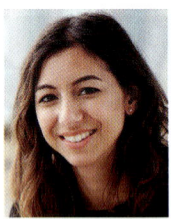

Com um histórico mais detalhado em mãos, o neurologista pode determinar que **Ulrie** apresentara sintomas semelhantes, mas especialmente borramento visual nos 6 meses anteriores a esse evento. Ela contou que diminuíra o ritmo de atividades e descansara, já que estava no verão e todos os sintomas tinham desaparecido. No episódio anterior, ela não havia consultado um médico porque achava que os sintomas resultavam do estresse do ano letivo passado. Ela também não sentia a fadiga de agora, nem o borramento visual era tão intenso.

Pode ser sugerido o diagnóstico de EM progressiva primária por um curso progressivo que dura mais de 6 meses. Uma pessoa que não apresenta recidiva nem progressão de sintomas é descrita como portadora de EM estável.

Ressonâncias magnéticas podem ser empregadas como um complemento para o diagnóstico clínico. Esses exames são capazes de detectar lesões mesmo quando a TC parece normal. Um método de RM assistido por computador pode medir o tamanho da lesão. Muitas áreas novas de anomalia nas bainhas de mielina são assintomáticas. Podem ser realizadas RM seriadas para detectar lesões assintomáticas, monitorar o progresso das lesões existentes e avaliar a efetividade do tratamento. Embora a ressonância magnética possa ser utilizada para fornecer evidências de lesões disseminadas em pessoas com a doença, resultados normais não excluem o diagnóstico. Avaliações eletrofisiológicas (p. ex., estudos de potencial evocado) e TC podem ajudar na identificação e documentação das lesões.

Embora nenhum teste de laboratório possa ser usado para diagnosticar EM, o exame do LCS pode ajudar. Uma grande porcentagem de pessoas com EM apresenta níveis elevados de imunoglobulina G (IgG), e algumas mostram padrões oligoclonais (*i. e.*, bandas eletroforéticas distintas), mesmo com níveis normais de IgG. Os níveis de proteína total ou de linfócitos são capazes de se mostrar ligeiramente elevados no LCS. Os resultados desses testes podem se apresentar alterados para diversos transtornos neurológicos inflamatórios e não são específicos para EM.

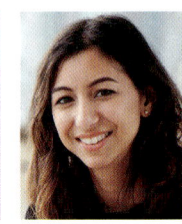

Os resultados do liquor obtido por punção lombar são: proteínas $0,40/\ell$, linfócitos $3 \times 10^6/\ell$ e bandas oligoclonais. Bandas oligoclonais não são encontradas na composição normal do LCS, mas estão presentes em 90% dos pacientes com EM. Esses resultados confirmam o diagnóstico de **Ulrie**.

Tratamento

A maioria das medidas de tratamento para EM é direcionada para modificar o curso e controlar os principais sintomas da doença. A variabilidade dos sintomas, o curso imprevisível e a falta de métodos diagnósticos específicos tornaram difícil a avaliação e o tratamento de EM. Indivíduos que são minimamente afetados pela doença não necessitam de tratamento específico. A pessoa deve ser estimulada a manter um estilo de vida tão saudável quanto possível, incluindo uma boa alimentação, repouso e relaxamento adequado. A fisioterapia pode ajudar a manter o tônus muscular. Devem ser feitos todos os esforços para evitar fadiga excessiva, deterioração física, estresse emocional, infecções virais e extremos de temperatura ambiental, condições que podem precipitar uma exacerbação da doença.

Os agentes farmacológicos utilizados na gestão de EM se dividem em três categorias:

1. Aqueles usados para tratar crises agudas ou episódios iniciais desmielinizantes
2. Aqueles usados para modificar o curso da doença
3. Aqueles usados para tratar os sintomas do distúrbio.

Os corticosteroides são a base do tratamento para crises agudas de EM. Acredita-se que esses agentes reduzam a inflamação, melhorem a condução do nervo e tenham efeitos imunológicos importantes. A administração a longo prazo, no entanto, não parece alterar o curso da doença e pode ter efeitos secundários prejudiciais. A plasmaférese e a administração intravenosa de imunoglobulina também se revelaram benéficas em alguns casos.

Os agentes usados para modificar o curso da doença incluem interferona-β, acetato de glatirâmero e mitoxantrona.[16] Esses agentes têm demonstrado algum benefício na redução de exacerbações em pessoas com EM reincidente-remitente. A interferona-β é uma citocina que atua como um potencializador imunológico. A interferona é administrada por injeção e, em geral, é bastante tolerada. Os efeitos colaterais mais comuns são sintomas semelhantes aos da gripe por 24 a 48 h após cada injeção, que geralmente desaparecem depois de 2 a 3 meses de tratamento. O acetato de glatirâmero é um polipeptídio sintético que simula partes da proteína básica da mielina. Embora o mecanismo de ação preciso seja desconhecido, a substância parece bloquear as células T que danificam a mielina, agindo como uma isca de mielina. A substância deve ser administrada diariamente por injeção subcutânea.[16]

A mitoxantrona é um agente antineoplásico que impede a ligação das cadeias de DNA e, desse modo, retarda a progressão do ciclo celular e tem propriedades imunomoduladoras. Os efeitos colaterais agudos dos medicamentos incluem náuseas e alopecia. Recentemente, um anticorpo monoclonal humanizado, o natalizumabe, também foi aprovado para o tratamento de EM reincidente-remitente. Sua ação é a supressão da entrada de leucócitos no SNC.[26]

Entre os medicamentos usados para controlar os problemas crônicos associados à EM destacam-se dantroleno, baclofeno ou diazepam para espasticidade; medicamentos colinérgicos para problemas de bexiga e antidepressivos para depressão. Recomenda-se uma dieta rica em fibras para pessoas com esclerose múltipla que sofrem de obstipação.

Lesão vertebral e medular

Uma lesão da medula espinal (LME) representa o dano aos elementos neurais da medula espinal. LME é primariamente uma doença de jovens, com a maioria das lesões ocorrendo na faixa etária entre 29 e 42 anos.[31] Nos EUA, existem 282 mil pessoas com lesões na medula espinal.[31] As causas mais comuns de LME são acidentes automobilísticos, seguidos por quedas, violência (principalmente ferimentos por arma de fogo) e atividades desportivas recreativas.[31] A expectativa de vida para pessoas com LME continua a aumentar, mas fica um pouco abaixo da expectativa de vida da população em geral. As taxas de mortalidade são significativamente mais elevadas durante o primeiro ano após a lesão do que nos anos subsequentes, em especial para indivíduos com lesões graves.[31]

A maioria das LME envolve danos à coluna vertebral ou aos ligamentos de suporte, bem como à medula espinal. Devido à grande extensão dos sistemas de vias que conectam os neurônios aferentes sensoriais e os NMI com centros encefálicos superiores, as LME comumente envolvem tanto a função sensorial quanto a função motora. Embora a discussão nesta seção do capítulo se concentre em LME traumática, grande parte do conteúdo se aplica à LME causada por outros distúrbios, como deformidades congênitas (p. ex., espinha bífida), tumores, isquemia, infarto e doença óssea com fraturas patológicas das vértebras.

Lesões da coluna vertebral

As lesões da coluna vertebral incluem fraturas, luxações e subluxações. A fratura pode ocorrer em qualquer parte das vértebras ósseas, causando a fragmentação do osso. Na maioria das vezes, envolve o pedículo, lâmina ou processos (p. ex., facetas). Luxação ou subluxação faz os corpos vertebrais se deslocarem, com um se sobrepondo ao outro e impedindo o correto alinhamento da coluna vertebral. Danos aos ligamentos ou vértebras ósseas podem tornar a coluna instável. Em uma coluna instável, a movimentação da coluna vertebral sem proteção é capaz de colidir com o canal espinal, causando compressão ou estiramento excessivo do tecido neural.

A maioria das LME ocorre devido a uma combinação entre movimentos de contorção e uma força de compressão. Lesões de flexão (i. e., hiperflexão) se dão quando a flexão para a frente da coluna vertebral ultrapassa os limites do movimento normal. Lesões típicas de flexão ocorrem, por exemplo, quando a cabeça é atingida por trás, como em uma queda com a parte de trás da cabeça como ponto de impacto. Lesões de extensão acontecem devido à flexão forçada para trás (i. e., hiperextensão) da coluna vertebral. Uma lesão de extensão típica envolve uma queda em que o queixo ou o rosto é o ponto de impacto, causando hiperextensão do pescoço.

Alerta de domínio do conceito

Lesões por flexão e extensão ocorrem mais frequentemente na coluna cervical (C4 a C6) do que em qualquer outra área. As limitações impostas pelas costelas, pelos processos espinhosos e pelas cápsulas articulares na região toracolombar da coluna vertebral fazem com que esta seja menos suscetível a lesões por flexão e extensão do que a região cervical.

Ocorre uma lesão por compressão que faz os ossos vertebrais serem despedaçados, esmagados ou até mesmo esmigalhados quando existe sobrecarga da coluna vertebral (i. e., carregamento axial) a partir de um golpe em alta velocidade no topo da cabeça, como em uma lesão de mergulho (Figura 15.14 A). Lesões por compressão podem surgir quando as vértebras estão enfraquecidas por doenças como a osteoporose e o câncer com metástase óssea. Lesões com rotação axial podem produzir lesões altamente instáveis. Ocorre rotação axial máxima na região cervical, especialmente entre C1 e C2 e na articulação lombossacral (Figura 15.14 B). O acoplamento de movimentos vertebrais é comum em lesões quando se realizam dois ou mais movimentos individuais (p. ex., flexão lateral e rotação axial).

Lesão raquimedular aguda

A lesão da medula espinal envolve dano aos elementos neurais. O dano pode resultar de traumatismo direto à medula por feridas penetrantes ou lesão indireta decorrente de fraturas vertebrais, fraturas-luxações ou subluxações da coluna vertebral. A medula espinal é passível de contusão não apenas no local de lesão, mas acima e abaixo do local do traumatismo, causando edema. Uma lesão traumática pode ser complicada pela perda de fluxo de sangue para a medula espinal, com o consequente infarto.

produzirá paralisia espástica (NMS) ou flácida (NMI). Os mecanismos básicos responsáveis por um choque medular transitório são desconhecidos. O choque raquimedular pode durar horas, dias ou semanas. Em geral, se a função de reflexo retorna no momento em que a pessoa chega ao hospital, as alterações neuromusculares são reversíveis. Esse tipo de choque raquimedular reversível pode se manifestar em lesões do tipo que ocorrem jogando futebol americano, em que a vibração da medula espinal produz uma síndrome como a de uma concussão, com perda de movimento e reflexos, seguida por recuperação completa no intervalo de dias. Nas pessoas em que persiste a perda de reflexos, a hipotensão e a bradicardia podem se tornar problemas críticos, mas gerenciáveis. Em geral, quanto mais alto o nível de lesão (i. e., T6 e acima), maior é o efeito.

Fisiopatologia. A fisiopatologia de uma LME aguda pode ser dividida em dois tipos: primário e secundário.[2] O *dano neurológico primário* dá-se no momento da lesão mecânica e é irreversível. Caracteriza-se por pequenas hemorragias na substância cinzenta da medula, seguidas por alterações edematosas na substância branca que conduzem à necrose do tecido neural. Esse tipo de lesão resulta de forças de compressão, extensão e cisalhamento associadas a fratura ou compressão das vértebras da coluna, deslocamento de vértebras (p. ex., flexão, extensão, subluxação) e contusões devido à vibração da medula no canal espinal. Lesões penetrantes produzem lacerações e traumatismo direto à medula e podem ocorrer com ou sem dano à coluna vertebral. Surgem lacerações quando existe um corte ou rasgo da medula espinal, que fere o tecido nervoso e provoca sangramento e edema.

Lesões secundárias acompanham uma lesão primária e promovem a disseminação da lesão. Embora exista uma discussão considerável sobre a patogênese de lesões secundárias, a destruição dos tecidos termina em dano neurológico progressivo. Após uma LME, vários mecanismos patológicos entram em jogo, incluindo lesão vascular; lesão neuronal, que leva à perda de reflexos abaixo do nível da lesão e liberação de agentes vasoativos e enzimas celulares. As lesões vasculares (i. e., traumatismo e hemorragia dos vasos) podem conduzir a isquemia, aumento da permeabilidade vascular e edema. O fluxo de sangue para a medula espinal pode ser ainda mais comprometido pelo choque medular que resulta da perda do tônus vasomotor e dos reflexos neurais abaixo do nível da lesão. A liberação de substâncias vasoativas (i. e., norepinefrina, serotonina, dopamina e histamina) pelo tecido da ferida provoca vasospasmo e impede o fluxo sanguíneo na microcirculação, produzindo mais necrose em vasos sanguíneos e neurônios. A liberação de enzimas proteolíticas e lipolíticas pelas células lesionadas causa edema tardio, desmielinização e necrose no tecido neural na medula espinal.

Tratamento. O objetivo do gerenciamento de uma LME aguda é reduzir o déficit neurológico e evitar qualquer perda adicional de função neurológica. A maioria das lesões traumáticas da coluna vertebral a torna instável, exigindo medidas como imobilização com colar cervical e pranchas, bem como a limitação dos movimentos de pessoas em risco de desenvolver

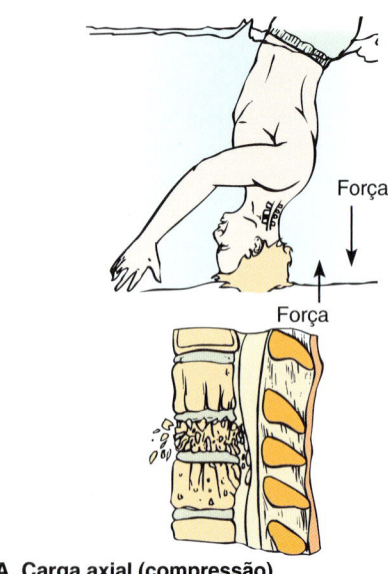

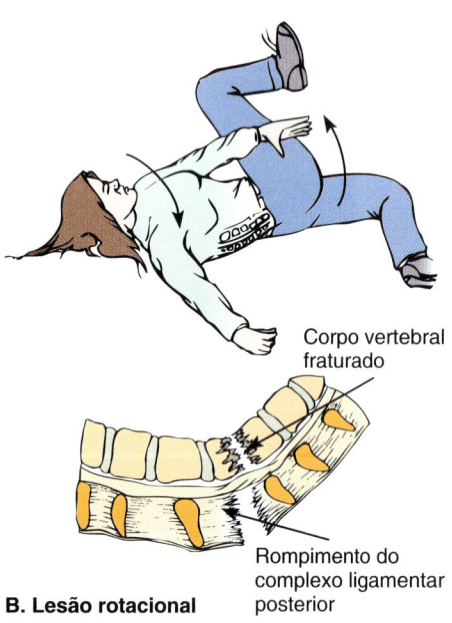

Figura 15.14 • A. Fratura de compressão vertebral secundária à carga axial resultante do impacto sobre a cabeça depois de uma queda de altura. **B.** Lesão rotacional, em que ocorrem simultaneamente uma fratura e o rompimento do complexo ligamentar posterior, e é causada por flexão lateral extrema ou torção da cabeça ou pescoço. Fonte: Morton P. G., Fontaine D. K. (2018). *Critical care nursing: A holistic approach* (11. ed., p. 941). Philadelphia, PA: Lippincott Williams & Wilkins.

A transecção completa repentina da medula espinal resulta na perda total da função motora, sensorial, dos reflexos e da função autonômica abaixo do nível da lesão. A resposta imediata a uma LME muitas vezes é chamada de *choque medular*. Caracteriza-se por paralisia flácida, com perda dos reflexos tendinosos abaixo do nível da lesão, inexistência de sensações somáticas e viscerais abaixo do nível da lesão e perda da função do intestino e da bexiga. A perda sistêmica do tônus vasomotor simpático pode resultar em vasodilatação, aumento da capacidade venosa e hipotensão. Essas manifestações acontecem independentemente do nível da lesão que, por fim, ou com LME conhecida. Cada pessoa com traumatismos múltiplos ou lesão na cabeça deve ser tratada automaticamente como se houvesse uma lesão da medula cervical, até que essa possibilidade seja descartada com exames de imagem.

A natureza da lesão determina novos métodos de tratamento e estabilização. Em lesões instáveis da coluna cervical, a tração cervical melhora ou restaura o alinhamento da coluna vertebral, descomprime estruturas neurais e facilita a recuperação. Fraturas e luxações das vértebras torácicas e lombares podem ser inicialmente estabilizadas mantendo-se a pessoa em repouso no leito e virando-a como um rolo para manter a coluna vertebral rígida. Ferimentos da coluna vertebral por arma de fogo ou arma branca podem não produzir instabilidade estrutural e não exigir imobilização.

O objetivo de uma intervenção cirúrgica precoce para uma coluna instável é proporcionar estabilidade interna, de modo que possam ocorrer mobilidade e reabilitação o mais cedo possível. Um dos aspectos mais importantes dos cuidados iniciais em casos de LME devem ser a prevenção e tratamento de choque medular ou sistêmico e da hipoxia associada ao comprometimento respiratório. A medula deve ser perfundida a fim de evitar a hipoxia. Não há evidências dos benefícios clínicos da metilprednisolona no tratamento da lesão da medula espinal, portanto, não é preconizada sua administração. As evidências mostram que o uso de altas doses de esteroides pode ser associado a vários efeitos colaterais deletérios.[32]

Tipos e classificação de lesões raquimedulares

As alterações na função orgânica que resultam de uma LME dependem do nível da lesão e da quantidade de envolvimento medular. *Tetraplegia*, por vezes chamada de *quadriplegia*, é a deterioração ou perda de função motora ou sensorial (ou ambas), após danos nas estruturas neurais dos segmentos cervicais da medula espinal.[32] Isso resulta no comprometimento da função nos braços, tronco, pernas e órgãos pélvicos. *Paraplegia* se refere a deterioração ou perda de função motora ou sensorial (ou ambas) nos segmentos torácico, lombar ou sacral da medula espinal resultante de danos aos elementos neurais do canal medular. Nos casos de paraplegia, o funcionamento dos braços é preservado, mas dependendo do nível da lesão, o funcionamento do tronco, pernas e órgãos pélvicos pode ser prejudicado. A paraplegia inclui lesões do cone medular e da cauda equina.

Outras definições de LME descrevem a extensão dos danos neurológicos como *completos* ou *incompletos*.[32] As lesões completas da medula podem ser o resultado de separação do cordão medular; rompimento das fibras nervosas, embora permaneçam intactas, ou interrupção do suprimento sanguíneo para esse segmento, resultando na destruição completa do tecido neural e paralisia NMS ou NMI. Com lesões completas, nenhuma função motora ou sensorial é preservada nos segmentos sacrais de S4 a S6. A LME incompleta implica a existência de certa função residual motora ou sensorial abaixo do nível da lesão. O prognóstico de retorno da função é melhor nos casos de lesão incompleta por causa da preservação da função axônica. Lesões incompletas podem se manifestar em vários padrões, mas podem ser organizadas em determinados padrões ou "síndromes" que ocorrem com mais frequência e refletem a área predominante de envolvimento medular. Os tipos de lesões incompletas incluem a síndrome medular central, síndrome de Brown-Séquard, síndrome medular anterior e síndrome do cone medular.

Síndrome medular central. Uma condição chamada *síndrome medular central* ocorre quando a lesão afeta predominantemente a substância cinzenta ou branca central da medula espinal (Figura 15.15).[33] Como as fibras do trato corticospinal são organizadas com aquelas que controlam os braços, localizadas mais centralmente, e aquelas que controlam as pernas, localizadas mais lateralmente, pode permanecer intacta certa quantidade de transmissão axônica externa. A função motora dos membros superiores é comprometida, mas os membros inferiores podem não ser afetados ou podem ser afetados em menor grau, com alguma preservação da sensibilidade sacral. Intestino, bexiga e funções sexuais geralmente são afetados em diferentes graus e isso pode acontecer paralelamente ao grau de comprometimento dos membros inferiores. Essa síndrome se dá quase exclusivamente na medula cervical, resultando em uma lesão NMS com paralisia espástica. O dano à medula central é mais frequente em idosos com estreitamento ou alterações estenóticas no canal espinal, relacionados com artrite. Também pode haver danos em pessoas com estenose congênita.

Síndrome de Brown-Séquard. Uma condição chamada *síndrome de Brown-Séquard* resulta de danos a uma hemissecção da medula anterior e posterior (Figura 15.16).[34] O efeito é a perda

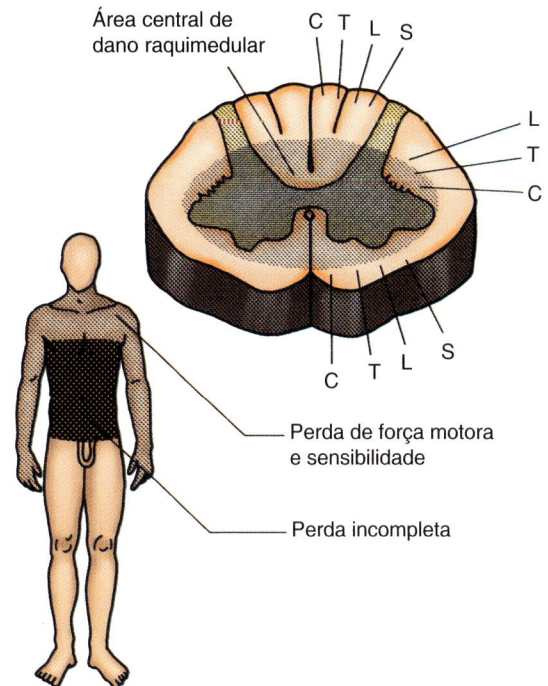

Figura 15.15 • Síndrome medular central. Corte transversal da medula espinal mostra lesão central e perda motora e sensorial associada (C: cervical; L: lombar; T: torácica). Fonte: Hickey J. V. (2014). *The clinical practice of neurological and neurosurgical nursing* (7. ed., primeira figura no Quadro 17–2, p. 398). Philadelphia, PA: Lippincott Williams & Wilkins.

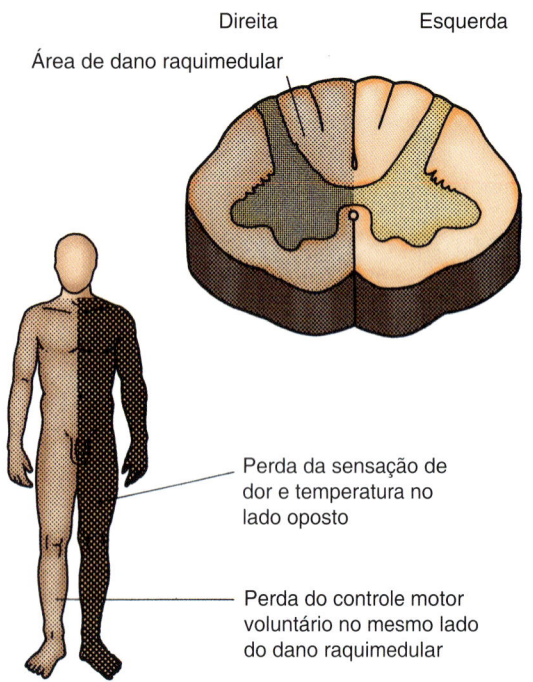

Figura 15.16 • Síndrome de Brown-Séquard; são mostradas lesão da medula espinal e perda motora e sensorial associada. Fonte: Hickey J. V. (2014). *The clinical practice of neurological and neurosurgical nursing* (7. ed., terceira figura no Quadro 17–2, p. 399). Philadelphia, PA: Lippincott Williams & Wilkins.

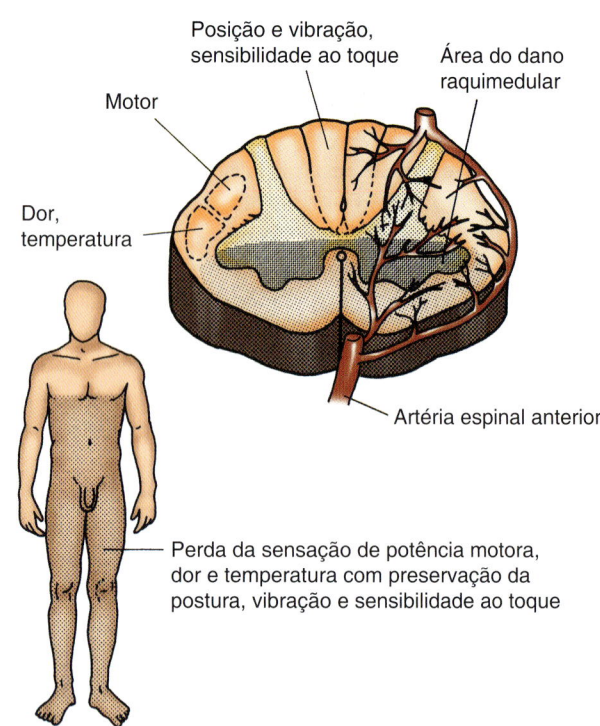

Figura 15.17 • Síndrome medular anterior; são mostradas lesão da medula espinal e perda motora e sensorial associada. Fonte: Hickey J. V. (2014). *The clinical practice of neurological and neurosurgical nursing* (7. ed., segunda figura no Quadro 17–2, p. 398). Philadelphia, PA: Lippincott Williams & Wilkins.

ipsilateral da função motora voluntária do trato corticospinal e perda de propriocepção, com perda contralateral da sensação de dor e temperatura dos tratos espinotalâmicos laterais em todos os níveis abaixo da lesão.

Síndrome medular anterior. A síndrome medular anterior geralmente é provocada por danos causados por infarto da artéria espinal anterior, resultando em danos aos dois terços anteriores da medula (Figura 15.17).[1] Os déficits incluem perda da função motora fornecida pelas vias corticospinais e perda da sensação de dor e temperatura pelos danos causados aos tratos espinotalâmicos laterais. O terço posterior da medula é relativamente pouco afetado, preservando os axônios da coluna dorsal que transmitem sensações de posição, vibração e toque.

Síndromes do cone medular e da cauda equina. A síndrome do cone medular envolve danos ao cone medular (i. e., T12 a L1, que é a extremidade inferior da medula espinal) e raízes nervosas lombares no canal neural. Os déficits funcionais desse tipo de lesão geralmente resultam em flacidez do intestino e da bexiga e alterações da função sexual. Ocasionalmente, segmentos sacrais mostram reflexos preservados se apenas o cone é afetado. A função motora das pernas e dos pés pode ser prejudicada sem deficiência sensorial significativa. A síndrome da cauda equina ocorre quando o dano às raízes nervosas da região lombossacral (i. e., L1 a L2) no canal espinal geralmente resulta em danos aos NMI e aos neurônios sensoriais. Os déficits funcionais se apresentam com vários padrões de paralisia flácida assimétrica, deficiência sensorial, assim como dor intensa e assimétrica. Devido a possíveis danos neurológicos permanentes, é indicada a intervenção cirúrgica de emergência nos casos de síndrome da cauda equina.

Comprometimento da função somatossensorial e da musculatura esquelética

As habilidades funcionais após uma LME estão sujeitas a vários graus de perda de função somatossensorial e muscular esquelética e alterações da atividade reflexa com base no nível da lesão raquimedular e na extensão dos danos à medula (Tabela 15.2).

Funções motora e somatossensorial. O funcionamento motor em lesões cervicais varia de completa dependência até um indivíduo independente, com ou sem a assistência de dispositivos para as atividades de mobilidade e autocuidado. Os níveis funcionais de lesão cervical estão relacionados com a inervação de C5, C6, C7 ou C8. No nível C5, a função do deltoide e dos bíceps é preservada, viabilizando o controle total da cabeça, pescoço e diafragma, com boa força nos ombros e flexão total do cotovelo. No nível C6, é mantida a função de dorsiflexão do punho pelos extensores, possibilitando a tenodese, que é a curvatura natural para dentro e a flexão dos dedos quando o punho é estendido e dobrado para trás. A tenodese é um movimento fundamental, pois pode ser utilizada para recolher objetos, quando não existe movimento dos dedos. Uma lesão funcional em C7 facilita a flexão e a extensão total do cotovelo, flexão plantar do punho e algum controle sobre

Tabela 15.2 Capacidades funcionais de acordo com o nível de lesão raquimedular.

Nível de lesão	Função sensorimotora segmentar	Vestir-se, comer	Eliminação	Mobilidade*
C1	Pouca ou nenhuma sensação ou controle da cabeça e do pescoço Sem controle do diafragma Requer ventilação contínua	Dependente	Dependente	Limitada. Cadeira de rodas elétrica controlada pela voz ou sistema *sip-n-puf* (sugar e soprar)
C2 a C3	Sensação na cabeça e pescoço Certo controle do pescoço Independente de ventilação mecânica por períodos curtos	Dependente	Dependente	O mesmo que para C1
C4	Sensibilidade preservada na cabeça e pescoço e controle motor Alguma elevação do ombro Movimento do diafragma	Dependente Pode ser capaz de comer com dispositivo de adaptação	Dependente	Limitada à cadeira de rodas elétrica controlada pela voz, boca, cabeça, queixo ou ombros
C5	Controle total da cabeça e pescoço Força nos ombros Flexão do cotovelo	Independente com assistência	Assistência máxima	Cadeira de rodas elétrica ou manual modificada Precisa de assistência para transferência
C6	Ombro totalmente inervado Extensão ou dorsiflexão do punho	Independente ou com o mínimo de assistência	Independente ou com o mínimo de assistência	Independente no uso da cadeira de rodas e na transferência
C7 a C8	Extensão total do cotovelo Flexão plantar do punho Algum controle dos dedos	Independente	Independente	Independente Cadeira de rodas manual
T1 a T5	Controle total das mãos e dos dedos Utilização de músculos intercostais e torácicos	Independente	Independente	Independente Cadeira de rodas manual
T6 a T10	Controle da musculatura abdominal Equilíbrio entre parcial e bom com os músculos do tronco	Independente	Independente	Independente Cadeira de rodas manual
T11 a L5	Músculos flexores do quadril, adutores do quadril (L1 a L3) Extensão do joelho (L2 a L4) Flexão do joelho e dorsiflexão do tornozelo (L4 a L5)	Independente	Independente	Deambulação de pequenas distâncias até plena, com assistência
S1 a S5	Controle total das pernas, dos pés e dos tornozelos Inervação dos músculos perineais para controle das funções sexuais, intestino e bexiga	Independente	Funcionamento intestinal e da bexiga de normal a prejudicado	Deambulação de modo independente, com ou sem assistência

*Assistência refere-se a dispositivos de auxílio.

os dedos. No nível C8 é adicionado o movimento de flexão dos dedos.

Lesões da medula torácica (T1 a T12) oportunizam o controle total dos membros superiores, com controle entre total e limitado dos músculos intercostais e do tronco e do equilíbrio. Lesão no nível T1 propicia total controle motor fino dos dedos. Por causa da falta de indicadores funcionais específicos nos níveis torácicos, o nível de prejuízo geralmente é determinado por testes de nível sensorial.

A capacidade funcional da inervação nervosa entre L1 e L5 torna viáveis a flexão do quadril, a abdução do quadril (L1 a L3), o movimento dos joelhos (L2 a L5) e a dorsiflexão do tornozelo (L4 a L5). A inervação sacral (S1 a S5) proporciona o controle total das pernas, pés e tornozelos e a inervação da musculatura perineal para o funcionamento do intestino, bexiga e funções sexuais.

Atividade reflexa. Os reflexos da medula espinal estão totalmente integrados na medula espinal e podem funcionar independentemente do *input* de centros superiores. A atividade reflexa espinal alterada após LME é essencialmente determinada pelo nível da lesão e do envolvimento ou não de NMS ou NMI. Com lesões NMS no nível de T12 e acima, os reflexos medulares permanecem intactos, enquanto as vias de comunicação com centros superiores foram interrompidas. Isso resulta em espasticidade dos grupos musculares esqueléticos envolvidos e dos músculos lisos e esqueléticos que controlam intestino, bexiga e funções sexuais. Em lesões NMI no nível de T12 ou abaixo, o próprio circuito reflexo foi danificado no nível da medula espinal ou dos nervos da coluna vertebral, resultando na diminuição ou extinção de função de reflexo. As lesões NMI causam paralisia flácida de grupos musculares esqueléticos envolvidos e dos músculos lisos e esqueléticos que controlam intestino, bexiga e funções sexuais. No entanto, lesões próximas ao nível de T12 podem resultar em déficits mistos NMS e NMI (p. ex., paralisia espástica do intestino e da bexiga com tônus muscular flácido).

Após o período de choque medular em uma lesão NMS, retorna a atividade isolada de reflexos da coluna vertebral e do tônus muscular que não estejam sob o controle dos centros superiores. Isso pode resultar em hipertonia e espasticidade do músculo esquelético abaixo do nível da lesão.[34] Esses movimentos espásticos são involuntários, em vez de voluntários, uma distinção que precisa ser explicada para pessoas com LME e seus familiares. São afetados predominantemente os músculos antigravitacionais, os flexores dos braços e extensores das pernas. Os estímulos para o espasmo muscular reflexo surgem de vias aferentes somáticas e viscerais que entram na medula abaixo do nível da lesão. Os estímulos mais comuns são de estiramento muscular, infecções ou cálculos vesicais, fístulas, distensão ou impactação intestinal, áreas de pressão ou irritação na pele e infecções. Como os estímulos que precipitam os espasmos variam de um indivíduo para o outro, é necessário realizar uma avaliação cuidadosa para identificar os fatores que precipitam os espasmos em cada pessoa. Exercícios passivos de amplitude de movimento para alongar os músculos espásticos ajudam a impedir o espasmo induzido pelo alongamento muscular, como ocorre com a mudança de posição do corpo.

A espasticidade não é prejudicial e pode até facilitar a manutenção do tônus muscular para evitar a perda de massa muscular, melhorar o retorno venoso e auxiliar a mobilidade. Os espasmos se tornam prejudiciais quando comprometem a segurança do paciente. Eles também reduzem a capacidade de alcançar ganhos funcionais em mobilidade e atividades da vida diária. Os espasmos também podem causar traumatismo aos ossos e tecidos, levando a contraturas articulares e lesões na pele.

Função muscular respiratória.
Para que ocorra ventilação, os músculos expiratórios e inspiratórios precisam ser inervados pela medula espinal. Os segmentos C3 a C5, através dos nervos frênicos, inervam o principal músculo da ventilação, o diafragma. Segmentos da coluna vertebral de T1 a T7 inervam os músculos intercostais, que funcionam na elevação da caixa torácica e são necessários para a tosse e a respiração profunda. Os principais músculos da expiração são os músculos abdominais, que recebem sua inervação dos níveis T6 a T12.

Embora a capacidade de inspirar e expirar possa ser preservada em vários níveis de LME, os déficits funcionais de ventilação são mais evidentes na qualidade do ciclo de respiração e na capacidade de oxigenar os tecidos, eliminar o dióxido de carbono e mobilizar secreções. Lesões da medula envolvendo os segmentos C1 a C3 resultam na inexistência de esforço respiratório, e as pessoas afetadas necessitam de ventilação assistida. Embora as lesões entre C3 e C5 possibilitem o funcionamento total ou parcial do diafragma, a ventilação é diminuída por causa da perda de função dos músculos intercostais, resultando em respirações superficiais e tosse fraca. Abaixo do nível C5, como se dá um comprometimento menor da musculatura intercostal e abdominal, a capacidade de respirar profundamente e tossir é menos prejudicada. A terapia de manutenção consiste em treinamento muscular para fortalecer os músculos existentes para resistência e mobilização de secreções. A capacidade de falar é comprometida com o uso de ventilação assistida, seja contínuo ou intermitente. Assim, também é essencial garantir a comunicação adequada das necessidades.

Comprometimento da função do sistema nervoso autônomo

Se houver uma LME, toda a função do nervo autônomo abaixo do local da lesão será interrompida. Isso inclui o fluxo simpático proveniente da medula torácica e lombar e o fluxo parassimpático oriundo da medula sacral. Devido ao seu local de saída do SNC, nervos cranianos como o nervo vago não são afetados. Dependendo do grau de lesão, os reflexos espinais que controlam a função do sistema nervoso autônomo são amplamente isolados do restante do SNC. O *input* aferente sensorial que entra na medula espinal não é afetado como o *output* eferente motor da medula. Faltam regulação e integração da função reflexa por centros no tronco encefálico e no encéfalo. Isso resulta em uma situação em que os reflexos autônomos abaixo do nível da lesão são descontrolados, enquanto aqueles acima do nível da lesão funcionam de maneira relativamente controlada.

A regulação pelo sistema nervoso simpático da função circulatória e da temperatura corporal (*i. e.*, termorregulação) apresenta alguns dos problemas mais graves em casos de LME. Quanto mais alto o nível da lesão e quanto maior a área de superfície afetada, mais profundos são os efeitos sobre a circulação e a termorregulação. Pessoas com lesão no nível de T6 ou acima têm problemas para regular o tônus vasomotor. Aquelas com lesões abaixo do nível de T6 geralmente têm função simpática suficiente para manter a função vasomotora adequada. O nível de lesão e os problemas correspondentes podem variar entre as pessoas e alguns efeitos disfuncionais podem ser observados em níveis abaixo de T6. Nos casos de lesão na medula lombar baixa e sacral, a função simpática permanece essencialmente inalterada.

Resposta vasovagal.
O nervo vago (NCX), que não é afetado em caso de LME, habitualmente exerce um efeito inibidor contínuo sobre a frequência cardíaca. A estimulação vagal que provoca uma acentuada bradicardia é chamada de *resposta vasovagal*. O *input* aferente visceral aos centros vagais no tronco encefálico de pessoas com tetraplegia ou paraplegia de alto nível pode produzir bradicardia acentuada quando não é reprimida por um sistema nervoso simpático disfuncional. Pode se desenvolver uma bradicardia grave e até mesmo assistolia quando uma aspiração traqueal profunda ou uma

rápida mudança de posição provoca a resposta vasovagal. Recomendam-se medidas preventivas, como hiperoxigenação antes, durante e depois da aspiração. Devem ser evitadas ou antecipadas rápidas alterações no posicionamento do corpo e anticolinérgicos devem estar imediatamente disponíveis para combater episódios graves de bradicardia.

Disreflexia autônoma. A disreflexia autônoma, também conhecida como *hiper-reflexia autonômica*, representa um episódio agudo de respostas reflexas simpáticas exageradas que ocorrem em pessoas com lesões no nível de T6 e acima, nas quais é perdido o controle pelo SNC dos reflexos espinais (Figura 15.18). Isso não acontece até que o choque espinal tenha tido resolução e os reflexos autônomos tenham voltado, na maioria das vezes dentro dos 6 primeiros meses após a lesão. Não é tão previsível durante o primeiro ano após a lesão, mas pode surgir ao longo de toda a vida.

A disreflexia autônoma se caracteriza por hipertensão entre leve e grave, palidez da pele e arrepios associados à resposta piloeretora. Como a função dos barorreceptores e o controle parassimpático da frequência cardíaca trafegam pelos nervos cranianos, essas respostas permanecem intactas. A hipertensão permanente produz uma desaceleração vagal mediada por barorreflexo da frequência cardíaca até o nível da bradicardia. Simultaneamente, ocorre vasodilatação mediada por barorreflexo, com rubor cutâneo e sudorese profusa acima do nível da lesão, cefaleia que varia entre leve, grave e latejante, congestão nasal e sentimentos de ansiedade. Uma pessoa pode apresentar um, vários ou todos os sintomas em cada episódio.

Os estímulos que iniciam a resposta de disreflexia incluem distensão visceral, como a bexiga ou reto cheios; estimulação dos receptores da dor, como ocorre com as úlceras de pressão, unhas encravadas, trocas de curativos e procedimentos de diagnóstico ou cirúrgicos; e contrações viscerais, como a

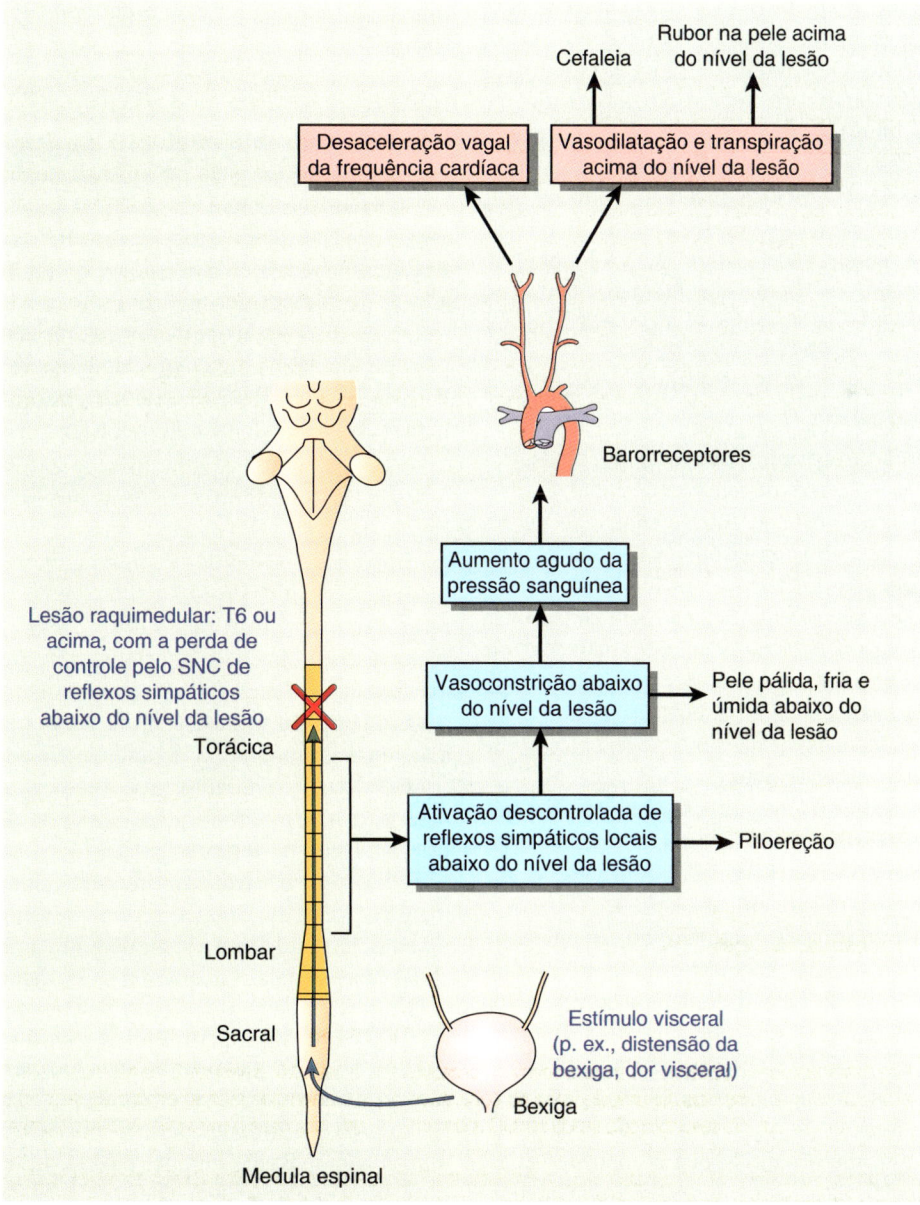

Figura 15.18 • Mecanismos de disreflexia autônoma.

ejaculação, espasmos vesicais ou contrações uterinas. Em muitos casos, a resposta de disreflexia resulta de uma bexiga cheia.

A disreflexia autônoma é uma emergência clínica e sem tratamento rápido e adequado, pode haver convulsões, perda de consciência e até mesmo a morte. Os principais componentes do tratamento incluem monitoramento da pressão arterial ao mesmo tempo em que é feita a remoção ou correção da causa ou estímulo inicial. A pessoa deve ser colocada na posição ortostática, e todas as meias elásticas e compressivas devem ser removidas para promover o acúmulo de sangue nas veias e reduzir o retorno venoso, diminuindo desse modo a pressão arterial. Se os estímulos foram removidos ou não podem ser identificados e a pessoa é colocada na posição ortostática, mas a pressão arterial permanece elevada, devem ser administradas substâncias que bloqueiem a função autonômica. Recomenda-se a prevenção do tipo de estímulo que desencadeia o evento de disreflexia.

Hipotensão postural.
A hipotensão postural ou ortostática pode ocorrer com lesões no nível de T4 a T6 e acima e se deve à interrupção do fluxo simpático para os vasos sanguíneos nos membros e no abdome. O acúmulo de sangue, juntamente com as forças gravitacionais, prejudica o retorno venoso ao coração, o que cria uma subsequente diminuição no débito cardíaco quando a pessoa é colocada na posição ortostática. Os sinais de hipotensão ortostática incluem tonturas, palidez, sudorese excessiva acima do nível da lesão, queixas de borramento visual e, possivelmente, desmaios. A hipotensão postural é habitualmente prevenida por alterações lentas no posicionamento e medidas para promover o retorno venoso.

Comprometimento das funções vesical, intestinal e sexual
A perda de função da bexiga resulta da interrupção de vias neurais entre a bexiga e o centro de reflexo miccional no nível de S2 a S4 (i. e., lesão de NMI) ou entre o centro de reflexo miccional e centros encefálicos superiores para comunicação e controle coordenado do esfíncter (i. e., lesão NMS). Pessoas com lesões de NMS ou bexiga espástica não têm consciência do enchimento da bexiga (i. e., armazenamento) nem controle voluntário da micção (i. e., eliminação). Nas lesões de NMI ou disfunção flácida da bexiga, a falta de consciência do enchimento da bexiga e a falta de tônus deixam a pessoa incapaz de urinar voluntária ou involuntariamente.

A evacuação intestinal é uma função coordenada que envolve o sistema nervoso entérico, o sistema nervoso autônomo e o sistema nervoso central. Pessoas com LME acima de S2 a S4 desenvolvem o funcionamento espástico do reflexo de defecação e perdem o controle voluntário do esfíncter anal externo. Danos raquimedulares no nível de S2 a S4 causam o funcionamento flácido do reflexo de defecação e a perda do tônus do esfíncter anal. Mesmo que a inervação do sistema nervoso entérico do intestino permaneça intacta, sem o reflexo de defecação, os movimentos peristálticos são ineficazes na evacuação de fezes.

A função sexual, do mesmo modo que o controle vesical e intestinal, é mediada pelos segmentos S2 a S4 da medula espinal. A resposta sexual genital em casos de LME, que se manifesta pela ereção nos homens e lubrificação vaginal nas mulheres, pode ser iniciada por estímulos mentais ou pelo toque, dependendo do grau da lesão. Os segmentos medulares de T11 a L2 foram identificados como a área de resposta sexual por estímulo mental, ou psicogênica, em que as vias nervosas autonômicas em comunicação com o prosencéfalo deixam a medula e inervam os órgãos genitais. Os segmentos da medula de S2 a S4 foram identificados como centro de reflexo sexual pelo toque. Nos casos de lesão no nível de T10 ou acima, a resposta de reflexo sexual ao toque genital pode acontecer livremente. No entanto, não ocorre a resposta a estímulos sexuais mentais (T11 a L2) por causa da lesão espinal bloqueando a via de comunicação. Em uma lesão no nível de T12 ou abaixo, o centro reflexo sexual pode estar danificado e não haver resposta ao toque.

Nos homens, a disfunção erétil ou incapacidade de sentir as sensações do pênis ou o orgasmo não é um indicador confiável de fertilidade, o que deve ser avaliado por um especialista. Nas mulheres, a fertilidade é paralela à menstruação. Normalmente, fica suspensa por um período de 3 a 5 meses após a lesão.

Comprometimento de outras funções

Regulação da temperatura.
Os mecanismos centrais para a termorregulação estão no hipotálamo. Em resposta ao frio, o hipotálamo estimula respostas vasoconstritoras nos vasos sanguíneos periféricos, particularmente os da pele. Isso resulta na diminuição da perda de calor corporal. A produção de calor advém de aumento do metabolismo, atividade voluntária ou tremores. Para reduzir o calor, os mecanismos estimulados pelo hipotálamo produzem vasodilatação dos vasos sanguíneos da pele para dissipar o calor e a transpiração para aumentar as perdas de calor por evaporação.

Após uma LME, a comunicação entre os centros de termorregulação no hipotálamo e as respostas efetoras simpáticas abaixo do nível da lesão é interrompida. A capacidade de controlar as respostas dos vasos sanguíneos que conservam ou dissipam o calor é perdida, assim como a capacidade de transpirar e tremer. Níveis mais altos de lesão tendem a produzir maiores distúrbios na termorregulação. Em casos de tetraplegia e alta paraplegia, existem poucas defesas contra as alterações na temperatura ambiente, e a temperatura do corpo tende a assumir a temperatura do ambiente externo, uma condição conhecida como *poiquilotermia*. Pessoas com lesões em níveis mais baixos apresentam graus variáveis de termorregulação. Os distúrbios na termorregulação são condições crônicas e podem causar a perda contínua de calor corporal. O tratamento consiste em orientar o paciente a ajustar o vestuário e a ter consciência de como a temperatura ambiente afeta a capacidade corporal de se acomodar a essas alterações.

Trombose venosa profunda e edema.
Pessoas com LME devem ser consideradas como de alto risco para o desenvolvimento de trombose venosa profunda (TVP) e embolia pulmonar. O alto risco para TVP em pessoas com lesão raquimedular aguda deve-se a imobilidade, diminuição do tônus vasomotor abaixo do nível da lesão, assim como hipercoagulabilidade e estase do fluxo sanguíneo. Existem relatos de que a estimulação elétrica aplicada

aos membros inferiores proporciona algum benefício por possibilitar a contração muscular e melhorar o fluxo venoso. Dor local, um sintoma comum de TVP, muitas vezes não se manifesta devido aos déficits sensoriais. Desse modo, é importante estabelecer uma programação regular de inspeção visual para verificação de sinais locais de TVP (p. ex., edema). Os testes para pessoas com alto risco de desenvolvimento de TVP incluem a pletismografia e ultrassonografia dúplex.

Edema postural também é um problema comum em pessoas com LME. O desenvolvimento de edema está relacionado com diminuição da resistência vascular periférica, diminuição do tônus muscular nos membros paralisados e imobilidade, que provocam aumento da pressão venosa e acúmulo anormal de sangue no abdome, membros inferiores e membros superiores. O posicionamento do indivíduo para minimizar as forças gravitacionais ou o uso de dispositivos de compressão (p. ex., meias elásticas) que incentivam o retorno venoso geralmente aliviam o edema nas partes mais baixas do corpo.

Integridade cutânea. Toda a superfície da pele é abastecida por nervos cranianos ou espinais organizados em dermátomos que mostram a distribuição cutânea. O SNC e sistema nervoso autônomo também desempenham um papel fundamental no funcionamento cutâneo. O sistema nervoso simpático, por meio do controle da atividade vasomotora e das glândulas sudoríparas, tem influência sobre a saúde da pele, possibilitando a circulação adequada, a excreção de líquido do corpo e a regulação da temperatura. Quando não há mecanismos sensoriais de alerta e capacidade motora voluntária abaixo do nível da lesão, além de alterações circulatórias, a pessoa com lesão raquimedular corre grande risco de ruptura da integridade cutânea. Os fatores mais significativos associados à ruptura da integridade da pele são pressão, forças de cisalhamento e trauma e irritação localizados. Aliviar a pressão, viabilizar a circulação adequada e a inspeção da pele são as principais maneiras de manter a integridade cutânea. De todas as complicações após a ocorrência de uma LME, a ruptura da pele é o evento com maior possibilidade de ser evitado.

Futuro da reparação de lesões da medula espinal

Atualmente, as estratégias para reparar uma lesão raquimedular se concentram em promover o crescimento de feixes de fibras nervosas interrompidas, usando fatores que estimulam o crescimento do nervo ou moléculas que suprimem os inibidores da extensão neuronal; preencher as lesões da medula espinal com estruturas impregnadas com os fatores de crescimento de nervos, que promovem o crescimento do axônio e reduzem as barreiras provocadas pelo crescimento de tecido cicatricial; reparar a mielina danificada e restaurar a condutividade das fibras nervosas na área da lesão e melhorar a plasticidade do SNC, promovendo o crescimento compensatório de fibras nervosas intactas preservadas acima e abaixo do nível da lesão. Embora essas estratégias possam não ser suficientes para possibilitar a reparação total da medula espinal, a fim de recriar o que havia antes da lesão, mesmo pequenos sucessos podem ser úteis para uma pessoa com LME.

RESUMO

Lesões de NMS são aquelas que envolvem neurônios totalmente contidos no SNC. ELA é um distúrbio neurológico progressivo e violento que afeta seletivamente a função motora. Afeta os NMI na medula espinal, bem como os NMS no tronco encefálico e córtex cerebral. Esclerose múltipla é uma doença desmielinizante de progressão lenta do SNC. Os sintomas mais comuns são parestesia, neurite óptica e fraqueza motora. A doença geralmente se caracteriza por períodos de exacerbação e remissão. Inicialmente, a função quase normal retorna entre os períodos de exacerbação.

LME é uma condição neurológica incapacitante, mais comumente causada por acidentes automobilísticos, quedas e lesões esportivas. As disfunções do sistema nervoso após uma LME compreendem diferentes graus de perda sensorimotora e alteração da atividade reflexa, com base no nível da lesão e na extensão do dano espinal. Dependendo do nível da lesão, os problemas físicos de uma LME incluem choque medular; problemas de ventilação e de comunicação; disfunção do sistema nervoso autônomo, que predispõe à resposta vasovagal, hiper-reflexia autonômica, comprometimento da regulação da temperatura corporal e hipotensão postural; comprometimento da bomba muscular e da inervação venosa, levando ao edema das zonas pendentes do corpo e ao risco de desenvolvimento de TVP; alteração da integridade sensorimotora, que contribui para espasmos musculares incontroláveis, respostas alteradas a estímulos dolorosos e ameaças à integridade cutânea; alterações na evacuação intestinal e vesical e comprometimento da função sexual.

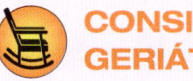

CONSIDERAÇÕES GERIÁTRICAS

- As pesquisas levaram ao desenvolvimento da tomografia computadorizada por emissão de fóton único (SPECT), que detecta alterações em neurotransmissores como dopamina. Esse achado possibilita que os profissionais de saúde reconheçam transtornos como a doença de Parkinson precocemente e, assim, melhorem os desfechos terapêuticos[35]
- A redução da força muscular e da agilidade é um achado normal do envelhecimento; contudo, fraqueza muscular localizada está associada a doença[36]
- A redução do aporte neural para os músculos, que ocorre com o envelhecimento, contribui para a atrofia muscular nas mãos[36]
- Os episódios de queda dos adultos mais velhos são atribuídos a degeneração das células nervosas na orelha interna[37]
- Os novelos neurofibrilares usados para diagnosticar a doença de Alzheimer também podem ser encontrados em adultos mais velhos com função cognitiva normal.[37]

CONSIDERAÇÕES PEDIÁTRICAS

- A incapacidade de realizar o movimento de encostar a ponta do dedo da mão no nariz e o sinal de Romberg positivo sugerem alteração da função cerebelar[38]
- Ausência ou assimetria de reflexos indica disfunção cerebral.[38]

b. A *disreflexia autônoma*, que é uma ameaça para pessoas com LME no nível de T6 ou acima, se manifesta por hipertensão arterial, muitas vezes até níveis extremos, e bradicardia; constrição dos vasos da pele abaixo do nível da lesão e fortes dores de cabeça e congestão nasal. Explique a origem da elevação da pressão arterial e da bradicardia. A condição não ocorre até depois da resolução do choque medular e geralmente acontece apenas em pessoas com lesões no nível de T6 e acima. Explique.

Exercícios de revisão

1. Uma mulher de 32 anos de idade se apresenta com queixas de pálpebras caídas, dificuldade de mastigação e deglutição e fraqueza nos braços e pernas, que não é tão grave pela manhã, mas piora à medida que o dia avança. Ela se queixa de que subir escadas e levantar objetos está se tornando uma tarefa cada vez mais difícil. O exame clínico confirma a fraqueza dos músculos palpebrais e da mandíbula. O profissional diz que ela possivelmente sofre de miastenia *gravis* e que precisa fazer um exame de sangue para avaliar os anticorpos.
   a. Explique a patogênese dos sintomas dessa mulher no que se refere à miastenia gravis.
   b. Explique como a informação a partir do resultado do teste sanguíneo de anticorpos pode ser utilizada para auxiliar no diagnóstico da doença.
   c. Explique a razão para evitar o uso dos antibióticos aminoglicosídios no tratamento de infecções que afetem essa mulher.
2. Um homem de 66 anos se queixa de tremor da mão direita em repouso, o que interfere em seus projetos de *design* gráfico. Ele também se queixa de arrastar a perna esquerda ao caminhar, de se sentir instável ao virar e de ter uma postura encurvada. Após o exame, verifica-se que ele também apresenta leve rigidez em todos os membros, expressão facial rígida, hipofonia e comprometimento de movimentos alternados rápidos. Com base em sua apresentação clínica, é diagnosticado com doença de Parkinson.
   a. *Como você faria para ajudá-lo a entender o papel do cerebelo e dos núcleos da base na execução dos movimentos motores associados a essas manobras?*
3. Um homem de 20 anos de idade sofreu uma lesão raquimedular no nível de C2 a C3 resultante de um acidente de motocicleta.
   a. *Explique os efeitos da lesão nesse homem em relação a ventilação e comunicação; função sensorimotora; função do sistema nervoso autônomo; funcionamento do intestino, bexiga e das funções sexuais e regulação da temperatura.*

REFERÊNCIAS BIBLIOGRÁFICAS

1. Patton K., Thibodeau G. (2016). Anatomy & physiology (9th ed., p. 333). Philadelphia, PA: Elsevier.
2. Hall J. E. (2016). Guyten and Hall textbook of medical physiology (13th ed.). Philadelphia, PA: Elsevier.
3. Penfield W., Rasmussen T. (1950). The cerebral cortex of man. New York, NY: Macmillan.
4. Tortora G., Derrickson B. (2017). Principles of anatomy & physiology (15th ed.). New York, NY: John Wiley.
5. Bickley L. S., Szilagyi P. G. (2013). Bates' guide to physical examination and history taking (11th ed., pp. 708–718). Philadelphia, PA: Lippincott Williams & Wilkins.
6. Anthony D. P., Anthony D. C. (2015). Peripheral nerve and skeletal muscle. In Kumar V., Abbas A. K., Fausto N. (Eds.), Robbins and Cotran pathologic basis of disease (9th ed., pp. 1227–1250). Philadelphia, PA: Elsevier.
7. Strayer D. S., Rubin E., Saffitz J. E., et al. (Eds.) (2015). Rubin's pathology: Clinicopathologic foundations of medicine (7th ed.). Philadelphia, PA: Lippincott Williams & Wilkins.
8. Malavaki C. J., Sakkas G. K., Mitrou G. I., et al. (2015). Skeletal muscle atrophy: disease-induced mechanisms may mask disuse atrophy. Journal of Muscle Research and Cell Motility 36(6), 405–421.
9. Louis E., Mayer S. A., Rowland L. P. (Eds.) (2015). Merritt's neurology. Philadelphia, PA: Wolters Kluwer.
10. Vo A. H., McNally E. (2015). Modifier genes and their effect on Duchenne muscular dystrophy. Current Opinion in Neurology 28(5), 528–534.
11. Katzung B., Trevor A. (2015). Basic and clinical pharmacology (13th ed.). New York, NY: Lange Medical Books/McGraw-Hill.
12. Rosow L. K., Strober J. B. (2015). Infantile botulism: Review and clinical update. Pediatric Neurology 52(5), 487–492.
13. King A. M., Aaron C. K. (2015). Organophosphate and carbamate poisoning. Emergency Medicine Clinics of North America 33, 133–151.
14. Cavalcante P., Galbardi B., Franzi S., et al. (2016). Increased expression of toll-like receptors 7 and 9 in myasthenia gravis thymus characterized by active Epstein-Barr virus infection. Immunobiology 221(4), 516–527.
15. Della Marina A., Trippe H., Lutz S., et al. (2014). Juvenile myasthenia gravis: Recommendations for diagnostic approaches and treatment. Neuropediatrics 45(2), 75–83.
16. Dunphy L. M., Windland-Brown J. E., Porter B. O., et al. (2015). Primary care: The art and science of advanced practice nursing (4th ed.). Philadelphia, PA: FA Davis.
17. Ansar V., Valadi N. (2015). Guillain-Barre syndrome. Primary Care; Clinics in Office Practice 42(2), 189–193.
18. Willison H. J., Jacobs B. C., van Doorn P. A. (2016). Guillain–Barre syndrome. Lancet 388, 717–727.
19. Maher C., Underwood M., Buchbinder R. (2017). Non-specific low back pain. Lancet 389, 736–747.

20. Bahouq H., Allali F., Rkain H., *et al.* (2013). Prevalence and severity of insomnia in chronic low back pain patients. Rheumatology International 33, 1277–1281.
21. Oaseem A., Wilt T. J., McLean R. M., *et al.* (2017). Noninvasive treatments for acute, subacute, and 21 chronic low back pain: A clinical practice guideline from the American College of Physicians. Annals of Internal Medicine 166, 514–530.
22. Wilkins A. (2017). Cerebellar dysfunction in multiple sclerosis. Frontiers in Neurology 8, 1–6.
23. Sivaswamy L. (2014). Approach to acute ataxia in childhood: Diagnosis and evaluation. Pediatric Annals 43(4), 153–159.
24. Derkinderen P., Shannon K., Brundin P. (2014). Gut feelings about smoking and coffee in Parkinson's disease. Movement Disorders 29(18), 976–979.
25. Miller D. B., O'Callaghan J. P. (2015). Biomarkers of Parkinson's disease: present and future. Metabolism 64(301), S40–S46.
26. Lehne R. A. (2013). Pharmacology for nursing care (8th ed.). Philadelphia, PA: Elsevier.
27. Gordon P. H. (2013). Amyotrophic lateral sclerosis: An update for 2013 clinical features, pathophysiology, management and therapeutic trials. Aging and Disease 4(5), 295–310.
28. Hickey J. V. (2014). The clinical practice of neurological and neurosurgical nursing (7th ed.). Philadelphia, PA: Wolters Kluwer.
29. Bader M. K., Littlejohns L. R., Olson D.M. (2016). AANN core curriculum for neuroscience nursing. Chicago, IL: AANN
30. Sawcer S., Franklin R. J., Ban M. (2014). Multiple sclerosis genetics. Lancet Neurology 13, 700–709.
31. National Spinal Cord Injury Statistical Center. (2016). Facts and figures at a glance. Birmingham, AL: University of Alabama at Birmingham.
32. Hurlbert R. J., Hadley M.N., Walters B. C., *et al.* (2013). Pharmacological therapy for acute spinal cord injury. Neurosurgery 72(3), 93–105.
33. Bonner S., Smith C. (2013). Initial management of acute spinal cord injury. Continuing Education in Anesthesia, Critical Care, & Pain 13(6), 224–231.
34. Morton P. G., Fontaine D. K. (2018). Critical care nursing: A holistic approach (11th ed.). Philadelphia, PA: Lippincott Williams & Wilkins.
35. Fischbach F. T., Dunning M. B. (2015). Nurse's quick reference to common laboratory and diagnostic tests. (6th ed.) Philadelphia, PA: Lippincott Williams & Wilkins.
36. Hinkle J. L., Cheever K. H. (2018). Brunner & Suddarth's textbook of medical-surgical nursing. Philadelphia, PA: Wolters Kluwer.
37. Eliopoulos C. (2018). Gerontological nursing. (9th ed.). Philadelphia, PA: Wolters Kluwer.
38. Bowden V. R., Greenberg C. S. (2014). Children and their families: The continuum of nursing care. (3rd ed.). Philadelphia, PA: Wolters Kluwer.

Distúrbios da Função Encefálica

16

Cynthia Bautista

INTRODUÇÃO

O encéfalo é suscetível a lesões por traumatismo, isquemia, tumores, processos degenerativos e distúrbios metabólicos. Lesões encefálicas são classificadas como traumáticas (*i. e.*, hematoma epidural, hematoma subdural, concussão, contusão ou lesão axônica difusa) ou não traumáticas (*i. e.*, acidente vascular encefálico, infecção, tumor ou convulsão). Lesões encefálicas podem causar alterações no nível de consciência e alterações na função cognitiva, motora e sensorial. Um dano encefálico resulta dos efeitos de isquemia, aminoácidos excitatórios, edema e aumento da pressão intracraniana (PIC).

MANIFESTAÇÕES E MECANISMOS DE LESÃO ENCEFÁLICA

Depois de concluir esta seção, o leitor deverá ser capaz de:

- Identificar os níveis de consciência e suas características
- Descrever os determinantes da pressão intracraniana e os mecanismos compensatórios utilizados para evitar o aumento da PIC
- Discutir edema cerebral citotóxico, vasogênico e intersticial.

O encéfalo está protegido contra as forças externas pelos limites rígidos do crânio e pelo amortecimento proporcionado pelo líquido cerebrospinal (LCS). A estabilidade metabólica requerida pelas células eletricamente ativas é mantida por uma série de mecanismos de regulação, incluindo a barreira hematencefálica e mecanismos de autorregulação que asseguram o suprimento sanguíneo. No entanto, o encéfalo permanece notavelmente vulnerável a lesões por traumatismo, isquemia, tumores, processos degenerativos e distúrbios metabólicos.

Manifestações de lesão encefálica

A lesão encefálica, devido a traumatismo, acidente vascular encefálico (AVE) ou outros processos patológicos, manifesta-se por alterações no nível de consciência e alterações na função cognitiva, motora e sensorial. Uma lesão encefálica localizada provoca déficits neurológicos focais que podem ou não alterar o nível de consciência. Uma lesão encefálica global quase sempre resulta em alteração nos níveis de consciência, desde falta de atenção até estupor (torpor) ou coma.

Os hemisférios cerebrais representam a região mais suscetível a danos, cujo sinal mais frequente de disfunção encefálica é uma alteração no nível de consciência e alterações comportamentais. À medida que são afetadas sequencialmente estruturas encefálicas no diencéfalo, mesencéfalo, ponte e bulbo, tornam-se evidentes sinais adicionais relacionados com a pupila e com os reflexos dos movimentos oculares, função motora e respiração (Tabela 16.1). Instabilidade hemodinâmica e respiratória são os últimos sinais a se manifestar, pois os centros reguladores estão localizados na porção inferior do bulbo.

Com a deterioração neurológica progressiva, as capacidades neurológicas do indivíduo parecem se deteriorar de maneira gradual. Do mesmo modo, à medida que a função neurológica retorna, parece haver um progresso gradual em direção a níveis mais elevados de consciência. A deterioração da função encefálica provocada por lesões supratentoriais tende a seguir uma progressão gradual rostrocaudal, o que é observado como uma tentativa de o encéfalo inicialmente compensar a lesão e, posteriormente, o início de uma descompensação com a perda da autorregulação e da perfusão cerebral. Lesões infratentoriais (tronco encefálico) podem resultar em uma perturbação precoce e muitas vezes abrupta nos níveis de consciência, sem qualquer progressão rostrocaudal ordenada dos sinais neurológicos.

Alteração nos níveis de consciência

Todas as formas de lesão e doenças encefálicas podem causar alterações no nível de consciência. Consciência é o estado de reconhecimento do próprio eu e do meio ambiente e a capacidade de se adaptar a novos estímulos.[1] Está dividida em dois componentes:

1. Alerta e vigília
2. Conteúdo e cognição.[2]

O estado de alerta e vigília requerem o funcionamento simultâneo dos dois hemisférios cerebrais e da integridade do sistema de ativação reticular (SAR) no tronco encefálico. Os aspectos da consciência relacionados com o conteúdo e cognição são determinados pelo córtex cerebral funcionante.

Tabela 16.1 Sinais característicos de progressão rostrocaudal de lesões encefálicas.

Nível de lesão encefálica	Sinais clínicos característicos
Diencéfalo	Comprometimento do nível de consciência; pupilas pequenas e reativas; resposta oculocefálica intacta; postura de flexão anormal; respiração de Cheyne-Stokes
Mesencéfalo	Coma; pupilas médias e fixas; comprometimento da resposta oculocefálica; hiperventilação neurogênica central; postura em extensão
Ponte	Coma; pupilas mióticas (pequenas) e fixas; olhar desconjugado; comprometimento da resposta oculovestibular; perda de reflexo corneal; hemiparesia/tetraparesia; postura em extensão; respiração apnêustica
Bulbo	Coma; pupilas fixas, flacidez, perda do reflexo de tosse e do reflexo faríngeo, respiração atáxica/apneica

Base anatômica e fisiológica da consciência. A formação reticular é um sistema primitivo difuso de entrelaçamento de células e fibras nervosas no tronco encefálico que recebe *input* de várias vias sensoriais (Figura 16.1). Anatomicamente, a formação reticular constitui o núcleo central do tronco encefálico, que se estende do bulbo, passando pela ponte até o mesencéfalo, que caudalmente é contínuo com a medula espinal e rostralmente com o subtálamo, o hipotálamo e o tálamo.[2] As fibras do SAR também se projetam até o sistema nervoso autônomo e sistema motor. O hipotálamo desempenha um papel preponderante na manutenção da homeostase por integrar as funções somáticas, viscerais e endócrinas. Os *inputs* da formação reticular, projeções vestibuloespinais e outros sistemas motores são integrados para fornecer um *background* de adaptação constante do tônus muscular e da postura para facilitar as ações motoras voluntárias. Os neurônios da formação reticular que funcionam na regulação dos sistemas cardiovascular, respiratório e outras funções viscerais se entrelaçam com aqueles que mantêm outras funções da formação reticular.

As fibras ascendentes da formação reticular, conhecidas como SAR ascendente, transmitem informação para a ativação de todas as partes do córtex cerebral. O fluxo de informações no SAR ascendente ativa estruturas hipotalâmicas e límbicas capazes de regular as respostas emocionais e comportamentais, como as que ocorrem em resposta a dor e ruídos altos, além de exercerem efeitos facilitadores sobre os neurônios corticais. Sem ativação cortical, o indivíduo é menos reativo aos estímulos ambientais e o nível de consciência é reduzido.

As vias para o SAR ascendente trafegam do bulbo até o mesencéfalo, de tal maneira que lesões no tronco encefálico conseguem interromper a atividade SAR, levando a alteração nos níveis de consciência e ao coma. Qualquer déficit no nível de consciência, desde leve confusão mental até estupor ou coma, indica um dano direto ao SAR ou aos dois hemisférios cerebrais simultaneamente. Por exemplo, o nível de consciência pode declinar devido a distúrbios metabólicos sistêmicos graves, que afetam os dois hemisférios ou a um traumatismo craniano causando lesões de cisalhamento na substância branca, tanto do SAR quanto dos hemisférios cerebrais. Lesões encefálicas que afetam um hemisfério de maneira unilateral e preservam o SAR, como nos casos de um infarto cerebral, geralmente não causam perturbações no nível de consciência.

Níveis de consciência. Os níveis de consciência refletem o estado de alerta e de resposta ao meio ambiente. Um indivíduo plenamente consciente reconhece bem seu entorno e é capaz de reagir a estímulos do ambiente.[1] Os níveis de consciência existem em um *continuum* que inclui consciência, confusão mental, letargia, obnubilação, torpor e coma (Tabela 16.2).

Os primeiros sinais de redução nos níveis de consciência são desatenção, leve confusão mental, desorientação e embotamento da capacidade de resposta. Com o aumento da deterioração, o indivíduo com delírio se torna acentuadamente desatento e variavelmente apático ou agitado. O processo pode

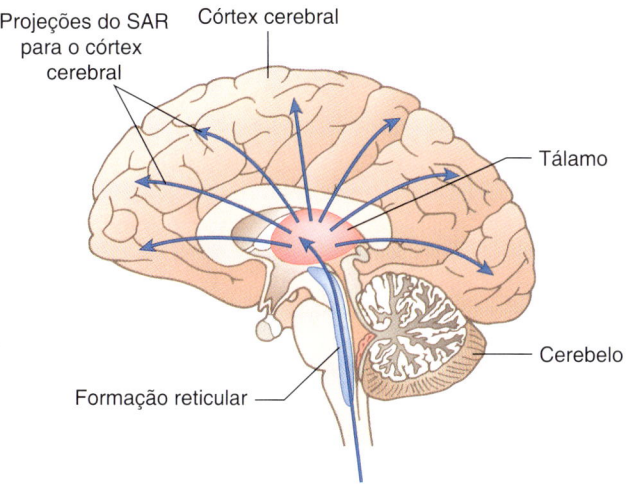

Figura 16.1 • Formação reticular do tronco encefálico e sistema de ativação reticular (SAR). Tratos sensoriais ascendentes enviam fibras colaterais axônicas para a formação reticular. Estas dão origem a fibras que fazem sinapse em núcleos inespecíficos do tálamo. A partir daí, projeções talâmicas inespecíficas influenciam vastas áreas do córtex cerebral e do sistema límbico.

Conceitos fundamentais

Lesão encefálica e níveis de consciência

- A consciência é uma função global dependente de uma rede neural difusa que inclui os dois hemisférios cerebrais e a atividade do SAR
- O comprometimento da consciência implica a existência de lesão encefálica difusa nos dois hemisférios cerebrais simultaneamente ou no SAR em qualquer nível (do bulbo ao tálamo)
- Em contrapartida, uma lesão encefálica local provoca déficit neurológico focal, mas não interrompe a consciência.

Tabela 16.2 Níveis descendentes de consciência e suas características.

Nível de consciência	Características
Consciência plena	Desperto, alerta e orientado em relação ao tempo, lugar e indivíduo; compreende a palavra falada e escrita e é capaz de expressar ideias
Confusão mental	Desorientado em relação ao tempo, lugar ou indivíduo; dificuldade de memorizar; dificuldade em seguir comandos
Letargia	Orientado em relação ao tempo, lugar e indivíduo; muito lento nos processos mentais, na atividade motora e na fala; responde apropriadamente à dor
Obnubilação	Responde verbalmente com monossílabos; desperta com estimulação; responde apropriadamente a estímulos dolorosos; segue comandos simples; parece muito sonolento
Torpor	Sem resposta, exceto a estímulos vigorosos e repetidos; responde apropriadamente a estímulos dolorosos; deitado quieto com movimentos espontâneos mínimos; pode vocalizar sons incompreensíveis e/ou abrir os olhos
Coma	Não responde apropriadamente aos estímulos; estado semelhante ao do sono com os olhos fechados; não emite sons

Fonte: Hickey J. V. (2014). *The clinical practice of neurological and neurosurgical nursing* (7. ed.). Philadelphia, PA: Lippincott Williams & Wilkins.

progredir até o indivíduo se tornar obnubilado e passar a responder somente a estímulos vigorosos ou nocivos.

A Escala de Coma de Glasgow fornece um método organizado para verificar o nível de consciência. Fácil de usar no dia a dia, avalia a consciência prejudicada em pessoas com lesão cerebral.[3,4] São conferidos pontos às respostas de abertura dos olhos e respostas motoras e verbais. A pontuação total é a soma da melhor resposta de cada categoria.

Outras manifestações de deterioração da função encefálica

Elementos adicionais na avaliação neurológica inicial de um indivíduo com lesão encefálica incluem a verificação de anomalias no tamanho das pupilas e sua reação à luz, sinal de flexão anormal ou extensão postural e padrões alterados de respiração.

Reflexos pupilares e movimento ocular. Embora inicialmente as pupilas possam responder rapidamente à luz, tornam-se não reativas e dilatadas à medida que a função encefálica se deteriora. A perda bilateral da resposta pupilar à luz é indicativa de lesões no tronco encefálico. A perda unilateral da resposta pupilar à luz pode ser o resultado de uma lesão das vias ópticas ou oculomotoras. O reflexo oculocefálico (manobra dos olhos de boneca) pode ser usado para determinar se os centros do tronco encefálico para o movimento ocular estão intactos (Figura 16.2).

Se o reflexo oculocefálico for inconclusivo, e se não houver contraindicações, o reflexo oculovestibular (i. e., prova em que se instila água fria no meato acústico) pode ser usado para provocar nistagmo.

Flexão anormal e extensão postural. Nos primeiros estágios da manifestação de inconsciência, ocorre certo movimento combativo e proposital em resposta à dor. À medida que o coma progride, estímulos nocivos podem incitar rigidez e posturas anormais se os tratos motores estiverem interrompidos em níveis específicos. Essas posturas anormais são classificadas como decorticação e descerebração.[2] A postura de descerebração (extensão) resulta de aumento da excitabilidade muscular (ver Figura 16.6 A). É caracterizada pela rigidez dos braços, com as palmas das mãos voltadas para fora do corpo e com as pernas rigidamente estendidas e flexão plantar dos pés. Essa resposta ocorre em caso de deterioração rostrocaudal, quando lesões do diencéfalo se estendem e envolvem o mesencéfalo e a porção superior do tronco encefálico. A postura de decorticação se caracteriza pela flexão dos braços, punhos e dedos, com abdução dos membros superiores, rotação interna e flexão plantar dos membros inferiores (ver Figura 16.6 B). A postura de decorticação provém de lesões do hemisfério

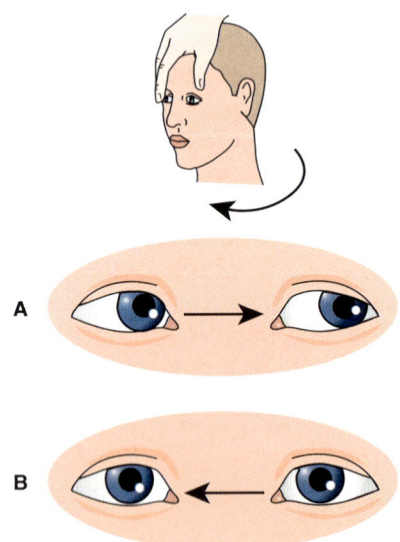

Figura 16.2 • Reflexo oculocefálico. Essa manobra revela que sempre há reflexos estáticos vestibulares sem interferência ou supressão do prosencéfalo. Graves danos ao prosencéfalo ou ao tronco encefálico rostral à ponte frequentemente resultam em perda de controle rostral desses reflexos vestibulares estáticos. Se a cabeça do indivíduo é movida de um lado para outro ou para cima e para baixo, os olhos se movem com olhar conjugado para o lado oposto (**A**), de modo muito semelhante aos de uma boneca com olhos de contrapeso. Se isso ocorrer, a função do tronco encefálico no nível da ponte é considerada intacta (em um paciente em coma). Em um indivíduo inconsciente, sem função intacta no tronco encefálico e sem reflexos estáticos vestibulares, os olhos permanecem na linha média (fixos) ou viram para a mesma direção (**B**) que a cabeça.

cerebral ou da cápsula interna. Tanto a postura de descerebração quanto de decorticação são sinais de prognóstico desfavorável.

Resposta respiratória. As alterações iniciais no padrão respiratório incluem bocejos e suspiros, com progressão para respiração de Cheyne-Stokes. Com a progressão da lesão até o mesencéfalo, a respiração muda para hiperventilação neurogênica central, na qual a frequência de respiração pode ser superior a 40 incursões por minuto devido à estimulação sem inibição dos centros de inspiração e expiração. Com o envolvimento do bulbo, a respiração se torna atáxica (*i. e.*, totalmente descoordenada e irregular). Pode ocorrer apneia por inexistência de resposta à estimulação pelo dióxido de carbono. Nesse ponto, frequentemente é necessário o uso de assistência ventilatória completa.

Morte encefálica

Morte encefálica (ME) é definida como a perda irreversível da função do encéfalo, incluindo o tronco encefálico.[5] Irreversibilidade implica que a morte encefálica não pode ser revertida. Algumas condições, como o uso de substâncias ou intoxicação metabólica, podem causar uma interrupção da função encefálica totalmente reversível, mesmo quando produzem a cessação clínica das funções encefálicas e silêncio no eletroencefalograma (EEG). Essas condições precisam ser excluídas antes de se declarar a morte encefálica de um indivíduo.

Com os avanços do conhecimento científico e da tecnologia que proporcionaram meios para manter artificialmente a função ventilatória e circulatória, a definição de morte precisa ser continuamente reavaliada. Em 2010, a American Academy of Neurology (Quality of Standards Subcommittee) publicou a atualização das diretrizes baseadas em evidência para os parâmetros clínicos de determinação de morte encefálica e os procedimentos para o exame de indivíduos com mais de 18 anos de idade.[5] De acordo com esses parâmetros, "morte encefálica é a ausência clínica de função encefálica quando a causa estimada é conhecida e comprovadamente irreversível".[5] Essa atualização verificou que podem ocorrer movimentos motores espontâneos complexos e disparos falso-positivos do ventilador em indivíduos com morte encefálica. Também não foram descobertas evidências suficientes para determinar o período de observação minimamente aceitável para assegurar que cessaram as funções neurológicas de maneira irreversível. É seguro determinar a apneia com oxigenação por difusão apneica, mas não existem provas suficientes para determinar a segurança comparativa das técnicas utilizadas para o teste de apneia. Os exames complementares mais recentes também não reuniam provas satisfatórias para determinar a cessação da função encefálica.[5] São necessários períodos mais longos de observação de inexistência de atividade encefálica quando se trata de um paciente pediátrico e de superdosagem de substâncias (p. ex., barbitúricos e outras substâncias depressoras do sistema nervoso central [SNC]), toxicidade por fármacos (p. ex., bloqueadores neuromusculares, antibióticos aminoglicosídios) e doenças neuromusculares, como miastenia *gravis*, hipotermia e choque. Determinadas circunstâncias clínicas podem exigir o emprego de testes confirmatórios.

A documentação médica deve incluir causa e irreversibilidade da condição patológica, inexistência de reflexos do tronco encefálico e de respostas motoras a estímulos dolorosos, ausência de respiração com pressão de dióxido de carbono (P_{CO_2}) de 60 mmHg ou mais, e a justificativa para o uso de testes de confirmação e seus resultados. A apneia é confirmada após a ventilação com oxigênio puro 10 min antes da retirada do respirador, seguida por fluxo passivo de oxigênio. Esse método possibilita à P_{CO_2} alcançar 60 mmHg após um período de 10 min de apneia, sem reduzir perigosamente o teor de oxigênio no sangue. Se os reflexos respiratórios estiverem intactos, a hipercapnia que se desenvolve deverá estimular o esforço ventilador em um intervalo de 30 s. Esforços respiratórios espontâneos indicam que está funcionando o tronco encefálico. Testes confirmatórios de morte encefálica incluem angiografia convencional (*i. e.*, sem preenchimento intracerebral no nível da bifurcação carotídea ou do círculo de Willis), ultrassonografia com Doppler transcraniano, exame de imagem cerebral com tecnécio-99m hexametilpropilenoamina oxima (*i. e.*, sem captação de isótopo pelo parênquima cerebral), potenciais evocados somatossensoriais e EEG.

Estado vegetativo persistente

Os avanços no cuidado de indivíduos com lesões encefálicas durante as últimas décadas resultaram na sobrevivência de muitas pessoas que antes teriam morrido. Infelizmente, a maioria dos sobreviventes em coma prolongado evolui para o que muitas vezes é chamado de *estado vegetativo persistente*. O estado vegetativo se caracteriza pela perda de todas as funções cognitivas e pela ausência de reconhecimento de si mesmo e do meio ambiente. Os reflexos e as funções vegetativas são mantidos, assim como os ciclos de sono e vigília.[6] Esses indivíduos abrem espontaneamente os olhos, sem consciência disso, muitas vezes confundindo familiares esperançosos. Pessoas em estado vegetativo requerem alimentação não oral e cuidados integrais de enfermagem.

Os critérios para o diagnóstico de estado vegetativo incluem ausência de consciência em relação a si mesmo e ao meio ambiente e incapacidade de interação com os outros; ausência de respostas comportamentais voluntárias sustentadas ou reprodutíveis; falta de compreensão da linguagem; função suficientemente preservada do hipotálamo e do tronco encefálico para manter a vida; incontinência urinária e intestinal; preservação em níveis variáveis dos reflexos dos nervos cranianos (p. ex., reflexo pupilar, reflexo faríngeo) e da medula espinal.[6] O diagnóstico de estado vegetativo persistente necessita que o quadro se mantenha inalterado por pelo menos 1 mês. O estado de consciência mínima foi definido como um estado de alerta semelhante ao estado vegetativo persistente, mas com a particularidade da existência objetiva de certa capacidade de alerta por parte do paciente.[7]

Mecanismos de lesão encefálica

Uma lesão ao tecido encefálico é proveniente de diversas condições, incluindo traumatismo, tumores, AVE, distúrbios metabólicos e doenças degenerativas. A lesão encefálica resultante desses distúrbios envolve várias vias comuns, como os efeitos da isquemia, lesão por aminoácido excitatório, edema cerebral e lesões PIC. Em muitos casos, os mecanismos de lesão estão inter-relacionados.

Lesão hipóxico-isquêmica

As exigências de energia do encéfalo são atendidas principalmente pela molécula de adenosina trifosfato (ATP). A capacidade da circulação cerebral para fornecer oxigênio em concentrações suficientemente elevadas para facilitar o metabolismo de glicose e produzir ATP é essencial para o funcionamento do encéfalo. Embora o encéfalo represente apenas 2% do peso corporal total, ele recebe 15% do débito cardíaco de repouso e é responsável por 20% do consumo de oxigênio.[8,9] Desse modo, a privação de oxigênio ou de fluxo sanguíneo pode ter um efeito prejudicial sobre as estruturas encefálicas.

Por definição, a hipoxia denota uma privação de oxigênio com manutenção do fluxo sanguíneo (perfusão), enquanto isquemia é uma situação de fluxo sanguíneo bastante reduzido ou interrompido. O encéfalo tende a apresentar sensibilidade diferente em relação às duas condições. Enquanto um quadro de hipoxia interfere no aporte de oxigênio, a isquemia interfere no aporte de oxigênio e glicose, bem como no processo de remoção de resíduos metabólicos. Em geral, a hipoxia é observada em condições como exposição à pressão atmosférica reduzida, envenenamento por monóxido de carbono, anemia grave e dificuldades na oxigenação do sangue. Como a hipoxia indica níveis reduzidos de oxigênio em todos os tecidos encefálicos, ela produz um efeito depressor generalizado sobre o encéfalo. Os neurônios são capazes de metabolismo anaeróbico substancial e são bastante tolerantes com quadros de hipoxia pura. Isso comumente produz euforia, apatia, sonolência e comprometimento da resolução de problemas. Podem acontecer inconsciência e convulsões quando a hipoxia é súbita e grave. No entanto, os efeitos da hipoxia grave (i. e., anoxia) sobre a função encefálica raramente são observados, pois a condição conduz rapidamente a parada cardíaca e à isquemia.

A isquemia cerebral pode ser localizada, como no caso de um AVE, ou global, como na parada cardíaca. Nos casos de isquemia global, ocorre o comprometimento do fluxo sanguíneo para o encéfalo como um todo. Diferentemente, durante a isquemia focal, apenas uma região do encéfalo é subperfundida, como no AVE isquêmico. A circulação colateral fornece o suprimento sanguíneo para as áreas encefálicas que não foram afetadas pela isquemia focal. A perfusão colateral pode até fornecer substrato suficiente para as áreas fronteiras à região isquêmica de modo a manter um nível mais baixo de atividade metabólica, preservando a integridade da membrana. Ao mesmo tempo, a interrupção no fornecimento de glicose em condições anaeróbicas pode resultar na produção de ácido láctico adicional e na depleção das reservas de ATP.[8]

Isquemia global. Ocorre isquemia global quando o fluxo sanguíneo é insuficiente para satisfazer as necessidades metabólicas de todo o encéfalo. O resultado é um espectro de distúrbios neurológicos que refletem disfunção encefálica global. O estado de inconsciência se manifesta em um intervalo de segundos após um episódio grave de isquemia global, semelhante ao que resulta da cessação completa do fluxo sanguíneo, como nos casos de parada cardíaca; ou com acentuada diminuição no fluxo sanguíneo, como em arritmias cardíacas graves. Se a circulação cerebral é restaurada imediatamente, a consciência é recuperada rapidamente. No entanto, se o fluxo sanguíneo não for logo restaurado, ocorrem alterações patológicas graves. As fontes de energia, glicose e glicogênio se esgotam em 2 a 4 min, e as reservas celulares de ATP celular são exauridas em 4 ou 5 min. Aproximadamente entre 50 e 75% do total de energia requerida pelo tecido neuronal é gasta em mecanismos para a manutenção de gradientes iônicos através da membrana celular (p. ex., bomba de sódio e potássio), o que origina fluxos de íons sódio, potássio e cálcio.[10] O influxo excessivo de sódio resulta em edema neuronal e intersticial. O influxo de cálcio inicia uma cascata de eventos, incluindo a liberação de enzimas intracelulares e nucleares, provocando a destruição das células. Quando a isquemia é suficientemente grave ou prolongada, sobrevém o infarto ou a morte de todos os elementos celulares do encéfalo. Se os limiares isquêmicos por lesões são ultrapassados, ainda que o fluxo sanguíneo seja restaurado, ocorre morte celular permanente. Além disso, a reperfusão de tecidos lesionados é capaz de conduzir a uma lesão encefálica secundária por meio da entrega de células inflamatórias e de subprodutos tóxicos, como os aminoácidos excitatórios. Esse tipo de lesão de reperfusão compõe o dano isquêmico inicial.

O padrão de isquemia global reflete o arranjo anatômico dos vasos cerebrais e a sensibilidade dos vários tecidos do encéfalo à privação de oxigênio (Figura 16.3).[11] A sensibilidade neuronal seletiva para a falta de oxigênio é mais aparente nas células de Purkinje do cerebelo e nos neurônios no setor de Sommer do hipocampo, onde a morte celular se dá mais cedo após um episódio de isquemia global. O arranjo anatômico dos vasos sanguíneos cerebrais predispõe a dois tipos de lesão: infartos de zona limítrofe e necrose laminar.

Os infartos de zona limítrofe estão concentrados nas zonas de fronteira anatomicamente vulneráveis entre territórios

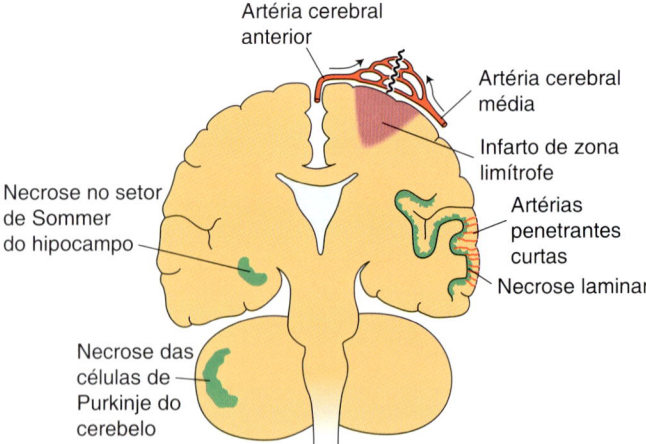

Figura 16.3 • Consequências da isquemia global. Um agravo global induz lesões que refletem a arquitetura vascular (infartos de zona limítrofe, necrose laminar) e a sensibilidade dos sistemas neuronais individuais (células piramidais da seção Sommer, células de Purkinje). Fonte: Strayer D. S., Rubin E. (Eds.) (2015). Rubin's pathology: Clinicopathologic foundations of medicine (Fig. 32-23, p. 1427). Philadelphia, PA: Lippincott Williams & Wilkins.

sobrepostos abastecidos pelas principais artérias cerebrais, nomeadamente artérias cerebrais média, anterior e posterior. O território que se sobrepõe nas extremidades distais desses vasos forma áreas extremamente vulneráveis em termos de isquemia global, chamadas *zonas limítrofes*. Durante eventos como hipotensão grave, esses territórios distais sofrem uma profunda redução do fluxo sanguíneo, o que predispõe à isquemia focal e infarto do tecido encefálico. Portanto, um episódio de isquemia global pode resultar em infartos focais ocorridos nas zonas de fronteira entre os principais territórios vasculares. Isso contrasta com eventos de isquemia primariamente focal pelo fato de o padrão do infarto dar-se dentro de um território vascular. Necrose laminar se refere a pequenos segmentos serpiginosos de necrose que acontecem no interior e paralelamente ao córtex cerebral, em áreas abastecidas por artérias penetrantes. A substância cinzenta do córtex cerebral recebe seu maior fornecimento de sangue através das artérias penetrantes curtas que emergem em ângulo reto a partir de vasos de maior calibre na pia-máter e depois formam uma cascata, à medida que se ramificam repetidamente, dando origem a uma rica rede capilar. Uma perda abrupta de pressão arterial reduz acentuadamente o fluxo através desses canais capilares. Como a terceira lâmina cortical é mais sensível à isquemia, a necrose que se desenvolve é laminar e é mais grave nessa camada profunda do córtex.

Os déficits neurológicos resultantes de uma lesão isquêmica global são muito variáveis. Se o período sem fluxo ou com baixo fluxo sanguíneo é mínimo, o dano neurológico geralmente é mínimo ou inexistente. Quando o período é prolongado ou a reanimação é demorada, o quadro clínico neurológico precoce é de coma, pupilas fixas e dilatadas, assim como postura motora anormal. Se o indivíduo sobrevive, pode haver melhora gradual no estado neurológico, embora persistam déficits cognitivos e focais permanentes, o que pode impedir um retorno ao nível pré-isquêmico de funcionamento.

Uma exceção a esse período de tempo é a circunstância de afogamento em água gelada, em que o indivíduo, especialmente uma criança, fica submerso em água fria por mais do que 30 min.[12] O corpo desenvolve hipotermia e reduz as exigências metabólicas cerebrais de oxigênio, minimiza a acidose intracelular e diminui os efeitos de subprodutos excitotóxicos. Nesse caso, a recuperação pode ser rápida e notável, e os esforços de reanimação não devem ser interrompidos abruptamente.

O tratamento de casos de isquemia cerebral global varia de acordo com a causa subjacente (p. ex., parada cardíaca, enforcamento, ataque de asma). Os objetivos gerais comuns a todas as causas se destinam ao fornecimento de oxigênio para o encéfalo lesionado e diminuição das necessidades metabólicas do tecido encefálico durante o estado de ausência de fluxo. É necessário suporte hemodinâmico para restabelecer a perfusão sistêmica e cerebral. Pode ser indicado o emprego de suporte respiratório, incluindo ventilação mecânica e oxigênio suplementar. Métodos que reduzem a temperatura do encéfalo, como um meio de diminuir o metabolismo encefálico, são efetivos em alguns pacientes que sofreram parada cardíaca.[13] Pode ser usada a hemodiluição normovolêmica para evitar hemaglutinação (*sludging*) do fluxo sanguíneo cerebral durante a reperfusão. Como tanto a hipoglicemia quanto a hiperglicemia afetam negativamente o resultado em indivíduos com isquemia global, é apropriado manter os níveis sanguíneos de glicose controlados em torno de 140 mg/dℓ.[14]

Lesão encefálica excitotóxica

Em muitas doenças neurológicas, a lesão dos neurônios pode ser causada por diversos mediadores, incluindo aminoácidos excitatórios, catecolaminas, óxido nítrico, radicais livres, células inflamatórias, apoptose e proteases intracelulares.[15] Excitotoxicidade supratentorial é a via comum final de lesão e morte de células neuronais deflagradas por atividade excessiva dos neurotransmissores excitatórios e seus efeitos mediados por receptor. As condições neurológicas envolvidas na lesão variam de agravos agudos excitotóxicos, como AVE, lesão hipoglicêmica e traumatismo até doenças degenerativas crônicas, como a doença de Huntington e, possivelmente, a doença de Alzheimer.

O glutamato é o principal neurotransmissor excitatório no encéfalo, e sua interação com receptores específicos é o componente responsável por muitas funções de ordem superior, incluindo memória, cognição, movimento e sensação.[15] Muitas ações do glutamato são acopladas a canais iônicos operados por receptores. Um subtipo em particular, o receptor de glutamato N-metil-D-aspartato (NMDA), tem sido apontado como causa de lesão do SNC.[15] Esse subtipo de receptor de glutamato abre um canal de cálcio de grande diâmetro que viabiliza a entrada de íons cálcio e sódio na célula e a saída de íons potássio dela, o que resulta em longos potenciais de ação (segundos). As concentrações extracelulares de glutamato são fortemente reguladas, com quantidades excessivas sendo removidas e transportadas ativamente para astrócitos e neurônios.

Durante um episódio prolongado de isquemia, os mecanismos de transporte do glutamato tornam-se imobilizados, provocando o acúmulo extracelular de glutamato. Além disso, o glutamato intracelular é liberado pelas células danificadas. Esse excesso de glutamato, então, aciona a abertura descontrolada de canais operados pelo receptor do tipo NMDA, produzindo um aumento no cálcio intracelular. O excesso de cálcio intracelular conduz a uma série de processos mediados por íons cálcio, chamados *cascata de cálcio* (Figura 16.4), que inclui a liberação de enzimas intracelulares causadoras da degradação de proteínas, formação de radicais livres, peroxidação lipídica, fragmentação do ácido desoxirribonucleico (DNA), lesão mitocondrial, colapso do núcleo e, por fim, a morte da célula.

Os efeitos da toxicidade aguda podem ser revertidos se o excesso de glutamato puder ser removido ou se os efeitos puderem ser bloqueados antes que todos os eventos da cascata se completem. Estão sendo desenvolvidos medicamentos chamados de *neuroprotetores* para interferir na cascata de cálcio, reduzindo o dano às células do encéfalo. Essas estratégias farmacológicas são capazes de proteger neurônios viáveis de danos irreversíveis em um quadro de excitotoxicidade. As estratégias farmacológicas exploradas incluem aquelas que inibem a síntese ou a liberação de transmissores de aminoácidos excitatórios; bloqueiam os receptores NMDA; estabilizam o potencial de membrana para evitar a iniciação da cascata de cálcio usando lidocaína e certos barbitúricos; e bloqueiam especificamente determinadas proteases, endonucleases e

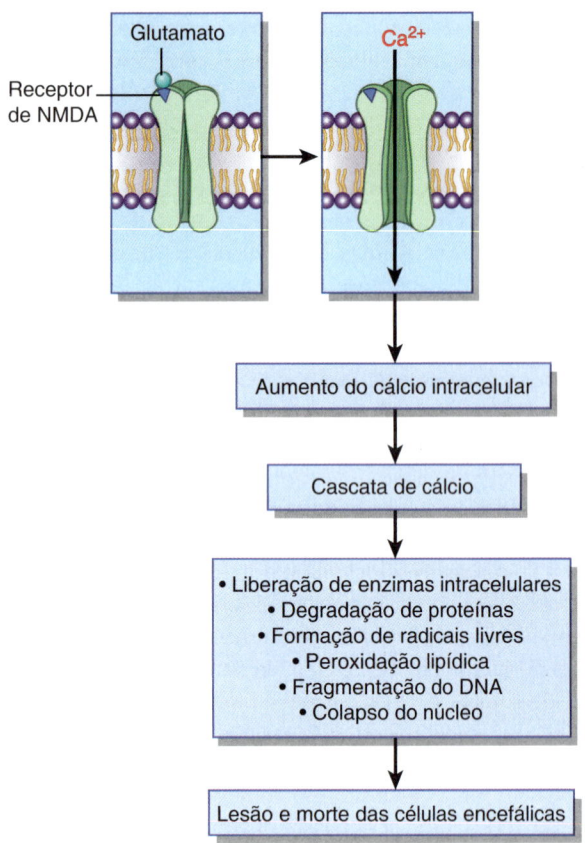

Figura 16.4 • O papel do receptor de glutamato NMDA em lesões de células do encéfalo.

lipases intracelulares conhecidas por seu efeito citotóxico.[15] O medicamento riluzol, que atua na região pré-sináptica para inibir a liberação de glutamato, atualmente está sendo usado no tratamento de esclerose lateral amiotrófica (ver o Capítulo 15). Para os casos de AVE isquêmico, vêm sendo estudados vários mecanismos de ação farmacológica, como o bloqueio do receptor NMDA, a manipulação do óxido nítrico, a supressão inflamatória e a abertura do canal de potássio.[15]

Os neurônios do SNC são divididos em duas categorias principais: macroneurônios e microneurônios. Os macroneurônios são células grandes com longos axônios que saem da rede local de neurônios intercomunicantes para enviar potenciais de ação para outras regiões do sistema nervoso até distâncias que variam de centímetros a metros (p. ex., neurônios motores superiores originários do córtex motor que se comunicam com neurônios motores inferiores da medula espinal que controlam o movimento da perna). A quantidade de macroneurônios alcança a casa dos milhares. Os microneurônios são células muito pequenas intimamente envolvidas em circuitos locais e alcançam a casa dos bilhões. Seus axônios transmitem potenciais de ação para outros membros da mesma rede local. É a rede de microneurônios que fornece circuitos analíticos, integrativos e de aprendizagem, que representam a base do funcionamento de ordem superior do SNC. Diversos macroneurônios usam o glutamato como neurotransmissor excitatório na comunicação com microneurônios. Os microneurônios do córtex cerebral e do hipocampo são particularmente vulneráveis à estimulação excessiva dos receptores de glutamato NMDA e aos efeitos neurotóxicos do aumento nos níveis de cálcio intracelular. Devido à sua maior vulnerabilidade, muitos dos pequenos interneurônios que compõem partes essenciais das funções complexas de controle e memória no encéfalo são seletivamente danificados, mesmo que o restante do encéfalo sobreviva ao agravo. Esse padrão pode ser o responsável pelos efeitos a longo prazo de um agravo encefálico, que frequentemente incluem reduções sutis em funções cognitivas e de memória.

Aumento da pressão intracraniana

O encéfalo está contido entre os limites rígidos do crânio, tornando-o particularmente sensível ao um aumento na pressão intracraniana (PIC). O aumento da PIC é uma via comum para lesão encefálica por diferentes tipos de agravos e agentes. PIC elevada pode obstruir o fluxo sanguíneo cerebral, destruir as células do encéfalo, deslocar o tecido encefálico (como na hérnia) e danificar estruturas encefálicas delicadas (Tabela 16.3).

A cavidade craniana contém sangue (aproximadamente 10%), tecido encefálico (aproximadamente 80%) e líquido cerebrospinal (aproximadamente 10%) nos limites rígidos de um crânio não expansível.[2] Cada um desses três volumes contribui para o valor de PIC, que normalmente é mantido na faixa entre 0 e 15 mmHg, quando aferida nos ventrículos laterais. Os volumes de cada um desses componentes podem variar um pouco, sem causar alterações acentuadas na PIC. É possível isso acontecer porque pequenos aumentos no volume de um dos componentes podem ser compensados por uma diminuição no volume de um ou dos dois outros componentes. Esse equilíbrio dinâmico é chamado de *hipótese de Monro-Kellie*.[2] Uma variação anormal do volume intracraniano, com alterações subsequentes no valor de PIC, pode ser causada

Tabela 16.3 Sinais precoces e tardios de aumento da PIC.

Sinais	Sinal precoce	Sinal tardio
Nível de consciência	Diminuição do estado de alerta para sonolência	Torpor ou coma
Tamanho das pupilas e reação à luz	Pupilas contraídas e com reação lenta ao estímulo luminoso	Dilatada (midríase) e não reativa
Função motora	Hemiparesia	Hemiplegia
Sinais vitais	Sem alteração	Hipertensão arterial, pressão diferencial alargada, bradicardia, padrão respiratório anormal
Outros	Cefaleia, fala arrastada	Vômitos

por alteração no volume de qualquer um dos três componentes intracranianos. Por exemplo, um aumento no volume de tecido pode advir de um tumor cerebral, edema encefálico ou hemorragia no tecido do encéfalo. Um aumento no volume sanguíneo se desenvolve quando ocorre vasodilatação dos vasos cerebrais ou por obstrução do fluxo venoso. A produção excessiva, diminuição da absorção ou circulação obstruída de LCS têm o potencial de causar um aumento nesse componente. A hipótese de Monro-Kellie explica a compensação recíproca que ocorre entre os três compartimentos intracranianos (sangue, tecido encefálico e LCS).[2]

Dos três volumes intracranianos, o volume de tecido é relativamente restrito em sua capacidade de sofrer alterações. O LCS e o sangue são os componentes com maior capacidade para compensar alterações na PIC. Inicialmente, um aumento na PIC é tamponado por uma translocação do LCS para o espaço subaracnoide espinal e pelo aumento da reabsorção. A capacidade de compensação do compartimento sanguíneo é limitada pela pequena quantidade de sangue encontrado na circulação cerebral. Os vasos sanguíneos cerebrais contêm menos de 10% do volume intracraniano, pois a maior parte desse volume está contida no sistema venoso de baixa pressão. Como a capacidade de tamponamento do volume desse compartimento pode ser exaurida, a pressão venosa aumenta e o volume sanguíneo cerebral e a PIC se elevam. Além disso, o fluxo sanguíneo cerebral é altamente controlado por mecanismos autorreguladores, que afetam sua capacidade de compensação. Condições como isquemia e Pco_2 parcial elevada no sangue produzem uma vasodilatação compensatória dos vasos sanguíneos cerebrais. Uma diminuição na Pco_2 tem o efeito oposto. Por essa razão, algumas vezes se utiliza a hiperventilação no tratamento de PIC, pois isso resulta na diminuição nos níveis de Pco_2.

O impacto do aumento no volume sanguíneo, tecido encefálico ou LCS sobre a PIC varia entre os indivíduos e depende da quantidade de aumento, da eficácia de mecanismos compensatórios e da complacência do tecido encefálico. A complacência representa o quociente entre a variação do volume e a resultante variação da pressão (complacência = variação de volume/variação de pressão).[2] No caso de volumes intracranianos e pressão, um aumento do volume intracraniano terá pouco ou nenhum efeito sobre PIC enquanto a complacência for alta. Os fatores influenciadores da complacência encefálica incluem a quantidade de aumento de volume, o tempo de acomodação e o tamanho dos compartimentos intracranianos. Por exemplo, pequenos incrementos de volume durante longos períodos podem ser acomodados mais facilmente do que uma quantidade comparável introduzida em um curto intervalo de tempo.

A pressão de perfusão cerebral (PPC), que representa a diferença entre a pressão arterial média (PAM) e a PIC (PPC = PAM − PIC), é o gradiente de pressão que orienta o fluxo sanguíneo para o encéfalo.[9,16] O valor normal de PPC varia entre 70 e 100 mmHg. A isquemia encefálica se desenvolve com níveis inferiores a 40 mmHg.[2] Quando a pressão na cavidade craniana se aproxima ou excede os valores de PAM, a perfusão do tecido se torna inadequada, resultando em hipoxia celular, com possível morte neuronal. Os neurônios corticais altamente especializados são os mais sensíveis ao déficit de oxigênio. A diminuição do nível de consciência é um dos mais antigos e mais confiáveis sinais de aumento da pressão intracraniana. A manutenção da hipoxia celular conduz à deterioração neurológica geral. O nível de consciência pode se deteriorar do estado de alerta para confusão mental, letargia, obnubilação, estupor e coma.

Um dos sinais tardios observados com o aumento acentuado da PIC é a tríade de Cushing (reflexo), que é desencadeada por isquemia do centro vasomotor no tronco encefálico. Os neurônios no centro vasomotor respondem diretamente à isquemia ao produzir um aumento significativo nos valores de PAM, na tentativa de aumentar a PPC, acompanhado por um alargamento da pressão de pulso e desaceleração reflexa da frequência cardíaca. Estes três sinais (i. e., hipertensão, bradicardia e alargamento da pressão diferencial), o chamado *reflexo de Cushing*, são importantes, porém são indicadores tardios de um aumento de PIC.[17]

Herniação encefálica

O encéfalo é protegido pelo crânio não expansível e por septos de apoio, a foice cerebral e o tentório do cerebelo, que dividem a cavidade intracraniana em fossas, ou compartimentos, que normalmente fornecem proteção contra a movimentação excessiva. A foice cerebral é um septo em forma de foice que separa os dois hemisférios. O tentório do cerebelo divide a cavidade craniana em fossas anterior e posterior. Essa bainha dural inflexível se estende posteriormente a partir das cristas ósseas petrosas e anteriormente até o processo clinóideo, inclinando para baixo e para fora de sua borda medial para se anexar lateralmente ao osso occipital. Estendendo-se posteriormente para o centro do tentório existe uma grande abertura semicircular chamada de *incisura do tentório*. O lobo temporal descansa sobre a incisura do tentório e o mesencéfalo ocupa a porção anterior. O cerebelo se localiza em oposição ao dorso do mesencéfalo e preenche a parte posterior da incisura. Existem outras associações anatômicas importantes entre a artéria cerebral anterior, carótida interna, posterior comunicante, artérias cerebelares posterior e superior e incisura. O nervo oculomotor (NC III) emerge da superfície mediolateral de cada pedúnculo caudalmente ao tentório.

A herniação do encéfalo representa um deslocamento do tecido encefálico sob a foice cerebral ou através da incisura do tentório do cerebelo (Figura 16.5). Isso ocorre quando a PIC elevada em um compartimento cerebral provoca o deslocamento do tecido cerebral para uma área com menor valor de PIC. Os diferentes tipos de síndromes de herniação se baseiam na área do encéfalo que apresenta a herniação e na estrutura sob a qual foi pressionada. Elas comumente são divididas em duas grandes categorias: supratentoriais e infratentoriais, com base no fato de estarem localizadas acima ou abaixo do tentório.

Hérnias supratentoriais. Existem três grandes padrões de hérnia supratentorial: cingular, transtentorial central e transtentorial uncal. A Tabela 16.4 descreve as principais estruturas e os sinais clínicos desses três tipos de hérnias. Dos três, a hérnia cingular representa a menor ameaça em termos de

Compreenda | Pressão intracraniana

PIC é a pressão no interior da cavidade intracraniana. Ela é determinada: (1) pela relação entre pressão e volume dos tecidos do encéfalo, LCS e sangue na cavidade intracraniana; (2) pela hipótese de Monro-Kellie, que relaciona alterações recíprocas entre os volumes intracranianos; e (3) pela complacência do encéfalo e sua capacidade de tamponar as variações no volume intracraniano.

Volume e pressão intracranianos

PIC representa a pressão exercida pelo volume de tecidos e líquidos que essencialmente não podem ser comprimidos nos três compartimentos contidos pelos limites rígidos do crânio: o tecido encefálico e líquido intersticial (80%), sangue (10%) e LCS (10%).

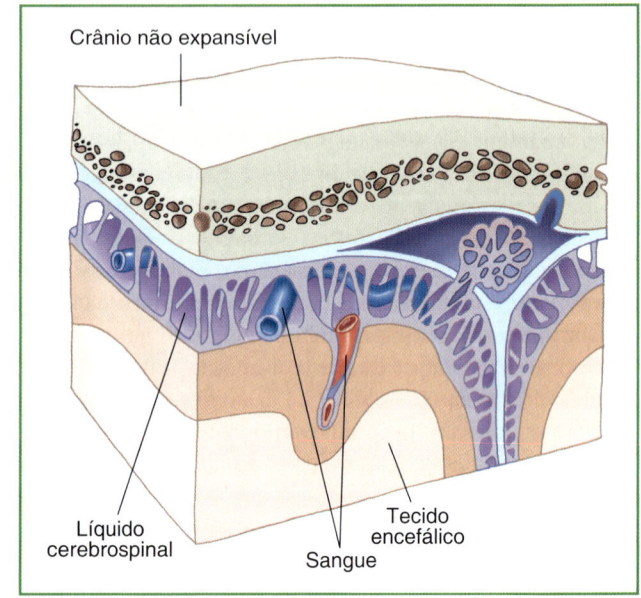

Hipótese de Monro-Kellie

Normalmente, existe uma relação recíproca entre os três volumes intracranianos de tal modo que a PIC é mantida dentro dos limites normais. Como esses volumes praticamente não podem ser comprimidos, a alteração de um componente deve ser compensada por um efeito quase igual e oposto em um ou dois dos componentes restantes. Isso é conhecido como a *hipótese de Monro-Kellie*.

Dos três volumes intracranianos, o líquido no compartimento de LCS é o que mais facilmente pode ser deslocado. O LCS (**A**) pode ser deslocado dos ventrículos e do espaço subaracnoide cerebral para o espaço subaracnoide medular, e pode também ser submetido a um aumento da absorção ou diminuição da produção. Como a maior parte do sangue na cavidade craniana está contida no sistema venoso de baixa pressão, a compressão venosa (**B**) funciona como um meio de deslocar o volume sanguíneo.

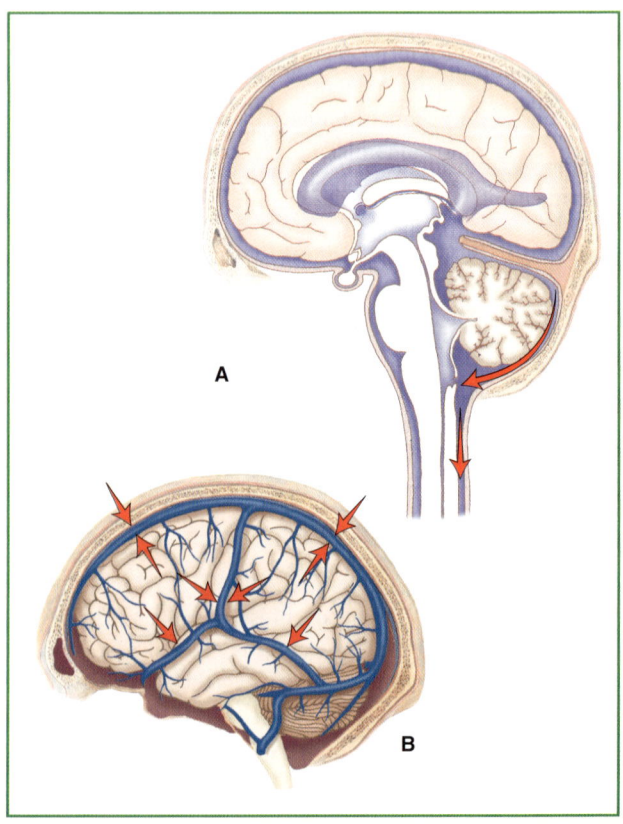

(*continua*)

Compreenda Pressão intracraniana (continuação)

Complacência e curva de volume-pressão

Complacência, que se refere à facilidade com que uma substância pode ser comprimida ou deformada, é uma medida da capacidade do encéfalo para manter sua PIC durante as variações de volume intracraniano. A complacência (C) representa o quociente entre a variação (Δ) de volume (V) e a variação de pressão (P): $C = \Delta V/\Delta P$.

Os efeitos dinâmicos da variação do volume intracraniano e da complacência sobre a PIC podem ser ilustrados em um gráfico, no qual o volume é representado no eixo horizontal e a PIC no eixo vertical. A forma da curva mostra o efeito sobre a PIC da adição do volume na cavidade intracraniana. Do ponto A ao ponto B, os mecanismos de compensação são adequados, a complacência é alta e a PIC se mantém relativamente constante quando é acrescentado volume na cavidade intracraniana. No ponto B, a PIC é relativamente normal, mas os mecanismos compensatórios alcançaram o limite, a complacência é diminuída e a PIC começa a subir a cada alteração de volume. Do ponto C ao ponto D, o limite dos mecanismos de compensação foi ultrapassado e a PIC aumenta significativamente a cada aumento de volume à medida que a complacência é perdida.

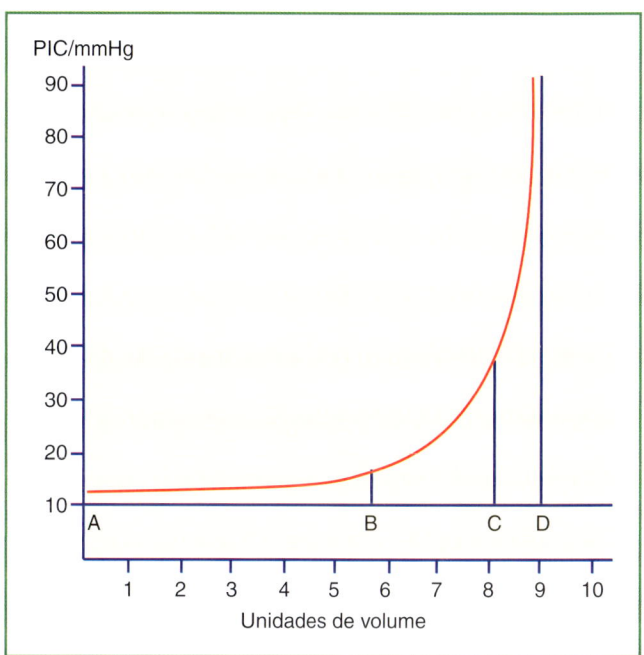

resultados clínicos.[2] Hérnias transtentoriais resultam em duas síndromes distintas: uma síndrome uncal e uma síndrome central. Clinicamente, exibem padrões distintos no início de seu curso, mas os dois tipos se fundem em um padrão semelhante assim que começam a envolver o mesencéfalo e níveis abaixo dele (estruturas do tronco encefálico).

A hérnia do giro do cíngulo envolve o deslocamento do giro cingulado e do hemisfério abaixo das margens da foice cerebral para o lado oposto do encéfalo. O deslocamento da foice comprime o tecido encefálico local e o fornecimento sanguíneo da artéria cerebral anterior, causando isquemia e edema, que aumentam ainda mais os níveis de PIC. Fraqueza nas pernas unilateral ou bilateral é um sinal precoce de hérnia do giro do cíngulo iminente.

A hérnia transtentorial central envolve o deslocamento para baixo dos hemisférios cerebrais, núcleos da base, diencéfalo e mesencéfalo através da incisura do tentório. O diencéfalo é comprimido contra o mesencéfalo com tanta força que resulta em edema e hemorragia. A hérnia pode ou não estar associada a uma hérnia uncal ou lateral. Na fase diencefálica precoce, ocorrem turvação da consciência, pupilas pequenas bilateralmente (aproximadamente 2 mm de diâmetro) com uma grande variedade de constrição e respostas motoras à dor que são propositais ou semipropositais (localizadas) e, muitas vezes, assimétricas. A turvação da consciência, frequentemente o primeiro sinal de uma hérnia central, é causada pela pressão sobre o SAR no mesencéfalo superior, que é responsável pelo estado de vigília. À medida que a hérnia avança para a fase diencefálica tardia, a estimulação dolorosa resulta em postura de decorticação, que pode ser assimétrica (Figura 16.6 B), e um padrão crescendo e decrescendo da

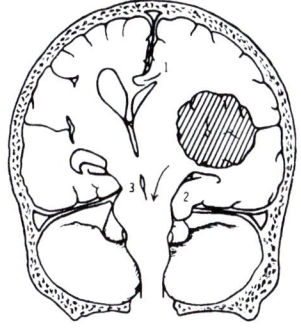

Figura 16.5 • Padrões de herniação. Encéfalo normal (à esquerda), hérnias supratentoriais (à direita). 1. Hérnia de giro cingulado sob a foice cerebral. 2. Herniação do lobo temporal para a incisura do tentório. 3. Deslocamento para baixo do tronco encefálico através da incisura. Fonte: Hickey J. (2014). *The clinical practice of neurologic and neurosurgical nursing* (7. ed., p. 1427). Philadelphia, PA: Lippincott Williams & Wilkins.

Tabela 16.4 Estruturas principais e sinais clínicos de herniações cingular, central e uncal.

Síndrome de herniação	Principais estruturas envolvidas	Principais sinais clínicos
Hérnia do giro do cíngulo	Artéria cerebral anterior	Fraqueza nos membros inferiores
Hérnia transtentorial central	Sistema de ativação reticular Trato corticospinal	Alteração do nível de consciência Decorticação postural Deterioração rostrocaudal
Hérnia uncal	Pedúnculo cerebral Nervo oculomotor Artéria cerebral posterior Tonsila do cerebelo Centro respiratório	Hemiparesia Dilatação pupilar ipsilateral Perda de campo visual Parada respiratória

respiração com períodos de apneia (respiração de Cheyne-Stokes). Com o envolvimento do mesencéfalo, as pupilas ficam fixas e com diâmetro médio (aproximadamente 5 mm de diâmetro) e comprometimento do reflexo ocular de adução; o estímulo doloroso provoca a postura de descerebração (Figura 16.6 B); e o padrão respiratório muda de Cheyne-Stokes para hiperventilação neurogênica, em que a frequência pode ser superior a 40 incursões por minuto devido à estimulação desinibida dos centros inspiratório e expiratório. A progressão do quadro, envolvendo a ponte inferior e o bulbo superior, produz pupilas fixas, de diâmetro médio (3 a 5 mm), com perda dos reflexos oculares de abdução e adução e ausência de respostas motoras, ou apenas flexão da perna com estímulos dolorosos. Assim que a área de hérnia ultrapassa a região do diencéfalo em direção ao mesencéfalo e tronco encefálico, o processo geralmente é irreversível e o prognóstico desfavorável.[2]

Ocorre hérnia uncal quando a massa lateral empurra o tecido encefálico central e força o aspecto medial do lobo temporal, que contém o unco e o giro hipocampal, sob a borda da incisura tentorial até a fossa posterior. Como resultado, o diencéfalo e o mesencéfalo são comprimidos e deslocados lateralmente para o lado oposto ao tentório. O nervo craniano III (nervo oculomotor) e a artéria cerebral posterior frequentemente são pinçados entre o unco e o tentório. O nervo oculomotor controla a constrição pupilar; o pinçamento desse nervo resulta em dilatação pupilar ipsilateral, que muitas vezes é um sinal precoce de hérnia uncal. Pode não haver comprometimento da consciência porque o SAR ainda não foi afetado. No entanto, depois do aparecimento de todos os sinais de hérnia ou compressão do tronco encefálico, a deterioração pode avançar rapidamente, tornando importante reconhecer as características distintivas das manifestações precoces de uma hérnia uncal.

À medida que a hérnia uncal progride, sucedem alterações na força motora e na coordenação de movimentos voluntários por causa da compressão das vias motoras descendentes. Não é incomum que a alteração inicial na função motora seja ipsilateral ao lado da lesão encefálica devido à compressão dos pedúnculos cerebrais contralaterais. Isso pode resultar em um sinal falso de localização da hemiparesia no mesmo lado do nervo craniano III, e não no lado oposto, o que seria o caso se a causa é uma lesão única no mesencéfalo. Conforme a condição avança, ocorrem respostas positivas de Babinski bilaterais e alterações respiratórias (p. ex., respiração de Cheyne-Stokes, padrões atáxicos). Pode se desenvolver a postura de decorticação e postura de descerebração, seguida de pupilas fixas e dilatadas, flacidez e parada respiratória.

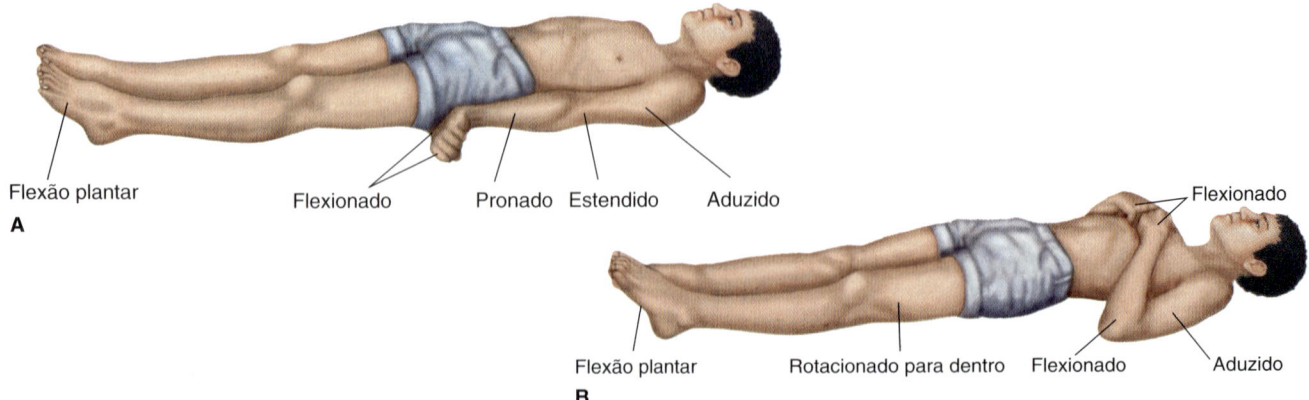

Figura 16.6 • Postura anormal. **A.** Postura de descerebração. Na rigidez de descerebração, os braços são mantidos nas laterais, com cotovelos, punhos e dedos flexionados. As pernas ficam estendidas e rotacionadas para dentro. Os pés ficam em flexão plantar. **B.** Postura de decorticação. Na rigidez de decorticação, a mandíbula torna-se cerrada e o pescoço estendido. Os braços ficam em adução e rigidamente estendidos na altura dos cotovelos, com os antebraços em pronação e punhos e dedos flexionados. Fonte: Hickey J. V. (2014) *The clinical practice of neurologic and neurosurgical nursing* (7. ed., p. 173). Philadelphia, PA: Lippincott Williams & Wilkins.

Hérnia infratentorial. Resulta do aumento da pressão no compartimento infratentorial. Muitas vezes, avança rapidamente e pode ser fatal porque existe a possibilidade de envolver os centros inferiores do tronco encefálico que controlam as funções cardiopulmonares vitais. A hérnia dá-se superiormente, através da incisura do tentório, ou inferiormente, através do forame magno.

O deslocamento do tecido encefálico para cima pode causar o bloqueio do aqueduto de Sylvius e conduzir a hidrocefalia e coma. O deslocamento do mesencéfalo para baixo, através do entalhe tentorial ou das tonsilas cerebelares através do forame magno, pode interferir com o funcionamento medular e causar parada cardíaca ou respiratória. Em casos de elevação preexistente da PIC, a hérnia pode acontecer quando a pressão é liberada de baixo, como nos casos de uma punção lombar. Se o canal de LCS está bloqueado e não há como o líquido sair dos ventrículos, o volume aumenta e o líquido é deslocado para baixo através do entalhe tentorial. A expansão do volume provoca toda a função a um determinado nível, à medida que a destruição avança no sentido rostrocaudal. O resultado desse deslocamento é isquemia e hemorragia do tronco encefálico, que se estende do diencéfalo até a ponte cerebral. Se a lesão se expande rapidamente, o deslocamento e a obstrução também ocorrem rapidamente, levando ao infarto e hemorragia irreversíveis.

Edema cerebral

Edema cerebral ocorre com um aumento no teor de água e de sódio causando um aumento do volume encefálico.[18] Existem dois tipos de edema cerebral: vasogênico e citotóxico.[8,18] Dá-se o edema vasogênico quando a integridade da barreira hematencefálica é rompida, possibilitando que o líquido escape para o líquido extracelular que circunda as células do encéfalo. O edema citotóxico envolve o inchaço das próprias células do encéfalo. O impacto do edema cerebral depende de mecanismos compensatórios do encéfalo e da extensão do inchaço.

Edema vasogênico. Ocorre edema vasogênico com condições que comprometem o funcionamento da barreira hematencefálica e tornam possível a transferência de água e proteína do espaço vascular para o espaço intersticial. Podem acontecer em condições como tumores, isquemia prolongada, hemorragia, lesão encefálica e processos infecciosos (p. ex., meningite). O edema vasogênico se desenvolve principalmente na substância branca do encéfalo, possivelmente porque a substância branca é mais complacente do que a substância cinzenta. O edema vasogênico pode deslocar um hemisfério cerebral e ser responsável por vários tipos de hérnia. As manifestações funcionais de edema vasogênico incluem déficits neurológicos focais, perturbações da consciência e hipertensão intracraniana grave.

Edema citotóxico. O edema citotóxico envolve um aumento no líquido intracelular. Pode resultar de estados hipo-osmóticos, como intoxicação por água, ou por isquemia grave, que prejudica o funcionamento da bomba de sódio e potássio. Um processo isquêmico também ocasiona a remoção inadequada de produtos finais do metabolismo anaeróbio, como o ácido láctico, com a produção de acidose extracelular. Se o fluxo sanguíneo é reduzido a níveis baixos por períodos prolongados ou a níveis extremamente baixos por alguns minutos, o edema celular pode causar a ruptura da membrana das células, tornando possível que o conteúdo intracelular escape para o líquido extracelular circundante. Isso provoca danos a células adjacentes. A alteração nas condições osmóticas resultará na entrada de água e em edema celular. Podem advir grandes alterações na função cerebral, como torpor e coma, com edema citotóxico. O edema associado a um processo isquêmico pode ser suficientemente grave para produzir infarto cerebral, com necrose do tecido encefálico.

Tratamento. Embora o edema cerebral seja considerado um processo patológico, isso não significa necessariamente que possa causar um distúrbio no funcionamento do encéfalo, a não ser que provoque um aumento na PIC. O edema localizado em torno de um tumor cerebral ou abscesso rapidamente começa a reduzir os sinais de turgidez pelo tratamento com glicocorticoides, mas o uso desses fármacos não é efetivo em casos de edema por infarto cerebral, hemorragia intracraniana (HIC), hemorragia subaracnóidea (HSA) ou traumatismo cranioencefálico (TCE). O mecanismo de ação da terapia com glicocorticoides para o tratamento de edema cerebral é um efeito normalizador direto sobre a função das células endoteliais. A osmoterapia (p. ex., 20% de manitol [0,5 a 1,5 g/kg] ou solução salina hipertônica em *bolus* repetidos de 3%, 7%, 10% ou 23%) pode ser útil na fase aguda de um edema vasogênico ou citotóxico.

Hidrocefalia

Com hidrocefalia, verifica-se uma ampliação do compartimento do líquido cerebrospinal (LCS), que é definida como um aumento anormal no volume de LCS em qualquer parte ou em todo o sistema ventricular. As duas causas da hidrocefalia são diminuição da absorção de LCS e obstrução do fluxo de LCS. Existem dois tipos de hidrocefalia: não comunicante e comunicante.

A hidrocefalia não comunicante ou obstrutiva ocorre quando a obstrução do sistema ventricular impede o LCS de alcançar as vilosidades aracnoides. O fluxo de LCS pode ser obstruído por malformações congênitas, por tumores que invadem o sistema ventricular e por inflamação ou hemorragia. O epêndima (*i. e.*, o revestimento dos ventrículos e dos espaços preenchidos por LCS) é especialmente sensível a infecções virais, particularmente durante o desenvolvimento embrionário; acredita-se que a ependimite seja a causa da estenose aquedutal congênita.[11]

A hidrocefalia comunicante é causada por deficiência na reabsorção de LCS das vilosidades aracnoides para o sistema venoso. A redução na absorção pode resultar de um bloqueio nos canais de LCS até as vilosidades aracnoides ou uma falha na transferência do líquido entre as vilosidades e o sistema venoso. Isso pode ocorrer se são formadas muito poucas, se uma cicatriz pós-infecciosa (meningite) oclui os canais ou se as vilosidades se tornam obstruídas por fragmentos sanguíneos ou resíduos da infecção. Adenomas do plexo coroide podem causar excesso de produção de LCS. Essa forma de hidrocefalia é muito menos comum do que a resultante da diminuição da absorção de LCS.

Padrões patológicos semelhantes realizam-se com os tipos não comunicantes e comunicantes de hidrocefalia. Os hemisférios cerebrais se ampliam e causam a dilatação do sistema ventricular para além do ponto de obstrução. Acontece um apagamento dos sulcos na superfície do encéfalo e a substância branca sofre uma redução de volume. A existência e a extensão da PIC são determinadas pelo acúmulo de líquido e tipo de hidrocefalia, idade de manifestação e rapidez e extensão do aumento da pressão. Tomografia computadorizada (TC) e ressonância magnética (RM) são usados para diagnosticar todos os tipos de hidrocefalia. O tratamento habitual é um procedimento de desvio, que fornece uma rota alternativa para o retorno do líquido cerebrospinal para a circulação.

Os sinais e sintomas da hidrocefalia são muito variáveis, dependendo da rapidez da manifestação. Quando a hidrocefalia se desenvolve no útero ou antes de as suturas cranianas se fundirem no primeiro ano de vida, os ventrículos se expandem para além do ponto de obstrução, as suturas cranianas se separam, a cabeça se expande e ocorre o abaulamento de fontanelas. Como o crânio é capaz de se expandir, pode não haver sinais de aumento da pressão intracraniana, e a inteligência pode estar preservada. No entanto, são comuns crises convulsivas; em casos graves, a atrofia do nervo óptico conduz à cegueira. São frequentes fraqueza muscular e falta de coordenação nos movimentos. O implante cirúrgico de um desvio (*shunt*) possibilita a derivação do excesso de LCS, impedindo o aumento extremo da cabeça e a manifestação de déficits neurológicos.

Em adultos, o aumento da cabeça não ocorre porque as suturas cranianas estão totalmente fundidas. Assim, é provável a manifestação de sinais e sintomas. A hidrocefalia de desenvolvimento lento provavelmente não produz um aumento na PIC, mas ainda pode produzir déficits, como demência progressiva e alterações na marcha, como na hidrocefalia de pressão normal ("pseudotumor cerebral") em idosos. Diferentemente, a hidrocefalia de manifestação aguda em adultos geralmente é marcada por sintomas de aumento da pressão intracraniana, como cefaleia, vômitos e papiledema ou paralisia do reto lateral por efeito da pressão sobre os nervos cranianos. Se a obstrução não é aliviada, ocorre a progressão para hérnia (ver a discussão anterior sobre hérnias). O tratamento inclui descompressão cirúrgica e *shunting*.

RESUMO

Uma lesão encefálica se manifesta por alterações no nível de consciência, assim como por alterações nas funções motoras, sensoriais e cognitivas. A consciência é um estado de reconhecimento de si mesmo e do meio ambiente. Ela existe em um *continuum* entre a vigília e o sono normal até estados patológicos de estupor e coma. Na lesão encefálica progressiva, o início do coma pode ter evolução rostrocaudal com alterações características nos níveis de consciência, atividade respiratória, reflexos pupilares e oculovestibulares e tônus muscular, o qual ocorre à medida que o envolvimento vai progredindo do diencéfalo até o bulbo.

A morte encefálica é definida como a perda irreversível da função do encéfalo, incluindo a do tronco encefálico. O exame clínico deve revelar pelo menos a ausência da capacidade de resposta, de reflexos do tronco encefálico e do esforço respiratório. O estado vegetativo é caracterizado pela perda de todas as funções cognitivas e pela falta de reconhecimento de si mesmo e do meio ambiente, embora as funções reflexas vegetativas permaneçam intactas.

Muitos agentes que causam danos encefálicos o fazem através de vias comuns, incluindo hipoxia ou isquemia, acúmulo de neurotransmissores excitatórios, aumento da pressão intracraniana e edema encefálico. A privação de oxigênio (i. e., hipoxia) ou de fluxo sanguíneo (i. e., isquemia) pode ter efeitos deletérios sobre as estruturas encefálicas. Isquemia focal provoca lesão encefálica localizada, como no acidente vascular encefálico. Ocorre uma isquemia global, como na parada cardíaca, quando o fluxo sanguíneo é inadequado para todas as áreas do encéfalo, causando déficits globais, como alterações do estado mental.

LESÃO ENCEFÁLICA TRAUMÁTICA

Depois de concluir esta seção, o leitor deverá ser capaz de:

- Descrever os efeitos de lesões encefálicas primárias e secundárias
- Resumir os diferentes tipos de hematomas encefálicos
- Diferenciar lesões encefálicas focais de lesões difusas.

O encéfalo é confinado aos limites de proteção da rígida calota craniana. Embora o crânio geralmente possa oferecer proteção para os tecidos moles do SNC contra forças externas, também impõe riscos como fonte de lesão por forças internas. As estruturas ósseas da superfície interna do crânio podem induzir lesões encefálicas traumáticas e isquêmicas quando ocorre um aumento de volume nos tecidos intracranianos (edema ou hemorragia) ou um deslocamento (edema ou traumatismo mecânico). Além disso, fraturas no crânio são capazes de comprimir seções do sistema nervoso e causar ferimentos penetrantes.

TCE é a principal causa de morte e incapacidade entre indivíduos com idade inferior a 24 anos. As principais causas de TCE são acidentes automobilísticos, quedas e assaltos, enquanto a causa mais comum de lesões fatais na cabeça se concentra nos acidentes de trânsito com veículos e pedestres.[16]

Lesões encefálicas traumáticas podem envolver o escalpo, crânio, meninges ou encéfalo. As fraturas do crânio são classificadas como lineares, cominutivas, deprimidas e basilares. Uma fratura de crânio linear é uma interrupção na continuidade do osso. Fratura de crânio cominutiva se refere a uma fratura com múltiplos fragmentos. Quando os fragmentos do osso são incorporados ao tecido encefálico, a fratura é denominada deprimida. A fratura dos ossos que formam a base do crânio é chamada de fratura da base do crânio.

Geralmente é necessário um exame radiológico para confirmar a existência e a extensão de uma fratura do crânio. Essa avaliação é importante por causa da possibilidade de danos aos tecidos subjacentes. A lâmina crivosa do etmoide, por meio da qual as fibras olfatórias entram no crânio, representa a parte mais frágil do neurocrânio e é quebrada em fraturas de crânio basilares. Uma complicação frequente de fraturas da base do crânio é o extravasamento de líquido cerebrospinal pelo nariz (rinorreia) ou orelha (otorreia); isso ocorre devido à proximidade da base do crânio com o nariz e as orelhas. Essa ruptura na proteção do encéfalo se transforma em uma fonte provável de infecção das meninges ou da substância encefálica. Pode haver hemorragia subconjuntival do olho ou equimose periorbital. As fraturas do crânio podem danificar os nervos cranianos (NC I, II, III, VII e VIII), que saem da caixa craniana.

Lesões encefálicas primárias e secundárias

Os efeitos de lesões traumáticas na cabeça podem ser divididos em duas categorias:

1. Lesões primárias, em que o dano é causado por impacto
2. Lesões secundárias, em que o dano resulta de edema, infecção ou hipoxia cerebral posterior.

As lesões encefálicas primárias incluem lesões focais (p. ex., contusão, laceração, hemorragia) e difusas (p. ex., concussão, lesão axônica difusa). Lesões encefálicas secundárias são frequentemente difusas ou multifocais, envolvendo edema, infecção e lesão encefálica isquêmica. Embora o crânio e o líquido cerebrospinal ofereçam proteção para o encéfalo, também podem contribuir para traumatismos. Quando forças mecânicas que induzem à lesão encefálica provocam a movimentação do encéfalo no confinamento do crânio rígido, pode suceder uma contusão – uma lesão golpe-contragolpe. Como o encéfalo flutua livremente no LCS, um TCE não penetrante acelera o encéfalo dentro do crânio que, em seguida, desacelera abruptamente ao se chocar contra a superfície interna do crânio (Figura 16.7). A contusão direta do encéfalo sobre o local onde foi aplicada a força externa é chamada de lesão por *golpe*, enquanto a lesão de rebote no lado oposto do encéfalo é a lesão de *contragolpe*. Quando o encéfalo se choca com a superfície áspera da calota craniana, o tecido encefálico, vasos sanguíneos, vias nervosas e outras estruturas são machucados e lacerados, resultando em contusões e hematomas.

A causa mais comum de lesão encefálica secundária é isquemia. Pode ser o resultado da hipoxia e hipotensão que ocorrem durante o processo de reanimação ou por deficiência de mecanismos de regulação por meio dos quais as respostas cerebrovasculares mantêm adequado o fluxo sanguíneo e o suprimento de oxigênio.[19]

A importância de lesões secundárias depende da extensão do dano causado pela lesão primária. Na lesão encefálica leve, pode haver perda momentânea da consciência, sem sintomas neurológicos visíveis ou dano residual, com exceção de possível amnésia residual. Geralmente, podem ser detectadas alterações microscópicas nos neurônios e células da glia em um intervalo de horas após a lesão, porém as imagens do encéfalo são negativas. Concussão é uma disfunção neurogênica transitória causada pela aplicação de uma força mecânica contra o encéfalo.[16] Embora a recuperação ocorra em um período de 14 h, sintomas leves, como cefaleia, irritabilidade, insônia, assim como falta de concentração e memória, podem persistir por meses. Isso é conhecido como a *síndrome pós-concussão*. Em geral, a perda de memória inclui um período de tempo anterior ao acidente (amnésia retrógrada) e posterior à lesão (amnésia anterógrada). A duração da amnésia retrógrada está relacionada com a gravidade da lesão encefálica. Como essas queixas cognitivas são vagas e subjetivas, muitas vezes

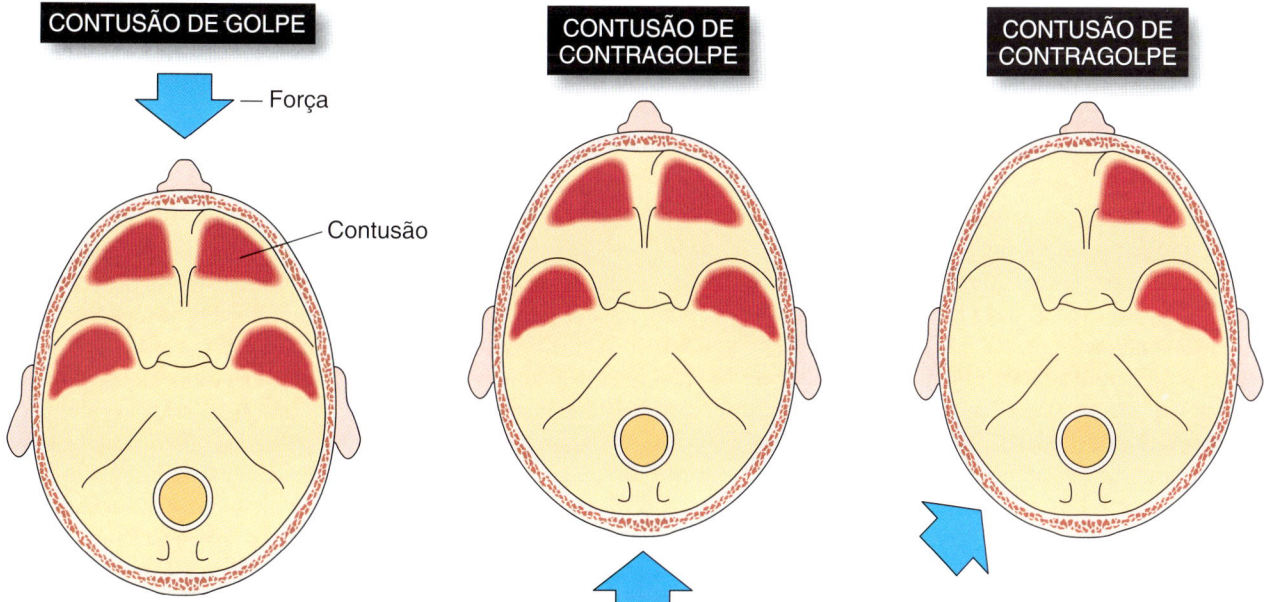

Figura 16.7 • Biomecânicas da contusão cerebral. Os hemisférios cerebrais flutuam no líquido cerebrospinal. Desaceleração rápida ou aceleração do crânio faz com que o córtex impacte com força a fossa anterior e a fossa média. A posição de uma contusão é determinada pela direção da força e pela anatomia intracraniana. Fonte: Strayer D. S., Rubin E. (Eds.) (2015). *Rubin's Pathology: Clinicopathologic foundations of medicine* (7. ed., Fig. 32-18, p. 1423). Philadelphia, PA: Wolters Kluwer.

são consideradas de origem psicológica. A síndrome pós-concussão pode ter um efeito significativo sobre as atividades da vida diária e o retorno ao trabalho. Pessoas com a síndrome pós-concussão podem precisar de retreinamento cognitivo, medicamentos ou apoio psicológico.

Em casos de lesão encefálica moderada, sucederão pequenas hemorragias e certo grau de edema do tecido encefálico. Essas contusões muitas vezes estão distribuídas ao longo da superfície interna áspera e irregular do encéfalo e são mais prováveis de ocorrer nos lobos frontais e temporais, resultando em déficits cognitivos e motores. Uma lesão encefálica moderada é caracterizada por um período de perda de consciência e pode estar associada a manifestações focais, como hemiparesia, afasia e paralisia do nervo craniano. Nesse tipo de lesão, as contusões frequentemente podem ser visualizadas por TC.

Lesão encefálica grave envolve lesão primária e secundária extensa de estruturas encefálicas. Nos casos de traumatismo craniano grave, a lesão primária é instantânea e irreversível, decorrente de forças de cisalhamento e de pressão que provocam uma lesão axônica difusa, rompimento dos vasos sanguíneos e dano tecidual. Contusões e hemorragia intracerebral, subdural, epidural e subaracnoide muitas vezes são evidentes por TC. São acompanhadas, com frequência, por déficits neurológicos graves como coma, hemiplegia e aumento da PIC. Lesões encefálicas graves ocorrem, por vezes, com danos a outras partes do corpo, como o pescoço, membros, tórax e abdome.

Hematomas

Os hematomas resultam de uma lesão vascular e hemorragia. Dependendo da localização anatômica do vaso que se rompe, a hemorragia pode surgir em qualquer um dos vários compartimentos, incluindo o espaço epidural, subdural, intracerebral e subaracnoide.

Hematoma epidural

Os hematomas epidurais geralmente são causados por traumatismo craniano, em que a região temporal do crânio é fraturada. Um hematoma epidural é aquele que se desenvolve entre a superfície interna dos ossos do crânio e a dura-máter (Figura 16.8). Resulta da laceração de uma artéria, na maioria das vezes a meníngea média, frequentemente em associação com uma fratura de crânio.[8] Como o sangramento é de origem arterial, a rápida expansão do hematoma comprime o encéfalo. Um hematoma epidural é mais comum em indivíduos jovens, porque a dura-máter está menos firmemente ligada à superfície do crânio do que em indivíduos mais velhos; como consequência, a dura-máter pode ser facilmente separada da superfície interna do crânio, viabilizando o crescimento do hematoma.

Tipicamente, um indivíduo com hematoma epidural apresenta um histórico de traumatismo craniano e um breve período de inconsciência seguido de um período lúcido em que a consciência é recuperada, seguido de rápida progressão para novo estado de inconsciência. O intervalo de lucidez nem sempre ocorre, mas quando acontece tem grande valor diagnóstico. Com o rápido desenvolvimento da inconsciência,

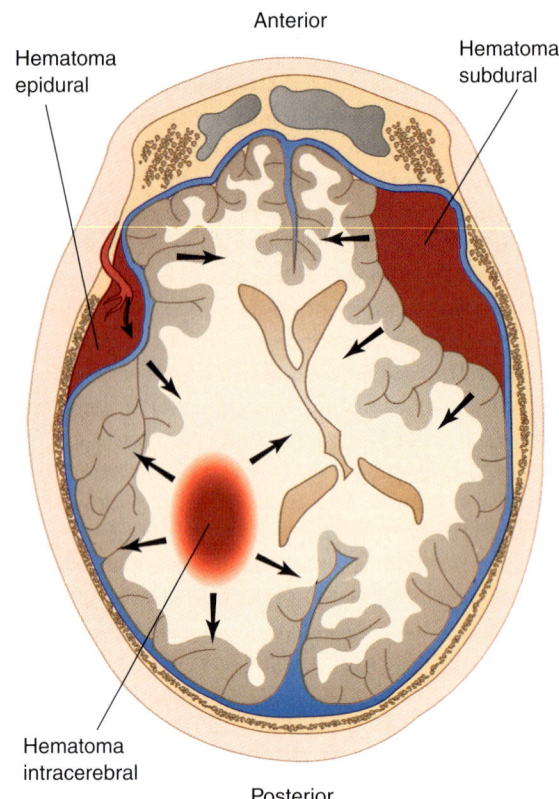

Figura 16.8 • Localização de hematomas epidural, subdural e intracerebral.

existem sintomas focais relacionados com a área afetada do encéfalo. Esses sintomas podem ser dilatação pupilar ipsilateral (mesmo lado) e hemiparesia contralateral (lado oposto) causados por hérnia uncal. Se o hematoma não for removido, a condição progride, com elevação da PIC, hérnia tentorial e óbito. No entanto, o prognóstico é excelente se o hematoma puder ser removido antes da perda da consciência.

Hematoma subdural

Um hematoma subdural se desenvolve na área entre a dura-máter e a aracnoide-máter (espaço subdural) e, em geral, origina-se de uma laceração nas pequenas veias que conectam os vasos na superfície do córtex com os seios da dura-máter. Essas veias comunicantes passam pelos vasos da pia-máter através do espaço subaracnoide preenchido por líquido cerebrospinal, penetram a aracnoide-máter e a dura-máter e desembocam nos seios em intradurais.[11] Essas veias se rompem facilmente nos casos de ferimentos na cabeça, quando o encéfalo se move abruptamente em relação ao crânio (Figura 16.9).

A origem venosa da hemorragia faz o hematoma subdural se desenvolver mais lentamente do que o sangramento arterial de um hematoma epidural. Os hematomas subdurais são classificados como agudos, subagudos e crônicos. Esse sistema de classificação se baseia no tempo aproximado antes do aparecimento dos sintomas. Os sintomas de hematoma agudo podem ser observados até 48 h após a lesão, enquanto um hematoma subagudo não produz sintomas até 2 e 14 dias após a lesão. Os sintomas de um hematoma subdural crônico podem não aparecer até várias semanas após a lesão.

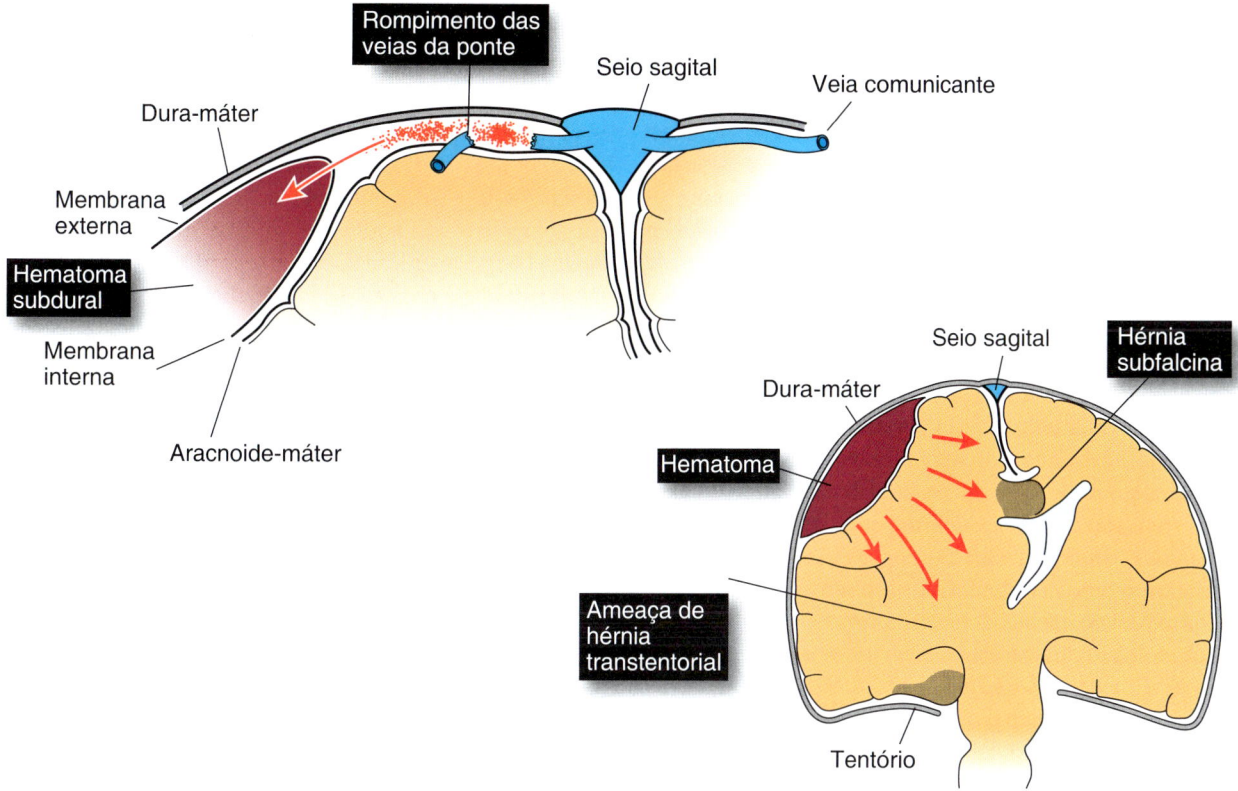

Figura 16.9 • Mecanismo de sangramento no hematoma subdural. (Cortesia de Dmitri Karetnikov, artista.) Fonte: Strayer D. S., Rubin E. (Eds.) (2015). *Rubin's pathology: Clinicopathologic foundations of medicine* (7. ed., p. 1463). Philadelphia, PA: Wolters Kluwer.

Um hematoma subdural agudo tem progressão mais rápida e taxa de mortalidade mais alta por causa das lesões secundárias graves associadas ao edema e ao aumento da pressão intracraniana. A alta taxa de mortalidade tem sido vinculada ao aumento descontrolado da PIC, perda de consciência, postura de extensão e atraso na remoção cirúrgica do hematoma. O quadro clínico é semelhante ao do hematoma epidural, exceto que geralmente não ocorre o período de lucidez. As taxas de morbidade e de mortalidade são mais elevadas com hematoma subdural agudo do que com hematoma epidural e intracerebral. Em contraste, nos casos de hematoma subagudo, poderá haver um período de melhora no nível de consciência e nos sintomas neurológicos, apenas para ser seguido por deterioração, se o hematoma não for removido.

Os sintomas de hematoma subdural crônico se desenvolvem semanas após um ferimento na cabeça, tão depois que o indivíduo não se lembra de ter tido uma lesão na cabeça. O hematoma subdural crônico é mais comum em alcoólicos e idosos, pois a atrofia faz o encéfalo encolher e se afastar da dura-máter, esticando as frágeis veias da ponte. Essas veias se rompem, causando lenta infiltração de sangue no espaço subdural. A atividade dos fibroblastos provoca o encapsulamento do hematoma. O líquido sanguinolento nessa área encapsulada tem elevada pressão osmótica e aspira líquido do espaço subaracnoide circundante; a massa se expande e exerce pressão sobre o conteúdo craniano. Em alguns casos, o quadro clínico é menos definido, com o sintoma mais proeminente a partir de uma diminuição do nível de consciência indicada por sonolência, confusão mental, cefaleia e apatia.

Hematomas intracerebrais traumáticos

Os hematomas intracerebrais traumáticos são únicos ou múltiplos. Podem ocorrer em qualquer lobo do cérebro, mas são mais comuns no lobo frontal e temporal, associados às proeminências ósseas da superfície interna do crânio (Figura 16.10).

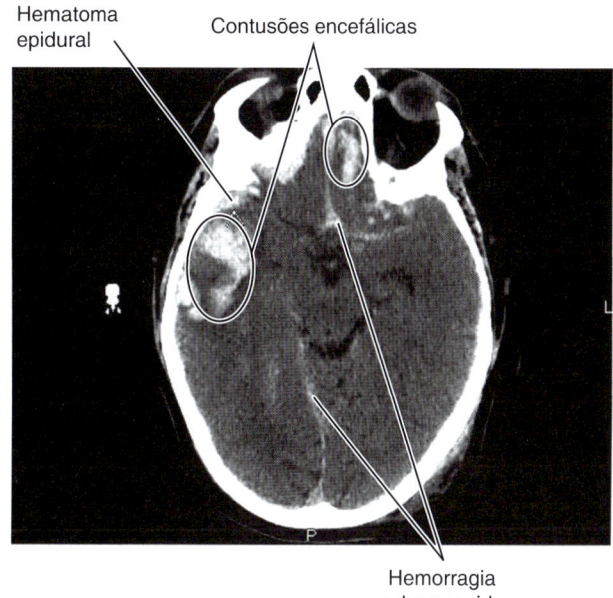

Figura 16.10 • Tomografia computadorizada do encéfalo em um caso de traumatismo cranioencefálico mostrando contusões cerebrais hemorrágicas no lobo temporal direito e no bifrontal, hemorragia subaracnoide e hematoma epidural.

Dão-se em associação à movimentação grave que o encéfalo sofre durante um ferimento na cabeça ou uma contusão capaz de se fundir em um hematoma. Hematomas intracerebrais se desenvolvem com mais frequência em idosos e alcoólicos, cujos vasos cerebrais são mais friáveis.

Os sinais e sintomas produzidos por um hematoma intracerebral dependem do seu tamanho e localização no encéfalo. Podem se manifestar sinais de elevação da PIC se o hematoma é grande e invade estruturas vitais. Um hematoma no lobo temporal pode ser perigoso devido ao potencial para o desenvolvimento de uma hérnia lateral.

O tratamento de um hematoma intracerebral pode ser clínico ou cirúrgico. No caso de um grande hematoma com a condição neurológica se deteriorando rapidamente, em geral é indicado procedimento cirúrgico para retirar o coágulo. A cirurgia pode ser necessária no indivíduo neurologicamente estável, apesar dos déficits neurológicos; nesse caso, o hematoma pode ter resolução de maneira semelhante a uma contusão.

RESUMO

Os efeitos de lesões encefálicas traumáticas são divididos em duas categorias: lesões primárias e secundárias. Lesões primárias resultam de um impacto direto, causadas por fratura de crânio, concussão ou contusão. Em lesões secundárias, o dano advém do edema encefálico subsequente; formação de hematoma epidural, subdural ou intracerebral; infecção; hipoxia cerebral e isquemia. Mesmo se não houver uma ruptura no crânio, uma pancada na cabeça pode causar danos encefálicos graves e difusos. Esse tipo de lesão fechada varia em nível de gravidade e pode ser classificado como difuso ou focal. Lesões difusas incluem concussão e lesão axônica difusa. Lesões focais incluem contusão, laceração e hemorragia.

DOENÇA CEREBROVASCULAR

Depois de concluir esta seção, o leitor deverá ser capaz de:

- Identificar os principais vasos da circulação cerebral
- Descrever a autorregulação do fluxo sanguíneo cerebral
- Resumir as doenças derivadas de AVE isquêmico e hemorrágico.

Doença cerebrovascular engloba uma série de distúrbios que envolvem os vasos da circulação cerebral. Esses distúrbios incluem ataque isquêmico transitório (AIT) e acidente vascular encefálico (AVE), que resultam na interrupção da circulação cerebral.

Circulação cerebral

Vasos sanguíneos cerebrais

O fluxo sanguíneo para o encéfalo é fornecido, anteriormente, pelas duas artérias carótidas internas e, posteriormente, pelas artérias vertebrais (Figura 16.11 A). A artéria carótida interna, que é um ramo terminal da artéria carótida comum, se ramifica em várias artérias: oftálmica, comunicante posterior, coroide anterior, cerebral anterior e cerebral média (Figura 16.11 B). A maior parte do sangue arterial nas artérias carótidas internas é distribuída pelas artérias cerebrais anteriores e médias. As artérias cerebrais anteriores abastecem a superfície medial dos lobos frontal e parietal e a metade anterior do tálamo, o corpo estriado, uma parte do corpo caloso e o membro anterior da cápsula interna. O joelho (anterior) e o membro posterior da cápsula interna, assim como a porção medial do globo pálido, são alimentados pelo ramo coroide anterior da artéria carótida interna. A artéria cerebral média passa lateralmente, abastecendo o núcleo da base lateral e a ínsula e, em seguida, surge na superfície cortical lateral, alimentando o giro frontal inferior, córtex frontal motor e pré-motor responsável pelo controle delicado dos movimentos da face e das mãos. É a principal fonte vascular para os córtices de linguagem (frontal e temporal superior), o córtex auditivo primário e de associação (giro temporal superior) e o córtex somatossensorial primário e de associação para a face e as mãos (giro pós-central, parietal). A artéria cerebral média é funcionalmente uma continuação da carótida interna; êmbolos da carótida interna se alojam com mais frequência em ramos da artéria cerebral média. As consequências de um processo isquêmico nessas áreas podem ser extremamente graves, como danos para as habilidades finas de movimentação da face e membros superiores e para as funções de comunicação receptiva e expressiva (p. ex., afasia).

As duas artérias vertebrais surgem da artéria subclávia e passam pelos orifícios nos processos espinais transversais no nível da sexta vértebra cervical e continuam para cima através dos forames das seis vértebras superiores; elas fazem um giro por trás do atlas, entram no crânio através do forame magno e se unem para formar a artéria basilar que, em seguida, se divide nas artérias cerebrais posteriores. Ramos das artérias vertebrais e basilares alimentam bulbo, ponte, cerebelo, mesencéfalo e porção caudal do diencéfalo. As artérias cerebrais posteriores abastecem porções restantes occipitais e inferiores dos lobos temporais e do tálamo.

Os ramos distais das artérias carótidas internas e das artérias vertebrais se comunicam na base do encéfalo através do círculo de Willis; essa anastomose das artérias pode proporcionar a manutenção da circulação se o fluxo sanguíneo através de um dos principais vasos for interrompido (Figura 16.11 B). Por exemplo, a oclusão de uma artéria cerebral média pode ter consequências limitadas se as artérias comunicantes anterior e posterior mantiverem a perviedade, possibilitando o fluxo colateral proveniente da artéria cerebral posterior ipsilateral e das artérias carótidas opostas. Sem o fluxo colateral, a interrupção do fluxo sanguíneo nas artérias cerebrais resulta em dano neural isquêmico à medida que as necessidades metabólicas das células eletricamente ativas excedem a oferta de nutrientes.

A circulação cerebral é drenada por dois conjuntos de veias que desembocam nos seios venosos durais: o sistema venoso profundo e o sistema venoso superficial cerebral. Em contraste com as veias cerebrais superficiais que trafegam através da pia-máter na superfície do córtex cerebral, o sistema profundo

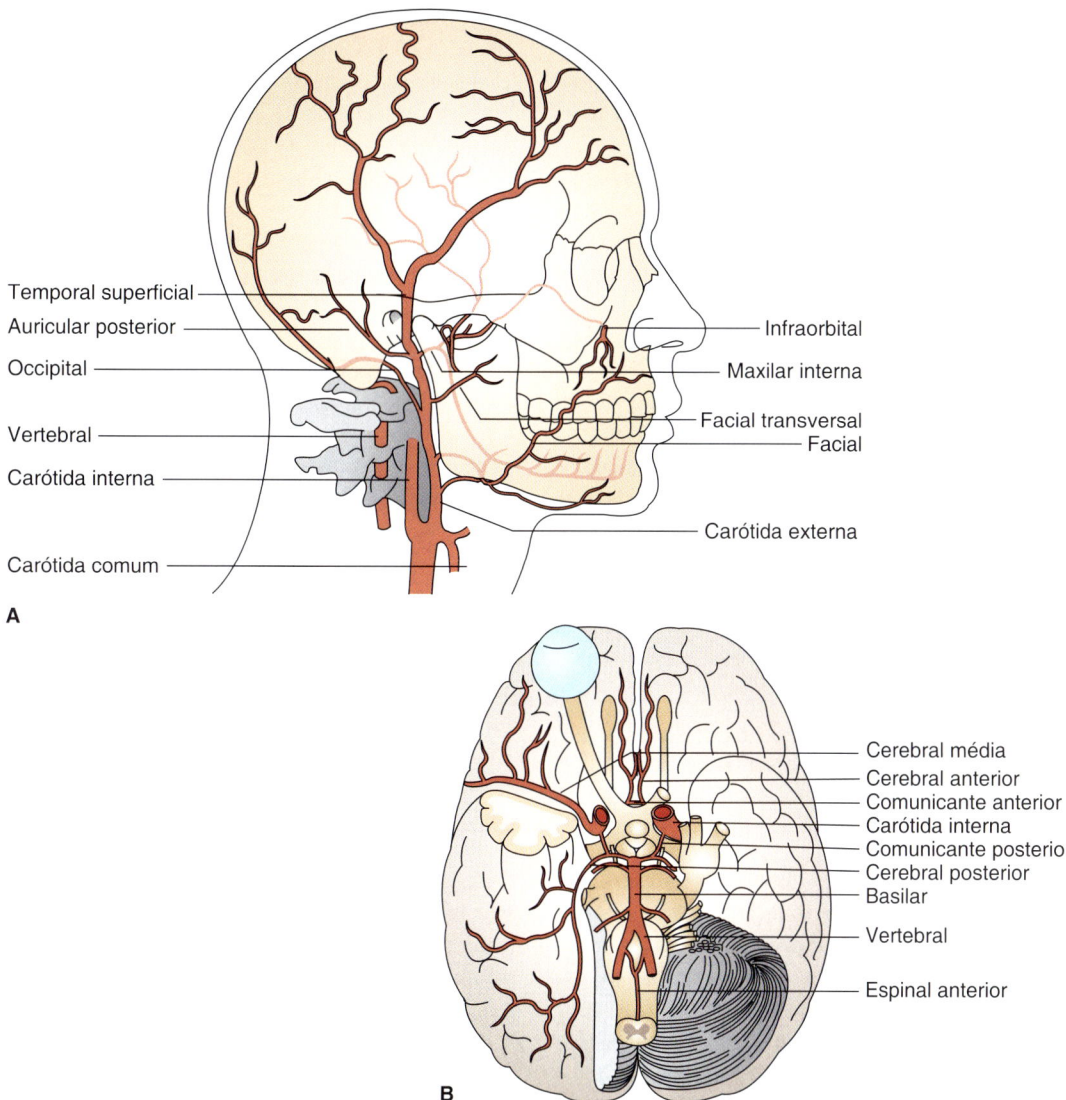

Figura 16.11 • Circulação cerebral. **A.** Ramos da artéria carótida externa direita. A artéria carótida interna ascende até a base do encéfalo. A artéria vertebral direita também é mostrada à medida que ascende através do forame transverso das vértebras cervicais. **B.** Círculo arterial cerebral (círculo de Willis).

está bem protegido. Esses vasos se ligam diretamente aos seios sagitais na foice cerebral por veias comunicantes. Trafegam através do espaço subaracnóideo preenchido por líquido cerebrospinal e penetram a aracnoide-máter e a dura-máter para alcançar os seios venosos da dura-máter. Esse sistema de seios faz o retorno de sangue para o coração principalmente através das veias jugulares internas. Também existem rotas alternativas para o fluxo venoso; por exemplo, o sangue venoso pode sair através das veias emissárias que passam pelo crânio e pelas veias que atravessam vários forames para se esvaziar nas veias extracranianas.

O sistema venoso intracraniano não tem válvulas. A direção do fluxo é dependente da gravidade ou da pressão relativa no interior dos seios venosos em relação à pressão das veias extracranianas. Aumento na pressão intratorácica, como pode ocorrer durante a tosse ou a realização da manobra de Valsalva (i. e., exalando contra a glote fechada), produz aumento da pressão venosa central, que é refletida de volta para as veias jugulares internas e para os seios da dura-máter.

Regulação do fluxo sanguíneo cerebral

O fluxo sanguíneo para o encéfalo é mantido em aproximadamente 750 mℓ/min ou a um sexto do débito cardíaco de repouso.[17] A regulação do fluxo sanguíneo para o encéfalo é controlada em grande parte por mecanismos autorreguladores ou locais que respondem às necessidades metabólicas do encéfalo. A autorregulação cerebral é classicamente definida como a capacidade do encéfalo em manter o fluxo sanguíneo cerebral constante, apesar das alterações na pressão arterial sistêmica. Isso possibilita ao córtex cerebral ajustar o fluxo sanguíneo cerebral localmente para satisfazer suas necessidades metabólicas. A autorregulação do fluxo sanguíneo cerebral é eficiente dentro de uma faixa de PAM de aproximadamente 60 a 140 mmHg.[17] Embora o fluxo sanguíneo total cerebral permaneça relativamente estável ao longo de alterações acentuadas no débito cardíaco e na pressão arterial, o fluxo sanguíneo regional varia acentuadamente em resposta a alterações no metabolismo local. Se a pressão arterial cai abaixo de 60 mmHg, o fluxo sanguíneo cerebral se torna gravemente comprometido; se sobe acima do limite superior da autorregulação, o fluxo sanguíneo aumenta rapidamente e sobrecarrega os vasos cerebrais. Em indivíduos com hipertensão, essa variação da autorregulação apresenta desvios para níveis mais elevados do que os da PAM.

Em média, três fatores metabólicos afetam o fluxo sanguíneo cerebral: a concentração de dióxido de carbono, de íons hidrogênio e oxigênio. O aumento na concentração de dióxido de carbono leva um potente estímulo para a vasodilatação: a duplicação de Pco_2 no sangue resulta em uma duplicação do fluxo sanguíneo cerebral. O aumento na concentração de íons hidrogênio também aumenta o fluxo sanguíneo cerebral, servindo para depurar os materiais ácidos causadores da depressão neural.[17] Uma acidose extracelular profunda induz à paralisia vasomotora, caso em que o fluxo sanguíneo cerebral pode depender inteiramente da pressão arterial sistêmica. A diminuição da concentração de oxigênio também aumenta o fluxo sanguíneo cerebral.

Alerta de domínio do conceito

A redução da saturação de oxigênio aumenta o fluxo sanguíneo cerebral assim como o nível de dióxido de carbono. Esses dois fatores resultam em menos oxigênio para as células do cérebro. O corpo tenta compensar essa falta aumentando o fluxo sanguíneo para a área.

Os vasos sanguíneos cerebrais profundos parecem ser completamente controlados por autorregulação. No entanto, os vasos sanguíneos cerebrais mais importantes e a vasculatura superficial são inervados pelo sistema nervoso simpático. Em condições fisiológicas normais, mecanismos reguladores e autorreguladores locais substituem os efeitos da estimulação simpática. Porém, quando os mecanismos locais falham, o controle simpático de pressão sanguínea cerebral passa a ser importante.[17] Por exemplo, quando a pressão arterial aumenta para níveis muito elevados durante a prática intensa de exercícios físicos ou outras condições, o sistema nervoso simpático contrai os grandes vasos sanguíneos e os vasos de tamanho intermediário superficiais como um meio de proteger os vasos menores capazes de ser mais facilmente danificados. Acredita-se que os reflexos simpáticos causam vasospasmo nas artérias intermediárias e grandes em certos tipos de dano encefálico, como o causado por ruptura de um aneurisma cerebral.

Acidente vascular encefálico

Acidente vascular encefálico (AVE) é a síndrome de déficit neurológico focal agudo causada por um distúrbio vascular que danifica o tecido encefálico. AVE continua sendo uma das principais causas de mortalidade e morbidade nos EUA.[a] A cada ano, 795 mil americanos sofrem um AVE; muitos sobreviventes apresentam pelo menos algum grau de comprometimento neurológico.[20]

Existem dois tipos principais de AVE: isquêmico e hemorrágico. O AVE isquêmico é causado por uma interrupção do fluxo sanguíneo em um vaso cerebral e constitui o tipo mais comum, representando 87% de todos os casos de acidente vascular encefálico.[20] O AVE hemorrágico é responsável por 13% dos casos de acidente vascular encefálico, 10% das hemorragias intracerebrais e 3% das hemorragias subaracnoides.[20] O AVE hemorrágico geralmente se desenvolve a partir de uma ruptura dos vasos sanguíneos causada por hipertensão, aneurisma ou malformação arteriovenosa e tem uma taxa de mortalidade muito mais alta do que o acidente vascular encefálico isquêmico.

Etiologia

Os fatores de risco para o AVE são idade, sexo, raça, AVE prévio, histórico familiar, hipertensão, tabagismo, diabetes melito, doença cardíaca, hipercolesterolemia e hipercoagulopatia.[21] A incidência de AVE aumenta com a idade, a taxa de incidência de AVE entre homens mais jovens é maior do que em mulheres da mesma idade, mas não em idades mais avançadas. Como as mulheres vivem mais que os homens, mais mulheres morrem de acidente vascular encefálico a cada ano. Indivíduos negros e alguns hispânicos/latino-americanos apresentam maior incidência de todos os tipos de AVE e taxas de mortalidade mais elevadas em comparação com caucasianos.[21] A pressão sanguínea é um forte determinante do risco de desenvolvimento de AVE. Quanto maior a pressão, maior o risco de acidente vascular encefálico.[21] A doença cardíaca – especialmente a fibrilação atrial e outras condições que predispõem à formação de coágulo na parede do coração ou das válvulas ou à embolia paradoxal por meio de *shunt* da direita para a esquerda – predispõe ao desenvolvimento de AVE cardioembólico. A policitemia, anemia falciforme (durante a crise falciforme) e distúrbios sanguíneos predispõem à formação de coágulos nos vasos cerebrais.

Outros fatores de risco comportamentais possíveis de serem modificados incluem obesidade, sedentarismo, uso abusivo de álcool e de drogas ilícitas, transtornos de hipercoagulabilidade, terapia de reposição hormonal e uso de contraceptivos orais.[21] O aumento no risco de desenvolvimento de AVE está associado à terapia de reposição hormonal.[21] O consumo de álcool entre leve e moderado está relacionado com a redução do risco de AVE, mas o consumo mais pesado aumenta o risco de acidente vascular encefálico.[21] Várias substâncias psicoativas de uso abusivo, cocaína, anfetaminas e heroína estão aliadas ao desenvolvimento de AVE.[21,22]

A eliminação ou o controle dos fatores de risco para AVE (p. ex., tabagismo, controle dos níveis de gordura e açúcar no sangue, redução da hipertensão) oferecem a melhor oportunidade de prevenção de isquemia cerebral por aterosclerose cerebral. A prevenção primária do AVE por meio da detecção precoce e do tratamento dos fatores de risco modificáveis traz vantagens significativas em relação a esperar um acontecimento de sérias consequências.

AVE isquêmico

O AVE isquêmico é causado por obstrução vascular cerebral resultante de trombose ou embolia (Figura 16.12). O AVE isquêmico

---

[a] N.R.T.: no Brasil, são registradas cerca de 68 mil mortes por AVE anualmente. Fonte: http://www.brasil.gov.br/saude/2012/04/acidente-vascular-cerebral-avc.

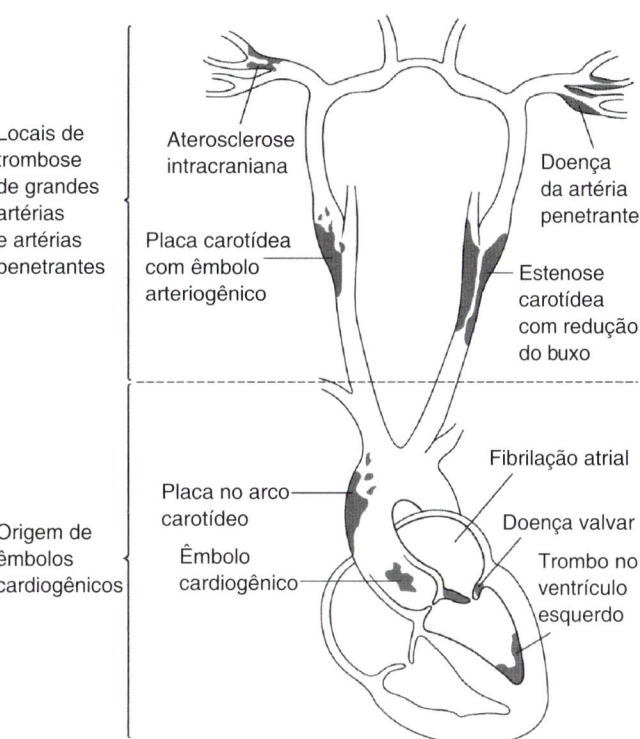

Figura 16.12 • Locais mais frequentes de anomalias arteriais e cardíacas como causa de AVE isquêmico. Extraída de Hickey J. (2014). *The clinical practice of neurological and neurosurgical nursing* (7. ed., p. 531). Philadelphia, PA: Lippincott Williams & Wilkins.

pode ser classificado conforme cinco principais mecanismos de subtipos de acidente vascular encefálico e sua frequência: 20% por trombose de uma grande artéria (doença aterosclerótica), 25% por trombose de pequenas artérias penetrantes (AVE lacunar), 20% por embolia cardiogênica, 30% por AVE criptogênico (causa indeterminada) e 5% por causas diversas.[2]

Penumbra isquêmica no AVE em evolução. Durante a evolução de um acidente vascular encefálico, geralmente existe um núcleo central de células mortas ou para morrer, cercado por uma banda isquêmica ou área de perfusão mínima das células, chamada de *penumbra* (zona de fronteira). As células do encéfalo na área de penumbra recebem fluxo sanguíneo marginal, suas atividades metabólicas são comprometidas, mas é mantida a integridade estrutural das células encefálicas.[15] Se as células da área de penumbra sobreviverão depende do retorno bem-sucedido da circulação adequada, da quantidade de produtos tóxicos liberados pelas células adjacentes que estão morrendo, do grau de edema cerebral e de alterações no fluxo sanguíneo local. Se a liberação de produtos tóxicos resultar na morte de células adicionais na área de penumbra, a zona de fronteira de tecidos mortos ou moribundos se ampliará e aumentará o volume de tecido isquêmico circundante.

Acidente isquêmico transitório. O AIT é um episódio transitório de disfunção neurológica causada por isquemia localizada encefálica, medular ou retinal, sem infarto agudo.[23] O AIT reflete uma perturbação temporária do fluxo sanguíneo cerebral focal, que é revertida antes de ocorrer o infarto. As causas de AIT são as mesmas que as do acidente vascular encefálico isquêmico e incluem doença aterosclerótica dos vasos cerebrais e embolia. Os AIT são importantes porque podem ser um aviso da iminência de um AVE. Há um risco maior de desenvolvimento de AVE logo após AIT, de 10 a 15% dos pacientes têm um AVE no intervalo de 3 meses, com 50% de ocorrência em 48 h.[23] O diagnóstico de AIT antes de um AVE pode possibilitar a intervenção cirúrgica ou clínica que impede a eventual ocorrência do AVE e dos déficits neurológicos associados.

AVE de grandes vasos | Trombose. Trombos são a causa mais comum de AVE isquêmico, ocorrendo geralmente em vasos sanguíneos ateroscleróticos. Na circulação cerebral, as placas ateroscleróticas são encontradas mais comumente em bifurcações arteriais. A localização mais comum para formação de placas inclui vasos grandes do encéfalo, nomeadamente a origem da carótida interna e das artérias vertebrais e as junções das artérias basilares e vertebrais. O infarto cerebral pode ser o resultado de uma trombose aguda local e de oclusão em um local de aterosclerose crônica, com ou sem embolização distal do material da placa, ou de falha crítica na perfusão distal a uma estenose (zona limítrofe). Esses infartos afetam frequentemente o córtex, causando afasia ou defeitos de negligência, do campo visual ou cegueira monocular transitória (amaurose fugaz). Na maioria dos casos de AVE, é afetada uma única artéria cerebral e seu território. Em geral, os casos de AVE trombótico são observados em indivíduos idosos e frequentemente são acompanhados por sinais de doença aterosclerótica cardíaca ou arterial periférica.

AVE de pequenos vasos | Lacunar. O infarto lacunar são obstruções do fluxo pequenas (1,5 a 2 cm) ou muito pequenas

(3 a 4 mm) localizadas nas porções não corticais mais profundas do encéfalo ou do tronco encefálico. São encontrados no território de uma única artéria penetrante profunda que abastece a cápsula interna, núcleos da base ou o tronco encefálico. São o resultado da oclusão de pequenos ramos penetrantes das grandes artérias cerebrais, comumente a artéria cerebral média e posterior. No processo de cicatrização, os infartos lacunares deixam para trás pequenas cavidades ou lacunas. Acredita-se que resultem da lipo-hialinose arteriolar ou microateroma, comumente em um quadro de hipertensão crônica ou diabetes. Foram propostas seis causas básicas para o desenvolvimento de infartos lacunares: embolia, hipertensão, doença oclusiva de pequenos vasos, anormalidades hematológicas, pequenas hemorragias intracerebrais e vasospasmo. Devido ao tamanho e à localização, os infartos lacunares não causam déficits corticais, como afasia ou apraxia. Em vez disso, produzem "síndromes lacunares" clássicas e reconhecíveis, como hemiplegia motora simples, hemiplegia sensorial simples e disartria com síndrome da mão desajeitada. TC ou RM podem revelar várias lacunas, bem como alterações difusas na substância branca associadas a demência.

AVE embólico. Um AVE embólico é causado pela movimentação de um coágulo sanguíneo que se desloca de sua origem até alcançar o encéfalo. Geralmente, afeta vasos cerebrais proximais maiores, muitas vezes alojados em bifurcações. O local mais frequente para um AVE embólico é a artéria cerebral média, refletindo o grande território desse vaso e sua posição como terminal da artéria carótida. Embora a maioria dos êmbolos cerebrais seja originária de um trombo localizado no coração esquerdo, também podem ter origem a partir de uma placa aterosclerótica nas artérias carótidas. A embolia viaja rapidamente até o encéfalo e se aloja em uma artéria menor, através da qual não consegue trafegar. O AVE embólico geralmente tem um início súbito, com déficit máximo imediato.

Várias condições cardíacas podem predispor à formação de êmbolos que produzem AVE embólico, como doença reumática cardíaca, fibrilação atrial, infarto do miocárdio recente, aneurisma ventricular, ateroma móvel do arco da aorta e endocardite bacteriana. A utilização da ecocardiografia transesofágica tem implicado um forame oval patente como fonte de embolia venosa paradoxal para o sistema arterial.

AVE hemorrágico

O AVE mais frequentemente fatal decorre da ruptura espontânea de um vaso sanguíneo cerebral.[24-26] A hemorragia intracerebral resultante pode causar um hematoma focal, edema, compressão do conteúdo do encéfalo ou espasmos dos vasos sanguíneos adjacentes. Os fatores predisponentes mais comuns são idade avançada e hipertensão. Aneurismas e malformações arteriovenosas são anormalidades estruturais que também podem causar hemorragia súbita. A hemorragia cerebral ocorre de repente, geralmente quando o indivíduo está realizando algum tipo de atividade. De modo geral, manifesta-se com vômitos e com frequência ocorre cefaleia. Os sintomas locais dependem de qual vaso está envolvido. Na situação mais comum, a hemorragia nos núcleos da base origina hemiplegia contralateral, com flacidez inicial progredindo para a espasticidade. A hemorragia e o edema resultantes exercem grande pressão sobre a substância encefálica e o curso clínico evolui rapidamente ao coma e frequentemente à morte.

Hemorragia subaracnóidea aneurismática. Esse tipo de hemorragia subaracnóidea é uma forma de acidente vascular encefálico hemorrágico causado pela ruptura de um aneurisma cerebral. O sangramento resultante no espaço subaracnoide pode se estender bem além do local de origem, inundando a cisterna basal, ventrículos e espaço subaracnoide espinal.[8,11,27] Um aneurisma é uma protuberância na área de uma fraqueza localizada na parede muscular de um vaso arterial. A maioria dos aneurismas cerebrais é constituída por pequenos aneurismas saculares. Eles geralmente ocorrem na circulação anterior e são encontrados em bifurcações e outros cruzamentos vasculares, como os do círculo de Willis (Figura 16.13). Acredita-se que se originem de um defeito congênito na túnica média dos vasos envolvidos. Sua incidência é maior em indivíduos portadores de determinadas doenças, como doença policística renal, displasia fibromuscular, coarctação da aorta e malformações arteriovenosas cerebrais.[8,11] Outras causas de aneurisma são aterosclerose, hipertensão e infecções bacterianas.

A ruptura de um aneurisma cerebral resulta em hemorragia subaracnóidea. A probabilidade de ruptura aumenta com o tamanho do aneurisma, que é maior naqueles com tamanho superior a 3 ou 5 mm.[27] Dos diversos fatores ambientais capazes de predispor à hemorragia subaracnóidea aneurismática, o tabagismo, a hipertensão e o consumo excessivo de álcool parecem constituir a maior ameaça.[27,28] Aneurismas intracranianos são raros em crianças, e a idade média para a hemorragia subaracnóidea é de aproximadamente 50 anos. As taxas de mortalidade e morbidade nos casos de hemorragia subaracnóidea aneurismática são altas, com apenas um terço dos indivíduos alcançando uma recuperação sem deficiências importantes.[28]

Manifestações clínicas. Os sinais e sintomas de aneurisma cerebral são divididos em duas fases: aqueles que se apresentam antes da ruptura e do sangramento e aqueles que se manifestam

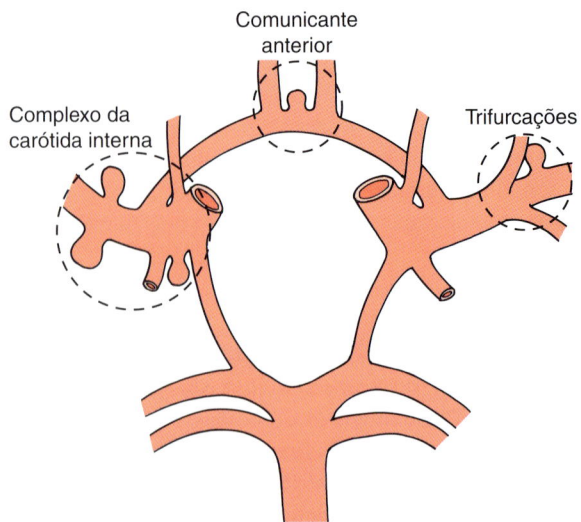

Figura 16.13 • Locais mais comuns de aneurisma sacular.

após a ruptura e o sangramento. A maioria dos aneurismas pequenos é assintomática. Frequentemente são encontrados na necropsia aneurismas intactos como um achado incidental.[8] Aproximadamente de 10 a 20% dos indivíduos com hemorragia subaracnóidea têm histórico de cefaleias atípicas que dão indício dias ou semanas antes do aparecimento da hemorragia, sugerindo um pequeno extravasamento.[27,28] Esse tipo de cefaleia se caracteriza por manifestação súbita e muitas vezes é acompanhada por náuseas, vômitos e tonturas. O início da ruptura do aneurisma subaracnóideo é anunciado por uma cefaleia súbita e grave, descrita como "a pior dor de cabeça da minha vida".[27,28] Se o sangramento é grave, a cefaleia pode vir acompanhada por um colapso com perda de consciência. Vômitos podem acompanhar os sintomas apresentados. Outras manifestações incluem sinais de irritação meníngea, como rigidez da nuca e fotofobia (intolerância à luz); déficits de nervos cranianos, especialmente os nervos cranianos II e, algumas vezes, os pares III e IV (diplopia e borramento visual); síndromes de AVE (déficits focais motores e sensoriais); edema cerebral e aumento da pressão intracraniana; e disfunção hipofisária (diabetes insípido e hiponatremia). Hipertensão, um achado frequente, e arritmias cardíacas resultam da liberação maciça de catecolaminas desencadeada pela hemorragia subaracnóidea.

Diagnóstico. O diagnóstico de hemorragia subaracnóidea e de aneurisma intracraniano é estabelecido por apresentação clínica; TC sem contraste; punção lombar, se o resultado de TC é normal, mas existe forte suspeita de HSA; e angiografia.[27,28] Para identificar o aneurisma na fonte de sangramento, devem ser solicitadas angiografia convencional, angiografia por ressonância magnética (ARM) e angiografia por tomografia computadorizada (ATC) helicoidal (espiral). A angiografia convencional por cateter é a ferramenta de diagnóstico definitivo para a detecção do aneurisma. ARM é uma modalidade não invasiva e não requer a administração intravenosa de contraste, porém tem menor sensibilidade. ATC helicoidal exige a administração intravenosa de um agente de contraste, mas pode ser usada em indivíduos após a clipagem do aneurisma, quando a realização de exames por ressonância magnética pode ser contraindicada.

Tratamento. O curso do tratamento após a ruptura do aneurisma depende da extensão do déficit neurológico. Os melhores resultados são obtidos quando o aneurisma é pinçado no início para que possam ser iniciadas as medidas para impedir complicações.[28-30] Indivíduos sem déficit neurológico ou com déficits leves podem ser submetidos a uma arteriografia cerebral e cirurgia precoce, geralmente no intervalo de 24 a 72 h. A cirurgia envolve uma craniotomia e a inserção de um clipe de prata especialmente projetado para essa finalidade, que é apertado ao redor do colo do aneurisma. Esse procedimento fornece proteção contra ressangramento. A embolização é uma alternativa à cirurgia, particularmente em casos de aneurismas cirurgicamente inacessíveis ou candidatos ruins à cirurgia. As complicações da ruptura do aneurisma incluem ressangramento; vasospasmo com isquemia cerebral; hidrocefalia; disfunção hipotalâmica e atividade convulsiva. Ressangramento e vasospasmo são as complicações mais graves e mais difíceis de tratar. O ressangramento, que tem maior incidência no primeiro dia após a ruptura inicial, resulta em déficits neurológicos catastróficos.

Vasospasmo é uma complicação temida advinda da ruptura de aneurisma. É uma condição de difícil tratamento e está associada a uma alta incidência de morbidade e mortalidade. Embora a descrição do vasospasmo associado à ruptura de aneurisma seja relativamente uniforme, os mecanismos propostos são controversos. De modo geral, a condição se desenvolve no intervalo entre 3 e 10 dias (pico, 7 dias) após a ruptura do aneurisma e envolve um estreitamento focal da artéria ou artérias cerebrais que pode ser visualizado por arteriografia ou por Doppler transcraniano. O estado neurológico se deteriora gradualmente à medida que sucede a redução do suprimento sanguíneo para a região do encéfalo em que ocorreu o espasmo; isso, em geral, pode ser diferenciado da rápida deterioração observada com o ressangramento. O vasospasmo é tratado tentando melhorar a PPC pela utilização de fármacos ou administração de líquidos intravenosos vasoativos para obter euvolemia. As técnicas endovasculares incluem vasodilatadores intra-arteriais e dilatação mecânica dos vasos com angioplastia com balão. Pode ser usado nimodipino, um fármaco que bloqueia os canais de cálcio e age seletivamente sobre os vasos sanguíneos cerebrais, de modo a reduzir a incidência e a gravidade de déficits isquêmicos tardios resultantes do vasospasmo após a ruptura do aneurisma.

Outra complicação de uma ruptura de aneurisma é o desenvolvimento de hidrocefalia. É causada por obstrução das vilosidades aracnoides por produtos de degradação do sangue no espaço subaracnoide. A hidrocefalia é diagnosticada por TC seriada, mostrando o aumento no tamanho dos ventrículos e por sinais clínicos de aumento da PIC. Ventriculostomia, drenagem lombar ou derivação ventriculoperitoneal podem ser usados para tratar a hidrocefalia e diminuir o aumento da PIC.

Malformações arteriovenosas. Malformações arteriovenosas são um emaranhado complexo de artérias e veias anormais ligadas por uma ou mais fístulas.[2] Essas redes vasculares carecem de um leito capilar, e as artérias pequenas têm uma camada muscular deficiente. Acredita-se que as malformações arteriovenosas têm origem a partir de falhas no desenvolvimento da rede capilar no encéfalo embrionário. À proporção que o encéfalo da criança cresce, a malformação adquire contribuições arteriais adicionais que aumentam de tamanho para formar um conjunto emaranhado de vasos de paredes finas que desviam o sangue diretamente da circulação arterial para a circulação venosa. As malformações arteriovenosas tipicamente se apresentam antes de 40 anos de idade e afetam igualmente homens e mulheres. A ruptura de vasos em uma malformação que causa um AVE hemorrágico é responsável por aproximadamente 1% de todos os AVE.[2]

Fisiopatologia. São dois os efeitos hemodinâmicos de malformações arteriovenosas. Em primeiro lugar, o sangue é desviado do sistema arterial de alta pressão para o sistema venoso de baixa pressão, sem a vantagem do tamponamento fornecido pela rede capilar. Os canais de drenagem venosa são expostos a elevados níveis de pressão, predispondo-os a ruptura e hemorragia. Em segundo lugar, as elevadas pressões arteriais e venosas desviam o sangue para longe do tecido circundante, prejudicando a perfusão tecidual.

Manifestações clínicas. Clinicamente, isso é evidenciado por déficits neurológicos de progressão lenta. As principais manifestações clínicas de malformações arteriovenosas são hemorragia intracerebral e subaracnoide; convulsões; cefaleia e déficits neurológicos progressivos. As cefaleias são frequentemente graves e os indivíduos com o transtorno podem descrevê-las como latejantes e sincrônicas com os batimentos cardíacos. Os sintomas focais dependem da localização da lesão e incluem sintomas visuais (*i. e.*, diplopia e hemianopsia); hemiparesia; deterioração mental e distúrbios da fala.

Diagnóstico e tratamento. O diagnóstico definitivo muitas vezes é obtido por meio de angiografia cerebral. Os métodos de tratamento incluem excisão cirúrgica, oclusão endovascular, radiocirurgia e tratamento conservador.[2] Devido à natureza da malformação, cada um desses métodos é acompanhado por certo risco de complicações. Se a malformação arteriovenosa for acessível, a excisão cirúrgica é, por vezes, o tratamento de escolha. O tratamento endovascular envolve a inserção de microcateteres na circulação cerebral para a entrega de materiais embólicos (p. ex., microbalões, agentes esclerosantes, micromolas ou cola de secagem rápida) no interior dos vasos com malformação arteriovenosa.[2] A radiocirurgia pode envolver o uso de uma Faca Gama, feixe de prótons ou acelerador linear.

Manifestações clínicas de AVE

As manifestações específicas de um AVE ou AIT são determinadas pela artéria cerebral que é afetada, pela área de tecido encefálico que recebe o suprimento sanguíneo desse vaso e pela adequação da circulação colateral. Os sintomas de AVE/AIT têm sempre manifestação súbita e focal e geralmente são unilaterais. Os sintomas mais comuns são paralisação da face e fraqueza no braço, unilaterais, assim como fala arrastada. Outros sintomas frequentes de AVE são dormência unilateral, perda de visão em um dos olhos (amaurose fugaz) ou de um dos lados (hemianopsia), perturbação da fala (afasia) e perda de equilíbrio súbita e inexplicável ou ataxia. No caso de AIT, os sintomas desaparecem rapidamente de maneira espontânea, em geral em um intervalo de poucos minutos, embora os mecanismos subjacentes sejam os mesmos de um AVE. Os sinais específicos de AVE dependem do território vascular especificamente comprometido (Tabela 16.5). De uma maneira geral, a isquemia da carótida causa perda monocular visual ou afasia (hemisfério dominante) ou heminegligência (hemisfério não dominante); perda sensorial ou motora contralateral ou outros sinais corticais distintos, como apraxia e agnosia. A isquemia vertebrobasilar induz ataxia, diplopia, hemianopsia, vertigem, déficits de nervos cranianos, hemiplegia contralateral, déficits sensoriais (contralateral ou cruzado, isto é, corpo contralateral e face ipsilateral) e dificuldades para reagir a estímulos. Geralmente ocorrem subconjuntos distintos dessas síndromes vasculares, dependendo de quais ramos da artéria envolvida estão bloqueados.

Déficits motores associados ao AVE. Déficits motores são os mais comuns, seguidos de déficits de linguagem, sensação e cognição. Depois que um AVE afeta o trato corticospinal como o córtex motor, ramo posterior da cápsula interna, base da ponte ou pirâmides medulares, surge uma profunda fraqueza no lado contralateral. O envolvimento no nível do córtex motor é mais frequentemente no território da artéria cerebral média, em geral com preservação da perna, que é

Tabela 16.5 Sinais e sintomas de AVE conforme a artéria cerebral envolvida.

Artéria	Área encefálica afetada	Sinais e sintomas*
Cerebral anterior	Infarto do aspecto medial de um lobo frontal se lesão for distal à artéria comunicante; infarto frontal bilateral, se o fluxo em outra artéria cerebral anterior for inadequado	Paralisia do pé ou perna contralateral; comprometimento da marcha; paresia do braço contralateral; perda sensorial contralateral nos dedos do pé, pé e perna; problemas na tomada de decisões ou na realização de atos voluntários; falta de espontaneidade, facilmente distraído; lentidão de pensamento; afasia depende do hemisfério envolvido; incontinência urinária; transtornos cognitivos e afetivos
Cerebral média	Infarto maciço da maior parte do hemisfério lateral e estruturas mais profundas dos lobos frontal, parietal e temporal; cápsula interna; núcleos da base	Hemiplegia contralateral (face e braço); deficiência sensorial contralateral; afasia; hemianopsia homônima; alteração da consciência (de confusão mental ao coma); incapacidade de virar os olhos para o lado paralisado; negação do lado ou membro paralisado (negligência unilateral); possível acalculia, alexia, agnosia dos dedos e confusão esquerda-direita; paresia vasomotora e instabilidade
Cerebral posterior	Lobo occipital; porções anterior e medial do lobo temporal	Hemianopsia homônima e outros defeitos visuais, como daltonismo, perda da visão central e alucinações visuais; déficits de memória, perseveração (*performance* repetida de mesma resposta verbal ou motora)
	Envolvimento do tálamo	Perda de todas as modalidades sensoriais; dor espontânea; tremor intencional; hemiparesia leve; afasia
	Envolvimento do pedúnculo cerebral	Paralisia do nervo oculomotor com hemiplegia contralateral
Basilar e vertebral	Cerebelo e tronco encefálico	Distúrbio visual como diplopia; distaxia; vertigem; disfagia; disfonia

*Dependem do hemisfério envolvido e da adequação das colaterais.

abastecida pela artéria cerebral anterior. Lesões subcorticais das vias corticospinais causam igual fraqueza da face, braço e perna. No intervalo entre 6 e 8 semanas, a fraqueza e a flacidez iniciais são substituídas por hiper-reflexia e espasticidade. A espasticidade envolve o aumento do tônus dos músculos afetados e geralmente um elemento de fraqueza. Os músculos flexores são mais fortemente afetados nos membros superiores e os músculos extensores mais fortemente afetados nos membros inferiores. Existe uma tendência para a queda do pé; rotação externa e circundução da perna com a marcha; flexão no punho, cotovelo e dedos; paresia da porção inferior da face; fala arrastada; elevação do dedo do pé com estimulação plantar (sinal de Babinski); e edema pendente nos membros afetados. Uma ligeira lesão corticospinal pode ser indicada apenas por imperícia na realização de movimentos coordenados finos em vez de fraqueza óbvia. Exercícios passivos de amplitude de movimento ajudam a manter o funcionamento das articulações e a evitar edema, subluxação do ombro e atrofia muscular, e podem auxiliar a restabelecer os padrões motores. Se não surgir um movimento voluntário ou movimento de resposta a um comando no intervalo de alguns meses, geralmente significa que um nível significativo de funcionamento não retornará ao membro em questão.

Disartria e afasia associadas ao AVE.
Disartria é um distúrbio da fala que se manifesta com a articulação imperfeita dos sons da fala ou alterações no tom de voz ou na qualidade. É o resultado de um AVE que afeta os músculos da faringe, palato, língua, lábios ou boca e não se relaciona com o conteúdo do discurso. Um indivíduo com disartria pode apresentar fala arrastada mantendo capacidade de linguagem, ou também pode ter um problema de linguagem concorrente. Afasia é um termo geral que abrange diferentes graus de incapacidade de compreensão, integração e expressão da linguagem. A *afasia* pode ser localizada no córtex cerebral dominante ou no tálamo, afetando o lado esquerdo em 95% dos indivíduos que são destros e 70% dos indivíduos que são canhotos. Em crianças, a dominância da linguagem pode facilmente mudar para o hemisfério não afetado, resultando em déficits de linguagem mais transitórios após AVE. Um AVE no território da artéria cerebral média é o que mais comumente produz afasia.

A afasia é classificada como receptiva ou expressiva, ou como fluente ou não fluente. A fluência está relacionada com a facilidade e espontaneidade da fala coloquial e é mais estritamente definida pela taxa de expressão, com o termo "fluente" denotando muitas palavras e "não fluente", poucas palavras. A afasia expressiva ou não fluente se caracteriza pela incapacidade de se comunicar fácil e espontaneamente ou traduzir pensamentos ou ideias em fala ou escrita organizada. A produção da fala é limitada, hesitante, requer esforço e, muitas vezes, pode ser mal articulada por causa de uma disartria associada. O indivíduo pode ser capaz, com dificuldade, de proferir ou escrever duas ou três palavras, especialmente aquelas com conteúdo emocional sobreposto. A compreensão é normal, e o indivíduo aparenta estar plenamente consciente de suas deficiências, mas é incapaz de corrigi-las. Isso frequentemente leva a frustração, raiva e depressão. A afasia expressiva não fluente está associada a lesões na área de Broca no córtex do lóbulo frontal inferior dominante (áreas 44 e 45).

A fala fluente requer pouco ou nenhum esforço, é articulada e em maior quantidade. O termo *fluente* se refere apenas a facilidade e velocidade da produção verbal e não se relaciona com o conteúdo do discurso ou com a capacidade do indivíduo de compreender o que está sendo dito. A expressão verbal muitas vezes é feita em paráfrases, o que significa que letras, sílabas ou palavras inteiras são substituídas pelo vocábulo-alvo. Existem três categorias de afasia fluente: a afasia de Wernicke, afasia anômica e afasia condutiva. A afasia de Wernicke se caracteriza pela incapacidade de compreender a fala de outros indivíduos ou de compreender um material escrito. As lesões do lóbulo temporal posterior superior ou parietal inferior (áreas 22 e 39) estão associadas a afasia fluente receptiva. A afasia anômica caracteriza-se por uma fala quase normal, exceto por uma dificuldade em encontrar palavras pouco comuns ao discurso. A afasia condutiva se manifesta como repetição comprometida e fala repleta de substituições de letras, apesar da boa compreensão e fluência. A afasia condutiva (*i. e.*, síndrome de desconexão) resulta da destruição do sistema de fibras sob a ínsula, que conecta as áreas de Wernicke e Broca.

Déficits cognitivos e outras deficiências associadas ao AVE.
Um acidente vascular encefálico também pode causar déficits cognitivos, sensoriais, visuais e comportamentais. Uma síndrome cognitiva específica é a da heminegligência ou hemi-inatenção. Geralmente causada por AVE que afeta o hemisfério não dominante (direito), heminegligência é a incapacidade de atender e reagir a estímulos provenientes do lado contralateral (esquerdo). Esses indivíduos não conseguem rastrear visualmente, orientar-se ou alcançar um objeto posicionado no lado negligenciado. Podem deixar de usar os membros desse lado, embora a função motora permaneça normal, e podem deixar de fazer a barba, se lavar ou se pentear daquele lado. Esses indivíduos não têm conhecimento desse déficit, que é outra forma de negligência (*anosognosia*). Outros déficits cognitivos incluem apraxia (comprometimento da capacidade de executar atividades motoras anteriormente aprendidas, embora as funções sensorial e motora permaneçam normais), agnosia (comprometimento do reconhecimento com função sensorial normal), perda de memória, síndromes comportamentais e depressão. Os déficits sensoriais afetam o lado do corpo contralateral à lesão e se manifestam como dormência, parestesia com formigamento, ou como sensações distorcidas, como disestesia e dor neuropática. Os distúrbios visuais procedentes de um AVE são diversos, porém os mais comuns são hemianopia de uma lesão por radiações ópticas entre o corpo geniculado lateral e os lobos temporal ou occipital, ou cegueira monocular pela oclusão da artéria central da retina ipsilateral, que é um ramo da carótida interna.

Diagnóstico e tratamento de AVE

Diagnóstico.
O diagnóstico preciso do AVE agudo se baseia em histórico completo e exame neurológico. Um histórico cuidadoso, incluindo a documentação de AIT anteriores, o tempo

decorrido desde a manifestação, os sintomas focais específicos (para determinar o território vascular provável) e quaisquer doenças coexistentes, é capaz de ajudar a definir o tipo de acidente vascular encefálico envolvido. A avaliação diagnóstica deve ter como objetivo estabelecer se há isquemia ou hemorragia, identificar o mecanismo do AVE ou AIT (i. e., grandes vasos ou pequenos vasos aterotrombóticos, cardioembólicos, hemorrágicos, outros ou criptogênicos), caracterizar a gravidade dos déficits clínicos e revelar fatores de risco.

Estudos por imagem do encéfalo documentam a existência de infarto encefálico, enquanto imagens vasculares revelam a anatomia e os processos patológicos associados aos vasos sanguíneos. Tomografia e ressonância magnética tornaram-se ferramentas essenciais para a realização de imagens do encéfalo no diagnóstico de AVE, para instituir a distinção entre hemorragia e isquemia encefálica e para possibilitar a exclusão de lesões intracranianas que imitam clinicamente um AVE. A tomografia é uma ferramenta de triagem necessária nos quadros agudos porque possibilita a rápida identificação de hemorragia, mas não apresenta sensibilidade para detectar lesões isquêmicas no intervalo de 24 h e para qualquer infarto pequeno ou localizado no tronco encefálico. A qualidade das imagens RM é superior para detecção de lesões isquêmicas em todos os territórios e para estabelecer a distinção entre AVE e outros processos patológicos (p. ex., tumores, contusões, infecção). Técnicas de ressonância magnética, como imagens ponderadas por perfusão ou por difusão (DWI – *diffusion-weighted imaging*) podem revelar uma isquemia cerebral imediatamente após sua manifestação e são capazes de identificar as áreas com danos potencialmente reversíveis (i. e., áreas de penumbra). DWI são empregadas em um cenário de emergência para avaliar o AVE e detectar rapidamente a área e o volume de isquemia, selecionando os pacientes candidatos a tratamentos emergenciais.

Imagens vasculares são obtidas por ATC, ARM, arteriografia "convencional" com cateter e ultrassonografia. Todas as modalidades, exceto a ultrassonografia, podem revelar a localização da anomalia vascular (intracraniana ou extracraniana) e possibilitar a visualização da maior parte das áreas vasculares intracranianas. No entanto, cada uma dessas modalidades apresenta pontos fortes e fracos. ARM não é invasiva e está mais amplamente disponível, porém é menos sensível e específica do que a ATC ou a angiografia com cateter. A ATC mostra perfeitamente os detalhes, mesmo sendo uma técnica não invasiva, porém tem disponibilidade limitada e requer o uso de contraste iodado, que é nefrotóxico. A angiografia com cateter continua sendo o padrão-ouro em relação à sensibilidade e torna possível a visualização de padrões dinâmicos de fluxo colateral, mas é um exame invasivo e requer o emprego de doses significativas de contraste. Tanto a ATC quanto a ARM têm substituído amplamente a angiografia convencional como ferramenta de triagem para lesões vasculares. Técnicas ultrassonográficas possibilitam uma rápida avaliação à beira do leito da bifurcação carotídea (ultrassonografia dúplex) ou das velocidades de fluxo na circulação cerebral (Doppler transcraniano).

Tratamento. Os objetivos do tratamento de um AVE isquêmico agudo são recuperação do tecido encefálico, prevenção de AVE secundário e minimização de deficiências a longo prazo. O atendimento de pacientes que sofrem um AVE foi transferido do "hospital mais próximo" para *centros certificados no tratamento de AVE* [nos EUA]. Esses são os hospitais certificados por uma agência externa, mais comumente uma agência estadual ou a agência federal Joint Commission on Accreditation of Healthcare Organizations: uma fiscalizadora de todas as instalações que cuidam de pacientes atendidos pelo Medicare [seguro-saúde gerenciado pelo governo dos EUA].[31] A certificação estabelece que um hospital pode gerenciar indivíduos que tiveram AVE com os cuidados apropriados ao longo de um *continuum*, desde os tratamentos de emergência, da internação hospitalar, até a fase de reabilitação. Com esse avanço, as comunidades médicas e laicas conjuntamente reconhecem que o cuidado de um paciente com AVE requer pessoal especializado e recursos suficientes para minimizar os elevados custos para a sociedade. O AVE representa a principal causa de incapacidade em adultos nos EUA.[c]

Os cuidados começam com tratamentos de emergência destinados a reverter a lesão encefálica isquêmica em progressão. A constatação de que existe uma janela de oportunidade durante a qual o tecido encefálico isquêmico, mas viável, pode ser recuperado levou à utilização de técnicas de reperfusão e a estratégias de proteção neurológica no tratamento precoce do AVE isquêmico. Embora os resultados do tratamento emergencial do AVE hemorrágico sejam menos dramáticos, têm sido promissores os esforços contínuos para reduzir as deficiências. Técnicas de reperfusão incluem uso de medicamentos trombolíticos (administrados por via intravenosa ou intra-arterial), rompimento mecânico do coágulo dirigido por cateter e aumento da PPC durante AVE agudo. O uso de agentes trombolíticos para o tratamento do AVE foi pesquisado inicialmente no final da década de 1960, mas foi rapidamente abandonado por causa das complicações hemorrágicas resultantes do tratamento de muitas horas além da janela de tempo para viabilidade celular na área de penumbra; além disso, por causa da exclusão de indivíduos com AVE hemorrágico, que era difícil de determinar antes da disponibilização de TC. O interesse pela terapia trombolítica tem aumentado devido aos agentes trombolíticos e à disponibilidade de métodos rápidos de verificação de diagnóstico, que são capazes de fazer a distinção entre casos de AVE isquêmico e hemorrágico.

O primeiro e único agente aprovado pela Food and Drug Administration (FDA) americana para o tratamento de AVE isquêmico agudo é o ativador de plasminogênio tecidual (AP-t ou tPA, *tissue plasminogen activator*), aprovado em 1996. Uma subcomissão do Stroke Council da American Heart Association desenvolveu diretrizes para o uso de tPA no caso de AVE agudo.[14] Essas diretrizes recomendam que, em indivíduos com suspeita de acidente vascular encefálico, o diagnóstico de AVE hemorrágico seja excluído por meio da realização de TC antes

---

[c]N.R.T.: no Brasil, o Ministério da Saúde publicou a Portaria nº 665/2012, que dispõe sobre os critérios de habilitação dos estabelecimentos hospitalares como Centro de Atendimento de Urgência aos Pacientes com Acidente Vascular Cerebral (AVC), no âmbito do Sistema Único de Saúde (SUS), institui o respectivo incentivo financeiro e aprova a Linha de Cuidados em AVC. Fonte: http://bvsms.saude.gov.br/bvs/saudelegis/gm/2012/PRT0665_12_04_2012.html.

da administração da terapia trombolítica, a qual deve ser administrada no intervalo de 3 h após a manifestação dos sintomas. O principal risco no tratamento com trombolíticos é o desenvolvimento de HIC. Uma série de condições é considerada contraindicação para a terapia trombolítica intravenosa, como níveis terapêuticos de medicamentos anticoagulantes orais, histórico de sangramento no sistema digestório ou urinário no período de até 21 dias antes, AVE prévio ou ferimento na cabeça no intervalo de até 3 meses, cirurgia complexa nos últimos 14 dias e pressão sanguínea maior que 185/110 mmHg.[14] Uma janela de tempo mais longa para o tratamento com tPA foi testada formalmente e pode ser administrada em indivíduos elegíveis a serem tratados no período de 3 a 4,5 h após o AVE.[32]

Tratamentos emergentes para AVE isquêmico são cada vez mais usados como métodos alternativos de reperfusão além da trombólise intravenosa. Métodos com base na utilização de cateteres viabilizam a recanalização de um coágulo cerebral diretamente visualizado por meio de técnicas intra-arteriais. O especialista intervencionista pode interromper mecanicamente o coágulo, fazer a entrega intra-arterial do agente trombolítico na superfície do coágulo ou fazer uma inserção emergencial de *stents* nos vasos intracranianos para restaurar o fluxo. Em geral, embora a seleção do paciente seja mais rigorosa para os métodos invasivos, estes podem ser tratados após a janela de tempo de três horas com a administração intravenosa de tPA. No entanto, esses métodos requerem uma equipe de angiografia intervencionista experiente e grande infraestrutura institucional e, portanto, permanecem limitados a centros terciários. Outros tratamentos experimentais, como a neuroproteção com fármacos que limitam a cascata de cálcio (ver Figura 16.4), e tratamentos como hipotermia, que diminuem a demanda metabólica encefálica no cenário de isquemia, estão sendo ativamente investigados em ensaios clínicos.

O tratamento pós-AVE visa evitar a recorrência e as complicações clínicas, promovendo ao mesmo tempo o máximo possível de recuperação funcional. O risco de recorrência é maior na primeira semana após o AVE ou AIT, de modo que é imprescindível a rápida implementação de agentes antiplaquetários na maioria dos casos ou de varfarina (anticoagulante) em casos de AVE cardioembólico. A recorrência a longo prazo é evitada de modo mais efetivo por meio da redução agressiva dos fatores de risco, principalmente hipertensão, diabetes, tabagismo e hiperlipidemia. Em casos de AVE no território da carótida com estenose carotídea, deve ser considerada a revascularização cirúrgica ou com a implantação de *stent*. A assistência hospitalar precoce também requer cuidados para prevenção de aspiração, trombose venosa profunda e quedas. A recuperação pode ser maximizada por meio de esforços de reabilitação precoces e agressivos, que devem incluir todos os membros da equipe de reabilitação: médico, enfermeira, fonoaudiólogo, fisioterapeuta e terapeuta ocupacional – e a família do paciente. O sucesso do tratamento depende da orientação do público, paramédicos e profissionais de saúde sobre a necessidade tanto do diagnóstico quanto do tratamento precoces, bem como sobre a necessidade de redução e prevenção dos fatores de risco. A mensagem deve ser que a prevenção é a chave e que os sintomas de AVE devem ser encarados como uma emergência médica. Procedimentos clínicos e cirúrgicos efetivos podem preservar a função encefálica e impedir o surgimento de deficiências.

RESUMO

Um acidente vascular encefálico é um déficit neurológico focal agudo causado por um distúrbio vascular que danifica o tecido encefálico. É a quinta principal causa de morte nos EUA e uma das principais causas de incapacidade. Existem dois tipos principais de AVE: isquêmico e hemorrágico. O AVE isquêmico, o tipo mais comum, é causado por obstrução da vasculatura cerebral por um trombo ou êmbolo. AVE hemorrágico, associado a maiores taxas de morbidade e mortalidade, é provocado pela ruptura de um vaso sanguíneo e sangramento no encéfalo.

Uma das formas de AVE hemorrágico, conhecido como hemorragia subaracnoide aneurismática, resulta da ruptura de um aneurisma cerebral. Os sintomas apresentados incluem cefaleia intensa, rigidez da nuca, fotofobia e náuseas. As complicações incluem ressangramento, vasospasmo e hidrocefalia.

Malformações arteriovenosas são comunicações congênitas anormais entre canais arteriais e venosos provenientes de uma falha no desenvolvimento da rede capilar no encéfalo embrionário. Nas malformações arteriovenosas, os vasos se dilatam para formar uma lesão ocupadora de espaço, tornam-se fracos e predispostos à hemorragia e desviam o sangue para outras partes do encéfalo; podem causar hemorragia encefálica, convulsões, cefaleia e outros déficits neurológicos.

As manifestações agudas de AVE dependem da localização do vaso sanguíneo envolvido e podem incluir distúrbios motores, sensoriais, da linguagem, da fala e cognitivos. O diagnóstico e o tratamento precoces com trombolíticos podem impedir uma lesão cerebral incapacitante que resulta de um AVE isquêmico. O tratamento de déficits neurológicos a longo prazo resultantes do AVE é principalmente sintomático, envolvendo esforços combinados da equipe de saúde, do indivíduo que sofreu o acidente vascular encefálico e da família.

INFECÇÕES E NEOPLASIAS

Depois de concluir esta seção, o leitor deverá ser capaz de:

- Discutir a avaliação e o tratamento de casos de meningite
- Descrever os sintomas de encefalite
- Identificar a classificação dos principais tumores cerebrais
- Descrever as manifestações clínicas gerais de tumores cerebrais.

Infecções

As infecções do SNC podem ser classificadas de acordo com a estrutura envolvida, incluindo:

- Meninges: meningite
- Parênquima cerebral: encefalite

- Medula espinal: mielite
- Encéfalo e a medula espinal: encefalomielite.

Podem também ser classificadas pelo tipo de microrganismo invasor, como infecções bacterianas, virais, fúngicas ou outras. Em geral, os agentes patogênicos entram no SNC através da corrente sanguínea, atravessando a barreira hematencefálica, ou por invasão direta através de uma fratura de crânio ou um buraco causado por projétil de arma de fogo ou, raramente, por contaminação durante um procedimento cirúrgico ou uma punção lombar.

Meningite

Meningite é uma inflamação da pia-máter, da aracnoide e do espaço subaracnoide preenchido por LCS. A inflamação se espalha rapidamente por causa da circulação de LCS em torno do encéfalo e da medula espinal. A inflamação é causada geralmente por uma infecção, mas pode ocorrer meningite química. Existem dois tipos de meningite infecciosa aguda: meningite purulenta aguda (geralmente bacteriana) e meningite linfocítica aguda (geralmente viral).[8] Os fatores responsáveis pela gravidade da meningite incluem fatores de virulência do patógeno, fatores do hospedeiro, edema encefálico e sequelas neurológicas permanentes.

Meningite bacteriana.
A maioria dos casos de meningite bacteriana é causada por *Streptococcus pneumoniae* (pneumococo) ou *Neisseria meningitidis* (meningococo), exceto em recém-nascidos (na maioria das vezes infectados por estreptococos do grupo B).[33] Outros agentes patogênicos causadores de infecções em adultos são bacilos gram-negativos e *Listeria monocytogenes*. *Haemophilus influenzae* foi durante décadas a principal causa de meningite. No entanto, a incidência de infecção causada por esse microrganismo tem diminuído drasticamente nos últimos anos por causa da vacinação contra *H. influenzae*.

As epidemias de meningite meningocócica acontecem em contextos como zonas militares, onde os recrutas são mantidos em contato próximo. Os muito jovens e os muito idosos têm maior risco de desenvolver meningite pneumocócica. Os fatores de risco associados à contração de meningite são traumatismo craniano com fratura de base de crânio, otite média, sinusite ou mastoidite, neurocirurgia, fístula dérmica, septicemia sistêmica ou imunossupressão.

Fisiopatologia. No processo fisiopatológico da meningite bacteriana, os microrganismos bacterianos se replicam e são submetidos à lise no LCS, liberando endotoxinas ou fragmentos da parede celular. Essas substâncias incitam a liberação de mediadores inflamatórios, o que desencadeia uma complexa sequência de eventos que possibilita o movimento de patógenos, neutrófilos e albumina através da parede capilar até o LCS. À medida que os agentes patogênicos entram no espaço subaracnoide, causam uma inflamação que se caracteriza por um exsudato purulento. Pode se desenvolver uma tromboflebite nas veias da ponte e nos seios durais ou a obliteração das arteríolas por inflamação, provocando congestão vascular e infarto nos tecidos circundantes. Em última análise, as meninges se tornam espessas e formam aderências. Essas aderências podem invadir os nervos cranianos, dando origem à paralisia de nervos cranianos, ou podem prejudicar o escoamento de LCS, causando hidrocefalia.

Manifestações clínicas. Os sintomas mais comuns de meningite bacteriana aguda são febre e calafrios; cefaleia; rigidez da nuca; dores nas costas, no abdome nos membros; além de náuseas e vômitos.[9] Outros sinais incluem convulsões, paralisia de nervos cranianos e sinais cerebrais focais. Na maioria dos indivíduos, a meningite meningocócica causa uma erupção petequial com púrpura palpável. Essas petéquias variam em tamanho, podendo ser tão pequenas como uma cabeça de alfinete ou grandes equimoses ou mesmo áreas de gangrena da pele, que se desprende se o indivíduo sobreviver. Outros tipos de meningite também podem produzir uma erupção petequial. Pessoas infectadas pelo *H. influenzae* ou *S. pneumoniae* apresentam dificuldades para reagir a estímulos e convulsões, enquanto aquelas com infecção por *N. meningitidis* apresentam *delirium* ou coma.[34] O desenvolvimento de edema encefálico, hidrocefalia ou aumento do fluxo sanguíneo cerebral pode suscitar a elevação da PIC.

Podem também existir os sinais de meningite (p. ex., fotofobia e rigidez da nuca), como aqueles observados na hemorragia subaracnoide. Duas técnicas de avaliação são capazes de ajudar a determinar se existe irritação das meninges. O sinal de Kernig é a resistência à extensão do joelho, enquanto o indivíduo está deitado com o quadril flexionado em um ângulo reto. O sinal de Brudzinski é provocado quando a flexão do pescoço induz à flexão do quadril e joelho. Essas posturas refletem uma resistência ao alongamento doloroso das meninges inflamadas que vai do nível lombar até a cabeça. Podem suceder danos aos nervos cranianos (especialmente o oitavo nervo, resultando em surdez) e hidrocefalia como complicações da meningite piogênica.

Diagnóstico. O diagnóstico de meningite bacteriana se baseia no histórico e no exame físico, juntamente com os dados de testes de laboratório. Os resultados de uma punção lombar, necessários para um diagnóstico preciso, incluem LCS purulento e turvo sob pressão crescente. Tipicamente, o LCS contém um grande número de neutrófilos polimorfonucleares (até 90 mil/mm^3), elevado teor de proteína e baixo teor de açúcar. As bactérias são observadas em esfregaços e facilmente cultivadas em meios apropriados. Ocasionalmente, o uso anterior de antibióticos limita a sensibilidade da cultura, e, nesse caso, pode ser usado o teste de aglutinação do látex ou a reação em cadeia da polimerase (PCR) para as espécies de *Listeria, N. meningitidis* e *H. influenzae*. Como as complicações associadas à punção lombar incluem o desenvolvimento de uma hérnia cerebral potencialmente fatal, pacientes de risco (*i. e.*, aqueles com imunossupressão, que tiveram uma crise convulsiva na última semana, têm papiledema ou são portadores de anormalidades neurológicas específicas) devem realizar uma tomografia antes de se submeter ao procedimento.

Tratamento. O tratamento inclui a administração urgente de antibióticos, enquanto os testes de diagnóstico prosseguem.[2,9,18,34] O atraso no início da terapia antimicrobiana, mais frequentemente devido à realização de exames por imagem antes da realização da punção lombar ou à transferência para outro centro médico, pode resultar em maus resultados.[3,34] A escolha inicial dos antibióticos abrange a cobertura de largo espectro com cefalosporina de terceira geração, vancomicina e algumas vezes ampicilina. O ajuste posterior da terapia com antibióticos deve ser direcionado pelo resultado das culturas liquóricas. Antibióticos efetivos produzem rapidamente a lise do agente patogênico, que produz mediadores inflamatórios com potencial para exacerbar as anormalidades da barreira hematencefálica. Para suprimir essa inflamação patológica, a terapia adjuvante com corticosteroides deve ser conjuntamente administrada a cada vez ou imediatamente antes da primeira dose de antibióticos em pacientes de todas as idades.[2,9,18,33]

Pessoas expostas anteriormente a alguém com meningite meningocócica devem ser tratadas profilaticamente com antibióticos.[33] Existe disponibilidade comercial de eficazes vacinas preparadas a partir de polissacarídios para proteger contra os grupos de meningococos A, C, Y e W-135. Essas vacinas são recomendadas para recrutas militares e estudantes universitários, que apresentam maior risco para o desenvolvimento de doença meningocócica invasiva.

Meningite viral. A meningite viral de muitas maneiras se manifesta como a meningite bacteriana, mas o curso é menos grave e os achados no LCS são significativamente diferentes. Existem linfócitos no líquido, em vez de células polimorfonucleares, o teor de proteínas é apenas moderadamente elevado e o teor de açúcares é geralmente normal. As meningites virais agudas são autolimitadas e muitas vezes requerem apenas um tratamento sintomático, com exceção para os casos de infecção pelo herpes-vírus simples (HSV) do tipo 2, que responde ao tratamento intravenoso com aciclovir. A meningite viral pode ser causada por vários vírus diferentes, na maioria das vezes enterovírus, incluindo vírus Coxsackie, poliovírus e vírus ECHO. Outras incluem o vírus Epstein-Barr, vírus da caxumba, HSV e vírus do Nilo Ocidental. Embora muitas vezes o vírus não possa ser identificado, têm surgido novos ensaios que possibilitam, em algumas circunstâncias, uma rápida identificação de ácido ribonucleico (RNA) viral no LCS.

Encefalite

Encefalite representa uma infecção generalizada do parênquima do encéfalo ou da medula espinal. Um vírus geralmente é a causa, mas a encefalite também pode ser causada por bactérias, fungos e outros microrganismos. O sistema nervoso é sujeito à invasão por vários vírus, como arbovírus, poliovírus e vírus da raiva. O modo de transmissão pode ser por picada de um mosquito (arbovírus), por um animal raivoso (vírus da raiva) ou por ingestão (poliovírus). As causas mais comuns de encefalite nos EUA são HSV e o vírus do Nilo Ocidental. As causas menos frequentes de encefalite são substâncias tóxicas, como ingestão de chumbo e vacinas contra sarampo e caxumba.

O quadro patológico da encefalite necrosante inclui hemorragia local, que acaba por se tornar generalizada, com edema proeminente. Ocorre uma degeneração progressiva dos corpos das células nervosas. O quadro histológico, embora bastante genérico, pode revelar algumas características específicas. Por exemplo, o poliovírus destrói seletivamente as células do corno anterior da medula espinal.

Como nos casos de meningite, a encefalite se caracteriza por febre, cefaleia e rigidez da nuca. No entanto, os indivíduos também são acometidos por transtornos neurológicos, como letargia, desorientação, convulsões, paralisia focal, *delirium* e coma. O diagnóstico de encefalite é feito pelo histórico clínico e pela apresentação de sintomas, além de estudos liquóricos tradicionais.

Tumores cerebrais

Tumores cerebrais primários são responsáveis por 2% de todas as mortes por câncer. A American Cancer Society calcula que surgiram 22.850 novos casos e mais de 15.320 mortes resultantes de câncer do encéfalo e outros tipos de câncer do sistema nervoso em 2015.[35] Metástases para o encéfalo se desenvolvem em 10 a 15% dos indivíduos com câncer.[9] Em pacientes pediátricos, os tumores cerebrais primários estão atrás apenas de leucemia.[35] A taxa de mortalidade nessa faixa etária se aproxima de 30%.[36]

Tipos de tumor

Para a maioria das neoplasias, o termo *maligno* é empregado para descrever a falta de diferenciação das células tumorais, sua natureza invasiva e sua capacidade de formar metástases. No entanto, os termos *benigno* e *maligno* não podem ser aplicados aos tumores cerebrais no mesmo sentido em que o fazem em relação a tumores localizados em outras partes do corpo. No encéfalo, mesmo um tumor muito diferenciado e histologicamente benigno pode crescer e provocar o óbito do paciente devido à localização. A maioria dos tumores histologicamente benignos infiltra o tecido normal do encéfalo, impedindo a ressecção total, o que viabiliza o retorno do tumor. A classificação de tumores cerebrais se baseia nas características histopatológicas. A Organização Mundial da Saúde (OMS) apresenta o sistema de classificação mais amplamente utilizado para tumores cerebrais.[2,9]

Os tumores cerebrais são divididos em três tipos básicos:

- Tumores intracranianos primários do tecido neuroepitelial (p. ex., os neurônios, neuróglia)
- Tumores intracranianos primários que se originam na cavidade do crânio, mas não são derivados do tecido encefálico (p. ex., surgem das meninges, da hipófise, glândula pineal, linfoma primário do SNC)
- Tumores metastáticos.[11]

Coletivamente, as neoplasias de origem astrocitária são o tipo mais comum de tumor cerebral primário em adultos, seguido pelo linfoma primário do SNC.

Tumores gliais. Os tumores da glia são divididos em duas categorias principais: astrocitomas e oligodendrogliomas. Para efeitos de classificação, os tumores astrocitários podem ser subdivididos em tumores astrocíticos fibrilares (infiltrativos) e astrocitomas pilocíticos.

Os astrocitomas fibrilares ou difusos respondem por 80% dos tumores cerebrais primários em indivíduos adultos. São mais comuns na meia-idade, com o astrocitoma anaplásico apresentando um pico de incidência na sexta década de vida. Embora geralmente sejam encontrados nos hemisférios cerebrais, também podem ocorrer no cerebelo, tronco encefálico ou medula espinal. Os astrocitomas dos hemisférios cerebrais comumente são divididos em três graus de aumento da anaplasia patológica e rapidez de progressão: lesões bastante diferenciadas, designadas *astrocitomas*; tumores de grau intermediário, denominados *astrocitomas anaplásicos*, e a forma menos diferenciada e mais agressiva, chamada *glioblastoma multiforme*. Clinicamente, os tumores astrocíticos infiltrativos apresentam sintomas de aumento da pressão intracraniana (p. ex., cefaleia) ou anormalidades focais relacionadas com sua localização (p. ex., convulsões).

Os astrocitomas pilocíticos se distinguem dos outros tipos de astrocitoma por sua aparência celular e seu comportamento benigno. Tipicamente, desenvolvem-se em crianças e adultos jovens, e geralmente se localizam no cerebelo, mas também podem ser encontrados no assoalho e paredes do terceiro ventrículo, no quiasma, nos nervos ópticos e, ocasionalmente, nos hemisférios cerebrais. O prognóstico de indivíduos com astrocitoma pilocítico é influenciado principalmente por sua localização. O prognóstico geralmente é mais favorável para indivíduos cujos tumores são submetidos à ressecção cirúrgica, como os localizados no córtex cerebelar, do que para indivíduos com tumores de difícil acesso, como os que envolvem o hipotálamo ou o tronco encefálico.

Oligodendrogliomas são tumores dos oligodendrócitos ou seus precursores, ou com características histológicas que representam tanto oligodendrócitos como astrócitos. Representam aproximadamente 5 a 20% dos tumores gliais e são mais comuns na meia-idade.[37] O prognóstico para indivíduos com oligodendrogliomas é menos previsível do que para indivíduos com astrocitoma infiltrativo. Depende do grau histológico do tumor, da sua localização e do reconhecimento de características moleculares que podem ser ligadas à quimiossensibilidade.[37] Os tumores oligodendrogliais são propensos a hemorragias espontâneas devido à sua vascularização delicada.

Ependimomas. São derivados de uma camada única de epitélio que reveste os ventrículos e o canal espinal. Embora possam se manifestar em qualquer idade, são mais comuns na infância e afetam o revestimento do ventrículo; constituem 12% de todos os tumores do sistema nervoso central.[37] A medula espinal é o local mais comum para o desenvolvimento dos ependimomas que se manifestam em indivíduos de meia-idade. As características clínicas dependem da localização do tumor. Tumores intracranianos estão mais associados a hidrocefalia e sinais de aumento da pressão intracraniana.

Meningiomas. Desenvolvem-se a partir de células meningoteliais da aracnoide e se localizam fora do encéfalo. Geralmente têm início em indivíduos de meia-idade ou mais velhos e constituem quase 35% dos tumores cerebrais primários nessa faixa etária.[37] Os meningiomas são tumores de crescimento lento, bem circunscritos e muitas vezes altamente vascularizados. Geralmente são benignos, e a completa remoção é possível se o tumor não envolver estruturas vitais.

Linfomas primários do sistema nervoso central. O linfoma primário do SNC é um tumor raro que responde por 4% de todos os tumores do SNC. Esses tumores profundos, periventriculares e difusos são especialmente comuns em indivíduos imunocomprometidos e estão relacionados com o vírus Epstein-Barr e derivados de células B grandes. A maioria dos tumores é maligna e a recorrência é comum, apesar do tratamento. Alterações comportamentais e cognitivas, hemiparesia e afasia são sintomas comuns. Os déficits no campo visual ocorrem em cerca de 20% das pessoas.[37] Geralmente, a biopsia é realizada e o linfoma é tratado com quimioterapia.

Etiologia

Alguns fatores de risco ambientais podem contribuir para o risco de desenvolvimento de um tumor cerebral.[38] Doses elevadas de radiação aumentam o risco de gliomas, meningiomas e tumores da bainha nervosa. A imunossupressão adquirida também aumenta o risco de linfoma primário do SNC. Não tem sido apontado de maneira convincente que outros fatores de risco ambiental e exposições ocupacionais elevam o risco de desenvolvimento de tumores cerebrais (p. ex., traumatismo craniano, exposição industrial ao cloreto de polivinila, exposição alimentar a compostos N-nitrosoureia).[18] Várias síndromes genéticas aumentam o risco de tumores cerebrais, como a neurofibromatose dos tipos 1 e 2, síndrome de Li-Fraumeni, esclerose tuberosa, síndrome de von Hippel-Lindau e síndrome de Burkitt.[18]

Manifestações clínicas

Tumores intracranianos dão origem a distúrbios focais na função encefálica e à elevação da PIC. Os distúrbios focais ocorrem devido à compressão do encéfalo, infiltração de tumores, perturbações na circulação sanguínea e edema encefálico.

Os tumores têm localização intra-axial (i. e., dentro do tecido encefálico) ou extra-axial (i. e., fora do tecido encefálico, mas dentro do crânio). Os distúrbios no funcionamento do encéfalo geralmente são maiores com tumores infiltrativos intra-axiais e de crescimento rápido devido a compressão, infiltração e necrose do tecido encefálico. Tumores extra-axiais, como os meningiomas, alcançam um grande tamanho sem produzir sinais e sintomas. Podem se formar cistos nos tumores, que contribuem para a compressão do encéfalo. As manifestações clínicas de tumores cerebrais dependem do tamanho e da localização do tumor. Os sinais e sintomas genéricos incluem cefaleia, náuseas, vômitos, alterações mentais, papiledema, alterações visuais (p. ex., diplopia), alterações na função sensorial e motora e convulsões. Como o volume da cavidade intracraniana é fixo, tumores cerebrais causam um aumento generalizado da PIC quando atingem um tamanho suficiente ou produzem edema. O edema cerebral geralmente é do tipo vasogênico, que se desenvolve em torno dos tumores e se caracteriza por um aumento no volume de água no encéfalo e pela expansão do líquido extracelular. Acredita-se que o edema seja o resultado de um aumento da permeabilidade das células endoteliais dos capilares do tumor. Os tumores também são capazes de obstruir o fluxo de LCS nas cavidades ventriculares e produzir dilatação hidrocefálica dos ventrículos proximais e atrofia dos hemisférios cerebrais. Com tumores de crescimento muito lento, pode acontecer a compensação completa dos volumes ventriculares, mas, com tumores de crescimento rápido, o aumento da PIC é um sinal precoce. Dependendo da localização do tumor, há chances de deslocamento do encéfalo e hérnia do unco ou do cerebelo.

A cefaleia que acompanha os tumores cerebrais resulta da compressão ou da distorção de estruturas durais ou vasculares sensíveis à dor. Pode ser sentida no mesmo lado da cabeça que se localiza o tumor, comumente, porém, é mais difusa. Nos estágios iniciais, a cefaleia é leve, manifesta-se pela manhã ao acordar e melhora com a elevação da cabeça. A cefaleia se torna mais constante à medida que o tumor aumenta e muitas vezes é agravada por tosse, flexão ou movimentos bruscos da cabeça.

Ocorrem vômitos com ou sem náuseas, podem ser em jato, e são um sintoma comum de aumento da PIC e de compressão do tronco encefálico. A estimulação direta do centro do vômito, que está localizado no bulbo, pode contribuir para o surgimento de vômitos ocasionados por tumores cerebrais. O vômito frequentemente está associado à cefaleia. Papiledema (edema do disco óptico) resulta do aumento da PIC e da obstrução das vias liquóricas. Está relacionado com diminuição da acuidade visual, diplopia e déficits nos campos visuais. Os defeitos visuais aliados a papiledema muitas vezes são a razão pela qual indivíduos com tumor cerebral procuram cuidados médicos.

São comuns alterações mentais e de personalidade com tumores cerebrais. Indivíduos com tumores cerebrais costumam se mostrar irritáveis inicialmente e, mais tarde, tornam-se calmos e apáticos. O indivíduo pode apresentar esquecimento, parecer preocupado e estar psicologicamente deprimido. Por causa das alterações mentais, pode ser solicitada uma avaliação psiquiátrica antes de ser estabelecido o diagnóstico de tumor cerebral.

Os sinais e sintomas focais são determinados pela localização do tumor. Tumores originários do lobo frontal tendem a crescer muito, aumentar a PIC e causar sinais de disfunção encefálica generalizada antes do reconhecimento dos sinais focais. Os tumores que incidem sobre o sistema visual causam perda visual ou defeitos do campo visual muito antes do desenvolvimento dos sinais generalizados. Determinadas áreas do encéfalo têm um limiar relativamente baixo para a atividade convulsiva. Tumores do lobo temporal frequentemente produzem convulsões como primeiro sintoma. Alucinações do olfato ou da audição e fenômenos *déjà vu* são manifestações focais comuns de tumores do lobo temporal. Tumores do tronco encefálico com frequência produzem sinais do neurônio motor superior e inferior, como fraqueza dos músculos faciais e paralisias oculares ocorridas com ou sem envolvimento do trato sensorial ou dos longos tratos motores. Tumores do cerebelo muitas vezes causam ataxia da marcha.

Diagnóstico e tratamento

O diagnóstico de tumores cerebrais é feito, principalmente, por meio de uma ressonância magnética. RM com contraste de gadolínio é o exame de escolha para identificar e localizar a existência e o grau de envolvimento do tumor. TC pode deixar de revelar certas lesões de massa, como tumores de baixo grau ou massas da fossa posterior. Manobras de diagnóstico que sugerem um possível tumor e indicam a necessidade de RM incluem exames físicos e neurológicos, assim como exames do campo visual e de fundo de olho. A angiografia cerebral pode ser usada para visualizar o suprimento vascular do tumor, informação que é importante no planejamento da cirurgia. RM pode ser suplementada por uma tomografia por emissão de pósitrons (PET) para melhor caracterizar as propriedades metabólicas do tumor, úteis no planejamento do tratamento.[18] ARM e ATC são utilizadas para distinguir massas vasculares de tumores.

Os três métodos gerais para o tratamento de tumores cerebrais são a cirurgia, radioterapia e quimioterapia. A cirurgia é parte do tratamento inicial de praticamente todos os tumores cerebrais; estabelece o diagnóstico e, em muitos casos, se alcança a remoção do tumor. O desenvolvimento da neuroanatomia microcirúrgica, do microscópio cirúrgico e da tecnologia estereotaxia e ultrassonográfica avançada; a fusão de sistemas de imagem com técnicas de ressecção; e o monitoramento intracirúrgico dos potenciais evocados ou EEG têm melhorado a eficácia da ressecção cirúrgica. O grau de remoção pode ser limitado pela localização do tumor e sua capacidade invasiva. A cirurgia estereotáxica usa coordenadas tridimensionais além de TC e RM para localizar uma lesão encefálica com precisão. A tecnologia ultrassonográfica é utilizada na localização e remoção de tumores. O aspirador ultrassônico, que combina uma cabeça vibratória com sucção, torna possível a remoção atraumática de tumores de nervos cranianos e áreas corticais importantes. O monitoramento intracirúrgico dos potenciais evocados é um complemento importante para alguns tipos de cirurgia. Por exemplo, os potenciais evocados podem ser utilizados para monitorar respostas auditivas, visuais, da fala ou motoras durante a cirurgia realizada com anestesia local.

A maioria dos tumores cerebrais malignos responde à irradiação externa. A radioterapia é capaz de aumentar a longevidade e, por vezes, consegue aliviar os sintomas quando os tumores apresentam recorrência. A dose de tratamento depende do tipo histológico do tumor, da capacidade de resposta ao tratamento e do local anatômico aliado ao nível de tolerância do tecido circundante. A *Faca Gama* combina a localização estereotáxica do tumor com radiocirurgia ao possibilitar a liberação de radiação de alta dose para tumores profundos, preservando a porção circundante do encéfalo. A radioterapia deve ser evitada em crianças com idade inferior a 2 anos devido aos efeitos a longo prazo, que incluem atraso no desenvolvimento, pan-hipopituitarismo e tumores secundários.

O uso de quimioterapia para tumores cerebrais é um pouco limitado pela barreira hematencefálica. A quimioterapia pode ser usada como adjuntiva à cirurgia e à radioterapia. Os agentes quimioterápicos são administrados por via intravenosa, intra-arterial, intratecal (*i. e.*, no canal da coluna vertebral) ou intraventricular. A quimioterapia é o padrão de cuidado para gliomas de alto grau.[9]

RESUMO

Infecções do SNC são classificadas de acordo com as estruturas envolvidas (p. ex., meningite, encefalite) ou com o tipo de organismo causador da infecção. Os danos causados pela infecção podem predispor a hidrocefalia, convulsões ou outros defeitos neurológicos.

Os tumores cerebrais são responsáveis por 2% de todas as mortes por câncer e são o segundo tipo de câncer mais comum em pacientes pediátricos. Tumores cerebrais podem surgir principalmente de estruturas intracranianas, e tumores de outras partes do corpo frequentemente fazem metástase para o encéfalo. Tumores cerebrais primários podem surgir a partir de qualquer estrutura na cavidade craniana. A maioria começa no tecido encefálico, mas a hipófise, a região pineal e as meninges são também locais de desenvolvimento de tumor. Os tumores cerebrais causam distúrbios focais no funcionamento encefálico e elevação da PIC. Os distúrbios focais resultam da compressão do encéfalo, infiltração de tumores, perturbações na circulação sanguínea e edema cerebral. As manifestações clínicas de um tumor cerebral dependem do tamanho e da localização do tumor. Os sinais e sintomas genéricos incluem cefaleia, náuseas, vômitos, alterações mentais, papiledema, distúrbios visuais, alterações na função motora e sensorial e convulsões. Os testes de diagnóstico compreendem exame físico; exame de campo visual e exame de fundo de olho; TC e RM; varreduras do encéfalo e angiografia cerebral. O tratamento abrange cirurgia, radioterapia e quimioterapia.

DISTÚRBIOS CONVULSIVOS

Depois de concluir esta seção, o leitor deverá ser capaz de:

- Discutir as causas das crises convulsivas
- Descrever a origem da atividade convulsiva em crises focais e generalizadas e comparar as manifestações de uma convulsão focal e convulsões generalizadas.

A convulsão representa um comportamento anormal provocado por uma descarga elétrica de neurônios no córtex cerebral. A convulsão é um evento clínico específico, com sinais e sintomas associados, que variam de acordo com o local da descarga neuronal no encéfalo. As manifestações de uma convulsão geralmente incluem fenômenos sensoriais, motores, autônomos ou psíquicos. Os americanos têm 10% de chance de sofrer uma única convulsão durante a vida.[9] A atividade convulsiva é o distúrbio mais comum encontrado em neurologia pediátrica; em pacientes adultos a incidência é superada apenas por doenças cerebrovasculares. Na maioria dos casos, o primeiro episódio convulsivo ocorre antes dos 20 anos de idade. Depois dos 20 anos, uma convulsão é provocada na maioria das vezes por uma mudança estrutural, traumatismo, tumores ou AVE.

Convulsões podem surgir no curso de quase todas as doenças ou lesões graves que afetam o encéfalo, como transtornos metabólicos, infecções, tumores, uso abusivo de substâncias psicoativas, lesões vasculares, deformidades congênitas e lesão encefálica. A convulsão é um evento único de descarga anormal que resulta em um estado de alteração abrupta do funcionamento cerebral.[2] A epilepsia é uma doença crônica de descargas recorrentes de neurônios.[2] O atual sistema de classificação aprovado pela International League against Epilepsy classifica as crises convulsivas em duas categorias: à medida que ocorrem e rapidamente envolvem redes distribuídas bilateralmente (generalizada) e dentro de redes limitadas a um hemisfério e têm localização mais específica ou distribuição mais ampla (focal).[38]

Conceitos fundamentais

Convulsões

- Crises focais começam em uma área específica do hemisfério cerebral. Existem dois grandes grupos de convulsões focais: sem comprometimento da consciência (consciente) e com prejuízo da consciência (consciência prejudicada)
- Crises generalizadas começam simultaneamente nos dois hemisférios cerebrais. Elas incluem inconsciência e envolvem diferentes graus de respostas motoras bilaterais simétricas, sem sinais de localização em um dos hemisférios. Essas convulsões são divididas em dois grupos: motor e não motor.

Etiologia

Várias teorias têm sido propostas para explicar a causa da atividade elétrica anormal do encéfalo que ocorre durante as convulsões. As convulsões podem ser causadas por alterações na permeabilidade da membrana celular ou na distribuição de íons através das membranas de células neuronais. Outra causa pode ser a redução da inibição da atividade neuronal cortical ou do tálamo ou mudanças estruturais que alteram a excitabilidade dos neurônios. Desequilíbrios de neurotransmissores, como excesso de acetilcolina ou deficiência de ácido gama-aminobutírico (GABA, um neurotransmissor inibitório), têm sido propostos como causas. Certas síndromes epilépticas são associadas a mutações genéticas específicas causadoras de defeitos nos canais iônicos.[39]

Classificação

A Classificação Internacional de Crises Epilépticas determina o tipo de crise pelos sintomas clínicos e pela atividade do EEG:

- Início focal:
  - Sem comprometimento da consciência ou da capacidade de resposta (consciente)
  - Com comprometimento da consciência ou da capacidade de resposta (consciência prejudicada)
- Início motor: automatismos; atônicas; clônicas; espasmos epilépticos; hipercinética; mioclônicas; e tônicas
- Início não motor: autônomo; parada comportamental; cognitiva; emocional; sensorial

- Início generalizado:
  - Motor: tônico-clônica; clônica; tônica; mioclônica; mioclônica-tônico-clônica; mioclônica-tônica; atônica; e espasmos epilépticos
  - Não motor (ausência): típica; atípica; mioclônica; mioclonia palpebral
- Início desconhecido:
  - Motor: tônico-clônica; e espasmo epilético
  - Não motor: parada comportamental.

A classificação também divide as convulsões em duas grandes categorias:

- Início focal, nas quais a convulsão começa em uma área específica ou focal de um hemisfério cerebral
- Início generalizado, que começam simultaneamente nos dois hemisférios cerebrais.[38]

O sistema também tem uma categoria para inícios de origem desconhecida, como espasmos epilépticos.

Crises convulsivas focais

Crises convulsivas focais são o tipo mais comum de convulsão entre os novos casos diagnosticados. Para crises focais, as distinções originais de crise parcial simples, parcial complexa e assim por diante foram eliminadas. Entretanto, essas crises devem ser diferenciadas em dois grupos principais: sem comprometimento da consciência ou da capacidade de resposta e com comprometimento da consciência ou da capacidade de resposta.[38]

Embora os descritores de crises focais possam ser usados com base na classificação anterior de convulsões, os descritores revisados sobre o grau de comprometimento, que foram desenvolvidos pela International League Against Epilepsy Commission on Classification and Terminology, 2017, podem ajudar a diferenciar na avaliação de cada indivíduo com crises focais:

- Início focal sem comprometimento da consciência ou da capacidade de resposta
- Crises focais observáveis com componentes motores ou autônomos (isso grosseiramente corresponde ao conceito de "crise parcial simples". Os termos "motora focal" e "autonômica" são capazes de transmitir adequadamente esse conceito de acordo com as manifestações da convulsão)
- Crises focais envolvendo apenas fenômenos sensoriais ou psíquicos subjetivos (o que corresponde ao conceito de aura)
- Crises focais com comprometimento da consciência ou da capacidade de resposta (o que grosseiramente corresponde ao conceito de "crise parcial complexa")
- Crises focais evoluindo para uma crise bilateral convulsiva (envolvendo componentes tônicos, clônicos ou tônicos e clônicos; essa expressão substitui o termo "crise secundariamente generalizada").[38]

Crises sem comprometimento da consciência ou da capacidade de resposta. Esse tipo de convulsão geralmente envolve apenas um dos hemisférios e não é acompanhado de perda de consciência ou da capacidade de resposta. Essas crises têm sido chamadas de convulsões parciais simples, crises parciais elementares, crises parciais com sintomas elementares.

Os sinais e sintomas clínicos observados dependem da área do encéfalo onde ocorre a descarga neuronal anormal. Se a área motora do encéfalo está envolvida, o primeiro sintoma é um movimento motor correspondente ao local de início no lado contralateral do corpo. O movimento motor pode permanecer localizado ou pode se espalhar para outras áreas corticais. Se a parte sensorial do encéfalo está envolvida, pode não haver manifestações clínicas observáveis. Os sintomas sensoriais correlacionados com a localização da atividade convulsiva no lado contralateral do encéfalo podem envolver uma perturbação somática sensorial (p. ex., sensações de formigamento e arrepio) ou um distúrbio sensorial especial (*i. e.*, um fenômeno visual, auditivo, gustativo ou olfatório). Quando a descarga cortical anormal estimula o sistema nervoso autônomo, podem ser evidentes sinais de rubor, taquicardia, sudorese, hipotensão ou hipertensão ou alterações pupilares.

O termo *pródromo* ou *aura* tradicionalmente significa um sinal de alerta estereotipado de atividade convulsiva iminente descrito pelo indivíduo afetado. A aura representa, na verdade, uma crise parcial simples, refletindo apenas uma pequena área de atividade elétrica anormal no encéfalo. Crises parciais simples podem evoluir para crises parciais complexas ou crises generalizadas tônico-clônicas, que resultam em perda de consciência. A maioria dos indivíduos percebe a aura como um sinal de alerta de crises parciais complexas iminentes ou outras crises generalizadas.

Crises com comprometimento da consciência ou da capacidade de resposta. Esse tipo de crise envolve a perda da consciência e frequentemente surge do lobo temporal. A crise convulsiva começa em uma área localizada do encéfalo, mas pode evoluir rapidamente para envolver os dois hemisférios. Essas crises são, por vezes, denominadas *convulsões psicomotoras*, refletindo suas manifestações típicas.

Esse tipo de crises costuma ser acompanhado por automatismos. Os automatismos são atividades repetitivas e sem propósito, como estalar os lábios, fazer careta, bater os pés ou friccionar as próprias roupas. É comum o estado de confusão mental durante o estado pós-ictal (depois de uma crise). Existem relatos de alucinações e experiências ilusórias como *déjà vu* (familiaridade com eventos ou ambientes desconhecidos) ou *jamais vu* (falta de familiaridade com um ambiente conhecido). O indivíduo pode manifestar medo avassalador, ideia fixa sem controle ou uma enxurrada de ideias e sentimentos de distanciamento e despersonalização. O indivíduo com esse tipo de distúrbio convulsivo, por vezes, é diagnosticado erroneamente como portador de um transtorno psiquiátrico.

Essas crises têm manifestação focal, mas se tornam generalizadas à medida que a descarga neuronal ictal se espalha, envolvendo estruturas mais profundas do encéfalo, como o tálamo ou a formação reticular. As descargas se espalham para os dois hemisférios, resultando em progressão para uma atividade convulsiva tônico-clônica. Essas crises podem começar como convulsões, com ou sem perda da consciência ou da capacidade de resposta, e ser precedidas por fenômenos sensoriais ou psíquicos subjetivos. Esses fenômenos sensoriais ou psíquicos subjetivos, frequentemente uma sensação peculiar estereotipada que precede a convulsão, são oriundos da atividade convulsiva parcial. Um histórico de fenômenos sensoriais ou psíquicos subjetivos é clinicamente útil para identificar a convulsão com manifestação parcial e não generalizada. No entanto, a ausência de fenômenos sensoriais ou psíquicos subjetivos não exclui de maneira confiável uma manifestação focal, porque muitas crises convulsivas bilaterais se tornam generalizadas muito rapidamente para gerar fenômenos sensoriais ou psíquicos subjetivos.

Crises convulsivas generalizadas

Crises convulsivas generalizadas são o tipo mais comum de convulsão. São classificadas como generalizadas quando os sinais clínicos, sintomas e as alterações no EEG indicam envolvimento dos dois hemisférios na manifestação. Os sintomas clínicos incluem a perda de consciência e envolvem diferentes graus de respostas motoras bilaterais simétricas, sem sinais de localização em um dos hemisférios. São divididas em duas categorias: motor e não motor.[38]

Motor

Crises tônico-clônicas. As crises tônico-clônicas, anteriormente chamadas de grande mal, são o tipo mais comum de convulsão motora. Frequentemente, o indivíduo tem um aviso vago (provavelmente uma convulsão focal) e sente uma contração tônica acentuada dos músculos, com extensão das extremidades e perda imediata da consciência. É comum apresentar incontinência vesical e intestinal. Pode ocorrer cianose por contração das vias respiratórias e dos músculos respiratórios. A fase tônica é seguida pela fase clônica, que envolve a contração e o relaxamento bilateral rítmico das extremidades. No final da fase clônica, o indivíduo permanece inconsciente até o sistema de ativação reticular (SAR) começar a funcionar novamente. Essa é a chamada fase pós-ictal. As fases tônico-clônicas duram aproximadamente entre 60 e 90 s.

Crises mioclônicas. Envolvem breves contrações musculares involuntárias induzidas por estímulos de origem cerebral. Uma crise mioclônica envolve abalo muscular bilateral possível de ser generalizado ou delimitado à face, ao tronco ou a uma ou mais extremidades.

Crises clônicas. As crises clônicas começam com a perda de consciência e hipotonia súbita. A isso se seguem abalos musculares nos membros que podem ou não ser simétricos.

Crises tônicas. Em uma crise tônica, ocorre manifestação súbita de aumento do tônus, que é mantido nos músculos extensores. Está frequentemente associada a quedas.

Crises atônicas. Em crises atônicas, surge uma súbita perda do tônus muscular que dura uma fração de segundo, levando a liberação da mandíbula, fraqueza dos membros ou quedas ao chão. Essas crises são também conhecidas pelo termo em inglês *drop attacks*.

Não motor

Crises de ausência. As crises de ausência são eventos epilépticos não convulsivos generalizados e são expressos principalmente como perturbações no nível de consciência. Antes conhecidas como pequeno mal, as crises de ausência tipicamente se manifestam apenas em crianças e cessam na idade adulta ou evoluem para crises motoras generalizadas. As crianças podem apresentar um histórico de fracasso escolar que antecede o primeiro sinal de episódios convulsivos. Embora as crises de ausência típicas tenham sido caracterizadas como um olhar vazio, imobilidade e apatia, o movimento ocorre em muitos casos de crises de ausência. Esse movimento tem a forma de automatismos, como bater nos lábios, leves movimentos clônicos (geralmente nas pálpebras), aumento ou diminuição do tônus postural e fenômenos autônomos. Muitas vezes, acontece uma breve perda de contato com o meio ambiente. A convulsão dura apenas alguns segundos, e o indivíduo consegue retomar as atividades normais imediatamente. As manifestações muitas vezes são tão sutis que podem passar despercebidas. Como os automatismos e a apatia são características comuns a uma crise parcial complexa, esta última em muitos momentos é erroneamente rotulada como "pequeno mal".

Crises de ausência atípicas são semelhantes a crises de ausência típicas, exceto por maiores alterações no tônus muscular e início e cessação menos abrupto. Na prática, é difícil distinguir crises de ausência típicas de atípicas sem o suporte do EEG. No entanto, é importante distinguir entre crises focais com comprometimento da consciência ou da capacidade de resposta e crises de ausência, porque os medicamentos de escolha para o tratamento são diferentes. Medicamentos efetivos para crises focais podem aumentar a frequência das crises de ausência.

Diagnóstico e tratamento

O diagnóstico de distúrbios convulsivos se baseia em um histórico completo e em exames neurológicos, incluindo uma descrição completa do tipo de crise. Os exames clínicos e laboratoriais ajudam a excluir uma condição metabólica (p. ex., hiponatremia), que poderia precipitar as convulsões. Exames de ressonância magnética são utilizados para identificar defeitos estruturais, como esclerose do lobo temporal ou malformações congênitas subjacentes que causam as convulsões. Um dos exames complementares mais úteis é o EEG, empregado para registrar alterações na atividade elétrica do encéfalo. É usado para dar suporte ao diagnóstico clínico de epilepsia, para orientar o prognóstico e para ajudar na classificação da epilepsia.

As primeiras regras do tratamento são proteger o indivíduo de lesões durante a convulsão, preservar a função encefálica abortando ou impedindo a atividade convulsiva e tratar a doença subjacente. Pessoas com epilepsia devem ser aconselhadas a evitar situações potencialmente perigosas ou de risco à vida em casos de convulsão. O tratamento da doença subjacente consegue reduzir a frequência das crises convulsivas.

Depois de tratada a condição subjacente, o objetivo do tratamento é manter as crises convulsivas sob controle com o mínimo possível de interferência no estilo de vida e a menor quantidade de efeitos colaterais à medicação.

Medicamentos anticonvulsivantes

As categorias e as causas de epilepsia são extremamente diversas, portanto, é improvável que um dado medicamento anticonvulsivante seja etiologicamente específico. O tratamento farmacológico pode ser prescrito de acordo com o tipo de convulsão. O controle adequado do quadro epiléptico é alcançado em aproximadamente dois terços das pessoas medicados de modo apropriado.[40]

A escolha dos medicamentos usados como terapia de primeira linha para transtornos convulsivos mudou desde a introdução de novos medicamentos, por causa de seu perfil superior em relação aos efeitos colaterais.[2] Carbamazepina, gabapentina, lamotrigina, levetiracetam, oxcarbazepina, topiramato, ácido valproico e zonisamida são os medicamentos de escolha no tratamento de crises focais ou crises tônico-clônicas resultantes de crises focais. O ácido valproico ou a etossuximida é o medicamento de escolha para crises de ausência. Ácido valproico, carbamazepina, oxcarbazepina e lamotrigina são úteis no tratamento de indivíduos com muitas convulsões motoras menores e crises tônico-clônicas. As crises mioclônicas podem ser tratadas com ácido valproico. Crises atônicas são altamente refratárias à terapia. Cada um dos novos medicamentos – gabapentina, lamotrigina, topiramato e oxcarbazepina – é aprovado para uso como monoterapia em adultos que manifestam somente crises focais ou crises generalizadas (grande mal) secundárias. Os outros agentes são aprovados como terapia complementar quando o agente de primeira linha não é totalmente efetivo. Em todos os casos individuais, o perfil de efeitos colaterais e fatores específicos do paciente devem influenciar a escolha da medicação antiepiléptica.

Mulheres em idade fértil exigem uma atenção especial em relação a fertilidade, contracepção e gravidez. Muitos fármacos interagem com os contraceptivos orais; alguns interferem na função hormonal ou diminuem a fertilidade. Essas mulheres devem ser aconselhadas a tomar suplementos de ácido fólico. Para gestantes com epilepsia, os fármacos anticonvulsivantes aumentam o risco de anomalias congênitas e outras complicações perinatais. Carbamazepina, fenitoína, fenobarbital, primidona e ácido valproico podem interferir no metabolismo da vitamina D e predispor à osteoporose.

Sempre que possível, um único medicamento deve ser utilizado no tratamento da epilepsia. A monoterapia elimina interações medicamentosas e efeitos colaterais aditivos. A determinação da dose adequada do fármaco anticonvulsivante frequentemente representa um processo longo e tedioso, que pode ser muito frustrante para o indivíduo com epilepsia. A consistência com a medicação é essencial. O uso de anticonvulsivantes nunca deve ser interrompido abruptamente. A dose deve ser reduzida lentamente para evitar a recorrência de crises. A causa mais frequente de crises recorrentes é a não adesão aos regimes terapêuticos. Orientação e apoio contínuos são extremamente importantes na gestão das crises. As implicações psicossociais do diagnóstico de epilepsia continuam a ter um grande impacto sobre os indivíduos afetados por esse transtorno.

O neurologista e o profissional de saúde no nível primário devem trabalhar em conjunto quando o indivíduo usuário de medicação anticonvulsivante fica doente e precisa tomar medicamentos adicionais. Algumas substâncias agem sinergicamente e outras interferem na ação dos medicamentos anticonvulsivantes. Essa situação deve ser cuidadosamente monitorada para evitar o excesso de medicação ou a interferência no controle bem-sucedido das crises.

Tratamento cirúrgico

O tratamento cirúrgico é uma provável opção para indivíduos com epilepsia refratária ao tratamento medicamentoso.[41] Com o uso de modernas tecnologias de neuroimagem e técnicas cirúrgicas, uma única lesão epileptogênica pode ser identificada e removida sem deixar déficit neurológico. A cirurgia mais comum consiste na remoção da amígdala e da porção anterior do hipocampo e do córtex entorrinal, bem como de uma pequena porção do lobo temporal, deixando o neocórtex temporal lateral intacto. Outro procedimento cirúrgico envolve a remoção parcial do corpo caloso para impedir a propagação de uma convulsão unilateral para uma crise generalizada. Alguns pacientes refratários ao tratamento podem ser beneficiados pelo implante de um estimulador elétrico no nervo vago. A cirurgia moderna da epilepsia requer uma equipe multiprofissional composta por cirurgiões e especialistas altamente qualificados trabalhando em conjunto. A maioria dos procedimentos demanda apenas algumas horas na sala de cirurgia e a permanência hospitalar por alguns dias após a cirurgia. A cirurgia da epilepsia é cada vez mais considerada uma modalidade de tratamento para indivíduos com epilepsia intratável.

Crises não epilépticas psicogênicas

Nas crises não epilépticas psicogênicas (CNEP) não há atividade epileptiforme no EEG, mas há eventos paroxísticos que se assemelham a convulsões epilépticas. De modo geral, a principal causa é psicológica. Na anamnese pode ser encontrado qualquer um dos seguintes dados: os medicamentos anticonvulsivantes não melhoram os eventos paroxísticos, os episódios estão consistentemente associados a deflagradores emocionais/ambientais, presença de testemunhas ou relato de dor crônica, transtorno psiquiátrico ou traumatismo. O médico deve estar familiarizado com os seguintes fatores comumente associados a CNEP: instalação gradativa, movimentos da cabeça de um lado para outro, olhos fechados durante o evento, responsividade parcial durante o evento paroxístico e reorientação rápida pós-comicial. As pessoas são diagnosticadas graças a EEG vídeo-assistido para registrar os eventos, além de testes psicológicos. O tratamento das CNEP consiste no manejo dos conflitos e estressores psicológicos subjacentes, comorbidades e função emocional/cognitiva mal adaptativa. Aproximadamente 50% das pessoas continuam a apresentar CNEP.[42]

Estado de mal epiléptico

Convulsões que não param espontaneamente ou ocorrem em sucessão sem fase de recuperação são chamadas *estado de mal epiléptico* (*status epilepticus*). O estado de mal epiléptico deve ser considerado uma emergência clínica e, se não for tratado rapidamente, pode levar à insuficiência respiratória e à morte.

O distúrbio ocorre mais frequentemente em jovens e idosos. As taxas de morbidade e de mortalidade são mais altas em idosos e indivíduos com crises sintomáticas agudas, como as relacionadas com a anoxia ou infarto cerebral.[43] Aproximadamente um terço dos indivíduos não tem histórico de distúrbio convulsivo, e no outro terço o estado de mal epiléptico ocorre como uma manifestação inicial da epilepsia.[43] Se o estado epiléptico é causado por doença neurológica ou sistêmica, a causa deve ser identificada e tratada imediatamente, pois as crises provavelmente não responderão ao tratamento até a causa subjacente ter sido corrigida.

O tratamento consiste em medidas adequadas de suporte de vida. O uso de medicamentos é indicado para controlar a atividade convulsiva. A administração intravenosa de diazepam ou lorazepam é considerada a terapia de primeira linha para a condição. O prognóstico está relacionado com a causa subjacente e a duração das crises propriamente ditas.

Crises não convulsivas

Crises não convulsivas (CNC) são comuns em indivíduos internados em unidade de terapia intensiva (UTI). Em média, 20% das pessoas em coma em uma UTI geral apresentam CNC. A prevalência de CNC é de aproximadamente 48% dos indivíduos que permanecem em coma depois de uma crise generalizada. Ela ocorre em pelo menos 20% das pessoas com lesões encefálicas estruturais graves (p. ex., lesão traumática). É importante identificar as pessoas que correm risco de CNC. As pessoas com história patológica pregressa de tumor, epilepsia, meningite e/ou encefalite correm risco de CNC. Manifestações clínicas específicas que o médico pode avaliar são espasmos dos músculos orais ou oculares associados a desvio ocular. CNC não pode ser detectada sem o monitoramento contínuo por EEG. Indivíduos em coma requerem 48 h de registro contínuo de EEG para que seja possível detectar a atividade convulsiva. Achados na RNM mostraram encefalomalácia. A duração da crise está fortemente associada ao resultado.[44]

crises acinéticas e convulsões motoras maiores ou grande mal. O controle das crises é o principal objetivo do tratamento e é realizado pela administração de medicamentos anticonvulsivantes. Os medicamentos anticonvulsivantes interagem uns com os outros e precisam ser monitorados de perto quando mais de uma substância é administrada ao paciente. O estado de mal epiléptico é uma emergência médica e, se não for tratada rapidamente, pode conduzir à insuficiência respiratória e à morte. CNC são comuns em indivíduos internados em UTI e não podem ser detectadas sem EEG contínuo.

CONSIDERAÇÕES GERIÁTRICAS

- À medida que o cérebro envelhece, a perda de neurônios contribui para a redução do fluxo sanguíneo cerebral e da condução neural[45]
- A alteração do estado mental nunca deve ser considerada parte do envelhecimento normal; o processamento mental declina com a idade, mas a memória, a linguagem e o discernimento não são comprometidos[45]
- As alterações da função do sistema nervoso são inespecíficas e de evolução lenta, podendo passar despercebidas.[46]

CONSIDERAÇÕES PEDIÁTRICAS

- Os genitores são cruciais para a avaliação da função neurológica em lactentes e crianças. De modo geral, eles são os primeiros a observar alterações do nível de consciência[47]
- Reflexos primitivos (moro, tônico cervical e flexor de retirada) são importantes na avaliação da saúde neurológica em recém-nascidos porque estes não podem responder a comandos orais[47]
- Para fazer uma punção lombar em um recém-nascido/lactente, ele deve ser segurado em pé com a cabeça flexionada para a frente. Para fazer uma punção lombar em criança, esta é colocada em decúbito lateral com a cabeça flexionada para a frente e os joelhos flexionados em direção ao abdome[47]
- A maioria das crises convulsivas surge na infância e é provocada por fatores externos ao cérebro como infecção, febre alta ou toxina[47]
- Os defeitos do tubo neural são a anomalia congênita mais comum do SNC[47]
- Uma redução dramática da plagiocefalia posicional (assimetria no formato do crânio sem suturas fundidas) resultou do programa de posicionamento do recém-nascido/lactente para prevenir síndrome de morte súbita infantil[47]
- Nos EUA, o Healthy People 2020 dá suporte à legislação que exige o uso de capacetes por crianças que andam de bicicleta para reduzir as lesões cranianas.[48]

RESUMO

Convulsões são causadas por descargas transitórias espontâneas, não controladas e paroxísticas provenientes de centros corticais do encéfalo. As convulsões podem ocorrer como um sintoma reversível de outra patologia ou como uma condição recorrente, chamada epilepsia. As crises epilépticas são classificadas como crises focais ou generalizadas. As crises focais têm sinais de manifestação localizada, começando em um dos hemisférios cerebrais. Crises generalizadas envolvem os dois hemisférios desde o início e incluem inconsciência e respostas motoras bilaterais simétricas que ocorrem rapidamente. Isso pode incluir convulsões motoras menores, como crises de ausência e

Exercícios de revisão

1. Um homem de 20 anos dirigia sem cinto de segurança, se envolveu em um acidente de automóvel e se encontra em coma.
   a. Quais são os sinais clínicos de coma?
   b. Onde se localiza a fonte do coma no encéfalo?
   c. Que complicações de uma lesão encefálica traumática podem levar ao coma?
   d. Quais são as opções principais de tratamento para controlar o aumento da pressão intracraniana?
2. Uma mulher de 65 anos apresenta um histórico de 1 h de flacidez facial para o lado direito, fraqueza no braço e disartria. O resultado da TC imediata do encéfalo é negativo.
   a. Em que parte do encéfalo se localiza o processo patológico?
   b. Quais são as indicações para administração intravenosa de ativador do plasminogênio tecidual?
   c. Quais são as possíveis causas desse AVE e que exames complementares poderiam revelar a causa?
3. Uma criança é levada para o pronto-socorro e ao ser examinada apresenta letargia, febre e rigidez no pescoço.
   a. Que achados na punção lombar inicial indicam meningite bacteriana contra meningite viral?
   b. No caso de meningite bacteriana, quais são os microrganismos mais prováveis?
4. Um homem de 60 anos de idade desenvolve tremores involuntários no braço direito, que se espalham para a face; em seguida, cai com o corpo todo tremendo e com perda de consciência. Depois de 1 min, a agitação cessa e ele se mostra confuso e desorientado.
   a. Que tipo de convulsão as manifestações clínicas sugerem?
   b. Supondo que essa seja sua primeira crise, que exames complementares devem ser realizados para identificar a causa da convulsão?
   c. Se ele tiver um longo histórico de crises recorrentes semelhantes, que tipo de tratamento deve ser instituído? Que tratamentos devem ser considerados se ele se mostrou refratário ao teste com vários medicamentos anticonvulsivantes?

REFERÊNCIAS BIBLIOGRÁFICAS

1. Posner J. B., Saper, C. B., Schiff, N. Plum, F. (2007). The diagnosis of stupor and coma (4th ed.). London, UK: Oxford University Press.
2. Hickey J. V. (2014). The clinical practice of neurological and neurosurgical nursing (7th ed.). Philadelphia, PA: Lippincott Williams & Wilkins.
3. Reith, F. C. M., Van den Brande, R., Synnot, A., et al. (2016). The reliability of the Glasgow: A systematic review. Intensive Care Medicine 42, 3–15.
4. Teasdale, G., Maas, A., Lecky, F., et al. (2014). The Glasgow coma scale at 40 years: Standing the test of time. Lancet Neurology 13, 844–854.
5. Spinello, I. M. (2015). Brain death determination. Journal of Intensive Care Medicine 30(6), 326–337.
6. Bender, A., Jox, R. J., Grill, E., et al. (2015). Persistent vegetative state and minimally conscious state. Deutsches Arzteblatt International 112, 235–242.
7. Ragazzoni, A., Pirulli, C., Veniero, D., et al. (2013). Vegetative versus minimally conscious sates: A study using TMS-EEG, sensory and eventrelated potentials. PLoS One 8(2), 1–11.
8. Frosch M. P., Anthony D., DeGirofami U. (2015). The central nervous system. In Kumar V., Abbas A. K., Aster J. (Eds.), Robbins and Cotran pathologic basis of disease (9th ed., pp. 1251–1318). Philadelphia, PA: Elsevier Saunders.
9. Bader M., Littlejohns L., Olson, D. (2016). AANN core curriculum for neuroscience nursing. Glenview, IL: American Association of Neuroscience Nurses.
10. Richmond T. S. (1997). Cerebral resuscitation after global brain ischemia: Linking research to practice. AACN Clinical Issues 8, 171–181.
11. Strayer D. S., Rubin E. (Eds.) (2015). Rubin's Pathology: Clinicopathologic foundations of medicine (7th ed.). Philadelphia, PA: Lippincott Williams & Wilkins.
12. Kleboom, J. K., Verkade, H. J., Burgrhof, J. G., et al. (2015). Outcome after resuscitation beyond 30 minutes in drowned children with cardiac arrest and hypothermia: Dutch nationwide retrospective cohort study. British Medical Journal 350, h418.
13. Callaway, C., Donnino, M. W., Fink, E. L., et al. (2015). Part 8: Postcardiac arrest care: 2015 American Heart Association Guidelines Update for cardiopulmonary resuscitation and emergency cardiovascular care. Circulation 2015, s465–s482.
14. Jauch, E. C., Saver, J. L., Adams, H. P., et al. (2013). Guidelines for the early management of patients with acute ischemic stroke patient. Stroke 40, 870–947.
15. Aminoff M. J., Greenberg, D. A., Simon, R. P. (2015). Clinical neurology (9th ed.). New York, NY: McGraw-Hill.
16. Vos, P. E., Diaz-Arrastia, R. (2015). Traumatic brain injury. Oxford, UK: John Wiley & Sons.
17. Guyton A. C., Hall J. E. (2016). Textbook of medical physiology (13th ed.). Philadelphia, PA: Elsevier Saunders.
18. Louis E. D., Mayer S. A., Rowland L. P. (2016). Merritt's neurology (13th ed.). Philadelphia, PA: Lippincott Williams & Wilkins.
19. Tran, L. V. (2014). Understanding the pathophysiology of traumatic brain injury and the mechanisms of action of neuroprotective interventions. Journal of Trauma Nursing 121(1), 1–58.
20. Benjamin, E., Blaha,N., Chluve, S. E., et al. (2017). Heart disease and stroke statistics–2011 update: A report from the American Heart Association. Circulation 136, e10–e209.
21. Meschia, J. F., Bushnell, C., Boden-Albala, B., et al. (2014). Guidelines for the primary prevention of stroke: A statement for healthcare professionals from the American Heart Association/American Stroke Association. Stroke 45, 3754–3832.
22. Fonseca, A. C., Ferro, J. M. (2013). Drug abuse and stroke. Current Neurology and Neuroscience Reports 13, 1–9.
23. Sacco, R. L., Kasner, S. E., Broderick, J. P., et al. (2013). An updated definition of stroke for the 21 st century. Stroke 44, 2064–2089.
24. Brouwers, H., Chang, Y., Falcone, G. J., et al. (2014). Predicting hematoma expansion after primary intracerebral hemorrhage. The Journal of the American Medical Association 71(2), 158–164.
25. Godoy, D. A., Pinero, G. R., Koller, P., et al. (2015). Steps to consider in the approach and management of critically ill patient with spontaneous intracerebral hemorrhage. World Journal of Critical Care Medicine 4(3), 213–229.
26. Hemphill, J. C., Greenberg, A. M., Anderson, C. S., et al. (2015). Guidelines for the management of spontaneous intracerebral hemorrhage. Stroke 46, 2032–2060.
27. D'Souza S. (2015). Aneurysmal subarachnoid hemorrhage. Journal of Neurosurgical Anesthesiology 27(3), 222–240.
28. Connolly E., Rabinstein, A. A., Carhuapoma, J. R., et al. (2012). Guidelines for the management of aneurysmal subarachnoid hemorrhage. Stroke 43, 1711–1737.
29. van Donkelaar, C. E., Bakker, N. A., Veeger, N. J., et al. (2015). Predictive factors for rebleeding after aneurysmal subarachnoid hemorrhage. Stroke 46(2), 2100–2106.

30. Gathier, C. S., Dankbaar, J. W., van der Jagt, M., *et al.* (2015). Effects of induced hypertension of cerebral perfusion in delayed cerebral ischemic after aneurysmal subarachnoid hemorrhage. Stroke 46, 3277–3281.
31. Man, S., Cox, M., Patel, P., *et al.* (2017). Differences in acute ischemic stroke quality of care and outcomes by primary stroke center certification organization. Stroke 48, 412–419.
32. del Zoppo G., Saver J., Jauch E., *et al.* (2009). Expansion of the time window for treatment of acute ischemic stroke with intravenous tissue plasminogen activator. Stroke 40, 2945–2948.
33. van de Beek D., Brouwer, M., Hasbum, R., *et al.* (2016). Communityacquired bacterial meningitis. Nature Reviews Disease Primers 2, 1–20.
34. van de Beek D., Cabellos, C., Dzupova, O., *et al.* (2016). European society of clinical microbiology and infectious disease guideline: diagnosis and treatment of acute bacterial meningitis. Clinical Microbiology and Infection 32, S37–S62.
35. Siegel, R. L., Miller, K. D., Jemal, A. (2015). Cancer statistics, 2015. CA: A Cancer Journal for Clinicians 65, 5–29.
36. Ater, J. L., Kuttesch, J. F. (2016). Brain tumors in childhood. In Kliegman, R., Stanton, B, St. Germe, J., *et al.* (Eds.). Nelson textbook of pediatrics (20th ed., Chapter 497). Philadelphia, PA: Elsevier Saunders.
37. Henke Yarbo, C., Wujcik, D., Holmes Gobel, B. (Eds.) (2016). Central nervous system cancer. Cancer nursing (Chapter 49) Burlington, MA: Jones and Bartlett Learning.
38. Fisher, R. S., Cross, J. H., French, J. A., *et al.* (2017). Operational classification of seizure types by the International League Against Epilepsy. Epilepsia 58(4), 522–530.
39. Husain, A. M. (Ed.) (2016). Practical epilepsy. New York, NY: Demos Medical.
40. Katzung, B., Trevor, A. (2015). Basic and clinical pharmacology (13th ed.). New York, NY: McGraw-Hill Medical.
41. Jette, N., Wiebe, S. (2013). Update on the surgical treatment of epilepsy. Current Opinion in Neurology 26, 201–207.
42. Doss, R. C., LaFrance, W. C. (2015). Psychogenic non-epileptic seizures. Seminar in Epileptology 18(4), 337–343.
43. Betjemann, J. P., Lowenstein, D. H. (2015). Status epilepticus in adults. Lancet Neurology 14, 615–624.
44. Laccheo, I., Sonmezturk, H., Bhatt, A. B., *et al.* (2015). Non-convulsive status epilepticus and non-convulsive seizures in neurological ICU patients. Neurocritical Care 22, 202–211.
45. Hinkle, J. L., Cheever, K. H. (2018). Brunner & Suddarth's textbook of medical-surgical nursing (14th ed.). Philadelphia, PA: Wolters Kluwer.
46. Eliopoulos, C. (2018). Gerontological nursing (9th ed.). Philadelphia, PA: Wolters Kluwer.
47. Kyle, T., Carman, S. (2017). Essentials of pediatric nursing (3rd ed.). Philadelphia, PA: Wolters Kluwer.
48. Healthy People.gov 2020. Bicycle helmet safety institute. http://www.healthypeople.gov.

Sono e Transtornos do Sono-Vigília

17

Christine Paquin Kurtz

INTRODUÇÃO

Como seres humanos, passamos aproximadamente um terço de nossa vida dormindo. Todos sabemos o que significa dormir. No entanto, definir o sono, descrever o que acontece quando dormimos e explicar por que dormimos é mais difícil. O mesmo acontece em relação à compreensão sobre os fatores que interferem no sono. Para muitas pessoas, a incapacidade de se engajar em períodos apropriados de sono normal e tranquilo prejudica seriamente seu funcionamento. O conteúdo deste capítulo é dividido em três partes:

1. Neurobiologia do sono
2. Transtornos do sono-vigília
3. Sono e transtornos do sono em crianças e idosos.

NEUROBIOLOGIA DO SONO

Depois de concluir esta seção, o leitor deverá ser capaz de:

- Identificar as principais estruturas encefálicas envolvidas no sono
- Descrever as diferentes fases do sono em termos de traçado no eletroencefalograma, movimentos oculares, movimentos motores, frequência cardíaca, pressão arterial e atividade cerebral.

O sono é parte do que é chamado de *ciclo sono-vigília*. Em contraste com o estado de vigília, que é um período de atividade mental e gasto energético, o sono é um período de inatividade e restauração das funções mental e física. Afirma-se que o sono proporciona o tempo necessário para introduzir na memória as informações adquiridas durante o período de vigília e para restabelecer a comunicação entre as várias partes do encéfalo. O sono também é um período em que outros sistemas do corpo restauram energia e reparam tecidos. Ocorre diminuição não só da atividade muscular e da digestão, mas também da atividade do sistema nervoso simpático. Muitos hormônios, como o hormônio do crescimento, são produzidos de modo cíclico correlacionados com o ciclo sono-vigília, sugerindo que o crescimento e a reparação de tecidos podem ocorrer durante o sono.

Estruturas e vias neurais

Anatomicamente, o ciclo sono-vigília envolve estruturas do tálamo, áreas associadas do córtex cerebral e interneurônios da formação reticular no mesencéfalo, ponte e tronco encefálico (Figura 17.1 A). A formação reticular do mesencéfalo, ponte e tronco encefálico monitora e modula a atividade dos vários circuitos que controlam a vigília. O tálamo e o córtex cerebral funcionam em conjunto, com toda a informação sensorial sendo retransmitida para o tálamo e de lá para o córtex cerebral. Por exemplo, os impulsos visuais da retina chegam ao tálamo e são então transmitidos para o córtex visual. As vias entre cada área sensorial do tálamo e do córtex formam alças de comunicação bidirecional chamadas *sistemas talamocorticais*.[1,2] A comunicação entre cada área sensorial do tálamo e da área equivalente no córtex é mantida ordenada por vários sistemas de controle neuronal, incluindo a formação reticular no mesencéfalo que controla o nível de atividade de fundo, para que os estímulos externos possam ser processados.

Ciclo sono-vigília

O ciclo sono-vigília consiste normalmente em um padrão sincrônico de um estado fisiológico especial similar ao coma e um estado desperto. Vigília é um estado de consciência do ambiente: de receber e responder a informações que chegam de todos os órgãos dos sentidos, colocar essas informações na memória e recordar e integrar experiências atuais com memórias armazenadas anteriormente. Durante a vigília, tanto os sistemas talamocorticais quanto os centros do tronco encefálico estão ativos. Um repertório completo de movimentos motores torna-se possível por meio dos circuitos corticospinais que trafegam pelo tronco encefálico. O sono representa um período de redução da consciência, a partir do qual a pessoa pode ser despertada por estímulos sensoriais ou de outros tipos. O sono acontece em fases durante as quais o encéfalo continua ativo, mas não processa efetivamente informações sensoriais. No entanto, durante o sono, a pessoa tem experiências internas conscientes, como sonhos.[3]

Ondas cerebrais

Têm surgido muitos avanços na compreensão do ciclo sono-vigília devido à capacidade de registrar as ondas cerebrais

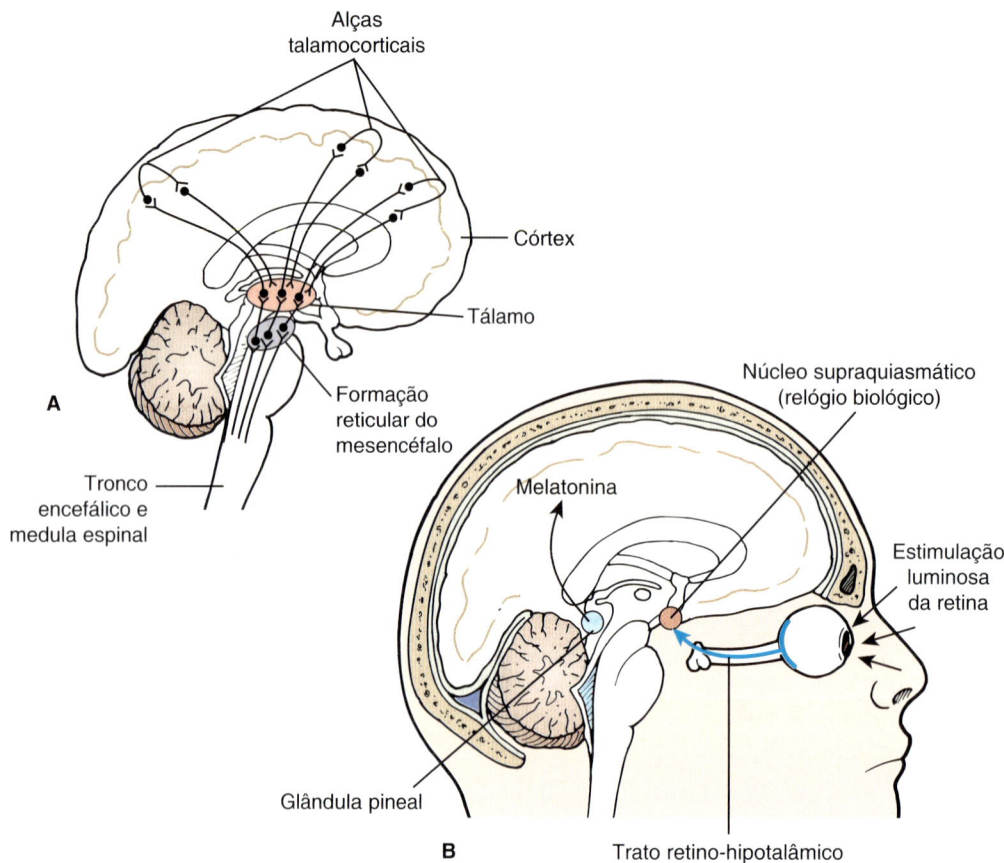

Figura 17.1 • A. Estruturas encefálicas envolvidas no sono. **B.** Localização do NSQ (núcleo supraquiasmático – relógio biológico) com *input* da retina e sua associação à glândula pineal e à produção de melatonina.

pelo uso do eletroencefalograma (EEG). A fonte das ondas cerebrais é a atividade nervosa alternada excitatória e inibitória nos potenciais pós-sinápticos de neurônios corticais.[3] Durante o registro de um EEG, é feita uma média dos potenciais pós-sinápticos, que são filtrados para melhorar a qualidade do sinal. Sendo assim, o EEG não mede a atividade de um neurônio individualmente, mas sim a atividade combinada e o *cross-talk* entre centenas de neurônios que respondem a determinado estímulo.

O EEG normal consiste em ondas cerebrais de diferentes frequências (medidas em ciclos por segundo ou hertz [Hz]) e diferentes amplitudes (medidas em microvolts [μV]; Figura 17.2). São usados quatro tipos de ondas de EEG para descrever a atividade encefálica durante o ciclo sono-vigília: α, β, δ e θ.[1-3] A onda α, com uma frequência de 8 a 13 Hz, ocorre quando a pessoa está acordada com os olhos fechados. Quando os olhos estão abertos, o EEG fica dessincronizado e a frequência dominante se altera para ondas de baixa amplitude β, com frequência superior a 13 a 30 Hz. Acredita-se que a frequência maior das ondas β reflita um nível mais alto de atividade encefálica produzido pelo disparo de um grande número de neurônios, e que a baixa amplitude reflita a falta de sincronização resultante da atividade nervosa que ocorre simultaneamente em locais diferentes do encéfalo. As ondas θ (4 a 7 Hz) e δ (0,5 a 4 Hz) são observadas durante o sono.[2] As ondas de baixa frequência e maior amplitude ocorridas durante o sono indicam que um número menor de neurônios está sendo disparado, enquanto os que estão ativos são mais altamente sincronizados e menos afetados pela estimulação sensorial. As ondas β permanecem durante o sono com movimento rápido dos olhos (REM).

Fases do sono

Existem dois tipos de sono: sono com movimento rápido dos olhos (REM, *rapid eyes movement*) e sono sem movimento rápido dos olhos (não REM [NREM]).[2,4] Esses dois tipos de

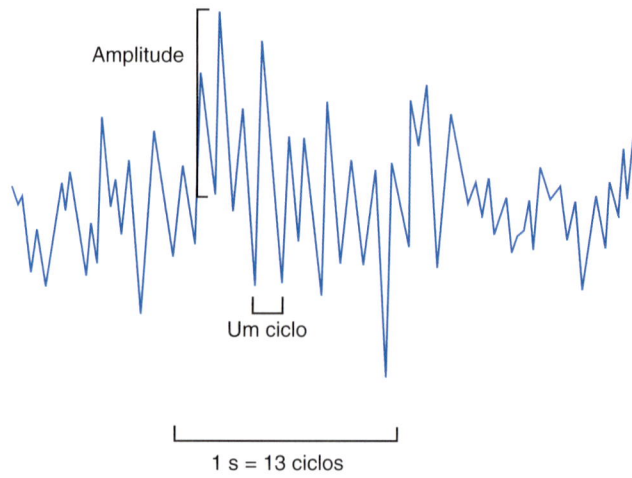

Figura 17.2 • Características de amplitude e frequência de um traçado de EEG.

sono se alternam e se caracterizam por diferenças na velocidade dos movimentos oculares; tônus muscular e movimentos corporais; frequência cardíaca e pressão arterial (PA); padrões respiratórios; atividade das ondas cerebrais e sonhos (Tabela 17.1). Um ciclo completo de sono tem duração de aproximadamente 90 a 110 min.

Sono sem movimento rápido dos olhos. O sono NREM, ou sono de ondas lentas, é um tipo tranquilo de sono caracterizado por um encéfalo relativamente inativo, ainda que totalmente funcional e um corpo completamente móvel.[4] Representa cerca de 80% do tempo de sono.[2,4] O tronco encefálico coordena a atividade entre a medula espinal e os vários reflexos, como deglutição e mastigação. O sono NREM normalmente é encontrado quando a pessoa começa a ficar sonolenta. O ato de adormecer não ocorre de uma vez. Está dividido em quatro fases que refletem um aumento da profundidade do sono (Figura 17.3):

- Fase 1
- Fase 2
- Fase 3
- Fase 4.

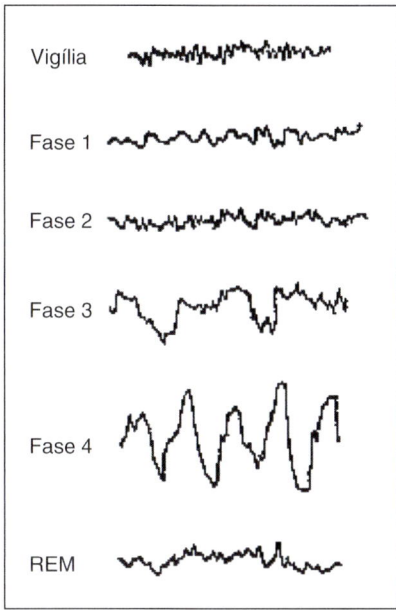

Figura 17.3 • Ondas cerebrais durante a vigília. Fases do sono NREM 1, 2, 3 e 4 e sono REM.

A fase 1 consiste em atividade no EEG de ondas α de baixa voltagem e frequência mista. Dá-se no início do sono e é um estágio breve (1 a 7 min) de transição entre a vigília e o sono verdadeiro. Durante essa fase, as pessoas podem ser facilmente despertadas com apenas um toque, com seu nome sendo chamado ou com a porta sendo fechada. As pessoas podem sentir contrações musculares repentinas chamadas de empurrões hipnóticos, parecidas com um "abalo" semelhante a quando tomamos um susto.[5] Muitas vezes essas contrações são precedidas por uma sensação de queda. Além de seu papel no início do sono, a fase 1 serve como transição para os ciclos de sono que se repetem ao longo da noite. Ela geralmente é mais curta durante o primeiro terço do sono, e mais longa no decorrer do último terço.[4] Um sinal comum de grave transtorno no sono é um aumento ou diminuição do tempo de sono na fase 1.

O sono da fase 2 é mais profundo que o da 1, com duração de aproximadamente 10 a 25 min. Durante a fase 2, o EEG inclui predominantemente ondas θ, que são interrompidas por fusos de sono constituídos por rajadas de ondas de alta frequência (12 a 14 Hz). A atividade do fuso parece ser importante para a integração durante a noite de novas memórias e do conhecimento neocortical existente.[6] É necessário um estímulo mais intenso para despertar nessa fase.

As fases 3 e 4 representam o sono profundo e são dominadas por ondas δ de alta voltagem e baixa frequência (0,5 a 4 Hz). A fase 3 geralmente dura apenas alguns minutos e serve de transição para a fase 4, que tem duração em torno de 20 a 40 min no primeiro ciclo. É necessário um estímulo cada vez mais forte para despertar nas fases 3 e 4. Durante o sono profundo, os músculos do corpo relaxam e a postura intermitentemente sofre um ajuste. Ocorre uma queda na frequência cardíaca e na PA, e a atividade gastrintestinal se desacelera.

Sono com movimento rápido dos olhos. O sono REM está associado a movimentos rápidos dos olhos, perda de movimentos musculares e sonhos vívidos.[2,4] Esse estágio também

Tabela 17.1 Eletroencefalograma, movimentos oculares e motores, funções vitais e atividade cerebral durante o sono.

Fase do sono	Eletroencefalograma	Movimentos oculares	Movimentos motores	Frequência cardíaca, pressão arterial e frequência respiratória	Atividade encefálica
Fase 1	Baixa voltagem, frequência mista Ondas α	Movimentos lentos de rolagem	Atividade moderada	Desaceleram	Diminui
Fase 2	Baixa voltagem 4 a 7 Hz com picos de 12 a 14 Hz durante o sono Ondas θ com picos	Movimentos lentos de rolagem	Atividade moderada	Desaceleram	Diminui
Fases 3 e 4	Alta voltagem 0,5 a 4 Hz Ondas δ	Movimentos lentos de rolagem	Atividade moderada	Desaceleram	Diminui
Sono REM	Baixa voltagem, frequência mista, 13 a 80 Hz Ondas β	Movimentos rápidos dos olhos	Supressão com perda do tônus muscular	Aceleram, variam	Aumenta

é chamado de sono paradoxal porque o padrão do EEG é semelhante ao de uma pessoa acordada e alerta.[1,2] O encéfalo se encontra muito ativo durante o sono REM, que é responsável por cerca de 20% do tempo de sono.[2,4] O *input* sensorial externo é inibido, enquanto são despertados circuitos sensoriais internos, como os que formam os sistemas auditivo e visual. Durante esse tempo, o encéfalo é capaz de reproduzir memórias anteriores, mas não pode adquirir novas informações sensoriais (Figura 17.4). Ao mesmo tempo, os sistemas motores que controlam os movimentos do corpo são inibidos. Existe a perda do movimento dos músculos e do tônus muscular. O resultado é um extraordinário conjunto de paradoxos, em que as pessoas veem as coisas em seus sonhos, mas não podem se mover. Elas se imaginam envolvidas em atividades como correr, voar ou dançar, mas estão paralisadas.

Durante o sono REM, acontecem também alterações nas funções controladas pelo sistema nervoso autônomo – PA, frequência cardíaca e respiratória aumentam e flutuam e a regulação da temperatura é perdida. O fluxo sanguíneo cerebral e a taxa metabólica são reduzidos. O encéfalo se encontra em alta atividade e o metabolismo encefálico aumenta até 20%.[1] Pode ocorrer ereção peniana relacionada com o sono durante essa fase.

Foi demonstrado que é necessária uma quantidade adequada de sono REM para o funcionamento normal durante o dia. A privação de sono REM está associada a sintomas de ansiedade, irritabilidade e incapacidade de concentração; e se a privação for suficientemente grave, manifestam-se transtornos de comportamento.

Movimento entre as fases do sono. Existe um padrão bastante previsível de deslocamento entre uma fase NREM e outra durante uma noite de sono normal.[1,2] No início do sono, há uma descida gradual do sono mais leve da fase 1 para o sono mais profundo da fase 4, seguida por uma subida abrupta de volta para fase 1. Entretanto, no lugar da fase 1, geralmente ocorre o primeiro episódio REM. O sono REM é comparativamente curto (1 a 5 min) durante o primeiro ciclo do sono, mas gradualmente vai se tornando mais longo com o passar da noite. As fases 3 e 4 ocupam menos tempo no segundo ciclo e nos ciclos subsequentes do sono, e desaparecem totalmente nos ciclos posteriores, à medida que a fase 2 se expande para ocupar o ciclo do sono NREM. Pela manhã, a quase totalidade do ciclo de sono é passada nas fases 1, 2 e REM.[1,3]

Padrão respiratório durante o sono

A respiração normalmente se altera durante o sono. As fases 1 e 2 do sono NREM se caracterizam por um padrão cíclico de volume corrente crescente e decrescente e da frequência respiratória, que pode incluir breves períodos (5 a 15 s) de apneia.

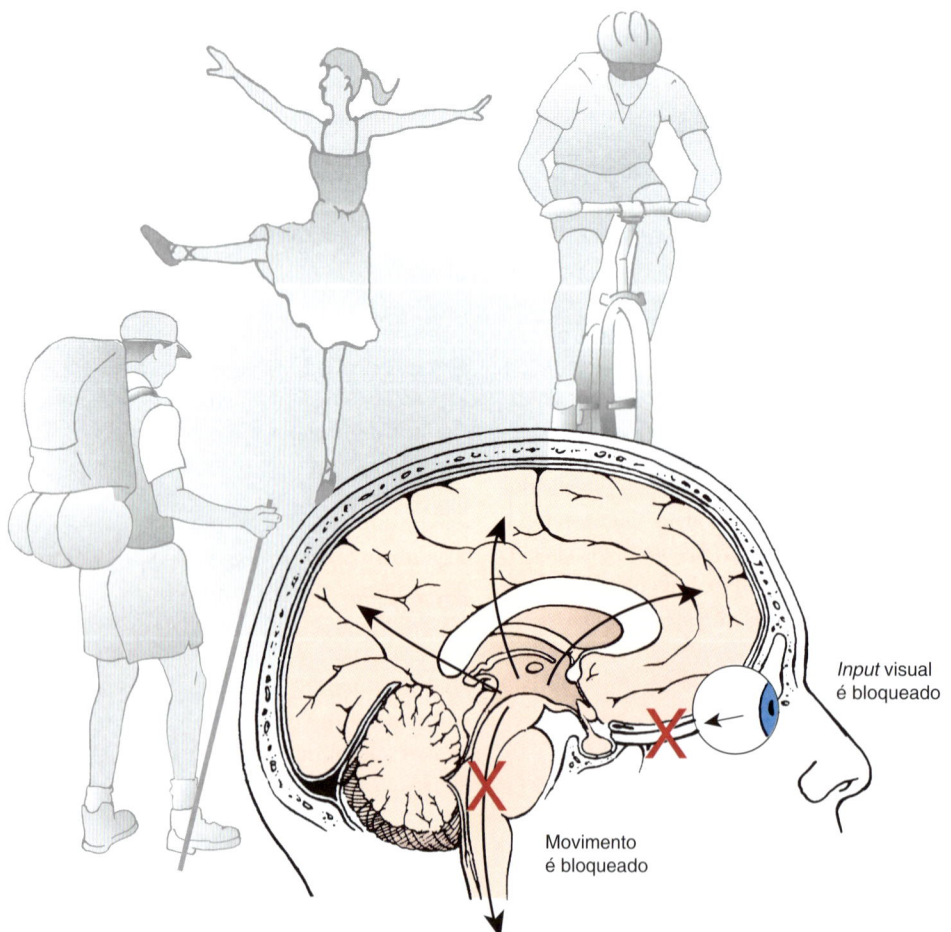

Figura 17.4 • Sonhos durante o sono REM, quando as atividades sensoriais e motoras estão bloqueadas.

Depois que o sono se estabiliza durante as fases 3 e 4 do sono NREM, a respiração se torna mais regular. A ventilação geralmente é 1 a 2 ℓ/min menor do que durante a vigília tranquila, a pressão parcial de dióxido de carbono arterial (P_{CO_2}) é de 2 a 4 mmHg mais alta e a pressão parcial de oxigênio arterial (P_{O_2}) é de 3 a 9 mmHg mais baixa.[7] Os mecanismos involuntários de controle respiratório, como respostas a hipercapnia, hipoxia e inflação pulmonar, permanecem intactos durante o sono NREM e têm importância fundamental para manter a ventilação.

Durante o sono REM, o padrão respiratório se torna irregular, mas não periódico e pode incluir curtos períodos de apneia. A respiração durante o sono REM tem muitas características de controle voluntário que integram a respiração com ações como andar, falar e engolir. No entanto, sua influência sobre a respiração é diminuída.

Sonhos

Sonhos são lembranças da atividade mental ocorrida durante o sono. Acontecem durante todas as fases do sono, mas a maioria durante o sono REM e no início do sono (fases 1 e 2). Os sonhos durante o sono REM tendem a ser estranhos e vívidos. Sonhos durante as fases 1 e 2 tendem a ser mais curtos, a ter menos associações e não têm as cores e as emoções daqueles sucedidos durante o sono REM.[2]

O propósito do sonho não é totalmente compreendido. Evidências indicam que o sonho, como outras funções fisiológicas, é importante para o aprendizado e o processamento da memória. Aponta-se que o sonho pode ser o resultado da reprogramação do sistema nervoso central (SNC), isto é, rearranjo de experiências anteriores em preparação para experiências conscientes do dia seguinte.

> **Conceitos fundamentais**
>
> **Ciclo sono-vigília**
>
> - O ciclo sono-vigília normalmente consiste em um padrão sincrônico de vigília e sono. Vigília é o estado em que o indivíduo se encontra consciente do meio ambiente, capaz de receber e responder a estímulos sensoriais, recordar e integrar experiências na memória e executar movimentos corporais intencionais
> - Sono, que é um período de inatividade e restauração da função física e mental, se caracteriza pela alternância entre fases de sono NREM (sono de ondas lentas) e sono REM (paradoxal).[2]

Ritmos circadianos

Normalmente, o sono e a vigília ocorrem de maneira cíclica, integrados no dia solar de 24 h que alterna claridade e escuridão. O termo **circadiano**, do latim *circa* ("sobre") e *dies* ("dia"), é empregado para descrever esses ritmos diários de 24 h. A função do sistema de tempo circadiano é proporcionar uma organização temporal para os processos fisiológicos e comportamentos como um meio de promover a adaptação eficaz ao ambiente. No nível comportamental, isso é expresso em ciclos regulares de sono e de vigília e funções orgânicas, como a regulação da temperatura e a secreção hormonal com base nas alterações do dia solar de 24 h.

O ritmo diário do ciclo sono-vigília é parte de um sistema de cronometragem criado por um marca-passo ou relógio interno.[2,8] O ambiente claro/escuro que representa o ritmo circadiano envolve uma rede amplamente distribuída no encéfalo e na periferia.[8] Como o ciclo intrínseco sono-vigília tende a ser mais longo do que 24 h, é necessário um reajuste diário do relógio circadiano para sincronizar com o dia do meio ambiente. Esse processo é chamado de *sincronização* e, normalmente, é realizado pela exposição às mudanças de luz/escuridão do dia solar.

O relógio circadiano parece ser controlado por um pequeno grupo de células do hipotálamo, chamado *núcleo supraquiasmático* (NSQ), localizado logo acima do quiasma óptico e na lateral do terceiro ventrículo (ver Figura 17.1).[2,3,8] O NSQ, que recebe o aporte (*input*) claro-escuro da retina, apresenta um ritmo de disparo neuronal que é elevado durante o dia e baixo durante a noite. Embora a luz funcione como estímulo primário para acertar o relógio circadiano por meio do NSQ, outros estímulos, como locomoção e atividade, disponibilidade de alimentos, nível de glicocorticoides e temperatura são capazes de redefinir o relógio periférico.[3,8] As principais projeções do NSQ são para a adeno-hipófise, com outras de menor importância para o prosencéfalo basal e linha média do tálamo. As projeções para a adeno-hipófise fornecem a regulação diurna para a secreção do hormônio do crescimento e de cortisol; as dos centros hipotalâmicos, para alterações no metabolismo e temperatura corporal; e as da formação reticular do tronco encefálico, para alterações nas funções reguladas pelo sistema nervoso autônomo, como a frequência cardíaca e a pressão arterial (Figura 17.5).

Melatonina

Hormônio produzido pela glândula pineal, considerado auxiliar na regulação do ciclo sono-vigília e, possivelmente, do ritmo circadiano.[2,3,9] A glândula pineal sintetiza e libera melatonina à noite, em um ritmo que está sob o controle direto do NSQ (ver Figura 17.1). Há um grande número de receptores de melatonina no NSQ, sugerindo um ciclo de *feedback* entre o NSQ e a glândula pineal. A administração de melatonina produz alterações na mudança de fase do ritmo circadiano, semelhantes à causada pela luz. Recentemente, tem havido interesse na utilização de melatonina no tratamento de vários transtornos do sono, especialmente aqueles relacionados com a mudança no ritmo circadiano. Embora preparações sintéticas sejam de venda livre em lojas de produtos para a saúde e farmácias, a potência, a pureza, a segurança e a efetividade da substância não podem ser garantidas. A melatonina não é regulamentada pela agência norte-americana Food and Drug Administration (FDA).[2,10] Existe também o problema de falta de evidências nos ensaios clínicos sobre a dosagem apropriada, efeitos adversos, interações medicamentosas e efeitos da melatonina em diversos estados patológicos.[10] Um agonista farmacológico do receptor da melatonina, chamado ramelteona, também está disponível como medicamento sujeito à prescrição médica (a ser discutido).

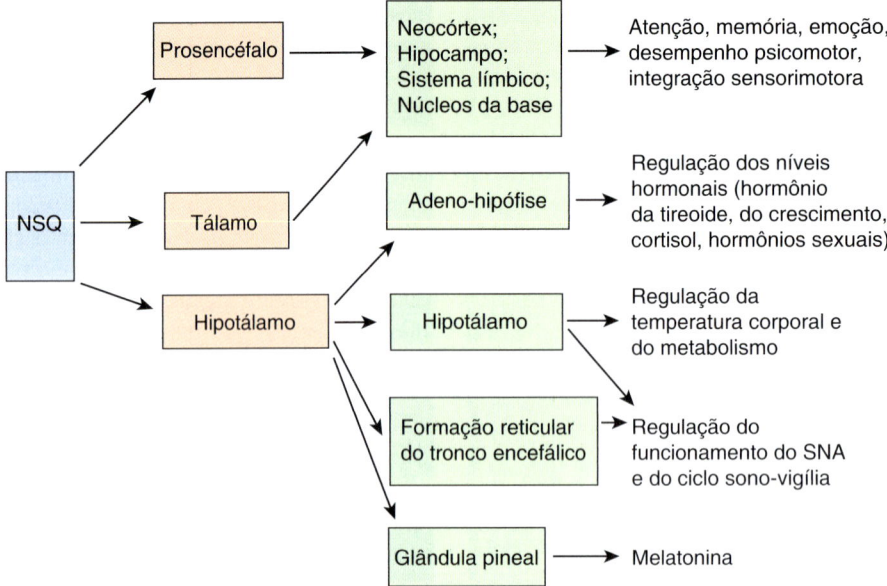

Figura 17.5 • Projeções do núcleo supraquiasmático (NSQ) até o prosencéfalo, tálamo e hipotálamo. SNA: sistema nervoso autônomo.

RESUMO

O sono é parte do chamado ciclo sono-vigília. Em contraste com a vigília, que é um momento de atividade mental e gasto energético, o sono é um período de inatividade e restauração da função física e mental. Existem dois tipos de sono: REM e não REM. O sono REM está associado a movimentos rápidos dos olhos, perda de movimentos musculares e sonhos vívidos. O aporte (*input* sensorial) externo é inibido, enquanto circuitos sensoriais internos, como os dos sistemas auditivos e visuais, são despertados. O sono NREM é profundo e tranquilo, caracterizado pelo encéfalo relativamente inativo, mas totalmente regulado e pelo corpo, também relativamente inativo, mas totalmente capaz de se movimentar. O sono NREM é dividido em quatro fases que refletem níveis cada vez maiores de profundidade. A fase 1 é uma fase breve de transição que ocorre no início do sono, durante a qual a pessoa pode ser facilmente despertada. A fase 2 se caracteriza por um sono mais profundo, com duração aproximadamente de 10 a 25 min, durante os quais a atividade de EEG é interrompida por fusos que representam ondas de alta frequência. As fases 3 e 4 representam o sono profundo, durante o qual os músculos do corpo relaxam, cai a frequência cardíaca e a pressão sanguínea e a atividade gastrintestinal é desacelerada.

Normalmente, o sono e a vigília dão-se de maneira cíclica, no chamado *ritmo circadiano*, e são integrados nas 24 h do ciclo solar de luz-escuridão. Acredita-se que o relógio circadiano seja controlado pelo núcleo supraquiasmático no hipotálamo. O NSQ, que recebe *input* de claro-escuro a partir da retina, apresenta um ritmo de disparo neuronal que é alto durante o dia e baixo durante a noite. Acredita-se que a melatonina, um hormônio produzido pela glândula pineal, ajude a regular o ciclo sono-vigília.

TRANSTORNOS DO SONO

Depois de concluir esta seção, o leitor deverá ser capaz de:

- Caracterizar a síndrome de sono-vigília sem padrão de 24 h vivenciado por pessoas com deficiência visual; transtornos do sono associados a mudanças agudas no ciclo sono-vigília devido a viagens intercontinentais e jornadas de trabalho em turnos; e transtornos da fase avançada do sono e da fase atrasada do sono
- Explicar os mecanismos fisiológicos, fatores contribuintes e manifestações de apneia obstrutiva do sono e descrever os métodos utilizados no diagnóstico e tratamento da doença
- Descrever o diagnóstico e o tratamento de insônia e narcolepsia crônicas e a curto prazo.

Os transtornos do sono cobrem um largo espectro de sintomas, incluindo incapacidade de adormecer e permanecer adormecido; transtornos de transição do ritmo circadiano e do ciclo sono-vigília; distúrbios motores e respiratórios relacionados com o sono e a sonolência excessiva. Embora os transtornos do sono existam há séculos, somente nas últimas três ou quatro décadas é que tem se concentrado a atenção em seu diagnóstico e classificação. O desenvolvimento da Diagnostic Classification of Sleep and Arousal Disorders pela Association of Sleep Disorders em 1979 marcou o surgimento da disciplina de medicina do sono. Depois disso, veio a Classificação Internacional dos Transtornos do Sono (ICSD, International Classification of Sleep Disorders), produzida pela American Academy of Sleep Medicine, em associação a European Sleep Research Society; Japanese Society of Sleep Research e Latin American Sleep Society. Produzido pela primeira vez em 1990, a ICSD foi revista em 1997, 2005 e novamente em 2014, como ICSD-3.[5] A ICSD-3 classifica os transtornos do sono nas categorias principais: insônia; distúrbios respiratórios relacionados com o sono; distúrbios centrais da hipersonolência; transtornos do sono-vigília relacionados com o ritmo circadiano; parassonias; transtornos do movimento relacionados com o sono; sintomas isolados, aparentemente relacionados com variantes normais e questões não resolvidas; e outros transtornos do sono.

Métodos diagnósticos

O diagnóstico dos transtornos do sono geralmente se baseia em um histórico adequado e no exame físico. O registro em um diário ou planilha do sono muitas vezes é útil para descrever os problemas do sono e chegar a um diagnóstico.[11] Em alguns casos, podem ser necessários estudos de laboratório do sono para se chegar a um diagnóstico preciso.

Histórico do sono

Fundamental para o processo de identificação da natureza de um transtorno do sono.[11] O histórico deve incluir a percepção individual sobre o problema do sono; horários de sono (p. ex., horário em que se deita e se levanta); problemas em adormecer e manter o sono; qualidade do sono; sonolência durante o dia e o impacto do transtorno do sono sobre o funcionamento diurno; problemas genéricos físicos e emocionais; higiene do sono (p. ex., comer e beber antes de se deitar) e ambiente de sono (p. ex., cama articulada, temperatura ambiente, nível de ruído e luminosidade). Como tantos medicamentos comercializados sem prescrição médica, fitoterápicos e medicamentos adquiridos somente com receita médica podem influenciar o sono, é importante um histórico cuidadoso das substâncias utilizadas. Também é importante obter informações sobre o uso de etanol, cafeína, tabaco e substâncias psicoativas.

Diário do sono

Relato por escrito da experiência individual de sono. Geralmente, recomenda-se a manutenção de um diário por pelo menos 2 semanas. O diário deve registrar a hora de dormir, hora de despertar, tempo total de sono, tempo de início do sono, tempo necessário para se preparar para deitar e adormecer, uso de medicação indutora do sono, número de vezes que a pessoa desperta, avaliação subjetiva da qualidade do sono, tempo para se levantar pela manhã e cochilos diurnos e sintomas. Existem diversos modelos de formulários que os profissionais de saúde podem distribuir a seus clientes.

Actigrafia e polissonografia

Actigrafia. Mede o movimento muscular e é o método mais adequado para obter mensurações objetivas da duração e da eficiência do sono fora de um laboratório do sono.[12,13] O actígrafo é um dispositivo compacto que deve ser colocado no punho ou no tornozelo para medir a movimentação do corpo, que é um indicador indireto dos estados de sono e vigília. Dependendo do aparelho que é utilizado, pode coletar informações ao longo de várias semanas.

Polissonografia. Um estudo típico do sono, ou *polissonografia* (PSG), envolve o uso de EEG, eletro-oculograma (EOG), eletromiograma (EMG), eletrocardiograma (ECG), movimentos respiratórios e oximetria de pulso.[13] O EOG registra os movimentos dos olhos. Uma vez que o olho é como uma pequena bateria, com a retina negativa em relação à córnea, um eletrodo colocado sobre a pele próximo ao olho pode registrar a mudança de voltagem quando o olho gira em sua órbita. O EMG registra a atividade elétrica do movimento muscular. O registro é feito a partir da superfície da pele. Tipicamente, é registrado na parte de baixo do queixo porque os músculos nessa área mostram alterações muito acentuadas associadas ao ciclo do sono. O ECG é utilizado para medir a frequência cardíaca e detectar arritmias cardíacas. O oxímetro de pulso (colocado na orelha ou na ponta do dedo da mão) mede a saturação de oxigênio arterial.

O teste de latências múltiplas do sono (TLMS) é usado para avaliar a sonolência diurna. A American Academy of Sleep Medicine recomenda realizar esse teste após o indivíduo ter dormido o máximo possível durante 1 semana e, principalmente, a noite anterior. Valores no TLMS inferiores a 5 min indicam sonolência, enquanto valores superiores a 10 min são considerados vigília normal. Resultados inferiores a 8 min são considerados anormais para o diagnóstico de transtornos do sono, como narcolepsia.[5] Os registros polissonográficos são feitos durante três a cinco cochilos com espaçamento de 2 h de intervalo, durante o dia. Deve ser dada especial atenção ao tempo decorrido desde o apagar das luzes até o primeiro sinal de sono. Esse intervalo é chamado de *latência do sono*.

Transtorno do sono e do ritmo circadiano

Os distúrbios do sono no ritmo circadiano ocorrem quando existe uma incompatibilidade entre os ritmos circadianos e os padrões de sono. Problemas do sono relacionados com alternâncias nos ritmos circadianos estão associados a fatores intrínsecos (síndrome de sono-vigília sem padrão de 24 h, irregularidade do ritmo sono-vigília, transtorno de fase avançada do sono e transtorno de fase atrasada do sono) e mudanças agudas no ciclo sono-vigília (por jet lag [dissincronose] e trabalho por turnos).[5]

Síndrome de sono-vigília sem padrão de 24 h

Também conhecida como transtorno do sono do tipo ciclo livre (*free-running*), trata-se de falta de sincronização entre o ritmo interno de sono-vigília e o ritmo externo do dia de 24 h. Isso resulta em insônia ou sonolência excessiva.[5] A maioria das pessoas com o transtorno é cega ou tem lesões encefálicas que afetam o NSQ. Estudos demonstram que metade a dois terços das pessoas com deficiência visual têm síndrome de sono-vigília sem padrão de 24 h.[14]

O reforço do ciclo luz/escuridão é uma opção de tratamento tanto para pessoas cegas quanto para indivíduos com visão e síndrome de sono-vigília sem padrão de 24 h, uma vez que a via visual circadiana permanece intacta em alguns deficientes visuais.[15] O tratamento para pessoas cegas também inclui o uso de melatonina e tasimelteona (não comercializada no Brasil), um agonista do receptor de melatonina. A exposição à luz brilhante e a administração de melatonina têm demonstrado ser um tratamento efetivo para pessoas com visão e síndrome de sono-vigília sem padrão de 24 h.[14]

Irregularidade do ritmo sono-vigília

A irregularidade do ritmo sono-vigília é caracterizada pela falta de um padrão consistente com o ciclo sono-vigília. O tempo total de sono pode ser relativamente normal, mas os períodos de sono são mais curtos e distribuídos ao longo do dia e da noite. Entretanto, as causas desse transtorno são desconhecidas. É mais comum em indivíduos com doenças do neurodesenvolvimento e neurodegenerativas.[16] Os fatores contribuintes incluem comportamentos inadequados de higiene do sono e fatores de sincronização ambiental diminuídos, como atividade diurna e exposição à luz.[5] O tratamento inclui a exposição à luz brilhante durante as horas do dia. O transtorno geralmente não responde ao tratamento com medicamentos sedativos e estimulantes.

Transtorno de atraso de fase do sono e síndrome da fase avançada do sono-vigília

Os transtornos de fase do sono-vigília incluem síndrome do atraso das fases do sono (SAFS) e síndrome da fase avançada do sono (SFAS). Os transtornos podem surgir por causa de mudanças do desenvolvimento no ciclo sono-vigília ou devido a maus hábitos de sono.

Os principais sintomas da SAFS são extrema dificuldade tanto para adormecer em um horário convencional à noite quanto para acordar de manhã para ir à escola, trabalho ou outras responsabilidades. Em adultos, existem evidências da associação com algumas doenças mentais.[5] SAFS é mais comum em adolescentes cujos pais, frustrados, não conseguem acordá-los em tempo para a escola e têm dificuldades de fazê-los ir para a cama à noite. Ficar acordado até tarde é bastante comum entre os adolescentes, que são fortemente influenciados pela pressão dos colegas da mesma idade, pelo desafio às regras paternas e por outras pressões. Sugere-se que a pressão social possa contribuir, mas não venha a ser a única razão para as alterações no padrão de sono de um adolescente. Em vez disso, a puberdade tende a ser acompanhada por prolongamento do ritmo circadiano intrínseco, com aumento correspondente na vigília noturna, que por sua vez resulta em ir dormir mais tarde e levantar mais tarde.

O diagnóstico da SAFS geralmente é estabelecido a partir de informação de um histórico do sono, confirmado por um diário do sono com um registro de 2 semanas. Deve ser considerada a existência de transtornos psicopatológicos simultâneos ou uso crônico de sedativos ou álcool. Não há soluções rápidas para essa síndrome. No caso dos adolescentes, são empregadas medidas de senso comum, como estabelecer um horário para dormir mais cedo e usar vários despertadores para acordar, mas com um mínimo de sucesso. A utilização de luz brilhante pode ser útil na manutenção da vigília matinal.[15,17] A suplementação com melatonina pode ser eficaz, mas a dosagem exata não foi determinada.[17]

A SFAS é, essencialmente, o espelho da SAFS – manifestação precoce do sono e despertar precoce. Pessoas com essa síndrome têm problemas para se manterem acordadas à noite e têm de reduzir suas atividades noturnas para evitar que adormeçam.[16] Presume-se que a base fisiopatológica da SFAS seja um defeito parcial na capacidade de atraso de fase, com a possibilidade de que pessoas com o transtorno tenham um sistema de temporização circadiana inerentemente rápido. Esse transtorno com frequência afeta idosos. O diagnóstico da SFAS se baseia no histórico e em informações de um diário do sono. Devem ser descartadas outras causas patológicas, como apneia do sono, depressão e transtorno bipolar. A necessidade de tratamento depende da percepção individual de como esse problema afeta a pessoa. Os métodos de tratamento atualmente disponíveis, que se concentram em grande parte na alteração dos horários de sono, são um pouco limitados.

Alterações agudas no ciclo sono-vigília

O relógio diurno normal é definido para 1 dia de 24 h e, no seu padrão, resiste a mudanças menores que 1 a 2 h por dia. Isso significa que existe uma faixa limitada de duração dos dias a qual os seres humanos conseguem sincronizar. A imposição de horários de sono-vigília com menos de 23 h ou mais do que aproximadamente 26 h, como a que ocorre com viagens intercontinentais e trocas no turno de trabalho, produz dificuldades para dormir cada vez maiores.

Dissincronose (*jet lag*). *Jet lag*, que é um termo popular para os sintomas de transtornos do sono ocorridos com o transporte aéreo que atravessa vários fusos horários, é causado pela perda súbita de sincronia entre o relógio circadiano intrínseco de um viajante e o horário local de destino do voo. A gravidade e a duração dos sintomas variam de acordo com o número de fusos horários cruzados, a direção de viagem (para o leste ou para o oeste), o horário de decolagem e chegada, bem como a idade. A maioria das pessoas que cruza três ou quatro fusos horários experimenta algum transtorno do sono, geralmente com duração de duas a quatro noites.

Os ritmos circadianos demoram mais tempo para voltar a sincronizar com o horário local após voos para o leste do que no caso de voos para o oeste. Existe uma tendência natural para o relógio circadiano se mover para mais tarde a cada dia, tornando mais difícil a fase de avanço do que a fase de atraso.[5] A viagem para o oriente requer um avanço de fase, em que deitar ocorre antes que o relógio interno da pessoa esteja pronto para o sono. Como o sistema de marcação de tempo dos seres humanos parece ser menos flexível na adaptação às mudanças bruscas de tempo depois de 35 anos de idade, a idade também afeta o ajuste às mudanças de fuso horário.

As manifestações da dissincronose (*jet lag*) incluem insônia, sonolência diurna, diminuição da atenção e do desempenho, mal-estar geral e sintomas gastrintestinais.[5] Outros sintomas, como irritação nos olhos e no nariz, cefaleia, distensão abdominal, edema postural e tontura intermitente, resultam de condições a bordo e, geralmente, desaparecem antes do que os sintomas do *jet lag*. Viajantes frequentes, como funcionários de companhias aéreas e pessoas que costumam viajar a negócios, podem desenvolver transtornos crônicos do sono, acompanhados de mal-estar, irritabilidade e comprometimento do desempenho. Geralmente o *jet lag* é mais suave em pessoas que não viajam com frequência, mas pode reduzir a satisfação das férias ou a eficácia das transações comerciais. Pessoas com transtornos do sono preexistentes, como apneia do sono, muitas vezes experimentam uma piora dos sintomas quando fazem viagens aéreas.

O controle de sintomas de dissincronose (*jet lag*) se concentra em esforços tanto para manter o cronograma doméstico como para se adaptar ao novo fuso horário. Hipnóticos de ação curta podem ser úteis para viagens por apenas 1 a 2 dias.[10] Para viagens mais longas, a melhor estratégia é, provavelmente, a adaptação ao novo fuso horário o mais rápido possível. Para viagens de qualquer duração, preconiza-se boa higiene do sono, inclusive a manutenção de horários regulares sono-vigília e evitar o consumo excessivo de etanol e cafeína para melhorar o sono e auxiliar o ajuste ao novo horário de dormir. Além disso, a manutenção da hidratação e o consumo de refeições em horários regulares apropriados ao novo fuso horário também são medidas recomendadas. A vigília é melhorada por breves períodos de descanso (cochilos) e consumo de cafeína, mas a cafeína deve ser evitada perto da hora de dormir.[10]

Transtornos por mudança no turno de trabalho. Os sintomas de transtornos causados por mudança no turno de trabalho incluem sonolência excessiva e insônia devido a um horário de trabalho que requer vigília durante o tempo de sono intrínseco do trabalhador.[5] O trabalho por turnos geralmente cria um ambiente no qual algumas sugestões para definição do relógio circadiano (p. ex., luz artificial e repouso-atividade) são trocadas, enquanto outras não são (p. ex., cronograma natural luz/escuridão, rotinas sociais e familiares). Essa situação quase nunca viabiliza uma mudança completa do sistema circadiano. Para complicar a situação, a maioria dos trabalhadores do turno da noite reverte o horário de dormir para a noite em dias de folga. O efeito da abrupta tentativa de dormir em horários normais após passar as noites trabalhando e os dias dormindo é biologicamente equivalente a uma viagem aérea para o leste com duração de 6 a 10 h.

As manifestações dos transtornos do sono de trabalhadores noturnos incluem sono diurno mais curto e interrompido após o turno da noite, sonolência e cochilos no trabalho, sonolência enquanto se dirige para casa e insônia nas noites de folga do trabalho. As transições bruscas exigidas dos trabalhadores e as interrupções pelo fato de dormirem durante o dia resultarão naturalmente em um grau de privação do sono.[18] Chegar a um horário de sono que é mais favorável ao ritmo circadiano intrínseco do trabalhador muitas vezes é difícil para quem trabalha no turno da noite. Começar a dormir ao meio-dia, em vez de no início da manhã, pode produzir um período de sono mais normal em relação ao início do turno, mas é capaz de agravar a insônia nas noites de folga. Dormir na escuridão absoluta durante o dia, usando cortinas de *blackout* ou máscaras para os olhos, pode beneficiar o sono do trabalhador noturno.

Insônia

Transtorno do sono que mais comumente afeta a população em geral.[19] Critérios para seu diagnóstico incluem:

- Dificuldade para adormecer e/ou manter o sono
- Oportunidade e circunstâncias adequadas para o sono
- Repercussões diurnas como fadiga, sonolência diurnal, irritabilidade e comprometimento da atenção ou da memória.[5]

As estimativas da prevalência de insônia variam de acordo com o método usado no diagnóstico e no monitoramento da condição. Segundo a quinta edição do Diagnostic and Statistical Manual of Mental Disorders (DSM-5), aproximadamente um terço dos adultos se queixam de insônia.[5,19] Estima-se que 10% dos adultos têm insônia crônica.[5] Os fatores de risco de insônia incluem sexo feminino, envelhecimento e temperamento ansioso ou desconfiado. Embora a insônia crônica esteja mais frequentemente associada a outros distúrbios psiquiátricos, clínicos ou relacionados com o uso de substâncias psicoativas, sua evolução habitual é independente e exige tratamento distinto.[5] A terceira edição da International Classification of Sleep Disorders inclui três categorias de insônia: crônica, de curta duração e de outros tipos.

Insônia crônica

O diagnóstico de insônia crônica baseia-se na dificuldade de adormecer ou manter o sono mesmo em situação adequada e em disfunção diurna que ocorre pelo menos 3 vezes/semana durante ao menos 3 meses.[5,19]

A insônia crônica está, com frequência, relacionada com transtornos clínicos e psiquiátricos. Fatores como dor, imobilidade e alterações hormonais associadas a gestação ou menopausa também podem causar insônia. A interrupção do sono também pode acompanhar outros transtornos do sono, como a síndrome das pernas inquietas e a apneia do sono. Muitos problemas de saúde se agravam durante a noite. Insuficiência cardíaca, doença respiratória e refluxo gastresofágico podem causar despertares frequentes durante a noite. Os transtornos de humor e de ansiedade são a causa mais frequente de insônia em pessoas com diagnósticos psiquiátricos.[19]

Diversas substâncias podem induzir um sono de baixa qualidade. As substâncias comumente relacionadas com insônia são cafeína, nicotina, antidepressivos estimulantes, etanol e drogas ilícitas. Embora o etanol inicialmente possa induzir o sono, muitas vezes provoca um sono interrompido e fragmentado. O sono também é perturbado para pessoas em abstinência de álcool ou ansiolíticos.

Insônia de curta duração

O diagnóstico de insônia de curta duração, também denominada insônia aguda ou de ajuste, é feito quando os critérios de insônia existem há menos de 3 meses.[5] A insônia de curta duração é causada por um estressor físico ou emocional identificável. Alguns exemplos incluem perda de um ente querido por morte ou divórcio, doença importante e alterações dos horários de sono. Uma causa comum de insônia de curta duração é um ambiente desfavorável ao sono, como ocorre durante viagens.

Fatores contribuintes para um ambiente desfavorável ao sono incluem ruído excessivo, extremos de temperatura, superfície desconfortável de apoio ou ser obrigado a dormir em posição desconfortável. Unidades de tratamento intensivo (UTI) com seus ruídos, iluminação forte e ininterrupta e frequentes interrupções para monitoramento de sinais vitais e administração de medicamentos são excelentes exemplos de ambientes desfavoráveis ao sono. Causas comuns de insônia relacionadas com estresse são ocorrências comuns, como estar "no alcançável" de plantões da área da saúde ou eventos estressantes. Alterações do sono associadas a mudanças de horário de sono incluem dissincronose (*jet lag*) e trabalho em turnos alternados.

Diagnóstico

O diagnóstico de insônia pode ser auxiliado por um histórico de sono. As questões devem abordar tanto o sono propriamente dito como o funcionamento diurno. Se a pessoa dorme na mesma cama com alguém, é importante perguntar ao parceiro se a pessoa com insônia ronca, faz movimentos estranhos durante o sono ou se mostra excessivamente sonolenta durante o dia. Como as necessidades de sono variam de pessoa para pessoa, pode ser útil a manutenção de um diário do sono por 1 semana ou 2 para ajudar no diagnóstico do problema e servir como linha de base para avaliar o efeito do tratamento.[11] Outros fatores a serem explorados são o uso de substâncias como a cafeína, o tabaco e o etanol, bem como medicamentos sem prescrição médica que afetam o ciclo sono-vigília. Também é importante identificar fatores físicos e psicológicos que interferem no sono. Uma actigrafia ou uma polissonografia podem ser utilizadas como ferramentas de diagnóstico. PSG é a ferramenta mais sensível para avaliar o sono e a vigília. Contudo, é um procedimento caro e, na verdade, pode perturbar o sono devido aos vários eletrodos de monitoramento. Seu uso como uma ferramenta de diagnóstico para a insônia geralmente fica limitado a casos em que existam suspeitas de outros transtornos do sono, como a apneia.[12]

Tratamento

O tratamento da insônia inclui educação e aconselhamento sobre melhores hábitos de sono (higiene do sono); terapia comportamental visando mudar os hábitos de sono de má adaptação; e o uso criterioso de intervenções farmacológicas. A causa e a duração da insônia são particularmente importantes para decidir sobre uma determinada estratégia de tratamento. Nos casos de insônia a curto prazo, o tratamento deve enfatizar o desenvolvimento de boa higiene do sono e uso criterioso e a curto prazo de sedativos ou hipnóticos. Avaliação cuidadosa é necessária para determinar a causa da insônia. Dependendo dos resultados, as opções de tratamento incluem estratégias comportamentais, como relaxamento, restrição de sono, controle de estímulos e terapia cognitiva. Sedativos e hipnóticos tendem a se tornar menos efetivos com o tempo e podem causar dependência, por isso devem ser usados com cautela.

Higiene do sono diz respeito a um conjunto de regras e informações sobre as atividades pessoais e ambientais que afetam o sono. As regras incluem o estabelecimento de um horário regular de despertar, para ajudar a ajustar o relógio circadiano, e regularidade no horário de se deitar; manutenção de uma prática de dormir apenas o tempo necessário para se sentir revigorado; proporcionar um ambiente de sono tranquilo, que não seja muito quente nem muito frio; e evitar o consumo de bebidas alcoólicas e cafeína (café, refrigerante, chá, chocolate) antes de se recolher para dormir.

A terapia cognitivo-comportamental é a primeira opção para adultos com insônia; inclui terapia cognitiva e intervenções comportamentais como restrição do sono, controle de estímulos e higiene do sono.[20] A terapia cognitiva inclui a identificação de crenças e atitudes disfuncionais sobre o sono e a substituição dessas por outras mais adaptativas.

A terapia de restrição de sono consiste na redução do tempo que a pessoa passa na cama na tentativa de aumentar a eficiência do sono (tempo adormecido/tempo na cama). Pessoas com insônia muitas vezes aumentam o tempo de permanência no leito, na crença equivocada de que isso proporciona mais oportunidade para dormir. A terapia de controle de estímulo se concentra em reassociar leito e quarto com sono e não com insônia. É importante que a cama e o quarto sejam identificados com dormir e não com leitura, televisão ou trabalho. Pessoas que não conseguem adormecer devem ser instruídas a acender a luz, sair da cama e fazer outra coisa, de preferência em outro cômodo.

Geralmente, o tratamento farmacológico é reservado para a gestão a curto prazo (4 a 5 semanas) da insônia, seja como tratamento único, seja como terapia adjuvante até a correção do problema subjacente.[20] A classe mais comum de medicamentos utilizada para promover o sono são os agonistas dos receptores de benzodiazepinas (BZRA), como zolpidem, zaleplon e eszopiclona. Ramelteona é o primeiro e único medicamento não programado aprovado pela FDA para o tratamento da insônia. Foi aprovado em 2005 para insônia do início do sono e pode ser prescrito para uso prolongado. Ramelteona é um agonista do receptor de melatonina com alta seletividade para receptores de melatonina (MT)-1 e MT-2 localizados no NSQ do hipotálamo, receptores que se acredita estarem envolvidos na promoção do sono e na manutenção do ritmo circadiano.[21] Ramelteona não se liga em quantidade apreciável aos receptores de GABA (ácido gama-aminobutírico) e, portanto, não tem potencial ansiolítico ou para induzir abuso. No entanto, estudos recentes não demonstram diferença estatisticamente significante entre ramelteona e placebo nos resultados do sono.[20]

Antidepressivos sedativos também podem ser prescritos, especialmente quando a insônia se deve a um quadro de depressão. Os anti-histamínicos têm efeitos sedativos e podem ser utilizados para induzir o sono. Os agentes mais utilizados são difenidramina e doxilamina. A maioria dos medicamentos de venda livre para dormir inclui um anti-histamínico. Os efeitos adversos dos anti-histamínicos incluem sonolência diurna, alterações cognitivas e efeitos anticolinérgicos. Quedas e fraturas são mais frequentes em pessoas que utilizam agentes hipnóticos ou outros. Como auxiliar do sono, a melatonina, disponível tanto na forma natural quanto sintética, é um dos medicamentos de venda livre mais populares.

Conceitos fundamentais

Transtornos do sono

- Transtornos primários do sono incluem insônia (dificuldade repetida para adormecer, ter sono duradouro e função diurna prejudicada), narcolepsia (caracterizada por sonolência diurna excessiva), distúrbio respiratório do sono (perturbação da respiração durante o sono) e transtorno do ritmo circadiano do sono (desalinhamento entre o padrão do sono e as normas sociais)
- As parassonias, fenômenos físicos indesejáveis ocorridos quase exclusivamente durante o sono ou exacerbados pelo sono, incluem pesadelos, sonambulismo e terrores noturnos.

Narcolepsia

Distúrbio de hipersonolência central caracterizado por "períodos diários de necessidade irreprimível de dormir ou lapsos de sono diurnos por, pelo menos, 3 meses" (p. 146).[5] A sonolência diurna é o sintoma inicial mais comum de narcolepsia. É mais evidente em situações sedentárias e tediosas e, muitas vezes, aliviada por movimento. Embora a sonolência que se manifeste nos casos de narcolepsia seja semelhante à experimentada após a privação de sono, é diferente no sentido de que o sono noturno não promove estado de alerta total. Os períodos de sono durante o dia geralmente são curtos, com duração de 30 min ou menos, e muitas vezes acompanhados por breves interrupções da fala ou por palavras irrelevantes, lapsos de memória e atividades sem sentido. A terceira edição da ICSD define a narcolepsia em tipos 1 e 2. O tipo 1 inclui a cataplexia, que se caracteriza por breves períodos de fraqueza muscular provocada por reações emocionais como riso, raiva ou medo. Características associadas à narcolepsia incluem paralisia do sono, alucinações hipnagógicas e comportamentos automáticos. A paralisia do sono é uma experiência aterrorizante que acontece quando, ao adormecer ou ao acordar, as pessoas se encontram incapazes de se mover, falar ou mesmo respirar profundamente.

Alucinações hipnagógicas são alucinações vívidas no início do sono. Alucinações semelhantes podem ocorrer ao despertar (i. e., alucinações hipnopômpicas). Essas alucinações são geralmente visuais ou auditivas, embora possam se manifestar componentes táteis.[22] A fronteira exata entre alucinações hipnagógicas e os sonhos não é bem definida.

Começando geralmente na puberdade, a narcolepsia tem um pico de incidência entre 15 e 30 anos de idade.[12] Os mecanismos subjacentes às manifestações da narcolepsia parecem estar ligados a uma anomalia na regulação do sono REM. Sono REM no início do sono ou depois de 10 a 15 min do início do sono é a manifestação mais característica e acentuada do transtorno. Acredita-se que períodos de início do sono REM possam indicar o comprometimento da regulação do ciclo sono-vigília, em vez de um aumento da necessidade de sono REM. A paralisia do sono, alucinações oníricas e perda do tônus muscular que se manifestam durante a cataplexia são similares ao comportamento observado durante o sono REM.

Etiologia

Embora a causa da narcolepsia seja desconhecida, existem indícios de que o transtorno possa ter um componente genético. Revelou-se que pessoas com narcolepsia têm taxa anormalmente alta de um antígeno leucocitário humano específico (HLA) subtipo HLA DQB1-0602.[5,19] Essa associação é observada em aproximadamente 85% dos casos de cataplexia.[23] É importante ressaltar que a associação é substancialmente menor em pessoas com o diagnóstico de narcolepsia, mas não apresentam sintomas de cataplexia.[23] A forte associação entre o tipo de HLA e a cataplexia levanta a possibilidade de que a narcolepsia seja uma condição autoimune.

Pesquisas têm sugerido uma ligação entre a narcolepsia e um grupo identificado de neurotransmissores chamados *hipocretinas*. As hipocretinas (hipocretina 1 e hipocretina 2) são secretadas por células localizadas em uma área do hipotálamo relacionada com a vigília. Estudos sugerem que um quadro de narcolepsia com cataplexia é causado por deficiência de hipocretina. Embora o motivo não seja completamente conhecido, acredita-se que se deva a uma resposta autoimune causadora de deterioração dos neurônios da hipocretina em pessoas com o alelo HLA DQB 1-0602.[24] A narcolepsia também pode ser causada por agravos neurológicos que afetam os níveis de hipocretina, como lesões do hipotálamo e traumatismo encefálico vascular ou inflamatório.[25]

Diagnóstico e tratamento

Em geral, é necessária a realização de exames em um laboratório do sono para o diagnóstico preciso da narcolepsia. Costumam ser realizados tanto testes diurnos quanto noturnos.[26] Uma PSG noturna é realizada para determinar a existência e o nível de gravidade da apneia do sono, dos transtornos de movimento dos membros e perturbação do sono noturno. No dia seguinte geralmente é feito um TLMS diurno. Pessoas com narcolepsia são observadas como tendo um curto período de latência do sono (< 8 min, frequentemente < 5 min) durante os testes diurnos, com um rápido início do sono REM (em geral no intervalo de 10 min). Resultados com latência média do sono inferior a 8 min e dois ou mais períodos de manifestação de sono REM durante as repetidas oportunidades de cochilos são considerados diagnósticos para narcolepsia.[5,22]

Não há cura conhecida para a narcolepsia. Portanto, o objetivo do tratamento é o controle dos sintomas.[22] As orientações ao paciente sobre boa higiene do sono, manutenção de padrões regulares e medidas para evitar privação do sono devem ser incluídas no plano de tratamento de casos de narcolepsia. As pessoas também devem ser alertadas sobre os riscos de dirigir quando se sentem excessivamente sonolentas. Tirar vários cochilos curtos por dia (15 a 20 min) pode diminuir o excesso de sonolência durante o dia. Infelizmente, em geral, essas mudanças no estilo de vida não são suficientes para controlar adequadamente os sintomas da narcolepsia.

O tratamento farmacológico da narcolepsia focaliza o uso de medicamentos estimulantes, como metilfenidato, anfetaminas, modafinila e armodafinil, que são aprovados pela FDA para o tratamento de narcolepsia. O oxibato de sódio, um depressor do sistema nervoso central, é aprovado pela FDA para o tratamento da cataplexia e da sonolência diurna excessiva.[22] Acredita-se que essa substância ajude a consolidar e melhorar a qualidade do sono noturno. Os antidepressivos tricíclicos e os inibidores da recaptação da serotonina (ISRS) têm sido usados com sucesso para tratar ataques catalépticos.[22]

Transtornos do movimento relacionados com o sono

Ocorre uma variedade de movimentos espontâneos dos membros durante o sono normal. Muitos desses movimentos apresentam taxas e padrões característicos durante determinadas fases do sono. Muitos transtornos de movimento surgem durante a fase 2 do sono NREM. Alguns se manifestam durante o sono normal em todas as pessoas em algum momento. Outros não fazem parte dos padrões normais e podem perturbar o sono. Entre os transtornos motores anormais estão o transtorno dos movimentos periódicos dos membros (TMPM) e a síndrome das pernas inquietas (SPI).

Transtorno de movimentos periódicos dos membros

O transtorno de movimentos periódicos dos membros (TMPM) se caracteriza por episódios de movimentos repetitivos do hálux, com flexão do tornozelo, joelho e quadril durante o sono.[5,27,28] Pode acontecer simultaneamente nas duas pernas, se alternar entre uma perna e outra ou ocorrer de maneira unilateral. O transtorno resulta na perturbação da qualidade do sono e do funcionamento diurno. A condição sucede mais frequentemente durante fases de sono leve (fases 1 e 2 do sono NREM) em comparação com as fases de sono profundo (fases 3 e 4 NREM) e sono REM. A incidência do transtorno, que se manifesta igualmente em homens e mulheres, aumenta com a idade. O transtorno frequentemente acompanha a SPI.[27] Pessoas com TMPM muitas vezes não sabem desses movimentos periódicos dos membros, mas seus parceiros podem relatar os sintomas.

A causa dos TMPM é em grande parte desconhecida. Tem sido observado que os movimentos mimetizam o reflexo de Babinski, sugerindo a remoção de uma influência excitatória sobre o sistema inibitório subcortical, que facilita movimentos anormais durante o sono. Existe também uma resposta autonômica que acompanha os movimentos periódicos das pernas. Um rápido aumento da frequência cardíaca e da pressão arterial é seguido por bradicardia e retorno da PA ao normal.[28] O transtorno é considerado um diagnóstico de exclusão, e o estabelecimento do diagnóstico pode ser facilitado pelo uso de registros de EMG do músculo tibial anterior de cada uma das pernas. A pessoa deve sofrer tanto movimentos periódicos das pernas durante o sono quanto a perturbação no funcionamento diurno para receber o diagnóstico de TMPM.[2,27]

Síndrome das pernas inquietas

A síndrome das pernas inquietas (SPI) é um transtorno do sono caracterizado por:

- Desejo de movimentar as pernas com ou sem sensações
- Piora em repouso ou inatividade
- Melhora com atividade ou movimento
- Piora no final do dia ou à noite.[5]

Estima-se a prevalência da condição em 5 a 10% das populações europeia e norte-americana.[5] Ainda que a prevalência aumente com a idade, tem idade de manifestação variável e pode ocorrer mesmo em crianças. Aproximadamente 7 em cada 10 pessoas podem ter a doença em algum momento da vida.[27]

A doença, que se acredita ter origem no sistema nervoso central, pode ocorrer como distúrbio primário ou secundário. Existe uma alta incidência familiar de SPI primária, sugerindo uma condição genética. As causas secundárias da SPI incluem deficiência de ferro; transtornos neurológicos, como lesões da medula espinal e dos nervos periféricos; gravidez; uremia e uso de medicamentos. Embora a base neurológica de SPI não tenha sido determinada, pesquisas recentes sugerem que pode envolver os mecanismos homeostáticos que regulam o influxo e efluxo de ferro das células do SNC controladoras dos movimentos motores.[29] Os níveis de ferritina no líquido cerebrospinal (principal local de armazenamento de moléculas de ferro no SNC) são mais baixos em portadores da síndrome das pernas inquietas. Deve ser ressaltado o papel do ferro na transmissão dopaminérgica no SNC. O ferro é um importante cofator da tirosina hidroxilase, a enzima que limita a taxa de síntese de dopamina, e também desempenha um papel importante no funcionamento dos receptores pós-sinápticos de dopamina.[29]

O diagnóstico da SPI é estabelecido com base no histórico de:

- Compulsão para mover as pernas, geralmente associada a sensações desagradáveis
- Agitação motora, como observado em atividades como andar, se virar na cama ou esfregar as pernas
- Sintomas que se agravam com repouso e aliviam com atividade
- Sintomas que se agravam no final do dia ou à noite.[29,30]

Geralmente são realizados testes de laboratório para determinar as causas secundárias da SPI. Como a síndrome pode ser um sintoma de deficiência de ferro, devem ser avaliados os níveis de ferritina sérica e saturação de ferro. Isso é importante porque muitas vezes existe uma deficiência de ferro quando não há anemia. Testes de sono, em geral, não são necessários, porque a condição pode ser diagnosticada com base no histórico e nos achados clínicos.

O tratamento de SPI varia dependendo da gravidade dos sinais/sintomas. Os agentes dopaminérgicos são os medicamentos de escolha para o tratamento da maioria das pessoas com SPI.[27,30] Isso inclui ropinirol, pramipexol, levodopa e carbidopa. Agentes anticonvulsivantes (gabapentina), benzodiazepínicos (p. ex., clonazepam, temazepam) e opioides (p. ex., codeína, propoxifeno ou oxicodona) são agentes de segunda linha.[30] Embora o tratamento farmacológico possa ser útil para muitas pessoas com síndrome das pernas inquietas, para as que apresentam sintomas leves pode não ser necessário o uso de medicamentos. Para muitas pessoas, a manipulação deliberada dos músculos por meio de deambulação, chutes, alongamento ou massagem pode proporcionar alívio. Bons hábitos de sono são importantes. Por causa da alta prevalência de deficiência de ferro encontrada entre indivíduos com SPI, o tratamento dessa deficiência pode melhorar ou resolver os sintomas.

Distúrbios respiratórios do sono

O distúrbio respiratório do sono (DRS) está associado a diversas condições que resultam na alteração do padrão respiratório. Cada condição tem uma apresentação clínica específica, além de seu próprio método de diagnóstico, tratamento e acompanhamento. Esses distúrbios respiratórios resultam em privação do sono e interferem no trabalho, na condução de veículos e nas atividades sociais. O DRS mais comum é a apneia do sono.

Apneia do sono

Um DRS acompanhado por sintomas diurnos, mais frequentemente sonolência excessiva. Existem dois tipos de apneia do sono: central e obstrutiva.[31] A *apneia central do sono* não é uma condição comum e tem etiologia desconhecida.[32] Entretanto, está associada a condições patológicas subjacentes como respiração de Cheyne-Stokes ou causas ambientais, como a respiração periódica de elevadas altitudes.[31,33] Ela se caracteriza pela interrupção ou diminuição do esforço ventilatório durante o sono e, geralmente, está associada a uma dessaturação de oxigênio. A *síndrome da apneia obstrutiva do sono* (SAOS) que é causada por obstrução das vias respiratórias superiores e se caracteriza por ronco, interrupção do sono e excesso de sonolência durante o dia, é o tipo muito mais comum. Embora o fluxo respiratório seja interrompido, os músculos respiratórios continuam a funcionar. Essa é uma das características que diferencia a apneia central do sono de SAOS. A maioria das pessoas com apneia central do sono também experimenta alguns eventos obstrutivos.[33]

Síndrome da apneia obstrutiva do sono

Apneia é definida como a interrupção do fluxo de ar através do nariz e da boca por 10 s ou mais.[5,32,33] Tipicamente, os períodos de apneia duram de 10 a 30 s[5], porém certos indivíduos podem ter de 300 a 500 períodos de apneia por noite.[1] A redução do volume corrente que acompanha devido à diminuição na profundidade e frequência respiratória (*hipopneia*) está associada à redução na saturação do oxigênio arterial. Um adulto pode experimentar até cinco eventos por hora sem apresentar sintomas. À medida que o número de eventos de hipopneia aumenta, a gravidade dos sintomas acompanha essa elevação. Cinco ou mais eventos por hora com relatos de sonolência excessiva durante o dia são indicativos de SAOS.[5]

Patogênese. Uma característica fisiopatológica fundamental de SAOS é o colapso parcial ou total das vias respiratórias superiores no nível da faringe.[1,34] Toda a musculatura esquelética, exceto o diafragma, sofre uma redução no tônus durante o sono. Essa perda de tônus muscular é mais acentuada durante o sono REM. A perda do tônus muscular nas vias respiratórias superiores predispõe a uma obstrução respiratória, à medida que a pressão negativa produzida pela contração do diafragma une as cordas vocais, colapsa a parede da faringe e puxa a língua em direção à garganta (Figura 17.6). O colapso das vias respiratórias é mais intenso em pessoas portadoras de condições que causam o estreitamento das vias respiratórias superiores ou a fraqueza dos músculos da garganta.

Etiologia. As condições que podem predispor à SAOS incluem sexo masculino, envelhecimento, história familiar positiva e obesidade. O etanol e outras substâncias depressoras do SNC tendem a episódios obstrutivos. A maioria das pessoas que desenvolve apneia do sono é obesa. Uma grande circunferência no pescoço, tanto em homens quanto em mulheres que roncam, é altamente preditiva de apneia do sono. A circunferência do pescoço maior que 40 cm está relacionada com o desenvolvimento de SAOS, ainda mais do que o índice de massa corporal (IMC).[34] Homens correm maior risco para o desenvolvimento de SAOS do que mulheres. O motivo não é bem compreendido, mas existe participação dos hormônios sexuais.[34] Mulheres na pós-menopausa correm risco maior do que mulheres mais

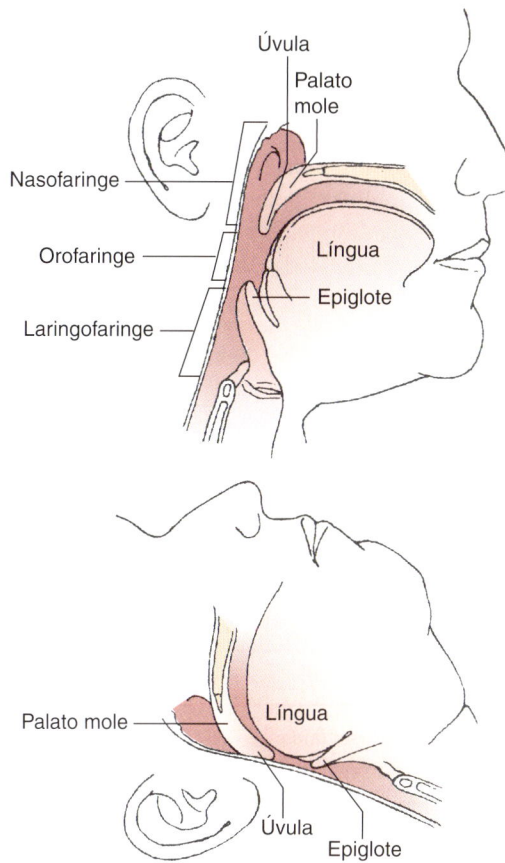

Figura 17.6 • Principais mecanismos de SAOS. Quando a pessoa está acordada (*acima*), as vias respiratórias se mantêm abertas pela atividade da musculatura da faringe. Durante o sono (*abaixo*), essa atividade é reduzida causando a obstrução da via, mais comumente na região por trás da úvula, palato mole e porção posterior da língua.

jovens. Pessoas com distúrbios endócrinos específicos, nomeadamente acromegalia, síndrome de Cushing, hipotireoidismo e diabetes melito do tipo 2, apresentam maior risco para o desenvolvimento de SAOS. Em cada uma dessas condições, o desequilíbrio hormonal conduz a uma distorção da estrutura das vias respiratórias, o que leva à obstrução.

Manifestações clínicas. A SAOS se caracteriza por ronco alto e dispneia, interrompida por períodos de silêncio logo seguidos por apneia.[1,34] São comuns movimentos motores anormais durante o sono. Em muitos casos, o ressonar precede em muitos anos a manifestação de outros sinais de apneia do sono. Os sintomas mais comuns apresentados são sonolência excessiva e persistente durante o dia e histórico de ronco. Outros sintomas incluem cefaleia matinal, problemas de memória e julgamento, irritabilidade, dificuldade de concentração e depressão. Pessoas com SAOS têm maior propensão a adormecer em momentos inadequados e apresentam taxas mais altas de acidentes automotivos e de trabalho. Homens podem reclamar de impotência. Em crianças, a única indicação do problema pode ser simplesmente um declínio no desempenho escolar.

O aumento da atividade simpática é capaz de conduzir a um risco maior para doença cardiovascular.[1] SAOS está associada a arritmias cardíacas, hipertensão e insuficiência cardíaca relacionada com o sono. Períodos frequentes de apneia podem resultar no aumento da pressão arterial sistêmica e pulmonar e em significativa redução nos níveis de P_{O_2} e aumento de P_{CO_2}.[1] Foi demonstrado que a PA matinal tem um aumento quase linear em relação ao aumento no número de episódios de apneia. Em casos graves, podem se desenvolver hipertensão pulmonar, policitemia e *cor pulmonale*. Os sinais e sintomas de SAOS estão resumidos no Quadro 17.1.

Diagnóstico. Geralmente, existe suspeita de SAOS a partir do relato de ronco, transtorno do sono e sonolência diurna. O diagnóstico definitivo pode ser estabelecido com exames realizados em um laboratório do sono com a utilização de PSG.[33] O procedimento consiste no registro por EEG e EOG para determinar as fases do sono, monitoramento do fluxo de ar, ECG para detecção de arritmias, métodos para medição do esforço ventilatório e oximetria de pulso para detecção de mudanças na saturação de oxigênio. Pode ser realizado um TLMS para excluir narcolepsia em pessoas que demonstram excessiva sonolência durante o dia. Monitores portáteis do sono podem ser usados em casa quando o PSG não estiver disponível ou em casos de comorbidades graves.[35] Nos EUA, o Center for Medicare and Medicaid Services (CMS) pagará pelo tratamento com CPAP (pressão positiva contínua nas vias respiratórias) com base em aparelhos portáteis. O reembolso do tratamento está diretamente vinculado à demonstração dos benefícios.[36]

Tratamento. O tratamento de SAOS é determinado pela gravidade da condição. Medidas comportamentais podem ser o único tratamento necessário para pessoas com sintomas moderados de SAOS, incluindo perda de peso, eliminação do uso de álcool e sedativos no período da noite e posicionamento adequado no leito. Muitas vezes, o emagrecimento é benéfico para pessoas com SAOS. Em muitos casos, os eventos DRS estão associados ao fato de dormir em decúbito dorsal; assim o treinamento do indivíduo para que consiga adormecer em decúbito lateral pode ajudar a aliviar o problema.

A base do tratamento de SAOS continua sendo o emprego noturno de pressão positiva por via nasal ou pelo CPAP nasobucal.[37] Esse método usa uma máscara oclusiva nasal ou um dispositivo que se encaixa nas narinas, uma válvula expiratória e a tubulação, e um sistema de ventilador para gerar a pressão positiva. A principal dificuldade com o uso do CPAP é que muitas pessoas não conseguem se adaptar. As queixas mais comuns incluem secura da boca, claustrofobia e ruído.

Dispositivos orais ou dentários que deslocam a língua para a frente e a mandíbula para uma posição mais anterior são uma opção para pessoas com formas leves a moderadas de SAOS e para aqueles que não toleram CPAP.[37] Pessoas que roncam, mas não têm apneia do sono, também podem usar esses dispositivos. Dentistas ou ortodontistas devem ajustar esses dispositivos a cada paciente. Entre os efeitos colaterais desses dispositivos estão salivação excessiva e desconforto na articulação temporomandibular (ATM).

Vários procedimentos cirúrgicos têm sido utilizados para correção de obstrução das vias respiratórias, incluindo septoplastia nasal (*i. e.*, a reparação do septo nasal) e uvulopalatofaringoplastia (*i. e.*, excisão do excesso de tecido mole do palato, úvula e parede posterior da faringe). Ambos os procedimentos obtiveram um sucesso limitado. Casos graves de apneia do sono podem exigir uma traqueostomia (*i. e.*, colocação cirúrgica de um tubo na traqueia com a finalidade de desobstruir as vias respiratórias). O tubo de traqueostomia permanece obstruído durante o dia e é aberto durante a noite.

Distúrbio da hipoventilação da obesidade. O distúrbio de hipoventilação da obesidade (OHD) também conhecido como síndrome de Pickwick, que recebeu esse nome em homenagem ao menino acima do peso no livro de Charles Dickens "Diário Póstumo do Clube Pickwick", publicado em 1837, se caracteriza por obesidade, hipersonolência, respiração periódica, hipoxemia e insuficiência cardíaca direita. A American Academy of Sleep Medicine desaconselha a referência a esse distúrbio como síndrome de Pickwick.[5] Atualmente, a condição tem sido chamada de síndrome de hipoventilação por obesidade (SHO). A SHO é definida pelas seguintes características:

- IMC ≥ 30 kg/m²
- Hipoventilação crônica levando a hipoxia e hipercapnia quando acordado
- Hipoventilação que não é decorrente de doença do parênquima pulmonar ou das vias respiratórias.

Parassonias

Episódios ou comportamentos indesejáveis durante o sono.[5] Isso inclui pesadelos, sonambulismo e terror noturno. Sonambulismo, terror noturno e enurese são comuns em crianças e podem ser considerados normais até certo grau e idade. São menos comuns em adultos e podem indicar a existência de outros processos patológicos. Por exemplo, podem acontecer sonambulismo e terrores noturnos em pessoas com insuficiência cardíaca mal controlada após infarto do miocárdio. Em casos raros, o sonambulismo e os terrores noturnos podem ser os primeiros sinais de um tumor cerebral de progressão lenta. Por fim, o sonambulismo e os terrores noturnos podem ser desencadeados por transtornos que interagem com o ciclo sono-vigília. Nos idosos em particular, problemas de saúde como uma enfermidade febril podem reforçar pesadelos, terrores noturnos e sonambulismo durante o período de sono NREM.

Quadro 17.1 Sinais e sintomas da apneia obstrutiva do sono.

- Excesso de sonolência durante o dia
- Ronco ruidoso
- Apneia observada
- Insônia
- Azia
- Noctúria
- Cefaleia matinal
- Boca seca
- Disfunção erétil
- Hipertensão

Transtorno de pesadelo

Pesadelos são episódios noturnos vívidos e aterrorizantes nos quais quem está sonhando desperta abruptamente do sono e, geralmente, encontra dificuldade para voltar a adormecer.[5] Os pesadelos afetam significativamente de 10 a 50% das crianças entre 3 e 5 anos de idade, em um grau que perturba os pais. Aproximadamente metade dos adultos admite a ocorrência ocasional de um pesadelo; 1% dos adultos relata ter pesadelos pelo menos uma vez/semana.[26] A maioria dos pesadelos ocorre durante o sono REM. A maior parte dos transtornos e medicamentos que altera o sono REM afeta os sonhos.

Os pesadelos são um sintoma definidor de transtorno de estresse pós-traumático (TEPT).[19] Esses pesadelos sobrevêm após experiências intensamente assustadoras ou altamente emocionais e estão associados a transtornos do sono e à hiperexcitabilidade durante o dia. Pessoas com TEPT relatam despertar de sonhos que envolvem reviver o trauma. A frequência de pesadelos por TEPT aumenta de acordo com a gravidade do trauma, e pode persistir por longos períodos depois da experiência traumática.

Sonambulismo e terrores noturnos

Geralmente ocorrem durante as fases 3 e 4 do sono NREM. Como as fases 3 e 4 são mais longas durante o primeiro terço da noite, sonambulismo e terrores noturnos se dão, em geral, durante esse período.[38] O terror noturno se caracteriza pela manifestação súbita de gritos altos e aterrorizantes e pela ativação proeminente do sistema nervoso autônomo (taquicardia, taquipneia, diaforese e midríase). O sonambulismo se caracteriza por comportamentos automáticos complexos, como vaguear, reorganizar a mobília, urinar em armários e sair de casa. Durante um episódio típico, o sonâmbulo parece atordoado e relativamente insensível aos esforços de comunicação dos outros. Ao despertar, pode haver um período breve de confusão mental ou desorientação. O sonâmbulo geralmente não tem lembrança ou mostra apenas uma vaga consciência do que aconteceu. A prevalência de sonambulismo durante toda a vida é de 6,9%, ocorrendo mais comumente na infância. Em um estudo recente, a prevalência atual (período de 12 meses) de sonambulismo foi de 5% em crianças e 1,5% em adultos, sugerindo que pouquíssimas pessoas apresentam sonambulismo pela primeira vez na vida adulta.[39] Privação de sono, uso de ansiolíticos, mudanças nos horários de sono e estresse estão associados a terror noturno e sonambulismo na vida adulta.[5] O diagnóstico e o tratamento do sonambulismo e dos terrores noturnos dependem da idade do indivíduo. Como a maioria das crianças acaba superando os transtornos, os pais devem ser tranquilizados e instruídos quanto às medidas de segurança. Um tempo insuficiente de sono pode precipitar episódios de sonambulismo. Portanto, os pais devem ter certeza de que a criança vai para a cama na hora certa e que dorme o suficiente. Em adultos, deve ser feito um histórico abrangente clínico, psiquiátrico e do padrão de sono para eliminar outras causas do transtorno, como doença de Parkinson, hipertireoidismo e enxaqueca.[40] Como o sonambulismo pode ser perigoso, é importante que o meio ambiente seja seguro. Objetos perigosos devem ser removidos e devem ser colocadas travas em portas e janelas. Não deve ser feita tentativa para interromper o evento porque tais esforços podem ser assustadores.

O tratamento farmacológico do sonambulismo inclui o uso seletivo de BZD (especialmente diazepam e clonazepam)[41,42] ou do antidepressivo tricíclico imipramina.[43] Em idosos, o tratamento se concentra no combate às causas subjacentes ao *delirium*. Como os medicamentos são uma causa frequente de *delirium* em idosos, deve ser feito um histórico completo do uso de medicação com a intenção de eliminar medicamentos que possam estar contribuindo para o transtorno.

RESUMO

Os transtornos do sono incluem transtornos do ritmo circadiano do sono, insônias, narcolepsia, transtornos do movimento relacionados com o sono, apneia do sono e parassonias. Os problemas do sono resultantes de *alterações no ritmo circadiano* estão relacionados com fatores intrínsecos (síndrome de sono-vigília sem padrão de 24 h, irregularidade do ritmo sono-vigília, transtorno de fase avançada do sono e transtorno de fase atrasada do sono) e mudanças agudas no ciclo sono-vigília (*jet lag* e trabalho por turnos). A *insônia* representa um problema subjetivo de sono insuficiente e função diurna prejudicada, embora haja oportunidade adequada para dormir. Inclui problemas agudos e crônicos para adormecer e manter o sono ou acordar muito cedo, com consequências como fadiga, diminuição de concentração, atenção e memória e desempenho comprometido em situações sociais ou de trabalho.

A *narcolepsia* é um transtorno de episódios de sono durante o dia, alucinações que ocorrem no início do sono e paralisia do sono. Pode ocorrer com ou sem cataplexia. Entre os *transtornos de movimento* durante o sono estão TMPM e SPI. TMPM se caracteriza por episódios de movimentos repetitivos do hálux com flexão do tornozelo, joelho e quadril durante o sono, geralmente envolvendo os dois membros inferiores. SPI é um transtorno neurológico caracterizado por um desejo irresistível de mover as pernas, em geral devido a uma sensação de "rasteira", "engatinhar" ou sensação desconfortável. Costuma piorar durante períodos de inatividade e, muitas vezes, interfere no sono.

A *síndrome da apneia obstrutiva do sono* (SAOS) é uma doença grave e potencialmente fatal caracterizada por breves períodos de apneia ou de interrupção da respiração durante o sono, ronco ruidoso interrompido por períodos de silêncio e movimentos motores anormais. É acompanhada por queixas de sonolência diurna persistente, cefaleia matinal, problemas de memória e julgamento, irritabilidade, dificuldade de concentração e depressão. SAOS também está associada a arritmias cardíacas, hipertensão e insuficiência cardíaca. As *parassonias* são fenômenos físicos indesejáveis quase exclusivamente durante o sono ou são exageradas pelo sono. Incluem pesadelos, sonambulismo e terrores noturnos.

SONO E TRANSTORNOS DO SONO EM CRIANÇAS E IDOSOS

Depois de concluir esta seção, o leitor deverá ser capaz de:

- Caracterizar os padrões normais de sono em lactentes e crianças pequenas e relacioná-los com o desenvolvimento de transtornos do sono
- Descrever as alterações normais nas fases do sono que ocorrem com o envelhecimento e relacioná-las com problemas de sono nos idosos.

Os padrões de sono se alteram à medida que o encéfalo se desenvolve no feto e no recém-nascido, amadurece durante a adolescência e início da idade adulta e começa a declinar com o envelhecimento.

Sono e transtornos do sono em crianças

Padrões do sono em crianças

Os ritmos circadianos de uma criança e os padrões de sono são estabelecidos no início da vida. As primeiras manifestações comportamentais dos padrões de sono ocorrem entre a 28ª e a 30ª semana de gestação, quando o movimento do feto é interrompido por períodos de quietude.[44] Com 32 semanas, os períodos de quietude começam a suceder em intervalos regulares, o que sugere o início de um ciclo sono-vigília.

Recém-nascidos (0 a 28 dias) dormem aproximadamente de 16 a 20 h por dia. Igualmente distribuídos em períodos de sono noturno e diurno, geralmente duram de 1 a 4 h, intercaladas com períodos de 1 a 2 h de vigília.[45] Inicialmente, os padrões de sono-vigília se baseiam na fome do recém-nascido. Dos 2 aos 4 meses de idade, os ritmos circadianos se desenvolvem. Os estados de sono de lactentes são um pouco diferentes do que os de crianças mais velhas e de adultos. Os lactentes têm três estados básicos de sono: "ativo (tipo REM; 50% do sono); calmo (tipo NREM) e intermediário (com características de ambos)".[45] Embora os lactentes tenham certa capacidade para concentrar o sono em determinada parte do dia, essa capacidade precisa ser desenvolvida nas semanas após o nascimento. Com o desenvolvimento, o lactente é capaz de concentrar o sono no período da noite e de ficar acordado por longos períodos durante o dia. À medida que a estrutura do ciclo sono-vigília evolui, a quantidade de tempo gasto no sono REM é reduzida. Quando a criança completa 6 meses de idade, ocorrem três fases distintas de sono NREM.

Transtornos do sono em crianças

Apesar de as queixas de sono serem comuns entre os adultos, as crianças não costumam se queixar de problemas de sono, embora seus pais possam fazê-lo. As preocupações habituais dos pais dizem respeito a hábitos irregulares de sono, sono insuficiente ou excessivo, pesadelos, terrores noturnos, sonambulismo e enurese noturna. As queixas de sonolência diurna excessiva ou de ataques de sono, que não podem ser responsabilizadas por uma quantidade inadequada de sono, podem ser o resultado de um problema mais grave de saúde ou um transtorno do sono (p. ex., narcolepsia). Nesses casos, podem ser necessários histórico cuidadoso dos padrões de sono, exame físico e exames complementares. Três dos problemas de sono mais comuns de crianças são discutidos nesta seção do capítulo, incluindo terror noturno, despertar confusional e sonambulismo.

Terror noturno. O terror noturno consiste em episódios repetidos de despertar do sono de onda lenta (estágio 3). De modo geral, os episódios ocorrem durante o primeiro terço da noite, a maioria é breve, mas pode demorar até 40 min.[5] O terror noturno é mais comum nos primeiros anos de vida. Em um estudo, a prevalência foi de 34,4% aos 18 meses de vida, caiu para 13,4% aos 5 anos de vida e 5,3% aos 13 anos de idade.[46] O transtorno desaparece gradualmente em crianças e geralmente durante a adolescência. O curso é variável, ocorrendo geralmente em intervalos de dias ou semanas. Em um episódio típico, a criança se senta abruptamente na cama, parece assustada e mostra sinais de ansiedade extrema, incluindo pupilas dilatadas, perspiração excessiva, respiração rápida e taquicardia. Até que a agitação psicomotora e a confusão mental desapareçam, os esforços para confortar ou ajudar a criança são inúteis. Na maioria das vezes, não existe memória do episódio. Ocasionalmente, a criança relata uma sensação de medo ao ser despertada durante um episódio de terror noturno, mas só tem uma lembrança fragmentada de imagens oníricas. O tratamento consiste principalmente em orientar e tranquilizar a família. A criança deve receber assistência para se acalmar, sem despertar. A criança deve ser protegida ao se levantar e caminhar durante os episódios.

Despertar confusional. Transtorno comum, afeta 17,3% das crianças entre 3 e 13 anos.[5] Costuma acontecer durante o primeiro terço da noite, quando o encéfalo não está adormecido totalmente, permanecendo parcialmente desperto. Durante esses eventos, as crianças apresentam confusão acentuada, respostas lentas e inadequadas às perguntas e atividades sem propósito. Elas não expressam medo, terror ou pânico. As crianças voltam espontaneamente a adormecer e não se lembram do evento na manhã seguinte. A recuperação de privação de sono tende a aumentar a incidência de episódios de despertar confusional.

Sonambulismo. É comum em crianças com 5 a 12 anos de idade e envolve episódios de movimentos motores complexos que as levam a sair da cama e caminhar sem que tenham consciência do episódio ou lembrança do ocorrido.[12] O episódio normalmente acontece, como nos casos de terror noturno, durante as fases 3 e 4 do sono NREM no primeiro terço do período de sono.

Um episódio de sonambulismo tipicamente tem duração de alguns minutos a meia hora, tempo durante o qual a criança se senta; faz movimentos intencionais, como ajeitar as cobertas da cama; então começa com movimentos semi-intencionais como sair da cama, caminhar, abrir portas, vestir-se ou ir ao banheiro. Muitas vezes, acaba no quarto dos pais. Comumente, não responde aos esforços de outros para se comunicar com ela. Confusão e desorientação são típicas dos eventos, e quando a criança desperta não se lembra do que aconteceu. Pode haver manifestações de atividade extrema do sistema nervoso autônomo, como taquicardia, taquipneia, transpiração e micção.

O sonambulismo é relatado em aproximadamente 5% das crianças.[39] Eventos repetidos de sonambulismo, definidos como 1 a 4 vezes/semana, ocorrem em 1 a 6% das crianças[47], mais comumente naquelas com história familiar dessa condição. O sonambulismo pode iniciar em qualquer idade, desde que se começa a andar. Crianças costumam deixar de ser sonâmbulas assim que atingem a puberdade. A principal preocupação é a possibilidade de elas se ferirem durante o episódio. As crianças podem colidir com objetos, cair de escadas ou até mesmo sair de casa. Portanto, devem ser colocados portões em todas as escadas e travas em janelas e portas.

Sono e transtornos do sono em idosos

As queixas de dificuldade para dormir ocorrem em mais de 50% dos adultos com 65 anos de idade ou mais, e 30% dos idosos sofrem de insônia crônica.[9] No entanto, esse aumento da prevalência não deve ser considerado um fenômeno associado ao envelhecimento. Em vez disso, as dificuldades com o sono resultam frequentemente de comorbidades clínicas e psicossociais.[19] As consequências de problemas crônicos de sono em idosos podem ser consideráveis. Se não são corrigidos, os transtornos do sono podem afetar a qualidade de vida do idoso. A perda de sono e o uso de medicamentos sedativos podem resultar em quedas e acidentes. Distúrbios respiratórios do sono podem ter sérios efeitos cardiovasculares, pulmonares e sobre o SNC.

Surge uma série de mudanças no ciclo sono-vigília à medida que uma pessoa envelhece. Os idosos têm interrupções de sono repetidas e frequentes, com períodos de vigília mais longos, juntamente com a menor duração das fases 3, 4 e sono REM.[2] Além disso, as fases de sono mais profundo NREM frequentemente são reduzidas.[2,9] Em comparação com indivíduos mais jovens, adultos na faixa etária de 70 anos precisam de 30 a 60 min a menos de sono do que pessoas na faixa etária de 20 anos.[9] Idosos costumam levar mais tempo para adormecer, despertam mais cedo e acordam mais durante a noite. As influências ambientais, em especial os estímulos auditivos, muitas vezes perturbam mais o sono dos idosos. Com o aumento da vigília noturna, ocorre um aumento da sensação de fadiga durante o dia e de períodos de sono diurno. Uma causa do despertar noturno que muitas vezes passa despercebida na população idosa é a nictúria, ou necessidade de urinar durante a noite.

As causas de transtornos do sono em adultos mais velhos incluem mudanças na arquitetura do sono relacionadas com o processo de envelhecimento, transtornos secundários do sono, transtornos primários do sono, sedentarismo e maus hábitos de sono. Os fatores que predispõem ao desenvolvimento de transtornos secundários do sono incluem doenças físicas e mentais, efeitos da medicação e estresse emocional. Várias condições clínicas contribuem para o desenvolvimento de transtornos do sono em adultos mais velhos, incluindo as dores da artrite, problemas respiratórios, doenças cardíacas e transtornos neurológicos. Pesadelos e medo durante a noite são comuns em adultos mais velhos com doença de Parkinson, especialmente aqueles que estão recebendo levodopa. Transtornos psiquiátricos como depressão são causa comum de transtornos do sono nessa faixa etária. A incidência de transtornos primários do sono, como apneia do sono, SPI e TMPM também aumenta nos adultos mais velhos. Muitos medicamentos usados no tratamento de condições clínicas e psiquiátricas crônicas têm efeitos estimulantes e interferem no sono. Isso inclui certos antidepressivos, descongestionantes, broncodilatadores, corticosteroides e anti-hipertensivos. O consumo de bebidas alcoólicas também tende a dificultar o sono em adultos mais velhos. Problemas de sono-vigília podem ser ainda mais agravados por intervenções inadequadas iniciadas pelo adulto mais velho, por sua família ou pelos profissionais de saúde.

O sono também é perturbado em doenças caracterizadas por demência. Episódios de perambulação noturna, confusão mental e *delirium* podem sobrevir apesar de funcionamento diurno normal. Pessoas com doença de Alzheimer frequentemente passam mais tempo acordadas durante a noite e cochilando de dia.

O diagnóstico de transtornos do sono em idosos demanda histórico abrangente do sono, perguntas sobre dor e ansiedade ou depressão, revisão das práticas de higiene do sono atuais, histórico de uso de substâncias psicoativas, relatos do cônjuge ou parceiro, exame físico completo e exames laboratoriais apropriados.[9] As intervenções para auxiliar os adultos mais velhos incluem educação sobre bons hábitos de sono. É essencial o desenvolvimento de um ritual para a hora de dormir.[9] O tratamento de um distúrbio clínico e a mudança nos regimes terapêuticos e no horário da medicação frequentemente melhoram a qualidade do sono. Evitar o consumo de bebidas alcoólicas e estimulantes antes de dormir e melhorar a higiene do sono também são medidas viáveis para melhorar a qualidade do sono. Embora agentes hipnóticos possam ser usados para tratar períodos transitórios de insônia, esse tipo de medicamento frequentemente não é capaz de fornecer alívio a longo prazo para transtornos crônicos do sono.

RESUMO

Os ritmos circadianos e os padrões de sono são estabelecidos no início da vida. Nos recém-nascidos, o sono REM ocorre no início do sono, e os períodos de sono e vigília são distribuídos ao longo do dia. À medida que a estrutura do ciclo sono-vigília evolui, o tempo gasto no sono REM diminui. Quando a criança completa 6 meses de idade, ocorrem três fases distintas de sono NREM. Com 9 meses de vida, aproximadamente 70 a 80% dos lactentes dormem durante a noite e podem cochilar em momentos predeterminados durante o dia. Apesar de as queixas de sono serem comuns em adultos, as crianças geralmente não se queixam de problemas para dormir, embora seus pais possam fazê-lo. As preocupações habituais de pais incluem hábitos irregulares de sono, sono insuficiente ou excessivo, pesadelos, terror noturno e sonambulismo.

As queixas de transtornos do sono são comuns em adultos mais velhos. As alterações do ciclo sono-vigília ocorridas com o envelhecimento são evidenciadas por sono mais fragmentado e pela menor duração das fases 3 e 4 do sono. Os adultos mais velhos também têm mais problemas de saúde que interrompem o sono, sendo mais provável o uso de medicamentos que interfiram no sono e a ocorrência de transtornos do sono, como insônia, síndrome das pernas inquietas e distúrbio respiratório do sono. Se transtornos do sono não forem corrigidos em adultos mais velhos, a qualidade de vida é comprometida. A perda de sono e o uso de ansiolíticos podem resultar em quedas e acidentes.

CONSIDERAÇÕES GERIÁTRICAS

- Adultos mais velhos apresentam, com frequência, transtornos do sono, como apneia do sono e insônia. Esses transtornos não são, muitas vezes, reconhecidos nem tratados. De modo geral, os adultos mais velhos apresentam insônia durante vários anos antes de receberem um diagnóstico formal[48]
- Entre as consequências negativas da insônia em adultos mais velhos estão redução da qualidade de vida, risco de quedas, dificuldades psicológicas e físicas, custos econômicos e sociais, risco de internação em casas de repouso e morte[48]
- À medida que a pessoa envelhece, ocorrem modificações significativas do sono, com redução do tempo total de sono de uma média de 8,9 h (adultos jovens) para 7,4 (adultos mais velhos) e aumento do tempo de vigília noturna[49]
- As alterações na qualidade do sono fazem parte do processo de envelhecimento normal ou são consequentes às comorbidades que acompanham o envelhecimento.[50] Adultos mais velhos apresentam, com frequência, insônia por causa de alterações fisiológicas e neurológicas associadas ao processo de envelhecimento.[51]

CONSIDERAÇÕES PEDIÁTRICAS

- O padrão de sono irregular dos recém-nascidos é consequente ao ritmo circadiano imaturo regulado por luz e escuridão[52]
- Terror noturno e pesadelos são comuns em crianças com 1 a 3 anos de idade e pré-escolares[52]
- Crianças em idade escolar ainda precisam de 9 a 11 h de sono; por causa de seu interesse em tecnologia e consumo de cafeína, transtornos do sono são comuns[52]
- O sono ativo do recém-nascido e do feto a termo simula o ciclo de sono REM (movimentos oculares rápidos) dos adultos, podendo ocorrer sorrisos e movimentos de sucção. O sono tranquilo do recém-nascido e do feto a termo é correlacionado ao sono não REM (sem movimentos oculares rápidos) dos adultos com frequências cardíaca e respiratória regulares.[53]

Exercícios de revisão

1. Uma mãe se queixa frustrada de que seu filho adolescente fica acordado até tarde e depois tem dificuldade para acordar e chegar à escola na hora certa.
   a. Existe uma explicação associada ao desenvolvimento para esse comportamento?
   b. Que sugestões você daria a essa mãe?
2. Uma mulher de 30 anos se apresenta com queixas de fadiga, irritabilidade e dificuldade de concentração. Ela relata que nos últimos 3 meses ou mais teve dificuldade para adormecer e permanecer dormindo, apesar de se manter na cama e concentrada em medidas que pudessem ajudá-la a dormir. Rindo, ela conta que já tentou até contar carneirinhos.
   a. Que tipo de medida diagnóstica seria útil para determinar se esse problema está relacionado com insônia?
   b. Se a mulher for diagnosticada com insônia, que tipo de tratamento seria indicado?

REFERÊNCIAS BIBLIOGRÁFICAS

1. Hall J. E. (2016). Guyton and Hall Textbook of medical physiology (13th ed., pp. 738, 763–767). Philadelphia, PA: Elsevier.
2. Barrett K. E., Barman S. M., Boitano S., et al. (2016). Ganong's review of medical physiology (25th ed., pp. 272–275). New York, NY: McGraw Hill Education.
3. Sherwood L. (2016). Human physiology: From cells to systems (9th ed., pp. 168–172). Boston, MA: Cengage Learning.
4. Carskadon M. A., Dement W. C. (2016). Normal human sleep: An overview. In Kryger M. H., Roth T., Dement W. C. (Eds.), Principles and practice of sleep medicine (6th ed.). St. Louis, MO: Elsevier Saunders.
5. American Academy of Sleep Medicine. (2014). International classification of sleep disorders: Diagnostic and coding manual (3rd ed.). Darien, IL: Author.
6. Lambon Ralph M., Tamminen J., Tamminen J., et al. (n.d). The role of sleep spindles and slow-wave activity in integrating new information in semantic memory. Journal of Neuroscience 33(39), 15376–15381.
7. Heinzer R. C., Sériés F. (2016). Physiology of the upper and lower airways. In Kryger M. H., Roth T., Dement W. C. (Eds.), Principles and practice of sleep medicine (6th ed., pp. 174–185). St. Louis, MO: Elsevier Saunders.
8. Potter G. D. M., Skene D. J., Arendt J., et al. (2016). Circadian Rhythm and Sleep Disruption: Causes, Metabolic Consequences, and Countermeasures. Endocrine Reviews 37(6), 584–608. Available: http://doi.org.ezproxy.uthsc.edu/10.1210/er.2016-1083.
9. Delgado D., Canham L., Cotterill N., et al. (2017). Protocol for a randomized, double blind, placebo controlled, crossover trial of Melatonin for treatment of Nocturia in adults with Multiple Sclerosis (MeNiMS). BMC Neurology 17(1), 63. doi:10.1186/s12883-017-0845-y.
10. Reid K. J., Abbott S. M. (2015). Jet lag and shift work disorder. Sleep Medicine Clinics 10(4), 523–535. doi:http://dx.doi.org/10.1016/j.jsmc.2015.08.006.
11. Sateia M. J., Buysse D. J., Krystal A. D., et al. (2017). Clinical practice guideline for the pharmacologic treatment of chronic insomnia in adults: An American Academy of Sleep Medicine clinical practice guideline. Journal of Clinical Sleep Medicine 13(2):307–349.
12. Marino M., Li Y., Rueschman M. N., et al. (2013). Measuring sleep: Accuracy, sensitivity, and specificity of wrist actigraphy compared to polysomnography. Sleep 36(11), 1747–1755. Available: http://doi.org/10.5665/sleep. 3142.
13. Meltzer L. J., Walsh C. M., Peightal A. A. (2015). Comparison of actigraphy immobility rules with polysomnographic sleep onset latency in children

and adolescents. Sleep & Breathing = Schlaf & Atmung 19(4), 1415–1423. Available: http://doi.org/10.1007/s11325-015-1138-6.
14. Uchiyama M., Lockley S. (2015). Non-24-Hour Sleep-Wake Rhythm Disorder in sighted and blind patients. Sleep Medicine Clinics of North America 10, 495–516. doi:http://dx.doi.org/10.1016/j.jsmc2015.07.006.
15. Lack L., Wright H. (2012). Circadian rhythm disorders I: Phaseadvanced & phase-delayed syndromes. In Morin C. M., Espie C. A. (Eds.), The Oxford Handbook of Sleep and Sleep Disorders. Oxford University Press. Retrieved October 15, 2017, from http://www.oxford-handbooks.com/view/10.1093/oxfordhb/9780195376203.001.0001/oxfordhb-9780195376203-e-028.
16. Auger R. R., Burgess H. J., Emens J. S., et al. (2015). Clinical Practice Guideline for the Treatment of Intrinsic Circadian Rhythm SleepWake Disorders: Advanced Sleep-Wake Phase Disorder (ASWPD), Delayed Sleep-Wake Phase Disorder (DSWPD), Non-24-Hour SleepWake Rhythm Disorder (N24SWD), and Irregular Sleep-Wake Rhythm Disorder (ISWRD). An Update for 2015. Journal of Sleep Medicine 11(10), 1199–1236. doi:http://dx.doi.org/10.5664/jcsm.5100.
17. Auger R., Burgess H., Emens J., et al. (2015). Clinical Practice Guideline for the Treatment of Intrinsic Circadian Rhythm Sleep-Wake Disorders: Advanced Sleep-Wake Phase Disorder (ASWPD), Delayed Sleep-Wake Phase Disorder (DSWPD), Non-24-Hour Sleep-Wake Rhythm Disorder (N24SWD), and Irregular Sleep-Wake Rhythm Disorder (ISWRD). An Update for 2015. Journal of Clinical Sleep Medicine 11(10), 1199–1236. doi:10.5664/jcsm.5100.
18. Costa G. (2016). Sleep deprivation due to shift work. Handbook of Clinical Neurology 131, 437–446.
19. American Psychiatric Association. (2013). Diagnostic and statistical manual of mental disorders. Text revision (45th ed.). Washington, DC: Author.
20. National Guideline Clearinghouse. (2016). Guideline Summary: Management of Chronic Insomnia Disorder in Adults: A Clinical Practice Guideline from the American College of Physicians. Agency for Research and Healthcare Quality. Retrieved from: http://www.guideline.gov.
21. Mor M., Bedini A., Spadoni G., et al. (n.d). Pharmacokinetic and pharmacodynamic evaluation of ramelteon: An insomnia therapy. Expert Opinion on Drug Metabolism and Toxicology 11(7), 1145–1156.
22. Ahmed I., Thorpy M. (2010). Clinical features, diagnosis, and treatment of narcolepsy. Clinics in Chest Medicine 31, 371–381. doi:10.1016/j.ccm.2010.02.014.
23. Bidaki R., Zarei M., Toosi A., et al. (2012). A review on genetics of sleep disorders. Iranian Journal of Psychiatry and Behavioral Sciences 6(1), 12–19.
24. Liblau R. S., Vassalli A., Seifinejad A., et al. (2015). Hypocretin (orexin) biology and the pathophysiology of narcolepsy with cataplexy. Lancet 14, 318–328.
25. Leschziner G. (2014). Narcolepsy: A clinical review. Practical Neurology 14, 323–331.
26. Zak R. S., Mallea J. M., Aurora R. N. (2011). Management of parasomnias. In Avidan A. Y., Zee P. C. (Eds.), Handbook of sleep medicine (2nd ed., pp. 177–190). Philadelphia, PA: Lippincott Williams & Wilkins.
27. Malhotra R. K., Avidan A. Y. (2012). Parasomnias and their mimics. Neurologic Clinics 304, 1067–1094.
28. Lanfranchi P. A., Somers V. K. (2016). Cardiovascular physiology: Autonomic control in health and in sleep disorders. In Kryger M. H., Roth T., Dement W. C. (Eds.), Principles and practice of sleep medicine (6th ed., pp. 226–236). St. Louis, MO: Elsevier Saunders.
29. Allen R. P., Montplaisir J., Walters A., et al. (2016). Restless legs syndrome and periodic limb movements during sleep. In Kryger M. H., Roth T., Dement W. C. (Eds.), Principles and practice of sleep medicine (6th ed., pp. 923–934). St. Louis, MO: Elsevier Saunders.
30. National Institute of Neurological Disorders and Stroke. (2017). Restless legs syndrome fact sheet. [Online]. Available: https://www.ninds.nih.gov/Disorders/Patient-Caregiver-Education/Fact-Sheets/Restless-Legs-Syndrome-Fact-Sheet.
31. Sateia M. J., Thorpy M. J. (2016). Classification of sleep disorders. In Kryger M. H., Roth T., Dement W. C. (Eds.), Principles and practice of sleep medicine (6th ed., pp. 618–625). St. Louis, MO: Elsevier Saunders.
32. Philips B. (2011). Sleep-disordered breathing. In Avidan A. Y., Zee P. C. (Eds.), Handbook of sleep medicine (2nd ed., pp. 13–29). Philadelphia, PA: Lippincott Williams & Wilkins.
33. Zinchuk A. V., Thomas R. J. (2016). Central sleep apnea: Diagnosis and management. In Kryger M. H., Roth T., Dement W. C. (Eds.), Principles and practice of sleep medicine (6th ed., pp. 1059–1075). St. Louis, MO: Elsevier Saunders.
34. Guilleminault C., Takaoka S. (2016). Signs and symptoms of obstructive sleep apnea and upper airway resistance syndrome. In Kryger M. H., Roth T., Dement W. C. (Eds.), Principles and practice of sleep medicine (6th ed., pp. 3–10). St. Louis, MO: Elsevier Saunders.
35. National Guideline Clearinghouse. (2013). Diagnosis of obstructive sleep apnea in adults: A clinical practice guideline from the American Colleges of Physicians. Retrieved from: http://www.guideline.gov.
36. Centers for Medicare and Medicaid Services. (2015). Decision memo for continuous positive airway pressure (CPAP) therapy for obstructive sleep apnea (OSA) (CAG-00093R2). [Online]. Available: https://www.cms.gov/Medicare/Coverage/Coverage-with-Evidence-Development/Continuous-Positive-Airway-Pressure-CPAP-Therapy-For-ObstructiveSleep-Apnea-OSA-2404.html.
37. National Guideline Clearinghouse. (2013). Management of obstructive sleep apnea in adults: A clinical practice guideline from the American Colleges of Physicians. Retrieved from: http://www.guideline.gov.
38. Fleetham J. A., Fleming J. A. E. (2014). Parasomnias. Canadian Medical Association Journal 186(8), E273–E280. Available: http://doi.org/10.1503/cmaj.120808.
39. Stallman H. M., Kohler M. (2016). Prevalence of sleepwalking: A systematic review and meta-analysis. PLoS One 11(11), e0164769. doi:10.1371/journal.pone.0164769.
40. American Academy of Sleep Medicine (2017). Sleep walking-overview and facts. Available: http://www.sleepeducation.org/sleep-disorders-by-category/parasomnias/sleepwalking/symptoms-risk-factors.
41. Hodoba D., Schmidt D. (2012). Biperiden for treatment of somnambulism in adolescents and adults with or without epilepsy: Clinical observations. Epilepsy & Behavior 25, 517–528.
42. Cochen De Cock V. (2016). Sleepwalking. Current Treatment Options in Neurology 18(6), 1–9. doi:10.1007/s11940-015-0388-8.
43. Reiter J., Rosen D. (2014). The diagnosis and management of common sleep disorders in adolescents. Current Opinion in Pediatrics 26, 407–412. doi:10.1097/MOP.0000000000000113.
44. Bathory E., Tomopoulos S. (2017). Sleep regulation, physiology and development, sleep duration and patterns, and sleep hygiene in infants, toddlers, and pre-school age children. Current Problems in Pediatric and Adolescent Health Care 47(2), 29–42.
45. Davis K. F., Owens J. A. (2011). Sleep disorders in children. In Avidan A. Y., Zee P. C. (Eds.), Handbook of sleep medicine (2nd ed., pp. 239–260). Philadelphia, PA: Lippincott Williams & Wilkins.
46. Petit D., Pennestri M., Paquet J., et al. (2015). Childhood sleepwalking and sleep terrors: A longitudinal study of prevalence and familial aggregation. JAMA Pediatrics 169(7), 653–658. doi:10.1001/jamapediatrics.2015.127.
47. Carter K. A., Hathaway N. E., Lettieri C. F. (2014). Common sleep disorders in children. American Family Physician 89(5), 368–377.
48. Rodriguez J. C., Dzierzewski J. M., Alessi C. A. (2015). Sleep problems in the elderly. Medical Clinics North America 99(2), 431–439. Available: https://www.ncbi.nlm.nih.gov/pmc/articles/PMC4406253.
49. Gooneratne N. S., Vitiello M. V. (2014). Sleep in older adults: Normative changes, sleep disorders, and treatment options. Clinics in Geriatric Medicine 30(3), 591–627.
50. Jordan A., Edwards B., Edwards B. A., et al. (n.d.). Aging and sleep: Physiology and pathophysiology. Seminars in Respiratory and Critical Care Medicine 31(5), 618–633.
51. Edmonds C., Swanoski M. A review of suvorexant, doxepin, ramelteon, and tasimelteon for the treatment of insomnia in geriatric patients. Consultant Pharmacist 2017 32(3):156–160. doi:10.4140/TCP.n.2017.156.
52. National Sleep Foundation. (2017). Children and sleep. Available: https://sleepfoundation.org/sleep-topics/children-and-sleep.
53. Scraggs T. L. (2012). EEG maturation: Viability through adolescence. Neurodiagnostic Journal 52, 176–203.

Transtornos do Pensamento, das Emoções e da Memória

18

Elizabeth M. Long

INTRODUÇÃO

O objetivo deste capítulo é apresentar a fisiopatologia dos transtornos psiquiátricos comuns, também denominados doenças mentais, e dos distúrbios da memória e da cognição. Esses transtornos são caracterizados por desequilíbrios do pensamento, do humor e/ou dos comportamentos, que interferem na capacidade de desempenho das pessoas. O *Manual Diagnóstico e Estatístico de Transtornos Mentais (DSM-5)* é um manual baseado em evidências que reconhece 297 diferentes diagnósticos de doença mental.[1] Recomenda-se ao leitor consultar nessa fonte os critérios específicos de cada transtorno discutido no presente capítulo. Existe uma prevalência de 17,9% das doenças mentais entre adultos norte-americanos,[2] o que enfatiza a necessidade de uma clara compreensão desses transtornos e dos tratamentos adequados baseados em evidências.[a]

TRANSTORNOS PSIQUIÁTRICOS

Depois de concluir esta seção, o leitor deverá ser capaz de:

- Identificar a prevalência de doenças mentais ao longo da vida
- Discutir o papel dos fatores biológicos, psicológicos e ambientais nos transtornos do pensamento e das emoções
- Identificar o efeito de substâncias neuroquímicas específicas sobre o desenvolvimento de transtornos do pensamento e das emoções.

Incidência e prevalência

A saúde mental afeta a eficiência do funcionamento do nosso cérebro e corpo, bem como nosso modo de lidar com o estresse e de nos relacionarmos com outras pessoas; ademais, afeta nossa capacidade de trabalhar e desfrutar a vida. As doenças mentais, por exemplo, são comuns na população de norte-americanos, com um em cada cinco indivíduos apresentando as consequências de um transtorno psiquiátrico em algum ano de suas vidas. Um em cada 25 adultos vive com uma doença mental séria, como esquizofrenia, transtorno bipolar ou depressão maior. As crianças não estão isentas. Cinquenta por cento de todas as doenças mentais crônicas têm início antes dos 14 anos de idade, e 75% têm início aproximadamente aos 24 anos de idade.[3] É importante observar que 30% dos portadores de distúrbios físicos apresentam um transtorno psiquiátrico coexistente.[4] Cinquenta por cento das pessoas afetadas por transtornos decorrentes do uso abusivo de substância apresentam um transtorno psiquiátrico coexistente.[2,3]

Diagnóstico de transtornos psiquiátricos

Os diagnósticos psiquiátricos são nomeados com base nos termos do *Manual Diagnóstico e Estatístico de Transtornos Mentais (DSM-5)*.[1] Esses transtornos são compostos por categorias de sintomas ou síndromes com traços observáveis, que frequentemente ocorrem em conjunto. Um sistema de codificação internacional diferente, desenvolvido pela Organização Mundial da Saúde, a *Classificação Estatística Internacional de Doenças e Problemas Relacionados à Saúde (CID-10)*, apresenta correspondência com alguns dos códigos do *DSM-5*.[5] A psicopatologia é determinada por sintomas que dependem de análises subjetivas, com base nas normas sociais. Em geral, são realizados exames de neuroimagem e outros exames complementares para descartar condições neurológicas ou clínicas que possam estar causando os sintomas, mas normalmente não são diagnósticos do transtorno psiquiátrico.

Compreensão dos transtornos psiquiátricos

Um número crescente de evidências aponta que os transtornos psiquiátricos podem ter múltiplas causas: condições biológicas, psicológicas e ambientais, ou uma combinação desses fatores. Os fatores biológicos consistem em genética, infecções, defeitos ou lesões cerebrais, má alimentação, exposição a toxinas, ou anormalidades no desenvolvimento fetal. Os

---

[a] N.R.T.: no Brasil, estimativas recentes mostraram que os transtornos depressivos e ansiosos respondem, respectivamente, pela quinta e sexta causas de anos de vida vividos com incapacidade. Fonte: Lopes CS. Como está a saúde mental dos brasileiros? A importância das coortes de nascimento para melhor compreensão do problema. Cad Saúde Pública. 2020;36(2):e00005020.

fatores psicológicos incluem o estresse, a perda precoce de um familiar ou a negligência. Os fatores ambientais podem envolver uma dinâmica familiar disfuncional, expectativas culturais e uso abusivo de substâncias.

Papel da genética

A epigenética, o estudo das alterações hereditárias na expressão gênica que não envolvem alterações na sequência de bases do DNA, envolve uma alteração no fenótipo sem alteração correspondente no genótipo, o que afeta o modo como as células leem os genes sem alterar o DNA. Endofenótipo é um termo utilizado para descrever fenótipos específicos que apresentam uma clara ligação genética com as doenças psiquiátricas. Pesquisas empregando endofenótipos sugerem que diversas vias contribuem para o diagnóstico psiquiátrico.[6-11]

Teoria de estresse-diátese

O modelo de estresse-diátese dos transtornos psiquiátricos foi desenvolvido a partir do reconhecimento de que tanto a genética (diátese) quanto o ambiente (estresse) contribuem para o desenvolvimento dos transtornos psiquiátricos.[10] Estudos epidemiológicos em larga escala e de controle de caso sugerem que o trauma por diversos motivos é a base para uma ampla variedade de transtornos psiquiátricos, bem como para a doença clínica.[12] A resposta do corpo e as consequências a longo prazo de um evento perturbador dependem de múltiplos fatores, como idade, estágio do desenvolvimento, habilidades de enfrentamento, sistema de apoio, déficits cognitivos, fisiologia neural preexistente e natureza do trauma.[13]

A incidência de problemas de saúde mental, como obesidade, doenças sexualmente transmissíveis, alcoolismo, doença mental grave e persistente, psicose, uso abusivo de substâncias, transtornos alimentares, ansiedade e depressão, tem sido significativa e positivamente correlacionada com o que se denomina experiências adversas na infância (EAI). Estudos prospectivos envolvendo EAI confirmam que pessoas com histórico de episódios de negligência materna, bem como abuso físico e sexual, apresentam uma probabilidade quase três vezes maior de sofrer de depressão maior por volta dos 30 anos de idade. Os participantes desses estudos apresentavam risco de níveis altos de inflamação (níveis de proteína C reativa de alta sensibilidade > 3 mg/ℓ) e agrupamento de biomarcadores de risco metabólico (obesidade, hipertensão, colesterol total alto, níveis diminuídos de colesterol de lipoproteína de alta densidade, hemoglobina glicosilada alta, bem como níveis baixos de consumo máximo de oxigênio). Essas alterações fisiológicas predispuseram ao desenvolvimento de doenças cardiovasculares, duplicando o risco de cardiopatias.[14] No longo prazo, as alterações emocionais, imunes e metabólicas resultam da exposição a experiências psicossociais adversas na infância.

Pesquisadores descobriram que a principal via dessas alterações fisiológicas é a da resposta ao estresse com reações corporais complexas. O trauma é diferente do estresse e se refere a eventos que tornam a pessoa impotente. O estresse diz respeito a um estado de resposta sobrecarregada a estressores externos, que resulta em deterioração e disfunção. As respostas ao estresse são benéficas por mobilizar o corpo para a ação, mas a ativação prolongada da resposta ao estresse, particularmente no início da infância, leva a alterações físicas profundas a longo prazo. Observou-se que a adversidade precoce altera o DNA no cérebro por meio de um processo denominado metilação. Os grupos metila se unem aos genes que controlam a produção de receptores dos hormônios do estresse no cérebro, impedindo que o cérebro regule a sua resposta ao estresse. Evidências de pesquisas sugerem que a exposição ao estresse pode induzir alterações de longa duração na metilação do DNA e em sua relação com a patogênese de alguns transtornos psiquiátricos.[6,15]

Os cuidados parentais podem mediar essa resposta epigenética. Na ausência de cuidados, as crianças apresentam dificuldades para prestar atenção e seguir orientações. Na adolescência, apresentam maior probabilidade de envolvimento com comportamentos de alto risco e, enquanto adultos, mostram mais agressividade, comportamento impulsivo, enfraquecimento cognitivo e incapacidade de diferenciar entre ameaças reais e imaginárias. Acredita-se que os eventos traumáticos e o estresse prolongado sejam a base de ou contribuam para uma ampla diversidade de transtornos psiquiátricos e problemas clínicos.[16]

Processamento de informações

Os sistemas de processamento de informações estão distribuídos por todo o cérebro e mostram oscilações sincronizadas. Essa sincronização possibilita a criação de mapas temporais neurais, de modo que a percepção, a memória, a cognição, as emoções, a linguagem e as sensações resultam das interações entre esses sistemas de redes neurais.

Neuroplasticidade é a capacidade do sistema nervoso de alterar a sua estrutura e função em resposta a eventos biológicos, psicológicos e ambientais. Acredita-se que a psicopatologia resulta de uma desregulação que perturba a integração das redes neurais e a plasticidade. Quanto mais intensa a estimulação da amígdala, mais forte é a gravação na memória e menor a probabilidade de processamento da experiência. Circuitos neuronais conectam a amígdala ao lobo pré-frontal no córtex, que atua como "tradutor" das emoções, de modo que a ativação da amígdala possa ser modulada.[17-19]

A percepção é o estágio final do processamento das informações. Consiste na contribuição das informações sensoriais do mundo exterior e no processamento dessas informações em significados. Todas as informações sensoriais do mundo externo são transmitidas para o tálamo e, em seguida, projetadas no córtex somatossensorial e na área de associação pré-frontal. A área de associação pré-frontal mantém um registro de onde as informações foram inseridas na memória de longa duração, sendo responsável pela sua recuperação e, subsequentemente, pela integração das memórias com a contribuição sensorial para a tomada de decisões. Por exemplo, os estímulos visuais da retina são transmitidos para centros no tálamo via nervo óptico; em seguida, são retransmitidos para o córtex visual primário, no lobo occipital, e então para o córtex de associação visual, onde ocorre a compreensão do significado. É a consciência dos estímulos sensoriais que resulta nas respostas comportamentais às sensações. Nas pessoas com trauma, lesão cerebral ou alterações degenerativas, o processamento das informações e a função cognitiva podem estar comprometidos.[18,19]

Substâncias neuroquímicas

As substâncias neuroquímicas e os neuro-hormônios desempenham papéis importantes na mediação das respostas endócrinas e comportamentais ao estresse. Essas substâncias mensageiras são compostas por aminoácidos e incluem os hormônios no sistema endócrino, os neurotransmissores no sistema nervoso autônomo (SNA), as células imunes e os neuropeptídios. Os genes são desligados e ligados por essas moléculas mensageiras, e mais de 300 moléculas mensageiras foram identificadas. Essas moléculas são armazenadas tipicamente em vesículas, no terminal axônico pré-sináptico, e liberadas pelo processo de exocitose. Os neurotransmissores transmitem os sinais pela sinapse e ativam os receptores da célula pós-sináptica; incluem pequenas moléculas e peptídios neuroativos. Os neurotransmissores importantes no desenvolvimento e no tratamento dos transtornos psiquiátricos são a acetilcolina (Ach), a dopamina (DA), o glutamato, o ácido gama-aminobutírico (GABA), a noradrenalina (NA), a adrenalina e a serotonina (5-HT, 5-hidroxitriptamina). A neurotransmissão envolve diversas etapas discretas, incluindo síntese, armazenamento e liberação, ligação a receptores na membrana pós-sináptica e remoção do transmissor da fenda sináptica.[19,20]

Os neurotransmissores são excitatórios e/ou inibitórios. Os neurotransmissores excitatórios, como o glutamato, aumentam a probabilidade de a célula-alvo disparar um potencial de ação ao mediar a despolarização da célula-alvo. Os transmissores excitatórios atuam como estimulantes do corpo, promovendo o estado de vigília, a energia e a atividade, ao regularem muitas das funções mais básicas do corpo, incluindo processos de pensamento, pensamento crítico e atividade simpática (neuroexcitatória). Os neurotransmissores inibitórios, como o GABA, atuam como tranquilizantes naturais do corpo, em geral atuando para induzir o sono, promover a calma e diminuir a agressividade. A Ach e a NA têm receptores tanto excitatórios quanto inibitórios, e podem mediar a estimulação e/ou a agitação simpática, bem como a calma parassimpática.[20]

A Tabela 18.1 resume os padrões selecionados de resposta neuroquímica durante o estresse e os possíveis transtornos psiquiátricos.[18-20]

Os fatores neuro-hormonais medeiam as respostas comportamentais ao estresse. Existem evidências consideráveis de que a regulação do hormônio liberador de corticotrofina (CRH) e do eixo hipotalâmico-hipofisário-suprarrenal (HHS) seja essencial para a adaptação ao estresse, e que experiências traumáticas no início da vida são particularmente perturbadoras para esses sistemas. A elevação do CRH em decorrência de um trauma precoce na vida pode causar alterações fisiopatológicas a longo prazo.[21] O cortisol é liberado durante a resposta ao estresse e é um hormônio importante, que contribui para o aumento da estimulação, a vigília, a inibição do crescimento e da reprodução, e para a contenção da resposta imune. O cortisol em excesso pode ter efeitos deletérios sérios sobre todos os sistemas do corpo, e normalmente desempenha um

Tabela 18.1 Substâncias neuroquímicas e possíveis transtornos do pensamento, das emoções e da memória.

Substâncias neuroquímicas	Ação proposta	Região do cérebro	Transtorno psiquiátrico
Acetilcolina (ACh)	Excitatória ou inibitória Aprendizado e memória	Gânglios da base Córtex motor	Transtornos neurocognitivos (TNC)
Dopamina (DA)	Movimento motor involuntário Estados do humor Sistemas de recompensa Julgamento	Substância negra Área segmentar ventral do mesencéfalo	Esquizofrenia Transtornos do humor Transtornos de ansiedade Transtornos por uso abusivo de substâncias TNC
Noradrenalina (NA) e adrenalina (A)	Aprendizado e memória Sistemas de recompensa	Sistema nervoso simpático	Transtornos do humor Transtorno de ansiedade
Serotonina (5-HT)	Apetite, sono e humor Alucinações Percepção da dor	Núcleo da rafe no tronco encefálico	Esquizofrenia Transtornos do humor Transtornos de ansiedade TNC
Aminoácidos Ácido gama-aminobutírico (GABA), glutamato, aspartato e glicina	Inibem a excitabilidade dos neurônios	Por todo o cérebro	Esquizofrenia Transtornos do humor Transtornos de ansiedade Transtornos por uso abusivo de substâncias TNC
Hormônio liberador de corticotrofina	Ativa comportamentos de medo Aumenta a atividade motora	Eixo hipotalâmico-hipofisário-suprarrenal	Transtornos do humor
Cortisol	Mobiliza a energia Aumenta o estímulo	Hipotálamo	Transtornos do humor
Desidroepiandrosterona (DHEA)	Neuroprotetor Efeito positivo sobre o humor	Hipotálamo	Transtornos do humor
Encefalinas	Nocicepção	Sistema nervoso central	Transtornos por uso abusivo de substâncias

papel importante na formação, no processamento e na recuperação das memórias. A desidroepiandrosterona (DHEA) é outro esteroide adrenal liberado sob estresse, com o cortisol. Acredita-se que o DHEA facilita o aprendizado e a memória, e aparentemente intensifica a cognição e o desempenho sob estresse.[22,23]

Memória

A memória pode ser classificada como imediata, recente ou remota.[19] A memória imediata está tipicamente limitada à lembrança de informações durante um período de segundos a minutos (p. ex., 7 a 10 dígitos de um número de telefone). Acredita-se que a memória envolva informações implícitas a respeito da capacidade de prestar atenção. A memória recente engloba a lembrança de fatos ocorridos há minutos a dias, enquanto se considera que a memória a longo prazo, que dura anos, em geral resulte de alterações estruturais reais nas sinapses. As estruturas cerebrais críticas para a formação das memórias incluem a amígdala, o hipocampo, o córtex pré-frontal e o cerebelo.[19]

A memória é armazenada em redes neurais por todo o cérebro, e essas conexões são unidas e organizadas de acordo com as emoções, os pensamentos, as imagens e as sensações associadas. Essas redes bioquímicas e neuronais interconectadas atuam como modelos para experiências futuras, dependendo do modo como a memória foi percebida e armazenada no cérebro. As vias neuronais são formadas pelas experiências e revisadas continuamente, de acordo com experiências novas e em andamento, dependendo da plasticidade da estrutura cerebral específica.

O comportamento é alterado pelos sinais ambientais processados por meio do aprendizado e da memória. O aprendizado altera o padrão dos receptores na rede de informações. Existem dois tipos de memória: a memória implícita, que é amplamente inconsciente e inclui as memórias somáticas, motoras, emocionais e procedimentais; e a memória explícita, que está envolvida no processamento do conhecimento real de pessoas, locais e coisas, e do seu significado. Pessoas com transtornos psiquiátricos não somente apresentam disfunções corticais específicas, como também podem ter problemas nas vias propostas para o aprendizado e a memória.

Os processos do pensamento envolvem um padrão de estímulos concomitantes de muitas partes do sistema nervoso, em uma sequência definitiva. Cada pensamento requer a contribuição simultânea de partes do córtex cerebral, tálamo, sistema límbico e formação reticular no tronco encefálico. O córtex de associação pré-frontal processa as informações de muitas áreas cerebrais, é necessário para alcançar um pensamento e pode rastrear fragmentos de informações e recuperá-los simultaneamente a partir da memória atuante. Isso possibilita o planejamento, o estabelecimento de objetivos e a solução de problemas. Os pensamentos são expressos na forma de linguagem por meio das funções do hemisfério esquerdo; da área de Broca, no lobo frontal, para a formação das palavras; e da área de Wernicke, no lobo temporal, para a compreensão da linguagem.[19] A Figura 18.1 ilustra os quatro lobos do córtex cerebral.

Uma das estruturas cerebrais mais importantes para o processamento da memória é o hipocampo. Essa estrutura

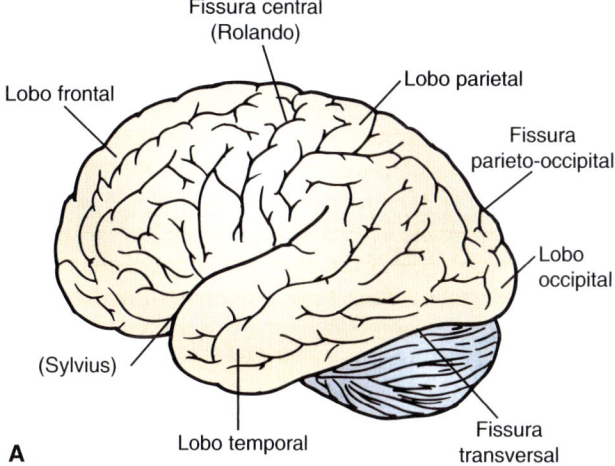

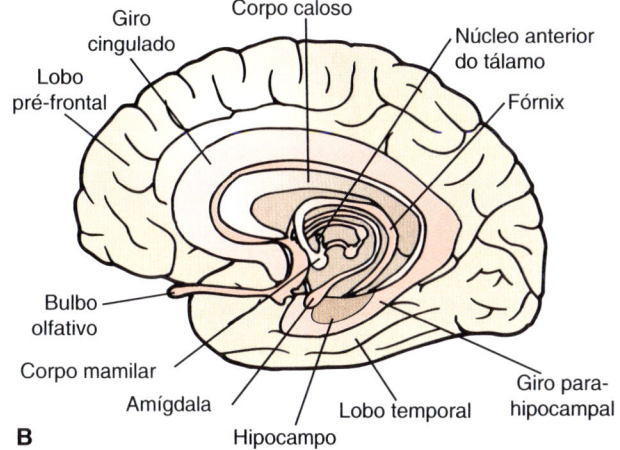

Figura 18.1 • A. Aspectos laterais dos hemisférios cerebrais, incluindo os lobos frontal, temporal, parietal e occipital. **B.** Estrutura do córtex límbico, que inclui o córtex límbico (giro cingulado, giro para-hipocampal, hipocampo) e as estruturas subcorticais associadas (tálamo, hipotálamo, amígdala).

do cérebro está incompletamente desenvolvida até os 16 a 18 meses de idade. É nela, nas profundezas do cérebro límbico, que as informações do neocórtex são processadas, transmitidas e integradas.[23] O hipocampo é importante para a memória explícita, o teste da realidade e a inibição da amígdala. Pesquisas observaram que o tamanho da amígdala e do hipocampo está significativamente reduzido em pessoas que sofreram trauma significativo.[17] A estimulação excessiva da amígdala interfere no funcionamento do hipocampo, de modo que a capacidade de descrever com precisão a experiência traumática fica comprometida. Essa incapacidade de integrar a memória traumática em uma narrativa coerente pode fazer com que uma pessoa tenha as imagens e sensações, mas não as palavras, e/ou pode haver apenas uma memória somática da experiência. Acredita-se que a diminuição do funcionamento e do tamanho do hipocampo resulte em desinibição comportamental e incapacidade de aprender a partir das experiências.

Outra estrutura importante no que se refere à memória é o cerebelo, a maior estrutura do cérebro. O cerebelo é ativado quando o processamento de informações e a memória semântica ocorrem. O cerebelo é importante para a memória por possibilitar que a atenção seja alternada de modo rápido, preciso, suave e eficiente.[24] A Figura 18.2 ilustra as estruturas cerebrais importantes para a memória e o processamento de informações.

> ## RESUMO
>
> Como o cérebro integra os processos de aprendizado, memória e emoções, os sintomas podem ser de um comprometimento somático, cognitivo e/ou emocional, ou uma combinação de todas essas dimensões. Pessoas com transtornos psiquiátricos e lesões cerebrais com frequência enfrentam dificuldades nas vias propostas para o aprendizado e a memória. Tais dificuldades provavelmente influenciam o comportamento e podem resultar em problemas significativos na vida diária, assim como no desempenho nos relacionamentos e no trabalho. Uma maior compreensão sobre as complexas interações entre as diferentes partes do cérebro auxiliará no desenvolvimento de psicoterapias mais efetivas e no uso mais eficaz de medicamentos psicotrópicos.

TIPOS DE TRANSTORNOS PSIQUIÁTRICOS

Depois de concluir esta seção, o leitor deverá ser capaz de:

- Discutir a neurofisiopatologia de base da esquizofrenia
- Descrever as manifestações e os critérios diagnósticos dos transtornos depressivos
- Descrever as manifestações do transtorno do pânico, transtorno de ansiedade generalizada, fobias e transtorno obsessivo-compulsivo, bem como a fisiopatologia de base de cada um.

Esquizofrenia

Transtorno psicótico debilitante crônico, que afeta 1% da população e resulta em um acentuado comprometimento do funcionamento.[3,25] A esquizofrenia afeta os pensamentos, as sensações, as percepções e o comportamento geral da pessoa, ao mesmo tempo em que interfere na filtração dos estímulos ambientais. O início do transtorno ocorre tipicamente entre os 16 e 30 anos de idade. A prevalência da esquizofrenia é aumentada nos homens, durante a maior parte da fase adulta, mas se iguala à das mulheres por volta dos 50 ou 60 anos de idade. Os fatores de risco propostos para a esquizofrenia incluem trauma na infância, desnutrição, uso prolongado de maconha, deficiência de vitamina D, condição de migrante, pais mais velhos, fome pré-natal, retrovírus, uso crônico de anfetaminas, complicações obstétricas, pobreza e outros transtornos psicossociais.[26] Outro fator de risco é ter um parente próximo com esquizofrenia. De fato, parentes de primeiro grau de uma pessoa esquizofrênica apresentam uma prevalência 10 vezes maior da doença, em comparação à população em geral.[26,27]

O espectro da esquizofrenia e os transtornos psicóticos são caracterizados por sintomas como delírios, alucinações ou percepções falsas, psicose que resulta em ruptura com a realidade, comportamentos e fala desconexos, emoções limitadas e comprometimento da capacidade de raciocínio e solução de problemas, além de disfunção social. Os critérios em relação à esquizofrenia exigem duas ou mais manifestações psicóticas com duração de 6 meses, antes que o diagnóstico seja obtido.[28]

Manifestações clínicas

As características da esquizofrenia incluem *sintomas positivos* e *negativos*, que refletem comportamentos anormais. Os *sintomas positivos* ou *psicóticos* incluem:

- Fala incompreensível
- Alucinações
- Delírios
- Comportamento manifestamente desorganizado ou catatônico.

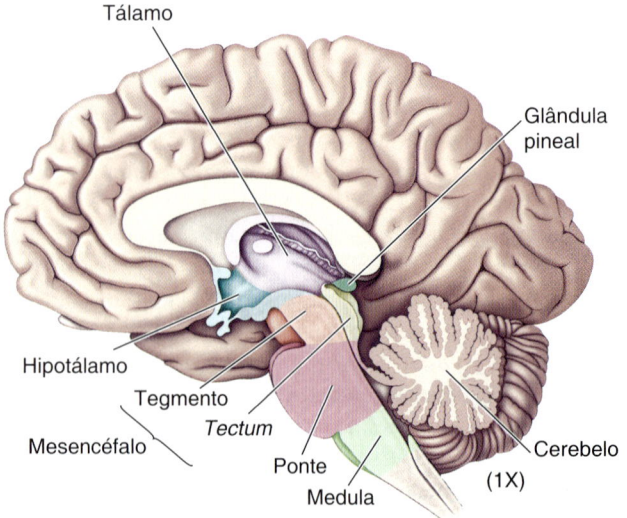

Figura 18.2 • Superfícies lateral (**A**) e medial (**B**) do cérebro. Fonte: Bear M. F., Connors B. W., Paradison M. A. (2016). *Neuroscience: Exploring the brain* (4. ed., pp. 223, 225). Philadelphia, PA: Wolters Kluwer.

As pessoas com esquizofrenia comumente perdem a capacidade de classificar e interpretar os estímulos recebidos, o que compromete a capacidade de responder adequadamente ao ambiente. É muito comum haver intensificação ou embotamento dos sentidos nos estágios iniciais da esquizofrenia. Os sons podem ser percebidos como mais altos e mais intrusivos; as cores podem parecer mais brilhantes e vivas. Ocorre sobrecarga sensorial em consequência da perda da capacidade de rastrear os estímulos sensoriais externos. Algumas pessoas esquizofrênicas apresentam diminuição da resposta à dor. Exemplos de padrões de alteração da fala e que refletem os sintomas positivos da esquizofrenia constam na Tabela 18.2.[18,19]

As *alucinações* e *delírios* são as *principais características da esquizofrenia*, e podem estar relacionados com a incapacidade de filtrar, interpretar e responder adequadamente aos estímulos. As alucinações auditivas são especialmente comuns. Elas variam desde sons repetitivos simples até muitas vozes que falam ao mesmo tempo. Por vezes, as vozes são agradáveis, mas com frequência acusam e amaldiçoam. As alucinações visuais, quando ocorrem, normalmente são acompanhadas de alucinações auditivas.[18,29]

Os delírios são ideias falsas, que não podem ser corrigidas pela razão. Eles variam desde simplesmente acreditar que pessoas estão observando o indivíduo (ideias de referência) até acreditar que o indivíduo está sendo punido e/ou manipulado por outras pessoas (delírios paranoicos). Também são comuns os delírios em que o indivíduo é uma figura histórica (p. ex., Jesus Cristo ou o presidente) e estes são denominados delírios de grandeza. Algumas vezes, os delírios incluem a crença de que a pessoa afetada consegue controlar outras pessoas com o pensamento.[18]

Os *sintomas negativos* da esquizofrenia refletem a ausência de comportamentos sociais e interpessoais normais. Exemplos desses comportamentos negativos constam na Tabela 18.3.[18,19] Os *sintomas negativos* são os mais difíceis de tratar e com frequência são graves e persistentes entre os episódios agudos da doença.[9] Outro componente dos sintomas negativos da esquizofrenia é denominado *comportamento desorganizado*. Além da agitação ou da agressividade, outros comportamentos desorganizados específicos podem ocorrer e estão incluídos na Tabela 18.4.[18,19]

Neurofisiologia dos sintomas

O conjunto completo de mecanismos patogênicos de base da esquizofrenia é indefinido. Pesquisas sugerem um papel para as alterações na desregulação da dopamina e do sistema serotoninérgico[23,29] aliadas a outras alterações envolvendo neurotransmissores, como diminuição da atividade do glutamato pela disfunção de seu receptor de *N*-metil-D-aspartato.[30] Acredita-se que muitos sintomas do comprometimento cognitivo observados na esquizofrenia estejam ligados a déficits no GABA. Foi observada uma menor produção desse aminoácido no córtex pré-frontal dorsolateral e isso pode ser uma consequência da disfunção do mRNA.[30] Exames de neuroimagem sugerem que ocorrem diversas anormalidades funcionais na esquizofrenia. Estas incluem perda excessiva da substância cinzenta cortical, adelgaçamento cortical anormal, redução da quantidade de estruturas sinápticas nos neurônios, redução da densidade da espinha dendrítica dos neurônios piramidais no córtex pré-frontal e parada da migração dos neurônios do hipocampo. Também foram observados aumento dos ventrículos laterais e do terceiro ventrículo; redução nos lobos frontal e temporal e na amígdala; e diminuição do conteúdo neuronal no tálamo.[29,31-33] É interessante observar que gêmeos geneticamente idênticos apresentam somente 50% de concordância para o desenvolvimento de esquizofrenia, o que sugere que 50% da variância é atribuída a contribuições ambientais ou outros fatores não genéticos.[6]

Tabela 18.2 Sintomas positivos da esquizofrenia que refletem a alteração dos padrões da fala na esquizofrenia.

Padrões da fala	Descrição
Neologismos	Uso de palavras inventadas
Desassociação	Associações desconexas
Tangencialidade	Incapacidade de se ater ao ponto de origem
Incoerência	Perda de conexões lógicas
"Salada" de palavras	Grupos de palavras desconexas

Tabela 18.3 Sintomas negativos da esquizofrenia que refletem a ausência de comportamentos sociais e interpessoais normais.

Comportamento	Descrição
Alogia	Tendência a falar muito pouco
Avolição	Ausência de motivação para atividades direcionadas a objetivos
Apatia	Ausência de interesse ou preocupação
Embotamento afetivo	Ausência de expressão emocional
Afeto inadequado	O afeto não corresponde à situação
Anedonia	Incapacidade de sentir prazer com as coisas normalmente prazerosas

Tabela 18.4 Sintomas negativos da esquizofrenia que refletem o comportamento desorganizado.

Comportamento	Descrição
Excitação catatônica	Atividade hiperativa e desproposital, com movimentos anormais como fazer caretas ou adotar uma determinada postura
Ecopraxia	Imitação do movimento de outra pessoa
Comportamento regressivo	Retorno ao comportamento de outra ocasião
Estereotipia	Movimentos repetitivos e idiossincráticos
Hipervigilância	Estado com intensificação de um estímulo sensorial
Flexibilidade cérea	Postura mantida em uma posição fixa estranha durante períodos de tempo prolongados

Tratamento

A esquizofrenia é considerada uma doença crônica, com remissões e exacerbações. Os objetivos do tratamento da esquizofrenia são induzir a remissão, prevenir a recidiva e melhorar as funções comportamental, cognitiva e psicossocial. Programas de intervenção precoce estão associados a uma resposta mais efetiva ao tratamento.[33] O objetivo é a *recuperação*. De acordo com a Substance Abuse and Mental Health Services Administration (SAMHSA) dos EUA, as quatro dimensões que apoiam a recuperação da saúde mental incluem saúde, domicílio, objetivo e comunidade.[34] O tratamento na comunidade é o preferido. Entretanto, a hospitalização pode ser indicada para a pessoa que representa um perigo para si ou para outras pessoas, é incapaz de realizar os cuidados pessoais básicos, ou se recusa a comer ou beber.

O tratamento farmacológico com antipsicóticos costuma ser útil para os sintomas positivos da esquizofrenia. Tanto os medicamentos antipsicóticos típicos quanto os atípicos têm como alvo esses sintomas positivos. Os sintomas negativos da esquizofrenia respondem de modo mais favorável aos medicamentos antipsicóticos atípicos. Com frequência, os antipsicóticos são combinados com benzodiazepínicos ou agentes antiparkinsonismo durante a fase aguda do tratamento, para reduzir o risco de efeitos extrapiramidais das altas doses de agentes antipsicóticos. Ambas as categorias de medicamentos exercem seus efeitos bloqueando os receptores de dopamina, embora os antipsicóticos atípicos tenham uma ação de bloqueio mais refinada. Os antipsicóticos atípicos também exercem alguns de seus efeitos por meio do bloqueio dos receptores de 5-HT. O tratamento com antipsicóticos atípicos ou de segunda geração foi implicado no desenvolvimento de síndrome metabólica. Observa-se com frequência um rápido ganho de peso durante o primeiro ano após o início do tratamento, bem como desenvolvimento de obesidade, resistência à insulina, hipertensão, níveis elevados de triglicerídios e níveis baixos de colesterol de lipoproteína de alta densidade (HDL). Os antipsicóticos de ação prolongada são uma possível opção de tratamento, podendo melhorar a adesão e diminuir a necessidade de novas hospitalizações.[35] A manutenção da farmacoterapia é dificultada pelo custo dos medicamentos, perfil de efeitos colaterais e processo da doença.

Evidências sustentam que as intervenções psicossociais – incluindo instruções para o paciente e a família, apoio domiciliar, reabilitação vocacional, treinamento nas habilidades sociais, intervenções familiares, terapia cognitivo-comportamental e treinamento cognitivo – são eficazes para muitas pessoas esquizofrênicas.[18,36] As intervenções psicossociais são importantes para ajudá-las a compreender sua doença e a levar uma vida bem-sucedida mesmo tendo esquizofrenia. Os familiares podem precisar de assistência para conhecer a doença, bem como as melhores maneiras de apoiar uns aos outros e seu familiar esquizofrênico.

Transtornos do humor

Os transtornos do humor são relativamente comuns, mas apenas a metade das pessoas que necessitam de tratamento é diagnosticada e tratada. A seção do *DSM-5* sobre os transtornos do humor inclui a depressão e o transtorno bipolar.[1] Nos EUA, a prevalência de transtornos do humor em 12 meses é de 9,5% e 45% dos casos são classificados como graves. As taxas de transtornos do humor são mais altas entre as pessoas que vivem na ou às margens da pobreza.[37,38]

Transtornos depressivos

O *DSM-5* reconhece oito tipos de transtornos depressivos.[1] A prevalência de depressão é maior entre pessoas de famílias com histórico de transtornos do humor, do que na população em geral. A aumentada prevalência de depressão entre as mulheres é o dobro da masculina.[37] Dados sugerem que episódios de depressão maior (EDM) acometem 6,7% dos adultos e 12,8% dos adolescentes, anualmente.[2,3] A incidência de EDM aumentou em todas as faixas etárias. A depressão pode ter intensidade variável e muitas vezes é recidiva. O início da depressão ocorre, em média, ao redor dos 30 anos. A idade no início da depressão tem diminuído, enquanto a incidência dos EDM aumentou na faixa etária de 18 a 25 anos.[39] Quanto mais precoce e frequente for a manifestação dos sintomas, maior a probabilidade de vir a ser necessário o uso de medicamentos para aliviar os sintomas. A depressão em adultos de idade mais avançada costuma surgir com um elemento de confusão, e muitas vezes não é tratada. A ocorrência de um primeiro episódio de depressão após os 65 anos de idade pode prenunciar um distúrbio neurocognitivo e deve ensejar tanto a avaliação quanto o tratamento da depressão, bem como uma avaliação completa em relação aos distúrbios neurocognitivos. A intervenção precoce com frequência retarda bastante a progressão, possibilitando que o idoso mantenha a independência e a qualidade de vida.[39]

Transtorno depressivo maior. Pessoas com transtorno depressivo maior (TDM) não só perdem o interesse por atividades anteriormente prazerosas como resistem às tentativas de envolvê-las nessas atividades. É comum haver pensamentos suicidas recorrentes, falta de apetite, incapacidade de concentração, dificuldade ou incapacidade total de tomar decisões e sentimentos de inutilidade. Falta de energia, diminuição das habilidades motoras, uso abusivo de substâncias e uma diversidade de transtornos do sono, desde insônia até sono excessivo, podem ser característicos. Os critérios para o diagnóstico incluem a presença de sintomas na maior parte do dia, quase todos os dias, por no mínimo 2 semanas, os quais interferem em atividades como trabalho ou funcionamento. A depressão tem diversas subclassificações, diferenciadas conforme os padrões dos sintomas.[40]

Transtornos depressivos persistentes (distimia). A distimia é um estado de depressão crônica, porém leve, com duração mínima de 2 anos. A sua apresentação é como uma "montanha-russa", na qual a pessoa pode ter desde uma depressão maior até uma depressão menos grave[41], frequentemente com sentimento de tristeza. No mínimo dois dos seguintes sinais também devem estar presentes: alteração do padrão de sono (excessivo ou insuficiente), fadiga, alteração dos padrões alimentares (falta de apetite ou ingestão excessiva), incapacidade de concentração, baixa autoestima e sentimentos de desesperança. Acredita-se que o estresse desempenhe um papel na distimia e, embora a causa seja idiopática, existe um padrão de expressão familiar, com fatores de contribuição ambientais, psicológicos e bioquímicos.[42]

Transtorno disfórico pré-menstrual.

O transtorno disfórico pré-menstrual (TDPM) está relacionado ao ciclo menstrual e não deve representar somente uma exacerbação dos sintomas de outro transtorno psiquiátrico. Apesar de pouco definida, sua causa exata está relacionada com a flutuação hormonal ocorrida em um período que vai de poucos dias a 2 semanas antes da menstruação. Muitas mulheres sofrem de síndrome pré-menstrual, na qual estão presentes sensibilidade mamária, dor abdominal, retenção de água, acne, dor nas costas e distúrbios do sono. Diferentemente, mulheres com TDPM apresentam exaustão, raiva, sensação de insegurança ou perda do controle e diminuição da libido. Em 3 a 8% dos casos, essas questões psicológicas impedem a participação nas atividades da vida diária. A TDPM cessa com a menopausa.[43]

Transtorno disruptivo da desregulação do humor.

O transtorno disruptivo da desregulação do humor (TDDH) é um diagnóstico relativamente recente, que ocorre em crianças e adolescentes. O TDDH é caracterizado por mau humor extremo, no qual o jovem (entre 6 e 18 anos de idade) apresenta raiva, surtos de raiva e irritabilidade. Na maior parte do dia e em todos os dias, o jovem exibe raiva e irritabilidade. Em média, os surtos de raiva podem ocorrer três ou mais vezes/semana, associados a dificuldades no funcionamento durante a interação com outras pessoas, em consequência da irritabilidade. Os critérios para o diagnóstico incluem a presença gradativa desses sintomas ao longo de 12 meses ou mais.[44]

Transtorno depressivo decorrente de outras condições clínicas e substâncias.

Os transtornos depressivos devem ser diferenciados dos efeitos colaterais medicamentosos e das doenças clínicas. Com frequência, a depressão ocorre concomitantemente a uma doença física, principalmente infarto do miocárdio. A depressão compromete negativamente o prognóstico, afetando os aspectos comportamentais e fisiológicos da recuperação, e aumenta o risco de morte.[4,21] As condições clínicas associadas à depressão incluem distúrbios endócrinos, doença cardiovascular, distúrbios neurológicos, condições autoimunes, doenças infecciosas, determinados tipos de câncer e deficiências nutricionais.[45]

Neurofisiologia dos sintomas.

Estudos epidemiológicos e neurobiológicos sugerem que as interações entre fatores biológicos e psicossociais ocorridas ao longo do tempo explicam o risco de desenvolvimento de TDM. Foram identificadas diversas teorias biológicas possíveis para o desenvolvimento de transtornos depressivos, inclusive inflamação, hiperatividade do eixo HHS, níveis baixos de fator de crescimento neurotrófico e níveis baixos de vitamina D. Um corpo crescente de evidências sustenta a possível relação de alguns tipos de depressão com uma inflamação em andamento no corpo. Níveis aumentados de marcadores inflamatórios (proteína C reativa) foram observados nas pessoas com depressão.[46] Distúrbios na função do eixo HHS também podem desempenhar um papel crítico na depressão. No início da vida, estressores como negligência ou trauma podem produzir níveis cronicamente elevados de cortisol.[47] Foram observados níveis baixos de fator de crescimento neurotrófico no hipocampo, em amostras de tecido obtidas no *post-mortem*. Exames de neuroimagem indicam volumes menores e hipertrofia do hipocampo em pessoas com depressão e que sofreram abusos precoces.[21] Foram propostos diversos mecanismos de ação para explicar a associação entre a vitamina D e a depressão. Receptores de vitamina D foram encontrados na amígdala. Ademais, a vitamina D pode exercer uma função neuroprotetora.[48,49] Os ritmos circadianos também são uma área de interesse de pesquisas importantes.[50]

Os distúrbios neurológicos do sistema límbico e dos gânglios da base também estão envolvidos no desenvolvimento de transtornos do humor. A disfunção de neurotransmissores está relacionada à depressão. Pesquisas apontam que um desequilíbrio de 5-HT e/ou adrenalina leva a transtornos depressivos. Pesquisas atuais também apontam um papel da dopamina nos transtornos depressivos.[29] A hipótese monoaminérgica da depressão implica a diminuição dos níveis desses neurotransmissores na fenda sináptica, seja pela diminuição da liberação pré-sináptica ou pela diminuição da sensibilidade pós-sináptica, como o processo patológico fundamental na depressão.[50,51] Muitos estudos observaram redução dos níveis de GABA no plasma, no líquido cerebrospinal e no cérebro de indivíduos com depressão. Estudos com animais também observaram que o estresse crônico pode reduzir ou causar depleção dos níveis de GABA. Diversos estudos sugerem que os receptores de GABA e colinérgicos desempenham um papel importante no desenvolvimento da depressão. O cortisol e a DHEA estão sendo estudados como possíveis fatores de contribuição para a depressão.[51]

Tratamento.

Os antidepressivos aliviam os sintomas da depressão por aumentarem a atividade da NA e da 5-HT nos receptores de membrana pós-sinápticos. O mecanismo de ação dos antidepressivos mais amplamente utilizados é a inibição da recaptação de 5-HT no espaço pré-sináptico. As formulações são variadas e têm como alvos diferentes neurotransmissores. Exemplos são os inibidores seletivos da recaptação de serotonina (ISRS), inibidores da recaptação e antagonistas de serotonina (IRAS), e os inibidores da recaptação de serotonina e NA (IRSN).[52]

Os antidepressivos tricíclicos bloqueiam a recaptação de 5-HT e NA pela membrana pré-sináptica. Os inibidores da monoamina oxidase (MAO) aumentam a concentração de 5-HT e NA via redução da degradação desses neurotransmissores pela MAO, porém são utilizados com menos frequência devido ao seu perfil de efeitos colaterais e às restrições alimentares necessárias.[18,19,52]

A eletroconvulsoterapia, procedimento que estimula eletricamente uma convulsão generalizada, pode ser um tratamento eficaz para a depressão grave.[52] A fototerapia, ou terapia com luz, utiliza uma luz artificial para influenciar a produção de melatonina e a função dos sistemas de catecolaminas. É usada com frequência como tratamento de primeira linha para a depressão associada às alterações sazonais.[52] Evidências apontam melhora dos resultados com o uso combinado de antidepressivos, terapia interpessoal, terapia cognitivo-comportamental e terapia para solução de problemas.[18,19,52]

Transtorno bipolar

É um transtorno do humor com componentes depressivos. Os componentes discutidos na depressão maior devem estar presentes, além do *sintoma cardeal de mania do transtorno bipolar*. Essa condição apresenta uma prevalência aproximada de 2,5% ao longo da vida, em todo o mundo. A média de idade no momento do aparecimento do transtorno é 25 anos, com frequência aumentada entre as mulheres. Entretanto, o transtorno é frequente na adolescência.[2,3,53] Pessoas com transtornos bipolares apresentam alterações de humor para cima (euforia) e para baixo (depressão). Em muitos casos, as pessoas afetadas somente são diagnosticadas 10 anos após o início dos sintomas.[40]

Manifestações clínicas

Existem quatro tipos de transtorno bipolar, com base na gravidade e no desvio da condição de humor eutímico ou normal:[40]

- Transtorno bipolar I: a pessoa apresenta um ou mais episódios maníacos, nos quais o humor está elevado, expansivo ou até mesmo irritável, os quais se alternam com episódios de depressão maior. As alterações do humor são comuns, acompanhadas de transferência da raiva. Os episódios maníacos podem interferir no desempenho profissional ou escolar, em consequência da distração e da alternância entre as ideias. Os episódios têm início súbito e duram desde poucos dias até alguns meses. Os sintomas depressivos são mais graves e menos responsivos às terapias convencionais, do que os sintomas maníacos
- Transtornos bipolares II: a pessoa apresenta um episódio de depressão maior e no mínimo um episódio hipomaníaco ou maníaco menos grave. Os sintomas hipomaníacos persistem por 4 dias ou mais
- Ciclotimia: esse transtorno é semelhante ao tipo I, mas apresenta sintomas menos graves. Os sintomas de hipomania e a depressão não psicótica persistem por 2 anos ou mais (ou pelo menos 1 ano em crianças e adolescentes). Esse transtorno é exclusivo – ou seja, a pessoa com ciclotimia não atende aos critérios determinantes de um episódio de depressão maior ou maníaco
- Ciclagem rápida: esse termo caracteriza a condição da pessoa que apresenta quatro ou mais episódios maníacos, com duração mínima de 2 semanas, em 1 ano. A remissão (parcial ou completa) é substituída por manifestações clínicas do tipo oposto. Os sintomas depressivos são pronunciados.

Neurofisiologia dos sintomas.
Estudos sobre os transtornos bipolares sugerem causas múltiplas, tendo o comprometimento da neuroplasticidade como uma característica importante.[54] Em termos biológicos, acredita-se que os transtornos bipolares sejam resultado de uma desregulação genética, neuroendócrina, autônoma e imune.[6,50] Existe uma forte base genética para o desenvolvimento da condição. Estudos recentes sugerem que os mecanismos patológicos no transtorno bipolar podem estar ligados aos mesmos mecanismos da esquizofrenia.[55-57] Alguns dados sugerem que os endofenótipos bipolares e/ou fatores de resiliência podem ter papel no desenvolvimento da condição.[58]

Estudos de neuroimagem revelam consistentemente anormalidades no córtex pré-frontal subgenual de pessoas com transtorno bipolar familiar. Essa região está relacionada às respostas às experiências emocionais. Há casos em que foi observada uma redução no volume da substância cinzenta no córtex pré-frontal, associada a uma diminuição na atividade da região.[59] Estudos clínicos sugeriram que essa área do cérebro é importante para os estados do humor e tem conexões extensas com o sistema límbico.

Tratamento.
Envolve tanto intervenções psicossociais utilizadas para tratar a depressão, quanto agentes farmacológicos. Os agentes antipsicóticos são direcionados aos neurotransmissores e à desregulação neuro-hormonal, enquanto certos anticonvulsivantes podem bloquear os receptores de dopamina e são antimaníacos potentes. Alguns antidepressivos e reguladores do humor modulam a transmissão do glutamato e proporcionam alívio rápido dos sintomas depressivos, com a infusão de quetamina. O padrão-ouro no tratamento da depressão bipolar é o lítio. Acredita-se que ele reduz a concentração de mioinositol intracelular e aumenta a difusão do cone de crescimento neuronal, em concentrações terapêuticas. O lítio comprovadamente inibe o acúmulo de monofosfato cíclico de adenosina (cAMP), além de modular negativamente os sistemas de segundos mensageiros associados aos receptores ligados ao cAMP.[52]

Antipsicóticos, lítio e alguns anticonvulsivantes podem estabilizar o humor, regulando o sono e o ritmo circadiano. Quando os ritmos social e circadiano estão regulados, pode haver adiamento das recidivas. Infelizmente, muitas pessoas com transtorno bipolar não acreditam que necessitam de tratamento, em particular durante a fase maníaca da doença, e tendem a se automedicar com álcool ou drogas recreativas.[60] Não é incomum que pessoas com depressão bipolar sejam diagnosticadas com transtornos por uso abusivo de substâncias.[2,3,12]

Transtornos de ansiedade

São caracterizados por um temor intenso, que ocorre sem nenhum evento potencialmente perigoso precipitador, e são acompanhados por manifestações subjetivas e objetivas. Os transtornos de ansiedade são os mais prevalentes entre os transtornos psiquiátricos, afetando aproximadamente 18,1% de todas as pessoas.[3] Em comparação aos homens, as mulheres apresentam uma propensão 60% maior de sofrer de um transtorno de ansiedade ao longo de suas vidas. O *DSM-5* classifica as fobias, o transtorno do pânico e o mutismo seletivo como transtornos de ansiedade.[1]

Transtorno de ansiedade generalizada

O transtorno de ansiedade generalizada (TAG) é caracterizado por ansiedade e preocupação excessivas a respeito de diversos eventos ou atividades. Uma pessoa com TAG acha difícil controlar a preocupação. O TAG é diagnosticado com mais frequência dos 45 aos 59 anos de idade.[56] Os critérios para o diagnóstico são a preocupação e a ansiedade crônicas e excessivas interferindo nas atividades diárias e nas relações, durante a maior parte dos dias, por no mínimo 6 meses. As pessoas afetadas exibem preocupação, ansiedade, tensão e hiperatividade autônoma, podendo resultar em fadiga, incapacidade de concentração e perturbações do sono. Aproximadamente metade de todas as pessoas com TAG sofre de depressão.[40]

Transtorno de ansiedade da separação

Na ansiedade da separação, adultos e crianças ficam angustiados quando se separam de casa ou de uma figura à qual estão apegados. Embora a ansiedade da separação seja normal em crianças de até 2 anos de idade, a persistência da angústia além do nível do desenvolvimento determina a presença de um transtorno de ansiedade da separação (TAS). Tristeza, falta de concentração, medo de monstros ou situações perigosas, e distanciamento de outras pessoas são características comuns do TAS. Cefaleias e náuseas, perturbação do sono, pesadelos, medo de ficar sozinho e até mesmo raiva podem ocorrer com a separação.[40]

Mutismo seletivo

Transtorno de ansiedade no qual uma pessoa tem muito medo de falar em público ou em situações selecionadas. É mais comumente observado em crianças que têm fobia de falar ou medo de pessoas. Embora a causa seja desconhecida, acredita-se que fatores genéticos tenham alguma influência. Para ser caracterizada com o transtorno, uma pessoa deve apresentar os sintomas durante mais de 1 mês.[61]

Fobias

Medo irracional forte de algo que impõe pouca ou nenhuma ameaça real. Existem diversos tipos de fobias, incluindo de animais, situações (viagens) e corporais.[40] A agorafobia, uma fobia bastante associada ao transtorno do pânico, é um medo exagerado ou uma ansiedade acentuada concernente à incapacidade real ou esperada de sair para um espaço público.[62] O transtorno de ansiedade social (fobia social) afeta 7% das crianças e dos adultos. A média da idade no momento do episódio inicial é 13 anos.[40]

Transtorno do pânico

Pessoas com transtorno do pânico apresentam exacerbações reincidentes e inesperadas de temor ou desconforto intenso, acompanhadas por sintomas físicos ou comportamentais.[40] A prevalência do transtorno do pânico é de 2 a 3% para adolescentes e adultos.[1,3] Pessoas que sofrem ataques de pânico também relatam sensação de estar fora de controle; medo da morte; manifestações físicas como palpitações, sudorese, calafrios, formigamento ou dormência; dor torácica ou estomacal; dispneia; e náuseas.[63,64]

O diagnóstico do transtorno do pânico pode ser dificultado pela presença de sintomas como dor torácica e falta de ar, que também estão associados a condições clínicas potencialmente graves. Com frequência, indivíduos que sofrem ataques de pânico inicialmente são atendidos em pronto-socorro, acompanhados por uma pessoa convencida de que se trata de um ataque cardíaco.

Os ataques de pânico normalmente duram de 15 a 30 min, mas alguns casos chegam a durar 1 h.[18,19,62] Aparentemente, eventos ambientais e estressantes da vida estão envolvidos na causa dos ataques de pânico. Crianças com ansiedade da separação frequentemente desenvolvem transtornos do pânico quando adultas. Além disso, traumas precoces, incluindo desvantagens socioeconômicas e histórico de abuso físico ou sexual, estão associados ao desenvolvimento do transtorno do pânico.[64]

Transtorno de ansiedade decorrente de substância/medicamento ou condições clínicas

A ansiedade pode ocorrer em consequência de intoxicação ou abstinência de substâncias e/ou tratamento medicamentoso. Além disso, os sintomas da ansiedade podem ser o mecanismo fisiológico de outra condição clínica. Condições comuns incluem distúrbios endócrinos, cardiovasculares, respiratórios, metabólicos e neurológicos.[65]

Neurofisiologia dos sintomas

Acredita-se que os transtornos de ansiedade sejam causados pela interação de diversos fatores biológicos e psicossociais. Os principais mediadores da ansiedade aparentemente são o GABA, a NA, a serotonina e a dopamina. Observa-se atividade diminuída do sistema serotoninérgico e ativação excessiva do sistema adrenérgico. O sistema autônomo – especificamente o sistema nervoso simpático – está envolvido na resposta ao estresse. A ativação corticosteroide pode aumentar ou diminuir a atividade das vias neurais, induzindo ansiedade.[6,65] Especificamente, acredita-se que o transtorno de ansiedade do pânico esteja relacionado à amígdala hiperativa e ao envolvimento límbico e do córtex pré-frontal cortical. Foi proposto que variantes do risco genético, como uma neuroplasticidade alterada, estimulam a rede do medo.[62] O glutamato é o neurotransmissor excitatório primário no sistema nervoso central e está envolvido em quase todas as vias neuronais, incluindo as vias basais de estados de ansiedade normais e patológicos.

Tratamento

Inclui o uso de terapias comportamentais, psicológicas e medicamentosas. A terapia cognitivo-comportamental é um componente importante no tratamento dos transtornos de ansiedade. O tratamento farmacológico de primeira linha baseado em evidências inclui ISRS específicos, IRSN e agonistas de 5-HT$_{1a}$.[66,67] Crescem as evidências da maior eficácia dos ISRS no tratamento do pânico, mas a resposta total aos medicamentos pode demorar 12 semanas ou mais.[60] Esses agentes resultam na normalização da hiperatividade límbica, paralímbica e frontal, bem como em supressão serotoninérgica. Os tratamentos de segunda linha incluem os benzodiazepínicos. Esses medicamentos aumentam a atividade do receptor de GABA$_A$, que eleva o fluxo de íons cloreto pela membrana celular, hiperpolarizando a membrana e, portanto, inibindo o disparo das células-alvo. Em decorrência do alto nível de dependência fisiológica e psicológica, os benzodiazepínicos deixaram de ser considerados os agentes de primeira linha no tratamento dos transtornos de ansiedade, e passaram a ser indicados somente para uso a curto prazo.[67] Diversos medicamentos apresentam eficácia comprovada no tratamento da fobia social, incluindo os ISRS, benzodiazepínicos e inibidores da MAO. A fobia social também é particularmente responsiva às terapias comportamentais e cognitivas.[66,67]

Transtorno obsessivo-compulsivo e correlatos

O *DSM-5* separa o transtorno obsessivo-compulsivo (TOC) dos transtornos de ansiedade. O transtorno obsessivo-compulsivo e correlatos (TOCC) incluem o TOC, transtorno dismórfico corporal, transtorno de acumulação e transtorno de tricotilomania e escoriação.[1]

Transtorno obsessivo-compulsivo

Caracteriza-se pela necessidade de repetir pensamentos (obsessões) e comportamentos (compulsões) angustiantes e incontroláveis.[68] Nos EUA, o TOC entre adultos apresenta uma prevalência vitalícia de 2,3%.[2,3] Esse transtorno costuma ser subdiagnosticado em crianças, porque pode aparentar ser um problema comportamental com surtos de raiva impulsivos, podendo assim ser confundido com transtornos de déficit de atenção ou desempenho escolar inadequado.[69-71]

Transtorno dismórfico corporal

Consiste em um transtorno da imagem corporal, que causa angústia emocional grave e dificuldades no funcionamento diário. É caracterizado por preocupações persistentes com uma imperfeição imaginária ou discreta na aparência de uma pessoa. Pesquisas demonstram que afeta homens e mulheres, quase igualmente.[71]

Transtorno de acumulação

Caracteriza-se por uma dificuldade persistente de descartar ou se separar das posses, apesar de seu valor real. Existe a percepção de uma necessidade de guardar os itens e uma angústia associada ao seu descarte. O acúmulo de posses congestiona e desorganiza as áreas de convivência ativa, comprometendo substancialmente o seu uso pretendido. O acúmulo dos itens causa angústia ou comprometimento nas áreas sociais, ocupacionais ou outras áreas importantes do desempenho (incluindo a manutenção de um ambiente seguro para si ou outras pessoas).[71]

Transtornos de tricotilomania e escoriação

O transtorno de escoriação (dermatilomania) é uma nova classificação dos TOCC do *DSM-5*, caracterizado por atos recorrentes e excessivos de beliscar, arranhar ou esfregar a pele normal.[71] Estima-se que a prevalência do transtorno de tricotilomania durante a vida seja de 1%.[1]

Neurofisiologia dos sintomas

A neurobiologia exata dos TOCC é indefinida. Acredita-se que fatores ambientais e genéticos contribuam para o desenvolvimento do TOC, incluindo eventos perinatais, estressores psicossociais, trauma e processos inflamatórios.[72] Estudos de neuroimagem revelam repetidamente uma ruptura no córtex orbitofrontal, no córtex cingulado, nos gânglios basais e, mais recentemente, em regiões no lobo parietal, na fisiopatologia das obsessões e compulsões. Além disso, foi demonstrado um volume diminuído de substância branca nos córtices pré-frontal dorsolateral e cingulado.[73] Acredita-se que haja ativação excessiva do córtex cingulado anterior nas pessoas que sofrem de TOCC. Pesquisas recentes apontam o papel da sinalização do glutamato no desenvolvimento de TOCC.[69,74,75]

Tratamento

O tratamento dos TOCC inclui psicoterapia, farmacoterapia, eletroconvulsoterapia, estimulação magnética transcraniana e, em casos extremos, cirurgia de estimulação cerebral profunda.[76] A psicoterapia inclui a exposição e a prevenção de respostas. Determinados ISRS são a farmacoterapia preferida.[76]

Transtornos por uso abusivo de substâncias

Os termos "uso abusivo de substâncias" e "dependência de substâncias" foram agrupados por profissionais em uma categoria simples denominada *transtornos por uso abusivo de substâncias* (TUAS), desde 2013. Diversas substâncias no *DSM-5* são reconhecidas por desempenhar um papel nos TUAS, incluindo álcool, cafeína, maconha, alucinógenos, substâncias inalatórias, opioides, sedativos, estimulantes e/ou tabaco.[1] A taxa de prevalência anual de TUAS em pessoas na faixa etária de 12 anos ou mais é de 8,1%.[2,3] Uma em cada oito pessoas que apresentam um TUAS também tem outro TUAS adicional com álcool ou outra substância. Aproximadamente 40% dos adultos com um TUAS apresentam uma doença mental concomitante. O uso abusivo de substâncias como drogas ou álcool, antes dos 20 anos de idade, pode alterar o desenvolvimento cerebral e aumenta a probabilidade de desenvolvimento de dependência em fases posteriores da vida.[77] A preocupação com o uso abusivo é a avaliação dominante e inclui aspectos como desistência de atividades importantes, passar mais tempo consumindo ou buscando a substância, e uso contínuo, com a piora dos problemas (físicos, mentais e emocionais) causados pelo TUAS.[78]

Neurofisiologia dos sintomas

Pesquisas atuais e em andamento apontaram uma etiologia multifatorial complexa, incluindo fatores psicossociais, biológicos e ambientais. Propõe-se que os fatores genéticos e ambientais são igualmente importantes no desenvolvimento dos TUAS. O componente hereditário da dependência pode chegar a 50%.[77] A ativação do sistema de recompensas do cérebro é central para o desenvolvimento de TUAS.[79] Teorias neurobiológicas sugerem que a plasticidade neuronal e a metaplasticidade no sistema mesolímbico podem promover o aprendizado baseado em recompensas e o desenvolvimento de dependência.[80] Exames de neuroimagem do funcionamento cerebral sugerem que a dopamina está associada ao uso abusivo de substâncias. As substâncias que facilitam a transmissão da dopamina adquirem propriedades de incentivo e reforço, e favorecem o comportamento de busca pela droga. Os mecanismos fisiopatológicos de cada classe de substâncias são diferentes, mas a ativação do sistema de recompensas em geral é semelhante.

Os efeitos do álcool como uma substância sobre a liberação de dopamina provavelmente são mediados por interações com outros sistemas de neurotransmissores, incluindo glutamato, GABA, fator liberador de corticotrofina e 5-HT, bem como por interações com endorfinas e encefalinas. A modulação positiva dos receptores de N-metil-D-aspartato (NMDA) e as alterações nas vias de sinalização do glutamato podem ser aumentadas com a exposição crônica ao álcool. A plasticidade nas sinapses glutamatérgicas nos neurônios dopaminérgicos pode regular o quanto uma pessoa é vulnerável ao desenvolvimento de uma dependência.[80]

A cocaína e as anfetaminas elevam o nível de dopamina no núcleo *accumbens*, ao bloquearem o transportador de dopamina e, assim, prolongarem o tempo que a dopamina permanece na fenda sináptica. A nicotina intensifica a liberação da dopamina, ao atuar sobre os receptores colinérgicos pré-sinápticos.[81,82] Existem relatos de aumento nos níveis de GABA com o uso de opioides. Os opioides se ligam aos receptores de opioides, que são os sítios de ligação das encefalinas, dinorfinas e endorfinas.[83]

Tratamento

O tratamento dos TUAS exige o conhecimento sobre as alterações fisiológicas na função cerebral que causam recidivas, até mesmo depois de anos de abstinência. Os fatores de precipitação para uma recidiva incluem estresse, sinais ambientais e exposição à substância. As recidivas não são incomuns e não devem ser consideradas falhas do tratamento, mas sim um reflexo da natureza da doença. Como existe uma alta comorbidade entre a depressão e os TUAS, o tratamento profissional de problemas psiquiátricos preexistentes frequentemente diminui o uso abusivo de substâncias ilícitas e auxilia na prevenção de recidivas. Os tratamentos são variados e incluem intervenções biológicas, comportamentais e psicossociais. O direcionamento para as vias de recompensa do cérebro pode fazer parte do tratamento contínuo dos TUAS. Atualmente, três medicamentos que atuam como antagonistas ou inibidores do álcool estão aprovados pela Food and Drug Administration (FDA) dos EUA para uso no tratamento dos TUAS com álcool em adultos.[84,85] Outros medicamentos são utilizados para bloquear os receptores de opioides e os efeitos eufóricos. Nenhum dos agentes aprovados elimina os desejos[85,86], mas todos atuam melhor com outras terapias, incluindo terapias comportamentais, terapias cognitivo-comportamentais e terapias psicodinâmicas, interpessoais, em grupo e familiares.

RESUMO

O desenvolvimento de um transtorno psiquiátrico depende de uma diversidade de fatores, incluindo trauma cumulativo e do desenvolvimento, apoios sociais, apego e o perfil neurobiológico e psicológico de uma pessoa. Esses fatores criam alterações no cérebro e no funcionamento neural. Pesquisas recentes aprofundaram a nossa compreensão sobre como essa interação complexa e a genética contribuem para a psicopatologia. Ao identificar pacientes vulneráveis e com risco de desenvolvimento de uma psicopatologia, os clínicos podem começar a planejar intervenções que fortifiquem a resiliência e mantenham o bem-estar psicológico.[87-89] O crescente conhecimento sobre a fisiopatologia dos transtornos psiquiátricos propicia a indicação de terapias com base em evidências para intensificar a resiliência e a prevenção dos transtornos psiquiátricos.

TRANSTORNOS DA MEMÓRIA E COGNIÇÃO

Depois de concluir esta seção, o leitor deverá ser capaz de:

- Comparar as apresentações dos transtornos neurocognitivos decorrentes de doença de Alzheimer, distúrbios vasculares, degeneração frontotemporal, corpos de Lewy, e por uso abusivo de substâncias
- Descrever as alterações no tecido cerebral que ocorrem com a doença de Alzheimer.

A cognição se refere a todos os processos por meio dos quais a contribuição sensorial é transformada, sintetizada, elaborada, armazenada, recuperada e utilizada. Envolve a percepção da contribuição sensorial, bem como a capacidade de aprender e manipular novas informações, reconhecer objetivos familiares e relembrar experiências passadas, solucionar problemas, pensar de modo abstrato e, igualmente, fazer julgamentos. Os domínios cognitivos envolvidos com os transtornos neurocognitivos incluem a memória, a linguagem, a cognição motora perceptiva e social, a função executiva e a atenção complexa.[1,80,90]

Envelhecimento cognitivo normal

A memória apresenta um declínio lento e progressivo ao longo da vida, e é importante diferenciar entre o que pode ser denominado "envelhecimento cognitivo normal" e os transtornos da memória e da cognição. Obviamente, muitos adultos de idade mais avançada permanecem intelectualmente intactos e fazem contribuições notáveis em fases mais tardias da vida. O aprendizado de novas informações diminui, mas a memória remota permanece intacta. O desempenho executivo diminui minimamente com o envelhecimento. O vocabulário e a maior parte das habilidades cognitivas permanecem resilientes durante o envelhecimento normal. A velocidade do raciocínio conceitual, da memória e do processamento declina gradualmente, ao longo do tempo. Contudo, no envelhecimento normal, essa diminuição da velocidade não afeta as habilidades funcionais.[91,92]

Transtornos neurocognitivos

O *DSM-5* substituiu a terminologia "demência" por "transtornos neurocognitivos" (TNC), termo científico preferido. Transtorno cognitivo é um termo geral que designa um declínio na função mental suficientemente grave para interferir na capacidade de uma pessoa de realizar as atividades diárias habituais, e que não é parte normal do processo de envelhecimento. Os sintomas de TNC podem variar, mas incluem perda da memória, problemas com a comunicação e a linguagem (para encontrar as palavras), dificuldades para realizar tarefas complexas (p. ex., pagar contas) e problemas de julgamento.[93,94] Estes estão diretamente relacionados aos domínios cognitivos da memória, linguagem, cognição motora perceptiva e social, função executiva e atenção complexa. Os subtipos etiológicos específicos da disfunção neurocognitiva são classificados pelo *DSM-5*. Cada subtipo também deve atender aos critérios relativos ao TNC leve ou moderado.[1] Estima-se que 13,8% das pessoas com 72 anos de idade ou mais apresentem algum tipo de transtorno neurocognitivo.[95]

Cada um dos TNC afeta os domínios cognitivos da memória, linguagem, função executiva, cognição motora perceptiva e social, e atenção complexa. Cada TNC tem apresentações e características únicas. Pesquisas sobre a patogênese desses transtornos estão sendo conduzidas e, cada vez mais, acumulam-se evidências para orientar o tratamento.

Transtornos neurocognitivos decorrentes do delirium

O *delirium* é um estado de confusão flutuante agudo, que se desenvolve durante um curto período de tempo.[18] Estima-se que a prevalência seja de 1 a 2% em idosos com 65 anos ou mais, e de 10% entre aqueles com 85 anos ou mais.[96] Idade avançada, transtornos neurocognitivos, comprometimentos funcionais, histórico de TUAS e comprometimentos sensoriais aumentam o risco de desenvolvimento de *delirium*. Condições clínicas, medicamentos, dor não controlada, abstinência de substâncias, retenção urinária e impactação fecal também são fatores de precipitação comuns. Estudos sugerem que a inflamação e o comprometimento do metabolismo oxidativo sejam parte da patogênese do *delirium*. Além disso, o comprometimento da transmissão dos neurotransmissores acetilcolina, serotonina, GABA e dopamina desempenha um papel no desenvolvimento do *delirium*.[96]

No *delirium*, a cognição é não sistemática, mas caracterizada pela diminuição da consciência, alteração no sono e ações psicomotoras anormais.[40] O tratamento do *delirium* é de suporte, com esforços para eliminar a causa de base.[52]

Transtornos neurocognitivos decorrentes da doença de Alzheimer

Os transtornos neurocognitivos em consequência da doença de Alzheimer ocorrem em fases intermediárias ou mais tardias da vida, e são responsáveis por 60 a 80% de todos os casos de TNC. O transtorno afeta mais de 5,2 milhões de indivíduos nos EUA, onde pode ser a sexta causa principal de morte. O risco de desenvolvimento de doença de Alzheimer aumenta com a idade. Estima-se que quase 50% dos idosos com idade a partir de 85 anos vivam com TNC em consequência da doença de Alzheimer, e dois terços desse total são mulheres. Projeções estimam que 7,1 milhões de norte-americanos desenvolverão TNC em consequência de Alzheimer, por volta de 2050.[95]

Manifestações clínicas. Os transtornos neurocognitivos decorrentes da doença de Alzheimer seguem uma evolução insidiosa e progressiva, com uma sobrevida média de 8 a 10 anos após o diagnóstico.[95] Os *sintomas característicos são perda da memória de curta duração, dificuldades de linguagem e alterações no comportamento*. Foram reconhecidos diversos estágios da doença, os quais variam de quatro a sete segundo identificado pela Alzheimer's Association. Todos são caracterizados por alterações degenerativas progressivas.[95] A Tabela 18.5 ilustra os estágios, as manifestações e os domínios cognitivos afetados pela progressão da doença de Alzheimer. Depressão, agitação e distúrbios do sono são comuns nesse transtorno.

Neurofisiologia dos sintomas. A doença de Alzheimer é caracterizada por atrofia cortical e perda de neurônios, particularmente nos lobos parietal e temporal. A atrofia cortical grave encontrada em indivíduos com essa condição está ilustrada na Figura 18.3. Os aspectos patogênicos da doença de Alzheimer não são completamente compreendidos, mas acredita-se que sejam uma combinação de perturbação da neurotransmissão, estresse oxidativo, neuroinflamação e outros fatores.

Os neurotransmissores com papel significativo na patogênese da doença de Alzheimer incluem Ach, GABA, NMDA e L-arginina.[97-99] Acredita-se que o metabolismo da arginina esteja alterado no hipocampo. Outros neurotransmissores podem ter papel no estresse oxidativo, comprovadamente envolvido na condição.[91,100] Estudos sugerem que a diminuição da transmissão colinérgica no cérebro está associada aos comprometimentos cognitivos. Estudos adicionais demonstraram uma interação do beta-amiloide (Aβ) com receptores colinérgicos. A perturbação da sinalização junto aos sistemas colinérgicos e glutamatérgicos corticais causa defeitos no hipocampo, amígdala e córtices frontal e parietal.[100]

Os achados neuropatológicos clássicos na doença de Alzheimer são os emaranhados neurofibrilares e as placas amiloides (neuríticas). As principais características microscópicas da doença de Alzheimer estão relacionadas à degeneração celular difusa e à perda sináptica e neuronal difusa, bem como aos emaranhados neurofibrilares. As placas neuríticas são agregados densos de Aβ. Estudos genéticos, patológicos, bioquímicos e celulares recentes apoiam um desequilíbrio entre a produção e a remoção do Aβ, causando o acúmulo que atua como um fator importante na patogênese da doença de Alzheimer. As placas neuríticas estão ilustradas na Figura 18.4.[101,102]

A doença de Alzheimer familiar é causada por mutações na proteína precursora de amiloide (APP), presenilina 1 (PS-1), presenilina 2 (PS-2) e apolipoproteína E-e4 (APOE4). Essas mutações causam alterações no Aβ.[103] O componente dominante do centro amiloide é o Aβ, um peptídio derivado da proteólise de uma PPA maior que abrange a membrana. Um número crescente de evidências mostram que o Aβ é a molécula crítica na patogênese do Alzheimer.[103] Atualmente, as pesquisas têm enfocado as relações entre as espécies de oxigênio, a apoptose neuronal e o cálcio. As espécies de oxigênio podem aumentar a produção e a agregação de Aβ, bem como facilitar a fosforilação da proteína tau. Estudos também sugerem que o Aβ pode comprometer a homeostase do cálcio e contribuir para as espécies de oxigênio que perturbam a membrana.[104,105]

Os emaranhados neurofibrilares, encontrados no citoplasma de neurônios anormais, são compostos por proteínas

Tabela 18.5 Domínios cognitivos afetados pela progressão da doença de Alzheimer.

Estágio	Manifestações	Domínio cognitivo afetado
Estágio 1 Sem comprometimento	Esquecimento	Memória
Estágio 2 Declínio muito leve	Memória a curto prazo (MCP) ocasional Afasia ocasional	Memória Linguagem
Estágio 3 Declínio leve	Relembrar a MCP, nomes Afasia ocasional Problemas de concentração	Memória Linguagem Atenção complexa
Estágio 4 Declínio moderado	Relembrar a MCP Relembrar a memória a longo prazo (MLP) episódica Problemas de afasia Dificuldade para concluir etapas de tarefas múltiplas	Memória Linguagem Atenção complexa Função executiva
Estágio 5 Declínio moderadamente grave	Desorientação quanto ao tempo e espaço Mais déficits de MLP Dificuldade para se vestir adequadamente	Memória Linguagem Atenção Função executiva Motora perceptiva
Estágio 6 Declínio grave	Desorientação quanto à pessoa, ao tempo e espaço Déficits de MLP episódicos mais profundos Reversão do padrão do sono Perda do controle da bexiga e do intestino Intensificação das características da personalidade anteriormente reprimidas Delírios paranoicos	Memória Linguagem Atenção Função executiva Motora perceptiva Cognição social
Estágio 7 Declínio muito grave	Não responsivo Perda do controle motor Reflexos anormais Dificuldade de deglutição Morte	Memória Linguagem Atenção Função executiva Motora perceptiva Cognição social

Fonte: Smits L. *et al.* (2015). Trajectories of cognitive decline in different types of dementia. *Psychological Medicine* 45(5), 1051-1059. doi:10.1017/S0033291714002153; Alzheimer's Association. (2016). 2016 Alzheimer's disease facts and figures. *Alzheimer's and Dementia* 12(4), 1-80. Disponível em: https://www.alz.org/documents_custom/2016-facts-and-figures.pdf; Sadock B., Sadock V. (2014). *Synopsis of psychiatry* (11. ed.). Philadelphia, PA: Lippincott Williams & Wilkins.

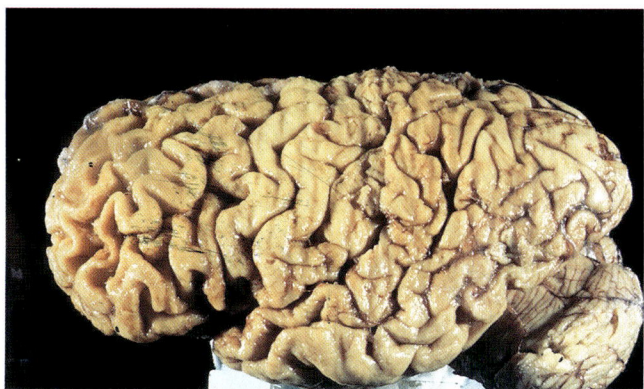

Figura 18.3 • Atrofia cerebral cortical grave. A presença de atrofia frontotemporal grave pode indicar doença de Alzheimer ou de Pick. A atrofia frontal indica alterações na função executiva e comprometimento do julgamento. Fonte: Rubin R., Strayer D. (Eds.) (2012). *Rubin's pathology: Clinicopathology foundations of medicine* (6. ed., p. 1349). Philadelphia, PA: Lippincott Williams & Wilkins.

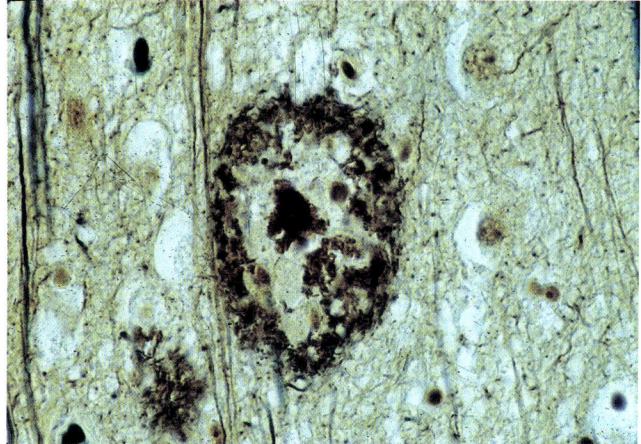

Figura 18.4 • Placas neuríticas na doença de Alzheimer. As placas são acúmulos de B-amiloide polimerizado, contendo um anel de processos neuríticos. Fonte: Rubin R., Strayer D. (Eds.) (2012). *Rubin's pathology: Clinicopathologic foundations of medicine* (6. ed., p. 1345). Philadelphia, PA: Lippincott Williams & Wilkins.

emaranhadas entre si formando uma conformação helicoidal (Figura 18.5). Esses emaranhados são resistentes à degradação química ou enzimática e persistem no tecido cerebral após a morte e o desaparecimento do neurônio do qual se originaram. Um componente importante dos filamentos helicoidais pareados é uma forma anormalmente hiperfosforilada da proteína tau, uma proteína associada ao microtúbulo axônico que intensifica a montagem dos microtúbulos.[106]

Os sintomas da doença de Alzheimer hereditária de início precoce surgem antes dos 65 anos de idade e representam 1 a 2% dos casos. Estudos sugerem que os fatores genéticos que contribuem para a doença de Alzheimer são semelhantes àqueles na síndrome de Down.[106,107]

> **Alerta de domínio do conceito**
>
> Uma das alterações genéticas associadas à doença de Alzheimer ocorre no cromossomo 21, que é o mesmo cromossomo afetado na síndrome de Down. Praticamente, todas as pessoas com síndrome de Down exibem características patológicas de doença de Alzheimer conforme envelhecem.

Diagnóstico e tratamento. O diagnóstico de DA somente pode ser confirmado pelo exame microscópico do tecido obtido de uma biopsia cerebral ou por necropsia. O diagnóstico é baseado nos achados clínicos. Os exames de neuroimagem e a triagem metabólica são etapas importantes para excluir outras condições e diagnosticar o TNC resultante de doença de Alzheimer.

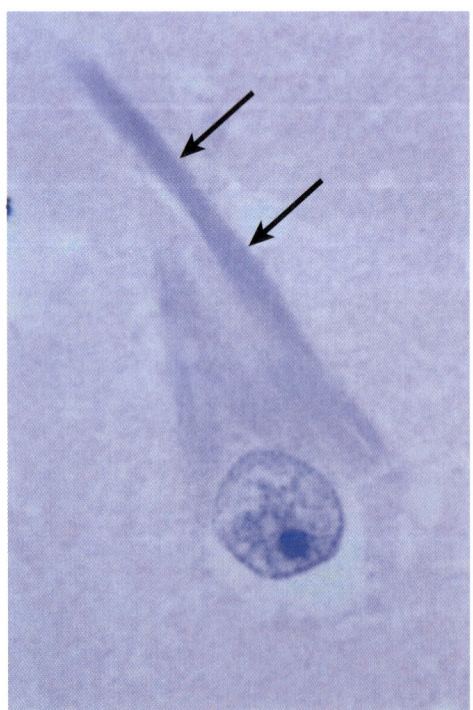

Figura 18.5 • Emaranhados neurofibrilares. Esses emaranhados são compostos por acúmulos intraneuronais de proteína tau. Os locais e a complexidade dos emaranhados estão correlacionados aos sintomas clínicos. Fonte: Rubin R., Strayer D. (Eds.) (2012). *Rubin's pathology: Clinicopathologic foundations of medicine* (6. ed., p. 1346). Philadelphia, PA: Lippincott Williams & Wilkins.

Não existe um tratamento que cure a doença de Alzheimer. Medicamentos podem diminuir a velocidade da progressão e melhorar a depressão, a agitação ou os distúrbios do sono. Inibidores da colinesterase demonstraram ser eficazes na redução da velocidade da progressão da doença, por potencializarem a ação da Ach disponível e inibirem a acetilcolinesterase. Antagonistas de NMDA interferem na excitotoxicidade glutamatérgica causada pela isquemia e pelos depósitos de amiloide associados à doença, ou podem proporcionar melhora sintomática por meio dos efeitos sobre a função dos neurônios do hipocampo.[108] Os antipsicóticos não estão aprovados para o uso no tratamento da agitação da doença de Alzheimer. As intervenções apropriadas incluem ajustes ambientais, redirecionamento e determinação da causa basal do comportamento. Listas de músicas personalizadas são uma prática baseada em evidências muito bem-sucedida na diminuição dos comportamentos agitados em pessoas com doença de Alzheimer.[109,110]

Os dois objetivos principais dos cuidados são manter a socialização e dar suporte aos cuidadores. Grupos como a Alzheimer's Association são eficazes para proporcionar apoio. Centros de cuidados diários e temporários estão disponíveis em muitas áreas para proporcionar um alívio para os cuidadores e uma estimulação apropriada para as pessoas com DA.

Transtornos neurocognitivos decorrentes de doença vascular

Os transtornos neurocognitivos resultantes de doença vascular, anteriormente conhecidos como demência multi-infarto, são responsáveis por aproximadamente 10% de todos os tipos de TNC[97] e são causados pela lesão que resulta de danos cerebrais isquêmicos ou hemorrágicos. A lesão de grandes vasos pode causar sintomas súbitos, enquanto a lesão de vasos menores leva ao aparecimento mais lento dos sintomas.[1] Pesquisas sugerem que a patologia dos vasos cerebrais pode ser um fator de risco inadequadamente reconhecido para doença de Alzheimer.[86] Os domínios cognitivos afetados precocemente são a cognição motora perceptiva, a atenção complexa e a função executiva. Os sintomas de depressão são frequentes. *A incidência está fortemente associada a um acidente vascular encefálico*, bem como hipertensão, arritmias, infarto do miocárdio, doença vascular periférica, anormalidades lipídicas, diabetes melito, vasculite autoimune e infecciosa, bem como tabagismo.[111]

Transtornos neurocognitivos decorrentes de lesão cerebral traumática

Os transtornos neurocognitivos por lesão cerebral traumática (LCT) são causados pelas consequências de uma lesão cerebral a longo prazo. A prevalência de TNC causado por LCT está aumentando.[112]

Transtornos neurocognitivos decorrentes da doença de Parkinson

Aproximadamente 10% das pessoas com doença de Parkinson (DP) desenvolvem os sintomas de um TNC. Os sintomas neurocognitivos em geral ocorrem após os 70 anos de idade, assim como *o desenvolvimento das manifestações clínicas clássicas da DP*, incluindo bradicinesia, tremor, rigidez e instabilidade postural.[108,113] Nos TNC resultantes de DP, ocorre o acúmulo de agregados da proteína α-sinucleína (corpos de Lewy) na substância negra. Acredita-se que os agregados causem degeneração das células nervosas produtoras de dopamina.[102,108] O comprometimento cognitivo piora lentamente, porém de modo gradual, em todos os domínios cognitivos. O TNC é mais comum na DP, e as manifestações clínicas incluem movimentos ou espasmos musculares não intencionais, alucinações visuais, transtornos da memória, déficits visuais e espaciais, lentidão dos movimentos e do pensamento, transtorno comportamental do sono REM, transtornos do humor (depressão, agitação e ansiedade) e rigidez postural. As alterações cerebrais na DP são semelhantes àquelas da doença de Alzheimer.[94,108]

O tratamento inclui cuidados de suporte e agentes farmacológicos, inclusive inibidores de colinesterase, ácido N-metil-D-aspártico e dopaminérgicos.[51,108]

Transtornos neurocognitivos decorrentes da doença com corpos de Lewy

Na doença com corpos de Lewy (DCL), agregados da proteína alfassinucleína (corpos de Lewy) se acumulam nos núcleos dos neurônios corticais responsáveis pelo controle da memória e pelo controle motor cortical. Essas proteínas substituem as estruturas das células nervosas. As manifestações clínicas precoces da doença são flutuações no estado de alerta e na atenção, além de alucinações visuais recidivas.[113] A DCL frequentemente é confundida com a doença de Alzheimer, mas apresenta um início mais precoce e inclui características de parkinsonismo e comportamentos com delírios, agressividade e depressão.[40] O tratamento inclui inibidores de colinesterase, ácido N-metil-D-aspártico e dopaminérgicos. Na DCL, é importante evitar neurolépticos e antipsicóticos de primeira geração.[108]

Transtornos neurocognitivos decorrentes da degeneração frontotemporal

A degeneração frontotemporal (DFT), originalmente conhecida como doença de Pick e demência frontotemporal, é uma deterioração progressiva dos lobos frontal e anterior do cérebro. Foram identificadas mutações em cinco genes, na DFT. A codificação da proteína tau e do gene do precursor do fator de crescimento granulina são os marcadores genéticos mais comuns. Uma condição histopatológica é a base dos sintomas clínicos, e exames de imagem estruturais demonstram atrofia do lobo temporal anterior e frontal.[19] O transtorno tem um forte componente familiar, com 30 a 50% das pessoas diagnosticadas com DFT relatando no mínimo um parente afetado pelo transtorno. *O início da doença ocorre antes dos 65 anos de idade.*[95]

Existem duas apresentações clínicas distintas que indicam sintomas de DFT:

- Comportamento (mais comum):
  - Ações desinibidas e impulsivas
  - Apatia
  - Comportamento social inadequado
  - As anormalidades comportamentais podem ser bastante extremas e são diagnosticadas erroneamente como esquizofrenia ou depressão psicótica
- Linguagem (menos comum)
  - Distúrbios na compreensão
  - Distúrbios na expressão.[114]

Pesquisas revelam que as alterações genéticas e patológicas associadas à DFT ocorrem nos mesmos genes envolvidos na esclerose lateral amiotrófica.[114,115] *Exames de neuroimagem podem ser úteis para diferenciar a DFT de outros tipos de transtornos cognitivos.* Os exames de imagem estrutural revelam tipicamente atrofia do lobo temporal anterior e frontal. A evolução da doença é implacável, com a morte ocorrendo em 2 a 10 anos.

Transtornos neurocognitivos decorrentes da doença de Huntington

A doença de Huntington (DH) é causada por uma mutação no gene *HTT*. Há uma probabilidade de 50% de desenvolvimento de DH, quando um dos pais tem o transtorno.[116] Os neurônios afetados primeiro e de forma mais grave são os do núcleo caudado e do putâmen nos gânglios da base. As alterações neuroquímicas que ocorrem na doença são complexas (Figura 18.6). Uma diminuição do GABA nos gânglios da base causa menos inibição do tálamo e isso resulta no aumento da liberação do neurotransmissor excitatório glutamato para o córtex frontal.[116] Na DH, a disfunção das vias motoras indiretas e diretas nos gânglios da base causa uma ampla diversidade de sintomas motores, denominados discinesias. Estudos sugerem que alterações no equilíbrio da dopamina relacionadas com a função do receptor de glutamato também podem ter um papel significativo nas alterações comportamentais e cognitivas na DH.[117] Conforme a doença progride, aumenta a quantidade de neurônios afetados, levando à atrofia cerebral.

A maior parte dos adultos apresenta manifestações no meio da vida; entretanto, as anormalidades cognitivas e psicológicas começam no início da fase adulta. A aparência pode ser de desleixo, enquanto as alterações do humor podem progredir para um comportamento agressivo. As tendências suicidas aumentam à medida que a doença progride, uma vez que não há cura. A coreia (movimentos involuntários bruscos) aumenta com o estresse e alcança o pico 10 anos após seu início. Alguns déficits de memória e diminuição da função cognitiva podem acompanhar a impulsividade, frustração e

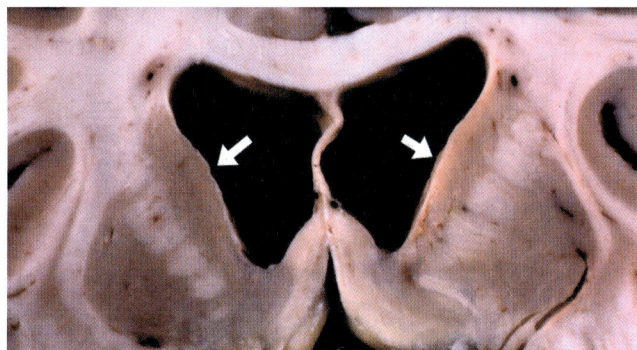

Figura 18.6 • Doença de Huntington. Os núcleos caudados (*setas*) estão atrofiados e levam ao aumento dos ventrículos laterais. Observa-se também um pequeno grau de atrofia cortical. Fonte: Rubin R., Strayer D. (Eds.) (2012). *Rubin's pathology: Clinicopathology foundations of medicine* (6. ed., p. 1351). Philadelphia, PA: Lippincott Williams & Wilkins.

hostilidade, à medida que o lobo frontal deteriora.[40] A causa imediata da morte normalmente é uma infecção.[1] Não existe cura para a DH. O tratamento é de suporte, voltado para o alívio dos sintomas.[117]

Transtornos cognitivos decorrentes da infecção pelo vírus da imunodeficiência humana

Pode haver desenvolvimento de transtornos cognitivos em consequência da infecção pelo vírus da imunodeficiência humana (HIV). Estudos recentes sugerem que o cérebro pode atuar como reservatório para a infecção pelo HIV e isso causa uma inflamação persistente. Com a infecção pelo HIV, ocorre a liberação de um excesso de glutamato associado à neurotoxicidade.[118] O tratamento é de suporte.

Transtornos cognitivos decorrentes da doença por príon

As doenças por príon (encefalopatias espongiformes) são transtornos raros e fatais, causados pelo dobramento errôneo de proteínas endógenas com uma proteína priônica patológica infecciosa. A doença de Creutzfeld-Jakob (DCJ) é uma doença por príon que afeta apenas uma pessoa em 1 milhão, anualmente, em todo o mundo; e foi relacionada à ingestão de carne bovina infectada pela encefalopatia espongiforme bovina. A condição pode ser hereditária, idiopática ou adquirida por meio de tecido ou instrumentos cirúrgicos contaminados.[89,119,120] Ocorre degeneração dos sistemas piramidal e extrapiramidal, causando alterações cognitivas dentro de 6 meses após o início do processo. A morte comumente ocorre em meses, embora algumas pessoas possam sobreviver por muitos anos.[99] Os sintomas iniciais consistem em anormalidades na personalidade e na coordenação motora perceptiva, além de comprometimento da memória e do julgamento. Com o avanço da doença, há declínio cognitivo extremo, insônia, cegueira e ataxia.[119,120] Não existe um tratamento efetivo para a DCJ.

Transtornos cognitivos decorrentes de substâncias/medicamentos

O TNC induzido por substância/medicamento é caracterizado por comprometimentos neurocognitivos que persistem após a suspensão aguda da substância. Os fatores de risco para os TNC induzidos por substância/medicamento incluem defeitos nos mecanismos de enfrentamento e um longo histórico de uso abusivo de substâncias.[121] Os sintomas de TNC leves ou graves relacionados com álcool incluem comprometimentos na memória, função executiva, cognição social, atenção complexa e nas habilidades motoras perceptivas. Em alguns casos, a suspensão do uso abusivo de álcool leva a melhoras no funcionamento cognitivo; contudo, a lesão costuma ser permanente e irreversível.[122]

A síndrome de Wernicke-Korsakoff pode resultar do uso abusivo crônico de álcool. A Figura 18.7 ilustra as áreas do cérebro impactadas pelo uso abusivo crônico de etanol (álcool), incluindo atrofia cortical. As manifestações clínicas incluem discreto comprometimento da memória e confabulação, fraqueza aguda e paralisia dos músculos extraoculares, nistagmo, ataxia e confusão. A neuropatia periférica pode estar evidente. Outros sintomas são a marcha instável e queixas de diplopia. Pode haver sinais atribuídos à abstinência alcoólica, como delírio, confusão e alucinações. Esse transtorno é causado por uma deficiência de tiamina (vitamina B_1), a qual interfere diretamente na produção da glicose, o principal nutriente do cérebro.[122]

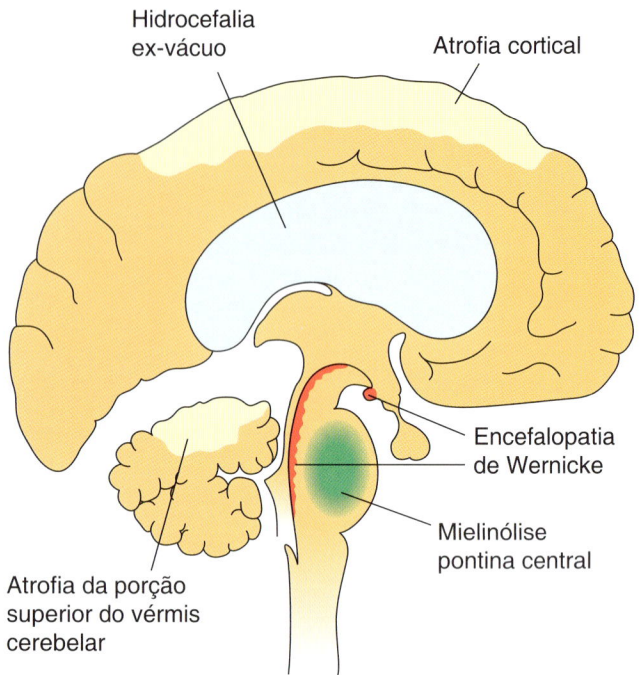

Figura 18.7 • Região cerebral com lesões associadas ao uso abusivo crônico de etanol, ilustrando o envolvimento na síndrome de Wernicke-Korsakoff. Fonte: Rubin R., Strayer D. (Eds.) (2012). *Rubin's pathology: Clinicopathology foundations of medicine* (6. ed., p. 1342). Philadelphia, PA: Lippincott Williams & Wilkins.

RESUMO

A cognição se refere a todos os processos por meio dos quais as contribuições sensoriais são transformadas, sintetizadas, elaboradas, armazenadas, recuperadas e utilizadas. É importante diferenciar entre o que pode ser chamado de "envelhecimento cognitivo normal" e os transtornos da memória e cognição. Os problemas de memória associados ao envelhecimento normal tendem a refletir uma diminuição generalizada na eficiência com que as informações são processadas e recuperadas. A memória de um evento passado pode ser baseada na recuperação, que é acompanhada pela lembrança de detalhes específicos, ou na sensação de que o evento é antigo ou novo, com base na sua familiaridade. Existem evidências de que a lembrança depende mais do hipocampo, enquanto a familiaridade depende mais do córtex entorrinal, e de que o envelhecimento sadio produz mais efeitos sobre a lembrança do que a familiaridade.

A demência, atualmente denominada transtornos neurocognitivos (TNC), representa uma síndrome de deterioração na função cognitiva suficientemente grave para interferir no desempenho ocupacional ou social. O diagnóstico da demência é baseado no histórico; em um exame físico e neurológico completo; na avaliação da condição cognitiva, comportamental e funcional; e em exames laboratoriais (particularmente hormônio tireoidiano e vitamina B_{12}) e de neuroimagem.

Existem diversas possíveis causas reversíveis da demência, que podem ser relembradas pela mnemônica DEMENTIA: *d*roga (qualquer substância com atividade anticolinérgica), *e*moção (depressão), *m*etabolismo (função tireoidiana); d*e*clínio dos olhos e das orelhas, pressão hidrocefálica *n*ormal, *t*umor ou outra lesão que ocupe espaço, *i*nfecção (HIV ou sífilis) e *a*nemia (deficiência de vitamina B_{12} ou folato).

As principais síndromes de demência progressiva incluem doença de Alzheimer, demência vascular, DFT, DCJ, síndrome de Wernicke-Korsakoff, DH, DP e DCL. De longe, a causa mais comum de demência (60 a 80%) é a doença de Alzheimer. A condição é um importante problema de saúde em idosos. É caracterizada por atrofia cortical e perda de neurônios, e pela presença de placas neuríticas, degeneração granulovacuolar e depósitos cerebrovasculares de amiloide. A doença apresenta uma evolução insidiosa e progressiva, que inicia com o comprometimento da memória e termina com a incapacidade de reconhecer familiares ou amigos aliada à perda do controle sobre as funções corporais. A lesão isquêmica ou hemorrágica está associada à demência vascular e à DFT, bem como à atrofia dos lobos frontotemporais. A DCJ é uma forma de demência rara e de progressão rápida. A síndrome de Wernicke-Korsakoff resulta com mais frequência do alcoolismo crônico. A DH é um transtorno hereditário, caracterizado por coreia crônica e progressiva, alterações psicológicas e demência. Existem controvérsias quanto à DCL estar ligada à doença de Alzheimer e à atividade física. A DCL atualmente é categorizada como uma alfassinucleinopatia.

CONSIDERAÇÕES GERIÁTRICAS

- A depressão e as doenças cardiovasculares apresentam mecanismos patológicos semelhantes e, em conjunto, impactam negativamente o prognóstico dos idosos[123]
- Embora não seja uma parte normal do processo de envelhecimento, a depressão é mais frequente quando outras condições físicas de saúde ou comorbidades estão presentes[123]
- Adultos de idade mais avançada raramente relatam humor deprimido como queixa principal; em vez disso, priorizam as questões físicas ou somáticas[123]
- Com o envelhecimento, as células do corpo podem perder sua capacidade de reparar os danos produzidos por mutações genéticas, os quais então se acumulam ocasionando doenças como a doença de Alzheimer[124]
- A doença de Alzheimer é a sexta causa principal de morte de adultos de idade mais avançada, e sua prevalência aumenta com o avanço da idade; estima-se que até metade dos idosos com 85 anos ou mais sejam afetados por essa doença[124]
- Os *baby boomers* (a geração nascida entre o fim da Segunda Guerra Mundial e meados da década de 1960) apresentam uma taxa mais alta de uso abusivo de álcool e substâncias do que as gerações anteriores, o que os torna mais propensos a quedas, problemas de memória, doença hepática e problemas de sono.[125]

CONSIDERAÇÕES PEDIÁTRICAS

- Crianças com frequência revelam ansiedade e depressão por meio de queixas somáticas, como dor de estômago ou náuseas. Queixas recorrentes ensejam uma investigação sobre a presença de ansiedade, depressão ou outra questão de saúde mental[126]
- A criança que se recusa a ir à escola é um exemplo de transtorno de ansiedade da separação[126]
- O transtorno obsessivo-compulsivo é um transtorno cerebral familiar, que se desenvolve ou agrava após uma infecção estreptocócica[126]
- Na adolescência, transtornos do humor, como a depressão, implicam em alto risco de suicídio.[126]

Exercícios de revisão

1. Uma mulher de 45 anos de idade foi levada ao pronto-socorro após ser recolhida pela polícia. Ela estava vagando no meio do trânsito, dizendo que alguém estava atrás dela, e foi reconhecida como uma pessoa em situação de rua. Sua aparência é suja e desleixada, e ela está vestindo diversas camadas de roupas, embora seja verão. Ela estala os lábios e algumas vezes aparenta não entender as perguntas. Periodicamente, ela ri sem nenhum motivo aparente e com frequência repete as palavras do seu interlocutor. Ela tem um histórico de 20 anos de esquizofrenia, com múltiplas hospitalizações.
   a. Liste os sinais positivos e negativos que a paciente apresenta.
   b. Quais são as áreas do cérebro e os transmissores responsáveis por esses sinais?
   c. Quais são as manifestações clínicas e os critérios que levam ao seu diagnóstico?
2. Uma mulher de 35 anos de idade foi hospitalizada recentemente, com tendências suicidas, logo após um diagnóstico de depressão maior. Ela perdeu 18 quilos nos últimos 6 meses. Aparenta cansaço e fornece apenas respostas curtas às perguntas. Queixa-se de tontura e informa à profissional de saúde que não é papel dela discutir a respeito de seus pensamentos suicidas. Seu marido diz que ela apresenta intensa dependência de álcool, não consegue dormir e não foi trabalhar nos últimos 5 dias.
   a. Descreva algumas de suas manifestações.
   b. Forneça uma explicação para o seu cansaço.
   c. Quais áreas do cérebro e neurotransmissores estão envolvidos na depressão?
   d. Quais outras condições físicas podem mimetizar os sinais de depressão?
3. Uma mulher de 40 anos de idade é consultada no pronto-socorro, em uma situação de pânico grave. Ela apresenta ataques de pânico há muitos meses e não buscou tratamento, até que seu marido chegou em casa e a encontrou sentada no quarto, sem conseguir se mover.

Ela havia permanecido ali o dia todo e havia sujado as suas roupas. No pronto-socorro, aparentava estar amedrontada e dava voltas no mesmo lugar. Apresentou dificuldades para entender as perguntas e somente cooperou quando pôde dar voltas no mesmo lugar. Seu marido relata que a esposa estava sofrendo muito estresse no trabalho e que, recentemente, havia perdido alguns clientes importantes.
   a. Quais são algumas das suas manifestações de pânico?
   b. Qual é a causa biológica dos transtornos de ansiedade (inclua as estruturas cerebrais e os neurotransmissores envolvidos)?
   c. Descreva as manifestações fisiológicas de um ataque de pânico.

4. Um homem de 70 anos de idade comparece à clínica queixando-se de um esquecimento que aparentemente está piorando. Ele tem tido problemas para se lembrar de nomes e não está participando de atividades comunitárias, porque tem medo de se perder. Ele declara ter receio de sofrer de doença de Alzheimer. Sua esposa declara que "isso é só parte do envelhecimento".
   a. Quais são os sinais normais do envelhecimento?
   b. Quais são os estágios, sintomas e domínios cognitivos afetados pela doença de Alzheimer?
   c. Quais são os sinais patológicos característicos da doença de Alzheimer?
   d. Quais são outros transtornos neurocognitivos que podem estar presentes com a perda de memória?

REFERÊNCIAS BIBLIOGRÁFICAS

1. American Psychiatric Association. (2013). Diagnostic and statistical manual of mental disorders, DSM-5. Washington, DC: American Psychiatric Association.
2. Substance Abuse and Mental Health Services. (2016). Key substance use and mental health indicators in the United States: Results from the 2016 national survey on drug use and health. Available: https://www.samhsa.gov/data/sites/default/files/NSDUH-FFR1-2016/NSDUH-FFR1-2016.pdf.
3. National Institute of Health. (2017). Mental health by the numbers. Available: https://www.nami.org/Learn-More/Mental-Health-By-the-Numbers.
4. Walker E., Druss B. (2016). A public health perspective on mental and medical comorbidity. JAMA Psychiatry 316(10), 1104–1105. doi:10.1001/jama.2016.10486.
5. World Health Organization. (2016). Classifications of diseases: ICD 11. Available: http://www.who.int/classifications/icd/en/.
6. Smoller J. (2016). The genetics of stress-related disorders: PTSD, depression, and anxiety disorders. Neuropsychopharmacology Reviews 41, 297–319. doi:10.1038/npp.2015.266.
7. Greenwood T., et al. (2016). Genetic assessment of additional endophenotypes from the Consortium on the Genetics of Schizophrenia Family Study. Schizophrenia Research 170(1), 30–40. doi:10.1016/j.schres.2015.11.008.
8. Braff D. (2017). The importance of endophenotypes in schizophrenia research. Schizophrenia Research 163(1), 1–8. doi:10.1016/j.schres.2015.02.007.
9. Light G., et al. (2014). Comparison of the heritability of schizophrenia and endophenotypes in the COGS-1 Family Study. Schizophrenia Bulletin 40(6), 1404–1411. doi:10.1093/schbul/sbu064.
10. Klengel T., Binder E. (2015). Epigenetics of stress-related psychiatric disorders and gene × environment interactions. Neuron 86(6), 1343–1357. doi:10.1016/j.neuron.2015.05.036.
11. Adams R., Ritter C., Bonfine N. (2015). Epidemiology of trauma: Childhood adversities, neighborhood problems, discrimination, chronic strains, life events, and daily hassles among people with a severe mental illness. Psychiatry Research 230(2), 609–615. doi:10.1016/j.psychres.2015.10.012.
12. Hasin D., Grant B. (2015). The national epidemiologic survey on alcohol and related conditions (NESARC) waves 1 and 2: Review and summary of findings. Social Psychiatry and Psychiatric Epidemiology 50(11), 1609–1640. doi:10.1007/s00127-015-1088-0.
13. Substance Abuse and Mental Health Services Administration. (2014). Understanding the impact of trauma. In Trauma-Informed Care in Behavioral Health Services: Treatment Improvement Protocol (TIP) Series, No. 57. Available: https://www.ncbi.nlm.nih.gov/books/NBK207191/.
14. Center for Disease Control. (2016). Violence prevention. Adverse childhood experiences. Available: https://www.cdc.gov/violenceprevention/acestudy/index.html.
15. Guitivano S., Kaminsky A. (2016). Role of epigenetic factors in the development of mental illness throughout life. Neuroscience Research 102, 56–66. doi:10.1016/j.neures.2014.08.003.
16. Institute of Medicine and National Research Council. (2014). New directions in child abuse and neglect research. Washington, DC: The National Academies Press.
17. Cacciaglia R., et al. (2017). Trauma exposure relates to heightened stress, altered amygdala morphology and deficient extinction learning: Implications for psychopathology. Psychoneuroendocrinology 76, 19–28. doi:10.1016/j.psyneuen.2016.11.012.
18. Boyd M. (2018). Psychiatric nursing, contemporary practice (5th ed.). Philadelphia, PA: Lippincott Williams & Wilkins.
19. Sadock B., Sadock V. (2014). Synopsis of psychiatry (11th ed.). Philadelphia, PA: Lippincott Williams & Wilkins.
20. Charney D., Sklar P., Buxbaum N. E. (Eds.) (2014). Neurobiology of mental illness (4th ed.). New York, NY: Oxford Press.
21. De Bellis M., Zisk A. (2014). The biological effects of childhood trauma. Child and Adolescent Psychiatric Clinics of North America 23(2), 185–222. doi:10.1016/j.chc.2014.01.002.
22. Kamina H., Kertes D. (2017). Cortisol and DHEA in development and psychopathology. Hormones & Behavior 89, 69–85. doi:10.1016/j.yhbeh.2016.11.018.
23. Herman J., et al. (2016). Regulation of the hypothalamic-pituitary-adrenocortical stress response. Comprehensive Physiology 6(2), 603–621. doi:10.1002/cphy.c150015.
24. Koziol L., et al. (2014). Consensus paper: The cerebellum's role in movement and cognition. Cerebellum 13(1), 151–177. doi:10.1007/s12311-013-0511-x.
25. U.S. National Institutes of Mental Health. (2016). Schizophrenia. Available: https://www.nimh.nih.gov/health/topics/schizophrenia/index.shtml.
26. Davis J., et al. (2016). A review of vulnerability and risks for schizophrenia: Beyond the two hit hypothesis. Neuroscience and Biobehavioral Reviews 65, 185–194. doi:10.1016/j.neubiorev.2016.03.017.
27. Chou I.-J., et al. (2017). Familial aggregation and heritability of schizophrenia and co-aggregation of psychiatric illnesses in affected families. Schizophrenia Bulletin 43(5), 1070–1078. doi:10.1093/schbul/sbw1.
28. Schulz S. C. (2018). Schizophrenia. Merck manual professional version. Available: http://www.merckmanuals.com/professional/psychiatricdisorders/schizophrenia-and-related-disorders/schizophrenia#v1029197. Accessed February 14, 2018.
29. Grace A. (2016). Dysregulation of the dopamine system in the pathophysiology of schizophrenia and depression. Nature Reviews. Neuroscience 17(8), 524–532. doi:10.1038/nrn.2016.57.
30. Howes O., McCutcheon R., Stone J. (2015). Glutamate and dopamine in schizophrenia: An update for the 21 st century. Journal of Psychopharmacology 29(2), 97–115. doi:10.1177/0269881114563634.

31. Sekar A., et al. (2016). Schizophrenia risk from complex variation of complement component 4. Nature 530(7589), 177–183. doi:10.1038/nature16549.
32. Caitlin E., et al. (2015). Dendritic spine alterations in schizophrenia. Neuroscience Letters 601(5), 46–53. doi:10.1016/j.neulet.2014.11.042.
33. Matosin N., et al. (2016). Molecular evidence of synaptic pathology in the CA1 region in schizophrenia. NPJ Schizophrenia 2, 16022. doi:10.1038/npjschz.2016.22.
34. Substance Abuse and Mental Health Services Administration. (2017). Recovery and recovery support. Available: https://www.samhsa.gov/recovery.
35. Marcus S., et al. (2015). Antipsychotic adherence and rehospitalization in schizophrenia patients receiving oral *versus* long acting injectable antipsychotics following hospital discharge. Journal of Managed Care & Specialty Pharmacy 21(9), 754–769. doi:10.18553/jmcp.2015.21.9.754.
36. Agency for Healthcare Research and Quality. (2016). Effective health care program: Treatments for adults with schizophrenia. Available: https://effectivehealthcare.ahrq.gov/topics/schizophrenia-adult/research-protocol/.
37. National Institute of Mental Health. (2017). Any mood disorder among adults. Available: https://www.nimh.nih.gov/health/statistics/prevalence/any-mood-disorder-among-adults.shtml.
38. Center for Disease Control. (2015). Depression in the U.S. household population, 2009–2012. Available: https://www.cdc.gov/nchs/data/databriefs/db172.htm.
39. Harris M. (2017). Cognitive issues: Decline, delirium, depression, dementia. Nursing Clinics of North America 52(3), 363–374. doi:10.1016/j.cnur.2017.05.001.
40. Mohr W. K. (2013). Psychiatric-mental health nursing evidenced-based concepts, skills, and practices. Philadelphia, PA: Wolters Kluwer.
41. National Institute of Mental Health. (2016). Depression. Available: https://www.nimh.nih.gov/health/topics/depression/index.shtml. Accessed February 14, 2018.
42. Chand S. P., Whitten R. A. (2017). Depression [updated 2017 November 25]. StatPearls [Internet]. Treasure Island (FL): StatPearls Publishing. Available from: https://www-ncbi-nlm-nih-gov.ezproxy.uthsc.edu/books/NBK430847/.
43. PubMed Health. (2017). Premenstrual syndrome: Overview. Available: https://www.ncbi.nlm.nih.gov/pubmedhealth/PMH0072449/?report=printable. Accessed February 14, 2018.
44. National Institute for Mental Health. Disruptive mood dysregulation disorder overview. Available: https://www.nimh.nih.gov/health/topics/disruptive-mood-dysregulation-disorder-dmdd/disruptive-mood-dysregulation-disorder.shtml. Accessed February 14, 2018.
45. Lichtman J., et al. (2014). Depression as a risk factor for poor prognosis among patients with acute coronary syndrome: Systematic review and recommendations. Circulation 129, 1350–1369. doi:10.1161/CIR.0000000000000019.
46. Wium-Andersen M., et al. (2013). Elevated C-reactive protein levels, psychological distress, and depression in 73,131 individuals. JAMA Psychiatry 70(2), 176–184. doi:10.1001/2013.jamapsychiatry.102.
47. Fakhoury M. (2016). Revisiting the serotonin hypothesis: Implications for major depressive disorders. Molecular Neurobiology 53(5), 2778–2786. doi:10.1007/s12035-015-9152-z.
48. Milaneschi Y., et al. (2014). The association between low vitamin D and depressive disorders. Molecular Psychiatry 19(4), 444–451. doi:10.1038/mp.2013.36 .
49. Verduijn J., et al. (2015). Pathophysiology of major depressive disorder: Mechanisms involved in etiology are not associated with clinical progression. Translational Psychiatry 5(9), e649. doi:10.1038/tp. 2015.137.
50. Jagannath A., Peirson S., Foster R. (2013). Sleep and circadian rhythm disruption in neuropsychiatric illness. Current Opinion in Neurobiology 23(5), 888–894. doi:10.1016/j.conb.2013.03.008.
51. Pytkaa K., et al. (2016). The role of glutamatergic, GABA-ergic, and cholinergic receptors in depression and antidepressant-like effect. Pharmacological Reports 68(2), 443–450. doi:10.1016/j.pharep.2015.10.006.
52. American Psychological Association. (2016). Practice guidelines for the psychiatric evaluation of adults (3rd ed.). Arlington, VA: American Psychological Association.
53. GBD 2016 Disease and Injury Incidence and Prevalence Collaborators. (2017). Global, regional, and national incidence, prevalence, and years lived with disability for 328 diseases and injuries for 195 countries, 1990–2016: A systematic analysis for the global burden of disease study 2016. Lancet 390, 1211–1259. doi:10.1016/S0140-6736(17)32154-2.
54. Machado-Vieira R., et al. (2014). Multiple levels of impaired neural plasticity and cellular resilience in bipolar disorder: Developing treatments using an integrated translational approach. World Journal of Biological Psychiatry 15(2), 84–95. doi:10.3109/15622975.2013.830775.
55. Altamura A. C., Buoli M., Pozzoli S. (2014). Role of immunological factors in the pathophysiology and diagnosis of bipolar disorder: Comparison with schizophrenia. Psychiatry & Clinical Neurosciences 68(1), 21–36. doi:10.1111/pcn.12089.
56. Schubert K. O., Föcking M., Cotter D. R. (2015). Proteomic pathway analysis of the hippocampus in schizophrenia and bipolar affective disorder implicates 14-3-3 signaling, aryl hydrocarbon receptor signaling, and glucose metabolism: Potential roles in GABAergic interneuron pathology. Schizophrenia Research 167, 64–72. doi:10.1016/j.schres.2015.02.002.
57. Steen N., et al. (2014). Altered systemic cortisol metabolism in bipolar disorder and schizophrenia spectrum disorders. Journal of Psychiatric Research 52, 57–62. doi:10.1016/j.jpsychires.2014.01.017.
58. McNamara R., Strawn J. (2015). Nonheritable risk factors for bipolar disorder. In Strakowski S. M., DelBello M. P., Adler C. M., et al. (Eds.) Bipolar disorder in youth: Presentation, treatment, and neurobiology (pp. 109-130). New York, NY: Oxford University Press.
59. Wise T., et al (2014). Diagnostic and therapeutic utility of neuroimaging in depression: An overview. Neuropsychiatric Disease and Treatment 10, 1509–1522. doi:10.2147/NDT.S50156.
60. Levin J., et al. (2016). Medication adherence in patients with bipolar disorder: A comprehensive review. CNS Drugs 30(9), 819. doi:10.1007/s40263-016-0368-x.
61. Selective Mutism Foundation. (2018). What is selective mutism? Available: http://www.selectivemutismfoundation.org/info-on-selectivemutism/what-is-selective-mutism. Accessed February 14, 2018.
62. Asmundson G., Taylor S., Smits J. (2014). Panic disorder and agoraphobia: An overview and commentary on DSM-5 changes. Depression and Anxiety 31(6), 480–486. doi:10.1002/da.22277.
63. National Institute of Mental Health. (2017). Panic disorder: When fear overwhelms. Available https://www.nimh.nih.gov/health/publications/panicdisorder-when-fear-overwhelms/index.shtml. Accessed February 22, 2018.
64. Wolf M. R., Nochajski T. H., Farrell H. G. (2015). The effects of childhood sexual abuse and other trauma on drug court participants. Journal of Social Work Practice in The Addictions 15(1), 44. doi:10.1080/1533256X.2014.996228.
65. Craske, M. G., et al. (2016). Anxiety. Lancet 388(10063); 3048–3059. doi:10.1016/S0140-6736(16)30381-6.
66. Jakubovski E., Bloch M. H. (2016). Anxiety disorder-specific predictors of treatment outcome in the coordinated anxiety learning and management (CALM) trial. Psychiatric Quarterly 87(3), 445–464. doi:10.1007/s11126-015-9399-6.
67. Anxiety and Depression Association of America. (2015). Clinical practice review for GAD. Available: https://adaa.org/resources-professionals/practice-guidelines-gad.
68. Freed P. E. (2018). Obsessive compulsive and related disorders management of obsessions and compulsions. In Boyd M. (Eds.) Psychiatric nursing contemporary practice (6th ed., pp. 453–469). Philadelphia, PA: Wolters Kluwer.
69. Anxiety and Depression Association of America. (2015). Clinical practice review for OCD. Available: https://adaa.org/resources-professionals/practice-guidelines-ocd.
70. Abramovitch A., et al. (2015). Comorbidity between attention deficit/hyperactivity disorder and obsessive-compulsive disorder across the lifespan: A systematic and critical review. Harvard Review of Psychiatry 23(4), 245–262. doi:10.1097/HRP.0000000000000050.
71. Van Ameringen M., Patterson B., Simpson W. (2014). DSM-5 obsessive-compulsive and related disorders: Clinical implications of new criteria. Depression and Anxiety 31(6), 487–493. doi:10.1002/da.22259.

72. Pauls D., et al. (2014). Obsessive-compulsive disorder: An integrative genetic and neurobiological perspective. Nature Reviews. Neuroscience 15(6), 410–424. doi:10.1038/nrn3746.
73. Bargallo N. (2014). White matter structural alterations in pediatric obsessive–compulsive disorder: Relation to symptom dimensions. Progress in Neuropsychopharmacology & Biological Psychiatry 54, 249–258. doi:10.1016/j.pnpbp.2014.06.009.
74. Monzani B., et al. (2014). The structure of genetic and environmental risk factors for dimensional representations of DSM-5 obsessive-compulsive spectrum disorders. JAMA Psychiatry 71(2), 182–189. doi:10.1001/jamapsychiatry.2013.3524.
75. Zhu Y., et al. (2015). Decreased thalamic glutamate level in unmedicated adult obsessive-compulsive disorder patients detected by proton magnetic resonance spectroscopy. Journal of Affective Disorders 178, 193–200. doi:10.1016/j.jad.2015.03.008.
76. Bokor G., Anderson P. D. (2014). Obsessive–compulsive disorder. Journal of Pharmacy Practice 27(2), 116–130. doi:10.1177/0897190014521996.
77. National Council on Alcoholism and Drug Dependence. (2015). Family history and genetics. Available: https://www.ncadd.org/about-addiction/family-history-and-genetics.
78. Dugosh K. L., Cacciola J. S. (2017). Clinical assessment of substance use disorders. In Hermann R. (Ed.) UpToDate. Available: https://www.uptodate.com/contents/clinicalassessment of substanceabusedisorders.
79. Freeman T., et al. (2015). Dopamine, urges to smoke, and the relative salience of drug versus non-drug reward. Social Cognitive and Affective Neuroscience 10(1), 85–92. doi:10.1093/scan/nsu026.
80. Leamy T., et al. (2016). Alcohol misuse in emerging adulthood: Association of dopamine and serotonin receptor genes with impulsivityrelated cognition. Addictive Behaviors 63, 29–36. doi:10.1016/j.addbdh.2016.05.008.
81. National Institute on Drug Abuse. (2017). Impacts of drugs on neurotransmission. Available: https://www.drugabuse.gov/news-events/nida-notes/2017/03/impacts-drugs-neurotransmission.
82. Wingo T., et al. (2016). Novelty seeking and drug addiction in humans and animals: From behavior to molecules. Journal of Neuroimmune Pharmacology 11(3), 456. doi:10.1007/s11481-015-9636-7.
83. Bodnar R. (2016). Endogenous opiates and behavior. Peptides 75, 18–70. doi:10.1016/j.peptides.2015.10.009.
84. Wackernah R., Minnick M., Clapp P. (2014). Alcohol use disorder: Pathophysiology, effects, and pharmacologic options for treatment. Substance Abuse and Rehabilitation 5, 1–12. doi:10.2147/SAR.S37907.
85. U.S. Department of Health and Human Services. (2016). Facing addiction in America: The surgeon general's report on alcohol, drugs, and health. Washington, DC: HHS.
86. Amstadter A., et al. (2016). The relationship between genetic and environmental influences on resilience and on common internalizing and externalizing psychiatric disorders. Social Psychiatry and Psychiatric Epidemiology 51(5), 669–678. doi:10.1007/s00127-015-1163-6.
87. Teicher M., Samson J. (2016). Annual research review: Enduring neurobiological effects of childhood abuse and neglect. Journal of Child Psychology & Psychiatry 57(3), 241–266. doi:10/1111/jccp.12507.
88. Shrivastava A., Desousa A. (2016). Resilience: A psychobiological construct for psychiatric disorders. Indian Journal of Psychiatry 58(1), 38. doi:10.4103/0019-5545.174365.
89. Smits L., et al. (2015). Trajectories of cognitive decline in different types of dementia. Psychological Medicine 45(5), 1051–1059. doi:10.1017/S0033291714002153.
90. Harada C., et al. (2013). Normal cognitive aging. Clinics in Geriatric Medicine 29(4), 737–752. doi:10.1016/j.cger.2013.07.002.
91. Smith C., Cotter V. (2016). Age related changes. In Boltz M., Capezuti E., Fulmer T., et al. (Eds.). Evidence based geriatric protocols for best practice (pp. 23–41). New York: Springer.
92. Alzheimer's Association. (2017). What is dementia? Available: http://www.alz.org/what-is-dementia.asp.
93. Alzheimer's Association. (2011). In brief for healthcare professionals: New Diagnostic Criteria and guidelines for Alzheimer's disease. Available: https://www.alz.org/health-care-professionals/documents/InBrief_Issue7_Final.pdf.
94. Alzheimer's Association. (n.d.). In brief for healthcare professionals: Differentiating dementias. Available: https://www.alz.org/health-care-professionals/documents/InBrief_Issue7_Final.pdf.
95. Alzheimer's Association. (2016). 2016 Alzheimer's disease facts and figures. Alzheimer's and Dementia 12(4), 1–80. Available: https://www.alz.org/documents_custom/2016-facts-and-figures.pdf.
96. Adamis D., et al. (2015). A comparison of delirium diagnosis in elderly medical inpatients using the CAM, DRS-R98, DSM-IV and DSM-5 criteria. International Psychogeriatrics 27(6), 883–889. doi:10.1017/S1041610214002853.
97. Arvanitakis Z., et al. (2016). Articles: Relation of cerebral vessel disease to Alzheimer's disease dementia and cognitive function in elderly people: A cross-sectional study. Lancet Neurology 15(9), 934–943. doi:10.1016/S1474-4422(16)30029-1.
98. Ramesh K., Hemachandra R. (2016). Therapeutics of neurotransmitters in Alzheimer's disease. Journal of Alzheimer's Disease 57(4), 1049–1069. doi:10.3233/JAD-161118.
99. Liu P., et al. (2014). Altered arginine metabolism in Alzheimer's disease brains. Neurobiology of Aging 35(9), 1992–2003. doi:10.1016/j.neurobiolaging.2014.03.013.
100. Sanabria-Castro A., Alvarado-Echeverría I., Monge-Bonilla C. (2017). Molecular pathogenesis of Alzheimer's disease: An update. Annals of Neurosciences 24(1), 46–54. doi:10.1159/000464422.
101. Villemagne V., et al. (2017). Aβ-amyloid and Tau imaging in dementia. Seminars in Nuclear Medicine 47, 75–88. doi:10.1053/j.semnuclmed.2016.09.006.
102. Alzheimer's Association. (2017). What we know today about Alzheimer's: The search for Alzheimer's causes and risk factors. Alzheimer's Research Center. Available: http://www.alz.org/research/science/alzheimers_disease_causes.asp.
103. Cai Y., An S., Kim S. (2015). Mutations in presenilin 2 and its implications in Alzheimer's disease and other dementia-associated disorders. Clinical Interventions in Aging 10, 1163–1172. doi:10.2147/CIAS85808.
104. Fonseca A., Cardoso S., Pereira C. (2015). Calcium and redox homeostasis in Alzheimer's disease: a focus on the endoplasmic reticulum. Therapeutic Targets for Neurological Diseases 1, 1–13. doi:10.14800/ttnd.428.
105. Makhaeva G., et al. (2015). Conjugates of γ-carbolines and phenothiazine as new selective inhibitors of butyrylcholinesterase and blockers of NMDA receptors for Alzheimer disease. Scientific Reports 18(5);13164. doi:10.1038/srep13164.
106. Lee J., et al. (2017). Candidate gene analysis for Alzheimer's disease in adults with Down syndrome. Neurobiology of Aging 56, 150–158. doi:10.1016/j.neurobiolaging.2017.04.018.
107. Hamlett E., et al. (2017). Neuronal exosomes reveal Alzheimer's disease biomarkers in Down syndrome. Alzheimer's & Dementia: Journal of The Alzheimer's Association 13(5); 541–549. doi:10.1016/j.jalz.2016.08.012.
108. Walter C., et al. (2014). Differentiating Alzheimer's disease, Lewy body, and Parkinson dementia using DSM-5. Journal for Nurse Practitioners 10(4), 262–270. doi:10/1016/jnurpra.2014.01.002.
109. Thomas K. et al. (2017). Individualized music program is associated with improved outcomes for U.S. nursing home residents with dementia. American Journal of Geriatric Psychiatry 25(9), 931–938. doi:10.1016/jagp2017.04.008.
110. Long E. (2017). Innovative approach to managing behavioral and psychological dementia. Journal for Nurse Practitioners 13(7), 475–481. doi:10.1016.j/nurpra.2017.05.003.
111. Alzheimer's Association. (2017). Health care professionals and Alzheimer's: Differential diagnosis of vascular dementia. Available: http://www.alz.org/health-care-professionals/differential-diagnosisvascular-dementia.asp.
112. Centers for Disease Control and Prevention. (2015). Report to congress on traumatic brain injury in the United States: Epidemiology and rehabilitation. Atlanta, GA: National Center for Injury Prevention and Control; Division of Unintentional Injury Prevention.
113. Aarsland D. (2015). Epidemiology of dementia associated with Parkinson's disease. In Emre M. (Ed.) Cognitive impairment and dementia in Parkinson's disease (pp. 5–16). Oxford, UK: Oxford University Press.

114. Alzheimer's Association. (2017). Frontotemporal dementia. Available: http://www.alz.org/dementia/fronto-temporal-dementia-ftd-symptoms.asp#types.
115. Scaber J., Talbot K. (2016). What is the role of TDP-43 in C9orf72-related amyotrophic lateral sclerosis and frontotemporal dementia? Brain: A Journal of Neurology 139(12), 3057–3059. doi:10.1093/brain/aww264
116. World Health Organization. (2017). Genomic resource centre: Genes and human disease. Available: http://www.who.int/genomics/public/geneticdiseases/en/index2.html.
117. Cepeda C., et al. (2014). The role of dopamine in Huntington's disease. Progress in Brain Research 211, 235–254. doi:10.1016/B978-0-444-63425-2.00010-6.
118. Saylor D., et al. (2016). HIV-associated neurocognitive disorder–Pathogenesis and prospects for treatment. Neurology 12(4), 234–248. doi:10.1038/nrneurol.2016.27.
119. Hugo J., Ganguli M. (2014). Dementia and cognitive impairment: Epidemiology, diagnosis, and treatment. Clinics in Geriatric Medicine 30(3), 421–442. doi:10.1016/j.cger.2014.04.001.
120. Leitão M., et al. (2016). CSF Tau proteins reduce misdiagnosis of sporadic Creutzfeldt-Jakob disease suspected cases with inconclusive 14-3-3 result. Journal of Neurology 263(9), 1847. doi:10.1007/s00415-016-8209-x.
121. Hartney E. (2017). What is mild neurocognitive disorder due to substance/medication use? Available: https://www.verywellmind.com/medication-or-substance-induced-neurocognitive-disorder-4144778. Accessed February 22, 2018.
122. Rawat P., et al. (2016). Neuropathology in neuropsychiatric disorders secondary to alcohol misuse. In Preedy V. (Ed.). Neuropathology of drug addictions and substance misuse (pp. 627-636). London, UK: Elsevier.
123. Jiang W. (2018). Depression & cardiovascular disorders in the elderly. Psychiatric Clinics of North America (1), 29–37. doi:10.1016/j.psc.2017.10.003.
124. Hinkle J. L., Cheever K. H. (2018). Brunner & Suddarth's textbook of medical-surgical nursing (14th ed.). Philadelphia, PA: Wolters Kluwer.
125. Kettaneh A. A. (2015). Substance abuse among the elderly population: Overview and management. Journal of Applied Rehabilitation Counseling 46(4), 11–17.
126. Bowden V., Greenberg C. S. (2014). Children and their families: The continuum of nursing care. (3rd ed.). Philadelphia, PA: Wolters Kluwer.

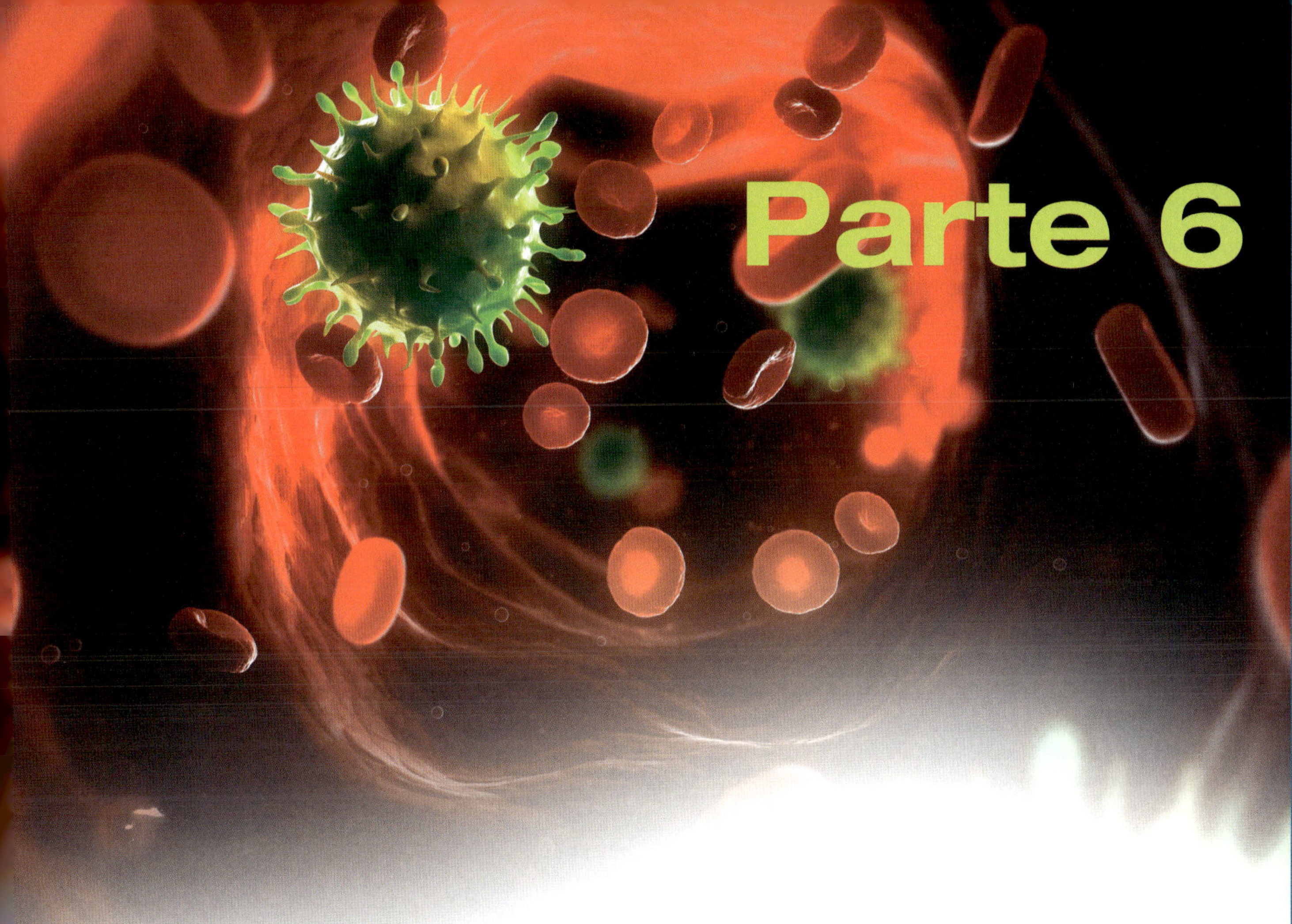

Parte 6

Transtornos da Função Sensorial Especial

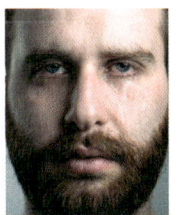

Paulo, um estudante universitário de 20 anos, vai a uma consulta com seu médico reclamando que há 2 dias percebe que seu olho esquerdo está vermelho e "quase indolor". Ele relata que esteve no show de um amigo em um clube local 48 h antes. Relata também que ficou até tarde neste clube, que estava cheio de fumaça de cigarro. No entanto, afirma que o fumo nunca incomodou seus olhos antes.

Paulo nega traumatismo no olho, mas relata um resfriado com duração de vários dias. Usa lentes de contato (diariamente) há 5 anos. Sua história patológica pregressa (HPP) é positiva para rinoconjuntivite alérgica, fratura do punho direito aos 9 anos de idade por uma queda de skate e apendicectomia no verão passado. Diz que pode ter adormecido sem remover as lentes de contato, o que acontece cerca de duas vezes por mês. Nega borramento visual, alteração da acuidade visual desde que percebeu a vermelhidão ou dor no bulbo do olho, com ou sem movimento dos olhos. Relata que ao acordar seu olho esquerdo "está como se tivesse sido colado". Ao examiná-lo, o médico observa que a conjuntiva esquerda se apresenta extremamente vermelha, congesta e edemaciada, com discreta secreção amarelada. O olho direito apresenta as mesma alterações, porém em menor grau.

A visão pode ser corrigida para ficar dentro dos limites da normalidade (DLN) e não são observados corpos estranhos após a aplicação de fluoresceína. O médico diagnostica Paulo com conjuntivite bacteriana esquerda e direita e prescreve um colírio antibiótico. Orienta Paulo sobre como pingar o colírio, bem como sobre práticas de higiene para evitar a reinfecção.

Distúrbios da Visão

19

Diane Smith

INTRODUÇÃO

A Organização Mundial de Saúde (OMS) relata que 161 milhões de pessoas em todo o planeta têm comprometimento da acuidade visual: 124 milhões têm redução da acuidade visual e 37 milhões são cegas.[1] Outros 153 milhões apresentam déficit visual por causa de erros de refração não corrigidos (miopia, hipermetropia ou astigmatismo).[1] Em 2017, a World Health Assembly declarou que mais de 90% das pessoas com déficit visual do planeta moram em países com rendas *per capita* baixa e média.[1] A OMS é um parceiro fundador da Vision 2020 e procurou trabalhar para erradicar as principais causas de cegueira evitável até o ano 2020.[1]

As alterações na visão podem ser o resultado de alterações nas pálpebras e no bulbo do olho (conjuntiva, córnea e úvea), na pressão intraocular (glaucoma), no cristalino – lente, segundo a Terminologia Anatômica – (catarata), no corpo vítreo e retina (retinopatia e degeneração macular), nas vias ópticas e córtex visual, bem como nos músculos extraoculares e no movimento dos olhos.

O *bulbo do olho* é uma notável estrutura móvel e quase esférica contida na cavidade em forma de pirâmide do crânio chamada de *órbita*. O bulbo do olho ocupa apenas o quinto anterior da órbita. O restante do espaço é preenchido por músculos, nervos, glândula lacrimal e tecido adiposo que fornece suporte para que o bulbo do olho se mantenha em posição normal. As superfícies expostas dos olhos são protegidas pelas pálpebras, que são fragmentos de pele revestidos por mucosas para deter a maior parte da luminosidade. As lágrimas enxáguam a superfície anterior dos olhos. Elas evitam o atrito entre eles e a pálpebra, mantêm a córnea hidratada e protegem os olhos de infecção e irritação por objetos estranhos. A Figura 19.1 traz uma ilustração da pálpebra e do aparelho lacrimal.

DISTÚRBIOS DAS ESTRUTURAS OCULARES ACESSÓRIAS

Depois de concluir esta seção, o leitor deverá ser capaz de:

- Descrever a causa da fraqueza das pálpebras
- Comparar e contrastar entrópio e ectrópio
- Comparar e contrastar blefarite marginal, hordéolo e calázio em relação a causas e manifestações.

A parede do bulbo do olho é formada por três camadas distintas: esclera ou camada exterior de suporte; úvea ou camada vascular secundária; e retina, composta por uma camada neural e pela camada pigmentada externa (Figura 19.2). A camada externa do bulbo do olho consiste em uma camada fibrosa resistente, opaca e branca, chamada *esclera*. É uma camada muito resistente, porém elástica e mantém a forma de globo. A esclera é contínua com a córnea anterior e com a bainha da dura-máter craniana que envolve e protege o nervo óptico posteriormente. A corioide (úvea) predominantemente dá suporte vascular à retina, uma vez que a retina é o tecido neurossensorial que fornece o aporte sensorial para a visão.

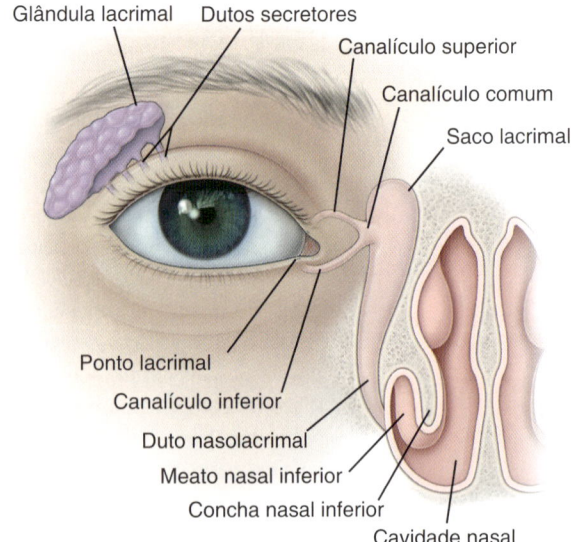

Figura 19.1 • Diagrama esquemático do olho e do aparato lacrimal. Fonte: Moore K. L., Agur A. M., Dalley A. F. (2015). *Essential clinical anatomy* (5. ed., p. 522, Figura 7.26). Philadelphia, PA: Wolters Kluwer/Lippincott Williams & Wilkins.

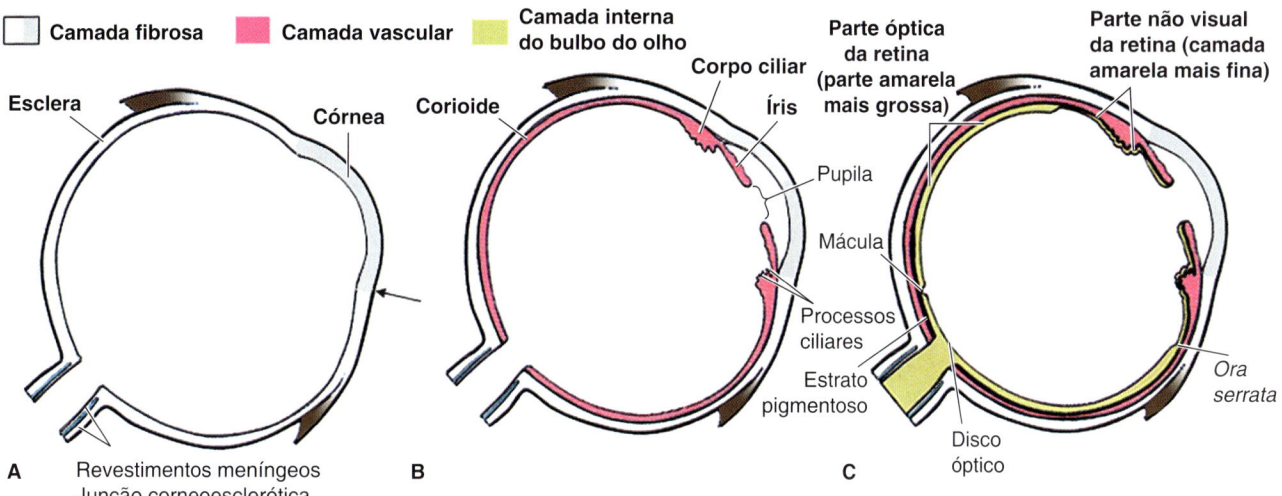

Figura 19.2 • Camadas oculares. A parede do bulbo do olho está organizada em três camadas distintas: **A.** Camada fibrosa externa. **B.** Camada vascular média. **C.** Camada fotossensível interna, a retina. Fonte: Moore K. L., Agur A. M., Dalley A. F. (2015). *Essential clinical anatomy* (5. ed., p. 522, Figura 7.26). Philadelphia, PA: Wolters Kluwer/Lippincott Williams & Wilkins.

Conceitos fundamentais

Visão

- A visão é uma função sensorial especial que incorpora as funções receptoras visuais do bulbo do olho, nervo óptico e vias ópticas que transportam e distribuem as informações sensoriais do bulbo do olho até o sistema nervoso central (SNC) por meio de fotorreceptores na retina e os córtices visuais primários e de associação, que traduzem os sinais sensoriais em imagens visuais
- A visão binocular depende da coordenação de três pares de músculos extraoculares, que proporcionam os movimentos oculares conjugados, com os eixos ópticos dos dois olhos mantidos em paralelo um com o outro à medida que giram em suas órbitas.

Distúrbios das pálpebras

As *pálpebras* superior e inferior são dobras modificadas de pele com músculo associado e placas cartilaginosas que protegem o bulbo do olho. A comissura palpebral é a abertura oval entre as pálpebras superior e inferior. Nos cantos dos olhos, onde as pálpebras superior e inferior se encontram, o ângulo formado era chamado de *canto*. O ângulo lateral é o externo, ou ângulo temporal, e o ângulo medial é o interno, ou ângulo nasal. Em cada uma das pálpebras, o tarso, formado por tecido conjuntivo denso, confere à pálpebra sua forma (Figura 19.3). Cada tarso (superior e inferior) contém glândulas sebáceas modificadas, chamadas de glândulas tarsais ou *glândulas de Meibômio*, cujos ductos se abrem nas margens das pálpebras. As secreções sebáceas das glândulas de Meibômio possibilitam o fechamento hermético das pálpebras e evitam a evaporação rápida das lágrimas.

Dois músculos estriados, o músculo levantador da pálpebra superior e o músculo orbital, proporcionam movimento às pálpebras. O músculo levantador da pálpebra superior, inervado pelo nervo oculomotor (nervo craniano [NC] III), eleva a pálpebra superior. Em torno do olho está o músculo orbital, que é inervado pelo nervo facial (NC VII). Quando esse músculo se contrai, as pálpebras se fecham. Entre o nariz e o ângulo medial do olho está o ligamento palpebral medial, que se conecta à margem medial da órbita (Figura 19.3). Um ligamento palpebral semelhante se conecta à margem lateral da órbita. O nervo orbital dos olhos se insere no ligamento medial palpebral que passa por cada pálpebra e se insere na junção palpebral lateral. Os quatro músculos retos e dois oblíquos proporcionam movimento ao bulbo do olho.

Ptose

A queda da pálpebra superior é chamada *ptose*. A Figura 19.4 ilustra um caso de ptose na síndrome de Horner. Essa condição pode resultar de fraqueza do músculo levantador da pálpebra superior, em conjunto com a ação, sem oposição, do músculo orbital que forçosamente fecha as pálpebras. A fraqueza do músculo orbital causa a abertura da pálpebra, mas não ptose. As causas neurológicas da fraqueza das pálpebras incluem danos aos nervos cranianos responsáveis pela inervação ou aos núcleos centrais dos nervos no mesencéfalo e ponte caudal.

Normalmente, as bordas palpebrais estão dispostas em uma posição na qual a túnica conjuntiva da pálpebra que reveste as pálpebras não fica exposta e os cílios não causam atrito contra a córnea. Quando a margem palpebral se volta sobre si mesma é chamada *entrópio*. Essa condição geralmente é causada por fibrose na túnica conjuntiva da pálpebra ou pela degeneração dos anexos da fáscia na pálpebra inferior em virtude do envelhecimento. Pode ocorrer irritação da córnea à medida que os cílios se voltam para dentro dos olhos. *Ectrópio* se refere à margem palpebral inferior voltada para fora e é a condição palpebral bilateral mais frequente. Causada pelo relaxamento do músculo orbital devido à fraqueza do NC VII ou ao processo

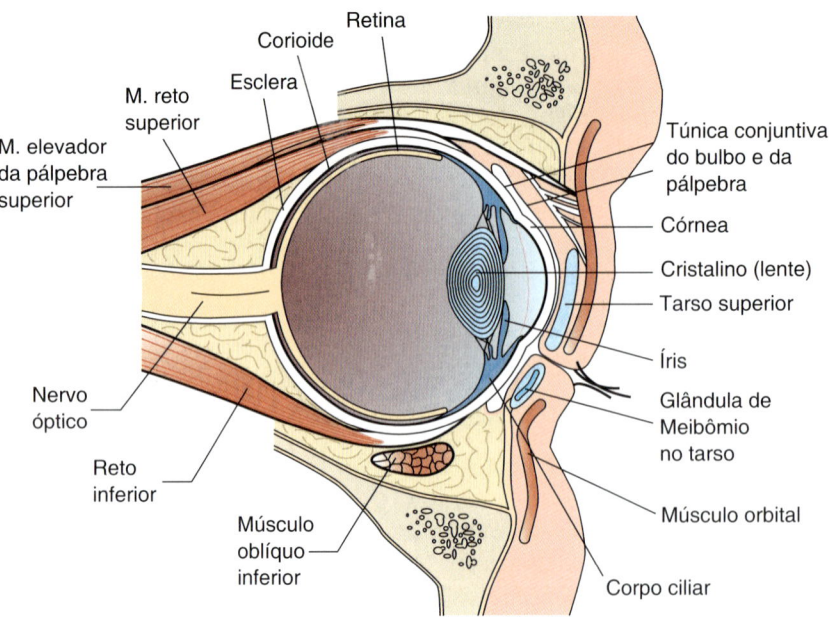

Figura 19.3 • O olho e seus anexos: vista anterior.

de envelhecimento.[2] Ectrópio provoca laceração e irritação ocular e pode conduzir à inflamação da córnea.

Tanto os casos de entrópio como de ectrópio podem ser tratados cirurgicamente. A contração do tecido cicatricial resultante geralmente faz a pálpebra retornar à posição normal.

Inflamação palpebral

Blefarite é uma inflamação bilateral crônica comum que envolve cílios e margens da pálpebra (Figura 19.5). Existem dois tipos principais de blefarite anterior: inflamatório e infeccioso. A forma inflamatória está associada à seborreia do couro cabeludo ou sobrancelhas. Blefarite infecciosa pode ser causada por *Staphylococcus epidermidis* ou *S. aureus*, caso em que as lesões são frequentemente ulcerativas. Os principais sinais/sintomas da blefarite anterior são irritação, ardor, vermelhidão e prurido das margens das pálpebras. O tratamento inclui a limpeza cuidadosa com um aplicador úmido para remover as escamas. Quando a doença está associada a infecção microbiana, o médico pode prescrever a aplicação de um antibiótico (pomada ou colírio).[3]

Blefarite posterior é uma inflamação das pálpebras que envolve as glândulas de Meibômio (glândulas tarsais). Pode resultar de infecção bacteriana, particularmente por estafilococos, ou disfunção das glândulas de Meibômio, na qual existe uma forte associação à acne rosácea.[3] As glândulas de Meibômio e seus orifícios se apresentam inflamados, com dilatação das glândulas, obstrução dos orifícios e secreções anormais. O tratamento da blefarite posterior é determinado pelas alterações associadas na córnea e na conjuntiva. O tratamento inicial pode incluir compressas úmidas mornas e massagem palpebral. Antibióticos sistêmicos podem ser prescritos de acordo com os resultados das culturas bacterianas.[3]

Hordéolo é, em geral, causado por infecção das glândulas tarsais ou de outras estruturas da margem palpebral. A infecção é causada, habitualmente, por *S. aureus*. Os sinais/sintomas incluem dor, vermelhidão e edema. A aplicação de

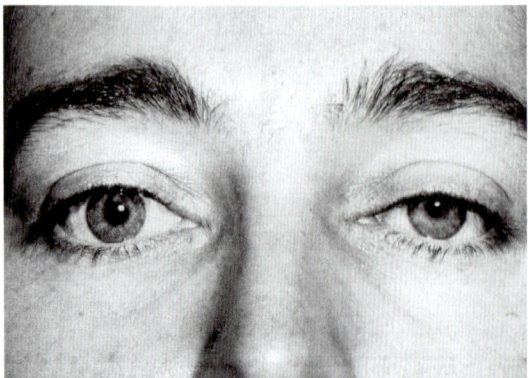

Figura 19.4 • Ptose na síndrome de Horner: pode ser observada leve ptose unilateral, anisocoria com a pupila menor do lado afetado pela ptose. Fonte: Miller N. R., Newman N. J., Biousse V., *et al*. (Eds.) (2016). *Walsh and Hoyt's clinical neuro-ophthalmology: The essentials* (3. ed., p. 431). Philadelphia, PA: Lippincott Williams & Wilkins.

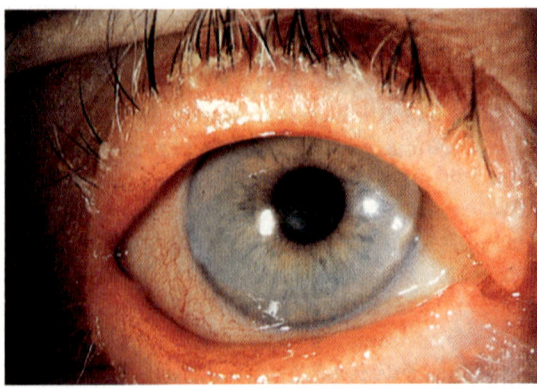

Figura 19.5 • Blefarite: inflamação da margem palpebral. Fonte: Jensen S. (2015). *Nursing health assessment: A best practice approach* (2. ed., p. 341). Philadelphia, PA: Lippincott Williams & Wilkins.

compressas úmidas mornas no local auxilia o tratamento. O encaminhamento para o oftalmologista pode ser necessário se a infecção não melhorar após 2 a 3 dias. A aplicação tópica de antibióticos ou corticosteroides não é mais preconizada.[3]

Calázio é uma inflamação crônica focal que se desenvolve quando há obstrução das glândulas tarsais. Um pequeno nódulo indolor se desenvolve no tarso. O tratamento consiste na aplicação de compressas úmidas mornas. O encaminhamento para um oftalmologista é necessário se o nódulo não desaparecer. Antibióticos não são prescritos porque não se trata de um processo infeccioso.[3]

Distúrbios do sistema lacrimal

O aparelho lacrimal inclui a grande glândula lacrimal, que produz as lágrimas; o ponto lacrimal, os canalículos e o saco lacrimal, que coletam as lágrimas; e o ducto lacrimonasal, que escoa as lágrimas no interior da cavidade nasal. A glândula lacrimal se localiza na órbita, superior e lateralmente em relação ao bulbo do olho (ver Figura 19.1). Aproximadamente, 12 pequenos ductos conectam a glândula lacrimal ao fórnice superior da conjuntiva. As lágrimas contêm quase 98% de água, 1,5% de cloreto de sódio e pequenas quantidades de potássio, albumina e glicose. A função das lágrimas é proporcionar uma superfície óptica lisa, removendo irregularidades superficiais mínimas. As lágrimas também umidificam e protegem a delicada superfície da córnea e da conjuntiva. Limpam e removem substâncias irritantes e microrganismos, além de abastecer a córnea com nutrientes. As lágrimas também contêm lisozimas e imunoglobulina A (IgA), IgG e IgE, que agem sinergicamente para proteger os olhos contra infecções. Embora predomine IgA, as concentrações de IgE aumentam com determinadas condições alérgicas.

Ressecamento ocular

O ressecamento ocular ("olho seco") é uma doença multifatorial caracterizada por película lacrimal instável que provoca vários sinais/sintomas e/ou comprometimento visual, potencialmente acompanhados por lesão da superfície ocular.[4]

A fina película de lágrimas que recobre a córnea é essencial na prevenção de ressecamento e lesão da camada externa da córnea, além de proporcionar proteção imunológica. Essa película de lágrimas é composta por três camadas:

1. Uma camada lipídica externa, que provém das glândulas tarsais e limita a perda por evaporação
2. Uma camada aquosa intermediária, secretada pelas glândulas lacrimais
3. Uma camada interna de mucina, superposta à córnea e às células epiteliais.[5]

Os sinais/sintomas de ressecamento ocular são comuns e podem ser divididos em duas categorias: deficiência aquosa e evaporativa.[5] A categoria de deficiência aquosa está associada a doenças e distúrbios autoimunes. A categoria evaporativa tem várias causas, embora as mais comuns estejam relacionadas com a obstrução das aberturas das glândulas tarsais. Outras causas incluem fechamento palpebral insatisfatório, piscadelas infrequentes e uso de lentes de contato.[5] As pessoas queixam-se de sensação de "areia nos olhos"; também podem referir dor ou sensação de queimação, fotossensibilidade, vermelhidão ou prurido. Ocasionalmente, há borramento visual.[5] Lágrimas artificiais são comumente aplicadas para promover alívio dos sintomas. A persistência do desconforto exige avaliação médica.[5]

Dacriocistite

A dacriocistite é um processo inflamatório e infeccioso do saco lacrimal e ocorre secundariamente à obstrução anatômica (dacrioestenose) do ducto nasolacrimal. Os sinais/sintomas incluem lacrimejamento, secreção, dor, edema e dor à palpação. O tratamento inclui aplicação de compressas úmidas mornas e antibióticos orais e tópicos.

Em recém-nascidos, a dacrioestenose é, em geral, causada por falha da abertura espontânea dos ductos nasolacrimais antes do nascimento. O tratamento definitivo exige cirurgia.[6]

> **RESUMO**
>
> As pálpebras servem para proteger os olhos. Ptose diz respeito à queda da pálpebra superior, que é causada por uma lesão no NC III. Entrópio, que significa que a pálpebra superior e os cílios viram para dentro, é uma condição desconfortável e causa irritação da córnea. Ectrópio, ou eversão da pálpebra inferior, provoca lacerações e pode conduzir a uma inflamação da córnea. Blefarite marginal é o distúrbio mais comum das pálpebras. Em geral, é causada por uma infecção por estafilococos ou por seborreia.
>
> O sistema lacrimal inclui a glândula lacrimal principal, que produz as lágrimas; o ponto lacrimal e o saco lacrimal, que coletam as lágrimas; e o ducto lacrimonasal, que conduz as lágrimas até a cavidade nasal. As lágrimas protegem a córnea de secura e irritação. O comprometimento da produção de lágrimas ou condições que impeçam o piscar dos olhos e a propagação das lágrimas produzem o ressecamento dos olhos e predispõem à irritação e lesão da córnea. Dacriocistite é uma inflamação causada por uma infecção do saco lacrimal.

DISTÚRBIOS DA CONJUNTIVA, CÓRNEA E TRATO UVEAL

Depois de concluir esta seção, o leitor deverá ser capaz de:

- Comparar os sintomas associados à vermelhidão nos olhos causada por conjuntivite, irritação da córnea e glaucoma agudo
- Caracterizar as manifestações, tratamento e possíveis complicações de queratite de origem bacteriana, *Acanthamoeba* e herpes-vírus
- Descrever os testes utilizados na avaliação do reflexo pupilar e citar as possíveis causas de anormalidade nos reflexos pupilares.

Distúrbios da conjuntiva

A túnica conjuntiva é uma membrana mucosa delicada que reveste a superfície anterior de ambas as pálpebras, como *túnica conjuntiva da pálpebra*, e dobra para trás ao longo da superfície anterior do bulbo do olho como *conjuntiva do bulbo*.[4] A conjuntiva do bulbo recobre apenas a esclera, ou parte branca do bulbo do olho, não a córnea. Quando os dois olhos estão fechados, a conjuntiva se alinha com o saco conjuntival fechado. Embora a conjuntiva ofereça proteção aos olhos, sua principal função é a produção de um muco lubrificante que banha os olhos e os mantém úmidos.

A conjuntivite, ou inflamação da conjuntiva, é uma das formas mais comuns de doença ocular. Pode resultar de uma infecção bacteriana ou viral, alergênios, agentes químicos, físicos irritantes ou de energia radiante. Dependendo da causa, a conjuntivite pode variar em gravidade desde uma leve hiperemia (vermelhidão) com laceração até conjuntivite grave com secreção purulenta. A túnica conjuntiva é extremamente sensível a irritação e inflamação.

As manifestações clínicas da conjuntivite incluem sensação da existência de corpo estranho, de arranhão ou sensação de queimação, prurido e fotofobia. Dor intensa sugere doença da córnea, e não da túnica conjuntiva. Pode haver corrimento ou exsudato. Geralmente, é um corrimento aquoso quando a conjuntivite é causada por alergia, corpo estranho ou infecção viral, e mucopurulento quando há infecção bacteriana ou fúngica. Uma característica de muitas formas de conjuntivite é a hipertrofia papilar. Isso ocorre porque a túnica conjuntiva da pálpebra está ligada à placa tarsal por fibras finas. Como resultado, a inflamação desenvolvida entre as fibrilas faz a conjuntiva se elevar em montículos chamados *papilas*. Quando as papilas são pequenas, a conjuntiva apresenta aparência aveludada. A conjuntivite papilar vermelha sugere conjuntivite bacteriana ou por clamídia. Na conjuntivite alérgica, as papilas muitas vezes ficam com o topo achatado, poligonal e de coloração leitosa, e têm aspecto de "calçada de paralelepípedos".

O diagnóstico de conjuntivite deve ser estabelecido com base na anamnese, no exame físico e no exame microscópico e na cultura para identificar a causa. Como o olho vermelho pode ser sinal de várias doenças oculares, é importante diferenciar entre a vermelhidão causada por conjuntivite e aquela que é causada por doenças oculares mais graves, como lesões de córnea e glaucoma agudo. Em contraste com as lesões da córnea e o glaucoma agudo, a conjuntivite produz infecção (*i. e.*, dilatação e vermelhidão) dos vasos sanguíneos conjuntivais periféricos, em vez dos vasos em torno do limbo da córnea. A conjuntivite também produz apenas um leve desconforto em relação ao desconforto entre moderado e grave associado a lesões da córnea ou à dor intensa e profunda associada aos casos de glaucoma agudo. Formas contagiosas de conjuntivite geralmente são bilaterais e podem acometer outros membros da família e pessoas próximas. Doença unilateral indica origem irritante, como corpos estranhos ou irritação química.

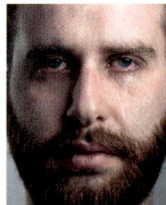

Lembre-se de **Paulo**, apresentado no estudo de caso na abertura desta parte. O médico que o atendeu estabeleceu um diagnóstico de conjuntivite bacteriana com base na anamnese e no exame físico. O paciente se queixa de que o olho esquerdo fica como se estivesse grudado com cola, devido à abundante secreção amarelada ao acordar, e Paulo não tem outras preocupações em relação à sua saúde, além da conjuntivite, exceto por uma infecção nas vias respiratórias superiores. No exame físico, foram verificados conjuntiva congesta e edemaciada, olhos vermelhos e grande quantidade de corrimento. Ele sente um ligeiro desconforto, porém nenhuma dor.

Conjuntivite alérgica

A conjuntivite alérgica engloba um espectro de condições da conjuntiva que geralmente se caracterizam por prurido. A mais comum dessas é a rinoconjuntivite alérgica sazonal ou febre do feno. A conjuntivite alérgica sazonal é uma reação de hipersensibilidade mediada por IgE, que pode ser precipitada pela exposição a pequenos alergênios aéreos, como o pólen.[7,9] Tipicamente, provoca lacrimejamento bilateral, prurido e vermelhidão dos olhos (Figura 19.6).

O tratamento da rinoconjuntivite alérgica sazonal inclui a não exposição ao alergênio e a utilização de compressas frias e colírios com substituto da lágrima. A conjuntivite alérgica também foi tratada com sucesso com anti-histamínicos orais de segunda geração e não sedativos.[3]

Conjuntivite infecciosa

As causas da conjuntivite infecciosa abrangem bactérias, vírus, gonorreia, herpes e clamídia. A infecção pode se espalhar de áreas adjacentes à conjuntiva ou pode ser transmitida pelo sangue, como nos casos de sarampo ou varicela. Recém-nascidos podem contrair conjuntivite durante o trabalho de parto.

Conjuntivite bacteriana. A conjuntivite bacteriana pode se manifestar como infecção hiperaguda, aguda ou crônica. A conjuntivite hiperaguda é grave e ameaça a visão, sendo mais

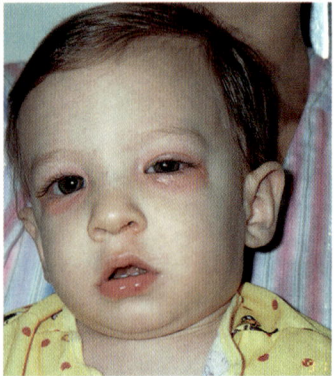

Figura 19.6 • Conjuntivite alérgica: geralmente bilateral e comum em pessoas com doenças alérgicas. Fonte: Jensen S. (2015). *Nursing health assessment: A best practice approach* (2. ed., p. 341). Philadelphia, PA: Lippincott Williams & Wilkins.

frequentemente causada por *Neisseria gonorrhoeae* e, menos comumente, por *Neisseria meningitidis*. Em recém-nascidos, *N. gonorrhoeae* é a causa do tipo mais grave de conjuntivite.[3] Em adultos e adolescentes, a infecção ocorre por autoinoculação a partir de genitália infectada. A infecção tem manifestação súbita e é caracterizada por secreção verde-amarelada abundante. Os sintomas, que tipicamente são progressivos, incluem vermelhidão na conjuntiva, quemose (edema ao redor da córnea), edema da pálpebra e linfonodos pré-auriculares dolorosos e tumefeitos (Figura 19.7). Se a infecção ocular gonocócica é deixada sem tratamento, o resultado é a ulceração da córnea com perfuração no final e, por vezes, perda permanente da visão. As modalidades de diagnóstico incluem coloração de Gram imediata de espécimes oculares e culturas especiais para espécies de *Neisseria*. O tratamento abarca o uso de antibióticos sistêmicos suplementados pela aplicação de colírios antibióticos.[3]

A *conjuntivite bacteriana aguda* tipicamente se apresenta com ardor, lacrimejamento e secreção mucopurulenta ou purulenta. Os agentes mais comuns da conjuntivite bacteriana são *Streptococcus pneumoniae*, *S. aureus* e *Haemophilus influenzae* em adultos.[11] Nas crianças, a infecção por *Moraxella catarrhalis* também é comum.[3] A infecção começa habitualmente em um olho e se propaga para o outro em 24 a 48 h. A secreção pode ser verde, amarela ou branca. O tratamento inclui aplicação local de antibióticos (colírio ou pomada).

A *conjuntivite bacteriana crônica* mais comum é causada por espécies de *Staphylococcus*, embora outras bactérias possam estar envolvidas. Essa condição está frequentemente associada a blefarite e colonização bacteriana das margens das pálpebras. Os sintomas da conjuntivite bacteriana crônica variam e podem incluir prurido, queimação, sensação da existência de corpo estranho e crostas nos cílios ao despertar. Outros sintomas são flocos escamosos e eritema ao longo das margens palpebrais, perda dos cílios e vermelhidão dos olhos. Algumas pessoas com conjuntivite bacteriana crônica também têm terçol recorrente e calázio nas margens palpebrais. O tratamento inclui uma boa higiene da pálpebra e a aplicação tópica de antibióticos.

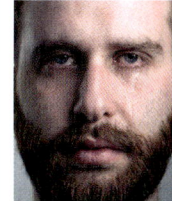

Paulo nunca havia tido conjuntivite, mas o fato de morar em um dormitório universitário aumenta o risco de contrair a doença. Ele também mencionou que pegou um resfriado (infecção das vias respiratórias superiores) com duração de vários dias e pode ter autoinfectado os olhos por contato cruzado com a secreção nasal de sua infecção respiratória, provavelmente uma das três bactérias causadoras de conjuntivite (*S. pneumoniae*, *S. aureus* e *H. influenzae*). Paulo foi infectado por *S. pneumoniae*. Devido à irritação resultante da exposição à fumaça de cigarro na festa da noite anterior, Paulo pode ter tocado os olhos com frequência, infectando, assim, a conjuntiva.

Conjuntivite viral. Os agentes etiológicos da conjuntivite viral compreendem adenovírus, herpes-vírus e enterovírus. Uma das causas mais comuns de conjuntivite viral é o adenovírus. A infecção, que provoca hiperemia conjuntival generalizada, é geralmente associada à infecção das vias respiratórias superiores (Figura 19.8). As crianças são acometidas mais frequentemente que os adultos. Piscinas contaminadas em decorrência de cloração inadequada são fontes comuns de infecção. Os sinais/sintomas desaparecem com o passar do tempo com o uso de compressas frias e lágrimas artificiais. Antibióticos podem ser administrados topicamente se houver infecção secundária. Agentes antivirais tópicos não são recomendados.[3]

Conjuntivite por *Chlamydia*. Existem dois tipos de infecção ocular por *Chlamydia*:

- Tracoma, que inclui sorotipos A a C que provocam ceratoconjuntivite crônica. De acordo com a OMS, é a principal causa de cegueira prevenível. É raro nos EUA e na Europa, mas é comumente encontrado em países em desenvolvimento[3,8]
- Conjuntivite de inclusão, associada aos sorotipos D a K. Trata-se de uma infecção sexualmente transmissível comum em adolescentes e adultos e pode ser transmitida a recém-nascidos durante parto vaginal.[3] Infecções oculares transmitidas por contato sexual devem ser avaliadas e prontamente tratadas por um médico.

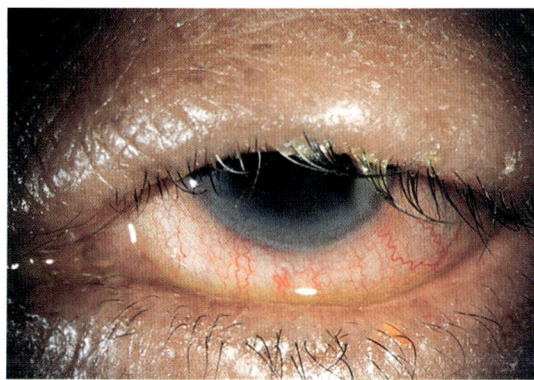

Figura 19.7 • Conjuntivite bacteriana: geralmente com secreção purulenta e conjuntiva infectada. Fonte: Jensen S. (2015). *Nursing health assessment: A best practice approach* (2. ed., p. 341). Philadelphia, PA: Lippincott Williams & Wilkins.

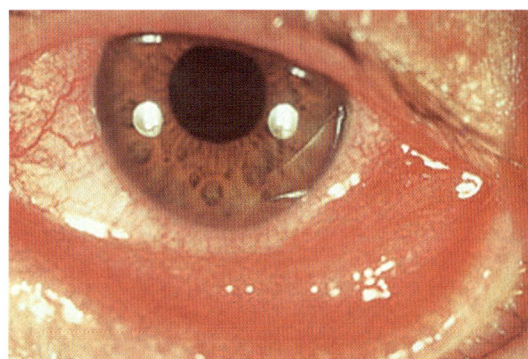

Figura 19.8 • Conjuntivite viral: geralmente com secreção clara, que pode ser acompanhada por congestão nasal e rinorreia. Fonte: Jensen S. (2015). *Nursing health assessment: A best practice approach* (2. ed., p. 341). Philadelphia, PA: Lippincott Williams & Wilkins.

Distúrbios da córnea

Na parte anterior do bulbo do olho, o revestimento externo do olho é modificado para formar a córnea transparente, que é convexa anteriormente a partir da junção com a esclera (Figura 19.9). A maior parte da refração (i. e., flexão) dos raios luminosos e do foco de visão acontece na córnea. Três camadas de tecido formam a córnea:

1. Uma camada epitelial externa extremamente fina, epitélio anterior, que é contínua com a túnica conjuntiva do bulbo
2. Uma camada intermediária chamada de *substância própria* (ou, *estroma*)
3. Uma camada endotelial interna, epitélio posterior, que se localiza próximo ao humor aquoso da câmara anterior.[9]

A substância própria, ou estroma, é composta por feixes de colágeno dispostos regularmente e embebidos em uma matriz de mucopolissacarídios. Essa organização das fibras de colágeno, que torna a substância própria transparente, é necessária para a transmissão da luz. É necessário haver hidratação dentro de uma gama limitada para manter o espaçamento das fibras de colágeno e a transparência. As três camadas da córnea são separadas por duas importantes membranas basais: a lâmina limitante anterior, ou membrana de Bowman, e a lâmina limitante posterior, ou membrana de Descemet. A *membrana de Bowman*, isto é, a lâmina limitante anterior que se localiza entre o epitélio da córnea e da substância própria, atua como uma barreira à infecção. Ela não se regenera. Se for danificada, forma-se uma cicatriz opaca, que pode prejudicar a visão. A *membrana de Descemet*, ou seja, a lâmina limitante posterior que se localiza entre o endotélio da córnea e a substância própria, tem aparência de feltro e consiste em fibras entrelaçadas e poros. Ao contrário da membrana de Bowman, ela se regenera rapidamente após uma lesão.

A córnea é uma estrutura avascular e obtém seu suprimento de oxigênio e de nutrientes por difusão a partir de vasos sanguíneos da esclera adjacente, do humor aquoso em sua superfície profunda e das lágrimas. O epitélio corneano é fortemente inervado por neurônios sensoriais (nervo trigêmeo [NC V], divisão oftálmica [NC V1]). O dano epitelial causa desconforto que varia da sensação de corpo estranho e de queimação dos olhos até dor grave e incapacitante. É comum o lacrimejamento reflexo.

Os distúrbios da córnea incluem traumatismo; inflamação e infecção; depósitos corneanos anormais e processos degenerativos como arco senil. O diagnóstico de distúrbios da córnea se

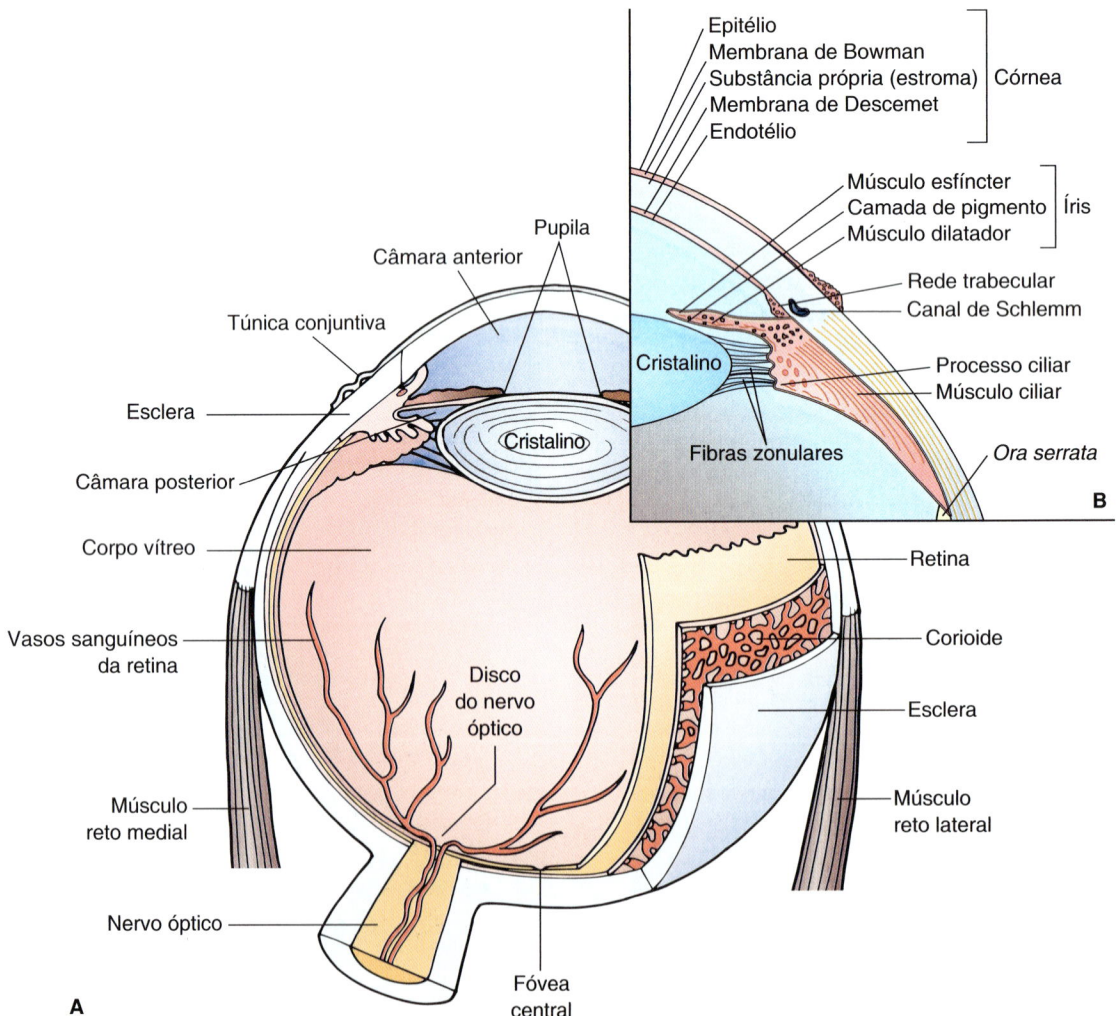

Figura 19.9 • A. Secção transversal do bulbo do olho. **B.** Dilatação das câmaras anterior e posterior do olho, mostrando as camadas da córnea; as estruturas da íris e do sistema de drenagem aquosa (rede trabecular, canal de Schlemm); e o processo ciliar e o músculo ciliar.

baseia no histórico de traumatismo, uso de medicação e sinais e sintomas associados a irritação ou doença da córnea.[9] Devido ao desconforto envolvido, o exame do olho é frequentemente facilitado pela instilação de um agente anestésico local. A fluoresceína pode ser usada para revelar uma área de ulceração. O biomicroscópio (lâmpada de fenda) é usado para o exame adequado da córnea. Em casos de uma etiologia infecciosa, devem ser obtidas raspas da úlcera para estudos de coloração e cultura.

Traumatismo da córnea

A integridade do epitélio e do endotélio é necessária para manter a hidratação da córnea dentro de uma gama limitada. Danos a qualquer estrutura resultam em edema e perda de transparência. Entre as causas de edema da córnea destaca-se o uso prolongado de lentes de contato, que pode privar o epitélio de oxigênio, rompendo sua integridade. O edema da córnea também ocorre após elevação súbita da pressão intraocular. Com edema, a córnea tem aparência turva, irregular e nebulosa. Além disso, a acuidade visual diminui e passa a se manifestar uma visão iridescente (i. e., arco-íris ao redor das luzes).

Um traumatismo que provoque abrasões da córnea pode ser extremamente doloroso, mas se for menor, as abrasões geralmente cicatrizam em poucos dias. A camada epitelial pode se regenerar, e pequenos defeitos desaparecem sem deixar cicatriz. Se a substância própria é danificada, a cicatrização é mais lenta e aumenta o perigo de infecção. Lesões na membrana de Bowman e na substância própria desaparecem com a formação de cicatrizes, o que prejudica a transmissão da luz.

Queratite

Queratite (ou ceratite segundo a CID-10) é uma inflamação da córnea, que pode resultar em perda parcial ou total da visão e tem causas infecciosas e não infecciosas. As causas infecciosas incluem bactérias, vírus, fungos e amebas. As causas não infecciosas incluem traumatismo ocular, exposição a substâncias químicas e exposição à luz ultravioleta. O uso de lentes de contato é um fator de risco importante para ceratite infecciosa.[10] Os sinais/sintomas de ceratite incluem dor, fotofobia, hiperemia conjuntival (vermelhidão) e turvação da córnea com comprometimento estromal.[11] A pessoa acometida deve procurar avaliação imediata e tratamento médico.

Queratite por herpes-vírus simples.
A queratite causada por infecção pelo herpes-vírus simples (HSV) é a principal causa de cicatrizes da córnea e opacidade causando cegueira mundialmente.[12] A maioria dos casos é desencadeada pelo HSV do tipo 1, que também é a causa de infecções labiais. No entanto, nos casos de infecção neonatal adquirida durante a passagem pelo canal vaginal, aproximadamente 80% são causados por HSV do tipo 2 (que provoca herpes genital). A doença pode se manifestar como uma infecção primária ou recorrente.[13] Infecções epiteliais primárias são a contrapartida ocular do herpes labial, com características imunológicas e patológicas semelhantes, bem como um curso de tempo similar. Durante a infância, uma infecção primária leve por HSV pode passar despercebida. Após a infecção primária inicial, o vírus pode persistir em um estado de latência no gânglio trigeminal e, possivelmente, na córnea, sem causar sinais de infecção.

Uma infecção recorrente pode ser precipitada por vários fatores relacionados com o estresse que, embora não muito bem compreendidos, reativam o vírus. O envolvimento costuma ser unilateral. Os primeiros sintomas são irritação, fotofobia e lacrimejamento. Pode acontecer certa redução na visão quando a lesão afeta a parte central da córnea. Como ocorre anestesia da córnea nos estágios iniciais da doença, os sintomas podem ser mínimos, fazendo o indivíduo demorar a procurar cuidados médicos. Frequentemente, há relato de herpes labial ou outra infecção herpética, mas as lesões na córnea podem ser o único sinal de infecção de herpes recorrente. Mais tipicamente, a lesão corneana envolve o epitélio e tem um padrão típico de ramificação. Essas lesões epiteliais curam-se sem cicatriz. Lesões herpéticas que envolvem a camada da substância própria da córnea produzem opacidades cada vez mais graves na córnea. Embora se acreditasse ser uma resposta puramente imunológica para partículas virais ou alterações celulares induzidas viralmente, há evidências crescentes de que pode ocorrer uma infecção por partículas virais ativas em células da substância própria e, possivelmente, células endoteliais, bem como em outros tecidos do segmento anterior, como a íris e o endotélio trabecular.

O tratamento da queratite por HSV deve se concentrar na eliminação da possibilidade de replicação viral na córnea, minimizando simultaneamente os efeitos nocivos do processo inflamatório. Agentes antivirais tópicos, como colírio à base de trifluridina, pomada de vidarabina ou aciclovir ou gel de ganciclovir, são usados para promover a cicatrização.[14,15] Agentes antivirais orais (p. ex., aciclovir) podem ser usados, mas sua eficácia não foi determinada em estudos comparativos e a resistência a esses fármacos está aumentando. O uso de corticosteroides orais é contraindicado.[14,15]

Varicela-zóster oftálmico.
Herpes-zóster ou cobreiro é uma infecção relativamente comum causada por herpes-vírus do tipo 3, o mesmo vírus que causa a varicela (catapora). Ela ocorre quando o vírus da varicela, que permaneceu latente nos gânglios neurossensoriais desde a infecção primária, é reativado. O herpes-zóster oftálmico, que representa de 10 a 25% de todos os casos de herpes-zóster, acontece quando a reativação do vírus latente ocorre nos gânglios da divisão oftálmica do nervo trigêmeo.[9,13] Indivíduos imunocomprometidos, particularmente os portadores do vírus da imunodeficiência humana (HIV), estão em maior risco de desenvolver herpes-zóster oftálmico do que aqueles com um sistema imunológico funcionando normalmente.

O herpes-zóster oftálmico, em geral, apresenta-se com mal-estar, febre, cefaleia e ardor, assim como prurido na região periorbital. Esses sintomas comumente precedem a erupção ocular por 1 dia ou dois. A erupção, que é inicialmente vesicular, forma pústulas e crostas. O envolvimento da ponta do nariz e das margens palpebrais indica uma alta probabilidade de envolvimento ocular. Os sinais de envolvimento ocular incluem conjuntivite, queratite e uveíte anterior, frequentemente com elevação da pressão intraocular. Pessoas com doença da córnea apresentam graus variados de diminuição da visão, dor e sensibilidade à luz.

O tratamento inclui a utilização de altas doses de medicação antiviral oral (p. ex., aciclovir, valaciclovir, fanciclovir). O início do tratamento nas primeiras 72 h após o aparecimento de erupção reduz a incidência de complicações oculares, mas não a nevralgia pós-herpética.

Queratite por *Acanthamoeba*.

Acanthamoeba é um protozoário de vida livre encontrado em águas contaminadas. A queratite por *Acanthamoeba* é uma complicação rara, mas grave, que ameaça a visão e resulta da exposição pelo uso contínuo de lentes de contato gelatinosas, ou de uso prolongado ou mantidas durante a noite por períodos além dos recomendados pelo especialista, ou quando são empregadas técnicas inadequadas de desinfecção das lentes. Também pode dar-se em pessoas que não são usuárias de lentes de contato, após exposição a água ou solo contaminados. É caracterizada por uma dor desproporcional às manifestações clínicas, vermelhidão dos olhos e fotofobia. O distúrbio comumente é diagnosticado de maneira equivocada como queratite por herpes ou queratite fúngica. O diagnóstico é confirmado pela coloração com fluoresceína do olho.[16] Biopsias da córnea com culturas podem ser indicadas. Para preservar a visão, é necessário um encaminhamento imediato a um profissional de saúde.[17-19]

Depósitos anormais na córnea

A córnea é, com frequência, o local para deposição de produtos metabólicos anormais. Na hipercalcemia, sais de cálcio podem precipitar na córnea, produzindo uma queratopatia em faixa de aparência enevoada. Cristais de cistina são depositados nos casos de cistinose, ésteres de colesterol em hipercolesterolemia e anel dourado formado por depósitos de cobre (*i. e.*, anel de Kayser-Fleischer) na degeneração hepatolenticular resultante da doença de Wilson. Agentes farmacológicos, como a cloroquina, podem resultar em depósitos de cristais na córnea.

Arco senil é uma degeneração extremamente comum, bilateral e benigna da córnea, que pode manifestar-se em qualquer idade, porém é mais comum em idosos. É constituída por infiltrado branco-acinzentado com quase 2 mm de largura, e forma-se na periferia da córnea. Pode representar uma infiltração lipídica extracelular e comumente está associado a hiperlipidemia; sendo assim, devem ser realizados testes para medir a concentração de lipídios se essa condição for encontrada em pessoas com menos de 50 anos de idade. O arco senil não provoca sintomas visuais, e não é necessário tratamento quando se manifesta em idosos.

Transplante de córnea

Mais de 40 mil transplantes de córnea são realizados nos EUA a cada ano.[20] Ao contrário dos transplantes de rim ou de coração, que estão associados a risco considerável de rejeição do órgão transplantado, os transplantes de córnea apresentam risco mínimo de rejeição. Córneas que sofreram queimadura ou que não são saudáveis perdem esse "privilégio imunológico" e podem ser rejeitadas. O risco de rejeição imunológica dura toda a vida do receptor. O uso de córneas humanas para transplante implica em risco de rejeição imunológica.[8]

Distúrbios do trato uveal

A túnica vascular do bulbo, ou trato uveal, é uma bola incompleta com lacunas na pupila e no nervo óptico. O trato uveal pigmentado tem três regiões distintas: corioide, corpo ciliar e íris. A *corioide* é uma membrana marrom-escura altamente vascular que forma os cinco sextos posteriores do trato uveal. Seus vasos sanguíneos fornecem nutrientes às outras camadas do bulbo do olho. O pigmento castanho, produzido por melanócitos, absorve a luz no interior do bulbo do olho e a luz que penetra na retina. A função de absorção de luz impede a dispersão, o que é importante para a acuidade visual, especialmente com altos níveis de iluminação de fundo. O *corpo ciliar* é um anel espessado de tecido que circunda a lente. É constituído de músculo liso e tem função secretora. A função de sua musculatura lisa contribui para alterações no formato da lente e a função secretora, para a produção de humor aquoso.

A íris é um diafragma ajustável que possibilita alterações no tamanho da pupila e na quantidade de luz que entra no olho. A superfície posterior da íris é formada por um epitélio de duas camadas contínuas com as camadas que recobrem o corpo ciliar. A camada anterior contém os músculos dilatadores ou radiais da pupila. Imediatamente anterior a esses músculos, há uma camada de tecido conjuntivo altamente vascularizado. Incorporados nessa camada, existem anéis concêntricos de músculo liso que compõem o músculo do esfíncter da pupila. A camada anterior da íris forma uma superfície anterior irregular, contendo muitos fibroblastos e melanócitos. As diferenças individuais na cor dos olhos resultam da densidade do pigmento. A quantidade de pigmento é decrescente a partir de olhos castanho-escuros, diminuindo nos diferentes tons de marrom e verde até a quantidade menor, encontrada nos olhos azuis.

Diversas mutações podem afetar a pigmentação da túnica vascular do bulbo, incluindo o albinismo. *Albinismo* é uma deficiência genética (autossômica recessiva) de tirosinase, a enzima necessária para a síntese da melanina pelos melanócitos. O albinismo tirosinase-negativo, também chamado de *albinismo clássico*, caracteriza-se pela inexistência de tirosinase. As pessoas afetadas têm cabelos brancos, pele rosada e olhos azul-claros. Nessas pessoas, uma quantidade excessiva de luz penetra a íris e a corioide não pigmentadas e, até certo ponto, a esclera anterior. Seus fotorreceptores são inundados com o excesso de luz, e a acuidade visual apresenta-se notavelmente reduzida. O excesso de estimulação dos fotorreceptores com níveis normais ou altos de iluminação causa uma dolorosa fotofobia, sintoma de muitos processos patológicos.

Uveíte

A inflamação de todo o trato uveal, que dá suporte ao cristalino e aos componentes neurais dos olhos, é chamada de **uveíte**. A uveíte pode ser causada por agentes infecciosos (vírus, bactérias, fungos ou parasitos) ou não infecciosos (autoimune, maligna ou idiopática). Um tipo de etiologia não infecciosa, a autoimune, resulta de um distúrbio inflamatório do tecido ocular com características clínicas em comum e causa com base imunológica. Uma consequência grave de uveíte pode ser o envolvimento da retina subjacente. A invasão da corioide por parasitos origina alterações atróficas locais, que geralmente envolvem a retina; exemplos dessa condição incluem toxoplasmose e histoplasmose. Foi documentado o desenvolvimento de tumores uveais metastáticos de câncer de mama, pulmão e cólon. Linfoma uveal primário não é comum, mas pode ocorrer e requer tratamento por radioterapia.[9,21]

Pupila e reflexos pupilares

A contração ou o relaxamento dos músculos esfíncter e radiais na íris controlam as alterações no tamanho da pupila. O reflexo pupilar, que controla o tamanho da abertura pupilar, é controlado pelo sistema nervoso autônomo, com o sistema nervoso parassimpático produzindo a constrição pupilar, ou *miose*, e o sistema nervoso simpático produzindo a dilatação pupilar ou *midríase*. O músculo esfíncter da pupila que gera constrição pupilar é inervado por neurônios parassimpáticos pós-ganglionares do gânglio ciliar e de outras células ganglionares espalhadas entre as camadas da esclera e corioide. Parte do núcleo oculomotor (NC III) é chamada de *núcleo de Edinger-Westphal*.[22] Esse núcleo autônomo, localizado no mesencéfalo, proporciona a inervação pré-ganglionar a esses axônios parassimpáticos. A dilatação pupilar pelos músculos dilatadores ou radiais é fornecida por inervação simpática sob controle descendente excitatório a partir do hipotálamo. A inervação deriva de neurônios pré-ganglionares na medula torácica superior, que envia axônios ao longo da cadeia simpática para fazer sinapses com os neurônios pós-ganglionares do gânglio ciliar superior. Fibras pós-ganglionares trafegam ao longo da superfície das artérias carótidas e de artérias menores até chegar aos olhos.

Uma região no mesencéfalo, chamada de pré-tectal, controla o reflexo pupilar. As áreas pré-tectais de cada lado do encéfalo estão conectadas, explicando o aspecto binocular do reflexo de luz. Os estímulos aferentes para constrição pupilar surgem nas células ganglionares da retina e são transmitidos para os *núcleos pré-tectais* na junção do tálamo com o mesencéfalo e, por fim, para neurônios pré-ganglionares dos núcleos do nervo oculomotor (NC III) (Figura 19.10).

Direcionar o foco da luz de uma lanterna para o olho da pessoa testa a função normal do mecanismo de reflexo pupilar. Para evitar uma mudança no tamanho da pupila devido à acomodação, pede-se que a pessoa olhe para a frente. Deve ocorrer uma rápida constrição da pupila exposta à luz; isso é chamado de *reflexo pupilar à luz direta*. Como o reflexo é normalmente bilateral, a pupila contralateral também deve contrair, em uma reação chamada de *reflexo pupilar consensual à luz*. O circuito do reflexo à luz é parcialmente separado da via óptica principal. Isso é ilustrado pelo fato de que o reflexo pupilar permanece inalterado quando ocorrem lesões às radiações ópticas ou ao córtex visual.

A integridade do controle autônomo duplo do diâmetro pupilar é vulnerável a traumatismos, aumento de volume tumoral ou doença vascular. Quando há dano difuso ao prosencéfalo envolvendo o tálamo e o hipotálamo, as pupilas tipicamente se apresentam contraídas, mas respondem à luz. Danos ao núcleo do NC III resultam em dilatação pupilar permanente no olho afetado. Lesões que afetam a parte cervical da medula espinal ou a cadeia ganglionar simpática ascendente na região do pescoço ou na artéria carótida interna (p. ex., síndrome de Horner) podem interromper o controle simpático do músculo dilatador da pupila, resultando em constrição pupilar permanente. Tumores da órbita que comprimem estruturas por trás do olho são capazes de eliminar todos os reflexos pupilares, geralmente antes de destruir o nervo óptico.

Agentes farmacológicos também podem afetar diferencialmente o tamanho das pupilas. A constrição bilateral das

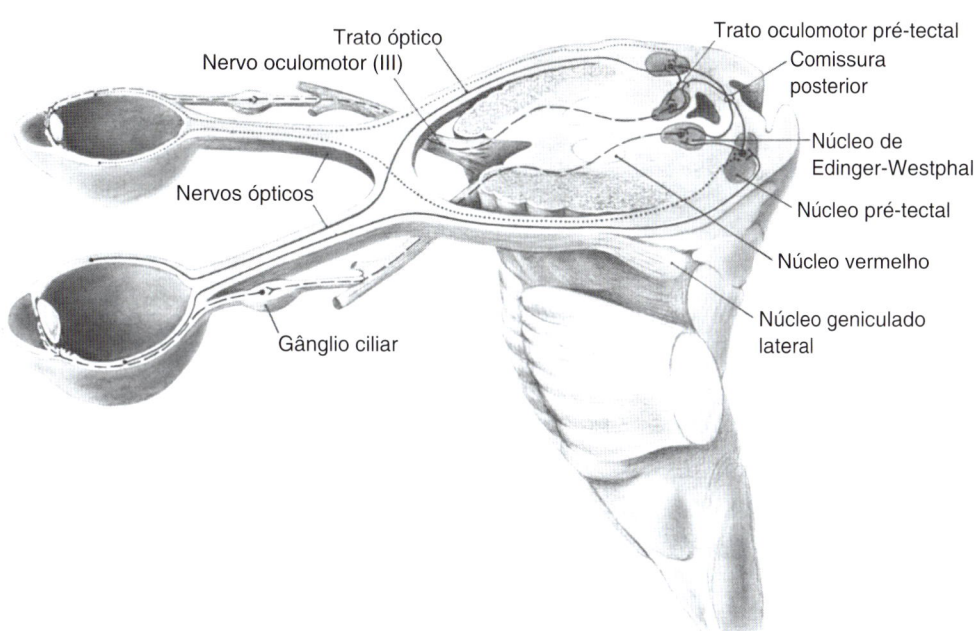

Figura 19.10 • Diagrama do percurso do reflexo pupilar à luz. Fonte: Miller N. R., Newman N. J., Biousse V., et al. (Eds.) (2016). *Walsh and Hoyt's clinical neuro-ophthalmology: The essentials* (3. ed., p. 287). Philadelphia, PA: Lippincott Williams & Wilkins.

pupilas é característica do uso de opiáceos. Ocorre dilatação pupilar quando são aplicados agentes bloqueadores parassimpáticos tópicos, como atropina, e a função simpática dilatadora das pupilas fica sem oposição. Agentes simpaticomiméticos podem aumentar a dilatação pupilar. Oftalmologistas e optometristas costumam utilizar esse tipo de medicamento para facilitar o exame dos meios transparentes e de fundo de olho. Fármacos mióticos (p. ex., pilocarpina), que são utilizados no tratamento do glaucoma de ângulo fechado (a ser discutido), provocam constrição da pupila e, desse modo, facilitam a circulação do humor aquoso.

> **RESUMO**
>
> A conjuntiva reveste a superfície interna das pálpebras e recobre o bulbo do olho até a junção da córnea com a esclera. Conjuntivite, também chamada de *olho vermelho*, pode ser resultado de uma infecção bacteriana ou viral, alergênios, agentes químicos, agentes físicos ou energia radiante. É importante diferenciar entre a vermelhidão causada por conjuntivite e aquela causada por doenças oculares mais graves, como o glaucoma agudo ou lesões da córnea.
>
> Queratite, ou inflamação da córnea, pode ser provocada por infecção, reações de hipersensibilidade, isquemia, traumatismo ou defeitos na produção das lágrimas. Um traumatismo ou doença que envolva a camada da substância própria ou estroma da córnea sofre resolução, mas com formação de cicatriz e opacificação permanente. Essas opacidades interferem na transmissão de luz e podem prejudicar a visão.
>
> O trato uveal é a túnica média vascular dos olhos. Ele contém melanócitos que impedem a difusão da luz através da parede do bulbo do olho. A inflamação do trato uveal (uveíte) pode afetar a acuidade visual.
>
> O reflexo pupilar, que controla o tamanho das pupilas, é controlado pelo sistema nervoso autônomo. O sistema nervoso parassimpático controla a constrição pupilar e o sistema nervoso simpático controla a dilatação pupilar.

PRESSÃO INTRAOCULAR E GLAUCOMA

Depois de concluir esta seção, o leitor deverá ser capaz de:

- Descrever a formação e o escoamento do humor aquoso dos olhos e correlacionar com o desenvolvimento de glaucoma
- Comparar glaucoma de ângulo aberto e de ângulo fechado, em termos de patologia, sintomatologia, diagnóstico e tratamento
- Explicar por que o glaucoma leva à cegueira.

Atualmente, o glaucoma é descrito como neuropatia óptica em vez de hipertensão intraocular. É considerado a principal causa de cegueira irreversível em todo o planeta. As projeções sugerem que mais de 100 milhões de pessoas terão glaucoma até 2040 e muitas dessas pessoas vivem na Ásia e na África.[23]

Existem dois tipos de glaucoma: primário de ângulo aberto e primário de ângulo fechado. O glaucoma primário de ângulo aberto pode ocorrer quando a pressão intraocular (PIO) se encontra dentro dos limites da normalidade (10 a 21 mmHg), entretanto, a elevação da PIO é considerada um fator de risco. O glaucoma primário de ângulo fechado é um pouco mais raro, embora seja mais prevalente na população asiática.[3] Os dois tipos de glaucoma serão discutidos nesta seção.

Controle da pressão intraocular

Em grande parte, a pressão intraocular é regulada pelo humor aquoso, que preenche as câmaras anterior e posterior dos olhos. O humor aquoso é produzido pelo corpo ciliar e passa da câmara posterior através da pupila para a câmara anterior (Figura 19.11 A).[24] O humor aquoso sai pelo ângulo iridocorneal entre a superfície anterior da íris e a esclera. Aqui ele é filtrado através da malha trabecular e entra no canal de Schlemm para o retorno à circulação venosa. O canal de Schlemm é, na verdade, uma veia de paredes finas que se estende em circunferência em torno da íris do olho. Sua membrana endotelial é tão porosa que mesmo grandes moléculas de proteína de tamanho maior que uma hemácia podem passar da câmara posterior para o canal de Schlemm.

A pressão do humor aquoso resulta do equilíbrio de vários fatores, incluindo a taxa de secreção aquosa, a resistência ao fluxo entre a íris e o corpo ciliar e a resistência à absorção na região trabeculada da esclera na altura do ângulo iridocorneano. Normalmente, a taxa de produção aquosa é igual à taxa de drenagem do humor aquoso, e a pressão intraocular normal é mantida dentro de um intervalo de 9 a 21 mmHg.[9,24]

Tonometria é a medição da pressão intraocular. O instrumento mais preciso para realização da tonometria é o tonômetro de aplanação de Goldman, que está conectado a uma lâmpada de fenda e mede a força necessária para achatar uma área fixa na córnea. Acredita-se que a espessura central da córnea, que pode ser medida por métodos ópticos ou por ultrassom, seja capaz de influenciar a precisão da medição, fazendo a pressão intraocular ser superestimada em olhos com uma córnea espessa e subestimada em olhos com uma córnea fina. Outro tipo de tonômetro, o tonômetro sem contato, que usa a força de recuperação de um pequeno jato de ar soprado contra a córnea para estimar a pressão intraocular, não é tão preciso quanto o tonômetro de aplanação. No entanto, esse método não requer a utilização de colírio anestésico porque nenhum instrumento toca a superfície ocular. Portanto, pode ser mais facilmente utilizado pelos técnicos e é muito útil em programas de triagem.[25]

Glaucoma

O glaucoma geralmente resulta de lesões congênitas ou adquiridas do segmento anterior do olho que obstruem mecanicamente a drenagem do humor aquoso. O glaucoma é comumente classificado como de ângulo aberto ou de ângulo fechado, dependendo da localização da saída comprometida, e pode ocorrer como uma doença primária ou secundária. O glaucoma primário pode ocorrer sem sinal de distúrbio ocular ou doença sistêmica preexistentes. O glaucoma secundário pode resultar de processos inflamatórios que afetam o olho, de tumores ou a partir de células sanguíneas pela hemorragia produzida por um traumatismo que obstrua o escoamento do humor aquoso.

Em pessoas com glaucoma, deficiências temporárias ou permanentes da visão advêm de alterações degenerativas da retina e do nervo óptico, assim como do edema e opacificação da córnea. Danos aos axônios do nervo óptico na região do nervo óptico podem ser reconhecidos por oftalmoscopia. A aparência normal do disco óptico apresenta uma depressão central chamada escavação do disco. Com a atrofia progressiva dos axônios provocada pelo aumento da pressão intraocular, desenvolve-se uma palidez do disco óptico, enquanto aumentam o tamanho e a profundidade da escavação do disco. Como as alterações na escavação do disco precedem a perda de campo visual, é importante a realização de exames oftalmológicos regulares para a detecção de alterações oculares ocorridas com o aumento da pressão intraocular. Têm sido feitas muitas tentativas para quantificar as alterações do disco óptico em pessoas com glaucoma, por meio de exames oftalmológicos com a utilização de diferentes técnicas fotográficas e, mais recentemente, sistemas de imagem a *laser*.

Os avanços tecnológicos possibilitam a detecção e quantificação das alterações visuais resultantes do glaucoma. Esses testes de visão incluem testes do campo visual branco sobre branco e azul sobre amarelo, teste de sensibilidade ao contraste e adaptação ao escuro. A tecnologia de varredura a *laser* e os testes de coerência óptica por tomografia são aptos a detectar danos aos axônios ganglionares da retina antes de ocorrer perda de campo visual.

Glaucoma de ângulo aberto primário

O glaucoma primário de ângulo aberto é a forma mais comum de glaucoma.[24,26] A condição se caracteriza por um aumento anormal da pressão intraocular, sem a obstrução do ângulo iridocorneal, daí o nome *glaucoma de ângulo aberto*. Isso geralmente ocorre devido a uma anomalia da malha trabecular que controla o fluxo do humor aquoso para o canal de Schlemm[24,26] (ver Figura 19.11 B). O glaucoma secundário de ângulo aberto resulta de outras condições, incluindo a formação de fragmentos de hemácias após um traumatismo e de grânulos epiteliais do pigmento da íris capazes de entupir a rede trabecular.

Em geral, é uma condição assintomática e crônica, causando dano progressivo ao nervo óptico e perda de campo visual se não for tratada de maneira adequada. A pressão intraocular elevada é um fator de risco para o diagnóstico de glaucoma de ângulo aberto, mas não é o único fator a ser considerado. Algumas pessoas mantêm uma pressão intraocular elevada, sem sinais de lesão do nervo óptico ou perda do campo visual.

Etiologia. A etiologia do glaucoma primário de ângulo aberto permanece obscura. Os principais fatores de risco para essa doença incluem idade de 40 anos ou mais, raça negra, histórico familiar positivo em parentes de primeiro grau, miopia e elevação da pressão intraocular.[26] Outros fatores de risco, com evidências epidemiológicas entre moderadas e significativas, incluem hipertensão arterial, diabetes melito do tipo 2, hipertireoidismo, enxaqueca e apneia do sono.[26] Em algumas pessoas, o

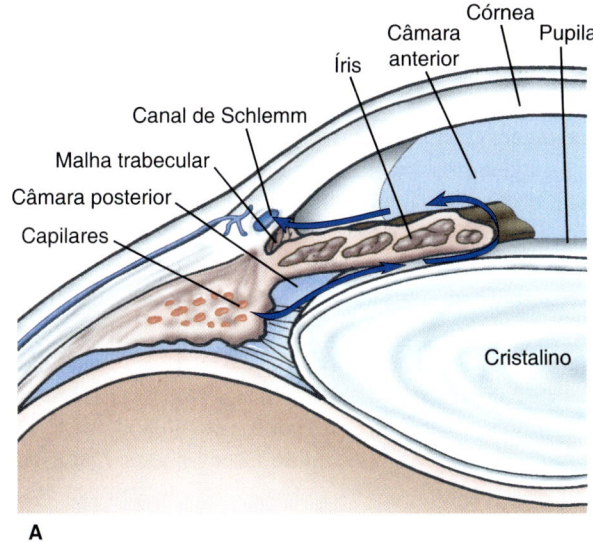
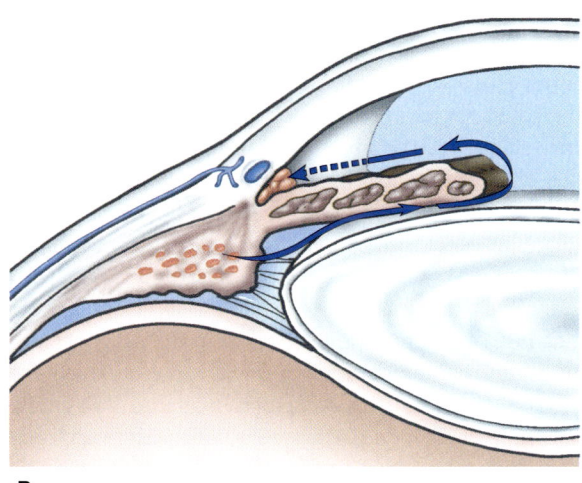
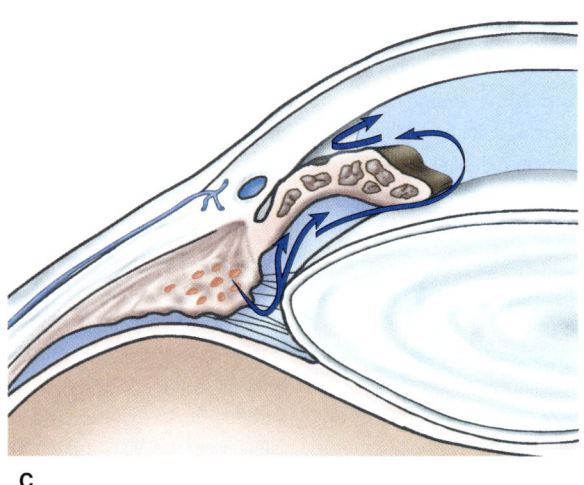

Figura 19.11 • **A.** Normalmente, o humor aquoso, que é secretado na câmara posterior, obtém acesso à câmara anterior fluindo através da pupila. No ângulo da câmara anterior, ele passa através do canal de Schlemm para alcançar o sistema venoso. **B.** No glaucoma de ângulo aberto, o escoamento do humor aquoso é obstruído pela malha trabecular. **C.** No glaucoma de ângulo fechado, o humor aquoso encontra resistência ao fluxo através da pupila. O aumento da pressão na câmara posterior produz um abaulamento para a frente da íris periférica, de modo que a íris bloqueia a malha trabecular.

uso de doses moderadas de corticosteroides tópicos ou inalados tende a causar elevação da pressão intraocular. Pessoas sensíveis também podem apresentar aumento da pressão intraocular com a utilização de corticosteroides sistêmicos. Há evidências emergentes de que a espessura central da córnea também seja um previsor importante para o desenvolvimento de glaucoma primário de ângulo aberto, e que possa ser importante para prever tanto a progressão do glaucoma quanto a resposta a medicamentos destinados a reduzir a pressão intraocular.[26]

Diagnóstico. As modalidades de diagnóstico incluem a tonometria de aplanação, visualização oftalmoscópica do nervo óptico e exame de campo visual central. A medição da pressão intraocular fornece um meio para avaliar o risco de desenvolvimento de glaucoma. Como a condição é, por vezes, assintomática, pessoas em situação de risco para o desenvolvimento de glaucoma de ângulo aberto devem ser submetidas a exames oftalmoscópicos regulares em ambos os olhos, concentrando-se no disco do nervo óptico. Frequentemente são observadas alterações no disco óptico antes que se tornem aparentes os defeitos do campo visual. A avaliação estereoscópica periódica do disco do nervo óptico por um profissional de saúde especializado na detecção de glaucoma é altamente recomendada para pacientes de risco.

Tratamento. A elevação da pressão intraocular em pessoas com glaucoma de ângulo aberto geralmente recebe tratamento farmacológico. Nos casos em que esse tipo de tratamento não apresenta resultados, aumenta-se o escoamento do humor aquoso através de um percurso criado cirurgicamente. Os fármacos utilizados no tratamento a longo prazo do glaucoma são classificados em cinco classes: antagonistas beta-adrenérgicos, análogos da prostaglandina, agonistas adrenérgicos, inibidores da anidrase carbônica e agonistas colinérgicos.[26] A maioria das substâncias empregadas no tratamento do glaucoma é de uso tópico. No entanto, podem ocorrer efeitos colaterais sistêmicos. Quando o tratamento com determinada substância não diminui a pressão intraocular para o nível-alvo, pode ser tentado o uso de um fármaco de uma classe diferente ou a adição de um segundo medicamento como terapia adjuvante.

Antagonistas beta-adrenérgicos de uso tópico são geralmente os medicamentos de primeira escolha para a redução da pressão intraocular. Acredita-se que os antagonistas beta-adrenérgicos reduzam a pressão intraocular por meio da diminuição da produção de humor aquoso no corpo ciliar. A adsorção sistêmica desses colírios pode causar bradicardia e broncospasmos em pessoas com asma. Os inibidores da anidrase carbônica reduzem a secreção de humor aquoso pelo epitélio ciliar. Os inibidores da anidrase carbônica de uso tópico (dorzolamida e brinzolamida) muitas vezes são empregados como terapia adjuvante, mas raramente como terapia inicial. Agonistas seletivos α_2-adrenérgicos (i. e., brimonidina e apraclonidina) aumentam a drenagem do humor aquoso, além de diminuir a produção. São eficazes como terapia adjuvante e, ocasionalmente, como agentes de tratamento primário. O desenvolvimento de alergia ocular local muitas vezes limita a utilidade da apraclonidina.[26]

Diversas classes de medicamentos funcionam aumentando a drenagem do humor aquoso. As prostaglandinas são substâncias de ação local encontradas na maioria dos tecidos. Em baixas concentrações, a prostaglandina F2α aumenta a drenagem do humor aquoso através da raiz da íris e do corpo ciliar, quer pela diminuição da matriz extracelular, quer pelo relaxamento da musculatura ciliar. Latanoprosta, um análogo de prostaglandina tópica, atualmente é um dos medicamentos mais prescritos para o tratamento de glaucoma. A acetilcolina é o neuromediador pós-ganglionar para o sistema nervoso parassimpático; ela aumenta a drenagem do humor aquoso pela contração do músculo ciliar e constrição pupilar (miose). A pilocarpina, um miótico parassimpaticomimético, que anteriormente constituía a base do tratamento, foi substituída em grande parte por medicamentos mais novos e mais efetivos.[26]

Quando a redução na pressão intraocular não pode ser mantida por meio de métodos farmacológicos, pode ser necessária a realização de uma trabeculoplastia a *laser* ou cirúrgica. Na trabeculoplastia a *laser*, as microqueimaduras produzidas pelo tratamento a *laser* formam cicatrizes, em vez de penetrar a malha trabecular, um processo que se acredita seja capaz de ampliar os canais de escoamento pelo aumento da tensão exercida sobre a rede trabecular. Crioterapia, diatermia e ultrassom de alta frequência podem ser utilizados em alguns casos para destruir o epitélio ciliar e reduzir a produção de humor aquoso.

Glaucoma de ângulo fechado

Atualmente, o glaucoma de ângulo fechado é denominado crise por fechamento agudo do ângulo; é causado por estreitamento do ângulo da câmara anterior devido a aumento da íris (ver Figura 19.11 C). É uma condição mais propensa a ocorrer em olhos com câmara anterior rasa preexistente. Frequentemente uma crise aguda é precipitada pela dilatação das pupilas, o que faz a íris tornar-se mais espessa, bloqueando a circulação entre as câmaras posterior e anterior.[26-28] O glaucoma de ângulo fechado geralmente ocorre como resultado de um defeito anatômico hereditário que causa a câmara anterior rasa. É mais comumente observado em pessoas de ascendência asiática ou inuítes e em pessoas com hipermetropia. Esse defeito é exagerado pelo deslocamento anterior da porção periférica da íris, que se manifesta em indivíduos idosos devido ao aumento da espessura do cristalino causado pelo envelhecimento.

Manifestações clínicas. Os sintomas de glaucoma agudo de ângulo fechado estão relacionados com a elevação súbita e intermitente da pressão intraocular. A administração de agentes farmacológicos tópicos, como gotas de atropina, que causam a dilatação pupilar (midríase) também pode precipitar um episódio agudo de elevação da pressão intraocular em pessoas com potencial para o desenvolvimento de glaucoma de ângulo fechado. Alguns medicamentos sistêmicos (orais) também foram relatados como precipitantes de um ataque agudo. As crises de elevação da pressão intraocular se manifestam por sintomas que incluem dor ocular e borramento visual causado pelo edema da córnea.[24,27,28] A pupila pode ficar dilatada e fixa. Os sintomas muitas vezes têm alívio espontâneo pelo sono e outras condições que promovem a constrição pupilar. Com a manifestação de crises repetidas ou prolongadas, o olho se torna avermelhado e pode se desenvolver edema da córnea, conferindo a esta uma aparência turva. É comum cefaleia unilateral, muitas vezes excruciante. Podem ocorrer náuseas e vômitos; como resultado, a cefaleia pode ser confundida com enxaqueca.

Algumas pessoas com câmaras anteriores congenitamente estreitas nunca desenvolvem sintomas, e outras desenvolvem os sintomas apenas quando alcançam uma idade mais avançada. Devido aos perigos de perda de visão, aqueles com câmaras anteriores estreitas devem ser advertidos sobre a importância da manifestação de visão turva, halos e dor ocular. Às vezes, diminuição da acuidade visual e pupila não reativa podem ser as únicas pistas para indicar glaucoma de ângulo fechado em idosos.

Diagnóstico e tratamento. A profundidade da câmara anterior pode ser avaliada por iluminação lateral/sombra ou por uma técnica chamada *gonioscopia*. A gonioscopia usa uma lente de contato especial e espelhos ou prismas para visualizar e medir o ângulo da câmara anterior. O método de iluminação lateral/sombra usa apenas uma lanterna. A fonte de luz é mantida ao lado temporal do olho e dirigida horizontalmente para a íris. Em pessoas com uma câmara anterior de tamanho normal, a luz passa através da câmara para iluminar as duas metades da íris. Em pessoas com a câmara anterior estreita, apenas a metade da íris adjacente à fonte de luz é iluminada, enquanto uma sombra é formada na metade da íris oposta à fonte de luz.

O glaucoma de ângulo fechado agudo é uma emergência oftalmológica. O tratamento é dirigido para a redução da pressão intraocular, geralmente com agentes farmacológicos. Assim que a pressão intraocular é controlada, é realizada uma iridotomia periférica a *laser* para criar uma abertura permanente entre as câmaras anterior e posterior, possibilitando ao humor aquoso contornar o bloqueio pupilar. As anormalidades anatômicas responsáveis pelo glaucoma de ângulo fechado costumam ser bilaterais, e frequentemente é realizada cirurgia profilática no outro olho.

Glaucoma congênito e infantil

Há vários tipos de glaucoma pediátrico, incluindo glaucoma congênito, que ocorre ao nascimento, e glaucoma infantil, que se desenvolve durante os primeiros 2 a 3 anos de vida. Tal como acontece com glaucoma em adultos, o glaucoma da infância pode suceder como doença primária ou secundária.

Etiologia e fisiopatologia. O glaucoma congênito é causado por um distúrbio no qual a câmara anterior mantém sua configuração fetal, com malha trabecular aberrante que se estende até a raiz da íris ou é coberta por uma membrana. Em geral, tem um prognóstico muito mais desfavorável que o do glaucoma infantil. O glaucoma infantil primário se manifesta em aproximadamente 1 em cada 10 mil nascidos vivos, mas é responsável por 2 a 15% das pessoas em instituições para pessoas com deficiência visual.[27,29] É bilateral em 65 a 80% dos casos e ocorre mais comumente em meninos do que em meninas. Cerca de 10% dos casos têm origem familiar e o restante é esporádico ou possivelmente multifatorial com penetrância reduzida.[27,29] Em geral, os casos familiares são transmitidos como traço autossômico dominante, potencialmente com alta penetrância. Estudos recentes sugerem uma mutação no cromossomo 2 (região 2 p21). Esse gene é expresso em tecidos da câmara anterior do olho e seu produto proteico desempenha um papel importante no metabolismo das moléculas utilizadas nas vias de sinalização durante os estágios finais de desenvolvimento da câmara anterior.[29]

Manifestações clínicas e tratamento. Os primeiros sintomas de glaucoma congênito ou infantil são lacrimejamento excessivo e fotofobia. Crianças afetadas tendem a ser irrequietas, ter maus hábitos alimentares e esfregar os olhos com frequência. Geralmente, desenvolve-se um edema difuso da córnea, dando ao olho aparência branco-acinzentada. A pressão intraocular cronicamente elevada antes dos 3 anos de idade provoca a dilatação de todo o bulbo do olho. É necessário um tratamento cirúrgico precoce para evitar a cegueira.[29]

RESUMO

No mundo inteiro, o glaucoma (neuropatia ótica) é uma das principais causas de cegueira. Caracteriza-se por condições que provocam o aumento na pressão intraocular e que, se não for tratado, pode levar à atrofia do disco do nervo óptico e à cegueira progressiva. O humor aquoso é formado pelo epitélio ciliar na câmara posterior, e flui através da pupila para o ângulo formado pela córnea e a íris. Nesse ponto, ele é filtrado através da malha trabecular e entra no canal de Schlemm para retornar à circulação venosa. O glaucoma resulta de uma superprodução ou de um bloqueio na saída do humor aquoso da câmara anterior do olho.

Existem dois tipos de glaucoma: de ângulo aberto e de ângulo fechado. O glaucoma de ângulo aberto é causado por obstrução microscópica da malha trabecular. O glaucoma de ângulo aberto geralmente é uma condição assintomática, e ocorre considerável perda de campo visual antes que a pessoa busque tratamento médico. A triagem de rotina por tonometria de aplanação fornece um dos melhores meios para a detecção precoce do glaucoma, antes que tenha ocorrido perda de visão. O glaucoma de ângulo fechado é causado por uma câmara anterior estreita e pelo bloqueio dos canais de drenagem no ângulo formado pela íris e a córnea. Isso se dá quando a íris se torna mais espessa durante a dilatação pupilar. O glaucoma congênito é causado por um distúrbio no qual a câmara anterior mantém sua configuração fetal, com malha trabecular aberrante que se estende até a raiz da íris ou é coberto por uma membrana. O tratamento cirúrgico precoce é fundamental para evitar a cegueira.

DISTÚRBIOS E FUNÇÃO DO CRISTALINO

Depois de concluir esta seção, o leitor deverá ser capaz de:

- Descrever as alterações na estrutura do olho que dificultam enxergar de perto e de longe
- Descrever as alterações na estrutura do cristalino que ocorrem com a catarata
- Citar os fatores de risco e alterações visuais associados à catarata.

A função do olho é transformar a energia luminosa em sinais nervosos que podem ser transmitidos para o córtex cerebral para que sejam interpretados. Opticamente, o olho é semelhante a uma máquina fotográfica. Ele contém um sistema de lentes que focaliza uma imagem invertida; uma abertura (i. e., a pupila) para controlar a exposição à luz; e a retina que corresponde ao filme e registra a imagem.

Distúrbios de refração e acomodação

O cristalino é uma estrutura avascular, transparente, biconvexa, cuja face posterior é mais convexa do que a face anterior. A fina cápsula do cristalino altamente elástica é conectada ao corpo ciliar circundante por delicadas fibras radiais de sustentação, chamadas *zônulas ciliares*, que mantêm a lente em posição (ver Figura 19.9). A esclera, que é uma estrutura elástica e resistente, atua como um arco ao proporcionar as alterações no formato da lente, assim como a zônula ciliar e a cápsula do cristalino atuam como a corda do arco. As fibras de sustentação e a cápsula do cristalino ficam normalmente tensionadas, produzindo nele uma forma achatada para a visão a distância. A contração das fibras musculares do corpo ciliar reduz o diâmetro do corpo ciliar, relaxa as fibras dos ligamentos de sustentação e possibilita à lente relaxar e adotar um formato mais convexo para a visão a curta distância.

A passagem da luz de um meio para outro é capaz de aumentar ou diminuir sua velocidade, alterando a direção de transmissão dos raios de luz. Essa mudança na direção dos raios luminosos é chamada de *refração*. O raio de luz que passa através do centro do cristalino não sofre alteração na direção. No entanto, os outros raios que passam perifericamente através do cristalino sofrem uma angulação (Figura 19.12 A). O poder de refração do cristalino é geralmente descrito como sendo a distância (em metros) de sua superfície até o ponto em que os raios entrem em foco (i. e., distância focal). Geralmente, isso é chamado de recíproca da distância (i. e., dioptria).[23] Por exemplo, uma lente que traz um objeto em foco a uma distância de 0,5 m tem um poder de refração de 2 dioptrias (1/0,5 = 2). Com uma lente de potência fixa, quanto mais próxima de um objeto a lente está colocada, mais atrás da lente é seu ponto de foco. Quanto mais próximo o objeto, mais forte e mais preciso deve ser o sistema de focagem.

No olho, a maior refração da luz começa na superfície convexa da córnea. Ocorre um grau ainda maior de refração à medida que a luz se move a partir da superfície posterior da córnea até o humor aquoso; do humor aquoso até a superfície anterior do cristalino; da superfície anterior do cristalino até a superfície posterior do cristalino; e da superfície posterior do cristalino até o corpo vítreo.

Distúrbios de refração

O bulbo do olho e a córnea com um formato perfeito resultam na melhor acuidade visual, produzindo uma imagem nítida e em foco em todos os pontos sobre a superfície da retina ou fundo do olho. Infelizmente, diferenças individuais na formação e crescimento do bulbo do olho e da córnea resultam frequentemente na formação de uma imagem focal inadequada. Se a dimensão anteroposterior do bulbo do olho for muito curta,

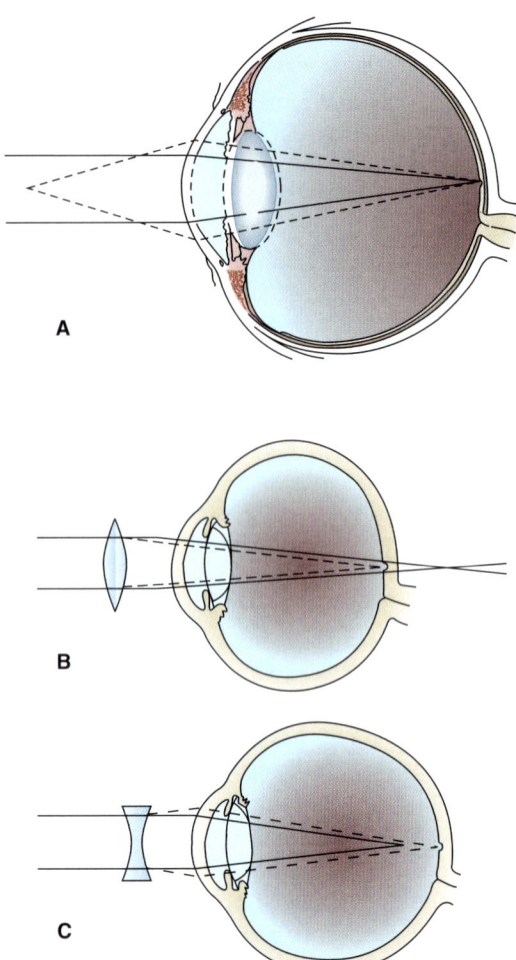

Figura 19.12 • **A.** Acomodação. As linhas contínuas representam os raios de luz provenientes de um objeto distante, e as linhas tracejadas, os raios de um objeto próximo. O cristalino se mantém plano para o primeiro e mais convexo para o segundo. Em cada caso, os raios de luz são conduzidos até o ponto de foco na retina. **B.** A hipermetropia, corrigida por uma lente biconvexa, é mostrada pelas linhas tracejadas. **C.** A miopia, corrigida por uma lente bicôncava, é mostrada pelas linhas tracejadas.

a imagem focaliza-se, em teoria, posterior à retina (por trás). Isso é chamado de *hipermetropia*. Nesses casos, as alterações de acomodação da lente podem trazer imagens distantes para o ponto focal, porém imagens a curta distância parecem borradas. A hipermetropia (ver Figura 19.12 B) pode ser corrigida por lentes apropriadas de superfície convexa. Se a dimensão anterior-posterior do bulbo do olho é demasiadamente longa, o ponto focal para um alvo infinitamente distante é anterior à retina. Essa condição é chamada de *miopia* (ver Figura 19.12 C). Pessoas com miopia conseguem enxergar objetos próximos sem problema, pois suas alterações de acomodação na lente trazem objetos próximos até o ponto focal, mas objetos colocados a distância parecem borrados. A miopia pode ser corrigida com uma lente de superfície côncava apropriada. Podem ser realizadas cirurgias refrativas, como LASIK (*laser in situ keratomileusis*), queratectomia fotorrefrativa e queratotomia radial, que corrigem a curvatura da córnea e criam um ponto focal preciso.[30,31]

Defeitos de refração da superfície corneana não possibilitam a formação de uma imagem nítida. A curvatura irregular do meio de refração em relação aos planos horizontal e vertical é chamada de *astigmatismo*. O astigmatismo geralmente resulta de arqueamento assimétrico da córnea, mas pode resultar de defeitos na córnea, no cristalino ou retina. A correção pode ser feita com lentes para melhorar o foco nesse tipo de erro de refração.

Distúrbios de acomodação

Como a retina se encontra a uma distância fixa do cristalino, é necessário um ajuste no poder de refração da lente para que uma imagem nítida seja mantida quando o olhar é deslocado de um objeto distante para outro mais próximo. O processo pelo qual o poder de refração da lente é aumentado e os raios de luz divergentes sofrem uma angulação mais aguda é chamado de acomodação. A acomodação está neurologicamente associada à convergência dos olhos e à constrição pupilar, e resulta do espessamento da lente pela contração do músculo ciliar. A contração dos músculos ciliares é controlada principalmente pelas fibras parassimpáticas do NC III (oculomotor). Na visão de perto, a constrição pupilar (*i. e.*, miose) aumenta a claridade da imagem na retina. Isso deve ser contrabalançado pela diminuição da intensidade de luz que atinge a retina. Durante as alterações na visão de perto para longe, a dilatação pupilar compensa parcialmente a reduzida dimensão da imagem da retina pelo aumento da luz que entra na pupila. Um terceiro componente de acomodação envolve o estreitamento reflexo da abertura palpebral durante a visão de perto e sua abertura durante a visão de longe.

A paralisia do músculo ciliar, com perda de acomodação, é chamada de *cicloplegia*.[32,33] Algumas vezes a cicloplegia farmacológica é necessária para auxiliar no exame de refração do olho, especialmente em crianças pequenas incapazes de manter um grau constante de acomodação durante o procedimento. O formato do cristalino é totalmente controlado pela região pré-tectal e pelas vias parassimpáticas através do nervo oculomotor até o músculo ciliar. A acomodação é perdida com a destruição dessa via.

O termo presbiopia se refere à diminuição na acomodação por causa do envelhecimento da população. O cristalino é composto por fibras transparentes dispostas em camadas concêntricas, entre as quais as camadas externas são mais novas e mais macias. Não ocorre perda das fibras do cristalino com o processo de envelhecimento; em vez disso, novas fibras são adicionadas à porção mais externa. À medida que o cristalino envelhece, torna-se mais espesso e suas fibras apresentam-se menos elásticas, de modo que diminui a faixa de foco ou a acomodação até o ponto em que se torna necessário o uso de óculos de leitura.

Catarata

A catarata é uma opacidade do cristalino que interfere na transmissão de luz para a retina. Estima-se que 18 milhões de pessoas em todo o mundo apresentem deficiência visual devido à catarata.[32,34] No mundo inteiro, essa é a causa mais comum de perda de visão relacionada com o envelhecimento. A condição pode ser encontrada em aproximadamente 50% dos indivíduos na faixa etária entre 65 e 74 anos e em 70% daqueles com mais de 75 anos.[1] A cirurgia de catarata é o procedimento cirúrgico mais comum com cobertura pelo Medicare, nos EUA, com mais de 1 milhão de procedimentos realizados anualmente. Mais de 95% das pessoas submetidas à cirurgia de catarata apresentam melhora na visão se não houver comorbidade ocular.[32,34,35]

Causas e tipos de catarata

Acredita-se que a causa do desenvolvimento de catarata seja multifatorial, com diferentes fatores associados a diferentes tipos de opacidade. A patogênese da catarata não é completamente compreendida. Vários fatores de risco têm sido propostos, como os efeitos do envelhecimento, influências genéticas, influências ambientais e metabólicas, uso de substâncias e lesões.[36,37] Cataratas induzidas metabolicamente são causadas por distúrbios do metabolismo dos carboidratos (diabetes melito) ou erros inatos do metabolismo. A exposição prolongada à luz solar (radiação UVB) e o tabagismo têm sido associados a aumento no risco de formação de catarata.[36] Ocasionalmente, a catarata ocorre como defeito de desenvolvimento (*i. e.*, catarata congênita) ou secundária a traumatismo ou doença.[33,36]

A catarata pode resultar do uso de várias substâncias. Corticosteroides têm sido implicados como agentes causadores de formação de catarata. Tanto corticosteroides sistêmicos quanto inalatórios têm sido citados como fatores de risco.[35] Outras substâncias associadas ao desenvolvimento de catarata incluem as fenotiazinas, amiodarona e medicamentos oftalmológicos mióticos fortes, como iodo fosfolina.[37] O exame frequente da transparência da lente deve acompanhar o uso desses e de outros medicamentos com potenciais efeitos sobre a formação de catarata.

Catarata traumática. A catarata traumática geralmente é causada por lesão por corpo estranho do cristalino ou por traumatismo ocular. Uma lesão por corpo estranho que cause rompimento na cápsula do cristalino viabiliza a entrada de humor aquoso e corpo vítreo, o que dá início à formação de catarata. Outras causas de catarata traumática são a exposição excessiva ao calor (p. ex., catarata do soprador de vidro) ou à radiação ionizante. A dose de radiação necessária para causar catarata varia de acordo com a quantidade e com o tipo de energia; cristalinos mais jovens são mais vulneráveis.

Catarata congênita. É aquela que se manifesta ao nascimento. Entre as causas da catarata congênita estão defeitos genéticos, agentes ambientais tóxicos e vírus, como o da rubéola. O desenvolvimento de catarata e de outros defeitos na formação do aparelho ocular depende da dose total do agente e do estágio embrionário no momento da exposição. Durante o último trimestre da vida intrauterina, pode ocorrer malformação por influência genética ou ambiental sobre as fibras na superfície da lente. Pode se desenvolver opacidade congênita do cristalino em crianças de mães com diabetes.[36]

A maioria dos casos de catarata congênita não é progressiva e não é densa o suficiente para causar déficit visual significativo. No entanto, se a catarata for bilateral e a opacidade for significativa, deve ser realizada facectomia unilateral com 2 meses de idade, a fim de possibilitar o desenvolvimento da visão (ver adiante a seção sobre ambliopia). Se a cirurgia for bem-sucedida, o cristalino contralateral deve ser retirado pouco tempo depois.

Catarata senil. A catarata é a causa mais comum de perda de visão relacionada com a idade no mundo inteiro.[36] Durante o processo normal de envelhecimento, o núcleo e o córtex do cristalino aumentam de tamanho à medida que novas fibras são formadas nas zonas corticais. No núcleo, as fibras mais velhas ficam comprimidas e desidratadas. Ocorrem certas alterações metabólicas e as proteínas do cristalino se tornam menos solúveis e as concentrações de cálcio, sódio, potássio e fosfato aumentam. Durante as fases iniciais da formação de catarata, acontece acúmulo de pigmento amarelo e de vacúolos nas fibras do cristalino. O desdobramento de moléculas de proteínas, as ligações cruzadas de grupos sulfidrila e a conversão de proteínas solúveis para insolúveis resultam na perda de transparência do cristalino. A manifestação é gradual e os únicos sintomas são uma visão cada vez mais turva e distorção visual.

Manifestações clínicas

As manifestações da catarata dependem da extensão da opacidade e se o defeito é bilateral ou unilateral. Com exceção da catarata traumática ou congênita, a maioria dos casos é de catarata bilateral. Os casos de catarata relacionados com o envelhecimento, que são o tipo mais comum, caracterizam-se por visão cada vez mais turva e distorção visual. Acontece redução da acuidade visual para longe e para perto. A dilatação das pupilas com pouca luz melhora a visão. Nos casos de catarata nuclear (aqueles envolvendo o núcleo da lente), o poder de refração do segmento anterior frequentemente aumenta, produzindo miopia adquirida. Pessoas com hipermetropia podem ter uma "segunda visão" ou a melhora da acuidade visual para leitura até que a elevação da opacidade reduza a acuidade. A opacidade central do cristalino pode dividir o eixo visual e causar um defeito óptico no qual o indivíduo passa a enxergar duas ou mais imagens turvas. A catarata subcapsular posterior se localiza na camada cortical posterior e geralmente envolve o eixo visual central. Além da redução da acuidade visual, a catarata tende a fazer a luz que entra no olho se dispersar, produzindo brilho ou luz anormal no campo visual.

Diagnóstico e tratamento

O diagnóstico de catarata se baseia na oftalmoscopia e no grau de deficiência visual no teste de visão de Snellen. Na oftalmoscopia, a catarata pode aparecer como uma opacidade preenchendo a abertura pupilar ou como uma opacidade em silhueta contra o fundo vermelho do fundo do olho. Um resultado de 20/50 no teste de acuidade de Snellen é um requisito comum para condutores de veículos a motor, de modo que possam ser realizados testes de potencial de visão (*i. e.*, capacidade de enxergar bem após a cirurgia) para garantir que a perda visual possa ser corrigida até alcançar o nível funcional necessário se a catarata foi removida.

Não existe um tratamento clínico efetivo para catarata. Lentes bifocais fortes, lupas, iluminação adequada e recursos visuais podem ser usados à medida que a catarata avança. A cirurgia é o único tratamento para corrigir a perda de visão relacionada com a formação de catarata. O procedimento cirúrgico geralmente envolve a remoção do cristalino e o implante de uma lente intraocular. É comumente realizada no nível ambulatorial com o uso de anestesia local. O emprego de cirurgia extracapsular, que mantém intacta a cápsula posterior do cristalino, melhorou significativamente o resultado da cirurgia de catarata. O cristalino com catarata geralmente é removido usando técnicas de facoemulsificação.[37] A facoemulsificação envolve a fragmentação do cristalino por ultrassom, que é aspirado do olho.

Um dos maiores avanços na cirurgia de catarata tem sido o desenvolvimento de implantes intraoculares confiáveis. Já existe disponibilidade comercial de lentes intraoculares monofocais que corrigem para visão a distância, e pode ser necessário o uso de óculos para a visão de perto, embora isso tenha sido resolvido pela recente introdução de lentes intraoculares multifocais.

RESUMO

O cristalino é uma estrutura biconvexa, avascular, incolor e quase transparente, suspensa atrás da íris. O formato do cristalino é controlado pelo músculo ciliar, que se contrai e relaxa as fibras da zônula ciliar, alterando a tensão na cápsula da lente e o foco da lente. Refração, que se refere à capacidade de focalizar um objeto na retina, depende do tamanho e da forma do bulbo do olho e da córnea, bem como da capacidade de focalização do cristalino. Ocorre um erro de refração quando a imagem visual não é focalizada na retina devido a diferenças individuais no tamanho ou forma do bulbo do olho ou da córnea. Na hipermetropia, a imagem, teoricamente, se forma atrás da retina. Na miopia, a imagem se forma na frente da retina. Acomodação é o processo pelo qual uma imagem nítida pode ser mantida à medida que o olhar se desloca de um objeto colocado a distância para um objeto próximo. Está associada a convergência dos olhos e constrição pupilar, bem como ao espessamento do cristalino resultante da contração do músculo ciliar. Presbiopia é uma alteração que se desenvolve no cristalino como parte do processo de envelhecimento de tal modo que o cristalino se torna mais espesso e menos capaz de mudar de formato e acomodar a visão para perto.

Catarata é uma opacidade do cristalino. Pode ocorrer como resultado de influências congênitas, distúrbios metabólicos, infecções, lesões e envelhecimento. O tipo mais comum de catarata é a catarata senil, que faz parte do processo de envelhecimento. O tratamento para uma catarata totalmente opaca ou madura é a extração cirúrgica. Um implante de lente intraocular é colocado durante o procedimento cirúrgico, para substituir o cristalino que foi removido; caso contrário, grossas lentes convexas ou lentes de contato podem ser usadas para compensar a perda da função do cristalino.

DISTÚRBIOS DO VÍTREO E DA RETINA

Depois de concluir esta seção, o leitor deverá ser capaz de:

- Descrever as manifestações e os efeitos visuais a longo prazo do papiledema
- Descrever a patogênese da retinopatia diabética de fundo e proliferativa e seus mecanismos de comprometimento visual
- Explicar a doença e as alterações visuais associadas à degeneração macular.

O segmento posterior, que compreende cinco sextos do bulbo do olho, contém o corpo vítreo transparente e a retina neural. A camada mais interna do bulbo do olho, o fundo de olho, pode ser visualizada através da pupila com um oftalmoscópio.

Distúrbios do vítreo

O corpo vítreo (*i. e.*, humor vítreo) é um gel biológico amorfo e incolor que enche a cavidade posterior dos olhos (ver Figura 19.2). É constituído aproximadamente de 99% de água, alguns sais minerais, glicoproteínas, proteoglicanos e fibras de colágeno dispersas. O vítreo está ligado ao corpo ciliar e à retina periférica na região da *ora serrata* e na periferia do disco do nervo óptico.

Doenças, envelhecimento e lesões podem causar perturbações nos fatores que mantêm a água do corpo vítreo em suspensão, provocando a liquefação do gel. Com a perda da estrutura de gel, desenvolvem-se fibras finas, membranas e detritos celulares. Quando isso ocorre, frequentemente essas substâncias são observadas flutuando (imagens) à medida que se movem no interior da cavidade do vítreo, quando o indivíduo mexe a cabeça. Em condições patológicas, podem crescer vasos sanguíneos a partir da superfície da retina ou do disco óptico sobre a superfície posterior do vítreo, e o sangue pode preencher essa cavidade.

Em um procedimento chamado *vitrectomia*, a remoção e a substituição do vítreo por uma solução salina balanceada restauram a visão em algumas pessoas com opacidades vítreas resultantes de hemorragia ou de formações na membrana vitreorretinal causadoras da cegueira legal. Nesse procedimento, uma pequena sonda com uma ponta de corte é utilizada para remover o vítreo e as membranas opacas. Trata-se de um procedimento difícil, que requer instrumentação complexa. Ele não tem valor se a retina não for funcional.

Distúrbios da retina

A função da retina é receber imagens visuais, analisá-las parcialmente e transmitir essa informação modificada para o encéfalo.[38] A retina é composta de duas camadas: retina neural interna, que contém os fotorreceptores, e uma camada externa contendo melanina, sobre a qual repousa e está firmemente conectada à camada coriocapilar, que é a camada capilar da corioide. A porção da retina que não é sensível à luz, juntamente com o epitélio pigmentar da retina, continua anteriormente para formar a superfície posterior da íris. Na junção entre a porção da retina sensível à luz e a porção não sensível, existe uma borda ondulada chamada *ora serrata*. Separando a parte vascular da corioide das células pigmentadas da retina, existe uma fina camada de tecido elástico, a *membrana de Bruch*, que contém fibras de colágeno na sua porção superficial e profunda. As células da camada pigmentada recebem nutrição por difusão a partir dos coriocapilares.

Distúrbios da retina e de seu funcionamento incluem alterações no estrato pigmentoso (p. ex., retinite pigmentosa); estados isquêmicos provocados por distúrbios do suprimento de sangue para a retina; distúrbios dos vasos da retina, como retinopatias que provocam hemorragia e o desenvolvimento de opacidades; separação das camadas pigmentares e sensoriais da retina (*i. e.*, descolamento da retina); anormalidades da membrana de Bruch e da corioide (p. ex., degeneração macular) e tumores malignos da camada nuclear da retina (*i. e.*, retinoblastoma). Como a retina não tem terminações dolorosas, a maioria das doenças que se desenvolve nela é indolor e não causa vermelhidão do olho.

Retina neural

A retina neural é composta por três camadas de neurônios: uma camada posterior de fotorreceptores; uma camada média de células bipolares; e uma camada interna de células ganglionares que se comunicam com os fotorreceptores (Figura 19.13). Um padrão de luz sobre a retina cai sobre uma matriz maciça de fotorreceptores. Esses fotorreceptores fazem sinapse com interneurônios bipolares e outros, antes que os potenciais de ação em células ganglionares retransmitam a mensagem a regiões específicas do encéfalo e do tronco encefálico associadas à visão.

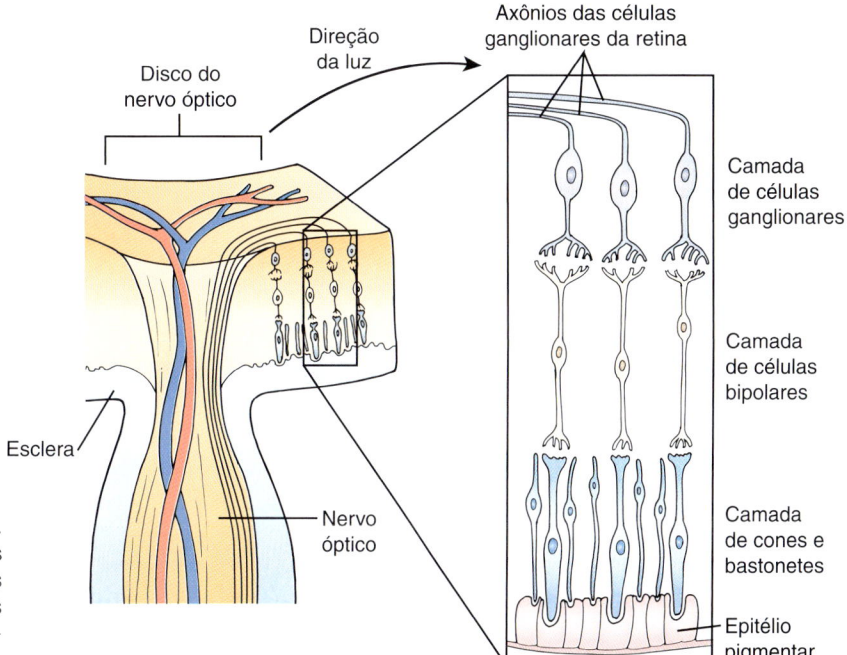

Figura 19.13 • Organização da retina humana. O percurso óptico começa com fotorreceptores (cones e bastonetes) na retina. As respostas das células fotorreceptoras são transmitidas através de células bipolares para a camada de células ganglionares da retina.

Para os bastonetes, esse microcircuito envolve a convergência de sinais de muitos bastonetes em uma única célula ganglionar. Esse arranjo maximiza a somatória espacial e a detecção dos receptores estimulados (luz *versus* escuridão). Os interneurônios, compostos de células horizontais e amácrinas, apresentam corpos celulares na camada bipolar que desempenham um papel importante na modulação do funcionamento da retina. Uma camada marginal superficial contém os axônios das células ganglionares que se agrupam e deixam o olho através do nervo óptico. Essas fibras se encontram ao lado do corpo vítreo. A luz tem de passar através das camadas internas transparentes da retina sensorial antes de alcançar os fotorreceptores.

Fotorreceptores

Existem dois tipos de fotorreceptores na retina: os bastonetes, capazes de fazer a discriminação entre preto e branco, e os cones, capazes de fazer a discriminação de cores. Os dois tipos de fotorreceptores são células finas, alongadas, cheias de mitocôndrias com um único cílio altamente modificado (Figura 19.14). O cílio tem uma base curta, ou segmento interno, e um segmento externo altamente modificado. A membrana plasmática do segmento externo se dobra de maneira coesa para formar discos membranosos (bastonetes) ou formas cônicas (cones) com pigmento visual. Esses discos são continuamente sintetizados na base do segmento externo e distribuídos na extremidade distal. As membranas descartadas são fagocitadas pelas células de pigmento da retina. Se essa fagocitose é interrompida, como nos casos de retinite pigmentosa, a retina sensorial sofre degeneração.

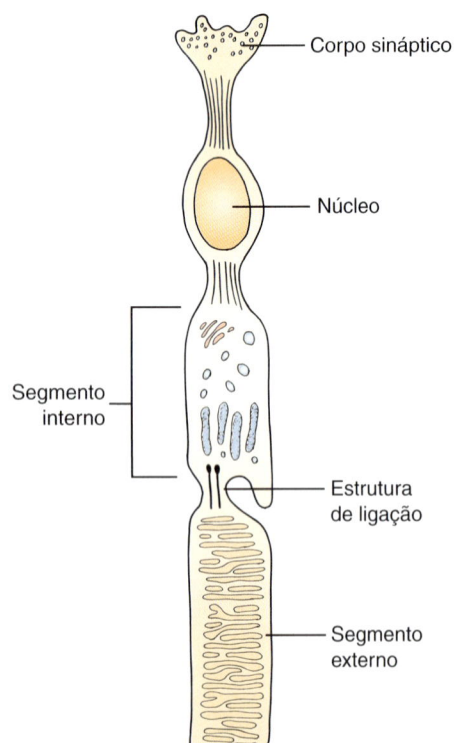

Figura 19.14 • Bastonete da retina mostrando seus componentes e a distribuição de suas organelas. O segmento externo contém os discos (bastonetes). A estrutura de ligação une os segmentos externos e internos. O segmento interno contém as mitocôndrias, o retículo endoplasmático ribossômico, os ribossomos livres e os sáculos de Golgi. O corpo sináptico é o local onde o fotorreceptor faz sinapse com outras células nervosas.

Bastonetes. A fotorrecepção envolve a transdução de energia luminosa em potencial alterado da membrana iônica da célula bastonete. A luz que passa através do olho penetra os elementos neurais quase transparentes para produzir a decomposição da substância fotoquímica (pigmento visual) chamada *rodopsina* no segmento externo do bastonete. A luz que não é captada por uma molécula de rodopsina é absorvida pelo pigmento melanina da retina ou melanina corióidea profunda. A rodopsina consiste em uma proteína chamada *opsina* e em um pigmento derivado da vitamina A chamado *retinal*. Durante a estimulação luminosa, a rodopsina é degradada em seus componentes, opsina e retinal; subsequentemente, o retinal é convertido em vitamina A. A reconstituição da rodopsina ocorre durante a escuridão total; a vitamina A é transformada em retinal e, em seguida, a opsina e o retinal se combinam para formar a rodopsina. Há uma reserva considerável de vitamina A nas células pigmentares da retina e também no fígado; portanto, a deficiência de vitamina A deve ocorrer por semanas ou meses para afetar o processo de fotorrecepção. A redução na sensibilidade à luz, um sintoma de deficiência de vitamina A, inicialmente afeta a visão noturna; no entanto, essa condição pode ser rapidamente revertida por injeção ou ingestão da vitamina.

A visão com base nos bastonetes é particularmente sensível para detectar a luz, em especial estímulos luminosos em movimento, à custa de um padrão claro de diferenciação. A visão do bastonete é adaptada para situações noturnas e com baixo nível de iluminação. A adaptação ao escuro é o processo pelo qual a sensibilidade do bastonete aumenta para o nível ideal. Isso requer aproximadamente 4 h de escuridão total ou quase total, e é chamado de visão escotópica (visão noturna). Durante o dia, ou com bombardeamento de alta intensidade, a concentração de vitamina A aumenta, enquanto a concentração do fotopigmento retinal diminui. Durante a adaptação ao escuro, um aumento da síntese de retinal a partir da vitamina A resulta em uma concentração mais elevada de rodopsina disponível para capturar a energia luminosa.

Cones e sensibilidade à cor. Os receptores cones, seletivamente sensíveis a diferentes comprimentos de onda luminosa, fornecem a base para a visão colorida. Há três tipos de cones, ou sistemas cone-cor, que respondem às porções azul, verde e vermelha do espectro eletromagnético visível. Essa seletividade reflete a existência de uma de três moléculas sensíveis à cor à qual a substância fotoquímica (pigmento visual) está vinculada. Acredita-se que os processos de decomposição e reconstituição dos pigmentos visuais pelos cones sejam semelhantes aos dos bastonetes. A cor que uma pessoa percebe depende de qual conjunto de cones ou combinação de conjuntos de cones é estimulada por determinada imagem.

Os cones não têm a capacidade de adaptação ao escuro dos bastonetes. Consequentemente, o olho adaptado ao escuro é um olho com receptores bastonetes que discrimina apenas preto, cinza e branco (visão escotópica ou noturna). O olho adaptado à luz (visão fotópica) adiciona a capacidade de discriminação de cores. A rodopsina tem sua sensibilidade máxima na região azul-verde do espectro eletromagnético. Se lentes vermelhas são usadas durante o dia, os cones vermelhos (e até certo ponto os cones verdes) estão em uso, enquanto os bastonetes e os cones azuis estão, essencialmente, no escuro e, portanto, a adaptação ao escuro prossegue. Esse método é usado por militares e pela equipe da torre de controle de aeroportos para viabilizar a adaptação antes de começarem o trabalho no escuro.

Mácula e fóvea. Uma área de aproximadamente 1,5 mm de diâmetro próxima ao centro da retina, denominada *mácula lútea*, é especialmente adaptada para a visão precisa e detalhada.[38] Essa área é composta inteiramente por cones. Na porção central da mácula, a *fóvea central*, os vasos sanguíneos e as camadas mais internas são deslocados para um dos lados, em vez de assentados sobre o topo dos cones (Figura 19.15). Isso torna possível que a luz passe sem obstáculos para os cones, sem ter de passar através de várias camadas da retina. Dos 6,4 milhões de cones da retina, 200 mil estão localizados na fóvea. A densidade de cones decai rapidamente à medida que se afastam da fóvea. Não existem bastonetes na fóvea, mas sua quantidade aumenta à medida que diminui a densidade dos cones em direção à periferia da retina.

Daltonismo. Também é conhecido como "cegueira para cores", mas esse termo é impróprio para uma condição em que as pessoas parecem confundir ou sofrer uma redução da acuidade para a discriminação de cores. Essas pessoas muitas vezes desconhecem o defeito até que tentam distinguir semáforos vermelhos de verdes ou apresentam dificuldade para combinar as cores. O daltonismo tem herança ligada ao cromossomo X e representa a deficiência de um tipo específico de fotorreceptores da retina. A alteração mais comum é o daltonismo vermelho-verde. Geralmente a deficiência é parcial, mas pode ser completa. Raramente faltam dois dos mecanismos de cor; quando isso ocorre, costumam faltar o vermelho e o verde. São raros os casos de total falta de discriminação de cores. Nesses casos, as pessoas enxergam o mundo inteiramente em preto, cinza e branco.

A pessoa geneticamente daltônica nunca experimentou a gama completa de visão normal e não tem conhecimento de que isso lhe falta. A discriminação de cores é necessária para a vida cotidiana, e pessoas com daltonismo, consciente ou inconscientemente, fazem a discriminação de cores com base em outros critérios, como brilho ou posição. Por exemplo, a luz vermelha de um sinal de tráfego está posicionada sempre acima da luz verde. As pessoas com daltonismo têm dificuldades quando as diferenças de brilho são pequenas e a discriminação deve se basear em qualidades associadas ao tom e à saturação.

Retinite pigmentosa. A retinite pigmentosa representa um grupo de doenças hereditárias que provoca alterações degenerativas lentas nos fotorreceptores retinianos. A doença pode ser herdada de modo autossômico dominante (20 a 30%) e autossômico recessivo (10 a 15%). O restante é ligado ao cromossomo X. Existem mais de 100 mutações associadas à retinite pigmentosa.[39] Doenças não oculares podem ser associadas à retinite pigmentosa como a síndrome de Usher, a doença de Refsum e a síndrome de Bardet-Biedl.[39] Em casos denominados distrofia de cones e bastonetes (antes conhecida como *retinite pigmentosa de cones e bastonetes*), os bastonetes são as células fotorreceptoras predominantemente acometidas.

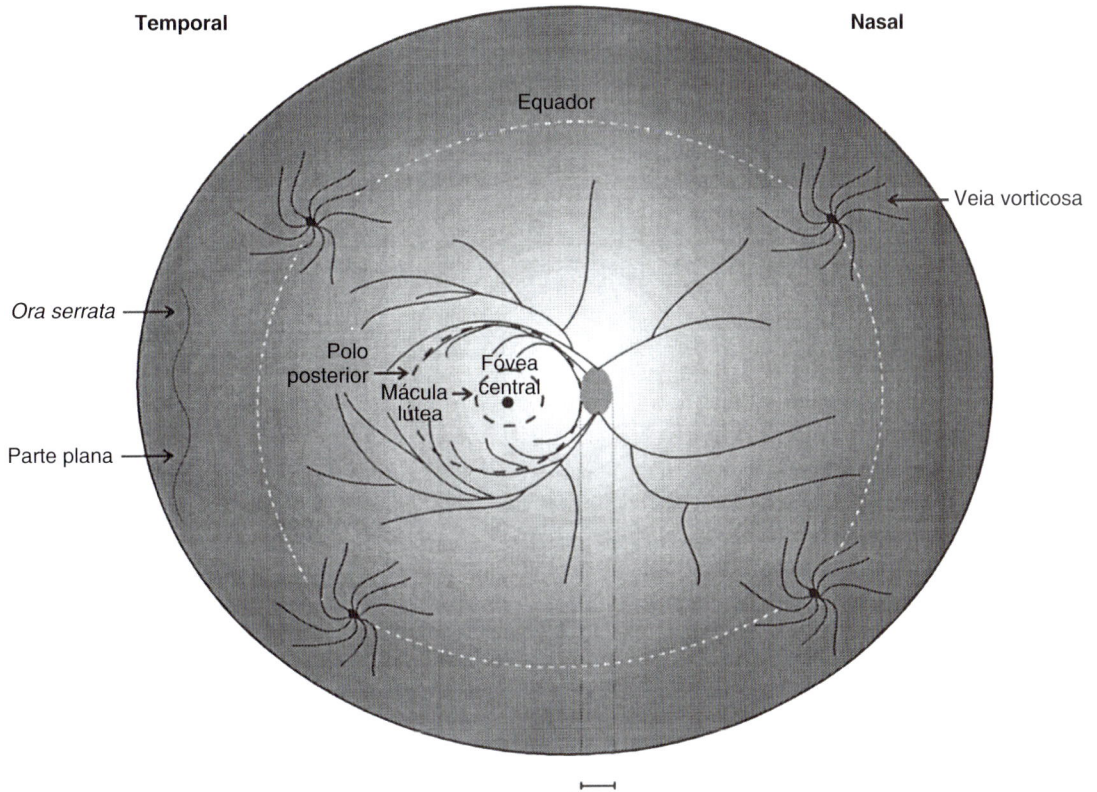

Figura 19.15 • Anatomia da retina, como observada no exame de fundo de olho. Fonte: Miller N. R., Newman N. J., Biousse V., *et al*. (Eds.) (2008). *Walsh and Hoyt's clinical neuro-ophthalmology: The essentials* (2. ed., p. 43). Philadelphia, PA: Lippincott Williams & Wilkins.

Isso geralmente produz diversos sintomas clínicos característicos, incluindo cegueira noturna, que costuma ser um sintoma precoce, e perda de simetria bilateral dos campos medioperiféricos. Embora exista relativa preservação da visão macular, os defeitos do campo visual gradualmente aumentam tanto na visão central quanto periférica. Com a progressão, as células fotorreceptoras cones também são afetadas e a visão diurna e a acuidade visual central tornam-se comprometidas. A taxa de deficiência visual é variável.[39]

Distúrbios do suprimento sanguíneo da retina

O suprimento sanguíneo para a retina é derivado de duas fontes: os coriocapilares (*i. e.*, camada capilar da corioide) e os ramos da artéria central da retina (Figura 19.16). O oxigênio e outras substâncias nutricionais necessárias à retina e seus componentes (células pigmentares, bastonetes e cones) são fornecidos por difusão a partir de vasos sanguíneos na corioide. Como os coriocapilares fornecem o único suprimento sanguíneo para a fóvea central, o descolamento dessa parte da retina sensorial do epitélio pigmentar provoca perda visual irreparável.

> **Conceitos fundamentais**
>
> **Distúrbios do suprimento sanguíneo da retina**
>
> - O suprimento sanguíneo para a retina é derivado da artéria central da retina, que irriga todo o interior da retina; e dos vasos da corioide, que abastecem cones e bastonetes
> - As retinopatias, que são doenças dos vasos da retina, interrompem o fluxo sanguíneo para os receptores visuais, resultando em deficiência visual
> - O descolamento da retina separa os receptores visuais da corioide, que é a principal fonte de suprimento sanguíneo.

As células bipolares, horizontais, amácrinas e ganglionares, e os axônios das células ganglionares que se reúnem no disco óptico, recebem o suprimento sanguíneo de ramos da artéria da retina.[38] A artéria central da retina é um ramo da artéria oftálmica. Ela entra no bulbo do olho através do disco do nervo óptico. Ramos da artéria se distribuem por toda a retina, exceto a fóvea central, que é cercada, mas não atravessada, por ramos arteriais. A artéria central da retina é uma artéria final, o que significa que não faz anastomose com outras artérias. Isso é muito importante porque um infarto nessa artéria priva totalmente as estruturas distais do suprimento vascular. As veias da retina seguem uma distribuição paralela aos ramos arteriais e transportam o sangue venoso da veia central da retina, que sai da parte posterior do olho, através do disco óptico.

O exame de fundo de olho com um oftalmoscópio é uma oportunidade para examinar os vasos sanguíneos da retina e outros aspectos dessa estrutura (Figura 19.17). Como a retina é um produto do desenvolvimento do encéfalo embrionário e os vasos sanguíneos são consideravelmente uma extensão representativa de vasos sanguíneos encefálicos, a oftalmoscopia do fundo do olho possibilita o exame e o diagnóstico de doenças metabólicas e vasculares do encéfalo, bem como de processos patológicos específicos da retina.

O funcionamento da retina, como de outras porções celulares do sistema nervoso central, depende do fornecimento de oxigênio proveniente do sistema vascular. Um dos primeiros sinais de diminuição da pressão de perfusão na região da cabeça é um embaçamento ou escurecimento da visão, que geralmente precede a perda de consciência. Isso pode ocorrer durante um episódio de grande aumento na pressão intratorácica, que interfere no retorno do sangue venoso para o coração, como ocorre durante a manobra de Valsalva, com hipotensão sistêmica; e durante alterações bruscas na postura corporal (p. ex., hipotensão postural).

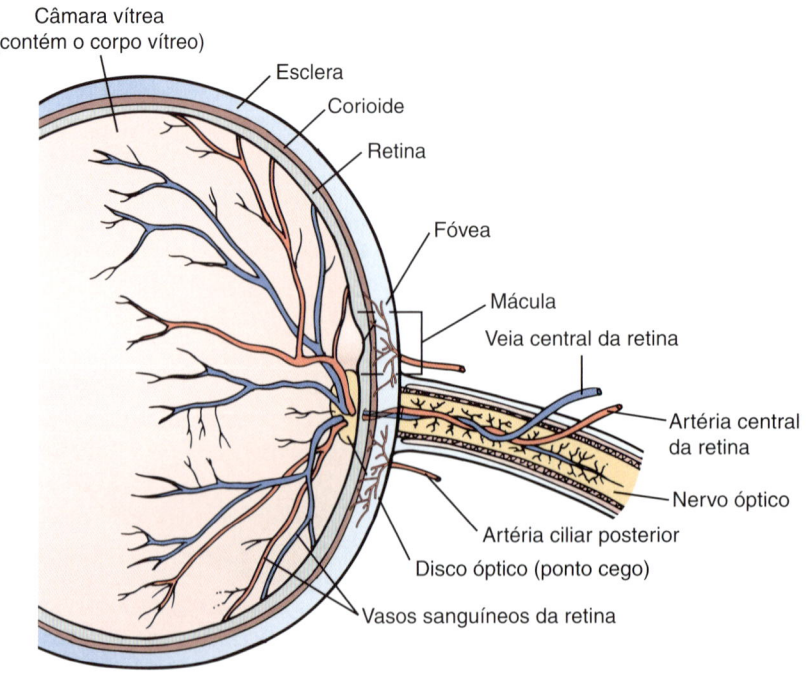

Figura 19.16 • Circulação da retina.

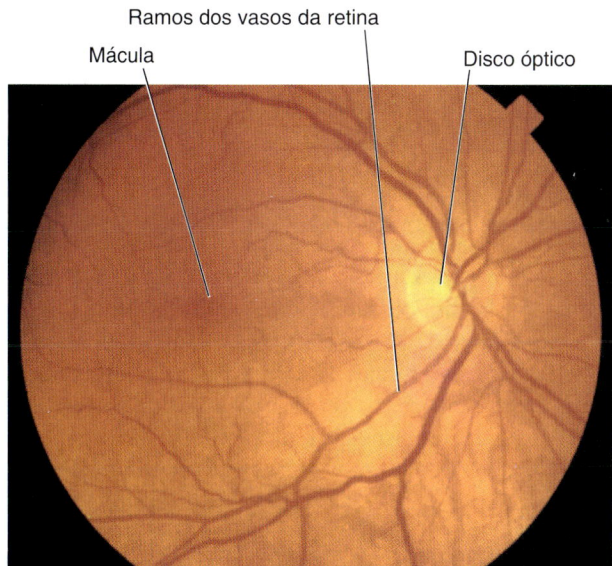

Figura 19.17 • Imagem fundoscópica da retina normal. Fonte: Moore K. L., Dalley A. F., Agur A. M. R. (2018). *Clinically oriented anatomy* (8. ed., p. 905, Figura 8.52). Philadelphia, PA: Wolters Kluwer.

A isquemia da retina acontece durante o colapso circulatório geral. Se uma pessoa sobrevive a uma parada cardiopulmonar, pode ocorrer, por exemplo, diminuição permanente da acuidade visual como resultado de edema e da morte de neurônios isquêmicos da retina. Isso é acompanhado pela atrofia primária do nervo óptico, que é proporcional à extensão de morte de células ganglionares. A artéria oftálmica, que é a fonte de suprimento sanguíneo da artéria central da retina, tem a sua origem na artéria carótida interna.[38] Uma isquemia intermitente da retina acompanha casos de estenose da carótida interna ou da carótida comum. Amaurose fugaz se caracteriza por episódios transitórios de perda visual monocular, com duração de 5 a 10 min.[40] Pessoas com o transtorno frequentemente descrevem uma cortina que vem de cima para baixo ou que atravessa o campo visual, geralmente com o retorno total da visão em questão de segundos ou minutos. Além da perda de visão, pode acompanhar os episódios uma hemiplegia contralateral ou déficits sensoriais. A condição, comumente causada por embolia, resulta na maioria das vezes de doença da artéria carótida.[40]

Papiledema. A artéria central da retina entra no olho através da papila óptica no centro do nervo óptico. A veia que acompanha sai ao lado do mesmo caminho. A entrada e a saída da artéria central da retina e da veia que corre através do resistente tecido da esclera na papila óptica podem ser comprometidas por qualquer condição que cause aumento persistente da pressão intracraniana. As mais comuns são tumor cerebral, hematoma subdural, hidrocefalia e hipertensão maligna.

Em geral, veias de paredes finas e baixa pressão são as primeiras a entrar em colapso, com a consequente desaceleração no fluxo de sangue arterial. Nessas condições, a permeabilidade capilar aumenta e o extravasamento de líquido resulta em edema da papila óptica, chamado *papiledema*. A superfície interna da papila normalmente tem a forma de uma taça e pode ser avaliada por escavação com um oftalmoscópio. Nos casos de papiledema, às vezes chamado de *disco estrangulado*, a escavação óptica sofre distorção pela protrusão para o interior do bulbo do olho (Figura 19.18). Como esse sinal não ocorre até que a pressão intracraniana se apresente significativamente elevada, podem se desenvolver danos por compressão às fibras do nervo óptico que passam através da lâmina cribriforme. Como sinal de alerta, o papiledema acontece muito tardiamente. O papiledema sem resolução acarreta a destruição dos axônios do nervo óptico e cegueira. Pseudopapiledema pode resultar de hipertensão intracraniana benigna ou de drusas do disco óptico (depósitos calcificados na papila óptica).

Retinopatias

Os distúrbios nos vasos da retina podem resultar em microaneurismas, neovascularização, hemorragia e formação de opacidades da retina. *Microaneurismas* são divertículos da vasculatura da retina. No exame oftalmoscópico, aparecem como pequenos pontos vermelhos imutáveis associados aos vasos sanguíneos. Esses microaneurismas tendem a extravasar plasma, originando o edema localizado que confere à retina aparência turva. Certamente, os microaneurismas podem ser identificados com o emprego de angiofluoresceinografia; o corante fluoresceína é injetado por via intravenosa e, posteriormente, os vasos da retina são fotografados com uma câmera especial oftalmoscópica e de fundo de olho. Os microaneurismas podem sangrar, mas áreas de hemorragia e edema tendem a desaparecer espontaneamente. No entanto, reduzem a acuidade visual nos casos em que se sobrepõem à mácula e causam degeneração antes que sejam absorvidos.

Neovascularização envolve a formação de novos vasos sanguíneos. Eles podem se desenvolver a partir do coriocapilar, estendendo-se entre a camada pigmentar e a camada sensorial, ou a partir das veias da retina, estendendo-se entre a retina sensorial e a cavidade vítrea e, por vezes, no vítreo. Esses novos vasos sanguíneos são frágeis, extravasam proteínas e podem sangrar.

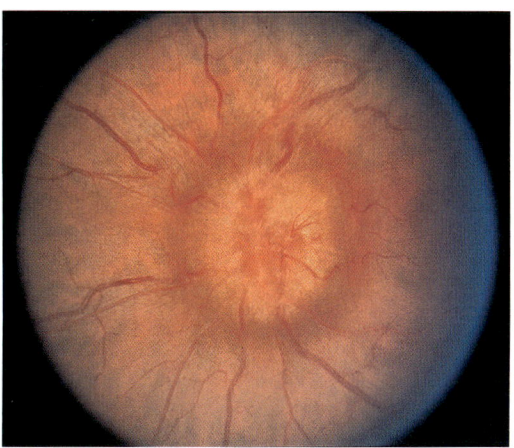

Figura 19.18 • Papiledema crônico. A cabeça do nervo óptico se apresenta congestionada e se projeta anteriormente para o interior do olho. As margens são mal delineadas e os vasos em seu interior mal podem ser observados. Fonte: Klintworth G. K. (2015). The eye. In Rubin R., Strayer D. E. (Eds.) *Rubin's pathology: Clinicopathologic foundations of medicine* (7. ed., p. 1518, Figura 33.15). Philadelphia, PA: Lippincott Williams & Wilkins.

É possível ocorrer neovascularização em muitas condições que prejudicam o fluxo sanguíneo da retina, incluindo estase por hiperviscosidade do sangue ou diminuição do fluxo, oclusão vascular, anemia falciforme, sarcoidose, diabetes melito e retinopatia da prematuridade.[40-42]

A hemorragia pode ser pré-retiniana, intrarretiniana ou sub-retiniana. *Hemorragias pré-retinianas* se desenvolvem entre a retina e o corpo vítreo. Geralmente, são hemorragias grandes, porque os vasos sanguíneos são apenas frouxamente confinados; podem ser associadas a hemorragia subaracnoide ou subdural e são consideradas como uma manifestação grave da doença. A hemorragia é, em geral, reabsorvida sem complicações, a menos que penetre o vítreo. *Hemorragias intrarretinianas* se desenvolvem por anormalidades nos vasos da retina, doenças do sangue, aumento da pressão nos vasos da retina ou tração do vítreo sobre os vasos. As causas sistêmicas incluem diabetes, hipertensão arterial e discrasias sanguíneas. *Hemorragia sub-retiniana* é aquela que se desenvolve entre as camadas corioide e pigmentar da retina. Uma causa comum de hemorragia sub-retiniana é a neovascularização. Pode ser usada a fotocoagulação no tratamento de neovascularização e microaneurismas.

A luz passa normalmente através das porções internas transparentes da retina sensorial antes de alcançar os fotorreceptores. *Opacidades*, como hemorragia, exsudato, manchas algodonosas, edema e proliferação de tecido, podem produzir uma perda localizada da transparência observável pelo oftalmoscópio. Exsudatos são opacidades resultantes de processos inflamatórios. O desenvolvimento dos exsudatos frequentemente dá origem à destruição da camada pigmentar de retina e da camada corioide subjacente. Depósitos são opacidades localizadas que consistem em macrófagos carregados de lipídios ou em acúmulo de detritos celulares. Manchas algodonosas são opacidades da retina com contornos irregulares, nebulosos. Elas se desenvolvem na camada de fibra nervosa e contêm organelas celulares. Manchas algodonosas estão associadas a traumatismo da retina, anemia grave, edema papilar e retinopatia diabética.

Retinopatia diabética.
É a principal causa de cegueira em países industrializados. Ocupa o primeiro lugar como causa de novos casos notificados de cegueira em pessoas com idade entre 20 e 74 anos.[40,43] Os avanços no tratamento reduziram significativamente o risco de cegueira, mas como o diabetes melito é uma condição muito comum, a retinopatia continua a ser uma importante causa de deficiência visual.

A retinopatia diabética é dividida em dois tipos: *não proliferativa* (i. e., de fundo) e *proliferativa*.[41-43] A retinopatia do fundo ou não proliferativa se limita à retina. Envolve o ingurgitamento das veias da retina, o espessamento da membrana basal endotelial dos capilares e o desenvolvimento de microaneurismas capilares (Figura 19.19 A). Podem se desenvolver pequenas hemorragias intrarretinianas, e microinfartos podem causar manchas tipo algodão e extravasamento de exsudato. Uma sensação de brilho (por causa da dispersão da luz) é uma queixa comum. A causa mais comum de diminuição da visão em pessoas com retinopatia de fundo é o edema macular. O edema é causado principalmente pela ruptura da barreira interna sangue-retina no nível do endotélio capilar, viabilizando o extravasamento de líquido e de componentes do plasma para a retina circundante.

A retinopatia diabética proliferativa representa uma alteração da retina mais grave do que a retinopatia de fundo (Figura 19.19 B). A condição se caracteriza pela formação de novos vasos sanguíneos frágeis (i. e., neovascularização) no disco e em qualquer outro local na retina. Esses vasos crescem em frente à retina ao longo da superfície posterior do vítreo ou no interior do vítreo. Ameaçam a visão de duas maneiras. Em primeiro lugar, porque são vasos anormais, com frequência sangram facilmente, provocando o extravasamento de sangue na cavidade vítrea e a diminuição da acuidade visual. Em segundo lugar, os vasos sanguíneos se fixam firmemente à superfície da retina e à superfície posterior do vítreo, de tal modo que o movimento normal do vítreo é capaz de exercer uma tração sobre a retina, causando o descolamento da retina e a cegueira progressiva. Como o início da manifestação de uma retinopatia diabética proliferativa provavelmente é assintomático, a condição deve ser identificada precocemente, antes que ocorra uma hemorragia a fim de obscurecer a visão do fundo do olho ou conduzir à fibrose e ao descolamento da retina.

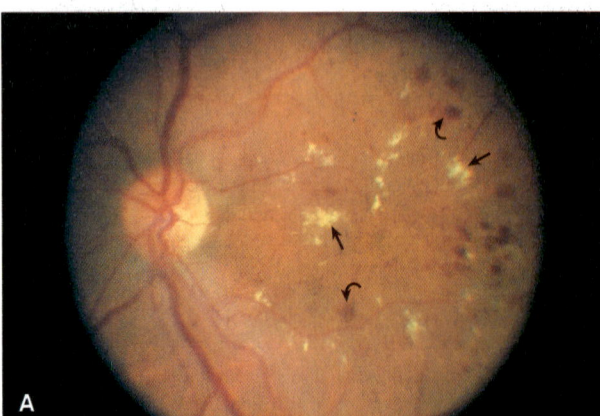
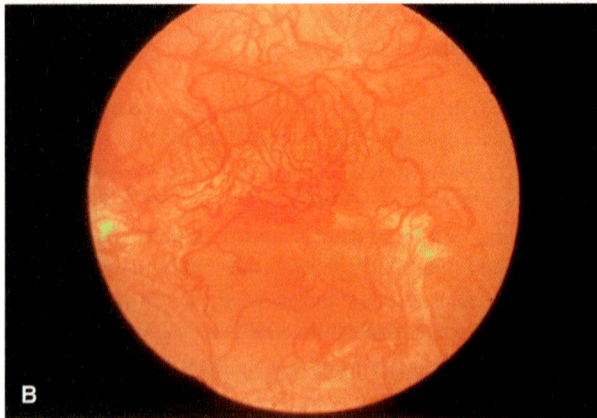

Figura 19.19 • A. Retinopatia diabética. Fundo do olho de um paciente com retinopatia diabética de fundo. Podem ser observados vários exsudatos "duros" e amarelados e várias hemorragias retinianas relativamente pequenas. **B.** A fronde vascular (metade superior) se dilatou anteriormente à retina no olho com retinopatia diabética proliferativa. Fonte: Klintworth G. K. (2015). The eye. In Rubin R., Strayer D. E. (Eds.) Rubin's pathology: Clinicopathologic foundations of medicine (7. ed., p. 1514, Figura 33.10A e B). Philadelphia, PA: Lippincott Williams & Wilkins.

A causa da retinopatia diabética é incerta. Vários mecanismos bioquímicos têm sido propostos como explicações para o desenvolvimento e progressão da retinopatia diabética, que conduziram à exploração de possíveis tratamentos.[41,44] No entanto, exceto pela demonstração de que níveis cronicamente elevados de glicose no sangue contribuem para o desenvolvimento e progressão da retinopatia e outras complicações do diabetes, nenhum mecanismo pode ser considerado como estabelecido. Acredita-se também que a hipertensão possa aumentar o risco para o desenvolvimento e a progressão da retinopatia diabética. Evidências recentes sugerem que o sistema renina-angiotensina seja ativado por níveis cronicamente elevados de glicose no sangue. A angiotensina II aumenta a permeabilidade vascular e promove a angiogênese, e tem sido sugerida a existência de uma relação entre a angiotensina II e o fator de crescimento endotelial vascular (VEGF) nos tecidos oculares.[44,45] Por conseguinte, os inibidores da enzima conversora da angiotensina ou os bloqueadores do receptor de angiotensina podem ser agentes úteis na prevenção da progressão da retinopatia diabética. Além de hiperglicemia crônica e hipertensão arterial, vários estudos têm indicado a associação da retinopatia diabética exsudativa à hipercolesterolemia e a combinação com mediadores inflamatórios na microcirculação da retina.[45]

Impedir o desenvolvimento ou progressão da retinopatia diabética é considerado a melhor abordagem para preservar a visão. Evidências crescentes apontam que o controle rigoroso dos níveis de glicose no sangue em pessoas com diabetes melito pode retardar o aparecimento e a progressão da retinopatia. A pesquisa conduzida pelo Eye Study Group da ACCORD (Action to Control Cardiovascular Risk in Diabetes) demonstrou que o controle intensivo de pessoas com diabetes tipo 1 para que mantenham a glicemia em níveis quase normais limita o risco de desenvolver retinopatia. Existe também a necessidade de tratamento intensivo da hipertensão arterial e da hiperlipidemia, duas condições que têm demonstrado aumentar o risco de retinopatia diabética em pessoas com diabetes.[43]

A realização de exames oftalmológicos regulares com a dilatação das pupilas é uma abordagem efetiva para detectar e tratar a retinopatia diabética com risco para a visão. As diretrizes atuais recomendam que indivíduos com diabetes realizem exames oftalmológicos anualmente, embora desvios dessa diretriz possam ser considerados apropriados para determinados grupos de baixo risco. Para pessoas com casos de retinopatia proliferativa entre grave e moderada, muitas vezes são necessários exames mais frequentes para determinar o ponto de início do tratamento. Indivíduos com qualquer nível de edema macular, retinopatia diabética não proliferativa grave ou qualquer retinopatia proliferativa requerem o pronto atendimento de um oftalmologista especializado e com experiência no controle e tratamento da retinopatia diabética. Mulheres com diabetes melito preexistente que planejam engravidar devem passar por exame oftalmológico completo e ser aconselhadas sobre o risco de desenvolvimento ou progressão da retinopatia diabética. No primeiro trimestre da gravidez, mulheres com diabetes devem passar por exame oftalmológico completo e necessitam de acompanhamento cuidadoso durante toda a gestação.

A fotocoagulação com *laser* de argônio representa a principal modalidade de tratamento direto para os casos de retinopatia diabética.[41,42] As estratégias de tratamento incluem a fotocoagulação a *laser* aplicada diretamente sobre o extravasamento de microaneurismas e a fotocoagulação com um padrão quadriculado de queimaduras a *laser* aplicada sobre áreas difusas de extravasamento e espessamento.[41] Como a fotocoagulação a *laser* destrói os vasos em proliferação e a retina isquêmica, o tratamento reduz o estímulo para neovascularização posterior. No entanto, a fotocoagulação de uma neovascularização próxima ao disco não é recomendada.[41] A vitrectomia tem se revelado efetiva na remoção de hemorragia vítrea e no rompimento das membranas vitreorretinianas que se desenvolvem.

Devido às limitações relacionadas com as medidas de tratamento atuais, estão sendo investigadas novas terapias farmacológicas dirigidas aos mecanismos bioquímicos subjacentes que causam retinopatia diabética. Recentemente, tem surgido um interesse crescente sobre as injeções intravítreas de corticosteroides.[42,44]

Retinopatia hipertensiva.
Tal como acontece com outros vasos sanguíneos do organismo, os vasos da retina sofrem alterações em resposta à pressão arterial cronicamente elevada. Na fase inicial de vasoconstrição, ocorrem vasoespasmo e aumento do tônus arterial da retina devido a mecanismos de autorregulação locais. Na oftalmoscopia, essa fase é representada por um estreitamento geral das arteríolas da retina. A persistência de níveis elevados de pressão arterial resulta no espessamento compensatório da parede das arteríolas, que efetivamente reduz a pressão de perfusão capilar. Nos casos graves de hipertensão não controlada, ocorrem rompimento da barreira hematorretiniana, necrose do músculo liso e das células endoteliais, exsudação de sangue e de lipídios e isquemia da retina. Essas alterações se manifestam na retina por microaneurismas, hemorragias, exsudatos duros e manchas tipo algodão. Nessa fase, pode ocorrer edema do disco óptico, e isso geralmente indica pressão arterial elevada (hipertensão maligna). Os idosos costumam ter vasos mais rígidos, incapazes de responder com a mesma intensidade que os de pessoas mais jovens.

Estudos têm demonstrado sinais de regressão da retinopatia hipertensiva com o controle da pressão arterial.[45] Existem também evidências de que sinais avançados de retinopatia hipertensiva (p. ex., hemorragias da retina, microaneurismas e manchas algodonosas) preveem acidente vascular encefálico (AVE) e morte por AVE independentemente da pressão arterial e de outros fatores de risco.[45] Pessoas com esses sinais podem se beneficiar de um acompanhamento rigoroso do risco vascular cerebral e de medidas intensivas para reduzir o risco.

Descolamento de retina
O descolamento da retina envolve a separação entre a retina neurossensorial e o estrato pigmentoso (Figura 19.20). Isso ocorre quando a tração na camada sensorial interna ou uma laceração nessa camada possibilita que o líquido, geralmente vítreo, se acumule entre as duas camadas.[38,46] Há três tipos de descolamento de retina: exsudativo, por tração, regmatogênico e combinada tração/regmatogênico.[46-48]

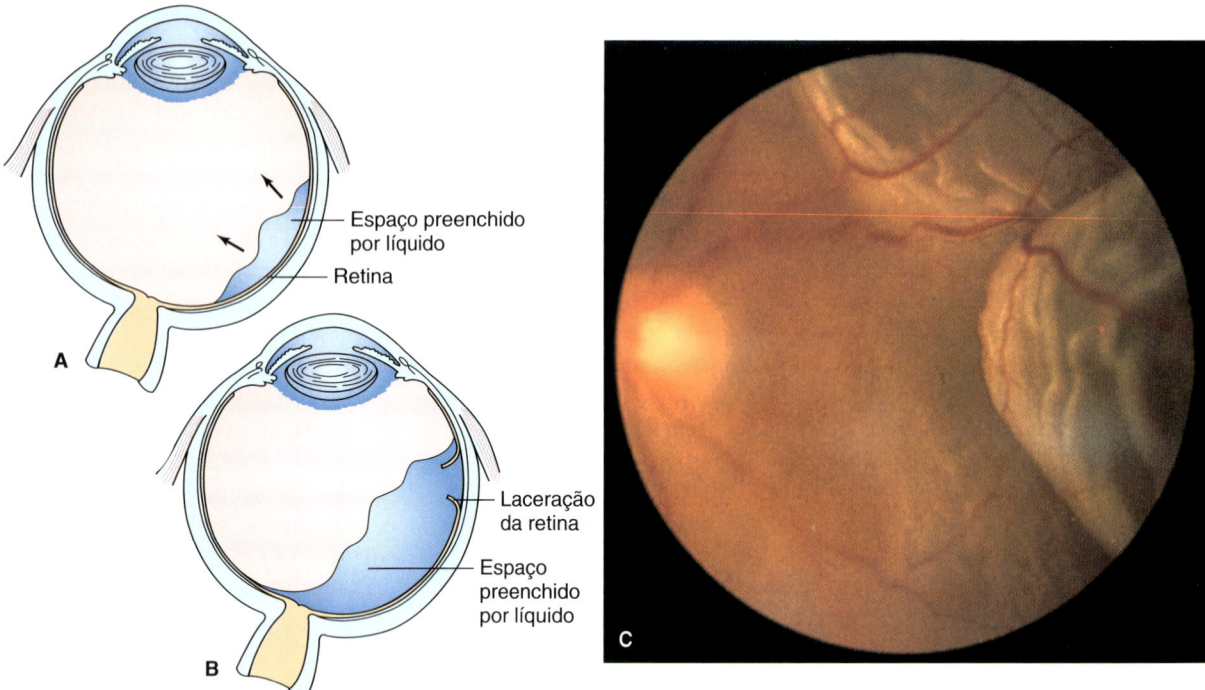

Figura 19.20 • Descolamento retinal. **A.** As alterações no corpo vítreo fazem-no encolher e se separar da retina, causando o descolamento do vítreo posterior. **B.** O acúmulo sustentado de líquido e as forças de tração causam a laceração da retina (descolamento de retina regmatogênico). **C.** Fotografia oftalmoscópica de descolamento de retina. Fonte: Moore K. L., Dalley A. F., Agur A. M. R. (2018). *Clinically oriented anatomy* (8. ed., p. 918, Figura B8.25). Philadelphia, PA: Lippincott Williams & Wilkins.

O *descolamento de retina exsudativo* (ou seroso) resulta do acúmulo de líquido seroso ou hemorrágico no espaço sub-retiniano por hipertensão grave, inflamação ou derrames neoplásicos. Geralmente tem resolução bem-sucedida com tratamento da doença subjacente, sem desenvolvimento de deficiência visual. O *descolamento de retina por tração* ocorre quando há forças mecânicas sobre a retina, geralmente mediadas por tecido fibrótico, resultante de uma hemorragia anterior (p. ex., retinopatia diabética), lesão, infecção ou inflamação. Um procedimento cirúrgico intraocular, como a extração da catarata, pode produzir tração sobre a retina periférica e provocar um descolamento eventual meses ou mesmo anos após a cirurgia. A correção do descolamento de retina por tração requer a retirada de tecido cicatricial da superfície da retina. O resultado em termos de visão muitas vezes é precário.

O *descolamento regmatogênico* é o tipo mais comum de descolamento de retina. O vítreo é um gel hidratado cuja estrutura se mantém pelo suporte de uma matriz de colágeno e mucopolissacarídios. À medida que a pessoa envelhece, essa rede macromolecular começa a se liquefazer e a desabar. Quando isso ocorre, o vítreo encolhe e se separa parcialmente da superfície da retina, uma condição conhecida como *descolamento do vítreo posterior* (ver Figura 19.20). O descolamento regmatogênico acontece quando o vítreo líquido entra no espaço sub-retiniano através de uma laceração na retina. O descolamento da retina neural da camada pigmentar de retina separa os receptores de sua principal fonte de suprimento sanguíneo, a corioide. Se o descolamento da retina se mantém por algum tempo, ocorrem destruição permanente e cegueira dessa parte da retina.

Etiologia e fisiopatologia

Os fatores de risco para o descolamento de retina podem incluir, mas não se limitam a envelhecimento, miopia, cirurgias oculares prévias, tumores intraoculares e diabetes. Aproximadamente uma em cada quatro pessoas com idades entre 61 e 70 anos desenvolve um descolamento do vítreo posterior. Em cerca de 10 a 15% dessas pessoas, forma-se uma laceração ou orifício na retina à medida que o vítreo se afasta dela, especialmente na região periférica, onde a retina é mais fina.[38,46] Pessoas com alto grau de miopia podem ter anormalidades na retina periférica que predispõem ao descolamento súbito. Em casos de miopia entre moderados e graves ou hipermetropia, o comprimento axial (anteroposterior) do olho é maior, resultando no formato ovalado do bulbo do olho. Como resultado, existe maior tração vitreorretiniana e pode ocorrer o descolamento do vítreo posterior em indivíduos míopes mais jovens do que em pessoas sem miopia. Além disso, a retina tende a ser mais fina e mais propensa à formação de orifícios e lacerações. Outros fatores de risco menos comuns incluem histórico familiar de descolamento de retina, histórico de doença congênita do olho (glaucoma, catarata) e vitreopatias hereditárias com gel vítreo anormal.

Manifestações clínicas e diagnóstico

O principal sintoma de descolamento de retina consiste em alterações indolores na visão. Comumente, ocorrem como *flashes* de luz ou faíscas, seguidos por pequenos pontos flutuando no campo de visão à medida que o vítreo se afasta do polo posterior do bulbo do olho. Conforme o descolamento progride, a pessoa percebe uma sombra ou cortina escura avançando sobre o campo visual. Como o processo se inicia na zona periférica e se propaga circunferencial e posteriormente, as perturbações visuais iniciais são capazes de envolver apenas um quadrante do campo visual. Podem suceder grandes descolamentos periféricos sem o envolvimento da mácula, de modo que a acuidade visual permanece inalterada.

O diagnóstico se baseia em um histórico de distúrbios visuais (p. ex., existência de pontos flutuantes, faíscas ou *flashes* de luz) e na aparência oftalmoscópica da retina. O emprego do oftalmoscópio direto (manual) é útil para detectar reflexo vermelho alterado, que por vezes está associado ao descolamento de retina. No entanto, como o campo de observação é estreito, um exame negativo com oftalmoscopia direta pode não excluir o diagnóstico de descolamento de retina. Oftalmologistas utilizam técnicas indiretas de exame que aumentam muito a visualização da retina periférica.[46]

Tratamento

Como existe um intervalo variável entre a ruptura da retina e o descolamento de retina, os métodos de tratamento devem se concentrar na detecção precoce, assim como na prevenção de descolamentos subsequentes do vítreo e na formação de lacerações na retina. A ruptura sintomática da retina geralmente é tratada com *laser* ou crioterapia para selar as lacerações de modo que o vítreo não extravase líquido para o espaço sub-retiniano. O tratamento tem eficácia de mais de 95% na prevenção da progressão de uma ruptura e do descolamento da retina.[38] O tratamento primário de casos de descolamento de retina por tração é a cirurgia vitreorretiniana, que pode envolver vitrectomia, remoção da membrana, flambagem escleral (*buckling*) ou retinopexia pneumática. A flambagem escleral é o procedimento cirúrgico primário realizado para recolocar a retina.[46-48] Na flambagem escleral, um pedaço de silicone é suturado e posicionado na esclera, empurrando mecanicamente a esclera, de modo a conectar as camadas pigmentar e retiniana que estavam separadas. Um procedimento menos invasivo, a retinopexia pneumática, envolve a injeção intraocular de um gás expansível em vez de um pedaço de silicone para formar a reentrância.[46-48]

Degeneração macular

A degeneração macular se caracteriza por alterações degenerativas na porção central da retina (mácula lútea) que resultam principalmente na perda da visão central. A degeneração macular relacionada com a idade (DMRI) é a causa mais comum de redução da visão e cegueira legal no mundo.[49,50] Os fatores de risco incluem idade acima de 50 anos, sexo feminino, raça branca, tabagismo, fatores nutricionais, doenças cardiovasculares e genes implicados na regulação das vias lipídicas.[49-53]

Existem dois tipos de DMRI: uma forma atrófica não exsudativa ou "seca" e uma forma exsudativa ou "úmida". Embora os dois tipos sejam progressivos, diferem em termos de manifestações, prognóstico e controle. Embora a maioria das pessoas com DMRI manifeste apenas alterações não proliferativas, aquelas que sofrem perda de visão grave o fazem pelo desenvolvimento da forma exsudativa da doença.

Manifestações clínicas e diagnóstico. A DMRI não exsudativa se caracteriza por diferentes graus de atrofia e degeneração da retina externa, membrana de Bruch e coriocapilares. Não envolve extravasamento de sangue ou soro. Por conseguinte, é chamada de *degeneração macular relacionada com a idade seca*. No exame oftalmoscópico, podem ser observadas alterações visíveis no epitélio pigmentar da retina e manchas amarelo-pálidas, chamadas *drusas*, que podem ocorrer isoladamente ou em grupos ao longo da mácula. No exame histopatológico, verifica-se que a maioria das drusas contém restos de materiais que representam o descolamento focal do epitélio pigmentado. Com o tempo, as drusas aumentam de tamanho, se aglutinam e crescem em número. O nível de comprometimento visual associado é variável e pode ser mínimo. A maioria das pessoas com drusas maculares não experimenta perda significativa da visão central, e as alterações atróficas podem se estabilizar ou progredir lentamente. No entanto, indivíduos com a forma não exsudativa de DMRI precisam ter um acompanhamento cuidadoso, porque a fase exsudativa é capaz de desenvolver-se subitamente, em qualquer estágio da doença. O monitoramento cuidadoso para o desenvolvimento de metamorfopsia, ou visão distorcida de linhas retas, pode auxiliar na detecção precoce de danos à retina.

A forma exsudativa ou "úmida" de degeneração macular caracteriza-se pela formação de uma membrana neovascular da corioide que separa o estrato pigmentoso da neurorretina. Esses novos vasos sanguíneos têm paredes mais frágeis do que o normal e propensão para extravasamento. O extravasamento de líquido seroso ou hemorrágico no espaço sub-retiniano provoca a separação do estrato pigmentoso da retina neurossensorial. Com o tempo, as hemorragias sub-retinianas se organizam para formar um tecido cicatricial, causando a morte do tecido subjacente da retina e a perda de toda a função visual na área macular correspondente. Os estágios iniciais da neovascularização sub-retiniana são de difícil detecção pelo exame oftalmoscópico. Portanto, é necessário estar alerta para alterações recentes ou repentinas na visão central, visão turva ou escotomas em pessoas com sinais de DMRI.

Embora algumas membranas neovasculares sub-retinianas possam regredir espontaneamente, o curso natural da degeneração macular exsudativa é a perda irreversível da visão central. Pessoas com a doença em estágio avançado frequentemente apresentam dificuldades para enxergar a longas distâncias (p. ex., para dirigir); desempenhar tarefas que exigem visão de perto (p. ex., leitura); enxergar rostos com clareza ou distinguir cores. No entanto, podem não ser gravemente incapacitados, porque a função da retina periférica geralmente permanece intacta. Com a utilização de dispositivos, muitos deles são capazes de manter diversas atividades normalmente.

Tratamento. As terapêuticas efetivas para casos de degeneração macular exsudativa ou do tipo úmido incluem fotocoagulação térmica a *laser*, terapia fotodinâmica, injeção de corticosteroides intravítrea e periocular e injeções intravítreas de inibidores de VEGF. A decisão sobre terapias específicas deve considerar a probabilidade de recuperação visual, que é maior no caso de lesões recentes menores, como também o risco das diferentes modalidades de tratamento. Atualmente, não existe um tratamento efetivo estabelecido para a forma seca de degeneração macular, e a maioria das terapias atuais e de novos tratamentos experimentais é dirigida à neovascularização da corioide (ou sub-retiniana).[53,54]

A terapia fotodinâmica a *laser*, que envolve a injeção intravenosa de um corante subsequentemente ativado por irradiação com *laser* da retina para produzir dano vascular seletivo, é indicada quando a membrana neovascular é bem definida. A fotocoagulação convencional de membranas neovasculares subfóveas está associada a uma redução imediata inevitável da visão resultante de danos associados na retina e, sendo assim, é indicado apenas para membranas extrafoveais. Diversos procedimentos cirúrgicos para realizar a excisão de membranas neovasculares subfoveais ou para reposicionar a mácula continuam a ser pesquisados.

Os inibidores de VEGF administrados por injeção intravítrea incluem pegaptanibe, ranibizumabe e bevacizumabe. O pegaptanibe é um inibidor de VEGF para o tratamento de perda de visão lenta em olhos afetados por todos os subtipos de DMRI. Ranibizumabe é um anticorpo monoclonal humanizado recombinante com especificidade para o VEGF para o tratamento da forma úmida da DMRI. Bevacizumabe é aprovado nos EUA na forma de infusão intravenosa para o tratamento de câncer colorretal. Embora o bevacizumabe não tenha sido aprovado pela FDA para uso oftalmológico neovascular, pode ser utilizado *off-label*. Os corticosteroides têm uma atividade angiostática aparentemente independente de sua atividade hormonal. A injeção intravítrea desses agentes contorna a barreira sangue-ocular, alcançando níveis terapêuticos no olho evitando, ao mesmo tempo, efeitos colaterais sistêmicos.[53,54]

Além dos tratamentos atualmente utilizados e dos que estão sendo pesquisados, existe interesse no desenvolvimento de tratamentos da chamada categoria preventiva. O tabagismo é constantemente identificado como um risco evitável de DMRI. Portanto, a eliminação do fumo deve ser uma das primeiras recomendações terapêuticas. Recomendações preventivas incluem a suplementação dietética com antioxidantes e minerais, como a vitamina E (alfatocoferol), vitamina C (ácido ascórbico), zinco e betacaroteno para indivíduos com risco de desenvolvimento de degeneração macular e para retardar a progressão de DMRI em pessoas com a doença.[253,54] Embora o uso de suplementos dietéticos pareça uma recomendação razoável, são necessários mais dados experimentais e clínicos randomizados para dar suporte a seu valor terapêutico e composição mais efetiva em termos de combinações de um ou vários suplementos, bem como a dosagem de um suplemento específico.

Retinoblastoma

Retinoblastoma é o tumor maligno intraocular mais comum em pacientes pediátricos, afetando 1 em cada 20 mil crianças.[42] O tumor ocorre com mais frequência em crianças com menos de 2 anos de idade e pode ser encontrado mesmo ao nascimento. Retinoblastomas estão relacionados com mutações hereditárias ou adquiridas no gene supressor de tumor retinoblastoma (*Rb*), localizado no braço longo do cromossomo 13. Se não for tratado, quase todas as crianças morrem por causa de extensão intracraniana e doença disseminada. No entanto, novos métodos de diagnóstico e tratamento viabilizam alta taxa de cura (93% de sobrevivência nos EUA).[55,56]

Manifestações clínicas. Leucocoria (*i. e.*, reflexo do olho de gato, reflexo branco ou pupila branca) é o sinal de apresentação mais comum e é observado pela própria família; a luz que entra no olho comumente reflete uma cor branco-amarelada semelhante à do revestimento membranoso de um olho de gato (Figura 19.21). Estrabismo é o segundo sinal mais comum.[45] Olhos vermelhos, doloridos e lacrimejantes são sinais tardios da doença. Visão limitada ou ruim também são sinais tardios. A maioria dos retinoblastomas ocorre esporadicamente e tem manifestação unilateral. Até 25% dos retinoblastomas esporádicos e a maioria das formas hereditárias da doença são bilaterais.

Diagnóstico e tratamento. As medidas de diagnóstico para a detecção de retinoblastoma são requeridas em virtude de resultados anormais no exame oftalmológico no berçário do hospital ou no consultório médico. Todas as crianças com história familiar de retinoblastoma devem ser examinadas logo após o nascimento. O rastreamento deve ser repetido em intervalos de 4 a 6 semanas até que a criança complete 1 ano de idade e depois a cada 2 ou 3 meses até a idade de 3 anos.[56,57] A catarata congênita é uma importante causa de leucocoria na infância e sua existência deve ser descartada. Um diagnóstico definitivo geralmente requer um exame oftalmoscópico sob anestesia geral realizado por um oftalmologista para obter uma visualização completa dos dois olhos, o que facilita a reprodução fotográfica e o mapeamento dos tumores. TC e RM são utilizadas para avaliar a extensão da doença intraocular e disseminação extraocular.

Os objetivos do tratamento devem ser, em primeiro lugar, preservar a vida da criança e, em segundo lugar, salvar a visão. As opções de tratamento incluem a termoterapia a *laser*, crioterapia, quimioterapia e enucleação (remoção do olho). Os avanços na genética permitiram terapias emergentes, como quimioterapia intravítrea e hipoxia tumoral; o objetivo de ambos é preservar o globo (globo ocular).[58-60] A escolha do

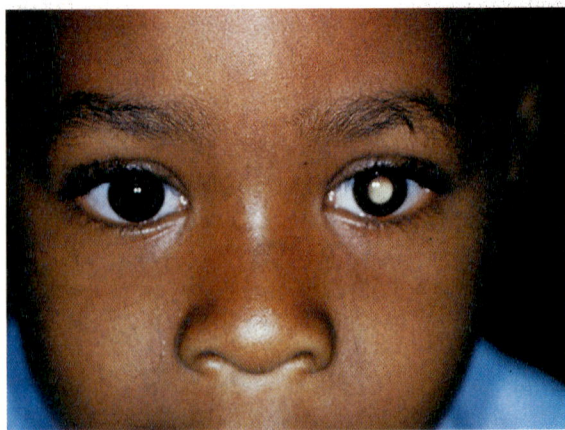

Figura 19.21 • O reflexo da pupila branca (leucocoria) no olho esquerdo de uma criança com retinoblastoma intraocular. Fonte: Klintworth G. K. (2015). The eye. In Rubin R., Strayer D. E. (Eds.) *Rubin's pathology: Clinicopathologic foundations of medicine* (7. ed., p. 1523, Figura 33.22A). Philadelphia, PA: Lippincott Williams & Wilkins.

tratamento é determinada pelo tamanho do tumor e por sua localização e extensão, bem como pelo potencial visual e idade da criança. Até 45% das crianças tratadas por modalidades que possibilitam a preservação do olho podem precisar de terapia subsequente para a recorrência do tumor, e até 10% das crianças com tumores unilaterais desenvolverá um tumor no olho contralateral.[57]

ou adquiridas no gene supressor de tumor retinoblastoma (*Rb*). O sinal mais comum de apresentação é a leucocoria (reflexo branco ou pupila branca), com estrabismo sendo o segundo sinal mais comum. Com a introdução de novos métodos de diagnóstico e tratamento, quase 95% dos retinoblastomas têm cura nos EUA.

RESUMO

A retina neural abrange o aspecto interno dos dois terços posteriores do bulbo do olho e é contínua com o nervo óptico. Contém os receptores neurais para a visão e é o ponto em que a energia luminosa de diferentes frequências e intensidades é convertida em potencialidades locais graduadas que são, em seguida, convertidas em potenciais de ação e transmitidas para os centros visuais no encéfalo. Os fotorreceptores normalmente espalham porções de seus segmentos externos. As células do estrato pigmentoso fagocitam esses segmentos. A inexistência de fagocitose, como ocorre em uma forma de retinite pigmentosa, resulta em degeneração da camada pigmentar e cegueira.

A retina recebe o suprimento sanguíneo a partir de duas fontes: o coriocapilar, que abastece a camada pigmentar e a porção externa da retina sensorial adjacente à corioide; e os ramos da artéria da retina, que abastecem a metade interna da retina. Os vasos sanguíneos da retina normalmente são aparentes através do oftalmoscópio. Neovascularização envolve a formação de vasos sanguíneos novos e frágeis que extravasam proteínas e podem sangrar. Embora a causa da neovascularização seja incerta, pesquisas têm vinculado o processo a um VEGF produzido pelo revestimento dos vasos sanguíneos. A hipoxia é um regulador fundamental do processo de neovascularização induzida por VEGF na retina.

Os distúrbios dos vasos da retina podem advir de diversas doenças locais e sistêmicas, como diabetes e hipertensão arterial. Eles causam perda de visão por meio de alterações provenientes da produção de hemorragia, opacidades e separação do estrato pigmentoso e da retina sensorial. O descolamento de retina envolve a separação dos receptores sensoriais de seu suprimento sanguíneo; provoca cegueira, a menos que a religação seja realizada prontamente. Degeneração macular se caracteriza por perda da visão central, devido a alterações destrutivas na mácula na retina. Existem dois tipos de DMRI: "tipo seco" não exsudativo, que provoca atrofia e degeneração da retina externa, e "tipo úmido" exsudativo, que resulta na formação de uma membrana neovascular coroidal com vasos que extravasam sangue e soro e predispõem à separação do estrato pigmentoso e da neurorretina. Embora atualmente não exista um tratamento efetivo contra o tipo seco de DMRI, tratamentos eficazes para o tipo úmido incluem terapia fotodinâmica, fotocoagulação a *laser* e injeção intravítrea de corticosteroides e inibidores de VEGF.

Retinoblastoma é um tumor maligno intraocular da infância (na maioria das vezes em crianças com menos de 2 anos de idade), que é causado por mutações hereditárias

DISTÚRBIOS DE VIAS NEURAIS E CENTROS CORTICAIS

Depois de concluir esta seção, o leitor deverá ser capaz de:

- Caracterizar o que se entende por um *defeito no campo visual*
- Definir os termos *hemianopsia, quadrantopsia, hemianopsia heterônima* e *hemianopsia homônima* e relacionar cada um deles com lesão das vias ópticas
- Descrever os defeitos visuais associados a distúrbios do córtex visual e de áreas de associação visual.

A função visual completa requer o funcionamento da fotorrecepção e do reflexo pupilar relacionados com o encéfalo normalmente desenvolvido. Essas funções dependem da integridade de todas as vias ópticas, incluindo os circuitos da retina e da via do nervo óptico até o córtex visual e outras regiões visuais do tronco encefálico e do encéfalo.

Vias ópticas

A informação visual é transportada até o encéfalo por axônios de células do gânglio da retina que formam o nervo óptico. O nervo óptico, cercado pela pia-máter, líquido cerebrospinal, aracnoide e dura-máter, representa uma extensão do encéfalo em vez de um nervo periférico. O nervo óptico se estende desde a porção posterior do globo óptico, passa através da órbita e do forame óptico, entra na fossa média e prossegue até o quiasma óptico na base do encéfalo[55] (Figura 19.22). Os axônios da porção nasal da retina permanecem em posição medial, e os da retina temporal continuam na lateral do nervo óptico.

Os dois nervos ópticos se encontram e se fundem no quiasma óptico, além do qual seguem o percurso como tratos ópticos. No quiasma óptico, os axônios da retina nasal de cada um dos olhos cruzam para o lado oposto e se juntam aos axônios da retina temporal do olho contralateral para formar os tratos ópticos. Assim, um trato óptico contém fibras de ambos os olhos, que transmitem a informação a partir do mesmo hemicampo visual (metade do campo).

Córtex visual

O córtex visual primário (área 17) circunda a fenda calcarina, que se encontra no lóbulo occipital. É nesse nível que a sensação visual é primeiramente percebida (Figura 19.23). Logo em torno da área 17 estão localizados os córtices visuais de associação (áreas 18 e 19) e vários outros córtices de associação. Esses córtices de associação, com seus núcleos talâmicos, devem ser funcionais para acrescentar significado à percepção visual.

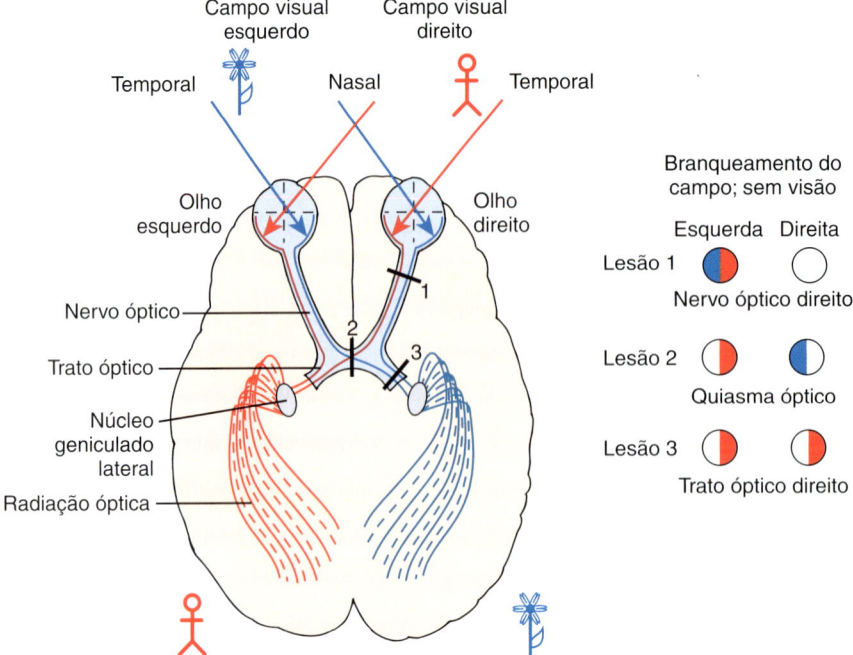

Figura 19.22 • Diagrama de vias ópticas. As *linhas vermelhas* indicam o campo visual direito, e as *linhas azuis*, o campo visual esquerdo. Observe o cruzamento das fibras da metade medial de cada retina no quiasma óptico. A lesão 1 (nervo óptico direito) produz cegueira monocular. A lesão 2 (quiasma) pode envolver apenas as fibras que se originam na metade nasal de cada retina e cruzam para o lado oposto no quiasma óptico; a perda visual envolve a metade temporal de cada campo (hemianopsia bitemporal). A lesão 3 (trato óptico direito) interrompe as fibras (e a visão) originárias de um mesmo lado de ambos os olhos (homônimos) com perda de visão de metade de cada campo (hemianopsia).

Os circuitos no córtex visual primário e as áreas de associação visual são extremamente distintos em relação ao local de estimulação da retina. Por exemplo, neurônios específicos respondem à orientação particular de uma borda em movimento, cores específicas ou formas familiares. Esta organização elaborada do córtex visual, com suas representações funcionalmente distintas e múltiplas de um mesmo campo visual, proporciona a base principal para a sensação e percepção visual. Devido a esse circuito distinto, lesões do córtex visual devem ser grandes para que sejam detectadas clinicamente.

Campos visuais

O *campo visual* é a área que é visível durante a fixação da visão em uma determinada direção. Como déficits no sistema visual são muitas vezes expressos como déficits no campo visual, em vez de medidas diretas da função neural, a terminologia para características visuais normais e anormais geralmente é baseada na orientação do campo visual.

A maior parte do campo de visão é *binocular*, ou seja, é visto por ambos os olhos. Esse campo binocular é subdividido em porções centrais e periféricas. As porções centrais da retina têm alta acuidade visual e correspondem ao campo focalizado na fóvea central; a porção periférica e circundante fornece a capacidade de detectar objetos, especialmente objetos em movimento. Além do campo visual compartilhado pelos dois olhos, a periferia lateral esquerda do campo visual é vista exclusivamente pela retina nasal esquerda e o campo periférico direito é visto pela retina nasal direita.

Tal como acontece com uma câmara, o sistema simples das lentes oculares inverte a imagem do mundo exterior dentro de cada retina. Além disso, os lados direito e esquerdo do campo visual também são invertidos. O campo visual binocular direito é visto pela metade da retina esquerda de cada olho: a metade nasal do olho direito e a metade temporal do olho esquerdo.

Assim que a retina é atingida, o sistema nervoso desempenha seu papel compatível. A metade superior do campo visual é recebida pela metade de baixo da retina de ambos os olhos. Representações dessa metade superior do campo são transportadas pela metade inferior de cada nervo óptico: estes

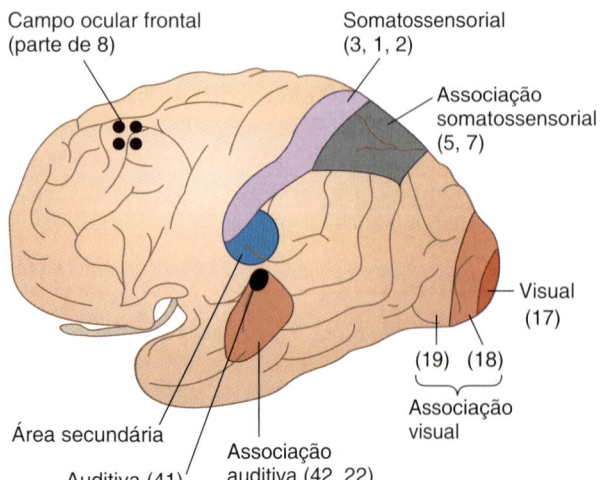

Figura 19.23 • Vista lateral do córtex ilustrando a localização das áreas visual, de associação visual, auditiva e de associação auditiva.

fazem sinapse na metade inferior do núcleo geniculado lateral (NGL) de cada um dos lados do encéfalo (ver Figura 19.19). Os neurônios nessa parte do NGL enviam seus axônios através da metade inferior da radiação óptica, fazendo uma alça (*looping*) no lobo temporal para terminar na metade inferior do córtex visual primário em cada um dos lados do encéfalo.

Por causa da separação lateral dos dois olhos, cada olho contribui com uma imagem diferente do mundo para o campo visual. Isso é chamado de disparidade binocular. A disparidade entre as imagens deslocadas lateralmente vistas pelos dois olhos traz uma poderosa fonte de percepção de profundidade tridimensional de objetos a uma distância de 30 m. Além dessa distância, a disparidade binocular se torna insignificante: a percepção de profundidade é baseada em outros critérios (p. ex., a sobreposição da imagem de objetos próximos sobre objetos mais distantes e o movimento rápido dos objetos mais próximos em relação ao movimento de objetos distantes).

Defeitos do campo visual

Os defeitos do campo visual resultam de danos à retina, vias ópticas ou córtex visual. A perimetria, ou exame de campo visual, em que os limites do campo de visão de cada olho são medidos e representados graficamente em forma de arco, é usada para identificar os defeitos e determinar a localização de lesões.

Defeitos da retina.
Todas as pessoas apresentam um ponto cego, ou *escotoma*, em seu campo visual, dos quais não têm conhecimento. Como o disco óptico, onde as fibras do nervo óptico saem da retina, não contém fotorreceptores, a localização correspondente no campo visual constitui um ponto cego de aproximadamente 15° temporal com a fixação de cada olho. Danos locais na retina causados por pequenas lesões vasculares e outros processos patológicos localizados podem produzir pontos cegos adicionais. Tal como acontece com o ponto cego normal, as pessoas geralmente não têm consciência da existência de escotomas em seu campo visual, a menos que encontrem problemas para enxergar objetos em determinadas áreas restritas de seu campo visual.

Ausências perto ou no centro do campo visual bilateral podem incomodar e até mesmo ser desastrosas. Embora o ponto cego não seja reconhecido como tal, a pessoa acha que parte de uma página impressa aparece ou desaparece, dependendo de onde o ponto de fixação é mantido. A maioria das pessoas aprende a posicionar os olhos para usar a visão central remanescente da fóvea para tarefas nas quais é necessária alta acuidade visual. Defeitos no campo visual periférico, incluindo campos periféricos monoculares, incomodam menos, porém são potencialmente mais perigosos. Indivíduos sem conhecimento do defeito, ao caminhar ou dirigir um automóvel, não conseguem enxergar outros carros ou ciclistas até que a imagem atinja o campo visual funcional – o que às vezes é tarde demais para evitar um acidente. Quando o indivíduo toma conhecimento do defeito, pode aprender a desviar constantemente o seu olhar para obter a cobertura visual de partes importantes do campo visual. Se o dano é no nível do nervo óptico ou da retina, apenas o campo monocular do olho danificado representa um problema. Uma lesão que afeta a visão central da fóvea de um olho resulta possivelmente em queixas de cansaço visual durante a leitura e outras tarefas que necessitam de visão para perto, porque apenas um olho está sendo usado.

Distúrbios das vias ópticas

Dano localizado às vias ópticas, NGL, radiação óptica ou córtex visual primário afeta a porção correspondente do campo visual dos dois olhos (ver Figura 19.19). O exame do funcionamento do sistema visual é particularmente importante, pois lesões nos diferentes pontos ao longo da via têm sintomas característicos que auxiliam na localização da lesão.

Entre os distúrbios que podem interromper a via óptica estão lesões vasculares, traumatismo e tumores. Por exemplo, o funcionamento normal do sistema visual depende da perfusão adequada da artéria oftálmica e seus ramos; artéria central da retina; artérias cerebrais anterior e média, que abastecem a porção intracraniana do nervo óptico, quiasma e vias ópticas; e artéria cerebral posterior, que abastece o NGL, radiação óptica e córtex visual. A adequação do funcionamento da artéria cerebral posterior depende do suprimento das artérias vertebral e basilar que abastecem o tronco encefálico. Insuficiência vascular em qualquer um desses sistemas arteriais pode afetar seriamente a visão.

Defeitos do campo visual de cada olho e dos dois olhos em conjunto são úteis na localização de lesões que afetam o sistema. A cegueira em um dos olhos é chamada *anopsia*. Se a metade do campo visual de um dos olhos se perde, o defeito é chamado *hemianopsia*, e se um quarto do campo é perdido, é chamado *quadrantopsia*. Tumores hipofisários que crescem podem produzir danos longitudinais através do quiasma óptico, com a perda das fibras mediais do nervo óptico representando as duas retinas nasais e dois hemicampos visuais temporais. A perda de diferentes hemicampos nos dois olhos é chamada de *perda heterônoma*, e a anormalidade é chamada de *hemianopsia heterônoma*. A destruição de uma ou ambas as laterais do quiasma é comum com múltiplos aneurismas do polígono de Willis. Nessa condição, a função de uma ou de ambas as retinas temporais é perdida, e os campos nasais de um ou dos dois olhos são perdidos. A perda dos campos temporais (retina nasal) de ambos os olhos é chamada *anopsia heterônoma bitemporal*. Com os dois olhos abertos, a pessoa com defeitos bilaterais ainda tem o campo visual binocular completo.

A perda do trato óptico, NGL, radiação óptica integral ou córtex visual completo em um dos lados resulta na perda correspondente do hemicampo visual em cada olho. *Homônimo* significa "o mesmo" para ambos os olhos. Nas lesões do lado esquerdo, o campo visual direito é perdido para cada olho e é chamado de *hemianopsia homônima direita completa*. A lesão parcial do trato óptico esquerdo, NGL ou radiação óptica pode originar a perda de um quarto do campo visual em ambos os olhos. Isso é chamado de *quadrantopsia homônima* e, dependendo da lesão, pode envolver o campo superior ou inferior. Como as fibras da radiação óptica para o quarto superior do campo visual atravessam o lobo temporal, o mais comum é o desenvolvimento de quadrantopsia superior.

Distúrbios do córtex visual

Danos distintos à porção binocular do córtex visual primário também podem resultar em escotomas nos campos visuais correspondentes. A porção central de alta acuidade do campo visual está localizada no polo occipital. Se a perda de visão estiver localizada na parte central de alta acuidade do campo, ocorre perda grave da acuidade visual e do padrão de discriminação. Traumatismo mecânico ao córtex causa o disparo de neurônios, experimentados como *flashes* de luz ou "estrelas". A destruição do córtex visual polar provoca grave perda de acuidade visual e do padrão de discriminação. Esse tipo de dano é permanente e não pode ser corrigido pelo uso de lentes.

A perda bilateral da totalidade do córtex visual primário, chamada *cegueira cortical*, elimina toda a experiência visual. Uma análise bruta da estimulação visual no nível dos reflexos, como respostas que orientam o olhar ou o movimento da cabeça em direção às luzes brilhantes em movimento, aos reflexos pupilares e ao reflexo de piscar os olhos para a apresentação súbita de uma luz forte, pode ser mantida mesmo que a visão tenha sido perdida. Um grande dano ao córtex de associação visual (áreas 18 e 19) que cerca um córtex visual primário intacto resulta na perda do significado aprendido de imagens visuais (*i. e.*, agnosia visual). A pessoa pode perceber padrões de cores, formas e movimento, porém já não é capaz de reconhecer estímulos que anteriormente tinham significado. Objetos familiares podem ser descritos, mas a pessoa não consegue nomear nem reagir ao significado. No entanto, se outras modalidades sensoriais, como a audição e o tato, podem ser aplicadas, ocorre o reconhecimento pleno. Esse distúrbio representa um problema de reconhecimento, e não de intelecto.

Testes de campo visual

Um teste simples do campo visual binocular e do campo visual de cada olho (*i. e.*, visão monocular) pode ser realizado sem equipamento especializado. No método de confronto, o examinador fica de pé ou sentado em frente à pessoa a ser testada e diz a ela para focalizar com um olho fechado o nariz do examinador, enquanto este apresenta quantidades aleatórias dos dedos das mãos a cerca de um metro do observador em cada um dos quatro quadrantes principais do campo visual para avaliar o reconhecimento da quantidade de dedos que é mostrada.[61] Em uma avaliação cinética da expansividade do campo visual bruto, um objeto, como uma lanterna por exemplo, deve ser movido do centro para a periferia do campo visual da pessoa, e outra vez da periferia em direção ao centro; a pessoa é instruída a informar a existência ou não do objeto. Ao mover o objeto através dos planos verticais, horizontais e oblíquos do campo visual, pode ser feita uma estimativa grosseira. Grandes defeitos no campo visual podem ser estimados pelo método de confronto, e pode ser a única maneira de testar crianças e adultos que não conseguem cooperar com um exame regular.

A determinação precisa da existência, tamanho e forma de pequenos pontos cegos, ou escotomas, no campo visual de um olho em particular pode ser demonstrada somente por meio de campimetria. Isso é feito solicitando-se ao indivíduo que olhe apenas com um dos olhos em direção a um ponto central, posicionado em frente do olho, com a cabeça estabilizada por um descanso de queixo ou placa de mordida. Um pequeno ponto de luz ou um objeto colorido é movido para a frente e para trás em todas as áreas do campo visual. A pessoa informa se o estímulo é visível e, se um estímulo colorido é usado, qual é a cor. Um suporte hemisférico é usado para controlar e padronizar o movimento do objeto de teste e é feita uma malha de coordenadas radiais do campo visual. A campimetria computadorizada usa pontos estáticos de intensidade e cor variáveis, bem como estímulos de frequência de cintilação, para avaliar os níveis mais elevados de funcionamento das células da retina. A campimetria fornece um meio para determinar alterações que desviam do padrão normal de visão e, com a repetição dos testes, uma maneira de acompanhar a evolução da doença que provoca a alteração do campo visual ou o seu tratamento.

RESUMO

A informação visual é transportada para o encéfalo por axônios de células do gânglio da retina que formam o nervo óptico. Os dois nervos ópticos se encontram e se fundem no quiasma óptico. Os axônios de cada retina nasal se cruzam no quiasma e reúnem as fibras não cruzadas da retina temporal do olho oposto no trato óptico para formar as vias ópticas. As fibras de cada trato óptico então fazem sinapse no NGL e trafegam de lá por meio das radiações ópticas até o córtex visual primário na área calcarina do lobo occipital. Danos ao córtex de associação visual podem ocasionar o fenômeno de se enxergar um objeto sem a capacidade de reconhecê-lo (*i. e.*, agnosia visual). Danos às vias ópticas ou danos ao córtex visual resultam em defeitos no campo visual possíveis de ser identificados por meio de testes. A campimetria, que mapeia os contornos de sensibilidade do campo visual, pode ser usada para determinar existência, tamanho e forma de pequenos pontos cegos, ou escotomas, no campo visual de um dos olhos.

DISTÚRBIOS DO MOVIMENTO OCULAR

Depois de concluir esta seção, o leitor deverá ser capaz de:

- Descrever a função e inervação dos músculos extraoculares
- Explicar a diferença entre estrabismo paralítico e não paralítico
- Definir *ambliopia* e explicar sua patogênese.

Para o funcionamento completo da visão é necessário que os dois olhos focalizem no mesmo ponto, que a imagem do objeto caia simultaneamente sobre a fóvea de cada um dos olhos e que os mecanismos visuais da retina e do sistema nervoso central sejam funcionais. É por meio desses mecanismos que um objeto é simultaneamente registrado como imagem na fóvea dos dois olhos e percebido como uma única imagem. Estrabismo e ambliopia são dois distúrbios que afetam esse sistema altamente integrado.

Musculatura extraocular e sua inervação

Cada bulbo do olho é capaz de girar em torno de seu eixo vertical (rotação lateral ou medial na qual a pupila se afasta ou se move em direção ao nariz), seu eixo horizontal da esquerda para a direita (elevação ou depressão vertical, na qual a pupila se move para cima ou para baixo) e seu eixo horizontal longitudinal, no qual a parte superior da pupila se move em direção ao nariz ou se afasta dele.

O movimento de cada um dos olhos é controlado por três pares de músculos extraoculares: retos superior e inferior; retos medial e lateral; e oblíquos superior e inferior (Figura 19.24). Os quatro músculos retos são nomeados de acordo com seu ponto de inserção na esclera: na superfície medial, lateral, inferior e superior de cada olho. Os dois músculos oblíquos se inserem no quadrante lateral posterior do bulbo do olho: o oblíquo superior sobre a superfície superior e o oblíquo inferior sobre a superfície inferior. Cada um dos três conjuntos de músculos em cada olho é reciprocamente inervado, de modo que quando um músculo relaxa, o outro se contrai. A contração recíproca dos músculos retos medial e lateral move o olho de um lado para o outro (adução e abdução); os retos superior e inferior movem o olho para cima e para baixo (elevação e depressão). Os músculos oblíquos giram o olho em torno do seu eixo óptico (intorsão e extorsão). Um sétimo músculo, o levantador da pálpebra superior, eleva a pálpebra superior.

Os músculos extraoculares são inervados por três nervos cranianos. O nervo abducente (NC VI) inerva o músculo reto lateral; o nervo troclear (NC IV) inerva o músculo oblíquo superior; e o nervo oculomotor (NC III) inerva os quatro músculos restantes (ver Tabela 19.1). O núcleo do NC VI (abducente), na cauda pontina, inerva o músculo reto lateral, que gira o olho ipsilateral (do mesmo lado) lateralmente (abdução). Dano parcial ou total a esse nervo resulta em fraqueza ou paralisia completa do músculo. O olhar medial é normal, mas o olho afetado não consegue girar lateralmente na tentativa de olhar para o lado afetado, uma condição chamada de *estrabismo medial*. O núcleo do NC IV (troclear), na junção entre a ponte e o mesencéfalo, inerva o músculo oblíquo superior contralateral (do lado oposto), que gira o alto do globo para dentro em direção ao nariz, um movimento chamado *intorsão*. Em combinação com outros músculos, ele também contribui para fortalecer o movimento do olho inervado para baixo e para dentro.

O núcleo do NC III (oculomotor), que se estende através de uma parte considerável do mesencéfalo, contém aglomerados de neurônios motores inferiores para cada um dos cinco músculos do olho que inerva: reto inferior, reto superior, oblíquo inferior, reto medial e levantador da pálpebra superior. Os músculos reto medial, reto superior e reto inferior giram o olho nas direções indicadas na Tabela 19.1. A ação do reto inferior é antagônica à do reto superior. Devido ao seu plano de ligação com o bulbo do olho, o oblíquo inferior gira o olho no plano frontal (*i. e.*, torção), puxando a parte superior do olho lateralmente (*i. e.*, extorsão). O NC III também inerva o músculo levantador da pálpebra que eleva a pálpebra superior e está envolvido com movimentos oculares verticais. À medida que os olhos giram para cima, a pálpebra superior se retrai por reflexo, e quando o olhar é dirigido para baixo, a pálpebra se abaixa, limitando a exposição da conjuntiva ao ar e reduzindo os efeitos da secura dos olhos.

A comunicação entre os núcleos musculares dos olhos em cada lado do encéfalo ocorre principalmente através da comissura posterior na extremidade rostral do mesencéfalo. A comunicação longitudinal entre os três núcleos se dá ao longo de uma via de fibra chamada de *fascículo longitudinal medial* (FLM), que se estende do mesencéfalo até a porção superior da medula espinal. Cada par de músculos oculares é mutuamente inervado, pelo FLM ou outras vias associadas, de modo que se um músculo se contrai, o outro relaxa. Essas vias de comunicação conectadas ao FLM são vulneráveis a danos no mesencéfalo caudal e na ponte cerebral. Danos ao FLM pontino em um dos lados do encéfalo resultam em perda dessa ligação, de tal modo que o desvio lateral do olho ipsilateral já não está ligado à adução do lado contralateral. Se o FLM sofre danos bilaterais, a ligação é perdida para olhar lateral, em ambos os sentidos.

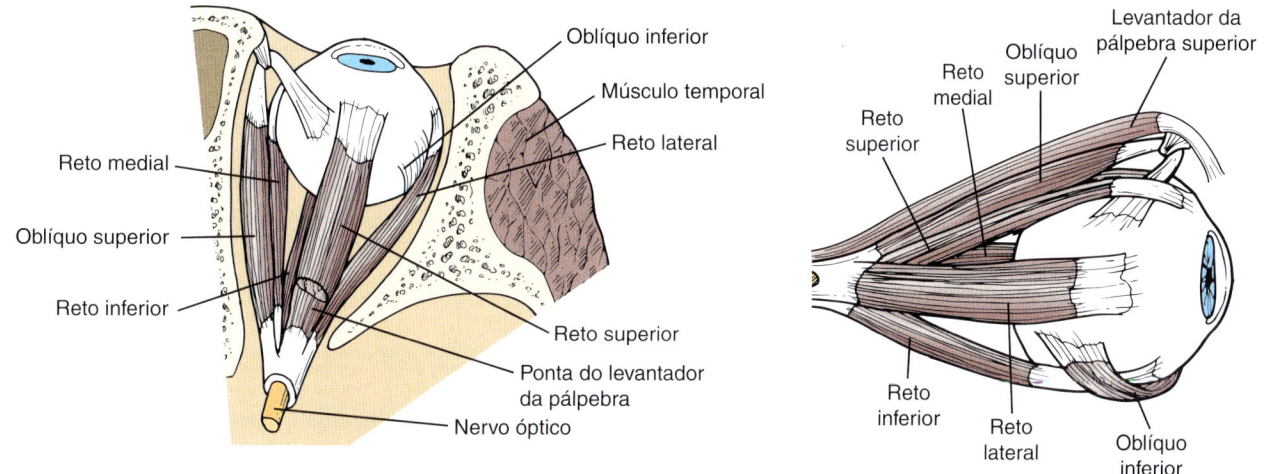

Figura 19.24 • Músculos extrínsecos do bulbo do olho direito.

Tabela 19.1 Posição primária do olhar: ação dos músculos extrínsecos do bulbo do olho.

Músculo*	Inervação	Primária	Secundária	Terciária
RM: reto medial	NC III	Adução		
RL: reto lateral	NC VI	Abdução		
RS: reto superior	NC III	Elevação	Intorsão	Adução
RI: reto inferior	NC III	Depressão	Extorsão	Adução
OS: oblíquo superior	NC IV	Intorsão	Depressão	Abdução
OI: oblíquo inferior	NC III	Extorsão	Elevação	Abdução

*No esquema dos papéis funcionais dos seis músculos extrínsecos do bulbo do olho, a principal força direcional aplicada por cada músculo é indicada na tabela. Esses músculos são dispostos em pares funcionalmente opostos por olho e em pares opostos paralelos para movimentos conjugados dos dois olhos. Os números associados a cada músculo indicam a inervação pelos nervos cranianos: 3, nervo craniano oculomotor (NC III); 4, nervo craniano troclear (NC IV); 6, nervo craniano abducente (NC VI).

Movimentos oculares e fixação do olhar

Movimentos conjugados são aqueles em que os eixos ópticos dos dois olhos são mantidos em paralelo, compartilhando o mesmo campo visual. A *fixação do olhar* se refere ao ato de olhar de modo constante em determinada direção. Os movimentos oculares são classificados em movimentos suaves de seguimento, movimentos sacádicos, tremor óptico e movimentos de vergência. Embora os reflexos conjugados sejam essenciais para a função visual eficiente durante o movimento da cabeça ou o movimento do alvo, seu circuito é tão profundamente inerente à função do SNC que os reflexos conjugados podem ser provocados quando os olhos estão fechados durante o sono e em coma profundo; além disso, funcionam normalmente e com precisão em pessoas com cegueira congênita.

Movimentos suaves de seguimento. São movimentos de rastreamento que servem para manter um objeto em um ponto fixo no centro do campo visual de ambos os olhos. O objeto pode se mover enquanto os olhos o seguem, ou o objeto pode estar parado com a cabeça em movimento. A posição normal dos olhos é o olhar conjugado dirigido para a frente, com a cabeça erguida também direcionada para a frente. Movimentos de seguimento normalmente se iniciam a partir dessa posição. Na verdade, manter o olhar fortemente desviado se torna cansativo depois de aproximadamente 30 s, e a maioria das pessoas fará ajustes de cabeça e rotação do corpo para levar os olhos a uma posição central dentro desse intervalo de tempo.

Solicitar que a pessoa acompanhe com o olhar o movimento de um dedo ou outro objeto à medida que se desloca lentamente pelo campo visual testa os movimentos voluntários de seguimento. O acompanhamento conjugado bem-sucedido requer um sistema óptico funcional, que se comunica com o colículo superior e o córtex visual primário.

Movimentos oculares sacádicos. São movimentos conjugados abruptos que rapidamente mudam o ponto de fixação. Durante a leitura, o padrão de fixação envolve o foco do olhar em uma palavra ou pequena série de palavras e, em seguida, um salto repentino para um novo ponto de fixação para possibilitar a leitura da próxima palavra ou frase. Durante a sacada, a pessoa não experimenta o borrão no campo visual que se move rapidamente. Os movimentos sacádicos são movimentos reflexos automáticos que, na maioria das situações, operam no nível do tronco encefálico. Desvios sacádicos do olhar em direção à fonte de um estímulo repentino e inesperado, seja ele visual, auditivo, tátil ou doloroso, são um componente do padrão de sobressalto. Funcionalmente, é um reflexo de preensão visual, redirecionando o olhar conjugado no sentido do estímulo de sobressalto.

Os campos oculares frontais do córtex pré-motor são importantes para os movimentos sacádicos voluntários, como a leitura. Se essa área do córtex pré-motor frontal não é funcional, a pessoa pode descrever objetos no campo visual, mas não é capaz de pesquisar voluntariamente o ambiente visual.

Tremor óptico. Um tremor óptico se refere a movimentos oculares rítmicos, oscilatórios e involuntários, que se manifestam aproximadamente 10 vezes por segundo. Tremores ópticos de pequena amplitude são uma função independente normal e útil de cada olho. Uma das funções do tremor óptico fino é a de mover constantemente uma imagem brilhante para um novo banco de cones, possibilitando que receptores previamente estimulados se recuperem rapidamente da adaptação.

Movimentos de vergência. Movimentos oculares de vergência são aqueles que movem os olhos em sentidos opostos para manter a imagem de um objeto precisamente posicionada na fóvea de cada olho. Convergências e divergências, que ajudam na manutenção de uma imagem fixa binocular na visão de perto, têm um papel importante na percepção precisa da profundidade. O sistema de vergência é impulsionado pela disparidade da retina (*i. e.*, a colocação diferencial da imagem de um objeto em cada retina). Um alvo próximo (< 10 m) se movendo no mesmo plano do eixo óptico provoca um mecanismo reflexo que redireciona os eixos ópticos de cada olho, de modo que deixam de estar paralelos (*i. e.*, ficando em direção oposta) em relação ao plano horizontal. Esse processo possibilita o foco binocular contínuo sobre um alvo próximo. A percepção de profundidade é uma função de ordem superior do sistema visual cortical e se baseia em uma ou mais das diferentes classes de estímulos, como sobreposição e movimento relativo.

Estrabismo

Estrabismo se refere a qualquer anormalidade de coordenação ou alinhamento ocular que resulta em perda da visão binocular. Quando as imagens de um mesmo ponto no espaço visual não atingem pontos correspondentes nas duas retinas, ocorre diplopia, ou visão dupla. O estrabismo afeta aproximadamente 4% das crianças com menos de 6 anos de idade.[62,63] Como 30 a 50% dessas crianças apresentam ambliopia, que é a perda secundária permanente de visão se a condição for deixada sem tratamento, são essenciais a realização de diagnóstico e tratamento precoces.

Na terminologia padrão, os distúrbios do movimento ocular são descritos de acordo com a direção do movimento. *Esotropia* se refere a um desvio medial (para dentro), *exotropia* a um desvio lateral (para fora), *hipertropia* ao desvio para cima, *hipotropia* ao desvio para baixo e *ciclotropia* ao desvio com torção. O termo *concomitância* se refere a um desvio igual em todas as direções do olhar. Estrabismo não concomitante é aquele que varia de acordo com a direção do olhar. O estrabismo é dividido em duas formas: não paralítico (concomitante), em que não existe comprometimento muscular primário; e paralítico (não concomitante), em que existe a paralisia ou fraqueza de um ou mais músculos extrínsecos do bulbo do olho. O estrabismo é chamado *intermitente* ou *periódico* quando existem períodos em que o olhar é paralelo. É monocular quando o mesmo olho se desvia e o outro olho se fixa. A Figura 19.25 ilustra anormalidades no movimento ocular associadas a esotropia e exotropia.

Estrabismo não paralítico

Esotropia não paralítica é a forma mais comum de estrabismo. Individualmente, os músculos oculares não têm defeitos óbvios e a quantidade de desvio é constante, ou relativamente constante nas várias direções do olhar. Com a persistência do desvio, podem se desenvolver anormalidades secundárias por hiperatividade ou hipoatividade dos músculos extraoculares em alguns campos visuais.

O distúrbio pode ser não acomodativo, acomodativo ou uma combinação dos dois. Esotropia infantil é a causa mais comum de estrabismo não acomodativo. Ela se manifesta nos primeiros 6 meses de vida, com desvios de grande ângulo, em uma criança que de outra maneira apresenta desenvolvimento e padrões neurológicos normais. Os movimentos dos olhos são completos e a criança frequentemente usa cada olho de maneira independente para alterar o ponto de fixação (fixação cruzada). A causa do distúrbio é incerta. As pesquisas sugerem que o estrabismo idiopático pode ter uma base genética; irmãos costumam apresentar distúrbios semelhantes.

O estrabismo acomodativo é causado por doenças como hipermetropia importante não corrigida, em que ocorre esotropia com a acomodação que é realizada para estabelecer o foco com precisão. A manifestação desse tipo de esotropia acontece caracteristicamente entre 18 meses e 4 anos de idade, porque o processo de acomodação dos olhos ainda não está bem desenvolvido. Na maioria das vezes, é um distúrbio monocular, mas pode ser alternante.

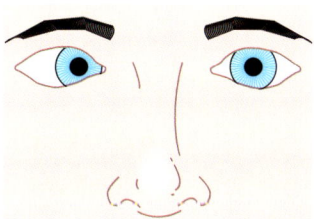

A. Posição primária: esotropia direita

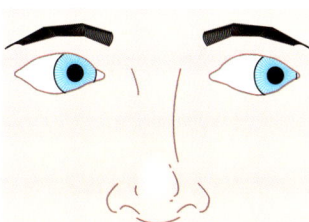

B. Olhar à esquerda: sem desvio

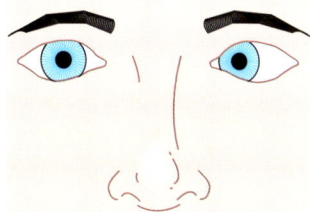

C. Olhar à direita: esotropia esquerda

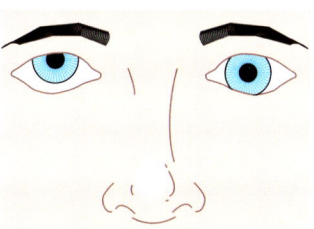

D. Hipertropia direita

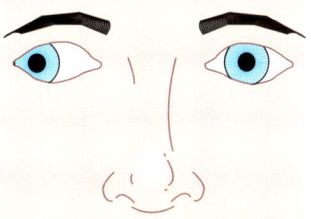

E. Exotropia direita

Figura 19.25 • **A** a **C.** Estrabismo paralítico associado à paralisia do músculo reto lateral direito. **A.** Posição primária dos olhos (olhando para a frente). **B.** Olhar à esquerda sem desvio. **C.** Olhar à direita com esotropia esquerda. **D.** Posição primária dos olhos com fraqueza do músculo reto inferior direito e hipertropia direita. **E.** Posição primária dos olhos com fraqueza do músculo reto medial direito e exotropia direita.

Estrabismo paralítico

O estrabismo paralítico resulta de paresia (i. e., fraqueza) ou plegia (i. e., paralisia) de um ou mais músculos extraoculares. Quando o olho normal se fixa, o olho afetado se encontra na posição de desvio primário. No caso de esotropia, existe fraqueza de um dos músculos retos laterais, geralmente devido a um problema do nervo abducente (NC VI). Quando o olho afetado se fixa, o olho não afetado fica em posição de desvio secundário. O desvio secundário do olho não afetado é maior do que o desvio primário do olho afetado. Isso se dá porque o olho afetado precisa de um impulso de inervação excessivo para manter a fixação; o excesso de impulsos também é distribuído para o olho não afetado, causando hiperfuncionamento dos músculos.[63,64]

O estrabismo paralítico é incomum em crianças, mas é responsável por quase todos os casos de estrabismo no adulto. Pode ser causado por processos infiltrativos (p. ex., doença de Graves), miastenia *gravis*, acidente vascular encefálico e traumatismo ocular direto. O percurso dos nervos oculomotor, troclear e abducente através do seio cavernoso e da parte de trás da órbita o torna vulnerável à fratura de base de crânio e tumores do seio cavernoso ou da órbita. Em lactentes, o estrabismo paralítico pode ser causado por lesões durante o trabalho de parto que afetam os músculos extrínsecos do bulbo do olho ou por lesão dos nervos cranianos que inervam esses músculos. Em geral, o estrabismo paralítico em uma criança mais velha ou um adulto não produz ambliopia e a visão binocular pode ser mantida quando o estrabismo é corrigido. A maioria dos casos de estrabismo em indivíduos adultos representa a deterioração do estrabismo na infância, que pode ocorrer até mesmo décadas após um bom alinhamento ocular.

Tratamento

O tratamento do estrabismo é direcionado para o desenvolvimento da acuidade visual normal, correção do desvio e sobreposição das imagens da retina para proporcionar a visão binocular. O tratamento precoce e adequado é fundamental, porque o tratamento tardio ou a falta dele pode resultar em ambliopia e perda permanente da visão. Além dos efeitos sobre o funcionamento da visão, o estrabismo pode ter um impacto negativo sobre as relações interpessoais, autoimagem, trabalhos escolares e participação em atividades extracurriculares. As crianças começam a desenvolver atitudes negativas em relação a colegas com estrabismo.

O tratamento inclui tanto métodos cirúrgicos quanto não cirúrgicos. A esotropia infantil é tratada cirurgicamente, pelo enfraquecimento do músculo reto medial em cada um dos olhos, com a criança sob anestesia geral. A cirurgia em crianças com esotropia deve ser realizada o mais cedo possível para preservar a acuidade estereoscópica. O tratamento cirúrgico precoce também parece produzir melhores resultados do que a intervenção tardia. O estrabismo recorrente é comum nos casos de esotropia infantil, e frequentemente o tratamento requer a realização de vários procedimentos cirúrgicos.[64,65]

O tratamento não cirúrgico inclui o uso de óculos, adesivo oclusivo e exercícios para os olhos (i. e., pleópticos). Óculos são frequentemente utilizados no tratamento da esotropia acomodativa que ocorre com a hipermetropia. Como a acomodação visual está vinculada à convergência, focalizar um objeto faz os olhos se voltarem para dentro, produzindo esotropia. A exotropia intermitente comumente é tratada com a aplicação de adesivos oclusivos, uso de lentes negativas e exercícios para os olhos. Embora não haja desvio apreciável quando a criança com estrabismo intermitente olha objetos de perto, o desvio se torna evidente quando a criança olha para objetos a distância ou quando está cansada. A colocação de um adesivo oclusivo por 1 a 2 h diariamente, durante vários meses, funciona mais na prevenção do que no tratamento da supressão de um dos olhos. O adesivo é mais efetivo em crianças, e em crianças com mais de 3 anos de idade a eficácia do dispositivo é limitada. O uso de lentes negativas estimula a convergência acomodatícia, que restringe o desvio exotrópico. A terapia visual envolve a realização de exercícios para estimular a convergência (p. ex., focalizar um objeto colocado a uma distância de leitura por 30 min várias vezes por dia) e técnicas para treinar o sistema visual para reconhecer imagens suprimidas. O tratamento cirúrgico da exotropia intermitente é indicado quando métodos conservadores não conseguem corrigir o desvio. O tratamento precoce das crianças com exotropia intermitente não é tão crucial como o é para aquelas com desvios constantes, porque a estereopsia ainda pode se desenvolver.

Outra forma de tratamento envolve a injeção de toxina botulínica do tipo A no músculo extraocular para produzir uma paralisia dose-dependente desse músculo.[66] A paralisia do músculo desvia o olhar para o campo de ação do músculo antagonista. Durante o tempo em que o olhar é desviado, o músculo paralisado sofre estiramento, enquanto o músculo antagonista sofre contração. Geralmente, são necessárias duas ou mais injeções da substância para obter um efeito duradouro.

Ambliopia

A ambliopia descreve a diminuição da acuidade visual resultante do desenvolvimento visual anormal durante o primeiro ano de vida ou na primeira infância. A perda de visão varia de leve (menos que 20/25) a grave (cegueira legal, 20/200 ou pior).[62,63] É a principal causa de deficiência visual, afetando entre 1 e 4% da população. Com detecção e tratamento precoces, a maioria dos casos de ambliopia pode ser revertida e as formas mais graves da doença podem ser evitadas.

Etiologia e fisiopatologia

O desenvolvimento normal dos circuitos talâmico e cortical necessários para a percepção visual binocular requer o uso binocular simultâneo de cada fóvea durante um período crítico no início da vida (0 a 5 anos). A ambliopia pode resultar de privação visual (p. ex., catarata, ptose) ou de interações binoculares anormais (p. ex., estrabismo, anisometropia) durante o período de imaturidade visual. Em lactentes com catarata unilateral densa, central e maior do que 2 mm de diâmetro, esse intervalo de tempo deve ser anterior aos 2 meses de idade.[67] Em condições que causam interações binoculares anormais, uma imagem é suprimida para proporcionar uma visão mais clara. Nos casos de esotropia, a visão do olho desviado é suprimida para evitar diplopia. Ocorre uma situação semelhante nos casos de anisometropia, em que os índices de refração de cada um dos olhos são diferentes. Embora os olhos estejam alinhados corretamente, são incapazes de focalizar em conjunto e a imagem de um dos olhos é suprimida.

Tratamento

A reversibilidade da ambliopia depende da maturidade do sistema visual no momento da manifestação e da duração da experiência anormal. Ocasionalmente em casos de estrabismo, algumas pessoas alternam a fixação do olhar e não experimentam ambliopia ou diplopia profundas. Nos casos de manifestação no final da adolescência ou na idade adulta, esse padrão habitual deve ser desaprendido após a correção. A ambliopia é extremamente responsiva ao tratamento, se este for iniciado em idade precoce. Assim, todos os lactentes e crianças pequenas devem ser avaliados quanto à existência de condições visuais que podem resultar em ambliopia.

O tratamento de crianças com potencial para o desenvolvimento de ambliopia deve ser instituído bem antes da idade de 6 anos para evitar o fenômeno de supressão. A cirurgia para correção de catarata congênita e ptose deve ser feita no início. Erros de refração graves devem ser corrigidos. Em crianças com estrabismo, o bloqueio alternativo da visão em um dos olhos e depois no outro obriga a criança a usar ambos os olhos para formar discriminação. A duração da oclusão da visão no olho bom deve ser curta (2 a 5 h por dia) e acompanhada de perto, ou pode desenvolver ambliopia por privação também no olho bom. Embora não seja provável ambliopia após 8 ou 9 anos de idade, certa plasticidade no circuito central é evidente, mesmo na idade adulta. Por exemplo, após a correção refrativa para astigmatismo de longa data em adultos, a acuidade visual melhora lentamente, sendo necessários vários meses para alcançar níveis normais.

Exame ocular em lactentes e crianças

A detecção precoce e o tratamento imediato de distúrbios da visão em crianças são importantes para evitar ambliopia e deficiência visual que pode durar por toda a vida. A American Academy of Pediatrics, em parceria com a American Association of Certified Orthoptists, American Academy of Pediatrics Ophthalmology and Strabismus e American Academy of Ophthalmology, recomenda que todos os recém-nascidos sejam examinados ainda no hospital para verificar se há anormalidades estruturais e que seja realizado um teste do reflexo vermelho para verificar a existência de anormalidades na parte posterior do olho (segmento posterior) e opacidades no eixo visual, como catarata ou opacidade da córnea.[64,65] Um lactente com resultado anormal em um teste do reflexo vermelho requer encaminhamento imediato para um oftalmologista. Exames visuais devem, então, ser realizados em todas as visitas ao pediatra. Isso deve incluir a avaliação da acuidade visual, alinhamento ocular e clareza dos meios oculares (catarata, tumores) adequados para a faixa etária.

A avaliação visual de lactentes e crianças com menos de 3 anos de idade consiste em determinar se cada um dos olhos é capaz de fixar o olhar em um objeto, manter a fixação e, em seguida, acompanhar a movimentação do objeto em várias posições do olhar. A incapacidade de realizar essas manobras indica a existência de deficiência visual significativa. A avaliação deve ser feita para visão binocular e monocular. Quando se observa um problema de fixação do olhar binocular depois dos 3 meses de idade, deve haver suspeita de anomalia bilateral significativa nos olhos ou no encéfalo e a criança deve ser encaminhada para uma avaliação mais aprofundada. A ênfase deve ser colocada sobre a triagem da acuidade visual assim que a criança possa demonstrar cooperação suficiente para completar o exame a ser realizado pelo menos aos 6 meses, 2 anos e 4 anos de idade. A diminuição da visão em um dos olhos requer avaliação de desvio ocular ou outras alterações oculares, que podem ser difíceis de distinguir em um exame de triagem.[67] Desvios provocados por estrabismo de apenas alguns graus, que é pequeno demais para ser detectado por análise macroscópica, podem resultar em ambliopia e perda de visão.

Devem ser feitos todos os esforços para assegurar que os exames oftalmológicos sejam realizados por profissionais devidamente preparados, em condições adequadas de teste, instrumentos e técnicas. Os resultados das avaliações de visão e as medidas de acuidade visual, juntamente com instruções sobre os cuidados de acompanhamento, devem ser claramente comunicados aos pais. As observações dos pais também são importantes. Podem fornecer informações úteis algumas questões sobre se o olhar da criança parece reto, cruzado, desviante ou preguiçoso; se as pálpebras da criança caem ou se uma pálpebra tende a fechar; e, em crianças mais velhas, se a criança parece enxergar bem ou tende a segurar objetos próximos ao rosto quando tenta focalizar a visão.[62-67]

RESUMO

A visão binocular depende da ação de músculos extraoculares e dos nervos cranianos responsáveis pela inervação para mover os olhos para cima e para baixo e girá-los em torno de seu eixo óptico. Para o funcionamento completo da visão, é necessário que os dois olhos apontem para o mesmo ponto de fixação e que as duas imagens se fundam. A fusão binocular é controlada por mecanismos reflexos oculares que ajustam a orientação de cada olho para produzir uma única imagem. O termo *olhar conjugado* se refere ao uso dos dois olhos para olhar de modo constante em uma determinada direção. Durante movimentos oculares conjugados, os eixos ópticos dos dois olhos são mantidos em paralelo à medida que giram para cima, para baixo ou de lado a lado em suas órbitas.

Estrabismo se refere a anormalidades na coordenação dos movimentos oculares, com perda de alinhamento binocular dos olhos. Essa incapacidade de focalizar uma imagem visual em partes correspondentes das duas retinas dá origem à diplopia. Esotropia se refere ao desvio medial; exotropia ao desvio lateral; hipertropia ao desvio para cima; hipotropia ao desvio para baixo; e ciclotropia a um desvio de torsão dos olhos. O estrabismo paralítico é causado por fraqueza ou paralisia dos músculos extrínsecos do bulbo do olho, enquanto o estrabismo não paralítico resulta do comprimento ou inserção inadequados dos músculos extraoculares ou de distúrbios de acomodação.

Ambliopia é a diminuição da acuidade visual proveniente do desenvolvimento anormal da visão no primeiro ano de vida e na primeira infância. É o resultado do desenvolvimento inadequado de um circuito do SNC devido à privação visual (p. ex., catarata) ou interações binoculares anormais (p. ex., estrabismo) durante o período de imaturidade visual.

CONSIDERAÇÕES GERIÁTRICAS

- A córnea exibe infiltração por material lipídico degenerativo em torno do limbo (arco senil) e as dimensões das pupilas diminuem[68]
- O cristalino perde elasticidade e se torna endurecido e vítreo. A incapacidade de o cristalino modificar seu formato resulta em presbiopia[1]
- A fibra transparente do cristalino começa a se tornar mais espessa e amarelada, que é o início da catarata senil[68]
- O adulto mais velho precisa de mais luz para enxergar por causa da redução da adaptação ao escuro (que contribui para a dificuldade em dirigir automóvel à noite)[68]
- Os distúrbios visuais que se iniciam na quarta década de vida aumentam o risco de queda por causa da distorção na percepção de profundidade.[69]

CONSIDERAÇÕES PEDIÁTRICAS

- Por ocasião do nascimento, a função ocular é limitada, mas amadurece rapidamente durante os 6 primeiros meses de vida e estão plenamente amadurecida aos 4 ou 5 anos de idade[70]
- Os recém-nascidos são muito sensíveis à luz brilhante e suas pupilas são pequenas demais para limitar a penetração de luz nos olhos. A visão periférica está íntegra, mas a visão central ainda está se desenvolvendo[71]
- A retinopatia da prematuridade, se não for tratada, pode resultar em cegueira. Estrabismo pode ocorrer mesmo que haja resolução da retinopatia da prematuridade.[72]

Exercícios de revisão

1. A mãe de um menino de 3 anos de idade percebe que o olho esquerdo da criança está vermelho e lacrimejante quando vai buscá-lo na creche. Ele fica esfregando o olho como se coçasse. Na manhã seguinte, porém, ela percebe que os dois olhos estão vermelhos, edemaciados e lacrimejantes. Preocupada, ela o leva de manhã ao pediatra, que lhe diz que o menino está com conjuntivite. É informada de que a infecção deve desaparecer sozinha.

   a. Que parte do olho está envolvida?
   b. Que tipo de conjuntivite você acha que essa criança tem: bacteriana, viral ou alérgica?
   c. Por que o pediatra não prescreveu um antibiótico?
   d. A condição é contagiosa? Que medidas devem ser tomadas para evitar a disseminação?

2. Durante um exame oftalmológico de rotina para obter nova prescrição para óculos, porque estava tendo dificuldade para enxergar de longe, uma senhora de 75 anos de idade é comunicada de que está desenvolvendo catarata.

   a. Que tipo de alterações visuais ocorre como resultado de uma catarata?
   b. O que pode ser feito para evitar o agravamento da catarata?
   c. De que tratamento a senhora pode então precisar?

3. Uma senhora de 50 anos de idade é informada pelo oftalmologista que sua pressão intraocular está um pouco elevada e que, embora não exista evidência de danos a seus olhos no momento, ela corre o risco de desenvolver glaucoma e deve realizar exames oftalmológicos regulares.

   a. Descreva os mecanismos fisiológicos envolvidos na regulação da pressão intraocular.
   b. Quais são os fatores de risco para o desenvolvimento de glaucoma?
   c. Explique como o aumento da pressão intraocular produz seus efeitos nocivos.

4. Foi informado aos pais de um recém-nascido que seu filho tem catarata congênita nos dois olhos e precisa de cirurgia para evitar a perda da visão.

   a. Explique por que a criança está em risco de perder a visão se a catarata não for removida.
   b. Em que momento deve ser feito esse procedimento para evitar a perda de visão?

REFERÊNCIAS BIBLIOGRÁFICAS

1. World Health Organization. (2017). Blindness and visual impairment. [Online]. Available: www.WHO.int. Accessed July 1, 2017.
2. Michels K. S., Czyz C. N., Cahill K. V., et al. (2014). Age-matched, casecontrolled comparison of clinical indicators for development of entropion and ectropion. Journal of Ophthalmology 2014, 231487. Available: http://doi.org/10.1155/2014/.
3. Uphold C. R., Graham M. V. (2013). Clinical guidelines in family practice-b(pp. 301–302, 304–307). North Miami Beach, FL: Barmarrae Books, Inc.
4. Tsubota K., Yokoi N., Shimazaki J., et al. (2016). New perspectives on dry eye definition and diagnosis: A consensus report by the Asia Dry Eye Society. The Ocular Surface 15(1), 65–67.
5. Goldberg R., Banta J. (2013). Dry eye syndrome. In Buttarom T., Trybulski J., Baily P., et al. (Eds.) Primary care a collaborative practice (pp. 333–335). St. Louis, MO: Elsevier Mosby.
6. Kossler A., Banta, J. (2013). Nasolacrimal duct obstruction and dacryocystitis. In Buttarom T., Trybulski J., Baily P., et al. (Eds.) Primary care a collaborative practice (pp. 335–336). St. Louis, MO: Elsevier Mosby.
7. Gilbard J. P. (2009). Dry eye and blepharitis: Approaching the patient with chronic eye irritation. Geriatrics 64(6), 22–26.

8. World Health Organization. (2017). Trachoma. [Online]. Available: www.WHO.int. Accessed July 4, 2017.
9. Riordan-Eva P. (2011). Anatomy and embryology of the eye. In Riordan Eva P., Cunningham E. T. (Eds.) Vaughan & Asbury's general ophthalmology (18th ed., pp. 1-26). New York: McGraw-Hill.
10. Collier S., Gronostaj M., et al. (2014). Estimated burden of keratitis. [Online]. Available: www.cdc.gov. Accessed July 5, 2017.
11. Weiss M., Banta J. (2013). Evaluation and management of eye disorders. In Buttarom T., Trybulski J., Baily P., et al. (Eds.) Primary care a collaborative practice (p. 320). St. Louis, MO: Elsevier Mosby.
12. Farooq A. V., Shukla D. (2012). Herpes simplex epithelial and stromal keratitis: An epidemiologic update. Survey of Ophthalmology 57(5), 448–462. Available: http://doi.org/10.1016/j.survophthal.2012.01.005.
13. Biswell R. (2011). Cornea. In Riodan-Eva P., Cunningham E. T. (Eds.) Vaughan & asbury's general ophthalmology (18th ed., pp. 120–144). New York: McGraw-Hill.
14. Guess S., Stone D., Chodosh J. (2007). Evidence-based treatment of herpes simplex virus keratitis: A systematic review. The Ocular Surface Journal 15(3), 240–250.
15. Piret J., Boivin G. (2016). Antiviral resistance in herpes simplex virus and varicella-zoster virus infections: Diagnosis and management. Current Opinion Infectious Disease 29(6), 654–662.
16. Kumar R., Cruzat A., Hamrah P. (2010). Current state of in vivo confocal microscopy in management of microbial keratitis. Seminars in Ophthalmology 25(5-6), 166–170.
17. Ikeda Y., Miyazaki D., et al. (2012). Assessment of real-time polymerase chain reaction detection of acanthamoeba and prognosis determinants of acanthamoeba keratitis. Ophthalmology 119(6), 1111–1119.
18. Seal D. (2003). Acanthamoeba keratitis update-incidence, molecular epidemiology and new drugs for treatment. Eye Journal 17(8), 893–905.
19. Iovieno A., Gore D., Carnt N., et al. (2014). Acanthamoeba sclerokeratitis: Epidemiology, clinical features and treatment outcomes. Ophthalmology 121(12), 2340–2347.
20. National Eye Institute. (2017). Corneal Transplantation. [On-line]. Available: https://www.nei.nih.gov. Accessed July 8, 2017.
21. Caspi R. (2010). A look at autoimmunity and inflammation in the eye. Journal of Clinical Investigation 120(9), 3073–3083.
22. Miller N., Newman N., Biousse V., et al. (Eds.) (2008). Walsch and Hoyt's clinical neuro-ophthalmology: The essentials (2nd ed.) Philadelphia, PA: Lippincott Williams & Wilkins.
23. Tham Y., Li X., Wong T., et al. (2014). Global prevalence of glaucoma and projections of glaucoma burden through 2040: A systematic review and meta-analysis. Ophthalmology 121(11), 2081–2090.
24. Salmon J. (2011). Glaucoma. In Riordan Eva P., Cunningham E. T. (Eds.) Vaughan & Asbury's general ophthalmology (18th ed., pp. 22–237). New York: McGraw-Hill.
25. Fernandez-Bahamonde J., Roman-Rodriguez C., Fernandez-Ruiz M. (2011). Central corneal thickness as a predictor of visual field loss in primary open angle glaucoma for a Hispanic population. Seminars in Ophthalmology 26(1), 28–32.
26. Prum B., Rosenberg L., et al. (2016). Primary open-angle glaucoma preferred practice pattern guidelines. Ophthalmology 123(1), 41–111.
27. Tarongoy P, Ho C., Walton D. (2009). Angle closure glaucoma: The role of the lens in the pathogenesis prevention and treatment. Survey of Ophthalmology 54(2), 211–225.
28. Lai R., Gangwani R. (2012). Medication induced acute angle closure attack. Hong Kong Medical Journal 18(2), 139–145.
29. Mandal A., Chakrabarti D. (2011). Update on congenital glaucoma. Indian Journal of Ophthalmology 59(Suppl), 148–157.
30. Riorodan-Eva P. (2011). Optics and refractions. In Riordan-Eva P., Cunningham E. T. (Eds.) Vaughan & Ashbury's general ophthalmology. (18th ed., pp. 396–411). New York: McGraw-Hill.
31. Messmer J. (2010). LASIK: A primer for family physicians. American Family Physician 81(1), 42–47.
32. Krantz E., Cruickshanks K., Klein B., et al. (2010). Measuring refraction in adults in epidemiological studies. Archives of Ophthalmology 128(1), 88–92.
33. Harper R., Shock J. (2011). Lens. In Riordan-Eva P,. Cunningham E. (Eds.) Vaughan & Ashbury's general ophthalmology (18th ed., pp. 174–181).
34. Townsend J., Banta J. (2013). Cataracts. In Buttaro T., Trybulski J., Bailey P., et al. (Eds.) Primary care: A collaborative practice (4th ed. pp. 322–324). St. Louis, MO: Elsevier Mosby.
35. Vizzeri G., Weinreb R. (2010). Cataract surgery and glaucoma. Current Opinion in Ophthalmology 21(1), 20–24.
36. Pringle E., Graham E. (2011). Ocular disorders associated with systemic disease. In Riordan-Eva P., Cunningham E. T. (Eds.) Vaughn & Ashbury's general ophthalmology (18th ed., pp. 314–346). New York: McGraw-Hill.
37. Riordan-Eva P. (2011). Disorders of the eyes and lids. In McPhee S., Papadakis M. (Eds.) Current medical diagnosis and treatment (50th ed., pp. 166–197). New York: McGraw-Hill.
38. Fletcher E., Chong N., Augsburger J. et al. (2011). Retina. In RiordanEva P., Cunningham E. T. (Eds.) Vaughan & Ashbury's general ophthalmology (18th ed., pp. 190–221). New York: McGraw-Hill.
39. Genetics Home Reference. (2017). Retinitis Pigmentosa. [Online]. Available: https://ghr.nlm.nih.gov. Accessed July 12, 2017.
40. Beran D., Murphy-Lavoie H. (2009). Acute, painless vision loss. Journal of the Louisiana State Medical Society 161(4), 214–216, 218–223.
41. Fante R., Durairaj V., Oliver S. (2010). Diabetic retinopathy: An update on treatment. The American Journal of Medicine 123(3), 213–216.
42. Zhang X., Saaddine J., Chou C., et al. (2010). Prevalence of diabetic retinopathy in the United States, 2005-2008. Journal of the American Medical Association 304(6), 649–656.
43. The ACCORD Study Group and ACCORD Eye Study Group. (2010). Effects of medical therapies on retinopathy progression in type 2 diabetes. New England Journal of Medicine 363, 233–244.
44. Heng L., Comyn O., Peto C., et al. (2013). Diabetic retinopathy: Pathogenesis, clinical grading, management and future developments. Diabetic Medicine 30(6), 640–650.
45. Cuspidi C., Negri F., Giudici V., et al. (2009). Retinal changes and cardiac remodeling in systemic hypertension. Therapeutic Advances in Cardiovascular Disease 3(3), 205–214.
46. D'Amico D. (2008). Primary retinal detachment. New England Journal of Medicine.359(22), 2346–2354.
47. Sun Q., Sun T., Xu Y., et al. (2012). Primary vitrectomy verses scleral buckling for the treatment of rhegmatogenous retinal detachment: A meta-analysis of randomized controlled clinical trials. Current Eye Research 37(6), 492–499.
48. Hatef E., Sena D., Fallano K., et al. (2015). Pneumatic retinopexy verses scleral buckle for repairing simple rhegmatogenous retinal detachments. Cochrane Database of Systematic Review [Online] (5), CD008350. Available: www.cochranelibrary.com. Accessed July 14, 2017.
49. Kokotas H., Grigoriadou M., Petersen M. (2011). Age-related macular degeneration: Genetic and clinical findings. Clinical Chemistry and Laboratory Medicine 49(4), 601–616.
50. Klein R., Myers C., Klein B. (2014). Vasodilator, blood pressure-lowering medications, and age-related macular degeneration: The Beaver Dam Eye Study. Ophthalmology 121(8), 1604–1611.
51. Chiang A., Regillo C. (2011). Preferred therapies for neovascular age-related macular degereration. Current Opinion in Ophthalmology 22(3), 199–204.
52. Jonasson F., Fisher D., Eiriksdottir G., et al. (2014). Five-year incidence, progression, and risk factors for age-related macular degeneration: the age, gene/environment susceptibility study. Ophthalmology 121(9), 1766–1772.
53. Lim L., Mitchell P., Seddon J. et al. (2012). Age-related macular degeneration. Lancet 379(9827), 1728–1738.
54. Yehoshua Z., Rosenfeld P., Albini T. (2011). Current clinical trials in dry AMD and the definition of appropriate clinical outcome measures. Seminars in Ophthalmology 26(3), 167–180.
55. Klintworth G. (2008). The eye. In Rubin R., Strayer D. (Eds.) Rubin's pathology: clinicopathologic foundations of medicine (5th ed., pp. 1265–1266). Philadelphia, PA: Lippincott Williams & Wilkins.
56. Li J., Coats D., Fung D., et al. (2010). The detection of simulated retinoblastoma by using red-reflex testing. Pediatrics 126(1), 292–207.
57. Kembhavi S., Sable N., Vora T., et al. (2011). Leukocoria: All that's white is not retinoblastoma. Journal of Clinical Oncology 29(19), 586–587.
58. Nale P. (2011). Early recognition of recurrence key to successfully treating retinoblastoma. Ocular Surgery News 29(10), 18.

59. Smith S., Smith B. (2013). Evaluating the risk of extraocular tumor spread following intravitreal injection therapy for retinoblastoma: a systematic review. British Journal of Ophthalmology 97(10), 1231–1236.
60. Villegas V., Hess D., Wildner A., *et al.* (2013). Retinoblastoma. Current Opinions in Ophthalmology 24(6), 581–588.
61. Kerr N., Chew S., Eady E., *et al.* (2010). Diagnostic accuracy of confrontation visual field test. Neurology 74(15), 1184–1190.
62. Motley W., Asbury T. (2004). Strabismus. In Riordan-Eva P., Cunningham E. T. (Eds.) Vaughan & Ashbury general ophthalmology (18th ed., pp. 238–258). New York: McGraw-Hill.
63. Granet D., Khayali S. (2011). Amblyopia and strabismus. Pediatric Annals 40(2), 89–94.
64. Minnal V., Rosenberg J. (2011). Refractive surgery: A treatment for and a cause of strabismus. Current Opinion in Ophthalmology 22(4), 222–225.
65. Wang L., Nelson L. (2010). One muscle strabismus surgery. Current Opinion in Ophthalmology 21(5), 335–340.
66. Rowe F., Noonan C. (2017). Botulinum toxin for the treatment of strabismus. Cochrane Database of Systematic Reviews 3. [Online]. Available: onlinelibrary.wiley.com. Accessed July 29, 2017.
67. Hered R. (2011). Effective vision screening of young children in the pediatric office. Pediatric Annals 40(2), 76–82.
68. Jansen S. (2015). Nursing health assessment: A best practice approach (2nd ed.). Philadelphia, PA: Wolters Kluwer.
69. Epiopoulos C. (2018). Vision and hearing. In Gerontological nursing (9th ed., pp. 364–377).
70. Boyd K. (2017). Baby's vision development: What to expect the first year. American Academy of Opthalmology. Available: https://www.aao.org/eye-health/tips-prevention/baby-vision-development-first-year.
71. Kyle T. (2017). Essentials of pediatric nursing (3rd ed). Philadelphia, PA: Wolters Kluwer Health.
72. Griffith M., Alarcon E. I., Brunette I. (2016). Regenerative approaches for the cornea. Journal of Internal Medicine 280(3), 276–286. doi:10.1111/joim.12502.

Distúrbios das Funções Auditiva e Vestibular

20

Maeghan Arnold, Deena Garner e Sharon Stevenson

INTRODUÇÃO

A orelha é o órgão da audição (órgão sensitivo) e do equilíbrio vestibular e é constituído por três partes: externa, média e interna. As orelhas externa e média captam e transmitem as ondas sonoras para a orelha interna enquanto amplificam os sons. A orelha interna, que é preenchida por líquido, contém as estruturas necessárias para a audição e o equilíbrio. O líquido na orelha interna conduz e transmite as ondas sonoras e as vibrações.

Otite média aguda ou inflamação da orelha média é uma das principais causas de atendimentos ambulatoriais e a principal razão de prescrição de antimicrobianos para crianças. A perda auditiva é uma das deficiências mais comuns nos EUA, principalmente entre os idosos. Também é uma causa de comprometimento do desenvolvimento da linguagem em crianças. Vertigem, um distúrbio da função vestibular, também é uma causa comum de incapacidade entre os idosos. Este capítulo está dividido em duas partes: a primeira se concentra em doenças da orelha e da função auditiva, e a segunda em doenças da orelha interna e função vestibular.

DISTÚRBIOS DO SISTEMA AUDITIVO

Depois de concluir esta seção, o leitor deverá ser capaz de:

- Relacionar as funções da tuba auditiva (trompa de Eustáquio) com o desenvolvimento de problemas da orelha média, incluindo otite média aguda e otite média com derrame
- Descrever o processo patológico associado à otosclerose e relacioná-lo com a perda auditiva condutiva progressiva
- Estabelecer a diferença entre perda auditiva condutiva, neurossensorial e mista e citar as causas de cada uma.

Distúrbios da orelha externa

A orelha externa é constituída pela aurícula e pelo meato acústico externo (Figura 20.1). A aurícula, ou pavilhão auditivo, capta o som e é composta por cartilagem recoberta por pele e pelos muito finos.[1] A hélice é um pouco mais espessa e o lóbulo não tem cartilagem circundante. A aurícula, como é afunilada, concentra o som de alta frequência no meato acústico.

O meato acústico externo mede aproximadamente 2,5 cm em indivíduos adultos.[1] Em lactentes e crianças pequenas, o meato é relativamente mais curto e deve-se ter um cuidado especial para inspecioná-lo com otoscópio. Uma fina camada de pele com pelos finos, glândulas sebáceas e glândulas ceruminosas reveste o meato acústico. Essas glândulas produzem cerume, que tem determinadas propriedades antimicrobianas e se acredita ter a função de proteger a orelha.

Ramos do nervo trigêmeo (nervo craniano [NC] V) inervam a porção anterior do pavilhão e a parte externa do meato acústico. A porção posterior do pavilhão e a parede do meato acústico são inervadas por ramos auriculares dos nervos facial (NC VII), glossofaríngeo (NC IX) e vago (NC X). Por causa da inervação vagal, a inserção de um espéculo ou um otoscópio no meato acústico externo pode estimular reflexos de tosse ou vômito.

A membrana timpânica, com aproximadamente 1 cm de diâmetro, é uma membrana fina e semitransparente, que separa a orelha externa da orelha média.[1] A membrana timpânica externamente é recoberta por uma fina camada de pele e internamente pela membrana mucosa da orelha média. A membrana timpânica vibra quando ondas sonoras audíveis entram no meato acústico externo. Os movimentos da membrana são transmitidos através da orelha média até a orelha interna.

Quando observada pelo otoscópio, a membrana timpânica aparece como cone oval raso, apontando para dentro em direção ao seu ápice, o umbigo (Figura 20.2). Os marcos anatômicos incluem a faixa iluminada sobre o cabo do martelo; o umbigo, no final do cabo; a parte tensa, que constitui a maior parte do tímpano; uma membrana mais fina, a parte flácida; e a pequena área de fixação acima do martelo. A luz brilhante refletida do iluminador de um otoscópio, o chamado *cone de luz*, irradia a partir do umbigo. A membrana timpânica é semitransparente. A *corda do tímpano*, um pequeno cordão esbranquiçado, cruza a orelha média de trás para a frente e pode ser vista logo abaixo da margem superior. A *corda do tímpano* é um ramo do nervo facial (NC VII).

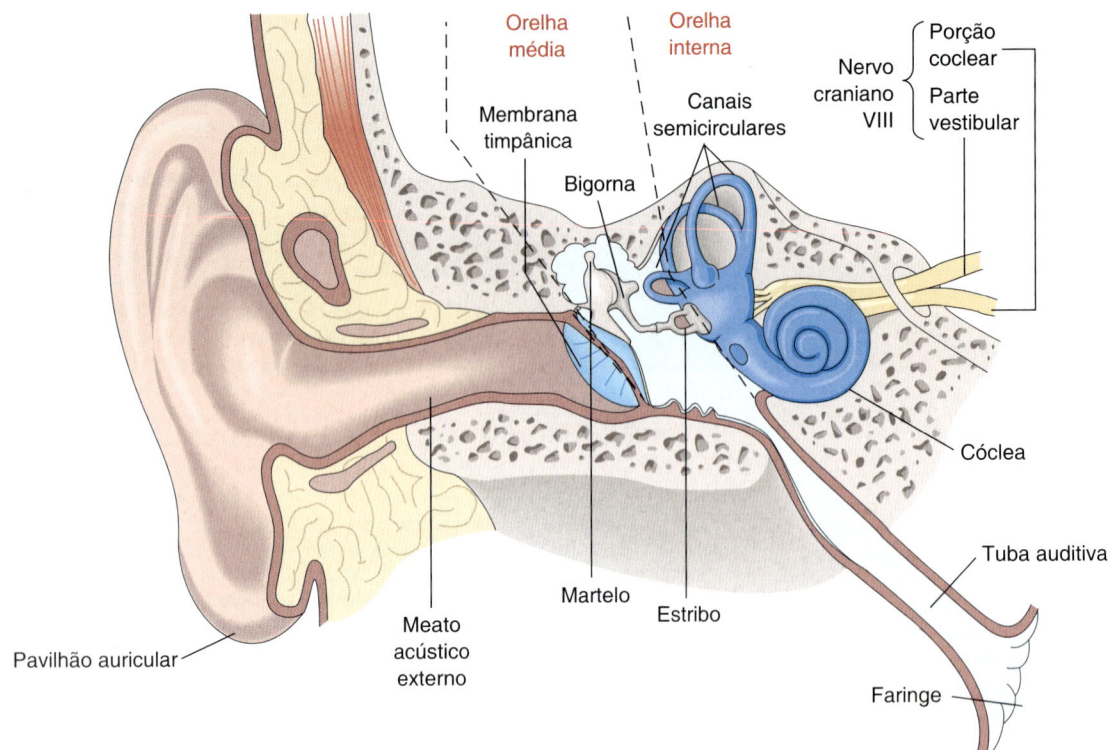

Figura 20.1 • Subdivisões externa, média e interna da orelha.

A função da orelha externa é prejudicada quando a transmissão de som é obstruída por uma rolha de cerume, inflamação (i. e., otite externa) ou secreção da orelha externa (otorreia).

Cerume impactado

Cerume é uma secreção protetora produzida pelas glândulas sebáceas e ceruminosas da pele que reveste o meato acústico. Embora o cerume seja benéfico visto que limpa, protege e lubrifica a orelha, pode se acumular e estreitar o meato, causando perda auditiva condutiva reversível.[2]

A impactação de cerume geralmente não provoca sintomas, a menos que o cerume endureça e toque a membrana timpânica, ou que o meato acústico apresente reação irritativa pelo acúmulo de cerume endurecido. As manifestações clínicas podem ser dor, prurido e sensação de orelha entupida.

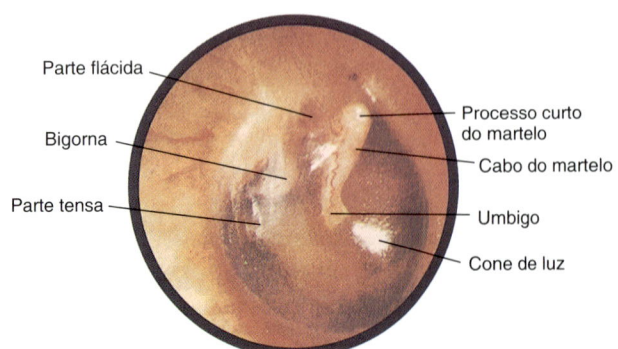

Figura 20.2 • Marcos ósseos da membrana timpânica. Fonte: Bickley L. S. (2017). Bates' guide to physical examination and history taking (12. ed., Fig. 7-40). Philadelphia, PA: Wolters Kluwer.

Quando o meato acústico está completamente obstruído, a pessoa passa a ter sensação de orelha entupida, perda auditiva condutiva, vertigem e tinido. Como o meato acústico externo é inervado pelo ramo auricular do nervo vago, a estimulação do meato por impactação ou tentativa de remoção do cerume pode provocar o reflexo de tosse ou mesmo desaceleração cardíaca.[2]

A retirada do cerume só é indicada quando é necessária a visualização do meato acústico e da membrana timpânica. Na maioria dos casos, pode ser feita a extração manual com uma cureta ou irrigação delicada usando seringa com bulbo e água morna. A extração manual é feita com uma cureta ou gancho de plástico durante a visualização do meato acústico. A irrigação otológica é feita com água morna para não induzir desequilíbrio.

O meato acústico deve ser bem seco após a irrigação para evitar a instalação de uma infecção. A irrigação deve ser evitada em pessoas com audição em apenas uma orelha; em paciente no período pós-cirúrgico, que tem maior probabilidade de desenvolver infecção; ou quando houver suspeita de perfuração da membrana timpânica. Deve-se considerar condições como imunocomprometimento, diabetes melito e irradiação da cabeça e do pescoço.[2]

O cerume endurecido ou impactado pode ser amolecido por instilação de gotas de um agente ceruminolítico, um composto que desintegra o cerume na orelha. Tipicamente, esses agentes são instilados na orelha afetada 1 ou 2 vezes/dia durante até 4 dias antes da irrigação. Instilar agentes ceruminolíticos pode resultar em desconforto, perda auditiva transitória, tontura e irritação da pele. O uso excessivo deve ser evitado, pois isso pode piorar a condição. Agentes ceruminolíticos não devem ser utilizados se houver suspeita de perfuração da membrana timpânica ou de infecção ativa no meato acústico.²

Otite externa

Otite externa (OE), também chamada de orelha de nadador, é uma inflamação da orelha externa, com níveis variáveis de gravidade. Pode ser causada por agentes infecciosos, irritação (p. ex., uso de óculos, próteses auditivas ou fones auriculares) ou reações alérgicas. Trata-se de uma doença comum, que afeta todas as faixas etárias.³ Mais prevalente em condições úmidas e secas, com incidência máxima ocorrendo em crianças de 7 a 12 anos.

Etiologia. Entre os fatores predisponentes estão a prática de natação, traumatismo do meato acústico durante limpeza ou coçadura, acúmulo de cerume, uso de prótese auditiva e alergias ou condições dermatológicas como eczema e seborreia. Infecções bacterianas são a causa de 91% dos casos de otite externa aguda.

Os microrganismos patogênicos mais comuns são bacilos gram-negativos (*Pseudomonas aeruginosa*, *Proteus* sp.) e fungos (*Aspergillus*) que crescem no excesso de umidade.³

Manifestações clínicas e tratamento. A otite externa ocorre geralmente no verão e se manifesta por prurido, vermelhidão, sensibilidade, secreção, deficiência auditiva e estreitamento do meato acústico por causa do edema.⁴ A inflamação do pavilhão auricular ou do meato acústico torna doloroso o movimento da orelha. Pode ocorrer secreção aquosa ou purulenta e perda auditiva intermitente.

Geralmente, o tratamento inclui o uso de gotas otológicas contendo um agente antimicrobiano ou antifúngico adequado. Nos casos de infecções bacterianas, uma solução de corticosteroide pode ser combinada a um agente antimicrobiano para reduzir a inflamação. Agentes orais sistêmicos não são indicados. Vinagre branco pode ser usado em casos leves apenas se a membrana timpânica não estiver perfurada. É importante manter a orelha protegida contra a umidade adicional (*i. e.*, uso de tampões auriculares) e impedir traumatismo, evitando coçar com aplicadores com ponta de algodão e outros dispositivos. A prevenção de recorrência é importante, sobretudo em pessoas que praticam natação.⁴

Distúrbios da orelha média e da tuba auditiva

A orelha média é um espaço preenchido por ar no osso temporal; em seu interior estão os três ossículos da audição – *martelo*, *bigorna* e *estribo*¹ (ver Figura 20.1). A membrana timpânica, fina e translúcida, marca o início da orelha média. A membrana timpânica tem aspecto cinza-perolado e rosa-claro com vasos sanguíneos periféricos; pode ser dividida em partes flácida e tensa. A parte flácida é a pequena seção triangular superior, localizada acima do *processo lateral do martelo*, e a parte tensa consiste no restante da membrana timpânica. Está inscrita no osso temporal por meio do *anel fibrocartilagíneo*. O martelo traciona um pouco a membrana timpânica, conferindo-lhe uma discreta concavidade que cria um "cone de luz" durante o exame com otoscópio.

A translucência da membrana timpânica possibilita a visualização da orelha média, que inclui o martelo. O *umbigo da membrana timpânica* é o ponto onde a extremidade do martelo encontra a membrana timpânica, o *cabo do martelo* está conectado na membrana timpânica e o processo lateral do martelo é outro marco da membrana timpânica.¹ A orelha média está conectada à nasofaringe pela tuba auditiva. Tipicamente, as paredes da tuba auditiva estão colapsadas e se movem como válvulas, abrindo apenas durante a deglutição, a mastigação e ao bochechar ou quando sua expansão é forçada.¹ A tuba auditiva tem três funções principais: proteger a orelha média dos sons e da pressão, drenar secreções da orelha média e equalizar pressões dos dois lados da membrana timpânica.¹

O martelo, a bigorna e o estribo estão conectados por articulações sinoviais e estão recobertos pelo revestimento epitelial da cavidade.¹ Os ossículos se movem quando ondas sonoras atingem a membrana timpânica, transmitindo o som do meato acústico externo para a orelha interna.¹ A cabeça do martelo se insere na janela oval (ou janela do vestíbulo, segundo a Terminologia Anatômica), que vibra por causa do som. A janela oval separa a orelha média da orelha interna e está em contato com o líquido existente na orelha interna. Abaixo da janela oval está a janela cóclea (também chamada de janela redonda), que se comunica com a orelha interna e age como uma válvula, projetando-se para fora quando aumenta a pressão de líquido na orelha interna.¹

Conceitos fundamentais

Distúrbios da orelha média

- A orelha média é um pequeno compartimento cheio de ar no osso temporal. Está separada da orelha externa pela membrana timpânica; a comunicação entre a nasofaringe e a orelha média ocorre através da tuba auditiva; ossículos localizados na orelha média são responsáveis pela transmissão do som para os receptores sensoriais da orelha interna
- Otite média (OM) se refere à inflamação da orelha média. Pode representar uma otite média aguda (OMA), de manifestação súbita e geralmente relacionada com uma infecção bacteriana, ou otite média com derrame (OMD), que está associada à existência de líquido na orelha média, sem as manifestações de infecção, e que geralmente não requer tratamento com agentes antimicrobianos.

Disfunção da tuba auditiva

A tuba auditiva se estende desde a orelha média até a nasofaringe e possibilita o influxo e o efluxo de ar e secreções na cavidade da orelha média (ver Figura 20.1). A tuba auditiva tem três funções básicas:

1. Equalização da pressão dos dois lados da membrana timpânica
2. Proteção da orelha média de sons muito altos, alterações abruptas da pressão e secreções nasofaríngeas
3. Drenagem das secreções da orelha média para a nasofaringe.

A entrada da nasofaringe para a tuba auditiva, que geralmente se mantém fechada, é aberta pela ação do *músculo tensor do véu palatino* suprido pelo nervo trigêmeo (NC V). A abertura da tuba auditiva, que ocorre normalmente com a deglutição e os reflexos de bocejo, possibilita equalizar a pressão na orelha média em relação à pressão atmosférica. Essa equalização garante que a transmissão do som não seja reduzida e ocorra ruptura resultante de alterações súbitas na pressão externa, como acontece durante uma viagem de avião.[5]

A tuba auditiva é revestida por uma mucosa contínua até a faringe. As infecções na nasofaringe podem ascender até a orelha média, causando otite média aguda (OMA; abordada posteriormente neste capítulo). Na direção da nasofaringe, a tuba auditiva é revestida por um epitélio colunar com células secretoras de muco. Acredita-se que a expansão das células secretoras de muco contribua para a formação de secreções mucoides que se desenvolvem durante certos tipos de OM.[5]

Anormalidades na função da tuba auditiva são fatores importantes no desenvolvimento de infecções da orelha média. Existem dois tipos importantes de disfunção da tuba auditiva: permeabilidade anormal e obstrução. Nos casos de *permeabilidade anormal*, a tuba auditiva não se fecha ou não fecha completamente. Em lactentes e crianças com esse tipo de problema, ar e secreções são frequentemente empurrados para a tuba auditiva durante o choro e quando se assoa o nariz. As tubas auditivas das crianças são curtas e horizontalizadas, o que facilita que o ar e as secreções da faringe se movam para a orelha média.[5]

A obstrução das tubas auditivas pode ser funcional ou mecânica. A *obstrução funcional* resulta do colapso persistente da tuba auditiva, devido à falta de rigidez ou mau funcionamento do músculo tensor do véu palatino, que controla a abertura da tuba. É comum em crianças pequenas, porque a quantidade e a rigidez da cartilagem de suporte da tuba auditiva são menores que de crianças mais velhas e de adultos. Alterações na base craniofacial também reduzem a eficiência do músculo tensor. Além disso, distúrbios craniofaciais, como fissura palatina, são capazes de alterar a fixação do músculo tensor, provocando obstrução funcional da tuba auditiva.

A *obstrução mecânica* advém de obstrução interna ou compressão externa da tuba auditiva. As diferenças étnicas na estrutura do palato podem aumentar a probabilidade de obstrução. A obstrução interna mais comum é causada pelo edema e secreção decorrentes de alergia e infecções respiratórias virais. A compressão externa pelo tecido adenoide proeminente ou dilatado em torno da abertura da tuba auditiva torna a drenagem menos efetiva. Os tumores também podem obstruir a drenagem. Nos casos de obstrução, o ar na orelha média é absorvido, provocando pressão negativa e passagem de líquido capilar aquoso para a orelha média.

Barotrauma

Barotrauma consiste em dor ou lesão otológica resultante de alterações súbitas da pressão do ar ou desequilíbrios entre a orelha média e a atmosfera. Ocorre mais frequentemente quando há alteração súbita da pressão atmosférica, como ascensão rápida em avião ou submersão rápida no mar, quando o ar precisa se deslocar através da tuba auditiva para equalizar a pressão na orelha média. Se a tuba auditiva for obstruída, total ou parcialmente, por processos infecciosos, edema ou inflamação em decorrência de resfriado ou alergia, o ar deixa de se deslocar para dentro e para fora da orelha média. A alteração da pressão pode resultar em dor, perda auditiva, equimose na membrana timpânica ou até mesmo ruptura da membrana timpânica (Figura 20.3).[6]

Barotrauma ocorre, mais frequentemente, em viajantes que apresentam infecção das vias respiratórias superiores. Descongestionantes, seja na forma de *sprays* ou gotas nasais, podem ser usados 30 a 60 min antes de ascensão em aviões ou mergulhos para reduzir a congestão e desobstruir as tubas auditivas.[6] Pressão negativa aguda na orelha média que persiste no solo é tratada com descongestionantes e tentativas de autoinsuflação com bochechos, deglutição ou gomas de mascar. A perda auditiva mais acentuada ou o desconforto mais intenso pode resultar em consulta com otorrinolaringologista.

O barotrauma resulta, com frequência, em perfuração da membrana timpânica se esta for exposta a forças concussivas, como golpe ou explosão direta (Figura 20.3). Vítimas de perfurações traumáticas devem ser investigadas à procura de sinais de lesão de outras estruturas na orelha média ou na orelha interna. Manifestações clínicas como perda auditiva, vertigem, nistagmo ou extravasamento de líquido cerebrospinal justificam avaliação urgente por otorrinolaringologista.

Otite média

A otite média (OM) é relacionada com inflamação da orelha média sem referência com etiologia ou patogênese. O termo OM é amplo e inclui condições causadas por bactérias e vírus.

Otite média aguda (OMA) é uma infecção aguda bacteriana ou viral na orelha média[6] (Figura 20.4). Geralmente, ocorre um início abrupto de sinais e sintomas relacionados com inflamação da orelha média, como otalgia e febre, além de infecção respiratória superior. *Otite média com derrame* (OMD) se

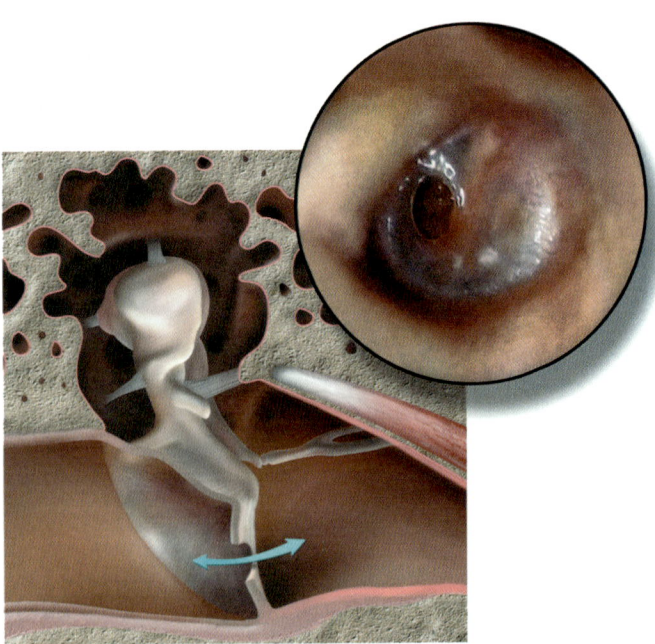

Figura 20.3 • Perfuração da membrana timpânica. Fonte: Anatomical Chart Company, Middle Ear Conditions chart.

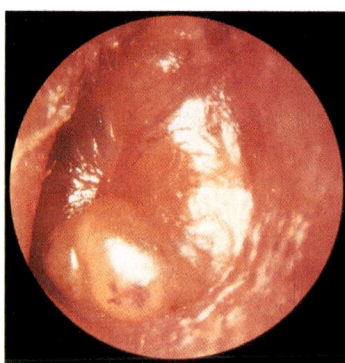

Figura 20.4 • Otite média aguda da orelha direita. Fonte: Jensen S. (2015). *Nursing health assessment: A best practice approach* (2. ed., p. 370). Philadelphia, PA: Lippincott Williams & Wilkins.

refere à existência de líquido na orelha média, sem sinais e sintomas de infecção aguda. OMD pode se desenvolver espontaneamente por problemas no funcionamento da tuba auditiva, pode acompanhar uma infecção viral do sistema respiratório superior ou ocorrer como prelúdio ou sequela de OMA.[6] Como os casos de OMD não requerem tratamento com agentes antimicrobianos, é importante diferenciar uma entidade da outra para evitar o uso desnecessário de antimicrobianos.

Fatores de risco. Embora otite média aguda possa ocorrer em todas as faixas etárias, costuma ser diagnosticada em crianças entre 3 meses e 3 anos de idade. Tabagismo domiciliar também é um fator de risco significante de OMA. Outros fatores de risco incluem prematuridade, comparecimento a creches, ausência de imunização, alimentação com fórmula infantil (mamadeira), amamentação em decúbito dorsal, sobrepeso ou obesidade, história familiar de otite média, sexo masculino e compartilhamento do quarto. A otite média aguda é mais frequente em crianças com anomalias craniofaciais ou síndromes congênitas associadas a anomalias craniofaciais.[6]

Acredita-se que o fator contribuinte mais importante para OMA seja a disfunção da tuba auditiva, que possibilita o refluxo de líquido e bactérias provenientes da nasofaringe para o espaço da orelha média. Imaturidade estrutural contribui para o risco aumentado de OMA em lactentes e crianças pequenas:

- Tuba auditiva mais curta, mais horizontal e mais larga nessa faixa etária do que em crianças mais velhas e adultos
- Infecções podem se propagar mais facilmente através da tuba auditiva de lactentes que passam a maior parte do dia em decúbito dorsal.

Lactentes alimentados por mamadeira apresentam maior incidência de OMA do que crianças alimentadas com leite materno, provavelmente por estarem em uma posição mais horizontal durante a alimentação, assim como o fato de engolirem na posição horizontal facilita o refluxo de leite pela orelha média.[7] A amamentação ao seio também proporciona a transferência de anticorpos maternos para proteção do lactente. Medidas que podem ser tomadas para reduzir o risco de contrair (ou prevenir) otite média aguda:[6,7]

- Vacinação rotineira na infância contra pneumococos (especificamente PCV13) e vacinação antigripal anual
- Eliminação de tabagismo domiciliar
- Aleitamento materno até os 6 meses de idade
- Não alimentar os lactentes em decúbito dorsal com mamadeiras
- Uso de xilitol (gomas de mascar)
- Escolher creches com razão criança/atendente baixa.

Etiologia. A otite média aguda pode ser causada por bactérias ou vírus. O revestimento da orelha média é contínuo com a tuba auditiva e a nasofaringe, e a porta de entrada da maioria das infecções da orelha média é a tuba auditiva (ver Figura 20.1). O vírus sincicial respiratório e o vírus influenza são os principais responsáveis pela incidência aumentada de otite média aguda em crianças no fim do inverno e início da primavera. Os vírus respiratórios infectam a mucosa da orelha média, isoladamente ou em combinação com bactérias. Embora um vírus seja habitualmente o agente causal inicial no desenvolvimento da otite média aguda, bactérias podem proliferar no líquido existente na orelha média. A maioria dos casos de otite média aguda ocorre após infecção não complicada das vias respiratórias superiores existente há alguns dias. *Streptococcus pneumoniae, Haemophilus influenzae, Moraxella catarrhalis* e *Streptococcus pyogenes* (estreptococos do grupo A) são as bactérias mais comumente responsáveis pelo desenvolvimento de otite média aguda.

Manifestações clínicas. OMA se caracteriza pelos seguintes critérios principais:

- Manifestação aguda de otalgia (ou puxar da orelha em lactentes)
- Febre (> 39°C)
- Irritabilidade
- Otorreia
- Perda auditiva
- Evidências de inflamação da orelha média
- Derrame (efusão) na orelha média (diminuição da mobilidade da membrana timpânica).

Crianças com mais de 3 anos de idade podem apresentar rinorreia ou coriza, vômitos e diarreia. Em contraste, crianças com menos de 3 anos muitas vezes apresentam sinais e sintomas inespecíficos que se manifestam como um puxão na orelha, irritabilidade, despertar noturno e problemas para se alimentar. A dor na orelha aumenta à medida que o derrame se acumula atrás da membrana timpânica. A perfuração da membrana timpânica pode ocorrer de maneira aguda, tornando possível ao material purulento na tuba auditiva ser drenado para o meato acústico externo. Isso possivelmente impede a disseminação da infecção no osso temporal ou na cavidade intracraniana. Fibrose da membrana timpânica, em geral, acompanha a resolução da infecção da orelha média.

Como visto anteriormente neste capítulo, a OMD é uma condição na qual a membrana timpânica está intacta e ocorre acúmulo de líquido na orelha média, sem sinais ou sintomas de infecção. A duração do derrame (efusão) pode variar desde menos de 3 semanas até mais de 3 meses. Embora a OMD seja frequentemente assintomática e afebril, as manifestações clínicas de OMD incluem:[7]

- Queixa de otalgia intermitente
- Sensação de "orelha entupida"
- Queixa de perda auditiva
- Tonteira
- Diminuição da mobilidade da membrana timpânica
- Nível hidroaéreo visível com ou sem bolhas.

Muitos casos de OMD têm resolução espontânea, mas alguns paciente apresentam OMD recorrente. Líquido persistente na orelha média em decorrência de OMD resulta na diminuição da motilidade da membrana timpânica e funciona como uma barreira para a condução do som.

Diagnóstico. Muitas vezes, é simples estabelecer a diferença entre OMA e OMD, mas as duas condições podem evoluir uma para a outra sem achados físicos que as diferenciem claramente. Devido ao desenvolvimento crescente de resistência aos agentes antimicrobianos, distinguir entre OMA e OMD vem se tornando cada vez mais importante.

Tanto a OMA sem otorreia (secreção na orelha) quanto a OMD são acompanhadas por sinais otoscópicos de derrame da orelha média, a saber, pelo menos duas ou três anormalidades:

- Membrana timpânica esbranquiçada ou amarelada (tanto na OMA ou na OMD)
- Membrana timpânica castanho-amarelada (geralmente na OMD)
- Opacificação da membrana timpânica por outro processo que não seja fibrose (OMA ou OMD)
- Diminuição ou ausência de motilidade da membrana timpânica (OMA ou OMD).

Nos casos de OMD, a membrana timpânica frequentemente se mostra turva com comprometimento perceptível da mobilidade, e pode ser visível na orelha média um nível hidroaéreo ou bolha. Um diagnóstico definitivo de OMA exige:[7]

- Relato de sinais e sintomas agudos
- OMD confirmada por protrusão da membrana timpânica, redução ou ausência de motilidade da membrana timpânica à otoscopia pneumática, nível hidroaéreo posterior à membrana timpânica e/ou otorreia
- Sinais e sintomas de inflamação da orelha média confirmada por eritema da membrana timpânica ou surgimento de dor.

Eritema, a menos que intenso, por si só não é suficiente para dar suporte ao diagnóstico de OMA, porque um eritema sem outras anormalidades pode ser causado por choro ou rubor vascular.

A otoscopia pneumática é o modo de diagnóstico mais eficiente e deve ser usada para fazer ou confirmar o diagnóstico. O uso do otoscópio pneumático viabiliza a introdução de ar no meato acústico, com a finalidade de determinar a mobilidade da membrana timpânica. Em alguns casos de otite média aguda, o movimento da membrana timpânica é reduzido e, em casos de infecção crônica da orelha média, ele não se manifesta. O diagnóstico de otite média aguda também pode ser confirmado com o uso de timpanometria. A *timpanometria* ajuda na detecção de derrame ou alta pressão negativa na orelha média. Existem timpanômetros portáteis (que se assemelham a um otoscópio) e disponibilidade comercial de outros instrumentos de trabalho.

Pode ser realizada uma timpanocentese (perfuração da membrana timpânica com uma agulha) para aliviar a dor causada pelo derrame ou para obter uma amostra de líquido da orelha média para realização de cultura e teste de sensibilidade. O procedimento envolve a inserção de uma agulha através da parte inferior da membrana timpânica. O procedimento raramente é tentado e só é útil em paciente imunocomprometido ou toxêmico ou na vigência de infecção resistente. Se houver indicação para timpanocentese, deve ser feito encaminhamento para otorrinolaringologista. Se a pessoa foi submetida a cirurgia para colocação de tubos de timpanostomia, também denominados tubos de equalização de pressão (TEP), o material drenado pelo meato acústico externo deve ser coletado e cultivado para determinar o agente causal da infecção.

Tratamento. Concentra-se no controle dos sintomas e no manejo do processo patológico subjacente. Há diversas opções para manejo da dor, incluindo aplicação local de calor ou frio, distração e uso de medicamentos analgésicos apropriados ao peso e à idade, como paracetamol, ibuprofeno e naproxeno. Um otorrinolaringologista pode realizar uma miringotomia (incisão da membrana timpânica) para aliviar a pressão no indivíduo que sente dor intensa.

O uso extensivo de agentes antimicrobianos contribui para o desenvolvimento de resistência bacteriana, e existem evidências para a eficácia e a segurança de duas abordagens alternativas para a rotina de prescrição de antibióticos: observação ou espera diligente e acompanhamento. A observação da evolução por 48 a 72 h sem o emprego de agentes antimicrobianos é uma opção em casos de OMA sem complicações associadas. Essa abordagem envolve aguardar para ver se os sintomas melhoram antes de começar a terapia antibiótica. Os fatores a serem considerados para decidir se o tratamento deve ser adiado incluem a idade do paciente (crianças saudáveis de 6 meses a 2 anos), a gravidade do quadro e a certeza do diagnóstico. Se a recomendação é de simples observação, é essencial que o indivíduo tenha fácil acesso à comunicação, acompanhamento e mecanismo para obtenção de medicação, se necessário. Uma consulta de acompanhamento é recomendada se a pessoa não melhorar após 48 ou 72 h para confirmar ou descartar OMA. Se a pessoa foi inicialmente medicada com antibióticos, mas não melhora, então o agente antimicrobiano deve ser trocado. A maioria dos casos de OMD tem resolução espontânea em um período de 3 semanas a 3 meses. As opções de manejo nesse período incluem observação e mapeamento detalhado do quadro (localização [unilateral ou bilateral], descrito do líquido drenado e quaisquer sinais/sintomas associados). Outras opções de manejo incluem avaliação da audição por condução óssea e identificação das pessoas que correm risco de retardos da fala, da linguagem ou do aprendizado. Não há evidências de que descongestionantes, antibióticos e esteroides nasais sejam benéficos no manejo de OMD.[6]

O encaminhamento para um otorrinolaringologista é indicado se persistir o derrame por 4 meses ou mais. Como sempre existe a preocupação com a possibilidade de perda auditiva e seu efeito sobre a aprendizagem e a fala, é recomendado que seja feita uma avaliação auditiva quando um caso de OMD persiste por 3 meses ou mais, ou a qualquer momento, quando houver suspeita de atraso na linguagem, problemas de aprendizagem ou perda auditiva significativa.

Crianças com otite recorrente devem ser avaliadas para descartar a existência de variantes anatômicas (p. ex., hipertrofia das adenoides), alergias e alterações imunológicas. Pode ser indicado tratamento cirúrgico (p. ex., tubos de timpanostomia, adenoidectomia) se o derrame persistir por 4 meses ou mais e for acompanhado de perda auditiva persistente e outras manifestações.

A inserção de tubos de timpanostomia é o procedimento inicial de escolha e tipicamente não inclui a remoção das adenoides, a menos que a criança tenha indicações adicionais, como obstrução nasal por hipertrofia das adenoides. Os tubos geralmente são inseridos sob anestesia geral. As orelhas de crianças com tubos devem ser mantidas fora da água. Os efeitos adversos da colocação do tubo incluem:

- Otorreia recorrente
- Perfuração persistente
- Formação de cicatriz
- Atrofia da membrana timpânica
- Colesteatoma.

Uma adenoidectomia juntamente com uma miringotomia (sem inserção de tubo) tem se mostrado efetiva em crianças mais velhas. Pesquisas recentes indicam que a pronta inserção do tubo de timpanostomia nos casos de OMD persistente em crianças saudáveis com menos de 3 anos de idade não melhora os resultados em relação ao desenvolvimento (p. ex., alfabetização, atenção, habilidades sociais e desempenho acadêmico) em comparação com a inserção tardia em crianças nas quais o derrame continuou ininterruptamente.[6]

Complicações da otite média.
As complicações de uma OM incluem perda de audição, OM adesiva, colesteatoma, mastoidite e complicações intracranianas, como meningite otológica.

A perda auditiva, que é uma complicação comum em casos de OM, geralmente é do tipo condutivo e temporária, com base na duração do derrame. A perda de audição associada à coleção de líquido geralmente apresenta resolução quando o derrame desaparece. Pode ocorrer perda permanente da audição como resultado de um dano à membrana timpânica ou a outras estruturas da orelha média. São raros os casos de perda auditiva neurossensorial. Crianças com menos de 3 anos de idade que apresentam OMD recorrente correm maior risco de comprometimento no desenvolvimento da linguagem. Perda auditiva condutiva persistente e episódica em crianças pode prejudicar o desenvolvimento cognitivo, linguístico e emocional.[6]

Habitualmente o colesteatoma resulta de infecção otológica crônica e envolve a formação de um cisto epidérmico da orelha média ou do processo mastoide do osso temporal.[6] O cisto, que pode ser pequeno (aproximadamente 2 mm de diâmetro) ou grande (aproximadamente 4 cm de diâmetro), consiste em restos descamados (*debris*) do revestimento epitelial escamoso queratinizado da orelha média.[7] As estruturas circundantes podem ser destruídas pelo crescimento do colesteatoma. Os cistos podem ser congênitos, primários adquiridos ou secundários adquiridos. A pesquisa indica que a formação pode estar relacionada com o processo inflamatório, perfuração da membrana timpânica ou acúmulo de tecido descamado na orelha média.[7] Os colesteatomas têm, com frequência, coloração esbranquiçada ou perolácea; provocam comumente perda auditiva e otorreia (secreção que escorre pelo meato acústico externo). O tratamento inclui intervenção cirúrgica para retirada do colesteatoma.

Mastoidite é uma infecção supurativa das células mastóideas.[7] A mastoidite pode ser consequente a infecção crônica da orelha média. O revestimento mucoperiosteal das células aéreas mastóideas se torna inflamado, resultando em edema e obstrução.[6] O tratamento da otite média aguda com antibióticos não elimina a possibilidade de mastoidite. A incidência de mastoidite não é conhecida, contudo, sua prevalência diminuiu desde o advento dos antibióticos.[7] Embora a mastoidite seja incomum, é potencialmente fatal. É mais comum na infância, especificamente entre os 6 e 13 meses de idade.[7] As manifestações clínicas incluem:[6]

- OMA crônica ou recorrente
- Febre
- Otalgia
- Otite média persistente
- Edema na região supra-auricular ou pós-auricular.

Mastoidite, suspeita ou confirmada, constitui indicação de encaminhamento imediato para internação em hospital cirúrgico.

Desde o advento da terapia antimicrobiana, complicações intracranianas são incomuns. Embora raras, tais complicações se desenvolvem quando a infecção se dissemina através de canais vasculares ou por extensão direta. Essas complicações são observadas com mais frequência em casos de OM supurada crônica e mastoidite. Elas incluem meningite otogênica, abscesso cerebral, tromboflebite ou trombose do seio lateral, labirintite e paralisia do nervo facial. Quaisquer crianças que desenvolvam cefaleia persistente, tinido, rigidez de nuca ou sintomas neurológicos visuais ou outros devem ser examinadas à procura de complicações intracranianas.

Otosclerose

Otosclerose é uma doença do osso da cápsula ótica que provoca a neoformação de osso esponjoso em torno do estribo e da janela oval.[6] O osso recém-formado imobiliza o estribo, resultando em perda auditiva de condução. Na maioria dos casos a condição é hereditária e segue um padrão autossômico dominante de herança; acomete mais frequentemente mulheres caucasianas. Embora a otosclerose possa ocorrer em qualquer faixa etária, manifesta-se tipicamente durante a adolescência e evolui nos primeiros anos da vida adulta. A gravidez parece acelerar a otosclerose. De modo geral, o acometimento é bilateral, mas a perda auditiva não ocorre de modo simétrico.[1]

Durante a reabsorção óssea ativa, a estrutura óssea se mostra esponjosa e mais mole do que o normal (*i. e.*, osteospongiose). O osso reabsorvido é substituído por crescimento excessivo de osso novo, duro e esclerótico. O processo é lento e progressivo, envolvendo outras áreas do osso temporal, especialmente nas porções frontal e atrás da platina do estribo. À medida que a doença invade a platina, o osso patológico restringe cada vez mais o estribo, reduzindo a transmissão do som. A pressão do osso otosclerótico sobre as estruturas da orelha média ou sobre o nervo vestibulococlear (NC VIII) pode contribuir para o desenvolvimento de tinido, perda auditiva neurossensorial e vertigem.[6]

Os sintomas de otosclerose envolvem perda auditiva insidiosa. Inicialmente, a pessoa afetada é incapaz de ouvir um sussurro ou alguém falando a distância. Nos estágios iniciais, a condução óssea por meio da qual a própria voz pode ser ouvida permanece relativamente inalterada. Nesse ponto, a voz da pessoa lhe soa estranhamente alta e o som da mastigação se intensifica. Como a condução óssea é preservada, as pessoas com otosclerose podem ser capazes de usar o telefone, mas têm dificuldade em manter conversas pessoais. Muitos indivíduos são capazes de ouvir melhor em um ambiente barulhento, provavelmente porque o efeito de mascaramento do ruído de fundo faz as outras pessoas falarem mais alto.

O tratamento da otosclerose pode ser clínico ou cirúrgico. A prótese auditiva possibilita que uma pessoa com perda auditiva de condução ouça e interaja com outras pessoas. Pode ser prescrito fluoreto de sódio para alentecer a reabsorção óssea e o crescimento ósseo excessivo. O tratamento cirúrgico inclui estapedectomia e reconstrução da orelha média (estapedotomia). Durante a estapedectomia, o estribo comprometido é retirado por técnica microcirúrgica. Uma prótese é inserida, uma de suas extremidades é conectada à bigorna e a outra é inserida na janela oval. Durante a estapedotomia, um pequeno orifício é criado na base do estribo e um fio é inserido. A intervenção cirúrgica é, habitualmente, bem-sucedida na restauração da audição.[6]

Distúrbios da orelha interna

A orelha interna é composta por canais intrincados que facilitam a audição e a propriocepção. Estruturalmente, é constituída por um labirinto ósseo externo localizado na cápsula ótica da parte petrosa do osso temporal e um labirinto membranáceo interno. O labirinto membranáceo se localiza no labirinto ósseo e é composto por um complexo sistema de sacos e ductos (i. e., ductos semicirculares). O labirinto ósseo, que ocupa um espaço com um diâmetro inferior a 1,5 cm, consiste em uma série de cavidades (cóclea, vestíbulo e canais semicirculares[8]; Figura 20.5). Os receptores para audição estão contidos na cóclea, e os receptores do sentido de posicionamento da cabeça estão nos ductos semicirculares, no utrículo e no sáculo. O vestíbulo é a cavidade oval central do labirinto ósseo que se situa posterior à cóclea e anterior aos canais semicirculares. Ele contém o utrículo e o sáculo e partes do aparelho de equilíbrio (labirinto vestibular). O vestíbulo apresenta uma janela oval em sua parede lateral, ocupada pela base do estribo.

A cóclea é a parte em forma de concha do labirinto ósseo que contém o ducto coclear membranáceo interno, que é a parte da orelha interna envolvida com a audição. O canal espiral da cóclea, que tem a forma de uma concha de caracol, começa no vestíbulo e cresce em espiral em torno de um cerne de osso esponjoso chamado *modíolo*. O modíolo contém

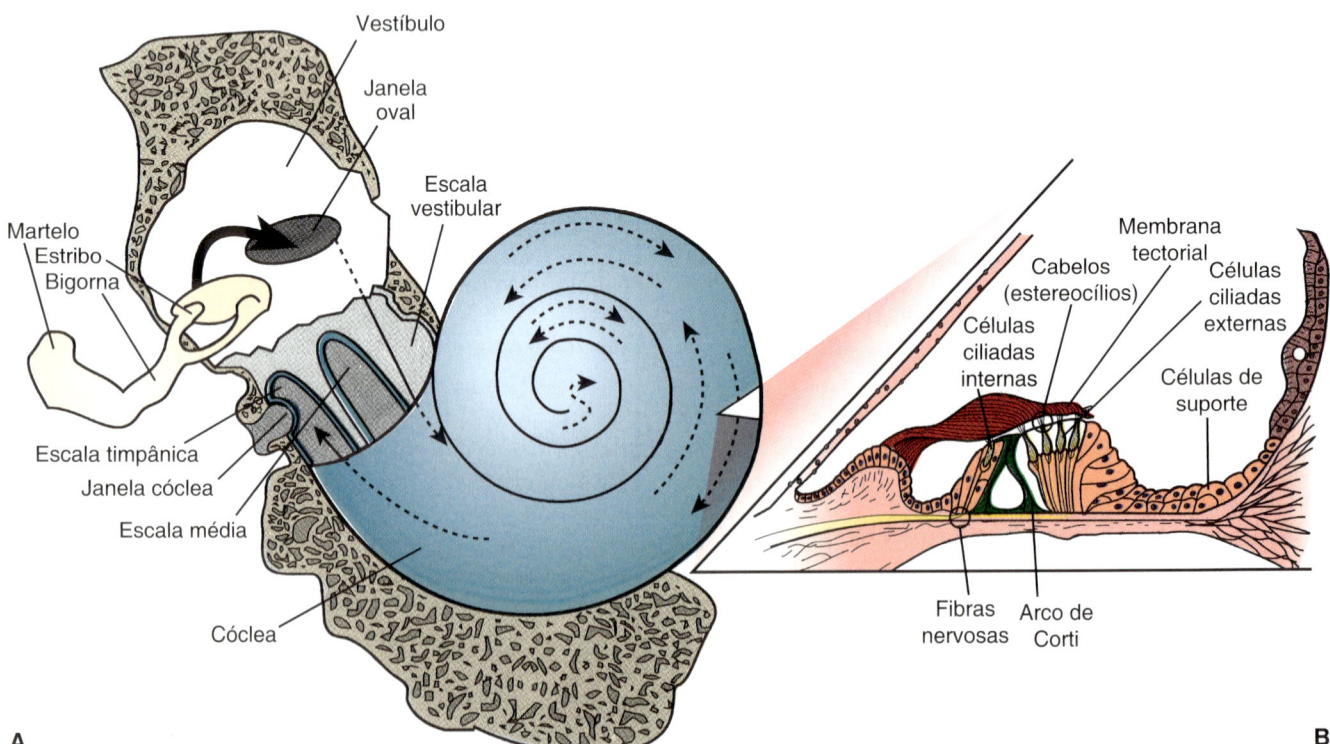

Figura 20.5 • A cóclea e o órgão de Corti. **A.** A cóclea, em formato de concha de caracol e do tamanho de uma ervilha, é a parte auditiva da orelha interna. **B.** Vista aumentada de um corte transversal do órgão de Corti mostrando as relações entre as células ciliadas e as membranas. As células ciliadas no órgão de Corti transduzem o movimento do líquido em sinais neurais. Fonte: Rhoades, R. A., Bell, D. A. (2018). Medical physiology (5. ed., Fig. 4.18, p. 72). Philadelphia, PA: Wolters Kluwer.

canais para os vasos sanguíneos e para a distribuição do nervo coclear. A cóclea consiste em três tubos enrolados lado a lado:

1. Rampa do vestíbulo
2. Rampa média
3. Rampa do tímpano.

A membrana vestibular, também conhecida como *membrana de Reissner*, separa a rampa do vestíbulo da rampa média. A membrana basilar separa a rampa do tímpano da rampa média. Na superfície da membrana basilar, encontra-se o órgão espiral de Corti, que contém uma série de células eletromecanicamente sensíveis, as *células ciliadas*. Essas células são órgãos receptores que geram impulsos nervosos em resposta às vibrações sonoras.

Endolinfa e perilinfa são os dois tipos de líquido encontrados na orelha interna. As rampas do vestíbulo e do tímpano se comunicam diretamente com o espaço subaracnóideo em torno do encéfalo, de modo que a composição da perilinfa é semelhante à do líquido cefalorraquidiano.[8] A endolinfa, que preenche a rampa média, é um líquido totalmente diferente, secretado pela estria vascular na parede externa da rampa média (Figura 20.6). A perilinfa que completa a rampa do vestíbulo e a rampa do tímpano tem alto teor de sódio (Na^+), enquanto a endolinfa que alcança a rampa média tem alto teor de potássio (K^+). Isso é significativo, uma vez que existe um potencial de repouso de membrana de corrente contínua de aproximadamente 80 mV entre a endolinfa e a perilinfa, com a face positiva na parte interna da rampa média e a face negativa na parte externa da rampa média. Essa diferença na polaridade causa uma corrente chamada *potencial endolinfático,* gerada pela troca contínua de íons K^+ pelas bombas de sódio e potássio-adenosina trifosfatase (Na^+/K^+-ATPase) da rampa média para a estria vascular. Acredita-se que essa corrente cause a sensibilização das células ciliadas do órgão de Corti, aumentando sua capacidade de responder ao menor ruído.

Diferentemente da luz, que pode ser transmitida através do vácuo (p. ex., espaço sideral), o som é uma alteração pressórica proveniente de um objeto que vibra e é propagado pelas moléculas de um meio elástico. As ondas sonoras, passadas da base do estribo para a perilinfa, viajam por todo o líquido da orelha interna, incluindo para cima na rampa do vestíbulo até o ápice da cóclea (Figura 20.6). Como a membrana vestibular é muito fina, as vibrações sonoras da rampa do vestíbulo podem ser facilmente transmitidas para a escala média. Portanto, no que diz respeito à condução sonora, a rampa média e a rampa do vestíbulo funcionam como uma única câmara.

À medida que a onda de pressão desce pela endolinfa da rampa média, faz vibrar toda a membrana basilar. A membrana basilar, que se torna cada vez maior da sua base para o ápice distal, ressoa em frequências mais altas perto da base e em frequências mais baixas em direção a seu ápice, à medida que as ondas de pressão dos líquidos se deslocam na espiral coclear. Isso fornece a principal base para o reconhecimento do som, conhecido como tom.

No topo da membrana basilar e se estendendo ao longo de toda sua extensão, existe um arranjo elaborado de epitélio chamado *órgão espiral de Corti* (ver Figura 20.5). No arranjo colunar do órgão espiral são encontradas linhas contínuas de

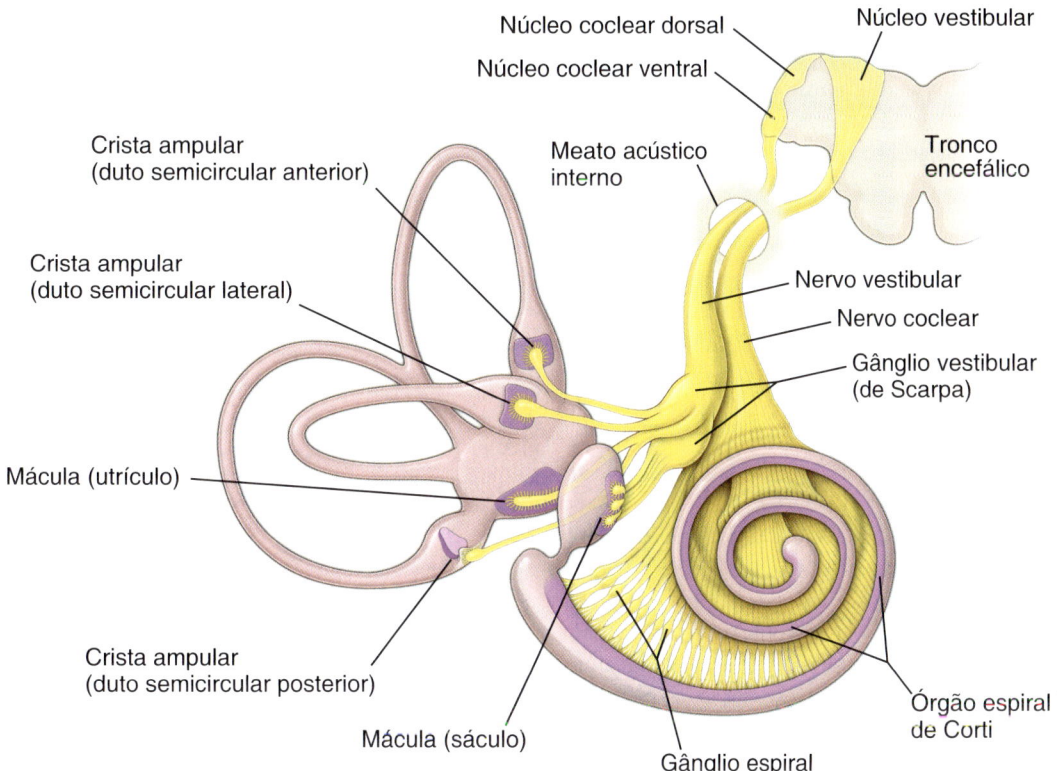

Figura 20.6 • O órgão espiral de Corti foi removido do ducto coclear e ampliado para mostrar as células ciliadas externas e internas, a membrana basilar e as fibras do nervo coclear. Fonte: Pawlina W., Ross M. H. (2016). Histology: A text and atlas with correlated cell and molecular biology (7. ed., Fig. 25.24, p. 954). Philadelphia, PA: Wolters Kluwer.

células ciliadas separadas em linhas internas e externas. As células possuem cílios semelhantes a pelos que se projetam através das aberturas e sustentam a membrana reticular na endolinfa do ducto coclear. A membrana tectória, uma massa gelatinosa, estende-se do lado medial do ducto para encapsular os cílios das células ciliadas externas. As células ciliadas do órgão de Corti estão programadas para responder à distorção do ducto coclear induzida por ondas de compressão que se deslocam através da perilinfa, que sobem e descem nas rampas do vestíbulo e do tímpano em torno delas. Se células ciliadas suficientes forem destruídas em um segmento específico da cóclea, pode ocorrer perda auditiva de tons específicos.

Vias neurais

A informação flui a partir das células ciliadas do órgão de Corti até neurônios cujos corpos celulares se localizam no gânglio coclear e segue um curso espiral no osso modíolo da espiral coclear. Fibras aferentes do gânglio espiral (i. e., nervo vestibular ou nervo coclear [NC VIII]) viajam até os núcleos cocleares na ponte caudal. Consequentemente, os impulsos de qualquer uma das orelhas são transmitidos pelas vias auditivas para os dois lados do tronco encefálico.

Do colículo inferior (localizado no mesencéfalo), a via auditiva passa para o núcleo geniculado médio do tálamo, onde todas as fibras fazem sinapse. Dos núcleos geniculados mediais, a via auditiva se espalha pela radiação auditiva até o córtex auditivo primário (área 41), localizado principalmente no giro temporal superior e na ínsula. Essa área e seus núcleos talâmicos correspondentes de ordem superior são necessários para a discriminação sonora de alta acuidade e discriminação precisa do tom. O córtex de associação auditiva (áreas 42 e 22) faz fronteira com o córtex primário no giro temporal superior. Essa área e seus núcleos talâmicos correspondentes de ordem superior são necessários para a gnose auditiva, ou seja, para que o som tenha um significado. A experiência e a análise acurada da informação auditiva momentânea são integradas durante esse processo.

Tinido

Tinido é a percepção na orelha ou na cabeça de ruídos anormais, que não são produzidos por um estímulo externo.[8] Embora muitas vezes seja descrito como "zumbido na orelha", também pode assumir o som de um assobio, rugido, tilintar ou sussurro. O tinido pode ser constante ou intermitente e unilateral ou bilateral. Afeta 10 a 15% da população; no entanto, está principalmente associado aos idosos ou àqueles que trabalham em áreas barulhentas.[8]

Para finalidade clínica, o tinido é subdividido em objetivo e subjetivo.[8] *Tinido objetivo* se refere a casos raros em que o som é detectado ou potencialmente detectável por outro observador. As causas típicas de tinido objetivo incluem alterações vasculares ou doenças neuromusculares. Em alguns distúrbios vasculares, por exemplo, os sons gerados pelo fluxo sanguíneo turbulento (p. ex., sopros arteriais ou venosos) são conduzidos ao sistema auditivo. Tipicamente, os distúrbios vasculares produzem tinido pulsátil.

Tinido subjetivo se refere à percepção de ruído, quando não existe estimulação da cóclea. Diversas causas e condições têm sido associadas a casos de tinido subjetivo. Períodos intermitentes de tinido leve de alta tonalidade e com duração de vários minutos são comuns em pessoas com audição normal.

Etiologia. Cerume impactado é uma causa benigna de tinido, que desaparece após a remoção da cera. Condições associadas a formas mais persistentes de tinido incluem perda auditiva induzida por ruído, presbiacusia (perda auditiva neurossensorial que ocorre com o envelhecimento), hipertensão, aterosclerose, lesão craniana e infecção ou inflamação da cóclea ou do labirinto.

O mecanismo fisiológico, causa do tinido subjetivo, não é bem compreendido. Provavelmente, ele é decorrente de vários mecanismos, incluindo disparo anormal de receptores auditivos, disfunção coclear, dano do nervo auditivo ou alterações no processamento do sinal.

Diagnóstico e tratamento. Como o tinido é um sintoma, o diagnóstico se baseia fortemente na capacidade de o indivíduo afetado descrever os sintomas que têm impactado sua audição e outros aspectos da vida. Deve ser obtido um histórico do uso de medicamentos ou de estimulantes e fatores dietéticos possíveis de causar tinido. Em geral, o tinido acompanha as alterações auditivas, e por isso comumente são realizados testes de função auditiva. Devem ser descartadas causas de tinido objetivo, como alterações vasculares graves.

As medidas de tratamento abrangem a eliminação de medicamentos ou outras substâncias suspeitos de causar tinido, como a cafeína, alguns queijos, vinho tinto e alimentos com glutamato monossódico. O uso de um som produzido externamente pode ser tentado para mascarar ou inibir o tinido (i. e., dispositivos geradores de ruído ou de mascaramento de tinido). Alguns medicamentos, como anti-histamínicos, anticonvulsivantes, bloqueadores de canais de cálcio, benzodiazepínicos e antidepressivos são utilizados para o alívio do tinido, mas a maior parte não é efetiva e muitos produzem efeitos secundários indesejáveis. Para casos de tinido persistente, podem ser necessárias intervenções psicológicas para ajudar a pessoa a lidar com o estresse e a distração associada à condição. A terapia de condicionamento para casos de tinido, que inclui aconselhamento diretivo e o uso prolongado de geradores de baixo ruído para facilitar a adaptação auditiva ao tinido, tem encontrado um sucesso considerável. A intervenção cirúrgica (i. e., secção do nervo coclear, descompressão vascular) deve ser o último recurso para aqueles em que falharam todas as outras intervenções e em quem a doença é incapacitante.

Distúrbios das vias auditivas centrais

As vias auditivas no encéfalo envolvem a comunicação entre os dois hemisférios cerebrais em muitos níveis. Sendo assim, AVE, tumor, abscesso e outras anormalidades focais raramente provocam mais do que uma leve redução da acuidade auditiva no lado oposto da lesão. Para inteligibilidade da linguagem auditiva, a dominância lateral é muito importante. No lado dominante, geralmente o lado esquerdo, a parte mais medial e dorsal do córtex de associação auditiva é de importância crucial. Essa área é chamada de *área de Wernicke*. Pessoas com danos a essa área do encéfalo conseguem falar de modo inteligível e ler normalmente, mas são incapazes de compreender o significado dos principais aspectos da fala audível. Essa condição é chamada de afasia receptiva auditiva.

Tumor ou outros focos irritativos que afetam o modo como o som é percebido pelo córtex auditivo primário podem produzir o som de estrondo ou de cliques, que pode se manifestar como alucinações auditivas. As convulsões focais que se originam dentro ou perto do córtex auditivo muitas vezes são imediatamente precedidas por um pródromo (i. e. uma aura) e depois pela percepção de um tilintar ou outros sons. Danos ao córtex de associação auditiva, especialmente se bilaterais, resultam na incapacidade de reconhecer ou recordar sons (i. e., agnosia auditiva). Se o dano se encontra no hemisfério dominante, o reconhecimento da fala pode ser afetado (i. e., afasia sensorial ou receptiva).

Perda auditiva

A audição é um sentido especializado que proporciona a capacidade de perceber a vibração de ondas sonoras. As funções da orelha incluem a recepção de ondas sonoras, distinção de sua frequência, tradução dessa informação em impulsos nervosos e transmissão desses impulsos para o sistema nervoso central (SNC). As ondas de compressão que produzem som têm frequência e intensidade. *Frequência* indica o número de ondas por unidade de tempo (registrados em ciclos por segundo [cps] ou hertz [Hz]). A orelha humana é mais sensível a ondas na faixa de frequência de 1.000 a 3.000 Hz. A maioria das pessoas não consegue ouvir ondas de compressão com frequência superior a 20.000 Hz. Ondas de maior frequência são chamadas *ondas ultrassônicas*, o que significa que estão acima da faixa audível dos seres humanos. Na faixa de frequências audíveis, a experiência subjetiva relacionada com a frequência sonora é o tom de um som. Ondas abaixo de 20 a 30 Hz são percebidas como o som de um chocalho ou de um tambor em vez de um tom.

A *intensidade da onda* é representada por amplitude ou unidades de pressão sonora. Em geral, a intensidade (em unidades de força ou ergs por centímetro quadrado) do som é expressa como a razão de intensidades entre o som e um valor de referência. Um aumento de 10 vezes na pressão do som é chamada de *bel*, em homenagem a Graham Bell. Como essa representação é muito rudimentar para ser empregada, usa-se o decibel (dB) ou 1/10 de um bel.

Quase 36 milhões dos americanos (17%) têm perda auditiva. A perda de audição em geral é classificada como:

- Leve (os sons mais silenciosos escutados pelas pessoas com a "melhor orelha" são de 26 a 40 dB)
- Moderado (os sons mais silenciosos escutados pelas pessoas com a "melhor orelha" são de 41 a 55 dB)
- Moderadamente grave (os sons mais silenciosos escutados pelas pessoas com a "melhor orelha" são de 56 a 70 dB)
- Grave (os sons mais silenciosos escutados pelas pessoas com a "melhor orelha" são de 71 a 90 dB)
- Profundo (os sons mais silenciosos escutados com a "melhor orelha" são de 91 dB ou mais em adultos e 70 dB ou mais em crianças).[8]

O termo "com deficiência auditiva" é usado para pessoas com comprometimento de audição e é definido como perda auditiva acima de 20 a 25 dB em adultos e acima de 15 dB em crianças.

Existem muitas causas de perda auditiva ou surdez. A idade e a rapidez da manifestação fornecem pistas importantes sobre a causa da perda auditiva. A maior parte dos problemas de perda auditiva se encaixa nas categorias: deficiência condutiva, neurossensorial ou mista.[8] A perda auditiva pode ser hereditária ou adquirida, súbita ou progressiva, unilateral ou bilateral, parcial ou total e reversível ou irreversível. O Quadro 20.1 resume as causas mais comuns de perda auditiva condutiva e neurossensorial.

Perda auditiva condutiva

Ocorre perda auditiva condutiva quando os estímulos auditivos não são adequadamente transmitidos através do meato acústico, membrana timpânica, orelha média ou ossículos da orelha interna.[9] Pode acontecer uma perda auditiva temporária

Quadro 20.1 Causas comuns de deficiência auditiva condutiva e neurossensorial.

Perda auditiva condutiva
- Condições da orelha externa
  - Cerume impactado ou corpo estranho
  - Otite externa
- Condições da orelha média
  - Traumatismo
  - Otite média (aguda e com derrame)
  - Otosclerose
  - Tumores

Perda auditiva neurossensorial
- Traumatismo
  - Lesão craniana
  - Ruído
- Infecções do SNC (p. ex., meningite)
- Condições degenerativas
  - Presbiacusia
- Vascular
  - Aterosclerose
  - Surdez súbita
- Substâncias ototóxicas (p. ex., aminoglicosídios, salicilatos, diuréticos de alça)
- Tumores
  - Schwannoma vestibular (neuroma do acústico)
  - Meningioma
  - Tumores metastáticos
- Idiopática
  - Doença de Ménière

Perda auditiva mista condutiva e neurossensorial
- Condições da orelha média
  - Barotrauma
  - Colesteatoma
  - Otosclerose
- Fratura do osso temporal

> **Conceitos fundamentais**
>
> **Perda auditiva**
>
> - A audição é uma função sensorial que incorpora as propriedades de transmissão de som do meato acústico externo; do tímpano, que separa as orelhas externa e média; dos ossículos da orelha média; dos receptores sensoriais da cóclea na orelha interna; das vias neurais do nervo vestibulococlear, ao córtex auditivo primário e córtex de associação auditiva
> - A perda auditiva pode ser causada por distúrbios de condução; isso significa que os estímulos auditivos não são transmitidos apropriadamente através das estruturas da orelha para os receptores sensoriais da orelha interna. Perda auditiva pode também ser causada por distúrbios neurossensoriais que afetam a orelha interna, o nervo coclear ou as vias auditivas. Perda auditiva também pode ser uma combinação de distúrbios condutivos e neurossensoriais.

resultante de impactação de cerume na orelha externa ou por líquido na orelha média. Corpos estranhos, incluindo pedaços de algodão e insetos, podem prejudicar a audição. Outras causas de perda auditiva permanente são espessamento ou lesão da membrana timpânica ou envolvimento de estruturas ósseas (ossículos e janela oval) da orelha média resultantes de otosclerose ou doença de Paget.

Perda auditiva neurossensorial

Ocorre perda auditiva neurossensorial, ou perceptiva, com distúrbios que afetam a orelha interna, o nervo coclear ou as vias auditivas do encéfalo.[9] Com esse tipo de surdez, as ondas sonoras são conduzidas para a orelha interna, mas anomalias do aparelho coclear ou do nervo coclear causam redução ou distorção na transferência de informações para o encéfalo. O tinido geralmente acompanha a irritação do nervo coclear. O funcionamento anormal resultante de uma lesão ou malformação das vias auditivas centrais e seus circuitos está incluído nessa categoria.

Etiologia. A perda auditiva neurossensorial é, em geral, irreversível e se dá mais comumente nas frequências mais altas. A perda auditiva neurossensorial pode ter uma causa genética ou resultar de uma infecção intrauterina, como rubéola materna ou malformações do desenvolvimento da orelha interna. A perda auditiva genética pode resultar da mutação de um único gene (monogênico) ou a partir de uma combinação de mutações em diferentes genes e fatores ambientais (multifatorial). A perda auditiva pode começar antes do desenvolvimento da fala (pré-lingual) ou após o desenvolvimento da fala (pós-lingual). A maioria das formas de surdez pré-lingual ocorre ao nascimento. Formas hereditárias de perda auditiva também podem ser classificadas como sindrômica (associada a outras anormalidades) ou não sindrômica (a surdez é a única anormalidade).

A perda auditiva neurossensorial também pode advir de traumatismo da orelha interna, de tumores que invadem a orelha interna ou os neurônios sensoriais, de alterações vasculares com hemorragia ou de trombose dos vasos que irrigam a orelha interna. Outras causas de surdez neurossensorial incluem infecções e uso de substâncias. Uma perda auditiva neurossensorial súbita representa a perda brusca da audição que ocorre instantaneamente ou ao acordar. É mais comumente causada por infecções virais, distúrbios circulatórios ou ruptura da membrana do labirinto que pode se dar durante uma timpanotomia.

A surdez induzida por fatores ambientais pode suceder, por meio de exposição direta, sons excessivamente intensos, como no local de trabalho ou em um concerto. Esse é um problema que afeta particularmente idosos que trabalharam em ambientes ruidosos antes de meados de 1960, quando não havia leis que obrigavam o uso de dispositivos de proteção para audição. A exposição sustentada ou repetida à poluição sonora em intensidades sonoras acima de 100 a 120 dB pode causar danos mecânicos correspondentes ao órgão de Corti. Se a lesão for grave, desenvolve-se uma surdez neurossensorial permanente para as frequências de som correspondentes. O uso de tampões ou protetores de orelha é importante em muitas condições industriais e também para músicos e ouvintes de música expostos a alta amplificação sonora.

Diversos tipos de infecção podem causar perda auditiva. Surdez ou algum grau de deficiência auditiva é a complicação grave mais comum de meningite bacteriana em lactentes e crianças. O mecanismo que estimula a deficiência auditiva parece ser uma labirintite supurativa ou neurite, resultando na perda de células ciliadas e danos ao nervo coclear. Um caso de OM supurativa não tratada também pode se estender para a orelha interna e causar perda auditiva neurossensorial pelos mesmos mecanismos.

Entre as neoplasias que prejudicam a audição estão *neuromas do acústico*, que são tumores benignos das células de Schwann que afetam o NC VIII. Geralmente é um tipo de tumor unilateral e acarreta perda de audição por compressão do nervo coclear ou por interferência no suprimento sanguíneo do nervo e da cóclea. Outras neoplasias capazes de afetar a audição incluem meningiomas e tumores cerebrais metastáticos. O osso temporal é um sítio comum de metástases em pessoas com câncer.

Substâncias que podem causar danos a estruturas da orelha interna são denominadas *ototóxicas*. Os sintomas vestibulares de ototoxicidade incluem tontura e vertigem. Se a toxicidade for grave, podem ocorrer sintomas cocleares que consistem em tinido ou perda auditiva. Esse tipo de perda auditiva é neurossensorial, pode ocorrer em uma ou nas duas orelhas e ser transitória ou permanente. Várias classes de medicamentos têm sido identificadas como potencialmente ototóxicas, como os aminoglicosídios, atimaláricos, determinados agentes quimioterápicos, diuréticos de alça (p. ex., furosemida) e salicilatos (p. ex., ácido acetilsalicílico).[8] Os sintomas de perda auditiva induzida pelo uso de fármacos podem ser transitórios, como é o caso frequentemente com salicilatos e diuréticos, ou podem ser permanentes. O risco de ototoxicidade depende da dose total do fármaco e de sua concentração no sangue. Esse risco é maior em pessoas com comprometimento da função renal porque não conseguem excretar a medicação de modo efetivo, assim como em indivíduos que receberam previamente outro medicamento com potencial ototóxico.

Diagnóstico e tratamento

Diagnóstico. O diagnóstico da perda auditiva é auxiliado pela obtenção de um histórico abrangente dos fatores otológicos associados, como otalgia, otorreia, tinido e dificuldades auditivas autorrelatadas. Além disso, é necessário um exame físico completo para avaliar se há otorreia, cerume impactado ou lesão à membrana timpânica. Testes de audição, incluindo a audiometria convencional e a audiometria de alta frequência, são mais utilizados para diagnosticar ototoxicidade.[8] É importante pesquisar exposição ocupacional e nível de exposição a ruídos, bem como o uso de medicamentos com potencial ototóxico. Os testes para avaliar a perda auditiva incluem uma série de métodos, entre eles a capacidade relatada de uma pessoa para ouvir a voz de um observador, o uso de um diapasão para testar as conduções aérea e óssea, audioscópio e a resposta a testes com potencial evocado auditivo de tronco encefálico (PEA-TE).

Diapasões são usados para diferenciar entre perda auditiva condutiva e neurossensorial. Utiliza-se um diapasão de 512 Hz ou de maior frequência, porque frequências abaixo desse nível provocam resposta vibratória.[9] O teste de Weber avalia perda auditiva condutiva por lateralização do som. O teste é feito colocando o diapasão vibrando levemente sobre a testa ou o topo da cabeça. Em pessoas com perda auditiva condutiva, o som é mais alto no lado com a perda auditiva, mas, em pessoas com perda auditiva neurossensorial, irradia para o lado com melhor audição.[9] O teste de Rinne compara as conduções aérea e óssea.[9] O teste é realizado colocando-se alternadamente o diapasão sobre o osso mastoide e em frente ao meato acústico. No caso de perda auditiva condutiva, a condução óssea excede a condução aérea. Em caso de perda neurossensorial, ocorre o oposto.[9]

Um audioscópio é um instrumento portátil com bateria recarregável que combina a triagem do audiômetro de tom puro e o otoscópio em uma única unidade. O aparelho produz sons puros de 500, 1.000, 2.000 e 4.000 Hz, em níveis de intensidade de 20, 25 e 40 dB. Se uma pessoa não é capaz de ouvir sons puros em frequências de 1.000 a 2.000 Hz (frequências da fala usual), recomenda-se o encaminhamento para um audiograma completo. O audiograma é um método importante para analisar a audição de uma pessoa e geralmente é considerado o padrão-ouro para o diagnóstico de perda auditiva. É um exame realizado por um fonoaudiólogo e requer a produção de som e o controle de equipamentos altamente especializados. Tons puros de intensidade controlada são enviados geralmente para uma orelha de cada vez, e a intensidade mínima necessária para que possam ser escutados é registrada como uma função da frequência.

O potencial auditivo do tronco encefálico é um método não invasivo que torna possível a avaliação funcional de partes definidas das vias auditivas centrais. Eletrodos de eletroencefalograma (EEG) e amplificadores de alto ganho produzem um registro da atividade da onda elétrica, desencadeada durante testes repetidos em uma ou nas duas orelhas. O registro PEA-TE consiste em submeter a orelha a cliques altos e usar um computador para selecionar impulsos nervosos à medida que são processados no mesencéfalo. Com esse método, algumas ondas iniciais que chegam a partir de porções específicas da ponte e das vias auditivas do mesencéfalo podem ser correlacionadas com anormalidades neurossensoriais específicas. Além disso, são utilizadas ressonância magnética (RM) e tomografia computadorizada (TC) para identificar tumores no cérebro.

Tratamento. A perda da audição pode ter muitas consequências. Isolamento social e depressão são comuns em deficientes auditivos idosos. As questões de segurança, tanto dentro como fora de casa, podem se tornar significativas.

O tratamento da perda auditiva pode variar da simples remoção do cerume impactado no meato acústico externo até procedimentos cirúrgicos, os usados para reconstruir a membrana timpânica. Para outras pessoas, o uso de aparelhos auditivos e implantes cocleares é uma opção. Embora existam muitos dispositivos de assistência para pessoas com deficiência auditiva, a compreensão por parte da família e dos amigos talvez seja o mais importante. É importante que quem se dirija a uma pessoa com deficiência auditiva olhe a pessoa de frente e pronuncie as palavras de maneira articulada para que possa ser feita a leitura labial.

Os aparelhos auditivos continuam a constituir a base do tratamento para muitas pessoas com perda auditiva condutiva e neurossensorial. Com o surgimento dos microcircuitos, os aparelhos auditivos são projetados com *chips* de computador que possibilitam que vários programas sejam colocados em um único dispositivo. Diferentes programas tornam possível ao usuário selecionar uma configuração específica para as várias situações de escuta. O desenvolvimento de microcircuitos também tornou possível que os aparelhos auditivos fossem miniaturizados a ponto de, em muitos casos, poderem ser colocados no fundo da orelha, onde se beneficiam da forma normal do meato acústico externo e da orelha externa. Embora os aparelhos auditivos modernos tenham evoluído muito, não conseguem replicar a capacidade auditiva da pessoa para escutar tanto ruídos altos quanto baixos. Eles também não conseguem filtrar de maneira eficiente ruídos de fundo ou sons distorcidos. Outros dispositivos de ajuda para pessoas com deficiência auditiva incluem sinalização de alerta, dispositivos de assistência de escuta fornecidos por empresas de telefonia e cães treinados para responder a vários sons.

Os implantes cocleares para perda auditiva profunda têm se mostrado bastante eficazes e mais de 200 mil pessoas em todo o mundo já receberam um.[8] Essas próteses são inseridas na rampa do tímpano da cóclea e funcionam fornecendo estimulação direta para o nervo vestibulococlear, ignorando a área inexistente ou disfuncional na cóclea de uma pessoa com surdez. Para que o implante funcione, o nervo auditivo deve ser funcional. Embora os primeiros implantes utilizassem um dispositivo com eletrodo único, os atuais usam dispositivos multieletrodos, melhorando a percepção da fala. A maioria das pessoas que fica surda depois de aprender a falar se beneficia muito quando os implantes cocleares são usados em conjunto com a leitura labial. Alguns indivíduos são capazes de entender parte da fala sem necessidade de leitura labial e outros conseguem se comunicar por telefone.

Perda auditiva em lactentes e crianças

Ainda que leve ou unilateral, a perda auditiva pode ter um impacto negativo no desenvolvimento da linguagem da criança. Embora as estimativas variem de acordo com o grupo pesquisado e a metodologia empregada, de 1 a 3 bebês entre 1 mil nascerão com perda auditiva permanente. Quando se considera a perda auditiva condutiva menos grave ou transitória, que está comumente associada a doença da orelha média em crianças pequenas, os números são ainda maiores.

A causa da deficiência auditiva em crianças pode ser condutiva ou neurossensorial. A maioria dos casos de perda auditiva condutiva é causada por infecções da orelha média. As causas da deficiência auditiva neurossensorial incluem fatores genéticos, infecciosos, traumáticos e ototóxicos. As causas genéticas provavelmente representam até 50% dos casos de perda auditiva neurossensorial em crianças. A perda auditiva afeta 1 a 3 de 1 mil recém-nascidos; esse número aumenta se o recém-nascido estiver em terapia intensiva.[10] O citomegalovírus congênito é a causa mais comum de perda auditiva neurossensorial em recém-nascidos.[11]

As causas não congênitas de perda auditiva neurossensorial incluem septicemia do recém-nascido por estreptococo beta-hemolítico e meningite bacteriana. O *Streptococcus pneumoniae* é a causa mais comum de meningite bacteriana que resulta em perda de audição neurossensorial após o período neonatal. Essa causa pode passar a ser menos frequente pela administração rotineira de vacina pneumocócica conjugada. Outras causas de perda auditiva neurossensorial são toxinas e traumatismo. No início da gestação, o embrião é particularmente sensível a substâncias tóxicas, incluindo fármacos ototóxicos, como aminoglicosídios e diuréticos de alça. Traumatismo, principalmente traumatismo craniano, é capaz de causar perda auditiva neurossensorial.

A deficiência auditiva pode ter um impacto significativo sobre o desenvolvimento de uma criança. Portanto, é fortemente defendida a identificação precoce por intermédio de programas de triagem. A American Academy of Pediatrics (AAP) e a Joint Commission on Infant Hearing (JCIH)[a] publicaram um documento recomendando a triagem universal de todas as crianças por medições fisiológicas antes que completem 1 mês de idade, com a intervenção apropriada realizada no prazo máximo de 6 meses de idade.[12] As técnicas de triagem atualmente recomendadas são emissões otoacústicas evocadas transientes (EOE) ou audiometria de tronco encefálico (PEA-TE). As duas metodologias são procedimentos não invasivos, relativamente rápidos (menos de 5 min) e de fácil execução. EOE mede as ondas sonoras geradas na orelha interna (cóclea) em resposta a cliques emitidos e registrados por um pequeno microfone colocado no meato acústico externo da criança. PEA-TE usa três eletrodos colados no couro cabeludo do lactente para medir as ondas de EEG geradas em resposta ao som dos cliques. Como muitas crianças se tornam deficientes auditivas após o período neonatal e não podem ser identificadas pelos programas de triagem neonatal, a AAP e a JCIH recomendam que todas as crianças com fatores de risco para manifestação tardia de perda auditiva progressiva recebam acompanhamento audiológico e clínico contínuos e, posteriormente, em intervalos adequados.[12]

Uma vez que a perda auditiva é identificada, é necessária uma avaliação do desenvolvimento, da fala e da linguagem da criança.

Perda auditiva em idosos

O termo presbiacusia é usado para descrever a perda auditiva degenerativa que ocorre com o processo de envelhecimento.[13] Aproximadamente 45% da população com 65 anos ou mais têm problemas de audição.[13] Por causa da alta prevalência, a presbiacusia é um problema social e de saúde muito comum.

A presbiacusia é tipicamente gradual e bilateral; caracteriza-se por perda auditiva de alta frequência.[13] É ainda caracterizada por redução da sensibilidade auditiva e da compreensão da fala em ambientes ruidosos; desaceleração do processamento central da informação acústica; e prejuízo na capacidade de localização de fontes sonoras. Primeiramente, o distúrbio reduz a capacidade de compreender a fala e, posteriormente, a capacidade de detectar, identificar e localizar sons. A queixa mais comum de indivíduos com presbiacusia não é que sejam incapazes de ouvir, mas sim que não conseguem compreender com clareza o que está sendo dito.[13] Por exemplo, muitas vezes confundem palavras como *massa* com *passa*, *mapa* com *mata* e *mal humorado* com *namorado*. Sons de alerta de alta frequência (como os emitidos por equipamentos de segurança) não são escutados e localizados, com resultados potencialmente perigosos.

Considerando que a idade na qual surgem as manifestações é muito variável, parece provável que o distúrbio resulte de uma mistura de estressores auditivos, traumatismos e doenças otológicas em adição ao processo de envelhecimento. Devido à alta prevalência da presbiacusia em pessoas com idade para se aposentar e os efeitos adversos da perda auditiva sobre o bem-estar pessoal, a triagem para perda auditiva deve ser realizada em consultas anuais. A única atitude que o profissional de saúde deve ter é perguntar: "Você tem problema de audição?" Geralmente é um método eficaz de triagem. A audiometria de triagem administrada por um especialista treinado em seu uso é um método prático e de baixo custo para a detecção de perda auditiva significativa. O equipamento necessário para a audiometria de triagem é leve, de baixo custo e bem aceito pelos indivíduos testados. (As medidas clínicas para perda auditiva, como testes de sussurro e de estalo dos dedos são declaradamente imprecisas e não confiáveis para a triagem.)

Várias anomalias otológicas podem ser identificadas e tratadas. A impactação de cerume pode causar perda auditiva condutiva.[14] Os idosos costumam tomar vários medicamentos, e alguns podem apresentar potencial ototóxico.

A maioria dos casos de perda auditiva em idosos é neurossensorial. Nas perdas auditivas moderadas a graves, o tratamento mais efetivo é a amplificação da audição, com o uso de aparelhos de audição, leitura labial e dispositivos de auxílio (p. ex., aparelhos auditivos com telefone, legenda em programas televisivos, alarmes visuais). Os implantes cocleares são indicados em qualquer idade para pessoas com perda auditiva bilateral que não se beneficiam pelo uso de aparelhos auditivos.

---

[a] N.R.T.: no Brasil, a Lei Federal 12.303 de 2010 tornou obrigatória e gratuita a realização da triagem auditiva neonatal ("teste da orelhinha").

RESUMO

A audição é um sentido especializado cujo estímulo externo é a vibração de ondas sonoras. Nossas orelhas recebem as ondas sonoras, distinguem suas frequências, traduzem essa informação em impulsos nervosos e os transmitem para o SNC. Anatomicamente, o sistema auditivo consiste na orelha externa, orelha média e orelha interna, vias auditivas e córtex auditivo. A orelha média é uma pequena cavidade cheia de ar no osso temporal. Existe uma conexão entre a orelha média e a nasofaringe. Essa conexão, chamada de *tuba auditiva*, viabiliza a equalização da pressão entre a orelha média e a atmosfera. A orelha interna contém os receptores para a audição.

Os distúrbios do sistema auditivo incluem infecções das orelhas externa e média, otosclerose e surdez condutiva e neurossensorial. Otite externa é um processo inflamatório da orelha externa. Otite média é uma inflamação da orelha média, sem referência à etiologia ou patogênese. OMA, que se refere a uma otite média aguda, é uma das doenças mais comuns em crianças. Em geral, acompanha um processo infeccioso do trato respiratório superior, tem manifestação abrupta e se caracteriza por otalgia, febre e perda de audição. OMD se refere à existência de líquido na orelha interna, sem sinais ou sintomas de infecção aguda. O derrame que acompanha casos de OM pode persistir por semanas ou meses, o que interfere na audição e prejudica o desenvolvimento da fala. É importante diferenciar OMD de OMA para evitar o uso desnecessário de agentes antimicrobianos. Otosclerose é um distúrbio familiar da cápsula ótica; causa reabsorção óssea seguida por substituição excessiva de tecido ósseo esclerótico. Por fim, o distúrbio provoca imobilização do estribo e surdez de condução.

Pode se desenvolver um caso de surdez, ou perda de audição, como resultado de uma série de alterações auditivas. A surdez pode ser condutiva, neurossensorial ou mista. Ocorre surdez condutiva quando existe comprometimento da transmissão de ondas sonoras da orelha externa para a orelha interna. Surdez neurossensorial é capaz de envolver estruturas da cóclea da orelha interna ou as vias neurais que transmitem os estímulos auditivos. A perda auditiva neurossensorial pode resultar de doenças genéticas ou congênitas, traumatismo, infecção, doenças vasculares, tumores ou uso de substâncias ototóxicas. A perda auditiva em recém-nascidos e crianças pequenas prejudica o desenvolvimento da linguagem e da fala. Nos idosos, a perda auditiva é uma condição comum que resulta em perda significativa de bem-estar social. O tratamento da perda auditiva inclui o uso de aparelhos auditivos e, em determinados casos de surdez profunda, o implante de prótese coclear.

DISTÚRBIOS DA FUNÇÃO VESTIBULAR

Depois de concluir esta seção, o leitor deverá ser capaz de:

- Explicar a função do sistema vestibular no que diz respeito aos reflexos posturais e à manutenção da estabilidade do campo visual, apesar de mudanças acentuadas no posicionamento da cabeça
- Comparar as manifestações e os processos patológicos associados à vertigem posicional paroxística benigna e à doença de Ménière
- Diferenciar as características de distúrbios vestibulares periféricos e centrais.

Sistema vestibular e reflexos vestibulares

Por volta da 24ª semana de idade gestacional, o sistema vestibular já atingiu a forma e as dimensões do adulto.[15] Localizado na orelha interna, o sistema vestibular é responsável primário pelo equilíbrio. Esse sistema inclui o aparelho vestibular, e as conexões com o SNC contribuem para a atividade reflexa necessária para detectar e manter a orientação postural e a percepção de movimento. Além de manter a postura e o balanço, o sistema vestibular também integra o aporte visual dos olhos e o aporte proprioceptivo dos nervos periféricos via medula espinal.[16]

Os distúrbios do sistema vestibular são caracterizados por vertigem, nistagmo, tinido, náuseas e vômitos e manifestações do sistema nervoso autônomo. Apesar do desconforto provocado por esses sinais/sintomas, poucos casos são potencialmente fatais.[16] Existem muitos tipos de distúrbios vestibulares (Tabela 20.1).

Esses distúrbios podem ser uma causa importante de tonteira, alterações visuais ou desequilíbrio.

Aparelho vestibular periférico

O aparelho vestibular periférico está contido no labirinto ósseo e apresenta duas câmaras: o labirinto ósseo externo (preenchido por perilinfa) e o labirinto membranáceo interno (preenchido por endolinfa). O labirinto membranáceo tem três canais semicirculares e duas estruturas com otólitos (o utrículo e o sáculo). Cada orelha contém essas cinco estruturas que fornecem informações sensitivas (sensoriais) para a coordenação dos movimentos dos olhos e da cabeça.[17] Os

Tabela 20.1 Doenças comuns que afetam o sistema vestibular.

Tipo de doença	Patologia
Neuroma acústico	Tumor ou tumor não cancerígeno no nervo vestibulococlear
Vertigem posicional paroxística benigna (VPPB)	Transtorno de otólitos
Doença de Ménière	Deslocamento de otólitos que participam da função receptora do sistema vestibular
Enjoo	Estimulação repetida do sistema vestibular, por exemplo durante viagens de carro, avião e barco
Labirintite	Infecção viral ou bacteriana aguda das vias vestibulares
Enxaqueca vestibular	Tontura ou vertigem com ou sem dor de cabeça; relacionada com o neurotransmissor serotonina

canais semicirculares estão localizados perpendicularmente entre si e detectam movimento rotacional, enquanto o utrículo e o sáculo detectam movimento linear. O sáculo, estrutura de menor tamanho, estende-se para a cóclea via ducto *reuniens*, e o utrículo está localizado entre a cóclea e os ductos semicirculares (Figura 20.7). Pequenos segmentos de células ciliadas estão localizados em uma ampola membranácea dos três ductos semicirculares e nas máculas do sáculo e do utrículo.[5]

As cavidades dos três canais semicirculares, os canais lateral, anterior e posterior, estão orientadas em um dos três planos espaciais. Os canais laterais (horizontais) estão no mesmo plano, enquanto o canal anterior (superior) de um dos lados é paralelo com o canal posterior (inferior) do outro lado, e os dois funcionam como um par. Situado em cada canal semicircular existe um ducto semicircular correspondente, que se comunica com o utrículo. Cada um desses ductos tem uma protuberância em uma das extremidades, denominada *ampola*. A ampola contém uma borda recoberta por epitélio sensorial com células ciliadas que se erguem em uma crista, chamada de *crista ampular* (ver Figura 20.6). Essas células ciliadas são inervadas pelos aferentes primários do nervo vestibular, que é uma subdivisão do NC VIII.

As células ciliadas da crista ampular se estendem em massa gelatinosa flexível, denominada *cúpula*, que essencialmente interrompe o fluxo do líquido através dos ductos semicirculares (Figura 20.7). Quando a cabeça começa a se mover, a gravidade produz uma alteração na endolinfa, que faz com que as células ciliadas se dobrem, gerando impulsos transportados pelo ramo vestibular do oitavo NC. Como todas as células ciliadas em cada um dos canais semicirculares têm uma orientação comum, a aceleração angular em uma direção aumenta a atividade dos nervos aferentes, enquanto a aceleração na direção oposta diminui a atividade do nervo. Os impulsos dos ductos semicirculares são particularmente importantes para o movimento reflexo dos olhos e mantêm as imagens estáveis na retina quando a cabeça se movimenta. Nistagmo vestibular é um fenômeno complexo que acontece durante e imediatamente após o movimento de rotação.[18] Ao girar a cabeça, os olhos lentamente derivam na direção oposta e, em seguida, saltam rapidamente de volta para o sentido de rotação, para estabelecer um novo ponto de fixação.

Tanto o sáculo quanto o utrículo têm um receptor de equilíbrio chamado de *mácula* associado às mudanças no posicionamento da cabeça. Cada mácula é uma pequena área do epitélio plano com células de suporte e células ciliadas sensoriais. Os lados e as bases fazem sinapse com terminações sensoriais do nervo vestibular (Figura 20.8). Cada grupo de células ciliadas tem pequenos cílios múltiplos chamados *estereocílios*, além de um grande cílio, o *cinocílio*. O cinocílio está localizado em um dos lados da célula e os estereocílios se tornam progressivamente mais curtos em direção ao outro lado da célula. Pequenos pelos curtos conectam a ponta de cada estereocílio ao estereocílio seguinte mais longo e, finalmente, ao cinocílio. O movimento da cabeça em uma direção provoca a movimentação dos estereocílios vizinhos e do cinocílio e a despolarização ou ativação do receptor. O movimento da cabeça na outra direção provoca hiperpolarização ou inativação do receptor.

As células ciliadas, tanto nas máculas do utrículo quanto do sáculo, estão incorporadas em massa gelatinosa plana, a *membrana otolítica*, que é repleta de pequenos cálculos (cristais de carbonato de cálcio) chamados *otólitos*. Embora os otólitos sejam pequenos, sua densidade aumenta o peso e a resistência da membrana às mudanças no movimento. Quando a cabeça está inclinada, a massa gelatinosa muda sua posição por causa da atração do campo gravitacional, dobrando os estereocílios das células ciliadas da mácula. Os otólitos são sensíveis à

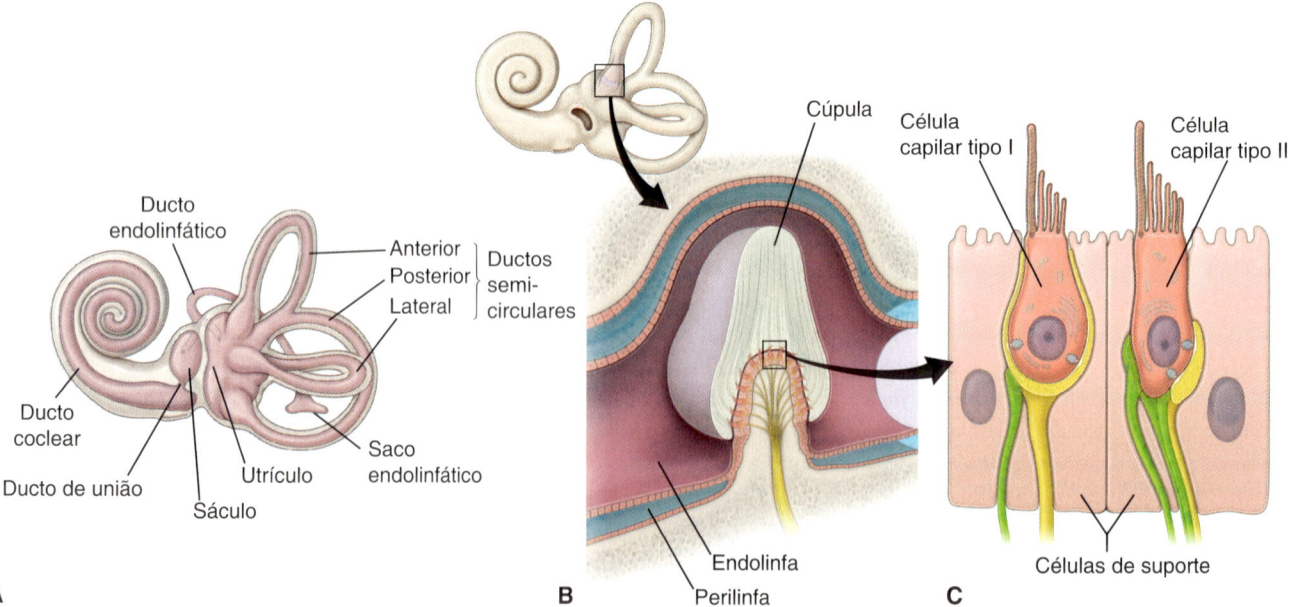

Figura 20.7 • **A.** Labirintos ósseo e membranáceo da orelha esquerda, mostrando o utrículo e o sáculo com suas máculas e três canais semicirculares e suas ampolas. **B.** Localização da crista ampular e sua conexão com o ramo vestibular do NC VIII. **C.** Localização da cúpula e movimento das células ciliadas da crista ampular que ocorre com o movimento da cabeça. Fonte: Pawlina W., Ross M. H. (2016). Histology: A text and atlas with correlated cell and molecular biology (7. ed., Fig. 25.8C (p. 942), 25.12B e C (p. 946)). Philadelphia, PA: Wolters Kluwer.

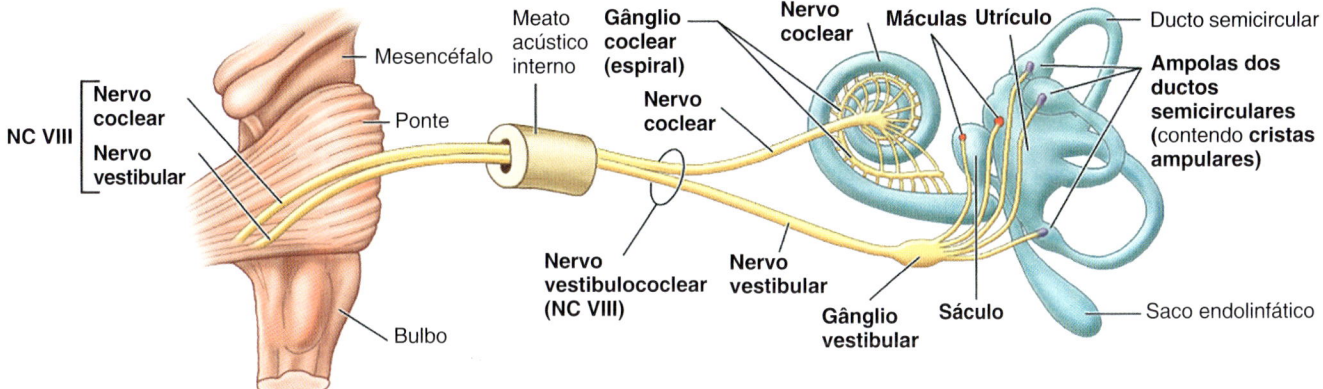

Figura 20.8 • Nervo vestibulococlear (NC VIII). Fonte: Moore K. L., Anne M. R., Dalley A. F. Essential clinical anatomy (5. ed., Fig. 7.78, p. 573). Philadelphia, PA: Lippincott Willliams & Wilkins.

posição estática e às mudanças de posição da cabeça, dependendo da direção de arqueamento dos cílios. Em uma condição denominada vertigem posicional paroxística benigna (VPPB), as modificações da posição da cabeça provocam sensação de movimento giratório. Nessa condição, os otólitos são deslocados de sua base gelatinosa e migram para os canais semicirculares, provocando vertigem.

Vias neurais

A resposta ao desequilíbrio, como tropeços, precisa ser rápida e de natureza reflexa. O sistema vestibular apresenta numerosas conexões com as vias neurais que controlam a visão, a audição e a função do sistema nervoso autônomo. As informações do sistema vestibular vão diretamente para centros reflexos no tronco encefálico, e não para o córtex cerebral. Células ganglionares associadas às fibras nervosas aferentes retransmitem informações sensoriais para o aparelho vestibular periférico.

Os axônios centrais dessas células ganglionares tornam-se nervos vestibulares superior e inferior, os quais, por sua vez, tornam-se parte do nervo vestibulococlear (NC VIII).

Os impulsos dos nervos vestibulococleares inicialmente têm um de dois destinos: o complexo nuclear vestibular no tronco encefálico ou o cerebelo. Os núcleos vestibulares recebem aporte de receptores visuais e somáticos que relatam a posição da cabeça no espaço. Esses núcleos enviam impulsos para os centros do tronco encefálico que controlam os movimentos oculares extrínsecos (NC III, IV e VI) e os movimentos reflexos do pescoço, membros e músculos do tronco (por intermédio das vias vestibulospinais). Os reflexos vestíbulo-oculares (RVO) mantêm os olhos parados à medida que a cabeça se move e os reflexos vestibulospinais (RVE) possibilitam ao sistema musculoesquelético fazer rápidos ajustes necessários para manter ou recuperar o equilíbrio.

Os neurônios dos núcleos vestibulares também se projetam para o tálamo, o córtex temporal, área somatossensorial do córtex parietal e na zona de gatilho quimiorreceptora. As projeções para o tálamo e córtex servem de base para as experiências subjetivas de posição no espaço e de rotação. Conexões com a zona de gatilho quimiorreceptora estimulam o centro do vômito no encéfalo. Acredita-se que isso seja responsável pelas náuseas e vômitos que acompanham os distúrbios vestibulares.

Nistagmo

Nistagmo pode ser fisiológico ou patológico. Fisiologicamente, o nistagmo consiste em movimentos rítmicos e oscilatórios involuntários dos olhos causados por aporte alterado dos núcleos vestibulares durante o movimento da cabeça.[19] O reflexo vestíbulo-ocular provoca lentas rotações conjugadas compensatórias dos olhos no sentido oposto ao do movimento da cabeça e estabiliza a fixação dos olhos em um objeto. Esse reflexo pode ser demonstrado segurando-se um lápis na vertical em frente aos olhos e movendo-o de um lado para o outro em um arco de 10°, a uma velocidade de aproximadamente cinco vezes por segundo. A essa velocidade, o lápis parece desfocado, porque um reflexo diferente e mais complexo não consegue ser compensado com rapidez suficiente. No entanto, se o lápis é mantido em posição estável e a cabeça é movida para trás e para a frente com a mesma velocidade, a imagem do lápis é claramente definida. Os movimentos oculares são os mesmos em ambos os casos. O motivo pelo qual a imagem do lápis permanece focada na segunda situação se dá porque o RVO mantém a imagem sobre a fóvea da retina. Quando o RVO compensatório conduz as rotações oculares conjugadas até seu limite físico, um movimento conjugado muito rápido move os olhos na direção do movimento da cabeça até um novo ponto de fixação, seguindo-se um RVO lento à medida que a cabeça continua a girar depois do novo ponto de fixação. Esse padrão de movimentos lento-rápido-lento é chamado *nistagmo*. Clinicamente, a direção do nistagmo é nomeada em relação à fase rápida.

O nistagmo pode ser classificado de acordo com a direção do movimento dos olhos: horizontal, vertical, rotativo (torção) ou misto. Se a rotação da cabeça é contínua, a fricção entre as paredes dos ductos endolinfático e semicircular resulta na rotação da endolinfa na mesma velocidade que a da cabeça, e o nistagmo se adapta a uma postura ocular estável. Se a rotação for subitamente interrompida, o nistagmo vestibular reaparece na direção exatamente oposta à do ângulo de aceleração do nistagmo, porque a inércia da endolinfa dobra novamente as células ciliadas de uma ampola agora estacionária.

Nistagmo patológico ocorre sem movimento da cabeça ou estímulos visuais.[19] Parece surgir mais facilmente e mais gravemente com a fadiga e até certo ponto pode ser influenciado por fatores psicológicos. Nistagmo resultante de um processo patológico do SNC, ao contrário de uma fonte relacionada com o órgão final vestibular ou nervo vestibulococlear, raramente é acompanhado por vertigem. Se houver vertigem, será leve. Movimentos oculares de nistagmo podem ser testados por estimulação calórica ou rotação.

Vertigem

Os distúrbios da função vestibular se caracterizam por uma condição chamada de *vertigem*, em que ocorre uma ilusão de movimento. Indivíduos com vertigem frequentemente descrevem a sensação como se estivessem girando, movendo-se "para a frente e para trás" ou caindo.

Alerta de domínio do conceito

Durante a vertigem, a pessoa pode estar parada e o ambiente em movimento (*i. e.*, vertigem objetiva) ou a pessoa pode estar em movimento e o ambiente parado (*i. e.*, vertigem subjetiva).

Vertigem é diferente de tontura, desmaio ou síncope. Considera-se mais como a sensação de que a pessoa mesma ou o ambiente está rodando, girando. A pré-síncope, que se caracteriza por uma sensação de tontura ou "desmaio", é comumente causada por hipotensão postural ou dano global da circulação cerebral que limita o fluxo sanguíneo.[20] A incapacidade de manter a marcha normal pode ser descrita como tontura, apesar da inexistência de vertigem objetiva. A marcha instável pode ser causada por perturbações de estímulos sensoriais (p. ex., propriocepção), neuropatia periférica, problemas de marcha ou outros distúrbios, além de problemas na função vestibular; geralmente, pode ser corrigida tocando-se um objeto estacionário, como uma parede ou mesa.

Vertigem ou tontura pode resultar de distúrbios vestibulares centrais ou periféricos. A maioria dos casos resulta de uma fonte vestibular periférica e não de uma fonte central.[21] A vertigem resultante de distúrbios vestibulares periféricos tende a ser de maior intensidade e breve duração ou episódica. Em contraste, a vertigem resultante de causas vestibulares centrais tende a ser leve e constante e de duração crônica.

Vertigem objetiva é a sensação de a pessoa estar parada e o ambiente em movimento. Vertigem subjetiva é a sensação de a pessoa estar em movimento e o ambiente parado.

Cinetose

A cinetose é uma forma de vertigem fisiológica normal. É causada por estimulação rítmica repetitiva do sistema vestibular, como acontece em viagens de carro, avião ou barco. Os principais sintomas são vertigem, mal-estar, náuseas e vômitos. Podem se manifestar sintomas autônomos, incluindo redução da pressão arterial, taquicardia e sudorese excessiva. A hiperventilação, que comumente acompanha a cinetose, produz alterações no volume sanguíneo e acúmulo de sangue nos membros inferiores, levando a uma hipotensão postural e, por vezes, à síncope. Algumas pessoas passam por uma variante da cinetose, queixando-se de ainda sentir o movimento de balanço do barco mesmo depois de desembarcar. Os sintomas muitas vezes desaparecem depois que o sistema vestibular se acostuma com a influência estacionária de estar de volta em terra firme.

Os sintomas de cinetose geralmente podem ser suprimidos pelo fornecimento de sinais visuais que se aproximam mais dos sinais de movimento fornecidos ao sistema vestibular. Por exemplo, olhar pela janela e ver que o ambiente se move quando se sofre de cinetose associada a viagens de automóvel leva ao sistema vestibular a sensação visual de movimento, enquanto a leitura de um livro fornece ao sistema vestibular a falsa interpretação de que o ambiente está estável. Os sintomas de cinetose diminuem em gravidade pela exposição repetida. Também podem ser utilizados fármacos para reduzir ou aliviar os sintomas de cinetose. Esses medicamentos funcionam suprimindo a atividade do sistema vestibular.

Distúrbios da função vestibular periférica

Doenças ou danos ao sistema vestibular podem resultar em disfunção desse sistema. Distúrbios da função vestibular periférica ocorrem quando detritos otólitos entram nos canais semicirculares, causando sensibilidade gravitacional, como na VPPB, ou estão em desequilíbrio pelo envolvimento unilateral de um dos órgãos vestibulares, como na doença de Ménière.[22] A orelha interna é vulnerável a lesões causadas por fratura da porção petrosa do osso temporal; por infecção de estruturas vizinhas, incluindo a orelha média e as meninges; e por toxinas transmitidas pelo sangue e infecções. Podem suceder danos ao sistema vestibular como efeito adverso de determinadas substâncias ou de reações alérgicas a alimentos. Os aminoglicosídios (p. ex., estreptomicina, gentamicina) têm afinidade tóxica específica pela porção vestibular da orelha interna. O álcool pode causar episódios transitórios de vertigem. A causa da vertigem periférica permanece desconhecida em aproximadamente metade dos casos.

Irritação significativa ou danos aos órgãos vestibulares terminais ou nervos resulta em graves distúrbios do equilíbrio, que se refletem pela instabilidade da postura, ataxia e queda acompanhada por vertigem. No caso de irritação, a queda é para o lado oposto ao lado afetado. No caso de danos, é para o lado afetado. Ocorre uma adaptação à estimulação assimétrica no intervalo de poucos dias; depois disso, os sinais e sintomas diminuem e, então, desaparecem. Após a recuperação, geralmente permanece uma ligeira redução na acuidade para inclinação, e a pessoa passa a caminhar com uma base um pouco mais ampla para melhorar a estabilidade postural. A base neurológica para esta adaptação a uma perda unilateral de *input* vestibular não é compreendida. Depois que o organismo se adapta à perda de *input* vestibular de um dos lados, a perda de função do aparelho vestibular do lado oposto produz sinais e sintomas idênticos aos que resultam de perda unilateral, em vez de bilateral. Em um intervalo de semanas, a adaptação novamente passa a ser suficiente para a movimentação e até mesmo para que a pessoa possa dirigir um carro. Esse indivíduo depende muito de estímulos visuais e proprioceptivos de sensores nos músculos e articulações e tem grande dificuldade de orientação no escuro, especialmente quando se movimenta sobre uma área irregular.

Vertigem posicional paroxística benigna

A vertigem posicional paroxística benigna (VPPB) é a causa mais comum de vertigem patológica e, em geral, se desenvolve após a quarta década de vida. É caracterizada por períodos breves de vertigem, muitas vezes com duração inferior a um minuto, que são precipitados por uma mudança no posicionamento da cabeça. O sintoma mais proeminente da VPPB é a vertigem que ocorre no leito quando a pessoa rola para o decúbito lateral.[22] Também é muito comum se manifestar quando a pessoa senta e levanta da cama; quando se curva e depois endireita o corpo ou quando ergue o pescoço para olhar para cima. Também pode ser desencadeada em parques de diversão, nos brinquedos em que o corpo é girado.

Acredita-se que VPPB resulte de danos aos delicados órgãos sensoriais da orelha interna, os ductos semicirculares e os otólitos. VPPB é um sintoma recorrente comum em pessoas com a doença de Ménière ou que sofreram traumatismo craniano.[22] Indivíduos que convivem com VPPB apresentam movimentação dos otólitos do utrículo para a endolinfa do canal semicircular, que continuam a se mover mesmo quando a cabeça está parada.[21] A movimentação dos otólitos aumenta a sensibilidade dessa porção do sistema vestibular, de modo que qualquer movimento da cabeça no plano paralelo ao ducto posterior possa causar vertigem e nistagmo. Geralmente se verifica um atraso de vários segundos entre o movimento da cabeça e aparecimento da vertigem, que representa o tempo que leva para gerar a atividade exagerada da endolinfa. Os sintomas desaparecem com movimentos contínuos, provavelmente porque o movimento faz os otólitos serem redistribuídos por todo o sistema da endolinfa e se distanciarem do canal semicircular posterior.

O diagnóstico se baseia em testes que envolvem o uso da mudança de posição da cabeça para provocar vertigem e nistagmo, como a manobra de Dix-Hallpike.[23] A VPPB muitas vezes é tratada com sucesso com fármacos que controlam as náuseas induzidas pela vertigem. Terapias não farmacológicas usando a manobra de rolagem e a reposição canalicular são tratamentos bem-sucedidos para muitas pessoas.[21] O reposicionamento canalicular envolve uma série de manobras em que a cabeça é movida em diferentes posições, no esforço para reposicionar os otólitos na endolinfa dos canais semicirculares.

Neuronite vestibular aguda

Neuronite vestibular aguda, ou labirintite, representa uma inflamação do nervo vestibular e se caracteriza por manifestação aguda, geralmente em poucas horas. As manifestações incluem vertigem, náuseas e vômitos com duração de vários dias e sem relação com as apresentações neurológicas auditivas ou outras. Na maioria das vezes, esses sintomas se resolvem em aproximadamente 10 a 14 dias. Uma grande porcentagem das pessoas relata uma doença das vias respiratórias superiores ocorrida de 1 a 2 semanas antes da manifestação dos sintomas, o que sugere uma origem viral. A doença também pode se desenvolver em pessoas com herpes zóster ótico. Em algumas pessoas, as crises de vestibulopatia aguda apresentam recorrência em um período de meses ou anos. Não existe maneira para determinar se uma pessoa que sofre uma primeira crise sofrerá recidiva.

Doença de Ménière

Distúrbio que se desenvolve pela distensão do compartimento endolinfático da orelha interna. A tríade clássica de sintomas inclui perda de audição, vertigem e tinido.[24] A lesão primária parece se localizar no saco endolinfático, que se acredita ser a porção responsável pela filtração e excreção da endolinfa. Tem sido postulado um grande número de mecanismos patogenéticos, incluindo um aumento da produção de endolinfa; diminuição da produção de perilinfa, acompanhada por um aumento compensatório no volume do saco endolinfático; e redução da absorção de endolinfa causada pelo mau funcionamento do saco endolinfático ou por obstrução das vias endolinfáticas.

Etiologia. A causa da doença de Ménière é desconhecida, mas se sabe que essa síndrome é de origem periférica com vertigem. Foram identificadas diversas condições como possíveis causas etiológicas da doença de Ménière, incluindo traumatismo, infecção, medicamentos específicos (certos antibióticos) e toxinas. A forma mais comum da doença é classificada como idiopática e se acredita que seja causada por uma única lesão provocada por vírus ao sistema de transporte de líquido da orelha interna.

Manifestações clínicas. A doença de Ménière se caracteriza por episódios flutuantes de tinido, sensação de plenitude auricular e violenta vertigem rotatória que muitas vezes tornam a pessoa incapaz de se sentar ou caminhar. O indivíduo sente a necessidade de se deitar em silêncio, com a cabeça fixa em uma posição confortável, evitando todos os movimentos da cabeça que agravam a vertigem. Geralmente há sintomas relacionados com o sistema nervoso autônomo, como palidez, sudorese, náuseas e vômitos. Quanto mais grave for a crise, mais proeminentes são as manifestações autônomas. Ocorre perda auditiva flutuante, que retorna ao normal depois da resolução do episódio. Inicialmente, os sintomas tendem a ser unilaterais e resultam em nistagmo rotatório, causado por um desequilíbrio no controle vestibular dos movimentos oculares. Como o envolvimento inicial é, por vezes, unilateral e o sentido da audição é bilateral, muitas pessoas com o distúrbio não têm consciência de toda a extensão de sua perda auditiva. No entanto, com a progressão da condição, o indivíduo passa a perceber a piora da audição. Os episódios de vertigem se reduzem e depois desaparecem, embora a pessoa possa sentir certa instabilidade, especialmente no escuro.

Diagnóstico e tratamento. Os métodos utilizados para o diagnóstico da doença de Ménière incluem audiograma, exame vestibular por eletronistagmografia (ENG) e radiografia da pirâmide petrosa. A administração de substâncias hiperosmolares, como glicerina e ureia, muitas vezes produz melhora auditiva temporária aguda em pessoas com doença de Ménière. Esse método é usado algumas vezes como medida diagnóstica para hidropisia endolinfática. O diurético furosemida também pode ser utilizado para essa finalidade.

O tratamento da doença de Ménière deve ser focalizado na tentativa de reduzir a distensão do espaço endolinfático e pode ser clínico ou cirúrgico. O controle farmacológico consiste na administração de medicamentos supressores (p. ex., proclorperazina, prometazina, diazepam), que atuam centralmente para diminuir a atividade do sistema vestibular. Os diuréticos são utilizados para reduzir o volume de líquido da endolinfa. Recomenda-se a adoção de uma dieta pobre em sódio, além do uso desses medicamentos. O hormônio esteroide, prednisona, é usado para manter um nível auditivo satisfatório e resolver os problemas de tontura.

Os métodos cirúrgicos incluem a criação de um *shunt* endolinfático, através do qual o excesso de endolinfa da orelha interna é desviado para o espaço subaracnoide ou mastoide (cirurgia do saco endolinfático), e secção do nervo vestibular ou ablação química.[25] Os avanços nas técnicas de seção do nervo vestibular têm facilitado o monitoramento dos potenciais dos NC VII e VIII.

Distúrbios da função vestibular central

A ocorrência anormal de nistagmo e vertigem pode derivar de lesões do SNC que envolvam o cerebelo e o tronco encefálico inferior. As causas centrais de vertigem incluem isquemia do tronco encefálico, tumores e esclerose múltipla. Quando a causa da vertigem é isquemia do tronco encefálico, geralmente está associada a outros sinais do tronco encefálico, como diplopia, ataxia, disartria ou fraqueza facial. A compressão dos núcleos vestibulares por tumores do cerebelo que invadem o quarto ventrículo resulta em sinais e sintomas progressivamente mais graves. Além de nistagmo anormal e vertigem, tornam-se cada vez mais evidentes vômitos e marcha de base ampliada e distáxica.

O nistagmo de origem central geralmente tem excursão igual nas duas direções (*i. e.*, pendular). Em contraste com o nistagmo de origem periférica, o nistagmo derivado do SNC é relativamente constante, em vez de episódico. Ele pode ocorrer em qualquer direção (em vez de principalmente nas dimensões horizontais ou de torção [rotatório]), frequentemente muda de direção ao longo do tempo e não pode ser suprimido pela fixação da visão. A indução repetida de nistagmo resulta na diminuição rápida ou "fadiga" do reflexo com anormalidades periféricas, mas a fadiga não é característica de lesões centrais. O nistagmo anormal poderá dificultar a leitura e outras tarefas que exijam controle preciso do posicionamento dos olhos.

Diagnóstico e tratamento de distúrbios vestibulares

Exames complementares

O diagnóstico de distúrbios vestibulares se baseia na descrição dos sintomas, no histórico de traumatismo ou de exposição a agentes nocivos às estruturas vestibulares e no exame físico. Os métodos de exame físico incluem o uso do teste de Romberg, avaliação de marcha e observação da existência de nistagmo. Outros testes de função vestibular são ENG e o teste de estimulação calórica.

Teste de Romberg.
Um dos testes sensoriais usados para revelar distúrbios da função vestibular estática. A pessoa que está sendo testada deve permanecer de pé, com os pés juntos e os braços estendidos para a frente, de modo que possa ser observado o grau de oscilação e de estabilidade do braço. Solicita-se, então, que a pessoa feche os olhos. Quando as pistas visuais são removidas, a estabilidade postural se baseia na sensação proprioceptiva das articulações, músculos e tendões e na recepção vestibular estática. Uma deficiência no *input* vestibular estático é indicada por um grande aumento na oscilação e uma tendência dos braços de se mover em direção ao lado que apresenta a deficiência.

Se o *input* vestibular estiver muito comprometido, o indivíduo cai para o lado que apresenta a deficiência. Deve-se tomar cuidado porque defeitos na projeção proprioceptiva para o prosencéfalo também originam desvio do braço e instabilidade postural para o lado deficiente. Somente se a discriminação de dois pontos e a percepção vibratória dos membros inferiores e superiores forem bilateralmente normais, é que a deficiência pode ser atribuída ao sistema vestibular.

Eletronistagmografia e videonistagmografia.
É um exame que registra os movimentos dos olhos em resposta à estimulação vestibular, visual, cervical (vertigem desencadeada por aporte [*input*] somatossensorial pelo movimento da cabeça e do pescoço), rotacional e posicional. Os eletrodos são colocados lateralmente, no canto externo e acima e abaixo de cada olho. Um eletrodo terra é colocado sobre a testa. A eletronistagmografia (ENG) possibilita a quantificação da velocidade, da frequência e da amplitude do nistagmo espontâneo ou induzido e das alterações nessas medidas resultantes da perda de fixação, com os olhos abertos ou fechados. ENG inclui muitas vantagens, como a facilidade de realização, o fato de ser um exame não invasivo, não interferir na visão e não necessitar de apoio de cabeça.

A VNG, que substituiu a ENG na prática clínica, utiliza óculo de infravermelho para registrar e medir os movimentos oculares na câmera. O teste captura a mobilidade ocular usando manobras diferentes, rastreamento ocular, posicionamento da cabeça e estimulação calórica. Historicamente a estimulação calórica consistia em irrigação de água, contudo, o ar se tornou o meio preferido. Esse teste consiste na estimulação da orelha interna, uma por vez, com ar morno seguido por ar frio e comparação das respostas medidas.[23]

Outros testes.
O teste da cadeira rotatória é feito no escuro e visa estimular nistagmo; possibilita a mensuração de movimentos horizontais. A realização de RM da cabeça também deve ser aventada quando se investiga disfunção vestibular.[23]

Nas pessoas com lesões periféricas, o nistagmo é, em geral, horizontal e tem um componente rotatório; o batimento rápido geralmente se dá para longe do lado acometido. Vários tipos de manobras podem ser utilizados para provocar vertigem e pesquisar nistagmo. De modo geral, o examinador coloca o paciente sentado, com as costas retas, na mesa de exame. A cabeça do paciente está direcionada diretamente para o examinador e seu olhar está focalizado em um dedo da mão do examinador. A seguir, o paciente é abaixado (com suporte) rapidamente para o decúbito dorsal com a cabeça além da cabeceira da mesa e pendendo em um ângulo de 30° em relação ao resto do corpo. Durante aproximadamente 30 segundos, o paciente é observado para determinar se ocorre nistagmo nessa posição. O teste pode ser realizado com a cabeça do paciente virada para a direita ou para a esquerda ou com a cabeça centrada e o paciente olhando para a frente.

A vertigem causada por lesões centrais tende a se desenvolver gradativamente e nem sempre ocorre nistagmo ou o nistagmo pode ocorrer em qualquer direção e pode ser dissociado nos dois olhos. Com frequência, a ENG é útil na documentação das características do nistagmo. A investigação adicional de vertigem de origem central exige a realização de RM.

Tratamento

Métodos farmacológicos. Dependendo da causa, a vertigem pode ser tratada farmacologicamente. Os fármacos usados para promover alívio sintomático incluem anti-histamínicos, anticolinérgicos, antieméticos e benzodiazepínicos. Os anti-histamínicos e anticolinérgicos suprimem as manifestações vestibulares. Os benzodiazepínicos e antieméticos podem ter efeitos sedativos e são reservados para as manifestações graves que não melhoram com outros medicamentos.[24] Embora os anti-histamínicos sejam utilizados há muito tempo para tratar vertigem, pouco se sabe sobre seu mecanismo de ação.

Exercícios de reabilitação vestibular. A reabilitação vestibular tem demonstrado ser útil no tratamento de distúrbios vestibulares periféricos. Fisioterapeutas normalmente estão envolvidos no desenvolvimento de um programa que inclua exercícios de habituação, exercícios de retreinamento de equilíbrio e um programa de condicionamento geral para ser praticado no ambiente doméstico.[25] Os exercícios de habituação se aproveitam da fadiga fisiológica da resposta neurovegetativa ao movimento repetitivo ou à estimulação posicional e são realizados para reduzir a vertigem, tontura e desequilíbrio provocados pelo movimento. Os exercícios são selecionados para provocar sintomas vestibulares. A pessoa deve se mover rapidamente na posição que desencadeia os sintomas, manter a posição até que os sintomas aliviem (i. e., fadiga da resposta neurovegetativa), relaxar e depois repetir o exercício durante um determinado número de vezes. Os exercícios geralmente são repetidos 2 vezes/dia.

Exercícios de retreinamento de equilíbrio consistem em atividades voltadas para a melhoria de componentes individuais do equilíbrio, que pode ser anormal. Os exercícios de condicionamento geral, que são parte vital do processo de reabilitação, devem ser individualizados de acordo com as preferências e estilo de vida da pessoa. Recomenda-se a prática desses exercícios pelo menos 5 vezes/semana.

RESUMO

O sistema vestibular tem um papel fundamental no sentido do equilíbrio, que está intimamente integrado com os sentidos visual e proprioceptivo (posição). Os receptores nos canais semicirculares, utrículo e sáculo do sistema vestibular, localizados na orelha interna, respondem às mudanças na aceleração linear e angular da cabeça. As fibras do nervo vestibular trafegam pelo NC VIII até os núcleos vestibulares na junção entre o bulbo e a ponte; algumas fibras passam através do núcleo até o cerebelo. Conexões cerebelares são necessárias para realização de movimentos suaves temporalmente coordenados durante os movimentos contínuos da cabeça, inclinação e aceleração angular. Os núcleos vestibulares também se conectam com núcleos dos nervos oculomotor (NC III), troclear (NC IV) e abducente (NC VI), que controlam o movimento dos olhos. *Nistagmo* é um termo usado para descrever movimentos oculares controlados pelo sistema vestibular que ocorrem em resposta a movimentos angulares e de rotação da cabeça. O sistema vestibuloespinal, que fornece o controle do tônus muscular nos músculos axiais, incluindo os músculos das costas, dá suporte na manutenção do equilíbrio. Os neurônios dos núcleos vestibulares também se projetam até o tálamo, córtex temporal e área somatossensorial do córtex parietal. As projeções talâmicas e corticais servem de base para as experiências subjetivas de posição no espaço e de rotação e vertigem.

Vertigem, que é a ilusão de sensação de movimento em si mesmo ou do ambiente, tinido e perda auditiva são manifestações comuns de disfunção vestibular, assim como as manifestações autonômas, como perspiração, náuseas e vômitos. Os distúrbios mais comuns do sistema vestibular incluem cinetose, vertigem posicional paroxística benigna (VPPB) e doença de Ménière.

VPPB é uma condição que se acredita ser causada por partículas que flutuam livremente no canal semicircular posterior. É um distúrbio caracterizado por manifestação súbita de tontura ou vertigem, provocada por determinadas mudanças na posição da cabeça. A doença de Ménière, que é causada pelo acúmulo excessivo de endolinfa, caracteriza-se por episódios graves e incapacitantes de tinido, sentimentos de plenitude auricular e violenta vertigem rotatória. O diagnóstico dos distúrbios vestibulares se baseia na descrição de sintomas, histórico de traumatismo ou de exposição a agentes nocivos às estruturas vestibulares e testes de movimentos oculares (i. e., nistagmo) e controle muscular do equilíbrio. Dentre os métodos utilizados no tratamento da vertigem que acompanha os distúrbios vestibulares, destacam-se os exercícios de habituação e o uso de fármacos antivertiginosos. Esses medicamentos reduzem a excitabilidade dos neurônios do núcleo vestibular.

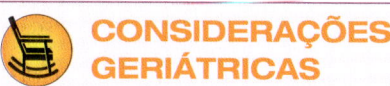

CONSIDERAÇÕES GERIÁTRICAS

- As pessoas podem evitar o convívio com adultos mais velhos com comprometimento auditivo e estes, por sua vez, evitam situações de interação social
- Dez por cento dos adultos mais velhos descrevem dificuldade em escutar conversas telefônicas
- Otite externa aguda é mais frequente na população idosa por causa das comorbidades e uso de próteses auditivas[3]
- A irrigação auricular é um método simples para remover acúmulos de cerume no meato acústico de pessoas mais velhas, mas pode provocar tonteira e aumentar o risco de quedas[26]
- Tinido (acúfeno) ocorre frequentemente em associação a perda auditiva relacionada a idade, a lesão da orelha, ao uso de medicamentos e a doença cardiovascular no adulto mais velho[26]
- Embora as próteses auditivas sejam úteis para as pessoas mais velhas com comprometimento auditivo porque melhoram a audição, se forem desconfortáveis ou exigirem ajuda na manutenção, é necessário suporte adicional.

CONSIDERAÇÕES PEDIÁTRICAS

- A audição está plenamente desenvolvida ao nascimento e isso é evidenciado pela capacidade do recém-nascido de diferenciar as vozes dos genitores e ser tranquilizado por música familiar[27]
- A dificuldade para mamar em recém-nascidos com otite média aguda pode ser o único indício de sepse[3]
- Lactentes (9 a 12 meses de vida) que não conseguem repetir sílabas como "ma-ma" devem ser encaminhados para avaliação auditiva[27]
- O declínio do desempenho escolar é um indício da necessidade de avaliação da audição.[27]

Exercícios de revisão

1. A mãe percebe que seu filho com 13 meses de idade está agitado e repuxando a orelha, e ele se recusa a tomar o café da manhã. A temperatura é 37,8°C. Embora a criança frequente a creche, a mãe o manteve em casa para ir a uma consulta no pediatra. No consultório do médico, a temperatura é 37,9°C, a criança se mostra irritada e apresenta secreção nasal clara. A membrana timpânica da orelha esquerda apresenta características e mobilidade normais à otoscopia pneumática. A membrana timpânica da orelha direita se apresenta eritematosa e pode ser observada redução da mobilidade à otoscopia pneumática.
   a. Quais fatores de risco predispõem essa criança ao desenvolvimento de OMA?
   b. Seus sinais e sintomas são típicos de OM em uma criança dessa idade?
   c. Quais são os patógenos mais prováveis? Que tratamento seria indicado?
   d. Mais tarde, na mesma semana, a mãe percebe que a criança parece não escutar tão bem quanto antes de desenvolver a infecção. Isso é comum ou a mãe deve se preocupar com a perda auditiva transitória em uma criança dessa idade?

2. A neta está preocupada porque seu avô está "ficando surdo". Ultimamente, ele tem se afastado de reuniões sociais de que sempre gostou, alegando que todos os amigos murmuram. Ele é firme em sustentar que não existe nada de errado com sua audição. No entanto, queixa-se de zumbido intenso de aparecimento recente.
   a. Quais são as manifestações mais comuns de perda auditiva em adultos mais velhos?
   b. Que tipo de avaliação seria apropriado para determinar se esse homem tem perda auditiva e qual é o grau dessa perda?
   c. Que tipo de providências a neta pode tomar para que o avô possa ouvir melhor quando falam com ele?

3. Um homem de 70 anos se queixa de ter a sensação terrível de que "a sala está se movendo" e fica nauseado quando rola na cama ou se inclina de repente. Geralmente, os sintomas desaparecem pouco depois que ele se levanta. Ele foi informado de que seus sintomas são consistentes com VPPB.
   a. Qual é a fisiopatologia associada à vertigem desse homem?
   b. Por que os sintomas diminuem depois que ele se levanta?
   c. Que métodos estão disponíveis para o tratamento da doença?

REFERÊNCIAS BIBLIOGRÁFICAS

1. Lemone P., Burke K. M., Bauldoff G., et al. (2015). Medical-Surgical nursing: Clinical reasoning in patient care (6th ed.). Boston, MA: Pearson Education.
2. Schwartz S. R., Magit A.M., Rosenfeld R.M., et al. (2017). Clinical practice guideline (update): Earwax (cerumen impaction). Sage Publications. doi: 10.1177/0194599816671491.
3. Waitzman A. A. (2017). Otitis externa. Available: https://emedicine.medscape.com/article/994550-overview#a1. Accessed November 9, 2017.
4. Rosenfeld R. M., Schwartz S. P., Cannon C. R., et al. Clinical practice guideline: Acute otitis externa. Otolaryngology–Head and Neck Surgery 2014;150(1 Suppl):S1–S24.
5. Scanlon V. C., Sanders T. (2015). Essentials of anatomy and physiology (7th ed.). Philadelphia, PA: F.A. Davis.
6. Porter R. S., Kaplan J. L. (2016). Merck manual: Professional version. Whitehouse Station, NJ: Merck Sharp & Dohme Corporation.
7. Burns C. E., Dunn A. M., Brady M. A., et al. (2017). Pediatric primary care (6th ed.). St. Louis, MO: Saunders Elsevier.
8. Pensak M. L., Choo D. I. (2015). Clinical otology (4th ed.). New York, NY: Thieme Medical Publishers, Inc.
9. Bickley L. S. (2017). Bates' guide to physical examination and history taking (12th ed.). Philadelphia, PA: Wolters Kluwer.
10. Simpson K. R., Creehan P. A. (2014). Perinatal nursing (4th ed.). Philadelphia, PA: Wolters Kluwer.
11. Youngkin E. Q., Davis M.S., Schadewald D. M., et al. (2013). Women's health: A primary care clinical guide (4th ed.). Upper Saddle River, NJ: Pearson Education Inc.
12. American Academy of Pediatrics. (2017). Pediatric clinical practice guidelines & policies: A compendium of evidence-based research for pediatric practice (17th ed.). Elk Grove Village, IL: American Academy of Pediatrics.
13. Cook R. L., Nelson K. C. (2018). Presbycusis. In The 5-minute clinical consult (26th ed.). Philadelphia, PA: Wolters Kluwer.
14. Venes D. (2017). Taber's cyclopedic medical dictionary (23rd ed.). Philadelphia, PA: F.A. Davis Company.
15. Hill M. (2017). Hearing development: Embryology of the ear. In A. M. Tharpe, R. Seewald (Eds.) Comprehensive handbook of pediatric audiology. Kenilworth, NJ: Plural Publishing, Inc.
16. Kaplan J. L., Porter R. S. (2016). Merck manual professional version. Whitehouse Station, NJ: Merck Sharp & Dohme Corp., A Subsidiary of Merck & Co., Inc.
17. Cacace A. T., Kleine E., Holt A. G., et al. (2016). Scientific foundations of audiology: Perspectives from physics, biology, modeling, and medicine. San Diego, CA: Plural Publishing, Inc.
18. Lambert S. R., Lyons C. J. (2017). Taylor and Hoyt's pediatric ophthalmology and strabismus (5th ed.). Edinburgh, New York: Elsevier.
19. Bowling B. (2016). Kanski's clinical ophthalmology (8th ed.). Edinburgh: Elsevier.
20. Goldman L., Schafer A. (2016). Goldman-Cecil medicine (25th ed.). Philadelphia, PA: Elsevier.
21. Adams J. (2013). Emergency medicine: Clinical essentials (2nd ed.). Philadelphia, PA: Elsevier/Saunders.
22. Netter F. H., Jones H. R., Srinivasan J., et al. (2013). Netter's neurology (2nd ed.). Philadelphia, PA: Elsevier/Saunders.
23. Louis E. D., Mayer S. A., Rowland, L. P. (2016). Merritt's neurology (13th ed.). Philadelphia, PA: Wolters Kluwer.
24. Samuels M. A. (2017). Scientific American Neurology. Hamilton, ON: Decker Intellectual Properties, Inc.
25. O'Sullivan S. B., Schmitz T. J., Fulk G. D. (2014). Physical rehabilitation (6th ed.). Philadelphia, PA: F.A. Davis Company.
26. Elipoulos C. (2018). Vision and hearing. In Gerontological nursing (9th ed., pp. 364–377). Philadelphia, PA: Wolters Kluwer.
27. Bowden V. R., Greenberg C. S. (2014). The child with altered sensory status. In Children and their families the continuum of nursing care (3rd ed., pp. 1462–1519). Philadelphia, PA: Wolters Kluwer.

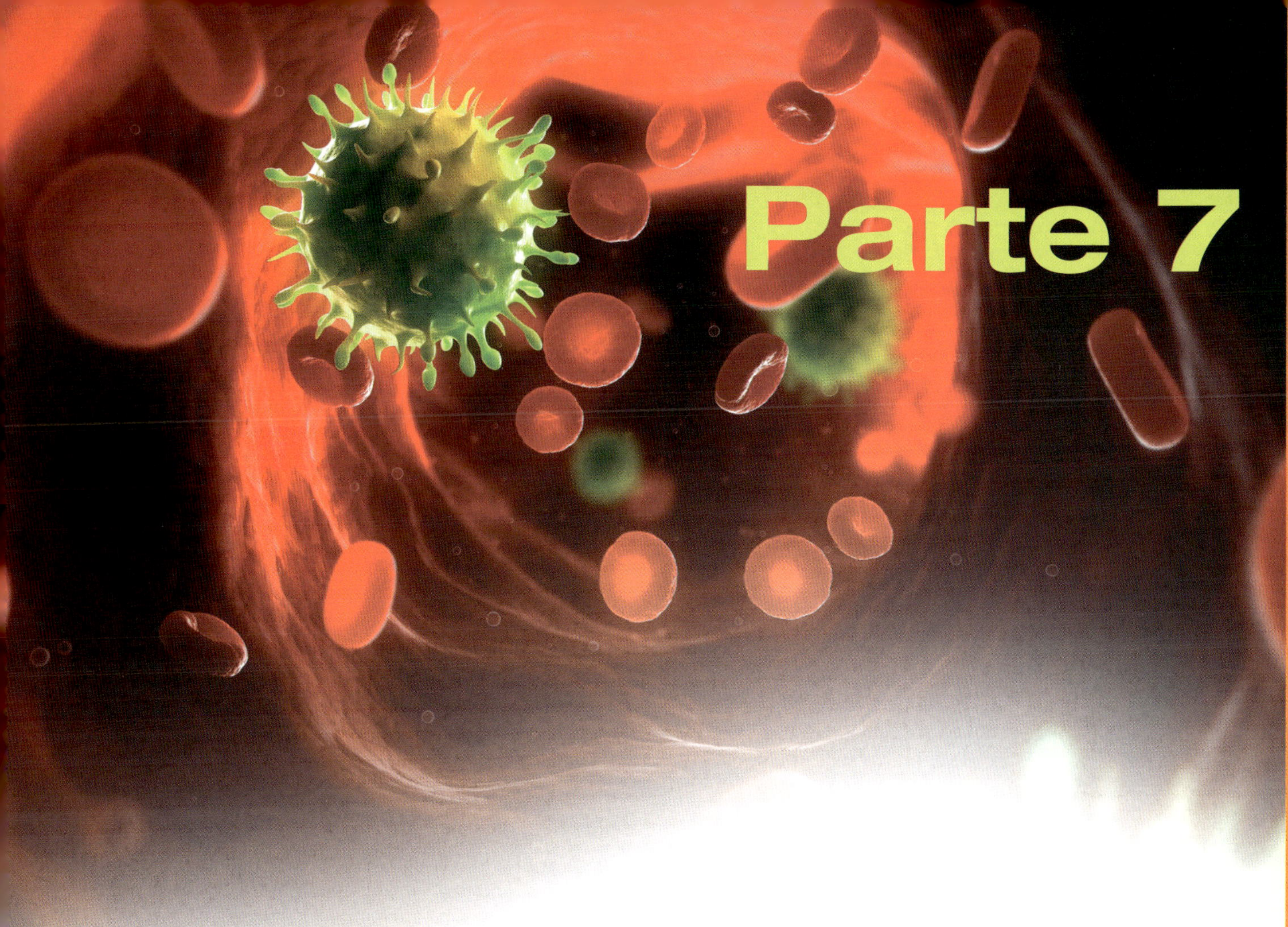

Parte 7

Distúrbios do Sistema Hematopoético

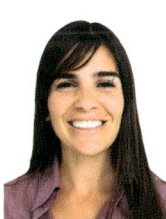

Cretena, uma mulher de 48 anos de idade, compareceu para seu exame físico anual. Ela se queixou de fadiga e menstruações intensas ao longo dos últimos 6 meses. Tem quatro filhos e trabalha em período integral, e não havia pensado muito sobre a fadiga até conversar com uma amiga, que recomendou testar seus níveis de hemoglobina. Os valores laboratoriais foram os seguintes: hemácias = $4,2 \times 10^6/mm^3$ (variação normal para mulheres: 4 a $5,5 \times 10^6/mm^3$), hematócrito = 35% (variação normal para mulheres: 36 a 48%) e hemoglobina = 10 g/dℓ (variação normal para mulheres: 12 a 16 g/dℓ). Seus índices hematimétricos indicaram anemia microcítica hipocrômica causada por deficiência de ferro. Foi recomendada a ingestão de sulfato ferroso, três vezes/dia, e retorno para acompanhamento em 2 semanas.

Células Sanguíneas e Sistema Hematopoético

21

Jacqueline Rosenjack Burchum

INTRODUÇÃO

O sangue é um tecido conjuntivo especializado, composto por células sanguíneas (eritrócitos, leucócitos e plaquetas ou trombócitos) suspensas em um líquido extracelular, conhecido como *plasma*. O sangue é responsável por aproximadamente 7 a 8% do peso corporal total.[1] O volume total de sangue em um adulto, em média, é de aproximadamente 5 a 6 ℓ, circulando por todo o corpo, confinado ao sistema circulatório. Como circula pelo corpo inteiro, o sangue é um veículo ideal para o transporte de materiais para as numerosas células do corpo e a partir delas.

COMPOSIÇÃO DO SANGUE E FORMAÇÃO DAS CÉLULAS SANGUÍNEAS

Depois de concluir esta seção, o leitor deverá ser capaz de:

- Descrever a composição e as funções do plasma
- Compreender a função e o tempo de vida das células sanguíneas
- Traçar o processo da hematopoese desde a célula-tronco até a célula sanguínea madura.

Os componentes do sangue são facilmente identificados no laboratório. Quando uma amostra de sangue é centrifugada, três camadas distintas separadas são observadas (Figura 21.1).

A camada inferior (aproximadamente 42 a 47% do volume sanguíneo total) contém os eritrócitos ou hemácias. A camada intermediária, de aspecto cremoso e que contém os leucócitos, é branca ou cinza. Essa camada é denominada creme leucocitário (*buffy coat* ou camada leucoplaquetária; cerca de 1%).[2] Acima dos leucócitos, encontra-se uma fina camada de plaquetas indistinguível a olho nu. O líquido translúcido e amarelado que se forma acima das hemácias, leucócitos e plaquetas é o plasma, que representa aproximadamente 55% do volume sanguíneo total.

Plasma

Por peso, o plasma contém 90 a 91% de água, 6,5 a 8% de proteínas, e 2% de outras pequenas substâncias moleculares (Tabela 21.1). O plasma atua em uma diversidade de funções vitais. Funciona como um veículo de transporte para nutrientes, mensageiros químicos, metabólitos e outros materiais.[3] Por exemplo, o plasma transporta hormônios desde o seu local de secreção até o órgão-alvo. Transporta a ureia sérica, um produto residual do metabolismo, até os rins para a excreção.

Conceitos fundamentais

Composição do sangue

- O tipo mais abundante de células sanguíneas, as hemácias, atua no transporte de oxigênio e dióxido de carbono
- Os leucócitos têm diversos papéis na imunidade e na inflamação
- Os trombócitos ou plaquetas são pequenos fragmentos celulares que estão envolvidos na coagulação sanguínea.

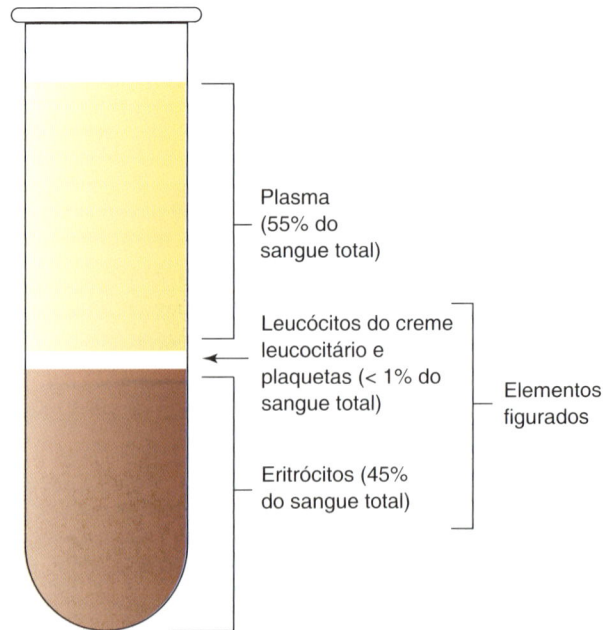

Figura 21.1 • Disposição dos componentes sanguíneos em camadas em uma amostra de sangue anticoagulada e centrifugada.

Tabela 21.1 Componentes do plasma.

Plasma	Porcentagem do volume plasmático	Descrição
Água	90 a 91	
Proteínas	6,5 a 8	
Albumina		54% das proteínas plasmáticas
Globulinas		38% das proteínas plasmáticas
Fibrinogênio		7% das proteínas plasmáticas
Outras substâncias	1 a 2	Hormônios, enzimas, carboidratos, gorduras, aminoácidos, gases, eletrólitos, produtos da excreção

Transporta as hemácias que absorvem o oxigênio nos alvéolos pulmonares para distribuição aos tecidos. O plasma também participa no equilíbrio eletrolítico e acidobásico, e contém as proteínas plasmáticas que contribuem para a regulação osmótica dos líquidos corporais. Além disso, como a água apresenta considerável capacidade de manter o calor, o plasma consegue absorver e distribuir grande parte do calor gerado no corpo.

Proteínas plasmáticas

As proteínas plasmáticas são os solutos mais abundantes no plasma. É a presença dessas proteínas que diferencia a composição do plasma daquela do líquido intersticial. Os principais tipos de proteínas plasmáticas são a albumina, as globulinas e o fibrinogênio. Com exceção dos hormônios transportados pelo sangue e das gamaglobulinas, a maior parte das proteínas plasmáticas é produzida pelo fígado, que as secreta no sangue. A albumina é a proteína plasmática mais abundante, compondo aproximadamente 54% de todas as proteínas plasmáticas. Sendo muito grande para passar pelos poros na parede dos capilares, permanece na circulação, onde contribui para a pressão osmótica plasmática e para a manutenção do volume sanguíneo (ver Capítulo 14). A albumina também atua como carreadora de determinadas substâncias e como um tampão sanguíneo.

As globulinas representam cerca de 38% de todas as proteínas plasmáticas. Existem três tipos de globulinas – as *alfaglobulinas*, que transportam bilirrubina e esteroides; as *betaglobulinas*, que transportam ferro e cobre; e as *gamaglobulinas*, que constituem os anticorpos do sistema imune.

O fibrinogênio representa em torno de 7% das proteínas plasmáticas. É uma proteína solúvel que sofre polimerização para formar a proteína insolúvel fibrina, durante a coagulação sanguínea. A presença de fibrinogênio e fatores de coagulação diferencia o plasma do soro. Quando esses são removidos do plasma, como ocorre quando se deixa uma amostra de sangue coagular, o líquido que permanece é o soro.[2]

Uma diversidade de proteínas compõe o 1% restante das proteínas plasmáticas. Estas incluem hormônios, enzimas, complemento e carreadores de lipídios.

Células sanguíneas

Os elementos figurados no sangue – hemácias, leucócitos e trombócitos ou plaquetas – têm origem na medula óssea.[2] A Figura 21.2 ilustra um esfregaço sanguíneo. Embora sejam denominadas células sanguíneas, apenas os leucócitos são células verdadeiras. As hemácias não têm núcleo nem organelas, e as plaquetas são apenas fragmentos celulares.

A maior parte das células sanguíneas não se divide. Portanto, a divisão das células na medula óssea precisa renová-las continuamente. A Tabela 21.2 lista os valores normais para as células sanguíneas.

Hemácias

As hemácias ou eritrócitos são os elementos figurados presentes em maior quantidade. São pequenos discos bicôncavos, com diâmetro médio de 6 a 8 μm.[4] Na borda, sua espessura aproximada é de 2,6 μm, enquanto no centro, a espessura é de apenas 0,8 μm.[2] Essa característica lhes confere uma ampla área de superfície que, aliada a uma grande elasticidade, possibilita que se deformem facilmente e assumam quase qualquer formato necessário para a sua movimentação pelos pequenos capilares do sistema circulatório.[4]

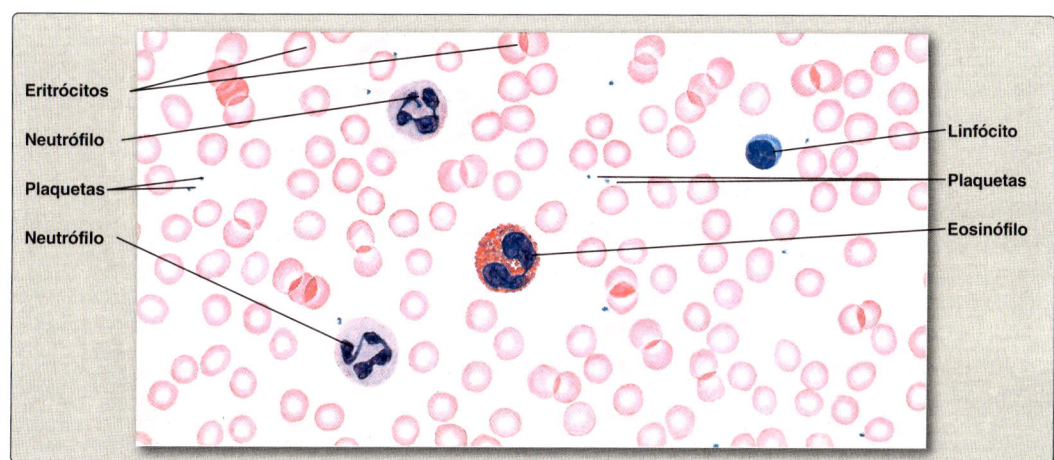

Figura 21.2 • Esfregaço sanguíneo humano exibindo eritrócitos, neutrófilos, eosinófilos, linfócitos e plaquetas. Fonte: Leeper-Woodford S. A., Adkinson L. R. (2016). *Lippincott illustrated reviews: Integrated systems* (Fig. 4.46). Philadelphia, PA: Wolters Kluwer.

Tabela 21.2 Hemograma típico de um adulto.*

Células sanguíneas	Quantidade de células/mℓ (unidades do SI)	Porcentagem de leucócitos
Contagem de hemácias	Homens: 4,2 a 5,4 × 10⁶/µℓ (4,2 a 5,4 × 10^{12}/ℓ) Mulheres: 3,6 a 5,0 × 10⁶/µℓ (3,6 a 5,0 × 10^{12}/ℓ)	
Contagem de leucócitos	4,8 a 10,8 × 10³/µℓ (4,8 a 10,8 × 10⁹/ℓ)	
Contagem diferencial:		
• Granulócitos		
▪ Neutrófilos:		
○ Segmentados		47 a 63
○ Bastonetes		0 a 4
▪ Eosinófilos		0 a 3
▪ Basófilos		0 a 2
• Linfócitos		24 a 40
• Monócitos		4 a 9
Contagem de plaquetas	150 a 400 × 10³	

Índices hematimétricos: volume corpuscular médio (VCM) = 80 a 100 fℓ; hemoglobina celular média (HCM) = 27 a 34 pg/célula; concentração de hemoglobina corpuscular média (CHCM) = 31 a 35 g/dℓ.
* Os valores para recém-nascidos e crianças variam significativamente, de acordo com a idade.

A função primária das hemácias é o transporte de oxigênio aos tecidos do corpo. Isso é realizado pela proteína carreadora de oxigênio, a *hemoglobina*, que está contida em cada uma das hemácias.[1] É a hemoglobina que confere a cor vermelha a essas células. Além do transporte de oxigênio, as hemácias contribuem para o transporte de dióxido de carbono a ser excretado, e para a regulação do equilíbrio acidobásico.[1]

O tempo de vida aproximado de uma hemácia é de 120 dias. Noventa por cento das hemácias envelhecidas são fagocitadas na medula óssea, no baço e no fígado,[2] enquanto os outros 10% são degradados no interior dos vasos sanguíneos, liberando pequenas quantidades de hemoglobina no sistema circulatório.[2] Para manter quantidades suficientes de hemácias, a medula óssea libera continuamente novas hemácias, à medida que as hemácias velhas ou danificadas são removidas da circulação.

Leucócitos

Têm um diâmetro de 10 a 12 µm e, portanto, são muito maiores que as hemácias.[2] Entretanto, constituem somente 1% do volume sanguíneo total. Têm sua origem na medula óssea e circulam por todos os tecidos linfoides do corpo. Os leucócitos são cruciais para a nossa defesa contra doenças, como segue:

- São responsáveis pela resposta imune de proteção contra microrganismos causadores de doenças
- Identificam e destroem células cancerosas
- Participam na resposta inflamatória e na cicatrização de ferimentos.

Os leucócitos são comumente classificados em dois grupos, com base na presença ou ausência de grânulos citoplasmáticos específicos capazes de absorver determinados corantes (Figura 21.3). Os leucócitos que visivelmente contêm esses grânulos são classificados como granulócitos. Aqueles nos quais esses grânulos específicos estão ausentes são classificados como agranulócitos.[2]

Granulócitos. São esféricos e contêm núcleos multilobulares distintos. Todos são fagócitos, com capacidade de englobar microrganismos e outras substâncias. Os grânulos encontrados no citoplasma do granulócito contêm substâncias químicas e enzimas que degradam os microrganismos englobados.[5]

Os granulócitos são divididos em três tipos – neutrófilos, eosinófilos e basófilos – de acordo com as propriedades de coloração de seus grânulos específicos. O nome dos *eosinófilos* deriva da coloração dos grânulos por um corante ácido denominado eosina. Os basófilos recebem esse nome porque seus grânulos absorvem prontamente um corante básico.[2] Por fim, o nome dos neutrófilos deriva da antiga crença de que os neutrófilos eram células coradas por "corantes neutros", que combinam corantes ácidos e básicos; contudo, o mecanismo exato da coloração dos neutrófilos é desconhecido.[2]

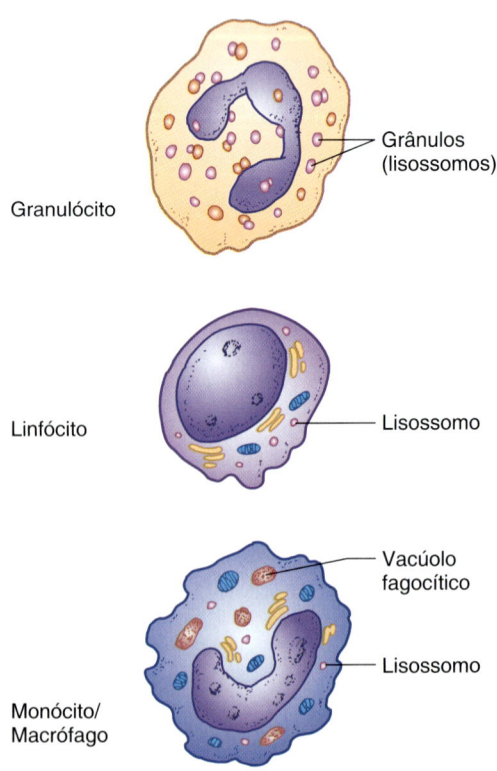

Figura 21.3 • Leucócitos.

Neutrófilos. Constituem 55 a 65% do total de leucócitos.[2] Como esses leucócitos têm núcleos que são divididos em três a cinco lóbulos, com frequência são denominados *leucócitos polimorfonucleares* ou *PMN*.[2] O neutrófilo corado exibe uma cor lilás[6] ou bronze.[5]

Os neutrófilos são primariamente responsáveis pela manutenção das defesas normais do hospedeiro contra a invasão de bactérias e fungos, resíduos celulares, além de uma diversidade de substâncias estranhas (ver Capítulo 13). Portanto, aumentam em quantidade durante infecções bacterianas e fúngicas sistêmicas, bem como em outras situações que requerem sua ação. O tempo de vida dos neutrófilos é curto, variando de 5 h[6] a aproximadamente 4 a 5 dias.[1] O *pool* (agrupamento) de neutrófilos circulantes (*i. e.*, aqueles que são medidos no hemograma) é mantido em um estrito equilíbrio com um *pool* de células de tamanho semelhante que margeiam as paredes dos pequenos vasos sanguíneos. Em resposta a fatores quimiotáticos, os neutrófilos marginais se deformam para passar pelos poros capilares e sair da circulação nos sítios de inflamação.[1]

A medula óssea libera grandes quantidades de neutrófilos em resposta a uma infecção bacteriana sistêmica aguda. Os neutrófilos imaturos, denominados *bastonetes*, com frequência são liberados como parte dessa resposta. À medida que as reservas de neutrófilos maduros vão sendo depletadas, a quantidade de bastonetes componentes do *pool* de leucócitos circulantes aumenta. A Figura 21.4 ilustra os estágios do desenvolvimento dos neutrófilos.

Eosinófilos. Têm tamanho semelhante ao dos neutrófilos, mas contêm núcleos bilobulados[2] (com dois lóbulos) e seus grânulos citoplasmáticos são corados em vermelho.[6] Os eosinófilos encontram-se primariamente nos tecidos e não na circulação.[7] No sangue, constituem 1 a 3% dos leucócitos totais.

Os eosinófilos apresentam importantes funções de defesa do hospedeiro, atuando em reações alérgicas, infecções parasitárias e respostas imunes crônicas associadas a condições como a asma.[6] Portanto, a quantidade de eosinófilos aumenta nas respostas alérgicas, nas infestações parasitárias e na asma.[2] Em resposta às alergias, os eosinófilos liberam enzimas como a histaminase, para inativar a histamina e outras substâncias inflamatórias, diminuindo assim a gravidade das reações inflamatórias.[2] Embora sejam fagócitos, nas infecções parasitárias, os eosinófilos são muito pequenos para fagocitar o parasita. Nesses casos, os eosinófilos utilizam marcadores de superfície para se ligar ao parasita e promover a sua morte por meio da liberação de enzimas hidrolíticas e proteínas tóxicas.[1]

Basófilos. Os basófilos, cujo tamanho também é semelhante ao dos neutrófilos, são os leucócitos presentes em menor quantidade, representando apenas 0,3 a 0,5% do total de leucócitos. O basófilo corado apresenta grânulos azul-escuros tão grandes e abundantes que por vezes escondem o núcleo.[6] Esses grânulos contêm heparina, um anticoagulante; histamina, um vasodilatador; e outros mediadores inflamatórios, como bradicinina e leucotrienos.[2] Desse modo, os basófilos são semelhantes aos mastócitos (ver Capítulo 34). Assim como os mastócitos e os eosinófilos, os basófilos estão envolvidos em reações alérgicas e de hipersensibilidade.[1]

Agranulócitos. Também conhecidos como *leucócitos mononucleares*, diferenciam-se dos granulócitos por seus grânulos mais finos e seu núcleo unilobulado. Os granulócitos são divididos em dois tipos: linfócitos e monócitos.

Linfócitos. Representam 20 a 30% do total de leucócitos sanguíneos[2] e são as principais células funcionais do sistema imune. Movimentam-se entre o sangue e o tecido linfoide, onde podem permanecer armazenados durante horas ou anos. Sua função nos linfonodos ou no baço é a defesa contra microrganismos por meio da resposta imune.

Existem três tipos de linfócitos – B, T e células *natural killer* (NK). Os *linfócitos B* (*células B*) recebem essa denominação por terem sido reconhecidos pela primeira vez como uma população à parte na bursa de Fabricius das aves e em órgãos equivalentes à bursa (p. ex., medula óssea) em mamíferos. Diferenciam-se nos plasmócitos produtores de anticorpos e estão envolvidos na imunidade humoral. Os *linfócitos T* (*células T*) sofrem diferenciação no timo. Ativam outras células do sistema imune (células T auxiliares) e estão envolvidos na imunidade mediada por células (células T citotóxicas). As *células NK* participam na imunidade inata ou natural e sua função é destruir células estranhas. Os linfócitos das três subpopulações diferentes têm marcadores de superfície exclusivos que podem ser identificados e, assim, auxiliar na definição da sua função e no diagnóstico de doenças. A composição linfocitária inclui 80% de células T, 10% de células B e 10% de células NK.[8] Os antígenos principais de histocompatibilidade, também conhecidos como antígenos leucocitários humanos (HLA), são expressos nos linfócitos e são responsáveis por diversos aspectos da resposta imunológica humana.[8]

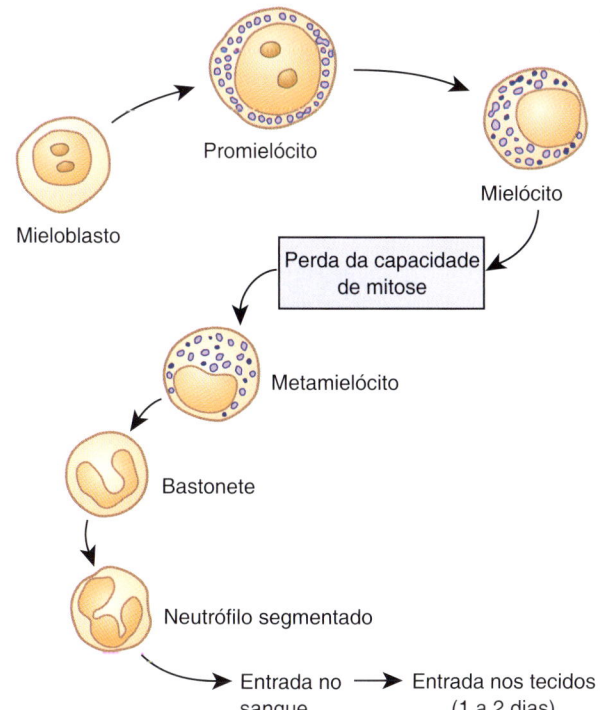

Figura 21.4 • Estágios do desenvolvimento do neutrófilo iniciado na medula óssea com um mieloblasto.

Monócitos e macrófagos. Os monócitos são os maiores leucócitos e constituem aproximadamente 3 a 8% da contagem total de leucócitos. São diferenciados por uma grande quantidade de citoplasma e um núcleo de coloração escura em forma de rim. Embora sobrevivam durante meses a anos nos tecidos, o tempo de vida aproximado do monócito circulante é de 1 a 3 dias (3 a 4 vezes maior que o dos granulócitos).[1]

Os monócitos são produzidos na medula óssea. Após a saída do sistema vascular e a entrada nos tecidos, transformam-se em macrófagos. A atividade específica dos macrófagos depende da sua localização. Os macrófagos são conhecidos como *histiócitos* no tecido conjuntivo frouxo, *células microgliais* no cérebro, e *células de Kupffer* no fígado. Outros macrófagos atuam nos alvéolos, linfonodos e em outros tecidos.[3]

Em conjunto, os monócitos e os macrófagos compõem o sistema fagocitário mononuclear[3], que também é conhecido como sistema reticuloendotelial.[5] Sua função primária é a defesa do hospedeiro. Conseguem englobar materiais estranhos de tamanho maior e em quantidades maiores do que os neutrófilos. Sob condições ideais, podem ser convertidos em células apresentadoras de antígenos (CAA), cujo envolvimento na resposta imune se dá por meio da ativação de linfócitos e da apresentação dos antígenos às células T. Os monócitos e os macrófagos também desempenham um papel importante na inflamação crônica.

A inflamação granulomatosa é um padrão distinto de inflamação crônica, na qual os macrófagos formam uma cápsula ao redor dos materiais insolúveis que não podem ser digeridos. Corpos estranhos relativamente inertes, como talco ou estruturas cirúrgicas, induzem formação de granulomas de corpo estranho. Os granulomas imunes são causados por partículas insolúveis que conseguem induzir uma resposta imune mediada por células. O tubérculo formado nas infecções primárias da tuberculose é um exemplo de granuloma imune.

Plaquetas

As plaquetas ou trombócitos são fragmentos celulares circulantes dos grandes megacariócitos, derivados da célula-tronco mieloide. Contribuem para a formação do tampão plaquetário e auxiliam no controle de sangramentos após a lesão da parede de um vaso (Figura 21.5). Seus grânulos citoplasmáticos liberam os mediadores necessários para o processo de coagulação

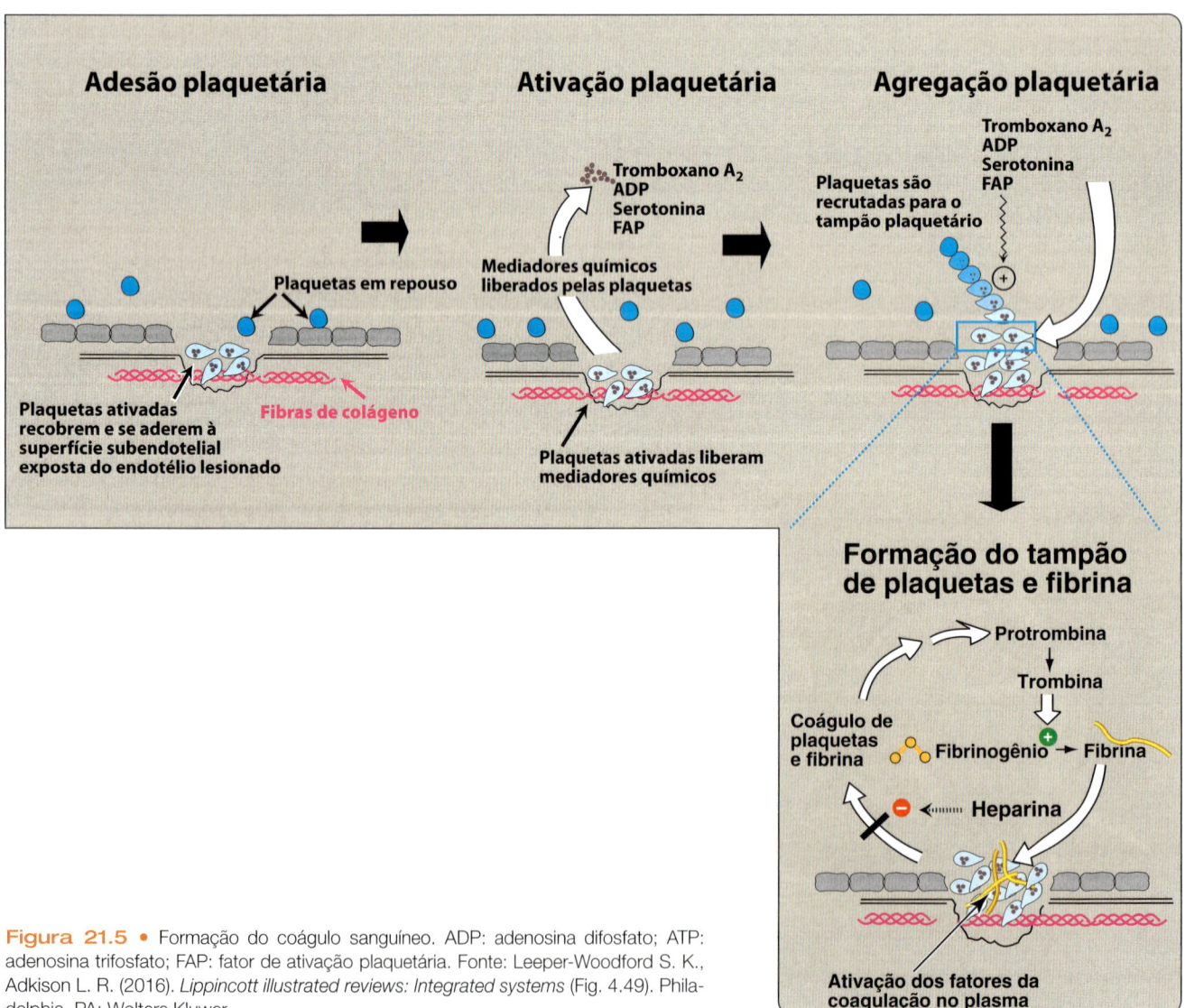

Figura 21.5 • Formação do coágulo sanguíneo. ADP: adenosina difosfato; ATP: adenosina trifosfato; FAP: fator de ativação plaquetária. Fonte: Leeper-Woodford S. K., Adkison L. R. (2016). *Lippincott illustrated reviews: Integrated systems* (Fig. 4.49). Philadelphia, PA: Wolters Kluwer.

sanguínea. As plaquetas têm membrana, mas não têm núcleo, são incapazes de se replicar e, quando não utilizadas, duram aproximadamente 10 dias na circulação antes de serem removidas pelas células fagocíticas do baço.[2]

Formação das células sanguíneas (hematopoese)

Hematopoese (do grego *haima*, "sangue", e *poese*, "fabricação") é a produção de células sanguíneas que tem início no saco vitelino, durante a segunda semana do desenvolvimento embrionário.[2] Por volta do segundo mês de gestação, é transferida para o fígado e o baço. Ao redor dos 7 meses de gestação, essa função é gradativamente assumida pela medula óssea,[4] que continua a atuar como o local primário de produção das células sanguíneas por toda a vida. Em crianças, a hematopoese ocorre sobretudo nos ossos longos distais, enquanto nos adultos, é amplamente restrita aos ossos chatos do esqueleto axial.[4]

Hematopoese medular e extramedular

A hematopoese medular se refere à produção das células sanguíneas que ocorre na medula óssea. A população da medula óssea que forma o sangue é composta por três tipos de células: células-tronco de autorrenovação, células progenitoras (células-mãe) diferenciadas e células sanguíneas maduras funcionais. Nos sítios de medula hematopoeticamente ativa, muitas hemácias vermelhas são produzidas, daí o nome *medula óssea vermelha*. Células de gordura também estão presentes na medula óssea, mas são inativas em termos de produção de células sanguíneas. Uma célula de gordura na medula óssea pode ser visualizada na Figura 21.6. A medula composta predominantemente por células de gordura é denominada *medula óssea amarela*. Durante o crescimento esquelético ativo, a medula vermelha nos ossos longos é gradativamente substituída pela medula amarela. Isso ocorre com a transição da hematopoese nos ossos longos para o esqueleto axial. Em adultos, a medula vermelha está amplamente restrita aos ossos chatos pélvicos, às costelas e ao esterno. Entretanto, quando aumenta a demanda pela substituição de hemácias, como na anemia hemolítica, pode haver uma nova substituição da medula vermelha pela medula amarela.

A hematopoese extramedular consiste na produção de células sanguíneas que ocorre fora da medula óssea. Embora a hematopoese no fígado e no baço seja interrompida durante o desenvolvimento fetal, esses órgãos mantêm a capacidade hematopoética. Quando a medula óssea não consegue produzir quantidades suficientes de células sanguíneas, como ocorre durante algumas condições patológicas, o fígado e o baço retomam a hematopoese.[3]

Precursores das células sanguíneas

Todas as células sanguíneas são derivadas de *células-tronco pluripotentes* (Figura 21.7). Como está implícito no nome, as células pluripotentes (*pluri*, "diversos", e *potente*, "capaz de") têm a capacidade de produzir diversos tipos celulares. Todas as células sanguíneas precursoras das séries de eritrócitos (*i. e.*, hemácias), mielócitos (*i. e.*, granulócitos ou monócitos), linfócitos

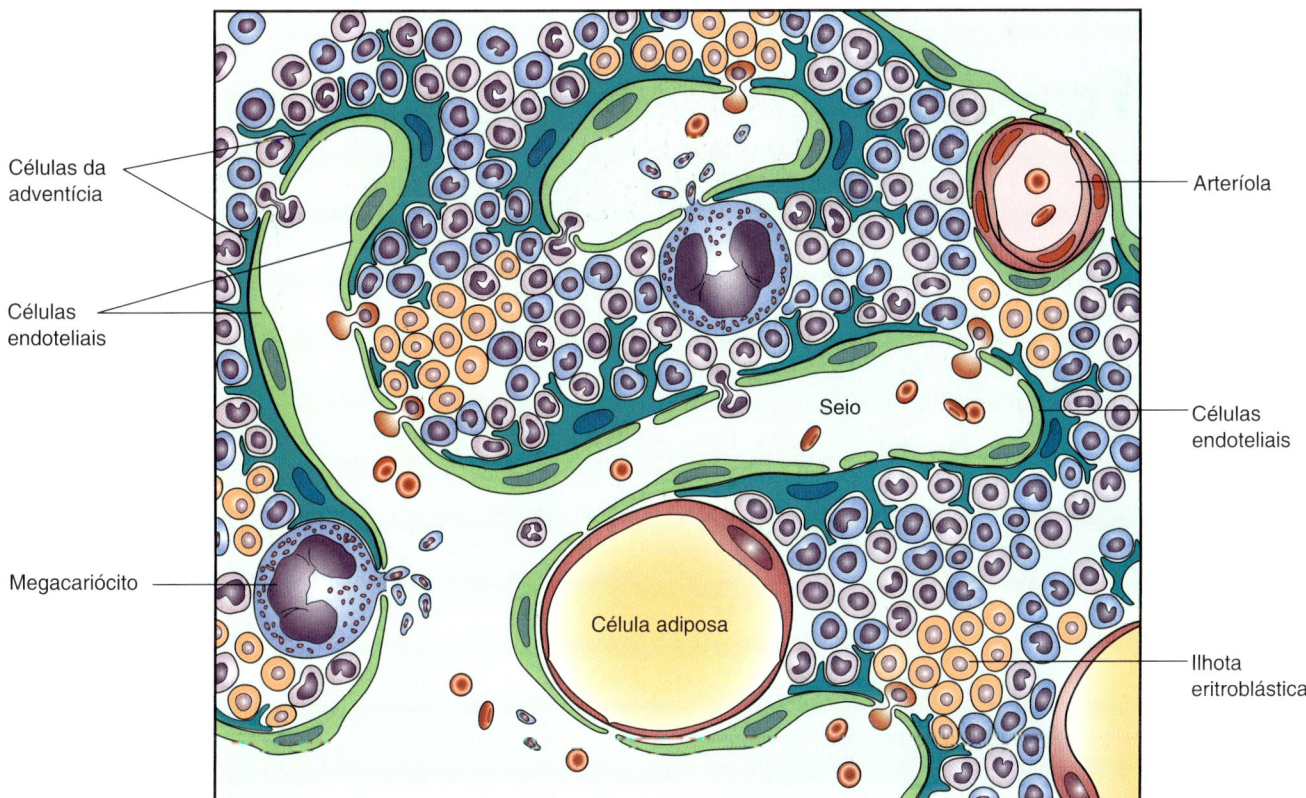

Figura 21.6 • Estrutura da medula óssea normal. Fonte: Rubin R., Strayer D. (Eds.) (2015). *Rubin's pathology: Clinicopathologic foundations of medicine* (7. ed., p. 1080). Philadelphia, PA: Lippincott Williams & Wilkins.

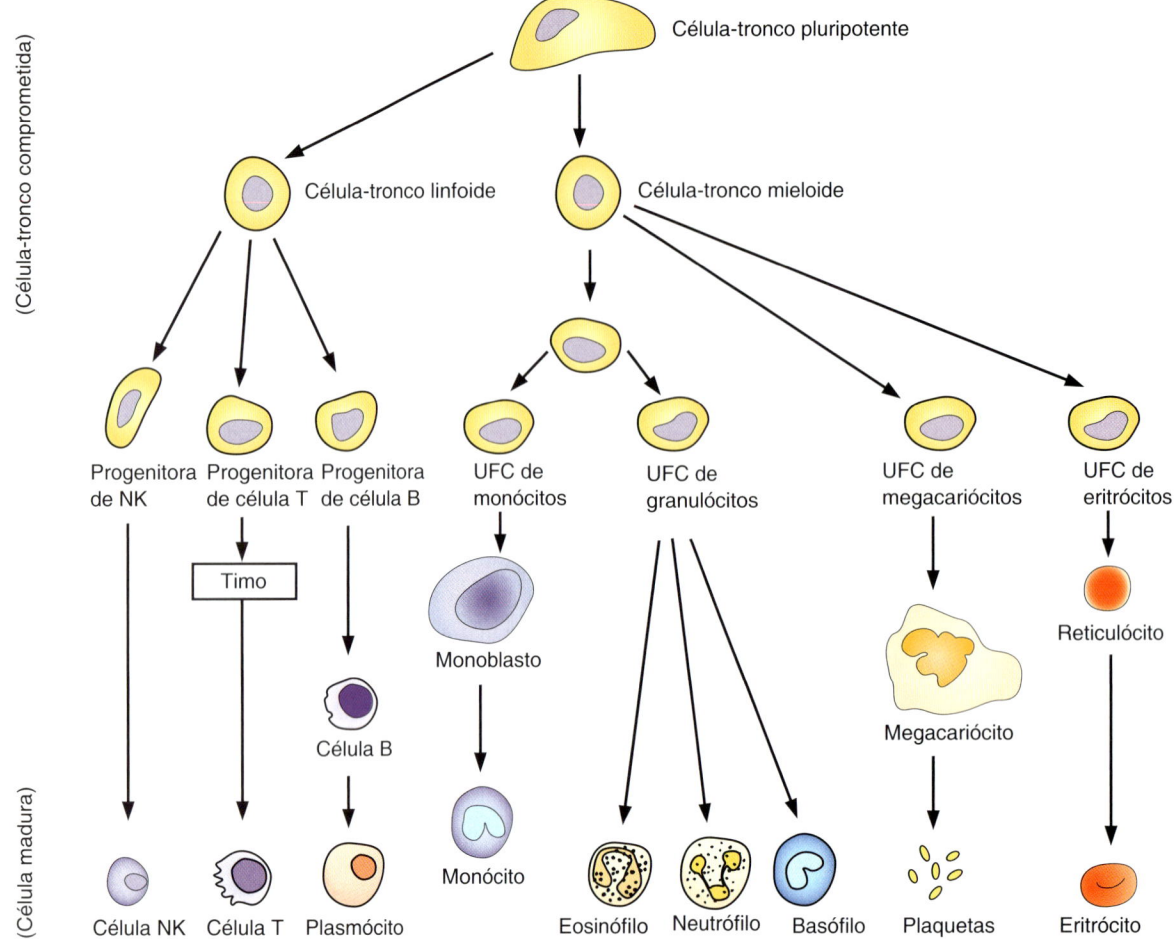

Figura 21.7 • Principais estágios da maturação das células sanguíneas. UFC: unidade formadora de colônia; NK: célula *natural killer*.

(*i. e.*, linfócitos T e linfócitos B) e megacariócitos (*i. e.*, plaquetas) derivam dessas células especiais. As células-tronco pluripotentes têm potencial de proliferação e autorrenovação vitalício, o que as torna uma fonte indispensável de células de reserva e de salvamento para todo o sistema hematopoético.

As células-tronco pluripotentes se desenvolvem em células funcionalmente maduras por meio de um processo de diferenciação. Diversos níveis de diferenciação levam ao desenvolvimento de células unipotenciais comprometidas, que são as progenitoras de cada um dos tipos de células sanguíneas. Essas células progenitoras são denominadas *unidades formadoras de colônias* (UFC) e apresentam apenas uma capacidade de autorrenovação limitada, mas mantêm o potencial de diferenciação em células precursoras de linhagens específicas. As células precursoras apresentam características morfológicas que possibilitam seu reconhecimento como as primeiras células de uma linhagem celular em particular. Elas perdem a capacidade de autorrenovação, mas sofrem divisão celular e diferenciação, finalmente dando origem a linfócitos, mielócitos, megacariócitos ou eritrócitos maduros.[1]

Regulação da hematopoese

Sob condições normais, a quantidade e a massa total de cada tipo de célula sanguínea circulante permanecem relativamente constantes. As células sanguíneas são produzidas em quantidades diferentes, de acordo com as necessidades e os fatores reguladores. Acredita-se que essa regulação das células sanguíneas seja no mínimo parcialmente controlada por fatores de crescimento semelhantes a hormônios, denominados citocinas. As citocinas são uma família de mediadores com vida curta que estimulam a proliferação, diferenciação e ativação funcional das diversas células sanguíneas.

Muitas citocinas derivadas dos linfócitos ou das células do estroma medular ósseo estimulam o crescimento e a produção de novas células sanguíneas. Diversos membros dessa família

---

Conceitos fundamentais

Hematopoese

- Os leucócitos são formados a partir de células-tronco hematopoéticas que se diferenciam em células progenitoras comprometidas; estas, por sua vez, se desenvolvem nas linhagens mielógenas e linfocíticas necessárias à formação dos diferentes tipos de células sanguíneas
- O crescimento e a reprodução das diferentes células-tronco são controlados por fatores estimuladores de colônias (FEC) e outras citocinas e mediadores químicos.

são denominados *fatores estimuladores de colônias* (FEC), em virtude de sua capacidade de promover o crescimento de colônias de células hematopoéticas em laboratório. Os FEC que atuam sobre as células progenitoras comprometidas incluem a *eritropoetina* (EPO), estimuladora da produção de hemácias; o *fator estimulador de colônias de granulócitos e monócitos* (GM-FEC), que estimula os progenitores de granulócitos, monócitos, eritrócitos e megacariócitos; o *fator estimulador de colônias de granulócitos* (G-FEC), promotor de proliferação de neutrófilos; o *fator estimulador de colônias de macrófagos* (M-FEC), que inclui colônias de macrófagos; e a *trombopoetina* (TPO), estimuladora da diferenciação das plaquetas. Outras citocinas, como interleucinas, interferons e fator de necrose tumoral, sustentam a proliferação das células-tronco e o desenvolvimento de linfócitos, além de atuarem em sinergia auxiliando nas múltiplas funções dos FEC.

Os genes codificadores da maioria dos fatores de crescimento hematopoéticos foram clonados, e suas proteínas recombinantes são sintetizadas para uso no tratamento de uma ampla diversidade de condições clínicas. Alguns exemplos de fatores clinicamente úteis incluem EPO, TPO, G-FEC e GM-FEC. Esses fatores são utilizados para tratamento da insuficiência medular óssea causada por quimioterapia ou anemia aplásica, anemia da insuficiência renal e do câncer, neoplasias hematopoéticas, doenças infecciosas como a síndrome da imunodeficiência adquirida (AIDS), além de distúrbios congênitos e mieloproliferativos. Os fatores de crescimento são utilizados para multiplicar as células-tronco periféricas destinadas ao transplante, e acelerar a proliferação celular após um enxerto de medula óssea. Muitos desses usos ainda estão em investigação e novos fatores estão sendo criados.

Distúrbios das células-tronco hematopoéticas

A proliferação inadequada da população de células-tronco pode resultar em falha na produção de um ou diversos tipos celulares. Por exemplo, o desenvolvimento da anemia aplásica ocorre quando as células-tronco multipotentes não crescem e não fornecem células para diferenciação. A *pancitopenia* (*pan*, "todas"; *cito*, "célula"; e *penia*, "ausência") é uma redução na quantidade de todos os tipos de células sanguíneas. Pessoas com pancitopenia apresentam anemia (níveis baixos de hemácias), trombocitopenia (níveis baixos de plaquetas) e granulocitopenia (níveis baixos de granulócitos) concomitantes.

As doenças mieloproliferativas são caracterizadas por hipercelularidade medular óssea e elevação das contagens de células sanguíneas. A produção excessiva e desregulada da massa eritrocitária é denominada policitemia. Ocorre trombose quando a medula óssea produz muitas plaquetas. As leucemias representam um espectro de doenças caracterizadas pela proliferação anormal de leucócitos.

O tratamento desses e de muitos outros distúrbios utiliza as células-tronco hematopoéticas como parte da terapia. Muitas pessoas com leucemia recebem transplantes de células-tronco que impactam bastante a sua capacidade de apresentar remissão da doença. O foco dos transplantes de células-tronco é corrigir a insuficiência medular óssea, as imunodeficiências, os defeitos e malignidades hematológicos, bem como os erros metabólicos hereditários. As fontes de células-tronco incluem a medula óssea e o sangue do cordão umbilical, os quais restituem uma população normal de células-tronco pluripotentes no receptor. Os transplantes de células-tronco podem ser derivados do receptor (autólogos) ou de um doador histocompatível (alogênicos). Os transplantes autólogos frequentemente são utilizados para a restituição de células-tronco após doses altas de quimioterapia ou radioterapia. O sangue do cordão umbilical de doadores com compatibilidade de HLA é uma opção de transplante para crianças e implica um menor risco de doença do enxerto *vs.* hospedeiro. Veja nos Capítulos 22, 23 e 24 uma descrição mais detalhada da patogênese, manifestações clínicas e tratamento dos distúrbios de células-tronco.

> **RESUMO**
>
> O sangue é composto por plasma, proteínas plasmáticas, elementos figurados ou células sanguíneas, e substâncias como hormônios, enzimas, eletrólitos e subprodutos residuais celulares. As células sanguíneas compreendem eritrócitos ou hemácias, leucócitos e trombócitos ou plaquetas. As células sanguíneas maduras têm um tempo de vida relativamente curto e devem ser continuamente substituídas. Todos os diferentes tipos de células sanguíneas têm origem nas células-tronco pluripotentes, localizadas na medula óssea. As células-tronco pluripotentes, por sua vez, se diferenciam em UFC unipotenciais, que são as progenitoras de cada um dos tipos de células sanguíneas. A produção de células sanguíneas é amplamente regulada por mensageiros químicos denominados *citocinas* (interleucinas, interferons e outros) e fatores de crescimento (FEC).

EXAMES COMPLEMENTARES

Depois de concluir esta seção, o leitor deverá ser capaz de:

- Descrever os componentes de um hemograma completo com diferencial
- Descrever os diversos exames complementares utilizados na determinação dos valores laboratoriais para hemácias, leucócitos e plaquetas.

Os exames de sangue fornecem informações a respeito da capacidade de transporte de oxigênio do sangue (hemácias), presença de infecção ou lesão tecidual (leucócitos) e capacidade de coagulação sanguínea (plaquetas). As amostras de sangue podem ser obtidas por meio de punção da pele (sangue capilar), punção venosa, punção arterial, ou aspiração de medula óssea. Cada amostra envolve um procedimento específico que indica a correlação com o tubo de coleta a ser utilizado; a necessidade de homogeneização suave da amostra após a coleta; a necessidade de refrigeração ou congelamento da amostra; e outros detalhes específicos que devem ser seguidos para obter resultados precisos.

Hemograma

Fornece informações sobre a quantidade de células sanguíneas e suas características estruturais e funcionais. O hemograma completo é um exame laboratorial comumente realizado, que determina as quantidades de hemácias, leucócitos e plaquetas por unidade de sangue. As medidas de hemoglobina, hematócrito, volume corpuscular médio (VCM), concentração de hemoglobina corpuscular média (CHCM) e hemoglobina celular média (HCM) normalmente são incluídas no hemograma completo.

O VCM, a CHCM e a HCM, também denominados índices hematimétricos, refletem o tamanho, o formato ou a cor das células. Esses índices são utilizados com frequência para determinar o tipo de anemia apresentado pelos pacientes. Por exemplo, um VCM baixo indica células pequenas, enquanto valores baixos de CHCM e HCM indicam células pálidas. Tais achados são comuns na anemia ferropriva.

A contagem diferencial de leucócitos consiste na determinação das proporções relativas (porcentagens) dos tipos de leucócitos individuais. Determinar qual tipo de leucócito está aumentado ou diminuído pode ajudar a identificar a causa basal de uma condição. Por exemplo, os granulócitos normalmente estão aumentados durante uma infecção bacteriana aguda. A elevação de neutrófilos bastonetes indica uma infecção importante (em geral, sistêmica).

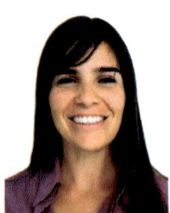

O hematócrito e a hemoglobina diminuídos foram os componentes do hemograma completo com diferencial que indicaram que **Cretena** apresentava anemia. Os índices hematimétricos identificaram ainda que se tratava de uma anemia microcítica hipocrômica, especificamente uma deficiência de ferro.

Velocidade de hemossedimentação

É um exame laboratorial utilizado para detectar inflamações. No sangue anticoagulado, as hemácias se agregam e se depositam no fundo do tubo, formando um sedimento. A velocidade de hemossedimentação (VHS) é a distância, em milímetros (mm), que uma coluna de hemácias percorre em 1 h. Os valores normais são 0 a 15 mm/h para homens, e 1 a 20 mm/h para mulheres.[9] A velocidade de deposição dos agregados é acelerada na presença de fibrinogênio e outras proteínas plasmáticas comumente aumentadas nas doenças inflamatórias. O aumento da VHS indica presença de inflamação.

A VHS pode ser utilizada para monitorar as flutuações na evolução clínica de doenças como síndrome da fadiga crônica, lúpus eritematoso ou polimialgia reumática (PMR). Por exemplo, a VHS inicial (basal) é obtida no caso de um indivíduo com diagnóstico de PMR. Uma VHS > 60 leva ao diagnóstico do paciente com uma PMR mais grave que a de outro paciente cuja elevação da VHS tenha sido 40. Em geral, o paciente recebe prescrição de prednisona e, no decorrer das consultas de acompanhamento, a dose de prednisona é gradativamente diminuída, dependendo da VHS e dos sintomas.

Aspiração e biopsia de medula óssea

Os exames da função medular óssea são realizados em amostras obtidas por aspiração ou biopsia de medula óssea. Na aspiração de medula óssea, a coleta de uma amostra de medula é feita com auxílio de uma agulha especial inserida na cavidade medular. Normalmente, a crista ilíaca posterior é utilizada em todas as pessoas com mais de 12 a 18 meses de idade. Outros sítios incluem a crista ilíaca anterior, o esterno e os processos espinhosos das vértebras T10 a L4. O esterno raramente é utilizado em crianças, nas quais a cavidade é muito superficial e existe risco de perfuração mediastinal e cardíaca. Como a aspiração danifica a arquitetura medular, essa técnica é utilizada primariamente para determinar o tipo de células presentes e suas quantidades relativas, para fins diagnósticos. Os esfregaços corados de aspirados de medula óssea normalmente são submetidos a diversos exames, incluindo a determinação da contagem de células eritroides e mieloides (i. e., a proporção normal é 1:3), contagem diferencial de células, pesquisa de células anormais, avaliação dos depósitos de ferro nas células do retículo, e estudos com colorações especiais e imuno-histoquímica.[9]

A biopsia de medula óssea é realizada com uma agulha de biopsia especial, que é inserida na crista ilíaca posterior. Uma biopsia de medula óssea (em vez de uma aspiração de medula óssea) provavelmente será necessária para o diagnóstico de uma leucemia aguda; o procedimento de aspiração pode falhar na obtenção da amostra, devido à existência de muitos leucócitos na medula. Isso também é válido no caso de uma pessoa que se encontrava pancitopênica, devido à pouca ou nenhuma atividade hematopoética.[9] A biopsia remove uma amostra real do tecido medular ósseo e possibilita o estudo de sua arquitetura. É utilizada para determinar a proporção de medula e gordura, bem como a presença de fibrose, plasmócitos, granulomas e células cancerosas. O principal perigo associado a esses procedimentos é um discreto risco de hemorragia, o qual aumenta em pacientes que apresentam redução na contagem de plaquetas ou qualquer tipo de tendência a sangramentos.

RESUMO

Os exames de sangue complementares incluem hemograma completo, VHS e aspiração e biopsia de medula óssea. O hemograma completo é utilizado para descrever a quantidade e as características de hemácias, leucócitos e plaquetas. A VHS é utilizada para detectar inflamação. A aspiração da medula óssea consiste na remoção da parte líquida da medula, no interior da cavidade medular. A análise do aspirado de medula óssea enfoca a morfologia celular e a determinação da contagem diferencial celular. Para a biopsia de medula óssea, é extraída uma amostra de medula óssea sólida que possibilita o estudo da celularidade medular geral, bem como a detecção de lesões focais e a determinação da extensão do acometimento medular por processos patológicos.

CONSIDERAÇÕES GERIÁTRICAS

- A medula óssea ativa é substituída por gordura conforme as pessoas envelhecem, o que limita a resposta do corpo às necessidades de células sanguíneas[10]
- A leucopenia (diminuição da contagem de leucócitos) e a anemia (diminuição da contagem de hemácias) são mais comuns em adultos de idade mais avançada, devido à função limitada da medula óssea[10]
- A limitação dos fatores de crescimento durante o envelhecimento causa diminuição na eritropoese[10]
- As malignidades mieloides são mais comuns em adultos de idade mais avançada, devido à lesão no DNA das células-tronco.[10]

CONSIDERAÇÕES PEDIÁTRICAS

- A medula óssea é o sítio da hematopoese que começa na 20ª semana de gestação e permanece até a fase adulta jovem[11]
- Crianças e adolescentes são mais suscetíveis à anemia ferropriva, em consequência dos períodos de crescimento intenso e déficits nutricionais[11]
- A etnia das crianças brancas ou do Leste Asiático contribui para um valor de hemoglobina mais baixo[11]
- As hemácias de recém-nascidos demonstram anisocitose (variação no tamanho) e poiquilocitose (variação no formato)[11]
- As células-tronco formadas no fígado estão comprometidas com uma única linhagem, que pode ser: mieloide, monocítica, linfoide ou plaquetária.[11]

Exercícios de revisão

1. Um menino de 14 anos de idade é admitido no pronto-socorro, com dor abdominal grave e suspeita diagnóstica de apendicite. Sua contagem de leucócitos mostra elevação na quantidade de leucócitos, com aumento da porcentagem de "bastonetes".
   a. Explique o significado desse achado.

2. Muitos distúrbios de imunodeficiência primária, nos quais existe um defeito no desenvolvimento de células imunes com origem em linfócitos T ou B, podem ser curados com um transplante de células-tronco alogênico de um doador não afetado.
   a. Explique por que são utilizadas células-tronco e não linfócitos maduros. Você pode consultar a Figura 21.7.
   b. Descreva como as células-tronco realizariam o processo de repovoamento da medula óssea.

REFERÊNCIAS BIBLIOGRÁFICAS

1. Hall J. E. (2015). Guyton and Hall textbook of medical physiology (13th ed., pp. 445–464, 483–495). Philadelphia, PA: Elsevier Saunders.
2. Pawlina W. (2016). Histology: A text and atlas with correlated cell and molecular biology (7th ed., pp. 270–312). Philadelphia, PA: Wolters-Kluwer.
3. McKenzie S. (2014). Clinical laboratory hematology (3rd ed., pp. 2–5, 26–34). Boston, MA: Pearson.
4. Ciesla B. (2012). Hematology in practice (2nd ed., pp. 32–58). Philadelphia, PA: F. A. Davis.
5. Hutson, P. R. (2017). Hematology: Red and white blood cell tests. In Lee M. (Ed.), Basic skills in interpreting laboratory data (6th ed.). Bethesda, MD: American Society of Health-System Pharmacists.
6. Aster J. C., Bunn H. F. (2017). Pathophysiology of blood disorders (2nd ed.). New York, NY: McGraw-Hill.
7. Weller P. F., Klion A. D. (2017). Approach to the patient with unexplained eosinophilia. In Mahoney D. H., Bochner B. S. (Eds.), UpToDate. Waltham, MA: UpToDate Inc. Available: http://www.uptodate.com.
8. Warren J. S., Strayer D. S. (2015). Immunopathology. In Rubin R., Strayer D. (Eds.). Rubin's pathology: Clinicopathologic foundations of medicine (7th ed., pp. 131–168). Philadelphia, PA: Lippincott Williams & Wilkins.
9. Fischbach F., Dunning M. (2009). A manual of laboratory and diagnostic tests (8th ed.). Philadelphia, PA: Lippincott Williams & Wilkins.
10. Hinkle J. L., Cheever K. H. (2018). Assessment of hematologic function and treatment modalities. In Brunner & Suddarth's textbook of medicalsurgical nursing (14th ed., p. 908). Philadelphia, PA: Wolters Kluwer.
11. Bowden V. R., Greenberg C. S. (2014). The child with altered hematologic status. In Children and their families the continuum of nursing care (3rd ed., pp. 1172–1226). Philadelphia, PA: Wolters Kluwer.

Distúrbios da Hemostasia

22

Paige Wimberley

INTRODUÇÃO

Hemostasia se refere à interrupção do fluxo sanguíneo. O processo normal de hemostasia é regulado por uma série complexa de ativadores e inibidores que mantêm a fluidez do sangue e o impedem de deixar o compartimento vascular. A hemostasia está normal quando veda um vaso sanguíneo para impedir a perda de sangue e hemorragia. Está anormal quando provoca a coagulação do sangue, ou inadequada quando a coagulação é insuficiente para interromper o fluxo sanguíneo do compartimento vascular. Os distúrbios relacionados com a hemostasia podem ser incluídos em duas categorias principais: a formação inapropriada de coágulos dentro do sistema vascular (trombose) e a falha no processo de coagulação sanguínea em resposta a um estímulo adequado (sangramento).

MECANISMOS DA HEMOSTASIA

Depois de concluir esta seção, o leitor deverá ser capaz de:

- Descrever as três fases da hemostasia
- Descrever o propósito da coagulação sanguínea
- Descrever a função da retração do coágulo e da sua dissolução.

A hemostasia é dividida em três fases:

1. Constrição vascular
2. Formação do tampão plaquetário
3. Coagulação sanguínea.[1]

Durante o processo de hemostasia, fios de fibrina unem as plaquetas agregadas para formar a base estrutural do coágulo sanguíneo. Quando há fibrina, o plasma se torna gelatinoso e captura hemácias e outros elementos formadores do sangue. A hemostasia se completa quando o tecido fibroso se desenvolve no coágulo e veda o orifício no vaso.

Constrição vascular

O espasmo vascular reduz o fluxo sanguíneo. É um evento transitório que geralmente tem duração de alguns minutos ou horas.[2] O espasmo vascular é desencadeado por uma lesão endotelial e causado por mecanismos locais e humorais. Reflexos neurais e substâncias como tromboxano A_2 (TXA_2), uma prostaglandina liberada das plaquetas, e outros mediadores, como a serotonina, contribuem para a vasoconstrição.[2] O vasoconstritor mais potente é a endotelina 1.[1] A prostaciclina, outra prostaglandina liberada a partir do endotélio vascular, produz vasodilatação e inibe a agregação de plaquetas no endotélio não lesionado adjacente.[2]

Formação do tampão de plaquetas

Pequenas fissuras na parede vascular geralmente são vedadas com um tampão de plaquetas, em vez de com um coágulo sanguíneo. Plaquetas ou *trombócitos* derivam de *megacariócitos*.[1] A plaqueta tem meia-vida de aproximadamente 8 a 12 dias e, em seguida, é degradada e eliminada por macrófagos.[1] A concentração sérica normal é de aproximadamente 150 mil a 400 mil plaquetas por microlitro ($\mu\ell$) de sangue.[3] A produção de plaquetas é controlada por uma proteína chamada *trombopoetina*, que provoca proliferação e maturação de megacariócitos.[1] As fontes de trombopoetina incluem fígado, rins, musculatura lisa e medula óssea.

As plaquetas são fragmentos citoplasmáticos anucleados, mas com muitas características celulares. Têm formato esférico, com uma membrana plasmática assimétrica coberta por uma camada de glicoproteínas, glicosaminoglicanos e proteínas de coagulação (Figura 22.1). Uma das glicoproteínas mais importantes é a GPIIb/IIIa, que se liga ao fibrinogênio e une as plaquetas umas às outras.[1] O formato das plaquetas é mantido por microtúbulos e filamentos de actina e miosina que dão suporte à membrana celular. As plaquetas dispõem de mitocôndrias e sistemas enzimáticos capazes de produzir adenosina trifosfato (ATP) e adenosina difosfato (ADP). Também têm as enzimas necessárias para a síntese da prostaglandina TXA_2, fundamental para o desempenho de sua função na hemostasia.

As plaquetas contêm dois tipos específicos de grânulos (grânulos α e δ) que liberam mediadores para a hemostasia.[2,4] Os grânulos α expressam selectina P, uma proteína adesiva, sobre sua superfície e contêm fibrinogênio, fator de von Willebrand (FvW), fibronectina, fatores V e VIII, fator 4 plaquetário

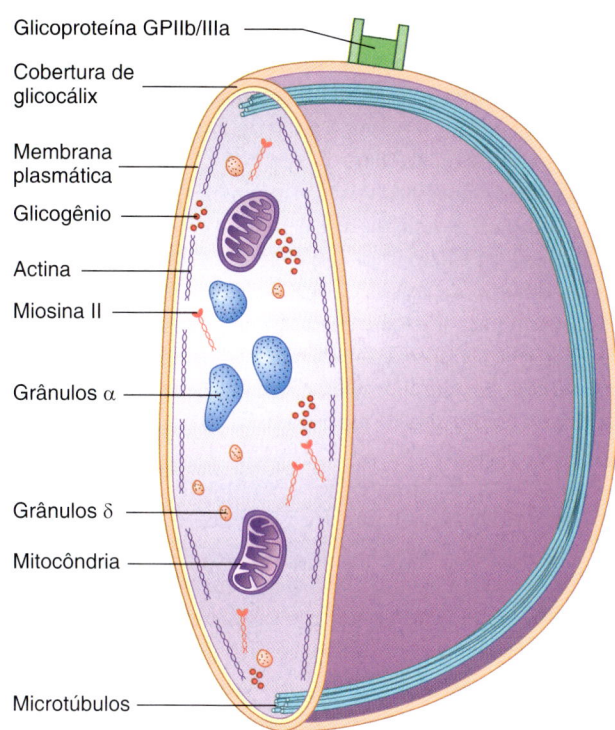

Figura 22.1 • Estrutura plaquetária.

(uma quimiocina de ligação à heparina), fator de crescimento derivado de plaquetas (PDGF, *platelet-derived growth factor*), fator transformador de crescimento α (TGF-α, *transforming growth factor-alpha*) e trombospondina.[3] A liberação de fatores de crescimento resulta na proliferação e no crescimento de células vasculares endoteliais, células musculares lisas e fibroblastos, e é importante na reparação do vaso. Os grânulos δ, ou grânulos densos, contêm ADP e ATP, cálcio ionizado, histamina, serotonina e epinefrina, que contribuem para a vasoconstrição.[5]

A formação do tampão plaquetário envolve ativação, adesão e agregação das plaquetas. As plaquetas são atraídas para a parede do vaso danificado, tornam-se ativadas e se transformam de discos lisos para esferas de aparência espinhosa, expondo os receptores de glicoproteína em suas superfícies. A adesão das plaquetas requer a existência de uma molécula de proteína chamada *fator de von Willebrand*, que escoa para o tecido lesionado a partir do plasma.[1] Esse fator é produzido pelas células endoteliais dos vasos sanguíneos e circula no sangue como uma proteína transportadora para o fator VIII de coagulação. A adesão à camada subendotelial do vaso ocorre quando o receptor nas plaquetas se liga ao FvW no sítio da lesão, unindo as plaquetas a fibras expostas de colágeno.[3] A agregação plaquetária se dá logo após a adesão. A secreção do conteúdo dos grânulos plaquetários faz a mediação do processo. A liberação do conteúdo dos corpos densos é particularmente importante, pois o cálcio é necessário para o componente de coagulação da hemostasia e o ADP é um mediador da agregação plaquetária. A liberação de ADP também facilita a liberação das moléculas de ADP em outras plaquetas, amplificando o processo de agregação. Além de ADP, as plaquetas secretam a prostaglandina TXA_2, que é um estímulo importante para a agregação plaquetária. As ações combinadas das moléculas de ADP e TXA_2 conduzem à ampliação do agregado plaquetário em expansão, que se torna o tampão hemostático primário. A estabilização do tampão plaquetário vai ocorrendo à medida que a via de coagulação é ativada na superfície das plaquetas e o fibrinogênio é convertido em fibrina. Isso cria uma malha de fibrina que cimenta as plaquetas e outros componentes do sangue.[1] A selectina P também é parte do processo de agregação plaquetária porque se liga a leucócitos, os quais, com outras substâncias das plaquetas, como PDGF, participam do processo de cicatrização da parede vascular.[2]

A membrana das plaquetas desempenha um papel importante no processo de adesão plaquetária e coagulação. O revestimento de glicoproteínas da superfície controla as interações com o endotélio vascular. As plaquetas normalmente evitam aderir ao endotélio, mas interagem com as áreas lesionadas da parede vascular e com o colágeno profundo exposto.[1] Os receptores de glicoproteína (GPIIb/IIIa) na membrana se ligam ao fibrinogênio e unem as plaquetas. A formação de um tampão plaquetário defeituoso provoca hemorragia em pessoas com deficiência plaquetária ou do FvW. Além de vedar rupturas na parede vascular, as plaquetas desempenham um papel quase contínuo na manutenção da integridade vascular normal. São capazes de fornecer fatores de crescimento a células endoteliais e células da musculatura lisa.[1] A maioria dos defeitos plaquetários resulta em sangramento, geralmente superficial e localizado.[4]

Os inibidores de plaquetas são importantes agentes farmacológicos que trabalham em diferentes pontos da progressão da adesão-ativação-agregação.[5] Inibidores da ciclo-oxigenase-1 (COX-1), como o ácido acetilsalicílico (AAS), podem ser usados para evitar a agregação e a formação de coágulos em pessoas com risco de infarto do miocárdio, acidente vascular encefálico (AVE) ou doença arterial periférica. A terapia com baixas dosagens de ácido acetilsalicílico inibe a síntese de prostaglandina, como o TXA_2. Clopidogrel e ticlopidina conseguem seus efeitos antiplaquetários por inibição da via do ADP nas plaquetas. Diferentemente do ácido acetilsalicílico, esses fármacos têm um efeito sobre a síntese da prostaglandina. Tanto o clopidogrel quanto a ticlopidina prolongam o tempo de sangramento. No entanto, os efeitos colaterais mais graves da ticlopidina são neutropenia e púrpura trombocitopênica trombótica (PTT).[3]

Têm sido desenvolvidas substâncias que atuam como inibidores do receptor GPIIb/IIIa (tirofibana, eptifibatida, abciximabe)

Conceitos fundamentais

Hemostasia

- Hemostasia é o processo ordenado por etapas que busca a interrupção do sangramento e envolve vasoespasmo, formação de um tampão de plaquetas e desenvolvimento de um coágulo de fibrina
- O processo de coagulação do sangue requer plaquetas produzidas na medula óssea, FvW produzido pelo endotélio dos vasos e fatores de coagulação sintetizados no fígado, com utilização da vitamina K

para uso no tratamento de síndromes coronárias agudas.[5] No entanto, há relatos do desenvolvimento de trombocitopenia aguda e tardia após o uso desses agentes, o que sugere a necessidade de estudos complementares para compreender os mecanismos que resultam em trombocitopenia, e o aprimoramento dos métodos de detecção dessa complicação.[5]

Coagulação sanguínea

A cascata da coagulação é parte do processo hemostático. É um processo por etapas, resultando na conversão do fibrinogênio, que é uma proteína plasmática solúvel, em fibrina. As cadeias insolúveis de fibrina criam uma malha que consolida plaquetas e outros componentes do sangue até formar o coágulo.

Muitas substâncias que promovem a coagulação (pró-fatores de coagulação) ou a inibem (fatores anticoagulantes) controlam o processo. Cada um dos fatores de pró-coagulação ou de coagulação identificados por algarismos romanos executa uma etapa específica no processo de coagulação. A ativação de um fator de pró-coagulação ou proenzima é projetada para ativar o próximo fator na sequência (efeito cascata). Como a maioria dos fatores de pró-coagulação inativos se encontra no sangue o tempo todo, o processo de múltiplas etapas assegura que não ocorra um episódio massivo de coagulação intravascular. Isso também significa que há anormalidades no processo de coagulação quando um ou mais fatores são deficientes ou quando as condições conduzem à ativação inadequada de qualquer uma das etapas.

A maioria dos fatores de coagulação é composta por proteínas sintetizadas no fígado. A vitamina K é necessária para a síntese dos fatores II, VII, IX e X, protrombina e proteína C. Se houver deficiência de vitamina K ou insuficiência hepática de modo a não produzir quantidades suficientes de protrombina, desenvolve-se uma tendência ao sangramento.[1] No processo de coagulação, o cálcio (fator IV) é necessário em todas as etapas, menos nas duas primeiras.[1] Geralmente o organismo tem uma quantidade suficiente de cálcio para essas reações. A inativação dos íons cálcio impede a coagulação do sangue quando esse é removido do organismo. A adição de citrato ao sangue armazenado para fins de transfusão impede a coagulação por fazer a quelação do cálcio iônico. Outro agente quelante, o ácido etilenodiaminotetracético (EDTA), é frequentemente adicionado a amostras de sangue enviadas para laboratório de análises clínicas.

O processo de coagulação é resultante da ativação do que tem sido tradicionalmente chamado de vias *intrínseca* e *extrínseca*, ambas as quais formam o ativador de protrombina[1,3,4] (Figura 22.2). A via intrínseca, que é um processo relativamente lento (pode provocar a coagulação em 1 a 6 min), inicia-se na prática, com a ativação do fator XII.[1] A via extrínseca, que é um processo muito mais rápido (pode provocar a coagulação em 15 s), inicia-se a partir de um traumatismo vascular ou dos tecidos circundantes, assim como da liberação do fator tecidual ou tromboplastina tecidual, uma lipoproteína adesiva, encontrada nas células subendoteliais.[1,3] É composta por fosfolipídios da membrana, juntamente com um complexo de lipoproteína que atua como enzima proteolítica.[1] As etapas finais nas duas vias são iguais: a ativação do fator X e a conversão da protrombina em trombina. A trombina, em seguida,

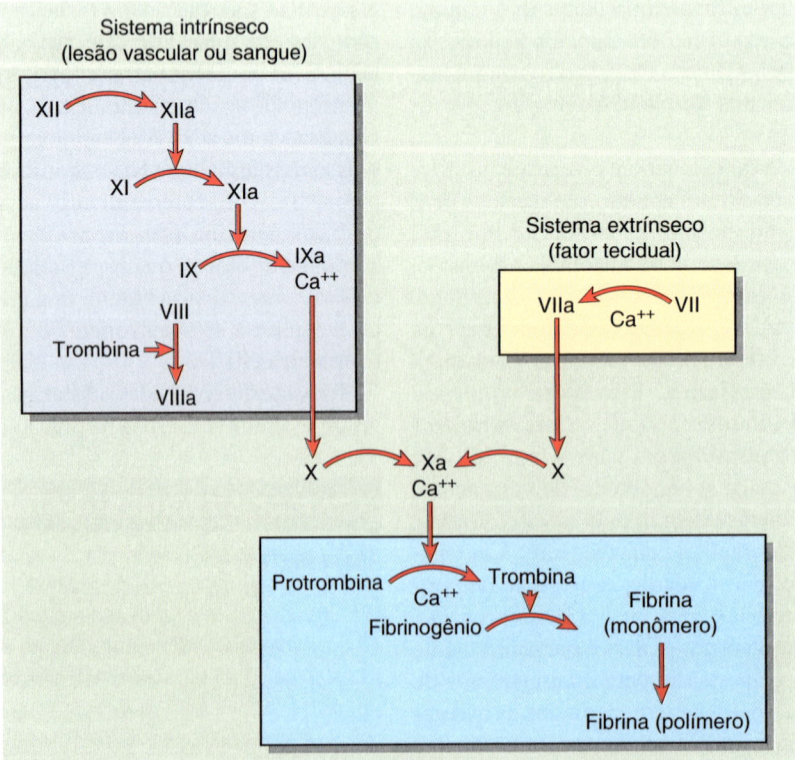

Figura 22.2 • Vias intrínseca e extrínseca de coagulação. As etapas finais nas duas vias são as mesmas. Os íons cálcio, os fatores V e X e os fosfolipídios das plaquetas se combinam para formar um ativador da protrombina que, em seguida, converte a molécula de protrombina em trombina. Essa interação provoca a conversão do fibrinogênio em fios de fibrina, que criam o coágulo insolúvel.

funciona como uma enzima para converter o fibrinogênio em fibrina, material que estabiliza o coágulo. As duas vias são necessárias ao processo normal de hemostasia e existem muitas inter-relações entre elas. Cada sistema é ativado quando o sangue deixa o compartimento vascular. O sistema intrínseco é ativado quando o sangue entra em contato com colágeno na parede de um vaso lesionado. O sistema extrínseco é ativado quando o sangue é exposto a extratos de tecidos. No entanto, o sangramento por causa de defeitos no sistema extrínseco geralmente não é tão grave como o que resulta de defeitos na via intrínseca.[1,3]

A coagulação sanguínea é regulada pela ação de vários anticoagulantes naturais. A antitrombina III inativa fatores de coagulação e neutraliza a trombina, a última enzima na via de conversão de fibrinogênio em fibrina. Quando a antitrombina III forma um complexo com a heparina de ocorrência natural, sua ação é acelerada para inativar a trombina, o fator Xa e outros fatores de coagulação. Esse complexo de ativação proporciona uma proteção contra a formação descontrolada de trombos sobre a superfície endotelial.[1,5]

A proteína C, uma proteína plasmática, atua como anticoagulante por meio da inativação dos fatores V e VIII. A proteína C ou antígeno PC (fator V de Leiden) é produzida no fígado e evita o desenvolvimento de trombose. A deficiência de proteína C é congênita em 35 a 58% dos casos, mas também pode ser adquirida quando se tem insuficiência hepática grave, deficiência de vitamina K ou quando há doença maligna.[8] Esse distúrbio é um defeito hereditário no fator V e aumenta o risco de coagulação. É capaz de ser medido por um teste de resistência à proteína C, e a faixa normal deve variar entre 0,60 e 1,25 dos valores normais para o antígeno PC.[8] Mulheres com fator V de Leiden, combinado com a influência pró-trombótica de uma gestação, correm alto risco de complicações obstétricas, como distúrbios de tromboembolia venosa (TEV), pré-eclâmpsia, perda fetal e descolamento prematuro da placenta.[6]

A proteína S, outra proteína plasmática, acelera a ação da proteína C. Uma deficiência tanto da proteína C quanto da proteína S coloca a pessoa em risco de trombose. Deve ser realizado um teste de proteína S para determinar se a deficiência é hereditária ou adquirida, pois muitas vezes pessoas com doenças autoimunes estão em risco de deficiência de proteína S.[4] O intervalo normal para o sexo feminino fica entre 0,50 e 1,20 da atividade normal e para os homens o intervalo vai de 0,60 a 1,30.[7]

A plasmina degrada a fibrina em subprodutos que atuam como anticoagulantes. Sugere-se que alguns desses anticoagulantes naturais possam desempenhar um papel na hemorragia que ocorre nos casos de coagulação intravascular disseminada (CID).

Fármacos anticoagulantes, como varfarina e heparina, são usados para evitar doenças tromboembólicas (p. ex., trombose venosa profunda e embolia pulmonar). A varfarina atua diminuindo os níveis de protrombina e de outros fatores pró-coagulação. Ela altera a estrutura da molécula de vitamina K de maneira a reduzir sua capacidade de participação na síntese de fatores de coagulação dependentes de vitamina K no fígado. A varfarina é prontamente absorvida após administração oral.

Seu efeito máximo leva de 36 a 72 h por causa das diferentes meias-vidas dos fatores de coagulação pré-formados que permanecem na corrente sanguínea. A heparina é naturalmente formada e liberada em pequenas quantidades pelos mastócitos no tecido conjuntivo que envolve os capilares. Preparações farmacológicas de heparina são extraídas de tecidos animais. A heparina se liga à antitrombina III, causando uma alteração em sua conformação que aumenta a capacidade da antitrombina III de inativar a trombina, fator Xa e outros fatores de coagulação. Ao promover a inativação dos fatores de coagulação, em última análise, a heparina suprime a formação de fibrina. A heparina é incapaz de atravessar as membranas do sistema digestório e deve ser administrada por via parenteral, geralmente por meio de infusão intravenosa. Têm sido desenvolvidas heparinas de baixo peso molecular que inibem a ativação do fator X, mas têm pouco efeito sobre a trombina e outros fatores de coagulação. As heparinas de baixo peso molecular são administradas por injeção subcutânea e requerem doses e acompanhamento menos frequente em comparação com a heparina padrão (não fracionada).

A varfarina tem uma janela terapêutica estreita, com muitas complicações potenciais. Além disso, a pessoa precisa realizar frequentemente testes laboratoriais para verificar o tempo de protrombina e a razão normalizada internacional (RNI).[8] Portanto, novos anticoagulantes orais (NOAC) foram desenvolvidos. O mecanismo de ação desses novos anticoagulantes é mais específico do que o dos antagonistas da vitamina K – os NOAC inibem o fator da coagulação IIa ou o fator Xa ativado. As vantagens dos NOAC incluem o rápido início de ação, um número menor de interações com alimentos e outros fármacos e o efeito anticoagulante mais previsível.[9]

Retração do coágulo

Normalmente a retração do coágulo ocorre 20 a 60 min após sua formação, contribuindo para a hemostasia ao retirar soro do coágulo e aproximar as bordas do vaso rompido.[1] As plaquetas, pela ação de seus filamentos de actina e miosina, também contribuem para a retração do coágulo e a hemostasia. A retração do coágulo requer um grande número de plaquetas; uma falha na retração do coágulo indica uma baixa contagem de plaquetas.

Dissolução do coágulo

A dissolução de um coágulo sanguíneo começa logo após sua formação. Isso possibilita que o fluxo sanguíneo seja restabelecido e que ocorra a reparação permanente do tecido. O processo pelo qual um coágulo sanguíneo se dissolve é chamado *fibrinólise*. Tal como acontece na formação do coágulo, sua dissolução requer uma sequência de etapas controladas por ativadores e inibidores. O plasminogênio, a proenzima do processo de fibrinólise, normalmente está no sangue em sua forma inativa. É convertido na forma ativa, a plasmina, por ativadores de plasminogênio formados no endotélio vascular, fígado e rins. A plasmina formada a partir do plasminogênio digere as cadeias de fibrina do coágulo e determinados fatores de coagulação, como fibrinogênio, fator V, fator VIII, protrombina e fator XII. A plasmina encontrada na corrente sanguínea é rapidamente inativada pelo inibidor α_2 de plasmina, limitando o processo de fibrinólise ao sítio de coagulação e impede que aconteça em toda a circulação.[10]

Dois ativadores de plasminogênio que ocorrem naturalmente são ativadores do plasminogênio do tipo tecidual e do tipo uroquinase. O fígado, o plasma e o endotélio vascular são as principais fontes de ativadores fisiológicos. Esses ativadores são liberados em resposta a uma série de estímulos, como substâncias vasoativas, oclusão venosa, temperatura corporal elevada e exercícios. Os ativadores são moléculas instáveis e rapidamente são inativados por inibidores sintetizados pelo endotélio e fígado. Por esse motivo, uma doença hepática crônica é capaz de causar alterações na atividade fibrinolítica. Um dos principais inibidores, o inibidor 1 do ativador do plasminogênio, em altas concentrações tem sido associado ao desenvolvimento de trombose venosa profunda, doença arterial coronariana e infarto do miocárdio.[1] Vários ativadores de plasminogênio tecidual (alteplase, reteplase, tenecteplase), produzidos por tecnologia de DNA recombinante, estão disponíveis para uso no tratamento do infarto agudo do miocárdio, acidente vascular encefálico isquêmico agudo e embolia pulmonar.

Compreenda | Hemostasia

Hemostasia, que se refere à interrupção do fluxo sanguíneo, é dividida em três etapas:

1. Vasoconstrição
2. Formação do tampão plaquetário
3. Desenvolvimento de um coágulo sanguíneo, como resultado do processo de coagulação.

A retração do coágulo e a dissolução do coágulo também são importantes para a hemostasia. O processo envolve a interação de substratos, enzimas, cofatores de proteínas e íons cálcio encontrados na corrente sanguínea ou liberados pelas plaquetas e pelas células da parede vascular.

Vasoconstrição

A lesão de um vaso sanguíneo provoca a contração da musculatura lisa da parede vascular. Isso reduz instantaneamente o fluxo de sangue criado pela ruptura do vaso. Tanto reflexos nervosos locais quanto fatores humorais locais, como TXA_2, que é liberado das plaquetas, contribuem para a vasoconstrição.

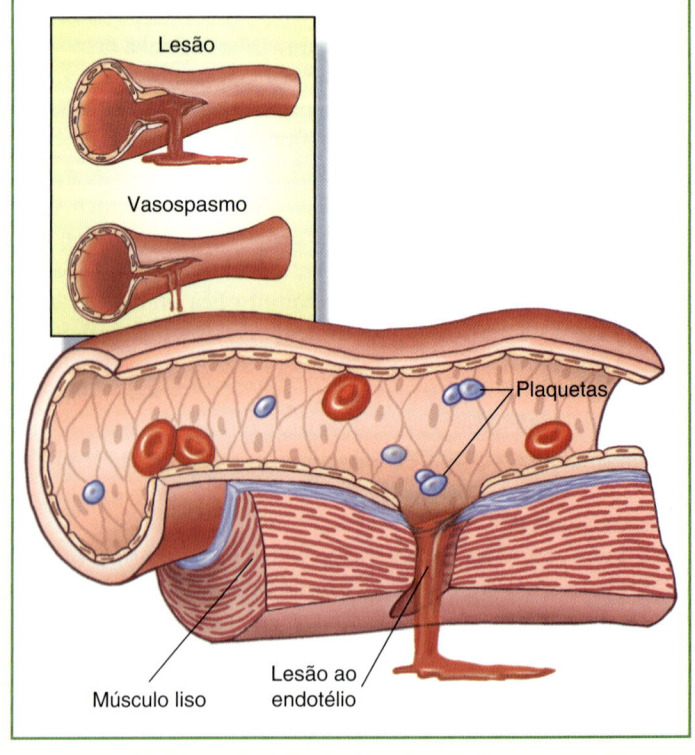

(continua)

> **Compreenda** Hemostasia *(continuação)*

Formação do tampão plaquetário

Segundos após a lesão vascular, o FvW, liberado pelo endotélio, se liga a receptores plaquetários, promovendo a adesão de plaquetas às fibras colágenas expostas (*no detalhe*). À medida que as plaquetas aderem às fibras de colágeno na parede dos vasos danificados, tornam-se ativadas e liberam ADP e TXA_2. O ADP e o TXA_2 atraem outras plaquetas, o que resulta em agregação plaquetária.

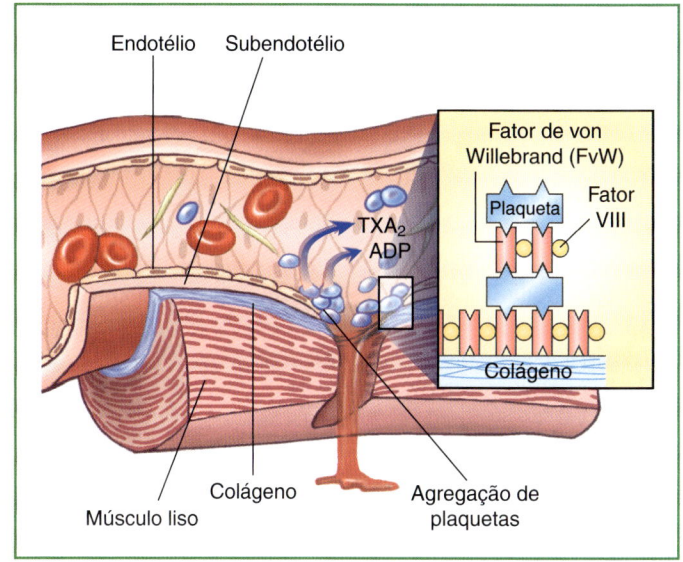

Coagulação do sangue

A coagulação sanguínea é um processo complexo que envolve a ativação sequencial de vários fatores existentes no sangue. Há duas vias de coagulação: (1) a via intrínseca, que começa na circulação e é iniciada por ativação do fator XII; e (2) a via extrínseca, que é ativada por uma lipoproteína celular chamada *fator tecidual,* que fica exposto quando os tecidos são lesionados. As duas vias conduzem a ativação do fator X, conversão de protrombina em trombina e conversão do fibrinogênio em fios insolúveis de fibrina que mantêm o coágulo unido.

Além disso, ocorrem dois processos descritos a seguir, para viabilizar a dissolução do coágulo recém-formado.

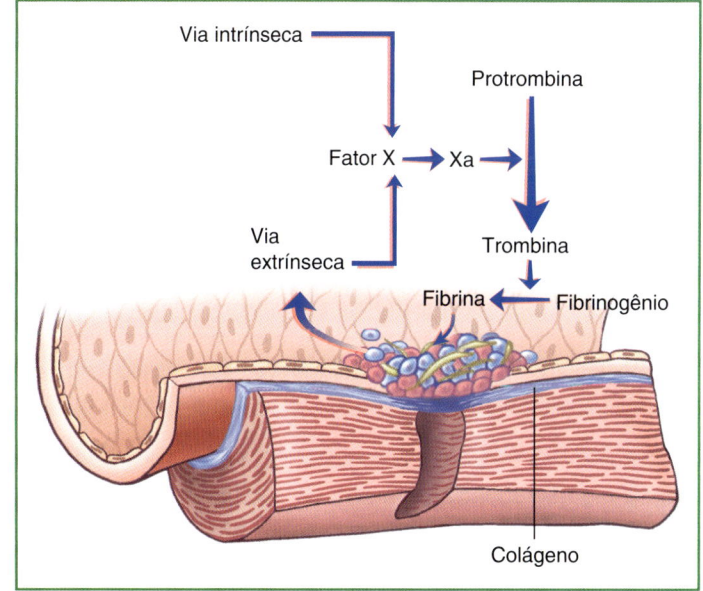

Retração do coágulo

Em um intervalo de alguns minutos após a formação do coágulo, a actina e a miosina nas plaquetas presas ao coágulo começam a se contrair de modo semelhante a uma contração muscular. Como resultado, as cadeias de fibrina dos coágulos são puxadas em direção às plaquetas, espremendo assim o soro (plasma sem fibrinogênio) do coágulo e fazendo-o encolher.

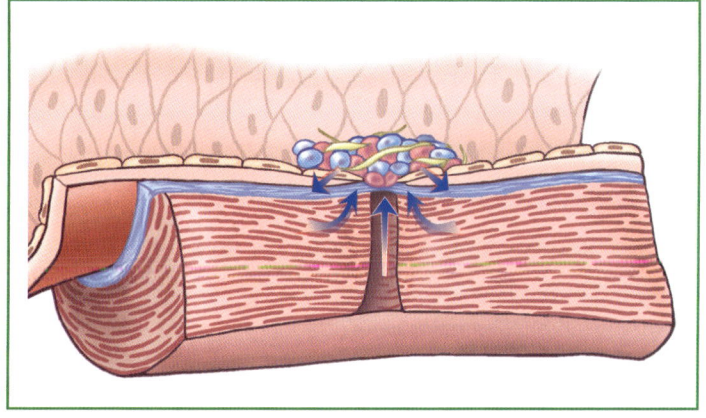

(continua)

Compreenda Hemostasia (continuação)

Dissolução do coágulo ou lise

Após a formação do coágulo, segue-se a sua dissolução. Começa com a ativação de plasminogênio, um precursor inativo da plasmina, uma enzima proteolítica. Quando se forma um coágulo, grandes quantidades de plasminogênio são retidas no local. A liberação lenta de um ativador muito poderoso chamado ativador do plasminogênio tissular (t-PA) feita pelos tecidos lesionados e pelo endotélio vascular converte o plasminogênio em plasmina, que digere as cadeias de fibrina e dissolve o coágulo.

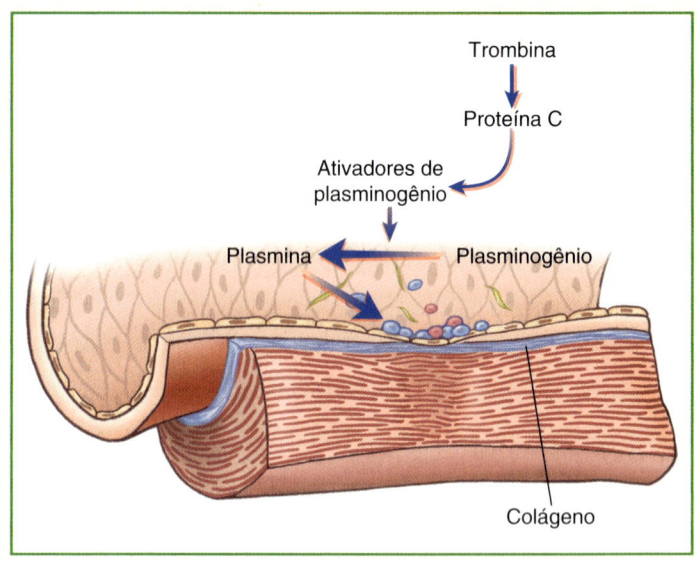

RESUMO

A hemostasia é concebida para manter a integridade do compartimento vascular. O processo é dividido em três fases: vasoconstrição, que contrai o vaso e reduz o fluxo sanguíneo; adesão plaquetária e formação do tampão de plaquetas; e formação do coágulo de fibrina, que mantém unido o tampão de plaquetas. A retração do coágulo, que une as extremidades do vaso lesionado, e a dissolução, que envolve a ação da plasmina para dissolver o coágulo e tornar possível o restabelecimento do fluxo sanguíneo e a cicatrização do tecido, também são fases importantes no processo de hemostasia. A coagulação do sangue requer uma ativação sequencial de fatores de coagulação, cuidadosamente controlada por ativadores e inibidores.

ESTADOS DE HIPERCOAGULABILIDADE

Depois de concluir esta seção, o leitor deverá ser capaz de:

- Comparar o processo normal e o anormal de coagulação
- Descrever as causas e efeitos do aumento da função plaquetária
- Citar duas condições que contribuam para o aumento da atividade de coagulação.

Hipercoagulabilidade representa uma forma exagerada de hemostasia que predispõe a trombose e oclusão dos vasos sanguíneos. Há duas formas gerais de estados de hipercoagulabilidade: condições que criam um aumento da função plaquetária e condições que aceleram a atividade do sistema de coagulação. O Quadro 22.1 resume as condições comumente associadas a estados de hipercoagulabilidade. Trombos arteriais geralmente são o resultado de turbulência e são compostos em grande parte de agregados de plaquetas. Em contrapartida, trombos venosos geralmente ocorrem devido à estase do fluxo e são em grande parte compostos de agregados de plaquetas e complexos de fibrina resultantes da ativação da cascata de coagulação.

Quadro 22.1 Condições associadas a estados de hipercoagulabilidade.

Aumento da função plaquetária
• Aterosclerose
• Diabetes melito
• Tabagismo
• Níveis séricos elevados de lipídios e colesterol
• Aumento dos níveis de plaquetas
Atividade acelerada do sistema de coagulação
• Gestação e puerpério
• Uso de contraceptivos orais
• Estado pós-cirúrgico
• Imobilidade
• Insuficiência cardíaca congestiva
• Doenças malignas

Hipercoagulabilidade associada ao aumento da função plaquetária

O estado de hipercoagulabilidade por aumento da função plaquetária resulta em adesão de plaquetas, formação de coágulos de plaquetas e interrupção do fluxo sanguíneo. As causas do aumento da função plaquetária são perturbações no fluxo, lesão endotelial e aumento da sensibilidade das plaquetas aos fatores que causam aderência e agregação. Placas ateroscleróticas perturbam o fluxo sanguíneo, causando danos endoteliais e promovendo adesão plaquetária. As plaquetas que aderem à parede vascular liberam fatores de crescimento que provocam a proliferação de células do músculo liso e, assim, contribuem para o desenvolvimento de aterosclerose. O tabagismo, níveis séricos elevados de lipídios e colesterol, estresse hemodinâmico e diabetes melito são condições que predispõem a danos vasculares, adesão plaquetária e eventual trombose.

Trombocitose

O termo *trombocitose* é utilizado para descrever elevações na contagem de plaquetas superiores a 1.000.000/$\mu\ell$. A trombocitose pode surgir como um processo reativo (trombocitose secundária) ou como um processo essencial (trombocitose primária).[11,12]

Etiologia e patogênese. A trombopoetina é um hormônio fundamental na regulação da diferenciação de megacariócitos e na formação de plaquetas, embora várias citocinas (p. ex., interleucina-6 e interleucina-11) possam também desempenhar um papel no processo.[12] Os megacariócitos e sua progênie de plaquetas têm receptores para trombopoetina. A trombopoetina é transportada no plasma ligada a receptores da superfície de plaquetas circulantes e em uma forma livre, não ligada, para promover a proliferação dos megacariócitos. Quando o número de plaquetas declina, aumenta a disponibilidade de trombopoetina livre para estimular a proliferação de megacariócitos e, quando a contagem de plaquetas se eleva, diminui a disponibilidade de trombopoetina para estimular a proliferação. Assim, a proliferação de megacariócitos e a produção de plaquetas normalmente são controladas em um mecanismo de *feedback* negativo pelo número de plaquetas.[2]

A causa mais comum de trombocitose secundária é um estado patológico que estimula a produção de trombopoetina. O resultado é um aumento na proliferação de megacariócitos e produção de plaquetas. No entanto, o número de plaquetas raramente excede 1.000.000/$\mu\ell$. As causas subjacentes mais comuns de trombocitose secundária incluem danos teciduais causados por cirurgia, infecção, câncer e doenças inflamatórias crônicas, como artrite reumatoide e doença de Crohn.[11] Em geral, os únicos sinais clinicamente aparentes são aqueles da doença de base. Também pode ocorrer trombocitose com outras doenças reumáticas, como policitemia vera e leucemia mieloide.

Trombocitose primária ou essencial representa um distúrbio mieloproliferativo (da medula óssea) das células estaminais hematopoéticas.[12] Embora os níveis de trombopoetina muitas vezes sejam normais em casos de trombocitose essencial, anomalias no receptor da trombopoetina e na ligação de plaquetas provocam níveis maiores que o esperado de trombopoetina livre. Isso resulta em um aumento da proliferação de megacariócitos e da produção de plaquetas. A disfunção plaquetária produzida contribui para as principais características clínicas de sangramento e trombose.

Manifestações clínicas e tratamento. As manifestações clínicas mais comuns em caso de trombocitose essencial são trombose e hemorragia. Eventos trombóticos incluem trombose venosa profunda e embolia pulmonar, e trombose da veia porta e da veia hepática. Algumas pessoas sofrem eritromelalgia, uma sensação latejante de dor e queimação dos dedos causada pela oclusão das arteríolas por agregados plaquetários. Tipicamente, o distúrbio é caracterizado por longos períodos assintomáticos, pontuados por episódios trombóticos ocasionais e crises hemorrágicas, que acometem pessoas com contagens elevadas de plaquetas. O tratamento inclui a utilização de fármacos que reduzem o número de plaquetas (p. ex., hidroxiureia), em casos de risco elevado.[12] O ácido acetilsalicílico pode ser uma terapia adjuvante muito efetiva em pessoas com complicações trombóticas recorrentes.

Conceitos fundamentais

Estados de hipercoagulabilidade

- Trombos arteriais estão associados a condições que produzem um fluxo sanguíneo turbulento e adesão plaquetária
- Trombos venosos estão associados a condições que causam estase do fluxo sanguíneo, com aumento das concentrações de fatores de coagulação.

Hipercoagulabilidade associada ao aumento da atividade de coagulação

A formação de trombos pela ativação do sistema de coagulação pode ser o resultado de transtornos primários (genéticos) ou secundários (adquiridos) que afetam os componentes do processo de coagulação sanguínea (*i. e.*, aumento no nível de fatores de pró-coagulação ou diminuição na taxa de anticoagulação).

Doenças hereditárias

Uma trombofilia hereditária comum, fator V de Leiden, provoca resistência à proteína C ativada.[13] A resistência à proteína C ativada é responsável por aproximadamente 20% dos episódios iniciais de trombose, 50% dos casos de trombose familiar e 60% dos eventos trombóticos em pessoas com níveis normais de proteína C, proteína S, antitrombina e anticorpos antifosfolipídio.[13]

A hipercoagulabilidade está associada a risco aumento de tromboembolia venosa (TEV), que está associada a altas taxas de morbidade e mortalidade.[14,16] A tromboembolia venosa, que inclui embolia pulmonar e trombose venosa profunda, pode ser dividida em genética e adquirida. A incidência de tromboembolia venosa genética é relativamente baixa.[15]

Distúrbios adquiridos

Entre os fatores adquiridos ou secundários que levam ao aumento da coagulação e à trombose estão: estase venosa, devido a repouso prolongado e imobilidade, infarto do miocárdio, câncer, estados de hiperestrogenismo, tabagismo, obesidade e uso de contraceptivos orais.[17] Pessoas com neoplasias malignas desenvolvem TEV com mais frequência do que aquelas sem esses processos. Em aproximadamente 20 a 25% dos indivíduos com TEV primária será encontrada uma neoplasia maligna oculta.[15]

A estase do fluxo sanguíneo provoca acúmulo de fatores de coagulação ativados e de plaquetas e impede a interação com os inibidores. Um fluxo lento e alterado é uma causa comum de trombose venosa em pessoas imobilizadas ou no período pós-operatório. Acredita-se que a inflamação contribua para a estase. Insuficiência cardíaca também contribui para o desenvolvimento de congestão venosa e trombose. Síndromes de hiperviscosidade (policitemia) e a deformação das hemácias nos casos de anemia falciforme aumentam a resistência ao fluxo e causam estase em pequenos vasos.

A incidência de AVE, tromboembolia e infarto do miocárdio é maior em usuárias de contraceptivos orais, principalmente aquelas com mais de 35 anos de idade ou tabagistas pesadas. Os níveis dos fatores de coagulação também são mais altos durante uma gestação normal. Essas alterações, juntamente com a atividade limitada durante o puerpério (pós-parto imediato), predispõem à trombose venosa.

O desenvolvimento de estados de hipercoagulabilidade também é comum em casos de câncer e septicemia. Acredita-se que muitas células tumorais liberem moléculas de fator tecidual que, juntamente com o aumento da imobilidade e a sepse observada em pessoas com doença maligna, contribuem para o desenvolvimento de trombose nessas pessoas.

Como resultado desses fatores, a profilaxia de TEV se tornou um indicador da qualidade da assistência à saúde. O American College of Chest Physicians elaborou e publicou padrões para prevenção de TEV, que incluem o uso de heparina de baixo peso molecular (HBPM), heparina não fracionada e meias compressivas e/ou dispositivos de compressão intermitente. Essas diretrizes são implementadas com base na avaliação dos fatores de risco e das condições atuais do paciente segundo o escore de risco de Caprini. Esse escore estratifica os pacientes em quatro categorias de risco. A seguir, intervenções são selecionadas para a prevenção de TEV.[16]

Síndrome antifosfolipídica

Outra causa de aumento de trombose venosa e arterial é a *síndrome antifosfolipídica* (SAF). Essa condição está associada a autoanticorpos (principalmente imunoglobulina G [IgG]) contra fosfolipídios de ligação a proteínas, o que resulta no aumento da atividade de coagulação.[15] As características comuns da SAF são trombose venosa e arterial, perda fetal recorrente e trombocitopenia. A SAF pode ser uma condição primária de ocorrência isolada, com sinais de hipercoagulabilidade, ou uma condição secundária, muitas vezes associada a lúpus eritematoso sistêmico.[4]

Etiologia e patogênese.
Embora os mecanismos que desencadeiam essa síndrome sejam desconhecidos, já foram identificadas várias vias potenciais:

- Os anticorpos podem interferir na cascata da coagulação, resultando em um estado de hipercoagulabilidade
- Os anticorpos podem se ligar diretamente à superfície da célula endotelial, causando a secreção de citocinas, o que resulta na ativação e agregação de plaquetas
- Os anticorpos podem ter como alvo fosfolipídios de ligação a proteínas séricas que funcionam como anticoagulante.

Além da ação dos anticorpos, parece provável que outros fatores tenham um papel na determinação do desenvolvimento das manifestações clínicas da doença. Embora sejam especulações, esses fatores podem compreender traumatismo vascular ou infecção que leva à produção de citocinas e à ativação de células endoteliais.[4]

Manifestações clínicas.
As pessoas com a doença apresentam diversas manifestações clínicas, tipicamente aquelas caracterizadas por trombos venosos e arteriais recorrentes. Também podem se desenvolver vegetações valvares cardíacas associadas à adesão de trombos e trombocitopenia pelo consumo excessivo de plaquetas. A trombose venosa, especialmente nas veias profundas das pernas, ocorre em até 50% das pessoas com a síndrome, e metade delas desenvolve embolia pulmonar. Os casos de trombose arterial envolvem o encéfalo em até 50% dos indivíduos, causando ataque isquêmico transitório ou acidente vascular encefálico.[15] Outros sítios para o desenvolvimento de trombose arterial são as artérias coronárias do coração e da retina, artéria renal e artérias periféricas. Mulheres com o transtorno geralmente têm um histórico de abortos recorrentes por causa de isquemia e trombose dos vasos placentários. Essas mulheres também têm maior risco de dar à luz um recém-nascido prematuro, devido a hipertensão relacionada com a gestação e insuficiência uteroplacentária.

Na maioria das pessoas com síndrome antifosfolipídica, os eventos trombóticos se dão como um episódio isolado em um sítio anatômico. Em algumas pessoas, as recidivas podem ocorrer meses ou anos mais tarde e mimetizar o evento inicial. Ocasionalmente, alguém pode apresentar múltiplas oclusões vasculares que envolvem vários sistemas orgânicos. Essa condição de manifestação súbita é chamada de *síndrome antifosfolipídica catastrófica* e está associada a elevada taxa de mortalidade.[18]

Tratamento.
Incide sobre a remoção ou redução de fatores que predispõem à trombose, incluindo aconselhamento para parar de fumar e aconselhamento contra o uso de contraceptivos orais contendo estrogênio. O evento trombótico agudo é tratado com anticoagulantes (heparina e varfarina) e, em casos refratários, com imunossupressores. Ácido acetilsalicílico e fármacos anticoagulantes, bem como os recentes anticoagulantes que não são antagonistas da vitamina K, podem ser utilizados para evitar trombose no futuro.[18]

RESUMO

A hipercoagulabilidade provoca a coagulação excessiva e contribui para a formação de trombos. Isso é o resultado de condições que promovem um aumento no número de plaquetas ou na função ou atividade acelerada do sistema de coagulação. A trombocitose, que é uma elevação na contagem de plaquetas, pode ocorrer como um processo reativo (trombocitose secundária) ou como um processo essencial (trombocitose primária). O aumento da função plaquetária geralmente resulta de distúrbios como aterosclerose que danificam o endotélio vascular e perturbam o fluxo sanguíneo; ou de condições como o tabagismo, que aumentam a sensibilidade das plaquetas aos fatores que promovem adesão e agregação.

Os fatores que causam aceleração da atividade do sistema de coagulação incluem a estase do fluxo sanguíneo, resultando em um acúmulo de fatores de coagulação; e alterações nos componentes do sistema de coagulação (p. ex., aumento na concentração de fatores pró-coagulação ou diminuição na taxa de anticoagulação). A síndrome antifosfolipídica, um distúrbio de coagulação venosa e arterial adquirida, manifesta-se como uma doença primária ou pode ser um distúrbio secundário, associado ao lúpus eritematoso sistêmico. Ela está associada a anticorpos antifosfolipídicos que promovem a trombose, a qual é capaz de afetar muitos órgãos.

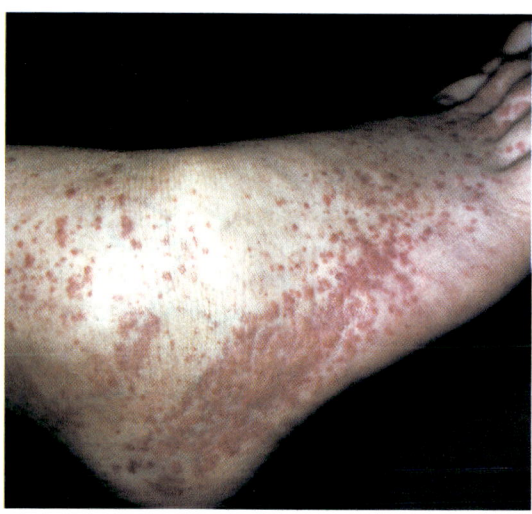

Figura 22.3 • Vasculite cutânea clinicamente leve com púrpura palpável e petéquias. Fonte: Hall J. C., Hall B. J. (2017). Sauer's manual of skin diseases (11. ed., p. 176). Philadelphia, PA: Lippincott Williams & Wilkins.

DISTÚRBIOS HEMORRÁGICOS

Depois de concluir esta seção, o leitor deverá ser capaz de:

- Diferenciar entre os mecanismos da trombocitopenia induzida por substâncias e a trombocitopenia idiopática
- Descrever as manifestações de trombocitopenia
- Citar três defeitos comuns dos fatores de coagulação e suas etiologias
- Diferenciar os mecanismos de sangramento na hemofilia A e na doença de von Willebrand
- Descrever o efeito de alterações vasculares sobre a hemostasia
- Explicar as bases fisiológicas da coagulação intravascular disseminada aguda.

Distúrbios hemorrágicos ou deficiência de coagulação podem ser o resultado de defeitos de qualquer um dos fatores que contribuem para a hemostasia. A hemorragia pode ocorrer como consequência de distúrbios associados ao número ou à função das plaquetas, fatores de coagulação e integridade dos vasos sanguíneos.

Hemorragia associada a distúrbios plaquetários

A hemorragia decorrente de distúrbios plaquetários reflete diminuição no número de plaquetas devido a queda da produção, aumento da destruição ou comprometimento da função. A hemorragia espontânea nos casos de distúrbios plaquetários na maioria das vezes envolve pequenos vasos das mucosas e da pele. Locais comuns de hemorragia são as mucosas do nariz, boca, sistema digestório e cavidade uterina. A hemorragia cutânea pode ser observada como sangramentos puntiformes (petéquias) e equimoses (púrpura) em áreas pendentes, onde a pressão capilar é mais alta (Figura 22.3). As petéquias são observadas quase exclusivamente em condições de deficiência plaquetária, e não de disfunção. Hemorragia dos vasos intracranianos é um perigo raro quando existe plaquetopenia grave.

Trombocitopenia

Uma redução no número de plaquetas, também chamada de trombocitopenia, é uma causa importante de hemorragia generalizada. Trombocitopenia geralmente se refere a uma diminuição no número de plaquetas circulantes em um nível inferior a 150.000/$\mu\ell$.[19] Quanto maior a redução na contagem de plaquetas, maior o risco de hemorragia. A trombocitopenia pode ser o resultado de diminuição na produção de plaquetas, aumento do sequestro de plaquetas no baço ou redução no tempo de sobrevivência das plaquetas.

A diminuição da produção de plaquetas devido à perda de função da medula óssea ocorre na anemia aplásica. A substituição da medula óssea por células malignas, como se dá na leucemia, também leva à diminuição da produção de plaquetas. Radioterapia e agentes como os fármacos empregados no tratamento do câncer têm condição de reduzir a função da medula óssea e diminuir a produção de plaquetas. A infecção pelo vírus da imunodeficiência humana (HIV) ou pelo citomegalovírus pode suprimir a produção de megacariócitos, os precursores de plaquetas.

A produção de plaquetas pode ser normal, mas pode ocorrer um excesso de sequestro de plaquetas no baço. Embora o baço normalmente sequestre 30 a 40% das plaquetas antes da liberação para a corrente sanguínea, a proporção pode alcançar os 90% quando o baço se encontra dilatado em casos de esplenomegalia.[1] Quando necessário, a trombocitopenia hiperesplênica pode ser tratada por esplenectomia.

A redução no tempo de sobrevivência das plaquetas é causada por uma variedade de mecanismos imunes e não imunes. É possível que a destruição de plaquetas seja causada por anticorpos antiplaquetários. Os anticorpos podem ser dirigidos contra autoantígenos plaquetários ou contra antígenos de plaquetas provenientes de transfusões de sangue ou de gestação. Os anticorpos atacam as glicoproteínas GPIIb/IIIa e GPIb/IX da membrana plaquetária. A destruição não imunológica das plaquetas advém de lesão mecânica por próteses de valvas cardíacas ou hipertensão maligna, o que resulta no estreitamento dos pequenos vasos. Em casos agudos de CID ou TTP, o consumo excessivo de plaquetas gera a deficiência.[4]

Trombocitopenia induzida por fármacos.

Alguns medicamentos, como ácido acetilsalicílico e atorvastatina e alguns antibióticos que contêm sulfa, podem causar o desenvolvimento de trombocitopenia imune (TPI) fármaco-induzida.[19] Essas substâncias induzem uma resposta antígeno-anticorpo e a formação de complexos imunes que causam destruição das plaquetas por meio de lise mediada pelo complemento. Em pessoas com trombocitopenia associada ao uso de medicamentos, ocorre uma queda rápida na contagem de plaquetas no intervalo de 2 a 3 dias depois da retomada do tratamento ou 7 dias ou mais (i. e., o tempo necessário para montar uma resposta imune) após o início do tratamento com determinado medicamento pela primeira vez. A contagem de plaquetas aumenta rapidamente após a descontinuação da terapia.

Trombocitopenia induzida por heparina.

A trombocitopenia induzida por heparina (TIH) está associada ao tratamento com o anticoagulante heparina. Dez por cento das pessoas tratadas com heparina desenvolvem trombocitopenia transiente leve no intervalo de 2 a 5 dias após o início do tratamento.[19] No entanto, aproximadamente 1 a 5% das pessoas tratadas com heparina apresentam eventos tromboembólicos potencialmente fatais de 1 a 2 semanas após o início de tratamento.[4] A TIH é causada por uma reação imunológica dirigida contra um complexo de heparina com o fator 4 plaquetário, um componente normal dos grânulos das plaquetas, que se liga fortemente à heparina. A ligação do anticorpo com o fator 4 plaquetário produz complexos imunológicos que ativam as plaquetas remanescentes, o que resulta em trombose. Além disso, partículas plaquetárias pró-trombóticas e a indução do fator tissular continuam a promover a coagulação.[19]

O tratamento da TIH requer a suspensão imediata da terapia com heparina e o uso de anticoagulantes alternativos para evitar a recorrência de trombose. A heparina de baixo peso molecular mais recente tem demonstrado ser efetiva na redução da incidência de complicações induzidas pela heparina em comparação com a forma mais antiga, de maior peso molecular.

Púrpura trombocitopênica imune.

A púrpura trombocitopênica imune (PTI) resulta na formação de anticorpos plaquetários e na destruição excessiva de plaquetas. A PTI primária é uma doença autoimune na qual há destruição direta das plaquetas ou inibição da sua formação pelo sistema imune. A PTI primária ocorre em homens e mulheres e acomete crianças e adultos, embora a incidência seja mais elevada em mulheres com 30 a 59 anos de idade e em pessoas com mais de 60 anos de idade.[20] É classificada como recente (diagnóstico há 3 meses ou menos), persistente (3 a 12 meses desde o seu diagnóstico) ou crônica (mais de 12 meses desde o seu diagnóstico).[20] A púrpura trombocitopênica imune também é conhecida como púrpura trombocitopênica idiopática, ou seja, sem causa conhecida.

Doenças autoimunes e infecções crônicas (p. ex., *Helicobacter pylori*, vírus da hepatite C [HCV], HIV) contribuem para as formas secundárias de PTI. Quando o paciente apresenta essas doenças, não ocorrem manifestações hemorrágicas.[20]

Etiologia e patogênese. Acredita-se que a trombocitopenia que se desenvolve nos casos de PTI seja o resultado de vários mecanismos, incluindo anticorpos antiplaquetários (contra glicoproteínas IIb/IIIa e Ib/IX) na membrana das plaquetas. As plaquetas, que se tornam mais suscetíveis à fagocitose devido aos anticorpos, são destruídas no baço. Os níveis plasmáticos de trombopoetina, o principal fator estimulante do crescimento e desenvolvimento de megacariócitos, não estão elevados em pessoas com PTI.[2] As evidências sugerem que a PTI seja causada por disfunção dos linfócitos T, mais especificamente linfócitos T CD4+ e linfócitos T reguladores, que desencadeiam a resposta autoimune e evoluem para trombocitopenia.[21]

Manifestações clínicas. Manifestações de PTI incluem um histórico de hematomas, sangramento das gengivas, epistaxe (i. e., sangramento nasal), melena e sangramento menstrual anormal em pacientes com contagem de plaquetas moderadamente reduzida. Como o baço é o local de destruição plaquetária, pode aumentar de tamanho. A condição pode ser descoberta por acaso, ou como resultado de sinais de hemorragia, muitas vezes na pele (i. e., púrpura e petéquias) ou na mucosa oral.

Diagnóstico e tratamento. O diagnóstico de PTI, em geral, baseia-se na verificação de grave trombocitopenia (contagem de plaquetas < 20.000 a 30.000/µℓ) e exclusão de outras causas. Existem testes para os anticorpos ligados às plaquetas, mas não têm especificidade (p. ex., reagem com anticorpos plaquetários provenientes de outras fontes). A forma secundária de PTI, por vezes, mimetiza a forma idiopática da doença; portanto, o diagnóstico somente pode ser estabelecido após a exclusão de outras causas conhecidas de trombocitopenia.

A decisão de se tratar PTI é baseada na contagem de plaquetas e no grau de hemorragia. Muitas pessoas com PTI evoluem bem sem tratamento. Geralmente, são utilizados corticosteroides como terapia inicial. Outros tratamentos iniciais efetivos incluem a administração intravenosa de imunoglobulina. No entanto, esse tratamento é caro e o efeito benéfico tem duração de apenas 1 ou 2 semanas.

Púrpura trombocitopênica trombótica.

Púrpura trombocitopênica trombótica (PTT) é uma combinação de trombocitopenia, anemia hemolítica, insuficiência renal, febre e anormalidades neurológicas. É uma doença rara resultante, provavelmente, da introdução de substâncias de agregação de plaquetas na corrente sanguínea.[4]

Etiologia e patogênese. A PTT é causada por deficiência de ADAMTS13, que é responsável pelo fracionamento de grandes multímeros de vWF. A agregação plaquetária descontrolada resulta em oclusões microvasculares e falência de órgãos terminais. Aproximadamente 1% de todos os casos de PTT são hereditários e os 99% restantes são adquiridos. As seguintes condições comprovadamente reduzem a atividade de ADAMTS13: síndrome hemolítico-urêmica, câncer, infecções, gravidez, vários fármacos e doenças autoimunes que acometem os tecidos conjuntivos.[22]

A manifestação é súbita e o desfecho pode ser fatal. Oclusões vasculares generalizadas advêm de trombos nas arteríolas e capilares de vários órgãos, incluindo coração, encéfalo e rins. As hemácias vão se fragmentando à medida que circulam através dos vasos parcialmente obstruídos, causando anemia hemolítica e icterícia.

Manifestações clínicas e tratamento. As manifestações clínicas incluem púrpura, petéquias, sangramento vaginal e sintomas neurológicos que vão desde cefaleia até convulsões e alterações no nível de consciência. O tratamento de emergência para PTT inclui a realização de *plasmaférese*, um procedimento que envolve a remoção do plasma que é retirado do corpo e substituído por plasma fresco congelado. A infusão de plasma fornece a enzima deficiente. Com a plasmaférese e o tratamento de infusão de plasma, a recuperação é completa em 80% dos casos.[22]

Comprometimento da função plaquetária

Também chamado *trombocitopatia*, pode ser o resultado de doenças hereditárias de adesão (p. ex., doença de von Willebrand) ou defeitos adquiridos causados por fármacos, doença ou cirurgia. Também é comum encontrar falhas na função plaquetária em casos de uremia, presumivelmente pela existência de resíduos que não foram excretados. O Quadro 22.2 lista outros fármacos que prejudicam a função plaquetária.

Quadro 22.2 Fármacos que predispõem a hemorragias.*

Por interferência na produção ou função das plaquetas
- Acetazolamida
- Antimetabólitos e antineoplásicos
- Antibióticos, como penicilina e cefalosporinas
- Ácido acetilsalicílico e salicilatos
- Carbamazepina
- Clofibrato
- Colchicina
- Dipiridamol
- Diuréticos tiazídicos
- Sais de ouro
- Heparina
- AINE
- Derivados de quinino (quinidina e hidroxicloroquina)
- Sulfonamidas

Por interferência em fatores de coagulação
- Amiodarona
- Esteroides anabolizantes
- Varfarina
- Heparina

Por redução nos níveis de vitamina K
- Antibióticos
- Clofibrato

*Obs.: esta lista não pretende ser abrangente.

 Alerta de domínio do conceito

A ação da aspirina é a acetilação irreversível da atividade de ciclo-oxigenase plaquetária. Em contraste, a PTI resulta na formação de anticorpos plaquetários e destruição excessiva de plaquetas e pode ser resultante do uso de heparina ou quinidina.

Conceitos fundamentais

Distúrbios hemorrágicos

- Os distúrbios na formação do tampão plaquetário incluem diminuição do número devido à produção insuficiente de plaquetas (disfunção da medula óssea), excesso de destruição de plaquetas (trombocitopenia), função plaquetária anormal (trombocitopatia) ou defeitos no FvW
- O comprometimento na fase de coagulação da hemostasia é causado por deficiência de um ou mais fatores de coagulação
- Os distúrbios relacionados com a integridade vascular resultam de vasos estruturalmente fracos ou lesionados por um processo inflamatório e mecanismos imunológicos.

Hemorragia associada a deficiências de fatores de coagulação

Os defeitos de coagulação sanguínea podem ser o resultado de deficiências ou de comprometimento da função de um ou mais dos fatores de coagulação, incluindo o FvW. As deficiências podem surgir por uma doença hereditária, síntese deficiente ou aumento do consumo de fatores de coagulação. O sangramento resultante de deficiência de fatores de coagulação tipicamente ocorre após lesão ou traumatismo. É comum a manifestação de grandes contusões, hematomas e sangramento prolongado nos sistemas gastrintestinal e urinário ou nas articulações.

Doenças hereditárias

A doença de von Willebrand e a hemofilia (tipos A e B) são as duas doenças hemorrágicas hereditárias mais comuns. A doença de von Willebrand é considerada a coagulopatia hereditária mais frequente e afeta cerca de 1 a 2% da população.[4] A hemofilia A (deficiência do fator VIII) afeta 1 em cada 5 mil nascidos vivos do sexo masculino. A hemofilia B (deficiência do fator IX) ocorre em aproximadamente 1 em cada 20 mil pessoas, representando 15% de todos os casos de hemofilia.[4] É genética e clinicamente semelhante à hemofilia A. A doença de von Willebrand e a hemofilia A são provocadas por defeitos que envolvem o complexo fator VIII-FvW. O FvW, que é sintetizado pelo endotélio e por megacariócitos, é necessário para a adesão das plaquetas à matriz subendotelial do vaso sanguíneo. Também funciona como carreador do fator VIII, e é importante para a estabilidade do fator VIII na corrente sanguínea, evitando sua proteólise. A proteína coagulante do fator VIII, a parte funcional, é produzida pelo fígado e pelas células endoteliais. Assim, o fator VIII e o FvW, embora sintetizados separadamente, se unem e circulam no plasma como uma unidade que serve para promover a coagulação e a adesão plaquetária à parede vascular.[4]

Doença de von Willebrand. É uma doença hemorrágica hereditária relativamente comum, caracterizada por uma deficiência ou um defeito no FvW. Já foram descritas umas 20 variantes da doença de von Willebrand.[4] Essas variantes podem ser agrupadas em duas categorias: tipos 1 e 3, que estão associados à diminuição dos níveis de FvW, e tipo 2, caracterizada por defeitos no FvW.

Classificação. O tipo 1 é uma *doença autossômica dominante*, responsável por cerca de 70% dos casos e é relativamente leve. O tipo 2, que também é uma doença autossômica dominante, é responsável por aproximadamente 25% dos casos e está relacionado com sangramentos entre leves e moderados. O tipo 3, que é uma *doença autossômica recessiva* relativamente rara, está associado a níveis extremamente baixos de FvW funcional e correspondentes manifestações clínicas graves.[4] Pessoas com a doença de von Willebrand têm um defeito composto envolvendo a função plaquetária e a cascata de coagulação.

Manifestações clínicas. As manifestações clínicas incluem sangramento espontâneo do nariz, boca, sistema digestório, fluxo menstrual excessivo e tempo de sangramento prolongado quando há contagem normal de plaquetas. Na maioria dos casos (i. e., tipos 1 e 2), os sintomas são leves e não requerem tratamento, e muitas pessoas com o transtorno são diagnosticadas quando precisam passar por uma cirurgia ou cuja extração dentária resulta em sangramento prolongado. Em situações graves (p. ex., tipo 3), a ocorrência potencialmente fatal de hemorragia gastrintestinal e hemorragia nas articulações pode ser semelhante à observada em casos de hemofilia.[4] O sangramento associado à doença de von Willebrand geralmente é leve, e rotineiramente nenhum tratamento é administrado além de evitar o uso de ácido acetilsalicílico.

Hemofilia A. É uma doença recessiva ligada ao cromossomo X, que afeta principalmente o sexo masculino. Embora seja uma doença hereditária, não existe histórico familiar da doença em aproximadamente 30% dos novos casos diagnosticados, o que sugere que tenha surgido como uma nova mutação no gene do fator VIII.[4] Cerca de 90% das pessoas com hemofilia produzem quantidades insuficientes do fator, e 10% produzem uma forma defeituosa. Na prática, a porcentagem de atividade de fator VIII normal depende do defeito genético e determina a gravidade da hemofilia (i. e., 6 a 30% nos casos de hemofilia leve, 2 a 5% na hemofilia moderada e 1% ou menos nas formas graves da doença). Nas formas leves ou moderadas da doença, geralmente não ocorre sangramento, a menos que haja uma lesão ou traumatismo local, como um procedimento cirúrgico ou odontológico. Os casos leves da doença podem não ser detectados na infância. Em casos graves de hemofilia A, os episódios de sangramento geralmente se dão na infância (p. ex., pode ser observado no momento da circuncisão) e são espontâneos e graves, ocorrendo várias vezes ao mês.

Manifestações clínicas. Caracteristicamente, o sangramento acomete tecidos moles, sistema digestório e articulações do quadril, joelho, cotovelo e tornozelo. A hemorragia articular espontânea, em geral, manifesta-se quando a criança começa a andar. Muitas vezes, uma articulação específica é suscetível a hemorragias repetidas. O sangramento provoca a inflamação da sinóvia, com dor aguda e tumefação. Sem tratamento adequado, o sangramento e a inflamação crônica causam fibrose articular e contraturas, resultando em deficiência grave.

Tratamento. A prevenção de traumatismos é muito importante para pessoas com hemofilia. Deve ser evitado o uso de ácido acetilsalicílico e outros anti-inflamatórios não esteroides que afetam a função plaquetária. A terapia de reposição com fator VIII para administração domiciliar reduziu os danos típicos que ocorrem no sistema musculoesquelético. O tratamento deve ser iniciado quando ocorre hemorragia ou como profilaxia. Nos casos de episódios repetidos de sangramento, o uso de produtos recombinantes e bombas de infusão contínua pode viabilizar a prevenção, para que não seja necessário o tratamento da hemorragia. O desenvolvimento de anticorpos inibidores do fator VIII recombinante ainda é uma das principais complicações do tratamento.

A clonagem do gene do fator VIII e a evolução nos sistemas de entrega de genes representam a esperança de que a hemofilia A possa ser curada por substituição de genes. A detecção de portadores e o diagnóstico pré-natal já podem ser realizados pela análise de estudos de mutação genética direta ou de vínculo com o DNA. A amniocentese ou biopsia de vilo corial pré-natal é utilizada para prever complicações e determinar o tipo de tratamento. Eventualmente, poderá ser usado em pessoas selecionadas para adição de genes.

Distúrbios adquiridos

Os fatores de coagulação V, VII, IX, X, XI e XII, a protrombina e o fibrinogênio são sintetizados no fígado. Nos casos de doença hepática, a síntese desses fatores de coagulação é reduzida, o que pode resultar em hemorragia. Dos fatores de coagulação sintetizados pelo fígado, os fatores II, VII, IX e X e a protrombina requerem vitamina K para sua atividade normal. Na deficiência de vitamina K, o fígado produz o fator de coagulação, mas em uma forma inativa. A vitamina K é uma vitamina lipossolúvel que está sempre sendo sintetizada pelas bactérias intestinais. Isso significa que uma deficiência de vitamina K provavelmente não ocorre, a menos que a síntese intestinal seja interrompida ou exista um comprometimento na absorção da vitamina. A deficiência de vitamina K pode ocorrer no recém-nascido, antes que seja estabelecida a flora intestinal. Também pode ocorrer como resultado de um tratamento com antibióticos de largo espectro, que destroem a flora intestinal. Como a vitamina K é lipossolúvel, sua absorção requer sais biliares. A deficiência de vitamina K pode resultar de deficiência na absorção de gordura causada pelo fígado ou por um distúrbio na vesícula biliar.

Hemorragia associada a doenças vasculares

A hemorragia decorrente de complicações vasculares é muitas vezes chamada de *púrpura não trombocitopênica*. Esses distúrbios podem ocorrer por fraqueza na estrutura vascular ou por causa de danos aos vasos pela existência de um processo inflamatório ou resposta imune. Na maioria das vezes, a condição se caracteriza pela facilidade do surgimento de hematomas e do aparecimento espontâneo de petéquias e púrpura na pele e mucosas. Em pessoas com doença hemorrágica causada por defeitos vasculares, são normais a contagem de plaquetas e os resultados de outros testes para os fatores de coagulação.

Entre os distúrbios vasculares que causam hemorragia destacam-se telangiectasia hemorrágica, uma doença autossômica dominante rara caracterizada por capilares e arteríolas dilatados com paredes finas; deficiência de vitamina C (i. e., escorbuto), resultando na síntese deficiente de colágeno e falha na união adequada das células endoteliais, o que torna frágil a parede vascular; doença de Cushing, que causa perda de massa proteica e de tecido de suporte vascular pelo excesso de cortisol; e púrpura senil (i. e., hematomas em pessoas idosas), causada pelo comprometimento na síntese de colágeno que ocorre com o processo de envelhecimento. Também há defeitos vasculares no curso de CID ou como resultado de microtrombos e tratamento com corticosteroides.

Coagulação intravascular disseminada

A coagulação intravascular disseminada (CID) é um paradoxo na sequência hemostática e se caracteriza por coagulação disseminada e hemorragia no compartimento vascular. Não é uma condição primária, mas ocorre como complicação de uma grande variedade de distúrbios. A CID começa com a ativação maciça da sequência de coagulação, como resultado da produção desregulada de trombina, que dá origem à formação sistêmica de fibrina. Além disso, os níveis de todos os principais anticoagulantes ficam reduzidos (Figura 22.4). Os microtrombos resultantes provocam a obstrução do vaso e isquemia do tecido. Pode haver falência de múltiplos órgãos. A formação de coágulos consome todas as proteínas de coagulação e plaquetas disponíveis, resultando em hemorragia grave.

Etiologia e patogênese

O distúrbio pode ser desencadeado por ativação da via intrínseca, extrínseca ou ambas. A ativação por meio da via extrínseca

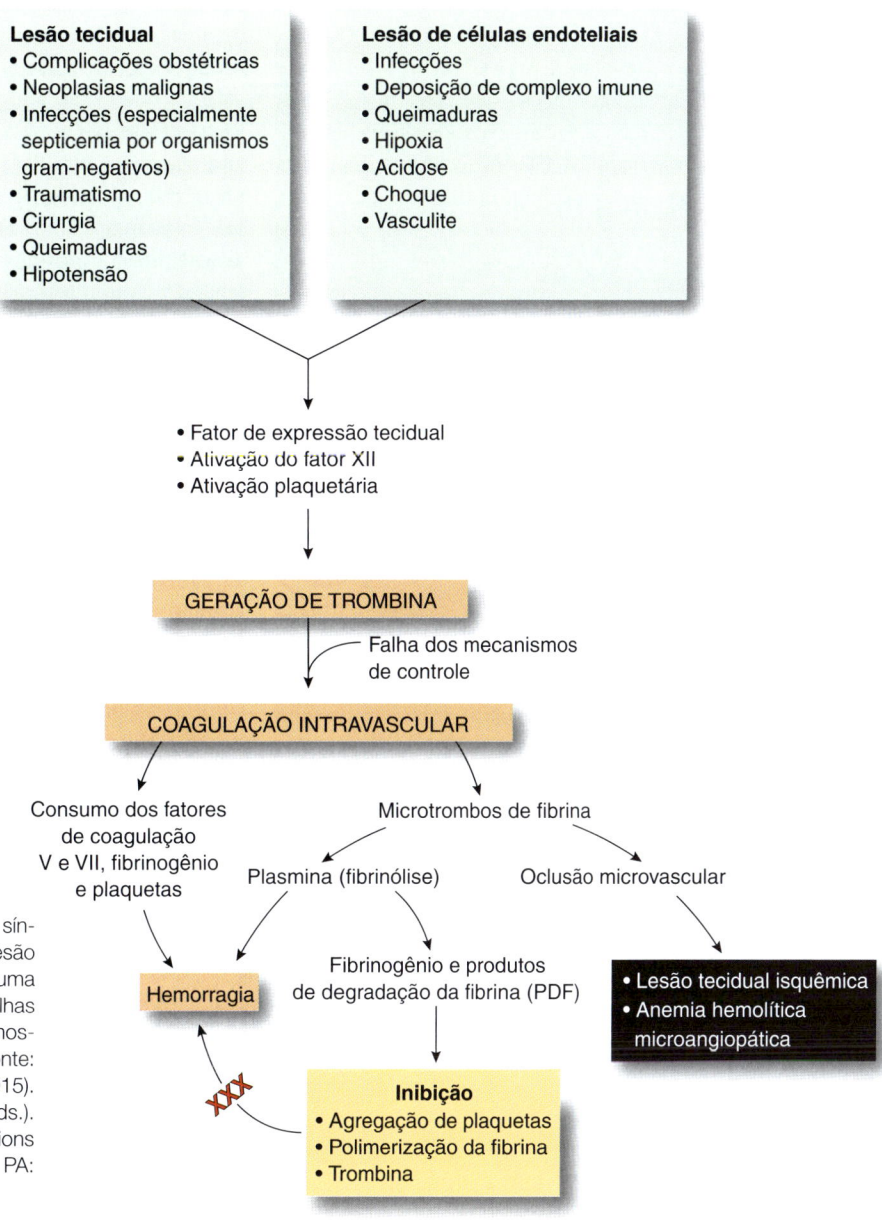

Figura 22.4 • Fisiopatologia da CID. A síndrome da CID é desencadeada por uma lesão tecidual, lesão de células endoteliais ou uma combinação dos dois processos. Devido a falhas nos mecanismos normais de controle da hemostasia, ocorre a coagulação intravascular. Fonte: Valdez R., Zutter M., Florea A.D. et al. (2015). Hematopathology. In: Rubin R., Strayer D. (Eds.). Rubin's pathology: Clinicopathologic foundations of medicine (7. ed., p. 1113). Philadelphia, PA: Lippincott Williams & Wilkins.

ocorre com a liberação de fatores teciduais e está associada a complicações obstétricas, traumatismo, septicemia bacteriana e alguns tipos de câncer.

A via intrínseca pode ser ativada por meio de uma extensa lesão endotelial, com a ativação do fator XII. O dano endotelial pode ser provocado por vírus, infecções, mecanismos imunológicos, estase sanguínea ou temperaturas extremas. Vias de anticoagulação comprometidas também estão ligadas a níveis reduzidos de antitrombina e do sistema anticoagulante da proteína C em CID. Existem evidências de que a causa subjacente de CID seja uma infecção ou uma inflamação cujas citocinas (fator de necrose tumoral, interleucina-1 e outras) liberadas no processo são os principais mediadores.[23,24] Essas citocinas não só fazem a mediação da inflamação, mas também podem aumentar a expressão do fator tissular em células endoteliais e simultaneamente diminuir a expressão de trombomodulina. A trombomodulina, que é uma glicoproteína encontrada na membrana celular de células endoteliais, liga-se à trombina e atua como um mecanismo de regulação adicional no processo de coagulação. As condições clínicas mais comuns causadoras de CID incluem distúrbios obstétricos, responsáveis por 50% dos casos; traumatismo maciço; choque; septicemia e doença maligna.[23,24] O Quadro 22.3 resume as condições associadas à CID.

Os fatores envolvidos em condições que causam CID frequentemente estão inter-relacionados. Nos casos que envolvem complicações obstétricas, os fatores teciduais liberados da placenta necrótica ou de tecido fetal ou líquido amniótico podem ser o gatilho da CID. Hipoxia, choque e acidose coexistentes também contribuem, causando lesão endotelial. Infecções bacterianas por microrganismos gram-negativos resultam na liberação de endotoxinas, que ativam tanto a via extrínseca, pela liberação de fator tecidual, quanto a via intrínseca, por intermédio da lesão endotelial. As endotoxinas também inibem a atividade da proteína C.[14]

Manifestações clínicas

Apesar de a coagulação e a formação de microembolias caracterizarem os casos de CID, suas manifestações agudas estão mais diretamente relacionadas com os problemas de sangramento. Pode haver sangramento na forma de petéquias, púrpura, drenagem em locais de punção ou hemorragia grave.

Um sangramento descontrolado pós-parto pode indicar CID. Microembolias podem obstruir os vasos sanguíneos e causar hipoxia tecidual e lesão necrótica de estruturas em órgãos como os rins, coração, pulmões e encéfalo. Como resultado, os sinais clínicos mais comuns podem se manifestar como insuficiência renal, circulatória ou respiratória; úlceras hemorrágicas agudas; ou convulsões e coma. Pode se desenvolver uma forma de anemia hemolítica à medida que as hemácias vão sendo danificadas por passarem através de vasos parcialmente bloqueados por trombos.[23,24]

Tratamento

O tratamento da CID é direcionado ao controle da doença primária, reposição de componentes de coagulação e prevenção da propagação de ativação de mecanismos de coagulação. Transfusões de plasma fresco congelado, plaquetas ou crioprecipitado contendo fibrinogênio podem corrigir a deficiência do fator de coagulação.

Quadro 22.3 Condições que têm sido associadas à CID.

Condições obstétricas
- Descolamento prematuro de placenta
- Síndrome do feto morto
- Pré-eclâmpsia e eclâmpsia
- Embolia amniótica

Cânceres
- Câncer metastático
- Leucemia

Infecções
- Infecções bacterianas agudas (p. ex., meningite meningocócica)
- Infecções virais agudas
- Riquetsioses (p. ex., febre maculosa)
- Infecções parasitárias (p. ex., malária)

Choque
- Choque séptico
- Choque hipovolêmico grave

Traumatismo ou cirurgia
- Queimaduras
- Traumatismo extenso
- Cirurgia com circulação extracorpórea
- Picada de cobra
- Insolação

Condições hematológicas
- Reações à transfusão de sangue

RESUMO

Os distúrbios hemorrágicos ou o comprometimento do processo de coagulação do sangue podem ser resultado de defeitos de qualquer um dos fatores que contribuem para a hemostasia: plaquetas, fatores de coagulação ou integridade vascular. O número de plaquetas em circulação pode se apresentar reduzido (*i. e.*, trombocitopenia) devido a produção reduzida na medula óssea, excesso de represamento no baço ou por destruição imunológica. O comprometimento da função plaquetária (*i. e.*, trombocitopatia) é causado por doenças hereditárias (doença de von Willebrand) ou resulta do uso de medicamentos ou de processos patológicos. A disfunção da coagulação sanguínea pode resultar em deficiências de um ou mais dos fatores de coagulação conhecidos. As deficiências podem surgir por causa de distúrbios adquiridos (*i. e.*, doença hepática ou deficiência de vitamina K) ou doenças hereditárias (*i. e.*, hemofilia A ou doença de von Willebrand). Também podem acontecer sangramentos por fraqueza estrutural da vasculatura, que resulta em comprometimento da síntese de componentes da parede vascular (*i. e.*, deficiência de vitamina C; níveis excessivos de cortisol, como na doença de Cushing; ou pelo processo de envelhecimento), danos causados por mecanismos genéticos (*i. e.*, telangiectasia hemorrágica) ou microtrombos.

A CID se caracteriza por coagulação e hemorragia disseminada no compartimento vascular. Ela começa com a ativação maciça da cascata de coagulação e a produção de microtrombos que causam oclusão vascular e isquemia tecidual. A formação de coágulos consome todas as proteínas de coagulação e plaquetas disponíveis, resultando em hemorragia grave.

CONSIDERAÇÕES GERIÁTRICAS

- RNI prolongada sem causa óbvia ou terapia anticoagulante ocorre frequentemente em pessoas idosas. Esse prolongamento da RNI é usado na previsão de mortalidade em 30 dias[25]
- Adultos mais velhos com hemofilia provavelmente receberam transfusão de componentes do sangue quando eram mais jovens e correm risco de infecção pelo vírus da hepatite B e pelo vírus da hepatite C[26]
- Artropatia é uma causa importante de morbidade em pessoas mais velhas com hemofilia, complicada pelo risco aumentado de sangramento pelo uso de anti-inflamatórios não esteroides (AINE) para controle da dor[26]
- Doença cardíaca é comum na população idosa e seu manejo é complicado pelo aumento do risco que as intervenções cirúrgicas e o tratamento antiplaquetário impõem às pessoas com hemofilia ou outras condições hematológicas.[26]

CONSIDERAÇÕES PEDIÁTRICAS

- PTI é o distúrbio trombocitopênico mais comum em crianças[27]
- PTI ocorre frequentemente após uma infecção nas vias respiratórias superiores; contudo, varicela (catapora), mononucleose e vacinação contra sarampo e varíola também deflagram o sistema imune[27]
- Nas crianças com hemofilia, as articulações são suscetíveis a artropatia crônica se o sangramento não for efetivamente tratado quando acontecer[28]
- A meningite cerebrospinal está ocorrendo em níveis epidêmicos em crianças; as endotoxinas liberadas deflagram a resposta inflamatória e o consumo de plaquetas pode resultar em coagulação intravascular disseminada[28]
- Distúrbios da coagulação adquiridos em crianças são mais frequentes do que os distúrbios congênitos da coagulação.[25]

Exercícios de revisão

1. Um homem de 55 anos de idade começou a ingerir ácido acetilsalicílico (81 mg/dia) por recomendação médica. O médico lhe disse que isso ajudaria a evitar infarto do miocárdio e AVE.
   a. Qual é a ação desejada do ácido acetilsalicílico em termos de prevenção de infarto do miocárdio e de AVE?
   b. O clopidogrel é, com frequência, prescrito juntamente com o ácido acetilsalicílico para evitar trombose em pessoas com doença aterosclerótica grave que correm risco de infarto do miocárdio ou AVE. Explique o motivo da associação desses dois fármacos.
2. O acetato de desmopressina, que é um análogo sintético da vasopressina, aumenta a meia-vida do fator VIII e, por vezes, é utilizado no tratamento de hemorragias em homens com formas leves de hemofilia.
   a. Explique.
3. Uma mulher de 29 anos, que deu à luz há 3 dias, está hospitalizada com dor torácica e foi diagnosticada com trombose venosa e embolia pulmonar.
   a. Quais fatores contribuem para o risco de desenvolvimento de tromboembolia nessa mulher?
4. A puérpera é admitida na unidade de terapia intensiva e é medicada com heparina de baixo peso molecular e varfarina. É informada de que receberá alta hospitalar em 1 ou 2 dias e que deverá manter o tratamento com heparina por 5 dias e com varfarina durante pelo menos 3 meses.
   a. Explique a ação da heparina e da varfarina. Por que a heparina é administrada durante 5 dias no início do tratamento com varfarina?
   b. A anticoagulação com heparina e varfarina não é um tratamento definitivo para a remoção do coágulo em casos de embolia pulmonar, mas um tipo de prevenção secundária. Explique.

REFERÊNCIAS BIBLIOGRÁFICAS

1. Hall J. E. (2016). Guyton and Hall textbook of medical physiology (13th ed., pp. 483–494). Philadelphia, PA: Elsevier.
2. Smith S.A., Travers R. J., Morrissey J. H. (2015). How it all starts: Initiation of the clotting cascade. Critical Reviews in Biochemistry and Molecular Biology 50(4), 326–336. doi: 10.3109/10409238.2015.1050550.
3. Xu X. R., Zhang D., Oswald B. E., et al. (2016). Platelets are versatile cells: New discoveries in hemostasis, thrombosis, immune responses, tumor metastasis and beyond. Critical Reviews in Clinical Laboratory Sciences 53(6), 409–430. doi: 10.1080/10408363.2016.1200008.
4. Aster J. C., Bunn H. F. (2017). Pathophysiology of blood disorders (2nd ed., pp. 156–213). New York, NY: McGraw Hill Education.
5. Shifrin M. M., Widmar, S. B. (2016). Platelet inhibitors. Nursing Clinics of North America 51, 29–43.
6. Franchi F., Biguzzi E., Martinelli I., et al. (2013). Normal reference ranges of antithrombin, protein C and protein S: Effect of sex, age, and hormonal status. Thrombosis Research 132, e152–e157. doi: 10.1016/j.thromres.2013.07.003.
7. Minuk L., Lazo-Langner A., Kovacs J., et al. (2010). Levels of protein C and protein S tested in the acute phase of a venous thrombolic event are not falsely elevated. Thrombosis Journal 8, 10. https://doi.org/10.1186/1477-9560-8-10.
8. Pengo V., Banzato A., Bison E., et al. (2016). Efficacy and safety rivaroxaban vs. warfarin in high-risk patients with antiphospholipid syndrome: Rationale and design of the Trial on Rivaroxaban in AntiPhospholipid Syndrome (TRAPS) Trial. Lupus 25, 301–306.
9. Loffredo L., Perri L., Violi F. (2015). Impact of new oral anticoagulants on gastrointestinal bleeding in atrial fibrillation: A meta-analysis of interventional trials. Digestive and Liver Disease 47, 429–431.

10. Randi A. M., Laffan M. A. (2016). Von Willebrand factor and angiogenesis: Basic and applied issues. Journal of Thrombosis and Haemostasis 15, 13–20.
11. Chapin J. C., Hajjar K. A. (2015). Fibrinolysis and the control of blood coagulation. Blood Reviews 29, 17–24.
12. Nelson N. D., MarcoglieseA., Bergstrom K., et al. (2016). Thrombopoietin measurement as a key component in the evaluation of pediatric thrombocytosis. Pediatric Blood Cancer 63, 1484–1487.
13. Sharma D., Singh G. (2017). Thrombocytosis in gynecological cancers. Journal of Cancer Research and Therapeutics 13(2), 193–197.
14. Cott M. V., Khor B., Zehnder J. L. (2016). Factor V Leiden. American Journal of Hematology 91, 46–49.
15. Tinholt M., Sandset P. M., Iversen N. (2016). Polymorphism of the coagulation system and risk of cancer. Thrombosis Research 140S1, S49–S54.
16. Wen S., Duan Q., Yang F., et al. (2017). Early diagnosis of venous thromboembolism as a clinical primary symptom of occult cancer: Core proteins of a venous thrombus (review). Oncology Letters 14, 491–496.
17. Pollak A. W., McDane R. D. (2014). Succinct review of the new VTE prevention and management guidelines. Mayo Clinic Proceedings 89(3), 394–408.
18. Rosendaal F. R. (2016). Causes of venous thrombosis. Thrombosis Journal 14(Suppl 1), 24. doi: 10.1186/s12959-016-0108-y.
19. Pengo V., Banzato A., Bison E., et al. (2016). Efficacy and safety of rivaroxaban vs warfarin in high-risk patients with antiphospholipid syndrome: Rationale and design of Trial on Rivaroxaban in AntiPHospholipid Syndrome (TRAPS) trial. Lupus 2016;25(3):301–306.
20. Ali N., Auerbach H. E. (2017). New-onset acute thrombocytopenia in hospitalized patients: pathophysiology and diagnostic approach. Journal of Community Hospital Internal Medicine Perspectives 7, 157–167.
21. Bădulescu O., Bădescu M., Ciocoiu M., et al. (2017). Immune thrombocytopenic purpura: Correlations between thrombocytopenia severity and its clinical symptoms. Archives of the Balkan Medical Union, 52(1), 9–14.
22. Perer M., Garrido T. (2017). Advances in the pathophysiology of primary immune thrombocytopenia. Hematology 22, 42–53.
23. Kessler C. S., Khan B. A., Lai-Miller K. (2012). Thrombotic thrombocytopenic purpura: A hematological emergency. Journal of Emergency Medicine 43, 538–544.
24. Singh B. (2014). Disseminated intravascular coagulation (DIC): Clinical manifestations, diagnosis, and treatment options. New York, NY: Nova Science Publishers.
25. Van Ommen C., Peters M. (2012). Clinical practice: The bleeding child. Part I: Primary hemostatic disorders. European Journal of Pediatrics 171(1), 1–10. doi: 10.1007/s00431-011-1532-4.
26. van Herrewegen F., Meijers J., Peters M., et al. (2012). Clinical practice: The bleeding child. Part II: Disorders of secondary hemostasis and fibrinolysis. European Journal of Pediatrics 171(2), 207–214. doi: 10.1007/s00431-011-1571-x.
27. Hinkle J. L., Cheever K. H. (2018). Hematologic function. In Brunner & Sudarth's textbook of medical-surgical nursing (14th ed.). Philadelphia, PA: Wolters Kluwer.
28. Bowden V. R., Greenberg C. S. (2014). The child with altered hematologic status. In Children and their families the continuum of nursing care (3rd ed.). Philadelphia, PA: Wolters Kluwer.

Distúrbios das Hemácias

23

Jacqueline Rosenjack Burchum

INTRODUÇÃO

Embora os pulmões sejam responsáveis pelo fornecimento dos meios para a troca gasosa entre o ambiente externo e interno, é a hemoglobina nas hemácias que transporta o oxigênio para os tecidos. As hemácias funcionam ainda como transportadores de dióxido de carbono e participam no equilíbrio acidobásico. Este capítulo aborda hemácias, tipos de sangue e hemoderivados, anemia, policitemia e alterações nas hemácias associadas ao processo de envelhecimento.

HEMÁCIAS

Depois de concluir esta seção, o leitor deverá ser capaz de:

- Discutir a função do ferro na formação da hemoglobina
- Descrever a formação, transporte e eliminação de bilirrubina
- Descrever a contagem de hemácias, porcentagem de reticulócitos, hemoglobina, hematócrito, volume corpuscular médio e concentração de hemoglobina corpuscular no que se refere ao diagnóstico de anemia.

As hemácias são 500 a 1 mil vezes mais numerosas do que outras células do sangue, e são o tipo mais comum de célula sanguínea.[1] O eritrócito maduro (também chamado de hemácia ou glóbulos vermelhos) é uma célula anucleada e bicôncava (Figura 23.1 A). Essa forma original contribui de duas maneiras para a função de transporte de oxigênio das hemácias. A forma bicôncava proporciona uma área de superfície maior para a difusão do oxigênio do que o faria uma célula esférica no mesmo volume, e a espessura da membrana celular possibilita que o oxigênio se difunda rapidamente entre o exterior e as regiões mais internas da célula (Figura 23.1).

Outra característica estrutural que facilita a função de transporte das hemácias é a flexibilidade de sua membrana. Ela pode se espremer através do lúmen de vasos capilares e tem a capacidade de alcançar todos os tecidos mais periféricos.[2] Uma rede complexa de proteínas fibrosas, em particular uma chamada *espectrina*, é responsável pela manutenção da forma bicôncava e da flexibilidade da membrana das hemácias (Figura 23.2). A espectrina forma uma ligação com outra proteína, chamada *anquirina*, encontrada na superfície interna da membrana e está ancorada a uma proteína integral que se estende pela membrana. Essa combinação única de proteínas confere elasticidade e estabilidade à membrana e possibilita que ela se modele facilmente.[3]

A função primária das hemácias, facilitada pela molécula de hemoglobina, é o transporte de oxigênio para os tecidos. Como o oxigênio é pouco solúvel no plasma, 95 a 98% dessas moléculas são transportadas em conjunto com a hemoglobina. A molécula de hemoglobina é composta por dois pares de cadeias de polipeptídios estruturalmente diferentes: alfa (α) e beta (β) (Figura 23.1 B). Cada uma das quatro cadeias de polipeptídios é constituída por uma porção de globina (proteína) e uma unidade heme.[1] Com isso, cada molécula de hemoglobina é capaz de transportar quatro moléculas de oxigênio. A hemoglobina é um pigmento natural. Devido ao seu teor de ferro, tem uma aparência avermelhada quando se liga ao oxigênio e um tom azulado quando não há oxigênio. A produção de cada tipo de cadeia de globina é controlada por genes estruturais individuais com cinco diferentes *loci* genéticos. As mutações, que podem ocorrer em qualquer lugar nesses cinco *loci*, resultaram em mais de 550 tipos de moléculas anormais de hemoglobina.[4]

Os dois tipos principais de hemoglobina normal são a hemoglobina adulta (HbA) e a hemoglobina fetal (HbF). A HbA consiste em um par de cadeias α e um par de cadeias β. A HbF é a hemoglobina predominante no feto a partir do terceiro mês de gestação até o nono mês. Essa hemoglobina tem um par de cadeias gama (γ) substituído por cadeias α. Devido a essa substituição de cadeias, a HbF tem maior afinidade com

> **Conceitos fundamentais**
>
> **Hemácias**
>
> - A função das hemácias, facilitada pela molécula de hemoglobina que contém ferro, é o transporte de oxigênio dos pulmões para os tecidos
> - As hemácias, que têm vida útil de aproximadamente 120 dias, sofrem degradação no baço; os produtos de degradação, como ferro e aminoácidos, são reciclados.

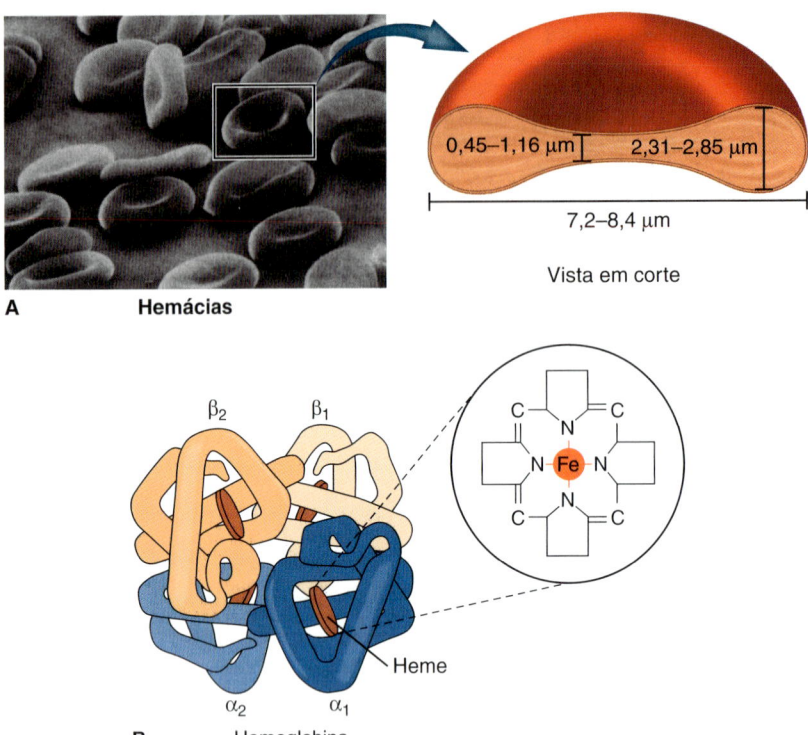

Figura 23.1 • Características físicas das hemácias. **A.** As hemácias são discos bicôncavos sem núcleo. **B.** Molécula de hemoglobina, mostrando as quatro subunidades de heme com ferro (Fe) e sua estrutura. Fonte: Pawline W. (2016). *Histology: A text and atlas: With correlated cell and molecular biology* (pp. 273, 276). Philadelphia, PA: Wolters Kluwer.

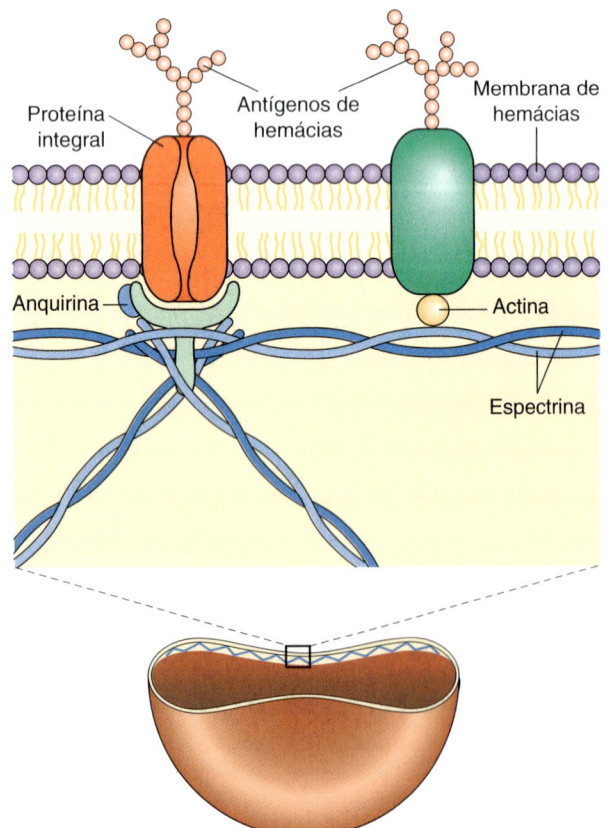

Figura 23.2 • Vista lateral em corte transversal da estrutura bicôncava de uma hemácia e diagrama mostrando o citoesqueleto e a rede flexível de proteínas espectrinas, que se ligam à proteína anquirina, uma proteína transmembranar localizada na superfície interior da membrana e ancorada a uma proteína integral que distende a membrana.

o oxigênio do que a HbA.[4] Essa afinidade facilita a transferência de oxigênio através da placenta da HbA no sangue materno para a HbF no sangue do feto. As moléculas de HbF geralmente são substituídas em um período de 6 meses após o nascimento por moléculas de HbA.

Síntese de hemoglobina

A taxa de síntese de hemoglobina depende da disponibilidade de ferro para a síntese do heme. A falta de ferro acarreta quantidades relativamente pequenas de hemoglobina nas hemácias. A quantidade de ferro no organismo é de aproximadamente 2 g nas mulheres e até 6 g nos homens.[2] O ferro no organismo é encontrado em vários compartimentos. A maior parte do ferro (aproximadamente 80%) se encontra na forma de complexo no heme da molécula de hemoglobina, com pequenas quantidades encontradas na mioglobina dos músculos, nos citocromos, que são enzimas que contêm ferro. Os outros 20% são armazenados na medula óssea, fígado, baço e outros órgãos. Normalmente, um pouco de ferro é sequestrado nas células epiteliais intestinais e perdido nas fezes à medida que essas células se desprendem.

Quando as hemácias envelhecem, são destruídas no baço; o ferro da hemoglobina é liberado na circulação sanguínea e devolvido à medula óssea, para ser incorporado em novas hemácias. Esse ferro reciclado de velhos eritrócitos é a principal fonte de ferro usada na produção de novos eritrócitos.[5]

O ferro na dieta também ajuda a manter as reservas orgânicas. O ferro, obtido principalmente a partir de derivados da carne, é absorvido no intestino delgado, especialmente no duodeno (Figura 23.3). Quando as reservas orgânicas de ferro

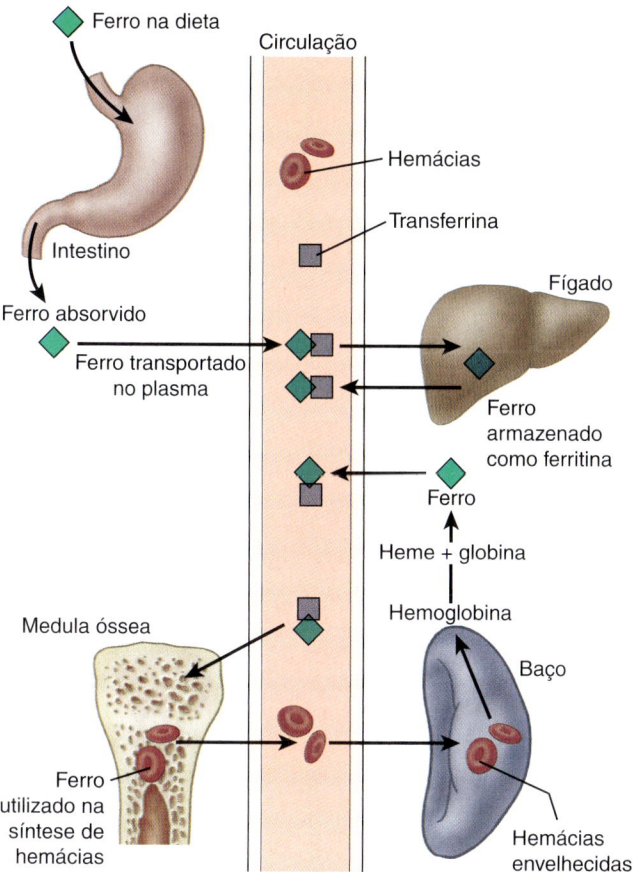

se encontram reduzidas ou ocorre estimulação do processo de eritropoese, a absorção aumenta: inversamente, quando há uma quantidade excessiva, a excreção de ferro se acelera. O ferro absorvido entra na circulação, onde se combina imediatamente com uma β-globulina, a *apotransferrina*, formando a *transferrina*, que é então transportada pelo plasma.[1] Do plasma, o ferro pode ser depositado em tecidos como o fígado, no qual é armazenado na forma de *ferritina*, um complexo de ferro-proteína, que pode facilmente retornar à circulação. Os níveis séricos de ferritina, possíveis de serem medidos em laboratório, fornecem o índice das reservas de ferro. Clinicamente, uma diminuição nos níveis de ferritina indica a necessidade de prescrição de suplementos de ferro, como sulfato ferroso. A transferrina pode também fornecer ferro para o desenvolvimento de hemácias na medula óssea por ligação aos receptores de membrana. Esse ferro é absorvido pelas hemácias em desenvolvimento, nas quais é empregado para a síntese do heme.[5]

Produção de hemácias

Eritropoese se refere à produção de hemácias. Após o nascimento, as hemácias são produzidas na medula óssea vermelha. Até 5 anos de idade, quase todos os ossos as produzem para atender às necessidades de crescimento de uma criança. Depois dessa idade, a atividade da medula óssea nos ossos longos cai gradualmente. Nos adultos, a produção de hemácias ocorre principalmente nos ossos membranosos das vértebras, esterno, costelas e pelve.[3] Com essa redução de atividade, a medula óssea vermelha é substituída por medula óssea amarela ou gordurosa.

As hemácias derivam de células precursoras chamadas *eritroblastos*, que são continuamente formados a partir das células estaminais pluripotentes da medula óssea (Figura 23.4).

Figura 23.3 • Representação esquemática do ciclo do ferro, incluindo sua absorção pelo aparelho gastrintestinal, transporte na corrente sanguínea, armazenamento no fígado, reciclagem de hemácias envelhecidas destruídas no baço e utilização na síntese de hemácias ocorrida na medula óssea.

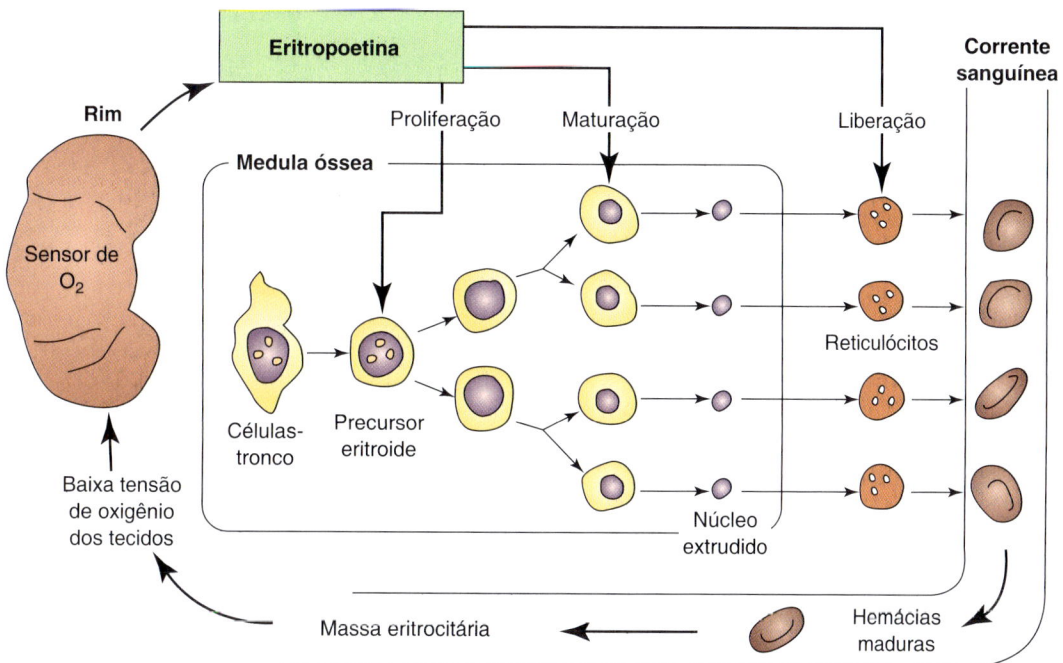

Figura 23.4 • O desenvolvimento das hemácias envolve a proliferação e diferenciação de células-tronco comprometidas da medula óssea passando por estágios de eritroblastos e normoblastos para reticulócitos, que são liberados na corrente sanguínea e, finalmente, se transformam em hemácias.

Os precursores das hemácias passam por uma série de divisões, cada uma produzindo uma célula de tamanho menor, à medida que continuam a se desenvolver em hemácias maduras. A síntese de hemoglobina começa nos primeiros estágios de desenvolvimento dos eritroblastos e continua até se transformarem em hemácias maduras. Durante a transformação de normoblasto para reticulócito, as hemácias acumulam hemoglobina à medida que o núcleo se condensa até que seja finalmente perdido. O período entre a fase de células estaminais até o surgimento de reticulócitos na circulação normalmente dura quase 1 semana. A maturação de reticulócitos em hemácias demora em torno de 24 a 48 h. Durante esse processo, as hemácias perdem as mitocôndrias e os ribossomos, juntamente com a capacidade de produzir hemoglobina e se envolver no metabolismo oxidativo. A maioria das hemácias em processo de maturação entra no sangue como reticulócitos.

Aproximadamente 1% da contagem total de hemácias é gerada diariamente a partir da medula óssea, e a contagem de reticulócitos, portanto, serve como um indicador da atividade eritropoética da medula óssea.[2]

Em grande parte, a eritropoese é regulada pelas necessidades de oxigênio do tecido. Qualquer condição que provoque uma diminuição na quantidade de oxigênio transportado pelo sangue dá origem a um aumento na produção de hemácias. O conteúdo de oxigênio no sangue não atua diretamente sobre a medula óssea para estimular a produção de hemácias. Em vez disso, a redução no teor de oxigênio é detectada pelas células peritubulares nos rins, que então produzem um hormônio chamado *eritropoetina*. Normalmente, cerca de 90% de toda a eritropoetina é produzida pelos rins, com os restantes 10% produzidos pelo fígado. Embora a eritropoetina seja o regulador fundamental para a estimulação da eritropoese, diversos fatores de crescimento estão envolvidos nas fases iniciais do processo, como o fator estimulador de colônias de granulócitos, (G-CSF); fator estimulador de colônias de granulócitos e macrófagos, (GM)-CSF, e fator de crescimento semelhante à insulina tipo 1 (IGF-1).[2] A eritropoetina atua principalmente nos estágios mais avançados da eritropoese para induzir as unidades formadoras de colônias de hemácias a proliferar e amadurecer, passando do estágio de normoblasto para reticulócitos e hemácias maduras. Quando não há eritropoetina, do mesmo modo que em caso de insuficiência renal, a hipoxia tem pouco ou nenhum efeito sobre a produção de hemácias. A eritropoetina humana pode ser produzida pela tecnologia do ácido desoxirribonucleico recombinante (DNA). É empregada no tratamento da anemia em casos de insuficiência renal crônica, anemia induzida por quimioterapia em pessoas com doenças malignas, e no tratamento da anemia que se desenvolve em indivíduos infectados pelo vírus da imunodeficiência humana (HIV).[2]

Como as hemácias são liberadas para a corrente sanguínea na forma de reticulócitos, a porcentagem dessas células é maior quando existe um aumento acentuado na produção de hemácias. Em algumas formas graves de anemia, os reticulócitos (que normalmente representam cerca de 1%) podem representar até 30% da contagem total de hemácias. Em algumas situações, a produção de hemácias é tão acelerada que aparecem numerosos eritroblastos na corrente sanguínea.[2]

Destruição das hemácias

As hemácias maduras têm uma vida útil de aproximadamente 4 meses, ou 120 dias. À medida que envelhecem, ocorre uma série de alterações: a atividade metabólica da célula diminui, a atividade enzimática fica reduzida e a quantidade de adenosina trifosfato (ATP) é menor. A quantidade de lipídios se reduz e a membrana celular se torna mais frágil, provocando a autodestruição da célula ao passar por lugares estreitos na circulação e nos pequenos espaços trabeculares do baço.[2] A taxa de destruição das hemácias (1% ao dia) normalmente equivale à taxa de produção, mas, em condições como anemia hemolítica, a vida útil da célula pode ser encurtada.

A destruição das hemácias é facilitada por um grupo de grandes células fagocíticas encontradas no baço, fígado, medula óssea e linfonodos. Essas células fagocíticas são capazes de reconhecer hemácias senescentes e defeituosas para ingeri-las e destruí-las em uma série de reações enzimáticas. Durante essas reações, os aminoácidos das cadeias de globulina e o ferro das unidades heme são recuperados e reutilizados (Figura 23.5). O volume na unidade heme é convertido em bilirrubina, o pigmento da bile, que é insolúvel no plasma e se liga às proteínas plasmáticas para que seja transportado. No fígado, a bilirrubina é removida da corrente sanguínea e conjugada com glicuronida para que se torne solúvel em água e possa ser excretada pela bile. O excesso de eliminação de bilirrubina pela bile, devido a um aumento na taxa de destruição das hemácias, pode levar ao desenvolvimento de cálculos biliares de bilirrubina. A forma da bilirrubina insolúvel no plasma é chamada de *bilirrubina não conjugada* e a forma solúvel em água, de *bilirrubina conjugada*. Os níveis séricos de bilirrubina conjugada e não conjugada

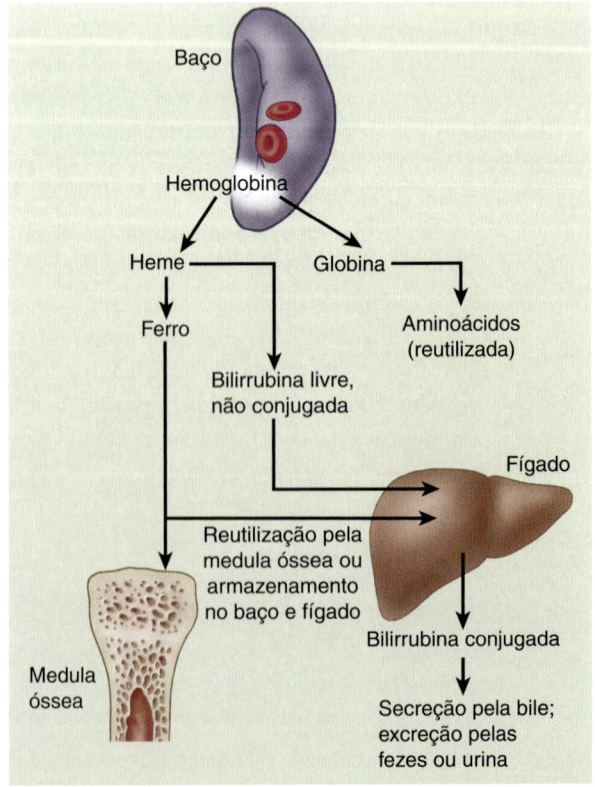

Figura 23.5 • Destruição de hemácias e destino da hemoglobina.

podem ser medidos em laboratório e são descritos como níveis diretos e indiretos, respectivamente. Se a taxa de destruição das hemácias for excessiva assim como a produção de bilirrubina, ocorrerá acúmulo de bilirrubina não conjugada na corrente sanguínea. Isso resulta na coloração amarelada da pele, que recebe o nome de *icterícia*.[2]

Quando a destruição das hemácias ocorre na circulação, como nos casos de anemia hemolítica, a hemoglobina permanece no plasma. O plasma contém uma proteína ligadora de hemoglobina chamada *haptoglobina*.[4] Outras proteínas plasmáticas como a albumina também podem se ligar à hemoglobina. Quando sucede uma grande destruição intravascular de hemácias, os níveis de hemoglobina podem exceder a capacidade da haptoglobina de se ligar à hemoglobina e outras proteínas plasmáticas. Quando isso acontece, aparece hemoglobina livre no sangue (*i. e.*, hemoglobinemia) que é excretada na urina (*i. e.*, hemoglobinúria).[4] Como pode ocorrer destruição excessiva das hemácias em reações transfusionais hemolíticas, devem ser testadas amostras de urina para verificar se há hemoglobina livre após uma reação transfusional.

Metabolismo das hemácias e oxidação da hemoglobina

As hemácias, que não têm mitocôndrias, dependem da glicose e da via glicolítica para suprir suas necessidades metabólicas. O metabolismo anaeróbico da glicose, que é mediado por enzima, produz o ATP necessário para o funcionamento normal da membrana celular e para o transporte de íons. A depleção de glicose ou a deficiência funcional de uma das enzimas glicolíticas leva à morte prematura das hemácias. Uma derivação da via glicolítica é a produção de 2,3-difosfoglicerato (2,3-DPG), que se liga à molécula de hemoglobina e reduz a sua afinidade com o oxigênio. Isso facilita a liberação de oxigênio no nível tecidual. Em condições de hipoxia crônica, ocorre um aumento na concentração de 2,3-DPG, como em casos de doença pulmonar crônica, anemia e de residência em altitudes elevadas.[1]

Determinados produtos químicos (p. ex., nitratos e sulfatos) e substâncias que oxidam a hemoglobina em uma forma inativa interrompem sua oxidação (a combinação da hemoglobina com o oxigênio). O íon nitrito reage com a hemoglobina para produzir meta-hemoglobina, que tem baixa afinidade com o oxigênio. Grandes doses de nitritos podem originar altos níveis de meta-hemoglobina, causando pseudocianose e hipoxia tecidual. Por exemplo, o nitrato de sódio, que é utilizado no processo de defumação de carnes, pode produzir meta-hemoglobina quando ingerido em grandes quantidades. Em lactentes, a flora intestinal é capaz de converter grandes quantidades de nitrato inorgânico (p. ex., de água de poço) em nitrito.

Uma deficiência hereditária de glicose-6-fosfato desidrogenase (G6 PD) predispõe à desnaturação oxidativa da hemoglobina, com resultante lesão e lise das hemácias. A deficiência de G6 PD é um tipo de anemia que é mais frequentemente observado em homens negros. Geralmente, ocorre hemólise como resultado do estresse oxidativo gerado por uma infecção ou pela exposição a determinados medicamentos ou alimentos.

Testes laboratoriais

As hemácias podem ser estudadas por meio de uma amostra de sangue (Tabela 23.1). No laboratório, contadores automatizados fornecem rapidamente as medições precisas do conteúdo e dos índices eritrocitários. A *contagem de hemácias* calcula o número total de hemácias em um microlitro ($\mu\ell$) de sangue. A *porcentagem de reticulócitos* (normalmente cerca de 1%) apresenta um índice da taxa de produção de hemácias. A *hemoglobina* (em gramas por decilitro [dℓ] ou 100 mililitros [mℓ] de sangue) mede o teor de hemoglobina. Os principais componentes do sangue são a massa de hemácias e o volume do plasma. O *hematócrito* determina a massa de hemácias em um volume de 100 mℓ de plasma. Para determinar o hematócrito, é colocada uma amostra de sangue em um tubo de ensaio, que é então centrifugado para separar as células e o plasma. O valor do hematócrito pode ser enganoso, pois varia de acordo com a quantidade de líquido extracelular, elevando-se com a desidratação e diminuindo com a expansão excessiva do volume de líquido extracelular (Figura 23.6).

Os índices eritrocitários são empregados para diferenciar os tipos de anemia por tamanho ou cor das hemácias. O *volume corpuscular médio* (VCM) reflete o volume ou tamanho das hemácias. O valor de VCM é baixo nos casos de anemia

Tabela 23.1 Valores-padrão para contagem de hemácias.

Teste	Valores normais	Significado
Contagem de hemácias		
• Homens	4,2 a 5,4 × 10^6/$\mu\ell$	Número de hemácias no sangue
• Mulheres	3,6 a 5,0 × 10^6/$\mu\ell$	
Reticulócitos	1,0 a 1,5% do total de hemácias	Taxa de produção de hemácias
Hemoglobina		
• Homens	14 a 16,5 g/dℓ	Teor de hemoglobina do sangue
• Mulheres	12 a 15 g/dℓ	
Hematócrito		
• Homens	40 a 50%	Volume de hemácias em 100 mℓ de sangue
• Mulheres	37 a 47%	
Volume corpuscular médio (VCM)	85 a 100 fℓ	Tamanho da hemácia
Concentração de hemoglobina corpuscular média (VHCM)	31 a 35 g/dℓ	Concentração de hemoglobina nas hemácias
Hemoglobina corpuscular média	27 a 34 pg/cél.	Massa de hemácias

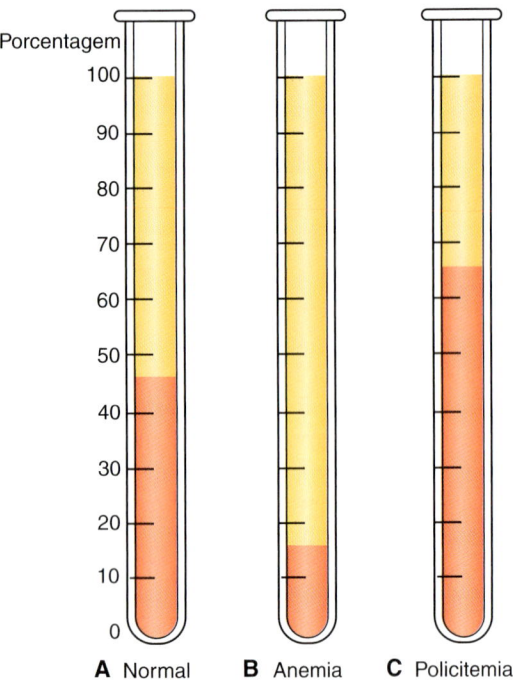

Figura 23.6 • Hematócrito. O hematócrito mede a porcentagem de células em 100 ml de plasma. **A.** Normal. **B.** Reduzido na anemia. **C.** Aumentado na policitemia.

microcítica (pequenas células) e se eleva na anemia macrocítica (hemácias grandes). Alguns tipos de anemia são normocíticos (*i. e.*, as hemácias apresentam tamanho ou VCM normal). A *concentração de hemoglobina corpuscular média* (CHCM) é a concentração de hemoglobina em cada uma das hemácias. A hemoglobina é responsável pela cor avermelhada das hemácias. As anemias são descritas como *normocrômicas* (cor ou CHCM normal) ou *hipocrômicas* (redução na cor ou CHCM). Os valores de *hemoglobina corpuscular média* (HCM) se referem à massa de hemácias e não são tão úteis para classificar o tipo de anemia.[1]

Um esfregaço corado de sangue fornece informação sobre tamanho, cor e formato das hemácias e sobre a existência de hemácias imaturas ou anormais. Se o resultado do esfregaço for anormal, pode ser indicado o exame da medula óssea. A medula óssea normalmente é aspirada com uma agulha inserida na crista ilíaca posterior ou no esterno. O aspirado é corado e observado para análise do número e da maturidade das células e para existência de tipos celulares anormais.

RESUMO

As hemácias fornecem o meio para o transporte de oxigênio dos pulmões para os tecidos. Sua forma bicôncava aumenta a área de superfície para a difusão do oxigênio através de sua membrana celular fina. Um citoesqueleto complexo de proteínas conectado ao interior da membrana mantém o formato e possibilita que a célula se deforme para passar através dos pequenos capilares. As hemácias contêm hemoglobina, uma molécula composta por duas cadeias polipeptídicas, cada uma com uma porção de globina (proteína) e uma unidade heme, que rodeia um átomo de ferro, o qual se liga de maneira reversível ao oxigênio. As hemácias se desenvolvem a partir de células-tronco na medula óssea e são liberadas na forma de reticulócitos na corrente sanguínea, onde se transformam em hemácias maduras. A produção de hemácias é regulada pelo hormônio eritropoetina, que é produzido pelos rins em resposta a uma redução nos níveis de oxigênio.

A vida útil de uma hemácia é de aproximadamente 120 dias. Normalmente, a destruição das hemácias se dá no baço, fígado, medula óssea e linfonodos. No processo de destruição, a porção heme da molécula de hemoglobina é convertida em bilirrubina. A bilirrubina, que é insolúvel no plasma, se liga a proteínas plasmáticas para ser transportada na corrente sanguínea. É removida do sangue pelo fígado e conjugada em uma forma solúvel em água, e assim pode ser excretada pela bile.[1]

As hemácias, que não têm mitocôndrias, dependem da glicose e da via glicolítica para suprir suas necessidades metabólicas. O produto final da via glicolítica, 2,3-DPG, aumenta a liberação de oxigênio para os tecidos em condições de hipoxia, reduzindo a afinidade da hemoglobina com o oxigênio.[1]

No laboratório, contadores automatizados têm capacidade para fornecer rapidamente medições precisas da contagem de hemácias e índices celulares. Um esfregaço corado de sangue transmite informação sobre o tamanho, cor e formato das hemácias e sobre a existência de células imaturas ou anormais. Se o resultado do esfregaço é anormal, pode ser indicado o exame da medula óssea.

TIPAGEM SANGUÍNEA E TERAPIA TRANSFUSIONAL

Depois de concluir esta seção, o leitor deverá ser capaz de:

- Diferenciar antígenos de anticorpos de hemácias em pessoas com tipo sanguíneo A, B, AB ou O
- Explicar a determinação do fator Rh
- Listar os sinais e sintomas de uma reação à transfusão de sangue.

Anemias de várias causas são tratadas com transfusões de sangue total ou apenas de hemácias quando a oferta de oxigênio aos tecidos está comprometida, como evidenciado por medições nos níveis de transporte e uso de oxigênio, hemoglobina e hematócrito. As recomendações atuais sugerem a realização de uma transfusão para pessoas com níveis de hemoglobina inferiores a 7 g/dℓ, dependendo da idade, doença, fatores de risco e tipo de procedimento cirúrgico.[6] Grande perda aguda de sangue geralmente é substituída por transfusão de sangue total. A maioria das anemias, no entanto, é tratada com transfusões de concentrados de hemácias que fornecem apenas o componente sanguíneo deficiente.

Vários componentes do sangue que são utilizados nas transfusões são preparados e armazenados em condições específicas e têm empregos específicos, como descrito na Tabela 23.2.

Tabela 23.2 Sangue e componentes sanguíneos utilizados na terapia de transfusão.

Componente	Composição	Indicações e considerações
Sangue total	Células e plasma; hematócrito aproximadamente 40%	Reposição de volume e capacidade de transporte de oxigênio; geralmente utilizado apenas nos casos de hemorragia significativa (> 25% do volume de sangue perdido)
Concentrado de hemácias	Hemácias com pouco plasma (hematócrito de aproximadamente 75%); permanecem algumas plaquetas e leucócitos	↑ massa de hemácias Anemia sintomática: • Plaquetas na unidade não são funcionais • Leucócitos dentro da unidade podem causar reação e não são funcionais
Plaquetas de doadores aleatórios	Plaquetas ($5,5 \times 10^{10}$ plaquetas/unidade), plasma; algumas hemácias e leucócitos	Sangramento devido à significativa ↓ no número de plaquetas Prevenção de hemorragias quando o número de plaquetas é < 5.000 a 10.000/mm³ Sobrevida ↓ quando há febre, calafrios, infecção Tratamento repetido causa ↓ da sobrevida devido à aloimunização
Plaquetas de um único doador	Plaquetas (3×10^{11} plaquetas/unidade) 1 unidade é equivalente a 6 a 8 unidades de plaquetas aleatórias	Usadas para o tratamento repetido: ↓ o risco de aloimunização por limitar a exposição a múltiplos doadores
Plasma	Plasma; todos os fatores de coagulação Complemento	Sangramento em pacientes com deficiências de fatores de coagulação; plasmaférese
Granulócitos	Neutrófilos ($> 1 \times 10^{10}$/unidade); alguns linfócitos, hemácias e plaquetas continuarão na bolsa	Neutropenia grave em pacientes selecionados; terapia controversa
Linfócitos	Linfócitos (número variável)	Estimulam o efeito da doença enxerto *versus* hospedeiro
Crioprecipitado	Fibrinogênio ≥ 150 mg/bolsa, FAH (VIII: C) 80 a 110 unidades/bolsa, fator de von Willebrand; fibronectina	Doença de von Willebrand Hipofibrinogenemia Hemofilia A
AHF	Fator VIII	Hemofilia A
Fator IX concentrado	Fator IX	Hemofilia B (doença de Christmas)
Complexo de fator IX	Fatores II, VII, IX e X	Deficiência hereditária de fator VII, IX, X; hemofilia A com inibidores do fator VII
Albumina	Albumina 5%, 25%	Hipoproteinemia; queimaduras; expansão de volume em 5% para ↑ o volume sanguíneo; 25% causa ↓ hematócrito
Gamaglobulina intravenosa	Anticorpos imunoglobulina G	Hipogamaglobulinemia (em LLC, infecções recorrentes); PTI, estados de imunodeficiência primária
Concentrado de antitrombina III (AT III)	AT III (vestígios de outras proteínas plasmáticas)	Deficiência de AT III com risco de trombose

*A composição de cada tipo de componente sanguíneo é descrita, bem como as indicações mais comuns para o uso de um determinado componente. Hemácias, plaquetas e plasma fresco congelado são os hemoderivados mais comumente utilizados. Quando se realiza a transfusão desses produtos sanguíneos, é importante perceber que o produto individual é sempre "contaminado" por quantidades muito pequenas de outros hemoderivados (p. ex., leucócitos misturados em uma unidade de plaquetas). Essa contaminação pode causar algumas dificuldades, particularmente isossensibilização em determinados pacientes.
↑: elevação; ↓: diminuição; FAH: fator anti-hemofílico; LLC: leucemia linfocítica crônica; PTI: púrpura trombocitopênica idiopática; IV: intravenoso.
Reimpresso de Hinkle J. L., Cheever K. H. (2018). *Brunner & Suddarth's textbook of medical-surgical nursing* (14. ed., Tabela 32.4, p. 915). Philadelphia, PA: Wolters Kluwer. Adaptada de American Red Cross. (2015a). Blood components. Acesso em 14 set. 2015. Disponível em: www.redcrossblood.org/learn-about-blood/blood components. Adaptada de Dzieczkowski J. S., Anderson K. C. (2015). Transfusion biology and therapy. In Kasper D., Fauci A., Hauser S. et al. (Eds.). *Harrison's principles of internal medicine* (19. ed.). Acesso em 25 mai. de 2016. Disponível em: accessmedicine.mhmedical.laneproxy.stanford.edu/content.aspx?bookid=1130&Sectionid=79732248.

Esses componentes eritrocitários são derivados principalmente de doadores voluntários de sangue. No entanto, antes que possa ser feita a transfusão de sangue total ou hemácias de um doador voluntário, é necessária a realização de uma série de procedimentos para assegurar uma transfusão bem-sucedida. Deve ser feita a tipagem de amostras de doadores e receptores para determinar os grupos ABO e Rh e rastrear possíveis anticorpos eritrocitários. Essa prova cruzada é realizada por incubação das células do doador no soro do receptor, observado para a ocorrência de aglutinação. Se não houver aglutinação, significa que doador e receptor têm tipos sanguíneos compatíveis.

O uso de doação e transfusão autólogas tem sido defendido desde o início de 1980. Transfusão autóloga se refere ao processo de receber o próprio sangue, geralmente para repor uma perda cirúrgica, eliminando dessa maneira o risco de doenças transmitidas por transfusão de sangue ou reações ao procedimento.[7] O sangue autólogo pode ser fornecido por vários meios: por um depósito prévio, hemodiluição normovolêmica e salvamento intraoperatório. Uma pessoa que está antecipando uma cirurgia eletiva ortopédica, vascular ou cardíaca a céu aberto pode fazer um pré-depósito de sangue (i. e., ter o sangue coletado e armazenado com até 6 semanas de antecedência) para que possa ser transfundido posteriormente durante a cirurgia.

Hemodiluição consiste na retirada de uma ou mais unidades de sangue imediatamente antes da cirurgia. A seguir, são infundidas soluções cristaloides ou coloides para manter o volume circulatório. O sangue coletado é transfundido durante a intervenção cirúrgica ou ao seu término, caso seja necessário. Outra opção é coletar o sangue que extravasa do local cirúrgico e reinfundi-lo na pessoa. Dispositivos semiautomáticos são empregados para realização da coleta, do processo de anticoagulação, lavagem e ressuspensão das hemácias para reinfusão em muitos procedimentos, incluindo cirurgias vasculares, cardíaca e ortopédica.[7]

Grupos sanguíneos do sistema ABO

A compatibilidade ABO é essencial para que a terapia transfusional seja efetiva e isso exige o conhecimento sobre os antígenos ABO e os anticorpos. Existem quatro grupos sanguíneos no sistema ABO, determinados pela existência ou não de dois antígenos de hemácias (A e B). Indivíduos que não têm antígenos A nem B são classificados como portadores de sangue do tipo O. Aqueles com antígenos A são classificados como portadores de sangue tipo A; aqueles com antígenos B, como portadores de sangue tipo B; e aqueles com os antígenos A e B, como portadores de sangue tipo AB (Tabela 23.3). Os grupos sanguíneos do sistema ABO são determinados geneticamente. O gene do sangue tipo O aparentemente não é funcional para a produção de um antígeno de hemácias. Cada um dos outros genes se expressa pela existência de um antígeno forte sobre a superfície das hemácias. Seis genótipos, ou combinações de genes, resultam em quatro fenótipos, ou expressões de tipo sanguíneo. Nos EUA, os tipos O e A são os mais comuns.

Os anticorpos ABO previsivelmente se desenvolvem no soro de pessoas cujas hemácias não têm o antígeno correspondente. Pessoas com antígenos do tipo A em suas hemácias desenvolvem anticorpos anti-B; pessoas com antígenos do tipo B desenvolvem anticorpos anti-A em seu soro; pessoas com sangue tipo O desenvolvem anticorpos anti-A e anti-B; e pessoas com sangue tipo AB não desenvolvem anticorpos nem anti-A nem anti-B. Geralmente os anticorpos ABO não se manifestam ao nascimento, mas começam a evoluir com 3 a 6 meses de idade e alcançam níveis máximos entre 5 e 10 anos de idade.[7]

Fator Rh

O antígeno D do sistema Rh também é uma consideração importante para a compatibilidade da transfusão e é testado rotineiramente. O fator Rh é codificado por três pares de genes: C, c; D, d; e E, e. Cada alelo, com exceção do d, codifica um antígeno específico. O antígeno D é o mais imunogênico. Indivíduos que expressam o antígeno D são chamados Rh-positivo, e aqueles que não expressam o antígeno D são Rh-negativo. Ao contrário dos anticorpos séricos para os tipos sanguíneos do sistema ABO, que se desenvolvem espontaneamente após o nascimento, os anticorpos anti-Rh se desenvolvem após a exposição a um ou mais dos antígenos Rh, em geral durante a gestação ou uma transfusão de sangue e persistem por muitos anos.[2] Como leva várias semanas para produzir anticorpos, a reação pode ser tardia e, geralmente, é leve. Se transfusões subsequentes de sangue Rh-positivo são realizadas em uma pessoa sensibilizada anteriormente, a reação pode ser grave e imediata.

Reações à transfusão de sangue

A gravidade de uma reação à transfusão de sangue requer a necessidade de extrema cautela quando o sangue é administrado. Como a maioria das reações transfusionais resulta de erros na administração ou erros na identificação, devem ser tomadas medidas para identificar corretamente tanto o receptor quanto o doador. Os sinais vitais do receptor devem ser monitorados antes e durante a transfusão, e é importante manter uma observação cuidadosa para sinais de reação transfusional.

Caso ocorra uma reação transfusional, a transfusão deve ser interrompida imediatamente. O acesso venoso deve ser mantido porque pode ser necessário para infundir soluções e assegurar diurese, administrar medicação e coletar amostras de sangue. Além disso, o sangue que estava sendo infundido deve ser examinado para determinar os fatores que contribuíram para a reação.

O Centers for Disease Control and Prevention (CDC) já identificou 11 tipos de reações transfusionais.[8] As reações e os critérios de classificação são apresentados na Tabela 23.4. As reações mais frequentes ou preocupantes são abordadas na discussão a seguir.

Reações transfusionais hemolíticas agudas

As reações transfusionais hemolíticas agudas (RTHA) ocorrem quando há destruição dos eritrócitos do doador por reação com anticorpo no soro do receptor[7]; são potencialmente fatais, embora sejam raras – ocorrem em 1 a cada 76 mil transfusões. A maioria (1 em cada 40 mil transfusões) é causada por incompatibilidade AB0. Sinais e sintomas típicos podem ocorrer até mesmo com a transfusão de 10 mℓ de sangue.[7]

A hemoglobina, que é liberada dos eritrócitos lisados, é filtrada nos glomérulos renais. Por causa dos efeitos adversos da hemoglobina filtrada no fluxo tubular renal, duas complicações possíveis de uma RTHA são oligúria e insuficiência renal.[9] Uma amostra de urina também deve ser examinada em busca de hemoglobina, urobilinogênio e eritrócitos.

Reações transfusionais hemolíticas tardias

Reações transfusionais hemolíticas tardias (RTHT) ocorrem 1 a 2 semanas após a transfusão e são causadas por anticorpos não detectados no soro do receptor. A incidência estimada de

Tabela 23.3 Sistema ABO de tipagem sanguínea.

Genótipo	Antígenos de hemácias	Tipo sanguíneo	Anticorpos plasmáticos
OO	Nenhum	O	AB
AO	A	A	B
AA	A	A	B
BO	B	B	A
BB	B	B	A
AB	AB	AB	Nenhum

Tabela 23.4 Classificação das reações transfusionais.

Reação transfusional	Definição de caso*
Reação alérgica	**Definitiva** Duas ou mais das seguintes manifestações ocorrem durante a transfusão ou nas 4 h seguintes ao seu término: • Edema conjuntival • Edema dos lábios, da língua e da úvula • Eritema e edema da área periorbital • Rubor generalizado • Hipotensão • Angioedema localizado • Erupção cutânea maculopapular • Prurido (coceira) • Desconforto respiratório; broncoespasmo • Urticária **Provável** Qualquer uma das seguintes manifestações ocorrem durante a transfusão ou nas 4 h seguintes ao seu término: • Edema conjuntival • Edema dos lábios, da língua e da úvula • Eritema e edema da área periorbital • Angioedema localizado • Erupção cutânea maculopapular • Prurido (coceira) • Urticária (CDC, 2017, p. 12)
Reação transfusional hemolítica aguda	**Definitiva** Ocorre durante a transfusão ou nas 24 h seguintes ao término da transfusão com aparecimento de qualquer dos seguintes sinais/sintomas: • Dor no flanco/dorso • Calafrios/abalos musculares • Coagulação intravascular disseminada (CID) • Epistaxe • Febre • Hematúria (hemólise macroscópica) • Hipotensão • Oliguria/anuria • Dor e/ou secreção no acesso IV • Insuficiência renal E dois ou mais dos seguintes achados: • Redução dos níveis de fibrinogênio • Redução dos níveis de haptoglobina • Elevação dos níveis de bilirrubina • Elevação dos níveis de LDH • Hemoglobinemia • Hemoglobinúria • Coloração do plasma decorrente de hemólise • Esferócitos na lâmina de sangue *E um dos seguintes:* • (IMUNOMEDIADA) Teste de antiglobulina direta positivo (Coombs direto) para anti-IgG ou anti-C3 *E* • Teste de eluição positivo com aloanticorpo presente nas hemácias transfundidas *Ou* • (NÃO IMUNOMEDIADA) As provas serológicas são negativas e é confirmada uma causa física (p. ex., térmica, osmótica, mecânica, química) **Provável** Atende a critérios (sinais/sintomas) para hemólise aguda *E um dos seguintes:* • (IMUNOMEDIADA) Uma causa física é descartada, mas as evidências serológicas não são suficientes para atender aos critérios definitivos *Ou* • (NÃO IMUNOMEDIADA) Suspeita de uma causa física e as provas serológicas são negativas (CDC, 2017, p. 15).

(continua)

Tabela 23.4 Classificação das reações transfusionais. (Continuação)

Reação transfusional	Definição de caso*
Reação transfusional hemolítica tardia	**Definitiva** Teste de antiglobulina direta (Coombs direto) positivo para anticorpos se desenvolveu entre 24 h e 28 dias após o término da transfusão *E um dos seguintes:* • Teste de eluição positivo com aloanticorpo presente nas hemácias transfundidas *Ou* • Aloanticorpo contra hemácias recém-identificado no soro do receptor E um dos seguintes: • Elevação pós-transfusão inadequada do nível de hemoglobina ou queda rápida da hemoglobina para os níveis anteriores à transfusão *Ou* • Aparecimento inexplicável de esferócitos **Provável** Aloanticorpos eritrocitários recém-identificados entre 24 h e 28 dias após o término da transfusão *Mas não* Evidências laboratoriais incompletas para atender aos critérios definitivos de definição de caso *Observação:* a pessoa pode ser assintomática ou apresentar manifestações clínicas semelhantes, embora mais brandas, as da reação transfusional hemolítica aguda; sintomas não são necessários para atender aos critérios de definição de caso (CDC, 2017, p. 16)
Reação transfusional sorológica tardia	Ausência de sinais clínicos de hemólise E Demonstração de novos anticorpos, clinicamente significativos, contra as hemácias *Por um dos seguintes métodos:* • Teste de antiglobulina direta (Coombs direto) *Ou* • Painel de anticorpos positivo com novos aloanticorpos eritrocitários recém-identificados (CDC, 2017, p. 17)
Reação transfusional não hemolítica febril	Ocorre durante a transfusão ou nas 4 h seguintes ao término da transfusão *E um dos seguintes:* • Febre (temperatura oral igual ou superior a 38°C e alteração de pelo menos 1°C em relação ao valor pré-transfusão) *Ou* • Calafrios/abalos musculares (CDC, 2017, p. 14)
Reação transfusional hipotensora	Todas as outras reações adversas que se manifestam com hipotensão são descartadas E Hipotensão ocorre durante a transfusão ou na primeira hora após o término da transfusão • Adultos (18 anos de idade ou mais): queda da pressão arterial (PA) sistólica maior ou igual a 30 mmHg ou igual a 30 mmHg e PA sistólica igual ou inferior a 80 mmHg • Lactentes, crianças e adolescentes (1 a < 18 anos de idade): mais de 25% de queda da PA sistólica em relação ao valor basal (p. ex., queda da PA sistólica de 120 mmHg para menos de 90 mmHg) • Recém-nascidos e lactentes (menos de 1 ano de idade *ou* qualquer idade e menos de 12 kg de peso corporal): queda de mais de 25% em relação ao valor basal de qualquer dos parâmetros medidos (p. ex., PA média) (CDC, 2017, p. 13)
Sobrecarga circulatória associada a transfusão	Aparecimento recente ou exacerbação de três ou mais das seguintes manifestações nas 6 h seguintes ao término da transfusão: • Desconforto respiratório agudo (dispneia, ortopneia, tosse) • Elevação dos níveis de peptídio natriurético cerebral (BNP) • Pressão venosa central (PVC) elevada • Evidências de insuficiência cardíaca esquerda • Evidências de balanço hídrico positivo • Evidências radiográficas de edema pulmonar (CDC, 2017, p. 9)

(continua)

Tabela 23.4 Classificação das reações transfusionais. (*Continuação*)

Reação transfusional	Definição de caso*
Lesão pulmonar aguda relacionada a transfusão	*Sem* evidências de lesão pulmonar aguda antes da transfusão E Aparecimento de lesão pulmonar aguda durante a transfusão ou nas primeiras 6 h após o término da transfusão E Hipoxemia definida por um desses métodos: • Razão Pao_2/Fio_2 igual ou inferior a 300 mmHg • Saturação de oxigênio inferior a 90% no ar ambiente • Outras evidências clínicas E Evidências radiográficas de infiltrados pulmonares bilaterais E Sem evidências de hipertensão atrial esquerda (ou seja, sobrecarga circulatória) (CDC, 2017, p. 10)
Dispneia associada a transfusão	Desconforto respiratório agudo que ocorre nas primeiras 24 h após o término da transfusão E As definições de reação alérgica, sobrecarga circulatória associada à transfusão e à lesão pulmonar aguda relacionada com transfusão não são aplicáveis (CDC, 2017, p. 11)
Doença enxerto *versus* hospedeiro (DEVH) associada a transfusão	**Definitiva** Síndrome clínica que ocorre 2 dias a 6 semanas após o término da transfusão e que se caracteriza por: • Erupção cutânea característica: erupção maculopapular e eritematosa central que se espalha para os membros e, em casos graves, evolui para eritroderma generalizado e formação de bolhas hemorrágicas • Diarreia • Febre • Hepatomegalia • Disfunção hepática (ou seja, níveis elevados de ALT, AST, fosfatase alcalina e bilirrubina) • Aplasia da medula óssea • Pancitopenia E • Aspecto histológico característico na biopsia de pele ou fígado **Provável:** Atende aos critérios definitivos *Exceto* Biopsia negativa ou não foi realizada (CDC, 2017, p. 18)
Infecção transmitida pela transfusão	Evidências laboratoriais de patógeno na pessoa que recebeu a transfusão (CDC, 2017, p. 20)
Púrpura pós-transfusão	**Definitiva** Aloanticorpos na pessoa direcionados contra antígeno plaquetário humano (HPA) ou outro antígeno plaqueta-específico por ocasião do desenvolvimento de trombocitopenia ou após o seu desenvolvimento E Trombocitopenia (ou seja, redução da contagem de plaquetas a menos de 20% da contagem pré-transfusão) **Provável** Aloanticorpos na pessoa direcionados contra antígeno plaquetário humano (HPA) ou outro antígeno plaqueta-específico por ocasião do desenvolvimento de trombocitopenia ou após o seu desenvolvimento E Redução da contagem de plaquetas a níveis entre 20 e 80% da contagem pré-transfusão (CDC, 2017, p. 19)

*As definições de caso do CDC são citadas textualmente para evitar interpretações incorretas.
Adaptada de Centers for Disease Control and Prevention (CDC). (2017). *National healthcare safety network biovigilance component hemovigilance module surveillance protocol* (pp. 9-30). Disponível em: https://www.cdc.gov/nhsn/PDFs/Biovigilance/BV-HV-protocol-current.pdf.

RTHT é de aproximadamente 1:1.500 transfusões e a reação é acompanhada por queda da hemoglobina e icterícia.[9] Todavia, os receptores podem ser assintomáticos.

Reações febris

A incidência estimada de reações febris varia de 0,1 a 1% das pessoas que recebem transfusões. Os anticorpos do receptor direcionados contra os leucócitos do doador provocam elevação da temperatura corporal aproximadamente 2 h após o início da transfusão.[9] Antipiréticos são usados para tratar essa reação. Futuras reações febris podem ser evitadas pelo uso de sangue leucorreduzido.

Reações alérgicas

Reações alérgicas ocorrem em 1 a 3% das pessoas que recebem transfusões de sangue e são as reações mais comuns; são causadas por anticorpos contra proteínas do doador. As reações alérgicas variam desde erupção cutânea discreta associada a prurido até reações anafiláticas potencialmente fatais.[8] As reações leves podem ser aliviadas por anti-histamínicos.[9] As reações anafiláticas são incomuns, ocorrendo em 1 de cada 20 mil a 50 mil transfusões. Como são reações alérgicas, são causadas por anticorpos contra proteínas do doador, especificamente IgA, C4 e haptoglobina. A reação é grave e potencialmente fatal. Os sinais e sintomas incluem colapso cardiovascular com hipotensão e taquicardia, broncoespasmo, hipoxemia, angioedema e urticária. O tratamento inclui epinefrina, anti-histamínicos e glicocorticoides.[9]

Lesão pulmonar aguda relacionada a transfusão

A causa subjacente da lesão pulmonar aguda relacionada a transfusão é um antígeno leucocitário humano (HLA) no sangue do doador. Embora não seja comum (1 em cada 10 mil casos), é fatal em 10 a 20% das pessoas afetadas. No decorrer de 6 horas após receber uma transfusão, o receptor desenvolve edema pulmonar com hipotensão e hipoxemia. O tratamento consiste em medidas de suporte.[9]

Sobrecarga circulatória associada a transfusão

A sobrecarga circulatória associada a transfusão ocorre, mais frequentemente, em pessoas que já correm alto risco de sobrecarga (p. ex., cardiopatas, nefropatas, pessoas com mais de 60 anos de idade). A sobrecarga circulatória associada a transfusão ocorre em aproximadamente 1% das transfusões e sua taxa de mortalidade é de 1,4 a 8,3%. A principal manifestação é a angústia respiratória aguda. O tratamento inclui diuréticos para reduzir a sobrecarga e oxigênio para atender à demanda aumentada de oxigênio.[9] A manutenção da posição ortostática pode ajudar a lidar com a ortopneia e ajuda a evitar o agravamento do edema pulmonar relacionado aos desvios de líquido relacionados a gravidade.

> **RESUMO**
>
> A terapia transfusional fornece os meios para a substituição de hemácias e de outros componentes sanguíneos. As hemácias contêm antígenos de superfície, e os anticorpos correspondentes são encontrados no soro. Quatro tipos principais de sangue do sistema ABO são determinados pela existência ou não de dois antígenos de hemácias: A e B. O antígeno D determina o fator Rh-positivo; sua inexistência define o fator Rh-negativo. As tipagens ABO e Rh devem ser determinadas no receptor e no doador antes da transfusão para garantir a compatibilidade sanguínea.

ANEMIA

Depois de concluir esta seção, o leitor deverá ser capaz de:

- Descrever as manifestações da anemia e seus mecanismos
- Descrever a relação entre deficiência de vitamina B_{12} e anemia megaloblástica
- Comparar as características das hemácias nos casos de perda aguda de sangue, esferocitose hereditária, anemia falciforme, anemia ferropriva e anemia aplásica.

A anemia é definida como a existência de um número anormalmente baixo de hemácias ou de níveis de hemoglobina, ou ambos, resultando na diminuição da capacidade de transporte de oxigênio. Existem quatro causas primárias da anemia: (1) perda excessiva de hemácias causadas por hemorragia, (2) destruição (hemólise) de hemácias, deficiência (3) ou produção inadequada (4) de hemácias devido à insuficiência da medula óssea.

Anemia não é uma doença, mas uma indicação de algum processo patológico ou de uma alteração funcional orgânica. Os efeitos de anemia podem ser agrupados em três categorias:

1. Manifestações de comprometimento no transporte de oxigênio e mecanismos compensatórios resultantes
2. Redução dos índices eritrocitários e dos níveis de hemoglobina
3. Sinais e sintomas associados ao processo patológico que provoca a anemia.

As manifestações da anemia dependem da gravidade, da rapidez do desenvolvimento e da idade e do estado de saúde da pessoa afetada.

Na anemia, a capacidade de transporte de oxigênio pela hemoglobina é reduzida, causando hipoxia tecidual. A hipoxia dos tecidos pode dar origem à fadiga, fraqueza, dispneia e, por vezes, angina. A hipoxia do tecido encefálico resulta em cefaleia, fraqueza e problemas de visão. A redistribuição do sangue a partir de tecidos cutâneos ou a falta de hemoglobina provocam palidez da pele, mucosas, conjuntiva e unhas. Podem se manifestar taquicardia e palpitações à medida que o corpo tenta compensar por meio de um aumento do débito cardíaco. Um sopro cardíaco do tipo fluxo sistólico pode decorrer de alterações na viscosidade do sangue. Em pessoas com anemia grave, podem se desenvolver hipertrofia ventricular e insuficiência cardíaca de alto débito, particularmente em indivíduos com doença cardíaca preexistente. O processo de eritropoese é acelerado e pode ser reconhecido pela sensação de uma dor difusa nos ossos e sensibilidade na região do esterno. Além das manifestações comuns de anemia, em casos de anemia hemolítica os sintomas são acompanhados por icterícia provocada por um aumento nos níveis de bilirrubina no sangue. Nos casos de anemia aplásica, o surgimento de petéquias e púrpura (i. e., pequenos pontos hemorrágicos e áreas arroxeadas na pele causadas por sangramento de pequenos vasos) resulta da diminuição da função plaquetária.[10]

Exames laboratoriais são úteis para determinar a gravidade e a causa da anemia. A contagem de hemácias e os níveis de hemoglobina fornecem informações sobre a gravidade da anemia, enquanto características das hemácias, como tamanho (normocítica, microcítica, macrocítica), cor (normocrômica, hipocrômica) e formato, muitas vezes carregam informações sobre a causa da anemia (Figura 23.7).[11]

> ### Conceitos fundamentais
>
> **Anemia**
>
> - A anemia, que é uma deficiência de hemácias ou de hemoglobina, resulta de sangramento excessivo, aumento da destruição (hemólise) de hemácias e produção de hemácias com defeito ou insuficientes
> - A anemia por perda de sangue se caracteriza pela perda de hemácias que contêm ferro; anemia hemolítica envolve a destruição de hemácias no organismo, com retenção de ferro.

Anemia por perda de sangue

Os sintomas clínicos e as manifestações que se apresentam nas hemácias nos casos de anemia associada à perda de sangue dependem da taxa de hemorragia e do fato de se tratar de sangramento interno ou externo. Com uma perda de sangue rápida, podem ocorrer choque circulatório e colapso circulatório. Com casos de anemia de desenvolvimento mais lento, a quantidade de massa de hemácias perdida pode chegar a 50%, sem a manifestação de sinais e sintomas.[1]

Os efeitos de uma perda de sangue aguda resultam principalmente da perda de volume intravascular, o que pode levar a um colapso cardiovascular e choque. A queda na contagem de hemácias, hematócrito e hemoglobina é causada pela hemodiluição resultante da circulação de líquido no compartimento vascular. Inicialmente, as hemácias apresentam tamanho e cor normais (normocíticas, normocrômicas). A hipoxia proveniente da perda sanguínea estimula a proliferação de células estaminais eritroides comprometidas na medula óssea. Demora cerca de 5 dias para a progênie de células-tronco se diferenciar totalmente, um evento que é marcado pelo aumento de reticulócitos no sangue. Se o sangramento é controlado e existem reservas suficientes de ferro disponíveis, a concentração de hemácias retorna ao normal em um intervalo que varia entre 3 e 4 semanas. Uma hemorragia externa conduz à perda de ferro e possível deficiência desse componente, o que pode dificultar a recuperação dos índices eritrocitários.

Uma perda crônica de sangue não afeta o volume sanguíneo, mas resulta em anemia ferropriva, quando suas reservas se esgotam. Isso é comumente causado por sangramento gastrintestinal e distúrbios menstruais. Por causa de mecanismos compensatórios, o indivíduo geralmente permanece assintomático até que o nível de hemoglobina seja inferior a 8 g/dℓ. As hemácias produzidas têm pouquíssima hemoglobina, então são pequenas e pálidas, dando origem à anemia microcítica hipocrômica (ver Figura 23.7).[5]

Anemia hemolítica

A anemia hemolítica se caracteriza por:

- Destruição prematura das hemácias
- Retenção orgânica de ferro e outros produtos da degradação da hemoglobina
- Aumento na eritropoese.

Quase todos os tipos de anemia hemolítica se distinguem pela existência de hemácias normocíticas e normocrômicas. Devido à redução da vida útil da hemácia, a medula óssea geralmente se torna hiperativa, resultando no aumento do número de reticulócitos na circulação sanguínea. Tal como acontece com outros tipos de anemia, a pessoa sente cansaço, dispneia e outros sinais e sintomas de comprometimento do transporte de oxigênio.

Nos casos de anemia hemolítica, a degradação das hemácias pode ocorrer dentro ou fora do compartimento vascular.[5] A *hemólise intravascular* é menos comum e ocorre como resultado da fixação do complemento em reações transfusionais, dano mecânico ou fatores tóxicos. É caracterizada por hemoglobinemia, hemoglobinúria, icterícia e hemossiderinúria. Ocorre *hemólise extravascular* quando as hemácias perdem parte da capacidade de deformação, o que dificulta sua passagem através dos sinusoides do baço. As hemácias anormais são sequestradas e fagocitadas por macrófagos.[11] As manifestações de hemólise extravascular incluem anemia e icterícia.

Outra classificação de anemia hemolítica se baseia na causa: intrínseca ou extrínseca. *Causas intrínsecas* incluem defeitos da membrana das hemácias, diversas hemoglobinopatias e deficiência enzimática hereditária.[5] Dois tipos principais de hemoglobinopatias podem causar a lise das hemácias: a substituição anormal de um aminoácido na molécula de hemoglobina, como nos casos de anemia falciforme, e falhas na síntese de uma das cadeias polipeptídicas que formam a porção globina da molécula de hemoglobina, como no caso de talassemia.

As formas *extrínsecas ou adquiridas* de anemia hemolítica são causadas por agentes externos às hemácias, como medicamentos, toxinas bacterianas e outras, anticorpos e traumatismo físico.[5] Embora todos esses fatores possam causar a destruição prematura e acelerada de hemácias, não devem ser tratados da mesma maneira. Alguns respondem à esplenectomia, outros ao tratamento com hormônios corticosteroides e outros ainda não apresentam resolução até que seja corrigido o transtorno primário.

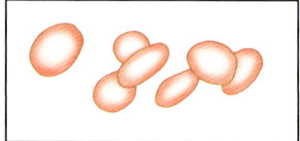
A Anemia ferropriva

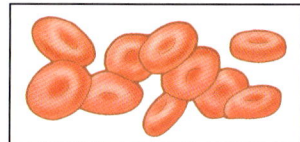
B Anemia megaloblástica

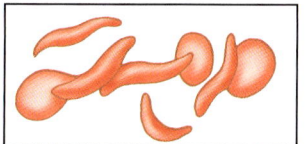
C Anemia falciforme

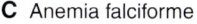
D Normal

Figura 23.7 • Características das hemácias observadas em diferentes tipos de anemia. **A.** Hemácias microcíticas e hipocrômicas, características da anemia ferropriva. **B.** Hemácias macrocíticas e deformadas, características da anemia megaloblástica. **C.** Hemácias de formato anormal, como observado na anemia falciforme. **D.** Hemácias normocíticas e normocrômicas, para comparação.

Anemias hemolíticas hereditárias

Há também um grupo de anemias hemolíticas hereditárias, como anemia falciforme, talassemia e esferocitose hereditária. As pessoas que herdam um desses tipos de anemia podem ter diferentes manifestações clínicas, a depender do genótipo que apresentam. Na verdade, é possível que o indivíduo seja gravemente enfermo ou apresente pouca ou nenhuma manifestação clínica.

Esferocitose hereditária. A esferocitose hereditária é transmitida principalmente de forma autossômica dominante e é a doença hereditária mais comum da membrana das hemácias.[1] A doença é causada por anormalidades nas proteínas de membrana espectrina, anquirina, proteína 4.2 ou banda 3, que conduzem a uma perda gradual da superfície da membrana. A perda relativa de membrana em relação ao citoplasma faz a célula perder sua bicamada lipídica do citoesqueleto. As hemácias assumem uma forma esférica e não conseguem atravessar facilmente o baço.[1] Gradualmente, a maioria dessas hemácias perde uma quantidade cada vez maior de membrana superficial e morre.[1]

Os sinais clínicos variam, mas geralmente incluem anemia hemolítica leve, icterícia, esplenomegalia, cálculos biliares de bilirrubina. Pode advir uma crise aplásica potencialmente fatal quando a interrupção súbita da produção de hemácias (frequentemente por parvovírus B19) provoca uma rápida queda nos índices de hematócrito e níveis de hemoglobina.[1] A doença é tratada, em geral, com esplenectomia para reduzir a destruição das hemácias. Podem ser necessárias transfusões de sangue durante uma crise.[1]

Anemia falciforme. A anemia falciforme é uma doença hereditária em que ocorre a produção de uma hemoglobina anormal (hemoglobina S [HbS]), que conduz a um estado crônico de anemia hemolítica, dor e falência de órgãos. O gene HbS é transmitido por herança recessiva e pode se manifestar como traço de células falciformes (i. e., heterozigoto com um gene HbS) ou anemia falciforme (i. e., com dois genes homozigotos HbS). A anemia falciforme afeta aproximadamente 100 mil indivíduos nos EUA.[1,2]

Etiologia e patogênese. A estrutura anormal de HbS resulta de uma mutação pontual na cadeia β da molécula de hemoglobina, com a substituição anormal de um único aminoácido, a valina, pelo ácido glutâmico (Figura 23.8). Existem variações nas proporções, e a concentração de HbS está relacionada com o risco de afoiçamento das hemácias. No indivíduo homozigoto com anemia falciforme, a HbS causa o afoiçamento quando desoxigenada ou em baixa tensão de oxigênio. A hemoglobina desoxigenada forma agregados que sofrem polimerização no citoplasma e formam um gel semissólido, que altera a forma e a capacidade de deformação da célula. A célula que sofreu afoiçamento pode retornar à sua forma normal pela oxigenação dos pulmões. No entanto, depois de repetidos episódios de desoxigenação, as células tornam-se permanentemente falciformes. A pessoa com traço falciforme, que tem menos HbS, apresenta pouca tendência de desenvolver células falciformes e é praticamente assintomática. HbF inibe a polimerização de

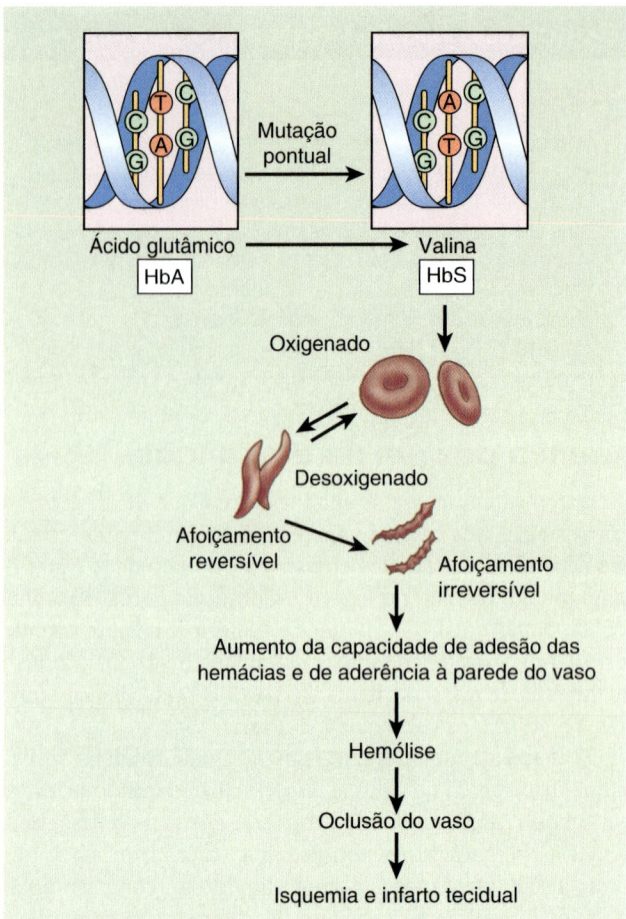

Figura 23.8 • Mecanismo do afoiçamento e consequências na anemia falciforme.

HbS. Portanto, a maioria das crianças com anemia falciforme não começa a sentir os efeitos do afoiçamento até depois de 8 a 10 semanas de vida, quando a HbF foi substituída por HbS.[1]

Há duas grandes consequências relacionadas com o afoiçamento das hemácias: anemia hemolítica crônica e oclusão dos vasos sanguíneos. A destruição prematura das células devido à membrana rígida e indeformável ocorre no baço, causando hemólise e anemia pela diminuição do número de hemácias. A oclusão vascular é um processo complexo que envolve uma interação entre células falciformes, células endoteliais, leucócitos, plaquetas e outras proteínas do plasma. Os fatores associados ao processo de afoiçamento e oclusão vascular incluem frio, estresse, esforço físico, infecção e condições que provoquem hipoxia, desidratação ou acidose. A taxa de polimerização de HbS é afetada pela concentração de hemoglobina na célula. A desidratação aumenta a concentração de hemoglobina e contribui para a polimerização, resultando no afoiçamento. A acidose reduz a afinidade da hemoglobina pelo oxigênio, resultando em maior quantidade de hemoglobina desoxigenada e no aumento do afoiçamento.

Manifestações clínicas. Indivíduos homozigotos para o gene HbS sofrem de anemia hemolítica grave, hiperbilirrubinemia crônica e crises vasoclusivas. A hiperbilirrubinemia proveniente da degradação dos produtos da hemoglobina muitas vezes leva a icterícia e à produção de cálculos de pigmentos na vesícula biliar.

A oclusão dos vasos sanguíneos é responsável pela maioria das complicações graves. Um episódio de dor aguda resulta de uma oclusão vascular e da hipoxia e pode ocorrer subitamente em quase qualquer parte do organismo.[5] Comumente, a obstrução por células falciformes acontece no abdome, tórax, ossos e articulações. Muitas áreas podem ser simultaneamente afetadas. Infartos causados pela lentidão do fluxo sanguíneo têm como consequência lesões crônicas do fígado, baço, coração, rins, retina e outros órgãos (Figura 23.9). A *síndrome torácica aguda* ocorre quando há oclusão vascular nos pulmões e é uma causa importante de morte em pessoas com doença falciforme.[13] A síndrome torácica aguda é caracterizada por dor torácica súbita. A tosse se desenvolve em decorrência de infiltrados pulmonares. A insuficiência respiratória resulta em dispneia.[5] Crises ósseas dolorosas podem ser causadas por infartos na medula óssea. As crianças têm suscetibilidade aumentada à osteomielite e podem apresentar retardo do crescimento. Ataque isquêmico transitório (AIT) ou hemorragia cerebral pode preceder um acidente vascular ou encefálico (AVE) e aproximadamente 25% das pessoas com doença falciforme desenvolvem complicações neurológicas.[5]

O baço é especialmente suscetível a danos por HbS. Devido à lentidão do fluxo sanguíneo e à baixa tensão de oxigênio no baço, a hemoglobina nas hemácias que atravessam o baço sofre desoxigenação, que provoca isquemia. A lesão esplênica se inicia na infância, caracterizada por congestão intensa, e geralmente é assintomática. A congestão causa asplenia funcional e predispõe ao desenvolvimento de infecções potencialmente fatais por microrganismos encapsulados, incluindo *Streptococcus pneumoniae, Haemophilus influenzae* tipo b e *Klebsiella* spp. Recém-nascidos e crianças pequenas ainda não tiveram tempo de produzir anticorpos contra esses microrganismos e dependem da função do baço para a remoção. Não havendo um anticorpo específico para os antígenos capsulares de polissacarídios desses microrganismos, a atividade do baço é essencial para a remoção deles quando invadem a corrente sanguínea.

Diagnóstico e triagem. O diagnóstico neonatal da anemia falciforme é feito com base nos achados clínicos e nos resultados de solubilidade da hemoglobina, que são confirmados por eletroforese.

Nos EUA, os programas de triagem têm sido implementados para detectar os recém-nascidos com anemia falciforme e outras hemoglobinopatias.[a] São coletadas amostras de sangue do cordão umbilical ou do calcanhar, que são submetidas à eletroforese para separar a HbF da pequena quantidade de HbA e HbS. Podem ser detectados e quantificados outros tipos de hemoglobina, para análise laboratorial posterior. Em muitos estados americanos, é obrigatória a triagem de todos os recém-nascidos, independentemente da origem étnica.

Tratamento. Atualmente não existe cura conhecida para a anemia falciforme. Portanto, as estratégias de tratamento devem se concentrar na prevenção de episódios de afoiçamento, manejo de sintomas e tratamento das complicações. A pessoa é aconselhada a evitar situações que precipitam episódios de afoiçamento das hemácias, como infecções, exposição ao frio, esforço físico intenso, acidose e desidratação. As infecções devem ser tratadas de maneira agressiva e podem ser necessárias transfusões de sangue em um episódio de crise ou cronicamente realizadas em casos graves da doença.

A maioria das crianças com anemia falciforme corre maior risco para o desenvolvimento de septicemia por microrganismos encapsulados durante os três primeiros anos de vida. Recomenda-se manter em dia o calendário de vacinação, incluindo vacina contra *H. influenzae* e contra hepatite B. A

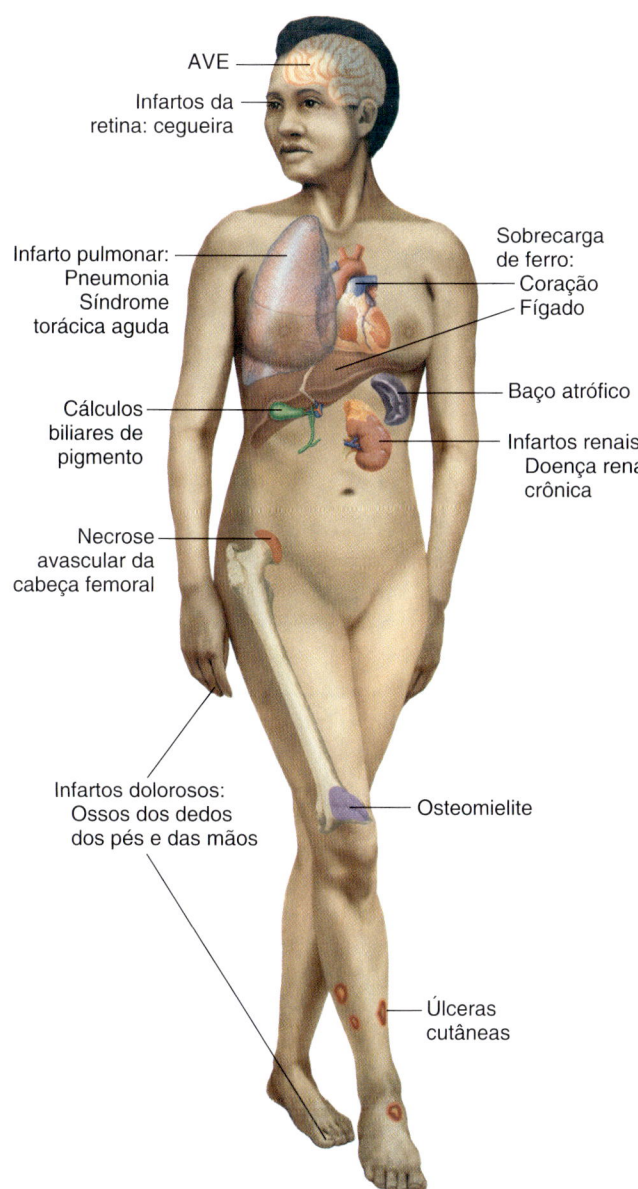

Figura 23.9 • Manifestações clínicas da anemia falciforme.

---

[a]N.R.T.: no Brasil, o Programa Nacional de Triagem Neonatal prevê esta, entre outras doenças. Fonte: http://bvsms.saude.gov.br/bvs/saudelegis/gm/2012/prt2829_14_12_2012.html.

hidroxiureia é um fármaco citotóxico utilizado para evitar complicações da anemia falciforme e é recomendado como tratamento padrão para todos os portadores dessa condição.[13] Essa substância viabiliza a síntese de uma quantidade maior de HbF e menor de HbS, reduzindo, desse modo, o processo de afoiçamento. No entanto, são desconhecidos os efeitos a longo prazo do uso da substância em relação a danos em órgãos, crescimento, desenvolvimento e risco de doenças malignas. O transplante de medula óssea ou de células-tronco tem o potencial de cura em crianças sintomáticas, mas traz consigo vários riscos de complicações.

Talassemias. São um grupo de distúrbios hereditários que envolvem a síntese de hemoglobina e conduzem a uma redução na síntese das cadeias α ou β-globina da HbA. As β-talassemias são causadas por deficiência na síntese da cadeia β e as α-talassemias por síntese deficiente da cadeia α.[1] O defeito é herdado como um traço mendeliano e a pessoa pode ser heterozigota para o traço e apresentar uma forma leve da doença, ou ser homozigota e apresentar a forma mais grave. Como nos casos de anemia falciforme, as talassemias ocorrem com muita frequência em determinadas populações. As β-talassemias, algumas vezes conhecidas por *anemia de Cooley* ou *anemia do Mediterrâneo*, são mais comuns nas populações do Mediterrâneo no sul da Itália e na Grécia, e as α-talassemias são mais comuns entre os asiáticos. Tanto as α quanto as β-talassemias são comuns em africanos e afro-americanos.

Há dois fatores que contribuem para a anemia que se desenvolve nos casos de talassemia: baixa hemoglobina intracelular (hipocromia) devido à diminuição na síntese da cadeia afetada, juntamente com a produção e acumulação contínua da cadeia de globina não afetada. A redução na síntese de hemoglobina resulta em uma anemia hipocrômica e microcítica, enquanto a acumulação da cadeia afetada interfere na maturação de hemácias normais e contribui com as alterações de membrana que conduzem a hemólise e anemia.

β-talassemias. São o resultado de várias mutações pontuais no gene da β-globina, causando um defeito na síntese da cadeia β. Nas β-talassemias, o excesso de cadeias α sofre desnaturação, formando precipitados (*i. e.*, corpúsculos de Heinz) nos precursores de hemácias na medula óssea. Os corpúsculos de Heinz prejudicam a síntese de DNA e provocam danos à membrana das hemácias. Quando os precursores de hemácias são gravemente afetados, eles são destruídos na medula óssea. Aqueles que escapam da morte intramedular estão em maior risco de destruição no baço. Além da anemia, pessoas com formas moderadas a graves da doença sofrem de coagulopatias.

As manifestações clínicas das β-talassemias são baseadas na gravidade da anemia. Gene normal em indivíduos heterozigotos (talassemia menor) geralmente resulta na síntese de hemoglobina suficientemente normal para impedir o desenvolvimento de um quadro grave de anemia. Indivíduos homozigotos para o traço (talassemia maior) têm anemia grave, dependente de transfusão de sangue, que se torna evidente entre 6 e 9 meses de idade, quando a hemoglobina troca de HbF para HbA. Se a terapia transfusional não é iniciada no começo da vida, isso ocasiona grave retardo de crescimento em crianças com o distúrbio.

Em casos graves de β-talassemia, o quadro anêmico acentuado produzido por hematopoese ineficaz e hemólise conduz a um aumento na secreção de eritropoetina e hiperplasia da medula óssea e de sítios extramedulares de hematopoese. A massa crescente de medula eritropoética invade o córtex ósseo, prejudica o crescimento dos ossos e produz outras anormalidades ósseas. Ocorre o adelgaçamento do córtex ósseo, com formação de osso novo evidente no maxilar e nos ossos frontais da face (*i. e.*, fáceis de esquilo). Os ossos longos, costelas e vértebras podem se tornar vulneráveis a fraturas devido a osteoporose ou osteopenia, o que contribui para o aumento da morbidade em pessoas mais velhas. O aumento do baço (esplenomegalia) e do fígado (hepatomegalia) provêm de hematopoese extramedular e aumento da destruição de hemácias.

A sobrecarga de ferro é uma das principais complicações da β-talassemia. O excesso das reservas de ferro, que se acumulam pelo aumento da absorção dietética e por transfusões repetidas, se deposita no miocárdio, fígado e órgãos endócrinos e induz a lesões nesses órgãos. Doenças cardíacas, hepáticas e endócrinas são causas comuns de morbidade e mortalidade por sobrecarga de ferro.

Transfusões de sangue regulares, para manter os níveis de hemoglobina entre 9 e 10 g/dℓ, melhoram o crescimento e o desenvolvimento, além de evitar a maioria das complicações; a terapia quelante de ferro pode reduzir a sobrecarga de ferro e aumentar a expectativa de vida.[14] O transplante de células-tronco potencialmente representa a cura para indivíduos de baixo risco, em particular em pessoas mais jovens e sem complicações resultantes da doença ou do tratamento, e tem mostrado excelentes resultados.[14] No futuro, a reposição gênica de células-tronco pode proporcionar a cura para muitas pessoas com a doença.

α-talassemias. São causadas por uma deleção do gene que resulta em defeitos na síntese da cadeia α.[14] A síntese das cadeias de α-globina da hemoglobina é controlada por dois pares ou quatro genes. Portanto, a α-talassemia mostra grande variação na gravidade dos casos, que está relacionada com o número de deleções de genes. Portadores silenciosos que têm deleção de um único gene de α-globina são assintomáticos e aqueles com supressão de dois genes têm o traço para α-talassemia e apresentam quadros leves de anemia hemolítica. A deleção de três dos quatro genes da cadeia α leva à formação de agregados instáveis de cadeia α, chamados *hemoglobina H* (HbH). Essa condição é a forma clínica mais importante e é comum entre a população asiática. As cadeias β são mais solúveis do que as cadeias α e sua acumulação é menos tóxica para as hemácias, de modo que são mais afetadas as células senescentes do que as células precursoras de hemácias. A maioria das pessoas com HbH apresenta anemia hemolítica crônica moderada e pode necessitar de uma transfusão de sangue quando se encontram febris, enfermas ou fazem uso de determinados medicamentos.[14] A forma mais grave de α-talassemia se desenvolve em crianças nas quais os quatro genes de α-globina são suprimidos; a condição é conhecida como síndrome de hidropisia fetal. Esse tipo de defeito resulta na síntese de uma molécula de hemoglobina (Hb Bart) que é formada exclusivamente a partir de cadeias de HbF. As moléculas Hb Bart, que têm afinidade extremamente elevada com o oxigênio, não são capazes de liberar o gás nos tecidos.[14] A síndrome de hidropisia fetal geralmente resulta em morte no útero ou logo após o nascimento.

Deficiências enzimáticas hereditárias.
O defeito enzimático de herança mais comum que dá origem à anemia hemolítica é uma deficiência de G6 PD.[14] O gene que determina essa enzima se localiza no cromossomo X, de modo que o defeito se expressa apenas em indivíduos do sexo masculino e em mulheres com genótipo homozigótico. Há muitas variantes genéticas dessa doença encontrada em todas as populações, mas particularmente entre grupos do continente africano e da área do Mediterrâneo.[14] O distúrbio torna as hemácias mais vulneráveis aos oxidantes e provoca a oxidação direta da hemoglobina em meta-hemoglobina, que não é capaz de transportar oxigênio, e a desnaturação da molécula de hemoglobina para formar os corpúsculos de Heinz, que formam precipitados nas hemácias. A hemólise geralmente ocorre à medida que hemácias danificadas se movem através dos vasos estreitos do baço, causando hemoglobinemia, hemoglobinúria e icterícia. A hemólise é de curta duração, ocorrendo 2 a 3 dias após o evento desencadeante. Entre a população negra o defeito se expressa levemente e não está associado a anemia hemolítica crônica, a menos que seja desencadeado por substâncias oxidantes, acidose ou infecção.

O medicamento antimalárico primaquina, sulfonamidas, nitrofurantoína, ácido acetilsalicílico, fenacetina, alguns quimioterápicos e outras substâncias causam hemólise.[14] Os radicais livres gerados por fagócitos durante processos infecciosos também são possíveis gatilhos. O distúrbio pode ser diagnosticado por um ensaio com G6 PD ou teste de triagem.

Anemias hemolíticas adquiridas

Vários fatores adquiridos, exógenos às hemácias, produzem hemólise diretamente por destruição da membrana ou por lise celular mediada por anticorpos.[1] Diversos medicamentos, produtos químicos, toxinas, venenos e infecções como a malária destroem a membrana das hemácias. A hemólise também pode ser causada por fatores mecânicos, como próteses valvares cardíacas, vasculite e queimaduras graves. Obstruções na microcirculação, como em casos de coagulação intravascular disseminada, púrpura trombótica trombocitopênica e doença renal podem traumatizar as hemácias pela produção de turbulência e gradientes pressóricos instáveis.

Muitos tipos de anemia hemolítica são mediados pelo sistema imunológico, causadas por anticorpos que destroem as hemácias. Podem ser produzidos autoanticorpos em resposta ao uso de determinadas substâncias ou a um processo patológico. Os aloanticorpos são provenientes de uma fonte exógena e são responsáveis por reações transfusionais e pela doença hemolítica do recém-nascido.[1]

Os autoanticorpos que provocam a destruição das hemácias são de dois tipos: anticorpos da imunoglobulina tipo G (IgG) que reagem ao calor e têm atividade máxima a 37°C, e anticorpos da imunoglobulina tipo M que reagem ao frio e têm atividade máxima próximo a 4°C.[1]

Os *anticorpos que reagem ao calor* não provocam alterações morfológicas ou metabólicas nas hemácias. Em vez disso, reagem com antígenos sobre a membrana das hemácias, causando alterações destrutivas que conduzem à esferocitose, com destruição subsequente por fagocitose no baço ou no sistema reticuloendotelial (SRE). Eles não apresentam especificidade para os antígenos do sistema ABO, mas podem reagir com os antígenos do fator Rh. As reações têm rápida manifestação e podem ser graves e potencialmente fatais. A fadiga é uma queixa comum, com icterícia e esplenomegalia moderada. Também pode se manifestar com angina ou insuficiência cardíaca congestiva. As causas desse tipo de anemia são variadas. Aproximadamente 50% são idiopáticas e os outros 50% são induzidos pelo uso de substâncias (p. ex., penicilina) ou estão relacionados com algum outro distúrbio. A hemólise induzida pelo uso de substâncias geralmente é benigna.[15]

Os *anticorpos que reagem ao frio* ativam o sistema complemento. A anemia hemolítica crônica causada por anticorpos que reagem ao frio ocorre com doenças linfoproliferativas e como um transtorno idiopático de origem desconhecida.[1] O processo hemolítico se dá nas partes distais do corpo, onde a temperatura pode cair abaixo de 30°C. A obstrução vascular por hemácias resulta em palidez, cianose das partes do corpo expostas a temperaturas frias e o fenômeno de Raynaud. A anemia hemolítica causada por anticorpos que reagem ao frio se desenvolve apenas em alguns indivíduos e raramente é grave.[15]

O teste direto de antiglobulina, também conhecido como teste de Coombs, é usado para diagnosticar anemias hemolíticas imunes.[16] Detecta anticorpos ou proteínas do sistema complemento na superfície das hemácias. Nesse teste, hemácias lavadas e livres de soro são misturadas com um reagente de globulina anti-humana. Elas se aglutinam quando se ligam ao reagente e unem os anticorpos ou complemento nas hemácias adjacentes. O resultado TDA é positivo em casos de anemia hemolítica autoimune, eritroblastose fetal (doença do Rh do recém-nascido), reações transfusionais e hemólise induzida por substâncias. O teste indireto da antiglobulina detecta anticorpos no soro, e o resultado é positivo para anticorpos específicos.[16] É usado para a detecção de anticorpos e reações cruzadas antes de uma transfusão.[7]

Anemias por deficiência na produção de hemácias

A anemia pode decorrer da diminuição na produção de hemácias na medula óssea. Uma deficiência de nutrientes para a síntese de hemoglobina (ferro) ou para a síntese de DNA (cobalamina ou ácido fólico) pode reduzir a produção de hemácias pela medula óssea. A deficiência de hemácias também resulta de uma falha da própria medula ou quando é substituída por tecido não funcional.

Anemia por deficiência de ferro

A deficiência de ferro é uma causa comum de anemia em todo o mundo, acometendo pessoas de todas as idades. A anemia ferropriva pode ser consequência de deficiência alimentar, perda de ferro mediante sangramento ou aumento na demanda.

Como o ferro é um componente do heme, a deficiência leva a uma diminuição da síntese de hemoglobina e, consequentemente, à redução no aporte de oxigênio aos tecidos.

Etiologia e patogênese.
O ferro no organismo é utilizado diariamente por vários mecanismos. Quando as hemácias entram em processo de senescência e são degradadas, o ferro é liberado e reutilizado na produção de novas hemácias. Não obstante a eficiência desse processo, pequenas quantidades de ferro são perdidas nas fezes e precisam ser repostas por meio da dieta. O equilíbrio do ferro é mantido pela ingestão de 1 a 2 mg/dia para substituir a perda de ferro nas fezes.[1] As fontes na dieta ocidental fornecem em média 20 mg.[1] A quantidade de ferro absorvida é mais do que adequada para suprir as necessidades da maioria das pessoas, mas pode ser apenas suficiente para crianças em idade pré-escolar, adolescentes e mulheres em idade fértil. A deficiência nutricional de ferro é incomum em países desenvolvidos, exceto no caso de determinadas populações. A maior parte do ferro é derivada da carne e, quando não existe disponibilidade desse alimento, como no caso de populações menos favorecidas, ou por não ser um componente alimentar, como para os vegetarianos, pode ocorrer uma deficiência de ferro.

A razão usual para a deficiência de ferro em adultos no mundo ocidental é a perda crônica de sangue, porque há ferro inadequado disponível para reciclagem. Em homens e mulheres na pós-menopausa, a perda de sangue pode ocorrer a partir de sangramento gastrintestinal resultante de úlcera péptica, lesões vasculares, pólipos intestinais, hemorroidas ou câncer. Nas mulheres em idade fértil, a demanda de ferro é maior por causa das perdas menstruais. Além disso, nas gestantes, o desenvolvimento fetal aumenta a demanda por ferro para eritropoese.[5]

O processo de crescimento de uma criança impõe exigências adicionais sobre o organismo. O volume de sangue aumenta, elevando as necessidades de ferro. As necessidades de ferro são proporcionalmente mais altas na primeira infância (3 a 24 meses) do que em qualquer outra idade, embora também sejam maiores por toda a infância e adolescência. Na infância, as duas principais causas de anemia ferropriva são baixos níveis de ferro ao nascimento devido a uma deficiência materna e uma dieta que consiste principalmente em leite de vaca, que é pobre em ferro absorvível.

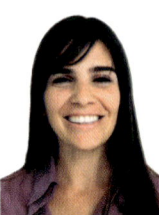

Você se lembra de **Cretena**, do estudo de caso que abre a Parte 7, diagnosticada com anemia microcítica hipocrômica, resultante de deficiência de ferro? Seu médico a encaminhou para uma nutricionista. Nessa primeira visita, ela explicou que era vegetariana e não consumia carne vermelha. Seu histórico nutricional também revelou que ela não consumia quantidades suficientes de proteína e ferro em sua dieta diária. Hoje, Cretena foi a uma consulta de acompanhamento com o médico. Comentou sobre seus intensos períodos menstruais nessa segunda visita. Ela disse que usa aproximadamente 16 absorventes higiênicos grandes por dia, o que está acima de sua média "normal" de quase 10 absorventes por dia. Quando o médico perguntou quando foi a última visita ao ginecologista, ela respondeu que não o consultava há aproximadamente 10 anos (depois do nascimento do último filho). Foi marcada uma consulta ao ginecologista logo após a do clínico geral. Considerando essa informação adicional, é fácil entender por que Cretena desenvolveu anemia ferropriva. Os níveis de hematócrito, hemoglobina e ferritina apresentaram resultados baixos. Ela apresentava uma concentração de hemoglobina de 10 g/dℓ; CHCM = 29 g/dℓ (31 a 35 g/dℓ) e VCM = 76 fℓ (80 a 100 fℓ), a cor da hemoglobina era pálida e o tamanho das hemácias era pequeno. Uma segunda amostra de sangue será obtida nessa consulta para avaliar se a suplementação com sulfato ferroso está ajudando. Provavelmente, ela apresentará hemácias de tamanho maior. Por isso, terá anisocitose, considerando que ainda haja pequenas células. Com a melhora na dieta, a suplementação com sulfato ferroso e menor perda de sangue com a menstruação, os índices de hemoglobina se elevarão e as células se tornarão normocíticas e normocrômicas à medida que a anemia se soluciona.

Manifestações clínicas.
As manifestações de anemia ferropriva estão relacionadas com prejuízo no transporte de oxigênio e falta de hemoglobina. Dependendo da gravidade do quadro, podem se manifestar fadiga, palpitações, dispneia, angina e taquicardia. A pessoa pode apresentar alotriofagia (pica), que consiste em ânsia por ingerir substâncias sem valor nutricional como argila ou gelo. Outras manifestações clínicas podem incluir coiloníquia (deformidade em formato de colher das unhas dos dedos das mãos), língua lisa, feridas nos cantos da boca e, às vezes, disfagia.[5]

Diagnóstico e tratamento.
São características da anemia ferropriva baixo nível de hemoglobina e hematócrito, diminuição das reservas de ferro e baixo teor de ferro sérico e ferritina. Existe uma quantidade menor de hemácias, e estas são microcíticas e hipocrômicas (ver Figura 23.7). Também ocorrem poiquilocitose (formato irregular) e anisocitose (tamanho irregular). Os testes laboratoriais indicam menores valores de CHCM e VCM.

A prevenção da deficiência de ferro é a principal preocupação em lactentes e crianças. Recomenda-se evitar o uso de leite de vaca, a suplementação de ferro em crianças amamentadas com leite materno com idades entre 4 e 6 meses e o uso de fórmulas e cereais enriquecidos com ferro para crianças com menos de 1 ano de vida.[17] Durante o segundo ano, uma dieta contendo alimentos ricos em ferro e o uso de vitaminas enriquecidas com ferro ajudam a evitar a deficiência desse nutriente. O tratamento da anemia ferropriva em crianças e adultos é direcionado ao controle de perda crônica de sangue, aumento na ingestão de ferro e administração de suplementos. A suplementação com sulfato ferroso, que é a terapia de reposição oral rotineiramente empregada, repõe as reservas de ferro em um intervalo de meses.

Anemias megaloblásticas
Anemias megaloblásticas são causadas pelo comprometimento na síntese de DNA, que resulta em hemácias aumentadas

de tamanho (VCM > 100 fℓ), devido à maturação e divisão deficientes.[1] A deficiência de vitamina B_{12} e ácido fólico são as condições mais comumente associadas a casos de anemia megaloblástica. Como a anemia megaloblástica se desenvolve lentamente, muitas vezes poucos sintomas se manifestam até que a condição já esteja muito avançada.[1]

Anemia por deficiência de vitamina B_{12}.

Esta vitamina, também conhecida como *cobalamina*, funciona como cofator para duas reações importantes no organismo de seres humanos. É essencial para a síntese do DNA e para a maturação nuclear, que, por sua vez, conduz à maturação e divisão normal das hemácias.[1] A vitamina B_{12} também está envolvida com a reação que impede as moléculas anormais de ácidos graxos de serem incorporadas aos lipídios neuronais. Essa anomalia pode predispor à decomposição da mielina e produzir algumas complicações neurológicas causadas por deficiência de vitamina B_{12}.[1]

Atualmente, cerca de 5 a 20% dos adultos mais velhos apresentam deficiência de vitamina B_{12} por causa de má absorção. Os fatores de risco dessa deficiência incluem o uso prolongado de fármacos como inibidores da bomba de prótons, doenças gastrintestinais como espru ou ileíte, cirurgias como gastrectomia ou *bypass* gástrico e parasitoses.[5]

Etiologia e patogênese. A vitamina B_{12} é encontrada em todos os alimentos de origem animal. A deficiência alimentar é rara e geralmente é encontrada apenas em vegetarianos estritos, que evitam todos os produtos lácteos, bem como carne e peixe. As reservas orgânicas usuais de 1 mil a 5 mil microgramas (μg) supre as necessidades diárias de 1 μg por vários anos.[10] Portanto, a deficiência de vitamina B_{12} se desenvolve lentamente. A vitamina B_{12} é absorvida por um processo especial. Depois de liberada da proteína animal, ela se liga a um fator intrínseco, uma proteína secretada pelas células parietais gástricas (Figura 23.10). O complexo fator intrínseco–vitamina B_{12} protege a molécula de vitamina contra a digestão por enzimas intestinais. O complexo viaja até o íleo, onde se liga a receptores de membrana nas células epiteliais. A vitamina B_{12} então se separa do fator intrínseco e é transportada através da membrana para a circulação. Na corrente sanguínea, ela se liga à proteína transportadora, a transcobalamina II, que transporta a vitamina B_{12} até os locais de armazenamento e os tecidos. Qualquer defeito nessa via é capaz de causar uma deficiência.

Anemia perniciosa é uma forma específica de anemia megaloblástica causada por gastrite atrófica e incapacidade de produção de fator intrínseco, o que resulta na incapacidade de absorção de vitamina B_{12}. Acredita-se que a anemia perniciosa seja o resultado de uma destruição da mucosa gástrica mediada imunologicamente, possivelmente autoimune. A gastrite atrófica crônica resultante se caracteriza por perda de células parietais e produção de anticorpos que interferem na ligação da vitamina B_{12} ao fator intrínseco. Outras causas de anemia pela deficiência de vitamina B_{12} incluem gastrectomia, ressecção ileal, inflamação ou neoplasias no íleo terminal e síndromes de má absorção. A principal característica da deficiência de vitamina B_{12} é a anemia megaloblástica. Quando a quantidade de vitamina B_{12} não é suficiente, as hemácias produzidas são anormalmente grandes devido ao excesso de crescimento citoplasmático e produção de proteínas estruturais (ver Figura 23.7). As células têm núcleos imaturos e mostram sinais de destruição celular. Elas apresentam membranas frágeis e formato oval, em vez de bicôncavo. Essas células de formato estranho têm um curto tempo de vida que pode ser medido em semanas, em vez de meses.

Manifestações clínicas. A perda de hemácias resulta em um quadro entre moderado e grave de anemia e icterícia. O VCM é elevado, uma vez que as células são maiores do que o normal, e o valor de CHCM é normal. As alterações neurológicas que acompanham a doença são causadas por desarranjos na metilação da proteína mielina. A desmielinização das colunas dorsal e lateral da medula espinal causa parestesia simétrica dos pés e dedos, perda da sensação vibratória e de propriocepção, bem como eventual ataxia espástica. Em casos mais avançados, a função cerebral pode ser alterada. Em alguns casos, sintomas de confusão mental, demência e outras alterações neuropsiquiátricas podem preceder alterações hematológicas.

Diagnóstico e tratamento. O diagnóstico de deficiência de vitamina B_{12} é estabelecido quando se verifica um nível sérico anormalmente baixo de vitamina B_{12}. O diagnóstico de anemia perniciosa, como causa da deficiência, é geralmente feito pela detecção de anticorpos contra as células parietais e contra o fator intrínseco.[5]

Tratamento vitalício é, com frequência, necessário para má absorção. Visto que não ocorre absorção adequada com doses padronizadas de vitamina B_{12}, o tratamento consiste em injeções intramusculares, *sprays* nasais ou doses orais altas de vitamina B_{12} para reverter a anemia e melhorar as alterações neurológicas.[5]

Anemia por deficiência de ácido fólico.

O ácido fólico também é necessário para a síntese de DNA e a maturação das hemácias; sua deficiência produz o mesmo tipo de alterações

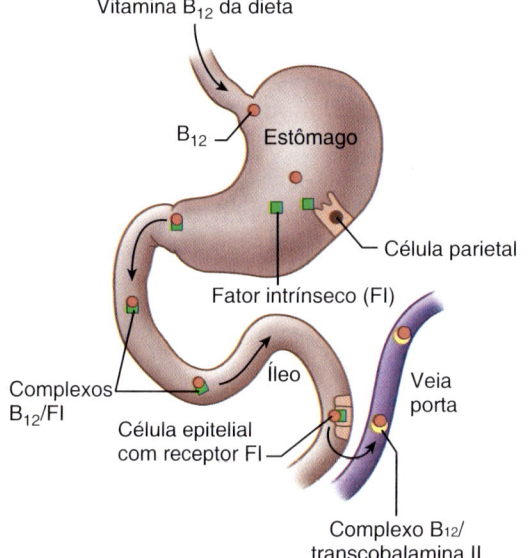

Figura 23.10 • Absorção de vitamina B_{12}.

megaloblásticas ocorridas na anemia por deficiência de vitamina B_{12} (p. ex., aumento de VCM e CHCM normal). Os sintomas também são semelhantes, mas sem manifestações neurológicas.[5]

O ácido fólico é facilmente absorvido pelo intestino. Pode ser encontrado em vegetais (especialmente os tipos de folhas verdes), frutas e carnes. Grande parte da vitamina, contudo, é perdida no cozimento. Nos EUA é obrigatória a suplementação de ácido fólico em produtos com farinha e grãos, como cereais.[5] Todavia, essa suplementação é pouco benéfica quando a pessoa segue dietas pobre em carboidratos (*low carb*) porque há restrição desses alimentos.

A deficiência dietética pode resultar em anemia em alguns meses. As causas mais comuns de deficiência de ácido fólico são desnutrição ou ausência de consumo de ácido fólico, sobretudo em adultos mais velhos. O álcool etílico suprime a absorção de ácido fólico e compromete a recirculação entero-hepática, portanto, etilistas crônicos correm maior risco.[5]

Problemas relacionados com a má absorção de ácido fólico podem decorrer de síndromes como a doença celíaca ou outros distúrbios intestinais. É comum a observação de deficiência de ácido fólico em casos de doença neoplásica, nos quais células tumorais competem pelo folato. O metotrexato, que é um análogo do ácido fólico utilizado no tratamento de câncer, também pode prejudicar a ação de ácido fólico, bloqueando a conversão para a forma ativa.[5]

Como a gestação aumenta a necessidade de ácido fólico em 5 a 10 vezes, comumente se manifesta uma deficiência. Maus hábitos alimentares, anorexia e náuseas são outras razões para a deficiência de ácido fólico durante esse período. É um fato bem conhecido que existe uma associação entre deficiência de ácido fólico e defeitos do tubo neural (p. ex., espinha bífida, anencefalia) no feto em crescimento. Portanto, todas as mulheres em idade fértil com parceiros sexuais do sexo masculino são aconselhadas a ingerir 0,4 mg de ácido fólico para manter níveis séricos adequados para evitar defeitos do tubo neural na sua progênie.[18]

Anemia aplásica

Anemia aplásica descreve um distúrbio de células estaminais pluripotentes da medula óssea que resulta na redução das três linhas de células hematopoéticas: hemácias, leucócitos e plaquetas.[5] Raramente pode manifestar-se uma aplasia eritroide pura, em que apenas as hemácias são afetadas. A anemia advém da falha na medula óssea em substituir hemácias senescentes, que são destruídas e removidas da corrente sanguínea, embora as células que permanecem tenham tamanho e cor normal. Ao mesmo tempo, porque os leucócitos, principalmente os neutrófilos, e os trombócitos têm um tempo de vida curto, a deficiência dessas células geralmente se torna aparente antes do agravamento do quadro de anemia.[1]

Etiologia e patogênese. Dentre as causas de anemia aplásica, destacam-se a exposição a altas doses de radiação, produtos químicos e toxinas que suprimem a hematopoese diretamente ou por mecanismos imunológicos. Quimioterapia e radioterapia comumente levam à depressão da medula óssea, o que provoca pancitopenia (anemia, trombocitopenia e neutropenia).

Os agentes tóxicos identificados incluem o benzeno, o antibiótico cloranfenicol e os agentes alquilantes e os antimetabólitos empregados no tratamento de câncer. A anemia aplásica causada pela exposição a agentes químicos pode ser uma reação idiossincrática, pois afeta apenas pessoas suscetíveis. Tipicamente se manifesta semanas depois da introdução do fármaco, mas pode ocorrer mais cedo. Esse tipo de reação geralmente é grave, chegando algumas vezes a um quadro irreversível e fatal.

A anemia aplásica pode se desenvolver no curso de muitas infecções e tem sido relatada mais frequentemente como uma complicação de hepatites virais, mononucleose e outras doenças virais, como a síndrome da imunodeficiência adquirida (AIDS).

Em raros casos, anemia aplásica ocorre na ausência de infecções ou substâncias tóxicas. Esses casos são denominados anemia aplásica idiopática. Como a anemia aplásica idiopática responde, às vezes, a agentes imunossupressores, acredita-se que o mecanismo subjacente (patogênese) seja uma resposta autoimune contra as células hematopoéticas.[5]

Manifestações clínicas. O surgimento da anemia aplásica pode ser insidioso, ou pode se manifestar súbita e violentamente. Pode ocorrer em qualquer idade. Os sintomas iniciais incluem fraqueza, cansaço e palidez causada pela anemia. Frequentemente surgem na pele petéquias (*i. e.*, pequenas hemorragias puntiformes) e equimoses (*i. e.*, manchas roxas) e pode acontecer sangramento pelo nariz, gengivas, vagina ou sistema digestório devido à diminuição no número de plaquetas. A redução no número de neutrófilos aumenta a suscetibilidade a infecções.

Diagnóstico e tratamento. Os casos de anemia aplásica têm manifestação gradual com sintomas de cansaço ou, eventualmente, algum sangramento das gengivas ou a pessoa pode se queixar de que está apresentando dificuldade de coagulação. Quando a pessoa chega a procurar auxílio médico, a anemia aplásica pode ter alcançado um nível potencialmente fatal. Não existem achados físicos específicos, como hepatoesplenomegalia ou linfadenomegalia. O hemograma completo mostra pancitopenia, que significa uma diminuição no número de hemácias, leucócitos e plaquetas. Os índices de hemácias indicam anemia normocrômica e normocítica.[10]

Talvez um dos achados mais importantes para estabelecer a etiologia da pancitopenia seja determinado pelo histórico do paciente. O mais provável é que ele tenha feito uso de um fármaco ou adquirido um vírus, o que causou a anemia aplásica.

O tratamento da anemia aplásica inclui a interrupção de quaisquer medicamentos ou substâncias químicas que precipitaram a condição. Na maioria das pessoas a condição pode ser revertida por transfusão de células-tronco hematopoéticas ou terapia imunossupressora.[5]

Anemias por doença crônica

A anemia muitas vezes se desenvolve como complicação de infecções crônicas, inflamação e câncer. Das anemias que ocorrem secundariamente a condições crônicas, a anemia consequente a insuficiência renal crônica é especialmente comum e, com frequência, grave. Os rins são o local primário de síntese de eritropoetina, o fator estimulador de colônias que estimula as células-tronco a se diferenciarem em eritrócitos. O rim disfuncional secreta quantidades inadequadas de eritropoetina, portanto, menos eritrócitos são produzidos.[5]

A insuficiência renal crônica quase sempre resulta em anemia, basicamente por causa da deficiência de eritropoetina. Toxinas urêmicas não identificadas e retenção nitrogenada associada a insuficiência renal crônica também interferem nas ações da eritropoetina e na produção e na sobrevida dos eritrócitos.[1] Hemólise e perda sanguínea associadas a hemodiálise e tendências hemorrágicas também contribuem para a anemia da insuficiência renal. O manejo dessas anemias inclui tratamento da doença subjacente, administração de eritropoetina, suplementação de ferro e transfusões de sangue. Para evitar o efeito adverso da trombose associada a administração de eritropoetina, a hemoglobina deve ser mantida em 12 g/dℓ ou menos.[5]

"Anemia por doença grave" é um quadro comum na unidade de terapia intensiva, com mais de 90% das pessoas apresentando níveis baixos de hemoglobina, secundários a suas comorbidades. Em pessoas gravemente enfermas, as baixas concentrações de eritropoetina e a anemia também parecem ser causadas por citocinas inflamatórias. Nessa população, é recomendável que a transfusão de hemácias se restrinja a reduzir o risco de transmissão de agentes infecciosos e de modulação imunológica.

RESUMO

Anemia é uma condição de um número anormalmente baixo de hemácias ou de baixo nível de hemoglobina na corrente sanguínea. Não é uma doença, mas a manifestação de um processo patológico ou de uma alteração no funcionamento orgânico. As manifestações de anemia estão associadas a prejuízo no transporte de oxigênio; alterações no número de hemácias, teor de hemoglobina e estrutura celular; e sinais e sintomas do processo subjacente que provoca a anemia.

A anemia pode resultar da perda excessiva de sangue; destruição de hemácias devido à hemólise; ou deficiência na produção de hemoglobina de hemácias. A anemia por perda sanguínea pode ser aguda ou crônica. No caso de um episódio hemorrágico, são perdidos o ferro e outros componentes da hemácia. A anemia hemolítica se caracteriza pela destruição prematura dos eritrócitos, com retenção do ferro e de outros produtos da degradação das hemácias. A anemia hemolítica pode ser causada por defeitos na membrana das hemácias, hemoglobinopatias (anemia falciforme ou talassemia) ou deficiências enzimáticas hereditárias (G6 PD). Formas adquiridas de anemia hemolítica são causadas por agentes extrínsecos às hemácias, como uso de substâncias, exposição a toxinas bacterianas, anticorpos e traumatismo. A anemia ferropriva, que se caracteriza pela redução na síntese de hemoglobina, pode decorrer de deficiência alimentar, perda de ferro mediante sangramento ou aumento na demanda da produção de hemácias.

A deficiência de vitamina B_{12} e ácido fólico prejudica a produção de hemácias, interferindo na síntese de DNA. A anemia aplásica é causada pela supressão da medula óssea e, geralmente, leva à diminuição de leucócitos e plaquetas, assim como de hemácias. Doenças crônicas, como doenças inflamatórias (artrite reumatoide), câncer e doença renal crônica (DRC) causam anemia pela produção de citocinas inflamatórias que interferem na produção ou resposta da eritropoetina.

POLICITEMIA

Depois de concluir esta seção, o leitor deverá ser capaz de:

- Definir o termo policitemia
- Comparar as causas da policitemia vera e policitemia secundária
- Descrever as manifestações de policitemia.

Policitemia é uma doença que se caracteriza por uma massa anormalmente alta de hemácias totais, com hematócrito superior a 54% nos homens e superior a 47% nas mulheres.[1] Um hematócrito superior a 50% pode causar disfunção cardíaca e obstrução vascular, enquanto um hematócrito superior a 60% pode conduzir a hipoxia.[1] A policitemia é classificada como *relativa* ou *absoluta*. Na policitemia *relativa*, também chamada de síndrome de Gaisböck, o hematócrito aumenta por uma perda de volume plasmático, sem diminuição correspondente na quantidade de hemácias.[1] Isso pode ocorrer com privação de água, uso excessivo de diuréticos ou perdas gastrintestinais. A policitemia relativa é corrigida pelo aumento do volume de líquido vascular. Policitemia *absoluta* é um aumento no índice hematócrito por um aumento na massa total de hemácias e é classificada como primária ou secundária.

Policitemia absoluta | Primária

A policitemia primária, ou *policitemia vera*, é uma doença neoplásica das células pluripotentes da medula óssea, que se caracteriza por um aumento absoluto na massa total de hemácias, acompanhado por uma quantidade elevada de leucócitos e plaquetas. Nos casos de policitemia vera, as manifestações clínicas são variáveis e estão relacionadas com o aumento na quantidade de hemácias, nível de hemoglobina e hematócrito, com aumento do volume sanguíneo e da viscosidade. A viscosidade aumenta exponencialmente em relação ao hematócrito e pode interferir no débito cardíaco e no fluxo sanguíneo. É comum o desenvolvimento de hipertensão arterial e pode haver queixas de cefaleia, tonturas, incapacidade de concentração e alguma dificuldade com a audição e a visão resultante da diminuição do fluxo sanguíneo cerebral.[2] A estase venosa dá origem a uma aparência pletórica ou vermelho-escura, mesmo cianótica, particularmente dos lábios, unhas e membranas mucosas. Devido ao aumento da concentração de células do sangue, a pessoa pode sentir prurido e dor nos dedos das mãos ou dos pés; além disso, o hipermetabolismo é capaz de induzir suores noturnos e perda de peso. Tromboembolismo e hemorragia, devido a anomalias plaquetárias, são complicações comuns que podem ser evitadas por flebotomia. O objetivo do tratamento da policitemia primária é diminuir a viscosidade do sangue. A retirada periódica de sangue por flebotomia para reduzir o volume de hemácias pode conseguir isso.

 Alerta de domínio do conceito

Os sinais/sintomas associados a policitemia vera incluem cefaleia, dificuldade auditiva, pele de coloração vermelho-escura, bem como cianose dos lábios, das unhas das mãos e das mucosas. Possíveis complicações associadas ao número aumentado de eritrócitos incluem coágulos sanguíneos por causa da maior viscosidade sanguínea, esplenomegalia associada ao aumento da remoção de eritrócitos, hipertensão arterial por causa de maior viscosidade sanguínea e aumento do consumo de oxigênio e dor torácica porque o sangue rico em oxigênio não chega aos órgãos, especialmente ao coração.

Policitemia absoluta | Secundária

A policitemia secundária resulta de um aumento fisiológico do nível de eritropoetina, geralmente como uma resposta compensatória à hipoxia. As condições causadoras da hipoxia incluem viver em grandes altitudes, doenças cardíacas e pulmonares crônicas, assim como tabagismo. Os povos nativos que vivem em altas altitudes, de 4 a 5 mil metros, desenvolvem policitemia secundária ou policitemia fisiológica, na qual a contagem de hemácias está geralmente entre 6 e 7.000.000/mm³. Isso lhes possibilita realizar todo tipo de trabalho pesado em altitudes elevadas.[2] A resultante liberação de eritropoetina pelos rins provoca o aumento da formação de hemácias pela medula óssea. Neoplasias que secretam eritropoetina também podem causar policitemia secundária. Doenças renais como hidronefrose ou cistos renais conseguem obstruir o fluxo do sangue, causar hipoxia e levar a um aumento da eritropoetina. O tratamento de policitemia secundária se concentra em aliviar a hipoxia. Por exemplo, a terapia com oxigênio de baixo fluxo contínuo pode ser empregada para corrigir casos graves de hipoxia que se desenvolvem em determinados pacientes com doença pulmonar obstrutiva crônica. Acredita-se que esse tipo de tratamento possa aliviar a hipertensão pulmonar e a policitemia, além de retardar o aparecimento de *cor pulmonale*.

RESUMO

A policitemia descreve um estado em que a massa de hemácias se mostra aumentada. Pode se apresentar como policitemia relativa ou absoluta. A policitemia relativa decorre da perda de líquido vascular e é corrigida por reposição do líquido. A policitemia absoluta pode ser classificada como um transtorno primário ou secundário. A policitemia primária absoluta, ou policitemia vera, é uma doença proliferativa da medula óssea, que se caracteriza pelo aumento absoluto na massa total de hemácias, acompanhada pela elevação no número de leucócitos e plaquetas. A policitemia absoluta secundária resulta de aumento nos níveis de eritropoetina causado por condições de hipoxia, como doenças cardíaca e pulmonar crônicas. Muitas manifestações de policitemia estão relacionadas com o aumento do volume e viscosidade do sangue, que conduz à hipertensão e à estagnação do fluxo sanguíneo.

ALTERAÇÕES NAS HEMÁCIAS RELACIONADAS COM A IDADE

Depois de concluir esta seção, o leitor deverá ser capaz de:

- Descrever a função da hemoglobina F no recém-nascido e descrever as alterações que ocorrem nas hemácias durante o início do período neonatal
- Citar os fatores que predispõem à hiperbilirrubinemia no recém-nascido
- Descrever a patogênese da doença hemolítica do recém-nascido
- Comparar a bilirrubina conjugada e não conjugada em termos de produção de encefalopatia no recém-nascido
- Explicar a ação da fototerapia no tratamento da hiperbilirrubinemia em recém-nascidos
- Descrever as alterações nas hemácias com o processo de envelhecimento.

Alterações das hemácias no recém-nascido

No nascimento, as alterações nas hemácias refletem a transição para a vida extrauterina e a necessidade de transportar o oxigênio dos pulmões (Tabela 23.5). As concentrações de hemoglobina no nascimento são elevadas, refletindo a alta atividade de síntese intrauterina para possibilitar a entrega adequada de oxigênio. Perto do fim da primeira semana pós-parto, a concentração da hemoglobina começa a diminuir gradualmente, alcançando um valor mínimo na criança com aproximadamente 2 meses de idade. A contagem de hemácias e de hematócrito cai igualmente. Os fatores responsáveis pelo declínio incluem a redução da produção de hemácias e a diluição do plasma causada pelo aumento do volume sanguíneo que ocorre com o crescimento. As hemácias de um recém-nascido também têm uma vida útil entre 50 e 70 dias mais curta e se acredita que sejam mais frágeis do que as dos idosos. Durante o início do período neonatal, há também uma troca de HbF por HbA. A mudança para HbA proporciona maior descarga de oxigênio para os tecidos, porque HbA tem uma menor afinidade com o oxigênio em comparação com HbF. Recém-nascidos pequenos para a idade gestacional, ou nascidos de mães com diabetes ou fumantes, ou que sofreram hipoxia na vida intrauterina apresentam níveis mais elevados de hemoglobina total, níveis mais elevados de HbF e atraso na troca para HbA.

A anemia fisiológica do recém-nascido se desenvolve aproximadamente aos 2 meses de idade. Raramente produz sintomas e não pode ser alterada por suplementos nutricionais. Acredita-se que a anemia da prematuridade, uma resposta

Tabela 23.5 Contagens de hemácias (eritrócitos) nas crianças.

Exame	Amostra	Faixa de referência
Contagem de hemácias (Eritrograma)	Sangue do cordão umbilical	3,9 a 5,5 milhões/mm^3
	1 a 3 dias (capilar)	4 a 6,6 milhões/mm^3
	1 semana	3,9 a 6,3 milhões/mm^3
	2 semanas	3,6 a 6,2 milhões/mm^3
	1 mês	3 a 5,4 milhões/mm^3
	2 meses	2,7 a 4,9 milhões/mm^3
	3 a 6 meses	3,1 a 4,5 milhões/mm^3
	6 meses a 2 anos	3,7 a 5,3 milhões/mm^3
	2 a 6 anos	3,9 a 5,3 milhões/mm^3
	6 a 12 anos	4 a 5,2 milhões/mm^3
	12 a 18 anos (homens)	4,3 a 5,2 milhões/mm^3
	12 a 18 anos (mulheres)	4,1 a 5,1 milhões/mm^3
Hematócrito	1 dia (capilar)	48 a 69%*
	2 dias	48 a 75%
	3 dias	44 a 72%
	2 meses	28 a 42%
	6 a 12 anos	35 a 45%
	12 a 18 anos (homem)	37 a 49%
	12 a 18 anos (mulher)	36 a 46%
Hemoglobina	1 a 3 dias (capilar)	14,5 a 22,2 g/dℓ
	2 meses	9 a 14 g/dℓ
	6 a 12 anos	11,5 a 15,5 g/dℓ
	12 a 18 anos (homem)	13 a 16 g/dℓ
	12 a 18 anos (mulher)	12 a 16 g/dℓ

*O hematócrito é o percentual do sangue ocupado pelas hemácias. Um hematócrito de 45% significa que 45% do sangue é composto por hemácias. Os outros 55% são basicamente água e todas as outras substâncias diluídas.
Adaptada de Bowden V. R., Greenberg C. S. (2014). *Children and their families: The continuum of care* (3. ed., pp. 1656, 1658–1659). Philadelphia, PA: Lippincott Williams & Wilkins, Appendix D Reference Ranges for Laboratory Tests, com permissão.

fisiológica exagerada em crianças de baixo peso ao nascer seja resultado de uma resposta pobre da eritropoetina. Um dos fatores contribuintes é a coleta frequente de sangue que muitas vezes é exigida nessas crianças. No recém-nascido com cerca de 6 semanas de idade, o nível de hemoglobina diminui rapidamente para 7 a 10 g/dℓ. Os sinais e sintomas incluem apneia, baixo ganho de peso, palidez, diminuição da atividade e taquicardia. Nos recém-nascidos antes de 33 semanas de gestação ou com hematócrito abaixo de 33%, as manifestações clínicas são mais evidentes.

A anemia ao nascimento, caracterizada por palidez, insuficiência cardíaca congestiva ou choque, geralmente é causada pela doença hemolítica do recém-nascido. Outras possíveis causas de anemia são sangramento do cordão umbilical, hemorragia interna, doença hemolítica congênita e coleta de sangue frequentes. A gravidade dos sintomas e doença coexistente podem justificar uma transfusão de hemácias.

Hiperbilirrubinemia em recém-nascidos

Hiperbilirrubinemia, que é a elevação nos níveis de bilirrubina, é uma causa comum de icterícia no recém-nascido. É uma condição benigna autolimitada na maioria das vezes e está relacionada com o estágio de desenvolvimento do recém-nascido. Raramente, um caso de hiperbilirrubinemia é patológico e pode conduzir ao desenvolvimento de icterícia nuclear (*kernicterus*) e danos cerebrais graves.

A icterícia fisiológica aparece em recém-nascidos a termo no 2º ou 3º dia de vida. Normalmente, o nível indireto de bilirrubina do sangue do cordão umbilical é de 1 a 3 mg/dℓ e em 24 h se eleva para não mais do que 5 mg/dℓ, dando origem à icterícia. O aumento dos níveis de bilirrubina está relacionado com um aumento na degradação de hemácias e na incapacidade do fígado imaturo de formar bilirrubina conjugada. O recém-nascido prematuro apresenta um aumento mais lento e de maior duração nos níveis séricos de bilirrubina, talvez por causa da captação hepática deficiente e da reduzida taxa de ligação da albumina com a bilirrubina. O pico nos níveis de bilirrubina, 8 a 12 mg/dℓ, aparece entre os dias 5 e 7. A maioria dos casos de icterícia neonatal apresenta resolução espontânea no intervalo de 1 semana e não é tratada.

A causa da icterícia é estabelecida com base no histórico e nos achados clínicos e laboratoriais. Muitos fatores fazem os níveis de bilirrubina se mostrarem elevados em recém-nascidos, incluindo a amamentação, doença hemolítica do recém-nascido, hipoxia, infecções e acidose. Entre as causas menos comuns, destacam-se obstrução intestinal ou biliar e doenças hepáticas. Os fatores de risco associados incluem prematuridade, ascendência asiática e diabetes materno. Esses recém-nascidos acumulam níveis significativos de bilirrubina não conjugada 7 dias após o nascimento, apresentando níveis máximos de 10 a 30 mg/dℓ, que são alcançados na terceira semana de vida. Acredita-se que o leite materno contenha ácidos graxos que inibem a conjugação da bilirrubina no fígado neonatal. Também se acredita que um fator no leite materno aumente a absorção de bilirrubina pelo duodeno. Esse tipo de icterícia desaparece se a amamentação é interrompida. O aleitamento pode ser retomado depois de 3 a 4 dias do desaparecimento da hiperbilirrubinemia.

A hiperbilirrubinemia coloca o recém-nascido em risco de desenvolvimento de uma síndrome neurológica chamada *icterícia nuclear* (*kernicterus*). Essa condição é causada pelo acúmulo de bilirrubina não conjugada nas células do encéfalo. A bilirrubina não conjugada é lipossolúvel, atravessa a barreira hematencefálica permeável do recém-nascido e é depositada nas células dos núcleos da base, provocando danos encefálicos. Asfixia e hiperosmolalidade também podem contribuir, danificando a barreira hematencefálica e tornando possível que a bilirrubina atravesse e entre nas células. O nível de bilirrubina não conjugada e a duração da exposição que são tóxicos para a criança são desconhecidos. Os sintomas podem aparecer de 2 a 5 dias após o nascimento de recém-nascidos a termo ou em torno do sétimo dia em prematuros. Letargia, falta de apetite e alterações de comportamento a curto prazo podem ser evidentes em crianças levemente afetadas. As manifestações mais graves incluem rigidez, tremores, ataxia e perda de audição. Casos extremos causam convulsões e são potencialmente fatais. A maioria dos sobreviventes tem sequelas permanentes e, aproximadamente aos 3 anos de idade, apresenta espasmo muscular involuntário, convulsões, retardo mental e surdez.

A hiperbilirrubinemia no recém-nascido é tratada com fototerapia ou exsanguineotransfusão. A fototerapia é o método mais comumente empregado para tratar crianças com icterícia e reduzir o risco de desenvolvimento de icterícia nuclear. A exposição à luz fluorescente na faixa de azul do espectro visível (420 a 470 nm de comprimento de onda) reduz os níveis de bilirrubina. A bilirrubina na pele absorve a energia luminosa e é convertida em um isômero estrutural, que é muito mais solúvel em água e pode ser excretado pelas fezes e urina. A eficácia do tratamento depende da área de pele exposta e da capacidade do recém-nascido para metabolizar e excretar a bilirrubina. É fundamental monitorar frequentemente os níveis de bilirrubina, a temperatura corporal e a hidratação do recém-nascido. Considera-se a realização de exsanguineotransfusão quando os sinais de icterícia nuclear são evidentes ou a hiperbilirrubinemia se sustenta ou aumenta, sem resposta à fototerapia.

Doença hemolítica do recém-nascido

A eritroblastose fetal, ou doença hemolítica do recém-nascido, manifesta-se em recém-nascidos Rh-positivos de mães Rh-negativas que foram sensibilizadas.[1] A mãe pode produzir anticorpos anti-Rh por gestações anteriores em que a criança era Rh-positivo ou por transfusões de sangue Rh-positivo. A mãe Rh-negativa geralmente se torna sensibilizada durante os primeiros dias após o parto, quando as hemácias fetais Rh-positivas provenientes da placenta são liberadas na circulação materna. Como os anticorpos levam várias semanas para se desenvolver, o primeiro filho Rh-positivo de uma mãe Rh-negativa geralmente não é afetado. Recém-nascidos com sangue Rh-negativo não têm antígenos em suas hemácias para reagir com os anticorpos maternos e não são afetados.

Depois que a mãe Rh-negativa tiver sido sensibilizada, os anticorpos anti-Rh do seu sangue são transferidos para a prole subsequente através da circulação placentária. Esses anticorpos reagem com os antígenos das hemácias do feto Rh-positivo, causando aglutinação e hemólise. Isso resulta em anemia grave com hiperplasia compensatória e dilatação dos órgãos formadores de sangue, incluindo o baço e o fígado, no feto. A função hepática pode ser prejudicada, com diminuição da produção de albumina causando edema maciço, chamado de *hidropisia fetal*. Se os níveis sanguíneos de bilirrubina não conjugada se apresentam anormalmente elevados por causa da lise das hemácias, existe o perigo de desenvolvimento de icterícia nuclear no lactente, resultando em danos cerebrais graves ou na morte.

Vários avanços importantes têm contribuído de maneira significativa para diminuir a ameaça de crianças nascidas de mães Rh-negativas a fim de evitar a sensibilização, identificação pré-natal do feto em risco e transfusão intrauterina para o feto afetado. A injeção de imunoglobulina Rh (*i. e.*, γ-globulina que contém anticorpos anti-Rh) impede a sensibilização de mães Rh-negativas que deram à luz filhos Rh-positivos, se administrada com 28 semanas de gestação e no intervalo de 72 h após o parto, aborto, amniocentese genética ou hemorragia materno-fetal. Depois do desenvolvimento da sensibilização, a injeção de imunoglobulina não tem valor terapêutico. Desde 1968, ano em que foi introduzida a imunoglobulina Rh, a incidência de sensibilização em mulheres Rh-negativas diminuiu drasticamente. A assistência pré-natal precoce e a triagem do sangue materno continuam a ser importantes na redução da imunização. Os esforços para aprimorar a terapia se destinam à produção de anticorpos monoclonais anti-D, o anticorpo anti-Rh.

As transfusões por troca são administradas após o nascimento, removendo e substituindo o volume de sangue do bebê pelo do tipo O Rh-negativo. A transfusão de troca remove a maior parte das hemácias hemolisadas e parte da bilirrubina total, tratando a anemia e a hiperbilirrubinemia.

Alterações das hemácias associadas ao envelhecimento

A anemia é um problema de saúde cada vez mais comum em pessoas com idade avançada.[5] A maior prevalência é em homens com 85 anos de idade ou mais. A anemia não diagnosticada e não tratada pode apresentar complicações graves e está associada ao aumento no risco de mortalidade.

Os níveis de hemoglobina declinam após a meia-idade. Estudos realizados com homens com mais de 60 anos de idade mostram que os níveis médios de hemoglobina variam de 15,3 a 12,4 g/dℓ, com os níveis mais baixos encontrados nos mais idosos. A queda é menor em mulheres. Na maior parte dos idosos assintomáticos, os níveis de hemoglobina mais baixos provêm da deficiência de ferro e de anemia por doença crônica causada por doenças inflamatórias, neoplasia ou DRC.[5]

Tal como acontece com outros sistemas orgânicos, a capacidade de produção de hemácias se altera com o envelhecimento. A localização das células ósseas envolvidas na produção de hemácias se desloca em direção ao esqueleto axial e o número de células progenitoras declina. Embora muitos idosos sejam capazes de manter os níveis de hemoglobina e hematócrito dentro de uma faixa semelhante à de adultos mais jovens, durante uma situação de estresse, como hemorragia, as hemácias dos idosos não são substituídas tão rapidamente quanto as de pessoas mais jovens. Essa incapacidade de substituir as hemácias está intimamente relacionada com o aumento da prevalência de anemia em idosos.

A quantidade de citocinas inflamatórias, que se percebeu que aumenta com a idade, pode mediar essa sensibilidade reduzida para a eritropoetina.

O diagnóstico de anemia em idosos requer um exame físico completo, hemograma completo e estudos para descartar comorbidades, como câncer, doenças gastrintestinais que causam sangramento e anemia perniciosa. O hemograma deve incluir um esfregaço de sangue periférico e uma contagem e índice de reticulócitos. O tratamento da anemia em pacientes idosos deve se concentrar na causa subjacente e na correção do déficit de hemácias. Embora a eritropoetina continue a ser o tratamento de escolha para anemias associadas ao câncer e a doenças renais, suas potenciais complicações, especialmente em relação à doença cardiovascular, ainda não estão estabelecidas.

RESUMO

As concentrações de hemoglobina ao nascimento são elevadas, refletindo as necessidades de fornecimento de oxigênio da vida intrauterina. Perto do fim da primeira semana pós-parto, esses níveis começam a diminuir, caindo gradualmente até um valor mínimo aproximadamente aos 2 meses de idade. Durante o início do período neonatal, ocorre uma mudança de HbF para HbA. Muitos recém-nascidos desenvolvem icterícia fisiológica por causa de hiperbilirrubinemia durante a primeira semana de vida, provavelmente relacionada com o aumento da degradação das hemácias e da incapacidade do fígado do recém-nascido para produzir bilirrubina conjugada. O termo *icterícia nuclear (kernicterus)* descreve níveis elevados de bilirrubina não conjugada lipossolúvel, que podem ser tóxicos para as células do encéfalo. Dependendo da gravidade do quadro, a icterícia nuclear é tratada com fototerapia ou transfusões de troca (ou ambos). A doença hemolítica do recém-nascido se manifesta em recém-nascidos Rh-positivos de mães Rh-negativas que foram sensibilizadas anteriormente. Ocorre a lise das hemácias infantis em resposta a anticorpos anti-Rh maternos que atravessaram a placenta. A administração de imunoglobulina Rh à mãe no intervalo de 72 h após o parto de um feto Rh-positivo, aborto ou amniocentese impede a sensibilização.

A anemia é um problema de saúde cada vez mais comum entre os idosos. Com o número crescente de idosos, esse problema deve passar a ser um desafio de saúde. Tal como acontece com muitas outras células teciduais, a capacidade de substituição das hemácias diminui com o envelhecimento. Embora a maioria dos idosos seja capaz de manter seus níveis de hemoglobina e hematócrito dentro da faixa de normalidade, pessoas mais velhas são incapazes de substituir com a mesma velocidade suas hemácias durante uma situação de estresse, como uma hemorragia. Essa incapacidade de substituição das hemácias está intimamente relacionada com o aumento da prevalência de anemia em idosos, o que em geral é o resultado de hemorragia, infecção, neoplasia ou doença crônica.

CONSIDERAÇÕES GERIÁTRICAS

- Os valores de hematócrito, em homens e mulheres, são mais baixos após os 60 anos de idade por causa da diminuição da produção de eritrócitos pela medula óssea, resultando em fadiga[19]
- Nos adultos mais idosos, o distúrbio mais comum do sistema hematológico é anemia, que pode ser atribuída a diminuição da produção de eritrócitos e infecções ou doenças crônicas[20]
- Anemia nos adultos mais velhos deve ser investigada; nunca é normal[20]
- Deficiências nutricionais resultam em alterações nos eritrócitos. Deficiências de folato, vitamina B_{12} (anemia perniciosa) e vitamina C são mais comuns em adultos mais velhos por causa da alteração da absorção, interferência de medicamentos e má absorção.[20]

CONSIDERAÇÕES PEDIÁTRICAS

- A hemoglobina fetal tem vida média mais curta, colocando o recém-nascido/lactente em risco de anemia[21]
- Recém-nascidos prematuros não recebem ferro por transferência transplacentária, resultando em anemia. Nos recém-nascidos a termo, anemia fisiológica ocorre em torno de 4 a 6 meses por causa do crescimento e do maior volume sanguíneo[21]
- O valor normal do hematócrito é mais alto em lactentes por causa dos muitos eritrócitos macrocíticos[19]
- Talassemia, uma anemia congênita causada por síntese deficiente de cadeia globina nos eritrócitos talassêmicos, é mais comum em lactentes e crianças da região mediterrânea onde a malária é endêmica[22]
- Dois exames comuns são realizados para avaliar os eritrócitos. O hemograma completo com contagem diferencial é usado para avaliar os componentes celulares e o exame da medula óssea avalia o desenvolvimento das células sanguíneas.[22]

Exercícios de revisão

1. Quarenta alunos em uma classe de hematologia realizaram um exercício de laboratório que envolvia a determinação do seu tipo sanguíneo. Em uma discussão posterior, eles descobriram que 16 colegas tinham sangue tipo A, 20 tinham sangue tipo O, 3 tinham sangue tipo B e apenas 1 tinha sangue tipo AB.
    a. *Que tipo de antígenos e anticorpos os alunos com sangue tipo A, tipo O e tipo AB têm?*

b. Quais poderiam ser os possíveis tipos sanguíneos dos pais dos alunos com sangue tipo B, tipo O e tipo AB?
   c. Se esses estudantes necessitassem de uma transfusão sanguínea, que tipo de sangue poderiam receber os portadores de sangue tipo A, tipo O e tipo AB? (Considere o mesmo tipo de fator Rh.)
2. Uma mulher de 29 anos se queixa de fadiga generalizada. O exame físico revela frequência cardíaca de 115 bpm, pressão arterial de 115/75 mmHg e frequência respiratória de 28 incursões por minuto. Ela apresenta palidez na pele e no leito ungueal. O resultado dos testes laboratoriais inclui contagem de hemácias de $3,0 \times 10^6/\mu\ell$; hematócrito de 30%; hemoglobina 9 g/dℓ; e diminuição nos níveis de ferritina sérica.
   a. Que distúrbio você suspeita que essa mulher apresente?
   b. Que dados adicionais seriam úteis para determinar a etiologia dessa condição?
   c. Que sinais refletem a tentativa do organismo para compensar a hipoxemia associada com esse distúrbio?
   d. Qual é a importância dos baixos níveis de ferritina e como essa informação poderia ser usada para tomar decisões relacionadas com o tratamento?
3. Uma mulher de 65 anos de idade se dirige a uma clínica para avaliação e tratamento de dormência nos membros inferiores. Ela não tem outras queixas. Diariamente, toma um medicamento para hipertensão, dois comprimidos de cálcio e um comprimido multivitamínico. O resultado dos testes laboratoriais inclui uma contagem de hemácias de $3,0 \times 10^6/\mu\ell$; hematócrito de 20%; hemoglobina 9 g/dℓ; e acentuada elevação nos índices de VCM.
   a. Que tipo de anemia ela apresenta?
   b. Qual é o motivo dos sintomas neurológicos?
   c. Que tipo de tratamento seria adequado?
4. Um menino de 12 anos com anemia falciforme se apresenta no pronto-socorro com forte dor torácica. Sua mãe relata que ele se sentia bem até que sucumbiu a uma infecção do aparelho respiratório. Ela também afirma que ele insistiu em jogar basquete com os outros meninos da vizinhança, embora não estivesse se sentindo bem.
   a. Qual é a causa mais provável da dor?
   b. Infecções e prática de exercícios aeróbicos que aumentam os níveis de hemoglobina desoxigenada produzem afoiçamento em indivíduos homozigotos para o gene da anemia falciforme e portadores da condição, mas não em indivíduos heterozigotos e com o traço falciforme. Explique.
   c. Os portadores de anemia falciforme sofrem de anemia, mas não por deficiência de ferro. Explique.

REFERÊNCIAS BIBLIOGRÁFICAS

1. Valdez R., Zutter M., Li S., et al. (2015). Hematopathology. In Rubin E., Gorstein F., Rubin R., et al. (Eds.). Rubin's pathology: Clinicopathologic foundations of medicine (7th ed., pp. 1079–1171). Philadelphia, PA: Lippincott Williams & Wilkins.
2. Hall J. E. (2015). Guyton and Hall textbook of medical physiology (13th ed., pp. 445–464, 483–495). Philadelphia, PA: Elsevier Saunders.
3. Ciesla B. (2012). Hematology in practice (2nd ed., pp. 32–58). Philadelphia, PA: F. A. Davis.
4. Ross M., Pawlina W. (2016). Histology: A text and atlas with correlated cell and molecular biology (7th ed., pp. 270–312). Philadelphia, PA: Wolters-Kluwer.
5. Aster J. C., Bunn H. F. (2017). Pathophysiology of blood disorders (2nd ed.). New York, NY: McGraw-Hill.
6. Carson J. L., Guyatt G., Heddle N. M., et al. (2016). Clinical practice guidelines from the AABB: Red blood cell transfusion thresholds and storage. Journal of the American Medical Association 316(19), 2025–2035.
7. Howard P. R. (2017). Basic and applied concepts of blood banking and transfusion practices (4th ed., pp. 94–118, 313–314). St. Louis, MO: Elsevier.
8. United States Centers for Disease Control and Prevention. The National Healthcare Safety Network (NHSN) Manual: Biovigilance Component v2.4. Atlanta, GA: Division of Healthcare Quality Promotion, National Center for Emerging and Zoonotic Infectious Diseases. Available: http://www.cdc.gov/nhsn/PDFs/Biovigilance/BV-HV-protocol-current.pdf.
9. Weinstein R. (2016). Red cell transfusion: A pocket guide for the clinician. American Society of Hematology. Available: http://www.hematology.org/Clinicians/Guidelines-Quality/Quick-Ref/6976.aspx.
10. Goroll A. H., Mulley A. G. (2014). Primary care medicine: Office evaluation and management of the adult patient (7th ed., pp. 629–663). Philadelphia, PA: Lippincott Williams & Wilkins.
11. McKenzie S. (2015). Clinical laboratory hematology (3rd ed., pp. 178–194). Boston, MA: Pearson.
12. United States Centers for Disease Control and Prevention (CDC). (2016). Sickle cell disease: Data and statistics. Available: https://www.cdc.gov/ncbddd/sicklecell/data.html.
13. National Heart, Lung, and Blood Institute. (2014). Evidence based management of sickle cell disease: Expert panel report. Available: https://www.nhlbi.nih.gov/sites/www.nhlbi.nih.gov/files/sickle-cell-disease-report%20020816.pdf.
14. Nussbaum R. L., McInnes R. R., Willard H. F. (2016). Thompson & Thompson genetics in medicine (8th ed., pp. 198–214). Philadelphia, PA: Elsevier.
15. Schrier S. L., Brugnara C. (2017). Pathogenesis of autoimmune hemolytic anemia: Warm agglutinins and drugs. In Mentzer W. C. (Ed.). UpToDate. Available: http://www.uptodate.com/contents/pathogenesis-of-autoimmune-hemolytic-anemia-warm-agglutinins-and-drugs.
16. Schrier S. L., Brugnara C. (2017). Pathogenesis of autoimmune hemolytic anemia: Cold agglutinin disease. In Mentzer W. C. (Ed.). UpToDate. Available: http://www.uptodate.com/contents/pathogenesis-of-autoimmune-hemolytic-anemia-cold-agglutinin-disease.
17. American Academy of Pediatrics. (2015). Vitamin D and iron supplements for babies: AAP recommendations. Available: https://www.healthychildren.org/English/ages-stages/baby-feeding-nutrition/Pages/Vitamin-Iron-Supplements.aspx.
18. United States Centers for Disease Control and Prevention (CDC). (2016). Folic acid recommendations. Available: https://www.cdc.gov/ncbddd/folicacid/recommendations.html.
19. Fischbach F. T., Dunning M. B. (2015). A manual of laboratory and diagnostic tests (9th ed.). Philadelphia, PA: Wolters Kluwer Health.
20. Miller C. A. (2015). Nursing for wellness in older adults (7th ed.). Philadelphia, PA: Wolters Kluwer.
21. Kyle T., Carman S. (2017). Nursing care of the child with an alteration in perfusion. In Kyle T., Carman S. (Eds.). Essentials of pediatric nursing (3rd ed., p. 907). Philadelphia, PA: Wolters Kluwer.
22. Bowden V. R., Greenberg C. S. (2014). The child with altered hematologic status. In Bowden, V. R., Greenberg C. S. (Eds.). Children and their families the continuum of nursing care (3rd ed., pp. 1172–1183). Philadelphia, PA: Wolters Kluwer Health/Lippincott Williams & Wilkins.

Distúrbios dos Leucócitos e dos Tecidos Linfoides

24

Paige Wimberley

INTRODUÇÃO

Os leucócitos e os tecidos linfoides onde essas células têm origem e amadurecem têm a função de proteger o organismo contra a invasão por agentes externos. Os distúrbios dos leucócitos incluem leucopenia, em que se dá uma deficiência de leucócitos, e distúrbios proliferativos, em que há uma expansão de leucócitos. Os distúrbios proliferativos podem ser reativos, como acontece em um processo infeccioso; ou neoplásicos, como ocorre aos linfomas malignos e leucemias. Este capítulo aborda leucopenia, mononucleose infecciosa, linfomas malignos, leucemias e discrasias plasmocitárias (mieloma múltiplo).

TECIDOS HEMATOPOÉTICOS E LINFOIDES

Depois de concluir esta seção, o leitor deverá ser capaz de:

- Descrever os diferentes tipos de leucócitos e as estruturas do sistema linfoide onde circulam e amadurecem
- Descrever o desenvolvimento dos diferentes tipos de leucócitos a partir de sua origem nas células-tronco pluripotentes da medula óssea até a entrada na corrente sanguínea.

O sistema hematopoético engloba todas as células do sangue e suas precursoras. Inclui o tecido mieloide ou tecido da medula óssea, no qual as células do sangue são formadas, bem como os tecidos linfoides dos linfonodos, timo e baço, em que os leucócitos circulam, amadurecem e atuam. O desenvolvimento de diferentes células sanguíneas envolve interações entre as células precursoras da medula óssea e uma variedade de fatores de crescimento, citocinas (mensageiros químicos) e produtos de genes, como fatores de transcrição.

Leucócitos

Os leucócitos incluem os granulócitos (i. e., neutrófilos, eosinófilos e basófilos), monócitos/macrófagos e linfócitos. Os granulócitos e monócitos/macrófagos agranulares são derivados de células-tronco mieloides da medula óssea e percorrem a circulação sanguínea (Figura 24.1). Os linfócitos T (células T) e os linfócitos B (células B) se originam de células-tronco linfoides da medula óssea e migram entre o sangue e o sistema linfático. Os linfócitos T amadurecem no timo, e os linfócitos B na medula óssea. Os linfócitos T se diferenciam para formar linfócitos T auxiliares CD4$^+$, que funcionam orquestrando a resposta imune, e linfócitos T citotóxicos CD8$^+$, responsáveis pela resposta imunológica mediada por células. Os linfócitos B se diferenciam em plasmócitos produtores de imunoglobulinas. Outra população de linfócitos envolve a dos grandes linfócitos granulares, ou células citotóxicas naturais (NK, *natural killer*), que não compartilham a especificidade e as características dos linfócitos T ou B, mas têm a capacidade de provocar a lise de células-alvo.[1]

Medula óssea e hematopoese

Todo o sistema hematopoético, em toda sua complexidade, surge a partir de um pequeno número de células-tronco que se diferenciam para formar células sanguíneas e reconstituir a medula óssea por um processo de autorrenovação. Todos os precursores hematopoéticos, incluindo a série eritroide (hemácias), mielocítica (granulócitos e monócitos), linfocítica (linfócitos T e B) e megacariocítica (plaquetas), são derivados de uma pequena população de células denominadas *células-tronco pluripotentes* (Figura 24.2). Essas células são capazes de produzir *células progenitoras* (i. e., células-mãe) para mielopoese e linfopoese, processos por meio dos quais são produzidas as células sanguíneas mieloides e linfoides. Existem vários níveis de diferenciação que conduzem ao desenvolvimento de *células unipotentes* comprometidas, que são progenitoras para cada um dos diferentes tipos de células do sangue.

Fatores de crescimento hematopoéticos

Como na eritropoese, a leucopoese, ou produção de leucócitos, é controlada por *fatores de crescimento hematopoéticos*. Os fatores de crescimento hematopoéticos são uma família de glicoproteínas que dão suporte à formação de colônias hematopoéticas. Esses fatores de crescimento podem ser classificados em três grupos: fatores de crescimento associados ao desenvolvimento de uma linhagem de células específicas; fatores que afetam as células progenitoras multipotenciais iniciais; e fatores que induzem a expressão dos genes do fator de

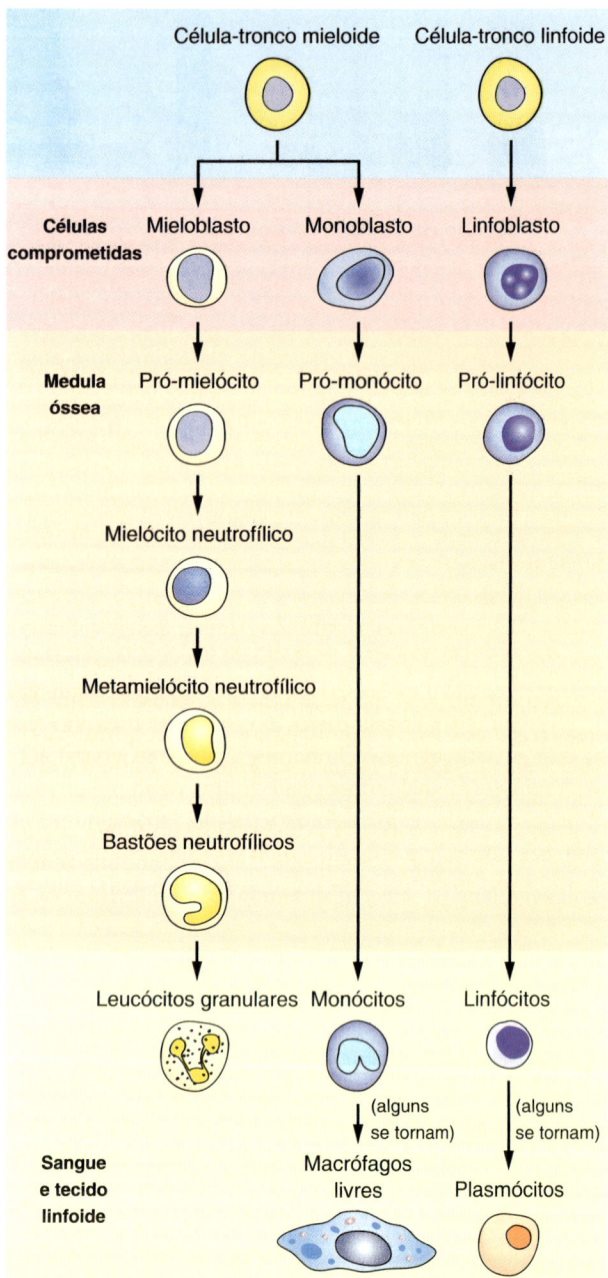

Figura 24.1 • Leucócitos advêm de células-tronco multipotenciais na medula óssea. Leucócitos granulares (neutrófilos, eosinófilos, basófilos) têm sua origem nas células-tronco mieloides e se desenvolvem por meio de uma sequência que envolve mieloblastos. Monócitos, como granulócitos, são progênie da linha de células-tronco mieloides, mas se desenvolvem ao longo de uma via com monoblastos. Apenas os linfócitos têm origem da linha de células-tronco linfoides. Eles se desenvolvem por meio de uma sequência que circunda os linfoblastos e são liberados da medula óssea como pró-linfócitos, que passam por maior diferenciação nos órgãos linfoides.

crescimento em outras células.[2] As citocinas ou mensageiros químicos, como a interleucina (IL)-1, IL-4, IL-6 e a interferona, atuam sinergicamente para fornecer suporte às funções dos fatores de crescimento.

Há vários fatores de crescimento de linhagem específica: eritropoetina, fator estimulador de colônias de granulócitos/macrófagos (FEC-GM) e fator estimulador de colônias de monócitos/macrófagos (FEC-M). Embora os fatores de crescimento hematopoéticos atuem em diferentes pontos da via de proliferação e diferenciação, suas funções se sobrepõem. Por exemplo, o FEC-GM estimula o crescimento e a função de granulócitos, macrófagos e células progenitoras de eosinófilos e induz a expressão do gene de IL-1 em neutrófilos e leucócitos mononucleares periféricos. As citocinas, como a IL-3, atuam sobre as células progenitoras mais imaturas da medula óssea promovendo, assim, o desenvolvimento de células capazes de se diferenciar em vários tipos de células. A identificação e a caracterização dos inúmeros fatores de crescimento e citocinas levaram à sua utilização no tratamento de uma gama de doenças, incluindo insuficiência de medula óssea, tumores hematopoéticos, doenças infecciosas e distúrbios congênitos e mieloproliferativos.

Estágios de desenvolvimento dos leucócitos

O desenvolvimento dos leucócitos começa com as células-tronco linfoides e mieloides da medula óssea. As linhagens celulares de monócitos e granulócitos derivam de células-tronco mieloides, e os linfócitos de células-tronco linfoides (ver Figura 24.1). As células precursoras imaturas para cada uma das linhagens celulares são denominadas *células blásticas*. *Mieloblastos*, que são as células precursoras de granulócitos, têm núcleos redondos ou ovais com cromatina delicada e citoplasma azulado. Durante o próximo estágio de desenvolvimento, os mieloblastos são transformados em *promielócitos* com núcleos semelhantes, mas com um citoplasma contendo muitos grânulos primários. Na fase subsequente, a fase dos *metamielócitos*, o núcleo se distorce e se torna semelhante a um arco, produzindo o estágio de desenvolvimento de bastonetes. A maturação de um metamielócito até um neutrófilo maduro envolve a condensação progressiva da cromatina nuclear, aumento da lobulação nuclear e aparecimento de grânulos secundários (específicos). Os eosinófilos e os basófilos passam por estágios de desenvolvimento similares, mas desenvolvem diferentes grânulos secundários. Como os granulócitos, os monócitos se desenvolvem a partir da célula progenitora de granulócitos e monócitos e evoluem até a fase de monoblasto e pró-monócito. Por outro lado, os linfócitos derivam de células-tronco linfoides e amadurecem passando por estágios de linfoblasto e pró-linfócito. Os pró-linfócitos

---

Conceitos fundamentais

Hematopoese

- Os leucócitos são formados a partir de células-tronco hematopoéticas que se diferenciam em células progenitoras comprometidas, as quais, por sua vez, se diferenciam em linhagens mielocíticas e linfocíticas, necessárias para a formação de diferentes tipos de leucócitos
- O tempo de vida dos leucócitos é relativamente curto, de modo que é necessária a renovação constante para manter normais os níveis sanguíneos. Qualquer condição que reduza a disponibilidade de células-tronco hematopoéticas ou fatores de crescimento produz diminuição de leucócitos.

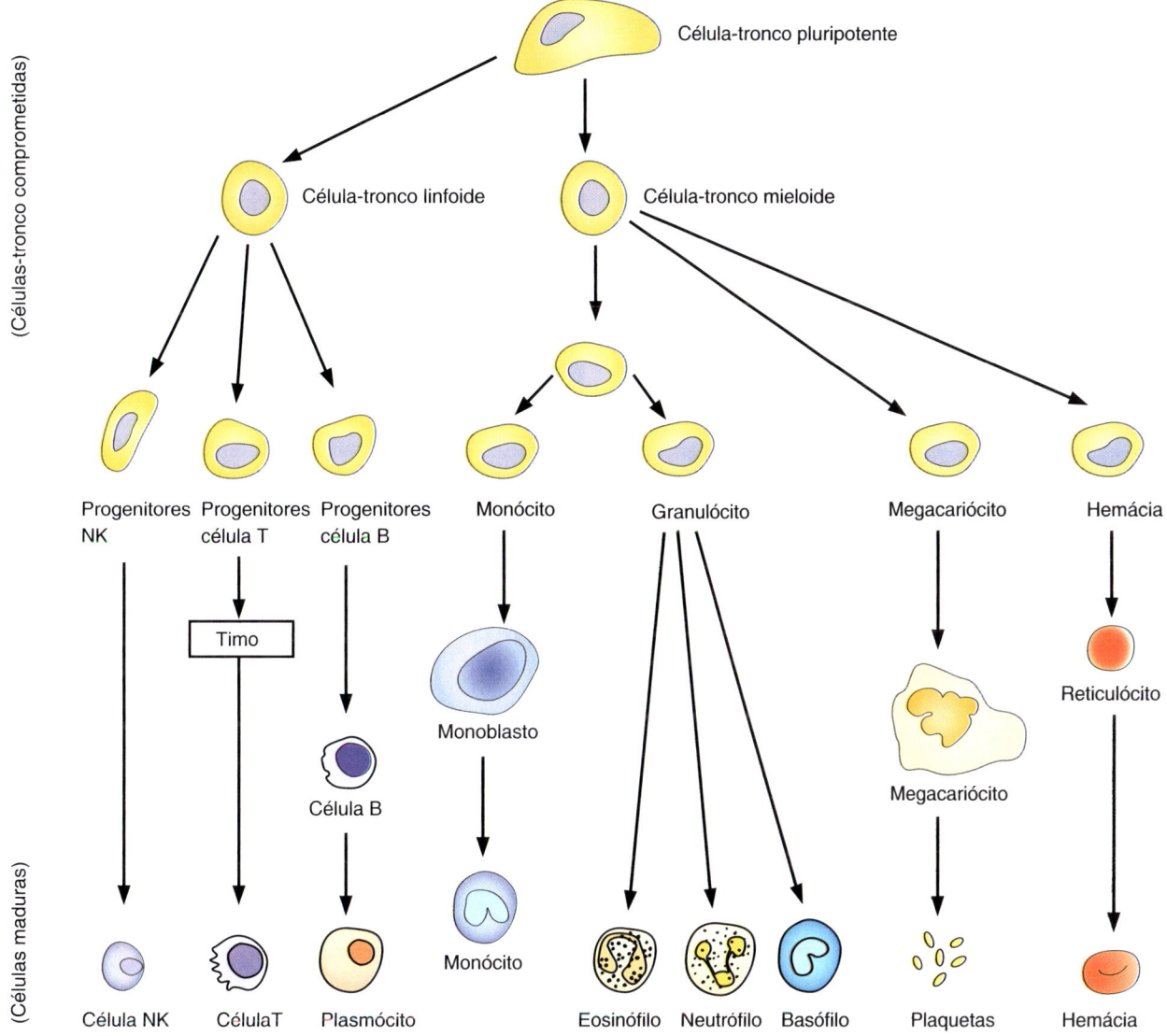

Figura 24.2 • Principais etapas de desenvolvimento das células do sangue. NK: célula citotóxica natural. Fonte: Porth C. M. (2015). *Essentials of pathophysiology* (4. ed., Fig. 11-1, p. 242). Philadelphia, PA: Lippincott Williams & Wilkins.

deixam a medula óssea e viajam até os tecidos linfoides, onde ocorre maior diferenciação em linfócitos T e B. Os nomes dos vários estágios de desenvolvimento de leucócitos muitas vezes são utilizados para descrever as alterações das células sanguíneas sucedidas em distúrbios hematopoéticos (p. ex., leucemia linfoblástica aguda [LLA] e leucemia promielocítica aguda).

Tecidos linfoides

O sistema linfático do organismo é constituído pelos vasos linfáticos, tecidos linfoides e linfonodos, timo e baço (Figura 24.3). Embora tanto os precursores de linfócitos B quanto de linfócitos T iniciem seu desenvolvimento na medula óssea, eles migram para estruturas linfoides periféricas para completar o processo de diferenciação. Os linfócitos B deixam a medula óssea, diferenciam-se em plasmócitos e depois passam para os linfonodos, nos quais continuam a proliferar e produzir anticorpos. Os linfócitos T deixam a medula óssea como precursores de linfócitos T e viajam até o timo, então se diferenciam em linfócitos T auxiliares CD4+ e linfócitos T citotóxicos CD8+, quando muitos se movem para os linfonodos para se proliferar.

Os linfonodos consistem em coleções organizadas de tecido linfoide localizadas ao longo dos vasos linfáticos.[3,4] Tipicamente, eles têm um tom branco acinzentado, formato ovoide ou de feijão e variam de 1 mm a cerca de 1 a 2 cm de diâmetro. A cápsula fibrosa e as trabéculas que irradiam para os órgãos fornecem a estrutura de suporte, e uma delicada malha reticular contribui para o suporte interno (Figura 24.4). O parênquima do linfonodo é dividido em córtex externo ou superficial e medula interna. O córtex superficial contém domínios bem definidos de células B e de células T. O córtex dependente de células B consiste em dois tipos de folículos: folículos imunologicamente inativos, chamados *folículos primários*, e folículos ativos que contêm os centros germinativos, chamados *folículos secundários*. Os centros germinativos apresentam grandes linfócitos (centroblastos) e pequenos linfócitos com núcleos

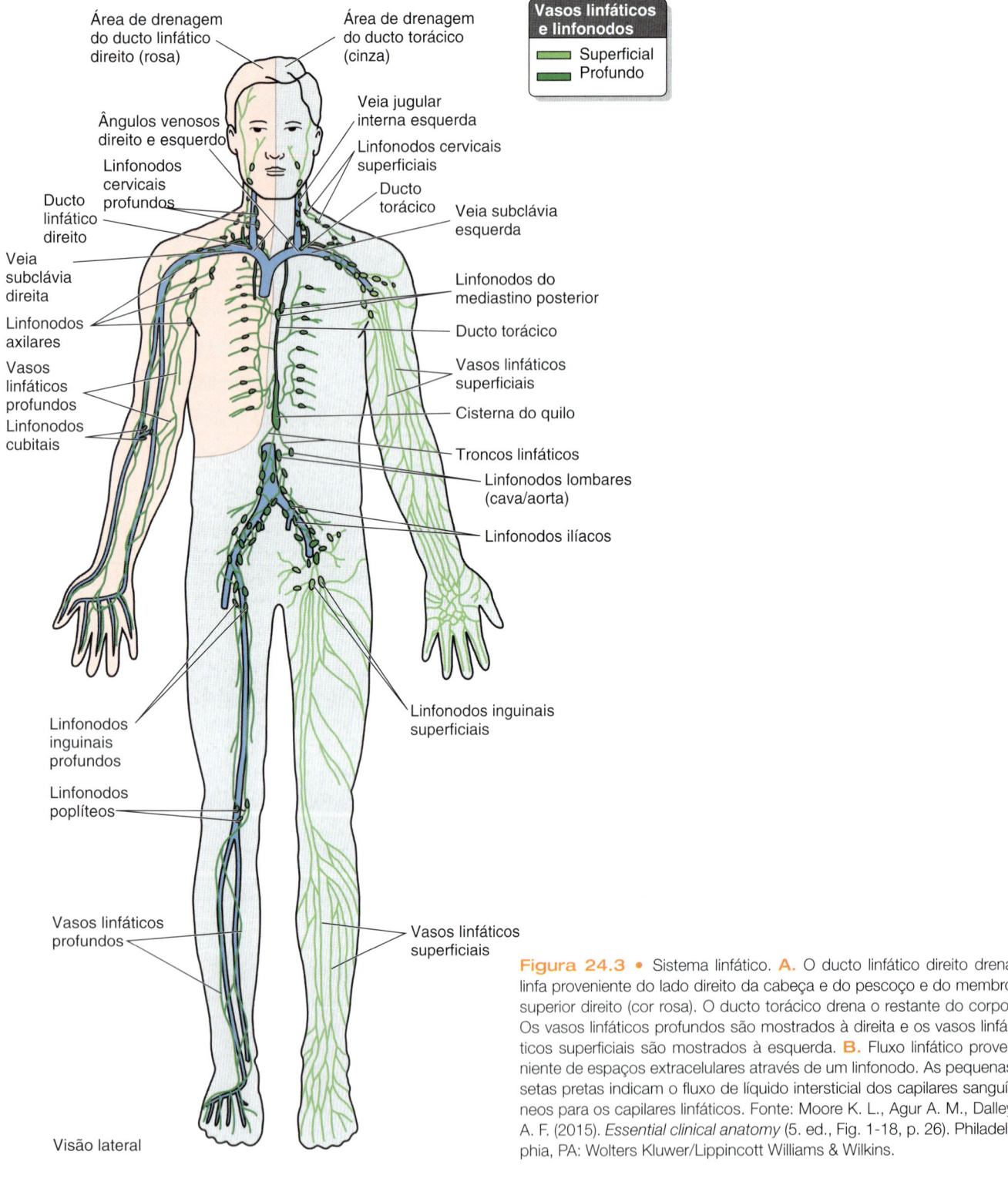

Figura 24.3 • Sistema linfático. **A.** O ducto linfático direito drena linfa proveniente do lado direito da cabeça e do pescoço e do membro superior direito (cor rosa). O ducto torácico drena o restante do corpo. Os vasos linfáticos profundos são mostrados à direita e os vasos linfáticos superficiais são mostrados à esquerda. **B.** Fluxo linfático proveniente de espaços extracelulares através de um linfonodo. As pequenas setas pretas indicam o fluxo de líquido intersticial dos capilares sanguíneos para os capilares linfáticos. Fonte: Moore K. L., Agur A. M., Dalley A. F. (2015). *Essential clinical anatomy* (5. ed., Fig. 1-18, p. 26). Philadelphia, PA: Wolters Kluwer/Lippincott Williams & Wilkins.

clivados (centrócitos). A zona do manto é a pequena camada de células B em torno dos centros germinativos. A porção do córtex entre a medula e o córtex superficial é chamada *paracórtex*. Essa região tem a maioria das células T nos linfonodos.

Embora alguns linfócitos se introduzam nos linfonodos através de canais linfáticos aferentes, a maioria entra através da parede de vênulas pós-capilares situadas no córtex profundo. Estes vasos, que são revestidos por células endoteliais especializadas com receptores para os linfócitos específicos (*primed*) por antígeno, sinalizam os linfócitos para deixar a circulação e migrar através dos linfonodos. Tanto as células B quanto as células T deixam a corrente sanguínea através desses canais.[3] As células T permanecem no paracórtex e as células B migram para a área do córtex folicular. A maioria dos linfócitos deixa o linfonodo entrando nos seios linfáticos, de onde entram no vaso linfático eferente.

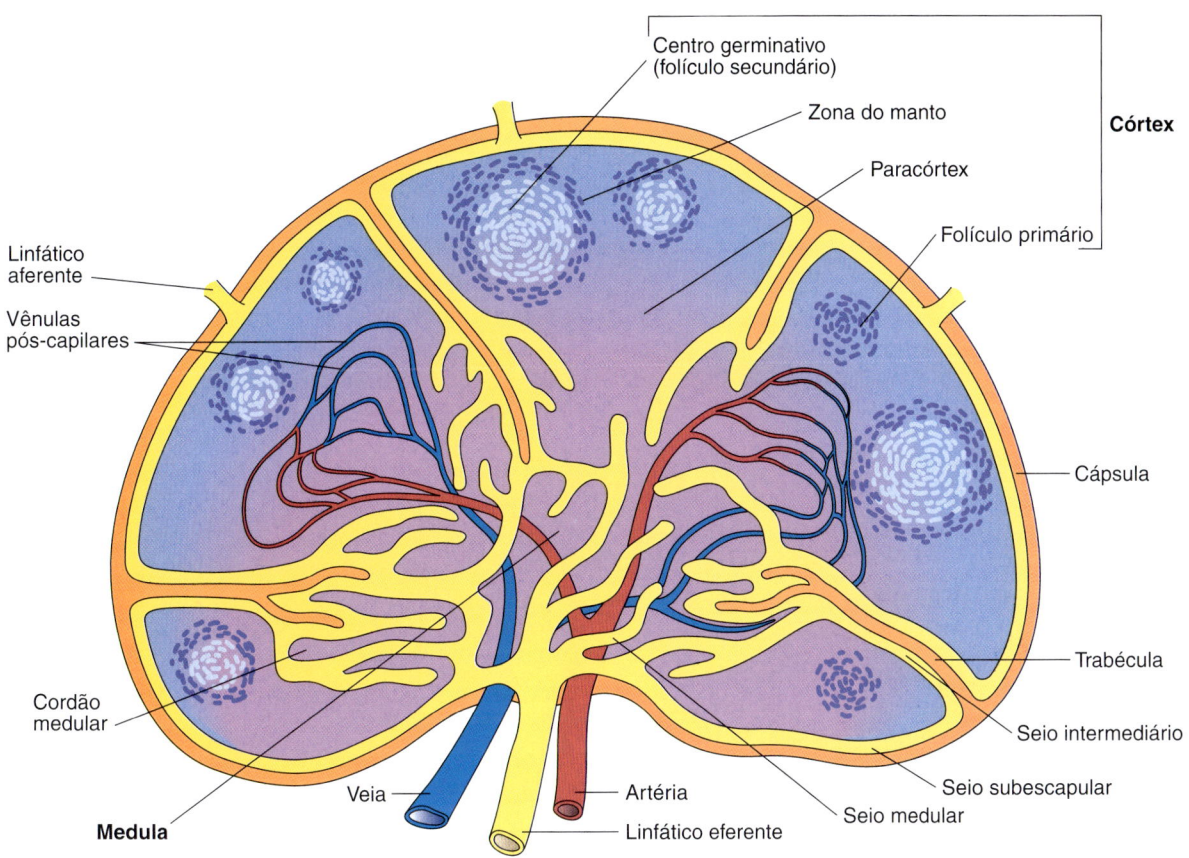

Figura 24.4 • Estruturas de um linfonodo normal. Fonte: Rubin R., Strayer D. E. (Eds.). (2015). *Rubin's pathology: Clinicopathologic foundations of medicine* (7. ed., Fig. 26-46, p. 1131). Philadelphia, PA: Lippincott Williams & Wilkins.

O canal alimentar, vias respiratórias e sistema geniturinário são protegidos por acúmulo de tecido linfoide não encapsulado. Essa forma de tecido linfoide é chamada *tecido linfoide difuso* ou *tecido linfoide associado à mucosa* (MALT, *mucosa-associated lymphoid tissue*) devido a sua associação às membranas mucosas (Figura 24.5).[3] Os linfócitos são encontrados no subepitélio desses tecidos. Os linfomas podem se originar a partir de MALT, bem como do tecido de linfonodos.

RESUMO

O desenvolvimento dos leucócitos começa com as células-tronco linfoides e mieloides da medula óssea. As linhagens celulares de monócitos e granulócitos derivam de células-tronco mieloides e os linfócitos de células-tronco linfoides. As células precursoras imaturas para cada uma das linhagens celulares são denominadas *blastos*. Os blastos passam por etapas sequenciais de maturação antes de se tornarem granulócitos, monócitos e linfócitos maduros. Os nomes desses estágios de desenvolvimento são frequentemente utilizados para descrever as alterações de células sanguíneas nos distúrbios hematopoéticos.

O sistema linfático consiste em uma rede de vasos linfáticos, linfonodos e tecidos, em que os linfócitos B e T completam o processo de diferenciação. Os linfonodos, que são o local de onde se originam muitos linfomas, exibem um

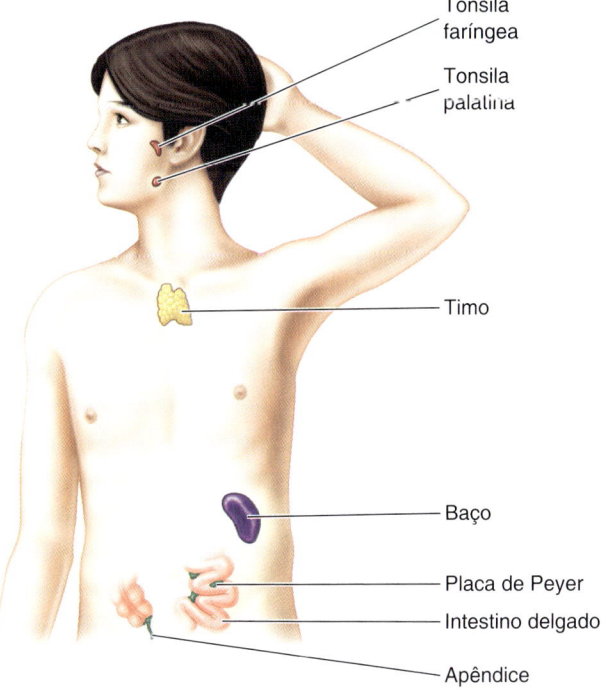

Figura 24.5 • Tecido linfoide associado à mucosa (MALT). Esse tipo de tecido linfoide protege os pontos de entrada do organismo. Fonte: McConnell T. H., Hull K. L. (2011). *Human form human function: Essentials of anatomy & physiology* (p. 473, Fig. 12.8). Philadelphia, PA: Wolters Kluwer/Lippincott Williams & Wilkins.

córtex exterior ou superficial e uma medula interna.[4] O córtex contém domínios bem definidos de células B e células T. O córtex dependente de células B consiste em dois tipos de folículos: folículos imunologicamente inativos, chamados *folículos primários*, e folículos ativos que contêm centros germinativos, chamados *folículos secundários*. A maioria das células T está contida no paracórtex, a área entre córtices medular e superficial.

DISTÚRBIOS NÃO NEOPLÁSICOS DE LEUCÓCITOS

Depois de concluir esta seção, o leitor deverá ser capaz de:

- Definir os termos leucopenia, neutropenia, granulocitopenia e anemia aplásica
- Descrever o mecanismo de produção de sintomas da neutropenia.

O número de leucócitos na circulação periférica normalmente varia de 5.000 a 10.000/$\mu\ell$ (também expresso como 5 a $10 \times 10^3/\mu\ell$, ou 5.000 a 10.000/mm^3 de sangue).[1] Os distúrbios não neoplásicos de leucócitos compreendem deficiência de leucócitos (leucopenia) e distúrbios proliferativos, nos quais ocorre aumento no número de leucócitos.

Neutropenia ou agranulocitose

O termo *leucopenia* descreve uma redução no número absoluto de leucócitos no sangue. Embora a leucopenia possa afetar qualquer um dos tipos específicos de leucócitos, na maioria das vezes afeta os neutrófilos. Os neutrófilos constituem a maior parte dos leucócitos e desempenham um papel fundamental em mecanismos de defesa do hospedeiro contra infecções. Eles migram para os locais de infecção e englobam, digerem e destroem microrganismos. Assim, um decréscimo no número de neutrófilos (neutropenia) coloca o indivíduo em risco de desenvolvimento de infecção. O risco e a gravidade da infecção associada à neutropenia são diretamente proporcionais à contagem absoluta de neutrófilos (CAN) e à duração da neutropenia.[3] A CAN é determinado pela seguinte fórmula:[5]

$$\frac{\text{segmentados + bastões} \times \text{leucócitos}}{100} = \text{CAN}$$

A CAN deve ser de 1.000/$\mu\ell$; se o valor de CAN for inferior a 500/mm^3, a pessoa geralmente é colocada em medidas de precauções neutropênicas em ambiente hospitalar para protegê-la do meio ambiente.[6]

Neutropenia se refere especificamente a um número anormalmente baixo de neutrófilos e comumente é definida como uma contagem de neutrófilos circulantes inferior a 1.000/$\mu\ell$. *Agranulocitose* denota inexistência virtual de neutrófilos. Na *anemia aplásica*, o indivíduo apresenta depleção de todas as células-tronco mieloides, resultando em anemia, trombocitopenia e agranulocitose. Quando hemácias, leucócitos e plaquetas mostram níveis consideravelmente baixos, isso é chamado de pancitopenia.

A neutropenia pode ser o resultado de redução na produção de neutrófilos, utilização ou destruição acelerada, ou um desvio da corrente sanguínea para os compartimentos dos tecidos. Pode se manifestar ao nascimento (congênita) ou surgir por inúmeros fatores que sobrevêm mais tarde na vida e não têm um componente hereditário (adquirido).

Neutropenia congênita

Distúrbios hereditários da proliferação e da maturação das linhagens de células-tronco mieloides são relativamente raros e apresentam alto grau de variabilidade de gravidade e sintomatologia. Aproximadamente 50% desses distúrbios são consequentes a mutações da neutrófilo elastase (ELANE). As mutações do gene *ELANE* não estão associadas a manifestações extra-hematopoéticas.[7]

As neutropenias congênitas podem ser divididas em dois subtipos: neutropenia congênita grave (permanente) e neutropenia cíclica, que tem expressão variável. A neutropenia grave congênita é, em geral, diagnosticada em lactentes com menos de 6 meses de idade e as contagens são geralmente inferiores a 200/mm^3. Infecções bacterianas e/ou fúngicas graves estão associadas à descoberta da neutropenia congênita grave. O risco de infecção grave está inversamente relacionado com a contagem de neutrófilos, ou seja, quanto mais baixa for a contagem de neutrófilos, maior é o risco de infecção.

A neutropenia cíclica (intermitente) é, com frequência, descoberta em crianças com menos de 2 anos de idade e, em geral, está associada a distúrbios estomatológicos agudos. Na neutropenia cíclica, há oscilações periódicas entre neutrófilos normais e anormais. Em alguns casos, a medula óssea exibe função normal por determinado período de tempo. Por causa disso, o risco de infecções graves e potencialmente fatais existe, mas sua frequência é menor. Os ciclos se tornam menos evidentes nos adultos mais velhos e, então, a neutropenia cíclica começa a se assemelhar à neutropenia crônica.

A neutropenia congênita grave, ou *síndrome de Kostmann*, caracteriza-se por interrupção no processo de diferenciação mieloide na fase promielócito de desenvolvimento, que pode ser herdada como um traço autossômico dominante ou autossômico recessivo.[8] A doença autossômica dominante geralmente está associada a mutações no gene da elastase neutrofílica, o que por sua vez leva à apoptose de células mieloides da medula óssea. A neutropenia congênita grave autossômica recessiva ou síndrome de Kostmann resulta de mutações no gene *HAX-1*, que provoca perda de potencial mitocondrial. A doença é caracterizada por infecções bacterianas graves. Antes da disponibilidade comercial de fator estimulador das colônias de granulócitos e macrófagos (FEC-GM) para uso clínico, dois terços das crianças morriam de infecções antes de alcançar a adolescência. Aproximadamente 20% das pessoas com neutropenia congênita grave desenvolvem leucemia mieloide aguda (LMA).[8]

Neutropenia adquirida

A neutropenia adquirida abrange um largo espectro de processos causais e inclui neutropenia autoimune primária e secundária, neutropenia relacionada com infecção e neutropenia induzida pelo uso de substâncias (Quadro 24.1). Várias doenças da medula óssea, doenças malignas hematopoéticas e radioterapia podem induzir neutropenia.

Quadro 24.1 Principais causas de neutropenia.

Congênitas
- Neutropenia neonatal aloimune (transferência de anticorpos maternos)
- Neutropenia cíclica
- Síndrome de Kostmann (neutropenia congênita grave)

Adquiridas
- Autoimune:
  - Primária (rara, ocorre geralmente em crianças e apresenta um curso benigno)
  - Secundária
    - Lúpus eritematoso sistêmico
    - Síndrome de Felty em pessoas com artrite reumatoide (AR)
  - Relacionada com infecção
  - Muitos tipos de agentes infecciosos, porém mais comumente vírus
  - Os mecanismos incluem aumento do consumo de neutrófilos, produção de autoanticorpos, infiltração direta de células hematopoéticas, supressão da medula óssea
- Relacionada com o uso de substâncias
  - Reações imunomediadas em que os fármacos atuam como haptenos (p. ex., penicilina, propiltiouracila, aminopirina)
  - Aceleração da apoptose (clozapina [antipsicótico])
  - Medicamentos quimioterápicos contra o câncer (depressão da medula óssea)
- Radioterapia da medula óssea
- Malignidades hematológicas

Neutropenia autoimune. Resulta da ação de anticorpos contra antígenos da membrana celular de neutrófilos ou de progenitores da medula óssea. As formas de neutropenia autoimunes podem ser classificadas como primária (i. e., que não estão associadas a outros processos patológicos detectáveis) ou secundária (i. e., associadas a outro estado patológico).[9]

Neutropenia autoimune primária é uma doença rara da primeira infância, durante a qual é observada uma neutropenia moderada a grave. A condição geralmente é benigna, e se manifesta com infecções de leves a moderadas. O distúrbio é raro em adultos. Como a neutropenia autoimune primária é autolimitante, o tratamento geralmente fica limitado à utilização de agentes antimicrobianos para os que sofrem de infecções recorrentes.

A neutropenia secundária autoimune frequentemente está associada a doenças sistêmicas autoimunes, principalmente artrite reumatoide (AR) e lúpus eritematoso sistêmico (LES).[2] A síndrome de Felty, uma variante de AR, é uma tríade de sinais/sintomas que envolvem esplenomegalia, infecções pulmonares de repetição e neutropenia.[2] A neutropenia é o resultado da ação de anticorpos de neutrófilos e dos níveis elevados de complexos imunes em circulação, que induzem a apoptose dos neutrófilos. Juntamente com as manifestações dos órgãos-alvo de AR, a maioria das pessoas com síndrome de Felty é suscetível à infecção bacteriana grave, que às vezes resulta em septicemia e desfecho clínico ruim.

Acredita-se que vários mecanismos mediados por anticorpos sejam responsáveis pela neutropenia observada em pessoas com LES. Isso inclui o desenvolvimento de anticorpos contra neutrófilos, juntamente com aumento da apoptose de neutrófilos e diminuição da produção de neutrófilos na medula óssea. Como ocorre na síndrome de Felty, a manutenção da terapia contra LES para controlar os sinais/sintomas é a melhor opção de conduta.

Neutropenia relacionada com infecção. Muitos tipos diferentes de doenças infecciosas, incluindo infecção por vírus, bactérias, riquétsias e parasitos, podem causar neutropenia, sendo mais comum a infecção viral. As infecções provocam neutropenia de várias maneiras, como redução da produção de neutrófilos, perda de neutrófilos por toxinas ou alterações resultando no sequestro de neutrófilos no baço. A neutropenia também é manifestação comum da síndrome da imunodeficiência adquirida (AIDS), na qual a supressão da proliferação de células da medula induzida pelo vírus muitas vezes se agrava pelo consumo de neutrófilos pela infecção e pelo uso de medicação antiviral.[4]

Neutropenia fármaco-induzida. Neutropenia fármaco-induzida é atribuída a diversos medicamentos, mais especificamente os usados no tratamento do câncer.[10,11] O risco de desenvolvimento de neutropenia induzida por quimioterapia é influenciado pela resposta do paciente ao tratamento, pelo tipo de doença oncológica e pela existência de outras comorbidades. Um dos fatores mais importantes relacionados com o paciente é a idade. Idosos correm maior risco do que pessoas mais jovens, por causa das alterações celulares relacionadas com o envelhecimento que se observam nos neutrófilos.[12] Os fatores relacionados ao paciente incluem carga da doença, estado nutricional e de hidratação e histórico anterior de anemia ou neutropenia. Os fatores relacionados com o tratamento incluem radioterapia para a medula óssea, quimioterapia intensiva prévia e regime de tratamento.

O termo *idiossincrasia* é empregado para descrever reações que são diferentes das do efeito obtido com a maioria das pessoas e que não podem ser explicadas em termos de alergia. Reações idiossincráticas são imunomediadas ou decorrentes de lesão direta dos precursores e da linhagem celular mieloide.[10] A reação é reversível quando se interrompe a administração do fármaco.

A neutropenia febril está, com frequência, relacionada com a neutropenia induzida por quimioterapia e associada a taxas significativas de morbidade e mortalidade.[11] A neutropenia febril (NF), definida como temperatura oral superior a 38,3°C e contagem absoluta de neutrófilos inferior a $0,5 \times 10^9/\ell$,[12] é um fator limitante importante da posologia de muitos agentes citotóxicos.[11] A maioria dos casos está associada a infecções bacterianas, mas NF pode ser decorrente de infecções fúngicas ou virais. A profilaxia primária com fator estimulador de colônias de granulócitos (FEC-G) é útil contra o desenvolvimento de NF.[12]

Os neutrófilos constituem a primeira linha de defesa contra organismos que habitam a pele e o sistema digestório. Assim, os sinais iniciais de infecção por neutropenia, particularmente os casos associados à redução discreta a moderada do número de neutrófilos, incluem lesões cutâneas, estomatite, faringite e diarreia. Os sinais e sintomas de neutropenia mais grave incluem mal-estar, calafrios e febre, acompanhados em sequência por fraqueza acentuada e cansaço. Infecções não tratadas podem rapidamente se tornar fatais, particularmente se a contagem absoluta de neutrófilos cair abaixo de 250/$\mu\ell$. Nos casos de neutropenia grave, pode não haver os sinais habituais de infecção devido à inexistência de neutrófilos suficientes para produzir uma resposta inflamatória.

Mononucleose infecciosa

A mononucleose infecciosa é uma doença linfoproliferativa autolimitante. Oitenta e cinco por cento das vezes é causada pelo vírus Epstein-Barr (EBV), um membro da família dos herpes-vírus (Figura 24.6).[13] O vírus Epstein-Barr é responsável por aproximadamente 90% dos casos de mononucleose infecciosa, com o citomegalovírus (CMV) sendo responsável pelo restante dos casos.[14] Aproximadamente 35 a 50% das infecções por EBV resultam em mononucleose infecciosa, mais frequentemente em adolescentes e adultos jovens.[13] Após uma pessoa ser infectada, o vírus permanece nos seus linfócitos B por toda a vida.[13]

Curso clínico

A mononucleose infecciosa geralmente tem manifestação insidiosa. O período de incubação pode durar de 4 a 8 semanas.[14] Depois disso, ocorre um período prodrômico, com duração de vários dias, que se caracteriza por mal-estar, anorexia e calafrios. O período prodrômico precede o aparecimento de febre, faringite e linfadenopatia. Ocasionalmente, a doença se manifesta abruptamente com febre alta. A maioria das pessoas procura um médico por causa de faringite grave, geralmente pior entre o 5º e o 7º dias e persiste por um período de 7 a 14 dias. Tipicamente, surge linfadenopatia generalizada, em especial nas áreas cervical, axilar e inguinal. Petéquias podem ser encontradas no palato de pessoas com dor de garganta e linfadenopatia.[15] Erupção maculopapular generalizada é realizada em 3 a 15% das pessoas. Com frequência, a erupção cutânea ocorre após o tratamento com antibióticos betalactâmicos.[16]

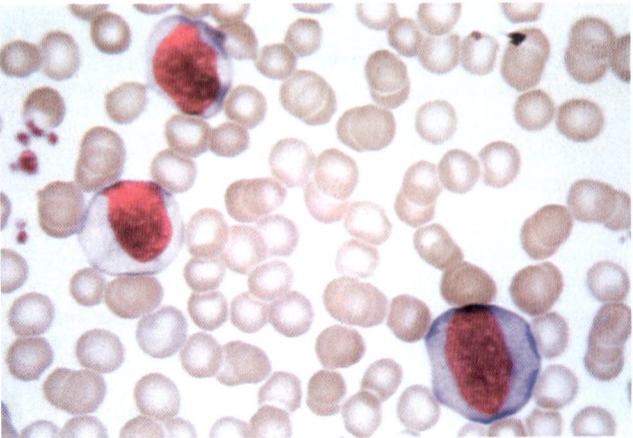

Figura 24.6 • Mononucleose infecciosa. Linfocitose absoluta causada por uma população heterogênea de células linfoides pequenas e maiores, inclusive linfócitos atípicos, é característica do distúrbio provocado pelo vírus Epstein-Barr. Fonte: Rubin R., Strayer D. E. (Eds.) (2015). *Rubin's pathology: Clinicopathologic foundations of medicine* (7. ed., Fig. 26.50, p. 1134). Philadelphia, PA: Lippincott Williams & Wilkins.

Complicações

Esplenomegalia ocorre em aproximadamente 50 a 60% dos casos.[14] O baço pode chegar ao dobro ou triplo das dimensões normais e ruptura esplênica ocorre em menos de 0,5% dos casos.[15] Hepatite também pode ocorrer. Acredita-se que a esplenomegalia e a hepatite sejam imunomediadas. A hepatite se caracteriza por hepatomegalia, náuseas, anorexia e icterícia. Embora gere desconforto, a mononucleose infecciosa é uma condição benigna que melhora sem provocar lesão hepática permanente. Outras complicações potenciais incluem miocardite, obstrução das vias respiratórias superiores, encefalite e anemia hemolítica.[15] Os indivíduos com síndrome linfoproliferativa ligada ao X correm um risco maior e é mais provável que morram da infecção.[15]

Os exames de sangue incluem monoteste e provas sorológicas. No monoteste são pesquisados anticorpos heterofilos, considerados patognomônicos de infecção por EBV.[14] O aparecimento dos anticorpos heterófilos demora algum tempo, resultando em falso-negativos na fase inicial da doença. A elevação dos títulos de anticorpos IgM e IgG no começo da doença indica infecção por EBV. A maioria das pessoas com mononucleose infecciosa se recupera sem incidentes. A fase aguda da doença geralmente dura de 2 a 3 semanas, e depois disso a recuperação ocorre rapidamente. Pode haver algum grau de debilidade e letargia por 2 a 3 meses. O tratamento é basicamente sintomático e de suporte.

RESUMO

Neutropenia, redução acentuada do número absoluto de neutrófilos, é uma das principais doenças dos leucócitos. Pode ocorrer como uma doença congênita ou adquirida. A neutropenia congênita consiste principalmente em neutropenia cíclica, caracterizada por oscilações cíclicas (de 18 a 24 dias) na quantidade de neutrófilos periféricos, e neutropenia congênita grave ou síndrome de Kostmann, que está associada a infecções bacterianas graves. As neutropenias adquiridas têm uma ampla gama de processos causais, incluindo a supressão da medula óssea ou lesão imunomediada e destruição de neutrófilos; mecanismos mediados por infecção, incluindo o aumento da utilização periférica; e mecanismos fármaco-mediados, em particular aqueles relacionados com o uso de agentes quimioterápicos para câncer. A neutropenia pode também ser causada por várias condições que afetam a medula óssea, doenças malignas hematopoéticas e radioterapia. Como os neutrófilos são essenciais para as defesas do hospedeiro contra infecções bacterianas e micoses, é comum o desenvolvimento de infecções graves e potencialmente fatais em pessoas com neutropenia.

A mononucleose infecciosa é uma doença linfoproliferativa autolimitada causada pelo EBV linfotrópico B, um membro da família dos herpes-vírus. A maior incidência de mononucleose infecciosa é encontrada em adolescentes e adultos jovens, e é observada com mais frequência nas classes econômicas mais altas de países desenvolvidos. O vírus geralmente é transmitido pela saliva. A doença se caracteriza por febre, linfadenopatia generalizada, dor de garganta e pelo aparecimento de linfócitos atípicos e vários anticorpos na corrente sanguínea, como os anticorpos heterófilos muito conhecidos e utilizados para o diagnóstico da mononucleose infecciosa. A maioria das pessoas com mononucleose infecciosa se recupera sem incidentes. O tratamento é, em grande parte, sintomático e de suporte.

DISTÚRBIOS NEOPLÁSICOS DE ORIGEM LINFOIDE E HEMATOPOÉTICA

Depois de concluir esta seção, o leitor deverá ser capaz de:

- Empregar os conceitos relacionados com tecidos linfoides centrais e periféricos para descrever o local de origem de linfomas malignos e leucemias
- Explicar como as mudanças na estrutura cromossômica e função do gene podem contribuir para o desenvolvimento de linfomas malignos e leucemias.

Os distúrbios neoplásicos de origem linfoide representam a mais importante das doenças leucocitárias. A neoplasia de origem linfoide pode surgir tanto de células B quanto de células T, bem como tumores que representam diferentes fases de desenvolvimento de linfócitos.[17,18] As principais categorias incluem linfomas não Hodgkin (LNH), linfoma de Hodgkin (LH), leucemias linfoides e discrasias plasmocitárias. As manifestações clínicas dessas neoplasias são, em grande parte, determinadas pela célula de origem, célula progenitora da qual se originaram e eventos moleculares envolvidos na sua transformação em neoplasia maligna. Como as células sanguíneas circulam por todo o organismo, essas neoplasias frequentemente se disseminam desde o início.

Linfomas malignos

Linfomas são um grupo diverso de tumores sólidos compostos por células linfoides neoplásicas que variam em relação a características moleculares, genética, quadro clínico e tratamento. Aproximadamente 8.260 novos casos de LH foram diagnosticados nos EUA em 2017, dos quais cerca de 1.700 indivíduos inevitavelmente morrerão.[19a] Em 2017, surgiram 72.240 novos casos de LNH nos EUA e 20.140 mortes.[19] As taxas de incidência de LH e LNH permaneceram estáveis de 2004 a 2013, enquanto as taxas de morte caíram de 2005 a 2014.[19]

---

[a]N.R.T.: o número de casos novos de linfoma não Hodgkin esperados para o Brasil, para cada ano do triênio 2020-2022, será de 6.580 em homens e 5.450 em mulheres. Esses valores correspondem a um risco estimado de 6,31 casos novos a cada 100 mil homens e de 5,07 para cada 100 mil mulheres (https://www.inca.gov.br/sites/ufu.sti.inca.local/files/media/document/estimativa-2020-incidencia-de-cancer-no-brasil.pdf). O número de casos novos de linfoma de Hodgkin esperados para o Brasil, para cada ano do triênio 2020-2022, será de 1.590 em homens e de 1.050 em mulheres. Esses valores correspondem a um risco estimado de 1,52 caso novo a cada 100 mil homens e 0,95 para cada 100 mil mulheres (https://www.inca.gov.br/sites/ufu.sti.inca.local/files/media/document/estimativa-2020-incidencia-de-cancer-no-brasil.pdf).

Aproximadamente 5% dos cânceres em crianças com menos de 14 anos de idade são LNH, inclusive linfoma de Burkitt. O linfoma de Hodgkin é responsável por 3% dos cânceres, ocorrendo mais frequentemente durante a adolescência.[19]

Linfomas não Hodgkin

Os linfomas não Hodgkin (LNH) representam um grupo clinicamente diversificado de origem em linfócitos B, linfócitos T ou células NK. Representam cerca de 4% de todos os novos casos de câncer diagnosticados nos EUA.[19]

Os linfomas não Hodgkin se originam de linfócitos e o local varia de acordo com o progenitor linfoide comum.[21] Alterações no processo de desenvolvimento dessas células podem resultar em qualquer dos subtipos de neoplasia linfoide com características variáveis.[21] A causa exata das alterações não é conhecida; contudo, patógenos como EBV, vírus linfotrópico T humano (HTLV) e *Helicobacter pylori* foram ligados a subtipos específicos.[18]

A caracterização dos LNH inclui morfologia celular, imunofenótipo, manifestações clínicas e nível de agressão.[18-22] A incidência da doença aumentou desde a década de 1970, e os subtipos variam muito em todo o planeta.[20] Acredita-se que essas variações sejam consequentes a fatores ambientais, genéticos e outros não identificados.[20-23]

O diagnóstico diferencial é importante no planejamento do tratamento, assim como o estadiamento da doença, a localização da enfermidade, as condições gerais do paciente e sua história, inclusive quaisquer tratamentos prévios de câncer.[18,22] O estadiamento é realizado de acordo com o sistema de Ann Arbor.

Linfomas de linfócitos B maduros. Os linfomas de linfócitos B são o subtipo de LNH mais comum e se originam de linfócitos B do centro germinativo ou de linfócitos B ativados que saíram dos centros germinativos.[18,20] Os subtipos diagnosticados mais frequentemente incluem linfoma folicular, linfoma imunoblástico de células grandes e linfoma de células do manto.[24]

Os linfomas foliculares são derivados de linfócitos B do centro germinativo e consistem em uma mistura de centroblastos e centrócitos (Figura 24.7). Os linfomas foliculares se assemelham a folículos linfoides primários, secretam citocinas, induzem exaustão dos linfócitos T e apoptose e interagem com linfócitos T auxiliares residentes para promover sua sobrevida e sua proliferação.[25] De modo geral, os linfomas foliculares têm evolução arrastada e o prognóstico de sobrevida a longo prazo é bom.[26] Todavia, existe risco aumentado de um segundo câncer nos indivíduos com mais de 65 anos de idade, nos homens e nos pacientes submetidos à radioterapia.[26]

O linfoma afeta predominantemente os linfonodos. Outros locais de envolvimento incluem baço, medula óssea, sangue periférico, cabeça e pescoço, sistema digestório e pele. Ao longo do tempo, aproximadamente um em cada três linfomas foliculares se transforma em um linfoma difuso de grandes células B de crescimento rápido.[17]

O *linfoma difuso de grandes células B* representa um grupo heterogêneo de neoplasias agressivas dos centros germinativos ou pós-germinativos. A doença pode se manifestar em todas

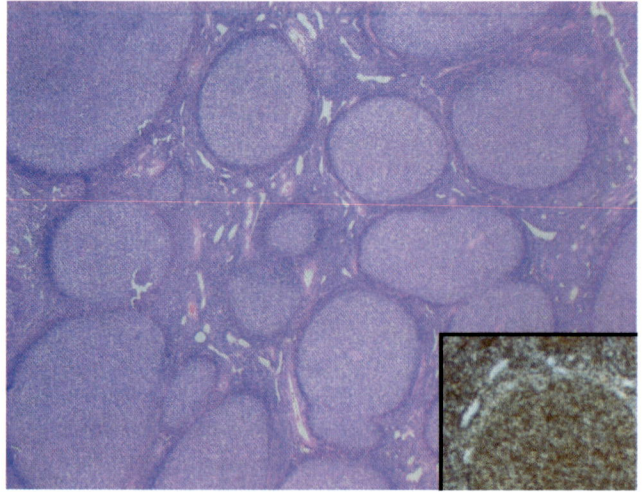

Figura 24.7 • Linfoma folicular. A arquitetura normal do linfonodo é substituída por folículos linfoides malignos em um padrão sucessivo. O recorte ilustra centros germinativos do folículo linfoide maligno. Fonte: Rubin R., Strayer D. E. (Eds.). (2012). *Rubin's pathology: Clinicopathologic foundations of medicine* (7. ed., Fig. 26-58, p. 1144). Philadelphia, PA: Lippincott Williams & Wilkins.

as faixas etárias, porém a prevalência é maior entre 60 e 70 anos de idade. A causa do desenvolvimento de um linfoma difuso de grandes células B é desconhecida, mas pode envolver infecções por EBV ou HIV. É um tumor de rápida evolução, multifocal, nodal e extranodal. Tipicamente, as manifestações podem ser observadas no momento da apresentação. Como grupo, os linfomas difusos de grandes células B são rapidamente fatais se não tratados.

O *linfoma de Burkitt*, um dos tumores de crescimento mais rápido e agressivo entre os LNH, é um distúrbio de linfócitos B do centro germinativo.[17] É endêmico em regiões da África onde são comuns tanto a infecção por EBV quanto a malária. Praticamente 100% das pessoas com linfoma de Burkitt africano apresentam evidências de infecção prévia por EBV (Figura 24.8).

Os *linfomas de células do manto* constituem menos de 10% de todos os casos de LNH e têm origem nas células B *naïve*. Após a fase precursora, as células B sofrem rearranjos de genes de imunoglobulina (Ig) e se desenvolvem em células B *naïve* positivas para IgM e IgD. Essas células dão origem ao linfoma de células do manto. O linfoma de células do manto

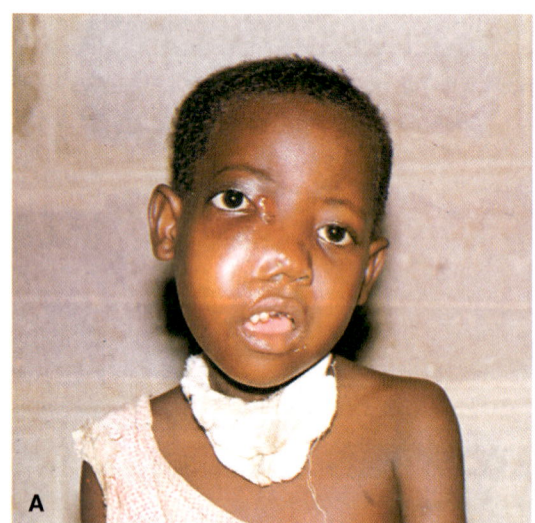

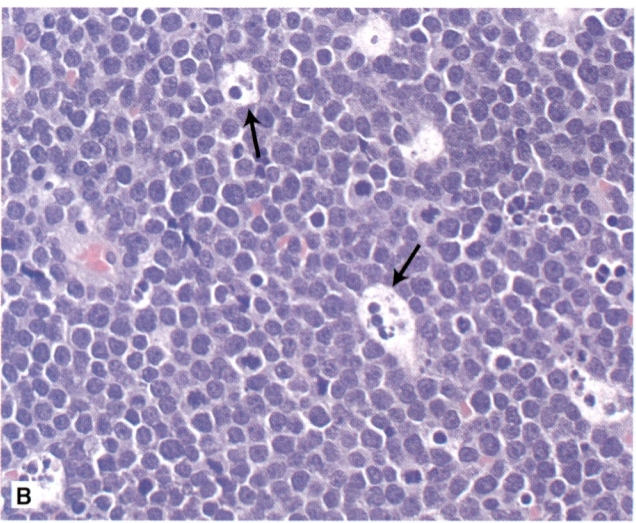

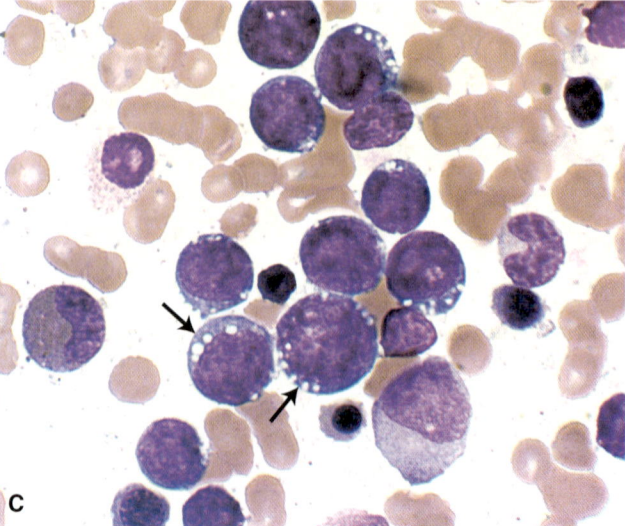

Figura 24.8 • Linfoma de Burkitt. **A.** Tumor da mandíbula distorce o rosto da criança. **B.** Linfonodo é obliterado por linfócitos neoplásicos com macrófagos (*setas*). **C.** Aspirado de medula óssea ilustra as características citológicas típicas do linfoma de Burkitt (*setas* indicam vacúolos lipídicos e citoplasma basofílico). Fonte: Rubin R., Strayer D. E. (Eds.). (2015). *Rubin's pathology: Clinicopathologic foundations of medicine* (7. ed., Fig. 26-64, p. 1149). Philadelphia, PA: Lippincott Williams & Wilkins.

não acomete crianças, mas afeta pessoas mais velhas (idade média de 60 anos). Os linfomas têm taxa rápida de progressão e metade das pessoas tende a não sobreviver 3 anos.

Linfomas da zona marginal (LZM) são formas correlatas de LNH que acometem os linfócitos B, incluindo tecido linfoide associado a mucosa (MALT), linfoma de zona marginal nodal e linfoma de zona marginal esplênico. MALT envolve linfócitos B de memória de estágio avançado localizados na zona marginal ou no compartimento mais externo do folículo do linfonodo. Os linfomas MALT tendem a permanecer localizados durante períodos prolongados e ter evolução arrastada. MALT se desenvolve em tecidos epiteliais dos sistemas respiratório e digestório. A inflamação prolongada promove mutações continuadas. Essas mutações adicionais possibilitam que o tumor se torne antígeno-independente e metastatize.[27]

Manifestações clínicas. As manifestações de LNH dependem do tipo de linfoma (*i. e.*, de evolução arrastada ou agressivo) e do estágio da doença. Pessoas com linfomas de evolução arrastada ou de crescimento lento geralmente apresentam linfadenopatia indolor, que pode ser isolada ou generalizada. Os linfonodos envolvidos podem estar no retroperitônio, no mesentério e na pelve. Os linfomas de evolução arrastada geralmente já estão disseminados no momento do diagnóstico e é frequente o envolvimento da medula óssea. Com ou sem tratamento, o curso natural da doença pode variar ao longo de 5 a 10 ou mais anos. Muitos linfomas de baixo grau acabam se transformando em formas mais agressivas de linfoma/leucemia.

Indivíduos com formas intermediárias ou mais agressivas de linfoma geralmente também apresentam sintomas constitucionais, como febre, sudorese noturna ou perda de peso. Frequentemente, existe aumento da suscetibilidade a infecções bacterianas, virais e fúngicas, associadas a hipogamaglobulinemia e resposta imunológica humoral pobre, e não o comprometimento da imunidade celular que é observada nos casos de LH. Devido à sua elevada fração de crescimento, esses linfomas tendem a ser sensíveis a radioterapia e quimioterapia.

Diagnóstico e tratamento. A biopsia de linfonodo é usada para confirmar o diagnóstico de LNH e é realizada imunofenotipagem para determinar linhagem e clonalidade. O estadiamento da doença é importante na escolha do tratamento para pessoas com LNH.

O tratamento de LNH depende do tipo histológico, do estágio da doença e do estado clínico da pessoa. Para os primeiros estágios da doença, com envolvimento de um único linfonodo ou envolvimento limitado, a irradiação localizada pode ser empregada como única modalidade de tratamento. No entanto, como a maioria das pessoas com linfoma de evolução arrastada apresenta comprometimento disseminado por ocasião do diagnóstico, recomenda-se o uso de uma combinação de quimioterapia, bioterapia e radioterapia adjuvante.

Linfoma de Hodgkin

O linfoma de Hodgkin é uma forma especializada de linfoma que se caracteriza pela existência de uma célula anormal chamada *célula de Reed-Sternberg*.[4] A distribuição da doença é bimodal. Ocorre mais frequentemente em duas faixas etárias distintas; a primeira no princípio da idade adulta (15 a 40 anos) e a segunda no final da idade adulta (55 anos ou mais de idade).[19]

O linfoma de Hodgkin difere do linfoma não Hodgkin em vários aspectos. Em primeiro lugar, o LH geralmente surge em um único linfonodo ou cadeia de linfonodos, enquanto o LNH frequentemente se origina em outros locais e se dissemina para os linfonodos anatomicamente contíguos.[4] Em segundo, o LH se caracteriza pela existência de células tumorais mononucleares grandes e atípicas, chamadas *células de Reed-Sternberg* (Figura 24.9). A existência dessas células, que frequentemente constituem menos do que 1% da população total de células, é uma indicação de diagnóstico da doença.

Etiologia e patogênese. Assim como nos casos de LNH, a causa do LH é em grande parte desconhecida. Embora a exposição a agentes cancerígenos e vírus, bem como mecanismos genéticos e imunológicos tenham sido propostos como causas, nenhum demonstrou estar comprovadamente envolvido na patogênese da doença.

A origem das células neoplásicas de Reed-Sternberg do LH tem sido difícil de estudar, em grande parte porque essas células não expressam muitos marcadores encontrados em

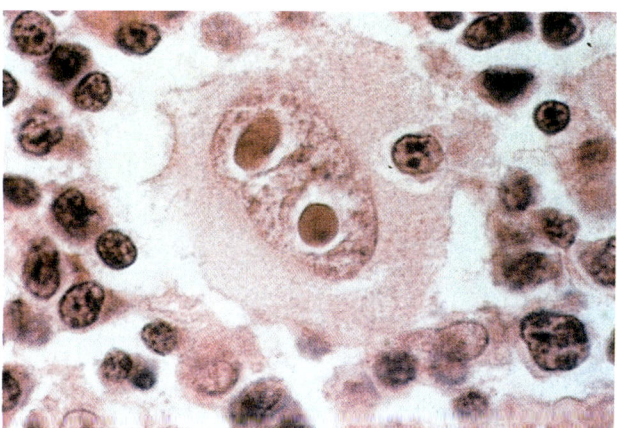

Figura 24.9 • Célula de Reed-Sternberg clássica. Os núcleos com imagem em espelho contêm grandes nucléolos eosinofílicos. Fonte: Rubin R., Strayer D. E. (Eds.). (2015). *Rubin's pathology: Clinicopathologic foundations of medicine* (7. ed., Fig. 26-77, p. 1157). Philadelphia, PA: Lippincott Williams & Wilkins.

Conceitos fundamentais

Linfomas malignos

- Os linfomas representam neoplasias malignas que surgem nos tecidos linfoides periféricos
- LNH representa um grupo de cânceres linfocíticos heterogêneos de origem multicêntrica que se dissemina para vários tecidos em todo o organismo, incluindo a medula óssea
- LH é um grupo de cânceres caracterizados por células de Reed-Sternberg, que começam como um tumor maligno em um único linfonodo e depois se disseminam para linfonodos adjacentes.

linfócitos. Só recentemente foram desenvolvidos métodos que possibilitam a microanálise dessas células e suas variantes. Esses estudos demonstram que as células de Reed-Sternberg da maioria dos casos individuais abrigam genes de imunoglobulina idênticos que apresentam evidências de mutação, estabelecendo a célula de origem como um centro germinativo ou pós-germinativo de células B.

Classificação. A OMS propôs classificar o LH em duas categorias principais: LH nodular com predominância linfocítica e LH clássico.[4,28] O LH nodular com predominância linfocítica representa apenas uma pequena parte de todos os casos de LH e é uma forma única, que geralmente apresenta padrão de crescimento nodular, com ou sem áreas difusas e com raras células de Reed-Sternberg chamadas células "pipoca" ou "L & H" (linfo-histiocíticas). Muitas vezes, está localizado e não disseminado no momento do diagnóstico, apresenta evolução lentamente progressiva e tem taxa de sobrevida global superior a 80%.[5,28]

O LH clássico se caracteriza por proliferação clonal de células mononucleares típicas Hodgkin e células de Reed-Sternberg multinucleadas, com expressão invariável de CD30. Foram descritas quatro variantes do LH clássico: esclerose nodular, celularidade mista, rico em linfócitos e depleção linfocítica. O tipo esclerose nodular é o mais comum e, frequentemente, é encontrado em mulheres adolescentes e jovens adultas com idades entre 15 e 35 anos.[5] LH rico em linfócitos é uma entidade recém-definida, e LH com depleção de linfócitos raramente é diagnosticado.

Manifestações clínicas. A maioria das pessoas com LH apresenta aumento indolor de um único linfonodo ou de grupo de linfonodos. Tipicamente, o envolvimento inicial é em um linfonodo acima do nível do diafragma (i. e., pescoço, supraclavicular ou axilar). Massas mediastinais são frequentes e, às vezes, descobertas em uma radiografia de rotina do tórax. Pode haver queixas de desconforto no tórax, com tosse ou dispneia. O envolvimento de linfonodos subdiafragmáticos no momento da apresentação não é usual e mais comum em homens mais velhos. Outros sintomas que sugerem LH incluem febre, calafrios, sudorese noturna e perda de peso. Prurido e febres intermitentes associados à sudorese noturna são manifestações clássicas de LH.

Outros sinais/sintomas, como fadiga e anemia, são indicativos de disseminação da doença. Nos estágios avançados da LH, pode ocorrer envolvimento do fígado, do baço, dos pulmões, do sistema digestório e, ocasionalmente, do SNC (Figura 24.10). À medida que a doença progride, a rápida proliferação de linfócitos anormais leva a um defeito imunológico, em particular das respostas mediadas por células, tornando a pessoa mais suscetível ao desenvolvimento de infecções por vírus, fungos e protozoários. Anergia, ou a incapacidade de desenvolver uma resposta positiva aos testes cutâneos, como o teste da tuberculina, é comum no início do curso da doença.

Diagnóstico e tratamento. O diagnóstico definitivo de LH exige o achado da célula de Reed-Sternberg em uma amostra de biopsia de tecido dos linfonodos. Vários tipos de exames

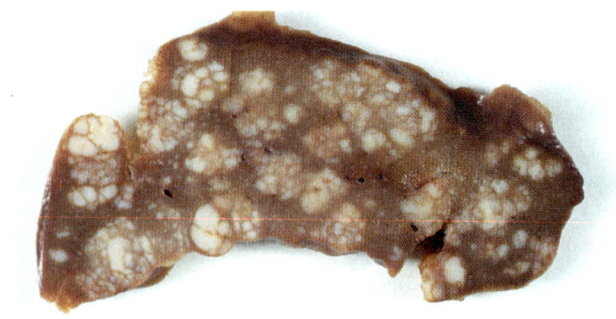

Figura 24.10 • Linfoma de Hodgkin envolvendo o baço. Múltiplas massas substituem o parênquima esplênico normal. Laparotomia e esplenectomia não são mais realizadas rotineiramente para fins de diagnóstico e estadiamento. Fonte: Rubin R., Strayer D. E. (Eds.) (2015). *Rubin's pathology: Clinicopathologic foundations of medicine* (7. ed., Fig. 26-79, p. 1160). Philadelphia, PA: Lippincott Williams & Wilkins.

por imagens, incluindo a linfangiografia bipedal, são capazes de detectar as alterações estruturais nos linfonodos, que são muito pequenos para que possam ser visualizados por tomografia computadorizada (TC). Uma biopsia de medula óssea bilateral geralmente é realizada em pessoas com suspeita de doença disseminada.

O estadiamento das pessoas com LH baseia-se no número de linfonodos envolvidos, na localização dos linfonodos em um ou ambos os lados do diafragma e na existência ou não de disseminação da doença para medula óssea, fígado, pulmão ou pele. O estadiamento de LH é de grande importância clínica, uma vez que o tratamento de escolha e o prognóstico em última análise estão relacionados com a distribuição da doença.

Radioterapia e quimioterapia são utilizadas no LH. A maioria das pessoas com doença localizada recebe radioterapia. A abordagem combinada de radioterapia, bioterapia e quimioterapia é utilizada em pessoas com doença avançada. A acurácia das técnicas de estadiamento, a aplicação de radiação e a eficácia curativa dos esquemas combinados de quimioterapia melhoraram a taxa de sobrevida de pessoas com LH. As taxas de sobrevida em 5 anos para o estágio inicial variam de 94 a 96%.[29]

Leucemias

As leucemias são neoplasias malignas de células originalmente derivadas de células precursoras hematopoéticas. As leucemias se caracterizam pela substituição difusa da medula óssea por células neoplásicas imaturas em proliferação desregulada. Na maioria dos casos, as células leucêmicas entram na corrente sanguínea, onde podem ser observadas em grande número. O termo *leucemia* foi utilizado pela primeira vez por Virchow para descrever uma inversão da razão habitual entre hemácias e leucócitos. As células leucêmicas também podem infiltrar o fígado, o baço, os linfonodos e outros tecidos por todo o organismo, causando aumento desses órgãos.

Nos EUA, em 2017, foram diagnosticados aproximadamente 62.130 novos casos de leucemia e esperava-se que aproximadamente 24.500 pessoas morressem da doença.[19] A leucemia é a causa mais comum de câncer em crianças e adolescentes. É responsável por 29% dos cânceres na infância. Embora comumente seja considerada uma doença da infância, a leucemia é diagnosticada 10 vezes mais frequentemente em adultos do que em crianças.

Classificação

As leucemias são comumente classificadas de acordo com o tipo predominante de células (i. e., linfocítica ou mieloide) e se a condição é aguda ou crônica. Leucemias bifenotípicas demonstram características tanto de linhagens linfoides quanto mieloides. Um sistema de classificação rudimentar, o chamado FAB (*French-American-British Cooperative Group*), ainda está sendo utilizado e divide a leucemia em quatro tipos: leucemia linfocítica (linfoblástica) aguda (LLA), leucemia linfocítica crônica (LLC), leucemia mieloide aguda (mieloblásticas) (LMA) e leucemia mieloide crônica (LMC). Entretanto, novos sistemas de classificação, com múltiplos subtipos que diferenciam diversas características e empregam perfis de expressão gênica, estão sendo utilizados clinicamente para o diagnóstico e tratamento de casos de leucemia.[30] As *leucemias linfocíticas* envolvem linfócitos imaturos e seus progenitores que se originam na medula óssea, mas se infiltram no baço, linfonodos, sistema nervoso central e outros tecidos. As *leucemias mieloides* envolvem as células-tronco mieloides pluripotentes da medula óssea e interferem na maturação de todas as células sanguíneas, incluindo granulócitos, hemácias e trombócitos.

Etiologia e biologia molecular

As causas da leucemia são em grande parte desconhecidas. A incidência de leucemia entre pessoas que foram expostas a altos níveis de radiação é extraordinariamente alta. Um aumento da incidência de leucemia também está associado à exposição ao benzeno, muitas toxinas desconhecidas, fármacos, produtos químicos e gases. A leucemia pode ocorrer como um segundo câncer após quimioterapia agressiva de outros tipos de câncer, como linfoma de Hodgkin. A existência de predisposição genética para o desenvolvimento de leucemia aguda é sugerida por maior incidência da doença entre inúmeras doenças congênitas, incluindo síndrome de Down, neurofibromatose e anemia de Fanconi. Há também numerosos relatos de casos de leucemia aguda ocorrendo em uma mesma família.

A biologia molecular da leucemia aponta que o evento ou eventos causadores de distúrbios exercem seus efeitos por meio da desregulação dos genes que normalmente regulam o desenvolvimento e a homeostasia das células sanguíneas.[5] Estudos citogenéticos têm demonstrado que há alterações cromossômicas recorrentes em mais da metade de todos os casos de leucemia. Mais comumente, são alterações estruturais classificadas como translocações, representadas como t(8;21), em que uma parte do cromossomo (p. ex., 8) passa a se localizar em outro cromossomo (p. ex., 21) e vice-versa; inversões, representadas como inv(16), em que parte de um cromossomo (p. ex., 16) está invertida e agora em ordem inversa, mas ainda ligada ao cromossomo original; e deleções, representadas como del(7), ou –7, em que parte de um cromossomo (p. ex., 7) se perdeu. Ruptura ou desregulação dos genes e produtos de genes específicos ocorridos nos locais dessas aberrações cromossômicas contribui para o desenvolvimento de leucemia.[29] Em muitos casos, foi constatado que esses genes e seus produtos estavam direta ou indiretamente envolvidos no desenvolvimento normal ou na manutenção do sistema hematopoético. Assim, parece que a leucemia é o resultado, pelo menos parcialmente, de distúrbios na atividade de genes que normalmente regulam o desenvolvimento de células sanguíneas. A Figura 24.11 compara um esfregaço de sangue normal com um de paciente leucêmico. Avanços na biologia molecular em relação à leucemia estão começando a oferecer uma compreensão mais completa da complexidade molecular da doença para fins de diagnóstico, classificação, tratamento e acompanhamento dos desfechos clínicos.

Uma das translocações mais estudadas é o cromossomo Philadelphia, que foi a primeira anomalia cromossômica identificada no câncer. A translocação do cromossomo Philadelphia,

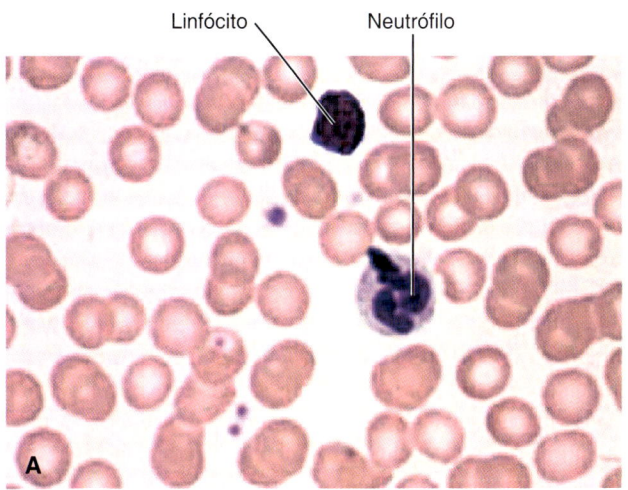

Sangue normal

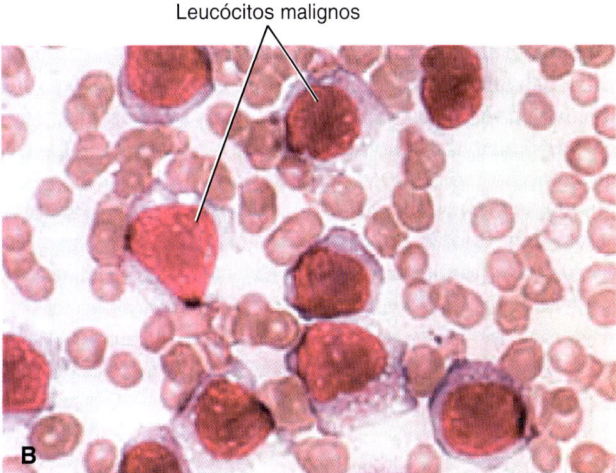

Sangue de um paciente com leucemia

Figura 24.11 • Leucemia. **A.** Sangue normal com neutrófilos e linfócitos normais. **B.** Sangue de pessoa com leucemia; ilustra numerosos leucócitos anormais. Fonte: McConnell T. H., Hull K. L. (2011). *Human form human function: Essentials of anatomy & physiology* (p. 386). Philadelphia, PA: Lippincott Williams & Wilkins.

t(9; 22), representa uma translocação recíproca entre o braço longo do cromossomo 22 e o braço longo do cromossomo 9.[4] Durante a translocação, uma grande parte do 22q é translocada para 9q, e uma parte menor de 9q é deslocada para 22q (Figura 24.12). A porção de 9q que é translocada contém *ABL*, um proto-oncogene que é o homólogo celular do vírus de leucemia murina de Abelson. O gene *ABL* é recebido em um local específico no 22q, chamado BCR (*breakpoint cluster region*). O gene de fusão BCR-ABL resultante codifica uma nova proteína que difere daquela do gene *ABL* normal, na medida em que apresenta atividade de tirosinoquinase (uma atividade característica de genes transformantes).[4] A existência da tirosinoquinase produzida pelo gene de fusão possibilita que células afetadas ignorem os sinais regulados que controlam o crescimento normal e a diferenciação celular e, em vez disso, sofrem uma transformação maligna para se tornarem células leucêmicas. A translocação do cromossomo Philadelphia é encontrada em mais de 90% das pessoas com LMC e em algumas pessoas com leucemia aguda. O desenvolvimento de inibidores da tirosinoquinase tem contribuído para uma abordagem orientada para o tratamento de leucemias que exibem translocação do cromossomo Philadelphia.[31]

Leucemias agudas

As leucemias agudas são cânceres de células progenitoras hematopoéticas.[4] Geralmente têm manifestação súbita, com sinais e sintomas relacionados com a função da medula óssea (Tabela 24.1). Há dois tipos de leucemia aguda: leucemia linfocítica aguda e leucemia mieloide aguda. A LLA acomete com mais frequência crianças, sendo responsável por três de cada quatro casos de leucemia infantil. No entanto, cerca de um terço dos casos de LLA se manifesta em adultos, e a maioria das mortes pela doença ocorre em pacientes adultos (cerca de quatro em cada cinco). Nos EUA, estava previsto o surgimento de mais de 5.970 novos casos de LLA em adultos para 2017.[19] Além disso, mais de 1.400 casos de LLA resultarão em óbito.[31] A LMA é principalmente uma doença de idosos, mas também pode se manifestar em crianças e jovens adultos.[19] Em crianças e adolescentes, a LMA é responsável por um em cada quatro casos de leucemia. A American Cancer Society prevê que haverá 21.380 novos casos de LMA, com aproximadamente 10.590 óbitos em 2017.[19]

LLA engloba um grupo de neoplasias compostas por precursores de linfócitos B (pré-B) ou T (pré-T), denominados *linfoblastos* (Figura 24.13). Aproximadamente 90% das pessoas com LLA apresentam alterações numéricas e estruturais nos cromossomos de suas células leucêmicas. Isso inclui hiperploidia (*i. e.*, mais de 50 cromossomos), poliploidia (*i. e.*, três ou mais conjuntos de cromossomos) e translocação e deleção cromossômica. Muitas dessas aberrações cromossômicas acabam desregulando a expressão e a função de fatores de transcrição necessários para o desenvolvimento de células hematopoéticas normais.

As LMA são um grupo diverso de neoplasias que afetam as células precursoras mieloides na medula óssea.[4] A maioria está associada a alterações genéticas adquiridas que inibem a diferenciação mieloide terminal. Como resultado, os elementos normais de medula são substituídos por acúmulo de blastos, relativamente indiferenciados, com resultante supressão das células progenitoras restantes, anemia, neutropenia e trombocitopenia. Anormalidades cromossômicas específicas, incluindo translocações, podem ser observadas em um grande número de casos de LMA. Um subtipo de LMA, a leucemia pró-mielocítica aguda, que representa 10% dos casos de adultos com LMA, está associada à translocação cromossômica t(15;17).[32] Essa translocação produz um gene de fusão que codifica para uma porção do fator de transcrição, o ácido retinoico receptor-A (RARa), fundida com uma porção de outra proteína, PML. Essa alteração no receptor do ácido retinoico produz um bloco de diferenciação que pode ser superado com doses farmacológicas de ácido retinoico.

Manifestações clínicas. Embora LLA e LMA sejam doenças distintas, tipicamente têm manifestações clínicas semelhantes. Ambas se caracterizam por aparecimento abrupto de sinais/sintomas, incluindo fadiga resultante de anemia; febre baixa, sudorese noturna e perda de peso pela rápida proliferação e hipermetabolismo das células leucêmicas; sangramento devido à redução na contagem de plaquetas; e dor óssea espontânea e à palpação causada pela expansão da medula óssea.[32-34] O processo infeccioso é resultante da neutropenia, com o risco de infecção aumentando rapidamente à medida que a contagem de neutrófilos cai abaixo de 500/$\mu\ell$. Ocorrem linfadenopatia generalizada, esplenomegalia e hepatomegalia causadas por infiltração de células leucêmicas em todos os casos de leucemia aguda, porém são mais comuns na LLA.

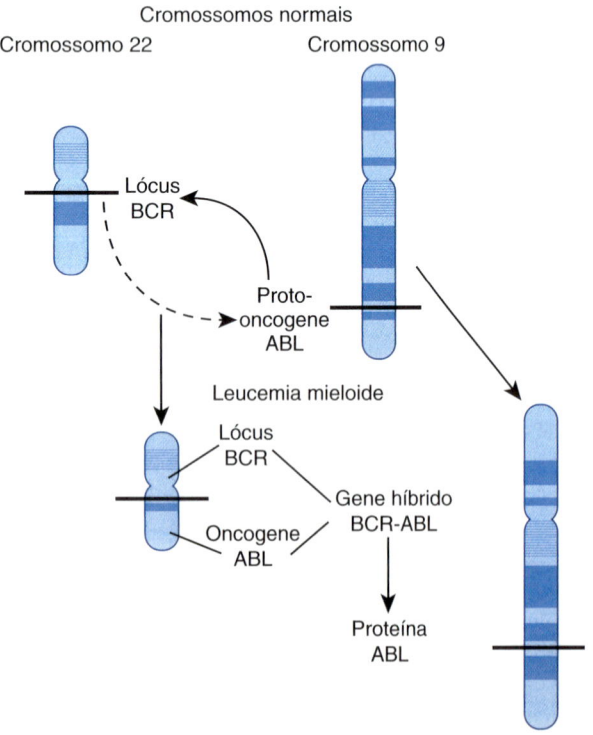

Figura 24.12 • Cromossomo Philadelphia (Ph), que é formado por quebras nas extremidades dos braços longos dos cromossomos 9 e 22, tornando possível que o proto-oncogene *ABL* no cromossomo 9 seja translocado para a região *breakpoint cluster region* (BCR) no cromossomo 22. O resultado é um novo gene de fusão que codifica a proteína BCR-ABL, que presumivelmente está envolvida na patogênese da LMC.

Capítulo 24 Distúrbios dos Leucócitos e dos Tecidos Linfoides

Tabela 24.1 Manifestações clínicas da leucemia e suas bases patológicas.*

Manifestações clínicas	Bases patológicas
Depressão da medula óssea:	
• Mal-estar, cansaço fácil	Anemia
• Febre	Infecção ou aumento do metabolismo por células neoplásicas
• Sangramento	Diminuição dos trombócitos
▪ Petéquias	
▪ Equimoses	
▪ Sangramento gengival	
▪ Epistaxe	
Dor óssea e sensibilidade à palpação	Infiltração óssea subperiosteal, expansão da medula óssea e reabsorção óssea
Cefaleia, náuseas, vômitos, papiledema, paralisia de nervos cranianos, convulsões, coma	Infiltração leucêmica do SNC
Desconforto abdominal	Linfadenopatia generalizada, hepatomegalia, esplenomegalia, devido à infiltração de células leucêmicas
Aumento da vulnerabilidade a infecções	Imaturidade dos leucócitos e função imunológica ineficiente
Anormalidades hematológicas:	Invasão física e metabólica de células leucêmicas em hemácias e células precursoras de trombócitos
• Anemia	
• Trombocitopenia	
Hiperuricemia e outros transtornos metabólicos	Proliferação e metabolismo anormal de células leucêmicas

*As manifestações variam com o tipo de leucemia.

Além das manifestações comuns de leucemia aguda (*i. e.*, a fadiga, perda de peso, febre, equimose), a infiltração de células malignas na pele, gengivas e outros tecidos moles é particularmente comum na forma monocítica de LMA. As células leucêmicas também conseguem atravessar a barreira hematencefálica e se abrigar no SNC. O envolvimento do SNC é mais comum em LLA do que em LMA, e é mais comum em crianças do que adultos. Sinais e sintomas de envolvimento do SNC incluem paralisia de nervos cranianos, cefaleia, náuseas, vômitos, papiledema e, ocasionalmente, convulsões e coma.

Leucostase é uma condição em que a contagem de blastos na circulação sanguínea é acentuadamente elevada (em geral 100.000/$\mu\ell$). O elevado número de blastos leucêmicos circulantes aumenta a viscosidade do sangue e predispõe ao desenvolvimento de embolia leucoblástica, com obstrução de pequenos vasos sanguíneos na circulação pulmonar e cerebral. A oclusão de vasos pulmonares conduz a ruptura do vaso e infiltração do tecido pulmonar, resultando em falta de ar súbita e dispneia progressiva. A leucostase cerebral acarreta cefaleia difusa e letargia, que podem progredir para confusão mental e coma. Uma vez identificada a leucostase, deve ser administrado tratamento imediato e efetivo para diminuir a contagem de blastos rapidamente. Faz-se inicialmente aférese para remover o excesso de células blásticas, seguida por quimioterapia para interromper a produção de células leucêmicas na medula óssea.[33,34]

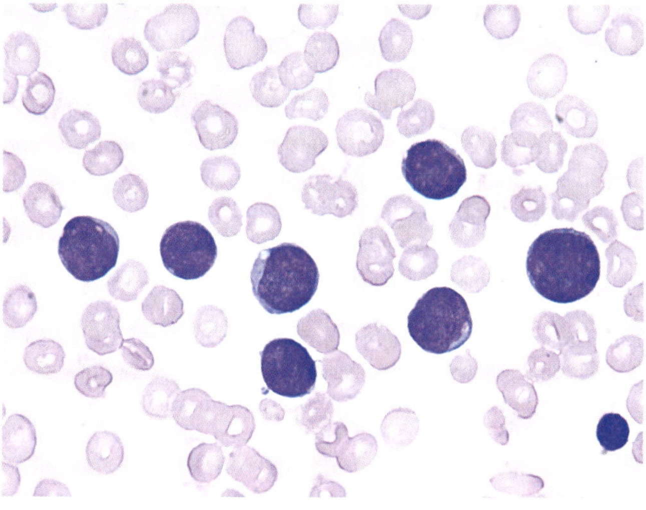

Hiperuricemia resulta do aumento da proliferação ou da degradação de nucleotídios da purina (*i. e.*, um dos componentes dos ácidos nucleicos) secundário à morte de células leucêmicas resultante da quimioterapia. Pode aumentar antes e durante o tratamento. Geralmente é administrada terapia profilática com rasburicase, uma versão recombinante da enzima urato oxidase, para prevenção de complicações renais secundárias à cristalização de ácido úrico no filtrado urinário.[34]

Diagnóstico. O diagnóstico definitivo de leucemia aguda se baseia em estudos do sangue e da medula óssea. É necessária a demonstração da existência de células leucêmicas no sangue periférico, medula óssea ou tecido extramedular. Os achados laboratoriais revelam leucócitos imaturos (blastos) na circulação e na medula óssea, onde podem constituir de 60 a 100% das células. À medida que essas células proliferam e começam a se acumular na medula óssea, dá-se a supressão do desenvolvimento de outras linhagens de células sanguíneas na medula óssea. Consequentemente, desaparecem células mieloides maduras, como hemácias, leucócitos e plaquetas. Quase sempre há anemia, e a contagem de plaquetas está reduzida. Deve ser realizada imunofenotipagem para determinar o subtipo de linhagem da leucemia.[30]

A biopsia de medula óssea pode ser usada para determinar as características moleculares da leucemia, o grau de envolvimento

Figura 24.13 • Leucemia linfoblástica aguda. Os linfoblastos no sangue periférico têm núcleos irregulares e endentados com cromatina nuclear delicada, nucléolos visíveis e quantidade variável de citoplasma agranular. Fonte: Rubin R., Strayer D. E. (Eds.) (2015). *Rubin's pathology: Clinicopathologic foundations of medicine* (7. ed., Fig. 26-56, p. 1138). Philadelphia, PA: Lippincott Williams & Wilkins.

da medula óssea e a morfologia e histologia da doença. Os estudos citogenéticos, usados para determinar anormalidades cromossômicas, são um dos mais poderosos indicadores de prognóstico na leucemia aguda. Determinadas anormalidades cromossômicas respondem mais favoravelmente a certos tipos de tratamento e têm um prognóstico melhor do que outras.

O estadiamento da LLA inclui punção lombar para avaliar o envolvimento do SNC. Exames de imagem, que incluem TC do tórax, do abdome e da pelve, também podem ser obtidos para identificar locais adicionais de comprometimento.

Tratamento. A abordagem da LLA e da LMA tem várias fases e inclui *terapia de indução*, para provocar remissão; *terapia de intensificação*, para produzir redução adicional na quantidade de células leucêmicas depois de alcançada a remissão; e *terapia de manutenção*, para manter a remissão. A meta da terapia de indução é a produção de resposta significativa da medula óssea, com destruição das células leucêmicas progenitoras, acompanhada pela recuperação da medula óssea normal. A probabilidade de alcançar remissão depende de vários fatores, incluindo idade, tipo de leucemia e estágio da doença no momento da apresentação. Desses fatores, a idade é provavelmente a variável prognóstica mais significativa.

Necrose massiva de células malignas pode ocorrer durante a fase inicial da quimioterapia. Esse fenômeno, conhecido como *síndrome de lise tumoral*, pode resultar em transtornos metabólicos potencialmente fatais, incluindo hiperpotassemia, hiperfosfatemia, hiperuricemia, hipomagnesemia, hipocalcemia e acidose, com possibilidade de causar insuficiência renal aguda. Utiliza-se hidratação profilática agressiva com soluções alcalinas e administração de rasburicase para reduzir os níveis de ácido úrico e contrabalançar esses efeitos.

Como na LLA, o tratamento de LMA consiste em várias fases. O tratamento geralmente contempla indução, seguida por consolidação intensiva. A indução consiste em quimioterapia intensiva para conseguir aplasia da medula óssea. Durante esse período, muitas vezes são necessárias transfusões de suporte e tratamento com agentes antimicrobianos.

Pode ser considerado um transplante de medula óssea ou de células-tronco para pessoas com LLA e LMA que não respondem a outras formas de tratamento.[33-34] Devido ao risco de complicações, o transplante de medula óssea geralmente não é recomendado para pessoas com mais de 50 a 55 anos de idade.[34-35]

> **Conceitos fundamentais**
>
> **Leucemias**
> - Leucemias são neoplasias malignas resultantes da transformação de uma única linhagem de células sanguíneas derivada de células-tronco hematopoéticas
> - Como as células leucêmicas são imaturas e pouco diferenciadas, proliferam rapidamente e têm vida útil longa, elas não têm funcionamento normal, interferem na maturação de células sanguíneas normais e circulam na corrente sanguínea, atravessam a barreira hematencefálica e infiltram em muitos órgãos.

Leucemias crônicas

Em contraste com as leucemias agudas, as leucemias crônicas são neoplasias malignas que envolvem a proliferação de células mieloides e linfoides com diferenciação mais completa. Tal como acontece com a leucemia aguda, existem dois tipos principais de leucemia crônica: leucemia linfocítica crônica (LLC) e leucemia mieloide crônica (LMC). A LLC foi responsável por cerca de 20.110 novos casos e 4.600 mortes nos EUA em 2017 (ACA). É principalmente uma doença de adultos mais velhos. A média de idade no momento do diagnóstico é de aproximadamente 72 anos. Quase não é observada em pessoas com menos de 40 anos de idade e é extremamente rara em crianças.[19,35] A LMC é responsável por cerca de 8.950 novos casos e 1.080 mortes em 2011 nos EUA.[19] Tal como acontece com a LLC, é predominantemente uma doença de idosos, com idade média de 67 anos no momento do diagnóstico.[19]

Leucemia linfocítica crônica. A LLC, uma malignidade clonal dos linfócitos B, é a forma mais comum de leucemia em adultos no mundo ocidental. No passado, a LLC era vista como uma doença homogênea de células B imaturas, imunoincompetentes e minimamente autorrenováveis, que se acumulavam devido a falhas de mecanismos apoptóticos. Algumas pessoas com leucemia linfocítica crônica sobrevivem por muitos anos sem tratamento e, por fim, sucumbem a doenças não relacionadas, enquanto outros têm uma doença rapidamente fatal, apesar da terapêutica agressiva. Imunofenotipagem confirma o diagnóstico de LLC. Alguns marcadores de linfócitos B são pesquisados para elucidar o diagnóstico diferencial, juntamente de aberrações genômicas específicas da LLC. O número de alterações genômicas aumenta com a evolução da doença.[33] Os sinais e os sintomas clínicos da LLC estão fortemente relacionados com a infiltração progressiva da medula óssea e dos tecidos linfoides por linfócitos neoplásicos e com defeitos imunológicos secundários. Pessoas com a forma de evolução arrastada de LLC são, com frequência, assintomáticas no momento do diagnóstico; e linfocitose é observada em um hemograma completo obtido por outra causa, não relacionada. À medida que a doença progride, os linfonodos aumentam gradualmente de tamanho e novos linfonodos são envolvidos, por vezes, em áreas pouco usuais, como couro cabeludo, órbitas, faringe, pleura, sistema digestório, fígado, próstata e gônadas. Pessoas com a forma agressiva de leucemia linfocítica crônica apresentam deterioração clínica rápida, caracterizada por linfadenopatia, hepatoesplenomegalia, febre, dor abdominal, perda de peso, anemia progressiva e trombocitopenia, com rápido aumento da contagem de linfócitos.

Hipogamaglobulinemia é comum em casos de LLC, especialmente em pessoas com doença avançada. O aumento da suscetibilidade à infecção reflete a incapacidade de produzir anticorpos específicos e ativação anormal do complemento. Os microrganismos infecciosos mais comuns são aqueles que exigem opsonização para serem destruídos, como *Streptococcus pneumoniae*, *Staphylococcus aureus* e *Haemophilus influenzae*.

A principal característica diagnóstica de LLC é o achado de linfocitose isolada. A contagem geralmente é superior a $20.000/\mu\ell$, e pode se elevar para várias centenas de milhares.

Geralmente, 75 a 98% são linfócitos. O hematócrito e a contagem de plaquetas são, geralmente, normais na apresentação. Estudos citogenéticos têm condições de fornecer informação prognóstica.[33,34] O achado de deleção do cromossomo 17p ou 11q é um indicador de mau prognóstico.[33]

O tratamento de LLC geralmente depende da existência de indicadores de prognóstico.[33] Pessoas com LLC de evolução arrastada ou de baixo risco geralmente não precisam de tratamento específico por muitos anos após o diagnóstico e acabam morrendo de causas aparentemente não relacionadas. É importante assegurar ao paciente com essa doença a possibilidade de ter uma vida normal por muitos anos. Muitas pessoas com doença de risco intermediário também permanecem estáveis por muitos anos, enquanto outras desenvolvem complicações e necessitam de tratamento em alguns meses. A maioria das pessoas com alto risco de LLC requer tratamento no momento do diagnóstico. Complicações como anemia hemolítica autoimune ou trombocitopenia podem exigir tratamento com corticosteroides ou a realização de esplenectomia.

Em pessoas mais jovens com doença agressiva, um transplante ablativo alogênico (destruição de células da medula óssea por irradiação ou quimioterapia) ou um transplante de células-tronco não mieloablativo são opções de tratamento. Em um tipo de transplante não mieloablativo, a meta é a supressão da medula óssea; a destruição das células leucêmicas por linfócitos do doador, conhecida como efeito "enxerto-*versus*-leucemia"; e a recuperação de medula com células do doador.

Leucemia mieloide crônica.
É uma doença das células progenitoras hematopoéticas pluripotentes. É caracterizada por proliferação excessiva de granulócitos, precursores eritroides e megacariócitos da medula óssea. As células da leucemia mieloide crônica (LMC) apresentam uma anomalia citogenética específica, o *cromossomo Philadelphia* descrito anteriormente.[4] Acredita-se, em geral, que a LMC se desenvolve quando uma única célula-tronco hematopoética pluripotente adquire um cromossomo Philadelphia. Embora a LMC tenha origem nas células-tronco pluripotentes, os precursores de granulócitos permanecem o tipo de célula leucêmica dominante.

O curso clínico da LMC é comumente dividido em três fases:

1. Fase crônica da duração variável
2. Fase acelerada curta
3. Fase terminal de crise blástica.

O início da fase crônica é geralmente lento, com sinais/sintomas inespecíficos como fraqueza e perda de peso. A descoberta laboratorial mais característica no momento da apresentação é leucocitose com granulócitos imaturos no sangue periférico. Desenvolve-se anemia e, por fim, trombocitopenia. A anemia causa fraqueza, cansaço e dispneia aos esforços. Frequentemente, existe esplenomegalia no momento do diagnóstico; hepatomegalia é menos comum e linfadenopatia é relativamente incomum.

A fase acelerada de LMC é caracterizada por esplenomegalia e sinais/sintomas progressivos. A esplenomegalia muitas vezes provoca sensação de plenitude e desconforto abdominais. O aumento da contagem de basófilos e de células mais imaturas no sangue ou na medula óssea confirma a transformação para a fase acelerada. Durante essa fase, surgem sinais/sintomas constitucionais, como febre baixa, sudorese noturna, dor óssea e perda de peso devido a rápida proliferação e hipermetabolismo das células leucêmicas. Sangramento e equimoses ocorrem por causa das plaquetas disfuncionais. Geralmente, a fase de aceleração é de curta duração (6 a 12 meses).

A fase blástica terminal da LMC representa a evolução para leucemia aguda, e é caracterizada por aumento na circulação sanguínea do número de precursores mieloides, especialmente blastos. Os sinais/sintomas constitucionais se tornam mais proeminentes durante esse período, e a esplenomegalia pode se acentuar significativamente. Infiltrados isolados de células leucêmicas podem envolver a pele, os linfonodos, os ossos e o sistema nervoso central. Quando a contagem de blastos está muito elevada (> 100.000/$\mu\ell$), podem ocorrer sinais/sintomas de leucostase.

Uma característica diagnóstica de LMC é a contagem elevada de leucócitos (leucocitose), com contagens medianas de 150.000/$\mu\ell$ no momento do diagnóstico, embora em alguns casos o aumento seja modesto. A principal característica da doença é a existência do produto gênico BCR-ABL, que pode ser detectado no sangue periférico. A melhor maneira de detecção é por meio da reação em cadeia de polimerase (PCR), que suplantou a citogenética na identificação do cromossomo Philadelphia. O exame da medula óssea geralmente não é necessário para o estabelecimento do diagnóstico, mas é útil para o prognóstico e a detecção de anomalias cromossômicas adicionais.

As metas do tratamento para LMC incluem alcançar uma resposta hematológica caracterizada por hemogramas normalizados; resposta citogenética demonstrada pela redução ou eliminação do cromossomo Philadelphia da medula óssea; e resposta molecular confirmada pela eliminação da proteína de fusão BCR-ABL.[40] O único tratamento curativo disponível para LMC é o transplante alogênico de medula óssea ou transplante de células-tronco. Na maioria dos centros médicos especializados, estão disponíveis transplantes mieloablativos plenos para crianças e adultos com menos de 60 anos de idade que tenham irmão doador HLA-compatível ou um doador não parente com compatibilidade molecular. Transplantes não mieloablativos ou "minitransplantes" estão disponíveis para pessoas com menos de 70 anos de idade com irmão HLA-compatível ou doador não parente HLA-compatível.

Discrasias plasmocitárias

Caracterizam-se pela expansão de um único clone de plasmócitos produtores de imunoglobulinas e o resultante aumento nos níveis séricos de uma única imunoglobulina monoclonal ou seus fragmentos. As discrasias plasmocitárias incluem mieloma múltiplo; plasmocitoma localizado (mieloma solitário); linfoma linfoplasmocitário; amiloidose primária ou imunocítica devido à produção excessiva de cadeias leves; e gamopatia monoclonal de significado indeterminado (GMSI).

A *gamopatia monoclonal de significado indeterminado* se caracteriza pela existência de imunoglobulina monoclonal no soro, sem outros achados de mieloma múltiplo. A GMSI é considerada uma condição pré-maligna.[38] Aproximadamente 2% por ano das pessoas com GMSI evoluem e desenvolvem uma discrasia plasmocitária (mieloma múltiplo, linfoma linfoplasmocitário ou amiloidose). A forte ligação entre GMSI e mieloma múltiplo sugere que um primeiro evento oncogênico produz GMSI e um segundo evento resulta em mieloma múltiplo.[4]

Mieloma múltiplo

Mieloma múltiplo é um tumor maligno de linfócitos B originário de plasmócitos totalmente diferenciados. As altas taxas de morbimortalidade dessa doença estão associadas à destruição de órgãos-alvo.[37] O tumor se desenvolve com maior frequência em pessoas com mais de 60 anos de idade, sendo a idade média de apresentação de 71 anos.

A causa do desenvolvimento do mieloma múltiplo é desconhecida. Os fatores de risco presumidos incluem estimulação imunológica crônica, doença autoimune, exposição à radiação ionizante e exposição ocupacional a pesticidas ou herbicidas (p. ex., dioxinas).[36] Os casos de mieloma foram associados à exposição ao agente laranja durante a Guerra do Vietnã. Diversos tipos de vírus têm sido associados à patogênese do mieloma.

Patogênese. O mieloma múltiplo se caracteriza pela proliferação de plasmócitos malignos na medula óssea e lesões ósseas osteolíticas por todo o sistema esquelético (Figura 24.14). Tal como acontece com outras doenças malignas hematopoéticas, atualmente é reconhecido que o mieloma múltiplo está associado a anormalidades cromossômicas, incluindo deleções de 13q e translocações envolvendo o *locus* de IgG no cromossomo 14.[32,37] Um parceiro de fusão é um gene do receptor do fator de crescimento de fibroblastos no cromossomo 4, que é truncado para produzir um receptor constitutivamente ativo. Também ocorrem alterações no microambiente da medula óssea, como a indução de angiogênese, a supressão da imunidade mediada por células e o desenvolvimento de circuitos de sinalização parácrinos envolvendo citocinas, como IL-6 e fator de crescimento endotelial vascular. Outros fatores de crescimento implicados no mieloma múltiplo incluem FEC de granulócitos, interferona-α e IL-10. Acredita-se que o desenvolvimento de lesões ósseas no mieloma múltiplo esteja relacionado com aumento da expressão pelos osteoblastos do ligante do receptor ativador do fator nuclear κB (FN-κB) (RANKL).[36]

Um dos aspectos característicos resultantes da proliferação de osteoclastos no mieloma múltiplo é a produção desregulada de um anticorpo monoclonal chamado *proteína M*, pois é detectado como uma espícula M na eletroforese de proteínas. Na maioria dos casos, a proteína M é IgG (60%) ou IgA (20 a 25%).[37] Nos restantes 15 a 20% dos casos, os plasmócitos produzem apenas proteínas anormais, chamadas *proteínas de Bence Jones*, que consistem em cadeias leves da molécula de imunoglobulina. Devido ao seu baixo peso molecular, as proteínas de Bence Jones são facilmente excretadas pela urina. Indivíduos com essa forma da doença (doença de cadeia leve) têm proteínas de Bence Jones em seu soro, mas não têm o componente M. No entanto, até 80% das células do mieloma produzem imunoglobulinas completas, bem como um excesso de cadeias leves. Portanto, há tanto as proteínas M quanto as proteínas de Bence Jones. Muitas proteínas de cadeia leve são diretamente tóxicas para estruturas tubulares renais, podendo conduzir a destruição tubular e, por fim, a insuficiência renal.

Manifestações clínicas. Os principais locais de envolvimento do mieloma múltiplo são os ossos e a medula óssea. Além da proliferação anormal de plasmócitos da medula, ocorrem proliferação e ativação de osteoclastos, que resultam em reabsorção e destruição ósseas (Figura 24.15). Esse aumento da reabsorção óssea predispõe a fraturas patológicas e hipercalcemia. Paraproteínas secretadas pelos plasmócitos podem causar hiperviscosidade nos líquidos corporais e se decompor em amiloide, uma substância proteica que se deposita entre as células, causando insuficiência cardíaca e nefropatia. Embora o mieloma múltiplo se caracterize pela produção excessiva de imunoglobulina monoclonal, geralmente ocorre depressão nos níveis de imunoglobulinas normais. Isso contribui para a maior suscetibilidade a infecções bacterianas recorrentes.

Plasmócitos malignos também podem formar plasmocitomas (tumores plasmocitários) nos ossos e tecidos moles. O local mais comum para o desenvolvimento de plasmocitomas dos tecidos moles é o sistema digestório. O desenvolvimento de plasmocitomas no tecido ósseo está associado a destruição óssea e dor localizada. Podem ser observadas lesões osteolíticas e fraturas por compressão no esqueleto axial e nos ossos longos proximais. Ocasionalmente, as lesões comprometem a coluna vertebral, causando colapso vertebral e compressão da medula espinal.

Dor óssea é um dos primeiros sintomas em quase três quartos de todas as pessoas diagnosticadas com mieloma múltiplo. A destruição óssea também compromete a produção de hemácias e leucócitos e predispõe o paciente a anemia e infecções recorrentes. Muitas pessoas sofrem perda de peso e fraqueza. Insuficiência renal ocorre em aproximadamente metade das pessoas com mieloma múltiplo. Também podem ocorrer manifestações neurológicas causadas por neuropatia ou compressão da medula espinal.

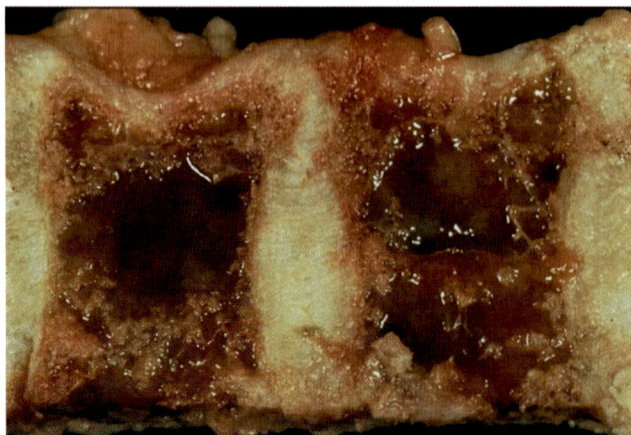

Figura 24.14 • Mieloma plasmocitário. Há múltiplas lesões ósseas líticas na vértebra. Ossos como este são propensos a fratura patológica. Fonte: Rubin R., Strayer D. E. (Eds.) (2015). *Rubin's pathology: Clinicopathologic foundations of medicine* (7. ed., Fig. 26-65, p. 1151). Philadelphia, PA: Lippincott Williams & Wilkins.

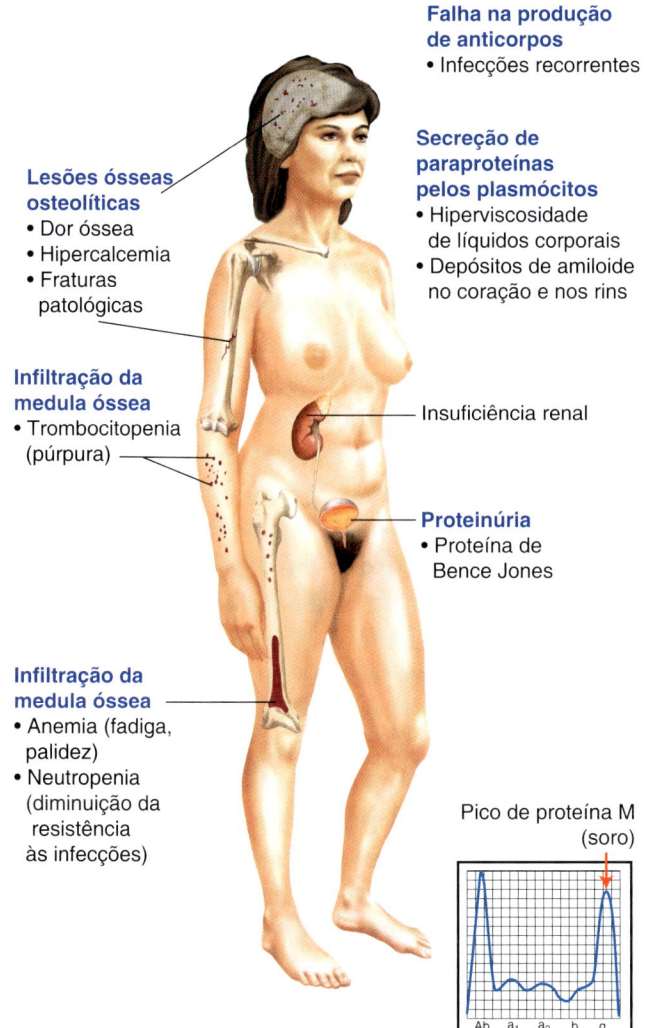

Figura 24.15 • Manifestações clínicas de mieloma múltiplo.

Diagnóstico e tratamento. O diagnóstico de mieloma múltiplo se fundamenta nas manifestações clínicas, exames de sangue e exame da medula óssea.[38,39] A tríade clássica de plasmocitose na medula óssea (mais do que 10% dos plasmócitos), lesões ósseas líticas e espícula sérica de proteína M ou achado de proteínas de Bence Jones na urina é definitiva para o diagnóstico de mieloma múltiplo. Radiografias dos ossos são importantes para estabelecer a existência de lesões. Anemia é quase universal. Outras características laboratoriais incluem hipercalcemia, elevada velocidade de hemossedimentação (VHS) e sinais de insuficiência renal.

O tratamento do mieloma múltiplo está mudando rapidamente.[39,40] Durante várias décadas, o melfalano (um agente alquilante) e a prednisona foram fundamentais para o tratamento do mieloma múltiplo. Entretanto, a exposição cumulativa ao melfalano está associada a maior risco de mielotoxicidade, como o desenvolvimento de mielodisplasia, leucemia aguda e comprometimento da produção de células-tronco. Essa é uma consideração importante para candidatos a transplantes de células-tronco autólogas. A adição de antraciclinas, agentes alquilantes alternativos e interferona resultou em melhora mínima dos desfechos do tratamento.

Embora a incorporação de novas classes de medicamentos no tratamento do mieloma múltiplo tenha provocado uma mudança nos esquemas terapêuticos mais antigos, as abordagens convencionais ainda não foram excluídas.

Quimioterapia em altas doses associada a transplante de células-tronco autólogas é considerada medida de primeira linha para pessoas com menos de 70 anos de idade e mieloma múltiplo recém-diagnosticado. O transplante alogênico oferece desfechos prolongados de remissão e possibilidade de cura, mas a um custo elevado de mortalidade relacionada com o tratamento. Por isso, podem ser realizados "minitransplantes" utilizando quimioterapia não mieloablativa para proporcionar nível de supressão imunológica suficiente para viabilizar enxertia do doador e o subsequente efeito enxerto-*versus*-tumor.

RESUMO

Linfomas (LNH e LH) são neoplasias malignas de células nativas do tecido linfoide, que têm sua origem em estruturas linfoides secundárias, como linfonodos e MALT. Os LNH são um grupo de doenças neoplásicas que se originam nos tecidos linfoides, geralmente nos linfonodos. Os LNH são multicêntricos na origem e se disseminam precocemente para vários tecidos linfoides por todo o organismo, especialmente no fígado, baço e medula óssea. LH se caracteriza pelo aumento indolor e progressivo de um único linfonodo ou grupo de linfonodos. Acredita-se que se originem em uma área do sistema linfático e, se não for controlada, a doença se espalha por toda a rede linfática.

As leucemias são neoplasias malignas de células precursoras hematopoéticas que se originam na medula óssea. São classificadas de acordo com o tipo celular (*i. e.*, linfocítica ou mieloide) e se a doença é aguda ou crônica. As leucemias linfocíticas envolvem linfócitos imaturos e seus progenitores que se originam na medula óssea, mas se infiltram no baço, linfonodos, sistema nervoso central e outros tecidos. As leucemias mieloides envolvem as células-tronco mieloides pluripotentes da medula óssea e interferem na maturação de todas as células sanguíneas, incluindo granulócitos, hemácias e trombócitos.

As leucemias agudas (*i. e.*, LLA, que afeta principalmente crianças, e LMA, que afeta principalmente adultos) manifestam-se de modo abrupto, com sinais/sintomas de depressão da medula óssea (anemia, fadiga, hemorragia e infecção); dor óssea; linfadenopatia generalizada, esplenomegalia e hepatomegalia. As leucemias crônicas, que afetam principalmente adultos, têm início mais insidioso. A LLC muitas vezes tem um curso clínico mais favorável, com os portadores sobrevivendo por tempo suficiente para morrer de outras causas não relacionadas. O curso da LMC é lento e progressivo, com transformação para um curso semelhante ao de LMA.

O mieloma múltiplo é uma discrasia plasmocitária caracterizada pela expansão de um único clone de plasmócitos produtores de imunoglobulinas e pelo aumento resultante nos níveis séricos de uma única imunoglobulina monoclonal ou seus fragmentos. Os principais locais de envolvimento do mieloma múltiplo são os ossos e a medula óssea. Além da proliferação anormal de plasmócitos da medula óssea, ocorrem proliferação e ativação dos osteoclastos, o que resulta em reabsorção óssea e destruição ósseas, e predispõe a maior risco de fraturas e desenvolvimento de hipercalcemia patológica. As paraproteínas secretadas pelas células plasmáticas podem causar hiperviscosidade dos líquidos corporais e se decompor em amiloide, uma substância proteica que se deposita entre as células e pode causar insuficiência cardíaca e neuropatia. O envolvimento da medula óssea resulta em aumento do risco de infecção pela supressão das imunidades humoral e mediada por células e pela anemia resultante do comprometimento da produção de hemácias.

CONSIDERAÇÕES GERIÁTRICAS

- Se a resposta leucocitária à infecção não for adequada[41], pode ocorrer um processo avassalador como sepse
- Leucopenia, redução da contagem de leucócitos, nos adultos mais velhos é consequente à produção diminuída dos fatores de crescimento necessários para a hematopoese por células estromais localizadas na medula óssea ou consequente à redução da resposta aos fatores de crescimento[42]
- No adulto mais velho, o DNA das células-tronco está danificado e isso aumenta o risco de doenças malignas hematopoéticas como leucemia mieloide aguda (LMA)
- A mielossupressão no adulto mais velho resulta de medicamentos que impedem a produção de leucócitos suficientes pela medula óssea.[42]

CONSIDERAÇÕES PEDIÁTRICAS

- O número de leucócitos encontrado na circulação ao nascimento é igual ao dos adultos[43]
- Soluções de continuidade nas pregas cutâneas, abscessos, infecção em locais de procedimento e celulite cutânea são indícios de neutropenia em lactentes[43]
- As crianças respondem à infecção com leucocitose neutrofílica mais significativa do que os adultos.[41]

Exercícios de revisão

1. Uma mulher leva o filho de 4 anos de idade ao ambulatório de pediatria porque ele apresenta irritabilidade, perda de apetite, febre baixa, palidez e dor nas pernas. O hemograma completo revela anemia, trombocitopenia e leucocitose com linfócitos atípicos. O diagnóstico da LLA é confirmado.

   a. Qual é a origem da anemia, da trombocitopenia, da leucocitose e dos linfócitos atípicos observados no hemograma dessa criança?
   b. Explique a causa da febre, palidez, aumento de sangramento e dor óssea.
   c. Os pais são informados de que a melhor opção para LLA consiste em quimioterapia agressiva com o objetivo de alcançar a remissão da doença. Explique a base racional do uso de quimioterapia para leucemia.
   d. Os pais são informados de que a criança precisará de quimioterapia intratecal, administrada por uma punção lombar. Por que é necessário esse tratamento?

2. Um homem de 36 anos de idade procura seu médico por causa de febre, sudorese noturna, perda de peso e sensação de plenitude no abdome. A biopsia de linfonodo estabelece o diagnóstico de LNH.

   a. Embora os linfomas possam ser originários de qualquer tecido linfoide, a maioria tem origem nos linfonodos, e também a maioria (80 a 85%) deriva de linfócitos B. Estabeleça uma hipótese sobre o motivo de os linfócitos B serem afetados com mais frequência do que os linfócitos T.
   b. Anticorpos monoclonais estão sendo usados no tratamento de LNH. Explique como esses agentes exercem seu efeito e por que são específicos para linfomas de células B.

REFERÊNCIAS BIBLIOGRÁFICAS

1. Hall J. E. (2016). Guyton and Hall textbook of medical physiology (13th ed.). Philadelphia, PA: Elsevier.
2. Sarker J. M., Pearce S. M., Nelson R. P., et al. (2017). An integrative multi-lineage model of variation in leukopoiesis and acute myelogenous leukemia. BMC Systems Biology 11, 78. doi:10.1186/s12918-017-0469-2.
3. Ross M. H., Pawline W. (2017). Histology: A text and atlas (6th ed.). Philadelphia, PA: Lippincott Williams & Wilkins.
4. Hsu M. C., Itkin M. (2016). Lymphatic anatomy. Techniques in Vascular and Interventional Radiology 19, 247–254.
5. Aster J. C., Bunn H. F. (2017). Pathophysiology of blood disorders (2nd ed.). New York: MacGraw Hill.
6. Carman C. V., Martinelli R. (2015). T lymphocyte-endothelial interactions: Emerging understanding of trafficking and antigen-specific immunity. Frontiers in Immunology 6, 603. doi:10.3389/fimmu.2015.00603.
7. Nayak R., Trump L. R., Aronow B. J., et al. (2015). Pathogenesis of ELANE-mutant severe neutropenia revealed by induced pluripotent stem cells. Journal of Clinical Investigation 125, 3103–3116.
8. Klimiankou M., Mellor-Heineke S., Zeidler C., et al. (2016). Role of CSF3R mutations in the pathomechanism of congenital neutropenia and secondary acute myeloid leukemia. Annals of the New York Academy of Sciences 1370, 119–125.
9. Afzal W., Owlia M. B., Hasni S., et al. (2017). Autoimmune neutropenia updates: Etiology, pathology, and treatment. Southern Medical Journal 110(4), 300–307. doi:10.14423/SMJ.0000000000000637.
10. Moore D. C. (2016). Drug-induced neutropenia: A focus on rituximab-induced late-onset neutropenia. Pharmacy and Therapeutics 41(12), 765–768.
11. Saeed A. N., Al-Atiyyat N. (2015). Management of chemotherapy-induced febrile neutropenia among adult oncology patients: A review. Canadian Oncology Nursing Journal 25, 281–284.

12. Klastersky J., de Naurois J., Rolston K., et al. (2016). Management of febrile neutropaenia: ESMO clinical practice guidelines. Annals of Oncology 27(suppl 5), v111–v118.
13. Zhong Y. (2012). Epstein-Barr Virus infection and lymphoproliferative disorder after hmatopoietic cell transplantation. Clinical Journal of Oncology Nursing 16, 211–214.
14. Kessenich C. R., Flanagan M. (2015). Diagnosis of infectious mononucleosis. Nurse Practitioner 40(8), 13–16.
15. Womack H., Jimenez M. (2015). Common questions about infectious mononucleosis. American Family Physician 91, 372–376.
16. Thompson D. F., Ramos C. L. (2017). Antibiotic-induced rash in patients with infectious mononucleosis. Annals of Pharmacotherapy 51, 154–162.
17. Zhang X. M., Aguilera N. (2014). New immunohistochemistry for B-Cell lymphoma and Hodgkin lymphoma. Archives of Pathology & Laboratory Medicine 138, 1666–1672.
18. Armitage J. O., Gascoyne R. D., Lunning M. A., et al. (2017). NonHodgkin lymphoma. Lancet 390, 298–310.
19. American Cancer Association. (2017). Cancer facts & figures:2017. Atlanta, GA: American Cancer Society.
20. Skrabek P., Turner D., Seftel M. (2013). Epidemiology of non-Hodgkin lymphoma. Transfusion and Apheresis Science 49, 133–138.
21. Ninkovic S., Lambert J. (2017). Non-Hodgkin lymphoma. Medicine 45, 297–304.
22. King H., Myatt R. (2014). An overview of non-Hodkin's lymphoma. Cancer Nursing Practice 13(1), 31–38.
23. 't Mannetje A., DeRoos A. J., Boffetta P., et al. (2016). Occupation and risk of non-hodgkin lymphoma and its subtypes: a pooled analysis from the interlymph consortium. Environmental Health Perspectives 124, 396–405.
24. Howlader N., Noone A. M., Krapcho M., et al. (Eds). (April 2017). SEER cancer statistics review, 1975–2014. Bethesda, MD: National Cancer Institute. Available: http://seer.cancer.gov/csr/1975_2014/, based on November 2016 SEER data submission, posted to the SEER web site.
25. Czerwinski D. K., Long S. R., Khodadoust M., et al. (2016). Examining the heterogeneity of follicular lymphoma by multi-parameter flow cyotmetry in previously untreated patients. Blood 128(22), 2947. Available: http://www.bloodjournal.org/content/128/22/2947.
26. Giri S., Bhatt V. R., Verma V., et al. (2017). Original study: Risk of second primary malignancies in patients with follicular lymphoma: A United States population-based study. Clinical Lymphoma Myeloma & Leukemia 17, 569–574. doi:10.1016/j.clml.2017.06.028.
27. Park Y. K., Choi J. F., Jung W Y., et al. (2016). Mucosa associated lymphoma tissue (MALT) lymphoma as an unusual cause of malignant hilar biliary stricture: A case report with literature review. World Journal of Surgical Oncology 14, 167. doi:10.1186/s1 2957-016-0928-z.
28. National Cancer Institute. (2017). Surveillance, epidemiology, and end results program. Available: https://seer.cancer.gov/statfacts/html/hodg. html.
29. Herst J., Crump M., Baldassare F. G., et al. (2017). Management of early-stage Hodgkin Lymphoma: A practice guideline. Clinical Oncology 29, e5–e12.
30. Arber D. A., Orazi A., Hasserjian R., et al. (2016). The 2016 revision to the World Health Organization classification of myeloid neoplasms and acute leukemia. Blood 20, 2391–2405.
31. Bernt K. M., Hunger S. P. (2015). Current concepts in pediatric Philadelphia chromosome-positive acute lymphoblastic leukemia. Frontiers in Oncology 4(54), 1–24. doi:10.3389/fonc.2014.00054.
32. Mwirigi A., Dillion R., Raj K. (2017). Acute leukaemia. Medicine 45, 280–286.
33. Scarfo L., Ferrari A. J. M., Ghia P. (2016). Chronic lymphocyte leukaemi. Critical Reviews in Oncology/Hematology 104, 170–182.
34. Widick P., Winer E. S. (2016). Leukocytosis and leukemia. Primary Care; Clinics in Office Practice 43, 575–587.
35. Rowswell-Turner R. B., Barr P. M. (2017). Treatment of chronic lymphocytic leukemia in older adults. Journal of Geriatric Oncology 8, 315–319.
36. Holt S. (2014). Multiple myeloma: Risk factors, diagnosis, and treatments. New York: Nova Science Publishers.
37. Blancas-Mejia L. M., Martin E. B., Williams A., et al. (2017). Kinetic stability and sequence/structure studies of urine-derived Bence-Jones proteins from multiple myeloma and light chain amyloidosis patients. Biophysical Chemistry 230, 89–98.
38. Ahn I. E., Mailankody S., Korde N., et al. (2015). Dilemmas in treating smoldering multiple myeloma. Journal of Clinical Oncology 33, 115–123.
39. Kazandjian D. (2016). Multiple myeloma epidemiology and survival: A unique malignancy. Seminars in Oncology 43, 676–681.
40. Palumbo A., et al. (2015). Revised International Staging System for multiple myeloma: A report from International Myeloma Working Group. Journal of Clinical Oncology 33, 2863–2869.
41. Fischbach F. T., Dunning M. B. (2015). A manual of laboratory and diagnostic tests (9th ed.). Philadelphia, PA: Wolters Kluwer.
42. Thomas M. L. (2018). Assessment of hematologic function and treatment modalities. In Hinkle J. L., Cheever, K. H. (Ed.). Brunner & Suddarth's textbook of medical-surgical nursing (14th ed., pp. 902–924). Philadelphia, PA: Wolters Kluwer.
43. Soistmann H. C. (2014). The child with altered hematologic status. In Bowden V. R., Greenberg C. S. (Ed.). Children and their families the continuum of care (3rd ed., pp. 1172–1227). Philadelphia, PA: Wolters Kluwer.

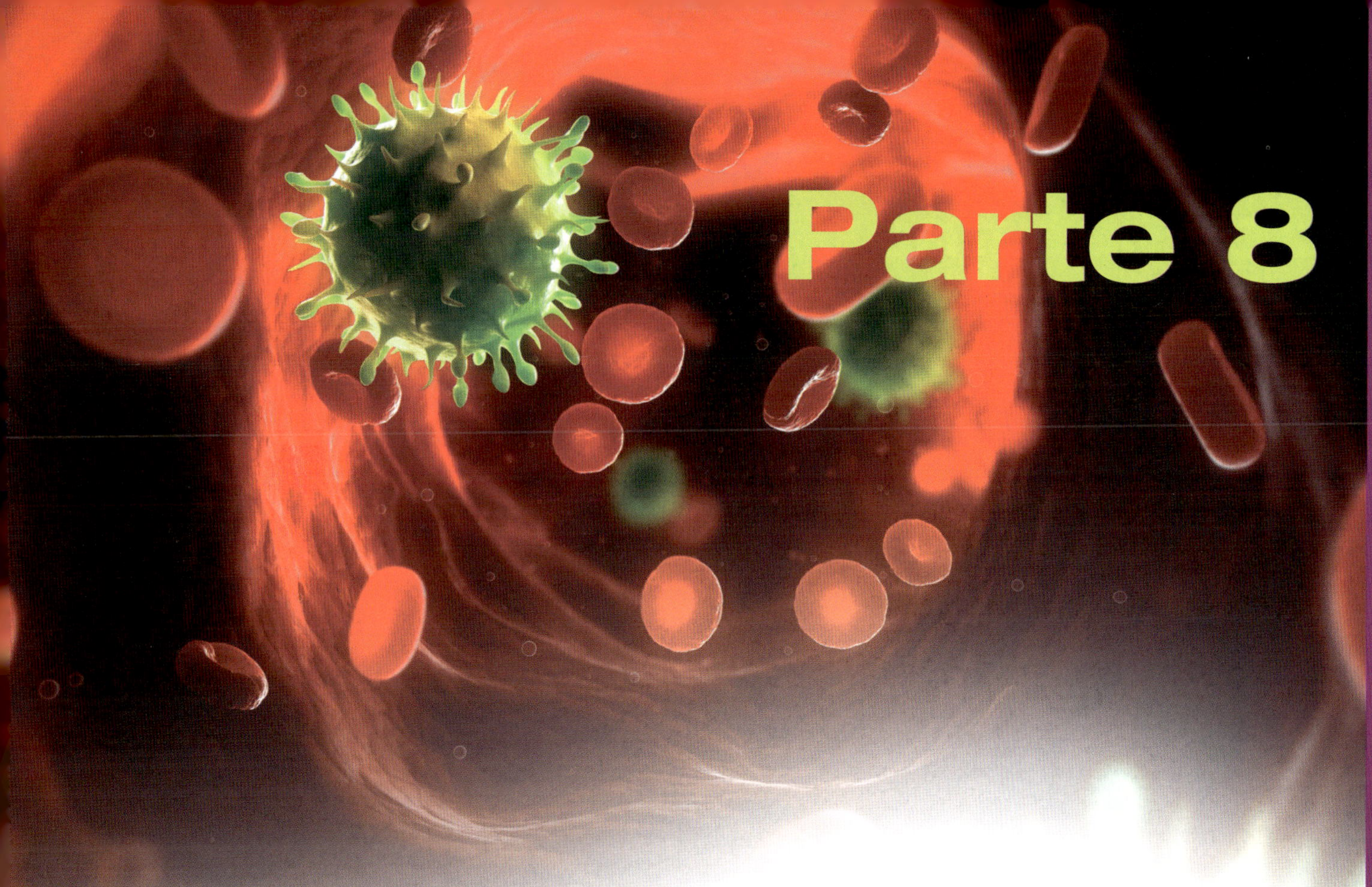

Parte 8

Distúrbios da Função Cardiovascular

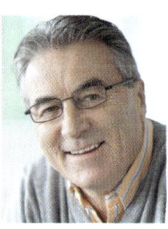

O **Sr. Brown**, de 65 anos de idade, está preocupado com a pressão arterial elevada. Recentemente, verificou a pressão arterial em uma farmácia e a leitura apontou a necessidade de consultar um médico. Há aproximadamente 8 anos, começou a fazer uso de um inibidor da enzima conversora de angiotensina (ECA) para baixar a pressão arterial, no que o médico considerava até então um caso de "pré-hipertensão". Naquela época, recusou o uso de um diurético porque temia o efeito colateral de micção frequente. Tomou a medicação por 30 dias, achou que estivesse curado, e não comprou mais o remédio nem procurou o médico para fazer acompanhamento.

Seu pai morreu com 70 anos por causa de infarto do miocárdio e havia sido diagnosticado com hipertensão arterial e aneurisma da aorta abdominal por volta dos 50 anos. O Sr. Brown parou de fumar aos 20 anos e ocasionalmente bebe uma taça de vinho. Ele relata dispneia aos esforços e nega dor torácica. Os sinais vitais são os seguintes: pressão arterial, 160/90 mmHg; frequência de pulso, 90 bpm/min; frequência respiratória, 16 por minuto; temperatura, 37°C; altura, 1,70 m; peso, 86 kg; e índice de massa corporal (IMC), 28,9 (classificado como sobrepeso). O exame físico revela distensão da veia jugular (DVJ); alto sopro sistólico de ejeção, sem frêmito audível (abreviado como SSE III/VI); e leve edema bilateral nos membros inferiores. O eletrocardiograma (ECG) revela múltiplas extrassístoles atriais (ESA). O ECG também mostra hipertrofia ventricular esquerda e dilatação atrial com fração de ejeção (FE) de 40%. O perfil lipoproteico em jejum é o seguinte: colesterol total, 260; HDL-colesterol, 150; HDL-colesterol, 35; e triglicerídios, 150 (todos em mg/dℓ). O Sr. Brown é diagnosticado com hipertensão arterial, hipercolesterolemia e insuficiência cardíaca. De acordo com o sistema de classificação da New York Heart Association, sua insuficiência cardíaca é da classe II (NYHA II); isso significa que seus sintomas são leves. Ele recebe uma prescrição de estatina, bloqueador dos receptores beta-adrenérgicos, diurético e inibidor de ECA. Além disso, foi solicitado cateterismo cardíaco. O Sr. Brown também recebe orientação sobre os cuidados de acompanhamento e um plano de dieta hipossódica e com baixo teor de colesterol, bem como um regime de exercícios físicos (a ser iniciado após o cateterismo cardíaco).

Estrutura e Função do Sistema Cardiovascular

25

James Mark Tanner

INTRODUÇÃO

A principal função do sistema cardiovascular, que é constituído pelo coração e vasos sanguíneos, é de transporte. O sistema cardiovascular entrega aos tecidos oxigênio e os nutrientes necessários para os processos metabólicos. Carrega os resíduos metabólicos dos tecidos para os rins e outros órgãos excretores para a eliminação. É pelo sangue também que circulam eletrólitos e hormônios necessários para regular a função orgânica. O sistema circulatório também desempenha um papel importante na regulação da temperatura corporal, transportando o calor central para a periferia, onde é dissipado para o ambiente externo.

BOMBA CARDÍACA

Depois de concluir esta seção, o leitor deverá ser capaz de:

- Descrever os componentes estruturais e a função do pericárdio, do miocárdio, do endocárdio e das valvas cardíacas e do esqueleto fibroso
- Definir os termos pré-carga e pós-carga
- Descrever a fórmula para calcular o débito cardíaco e explicar os efeitos que o retorno venoso, a contratilidade cardíaca e a frequência cardíaca têm sobre o débito cardíaco.

O coração é uma bomba muscular com quatro cavidades que mede aproximadamente o tamanho do punho. Ele se contrai uma média de 70 vezes por minuto, 24 h por dia e 365 dias por ano por toda a vida. Em um dia, essa bomba movimenta mais de 7 mil litros de sangue por todo o corpo.

Anatomia funcional do coração

O coração está localizado entre os pulmões no espaço mediastinal da cavidade intratorácica no interior de uma formação sacular denominada *pericárdio*. Seu lado mais largo (*i. e.*, base) volta-se para cima, e a ponta (*i. e.*, ápice) volta-se para baixo, para a frente e para a esquerda. O coração é posicionado obliquamente, de modo que o lado direito do coração se localiza quase totalmente na frente do lado esquerdo do coração, com apenas uma pequena porção do ventrículo esquerdo lateral no plano frontal do coração (Figura 25.1). Quando se coloca a mão sobre o tórax, o principal impacto da contração cardíaca, ou *ponto de impulso máximo* (PIM), pode ser sentido contra a parede torácica em um ponto entre a quinta e a sexta costela, um pouco abaixo do mamilo e cerca de 7,5 cm à esquerda da linha média.

A parede do coração é constituída por três camadas: o epicárdio, que reveste a cavidade pericárdica; o miocárdio ou camada muscular e o endocárdio liso, que reveste as câmaras cardíacas (Figura 25.2). Um esqueleto fibroso fornece suporte às estruturas valvulares do coração. Os septos interatrial e interventricular dividem o coração em direito e esquerdo, cada um composto por duas câmaras musculares, a saber, um átrio de paredes finas, que funciona como reservatório para o sangue que entra no coração, e um ventrículo de paredes espessas, que bombeia sangue para fora do coração. O aumento da espessura da parede ventricular esquerda resulta da carga adicional de trabalho que esse ventrículo precisa realizar a fim de mover o sangue oxigenado para as extremidades corporais.

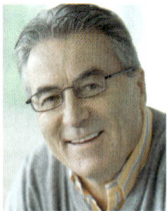

Recorde o estudo de caso no início da Parte 8. Há muito tempo, o **Sr. Brown** tem pressão arterial elevada (hipertensão) sem tratamento. Seu ecocardiograma revelou espessamento da parede do ventrículo esquerdo, uma alteração conhecida como hipertrofia ventricular esquerda (HVE). A HVE do Sr. Brown indica que o ventrículo esquerdo tem trabalhado além do normal para mover o sangue oxigenado do coração para o resto do corpo, um achado comum em pacientes com hipertensão.

Pericárdio

O pericárdio forma um revestimento fibroso que envolve o coração, mantendo-o em uma posição fixa no tórax e fornecendo proteção física e barreira contra infecções. O pericárdio é um saco de três camadas constituído por uma camada fibrosa e resistente externa e uma fina camada serosa interna. A camada fibrosa externa está conectada aos grandes vasos que entram e saem do coração, do esterno e do diafragma.

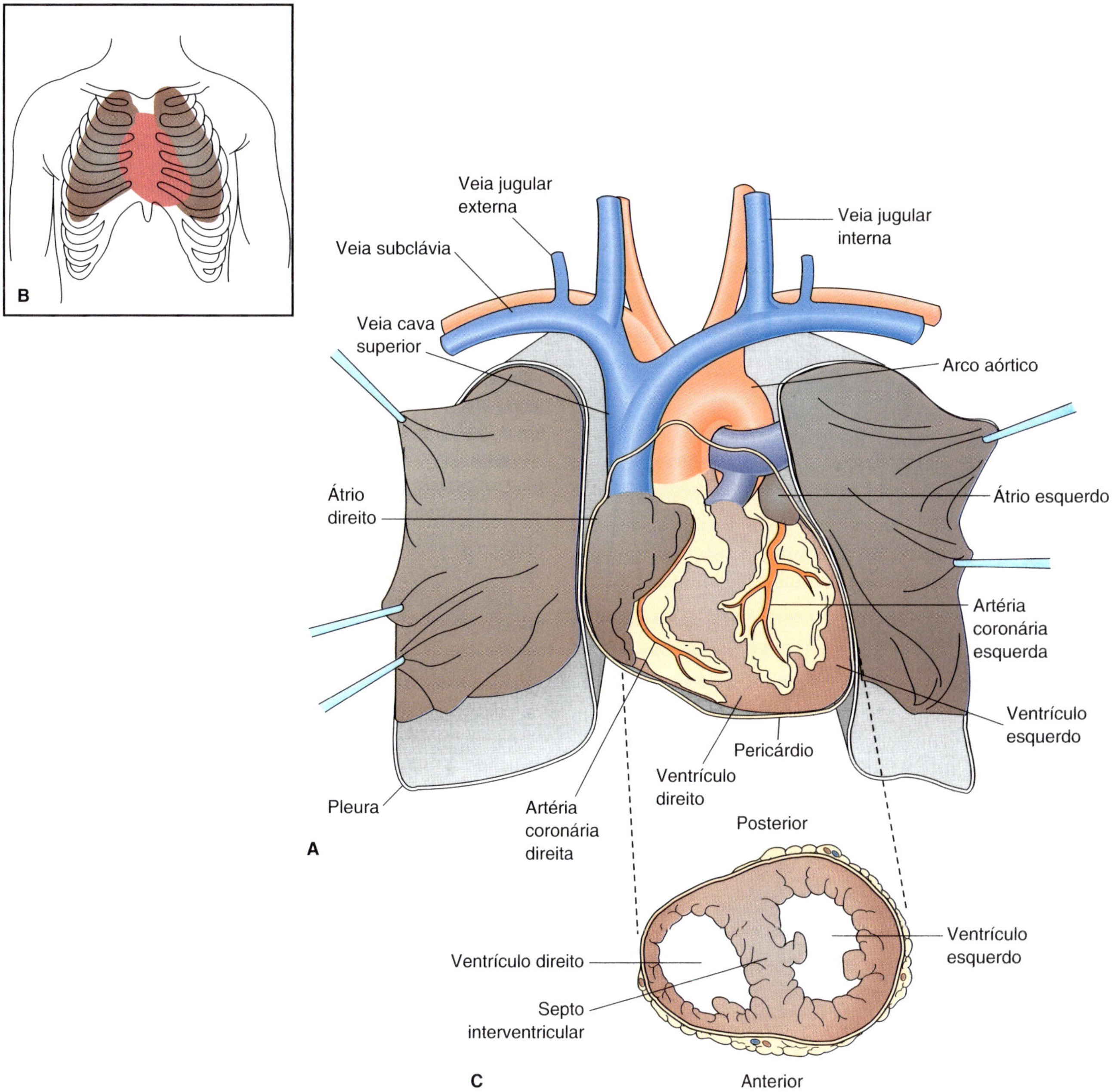

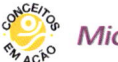

Figura 25.1 • **A.** Vista anterior do coração, dos pulmões e dos grandes vasos (observe que os pulmões, que normalmente se dobram sobre a parte anterior do coração, foram puxados para trás). **B.** O coração em relação ao esterno, às costelas e aos pulmões. **C.** Corte transversal do coração que mostra o aumento da espessura do ventrículo esquerdo, em comparação com o direito.

O pericárdio fibroso é altamente resistente à distensão. Ele impede a dilatação aguda das câmaras cardíacas e exerce um efeito restritivo sobre o ventrículo esquerdo. A camada serosa interna consiste em duas camadas: uma camada visceral e uma camada parietal. A camada visceral, também conhecida como *epicárdio*, recobre todo o coração e os grandes vasos e depois se dobra para formar a camada parietal, que reveste o pericárdio fibroso (Figura 25.2). Entre as camadas visceral e parietal encontra-se a *cavidade pericardial*, um espaço potencial que contém de 30 a 50 mℓ de líquido seroso. Esse líquido age como um lubrificante para minimizar o atrito à medida que o coração se contrai e relaxa contra estruturas adjacentes.

Miocárdio

O miocárdio, ou porção muscular do coração, forma a parede dos átrios e ventrículos. As células do músculo cardíaco, como no músculo esquelético, são estriadas e compostas por *sarcômeros* que contêm filamentos de actina e miosina. Elas são menores e mais compactas do que as células musculares esqueléticas e contêm muitas mitocôndrias grandes, que fornecem a energia necessária para que permaneçam bombeando continuamente.

As propriedades contráteis do músculo cardíaco são semelhantes às do músculo esquelético, exceto pelo fato de que as

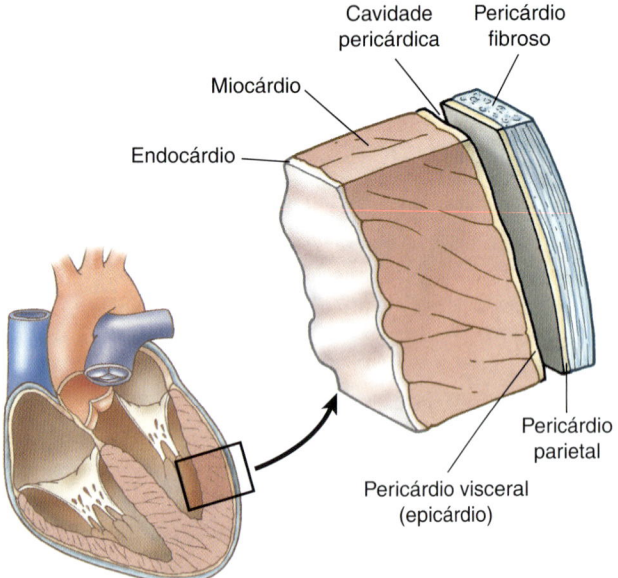

Figura 25.2 • Camadas do coração mostrando pericárdio visceral, cavidade pericárdica, pericárdio parietal, pericárdio fibroso, miocárdio e endocárdio.

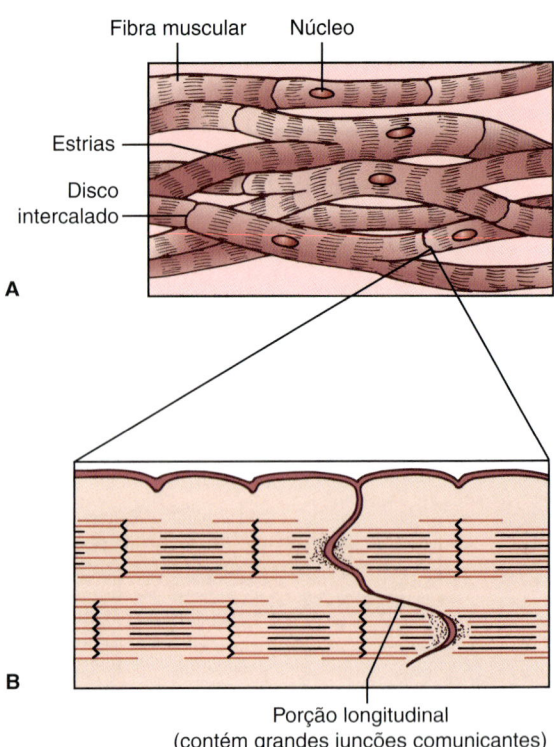

Figura 25.3 • **A.** Fibras musculares cardíacas, mostrando sua estrutura ramificada. **B.** A área indica onde as junções celulares se localizam nos discos intercalares.

contrações são involuntárias e com duração muito mais longa. Ao contrário do arranjo longitudinal e ordenado das fibras musculares esqueléticas, as células da musculatura cardíaca são organizadas como uma rede interconectada, com as fibras se dividindo, recombinando e dividindo novamente (Figura 25.3 A). Estruturas únicas e densas, chamadas *discos intercalares*, separam as fibras do músculo cardíaco de células musculares cardíacas adjacentes. Os discos intercalares apresentam junções comunicantes que funcionam como vias de baixa resistência para a passagem de íons e impulsos elétricos de uma célula cardíaca para outra (Figura 25.3 B). Assim, quando uma célula do miocárdio é excitada, o impulso viaja rapidamente para que o coração possa bater como uma unidade única, ou *sincício*, em vez de contrair-se como um grupo de unidades isoladas, assim como o músculo esquelético. O músculo cardíaco tem dois sincícios: atrial e ventricular. O sincício atrial forma as paredes do átrio e o sincício ventricular forma as paredes dos ventrículos. A existência de dois tipos de sincício possibilita que os átrios se contraiam antes dos ventrículos, o que é importante para o correto funcionamento do coração.

Como no músculo esquelético, a contração do músculo cardíaco envolve filamentos de actina e miosina, que interagem e deslizam uns sobre os outros durante a contração muscular. Diversas proteínas importantes regulam a ligação actina-miosina, incluindo a tropomiosina e o complexo troponina. O complexo troponina é composto por três subunidades (troponina T, troponina I e troponina C) que regulam a contração mediada por cálcio no músculo estriado. Na prática clínica, a medição dos níveis séricos das formas cardíacas de troponina T e troponina I é empregada no diagnóstico de infarto do miocárdio.

Embora as células do músculo cardíaco necessitem de cálcio para a contração, elas têm um retículo sarcoplasmático menos definido para o armazenamento de cálcio do que as células de músculo esquelético. Assim, o músculo cardíaco depende mais do que o músculo esquelético do influxo de íons cálcio extracelular para que a contração possa ocorrer. Glicosídios cardíacos (p. ex., digoxina) são agentes inotrópicos que aumentam a contractilidade cardíaca por elevação da concentração de cálcio livre nas proximidades dos filamentos de actina e miosina.

Endocárdio

O endocárdio é uma membrana fina de três camadas que reveste o coração. A camada mais interna é constituída por células endoteliais lisas com suporte de uma fina camada de tecido conjuntivo. O revestimento endotelial do endocárdio é contínuo ao revestimento dos vasos sanguíneos que entram e saem do coração. A camada do meio é constituída por tecido conjuntivo denso com fibras elásticas. A camada externa, composta de células de tecido conjuntivo de arranjo irregular, contém vasos sanguíneos e ramos do sistema de condução e é contínua com o miocárdio.

Valvas cardíacas e esqueleto fibroso

Uma característica estrutural importante do coração é o seu esqueleto fibroso, que é constituído por quatro anéis valvares interligados e tecido conjuntivo circundante. Ele separa os átrios e os ventrículos, formando um suporte rígido para a fixação das valvas e a inserção do músculo cardíaco (Figura 25.4). A parte de cima dos anéis valvares está conectada ao tecido muscular dos átrios, troncos pulmonares e aorta. A parte de baixo está ligada às paredes ventriculares. Para que o coração possa funcionar de maneira efetiva, o fluxo sanguíneo precisa ocorrer em um sentido, movendo-se para

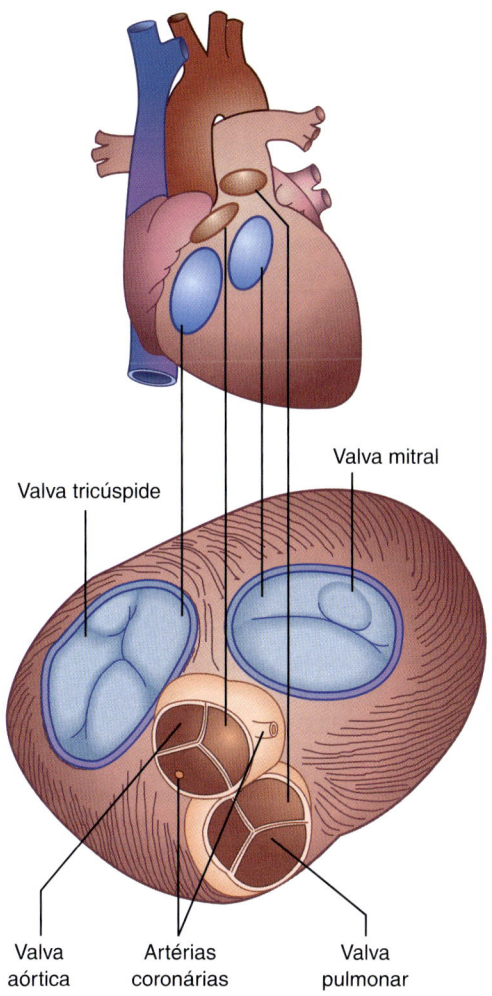

Figura 25.4 • Esqueleto fibroso do coração, que forma os quatro anéis de interligação das valvas cardíacas e dá suporte à fixação das valvas e à inserção do músculo cardíaco.

está localizada entre o ventrículo direito e a artéria pulmonar, controla o fluxo sanguíneo para a circulação pulmonar, e a valva da aorta, localizada entre o ventrículo esquerdo e a aorta, controla o fluxo sanguíneo para a circulação sistêmica. Como suas abas têm a forma de meia-lua, muitas vezes são chamadas de *valvas semilunares*. As valvas semilunares têm três válvulas em forma de taça conectadas aos anéis valvulares (Figura 25.7 B). Essas estruturas em forma de taça coletam o fluxo sanguíneo *retrógrado*, que ocorre no final da sístole, reforçando o fechamento. Para estabelecer uma vedação perfeita ao longo das bordas livres das valvas semilunares, cada válvula precisa ter formato triangular, o que é facilitado por um espessamento nodular no vértice de cada folheto (Figura 25.7 A). Por trás das valvas semilunares se localizam os *seios de Valsalva*. Nesses seios, desenvolvem-se correntes em redemoinho que tendem a manter as válvulas longe das paredes dos vasos. As aberturas para as artérias coronárias estão localizadas atrás das válvulas direita e esquerda, respectivamente, da valva aórtica. Se não fosse pela existência dos seios de Valsalva e das correntes, as válvulas bloqueariam as aberturas das artérias coronárias.

Não existem válvulas nos locais atriais (i. e., veias cavas e veias pulmonares) onde o sangue entra no coração. Isso significa que o excesso de sangue reflui para as veias quando os átrios estão distendidos. Por exemplo, as veias jugulares tornam-se, tipicamente, proeminentes nos casos de insuficiência cardíaca direita grave, quando normalmente devem ser planas ou colabadas. Da mesma maneira, o sistema venoso pulmonar torna-se congestionado quando o efluxo do lado esquerdo do coração é impedido.

> **Conceitos fundamentais**
>
> ### Coração
>
> - O coração é uma bomba de quatro câmaras, constituído por dois átrios (átrio direito, que recebe o sangue que retorna ao coração da circulação sistêmica, e átrio esquerdo, que recebe o sangue oxigenado dos pulmões) e dois ventrículos (ventrículo direito, que bombeia o sangue para o pulmão, e ventrículo esquerdo, que bombeia o sangue para a circulação sistêmica). As valvas cardíacas controlam o sentido do fluxo sanguíneo dos átrios para os ventrículos (valvas AV), do lado direito do coração para os pulmões (valva do tronco pulmonar) e do lado esquerdo do coração para a circulação sistêmica (valva aórtica).

a frente (anterógrado) através das câmaras do coração direito para os pulmões e, em seguida, através das câmaras do coração esquerdo para a circulação sistêmica (Figura 25.5). As duas valvas cardíacas atrioventriculares (AV) (i. e., tricúspide e mitral) e as duas valvas semilunares (i. e., pulmonar e aórtica) proporcionam esse fluxo unidirecional.

Quando fechadas, as valvas AV impedem o refluxo de sangue dos ventrículos para os átrios durante a sístole. As margens finas das valvas AV formam as válvulas, duas do lado esquerdo do coração e três do lado direito. A valva atrioventricular esquerda também é conhecida como *valva mitral*. As valvas AV recebem suporte dos *músculos papilares*, que se projetam da parede dos ventrículos e das *cordas tendíneas*, que se inserem na valva (Figura 25.6). A contração dos músculos papilares no início da sístole garante o fechamento pela produção de tensão sobre as válvulas das valvas AV antes que toda a força de contração ventricular pressione contra elas. As cordas tendíneas são estruturas filiformes que sustentam as valvas AV e impedem a eversão para os átrios durante a sístole.

As *valvas da aorta* e do *tronco pulmonar* impedem o fluxo retrógrado da aorta e das artérias pulmonares para os ventrículos durante a diástole. A valva do tronco pulmonar, que

Ciclo cardíaco

Ciclo cardíaco é o termo empregado para descrever a ação rítmica de bombeamento do coração. O ciclo cardíaco é dividido em duas partes:

- *Sístole*, período durante o qual os ventrículos estão se contraindo
- *Diástole*, período durante o qual os ventrículos relaxam e se enchem de sangue.

Há alterações simultâneas na pressão do átrio esquerdo, pressão do ventrículo esquerdo, pressão aórtica, volume

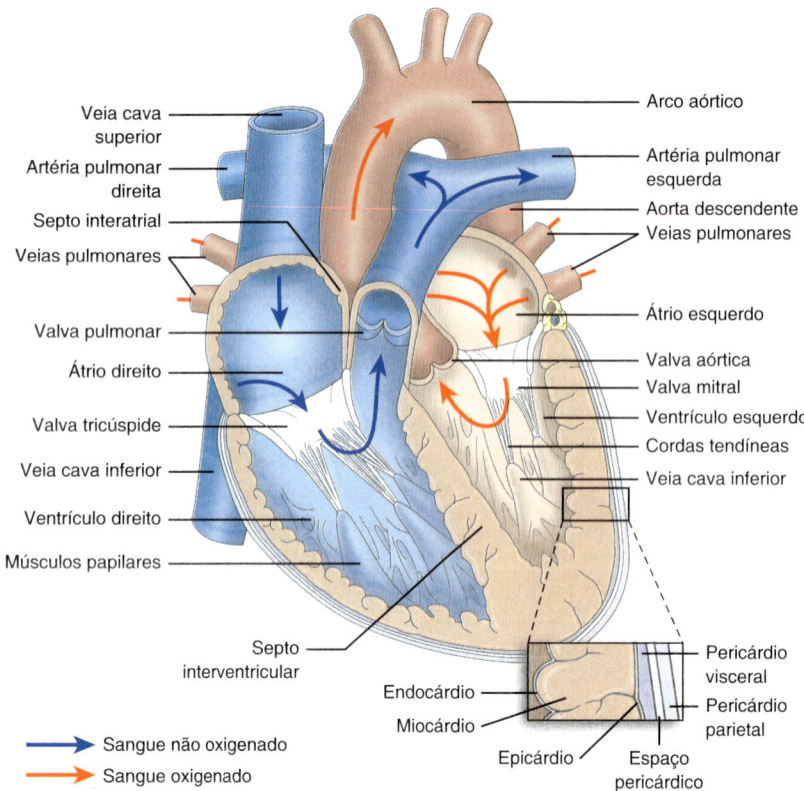

Figura 25.5 • Estruturas do coração. As *setas* mostram o sentido do fluxo sanguíneo através das câmaras cardíacas. Fonte: Hinkle J., Cheever K. (2018). Brunner and Suddarth's textbook of medical-surgical nursing (14. ed., p. 685, Fig. 25-1). Philadelphia, PA: Wolters Kluwer.

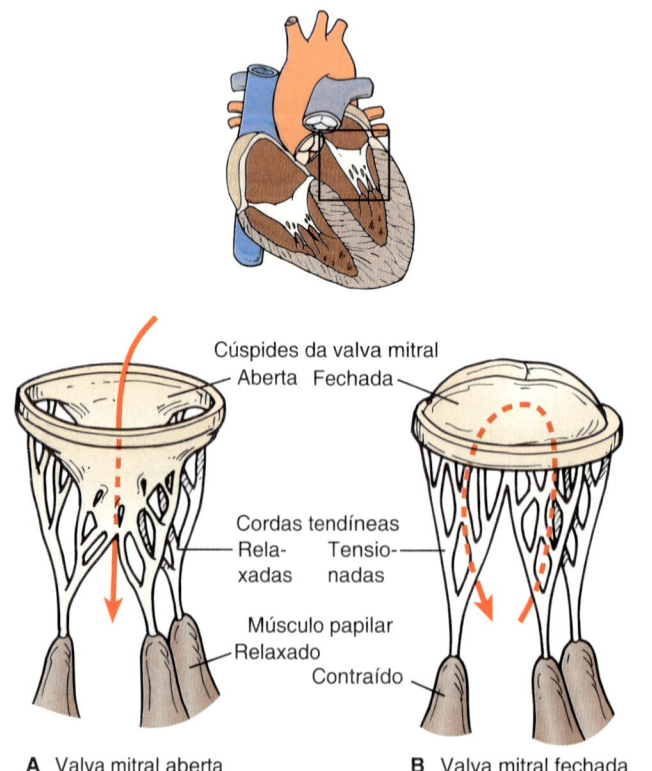

Figura 25.6 • Valva mitral mostrando os músculos papilares e cordas tendíneas. **A.** Valva mitral aberta com músculos papilares relaxados e cordas tendíneas frouxas. **B.** Valva mitral fechada com músculos papilares contraídos e cordas tendíneas tensas, o que impede a eversão das válvulas para os átrios.

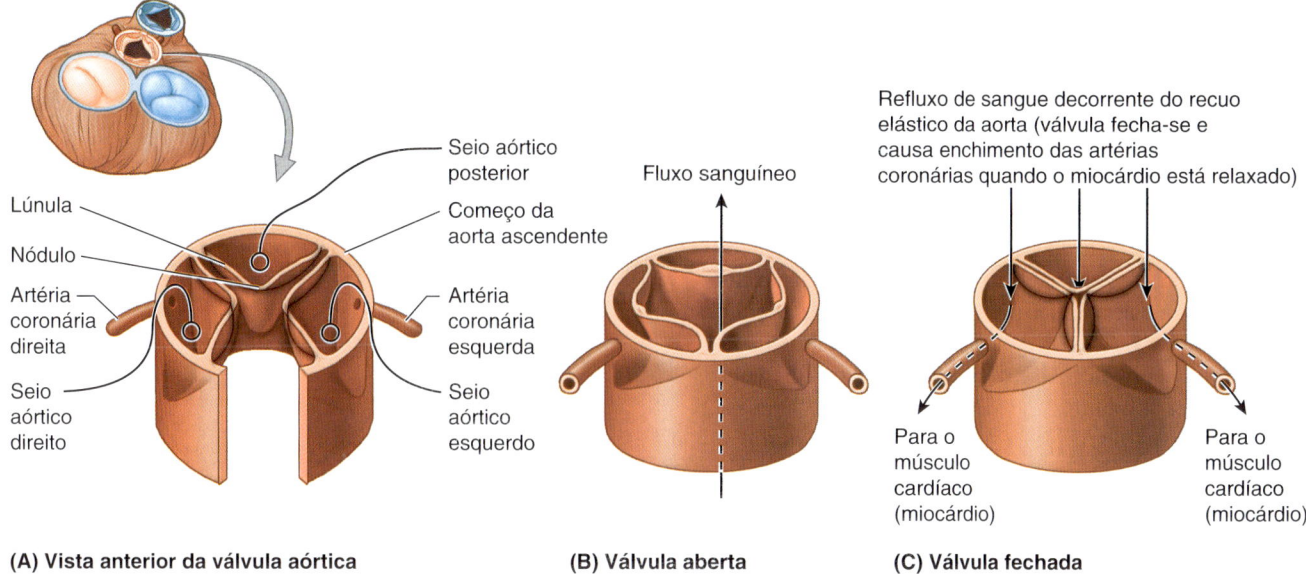

Figura 25.7 • Diagrama da valva aórtica. **A.** Indica a posição da valva aórtica na base da aorta ascendente. **B.** A aparência das três válvulas da valva aórtica quando a aorta é cortada e aberta. Fonte: Moore K. L., Dalley A. F., Agur A. M. R. (2018). Clinically oriented anatomy (8. ed., p. 366). Philadelphia, PA: Wolters Kluwer.

ventricular, ECG e nos sons do coração durante o ciclo cardíaco (Figura 25.8).

A atividade elétrica, registrada no ECG, precede os eventos mecânicos do ciclo cardíaco. A pequena onda P arredondada do ECG representa a despolarização do nó sinoatrial (SA; i. e., o marca-passo do coração), o tecido de condução atrial e a massa muscular atrial. O complexo QRS registra a despolarização do sistema de condução ventricular e a massa muscular ventricular. A onda T do ECG ocorre durante a última metade da sístole e representa a repolarização dos ventrículos.

Sístole e diástole ventriculares

A sístole ventricular é dividida em dois períodos: período de contração isovolumétrica e período de ejeção. O *período de contração isovolumétrica*, que começa com o fechamento das valvas AV e a primeira bulha cardíaca (B1) precede o início da sístole. Imediatamente após o fechamento das valvas AV, existe um intervalo de 0,02 a 0,03 s adicional, durante o qual as valvas semilunares (aórtica e pulmonar) permanecem fechadas. Durante esse período (Figura 25.8), as pressões ventriculares se elevam abruptamente, porque tanto as valvas AV quanto as valvas semilunares estão fechadas e nenhum sangue está saindo dos ventrículos. Os ventrículos continuam a contrair até que a pressão do ventrículo esquerdo seja um pouco maior do que a pressão da aorta e a pressão do ventrículo direito seja maior do que a pressão da artéria pulmonar. Nesse ponto, as valvas semilunares se abrem, sinalizando o começo do *período de ejeção*. Aproximadamente 60% do volume sistólico é ejetado durante o primeiro quarto da sístole. Os 40% restantes são ejetados durante os dois quartos seguintes da sístole. Pouco sangue é ejetado do coração durante o último quarto da sístole, embora o ventrículo permaneça contraído. No final da sístole, os ventrículos relaxam provocando queda acentuada da pressão intraventricular. À medida que isso acontece, o sangue das grandes artérias reflui para os ventrículos, fazendo as valvas aórtica e pulmonar se fecharem rapidamente. Esse evento é marcado pela segunda bulha cardíaca (B2).

A pressão aórtica reflete alterações na ejeção de sangue do ventrículo esquerdo. Ocorrem aumento de pressão e estiramento das fibras elásticas da aorta à medida que o sangue é ejetado para dentro da aorta no início da sístole. A pressão aórtica continua a aumentar e, em seguida, começa a cair durante o último quarto da sístole, à medida que o sangue flui para fora da aorta em direção aos vasos periféricos. A *incisura* no traçado da pressão aórtica representa o fechamento da valva aórtica. Isso é causado por um curto período de refluxo sanguíneo imediatamente antes do fechamento da valva. A aorta é altamente elástica e, sendo assim, é capaz de se distender durante a sístole para acomodar o sangue que está sendo ejetado do coração esquerdo. Durante a diástole, o recuo das fibras elásticas da aorta mantém a pressão aórtica.

A diástole é marcada por relaxamento e preenchimento ventriculares. Após o fechamento das valvas semilunares, os ventrículos continuam a relaxar por 0,03 a 0,06 s (denominado *período de relaxamento isovolumétrico*). Durante esse período, tanto as valvas semilunares quanto as valvas AV permanecem fechadas, e o volume do ventrículo permanece o mesmo, à proporção que a pressão ventricular cai até que se torne menor do que a pressão auricular (Figura 25.8). Quando isso acontece, as valvas AV se abrem e o sangue que se acumulou nos átrios durante a sístole se desloca para os ventrículos. A maior parte do preenchimento ventricular se dá durante o primeiro terço da diástole, que é chamado de *período de enchimento rápido*. Durante o terço médio da diástole, o fluxo de sangue para os ventrículos representa um volume mínimo. O último terço da diástole é marcado pela contração atrial, o que dá um impulso adicional ao enchimento ventricular, e representa

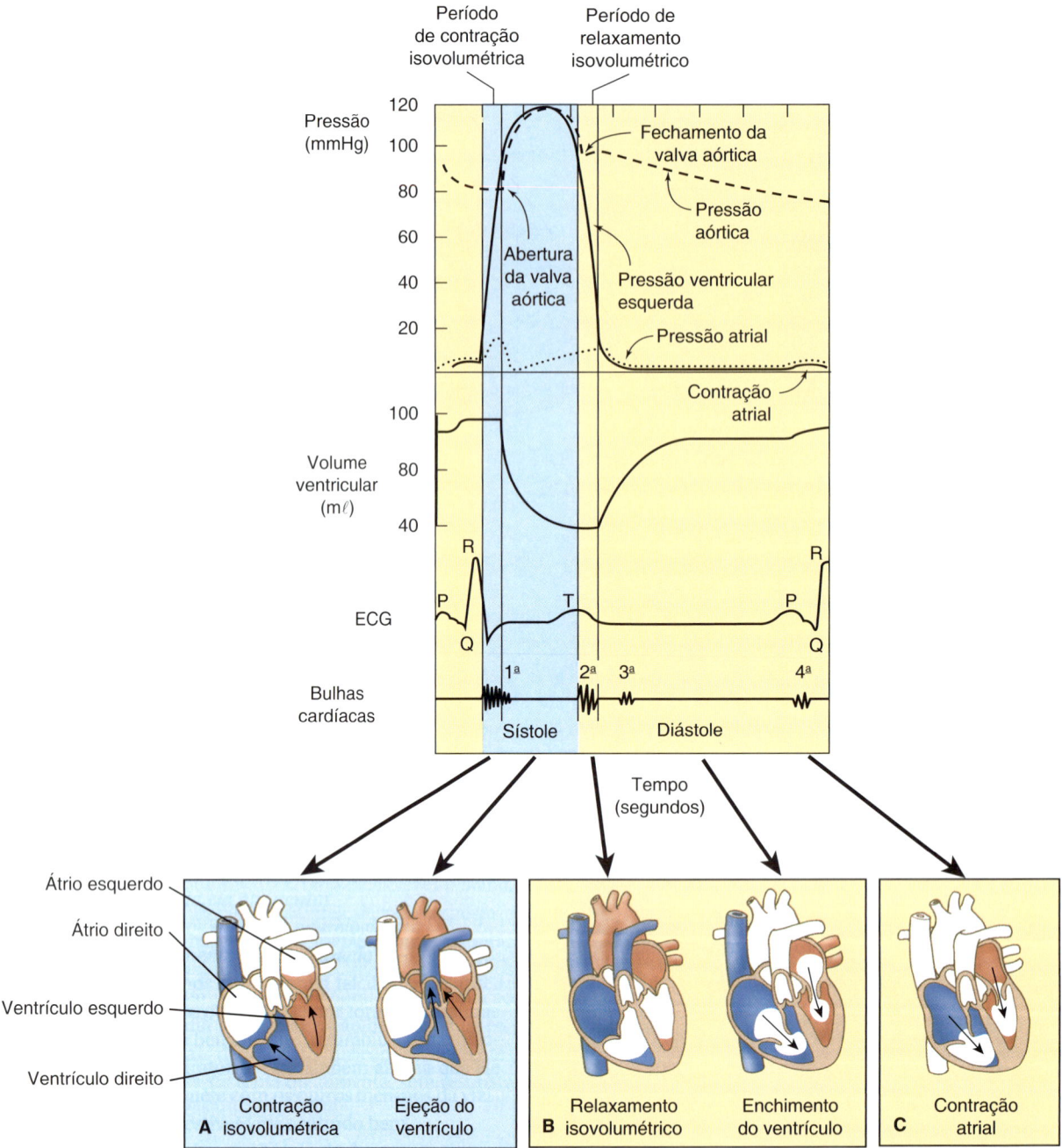

Figura 25.8 • A. Eventos no lado esquerdo do coração mostrando as alterações na pressão da aorta, pressão do ventrículo esquerdo, pressão atrial, volume ventricular esquerdo, eletrocardiograma (ECG) e sons do coração durante o ciclo cardíaco. **B.** Posição das valvas AV e semilunares durante (**a**) contração isovolumétrica e ejeção do ventrículo; (**b**) relaxamento isovolumétrico e enchimento do ventrículo e (**c**) contração atrial.

aproximadamente 20% do volume de sangue para encher os ventrículos.[1] Quando audível, a terceira bulha cardíaca (B3) pode ser auscultada durante o período de enchimento rápido da diástole, à medida que o sangue flui para um ventrículo distendido ou não complacente. A quarta bulha cardíaca (B4) acontece durante o último terço da diástole, à medida que os átrios se contraem.

Durante a diástole, os ventrículos aumentam de volume para cerca de 120 ml (i. e., *volume diastólico final*). No final da sístole, aproximadamente 40 a 50 ml de sangue (i. e., *volume sistólico final*) permanecem nos ventrículos (ver Figura 25.8). A diferença entre os volumes diastólico final e sistólico final (aproximadamente 70 ml) é chamada de *volume sistólico*. A *fração de ejeção*, que é o volume sistólico dividido pelo volume diastólico final, representa a fração ou porcentagem do volume diastólico final que é ejetado do coração durante a sístole. A fração de ejeção do ventrículo esquerdo (normalmente de cerca de 55 a 75% quando determinado por ecocardiografia ou angiografia) é frequentemente utilizada para avaliar o prognóstico de pessoas com diversas doenças cardíacas.

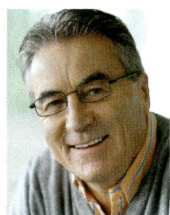

Lembre-se do **Sr. Brown**, cuja fração de ejeção é medida em 40%. Esse valor está abaixo do normal (o valor normal é de aproximadamente 55 a 75%) e indica prognóstico precário. De fato, essa baixa fração de ejeção é resultado de complicações da hipertensão de longa data, e ele já foi diagnosticado com insuficiência cardíaca de estágio II de acordo com os critérios da New York Heart Association.

Enchimento e contração atriais

Há três principais ondas de pressão atriais que ocorrem durante o ciclo cardíaco: ondas a, c e v. A *onda a* acontece durante a última parte da diástole e é causada pela contração atrial. A *onda c* ocorre quando os ventrículos começam a se contrair, e o aumento de pressão faz as valvas AV se projetarem para os átrios. A *onda v* ocorre no final da sístole, quando as valvas AV ainda estão fechadas e resulta do lento acúmulo de sangue nos átrios. As ondas de pressão no átrio direito são transmitidas para as veias jugulares internas como pulsações. Essas pulsações podem ser observadas visualmente, podendo ser utilizadas para avaliar a função cardíaca. Por exemplo, há ondas *a* exageradas quando o volume do átrio direito é maior por causa de comprometimento do esvaziamento para o ventrículo direito.

Como não existem válvulas entre as junções das veias centrais (*i. e.*, veias cava e pulmonar) e átrios, o enchimento atrial acontece tanto durante a sístole quanto durante a diástole. Durante a respiração tranquila normal, a pressão do átrio direito geralmente varia entre −2 e +2 mmHg. É essa pressão atrial baixa que mantém o sangue em movimento da circulação sistêmica para o átrio direito e das veias pulmonares para o átrio esquerdo.

A pressão do átrio direito é regulada por um equilíbrio entre a capacidade do coração para mover o sangue para fora do coração direito e através do coração esquerdo para a circulação sistêmica e a tendência do sangue para fluir da circulação periférica para o átrio direito. Quando o coração contrai vigorosamente, a pressão atrial direita é diminuída e o enchimento atrial aumenta. A pressão atrial direita também é afetada por alterações na pressão intratorácica. Ela diminui durante a inspiração, quando a pressão intratorácica se torna mais negativa, e aumenta durante a tosse ou expiração forçada, quando a pressão intratorácica se torna mais positiva. O retorno venoso é um reflexo da quantidade de sangue na circulação sistêmica que está disponível para voltar ao coração direito e a força que move o sangue de volta para o coração direito. O retorno venoso aumenta quando o volume sanguíneo se expande ou quando a pressão do átrio direito cai, e diminui com choque hipovolêmico ou quando a pressão do átrio direito aumenta.

Embora a função principal dos átrios seja armazenar o sangue à medida que entra no coração, essas câmaras também atuam como bombas que auxiliam no enchimento ventricular. Essa função se torna mais importante durante os períodos de maior atividade, quando o tempo de enchimento diastólico diminui devido ao aumento na frequência cardíaca ou quando uma patologia cardíaca compromete o enchimento ventricular.

Nessas duas situações, o débito cardíaco cairia drasticamente se não fosse a ação dos átrios. Estima-se que a contração atrial contribua em até 20% para a reserva cardíaca durante os períodos de maior necessidade, apesar de terem pouco ou nenhum efeito sobre o débito cardíaco durante o repouso.

Regulação do desempenho cardíaco

A eficiência do coração como bomba frequentemente é medida em termos de *débito cardíaco* ou quantidade de sangue que o coração bombeia a cada minuto. O débito cardíaco (DC) é o produto do *volume sistólico* (VS) pela *frequência cardíaca* (FC) e pode ser expresso pela equação DC = VS × FC. O débito cardíaco varia de acordo com o tamanho do corpo e com as necessidades metabólicas dos tecidos. Ele aumenta durante a atividade física e diminui durante o repouso e o sono. O débito cardíaco médio em adultos normais em repouso varia de 4 a 6 ℓ/min. Se um atleta altamente treinado está realizando um nível extremo de exercício, o coração pode ser obrigado a bombear de 4 a 6 vezes esse valor.

Reserva cardíaca diz respeito à porcentagem máxima de aumento no débito cardíaco que pode ser alcançada acima do nível normal de repouso. O adulto jovem normal tem uma reserva cardíaca de aproximadamente 300 a 400%. O desempenho cardíaco é influenciado pelas exigências do trabalho do coração e pela capacidade da circulação coronária para suprir suas necessidades metabólicas.

A capacidade do coração de aumentar o débito de acordo com as necessidades orgânicas depende principalmente de quatro fatores:

- *Pré-carga* ou enchimento ventricular
- *Pós-carga* ou resistência à ejeção de sangue do coração
- Contratilidade cardíaca
- Frequência cardíaca.

A frequência e a contratilidade cardíacas são fatores estritamente cardíacos, o que significa que se originam no coração, embora sejam controlados por vários mecanismos neurológicos e humorais. A pré-carga e a pós-carga, por outro lado, são mutuamente dependentes do comportamento do coração e do sistema vascular. Elas não só determinam o débito cardíaco como são simultaneamente determinadas pelo débito cardíaco e por certas características vasculares.

Pré-carga

A pré-carga representa o volume de trabalho do coração. Geralmente é considerada a pressão diastólica final quando o ventrículo foi preenchido.[2] É chamada de pré-carga porque representa o trabalho ou a carga imposta ao coração antes do início da contração. Ela representa a quantidade de sangue que o coração precisa bombear a cada batimento. É determinada, em grande parte, pelo retorno venoso para o coração e pelo estiramento das fibras musculares cardíacas.

O aumento da força de contração que acompanha o aumento no volume diastólico final do ventrículo é chamado de *mecanismo de Frank-Starling* ou lei de Starling do coração (Figura 25.9).[3] A disposição anatômica dos filamentos de actina e miosina nas fibras musculares do miocárdio é feita

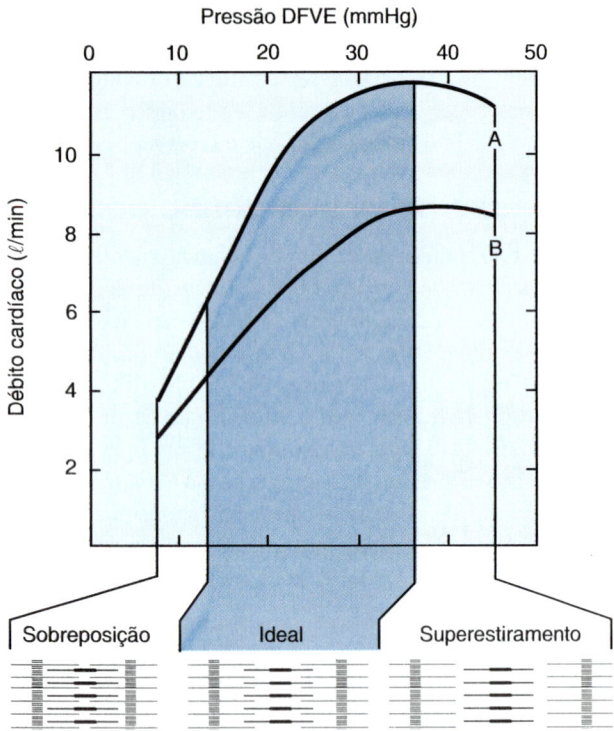

Figura 25.9 • A curva de função ventricular de Frank-Starling em um coração normal. **A.** Um aumento na pressão diastólica final do ventrículo esquerdo (DFVE) provoca aumento do débito cardíaco (*curva B*), por meio do mecanismo de Frank-Starling. A força máxima de contração e um aumento do volume sistólico são alcançados quando o enchimento diastólico faz as fibras musculares se esticarem aproximadamente duas vezes e meia o seu comprimento de repouso. Na *curva A*, um aumento na contratilidade cardíaca produz um aumento do débito cardíaco sem alteração no volume e pressão DFVE. **B.** O alongamento dos filamentos de actina e miosina em diferentes valores de pressão de enchimento DFVE.

de modo que a tensão ou força de contração seja dependente do grau de estiramento das fibras musculares pouco antes do início da contração dos ventrículos. A força máxima de contração e do débito cardíaco é alcançada quando o retorno venoso produz um aumento no enchimento diastólico final do ventrículo esquerdo (i. e., pré-carga) de tal modo que as fibras musculares são esticadas aproximadamente duas vezes e meia o seu comprimento normal de repouso. Quando as fibras musculares são esticadas até esse grau, ocorre a sobreposição ideal dos filamentos de actina e miosina necessária para obtenção da contração máxima.

O mecanismo de Frank-Starling torna possível que o coração ajuste sua capacidade de bombeamento para acomodar diferentes níveis de retorno venoso. Quando uma quantidade maior de sangue flui para o interior dos ventrículos, o músculo cardíaco sofre maior estiramento. O débito cardíaco é menor quando uma redução do enchimento provoca sobreposição excessiva dos filamentos de actina e miosina, ou quando o enchimento excessivo faz os filamentos ficarem muito separados.

Pós-carga

Pós-carga é a pressão na qual o músculo exerce sua força contráctil de modo a mover o sangue para a aorta. É chamada *pós-carga* porque representa o trabalho do coração após a contração. A pressão arterial sistêmica é a principal fonte de trabalho pós-carga no coração esquerdo, e a pressão arterial pulmonar é a principal fonte de trabalho pós-carga sobre o coração direito. O trabalho pós-carga do ventrículo esquerdo também aumenta com o estreitamento (i. e., estenose) da valva aórtica. Por exemplo, nas fases tardias da estenose aórtica, o ventrículo esquerdo pode necessitar gerar pressões sistólicas superiores a 300 mmHg para mover o sangue através da valva estreitada.[2,4]

Contratilidade cardíaca

Refere-se à capacidade do coração para alterar sua força de contração sem alterar o comprimento de repouso (i. e., comprimento diastólico). O estado de contração do músculo cardíaco é determinado por propriedades bioquímicas e biofísicas que controlam as interações entre as fibras de actina e miosina nas células do miocárdio. Isso é fortemente influenciado pelo número de íons cálcio disponíveis para participar no processo de contração.

Influência *inotrópica* é aquela que modifica o estado de contração do miocárdio independentemente do mecanismo de Frank-Starling (ver Figura 25.9, curva A). Por exemplo, a estimulação simpática produz um efeito inotrópico positivo, aumentando a disponibilidade de cálcio para que haja interação entre os filamentos de actina e miosina. A hipoxia exerce um efeito inotrópico negativo, interferindo na produção de adenosina trifosfato (ATP), que é necessária para a contração muscular.

Frequência cardíaca

A frequência cardíaca determina a regularidade com que o sangue é ejetado do coração. Portanto, à medida que a frequência cardíaca aumenta, o débito cardíaco tende a aumentar. À medida que a frequência cardíaca aumenta, o tempo gasto na diástole é reduzido e há menos tempo para o enchimento dos ventrículos. A uma frequência cardíaca de 75 bpm, um ciclo cardíaco dura 0,8 s, do qual aproximadamente 0,3 s é gasto na sístole e aproximadamente 0,5 s na diástole. À medida que a frequência cardíaca aumenta, o tempo gasto na sístole permanece quase o mesmo, enquanto o tempo na diástole diminui. Isso conduz a uma diminuição do volume sistólico e, em frequências cardíacas elevadas, diminuição do débito cardíaco. Um dos perigos da taquicardia ventricular é a diminuição do débito cardíaco, porque o coração não tem tempo para encher adequadamente.

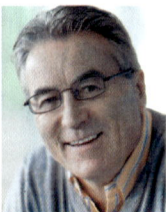

Você se lembra do **Sr. Brown**, que apresenta pós-carga alta devido à pressão arterial elevada? Seu ventrículo esquerdo tem trabalhado mais que o normal para vencer o aumento da resistência e ejetar sangue para a aorta. Esse aumento da carga de trabalho tem estimulado o crescimento muscular, conduzindo à hipertrofia ventricular esquerda (HVE). A parede ventricular espessada não é distendida facilmente durante o enchimento diastólico, assim o sangue se acumula no átrio esquerdo, levando à dilatação atrial esquerda (DAE). A DAE coloca o Sr. Brown em maior risco para o desenvolvimento de arritmias.

RESUMO

O coração é uma bomba muscular com quatro cavidades que se encontra no saco pericárdico dentro do espaço mediastinal da cavidade intratorácica. A parede do coração é constituída pelo epicárdio externo, que reveste a cavidade pericárdica; esqueleto fibroso; miocárdio, ou camada muscular; e endocárdio liso, que reveste as câmaras cardíacas. Quatro valvas cardíacas controlam o sentido do fluxo sanguíneo.

O ciclo cardíaco descreve a ação de bombeamento do coração. Está dividido em duas partes: sístole, durante a qual os ventrículos se contraem e o sangue é ejetado do coração; e diástole, durante a qual os ventrículos relaxam e o sangue enche o coração. O volume sistólico (cerca de 70 mℓ) representa a diferença entre o volume diastólico final (cerca de 120 mℓ) e o volume sistólico final (aproximadamente 40 a 50 mℓ). A atividade elétrica do coração, como representada no ECG, precede os acontecimentos mecânicos do ciclo cardíaco. As bulhas cardíacas sinalizam o fechamento das valvas do coração durante o ciclo cardíaco. A contração atrial ocorre durante o último terço da diástole. Embora a função principal dos átrios seja o armazenamento do sangue que entra no coração, a contração atrial aumenta o débito cardíaco durante períodos de maior atividade, quando o tempo de enchimento é reduzido ou em condições patológicas nas quais o enchimento dos ventrículos está comprometido.

A capacidade do coração para aumentar o débito de acordo com as necessidades orgânicas depende da pré-carga, ou enchimento dos ventrículos (i. e., volume diastólico final); da pós-carga, ou resistência à ejeção de sangue do coração; da contratilidade cardíaca, que determina a força de contração; e da frequência cardíaca, que determina a regularidade com que o sangue é ejetado do coração. A força máxima de contração cardíaca acontece quando um aumento da pré-carga causa o estiramento das fibras musculares do coração até aproximadamente duas vezes e meia seu comprimento de repouso (i. e., mecanismo de Frank-Starling).

ORGANIZAÇÃO DO SISTEMA CARDIOVASCULAR

Depois de concluir esta seção, o leitor deverá ser capaz de:

- Comparar o funcionamento e distribuição do fluxo sanguíneo e da pressão arterial nas circulações sistêmica e pulmonar
- Descrever a relação entre o volume sanguíneo e a pressão em artérias, veias e capilares do sistema cardiovascular.

Circulações pulmonar e sistêmica

O sistema cardiovascular pode ser dividido em duas partes:

- *Circulação pulmonar,* que desloca o sangue através dos pulmões e cria um vínculo com a função de troca gasosa do sistema respiratório
- *Circulação sistêmica,* que abastece todos os outros tecidos do organismo (Figura 25.10).

A circulação pulmonar é constituída pelo coração direito, artéria pulmonar, capilares pulmonares e veias pulmonares. Os vasos pulmonares são especiais pelo fato de que a artéria pulmonar é a única artéria que transporta sangue venoso e as veias pulmonares são as únicas veias que carregam sangue arterial. A circulação pulmonar é considerada de baixas pressão e resistência, uma vez que é um sistema curto envolvendo apenas o sangue que entra e sai dos pulmões. A baixa pressão da circulação pulmonar possibilita ao sangue se mover mais lentamente através dos pulmões, o que é importante para a realização da troca gasosa. A circulação sistêmica consiste em coração esquerdo, artéria aorta e seus ramos, vasos capilares que alimentam o encéfalo e os tecidos periféricos, assim como sistema venoso sistêmico e veia cava. As veias da parte inferior do corpo se unem para formar a veia cava inferior, enquanto as veias da cabeça e dos membros superiores se unem para formar a veia cava superior, que desemboca no coração direito. Essa circulação é mais complexa, com pressões mais elevadas, uma vez que envolve uma árvore vascular complexa que impõe forte resistência ao fluxo sanguíneo, devido aos efeitos da força da gravidade.

O coração funciona como uma bomba para o corpo. O coração direito envia sangue para o sistema circulatório pulmonar e o coração esquerdo, para o sistema circulatório periférico. Ambos os lados do coração são divididos em duas câmaras: um *átrio* e um *ventrículo*. Os átrios funcionam como reservatórios para o

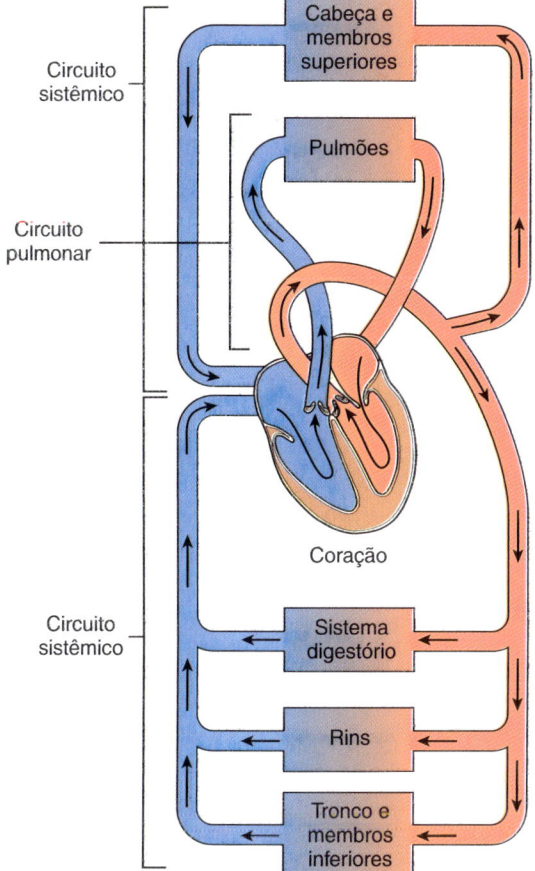

Figura 25.10 • Circulações sistêmica e pulmonar. O lado direito do coração bombeia o sangue para o pulmão, e o lado esquerdo do coração bombeia o sangue para a circulação sistêmica.

sangue que retorna ao coração proveniente de todo o organismo e dos pulmões, assim como bombas auxiliares que ajudam no preenchimento dos ventrículos. Os ventrículos são as principais câmaras de bombeamento do coração. O ventrículo direito bombeia o sangue através da artéria pulmonar para os pulmões, e o ventrículo esquerdo bombeia o sangue através da aorta para a circulação sistêmica. As cavidades ventriculares do coração direito e esquerdo têm valvas de entrada e valvas de saída unidirecionais que atuam reciprocamente (i. e., um conjunto de valvas está aberto, enquanto o outro está fechado) para controlar a direção do fluxo sanguíneo através das câmaras cardíacas.

O coração é um sistema fechado, as saídas de ambos os lados do coração precisam ser as mesmas ao longo do tempo. Se o débito do coração esquerdo é menor que o fluxo de entrada do coração direito, o sangue pode se acumular na circulação pulmonar. Da mesma maneira, se o coração direito bombear com menor eficiência que o coração esquerdo, o sangue pode se acumular na circulação sistêmica. No entanto, raramente o coração esquerdo e o coração direito ejetam exatamente a mesma quantidade de sangue a cada batimento cardíaco. Isso ocorre porque o retorno do sangue para o coração é influenciado pelas atividades da vida diária, como uma respiração profunda ou deixar de estar sentado e se levantar. Essas variações do débito cardíaco que ocorrem batimento a batimento e resultam em mudanças temporárias de volume, são acomodadas pelas grandes capacidades de armazenamento do sistema venoso. A acumulação do sangue acontece apenas quando a capacidade de armazenamento do sistema venoso é excedida.

Conceitos fundamentais

Organização funcional do sistema cardiovascular

- O sistema cardiovascular é constituído pelo coração, que bombeia o sangue; sistema arterial, que distribui o sangue oxigenado aos tecidos; sistema venoso, que recolhe o sangue venoso dos tecidos e devolve para o coração; e capilares, em que ocorre a troca gasosa, de nutrientes e resíduos
- O sistema circulatório é um sistema fechado, que é dividido em duas partes: a circulação pulmonar de baixa pressão, que faz a ligação entre a circulação e a troca gasosa nos pulmões, e a circulação sistêmica de alta pressão, que abastece os tecidos com oxigênio e nutrientes.

Distribuição de volume e pressão

O fluxo sanguíneo efetivo no sistema circulatório depende de volume sanguíneo suficiente para encher os vasos e da diferença de pressão no sistema que impulsiona o sangue para a frente. O volume total de sangue é uma função da idade e do peso corporal, variando de 85 a 90 mℓ/kg no recém-nascido até 70 a 75 mℓ/kg no indivíduo adulto. Em um dado momento, aproximadamente 4% do sangue do corpo se encontra no coração esquerdo, 16% do sangue está nas artérias e arteríolas, 4% está nos capilares, 64% está nas vênulas e veias e 4% está no coração direito. As artérias e arteríolas apresentam paredes elásticas espessas e atuam como um sistema de distribuição que leva o sangue para fora do coração; apresentam os níveis mais elevados de pressão. Arteríolas, algumas vezes denominadas vasos de resistência, proporcionam a maior parte da resistência ao fluxo circulatório. Elas oferecem resistência graças à camada de músculo liso que envolve suas paredes. Os capilares são vasos de pequeno calibre e paredes finas que conectam os lados arterial e venoso da circulação e possibilitam a troca de oxigênio e metabólitos gerados pelos vários tecidos. Devido ao seu pequeno tamanho e grande área de superfície, os capilares contêm a menor quantidade de sangue. As vênulas e veias, que contêm a maior quantidade de sangue, são vasos de paredes finas e alta complacência que funcionam como um reservatório para coletar o sangue dos capilares e devolvê-lo ao coração direito.

O sangue passa da porção arterial para a porção venosa da circulação ao longo de um gradiente de pressão, movendo-se a partir de uma área de pressão mais elevada para uma de menor pressão. A distribuição da pressão nas diferentes partes da circulação é quase o inverso da distribuição de volume (Figura 25.11). A pressão no lado arterial da circulação sistêmica, que contém aproximadamente 1/6 do volume sanguíneo, é bem mais elevada do que a pressão no lado venoso da circulação, que contém aproximadamente 2/3 do sangue. Essa distribuição de pressão e volume se deve, em grande parte, a estrutura e elasticidade relativa de artérias e veias. É a diferença de pressão entre a porção arterial e venosa da circulação (de aproximadamente 84 mmHg), que fornece a força motriz para o fluxo sanguíneo na circulação sistêmica. A circulação pulmonar apresenta uma diferença semelhante na pressão arteriovenosa, mas de menor magnitude. A circulação pulmonar apresenta uma diferença arteriovenosa semelhante, mas de menor magnitude. Como as circulações pulmonar e sistêmica estão conectadas e funcionam como um sistema fechado, o sangue pode ser desviado de um circuito para outro. Alterações na pressão intratorácica e na posição corporal podem provocar alterações do volume sanguíneo. A passagem de sangue de um sistema para outro exerce efeito bem maior na circulação pulmonar porque esta contém um volume de sangue menor que o da circulação sistêmica. O volume sanguíneo da circulação pulmonar, que é de aproximadamente 4,7 a 5 ℓ no adulto de tamanho médio, pode variar de 50% do normal até 200% do normal. A elevação da pressão intratorácica, que prejudica o retorno venoso para o coração direito, pode provocar transferência transitória de até 250 mℓ da circulação pulmonar para a circulação sistêmica. A posição do corpo também afeta a distribuição do sangue. No decúbito dorsal, aproximadamente 25 a 30% do volume total de sangue se encontra na circulação central. Na posição ortostática, o sangue se desloca para a parte inferior do corpo devido à força da gravidade.

RESUMO

O sistema cardiovascular funciona como um sistema de transporte que promove a circulação de nutrientes e outras substâncias para os tecidos e remove as escórias metabólicas. O sistema cardiovascular pode ser dividido em duas partes: a circulação pulmonar e a circulação sistêmica.

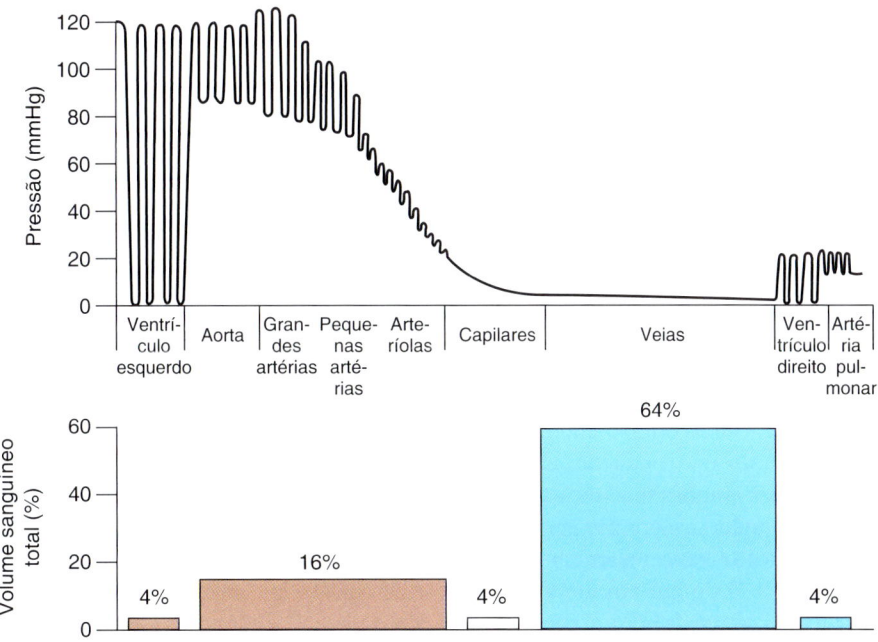

Figura 25.11 • Pressão e distribuição de volume na circulação sistêmica. Os gráficos mostram a relação inversa entre a pressão interna e o volume em diferentes partes do sistema cardiovascular. Fonte: Klabunde R. E. (2012). Cardiovascular physiology concepts (2. ed., p. 96). Philadelphia, PA: Lippincott Williams & Wilkins.

O coração bombeia o sangue por todo o sistema, e os vasos sanguíneos servem como tubos pelos quais o sangue flui. O sistema arterial leva o sangue do coração para os tecidos, e as veias retornam o sangue para o coração. O sistema cardiovascular é um sistema fechado constituído pelos corações direito e esquerdo, conectados em série. A circulação sistêmica (que envolve o coração esquerdo) fornece o fluxo de sangue para os tecidos. O coração direito fornece o fluxo sanguíneo para a circulação pulmonar. O sangue passa através da circulação ao longo de um gradiente de pressão, movendo-se do sistema arterial de alta pressão para o sistema venoso de baixa pressão. No sistema cardiovascular, a pressão é inversamente proporcional ao volume. A pressão no lado arterial da circulação, que contém apenas aproximadamente um sexto do volume sanguíneo, é muito maior do que a pressão sobre o lado venoso da circulação, que contém cerca de dois terços do sangue.

PRINCÍPIOS DA CIRCULAÇÃO SANGUÍNEA

Depois de concluir esta seção, o leitor deverá ser capaz de:

- Definir o termo *hemodinâmica* e descrever os efeitos da pressão arterial, do raio do vaso, do comprimento do vaso, da área transversal do vaso e da viscosidade do sangue no fluxo sanguíneo
- Empregar a lei de Laplace para explicar o efeito do comprimento do raio sobre a tensão e a pressão na parede do vaso
- Empregar o termo *complacência* para descrever as características de artérias e veias.

O termo *hemodinâmica* se refere aos princípios básicos da física (especificamente a lei de Ohm) que governam o fluxo sanguíneo no sistema circulatório e o movimento de fluidos em geral. Os conceitos de fluxo, pressão, resistência e capacitância aplicados ao fluxo sanguíneo no sistema cardiovascular serão utilizados nos capítulos seguintes para descrever as alterações hemodinâmicas ocorridas quando há distúrbios do sistema cardiovascular.

Relações entre fluxo sanguíneo, pressão e resistência

Os fatores mais importantes que regem o fluxo de sangue no sistema cardiovascular são pressão, resistência e fluxo. A lei de Ohm estabelece que a corrente (I) é igual à diferença de voltagem (ΔV) dividida pela resistência (R). Quando é relacionada com o fluxo sanguíneo, a diferença de voltagem é a diferença de pressão ou gradiente de pressão (ΔP), a resistência é a resistência ao fluxo (R) e a corrente é o fluxo sanguíneo (F).[3] O fluxo sanguíneo (F) por um vaso ou por vários vasos é determinado pela diferença de pressão (P1 – P2) entre as duas extremidades do vaso e a resistência (R) que o sangue precisa sobrepujar quando se desloca pelo vaso (F = ΔP/R).

No sistema cardiovascular, o fluxo sanguíneo é representado pelo débito cardíaco. A resistência é a oposição ao fluxo causada pelo atrito entre o sangue em movimento e a parede estacionária do vaso. Na circulação periférica, a resistência coletiva de todos os vasos nessa parte da circulação é chamada de *resistência vascular periférica* (RVP) ou, algumas vezes, de *resistência vascular sistêmica* (RVS). As relações entre fluxo, pressão e resistência também podem ser aplicadas em uma escala menor para determinar o fluxo sanguíneo e a resistência ao fluxo de um único órgão, como o rim. A pressão da artéria renal, a pressão da veia renal e a resistência vascular renal determinam o fluxo sanguíneo para o rim.

Resistência ao fluxo

Os vasos sanguíneos e o sangue propriamente dito constituem resistência ao fluxo. O médico francês Poiseuille estabeleceu uma equação para compreensão da relação entre resistência, diâmetro do vaso sanguíneo (raio) e fatores de viscosidade do sangue que afetam o fluxo. A equação $F = \Delta P$ (pressão) $\times \pi \times r$ (raio)$^4/8 \times L$ (comprimento) $\times \eta$ (viscosidade) expande a equação anterior, $F = \Delta P/R$, relacionando o fluxo a dois determinantes da resistência: raio do vaso e viscosidade do sangue. O comprimento dos vasos não costuma se alterar e 8 é uma constante que não muda. Como o fluxo é diretamente proporcional à quarta potência do raio, pequenas alterações no raio do vaso podem provocar grandes mudanças no fluxo de um órgão ou tecido. Por exemplo, se a pressão permanecer constante, a velocidade de fluxo é 16 vezes maior em um vaso com raio de 2 mm ($2 \times 2 \times 2 \times 2$) do que em um vaso com raio de 1 mm. A resistência total oferecida por um conjunto de vasos sanguíneos também depende de estarem dispostos em série, em que o sangue flui sequencialmente de um vaso para outro, ou em paralelo, em que o fluxo sanguíneo total é distribuído simultaneamente entre vasos paralelos. A disposição em paralelo possibilita que cada tecido regule seu próprio fluxo sanguíneo de modo a manter uma resistência fraca.

Viscosidade é a resistência ao fluxo causada pela fricção das moléculas de um líquido. A viscosidade de um líquido está em grande parte relacionada com sua densidade. Quanto maior o número de partículas em solução, maior a força de atrito que se desenvolve entre as moléculas. Ao contrário da água, o sangue é um líquido não homogêneo que contém células sanguíneas, plaquetas, gotículas de gordura e proteínas plasmáticas, que aumentam sua viscosidade. As hemácias, que representam de 40 a 45% dos elementos figurados, determinam em grande parte a viscosidade do sangue. Uma medição de hematócrito é realizada para medir a proporção de hemácias no sangue. Por exemplo, se uma pessoa apresenta um valor de hematócrito de 38, significa que 38% do volume sanguíneo é composto por hemácias. Se o valor do hematócrito aumenta, a viscosidade aumenta e vice-versa. Além disso, em condições especiais, a temperatura pode afetar a viscosidade. A viscosidade aumenta em 2% para cada redução de 1°C na temperatura corporal. Esse fato ajuda a explicar o fluxo sanguíneo lento observado em pessoas com hipotermia.

Compreenda | Hemodinâmica do fluxo sanguíneo

O termo *hemodinâmica* é empregado para descrever elementos como (1) pressão e resistência; (2) raio do vaso; (3) área transversal e velocidade de fluxo; e (4) fluxo laminar em comparação a fluxo turbulento que afetam o fluxo sanguíneo nos vasos distribuídos por todo o corpo.

Pressão, resistência e fluxo

O fluxo (F) de um líquido em um tubo, como o sangue em um vaso sanguíneo, está diretamente relacionado com a diferença de pressão ($P_1 - P_2$) entre as duas extremidades do tubo e é inversamente proporcional à resistência (R) que o líquido encontra enquanto se move através do tubo.

A resistência ao fluxo, em unidades de resistência periférica (URP), é determinada pela viscosidade do sangue, raio do vaso e se os vasos estão alinhados em série ou em paralelo. No caso de vasos alinhados em série, o sangue se move sequencialmente de um vaso para outro, de maneira que a resistência se torna aditiva (p. ex., 2 + 2 + 2 = 6 URP). Em vasos alinhados em paralelo, como os capilares, o sangue não se limita a um único canal, mas pode se mover através de cada um dos vários canais paralelos, de modo que a resistência se transforme no inverso da resistência total (i. e., 1/R). Como resultado, não existe perda de pressão, e a resistência total (p. ex., 1/2 + 1/2 + 1/2 = 3/2 URP) é menor do que a resistência de qualquer um dos canais (i. e., 2) tomada separadamente.

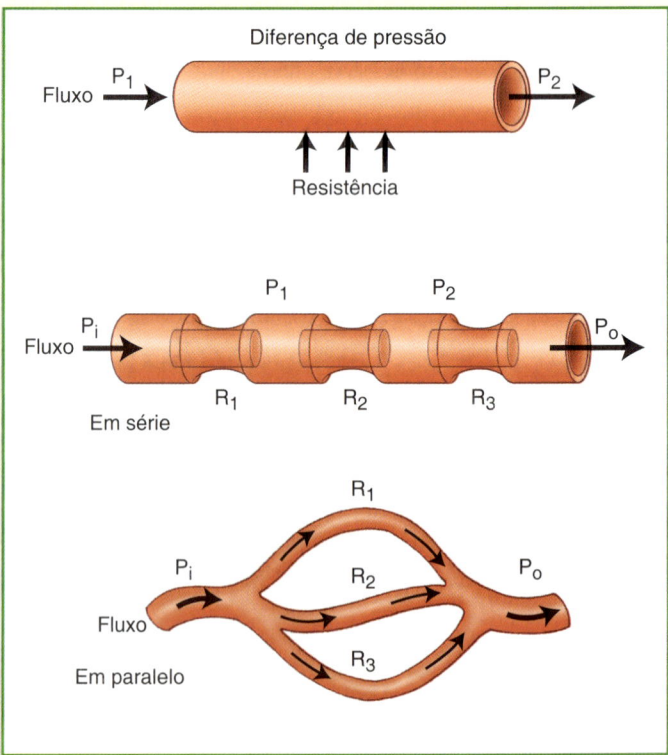

(continua)

Compreenda Hemodinâmica do fluxo sanguíneo (continuação)

Raio do vaso

Além da pressão e da resistência, a taxa de fluxo sanguíneo através de um vaso é afetada pela quarta potência do seu raio (o valor do raio multiplicado por si mesmo quatro vezes). Assim, o fluxo sanguíneo no vaso B com um raio de 2 mm será 16 vezes maior do que no vaso A com raio de 1 mm.

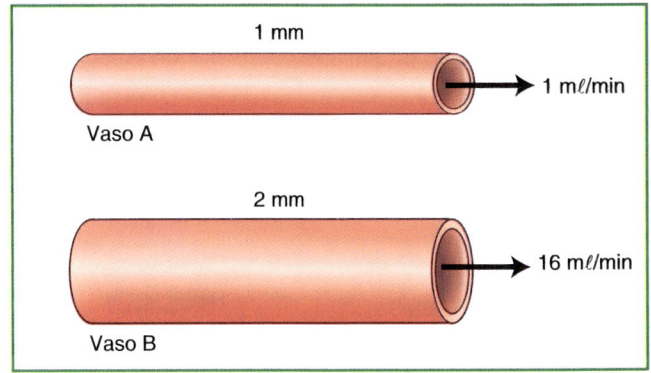

Área transversal e velocidade do fluxo

A velocidade do movimento anterógrado do sangue é afetada pela área transversal de um vaso sanguíneo. À medida que a área transversal de um vaso aumenta (seções 1 e 3), o sangue precisa fluir lateralmente, bem como para a frente, de modo a preencher a área aumentada. Como resultado, a velocidade anterógrada média diminui. Em contraste, quando a área transversal diminuiu (seção 2), o fluxo lateral é reduzido e a velocidade anterógrada média aumenta.

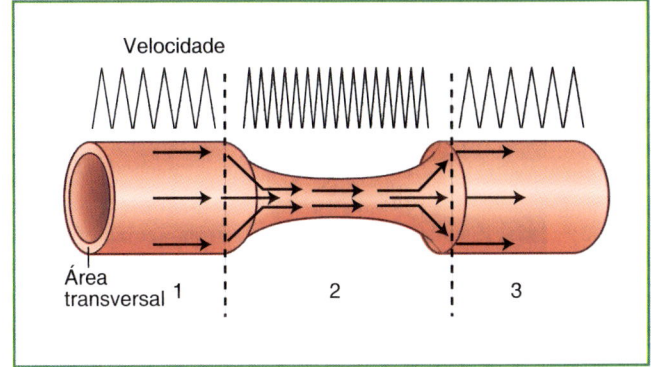

Fluxos laminar e turbulento

O fluxo sanguíneo normalmente é laminar, com as plaquetas e as células sanguíneas permanecendo no centro ou eixo da corrente sanguínea. O fluxo sanguíneo laminar pode ser descrito como um fluxo em camadas no qual uma fina camada de plasma adere à parede do vaso, enquanto as camadas internas de células do sangue e plaquetas exercem uma força de cisalhamento contra essa camada imóvel. Isso possibilita que cada camada se mova discretamente mais rápido, com a maior velocidade ocorrendo na parte central da corrente sanguínea.

Fluxo sanguíneo turbulento é aquele no qual os elementos sanguíneos não permanecem confinados a uma lâmina ou camada definida, mas desenvolvem vórtices (i. e., um efeito de redemoinho), que impelem as células do sangue e as plaquetas contra a parede do vaso. Assim, é necessário haver maior pressão para forçar um determinado fluxo sanguíneo através do mesmo vaso (ou valva cardíaca), quando o fluxo é turbulento em vez de laminar. A turbulência pode resultar de um aumento na velocidade de fluxo, da diminuição no diâmetro do vaso ou de baixa viscosidade do sangue. A turbulência geralmente é acompanhada por vibrações das estruturas e líquidos circundantes. Algumas dessas vibrações do sistema cardiovascular se encontram na faixa de frequência audível e podem ser detectadas como sopros.

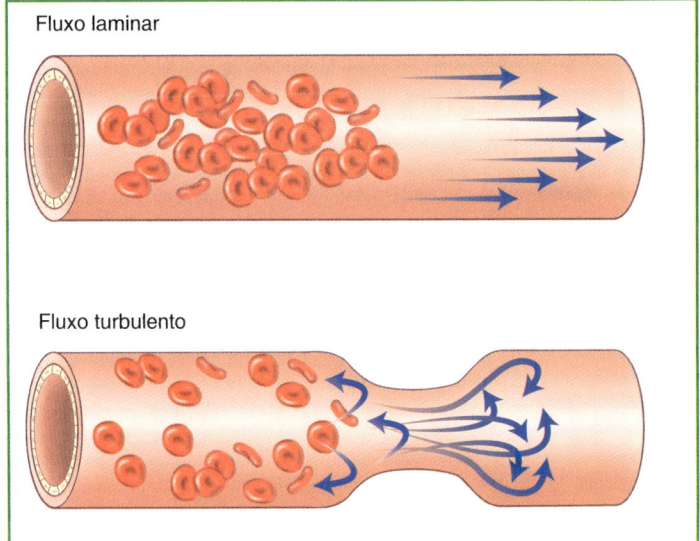

Velocidade e área transversal

A *velocidade* é uma medida de distância. Refere-se ao deslocamento de uma partícula de líquido em relação ao tempo (em centímetros/segundo). O *fluxo* é uma medida de volume. Refere-se ao deslocamento de um volume de líquido em relação ao tempo (em mililitros/segundo). O fluxo é determinado pela área transversal de um vaso e a velocidade. O mesmo volume de fluxo sanguíneo precisa passar por cada um dos segmentos do sistema cardiovascular a cada minuto, o que viabiliza um fluxo contínuo; a velocidade é inversamente proporcional à área transversal do vaso (v = F/A).[2] Por exemplo, quanto menor for a área transversal, maior será a velocidade de fluxo. Esse fenômeno pode ser comparado com carros se movendo de uma pista com duas faixas para uma com faixa única em uma rodovia. Para manter o tráfego em movimento no ritmo inicial, os carros precisariam dobrar a velocidade na seção de faixa única da rodovia. O mesmo acontece com o fluxo sanguíneo no sistema cardiovascular.

A velocidade linear do fluxo sanguíneo no sistema cardiovascular apresenta grande variação, isto é, de 30 a 35 cm/s na aorta até 0,2 a 0,3 mm/s nos capilares. Isso porque, embora individualmente cada capilar seja muito pequeno, a área transversal total de todos os capilares sistêmicos excede em muito a área transversal de outras partes da circulação. Como resultado dessa grande área de superfície, o movimento mais lento do sangue viabiliza tempo suficiente para que ocorram as trocas de nutrientes, gás e metabólitos entre os tecidos e o sangue.

Fluxo laminar versus fluxo turbulento

Idealmente, o fluxo sanguíneo é *laminar* ou *axial*. Isso significa que os componentes do sangue estão dispostos em camadas, de modo que o plasma esteja adjacente à superfície endotelial lisa e escorregadia do vaso sanguíneo e os elementos figurados do sangue, incluindo as plaquetas, estejam dispostos no centro ou *eixo* da corrente sanguínea. Isso também é chamado de perfil de velocidade parabólica do fluxo laminar. As moléculas que tocam a lateral da parede do vaso se movem mais lentamente devido à adesão à parede.[1] Essa disposição reduz o atrito, tornando possível que as camadas de sangue deslizem suavemente uma sobre a outra. As camadas médias se movem mais rapidamente, apresentando taxa de fluxo mais rápida.

Em determinadas condições, o fluxo sanguíneo troca de laminar para fluxo turbulento. No fluxo turbulento, o fluxo laminar é interrompido e as partículas do líquido se misturam radialmente e axialmente. Como a energia é desperdiçada na propulsão do sangue tanto radial como axialmente, é necessária uma quantidade maior de energia (pressão) para conduzir o fluxo turbulento do que a necessária no fluxo laminar. A turbulência no fluxo pode ser causada por uma série de fatores, como alta velocidade de fluxo, alterações no diâmetro dos vasos, obstrução vascular e baixa viscosidade do sangue. A tendência para turbulência aumenta em proporção direta com a velocidade do fluxo. A baixa viscosidade do sangue contribui para que ele se mova mais rapidamente e é responsável por sopros cardíacos transitórios em algumas pessoas com anemia grave (i. e., redução do hematócrito). Frequentemente, vibrações do sangue e das estruturas adjacentes acompanham a turbulência. Algumas dessas vibrações estão dentro do espectro audível e podem ser ouvidas com um estetoscópio. Por exemplo, um sopro cardíaco é resultado do fluxo turbulento através de uma valva cardíaca danificada que pode se encontrar muito estreita, muito rígida ou muito flexível. Esse fluxo turbulento provoca a vibração denominada sopro.

Tensão da parede, raio e pressão

Em um vaso sanguíneo, *tensão da parede* é a força na parede do vaso que se opõe à pressão de distensão no interior do vaso. O astrônomo e matemático francês Pierre de Laplace descreve a relação entre a tensão da parede, pressão e raio de um vaso ou de uma esfera. Essa relação, conhecida como *lei de Laplace*, pode ser expressa pela equação P = T/r, em que T é a tensão da parede; P é a pressão intraluminal e r é o raio do vaso.[3] Assim, a pressão interna expande o vaso até que se equilibre exatamente em relação à tensão na parede do vaso. Quanto menor o raio, maior será a pressão necessária para equilibrar a tensão da parede. A lei de Laplace também pode ser utilizada para expressar o efeito do raio sobre a tensão da parede (T = P × r). Essa correlação pode ser comparada com um balão parcialmente inflado. Como a pressão no interior do balão é a mesma por toda a área, a tensão na secção com o menor raio é menor que a tensão na seção com o maior raio. O mesmo princípio é válido para um aneurisma arterial, no qual a tensão e o risco de ruptura aumentam à medida que o aneurisma cresce.

A lei de Laplace foi posteriormente expandida para incluir a espessura da parede (T = P × r/espessura da parede). Assim, a tensão na parede é inversamente relacionada com a espessura – quanto mais espessa a parede do vaso, menor é a tensão, e vice-versa. Nos casos de hipertensão, as paredes das artérias sofrem hipertrofia e se tornam mais espessas, reduzindo a tensão e minimizando o estresse sobre a parede.

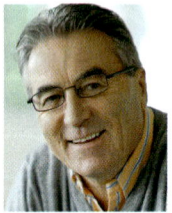

Você se lembra do **Sr. Brown** do estudo de caso? Seu pai era hipertenso e tinha um aneurisma na aorta abdominal. Os aneurismas se formam quando a tensão da parede excede a capacidade estrutural da parede arterial. O espessamento da parede arterial induzido pela hipertensão ajuda a proteger contra a formação de um aneurisma, mantendo baixa a tensão da parede. No entanto, como discutido no Capítulo 26, a hipertensão também está associada à aterosclerose, uma doença que compromete a estrutura da parede arterial. De modo geral, o Sr. Brown se tornará menos vulnerável à formação de aneurismas se corrigir a hipertensão.

A lei de Laplace também pode ser aplicada à pressão necessária para manter a perviedade de pequenos vasos sanguíneos. Desde que a espessura da parede de um vaso permaneça constante, é preciso uma pressão maior para vencer a tensão e manter o vaso aberto, à medida que seu raio diminui de tamanho. *Pressão crítica de fechamento* se refere ao ponto em que os vasos sanguíneos colabam e o sangue não consegue mais fluir por eles. Por exemplo, no choque circulatório, existe diminuição do volume sanguíneo e do raio dos vasos, juntamente com queda da pressão arterial. Como resultado, muitos dos pequenos vasos sanguíneos colabam à medida que a pressão arterial cai até o ponto em que já não pode ultrapassar a tensão da parede. O colapso de veias periféricas muitas vezes dificulta a inserção de cateteres venosos, necessários para a reposição de líquidos e sangue.

Distensão e complacência

Complacência se refere à quantidade total de sangue capaz de ser armazenada em uma determinada parte da circulação para cada milímetro de mercúrio (mmHg) de aumento da pressão. A complacência é o aumento de volume dividido pelo aumento da pressão. Em outras palavras, a capacidade de um vaso para se distender e aumentar o volume pelo aumento da pressão é quantificada em termos de complacência. Os vasos com maior capacidade de distensão são as veias, que podem aumentar seu volume com apenas pequenas mudanças na pressão. Isso torna possível que as veias funcionem como um reservatório para o armazenamento de grandes volumes de sangue capazes de retornar à circulação quando necessário. A complacência de uma veia é aproximadamente 24 vezes maior do que de sua artéria correspondente porque se distende oito vezes mais e tem um volume três vezes maior.

RESUMO

O fluxo sanguíneo é influenciado pela diferença de pressão entre as duas extremidades do vaso; pelo comprimento do vaso, raio e área transversal; viscosidade do sangue e tensão da parede do vaso. A taxa de fluxo é diretamente proporcional à diferença de pressão entre as duas extremidades do vaso; o raio do vaso é inversamente proporcional ao comprimento do vaso e à viscosidade do sangue. A área transversal de um vaso influencia a velocidade de fluxo. À medida que a área transversal diminui, a velocidade aumenta, e vice-versa. Fluxo sanguíneo laminar é um fluxo em que os componentes do sangue se sobrepõem no centro da corrente sanguínea, o que reduz o atrito. Em contraste com o fluxo laminar, no fluxo turbulento o sangue se move transversal e longitudinalmente no interior dos vasos sanguíneos. A lei de Laplace descreve a relação entre a tensão da parede, a pressão transmural e o raio. Essa lei estabelece que a pressão necessária para vencer a tensão na parede aumenta à medida que o raio diminui. A espessura da parede também afeta a tensão. A tensão aumenta quando a parede se torna mais fina e diminui à medida que a parede se espessa. Complacência dos vasos sanguíneos se refere à quantidade total de sangue que pode ser armazenada em uma determinada parte do sistema cardiovascular para cada aumento de pressão em mmHg.

CIRCULAÇÃO SISTÊMICA E CONTROLE DO FLUXO SANGUÍNEO

Depois de concluir esta seção, o leitor deverá ser capaz de:

- Comparar a estrutura e a função das artérias e das veias

- Utilizar a equação pressão arterial = débito cardíaco × resistência vascular periférica para explicar a regulação da pressão arterial
- Definir autorregulação e caracterizar os mecanismos responsáveis para a regulação a curto prazo e a longo prazo do fluxo sanguíneo.

As funções do sistema vascular envolvem o aporte de oxigênio e nutrientes e a remoção de resíduos dos tecidos. O sistema vascular consiste em artérias e arteríolas, capilares e vênulas e veias. Embora os vasos sanguíneos do sistema vascular muitas vezes sejam comparados com um sistema de tubos rígidos, essa analogia serve apenas como ponto de partida. Os vasos sanguíneos são estruturas dinâmicas que se contraem e relaxam para ajustar a pressão arterial e o fluxo para atender às diferentes necessidades dos diversos tipos de tecidos e sistemas orgânicos. Estruturas como coração, encéfalo, fígado e rins requerem um grande fluxo contínuo para desempenhar suas funções vitais. Em outros tecidos, como a pele e a musculatura esquelética, a necessidade de fluxo sanguíneo varia de acordo com o nível de funcionamento. Por exemplo, é necessário aumentar o fluxo sanguíneo para a pele durante uma condição febril e aumentar o fluxo sanguíneo para a musculatura esquelética durante a prática de exercícios físicos.

Vasos sanguíneos

Todos os vasos sanguíneos, exceto os capilares, têm suas paredes compostas por três camadas, ou coberturas, chamadas *túnicas* (Figura 25.12). A camada mais externa de um vaso, chamada *túnica externa* ou *túnica adventícia*, é composta principalmente de fibras frouxas de colágeno que protegem os vasos sanguíneos e fazem sua ancoragem às estruturas circundantes. A camada do meio, ou *túnica média*, é em grande parte composta por musculatura lisa que se contrai para regular e controlar o

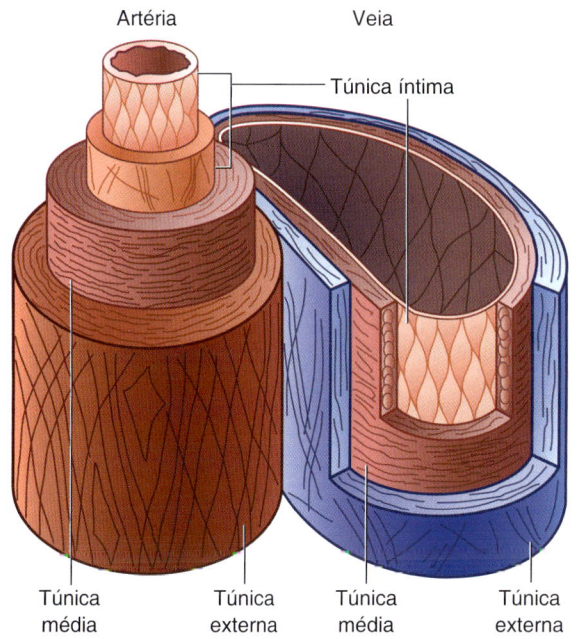

Figura 25.12 • Artéria e veia de tamanho médio, mostrando as espessuras relativas das três camadas.

diâmetro do vaso. Artérias maiores têm uma lâmina elástica externa que separa a túnica média da túnica externa. A camada mais interna, ou *túnica íntima*, é constituída por uma única camada de células endoteliais achatadas com tecido conjuntivo subendotelial subjacente mínimo. A camada endotelial fornece uma superfície interna lisa e escorregadia para o vaso. Esse revestimento interno liso, desde que permaneça intacto, evita a adesão de plaquetas e a coagulação do sangue.

As camadas de diferentes tipos de vasos sanguíneos variam de acordo com a função do vaso. As paredes das arteríolas que controlam a pressão arterial têm grandes quantidades de músculo liso. As veias são vasos de paredes finas, que se distendem e se dobram. Os capilares são vasos com espessura de uma camada única de células, e são projetados para executar as trocas de gases, nutrientes e resíduos.

Musculatura lisa vascular

As células da musculatura lisa vascular, que formam a camada celular predominante na túnica média, produzem vasoconstrição ou dilatação dos vasos sanguíneos. O músculo liso se contrai lentamente e gera forças elevadas por longos períodos com baixos requisitos energéticos. O músculo liso utiliza apenas 1/10 a 1/300 da energia do músculo esquelético. Essas características são importantes em estruturas como os vasos sanguíneos, que devem manter seu tônus muscular continuamente.

Em comparação com os músculos cardíaco e esquelético, a musculatura lisa tem um retículo sarcoplasmático menos desenvolvido para o armazenamento intracelular de cálcio e tem muito poucos canais rápidos de sódio. A despolarização do músculo liso depende fortemente do cálcio extracelular, que entra através dos canais de cálcio na membrana muscular. O controle do tônus do músculo liso vascular pelo sistema nervoso simpático se dá pela abertura e fechamento de canais de cálcio ativados por receptores. Em geral, os receptores alfa-adrenérgicos são excitatórios no sentido de que provocam a abertura dos canais e produzem vasoconstrição. Os receptores beta-adrenérgicos são inibitórios no sentido de que fecham os canais e produzem vasodilatação. Substâncias bloqueadoras dos canais de cálcio causam vasodilatação pelo bloqueio da entrada de cálcio através dos canais.

A contração e o relaxamento da musculatura lisa também ocorrem em resposta a fatores teciduais locais, como falta de oxigênio, concentrações elevadas de íons hidrogênio e excesso de dióxido de carbono. O óxido nítrico (anteriormente conhecido como *fator de relaxamento derivado do endotélio*) atua localmente para produzir o relaxamento da musculatura lisa e regular o fluxo sanguíneo. Esses fatores são discutidos com mais detalhes no tópico *Controle local e humoral do fluxo sanguíneo*.

Sistema arterial

O sistema arterial consiste em grandes e médias artérias e arteríolas. As artérias são vasos de paredes espessas com grandes quantidades de fibras elásticas. A elasticidade dos vasos lhes possibilita esticar durante a sístole, quando o coração se contrai e o sangue entra na circulação, e recuar durante a diástole, quando o coração relaxa. As arteríolas, que são predominantemente compostas por musculatura lisa, funcionam como vasos de resistência para o sistema cardiovascular. Elas agem como valvas de controle através das quais o sangue é liberado enquanto se move para os capilares. Alterações na atividade das fibras simpáticas que inervam esses vasos ocasionam contração ou relaxamento, quando necessário, para manter a pressão arterial.

Pulsações da pressão arterial

A irrigação sanguínea dos tecidos corporais depende de pulsações de pressão ou ondas de pressão que são geradas pela ejeção intermitente do sangue do ventrículo esquerdo para a aorta distensível e as grandes artérias do sistema arterial. O pulso de pressão arterial representa a energia que é transmitida de uma molécula para outra ao longo do comprimento do vaso (Figura 25.13). Na aorta, esse pulso de pressão é transmitido a uma velocidade de

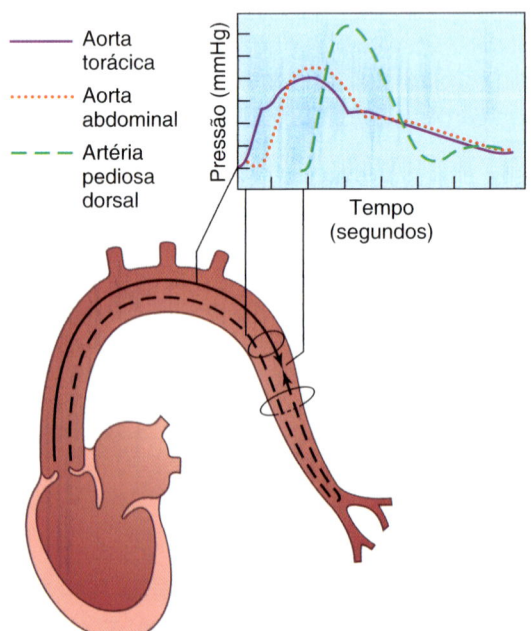

Figura 25.13 • Amplificação da onda de pressão arterial à medida que avança nas artérias periféricas. Essa amplificação se dá como uma onda de pressão que se move para a frente e se funde com uma onda de pressão refletida para trás. **Detalhe.** A amplitude da pressão do pulso aumenta na aorta torácica, na aorta abdominal e na artéria pediosa dorsal.

Conceitos fundamentais

Sistema vascular e controle do fluxo sanguíneo

- O sistema vascular, que consiste no sistema arterial (um sistema de alta pressão para suprimento de sangue aos tecidos), no sistema venoso (um sistema de baixa pressão que coleta o sangue dos capilares) e nos vasos capilares, funciona no aporte de oxigênio e nutrientes e na remoção de resíduos dos tecidos
- O controle local do fluxo sanguíneo é regulado por mecanismos que fazem a correspondência entre o fluxo sanguíneo e as necessidades metabólicas do tecido. A curto prazo, os tecidos têm autorregulação de fluxo por meio da síntese de vasodilatadores e vasoconstritores derivados do tecido, do músculo liso ou de células endoteliais; a longo prazo, o fluxo sanguíneo é regulado pela criação de uma circulação colateral.

4 a 6 m/s, que é aproximadamente 20 vezes mais rápida do que o fluxo sanguíneo. Por conseguinte, o pulso de pressão não tem relação direta com o fluxo sanguíneo e pode ocorrer mesmo sem fluxo. Ao palpar um pulso arterial, são sentidos os pulsos de pressão que produzem os sons de Korotkoff auscultados durante a aferição da pressão arterial. A deflexão máxima do pulso de pressão coincide com a pressão arterial sistólica, e o ponto mínimo de deflexão coincide com a pressão diastólica. A pressão diferencial é a diferença entre a pressão sistólica e a pressão diastólica. Se todos os outros fatores forem iguais, a magnitude da pressão diferencial reflete o volume de sangue ejetado pelo ventrículo esquerdo em um único batimento cardíaco.

Tanto os valores de pressão quanto a conformação das ondas de pressão se alteram à medida que se movem pelas artérias periféricas, de modo que as pulsações nas grandes artérias são ainda maiores do que as da aorta (ver Figura 25.13). Em outras palavras, os valores da pressão sistólica e da pressão diferencial são mais elevados em artérias de grande calibre do que na aorta. O aumento da pressão diferencial nas artérias "a jusante" deve-se ao fato de que, imediatamente após a ejeção do ventrículo esquerdo, a onda de pressão se desloca a uma velocidade mais alta do que a do próprio sangue, aumentando a pressão de descida. Além disso, em pontos de ramificação das artérias, os pontos de pressão são refletidos para trás, o que também tende a aumentar a pressão nesses locais. Nos casos de doença arterial periférica, ocorre um atraso na transmissão da onda refletida de modo que o impulso diminui, em vez de aumentar de amplitude.

Após sua amplificação inicial, o pulso de pressão se torna cada vez menor conforme se move através de artérias e arteríolas menores, até desaparecer quase totalmente nos capilares. Esse amortecimento do pulso de pressão é causado por características de resistência e capacidade de distensão desses vasos. O aumento da resistência desses pequenos vasos impede a transmissão das ondas de pressão. No entanto, sua capacidade de se distender é grande o suficiente para que uma pequena alteração no fluxo não seja capaz de provocar uma alteração de pressão. Embora os pulsos de pressão geralmente não sejam transmitidos para os capilares, existem situações em que isso ocorre. Por exemplo, a lesão de um dedo da mão ou de outra parte do corpo muitas vezes resulta em uma sensação latejante. Nesse caso, a extrema dilatação dos pequenos vasos da área lesada produz uma redução do amortecimento do pulso de pressão. Também ocorrem pulsações capilares em condições que causam exagero dos pulsos de pressão da aorta, como nos casos de regurgitação aórtica ou canal arterial pérvio.

Sistema venoso

Sistema de baixa pressão responsável pelo retorno do sangue ao coração. As vênulas coletam sangue dos capilares e as veias transportam-no de volta ao coração direito. Como o sangue das veias sistêmicas flui para o átrio direito do coração, a pressão do átrio direito é chamada de *pressão venosa central*. A pressão do átrio direito é regulada pela capacidade do ventrículo direito para bombear o sangue para os pulmões e pela tendência do sangue de fluir das veias periféricas para o átrio direito. A pressão atrial direita normal é de aproximadamente 0 mmHg, que é igual à pressão atmosférica. Pode aumentar até 20 a 30 mmHg em condições como insuficiência cardíaca direita e rápida transfusão de sangue a uma taxa que aumenta muito o volume sanguíneo total e faz quantidades excessivas de sangue tentarem fluir para o coração a partir de veias sistêmicas.

As veias e vênulas são vasos de paredes finas, com capacidade de distensão e colabamento. As veias conseguem dilatar e armazenar grandes volumes de sangue, que podem ser disponibilizados para a circulação conforme a necessidade. Ainda que suas paredes sejam finas, as veias são constituídas por tecido muscular. Isso lhes possibilita contrair ou se expandir para acomodar volumes variáveis de sangue. As veias são inervadas pelo sistema nervoso simpático. Quando há perda sanguínea na circulação, as veias se contraem para conservar o volume intravascular.

Válvulas nas veias dos membros impedem o fluxo retrógrado (Figura 25.14). Assim, com o auxílio de músculos esqueléticos, que envolvem e intermitentemente comprimem as veias dos membros inferiores como em uma ordenha de leite, o sangue é movido para o coração através dessas válvulas unidirecionais. Essa ação de bombeamento é conhecida como *bomba venosa* ou *muscular*. Isso facilita o retorno do fluxo sanguíneo com baixa pressão ao coração contra a força da gravidade. Não existem válvulas nas veias abdominais ou torácicas. Portanto, alterações na pressão nas cavidades abdominal e torácica, respectivamente, causam o fluxo sanguíneo venoso nessas veias.

Como o sistema venoso é de baixa pressão, o fluxo sanguíneo precisa se opor aos efeitos da gravidade. Na posição ortostática, o peso do sangue na coluna vascular provoca aumento de 1 mmHg de pressão para cada distância de 13,6 mm abaixo

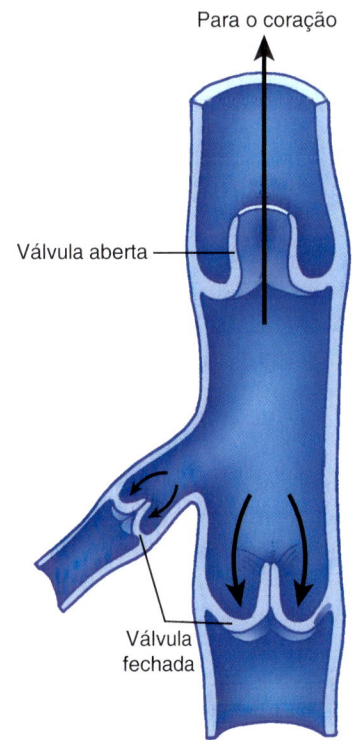

Figura 25.14 • Parte de uma veia femoral aberta, para mostrar as válvulas. O sentido do fluxo é ascendente. O fluxo retrógrado fecha a válvula.

do nível do coração. Se não fosse pela existência de válvulas nas veias e pela ação dos músculos esqueléticos, a pressão venosa nos pés seria de quase 90 mmHg em um indivíduo adulto de pé. A gravidade não influencia a pressão venosa em uma pessoa deitada porque o sangue nas veias se encontra no mesmo nível do coração.

Controles local e humoral do fluxo sanguíneo

O fluxo sanguíneo para os tecidos é regulado minuto a minuto em relação às necessidades teciduais e a longo prazo por meio do desenvolvimento de circulação colateral. Mecanismos neurais regulam o débito cardíaco e a pressão arterial necessária para dar suporte a esses mecanismos locais.

Autorregulação a curto prazo

O controle local do fluxo sanguíneo é regulado em grande parte pelas necessidades nutricionais do tecido. Por exemplo, o fluxo sanguíneo para órgãos como o coração, encéfalo e rins se mantém relativamente constante, embora a pressão arterial possa variar em uma faixa de 60 a 180 mmHg. A capacidade dos tecidos para manter constantes as alterações na pressão de perfusão é chamada de *autorregulação*. A autorregulação do fluxo sanguíneo é mediada por alterações no tônus do vaso sanguíneo resultantes de mudanças no fluxo através do vaso ou por fatores teciduais locais, como falta de oxigênio ou acumulação de metabólitos do tecido (*i. e.*, potássio, ácido láctico ou adenosina, que é um produto da decomposição do ATP). Por exemplo, uma mudança na pressão arterial sistêmica (p. ex., como a hipotensão durante o choque cardiovascular) conduz à autorregulação dos órgãos para garantir um fluxo sanguíneo adequado e o aporte de oxigênio.

Hiperemia reativa. Um aumento do fluxo sanguíneo local após um breve período de isquemia é chamado de *hiperemia reativa*. A capacidade dos tecidos para aumentar o fluxo sanguíneo em situações de aumento da atividade, como durante a prática de exercícios físicos, é chamada de *hiperemia funcional*. Quando o suprimento sanguíneo a uma determinada área foi interrompido e depois restaurado, o fluxo sanguíneo local através dos tecidos aumenta em um intervalo de segundos, para restaurar o equilíbrio metabólico dos tecidos. A vermelhidão transitória observada no braço depois de permanecer inclinado sobre uma superfície dura é um exemplo de hiperemia reativa. Mecanismos de controle local contam com o fluxo contínuo das principais artérias. Portanto, a hiperemia não pode ocorrer quando as artérias que suprem os capilares apresentam estenose. Por exemplo, se uma artéria coronária principal é ocluída, a abertura de canais que recebem suprimento por esse vaso não pode restaurar o fluxo sanguíneo.

Controle endotelial da função vascular. Duas das funções importantes das células endoteliais que revestem as arteríolas e as pequenas artérias são a síntese e a liberação de fatores que controlam a dilatação dos vasos. O endotélio intacto produz um fator que provoca o relaxamento da musculatura lisa vascular. Originalmente, esse fator foi chamado *fator relaxante derivado do endotélio*; atualmente é conhecido como *óxido nítrico*. O endotélio normal mantém uma liberação contínua de óxido nítrico, que é formado a partir da molécula de L-arginina e oxigênio, pela ação de uma enzima chamada *sintase do óxido nítrico* (Figura 25.15). A produção de óxido nítrico pode ser estimulada por meio de uma variedade de *agonistas* endoteliais, incluindo acetilcolina, bradicinina, histamina e trombina. A *tensão de cisalhamento* sobre o endotélio, proveniente do aumento no fluxo sanguíneo ou da pressão arterial, também estimula a produção de óxido nítrico e o relaxamento do vaso. O óxido nítrico também inibe a agregação de plaquetas e a secreção de conteúdo plaquetário, muitos dos quais provocam vasoconstrição. O óxido nítrico é liberado para o lúmen do vaso (para inativar as plaquetas) e para longe do lúmen (para relaxar a musculatura lisa) e protege tanto contra trombose quanto contra vasoconstrição. A nitroglicerina, que é utilizada no tratamento da angina, produz seus efeitos ao provocar a liberação de óxido nítrico no músculo liso vascular dos tecidos-alvo.

O endotélio também produz várias substâncias, incluindo vasoconstritores da *angiotensina II*, prostaglandinas vasoconstritoras e *endotelina-1*. A endotelina-1, um peptídio composto por 21 aminoácidos, é encontrada em todas as células endoteliais e são necessárias quantidades muito pequenas para provocar a vasoconstrição. Por exemplo, depois que um vaso sanguíneo é danificado, a endotelina local é liberada para provocar a vasoconstrição e evitar um sangramento extenso.[2]

Regulação a longo prazo do fluxo sanguíneo

A regulação a longo prazo torna possível um controle mais amplo do fluxo sanguíneo, se comparada com a regulação a curto prazo. Uma das maneiras de regular o fluxo sanguíneo é alterar a quantidade de vascularização durante um período prolongado. Esse processo é chamado de *angiogênese*. Se o metabolismo do tecido é maior por um longo período de

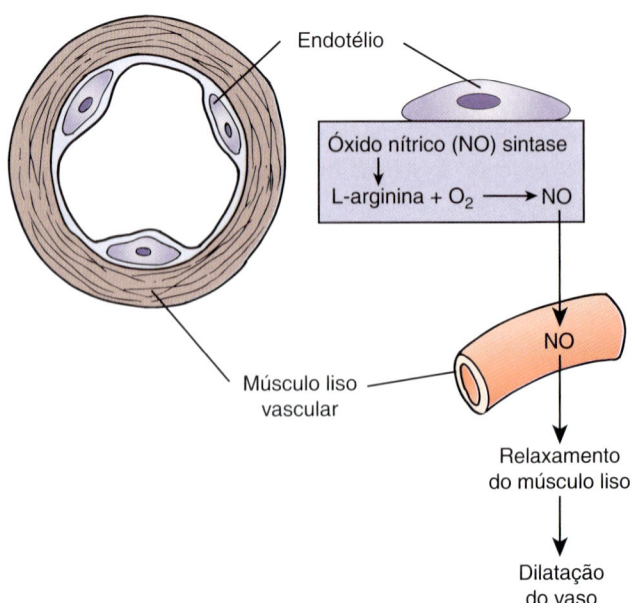

Figura 25.15 • Funções do óxido nítrico no relaxamento dos músculos lisos.

tempo, a vascularização aumenta e vice-versa. Ocorre uma verdadeira reconstrução física da vasculatura para atender às necessidades metabólicas do tecido. Essa regeneração se dá de maneira muito mais eficiente no tecido jovem em comparação com tecidos mais velhos. Além disso, foram isolados *fator de crescimento vascular endotelial, fator de crescimento do fibroblasto* e *angiotensina* em tecidos com suprimento insuficiente de sangue. Esses fatores de crescimento provocam o crescimento de novos vasos. Os vasos sanguíneos também podem desaparecer pela ação de outras substâncias, como *angiostatina* e *endostatina*, sendo o mecanismo fisiológico exato desconhecido. O oxigênio também desempenha um papel importante na regulação a longo prazo do fluxo sanguíneo.[2,3] Por exemplo, se o nível atmosférico de oxigênio é baixo, a vascularização aumenta para compensar a baixa de oxigênio. Isso pode ser observado em animais que vivem em altas altitudes, onde os níveis de oxigênio são baixos.

Além do mais, a circulação colateral representa um mecanismo de regulação a longo prazo do fluxo sanguíneo local. No coração e outras estruturas vitais, existem canais de anastomose entre algumas artérias menores. Esses canais viabilizam a perfusão de uma área por mais de uma artéria. Quando uma artéria sofre oclusão, os canais de anastomose aumentam de tamanho, possibilitando que o sangue de uma artéria pérvia faça a perfusão da área alimentada pelo vaso ocluído. Por exemplo, pessoas com vasta obstrução de um vaso sanguíneo coronariano podem contar com a circulação colateral para satisfazer as necessidades de oxigênio do tecido do miocárdio, normalmente alimentado por esse vaso. Tal como acontece com outros mecanismos de compensação a longo prazo, o recrutamento da circulação colateral é mais eficiente quando a obstrução do fluxo sanguíneo é gradual, e não repentina.

Controle humoral da função vascular

O controle humoral do fluxo sanguíneo envolve a ação de substâncias vasodilatadoras e vasoconstritoras no sangue. Algumas dessas substâncias são produzidas por glândulas especiais e transportadas no sangue por toda a circulação. Outras são produzidas nos tecidos locais e auxiliam no controle local do fluxo sanguíneo. Entre os mais importantes fatores humorais estão a norepinefrina e epinefrina, a angiotensina II, histamina, serotonina, bradicinina e prostaglandinas.

Norepinefrina e epinefrina. A norepinefrina é um hormônio vasoconstritor especialmente poderoso. A epinefrina é menos potente e, em alguns tecidos (p. ex., músculo esquelético), chega a provocar discreta vasodilatação. A estimulação do sistema nervoso simpático durante eventos estressantes ou a prática de exercícios físicos provoca constrição local das veias e arteríolas devido à liberação de norepinefrina nas terminações nervosas simpáticas. Além disso, a estimulação simpática faz a medula suprarrenal secretar norepinefrina e epinefrina no sangue. Esses hormônios passam a circular no sangue, causando estimulação simpática direta dos vasos sanguíneos por todo o corpo.

Angiotensina II. A angiotensina II é outra substância que funciona como um potente vasoconstritor. A angiotensina II é produzida como parte do sistema renina-angiotensina-aldosterona e age normalmente em muitas arteríolas, simultaneamente, para aumentar a RVP, aumentando desse modo a pressão arterial.

Histamina. A histamina exerce um efeito vasodilatador potente sobre as arteríolas e tem a capacidade de aumentar a permeabilidade capilar, tornando possível o extravasamento de líquidos e proteínas plasmáticas para os tecidos. Grande parte da histamina deriva de mastócitos de tecidos lesionados e de basófilos no sangue. Em certos tecidos, como o músculo esquelético, a atividade dos mastócitos é mediada pelo sistema nervoso simpático. Quando o controle simpático é retirado, os mastócitos liberam histamina.

Serotonina. A serotonina é liberada pelas plaquetas aglutinadas durante o processo de coagulação. Serotonina provoca vasoconstrição e desempenha um papel importante no controle da hemorragia; é encontrada no encéfalo e nos pulmões e especula-se que esteja envolvida no desenvolvimento de espasmo vascular associado a algumas reações pulmonares alérgicas e enxaqueca.

Bradicinina. As cininas (*i. e.*, bradicinina e calidina) são liberadas a partir da globulina cininogênio, encontrada nos líquidos corporais. A bradicinina provoca intensa dilatação das arteríolas, aumento da permeabilidade capilar e constrição de vênulas. Acredita-se que as cininas desempenhem papéis especiais na regulação do fluxo sanguíneo e do extravasamento capilar em tecidos inflamados. Acredita-se também que a bradicinina auxilie na regulação do fluxo sanguíneo na pele, bem como nas glândulas salivares e gastrintestinais.

Prostaglandinas. As prostaglandinas são sintetizadas a partir de constituintes da membrana celular (*i. e.*, o ácido graxo de cadeia longa, *ácido araquidônico*). A lesão do tecido incita a liberação do ácido araquidônico da membrana celular, o que promove a síntese da prostaglandina. Há várias prostaglandinas (p. ex., E_2, F_2, D_2), que são subdivididas de acordo com sua solubilidade; algumas produzem vasoconstrição e outras produzem vasodilatação. Como regra geral, as do grupo E são vasodilatadoras, e as do grupo F são vasoconstritoras. Os hormônios corticosteroides produzem a resposta anti-inflamatória por meio do bloqueio da liberação de ácido araquidônico, impedindo a síntese de prostaglandina.

RESUMO

As paredes de todos os vasos sanguíneos, exceto os capilares, são compostas por três camadas: a túnica externa, túnica média e túnica íntima. As camadas do vaso podem variar de acordo com a função. As artérias são vasos de paredes espessas com grandes quantidades de fibras elásticas. As paredes das arteríolas, que controlam a pressão arterial, têm grande quantidade de músculo liso. As veias são vasos de paredes finas, com capacidade para se distender e colabar. O fluxo venoso é projetado para fazer o retorno do sangue ao coração. É um sistema de baixa pressão e depende de valvas venosas e da ação de bombas musculares para compensar os efeitos da gravidade.

A irrigação sanguínea para os tecidos orgânicos depende da pressão dos pulsos que são gerados pela ejeção intermitente do sangue do ventrículo esquerdo para a aorta distensível e para as grandes artérias do sistema arterial. A combinação entre a capacidade de as artérias se distenderem e sua resistência ao fluxo diminui a pressão das pulsações de modo que seja mantido um fluxo sanguíneo constante quando o sangue chega aos capilares.

Os mecanismos que controlam o fluxo sanguíneo local são projetados para garantir a entrega adequada de sangue para os capilares na microcirculação, em que ocorre a troca de nutrientes e resíduos celulares. O controle local é orientado em grande parte pelas necessidades dos tecidos e é regulado por fatores teciduais locais, como falta de oxigênio e acúmulo de metabólitos. Hiperemia reativa é um aumento local do fluxo sanguíneo que ocorre após uma oclusão temporária do fluxo. É um mecanismo compensatório que diminui o débito de oxigênio de tecidos privados desse elemento. A regulação a longo prazo do fluxo sanguíneo inclui a angiogênese, existência do fator de crescimento vascular endotelial, fator de crescimento de fibroblastos e da angiotensina que aumentam a vascularização do tecido, enquanto foi verificado que a angiostatina e a endostatina dissolvem os vasos sanguíneos. A circulação colateral reforça o fluxo sanguíneo local por meio do desenvolvimento de vasos colaterais.[2,3] O fator relaxante do derivado do endotélio (principalmente o óxido nítrico) e fatores humorais, como norepinefrina e epinefrina, angiotensina II, histamina, serotonina, bradicinina e prostaglandinas, contribuem para a regulação do fluxo sanguíneo.

MICROCIRCULAÇÃO E SISTEMA LINFÁTICO

Depois de concluir esta seção, o leitor deverá ser capaz de:

- Definir o termo *microcirculação*
- Descrever a estrutura e a função dos vasos capilares
- Explicar as forças que controlam a troca de líquidos entre os capilares e os espaços intersticiais.

O termo *microcirculação* se refere ao funcionamento dos menores vasos sanguíneos, dos capilares e dos vasos linfáticos adjacentes, que transportam nutrientes para os tecidos e removem as escórias metabólicas das células.

Estrutura e função da microcirculação

As estruturas da microcirculação incluem arteríolas, capilares e vênulas. O sangue entra na microcirculação através de uma arteríola, passa pelos capilares e sai através de uma pequena vênula. As metarteríolas funcionam como vias de comunicação entre arteríolas e capilares (Figura 25.16). Pequenos anéis de músculo liso, os esfíncteres pré-capilares, estão localizados na extremidade arterial do capilar. O tônus do músculo liso das arteríolas, vênulas e esfíncteres pré-capilares serve para controlar o fluxo sanguíneo através do leito capilar. Dependendo da pressão venosa, o sangue flui através de canais capilares quando os esfíncteres pré-capilares são abertos.

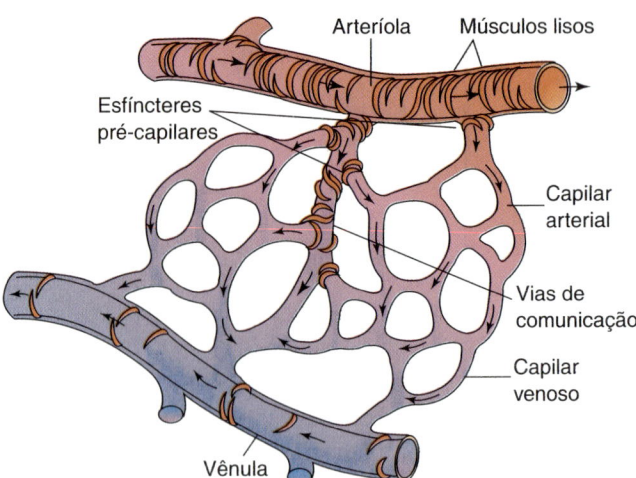

Figura 25.16 • Leito capilar. Os esfíncteres pré-capilares controlam o fluxo sanguíneo através da rede capilar. Canais de comunicação (*i. e.*, derivações arteriovenosas) possibilitam que o sangue se encaminhe diretamente de uma arteríola para uma vênula sem passar pelos canais de nutrição dos capilares.

Estrutura e função capilares

Os capilares são vasos microscópicos que conectam os segmentos arteriais e venosos da circulação. Em cada pessoa, existem aproximadamente 10 bilhões de capilares, com uma área de superfície total de 500 a 700 m². As paredes capilares são compostas de uma única camada de células endoteliais e suas membranas basais (Figura 25.17). As células endoteliais formam um tubo grande apenas o suficiente para permitir a passagem de hemácias, uma de cada vez.

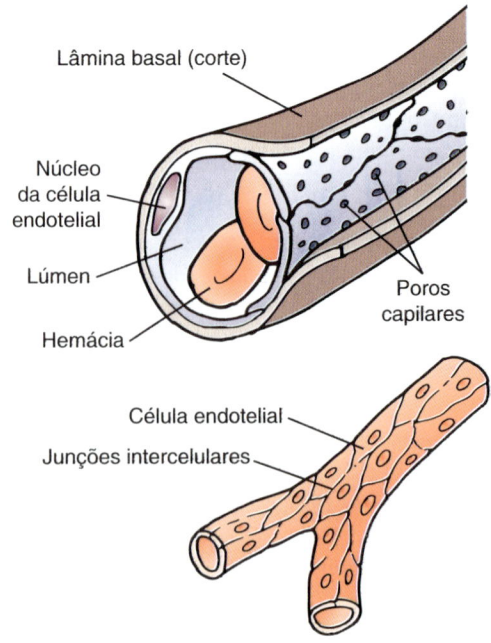

Figura 25.17 • Células endoteliais e junções intercelulares em um capilar seccionado.

Junções preenchidas por água, chamadas *poros capilares*, unem as células endoteliais capilares e fornecem uma via para a passagem de substâncias através da parede capilar. O tamanho dos poros capilares varia de acordo com a função capilar. No encéfalo, as células endoteliais são unidas por junções oclusivas, que formam a barreira hematencefálica. Isso impede que substâncias que alteram a excitabilidade neuronal deixem o capilar. Em órgãos que processam conteúdo sanguíneo, como o fígado, os capilares têm grandes poros para que as substâncias possam passar facilmente através da parede do capilar. Os capilares glomerulares dos rins têm pequenas aberturas denominadas *fenestrações*, que passam diretamente pelo meio das células endoteliais. Isso torna possível que uma grande quantidade de pequenas moléculas e substâncias iônicas seja filtrada pelos glomérulos, sem ter de passar através das fendas entre as células endoteliais.

Por causa de suas paredes finas e da proximidade com células de tecidos metabolicamente ativos, os capilares são particularmente bem adaptados para a troca gasosa e metabólicas entre as células e a corrente sanguínea. Essa troca de substâncias ocorre através dos espaços entre as células do tecido chamado de *interstício*. O interstício recebe suporte de fibras de *colágeno* e *elastina* e é preenchido por moléculas de *proteoglicanos* (açúcar-proteína) que se combinam com a água para formar um gel tecidual. O gel tecidual atua como uma esponja para reter o líquido intersticial e proporcionar a distribuição do líquido, mesmo para células que se encontram mais afastadas do capilar.

Líquidos, eletrólitos, gases e substâncias de pesos moleculares pequenos e grandes movem-se através do endotélio capilar por difusão, filtração e pinocitose. A troca de gases e outros líquidos através da parede capilar ocorre por simples difusão. Substâncias lipossolúveis, como oxigênio e dióxido de carbono, passam prontamente através das células endoteliais por difusão. A água flui através das membranas das células endoteliais capilares por canais seletivos de água chamados *aquaporinas*. A água e as substâncias hidrossolúveis, como eletrólitos, glicose e aminoácidos, também se difundem entre as células endoteliais pelos poros capilares. A pinocitose é responsável pela movimentação de leucócitos e grandes moléculas de proteínas.

Controle do fluxo sanguíneo na microcirculação

O fluxo sanguíneo através de canais capilares, destinados à troca de nutrientes e metabólitos, é chamado *fluxo de nutrientes*. Em algumas partes da microcirculação, o fluxo sanguíneo ultrapassa o leito capilar, movendo-se através de uma conexão chamada de *derivação arteriovenosa*, que conecta diretamente uma arteríola e uma vênula. Esse tipo de fluxo sanguíneo é chamado *fluxo não nutriente* porque não viabiliza a troca de nutrientes. Canais não nutrientes são comuns na pele, tendo importância para a troca de calor e a regulação da temperatura.

Troca capilar-intersticial de líquidos

As pressões hidrostática e osmótica do capilar dos líquidos intersticiais, bem como a permeabilidade da parede capilar, controlam em grande parte, a direção e a magnitude do movimento do líquido através da parede capilar. A direção do movimento do líquido pode ser para dentro ou para fora do capilar. Quando o movimento do líquido é para fora do capilar até os espaços intersticiais é chamado de *filtração*. Quando o movimento é do interstício para o capilar é chamado de *absorção* (Figura 25.18).

A pressão hidrostática capilar representa a pressão do líquido que tende a empurrar a água e as substâncias nela dissolvidas através dos poros capilares para o interstício. A pressão osmótica criada pelas proteínas plasmáticas tende a puxar o líquido dos espaços intersticiais para o capilar. Essa pressão é denominada *pressão osmótica coloidal*, para diferenciar os efeitos osmóticos das proteínas plasmáticas, que são coloides em suspensão, dos efeitos osmóticos de substâncias como sódio e glicose, que são cristaloides dissolvidos. A permeabilidade capilar controla o movimento da água e de substâncias como as proteínas plasmáticas que influenciam a pressão osmótica, até os espaços intersticiais. Igualmente importante para esse mecanismo de troca é o sistema linfático, que remove o excesso de líquido e de proteínas osmoticamente ativas e partículas grandes dos espaços intersticiais e os devolve para a circulação.

Forças hidrostáticas

A pressão hidrostática capilar é a principal força na filtração capilar. Tanto a pressão arterial quanto a pressão venosa (sendo os capilares intercalados entre artérias e veias) determinam a pressão hidrostática (pressão arterial) no interior dos capilares. Um aumento na pressão de pequenas artérias e na pressão arterial eleva a pressão hidrostática capilar. No entanto, uma redução em cada uma dessas pressões tem o efeito oposto. Uma alteração na pressão venosa tem maior efeito sobre a pressão hidrostática capilar do que a mesma alteração na

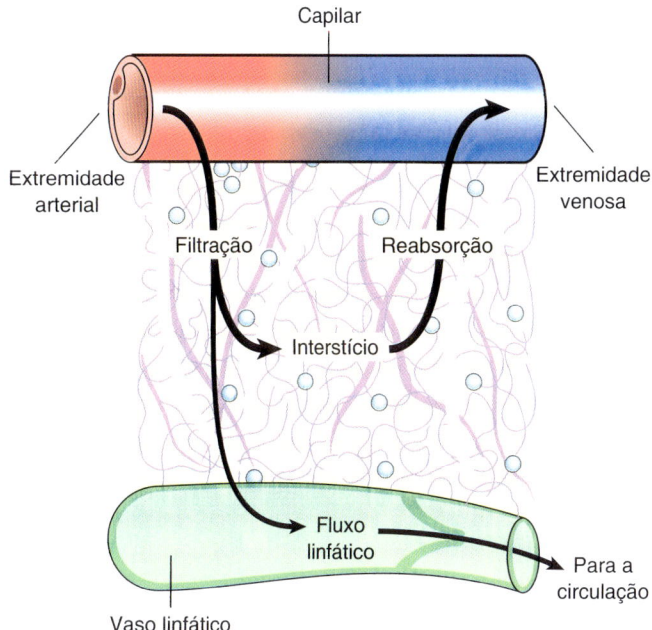

Figura 25.18 • Filtragem capilar e fluxo linfático. O líquido é filtrado para fora do capilar em direção ao interstício na extremidade arterial do capilar. A maior parte do líquido é reabsorvida na extremidade venosa do capilar, com o restante entrando nas terminações linfáticas para retornar à circulação.

pressão arterial. Aproximadamente 80% do aumento da pressão venosa, como a causada por uma trombose venosa ou insuficiência cardíaca congestiva, é transmitido de volta para o capilar. Os efeitos da gravidade, anteriormente discutidos, sobre a pressão venosa também afetam a pressão hidrostática capilar. Quando a pessoa está de pé, a pressão hidrostática é mais alta nos membros inferiores e mais baixa na cabeça.

A pressão hidrostática intersticial é a pressão exercida pelos líquidos intersticiais fora do capilar. Pode ser positiva ou negativa. Uma pressão positiva do líquido intersticial opõe-se à filtração capilar, e uma pressão negativa do líquido intersticial aumenta o movimento de líquido para fora do capilar até o espaço intersticial. No estado não edematoso normal, a pressão hidrostática intersticial é próxima de zero ou ligeiramente negativa (–1 a –4 mmHg) e tem muito pouco efeito sobre a filtração capilar ou o movimento de líquidos para fora.

Forças osmóticas

O fator-chave que impede a perda de líquido dos capilares é a pressão coloidosmótica (aproximadamente 28 mmHg) gerada pelas proteínas plasmáticas. As proteínas plasmáticas são grandes moléculas que se dispersam no sangue e, ocasionalmente, escapam para os espaços tissulares. Como a membrana capilar é praticamente impermeável às proteínas plasmáticas, essas partículas exercem uma força osmótica que puxa o líquido para o capilar e compensa a força de impulso da pressão de filtração capilar. O plasma contém uma mistura de proteínas, incluindo albumina, globulinas e fibrinogênio. A albumina, o que é a menor molécula e também a mais abundante das proteínas plasmáticas, é responsável por quase 70% do total do valor da pressão osmótica. É a quantidade, e não o tamanho, das partículas em solução que controla a pressão osmótica.

Embora o tamanho dos poros capilares impeça que a maior parte das proteínas plasmáticas deixe o capilar, pequenas quantidades escapam para os espaços intersticiais e exercem uma força osmótica que tende a puxar o líquido do capilar para o espaço intersticial. Essa quantidade é maior em condições como um processo inflamatório, no qual o aumento da permeabilidade capilar possibilita que as proteínas plasmáticas escapem para o interstício. O sistema linfático é responsável pela remoção de proteínas do interstício. Não havendo um sistema linfático em funcionamento, a pressão osmótica coloidal intersticial se eleva, provocando o acúmulo de líquidos. Normalmente, alguns leucócitos, proteínas plasmáticas e outras moléculas grandes conseguem entrar nos espaços intersticiais. Essas células e moléculas, que são muito grandes para voltar ao capilar, contam com a estrutura simples da parede dos vasos linfáticos para retornar ao compartimento vascular.

Equilíbrio entre forças hidrostáticas e osmóticas

Normalmente, o movimento de líquidos entre o leito capilar e os espaços intersticiais é contínuo. Como Ernest H. Starling destacou, o estado de equilíbrio permanece enquanto o mesmo volume de líquido entrar e sair dos espaços intersticiais. Isso é chamado de "forças de Starling" e está ilustrado na Figura 25.19. No diagrama, a pressão hidrostática da extremidade arterial do capilar é maior do que na extremidade

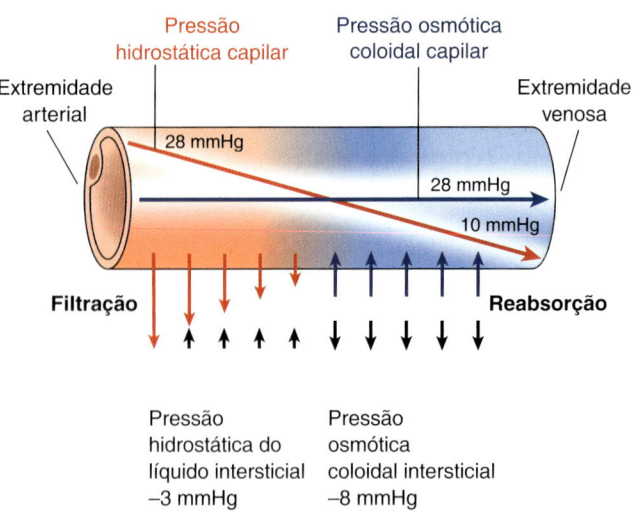

Figura 25.19 • Equilíbrio de troca de líquidos capilar-intersticial. Normalmente, as forças (pressão capilar hidrostática, pressão coloidosmótica intersticial e pressão do líquido intersticial oposta) que controlam o movimento para fora do líquido do capilar (filtração) estão praticamente em equilíbrio com as forças (pressão coloidosmótica capilar e pressão coloidosmótica intersticial) que puxam o líquido de volta para o capilar (reabsorção).

venosa.[5,6] A força da pressão hidrostática capilar na extremidade arterial do capilar, juntamente com o efeito de sucção da pressão osmótica coloidal intersticial, contribui para o movimento de saída de líquidos. A pressão osmótica coloidal capilar e a pressão osmótica intersticial oposta determinam a reabsorção de líquidos na extremidade venosa do capilar. Um ligeiro desequilíbrio de forças ocasiona um pouco mais de filtração de líquido para os espaços intersticiais do que de absorção de volta para o capilar. É esse líquido que é devolvido para a circulação pelo sistema linfático.

Sistema linfático

O sistema linfático representa uma via acessória através da qual os líquidos podem fluir para o sangue a partir dos espaços intersticiais.[1] Esse sistema, comumente chamado de sistema de *vasos linfáticos*, serve a quase todos os tecidos do corpo, com exceção de cartilagem, osso, tecido epitelial e tecidos do sistema nervoso central (SNC). No entanto, a maioria desses tecidos tem canais pré-linfáticos que acabam desembocando em áreas supridas pelos vasos linfáticos. A linfa é derivada do líquido intersticial que flui através dos canais linfáticos. Ela contém proteínas plasmáticas e outras partículas osmoticamente ativas, que dependem dos vasos linfáticos para retornarem ao sistema cardiovascular. O sistema linfático também é a principal via para a absorção de nutrientes, em especial gorduras, a partir do sistema digestório. O sistema linfático também filtra o líquido nos linfonodos e remove partículas estranhas, como bactérias. Quando o fluxo da linfa é obstruído, se desenvolve uma condição chamada de *linfedema*. O envolvimento de estruturas linfáticas por tumores malignos e a remoção dos linfonodos no momento da cirurgia de câncer são causas comuns de linfedema.

O sistema linfático é composto de vasos semelhantes aos do sistema cardiovascular. Esses vasos comumente trafegam juntamente com uma arteríola ou vênula ou com sua artéria ou veia acompanhante. Os vasos linfáticos terminais são constituídos por uma única camada de tecido conjuntivo com um revestimento endotelial e se assemelham aos capilares sanguíneos. Os vasos linfáticos não têm junções oclusivas e se tornam frouxamente ancorados aos tecidos circundantes por filamentos finos (Figura 25.20). Essas junções frouxas tornam possível a entrada de grandes partículas e os filamentos mantêm os vasos abertos em condições edematosas, quando a pressão dos tecidos circundantes, de outro modo, os faria colabar. Os capilares linfáticos drenam para vasos linfáticos maiores que, por fim, drenam nos ductos torácicos direito e esquerdo (Figura 25.21). Os ductos torácicos drenam na circulação nas junções das veias subclávia ou jugular interna. O volume total de linfa transportada é de 2 a 3 ℓ por dia em uma pessoa saudável.[2]

Embora as divisões não sejam tão distintas como no sistema cardiovascular, os vasos linfáticos maiores mostram evidências de camadas íntima, média e adventícia, semelhantes aos vasos sanguíneos. A íntima desses canais contém tecido elástico e uma camada endotelial, e os canais linfáticos de coleta de maior diâmetro contêm músculo liso na camada média. A contração dessa musculatura lisa ajuda na propulsão da linfa em direção ao tórax. A compressão externa dos canais linfáticos por vasos sanguíneos pulsantes nas adjacências e

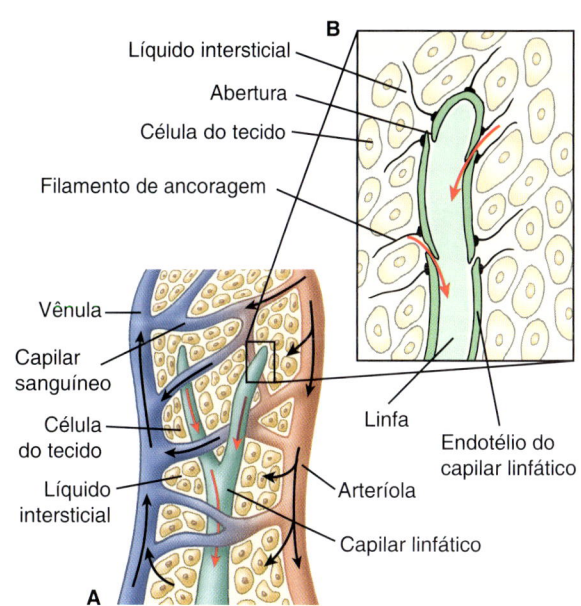

Figura 25.20 • **A.** Localização do capilar linfático. O líquido do lado arterial do leito capilar se move para os espaços intersticiais e é reabsorvido no lado venoso do leito capilar. **B.** Detalhes do capilar linfático com seus filamentos de ancoragem e margens sobrepostas que servem como válvulas e podem ser abertas, viabilizando a entrada de líquido intersticial e de suas partículas em suspensão.

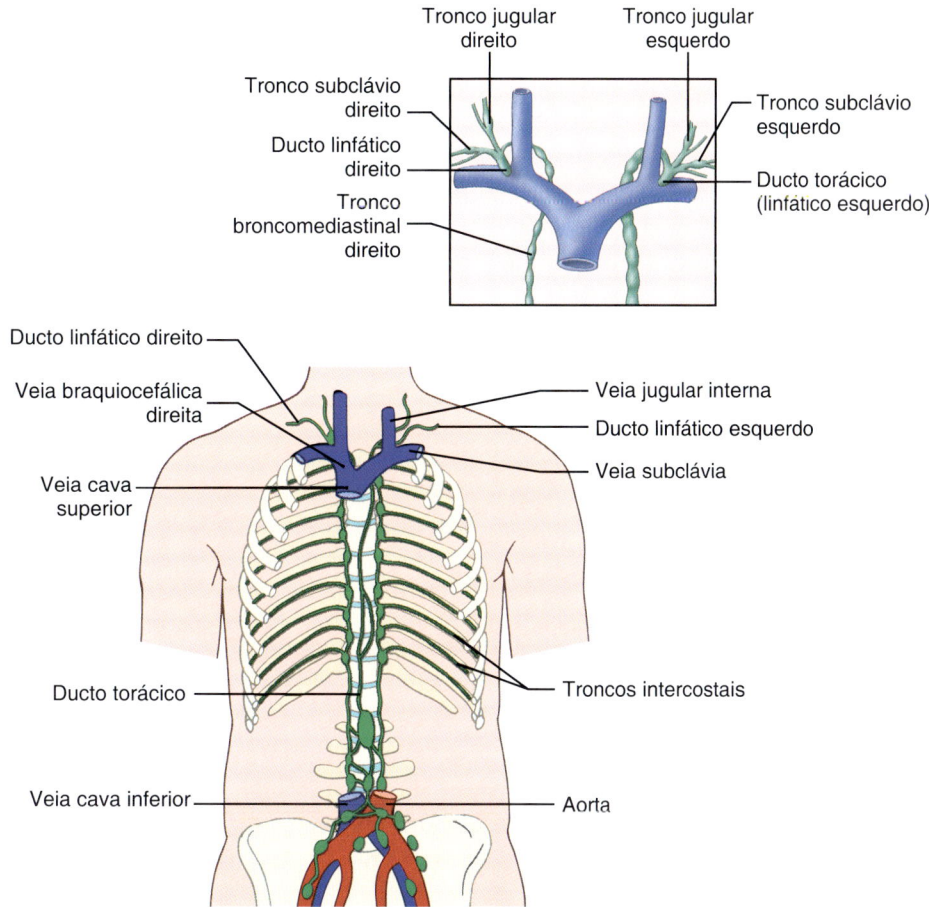

Figura 25.21 • Sistema linfático, mostrando o ducto torácico e a posição dos canais linfáticos direito e esquerdo (*no detalhe*).

movimentos ativos e passivos de partes do corpo também ajudam na propulsão da linfa. A pressão do líquido intersticial e a atividade de bombeamento da linfa determinam a velocidade de fluxo (aproximadamente 120 mℓ/h) pelo sistema linfático através dos diversos canais linfáticos.

> **RESUMO**
>
> A troca de líquidos entre o compartimento vascular e os espaços intersticiais ocorre no nível dos capilares. A pressão hidrostática empurra os líquidos para fora dos capilares, e a pressão osmótica coloidal exercida pelas proteínas plasmáticas puxa os líquidos de volta aos capilares. A albumina, que é a menor e mais abundante das proteínas plasmáticas, proporciona a principal força osmótica para o retorno de líquidos ao compartimento vascular. Normalmente, um volume pouco maior de líquido deixa o leito capilar do que o que pode ser reabsorvido. Esse excesso de líquido é devolvido para a circulação pelos canais linfáticos.

CONTROLE NEURAL DA FUNÇÃO CIRCULATÓRIA

Depois de concluir esta seção, o leitor deverá ser capaz de:

- Relacionar o desempenho de barorreceptores e quimiorreceptores no controle da função cardiovascular
- Descrever a distribuição do sistema nervoso simpático e parassimpático nas inervações do sistema cardiovascular e seus efeitos sobre a frequência cardíaca e a contratilidade cardíaca
- Relacionar o papel do SNC em termos de regulação da função cardiovascular.

Os centros de controle neural para a integração e modulação da função cardíaca e da pressão arterial estão localizados bilateralmente no bulbo. Os neurônios bulbares cardiovasculares são agrupados em três conjuntos distintos que levam até a inervação simpática do coração e dos vasos sanguíneos e à inervação parassimpática do coração. Os dois primeiros, que controlam a aceleração da frequência cardíaca e o tônus dos vasos sanguíneos mediados pelo sistema nervoso simpático, são chamados de *centro vasomotor*. O terceiro, que controla a desaceleração da frequência cardíaca mediada pelo sistema nervoso parassimpático, é chamado de *centro cardioinibitório*. Esses centros localizados no tronco encefálico recebem informações de várias áreas do sistema nervoso, incluindo o hipotálamo. Os barorreceptores e quimiorreceptores arteriais fornecem ao centro cardiovascular bulbar informações contínuas sobre alterações na pressão arterial.

Regulação pelo sistema nervoso autônomo

O controle neural do sistema cardiovascular ocorre principalmente por meio das divisões *simpática* e *parassimpática* do sistema nervoso autônomo (SNA). O SNA contribui para o controle da função cardiovascular por meio da modulação das funções cardíaca (*i. e.*, frequência e contratilidade cardíacas) e vascular (*i. e.*, RVP).

Regulação autônoma da função cardíaca

O fluxo parassimpático para o coração tem origem no núcleo vagal no bulbo. Os axônios desses neurônios passam para o coração nos ramos cardíacos do nervo vago. O efeito da estimulação vagal sobre a função do coração é em grande parte limitado à frequência cardíaca, com o aumento da atividade vagal produzindo uma desaceleração do pulso por meio da liberação de acetilcolina. O fluxo simpático para o coração e os vasos sanguíneos surge em neurônios localizados na formação reticular do tronco encefálico. Os axônios desses neurônios deixam os segmentos torácicos da medula espinal para fazer sinapse com os neurônios pós-ganglionares que inervam o coração. Fibras simpáticas cardíacas são amplamente distribuídas para os nós SA e AV, igualmente para o miocárdio. O aumento da atividade simpática produz um aumento da frequência cardíaca e da velocidade e força de contração cardíaca.

Regulação autônoma da função vascular

O sistema nervoso simpático funciona como uma via final comum para o controle do tônus da musculatura lisa dos vasos sanguíneos. A maioria das fibras pré-ganglionares simpáticas que controlam a função dos vasos se origina no centro vasomotor do tronco encefálico, trafega pela medula espinal e deixa a medula espinal nos segmentos torácico e lombar (T1-L2). Os neurônios simpáticos que inervam os vasos sanguíneos os mantêm em um estado de atividade tônica, de modo que, mesmo em condições de repouso, os vasos sanguíneos estão parcialmente contraídos. A constrição e o relaxamento dos vasos são conseguidos pela alternância desse aporte basal. O aumento da atividade simpática provoca constrição de alguns vasos, como os da pele, do sistema digestório e dos rins. Os vasos sanguíneos da musculatura esquelética são inervados tanto por fibras vasoconstritoras quanto vasodilatadoras. A ativação de fibras simpáticas vasodilatadoras causa relaxamento vascular e fornece aos músculos um maior fluxo sanguíneo durante a prática de exercícios físicos. Embora o sistema nervoso parassimpático contribua para a regulação da função cardíaca, tem pouco ou nenhum controle sobre os vasos sanguíneos.

Neurotransmissores autônomos

As ações do SNA são mediadas por neurotransmissores químicos. A *acetilcolina* é o neurotransmissor pós-ganglionar para os neurônios parassimpáticos, e a *norepinefrina* é o principal neurotransmissor para os neurônios simpáticos pós-ganglionares. Os neurônios simpáticos também respondem à epinefrina, que é liberada na corrente sanguínea pela medula suprarrenal. O neurotransmissor *dopamina* também pode atuar como neurotransmissor para alguns neurônios simpáticos.

Respostas do sistema nervoso central

Não é de estranhar que o SNC, que desempenha um papel essencial na regulação do tônus vasomotor e da pressão arterial, tenha um mecanismo para controlar o fluxo sanguíneo para os centros cardiovasculares que controlam a função circulatória. Quando o fluxo sanguíneo para o encéfalo é interrompido suficientemente para causar isquemia do centro vasomotor, esses neurônios vasomotores são fortemente estimulados. Isso provoca uma vasoconstrição maciça, como meio de elevar a pressão arterial a níveis tão altos quanto o coração pode bombear. Essa resposta é denominada *resposta isquêmica do SNC* e pode elevar a pressão arterial até 270 mmHg por até 10 min. Acredita-se que o acúmulo de ácido láctico e outras substâncias ácidas no centro vasomotor também contribua para a resposta isquêmica do SNC como um último esforço para preservar o fluxo sanguíneo vital para os centros cerebrais.[1] A resposta não é ativada até que a pressão arterial caia para pelo menos 60 mmHg e é mais efetiva na faixa entre 15 e 20 mmHg. Se a circulação cerebral não for restabelecida no intervalo de 3 a 10 min, os neurônios do centro vasomotor param de funcionar. Como resultado, os impulsos tônicos para os vasos sanguíneos são interrompidos e a pressão arterial cai vertiginosamente.

A *reação de Cushing* é um tipo especial de resposta do SNC resultante de elevação da pressão intracraniana.[1,3] Quando a pressão intracraniana se eleva aos níveis da pressão intra-arterial, os vasos sanguíneos para o centro vasomotor tornam-se comprimidos, iniciando a resposta isquêmica do SNC. A finalidade desse reflexo é promover elevação da pressão arterial para níveis acima da pressão intracraniana de modo que o fluxo sanguíneo para o centro vasomotor possa ser restabelecido. No caso de a pressão intracraniana subir a ponto de que o suprimento sanguíneo para o centro vasomotor se torne inadequado, o tônus vasoconstritor é perdido e a pressão arterial começa a cair. A elevação da pressão sanguínea associada ao reflexo de Cushing geralmente tem curta duração e deve ser considerada um mecanismo homeostático protetor; ajuda a proteger os centros vitais do encéfalo contra a perda de nutrição, se o líquido do SNC alcançar níveis altos suficientes para comprimir as artérias cerebrais.[3] O encéfalo e outras estruturas cerebrais estão confinados aos limites rígidos do crânio, sem espaço para expandir. Portanto, qualquer elevação da pressão intracraniana tende a comprimir os vasos sanguíneos que irrigam o encéfalo.

RESUMO

Os centros de controle neural para a regulação da função cardíaca e da pressão arterial estão localizados na formação reticular da parte inferior da ponte e no bulbo do tronco encefálico, onde ocorrem a integração e a modulação das respostas do SNA. Esses centros do tronco encefálico recebem informações de várias áreas do sistema nervoso, incluindo o hipotálamo. Tanto o sistema nervoso simpático quanto o parassimpático inervam o coração. O sistema nervoso parassimpático regula a frequência cardíaca via nervo vago com o aumento da atividade vagal alentecendo o ritmo cardíaco. O sistema nervoso simpático exerce influência excitatória sobre a frequência e a contratilidade cardíacas e funciona como via final comum para controlar o tônus da musculatura lisa dos vasos sanguíneos.

CONSIDERAÇÕES GERIÁTRICAS

- À medida que os seres humanos envelhecem, o sistema de condução cardíaca alentece, resultando em frequência cardíaca mais baixa decorrente da perda de função das células em todo o sistema de condução
- Conforme os seres humanos envelhecem, as dimensões cardíacas aumentam em decorrência de hipertrofia e espessamento da parede cardíaca, resultando em redução do débito cardíaco (por redução do volume e da contratilidade do coração)
- O envelhecimento se acompanha de enrijecimento das valvas e isso impede seu fechamento apropriado. Sopros e reflexo ocorrem em decorrência do mau funcionamento dessas valvas rígidas[6]
- Estresse ou declínio das condições de saúde em decorrência de doença sobrecarregam o coração dos adultos mais velhos; o coração não consegue responder tão rapidamente quanto antes e, com frequência, o adulto mais velho sente fadiga, arritmias cardíacas, palpitações e dispneia. Isso também pode ocorrer durante a prática de exercícios físicos.[6]

CONSIDERAÇÕES PEDIÁTRICAS

- Os distúrbios cardiovasculares em crianças são divididos em duas categorias principais: cardiopatia congênita e cardiopatia adquirida.[7] As cardiopatias congênitas são responsáveis pela maioria dos defeitos congênitos, com 32 mil recém-nascidos a cada ano apresentando cardiopatias congênitas[8]
- A etiologia das cardiopatias congênitas é idiopática; contudo, acredita-se que existem causas multifatoriais como genética e exposição materna a fatores ambientais[7]
- Ao examinar o coração de uma criança com menos de 7 anos de idade, é preciso lembrar que o coração está mais horizontalizado e o ápice está abaixo do quarto espaço intercostal[7]
- Sopros inocentes e desdobramento fisiológico da segunda bulha cardíaca podem ser auscultados no primeiro ano de vida e durante toda a infância[7]
- Muitos defeitos cromossômicos estão associados a cardiopatias congênitas, como síndrome de Down (trissomia do 21), trissomias do 13 e do 18 e síndrome de *cri-du-chat*.

Exercícios de revisão

1. Pessoas com aterosclerose das artérias coronárias não costumam apresentar sintomas de isquemia miocárdica até ocorrer obstrução de 75% dessas artérias.
   a. *Use a lei de Poiseuille para explicar.*

2. Uma vez que um aneurisma arterial começa a se formar, continua a aumentar de tamanho, como resultado do aumento da tensão sobre sua parede.
   a. Explique o aumento contínuo de tamanho usando a lei de Laplace.
   b. Usando informações relacionadas com a área transversal e a velocidade do fluxo, explique por que ocorre estase do fluxo sanguíneo com a tendência de formar coágulos nos aneurismas com uma grande área transversal.
3. Utilize os eventos no ciclo cardíaco representados na Figura 25.10 para explicar:
   a. O efeito da hipertensão no período de contração isovolumétrica.
   b. O efeito de um aumento da frequência cardíaca no tempo despendido na diástole.
   c. O efeito do aumento do período de relaxamento isovolumétrico no enchimento diastólico do ventrículo.
4. Use a curva de função ventricular de Frank-Starling descrita na Figura 25.11 para explicar as alterações no débito cardíaco que ocorrem com mudanças no esforço respiratório.
   a. O que acontece com o débito cardíaco durante aumento do esforço inspiratório, no qual uma diminuição acentuada da pressão intratorácica provoca aumento do retorno venoso ao coração direito?
   b. O que acontece com o débito cardíaco durante um aumento do esforço expiratório, no qual aumento significativo na pressão intratorácica provoca diminuição do retorno venoso para o coração direito?
   c. Tendo em conta essas alterações no débito cardíaco durante o aumento do esforço respiratório, o que você proporia como uma das funções da curva de Frank-Starling?

REFERÊNCIAS BIBLIOGRÁFICAS

1. St. John S., Cerkvenic J., Borlaug B., *et al.* (2015). Effects of cardiac resynchronization therapy on cardiac remodeling and contractile function: results from resynchronization reverses remodeling in systolic left ventricular dysfunction (REVERSE). Journal of the American Heart Association 4(9), 1–9.
2. Mohrman D., Heller L. (2010). Cardiovascular physiology (7th ed.). New York: McGraw-Hill.
3. Guyton A., Hall J. E. (2011). Textbook of medical physiology (12th ed., pp. 157–189, 191–211). Philadelphia, PA: Saunders.
4. Freeman W., Kobayashi Y. (2016). Invasive assessment of the coronary microcirculation. JACC: Cardiovascular Interventions 25(9), 802–804.
5. Yolmaz-Erol A., Atasever B., Mathura K., *et al.* (2007). Cardiac resynchronization improves microcirculation. Journal of Cardiac Failure 13(2), 95–99.
6. Brunner L. S., Suddarth D. S., Smeltzer S. O., *et al.* (2018). Brunner and Suddarth's textbook of medical-surgical nursing (14th ed., p. 678). Philadelphia, PA: Lippincott.
7. Kyle T., Carman S. (2017). Essentials of pediatric nursing (3rd ed., pp. 652–700). Philadelphia, PA: Wolters Kluwer.
8. American Heart Association. (2015). Understand your risk for congenital heart defects. Available: http://www.heart.org/HEARTORG/Conditions/CongenitalHeartDefects/UnderstandYourRiskforCongenitalHeartDefects/Understand-Your-Risk-for-Congenital-Heart-Defects_UCM_001219_ Article.jsp#.WfDsRohryUk.

Distúrbios do Fluxo Sanguíneo e Regulação da Pressão Arterial

26

Linda C. Mefford

INTRODUÇÃO

O fluxo sanguíneo pelo sistema circulatório sistêmico depende de um sistema de vasos sanguíneos desobstruídos e de uma pressão de perfusão adequada. Os distúrbios estruturais das artérias e arteríolas diminuem o fluxo sanguíneo para os tecidos, causando comprometimento do suprimento de oxigênio e nutrientes, levando ao acúmulo de resíduos do metabolismo celular. Os distúrbios estruturais venosos interferem na saída do sangue dos leitos capilares, causando o represamento de líquidos e resíduos celulares nos tecidos. Os distúrbios do fluxo sanguíneo podem resultar de alterações patológicas na parede do vaso, obstrução vascular, vasospasmo ou vasodilatação.

A pressão arterial é muito variável e deve ser cuidadosamente regulada para assegurar uma perfusão adequada para todas as células do corpo. Assegurar um fluxo constante de sangue para os órgãos vitais, como coração, cérebro e rins, é essencial para a vida. Embora a diminuição crítica no fluxo sanguíneo (hipotensão) possa produzir uma ameaça imediata à vida, a elevação contínua da pressão arterial (hipertensão) contribui para a morte prematura e a incapacidade, em decorrência dos efeitos deletérios da elevação da pressão sobre os vasos sanguíneos.

ESTRUTURA E FUNÇÃO DO VASO SANGUÍNEO

Depois de concluir esta seção, o leitor deverá ser capaz de:

- Descrever as funções das células endoteliais e definir o termo *disfunção endotelial*
- Descrever a função do músculo liso vascular e seu papel no reparo vascular.

As paredes de todos os vasos sanguíneos, com exceção dos capilares, são compostas por três camadas distintas: (1) uma camada externa de tecido conjuntivo com colágeno frouxamente entrelaçado (a *túnica externa*); (2) uma camada intermediária, com camadas de células musculares lisas (CML) dispostas em circunferências (*túnica média*); e (3) uma camada interna, composta por uma única camada de células endoteliais e pelo tecido conjuntivo subendotelial subjacente (a *túnica íntima*). Os finos capilares são compostos por uma camada única de células endoteliais, circundadas de modo intermitente por células denominadas *pericitos*. Esses pericitos compartilham algumas características que são semelhantes às das CML.[1] A Figura 26.1 ilustra as camadas das paredes arteriais, incluindo as diferenças entre as três camadas das túnicas. A Figura 26.2 ilustra a microanatomia comparativa das veias, das artérias e dos capilares. A Tabela 26.1 descreve a estrutura e a função dos vasos sanguíneos.

Endotélio

Aproximadamente 97 mil km de células epiteliais escamosas especializadas formam o revestimento contínuo de todo o sistema vascular, denominado *endotélio*.[2] O endotélio é um tecido multifuncional e versátil, que atua ativamente no controle da função vascular. Essa membrana semipermeável desempenha papéis essenciais nas funções homeostáticas, como transferência de moléculas pela parede vascular, adesão plaquetária e coagulação sanguínea, modulação do fluxo sanguíneo e da resistência vascular, metabolismo de hormônios, regulação de reações imunes e inflamatórias, e síntese de fatores que influenciam o crescimento de outros tipos de células (em particular, CML vasculares).[3]

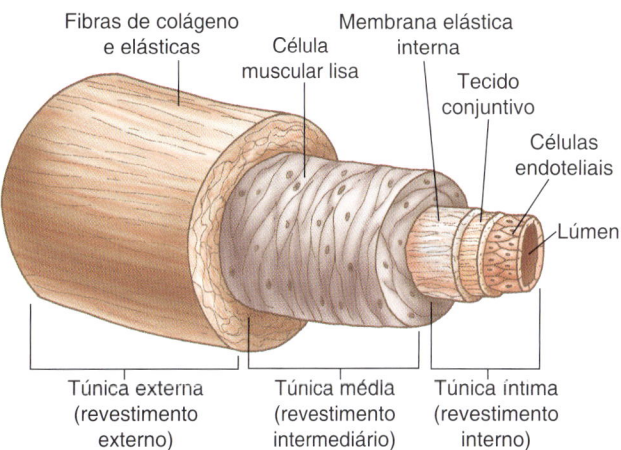

Figura 26.1 • Diagrama de uma artéria típica, mostrando a túnica externa, a túnica média e a túnica íntima.

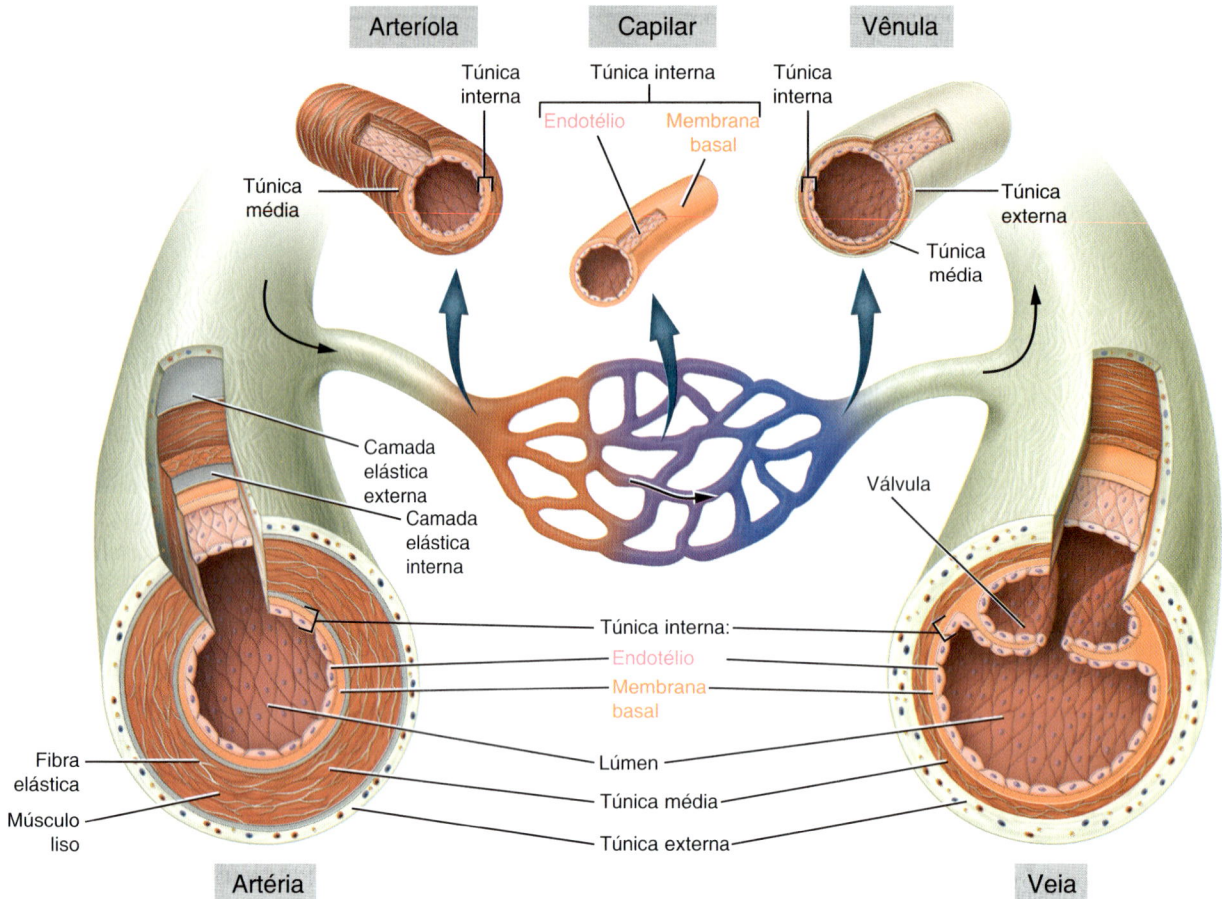

Figura 26.2 • Vasos sanguíneos – microanatomia da artéria, da veia e dos leitos capilares. Fonte: McConnell T. H., Hull K. L. (2011). *Human form, human function: Essentials of anatomy & physiology.* (Figura 11-12, p. 433). Philadelphia, PA: Wolters Kluwer/Lippincott Williams & Wilkins.

As células endoteliais respondem a diversos estímulos por meio de alterações estruturais e funcionais, descritas coletivamente pelo termo *disfunção endotelial*. A disfunção endotelial pode ser causada por fatores como inflamação, estresse hemodinâmico, determinadas moléculas lipídicas e hipoxia. As células endoteliais disfuncionais secretam citocinas, fatores de crescimento, fatores pró-coagulantes ou anticoagulantes e uma diversidade de outros produtos biologicamente ativos, e também influenciam a reatividade das CML subjacentes por meio da produção de fatores de relaxamento (p. ex., óxido nítrico) e de contração (p. ex., endotelinas).[1,2]

Células musculares lisas vasculares

As CML vasculares na túnica média contraem e dilatam os vasos sanguíneos em resposta à estimulação hormonal e neural [particularmente em resposta ao ramo simpático do

Tabela 26.1 Estrutura e função dos vasos sanguíneos.

Vaso	Estrutura	Função
Artéria	Parede com três camadas, com uma túnica média espessa, que confere a ela as propriedades de contratilidade e elasticidade	Transporte de sangue que se distancia do coração, manutenção da pressão arterial
Arteríola	Parede com três camadas, com camadas muito mais finas e um lúmen menor que as artérias	Transporte de sangue que se distancia do coração, auxílio no controle da pressão arterial por meio da regulação da resistência periférica por vasoconstrição e vasodilatação
Capilar	Tamanho microscópico, com parede com camada única de endotélio	As paredes finas possibilitam a troca de materiais entre o sangue e o líquido intersticial
Vênula	Parede com três camadas, com camadas muito finas, que aumentam gradativamente na medida em que se aproximam do coração	Transporte de sangue dos leitos capilares em direção ao coração
Veia	Parede com três camadas, com uma túnica média mais fina e um lúmen maior que as artérias. Inclui válvulas internas, que auxiliam no fluxo unidirecional do sangue em direção ao coração	Transporte do sangue a partir das vênulas em direção ao coração

Fonte: Wingerd B. (2014). *The human body: Concepts of anatomy and physiology.* Philadelphia, PA: Lippincott Williams & Wilkins.

sistema nervoso autônomo (SNA)]. Os nervos não adentram a túnica média e não realizam sinapses diretas com as CML; em vez disso, ocorre a difusão do neurotransmissor norepinefrina para o interior da túnica média. Os potenciais de ação resultantes são propagados ao longo das CML por meio de junções comunicantes, que causam a contração de toda a camada muscular e, assim, reduzem o raio do lúmen do vaso.[2] Por sua vez, essa diminuição do raio aumenta a resistência ao fluxo pelo vaso.[2]

As CML vasculares também sintetizam moléculas biológicas, como colágeno, elastina, fatores de crescimento e citocinas. Quando lesionadas, as CML migram para o interior da túnica íntima, onde proliferam.[1] Portanto, as CML são importantes tanto para o reparo vascular normal quanto para processos patológicos como a aterosclerose. Os promotores e os inibidores do crescimento estimulam as atividades de migração e proliferação das CML vasculares. Os promotores do crescimento incluem o fator de crescimento derivado de plaquetas, a trombina, o fator de crescimento de fibroblastos e as citocinas, como interferon-gama e interleucina-1. Os inibidores do crescimento incluem o óxido nítrico.[3,4]

RESUMO

Com exceção dos capilares, as paredes dos vasos sanguíneos são compostas por três camadas – uma externa, de tecido conjuntivo frouxamente entrelaçado; uma intermediária, de músculo liso vascular; e uma camada interna, de células endoteliais. Os capilares são compostos somente por uma única camada de células endoteliais. As células endoteliais vasculares controlam a transferência de moléculas pelas paredes dos capilares e também estão ativamente envolvidas na modulação dos processos de adesão plaquetária e coagulação, bem como na regulação do fluxo sanguíneo e da resistência vascular. As células endoteliais também desempenham um papel na regulação das reações imunes e inflamatórias, e na síntese de fatores que atuam como hormônios e fatores de crescimento (particularmente, os fatores de crescimento que influenciam as CML). Muitos dos fatores produzidos pelas CML vasculares são importantes tanto para o reparo vascular normal quanto para processos patológicos como a aterosclerose. O termo *disfunção endotelial* descreve diversos tipos de alterações possivelmente reversíveis na função endotelial, como resposta aos estímulos ambientais.

REGULAÇÃO DA PRESSÃO ARTERIAL SISTÊMICA

Depois de concluir esta seção, o leitor deverá ser capaz de:

- Definir os termos pressão arterial sistólica, pressão arterial diastólica, pressão de pulso e pressão arterial média
- Explicar como o débito cardíaco (DC) e a resistência vascular periférica (RVP) interagem para determinar a pressão arterial sistólica e a diastólica.

Em uma pessoa com coração sadio, o sangue é contínua e ritmicamente ejetado para a circulação sistêmica, a partir do ventrículo esquerdo para a aorta. A pressão arterial aumenta durante a sístole (conforme o ventrículo esquerdo contrai) e diminui durante a diástole (conforme o coração relaxa). O contorno do traçado da pressão arterial apresentado na Figura 26.3 ilustra as alterações da pressão que ocorrem tipicamente dentro das artérias de grande calibre, na circulação sistêmica. Durante a contração ventricular esquerda, ocorre uma rápida elevação no contorno do pulso, seguida por um aumento mais lento até o pico da pressão arterial. Cerca de 70% do sangue que sai do ventrículo esquerdo é ejetado durante o primeiro terço da sístole, sendo responsável pela rápida elevação no contorno da pressão. O final da sístole é marcado por uma breve deflexão para baixo e pela formação da *incisura dicrótica*, refletindo o ponto no qual a pressão ventricular cai abaixo da pressão aórtica. Aquela alteração da pressão aciona o súbito fechamento da valva aórtica que, por sua vez, leva a uma pequena elevação na pressão intra-aórtica resultante da contração contínua da aorta e de outros vasos de grande calibre contra a valva aórtica fechada. Conforme os ventrículos relaxam e o sangue flui para os vasos periféricos durante a diástole, a pressão primeiramente cai rápido e, em seguida, continua a declinar mais lentamente, à medida que a força motriz diminui.[3]

De modo ideal, a pressão no pico da pressão de pulso (a *pressão sistólica*) é inferior a 120 mmHg em adultos, com a pressão mais baixa (a *pressão diastólica*) inferior a 80 mmHg (Figura 26.3). A diferença entre as pressões sistólica e diastólica (aproximadamente, 40 mmHg em adultos sadios) é denominada *pressão de pulso*. Dois fatores importantes afetam a magnitude da pressão de pulso – o volume de sangue ejetado do ventrículo esquerdo durante um único batimento (o *volume sistólico*) e o grau de distensibilidade total dentro da ramificação

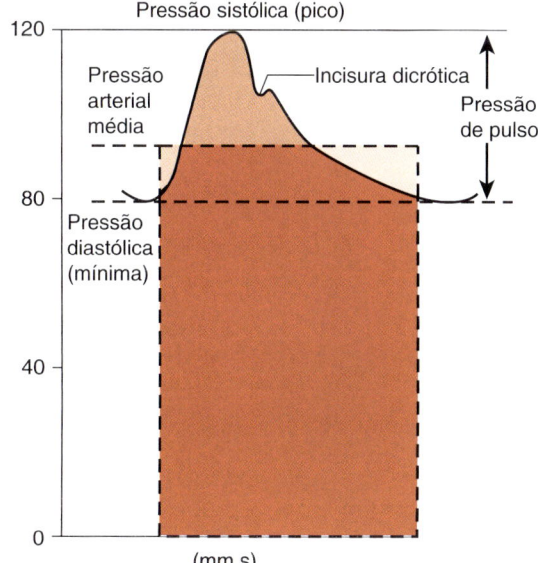

Figura 26.3 • Traçado da pressão intra-arterial realizado a partir da artéria braquial. A pressão de pulso é a diferença entre as pressões sistólica e diastólica. A área mais escura representa a PAM, que pode ser calculada com o uso da fórmula pressão arterial média = pressão diastólica + pressão de pulso/3.

arterial (que reflete a capacidade da vascularização arterial de aceitar o sangue ejetado do coração). A distensibilidade arterial é determinada pela combinação (1) das propriedades elásticas da aorta e das artérias de grande calibre, com (2) o grau de resistência ao fluxo nos vasos de menor calibre. A *pressão arterial média (PAM)*, que gira em torno de 90 a 100 mmHg em adultos, é uma medida da pressão média no sistema arterial durante a contração e o relaxamento ventricular. A PAM atua como um bom indicador da perfusão tecidual, sendo determinada em 60% pela pressão diastólica e em 40% pela pressão sistólica. Observe que a PAM não é a simples média matemática das pressões sistólica e diastólica, tendo em vista que uma parte maior de cada ciclo cardíaco ocorre na diástole (relaxamento), e outra menor ocorre na sístole (contração).[3]

A PAM é uma função do DC e da RVP. Os componentes do DC são o volume sistólico (VS) e a frequência cardíaca (FC), expressos em termos matemáticos pela equação: DC = VS × FC. Portanto, a PAM pode ser expressa matematicamente como segue: PAM = DC × RVP. A RVP reflete as alterações no raio das arteríolas e na viscosidade (densidade) do sangue. Com frequência, as arteríolas são denominadas *vasos de resistência*, porque conseguem contrair ou relaxar seletivamente e controlar a resistência à saída do sangue para os capilares. O corpo mantém a sua pressão arterial (a) ajustando o DC para compensar as alterações na RVP, e (b) ajustando a RVP para compensar as alterações no DC.[3]

Mecanismos de regulação da pressão arterial

Embora os diferentes tecidos corporais apresentem alguma capacidade de autorregulação do seu próprio fluxo sanguíneo, para assegurar uma perfusão tecidual adequada é necessário que a pressão arterial permaneça relativamente constante. Os mecanismos utilizados para regular a pressão arterial dependem da necessidade de um controle agudo ou a longo prazo[3] (Figura 26.4).

Regulação rápida

Para corrigir desequilíbrios temporários, como durante exercícios físicos ou nas alterações na posição corporal, é necessária uma regulação rápida da pressão arterial (em segundos a minutos). Esses mecanismos reguladores rápidos também mantêm a pressão arterial dentro dos níveis de sobrevivência, durante situações de risco à vida. O controle rápido da pressão arterial depende principalmente de mecanismos neurais e humorais, com os mecanismos neurais produzindo a resposta mais imediata.[3]

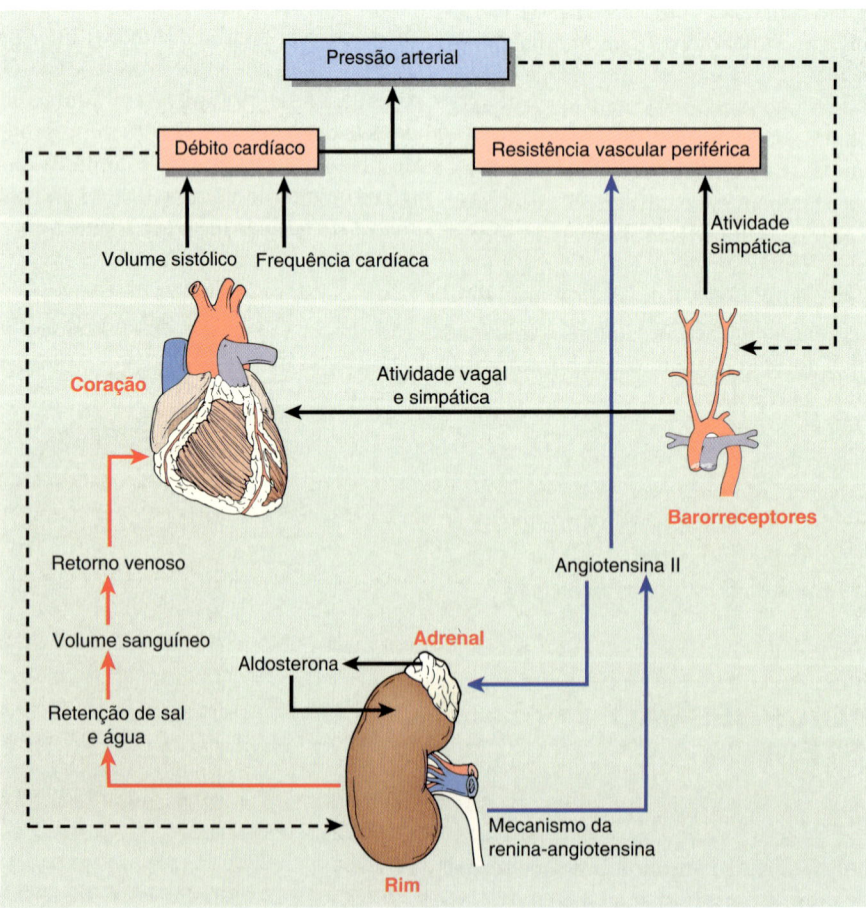

Figura 26.4 • Mecanismos de regulação da pressão arterial. As *linhas sólidas* representam os mecanismos para o controle renal e por barorreceptores da pressão arterial, por meio de alterações no DC e na RVP. As *linhas tracejadas* representam o estímulo para a regulação da pressão arterial pelos barorreceptores e pelos rins.

Mecanismos neurais. Os centros de controle neural para a regulação da pressão arterial estão localizados na formação reticular da medula e no terço inferior da ponte, onde ocorre a integração e a modulação das respostas do SNA. Essa área do cérebro contém os centros de controle vasomotor e cardíaco, com frequência coletivamente denominados *centro cardiovascular*. O centro cardiovascular transmite impulsos parassimpáticos ao coração por meio do nervo vago, e impulsos simpáticos ao coração e aos vasos sanguíneos por meio da medula espinal e dos nervos simpáticos periféricos. O estímulo vagal do coração produz uma desaceleração da FC, enquanto a estimulação simpática produz aumentos tanto na FC quanto na contratilidade cardíaca. Os vasos sanguíneos são seletivamente inervados pelo sistema nervoso simpático (SNS). O aumento da atividade simpática produz a constrição das artérias de pequeno calibre e das arteríolas, com resultante aumento na RVP.[3]

O controle da pressão arterial pelo SNA é mediado por reflexos circulatórios intrínsecos, reflexos extrínsecos e centros de controle neural superiores. Os *reflexos* circulatórios *intrínsecos*, incluindo os *reflexos* de *barorreceptores* e *quimiorreceptores*, são controlados no sistema circulatório e são essenciais para a regulação rápida e a curto prazo da pressão arterial. Os sensores dos *reflexos extrínsecos* são encontrados fora da circulação. Esses reflexos extrínsecos incluem as respostas da pressão arterial associadas a fatores como dor e frio. As vias neurais dessas reações são mais difusas, e as suas respostas são menos consistentes do que aquelas dos reflexos intrínsecos. Muitas dessas respostas são canalizadas pelo hipotálamo, que desempenha um papel essencial no controle das respostas do SNS. Exemplos do controle neural superior incluem as respostas da pressão arterial causadas por variações no humor e na emoção.[3]

Os *barorreceptores* ou *pressorreceptores* são receptores sensíveis à pressão localizados nas paredes dos vasos sanguíneos e no coração. Os barorreceptores carotídeos e aórticos estão localizados em posições estratégicas entre o coração e o cérebro (Figura 26.5). Eles respondem às alterações na distensão da parede do vaso enviando impulsos para os centros cardiovasculares no tronco encefálico, para que sejam realizadas as alterações adequadas na FC, na força da contração cardíaca e no tônus dos músculos lisos vasculares. Por exemplo, a diminuição da pressão arterial que ocorre com a transferência da posição deitada para a posição ortostática produz uma diminuição na distensão dos barorreceptores. Isso resulta em aumento na FC e vasoconstrição simpaticamente induzida, com consequente aumento na RVP.[3]

Os *quimiorreceptores arteriais* são células quimiossensíveis que monitoram os níveis de oxigênio, dióxido de carbono e íons hidrogênio no sangue. Esses quimiorreceptores estão localizados nos corpos carotídeos (que se encontram na bifurcação das duas artérias carótidas comuns) e nos corpos aórticos (Figura 26.5). Em virtude de sua localização, esses quimiorreceptores estão sempre em contato direto com o sangue arterial. Embora a principal função dos quimiorreceptores seja regular a ventilação, eles também se comunicam com os centros cardiovasculares no tronco encefálico e podem induzir uma vasoconstrição difusa. Sempre que a pressão arterial cai abaixo de um nível crítico, os quimiorreceptores são estimulados, em decorrência da diminuição do suprimento de oxigênio e do acúmulo de dióxido de carbono e íons hidrogênio.[3] Em pessoas com doença pulmonar crônica, pode haver o desenvolvimento de hipertensão sistêmica e pulmonar em resposta à hipoxemia. Pessoas com apneia do sono também podem apresentar aumento na pressão arterial em consequência da hipoxemia que ocorre durante os períodos de apneia.[1,4-6]

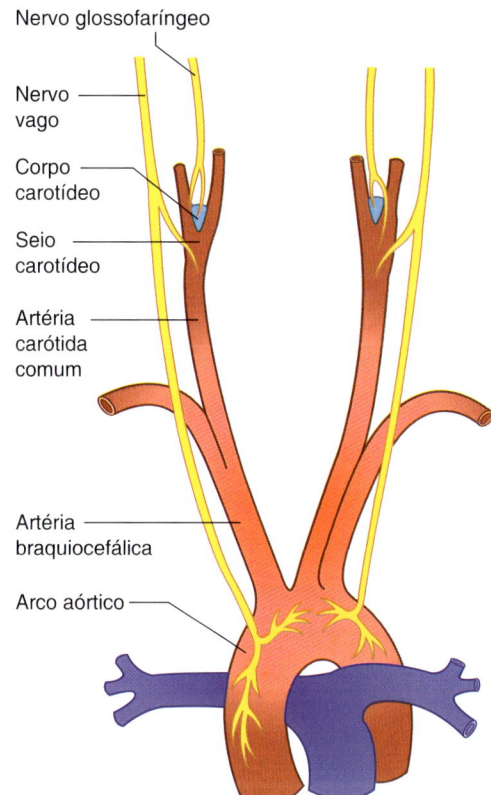

Figura 26.5 • Localização e inervação dos barorreceptores do arco aórtico e do seio carotídeo, e dos quimiorreceptores do corpo carotídeo.

Mecanismos humorais. Diversos mecanismos humorais contribuem para a regulação da pressão arterial, incluindo o *sistema renina-angiotensina-aldosterona*, a *vasopressina* (também denominada *hormônio antidiurético*), bem como a adrenalina e a noradrenalina. Essas substâncias regulam a pressão arterial de modo rápido, alterando o tônus vascular. A noradrenalina e a adrenalina também alteram a pressão arterial, ao aumentarem a FC e a contratilidade cardíaca.[3]

O *sistema renina-angiotensina-aldosterona* desempenha um papel central na regulação da pressão arterial. A renina é uma enzima sintetizada, armazenada e liberada pelas células justaglomerulares dos rins. Sua liberação ocorre em resposta ao aumento da atividade do SNS ou à diminuição da pressão arterial, do volume de líquido extracelular, ou da concentração de sódio extracelular. A maior parte da renina sai do rim e entra na corrente sanguínea, onde apresenta atividade enzimática para a conversão de uma proteína plasmática circulante inativa, denominada *angiotensinogênio*, em angiotensina I (Figura 26.6). Em seguida, a angiotensina I é convertida em angiotensina II. Essa conversão ocorre quase que inteiramente

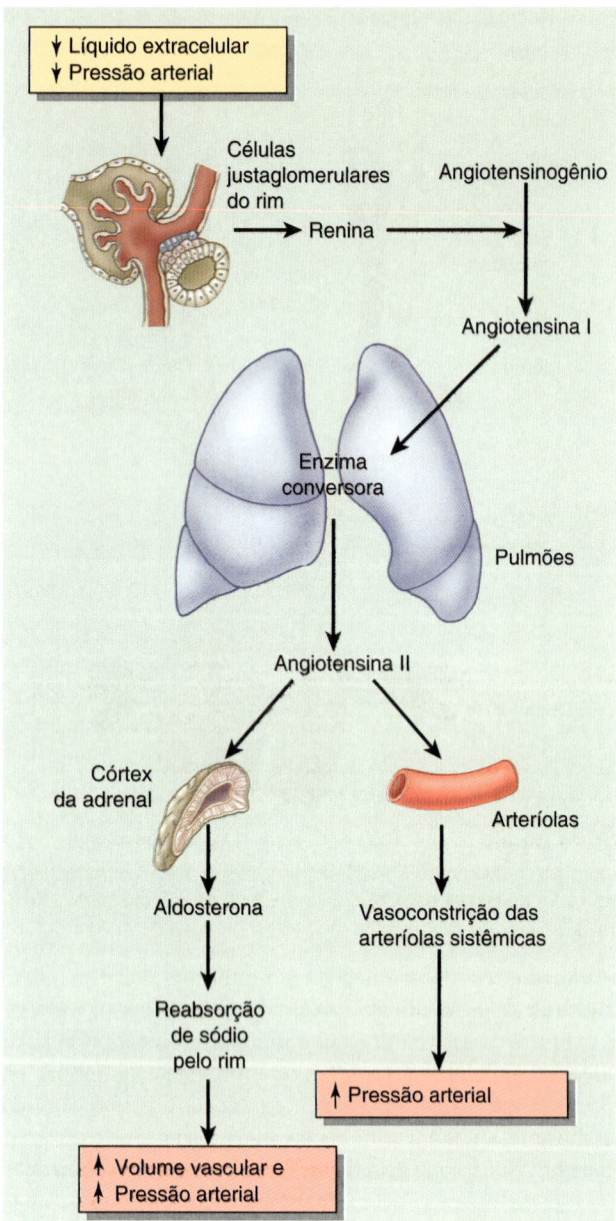

Figura 26.6 • Controle da pressão arterial pelo sistema renina-angiotensina-aldosterona. A renina converte enzimaticamente a proteína plasmática angiotensinogênio em angiotensina I; a ECA no pulmão converte a angiotensina I em angiotensina II; e a angiotensina II produz vasoconstrição, além de aumentar a retenção de sal e água por meio da ação direta sobre o rim e por meio do aumento da secreção de aldosterona pelo córtex da suprarrenal.

enquanto o sangue flui pelos pulmões, e é catalisada por uma enzima denominada *enzima conversora da angiotensina* (ECA), produzida no endotélio dos vasos sanguíneos pulmonares. Embora a angiotensina II tenha uma meia-vida de somente alguns minutos, a renina permanece na circulação durante 30 min a 1 h, levando à produção de mais angiotensina II enquanto estiver funcional.[3]

A angiotensina II atua na regulação a curto e a longo prazo da pressão arterial. É um vasoconstritor forte, particularmente das arteríolas e, em menor grau, das veias. A constrição das arteríolas aumenta a RVP, contribuindo, assim, para a regulação a curto prazo da pressão arterial. A angiotensina II também reduz a excreção de sódio ao aumentar a sua reabsorção pelos túbulos proximais do rim. Uma segunda função importante da angiotensina II, a estimulação da secreção de aldosterona pela suprarrenal, contribui para a regulação a longo prazo da pressão arterial por aumentar a retenção de sal e água pelo rim.[3]

A *vasopressina* (ou ADH) é liberada pela neuro-hipófise em resposta à diminuição do volume sanguíneo ou da pressão arterial, e o aumento da osmolaridade do líquido corporal também estimula a sua liberação. A vasopressina tem um efeito vasoconstritor direto, particularmente sobre os vasos da circulação esplâncnica que suprem as vísceras abdominais. Entretanto, aumentos na vasopressina a longo prazo não conseguem sustentar uma elevação na pressão arterial. A vasopressina não contribui para a hipertensão produzida pelos hormônios promotores de retenção de sódio ou por outras substâncias vasoconstritoras. Foi sugerido que ela desempenha um papel permissivo na hipertensão, mediado por suas propriedades de retenção de água, ou como um neurotransmissor que atua modificando a função do SNA.[3] As ações antidiuréticas da vasopressina são discutidas no Capítulo 32.

As catecolaminas adrenalina e (em menor grau) noradrenalina são liberadas pela suprarrenal na circulação sanguínea, quando o SNS é ativado. Essas moléculas de catecolaminas aumentam a pressão arterial, induzindo a vasoconstrição e aumentando a FC e a contratilidade cardíaca.[3]

Regulação a longo prazo

Os mecanismos a longo prazo controlam a regulação diária, semanal e mensal da pressão arterial. Embora os mecanismos neurais e hormonais envolvidos na regulação da pressão arterial a curto prazo atuem rapidamente, eles não conseguem manter a sua eficácia ao longo do tempo. Em vez disso, a regulação da pressão arterial a longo prazo recai principalmente sobre os rins e a função renal na regulação do volume de líquido extracelular.[3]

O volume de líquido extracelular e a pressão arterial são regulados em torno de um ponto de equilíbrio que representa a pressão normal para cada pessoa.[3] Quando o corpo contém excesso de líquido extracelular em decorrência do aumento da ingestão de água e sal, a pressão arterial aumenta. Essa elevação na pressão arterial resulta em aumentos na velocidade com que os rins excretam água (*i. e., diurese por pressão*) e sal (*i. e., natriurese por pressão*). De acordo com esse modelo de função renal, a pressão arterial pode sofrer aumentos por meio de dois mecanismos: (a) alterando a eliminação de sal e água para um nível de pressão mais alto, e (b) alterando o nível de líquido extracelular no qual ocorrem a diurese e a natriurese. Diversos fatores podem influenciar a função dos rins na regulação da pressão arterial a longo prazo. Por exemplo, o excesso de atividade nervosa simpática ou a liberação de substâncias vasoconstritoras podem alterar a transmissão da pressão arterial para o rim. De modo semelhante, alterações no controle neural e humoral da função renal podem alterar o processo de diurese e natriurese para um nível de líquido ou pressão mais alto, iniciando, assim, um aumento na pressão arterial.[3]

Compreenda | Determinantes da pressão arterial

A pressão arterial é a força que movimenta o sangue pelo sistema arterial, refletindo a contração e o relaxamento intermitentes do ventrículo esquerdo. É determinada por fatores que incluem o volume sanguíneo, as propriedades elásticas dos vasos sanguíneos, o DC e a RVP.

Pressão arterial

A pressão arterial representa a força que distribui o sangue para os capilares por todo o corpo. A pressão arterial máxima é a pressão sistólica (que coincide com a contração ventricular), e a mínima é a pressão diastólica (que coincide com o relaxamento ventricular). A aorta e suas principais ramificações conduzem o sangue entre o coração e as arteríolas. As arteríolas, que são os componentes terminais do sistema arterial, atuam como vasos de resistência, regulando a distribuição do sangue para os leitos capilares. Como as artérias são razoavelmente complacentes e as arteríolas proporcionam alta resistência ao fluxo sanguíneo, o sistema arterial atua como um filtro, que converte o fluxo pulsátil originado pelo coração em um fluxo não pulsátil e mais estável ao longo dos capilares. Conforme o sangue sai dos leitos capilares, o sistema venoso de baixa pressão o coleta e devolve ao coração, mantendo, assim, a pressão de enchimento diastólica necessária para produzir um DC adequado à repetição do processo de enchimento da ramificação arterial com sangue.

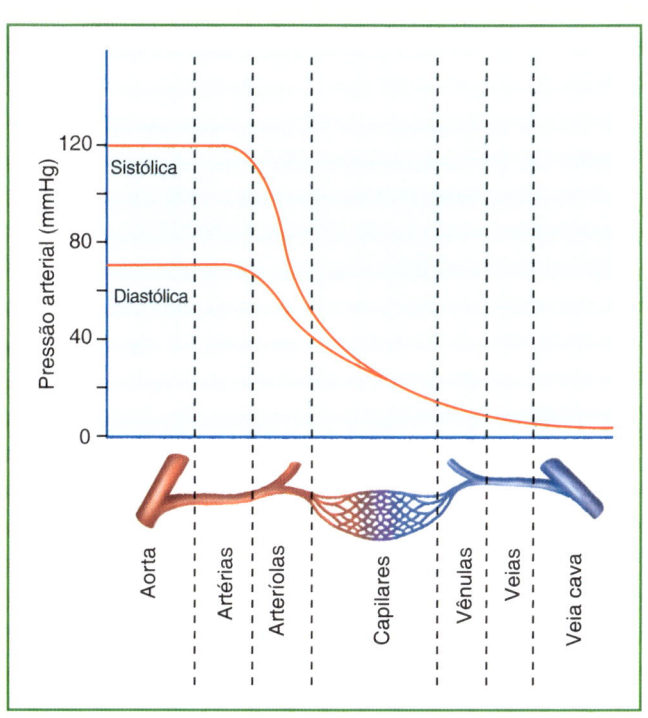

Pressão sistólica

A pressão sistólica reflete os seguintes fatores combinados: (a) o volume de sangue (VS) ejetado dos ventrículos a cada batimento; (b) a velocidade e a força com que o sangue é ejetado; e (c) a elasticidade, ou complacência, da aorta e das artérias de grande calibre. O sangue ejetado do coração durante a sístole não se movimenta diretamente por toda a circulação. Em vez disso, uma parte substancial do VS é armazenada nas artérias de grande calibre. Como as paredes desses vasos são elásticas, eles podem sofrer distensão para acomodar um grande volume de sangue sem nenhuma alteração significativa na pressão. A pressão sistólica comumente aumenta com o envelhecimento, conforme a aorta e as artérias de grande calibre perdem a sua elasticidade e se tornam mais rígidas.

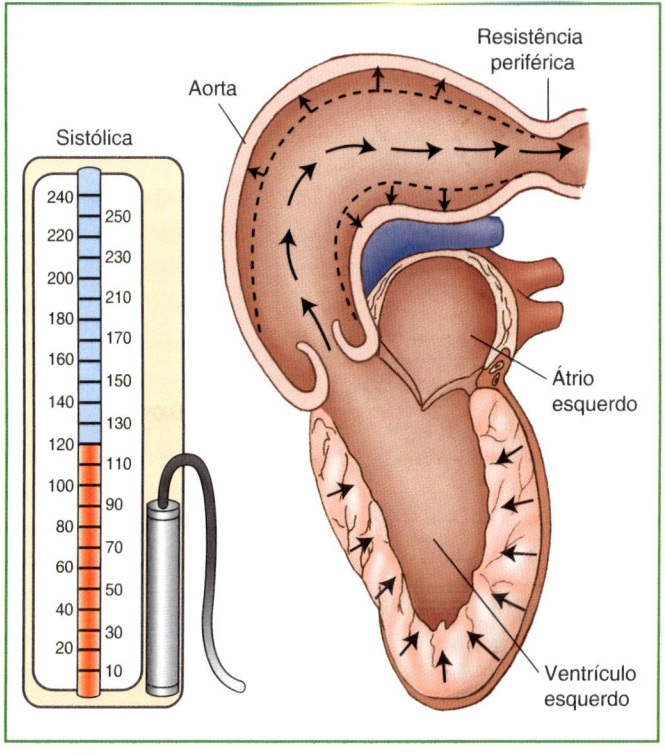

(continua)

Compreenda | Determinantes da pressão arterial (continuação)

Pressão diastólica

A pressão diastólica reflete os seguintes fatores combinados: (a) o fechamento da valva aórtica; (b) a energia armazenada nas fibras elásticas das artérias de grande calibre durante a sístole; e (c) a resistência ao fluxo pelas arteríolas até os capilares. O fechamento da valva aórtica no início da diástole aliado ao recuo das fibras elásticas na aorta e nas artérias de grande calibre continuam a conduzir o sangue adiante, mesmo que os ventrículos não estejam contraindo. Esses efeitos, amplamente limitados pelos vasos elásticos, convertem o fluxo sistólico pulsátil na aorta ascendente em um fluxo não pulsátil contínuo nas artérias periféricas e arteríolas.

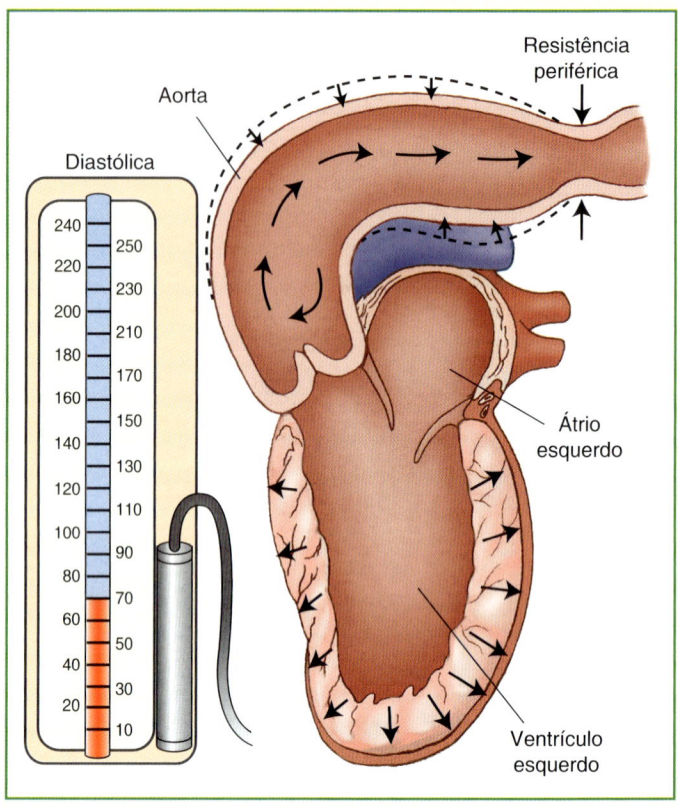

O aumento no volume de líquidos pode elevar a pressão arterial por meio de dois mecanismos gerais: (a) por efeito direto sobre o componente pré-carga do DC, e (b) por efeito indireto sobre a RVP, via mecanismos de autorregulação do fluxo sanguíneo. Os mecanismos de autorregulação distribuem o fluxo sanguíneo para os diversos tecidos do corpo, de acordo com as suas necessidades metabólicas. Quando o fluxo sanguíneo para um leito tecidual específico é excessivo, os vasos sanguíneos locais contraem; e quando o fluxo é deficiente, os vasos locais dilatam. Esse é o significado da autorregulação do fluxo sanguíneo. Em casos de aumento do volume de líquido extracelular com aumento resultante no DC, todos os tecidos do corpo estão expostos ao mesmo aumento no fluxo. Isso resulta em constrição generalizada das artérias e aumento na RVP (e na pressão arterial).[3]

Variações circadianas na pressão arterial

Esses mecanismos agudos e crônicos tentam regular a pressão arterial ao redor de um ponto definido em particular. Contudo, esse ponto definido varia segundo um padrão circadiano característico, com a pressão arterial noturna tendendo a um declínio de 10 a 20%. Foi demonstrado que uma diminuição na redução da pressão arterial noturna é útil como indicador da probabilidade de eventos adversos cardiovasculares (com o declínio na redução da pressão arterial noturna atuando como indicador mais efetivo de efeitos adversos cardíacos, do que os níveis da pressão arterial diurna). Observou-se que o grau de redução da pressão arterial noturna diminui nas pessoas que repetidamente apresentam breves períodos de sono, o que reflete um aumento do risco de problemas cardiovasculares nas pessoas que não dormem adequadamente.[7]

RESUMO

A alternância entre a contração e o relaxamento do músculo ventricular produz uma pressão de pulso que movimenta o sangue pelo sistema circulatório. As paredes elásticas da aorta distendem durante a sístole e relaxam durante a diástole, para manter a pressão diastólica. A *pressão arterial sistólica* indica o ponto mais alto da pressão de pulso, enquanto a *pressão arterial diastólica* indica o ponto mais baixo. A *pressão de pulso* (que reflete a natureza pulsátil do fluxo sanguíneo arterial) é a diferença entre as pressões sistólica e diastólica. A *PAM* é a pressão arterial média na circulação sistêmica. A pressão sistólica é determinada primariamente pelas características do VS, enquanto a pressão diastólica é determinada em grande parte pela *RVP*, refletindo a condição das artérias e arteríolas, bem como suas capacidades de aceitação do escoamento do sangue da aorta.

A regulação da pressão arterial envolve tanto mecanismos de curto prazo (ou rápidos) quanto mecanismos de longo prazo. Os mecanismos rápidos são responsáveis pela regulação da pressão arterial a cada minuto ou a cada hora durante atividades como exercícios, e também nas alterações da posição corporal. A regulação aguda da pressão arterial depende principalmente de mecanismos humorais e neurais, com estes últimos sendo os mais rápidos. Os mecanismos a longo prazo, que mantêm a pressão arterial por dias, semanas e até mesmo anos, são amplamente atribuídos aos rins e à regulação do volume de líquido extracelular.

DISTÚRBIOS DO FLUXO SANGUÍNEO ARTERIAL SISTÊMICO

Depois de concluir esta seção, o leitor deverá ser capaz de:

- Descrever os possíveis mecanismos envolvidos no desenvolvimento da aterosclerose
- Descrever a patologia associada à vasculite e relacioná-la com as doenças relacionadas a essa condição
- Diferenciar entre a patologia e as manifestações dos aneurismas aórticos e da dissecção da aorta.

O sistema arterial distribui o sangue para todos os tecidos no corpo. Existem três tipos de artérias: artérias elásticas de grande calibre, incluindo a aorta e suas ramificações distais; artérias de médio calibre, como as artérias coronárias e renais; e artérias de pequeno calibre e arteríolas, que cruzam os tecidos. As artérias de grande calibre atuam principalmente no transporte de sangue. As artérias de médio calibre são compostas predominantemente por CML circulares dispostas em espiral. A distribuição do fluxo sanguíneo para os diversos órgãos e tecidos do corpo é controlada pela contração e relaxamento dos músculos lisos desses vasos. As artérias de pequeno calibre e as arteríolas regulam o fluxo sanguíneo capilar. Cada um desses diferentes tipos de artérias tende a ser afetado por diferentes processos patológicos.[1,3,4]

A doença do sistema arterial afeta a função corporal com o comprometimento do fluxo sanguíneo, cujo efeito sobre o corpo depende das estruturas envolvidas e da extensão da alteração do fluxo. O termo *isquemia* indica uma redução no fluxo arterial a um nível insuficiente para atender as demandas de oxigênio dos tecidos. O *infarto* se refere a uma área de necrose isquêmica em um órgão, produzida pela oclusão do seu suprimento de sangue arterial ou da sua drenagem venosa. A discussão nesta seção enfoca os lipídios séricos e a dislipidemia, aterosclerose, vasculite, doença arterial dos membros e os aneurismas arteriais.

Dislipidemia

Refere-se a uma condição de desequilíbrio dos componentes lipídicos do sangue. Hiperlipidemia é o excesso de lipídios no sangue. Os lipídios são classificados em triglicerídios, fosfolipídios e colesterol. Constituem um grupo de diversos compostos que têm muitas funções biológicas importantes. Os triglicerídios, utilizados no metabolismo energético, são combinações de três ácidos graxos e uma única molécula de glicerol. Os fosfolipídios, que contêm um grupo fosfato, são importantes constituintes estruturais das lipoproteínas, dos componentes da coagulação sanguínea, da bainha de mielina e das membranas celulares. Embora o colesterol não seja composto por ácidos graxos, seu núcleo esteroide é sintetizado a partir de ácidos graxos e, portanto, sua atividade química e física é semelhante à de outras substâncias lipídicas.[3]

Classificação das lipoproteínas

Por serem moléculas hidrofóbicas insolúveis no plasma, o colesterol e os triglicerídios se combinam com proteínas hidrossolúveis específicas, denominadas *apoproteínas*. Essa ligação possibilita a formação de uma molécula hidrossolúvel, que consegue se deslocar pelo plasma. As moléculas hidrofóbicas à base de gordura (*i. e.*, colesterol e triglicerídios) e as apoproteínas combinadas formam uma molécula de transporte denominada *lipoproteína*. A estrutura da lipoproteína é formada por um centro hidrofóbico encapsulado por um revestimento estabilizante composto pelas apoproteínas hidrossolúveis e pelas cabeças hidrofóbicas dos fosfolipídios. Essas lipoproteínas transportam o colesterol e os triglicerídios a diversos tecidos, para o uso de energia, deposição de lipídios, produção de hormônios esteroides e formação de ácido biliar.[3] A estrutura molecular dessas partículas de lipoproteínas está ilustrada na Figura 26.7.

As lipoproteínas são classificadas em cinco tipos, de acordo com as suas densidades medidas por ultracentrifugação: quilomícrons, lipoproteína de muito baixa densidade (VLDL), lipoproteína de densidade intermediária (IDL), lipoproteína de baixa densidade (LDL) e lipoproteína de alta densidade

---

Conceitos fundamentais

Distúrbios do fluxo sanguíneo arterial sistêmico

- A aterosclerose é uma doença progressiva, caracterizada pela formação de placas fibroadiposas na túnica íntima de vasos de grande e médio calibre, incluindo a aorta, as artérias coronárias e os vasos cerebrais. Os principais fatores de risco para a aterosclerose são a hipercolesterolemia e a inflamação
- A vasculite é uma inflamação da parede do vaso sanguíneo, que resulta em lesão e necrose do tecido vascular. Pode afetar as artérias, os capilares e as veias. O processo inflamatório pode ter início com uma lesão direta, agentes infecciosos ou processos imunes
- Os aneurismas representam uma dilatação anormal e localizada de uma artéria, decorrente de um enfraquecimento na parede do vaso. Conforme o tamanho do aneurisma aumenta, a tensão na parede vascular aumenta e o vaso pode romper. O aumento do tamanho do vaso também pode exercer pressão sobre as estruturas adjacentes.

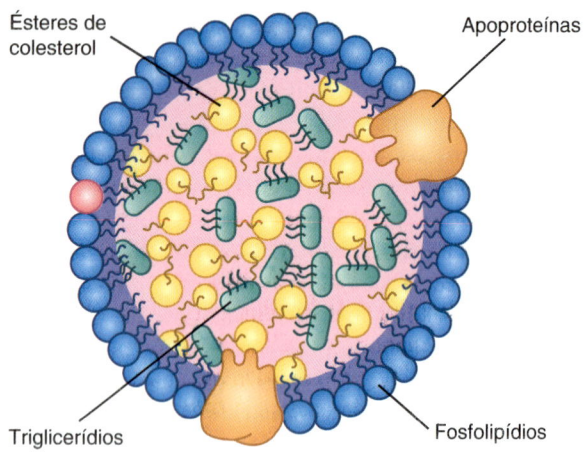

Figura 26.7 • Estrutura geral de uma lipoproteína. Os ésteres de colesterol e os triglicerídios estão localizados no centro hidrofóbico da macromolécula, circundados por fosfolipídios e apoproteínas.

(HLD). A VLDL carreia grandes quantidades de triglicerídios com densidade inferior à do colesterol. A LDL é o principal carreador do colesterol, enquanto a HDL na realidade é 50% proteica (Figura 26.8).[3]

Aparentemente, são as apoproteínas na partícula lipoproteica que controlam as interações e o destino metabólico final das lipoproteínas. Foram identificadas diversas classes e subtipos de apoproteínas. Em particular, níveis elevados do subtipo de lipoproteína(a) estão mostrando uma relação cada vez maior com uma diversidade de condições fisiopatológicas, incluindo aterosclerose, doença vascular coronariana aterosclerótica, estenose de valva aórtica calcificada e distúrbios autoimunes.[8-10] A apolipoproteína (apoproteína B) combina-se com os lipídios para transportá-los pelo sistema vascular. Seu envolvimento no metabolismo dos lipídios (gorduras) e seu papel como proteína primária da VLDL e da LDL contribuem para a formação de placas e desenvolvimento de aterosclerose.

Foram identificados dois sítios de síntese de lipoproteínas – intestino delgado e fígado. Os quilomícrons, que são as maiores moléculas lipoproteicas, são sintetizados na parede do intestino delgado e estão envolvidos no transporte dos triglicerídios alimentares (via exógena) e do colesterol absorvido pelo trato gastrintestinal. Os quilomícrons transferem seus triglicerídios para as células do tecido adiposo e do músculo esquelético. O colesterol permanece nas partículas de quilomícrons remanescentes após a remoção dos triglicerídios. Ao final, o colesterol residual é absorvido pelo fígado, que o sintetiza para o desenvolvimento de VLDL e/ou o excreta na bile.[3]

O fígado sintetiza e libera VLDL e HDL. As moléculas de VLDL contêm grandes quantidades de triglicerídios e quantidades menores de ésteres de colesterol, e proporcionam a via primária para o transporte dos triglicerídios endógenos produzidos no fígado.[1] Além disso, a VLDL atua como a principal fonte de energia do corpo durante o jejum prolongado. Assim como os quilomícrons, a VLDL carreia seus triglicerídios até as células adiposas e musculares, onde os triglicerídios são removidos. Os fragmentos de IDL resultantes (com conteúdo de triglicerídios reduzido e ricos em colesterol) são transportados até o fígado, onde são reciclados para formação de novas partículas de VLDL, ou são convertidos em LDL no compartimento vascular. As IDL são a principal fonte de LDL.[3] Essa via de síntese e transporte de lipoproteínas está ilustrada na Figura 26.9.

A LDL, por vezes denominada *colesterol ruim*, atua como molécula de transporte primário do colesterol. A LDL é removida da circulação por receptores de LDL ou por células *scavengers* (varredoras), como os monócitos ou macrófagos. Aproximadamente 70% da LDL é removida pela via mediada por receptores de LDL, enquanto o restante é removido via *scavengers*.[1] Embora os receptores de LDL estejam amplamente distribuídos, cerca de 75% estão localizados nos hepatócitos. Portanto, o fígado desempenha um papel extremamente importante no metabolismo de LDL. A remoção mediada por receptores de LDL envolve a ligação da LDL aos receptores de superfície celular, seguida pela *endocitose* (processo fagocítico, no qual a LDL é englobada e transportada para o interior da célula, como uma vesícula endocítica recoberta por membrana). No interior da célula, a vesícula endocítica se funde com os lisossomos e a molécula de LDL é degradada enzimaticamente, causando a liberação do colesterol livre no citoplasma celular. Outros tecidos não hepáticos (*i. e.*, suprarrenais, CML, células endoteliais e linfoides) também utilizam a via mediada por receptores de LDL para obter o colesterol necessário à síntese da membrana e de hormônios. Esses tecidos conseguem controlar a absorção de colesterol, adicionando ou removendo receptores de LDL.[1,3,4]

A via de remoção de LDL por *scavengers* envolve sua ingestão por monócitos e macrófagos fagocíticos. Essas células *scavengers* têm receptores que se ligam à LDL oxidada ou

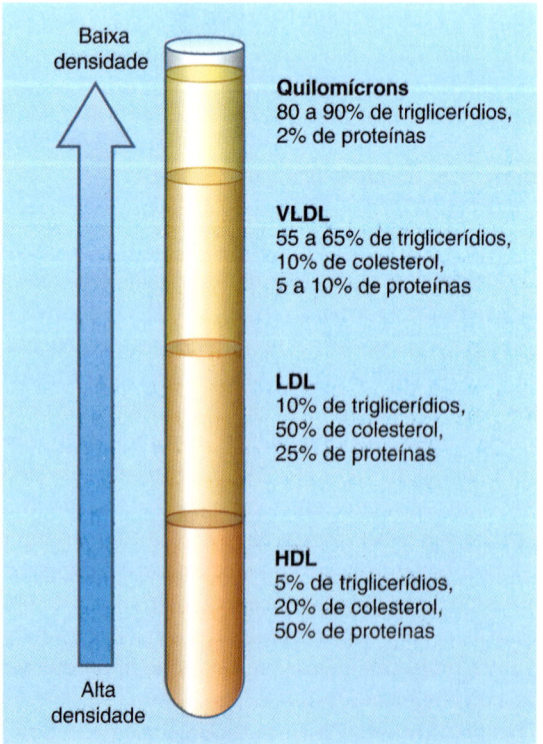

Figura 26.8 • As lipoproteínas são denominadas de acordo com seu conteúdo proteico, medido pela densidade. Como as gorduras são menos densas que as proteínas, a densidade aumenta conforme a proporção de triglicerídios diminui.

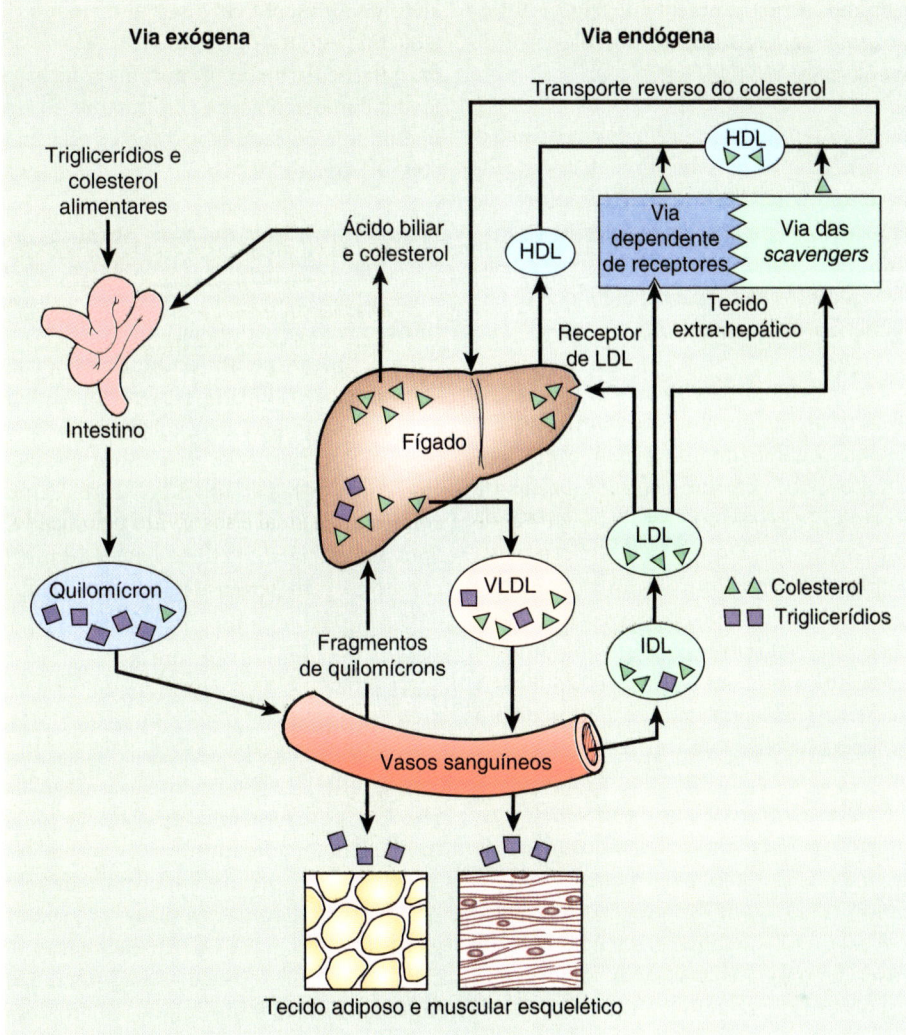

Figura 26.9 • Representação esquemática das vias exógena e endógena de transporte de triglicerídios e colesterol.

modificada quimicamente. A quantidade de LDL removida via *scavengers* está diretamente relacionada com o nível de colesterol plasmático. Quando a quantidade de receptores de LDL diminui ou quando os níveis de LDL excedem a disponibilidade dos receptores, ocorre um grande aumento na quantidade de LDL removida pelas células *scavengers*. A absorção de LDL pelos macrófagos na parede arterial pode levar ao desenvolvimento de aterosclerose.[1,3,4]

Com frequência, a HDL é denominada *colesterol bom*, por facilitar o transporte reverso do colesterol (desloca o colesterol dos tecidos periféricos de volta ao fígado, onde pode ser secretado na bile e eliminado do corpo pelo intestino nas fezes).[5] Embora os mecanismos de ação ainda não tenham sido claramente identificados, acredita-se que a HDL também possa conferir proteção contra a aterosclerose, em virtude de seus papéis na redução do estresse oxidativo e da inflamação.[3] Observou-se que exercícios regulares, consumo moderado de álcool e determinados medicamentos lipídicos aumentam os níveis de HDL, enquanto o tabagismo, a síndrome metabólica e o consumo excessivo de álcool estão associados à diminuição dos níveis de HDL.[1,4,11]

Etiologia e patogênese da dislipidemia

Os níveis séricos de colesterol podem estar elevados como resultado de um aumento em quaisquer das lipoproteínas – quilomícrons, VLDL, IDL, LDL ou HDL. O sistema de classificação normalmente utilizado para a dislipidemia é baseado no tipo de lipoproteína envolvido. Os fatores que podem elevar os níveis séricos de lipídios incluem nutrição, genética, medicamentos, comorbidades e doenças metabólicas. A maior parte dos casos de elevação dos níveis de colesterol provavelmente é multifatorial. Algumas pessoas podem apresentar aumento da sensibilidade ao colesterol alimentar, enquanto outras podem não ter receptores de LDL e, ainda, outras podem apresentar síntese alterada das apoproteínas envolvidas no transporte dos lipídios.[4]

A dislipidemia pode ser classificada como primária ou secundária. A forma primária se refere a anormalidades nos níveis séricos de lipídios e colesterol, as quais se desenvolvem independentemente de outros problemas de saúde ou dos comportamentos associados ao estilo de vida. A dislipidemia secundária tem relação com outros problemas de saúde e com os comportamentos. A dislipidemia é caracterizada por combinações dos seguintes padrões de lipídios séricos: aumento de triglicerídios, aumento do colesterol total sérico, aumento do colesterol de LDL e diminuição do colesterol de HDL.[12]

Dislipidemia primária. Muitos tipos de dislipidemia primária apresentam uma base genética. Pode haver um defeito na síntese de determinadas apoproteínas, ausência de receptores de lipídios, defeitos nos receptores de lipídios, ou defeitos geneticamente determinados no tratamento do colesterol pelas células.[4] Por exemplo, o receptor de LDL é deficiente ou defeituoso no distúrbio genético denominado *hipercolesterolemia familiar*.

Hipercolesterolemia familiar. A hipercolesterolemia familiar é um distúrbio autossômico dominante do metabolismo lipídico, resultante de uma mutação em um gene localizado no braço curto do cromossomo 19, o qual codifica os receptores de LDL.[4] Como a maior parte do colesterol circulante é removida por mecanismos dependentes de receptores, os níveis séricos de colesterol estão acentuadamente elevados nos portadores desse distúrbio. Trata-se de um distúrbio hereditário comum nos EUA, cuja forma heterozigota ocorre em 1 a cada 500 adultos. A forma homozigota recessiva é mais rara, com incidência de um caso por milhão.[4] Na forma heterozigota da doença, os níveis séricos de LDL tipicamente apresentam um valor médio aproximado de 350 mg/dℓ. Embora as pessoas com a forma heterozigota da doença comumente apresentem elevação dos níveis de colesterol desde o nascimento, elas não desenvolvem sintomas até a vida adulta, quando então costumam desenvolver *xantomas* (i. e., depósitos de colesterol) ao longo dos tendões (Figura 26.10) e aterosclerose. Contrariamente, pessoas com a forma homozigota da doença podem apresentar níveis séricos de LDL elevados que chegam a 1.000 mg/dℓ. Essa população homozigota para a doença tipicamente também desenvolve xantomas tendíneos e lesões vasculares ateroscleróticas durante a infância, além de apresentarem risco aumentado de morte por doença isquêmica miocárdica durante a fase de adulto jovem. Portanto, é particularmente importante que as pessoas afetadas pela forma homozigota recebam tratamento farmacológico precoce, incluindo medicamentos como as estatinas, para reduzir os níveis séricos de LDL.[4]

Dislipidemia secundária. As causas de dislipidemia secundária incluem fatores alimentares, obesidade e alterações metabólicas associadas ao diabetes melito tipo 2. Para promover níveis séricos ideais de lipídios e colesterol, é recomendada a adoção de um padrão alimentar que enfatize frutas, vegetais e grãos integrais, bem como laticínios com baixo teor de gordura, frango, peixe, legumes e oleaginosas. Os óleos na dieta devem ser de vegetais não tropicais. A ingestão de doces (incluindo bebidas adoçadas) e de carne vermelha deve ser minimizada. Essas recomendações alimentares são consistentes com a abordagem da dieta DASH (do inglês, *D*ietary *A*pproaches to *S*top *H*ypertension) ou da alimentação mediterrânea.[13]

Pesquisas em andamento sobre as alterações metabólicas associadas à obesidade continuam demonstrando as relações entre adiposidade e dislipidemia. O padrão de dislipidemia associado à obesidade é composto tipicamente por elevação de triglicerídios, elevação de colesterol LDL e diminuição do colesterol HDL. Os mecanismos da dislipidemia associada à obesidade aparentemente estão relacionados com a atividade química do tecido adiposo. Os adipócitos secretam substâncias químicas pró-inflamatórias, denominadas adipocinas. Além disso, algumas pessoas apresentam muitos macrófagos integrados nas áreas de deposição de tecido adiposo. A combinação da secreção de adipocina com a atividade dos macrófagos leva a um estado inflamatório sistêmico crônico de baixo grau, em algumas pessoas obesas. Ademais, ácidos graxos livres são continuamente secretados no sangue como resultado da atividade hidrolítica no interior dos adipócitos.

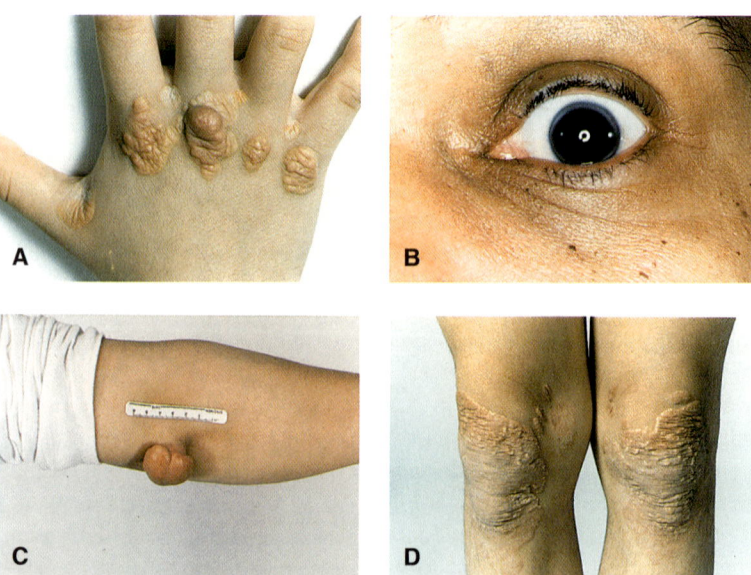

Figura 26.10 • Xantomas na pele e nos tendões (**A, C, D**). Os arcos lipoides representam a deposição de lipídios na periferia da córnea (**B**). Fonte: Strayer D., Rubin R, Saffitz J. E., *et al.* (Eds.) (2015). *Rubin's pathology: Clinicopathologic foundations of medicine* (7. ed., Fig. 26-24, p. 600). Philadelphia, PA: Wolters Kluwer.

Acredita-se que essa combinação da elevação dos ácidos graxos livres com a inflamação sistêmica afete os mecanismos homeostáticos da glicose, contribuindo para o desenvolvimento de resistência à insulina junto às células do corpo. A resistência à insulina resulta no uso de outras fontes de energia que não a glicose, levando a aumentos adicionais nos níveis de lipídios séricos. O desenvolvimento de resistência à insulina está mais fortemente associado à localização intra-abdominal do tecido adiposo.[14]

A apresentação típica da dislipidemia que ocorre em pessoas com diabetes melito tipo 2 inclui elevação de triglicerídios e diminuição de colesterol HDL. O diabetes melito tipo 2 é caracterizado pelo desenvolvimento de uma condição de resistência à insulina concomitante a um conjunto de alterações metabólicas, incluindo a dislipidemia, denominado *síndrome metabólica*. Desde que a síndrome metabólica foi descrita pela primeira, em 1988, foram sugeridos diversos critérios diagnósticos. Em 2009, foi proposta uma definição consensual com a colaboração de diversas organizações internacionais importantes.[15] Nessa declaração de consenso, a síndrome metabólica foi definida como a presença de três ou mais dos seguintes achados:

- Elevação da glicemia em jejum (ou tratamento atual para o diabetes)
- Elevação da pressão arterial (ou tratamento atual para a hipertensão)
- Ampliação da circunferência da cintura (de acordo com as normas específicas de cada país), que reflete o aumento dos depósitos de gordura abdominal
- Dislipidemia, refletida por aumento dos triglicerídios séricos e/ou diminuição do colesterol HDL no sangue (ou recebe tratamento atual para a dislipidemia).[16]

Como a obesidade abdominal é uma das características que definem a síndrome metabólica, não está claro se as alterações metabólicas têm origem nas alterações químicas e imunes já descritas, associadas ao excesso de tecido adiposo, ou se primeiramente ocorre o desenvolvimento de resistência à insulina associado ao diabetes melito tipo 2, com a obesidade sendo uma consequência das alterações na regulação da glicose.[16]

Outros distúrbios sistêmicos que podem elevar os lipídios incluem hipotireoidismo, síndrome nefrótica e doença hepática obstrutiva.[1,4] Medicamentos como betabloqueadores, estrogênios e inibidores de protease (utilizados no tratamento da infecção pelo vírus da imunodeficiência humana [HIV]) também podem aumentar os níveis de lipídios.[17]

Aterosclerose. É um tipo de arteriosclerose ou enrijecimento das artérias. O termo *aterosclerose*, que tem origem nas palavras gregas *atheros* ("papa" ou "pasta") e *sclerosis* ("rigidez"), indica a formação de lesões fibroadiposas no revestimento da túnica íntima das artérias de grande e médio calibre, como a aorta e suas ramificações, as artérias coronárias e os vasos de grande calibre que suprem o cérebro. Os locais onde comumente se formam as lesões ateroscleróticas graves estão apresentados na Figura 26.11.

Etiologia e fatores de risco

O principal fator de risco da aterosclerose é a hipercolesterolemia e, especialmente, as elevações nos níveis de colesterol LDL.

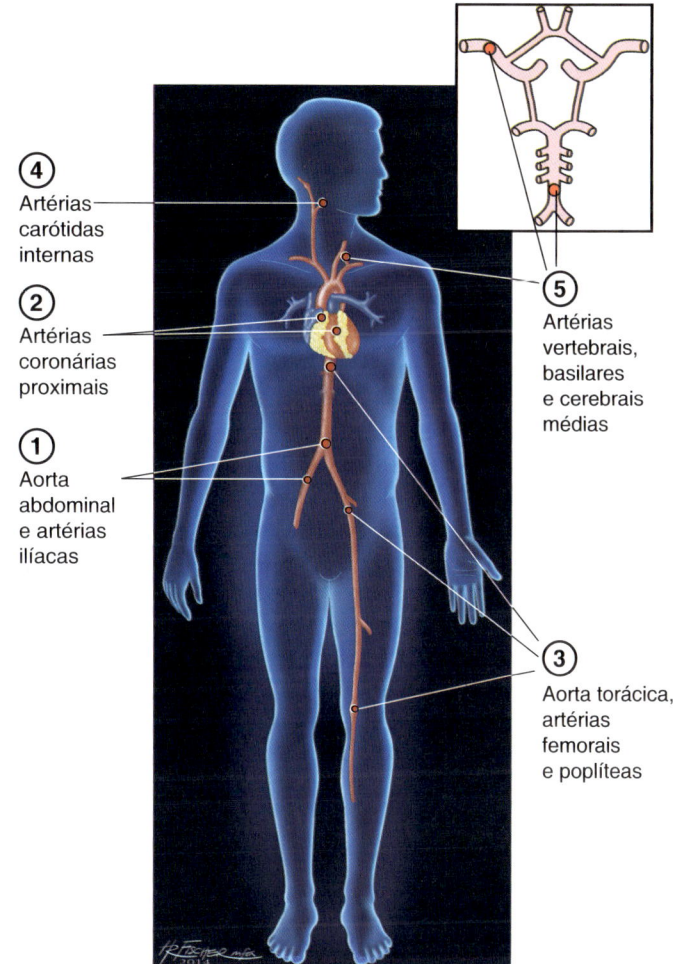

Figura 26.11 • Locais de aterosclerose grave, em ordem de frequência. Fonte: Strayer D., Rubin R., Saffitz J. E., *et al.* (Eds.) (2015). *Rubin's pathology: Clinicopathologic foundations of medicine* (6. ed., Fig. 16-17, p. 594). Philadelphia, PA: Wolters Kluwer.

A hipercolesterolemia é um dos diversos fatores de risco para aterosclerose, podendo ser modificada por alterações alimentares e no estilo de vida, bem como por medicamentos. Entre os fatores de risco não modificáveis adicionais, estão o avanço da idade, histórico familiar de doença cardíaca e sexo masculino. Também foram identificadas diversas alterações determinadas geneticamente no metabolismo das lipoproteínas e do colesterol.[4] Embora outros fatores sejam iguais, os homens apresentam maior risco de desenvolvimento de doença vascular coronariana (DVC) aterosclerótica do que as mulheres em pré-menopausa, provavelmente em virtude dos efeitos protetores dos estrogênios naturais. Depois da menopausa, a incidência de doenças relacionadas à aterosclerose nas mulheres aumenta, e a frequência de infarto do miocárdio em homens e mulheres tende a se igualar.[1,3,4]

Os fatores de risco cardíaco tradicionais – tabagismo, obesidade e gordura visceral, hipertensão e diabetes melito – também são fatores de risco para o desenvolvimento de aterosclerose. As toxinas que entram na corrente sanguínea como resultado do tabagismo podem lesionar o tecido endotelial. O tabagismo prolongado, com consumo mínimo de um maço por dia ao longo de muitos anos, duplica a lesão do endotélio.

Contudo, a cessação do tabagismo reduz significativamente o risco de lesão endotelial.[1]

Tanto a hipertensão (pressão arterial alta) quanto o diabetes melito são fatores de risco independentes para o desenvolvimento de aterosclerose, mas também apresentam efeitos sinérgicos e aditivos. A presença isolada de hipertensão ou de diabetes melito aumenta o risco de aterosclerose em no mínimo duas vezes. Quando ambos coexistem, o risco de aterosclerose aumenta em oito vezes. Na presença da tríade hipertensão + diabetes + hiperlipidemia, o risco de aterosclerose aumenta em quase 20 vezes.[3]

Outros fatores associados ao aumento do risco de desenvolver aterosclerose incluem inatividade física, padrões de vida estressantes, níveis séricos de proteína C reativa (PCR) e níveis séricos de homocisteína.[4] Tem havido um interesse considerável no papel da inflamação sistêmica na etiologia da aterosclerose. A PCR é uma proteína reagente de fase aguda do processo inflamatório, cujos níveis séricos são comprovadamente úteis como marcador biológico, ainda que inespecífico, da presença de inflamação sistêmica. Também foi observada a presença de moléculas de PCR em algumas placas ateroscleróticas, implicando ainda mais o papel da inflamação na formação dessas estruturas. Portanto, os níveis séricos de PCR atuam como um marcador clínico efetivo do risco de doença vascular aterosclerótica (ver o Capítulo 9).[4] O exame de PCR de alta sensibilidade é recomendado como um exame de triagem para risco cardiovascular.[18] Esse exame de alta sensibilidade difere do exame padrão da PCR, utilizado para avaliar o grau de inflamação presente quando há suspeita de infecção bacteriana (em que uma grande elevação na PCR é esperada, à medida que o sistema imune monta uma resposta inflamatória contra a bactéria invasora). O exame de PCR de alta sensibilidade consegue detectar a presença de quantidades menores de PCR, o que o torna útil para monitorar pequenas elevações nos níveis de PCR como exame de triagem do risco cardiovascular em pessoas aparentemente sadias.[19]

A homocisteína é derivada do metabolismo da metionina dietética, um aminoácido abundante em proteínas de origem animal. O metabolismo normal da homocisteína requer níveis adequados de folato, vitamina B_6, vitamina B_{12} e riboflavina. A homocisteína inibe elementos da cascata anticoagulante e está associada à lesão endotelial, que se acredita ser uma etapa inicial importante no desenvolvimento da aterosclerose.[1,4] Um distúrbio autossômico recessivo raro, denominado homocistinúria, é causado por um defeito hereditário na produção de uma enzima metabolizadora de homocisteína, resultando na elevação dos níveis séricos desse aminoácido. Pessoas com homocistinúria apresentam risco de desenvolvimento precoce de aterosclerose grave, devido aos altos níveis séricos de homocisteína.[4] Apesar das pesquisas em curso sobre o uso dos níveis de homocisteína como fator de risco para doença cardiovascular, as recomendações atuais para a triagem não incluem a avaliação rotineira dos níveis séricos desse aminoácido.[18]

Patogênese

As lesões associadas à aterosclerose são de três tipos: estria gordurosa, placa ateromatosa fibrosa e lesão complicada. As duas últimas são responsáveis pelas manifestações clinicamente significativas da doença. A Figura 26.12 ilustra a estrutura geral da placa aterosclerótica.

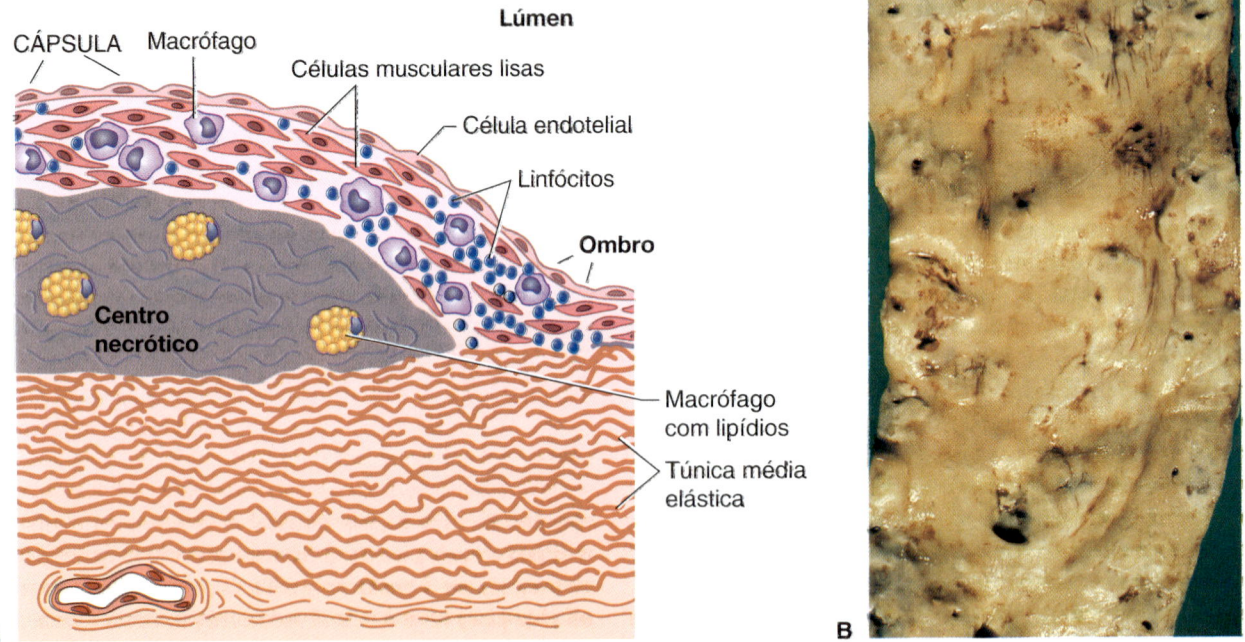

Figura 26.12 • Placa fibroadiposa da aterosclerose. **A.** Nesta placa fibrosa totalmente desenvolvida, o centro contém macrófagos preenchidos por lipídios e resíduos necróticos de CML. A cápsula "fibrosa" é composta principalmente por CML, que produzem colágeno, pequenas quantidades de elastina e glicosaminoglicanos. Também está demonstrada a infiltração de macrófagos e linfócitos. Observe que o endotélio sobre a superfície da cápsula fibrosa costuma exibir um aspecto íntegro. **B.** A aorta mostra discretas placas elevadas, de cor bronze. Também há ulcerações focais evidentes na placa. Fonte: Rubin R., Strayer D. S., Saffitz J. E., et al. (Eds.) (2015). *Rubin's pathology: Clinicopathologic foundations of medicine*. (7. ed., Fig. 16-12A e D, p. 589). Philadelphia, PA: Wolters Kluwer.

As *estrias gordurosas* são manchas finas, achatadas e amarelas na túnica íntima, que aumentam progressivamente, tornando-se mais espessas e discretamente elevadas quando crescem em comprimento. Histologicamente, são compostas por macrófagos e CML, que se distenderam com os lipídios e formaram células espumosas. As estrias gordurosas estão presentes nas crianças, com frequência no primeiro ano de vida,[1,2] independentemente da localização geográfica, do sexo ou da raça. Essas estrias vão se tornando mais numerosas até aproximadamente os 20 anos de idade; em seguida, permanecem estáticas ou regridem. A lesão do endotélio é um marcador precoce que indica a possibilidade de uma futura transformação aterosclerótica. Após a lesão do endotélio, monócitos circulantes e lipídios começam a aderir localmente. Essa *placa ateromatosa fibrosa* é caracterizada por uma tonalidade cinza a branco-pérolado, conferida pelos macrófagos que ingerem e oxidam as proteínas acumuladas, formando uma estria gordurosa visível. Com o tempo, as estrias gordurosas aumentam e proliferam até o interior do músculo liso. Conforme o tamanho das lesões aumenta, elas invadem o lúmen da artéria. Os macrófagos liberam substâncias que causam inflamação e, finalmente, podem ocluir o vaso ou predispor à formação de trombos, acarretando diminuição do fluxo sanguíneo.[3] Como o fluxo sanguíneo está inversamente relacionado à quarta potência do raio do vaso, a redução no fluxo sanguíneo se torna cada vez maior, conforme a doença aterosclerótica progride.[3]

As lesões complicadas mais avançadas contêm hemorragia, ulceração e depósitos de tecido cicatricial. A trombose é a complicação mais importante da aterosclerose. Sua causa é a diminuição da velocidade e o turbilhonamento do fluxo sanguíneo na região da placa, aliados à sua ulceração. O trombo pode causar oclusão de vasos de pequeno calibre no coração e no cérebro. Além disso, pode haver o desenvolvimento de aneurismas nas artérias enfraquecidas pela extensa formação de placas.[4]

Embora os fatores de risco associados à aterosclerose tenham sido identificados por meio de estudos epidemiológicos, ainda existem muitas perguntas sem resposta sobre os mecanismos pelos quais esses fatores de risco contribuem para o desenvolvimento da aterosclerose. A camada endotelial vascular, composta por uma camada de células unidas entre si, normalmente atua como uma barreira seletiva que protege as camadas subendoteliais contra a interação com células e outros componentes do sangue. Uma hipótese para a formação das placas sugere que a lesão da camada endotelial vascular é o fator que inicia o desenvolvimento da aterosclerose.[1,4] A tendência à formação de lesões ateroscleróticas nos pontos de ramificação dos vasos ou onde há fluxo turbulento sugere que os fatores hemodinâmicos também têm algum papel.

Acredita-se também que a hiperlipidemia tem papel ativo na patogênese da lesão aterosclerótica, sendo especialmente preocupante o aumento dos níveis séricos de LDL, devido ao seu conteúdo aumentado de colesterol. As interações entre a camada endotelial da parede do vaso e os leucócitos, em particular com os monócitos, ocorrem normalmente durante toda a vida, e tais interações aumentam quando os níveis séricos de colesterol estão elevados. Uma das primeiras respostas à elevação dos níveis de colesterol é a adesão dos monócitos ao endotélio. Observou-se que os monócitos emigram pelas junções intercelulares da camada endotelial e adentram os espaços subendoteliais, onde se transformam em macrófagos.[4]

Os macrófagos ativados liberam radicais livres que oxidam a LDL. A LDL oxidada é tóxica para o endotélio, causando perda endotelial e exposição do tecido subendotelial aos componentes do sangue. Isso causa adesão plaquetária, agregação de plaquetas e deposição de fibrina. As plaquetas e os macrófagos ativados liberam diversos fatores que, supostamente, promovem fatores de crescimento moduladores da proliferação de CML, bem como a deposição de MEC nas lesões.[1,4] Os macrófagos ativados também ingerem a LDL oxidada (captação via receptores *scavenger*) e se transformam em células espumosas. Observou-se que essas células espumosas estão presentes em todos os estágios de formação da placa aterosclerótica. Os lipídios liberados das células espumosas necróticas se acumulam e formam o centro lipídico das placas instáveis. Em termos histológicos, um grande centro lipídico, infiltrados inflamatórios e uma cápsula fibrosa fina tipicamente caracterizam as placas ateroscleróticas instáveis.[1,4] (ver Figura 26.12). Essas placas, também denominadas "placas vulneráveis", apresentam risco de ruptura, o que muitas vezes ocorre em seu ombro, onde a cápsula fibrosa é mais fina (devido à degração por células inflamatórias locais e mediadores) e o estresse mecânico é maior.[1,4]

Manifestações clínicas

A aterosclerose tem início como um processo insidioso, e as manifestações clínicas da doença tipicamente permanecem imperceptíveis por 20 a 40 anos, ou até mais. Na população norte-americana, o surgimento das placas fibrosas nas artérias comumente se inicia por volta da terceira década de vida. As manifestações clínicas da aterosclerose dependem dos vasos envolvidos e da extensão da obstrução vascular.[4]

As placas ateroscleróticas (lesões) produzem seus efeitos por meio de:

- Estreitamento do vaso e produção de isquemia
- Obstrução súbita do vaso em consequência de hemorragia ou ruptura da placa
- Trombose e formação de êmbolos reultantes da lesão do endotélio do vaso
- Formação de um aneurisma em decorrência do enfraquecimento da parede vascular.[1,4]

Em vasos maiores, como a aorta, as complicações importantes são decorrentes da formação de trombos e do enfraquecimento da parede vascular. Nas artérias de médio calibre, como as artérias coronárias e cerebrais, é mais comum haver isquemia e infarto em consequência da oclusão do vaso. Ainda que a aterosclerose possa afetar qualquer órgão ou tecido, as artérias que suprem o coração, o cérebro, os rins, os membros inferiores e o intestino delgado são mais frequentemente envolvidas.[4]

Vasculite

Grupo de distúrbios vasculares causadores de lesão inflamatória e necrose da parede dos vasos sanguíneos (*i. e.*, vasculite). As vasculites, que são uma via comum para o envolvimento

Compreenda Desenvolvimento da aterosclerose

A aterosclerose é caracterizada pelo desenvolvimento de lesões ateromatosas no revestimento da túnica íntima das artérias de grande e médio calibre, causando uma protusão direcionada à luz do vaso e, finalmente, a possível obstrução do fluxo sanguíneo. O desenvolvimento de lesões ateroscleróticas é um processo progressivo, que envolve (a) lesão de células endoteliais, (b) migração de células inflamatórias, (c) proliferação de CML e deposição de lipídios, bem como (d) desenvolvimento gradual da placa ateromatosa contendo um centro lipídico.

Lesão das células endoteliais

O endotélio vascular é composto por uma única camada de células unidas entre si, que normalmente protege as camadas subendoteliais contra a interação com células e outros componentes do sangue. Agentes como tabagismo, elevação dos níveis de LDL, mecanismos imunes e estresse mecânico, associados à hipertensão, compartilham o potencial de causar uma lesão endotelial, com a adesão de monócitos e plaquetas.

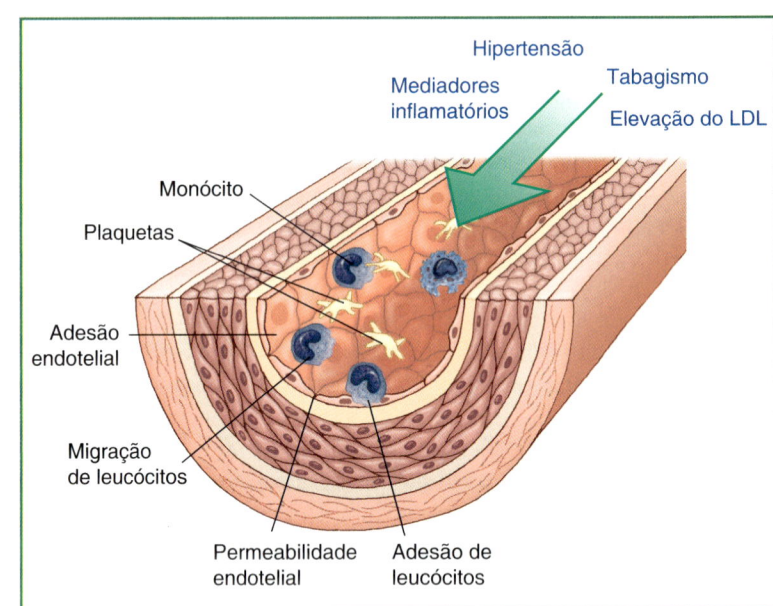

Migração de células inflamatórias

Inicialmente, no desenvolvimento das lesões ateroscleróticas, as células endoteliais começam a expressar moléculas de adesão seletivas que se ligam aos monócitos e a outras células inflamatórias promotoras de lesões ateroscleróticas. Depois da adesão ao endotélio, os monócitos migram entre as células endoteliais até chegarem à túnica íntima da parede vascular. Após a migração para o interior da parede vascular, os monócitos se transformam em macrófagos que englobam as lipoproteínas, em particular a LDL. Os macrófagos ativados liberam tipos tóxicos de oxigênio que oxidam a LDL englobada. "Células espumosas" é o nome utilizado para descrever os macrófagos que englobaram e oxidaram a LDL.

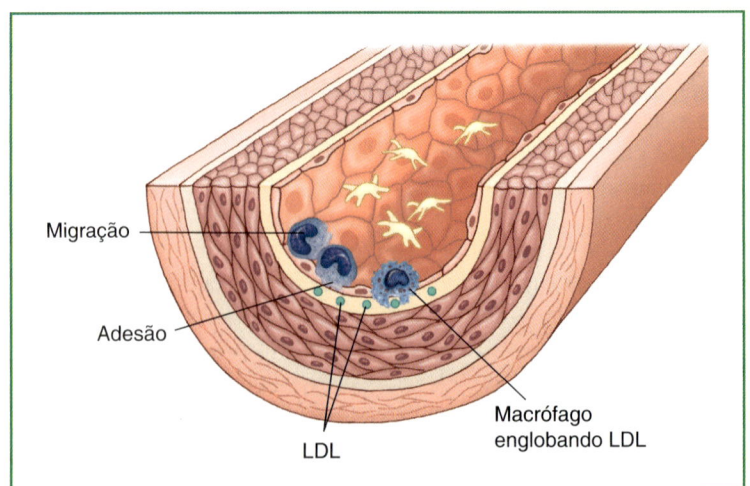

(continua)

Compreenda | Desenvolvimento da aterosclerose (continuação)

Acúmulo de lipídios e proliferação de células musculares lisas

O recrutamento de monócitos, sua diferenciação em macrófagos, a subsequente ingestão e oxidação dos lipídios pelos macrófagos e a transformação destes em células espumosas conferem proteção, porque esse processo remove o excesso de lipídios da circulação. Contudo, o acúmulo progressivo de células espumosas no interior da parede dos vasos finalmente leva à progressão das lesões. Os macrófagos também produzem fatores de crescimento que contribuem para a migração e a proliferação das CML, bem como para a síntese da matriz extracelular (MEC) no interior da parede vascular. Por fim, os macrófagos das células espumosas morrem, produzindo depósitos de resíduos celulares necróticos e lipídios no interior da parede vascular.

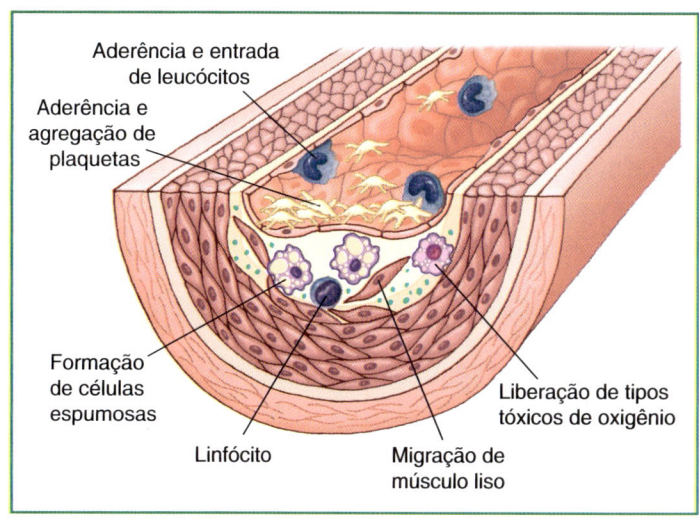

Estrutura da placa

As placas ateroscleróticas são compostas por um agregado de CML, macrófagos e outros leucócitos; MEC, incluindo fibras colágenas e elásticas; além de lipídios intra e extracelulares. A cápsula fibrosa superficial é composta tipicamente por CML e MEC densa. Logo abaixo e ao lado da cápsula fibrosa, existe uma área celular (o ombro) composta por macrófagos, CML e linfócitos. Abaixo da cápsula fibrosa, existe um centro formado por células espumosas contendo lipídios e resíduos lipídicos. A ruptura, ulceração ou erosão de uma cápsula fibrosa instável ou vulnerável pode levar a uma hemorragia na placa ou à oclusão do lúmen vascular.

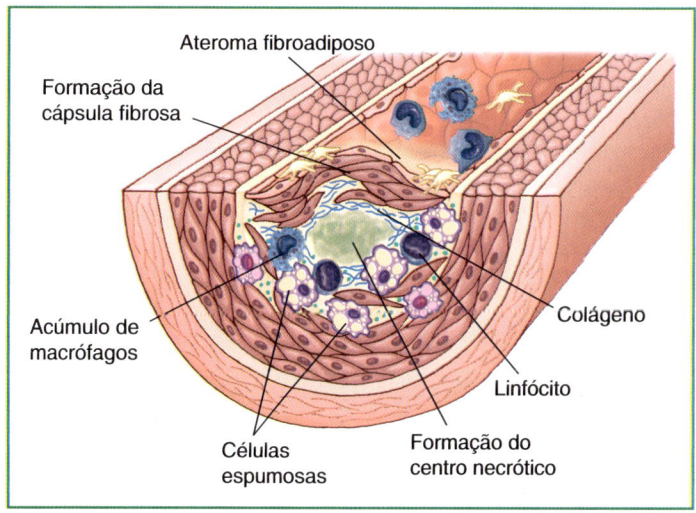

---

de tecidos e órgãos em muitas condições patológicas distintas, envolvem as células endoteliais e as CML da parede vascular.[2] Podem ser afetados vasos de qualquer tipo (artérias, veias e capilares), praticamente em qualquer órgão. Como esse processo pode ocorrer em veias e capilares, os termos *vasculite*, *angiite* e *arterite* costumam ser utilizados como sinônimos. As manifestações clínicas frequentemente incluem febre, mialgia, artralgia e mal-estar. A vasculite pode resultar de lesão vascular direta, agentes infecciosos ou processos imunes, ou pode ainda ser secundária a outras condições patológicas, como o lúpus eritematoso sistêmico. Agentes físicos como frio (*i. e.*, queimadura por frio), irradiação (*i. e.*, queimadura solar), lesão mecânica, mecanismos imunes e toxinas podem causar uma lesão vascular secundária que muitas vezes leva à necrose.

As vasculites de vasos de pequeno calibre por vezes estão associadas aos *anticorpos anticitoplasma de neutrófilos* (ANCA). Os ANCA são anticorpos direcionados contra determinadas proteínas no citoplasma dos neutrófilos, e podem causar lesão endotelial.[1] Os títulos séricos de ANCA, que podem estar correlacionados à atividade da doença, servem de marcador diagnóstico quantitativo desses distúrbios.

As vasculites são comumente classificadas com base na etiologia, em achados patológicos e no prognóstico. Um sistema de classificação divide as condições em três grupos: vasculites de vasos de pequeno calibre, vasos de médio calibre, e vasos de grande calibre[1,4] (Tabela 26.2). Os vasos de pequeno calibre incluem as artérias de pequeno calibre (somente na doença associada ao ANCA), arteríolas, vênulas e capilares; os vasos de

Tabela 26.2 Classificação das vasculites.

Grupo	Exemplos	Características
Vasculite de vasos de pequeno calibre	Poliangiite microscópica	Vasculite necrosante, com poucos ou nenhum depósito imune, que afeta os vasos sanguíneos de médio e pequeno calibre, incluindo capilares, vênulas e arteríolas; é comum haver glomerulonefrite necrosante e envolvimento dos capilares pulmonares
	Granulomatose de Wegener	Inflamação granulomatosa que envolve o trato respiratório e a vasculite necrosante que afeta capilares, vênulas, arteríolas e artérias; é comum haver glomerulonefrite necrosante
Vasculite de vasos de médio calibre	Poliarterite nodosa	Inflamação necrosante das artérias de médio ou pequeno calibre, sem vasculite em artérias, capilares ou vênulas; normalmente associada a uma doença de base ou agentes ambientais
	Doença de Kawasaki	Envolve artérias de grande, médio e pequeno calibre (com frequência as coronárias) e está associada à síndrome de linfonodos mucocutâneos; normalmente ocorre em crianças pequenas
	Tromboangiite obliterante	Inflamação segmentar, trombosante, aguda e crônica das artérias de médio e pequeno calibre, principalmente as artérias tibiais e radiais, mas que por vezes se estende até as veias e os nervos das extremidades; ocorre quase que exclusivamente em homens que fumam excessivamente
Vasculite de vasos de grande calibre	Arterite de células gigantes (temporal)	Inflamação granulomatosa da aorta e de suas principais ramificações, com predileção pelos vasos extracranianos da artéria carótida; infiltração da parede do vaso com células gigantes e mononucleares; normalmente ocorre em pessoas com mais de 50 anos de idade e com frequência está associada à polimialgia reumática
	Arterite de Takayasu	Inflamação granulomatosa da aorta e suas ramificações; normalmente ocorre em pessoas com menos de 50 anos de idade

médio calibre incluem as artérias de médio e pequeno calibre, bem como as arteríolas; e os vasos de grande calibre são a aorta e suas principais ramificações. As vasculites de vasos de pequeno calibre estão envolvidas em muitas doenças diferentes, em sua maior parte mediadas por uma reação de hipersensibilidade tipo III ou hipersensibilidade por imunocomplexo. O envolvimento cutâneo é comum e as vasculites frequentemente representam uma complicação de uma doença basal (*i. e.*, vasculite associada a neoplasias ou doença do tecido conjuntivo) e da exposição a agentes ambientais (*i. e.*, doença do soro e vasculite da urticária). As vasculites de vasos de pequeno calibre positivas para ANCA incluem a poliangiite microscópica, granulomatose de Wegener e síndrome de Churg-Strauss.[20]

As vasculites de vasos de médio calibre produzem lesão necrosante das artérias musculares de médio calibre dos principais sistemas e órgãos. Esse grupo inclui a poliarterite nodosa, doença de Kawasaki e tromboangiite obliterante. As vasculites de vasos de grande calibre envolvem as artérias elásticas de grande calibre e incluem a arterite de células gigantes (temporal), polimialgia reumática e arterite de Takayasu. A arterite de células gigantes (temporal) será considerada um modelo de caso.

Arterite temporal de células gigantes

A arterite temporal (*i. e.*, arterite de células gigantes), a mais comum das vasculites, é uma condição inflamatória focal das artérias de médio e grande calibre. Afeta predominantemente as ramificações das artérias que têm origem no arco aórtico, incluindo as artérias temporais superficiais, vertebrais, oftálmicas e ciliares posteriores. O distúrbio progride até envolver toda a parede arterial, com necrose focal e inflamação granulomatosa com presença de células gigantes multinucleadas. É mais comum em idosos, com uma proporção mulheres:homens de 2:1. Embora sua causa seja desconhecida, foi sugerida uma origem autoimune, como uma resposta imune inicial mediada por células T.[1] O distúrbio com frequência surge de modo insidioso e pode ser marcado pelo súbito aparecimento de cefaleia, sensibilidade sobre a artéria, edema e vermelhidão da pele sobrejacente, visão turva ou diplopia e dor facial. Quase metade das pessoas afetadas apresenta um envolvimento sistêmico do tipo polimialgia reumática. Até 10% das pessoas com arterite de células gigantes desenvolve aneurisma aórtico (especialmente torácico).

Doença arterial dos membros

Os distúrbios circulatórios nos membros comumente são denominados *distúrbios vasculares periféricos*. Em muitos aspectos, os distúrbios que afetam as artérias nos membros são os mesmos que afetam as artérias coronárias e cerebrais, uma vez que todos produzem isquemia, dor, comprometimento da função e, em alguns casos, infarto e necrose tecidual. Os efeitos não só são semelhantes como também idênticos às condições patológicas que comprometem a circulação nos membros. Esta seção enfoca a oclusão arterial aguda nos membros, a doença oclusiva aterosclerótica, a tromboangiite obliterante, e a doença e fenômeno de Raynaud.

Oclusão arterial aguda

A oclusão arterial aguda é um evento súbito, que interrompe o fluxo arterial para os tecidos ou órgãos afetados. A maior parte das oclusões arteriais agudas resulta de um êmbolo ou trombo. Embora seja muito menos comum do que com um êmbolo ou trombo, um traumatismo ou um espasmo arterial causado pela punção arterial pode ser outra das causas de oclusão arterial aguda.

Etiologia e patogênese

Um êmbolo é uma partícula que se movimenta livremente, como um coágulo sanguíneo que se destaca e percorre os vasos de maior calibre da circulação, até se alojar em um vaso de menor calibre e obstruir o fluxo sanguíneo. A maior parte dos êmbolos tem origem no coração e é causada por condições que ocasionam o desenvolvimento de coágulos sanguíneos na parede de uma câmara cardíaca ou na superfície de uma válvula. Os êmbolos normalmente são a complicação de uma doença cardíaca: doença cardíaca isquêmica com ou sem infarto, fibrilação atrial ou doença cardíaca reumática. Próteses de valvas cardíacas podem ser outra fonte de êmbolos. Outros tipos de êmbolo são os êmbolos de gordura oriundos da medula óssea de ossos fraturados, êmbolos de ar do pulmão e êmbolos de líquido amniótico desenvolvidos durante o parto.

Um trombo é um coágulo sanguíneo que se forma na parede vascular e aumenta progressivamente, até atingir um tamanho que obstrui o fluxo sanguíneo. Os trombos frequentemente resultam da erosão ou ruptura da cápsula fibrosa de uma placa aterosclerótica.

Manifestações clínicas

Os sinais e sintomas de oclusão arterial aguda dependem da artéria envolvida e da adequação da circulação colateral. Os êmbolos tendem a se alojar nas bifurcações das artérias de grande calibre, incluindo a aorta e as artérias ilíacas, femorais e poplíteas.[4] A apresentação da embolia arterial aguda costuma ser descrita como os sete "P":

- Tiro de pistola (início agudo)
- Palidez
- Caráter polar (frio)
- Ausência de pulso
- Dor (do termo *pain*, em inglês)
- Parestesia
- Paralisia.

A oclusão de um membro causa dor aguda de início súbito acompanhada de dormência, formigamento, fraqueza, palidez e frio. Com frequência, existe uma fina linha de demarcação entre o tecido oxigenado acima do ponto de obstrução e o tecido isquêmico abaixo dele. Não há pulso abaixo do nível da oclusão. Essas alterações são rapidamente seguidas por cianose, manchas e perda da função sensorial, reflexa e motora. Ocorre morte tecidual, exceto se o fluxo sanguíneo for restaurado.[1,4]

Diagnóstico e tratamento

O diagnóstico de oclusão arterial aguda é baseado nos sinais de comprometimento do fluxo sanguíneo. É determinado por avaliação visual, palpação dos pulsos e métodos de avaliação do fluxo sanguíneo. O tratamento da oclusão arterial aguda é direcionado à restauração do fluxo sanguíneo. No caso de oclusão de uma artéria de grande calibre, a terapia ideal é uma embolectomia, a remoção cirúrgica do êmbolo.[1,4]

A terapia trombolítica (*i. e.*, estreptoquinase ou ativador de plasminogênio tecidual) pode ser utilizada como uma tentativa de dissolver o coágulo. Normalmente, a terapia anticoagulante (*i. e.*, heparina) é administrada para prevenir a extensão da embolia e a progressão do êmbolo original. A aplicação de frio deve ser evitada, e o membro deve ser protegido contra lesões que possam resultar de superfícies rígidas e da sobreposição de roupas de cama.[1,4,17]

Doença oclusiva aterosclerótica (doença arterial periférica)

A aterosclerose é uma causa importante de doença arterial periférica (DAP) e é mais comumente observada nos vasos dos membros inferiores. A condição por vezes é denominada *arteriosclerose obliterante*. As artérias femorais superficiais e poplíteas são os vasos mais comumente afetados. Quando ocorre o desenvolvimento de lesões nas pernas e nos pés, as artérias tibiais, artérias fibulares comuns ou artérias dos pés são os alvos mais frequentes. A doença normalmente é observada com o avanço da idade.[1,4]

Etiologia

Os fatores de risco para esse distúrbio são semelhantes aos da aterosclerose. O tabagismo contribui para o progresso da aterosclerose dos membros inferiores e para o desenvolvimento de sintomas de isquemia. Pessoas com diabetes melito desenvolvem doença vascular mais extensa e com progressão mais rápida do que as pessoas não diabéticas.[1,4]

Manifestações clínicas

Assim como na aterosclerose em outros locais, os sinais e sintomas da oclusão do vaso são graduais. Normalmente, antes do surgimento dos sintomas de isquemia, há um estreitamento vascular de no mínimo 50%. O sintoma primário da doença arterial obstrutiva crônica é a *claudicação intermitente* ou dor ao caminhar.[1,4] As pessoas com o distúrbio tipicamente se queixam de dor na panturrilha, porque o músculo gastrocnêmio consome mais oxigênio do que qualquer grupo muscular da perna durante a caminhada. Algumas pessoas podem se queixar de uma discreta sensibilidade ou dormência, em vez de dor. Outras atividades, como nadar, andar de bicicleta e subir escadas utilizam outros grupos musculares e podem não incitar o mesmo grau de desconforto que a caminhada.[1,4]

Outros sinais de isquemia incluem alterações atróficas, adelgaçamento da pele e dos tecidos subcutâneos da perna, e diminuição no tamanho dos músculos da perna. Em geral, os pés estão frios, enquanto os pulsos poplíteos e podais são fracos ou ausentes. A cor do membro empalidece com a elevação da perna, devido aos efeitos da gravidade sobre a pressão de perfusão, e se torna intensamente avermelhada quando a perna está na posição pendente, devido à intensificação autorreguladora do fluxo sanguíneo e ao aumento da ação gravitacional sobre a pressão de perfusão.[1,4]

Quando a extensão da redução do fluxo sanguíneo impede que as necessidades mínimas dos músculos e nervos sejam atendidas, ocorre o aparecimento de dor isquêmica em repouso, ulceração e gangrena. Com o desenvolvimento da necrose tecidual, tipicamente surge uma dor forte na região de ruptura da pele, a qual piora à noite e com a elevação do membro, melhorando em posição ortostática.[1,4]

Diagnóstico

Os métodos diagnósticos incluem a inspeção dos membros quanto à presença de sinais de isquemia crônica de grau baixo, como atrofia subcutânea, unhas dos pés quebradiças, perda de pelos, palidez, frio ou rubor dependente. A palpação dos pulsos femorais, poplíteos, tibiais posteriores e podais dorsais possibilita uma estimativa do nível e do grau de obstrução. As pressões arteriais podem ser aferidas em diversos pontos da perna, para determinar o nível da obstrução. Um dispositivo com ultrassom Doppler também pode ser utilizado para a detecção dos pulsos. Exames de imagem por ultrassom, arteriografia com ressonância magnética (RM), arteriografia com tomografia computadorizada (TC) espiral e angiografia contrastada invasiva também podem ser utilizados como métodos diagnósticos.[1,4]

Tratamento

Os dois objetivos do tratamento de pacientes com DAP são diminuir o risco cardiovascular considerável e minimizar os sintomas. Pessoas com DAP devem ser avaliadas quanto à coexistência de aterosclerose coronariana e aterosclerose vascular cerebral. Também é importante abordar outros fatores de risco cardiovascular, incluindo tabagismo, hipertensão, níveis altos de lipídios e diabetes. A cessação do tabagismo deve ser encorajada, e as condições de saúde coexistentes devem ser tratadas adequadamente. Os medicamentos que podem ser úteis incluem agentes antiplaquetários, para minimizar a trombose, e estatinas, para reduzir o colesterol. Os tecidos dos membros afetados pela aterosclerose são facilmente lesionados e demoram a cicatrizar. O tratamento inclui medidas direcionadas à proteção dos tecidos comprometidos e à preservação da capacidade funcional. Recomenda-se encorajar caminhadas (lentas), até o momento em que ocorra claudicação, para aumentar a circulação colateral. A intervenção vascular percutânea ou cirúrgica é tipicamente reservada aos casos de claudicação debilitante ou isquemia que ameace o membro.[1,4,17]

Tromboangiite obliterante

Também chamada de doença de Buerger, é um distúrbio arterial inflamatório (*i. e.*, vasculite) que causa a formação de trombos. O distúrbio afeta as artérias de médio calibre, normalmente os vasos plantares e digitais no pé e na perna. As artérias nos braços e nas mãos também podem ser afetadas. É caracterizada por inflamação segmentar, trombosante, aguda e crônica. Embora seja primariamente um distúrbio arterial, com frequência o processo inflamatório se estende e envolve as veias e os nervos adjacentes. A doença normalmente é observada em pessoas com menos de 35 anos de idade que fumam excessivamente.[1,4]

Etiologia e patogênese

A patogênese da doença de Buerger ainda é uma especulação. Entretanto, o tabagismo e, em alguns casos, o hábito de mascar tabaco parecem estar envolvidos. Foi sugerido que a nicotina produz efeito direto sobre a toxicidade celular endotelial e pode acionar uma resposta imune.[1] Influências genéticas são sugeridas pela maior prevalência da doença em determinados grupos étnicos.

Manifestações clínicas

A dor é o sintoma predominante do distúrbio e, normalmente, está relacionada à isquemia arterial distal. Durante os estágios iniciais da doença, ocorre claudicação intermitente no arco do pé e nos dígitos. Em casos graves, a pessoa sente dor até mesmo quando está em repouso. O comprometimento da circulação aumenta a sensibilidade ao frio. Os pulsos periféricos estão diminuídos ou ausentes, e ocorrem alterações na cor do membro. Em casos moderadamente avançados, o membro fica cianótico quando a pessoa assume uma posição pendente e os dígitos podem ficar azul-avermelhados quando em posição não pendente. Com a ausência do fluxo sanguíneo, a pele assume um aspecto fino e brilhante, enquanto o crescimento dos pelos e a nutrição da pele são afetados. A isquemia crônica ocasiona unhas espessas e malformadas. Se a doença continuar a progredir, os tecidos finalmente ulceram e surgem alterações gangrenosas que podem exigir amputação.[1,4]

Diagnóstico e tratamento

Os métodos diagnósticos são semelhantes àqueles da doença aterosclerótica dos membros inferiores. Como parte do programa de tratamento da tromboangiite obliterante, é obrigatório que a pessoa pare de fumar ou de usar tabaco. Até mesmo o tabagismo passivo e a terapia de reposição da nicotina devem ser eliminados. Outras medidas do tratamento são de importância secundária e enfocam métodos para produzir vasodilatação e prevenir a lesão tecidual.[1,4]

Doença e fenômeno de Raynaud

Distúrbio funcional causado pelo intenso vasospasmo das artérias e arteríolas dos dedos das mãos e, com menos frequência, dos pés. É um distúrbio comum, que afeta 3 a 5% da população, sendo mais comum em mulheres do que em homens. O distúrbio é dividido em dois tipos – o tipo primário, denominado *doença de Raynaud*, ocorre sem causa demonstrável, e o tipo secundário, denominado *fenômeno de Raynaud*, está associado a outras condições patológicas ou a causas de vasospasmo conhecidas.[1,4]

Etiologia e patogênese

O vasospasmo pressupõe uma resposta vasoconstritora excessiva a estímulos que normalmente produzem apenas uma vasoconstrição moderada. Contrariamente às outras circulações regionais que são supridas por fibras vasodilatadoras e vasoconstritoras, os vasos cutâneos dos dedos das mãos e dos pés são inervados somente por fibras vasoconstritoras simpáticas. Nesses vasos, a vasodilatação ocorre com a suspensão do estímulo simpático. O resfriamento de partes específicas do corpo, como cabeça, pescoço e tronco, assim como o estresse emocional, produzem uma redução no fluxo sanguíneo digital mediada pelas fibras simpáticas.[1,4]

A doença de Raynaud é precipitada pela exposição ao frio ou por emoções fortes e normalmente é limitada aos dedos das mãos. Além disso, segue uma evolução mais benigna do que o fenômeno de Raynaud e raramente causa necrose tecidual. A causa do vasospasmo na doença primária de Raynaud é desconhecida. O fenômeno de Raynaud está associado a uma lesão vascular prévia, como queimadura por frio, traumatismo ocupacional associado ao uso de ferramentas pesadas vibratórias, doenças do colágeno, distúrbios neurológicos e distúrbios oclusivos arteriais crônicos. Outra causa relacionada à ocupação é a exposição à alternância entre temperaturas quentes e frias, como aquela vivenciada por açougueiros e manipuladores de alimentos. O fenômeno de Raynaud com frequência é o primeiro sintoma das doenças do colágeno, incluindo esclerodermia e lúpus eritematoso sistêmico.[1,4]

Manifestações clínicas

Na doença e no fenômeno de Raynaud, a isquemia ocasionada pelo vasospasmo causa alterações na cor da pele, as quais progridem da palidez à cianose, além de sensação de frio e alterações na percepção sensorial, como dormência e formigamento. As mudanças de cor em geral são observadas primeiro nas pontas dos dedos e, posteriormente, afetam uma ou mais falanges distais (Figura 26.13). Após o episódio isquêmico, ocorre um período de hiperemia, com vermelhidão intensa, latejamento e parestesias. O período de hiperemia é seguido pelo retorno à cor normal. Embora todos os dedos normalmente sejam afetados de modo simétrico, em alguns casos há envolvimento de apenas um ou dois dígitos, ou de uma parte do dígito.[1,4]

Em casos progressivos graves, normalmente associados ao fenômeno de Raynaud, pode haver desenvolvimento de alterações tróficas. As unhas podem ficar quebradiças, e a pele sobre as pontas dos dedos afetados pode ficar espessa. O comprometimento nutricional dessas estruturas pode ocasionar artrite. Podem ocorrer ulceração e gangrena superficial dos dedos, embora não sejam frequentes.[1,4]

Diagnóstico e tratamento

O diagnóstico inicial é tipicamente baseado no histórico de crises vasospásticas, com o apoio de outras evidências do distúrbio. As medidas de tratamento são direcionadas à eliminação dos fatores que causam vasospasmo e à proteção dos dedos contra traumatismos durante um episódio isquêmico. A interrupção do tabagismo, a proteção contra o frio e o controle do estresse emocional são prioridades.[1,4]

Aneurismas

Um *aneurisma* é uma dilatação localizada e anormal de um vaso sanguíneo. Os aneurismas podem ocorrer em artérias e veias, mas são mais comuns na aorta. Os aneurismas podem assumir diversas formas e são classificados de acordo com sua causa, localização e características anatômicas. A Figura 26.14 ilustra os locais e as formas comuns dos aneurismas.

Existem dois tipos estruturais de aneurismas: verdadeiros e falsos. O *aneurisma verdadeiro* é o aneurisma limitado por um vaso com parede intacta. O sangue em um aneurisma verdadeiro permanece no interior do compartimento vascular. Um *aneurisma falso* ou *pseudoaneurisma* representa uma *dissecção* ou laceração localizada na parede interna da artéria, com a formação de um hematoma extravascular que causa aumento do vaso. Contrariamente aos aneurismas verdadeiros, apenas as camadas externas da parede do vaso ou os tecidos de apoio limitam os aneurismas falsos.[1,4]

Um *aneurisma em baga* (Figura 26.14 A) é um aneurisma verdadeiro, composto por uma pequena dilatação esférica do vaso em uma bifurcação.[1,4] Esse tipo de aneurisma normalmente é encontrado no círculo de Willis, na circulação cerebral. Um *aneurisma fusiforme* (Figura 26.14 C) é um aneurisma

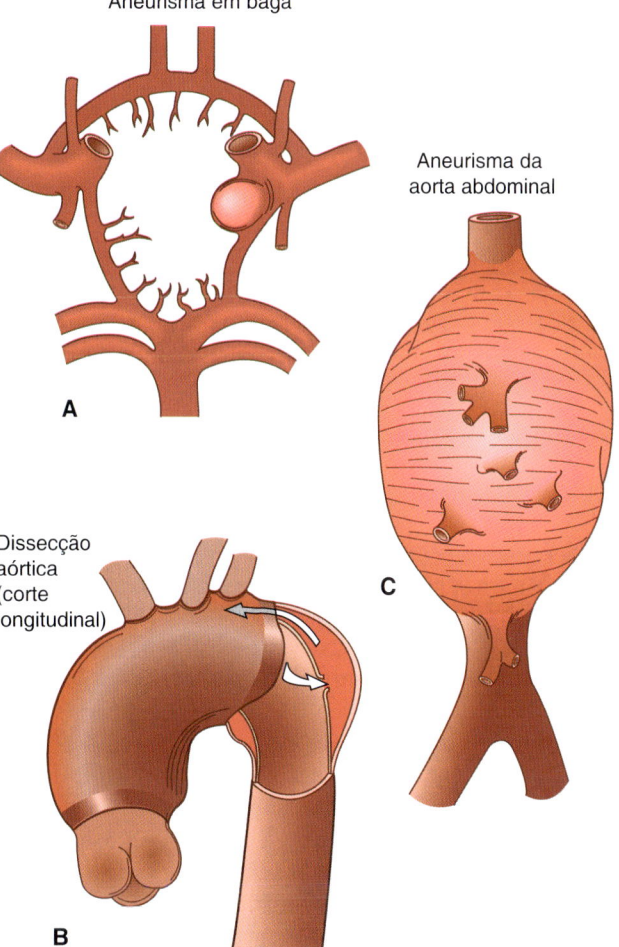

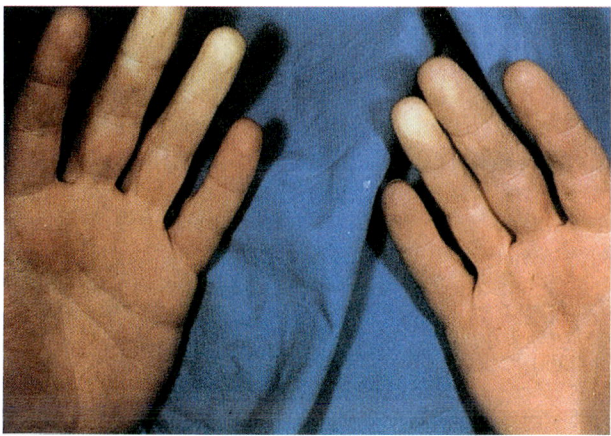

Figura 26.13 • Fenômeno de Raynaud. As pontas dos dedos mostram palidez acentuada. Fonte: Rubin R., Strayer D. S., Saffitz J. E., et al. (Eds.) (2015). *Rubin's pathology: Clinicopathologic foundations of medicine.* (7. ed., Fig. 16-29, p. 604). Philadelphia, PA: Wolters Kluwer.

Figura 26.14 • Três formas de aneurismas: (**A**) aneurisma em baga no círculo de Willis, (**B**) dissecção aórtica e (**C**) aneurisma do tipo fusiforme da aorta abdominal.

verdadeiro que envolve toda a circunferência do vaso, sendo caracterizado por uma dilatação vascular gradual e progressiva. Esses aneurismas, com diâmetro (até 20 cm) e comprimento variável, podem envolver toda a parte ascendente e transversal da aorta torácica, ou podem se estender ao longo de grandes segmentos da aorta abdominal. Um *aneurisma sacular* é um aneurisma verdadeiro que se estende sobre parte da circunferência do vaso e se assemelha a um saco.[4] Um *aneurisma dissecante* (ver Figura 26.14 B) é um falso aneurisma resultante de uma laceração na camada íntima do vaso, o qual possibilita a entrada do sangue na parede vascular e a consequente dissecção de suas camadas, levando à formação de uma cavidade preenchida por sangue. Quando a dissecção ocorre na aorta, a condição ameaça a vida (ver a discussão na próxima sessão).

O enfraquecimento que leva à formação do aneurisma pode ser causado por diversos fatores, incluindo defeitos congênitos, traumatismo, infecções e aterosclerose. Uma vez iniciado, o aneurisma cresce, conforme a tensão no vaso aumenta. Isso ocorre porque a tensão da parede vascular é igual à pressão multiplicada pelo raio (*i. e.*, pressão de tensão × raio). Nesse caso, a pressão no segmento do vaso afetado pelo aneurisma não sofre alteração, permanecendo igual à das partes adjacentes do vaso. Conforme o diâmetro de um aneurisma aumenta, a tensão na parede vascular aumenta de modo diretamente proporcional ao aumento do seu tamanho. Se não for tratado, o aneurisma pode romper em consequência do aumento da tensão. Até mesmo um aneurisma não rompido pode causar lesões ao pressionar as estruturas adjacentes e interromper o fluxo sanguíneo.

Aneurismas aórticos

Podem envolver qualquer parte da aorta – aorta ascendente, arco aórtico, aorta descendente, aorta toracoabdominal ou aorta abdominal. Podem haver diversos aneurismas. A Figura 26.15 mostra um grande aneurisma aórtico abdominal. Observe que o aneurisma na Figura 26.15 ilustra um aneurisma verdadeiro, com enfraquecimento de todas as camadas vasculares e formação de um trombo no lúmen da aorta. Compare-o à imagem contrastante de um falso aneurisma aórtico dissecante apresentado na Figura 26.14B.

Etiologia

As duas causas mais comuns de aneurismas aórticos são a aterosclerose e a degeneração da túnica média vascular. Metade das pessoas com aneurismas aórticos sofre de hipertensão. Os aneurismas aórticos em geral se desenvolvem com mais frequência em homens fumantes com mais de 50 anos de idade.[4]

Manifestações clínicas

Os sinais e sintomas dos aneurismas aórticos dependem do tamanho e da localização. Um aneurisma também pode ser assintomático, com a primeira evidência da sua presença sendo associada à ruptura do vaso. Os aneurismas da aorta torácica são menos comuns que os aneurismas aórticos abdominais e podem estar presentes com dor subesternal, nas costas e no pescoço. Também pode haver dispneia, estridor ou tosse aguda causada pela pressão sobre a traqueia. A rouquidão pode resultar da pressão sobre o nervo laríngeo recorrente, e pode haver

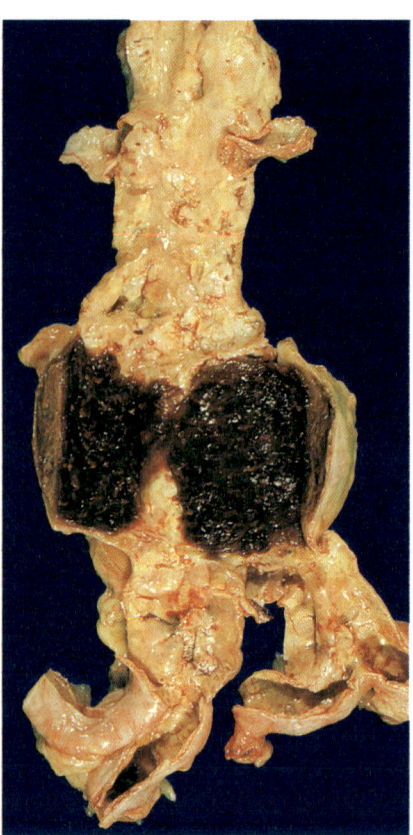

Figura 26.15 • Aneurisma aterosclerótico da aorta abdominal. O aneurisma foi incisado longitudinalmente para revelar um grande trombo no lúmen. A aorta e as artérias ilíacas comuns mostram lesões ateroscleróticas complicadas. Fonte: Rubin R., Strayer D. S., Saffitz J. E., *et al*. (Eds.) (2015). *Rubin's pathology: Clinicopathologic foundations of medicine* (7. ed., Fig. 16-38, p. 611). Philadelphia, PA: Wolters Kluwer.

dificuldade de deglutição como consequência da pressão sobre o esôfago. O aneurisma também pode comprimir a veia cava superior, causando distensão das veias do pescoço e edema de face e pescoço.[1,4]

Os aneurismas aórticos abdominais estão localizados mais comumente abaixo do nível da artéria renal, envolvendo a bifurcação da aorta e a extremidade proximal das artérias ilíacas comuns.[1,4] A aorta infrarrenal normalmente mede 2 cm de diâmetro, e um aneurisma é definido por um diâmetro aórtico superior a 3 cm. Esses aneurismas podem envolver qualquer parte da circunferência vascular (saculares) ou se estender até envolver toda a circunferência (fusiformes). A maior parte dos aneurismas abdominais é assintomática. Como o aneurisma tem origem arterial, uma massa pulsátil pode ser a primeira evidência do distúrbio. Os aneurismas maiores que 4 cm são tipicamente palpáveis. A massa pode ser descoberta durante um exame físico de rotina, ou a pessoa afetada pode se queixar da sua presença. Uma calcificação, que com frequência está presente na parede do aneurisma, pode ser detectada durante um exame radiológico abdominal. Pode haver dor, que varia de um leve desconforto na porção média abdominal ou lombar a uma dor forte no abdome e nas costas. À medida que o aneurisma aumenta, pode comprimir as raízes dos nervos lombares e causar uma dor na parte inferior das costas que irradia até os aspectos posteriores das pernas. O aneurisma pode se estender e afetar as artérias renais, ilíacas ou mesentéricas, ou as artérias vertebrais que suprem a medula espinal. Um aneurisma abdominal também pode causar erosão das vértebras. A estase do sangue favorece a formação de trombos ao longo da parede vascular (ver Figura 26.15), e pode haver desenvolvimento de êmbolos periféricos causando insuficiência arterial sintomática.[1,4]

A ruptura é a complicação mais temida dos aneurismas torácicos e abdominais. A probabilidade de ruptura está correlacionada ao aumento do tamanho do aneurisma. O risco de ruptura aumenta de menos de 2% para os pequenos aneurismas abdominais (diâmetro < 4 cm), até 5 a 10% ao ano para os aneurismas com diâmetro superior a 5 cm.[4]

Diagnóstico e tratamento

Os métodos diagnósticos incluem o uso de ultrassonografia, ecocardiografia, TC e RM. O reparo cirúrgico com frequência é o tratamento de escolha.[1,4]

Dissecção aórtica

A dissecção aórtica (aneurisma dissecante) é uma condição aguda e de risco à vida. Envolve uma hemorragia no interior da parede vascular e a sua laceração longitudinal, que forma um canal preenchido por sangue (Figura 26.16).

Contrariamente aos aneurismas ateroscleróticos, a dissecção aórtica com frequência ocorre sem evidências de uma dilatação prévia do vaso. Mais de 95% dos casos de aneurisma dissecante apresentam uma laceração transversal na túnica íntima e na média interna. A dissecção pode ter origem em qualquer ponto ao longo do comprimento da aorta, mas a maioria dos casos envolve a aorta ascendente.[4] O segundo local mais comum é a aorta torácica, distalmente à origem da artéria subclávia.

Etiologia e patogênese

A dissecção aórtica é causada por condições que enfraquecem ou causam alterações degenerativas nas camadas musculares

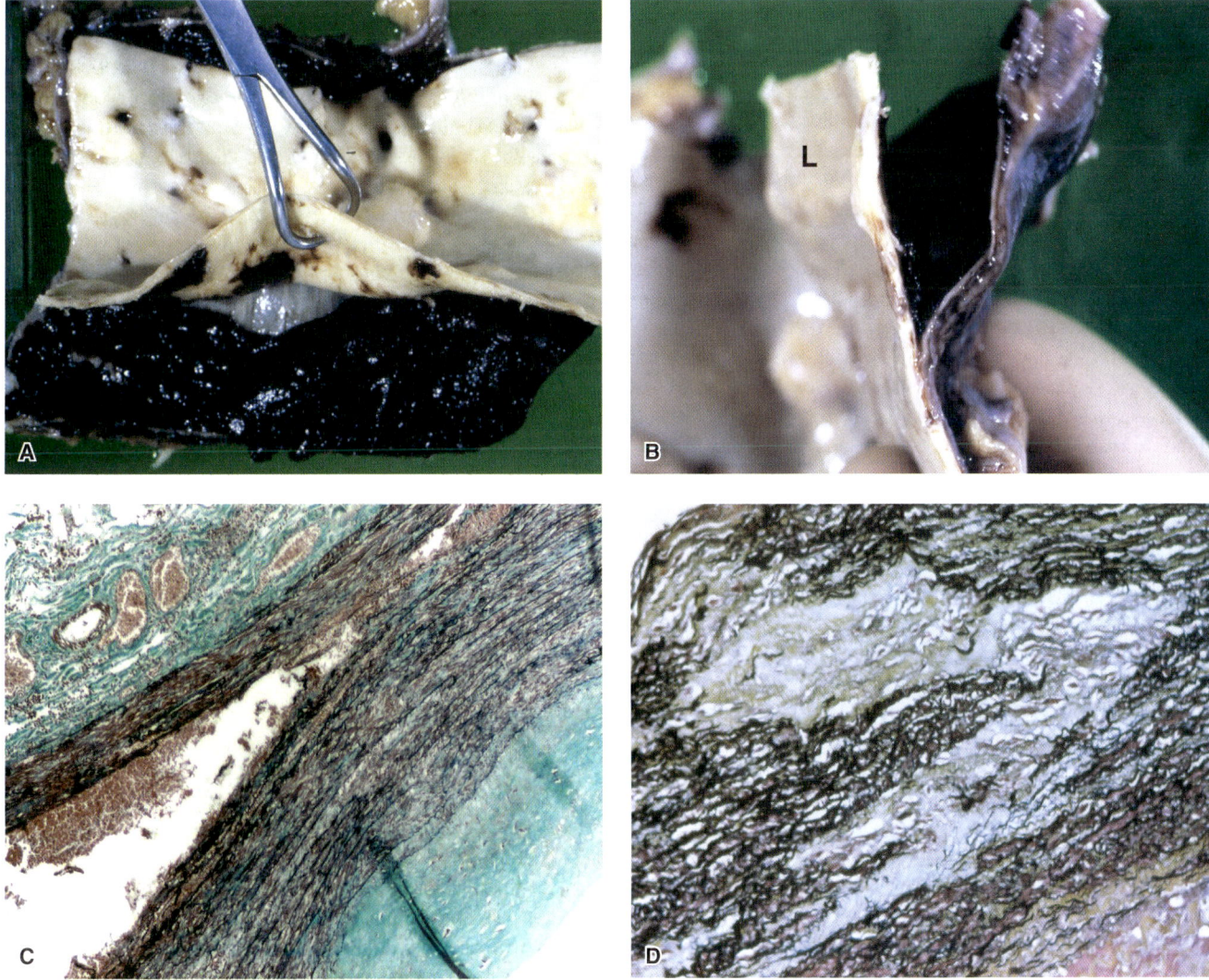

Figura 26.16 • Aneurisma aórtico dissecante. **A.** Aorta torácica com pinças metálicas revelando a dissecção e o hematoma na parede com um coágulo sanguíneo antigo. **B.** A aorta torácica foi incisada longitudinalmente e revela o sangue coagulado dissecando a túnica média do vaso. L = lúmen. **C.** Aorta aterosclerótica com dissecção ao longo do terço externo da túnica média (coloração para fibras elásticas). **D.** Um corte da parede aórtica corado com aldeído-fucsina revela *pools* de material metacromático característicos do processo degenerativo conhecido como necrose medial cística. Fonte: Strayer D., Rubin R., Saffitz J. E., et al. (Eds.). (2015). *Rubin's pathology: Clinicopathologic foundations of medicine* (7. ed., Fig. 16-39, p. 613). Philadelphia, PA: Wolters Kluwer.

elásticas e lisas da aorta. É mais comum na faixa etária dos 40 aos 60 anos e mais prevalente em homens.[1] Dois fatores de risco predispõem à dissecção aórtica – hipertensão e degeneração da camada média da parede vascular. Na maior parte dos casos, existe um histórico de hipertensão.[1] A dissecção aórtica também está associada a doenças do tecido conjuntivo, como a síndrome de Marfan, e pode ocorrer durante a gravidez, em consequência das alterações que ocorrem na aorta nesse período. Outros fatores que predispõem à dissecção são defeitos congênitos da valva aórtica (*i. e.*, estruturas das valvas bicúspides ou unicúspides) e coarctação da aorta. A dissecção aórtica é uma possível complicação da cirurgia ou cateterização cardíaca. Pode ocorrer dissecção relacionada à cirurgia nos pontos em que a aorta foi incisada ou clampeada. Além disso, existem relatos de sua ocorrência no sítio de sutura da veia safena à aorta durante a cirurgia de *bypass* da artéria coronária.

As dissecções aórticas são comumente classificadas em dois tipos, A e B, conforme o nível da dissecção. As lesões proximais mais comuns (e possivelmente mais sérias em termos de complicações), que envolvem somente a aorta ascendente ou tanto a aorta ascendente como a descendente, são designadas tipo A. Aquelas que não envolvem a aorta ascendente e em geral começam distalmente à artéria subclávia são denominadas tipo B.[1] As dissecções aórticas também são classificadas de acordo com o momento do início, em agudas ou crônicas. As dissecções agudas ocorrem dentro de 14 dias após o surgimento dos sintomas.[21]

Manifestações clínicas

Um sintoma importante do aneurisma dissecante é a ocorrência abrupta de uma dor excruciante, descrita como dilacerante. A localização da dor pode apontar o local da dissecção. A dor associada à dissecção da aorta ascendente com frequência está localizada na parte anterior do tórax, e a dor associada à dissecção da aorta descendente em geral se localiza na parte posterior. Durante os estágios iniciais, a pressão arterial tipicamente apresenta uma elevação moderada ou acentuada. Posteriormente, torna-se impossível aferir a pressão arterial e a frequência de pulso em um ou em ambos os braços, porque a dissecção interrompe o fluxo arterial para esses membros. Pode ocorrer síncope, hemiplegia ou paralisia dos membros inferiores em consequência da oclusão dos vasos sanguíneos que suprem o cérebro ou a medula espinal. Em casos com envolvimento da valva aórtica, pode haver insuficiência cardíaca.[1,4]

Diagnóstico e tratamento

O diagnóstico da dissecção aórtica é baseado no histórico e no exame físico, com suporte de exames diagnósticos como imagem vascular, TC e RM. O tratamento do aneurisma aórtico dissecante pode ser clínico ou cirúrgico, dependendo do tipo e do caráter agudo ou crônico. Como a dissecção aórtica é uma emergência de risco à vida, pessoas com um provável diagnóstico são clinicamente estabilizadas antes mesmo da confirmação diagnóstica. Dois fatores importantes que participam na propagação da dissecção são a pressão arterial alta e a inclinação da onda do pulso. Na ausência de intervenção, essas forças continuam promovendo aumento da dissecção. Portanto, o tratamento clínico é focado no controle da hipertensão e no uso de medicamentos que diminuem a força da ejeção sistólica do sangue do coração. O tratamento cirúrgico consiste na ressecção do segmento da aorta envolvido e na substituição por um enxerto. A taxa de mortalidade por aneurisma dissecante não tratado é alta.[1,4]

RESUMO

O sistema arterial distribui o sangue para todos os tecidos do corpo, e as lesões nesse sistema produzem efeitos que resultam de isquemia ou do comprometimento do fluxo sanguíneo. Existem dois tipos de distúrbios arteriais: doenças como aterosclerose, vasculite e doenças arteriais periféricas, que obstruem o fluxo sanguíneo; e distúrbios como os aneurismas, que enfraquecem a parede dos vasos.

O colesterol depende das lipoproteínas (LDL e HDL) para ser transportado pelo sangue. As LDL, que são aterogênicas, transportam o colesterol aos tecidos periféricos. As HDL, que são protetoras, removem o colesterol dos tecidos e o transportam de volta ao fígado para ser eliminado (transporte reverso do colesterol). Os receptores de LDL desempenham papel importante na remoção do colesterol do sangue; pessoas com quantidades reduzidas de receptores apresentam um risco particularmente alto de desenvolvimento de aterosclerose.

A aterosclerose, causa líder de morte nos EUA, afeta as artérias de grande e médio calibre, como as artérias coronárias e cerebrais. Seu início é insidioso e suas lesões normalmente já estão muito avançadas quando se dá o surgimento dos sintomas. Embora os mecanismos da aterosclerose sejam incertos, foram identificados fatores de risco associados ao seu desenvolvimento, os quais incluem fatores hereditários, sexo e idade, que não podem ser controlados; e fatores como tabagismo, hipertensão, altos níveis séricos de colesterol, diabetes, obesidade e inflamação, que podem ser controlados ou modificados.

As vasculites são um grupo de distúrbios vasculares caracterizados por vasculite ou inflamação e necrose dos vasos sanguíneos em diversos tecidos e órgãos do corpo. Podem ser causadas por lesão vascular, agentes infecciosos ou processos imunes, ou podem ocorrer secundariamente a outras doenças, como o lúpus eritematoso sistêmico.

Os distúrbios oclusivos interrompem o fluxo sanguíneo arterial e interferem no fornecimento de oxigênio e nutrientes para os tecidos. A oclusão do fluxo pode resultar de trombos, êmbolos, compressão do vaso, vasoespasmo ou alterações estruturais vasculares. As arteriopatias periféricas afetam os vasos sanguíneos localizados fora do coração e do tórax. Incluem a doença ou o fenômeno de Raynaud, causados pelo vasoespasmo, e a tromboangiite obliterante (doença de Buerger), caracterizada por um processo inflamatório envolvendo artérias de médio calibre.

Os aneurismas são áreas localizadas de vasodilatação, causadas pelo enfraquecimento da parede arterial. Um aneurisma em baga, mais comumente encontrado no círculo de Willis junto à circulação cerebral, consiste em uma pequena dilatação vascular esférica. Os aneurismas fusiformes e saculares, encontrados com mais frequência na aorta torácica e abdominal, são caracterizados por um aumento gradual e progressivo da aorta. Podem envolver parte da circunferência do vaso (saculares) ou se estender até o completo envolvimento da circunferência vascular (fusiformes). Um aneurisma dissecante é uma condição aguda de risco de morte. Envolve uma hemorragia no interior da parede vascular, na qual há laceração longitudinal (dissecção) e formação de um canal preenchido por sangue. A consequência mais séria dos aneurismas é a ruptura.

DISTÚRBIOS DA CIRCULAÇÃO VENOSA SISTÊMICA

Depois de concluir esta seção, o leitor deverá ser capaz de:

- Descrever o retorno venoso do sangue a partir dos membros inferiores, incluindo a função das bombas musculares e os efeitos da gravidade, bem como estabelecer sua correlação com o desenvolvimento de varizes
- Caracterizar a patologia da insuficiência venosa e correlacioná-la ao desenvolvimento de dermatite por estase e úlceras venosas
- Listar as quatro causas mais comuns de úlcera venosa da perna.

As veias são vasos de baixa pressão e com paredes finas, que dependem da ação auxiliar de bombas do músculo esquelético e de alterações nas pressões abdominal e intratorácica, para promover o retorno do sangue ao coração. O sistema venoso nas pernas é composto por dois componentes – as veias superficiais (i. e., veia safena e suas veias tributárias) e as veias profundas. As veias perfurantes, ou comunicantes, conectam esses dois sistemas. O sangue da pele e dos tecidos subcutâneos nas pernas é coletado pelas veias superficiais e, em seguida, transportado pelas veias comunicantes até as veias mais profundas, para o retorno até o coração.[3]

Contrariamente ao sistema arterial, o sistema venoso é equipado com válvulas que evitam o fluxo sanguíneo retrógrado. Essas válvulas desempenham um papel importante na função do sistema venoso. Embora estejam irregularmente posicionadas ao longo do comprimento das veias, quase sempre são encontradas nas junções onde as veias comunicantes se unem às veias profundas de maior calibre e no encontro de duas veias. A quantidade de válvulas venosas e a sua competência estrutural diferem entre as pessoas. Tais fatores podem ajudar a explicar a predisposição familiar ao desenvolvimento de varizes.[1,3,4]

A ação dos músculos da perna ajuda a mover o sangue venoso dos membros inferiores até o coração. Quando uma pessoa caminha, a ação dos músculos da perna aumenta o fluxo nas veias profundas e retorna o sangue venoso para o coração (Figura 26.17). Essa função dos músculos da perna (gatrocnêmios e sóleos dos membros inferiores) pode ser comparada à ação de bombeamento do coração, sendo por isso denominada *bomba muscular esquelética*.[4] Durante a contração muscular, que é semelhante à sístole, as válvulas nas veias comunicantes se fecham para evitar o fluxo retrógrado

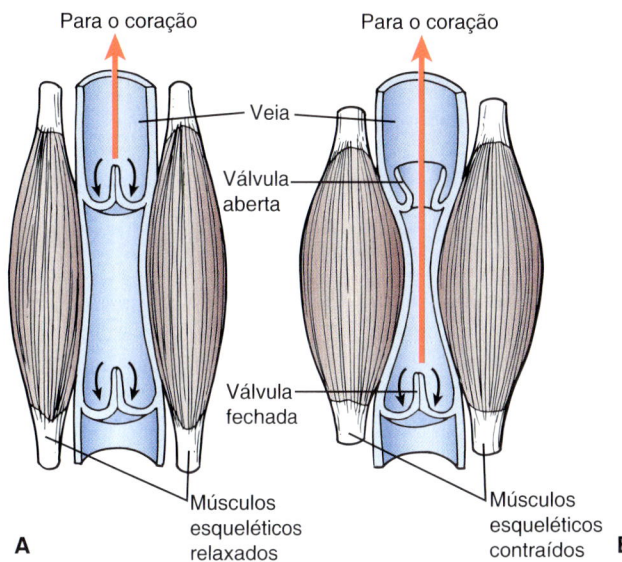

Figura 26.17 • Bombas do músculo esquelético e sua função na promoção do fluxo sanguíneo nos vasos profundos e superficiais da panturrilha.

do sangue para o sistema superficial, conforme o sangue nas veias profundas é movido adiante pela ação dos músculos que se contraem. Durante o relaxamento muscular, que é semelhante à diástole, as válvulas comunicantes se abrem, possibilitando que o sangue nas veias superficiais se movimente até as veias profundas.

Embora a sua estrutura possibilite que o sistema venoso atue como uma área de armazenamento de sangue, ela também torna o sistema suscetível a problemas relacionados com estase e insuficiência venosa. Esta seção enfoca três problemas comuns do sistema venoso – varizes, insuficiência venosa e trombose venosa.

Conceitos fundamentais

Distúrbios da circulação venosa

- As veias são vasos com paredes finas e distensíveis, que coletam o sangue dos tecidos e o devolvem para o coração. O sistema venoso é um sistema de baixa pressão, que depende da ação de bombeamento dos músculos esqueléticos para mover o sangue adiante, e da presença de válvulas venosas para evitar o fluxo retrógrado
- Os distúrbios do sistema nervoso produzem congestão dos tecidos afetados e predispõem à formação de coágulos em consequência da estagnação do fluxo e da ativação do sistema de coagulação.

Varizes

As varizes, ou veias dilatadas e tortuosas nos membros inferiores, são comuns e muitas vezes levam a problemas secundários de insuficiência venosa (Figura 26.18). As varizes podem ser descritas como primárias ou secundárias. As varizes primárias têm origem nas veias safenas superficiais, enquanto as varizes

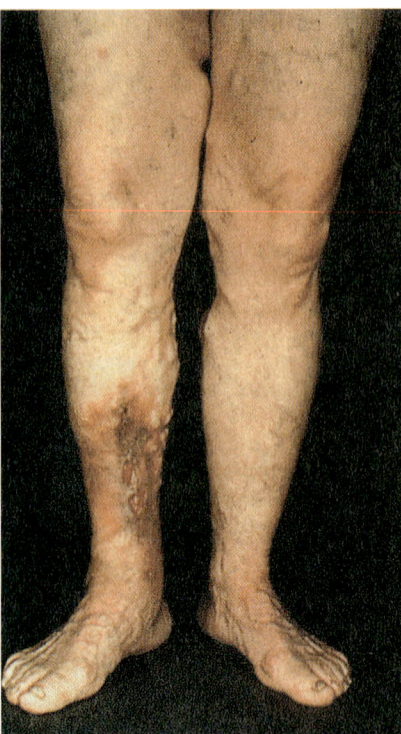

Figura 26.18 • Varizes das pernas. Varizes graves das veias superficiais das pernas levaram ao desenvolvimento de dermatite por estase e de ulcerações secundárias. Fonte: Strayer D., Rubin R., Saffitz J. E., et al. (Eds.) (2015). *Rubin's pathology: Clinicopathologic foundations of medicine* (7. ed., Fig. 16-41, p. 614). Philadelphia, PA: Wolters Kluwer.

secundárias resultam do comprometimento do fluxo nas veias profundas. Aproximadamente 80 a 90% do sangue venoso dos membros inferiores são transportados pelas veias profundas. O desenvolvimento de varizes secundárias é inevitável quando o fluxo nessas veias profundas está comprometido ou bloqueado. A causa mais comum de varizes secundárias é a trombose venosa profunda (TVP); outras causas incluem fístulas arteriovenosas (AV) congênitas ou adquiridas, malformações venosas congênitas e compressão das veias abdominais produzida por gestação ou por um tumor.[1,3,4]

A incidência de varizes aumenta com o avanço da idade, atingindo uma prevalência de 50% nas pessoas com mais de 50 anos. A condição é comum em mulheres de 30 a 50 anos de idade, especialmente se houver uma forte predisposição familiar.[4] Observa-se ainda uma incidência aumentada em obesos, devido ao aumento na pressão intra-abdominal, bem como em pessoas que permanecem de pé durante a maior parte do dia em função de sua ocupação (p. ex., enfermeiras).

Etiologia e patogênese

A permanência em pé por longos períodos e o aumento da pressão intra-abdominal são fatores de contribuição importantes para o desenvolvimento de varizes primárias. A permanência em pé por longos períodos aumenta a pressão venosa, causando dilatação e estiramento da parede dos vasos. Um dos fatores mais importantes na elevação da pressão venosa é o efeito hidrostático associado à posição ortostática. Quando uma pessoa está em posição ereta, todo o peso das colunas de sangue venoso é transmitido para as veias da perna. Os efeitos da gravidade são mais graves nas pessoas que permanecem em pé por longos períodos sem usar os músculos da perna para auxiliar no bombeamento do sangue de volta para o coração.[1,3,4]

Como não existem válvulas na veia cava inferior nem nas veias ilíacas comuns, o sangue nas veias abdominais depende do apoio das válvulas localizadas nas veias ilíacas externas ou femorais. Quando a pressão intra-abdominal aumenta, como ocorre na gravidez, ou quando as válvulas nessas duas veias são inexistentes ou defeituosas, o estresse sobre a junção safenofemoral aumenta. A alta incidência de varizes em gestantes também sugere um efeito hormonal sobre o músculo liso venoso, contribuindo para a dilatação e a insuficiência valvular. O levantamento de peso também causa aumento da pressão intra-abdominal e diminui o fluxo de sangue pelas veias abdominais. Profissões que exigem levantamento de peso repetido também predispõem ao desenvolvimento de varizes.[1,3,4]

A exposição prolongada ao aumento da pressão causa insuficiência das válvulas venosas, que deixam de se fechar adequadamente. Quando isso ocorre, o refluxo de sangue causa um aumento venoso ainda maior, que separa os folhetos das válvulas e provoca mais insuficiência valvular em seções de veias distais adjacentes. Outra consideração no desenvolvimento de varizes é o fato de as veias superficiais serem suportadas apenas pela gordura subcutânea e fáscia superficial, enquanto as veias profundas contam com suporte dos tecidos muscular, ósseo e conjuntivo. A obesidade reduz o apoio proporcionado pela fáscia superficial e pelos tecidos, aumentando o risco de desenvolvimento de varizes.[1,3,4]

Manifestações clínicas

Os sinais e os sintomas associados às varizes primárias são variados. Muitas mulheres com varizes superficiais se queixam de seu aspecto desagradável. Em muitos casos pode haver dor e edema nos membros inferiores, especialmente depois de longos períodos em pé. O edema normalmente cede à noite, quando as pernas são elevadas. Os sintomas são mais comuns com a insuficiência das veias comunicantes.[22]

Diagnóstico e tratamento

O diagnóstico de varizes em geral pode ser estabelecido após a obtenção do histórico e de um exame físico completo, especialmente com a inspeção dos membros envolvidos. O exame do fluxo por ultrassom com Doppler também pode ser utilizado para avaliar o fluxo nos vasos de grande calibre. Exames angiográficos com meio de contraste radiopaco podem ser úteis para avaliar a função venosa.[22]

Após o estiramento repetido das veias e a instalação da insuficiência valvular, pouco pode ser feito para restabelecer a normalidade do tônus e da função venosos. Idealmente, devem ser adotadas medidas para evitar o desenvolvimento e a progressão das varizes. Isso inclui perda de peso e medidas para evitar atividades que produzam elevação prolongada da pressão venosa, como a longa permanência em pé. O objetivo das medidas terapêuticas para varizes é melhorar o fluxo venoso e prevenir a lesão tecidual. Quando corretamente colocadas, as meias elásticas comprimem as veias superficiais e evitam a distensão. A prescrição de meias de tamanho adequado possibilita o controle mais preciso. A pessoa deve vestir as meias antes de se levantar, quando as veias das pernas estão vazias.[22]

A escleroterapia, utilizada com frequência no tratamento de pequenas varizes residuais, envolve a injeção de um agente esclerosante nas veias superficiais colapsadas para induzir fibrose do lúmen vascular. O tratamento cirúrgico consiste na remoção das varizes e das veias perfurantes insuficientes; entretanto, seu uso é limitado às pessoas com veias profundas desobstruídas.[22]

Insuficiência venosa crônica

O termo *insuficiência venosa* se refere ao efeito fisiopatológico da hipertensão venosa persistente sobre a estrutura e a função do sistema venoso dos membros inferiores.

Etiologia e patogênese

A causa é multifatorial, incluindo fatores como aumento da pressão venosa hidrostática (p. ex., na permanência em pé por longos períodos), insuficiência das válvulas nas veias, obstruções venosas profundas (p. ex., TVP), diminuição da função das bombas musculares esqueléticas, processos inflamatórios e disfunção endotelial.[1,4,23]

Com a insuficiência venosa, o fluxo sanguíneo unidirecional efetivo e o esvaziamento das veias profundas não ocorrem. Se as bombas musculares forem ineficazes, o sangue pode seguir na direção retrógrada. A insuficiência secundária das veias comunicantes e superficiais torna os tecidos subcutâneos sujeitos a pressões elevadas.[1,4,23]

Manifestações clínicas

As manifestações clínicas estão associadas ao comprometimento do fluxo sanguíneo. Contrariamente à isquemia causada pela insuficiência arterial, a insuficiência venosa leva à congestão tecidual, ao edema e, finalmente, ao comprometimento da nutrição dos tecidos. O edema é exacerbado pela permanência prolongada em pé. Pode ocorrer necrose dos depósitos de gordura subcutânea, seguida de atrofia cutânea, sendo ainda comum a presença de uma pigmentação marrom na pele, causada pelos depósitos de hemossiderina que resultam da degradação de hemácias. Pode haver insuficiência linfática secundária, com esclerose progressiva dos vasos linfáticos decorrente do aumento da demanda por remoção do líquido intersticial. Pessoas com insuficiência venosa de longa duração também podem apresentar enrijecimento da articulação do tornozelo, além de perda de massa e de força muscular.[1,4,23]

Na insuficiência venosa avançada, o comprometimento da nutrição tecidual causa dermatite por estase e desenvolvimento de úlceras por estase ou ulceração venosa (ver Figura 26.18). A dermatite por estase é caracterizada pela presença de uma pele fina, brilhante, marrom-azulada, com pigmentação irregular e descamação, sem suporte de tecidos subcutâneos subjacentes. Lesões menores levam a ulcerações relativamente indolores, mas de difícil cicatrização. A perna é particularmente propensa ao desenvolvimento de dermatite por estase e úlceras venosas. A maior parte das lesões localiza-se medialmente, acima do tornozelo e na parte inferior da perna, com mais frequência logo acima do maléolo medial. A causa mais comum de úlceras nas pernas é a insuficiência venosa.[1,4,23] O tratamento da insuficiência venosa crônica inclui terapia compressiva com curativos e bandagens inelásticas ou elásticas.

Trombose venosa

O termo *trombose venosa*, ou *tromboflebite*, descreve a presença de trombos em uma veia e a respectiva resposta inflamatória na parede vascular. Os trombos podem se desenvolver em veias superficiais ou profundas.[5] A trombose venosa superficial (TVS) pode ocorrer em qualquer veia superficial e, antigamente, era considerada uma doença benigna. Em alguns casos, foi possível observar que a TVS leva a complicações como recidiva da TVS, TVP e embolia pulmonar.[24] A TVP ocorre mais comumente nos membros inferiores. A TVP dos membros inferiores é um distúrbio sério, complicado por embolia pulmonar, episódios recidivantes de TVP, e desenvolvimento de insuficiência venosa crônica. A maior parte dos trombos pós-operatórios surge nos seios soleares das veias de grande calibre que drenam os músculos gastrocnêmios.[4] Trombos isolados na panturrilha com frequência são assintomáticos e, quando não tratados, podem se estender para as veias proximais de maior calibre, aumentando o risco de embolia pulmonar.[4]

Etiologia e patogênese

A trombose venosa está associada à estase sanguínea, ao aumento da coagulação sanguínea, e à lesão da parede dos vasos.[4] A estase do sangue ocorre com a imobilidade de um membro ou de todo o corpo. O repouso no leito e a imobilização estão associados à diminuição do fluxo sanguíneo, ao represamento venoso nos membros inferiores e ao aumento do risco de TVP. Pessoas imobilizadas em decorrência de fratura de quadril, substituição articular ou lesão medular são particularmente vulneráveis à TVP. O risco de TVP aumenta nos casos de comprometimento da função cardíaca, que pode ser responsável pela incidência relativamente alta em pessoas com infarto agudo do miocárdio e insuficiência cardíaca congestiva. Os idosos são mais suscetíveis do que os mais jovens, provavelmente devido à frequência aumentada de distúrbios promotores de estase venosa com a idade avançada. As viagens aéreas longas impõem uma ameaça em particular para as pessoas predispostas à TVP, por causa da permanência prolongada na posição sentada e do aumento da viscosidade sanguínea decorrente da desidratação.[1]

A hipercoagulabilidade é um estado de aumento da formação de coágulos. As condições associadas a esse estado hipercoagulável aumentam a probabilidade de TVP. Os estados de hipercoagulação podem ser causados por deficiências hereditárias ou adquiridas em determinadas proteínas plasmáticas que normalmente inibem a formação de trombos, incluindo antitrombina III, proteína C e proteína S. Os distúrbios hereditários do fator V de Leiden e da protrombina também produzem um estado de hipercoagulação. O uso de anticoncepcionais orais e a terapia de reposição hormonal parecem aumentar a coagulabilidade e predispor à trombose venosa, principalmente em mulheres fumantes. Determinados cânceres estão associados ao aumento da tendência à coagulação, embora o motivo em grande parte seja desconhecido. Acredita-se que substâncias promotoras da coagulação sanguínea podem ser produzidas por células tumorais ou liberadas pelos tecidos adjacentes em resposta ao crescimento do câncer. As interações imunes com as células cancerosas podem resultar na liberação de citocinas causadoras de lesão endotelial, com consequente predisposição à trombose. Quando há perda de líquido corporal resultante de lesão ou doença, a consequente hemoconcentração acarreta aumento da concentração dos fatores de coagulação. Outros fatores de risco importantes incluem a síndrome antifosfolipídica e os distúrbios mieloproliferativos.[1,4]

A lesão vascular pode resultar de traumatismo ou cirurgia, ou pode ser secundária à infecção ou à inflamação da parede vascular, resultando da lesão causada no vaso por cateteres venosos. Os fatores de risco para trombose venosa incluem repouso no leito, imobilização, lesão medular, infarto agudo do miocárdio, insuficiência cardíaca congestiva, choque e obstrução venosa. A tríade de Virchow ilustra os três principais fatores que levam à formação de trombos (Figura 26.19).

Manifestações clínicas

Muitas pessoas com trombose venosa são assintomáticas, e até 50% das pessoas com TVP não manifestam sintomas. Provavelmente, a ausência de sinais e sintomas é devida à obstrução apenas parcial da veia ou à presença de circulação colateral. Quando presentes, os sinais e sintomas mais comuns da trombose venosa são aqueles relacionados ao processo inflamatório, incluindo dor, edema e sensibilidade em músculos profundos. Febre, mal-estar geral e elevação tanto da contagem de leucócitos como da velocidade de hemossedimentação também são indicativos de inflamação. Pode haver sensibilidade e dor ao longo da veia. O edema pode variar do mínimo ao muito acentuado.[1,4]

O sítio de formação do trombo determina a localização dos achados físicos. A localização mais comum são os seios venosos no músculo sóleo e as veias tibial posterior e fibular. Nesses casos, pode haver um edema (ainda que discreto) envolvendo o pé e o tornozelo. É comum haver dor e sensibilidade na panturrilha. A trombose da veia femoral produz dor e sensibilidade na área distal da coxa e na região poplítea. Trombos nas veias iliofemorais produzem as manifestações mais acentuadas, com edema, dor e sensibilidade em todo o membro.[1,4]

Diagnóstico e tratamento

O risco de embolia pulmonar enfatiza a necessidade da detecção e do tratamento precoces da TVP. Os exames complementares que podem ser úteis incluem venografia, ultrassonografia e avaliação de D-dímero plasmático. Quando possível, a prevenção da trombose venosa deve ser preferida ao seu tratamento. A deambulação precoce após o parto e a cirurgia é uma medida que diminui o risco de formação de trombos. O fluxo venoso melhora com a prática de exercícios para as pernas e o uso de meias compressivas. Uma precaução adicional é evitar posições corporais que favoreçam o represamento venoso. Meias compressivas com tamanho e comprimento adequados devem ser utilizadas de modo rotineiro em pessoas com risco de TVP. Outra estratégia utilizada para pessoas imobilizadas e com risco de desenvolvimento de TVP é um dispositivo de compressão pneumática sequencial, composto por uma manga plástica que circunda as pernas e proporciona períodos alternados de compressão nos membros inferiores. Desde que adequadamente utilizados, esses dispositivos intensificam o esvaziamento venoso, aumentando o fluxo e reduzindo a estase. A terapia medicamentosa anticoagulante profilática é utilizada com frequência em pessoas com alto risco de desenvolvimento de trombose venosa.[1,4,25]

Os objetivos do tratamento da trombose venosa são evitar a formação de trombos adicionais, prevenir a extensão e a embolização dos trombos existentes, assim como minimizar a lesão das válvulas venosas. A elevação das pernas pode ajudar a prevenir a estase do fluxo sanguíneo venoso. A aplicação de calor à perna alivia o vasospasmo e auxilia na resolução do processo inflamatório. O repouso no leito normalmente é mantido até cessarem a sensibilidade local e o edema associados ao TVP; a etapa seguinte é a deambulação gradual aliada ao uso de meias compressivas. Deve-se manter as meias compressivas de suporte, e evitar períodos prolongados em pé ou sentado após a resolução da TVP, de modo a promover o fluxo sanguíneo venoso.[1,4,25]

A terapia medicamentosa anticoagulante (i. e., heparina e varfarina) é utilizada para prevenir a formação de trombos adicionais. Tipicamente, o tratamento é iniciado com um tipo de anticoagulante à base de heparina injetável (por infusão intravenosa contínua ou injeções subcutâneas). Em seguida, o paciente é transferido para um anticoagulante oral ou injeções subcutâneas para tratamento ambulatorial. A terapia trombolítica (i. e., estreptoquinase, uroquinase ou ativador de plasminogênio tecidual) pode ser utilizada como uma tentativa de dissolver o coágulo.[1,4,25]

A remoção cirúrgica do trombo pode ser realizada em casos selecionados. A inserção percutânea (através da pele) de filtros intracavais pode ser realizada em pacientes com alto risco de desenvolvimento de embolia pulmonar; esse procedimento evita o deslocamento de grandes coágulos pelo vaso. Contudo, ainda que os filtros evitem o desenvolvimento de

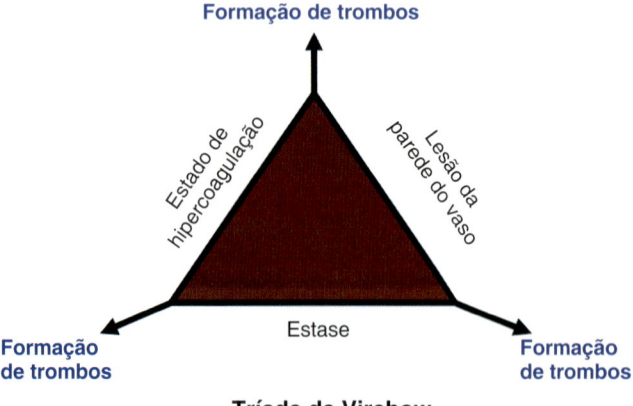

Figura 26.19 • Tríade de Virchow da formação de trombos. Fonte: Zierler R. E., Dawson D. L. (2016). *Strandness's duplex scanning in vascular disorders*. Philadelphia, PA: Wolters Kluwer.

embolia pulmonar, há aumento na trombose junto ao sítio de localização do próprio filtro, caso a anticoagulação não seja instituída. Os riscos adicionais incluem a possibilidade de quebra ou migração do filtro.[1,4,25]

> **RESUMO**
>
> A função de armazenamento do sistema venoso o torna suscetível à insuficiência venosa, à estase e à formação de trombos. As varizes ocorrem com a distensão e o estiramento prolongados das veias superficiais, como consequência da insuficiência venosa. As varizes podem surgir quando há defeitos nas veias superficiais (*i. e.*, varizes primárias) ou comprometimento do fluxo sanguíneo nas veias profundas (*i. e.*, varizes secundárias). A insuficiência venosa reflete a estase venosa crônica resultante da insuficiência valvular, e está associada à dermatite por estase e à presença de estase ou de úlceras venosas. A trombose venosa descreve a presença de trombos em uma veia e a associada resposta inflamatória na parede vascular. Está relacionada à lesão dos vasos, à estase do fluxo venoso e à presença de estados de hipercoagulação. Os trombos podem se desenvolver em veias superficiais ou profundas (*i. e.*, TVP). A formação de trombos em veias profundas é precursora da insuficiência venosa e da formação de êmbolos.

DISTÚRBIOS DA REGULAÇÃO DA PRESSÃO ARTERIAL

Depois de concluir esta seção, o leitor deverá ser capaz de:

- Definir a hipertensão e reconhecer os limites da pressão arterial utilizados clinicamente para identificar a presença de hipertensão
- Descrever como a hipertensão contribui para a lesão dos órgãos-alvo. Identificar os órgãos mais comumente afetados pela lesão dos órgãos-alvo e discutir as alterações fisiopatológicas associadas
- Descrever os quatro tipos de hipertensão que podem ocorrer durante a gravidez
- Definir o termo *hipotensão ortostática*
- Descrever as respostas cardiovascular, neuro-humoral e muscular que mantêm a pressão arterial durante a transição do decúbito dorsal para a posição ortostática
- Explicar como déficit de líquidos, medicamentos, envelhecimento, distúrbios do SNA e repouso em leito contribuem para o desenvolvimento da hipotensão ortostática.

A pressão arterial deve ser cuidadosamente regulada ao longo do corpo, para assegurar a perfusão adequada dos tecidos corporais e prevenir a lesão dos vasos sanguíneos. Com uma pressão arterial muito baixa, o fluxo sanguíneo para os tecidos é insuficiente para assegurar o suprimento de nutrientes e oxigênio, bem como para remover os produtos residuais celulares. Isso gera o risco de lesão celular hipóxica-isquêmica e possível morte celular. Contrariamente, as pressões elevadas no interior dos vasos sanguíneos podem facilmente lesionar o delicado tecido endotelial, o que aumenta a probabilidade tanto de doença vascular aterosclerótica quanto de ruptura vascular. Outra consequência séria é a possibilidade de os próprios órgãos perfundidos serem gravemente lesionados pela pressão arterial elevada.

Este capítulo é concluído com uma consideração sobre os dois extremos do *continuum* da pressão arterial, abordando os distúrbios clínicos da hipertensão e da hipotensão ortostática.

 ## Hipertensão

A hipertensão se refere a uma condição prolongada de elevação da pressão arterial no interior da circulação arterial. A hipertensão é um fator de risco primário para doenças cardiovasculares e uma causa líder de morbidade e mortalidade em todo o mundo.[26] De acordo com as estatísticas do ano de 2014, do National Center for Health Statistics, nos EUA, 33% dos adultos com mais de 20 anos de idade sofriam de hipertensão.[27] Estimativas globais da Organização Mundial da Saúde, em 2015, indicam que entre adultos com idade a partir dos 18 anos, a hipertensão afeta 20% das mulheres e 24% dos homens.[28] As populações com considerações especiais a respeito do diagnóstico e do tratamento da hipertensão são gestantes, crianças e adolescentes, e idosos.

Etiologia e patogênese

A hipertensão é amplamente classificada, com base na etiologia, como hipertensão primária (essencial) ou hipertensão secundária. A hipertensão primária (essencial) se refere à presença clínica de hipertensão sem evidências de uma condição clínica causal específica. Tanto os fatores não modificáveis quanto aqueles relacionados ao estilo de vida são implicados, seja isolada ou coletivamente, como fatores de contribuição para o desenvolvimento da hipertensão primária.

Fatores de risco não modificáveis da hipertensão primária. Os fatores de risco de hipertensão primária incluem fatores não modificáveis, como idade, sexo, raça, histórico familiar e genética.

Idade. A hipertensão primária é mais comum em adultos do que em crianças. Historicamente, a hipertensão em crianças é mais provavelmente secundária, muitas vezes em consequência de distúrbios cardíacos congênitos ou doença renal. Entretanto, a incidência de hipertensão primária em crianças e adolescentes está aumentado, acompanhando o aumento da incidência de obesidade e diabetes melito tipo 2 em crianças.[4,29] Na fase adulta, a probabilidade de hipertensão aumenta com o avanço da idade, assim como aumenta a probabilidade de morbidades cardiovasculares associadas à hipertensão. Revisões sistemáticas da literatura científica demonstraram um claro padrão de evidências que associam as elevações da pressão arterial sistólica e/ou diastólica ao aumento do risco de uma diversidade de distúrbios cardiovasculares, incluindo cardiopatia isquêmica, insuficiência cardíaca, acidente vascular encefálico isquêmico, doença arterial periférica, aneurisma aórtico e doença vascular renal.[26] A elevação da pressão arterial com o envelhecimento está relacionada a um enriquecimento das paredes arteriais, que afeta a pressão sistólica em particular. Evidências mais recentes também indicam que a capacidade renal de excreção do sódio diminui com a idade, e a retenção de sódio também contribui para a hipertensão.[30]

Sexo e raça. Em comparação a outros grupos étnicos nos EUA, a hipertensão é mais prevalente e mais grave em afrodescendentes. Estudos comparativos entre populações também indicam que afrodescendentes tendem a desenvolver hipertensão em uma idade menos avançada do que as demais populações. Os fatores responsáveis por essas diferenças podem incluir aumento da sensibilidade ao sal, aumento dos níveis de obesidade e fatores genéticos.[31] Um estudo de coortes de populações conduzido em 2014, em Manhattan, nos EUA, indicou que a probabilidade de ocorrência de eventos adversos atribuíveis à hipertensão era maior em mulheres do que em homens, bem como em pessoas negras do que brancas.[32] Contudo, a prevalência geral de hipertensão é maior nos homens do que nas mulheres, com essa diferença sendo observada também em coortes de adultos jovens.[33]

Histórico familiar e genética. A hipertensão é observada com mais frequência entre pessoas com histórico familiar de pressão arterial alta. Acredita-se que a contribuição genética para a hipertensão possa se aproximar dos 50%. Embora os geneticistas tenham identificado muitos *loci* genéticos associados à hipertensão, nenhum deles é responsável por uma grande proporção da incidência de hipertensão. Pesquisadores estão explorando como os efeitos epigenéticos relacionados à metilação do DNA podem influenciar a incidência e a gravidade da hipertensão. Também é importante observar que o ambiente interage com a genética, conforme evidenciado por muitos distúrbios sem um *locus* genético comumente identificado e que, ainda assim, tendem a recidivar nas famílias.[34] Outra possibilidade é que a influência genética sobre a hipertensão seja mediada por uma via de patogênese comum com outros distúrbios. Por exemplo, a hipertensão é um componente da síndrome metabólica associada ao diabetes tipo 2, e algumas evidências científicas iniciais identificaram que os genes selecionados reguladores do metabolismo lipídico podem ter uma ligação genética comum com a síndrome metabólica.[35]

Fatores de risco modificáveis da hipertensão primária.
Também foram identificados fatores de risco modificáveis da hipertensão primária, incluindo dieta, níveis de lipídios séricos, consumo de tabaco e álcool, nível de condicionamento físico e atividades, sobrepeso/obesidade e controle glicêmico no diabetes melito. As vias fisiopatológicas que podem ser fatores de contribuição comuns entre esses aspectos do estilo de vida incluem perturbações no sistema renina-angiotensina-aldosterona, alterações dos mecanismos dos peptídios natriuréticos, ativação do SNS e alteração da função das células endoteliais.[26]

Fatores alimentares. Um traço fisiológico da sensibilidade ao sal no que se refere à regulação da pressão arterial parece estar distribuído normalmente em toda a população humana, com algumas pessoas demonstrando sensibilidade ao sal para o controle da pressão arterial, enquanto outras exibem resistência. Pesquisas indicam que as pessoas sensíveis ao sal podem apresentar comprometimento de diversos mecanismos fisiológicos da regulação da pressão arterial, incluindo o mecanismo da renina-angiotensina-aldosterona, mecanismos reguladores do SNS e diversos mecanismos químicos envolvendo o endotélio. Com o objetivo de manter a adequada eliminação renal do sal, ocorre adaptação do sistema de natriurese por pressão, de modo que a pressão arterial é elevada para manter níveis adequados de eliminação renal do sal.[36] Portanto, as atuais recomendações são que as pessoas hipertensas devem restringir sua ingestão alimentar de sódio. Pesquisadores também exploraram possíveis ligações entre a pressão arterial e a ingestão alimentar de potássio; contudo, neste momento, as evidências em relação à influência do potássio sobre a pressão arterial são inconclusivas.[13] A ingestão alimentar de gorduras e colesterol também é um fator que contribui para a hipertensão, em parte porque a ingestão alimentar de gorduras contribui para o desenvolvimento de dislipidemia.

Dislipidemia. A dislipidemia contribui para o aumento do risco de hipertensão. Acredita-se que esse efeito seja em grande parte mediado pela associação descrita anteriormente, entre os lipídios no sangue e a aterosclerose. As placas ateroscleróticas no interior das artérias aumentam a resistência ao fluxo sanguíneo por esses vasos, o que contribui para a elevação da pressão arterial para superar o aumento da resistência. A associação ao risco aumentado de hipertensão se dá com presença de níveis mais altos de colesterol, triglicerídios e LDL entre os lipídios sanguíneos; entretanto, níveis baixos de HDL estão associados a um risco maior de hipertensão.[26]

Tabaco. Há muito tempo observa-se que o tabagismo está associado ao desenvolvimento de hipertensão; contudo, as conexões causais ainda não foram claramente identificadas. Teorias atuais propõem que o mecanismo causal pode envolver alterações inflamatórias relacionadas às toxinas químicas do tabaco que contribuem para o desenvolvimento da aterosclerose subclínica. Essa conexão patogenética entre o tabaco e a hipertensão também pode se estender para outros tipos de consumo de tabaco, além do consumo de cigarros.[37]

> **Alerta de domínio do conceito**
>
> O tabagismo é um fator de risco independente para o desenvolvimento de doença arterial coronariana e deve ser evitado, mas ainda não foi identificado como uma causa direta de hipertensão.

Consumo de álcool. Foi demonstrado que o consumo de álcool apresenta um efeito direto relacionado à hipertensão, com níveis mais altos de álcool associados à elevação da pressão arterial. Evidências indicam que o consumo excessivo de álcool pode ser responsável por 10% dos casos de hipertensão na população, com a hipertensão relacionada ao álcool sendo mais prevalente entre os homens. Contrariamente, evidências também indicam que níveis modestos de ingestão de álcool estão associados a um efeito protetor contra doenças cardíacas.[26]

Nível de condicionamento físico. Evidências científicas indicam que níveis mais altos de condicionamento físico e exercícios estão associados a pressões arteriais mais baixas e níveis séricos de lipídios mais favoráveis. O risco cardiovascular geral diminui com níveis mais altos de condicionamento físico e exercícios regulares.[13]

Obesidade. O peso corporal excessivo está comumente associado à hipertensão. Reduções do peso a partir de 4,5 kg podem produzir diminuição na pressão arterial em uma grande proporção das pessoas com sobrepeso hipertensas. O padrão de distribuição da gordura foi sugerido como um possível indicador do risco de hipertensão, mais crítico do que o peso real ou o índice de massa corporal. A proporção cintura-quadril é comumente utilizada para diferenciar entre obesidade central ou na parte superior do corpo (em que as células adiposas estão localizadas no abdome e nas vísceras) e obesidade periférica ou na parte inferior do corpo (com depósitos de células adiposas nas nádegas e pernas).

Estudos observaram uma associação entre a hipertensão e o aumento da proporção cintura-quadril (*i. e.*, obesidade central), até mesmo quando o índice de massa corporal e a espessura das dobras cutâneas são levados em consideração. A gordura abdominal ou visceral aparenta causar mais resistência à insulina, intolerância à glicose, dislipidemia, hipertensão e doença renal crônica do que a gordura subcutânea. Ademais, o conhecimento a respeito dos efeitos neuroendócrinos do excesso de tecido adiposo sobre a pressão arterial está sendo ampliado.

Evidências recentes indicam que a leptina, um hormônio derivado dos adipócitos, pode representar uma ligação entre a adiposidade e o aumento da atividade simpática cardiovascular. Além do seu efeito sobre o apetite e o metabolismo, a leptina atua sobre o hipotálamo e aumenta a pressão arterial por meio da ativação do SNS. Níveis altos de ácidos graxos livres circulantes em pessoas obesas aparentemente também participam na ativação do SNS. Pesquisas apoiam a ativação do sistema renina-angiotensina-aldosterona pelo angiotensinogênio derivado de adipócitos, bem como a capacidade do tecido adiposo de aumentar os níveis de aldosterona por meio da produção de fatores indutores da produção de aldosterona.[4,14,37]

Resistência à insulina e anormalidades metabólicas. Conforme discutido na sessão anterior, sobre a fisiopatologia da dislipidemia, a hipertensão é um dos componentes da síndrome metabólica e da resistência à insulina associadas ao diabetes melito tipo 2.[16]

Apneia obstrutiva do sono. A apneia obstrutiva do sono tem sido ligada diretamente à hipertensão. Acredita-se que o mecanismo causal envolva, em parte, a perturbação do sono, a qual interfere na "queda" circadiana noturna normal da pressão arterial. Essa "queda" noturna está associada a níveis de pressão arterial mais baixos. Interrupções repetitivas do sono e diminuição da duração ou da qualidade do sono estão associadas a uma menor "queda" noturna da pressão arterial.[7,38]

Hipertensão secundária.
Hipertensão secundária é a elevação da pressão arterial em consequência de outra condição patológica. Contrariamente à hipertensão primária, muitas condições causadoras de hipertensão secundária podem ser corrigidas por cirurgia ou tratamento clínico específico. A hipertensão secundária tende a ser observada em pessoas com menos de 30 e mais de 50 anos de idade. Cocaína, anfetaminas e outras drogas ilícitas podem causar hipertensão significativa, assim como os agentes simpaticomiméticos (descongestionantes, anorexígenos), a eritropoetina e o alcaçuz (incluindo alguns tipos de tabaco para mascar contendo alcaçuz como um dos ingredientes). Entre as causas mais comuns de hipertensão, estão a doença renal (*i. e.*, hipertensão renovascular), os distúrbios dos hormônios corticais suprarrenais, o feocromocitoma, a coarctação da aorta e o uso de anticoncepcionais orais.[26,39-42]

Hipertensão renal. Com o papel dominante assumido pelo rim na regulação da pressão arterial, não surpreende que a maior causa isolada de hipertensão secundária seja a doença renal. Diminuição na formação de urina, retenção de sal e água, além de hipertensão incluem as complicações comuns dos distúrbios renais agudos, como glomerulonefrite aguda, insuficiência renal aguda e obstrução aguda do trato urinário. A hipertensão também ocorre comumente com pielonefrite crônica, doença renal policística, nefropatia diabética e doença renal em estágio terminal. Em idosos, um início súbito de hipertensão secundária com frequência está associado à doença aterosclerótica dos vasos sanguíneos renais.[1,3,4]

A hipertensão renovascular se refere à hipertensão causada pela redução do fluxo sanguíneo renal e pela ativação do mecanismo da renina-angiotensina-aldosterona. É a causa mais comum de hipertensão secundária, sendo responsável por 1 a 2% de todos os casos de hipertensão.[40] Como consequência da diminuição do fluxo sanguíneo renal observada com a doença renovascular, o rim afetado libera quantidades excessivas de renina, aumentando os níveis circulantes de angiotensina II. A angiotensina II, por sua vez, atua como um vasoconstritor para o aumento da RVP, e como um estímulo para o aumento dos níveis de aldosterona e da retenção de sódio pelo rim. Um ou ambos os rins podem estar afetados. Com o envolvimento da artéria renal de um dos rins, o rim não afetado fica sujeito aos efeitos deletérios da elevação da pressão arterial.[1,3,4]

Dois tipos principais de doença renovascular foram descritos – aterosclerose da artéria renal proximal e displasia fibromuscular, uma doença vascular não inflamatória que afeta as artérias renais e os vasos da sua ramificação. A estenose aterosclerótica da artéria renal é observada com mais frequência em idosos, em particular naqueles com comorbidades da aterosclerose. A displasia fibromuscular é mais comum nas mulheres e tende a ocorrer nas faixas etárias mais jovens, frequentemente entre 30 e 50 anos de idade. Os mecanismos patogênicos não estão claros, contudo a incidência tende a aumentar na presença de fatores ambientais como o tabagismo.[40]

Distúrbios dos hormônios adrenocorticais. O aumento dos níveis de hormônios adrenocorticais também pode ocasionar a hipertensão, em consequência da retenção renal de sal e água induzida por hormônios. O hiperaldosteronismo primário (produção excessiva de aldosterona resultante de hiperplasia adrenocortical ou adenoma) e níveis excessivos de glicocorticoides (doença ou síndrome de Cushing) tendem a elevar a pressão arterial.[42]

Feocromocitoma. O feocromocitoma é um tumor do tecido cromafínico, o qual contém células nervosas simpáticas que são coradas com sais de cromo e liberam catecolaminas. O tumor está mais comumente localizado na medula da suprarrenal, mas pode surgir em outros locais, como os gânglios simpáticos, onde existe tecido cromafínico. Embora seja rara, a presença de um feocromocitoma pode causar crises hipertensivas sérias.[41]

Coarctação da aorta. A coarctação da aorta é uma condição congênita envolvendo um estreitamento na área do arco aórtico. O estreitamento aórtico aumenta a resistência ao fluxo sanguíneo e isso eleva a pressão no ventrículo esquerdo, em uma tentativa de superar a resistência. Como as artérias subclávias tipicamente têm origem acima do ponto de estreitamento, o resultado é o desenvolvimento de hipertensão nos membros superiores e uma pressão arterial normal ou baixa nos membros inferiores. A coarctação pode ser reparada cirurgicamente, com o objetivo de remover a restrição ao fluxo pela aorta e normalizar a pressão arterial.[43]

Anticoncepcionais orais. O uso de anticoncepcionais orais é uma causa comum de hipertensão secundária em mulheres jovens. A causa do aumento da pressão arterial não está muito clara, embora haja indícios de que a causa provável seja a expansão do volume, uma vez que tanto os estrogênios quanto as progesteronas sintéticas contidas nas pílulas anticoncepcionais orais causam retenção de sódio. Felizmente, a hipertensão associada aos anticoncepcionais orais normalmente desaparece após a descontinuação do medicamento, ainda que isso possa demorar 3 meses.[4,17]

Manifestações clínicas da hipertensão

A hipertensão primária é tipicamente um distúrbio assintomático. Os sintomas, quando ocorrem, frequentemente estão relacionados aos efeitos da hipertensão a longo prazo sobre outros sistemas de *órgãos-alvo*, como rins, coração, olhos e vasos sanguíneos. A morbidade e a mortalidade relacionadas à hipertensão progridem ao longo de toda a variação das pressões sistólica e diastólica, com a *lesão dos órgãos-alvo* variando acentuadamente entre pessoas com níveis de hipertensão semelhantes. Pessoas com hipertensão secundária também apresentam risco para os efeitos sobre esses órgãos-alvo, mas também podem apresentar manifestações clínicas relacionadas ao processo da doença primária causadora da hipertensão secundária. O Quadro 26.1 apresenta os indicadores clínicos de lesão dos órgãos-alvo.

Lesão dos órgãos-alvo. O aumento da pressão de perfusão ocasionada pela hipertensão pode causar lesão direta dos órgãos-alvo. Além disso, o aumento da pressão intravascular pode lesionar as células endoteliais vasculares, o que aumenta o risco de desenvolvimento de doença vascular aterosclerótica (que compromete ainda mais a perfusão dos órgãos). A lesão dos órgãos-alvo afeta em particular os órgãos com estrutura altamente vascularizada ou que dependem fortemente de um suprimento de sangue adequado para a sua função apropriada, incluindo coração, cérebro, rins e retina nos olhos. Portanto, a hipertensão é uma causa líder de cardiopatia e doença cerebral isquêmica, doença renal em estágio terminal e comprometimento visual ou cegueira por retinopatia.[4,26]

Quadro 26.1 Consequências da lesão dos órgãos-alvo na hipertensão.

- Coração
    - Angina (em virtude de isquemia do miocárdio)
    - Infarto do miocárdio
    - Insuficiência cardíaca
- Cérebro
    - Acidente vascular encefálico ou crise isquêmica temporária
- Doença renal crônica ou insuficiência renal
- Doença arterial periférica
- Retinopatia
- Disfunção sexual

Fonte: American Heart Association (2018). Health Threats from High Blood Pressure. *Download* de: http:\\www.heart.org/HEARTORG/Conditions/High BloodPressure/LearnHowHBPHarmsYourHealth/Health-Threats-From-High-Blood-Pressure_UCM_002051_Article.jsp.

A hipertensão é um fator de risco importante para a aterosclerose, porque promove e/ou acelera a formação de placas e sua possível ruptura. Predispõe a todos os principais distúrbios ateroscleróticos, incluindo cardiopatia coronariana, insuficiência cardíaca, acidente vascular encefálico e DAP. O risco de doença arterial coronariana e acidente vascular encefálico depende em grande parte de outros fatores de risco, como obesidade, tabagismo e dislipidemia, bem como da predisposição genética.[1,4]

A elevação na pressão arterial aumenta a carga de trabalho do ventrículo esquerdo, por aumentar a pressão contra a qual o coração precisa bombear o sangue ejetado na circulação sistêmica. Com o passar do tempo, a pressão aumenta a carga de trabalho do coração, e a parede ventricular esquerda sofre remodelamento e hipertrofia para compensar o aumento do trabalho em decorrência da pressão. Essa hipertrofia ventricular esquerda é um fator de risco importante para o desenvolvimento de cardiopatia coronariana, arritmias cardíacas, morte súbita e insuficiência cardíaca congestiva, uma vez que o ventrículo não consegue bombear com eficiência.[1,4]

A hipertensão crônica leva à nefroesclerose, causa comum de doença renal crônica. A lesão dos rins é produzida por diversos mecanismos. Uma das formas mais significativas de a hipertensão causar lesão renal é por hipoperfusão glomerular, a qual promove glomeruloesclerose e fibrose tubulointersticial. Outro mecanismo estudado inclui a disfunção endotelial decorrente da elevação da pressão glomerular. A doença renal hipertensiva é mais comum em pessoas negras do que em brancas. Nesse caso, o papel importante da hipertensão está na aceleração da evolução de outros tipos de doença renal, em particular da nefropatia diabética.[1,4]

Demência e comprometimento cognitivo são mais frequentes em hipertensos. A hipertensão, em particular a hipertensão sistólica, é um importante fator de risco para acidente vascular encefálico e hemorragia intracerebral.[1,4] O estreitamento e a esclerose das artérias penetrantes de pequeno calibre nas regiões subcorticais do cérebro são achados comuns à necropsia de pessoas com hipertensão crônica.[1,4] Acredita-se que essas alterações contribuam para a hipoperfusão, perda da autorregulação do fluxo sanguíneo e comprometimento da barreira hematencefálica, finalmente levando à desmielinização da substância branca. A terapia anti-hipertensiva efetiva reduz fortemente o risco de desenvolver alterações significativas na substância branca. Entretanto, tais alterações, uma vez estabelecidas, parecem ser irreversíveis.[1,4]

A hipertensão também afeta o olho, em alguns casos de modo devastador. A retinopatia hipertensiva afeta a retina induzindo uma série de alterações microvasculares.[1,4] O olho de um hipertenso inicialmente apresenta aumento do tônus vasomotor, que causa estreitamento arteriolar generalizado. Com a persistência da hipertensão, as alterações arterioscleróticas se agravam e incluem a hiperplasia da parede média, espessamento da íntima e degeneração hialina. A longo prazo, essas alterações podem causar lacerações arteriovenosas (AV) mais graves e cegueira (Figura 26.20). Aumentos agudos na pressão arterial podem levar a hemorragias, microaneurismas e exsudatos rígidos. Existe uma forte associação entre retinopatia e hipertensão. Esse órgão-alvo deve ser avaliado regularmente em pessoas hipertensas, para evitar a lesão ocular extensiva.[1,4]

Emergência hipertensiva. Algumas poucas pessoas hipertensas desenvolvem um tipo de hipertensão acelerada e possivelmente fatal, denominada *emergência hipertensiva*, que é caracterizada por elevações acentuadas e súbitas na pressão arterial (> 180/120 mmHg), complicadas por evidências de lesões agudas dos órgãos-alvo ou agravamento destas. A implantação de intervenções de emergência para o retorno da pressão arterial aos níveis seguros é uma medida decisiva, que previne a disfunção permanente dos órgãos ou a morte. A lesão aguda dos órgãos em consequência de uma emergência hipertensiva pode incluir acidente vascular encefálico isquêmico, encefalopatia hipertensiva, isquemia cardíaca e hemorragia retiniana.[26,44,45]

Diagnóstico e tratamento

A hipertensão é diagnosticada por meio de aferições sequenciais da pressão arterial indicando uma elevação consistente da pressão nos vasos arteriais sistêmicos. Os critérios referentes aos limiares para o diagnóstico e o tratamento da hipertensão continuam sendo alterados, à medida em que novas evidências científicas vão surgindo. As diretrizes de tratamento clínico mais recentes para os adultos nos EUA foram emitidas em novembro de 2017, como uma publicação conjunta do American College of Cardiology (ACC) e da American Heart Association (AHA).[26] As diretrizes diagnósticas do ACC/AHA de 2017 e as recomendações para o tratamento clínico estão incluídas na Tabela 26.3.

Essas diretrizes revisadas de 2017 refletem um limiar diagnóstico significativamente mais baixo para a hipertensão do que o das diretrizes anteriores; o limiar inferior para diagnóstico da hipertensão em estágio 1 recomendado inclui pressão arterial sistólica de 130 a 139 mmHg ou pressão arterial diastólica de 80 a 89 mmHg.[26] Esses níveis diagnósticos revisados são comparativos aos limiares diagnósticos anteriores, estabelecidos pelas sete diretrizes do Joint National Committee de 2003,[46] que incluíam pressão arterial sistólica de 140 a 159 mmHg ou pressão arterial diastólica de 90 a 99 mmHg. O tratamento clínico da hipertensão primária enfoca a redução

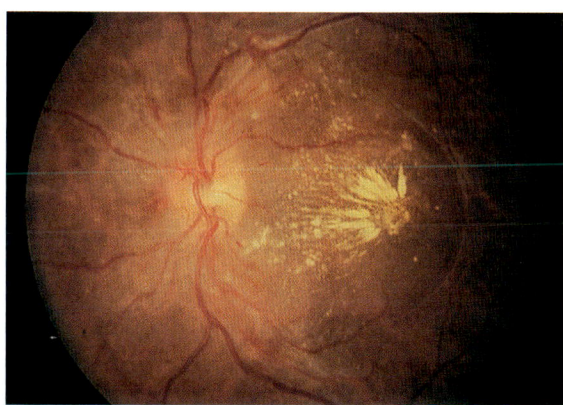

Figura 26.20 • Retinopatia hipertensiva. Diversas anormalidades se desenvolvem no interior da retina com a hipertensão. A arteriolosclerose comumente associada afeta o aspecto da microvasculatura retiniana. A luz refletida a partir das paredes arteriolares espessadas mimetiza fios de prata ou cobre. O fluxo sanguíneo nas vênulas retinianas não é bem visualizado nos pontos de cruzamento entre arteríolas e vênulas. Esse efeito decorre de um espessamento da parede venular e não de um impedimento do fluxo sanguíneo causado por compressão; a coluna de sangue proximal à compressão não é mais larga do que a parte distal ao cruzamento. O comprometimento do fluxo axoplasmático no interior da camada de fibras nervosas, causado pela isquemia, resulta em edema dos axônios com corpos citoplasmáticos. Ao exame de fundoscopia, as referidas estruturas se assemelham ao algodão ("manchas em flocos de algodão"). É comum haver hemorragia na retina, e os exsudatos costumam formar uma estrela ao redor da mácula. Fonte: Strayer D., Rubin R., Saffitz J. E., *et al.* (Eds.) (2015). *Rubin's pathology: Clinicopathologic foundations of medicine* (7. ed., Fig. 33-8, p. 1512). Philadelphia, PA: Wolters Kluwer.

Tabela 26.3 Classificação da pressão arterial em adultos (de acordo com as diretrizes de 2017 do American College Of Cardiology e da American Heart Association).

Classificação da pressão arterial	Pressão arterial sistólica (mmHg)	Pressão arterial diastólica (mmHg)
Normal	< 120	*e* < 80
Elevada	120 a 129	*e* < 80
Hipertensão em estágio 1	130 a 139	*ou* 80 a 89
Hipertensão em estágio 2	> 140	*ou* ≥ 90

Adaptada com permissão de Whelton P. K., Carey R. M., Aronow W. S., *et al.* (2017). ACC/AHA/AAPA/ABC/ACPM/AGS/APhA/ASH/ASPC/NMA/PCNA guideline for the prevention, detection, evaluation, and management of high blood pressure in adults: a report of the American College of Cardiology/American Heart Association Task Force on Clinical Practice Guidelines. *Hypertension* 71(6), 1269-1324.

dos efeitos dos fatores modificáveis, por meio de alterações no estilo de vida e no comportamento, e da instituição de terapia medicamentosa. O tratamento clínico da hipertensão secundária é direcionado à doença primária.

Pressão arterial alta na gestação.
Os distúrbios hipertensivos da gravidez complicam até 10% das gestações e são uma causa importante de mortalidade e morbidade para as mães e os bebês, tanto nos EUA como no mundo inteiro. A maior parte dos eventos adversos é atribuída diretamente à síndrome da pré-eclâmpsia. As gestantes também podem apresentar hipertensão crônica de base, que igualmente manifesta efeitos adversos durante a gravidez.[47,48] A diminuição do fluxo sanguíneo placentário que ocorre com os distúrbios hipertensivos da gravidez também afeta o feto, com frequência prejudicando o crescimento fetal e levando ao parto pré-termo. Em mulheres com pré-eclâmpsia, o parto do feto é curativo. O momento do parto é uma decisão difícil nas gestações pré-termo, devido à necessidade de considerar o bem-estar da mãe e do recém-nascido.

Em 2013, o American College of Obstetricians and Gynecologists (ACOG) publicou um novo sistema de classificação da pressão arterial alta na gravidez. As diretrizes do ACOG incluem as quatro classificações a seguir: pré-eclâmpsia e eclâmpsia, hipertensão crônica, hipertensão crônica com pré-eclâmpsia sobreposta e hipertensão gestacional.[47] Conforme a prevalência da hipertensão crônica aumenta na população, mais mulheres iniciam a gravidez apresentando essa condição como uma comorbidade de base. A fisiopatologia da hipertensão crônica foi discutida anteriormente; portanto, o foco desta seção é a pré-eclâmpsia e eclâmpsia, e também a hipertensão gestacional.

Pré-eclâmpsia e eclâmpsia. De acordo com o relatório do ACOG de 2013,[47] a pré-eclâmpsia é um distúrbio multissistêmico da gravidez, que inclui as seguintes características:

- Hipertensão, com pressão arterial sistólica ≥ 140 mmHg e/ou pressão arterial diastólica ≥ 90 mmHg
- Trombocitopenia, com contagens de plaquetas ≤ 100.000 $\mu\ell$
- Comprometimento da função hepática, refletida por uma elevação das transaminases hepáticas (até o dobro dos níveis normais)
- Insuficiência renal de início recente, evidenciada por elevação dos níveis de creatinina para ≥ 1,1 mg/dℓ ou o dobro dos níveis normais
- Edema pulmonar
- Distúrbios visuais ou cerebrais (ambos com início recente).

Edema e proteinúria com frequência também estão associados à pré-eclâmpsia, entretanto deixaram de ser essenciais para o diagnóstico da pré-eclâmpsia.[47]

A causa específica da pré-eclâmpsia é desconhecida, contudo evidências consideráveis sugerem que a disfunção placentária é o fator principal. Uma diminuição no fluxo sanguíneo placentário pode levar à liberação de mediadores tóxicos que contribuem para a disfunção endotelial nos vasos sanguíneos ao longo de todo o corpo, em particular no rim, cérebro, fígado e coração. Os fatores adicionais que atualmente investigados como contribuições para a fisiopatologia incluem genética, perturbações no sistema renina-angiotensina e possíveis fatores antiangiogênicos. Nos casos graves, as complicações incluem hipoperfusão de órgãos vitais, coagulação intravascular disseminada (CID), hemorragia cerebral, insuficiência hepática e insuficiência renal aguda.[47,48]

A fase de "eclâmpsia" da síndrome é marcada pelo início de convulsões em consequência do envolvimento neurológico. Outra complicação séria é a síndrome HELLP, um fenômeno de risco à vida caracterizado pela combinação de hemólise, elevação de enzimas hepáticas e contagem baixa de plaquetas.[47]

Hipertensão gestacional. A hipertensão gestacional é caracterizada pela elevação da pressão arterial com início recente, que ocorre após 20 semanas de gestação, sem evidências de proteinúria ou outras manifestações diagnósticas de pré-eclâmpsia. A pressão arterial frequentemente normaliza após o parto; contudo, a ocorrência de hipertensão gestacional pode ser um fator de risco para o posterior desenvolvimento de hipertensão crônica.[47]

Pressão arterial alta em crianças e adolescentes.
Embora a incidência de hipertensão entre crianças e adolescentes seja historicamente baixa, dados recentes indicam um aumento da sua prevalência. Isso pode ser explicado em parte pelo aumento da prevalência da obesidade e de outros fatores relacionados ao estilo de vida, como diminuição das atividades físicas e aumento na ingestão de alimentos com alto teor calórico e de sal. A hipertensão secundária também continua sendo um tipo comum de pressão arterial alta em lactentes e crianças.[4,48]

Com relação à pressão arterial em crianças, a regra são as normas dos percentis com base na idade, na altura e específicas para o sexo. De acordo com as recomendações atualizadas da American Academy of Pediatrics, de 2017, a pressão arterial normal para crianças com menos de 13 anos de idade é definida por uma pressão arterial superior às normas do 90º percentil. Para adolescentes com 13 anos de idade ou mais, a pressão arterial normal é definida como inferior a 120/80 mmHg.[48]

Pressão arterial alta em idosos.
Entre os processos do envelhecimento que contribuem para um aumento na pressão arterial, estão o enrijecimento das artérias de grande calibre, em particular da aorta; a diminuição da sensibilidade dos barorreceptores; o aumento da RVP; e a diminuição do fluxo sanguíneo renal. Com o envelhecimento, as fibras de elastina nas paredes das artérias são gradualmente substituídas por fibras de colágeno, que tornam os vasos mais rígidos e menos complacentes. Em consequência do aumento da rigidez das paredes, a aorta e as artérias de grande calibre têm capacidade diminuída de compensar o aumento na pressão sistólica durante a ejeção do sangue do coração esquerdo, bem como capacidade reduzida de armazenar a energia necessária para manutenção da pressão diastólica. Como resultado, a pressão sistólica aumenta, a pressão diastólica permanece inalterada ou diminui, e há elevação da pressão de pulso ou diferença entre as pressões sistólica e diastólica.[1,3,4]

> **Conceitos fundamentais**
>
> **Hipertensão**
> - A hipertensão representa uma elevação na pressão arterial sistólica e/ou diastólica
> - A hipertensão primária (essencial) é caracterizada por uma elevação crônica na pressão arterial, na ausência de evidências de outra doença. A hipertensão secundária é caracterizada por uma elevação da pressão arterial resultante de outro distúrbio, como a doença renal.

Hipotensão ortostática

A hipotensão ortostática ou postural consiste na queda anormal da pressão arterial durante a transição para a posição ortostática. Uma definição de consenso de 2011 estabelece a hipotensão ortostática como "uma redução prolongada de 20 mmHg ou mais na pressão sistólica, ou de 10 mmHg na pressão arterial diastólica, que ocorre dentro de 3 min em posição ortostática ou com a inclinação da cabeça para cima sobre uma superfície com inclinação mínima de 60°" (Freeman et al., 2011, p. 46). Essa definição de consenso foi endossada por diversos grupos de profissionais de neurologia internacionais, reconhecendo que essa variação numérica nos valores da pressão arterial pode ser acompanhada de sintomas clínicos ou pode ser assintomática. Esse documento de consenso de especialistas reconhece ainda que a hipertensão em decúbito dorsal também está presente em alguns casos. Para pessoas que apresentam hipertensão em decúbito dorsal, o documento adverte que uma redução de 30 mmHg na pressão arterial seria um medida mais apropriada.[49] Os clínicos também reconhecem como igualmente importante a avaliação de sintomas ortostáticos (p. ex., tontura, síncope), talvez mais relevantes do que a diminuição numérica na pressão arterial, e admitem a possibilidade de ocorrerem quedas na pressão arterial após um período de 3 min em posição ortostática.[50]

Etiologia e patogênese

Ao assumir a posição ortostática em seguida à permanência em decúbito dorsal, aproximadamente 500 a 700 mℓ de sangue são rapidamente desviados para a parte inferior do corpo, com uma diminuição concomitante no volume sanguíneo central e na pressão arterial. A manutenção da pressão arterial durante a mudança de posição é complexa, envolvendo o rápido início de respostas cardiovasculares, neuro-humorais e musculares. Ao assumir a posição ortostática na ausência de reflexos circulatórios ou volume sanguíneo, o sangue fica represado na parte inferior do corpo, há queda do DC, a pressão arterial diminui e o fluxo sanguíneo para o cérebro é inadequado. Como resultado, podem ocorrer sintomas de diminuição do fluxo sanguíneo para o SNC, incluindo sensação de fraqueza, náuseas, vertigem, tontura, visão turva, palpitações e síncope (i. e., desmaio).[1,4]

A diminuição na pressão arterial que ocorre com a posição ortostática geralmente é transitória, com duração de diversos ciclos cardíacos. Os barorreceptores localizados no tórax e na área dos seios carotídeos normalmente detectam a diminuição da pressão e iniciam a constrição reflexa das veias e arteríolas aliada ao aumento da FC, com consequente normalização da pressão arterial. O ajuste inicial ao estresse ortostático é mediado exclusivamente pelo SNA. Dentro de alguns minutos em posição ortostática, os níveis séricos de ADH e neuromediadores simpáticos aumentam, como uma maneira secundária de assegurar a manutenção da pressão arterial normal na posição ortostática. Sob condições normais, o sistema renina-angiotensina-aldosterona também é ativado quando a posição ortostática é assumida, e também nas situações de estresse ortostático hipotensivo.[1,3,4]

O movimento muscular nos membros inferiores também auxilia no retorno venoso para o coração, ao bombear o sangue para fora das pernas. O discreto e inconsciente movimento do corpo e das pernas durante a posição ortostática (oscilação postural) é reconhecido como um fator importante no transporte do sangue venoso de volta para o coração.[51] Cruzar as pernas, o que envolve a contração de músculos agonistas e antagonistas, demonstrou ser uma maneira simples e eficaz de aumentar o DC e, portanto, a pressão arterial.

Diversas condições agudas e crônicas estão associadas à hipotensão ortostática. Embora possa ocorrer em todas as faixas etárias, a hipotensão ortostática é observada com mais frequência em idosos, especialmente naqueles enfermos e frágeis. Qualquer condição de doença que reduza o volume sanguíneo, comprometa a mobilidade e resulte em inatividade prolongada, ou que comprometa a função do SNA, também pode predispor à hipotensão ortostática. Os efeitos adversos de medicamentos, como os diuréticos, também são comumente relatados como causa de hipotensão ortostática.[1,3,4]

Efeitos do envelhecimento. Fraqueza e tontura em posição ortostática são queixas comuns em idosos, com os episódios de hipotensão ortostática representando um risco aumentado de quedas nessa população. Embora a tolerância ortostática seja mantida adequadamente em idosos sadios, o avanço da idade é acompanhado por um aumento da tendência à instabilidade da pressão arterial e ao desenvolvimento de hipotensão postural. Embora possa ser sistólica ou diastólica, a hipotensão ortostática associada ao envelhecimento parece ser mais frequentemente sistólica.

Diversas deficiências na resposta circulatória podem predispor os idosos a esse problema, incluindo diminuição da capacidade de produzir um aumento adequado na FC, no VS ventricular, ou na RVP; diminuição da função de bombeamento dos músculos esqueléticos; e diminuição do volume sanguíneo. Como o fluxo sanguíneo cerebral depende primariamente da pressão sistólica, pessoas com comprometimento da circulação cerebral podem apresentar sintomas de fraqueza, ataxia, tontura e síncope até mesmo com quedas discretas da pressão arterial. Isso pode ocorrer em idosos imobilizados por breves períodos ou que apresentam diminuição do volume sanguíneo devido à ingestão inadequada de líquidos ou ao uso excessivo de diuréticos.[1,3,4,51]

Redução do volume sanguíneo. A hipotensão ortostática frequentemente é um sinal inicial de redução do volume sanguíneo ou déficit hídrico. Quando o volume sanguíneo está diminuído, o compartimento vascular encontra-se apenas parcialmente preenchido. Embora o DC possa ser adequado quando a pessoa está deitada, com frequência diminui a ponto de provocar fraqueza e desmaio quando a pessoa assume a posição ortostática.

Causas comuns de hipotensão ortostática relacionadas à hipovolemia são o uso de diuréticos, a diaforese excessiva, a perda de líquidos gastrintestinais por vômito ou diarreia e a perda de volume hídrico associado ao repouso prolongado no leito.[1,3,4]

Repouso no leito e comprometimento da mobilidade. O repouso prolongado no leito promove redução no volume plasmático, diminuição no tônus venoso, insuficiência da vasoconstrição periférica e fraqueza dos músculos esqueléticos que sustentam as veias e auxiliam no retorno do sangue para o coração. A diminuição do condicionamento físico ocorre até mesmo com breves períodos de repouso no leito. Depois de 3 a 4 dias, o volume sanguíneo diminui. A perda do tônus vascular e dos músculos esqueléticos é menos previsível, mas é provável que alcance o ponto máximo após aproximadamente 2 semanas de repouso no leito.[1,3,4]

Hipotensão induzida por medicamentos. Os medicamentos anti-hipertensivos e psicotrópicos são a causa mais comum de hipotensão ortostática crônica. Na maior parte dos casos, a hipotensão ortostática é bem tolerada, mas pode causar vertigem ou síncope; quando isso ocorre, a dose do medicamento normalmente é reduzida ou o medicamento é substituído.[17]

Distúrbios do sistema nervoso autônomo. O SNS desempenha um papel essencial no ajuste à posição ortostática. A estimulação simpática aumenta a FC e a contratilidade cardíaca, e promove constrição das veias e arteríolas periféricas. É comum haver hipotensão ortostática causada pela alteração da função do SNA nas neuropatias periféricas associadas ao diabetes melito, após lesão ou doença medular, ou como resultado de um acidente vascular encefálico com interrupção do fluxo de saída simpático do tronco encefálico.[1,3,4]

Conceitos fundamentais

Hipotensão ortostática

- A hipotensão ortostática ou postural representa uma queda anormal na pressão arterial ao assumir a posição ortostática, em consequência do represamento do sangue na parte inferior do corpo
- A hipotensão ortostática pode ser acompanhada por uma diminuição na perfusão cerebral, que causa uma sensação de vertigem, tontura e, em alguns casos, desmaio. É uma condição que impõe um risco particular de quedas aos idosos.

Diagnóstico e tratamento

A hipotensão ortostática pode ser avaliada com o método de ausculta para a aferição da pressão arterial. Recomenda-se fortemente que uma segunda pessoa esteja disponível quando a pressão sanguínea é aferida na posição ortostática, para evitar lesões com um eventual desmaio do paciente. A posição sentada pode ser utilizada quando o paciente não consegue se levantar; contudo, as alterações na pressão arterial postural podem não ser detectadas. Deve ser realizado um exame físico completo para determinar a causa e a gravidade da condição. Deve ser obtido um histórico cuidadoso para coletar informações sobre os sintomas, em particular de tontura e do histórico de síncope e quedas; das condições clínicas, em particular as que predispõem à hipotensão ortostática, como o diabetes melito; do uso de medicamentos com ou sem prescrição médica; e dos sintomas de disfunção do SNA, como disfunção erétil ou vesical. O exame físico deve documentar a pressão arterial em ambos os braços, bem como a FC nas posições em decúbito dorsal, sentada e ortostática (em pé), além de observar a ocorrência de sintomas. O monitoramento não invasivo e ambulatorial da pressão arterial durante 24 h pode ser utilizado para determinar as respostas da pressão arterial a outros estímulos da vida diária, como ingestão alimentar e esforço.[49-52]

O tratamento da hipotensão ortostática é direcionado primariamente ao alívio da causa e deve instruir as pessoas a respeito de como enfrentar o distúrbio e prevenir quedas e lesões. Devem ser evitados medicamentos que predispõem à hipotensão postural. Corrigir o déficit hídrico e tentar o uso de um medicamento anti-hipertensivo diferente são exemplos de medidas planejadas para corrigir a causa. As medidas projetadas para ajudar as pessoas a prevenirem quedas ortostáticas na pressão arterial sintomáticas incluem deambulação gradual para possibilitar o ajuste do sistema circulatório (i. e., sentar na beira do leito durante alguns minutos e movimentar as pernas para iniciar a função de bombeamento dos músculos esqueléticos, antes de levantar); evitar situações que causam vasodilatação excessiva (p. ex., ingestão de álcool, exercícios vigorosos em um ambiente quente); e evitar a diurese excessiva (p. ex., uso de diuréticos), diaforese ou perda de líquidos corporais. Meias compressivas com ajuste adequado ou cintas abdominais podem ajudar a evitar o represamento do sangue nos membros inferiores e no abdome.[49-52]

RESUMO

A hipertensão é um dos distúrbios cardiovasculares mais comuns. Pode ocorrer como um distúrbio primário (i. e., hipertensão essencial) ou como sintoma de outra doença (i. e., hipertensão secundária). A incidência da hipertensão primária aumenta com o avanço da idade; a condição é observada com mais frequência entre as pessoas negras. Pode estar associada a um histórico familiar de pressão arterial alta, síndrome metabólica, obesidade e aumento da ingestão de sódio. As causas de hipertensão secundária incluem doença renal e distúrbios adrenocorticais (hiperaldosteronismo e doença de Cushing), que aumentam a retenção de sódio e água; feocromocitomas, que aumentam os níveis de catecolaminas; e coarctação da aorta, que produz aumento no fluxo sanguíneo e na pressão arterial sistólica nos braços, e diminuição no fluxo sanguíneo e na pressão sistólica nas pernas. A hipertensão não controlada aumenta o risco de cardiopatias, complicações renais, retinopatia e acidente vascular encefálico.

A hipertensão que ocorre durante a gravidez pode ser dividida em quatro categorias: pré-eclâmpsia e eclâmpsia, hipertensão crônica, hipertensão crônica com pré-eclâmpsia sobreposta e hipertensão gestacional. A pré-eclâmpsia e eclâmpsia são complicações da gravidez de risco, consideradas relacionadas à disfunção placentária e endotelial difusa. A hipertensão gestacional é um achado de início recente de aumento da pressão arterial após 20 semanas de gestação, na ausência de sinais de pré-eclâmpsia.

A prevalência de hipertensão em crianças e adolescentes parece estar aumentando, em parte como resultado do aumento na obesidade infantil e de fatores relacionados ao estilo de vida, como inatividade física e aumento da ingestão de alimentos com alto teor calórico e de sal. A hipertensão é uma condição fisiopatológica comum em idosos. Um achado frequente nessa população é a hipertensão sistólica isolada, que se acredita estar relacionada à perda das fibras de elastina na aorta e à incapacidade da aorta de se distender durante a sístole.

A hipotensão ortostática se refere a uma diminuição anormal nas pressões arteriais sistólica e diastólica que ocorre quando a posição ortostática é assumida. Uma consideração importante na hipotensão ortostática é a ocorrência de tontura e síncope. Entre os fatores que contribuem para a sua ocorrência, estão a diminuição do volume hídrico, medicamentos, envelhecimento, defeitos na função do SNA e os efeitos da imobilização. O diagnóstico da hipotensão ortostática depende de aferições da pressão arterial nas posições em decúbito dorsal e ortostática, e do histórico de sintomatologia, uso de medicamentos e condições patológicas que contribuem para uma queda postural na pressão arterial. O tratamento inclui a correção das causas reversíveis e auxílio para que a pessoa compense o distúrbio e evite quedas e lesões.

CONSIDERAÇÕES GERIÁTRICAS

- Como as artérias coronárias das mulheres são mais estreitas que as dos homens, a aterosclerose torna desafiadores procedimentos diagnósticos como a cateterização cardíaca, e tratamentos como a angioplastia[53]
- Em virtude do benefício protetor do estrogênio, as mulheres normalmente desenvolvem doença arterial coronariana 10 anos mais tarde do que os homens[53]
- A sensibilidade à regulação da pressão arterial pelos barorreceptores diminui com a idade[54]
- A incidência de diminuição da perfusão tecidual aumenta com a idade, em consequência de varizes, aterosclerose, hipertensão e insuficiência cardíaca congestiva[54]
- A hipertensão associada ao envelhecimento é causada primariamente pela vasoconstrição e pelo aumento da pós-carga[54]
- O risco de hiperlipidemia aumenta com o avanço da idade, em decorrência de comorbidades como diabetes, hipotireoidismo e uso de medicamentos como corticosteroides e diuréticos tiazídicos.[54]

CONSIDERAÇÕES PEDIÁTRICAS

- Normalmente, a insuficiência cardíaca em lactentes resulta de defeitos cardíacos congênitos que muitas vezes são reparados no primeiro ano de vida. Crianças sadias que posteriormente apresentam insuficiência cardíaca em geral sofrem de uma doença cardíaca adquirida, como uma doença viral que afeta o músculo cardíaco, infecção bacteriana da endocardite ou febre reumática[55]
- A cardiopatia congênita é a causa primária do desenvolvimento de insuficiência cardíaca em crianças[55]
- A hiperlipidemia em crianças representa o início da aterosclerose que se manifesta em fases posteriores da vida[55]
- A auscultação é o método de avaliação preferido para aferir a pressão arterial em crianças, dada a inexistência dos padrões de referência necessários nos dispositivos automáticos.[55]

Exercícios de revisão

1. Um executivo de 55 anos de idade comparece à clínica para o seu *check-up* regular. Diagnosticado com hipertensão há 5 anos, ele usa um diurético e um bloqueador beta-adrenérgico para controlar a pressão arterial. Atualmente, sua pressão arterial está sendo mantida em cerca de 135/70 mmHg. O colesterol total é 180 mg/dℓ e o colesterol HDL é 30 mg/dℓ. Em outros aspectos, ele está bem de saúde. Ele não fuma. Recentemente, leu na mídia a respeito da "inflamação" do coração, e está preocupado com seu risco de cardiopatia coronariana.
    a. Identifique os fatores de risco para a aterosclerose presentes nessa história.
    b. Explique o papel do HDL na prevenção da aterosclerose.
2. Um homem de 62 anos de idade chega ao pronto-socorro do hospital local, apresentando queixas de dor excruciante e "dilacerante" na parte superior das costas. Ele apresenta um histórico de hipertensão inadequadamente controlada. Seu pulso radial e sua pressão arterial, que à admissão eram 92 e 140/80 mmHg, respectivamente, não podem mais ser obtidos em ambos os braços. Um ecocardiograma transesofágico revela uma dissecção da aorta descendente. O controle agressivo da pressão arterial é iniciado com o objetivo de reduzir a pressão sistólica e o fluxo sanguíneo pulsátil (pressão de pulso).
    a. Explique a diferença entre dissecção aórtica e aneurisma na aorta torácica.
    b. Explique o papel da hipertensão inadequadamente controlada como um fator etiológico nos aneurismas dissecantes.
    c. Por que o pulso radial e a pressão arterial do paciente não puderam mais ser obtidos?
    d. Explique a necessidade de um controle agressivo da pressão aórtica e do fluxo sanguíneo pulsátil.

3. Uma mulher de 34 anos de idade, aparentemente sadia, queixa-se de episódios de palidez e dormência nos dedos, com duração de muitas horas. Em seguida a esses episódios, seus dedos ficam vermelhos, latejando e doloridos. Ela vive em uma região fria e relata que isso ocorre com mais frequência durante os meses de outono e inverno.
   a. Na sua opinião, o que está causando o problema desta mulher?
   b. Ela relata que os episódios geralmente ocorrem quando seus dedos ficam frios ou quando ela se aborrece. Explique os possíveis mecanismos de base.
   c. Quais tipos de medidas podem ser utilizadas para o tratamento da paciente?

4. Um homem de 47 anos de idade, afrodescendente e, executivo de um escritório de advocacia, passou por um programa de triagem e teve sua pressão arterial aferida em 142/90 mmHg. Seu pai e seu irmão mais velho sofrem de hipertensão, e seus avós paternos tinham histórico de acidente vascular encefálico e infarto do miocárdio. O paciente aprecia alimentos salgados e frequentemente usa o saleiro para adicionar mais sal às refeições preparadas pela esposa; ingere cerca de quatro cervejas, enquanto assiste à televisão de noite; e engordou 7 kg no último ano. Embora sua família o tenha encorajado a participar de atividades físicas em conjunto, ele argumenta que está muito ocupado ou muito cansado.
   a. De acordo com as diretrizes do ACC/AHA de 2017, em qual categoria se enquadra a pressão arterial do paciente? Quais são os seus fatores de risco para a hipertensão?
   b. Explique como um aumento da ingestão de sal pode contribuir para o aumento observado na pressão arterial.
   c. Quais alterações do estilo de vida você sugeriria para o paciente? Justifique as suas sugestões.

5. Uma mulher de 36 anos de idade chega à clínica queixando-se de cefaleia e de não se sentir bem. Sua pressão arterial é 175/90 mmHg. Os resultados de seus exames renais estão anormais, e os exames de acompanhamento confirmam que ela tem uma estenose na artéria renal esquerda.
   a. A hipertensão dessa mulher seria classificada como primária ou secundária?
   b. Explique os mecanismos fisiológicos basais da elevação da pressão arterial dessa paciente.

6. Uma mulher de 75 anos de idade, residente em uma instituição para idosos, apresenta diversos problemas de saúde, incluindo diabetes, hipertensão e insuficiência cardíaca. Ultimamente, ela tem sentido tontura quando se levanta, e relata que quase caiu em diversas ocasiões. Sua família está preocupada e quer saber o que está acontecendo, e o que podem fazer para evitar que ela caia e frature o quadril.
   a. Como você faria para avaliar essa paciente quanto à presença de hipotensão ortostática?
   b. Quais são algumas das causas de hipotensão ortostática em idosos?
   c. Como as condições clínicas dessa mulher e seu tratamento contribuem para a sua hipotensão ortostática?

REFERÊNCIAS BIBLIOGRÁFICAS

1. Kumar V., Abbas A. K., Aster J. C. (2015). Robbins & Cotran Pathologic Basis of Disease (9th ed.). Philadelphia, PA: Elsevier Saunders.
2. Ross M., Pawlina W. (2015). Histology: A Text and Atlas (7th ed.). Philadelphia, PA: Lippincott Williams & Wilkins.
3. Hall J. E. (2015). Guyton and Hall Textbook of Medical Physiology (13th ed.). Philadelphia, PA: Elsevier.
4. Rubin R., Strayer D. S., Saffitz J. E., et al. (Eds.) (2015). Rubin's pathology: Clinicopathologic Foundations of Medicine (7th ed.). Philadelphia, PA: Wolters Kluwer.
5. Hopps E., Caimi G. (2015). Obstructive sleep apnea syndrome: Links between pathophysiology and cardiovascular complications. Clinical and Investigative Medicine 38(6), E362–E370.
6. Wang L., Li N., Yao X., et al. (2017). Detection of secondary causes and coexisting diseases in hypertensive patients: OSA and PA are the common causes associated with hypertension. BioMed Research International Article ID 8295010, 8 pages https://doi.org/10.1155/2017/8295010.
7. Yang H., Haack M., Gautam S., et al. (2017). Repetitive exposure to shortened sleep leads to blunted sleep-associated blood pressure dipping. Journal of Hypertension 35(6), 1187–1194.
8. Missala I., Kassner U., Steinhagen-Thiessen E. (2012). A systematic literature review of the association of lipoprotein(a) and autoimmune diseases and atherosclerosis. International Journal of Rheumatology. Article ID 480784, 10 pages. DOI: 10.1155/2012/480784.
9. Schmitz G., Orso E. (2015). Lipoprotein(a) hyperlipidemia as cardiovascular risk factor: Pathophysiological aspects. Clinical Research in Cardiology Supplement 10:21–25.
10. Tsimikas S. (2016). The re-emergence of lipoprotein(a) in a broader clinical arena. Progress in Cardiovascular Diseases 59(2016) 135–144.
11. Wakabayashi I. (2016). A U-shaped relationship between alcohol consumption and cardiometabolic index in middle-aged men. Lipids in Health and Disease 15(50), 1–7. DOI: 10.1186/s12944-016-0217-4.
12. Kennedy M. J., Jellerson K. D., Snow M. Z., et al. (2013). Challenges in the pharmacologic management of obesity in children and adolescents. Pediatric Drugs 15, 335–342. DOI: 10.1007/s40272-013-0028-2.
13. Eckel R. H., Jakicic J. M., Ard J. D., et al. (2013). AHA/ACC guideline on lifestyle management to reduce cardiovascular risk: A report of the American College of Cardiology American/Heart Association Task Force on Practice Guidelines. Circulation 2013;129(25 Suppl 2):S76–S99.
14. Heymsfield S. B., Wadden T. A. (2017). Mechanisms, pathophysiology, and management of obesity. New England Journal of Medicine 376, 254–266. DOI: 10.1056/NEJMra1514009.
15. Alberti KG, Eckel RH, Grundy SM, et al. (2009). Harmonizing the metabolic syndrome: A joint interim statement of the International Diabetes Federation Task Force on Epidemiology and Prevention; National Heart, Lung, and Blood Institute; American Heart Association; World Heart Federation; International Atherosclerosis Society; and International Association for the Study of Obesity. Circulation 120, 1640–1645.
16. McCracken E., Monagahan M., Sreenivasan S. (2018). Pathophysiology of the metabolic syndrome. Clinics in Dermatology 36, 14–20. DOI: https://doi.org/10.1016/j.clindermatol.2017.09.004.
17. Lehne R. A. (2016). Pharmacology for Nursing Care (9th ed.). St. Louis, MO: Elsevier.
18. Goff D. C. Jr, Lloyd-Jones D. M., Bennett G., et al. (2013). 2013 ACC/AHA guideline on the assessment of cardiovascular: a report of the American College of Cardiology/American Heart Association Task Force on Practice Guidelines. Circulation 29(25 Suppl 2), S49–S73. DOI: 10.1161/01.cir.0000437741.48606.98.
19. American Association of Clinical Chemistry Lab Tests Online. (2018). High-sensitivity C-reactive protein. Downloaded from: https://labtestsonline.org/tests/high-sensitivity-c-reactive-protein-hs-crp.
20. Jennette J. C. (2013). Overview of the 2012 revised international Chapel Hill Consensus Conference nomenclature of vasculotides. Clinical and Experimental Nephrology 17(5), 603–606.
21. Steuer J., Bjorck M., Mayer D., et al. (2013). Distinction between acute and chronic type B aortic dissection: Is there a sub-acute phase? European Journal of Vascular and Endovascular Surgery 45(6), 627–631.

22. Chen J. C. (2017). Current therapy for primary varicose veins. British Columbia Medical Journal 59(8), 418–423.
23. Mazuchova J., Pec M., Halasova E., et al. (2016). News in pathogenesis of chronic venous insufficiency. Acta Medica Martiniana 16(2), 5–8. DOI: 10.1515/acm-2016-0006.
24. Nasr H., Scriven J. M. (2015). Superficial thrombophlebitis (superficial venous thrombosis). The British Medical Journal 350, h2039. DOI: 10.1136/bmj.h2039.
25. Douketis J. D. (2016). Deep venous thrombosis (DVT). Merck Manual Professional Edition. Downloaded from: http://www.merckmanuals.com/professional/cardiovascular-disorders/peripheral-venous-disorders/deep-venous-thrombosis-dvt.
26. Whelton P. K., Carey R. M., Aronow W. S., et al. (2017). ACC/AHA/AAPA/ABC/ACPM/AGS/APhA/ASH/ASPC/NMA/PCNA guideline for the prevention, detection, evaluation, and management of high blood pressure in adults: A report of the American College of Cardiology/American Heart Association Task Force on Clinical Practice Guidelines. Hypertension 71(6), 1269–1324.
27. U.S. Department of Health and Human Services Centers for Disease Control. (2016). Health, United States, 2016 with Chartbook on Long-Term Trends in Health. Downloaded from: https://www.cdc.gov/nchs/data/hus/hus16.pdf.
28. World Health Organization (2017). Global Health Observatory Data on Raised Blood Pressure. Downloaded from: http://www.who.int/gho/ncd/risk_factors/blood_pressure_text/en/.
29. Flynn J. T., Kaelber D. C., Baker-Smith C. M., et al. (2017). Clinical practice guidelines for screening and management of high blood pressure in children and adolescents. Pediatrics 140(3):e20171904.
30. Garfinkle M. A. (2017). Salt and essential hypertension: Pathophysiology and implications for treatment. Journal of the American Society of Hypertension 11(6), 385–391. DOI: http://dx.doi.org/10.1016/j.jash.2017.04.006.
31. American Heart Association. (2016). High Blood Pressure and African Americans. Downloaded from: http://www.heart.org/HEARTORG/Conditions/HighBloodPressure/UnderstandSymptomsRisks/High-Blood-Pressure-and-African-Americans_UCM_301832_Article.jsp.
32. Willey J. Z., Moon Y. P., Kahn E., et al. (2014). Population attributable risks of hypertension and diabetes for cardiovascular disease and stroke in the northern Manhattan study. Journal of the American Heart Association 3, e001106. DOI: 10.1161/JAHA.114.001106.
33. Everett B., Zajacova A. (2015). Gender differences in hypertension and hypertension awareness among young adults. Biodemography and Social Biology 61(1), 1–17. DOI: 10.1080/19485565.2014.929488.
34. Han L., Liu Y., Duan S., et al. (2016). DNA methylation and hypertension: Emerging evidence and challenges. Briefings in Functional Genomics 15(6), 460–469. DOI: 10.1093/bfgp/elw014.
35. Fanning E., O'Shea D. (2018). Genetics and the metabolic syndrome. Clinics in Dermatology 36, 9–13. https://doi.org/10.1016/j.clindermatol.2017.09.003.
36. Elijovich F., Weinberger M. H., Anderson C. A. M.; on behalf of the American Heart Association Professional and Public Education Committee of the Council on Hypertension; Council on Functional Genomics and Translational Biology; and Stroke Council. (2016). Salt sensitivity of blood pressure: A scientific statement from the American Heart Association. Hypertension 68, e7–e46. DOI: 10.1161/HYP.0000000000000047.
37. McEvoy J. W., Blaha M. J., DeFilippis A. P., et al. (2015). Cigarette smoking and cardiovascular events: Role of inflammation and subclinical atherosclerosis. Arteriosclerosis, Thrombosis, and Vascular Biology 35(3), 700–709.
38. Ahmad M., Makati D., Akbar S. (2017). Review of and updates on hypertension in obstructive sleep apnea. International Journal of Hypertension Article ID 1848375, 13 pages. DOI: https://doi.org/10.1155/2017/1848375.
39. Foster C. A., Church K. S., Poddar M. (2017). Licorice-induced hypertension: A case of pseudoaldosteronism due to jelly bean ingestion. Postgraduate Medicine 129(3), 329–331.
40. Samadian F., Dalli N., Jamalian A. (2017). New insights into pathophysiology, diagnosis, and treatment of renovascular hypertension. Iranian Journal of Kidney Diseases 11(2), 79–89.
41. Lenders J. W. M., Duo Q. Y., Eisenhofer G., et al. (2014). Pheochromocytoma and paraganglioma: An endocrine society clinical practice guideline. Journal of Clinical Endocrinology and Metabolism 99(6), 1915–1942.
42. Funder J. W., Carey R. M., Mantero F., et al. (2016). The management of primary aldosteronism: Case detection, diagnosis, and treatment: An endocrine society clinical practice guideline. Journal of Clinical Endocrinology and Metabolism 101(5), 1889–1916.
43. American Heart Association. (2017). Coarctation of the Aorta. Downloaded at: http://www.heart.org/HEARTORG/Conditions/CongenitalHeartDefects/AboutCongenitalHeartDefects/Coarctation-of-the-Aorta-CoA_UCM_307022_Article.jsp.
44. Golshani C., Lieberman R. M., Fischer R. M., et al. (2017). Hypertensive crisis with massive retinal and choroidal infarction. American Journal of Ophthalmology Case Reports 6, 58–60.
45. American Heart Association. (2017). Hypertensive Crisis: When You Should Call 9-1-1 for Blood Pressure. Downloaded from: http://www.heart.org/HEARTORG/Conditions/HighBloodPressure/GettheFactsAboutHighBloodPressure/Hypertensive-Crisis-When-You-Should-Call-9-1-1-for-High-Blood-Pressure_UCM_301782_Article.jsp.
46. U.S. Department of Health and Human Services. (2003). The seventh report of the Joint National Committee on Detection, Evaluation, and Treatment of High Blood Pressure. (NIH publication 03-5233). [Online.] Available: www.nhlbi.nih.gov/guidelines/hypertension/jnc7full.pdf.
47. American College of Obstetricians and Gynecologists Task Force on Hypertension in Pregnancy. (2013). Hypertension in Pregnancy. Downloaded at: https://www.acog.org/Resources-And-Publications/Task-Force-and-Work-Group-Reports/Hypertension-in-Pregnancy.
48. Jena M., Mishra S., Jena S., et al. (2016). Pregnancy induced hypertension & pre-eclampsia: Pathophysiology & recent management trends: A review. International Journal of Pharmaceutical Research and Allied Sciences 5(3), 326–334.
49. Freeman R., Wieling W., Axelrod F. B., et al. (2011). Consensus statement on the definition 47(4), orthostatic hypotension, neutrally mediated syncope and the postural tachycardia syndrome. Autonomic Neuroscience: Basic and Clinical 161, 46–48. DOI: 10.1016/j.autneu.2011.02.004.
50. Chisolm P. Anpalahan M. (2017). Orthostatic hypotension: Pathophysiology, assessment, treatment and the paradox of supine hypotension. Internal Medicine Journal 47(4), 370–379. DOI: 10.1111/imj.13171.
51. Wieling W., vanDijk N., Thijs R. D., et al. (2014). Physical countermeasures to increase orthostatic tolerance. Journal of Internal Medicine 277(1), 69–82. DOI: 10.1111/joim.12249.
52. Shaw B. H., Claydon V. E. (2014). The relationship between orthostatic hypotension and falling in older adults. Clinical Autonomic Research 24, 3–13. DOI: 10.1007/s10286-013-0219-5.
53. Hinkle J. L., Cheever K. H. (2018). Brunner & Suddarth's Textbook of Medical-surgical Nursing (14th ed.). Philadelphia, PA: Wolter Kluwers.
54. Eliopoulos C. (2018). Gerontological Nursing (9th ed.). Philadelphia, PA: Wolters Kluwer.
55. Critchfield D. (2014). The Child with altered cardiovascular status. In Bowden V., Greenberg C. S. (Ed.). Children and Their Families: The Continuum of Nursing Care. (3rd ed.). Philadelphia, PA: Wolters Kluwer.

Distúrbios da Função Cardíaca, Insuficiência Cardíaca e Choque Circulatório

27

Herodotos Ellinas

INTRODUÇÃO

Este capítulo tem por foco os problemas cardíacos comuns que afetam pessoas em todas as faixas etárias. Está organizado em duas partes: "Distúrbios da função cardíaca" e "Insuficiência cardíaca e choque circulatório". A parte dos "Distúrbios da função cardíaca" inclui os distúrbios do pericárdio, a doença arterial coronariana (DAC), as miocardiopatias, os distúrbios infecciosos e imunológicos do coração e a cardiopatia valvar. A parte de "Insuficiência cardíaca e choque circulatório" trata das cardiopatias (em lactentes e crianças), insuficiência cardíaca (em crianças, adultos e idosos) e choque circulatório. Embora a doença cardiovascular (DCV) e a insuficiência cardíaca muitas vezes sejam consideradas uma única e a mesma condição, a DCV se refere tipicamente às condições em que um estreitamento ou bloqueio vascular impõe risco de eventos como acidente vascular encefálico ou infarto do miocárdio; por outro lado, a insuficiência cardíaca se refere à insuficiência do coração como uma bomba.

DISTÚRBIOS DA FUNÇÃO CARDÍACA

A DCV é a causa líder de morte de homens e mulheres, nos EUA. Em consequência dos avanços econômicos, de determinantes sociais e de fatores demográficos, os países de renda baixa e intermediária enfrentam uma aceleração no aumento da incidência de DCV, a qual já ultrapassa à das doenças infecciosas.[1] Somente nos EUA, os custos diretos e indiretos da DCV no período de 2012 a 2013 foram estimados em US$ 316,12 bilhões, com projeções indicando que esses gastos deverão triplicar até 2030.[2] Para reduzir os aumentos na morbidade, mortalidade e custos, estratégias como a adoção de medidas de saúde pública focadas na população, implantação de programas de prevenção destinados a subpopulações de alto risco e alocação de recursos para o tratamento da DCV podem ser úteis.[1]

Distúrbios do pericárdio

Depois de concluir esta seção, o leitor deverá ser capaz de:

- Caracterizar a função do pericárdio
- Comparar as manifestações clínicas da pericardite aguda e crônica
- Descrever o impacto fisiológico da efusão pleural sobre a função cardíaca e relacioná-la ao tamponamento cardíaco.

O pericárdio, também denominado *saco pericárdico*, é uma membrana serosa de camada dupla que isola o coração das outras estruturas torácicas e mantém sua posição no tórax, bem como previne o seu enchimento excessivo, além de servir de barreira contra infecções. O pericárdio é composto por duas camadas: uma camada interna fina, denominada *pericárdio visceral*, que está aderida ao epicárdio; e uma camada fibrosa externa, denominada *pericárdio parietal*, que está unida aos grandes vasos que entram e saem do coração, do esterno e do diafragma. Essas duas camadas do pericárdio são separadas por um espaço virtual, a *cavidade pericárdica*, que contém aproximadamente 50 mℓ de líquido seroso. Esse líquido atua como um lubrificante, que evita o desenvolvimento de forças de atrito conforme o coração contrai e relaxa. Embora conte com um suprimento sanguíneo reduzido, o pericárdio é bem inervado e sua inflamação pode causar dor intensa.[3]

O pericárdio está sujeito a muitos dos mesmos processos patológicos (p. ex., distúrbios congênitos, infecções, traumatismo, mecanismos imunes e neoplasia) que afetam outras estruturas do corpo. Os distúrbios pericárdicos com frequência estão associados a ou resultam de outra doença no coração ou em estruturas adjacentes (Quadro 27.1).

Conceitos fundamentais

Distúrbios do pericárdio

- O pericárdio isola o coração de outras estruturas torácicas, mantém a sua posição no tórax e previne o seu enchimento excessivo
- As duas camadas (visceral e parietal) do pericárdio são separadas por uma fina camada de líquido seroso que as preserva do desenvolvimento de forças de atrito entre ambas
- Os distúrbios que produzem inflamação do pericárdio interferem nas propriedades redutoras de atrito do líquido pericárdico e produzem dor
- Os distúrbios que aumentam o volume de líquido do saco pericárdico interferem no enchimento cardíaco e produzem subsequente redução no débito cardíaco.

Quadro 27.1 Classificação dos distúrbios do pericárdio.

Inflamação
- Pericardite inflamatória aguda
- Infecciosa
- Viral (ecovírus, vírus Coxsackie e outros)
- Bacteriana (p. ex., tuberculose, *Staphylococcus*, *Streptococcus*)
- Fúngica
- Distúrbios imunes e do colágeno
- Febre reumática
- Artrite reumatoide
- Lúpus eritematoso sistêmico
- Distúrbios metabólicos
- Uremia
- Desequilíbrio eletrolítico secundário à doença renal em estágio terminal
- Mixedema
- Isquemia e lesão tecidual
- Infarto do miocárdio
- Cirurgia cardíaca
- Traumatismo torácico
- Agentes físicos e químicos
- Radioterapia
- Reações colaterais a medicamentos, como hidralazina, procainamida e anticoagulantes
- Pericardite inflamatória crônica

Doença neoplásica
- Primária
- Secundária (p. ex., carcinoma pulmonar ou mamário, linfoma)

Distúrbios congênitos
- Ausência completa ou parcial do pericárdio
- Cistos pericárdicos congênitos

Pericardite aguda

A pericardite consiste em um processo inflamatório no pericárdio. A *pericardite aguda*, definida por sinais e sintomas que resultam de uma inflamação pericárdica com duração inferior a 2 semanas, pode ocorrer como uma doença isolada ou como resultado de uma doença sistêmica. As infecções virais (especialmente infecções por vírus Coxsackie e ecovírus) são a causa mais comum de pericardite e, provavelmente, são responsáveis por muitos casos classificados como idiopáticos. Outras causas de pericardite aguda incluem infecções bacterianas ou micobacterianas, doenças do tecido conjuntivo (p. ex., lúpus eritematoso sistêmico, artrite reumatoide), uremia, pós-cirurgia cardíaca, invasão neoplásica do pericárdio, radioterapia, traumatismo, toxicidade medicamentosa e processos inflamatórios contíguos do miocárdio ou dos pulmões.[3,4]

Assim como outras condições inflamatórias, a pericardite aguda frequentemente está associada ao aumento da permeabilidade capilar. Os capilares que suprem o pericárdio seroso tornam-se permeáveis, possibilitando que proteínas plasmáticas, incluindo o fibrinogênio, saiam dos capilares e entrem no espaço pericárdico. Isso resulta em um exsudato que varia em tipo e quantidade, de acordo com o agente causal. A pericardite aguda com frequência está associada a um exsudato fibrinoso (contendo fibrina; Figura 27.1), o qual cicatriza por resolução ou progride para deposição de tecido cicatricial e formação de aderências entre as camadas do pericárdio seroso. A inflamação também pode envolver o miocárdio superficial e a pleura adjacente.

Manifestações clínicas. As manifestações da pericardite aguda incluem a tríade de dor torácica, atrito pericárdico e alterações ao eletrocardiograma (ECG). Os achados clínicos podem variar de acordo com o agente causal. Quase todas as pessoas com pericardite aguda apresentam dor torácica. A dor normalmente tem início abrupto e é aguda, ocorre na área precordial e pode irradiar até o pescoço, as costas, o abdome ou as laterais do corpo. Pode haver dor na crista da escápula resultante da irritação do nervo frênico. A dor tipicamente piora com a respiração profunda, tosse, deglutição e alterações posturais, devido às alterações no retorno venoso e ao enchimento cardíaco. A pessoa geralmente sente alívio ao sentar e se inclinar para a frente. É importante diferenciar entre a dor torácica decorrente de pericardite e a dor do infarto agudo do miocárdio ou da embolia pulmonar (EP).

Diagnóstico. Baseia-se nas manifestações clínicas, no ECG, na radiografia torácica e no ecocardiograma. O atrito pericárdico, com frequência descrito como um som agudo ou de rangido, resulta da fricção e do atrito entre as superfícies pericárdicas inflamadas. O atrito é tipicamente descrito como tendo três

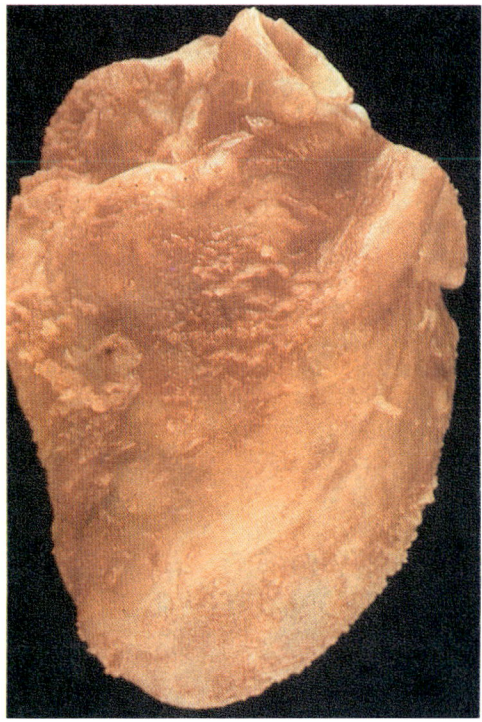

Figura 27.1 • Pericardite fibrinosa. O coração de um paciente que faleceu em consequência de uremia não tratada apresenta um exsudato irregular fibrinoso recobrindo o pericárdio visceral. Fonte: Strayer D. E., Rubin R. (Eds.) (2015). *Rubin's pathology: Clinicopathologic foundations of medicine* (7. ed., Fig. 17-52, p. 675) Philadelphia, PA: Lippincott Williams & Wilkins.

componentes, que correspondem à sístole atrial, à sístole ventricular e ao rápido enchimento do ventrículo. Como resulta do atrito conjunto das superfícies inflamadas do pericárdio, provavelmente derrames de grande volume não produzem atrito. Exceto na pericardite urêmica, as alterações da pericardite ao ECG tipicamente evoluem ao longo de quatro estágios progressivos: elevações difusas do segmento ST e depressão do segmento PR, normalização dos segmentos ST e PR, inversões com alargamento da onda T e normalização das ondas T. Marcadores laboratoriais de inflamação sistêmica também podem estar presentes, incluindo elevação da contagem de leucócitos, elevação da velocidade de hemossedimentação (VHS) e aumento da proteína C reativa (PCR).[4] Embora o aumento da PCR não esteja presente em todos os casos, pode ser utilizado para monitorar a atividade da doença e a duração do tratamento necessário.[5]

Tratamento. A pericardite idiopática aguda com frequência é autolimitante e presumidamente viral. Os sintomas normalmente são tratados com sucesso com medicamentos anti-inflamatórios não esteroides (AINE).[3,4] A colchicina pode ser adicionada ao regime de tratamento e também demonstrou beneficiar as pessoas que apresentam resposta lenta aos AINE. A colchicina produz seus efeitos anti-inflamatórios prevenindo a polimerização dos microtúbulos, o que leva à inibição da migração leucocitária e da fagocitose. Na presença de infecção, normalmente são prescritos antibióticos específicos para o agente causal. Corticosteroides podem ser utilizados para o tratamento de pessoas com doença do tecido conjuntivo ou pericardite gravemente sintomática não responsiva a AINE nem à colchicina. Os corticosteroides devem ser evitados, sempre que possível, devido à grande quantidade de efeitos colaterais, recidivas e hospitalizações.

A *pericardite recidivante* pode ocorrer em até 30% das pessoas com pericardite aguda que respondem satisfatoriamente ao tratamento.[3] Nessa população, uma minoria desenvolve surtos recidivantes de dor pericárdica, por vezes crônicos e debilitantes. O processo frequentemente está associado a distúrbios autoimunes como lúpus eritematoso, artrite reumatoide, esclerodermia e mixedema, mas também pode ocorrer após a pericardite viral. O tratamento inicialmente inclui o uso de medicamentos anti-inflamatórios como os AINE, seguido de tratamento com colchicina. Quando as recidivas continuam, recomenda-se a profilaxia com colchicina. Se a colchicina não for tolerada, podem ser iniciados corticosteroides em doses baixas.[3]

Derrame pericárdico e tamponamento cardíaco

O *derrame pericárdico* se refere ao acúmulo de líquido na cavidade pericárdica, normalmente como resultado de um processo inflamatório ou infeccioso. O seu desenvolvimento também pode resultar de neoplasias, cirurgia cardíaca, traumatismo, ruptura cardíaca por infarto do miocárdio e aneurisma aórtico dissecante. A cavidade pericárdica tem pouco volume de reserva. A relação pressão-volume entre os volumes pericárdico e cardíaco normais pode ser drasticamente afetada até por pequenas quantidades de líquido, na presença de níveis críticos de derrame. Como as pressões de enchimento do coração direito são inferiores àquelas do coração esquerdo, os aumentos na pressão normalmente se refletem em sinais e sintomas de insuficiência cardíaca direita que antecedem a equalização das pressões.

Patogênese. A quantidade de líquido, a rapidez com que ele se acumula e a elasticidade do pericárdio determinam o efeito do derrame sobre a função cardíaca. Pequenos derrames pericárdicos podem não produzir sintomas, ou produzir achados clínicos anormais. Até mesmo um grande derrame que se desenvolve lentamente pode causar poucos ou nenhum sintoma, desde que o pericárdio consiga se distender e evitar a compressão do coração. Contudo, um acúmulo súbito de até mesmo 200 mℓ de líquido pode elevar a pressão intracardíaca a níveis que limitam seriamente o retorno venoso para o coração.[4] Os sintomas de compressão cardíaca também podem ocorrer com acúmulos relativamente pequenos de líquido em um pericárdio que tenha sofrido espessamento resultante de formação de tecido cicatricial ou infiltração neoplásica.

O derrame pericárdico pode levar a uma condição denominada *tamponamento cardíaco*, no qual ocorre compressão do coração em consequência do acúmulo de líquido, pus ou sangue no saco pericárdico. Essa condição potencialmente fatal pode ser causada por infecções, neoplasia e hemorragia.[3,4] O tamponamento cardíaco resulta em aumento da pressão intracardíaca, limitação progressiva do enchimento diastólico ventricular, assim como reduções no volume sistólico e no débito cardíaco. A gravidade da condição depende da quantidade de líquido presente e da velocidade com que ele se acumula.

Um acúmulo significativo de líquido no pericárdio resulta em aumento do estímulo adrenérgico, que leva à taquicardia e ao aumento da contratilidade cardíaca. Ocorre elevação da pressão venosa central (PVC), distensão das veias jugulares, queda da pressão arterial sistólica, estreitamento da pressão de pulso, abafamento das bulhas cardíacas e sinais de choque circulatório. Pessoas com tamponamento cardíaco de desenvolvimento lento em geral aparentam estar agudamente enfermas, mas não do modo extremo observado naqueles com tamponamento de desenvolvimento rápido.

Diagnóstico. Um achado diagnóstico importante é o *pulso paradoxal*, ou uma intensificação na variação normal do volume do pulso arterial sistêmico com a respiração.[3,4] Normalmente, a diminuição na pressão intratorácica durante a inspiração acelera o fluxo venoso, aumentando o enchimento atrial e ventricular direito. Isso ocasiona um abaulamento do septo interventricular à esquerda, produzindo uma discreta diminuição no enchimento ventricular esquerdo, na saída do volume sistólico e na pressão arterial sistólica. No tamponamento cardíaco, o ventrículo esquerdo (VE) é comprimido a partir do seu interior, pelo movimento do septo interventricular, e do seu exterior, pelo líquido no pericárdio (Figura 27.2). Isso produz uma diminuição acentuada no enchimento ventricular esquerdo e no volume sistólico ventricular esquerdo. O pulso paradoxal pode ser determinado por palpação, esfigmomanometria com manguito ou monitoramento da pressão

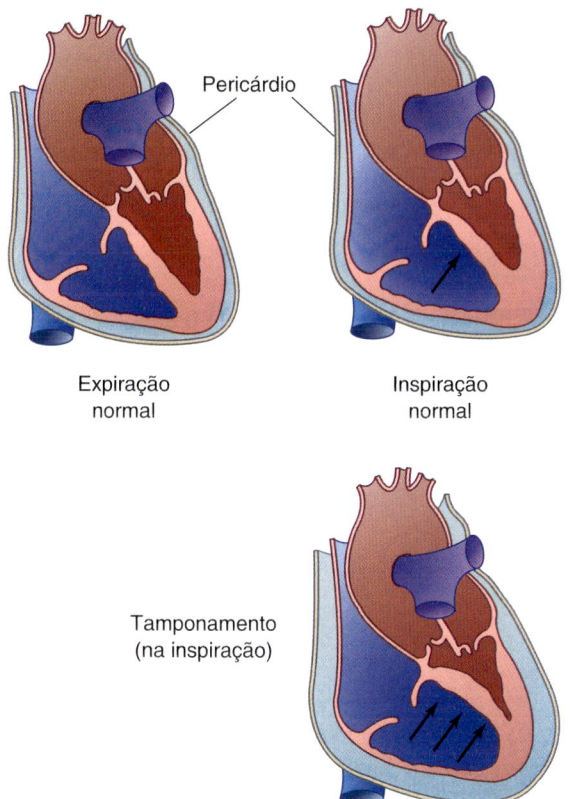

Figura 27.2 • Efeitos da respiração e do tamponamento cardíaco sobre o enchimento ventricular e o débito cardíaco. Durante a inspiração, o fluxo venoso no interior do coração direito aumenta, causando abaulamento do septo interventricular no interior do VE. Isso produz uma diminuição no volume ventricular esquerdo, com subsequente diminuição no volume sistólico. No tamponamento cardíaco, o líquido no saco pericárdico produz uma compressão adicional do VE, intensificando a diminuição inspiratória normal no volume sistólico e na pressão arterial sistólica.

arterial. Com o pulso paradoxal, o pulso arterial palpado na artéria carótida ou femoral é fraco ou ausente durante a inspiração e se torna mais forte durante a expiração. A palpação proporciona somente uma estimativa grosseira do grau do pulso paradoxal. Essa estimativa é mais sensível com o uso de um manguito de pressão arterial para comparar os sons de Korotkoff durante a inspiração e a expiração – um declínio superior a 10 mmHg na pressão sistólica durante a inspiração é sugestivo de tamponamento. O monitoramento da pressão arterial possibilita a visualização da forma da onda da pressão arterial e a aferição da queda da pressão arterial durante a inspiração.

O ecocardiograma é um método rápido, preciso e amplamente utilizado para avaliar o derrame pericárdico. O ECG costuma revelar alterações inespecíficas na onda T e uma baixa voltagem no QRS. Normalmente, apenas os derrames moderados a grandes podem ser detectados por radiografia torácica.

Tratamento. Depende da progressão até o tamponamento cardíaco. Em derrames pericárdicos pequenos ou no tamponamento cardíaco leve, a administração de AINE, colchicina ou corticosteroides pode minimizar o acúmulo de líquido.

A pericardiocentese, ou retirada do líquido do saco pericárdico, muitas vezes com auxílio de ecocardiograma, é o tratamento inicial de escolha. A pericardiocentese fechada, com inserção de uma agulha através da parede torácica, pode ser uma medida de emergência salva-vidas no tamponamento cardíaco grave. A pericardiocentese aberta pode ser utilizada para derrames recidivantes ou loculados (i. e., aqueles confinados em uma ou mais bolsas no espaço pleural), durante a qual pode haver a coleta de biopsias e a criação de uma janela pericárdica. A aspiração e a avaliação laboratorial do líquido pericárdico podem ser utilizadas para identificar o agente causal.

Pericardite constritiva

Na pericardite constritiva, ocorre o desenvolvimento de um tecido cicatricial fibroso e calcificado entre as lâminas visceral e parietal do pericárdio seroso. Com o tempo, o tecido cicatricial contrai e interfere no enchimento diastólico do coração, ponto em que o débito cardíaco e a reserva cardíaca se tornam invariáveis. A equalização das pressões diastólicas finais em todas as quatro câmaras cardíacas é a característica fisiopatológica da pericardite constritiva.[5]

A *pericardite constritiva-exsudativa*, uma combinação de derrame, tamponamento e constrição, é uma síndrome que se desenvolve em uma quantidade significativa de pessoas com doença pericárdica. Como é observada com mais frequência durante a evolução subaguda ou crônica da doença pericárdica, ela mais provavelmente ocorre em virtude de uma transição da pericardite aguda com derrame pericárdico para a pericardite constritiva. A condição normalmente é detectada quando não ocorre a estabilização das medidas hemodinâmicas após a pericardiocentese. Existem muitas causas, mas a mais comum é a idiopática; pode ainda ser causada por doença maligna, radioterapia e tuberculose. Pessoas com o distúrbio normalmente necessitam de pericardiectomia.[3,5]

Etiologia e manifestações clínicas. Normalmente, a inflamação de longa duração resultante de radioterapia mediastinal, cirurgia cardíaca ou infecção é a causa da pericardite constritiva. A ascite é um achado inicial importante e pode ser acompanhada por edema dos pés, dispneia com esforço e fadiga. As veias jugulares também estão distendidas. O sinal de Kussmaul é uma distensão expiratória das veias jugulares, causada pela incapacidade do átrio direito, que está encapsulado no seu pericárdio rígido, de acomodar o aumento no retorno venoso que ocorre com a inspiração. Na pericardite constritiva em estágio terminal, há o desenvolvimento de intolerância a exercícios, atrofia muscular e perda de peso.

Diagnóstico. A radiografia torácica e o ecocardiograma transesofágico com Doppler são úteis no diagnóstico da pericardite constritiva. O ecocardiograma com Doppler e a cateterização cardíaca são especialmente úteis na diferenciação entre a pericardite constritiva e a miocardiopatia restritiva, assim como a tomografia computadorizada (TC) e a ressonância magnética (RM). Na pericardite constritiva crônica, a remoção cirúrgica ou ressecção do pericárdio (i. e., pericardiectomia) frequentemente é o tratamento de escolha.[3]

RESUMO

O pericárdio é um saco membranoso com duas camadas. Sua função é isolar o coração das outras estruturas torácicas e mantê-lo adequadamente posicionado no tórax, além de previnir seu enchimento excessivo. Em adição, o pericárdio pode ajudar a prevenir infecções. Os distúrbios do pericárdio incluem a pericardite aguda e a crônica, o derrame pericárdico e o tamponamento cardíaco, bem como a pericardite constritiva e a pericardite constritiva-exsudativa. O principal risco da doença pericárdica é a compressão das câmaras cardíacas.

A pericardite aguda pode ter origem infecciosa ou resultar de doenças sistêmicas. É caracterizada por dor torácica, alterações ao ECG e atrito pericárdico. A pericardite recidivante normalmente está associada a distúrbios autoimunes, e os sintomas podem ser mínimos. O derrame pericárdico, seja agudo ou crônico, se refere à presença de um exsudato na cavidade pericárdica. Ele pode aumentar a pressão intracardíaca, comprimir o coração e interferir no retorno venoso para o coração. A quantidade de exsudato, a rapidez com que ele se acumula e a elasticidade do pericárdio determinam o efeito do derrame na função cardíaca. O tamponamento cardíaco consiste em uma condição potencialmente fatal envolvendo a compressão do coração em consequência do excesso de líquido no saco pericárdico. Na pericardite constritiva, há formação de um tecido cicatricial entre as lâminas visceral e parietal do pericárdio seroso. Com o tempo, o tecido cicatricial contrai e interfere no enchimento cardíaco.

Doença arterial coronariana

Depois de concluir esta seção, o leitor deverá ser capaz de:

- Descrever o fluxo sanguíneo na circulação coronariana e relacioná-lo aos determinantes de suprimento e demanda de oxigênio do miocárdio
- Definir o termo *síndrome coronariana aguda* (SCA) e diferenciar angina estável crônica, angina instável (AI), infarto do miocárdio sem elevação do segmento ST (IMSEST), e infarto do miocárdio com elevação do segmento ST (IMEST), em termos de patologia, sintomatologia, alterações ao ECG e marcadores séricos cardíacos
- Definir o objetivo do tratamento da SCA.

O termo *doença arterial coronariana* (DAC) descreve a cardiopatia causada pelo comprometimento do fluxo sanguíneo coronariano. Na maior parte dos casos, a DAC é causada pela aterosclerose, que não somente afeta as artérias coronárias como também as artérias em outras áreas do corpo. As doenças das artérias coronárias podem causar isquemia do miocárdio e angina, infarto do miocárdio ou ataque cardíaco, arritmias cardíacas, defeitos na condução, insuficiência cardíaca e morte súbita. A cada ano, mais de 790 mil norte-americanos sofrem episódios novos ou recidivantes de infarto do miocárdio.[6]

Os principais fatores de risco para a DAC incluem tabagismo, pressão arterial alta, elevação dos níveis séricos de colesterol total e de colesterol de lipoproteína de baixa densidade (LDL), baixos níveis séricos de colesterol de lipoproteína de alta densidade (HDL), diabetes, idade avançada, obesidade abdominal e inatividade física.[2] Os indivíduos com diabetes e síndrome metabólica apresentam um risco particularmente alto de desenvolvimento de DCV, apresentando significativa morbidade decorrente da doença.[2]

Circulação coronariana

Artérias coronárias. As duas artérias coronárias principais, esquerda e direita, originam-se no seio coronário, logo acima da valva aórtica (Figura 27.3). A artéria coronária esquerda leva o fluxo sanguíneo para as partes anterior e lateral esquerda do VE. A *artéria coronária principal esquerda*, em seguida, se divide nos ramos descendente anterior esquerdo e circunflexo. A *artéria descendente anterior esquerda* passa pelo sulco entre os dois ventrículos, dando origem aos ramos diagonais, que suprem o VE, e aos ramos perfurantes, que suprem a parte anterior do septo interventricular e o músculo papilar anterior do VE. O *ramo circunflexo* da artéria coronária esquerda segue para a esquerda e se move posteriormente, no sulco que separa o átrio e o ventrículo esquerdos, dando origem aos ramos que suprem a parede lateral esquerda do VE. A *artéria coronária direita* repousa sobre o sulco atrioventricular (AV) direito, fornecendo ramos que suprem a maior parte do ventrículo esquerdo e a parte posterior do VE, em 80 a 90% da população geral. A artéria coronária direita normalmente segue para a parte posterior do coração, onde forma a *artéria descendente posterior*, que normalmente supre a parte posterior do coração, o septo interventricular, os nodos sinoatrial (SA) e AV, e o músculo papilar posterior. Por convenção, a artéria coronária que supre o terço posterior do septo (seja a artéria coronária direita ou a circunflexa esquerda) é denominada *dominante*. Em uma circulação dominante direita, presente em aproximadamente quatro quintos da população geral, a circunflexa esquerda irriga a parede lateral do VE, enquanto a artéria coronária direita supre toda a parede livre ventricular direita e o terço posterior do septo. Portanto, a oclusão tanto da artéria coronária direita como da coronária esquerda pode causar lesão ventricular esquerda.

As grandes artérias coronárias epicárdicas estão situadas na superfície do coração, com artérias intramiocárdicas de menor calibre se ramificando e penetrando no miocárdio antes de se fundirem a uma rede, ou plexo, de vasos subendocárdicos. Embora não existam conexões entre as grandes artérias coronárias, existem canais anastomóticos que unem as artérias de pequeno calibre. Com a oclusão gradual dos vasos de maior calibre, os vasos colaterais de menor calibre aumentam em tamanho e proporcionam canais alternativos para o fluxo sanguíneo. Um dos motivos pelos quais a DAC permanece assintomática até se tornar muito avançada é que os canais colaterais se desenvolvem ao mesmo tempo que as alterações ateroscleróticas.

O fluxo sanguíneo nas artérias coronárias é controlado em grande parte por fatores físicos, neurais e metabólicos. Os óstios das artérias coronárias têm origem na raiz da aorta, bem ao lado da valva aórtica. Portanto, o principal fator responsável

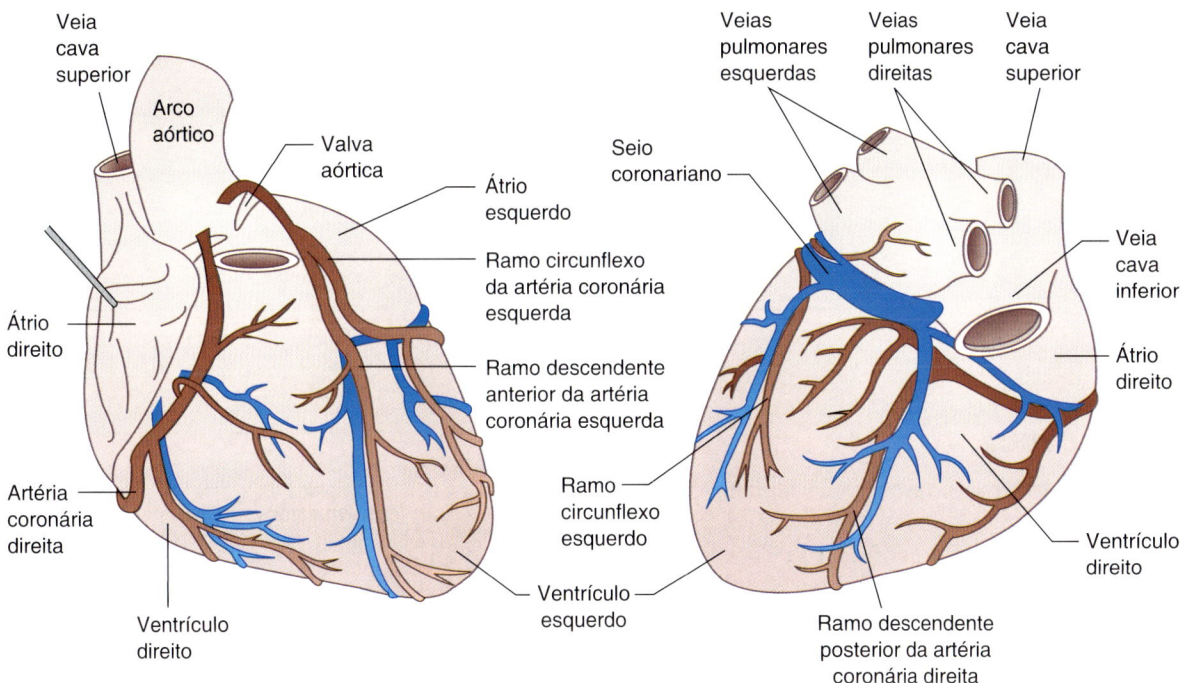

Figura 27.3 • Artérias coronárias e algumas veias do seio coronário.

pela perfusão das artérias coronárias é a pressão arterial aórtica gerada pelo próprio coração. O fluxo sanguíneo miocárdico, por sua vez, é amplamente regulado pela atividade metabólica do miocárdio e por mecanismos de autorregulação que controlam a vasodilatação. Além de gerar a pressão aórtica que move o sangue pelos vasos coronarianos, a contração do músculo cardíaco influencia o seu próprio suprimento de sangue ao comprimir os vasos sanguíneos intramiocárdicos e subendocárdicos durante a sístole. O sistema nervoso autônomo exerce seus efeitos sobre o fluxo sanguíneo coronariano, promovendo alterações na frequência cardíaca, na contratilidade cardíaca e na pressão arterial.

O fluxo sanguíneo coronariano é regulado em grande parte pela necessidade de oxigênio do músculo cardíaco. Até mesmo sob condições normais de repouso, o coração extrai e utiliza 70% do oxigênio contido no sangue que flui pelas artérias coronárias. Como há pouca reserva de oxigênio no sangue, as artérias coronárias precisam aumentar seu fluxo para atender às necessidades metabólicas do miocárdio durante os períodos de aumento da atividade. A média do fluxo sanguíneo em repouso normal nas artérias coronárias é de aproximadamente 225 mℓ/min, ou cerca de 4 a 5% do débito cardíaco total.[7] Durante o exercício extenuante, o fluxo coronariano pode aumentar em 4 a 5 vezes para atender às necessidades energéticas do coração.

Um dos principais determinantes do fluxo sanguíneo coronariano é a atividade metabólica do coração. Acredita-se que diversos agentes, denominados *metabólitos*, atuem como mediadores da vasodilatação que acompanha o aumento do trabalho cardíaco. Essas substâncias, que incluem íons potássio, ácido láctico, dióxido de carbono e adenosina, são liberadas pelas células miocárdicas durante o trabalho. A adenosina liberada parece ter o maior efeito vasodilatador e, talvez, seja o mediador crítico do fluxo sanguíneo local.[7]

As células endoteliais que revestem os vasos sanguíneos, incluindo as artérias coronárias, normalmente formam uma barreira entre o sangue e a parede arterial. Elas também sintetizam diversas substâncias que, quando liberadas, podem afetar o relaxamento ou a constrição do músculo liso na parede arterial. Entre os potentes vasodilatadores produzidos pelo endotélio, estão o óxido nítrico, a prostaciclina e o fator hiperpolarizante derivado do endotélio (FHDE). O óxido nítrico é o mais importante de todos. A maior parte dos vasodilatadores e dos estímulos para a vasodilatação exerce seu efeito por meio do óxido nítrico. Os produtos da agregação plaquetária, a trombina, os produtos dos mastócitos e o aumento da força de cisalhamento, que é responsável pela chamada vasodilatação mediada pelo fluxo, estimulam a síntese e a liberação do óxido nítrico.[7] O endotélio também é fonte de fatores vasoconstritores, dentre os quais as endotelinas são os mais conhecidos.

Suprimento e demanda de oxigênio do miocárdio.

A circulação coronariana fornece o oxigênio e os nutrientes necessários para o músculo cardíaco bombear o sangue para o restante do corpo. Em uma pessoa em repouso, são extraídos 75% do oxigênio do sangue que passa pelo miocárdio. Com as alterações das necessidades metabólicas do corpo, a função cardíaca e o fluxo sanguíneo coronariano precisam se adaptar para atender a essas necessidades. Se houver desequilíbrio no suprimento e na demanda de oxigênio do miocárdio, podem ocorrer isquemia do miocárdio e angina, infarto do miocárdio, ou até mesmo morte súbita.

Suprimento de oxigênio do miocárdio. O suprimento de oxigênio do miocárdio é determinado pelo fluxo nas artérias coronárias e capilares, bem como pela capacidade da hemoglobina de transportar e suprir oxigênio para o músculo cardíaco.

Compreenda Fluxo sanguíneo miocárdico

O fluxo sanguíneo nos vasos coronarianos que suprem o miocárdio é influenciado (1) pela pressão aórtica, (2) por mecanismos de autorregulação e (3) pela compressão dos vasos intramiocárdicos em consequência da contração do músculo cardíaco.

Pressão aórtica

As duas artérias coronárias principais que suprem o fluxo sanguíneo para o miocárdio têm origem nos seios situados posteriormente às duas cúspides da valva aórtica. Devido à localização, a pressão e o fluxo de sangue nas artérias coronárias refletem aqueles da aorta. Durante a sístole, quando a valva aórtica está aberta, a velocidade do fluxo sanguíneo e a posição das cúspides da valva fazem com que o sangue se movimente rapidamente pelos óstios das artérias coronárias; e durante a diástole, quando a valva aórtica está fechada, o fluxo sanguíneo e a pressão aórtica são transmitidos diretamente para as artérias coronárias.

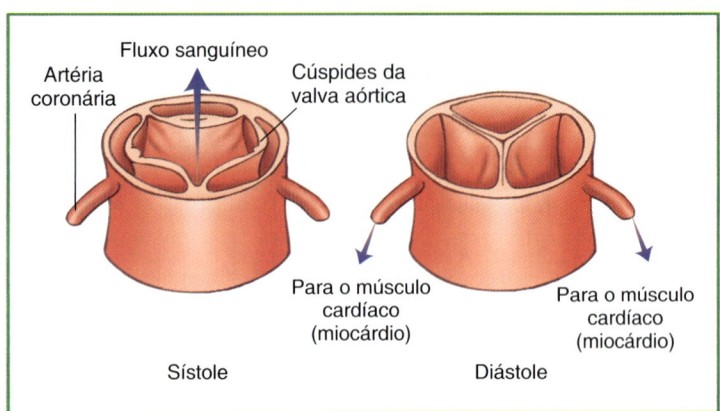

Mecanismos de autorregulação

O coração normalmente extrai 60 a 80% do oxigênio contido no sangue que chega, deixando um pouco de reserva. Assim, o suprimento de oxigênio durante os períodos de aumento da demanda metabólica depende de mecanismos autorreguladores que ajustam o fluxo sanguíneo por meio de alterações no tônus e no diâmetro do vaso. Diante do aumento da demanda metabólica, a vasodilatação intensifica o fluxo sanguíneo; com a diminuição da demanda, a vasoconstrição ou o retorno do tônus vascular ao estado normal promove a redução do fluxo. Os mecanismos que relacionam a atividade metabólica do coração às alterações no tônus vascular resultam de mediadores vasoativos liberados por células do miocárdio e do endotélio vascular.

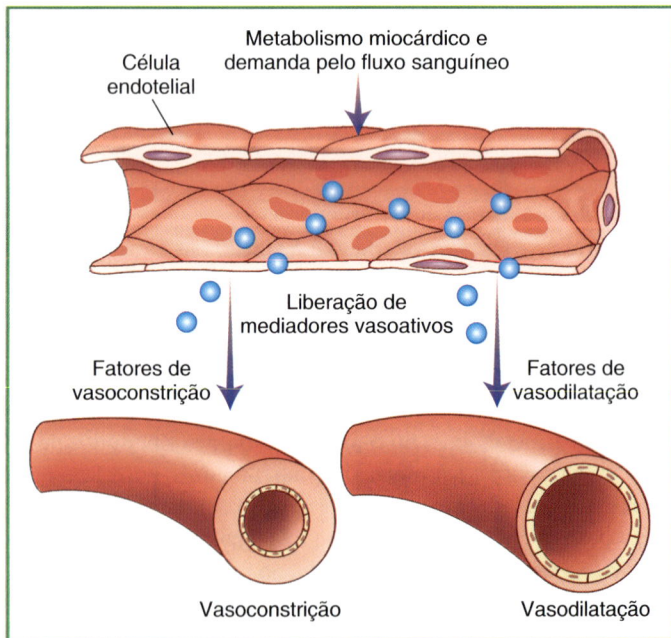

(continua)

Compreenda | Fluxo sanguíneo miocárdico 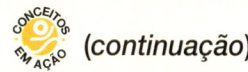 (continuação)

Compressão dos vasos

As grandes artérias coronárias estão situadas na superfície epicárdica do coração, com vasos intramiocárdicos de menor calibre que se ramificam e espalham pelo miocárdio, antes de se fundirem a um plexo de vasos que fornecem sangue para o músculo subendocárdico. Durante a sístole, a contração do músculo cardíaco produz um efeito compressor sobre os vasos intramiocárdicos e, ao mesmo tempo, aumenta a pressão intraventricular que empurra e comprime os vasos subendocárdicos. Como resultado, o fluxo sanguíneo para o músculo subendocárdico é maior durante a diástole. Como o tempo gasto na diástole diminui, à medida que a frequência cardíaca aumenta, o fluxo sanguíneo miocárdico pode sofrer uma grande redução durante os períodos prolongados de taquicardia.

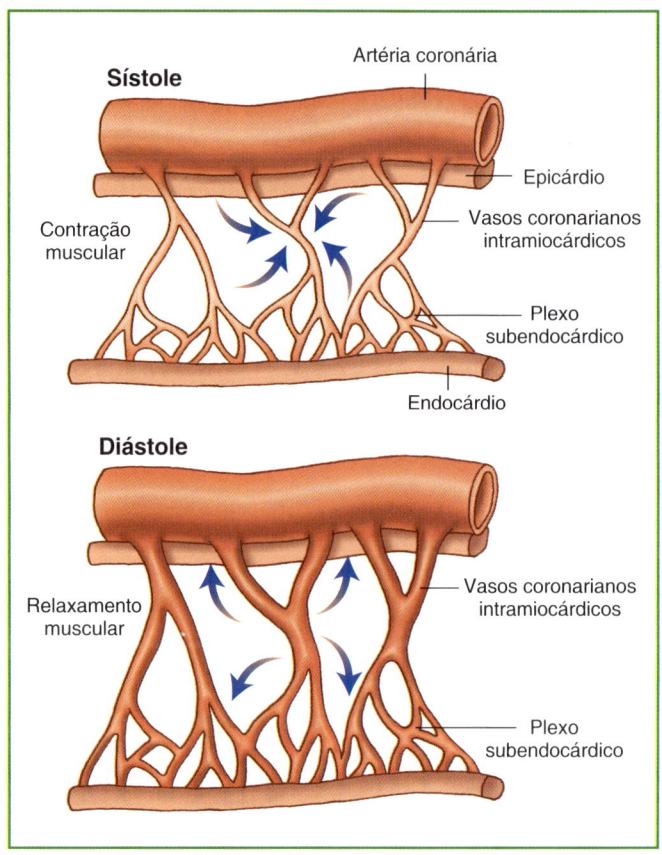

Os fatores importantes no transporte e no suprimento de oxigênio incluem a fração de oxigênio inspirado no sangue e a quantidade de hemácias contendo hemoglobina com função normal. Até mesmo com o fluxo sanguíneo coronariano adequado, pode ocorrer isquemia do miocárdio em situações de hipoxia, anemia ou intoxicação por monóxido de carbono.

Demanda de oxigênio do miocárdio. Existem três determinantes importantes da demanda de oxigênio do miocárdio (MVO_2): a frequência cardíaca, a contratilidade ventricular esquerda e a pressão sistólica ou estresse ou tensão da parede do miocárdio (Figura 27.4). A frequência cardíaca é o fator mais importante na demanda de oxigênio miocárdica, por dois motivos:

- À medida que a frequência cardíaca aumenta, o consumo ou demanda de oxigênio do miocárdio também aumenta
- Com o aumento das frequências cardíacas, ocorre redução do fluxo sanguíneo coronariano subendocárdico, em consequência da diminuição do tempo de enchimento diastólico.[7]

Contratilidade miocárdica é a capacidade intrínseca do músculo cardíaco de se encurtar e gerar força. Reflete a interação entre os íons cálcio e as proteínas contráteis (actina e miosina) das fibras musculares e, normalmente, é determinada pela taxa de desenvolvimento da pressão e pelo encurtamento muscular. Com o aumento da contratilidade miocárdica, a taxa de alteração no estresse da parede aumenta, o que por sua vez aumenta a captação de oxigênio pelo miocárdio. Todos os fatores que aumentam a contratilidade, como exercícios, estimulação do sistema nervoso simpático e agentes inotrópicos, aumentam a MV_{O_2}.

O desenvolvimento de estresse da parede ocorre quando uma tensão é aplicada em determinada área. O estresse da parede ventricular esquerda pode ser considerado a tensão média que as fibras musculares individuais devem gerar para o encurtamento contra a pressão intraventricular desenvolvida. É proporcional ao produto da pressão intraventricular pelo raio do ventrículo, dividido pela espessura da parede do ventrículo. Portanto, a uma determinada pressão, o estresse da parede aumenta com o aumento no raio (dilatação ventricular) e a diminuição na espessura da parede. O termo *pré-carga* é utilizado para descrever a força de distensão da parede ventricular conforme o ventrículo se enche, antes da contração.[7] As alterações na pré-carga são avaliadas com o uso da pressão diastólica final do ventrículo esquerdo (DFVE). Esta pode ser

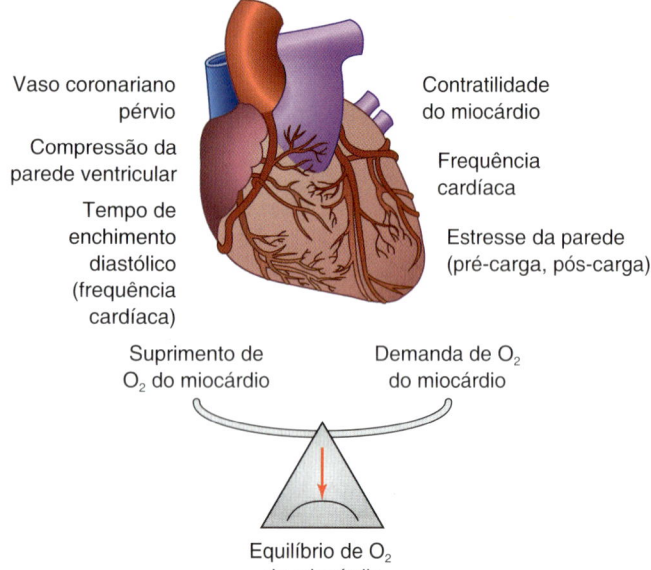

Figura 27.4 • O equilíbrio do oxigênio (O_2) miocárdico é determinado por fatores que afetam o suprimento e a demanda de O_2 do miocárdio (MVO_2).

aferida indiretamente, com o uso da pressão de oclusão (ou em cunha) da artéria pulmonar (POAP), obtida com um cateter arterial pulmonar. *Pós-carga* é a "carga" contra a qual o coração precisa contrair para ejetar o sangue. Um componente importante da pós-carga ventricular esquerda é a pressão aórtica, ou a pressão que o ventrículo precisa gerar para ejetar o sangue na aorta.[7] Um aumento no estresse da parede, seja causado por um aumento na pré-carga ou na pós-carga, aumenta a MVO_2, porque as fibras do músculo cardíaco passam a necessitar de uma taxa maior de consumo de adenosina trifosfato (ATP), conforme desenvolvem mais tensão. Como o estresse da parede está inversamente relacionado à espessura da parede, a hipertrofia ventricular atua como um mecanismo adaptativo, por meio do qual o ventrículo consegue compensar o aumento no estresse da parede que acompanha o aumento da pressão aórtica ou a estenose da valva aórtica.

Avaliação do fluxo sanguíneo coronariano e da perfusão do miocárdio.
Entre os métodos utilizados na avaliação do fluxo sanguíneo coronariano e da perfusão do miocárdio, podemos citar o ECG, o teste ergométrico, o ecocardiograma e a ultrassonografia com Doppler; RM e TC cardíacas; além da cateterização cardíaca e da angiografia. Essas modalidades de avaliação são amplamente variáveis e passam por constantes avanços tecnológicos.[8]

Eletrocardiograma. O ECG de 12 derivações é o procedimento diagnóstico cardiovascular utilizado com mais frequência. Seu uso é indicado não somente para o diagnóstico e tratamento da DAC, mas também para a identificação de defeitos da condução ventricular, arritmias, desequilíbrios eletrolíticos, efeitos de medicamentos e anormalidades elétricas ou estruturais mediadas por componentes genéticos. O ECG de 12 derivações padrão usa eletrodos para registrar as diferenças de potencial elétrico geradas por correntes iônicas (potenciais de ação) durante o ciclo cardíaco, entre locais estabelecidos no corpo. A colocação adequada dos eletrodos e o posicionamento do paciente são importantes, porque podem alterar as amplitudes registradas e os eixos do ECG, afetando assim a interpretação.

O monitoramento ambulatorial do ECG é realizado com frequência para detectar a ocorrência de alterações transitórias no segmento ST e na onda T, as quais não são acompanhadas por sintomas (*i. e.*, isquemia silenciosa). O monitoramento ambulatorial contínuo do ECG pode ser implementado com o uso de um monitor Holter e/ou monitor de eventos. Outro método, denominado *ECG de sinais médios* ou *de alta resolução (ECGAR)*, acentua o complexo QRS, de modo que os pós-potenciais de baixa amplitude possam ser identificados. Esses pós-potenciais de baixa amplitude, em alguns casos, podem estar correlacionados a um alto risco de arritmias ventriculares e morte súbita.

Teste ergométrico. É um meio de observação da função cardíaca sob condições de estresse, tipicamente realizado em adultos com sintomas de cardiopatia isquêmica conhecida ou suspeita. Também é utilizado para verificar a resposta fisiológica posterior a um evento de IM ou revascularização, a capacidade funcional para um programa de exercícios e/ou reabilitação cardíaca, a eficácia de tratamentos medicamentosos ou cirúrgicos, e a gravidade das arritmias; no pré-operatório, é útil para avaliar o *status* funcional.[8]

O exercício em esteira, que é o método mais comumente utilizado para examinar o estresse cardiovascular, requer níveis mais altos de desempenho miocárdico do que outros tipos de exercícios. O objetivo é alcançar o nível máximo de esforço com base na idade do paciente, se possível. Enquanto o paciente tenta alcançar esse objetivo, sua pressão arterial é monitorada durante o teste de exercício, e o padrão do ECG é registrado com a finalidade de determinar a frequência cardíaca e detectar alterações isquêmicas no miocárdio. Dor torácica, falta de ar grave, arritmias, alterações no segmento ST ao ECG ou uma diminuição na pressão arterial são achados sugestivos de DAC. Se um ou mais desses sinais ou sintomas estiverem presentes, o exame normalmente é encerrado.

O teste de estresse farmacológico pode ser utilizado para simular o estresse do exercício em pacientes impossibilitados de praticar exercícios ativos, devido a distúrbios ortopédicos, neurológicos e vasculares periféricos ou outras condições. Pode ser utilizada a infusão intravenosa de dipiridamol, adenosina ou dobutamina. O dipiridamol bloqueia a reabsorção celular da adenosina, um vasodilatador endógeno, e aumenta o fluxo sanguíneo coronariano em 3 a 5 vezes relativamente aos níveis basais. Em pessoas com DAC significativa, os vasos de resistência distais à estenose já se encontram maximamente dilatados para manter o fluxo em repouso normal. Nessas pessoas, a vasodilatação adicional não produz aumento no fluxo sanguíneo. A injeção intravenosa de adenosina apresenta efeitos comparáveis. A dobutamina, um agente simpatomimético, aumenta a contratilidade do miocárdio e o volume sistólico. Durante o ecocardiograma sob estresse, a dobutamina em dose baixa identifica a viabilidade do miocárdio, enquanto a dobutamina em dose alta identifica a isquemia do miocárdio.[8]

O teste ergométrico pode impor um desafio para determinadas populações. As mulheres submetidas a esse teste são menos sensíveis à depressão do segmento ST induzida pelo exercício. Para aumentar a precisão dos resultados do teste em mulheres, foi sugerido o uso concomitante de radionuclídeos, porém isso não está incluído nas diretrizes do American College of Cardiology/American Heart Association (ACC/AHA). O teste em idosos também é desafiador, por causa da capacidade diminuída de se exercitar. Em geral, os idosos apresentam vertigem e fadiga decorrentes da falta de condicionamento físico e da fadiga muscular. Isso pode exigir uma modificação do protocolo, mas não é contraindicação para o teste ergométrico.[8]

Ecocardiograma. Ainda é o exame diagnóstico mais amplamente utilizado para analisar a estrutura e a função do coração. Emprega sinais de ultrassom que são inaudíveis para a orelha humana.[9] O sinal do ultrassom é refletido (*i. e.*, ecoa) sempre que há uma alteração na resistência à transmissão do feixe sonoro. Portanto, é possível criar uma imagem em movimento das estruturas internas do coração, uma vez que a parede torácica, o sangue e as diferentes estruturas cardíacas refletem o ultrassom de modos diferentes. O ecocardiograma é útil para determinar as dimensões ventriculares e os movimentos valvares, obter dados sobre o movimento da parede ventricular esquerda e do septo, estimar os volumes diastólico e sistólico, e visualizar a movimentação de segmentos individuais da parede ventricular esquerda durante a sístole e a diástole.

Existem diferentes tipos de ecocardiograma, incluindo bidimensional (2D), modo M, tridimensional (3D), com Doppler e contrastado. O ecocardiograma em modo M, que foi o primeiro tipo de ultrassonografia cardíaca, utiliza um feixe de ultrassom estático para produzir uma imagem unidimensional ou "congelada" do coração. O *ecocardiograma bidimensional* utiliza um feixe de ultrassom móvel para produzir uma imagem integrada, composta por diversas imagens triangulares. O *ecocardiograma com Doppler* utiliza o ultrassom para registrar o fluxo sanguíneo no interior do coração. O uso de contraste melhorou a identificação das estruturas cardíacas do lado esquerdo; e, por fim, imagens 3D do coração podem ser obtidas por meio de transdutores mais modernos, a partir de uma imagem de ecocardiograma 3D de volume total.

O *ecocardiograma transesofágico* utiliza um transdutor de ecocardiograma 2D posicionado na extremidade de um endoscópio flexível para obter imagens ecocardiográficas a partir do esôfago. Esse posicionamento permite obter as imagens das estruturas cardíacas de diferentes pontos de visualização, além da superfície torácica. O ecocardiograma transesofágico é particularmente útil para a avaliação da função das valvas. O ecocardiograma sob estresse, com ou sem administração de agentes farmacológicos, é utilizado com exercícios dinâmicos. As imagens em repouso e sob estresse são registradas e armazenadas, para serem analisadas em relação ao tamanho global e regional do ventrículo esquerdo, ao seu formato e à sua função. A redução do espessamento da parede durante a sístole, observada ao ecocardiograma sob estresse, identifica isquemia do miocárdio.

Cintigrafia cardíaca. As técnicas de cintigrafia cardíaca envolvem o uso de radionuclídeos (*i. e.*, substâncias radioativas) e são essencialmente não invasivas. Normalmente, são utilizados três tipos de exames cardiológicos nucleares: cintigrafia de perfusão do miocárdio, tomografia com emissão de pósitrons (PET) e angiocardiografia com radionuclídeo. Em todos, é utilizada uma câmera de cintilação (gama câmara) para registrar a radiação emitida pelos radionuclídeos. A tomografia computadorizada com emissão de fóton único (SPECT), que utiliza uma câmara com diversas cabeças para obter uma série de imagens planares em um arco de 180 a 360° ao redor do tórax, atualmente é a técnica de imagem mais utilizada.[10]

O exame de imagem da perfusão do miocárdio é utilizado para visualizar a distribuição regional do fluxo sanguíneo. A *cintigrafia de perfusão do miocárdio* utiliza tálio-201, ou um dos agentes mais novos baseados em tecnécio, que é extraído do sangue e absorvido pelas células miocárdicas funcionais. O tálio-201, um análogo do potássio, é distribuído para o miocárdio proporcionalmente à magnitude do fluxo sanguíneo. Após a injeção, um dispositivo externo de detecção registra a distribuição do material radioativo. Uma área isquêmica é visualizada como um "ponto frio", sem absorção da radioatividade. A aplicação mais importante dessa técnica tem sido o uso durante testes sob estresse para a avaliação da cardiopatia isquêmica.

A *tomografia com emissão de pósitrons* (PET) utiliza agentes que emitem pósitrons para demonstrar a perfusão ou o *status* metabólico do miocárdio. Os radioisótopos utilizados como emissores de pósitrons são átomos de baixo peso atômico e ocorrência natural (p. ex., carbono, nitrogênio, oxigênio), e que são os constituintes predominantes de compostos orgânicos como a glicose. Durante a isquemia, o músculo cardíaco alterna o metabolismo dos ácidos graxos para o da glicose. Portanto, um marcador radioativo, como a fluorodesoxiglicose, pode ser utilizado para diferenciar o miocárdio transitoriamente disfuncional ("aturdido") do tecido cicatricial ao revelar a persistência do metabolismo da glicose nas áreas com fluxo sanguíneo reduzido.

O *angiocardiograma com radionuclídeo* proporciona uma visualização real das estruturas ventriculares durante a sístole e a diástole, sendo um meio para a avaliação da função ventricular durante o repouso e o teste ergométrico. Nesse tipo de exame de imagem, é utilizado um radioisótopo, como a albumina marcada com tecnécio, que não sai dos capilares, permanecendo no sangue sem se ligar ao miocárdio. Esse tipo de imagem nuclear pode ser utilizado para determinar os volumes dos ventrículos direito e esquerdo, as frações de ejeção, a movimentação da parede regional e a contratilidade cardíaca. Esse método também é útil no diagnóstico de *shunts* intracardíacos.

Ressonância magnética e tomografia computadorizada. A RM cardíaca cria um mapa com resolução espacial dos sinais de radiofrequência e, em comparação às técnicas radiográficas, é muito mais segura. A RM cardíaca utiliza gadolínio como agente de contraste aliado à comutação do ECG, para evitar artefatos e borrões causados pelos ciclos cardíacos periódicos.[11] Em quase todos os *scanners* atuais, isso é obtido com a comutação (acionamento) dos dados adquiridos pela RM e da onda R do ECG. A RM cardíaca é utilizada para quantificar o volume, a massa e a função dos ventrículos. A técnica não pode ser utilizada em pessoas com determinados dispositivos implantados, como marca-passos e desfibriladores, exceto se houver aprovação da Food and Drug Administration (FDA, a agência fiscalizadora de medicamentos e alimentos dos EUA) e após ajustes especiais na programação.[11]

A TC é uma técnica radiográfica que consiste em obter imagens transversais do corpo por meio da rotação do *scanner* radiográfico ao redor da pessoa. Foram desenvolvidas diversas gerações da tecnologia da TC, incluindo TC convencional, TC contrastada e TC com feixe de elétrons. A TC cardíaca pode ser realizada com ou sem a injeção de um agente de contraste. Os exames de TC não contrastada são utilizados primariamente para avaliar a calcificação das artérias coronárias. Os exames contrastados podem ser utilizados para avaliar as câmaras cardíacas, os vasos cardíacos de grande calibre e, algumas vezes, o lúmen das artérias coronárias.[12] A TC com feixe de elétrons, desenvolvida especificamente para exames de imagem cardíacos, é uma técnica útil para identificar pacientes com risco de DAC. Contrariamente à TC convencional, na qual o *scanner* se move ao redor da pessoa, apenas o feixe de elétrons se movimenta na TC com feixe de elétrons.

Cateterização cardíaca e arteriografia. A cateterização cardíaca é um dos procedimentos invasivos mais amplamente utilizados na avaliação da DAC. Envolve a passagem de cateteres flexíveis pelos vasos de grande calibre e pelas câmaras do coração. Na cateterização do coração direito, o cateter é inserido em uma veia periférica (normalmente a femoral) e, em seguida, avançado até o coração direito. O cateter é inserido no coração esquerdo de modo retrógrado, por meio de uma artéria periférica (normalmente a braquial ou femoral) até o interior da aorta e do coração esquerdo. O laboratório de cateterização cardíaca, onde o procedimento é realizado, é equipado para a visualização e o registro das imagens fluoroscópicas do coração e dos vasos torácicos, bem como para aferir as pressões no coração e nos vasos de grande calibre. Também existem equipamentos para análises do débito cardíaco e obtenção de amostras de sangue para gasometria. Os exames angiográficos são realizados com a injeção de um meio de contraste radiográfico no coração, de modo que uma delimitação das estruturas em movimento possa ser visualizada e filmada.

A arteriografia coronariana envolve a injeção de um meio de contraste radiográfico nas artérias coronárias, possibilitando a visualização das lesões nesses vasos. É utilizada para identificar e estabelecer a extensão da estenose das artérias coronárias, realizar uma intervenção coronariana percutânea (ICP) e inserir *stents* nas artérias coronárias, além de determinar a adequação para uma cirurgia de *bypass* arterial coronariano.[13] Avaliações fisiológicas intracoronarianas (ultrassonografia com Doppler, reserva de fluxo porcentual) também podem ser obtidas com a nova tecnologia de fio-guia com sensor.

Aterosclerose coronariana e patogênese da doença arterial coronariana.

A aterosclerose é a causa mais comum de DAC; é lenta e progressiva, e pode ter início durante a juventude, tanto nos EUA como em outros países desenvolvidos do mundo. A aterosclerose pode afetar uma ou todas as três artérias coronárias epicárdicas principais e suas ramificações. Lesões clinicamente significativas podem estar localizadas em qualquer ponto nesses vasos, mas tendem a predominar nos primeiros centímetros da artéria coronária descendente anterior esquerda e circunflexa esquerda, ou por toda a artéria coronária direita.[14] Em alguns casos, as ramificações secundárias principais também estão envolvidas.

A DAC geralmente é dividida em dois tipos de distúrbios: a SCA e a cardiopatia isquêmica crônica. A *síndrome coronariana aguda* representa um espectro de cardiopatias isquêmicas agudas que variam desde a AI até o infarto do miocárdio resultante de ruptura de placa aterosclerótica. A *cardiopatia isquêmica crônica* é caracterizada por episódios recidivantes e transitórios de isquemia do miocárdio e angina instável, que resultam do estreitamento do lúmen de uma artéria coronária em consequência de aterosclerose e/ou vasospasmo.

Placa estável versus *instável.* Existem dois tipos de lesões ateroscleróticas:

1. Placa fixa ou estável, que obstrui o fluxo sanguíneo
2. Placa instável/vulnerável ou placa de alto risco, que pode romper e causar adesão plaquetária e formação de trombos.

Em geral, a placa fixa ou estável está implicada na angina estável, e há envolvimento da placa instável na AI e no infarto do miocárdio. Na maior parte dos casos, a isquemia miocárdica de base da AI, do infarto agudo do miocárdio, do acidente vascular encefálico e, em muitos casos, da morte súbita cardíaca (MSC), é precipitada por alterações abruptas na placa seguidas de trombose. As principais determinantes da vulnerabilidade da placa à ruptura incluem a dimensão do centro rico em lipídios, a estabilidade e a espessura da sua cápsula fibrosa, a presença de inflamação e a ausência de células musculares lisas (Figura 27.5). As placas com uma cápsula fibrosa fina sobreposta a um grande centro lipídico apresentam alto risco de ruptura.

Embora a ruptura da placa possa ocorrer espontaneamente, com frequência ela é ocasionada por fatores hemodinâmicos, como as características do fluxo sanguíneo e a tensão do vaso. Por exemplo, acredita-se que um aumento súbito da atividade simpática, com aumento na pressão arterial, frequência cardíaca, força da contração cardíaca e fluxo sanguíneo coronariano, aumenta o risco de ruptura da placa. De fato, muitas pessoas com infarto do miocárdio relatam um evento acionador, mais frequentemente de estresse emocional ou atividade física. A ruptura da placa também apresenta variação ao longo do dia, ocorrendo com mais frequência durante a primeira hora após o acordar; isso sugere que fatores fisiológicos, como elevações no tônus das artérias coronárias e na pressão arterial, podem promover a ruptura da placa aterosclerótica e a subsequente deposição de plaquetas. Foi proposto que o sistema nervoso simpático é ativado ao acordar, resultando em alterações na agregação plaquetária e na atividade trombolítica que tendem a favorecer a trombose.

Trombose e oclusão dos vasos. A trombose local que ocorre após a ruptura da placa resulta de uma interação complexa entre o centro lipídico, as células musculares lisas, os macrófagos

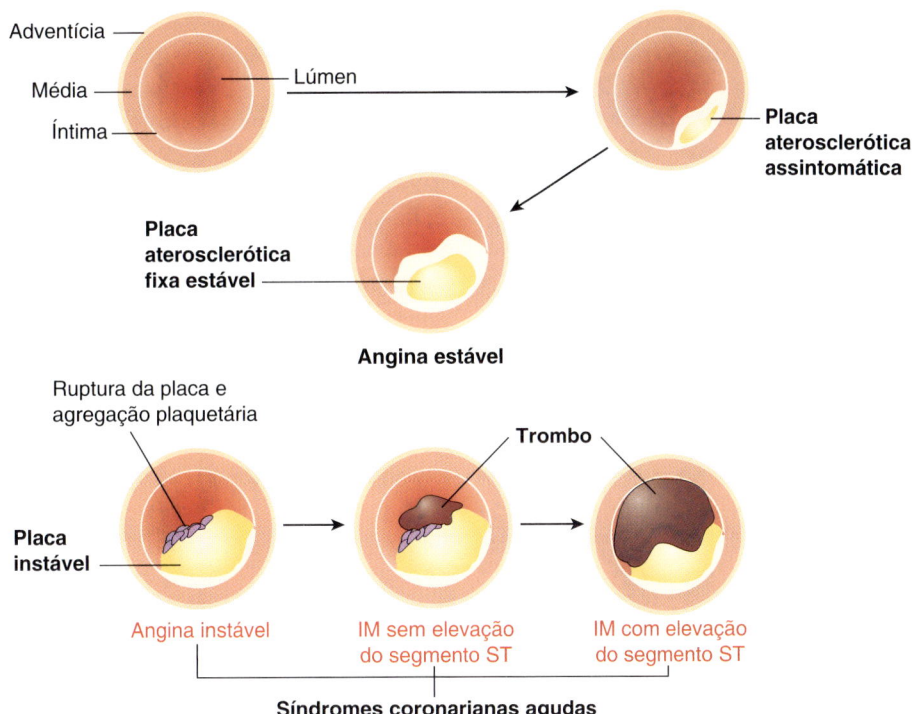

Figura 27.5 • Placa aterosclerótica: placa aterosclerótica fixa estável na angina estável, e placa instável apresentando ruptura e agregação plaquetária nas SCA.

e o colágeno. O centro lipídico proporciona um estímulo para a agregação plaquetária e a formação de trombos. Tanto as células musculares lisas quanto as células espumosas no centro lipídico contribuem para a expressão do fator tecidual nas placas instáveis. Uma vez exposto ao sangue, o fator tecidual inicia a via da coagulação extrínseca, resultando na geração local de trombina e na deposição de fibrina.[14,15]

As plaquetas desempenham um papel importante na relação da ruptura da placa com a DAC aguda. Como parte da resposta à ruptura da placa, as plaquetas se aderem ao endotélio e liberam substâncias (i. e., adenosina difosfato [ADP], tromboxano A_2 e trombina) que promovem ainda mais agregação plaquetária e formação de trombos. A membrana das plaquetas, cujos receptores glicoproteicos se ligam ao fibrinogênio e unem as plaquetas, contribui para a formação de trombos. A adesão e a agregação plaquetárias ocorrem em diversas etapas. Primeiramente, a liberação de ADP, tromboxano A_2 e trombina inicia o processo de agregação. Em segundo lugar, há ativação dos receptores glicoproteicos IIb/IIIa sobre a superfície plaquetária. Em terceiro, o fibrinogênio se liga aos receptores glicoproteicos ativados, formando pontes entre as plaquetas adjacentes.

Existem dois tipos de trombos que são formados como resultado da ruptura da placa – trombos brancos (que contêm plaquetas) e trombos vermelhos (contendo fibrina). Os trombos associados à AI foram caracterizados como branco-acinzentados e presumivelmente são ricos em plaquetas. Os trombos vermelhos, que se desenvolvem com a oclusão dos vasos no infarto do miocárdio, são ricos em fibrina e hemácias sobrepostas ao componente plaquetário e obstruem completamente o fluxo sanguíneo.[15]

Síndrome coronariana aguda

A SCA inclui a AI, o infarto do miocárdio sem elevação do segmento (sem onda Q) e o infarto do miocárdio com elevação do segmento ST (com onda Q). Em pessoas sem elevação do segmento ST ao ECG, a oclusão coronariana trombótica não é total ou é intermitente, enquanto aquelas com elevação do segmento ST normalmente apresentam oclusão coronariana completa à angiografia; por fim, muitas apresentam infarto do miocárdio com onda Q.

> **Conceitos fundamentais**
>
> **Doença arterial coronariana**
>
> - O termo *doença arterial coronariana* se refere aos distúrbios do fluxo sanguíneo miocárdico resultantes de placas ateroscleróticas coronarianas estáveis ou instáveis
> - As placas ateroscleróticas instáveis tendem a apresentar fissuras ou romper, causando agregação plaquetária e possível formação de trombos, com produção de um espectro de SCA de gravidade crescente que vai da AI até o IMSEST e o IMEST
> - As placas ateroscleróticas estáveis produzem uma obstrução fixa do fluxo sanguíneo coronariano, com isquemia do miocárdio que ocorre durante os períodos de aumento das necessidades metabólicas, como na angina estável.

Alterações ao eletrocardiograma. As alterações clássicas ao ECG que ocorrem com a SCA envolvem inversão da onda T, elevação do segmento ST e desenvolvimento de uma onda Q anormal.[16] As alterações que ocorrem podem não estar presentes imediatamente após o início dos sintomas e variam consideravelmente, dependendo da duração do evento isquêmico (agudo *versus* progressivo), da sua extensão (subendocárdico *versus* transmural) e da sua localização (anterior *versus* septal *versus* inferoposterior). Como essas alterações em geral ocorrem ao longo do tempo e são observadas nas derivações do ECG que mostram a área do miocárdio envolvida, é indicado o monitoramento contínuo e sequencial do ECG de 12 derivações. A fase de repolarização do potencial de ação (onda T e segmento ST ao ECG) normalmente é a primeira a apresentar envolvimento durante a isquemia e a lesão do endocárdio. Na medida em que a área envolvida se torna isquêmica, a repolarização do miocárdio sofre alteração, causando mudanças na onda T. Isso comumente é representado pela inversão da onda T, embora possa ocorrer uma elevação hiperaguda da onda T como o sinal mais precoce do infarto. As alterações no segmento ST ocorrem com a lesão isquêmica do miocárdio e, dependendo das derivações envolvidas, podem indicar a lesão de interesse. Na situação normal, o segmento ST do ECG é quase isoelétrico (*i. e.*, achatado ao longo da linha basal), uma vez que todas as células miocárdicas hígidas alcançam o mesmo potencial durante a repolarização inicial. A isquemia aguda grave reduz o potencial de repouso da membrana e abrevia a duração do potencial de ação na área isquêmica. Tais alterações criam uma diferença de voltagem entre as áreas normais e isquêmicas do miocárdio, a qual leva à denominada corrente de lesão entre essas regiões. As correntes de lesão são as correntes representadas ao ECG de superfície como um desvio do segmento ST. Quando a lesão aguda é transmural, todo o vetor ST está desviado na direção do epicárdio exterior, resultando em elevação do segmento ST.[16] No infarto com onda Q, ocorre o desenvolvimento de ondas Q anormais e perda da onda R, uma vez que não ocorre a condução da corrente de despolarização a partir do tecido necrótico. Quando a lesão está confinada primariamente ao subendocárdio, todo o segmento ST está desviado na direção da camada ventricular interna, resultando em uma depressão geral do segmento ST e não na sua elevação.

Biomarcadores séricos. Embora os biomarcadores cardíacos auxiliem os clínicos no diagnóstico de AI/IMSEST em aproximadamente um terço das pessoas, a espera pelos resultados adiaria o tratamento do IMSEST com reperfusão. A interpretação do ECG de 12 derivações deve dar início ao tratamento com reperfusão, por ser esta uma terapia sensível ao tempo. Os biomarcadores séricos de SCA incluem a troponina I (TnI) e a troponina T (TnT) específicas cardíacas, e a creatinoquinase MB (CK-MB). Na medida em que as células do miocárdio se tornam necróticas, seu conteúdo intracelular começa a se difundir pelo interstício adjacente e, em seguida, pelo sangue. A velocidade na qual as enzimas passam a ser observadas no sangue depende da sua localização intracelular, do seu peso molecular e do fluxo sanguíneo local. Por exemplo, elas podem surgir antes do momento previsto em pessoas submetidas à terapia de reperfusão com sucesso.[17]

As *análises de troponina* apresentam uma alta especificidade para o tecido miocárdico e se tornaram os exames com biomarcadores primários para o diagnóstico do infarto do miocárdio. O complexo de troponina, que é parte do filamento de actina, é composto por três subunidades (*i. e.*, troponina C [TnC], TnT e TnI), que regulam o processo contrátil da actina e miosina mediado pelo cálcio no músculo estriado. A TnI e a TnT, que estão presentes no músculo cardíaco, começam a aumentar dentro de 3 h após o início do infarto do miocárdio e podem permanecer elevadas por 7 a 10 dias. Isso é especialmente vantajoso no diagnóstico tardio do infarto do miocárdio.[17]

A *creatinoquinase* é uma enzima intracelular encontrada nas células musculares. Existem três isoenzimas da CK, com a isoenzima MB sendo altamente específica para a lesão do tecido miocárdico. Os níveis séricos de CK-MB excedem as variações normais dentro de 4 a 8 h após a lesão do miocárdio e declinam ao valor normal dentro de 2 a 3 dias.[17]

Quando comparamos a troponina e a CK-MB, o nível de troponina identifica a necrose nos músculos cardíacos mais precocemente do que a CK-MB. Os clínicos que examinam os biomarcadores cardíacos devem enfocar os níveis de troponina, em vez dos níveis de CK-MB, para estabelecer o diagnóstico e determinar o sucesso da reperfusão.[17]

Angina instável/infarto do miocárdio sem elevação do segmento ST. A AI/IMSEST é considerada uma síndrome clínica isquêmica miocárdica, que varia desde a angina estável até o infarto do miocárdio.[18] Tipicamente, a AI e o IMSEST diferem quanto à isquemia ser grave o bastante para causar uma lesão miocárdica significativa, a ponto de liberar quantidades detectáveis de marcadores séricos cardíacos. Considera-se que as pessoas sem evidências de marcadores séricos de lesão do miocárdio apresentam AI, enquanto o diagnóstico de IMSEST é indicado pela detecção de um marcador sérico de lesão miocárdica.

A fisiopatologia da AI/IMSEST pode ser dividida em cinco fases:

1. Desenvolvimento de uma placa instável que rompe, ou erosão da placa com trombose não oclusiva sobreposta
2. Obstrução, como espasmo, constrição, disfunção ou estímulo adrenérgico
3. Estreitamento grave do lúmen coronariano
4. Inflamação
5. Qualquer condição fisiológica que cause isquemia relacionada à diminuição do suprimento de oxigênio, como febre ou hipotensão.

A inflamação pode desempenhar um papel importante na instabilidade da placa, com as células inflamatórias liberando citocinas que tornam a cápsula fibrosa mais fina e mais vulnerável à ruptura ou à erosão. A dor associada à AI/IMSEST apresenta uma evolução persistente e grave, sendo definida pela presença de no mínimo uma de três características:

1. Ocorre em repouso (ou com esforço mínimo), normalmente com duração superior a 20 min (se não interrompida com nitroglicerina)
2. É grave e descrita como uma dor inequívoca de início recente (*i. e.*, dentro de 1 mês)
3. É mais grave, prolongada ou frequente do que a apresentada anteriormente.

É importante estratificar o risco das pessoas que apresentam IA/IMSEST, porque o resultado pode variar de excelente (com pouca alteração no tratamento) a IMSEST (que requer tratamento agressivo) ou morte. A AI/IMSEST é classificada de acordo com a gravidade, com base no histórico clínico, no padrão do ECG e em biomarcadores séricos. A AI/IMSEST é classificada como:

1. Classe I (angina grave de início recente)
2. Classe II (angina em repouso no último mês, mas não nas últimas 48 h)
3. Classe III (angina em repouso nas últimas 48 h).

O padrão do ECG na IA/IMSEST revela depressão do segmento ST (ou elevação transitória no segmento ST) e alterações na onda T. O grau de desvio do segmento ST demonstrou ser uma medida importante da isquemia e do prognóstico.

Infarto do miocárdio com elevação do segmento ST.

O IMEST agudo, também conhecido como *ataque cardíaco*, é caracterizado pela morte isquêmica do tecido miocárdico associada à doença aterosclerótica das artérias coronárias. A área do infarto é determinada pela artéria coronária afetada e pela distribuição do fluxo sanguíneo (Figura 27.6). Aproximadamente 30 a 40% dos infartos afetam a artéria coronária direita, 40 a 50% afetam a artéria descendente anterior esquerda, e os 15 a 20% remanescentes afetam a artéria circunflexa esquerda.[17]

Fisiopatologia. A extensão do infarto depende da localização e da extensão da oclusão, da quantidade de tecido cardíaco irrigado pelo vaso, da duração da oclusão, das necessidades metabólicas do tecido afetado, da extensão da circulação colateral, e de outros fatores, como frequência cardíaca, pressão arterial e ritmo cardíaco. O infarto pode envolver o endocárdio, miocárdio, epicárdio ou uma combinação desses. Os infartos transmurais envolvem toda a espessura da parede ventricular e são mais comuns com a obstrução de uma única artéria (Figura 27.7). Os infartos subendocárdicos envolvem desde o terço interno até metade da parede ventricular e ocorrem com mais frequência na presença de artérias com estreitamentos graves, mas que ainda estão pérvias. A maior parte dos infartos é transmural, envolvendo a parede livre do VE e o septo interventricular.

A principal consequência bioquímica do infarto do miocárdio é a conversão do metabolismo aeróbico em anaeróbico, com uma produção de energia inadequada para manter a função miocárdica normal. Como resultado, ocorre uma perda acentuada da função contrátil dentro de 60 s após o seu início.[17] O desenvolvimento das alterações na estrutura da célula (*i. e.*, depleção de glicogênio e edema mitocondrial) ocorre em alguns minutos. Se o fluxo sanguíneo for restaurado, essas alterações iniciais são reversíveis. Embora as alterações teciduais macroscópicas não sejam evidentes algumas horas após o início do infarto do miocárdio, a área isquêmica deixa de funcionar em questão de minutos, e a lesão celular irreversível

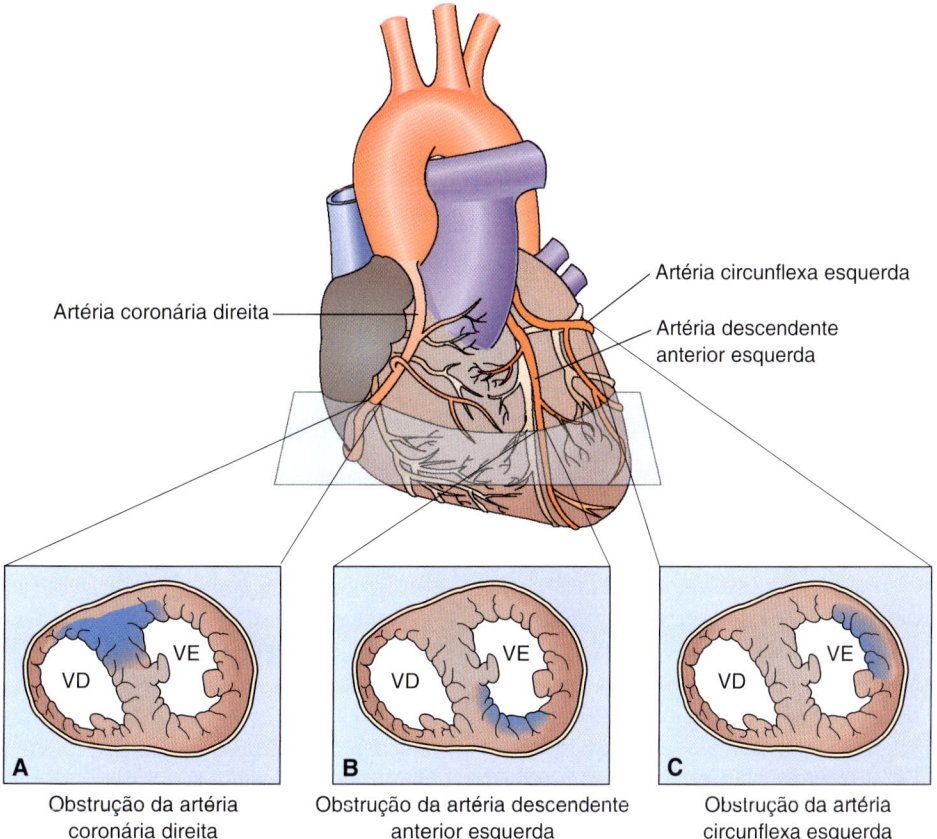

Figura 27.6 • Áreas do coração afetadas pela oclusão da artéria coronária direita (**A**), artéria coronária descendente anterior esquerda (**B**) e artéria coronária circunflexa esquerda (**C**). VD: ventrículo direito; VE: ventrículo esquerdo.

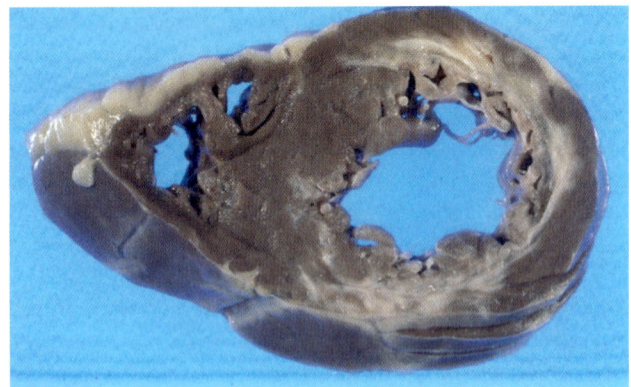

Figura 27.7 • Infarto agudo do miocárdio. Um corte transversal do coração de uma pessoa que faleceu poucos dias após o início de dor torácica grave mostra um infarto transmural na região anterosseptal do VE (região da artéria coronária descendente anterior esquerda [DAE]). O miocárdio necrótico é macio, amarelado e fortemente demarcado (setas). Fonte: Strayer D. E., Rubin R. (Eds.) (2015). *Rubin's pathology: Clinicopathologic foundations of medicine* (7. ed., Fig. 17-15, p. 643) Philadelphia, PA: Lippincott Williams & Wilkins.

ocorre em aproximadamente 40 min. A morte (necrose) celular miocárdica irreversível ocorre 20 a 40 min depois da isquemia grave.[17] A lesão microvascular ocorre em cerca de 1 h após a lesão celular irreversível. Se o infarto for suficientemente grande, deprime a função ventricular esquerda geral e, em seguida, ocorre a insuficiência do bombeamento.

Diversas alterações estruturais dinâmicas mantêm a função cardíaca em pessoas com IMEST. Tanto as áreas infartadas quanto as não infartadas do ventrículo passam por alterações progressivas na dimensão, no formato e na espessura, incluindo adelgaçamento inicial da parede, cicatrização, hipertrofia e dilatação, coletivamente denominados *remodelamento ventricular*. Enquanto o músculo não funcional na área infartada se torna fino e dilatado, o músculo na área não infartada adjacente sofre espessamento resultante de hipertrofia adaptativa, de modo a poder assumir o trabalho do músculo na zona infartada. Contudo, o efeito adaptativo do remodelamento pode ser eliminado com a formação de um aneurisma ou a depressão da função miocárdica, causando um comprometimento ainda maior da função ventricular.[17]

Manifestações clínicas. O IMEST pode ocorrer como um evento de início abrupto ou como progressão da AI/IMSEST. O início do IMEST em geral é abrupto. A dor é o sintoma significativo, tipicamente grave e esmagadora, com frequência descrita como constritiva, sufocante ou "como se algo estivesse sobre o peito". Usualmente, a dor é subesternal e irradia para o braço esquerdo, pescoço ou mandíbula, embora possa ser relatada em outras áreas do tórax. Diferente da dor da angina, a dor associada ao IMEST é mais prolongada e não é aliviada com repouso ou nitroglicerina, mas quase sempre requer narcóticos. Algumas pessoas podem descrevê-la não como "dor" e sim como "desconforto". É comum as mulheres apresentarem desconforto torácico do tipo isquêmico atípico, enquanto os idosos podem se queixar mais frequentemente de falta de ar do que de dor torácica.[19]

É comum haver queixas gastrintestinais com o IMEST. Uma sensação de desconforto epigástrico pode estar presente, e podem ocorrer náuseas e vômito. Acredita-se que esses sintomas estejam relacionados à gravidade da dor e à estimulação vagal. O desconforto epigástrico pode ser confundido com indigestão, e a pessoa pode buscar alívio com antiácidos ou outros remédios caseiros, o que apenas adia o atendimento médico. Queixas de fadiga e fraqueza, especialmente em braços e pernas, são comuns. A dor e o estímulo simpático se combinam e ocasionam taquicardia, ansiedade, inquietação e sensação de morte iminente. Pode haver tosse produtiva, com expectoração espumosa e rosada. A pele com frequência está pálida, fria e úmida. O comprometimento da função do miocárdio pode levar à hipotensão e ao choque.

A morte súbita por IMEST ocorre dentro de 1 h após o início dos sintomas[17] e, em geral, é atribuída a arritmias fatais que podem ocorrer sem evidências de infarto. A hospitalização precoce após o início dos sintomas aumenta significativamente as chances de evitar a morte súbita, graças à imediata disponibilidade de recursos adequados para a reanimação em caso de arritmia ventricular.

Tratamento da síndrome coronariana aguda. Como, com frequência, é difícil obter o diagnóstico específico de IMEST no momento da admissão no sistema de atendimento de saúde, o tratamento imediato para AI/IMSEST e IMEST é essencialmente o mesmo. O prognóstico do IMEST está fortemente relacionado à ocorrência de duas complicações gerais – arritmias e complicações mecânicas (insuficiência no bombeamento). A maioria das mortes por IMEST ocorre em consequência do súbito desenvolvimento de arritmias ventriculares. Portanto, os principais elementos no tratamento de pacientes com IMEST incluem:

- Reconhecimento dos sintomas e busca imediata por atendimento médico
- Mobilização imediata de uma equipe médica de emergência com capacidade para realizar procedimentos de reanimação, incluindo desfibrilação
- Rápido transporte para um hospital equipado para o tratamento de arritmias e fornecimento de suporte vital avançado cardíaco
- Rápida implementação de terapia de reperfusão, dentro de 60 a 90 min.[17,18]

As pessoas que apresentam sinais e sintomas de IMEST com frequência adiam a busca pelo tratamento, apesar das atuais informações públicas a respeito dos benefícios do tratamento precoce. Entre os que adiam a busca pelo tratamento no hospital, incluem-se idosos, mulheres, afrodescendentes, pessoas de condição socioeconômica desfavorável, pessoas com histórico de angina e/ou diabetes, e pessoas que consultam um familiar.

Os objetivos do tratamento da SCA no pronto-socorro incluem a identificação de candidatos à terapia de reperfusão. O histórico e o exame físico devem ser realizados de modo completo, porém com eficiência, para não adiar a terapia de reperfusão. Devem ser averiguados os episódios anteriores de DCV, incluindo SCA, cirurgia de *bypass* coronariano ou ICP. A avaliação da queixa principal do paciente, tipicamente a dor torácica, além dos outros sintomas associados, é essencial para a diferenciar a SCA de outros diagnósticos.

Qualquer um que compareça ao pronto-socorro com sintomas de SCA deve ser submetido a uma rápida investigação, incluindo um ECG de 12 derivações. As alterações típicas ao ECG podem não estar presentes imediatamente após o início dos sintomas, com exceção das arritmias. Traçados de ECG diagnósticos (*i. e.*, elevação do segmento ST, prolongamento da onda Q e inversão da onda T) podem ser de difícil identificação em pessoas com IMEST que apresentam dor torácica. Portanto, devem ser obtidos traçados de ECG seriados. Algumas dificuldades adicionais incluem as contrações ventriculares prematuras, que são arritmias comuns após o infarto do miocárdio. A ocorrência de outras arritmias e defeitos da condução depende das áreas do coração e das vias de condução envolvidas no infarto. Um novo bloqueio de ramo, em particular um bloqueio de ramo esquerdo, também serve de critério para IMEST e indica a necessidade de uma rápida reperfusão.

Os regimes de tratamento comumente indicados incluem a administração de oxigênio, ácido acetilsalicílico (AAS), nitratos, analgésicos, terapias antiplaquetária e anticoagulante, bem como agentes de bloqueio beta-adrenérgicos (betabloqueadores). Pacientes com evidências de infarto ao ECG devem receber terapia de reperfusão imediata com um agente trombolítico ou ICP, dentro de 60 a 90 min.[20] A importância do controle insulínico intensivo para manter a glicemia normal (80 a 110 mg/dℓ) em pessoas criticamente enfermas é apoiada por diversos estudos. As atuais diretrizes do ACC/AHA recomendam a manutenção de um controle glicêmico restrito durante o IMEST.[19]

O alívio da dor é um objetivo importante no tratamento do IMEST, alcançado com uma combinação de oxigênio, nitratos, analgésicos (p. ex., morfina) e agentes bloqueadores beta-adrenérgicos. A administração de oxigênio aumenta tanto o conteúdo de oxigênio no ar inspirado quanto a saturação de oxigênio da hemoglobina. Os níveis de oxigênio arterial podem sofrer queda significativa após um IMEST, e a administração de oxigênio auxilia na manutenção do conteúdo de oxigênio no sangue que perfunde a circulação coronariana. Em pessoas com insuficiência cardíaca grave por IMEST, pode ser necessária a ventilação com pressão positiva contínua ou intubação endotraqueal e suporte com ventilação mecânica.

A nitroglicerina é administrada por seu efeito vasodilatador e pela capacidade de aliviar a dor coronariana. Os efeitos vasodilatadores do medicamento diminuem o retorno venoso (*i. e.*, reduzem a pré-carga) e a pressão arterial (*i. e.*, reduzem a pós-carga), diminuindo, assim, o consumo de oxigênio. A nitroglicerina também pode limitar a dimensão do infarto e é mais eficaz se administrada dentro de 4 h após o início dos sintomas. Em geral, é inicialmente administrada por via sublingual, mas depois se avalia a necessidade de infusão intravenosa. O uso de nitroglicerina intravenosa pode ser indicado para o tratamento da dor isquêmica contínua, o controle da hipertensão ou o tratamento da congestão pulmonar. A nitroglicerina não deve ser administrada para pessoas com hipotensão grave ou que receberam um inibidor de fosfodiesterase para disfunção erétil nas últimas 24 h.

Ainda que diversos agentes analgésicos tenham sido utilizados para o tratamento da dor do IMEST, a morfina normalmente é o medicamento de escolha[17], sendo indicada para a dor torácica que não é aliviada com oxigênio e nitratos. A redução da ansiedade que acompanha a administração de morfina contribui para uma diminuição na inquietação e na atividade do sistema nervoso autônomo, com subsequente diminuição nas demandas metabólicas do coração. A morfina é comumente administrada por via intravenosa (IV), devido à ação de início rápido. A via IV também evita a taxa de absorção variável dos sítios subcutâneos ou intramusculares que, com frequência, não são perfundidos adequadamente em decorrência da diminuição do débito cardíaco que ocorre após o infarto.

Os medicamentos bloqueadores beta-adrenérgicos atuam como antagonistas que bloqueiam as funções do sistema nervoso simpático mediadas pelos betarreceptores e, portanto, diminuem a demanda de oxigênio do miocárdio por diminuírem a frequência cardíaca, a contratilidade cardíaca e a pressão arterial sistêmica. O prolongamento da diástole causado pela frequência cardíaca mais lenta pode intensificar a perfusão do miocárdio, e em especial do subendocárdio. Os betabloqueadores também alteram os potenciais de repouso da membrana do miocárdio e podem diminuir as arritmias ventriculares de risco à vida. Como a atividade do sistema nervoso simpático aumenta as demandas metabólicas do miocárdio, em geral os betabloqueadores orais ou intravenosos são administrados nas primeiras horas após o início do IMEST. No entanto, esses medicamentos não devem ser administrados no IMEST decorrentes do consumo de cocaína, sob pena de acentuar o espasmo coronariano, apesar das controvérsias a respeito do uso dos agentes beta-adrenérgicos na condição da SCA. Outras contraindicações relativas dos betabloqueadores incluem bradicardia sintomática, hipotensão, insuficiência ventricular esquerda moderada a grave, choque e bloqueio cardíaco de segundo ou terceiro grau.

As plaquetas desempenham um papel importante na resposta trombótica à ruptura da placa aterosclerótica; portanto, a inibição da agregação plaquetária é um aspecto importante no tratamento precoce da AI/IMSEST e do IMEST. O AAS é o agente antiplaquetário preferido para a prevenção da agregação plaquetária em pessoas com SCA. Acredita-se que o AAS, ao inibir a síntese da prostaglandina tromboxano A_2, promove reperfusão e reduz a probabilidade de uma nova trombose. As ações do AAS estão relacionadas à presença do grupo acetila, que provoca a acetilação irreversível da enzima plaquetária ciclo-oxigenase, necessária para a síntese do tromboxano A_2. Como a ação é irreversível, o efeito do AAS sobre a função plaquetária tem duração equivalente ao tempo de vida da plaqueta – aproximadamente, 8 a 10 dias. Para pacientes que não podem tomar AAS devido à hipersensibilidade ou à intolerância gastrintestinal, pode ser prescrito clopidogrel. O clopidogrel é um derivado da tienopiridina, que reduz a agregação plaquetária ao inibir a via do ADP nas plaquetas. Contrariamente ao AAS, não tem efeitos sobre a síntese de prostaglandinas. Resultados de diversos estudos conduziram às recomendações por parte da AHA para o uso de clopidogrel aliado ao AAS em pessoas com AI/IMSEST, bem como no preparo pré-procedimental e na terapia a longo prazo de pacientes submetidos à ICP. Agentes antitrombínicos também são utilizados no tratamento de pessoas com SCA. A terapia anticoagulante, cujo alvo é a via da coagulação e a formação do coágulo de fibrina, envolve o uso de heparina não fracionada e de baixo peso molecular. A justificativa para o uso da terapia antitrombínica em pessoas com IMEST é a prevenção de trombose venosa profunda (TVP), embolia pulmonar e embolia cerebral.

Os inibidores da enzima conversora da angiotensina (ECA) são utilizados com frequência nas fases inicial e de convalescência do IMEST, demonstrando benefício em termos da diminuição da taxa de mortalidade. Os inibidores da ECA aumentam o débito cardíaco e o volume sistólico, enquanto diminuem a resistência vascular sistêmica e a pressão de oclusão da artéria pulmonar (POAP). A consequência dessa ação é a minimização da disfunção do VE e da incidência de MSC. O maior benefício ocorre em casos de pacientes com infartos anteriores, insuficiência cardíaca e taquicardia. Em geral, a administração dos inibidores da ECA tem início nas primeiras 24 h, após a conclusão da terapia fibrinolítica. A terapia com inibidores da ECA normalmente é iniciada com a administração oral de uma dose baixa, que é aumentada progressivamente até a dose total.[19] Embora o uso de inibidores da ECA como terapia a curto prazo para pessoas com IA/IMSEST aparentemente não promova benefícios, o uso a longo prazo é útil para prevenir episódios isquêmicos recidivantes.[17]

Estratégias de reperfusão. O termo *reperfusão* se refere ao restabelecimento do fluxo sanguíneo por meio do uso de agentes farmacológicos (terapia fibrinolítica), ICP ou cirurgia de *bypass* arterial coronariano (CBAC). Todas as pessoas que sofrem IMEST devem ser avaliadas quanto à terapia de reperfusão, assim que possível, ao serem admitidas no sistema de atendimento de saúde. O tempo decorrido desde o início dos sintomas, o risco de IMEST, os possíveis riscos associados à terapia fibrinolítica e o tempo necessário para o transporte até um laboratório especializado em ICP devem ser considerados.

A reperfusão precoce (dentro de 15 a 20 min) após o início da oclusão pode prevenir a necrose e melhorar a perfusão miocárdica na zona do infarto. A reperfusão após um intervalo mais longo pode salvar algumas células miocárdicas que teriam morrido em consequência de períodos mais longos de isquemia. Também pode prevenir a lesão microvascular que ocorre durante um período mais longo. Ainda que, por fim, uma grande parte do miocárdio viável seja recuperada no momento do restabelecimento do fluxo ou da reperfusão, as anormalidades críticas na função bioquímica podem persistir, causando comprometimento da função ventricular. A área de recuperação do coração costuma ser denominada miocárdio hibernante. Como há perda da função do miocárdio antes da morte celular, o miocárdio hibernante pode não conseguir manter a vida, de modo que pacientes com grandes áreas de miocárdio disfuncional podem necessitar de suporte vital até a recuperação funcional das regiões afetadas.[20]

Terapia fibrinolítica. Os medicamentos fibrinolíticos dissolvem os coágulos sanguíneos e plaquetários, sendo utilizados para reduzir a mortalidade, limitar a dimensão do infarto, promover a cicatrização do infarto e o remodelamento do miocárdio, e reduzir o potencial de arritmias potencialmente fatais. Esses agentes interagem com o plasminogênio para dar origem à plasmina, que lisa os coágulos de fibrina e digere os fatores V e VIII da coagulação, a protrombina e o fibrinogênio. Os agentes fibrinolíticos incluem a estreptoquinase, alteplase, reteplase e tenecteplase-tPA. Os melhores resultados são obtidos com a instituição do tratamento dentro de 30 min após o início dos sintomas. Subsequentemente, a magnitude do benefício declina, mas algum efeito benéfico ainda pode ser alcançado até 12 h após o aparecimento da dor. O paciente deve ser um candidato de baixo risco para complicações causadas por sangramento e não pode ter história de hemorragia intracraniana ou traumatismo significativo nos últimos 3 meses. A complicação primária da terapia fibrinolítica é a hemorragia intracraniana, que normalmente ocorre nas primeiras 24 h do tratamento.[17]

Intervenção coronariana percutânea. A ICP é indicada como um procedimento invasivo precoce para pessoas com AI/IMSEST sem nenhuma comorbidade séria e com lesões suscetíveis à ICP.[20] A ICP inclui angioplastia coronariana transluminal percutânea (ACTP), inserção de *stent*, aterectomia e trombectomia. O objetivo da ICP é realizar o procedimento dentro de 90 min após o primeiro contato clínico com a pessoa (o "intervalo porta-balão").[20]

A *ACTP com balão* envolve a dilatação com um balão inflável de uma placa aterosclerótica causadora de estenose (Figura 27.8). O procedimento é semelhante à cateterização cardíaca para angiografia coronariana, no sentido em que o cateter de dilatação com balão de lúmen duplo é introduzido pela via percutânea na artéria femoral ou braquial e avançado, guiado por fluoroscopia, até a área de estenose do vaso coronariano afetado. Nesse ponto, é acionado para expandir o lúmen

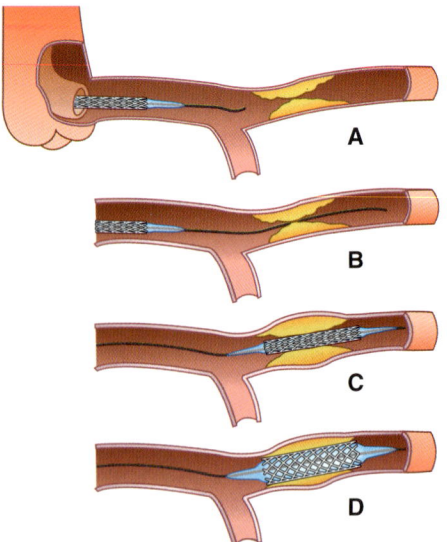

Figura 27.8 • Inserção de *stent* expansível com balão. **A.** Inserção de cateter-guia com *stent* expansível acoplado a um balão encolhido e montado sobre um fio-guia na artéria coronária. **B.** Avanço do fio-guia pela lesão coronariana. **C.** Posicionamento do *stent* expansível com balão na lesão. **D.** Insuflação do balão, com expansão do *stent*. Após a expansão do *stent*, o sistema do *balão* é removido.

da artéria coronária, distendendo e lacerando a placa aterosclerótica e, em menor medida, distribuindo a placa ao longo do seu eixo longitudinal. Esse procedimento com frequência é utilizado com a inserção de *stents*. As complicações agudas da ACTP incluem trombose e dissecção do vaso; as complicações em mais longo prazo envolvem uma nova estenose do vaso dilatado.

Foi demonstrado que o uso de *stents coronarianos* melhora os resultados a curto e longo prazos, em comparação à ACTP isoladamente. Os pacientes submetidos aos procedimentos com *stent* são tratados com medicamentos antiplaquetários e anticoagulantes para prevenir a trombose, que é um risco importante do procedimento.[20] Os *stents* com rede de fios autoexpansíveis metálicos expostos inicialmente utilizados apresentavam taxas de trombose altas e foram em grande parte substituídos pelos *stents* expansíveis com balão. A braquirradioterapia era utilizada para prevenir a incidência de uma nova estenose dos *stents*, por meio do uso de radioterapia arterial intracoronariana localizada. Os desfechos atribuídos ao procedimento foram a inibição da proliferação celular e da formação de lesões vasculares, e a prevenção do remodelamento arterial constritivo. A necessidade de radioterapia é uma limitação desse procedimento, o qual se mostrou menos eficaz do que os *stents* com eluição de medicamentos.[20] Os *stents* metálicos expostos são utilizados em 20 a 30% das pessoas que necessitam de ICP.

Os *stents* com eluição de medicamentos (com sirolimo, paclitaxel, zotarolimo e everolimo) também estão sendo utilizados para suprimir a proliferação local da neoíntima, a qual ocasiona reestenose da artéria coronária.[20] Estudos clínicos recentes observaram que o uso prolongado de AAS e clopidogrel, por até 1 ano, é recomendado para prevenir a reestenose. A *aterectomia* (i. e., secção da placa aterosclerótica com uma lâmina circular de alta velocidade, a partir do interior do vaso) é uma técnica mecânica de remoção de tecido aterosclerótico durante a angioplastia. *Laser* e dispositivos de angioplastia também são utilizados. Contudo, graças à disponibilização dos *stents*, esses procedimentos atualmente são utilizados com menos frequência. A trombectomia (remoção do trombo) envolve o uso de um dispositivo acoplado a um cateter especial que fratura o trombo em pequenos fragmentos e, em seguida, os puxa para o interior da ponta do cateter, de modo a poderem ser impulsionados em direção proximal e removidos.

Cirurgia de bypass *arterial coronariano.* A CBAC é uma das cirurgias mais comumente realizadas no mundo, proporcionando alívio da angina, melhora da tolerância aos exercícios e prolongamento da vida. O procedimento envolve a revascularização do miocárdio afetado. Isso é feito por meio da inserção de um enxerto de veia safena entre a aorta e a artéria coronária afetada, distalmente ao ponto de oclusão; ou, alternativamente, usando a artéria mamária para promover a revascularização da artéria descendente anterior esquerda ou de suas ramificações (Figura 27.9). Normalmente, são realizadas até cinco anastomoses distais.

A CBAC de emergência ou urgência, como uma estratégia de reperfusão, é indicada em situações como no insucesso da ICP com dor persistente ou instabilidade hemodinâmica, ou

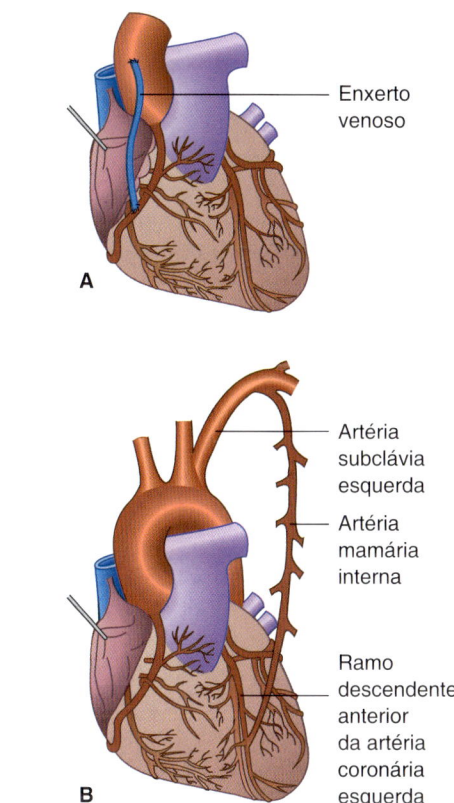

Figura 27.9 • Revascularização da artéria coronária. **A.** Enxerto de *bypass* com veia safena. O segmento venoso é suturado na aorta ascendente e na artéria coronária direita, em um ponto distal à lesão com oclusão. **B.** Enxerto de *bypass* com artéria mamária. A artéria mamária é anastomosada na artéria coronária esquerda descendente anterior, com o desvio da lesão com obstrução.

para pessoas que não são candidatas à ICP ou à terapia fibrinolítica.[19,21] Ao considerar a CBAC como uma opção de tratamento, o risco de mortalidade hospitalar e outras complicações deve ser levado em consideração. Idade avançada, função ventricular esquerda inadequada, e urgência na realização da cirurgia aumentam o risco de mortalidade precoce. Complicações sérias, como acidente vascular encefálico, mediastinite e disfunção renal, também aumentam a mortalidade e a morbidade associadas à CBAC. O uso de antibióticos no pré-operatório e a administração perioperatória de betabloqueadores ajudam a reduzir a incidência de infecções pós-operatórias e fibrilação atrial.

A CBAC não altera a progressão da DAC e, embora a taxa de recidiva da angina seja baixa nos primeiros 5 anos, ocorre o fechamento de aproximadamente 50% dos enxertos venosos 10 anos após a CBAC. Mesmo assim, o uso de enxertos de artéria mamária interna demonstrou uma excelente perviedade tardia. O AAS é o medicamento de escolha para a profilaxia contra o fechamento precoce do enxerto de veia safena, sendo administrado durante um período indeterminado.[2] Novas técnicas cirúrgicas para o tratamento da DAC continuam a surgir, como um esforço para reduzir os efeitos adversos da incisão da esternotomia na linha média, do *bypass* cardiopulmonar e da parada total por cardioplegia. Algumas incluem a CBAC "sem bomba", o desenvolvimento de *bypass* coronariano com robótica e a revascularização transmiocárdica com *laser*.[2]

Período de recuperação pós-infarto. Após um infarto do miocárdio, normalmente são observadas três zonas de lesão tecidual: a zona de tecido miocárdico que se torna necrótica em consequência da ausência absoluta de fluxo sanguíneo; uma zona adjacente de células lesionadas, algumas das quais se recuperam; e uma zona externa, na qual as células estão isquêmicas e podem ser salvas mediante o restabelecimento do fluxo sanguíneo (Figura 27.10). Os limites dessas zonas podem sofrer alterações com o tempo, após o infarto, e como resultado de medidas bem-sucedidas de tratamento para restabelecer o fluxo sanguíneo. Se este puder ser restaurado dentro de um intervalo de 20 a 40 min, a perda da viabilidade celular será nula ou mínima. A progressão da necrose isquêmica normalmente tem início na área subendocárdica do coração e se estende pelo miocárdio, envolvendo uma parte progressivamente maior da espessura transmural da zona isquêmica.

As células miocárdicas que sofrem necrose são gradualmente substituídas por tecido cicatricial. Há desenvolvimento de resposta inflamatória aguda na área de necrose, aproximadamente 2 a 3 dias após o infarto. Depois disso, os macrófagos começam a remover o tecido necrótico, e a área lesionada é gradualmente substituída pelo crescimento de um tecido de granulação altamente vascularizado que, pouco a pouco, se torna menos vascularizado e mais fibroso. Em cerca de 4 a 7 dias, o centro da área infartada está macio e amarelo; esse é o período em que costumam ocorrer os casos de ruptura do ventrículo, do septo interventricular ou das estruturas valvares. A substituição do tecido miocárdico necrótico normalmente está concluída ao redor da sétima semana. As áreas do miocárdio que foram substituídas pelo tecido cicatricial não têm capacidade de realizar contrações, nem de iniciar ou conduzir os potenciais de ação.

Complicações. Os estágios da recuperação do IMEST estão fortemente relacionados à dimensão do infarto e às alterações que ocorreram na área infartada. O tecido cicatricial fibroso não apresenta as propriedades contráteis, elásticas e condutoras das células miocárdicas normais; os efeitos residuais e as complicações são essencialmente determinados pela extensão e pela localização da lesão. Entre as complicações do IMEST, podemos citar morte súbita, pericardite, acidente vascular encefálico, tromboembolia e defeitos mecânicos (p. ex., regurgitação da valva mitral, ruptura do septo interventricular, ruptura da parede ventricular esquerda e aneurisma ventricular esquerdo). Dependendo da sua gravidade, o infarto do miocárdio tem potencial de comprometer a ação de bombeamento do coração. A insuficiência cardíaca e o choque cardiogênico são complicações temidas do IMEST.

As arritmias potencialmente fatais podem ser o primeiro sintoma de uma SCA, que difere da angina estável crônica em termos do mecanismo. Na SCA, os mecanismos podem estar relacionados à reentrada, à automaticidade anormal e a desequilíbrios eletrolíticos, em particular de potássio e magnésio. Bradicardia e bloqueio cardíaco sintomáticos também são complicações da SCA, os quais são tratados de acordo com as diretrizes para implantação de marca-passos e dispositivos antiarrítmicos.[2]

A pericardite tende a ocorrer em pessoas com infartos de grande dimensão e uma fração de ejeção mais baixa. Pode surgir tão precocemente quanto no segundo ou terceiro dia pós-infarto, ou até decorridas muitas semanas. Essa complicação tardia, denominada *síndrome de Dressler*, ocorre semanas a meses após o IMEST e parece ser uma resposta autoimune. Contrariamente à dor associada ao IMEST, a dor da pericardite é aguda e em pontadas, que se agrava com a inspiração profunda e alterações posicionais. Em virtude da terapia de reperfusão, essa complicação tem sido significativamente reduzida.

O acidente vascular encefálico agudo é outra complicação do IMEST. Os fatores de risco de acidente vascular encefálico após um IMEST incluem hipertensão, idade avançada, histórico de acidente vascular encefálico anterior, diminuição da fração de ejeção e fibrilação atrial. A tromboembolia, que se apresenta como TVP ou embolia pulmonar, é observada com menos frequência do que no passado, em virtude da terapia anticoagulante.

Os defeitos mecânicos resultam das alterações que ocorrem no miocárdio necrótico e subsequentemente inflamado, e incluem ruptura do septo interventricular, do músculo papilar ou da parede ventricular livre[17] (Figura 27.11). A ruptura parcial ou completa de um músculo papilar é uma complicação rara, porém quase sempre fatal, do infarto transmural do miocárdio.[17] É detectada pela presença de um novo sopro sistólico e agravamento clínico, com frequência acompanhado de edema pulmonar. Mais comumente, a regurgitação da valva mitral pós-infarto resulta da disfunção isquêmica precoce do músculo papilar e do miocárdio adjacente. A atual incidência da ruptura do septo interventricular é menor do que no passado, graças ao uso da terapia de reperfusão. Anteriormente considerado uma intervenção cirúrgica necessária somente para pessoas assintomáticas, o reparo cirúrgico atualmente é recomendado em todos os casos com ruptura do septo interventricular. A ruptura completa da parede livre do ventrículo infartado ocorre em 1 a 6% dos pacientes e quase sempre resulta em morte imediata.[17] Em geral, ocorre em 3 a 7 dias após o infarto, normalmente envolve a parede anterior e é mais comum em mulheres idosas. A ruptura incompleta ou gradual

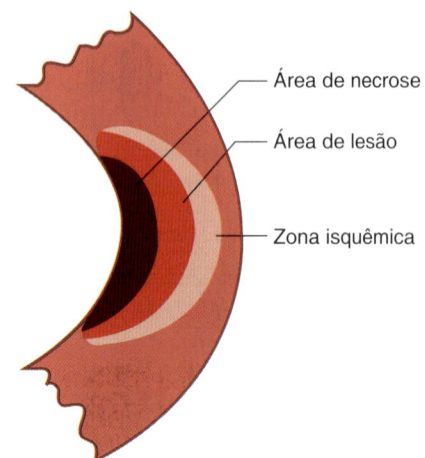

Figura 27.10 • Áreas de lesão tecidual após o infarto do miocárdio.

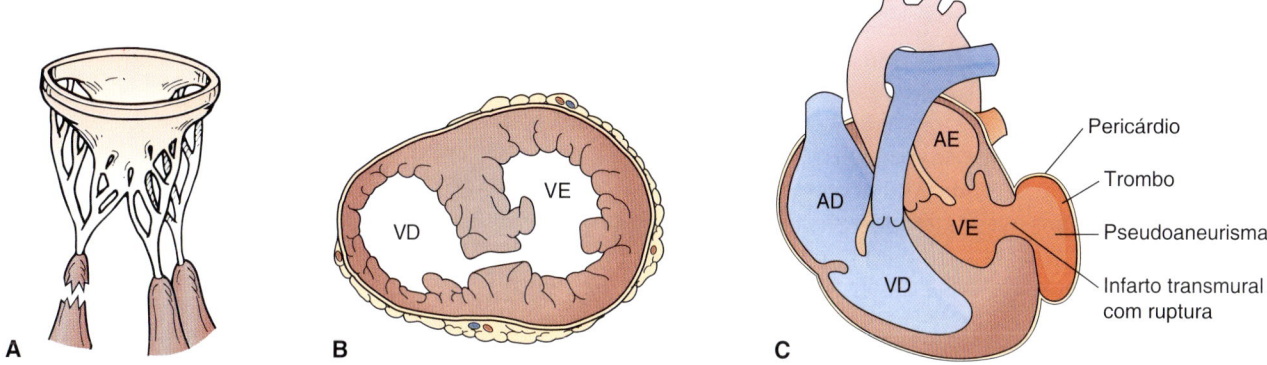

Figura 27.11 • Complicações mecânicas agudas do infarto do miocárdio. **A.** Ruptura do músculo papilar. **B.** Ruptura do septo interventricular. **C.** Ruptura da parede livre do VE, com formação de pseudoaneurisma. AD: átrio direito; AE: átrio esquerdo; VD: ventrículo direito; VE: ventrículo esquerdo.

pode ser selada pelo pericárdio, criando um pseudoaneurisma que requer intervenção cirúrgica precoce, uma vez que a ruptura completa tardia é um evento comum.

O aneurisma ventricular esquerdo, uma área claramente delimitada de tecido cicatricial que sofre abaulamento paradoxal durante a sístole (Figura 27.12), desenvolve-se em 10% das pessoas que vão a óbito em decorrência de IMEST no hospital.[17] Sua localização mais comum é a parte anterior do VE, após a oclusão da artéria coronária descendente anterior esquerda, tornando-se evidente em 4 a 8 semanas após o infarto. Os casos de rompimento são raros, mas podem estar associados com embolia arterial, arritmias ventriculares e insuficiência cardíaca. A ressecção cirúrgica pode ser realizada para essas indicações, diante do fracasso de outras medidas de tratamento.[17]

Reabilitação cardíaca. Os programas de reabilitação cardíaca são recomendados após a SCA e incorporam estratégias para melhorar a aderência às terapias clínicas e às alterações no estilo de vida. Os componentes da reabilitação cardíaca incluem exercícios, nutrição, cessação do tabagismo, manejo psicossocial e educação. A educação é um componente essencial dos programas de reabilitação cardíaca, sendo incorporada com frequência a outros aspectos do programa. Inclui a educação relacionada a exercícios, nutrição, cessação do tabagismo e medicamentos. A adesão a um programa de reabilitação cardíaca, ou a qualquer de seus componentes, pode ser extremamente difícil. Entre os fatores que influenciam a participação e a adesão, estão o encaminhamento médico, questões sobre reembolso, distância e transporte, bem como apoio social.[22]

O programa de exercícios é parte integrante de um programa de reabilitação cardíaca, e inclui atividades como caminhada, natação e bicicleta. Esses exercícios envolvem alterações no comprimento muscular e nas contrações rítmicas de grupos musculares. A maior parte dos programas de exercícios é planejada individualmente, para atender às necessidades físicas e psicológicas de cada pessoa. O objetivo do programa de exercícios é aumentar o consumo máximo de oxigênio pelos tecidos musculares, de modo a permitir que essas pessoas consigam realizar mais trabalho com níveis mais baixos de frequência cardíaca e pressão arterial.[22]

Além dos exercícios, a modificação dos fatores de risco cardíaco incorpora estratégias para a cessação do tabagismo, perda de peso, redução do estresse e controle da hipertensão e do diabetes (quando presentes). O aconselhamento nutricional apresenta efeitos diretos sobre o peso, os lipídios séricos, a pressão arterial, o diabetes e outros fatores. A escolha da dieta é baseada no efeito benéfico, bem como nas necessidades sociais e culturais da pessoa. Os padrões alimentares são avaliados, enquanto os objetivos específicos são determinados e interligados ao paciente.[22] Os programas de reabilitação cardíaca devem incluir uma avaliação dos problemas psicossociais, como depressão, ansiedade e isolamento social. Pode-se proporcionar a terapia comportamental, como habilidades para o manejo do estresse, e o aconselhamento individual ou em grupo, ou pode haver encaminhamento para outros especialistas.

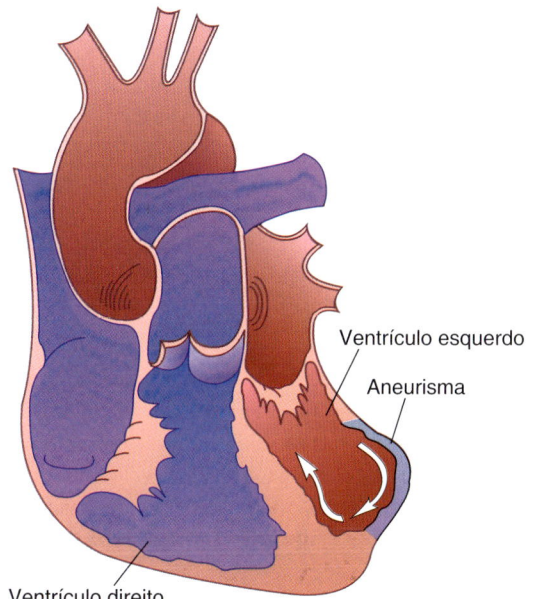

Figura 27.12 • Movimento paradoxal de um aneurisma ventricular esquerdo durante a sístole.

Cardiopatia isquêmica crônica

A isquemia do miocárdio ocorre quando a capacidade das artérias coronárias de suprir sangue é inadequada para atender às demandas metabólicas do coração. As limitações no fluxo sanguíneo coronariano resultam mais comumente de aterosclerose, mas o vasospasmo pode atuar como um fator iniciador ou contribuinte. Existem diversos tipos importantes de DAC isquêmica crônica: angina estável crônica, isquemia do miocárdio silenciosa, angina variante ou vasospástica, dor torácica com angiografia coronariana normal e miocardiopatia isquêmica.

Angina estável.
A angina estável crônica está associada a uma obstrução coronariana fixa que produz disparidade entre o fluxo sanguíneo coronariano e as demandas metabólicas do miocárdio. A angina estável é a manifestação inicial da cardiopatia isquêmica em aproximadamente metade das pessoas com DAC.[23] Ainda que a maior parte das pessoas com angina estável apresente cardiopatia aterosclerótica, a angina não se desenvolve em uma quantidade considerável de pessoas com aterosclerose coronariana avançada. Isso provavelmente se deve ao estilo de vida sedentário, ao desenvolvimento de uma circulação colateral adequada, ou à incapacidade dessas pessoas de perceber a dor. Em muitos casos, o infarto do miocárdio ocorre sem histórico de angina.

A angina *de peito* normalmente é precipitada por situações que aumentam as demandas de trabalho cardíaco, como mediante esforço físico, exposição ao frio e estresse emocional. A dor tipicamente é descrita como uma sensação de aperto, esmagamento ou sufocamento; costuma ser estável, aumentando em intensidade somente no início e no final do ataque. A dor da angina em geral está localizada na área precordial ou subesternal do tórax e, semelhantemente à dor do infarto do miocárdio, pode irradiar até o ombro esquerdo, mandíbula, braço ou outras áreas do tórax (Figura 27.13). Em algumas pessoas, a dor no braço ou no ombro pode ser confundida com artrite; em outras, a dor epigástrica é confundida com indigestão. A angina normalmente é categorizada conforme a ocorrência (durante o exercício ou em repouso), o aparecimento, início recente ou o aumento da gravidade.

A angina estável crônica tipicamente é provocada por esforço ou estresse emocional, e aliviada após alguns minutos, mediante repouso ou uso de nitroglicerina. Um adiamento em mais de 5 a 10 min antes de o alívio ser obtido sugere que os sintomas não são decorrentes de isquemia ou resultam de isquemia grave. A angina durante o repouso, de início recente ou que aumenta em intensidade ou duração indica um risco aumentado de infarto do miocárdio e deve ser imediatamente avaliada com base nos critérios relativos à SCA.

Isquemia do miocárdio silenciosa.
Ocorre na ausência de dor do tipo angina e parece ser causada pelos mesmos fatores responsáveis pela angina, incluindo o comprometimento do fluxo sanguíneo consequente aos efeitos da aterosclerose coronariana ou do vasospasmo coronariano. A isquemia do miocárdio silenciosa afeta três populações – pessoas assintomáticas sem outras evidências de DAC, pessoas que sofreram um infarto do miocárdio e continuam a apresentar episódios de isquemia silenciosa, e pessoas com angina que também apresentam episódios de isquemia silenciosa.[23] O motivo dos episódios de isquemia não está claro. Tais episódios podem ser mais breves e envolver uma parte menor do tecido miocárdico do que a afetada pelos episódios que causam dor. Outra explicação é que as pessoas com angina silenciosa apresentam defeitos no limiar da dor ou em sua transmissão, ou neuropatia autônoma com denervação sensorial. Existem evidências de aumento na incidência de isquemia do miocárdio silenciosa em portadores de diabetes melito, provavelmente como resultado de neuropatia autônoma, uma complicação comum do diabetes. O IMEST silencioso abrange uma proporção significativa de todos os IMEST em idosos.

Angina variante (vasospástica).
A angina variante também é conhecida como *angina vasospástica ou de Prinzmetal*. Suas causas não são completamente compreendidas, mas uma combinação de processos patológicos pode ser a responsável. Foi sugerido que possivelmente seja resultante de disfunção endotelial, respostas de hiperatividade do sistema nervoso simpático, defeitos na utilização do cálcio pelo músculo liso vascular ou alteração na produção de óxido nítrico.[18,23] Em algumas pessoas, está associada à hipercontratilidade do músculo liso vascular e a cefaleias do tipo enxaqueca, ou ainda ao fenômeno de Raynaud.

Ao contrário da angina estável, que ocorre com esforço ou estresse, a angina variante normalmente se manifesta durante o repouso ou com exercícios mínimos, e quase sempre no período noturno (entre 0 e 8 h). É comum haver arritmias quando a dor é grave, e a maior parte das pessoas tem consciência de sua presença durante a crise. As alterações no ECG registradas durante uma crise são significativas, e as anormalidades incluem elevação ou depressão do segmento ST, onda T em picos, inversão da onda U e distúrbios do ritmo. Indivíduos com angina variante que apresentam arritmias sérias durante episódios de dor espontânea têm risco aumentado de morte súbita.

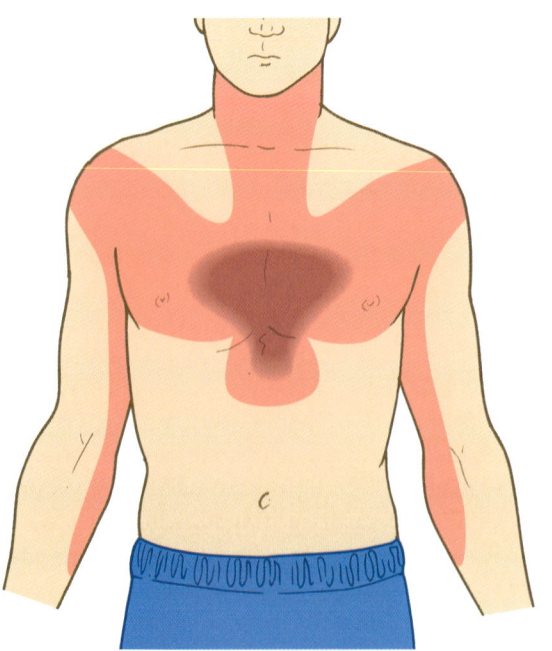

Figura 27.13 • Áreas de dor de angina.

Dor torácica com angiografia coronariana normal. A dor torácica exercício-induzida com angiografia coronariana normal é comumente descrita como *síndrome cardíaca X*. Esse distúrbio não deve ser confundido com a síndrome metabólica, anteriormente denominada *síndrome X*. A causa da dor torácica não está estabelecida, mas acredita-se que reflita um problema na microvasculatura e/ou um aumento na percepção da dor cardíaca. Para esse distúrbio, foi sugerida a denominação alternativa *angina microvascular*.

Miocardiopatia isquêmica. Descreve a DAC que resulta em disfunção do miocárdio. Pode se manifestar como sintomas de cardiomiopatia sem histórico conhecido de DAC em pessoas que sofreram vários episódios de IM ou apresentam obstrução arterial. É importante reconhecer a diferença entre miocardiopatia isquêmica e miocardiopatia dilatada (MCD), posto que a primeira, se diagnosticada, pode ser revertida. A miocardiopatia isquêmica causada por vários episódios de IM tem prognóstico desfavorável, dada a existência de uma lesão maior do que as observadas em pessoas com lesões ocluídas e reversíveis.

Diagnóstico. O diagnóstico da angina é baseado em um histórico detalhado sobre a dor, na presença de fatores de risco, em exames invasivos ou não, e em dados laboratoriais. As causas não coronarianas de dor torácica, como refluxo esofágico ou distúrbios musculoesqueléticos, devem ser afastadas.

Os exames não invasivos para casos de angina estável crônica incluem ECG, ecocardiograma, teste ergométrico, análises de imagens nucleares, TC e possivelmente a RM cardíaca. Como o ECG em repouso muitas vezes é normal, o teste ergométrico é utilizado com frequência na avaliação de pacientes com angina. A isquemia assintomática em repouso é detectada pela precipitação da dor torácica típica, ou por alterações do segmento ST ao ECG. Ainda que os exames não invasivos sejam de grande valia para o diagnóstico da angina estável crônica, o diagnóstico definitivo requer cateterização cardíaca e arteriografia coronariana.[13,17] Os níveis de marcadores bioquímicos séricos para infarto do miocárdio são normais em portadores de angina estável crônica. Anormalidades metabólicas como hipercolesterolemia e outras dislipidemias, intolerância a carboidratos e resistência à insulina são detectadas com frequência.

Tratamento. Pacientes com angina estável crônica necessitam de uma avaliação abrangente e individualizada, alterações no estilo de vida e tratamento. Os objetivos do tratamento são direcionados à redução dos sintomas e à prevenção do infarto do miocárdio, por meio da adoção de estratégias não farmacológicas, farmacoterapia e intervenções coronarianas. A ICP alivia os sintomas naqueles com angina estável crônica, mas não prolonga o tempo de vida. A CBAC normalmente é indicada para os casos em que uma doença afeta dois ou três vasos.[21]

O alvo dos métodos não farmacológicos é o controle dos sintomas, além da introdução de modificações no estilo de vida que minimizem os fatores de risco de doença coronariana, incluindo cessação do tabagismo, redução do estresse, um programa de exercícios regulares, limitação da ingestão alimentar de colesterol e gorduras saturadas, redução do peso na presença de obesidade e medidas para evitar a vasoconstrição induzida pela exposição ao frio. O objetivo do tratamento farmacológico da angina é o alívio da isquemia e dos sintomas, a prevenção do infarto do miocárdio e da morte, e a melhora da qualidade de vida. Os agentes farmacológicos utilizados na angina estável crônica incluem AAS ou clopidogrel, betabloqueadores (em pessoas sem contraindicações) ou antagonistas de cálcio (quando houver contraindicação para betabloqueadores), e inibidores da ECA (naqueles que também apresentam diabetes ou disfunção sistólica ventricular esquerda; ver a discussão anterior, na seção sobre síndrome coronariana aguda). Para os casos de DAC estabelecida, incluindo angina estável crônica, recomenda-se o uso de agentes hipolipemiantes ou estatinas, mesmo na presença de elevações leves a moderadas de LDL colesterol.

Os nitratos, tanto os de ação de curta duração quanto os de ação prolongada, são os vasodilatadores utilizados no tratamento da angina estável crônica e da isquemia do miocárdio silenciosa.[23] Os nitratos exercem seu efeito principalmente por meio da diminuição no retorno venoso para o coração, com resultante diminuição no volume intraventricular, e a pressão arterial também diminui. A diminuição da pressão intraventricular e do volume intraventricular está associada à diminuição da tensão da parede e da demanda de oxigênio do miocárdio. Embora não sejam vasodilatadores, os medicamentos betabloqueadores são extremamente úteis no tratamento da angina associada ao esforço. Os benefícios dos agentes betabloqueadores decorrem primariamente de seus efeitos hemodinâmicos – diminuição da frequência cardíaca, da pressão arterial e da contratilidade miocárdica – que minimizam as demandas de oxigênio do miocárdio em repouso e durante o exercício. Os medicamentos bloqueadores de canais de cálcio, também denominados *antagonistas de cálcio*, bloqueiam os canais de cálcio tipo L (ativados e inativados) nos músculos cardíaco e liso. Seus efeitos terapêuticos resultam da dilatação das artérias coronárias e periféricas, bem como da diminuição do metabolismo miocárdico associado à diminuição da contratilidade do miocárdio. Pessoas com angina variante normalmente respondem ao tratamento com antagonistas de cálcio.

RESUMO

A DAC é um distúrbio com comprometimento do fluxo sanguíneo coronariano, normalmente causado pela aterosclerose. A isquemia do miocárdio ocorre quando há disparidade entre o suprimento e a demanda de oxigênio do miocárdio, podendo se manifestar como cardiopatia isquêmica crônica ou SCA. Os exames diagnósticos para a DAC incluem ECG, teste ergométrico, exames de imagens nucleares, TC, RM e análises angiográficas no laboratório de cateterização cardíaca.

A SCA, que inclui a AI/IMSEST e o IMEST, resulta de diversos processos fisiopatológicos, incluindo placas ateroscleróticas instáveis, agregação plaquetária e formação de trombos. A AI é um tipo de angina acelerada, na qual a dor é mais frequente, mais grave e mais prolongada do que na angina estável crônica. O infarto do miocárdio se refere à morte isquêmica do tecido miocárdico associada à obstrução do fluxo sanguíneo nas artérias coronárias, decorrente da ruptura de uma placa e da oclusão do fluxo sanguíneo. O IMSEST e o IMEST diferem quanto à extensão da lesão do miocárdio. As complicações do IMEST incluem arritmias potencialmente fatais, insuficiência cardíaca e choque cardiogênico, pericardite, tromboembolia, ruptura de estruturas cardíacas e aneurismas ventriculares. Os métodos diagnósticos incluem o uso de monitoramento do ECG e de biomarcadores séricos. Os objetivos do tratamento enfocam o restabelecimento do fluxo sanguíneo miocárdico por meio da rápida reperfusão da artéria coronária ocluída; prevenção ao aumento do coágulo com uso de AAS e outros agentes antiplaquetários e antitrombóticos; alívio da dor; administração de oxigênio; e uso de vasodilatadores (nitroglicerina) e agentes de bloqueio beta-adrenérgico, para reduzir as demandas de trabalho junto ao coração.

As cardiopatias isquêmicas crônicas incluem a angina estável crônica, a isquemia do miocárdio silenciosa, a angina variante (vasospástica), a dor torácica com angiografia normal e a miocardiopatia isquêmica. A angina estável crônica está associada a uma obstrução aterosclerótica estabelecida e à dor precipitada pelo aumento da demanda de trabalho do coração, a qual é aliviada com repouso. A angina variante pode resultar de espasmos das artérias coronárias ou de outras disfunções. A isquemia do miocárdio silenciosa e a cardiomiopatia isquêmica ocorrem sem sintomas de DAC.

Miocardiopatias

Depois de concluir esta seção, o leitor deverá ser capaz de:

- Definir o termo *miocardiopatia*, conforme esteja relacionado às funções mecânica e elétrica do miocárdio
- Diferenciar entre as alterações fisiopatológicas que ocorrem com a miocardiopatia hipertrófica (MCH), miocardiopatia ventricular direita arritmogênica (MVDA), miocardiopatias dilatadas e miocardite
- Descrever as estratégias de tratamento da miocardiopatia primária e secundária.

A definição e a classificação das miocardiopatias evoluíram muito com o avanço da genética molecular. Ambas foram atualizadas em uma declaração científica da AHA, a qual incorporou não apenas os avanços em genética molecular cardíaca como também outras doenças diagnosticadas recentemente, além das canalopatias iônicas.[24] Essa declaração científica define as miocardiopatias como:

> Um grupo heterogêneo de doenças do miocárdio associadas à disfunção mecânica e/ou elétrica, que normalmente (mas não invariavelmente) exibe hipertrofia ou dilatação ventricular inadequada, cujas causas são diversas e, em muitos casos, genéticas.
>
> As miocardiopatias são limitadas ao coração ou fazem parte de distúrbios sistêmicos generalizados que, com frequência, levam à morte cardiovascular ou à incapacitação relacionada à insuficiência cardíaca progressiva.[24]

Com base nessa definição, a classificação das miocardiopatias é dividida em dois grupos principais: *primárias* e *secundárias*. As miocardiopatias primárias representam os distúrbios cardíacos limitados ao miocárdio, enquanto as miocardiopatias secundárias representam as alterações miocárdicas que ocorrem com uma diversidade de distúrbios sistêmicos (de diversos órgãos). As miocardiopatias normalmente estão associadas a distúrbios relacionados ao componente mecânico (p. ex., insuficiência cardíaca) ou elétrico (p. ex., arritmias de risco à vida).

Miocardiopatias primárias

São classificadas como genéticas, mistas ou adquiridas, de acordo com a sua etiologia.[24] As miocardiopatias genéticas incluem a MCH, a MVDA, a miocardiopatia por não compactação do ventrículo esquerdo, distúrbios hereditários do sistema de condução e canalopatias iônicas. As miocardiopatias mistas, incluindo a MCD, podem ter origem genética ou não genética. As miocardiopatias adquiridas são originadas por um processo inflamatório (p. ex., miocardite), estresse (pericardite de "takotsubo") ou gravidez (miocardiopatia periparto[MCPP]). Muitas vezes, a causa é desconhecida, caso em que recebe o nome de *miocardiopatia idiopática*.

Miocardiopatias genéticas

Miocardiopatia hipertrófica. A MCH é caracterizada por hipertrofia ventricular esquerda sem explicação, com espessamento desproporcional do septo interventricular, enchimento diastólico anormal, arritmias cardíacas e, em alguns casos, obstrução intermitente da saída ventricular esquerda[25] (Figura 27.14). Constitui um dos tipos mais comuns de miocardiopatia, ocorrendo em aproximadamente 1 a cada 500 indivíduos na população geral.[25] A MCH é a causa mais comum de MSC em atletas jovens. A propensão à morte súbita parece

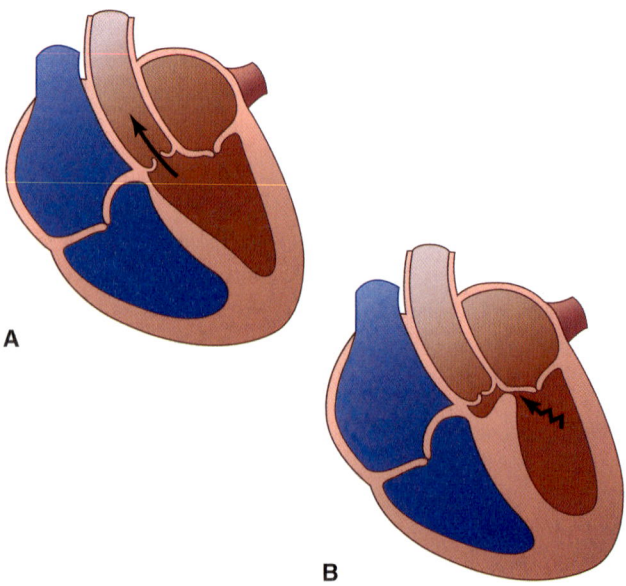

Figura 27.14 • Corte vertical do coração, apresentando (**A**) um coração normal e (**B**) um coração com MCH, no qual o espessamento desproporcional do septo interventricular causa obstrução intermitente da saída ventricular esquerda.

ser genética, e os desfibriladores cardioversores implantáveis (DCI) são comprovadamente um recurso salva-vidas.[25] Outras complicações incluem fibrilação atrial, acidente vascular encefálico e insuficiência cardíaca.

A MCH é uma cardiopatia autossômica dominante causada por mutações nos genes codificadores de proteínas contráteis dos sarcômeros cardíacos. Histologicamente, a MCH assume o aspecto de hipertrofia dos miócitos, com desarranjo das miofibrilas e aumento da fibrose cardíaca. Atualmente, testes genéticos podem identificar nove genes associados à MCH, dentre os quais os genes da cadeia pesada de beta-miosina e da proteína C de ligação à miosina são os mais comuns. Foram identificadas mais de 400 mutações individuais, as quais são únicas entre as famílias. Alguns fenótipos podem estar correlacionados a mutações específicas; contudo, existem muitas exceções, indicando que modificadores genéticos e fatores ambientais também são importantes.[25] Ainda que seja hereditária, a MCH pode se manifestar a qualquer momento, desde o início da infância até a fase adulta tardia, com uma ampla categoria de manifestações e evolução clínica variável. As anormalidades fisiológicas básicas na MCH são uma redução no tamanho da câmara ventricular esquerda; complacência inadequada com redução do volume sistólico, resultante do comprometimento do enchimento diastólico; regurgitação de mitral; e, em aproximadamente 25% dos casos, obstrução dinâmica da saída ventricular esquerda.[25] A maioria dos casos é assintomática, porém as manifestações clínicas podem incluir dispneia, dor torácica ao esforço, intolerância ao exercício, síncope e arritmias. Em consequência da hipertrofia maciça, da elevada pressão na câmara ventricular esquerda e da possível anormalidade das artérias intramurais, o desenvolvimento de isquemia focal do miocárdio é frequente, mesmo na ausência de DAC; portanto, é comum haver dor do tipo angina. A MCH comumente está associada ao desenvolvimento de obstrução da saída ventricular esquerda em repouso ou com o exercício, a qual é causada pela movimentação anterior sistólica (MAS) da valva mitral e pelo contato da valva mitral com o septo interventricular. As manifestações clínicas são muito variáveis e podem progredir até a insuficiência cardíaca em estágio terminal, com remodelamento ventricular esquerdo e disfunção sistólica.

O diagnóstico da MCH com frequência é estabelecido com a ecocardiografia 2D, que revela hipertrofia ventricular esquerda não dilatada na ausência de outras cardiopatias ou doenças sistêmicas. O ECG é anormal em 95% dos casos, demonstrando hipertrofia ventricular esquerda. O monitoramento ambulatorial contínuo é útil para a detecção de arritmias. A RM cardíaca também pode ter utilidade na determinação do local e da extensão da hipertrofia. O valor do exame eletrofisiológico permanece controverso. O exame genético com análise bidirecional da sequência do ácido desoxirribonucleico (DNA) possibilita um diagnóstico exato e a identificação precisa das mutações genéticas, se o gene envolvido for um dos poucos que podem ser identificados por meio desse teste.[25]

O foco primário do tratamento clínico da MCH são os casos sintomáticos de MCH obstrutiva. A abordagem de primeira linha para o alívio dos sintomas é a farmacoterapia planejada para bloquear os efeitos das catecolaminas que exacerbam a obstrução da saída e diminuir a frequência cardíaca para intensificar o enchimento diastólico. Bloqueadores beta-adrenérgicos em geral são a escolha inicial para as pessoas com MCH sintomática. Embora também possa ser utilizado, o verapamil, um bloqueador de canais de cálcio, pode exacerbar a obstrução da saída ventricular esquerda e não é recomendado para pessoas com obstrução grave da saída e sintomas pronunciados. A disopiramida também pode ser adicionada ao betabloqueador ou verapamil, porque tende a diminuir o gradiente e melhorar os sintomas em algumas pessoas.[25]

Na MCH obstrutiva refratária à terapia medicamentosa, as opções de tratamento alternativas incluem miectomia septal, ablação do septo interventricular com álcool e marca-passo com câmara dupla e biventricular. A fibrilação atrial é tratada com o controle farmacológico da frequência, cardioversão e coagulação. Um DCI deve ser utilizado em casos de MCH com risco de MSC. Esses incluem pacientes que sofreram parada cardíaca anterior ou que apresentam taquicardia ventricular prolongada ou fibrilação ventricular, parentes de primeiro grau de alguém com MSC prematura relacionada à MCH, taquicardia ventricular repetitiva, espessura da parede ventricular superior a 30 mm, resposta hipotensiva ao exercício e síncope inexplicada recente.[26] Aproximadamente 5% das pessoas desenvolvem MCH em estágio terminal e necessitam de terapia padrão para insuficiência cardíaca avançada, incluindo consideração para transplante de coração.

Miocardiopatia/displasia ventricular direita arritmogênica. A MVDA/displasia ventricular direita arritmogênica (DVDA) é uma doença do músculo cardíaco, na qual a infiltração fibroadiposa do miocárdio ventricular direito causa insuficiência cardíaca do lado direito e diversos distúrbios do ritmo, em particular taquicardia ventricular.[27] Está em segundo lugar, depois da MCH, como causa líder de MSC em atletas jovens. A incidência de M/DVDA varia de aproximadamente 1 em 2.000 a 1 em 5.000, afetando mais os homens do que as mulheres. É herdada como um traço autossômico dominante em 30 a 50% dos casos, tendo sido identificados oito genes; ademais, foram identificados alguns tipos recessivos com manifestação razoavelmente diferente da M/DVDA.[27]

O distúrbio é caracterizado por perda progressiva de miócitos, com substituição parcial ou completa do músculo ventricular direito por tecido adiposo ou fibroadiposo. O distúrbio está associado a taquiarritmias ventriculares de reentrada de origem ventricular direita, frequentemente precipitadas pela liberação de catecolaminas exercício-induzida. Acredita-se que as manifestações clínicas ocorram em três fases. Na "fase oculta" inicial, os indivíduos em geral são assintomáticos, mas apresentam risco de MSC, especialmente durante o esforço. Na "fase elétrica", as palpitações e/ou síncope são frequentes. É durante essa fase que as alterações ventriculares direitas são identificadas por ecocardiograma. Posteriormente, na "fase difusa", pode haver insuficiência cardíaca biventricular. Outros possíveis sintomas incluem dor abdominal e confusão mental.

O diagnóstico de M/DVDA é baseado nos achados da clínica, ECG, ecocardiograma, monitor Holter, RM cardíaca, eletrocardiograma com sinais médios (ECGSM) e histologia. O histórico pessoal e familiar, incluindo parentes de primeiro e segundo grau, é importante. Os achados característicos ao

ECG de 12 derivações incluem o padrão de taquicardia ventricular com bloqueio de ramo esquerdo, a inversão da onda T nas derivações precordiais direitas, e ondas ípsilon (pequenas deflexões logo após o complexo QRS). Também pode haver bloqueio de ramo ventricular direito. A RM cardíaca e a angiografia ventricular direita podem ser utilizadas na avaliação da M/DVDA.

O tratamento da M/DVDA tem por objetivo a prevenção da MSC. Embora a M/DVDA não possa ser curada, o objetivo do tratamento é controlar as arritmias com combinações de diversos agentes antiarrítmicos.[27] A ablação com radiofrequência é utilizada em casos refratários a medicamentos, embora alcance sucesso total em somente 30 a 65% dos casos, por vezes sendo necessárias diversas ablações. A inserção de um DCI também é indicada para os casos refratários a medicamentos e para aqueles que sobreviveram a um episódio de MSC. Nos demais casos, a inserção de um DCI é controversa, dada a inexistência de um sistema de estratificação do risco. As opções finais para o tratamento incluem a ventriculotomia e o transplante de coração.

Canalopatias iônicas. Os canais iônicos são proteínas formadoras de poros, que proporcionam vias para o movimento de íons entre as membranas celulares. As doenças causadas por mutações nos genes que codificam as subunidades ou proteínas dos canais iônicos são denominadas *canalopatias iônicas*.[28] No coração, os distúrbios de canais iônicos incluem a síndrome do QT longo (SQTL), a síndrome do QT curto (SQTC), a síndrome de Brugada e a taquicardia ventricular polimórfica catecolaminérgica.

A SQTL e a SQTC são causadas por mutações nos genes dos canais de íons sódio ou potássio. A SQTL, provavelmente a mais comum das canalopatias iônicas, é identificada ao ECG de 12 derivações por um intervalo QT prolongado, e causa uma taquicardia ventricular polimórfica conhecida como *torsade de pointes*. Descrita pela primeira vez em 2000, a SQTC é caracterizada por um intervalo QT curto (< 330 ms) ao ECG, o qual pode levar à taquicardia ou à fibrilação ventricular e à MSC.[28]

A síndrome de Brugada foi originalmente descrita em 1992, como uma apresentação clínica relacionada a uma mutação no gene dos canais de sódio. Está associada à MSC em jovens, em particular homens jovens do Sudeste Asiático, os quais sofrem MSC durante o sono. O distúrbio é caracterizado ao ECG pelo bloqueio de ramo direito e elevação do segmento ST nas derivações anteriores (V3 e V4).[28] A taquicardia ventricular polimórfica catecolaminérgica é causada por um receptor anormal que regula a liberação de cálcio do retículo sarcoplasmático. É deflagrada por atividade física vigorosa ou emoção aguda e acarreta síncope, taquicardia ventricular polimórfica e MSC. O ECG de uma pessoa com síndrome de Brugada é característico, composto por um padrão de bloqueio de ramo direito e elevação do segmento ST em V1 a V3.[27]

Miocardiopatias mistas (genéticas e não genéticas)

Miocardiopatia dilatada. A MCD é uma causa comum de insuficiência cardíaca e a principal indicação para o transplante de coração. Aproximadamente 20 a 35% dos casos foram relatados como familiares.[29] A maior parte dos casos familiares parece ser transmitida como um traço autossômico dominante, mas foram identificados padrões autossômicos recessivos, ligados ao cromossomo X recessivos e de herança mitocondrial. Outras causas incluem infecções (*i. e.*, virais, bacterianas, fúngicas, micobacterianas, parasitárias), toxinas, alcoolismo, agentes quimioterápicos, metais pesados e diversos outros distúrbios. Com frequência, nenhuma causa pode ser identificada e, nesse caso, a miocardiopatia é denominada *MCD idiopática*.

A MCD é caracterizada por aumento ventricular, redução da espessura da parede ventricular e comprometimento da função sistólica de um ou de ambos os ventrículos (Figura 27.15). Histologicamente, a MCD é caracterizada por fibras miocárdicas atróficas e hipertróficas, além de fibrose intersticial. Os miócitos cardíacos, em particular no subendocárdio, frequentemente apresentam alterações degenerativas avançadas. Também há fibrose intersticial, de modo mais predominante na zona subendocárdica, e possível presença de células inflamatórias dispersas.

A MCD pode ocorrer em quase todas as idades. Normalmente, a afecção é identificada com o surgimento de suas manifestações clínicas, incluindo dispneia, ortopneia e redução da capacidade de praticar exercícios. Nos estágios terminais, as pessoas com MCD costumam apresentar frações de ejeção inferiores a 25% (a normal é de aproximadamente 50 a 60%).[29] À medida que a doença progride, a estase do sangue junto às paredes das câmaras cardíacas pode levar à formação de trombos e à embolia sistêmica. É comum haver regurgitação de valva mitral secundária e arritmias cardíacas. A morte normalmente decorre de insuficiência cardíaca ou arritmias e pode ser súbita.

O tratamento da MCD é direcionado para o alívio dos sintomas de insuficiência cardíaca e para a redução do trabalho do coração. Os agentes farmacológicos incluem diuréticos para reduzir a pré-carga, betabloqueadores para diminuir a frequência cardíaca e a demanda de oxigênio do miocárdio, agentes redutores da pós-carga para melhorar a contratilidade e diminuir as pressões de enchimento do ventrículo esquerdo,

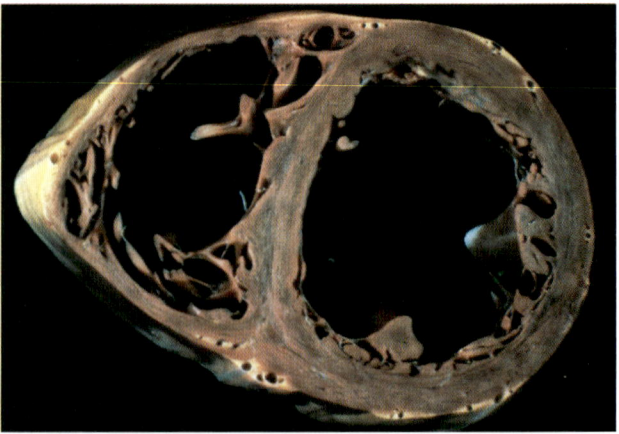

Figura 27.15 • MCD idiopática. No corte transversal do coração aumentado, a dilatação de ambos os ventrículos é evidente. Embora a parede ventricular pareça adelgaçada, o aumento da massa do coração indica hipertrofia considerável. Fonte: Strayer D. E., Rubin R. (Eds.) (2015). *Rubin's pathology: Clinicopathologic foundations of medicine* (7. ed., Fig. 17-42, p. 665) Philadelphia, PA: Lippincott Williams & Wilkins.

e inibidores da ECA para promover vasodilatação. Também podem ser utilizados anticoagulantes para prevenir a formação de trombos, e antiarrítmicos. Outros tratamentos podem incluir um marca-passo biventricular, DCI biventricular e, em casos refratários ao tratamento, um transplante de coração. Também é importante remover ou evitar os agentes causais (se identificados); evitar depressores do miocárdio, incluindo álcool; e encorajar atividades físicas conforme a tolerância.

Miocardiopatia restritiva primária. Tipo raro de doença do músculo cardíaco, na qual o enchimento dos ventrículos é limitado pela rigidez excessiva das paredes ventriculares.[27] A miocardiopatia restritiva pode ser idiopática ou associada a doenças distintas que afetam o miocárdio, principalmente fibrose por irradiação, amiloidose, sarcoidose ou tumores metastáticos. A genética também pode desempenhar um papel, uma vez que foram relatados tipos familiares de miocardiopatia restritiva.[27]

Os sintomas de miocardiopatia restritiva incluem dispneia, dispneia noturna paroxística, ortopneia, hepatomegalia, edema periférico, ascite, fadiga e fraqueza; as suas manifestações são semelhantes às da pericardite constritiva. No tipo avançado da doença, todos os sinais de insuficiência cardíaca estão presentes, com exceção de cardiomegalia.

Miocardiopatias adquiridas

Miocardite (miocardiopatia inflamatória). Embora seja a inflamação do miocárdio, sua classificação, diagnóstico e tratamento são complexos. Os achados clínicos podem variar amplamente, de sintomas inespecíficos como febre, mialgias ou dispneia com esforço, até o colapso hemodinâmico e a morte súbita. A incidência e a prevalência de miocardite são difíceis de determinar justamente por causa da ampla variedade de apresentações clínicas.

Embora diversas etiologias sejam associadas à miocardite, sua causa em geral é uma infecção viral, mais comumente por enterovírus (vírus Coxsackie do grupo B).[30] Adenovírus e parvovírus em crianças pequenas também foram identificados como agentes causais. Outras etiologias incluem infecções bacterianas ou fúngicas, hipersensibilidade a determinados medicamentos e doenças autoimunes, como lúpus eritematoso sistêmico. A miocardite é um achado cardíaco patológico frequente em pessoas com síndrome da imunodeficiência adquirida (AIDS), embora não esteja claro se resulta da infecção pelo próprio vírus da imunodeficiência humana ou de uma infecção secundária.

Aparentemente, a miocardite viral aguda progride ao longo de três fases: infecção viral aguda, ativação autoimune e lesão miocárdica contínua que resulta em MCD.[30] As três fases apresentam manifestações clínicas e indicações de tratamento variáveis. As fases 1 e 2 produzem respostas inflamatórias à infecção viral inicial. Contudo, a ativação do sistema imune em resposta a antígenos virais específicos também pode induzir respostas inflamatórias no hospedeiro, independentemente da infecção viral inicial, o que pode acarretar lesão tecidual no organismo do hospedeiro. À medida que leucócitos, linfócitos e macrófagos penetram no miocárdio, o edema intersticial e a necrose focal de miócitos levam à sua substituição por uma fibrose.[30] Foi sugerido que células T autorreativas e citocinas produzidas pelo hospedeiro, incluindo fator de necrose tumoral [TNF]-α, interleucina 1 e interleucina 6, podem desempenhar papéis importantes nas alterações miocárdicas ocorridas na miocardite.[30] Alguns casos de miocardite progridem até a fase 3, caracterizada por uma lesão miocárdica contínua que finalmente resulta em MCD aguda ou crônica, insuficiência ventricular esquerda grave ou arritmias com risco de morte.

Os sinais e os sintomas de miocardite variam de casos assintomáticos ao choque cardiogênico. Algumas pessoas podem desenvolver uma síndrome viral e apresentar febre, calafrios, náuseas, vômito, artralgia e mialgia, em até 6 semanas antes do diagnóstico de miocardite. Outras podem apresentar insuficiência cardíaca sem sintomas precedentes. O início da insuficiência cardíaca pode ser gradual ou abrupto e fulminante. Pode ocorrer embolia em consequência do efeito pró-coagulante das citocinas combinado à diminuição da contratilidade cardíaca. Em alguns casos, a apresentação pode mimetizar a SCA, com alterações no segmento ST e na onda T, marcadores cardíacos positivos e anormalidades na movimentação da parede regional, apesar da presença de artérias coronárias normais. As pessoas também podem apresentar bloqueio AV ou bloqueio cardíaco completo. A miocardite viral em crianças ou adultos jovens geralmente é inespecífica, com sintomas como febre e alimentação inadequada.

Não existem diretrizes de práticas clínicas e, embora diretrizes diagnósticas padronizadas (*i. e.*, critérios de Dallas) tenham sido propostas, tais critérios categorizam as biopsias iniciais na ausência de miocardite, miocardite limítrofe e miocardite; contudo, diversos fatores sugerem que eles se tornaram adequados.

Os achados de biopsias endomiocárdicas obtidas por meio de cateterização cardíaca continuam sendo o padrão ouro para o estabelecimento do diagnóstico de miocardite aguda, apesar da acurácia limitada.[30,31] Outros métodos diagnósticos incluem o uso de biomarcadores séricos cardíacos (*i. e.*, CK, TnI, TnT) e coloração imuno-histoquímica. O ecocardiograma normalmente é realizado na avaliação inicial da suspeita de miocardite, embora os achados possam ser inespecíficos. Outras técnicas de imagens miocárdicas que estão sendo avaliadas incluem a cintigrafia nuclear com anticorpos antimiosina marcados com gálio ou índio e RM.

Muitos casos de miocardite podem ser leves e autolimitantes, de modo que o tratamento de primeira linha ainda é principalmente de suporte.[30,31] Os tratamentos iniciais incluem suplementação de oxigênio, repouso em leito e antibióticos, quando necessário. Em pessoas com miocardite mais grave, pode ser necessário o suporte hemodinâmico com vasopressores e agentes inotrópicos positivos. Inibidores da ECA, betabloqueadores e espironolactona (um antagonista da aldosterona) podem ser utilizados para prevenir deterioração clínica adicional naqueles com MCD decorrente de miocardite.[31] Um DCI deve ser considerado em casos de arritmia com risco de morte comprovada. O envolvimento biventricular quase sempre indica um prognóstico mais desfavorável. A terapia imunossupressora continua sendo investigada como um tratamento para a miocardite, mas seu uso rotineiro não é recomendado.

Miocardiopatia periparto. Distúrbio raro do músculo cardíaco, que ocorre durante o último trimestre de gravidez ou nos primeiros 5 a 6 meses após o parto. Embora seja relativamente raro nos EUA, o distúrbio é observado em até 1% das gestantes em algumas regiões da África. A incidência é maior em afrodescendentes, multíparas ou mulheres de idade mais avançada, bem como em mulheres com fetos gemelares, com eclâmpsia ou que utilizam terapia tocolítica para evitar parto ou nascimento prematuro.[32]

Embora a etiologia da miocardiopatia periparto seja desconhecida, diversas causas foram propostas, incluindo fatores infecciosos, imunológicos, nutricionais, induzidos por medicamentos e genéticos. Algumas mulheres exibem células inflamatórias em biopsias cardíacas coletadas durante a fase sintomática do distúrbio, sugerindo uma resposta imune anormal. A apresentação é semelhante à da disfunção sistólica do VE, com falta de ar em repouso e/ou ao esforço, palpitações, edema e ortopneia.

O diagnóstico da miocardiopatia periparto pode ser desafiador, pelo fato de os sintomas que normalmente podem ocorrer no fim da gestação serem semelhantes aos sinais precoces de insuficiência cardíaca. Em 1997, um seminário conjunto do National Heart, Lung, and Blood Institute e do Office of Rare Diseases do National Institutes of Health identificou quatro critérios para definição da miocardiopatia periparto:

1. Insuficiência cardíaca no último mês de gestação ou dentro de 5 meses após o parto
2. Nenhuma causa de insuficiência cardíaca identificável
3. Nenhuma causa de insuficiência cardíaca identificável antes do último mês de gestação
4. Evidência de disfunção sistólica[32]
5. O tratamento da miocardiopatia periparto inclui a terapia padrão para insuficiência cardíaca.

Contudo, deve-se considerar os possíveis efeitos teratogênicos e a excreção dos medicamentos durante a amamentação. O objetivo da terapia é reduzir a ingestão de líquidos e sal, reduzir a pré e a pós-carga, aumentar a contratilidade do miocárdio e tentar prevenir complicações como a mortalidade. O prognóstico depende da resolução da insuficiência cardíaca. Aproximadamente metade das mulheres com miocardiopatia periparto apresentam recuperação espontânea da função cardíaca normal; a outra metade permanece com disfunção ventricular esquerda persistente ou progride para insuficiência cardíaca manifesta e morte precoce.[32]

Miocardiopatia por estresse ou de takotsubo *(síndrome do coração partido).* Foi descrita pela primeira vez no Japão, onde ocorreu a maior parte dos casos, embora o número de ocorrências nos EUA tenha aumentado.[33] No Japão, a denominação "miocardiopatia de *takotsubo*" faz referência ao dispositivo de pesca com colo estreito e base ampla utilizado na captura de polvos. O termo *balonamento apical transitório do ventrículo esquerdo* também é utilizado para descrever essa síndrome.

A miocardiopatia por estresse ou de *takotsubo* é identificada no atendimento clínico como uma disfunção ventricular esquerda transitória e reversível, em resposta ao estresse psicológico ou emocional profundo. A síndrome ocorre primariamente em mulheres de meia-idade que sofreram IMEST agudo, mas não apresentam evidências de DAC à cateterização cardíaca. No entanto, observa-se o comprometimento da contratilidade miocárdica, caracterizado pelo balonamento apical do VE, com hipercontratilidade da base do VE.[33]

O mecanismo do aturdimento do miocárdio na miocardiopatia por estresse é indefinido, embora algumas teorias sugiram que a isquemia ocorre por espasmo da artéria coronária, espasmo microvascular, predisposição hormonal ou lesão direta dos miócitos. Quando os níveis de catecolaminas retornam ao normal, há resolução do gradiente interventricular e recuperação da função do ventrículo esquerdo.[33] O tratamento é o mesmo da insuficiência cardíaca, incluindo o uso de anticoagulantes a curto prazo; a maior parte das pessoas demonstra melhora rápida e um prognóstico excelente.

Miocardiopatias secundárias

Doença do músculo cardíaco na presença de um distúrbio multissistêmico (Quadro 27.2). Foram relatadas diversas condições que envolvem o miocárdio. Alguns desses distúrbios

Quadro 27.2 Condições associadas às miocardiopatias secundárias.*

Distúrbios autoimunes
- Lúpus eritematoso sistêmico
- Artrite reumatoide
- Esclerodermia
- Poliarterite nodosa

Distúrbios endócrinos
- Acromegalia
- Diabetes melito
- Hipotireoidismo e hipertireoidismo
- Hiperparatireoidismo

Doenças de armazenamento familiares
- Doença de armazenamento de glicogênio
- Mucopolissacaridoses
- Hemocromatose

Distúrbios infiltrativos
- Amiloidose
- Sarcoidose
- Fibrose induzida por radiação

Distúrbios neuromusculares/neurológicos
- Ataxia de Friedreich
- Distrofia muscular
- Neurofibromatose

Deficiências nutricionais
- Tiamina (beribéri)
- Proteínas (*kwashiorkor*)

Toxinas
- Álcool e seus metabólitos
- Arsênico
- Agentes quimioterápicos contra o câncer (antraciclinas [doxorrubicina, daunorrubicina], ciclofosfamida)
- Catecolaminas
- Hidrocarbonetos

*Não pretende ser uma lista completa.

produzem acúmulo de substâncias anormais entre os miócitos (extracelulares), enquanto outros produzem acúmulo de substâncias anormais no interior dos miócitos (intracelulares).

Quase 100 doenças miocárdicas distintas podem resultar nas características clínicas da MCD. Aquelas incluem miocardiopatias associadas a medicamentos e drogas, diabetes melito, distrofia muscular, distúrbios autoimunes e agentes para o tratamento do câncer (radioterapia e quimioterapia). A miocardiopatia alcoólica é a única causa de MCD mais comumente identificável nos EUA e na Europa. A doxorrubicina e outros medicamentos à base de antraciclina utilizados no tratamento do câncer são agentes potentes, cuja utilidade é limitada pela toxicidade cardíaca cumulativa dose-dependente. Outro agente quimioterápico para o câncer com potencial cardiotóxico é a ciclofosfamida. Contrariamente à lesão primária dos miócitos que ocorre com a doxorrubicina, o principal dano associado à ciclofosfamida parece ser vascular, levando à hemorragia do miocárdio.

RESUMO

As miocardiopatias envolvem etiologias tanto mecânicas quanto elétricas da disfunção miocárdica. Atualmente, são identificadas como miocardiopatias primárias ou secundárias, com base no envolvimento genético ou de outros sistemas e órgãos. Os sintomas relacionados à maior parte das miocardiopatias, sejam primárias ou secundárias, são aqueles associados à insuficiência cardíaca e à MSC. Os tratamentos se destinam ao controle dos sintomas e à prevenção de arritmias letais.

As miocardiopatias primárias incluem os tipos genéticos, mistos ou adquiridos. As miocardiopatias genéticas incluem a MCH, MVDA, miocardiopatia sem compactação do ventrículo esquerdo, distúrbios hereditários do sistema de condução e canalopatias iônicas. As miocardiopatias mistas, que incluem a MCD, têm origem tanto genética quanto adquirida. As miocardiopatias adquiridas incluem aquelas oriundas do processo inflamatório (p. ex., miocardite), causadas por estresse (*takotsubo*) ou gestação (miocardiopatia periparto). Em muitos casos, a causa é desconhecida e a miocardiopatia é denominada *idiopática*.

As miocardiopatias secundárias são doenças cardíacas nas quais o envolvimento do miocárdio ocorre como parte de um distúrbio sistêmico (de diversos órgãos) generalizado. Incluem as miocardiopatias associadas a medicamentos e drogas, diabetes melito, distrofia muscular, distúrbios autoimunes e agentes para o tratamento do câncer (radioterapia e quimioterápicos).

Distúrbios infecciosos e imunológicos

Depois de concluir esta seção, o leitor deverá ser capaz de:

- Diferenciar os papéis dos organismos infecciosos na endocardite infecciosa (EI) e na febre reumática (FR)
- Descrever a relação entre as formações vegetativas infecciosas associadas à EI e as manifestações extracardíacas da doença
- Descrever os efeitos da FR a longo prazo e esboçar estratégias de prevenção primárias e secundárias para a FR e a cardiopatia reumática.

Endocardite infecciosa

A EI é uma infecção séria e potencialmente fatal da superfície interna do coração. É caracterizada pela colonização ou invasão das valvas cardíacas e do endocárdio mural por um agente microbiano, levando ao surgimento de formações vegetativas volumosas e friáveis, e à destruição dos tecidos cardíacos adjacentes.[34]

A incidência, os fatores demográficos e as características da EI sofreram alterações nos últimos 10 anos. O quadro clássico do paciente com cardiopatia reumática (CR) e bacteremia associada à comunidade já não é representativo da maioria dos casos de EI. Atualmente, as causas mais comuns são prolapso de valva mitral, cardiopatia congênita, próteses valvares e dispositivos implantáveis, como marca-passos e desfibriladores.[34,35] A predisposição resulta da presença de fatores do hospedeiro, incluindo neutropenia, imunodeficiência, malignidade, imunossupressão terapêutica, diabetes, consumo de álcool ou uso de medicamentos e drogas intravenosos. As infecções nosocomiais dos dispositivos intracardíacos, arteriais e venosos são adquiridas nos centros médicos do mundo desenvolvido.[34]

Quanto à clínica, a EI é tradicionalmente classificada nos tipos agudo ou subagudo-crônico, dependendo do início, da etiologia e da gravidade da doença. De modo geral, o início dos casos agudos é rápido e envolve pessoas com valvas cardíacas normais, sadias ou que, eventualmente, apresentam histórico de uso de medicamentos ou drogas intravenosos, ou que se encontram debilitadas. Os casos subagudos-crônicos evoluem ao longo de meses, em pacientes comumente portadores de anormalidades valvares. O desenvolvimento de cepas de microrganismos resistentes a medicamentos, em consequência do uso indiscriminado de antibióticos e do aumento da população de imunocomprometidos, dificultou a classificação dos casos agudos e subagudos-crônicos.[35]

Etiologia e patogênese. As infecções estafilocócicas recentemente se tornaram a causa líder de EI, com os estreptococos e os enterococos sendo as duas outras causas mais comuns. Outros agentes causais incluem o grupo denominado HACEK (espécies de *Haemophilus*, *Actinobacillus actinomycetemcomitans*, *Cardiobacterium hominis*, *Eikenella corrodens* e *Kingella kingae*), os bacilos Gram-negativos e os fungos.[35] Os agentes causais diferem razoavelmente quanto aos principais grupos de alto risco. Por exemplo, o *Staphylococcus aureus* é o principal agente agressor em usuários de drogas intravenosas, enquanto a EI em próteses valvares tende a ser causada por estafilococos coagulase-negativos (p. ex., *Staphylococcus epidermidis*). Além disso, o *S. epidermidis* foi associado à contaminação em dispositivos implantáveis e a infecções relacionadas ao atendimento de saúde.[35] O principal fator causador de EI é a contaminação do sangue por microrganismos. A porta de entrada para a corrente sanguínea pode ser uma infecção manifesta, um procedimento odontológico ou cirúrgico que causa bacteremia transitória, a injeção de uma substância contaminada diretamente no sangue de usuários de drogas intravenosas, ou a presença de uma fonte oculta na cavidade oral ou no intestino. Lesão endotelial, bacteremia e alteração hemodinâmica podem induzir a formação de um trombo de fibrina e plaquetas ao longo do revestimento endotelial, o qual é suscetível à contaminação bacteriana decorrente de uma bacteremia transitória, causando ativação contínua de monócitos e produção de citocinas e fatores teciduais. Isso resulta em um aumento progressivo das formações vegetativas valvares infectadas.

Tanto no tipo agudo quanto no subagudo-crônico da EI, ocorre a formação de lesões vegetativas friáveis, volumosas e potencialmente destrutivas nas valvas cardíacas (Figura 27.16). As valvas aórtica e mitral são os pontos de infecção mais comuns, ainda que o coração direito também possa estar envolvido, particularmente em usuários de drogas intravenosas. Essas lesões vegetativas são compostas por uma coleção de organismos infecciosos e resíduos celulares, entremeada aos filamentos de fibrina do sangue coagulado. As lesões podem ser únicas ou múltiplas, crescer até alcançar muitos centímetros e, em geral, são encontradas frouxamente unidas às bordas livres da superfície valvar.[35] Os pontos infecciosos liberam continuamente bactérias na corrente sanguínea e são uma fonte de bacteremia persistente. À medida que aumentam, as lesões causam destruição da valva, levando à regurgitação valvar e a abscessos anelares, com bloqueio cardíaco, pericardite, aneurisma e perfuração da valva.

As lesões vegetativas intracardíacas também apresentam efeitos locais e sistêmicos a distância.[35] A organização frouxa dessas lesões possibilita que os organismos e fragmentos da lesão formem êmbolos, os quais são levados pela corrente sanguínea e causam embolia cerebral, sistêmica ou pulmonar. Os fragmentos podem se alojar em vasos de pequeno calibre, causando hemorragias de pequeno porte, abscessos e infarto tecidual. A bacteremia também pode iniciar respostas imunes supostamente responsáveis por manifestações cutâneas, poliartrite, glomerulonefrite e outros distúrbios imunes.

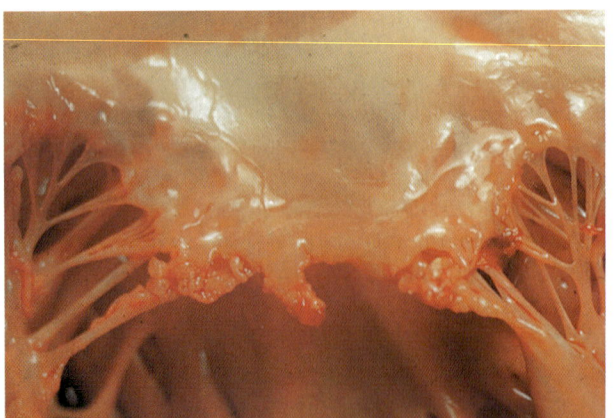

Figura 27.16 • Endocardite bacteriana. A valva mitral apresenta formações vegetativas destrutivas que erodiram a margem livre do folheto valvar. Fonte: Strayer D. E., Rubin R. (Eds.) (2015). *Rubin's pathology: Clinicopathologic foundations of medicine* (7. ed., Fig. 17-34, p. 657). Philadelphia, PA: Lippincott Williams & Wilkins.

Manifestações clínicas. Em mais de 80% dos casos, o período de incubação até o início dos sintomas é de aproximadamente 2 semanas ou menos. Contudo, na presença de infecção por *Candida* relacionada, o período de incubação pode chegar a 5 meses. Os sintomas iniciais de EI podem incluir febre e sinais de infecção sistêmica, alteração na característica de um sopro cardíaco existente e evidências de distribuição embólica das lesões vegetativas.[35] No tipo agudo, a febre normalmente apresenta picos e é acompanhada por calafrios. No tipo subagudo, a febre em geral é de grau baixo, com início gradual e frequentemente acompanhada de outros sinais sistêmicos de inflamação, como aumento do volume do baço, anorexia, mal-estar e letargia. Em muitos casos, surgem pequenas petéquias hemorrágicas quando os êmbolos se alojam nos vasos de pequeno calibre da pele, nos leitos ungueais e nas membranas mucosas. É comum haver hemorragias lineares (*i. e.*, linhas vermelhas escuras) sob as unhas das mãos e dos pés.[35] Tosse, dispneia, artralgia ou artrite, diarreia e dor abdominal ou no flanco podem ocorrer como resultado da embolia sistêmica. Pode haver o desenvolvimento de insuficiência cardíaca congestiva em consequência da destruição da valva, embolia em artéria coronária ou miocardite, bem como de insuficiência renal decorrente da destruição ou das toxicidades dos antimicrobianos.

Diagnóstico. A EI continua a impor desafios importantes ao diagnóstico e ao tratamento, apesar dos avanços a respeito da sua epidemiologia e microbiologia. O diagnóstico de EI não pode ser obtido com um único exame, e inclui a consideração das características clínicas, laboratoriais e ecocardiográficas.[35] Os critérios de Duke, modificados por um comitê da AHA, em 2005, fornecem aos profissionais de saúde uma avaliação padronizada de pacientes com suspeita de EI, a qual integra evidências de infecção em hemoculturas, achados ecocardiográficos, sintomas e sinais clínicos, e informações laboratoriais.[35] Os critérios de Duke modificados são classificados em critérios maiores (hemocultura positiva para EI, evidências de envolvimento endocárdico) e menores (predisposição a EI, condição cardíaca predisponente, ou uso de medicamentos ou drogas intravenosos; febre com temperatura superior a 38°C; fenômeno vascular, como evidência de embolia arterial; fenômeno imunológico, como glomerulonefrite; evidências microbiológicas, como hemocultura que não atende aos critérios maiores). Os casos são classificados como "definitivos" se atendem a dois critérios maiores, a um critério maior e dois critérios menores, ou a cinco critérios menores. Os casos são definidos como "possíveis" se atendem a um critério maior e um critério menor, ou a três critérios menores. O diagnóstico de EI é rejeitado quando um diagnóstico alternativo é obtido, a infecção é resolvida com tratamento antibiótico por até 4 dias, ou faltam evidências histológicas de infecção.[34]

A hemocultura permanece como procedimento diagnóstico mais definitivo e é essencial para direcionar o tratamento. Três conjuntos separados de hemoculturas a partir de três pontos diferentes de punção venosa devem ser obtidos dentro de 24 h. Contudo, o uso indiscriminado de antibióticos dificultou ainda mais a identificação do organismo causal. Os critérios de Duke modificados recomendam a inclusão do *S. aureus* como um critério maior, seja uma infecção nosocomial ou adquirida em comunidade, bem como de *Streptococcus viridans*, *Streptococcus bovis* e grupos HACEK. Uma única hemocultura positiva para *Coxiella burnetti* e um título de anticorpos IgG antifase I superior a 1:800 também são considerados critérios maiores. Hemoculturas negativas podem adiar o diagnóstico e o tratamento, além de afetarem profundamente o resultado.[35] Esse resultado negativo pode resultar da administração prévia de antibióticos, ou ocorrer diante de organismos causais que apresentam crescimento lento, requerem meios de cultura especiais ou não são prontamente cultivados.

O ecocardiograma é a técnica primária para detecção de formações vegetativas e complicações cardíacas resultantes da EI, constituindo uma ferramenta importante no diagnóstico e no tratamento da doença. O ACC e a AHA recomendam a realização de um ecocardiograma em todas as pessoas com suspeita de EI. Dentre os critérios de Duke modificados, o principal atualmente são as evidências de envolvimento endocárdico ao ecocardiograma. Recomenda-se o uso do ecocardiograma transtorácico quando há risco inicial baixo ou uma leve suspeita clínica; e o ecocardiograma transesofágico deve ser utilizado em casos com apresentações clínicas moderada ou altamente suspeitas. Os indivíduos altamente suspeitos incluem aqueles com próteses valvares, EI anterior, doença congênita complexa, insuficiência cardíaca ou sopro cardíaco de início recente.[34]

Tratamento. Tem por objetivo identificar e eliminar o microrganismo causal, minimizar os efeitos cardíacos residuais e tratar o efeito patológico da embolia. A escolha da terapia antimicrobiana depende do organismo cultivado e da sua ocorrência em uma valva nativa ou prótese valvar. O *S. aureus*, como causa mais comum de EI, é primariamente o resultado de infecções nosocomiais de cateteres intravasculares, ferimentos cirúrgicos e dispositivos protéticos permanentes. A literatura apresenta as diretrizes para a prevenção e o tratamento das infecções relacionadas a dispositivos cardiovasculares não valvares.[34,35] O surgimento generalizado de organismos resistentes a diversos medicamentos, incluindo *S. aureus*, impõe um sério desafio ao tratamento da EI. Além de antibioticoterapia, a cirurgia pode ser necessária em casos de infecção sem resolução, insuficiência cardíaca grave e embolia significativa.

A maioria das pessoas com EI alcança a cura com tratamento clínico ou cirúrgico. Aquelas com quadros de endocardite infecciosa devem ser instruídas a respeito de seus sinais e sintomas, e informadas sobre a possibilidade de recidivas. Deve-se buscar tratamento médico imediato, se houver recidiva dos sinais ou sintomas. O uso de antibióticos profiláticos para prevenção da EI é controverso. As recomendações atuais concluem que apenas uma quantidade muito pequena de casos de EI pode ser prevenida com profilaxia antibiótica em procedimentos odontológicos. Assim sendo, a profilaxia é recomendada apenas para pessoas com EI anterior, cardiopatia congênita (como cardiopatia coronariana cianótica não reparada, reparada com prótese ou com defeitos residuais), prótese valvar e transplante de coração, que desenvolvem valvopatia cardíaca. Seu uso somente com base na elevação do risco vitalício de EI não é recomendado.[34,35]

Cardiopatia reumática

A FR e a CR são complicações da resposta imunomediada à infecção da garganta por estreptococos do grupo A (beta-hemolíticos) (EGA).[36] O aspecto mais sério da FR é o desenvolvimento de distúrbios valvares crônicos que produzem disfunção cardíaca permanente e, em alguns casos, causam insuficiência cardíaca fatal anos depois. Embora a FR e a CR sejam raras nos países desenvolvidos, ainda são problemas de saúde importantes nos países subdesenvolvidos, onde há prevalência de atendimento de saúde inadequado, desnutrição e condições de vida em aglomerações.[36,37]

Patogênese. Os estreptococos beta-hemolíticos são divididos em diversos grupos sorológicos com base em seu antígeno polissacarídico da parede celular. Além disso, o grupo A é subdividido em mais de 130 tipos M distintos, responsáveis pela vasta maioria das infecções. A proteína M define melhor a virulência da bactéria e tem sido estudada mais intensivamente quanto à reatividade cruzada com o tecido cardíaco.[37] Embora os EGA causem tanto faringite quanto infecções cutâneas (impetigo), apenas a faringite é relacionada à FR e à CR.

A patogênese da FR ainda não está estabelecida. O período de tempo até o desenvolvimento dos sintomas relativos à dor de garganta e à presença de anticorpos contra os EGA sugere fortemente uma origem imunológica.[36,37] Acredita-se que os anticorpos direcionados contra a proteína M de determinadas cepas de estreptococos apresentem reação cruzada com antígenos glicoproteicos presentes no coração, nas articulações e em outros tecidos, produzindo resposta autoimune por meio de um fenômeno denominado *mimetismo molecular*. O aparecimento dos sintomas em 2 a 3 semanas após a infecção e a ausência de estreptococos na lesão apoiam essa suspeita. Ainda que haja desenvolvimento de FR somente em uma baixa porcentagem de pacientes com faringite por EGA não tratada, a incidência de recidivas na vigência de uma infecção não tratada subsequente é substancialmente maior. Essas observações aliadas a estudos mais recentes sugerem uma predisposição genética ao desenvolvimento da doença. Além disso, elementos ambientais podem afetar o seu desenvolvimento. Uma incidência maior de FR foi observada em populações junto a áreas com aglomeração, como barracas militares, devido à alta virulência e à transmissão rápida.[37]

Manifestações clínicas. A FR pode se manifestar como um distúrbio agudo, recidivante ou crônico. O *estágio agudo* da FR inclui histórico de uma infecção estreptocócica inicial e subsequente envolvimento de elementos do tecido conjuntivo do coração, dos vasos sanguíneos, das articulações e dos tecidos subcutâneos. Uma lesão comum a todos, denominada *corpo de Aschoff*,[36,37] consiste em uma área localizada de necrose tecidual circundada por células imunes. A *fase recidivante* normalmente envolve a extensão dos efeitos cardíacos da doença. A *fase crônica* da FR é caracterizada pela deformidade permanente das valvas cardíacas e é causa frequente de estenose da valva mitral. O surgimento de CR crônica geralmente demora no mínimo 10 anos, após a crise inicial, mas pode demorar décadas.

A maior parte das pessoas com FR apresenta histórico de dor de garganta, cefaleia, febre (38,3 a 40°C), dor abdominal, náuseas, vômito, edema de linfonodos (normalmente no ângulo da mandíbula), além de outros sinais e sintomas de infecção estreptocócica. Outras manifestações clínicas associadas a um episódio de FR aguda estão relacionadas ao processo inflamatório agudo e às estruturas envolvidas no processo patológico. A evolução da doença é caracterizada por um conjunto de achados, incluindo poliartrite migratória das grandes articulações, cardite, eritema marginado, nódulos subcutâneos e coreia de Syndenham.[36,37] Os marcadores laboratoriais da inflamação aguda incluem elevação da contagem de leucócitos, VSH e PCR. Esses níveis elevados dos reagentes de fase aguda são inespecíficos para FR, mas fornecem evidências de uma resposta inflamatória aguda.

Poliartrite. Mais comum e, com frequência, a primeira manifestação da FR em 75% dos casos. Pode ser o único critério importante em adolescentes e adultos. A artrite, que pode variar da artralgia até a artrite debilitante, envolve com mais frequência as grandes articulações, em particular os joelhos e tornozelos, e é menos comum nos punhos, cotovelos, ombros e quadril. Quase sempre é migratória, afetando primeiro uma articulação e depois outra. Se não tratada, a artrite dura aproximadamente 4 semanas. Uma característica marcante da artrite reumática é a resposta drástica (normalmente dentro de 48 h) aos salicilatos. A artrite geralmente apresenta cura total e não deixa sequelas funcionais.

Cardite. A cardite reumática aguda, que complica a fase aguda da FR, pode afetar o endocárdio, miocárdio ou pericárdio. O envolvimento do endocárdio e das estruturas valvares produz os efeitos permanentes e incapacitantes da FR. A cardite manifesta-se principalmente como uma regurgitação mitral, e menos comumente como regurgitação aórtica, ainda que todas as quatro valvas possam estar envolvidas. Durante o estágio inflamatório agudo da doença, as estruturas valvares se tornam vermelhas e edemaciadas, e ocorre o desenvolvimento de pequenas lesões vegetativas nos folhetos valvares. As alterações inflamatórias agudas progridem gradualmente, até o desenvolvimento de um tecido cicatricial fibroso que tende a contrair e causar deformidade dos folhetos valvares e encurtamento das cordas tendíneas. Em alguns casos, as bordas ou comissuras dos folhetos valvares se fundem, à medida que ocorre a cicatrização.

As características clínicas da endocardite/valvite, sem histórico de CR, incluem um sopro holossistólico apical decorrente de regurgitação mitral, ou um sopro diastólico precoce basal resultante de regurgitação aórtica. Em pessoas com histórico de CR, uma alteração na característica desses sopros ou um novo sopro são indicativos de cardite reumática aguda.

Nódulos subcutâneos, eritema marginado e coreia de Sydenham. Os *nódulos subcutâneos* são rígidos, indolores e livremente móveis, normalmente ocorrendo sobre os músculos extensores das articulações do punho, cotovelo, tornozelo e joelho, com um tamanho que varia de 0,5 a 2 cm. Os nódulos subcutâneos raramente ocorrem de modo isolado na FR, mas se manifestam com mais frequência associados à cardite moderada a grave.

As lesões do *eritema marginado* são áreas maculares semelhantes a um mapa, mais comumente observadas no tronco ou nos aspectos internos dos braços e das coxas, mas nunca na face. Ocorrem no início da evolução de uma crise reumática e tendem a apresentar nódulos subcutâneos, bem como cardite. São transitórias e desaparecem durante a progressão da doença.

A *coreia de Sydenham* é a principal manifestação da FR no sistema nervoso central. É observada com mais frequência em meninas e raramente ocorre após os 20 anos de idade. Tipicamente, seu início é insidioso de irritabilidade, e existem outros problemas comportamentais. A criança aparenta inquietação, chora facilmente, começa a caminhar desajeitadamente e deixa os objetos caírem. Os movimentos coreiformes são espasmos espontâneos, rápidos e despropositados, que interferem nas atividades voluntárias. É comum haver caretas faciais, e até mesmo a fala pode estar afetada. A coreia é autolimitante e normalmente evolui em questão de semanas ou meses, porém as recidivas não são incomuns. Uma infecção estreptocócica anterior pode ser detectada em apenas cerca de dois terços dos casos, dificultando o diagnóstico diferencial.

Diagnóstico. Não existem exames laboratoriais específicos que permitam estabelecer o diagnóstico de FR. Dada a diversidade de sinais e sintomas, os critérios de Jones para o diagnóstico da FR, propostos pela primeira vez em 1944 e submetidos a diversas revisões da AHA e da Organização Mundial da Saúde (OMS), têm o objetivo de auxiliar na padronização do diagnóstico da afecção.[36,37] Os critérios de Jones dividem as características clínicas da FR em categorias maiores e menores, com base na prevalência e na especificidade. A presença de dois sinais maiores (*i. e.*, cardite, poliartrite, coreia, eritema marginado e nódulos subcutâneos) ou de um sinal maior e dois menores (*i. e.*, artralgia, febre e elevação da VHS, PCR ou contagem de leucócitos), acompanhada por evidências de uma infecção anterior por EGA, indica uma alta probabilidade de FR.

Uso do ecocardiograma melhorou a compreensão a respeito da CR aguda e crônica. É útil para avaliar a gravidade da estenose e da regurgitação valvares, o tamanho das câmaras e a função ventricular, e a presença e o volume das efusões pleurais. A ultrassonografia com Doppler pode ser útil para identificar lesões cardíacas em pessoas que não apresentam sinais típicos de envolvimento cardíaco durante uma crise de FR; mas, neste momento, não é considerada um critério maior ou menor de Jones.

Tratamento e prevenção. É importante que as infecções estreptocócicas sejam imediatamente diagnosticadas e tratadas para prevenir a FR. O padrão-ouro para detecção de uma infecção estreptocócica é a cultura de uma amostra coletada da faringe. Contudo, são necessárias 24 a 48 h para a produção de um resultado, o que adia o tratamento. O desenvolvimento de testes rápidos para a detecção direta dos antígenos de EGA proporcionou ao menos uma solução parcial para esse problema. A cultura de amostra da faringe e os testes rápidos com antígenos são altamente específicos para a infecção por EGA, mas são limitados pela sensibilidade (p. ex., o teste de um paciente com infecção estreptocócica pode resultar negativo).

O resultado negativo na análise de antígeno deve ser confirmado com cultura de amostra obtida da faringe, sempre que houver suspeita de infecção estreptocócica.³⁶ A presença de EGA no trato respiratório superior pode indicar a condição de portador ou de infecção, sendo possível definir esta última com base na elevação da resposta de anticorpos. Exames sorológicos de anticorpos estreptocócicos (antiestreptolisina O e antidesoxirribonuclease B) são realizados para a confirmação retrospectiva de infecções estreptocócicas recentes em pessoas que supostamente apresentam FR aguda. Contudo, não existe um único resultado de exame laboratorial específico que seja patognomônico da FR aguda ou recidivante.

O tratamento da FR aguda é direcionado ao controle da resposta inflamatória aguda, bem como à prevenção das complicações cardíacas e das recidivas da doença. Durante a fase aguda, são prescritos antibióticos, medicamentos anti-inflamatórios e restrição seletiva das atividades. Nenhum isolado clínico de EGA é resistente à penicilina; portanto, a penicilina (ou eritromicina [ou ainda um antibiótico macrolídeo mais novo] em pacientes alérgicos à penicilina) é o tratamento de escolha para a infecção por EGA.³⁶ As cefalosporinas de espectro limitado também foram administradas com sucesso, mas devem ser evitadas em pessoas com histórico de anafilaxia à penicilina. Os salicilatos e corticosteroides podem ser utilizados para suprimir a resposta inflamatória, mas só devem ser administrados após a confirmação do diagnóstico de FR. A cirurgia é indicada para casos de valvopatia reumática crônica, sendo determinada pela gravidade dos sintomas ou por evidências de comprometimento significativo da função cardíaca. Os procedimentos utilizados incluem comissurotomia mitral fechada, reparo valvar e substituição da valva.

Um paciente que teve crise de FR apresenta alto risco de recidiva após episódios subsequentes de infecção da garganta por EGA. A penicilina ainda é o tratamento de escolha para profilaxia secundária, com o uso de eritromicina em indivíduos alérgicos à penicilina. A duração da profilaxia depende da presença ou ausência de valvopatia residual. A aderência a um plano de administração profilática de penicilina exige que o paciente e sua família compreendam a morbidade associada às referidas infecções recidivantes. Eles também são incentivados a relatar imediatamente ao médico as infecções estreptocócicas, para receberem tratamento adequado, bem como ao dentista, para obterem proteção adequada durante procedimentos odontológicos que possam traumatizar a mucosa oral.

> **RESUMO**
>
> A EI envolve a invasão do endocárdio por patógenos que produzem lesões vegetativas na superfície endocárdica. A organização frouxa dessas lesões possibilita a disseminação de organismos e fragmentos da lesão pela circulação sistêmica. Ainda que diversos organismos possam causar a condição, os estafilococos atualmente são a causa líder de EI. Os principais objetivos do tratamento da EI são identificar e eliminar o microrganismo causal, minimizar os efeitos cardíacos residuais e tratar o efeito patológico da embolia.

A FR, que está associada a uma infecção da garganta por EGA anterior, é uma causa importante de cardiopatia. Seus efeitos mais sérios e incapacitantes resultam do envolvimento das valvas cardíacas. Como não há um único resultado de exame laboratorial, sinal ou sintoma que seja patognomônico da FR aguda, os critérios de Jones são utilizados para estabelecer o diagnóstico durante o estágio agudo da doença. O foco das estratégias de prevenção primárias e secundárias é a antibioticoterapia adequada.

Cardiopatia valvar

Depois de concluir esta seção, o leitor deverá ser capaz de:

- Declarar a função das valvas cardíacas e relacionar as alterações na função hemodinâmica do coração que ocorrem com as valvopatias
- Comparar os efeitos da cardiopatia valvar mitral e aórtica estenótica e regurgitante sobre a função cardiovascular.

Ao longo das últimas décadas, ocorreram avanços notáveis no campo do tratamento e nas perspectivas de pacientes com cardiopatia valvar. Isso certamente é consequência de métodos mais eficazes de monitoramento não invasivo da função ventricular; do aprimoramento das próteses valvares; dos avanços nos procedimentos de reconstrução valvar; e do desenvolvimento de diretrizes úteis para melhorar o momento das intervenções cirúrgicas.²⁶ Mesmo assim, as cardiopatias valvares continuam causando morbidade e mortalidade consideráveis.

Anormalidades hemodinâmicas

A função das valvas cardíacas é promover o fluxo unidirecional do sangue pelas câmaras do coração. A disfunção das valvas cardíacas pode resultar de vários distúrbios, incluindo anomalias congênitas, traumatismo, lesão isquêmica, alterações degenerativas e inflamação. Ainda que qualquer uma das quatro valvas possa estar sujeita a um distúrbio, as mais comumente afetadas são as valvas mitral e aórtica. Os distúrbios das valvas pulmonar e tricúspide não são tão comuns, devido à baixa pressão no lado esquerdo do coração.

As valvas cardíacas são compostas por finos folhetos de tecido fibroso resistente e flexível, recobertos por endotélio, firmemente unidos na base aos anéis fibrosos valvares. Capilares e músculo liso estão presentes na base dos folhetos, mas estes não se estendem até o interior da valva. Os folhetos das valvas cardíacas podem estar lesionados ou se tornar um sítio de processo inflamatório, e isso pode deformar a sua linha de fechamento. A reparação dos folhetos valvares com frequência está associada a um aumento no conteúdo de colágeno e à formação de cicatriz, o que torna os folhetos mais curtos e rígidos. As bordas dos folhetos valvares podem se fundir durante a cicatrização, de modo que a valva não abre ou fecha adequadamente.

Na cardiopatia valvar, ocorrem dois tipos de disfunção mecânica: estreitamento da abertura da valva, que impossibilita a abertura adequada; e distorção da valva, impossibilitando o fechamento adequado (Figura 27.17). A *estenose* se refere a um estreitamento do orifício valvar e à incapacidade dos folhetos da valva de abrir normalmente. O fluxo sanguíneo

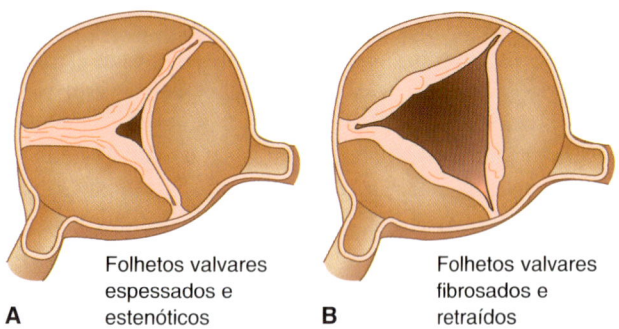

Figura 27.17 • Valvopatia aórtica, conforme visualizada a partir da aorta. **A.** Estenose da abertura valvar. **B.** Valva incompetente ou regurgitante, que não se fecha completamente.

por uma valva normal pode aumentar em 5 a 7 vezes o volume em repouso; consequentemente, a estenose valvar deve ser grave para causar problemas. O estreitamento significativo do orifício da valva aumenta a resistência ao fluxo sanguíneo pela valva, convertendo o fluxo laminar normalmente suave em um fluxo turbulento menos eficiente.

Isso aumenta o volume e o trabalho de esvaziamento da câmara através da valva com estreitamento – o átrio esquerdo, no caso de estenose de mitral, e o VE, na estenose aórtica. Em geral, os sintomas são observados pela primeira vez durante situações em que o fluxo aumenta, como na prática de exercício. A valva incompetente ou regurgitante possibilita a ocorrência de um fluxo retrógrado, quando ela deveria estar fechada – fluxo de volta para o VE durante a diástole, quando a valva aórtica está afetada, e de volta para o átrio esquerdo durante a sístole, quando a valva mitral apresenta a enfermidade.

Os efeitos da cardiopatia valvar sobre a função cardíaca estão relacionados às alterações no fluxo sanguíneo pela valva, e ao resultante aumento nas demandas de trabalho cardíaco. Muitas malformações cardíacas valvares são caracterizadas por sopros cardíacos resultantes do fluxo sanguíneo turbulento por uma valva afetada. Os distúrbios no fluxo valvar e no tamanho da câmara cardíaca em função dos distúrbios das valvas mitral e aórtica estão ilustrados na Figura 27.18.

O ecocardiograma, descrito anteriormente neste capítulo, proporciona um meio para visualizar a movimentação valvar e os padrões de fechamento das valvas, bem como o fluxo sanguíneo. A ultrassonografia com Doppler pulsado fornece uma estimativa semiquantitativa ou qualitativa da gravidade dos gradientes transvalvares, da pressão sistólica ventricular direita e da regurgitação valvar. O Doppler colorido fornece um padrão visual das velocidades do fluxo na imagem ecocardiográfica anatômica 2D ou 3D. Isso possibilita que a turbulência nas valvas estenóticas e regurgitantes seja demonstrada.

O ecocardiograma transesofágico com Doppler é utilizado para obter dados ecocardiográficos quando a transmissão dos sons a partir da superfície é inadequada. Ele fornece imagens mais claras e possibilita uma melhor visualização das valvas AV e das próteses valvares.

Distúrbios da valva mitral

A valva mitral controla o fluxo direcional do sangue entre o átrio esquerdo e o VE. As bordas ou cúspides das valvas AV

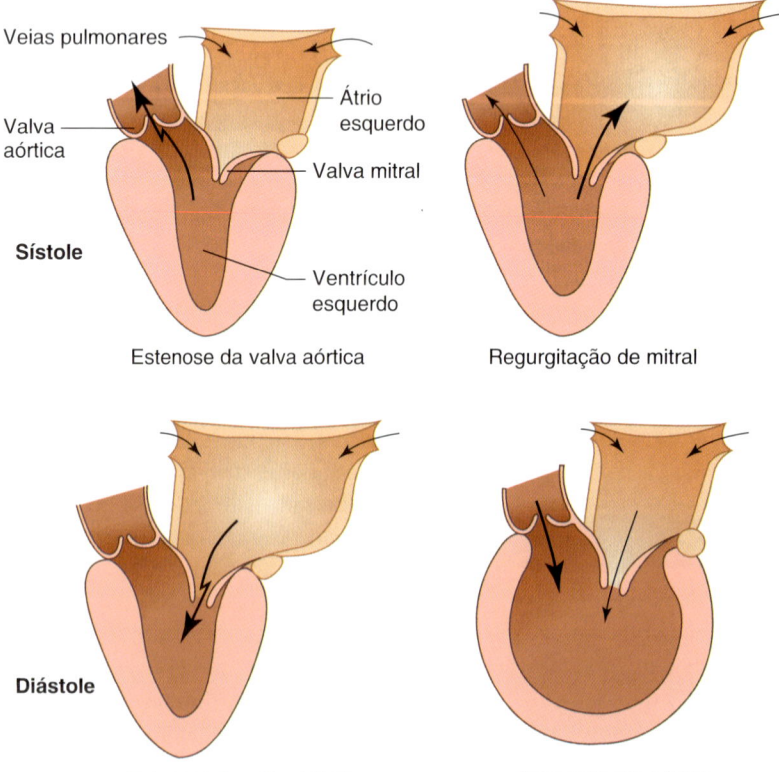

Figura 27.18 • Alterações na função hemodinâmica que acompanham a estenose da valva aórtica, regurgitação da valva mitral, estenose da valva mitral e regurgitação da valva aórtica. As *setas finas* indicam a direção do fluxo normal, e as *setas grossas* indicam a direção do fluxo anormal.

são mais delgadas do que as das valvas semilunares, e estão ancoradas nos músculos papilares por meio das cordas tendíneas. Durante grande parte da sístole, a valva mitral é sujeita à alta pressão gerada pelo VE, à medida que este bombeia sangue para a circulação sistêmica. No decorrer desse período de aumento da pressão, as cordas tendíneas previnem a eversão dos folhetos valvares para dentro do átrio esquerdo.

Conceitos fundamentais

Cardiopatia valvar

- As valvas cardíacas determinam a direção do fluxo sanguíneo pelas câmaras do coração
- Os defeitos cardíacos valvares exercem seus efeitos obstruindo o fluxo do sangue (distúrbios valvares estenóticos) ou permitindo o fluxo retrógrado do sangue (distúrbios valvares regurgitantes).

Estenose da valva mitral. Representa a abertura incompleta da valva mitral durante a diástole, com distensão do átrio esquerdo e comprometimento do enchimento do VE. A afecção em geral resulta da FR.[26,38] O defeito congênito é menos comum e se manifesta durante as fases iniciais da vida ou no adulto de idade avançada, relacionada à calcificação anular. A estenose da valva mitral é um distúrbio contínuo, progressivo e vitalício, que apresenta evolução lenta e estável nos primeiros anos, seguida de aceleração progressiva nos últimos anos.

Patogênese. A estenose da valva mitral é caracterizada pela substituição do tecido valvar por um tecido fibroso, bem como por rigidez e fusão do aparelho valvar (ver Figura 27.18). Tipicamente, as cúspides mitrais se fundem nas bordas e o envolvimento das cordas tendíneas causa encurtamento, o que traciona as estruturas valvares mais profundamente para dentro do ventrículo. Conforme a resistência ao fluxo através da valva aumenta, o átrio esquerdo dilata e a pressão atrial esquerda aumenta.[38] O aumento da pressão atrial esquerda é finalmente transmitido ao sistema venoso pulmonar, causando congestão pulmonar.

A velocidade do fluxo pela valva depende do tamanho do orifício valvar, da pressão direcionadora (*i. e.*, pressão atrial subtraída da pressão ventricular) e do tempo disponível para o fluxo durante a diástole. A área da valva mitral normal mede 4 a 5 cm². Os sintomas se desenvolvem com o agravamento do gradiente pela valva e conforme a pressão atrial esquerda se torna maior que a pressão ventricular esquerda. Com o avanço da condição, os sintomas de diminuição do débito cardíaco se manifestam durante o esforço extremo ou em outras situações que causam taquicardia, reduzindo assim o tempo de enchimento diastólico. Nos estágios finais da doença, a resistência vascular pulmonar aumenta e há desenvolvimento de hipertensão pulmonar; isso aumenta a pressão contra a qual o coração direito precisa bombear e, por fim, leva à insuficiência cardíaca do lado direito.

Manifestações clínicas. Os sinais e sintomas de estenose da valva mitral dependem da gravidade da obstrução; estão relacionados à elevação da pressão atrial esquerda e à congestão pulmonar, bem como à diminuição do débito cardíaco consequente ao comprometimento do enchimento ventricular esquerdo e ao aumento do átrio esquerdo, com desenvolvimento de arritmias atriais e trombos murais. Os sintomas são os de desenvolvimento de insuficiência cardíaca, incluindo congestão pulmonar, dispneia paroxística noturna e ortopneia. Palpitações, dor torácica, fraqueza e fadiga são queixas comuns.

Podem ocorrer batimentos atriais prematuros, taquicardia atrial paroxística e fibrilação atrial como resultado da distensão do átrio esquerdo. Em consequência do próprio processo reumático, pode haver fibrose dos tratos internodais e interatriais, além de lesão do nodo AS. A fibrilação atrial se desenvolve em 30 a 40% das pessoas com estenose mitral sintomática.[38] Em conjunto, a fibrilação e a distensão predispõem à formação de trombos murais. O risco de embolia arterial, em particular de acidente vascular encefálico, aumenta significativamente naqueles com fibrilação atrial.

Diagnóstico. O sopro da estenose da valva mitral é auscultado durante a diástole, quando o sangue flui pelo orifício da valva com estreitamento; caracteristicamente, é um sopro baixo e retumbante, que pode ser mais bem auscultado no ápice do coração. A primeira bulha cardíaca costuma ser acentuada e tardia, devido ao aumento da pressão atrial esquerda; um estalo de abertura pode preceder o sopro diastólico, como resultado da elevação na pressão atrial esquerda. Os ecocardiogramas 2D e com Doppler são os mais comumente utilizados para diagnosticar a estenose mitral; ambos confirmam o diagnóstico, avaliam a morfologia e a hemodinâmica da valva mitral, e aferem as pressões arteriais pulmonares, além de descartarem outras causas de estenose mitral e auxiliarem na identificação do tratamento mais adequado.

Tratamento. Tem por objetivo aliviar os sinais de diminuição do débito cardíaco e de congestão pulmonar. Os diuréticos de alça são iniciados para aliviar uma parte da congestão. Na fibrilação atrial, os objetivos são controlar a frequência ventricular e evitar a embolia sistêmica com terapia anticoagulante. Recomenda-se a profilaxia antibiótica contra FR recidivante. Intervenções cirúrgicas, incluindo valvotomia com balão, comissurotomia e reparo ou substituição valvar, podem ser utilizadas para o tratamento da valvopatia mitral degenerativa e funcional.[38,39] A valvotomia mitral com balão se mostrou superior à comissurotomia fechada e aberta. Embora alguns países continuem a praticar a comissurotomia fechada, a maior parte dos centros opta por realizar uma substituição da valva mitral (SVM) em caso de insucesso da valvotomia mitral com balão. O tipo de valva substituída depende em parte das preferências da pessoa. Quando uma prótese mecânica é utilizada, indica-se a anticoagulação vitalícia.

Regurgitação da valva mitral. A regurgitação da valva mitral é caracterizada pelo fechamento incompleto da mesma, com o volume sistólico ventricular esquerdo sendo dividido entre o volume sistólico anterógrado (movimento em direção à aorta) e o volume sistólico regurgitante (movimento retrógrado) para o átrio esquerdo durante a sístole (Figura 27.19).

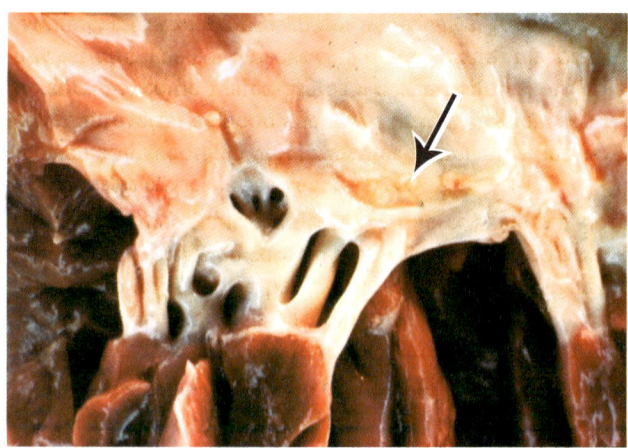

Figura 27.19 • Valvulite reumática crônica. Visualização da valva mitral a partir do átrio direito, mostrando folhetos rígidos, espessados e fundidos, com um orifício estreito, que cria o aspecto característico de "boca de peixe" (*seta*) da estenose mitral reumática. Fonte: Strayer D. E., Rubin R. (Eds.) (2015). *Rubin's pathology: Clinicopathologic foundations of medicine* (7. ed., Fig. 17-30, p. 654). Philadelphia, PA: Lippincott Williams & Wilkins.

Etiologia e patogênese. A regurgitação da valva mitral pode resultar de muitos processos. A CR está associada a uma valva rígida e espessada, que não abre ou fecha completamente. Além da CR, a regurgitação mitral pode resultar da ruptura das cordas tendíneas ou dos músculos papilares, da disfunção dos músculos papilares, ou do estiramento das estruturas valvares em consequência da dilatação do VE ou do orifício valvar. O prolapso valvar mitral é uma causa comum de regurgitação da valva mitral.

A regurgitação aguda da valva mitral pode ocorrer abruptamente, como na disfunção dos músculos papilares subsequente ao infarto do miocárdio, perfuração valvar na EI ou ruptura das cordas tendíneas no prolapso da valva mitral. Na regurgitação mitral aguda grave, a sobrecarga aguda do volume aumenta a pré-carga ventricular esquerda, possibilitando um aumento modesto no volume sistólico ventricular esquerdo. Contudo, o volume sistólico anterógrado (que se move pela aorta até a circulação sistêmica) está reduzido, e o volume sistólico regurgitante ocasiona uma rápida elevação na pressão atrial esquerda, edema pulmonar e diminuição no débito cardíaco. A regurgitação aguda da valva mitral quase sempre é sintomática. Em casos graves, com frequência há indicação para a substituição da valva mitral.

As alterações hemodinâmicas associadas à regurgitação crônica da valva mitral ocorrem mais lentamente, possibilitando o recrutamento de mecanismos compensatórios. Um aumento do volume DFVE possibilita uma elevação no volume sistólico total, restaurando o fluxo anterógrado para a aorta. A pré-carga aumentada e a pós-carga reduzida ou normal (em consequência do descarregamento do VE no átrio esquerdo) facilitam a ejeção ventricular esquerda. Ao mesmo tempo, um aumento gradual no tamanho do átrio esquerdo possibilita a acomodação do volume regurgitante a uma pressão de enchimento mais baixa.

Manifestações clínicas. O aumento do trabalho em função do volume associado à regurgitação mitral é relativamente bem tolerado, e muitas pessoas com o distúrbio permanecem assintomáticas por muitos anos, desenvolvendo sintomas decorridos 6 a 10 anos do diagnóstico. O grau de aumento ventricular esquerdo reflete a gravidade da regurgitação.[40] Com a evolução do distúrbio, a função ventricular esquerda fica comprometida, o volume sistólico anterógrado (aórtico) diminui e a pressão atrial esquerda aumenta, com o subsequente desenvolvimento de congestão pulmonar. Os sintomas típicos são aqueles de insuficiência do VE, como dispneia ao esforço, dispneia noturna paroxística e ortopneia. A cirurgia deve ser realizada antes do início desses sintomas.

O aumento do VE, o impulso ventricular esquerdo hiperdinâmico e o sopro pansistólico (durante toda a sístole) são característicos da regurgitação da valva mitral. Tanto a regurgitação mitral quanto a estenose mitral predispõem à fibrilação atrial.

Diagnóstico e tratamento. O ecocardiograma 2D com Doppler é útil em casos de regurgitação mitral para avaliar o tamanho do ventrículo e do átrio esquerdos, medir a fração de ejeção e auxiliar na tomada de decisões a respeito da cirurgia, ao avaliar a gravidade da regurgitação. Em algumas pessoas com regurgitação mitral, a redução da pré-carga pode ser benéfica e pode ser tratada com inibidores da ECA e marca-passo biventricular. As cirurgias utilizadas no tratamento da regurgitação mitral incluem reparo e substituição da valva mitral, com ou sem remoção do aparelho mitral. A cirurgia de valva mitral é recomendada em casos de regurgitação grave ou pessoas sintomáticas, nas quais a regurgitação valvar possivelmente é subestimada. O reparo da valva mitral evita o uso da anticoagulação necessária com as valvas artificiais.[39,40]

Prolapso da valva mitral. Algumas vezes denominado *síndrome da valva mitral frouxa*, ocorre em 1 a 2,5% da população geral. O distúrbio é observado com mais frequência em mulheres do que em homens e pode ter uma base familiar. O prolapso da valva mitral familiar é transmitido como um traço autossômico, e foram identificados diversos *loci* cromossômicos. Embora a causa exata do distúrbio em geral seja desconhecida, ela tem sido associada à síndrome de Marfan, osteogênese imperfeita e outros distúrbios do tecido conjuntivo, e com distúrbios cardíacos, hematológicos, neuroendócrinos, metabólicos e psicológicos.

Patogênese. Os achados patológicos em pessoas com prolapso de valva mitral incluem a degeneração mixedematosa (mucinosa) dos folhetos da valva mitral, tornando-os aumentados e frouxos, de modo a prolapsarem ou realizarem um movimento de balão para dentro do átrio esquerdo, durante a sístole (Figura 27.20).

As alterações fibróticas secundárias refletem os estresses e a lesão que os movimentos de balonamento impõem sobre a valva. Determinados tipos de prolapso da valva mitral podem decorrer de distúrbios miocárdicos que impõem um estresse indevido sobre a valva mitral, em consequência do movimento anormal da parede ventricular ou dos músculos papilares. O prolapso da valva mitral pode ou não causar regurgitação mitral.

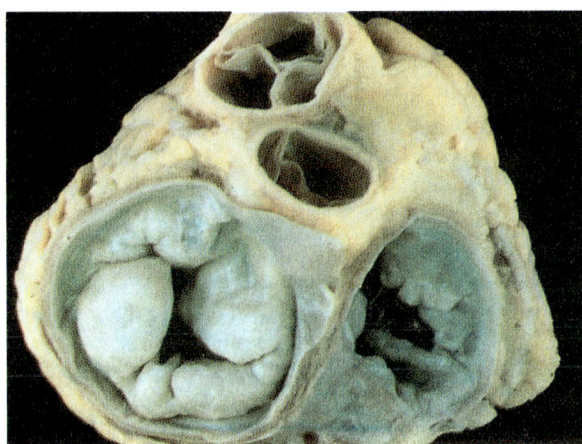

Figura 27.20 • Prolapso da valva mitral. A visualização da valva mitral a partir do átrio esquerdo apresenta folhetos redundantes e deformados, com ondulação para o interior da cavidade atrial esquerda. Fonte: Strayer D. E., Rubin R. (Eds.) (2015). *Rubin's pathology: Clinicopathologic foundations of medicine* (7. ed., Fig. 17-38A, p. 659). Philadelphia, PA: Lippincott Williams & Wilkins.

Manifestações clínicas e diagnóstico. A maior parte das pessoas com prolapso de valva mitral é assintomática, e o distúrbio é descoberto durante um exame físico de rotina. Uma minoria das pessoas apresenta dor torácica que mimetiza angina, dispneia, fadiga, ansiedade, palpitações e vertigem. Contrariamente à angina, a dor torácica costuma ser prolongada, mal definida e não associada ao exercício nem ao esforço. A dor é atribuída à isquemia resultante da tração dos folhetos da valva prolapsada. A ansiedade, as palpitações e as arritmias podem resultar da função anormal do sistema nervoso autônomo que comumente acompanha o distúrbio.

A afecção é caracterizada por um espectro de achados auscultatórios que variam do tipo silencioso a um ou mais cliques mesossistólicos, seguidos de um sopro sistólico tardio ou holossistólico. Os cliques são causados pela tensão súbita do aparelho da valva mitral, à medida que os folhetos prolapsam. Ecocardiogramas 2D e com Doppler são análises não invasivas valiosas utilizadas para diagnosticar o prolapso da valva mitral.

Tratamento. Enfoca o alívio dos sintomas e a prevenção de complicações.[39] Pessoas com palpitações e taquiarritmias leves ou aumento dos sintomas, bem como aquelas com desconforto torácico, ansiedade e fadiga, costumam responder à terapia com medicamentos bloqueadores beta-adrenérgicos. Em muitos casos, a suspensão de estimulantes, como cafeína, álcool e cigarro pode ser suficiente para controlar os sintomas. As crises isquêmicas transitórias ocorrem com mais frequência nas pessoas com prolapso da valva mitral. Portanto, em pessoas com eventos documentados e com ritmo sinusal sem trombos atriais, recomenda-se a terapia com AAS diariamente. A maior parte das pessoas com prolapso da valva mitral é encorajada a praticar exercícios regulares e a levar uma vida normal. As pessoas que desenvolvem disfunção valvar grave podem necessitar de cirurgia valvar.

Distúrbios da valva aórtica

A valva aórtica está localizada entre o VE e a aorta. Tem três cúspides e por vezes é denominada *valva semilunar aórtica*, pelo fato de seus folhetos apresentarem formato de lua crescente (ver Figura 27.17). A valva aórtica não tem cordas tendíneas. Embora suas estruturas sejam semelhantes, as cúspides da valva aórtica são mais espessas que as da mitral. A camada intermediária da valva aórtica é espessa perto do seu centro, onde os três folhetos se encontram, o que assegura uma boa vedação. Entre o tecido espessado e suas margens livres, os folhetos são mais delgados e frágeis.

Um aspecto importante da valva aórtica é a localização dos orifícios das duas artérias coronárias principais, que se encontram atrás da valva e em ângulos retos na direção do fluxo sanguíneo. É a pressão lateral na aorta que propulsiona o sangue para as artérias coronárias. Durante a fase de ejeção do ciclo cardíaco, a pressão lateral diminui com a conversão da energia potencial em energia cinética na medida em que o sangue se move em direção anterógrada para a aorta. Esse processo é exagerado na estenose da valva aórtica, devido às altas velocidades do fluxo.

Estenose da valva aórtica. A estenose da valva aórtica, com frequência denominada simplesmente *estenose aórtica*, é caracterizada por um aumento da resistência à ejeção do sangue do VE para a aorta (ver Figura 27.18). As causas mais comuns de estenose da valva aórtica são as malformações valvares congênitas e a calcificação adquirida da valva tricúspide normal. As malformações congênitas podem resultar em folhetos valvares unicúspides, bicúspides ou com formato inadequado. De modo geral, a estenose aórtica adquirida é consequência da calcificação associada ao "uso e desgaste" normal de uma valva aórtica anteriormente normal, ou de valvas bicúspides congênitas (inatas em aproximadamente 1% da população).[41] A incidência de estenose da valva aórtica adquirida é de 2 a 4% em idosos com mais de 65 anos de idade.[41]

Patogênese. A progressão da estenose aórtica calcificada em geral é lenta e muito variável entre os indivíduos. As alterações valvares variam de um leve espessamento sem obstrução até a calcificação grave com comprometimento do movimento dos folhetos e obstrução da saída ventricular esquerda.[41] Foi demonstrado que os processos implicados no desenvolvimento da valvopatia aórtica calcificada são semelhantes aos da DAC. Ambas as condições são mais comuns em homens, idosos e pessoas com hipercolesterolemia parcialmente derivada de um processo inflamatório ativo.[41] As lesões iniciais da esclerose aórtica apresentam lesões semelhantes às das placas subendoteliais, como nas fases iniciais de uma lesão aterosclerótica. A esclerose aórtica é diferenciada da estenose aórtica pelo grau de comprometimento valvar. Na esclerose aórtica, os folhetos valvares estão anormalmente espessados, mas a obstrução da saída é mínima, enquanto na estenose aórtica a área funcional da valva está suficientemente diminuída para causar obstrução da saída. A calcificação da valva aórtica progride a partir da base das cúspides até os folhetos. Isso reduz o movimento dos folhetos e a área efetiva da valva, mas sem fusão das comissuras. Na medida em que a calcificação progride, os folhetos enrijecem, ocorre um agravamento da obstrução da saída ventricular esquerda e a fusão das comissuras leva à estenose aórtica.

Como o desenvolvimento da estenose aórtica é gradual, o VE tem tempo para se adaptar. Com o aumento da pressão sistólica em consequência da obstrução, a parede ventricular esquerda se torna mais espessa, ou hipertrofia, porém o volume normal da câmara é mantido. Esse aumento na espessura da parede consegue manter uma fração de ejeção normal. Ocorre pouca alteração hemodinâmica, conforme a área da valva vai sendo reduzida à metade da sua área normal (do normal de 3 a 4 cm² até 1,5 a 2 cm²). Contudo, uma redução adicional na área da valva, de metade até um quarto do seu tamanho normal, produz uma obstrução grave do fluxo e uma sobrecarga de pressão progressiva sobre o VE. Nesse ponto, o aumento do trabalho cardíaco começa a exceder a reserva do fluxo sanguíneo coronariano, causando disfunção sistólica e diastólica, e sinais de insuficiência cardíaca.[39,41]

Diagnóstico. Em geral, a estenose aórtica é diagnosticada pela primeira vez com a auscultação de um sopro alto da ejeção sistólica ou uma segunda bulha cardíaca única ou paradoxalmente desdobrada. Por fim, há desenvolvimento dos sinais clássicos de angina, síncope e insuficiência cardíaca, embora os sinais mais sutis de diminuição da tolerância ao exercício ou de dispneia ao esforço devam ser cuidadosamente monitorados. A angina ocorre em cerca de dois terços das pessoas com estenose aórtica avançada e é semelhante àquela observada na DAC. Dispneia, fadiga acentuada, cianose periférica e outros sinais de insuficiência cardíaca com débito baixo normalmente não são marcantes até o final da evolução da doença. A síncope (desmaio) ocorre mais comumente devido à redução da circulação cerebral durante o esforço, quando a pressão arterial declina em consequência da vasodilatação na presença de um débito cardíaco invariável.

O ecocardiograma pode ser utilizado para avaliar a gravidade das lesões aórticas calcificadas, o tamanho e a função do ventrículo esquerdo, o grau de hipertrofia ventricular e a presença de distúrbios valvares associados, tendo papel importante na tomada de decisões sobre a substituição da valva aórtica. A avaliação com ecocardiograma é recomendada como segue:

- Anualmente, com estenose aórtica grave
- A cada 1 ou 2 anos, com estenose moderada
- A cada 3 a 5 anos, com estenose leve.

Tratamento. Não existe uma terapia clínica efetiva para a estenose aórtica grave, embora seja indicada uma modificação agressiva dos fatores de risco, como tratamento hipolipemiante e controle da hipertensão.[39,41] Em crianças com estenose aórtica congênita, os folhetos da valva estão meramente fundidos e a valvotomia com balão pode proporcionar um benefício substancial; substituição valvar é o tratamento mais eficaz. Intervenções clínicas são prescritas para o alívio dos sintomas de insuficiência cardíaca para aquelas pessoas inelegíveis para uma intervenção cirúrgica. Para as pessoas com estenose aórtica sintomática, a substituição valvar quase sempre melhora os sintomas.

Regurgitação da valva aórtica.
A regurgitação da valva aórtica (ou regurgitação aórtica) é o resultado de uma valva aórtica insuficiente que permite o fluxo retrógrado do sangue para o VE durante a diástole (ver Figura 27.18). Como resultado, o VE precisa aumentar o volume sistólico para incluir tanto o sangue que entra dos pulmões como aquele que extravasa e retorna pela valva regurgitante.

Etiologia e patogênese. Esse defeito pode resultar de condições que causam cicatrização dos folhetos da valva, ou de um alargamento do orifício valvar que afasta os folhetos a ponto de deixarem de se tocar. Existem diversas causas de regurgitação aórtica, incluindo FR, dilatação idiopática da aorta, anormalidades congênitas, EI e síndrome de Marfan. Outras causas incluem hipertensão, traumatismo e insuficiência de uma prótese valvar.

A regurgitação aórtica aguda é caracterizada pelo súbito aparecimento de um grande volume regurgitante para o VE de tamanho normal, que não teve tempo para se adaptar à sobrecarga de volume. É mais comumente causada por distúrbios como EI, traumatismo ou dissecção aórtica. Embora o coração responda utilizando os mecanismos de Frank-Starling e aumentando a frequência cardíaca, esses mecanismos compensatórios não conseguem manter o débito cardíaco. Como resultado, ocorre uma grave elevação na pressão DFVE que é transmitida para o átrio esquerdo e para as veias pulmonares, culminando no edema pulmonar. A diminuição no débito cardíaco leva à estimulação simpática e a um aumento resultante na frequência cardíaca e na resistência vascular periférica, com consequente agravamento da regurgitação. Na regurgitação aórtica grave, é comum haver morte por edema pulmonar, arritmias ventriculares ou colapso circulatório.

A regurgitação aórtica crônica, que normalmente tem início gradual, representa uma condição decorrente da combinação do volume ventricular esquerdo com a sobrecarga de pressão. Conforme a deformidade da valva aumenta, o fluxo regurgitante no VE aumenta, a pressão arterial diastólica diminui e o volume do VE aumenta progressivamente. Em termos hemodinâmicos, o aumento no volume ventricular esquerdo resulta na ejeção de um grande volume sistólico geralmente adequado para manter o débito cardíaco anterógrado até o final da evolução da doença. A maior parte das pessoas permanece assintomática durante essa fase compensada, a qual pode durar décadas. Por muitos anos, o único sinal pode ser um sopro aórtico sistólico suave.

Manifestações clínicas e diagnóstico. Conforme a doença progride, os sinais e sintomas de insuficiência ventricular esquerda começam a surgir. Estes incluem dispneia ao esforço, ortopneia e dispneia noturna paroxística. Na regurgitação aórtica, a insuficiência no fechamento da valva aórtica durante a diástole causa uma queda anormal na pressão diastólica. Como o fluxo sanguíneo coronariano é maior durante a diástole, a queda na pressão diastólica produz uma diminuição na perfusão coronariana. Ainda que raramente, pode ocorrer angina quando a frequência cardíaca e a pressão diastólica caem a níveis baixos. Pessoas com regurgitação aórtica grave costumam se queixar de uma desconfortável sensação de percepção dos batimentos cardíacos, em particular quando se deitam, e de desconforto torácico com o batimento do coração contra a parede torácica. A taquicardia que ocorre com o estresse emocional ou esforço pode produzir palpitações, dor de cabeça e contrações ventriculares prematuras.

Os principais achados físicos estão relacionados à amplitude da pressão de pulso arterial. Os sons de Korotkoff podem persistir até a pressão intra-arterial zero, ainda que esta raramente caia a menos de 30 mmHg.[39,41] O grande volume sistólico e a elevada pressão de pulso podem resultar em pulsações carotídeas evidentes no pescoço (pulso de Corrigan), movimentos de cabeça (sinal de Musset), pulsações sistólicas no leito ungueal mediante pressão suave (pulso de Quincke), pulsos periféricos latejantes, e impulso ventricular esquerdo, que ocasiona a movimentação do tórax a cada batimento. O pulso hipercinético da regurgitação aórtica mais grave, denominado *pulso de martelo d'água*, é caracterizado pela distensão e pelo rápido colapso da artéria. A turbulência do fluxo pela valva aórtica produz um sopro decrescente holodiastólico, auscultado com mais nitidez na borda esternal esquerda. Na regurgitação aórtica grave, pode ser auscultado um estrondo mesodiastólico no ápice, denominado sopro de *Austin Flint*.

Tratamento. O tratamento da regurgitação aórtica aguda ou crônica grave é a substituição da valva aórtica. A cirurgia sempre é recomendada para os casos sintomáticos, independentemente da função ventricular esquerda. Em pessoas assintomáticas, embora a substituição da valva seja controversa, é recomendada para aquelas com disfunção sistólica ventricular esquerda ou dilatação ventricular esquerda grave.[39,41]

A terapia medicamentosa na regurgitação aórtica foi avaliada em estudos clínicos. O objetivo da terapia clínica é melhorar o volume sistólico anterógrado e reduzir o volume regurgitante, em geral por meio do uso de redutores da pós-carga. Com base nos estudos clínicos, não existe uma forte indicação para a terapia clínica, mas apenas uma recomendação fraca para a redução da pós-carga. O agente de primeira linha recomendado para pessoas com regurgitação aórtica grave assintomática, especialmente em hipertensos, é um inibidor da ECA. A cirurgia permanece como terapia primária para a regurgitação aórtica grave sintomática.[41]

RESUMO

A disfunção das valvas cardíacas pode resultar de diversos distúrbios, incluindo malformações congênitas, traumatismo, cardiopatia isquêmica, alterações degenerativas e inflamação. A endocardite reumática é uma causa comum. A cardiopatia valvar produz seus efeitos por meio de distúrbios do fluxo sanguíneo. Um defeito valvar estenótico causa uma diminuição no fluxo sanguíneo por uma valva, resultando em comprometimento do esvaziamento e aumento das demandas do trabalho sobre a câmara cardíaca que esvazia o sangue pela valva afetada. Um defeito valvar regurgitante possibilita que o fluxo sanguíneo persista quando a valva está fechada. Os distúrbios cardíacos valvares produzem turbulência do fluxo sanguíneo e com frequência são detectados por meio da auscultação cardíaca.

INSUFICIÊNCIA CARDÍACA E CHOQUE CIRCULATÓRIO

A perfusão adequada dos tecidos corporais depende da capacidade de bombeamento do coração, um sistema vascular que transporte o sangue até as células e de volta para o coração, sangue suficiente para preencher o sistema circulatório, assim como tecidos que consigam extrair e utilizar o oxigênio e os nutrientes do sangue. A insuficiência cardíaca e o choque circulatório são condições separadas, que refletem a insuficiência do sistema circulatório. Ambas as condições exibem mecanismos compensatórios comuns, ainda que sejam diferentes em termos da patogênese e das causas.

Insuficiência cardíaca em adultos

Depois de concluir esta seção, o leitor deverá ser capaz de:

- Explicar como o mecanismo de Frank-Starling, o sistema nervoso simpático, o mecanismo renina-angiotensina-aldosterona, os peptídios natriuréticos (PN), as endotelinas, e a hipertrofia e o remodelamento do miocárdio atuam como mecanismos adaptativos e inadequadamente adaptativos na insuficiência cardíaca
- Diferenciar insuficiência cardíaca com débito alto *versus* débito baixo; insuficiência cardíaca sistólica *versus* diastólica; e insuficiência cardíaca do lado direito *versus* esquerdo, em termos de causas, impactos sobre a função cardíaca e principais manifestações
- Diferenciar entre insuficiência cardíaca crônica e síndromes de insuficiência cardíaca aguda (SICA), bem como os métodos de diagnóstico, avaliação e tratamento.

A insuficiência cardíaca é definida como uma síndrome complexa, resultante de qualquer distúrbio funcional ou estrutural do coração, a qual ocasiona ou aumenta o risco de desenvolver manifestações de débito cardíaco baixo e/ou congestão pulmonar ou sistêmica.[42] Nos EUA, a insuficiência cardíaca custa à nação mais de US$ 30 bilhões ao ano, tendo afetado mais de 5 milhões de americanos em 2009. A insuficiência cardíaca pode ocorrer em qualquer faixa etária, mas afeta primariamente os idosos. Ainda que as taxas de morbidade e mortalidade por DCV tenham diminuído nas últimas décadas, a incidência de insuficiência cardíaca está aumentando a uma taxa alarmante. Aproximadamente, 400 mil a 700 mil pessoas são diagnosticadas com insuficiência cardíaca a cada ano, nos EUA.

A síndrome da insuficiência cardíaca pode ser produzida por qualquer condição cardíaca que reduza a capacidade de bombeamento do coração. Entre as causas mais comuns de insuficiência cardíaca, podemos citar DAC, hipertensão, CMD e cardiopatia valvar.[42] Como muitos processos que levam à insuficiência cardíaca são de longa duração e progridem gradualmente, é possível prevenir a insuficiência cardíaca em muitos casos, ou adiar a progressão por meio da detecção e intervenção precoces. A importância dessas abordagens é enfatizada pelas diretrizes do ACC/AHA, que incorporaram um sistema de classificação da insuficiência cardíaca com a inclusão de quatro estágios:

1. Estágio A – Risco alto de desenvolver insuficiência cardíaca, mas sem anormalidades estruturais identificadas nem sinais de insuficiência cardíaca
2. Estágio B – Presença de cardiopatia estrutural, mas sem histórico de sinais e sintomas de insuficiência cardíaca
3. Estágio C – Sintomas atuais ou anteriores de insuficiência cardíaca com cardiopatia estrutural
4. Estágio D – Cardiopatia estrutural avançada e sintomas de insuficiência cardíaca em repouso, com terapia clínica máxima.[42,43]

Esse sistema de estadiamento reconhece que existem fatores de risco estabelecidos e anormalidades estruturais que são características dos quatro estágios da insuficiência cardíaca. As pessoas normalmente progridem de um estágio para o outro, exceto se a progressão da doença for adiada ou interrompida pelo tratamento.

Conceitos fundamentais

Insuficiência cardíaca

- A função do coração é transportar o sangue desoxigenado do sistema venoso pelo coração direito até a circulação pulmonar, e o sangue oxigenado da circulação pulmonar pelo coração esquerdo até a circulação arterial
- A disfunção sistólica representa uma diminuição na contratilidade miocárdica cardíaca e um comprometimento da capacidade de ejetar o sangue do VE, enquanto a disfunção diastólica representa uma anormalidade no relaxamento e no enchimento ventriculares.

Fisiopatologia da insuficiência cardíaca

Débito cardíaco é a quantidade de sangue que os ventrículos ejetam a cada minuto. O coração tem a surpreendente capacidade de ajustar seu débito cardíaco para atender às necessidades variáveis do corpo. Durante o sono, o débito cardíaco declina, e durante os exercícios, aumenta de modo acentuado. A capacidade de aumentar o débito cardíaco durante o aumento das atividades é denominada *reserva cardíaca*. Por exemplo, nadadores que participam de competições e maratonistas têm grandes reservas cardíacas. Durante os exercícios, o débito cardíaco desses atletas aumenta rapidamente, atingindo 5 a 6 vezes o nível de repouso.[44] Em significativo contraste com os atletas sadios, as pessoas com insuficiência cardíaca comumente utilizam a reserva cardíaca durante o repouso. Para elas, subir um lance de escadas pode ser suficiente para causar falta de ar, por exceder a reserva cardíaca.

Controle do desempenho e do débito cardíaco.
O débito cardíaco, como principal determinante do desempenho cardíaco, reflete a frequência dos batimentos do coração a cada minuto (frequência cardíaca) e a quantidade de sangue bombeada a cada batida (volume sistólico). Pode ser expresso como o produto da frequência cardíaca e volume sistólico (*i. e.*, débito cardíaco = frequência cardíaca × volume sistólico). A frequência cardíaca é regulada por um equilíbrio entre as atividades do sistema nervoso simpático, que aumenta a frequência cardíaca, e do sistema nervoso parassimpático, que a reduz; enquanto o volume sistólico é uma função da pré-carga, da pós-carga e da contratilidade do miocárdio.[44,45]

Pré-carga e pós-carga. O trabalho que o coração realiza consiste principalmente na ejeção do sangue que retornou para os ventrículos durante a diástole na circulação pulmonar ou sistêmica, que é determinada em grande parte pela *pré-carga* e pela *pós-carga*.

A *pré-carga* reflete o volume ou as condições de carregamento do ventrículo no final da diástole, pouco antes do início da sístole. É o volume de sangue que distende o músculo cardíaco no final da diástole e, normalmente, é determinada pelo retorno venoso para o coração. Durante qualquer ciclo cardíaco, o volume máximo de sangue que enche o ventrículo está presente no final da diástole. Conhecido como *volume diastólico final*, esse volume causa um aumento no comprimento das fibras musculares miocárdicas. Dentro de algumas limitações, conforme o volume diastólico final ou a pré-carga aumentam, o volume sistólico aumenta em função do mecanismo de Frank-Starling.

A *pós-carga* representa a força que o músculo cardíaco contrátil deve gerar para ejetar o sangue do coração cheio. Os principais componentes da pós-carga são a resistência vascular sistêmica (periférica) e a tensão da parede ventricular. Quando a resistência vascular sistêmica é elevada, como na hipertensão arterial, deve ser gerado um aumento na pressão intraventricular esquerda para primeiramente abrir a valva aórtica e, em seguida, movimentar o sangue para fora do ventrículo e para dentro da circulação sistêmica. Esse aumento da pressão é igual a um aumento no estresse ou na tensão da parede ventricular. Como resultado, uma pós-carga excessiva pode comprometer a ejeção ventricular e aumentar a tensão da parede.

Contratilidade miocárdica. A contratilidade do miocárdio, também conhecida como *inotropismo*, se refere ao desempenho contrátil do coração. Representa a capacidade dos elementos contráteis (filamentos de actina e miosina) do músculo cardíaco de interagir e encurtar contra uma carga. A contratilidade aumenta o débito cardíaco, independentemente da pré-carga e da pós-carga.

A interação entre os filamentos de actina e miosina durante a contração e o relaxamento do músculo cardíaco (*i. e.*, ligação e desligamento das pontes cruzadas) requerem o uso da energia fornecida pela degradação do ATP e a presença de íons cálcio (Ca^{++}).

Assim como no músculo esquelético, quando um potencial de ação passa pela fibra muscular cardíaca, o impulso é disseminado para o interior da fibra muscular ao longo das membranas dos túbulos transversais (T). Os potenciais de ação dos túbulos T, por sua vez, causam a liberação de Ca^{++} do retículo sarcoplasmático (Figura 27.21). Esses íons Ca^{++} se difundem para o interior das miofibrilas e catalisam as reações químicas que promovem o deslizamento dos filamentos de actina e miosina entre si, produzindo o encurtamento muscular. Além dos íons Ca^{++} liberados do retículo sarcoplasmático, uma grande quantidade de Ca^{++} extracelular também se difunde para o interior do sarcoplasma, por meio dos canais de Ca^{++} de tipo L voltagem-dependentes nos túbulos T, no momento do potencial de ação. Sem o Ca++ extra que entra pelos canais de Ca++ de tipo L, a força da contração cardíaca seria consideravelmente inferior. A abertura dos canais de Ca++ de tipo L é facilitada pelo segundo mensageiro monofosfato cíclico de adenosina (cAMP), cuja formação está acoplada aos receptores beta-adrenérgicos. As catecolaminas (noradrenalina e adrenalina) exercem seus efeitos inotrópicos por meio da ligação a esses receptores. O canal de cálcio de tipo L também contém outros tipos de receptores de medicamentos. Os medicamentos bloqueadores de canais de Ca++ di-hidropiridina (p. ex., nifedipino) exercem seus efeitos por meio da ligação a um sítio, enquanto o diltiazem e o verapamil parecem se ligar a receptores fortemente relacionados, mas não idênticos, em outra região. O bloqueio dos canais de Ca++ no músculo cardíaco por esses medicamentos resulta em uma redução na contratilidade ao longo de todo o coração, bem como em diminuição na velocidade do marca-passo do nodo sinusal e na velocidade de condução do nodo AV.

Outro mecanismo que pode modular o inotropismo é a bomba de troca de íons sódio (Na+)/Ca++ e a bomba de Ca++ dependente de ATPase na membrana celular miocárdica (Figura 27.21). Essas bombas transportam o Ca++ para fora da célula, evitando, assim, que a célula seja sobrecarregada com Ca++. Se a extrusão do Ca++ for inibida, a elevação do Ca++ intracelular pode aumentar o inotropismo. Os digitálicos e glicosídios cardíacos correlatos são agentes inotrópicos que exercem seus efeitos inibindo a bomba de íons Na+/potássio (K+)-ATPase, o que aumenta o Na+ intracelular; isso, por sua vez, leva ao aumento no Ca++ intracelular via bomba de troca de Na+/Ca++.

Disfunção sistólica *versus* diastólica. A classificação separa a fisiopatologia da insuficiência cardíaca em insuficiências ou disfunções sistólica e diastólica, com base na fração de ejeção ventricular.[46,47] *Fração de ejeção* é a porcentagem de sangue bombeada para fora dos ventrículos a cada contração. Uma fração de ejeção normal é de aproximadamente 55 a 70%. Na disfunção ventricular sistólica, a contratilidade do miocárdio está comprometida, levando a uma diminuição na fração de ejeção e no débito cardíaco. A disfunção ventricular diastólica é caracterizada por uma fração de ejeção normal, mas com relaxamento ventricular diastólico comprometido, levando a uma diminuição no enchimento ventricular que, por fim, causa diminuição na pré-carga, no volume sistólico e no débito cardíaco. Muitas pessoas com insuficiência cardíaca apresentam uma combinação de elementos de disfunções ventriculares sistólica e diastólica, e a divisão entre disfunção sistólica e disfunção diastólica pode ser razoavelmente artificial, em particular conforme esteja relacionada às manifestações e ao tratamento.[47] É importante observar que a disfunção ventricular não é sinônimo de insuficiência cardíaca, mas pode levar ao

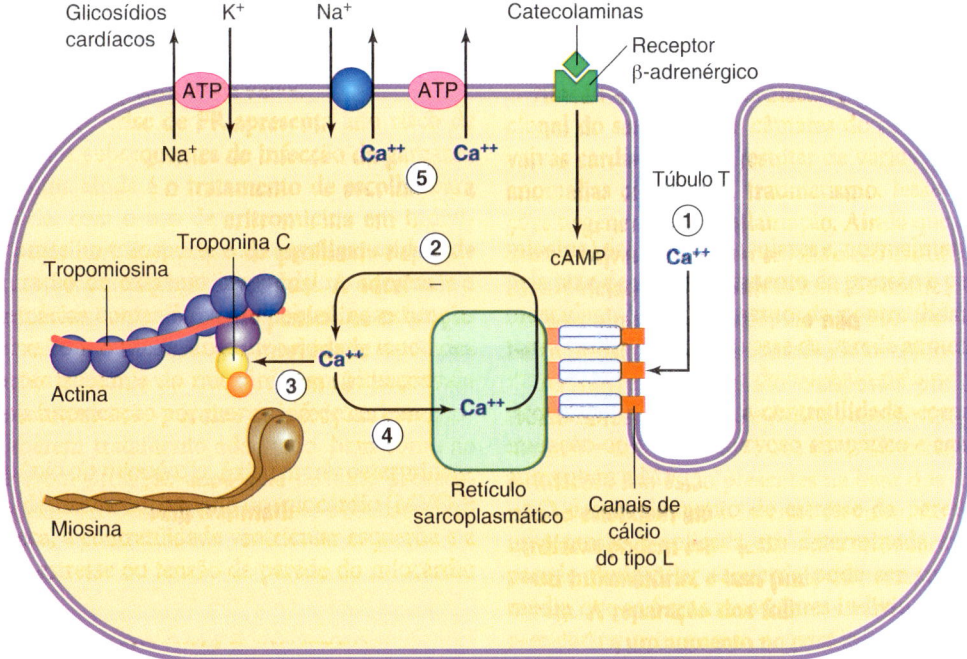

Figura 27.21 • Representação esquemática do papel dos íons cálcio (Ca++) no acoplamento da excitação e da contração cardíacas. O influxo (sítio 1) de Ca++ extracelular pelos canais de Ca++ de tipo L nos túbulos T durante a excitação aciona (sítio 2) a liberação de Ca++ pelo retículo sarcoplasmático. Esse Ca++ se liga ao TnC (sítio 3). O complexo Ca++-troponina interage com a tropomiosina para desbloquear os sítios ativos nos filamentos de actina e miosina, possibilitando a união da ponte cruzada e a contração das miofibrilas (sístole). O relaxamento (diástole) ocorre como resultado da recaptação do cálcio pelo retículo sarcoplasmático (sítio 4), e da extrusão do Ca++ intracelular pelo transportador de troca de sódio Na+/Ca++ ou, em menor extensão, pela bomba de Ca++ ATPase (sítio 5). Os mecanismos que elevam o Ca++ sistólico aumentam o nível da força desenvolvida (inotropismo). A ligação das catecolaminas aos receptores beta-adrenérgicos aumenta a entrada de Ca++ por meio da fosforilação dos canais de Ca++ via mecanismo de segundo mensageiro dependente de cAMP. Os glicosídios cardíacos aumentam o Ca++ intracelular, ao inibirem a bomba de Na+/K+-ATPase. A elevação do Na+ intracelular reverte o transportador da troca de Na+/Ca++ (sítio 5), de modo que menos Ca++ é removido da célula. Adaptada de Klabunde R. E. (2005). *Cardiovascular Physiology Concepts* (p. 46). Philadelphia, PA: Lippincott Williams & Wilkins.

seu desenvolvimento. Com ambas as disfunções ventriculares, sistólica e diastólica, os mecanismos compensatórios em geral conseguem manter a função cardíaca em repouso adequada, até os estágios finais da insuficiência cardíaca.

Disfunção sistólica. Primariamente definida como uma diminuição na contratilidade do miocárdio, caracterizada por uma fração de ejeção inferior a 40%. Um coração normal ejeta em torno de 65% do sangue presente no ventrículo ao final da diástole. Na insuficiência cardíaca sistólica, a fração de ejeção declina progressivamente com o aumento dos graus de disfunção miocárdica. Nos tipos mais graves de insuficiência cardíaca, a fração de ejeção pode diminuir para uma porcentagem com dígito único. Com uma diminuição na fração de ejeção, há um aumento resultante no volume diastólico final (pré-carga), na dilatação ventricular e na tensão da parede ventricular e uma elevação na pressão diastólica final ventricular.[5] O aumento do volume, somado ao retorno venoso normal, leva a um aumento na pré-carga ventricular. Acredita-se que a elevação na pré-carga seja um mecanismo compensatório para ajudar a manter o volume sistólico por meio do mecanismo de Frank-Starling, apesar da diminuição da fração de ejeção. Embora atue como um mecanismo compensatório, o aumento da pré-carga também pode levar a uma das consequências mais deletérias da disfunção ventricular sistólica – o acúmulo de sangue nos átrios e no sistema venoso (que é esvaziado no interior dos átrios), causando edema pulmonar ou periférico.

A disfunção sistólica comumente resulta de condições que comprometem o desempenho contrátil do coração (p. ex., cardiopatia isquêmica e miocardiopatia), produzem uma sobrecarga de volume (p. ex., insuficiência valvar e anemia) ou geram uma sobrecarga de pressão (p. ex., hipertensão e estenose valvar) sobre o coração. A extensão da disfunção ventricular sistólica pode ser estimada medindo-se o débito cardíaco e a fração de ejeção, e por meio da avaliação das manifestações de insuficiência cardíaca do lado direito, em particular de congestão pulmonar.

Disfunção diastólica. Ainda que a insuficiência cardíaca em geral esteja associada ao comprometimento da função sistólica, em cerca de 55% dos casos a função sistólica é preservada e a insuficiência cardíaca ocorre exclusivamente com base na disfunção diastólica ventricular esquerda.[48,49] Embora esses corações apresentem contração normal, o relaxamento é anormal. O enchimento anormal do ventrículo compromete o débito cardíaco, especialmente durante o exercício. Para qualquer volume ventricular determinado, as pressões ventriculares estão elevadas, acarretando sinais de congestão venosa pulmonar e sistêmica, de modo idêntico ao observado em pessoas cujo coração está dilatado e contrai inadequadamente. A prevalência da insuficiência diastólica aumenta com a idade, sendo mais alta nas mulheres e em pessoas com hipertensão e fibrilação atrial.[48,49]

Entre as condições causadoras de disfunção diastólica, estão aquelas que impedem a expansão do ventrículo (p. ex., efusão pericárdica, pericardite constritiva), aumentam a espessura da parede e reduzem a dimensão da câmara (p. ex., hipertrofia do miocárdio, MCH), e adiam o relaxamento diastólico (p. ex., envelhecimento, cardiopatia isquêmica).[48,49] O envelhecimento com frequência é acompanhado por um adiamento no relaxamento do coração durante a diástole, de modo que o enchimento diastólico tem início enquanto o ventrículo ainda está rígido e resistente à distensão para aceitar um aumento no volume. Um adiamento semelhante ocorre na isquemia do miocárdio, que resulta da falta de energia para romper o rigor estabelecido entre os filamentos de actina e miosina, bem como para transportar o Ca^{++} para fora do citosol e de volta ao interior do retículo sarcoplasmático.[48,49]

A função diastólica também é influenciada pela frequência cardíaca, a qual determina o tempo disponível para que ocorra o enchimento ventricular. Um aumento na frequência cardíaca abrevia o tempo de enchimento diastólico.[7] Portanto, a disfunção diastólica pode ser agravada por taquicardia ou arritmia e melhorar com uma queda na frequência cardíaca, a qual possibilita um tempo maior para o enchimento do coração.

Com a disfunção diastólica, o sangue não consegue se movimentar livremente no interior do VE e isso faz com que a pressão intraventricular aumente com qualquer volume. As pressões elevadas são transferidas do VE para dentro do átrio esquerdo e do sistema venoso pulmonar, causando uma diminuição na complacência do pulmão que aumenta o trabalho respiratório e evoca sintomas de dispneia. O débito cardíaco encontra-se diminuído, não em consequência de uma redução da fração de ejeção ventricular conforme a observada com a disfunção sistólica, mas em decorrência de uma diminuição no volume (pré-carga) disponível para o débito cardíaco adequado. O débito cardíaco inadequado durante a prática de exercícios pode levar à fadiga das pernas e dos músculos acessórios da respiração.

Disfunção ventricular direita versus esquerda. A insuficiência cardíaca é classificada de acordo com o lado do coração (ventricular direita ou ventricular esquerda) primariamente afetado (Figura 27.22). Embora o evento inicial que leva à insuficiência cardíaca possa ser de origem ventricular direita ou esquerda, a insuficiência cardíaca a longo prazo normalmente envolve ambos os lados. As alterações fisiopatológicas ocorridas no próprio miocárdio, incluindo as respostas compensatórias em condições como o infarto do miocárdio, não diferem significativamente entre as disfunções ventriculares direita e esquerda, nem serão abordadas em detalhes nesta seção.

Disfunção ventricular direita. A insuficiência cardíaca do lado direito compromete a capacidade de transporte do sangue desoxigenado da circulação sistêmica para a circulação pulmonar. Consequentemente, quando o ventrículo direito é insuficiente, ocorre uma redução na quantidade de sangue deslocada adiante, para a circulação pulmonar, e em seguida para o lado esquerdo do coração, finalmente causando redução do débito cardíaco ventricular esquerdo. Além disso, se o ventrículo direito não ocasiona o movimento anterógrado do sangue, ocorre acúmulo ou congestão de sangue no sistema venoso sistêmico. Isso eleva as pressões diastólica final ventricular direita, atrial direita e venosa sistêmica. Um importante efeito da insuficiência cardíaca do lado direito é o desenvolvimento de edema periférico

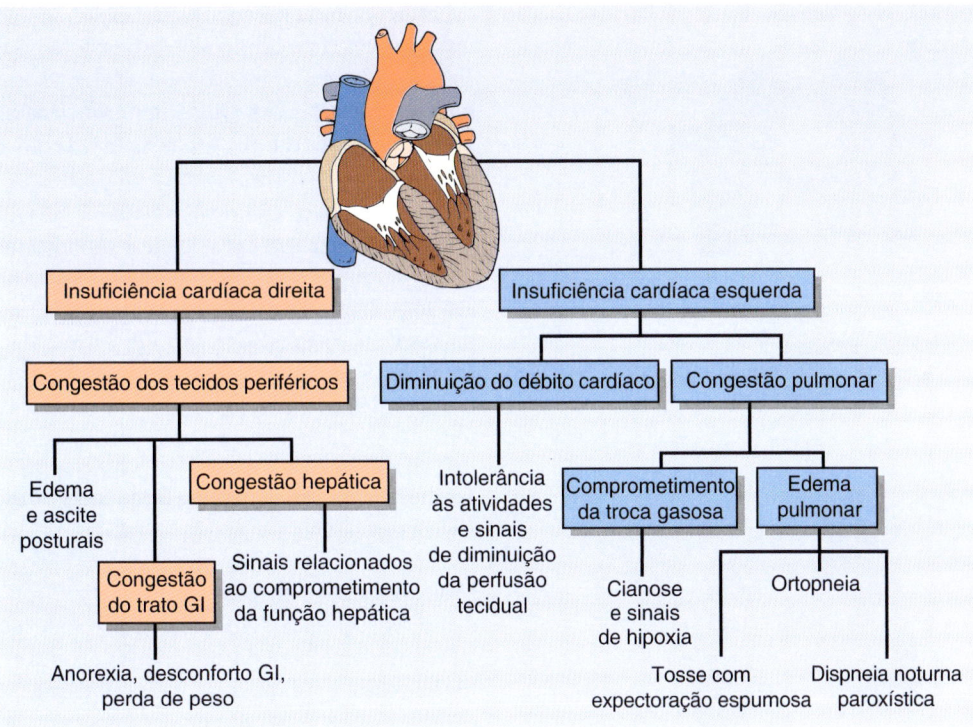

Figura 27.22 • Manifestações da insuficiência cardíaca dos lados esquerdo e direito. GI: gastrintestinal.

(ver Figura 27.22). Os efeitos da ação da gravidade fazem com que o edema seja mais pronunciado nas partes inferiores do corpo. Quando a pessoa está em posição ortostática, observa-se edema nos membros inferiores; em decúbito dorsal, o edema é observado na área acima do sacro. O acúmulo do líquido do edema é evidenciado por um ganho de peso (i. e., 560 mℓ de líquido acumulado resultam em um ganho de peso de 0,45 kg). A verificação diária do peso pode ser utilizada como um meio de avaliar o acúmulo de líquido em uma pessoa com insuficiência cardíaca crônica. Como regra, um ganho de peso superior a 0,9 kg em 24 h ou 2,2 kg em 1 semana é considerado um sinal de agravamento da insuficiência.[48]

A insuficiência cardíaca do lado direito também produz congestão das vísceras. À medida que a distensão venosa progride, o sangue se acumula nas veias hepáticas que drenam na veia cava inferior, e o fígado fica ingurgitado. Isso pode causar hepatomegalia e dor no quadrante superior direito. Na insuficiência cardíaca do lado direito grave e prolongada, a função hepática está comprometida e as células hepáticas podem morrer. A congestão da circulação porta também pode levar ao ingurgitamento do baço e ao desenvolvimento de ascite. A congestão do trato gastrintestinal pode interferir na digestão e na absorção de nutrientes, causando anorexia e desconforto abdominal. As veias jugulares, que estão acima do nível do coração, normalmente são invisíveis na posição ortostática ou sentada com a cabeça em um ângulo superior a 30°. Na insuficiência cardíaca do lado direito grave, as veias jugulares externas se tornam distendidas e podem ser visualizadas quando a pessoa está sentada ou em pé.

As causas da disfunção ventricular direita incluem condições que impedem o fluxo sanguíneo nos pulmões ou que comprometem a eficácia do bombeamento do ventrículo direito. A insuficiência ventricular esquerda é a causa mais comum de insuficiência ventricular direita. A hipertensão pulmonar prolongada também causa disfunção e insuficiência ventricular direita. A hipertensão pulmonar ocorre em pessoas com doença pulmonar crônica, pneumonia grave, embolia pulmonar ou estenose aórtica ou mitral. Quando a insuficiência cardíaca do lado direito ocorre em resposta à doença pulmonar crônica, é denominada *cor pulmonale*.[48] Outras causas comuns incluem estenose ou regurgitação das valvas tricúspide ou pulmonar, infarto ventricular direito e miocardiopatia. A disfunção ventricular direita com insuficiência cardíaca também é causada por defeitos cardíacos congênitos, como tetralogia de Fallot e defeito do septo interventricular.

Disfunção ventricular esquerda. A insuficiência cardíaca do lado esquerdo compromete o movimento do sangue a partir da circulação pulmonar (de baixa pressão) até o lado arterial (de alta pressão) da circulação sistêmica. Com o comprometimento da função cardíaca esquerda, ocorre uma diminuição no débito cardíaco para a circulação sistêmica. O sangue se acumula no VE, no átrio esquerdo e na circulação pulmonar, o que causa uma elevação na pressão venosa pulmonar (ver Figura 27.22). Quando a pressão nos capilares pulmonares (normalmente de cerca de 10 mmHg) excede a pressão osmótica capilar (em geral ao redor de 25 mmHg), ocorre uma transferência do líquido intravascular para o interstício dos pulmões, resultando em edema pulmonar (Figura 27.23). O episódio de edema pulmonar costuma ocorrer à noite, após a permanência da pessoa em posição reclinada durante algum tempo e a remoção das forças gravitacionais do sistema circulatório. Nesse momento, o líquido do edema sequestrado nos membros

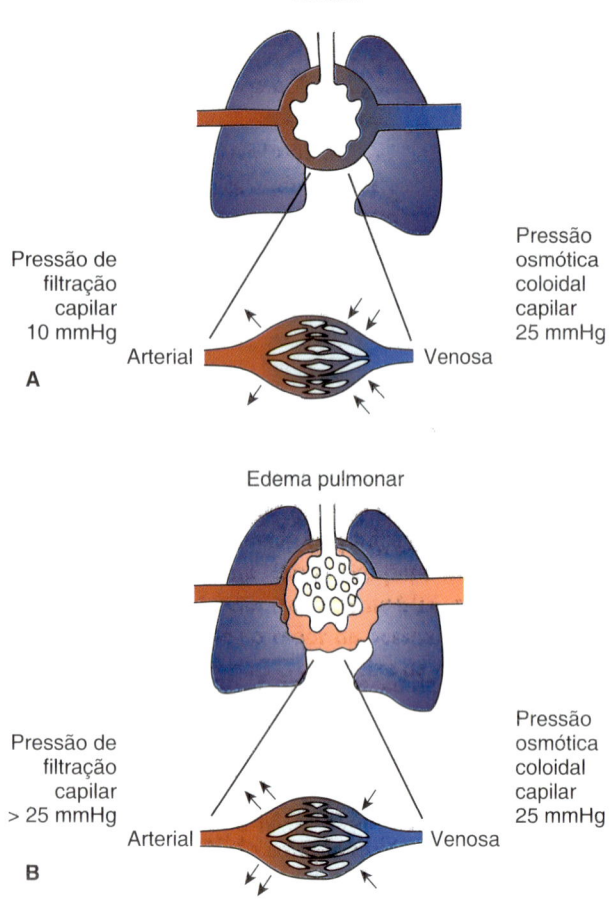

Figura 27.23 • Mecanismo dos sintomas respiratórios na insuficiência cardíaca do lado esquerdo. Na troca normal de líquido junto aos capilares pulmonares (**A**), a pressão de filtração capilar que movimenta o líquido para fora do capilar e para dentro do pulmão é inferior à pressão osmótica coloidal capilar que puxa o líquido de volta para o capilar. O desenvolvimento de edema pulmonar (**B**) ocorre quando a pressão de filtração capilar excede a pressão osmótica coloidal capilar que puxa o líquido de volta para o capilar.

inferiores ao longo do dia retorna para o compartimento vascular e é redistribuído para a circulação pulmonar.

As causas mais comuns de disfunção ventricular esquerda são a hipertensão e o infarto agudo do miocárdio. A insuficiência cardíaca ventricular esquerda e a congestão pulmonar podem se desenvolver muito rapidamente em pessoas com infarto agudo do miocárdio. Até mesmo quando a área infartada é pequena, pode haver uma área adjacente de tecido isquêmico. Isso pode resultar em grandes áreas de hipocinesia ou acinesia da parede ventricular, e no rápido aparecimento de congestão e edema pulmonar. A estenose ou regurgitação da valva aórtica ou mitral também gera o nível de retorno do lado esquerdo que resulta em congestão pulmonar. Conforme a pressão pulmonar aumenta como resultado da congestão, pode haver progressão para insuficiência cardíaca do lado direito.

Insuficiência com débito alto *versus* débito baixo.
Ambas são descritas em termos do débito cardíaco. A *insuficiência com débito alto* é um tipo incomum de insuficiência cardíaca causada por uma necessidade excessiva de débito cardíaco. Na insuficiência com débito alto, a função do coração pode estar acima do normal e inadequada, devido às necessidades metabólicas excessivas. As causas de insuficiência com débito alto incluem anemia grave, tireotoxicose, condições que causam desvios arteriovenosos e doença de Paget.

A *insuficiência com débito baixo* é causada por distúrbios que comprometem a capacidade de bombeamento do coração, como cardiopatia isquêmica e miocardiopatia. A insuficiência com débito baixo é caracterizada por evidências clínicas de vasoconstrição sistêmica, com extremidades frias, pálidas e por vezes cianóticas.[48,49] Nos casos avançados de insuficiência com débito baixo, as reduções acentuadas no volume sistólico são evidenciadas por uma menor amplitude da pressão de pulso. Contrariamente, na insuficiência com débito alto, as extremidades normalmente são quentes e ruborizadas, e a pressão de pulso é normal ou apresenta amplitude aumentada.

Mecanismos compensatórios.
Na insuficiência cardíaca, a reserva cardíaca é mantida em grande parte por respostas compensatórias ou adaptativas, como o mecanismo de Frank-Starling, a ativação de influências neuro-humorais como os reflexos do sistema nervoso simpático, o mecanismo renina-angiotensina-aldosterona, PN cardíacos, substâncias vasoativas produzidas localmente, além de hipertrofia e remodelamento do miocárdio[49] (Figura 27.24).

A primeira dessas adaptações ocorre rapidamente, em minutos ou horas após a disfunção miocárdica, e pode ser adequada para manter o desempenho de bombeamento geral do coração em níveis relativamente normais. A hipertrofia e o remodelamento do miocárdio ocorrem lentamente, no decorrer de meses a anos, e desempenham papel importante na adaptação à sobrecarga hemodinâmica a longo prazo. Na insuficiência cardíaca, as diminuições iniciais na função cardíaca podem ser imperceptíveis, uma vez que esses mecanismos compensatórios mantêm o débito cardíaco. Contudo, além de contribuírem para a adaptação do coração insuficiente, tais mecanismos também favorecem a fisiopatologia da insuficiência cardíaca.[49]

Mecanismo de Frank-Starling. O mecanismo de Frank-Starling opera por meio de um aumento na pré-carga (Figura 27.25). Com o aumento do enchimento diastólico, ocorre ampliação no estiramento das fibras miocárdicas e uma aproximação mais ideal das cabeças dos filamentos grossos de miosina aos sítios de ligação da troponina nos filamentos finos de actina, resultando em aumento na força da contração subsequente. No coração com função normal, o mecanismo de Frank-Starling atua para corresponder aos débitos dos dois ventrículos. Conforme ilustrado na Figura 27.25, não há uma curva única de Frank-Starling. Um aumento na contratilidade, ou no inotropismo, aumentará o débito cardíaco em qualquer volume diastólico final, causando deslocamento da curva para cima e à esquerda, enquanto uma diminuição no inotropismo causará o deslocamento da curva para baixo e à direita. Na insuficiência cardíaca, o inotropismo está diminuído em comparação ao normal. Portanto, o volume sistólico não será tão alto quando no inotropismo normal, independentemente do aumento na pré-carga.

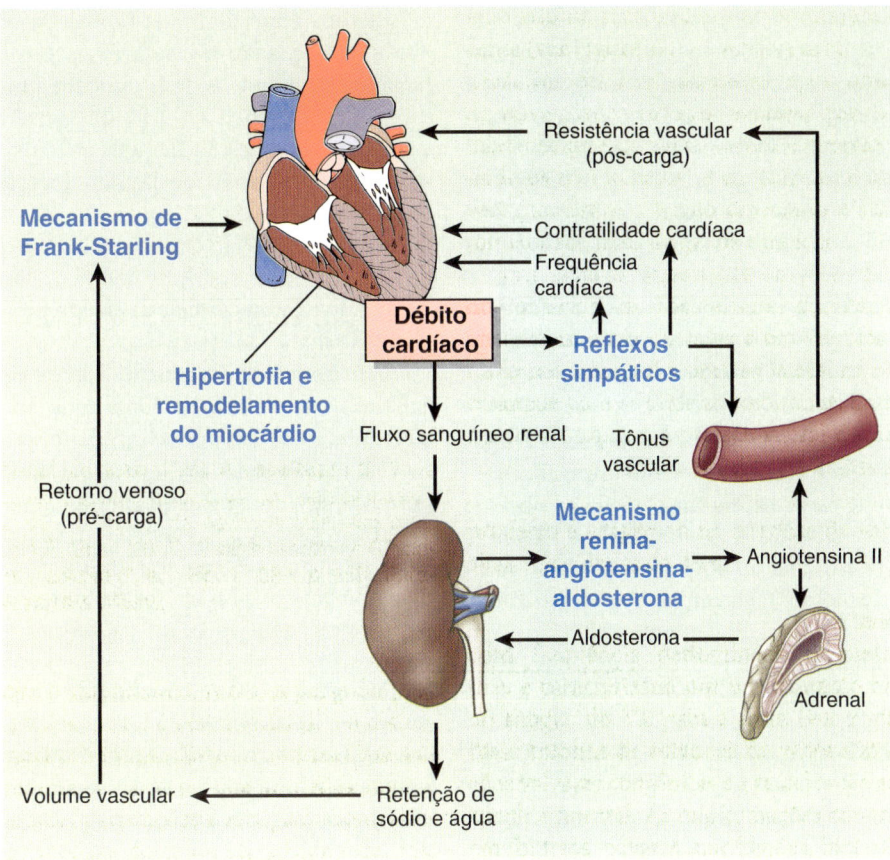

Figura 27.24 • Mecanismos compensatórios na insuficiência cardíaca. Mecanismo de Frank-Starling, reflexos simpáticos, mecanismo renina-angiotensina-aldosterona e hipertrofia miocárdica atuam na manutenção do débito cardíaco para o coração insuficiente.

Na insuficiência cardíaca, uma diminuição no débito cardíaco e no fluxo sanguíneo renal leva ao aumento da retenção de sódio e água, a um aumento resultante no volume vascular e no retorno venoso para o coração, bem como a um aumento no volume diastólico final ventricular. De modo limitado, conforme a pré-carga e o volume diastólico final do ventrículo aumentam, ocorre uma consequente elevação no débito cardíaco. Ainda que isso possa preservar o débito cardíaco em repouso, a elevação crônica da pressão DFVE resultante é transmitida para os átrios e para a circulação pulmonar, causando congestão pulmonar.

Um maior estiramento muscular, como observado com o mecanismo de Frank-Starling, também causa aumento na tensão da parede ventricular, com consequente aumento do consumo de oxigênio do miocárdio. A tensão aumentada da parede amplia as demandas de oxigênio do miocárdio, o que pode produzir isquemia e contribuir para o comprometimento adicional do inotropismo, deslocando a curva de Frank-Starling ainda mais para baixo e à direita (Figura 27.25). Em tal situação, o aumento na pré-carga deixa de contribuir para a compensação e passa a agravar a insuficiência cardíaca. O uso de diuréticos em pessoas com insuficiência cardíaca ajuda a reduzir o volume vascular e o enchimento ventricular, diminuindo a carga do coração e reduzindo a tensão da parede ventricular.

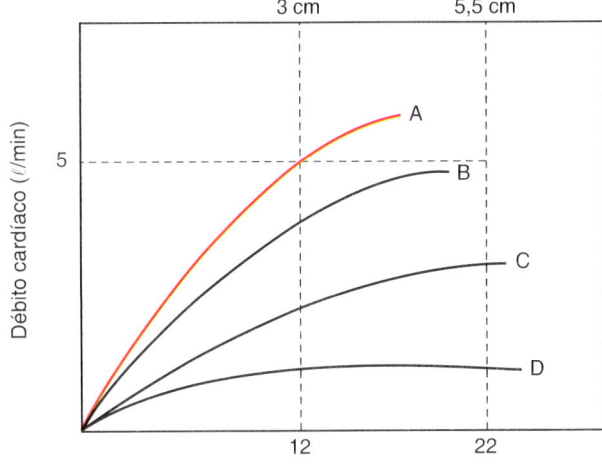

Figura 27.25 • Curvas da função ventricular esquerda. *Curva A:* Curva da função normal, com um débito cardíaco normal e pressão de enchimento DFVE ideal. *Curva B:* Insuficiência cardíaca compensada, com débito cardíaco normal nas pressões DFVE mais altas. *Curva C:* Insuficiência cardíaca descompensada, com uma diminuição no débito cardíaco e elevação DFVE, com elevação final da pressão capilar pulmonar e desenvolvimento de congestão pulmonar. *Curva D:* Choque cardiogênico, com uma diminuição extrema no débito cardíaco e um aumento acentuado nas pressões DFVE.

Atividade do sistema nervoso simpático. A estimulação do sistema nervoso simpático desempenha um papel importante na resposta compensatória à diminuição do débito cardíaco e do volume sistólico. Tanto o tônus simpático cardíaco quanto os níveis de catecolaminas (adrenalina e noradrenalina) estão elevados nos estágios tardios da maioria dos tipos de insuficiência cardíaca. Por meio da estimulação direta da frequência e da contratilidade cardíacas, da regulação do tônus vascular e da intensificação da retenção renal de sódio e água, o sistema nervoso simpático inicialmente ajuda a manter a perfusão dos diversos órgãos do corpo. Naqueles que progridem para insuficiência cardíaca mais grave, o sangue é desviado para as circulações mais críticas (cerebral e coronariana).

Embora o objetivo da resposta do sistema nervoso simpático seja aumentar a pressão arterial e o débito cardíaco, constituindo o mecanismo compensatório mais imediato, pode se tornar uma adaptação inadequada. O aumento na atividade simpática por meio da estimulação dos receptores beta-adrenérgicos do coração acarreta taquicardia, vasoconstrição e arritmias cardíacas. De modo agudo, a taquicardia aumenta significativamente a carga de trabalho do coração, o que incrementa a demanda de oxigênio do miocárdio, e tanto a isquemia quanto a miocardiopatia contribuem para o agravamento da insuficiência cardíaca. Ao promoverem arritmias, as catecolaminas liberadas com a estimulação do sistema nervoso simpático também podem contribuir para a alta taxa de morte súbita observada na insuficiência cardíaca.

Existem evidências de que a estimulação simpática prolongada também pode levar à dessensibilização dos receptores beta-adrenérgicos, sem afetar os receptores alfa-adrenérgicos. Ainda que os níveis circulantes de noradrenalina estejam aumentados nas pessoas com insuficiência cardíaca, a falta de receptores beta-adrenérgicos funcionais em relação aos receptores alfa-adrenérgicos pode levar à vasoconstrição e a um aumento na resistência vascular sistêmica. O aumento na resistência vascular sistêmica resulta em aumento da pós-carga cardíaca e do estresse junto à parede ventricular, aumentando assim o consumo de oxigênio do miocárdio. Outros efeitos incluem a diminuição da perfusão renal e uma intensificação adicional do sistema renina-angiotensina-aldosterona, além de diminuição do fluxo sanguíneo para a pele, músculos e órgãos abdominais.

Mecanismo renina-angiotensina-aldosterona. Um dos efeitos mais importantes da redução do débito cardíaco na insuficiência cardíaca é a redução do fluxo sanguíneo renal e da taxa de filtração glomerular, levando à retenção de sódio e água. Com a diminuição do fluxo sanguíneo renal, ocorre aumento progressivo da secreção de renina pelos rins, acompanhado de aumentos paralelos nos níveis circulantes de angiotensina II. O aumento da concentração de angiotensina II contribui diretamente para uma vasoconstrição generalizada e excessiva, além de facilitar a liberação de noradrenalina e inibir a sua recaptação pelo sistema nervoso simpático.

A angiotensina II também proporciona um poderoso estímulo para a produção de aldosterona pelo córtex adrenal. A aldosterona aumenta a reabsorção tubular de sódio, que é acompanhada por um aumento na retenção de água. Como a aldosterona é metabolizada no fígado, seus níveis aumentam ainda mais quando a insuficiência cardíaca causa congestão hepática. A angiotensina II também aumenta o nível do hormônio antidiurético (ADH), que atua como vasoconstritor e inibidor da excreção de água. Na insuficiência cardíaca, o aumento progressivo de líquido leva à dilatação ventricular e ao aumento da tensão da parede. Por fim, o aumento da demanda de oxigênio que acompanha a elevação da tensão da parede supera o mecanismo compensatório de Frank-Starling, reduzindo o inotropismo e causando progressão da insuficiência cardíaca.

Além de seus efeitos isolados sobre o equilíbrio do sódio e da água, a angiotensina II e a aldosterona também estão envolvidas na regulação dos processos inflamatórios e reparatórios que se seguem à lesão tecidual. Nessa capacidade, ambas estimulam a produção de citocinas inflamatórias (p. ex., TNF e interleucina 6), atraem células inflamatórias (p. ex., neutrófilos e macrófagos), ativam macrófagos nos sítios de lesão e reparo, e estimulam o crescimento de fibroblastos e a síntese de fibras de colágeno. A deposição de fibroblastos e colágeno resulta em hipertrofia ventricular e fibrose da parede do miocárdio, o que diminui a complacência (*i. e.*, aumenta a rigidez) e, por fim, causa o remodelamento inadequado do coração e a progressão da disfunção ventricular sistólica e diastólica.[49] Portanto, a progressão da insuficiência cardíaca pode ser acentuada pelos efeitos sobre a vasculatura e o miocárdio mediados pela aldosterona.

Peptídios natriuréticos. O músculo cardíaco produz e secreta uma família de hormônios peptídicos correlatos (NP), promotores de potentes efeitos diuréticos, natriuréticos e sobre o músculo liso vascular, os quais também interagem com outros mecanismos neuro-humorais que afetam a função cardiovascular. Entre os quatro NP conhecidos mais comumente associados à insuficiência cardíaca, estão o peptídio natriurético atrial (ANP) e o peptídio natriurético cerebral (BNP).

Como seu nome indica, o ANP é liberado pelas células atriais em resposta ao estiramento atrial, à pressão ou à sobrecarga de líquido. O BNP é secretado primariamente pelos ventrículos em resposta ao aumento da pressão ventricular ou à sobrecarga de líquido. No início da insuficiência cardíaca, a porção N-terminal do pró-hormônio BNP (NT-proBNP) pode ser detectada como precursora do BNP no sangue. Embora os NP não sejam secretados pelas mesmas câmaras no coração, apresentam funções muito semelhantes. Em resposta ao aumento do estiramento das câmaras e da pressão, promovem natriurese e diurese rápidas e transitórias, por meio do aumento na taxa de filtração glomerular e da inibição da reabsorção tubular de sódio e água.

Os NP também facilitam as complexas interações com o sistema neuro-hormonal, inibindo o sistema nervoso simpático, o sistema renina-angiotensina-aldosterona, as citocinas inflamatórias endotelinas e a vasopressina. A supressão do sistema nervoso simpático causa dilatação tanto venosa quanto arterial, com consequente redução no retorno venoso para o coração (diminuição da pré-carga) e nas pressões de enchimento cardíaco, além de uma diminuição na pós-carga (vasodilatação arterial). A inibição da angiotensina II e da vasopressina pelos NP minimiza a retenção renal de líquido. Além disso, os

NP afetam diretamente o sistema nervoso central e o cérebro, inibindo a secreção de vasopressina e a função do centro de apetite de sal e da sede.

Os níveis circulantes de ANP e BNP estão consistentemente elevados nas pessoas com insuficiência cardíaca. Os níveis de BNP e NT-proBNP podem ser detectados por exames de sangue e testes comerciais. As concentrações apresentam uma forte correlação com a extensão da disfunção ventricular, observando-se aumentos de até 30 vezes em portadores de cardiopatia avançada. As análises de BNP são utilizadas clinicamente no diagnóstico de insuficiência cardíaca e para prever a gravidade da condição. Muitos medicamentos utilizados no tratamento da insuficiência cardíaca (p. ex., diuréticos, como espironolactona, e inibidores da enzima conversora da angiotensina [ECA]) reduzem as concentrações de BNP. Portanto, muitas pessoas com insuficiência cardíaca estável crônica apresentam níveis de BNP dentro da faixa diagnóstica normal. Entretanto, a digoxina e os betabloqueadores parecem aumentar os níveis de BNP. Medicamentos projetados para inibir a degradação dos NP são potencialmente úteis para a terapia.

Endotelinas. As endotelinas, liberadas pelas células endoteliais na circulação, são peptídios vasoconstritores potentes. Assim como a angiotensina II, a endotelina também pode ser sintetizada e liberada por diversos tipos celulares, incluindo os miócitos cardíacos. Foram identificados quatro peptídios de endotelina (endotelina 1 [ET-1], ET-2, ET-3 e ET-4). Observou-se que as endotelinas induzem a proliferação de células musculares lisas vasculares e a hipertrofia dos miócitos cardíacos; aumentam a liberação de ANP, aldosterona e catecolaminas; e exercem efeitos antinatriuréticos sobre os rins. A produção de ET-1 é regulada por muitos fatores significativos para a função cardiovascular e com implicações para a insuficiência cardíaca. Os níveis plasmáticos de ET-1 também estão diretamente correlacionados à resistência vascular pulmonar, e os peptídios talvez possam desempenhar um papel na mediação da hipertensão pulmonar em pessoas com insuficiência cardíaca. Existem no mínimo dois tipos de receptores de endotelina – tipo A e tipo B. O receptor do tipo A está associado à constrição e à hipertrofia dos músculos lisos, enquanto o receptor do tipo B está associado à vasodilatação. Como a ET-1 pode atuar sobre o coração causando hipertrofia e retenção de sódio e água, atualmente está disponível um antagonista dos receptores de endotelinas para uso em pessoas com hipertensão arterial pulmonar por insuficiência cardíaca grave.

Mediadores inflamatórios. Atualmente, pesquisas em curso examinam a relação entre marcadores inflamatórios (especialmente a PCR) e a insuficiência cardíaca. Níveis elevados de PCR foram associados a consequências adversas em portadores de insuficiência cardíaca, além de terem se mostrado preditivos do desenvolvimento de insuficiência cardíaca em grupos de alto risco. Particularmente interessantes são as interações entre a PCR e mediadores como angiotensina II e noradrenalina. Essa relação inflamatória continua a ser examinada. Contudo, é difícil testá-la porque não se sabe como diminuir o efeito inflamatório na insuficiência cardíaca.

Hipertrofia e remodelamento do miocárdio. O desenvolvimento da hipertrofia do miocárdio constitui um dos principais mecanismos utilizados pelo coração para compensar um aumento na carga de trabalho.[48,49] Embora a hipertrofia ventricular melhore o desempenho do trabalho cardíaco, também constitui um importante fator de risco de morbidade e mortalidade cardíacas subsequentes. A hipertrofia e o remodelamento inadequados podem resultar em alterações na estrutura (*i. e.*, massa muscular, dilatação das câmaras) e na função (*i. e.*, comprometimento da função sistólica ou diastólica), as quais frequentemente levam à disfunção adicional da bomba e à sobrecarga hemodinâmica.

A hipertrofia e o remodelamento do miocárdio envolvem uma série de eventos complexos nos níveis molecular e celular. O miocárdio é composto por miócitos (ou células musculares) e não miócitos. Os miócitos são as unidades funcionais do músculo cardíaco. Seu crescimento é limitado por um incremento no tamanho da célula e não por um aumento na quantidade de células. Os não miócitos incluem macrófagos cardíacos, fibroblastos, músculo liso vascular e células endoteliais. Essas células, localizadas no espaço intersticial, preservam a capacidade de aumentar o número de células e fornecer suporte aos miócitos. Os não miócitos também determinam muitas das alterações inadequadas que ocorrem durante a hipertrofia do miocárdio. Por exemplo, o crescimento descontrolado dos fibroblastos cardíacos está associado ao aumento da síntese das fibras de colágeno, à fibrose do miocárdio e à rigidez da parede ventricular. Assim como a rigidez da parede ventricular aumenta a carga de trabalho do coração, a fibrose e o remodelamento podem levar a anormalidades na condução elétrica, nas quais o coração se contrai de modo descoordenado – a chamada *dissincronia cardíaca* – causando redução da função cardíaca sistólica.[47]

Pesquisas recentes enfocaram o tipo de hipertrofia que se desenvolve em pessoas com insuficiência cardíaca. No nível celular, as células musculares cardíacas respondem aos estímulos do estresse imposto sobre a parede ventricular pela pressão e pela sobrecarga de volume, iniciando diversos processos que levam à hipertrofia. Estes incluem estímulos que produzem:

- *Hipertrofia simétrica*, com um aumento proporcional no comprimento e na largura dos músculos, como ocorre nos atletas
- *Hipertrofia concêntrica*, com um aumento na espessura da parede, como ocorre na hipertensão
- *Hipertrofia excêntrica*, com um aumento desproporcional no comprimento do músculo, como ocorre na MCD (Figura 27.26).

Quando o estímulo primário para a hipertrofia é a *sobrecarga de pressão*, o aumento no estresse da parede leva à replicação paralela das miofibrilas, ao espessamento dos miócitos individuais e à hipertrofia concêntrica. A hipertrofia concêntrica pode preservar a função sistólica durante um período, mas ao final o trabalho realizado pelo ventrículo excede a reserva vascular, predispondo à isquemia. Quando o estímulo primário é a *sobrecarga do volume ventricular*, o aumento no estresse da parede leva à replicação das miofibrilas em séries,

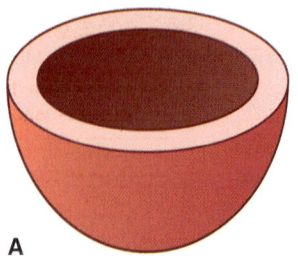 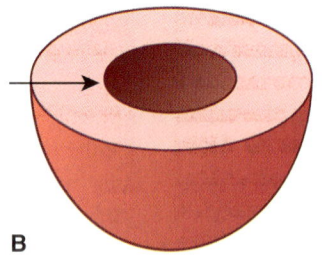 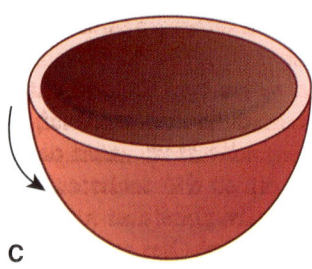

Figura 27.26 • Diferentes tipos de hipertrofia do miocárdio. **A.** Hipertrofia simétrica normal, com aumentos proporcionais na espessura e no comprimento da parede do miocárdio. **B.** Hipertrofia concêntrica com aumento desproporcional na espessura da parede. **C.** Hipertrofia excêntrica com diminuição desproporcional na espessura da parede e dilatação ventricular.

ao alongamento das células musculares cardíacas e à hipertrofia excêntrica. A hipertrofia excêntrica causa diminuição na espessura da parede interventricular, aumentando o volume diastólico e a tensão da parede.

Síndromes de insuficiência cardíaca aguda

As SICA são "definidas como alterações graduais ou rápidas nos sinais e sintomas de insuficiência cardíaca, as quais resultam na necessidade de terapia urgente."[50] Tais sintomas são primariamente resultado do edema pulmonar grave decorrente da elevação da pressão de enchimento do ventrículo esquerdo, com ou sem débito cardíaco baixo.[50] As síndromes estão entre os distúrbios mais comuns observados nos prontos-socorros, e a insuficiência cardíaca crônica, com frequência complicada por episódios de agravamento agudo, é a causa mais comum de síndrome.

Acredita-se que as SICA englobem três tipos de condições diferentes:

1. Piora da disfunção sistólica ou diastólica crônica, a qual parece responder ao tratamento em aproximadamente 80% dos casos
2. Insuficiência cardíaca aguda de início recente, que ocorre secundariamente a um evento precipitador, como um grande infarto do miocárdio ou um aumento súbito na pressão arterial sobreposto a um VE não complacente
3. Agravamento da insuficiência cardíaca em estágio final/avançada refratária ao tratamento, predominantemente com disfunção sistólica ventricular esquerda associada a uma condição de débito baixo.[50,51]

A diferença entre a SICA de início recente e a SICA causada pela insuficiência cardíaca crônica está no grau de resposta fisiológica, que é mais pronunciada na SICA de início recente e mais sutil na SICA de insuficiência cardíaca crônica, devido à fisiopatologia compensatória. Por exemplo, com a SICA de início recente, a pessoa apresentará uma resposta simpática mais evidente, com a intensificação da permeabilidade vascular pulmonar causando sintomas rápidos e drásticos de edema pulmonar. Como muitos mecanismos compensatórios ocorrem na insuficiência cardíaca crônica, as pessoas afetadas toleram as pressões vasculares pulmonares mais altas. As alterações crônicas na regulação neuro-hormonal levam a uma ativação mais potente do sistema angiotensina-aldosterona, com consequente sobrecarga de volume, enquanto a congestão venosa se torna mais proeminente nas circulações sistêmica e pulmonar.

Manifestações clínicas da insuficiência cardíaca.

Dependem da extensão e do tipo de disfunção cardíaca presente, bem como da rapidez com que se desenvolve. Uma pessoa com insuficiência cardíaca anteriormente compensada estável pode desenvolver sinais de insuficiência cardíaca pela primeira vez quando a condição avançar a um ponto crítico, como no aumento progressivo da hipertensão pulmonar em pessoas com regurgitação da valva mitral. A insuficiência cardíaca manifesta também pode ser precipitada por condições como infecção, estresse emocional, hipertensão não controlada ou sobrecarga de líquido.[50] Muitas pessoas com cardiopatia subjacente séria, independentemente de terem apresentado insuficiência cardíaca anterior, podem ser relativamente assintomáticas, desde que sigam cuidadosamente seu regime de tratamento. O excesso de sódio alimentar é uma causa frequente de descompensação cardíaca súbita.

As manifestações da insuficiência cardíaca refletem os efeitos fisiológicos do comprometimento da capacidade de bombeamento do coração, da diminuição do fluxo sanguíneo renal e da ativação dos mecanismos compensatórios simpáticos. A gravidade e a progressão dos sintomas dependem da extensão e do tipo de disfunção presente (sistólica *versus* diastólica, do lado direito *versus* esquerdo). Os sinais e sintomas incluem falta de ar e outras manifestações respiratórias, fadiga e tolerância limitada aos exercícios, retenção de líquido e edema, caquexia e desnutrição, e cianose. As pessoas com insuficiência cardíaca grave podem apresentar diaforese e taquicardia.

Manifestações respiratórias.

A falta de ar decorrente da congestão da circulação pulmonar é uma das principais manifestações da insuficiência cardíaca do lado esquerdo. A falta de ar (i. e., dificuldade respiratória) que pode ser percebida é denominada *dispneia*. A dispneia relacionada a um aumento no nível de atividade é denominada *dispneia de esforço*. *Ortopneia* é a falta de ar que ocorre quando uma pessoa está em decúbito dorsal. As forças gravitacionais ocasionam o sequestro de líquido nas pernas e nos pés quando a pessoa está em pé ou sentada. Quando ela assume uma posição de decúbito, o líquido das pernas e das partes pendentes do corpo é mobilizado e redistribuído para uma circulação pulmonar que já se encontra distendida. A *dispneia noturna paroxística* é uma crise súbita de dispneia que ocorre durante o sono. Ela perturba o sono, e a pessoa acorda com uma sensação de sufocação extrema que é resolvida quando a pessoa se senta.

Inicialmente, a experiência pode ser interpretada como "despertar depois de um pesadelo".

Um sintoma sutil e com frequência subestimado da insuficiência cardíaca é uma tosse seca e não produtiva crônica, que piora quando a pessoa está deitada. O broncospasmo decorrente da congestão das mucosas brônquicas pode causar chiados e dificuldade respiratória. Algumas vezes, essa condição é denominada *asma cardíaca*.[50]

Respiração de Cheyne-Stokes. A respiração de Cheyne-Stokes é um padrão de respiração periódica, caracterizada pelo aumento gradual na profundidade (e por vezes na frequência) da respiração até um ponto máximo, seguido de diminuição que resulta em apneia. Embora essa condição não seja mais associada unicamente à insuficiência cardíaca, é reconhecida como um fator de risco independente para o agravamento da insuficiência cardíaca. Foi sugerido que as respirações de Cheyne-Stokes podem não ser apenas um marcador de gravidade crescente da insuficiência cardíaca, mas também atuar como um de seus agravantes.[50] Durante o sono, a respiração de Cheyne-Stokes faz a pessoa despertar com frequência e, assim, reduz o sono em ondas lentas e com movimento rápido dos olhos (REM). O ciclo recidivante de hipoventilação/apneia e hiperventilação também pode aumentar a atividade simpática e predispor a arritmias. Observou-se que o oxigênio noturno melhora o sono, a tolerância aos exercícios e a função cognitiva.

Edema pulmonar agudo. O edema pulmonar agudo é o sintoma mais drástico da SICA. É uma condição de risco à vida, na qual o líquido dos capilares é deslocado para os alvéolos.[50,52] O líquido acumulado nos alvéolos e nas vias respiratórias causa rigidez pulmonar, dificulta ainda mais a expansão pulmonar e compromete a função de troca gasosa do pulmão. Com a diminuição da capacidade dos pulmões de oxigenar o sangue, a hemoglobina sai da circulação pulmonar sem estar totalmente oxigenada, resultando em falta de ar e cianose.

A pessoa com edema pulmonar grave normalmente é vista sentada e com falta de ar. O pulso é rápido, a pele está úmida e fria, e os lábios e os leitos ungueais estão cianóticos. Conforme o edema pulmonar se agrava e o suprimento de oxigênio para o coração diminui, surgem confusão e estupor. A dispneia e a dificuldade respiratória são acompanhadas por uma tosse produtiva com expectoração espumosa (semelhante a claras de ovos batidas), frequentemente com manchas de sangue – efeito da mistura do ar com a albumina sérica e as hemácias que se deslocaram para o interior dos alvéolos. O movimento de ar pelo líquido alveolar produz sons crepitantes agudos, denominados *crepitações*, que podem ser percebidas na auscultação torácica. À medida que o líquido se desloca para as vias respiratórias mais calibrosas, as crepitações se tornam mais altas e grosseiras.

Fadiga, fraqueza e confusão mental.
A fadiga e a fraqueza com frequência acompanham a diminuição do débito do VE. A fadiga cardíaca é diferente da fadiga geral, no sentido de normalmente estar ausente pela manhã, porém surgir e progredir com o aumento da atividade no decorrer do dia.

Na insuficiência cardíaca do lado esquerdo aguda ou grave, o débito cardíaco pode diminuir a níveis insuficientes para o suprimento adequado de oxigênio para o cérebro, causando assim confusão mental e alterações comportamentais. Confusão, comprometimento da memória, ansiedade, inquietação e insônia são comuns em idosos com insuficiência cardíaca avançada, particularmente naqueles com aterosclerose cerebral. Esses sintomas podem confundir o diagnóstico de insuficiência cardíaca em idosos, devido à miríade de outras causas associadas ao envelhecimento que eles apresentam.

Retenção de líquido e edema.
Muitas das manifestações de insuficiência cardíaca resultam do aumento da pressão dos capilares (aumento das pressões hidrostáticas) que se desenvolve na circulação periférica em pessoas com insuficiência cardíaca do lado direito, e na circulação pulmonar em pessoas com insuficiência cardíaca do lado esquerdo. O aumento da pressão dos capilares reflete um enchimento excessivo do sistema vascular em consequência do aumento da retenção de sódio e água, bem como da congestão venosa, anteriormente denominada insuficiência *retrógrada*, resultante do comprometimento do débito cardíaco.[50,52]

Nictúria é um aumento noturno no débito urinário, que ocorre relativamente no início da evolução da insuficiência cardíaca. Resulta do aumento do débito cardíaco, do fluxo sanguíneo renal e da taxa de filtração glomerular, subsequentemente ao aumento do retorno do sangue para o coração, quando a pessoa está em decúbito dorsal. A *oligúria*, que é uma diminuição no débito urinário, constitui um sinal tardio relacionado ao débito cardíaco gravemente diminuído e à insuficiência renal resultante.

Pode haver transudação do líquido no interior da cavidade pleural (hidrotórax) ou da cavidade abdominal (ascite) em pessoas com insuficiência cardíaca avançada. Como as veias pleurais drenam em ambos os leitos venosos, sistêmico e pulmonar, o hidrotórax é mais comumente observado naquelas com hipertensão envolvendo ambos os sistemas venosos.[50] A efusão pleural ocorre conforme o excesso de líquido nos espaços intersticiais pulmonares cruza a pleura visceral, o que, por sua vez, supera a capacidade do sistema linfático pulmonar. A ascite ocorre em presença de aumento da pressão nas veias hepáticas e nas veias que drenam o peritônio. Normalmente, reflete a insuficiência ventricular direita e a elevação da pressão venosa sistêmica prolongada observada na insuficiência cardíaca crônica.[50,51]

Caquexia e desnutrição.
A caquexia cardíaca é uma condição de desnutrição e atrofia tecidual que ocorre em pessoas com insuficiência cardíaca em estágio terminal. Diversos fatores provavelmente contribuem para o seu desenvolvimento, incluindo a fadiga e a depressão, que interferem na ingestão alimentar; a congestão do fígado e das estruturas gastrintestinais, que compromete a digestão e a absorção, produzindo sensação de saciedade; além das toxinas circulantes e mediadores liberados dos tecidos inadequadamente perfundidos, que comprometem o apetite e contribuem para a atrofia tecidual.

Cianose.
Coloração azulada da pele e das membranas mucosas, causada pelo excesso de hemoglobina dessaturada no sangue; com frequência, trata-se de um sinal tardio de

insuficiência cardíaca. A cianose pode ser central, causada pela dessaturação arterial resultante do comprometimento da troca gasosa pulmonar, ou periférica, causada pela dessaturação venosa decorrente da extração excessiva de oxigênio ao nível capilar. A cianose central é causada por condições que comprometem a oxigenação do sangue arterial, como edema pulmonar, insuficiência cardíaca esquerda, ou *shunt* cardíaco direito-esquerdo. A cianose periférica é causada por condições como insuficiência cardíaca com débito baixo, que resulta na distribuição de sangue pouco oxigenado para os tecidos periféricos, ou por condições como vasoconstrição periférica, que causa remoção excessiva do oxigênio do sangue. A cianose central é monitorada de modo mais adequado nos lábios e nas membranas mucosas, as quais são áreas não sujeitas a condições causadoras de cianose periférica, como um ambiente frio. Pessoas com insuficiência cardíaca do lado direito ou esquerdo podem desenvolver cianose especialmente ao redor dos lábios e nas partes periféricas dos membros.

Arritmias e morte súbita cardíaca.
Em pessoas com insuficiência cardíaca, ocorrem arritmias tanto atriais quanto ventriculares. A fibrilação atrial é a arritmia mais comum. As manifestações clínicas associadas à fibrilação atrial estão relacionadas à perda da contração atrial, à taquicardia, à frequência cardíaca irregular e a uma queda na pressão arterial.[50-52] Também existem fortes evidências de que pessoas com insuficiência cardíaca apresentam um risco maior de parada cardíaca súbita, ou seja, morte não testemunhada e morte que ocorre dentro de 1 h após o início dos sintomas.[50-52] Em pessoas com disfunção ventricular, a morte súbita é mais comumente causada por taquicardia ventricular ou fibrilação ventricular.

Diagnóstico e tratamento

Diagnóstico. Os métodos diagnósticos na insuficiência cardíaca são direcionados ao estabelecimento da causa do distúrbio e à determinação da extensão da disfunção. As diretrizes clínicas para o diagnóstico e o tratamento estão claramente descritas nas diretrizes da AHA para o manejo da insuficiência cardíaca.[53] Como a insuficiência cardíaca representa a insuficiência do coração como bomba e pode ocorrer durante a evolução de diversas cardiopatias ou outros distúrbios sistêmicos, o diagnóstico da insuficiência cardíaca comumente é baseado nos sinais e sintomas relacionados ao próprio coração insuficiente, como falta de ar e fadiga. A classificação funcional da New York Heart Association (NYHA) serve de guia para classificar a extensão da disfunção.

A classificação funcional da NYHA categoriza a disfunção em quatro classes:[50]

- Classe I – Pessoas que apresentam cardiopatia conhecida, sem sintomas durante as atividades habituais
- Classe II – Pessoas que apresentam cardiopatia e limitações discretas, mas não fadiga extrema, palpitações, dispneia ou dor do tipo angina durante as atividades regulares
- Classe III – Pessoas com cardiopatia que se sentem confortáveis em repouso, mas as atividades habituais resultam em fadiga, palpitações, dispneia e dor do tipo angina
- Classe IV – Pessoas que apresentam cardiopatia progressiva acentuada e que não se sentem confortáveis em repouso ou com atividades mínimas.

Os métodos utilizados no diagnóstico da insuficiência cardíaca incluem avaliação dos fatores de risco, histórico e exame físico, exames laboratoriais, ECG, radiografia torácica e ecocardiograma. O histórico deve incluir informações relativas à dispneia, tosse, nictúria, fadiga generalizada, e outros sinais e sintomas de insuficiência cardíaca. Um exame físico completo inclui a avaliação da frequência cardíaca, das bulhas cardíacas, da pressão arterial, das veias jugulares em relação à congestão venosa, dos pulmões em relação a sinais de congestão pulmonar, e dos membros inferiores em relação ao edema. Os exames laboratoriais são utilizados no diagnóstico da anemia e de desequilíbrios eletrolíticos e para detectar sinais de congestão hepática crônica. A determinação dos níveis de BNP e NT-proBNP podem ser úteis se o diagnóstico da insuficiência cardíaca for incerto, e como recurso para a estratificação do risco. O uso dos níveis de BNP ou NT-proBNP em série ainda não está bem estabelecido.

O ecocardiograma desempenha um papel importante na avaliação da movimentação da parede ventricular direita e esquerda (normal, acinesia ou hipocinesia), da espessura da parede, do tamanho da câmara ventricular, da função das valvas, dos defeitos cardíacos, da fração de ejeção e da doença pericárdica. Os achados do ECG podem indicar hipertrofia atrial ou ventricular, distúrbios subjacentes do ritmo cardíaco ou anormalidades da condução, como bloqueio de ramo direito ou esquerdo. A ventriculografia com radionuclídeos e a angiografia cardíaca são recomendadas se houver motivos que levem à suspeita de DAC como causa subjacente da insuficiência cardíaca. Radiografias torácicas fornecem informações a respeito do tamanho e do formato do coração, bem como da vasculatura pulmonar. A silhueta cardíaca pode ser utilizada para detectar hipertrofia e dilatação cardíaca. As radiografias torácicas podem indicar a gravidade relativa da insuficiência, revelando se o edema pulmonar é predominantemente vascular ou intersticial, ou se avançou até os estágios alveolar e brônquico. Ressonância magnética cardíaca (RMC) e tomografia computadorizada cardíaca (TCC) são utilizadas para documentar a fração de ejeção, a pré-carga ventricular e a movimentação da parede regional.

O monitoramento hemodinâmico invasivo pode ser utilizado para a avaliação em episódios de insuficiência cardíaca agudos e de risco à vida. Esses métodos de monitoramento incluem PVC, monitoramento da pressão arterial pulmonar, medidas de termodiluição do débito cardíaco e aferições intra-arteriais da pressão arterial. A PVC reflete a quantidade de sangue que retorna para o coração. As medidas da PVC são obtidas de modo mais adequado com a inserção de um cateter na junção entre a veia cava superior e o átrio direito, por meio de uma veia periférica ou pela porta (abertura) do átrio direito em um cateter na artéria pulmonar. Essa pressão está diminuída na hipovolemia e aumentada na insuficiência cardíaca do lado direito. As alterações que ocorrem na PVC ao longo do tempo em geral são mais significativas do que os valores numéricos absolutos obtidos durante uma leitura única.

As pressões do volume ventricular são obtidas por meio de um cateter com um balão acoplado na ponta inserido na artéria pulmonar e direcionado pelo fluxo. Esse cateter é introduzido através de uma veia periférica ou central e, em seguida, avançado até o átrio direito. Posteriormente, o balão é insuflado com ar, permitindo que o cateter flutue pelo ventrículo direito rumo à artéria pulmonar, onde então se aloja em um vaso pulmonar de pequeno calibre (Figura 27.27). Quando o balão é inflado, o cateter coleta dados sobre a pressão dos capilares pulmonares – também denominada *pressão de oclusão da artéria pulmonar (POAP)*, a qual está diretamente relacionada às pressões do coração esquerdo. A pressão dos capilares pulmonares proporciona um meio para avaliar a capacidade de bombeamento do coração esquerdo.

O monitoramento intra-arterial da pressão arterial proporciona um meio para o seu monitoramento contínuo. É utilizado em pessoas com insuficiência cardíaca aguda, quando há necessidade de terapia medicamentosa intravenosa agressiva ou de um dispositivo de assistência mecânica. As aferições são obtidas por meio de um pequeno cateter inserido em uma artéria periférica, normalmente a artéria radial. O cateter é conectado a um transdutor de pressão, e as aferições da pressão arterial são registradas a cada batimento. O sistema de monitoramento demonstra o contorno da forma da onda da pressão e as pressões arteriais sistólica, diastólica e média, além da frequência cardíaca e do ritmo cardíaco.

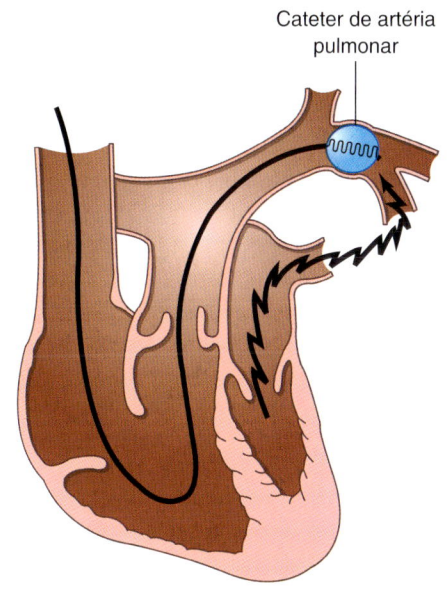

Figura 27.27 • Cateter de artéria pulmonar com a ponta do balão posicionado em um vaso pulmonar de pequeno calibre. A POAP, que reflete a pressão diastólica ventricular esquerda, é aferida quando o balão é inflado.

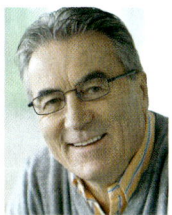

Você se lembra do **Sr. Brown**, do estudo de caso de abertura da unidade? Ele recebeu o diagnóstico de hipertensão e hipercolesterolemia. Sua cateterização cardíaca subsequente revelou uma oclusão isquêmica leve que não atendeu aos critérios para *stent* cardíaco ou angioplastia. Esse resultado, assim como a sua baixa fração de ejeção de 40%, indicou que o suprimento de oxigênio para o músculo cardíaco estava moderadamente comprometido, reduzindo a força desenvolvida pelo VE. Portanto, ele recebeu diagnóstico de miocardiopatia isquêmica e foi classificado como apresentando insuficiência cardíaca em estágio B (American Heart Association) e classe II (NYHA).

Tratamento. Os objetivos do tratamento são determinados pela rapidez do início e pela gravidade da insuficiência cardíaca. Pessoas com SICA necessitam de terapia urgente, direcionada à estabilização e à correção da causa da disfunção cardíaca. Para as pessoas com insuficiência cardíaca crônica, os objetivos do tratamento são direcionados ao alívio dos sintomas, à melhora da qualidade de vida, e à redução ou eliminação dos fatores de risco (p. ex., hipertensão, diabetes, obesidade), com o objetivo a longo prazo de retardar, interromper ou reverter a disfunção cardíaca.[50-53]

As medidas do tratamento para a insuficiência aguda e crônica incluem abordagens não farmacológicas e farmacológicas. Os dispositivos de apoio mecânico, incluindo a bomba de balão intra-aórtico (para a insuficiência aguda) e o dispositivo de assistência ventricular (DAV), mantêm a vida de pessoas com insuficiência cardíaca grave. O transplante de coração continua sendo o tratamento de escolha para muitas pessoas com insuficiência cardíaca em estágio terminal.

Métodos não farmacológicos. A intolerância ao exercício é uma apresentação típica em pessoas em insuficiência cardíaca crônica.[51] Consequentemente, o treinamento com exercícios individualizados é importante para maximizar o condicionamento muscular. Pessoas que não estão acostumadas a praticar exercícios e aquelas com insuficiência cardíaca mais grave iniciam com sessões mais breves e de menor intensidade do que aquelas para indivíduos predominantemente assintomáticos. A restrição de sódio e líquidos e o manejo do peso, individualizados para a gravidade da insuficiência cardíaca, são importantes para todos os portadores dessa condição. Aconselhamento, orientações de saúde e programas de avaliação contínua ajudam as pessoas com insuficiência cardíaca a gerenciar e lidar com o seu regime de tratamento.

Tratamento farmacológico. Quando a insuficiência cardíaca se torna moderada a grave, é importante conjugar o tratamento farmacológico ao não farmacológico, para prevenir e tratar a insuficiência cardíaca aguda e controlar a insuficiência cardíaca crônica. Os agentes recomendados com base em evidências para fins de tratamento e controle incluem diuréticos, inibidores da ECA ou bloqueadores dos receptores de angiotensina II, bloqueadores beta-adrenérgicos e digoxina.[50-53] A escolha do agente farmacológico é baseada na sintomatologia do paciente.

Os *diuréticos* estão entre os medicamentos prescritos com mais frequência para a insuficiência cardíaca moderada a grave.[50-53] Promovem a excreção de líquido e ajudam a manter o débito cardíaco e a perfusão tecidual, por meio da redução da pré-carga, além de permitirem que o coração funcione em uma porção mais ideal da curva de Frank-Starling. Tanto os diuréticos tiazídicos quanto os de alça são utilizados. Nas emergências, como o edema pulmonar agudo, diuréticos de alça como a furosemida podem ser administrados por via intravenosa. Quando administrada como infusão em *bolus*, a furosemida atua em minutos, aumentando a capacitância venosa e, assim, promovendo diminuição do débito ventricular direito e das pressões dos capilares pulmonares.

Os *inibidores da ECA*, que impedem a conversão da angiotensina I em angiotensina II, têm sido utilizados com eficácia no tratamento da insuficiência cardíaca crônica. O sistema renina-angiotensina-aldosterona é ativado no início da evolução da insuficiência cardíaca e desempenha um papel importante na sua progressão. Ele ocasiona um aumento na angiotensina II, que causa vasoconstrição, remodelamento ventricular não regulado e incremento na produção de aldosterona, com subsequente aumento na retenção de sódio e água pelos rins. Foi demonstrado que os inibidores da ECA limitam essas complicações deletérias. Os *bloqueadores do receptor de angiotensina II* parecem ter efeitos benéficos semelhantes, porém mais limitados; seu uso propicia a vantagem de não causar tosse, que é um efeito colateral problemático dos inibidores da ECA para muitas pessoas. A aldosterona apresenta diversos efeitos deletérios em pessoas com insuficiência cardíaca. Os *antagonistas do receptor de aldosterona* podem ser combinados com outros agentes em casos de insuficiência cardíaca moderadamente grave a grave.

Os *medicamentos bloqueadores de receptor beta-adrenérgico* são utilizados para diminuir a disfunção ventricular esquerda associada à ativação do sistema nervoso simpático. Estudos clínicos amplos demonstraram que a terapia a longo prazo com agentes bloqueadores de receptor beta-adrenérgico reduz a morbidade e a mortalidade em pessoas com insuficiência cardíaca crônica. O mecanismo desse benefício ainda não está estabelecido, mas é provável que elevações crônicas de catecolaminas e a atividade do sistema nervoso simpático causem lesão miocárdica progressiva, levando ao agravamento da função ventricular esquerda e a um prognóstico mais desfavorável naqueles com insuficiência cardíaca. Amplos estudos clínicos de referência envolvendo pacientes com insuficiência cardíaca estável classes II e III da NYHA demonstraram reduções significativas na taxa de mortalidade global com o tratamento com diversos agentes bloqueadores de receptor beta-adrenérgico.[52,53]

Os *digitálicos* constituem um tratamento reconhecido para a insuficiência cardíaca, há mais de 200 anos. Os diversos tipos de digitálicos são denominados *glicosídios cardíacos*. Eles melhoram a função cardíaca por aumentarem a força e a potência das contrações ventriculares. Por meio da diminuição da atividade do nodo SA e da condução pelo nodo AV, também diminuem a frequência cardíaca e aumentam o tempo de enchimento diastólico. Embora não sejam diuréticos, os digitálicos promovem o débito urinário ao melhorarem o débito cardíaco e o fluxo sanguíneo renal. O papel dos digitálicos no tratamento da insuficiência cardíaca foi avaliado em estudos clínicos, ao longo das últimas décadas. Os resultados desses estudos ainda são controversos e mistos; aparentemente, há um consenso cada vez maior de que, embora não necessariamente reduzam as taxas de mortalidade, os digitálicos talvez possam prevenir a deterioração clínica e as hospitalizações.

Os *medicamentos vasodilatadores* não foram extensivamente estudados como tratamento isolado para o controle da insuficiência cardíaca, mas podem ser eficazes no manejo dos sintomas. Agentes como dinitrato de isossorbida e hidralazina podem ser adicionados a outros medicamentos padrão, em casos de insuficiência cardíaca crônica. Vasodilatadores como nitroglicerina, nitroprussiato e nesiritida (NP do tipo B) são utilizados na SICA para melhorar o desempenho do coração esquerdo promovendo diminuição da pré-carga (por meio da vasodilatação) ou da pós-carga (por meio da dilatação arteriolar), ou reduzindo ambas.[52,53]

Oxigenoterapia. A oxigenoterapia aumenta o conteúdo de oxigênio no sangue e é utilizada com mais frequência em episódios agudos de insuficiência cardíaca. A pressão positiva contínua das vias aéreas (CPAP) é recomendada para reduzir a necessidade de intubação endotraqueal em pessoas com SICA. Como a CPAP aumenta a pressão intratorácica, também apresenta o potencial de diminuir o retorno venoso e a pré-carga ventricular esquerda, desse modo melhorando a fração de ejeção cardíaca e estabilizando o estado hemodinâmico em pessoas com insuficiência cardíaca grave. A pressão positiva em vias aéreas em dois níveis (BiPAP), que é semelhante à CPAP, mas que também confere pressões mais altas durante a inspiração, é debatida por alguns como sendo superior à CPAP no sentido de diminuir a frequência respiratória e a frequência cardíaca, além de melhorar a oxigenação mais rapidamente ou de modo mais substancial que a CPAP.[53]

Ressincronização cardíaca e desfibriladores cardioversores implantáveis. Algumas pessoas com insuficiência cardíaca apresentam condução intraventricular anormal que resulta em contrações dessincronizadas e ineficazes. A terapia de ressincronização cardíaca envolve a inserção de eletrodos de marca-passo no ventrículo direito e no esquerdo, como um meio para ressincronizar a contração dos dois ventrículos. Foi demonstrado que a ressincronização cardíaca melhora a função ventricular e a pressão arterial, melhora a qualidade de vida e diminui o risco de morte.[54]

Pessoas com insuficiência cardíaca apresentam risco significativo de MSC em consequência de fibrilação ou taquicardia ventricular. A implantação de um desfibrilador cardioversor é indicada para casos seletos de insuficiência cardíaca, com o objetivo de prevenir a MSC.[54] Um desfibrilador cardioversor consiste em um dispositivo implantado programável que monitora o ritmo cardíaco. Esse dispositivo é capaz de conferir ritmo ao coração e administrar choques elétricos para encerrar as arritmias letais, quando necessário.

Suporte mecânico e transplante de coração. A insuficiência cardíaca refratária reflete a deterioração da função cardíaca não responsiva às intervenções clínicas ou cirúrgicas. Com o aprimoramento dos métodos de tratamento, mais pacientes estão alcançando um ponto no qual a cura se torna impossível e a morte é iminente sem suporte mecânico ou transplante de coração.

Desde o início da década de 1960, ocorreram progressos significativos no sentido de melhorar a eficácia dos DAV, que são bombas mecânicas utilizadas no suporte à função ventricular.

Os DAV são utilizados para diminuir a carga de trabalho do miocárdio, ao mesmo tempo em que mantém o débito cardíaco e a pressão arterial sistêmica. Isso diminui a carga de trabalho do ventrículo, possibilitando seu repouso e recuperação. Podem ser utilizados em pacientes que não obtêm sucesso ou que apresentam dificuldades com a retirada do *bypass* cardiopulmonar após uma cirurgia cardíaca, bem como naqueles que desenvolvem choque cardiogênico após um infarto do miocárdio, em pacientes com miocardiopatia em estágio terminal, e em candidatos que aguardam transplante de coração. O uso mais precoce e mais agressivo do DAV como uma ponte até o transplante e a terapia de destinação (suporte permanente) comprovadamente aumenta a sobrevida.[55] Os DAV que possibilitam ao paciente se mover e receber tratamento domiciliar por vezes são utilizados para suporte a longo prazo ou permanente no tratamento da insuficiência cardíaca em estágio terminal, em vez de simplesmente como uma ponte até o transplante. Os DAV podem ser utilizados para apoiar a função do VE, do ventrículo direito, ou de ambos.[55]

O *transplante de coração* é o tratamento preferido para pessoas com insuficiência cardíaca em estágio terminal e, em outros aspectos, com uma boa expectativa de vida.[55] Apesar do sucesso geral dos transplantes de coração, a disponibilidade de doadores ainda é um problema importante; apenas cerca de 5 mil procedimentos são concluídos a cada ano, com milhares de transplantes negados anualmente.

Entre as outras terapias cirúrgicas mais modernas atualmente exploradas, está o remodelamento ventricular esquerdo. Trata-se de um procedimento cirúrgico destinado a restaurar o tamanho e o formato do ventrículo, tido como uma alternativa cirúrgica viável ao transplante cardíaco em pessoas com disfunção ventricular esquerda grave.[55]

RESUMO

A insuficiência cardíaca ocorre quando o coração não consegue bombear sangue suficiente para atender às necessidades metabólicas dos tecidos do corpo. A fisiologia da insuficiência cardíaca reflete a interação entre uma diminuição no débito cardíaco, que acompanha o comprometimento da função do coração insuficiente, e os mecanismos compensatórios que preservam a reserva cardíaca. Tais mecanismos incluem o mecanismo de Frank-Starling, a ativação do sistema nervoso simpático, o mecanismo renina-angiotensina-aldosterona, os NP, as endotelinas, assim como a hipertrofia e o remodelamento do miocárdio. Na insuficiência cardíaca, as diminuições iniciais na função cardíaca podem não ser detectadas, uma vez que esses mecanismos compensatórios mantêm o débito cardíaco. Na insuficiência cardíaca grave e prolongada, os mecanismos compensatórios deixam de ser eficazes e passam a contribuir para a progressão da insuficiência cardíaca.

A insuficiência cardíaca pode ser descrita em termos da disfunção sistólica *versus* diastólica, e da disfunção ventricular direita *versus* esquerda. Com a disfunção sistólica, ocorre comprometimento da ejeção do sangue do coração durante a sístole; com a disfunção diastólica, há comprometimento do enchimento do coração durante a diástole. A disfunção ventricular direita é caracterizada pela congestão na circulação periférica, e a disfunção ventricular esquerda, pela congestão na circulação pulmonar. A insuficiência cardíaca pode ser apresentada como uma condição crônica, caracterizada pela diminuição da função cardíaca, ou como uma SICA. A SICA representa uma alteração gradual ou rápida nos sinais e sintomas da insuficiência cardíaca, indicando a necessidade de terapia urgente. Esses sintomas são primariamente o resultado da congestão pulmonar decorrente da elevação das pressões de enchimento ventricular esquerdo, com ou sem débito cardíaco baixo.

As manifestações da insuficiência cardíaca incluem edema, nictúria, fadiga e comprometimento da tolerância ao exercício, cianose, sinais de aumento da atividade do sistema nervoso simpático, além de comprometimento da função gastrintestinal e desnutrição. Na insuficiência cardíaca do lado direito, ocorre edema postural das partes inferiores do corpo, ingurgitamento do fígado e ascite. Na insuficiência cardíaca do lado esquerdo, é comum haver congestão pulmonar com falta de ar e tosse não produtiva crônica.

Os métodos diagnósticos na insuficiência cardíaca são direcionados ao estabelecimento da causa e da extensão do distúrbio. O tratamento é voltado para a correção da causa, sempre que possível, para melhorar a função cardíaca, manter o volume hídrico dentro de uma variação compensatória e desenvolver um padrão de atividade consistente com as limitações individuais de reserva cardíaca. Entre os medicamentos utilizados no tratamento da insuficiência cardíaca, estão os diuréticos, inibidores da ECA e agentes bloqueadores do receptor de angiotensina, bloqueadores de receptor beta-adrenérgico, digoxina e vasodilatadores. Os dispositivos de suporte mecânico, incluindo os DAV, sustentam a vida de pacientes com insuficiência cardíaca grave. O transplante de coração permanece como tratamento de escolha para muitas pessoas com insuficiência cardíaca em estágio terminal.

Cardiopatia em lactentes e crianças

Depois de concluir esta seção, o leitor deverá ser capaz de:

- Descrever o fluxo de sangue na circulação fetal, declarar a função do forame oval e do canal arterial, e descrever as alterações na função circulatória que ocorrem ao nascimento
- Descrever os defeitos anatômicos e os padrões de alteração do fluxo sanguíneo em crianças com malformações do septo interatrial, malformações do septo interventricular, defeitos do coxim endocárdico, estenose pulmonar, tetralogia de Fallot, persistência do canal arterial, transposição de grandes vasos, coarctação da aorta e anatomia de ventrículo único
- Descrever as manifestações relacionadas às fases aguda, subaguda e de convalescência da doença de Kawasaki.

Aproximadamente um entre cada 115 a 125 lactentes nasce com uma anomalia cardíaca congênita, o que a torna o tipo mais comum de alteração estrutural ao nascimento.[1] Avanços nos métodos diagnósticos e no tratamento cirúrgico melhoraram significativamente a sobrevida a longo prazo e os desfechos em crianças portadoras de anomalias cardíacas congênitas. Atualmente, a correção cirúrgica é possível para a maior parte das alterações, frequentemente nas primeiras semanas de vida, e a expectativa é que a maioria das crianças afetadas sobreviva até a fase adulta.

Ainda que milhares de lactentes nascidos a cada ano apresentem uma cardiopatia congênita, outras crianças desenvolvem cardiopatias adquiridas, incluindo a doença de Kawasaki.

Desenvolvimento embrionário do coração

O coração é o primeiro órgão funcional do embrião, e seus primeiros movimentos pulsáteis surgem durante a terceira semana após a concepção. Esse desenvolvimento inicial do coração é essencial para o embrião, que cresce rapidamente, atuando como um meio para a circulação de nutrientes e a remoção de produtos residuais. A maior parte do desenvolvimento do coração e dos vasos sanguíneos ocorre entre a terceira e a oitava semanas da vida embrionária.[56]

Inicialmente, o coração em desenvolvimento consiste em dois tubos endoteliais que se fundem em uma única estrutura tubular.[56] O desenvolvimento das estruturas cardíacas iniciais ocorre à medida que o coração tubular se alonga, formando dilatações e constrições alternadas. Primeiramente, há o desenvolvimento de um átrio e um ventrículo com o bulbo cardíaco (Figura 27.28). Em seguida, ocorre a formação do canal arterial e do seio venoso, uma grande estrutura venosa que recebe o sangue do embrião e da placenta em desenvolvimento. Os primeiros movimentos pulsáteis do coração surgem no seio venoso, transportando o sangue para fora do coração pelo bulbo cardíaco, canal arterial e arcos aórticos.

A diferença na taxa de crescimento das estruturas cardíacas iniciais, aliada à fixação do coração nas extremidades venosa e arterial, causa o dobramento do coração tubular sobre si próprio. Conforme o coração se dobra, o átrio e o seio venoso se posicionam atrás do bulbo cardíaco, canal arterial e ventrículo. Esse formato de alça do coração primitivo resulta no alinhamento do coração do lado esquerdo do tórax, com o átrio localizado atrás do ventrículo. A rotação inadequada durante a formação da alça ventricular pode causar diversos posicionamentos anormais, como a dextroposição cardíaca.

O desenvolvimento adicional do coração embrionário continua, à medida que ocorre a divisão das câmaras. A divisão do canal AV, do átrio e do ventrículo tem início na quarta semana, e está essencialmente concluída na quinta semana. A septação do coração tem início à medida que ramos de tecidos, denominados *coxins endocárdicos*, se formam na parte intermediária das paredes dorsais e ventrais do coração, na região do canal AV, e começam a crescer internamente. Até que a septação ocorra, existe um único canal AV entre os átrios e os ventrículos. Conforme aumentam de tamanho, os coxins endocárdicos se encontram e se fundem, formando canais AV direito e esquerdo separados (Figura 27.29). As valvas mitral e tricúspide se desenvolvem nesses canais. Os coxins endocárdicos também contribuem para a formação de partes dos septos interatrial e interventricular. Anormalidades na formação do coxim endocárdico podem resultar em malformações dos septos interatrial e interventricular, anomalias completas do canal AV e alterações das valvas mitral e tricúspide.

A compartimentalização dos ventrículos tem início com o crescimento do septo interventricular a partir do assoalho do ventrículo, o qual é direcionado para cima, até os coxins endocárdicos. A fusão dos coxins endocárdicos com o septo interventricular normalmente é concluída no final da sétima semana.

A segmentação do septo interatrial é mais complexa e ocorre em dois estágios, começando pela formação de uma fina membrana com formato de crescente denominada *septo primário*; este emerge a partir da porção anterossuperior do coração e cresce em direção aos coxins endocárdicos, deixando uma abertura (denominada *forame primário*) entre a sua borda inferior e os coxins endocárdicos. Uma segunda membrana, denominada

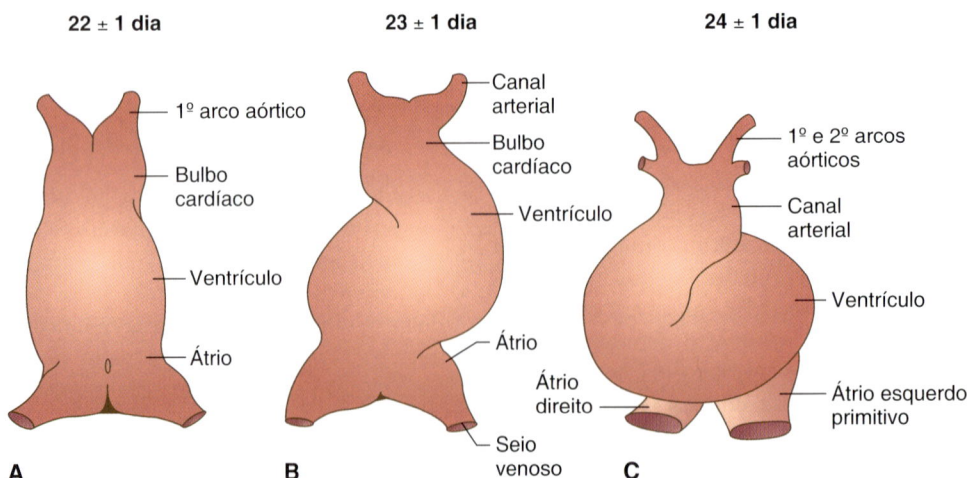

Figura 27.28 • Visão ventral do coração em desenvolvimento. **A.** Fusão dos tubos cardíacos para formação de um tubo único; é nesse estágio que o coração começa a bater. **B.** Torção cardíaca, na qual o coração começa a se dobrar na direção ventral e à direita, deslocando o ventrículo primitivo à esquerda e em continuidade com o seio venoso (átrios esquerdo e direito futuros), enquanto o futuro ventrículo direito vai sendo desviado para a direita e em continuidade com o bulbo cardíaco (aorta e artéria pulmonar futuras). **C.** Dobramento completo.

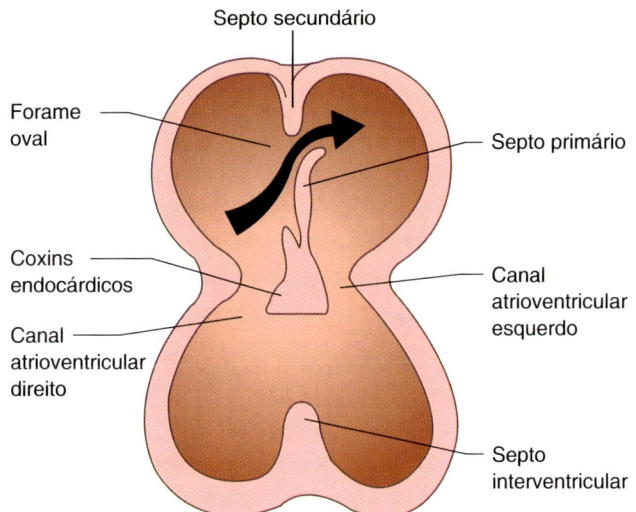

Figura 27.29 • Desenvolvimento dos coxins endocárdicos, canais AV direito e esquerdo, septo interventricular e septos primário e secundário do forame oval. Observe que o sangue do átrio direito flui pelo forame oval até o átrio esquerdo.

septo secundário, também começa crescer a partir da parede superior do átrio, do lado direito do septo primário. À medida que cresce em direção aos coxins endocárdicos, essa membrana gradualmente se sobrepõe a uma abertura na parte superior do septo primário, formando uma abertura ovalada com uma válvula que se assemelha a uma aba, denominada *forame oval* (ver Figura 27.22). A parte superior do septo primário desaparece gradualmente, enquanto a parte remanescente se transforma na valva do forame oval. O forame oval forma um canal de comunicação entre as duas câmaras superiores do coração. Essa abertura, que tipicamente se fecha logo após o nascimento, possibilita que o sangue da veia umbilical passe diretamente para o coração esquerdo, desviando-se dos pulmões.

Para completar a transformação em um coração com quatro câmaras, devem ocorrer alterações para separar o sangue bombeado do lado direito do coração (o qual deve ser desviado para a circulação pulmonar) do sangue bombeado do lado esquerdo do coração (o qual deve ser bombeado para a circulação sistêmica). Essa separação do fluxo sanguíneo é realizada por alterações no desenvolvimento dos canais de saída do coração tubular, o *bulbo cardíaco* e o *canal arterial*, que são submetidos a uma torção espiralada e uma separação vertical (Figura 27.30). Conforme esses vasos espiralam e se dividem, a aorta se posiciona posteriormente e à direita da artéria pulmonar. O comprometimento da espiral durante esse estágio do desenvolvimento pode levar a anomalias como a *transposição dos grandes vasos*.

No processo de formação de um tronco pulmonar separado e da aorta, ocorre o desenvolvimento de um vaso denominado *canal arterial*. Esse vaso, que conecta a artéria pulmonar e a aorta, possibilita que o sangue que adentra o tronco pulmonar seja direcionado para a aorta, como um meio de desvio dos pulmões. Assim como o forame oval, o canal arterial normalmente se fecha logo após o nascimento.[56]

Circulação fetal e perinatal

A circulação fetal é anatômica e fisiologicamente diferente da circulação pós-natal. O fluxo sanguíneo na circulação fetal ocorre de modo paralelo e não seriado, com o ventrículo direito distribuindo a maior parte do seu débito à placenta, para captação do oxigênio, enquanto o VE bombeia o sangue para o coração, cérebro e, primariamente, a parte superior do corpo do feto.[57] Antes do nascimento, a oxigenação do sangue ocorre por meio da placenta, mas após o nascimento, passa a ocorrer por meio dos pulmões. O feto é mantido em um estado de baixa oxigenação (PO_2 de 30 a 35 mmHg; saturação de O_2 da hemoglobina de 60 a 70%). Para compensar isso, o débito cardíaco fetal é superior ao débito em qualquer outro momento na vida (400 a 500 mℓ/kg/min), e a hemoglobina fetal apresenta maior afinidade pelo oxigênio.[57] Além disso, os vasos pulmonares no feto estão acentuadamente contraídos, devido aos pulmões estarem preenchidos com líquido e por haver maior estímulo hipóxico para a vasoconstrição no feto. Como resultado, o fluxo sanguíneo pelos pulmões é inferior ao observado em qualquer outro momento na vida.

No feto, o sangue entra na circulação por meio da veia umbilical e retorna para a placenta através das duas artérias umbilicais (Figura 27.31). Um vaso denominado *canal venoso*

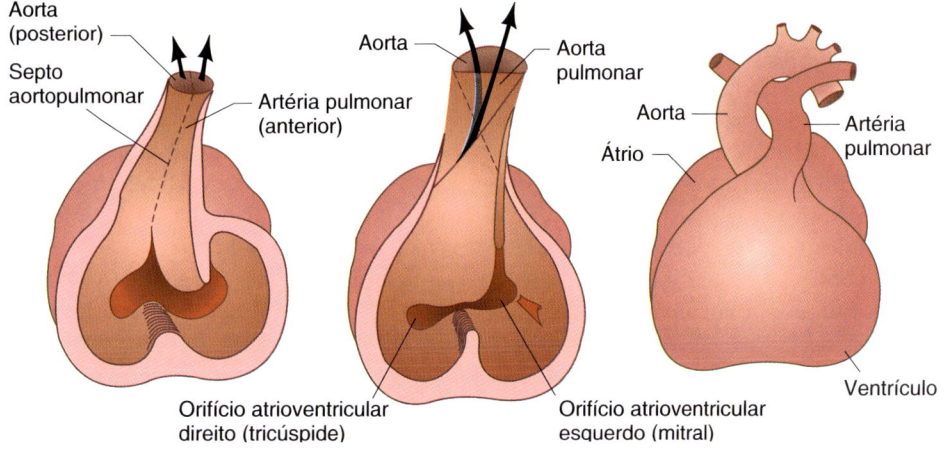

Figura 27.30 • Separação e torção do canal arterial para formar a artéria pulmonar e a aorta.

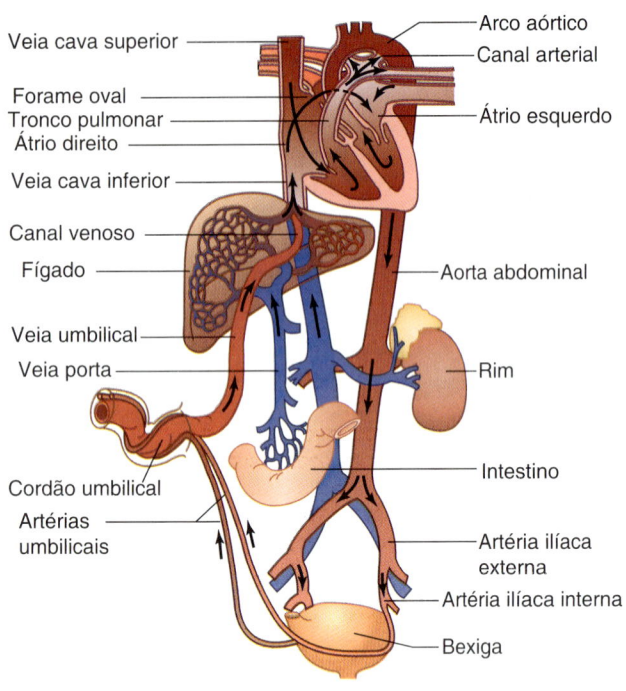

Figura 27.31 • Circulação fetal.

permite que a maior parte do sangue da veia umbilical seja desviada da circulação hepática e passe diretamente para a veia cava inferior. A partir da veia cava inferior, o sangue flui para o átrio direito, onde aproximadamente 40% do volume sanguíneo passa pelo forame oval para o átrio esquerdo. Em seguida, o sangue passa pelo VE e é ejetado na aorta ascendente, para perfundir a cabeça e os membros superiores. Desse modo, o sangue com maior teor de oxigênio oriundo da placenta é utilizado na perfusão do cérebro. Ao mesmo tempo, o sangue venoso da cabeça e dos membros superiores retorna para o lado direito do coração através da veia cava superior, é transportado para o ventrículo direito e ejetado na artéria pulmonar. Devido à resistência vascular pulmonar muito alta, quase 90% do sangue ejetado na artéria pulmonar é desviado pelo canal arterial para a aorta descendente. Esse sangue perfunde os membros inferiores e retorna à placenta pelas artérias umbilicais.

Ao nascimento, o recém-nascido realiza a sua primeira respiração e o sangue, então, deixa de ser oxigenado pela placenta e passa a receber oxigenação pulmonar. As alterações mais drásticas na circulação após o nascimento são a eliminação do leito vascular placentário de baixa resistência e a acentuada vasodilatação pulmonar produzida pelo início da ventilação. Dentro de alguns minutos após o nascimento, o fluxo sanguíneo pulmonar aumenta de 35 mℓ/kg/min para 160 a 200 mℓ/kg/min.[57] A pressão na circulação pulmonar e no lado direito do coração diminui, à medida que o líquido pulmonar fetal é substituído por ar e a expansão pulmonar diminui a pressão transmitida aos vasos sanguíneos pulmonares. Com a insuflação pulmonar, a tensão de oxigênio alveolar aumenta e reverte a vasoconstrição pulmonar induzida pela hipoxemia da circulação fetal. O clampeamento do cordão e a remoção da circulação placentária de baixa resistência produzem um aumento na resistência vascular sistêmica e um aumento resultante na pressão ventricular esquerda. A consequente diminuição na pressão atrial direita e o aumento na pressão atrial esquerda produzem o fechamento da válvula com aba do forame oval. A reversão do estado hipoxêmico fetal também produz constrição do músculo liso do canal, contribuindo para o fechamento do canal arterial, decorridas 72 h do nascimento. Após a acentuada queda inicial na resistência vascular pulmonar, uma diminuição mais gradual na resistência vascular pulmonar está relacionada à regressão da camada média de músculo liso nas artérias pulmonares. Durante as primeiras 2 a 9 semanas de vida, o adelgaçamento gradual da camada muscular lisa resulta em diminuições adicionais na resistência vascular pulmonar. No momento em que um lactente sadio e nascido a termo completa algumas semanas de vida, a resistência vascular pulmonar já diminuiu aos níveis do adulto.

Diversos fatores, incluindo hipoxia alveolar, prematuridade, doença pulmonar e cardiopatias congênitas, podem afetar o desenvolvimento vascular pulmonar pós-natal. A hipoxia alveolar é um dos estímulos mais potentes da vasoconstrição pulmonar e da hipertensão pulmonar no neonato. Durante esse período, as artérias pulmonares permanecem altamente reativas e podem contrair em resposta à hipoxia, acidose, hiperinsuflação alveolar e hipotermia. Portanto, a hipoxia durante os primeiros dias de vida pode adiar ou impedir a diminuição normal na resistência vascular pulmonar.

Grande parte do desenvolvimento da camada muscular lisa nas arteríolas pulmonares ocorre no final da gestação; como resultado, recém-nascidos prematuros têm menos músculo liso na camada média. Esses lactentes seguem o mesmo padrão de regressão do músculo liso, mas como existe menos músculo, a camada muscular pode regredir mais rapidamente. O músculo liso vascular pulmonar em lactentes prematuros também pode ser menos responsivo à hipoxia. Por esses motivos, um lactente prematuro pode sofrer uma diminuição maior na resistência vascular pulmonar e consequente desvio do sangue da aorta via canal arterial para a artéria pulmonar, dentro de algumas horas após o nascimento.

Cardiopatias congênitas

A parte mais importante do desenvolvimento do coração fetal ocorre entre a quarta e a sétima semanas de gestação, e a maioria das cardiopatias congênitas ocorre nesse período. Aparentemente, a maior parte dessas anomalias tem origem multifatorial, resultante da interação entre uma predisposição genética ao desenvolvimento de cardiopatia e as influências ambientais.

Houve um drástico aumento na compreensão a respeito da base genética das cardiopatias congênitas, nos últimos anos. Essa área de pesquisa é particularmente importante, considerando que mais indivíduos com cardiopatias congênitas sobrevivem até a fase adulta e cogitam ter seus próprios filhos. O conhecimento recente sugere que a contribuição genética para as cardiopatias congênitas foi subestimada no passado. Algumas anomalias, como estenose aórtica, malformação do septo interatrial do tipo *ostium secundum*, estenose da valva pulmonar, tetralogia de Fallot e determinadas malformações do septo interventricular, apresentam uma predisposição familiar mais significativa do que outras.

As anormalidades cromossômicas também estão associadas às cardiopatias congênitas, e até 30% das crianças afetadas apresentam uma anormalidade cromossômica associada. Cardiopatias são observadas em quase 100% das crianças com trissomia do cromossomo 18, em 50% das crianças com trissomia do cromossomo 21; e em 35% das crianças afetadas pela síndrome de Turner. Outra síndrome com malformações cardíacas é a síndrome de Williams (microdeleção 7q11.23), que está associada às estenoses aórtica supravalvar e pulmonar.

Até 30% das cardiopatias congênitas podem ser atribuídas a fatores de risco identificáveis e possivelmente modificáveis, incluindo influências teratogênicas e condições adversas maternas, como doenças febris, lúpus eritematoso sistêmico, diabetes melito, consumo de álcool pela mãe, além de tratamento com medicamentos anticonvulsivantes, retinoides, lítio e outras substâncias com ou sem prescrição médica. O cuidado pré-natal adequado, especialmente a ingestão periconcepção de multivitamínicos com ácido fólico, pode reduzir o risco de cardiopatias no feto.

Fisiopatologia.
As cardiopatias congênitas produzem seus efeitos principalmente por meio do *shunting* anormal do sangue, da produção de cianose e da alteração do fluxo sanguíneo pulmonar.

Shunting *sanguíneo anormal*. Refere-se ao desvio do fluxo sanguíneo de um sistema para outro – do sistema arterial para o venoso (*i. e.*, *shunt* esquerdo-direito), ou do sistema venoso para o arterial (*i. e.*, *shunt* direito-esquerdo). O desvio do sangue nas cardiopatias congênitas é determinado pela presença, posição e tamanho de uma abertura anormal entre as circulações direita e esquerda, e pelo grau de resistência ao fluxo na abertura.

A resistência vascular das circulações sistêmica e pulmonar influencia a direção do *shunting*. Devido à alta resistência vascular pulmonar no neonato, as malformações dos septos interatrial e interventricular normalmente não produzem desvio nem sintomas significativos durante as primeiras semanas de vida.

Conforme o músculo liso vascular pulmonar regride no neonato, a resistência na circulação pulmonar cai a ponto de se tornar inferior à da circulação sistêmica; nas malformações do septo interatrial ou interventricular não complicadas, o sangue é desviado do lado esquerdo para o lado direito do coração. Nas malformações do septo interventricular mais complicadas, o aumento da resistência à saída pode afetar o padrão do *shunting*. Por exemplo, as anomalias que aumentam a resistência à saída aórtica (p. ex., estenose de valva aórtica, coarctação da aorta, síndrome do coração esquerdo hipoplásico) aumentam o *shunt* esquerdo-direito, enquanto as alterações que obstruem a saída pulmonar (p. ex., estenose de valva pulmonar, tetralogia de Fallot) aumentam o *shunt* direito-esquerdo.[58] Choro, defecação ou até mesmo o esforço da alimentação podem aumentar a resistência vascular pulmonar e causar aumento no *shunt* direito-esquerdo e cianose em lactentes com malformações de septo.

Distúrbios *cianóticos* versus *acianóticos*. As cardiopatias congênitas são comumente divididas em duas categorias: acianóticas e cianóticas. As anomalias que resultam em um *shunt* esquerdo-direito normalmente são categorizadas como distúrbios acianóticos, porque a mistura do sangue desviado da circulação sistêmica com o sangue da circulação pulmonar é insuficiente para alterar significativamente os níveis normais da saturação de oxigênio.

As alterações que produzem *shunting* do sangue do lado direito para o esquerdo do coração, ou que resultam em obstrução do fluxo sanguíneo pulmonar, são classificadas como distúrbios cianóticos.[58] A cianose, uma cor azulada da pele mais marcante nos leitos ungueais e membranas mucosas, se desenvolve quando uma quantidade suficiente de sangue desoxigenado do lado direito do coração se mistura com o sangue oxigenado do lado esquerdo do coração. A cor anormal se torna evidente quando a saturação de oxigênio cai a menos de 80% nos capilares (igual a 5 g de hemoglobina desoxigenada).

Um *shunt* direito-esquerdo resulta no deslocamento do sangue desoxigenado do lado direito para o esquerdo do coração, que em seguida é ejetado na circulação sistêmica. Com um *shunt* esquerdo-direito, o sangue oxigenado destinado à ejeção na circulação sistêmica recircula no lado direito do coração e retorna aos pulmões. Esse aumento do volume distende tanto o lado direito do coração quanto a circulação pulmonar, e aumenta a carga de trabalho imposta ao ventrículo direito. Uma criança portadora de um defeito causador de *shunt* esquerdo-direito costuma apresentar aumento do lado direito do coração e dos vasos sanguíneos pulmonares. Dentre as anomalias congênitas discutidas neste capítulo, a persistência do canal arterial, as malformações dos septos interatrial e interventricular, os defeitos do coxim endocárdico, a estenose de valva pulmonar e a coarctação da aorta são considerados alterações com pouca ou nenhuma cianose; por outro lado, a tetralogia de Fallot, a transposição de grandes vasos e a anatomia de ventrículo único são considerados defeitos com cianose.

Alteração do fluxo sanguíneo pulmonar. Muitas complicações das cardiopatias congênitas resultam de uma diminuição ou aumento no fluxo sanguíneo pulmonar. As anomalias que reduzem o fluxo sanguíneo pulmonar (p. ex., estenose pulmonar) tipicamente causam sintomas como fadiga, dispneia e déficit de crescimento. Contrariamente às arteríolas na circulação sistêmica, as arteríolas na circulação pulmonar normalmente são vasos com paredes finas, que conseguem acomodar diversos níveis do volume sistólico ejetado do coração direito. O adelgaçamento dos vasos pulmonares ocorre durante as primeiras semanas após o nascimento, período no qual a camada média dos vasos se torna mais fina e a resistência vascular pulmonar diminui. Em um lactente nascido a termo com cardiopatia congênita que produz aumento acentuado no fluxo sanguíneo pulmonar (p. ex., malformação do septo interventricular), o aumento do fluxo estimula a vasoconstrição pulmonar e adia ou reduz o adelgaçamento da involução normal das arteríolas pulmonares de pequeno calibre. Na maior parte dos casos, durante o início da infância, a resistência vascular pulmonar está apenas discretamente elevada, e a principal contribuição para a hipertensão pulmonar é o aumento do fluxo sanguíneo. Contudo, em alguns lactentes portadores de um grande *shunt* direito-esquerdo, a resistência vascular pulmonar nunca diminui.

As cardiopatias congênitas que aumentam o fluxo sanguíneo pulmonar ou a resistência vascular pulmonar de modo persistente apresentam o potencial de causar hipertensão pulmonar e alterações patológicas irreversíveis na vasculatura pulmonar. Quando o desvio do fluxo sanguíneo sistêmico para a circulação pulmonar representa uma ameaça de lesão permanente dos vasos pulmonares, deve ser realizado um procedimento cirúrgico para conseguir a redução temporária ou permanente do fluxo. A bandagem da artéria pulmonar consiste na inserção de uma faixa constritora ao redor da artéria pulmonar principal, para assim aumentar a resistência à saída do ventrículo direito. A técnica de bandagem é uma medida temporária para aliviar os sintomas e proteger a vasculatura pulmonar enquanto o paciente aguarda o posterior reparo cirúrgico da anomalia.

Manifestações e tratamento. O diagnóstico pré-natal das cardiopatias é cada vez mais comum.[59] Os recém-nascidos podem ser avaliados logo após o nascimento, para confirmar o diagnóstico e desenvolver um plano de tratamento. Imagens diagnósticas confiáveis do coração fetal já podem ser obtidas a partir de 12 semanas de gestação. Entre as anomalias que podem ser precisamente diagnosticadas pelo ecocardiograma fetal, podemos citar as malformações do septo AV, síndrome do coração esquerdo hipoplásico, estenose da valva aórtica, MCH, estenose da valva pulmonar e transposição das grandes artérias. As alterações que resultam em uma visualização anormal das quatro câmaras, uma imagem tipicamente obtida durante o ultrassom pré-natal de rotina, apresentam maior probabilidade de detecção.[59]

No período pós-natal, as cardiopatias congênitas podem apresentar diversos sinais e sintomas. Foram descritos mais de 40 tipos de cardiopatias congênitas diferentes, com gravidade variável e, portanto, apresentação imprevisível em lactentes e crianças afetados. Algumas alterações, como persistência do canal arterial e pequenas malformações do septo interventricular, fecham espontaneamente. Em outras alterações menos graves, pode não haver sinais e sintomas evidentes, e o distúrbio pode ser descoberto durante um exame médico de rotina. Cianose, congestão pulmonar, insuficiência cardíaca e diminuição da perfusão periférica são as principais preocupações em crianças com alterações mais graves. As referidas anomalias com frequência causam problemas imediatamente após o nascimento ou no início da infância. A criança pode exibir cianose, dificuldade respiratória e fadiga, e é provável que apresente dificuldade com a alimentação e déficit de crescimento. A cianose generalizada, que persiste por mais de 3 h após o nascimento, sugere uma cardiopatia congênita.[60]

Um teste de desafio com oxigênio (administração de oxigênio a 100% por 10 min) pode ajudar a determinar se o recém-nascido cianótico apresenta cardiopatia congênita. Nesse período, é realizada a coleta de uma amostra de sangue arterial. Se a pressão parcial de oxigênio (P_{O_2}) for superior a 250 mmHg, pode-se descartar uma cardiopatia cianótica; se a PO_2 for de 160 a 250 mmHg, é improvável que haja uma cardiopatia; enfim, a ausência de aumento da PO_2 a tais níveis é fortemente sugestiva de cardiopatia cianótica.[58] Como a cianose em lactentes pode se apresentar como um escurecimento da pele, é importante avaliar a cor das membranas mucosas, das unhas das mãos e dos pés, da língua e dos lábios. A congestão pulmonar em lactentes causa aumento na frequência respiratória, ortopneia, grunhido, chiados, tosse e estertores. Uma radiografia torácica permite diferenciar rapidamente os lactentes que apresentam marcações (densidades) vasculares pulmonares reduzidas daqueles com marcações normais ou aumentadas. O lactente com perfusão periférica acentuadamente diminuída pode estar em uma condição semelhante ao choque.

A insuficiência cardíaca é manifestada como taquipneia ou dispneia em repouso ou ao esforço. No lactente, isso em geral ocorre durante a alimentação. Também pode haver relatos de infecções respiratórias recidivantes e sudorese excessiva. Além disso, pode ocorrer síncope ou quase síncope. O déficit de crescimento resulta da insuficiência cardíaca não resolvida.[60] O plano de tratamento normalmente inclui terapia de suporte (p. ex., digoxina, diuréticos e suplementação alimentar) para ajudar o lactente a compensar as limitações na reserva cardíaca e prevenir complicações. Com frequência, uma intervenção cirúrgica se faz necessária para as alterações graves, que pode ser realizada nas primeiras semanas de vida ou, caso as condições permitam, ser adiada até que a criança esteja mais crescida. Crianças com cardiopatia congênita estrutural e aquelas que realizaram cirurgia corretiva podem apresentar risco de desenvolvimento de EI superior ao esperado.

A antibioticoterapia profilática antes de procedimentos odontológicos ou em outros períodos de risco aumentado de bacteremia é sugerida para crianças com:

- Cardiopatia cianótica não reparada, incluindo aquelas com *shunts* e circuitos paliativos, ou cardiopatia congênita reparada com alterações residuais no local de uma prótese com retalho ou dispositivo (que inibem a proliferação endotelial) ou em suas adjacências
- EI anterior
- Próteses de valvas cardíacas
- Prótese com material utilizado para o reparo de valva cardíaca
- Transplante cardíaco com regurgitação valvar.[61,62]

Tipos de alterações. As alterações cardíacas congênitas podem afetar quase qualquer estrutura cardíaca ou os vasos sanguíneos centrais. As anomalias incluem comunicação entre as câmaras cardíacas, interrupção no desenvolvimento das câmaras cardíacas ou estruturas valvares, posicionamento inadequado das câmaras cardíacas e dos grandes vasos, e alteração no fechamento dos canais de comunicação fetais. A anomalia em particular reflete o estágio de desenvolvimento embrionário no momento de sua ocorrência. É comum a presença de diversas alterações em uma criança e, em algumas cardiopatias congênitas como a tetralogia de Fallot, pode haver envolvimento de diversas anomalias.

O desenvolvimento do coração é simultâneo e sequencial; uma cardiopatia pode refletir os diversos eventos do desenvolvimento que estavam ocorrendo dessa maneira. Em geral, a maioria dos lactentes portadores de cardiopatia congênita não apresenta um problema importante durante a infância; somente cerca de um terço dos lactentes nascidos com anomalias apresentam um estado patológico crítico. Foram identificados mais de 40 tipos de defeitos, dentre os quais os mais comuns são as malformações do septo interventricular, responsáveis por 28 a 42% de todas as cardiopatias congênitas.[60]

Persistência do canal arterial. O canal arterial desempenha um papel vital ao desviar o sangue do lado direito do coração e para fora dos pulmões até a circulação sistêmica durante a vida fetal (Figura 27.32 G). Com o início da respiração espontânea após o nascimento, a constrição muscular do tecido do canal tipicamente fecha esse vaso. Acredita-se que a etapa inicial do fechamento do canal no lactente sadio seja o aumento acentuado na saturação de oxigênio arterial e a subsequente queda na resistência vascular pulmonar após o nascimento. Os fatores adicionais que supostamente contribuem para o fechamento do canal são uma queda nos níveis endógenos de prostaglandinas e adenosina, e a liberação de substâncias vasoativas. Após a constrição, o lúmen do canal se torna permanentemente selado com tecido fibroso, dentro de 2 a 3 semanas.

Em 90% dos recém-nascidos a termo, o canal está funcionalmente fechado com 48 h de idade.[63] Lactentes nascidos a termo com anormalidades circulatórias ou ventilatórias, bem como os lactentes prematuros, têm maior probabilidade de apresentar persistência do canal arterial. Oxigenação arterial, prostaglandinas circulantes, predeterminação genética e outros fatores desconhecidos interagem para determinar o mecanismo do fechamento do canal.[63] Os níveis circulantes de prostaglandinas estão diretamente relacionados à idade gestacional, e a incidência de persistência do canal arterial em recém-nascidos com peso inferior a 1.000 g pode chegar a 50%.[63]

A persistência do canal arterial é definida pelo canal que permanece aberto por mais de 3 meses no lactente nascido a termo. O tamanho do canal arterial persistente e a diferença entre a resistência vascular sistêmica e a pulmonar determinam suas manifestações clínicas. O sangue é tipicamente desviado pelo canal do lado esquerdo, com pressão mais alta (circulação sistêmica), para o lado direito, com pressão mais baixa (circulação pulmonar). Tipicamente, detecta-se um sopro dias ou semanas após o nascimento. O sopro é mais alto no segundo espaço intercostal esquerdo, é contínuo durante a sístole e a diástole, e apresenta um som característico de "locomotiva".[60,63] É comum haver ampliação da pressão de pulso, em consequência do escape contínuo do sangue aórtico na artéria pulmonar. Os métodos diagnósticos incluem radiografia

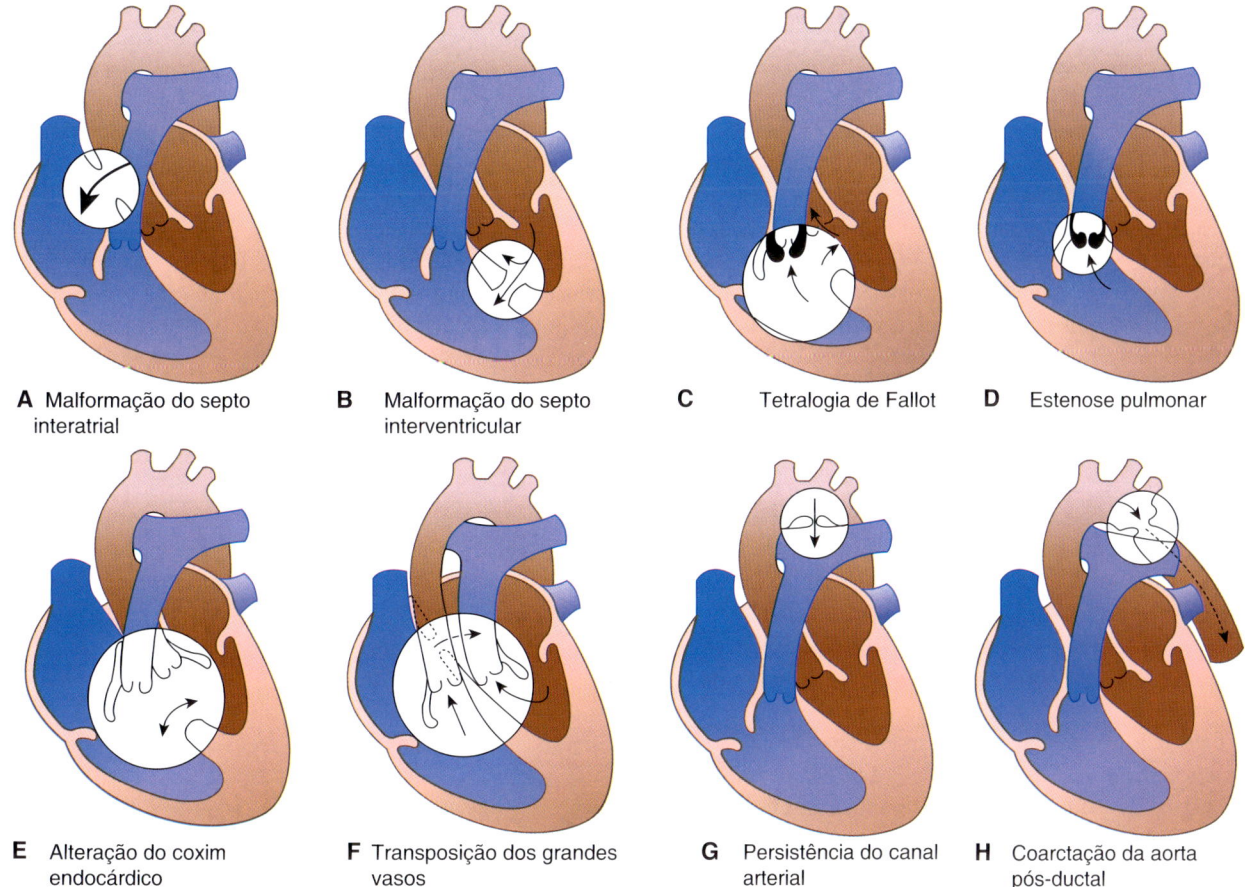

Figura 27.32 • Cardiopatias congênitas. **A.** Malformação do septo interatrial. O sangue é desviado da esquerda para a direita. **B.** Malformação do septo interventricular. O sangue normalmente é desviado da esquerda para a direita. **C.** Tetralogia de Fallot, que envolve a malformação do septo interventricular, dextroposição da aorta, obstrução da saída ventricular direita e hipertrofia ventricular direita. O sangue é desviado da direita para a esquerda. **D.** Estenose pulmonar, com diminuição do fluxo sanguíneo pulmonar e hipertrofia ventricular direita. **E.** Alterações do coxim endocárdico. O sangue flui entre as câmaras do coração. **F.** Transposição dos grandes vasos. A artéria pulmonar está ligada ao lado esquerdo do coração e a aorta, ao lado direito. **G.** Persistência do canal arterial. O sangue da aorta a uma elevada pressão é desviado e retorna para a artéria pulmonar. **H.** Coarctação da aorta pós-ductal.

torácica e ecocardiograma. Há aumento das marcações pulmonares à radiografia torácica, e aumento do volume do coração esquerdo resultante do incremento no retorno venoso pulmonar, em casos com *shunt* amplo. As radiografias torácicas são normais com *shunts* pequenos.[60] O ecocardiograma é utilizado para determinar a presença, o tamanho, a direção (*i. e.*, esquerda-direita ou direita-esquerda) e as consequências físicas do *shunt*.

O não tratamento da persistência do canal arterial pode resultar em importantes complicações a longo prazo, as quais podem incluir insuficiência cardíaca congestiva, EI, doença vascular pulmonar, formação de aneurismas, tromboembolia e calcificação.[60] O possível risco de complicações aliado à morbidade e à mortalidade procedimentais extremamente baixas justificam o fechamento da persistência do canal arterial, mesmo quando o *shunt* é pequeno. No lactente prematuro, o canal arterial pode ocasionar angústia respiratória e impedir a retirada da ventilação mecânica. A indometacina, um AINE inibidor da síntese de prostaglandinas, tem eficácia comprovada no tratamento da persistência do canal arterial em lactentes prematuros.[60] Há relatos de sucesso com o uso de ibuprofeno, que também é um AINE inibidor da síntese de prostaglandinas; contudo, os efeitos a longo prazo sobre a doença pulmonar crônica e a hipertensão pulmonar ainda são desconhecidos. Em conjunto, os AINE resultam no fechamento funcional do canal arterial persistente em cerca de 80% das pessoas.

Quando esse tratamento clínico fracassa, recomenda-se a intervenção cirúrgica. No lactente nascido a termo ou em uma criança maior, o fechamento pode ser alcançado por meio de ligadura cirúrgica ou da oclusão com um dispositivo. A cirurgia tipicamente envolve uma toracotomia esquerda de pequeno porte ou uma abordagem por toracoscopia, que possibilitam a ligadura do vaso. Dispositivos implantáveis, mais comumente espirais, permitiram o fechamento bem-sucedido do canal realizado em laboratório de cateterização, como procedimento ambulatorial. A anatomia do canal e o tamanho da pessoa são os principais determinantes da aplicabilidade dessa técnica.

Embora o fechamento da persistência do canal seja unanimemente recomendado para a apresentação na forma de lesão isolada, a manutenção deliberada da persistência do canal pode ser uma terapia salva-vidas para crianças com tipos complexos de cardiopatias congênitas que apresentam fluxo sanguíneo pulmonar ou sistêmico dependente do canal, ou para aquelas com mistura obrigatória das circulações arterial e venosa (*i. e.*, transposição de grandes artérias). A infusão intravenosa de prostaglandina E_1 comprovou-se extremamente eficaz na manutenção da persistência do canal ou na sua reabertura em recém-nascidos. Atualmente, essa terapia é administrada de modo rotineiro em recém-nascidos com suspeita de cardiopatias congênitas, até que eles sejam transportados a um centro especializado para confirmação do diagnóstico.[60]

Malformações do septo interatrial. Qualquer abertura persistente que possibilita o desvio do sangue pelo septo interatrial é considerada uma malformação do septo interatrial. A malformação pode ser única ou múltipla e variar de uma abertura pequena e assintomática a uma comunicação ampla e sintomática. A tipologia da malformação é determinada por sua posição e pode incluir uma malformação do tipo *ostium secundum* (o tipo mais comum), uma malformação do tipo *ostium primum*, uma malformação do seio venoso ou um forame oval pérvio (ver Figura 27.32 A). A malformação ocorre com mais frequência em meninas do que em meninos, a uma razão de até 2:1.[60] Até 50% das crianças com cardiopatias congênitas apresentam uma malformação do septo interatrial como parte do seu diagnóstico.

Muitas malformações do septo interatrial são assintomáticas e descobertas acidentalmente durante um exame físico de rotina, com poucos anos de idade.[63] O *shunt* intracardíaco em geral é da esquerda para a direita e pode aumentar com o avanço da idade, à medida que o ventrículo direito se torna mais complacente. Na maior parte dos casos, há um *shunt* moderado que resulta na dilatação das câmaras do coração direito e em perfusão excessiva da circulação pulmonar. O aumento do volume de sangue que deve ser ejetado do coração direito prolonga o fechamento da valva pulmonar e produz uma separação (desdobramento fixo) dos componentes aórtico e pulmonar da segunda bulha cardíaca. Crianças com malformações interatriais não diagnosticadas apresentam risco de doença vascular pulmonar, embora esta seja uma ocorrência incomum antes dos 20 anos de idade. Raramente, lactentes com um *shunt* amplo podem desenvolver insuficiência cardíaca congestiva e déficit de crescimento, o que enseja o fechamento precoce da malformação.[60,63]

As malformações do septo interatrial que medem 8 mm ou mais provavelmente não fecham de maneira espontânea. Malformações menores podem ser observadas em relação ao fechamento espontâneo na criança pequena. Contudo, o fechamento cirúrgico ou com cateter é recomendado em crianças com malformações persistentes para reduzir o risco de doença vascular pulmonar e arritmias atriais a longo prazo.[63] O fechamento com cateter e o fechamento cirúrgico são eficazes e de baixo risco. O uso da abordagem com cateter é determinado pela posição e pelo tamanho da malformação. O fechamento com cateter é particularmente eficaz para malformações septais do tipo *ostium secundum* pequenas a médias, e para a persistência do forame oval. O fechamento cirúrgico se faz necessário para as alterações do seio venoso, que com frequência estão associadas ao retorno venoso pulmonar anômalo parcial e a malformações do tipo *ostium primum*. A cirurgia requer o uso de *bypass* cardiopulmonar e hipotermia leve. A maior parte dos defeitos é efetivamente fechada com o uso de um retalho do tecido do septo nativo do próprio paciente, ou com um retalho pericárdico ou sintético. Uma incidência muito baixa de sequelas residuais ou necessidade de novas intervenções é observada quando o fechamento ocorre durante as primeiras duas décadas de vida.

Malformações do septo interventricular. Uma malformação do septo interventricular é uma abertura no septo interventricular que resulta de uma separação incompleta dos ventrículos durante o desenvolvimento fetal inicial (ver Figura 27.32 B). Essas malformações podem ser únicas ou múltiplas e podem ocorrer em qualquer ponto ao longo do septo interventricular. Tais malformações são o tipo mais comum de cardiopatia congênita, responsáveis por 28 a 42% dos casos.[64]

A distribuição entre o sexo masculino e feminino é relativamente igual. A malformação do septo interventricular pode ser a única anomalia cardíaca, ou pode ocorrer associada a diversas alterações cardíacas.

O septo interventricular tem sua origem em duas fontes: o sulco interventricular do coração tubular dobrado que dá origem à parte muscular do septo, e os coxins endocárdicos que se estendem para formar a parte membranosa do septo. A parte membranosa superior do septo é a maior área a ser fechada, tipicamente ao redor da sétima semana de gestação, e é nela que ocorre a maior parte das malformações. Dependendo do tamanho da abertura e da resistência vascular pulmonar, os sinais e sintomas de uma malformação do septo interventricular podem variar desde um sopro assintomático até a insuficiência cardíaca congestiva.[60]

A dimensão física da malformação do septo interventricular é a principal determinante do *shunt* esquerdo-direito, mas não a única. A resistência vascular pulmonar em relação à resistência vascular sistêmica também determina a magnitude do *shunt*. Em uma pequena malformação comunicante (< 0,5 cm²), a pressão mais alta no VE direciona o desvio para a esquerda, enquanto o tamanho da malformação limita a magnitude do *shunt*. A maior parte das crianças portadoras dessas malformações é assintomática e apresenta baixo risco de desenvolvimento de doença vascular pulmonar.

Em um *shunt* não restritivo maior (normalmente > 1 cm²), a pressão ventricular direita e esquerda está equalizada, e o grau de desvio é determinado pela proporção entre as resistências vasculares pulmonar e sistêmica. Após o nascimento, em lactentes com grandes malformações do septo interventricular, a resistência vascular pulmonar pode permanecer acima do normal, e a dimensão do *shunt* esquerdo-direito pode ser inicialmente limitada. Conforme a resistência vascular pulmonar continua a diminuir nas primeiras semanas após o nascimento, em consequência da involução normal da túnica média das arteríolas pulmonares de pequeno calibre, a magnitude do *shunt* esquerdo-direito aumenta. Por fim, ocorre o desenvolvimento de um grande *shunt* esquerdo-direito, e os sintomas clínicos (p. ex., taquipneia; diaforese, especialmente com a alimentação; e déficit de crescimento) se tornam evidentes. Na maior parte dos casos ocorridos durante a infância, a pressão vascular pulmonar está apenas discretamente elevada, e o principal fator de contribuição para a hipertensão pulmonar é um aumento no fluxo sanguíneo pulmonar. Em alguns recém-nascidos com uma grande malformação de septo, a espessura arteriolar pulmonar nunca diminui. Com a exposição contínua ao fluxo sanguíneo pulmonar alto, há o desenvolvimento de doença obstrutiva vascular pulmonar. Por fim, nas pessoas não tratadas, a resistência vascular pulmonar pode exceder a resistência sistêmica. Nesse caso, ocorre a reversão do fluxo do *shunt*, e a criança apresenta cianose progressiva conforme o sangue desoxigenado se move do lado direito para o esquerdo do coração. Esses sintomas, aliados às alterações irreversíveis na vasculatura pulmonar, representam um tipo de cardiopatia congênita em estágio terminal denominada *complexo de Eisenmenger*. As pessoas que a desenvolvem têm uma expectativa de vida aproximada de 43 anos, e a causa da morte é a insuficiência cardíaca progressiva.[60]

O tratamento de uma malformação do septo interventricular depende do seu tamanho, das disfunções hemodinâmicas que a acompanham e da sintomatologia. Crianças com malformações pequenas a médias podem ser acompanhadas sem intervenção, se permanecem sem sinais de insuficiência cardíaca congestiva ou hipertensão pulmonar. As malformações interventriculares não aumentam em tamanho, e algumas fecham espontaneamente com o passar do tempo.[63] Um ecocardiograma 2D detalhado em geral é adequado para o diagnóstico do tamanho e da posição da malformação, bem como para estimar as pressões pulmonares. A cateterização cardíaca normalmente é reservada para os casos em que é necessário confirmar o grau e a reversibilidade da resistência vascular pulmonar.

A insuficiência cardíaca congestiva é tratada clinicamente. Lactentes sintomáticos podem necessitar de suplementos alimentares ou alimentação por sonda para promover o crescimento e o desenvolvimento. No lactente sintomático no qual o reparo completo não pode ser realizado devido ao tamanho ou à presença de outras lesões agravantes, pode ser realizado um procedimento paliativo para reduzir os sintomas. A inserção de uma banda sintética ao redor da artéria pulmonar principal (bandagem da artéria pulmonar) pode reduzir o fluxo sanguíneo pulmonar até que o reparo completo possa ser realizado. O fechamento cirúrgico da malformação é concluído com a aplicação de um retalho sintético ou autólogo para vedar efetivamente o *shunt* no septo interventricular. Esses procedimentos são tipicamente realizados de modo eletivo em lactentes ou crianças pequenas, e estão associados a baixas taxas de morbidade e mortalidade. Outra opção é o fechamento das malformações do septo interventricular com cateter, tendo sido observada uma melhora do risco de complicações nos últimos anos.

Alterações do coxim endocárdico. O canal AV conecta os átrios aos ventrículos durante o desenvolvimento cardíaco inicial. Os coxins endocárdicos circundam esse canal e contribuem para o tecido da parte inferior do septo interatrial, da parte superior do septo interventricular, do folheto septal da valva tricúspide e do folheto anterior da valva mitral.[64] Qualquer falha no desenvolvimento desses tecidos resulta em uma alteração do coxim endocárdico. Aproximadamente 3% de todas as cardiopatias congênitas são alterações do coxim endocárdico, com uma incidência quase igual em meninos e meninas. As alterações do coxim endocárdico estão fortemente associadas à trissomia do cromossomo 21 e são observadas em até 50% das crianças portadoras desse distúrbio genético.[64]

As anomalias do coxim endocárdico são variáveis e podem ser descritas como *parciais* ou *completas*. A anatomia da valva AV determina sua classificação. Nas alterações parciais do canal AV, os dois anéis da valva AV estão completos e separados. O tipo mais comum de alteração parcial do canal AV é o *ostium primum*, com frequência associado a uma fenda na valva mitral. Em uma alteração completa do canal, há um orifício comum para as valvas AV com malformações no tecido de ambos os septos interatrial e interventricular (ver Figura 27.32 E). Outras anomalias cardíacas podem estar associadas à alteração do coxim endocárdico e, mais comumente, incluem o posicionamento cardíaco inadequado e a tetralogia de Fallot.[65,66]

Fisiologicamente, as alterações do coxim endocárdico resultam em anormalidades semelhantes àquelas descritas para as malformações dos septos interatrial ou interventricular. A direção e a magnitude do *shunt* em uma criança portadora dessa afecção são determinadas pela combinação das alterações e das resistências vasculares pulmonar e sistêmica da criança. Os efeitos hemodinâmicos de uma alteração do tipo *ostium primum* isolada são aqueles da malformação do septo interatrial descritos anteriormente. Essas crianças são amplamente assintomáticas durante a infância. Com a alteração completa do canal AV, o fluxo sanguíneo pulmonar está aumentado após a diminuição da resistência vascular pulmonar, como resultado do *shunt* esquerdo-direito entre as malformações dos septos interventricular e interatrial. Crianças com alterações completas costumam apresentar intolerância ao esforço, fadiga fácil, déficit de crescimento, infecções recidivantes e outros sinais de insuficiência cardíaca congestiva, em particular quando o *shunt* é grande. Se a lesão não for tratada, ocorre hipertensão pulmonar e aumento da resistência vascular pulmonar.

O momento do tratamento das alterações do coxim endocárdico é determinado pela gravidade da anomalia e pelos sintomas. Com uma alteração do tipo *ostium primum*, o reparo cirúrgico normalmente é planejado como um procedimento eletivo, antes que a criança alcance a idade escolar. A alteração no septo interatrial é fechada com um retalho, e se a valva mitral é regurgitante, realiza-se uma valvoplastia. Para todas as alterações completas do canal AV, uma cirurgia corretiva deve ser realizada tipicamente na fase inicial da vida do lactente. A cirurgia requer inserção de retalhos nas malformações dos septos interatriais e interventriculares, bem como separação do aparelho das valvas AV para criação de valvas mitral e tricúspide competentes. Lactentes com sintomas graves podem necessitar de um procedimento paliativo, no qual uma bandagem é aplicada na artéria pulmonar principal para reduzir o fluxo sanguíneo pulmonar. Esse procedimento em geral melhora a capacidade de crescimento e o desenvolvimento do lactente, até que um reparo completo possa ser realizado. O reparo cirúrgico total das alterações completas do canal AV pode ser realizado com um risco cirúrgico baixo. Aproximadamente 11,7% das crianças podem necessitar de cirurgia adicional.

Estenose pulmonar. A obstrução do fluxo sanguíneo do ventrículo direito para a circulação pulmonar é denominada *estenose pulmonar*. A obstrução pode ocorrer como uma lesão valvar isolada, no interior da câmara ventricular direita, nas artérias pulmonares, ou como uma combinação de estenoses em diversas áreas. Trata-se de uma malformação relativamente comum, e estima-se que seja responsável por cerca de 10% de todas as cardiopatias congênitas; com frequência, está associada a outras anormalidades.[63]

As alterações da valva pulmonar, o tipo mais comum de obstrução, normalmente produzem algum grau de comprometimento do fluxo sanguíneo pulmonar e aumentam a carga de trabalho imposta sobre o lado direito do coração (ver Figura 27.32 D). A maior parte das crianças com estenose da valva pulmonar apresenta estenose leve, que não aumenta em gravidade. Essas crianças são em grande parte assintomáticas e diagnosticadas pela presença de um sopro sistólico. Foi demonstrado que a estenose moderada ou mais grave progride com o passar do tempo, em particular antes dos 12 anos de idade, de modo que essas crianças necessitam de um acompanhamento cuidadoso. A estenose pulmonar crítica no neonato é evidenciada pela cianose decorrente do *shunt* direito-esquerdo ao nível atrial, e pela hipertensão ventricular direita. Esses lactentes necessitam de prostaglandina E_1 para manter a circulação para os pulmões via canal arterial.[33]

A valvotomia pulmonar é o tratamento de escolha para todas as alterações valvares com gradientes de pressão do ventrículo direito para a circulação pulmonar acima de 30 mmHg. A valvoplastia com cateter acoplado a um balão obteve sucesso significativo nessa lesão. A estenose nas artérias pulmonares periféricas também pode ser tratada com eficácia usando angioplastia com balão.[63] Recentemente, *stents* foram utilizados com sucesso em crianças portadoras de estenose da artéria pulmonar, para manter a abertura dos vasos após o insucesso na dilatação com balão.[60]

Tetralogia de Fallot. Cardiopatia congênita cianótica mais comum.[60] Como sua denominação implica, a tetralogia de Fallot é composta por uma associação de quatro alterações:

1. Uma malformação do septo interventricular, que envolve o septo membranoso e a parte anterior do septo muscular
2. Dextroposição ou desvio da aorta para a direita, de modo que ela se sobrepõe ao ventrículo direito e se comunica com a malformação do septo
3. Obstrução ou estreitamento do canal de saída pulmonar, incluindo estenose da valva pulmonar, diminuição no tamanho do tronco pulmonar, ou ambas
4. Hipertrofia do ventrículo direito resultante do aumento do trabalho necessário para bombear o sangue pelos canais pulmonares obstruídos[66] (ver Figura 27.32 C).

Um arco aórtico direito e a persistência da veia cava superior esquerda podem ser variações da malformação. Nesses casos, a anomalia é denominada *pentalogia de Fallot*.[60]

A cianose é causada por um *shunt* direito-esquerdo através da malformação do septo interventricular. O grau de cianose é determinado pela restrição do fluxo sanguíneo no leito pulmonar. A obstrução da saída ventricular direita causa o desvio do sangue desoxigenado do ventrículo direito através da malformação do septo interventricular, e sua ejeção na circulação sistêmica. O grau de obstrução pode ser dinâmico e aumentar durante períodos de estresse, causando crises hipercianóticas ("crises da tetralogia"). Tais crises ocorrem tipicamente pela manhã, durante o choro, alimentação ou defecação, porque essas atividades aumentam as demandas de oxigênio da criança. O choro e a defecação podem elevar ainda mais a resistência vascular pulmonar, desse modo aumentando o *shunt* direito-esquerdo e diminuindo o fluxo sanguíneo pulmonar. Com a crise hipercianótica, o lactente passa a apresentar cianose, hiperpneia, irritação e diaforese agudas. Posteriormente na crise, apresenta flacidez e pode perder a consciência. Posicionar o lactente de modo que o joelho toque o tórax aumenta a resistência vascular sistêmica, diminuindo assim o *shunt* direito-esquerdo e aumentando o fluxo sanguíneo pulmonar.

Durante uma crise hipercianótica, crianças de 1 a 3 anos ou mais podem se posicionar espontaneamente de cócoras, o que atua como a posição do joelho contra o tórax para aliviar a crise. O fluxo turbulento pela via de saída ventricular direita estreita produz um forte sopro de ejeção sistólica característico. A auscultação durante uma crise hipercianótica revela diminuição ou ausência do sopro, em consequência da queda drástica no fluxo sanguíneo pulmonar.[66]

Para todas as crianças com tetralogia de Fallot, é necessária a correção cirúrgica total. Contudo, antes da cirurgia, a anemia ferropriva deve ser tratada com a finalidade de prevenir um acidente vascular encefálico. A desidratação é cuidadosamente monitorada para prevenir complicações trombóticas, sendo possível administrar propranolol para prevenir crises hipóxicas; bicarbonato de sódio e agonistas alfa-adrenérgicos são usados em presença de acidose.

O reparo definitivo precoce na infância atualmente é defendido na maior parte dos centros com experiência em cirurgia intracardíaca em lactentes. Quando a cianose extrema está presente em um lactente, ou quando está associada à acentuada hipoplasia das artérias pulmonares, pode ser necessário um procedimento paliativo para facilitar o fluxo sanguíneo pulmonar. Este é realizado inserindo-se um desvio artificial entre uma artéria sistêmica e a artéria pulmonar (*shunt* de Blalock-Taussig modificado). A dilatação da valva pulmonar com balão também pode proporcionar paliação em alguns lactentes. Nesse caso, a correção total é realizada posteriormente na infância. O reparo completo inclui o fechamento da malformação do septo interventricular com um retalho, e o alívio de qualquer obstrução do trato de saída do ventrículo direito. O reparo está associado a uma taxa de mortalidade inferior a 3%; contudo, os pacientes devem se submeter a um acompanhamento a longo prazo, para o monitoramento das lesões residuais, da dilatação ou da disfunção do ventrículo direito, e das arritmias.[66] A continuidade do monitoramento também se faz necessária devido à persistência do risco de EI.

Transposição das grandes artérias. Na transposição completa das grandes artérias, a aorta tem sua origem no ventrículo direito, e a artéria pulmonar tem sua origem no VE (ver Figura 27.32 F). A transposição completa ocorre em 1 a cada 4.000 nascimentos vivos e é o motivo mais comum de encaminhamento para um cardiologista pediátrico nas primeiras 2 semanas de vida.

A cianose é o sintoma com apresentação mais comum, resultante de uma anomalia que possibilita que o retorno venoso sistêmico circule pelo coração direito e seja ejetado na aorta, e que o retorno venoso pulmonar seja recirculado até os pulmões pelo VE e pela artéria pulmonar principal.[60] Em lactentes nascidos com essa alteração, a sobrevida depende da comunicação entre os lados direito e esquerdo do coração na forma de um canal arterial pérvio ou de uma malformação septal. Malformações do septo interventricular estão presentes em 50% dos lactentes, dos quais 10% apresentam uma pequena comunicação interventricular (CIV), com transposição das grandes artérias ao nascimento e que possibilita a efetiva mistura do sangue. A prostaglandina E_1 deve ser administrada em neonatos quando houver suspeita dessa lesão, numa tentativa de manter a abertura do canal arterial. Pode ser realizada uma septostomia atrial com balão para aumentar o fluxo sanguíneo entre os dois lados do coração. Nesse procedimento, o cateter acoplado a um balão na ponta é inserido no coração pela veia cava e, em seguida, passado pelo forame oval até o átrio esquerdo. O balão é insuflado e puxado pelo forame oval, ampliando a abertura concomitantemente ao deslocamento.

A cirurgia corretiva é essencial para a sobrevida a longo prazo. Um procedimento de permuta arterial, atualmente a cirurgia de escolha, apresenta taxas de sobrevivência superiores a 90%.[60] Esse procedimento corrige a relação entre os fluxos sanguíneos sistêmico e pulmonar, e é realizado preferencialmente nas primeiras 2 ou 3 semanas de vida, antes que ocorra a redução pós-natal na resistência vascular pulmonar. As artérias coronárias são deslocadas até a maior artéria do lado esquerdo, e quaisquer malformações do septo interventricular são fechadas durante a mesma cirurgia. As complicações do procedimento de permuta arterial podem incluir insuficiência coronariana, estenose pulmonar supravalvar, regurgitação neoaórtica e arritmias.[65]

Coarctação da aorta. Estreitamento localizado da aorta, proximal (pré-ductal), distal (pós-ductal) ou oposto à entrada do canal arterial (justaductal; ver Figura 27.32 H). Aproximadamente 98% das coarctações são justaductais. Acredita-se que a constrição do tecido ductal anômalo que se estende até a parede aórtica seja a causa da obstrução.[63] A anomalia ocorre com mais frequência no sexo masculino, a uma proporção de até 3:1. A condição frequentemente está associada a outras cardiopatias congênitas, mais comumente a valva aórtica bicúspide (46%), e ocorre em cerca de 10% dos indivíduos com síndrome de Turner, o que sugere uma ligação genética.[60,63]

O sinal clássico de coarctação da aorta é uma disparidade nas pulsações e nas pressões arteriais nos braços e nas pernas. Os pulsos femoral, poplíteo e dorsal do pé são fracos ou tardios, em comparação aos pulsos saltitantes dos vasos dos braços e das carótidas. Em geral, a pressão arterial sistólica aferida nas pernas com manguitos é 10 a 20 mmHg mais alta do que nos braços. Na coarctação, a pressão nas pernas é mais baixa e pode ser de difícil aferição. Em muitos casos, a coarctação é identificada durante um exame diagnóstico de hipertensão. A maior parte das pessoas com coarctação moderada permanece de outro modo assintomática, devido aos vasos colaterais que se formam ao redor da área de estreitamento. Contudo, se não tratada, a coarctação resulta em hipertensão e hipertrofia ventricular esquerda, além de hipertensão sistêmica significativa. Lactentes com coarctação grave manifestam sintomas precoces de insuficiência cardíaca e podem apresentar estado crítico após o fechamento do canal. Essa subpopulação necessita de reabertura do canal com prostaglandina E_1, quando possível, e de uma cirurgia de emergência.[63]

As crianças com coarctação que causa um gradiente de pressão arterial entre os braços e as pernas de 20 mmHg ou mais, devem ser idealmente tratadas até os 2 anos de idade, para reduzir a probabilidade de hipertensão persistente.[63] Uma abordagem cirúrgica envolve tipicamente a ressecção do segmento estreito da aorta e anastomose entre as extremidades do tecido hígido. Esta normalmente pode ser realizada sem *bypass* cardiopulmonar, com uma taxa de mortalidade próxima de zero. A angioplastia com balão, com ou sem inserção de *stent*, também tem sido utilizada, ainda que de forma limitada, pela presença de gradientes residuais e pela confiabilidade da abordagem cirúrgica.[60,63] As complicações mais comuns no pós-reparo da coarctação incluem hipertensão persistente e recoarctação. As taxas de mortalidade operatórias aumentam com a presença de uma malformação associada.

Anatomia de ventrículo funcional único. Diversos tipos de cardiopatias congênitas complexas resultam em somente um ventrículo funcional. Pode haver um único ventrículo direito ou um único VE, ou um ventrículo de morfologia indeterminada. A síndrome do coração esquerdo hipoplásico é o tipo mais comum de anatomia de ventrículo direito único. A atresia de valva tricúspide é a causa mais comum de um VE único. Diversos outros tipos de ventrículo com entrada dupla foram descritos; contudo, todas as apresentações dessa doença resultam em efeitos patológicos semelhantes e seguem uma via de intervenção comum.[60]

Todos os tipos de anatomia de ventrículo único resultam em uma câmara comum de mistura do retorno venoso pulmonar e sistêmico, e causam graus variáveis de cianose. O ventrículo único deve suprir ambas as circulações, pulmonar e sistêmica.[60] A quantidade de fluxo sanguíneo para cada circulação é determinada pela resistência em cada sistema. À medida que a resistência vascular pulmonar diminui, o fluxo para a circulação pulmonar passa a ser preferencial, e a circulação sistêmica é comprometida. Em algumas alterações, como na síndrome do coração esquerdo hipoplásico, o fluxo sistêmico depende da persistência do canal arterial. Neonatos com essa lesão tipicamente apresentam cianose extrema e sintomas de insuficiência cardíaca, conforme o canal começa a fechar.[63]

Ainda que a anatomia de ventrículo funcional único não possa ser reparada totalmente, a paliação cirúrgica dessa alteração foi uma das conquistas mais inovadoras na intervenção para as cardiopatias congênitas. O objetivo da paliação cirúrgica é redirecionar o retorno venoso sistêmico diretamente para as artérias pulmonares e possibilitar que o ventrículo único supra o sangue oxigenado para a circulação sistêmica. Para tanto, uma série de procedimentos cirúrgicos é realizada em duas a três etapas, durante os primeiros anos de vida da criança. Atualmente, a cirurgia envolve uma abordagem de Fontan modificada. O transplante cardíaco também é utilizado como uma intervenção para os tipos mais complexos de cardiopatia congênita de ventrículo único (Figura 27.33).

Apesar da melhora acentuada nas taxas de sobrevida de crianças com tipos complexos de cardiopatia de ventrículo único, os resultados a longo prazo permanecem incertos. Essa população é afetada por disfunção ventricular, arritmias e tromboses. A definição das estratégias ideais de tratamento clínico e cirúrgico para esses pacientes continua sendo uma área de pesquisa ativa em cardiologia pediátrica e cirurgia cardíaca.[60]

Adultos com cardiopatia congênita. O tratamento bem-sucedido das cardiopatias congênitas na população pediátrica resultou em uma quantidade cada vez maior de sobreviventes

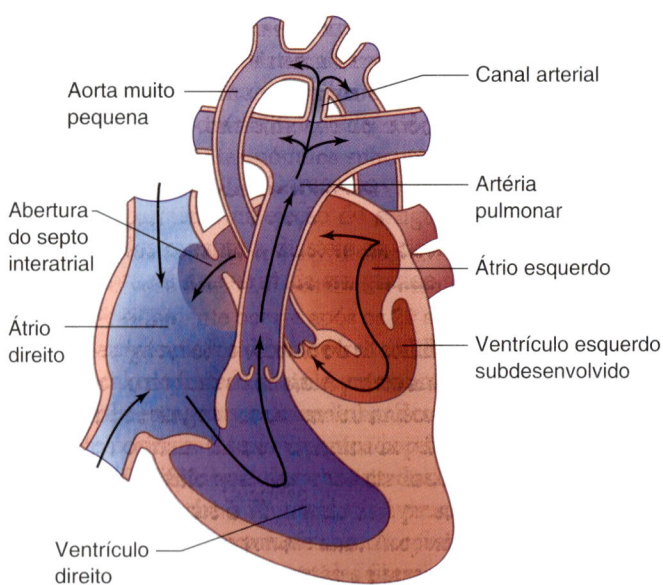

Figura 27.33 • Anatomia de ventrículo funcional único, com um VE subdesenvolvido e uma pequena aorta ascendente. Devido à complacência ventricular esquerda acentuadamente diminuída, a maior parte do sangue venoso pulmonar que retorna para o átrio esquerdo é desviado da esquerda para a direita no nível atrial. O sangue arterial pulmonar flui nas artérias pulmonares, bem como da direita para a esquerda até a aorta por meio do canal arterial aberto.

adultos com uma diversidade de cardiopatias congênitas reparadas, não reparadas e paliadas. Um estudo epidemiológico sobre a prevalência e a distribuição das cardiopatias congênitas por faixa etária identificou uma prevalência de 6 a cada 1.000 adultos.[60,67]

Embora a maioria dos adultos com cardiopatia congênita tenha sido submetida ao tratamento ou mesmo a cirurgias durante a infância, a maior parte das cardiopatias congênitas deve ser considerada uma condição crônica que exige vigilância e cuidados a longo prazo. Somente as lesões isoladas mais simples podem ser consideradas completamente reparadas.[67] As preocupações fisiológicas crônicas incluem arritmias, problemas hemodinâmicos, complicações da cianose prolongada, endocardite, lesões residuais e a necessidade de novas cirurgias. A cardiopatia de base também pode causar implicações significativas em relação a outros aspectos da saúde, como tolerância aos exercícios, cirurgia não cardíaca, e gravidez. Diversas questões psicossociais importantes também devem ser consideradas, incluindo conquistas neurocognitivas, emprego, seguro, planejamento familiar, aderência ao tratamento e entendimento a respeito da condição subjacente e seus riscos. A expectativa de vida para algumas lesões mais complexas (p. ex., síndrome do coração esquerdo hipoplásico) é desconhecida, uma vez que os sobreviventes mais antigos de que se tem conhecimento nasceram na década de 1980. Houve o surgimento de uma especialidade médica que cresce cada vez mais, projetada especificamente para garantir que os pacientes adultos com cardiopatia congênita recebam os serviços especializados essenciais de profissionais que entendem as complexidades dos seus problemas cardíacos e de outras questões relativas aos cuidados de saúde para adultos.

Doença de Kawasaki

Também conhecida como *síndrome dos linfonodos mucocutâneos*, é uma doença febril aguda de crianças pequenas. Descrita pela primeira vez em 1967, no Japão, pelo Dr. Tomisaku Kawasaki, a doença afeta pele, cérebro, olhos, articulações, fígado, linfonodos e coração. A doença é a causa mais comum de cardiopatia adquirida em crianças pequenas, com 15 a 25% dos casos resultando em aneurismas e ectasias das artérias coronárias, os quais podem levar ao infarto do miocárdio, morte súbita ou insuficiência coronariana crônica.[37,68] Mais de 4 mil crianças com doença de Kawasaki são hospitalizadas anualmente, nos EUA.[68] Mais de 80% das pessoas com doença de Kawasaki têm 4 anos de idade ou menos, com uma proporção entre os sexos masculino e feminino igual a 1,5:1. Embora seja mais comum no Japão, a doença afeta crianças de muitas raças, ocorre em todo o mundo e está se tornando mais frequente.

Patogênese. A doença é caracterizada por uma vasculite (*i. e.*, inflamação dos vasos sanguíneos) que tem início nos vasos de pequeno calibre (*i. e.*, arteríolas, vênulas e capilares), e progride até envolver algumas artérias de maior calibre, como as coronárias. A etiologia e a patogênese exatas da doença são desconhecidas, mas acredita-se que sua origem seja imunológica. Durante a fase aguda da doença, são detectadas anormalidades imunológicas como o aumento da ativação de células T *helper* e dos níveis de imunomediadores e anticorpos que destroem as células endoteliais. Uma hipótese é que algum antígeno desconhecido, possivelmente um agente infeccioso comum, deflagre a resposta imune em crianças geneticamente predispostas.

Manifestações clínicas. A evolução clínica da doença é descrita em três fases: aguda, subaguda e de convalescência.[37,68] A *fase aguda* começa com febre de início súbito, seguida por conjuntivite, erupção cutânea, envolvimento da mucosa oral, vermelhidão e edema de mãos e pés, e aumento dos linfonodos cervicais (Figura 27.34). A febre tipicamente alta, que chega a 40°C ou mais, apresenta um padrão de pico errático, não responde aos antibióticos e persiste por 5 dias ou mais. A conjuntivite é bilateral, surge logo após o começo da febre, persiste ao longo de toda a evolução febril da doença e chega a durar 4 a 8 semanas. Não há exsudato, secreção nem ulceração da conjuntiva, o que diferencia a condição de muitos outros tipos de conjuntivite. A erupção cutânea em geral é profundamente eritematosa e pode ser de diversos tipos, o mais comum dos quais consiste em uma erupção cutânea do tipo urticária não pruriginosa, com grandes placas eritematosas ou uma erupção cutânea semelhante ao sarampo. Embora a erupção cutânea normalmente seja generalizada, pode estar acentuada central ou perifericamente. Algumas crianças apresentam erupção cutânea perianal com distribuição semelhante a uma fralda. As manifestações orofaríngeas incluem fissuras labiais, eritema difuso da orofaringe e papilas linguais hipertróficas, conferindo à língua um aspecto de "morango". As mãos e os pés ficam edemaciados e doloridos, com as palmas e as solas avermelhadas. A erupção cutânea, as manifestações orofaríngeas e as alterações em mãos e pés surgem 1 a 3 dias após o início da febre, e normalmente desaparecem quando a febre cessa. O envolvimento dos linfonodos é a característica menos constante da doença. É cervical e unilateral, com uma única massa de linfonodos firmes e aumento de volume, geralmente com diâmetro superior a 1,5 cm.

A *fase subaguda* inicia com a interrupção da febre e persiste até o desaparecimento de todos os sinais da doença. Durante a fase subaguda, tem início a descamação da pele nas pontas dos dedos das mãos e dos pés, a qual progride até envolver toda a superfície das palmas e solas. Pode ocorrer descamação em placas de outras áreas de pele, além das mãos e dos pés, em

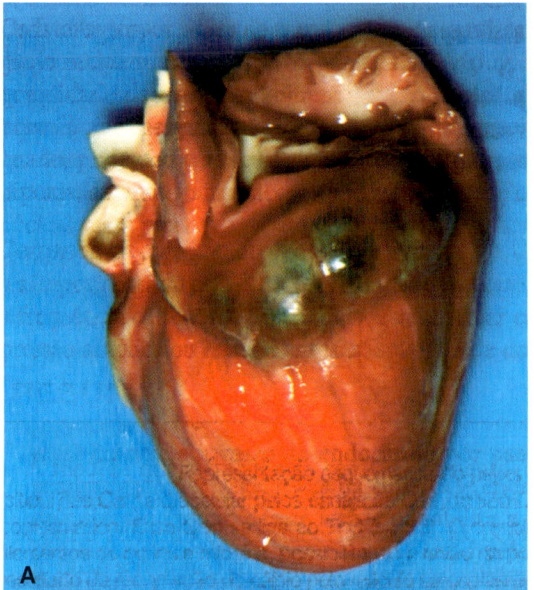
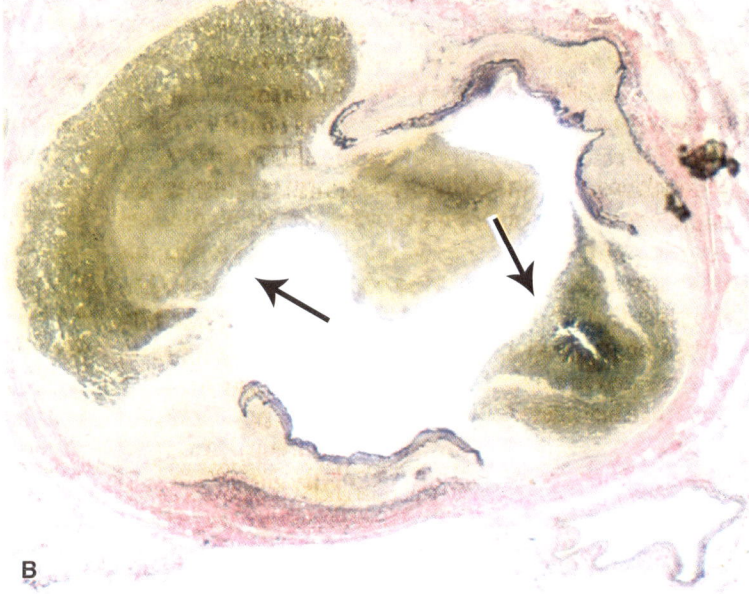

Figura 27.34 • Doença de Kawasaki. **A.** O coração de uma criança que faleceu em consequência de doença de Kawasaki apresenta aneurismas evidentes na artéria coronária. **B.** Um corte microscópico de uma artéria coronária da mesma criança detalha (setas) pequenos aneurismas preenchidos por trombos. Fonte: Strayer D. E., Rubin R. (Eds.) (2015). *Rubin's pathology: Clinicopathologic foundations of medicine* (7. ed., Fig. 16-35, p. 609). Philadelphia, PA: Lippincott Williams & Wilkins.

algumas crianças. O estágio de convalescença se estende desde a resolução completa dos sintomas até o desaparecimento de todos os sinais de inflamação. Isso normalmente demora cerca de 8 semanas, embora as alterações inflamatórias nas artérias coronárias possam persistir por até 4 anos.

Além das principais manifestações que ocorrem durante o estágio agudo, existem diversas características associadas que são menos específicas da doença, incluindo artrite, uretrite e piúria, manifestações gastrintestinais (p. ex., diarreia, dor abdominal), hepatite e hidropisia da vesícula biliar. Cerca de 30% das crianças acometidas apresentam artrite ou artralgia caracterizada por edema articular simétrico envolvendo grandes e pequenas articulações. O envolvimento do sistema nervoso central ocorre em quase todas as crianças e é caracterizado por irritabilidade pronunciada e humor lábil.

O envolvimento cardíaco é a manifestação mais importante da doença de Kawasaki. Há desenvolvimento de anormalidades na artéria coronária em aproximadamente 15 a 25% das crianças; tais anomalias se manifestam com dilatação da artéria coronária e formação de aneurismas, conforme observadas ao ecocardiograma 2D. As manifestações do envolvimento da artéria coronária incluem sinais e sintomas de isquemia do miocárdio ou, raramente, infarto do miocárdio manifesto ou ruptura do aneurisma. Também pode haver desenvolvimento de pericardite, regurgitação mitral, derrames pericárdicos, miocardite, endocardite, regurgitação aórtica, insuficiência cardíaca e arritmias. Estima-se que a morte em consequência da doença de Kawasaki ocorra em 2% dos casos, quase sempre de natureza cardíaca e mais frequente durante a fase de convalescença da doença, normalmente por tromboses ou aneurismas arteriais coronarianos.[37]

Diagnóstico e tratamento.
Não há nenhum exame complementar específico disponível para a doença de Kawasaki; por isso, o diagnóstico é estabelecido com base na clínica, de acordo com as diretrizes publicadas.[37,68] As diretrizes especificam a febre com duração de 5 dias ou mais, na ausência de outra fonte, associada a no mínimo quatro características principais, incluindo: alterações orais, que podem incluir eritema ou rachaduras labiais, língua com aspecto de "morango" e eritema da mucosa oral; conjuntivite não exsudativa bilateral; erupção cutânea polimórfica, em geral com envolvimento do tronco, não vesicular; alterações em membros, que podem incluir eritema e edema das mãos ou dos pés e descamação dos dedos nas mãos e pés, decorridas 1 a 3 semanas do início da doença; e linfadenopatia cervical, com frequência unilateral, envolvendo no mínimo um linfonodo com dimensão de 1,5 cm.[37] Radiografias torácicas, ECG e ecocardiograma 2D são utilizados para detectar o envolvimento das artérias coronárias e acompanhar sua progressão. A angiografia coronariana pode ser utilizada para determinar a extensão do envolvimento das artérias coronárias.

Gamaglobulina intravenosa (infusão única de 2 g/kg) e AAS são considerados as melhores terapias para prevenção das anormalidades arteriais coronarianas em crianças com doença de Kawasaki. Durante a fase aguda da doença, o AAS é administrado em doses mais altas (80 a 100 mg/kg/dia, divididos em quatro doses) por causa de seus efeitos anti-inflamatórios e antipiréticos. Após o controle da febre, a dose de AAS é reduzida (3 a 5 mg/kg/dia, dose única) e o medicamento é administrado por seus efeitos antiagregação plaquetária, ao longo de um período de até 8 semanas.[37]

As recomendações para a avaliação de acompanhamento cardíaco (i. e., exame ergométrico e algumas vezes angiografia coronariana) são baseadas no nível de alteração das artérias coronárias. A terapia anticoagulante pode ser recomendada para crianças com aneurismas coronarianos múltiplos ou grandes. Algumas restrições nas atividades, como participação em esportes de competição, podem ser recomendáveis para crianças portadoras de anormalidades arteriais coronarianas significativas.[37,68]

RESUMO

As cardiopatias congênitas surgem durante o desenvolvimento cardíaco fetal, que ocorre durante a terceira à oitava semanas após a concepção, e refletem o estágio de desenvolvimento na ocasião em que se deu o evento causal. Diversos fatores contribuem para o desenvolvimento das cardiopatias congênitas, incluindo influências genéticas e cromossômicas, vírus e agentes ambientais, como medicamentos, drogas e radiação. A causa exata da malformação frequentemente é desconhecida. Tais alterações são relativamente comuns e constituem a causa mais frequente de morte relacionada a um defeito inato.

As cardiopatias congênitas podem não produzir efeitos, ou podem afetar acentuadamente a função cardíaca. As alterações podem produzir o desvio do sangue do lado direito para o lado esquerdo do coração, ou vice-versa. Os *shunts* esquerdo-direito tipicamente aumentam o volume do lado direito do coração e a circulação pulmonar. Os *shunts* direito-esquerdo transferem o sangue desoxigenado do lado direito para o lado esquerdo do coração, diluindo o conteúdo de oxigênio do sangue ejetado na circulação sistêmica e causando cianose. A direção e o grau de desvio dependem do tamanho e da posição do defeito que conecta os dois lados do coração, bem como da diferença na resistência entre os dois lados da circulação. As cardiopatias congênitas comumente são classificadas como anomalias produtoras de cianose e anomalias produtoras de pouca ou nenhuma cianose. Dependendo da gravidade da alteração, as cardiopatias congênitas podem ser tratadas clínica ou cirurgicamente. O tratamento clínico e cirúrgico costuma ser indicado em casos de crianças com anomalias graves.

A doença de Kawasaki é uma doença febril aguda de crianças pequenas, que afeta pele, cérebro, olhos, articulações, fígado, linfonodos e coração. Pode produzir doença com aneurisma das artérias coronárias e é a causa mais comum de cardiopatia adquirida em crianças pequenas.

Insuficiência cardíaca em crianças e idosos

Depois de concluir esta seção, o leitor deverá ser capaz de:

- Descrever as causas de insuficiência cardíaca em lactentes e crianças

- Explicar como o processo de envelhecimento afeta a função cardíaca e predispõe à disfunção ventricular
- Identificar como os sinais e sintomas de insuficiência cardíaca podem diferir entre adultos jovens e idosos.

Insuficiência cardíaca em lactentes e crianças

Assim como nos adultos, a insuficiência cardíaca em lactentes e crianças resulta da incapacidade do coração de manter o débito cardíaco necessário para atender as demandas metabólicas.[69] A etiologia da insuficiência cardíaca, contudo, é muito diferente em crianças e adultos. As cardiopatias estruturais (congênitas) são a causa mais comum de insuficiência cardíaca em crianças. A correção cirúrgica das cardiopatias congênitas pode causar insuficiência cardíaca como um resultado da manipulação intraoperatória do coração e da ressecção do tecido cardíaco, com alterações subsequentes na pressão, no fluxo e nas relações de resistência. Normalmente, a insuficiência cardíaca resultante é aguda e se resolve após a cessação dos efeitos do procedimento cirúrgico. Outra causa de insuficiência cardíaca em crianças é a miocardiopatia relacionada a um distúrbio genético ou hereditário, doença infecciosa, medicamentos, toxinas e doença de Kawasaki.[68] O Quadro 27.3 lista algumas das causas mais comuns de insuficiência cardíaca em crianças, que incluem as seguintes:

- Cardiopatias inflamatórias (p. ex., miocardite, FR, endocardite bacteriana, doença de Kawasaki)
- Miocardiopatia
- Cardiopatias congênitas.

Manifestações clínicas. Muitos sinais e sintomas de insuficiência cardíaca em lactentes e crianças são semelhantes aos do adulto. Em crianças, os sintomas manifestos da insuficiência cardíaca ocorrem tardiamente no processo da doença.[69] Dificuldade respiratória, taquipneia e taquicardia sentida como palpitações são os sintomas mais comuns.[69] Outros sintomas incluem fadiga, intolerância ao esforço, tosse, anorexia e dor abdominal. Um sinal sutil de angústia cardiorrespiratória em lactentes e crianças é uma alteração na disposição ou na responsividade, que inclui irritabilidade ou letargia. A estimulação simpática produz vasoconstrição periférica e diaforese. A diminuição do fluxo sanguíneo renal com frequência resulta em uma diminuição no débito urinário, apesar da ingestão adequada de líquidos.

Quando a função ventricular direita está comprometida, ocorre o desenvolvimento de congestão venosa sistêmica. A hepatomegalia resultante de congestão hepática geralmente é um dos primeiros sinais de congestão venosa sistêmica em lactentes e crianças. Contudo, raramente se observa edema postural ou ascite, exceto se a PVC estiver extremamente alta. Devido à anatomia curta e ao tecido adiposo no pescoço, é difícil detectar a distensão venosa jugular em lactentes. Esse não é um sinal confiável em crianças que ainda não atingiram a idade escolar. Uma terceira bulha cardíaca, ou ritmo de galope, é um achado comum em lactentes e crianças com insuficiência cardíaca, o qual resulta do rápido enchimento do

Quadro 27.3 Causas de insuficiência cardíaca em crianças.

Período neonatal
- Cardiopatias congênitas
- Distúrbios graves da saída do ventrículo esquerdo
- Coração esquerdo hipoplásico
- Estenose aórtica crítica ou coarctação da aorta
- Grandes *shunts* arteriovenosos
- Malformações do septo interventricular
- Persistência do canal arterial
- Transposição dos grandes vasos
- Disfunção (secundária) do músculo cardíaco
- Asfixia
- Sepse
- Hipoglicemia
- Distúrbios hematológicos (p. ex., anemia)

Lactentes de 1 a 6 meses
- Cardiopatia congênita
- Grandes *shunts* arteriovenosos (malformação do septo interventricular)
- Disfunção do músculo cardíaco
- Miocardite
- Miocardiopatia
- Anormalidades pulmonares
- Displasia broncopulmonar
- Hipertensão pulmonar persistente

Crianças de 1 a 3 anos, crianças com mais de 3 anos e adolescentes
- Cardiopatia adquirida
- Miocardiopatia
- Miocardite viral
- Febre reumática
- Endocardite
- Doença sistêmica
- Sepse
- Doença de Kawasaki
- Doença renal
- Anemia falciforme
- Cardiopatias congênitas
- Distúrbios não tratados cirurgicamente
- Distúrbios tratados cirurgicamente

ventrículo não complacente. Entretanto, é difícil diferenciá-la diante das altas frequências cardíacas.

As crianças mais comumente desenvolvem edema pulmonar intersticial, em vez de alveolar. Isso reduz a complacência pulmonar e aumenta o trabalho respiratório, causando taquipneia e aumento do esforço respiratório. Crianças mais crescidas apresentam uso dos músculos acessórios (*i. e.*, escapular e esternocleidomastóideo). Movimentos de cabeça e de abertura das narinas podem ser observados em lactentes. Sinais de angústia respiratória com frequência são a primeira e mais notável indicação de insuficiência cardíaca em lactentes e crianças pequenas. A congestão pulmonar pode ser confundida com bronquiolite ou infecção do trato respiratório inferior. O lactente ou a criança pequena com angústia respiratória frequentemente emite grunhidos com a expiração. Esse esforço do grunhido (que essencialmente é a exalação contra a glote fechada) constitui um esforço instintivo para aumentar a pressão expiratória final e prevenir o colapso das vias respiratórias de pequeno calibre, bem como o desenvolvimento de atelectasia. Estertores respiratórios são incomuns em lactentes e, de modo geral, sugerem desenvolvimento de uma infecção do trato respiratório. Pode haver auscultação de chiados, em particular na presença de um grande *shunt* esquerdo-direito.

Lactentes com insuficiência cardíaca costumam apresentar aumento de taquipneia, fadiga e diaforese durante a alimentação.[69] O ganho de peso é lento em consequência das altas demandas energéticas e da baixa ingestão calórica. A diaforese ocorre (como resultado do aumento no tônus simpático) particularmente na cabeça e pescoço. Pode haver infecções recidivantes do trato respiratório inferior. A perfusão periférica normalmente é inadequada e as extremidades são frias; é comum haver taquicardia (frequência respiratória em repouso > 150 bpm) e aumento da frequência respiratória (frequência em repouso > 50 respirações/min).[69]

Diagnóstico e tratamento. O diagnóstico da insuficiência cardíaca em lactentes e crianças é baseado na sintomatologia, exames radiográficos torácicos, achados ao ECG e técnicas de ecocardiograma que avaliam as estruturas cardíacas e a função ventricular (*i. e.*, diâmetros sistólico e diastólico finais), gasometria arterial para determinar o *shunt* intracardíaco e diferenças na ventilação-perfusão, bem como outras análises laboratoriais para determinar anemia e desequilíbrios eletrolíticos.

O tratamento da insuficiência cardíaca em lactentes e crianças inclui medidas destinadas à melhora da função cardíaca e à eliminação do líquido intravascular excessivo. É necessário fornecer suporte com administração de oxigênio, bem como controlar ou minimizar as demandas de oxigênio. Sempre que possível, a causa do distúrbio é corrigida (p. ex., tratamento clínico para sepse e anemia, correção cirúrgica de cardiopatias congênitas). Nas anomalias congênitas passíveis de cirurgia, o tratamento clínico muitas vezes é necessário durante o período que antecede à cirurgia, e em geral é mantido no período pós-operatório imediato. Para algumas crianças, pode ser fornecido apenas o tratamento clínico.

O tratamento clínico da insuficiência cardíaca em lactentes e crianças é semelhante ao do adulto, embora seja individualizado para atender às necessidades especiais do desenvolvimento da criança. Agentes inotrópicos como os digitálicos costumam ser utilizados para aumentar a contratilidade cardíaca. Pode ser feita a administração de diuréticos para reduzir a pré-carga, e de medicamentos vasodilatadores para manipular a pós-carga. As doses dos medicamentos devem ser cuidadosamente ajustadas ao peso da criança e a condições como redução da função renal. A pesagem diária e a medição exata da ingestão e das excreções são imperativas durante os episódios de insuficiência aguda. A maioria das crianças relata que se sente melhor na posição semiereta. Uma cadeira infantil é útil para os lactentes com insuficiência cardíaca crônica. As restrições das atividades normalmente são planejadas de modo a possibilitar que as crianças sejam tão ativas quanto possível, dentro das limitações impostas pela cardiopatia. Lactentes com insuficiência cardíaca comumente apresentam problemas alimentares. Refeições com porções menores e mais frequentes em geral obtêm mais sucesso do que as refeições grandes e menos frequentes. Lactentes gravemente enfermos podem não ter força suficiente para sugar e podem necessitar de alimentação por sonda.

O tratamento da insuficiência cardíaca em crianças deve ser planejado para possibilitar um desenvolvimento físico e psicossocial ideal. Para tanto, é necessário o total envolvimento dos pais, que em geral são os cuidadores primários. Portanto, a orientação e o apoio para os pais são essenciais.

Insuficiência cardíaca em idosos

A insuficiência cardíaca em grande parte é uma doença do envelhecimento. Trata-se de uma das causas mais comuns de incapacitação em idosos, além de ser o diagnóstico mais frequente tanto à admissão quanto na alta hospitalar de idosos (idade acima de 65 anos), nos EUA e no Canadá.[70] Entre os fatores que contribuíram para uma quantidade maior de idosos com insuficiência cardíaca, estão as terapias mais efetivas para cardiopatias isquêmica e hipertensiva.[71] Assim sendo, aqueles que teriam falecido em consequência de miocardiopatia aguda há 20 anos, atualmente sobrevivem a essa condição, porém com disfunção residual do ventrículo esquerdo. Os avanços no tratamento de outras doenças também contribuíram indiretamente para o aumento da prevalência da insuficiência cardíaca na população idosa.

Cardiopatia coronariana, hipertensão, arritmias e valvopatia (em particular, estenose aórtica e regurgitação mitral) são causas comuns de insuficiência cardíaca em idosos.[72] Contrariamente à etiologia em adultos de meia-idade com insuficiência cardíaca, outros fatores além da insuficiência sistólica contribuem para a afecção em idosos. A preservação da função ventricular esquerda pode ser observada em 40 a 80% dos idosos com insuficiência cardíaca. O envelhecimento está associado ao comprometimento do enchimento ventricular esquerdo, devido às alterações no relaxamento e na complacência do miocárdio. Essas alterações alteram a relação entre pressão e volume no ventrículo esquerdo, de modo que pequenos aumentos no volume ventricular esquerdo levam a aumentos maiores na pressão diastólica ventricular esquerda. Essa elevação na pressão diastólica compromete ainda mais o enchimento ventricular esquerdo e resulta em aumentos nas pressões atrial esquerda, venosa pulmonar e capilar pulmonar, predispondo assim à congestão pulmonar e à insuficiência cardíaca.[71,72] Ainda que a insuficiência cardíaca diastólica seja responsável por menos de 10% dos casos de insuficiência cardíaca em pessoas com menos de 60 anos de idade, ela é responsável por mais de 50% dos casos após os 75 anos de idade.[71,72]

Diversas alterações associadas ao envelhecimento contribuem para o desenvolvimento de insuficiência cardíaca em idosos.[71,72] Primeiramente, a diminuição da responsividade à estimulação beta-adrenérgica limita a capacidade do coração de aumentar maximamente a frequência cardíaca e a contratilidade. Um segundo efeito importante do envelhecimento é o aumento da rigidez vascular, levando ao aumento progressivo na pressão arterial sistólica com o avanço da idade; e essa elevação, por sua vez, contribui para o desenvolvimento de hipertrofia ventricular esquerda e alteração do enchimento diastólico. Em terceiro lugar, além do aumento da rigidez vascular, o próprio coração enrijece e se torna menos complacente com o envelhecimento. As alterações na rigidez diastólica resultam em mudanças importantes no enchimento diastólico e na função atrial. Uma redução no enchimento ventricular não somente afeta o débito cardíaco como também eleva a pressão diastólica transmitida de volta ao átrio esquerdo, onde causa distensão da parede muscular e predispõe a batimentos atriais ectópicos e à fibrilação atrial. O quarto maior efeito do envelhecimento cardiovascular é a alteração do metabolismo miocárdico ao nível mitocondrial. Embora as mitocôndrias mais velhas possam conseguir gerar ATP suficiente para atender às necessidades energéticas normais do coração, é possível que falhem em responder sob condições de estresse.

Manifestações clínicas. As manifestações da insuficiência cardíaca em idosos frequentemente são mascaradas por outras doenças.[53] Nictúria e incontinência noturna são sintomas precoces, mas podem ser causados por outras condições, como hipertrofia prostática. O edema de membros inferiores pode refletir a insuficiência venosa. O comprometimento da perfusão do trato gastrintestinal é causa comum de anorexia e de uma profunda perda de massa corporal magra que pode ser mascarada pelo edema. Dispneia ao esforço, ortopneia e comprometimento da intolerância ao exercício são sintomas cardeais de insuficiência cardíaca em adultos mais jovens e idosos afetados. Entretanto, com o avanço da idade, muitas vezes acompanhado de um estilo de vida mais sedentário, a dispneia ao esforço se torna menos proeminente e, em vez da dispneia, o sinal mais notável pode ser a inquietação. O Quadro 27.4 resume as manifestações clínicas da insuficiência cardíaca em idosos.

Os sinais físicos de insuficiência cardíaca, como elevação da pressão venosa jugular, congestão hepática, terceira bulha com galope e estertores pulmonares, ocorrem com menos frequência em idosos. Isso se deve em parte à incidência aumentada de insuficiência diastólica, em que os sinais de insuficiência cardíaca do lado direito são manifestações tardias e, tipicamente, uma terceira bulha cardíaca está ausente.[71]

Quadro 27.4 Manifestações de insuficiência cardíaca em idosos.

Sintomas
- Nictúria ou incontinência noturna
- Fadiga
- Comprometimento cognitivo (p. ex., solução de problemas, tomada de decisões)
- Depressão
- Inquietação/*delirium* agudo
- Distúrbios do sono
- Histórico de quedas
- Perda de apetite

Sinais
- Edema posicional (edema em tornozelos quando sentado, e edema sacral em decúbito dorsal)
- Estertores pulmonares (normalmente um sinal tardio)

Os sinais mais comuns incluem alterações comportamentais e cognitivas, como perda da memória recente e comprometimento da solução de problemas. Também é comum haver depressão em idosos com insuficiência cardíaca, a qual compartilha os sintomas de distúrbios do sono, alterações cognitivas e fadiga.[53]

Em adição, os idosos mantêm um equilíbrio inadequado entre os estados de controle e exacerbação aguda dos sintomas. Durante o estado de controle dos sintomas, permanecem relativamente assintomáticos enquanto aderem ao regime de tratamento. A exacerbação aguda dos sintomas, que em geral requer tratamento clínico de emergência, pode ser precipitada por condições aparentemente menos importantes, como má aderência à restrição de sódio, infecção ou estresse. A falha em buscar atendimento clínico imediato é uma causa comum de aceleração progressiva dos sintomas.

Diagnóstico e tratamento. O diagnóstico da insuficiência cardíaca em idosos é baseado no histórico, exame físico, radiografia torácica e achados ao ECG.[17,71,72] Entretanto, os sintomas de insuficiência cardíaca manifestados comumente são difíceis de avaliar. Os sintomas de dispneia ao esforço costumam ser interpretados como sintoma do "envelhecimento", ou são atribuídos ao mau condicionamento físico determinado por outras doenças. Não é incomum haver edema nos tornozelos em idosos, como consequência da diminuição do turgor da pele e da tendência ao sedentarismo, com as pernas constantemente pendidas.

O tratamento da insuficiência cardíaca em idosos envolve muitos métodos utilizados em pessoas mais jovens, apenas incluindo adaptações na dose dos medicamentos, para reduzir os eventos adversos e tóxicos relacionados à idade.[53] Os inibidores da ECA podem ser particularmente benéficos para preservar as capacidades cognitiva e funcional.[53] As atividades podem ser restringidas a um nível que seja compatível com a reserva cardíaca. O repouso no leito raramente é recomendado ou aconselhado, por causar uma rápida perda do condicionamento dos músculos esqueléticos e aumentar o risco de complicações como hipotensão ortostática e tromboembolia. Em vez disso, programas de exercícios cuidadosamente prescritos podem ajudar a manter a tolerância ao exercício. Até mesmo a caminhada dentro de um cômodo é preferível à continuidade do repouso em leito. Normalmente, a restrição de sódio é indicada. Como os idosos apresentam as mais altas taxas de hospitalização, a orientação é extremamente importante, sendo imperativo o envolvimento dos familiares e dos cuidadores tanto no manejo como no tratamento. Também é importante adotar uma abordagem multidisciplinar no cuidado, incluindo contatos frequentes, porque os idosos apresentam outras comorbidades e seu estado pode deteriorar rapidamente.

RESUMO

Os mecanismos da insuficiência cardíaca em crianças e idosos são semelhantes aos do adulto. Entretanto, as causas e manifestações podem diferir em função da idade. Nas crianças, a insuficiência cardíaca é observada mais comumente durante a fase de lactente e imediatamente após uma cirurgia cardíaca. Pode ser causada por cardiopatias congênitas e adquiridas, sendo caracterizada por fadiga, intolerância ao esforço, tosse, anorexia, dor abdominal e déficit de crescimento. O tratamento da insuficiência cardíaca em crianças inclui a correção da causa basal, sempre que possível. Para as anomalias congênitas passíveis de cirurgia, o tratamento clínico muitas vezes é necessário durante o período anterior à cirurgia e, em geral, é mantido no período pós-operatório imediato. Para muitas crianças, fornecer apenas o tratamento clínico pode ser suficiente.

Em idosos, as alterações na função cardiovascular relacionadas à idade contribuem para a insuficiência cardíaca, mas em si mesmas são insuficientes para causá-la.[71] As manifestações clínicas da afecção comumente são diferentes e se sobrepõem a outras doenças. Por isso, a insuficiência cardíaca geralmente é mais difícil de diagnosticar em idosos do que em pessoas mais jovens. Como os idosos são mais suscetíveis às reações adversas e tóxicas dos medicamentos, suas doses devem ser adaptadas e monitoradas de forma mais cuidadosa.

Insuficiência circulatória (choque)

Depois de concluir esta seção, o leitor deverá ser capaz de:

- Comparar as causas, a fisiopatologia e as principais características do choque cardiogênico, hipovolêmico, obstrutivo e distributivo
- Descrever as complicações do choque, conforme se relacionam com os pulmões, rins, trato gastrintestinal e coagulação sanguínea
- Declarar a justificativa para as medidas terapêuticas usadas na correção e reversão do choque.

O *choque circulatório* pode ser descrito como a insuficiência aguda do sistema circulatório em fornecer aos tecidos periféricos e aos órgãos do corpo um suprimento de oxigênio adequado, resultando em hipoxia celular.[73] A hipoperfusão dos tecidos sistêmicos resulta do débito cardíaco deficiente.[74] Hipotensão e hipoperfusão normalmente estão presentes, mas o choque pode ocorrer na presença de sinais vitais normais. O choque não é uma doença específica, mas uma síndrome que pode ocorrer durante a evolução de muitas condições traumáticas ou estados patológicos potencialmente fatais. Pode ser causado por uma alteração na função cardíaca (choque cardiogênico), diminuição no volume sanguíneo (choque hipovolêmico), vasodilatação excessiva com distribuição inadequada do fluxo sanguíneo (choque distributivo) ou obstrução do fluxo sanguíneo ao longo do sistema circulatório (choque obstrutivo). Os principais tipos de choque estão resumidos no Quadro 27.5 e são ilustrados na Figura 27.35.

Fisiopatologia do choque cardiogênico

A insuficiência circulatória leva à hipoperfusão dos órgãos e tecidos, o que resulta em um suprimento de oxigênio e nutrientes insuficiente para a função celular. Existem respostas fisiológicas compensatórias que finalmente sofrem descompensação e

Quadro 27.5 Classificação do choque circulatório.

Cardiogênico
• Lesão do miocárdio (infarto do miocárdio, contusão)
• Arritmias prolongadas
• Lesão valvar aguda, malformação do septo interventricular
• Cirurgia cardíaca
Hipovolêmico
• Perda de sangue total
• Perda de plasma
• Perda de líquido extracelular
Obstrutivo
• Incapacidade do coração de encher adequadamente (tamponamento cardíaco)
• Obstrução da saída do coração (embolia pulmonar, mixoma cardíaco, pneumotórax ou aneurisma dissecante)
Distributivo
• Perda do tônus vasomotor simpático (choque neurogênico)
• Presença de substâncias vasodilatadoras no sangue (choque anafilático)
• Presença de mediadores inflamatórios (choque séptico)

causam os diversos estados de choque quando a condição não é adequadamente tratada a tempo. Os mecanismos compensatórios mais imediatos são os sistemas simpático e da renina, que se destinam a manter o débito cardíaco e a pressão arterial.

No sistema nervoso simpático, existem dois tipos de receptores adrenérgicos: alfa e beta. Os receptores beta são adicionalmente subdivididos em receptores beta-1 e beta-2. A estimulação dos receptores alfa causa vasoconstrição, enquanto a estimulação dos receptores beta-1 causa aumento na frequência cardíaca e na força de contração do miocárdio, e a estimulação dos receptores beta-2 causa vasodilatação dos leitos musculares esqueléticos, bem como relaxamento dos bronquíolos. No choque, há um aumento no fluxo simpático que resulta em aumento da secreção de adrenalina e noradrenalina, bem como em ativação de ambos os receptores, alfa e beta. Portanto, ocorrem aumentos na frequência cardíaca e na vasoconstrição, na maioria dos tipos de choque. Também há um incremento na liberação de renina e consequente aumento na angiotensina II, o qual acarreta vasoconstrição e resultante aumento da retenção renal de sódio e água mediada pela aldosterona. Além disso, ocorre a secreção local de vasoconstritores, incluindo noradrenalina, angiotensina II, vasopressina e endotelina, os quais contribuem para a vasoconstrição arterial e venosa.

Os mecanismos compensatórios recrutados pelo corpo são ineficazes a longo prazo e se tornam deletérios quando o estado de choque é prolongado. A vasoconstrição intensa diminui a perfusão tecidual e leva a um suprimento insuficiente de oxigênio. O metabolismo celular fica comprometido, ocorrem secreção de mediadores inflamatórios vasoativos como a histamina, aumento da produção de radicais livres de oxigênio e acidez intracelular causada pelo excesso de ácido láctico e íons hidrogênio.[74] Cada um desses fatores promove disfunção ou

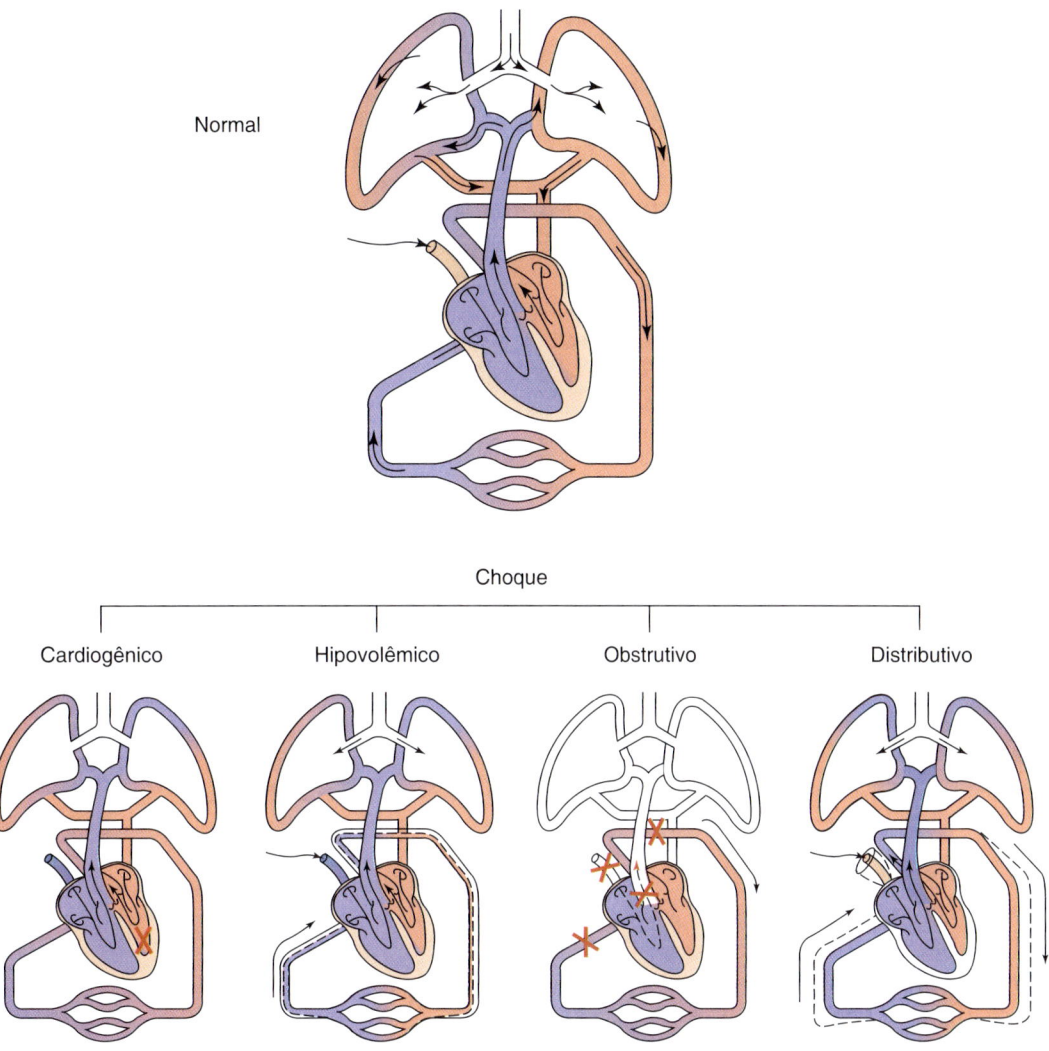

Figura 27.35 • Tipos de choque.

morte celular. Caso a função circulatória seja restabelecida, a irreversibilidade do choque ou a sobrevivência da pessoa serão em grande parte determinadas no nível celular.

Por fim, o choque exerce seu efeito ao nível celular, com falha da circulação em suprir a célula com oxigênio e nutrientes necessários para a produção de ATP. A célula utiliza ATP para diversas finalidades, incluindo a operação da bomba de sódio e potássio da membrana, que transporta o sódio para fora da célula e o potássio de volta para o seu interior. A célula utiliza duas vias para converter os nutrientes em energia. A primeira é a via glicolítica anaeróbica (independente de oxigênio), localizada no citoplasma. A glicólise converte a glicose em ATP e piruvato. A segunda é a via aeróbica (dependente de oxigênio), denominada *ciclo do ácido cítrico*, localizada nas mitocôndrias. Quando há disponibilidade de oxigênio, o piruvato da via glicolítica é transportado para dentro das mitocôndrias e entra no ciclo do ácido cítrico, onde é transformado em ATP e nos subprodutos metabólicos dióxido de carbono e água. Na ausência de oxigênio, o piruvato não entra no ciclo do ácido cítrico; em vez disso, é convertido em ácido láctico. A via anaeróbica, ainda que garanta a continuidade da produção de energia na ausência de oxigênio, é relativamente ineficiente e produz significativamente menos ATP que a via aeróbica.

No choque grave, os processos metabólicos celulares são essencialmente anaeróbicos, em consequência da diminuição na disponibilidade de oxigênio. Quantidades excessivas de ácido láctico se acumulam nos compartimentos intra e extracelular, enquanto quantidades limitadas de ATP são produzidas. Sem produção de energia suficiente, a função normal da célula não pode ser mantida. A bomba de sódio e potássio da membrana fica comprometida, resultando em excesso de sódio no interior das células e perda de potássio para o meio extracelular. O aumento no sódio intracelular resulta em edema celular e aumento da permeabilidade da membrana celular. A atividade mitocondrial se torna gravemente deprimida e as membranas lisossômicas podem se romper, resultando na liberação de enzimas que causam ainda mais destruição intracelular. A isso se seguem a morte celular e a liberação do conteúdo intracelular no espaço extracelular. A destruição da membrana celular ativa a cascata do ácido araquidônico, a liberação de mediadores inflamatórios e a produção de radicais livres de oxigênio, os quais estendem a lesão celular.

A extensão da lesão microvascular e a disfunção dos órgãos são determinadas primariamente pela extensão do estado de choque e pelo seu prolongamento. As intervenções são direcionadas tanto à prevenção quanto à intervenção precoce, quando possível.

> ### Conceitos fundamentais
>
> ### Choque circulatório
>
> - O choque circulatório pode resultar da insuficiência do coração como uma bomba, da perda de líquido do compartimento vascular (choque hipovolêmico), da obstrução do fluxo através do compartimento vascular (choque obstrutivo) ou de um aumento no tamanho do compartimento vascular interferindo na distribuição do sangue (choque distributivo).
> - As manifestações do choque refletem o comprometimento da perfusão dos tecidos corporais e a tentativa do corpo de manter a perfusão tecidual por meio da conservação da água pelo rim, da transferência do líquido do compartimento extravascular para o intravascular, e da ativação dos mecanismos do sistema nervoso simpático que aumentam a frequência cardíaca e desviam o sangue dos tecidos corporais menos essenciais para os mais importantes.

Choque cardiogênico

Ocorre quando o coração deixa de bombear sangue suficiente para atender às demandas do corpo (ver Figura 27.35). Clinicamente, é definido como a diminuição do débito cardíaco, hipotensão, hipoperfusão e indicações de hipoxia tecidual, apesar de um volume intravascular adequado.[75,76] O choque cardiogênico pode ocorrer subitamente, em decorrência de diversas causas, incluindo infarto do miocárdio, contusão miocárdica, arritmias prolongadas e cirurgia cardíaca. O choque cardiogênico também pode ocorrer como uma condição de doença arterial coronariana ou miocardiopatia em estágio terminal.

Fisiopatologia. A causa mais comum de choque cardiogênico é o infarto do miocárdio. A maior parte das pessoas que vai a óbito por choque cardiogênico sofreu uma lesão extensiva no músculo de contração do ventrículo esquerdo, causada por infarto recente ou por uma combinação de infartos recentes e anteriores.[77] O choque cardiogênico pode ocorrer com outros tipos de choque, em consequência do fluxo sanguíneo coronariano inadequado.

Independentemente da causa, pessoas com choque cardiogênico apresentam diminuição no volume sistólico e no débito cardíaco, resultando em perfusão insuficiente para atender às demandas celulares de oxigênio. O débito cardíaco inadequado resulta da diminuição da contratilidade do miocárdio, do aumento da pós-carga e da pré-carga excessiva.[75,76] Mediadores e neurotransmissores, incluindo noradrenalina, produzem um aumento na resistência vascular sistêmica, que aumenta a pós-carga e contribui para a deterioração da função cardíaca. A pré-carga, ou pressão de enchimento do coração, aumenta conforme o sangue que retorna para o coração se soma ao sangue que não se moveu previamente no sentido anterógrado, resultando em um aumento no volume sistólico final do ventrículo esquerdo. A ativação do mecanismo renina-angiotensina-aldosterona agrava a pré-carga e a pós-carga ao aumentar a retenção de líquido via aldosterona e elevar a vasoconstrição por meio da angiotensina II. O aumento da resistência (i. e., pós-carga) à ejeção do sangue do ventrículo esquerdo, combinado a uma diminuição na contratilidade do miocárdio, resulta em aumento no volume ventricular sistólico final e na pré-carga, o que compromete ainda mais a capacidade do coração de bombear com eficácia.

Por fim, a perfusão das artérias coronárias é comprometida devido ao aumento da pré-carga e da pós-carga, enquanto a função cardíaca diminui como resultado do suprimento inadequado de oxigênio para o miocárdio. Ocorre um aumento nas pressões intracardíacas causado pela sobrecarga de volume e pela tensão da parede ventricular, tanto na diástole quanto na sístole. As pressões excessivas diminuem a perfusão da artéria coronária durante a diástole, e o aumento da tensão da parede diminui a perfusão da artéria coronária durante a sístole. Com o fracasso do tratamento, o choque cardiogênico pode resultar em uma síndrome de resposta inflamatória sistêmica. Esta é evidenciada por aumento da contagem de leucócitos, aumento da temperatura e secreção de marcadores inflamatórios, como a PCR.[75,76]

Manifestações clínicas. Os sinais e os sintomas de choque cardiogênico incluem indicativos de hipoperfusão com hipotensão, embora um estado de hipoperfusão pré-choque possa ocorrer com a pressão arterial normal. Os lábios, os leitos ungueais e a pele podem se tornar cianóticos em consequência da estagnação do fluxo sanguíneo e do aumento da extração de oxigênio da hemoglobina, à medida que ela passa pelo leito capilar. Há queda das pressões arterial e sistólica médias devido ao volume sistólico inadequado; a pressão de pulso apresenta pouca variação, enquanto a pressão arterial diastólica se aproxima da normal, em consequência da vasoconstrição arterial.[77] O débito urinário é diminuído pelas pressões de perfusão renal mais baixas e pelo aumento da liberação de aldosterona. A elevação da pré-carga é refletida em uma elevação na PVC e na PCCP. Podem haver alterações neurológicas como mudanças na cognição ou consciência, decorrentes do débito cardíaco baixo e da perfusão cerebral inadequada.

Tratamento. Requer a obtenção de um frágil equilíbrio entre melhora do débito cardíaco, redução da carga de trabalho e das necessidades de oxigênio do miocárdio, e aumento da perfusão coronariana. O volume líquido deve ser cuidadosamente regulado para manter a pressão de enchimento e otimizar o volume sistólico em pessoas com sobrecarga de líquido. O edema pulmonar e as arritmias devem ser monitorados, corrigidos ou evitados, para aumentar o volume sistólico e diminuir as demandas de oxigênio do coração. A perfusão da artéria coronária aumenta com a promoção de vasodilatação das artérias coronárias, elevação da pressão arterial e diminuição da tensão da parede ventricular, bem como de redução das pressões intracardíacas.

O tratamento farmacológico inclui o uso de vasodilatadores como nitroprussiato e nitroglicerina. Ambos causam dilatação das artérias coronárias, o que aumenta o suprimento de oxigênio para o miocárdio. O nitroprussiato causa dilatação arterial e venosa, produzindo uma diminuição no retorno venoso para o coração e minimizando a resistência arterial contra a qual o coração esquerdo deve bombear.[75,76] Em doses mais baixas, os principais efeitos da nitroglicerina se dão sobre os leitos vasculares venosos e as artérias coronárias. Em doses altas, também há dilatação dos leitos arteriais. Ambos os medicamentos podem resultar em uma diminuição da pressão arterial diastólica, o que causa uma resistência vascular sistêmica (pós-carga) mais baixa. A pressão arterial sistólica é mantida por meio de um aumento no volume sistólico ventricular, o qual é ejetado contra a resistência vascular sistêmica mais baixa. A melhora na função cardíaca aumenta o volume sistólico e possibilita que o sangue seja redistribuído do leito vascular pulmonar para a circulação sistêmica.

Agentes inotrópicos positivos são utilizados para melhorar a contratilidade cardíaca. Dobutamina e milrinona são medicamentos eficazes que aumentam a contratilidade e a vasodilatação arterial. A dobutamina é um agente sintético composto por dois isômeros, um dos quais é um potente agonista dos receptores beta-1 adrenérgicos e antagonista dos receptores alfa-1 adrenérgicos, enquanto o outro é um agonista leve dos receptores beta-2 adrenérgicos e agonista dos receptores alfa-1 adrenérgicos. A combinação tende a produzir vasodilatação e uma ação inotrópica positiva. A milrinona aumenta a contratilidade do miocárdio por incrementar o movimento de Ca^{++} para o interior das células miocárdicas durante um potencial de ação (ver Figura 27.21). O aumento no volume sistólico resulta em diminuição no volume sistólico final e na pré-carga. Com a queda das pressões pré-carga, a perfusão das artérias coronárias melhora durante a diástole. Portanto, o volume sistólico e o suprimento de oxigênio para o miocárdio melhoram, com um aumento mínimo na demanda de oxigênio do miocárdio. As catecolaminas aumentam a contratilidade cardíaca, mas devem ser utilizadas com extrema cautela, porque também resultam em constrição arterial e aumento da frequência cardíaca, que agravam o desequilíbrio entre o suprimento e a demanda de oxigênio do miocárdio.

A bomba com balão intra-aórtico, também denominada *contrapulsação*, intensifica a perfusão coronariana e sistêmica, e ainda diminui a pós-carga e as demandas de oxigênio do miocárdio.[74] O dispositivo, que bombeia em sincronia com o coração, consiste em um balão de 25 cm de comprimento que é inserido na aorta descendente por meio de um cateter (Figura 27.36). O balão é programado para insuflar durante a diástole ventricular e desinflar pouco antes da sístole ventricular. A insuflação diastólica cria uma onda de pressão na aorta ascendente, a qual aumenta o fluxo sanguíneo das artérias coronárias, e uma onda menos intensa na aorta descendente, a qual intensifica a perfusão dos órgãos. O súbito esvaziamento do balão no início da sístole resulta em deslocamento do volume sanguíneo, o que diminui a resistência à ejeção do sangue do ventrículo esquerdo. Portanto, a eficácia do bombeamento do coração aumenta, o suprimento de oxigênio do miocárdio melhora e o consumo de oxigênio do miocárdio diminui.

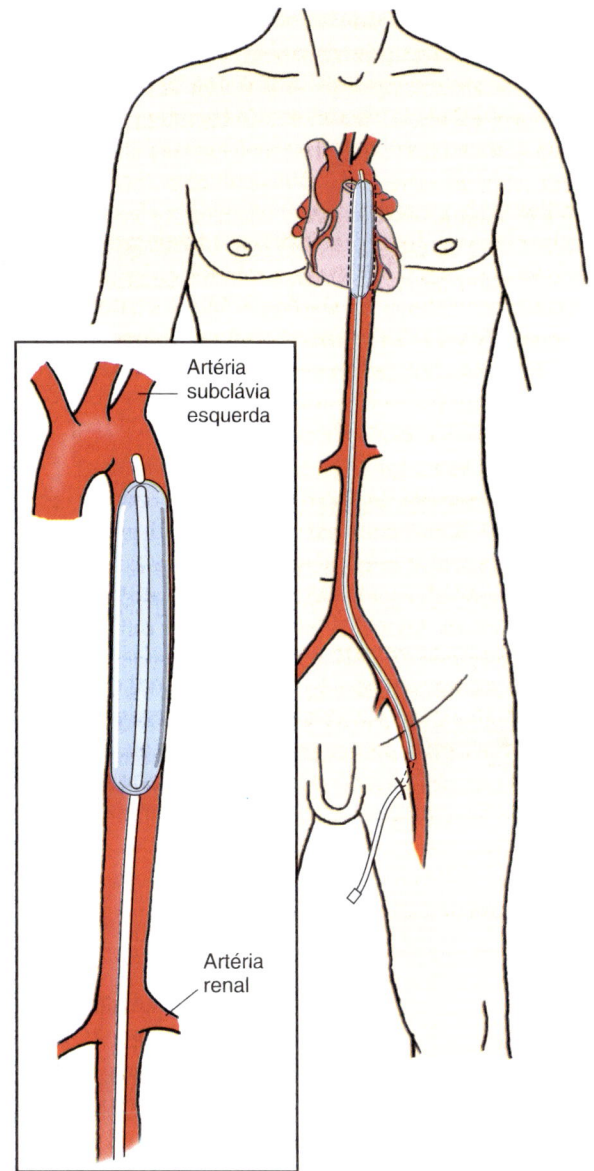

Figura 27.36 • Posicionamento adequado do cateter com balão, ilustrando a inserção percutânea. Fonte: Morton P. G., Fontaine D. K. (2018). *Critical Care Nursing: A Holistic Approach* (11. ed., Fig. 18-18, p. 293). Philadelphia, PA: JB Lippincott.

Quando o choque cardiogênico é causado por infarto do miocárdio, diversas intervenções agressivas podem ser utilizadas com sucesso. Terapia fibrinolítica, intervenção coronariana percutânea ou CBAC podem ser utilizadas para prevenir ou tratar o choque cardiogênico.[77] A expectativa é que a reperfusão das artérias coronárias melhore a função do miocárdio.

Choque hipovolêmico

Caracterizado pela diminuição do volume sanguíneo, de modo que o enchimento do compartimento vascular se dá de maneira inadequada[73,75,76] (ver Figura 27.35). A condição ocorre diante de uma perda aguda de 15 a 20% do volume sanguíneo circulante. A diminuição pode ser causada por uma perda externa de sangue total (p. ex., hemorragia), plasma (p. ex., queimaduras graves) ou líquido extracelular (p. ex., desidratação grave ou perda de líquidos gastrintestinais com vômito ou diarreia). O choque hipovolêmico também pode resultar de uma hemorragia interna ou de perdas do terceiro espaço, quando o líquido extracelular é desviado do compartimento vascular para o espaço ou compartimento intersticial.

Fisiopatologia. O choque hipovolêmico, que é o tipo mais amplamente estudado, é utilizado com frequência como protótipo em discussões sobre as manifestações do choque. A Figura 27.37 demonstra o efeito da remoção de líquido do sistema circulatório por cerca de 30 min.[73] Aproximadamente 10% do volume sanguíneo total pode ser removido sem que haja alteração do débito cardíaco ou da pressão arterial. O doador de sangue perde, em média, cerca de 500 mℓ ou 10% do seu sangue, sem apresentar efeitos adversos. À medida que quantidades cada vez maiores (10 a 25%) de sangue são removidas, o volume sistólico diminui, mas a pressão arterial é mantida com aumentos na frequência cardíaca e na vasoconstrição mediados pelo sistema nervoso simpático. A vasoconstrição resulta no aumento da pressão diastólica e em uma menor variação na pressão de pulso. A pressão arterial é o produto do débito cardíaco e da resistência vascular sistêmica (pressão arterial = débito cardíaco × resistência vascular sistêmica); desse modo, um aumento na resistência vascular sistêmica mantém a pressão arterial média por um breve período, apesar da diminuição do débito cardíaco. Há diminuição do débito cardíaco e da perfusão tecidual antes do surgimento dos sinais de hipotensão, e ambos caem a zero quando aproximadamente 30 a 40% do volume sanguíneo total é removido.[73,75,76]

Mecanismos compensatórios. Sem os mecanismos compensatórios para manter o débito cardíaco e a pressão arterial, a perda do volume vascular resultaria em uma rápida progressão a partir dos estágios iniciais até os estágios contínuos e irreversíveis do choque. O mais imediato dos mecanismos compensatórios é o das respostas mediadas pelo sistema nervoso simpático, cujo objetivo é manter o débito cardíaco e a pressão arterial (Figura 27.37). Dentro de segundos após o início da hemorragia ou da perda de volume sanguíneo, surgem taquicardia, aumento da contratilidade cardíaca, vasoconstrição e outros sinais de atividade simpática e medular suprarrenal. A resposta vasoconstritora simpática também mobiliza o sangue que havia sido armazenado no lado venoso da circulação, como um meio de aumentar o retorno venoso para o coração. Há uma capacidade considerável de armazenamento de sangue nas veias de grande calibre do abdome, e por volta de 350 mℓ do sangue que pode ser mobilizado no choque estão armazenados no fígado.[73] A estimulação simpática inicialmente não causa constrição dos vasos cerebrais e coronarianos, e o fluxo sanguíneo para o coração e o cérebro é mantido em níveis essencialmente normais, desde que a pressão arterial média permaneça superior a 70 mmHg.[73]

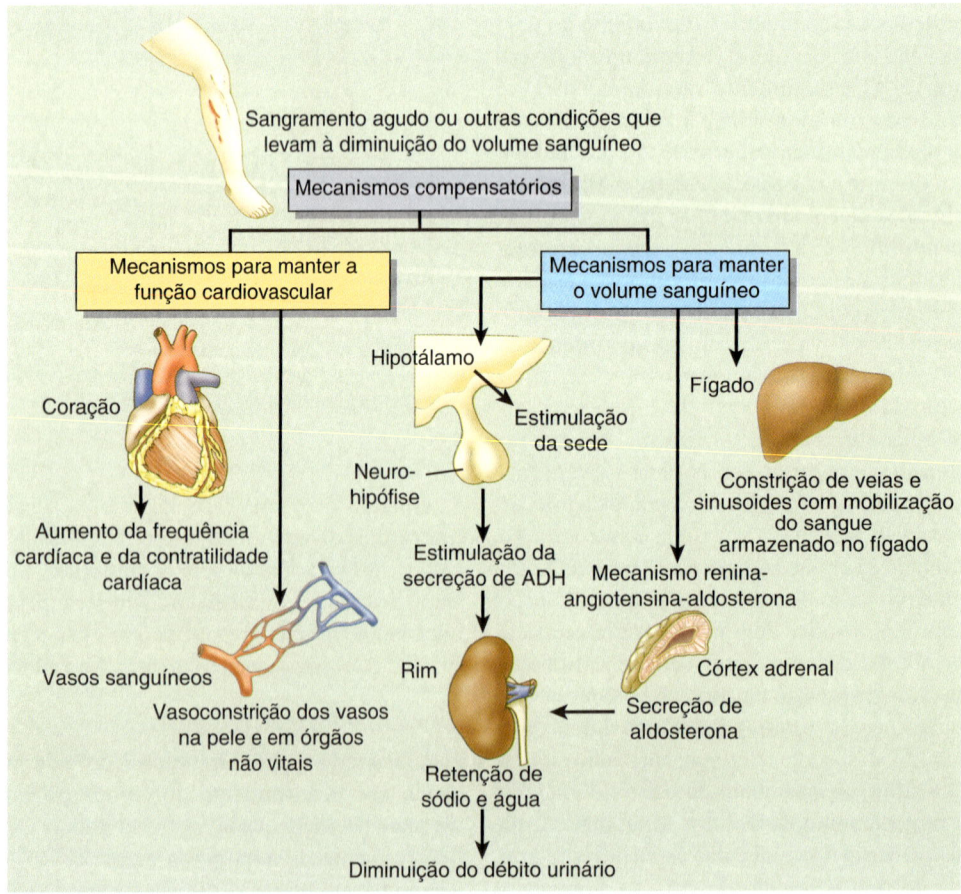

Figura 27.37 • Mecanismos compensatórios utilizados para manter a função circulatória e o volume sanguíneo no choque hipovolêmico. ADH: hormônio antidiurético.

Os mecanismos compensatórios destinados a restaurar o volume sanguíneo incluem a absorção de líquido dos espaços intersticiais, a conservação de sódio e água pelos rins e a sede. O líquido extracelular é distribuído entre os espaços intersticiais e o compartimento vascular. Quando ocorre uma perda de volume vascular, as pressões nos capilares diminuem e a água dos espaços intersticiais é desviada para o compartimento vascular. A manutenção do volume vascular é intensificada ainda mais pelos mecanismos renais que conservam o líquido. Uma diminuição no fluxo sanguíneo renal e na taxa de filtração glomerular resulta na ativação do mecanismo renina-angiotensina-aldosterona, que produz um aumento na reabsorção de sódio pelos rins. A diminuição no volume sanguíneo também estimula os centros hipotalâmicos que regulam a secreção de ADH e a sede. O ADH, também conhecido como *vasopressina*, contrai as artérias e as veias periféricas, e aumenta significativamente a retenção de água pelos rins. Embora o mecanismo do ADH seja mais sensível a alterações na osmolaridade sérica, uma diminuição de 10 a 15% no volume sanguíneo atua como um potente estímulo para a sede.[73,75,76]

Durante os estágios iniciais do choque hipovolêmico, a vasoconstrição diminui a dimensão do compartimento vascular e aumenta a resistência vascular sistêmica. Essa resposta normalmente é a única necessária quando a lesão é discreta e a perda de sangue é mínima. Conforme o choque hipovolêmico progride, a constrição dos vasos sanguíneos que suprem a pele, os músculos esqueléticos, os rins e os órgãos abdominais se torna mais grave, com diminuição adicional do fluxo sanguíneo e conversão para o metabolismo anaeróbico, resultando em lesão celular.

Manifestações clínicas. Os sinais e os sintomas do choque hipovolêmico dependem da sua gravidade e estão fortemente relacionados ao fluxo sanguíneo periférico baixo e à estimulação simpática excessiva. Incluem sede, aumento da frequência cardíaca, pele fria e pegajosa, diminuição da pressão arterial, diminuição do débito urinário e alterações mentais. Os exames laboratoriais de hemoglobina e hematócrito fornecem informações a respeito da gravidade da perda de sangue ou da hemoconcentração decorrente da desidratação. O lactato sérico e o pH arterial fornecem informações sobre a gravidade da acidose em consequência do metabolismo anaeróbico. A acidose metabólica revelada pela gasometria arterial é o exame diagnóstico padrão-ouro.[75,76] O choque hemorrágico agudo e fatal é caracterizado por acidose metabólica, coagulopatia e hipotermia, seguidas de insuficiência circulatória.[75,76]

O aumento na frequência cardíaca é um sinal precoce do choque hipovolêmico, em que o corpo tenta manter o débito cardíaco, apesar da diminuição no volume sistólico. Conforme o choque progride, o pulso se torna fraco e filiforme, indicando vasoconstrição e redução do enchimento do compartimento vascular. A sede é um sintoma inicial no choque hipovolêmico. Ainda que não exista uma compreensão total a respeito da causa subjacente, provavelmente há uma relação com a diminuição do volume sanguíneo e o aumento da osmolaridade sérica.

A pressão arterial está diminuída no choque moderado a grave. Contudo, existem controvérsias a respeito do valor das aferições da pressão arterial no diagnóstico e no tratamento precoces do choque. Isso ocorre porque os mecanismos compensatórios tendem a preservar a pressão arterial até que o choque esteja relativamente avançado. Além disso, a pressão arterial normal não assegura a perfusão e a oxigenação adequadas dos órgãos vitais ao nível celular. Isso não significa que a pressão não deva ser cuidadosamente monitorada em pessoas com risco de desenvolvimento de choque, mas indica a necessidade de outras medidas de avaliação.

À medida que o choque progride, as respirações passam a ser rápidas e profundas, para compensar o aumento da produção de ácido e a diminuição da disponibilidade de oxigênio. A diminuição do volume intravascular resulta na diminuição do retorno venoso para o coração e na diminuição da PVC. Quando o choque se torna grave, as veias periféricas podem colapsar. A estimulação simpática leva à vasoconstrição intensa dos vasos da pele, resultando em uma pele fria e com manchas. No choque hemorrágico, a perda das hemácias resulta em palidez da pele e das membranas mucosas.

O débito urinário diminui muito rapidamente no choque hipovolêmico. Os mecanismos compensatórios diminuem o fluxo sanguíneo renal como uma maneira de desviar o fluxo sanguíneo para o coração e o cérebro. A oligúria de 20 mℓ/h ou menos indica perfusão renal inadequada. A verificação contínua do débito urinário é essencial para avaliar a condição circulatória e do volume da pessoa em choque.

Inquietação, agitação e apreensão são comuns no início do choque, em consequência do aumento do fluxo simpático e dos níveis de adrenalina. Com a progressão do choque e a diminuição do fluxo sanguíneo para o cérebro, a inquietação é substituída por excitação e alteração mental. Pode haver perda de consciência e coma se a pessoa não receber ou não responder ao tratamento.

Tratamento. A duração e a quantidade da perda de líquido estão diretamente relacionadas à mortalidade. Portanto, o tratamento do choque hipovolêmico é direcionado para a correção ou o controle da causa subjacente, bem como para a melhora da perfusão tecidual. A perda contínua de sangue deve ser corrigida. O oxigênio é administrado para aumentar o suprimento de oxigênio para os tecidos. Os medicamentos normalmente são administrados por via intravenosa. Aferições constantes da frequência cardíaca e do ritmo cardíaco, da pressão arterial e do débito urinário são utilizadas para avaliar a gravidade do comprometimento circulatório e monitorar o tratamento.

No choque hipovolêmico, o objetivo do tratamento é restaurar o volume vascular.[75,76] Isso pode ser realizado por meio da administração intravenosa de líquido e sangue. Os cristaloides (p. ex., solução fisiológica isotônica e de Ringer Lactato) estão prontamente disponíveis e são eficazes, ao menos por algum tempo. Expansores do volume plasmático (p. ex., hidroxietilamido e albumina coloidal) apresentam alto peso molecular, não exigem tipagem sanguínea e permanecem no espaço vascular por períodos mais longos do que cristaloides como a glicose e a solução fisiológica. O uso de cristaloides *versus* coloides não foi avaliado em grandes estudos clínicos; assim sendo, o uso de um em detrimento do outro para diminuir a morbidade não está estabelecido. Sangue ou hemoderivados (concentrado de hemácias ou hemácias congeladas) são administrados com base no hematócrito e nos achados hemodinâmicos. Líquidos e sangue são administrados mais adequadamente com base em indicadores do volume, como PVC e débito urinário.

Os *medicamentos vasoativos* são agentes com a capacidade de contrair ou dilatar os vasos sanguíneos. Existem controvérsias consideráveis a respeito das vantagens ou desvantagens relacionadas ao uso desses medicamentos. Como regra geral, os agentes vasoconstritores não são utilizados como um tipo de terapia primária no choque hipovolêmico, e podem ser deletérios. Esses agentes são administrados somente quando os déficits de volume foram corrigidos e, ainda assim, a hipotensão persiste.

Choque distributivo

O choque distributivo ou vasodilatador é caracterizado por perda do tônus dos vasos sanguíneos, aumento do compartimento vascular, e desvio do volume vascular do coração e da circulação central.[75,76,78] No choque distributivo, a capacidade do compartimento vascular é expandida a tal ponto que o volume normal de sangue não preenche o sistema circulatório (ver Figura 27.35). Portanto, esse tipo de choque também é denominado *choque normovolêmico*. Duas causas principais resultam na perda do tônus vascular: uma diminuição no controle simpático do tônus vasomotor e a secreção excessiva de substâncias vasodilatadoras. A condição também pode ocorrer como uma complicação de lesão vascular, resultante de hipotensão prolongada e grave causada por hemorragia, conhecida como *choque hemorrágico irreversível* ou *de fase tardia*.[78] Existem três estados de choque que compartilham o padrão circulatório básico do choque distributivo: choque neurogênico, choque anafilático e choque séptico.[75,76]

Choque neurogênico.
O choque neurogênico é causado pela diminuição do controle simpático do tônus dos vasos sanguíneos, em consequência de um defeito no centro vasomotor do tronco encefálico ou no fluxo simpático para os vasos sanguíneos.[73] O termo *choque medular* descreve o choque neurogênico que ocorre em pessoas com lesão medular. O fluxo do centro vasomotor pode ser interrompido em decorrência de lesão cerebral, ação depressiva de drogas ou medicamentos, anestesia geral, hipoxia ou falta de glicose (p. ex., reação insulínica). O desmaio com causas emocionais é um tipo transitório de comprometimento do fluxo simpático. Muitos agentes anestésicos gerais podem causar uma reação semelhante ao choque neurogênico, especialmente durante a indução, em consequência da interferência na função do sistema nervoso simpático. A anestesia espinal ou lesão medular acima da região média do tórax pode interromper a transmissão do fluxo do centro vasomotor. Contrariamente a outros estados de choque por perda do volume sanguíneo ou comprometimento da função cardíaca, no choque neurogênico a frequência cardíaca geralmente é inferior à normal, e a pele está seca e quente. Esse tipo de choque distributivo é raro e normalmente transitório.

Choque anafilático.
A anafilaxia é uma síndrome clínica que representa a reação alérgica sistêmica mais grave.[8] O choque anafilático resulta de uma reação mediada pelo sistema imune, na qual substâncias vasodilatadoras como a histamina são liberadas no sangue. Essas substâncias causam vasodilatação das arteríolas e das vênulas, além de um acentuado aumento na permeabilidade capilar. A resposta vascular na anafilaxia com frequência é acompanhada por edema laríngeo e broncospasmo potencialmente fatal, colapso circulatório, contração dos músculos lisos gastrintestinais e uterinos, urticária ou angioedema.

Etiologia. Entre as causas mais frequentes de choque anafilático, estão as reações a medicamentos (p. ex., penicilina); alimentos, como nozes e frutos do mar; e toxinas de insetos. A causa mais comum é a picada de insetos da ordem *Hymenoptera* (i. e., abelhas, vespas e formigas-de-fogo). A alergia ao látex causa anafilaxia com risco de morte em um segmento cada vez maior da população. Os profissionais de saúde e outras pessoas expostas ao látex estão desenvolvendo sensibilidades à substância, as quais variam de urticária leve, dermatite de contato e angústia respiratória leve, até o choque anafilático.[75,76,79] O início e a gravidade da anafilaxia dependem da sensibilidade da pessoa, bem como da frequência e da quantidade de exposição ao antígeno.

Manifestações clínicas. Os sinais e sintomas associados ao choque anafilático iminente incluem os seguintes:

- Cólicas abdominais
- Apreensão
- Sensação de calor ou queimadura na pele
- Prurido
- Urticária
- Tosse
- Sufocamento
- Chiados
- Aperto no tórax
- Dificuldade respiratória.

Depois que o represamento do sangue na periferia tem início, ocorre uma queda acentuada na pressão arterial e o pulso fica tão fraco que é difícil detectá-lo. Em seguida, pode haver obstrução de vias respiratórias potencialmente fatal, como resultado do angioedema laríngeo ou do espasmo brônquico. O choque anafilático com frequência se desenvolve subitamente e a morte pode ocorrer em alguns minutos, a menos que a intervenção clínica apropriada seja prontamente instituída.

Tratamento. Inclui a descontinuação imediata do agente estimulador ou a instituição de medidas para diminuir a sua absorção (p. ex., aplicação de gelo no local de uma picada de inseto); monitoramento cuidadoso da função cardiovascular e respiratória; e manutenção da troca gasosa respiratória, do débito cardíaco e da perfusão tecidual. A adrenalina é administrada em casos de reação anafilática, por contrair os vasos sanguíneos e relaxar os músculos lisos nos bronquíolos, restaurando assim a função cardíaca e respiratória.[79,80] Outras medidas de tratamento incluem a administração de oxigênio, medicamentos anti-histamínicos e corticosteroides. É extremamente importante posicionar a pessoa em decúbito dorsal, uma vez que o retorno venoso pode ser gravemente comprometido na posição sentada. Essa posição acarreta a contração mecânica do coração na ausência de pulso e predispõe a arritmias. Em diversos casos, a morte ocorreu imediatamente após o paciente se sentar.[79,80]

Prevenção. A prevenção do choque anafilático é preferível ao tratamento. Após a sensibilização da pessoa a um antígeno, é alto o risco de repetição das reações anafiláticas em exposições subsequentes. Todos os profissionais de saúde devem indagar os pacientes a respeito de reações medicamentosas anteriores, e informá-los a respeito do nome da medicação que irão receber, antes de a substância ser administrada ou prescrita. Pacientes com hipersensibilidades conhecidas devem usar um acessório de alerta e carregar um cartão de identificação que alerte a equipe médica em caso de perda da consciência ou impossibilidade de relatar tais informações. Aqueles que apresentam risco de anafilaxia devem ter sempre consigo medicamentos de emergência (p. ex., autoinjetor de adrenalina) e precisam ser instruídas a respeito dos procedimentos a serem seguidos em caso de exposição acidental ao antígeno agressor.[79,80]

Sepse e choque séptico. O choque séptico, o tipo mais comum de choque vasodilatador, está associado tanto à infecção grave como à resposta sistêmica à infecção (Figura 27.38).[81,82] A *sepse* atualmente é definida como uma infecção suspeita ou comprovada, além de uma síndrome de resposta inflamatória sistêmica (p. ex., febre, taquicardia, taquipneia, elevação da contagem de leucócitos, alteração do estado mental e hiperglicemia na ausência de diabetes).[81,82] O *choque séptico* é definido por uma sepse grave com hipotensão, mesmo após a reanimação volêmica, associada a um alto risco de mortalidade.[81]

Estima-se que 1,5 milhão de pessoas desenvolva sepse a cada ano, nos EUA, com aproximadamente 250 mil mortes.[83] A incidência crescente é atribuída à maior conscientização sobre o diagnóstico, ao aumento na quantidade de organismos resistentes, à crescente quantidade de pessoas imunocomprometidas e idosos, e ao maior uso de procedimentos invasivos. Com a intervenção precoce e os avanços nos métodos de tratamento, a taxa de mortalidade diminuiu.[81-83]

Fisiopatologia. A patogênese da sepse envolve um processo complexo de ativação celular, que resulta na secreção de mediadores pró-inflamatórios como citocinas, recrutamento de neutrófilos e monócitos, envolvimento de reflexos neuroendócrinos e ativação dos sistemas do complemento, da coagulação e fibrinolíticos. A resposta inicia com a ativação do sistema imune inato pelos receptores de reconhecimento de padrões (p. ex., receptores *toll-like* [TLR]), os quais se ligam a moléculas específicas presentes nos microrganismos. A ligação dos TLR aos epítopos dos microrganismos estimula a transcrição e a liberação de diversos mediadores pró e anti-inflamatórios. Dois desses mediadores, TNF-α e a interleucina 1, estão envolvidos na adesão leucocitária, inflamação local, ativação de neutrófilos, supressão da eritropoese, geração de febre, taquicardia, acidose láctica, em anormalidades da ventilação-perfusão e outros sinais de sepse, conforme discutido anteriormente. Ainda que promovam a morte dos microrganismos, os neutrófilos ativados também lesionam o endotélio ao liberarem mediadores que aumentam a permeabilidade vascular. Além disso, as células endoteliais ativadas liberam óxido nítrico, um potente vasodilatador que atua como mediador importante do choque séptico.

Outro aspecto importante da sepse é uma alteração do equilíbrio entre pró e anticoagulação, com aumento nos fatores pró-coagulantes e diminuição nos fatores anticoagulantes.

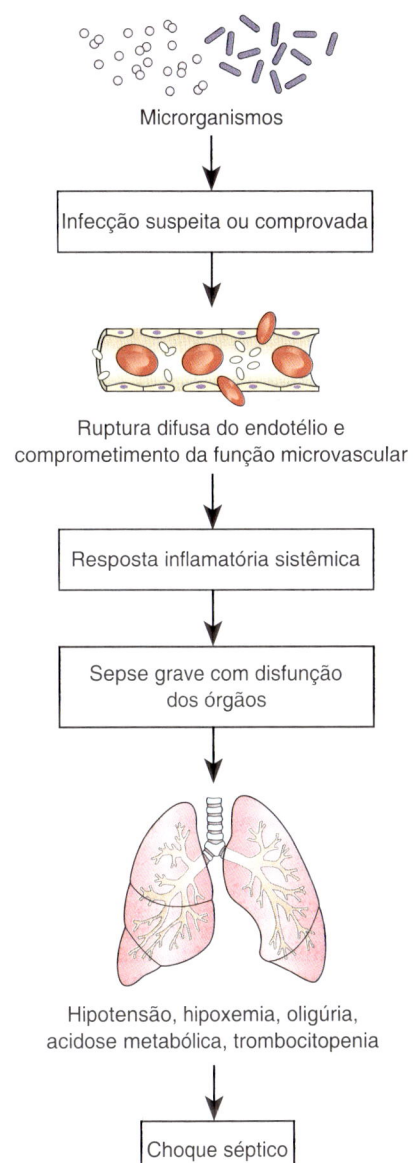

Figura 27.38 • Mecanismos patogênicos que levam a infecção ao choque séptico.

Os lipopolissacarídios na superfície dos microrganismos estimulam as células endoteliais do revestimento dos vasos sanguíneos a aumentar sua produção de fator tecidual, ativando assim a coagulação. Em seguida, o fibrinogênio é convertido em fibrina, levando à formação de trombos microvasculares que amplificam ainda mais a lesão tecidual. Além disso, a sepse reduz os níveis de proteína C, proteína S, antitrombina III e inibidor da via de fatores teciduais, que são substâncias moduladoras e inibidoras da coagulação. Os lipopolissacarídios e o TNF-α também diminuem a síntese de trombomodulina e de receptor da proteína C endotelial, comprometendo a ativação da proteína C, bem como aumentam a síntese do inibidor 1 do ativador de plasminogênio, comprometendo a fibrinólise.[81,83]

Manifestações clínicas. A sepse e o choque séptico tipicamente se manifestam com hipotensão, além de calor e rubor da pele. Enquanto outros tipos de choque (*i. e.*, cardiogênico, hipovolêmico e obstrutivo) são caracterizados por um aumento compensatório na resistência vascular sistêmica, o choque séptico com frequência apresenta uma diminuição na resistência vascular sistêmica. A hipovolemia resulta da dilatação arterial e venosa aliada ao extravasamento de plasma para os espaços intersticiais. As alterações súbitas na cognição ou no comportamento são induzidas pela redução do fluxo sanguíneo cerebral e podem ser indicações precoces de choque séptico. Independentemente da causa subjacente, há febre e aumento de leucócitos. Uma elevação no lactato sérico ou acidose metabólica indicam o metabolismo anaeróbico consequente à hipoxia tecidual ou disfunção celular e alteração do metabolismo celular.[81,82] A hipoxia tecidual ocasiona a contínua produção e ativação de mediadores inflamatórios que promovem aumentos adicionais na permeabilidade vascular, comprometimento da regulação vascular e alteração da hemostasia.

Tratamento. Enfoca o controle do agente causal e o suporte circulatório. O uso precoce de antibióticos é essencial, seguido pela antibioticoterapia específica para o agente infeccioso.[81,82] O manejo das vias respiratórias para o tratamento da hipoxemia, aliado à administração precoce de líquidos (a administração agressiva deve incluir cristaloides) dentro das primeiras 3 h, e de antibióticos de amplo espectro empíricos, são tratamentos prioritários para a sepse. Pode ser necessária ventilação mecânica para reduzir a carga de trabalho da respiração, especialmente na presença de encefalopatia. Recomenda-se um acesso venoso central, devido à infusão IV de líquidos, medicamentos e coletas de sangue frequentes. Hemogramas completos com diferencial, análises da coagulação incluindo níveis de D-dímero, lactato sérico e testes de função hepática são métodos diagnósticos e indicativos da gravidade. Hemoculturas de amostras coletadas a partir de no mínimo dois sítios diferentes são realizadas antes da antibioticoterapia.[82]

Choque obstrutivo

O termo *choque obstrutivo* descreve o choque circulatório que resulta da obstrução mecânica do fluxo sanguíneo pela circulação central (grandes veias, coração ou pulmões; ver Figura 27.35). O choque obstrutivo pode ser causado por diversas condições, incluindo aneurisma aórtico dissecante, tamponamento cardíaco, pneumotórax, mixoma atrial e evisceração do conteúdo abdominal no interior da cavidade torácica em decorrência de ruptura hemidiafragmática. A causa mais frequente de choque obstrutivo é a EP.

O resultado fisiológico primário do choque obstrutivo é a elevação da pressão do coração direito em consequência do comprometimento da função ventricular direita. As pressões aumentam, apesar do comprometimento do retorno venoso para o coração. Ocorrem sinais de insuficiência cardíaca do lado direito, incluindo elevação da PVC e distensão venosa jugular. As modalidades de tratamento objetivam a correção da causa do distúrbio, muitas vezes empregando intervenções cirúrgicas como embolectomia pulmonar, pericardiocentese (*i. e.*, remoção do líquido do saco pericárdico) para tamponamento cardíaco, ou inserção de um tubo torácico para correção de pneumotórax por tensão ou hemotórax. Na embolia pulmonar grave ou maciça, podem ser utilizados medicamentos fibrinolíticos para dissolver os coágulos causadores de obstrução.

Complicações do choque. Muitos sistemas corporais são destruídos pelo choque. As cinco principais complicações do choque grave são as seguintes:

1. Lesão pulmonar
2. Insuficiência renal aguda
3. Ulceração gastrintestinal
4. Coagulação intravascular disseminada (CID)
5. Síndrome de disfunção de múltiplos órgãos (SDMO).

Estas são as complicações sérias e comumente fatais do choque.

Lesão pulmonar aguda/síndrome da angústia respiratória aguda.
A lesão pulmonar aguda/síndrome da angústia respiratória aguda (LPA/SARA) é um tipo potencialmente letal de lesão pulmonar, que pode ser a causa ou o resultado de um choque. A SARA é um aspecto mais grave da LPA, e é diferenciada primariamente para fins de intervenção precoce, prevenção e pesquisas.

A LPA/SARA é marcada pelo rápido início de dispneia profunda, normalmente em 12 a 48 h após o evento inicial. A frequência respiratória e o esforço da respiração aumentam. A gasometria arterial estabelece a presença de hipoxemia profunda refratária à suplementação de oxigênio. A hipoxemia resulta do comprometimento da correspondência entre a ventilação e a perfusão, bem como da significativa redução da difusão dos gases no sangue através das membranas alveolares espessadas.

A definição da SARA de Berlim requer o atendimento aos seguintes critérios:

- Presença dos sintomas respiratórios em 1 semana após o insulto clínico conhecido, ou novos sintomas/agravamento dos sintomas durante a semana
- À radiografia ou tomografia computadorizada torácica, é possível observar opacidades bilaterais com edema pulmonar não causado por efusão pleural, atelectasia ou nódulos pulmonares
- A insuficiência cardíaca ou hipervolemia não deve ser a causa única da insuficiência respiratória
- Deve haver comprometimento da oxigenação; a gravidade da hipoxemia determina a gravidade da SARA.[84]

As intervenções para LPA/SARA enfocam o aumento da concentração de oxigênio no ar inspirado e o suporte com ventilação mecânica para otimização da troca gasosa, ao mesmo tempo evitando a toxicidade do oxigênio e prevenindo a lesão pulmonar adicional. Paradoxalmente, o fornecimento de níveis altos de oxigênio via suporte com ventilação mecânica de alta pressão e pressão expiratória final positiva pode corrigir a hipoxemia, enquanto a taxa de mortalidade, que anteriormente era superior a 50%, declinou (a taxa exata de alteração não está clara, mas é atribuída à melhora da ventilação mecânica e ao tratamento de suporte).[85] O uso de sedação e agentes analgésicos aumenta a tolerância à ventilação mecânica, ao mesmo tempo em que diminui o consumo de energia. As evidências a respeito do uso e da eficácia de relaxantes musculares para melhorar a oxigenação carecem de embasamento científico. O suporte nutricional pode diminuir as perdas catabólicas e melhorar a resposta imune. A pneumonia nosocomial é uma complicação da SARA, levando ao prolongamento da ventilação mecânica e ao aumento da taxa de mortalidade. Até mesmo com tratamento profilático, o risco de TVP e EP é alto e contribui para a imobilidade, o traumatismo e a ativação da via da coagulação. Para prevenir complicações gastrintestinais como risco de sangramento gastrintestinal, recomenda-se profilaxia contra as úlceras por estresse.[85]

Insuficiência renal aguda.
Os túbulos renais são particularmente vulneráveis à isquemia, e a insuficiência renal aguda é um fator importante na mortalidade por choque grave. A maioria dos casos de insuficiência renal aguda resulta do comprometimento da função renal ou de lesão renal direta. O grau de lesão renal está relacionado à gravidade e à duração do choque. O rim normal consegue tolerar a isquemia grave por 15 a 20 min. A disfunção renal mais comumente observada após o choque grave é a necrose tubular aguda, que em geral é reversível, ainda que o retorno à função renal normal possa demorar semanas ou meses. O monitoramento contínuo do débito urinário durante o choque proporciona um meio para a avaliação do fluxo sanguíneo renal. O monitoramento frequente dos níveis séricos de creatinina e ureia também fornece informações valiosas sobre a condição renal.

Os mediadores implicados no choque séptico são vasoconstritores potentes que conseguem ativar o sistema nervoso simpático e causar coagulação intravascular. Esses agentes comprovadamente ativam todos os mecanismos fisiológicos separados que contribuem para o início da insuficiência renal aguda.

Complicações gastrintestinais.
Os fatores de risco mais importantes para as complicações gastrintestinais são o choque e a administração de medicamentos utilizados no seu tratamento. A perfusão esplâncnica e a intolerância à nutrição enteral podem levar à hipoperfusão intestinal. O trato gastrintestinal é particularmente vulnerável à isquemia, devido às alterações na distribuição do fluxo sanguíneo para a sua superfície mucosa. No choque, ocorre a constrição disseminada dos vasos sanguíneos que suprem o trato gastrintestinal, causando redistribuição do fluxo sanguíneo e diminuição grave na perfusão da mucosa. As pessoas podem apresentar perda de apetite, náuseas ou vômito. O desenvolvimento de lesões na mucosa superficial do estômago e do duodeno pode ser observado dentro de algumas horas, após a ocorrência de traumatismo grave, sepse ou queimaduras. Pode haver obstrução ou sangramento intestinal após a diminuição da perfusão no choque. A hemorragia normalmente tem início dentro de 2 a 10 dias após o insulto original, muitas vezes sem qualquer aviso. A perfusão inadequada do trato gastrintestinal foi implicada na possível entrada de bactérias intestinais na corrente sanguínea, contribuindo assim para o desenvolvimento de sepse e choque.[75,76] O choque pode resultar em lesão do tecido da mucosa intestinal e gástrica, em consequência da diminuição do suprimento de ATP durante os estados de choque. Em caso de isquemia, o trato gastrintestinal apresenta risco de lesão por reperfusão, na qual o suprimento de oxigênio restaurado produz radicais livres causadores de lesão tecidual. A camada mucosa glicoproteica que forma uma barreira física protetora no intestino diminui durante os estados de choque.

Antagonistas do receptor de histamina tipo 2, inibidores da bomba de prótons ou sucralfato podem ser administrados como profilaxia para prevenir as ulcerações gastrintestinais causadas pelo choque. Tubos nasogástricos, quando conectados à sucção intermitente, também ajudam a diminuir o acúmulo de íons hidrogênio no estômago. Em adição, a nutrição enteral minimiza o risco de sangramento gastrintestinal. Inibidores da bomba de prótons intravenosos são utilizados para tratar o sangramento gastrintestinal alto grave.[75,86]

Coagulação intravascular disseminada.
A CID é caracterizada pela ativação disseminada do sistema da coagulação, com resultante formação de coágulos de fibrina e a oclusão trombótica de vasos de pequeno e médio calibre. A formação sistêmica de fibrina resulta do aumento da produção de trombina, da supressão simultânea dos mecanismos fisiológicos anticoagulantes e do retardo na remoção da fibrina em função do comprometimento da fibrinólise. A ocorrência de CID clinicamente manifesta relatada chega a 1% dos pacientes hospitalizados e 30 a 50% daqueles com sepse.[86] Assim como em outras respostas inflamatórias sistêmicas, acredita-se que os distúrbios da coagulação e da fibrinólise sejam ocasionados por mediadores inflamatórios e citocinas.

A contribuição da CID para a morbidade e a mortalidade na sepse depende da condição clínica subjacente e da intensidade do distúrbio da coagulação. A depleção de plaquetas e fatores de coagulação aumenta o risco de sangramentos. A deposição de fibrina na vasculatura dos órgãos contribui para a lesão isquêmica e a insuficiência dos órgãos. Contudo, ainda não está claro se a CID é um indicador de resultados desfavoráveis ou meramente um marcador da seriedade da condição basal causadora da CID.

O controle da CID induzida por sepse tem por objetivo o tratamento do distúrbio subjacente e adoção de medidas para interromper o processo de coagulação. Recomenda-se a reposição de plaquetas e fatores para corrigir o sangramento, e a administração de heparina para pessoas com excesso de depósitos de fibrina.[87,88]

Síndrome de disfunção de múltiplos órgãos.
A SDMO representa a presença de alterações na função dos órgãos em uma pessoa agudamente enferma, levando à necessidade de intervenção para manter a homeostasia. Como seu nome implica, a SDMO em geral afeta diversos órgãos e sistemas, incluindo rins, pulmões, fígado, cérebro e coração. A SDMO é uma complicação do choque particularmente prejudicial à vida, em especial no choque séptico, tendo sido relatada como a causa mais frequente de morte na unidade de terapia intensiva não coronariana. As taxas de mortalidade oscilam na faixa de 40 a 75% em pacientes com SDMO decorrente de sepse.[89] As taxas de mortalidade aumentam com o aumento do número de órgãos insuficientes; uma alta taxa de mortalidade está associada à insuficiência do cérebro, fígado, dos rins e pulmões. A patogênese da SDMO não é claramente compreendida, por isso seu tratamento atual é primariamente de suporte. Níveis

elevados de endotoxinas, consistentes com choque séptico, também são observados na disfunção de múltiplos órgãos. A apoptose também é tardia durante a sepse, contribuindo para a insuficiência de múltiplos órgãos. Os principais fatores de risco para o desenvolvimento de SDMO são traumatismo grave, sepse, períodos prolongados de hipotensão, disfunção hepática, infarto intestinal, idade avançada e consumo abusivo de álcool. As intervenções para a insuficiência de múltiplos órgãos enfocam o suporte dos órgãos afetados.[89,90]

A CID é caracterizada pela formação de pequenos coágulos na circulação. Acredita-se que seja causada pela ativação inadequada da cascata da coagulação em consequência de toxinas ou outros produtos liberados como resultado do estado de choque. A síndrome de disfunção de múltiplos órgãos (SDMO), talvez a complicação mais perigosa do choque, causa rápida depleção da capacidade do corpo de compensar e se recuperar de um estado de choque.

RESUMO

O choque circulatório é uma emergência aguda, na qual os tecidos corporais são privados de oxigênio e nutrientes celulares ou não conseguem utilizar esses materiais em seus processos metabólicos. O desenvolvimento do choque circulatório pode resultar da incapacidade do coração de bombear o sangue adequadamente pelo sistema circulatório (choque cardiogênico); de uma quantidade insuficiente de sangue no sistema circulatório (i. e., choque hipovolêmico); da distribuição inadequada do sangue em consequência de anormalidades na resistência vascular (i. e., choque distributivo); ou da obstrução do fluxo sanguíneo ou do retorno venoso (i. e., choque obstrutivo). Três tipos de choque compartilham o padrão circulatório básico do choque distributivo: choque neurogênico, choque anafilático e choque séptico. O choque séptico, o mais comum dos três tipos, está associado a uma resposta inflamatória grave e avassaladora, e apresenta uma alta taxa de mortalidade.

As manifestações do choque hipovolêmico, que representa o protótipo do choque circulatório, estão relacionadas ao fluxo sanguíneo periférico baixo e à estimulação simpática excessiva. O baixo fluxo sanguíneo periférico produz sede, alterações na temperatura da pele, diminuição da pressão arterial, aumento da frequência cardíaca, diminuição da pressão venosa, diminuição do débito urinário e alterações sensoriais. A intensa vasoconstrição atuando na manutenção do fluxo sanguíneo para o coração e o cérebro acarreta diminuição na perfusão tecidual, comprometimento do metabolismo celular, liberação de ácido láctico e, por fim, morte celular. A irreversibilidade do choque e a sobrevivência do paciente são em grande parte determinadas pelas alterações que ocorrem ao nível celular.

As complicações do choque resultam da privação do fluxo sanguíneo para os órgãos ou sistemas vitais, como pulmões, rins, trato gastrintestinal e sistema da coagulação sanguínea. O choque pode causar ou ser acompanhado de LPA/SARA, caracterizadas por alterações na permeabilidade da membrana alveolar e capilar, com desenvolvimento de edema intersticial e hipoxemia grave não responsiva à oxigenoterapia. Os túbulos renais são particularmente vulneráveis à isquemia, enquanto a insuficiência renal aguda é uma complicação importante do choque. A isquemia gastrintestinal pode levar ao sangramento gastrintestinal e ao aumento da permeabilidade vascular às bactérias intestinais, que podem causar ainda mais sepse e choque.

CONSIDERAÇÕES GERIÁTRICAS

- A capacidade de regeneração muito limitada do coração se deve a uma taxa muito baixa de substituição das células-tronco cardíacas e dos miócitos[91]
- Os ventrículos se tornam mais rígidos com o envelhecimento e isso resulta em um aumento na pressão de enchimento (diastólica) que leva ao risco aumentado de insuficiência cardíaca diastólica[91]
- Nos EUA, a obesidade está presente em 35% dos idosos, constituindo um fator de risco para doença cardíaca coronariana e aterosclerose; as mulheres negras com 65 anos de idade ou mais apresentam maior risco[92]
- Os sintomas associados à úlcera péptica em idosos são mais graves do que nos adultos mais jovens, levando à desidratação, hemorragia, infecção e ao risco de choque[93]
- A diminuição da capacidade do idoso de responder rapidamente ao choque torna imperativa a observação de sintomas como a inquietação, que é o sintoma primário de hipoxia, bem como a administração de oxigênio profilático e o monitoramento cuidadoso da ingestão e da eliminação.[93]

CONSIDERAÇÕES PEDIÁTRICAS

- Os níveis de proteína natriurética cerebral (BNP) (tipo b) são biomarcadores que indicam a gravidade da insuficiência cardíaca em lactentes[91]
- A hipertrofia cardíaca em lactentes libera o fator natriurético atrial, usualmente restrito ao átrio após o nascimento, além de proteínas contráteis para compensar a diminuição do débito cardíaco[91]
- A evidência de infecção materna pela rubéola durante as primeiras 4 semanas de gestação constitui o maior risco de cardiopatias congênitas. A persistência do canal arterial é a cardiopatia congênita mais comum em mães infectadas pela rubéola durante as semanas iniciais da gestação[91]
- A insuficiência renal aguda em crianças resulta mais frequentemente de choque hipovolêmico ou séptico[94]
- Uma linha de demarcação da temperatura da pele é um sinal de que a criança pode estar desenvolvendo choque com comprometimento cardiovascular associado[94]
- Neonatos exibem um fenômeno paradoxal de apresentação de bradicardia, em vez da taquicardia observada em lactentes e crianças em choque.[94]

Exercícios de revisão

1. Um homem de 45 anos de idade comparece ao pronto-socorro, com queixa de dor torácica subesternal que também é sentida no seu ombro esquerdo. Ele sente falta de ar e está nauseado. Sua pressão arterial é 160/90 mmHg e sua frequência cardíaca é de 100 bpm. O ECG mostra uma elevação do segmento ST nas derivações II, III e AVF. Ele recebe oxigênio, AAS e nitroglicerina. Os exames de sangue revelam elevação de CK-MB e TnI.
   a. Qual é a provável causa dos sintomas desse paciente?
   b. Qual é o significado das alterações do segmento ST?
   c. Qual é o significado da elevação de CK-MB e TnI?
   d. Relacione as ações do AAS, da nitroglicerina e do oxigênio com o tratamento da condição do paciente.

2. Uma mulher de 50 anos de idade apresenta queixas de dispneia noturna paroxística e ortopneia, palpitações e fadiga. O ecocardiograma mostra a valva mitral espessada e imóvel, com os folhetos anterior e posterior se movendo em conjunto, enchimento diastólico inicial lento do ventrículo e aumento de volume do átrio esquerdo.
   a. Qual é a provável causa dos sintomas dessa paciente?
   b. Explique o significado patológico do enchimento diastólico inicial lento, da distensão do átrio esquerdo e das palpitações.
   c. Considerando os dados do ecocardiograma, qual tipo de sopro cardíaco você esperaria encontrar nessa paciente?
   d. Qual circulação (sistêmica ou pulmonar) você espera ver afetada, à medida que o distúrbio valvar mitral da paciente progredir?

3. Um homem de 75 anos de idade, com hipertensão de longa duração e angina decorrente de doença cardíaca coronariana, apresenta edema nos tornozelos, nictúria, aumento da falta de ar com a atividade e uma tosse não produtiva crônica. Ele tem histórico anterior de consumo de dois maços de cigarro diários e álcool, mas declara que atualmente não fuma nem bebe. Sua pressão arterial é 170/80 e sua frequência cardíaca é 100. O ECG e a radiografia torácica indicam a presença de hipertrofia ventricular esquerda.
   a. Relacione a presença de hipertensão não controlada e DAC com o desenvolvimento de insuficiência cardíaca nesse paciente.
   b. Explique o significado da hipertrofia ventricular esquerda, em termos de um mecanismo compensatório e um mecanismo patológico, na progressão da insuficiência cardíaca.
   c. Explique o controle e o tratamento desse diagnóstico.

4. Um lactente do sexo masculino, com 4 meses de idade, é trazido à clínica pediátrica por sua mãe. Ela relata ter observado nas últimas semanas que os lábios, a boca e as unhas das mãos e dos pés de seu bebê assumiram uma cor cinza-azulada. Ela também declara que ele aparenta se cansar com facilidade e que até mesmo a amamentação parece provocar seu esgotamento. Recentemente ele apresentou diversas crises nas quais subitamente assumiu uma coloração azul; ademais, tem apresentado dificuldade respiratória e muita irritação. Durante uma dessas crises, o bebê ficou flácido e, por algum tempo, parecia ter desmaiado. O ecocardiograma revela espessamento da parede ventricular direita com desvio da aorta, uma grande malformação do septo interventricular subaórtico, além de estreitamento da saída pulmonar com estenose da valva pulmonar.
   a. Qual é o provável diagnóstico desse paciente?
   b. Descreva o desvio do sangue associado a esse distúrbio e sua relação com o desenvolvimento de cianose.
   c. A criação cirúrgica de um shunt entre a aorta e a artéria pulmonar pode ser realizada como procedimento paliativo para lactentes com hipoplasia acentuada da artéria pulmonar, adiando-se a cirurgia corretiva para uma fase posterior da infância. Explique como esse procedimento aumenta o fluxo sanguíneo para os pulmões.

5. Um homem de 21 anos de idade é admitido no pronto-socorro, apresentando perda excessiva de sangue após um acidente automobilístico. Ele está alerta e ansioso, sua pele está fria e úmida, sua frequência cardíaca é 135 e sua pressão arterial é 100/85. Ele está recebendo líquidos intravenosos que foram iniciados no local do acidente, por um técnico de emergência clínica. O paciente foi submetido à tipagem e à correspondência para transfusões de sangue; um cateter urinário foi instalado para monitorar seu débito urinário, que tem sido inferior a 10 mℓ, desde a admissão; sua pressão arterial caiu para 85/70. Os esforços para controlar seu sangramento fracassaram e ele está sendo preparado para uma cirurgia de emergência.
   a. Utilize as informações a respeito dos mecanismos compensatórios no choque circulatório para explicar os sintomas que esse paciente apresenta, incluindo o débito urinário.
   b. O tratamento do choque hipovolêmico normalmente é direcionado para a manutenção do volume circulatório, por meio da reanimação volêmica, e não para a manutenção da pressão arterial com medicamentos vasoativos. Explique.

REFERÊNCIAS BIBLIOGRÁFICAS

1. Gaziano T. A., Prabhakaran D., Gaziano J. M. (2015). Global burden of cardiovascular disease. In Mann D. L., Zipes D. P., Libby P., et al. (Eds.) Braunwald's heart disease: A textbook of cardiovascular medicine (10th ed., pp. 1–20). Philadelphia, PA: Elsevier Saunders.
2. Roger V. L., Go A. S., Lloyd-Jones D., et al. (2012). Heart disease and stroke statistics—2012 update. A report from the American Heart Association Statistics Committee and Stroke Statistics Subcommittee. Circulation 125, e2–e220.
3. LeWinter M. M., Tischler M. D. (2015). Pericardial diseases. In Mann D. L., Zipes D. P., Libby P. (Eds.) Braunwald's heart disease: A textbook of cardiovascular medicine (10th ed., pp. 1636–1657). Philadelphia, PA: Elsevier Saunders.

4. O'Gara P. T., Kushner F. G., Ascheim D. D., et al. (2013). ACC/AHA guidelines for the management of patients with ST-elevation myocardial infarction. Circulation 110, e362–e425.
5. Guyton A., Hall J. E. (2016). Textbook of medical physiology (13th ed., pp. 259–270). Philadelphia, PA: Elsevier Saunders.
6. Center for Disease Control. (2017). Heart attack. Available: https://www.cdc.gov/heartdisease/heart_attack.htm. Accessed February 28, 2018.
7. Opie L. H., Bers D. M. (2015). Mechanisms of cardiac contraction and relaxation. In Mann D. L., Zipes D. P., Libby P., et al. (Eds.) Braunwald's heart disease: A textbook of cardiovascular medicine (10th ed., pp. 429–453). Philadelphia, PA: Elsevier Saunders.
8. Myers J. (2011). Exercise testing. In Woods S. L., Froelicher E. S., Motzer S. U., et al. (Eds.) Cardiac nursing (6th ed., pp. 420–435). Philadelphia, PA: Lippincott Williams & Wilkins.
9. Solomon S. D., Wu Justina, Gillam L. D. (2015). Echocardiography. In Mann D. L., Zipes D. P., Libby P., et al. (Eds.) Braunwald's heart disease: A textbook of cardiovascular medicine (10th ed., pp. 179–260). Philadelphia, PA: Elsevier Saunders.
10. Udelson J. E., Dilsizian V., Bonow R. O. (2015). Nuclear cardiology. In Mann D. L., Zipes D. P., Libby P., et al. (Eds.) Braunwald's heart disease: A textbook of cardiovascular medicine (10th ed., pp. 271–319). Philadelphia, PA: Elsevier Saunders.
11. Kwong R. Y. (2015). Cardiovascular magnetic resonance. In Mann D. L., Zipes D. P., Libby P., et al. (Eds.) Braunwald's heart disease: A textbook of cardiovascular medicine (10th ed., pp. 320–340). Philadelphia, PA: Elsevier Saunders.
12. Taylor A. J. (2015). Cardiac computed tomography. In Mann D. L., Zipes D. P., Libby P., et al. (Eds.) Braunwald's heart disease: A textbook of cardiovascular medicine (10th ed., pp. 341–363). Philadelphia, PA: Elsevier Saunders.
13. Davidson C. J., Bonow R. O. (2015). Cardiac catheterization. In Mann D. L., Zipes D. P., Libby P., et al. (Eds.) Braunwald's heart disease: A textbook of cardiovascular medicine (10th ed., pp. 364–391). Philadelphia, PA: Elsevier Saunders.
14. Falk E., Fuster V. (2017). Atherothrombosis: Disease burden, activity, and vulnerability. In Fuster V., Walsh R. A., Harrington R. A., et al. (Eds.) Hurst's the heart (14th ed., chapter 32). New York, NY: McGraw-Hill.
15. Badimon J. J., Ibanez B., Fuster V., et al. (2017). Coronary thrombosis: Local and systemic factors. In Fuster V., Walsh R. A., Harrington R. A., et al. (Eds.) Hurst's the heart (14th ed., chapter 33). New York, NY: McGraw-Hill.
16. Mirvis D. M., Goldberger A. L. (2015). Electrocardiography. In Mann D. L., Zipes D. P., Libby P., et al. (Eds.) Braunwald's heart disease: A textbook of cardiovascular medicine (10th ed., pp. 114–154). Philadelphia, PA: Elsevier Saunders.
17. Scirica B. M., Morrow D. A. (2015). ST-elevation myocardial infarction: Pathology, pathophysiology, and clinical features; and ST-elevation myocardial infarction: Management. In Bonow R. O., Mann D. L., Zipes D., et al. (Eds.) Braunwald's heart disease: A textbook of cardiovascular medicine (10th ed., pp. 1068–1094). Philadelphia, PA: Elsevier Saunders.
18. Giugliano R. P., Cannon C. P., Braunwald E. (2015). Non-ST elevation acute coronary syndromes. In Mann D. L., Zipes D. P., et al. (Eds.) Braunwald's heart disease: A textbook of cardiovascular medicine (10th ed., pp.1155–1181). Philadelphia, PA: Elsevier Saunders.
19. Canty J. M., Duncker D. J. (2015). Coronary blood flow and myocardial ischemia. In Mann D. L., Zipes D. P., et al. (Eds.) Braunwald's heart disease: A textbook of cardiovascular medicine (10th ed., pp. 1029–1056). Philadelphia, PA: Elsevier Saunders.
20. Mauri L., Bhatt D. (2015). Percutaneous coronary interventions. In Mann D. L., Zipes D. P., Libby P., et al. (Eds.) Braunwald's heart disease: A textbook of cardiovascular medicine (10th ed., pp. 1245–1268). Philadelphia, PA: Elsevier Saunders.
21. Hills L. D., Smith P. K., Anderson J. L., et al. (2011). 2011 ACC/AHA Guideline for coronary artery bypass graft surgery. Circulation 124, e652–e735.
22. Thompson P. D. (2015). Exercise-based, comprehensive rehabilitation. In Mann D. L., Zipes D. P., Libby P., et al. (Eds.) Braunwald's heart disease: A textbook of cardiovascular medicine (10th ed., pp. 1015–1020). Philadelphia, PA: Elsevier Saunders.
23. Morrow D. A., Boden W. B. (2015). Stable ischemic heart disease. In Mann D. L., Zipes D. P., Libby P., et al. (Eds.) Braunwald's heart disease: A textbook of cardiovascular medicine (10th ed., pp. 1182–1244). Philadelphia, PA: Elsevier Saunders.
24. Maron B. J., Towbin J. A., Thiene G., et al. (2006). Contemporary definitions and classification of the cardiomyopathies. Circulation 113, 1807–1816.
25. Chowdhry S., Jacoby D., Moon J. C., et al. (2016). Update on hypertrophic cardiomyopathy and a guide to the guidelines. Nature Reviews Cardiology 13, 651–675.
26. Otto C. M., Bonow R. O. (2015). Valvular heart disease. In Mann D. L., Zipes D. P., Libby P., et al. (Eds.) Braunwald's heart disease: A textbook of cardiovascular medicine (10th ed., pp. 1446–1523). Philadelphia, PA: Elsevier Saunders.
27. Arbustini E., Favalli B., Narula N., et al. (2017). Genetic basis of cardiovascular disease. In Fuster V., Walsh R. A., Harrington R. A., et al. (Eds.) Hurst's the heart (14th ed., chapter 9). New York, NY: McGraw-Hill.
28. Priori S., Napolitano C. (2017). Genetics of channelopathies and clinical implications. In Fuster V., Walsh R. A., Harrington R. A., et al. (Eds.) Hurst's the heart (14th ed., chapter 80). New York, NY: McGraw-Hill.
29. Arbustini E., Serrio A., Favalli V., et al. (2017). Dilated cardiomyopathies. In Fuster V., Walsh R. A., Harrington R. A., et al. (Eds.) Hurst's the heart (14th ed., chapter 58). New York, NY: McGraw-Hill.
30. Arbustini E., Agozzino M., Favalli V., et al. (2017). Myocarditis. In Fuster V., Walsh R. A., Harrington R. A., et al. (Eds.) Hurst's the heart (14th ed., chapter 63). New York, NY: McGraw-Hill.
31. Maisch B., Pankuweit S. (2013). Standard and etiology-directed evidence-based therapies in myocarditis: State of the art and future perspectives. Heart Failure Reviews 18, 761–795.
32. Johnson-Coyle L., Jensen L., Sobey A. (2012). Peripartum cardiomyopathy: Review and practice guidelines. American Journal of Critical Care 21, 89–98.
33. Tarkin J. M., Khetyar M., Kaski J. C. (2008). Management of Takotsubo syndrome. Cardiovascular Drugs and Therapy 22, 71–77.
34. Baddour L. M., Freeman W. K., Suri R. M., et al. (2015). Cardiovascular infections. In Mann D. L., Zipes D. P., Libby P., et al. (Eds.) Braunwald's heart disease: A textbook of cardiovascular medicine (10th ed., pp. 1524–1550). Philadelphia, PA: Elsevier Saunders.
35. Badour L., Wilson W., Bayer A. (2015). Infective endocarditis: diagnosis, antimicrobial therapy, and management of complications. Circulation 132, 1435–1486.
36. Mayosi B. M. (2015). Rheumatic fever. In Bonow R. O., Mann D. L., Zipes D., et al. (Eds.) Braunwald's heart disease: A textbook of cardiovascular medicine (10th ed., pp. 1834–1842). Philadelphia, PA: Elsevier Saunders.
37. Mason J. C. (2015). Rheumatic diseases and the cardiovascular system. In Bonow R. O., Mann D. L., Zipes D. P., et al. (Eds.) Braunwald's heart disease: A textbook of cardiovascular medicine (10th ed., pp. 1876–1892). Philadelphia, PA: Elsevier Saunders.
38. Bahl V. K., Math R. S., Carabello B. A. (2017). Mitral stenosis. In Fuster V., Walsh R. A., Harrington R. A., et al. (Eds.) Hurst's the heart (14th ed., chapter 50). New York, NY: McGraw-Hill.
39. Nishimura R. A., Otto C. M., Bonow R. O., et al. (2014). ACC/AHA 2014 guideline for the management of patients with valvular heart disease. Circulation 129, e521–e643.
40. Groarke J. D., Carabello B. A., O'Gara P. T. (2017). Ischemic mitral regurgitation. In Fuster V., Walsh R. A., Harrington R. A., et al. (Eds.) Hurst's the heart (14th ed., chapter 49). New York, NY: McGraw-Hill.
41. Carabello B. A., Hahn R. T. (2017). Aortic valve disease. In Fuster V., Walsh R. A., Harrington R. A., et al. (Eds.) Hurst's the heart (14th ed., chapter 47). New York, NY: McGraw-Hill.
42. Yancy C. W., Jessup M., Bozkurt B., et al. (2013). 2013 ACC/AHA 2013 guidelines for the management of heart failure. Circulation 128, e240–e327.
43. Yancy C. W., Jessup M., Bozkurt B., et al. (2016). 2016 ACCF/AHA/ HFSA Focused update on new pharmacological therapy for heart failure. Circulation 134, 1977–2016.
44. Guyton A. C., Hall J. E. (2016). Textbook of medical physiology (13th ed., pp. 245–258). Philadelphia, PA: Elsevier Saunders.
45. Opie L. H., Bers D. M. (2015). Mechanisms of cardiac contraction and relaxation. In Bonow R. O., Mann D. L., Zipes D. P., et al., (Eds.) Braunwald's heart disease: A textbook of cardiovascular medicine (10th ed., pp. 429–453). Philadelphia, PA: Elsevier Saunders.

46. Januzzi J. L., Mann D. L. (2015). Clinical assessment of heart failure. In Bonow R. O., Mann D. L., Zipes D. P., et al. (Eds.) Braunwald's heart disease: A textbook of cardiovascular medicine (10th ed., pp. 473–483). Philadelphia, PA: Elsevier Saunders.
47. Mann D. (2015). Management of heart failure with reduced ejection fraction. In Bonow R. O., Mann D. L., Zipes D. P., et al. (Eds.) Braunwald's heart disease: A textbook of cardiovascular medicine (10th ed., pp.512–546). Philadelphia, PA: Elsevier Saunders.
48. Hasenfuss G., Mann D. (2015). Pathophysiology of heart failure. In Bonow R. O., Mann D. L., Zipes D. P., et al. (Eds.) Braunwald's heart disease: A textbook of cardiovascular medicine (10th ed., pp. 454–472). Philadelphia, PA: Elsevier Saunders.
49. Gaggin H. K., Dec G. W. (2017). Pathophysiology of heart failure. In Fuster V., Walsh R. A., Harrington R. A., et al. (Eds.) Hurst's the heart (14th ed., chapter 68). New York, NY: McGraw-Hill.
50. Felker G. M., Teerlink J. R. (2015). Diagnosis and management of acute heart failure. In Bonow R. O., Mann D. L., Zipes D. P., et al. (Eds.) Braunwald's heart disease: A textbook of cardiovascular medicine (10th ed., pp. 484–511). Philadelphia, PA: Elsevier Saunders.
51. Ahmad T., Butler J., Borlaug B. (2017). The diagnosis and management of chronic heart failure. In Fuster V., Walsh R. A., Harrington R. A., et al. (Eds.) Hurst's the heart (14th ed., chapter 70). New York, NY: McGraw-Hill.
52. Bloom M. W., Cole R. T., Butler J. (2017). Evaluation and management of acute heart failure. In Fuster V., Walsh R. A., Harrington R. A., et al. (Eds.) Hurst's the heart (14th ed., chapter 71). New York, NY: McGraw-Hill.
53. Yancy C. W., Jessup M. (2017). 2017 ACC/AHA/HFSA Focused Update of the 2013 ACCF/AHA Guideline for the Management of Heart Failure. Circulation 136, e137–e161.
54. Upadhyay G. A., Singh J. P. (2017). Pacemakers and defibrillators. In Fuster V., Walsh R. A., Harrington R. A., et al. (Eds.) Hurst's the heart (14th ed., chapter 89). New York, NY: McGraw-Hill.
55. Jessup M., Acker M. A. (2015). Surgical management of heart failure. In Bonow R. O., Mann D. L., Zipes D. P., et al. (Eds.) Braunwald's heart disease: A textbook of cardiovascular medicine (10th ed., pp. 575–589). Philadelphia, PA: Elsevier Saunders.
56. Van Praagh R. (2006). Embryology. In Keane J. F., Lock J. E., Fyler D. C. (Eds.) Nadas' Pediatric Cardiology (2nd ed., pp. 13–25). Philadelphia, PA: Elsevier Saunders.
57. Freed M. D. (2006). Fetal and transitional circulation. In Keane J. F., Lock J. E., Fyler D. C. (Eds.) Nadas' Pediatric Cardiology (2nd ed., pp. 75–79). Philadelphia, PA: Elsevier Saunders.
58. Nadas A. S., Fyler D. C. (2006). Hypoxemia. In Keane J. F., Lock J. E., Fyler D. C. (Eds.) Nadas' Pediatric Cardiology (2nd ed., pp. 97–101). Philadelphia, PA: Elsevier Saunders.
59. Webb G. D., Smallhorn J. F., Therrien J., et al. (2015). Congenital heart disease. In Mann D. L., Zipes D. P., et al. (Eds.) Braunwald's heart disease: A textbook of cardiovascular medicine (10th ed., pp. 1391–1445). Philadelphia, PA: Elsevier Saunders.
60. Lin J. P., Child J. S. (2017). Congenital heart disease in adolescents and adults. In Fuster V., Walsh R. A., Harrington R. A., et al. (Eds.) Hurst's the heart (14th ed., chapter 56). New York, NY: McGraw-Hill.
61. Colan S. D. (2006). Cardiomyopathies. In Keane J. F., Lock J. E., Fyler D. C. (Eds.) Nadas' Pediatric Cardiology (2nd ed., pp. 415–445). Philadelphia, PA: Elsevier Saunders.
62. Nishimura R. A., Otto C. M., Bonow R. O., et al. (2017). 2017 ACC/AHA focused update of the 2014 guideline for the management of patients with valvular heart disease. Circulation 135(25), e1159–e1195.
63. Keane J. F., Geva T., Fyler D. C. (2006). Atrial septal defect, ventricular septal defect, coarctation of the aorta, single ventricle, pulmonary stenosis. In Keane J. F., Lock J. E., Fyler D. C. (Eds.) Nadas' Pediatric Cardiology (2nd ed., pp. 527–558, 603–616, 627–644, 743–752). Philadelphia, PA: Elsevier Saunders.
64. Marx G. R., Fyler D. C. (2006). Endocardial cushion defects. In Keane J. F., Lock J. E., Fyler D. C. (Eds.) Nadas' Pediatric Cardiology (2nd ed., pp. 663–674). Philadelphia, PA: Elsevier Saunders.
65. Fulton D. R., Fyler D. C. (2006). d-Transposition of the great arteries. In Keane J. F., Lock J. E., Fyler D. C. (Eds.) Nadas' Pediatric Cardiology (2nd ed., pp. 645–662). Philadelphia, PA: Elsevier Saunders.
66. LoBreitbart R. E., Fyler D. C. (2006). Tetralogy of Fallot. In Keane J. F., Lock J. E., Fyler D. C. (Eds.) Nadas' Pediatric Cardiology (2nd ed., pp. 559–580). Philadelphia, PA: Elsevier Saunders.
67. Landzberg M. (2006). Adult congenital heart disease. In Keane J. F., Lock J. E., Fyler D. C. (Eds.) Nadas' Pediatric Cardiology (2nd ed., pp. 833–841). Philadelphia, PA: Elsevier Saunders.
68. Fulton D. R., Newburger J. W. (2006). Kawasaki disease. In Keane J. F., Lock J. E., Fyler D. C. (Eds.) Nadas' Pediatric Cardiology (2nd ed., pp. 401–413). Philadelphia, PA: Elsevier Saunders.
69. Bernstein D. (2016). Heart failure. In Kliegman R. M., Stanton B. F., et al. (Eds.) Nelson Textbook of Pediatrics (20th ed., pp. 2282–2288). Philadelphia, PA: Elsevier Saunders.
70. American Heart Association. (2017). Heart disease and stroke statistics: 2017 update at a glance. [Online]. Available: www.americanheart.org/downloadable/heart/.pdf. Accessed October 12, 2017.
71. Rich M. W. (2011). Heart failure in older adults. Medical Clinics of North America 95(3), 439–461.
72. Schwartz J. B., Zipes D. P. (2015). Cardiovascular disease in the elderly. In Bonow R. O., Mann D. L., Zipes D. P., et al. (Eds.) Braunwald's heart disease: A textbook of cardiovascular medicine (10th ed., pp. 1711–1743). Philadelphia, PA: Elsevier Saunders.
73. Guyton A. C., Hall J. E. (2016). Textbook of medical physiology (13th ed., pp. 169–291). Philadelphia, PA: Elsevier.
74. Bloom M. M., Cole R. T., Butler J. Evaluation and management of acute heart failure. In: Fuster V., Harrington R. A., Narula J., Eapen Z. J. (Eds.) Hurst's the heart (14th ed.) New York, NY: McGraw-Hill. http://accessmedicine.mhmedical.com/content.aspx?bookid=2046&sectionid=176562062. Accessed May 22, 2018.
75. Gaieski D. F., Mikkelsen M. (2018). Evaluation of and initial approach to the adult patient with undifferentiated hypotension and shock. In Finley G. (Ed.) UpToDate. Retrieved May 15, 2015 from https://www-uptodatecomcontents/evaluation-of-and-initial-approach-to-the-adult-patientwith-undifferentiated-hypotension-and-shock?search=evaluation%20and%20management%20of%20shock%20states:%20hypovolemic,%20distributive,%20and%20cardiogenic%20shock&source=search_result&selectedTitle=3~150&usage_type=default&display_rank=3.
76. Gaieski D. F., Mikkelsen M. E. (2018). Definition, classification, etiology, and pathophysiology of shock in adults. In Finlay G. (Ed.) UpToDate. Retrieved May 15, 2018 from https://www-uptodate-com/contents/definition-classification-etiology-and-pathophysiology-ofshock-in-adults?-search=evaluation%20and%20management%20of%20shock%20states:%20hypovolemic,%20distributive,%20and%20cardiogenic%20shock&source=search_result&selectedTitle=4~150&usage_type=default&display_rank=4f.
77. Hochman J. S., Reyentovich A.. In Saperia G. M. (Ed.) UpToDate. Prognosis and treatment of cardiogenic shock complicating acute myocardial infarction. Retrieved May 15, 2018 from https://wwwuptodate-com/contents/prognosis-and-treatment-of-cardiogenic-shockcomplicating-acute-myocardial-infarction?search=cardiogenic%20shock:%20complicating%20myocardial%20infarction:%20an%20overview&source=search_result&selectedTitle=1~150&usage_type=default&display_rank=1.
78. Smith N, Silberman M. Shock, Distributive. Updated 2017 October 31. In: StatPearls [Internet]. Treasure Island (FL): StatPearls Publishing; 2018 Jan. Available: https://www-ncbi-nlm-nih-gov.ezproxy.uthsc.edu/books/NBK470316/. Retrieved May 15, 2018.
79. Kelso J. M. (2018). Anaphylaxis: Confirming the diagnosis and determining the cause(s). In Feldweg A. M. (Ed.) UpToDate. Retrieved May 15, 2018 from https://www-uptodate-com/contents/anaphylaxis-confirmingthe-diagnosis-and-determining-the-causes?search=anaphylaxis:%20confirming%20the%20diagnosis%20and%20determining%20the%20cause&source=search_result&selectedTitle=1~150&usage_type=default&display_rank=1.
80. Campbell R. L., Kelso J. M. (2017). Anaphylaxis: Emergency treatment. In Feldweg A. M. (Ed.) UpToDate. Retrieved May 15, 2018 from https://www-uptodate-com/contents/anaphylaxis-emergency-treatment?-search=anaphylaxis%20treatment&source=search_result&selectedTitle=1~150&usage_type=default&display_rank=1.

81. Neviere R. (2018). Sepsis syndromes in adults: Epidemiology, definitions, clinical presentation, diagnosis, and prognosis. In Finlay G. (Ed.) UpToDate. Retrieved May 15, 2018 from https://www-uptodate-com/contents/sepsis-syndromes-in-adults-epidemiology-definitions-clinicalpresentation-diagnosis-and-prognosis?search=sepsis%20syndromes%20in%20adults:%20epidemiology,%20definitions,&source=search_result&selectedTitle=1~150&usage_type=default&display_rank=1.
82. Schmidt G. A., Mandel J. (2018). Evaluation and management of suspected sepsis and septic shock in Adults. In Finlay G. (Ed.) UpToDate. Retrieved May 15, 2018 from https://www-uptodate-com /contents/evaluation-and-management-of-suspected-sepsis-and-septicshock-in-adults?search=evaluation%20and%20managment%20of%20suspected%20sepsis%20and%20septic%20shock%20in%20adults&source=search_result&selectedTitle=1~150&usage_type=default&display_rank=1.
83. Center for Disease Control and Prevention. (2017). Sepsis. Available: https://www-uptodate-com.ezproxy.uthsc.edu/contents/clinical-features-diagnosis-and-treatment-of-disseminated-intravascular-coagulation-in-adults?search=recombinant%20human%20activated%20protein%20C%20and%20septic%20shock&source=search_result&selectedTitle=4~150&usage_type=default&display_rank=4. Retrieved May 15, 2018.
84. Siegel M. D. (2017). Acute respiratory distress syndrome: Clinical features and diagnosis in adults. In Finlay G. (Ed.) UpToDate. Retrieved May 15, 2018 from https://www-uptodate-com /contents/acute-respiratory-distresssyndrome-clinical-features-and-diagnosis-in-adults?search=acute%20lung%20injury%20and%20shock&source=search_result&selectedTitle=2~150&usage_type=default&display_rank=2.
85. Siegel M. D. (2018). Acute respiratory distress syndrome: Supportive care and oxygenation in adults. In Finlay G. (Ed.) UpToDate. Retrieved May 15, 2018 from https://www-uptodate-com. /contents/acute-respiratory-distress-syndrome-supportive-care-andoxygenation-in-adults?search=acute%20lung%20injury%20and%20shock&source=search_result&selectedTitle=5~150&usage_type=default&display_rank=5.
86. Weinhouse G. L. (2018). Stress ulcer prophylaxis in the intensive care unit. In Finlay G. (Ed.) UpToDate. Retrieved May 15, 2018 from https://www-uptodate-com. /contents/stress-ulcer-prophylaxisin-the-intensive-care-unit/print?search=use%20of%20histamine%20type%202%20receptor%20antagonist%20to%20prevent%20gastrointestinal%20ulcers&source=search_result&selectedTitle=4~150&usage_type=default&display_rank=4.
87. Levi M. M. (2017). Disseminated intravascular coagulation clinical presentation. Available: https://emedicine.medscape.com/article/199627-clinical#b3. Accessed May 15, 2018.
88. Leung L. L. K. (2017). Clinical features, diagnosis, and treatment of disseminated intravascular coagulation in adults. In Timjauer J. S. (Ed.) UpToDate. Retrieved May 15, 2018 from https://www-uptodate-co / contents/clinical-features-diagnosis-and-treatment-of-disseminated-intravascular-coagulation-in-adults?search=recombinant%20human%20activated%20protein%20C%20and%20septic%20shock&source=search_result&selectedTitle=4~150&usage_type=default&display_rank=4.
89. La-Khafaji A. H. (2018). Multiple organ dysfunction syndrome in sepsis. Available: https://emedicine.medscape.com/article/169640-overview. Retrieved May 15, 2018.
90. Neviere R. (2018). Pathophysiology of sepsis. In Finlay G. (Ed.) UpToDate. Retrieved May 15, 2018 from https://www-uptodate-com/contents/pathophysiology-of-sepsis/print?search=pathogenesis%20and%20management%20of%20multiple%20organ%20dysfunction%20or%20failure%20in%20acute%20sepsis%20and%20septic%20shock&source=search_result&selectedTitle=6~150&usage_type=default&display_rank=6.
91. Strayer D. S., Rubin E. (2015). Rubin's Pathology Clinicopathologic Foundations (7th ed.). Philadelphia, PA: Wolters Kluwer.
92. Miller C. A. (2015). Nursing for Wellness in Older Adults (7th ed). Philadelphia, PA: Wolter Kluwers.
93. Eliopoulos C. (2018). Gerontological Nursing (9th ed.). Philadelphia, PA: Wolters Kluwer.
94. Kyle T., Carman S. (2017). Essentials of Pediatric Nursing (3rd ed.). Philadelphia, PA: Wolters Kluwer.

Distúrbios da Condução e do Ritmo Cardíacos

28

Jaclyn Conelius

INTRODUÇÃO

O músculo cardíaco é singular devido à capacidade de gerar e conduzir rapidamente seus próprios estímulos elétricos, ou potenciais de ação, que provocam a excitação das fibras musculares de todo o miocárdio. A geração e a condução dos estímulos produzem correntes elétricas fracas, que se espalham por todo o corpo e são registradas no eletrocardiograma. Os distúrbios da geração e da condução dos estímulos cardíacos podem ser arritmias benignas ou distúrbios do ritmo que causam disfunção cardíaca grave e morte cardíaca súbita.

SISTEMA DE CONDUÇÃO DO CORAÇÃO

Depois de concluir esta seção, o leitor deverá ser capaz de:

- Descrever o sistema de condução do coração, inclusive as cinco fases do potencial de ação cardíaco
- Ilustrar um traçado de ECG mostrando os sinais elétricos do sistema de condução do coração.

Em algumas áreas do coração, as células miocárdicas foram modificadas para formar células especializadas do sistema de condução. Estas têm a capacidade de autoexcitação, ou seja, podem iniciar e conduzir estímulos elétricos.[1] O sistema de condução mantém a eficiência contrátil (bombeadora) do coração. Células do marca-passo especializado geram estímulos a uma frequência mais alta que os outros tipos de tecidos cardíacos e o sistema de condução transmite estes estímulos mais rapidamente do que os outros tipos celulares do coração. Em razão dessas propriedades, o sistema de condução normal controla o ritmo cardíaco.

O sistema especializado de excitação e condução do coração consiste em nó sinoatrial (SA), no qual o estímulo rítmico normal é produzido; as vias internodais situadas entre os átrios e os ventrículos; o nó atrioventricular (AV) e o feixe de His (fascículo atrioventricular), que conduzem os estímulos dos átrios aos ventrículos; e as fibras de Purkinje (ramos subendocárdicos), que conduzem os estímulos por todos os tecidos cardíacos dos ventrículos direito e esquerdo (Figura 28.1).

Essencialmente, o coração tem dois sistemas de condução: um controla a atividade dos átrios e o outro a dos ventrículos. A condução atrial começa no nó SA, que tem a frequência de despolarização (disparo) intrínseca mais rápida (60 a 100 bpm) e normalmente funciona como marca-passo do coração. O nó SA consiste em uma tira fusiforme de tecido muscular especializado medindo 10 a 20 mm de comprimento e 2 a 3 mm de largura, que está localizada na parede posterior do átrio direito, pouco abaixo da abertura da veia cava superior e a menos de 1 mm da superfície epicárdica.[2]

Os estímulos gerados no nó SA percorrem os átrios e chegam ao nó AV. Em vista da localização anatômica do nó SA, a progressão da despolarização atrial ocorre em direção inferior, à esquerda e ligeiramente posterior, enquanto o átrio direito é despolarizado um pouco antes que o átrio esquerdo.[1,3] Existem três vias internodais entre o nó SA e o nó AV, inclusive os feixes internodais anterior (Bachmann), médio (Wenckebach) e posterior (Thorel). Esses três feixes estabelecem anastomoses entre si, proximalmente ao nó AV. Esse grande feixe muscular origina-se ao longo da borda anterior do nó SA e estende-se posteriormente ao redor da aorta até chegar ao átrio esquerdo.[1,4]

A junção AV conecta os dois sistemas de condução e possibilita a condução unidirecional entre os átrios e ventrículos. O nó AV é uma estrutura ovoide compacta com cerca de 1 × 3 × 5 mm, e está localizado na parede posterior, logo abaixo do endocárdio atrial direito, anterior ao óstio do seio coronário e imediatamente acima da inserção da válvula septal da valva tricúspide.[1,4] É importante salientar que em todas as áreas, com exceção do nó AV do coração normal, o músculo atrial está separado do músculo ventricular para evitar que os estímulos cardíacos sejam disparados inadequadamente.

O nó AV é dividido em três regiões funcionais:

- Região NA ou de transição, localizada entre os átrios e o restante do nó
- Região N ou média (i. e., o nó propriamente dito)
- Região NH, na qual as fibras nodais misturam-se com o feixe de His, que corresponde à parte superior do sistema de condução especializado.[1,5]

Na região NA do nó, as fibras atriais conectam-se com várias fibras juncionais diminutas do próprio nó. A velocidade de

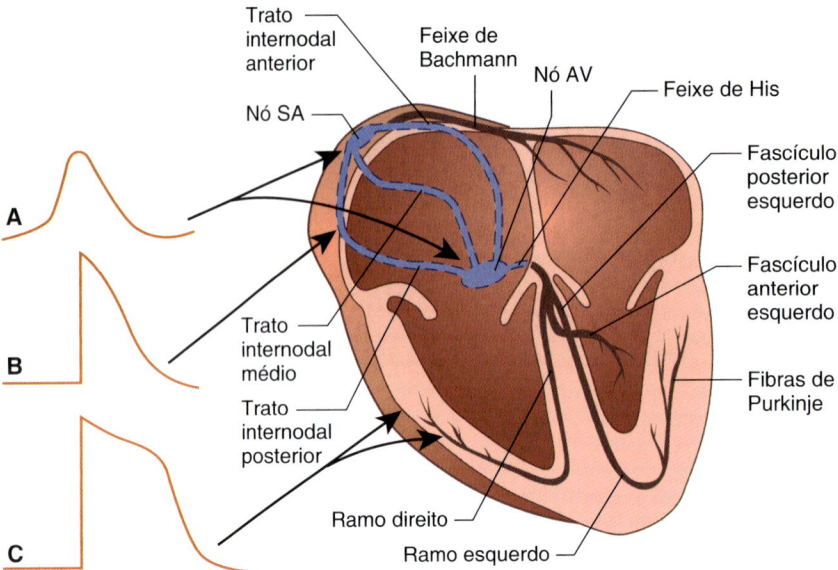

Figura 28.1 • Sistema de condução do coração e potenciais de ação. **A.** Potenciais de ação dos nós sinoatrial (SA) e atrioventricular (AV). **B.** Potencial de ação do músculo atrial. **C.** Potencial de ação do músculo ventricular e das fibras de Purkinje.

condução pelas fibras NA e N é muito lenta (cerca de metade da observada no músculo cardíaco normal), retardando acentuadamente a transmissão do estímulo.[1,4] Outro atraso ocorre à medida que o estímulo percorre a região N até a região NH, que se conecta com o *feixe de His* (também conhecido como *fascículo atrioventricular*), oferecendo uma vantagem mecânica por meio da qual os átrios completam sua ejeção de sangue antes que a contração ventricular comece. Em condições normais, o nó AV é a única conexão entre os sistemas de condução atrial e ventricular, sendo essa coordenação sua principal função. Os átrios e os ventrículos apresentariam contração independente se a transmissão dos estímulos através do nó AV fosse bloqueada.

O *sistema de Purkinje*, que inicia a condução ventricular, tem fibras calibrosas que viabilizam condução rápida. Uma vez no sistema de Purkinje, o estímulo se espalha quase imediatamente (0,03 s) por todo o ventrículo.[1] Essa velocidade de condução rápida por todo o sistema de Purkinje é necessária à ejeção rápida e eficiente do sangue pelo coração. As fibras do sistema de Purkinje originam-se do nó AV e estendem-se para formar o feixe de His, que percorre os tecidos fibrosos existentes entre as valvas cardíacas até chegar ao sistema ventricular. Em razão de sua proximidade da valva aórtica e do anel da valva mitral, o feixe de His é predisposto à inflamação e à deposição de material calcificado, o que pode interferir na condução dos estímulos.[1] O feixe de His penetra nos ventrículos e quase imediatamente se divide nos *ramos direito* e *esquerdo*, que repousam sobre o septo interventricular. Os ramos vasculares provenientes das artérias coronárias descendentes anterior e posterior fornecem sangue ao feixe de His, tornando este segmento de condução menos suscetível à lesão isquêmica, a menos que a isquemia seja extensiva.[2] Os ramos direito e esquerdo estendem-se pelos tecidos subendocárdicos na direção dos músculos papilares e, em seguida, dividem-se em fibras de Purkinje que se ramificam e inervam as paredes externas dos ventrículos. O tronco principal do ramo esquerdo estende-se por cerca de 1 a 2 cm, antes de se espalhar em forma de leque ao chegar à área septal, dividindo-se em dois segmentos: *fascículos anterior* e *posterior esquerdos*. Essas fibras de Purkinje transmitem estímulos quase simultaneamente ao endotélio dos ventrículos direito e esquerdo, quando o sistema de condução está normal.

Quando não são estimuladas, as fibras do nó AV despolarizam a uma frequência intrínseca de 40 a 60 vezes/minuto, enquanto as fibras de Purkinje disparam 15 a 40 vezes por minuto. Embora o nó AV e o sistema de Purkinje possam controlar o ritmo cardíaco, isso em geral não ocorre, porque a frequência de disparo do nó SA é consideravelmente mais rápida. Cada vez que este despolariza, seus estímulos são conduzidos ao nó AV e às fibras de Purkinje, causando sua despolarização. O nó AV pode assumir a função de marca-passo cardíaco quando o nó SA falha em despolarizar, enquanto o sistema de Purkinje pode assumir a função de marca-passo dos ventrículos quando o nó AV falha em conduzir estímulos dos átrios aos ventrículos. Nessas condições, a frequência cardíaca depende da frequência de despolarização intrínseca das estruturas predominantes.

Conceitos fundamentais

Sistema de condução do coração

- Normalmente, os estímulos são gerados no nó SA – que tem frequência de disparo mais rápida – e percorrem o nó AV até chegar ao sistema de Purkinje dos ventrículos
- Os potenciais de ação cardíacos são divididos em cinco fases: fase 0, ou fase ascendente rápida do potencial de ação; fase 1, ou repolarização inicial; fase 2, ou platô; fase 3, ou período de repolarização final; e fase 4, ou período de repolarização diastólica.

Potenciais de ação

O potencial de ação representa as alterações sequenciais do potencial elétrico que ocorrem pela membrana de uma célula quando há excitação, e levam o coração a conduzir esses impulsos elétricos através do átrio e do ventrículo. Essas diferenças de potencial ou voltagem, geralmente referidas como potenciais de membrana, refletem o fluxo de correntes associadas à passagem dos íons pelos canais iônicos da membrana da célula. Os íons sódio (Na^+), potássio (K^+) e cálcio (Ca^{++}) são os carreadores principais de cargas elétricas nas células musculares do coração. Os distúrbios dos canais iônicos associados à anormalidade do fluxo desses íons têm sido relacionados progressivamente com a patogênese das arritmias cardíacas e dos distúrbios da condução.

Os potenciais de ação podem ser divididos em três fases:

1. Estado de repouso ou não excitado
2. Despolarização
3. Repolarização.

Durante a fase de repouso, as células cardíacas têm potencial de membrana em repouso geralmente na faixa de –60 a –90 mV. O sinal negativo antes da voltagem indica que o interior da membrana está carregado negativamente em relação ao exterior (Figura 28.2 A). Embora diversos tipos de íons sejam encontrados dentro e fora da membrana, o potencial de membrana é determinado basicamente pelo Na^+ e K^+, bem como pela permeabilidade da membrana a esses íons. Durante a fase de repouso do potencial de membrana, a membrana é permeável seletivamente ao K^+ e praticamente impermeável ao Na^+. Consequentemente, o íon K^+ difunde para fora da célula seguindo seu gradiente de concentração, e isso culmina na perda relativa de íons encontrados no interior da membrana. O resultado é a distribuição heterogênea de cargas, com negatividade no interior e positividade no exterior.

A *despolarização* representa o período de tempo (medido em milissegundos [ms]) durante o qual a polaridade do potencial de membrana é invertida. Isso ocorre quando a membrana celular de repente se torna seletivamente permeável a um íon carreador de corrente (p. ex., Na^+), a fim de tornar possíveis sua entrada na célula e a alteração do potencial de membrana para transformá-lo em positivo no lado de dentro e negativo no lado de fora (ver Figura 28.2 B).

A *repolarização* é o restabelecimento do potencial de membrana em repouso. Até certo ponto, trata-se de um processo mais lento, envolvendo a saída de cargas elétricas e a recuperação do potencial de membrana ao seu estado de repouso.[6] Durante a repolarização, a permeabilidade da membrana ao K^+ aumenta novamente, permitindo que íons K^+ carregados positivamente atravessem a membrana e saiam da célula. Esse movimento para fora retira cargas positivas de dentro da célula e, deste modo, a voltagem transmembrana torna-se negativa na parte interior e positiva na parte exterior (ver Figura 28.2 C). A bomba de sódio-potássio dependente da trifosfatase de adenosina (ATPase) facilita a repolarização bombeando íons Na^+ de carga positiva através da membrana celular e devolvendo íons K^+ para a parte interna da membrana.[7]

Fases do potencial de ação

Os potenciais de ação do músculo cardíaco geralmente são divididos em cinco fases:

- *Fase 0* – fase ascendente ou despolarização rápida
- *Fase 1* – período de repolarização rápida
- *Fase 2* – platô
- *Fase 3* – período de repolarização rápida final
- *Fase 4* – despolarização diastólica (Figura 28.3 B).

O músculo cardíaco tem três tipos de canais iônicos de membrana, que contribuem para as alterações de voltagem ocorridas durante as diferentes fases do potencial de ação

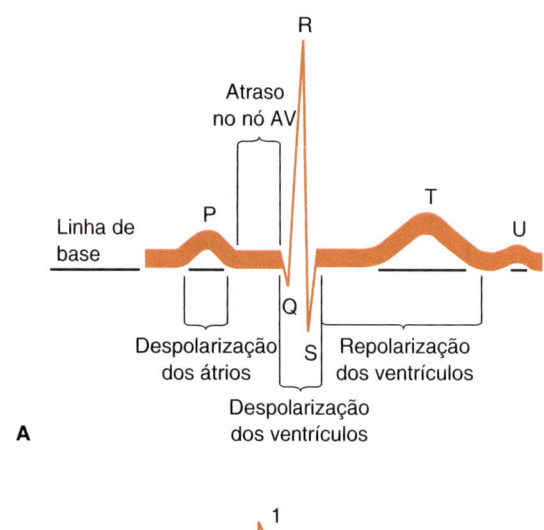

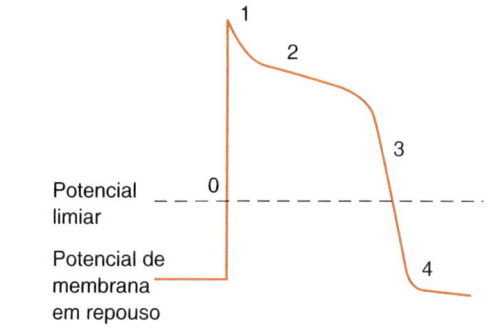

Figura 28.2 • Circulação de cargas elétricas durante a geração dos estímulos no tecido excitável. Durante o estado de repouso (**A**), cargas elétricas opostas estão separadas pela membrana celular. A despolarização (**B**) representa o fluxo de cargas elétricas através da membrana, enquanto a repolarização (**C**) significa o retorno do potencial de membrana ao seu estado de repouso.

Figura 28.3 • Relação entre (**A**) eletrocardiograma e (**B**) fases do potencial de ação ventricular.

cardíaco. Isso inclui os canais de Na⁺ rápidos, os canais de cálcio (Ca⁺⁺) lentos e os canais de K⁺.

Durante a *fase 0*, nos músculos atriais e ventriculares e no sistema de Purkinje, os canais de Na⁺ rápidos da membrana celular são estimulados a abrir, resultando na entrada rápida de Na⁺. O ponto no qual os canais de Na⁺ abrem é conhecido como *limiar de despolarização*. Quando a célula alcança esse limiar, ocorre entrada rápida de Na⁺. Então, o exterior da célula apresenta carga negativa em comparação com o meio interior altamente positivo. Essa entrada de Na⁺ produz a positivação rápida do potencial de membrana, resultando no pico elétrico durante a fase 0 do potencial de ação.[2,6] O potencial de membrana sai de um valor em repouso de cerca de –90 mV e chega a +20 mV. A despolarização rápida que abrange a fase 0 é responsável pelo complexo QRS do eletrocardiograma (ECG; ver Figura 28.3 A). A despolarização de uma célula cardíaca tende a causar a despolarização das células adjacentes, porque o pico de voltagem da despolarização celular estimula a abertura dos canais de Na⁺ dessas células. Por essa razão, quando uma célula cardíaca é estimulada e despolariza, esse efeito propaga-se pelo coração de célula a célula.

A *fase 1* ocorre no pico do potencial de ação e corresponde à inativação dos canais de Na⁺ rápidos, com redução repentina da permeabilidade ao sódio. A inclinação descendente discreta parece ser causada pela entrada de quantidades pequenas de íons cloreto (de carga elétrica negativa) e pela saída de potássio.[2] A redução da positividade intracelular diminui o potencial de membrana a um nível próximo de 0 mV, a partir do qual começa a fase 2 ou platô.

A *fase 2* representa o platô do potencial de ação. Se a permeabilidade ao K⁺ aumentasse até seu nível de repouso nessa fase, como ocorre nas fibras nervosas ou no músculo esquelético, a célula poderia repolarizar rapidamente. Em vez disso, a permeabilidade ao K⁺ é baixa, possibilitando que a membrana continue despolarizada durante todo o platô da fase 2. A entrada simultânea de Ca⁺⁺ na célula, via canais de Ca⁺⁺ lentos, contribui para o platô da fase 2.[2,7] Os íons cálcio que entram no músculo durante essa fase também desempenham um papel fundamental no processo contrátil. Esses elementos singulares da fase 2 explicam por que o potencial de ação do músculo cardíaco (centenas de milissegundos) é de 3 a 15 vezes maior do que o potencial de ação do músculo esquelético e acarreta um período proporcionalmente mais longo de contração.[1] O platô da fase 2 coincide com o segmento ST do ECG.

A *fase 3* reflete a repolarização rápida e começa com a curva descendente do potencial de ação. Durante o período de repolarização da fase 3, os canais de Ca⁺⁺ lentos fecham e a entrada de Ca⁺⁺ e Na⁺ cessa. Há um aumento rápido da permeabilidade ao K⁺, contribuindo para a transferência rápida desse íon para fora da célula e o restabelecimento do potencial de membrana em repouso (–90 mV). No final da fase 3, a distribuição dos íons K⁺ e Na⁺ retorna a membrana ao seu estado de repouso normal. A onda T do ECG corresponde à fase 3 do potencial de ação.

A *fase 4* representa o potencial de membrana em repouso. Durante essa fase, a atividade da bomba de Na⁺/K⁺-ATPase contribui para a manutenção do potencial de membrana em repouso transportando íons Na⁺ para fora da célula e íons K⁺ para dentro. A fase 4 corresponde à diástole.[2]

Respostas rápida e lenta

Há dois tipos de potencial de ação no coração – a resposta rápida e a resposta lenta. A resposta rápida ocorre nas células miocárdicas normais dos átrios e dos ventrículos e nas fibras de Purkinje (Figura 28.4 A). Essa resposta caracteriza-se pela abertura dos canais de Na⁺ dependentes de voltagem, que são conhecidos como *canais de sódio rápidos*. As células cardíacas de resposta rápida normalmente não iniciam potenciais de ação no coração. Essas células têm potencial de repouso constante, despolarização rápida e um período subsequente mais longo de despolarização sustentada, antes que ocorra repolarização. Isso viabiliza a condução rápida dos estímulos às células adjacentes. As fibras miocárdicas com resposta rápida são capazes de conduzir atividade elétrica a uma velocidade relativamente alta (0,5 a 5,0 m/segundo) e, deste modo, asseguram um fator de alta segurança à condução.[8]

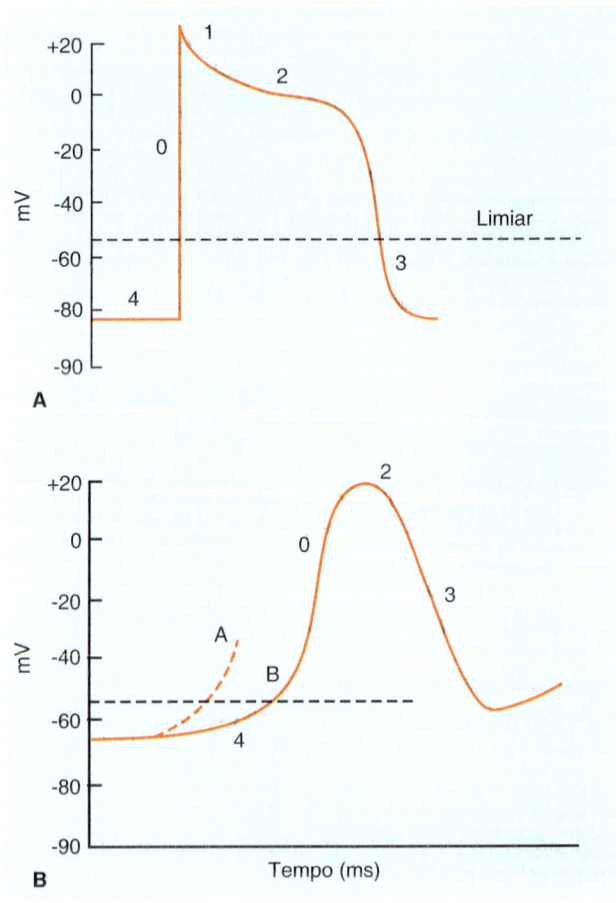

Figura 28.4 • Alterações do potencial de ação registrado depois de uma resposta rápida da célula muscular do coração (**A**), e de uma resposta lenta registrada nos nós SA e AV (**B**). As fases do potencial de ação estão identificadas por números: fase 4, potencial de membrana em repouso; fase 0, despolarização; fase 1, período breve de repolarização; fase 2, platô; e fase 3, repolarização. A resposta lenta caracteriza-se por uma elevação espontânea lenta do potencial de membrana da fase 4 até alcançar níveis limítrofes; essa resposta tem amplitude menor e duração mais curta que a resposta rápida. A automaticidade aumenta (**A**) com o aumento da velocidade da despolarização da fase 4.

Já a *resposta lenta* ocorre no nó SA – o marca-passo natural do coração – e nas fibras de condução do nó AV (ver Figura 28.4 B). O aspecto típico dessas células do marca-passo é a despolarização espontânea da fase 4. A permeabilidade da membrana dessas células possibilita a entrada lenta de corrente através dos canais lentos, durante a fase 4. Essa entrada de íons continua até que seja alcançado o limiar de disparo, quando a célula despolariza espontaneamente. Em condições normais, a resposta lenta (também conhecida como *corrente de cálcio*) não contribui expressivamente para a despolarização dos átrios e dos ventrículos. A função principal dessa resposta nas células atriais e ventriculares normais é facilitar a entrada de cálcio para o mecanismo de excitação-contração, que interliga a atividade elétrica com a contração muscular.

A frequência de disparo das células do marca-passo varia com o potencial de membrana em repouso e com a inclinação da curva de despolarização da fase 4 (ver Figura 28.3). As catecolaminas (*i. e.*, epinefrina e norepinefrina) aumentam a frequência cardíaca, acentuando a inclinação ou aumentando a velocidade da despolarização da fase 4. A acetilcolina – um mediador parassimpático – diminui a frequência cardíaca, porque reduz a inclinação da fase 4.

Em algumas situações, a resposta rápida das células musculares dos átrios e dos ventrículos pode ser convertida em uma resposta lenta de marca-passo. Por exemplo, essas conversões podem ocorrer espontaneamente nos pacientes com doença coronariana grave e nas áreas do coração que tiveram redução expressiva da irrigação sanguínea. Os estímulos gerados por essas células podem causar batimentos ectópicos e arritmias graves.

Períodos refratários absoluto e relativo

A ação contrátil (bombeadora) do coração depende da alternância de contração e relaxamento. Há um período do potencial de ação durante o qual a membrana não pode ser estimulada para produzir outro potencial de ação (Figura 28.5). Esse período – conhecido como *período refratário absoluto ou efetivo* – inclui as fases 0, 1 e 2 e parte da fase 3. Durante esse intervalo, a célula não pode despolarizar novamente, em nenhuma circunstância. Isso funciona como margem de segurança para o coração, para evitar qualquer estimulação ou geração de batimentos extras. Quando a repolarização devolve o potencial de membrana ao limiar inferior, embora ainda não tenha alcançado o potencial de membrana em repouso (–90 mV), a célula pode responder a um estímulo mais acentuado que o normal. Essa condição é conhecida como *período refratário relativo* e começa quando o potencial de membrana da fase 3 alcança o nível limítrofe e termina pouco antes do final da fase 3. Depois do período refratário relativo, há um período curto conhecido como *período excitatório supranormal*, durante o qual um estímulo fraco pode desencadear uma resposta. Este último estende-se da última parte da fase 3 até o início da fase 4. As arritmias cardíacas desenvolvem-se durante esse período.[8]

Eletrocardiografia

O ECG é um registro gráfico da atividade elétrica do coração, ou um "quadro" do coração à medida que ele contrai.

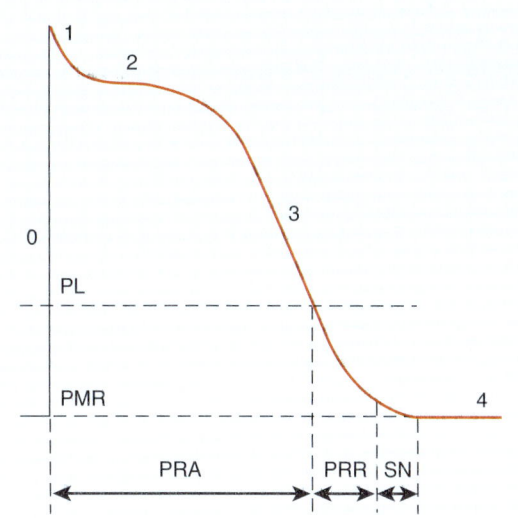

Figura 28.5 • Diagrama de um potencial de ação da célula muscular do ventrículo, demonstrando o potencial limítrofe (PL), o potencial de membrana em repouso (PMR), o período refratário absoluto (PRA), o período refratário relativo (PRR) e o período supranormal (SN).

As correntes elétricas geradas pelo coração espalham-se pelo corpo até a pele, onde podem ser "captadas" por eletrodos posicionados adequadamente, amplificadas e exibidas na tela de um osciloscópio ou registrador gráfico.

Os pontos de deflexão do ECG são designados pelas letras P, Q, R, S e T. A onda P representa a despolarização do nó SA e dos átrios; o complexo QRS (*i. e.*, início da onda Q até o final da onda S) reflete a despolarização dos ventrículos; e a onda T representa a repolarização ventricular. A linha isoelétrica entre a onda P e a onda Q representa a despolarização do nó AV, dos ramos cardíacos e do sistema de Purkinje. A repolarização atrial ocorre durante a despolarização ventricular e fica obscurecida pelo complexo QRS. A Figura 28.6 ilustra a atividade elétrica do sistema de condução em um traçado de ECG.

O ECG registra a diferença de potencial na carga entre dois eletrodos, à medida que as ondas de despolarização e repolarização percorrem o coração e são conduzidas à superfície da pele. O formato do traçado registrado é determinado pela direção na qual o estímulo percorre o músculo cardíaco relativamente à posição do eletrodo. Uma onda de despolarização que avança na direção dos eletrodos de registro exibe deflexão positiva ou para cima. Por outro lado, quando o estímulo afasta-se do eletrodo de registro, a deflexão é negativa ou para baixo. Quando não há fluxo de cargas entre os eletrodos, o potencial é zero, e uma linha reta é registrada na linha de base do traçado.

Por convenção, 12 derivações (6 derivações dos membros e 6 derivações torácicas) são registradas em um ECG diagnóstico e cada uma fornece uma visão singular das forças elétricas do coração, a partir de uma posição diferente na superfície do corpo. As seis derivações dos membros demonstram as forças elétricas percorrendo o coração no plano frontal ou vertical. Os eletrodos são fixados nos quatro membros ou em áreas representativas do corpo nas proximidades dos ombros e na região inferior do tórax, ou no

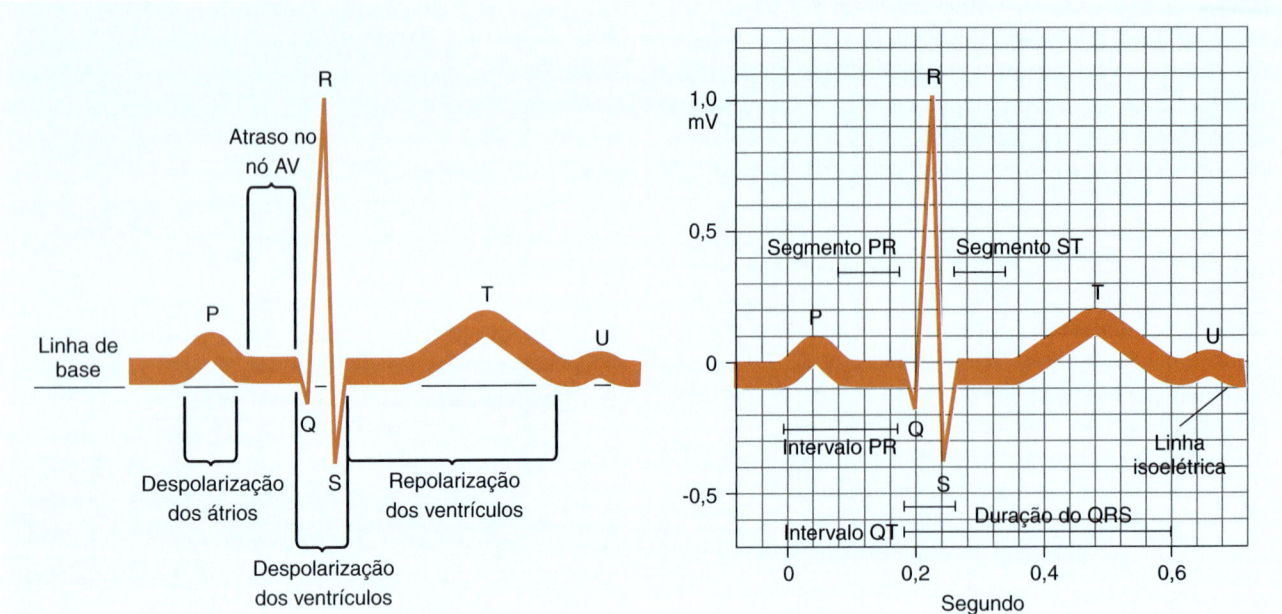

Figura 28.6 • Diagrama do ECG (derivação II) e despolarização e repolarização representativas dos átrios e dos ventrículos. A onda P representa a despolarização atrial, o complexo QRS reflete a despolarização ventricular e a onda T indica a repolarização ventricular. A repolarização dos átrios ocorre durante a despolarização dos ventrículos e fica oculta sob o complexo QRS.

abdome. O potencial elétrico registrado a partir de qualquer membro deve ser o mesmo, independentemente de onde o eletrodo esteja aplicado na extremidade. As seis derivações torácicas oferecem uma visão das forças elétricas que percorrem o coração no plano horizontal. As derivações torácicas são movidas para posições diferentes do tórax, inclusive bordas esternais direita e esquerda e superfície anterior esquerda (Figura 28.7). A derivação do membro inferior direito é usada como eletrodo de aterramento.[8] Quando há necessidade, outros eletrodos podem ser aplicados em outras áreas do corpo, inclusive dorso ou lado direito do tórax anterior direito, para registrar em outras áreas do coração. No entanto, isso não é feito rotineiramente.

Embora a posição exata das derivações do ECG e a escolha certa das derivações sejam aspectos importantes para o monitoramento do ECG, alguns estudos detectaram dois erros comuns: posição inadequada do eletrodo e seleção inadequada dos eletrodos para situações clínicas específicas.[9] A posição incorreta dos eletrodos pode alterar significativamente a morfologia do complexo QRS, resultando no diagnóstico errôneo de arritmias cardíacas ou na impossibilidade de detectar distúrbios da condução cardíaca existentes. Além disso, pode levar os pacientes a receber tratamento desnecessário e potencialmente perigoso (p. ex., cateterismo cardíaco). Se não for necessário, a pessoa será exposta a vários medicamentos, materiais de contraste e outros efeitos colaterais prejudiciais, como o potencial de sangramento.

Estudos demonstraram que o monitoramento do ECG é mais sensível que as queixas do paciente para detectar isquemia miocárdica transitória. O monitoramento do ECG também viabiliza a detecção mais precisa e oportuna de eventos isquêmicos preditivos de complicações imediatas.

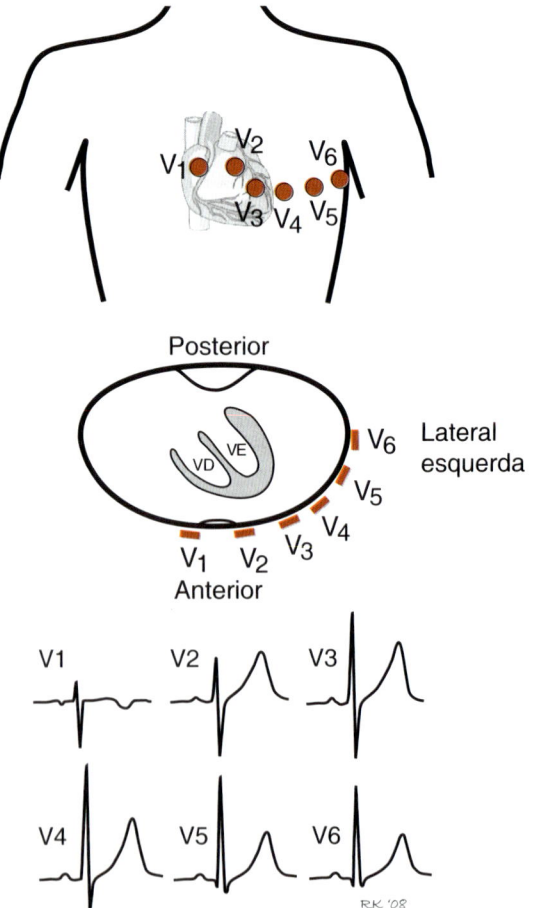

Figura 28.7 • Colocação das seis derivações precordiais e o registro ECG normal das derivações V1 a V6. Esses eletrodos registram a atividade elétrica no plano horizontal, que é perpendicular ao plano frontal das derivações dos membros. Fonte: Klabunde R. E. (2012). Cardiovascular physiology concepts (2. ed., Figura 2.20, p. 35). Philadelphia, PA: Wolters Kluwer.

Recentemente, a American Heart Association (AHA) publicou normas práticas de monitoramento do ECG no ambiente hospitalar.[8] Esse sistema de graduação inclui três categorias:

- Classe I – o monitoramento cardíaco é necessário na maioria ou em todos os pacientes deste grupo
- Classe II – o monitoramento cardíaco pode ser benéfico em alguns casos, mas não é um componente essencial do cuidado prestado a esses pacientes
- Classe III – o monitoramento cardíaco não está indicado porque o risco de um evento grave é tão pequeno nesses casos, que o monitoramento não parece trazer vantagem terapêutica.

Exemplos de pacientes classificados no grupo I são indivíduos que foram reanimados depois de uma parada cardíaca, estão na fase inicial de uma SCA, têm síndromes coronarianas instáveis ou lesões coronarianas de alto risco diagnosticadas recentemente, ou foram submetidos a uma cirurgia cardíaca nas últimas 48 a 72 h. Além disso, a AHA também publicou recomendações relativas à composição das equipes, ao treinamento, à documentação e às medidas para melhorar a qualidade do monitoramento do ECG. É recomendável que essas normas práticas sejam seguidas na tomada de decisões relativas ao monitoramento do ECG.

O ECG é um modo de monitorar a atividade elétrica do coração. Por convenção, 12 derivações (6 derivações dos membros e 6 derivações torácicas) são registradas em um ECG diagnóstico e cada uma oferece uma "imagem" singular das forças elétricas do coração, a partir de uma posição diferente na superfície do corpo. Esse procedimento contribui para a detecção precisa de arritmias e o diagnóstico precoce de alterações causadas por isquemia e infarto nos pacientes com SCA.

DISTÚRBIOS DO RITMO E DA CONDUÇÃO CARDÍACOS

Depois de concluir esta seção, o leitor deverá ser capaz de:

- Caracterizar os efeitos das arritmias cardíacas, inclusive *flutter* e fibrilação atrial (FA), no ritmo cardíaco
- Descrever as características dos bloqueios atrioventriculares de primeiro, segundo e terceiro graus, da taquicardia ventricular e da fibrilação ventricular.

Existem dois tipos de distúrbios do sistema de condução cardíaca: distúrbios do ritmo (arritmias) e distúrbios da condução dos estímulos. Há várias causas de arritmias e distúrbios da condução cardíaca, inclusive anomalias congênitas ou alterações degenerativas do sistema de condução; isquemia e infarto do miocárdio; distúrbios hidreletrolíticos; e efeitos de fármacos. As arritmias não são necessariamente patológicas e podem ocorrer tanto no coração normal quanto em corações alterados por doenças. Os distúrbios do ritmo cardíaco são perigosos porque interferem na função de bomba (contrátil) do coração. Frequências cardíacas excessivamente rápidas (taquiarritmias) reduzem o tempo de enchimento diastólico, diminuem o volume ejetado e a perfusão coronariana e, ao mesmo tempo, aumentam as necessidades de oxigênio do miocárdio. Frequências cardíacas anormalmente lentas (bradiarritmias) podem limitar o fluxo sanguíneo para órgãos vitais, inclusive encéfalo.

> **Conceitos fundamentais**
>
> ### Bases fisiológicas do desenvolvimento de arritmias
>
> - As arritmias cardíacas são distúrbios do ritmo cardíaco relacionados com alterações da automaticidade, excitabilidade, condutividade ou refratariedade das células especializadas do sistema de condução cardíaco.

Mecanismos das arritmias e dos distúrbios da condução

As células especializadas do sistema de condução demonstram quatro propriedades intrínsecas que contribuem para a formação de todos os ritmos cardíacos, sejam normais ou anormais. Essas características são automaticidade, excitabilidade, condutividade e refratariedade. Alterações de qualquer uma delas podem causar arritmias ou distúrbios da condução.

RESUMO

A contração e o relaxamento rítmicos do coração dependem das células especializadas do sistema de condução cardíaca. As células especializadas do nó SA têm frequência intrínseca mais alta de geração de estímulos, conhecida como automaticidade, e funcionam como marca-passo cardíaco. Os estímulos provenientes do nó SA percorrem os átrios e chegam ao nó AV, de onde se dirigem ao fascículo AV e ao sistema de Purkinje do ventrículo. O nó AV é a única conexão entre os sistemas de condução atrial e ventricular. Os átrios e os ventrículos funcionam independentemente, quando a condução do nó AV é bloqueada.

Os potenciais de ação representam as alterações sequenciais dos potenciais elétricos, as quais estão associadas às transferências de íons carreadores de corrente através dos canais iônicos da membrana celular. Os potenciais de ação do músculo cardíaco são divididos em cinco fases: a fase 0 representa a despolarização e caracteriza-se por uma curva ascendente rápida do potencial de ação; a fase 1 caracteriza-se por um período breve de repolarização; a fase 2 consiste no platô, que prolonga a duração do potencial de ação; a fase 3 representa a repolarização; e a fase 4 é o potencial de membrana em repouso. Depois de um potencial de ação, há um período refratário durante o qual a membrana é resistente a um segundo estímulo. Durante o período refratário absoluto, a membrana é insensível a qualquer estímulo. Esse período é seguido do período refratário relativo, durante o qual um estímulo mais intenso é necessário para iniciar um potencial de ação. O período refratário relativo é seguido de um período excitatório supranormal, durante o qual um estímulo fraco pode desencadear uma resposta.

A capacidade demonstrada por algumas células do sistema de condução de iniciar espontaneamente um estímulo ou potencial de ação é conhecida como *automaticidade*. O nó SA tem uma frequência intrínseca de disparo entre 60 e 100 vezes/minuto. Em condições normais, esse nó atua como marca-passo do coração porque alcança o limiar de excitação antes que as outras partes do sistema de condução tenham se recuperado o suficiente para despolarizar. Quando o nó SA despolariza mais lentamente ou quando a condução por ele é bloqueada, outra área com automaticidade assume a função de marca-passo.[1,3] Outras regiões com a propriedade de automaticidade são as fibras atriais com potenciais de ação tipo platô; o nó AV; o feixe de His; e as fibras do ramo de Purkinje. Esses marca-passos têm frequências de disparo mais lentas que a do nó SA. O nó AV tem frequência intrínseca de disparo entre 40 e 60 vezes/minuto, enquanto o sistema de Purkinje dispara a uma frequência de 15 a 40 vezes/minuto. O nó SA pode estar funcionando normalmente, mas em razão de outros fatores desencadeantes, outras células cardíacas podem adquirir propriedades avançadas de automaticidade e começar a gerar estímulos. Esses fatores adicionais poderiam ser lesão, hipoxia, distúrbios eletrolíticos, dilatação ou hipertrofia dos átrios ou dos ventrículos e exposição a algumas substâncias químicas ou fármacos.

Marca-passo ectópico é um foco excitável localizado fora do nó SA e que funciona normalmente, podendo estar localizado em outras partes do sistema de condução ou nas células musculares dos átrios ou dos ventrículos. Quando um marca-passo ectópico inicia um batimento, o paciente apresenta uma extrassístole que não segue as vias normais de condução, não está relacionada com os eventos mecânicos normais e, em geral, torna o coração refratário ou incapaz de responder ao próximo estímulo normal oriundo do nó SA. Contrações desse tipo não trazem consequências negativas aos indivíduos com corações normais e ocorrem como resposta à estimulação do sistema nervoso simpático ou outros estímulos, inclusive cafeína. Em pacientes cardiopatas, as extrassístoles podem causar arritmias mais graves.

O termo *excitabilidade* descreve a capacidade que uma célula tem de responder a um estímulo e gerar um potencial de ação. As células miocárdicas lesadas ou substituídas por tecido fibrótico não têm excitabilidade normal. Por exemplo, durante a fase aguda de um evento isquêmico, as células afetadas tornam-se despolarizadas. Essas células isquêmicas tornam-se eletricamente acopladas à área adjacente sem isquemia; a corrente originada da zona isquêmica pode causar reexcitação das células da zona sem isquemia.

Condutividade é a capacidade de conduzir estímulos, enquanto o termo *refratariedade* descreve o grau de resposta da célula a um estímulo que chega. O período refratário do músculo cardíaco é o intervalo do período de repolarização, durante o qual uma célula excitável não se recuperou suficientemente para ser excitada novamente. Os distúrbios da condutividade ou da refratariedade predispõem às arritmias.

O fenômeno conhecido como reentrada causa muitas taquiarritmias.[1,5] Em condições normais, o estímulo elétrico é conduzido pelo coração em uma sequência ordenada. Em seguida, o estímulo elétrico esgota-se e não entra novamente nos tecidos adjacentes porque estes já foram despolarizados e estão refratários à estimulação imediata. Entretanto, as fibras não ativadas durante a onda inicial de despolarização podem recuperar a excitabilidade antes que o estímulo inicial seja esgotado; essas fibras podem funcionar como ligação para a reexcitação das áreas cardíacas que acabaram de despolarizar e se recuperaram da despolarização inicial.[2] Essa atividade desorganiza a sequência de condução normal. Para que haja reentrada, devem existir áreas de condução lenta e um bloqueio da condução unidirecional (Figura 28.8). A condução lenta é necessária para que as áreas já despolarizadas possam repolarizar adequadamente e conduzir um estímulo outra vez. O bloqueio unidirecional é necessário para formar uma via unidirecional para a reentrada do estímulo original, impedindo assim que os outros estímulos entrando na direção oposta suprimam o circuito de reentrada.[2] A reentrada depende de um estímulo desencadeante (p. ex., uma extrassístole) para iniciar o circuito.

A reentrada pode ocorrer em qualquer parte do sistema de condução. Os componentes funcionais de um circuito de reentrada podem ser grandes, incluindo um sistema de condução especializada inteiro, ou o circuito pode ser microscópico. Isso pode incluir tecido miocárdico, células do nó AV, tecidos juncionais ou ventrículos. Entre os fatores que contribuem para o desenvolvimento de um circuito de reentrada, estão isquemia, infarto e níveis séricos altos de potássio. Tecidos fibróticos interrompem as vias normalmente de baixa resistência entre as células miocárdicas viáveis, retardando a condução, estimulando a ativação assincrônica do miocárdio e predispondo ao bloqueio da condução unidirecional. Existem vários tipos de reentrada. O primeiro é uma reentrada anatômica, que consiste em algum obstáculo anatômico em torno do qual a corrente circulante precisa passar, resultando em uma onda de excitação que segue por uma via já existente.[2] As arritmias que resultam de reentrada anatômica são taquicardias supraventriculares paroxísticas, inclusive síndrome de Wolff-Parkinson-White, FA, *flutter* atrial, reentrada do nó AV e algumas taquicardias ventriculares. A reentrada funcional não depende

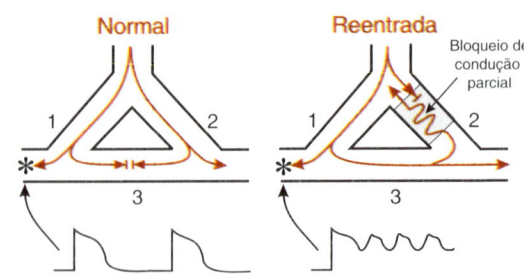

Figura 28.8 • Mecanismo de reentrada. Quando há condução normal dos potenciais de ação, os impulsos que avançam pelos ramos 1 e 2 são cancelados no ramo 3. A reentrada pode ocorrer se o ramo 2 apresentar comprometimento da condução com bloqueio dos impulsos anterógrados, mas com condução lenta de impulsos retrógrados. Se um impulso retrógrado oriundo do ramo 2 atingir o tecido excitável (após o período refratário efetivo [PRE], mas antes do impulso normal seguinte), um potencial de ação prematuro pode ser conduzido pelo ramo 1. Se isso ocorrer com potenciais de ação sucessivos, o resultado é a taquicardia. Fonte: Klabunde R. E. (2012). Cardiovascular physiology concepts (2. ed., Figura 2.11, p. 24). Philadelphia, PA: Wolters Kluwer.

de uma estrutura anatômica para atuar, mas depende de diferenças locais na velocidade de condução e na refratariedade entre fibras adjacentes, as quais possibilitam ao estímulo circular repetidamente em torno da mesma área.[2] O último tipo de reentrada é a em espiral, iniciada por uma corrente que não prossegue por um caminho regular, mas, ao contrário, se afasta, depois se curva e gira. Esses impulsos se tornam erráticos e irregulares no átrio. Isto é o que se vê na FA.

Tipos de arritmias e distúrbios da condução

Arritmias do nó sinusal

Nos corações normais regulados pela atividade do nó sinusal, a frequência varia de 60 a 100 bpm. No ECG, uma onda P pode ser observada antes de cada complexo QRS. O ritmo sinusal normal é considerado o ritmo "habitual" do coração saudável. Com o ritmo sinusal normal, a onda P precede cada complexo QRS e os intervalos R-R permanecem relativamente constantes ao longo do tempo (Figura 28.9). As alterações da função do nó SA causam distúrbios da frequência ou do ritmo das contrações cardíacas.

Por exemplo, a arritmia sinusal respiratória é um ritmo cardíaco evidenciado por alongamento e encurtamento gradativos dos intervalos R-R (ver Figura 28.9). Essa variação dos ciclos cardíacos está relacionada com as oscilações da pressão intratorácica que ocorrem com a respiração e as alterações resultantes do controle autônomo do nó SA. A inspiração acelera a frequência cardíaca, enquanto a expiração a diminui, mas essa arritmia não requer tratamento. A arritmia sinusal respiratória é responsável pela maior parte da variabilidade da frequência cardíaca em indivíduos saudáveis, a qual consiste na variação do sinal cardíaco entre dois batimentos e é considerada um indicador da função normal do sistema nervoso autônomo. Por essa razão, a diminuição da variabilidade da frequência cardíaca foi associada a estados patológicos como infarto do miocárdio, insuficiência cardíaca congestiva, hipertensão arterial, angina estável, diabetes melito e doença pulmonar obstrutiva crônica (DPOC).[9]

Bradicardia sinusal. Significa frequência cardíaca lenta (< 60 bpm; ver Figura 28.9). Nesse tipo de arritmia sinusal, uma onda P ocorre antes de cada complexo QRS. A onda P e o intervalo PR normais (0,12 a 0,20 s) indicam que o estímulo originou-se do nó SA, e não em outra área do sistema de condução com frequência intrínseca mais lenta. A estimulação vagal e também alguns fármacos reduzem a frequência de despolarização do nó SA e a condução pelo nó AV, a fim de reduzir a frequência cardíaca. Esse ritmo pode ser normal em atletas bem treinados que mantêm volumes ejetados grandes e também durante o sono. Na maioria dos casos, a bradicardia sinusal é benigna, a menos que esteja associada à descompensação hemodinâmica, como tontura e fadiga. Essa arritmia também pode ser um indicador de prognóstico desfavorável, quando está associada a um infarto agudo do miocárdio e ocorre depois da reanimação de um paciente que teve parada cardíaca.[10]

Pausa ou parada sinusal. Refere-se à incapacidade de o nó SA despolarizar, acarretando pulsação irregular. O impulso não prossegue através do nó AV. O ritmo de escape ocorre quando outro marca-passo assume o controle. A parada sinusal pode causar períodos longos de assistolia e, em muitos casos, predispõe a outras arritmias. As causas de parada sinusal são anormalidades do nó SA, intoxicação digitálica, acidente vascular encefálico (AVE), infarto do miocárdio, miocardite aguda, hiperatividade vagal, apneia do sono, tratamento com quinidina ou lidocaína, e hiperpotassemia ou hipopotassemia.[10,11]

Taquicardia sinusal. Caracteriza-se pela frequência cardíaca rápida (> 100 bpm), com origem no nó SA (ver Figura 28.9). Antes de cada complexo QRS, deve haver uma onda P e um intervalo PR normais. O mecanismo da taquicardia sinusal é a automaticidade exacerbada relacionada à estimulação simpática ou à supressão do tônus vagal. A taquicardia sinusal é uma reação normal que ocorre com febre, sangramento, ansiedade, dor e esforço físico, bem como nas condições que acarretam ativação simpática. Esse tipo de arritmia pode estar associado à insuficiência cardíaca congestiva, ao infarto do miocárdio e ao hipertireoidismo. Fármacos como atropina, isoproterenol, epinefrina e quinidina também podem ser a causa.[11,12]

Síndrome do nó sinusal doente. Síndrome do nó sinusal doente (SNSD) é um termo usado para descrever alguns

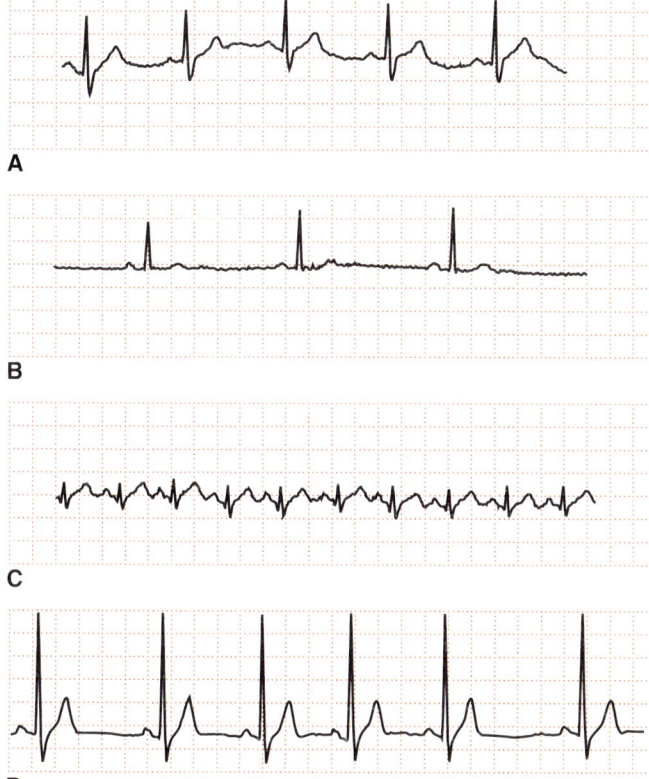

Figura 28.9 • Traçados de eletrocardiograma com ritmos originados do nó sinusal. **A.** Ritmo sinusal normal (60 a 100 bpm). **B.** Bradicardia sinusal (< 60 bpm). **C.** Taquicardia sinusal (> 100 bpm). **D.** Arritmia sinusal respiratória evidenciada por alongamento e encurtamento progressivos dos intervalos R-R.

tipos de geração dos estímulos cardíacos e distúrbios da condução intra-atrial e AV.[11-14] Na maioria dos casos, essa síndrome é causada pela destruição parcial ou total do nó SA, áreas de descontinuidade nodoatrial, alterações inflamatórias ou degenerativas dos nervos e gânglios que circundam o nó, ou alterações patológicas da parede atrial.[10] Além disso, a obstrução da artéria do nó sinusal pode ser um fator contribuinte significativo. A SNSD é idiopática na maioria dos casos, mas pode ser encontrada em pacientes com doença coronariana, processos infecciosos fibróticos, com o uso de alguns fármacos e nas doenças do colágeno vascular.[12,13] Em crianças, essa síndrome está associada mais comumente às anomalias cardíacas congênitas, principalmente depois de cirurgias cardíacas reparadoras.[14]

As arritmias associadas à SNSD incluem uma bradicardia sinusal espontânea e persistente, que não é apropriada às condições fisiológicas; parada sinusal longa ou bloqueio de saída sinoatrial; combinações de distúrbios da condução SA e AV; ou paroxismos alternantes de taquiarritmias atriais regulares ou irregulares com períodos de frequências atriais e ventriculares lentas (síndrome de bradicardia-taquicardia).[10,12,14] Na maioria dos casos, o termo *síndrome do nó sinusal doente* é usado para descrever a síndrome de bradicardia-taquicardia. A bradicardia é causada por doença do nó sinusal (ou outras vias de condução intra-atriais), enquanto a taquicardia é desencadeada por arritmias atriais ou juncionais paroxísticas. As pessoas afetadas por essa síndrome geralmente são assintomáticas. As manifestações clínicas mais comuns da SNSD incluem tontura, vertigem e síncope, todas relacionadas com as bradiarritmias.[14] Quando os pacientes com essa síndrome têm palpitações, elas geralmente são resultantes das taquiarritmias e sugerem a existência da síndrome de bradicardia-taquicardia.

O tratamento depende do distúrbio do ritmo e frequentemente requer a implantação de um marca-passo permanente. A regulação da bradicardia por marca-passo, combinada com tratamento farmacológico para controlar a taquicardia, geralmente é necessária aos pacientes com síndrome de bradicardia-taquicardia.[10,11] Os fármacos que afetam a despolarização do nó SA devem ser utilizados com cautela em pacientes sem marca-passo implantado.

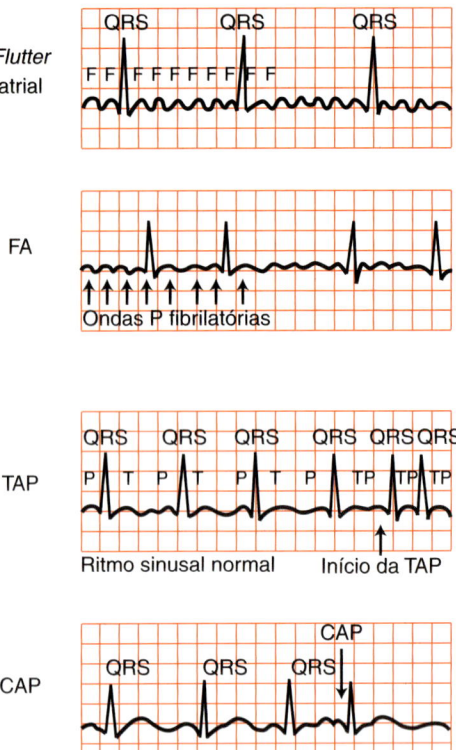

Figura 28.10 • Traçados de eletrocardiogramas com arritmias atriais. O *flutter* atrial (*primeiro traçado*) caracteriza-se por ondas de oscilação atrial (*F*), ocorrendo a uma frequência entre 240 e 450 bpm. A frequência ventricular é mantida regular pela condução de um estímulo a cada seis contrações atriais. A fibrilação atrial (FA; *segundo traçado*) mostra uma atividade elétrica atrial grosseiramente desorganizada e irregular quanto à frequência e ao ritmo. A resposta ventricular é irregular e não há ondas P detectáveis. O *terceiro traçado* ilustra taquicardia atrial paroxística (TAP) precedida de ritmo sinusal normal. O *quarto traçado* revela extrassístoles atriais (ESA).

Conceitos fundamentais

Arritmias supraventriculares e ventriculares

- As arritmias supraventriculares são distúrbios do ritmo ou da condução atrial que afetam estruturas situadas acima dos ventrículos
- As arritmias ventriculares são distúrbios do ritmo ou da condução ventricular e podem ser fatais.

Arritmias de origem atrial

Os estímulos gerados no nó SA percorrem as vias de condução atriais e chegam ao nó AV. As arritmias de origem atrial são extrassístoles atriais (ESA), taquicardias atriais focais e multifocais, *flutter* atrial e FA (Figura 28.10).

Extrassístoles atriais. Originam-se nas vias de condução atrial ou nas células do músculo atrial e ocorrem antes do próximo estímulo esperado do nó SA. Em geral, esse estímulo para contrair é transmitido ao ventrículo e retorna ao nó SA. A localização do foco ectópico determina a configuração da onda P. Em geral, quanto mais perto o foco ectópico estiver do nó SA, mais o complexo ectópico assemelha-se a um complexo sinusal normal. A transmissão retrógrada ao nó SA geralmente interrompe o sincronismo do batimento sinusal seguinte, de modo que ocorre uma pausa entre dois batimentos conduzidos normalmente. Nos indivíduos saudáveis, as ESA podem ser causadas por estresse, álcool, tabagismo ou cafeína. Também foram associadas a infarto do miocárdio, intoxicação digitálica, níveis séricos baixos de potássio ou magnésio, e hipoxia.

Taquicardias atriais. A taquicardia atrial pode ser multifocal (oriunda de várias áreas ectópicas no átrio) ou focal (proveniente de apenas uma área no átrio). Na taquicardia atrial multifocal, as ondas P têm aspecto diferente, porque se originam em pontos diferentes do átrio, e são irregulares, com frequências superiores a 100 bpm. A taquicardia atrial focal é regular, com frequências em torno de 100 a 250 bpm.

Dependendo do tipo de taquicardia atrial existente, há causas orgânicas diferentes. A taquicardia atrial multifocal ocorre, habitualmente, em adultos mais maduros com DPOC, hipoxia e distúrbios eletrolíticos. De modo geral, a taquicardia atrial focal está associada ao consumo de cafeína e bebidas alcoólicas, valvopatia mitral, cardiopatia reumática, infarto agudo do miocárdio (IAM), DPOC, hipopotassemia e intoxicação digitálica. A taquicardia atrial multifocal é corrigida pelo tratamento da doença subjacente. A taquicardia atrial focal pode ser tratada pela identificação da causa subjacente, uso de agentes antiarrítmicos ou (se esses falharem) via ablação por radiofrequência (RF) do foco ectópico responsável pela taquicardia atrial.[15]

Flutter atrial. É uma taquicardia ectópica atrial rápida com frequência entre 240 e 450 bpm. Existem dois tipos de *flutter* atrial: típico e atípico.[10,15] Mais conhecido, o *flutter* atrial típico (às vezes denominado tipo I) é resultante de um ritmo de reentrada no átrio direito, o qual pode ser captado e interrompido usando técnicas de estimulação atrial. A frequência atrial do *flutter* do tipo I propriamente dito costuma oscilar na faixa de 300 bpm, mas pode variar entre 240 e 340 bpm.

Nos casos de *flutter* atrial típico, o ECG apresenta um padrão serrilhado bem definido nas derivações aVF, V_1 e V_5.[16] A frequência e a regularidade da resposta ventricular são variáveis e dependem da sequência de condução AV. Quando é regular, a frequência de resposta ventricular geralmente é uma fração definida da frequência atrial (*i. e.*, quando a condução dos átrios aos ventrículos é de 2:1, uma frequência de *flutter* atrial de 300 resultaria em uma frequência ventricular de 150 bpm). O complexo QRS pode ser normal ou anormal, dependendo da existência ou inexistência de distúrbios da condução intraventricular ou condução ventricular anômala.

O *flutter* atrial raramente é diagnosticado em indivíduos saudáveis e normais, mas pode ser encontrado em pacientes de qualquer idade com anormalidades atriais coexistentes. Entre os subgrupos especialmente suscetíveis a desenvolver *flutter* atrial estão crianças, adolescentes e adultos submetidos a cirurgias cardíacas para correção de cardiopatias congênitas complexas.[15]

Fibrilação atrial. Caracteriza-se pela ativação atrial rápida e desorganizada, acompanhada de contrações descoordenadas dos átrios.[17] Na maioria dos casos, vários pequenos circuitos de reentrada originam-se constantemente dos átrios e colidem, são extintos e, então, reiniciam. A FA ocorre quando as células atriais não conseguem repolarizar a tempo para o próximo estímulo que chega. No ECG, a FA caracteriza-se por um padrão altamente desorganizado de atividade elétrica atrial, a qual é irregular quanto à frequência e ao ritmo, e não apresenta ondas P discerníveis. A atividade atrial é representada pelas ondas fibrilatórias (f) com amplitude, duração e morfologia variáveis. Essas ondas f aparecem como oscilações aleatórias da linha de base. Em razão da condução aleatória pelo nó AV, os complexos QRS têm padrão irregular.

A FA pode ser classificada em três categorias – paroxística, persistente e permanente.[17] A FA paroxística termina espontaneamente e dura menos de 7 dias, enquanto a forma persistente estende-se por mais tempo e geralmente requer intervenção, inclusive cardioversão. A FA é classificada como permanente quando as tentativas de suprimi-la fracassam e o paciente permanece em FA. Durante a FA, a frequência atrial geralmente varia de 400 a 600 bpm e vários estímulos são bloqueados no nó AV. A resposta ventricular é totalmente irregular e varia de 80 a 180 bpm quando o paciente não é tratado. Em razão das alterações do volume ejetado resultantes dos períodos variáveis de enchimento diastólico, nem todas as contrações ventriculares produzem pulso palpável. A diferença entre a frequência apical e os pulsos periféricos palpáveis é conhecida como *déficit de pulso*. O déficit de pulso aumenta quando a frequência ventricular é alta.

A FA pode ocorrer em indivíduos sem qualquer doença aparente, ou pode acometer pacientes com doença coronariana, doença da valva mitral, cardiopatia isquêmica, hipertensão arterial, infarto do miocárdio, pericardite, insuficiência cardíaca congestiva, intoxicação digitálica e hipertireoidismo. É comum ocorrer conversão espontânea ao ritmo sinusal nas primeiras 24 h de FA, e isso acontece em até dois terços dos pacientes com a arritmia.[17]

A FA é a arritmia crônica mais comum, e sua incidência e prevalência aumentam com o avanço da idade. A incidência dessa arritmia aumenta com o envelhecimento. Por exemplo, a FA ocorre em menos de 0,5% da população com menos de 50 anos, mas aumenta para 2% na faixa etária de 60 a 69 anos. A prevalência também é maior nos homens do que nas mulheres.[17]

Os sintomas da FA crônica são variáveis. Alguns pacientes têm sintomas mínimos, enquanto outros referem queixas graves, principalmente no início da arritmia. Os sintomas variam de palpitações a edema agudo do pulmão. Fadiga e outras queixas inespecíficas são comuns em idosos. Essa arritmia predispõe os pacientes à formação de trombos atriais com risco subsequente de AVE embólico.

O tratamento da FA depende da causa, do tempo decorrido desde seu início e da persistência da condição. A FA pode ser tratada com antiarrítmicos para controlar a frequência ou conseguir conversão clínica ao ritmo sinusal. Além disso, anticoagulantes podem ser usados para evitar AVE embólico, dependendo do seu risco associado.[18] A cardioversão pode ser considerada em alguns casos, principalmente quando há edema pulmonar ou instabilidade cardíaca.

Taquicardia supraventricular paroxística. O termo refere-se às taquiarritmias que se originam acima da bifurcação do feixe de His e têm início e término repentinos. A frequência cardíaca pode variar de 140 a 240 bpm e pode ser absolutamente regular, mesmo com esforços físicos ou mudança de posição. A maioria dos pacientes continua assintomática, exceto pela percepção de batimentos cardíacos rápidos, mas alguns podem referir dispneia, especialmente quando os episódios são prolongados. A reentrada é o mecanismo mais comum de taquicardia supraventricular paroxística. Isso pode ser causado por reentrada no nó AV, síndrome de Wolff-Parkinson-White (causada por uma via de condução acessória entre os átrios e os ventrículos) ou reentrada intra-atrial ou no nó sinusal.

Arritmias juncionais

O nó AV pode funcionar como marca-passo quando o nó SA não consegue desencadear um estímulo. Os ritmos juncionais podem ser transitórios ou permanentes e, em geral, têm frequências entre 40 e 60 bpm. As fibras juncionais do nó AV ou do feixe de His também podem funcionar como marca-passos ectópicos, desencadeando complexos juncionais prematuros. Outro ritmo originado dos tecidos juncionais é a taquicardia juncional não paroxística. Em geral, esse ritmo tem início e término gradativos. Contudo, pode começar repentinamente quando o marca-passo dominante diminui suficientemente sua frequência de ativação. A frequência associada à taquicardia juncional varia de 70 a 130 bpm, mas pode ser mais alta.[2] As ondas P podem preceder, sobrepor-se ou ocorrer depois dos complexos QRS, dependendo do local de onde se originam os estímulos. O significado clínico da taquicardia juncional não paroxística é o mesmo das taquicardias atriais. O tratamento de ablação por cateter tem sido realizado com sucesso para tratar alguns pacientes com taquicardias juncionais recidivantes ou incontroláveis. A taquicardia juncional não paroxística é encontrada mais comumente nos pacientes com doença cardíaca coexistente, inclusive infarto de parede posterior do miocárdio ou miocardite, ou depois de cirurgias cardíacas abertas. Essa arritmia também ocorre nos pacientes com intoxicação digitálica.

Distúrbios de ritmo e condução ventriculares

As fibras juncionais do nó AV se unem ao feixe de His, que se divide para formar os ramos cardíacos direito e esquerdo. Os ramos cardíacos também se dividem e formam as fibras de Purkinje, que inervam as paredes dos ventrículos (ver Figura 28.1). À medida que o estímulo cardíaco sai das fibras juncionais, percorre o fascículo AV (feixe de His). Em seguida, o estímulo desce pelos ramos direito e esquerdo, localizados sob o endocárdio nos dois lados do septo, e se espalha pelas paredes dos ventrículos. A interrupção da condução dos estímulos pelos ramos cardíacos é conhecida como *bloqueio de ramo*. Em geral, esses bloqueios não causam alterações do ritmo cardíaco. Por outro lado, o bloqueio de ramo interrompe a progressão normal da despolarização, levando os ventrículos a despolarizar um depois do outro, uma vez que os estímulos precisam percorrer os tecidos musculares em vez de passar pelos tecidos de condução especializados. Essa condução mais longa torna o complexo QRS mais amplo que o normal (0,08 a 0,12 s). O ramo esquerdo se bifurca e forma os fascículos anterior e posterior esquerdos.

Síndrome do QT longo e torsade de pointes

A *síndrome do QT longo* (SQTL) caracteriza-se pelo prolongamento do intervalo QT, o qual pode acarretar uma forma característica de taquicardia ventricular polimórfica, conhecida como *torsade de pointes,* e morte cardíaca súbita.[10,12] A *torsade de pointes* é um tipo específico de taquicardia ventricular (Figura 28.11). O termo refere-se à polaridade do complexo QRS, que oscila de positiva para negativa e vice-versa. A anormalidade do complexo QRS caracteriza-se por complexos

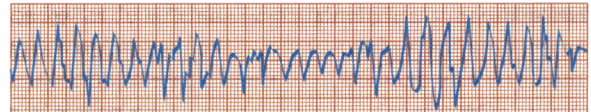

Figura 28.11 • *Torsade de pointes.* Fonte Morton P. G., Fontaine D. K. (2018). *Critical care nursing: A holistic approach* (11. ed., Figura 17-27B, p. 227). Philadelphia, PA: Wolters Kluwer.

polimórficos bizarros e grandes, que variam (geralmente de um batimento a outro) em amplitude, direção e quanto à rotação dos complexos em torno da linha isoelétrica. A frequência da taquicardia varia de 100 a 180, mas pode chegar a 200 a 300 bpm. O ritmo é ligeiramente instável e pode terminar em fibrilação ventricular ou voltar ao ritmo sinusal.

Vários fármacos e distúrbios que diminuem a amplitude das correntes repolarizantes causadas pela saída do potássio ou aumentam a magnitude das correntes despolarizantes devido à entrada de sódio e cálcio podem causar a SQTL. Desse modo, há um atraso da repolarização dos ventrículos com formação de pós-potenciais despolarizantes iniciais que desencadeiam a arritmia. Nos casos típicos, o intervalo QT é medido em uma derivação na qual a onda T é proeminente e sua terminação pode ser diferenciada facilmente, inclusive V_2 ou V_3. Como o intervalo QT diminui com a taquicardia e aumenta com a bradicardia, sua correção geralmente se baseia na frequência cardíaca e o valor resultante é conhecido como QT_c.[19] No entanto, um QT_c maior que 440 ms nos homens e 460 ms nas mulheres foi relacionado com episódios de arritmias agudas e morte súbita.

A SQTL foi subclassificada nas formas hereditária e adquirida, mas as duas estão associadas ao desenvolvimento de *torsade de pointes* e morte cardíaca súbita. As formas hereditárias da SQTL são causadas por anormalidades proteicas de canais iônicos de membrana, sejam distúrbios do canal de potássio ou de sódio.[20,21]

A SQTL adquirida foi relacionada com vários distúrbios, inclusive uso de cocaína, exposição aos organofosforados, distúrbios eletrolíticos, bradicardia grave, infarto do miocárdio, hemorragia subaracnóidea, neuropatia autônoma, infecção pelo vírus da imunodeficiência humana (HIV) e jejum com conservação de proteínas.[21] Entre os fármacos associados à SQTL, estão digitálicos, antiarrítmicos (p. ex., amiodarona, procainamida e quinidina), verapamil (bloqueador do canal de cálcio), haloperidol (antipsicótico) e eritromicina (antibiótico).[19] As formas adquiridas da SQTL geralmente são classificadas como pausa-dependentes, porque a *torsade de pointes* comumente associada ocorre com frequências cardíacas lentas ou em resposta à sequência de intervalos R-R curtos-longos-curtos. O tratamento das formas adquiridas da SQTL tem como objetivo principal identificar e eliminar o agente desencadeante, embora a adoção de medidas de emergência para modular a função das correntes iônicas transmembrana possa salvar a vida do paciente.

Arritmias ventriculares

As arritmias que se originam dos ventrículos geralmente são consideradas mais graves que as arritmias atriais, porque podem interferir na função bombeadora (contrátil) do coração.

Extrassístoles ventriculares. São causadas por um marca-passo ectópico ventricular. Após uma extrassístole ventricular, o ventrículo geralmente não consegue repolarizar o suficiente para responder ao próximo estímulo proveniente do nó SA. Esse atraso – geralmente referido como *pausa compensatória* – ocorre enquanto o ventrículo aguarda para restabelecer seu ritmo preexistente (Figura 28.12). Quando ocorre uma extrassístole ventricular, o volume diastólico geralmente não é suficiente para a ejeção de sangue no sistema arterial. Consequentemente, as extrassístoles ventriculares em geral não produzem pulsos palpáveis, ou a amplitude dos pulsos é significativamente reduzida. Na ausência de doença cardíaca associada, as extrassístoles ventriculares comumente não têm consequências clínicas significativas. A incidência dessa arritmia é maior nos pacientes com isquemia, IAM, história pregressa de infarto do miocárdio, hipertrofia ventricular, infecção, hiperatividade do sistema nervoso simpático ou frequência cardíaca acelerada.[22] As extrassístoles ventriculares também podem ser causadas por distúrbios eletrolíticos ou fármacos.

O padrão especial de extrassístole ventricular conhecido como *bigeminismo ventricular* é uma arritmia na qual cada batimento normal é seguido ou está ligado a uma extrassístole ventricular. Em geral, esse padrão indica intoxicação digitálica ou doença cardíaca. Extrassístoles ventriculares frequentes em pacientes com cardiopatias predispõem ao desenvolvimento de outras arritmias mais graves, inclusive taquicardia ventricular e fibrilação ventricular.

Taquicardia ventricular. Descreve um ritmo cardíaco originado de áreas distais à bifurcação do feixe de His, no sistema de condução especializado do músculo ventricular, ou de ambos.[2] Essa arritmia caracteriza-se por frequência ventricular entre 70 e 250 bpm com início súbito ou insidioso. Em geral, a taquicardia ventricular é detectada no ECG por complexos QRS amplos, altos e de aspecto bizarro, que se estendem por mais de 0,12 s (ver Figura 28.12). Os complexos QRS podem ter aspecto homogêneo (*monomórficos*) ou podem variar aleatoriamente de maneira repetitiva (p. ex., *torsade de pointes*) com padrão alternante (p. ex., bidirecional) ou padrão estável, embora com morfologia variável (*polimórficos*).[12] A taquicardia ventricular pode ser sustentada com duração superior a 30 s e necessidade de intervenção, ou pode ser intermitente e desaparecer espontaneamente. Esse ritmo é perigoso porque elimina o "chute" atrial e pode diminuir o tempo de enchimento diastólico a ponto de reduzir profundamente ou impedir por completo a ejeção de um débito cardíaco suficiente.

Flutter **e fibrilação ventriculares.** São distúrbios graves do ritmo cardíaco que levam os pacientes ao óbito em alguns minutos, a menos que sejam adotadas medidas corretivas imediatas. Com o *flutter* ventricular, o padrão do ECG exibe ondas sinusoides com oscilações amplas a uma frequência de 150 a 300 por minuto.[10] Com a fibrilação ventricular, o ventrículo tremula, mas não contrai. O padrão clássico do ECG da fibrilação ventricular consiste em uma desorganização grosseira, sem traçados ou intervalos detectáveis (ver Figura 28.12). Quando os ventrículos não contraem, não há débito cardíaco nem pulsos palpáveis ou audíveis. A desfibrilação imediata por choque elétrico com corrente elétrica não sincronizada é fundamental nos casos de *flutter* e fibrilação ventriculares seguidos de perda da consciência.[10]

Distúrbios da condução atrioventricular

Em condições normais, a junção AV – que consiste no nó AV e suas conexões até a entrada nas vias internodais atriais, no fascículo AV e na parte não ramificada do feixe de His – estabelece a única conexão para transmissão dos estímulos entre os sistemas de condução atrial e ventricular. As fibras juncionais do nó AV têm características de alta resistência que acarretam um atraso na transmissão dos estímulos entre os átrios e os ventrículos. Esse atraso proporciona o tempo ideal para a contribuição atrial para o enchimento ventricular e evita que os ventrículos respondam às frequências anormalmente rápidas originadas nos átrios. Os distúrbios da condução do nó AV estão associados mais comumente à fibrose ou à retração fibrótica das fibras do sistema de condução. Esses distúrbios também podem ser causados por fármacos, inclusive digoxina, bloqueadores beta-adrenérgicos, bloqueadores do canal de cálcio e antiarrítmicos da classe 1A.[23] Outros fatores contribuintes são distúrbios eletrolíticos, IAM, fibrose idiopática do sistema de condução, doença inflamatória ou cirurgia cardíaca. Algumas outras causas menos comuns são infecções e doenças autoimunes, oncológicas e iatrogênicas.

O termo *bloqueio atrioventricular* (BAV) refere-se às anormalidades da condução dos estímulos; pode ser normal, fisiológico (p. ex., tônus vagal) ou patológico. Essa arritmia pode

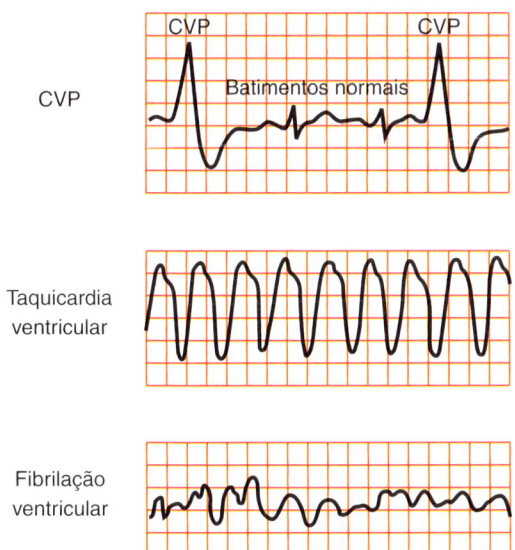

Figura 28.12 • Traçados de eletrocardiografia (ECG) com arritmias ventriculares. As extrassístoles ventriculares (*traçado superior*) originam-se de um foco ectópico ventricular e causam distorção do complexo QRS. Como o ventrículo geralmente não consegue repolarizar suficientemente para responder ao próximo impulso proveniente do nó SA, a extrassístole ventricular frequentemente é seguida por uma pausa compensatória. A taquicardia ventricular (*traçado do meio*) caracteriza-se por frequência ventricular alta (70 a 250 bpm) e ausência de ondas P. Com a fibrilação ventricular (*traçado inferior*), não há contrações ventriculares regulares ou eficazes e o traçado do ECG é totalmente desorganizado.

ser causada por bloqueio da condução no átrio, nas fibras do nó AV ou no fascículo AV (i. e., feixe de His), que está em continuidade com o sistema de condução de Purkinje dos ventrículos. No ECG, o intervalo PR corresponde ao tempo necessário para que o estímulo cardíaco seja levado do nó SA às fibras do sistema ventricular. Normalmente, o intervalo PR dura 0,12 a 0,20 s.

Bloqueio atrioventricular de primeiro grau.
Caracteriza-se por um intervalo PR prolongado (> 0,20 s; Figura 28.13) que indica atraso da condução AV, embora todos os estímulos atriais estejam sendo conduzidos aos ventrículos. Em geral, essa condição causa ritmos atriais e ventriculares regulares. O prolongamento clinicamente significativo do intervalo PR pode ser causado por retardos da condução no próprio nó AV, no sistema de His-Purkinje, ou ambos.[18] Quando o complexo QRS tem contorno e duração normais, o retardo AV quase sempre ocorre no nó AV e raramente no feixe de His. Por outro lado, quando o complexo QRS está prolongado e revela um padrão de bloqueio de ramo, o atraso da condução pode ocorrer no nó AV ou no sistema de His-Purkinje. O bloqueio de primeiro grau pode ser causado por doenças do nó AV, inclusive isquemia ou infarto, ou por infecções como febre reumática ou miocardite.[21,23] Em geral, o BAV de primeiro grau isolado não causa sintomas e não há indicação para uso de marca-passo temporário ou permanente, embora os pacientes devam ser monitorados.

Bloqueio atrioventricular de segundo grau.
Caracteriza-se pela impossibilidade intermitente de conduzir um ou mais estímulos dos átrios aos ventrículos. A onda P não conduzida pode aparecer de maneira intermitente ou frequente. Um aspecto diferenciador do bloqueio AV de segundo grau é que as ondas P conduzidas estão relacionadas aos complexos QRS com intervalos PR recorrentes; isto é, a associação das ondas P aos complexos QRS não é aleatória.[18] Os BAV de segundo grau podem ser subdivididos em dois tipos: tipo I (i. e., tipo I de Mobitz, ou fenômeno de Wenckebach) e tipo II (i. e., tipo II de Mobitz). O BAV do *tipo I de Mobitz* caracteriza-se pelo prolongamento progressivo do intervalo PR, até que um estímulo seja bloqueado e a sequência comece novamente. Isso ocorre nos pacientes com infarto de parede inferior do miocárdio, principalmente quando também há infarto do ventrículo direito. Em geral, esse tipo de bloqueio está associado a uma frequência ventricular adequada e raramente causa sintomas. A arritmia geralmente é transitória e não requer utilização de um marca-passo temporário.[18] Com o bloqueio AV *tipo II de Mobitz*, há um bloqueio intermitente dos estímulos atriais com intervalo PR constante (ver Figura 28.13). Essa arritmia frequentemente acompanha infartos da parede anterior e pode demandar o uso de um marca-passo temporário ou permanente. O bloqueio tipo II está associado a uma taxa de mortalidade alta. Além disso, o bloqueio AV tipo II de Mobitz está associado a outros tipos de cardiopatia orgânica e frequentemente evolui para BAV completo.

Bloqueio atrioventricular de terceiro grau.
Ocorre quando a linha de condução entre os átrios e os ventrículos é perdida, resultando na condição em que a despolarização dos átrios e dos ventrículos é controlada por marca-passos diferentes (ver Figura 28.13). O marca-passo atrial pode ser sinusal ou de origem ectópica. Em geral, o marca-passo ventricular está localizado pouco abaixo da região do bloqueio. Os átrios geralmente continuam a contrair a uma frequência normal e os ventrículos estabelecem sua frequência própria, que normalmente é lenta (30 a 40 bpm). Embora dissociadas, as frequências atrial e ventricular são regulares. O BAV de terceiro grau pode ser causado por uma interrupção ao nível do nó AV, feixe de His ou sistema de Purkinje. Os BAV de terceiro grau ao nível do nó AV geralmente são congênitos, enquanto os bloqueios do sistema de Purkinje muitas vezes são adquiridos. O ECG comumente apresenta complexos QRS normais e com frequências na faixa de 40 a 60 complexos/minuto, quando o bloqueio ocorre antes do feixe de His.

O BAV completo diminui o débito cardíaco e podem ocorrer períodos de síncope (perda da consciência) conhecidos como *ataque de Stokes-Adams*.[18] Outros sinais e sintomas são tontura, fadiga, intolerância aos esforços ou episódios de insuficiência cardíaca aguda.[1] A maioria dos pacientes com BAV completo deve usar um marca-passo cardíaco permanente.

Arritmias hereditárias

As arritmias cardíacas são mais comuns nos pacientes com doenças cardíacas, distúrbios eletrolíticos ou outras anormalidades demonstráveis. A cardiopatia isquêmica é a causa principal de fibrilação ventricular, enquanto as cardiopatias estruturais (p. ex., miocardiopatia dilatada e hipertrófica) são responsáveis pela maioria dos casos restantes. Por muitos anos, quando as pessoas morriam subitamente, a condição era chamada de fibrilação ventricular idiopática, porém as

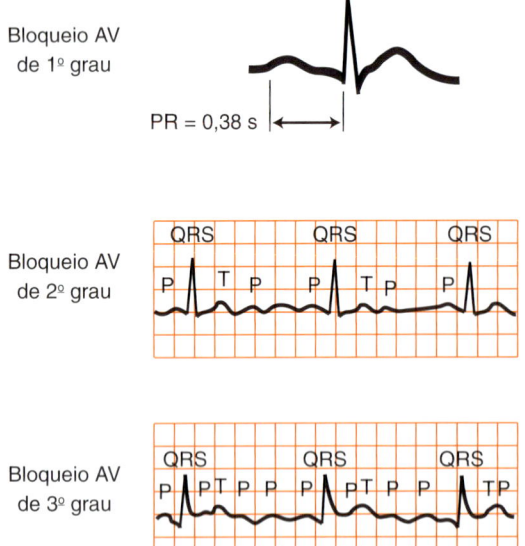

Figura 28.13 • Alterações eletrocardiográficas que ocorrem com as alterações da condução no nó AV. O *traçado superior* mostra o prolongamento do intervalo PR, uma alteração típica do BAV de primeiro grau. O *traçado do meio* ilustra um BAV de segundo grau tipo II de Mobitz, no qual a condução de uma ou mais ondas P é bloqueada. No BAV de terceiro grau (*traçado inferior*), os estímulos conduzidos pelo nó AV são totalmente bloqueados, enquanto os átrios e os ventrículos desenvolvem frequências próprias de geração de estímulos.

anormalidades no canal iônico ou canalopatias eram a verdadeira causa subjacente.[24] Ao longo das últimas décadas, foram acumuladas evidências significativas indicando que esses casos resultam de anomalias determinadas geneticamente das proteínas dos canais iônicos que controlam a atividade elétrica do coração. Muitos genes foram associados às canalopatias arritmogênicas hereditárias, e espera-se que outros sejam identificados e relacionados com as mortes súbitas de pacientes com corações aparentemente normais.[24,25] Entre os distúrbios arritmogênicos hereditários estão a SQTL hereditária, a síndrome do QT curto (SQTC), a síndrome de Brugada e a taquicardia ventricular polimórfica catecolaminérgica.

Síndrome do QT longo congênita.
É uma doença arritmogênica hereditária, que se caracteriza por arritmias ventriculares potencialmente fatais. Centenas de mutações genéticas foram identificadas em três genes principais e em nove genes secundários, as quais determinam a suscetibilidade à SQTL.[20] Os marcadores eletrocardiográficos da SQTL consistem no prolongamento do intervalo QT, onda T com morfologia anormal e taquicardia ventricular polimórfica típica (*torsade de pointes*). A gravidade das manifestações clínicas da SQTL varia desde a doença plenamente desenvolvida com prolongamento acentuado do intervalo QT e síncopes repetidas, até as formas subclínicas com prolongamento limítrofe do intervalo QT e nenhuma arritmia ou episódios de síncope.

Dependendo do gene afetado, o tratamento prolongado com bloqueadores beta-adrenérgicos, marca-passo permanente ou desnervação simpática do coração esquerdo geralmente é eficaz.[25] A colocação de um cardioversor-desfibrilador implantável é recomendada aos pacientes que apresentam síncopes repetidas, arritmias ventriculares sustentadas ou parada cardíaca súbita, apesar do tratamento farmacológico.

Síndrome do QT curto.
Foi descrita inicialmente no ano 2000 e está associada à redução do intervalo QT a menos de 330 ms. Ainda existem poucas informações sobre essa síndrome. Contudo, entre os estudos realizados até hoje, a maioria dos pacientes afetados pelo distúrbio era assintomática e alguns apresentavam história de síncope. O tratamento de escolha continua sendo o cardioversor-desfibrilador implantável, para evitar morte cardíaca súbita.[16,26]

Síndrome de Brugada.
Descrita inicialmente em 1992, a síndrome de Brugada é um distúrbio autossômico dominante evidenciado por elevação do segmento ST nas derivações precordiais de V_1 a V_3, bloqueio de ramo direito e predisposição à taquicardia ventricular.[25] Os sintomas associados a esse eletrocardiograma incluem síncope, palpitações, desconforto no peito, parada cardíaca e respiração agônica noturna. Até hoje, a síndrome de Brugada foi associada a um único gene codificador do canal de sódio do coração. Nos casos típicos, a síndrome evidencia-se na vida adulta, com penetrância muito variável, sendo que uma porcentagem alta dos portadores da mutação é assintomática.[26] Ainda que a síndrome seja herdada como traço autossômico, observou-se que as manifestações clínicas eram mais comuns nos homens do que nas mulheres (razão de 8:1).[24]

Taquicardia ventricular polimórfica catecolaminérgica.
A taquicardia ventricular polimórfica catecolaminérgica (TVPC) caracteriza-se por taquicardia ventricular, síncope e morte súbita, com padrão de ocorrência familiar ou esporádica e na ausência de cardiopatia ou anormalidades do ECG.

Em geral, o ECG dos pacientes com TVPC é praticamente normal, sem doença cardíaca estrutural. Atividade física e emoções súbitas são fatores desencadeantes específicos das arritmias dos pacientes com TVPC. A complexidade das arritmias aumenta progressivamente com intensificação do estresse, desde batimentos prematuros isolados até bigeminismo com períodos de taquicardia ventricular. É particularmente importante realizar análises genéticas para identificar as mutações. Se não tratada, a doença é altamente maligna, mas quando identificada de modo correto e o tratamento instituído, o prognóstico melhora consideravelmente.[27]

O tratamento com betabloqueadores adrenérgicos é o elemento fundamental no controle da TVPC. Pode ser necessário usar um cardioversor-desfibrilador implantável durante a prova de esforço. O monitoramento Holter indica que os betabloqueadores não conferem proteção definitiva contra arritmias, mas também não aumentam o risco de parada cardiovascular.[24]

Métodos diagnósticos.
O diagnóstico dos distúrbios da condução e do ritmo cardíacos geralmente é baseado no ECG de superfície (convencional), no monitoramento Holter do ECG ou no registro do ECG por meio de um eletrodo implantável. O esclarecimento mais detalhado dos distúrbios da condução e das arritmias cardíacas pode ser conseguido com base em provas de esforço e estudos eletrofisiológicos.

Eletrocardiograma de superfície ou convencional

O ECG de superfície com o paciente em repouso registra os estímulos originários do coração, à medida que são registrados na superfície do corpo. Esses estímulos são registrados por um período limitado e nos momentos de inatividade. Embora não existam complicações relacionadas ao exame, erros causados por diagnóstico errôneo podem resultar em cardiopatia iatrogênica.[5,6] O ECG em repouso é a primeira abordagem diagnóstica clínica dos distúrbios do ritmo e da condução cardíacos, mas se limita aos eventos que ocorrem durante o intervalo durante o qual o exame é realizado.

Monitoramento Holter do eletrocardiograma

É um tipo de monitoramento de longa duração, durante o qual o paciente usa um dispositivo que registra digitalmente duas ou três derivações do ECG, por até 48 h. Durante esse intervalo, a pessoa registra um diário de suas atividades ou de seus sintomas, que depois são correlacionados com o ECG. A maioria dos dispositivos de registro também dispõe de um botão marcador de eventos, para ser pressionado quando o paciente tem sintomas; isso ajuda o técnico ou médico a correlacionar o diário, os sintomas e as alterações do ECG durante sua análise. Os gravadores Holter mais modernos são capazes de fornecer um ECG de 12 derivações. Essa técnica ajuda a documentar arritmias, distúrbios da condução e anormalidades do segmento ST. A precisão interpretativa do monitoramento Holter prolongado varia com o sistema utilizado e a experiência do médico. A maioria dos programas de computador usados para analisar os registros Holter tem acurácia suficiente para atender às necessidades clínicas. A maioria dos pacientes com cardiopatia isquêmica apresenta extrassístoles ventriculares, principalmente os que sofreram infarto do miocárdio há pouco tempo.[28] A frequência das extrassístoles ventriculares aumenta progressivamente ao longo das primeiras semanas e diminui no intervalo de 6 meses subsequentes ao infarto. O monitoramento Holter também é usado para avaliar a efetividade do tratamento antiarrítmico, detectar episódios de isquemia miocárdica, demonstrar prolongamento do QT e avaliar a variabilidade da frequência cardíaca.

Os gravadores de ECG intermitente, chamados gravadores de eventos, também são usados para diagnosticar arritmias e distúrbios da condução. Existem dois tipos básicos de gravadores que efetuam esse tipo de monitoramento.[28] O primeiro monitora continuamente o ritmo e é programado para detectar anormalidades. Com o segundo tipo, o aparelho não monitora continuamente o ECG e, por isso, não consegue detectar automaticamente anormalidades. Essa última modalidade depende de que o paciente ative o aparelho quando tem sintomas. Os dados são armazenados na memória do aparelho ou transmitidos por telefone ao receptor de ECG, onde são registrados. Esses tipos de registro do ECG são úteis aos pacientes com sintomas transitórios.

Gravador de eletrocardiograma por eletrodo implantável

Quando o Holter e os monitores de eventos não fornecem informações diagnósticas e o paciente continua a apresentar sintomas, pode-se implantar um gravador de ECG por eletrodo implantável. Esse dispositivo é implantado sob a pele da região superior esquerda do tórax. O aparelho monitora continuamente o ECG do paciente e pode ser programado para armazenar eventos ativados pelo paciente quando ele tem sintomas. O gravador de ECG pode ser usado por até 3 anos. Esse equipamento é útil para revelar arritmias, avaliar a eficácia do tratamento antiarrítmico, mostrar episódios de isquemia miocárdica e detectar prolongamento do QT, pausas e variabilidade da frequência cardíaca.

Prova de esforço ou teste ergométrico

A prova de esforço avalia a resposta do corpo aos aumentos graduados do esforço físico de curta duração. Essa técnica fornece informações como alterações da frequência cardíaca, pressão arterial, respiração e nível percebido de esforço. Esse exame ajuda a detectar alterações induzidas por esforço na resposta hemodinâmica e anormalidades isquêmicas do segmento ST do ECG, mas também pode revelar e classificar distúrbios da condução e do ritmo cardíacos associados ao esforço.[29] Essas alterações indicam prognóstico mais desfavorável nos pacientes com cardiopatia coronariana diagnosticada e infarto do miocárdio recente. Se a pessoa não conseguir andar na esteira ergométrica, existem alternativas farmacológicas. O ecocardiograma de esforço possibilita visualizar os movimentos e a ação de bomba do coração, bem como determinar a ausência de fluxo sanguíneo para certa área do coração. No ecocardiograma de esforço, o paciente caminha na esteira ergométrica como se estivesse fazendo uma prova de esforço e, em seguida, é colocado na mesa para o ecocardiograma.

Estudos eletrofisiológicos

São usados para diagnosticar e tratar arritmias complexas. Essa técnica consiste em passar dois ou três cateteres com eletrodos até o lado direito do coração. Os cateteres são introduzidos na veia femoral, subclávia, jugular interna ou nas veias do antebraço, e posicionados por controle radioscópico no átrio direito alto, nas proximidades do nó sinusal, na área do feixe de His, no seio coronário situado no sulco AV posterior e no ventrículo direito.[3] Os cateteres com eletrodos são usados para estimular o coração e registrar o ECG intracardíaco. Durante o exame, pode ser necessário realizar supraestimulação (estimulação acima da frequência intrínseca), cardioversão ou desfibrilação para interromper a taquicardia induzida durante os procedimentos de estimulação.

As indicações principais dos estudos eletrofisiológicos são:

- Determinar a possibilidade de um paciente desenvolver arritmias
- Avaliar síncopes repetidas de origem cardíaca, quando o ECG ambulatorial não estabelece o diagnóstico
- Diferenciar entre arritmias supraventriculares e ventriculares
- Localizar focos arritmogênicos para intervenções terapêuticas, inclusive procedimentos de ablação por cateter ou dispositivos antitaquicardia.[11]

Esse exame também pode definir as características de indução das arritmias reprodutíveis e, deste modo, pode ser usado para avaliar a eficácia terapêutica de determinada modalidade de tratamento.

As técnicas eletrofisiológicas também podem ser usadas em intervenções, que podem incluir supressão de taquicardias por estimulação com marca-passo ou ablação. O tratamento por ablação consiste em destruir tecidos miocárdicos por aplicação de correntes elétricas por meio dos eletrodos introduzidos pelo cateter e levados até bem perto de uma área relacionada com o início ou a perpetuação das arritmias.

Os riscos associados aos estudos eletrofisiológicos são pequenos. A maioria desses exames não requer acesso ao coração esquerdo e, consequentemente, o risco de infarto do miocárdio, AVE ou embolia sistêmica é menor do que o risco relacionado com a arteriografia coronariana. O acréscimo de intervenções terapêuticas (p. ex., tratamento por ablação) ao procedimento aumenta a possibilidade de complicações, incluindo trombose venosa e embolia pulmonar.[30]

Tratamento

O tratamento dos distúrbios da condução e do ritmo cardíacos é voltado para o controle da arritmia, a erradicação da causa básica e a prevenção de arritmias mais graves ou fatais. As medidas de correção podem consistir simplesmente em corrigir um distúrbio eletrolítico ou interromper o uso de um fármaco (p. ex., digitálico). A prevenção de arritmias mais graves geralmente requer tratamento farmacológico, estimulação elétrica ou intervenção cirúrgica.

Tratamento farmacológico

Os fármacos antiarrítmicos atuam modificando a formação e a condução desordenadas dos estímulos que induzem a contração do músculo cardíaco. Esses fármacos são classificados em quatro grupos principais (classes I a IV), de acordo com seus efeitos no potencial de ação das células cardíacas.[11] Embora os fármacos de uma categoria tenham efeitos semelhantes na condução, podem variar expressivamente quanto aos seus efeitos hemodinâmicos. Dois outros fármacos antiarrítmicos – glicosídios cardíacos e adenosina – não estão incluídos nesse sistema de classificação. Os glicosídios cardíacos (i. e., digitálicos) diminuem a frequência cardíaca e são usados para tratar arritmias como taquicardia atrial, *flutter* atrial e FA. A adenosina, um nucleosídio endógeno encontrado em todas as células, é usada no tratamento intravenoso de emergência para taquicardia supraventricular paroxística envolvendo o nó AV. Esse fármaco interrompe a condução no nó AV e reduz a frequência de despolarização do nó SA.[31,32]

Fármacos da classe I. Bloqueiam os canais rápidos de sódio. Esses fármacos afetam a condução dos estímulos, a excitabilidade e a automaticidade em graus diferentes e, consequentemente, foram subdivididos em três grupos: IA, IB e IC. Os fármacos da classe IA (p. ex., quinidina, procainamida e disopiramida) diminuem a automaticidade, deprimindo a fase 4 do potencial de ação; reduzem a condutividade, prolongando moderadamente a fase 0; e prolongam a repolarização, ampliando a fase 3 do potencial de ação.[40,41] Como esses fármacos são eficazes para suprimir focos ectópicos e tratar arritmias de reentrada, são usados nos pacientes com arritmias supraventriculares e ventriculares. Os fármacos da classe IB (p. ex., lidocaína e mexiletina) reduzem a automaticidade deprimindo a fase 4 do potencial de ação, têm pouco efeito na condutividade, diminuem a refratariedade reduzindo a fase 2 e abreviam a repolarização por encurtamento da fase 3. Esses fármacos têm pouco ou nenhum efeito nos canais de sódio das células em repouso. Contudo, eles abreviam o potencial de ação e são inibidores potentes da condução sódio-dependente nas células despolarizadas, o que os torna eficazes para suprimir a condução nas áreas isquêmicas do coração.[24] Os fármacos desse grupo são usados apenas para tratar arritmias ventriculares e têm pouco ou nenhum efeito na contratilidade miocárdica. Os fármacos da classe IC (p. ex., propafenona, moricizina e flecainida) diminuem a condutividade deprimindo acentuadamente a fase 0 do potencial de ação, mas têm pouco efeito na refratariedade ou na repolarização. A ação básica desses fármacos é inibir a abertura dos canais de sódio. Os fármacos desse grupo são usados para tratar arritmias ventriculares e taquicardias supraventriculares potencialmente fatais.

Fármacos da classe II. Os fármacos da classe II (p. ex., propranolol, metoprolol, atenolol, timolol e sotalol) são bloqueadores beta-adrenérgicos, que agem atenuando o efeito da estimulação do sistema nervoso simpático no coração e, deste modo, inibem a abertura dos canais de cálcio. Esses fármacos reduzem a automaticidade, porque deprimem a fase 4 do potencial de ação. Além disso, eles diminuem a frequência e a contratilidade cardíacas. Os fármacos desse grupo são eficazes para tratar arritmias supraventriculares e taquiarritmias, atenuando a ação arritmogênica das catecolaminas.[24]

Fármacos da classe III. Os fármacos da classe III (p. ex., amiodarona, bretílio, ibutilida, dofetilida e sotalol) inibem a corrente de potássio e a repolarização e, deste modo, ampliam o potencial de ação e a refratariedade. Esses fármacos têm pouco efeito inibidor sobre as correntes de despolarização. O sotalol atua como bloqueador dos receptores beta-adrenérgicos (classe II) e prolonga os potenciais de ação (classe III). Esse fármaco pode prolongar o intervalo QT e seu uso deve ser interrompido quando o aumento for maior do que 15% em relação ao valor inicial. O sotalol é usado para tratar FA e taquicardia ventricular associada a um infarto do miocárdio antigo. A amiodarona pode não apenas prolongar o intervalo QT, como também causar outros efeitos colaterais extracardíacos, inclusive efeitos tóxicos tireóideos, hepáticos e pulmonares. Esses efeitos tóxicos devem ser monitorados periodicamente e levados em consideração quando se decide usar esse fármaco para tratar FA e arritmias ventriculares. A dofetilida é usada para tratar *flutter* atrial e FA e também evitar recidivas e controlar a frequência cardíaca. Ao contrário da amiodarona, a dofetilida não causa efeitos tóxicos, mas prolonga o intervalo QT. A ibutilida também pode prolongar o intervalo QT, mas esse efeito cessa em 3 a 4 h após a interrupção da infusão. Os fármacos desse grupo são usados para tratar arritmias ventriculares graves.

Fármacos da classe IV. Os fármacos da classe IV (p. ex., verapamil, diltiazem e mibefradil) bloqueiam os canais de cálcio lentos, deprimindo assim a fase 4 e prolongando as fases 1 e 2 do potencial de ação. Com o bloqueio da liberação dos íons cálcio intracelulares, esses fármacos reduzem a força das contrações miocárdicas e, deste modo, diminuem a necessidade de oxigênio do miocárdio. Os fármacos desse grupo são usados para diminuir a frequência do marca-passo do nó SA e inibir a condução do nó AV, retardando a resposta ventricular às taquicardias atriais; também são usados para interromper taquicardias supraventriculares paroxísticas reentrantes, quando o nó AV funciona como via de reentrada.[24]

Intervenções elétricas. A eliminação dos distúrbios da condução, bradicardias e taquicardias pode exigir o uso de um marca-passo, cardioversão ou desfibrilação. As intervenções elétricas podem ser realizadas em situações de emergência ou eletivas. Os esforços voltados para a eletroestimulação cardíaca têm mais de um século. Durante esse período, progressos enormes foram efetuados na eficácia da estimulação cardíaca.

Marca-passo cardíaco. É um dispositivo eletrônico que libera estímulos elétricos no coração. Esse aparelho é usado para iniciar contrações cardíacas quando o marca-passo original do coração não funciona adequadamente. Isso inclui alguns tipos de BAV, bradicardia sintomática (na qual a frequência das contrações cardíacas e o débito cardíaco subsequente não são suficientes para perfundir os órgãos vitais) e outras arritmias cardíacas. O marca-passo pode ser usado como medida temporária ou permanente. Os eletrodos do dispositivo estimulam os átrios, os ventrículos, ou os átrios e os ventrículos sequencialmente, ou ainda realizam a estimulação acima da frequência intrínseca (supraestimulação). Esta pode ser usada para tentar tratar taquicardia ventricular recidivante e taquiarritmias atriais ou ventriculares reentrantes e suprimir *flutter* atrial.

Os marca-passos temporários são usados para tratar bradicardias sintomáticas e realizar supraestimulação de demanda. Esses aparelhos podem ser aplicados por via transcutânea, transvenosa ou epicárdica. O marca-passo temporário externo, também conhecido como *marca-passo transcutâneo*, consiste na colocação de eletrodos de placa grandes nas faces anterior e posterior do tórax, que depois são conectados por cabos a um gerador de pulsos externo.

Os marca-passos temporários internos, também conhecidos como *marca-passos transvenosos*, consistem na colocação de um cateter venoso com eletrodos em sua ponta dentro do átrio ou do ventrículo direito, onde ele é ancorado ao endocárdio. Em seguida, o eletrodo é ligado a um gerador de pulsos externo. Esse procedimento é realizado sob controle radioscópico ou eletrocardiográfico. Durante as cirurgias de toracotomia aberta, algumas vezes são utilizados cabos de estimulação epicárdica. Esses cabos são atravessados diretamente na parede torácica e, se for necessário, também podem ser ligados a um gerador de pulsos externo.

Os marca-passos cardíacos permanentes podem ser necessários, por várias razões. Esses dispositivos requerem um gerador de pulsos e a implantação dos eletrodos de estimulação no epicárdio, para aplicar estímulos elétricos.[33] O marca-passo deve ser avaliado periodicamente quanto aos parâmetros de captação, disparo e duração da bateria.[22]

Cardioversão sincronizada e desfibrilação. São dois métodos confiáveis usados para tratar taquicardia ventricular, sendo a primeira usada como tratamento definitivo da FA. A liberação de energia elétrica sincronizada com a onda R do ECG é conhecida como *cardioversão sincronizada*, enquanto a liberação não sincronizada é definida como *desfibrilação*. O propósito dessas duas técnicas é aplicar um pulso elétrico no coração, despolarizando completamente os tecidos cardíacos durante a passagem da corrente. Essa corrente elétrica interrompe os estímulos desorganizados e possibilita que o nó SA volte a controlar o coração. A desfibrilação e a cardioversão sincronizada podem ser aplicadas externamente, por meio de eletrodos de placa grandes colocados na parede torácica, ou internamente, por meio de pequenos eletrodos aplicados diretamente no miocárdio, eletrodos suturados ao epicárdio ou fios transvenosos implantados no ventrículo direito. Existem marca-passos e cardioversores-desfibriladores implantáveis que promovem estimulação antitaquicardia, cardioversão e desfibrilação, quando programados por um cardiologista especializado.[33]

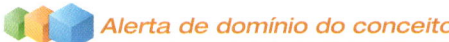

> **Alerta de domínio do conceito**
>
> A eletricidade na desfibrilação não sincronizada despolariza todo o coração, interrompendo o ritmo caótico e possibilitando que o nó SA assuma o controle.

Os cardioversores-desfibriladores implantáveis automáticos (CDIA) têm sido usados com sucesso para tratar pacientes com taquiarritmias ventriculares potencialmente fatais, via aplicação de contrachoques elétricos intratorácicos.[33] A captação e a detecção confiáveis das taquiarritmias ventriculares, essenciais ao funcionamento adequado do CDIA, são realizadas pelos eletrodos endocárdicos. O CDIA também pode ser programado para estimulação antitaquicardia, ou seja, estimulação em uma frequência superior à frequência ventricular, em uma tentativa de interromper a arritmia. Todos os CDIA respondem à arritmia ventricular em frequências rápidas, com aplicação de um choque elétrico entre os eletrodos intratorácicos nos primeiros 10 a 20 s após o início da manifestação. Esse intervalo assegura a supressão da arritmia com uma probabilidade de quase 100%, reforçando a utilidade desse equipamento como técnica confiável e eficaz para evitar mortes cardíacas súbitas entre os sobreviventes de paradas cardíacas intra-hospitalares. Existem três tipos de CDIA: desfibriladores de câmara única, de câmara dupla e biventricular. Esses dispositivos são monitorados a intervalos regulares, tanto pessoalmente como à distância, e existem diretrizes específicas que estabelecem a frequência com que devem ser avaliados pelo cardiologista.[22]

Ablação e intervenções cirúrgicas

O tratamento de ablação é usado para controlar taquiarritmias supraventriculares e ventriculares recidivantes potencialmente fatais. Essa abordagem terapêutica pode ser realizada por cateter ou técnicas cirúrgicas. A ablação consiste na destruição localizada, no isolamento ou na excisão dos tecidos cardíacos considerados arritmogênicos.[3,28]

Os primeiros procedimentos de ablação por cateter foram realizados utilizando choques de corrente direta, mas essa fonte de energia foi praticamente substituída pela energia de RF, que é liberada por um gerador externo e destrói os tecidos por aquecimento.[28] A ablação por RF usa ondas de radiofrequência para destruir as vias de condução elétrica defeituosas ou anômalas. A ablação por RF continua sendo o método mais comum para eliminar arritmias cardíacas. Um tipo adicional de energia desenvolvido foi a crioenergia ou congelamento. A crioablação consiste na aplicação direta de uma sonda extremamente fria no tecido cardíaco arritmogênico. A crioablação realizada por cateter causa lesão por congelamento das estruturas celulares das vias de condução elétrica defeituosas ou anômalas.[3,28] Ao comparar a ablação por RF e a crioablação, não há diferenças significativas em eficácia e complicações. O tipo de energia usada baseia-se na preferência do médico e no tipo de arritmia.[23]

Outras intervenções cirúrgicas como cirurgia de revascularização miocárdica, ventriculotomia e ressecção endocárdica podem ser realizadas para melhorar a oxigenação miocárdica, remover focos arritmogênicos ou alterar as vias de condução elétrica.[34] A cirurgia de revascularização miocárdica melhora a oxigenação do miocárdio, porque aumenta a irrigação sanguínea miocárdica. A ventriculotomia consiste em remover tecidos aneurismáticos e suturar novamente as paredes do miocárdio, eliminando movimentos ventriculares paradoxais e focos arritmogênicos. Com a ressecção endocárdica, os tecidos endocárdicos identificados como arritmogênicos por meio dos estudos eletrofisiológicos ou do mapeamento intraoperatório são removidos cirurgicamente. A ventriculotomia e a ressecção endocárdica são combinadas com crioablação ou ablação a *laser,* como modalidades de tratamento adjuvante.

RESUMO

Os distúrbios do ritmo cardíaco são causados por anormalidades da geração ou condução dos estímulos no coração. Ritmo sinusal e a arritmia sinusal respiratória (*i. e.*, a frequência cardíaca aumenta e diminui simultaneamente ao ciclo respiratório) são considerados ritmos cardíacos normais. As arritmias cardíacas não são necessariamente patológicas e ocorrem nos pacientes com corações normais ou anormais. As arritmias sinusais originam-se do nó SA, incluindo bradicardia sinusal (frequência cardíaca < 60 bpm); taquicardia sinusal (frequência cardíaca > 100 bpm); parada sinusal, na qual há períodos longos de assistolia; e SNSD, que é uma condição evidenciada por períodos de bradicardia alternada com taquicardia.

As arritmias atriais são causadas por alterações na geração dos estímulos, seja nas vias de condução ou nos músculos atriais. Isso inclui CAP, *flutter* atrial (*i. e.*, frequência de despolarização atrial entre 240 e 450 bpm) e FA (*i. e.*, despolarização atrial grosseiramente desorganizada e irregular quanto à frequência e ao ritmo). Em geral, as arritmias atriais passam despercebidas, a menos que sejam transmitidas aos ventrículos.

As arritmias que se originam dos ventrículos geralmente são consideradas mais graves do que as atriais, dada a possibilidade de interferência na ação bombeadora (contrátil) do coração. A SQTL consiste no prolongamento do intervalo QT, que pode resultar em *torsade de pointes* e morte cardíaca súbita. A extrassístole ventricular é causada por um marca-passo ectópico ventricular. A taquicardia ventricular caracteriza-se por frequência ventricular entre 70 e 250 bpm. A fibrilação ventricular (p. ex., frequência ventricular > 350 bpm) é uma arritmia fatal, a menos que seja tratada eficazmente por desfibrilação. As miocardiopatias arritmogênicas são distúrbios hereditários dos canais iônicos que controlam a atividade elétrica do coração. Entre as doenças arritmogênicas hereditárias, estão a SQTL congênita, a SQTC, a síndrome de Brugada e a TVPC.

Os distúrbios da condução dos estímulos pelo nó AV causam anormalidades da transmissão dos estímulos dos átrios aos ventrículos. Pode haver atraso da transmissão (*i. e.*, BAV de primeiro grau), incapacidade de conduzir um ou mais estímulos (*i. e.*, BAV de segundo grau) ou impossibilidade total de conduzir estímulos entre os átrios e os ventrículos (*i. e.*, BAV de terceiro grau). Os distúrbios da condução no feixe de His e no sistema de Purkinje, também conhecidos como *bloqueios de ramo*, prolongam e alteram a configuração do complexo QRS no ECG.

Nos casos típicos, o diagnóstico dos distúrbios da condução e do ritmo cardíacos é firmado com base no registro de um ECG de superfície ou em estudos eletrofisiológicos. Os eletrodos de superfície podem ser usados para obter um ECG de 12 derivações; exames eletrocardiográficos de sinais médios, nos quais várias amostras de complexos QRS são calculadas por média, para detectar potenciais de ação ventriculares tardios; monitoramento Holter, que viabiliza registros contínuos do ECG por até 48 h; e registro do ECG por eletrodo implantável, que possibilita registros contínuos por até 3 anos. Os estudos eletrofisiológicos usam cateteres com eletrodos introduzidos no coração direito, por uma veia periférica, como modo de estimular diretamente o coração, ao mesmo tempo que são registrados os traçados do ECG intracardíaco.

Fármacos e dispositivos elétricos são usados para tratar arritmias e distúrbios da condução. Os antiarrítmicos modificam a formação e a condução desordenadas dos estímulos que induzem a contração do músculo cardíaco. Esse grupo inclui fármacos bloqueadores de canais de sódio rápidos; bloqueadores beta-adrenérgicos que diminuem a atividade simpática do coração; fármacos inibidores da corrente de potássio e da repolarização; bloqueadores do canal de cálcio; glicosídios cardíacos (*i. e.*, digitálicos); e adenosina, utilizada no tratamento intravenoso de emergência da taquicardia supraventricular paroxística envolvendo o nó AV. Os dispositivos elétricos incluem marca-passos temporários e permanentes, que são usados para tratar bradicardias sintomáticas ou realizar procedimentos de supraestimulação de demanda; desfibriladores, utilizados para tratar fibrilação atrial ou ventricular; dispositivos de cardioversão externa ou interna implantáveis, que podem ser usados para tratar taquicardia ventricular; e ablação por RF e crioablação, utilizadas para destruir focos irritáveis específicos no coração. Procedimentos cirúrgicos podem ser realizados para remover tecidos irritáveis ou disfuncionais, substituir valvas cardíacas ou melhorar a irrigação sanguínea da parede muscular miocárdica.

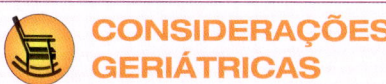

CONSIDERAÇÕES GERIÁTRICAS

- A intoxicação digitálica é a principal causa de arritmia associada ao envelhecimento[34]
- Outros fatores relacionados com arritmias e envelhecimento incluem hipopotassemia, angina de peito, redução do fluxo sanguíneo nas artérias coronárias e perda sanguínea aguda
- Como os adultos mais maduros apresentam uma taxa mais elevada de mortalidade por parada cardíaca, o monitoramento dos níveis de digoxina e a pesquisa de fraqueza, confusão mental, bradicardia, episódios de desmaio e frequência cardíaca irregular podem prevenir complicações[34]
- A fibrilação atrial, a arritmia cardíaca crônica mais comum, está associada a comorbidades: 80% dos pacientes têm hipertensão arterial e a maioria apresenta insuficiência cardíaca, isquemia ou hiperlipidemia (níveis sanguíneos elevados de lipídios).[34]

CONSIDERAÇÕES PEDIÁTRICAS

- A taquicardia sinusal é comum em crianças pós-cirurgia cardíaca. Anestesia, incisões e manipulações durante a cirurgia podem resultar em arritmias no período pós-operatório imediato[27]
- A bradicardia sinusal está associada ao sistema de condução imaturo do recém-nascido
- Febre, desidratação, dor, ansiedade, acidose, anemia e sepse podem provocar taquicardia sinusal em crianças[27]
- A síndrome de Wolff-Parkinson-White é a arritmia sintomática mais comum no recém-nascido, sendo que a frequência cardíaca chega a 22 bpm em lactentes, e a 180 bpm em crianças pequenas[27]
- A síndrome do intervalo QT curto, uma rara arritmia autossômica dominante, resulta mais frequentemente de alterações nos canais de potássio; a criança afetada corre risco de arritmias malignas em decorrência dessa síndrome[26]
- As alterações congênitas da condução cardíacas são, com frequência, resultado de autoanticorpos maternos, como os do lúpus eritematoso sistêmico (LES).[35]

Exercícios de revisão

1. Uma mulher de 75 anos com história de insuficiência cardíaca congestiva chegou à clínica queixando-se de fadiga. A frequência cardíaca era de 121 bpm e o ritmo estava irregular.
   a. Que tipo de arritmia essa paciente poderia ter? O que você poderia encontrar, se fizesse um ECG?
   b. Qual é a causa desse problema?
   c. Qual seria a causa da fadiga dessa paciente?
   d. Quais são algumas preocupações associadas a esse tipo de arritmia?
2. Um homem de 45 anos chegou ao setor de urgência queixando-se de desconforto torácico, dispneia e mal-estar geral. Você avalia seus sinais vitais e constata a temperatura de 37,5°C, pressão arterial de 180/90, frequência de pulso de 90 bpm e ligeiramente irregular, e frequência respiratória de 26. Você fez um ECG e o exame das derivações anteriores mostrou que o paciente apresentava um episódio de isquemia.
   a. Você instalou o monitor cardíaco e observou que o ritmo cardíaco do paciente era sinusal normal, mas que ele apresentava extrassístoles frequentes com mais de 0,10 s de duração. De qual tipo de contração prematura você suspeitaria nesse caso?
   b. Como você esperaria que estivesse o pulso do paciente?
   c. Qual seria a etiologia dessa arritmia? Como ela poderia ser tratada?

REFERÊNCIAS BIBLIOGRÁFICAS

1. Guyton A. C., Hall J. E. (2016). Textbook of medical physiology (131th ed., pp. 109–123, 155–165, 1115–1127, 1157). Philadelphia, PA: Elsevier Saunders.
2. Rubart M., Zipes D. P. (2012). Genesis of cardiac arrhythmias: Electrophysiologic considerations. In Bonow R. O., Mann D. L., Zipes D. P., et al. (Eds.), Braunwald's heart disease: A textbook of cardiovascular medicine (9th ed., pp. 653–687). Philadelphia, PA: Elsevier Saunders.
3. Fogoros R. N. (2012). Electrophysiologic testing (5th ed., pp. 4–12, 210–256). Hoboken, NJ: Wiley-Blackwell.
4. Klabunde R. (2012). Cardiovascular physiology concepts (2nd ed., pp. 1–67). Philadelphia, PA: Lippincott Williams & Wilkins.
5. Rao B. N. V. R. (2017). Clinical examination in cardiology (2nd ed., p. 48). Philadelphia, PA: Elsevier Saunders.
6. Garcia T. (2015). Acquiring the 12 lead electrocardiogram doing it right every time. Journal of Emergency Nursing 41(6), 474–478.
7. Morton P. G., Fontaine D. K. (2018). Anatomy and physiology of the cardiovascular system. In Critical care nursing: A holistic approach (11th ed., pp. 173–183). Philadelphia, PA: Wolters Kluwer.
8. Drew B., Califf R., Funk M., et al. (2004). Practice standards for electrocardiographic monitoring in hospital settings. Circulation 110, 2721–2746.
9. Jones T., Goldberger Z. (2016). Errors in electrocardiography monitoring, computerized EGC, other sites of ECG recording. In Stroobandt R. X., Serge Barold S., Sinnaeve A. F. (Eds.), ECG from basics to essentials: Step by step. Chichester, UK: John Wiley & Sons, Ltd.
10. Olgin J. L., Zipes D. P. (2012). Specific arrhythmias: Diagnosis and treatment. In Bonow R. O., Mann D. L., Zipes D. P., et al. (Eds.), Braunwald's heart disease: A textbook of cardiovascular medicine (13th ed., pp. 771–823). Philadelphia, PA: Elsevier Saunders.
11. Bashore T. M., Granger C. B. Jackson K., et al. (2017). The heart. In Papadakis M. A., McPhee S. J., Rabow, M.W. (Eds.), Current medical diagnosis and treatment (56th ed., pp. 322–438). NewYork: McGraw-Hill.
12. Morton P. G., Reck K., Headley, J. M. (2018). Patient assessment: Cardiovascular system. In Critical care nursing: A holistic approach (11th ed., pp. 184–261). Philadelphia, PA: Wolters Kluwer.
13. Ewy G. (2014). Sick sinus syndrome. Journal of the American College of Cardiology 64(6), 539–540.
14. Semelka M., Gera J., Usman S.(2013). Sick sinus syndrome: A review. American Academy of Family Physicians 87(10), 691–696.
15. Page R. L., Joglar J. A., Caldwell M. A., et al. (2016). 2015 ACC/AHA/HRS guideline for the management of adult patients with supraventricular tachycardia. Journal of the American College of Cardiology 67(13), e27–e115, doi: 10.1016/j.jacc.2015.08.856.
16. Mazzanti A., Kanthan A., Montefore N., et al. (2014). Novel insight into the natural history of short QT syndrome. Journal of the American College of Cardiology 63(13), 1300–1308.
17. Members W. C., January C. T., Wann L. S., et al. (2014). 2014 AHA/ACC/HRS guideline for the management of patients with atrial fibrillation: A report of the American College of Cardiology/American Heart Association Task Force on Practice Guidelines and the Heart Rhythm Society. Circulation 130(23), e199.
18. Curtis A. (2013). Practice implication of the atrial fibrillation guidelines. American Journal of Cardiollogy 111, 1660–1670.
19. Earl G., Hankins S. (2016). Drug-induced long QT syndrome. Nursing2017 Critical Care 11(5), 5–10.
20. Nakano Y., Shimizu W. (2015). Genetics of long QT syndrome. Journal of Human Genetics 61, 51–55.
21. Abrams D., MacRae C. (2014). Long QT syndrome. Circulation 129, 1524–1529.
22. Knight B. P. (2017 Up to Date). Patient education: Implantable cardioverterdefibrillators (Beyond the Basics). Available: https://www.uptodate.com/contents/implantable-cardioverter-defibrillators-beyond-the-basics?

23. Garg J., Chaudhary R., Palaniswamy C., *et al.* (2016). Cryoballoon *versus* radiofrequency ablation for atrial fibrillation: A meta-analysis of 16 clinical trials. Journal of Atrial Fibrillation 9(3), 1429.
24. Steinberg J., Mittal S. (2017). Electrophysiology: The basics (2nd ed., pp. 301–322, 271–298). Philadelphia, PA: Wolters Kluwer.
25. Tester D. J., Ackerman M. J. (2012). Genetics of cardiac arrhythmias. In Bonow R. O., Mann D. L., Zipes D. P., *et al.* (Eds.), Braunwald's heart disease: A textbook of cardiovascular medicine (9th ed., pp. 81–90). Philadelphia, PA: Elsevier Saunders.
26. Khera S., Jacobson J. T. (2016). Short QT syndrome in current clinical practice. Cardiology in Review 24(4), 190–193.
27. Bowden V. R., Greenberg C. S. (2014). The child with altered cardiovascular status. In Children and their families the continuum of nursing care (3rd ed., pp. 646–647). Philadelphia, PA: Wolters Kluwer.
28. Miller J. M., Zipes D. P. (2012). Diagnosis of cardiac arrhythmias. In Bonow R. O., Mann D. L., Zipes D. P., *et al.* (Eds.), Braunwald's heart disease: A textbook of cardiovascular medicine (9th ed., pp. 702–709). Philadelphia, PA: Elsevier Saunders.
29. Garner K. K., Pomeroy W., Arnold J. J. (2017). Exercise stress testing: Indications and common questions. American Family Physician 96(5), 293–299.
30. Synder M. L., Coombs V. J., Barquist K. C., *et al.* (2018). Patient management: Cardiovascular system. In Critical care nursing: A holistic approach (11th ed., pp. 261–336). Philadelphia, PA: Wolters Kluwer.
31. Kumar K., Zimetbaum P. J. (2013). Antiarrhythmic drugs 2013: State of the art. Invasive Electrophysiology and Pacing 14, 409–416.
32. Parker M., Sanoski C. (2016). Clinical Pearls in using antiarrhythmic drugs in the outpatient setting. Journal of Pharmacy Practice 29(1), 77–86.
33. Fisher J. D. *et al.* (1992) Antitachycardia pacing, cardioversion, and defibrillation: From the past to the future. In Alt E., Klein H., Griffin J. C. (Eds.), The implantable cardioverter/defibrillator. Berlin, Heidelberg: Springer.
34. Eliopoulos C. (2018). Circulation. In Gerontological nursing (9th ed., pp. 268–291). Philadelphia, PA: Wolters Kluwer.
35. Strayer D. S., Rubin E. (Eds). (2015). Rubin's pathology clinicopathologic foundations of medicine. (7th ed.). Philadelphia, PA: Wolters Kluwer.

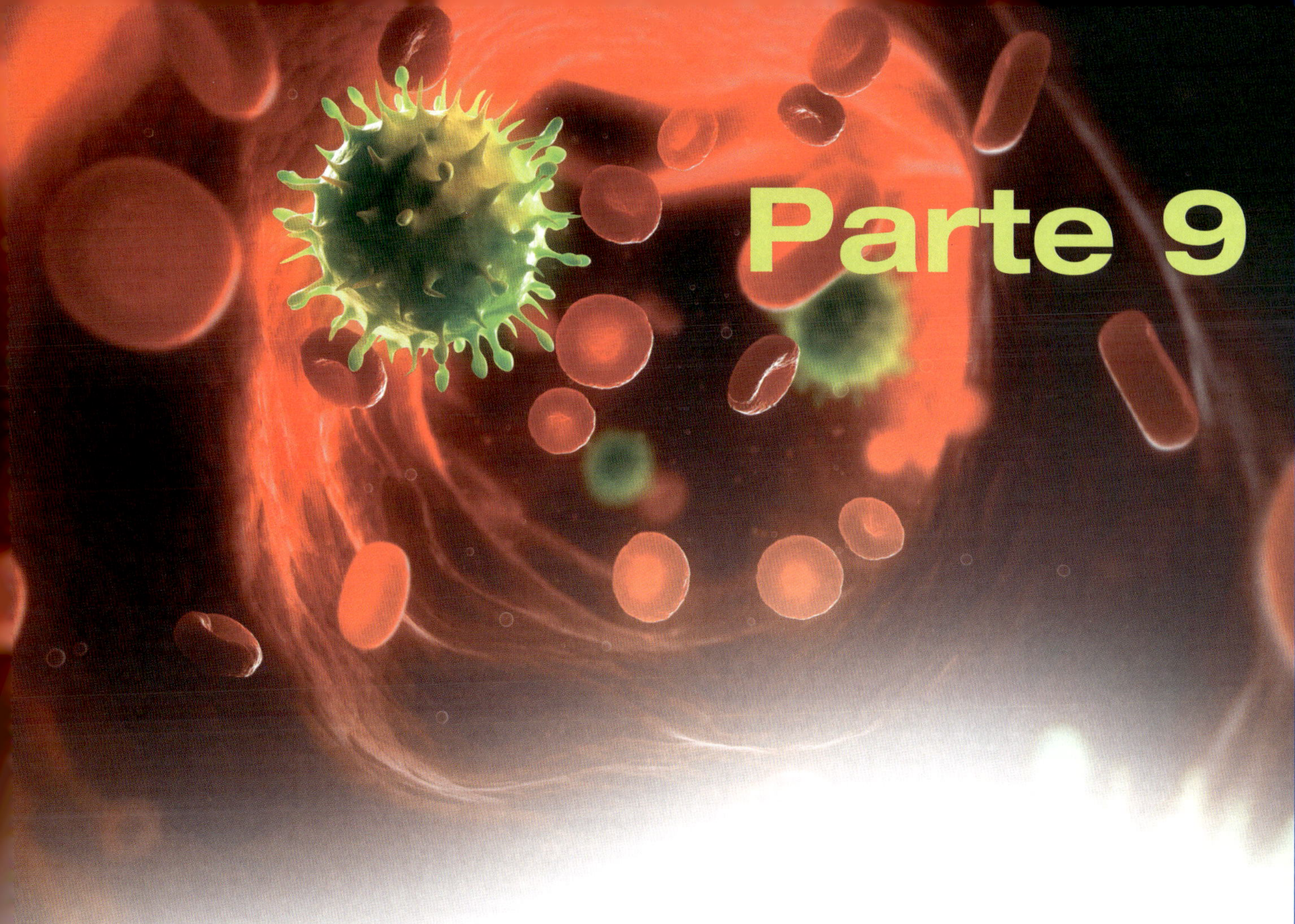

Parte 9

Distúrbios da Função Respiratória

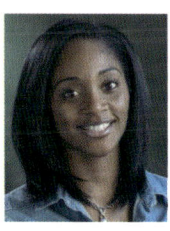 A **Srta. French**, de 24 anos, chegou ao setor de emergência com dispneia e tosse seca. Seus sinais vitais eram os seguintes: temperatura, 37,5°C; frequência cardíaca, 132 bpm; frequência respiratória, 20 incursões/minuto; pressão arterial, 110/64 mmHg; e oximetria de pulso, 93% respirando ar ambiente. O exame físico mostrou redução do murmúrio vesicular no lado direito, dor torácica aguda ao inspirar e dor na panturrilha direita. A Srta. French tomava anticoncepcionais orais diariamente nos últimos 6 anos, mas não usava outros fármacos. A paciente fumava um maço de cigarros por dia. A história familiar não era significativa. O eletrocardiograma (ECG) mostrou taquicardia sinusal e as radiografias do tórax não eram conclusivas. A tomografia computadorizada (TC) revelou um trombo pequeno no tronco da artéria pulmonar direita. A gasometria arterial (GA) realizada por ocasião de sua chegada teve os seguintes resultados: pH, 7,47; $Paco_2$, 31 mmHg; Pao_2, 86 mmHg; Sao_2, 93%; e HCO_3, 24 mEq/ℓ. Esses valores indicam alcalose respiratória. Os níveis séricos estavam dentro dos limites normais, com exceção do dímero D em 0,7 mg/ℓ (normal: < 0,5 mg/ℓ) e troponina I em 0,2 ng/mℓ (normal: 0 a 0,4 ng/mℓ). O diagnóstico da Srta. French foi estabelecido como embolia pulmonar e, imediatamente, iniciou-se tratamento com heparina.

Estrutura e Função do Sistema Respiratório

29

Michele R. Arwood

INTRODUÇÃO

A função principal do sistema respiratório, que consiste em vias respiratórias e pulmões, é realizar a troca gasosa. O oxigênio do ar é transferido ao sangue, enquanto o dióxido de carbono do sangue é eliminado na atmosfera. Além da troca gasosa, os pulmões atuam como linha de defesa do hospedeiro, formando uma barreira entre o ambiente exterior e as estruturas internas do corpo. Por fim, os pulmões também atuam como órgão metabólico capaz de sintetizar e metabolizar diversos compostos.

Este capítulo enfatiza a organização estrutural do sistema respiratório, a troca gasosa entre a atmosfera e os pulmões, a transferência gasosa nos pulmões e o transporte no sangue, bem como o controle da respiração.

ORGANIZAÇÃO ESTRUTURAL DO SISTEMA RESPIRATÓRIO

Depois de concluir esta seção, o leitor deverá ser capaz de:

- Entender a diferença entre vias de condução e vias respiratórias
- Descrever o movimento do ar pelas vias respiratórias, começando no nariz e orofaringe, e avançando até os tecidos respiratórios dos pulmões
- Diferenciar a função das circulações brônquica e pulmonar que irrigam os pulmões.

O sistema respiratório consiste em vias respiratórias (dois pulmões) e vasos sanguíneos (que os irrigam). Além disso, esse sistema contém estruturas responsáveis pela mecânica ventilatória, isto é, gradil costal e músculos respiratórios, inclusive diafragma – músculo respiratório principal.

Os pulmões são órgãos cônicos, esponjosos e macios, localizados em cada lado da cavidade torácica (Figura 29.1). Os pulmões estão separados um do outro pelo *mediastino* (i. e., espaço existente entre os pulmões) e seu conteúdo – coração, vasos sanguíneos e linfáticos, fibras nervosas, timo e esôfago. A parte superior do pulmão, que se encontra na parte superior da cavidade torácica, é conhecida como *ápice*, enquanto a parte inferior, localizada sobre o diafragma, é conhecida como *base*. Os pulmões são divididos em lobos, três no pulmão direito e dois no esquerdo.

Do ponto de vista funcional, o sistema respiratório pode ser dividido em duas partes: *vias respiratórias de condução*, através das quais o ar circula entre a atmosfera e os pulmões; e *tecidos respiratórios* dos pulmões, onde ocorrem as trocas gasosas.

Conceitos fundamentais

Vias respiratórias de condução e vias respiratórias

- A respiração consiste em ventilação, ou movimento dos gases para dentro e para fora dos pulmões; perfusão, ou circulação do sangue pelos pulmões; e difusão dos gases entre os pulmões e o sangue
- A ventilação depende das vias respiratórias de condução, inclusive nasofaringe e orofaringe, laringe e árvore traqueobrônquica, que transportam ar para fora e para dentro dos pulmões, mas não participam da troca gasosa
- A troca gasosa ocorre nas vias respiratórias dos pulmões, onde os gases difundem-se através da membrana alveolocapilar à medida que são trocados entre o ar dos pulmões e o sangue que flui pelos capilares pulmonares.

Vias respiratórias de condução

As vias respiratórias de condução consistem em vias nasais, boca e faringe, laringe, traqueia, brônquios e bronquíolos (Figura 29.1). Além de funcionarem como conduto do fluxo de ar, as vias respiratórias de condução também ajudam a "condicionar" o ar inspirado. O ar que respiramos é aquecido, filtrado e umidificado, à medida que passa por essas estruturas. O calor é transferido ao ar pelo sangue que flui ao longo das paredes das vias respiratórias. A cobertura mucociliar remove materiais estranhos e a água liberada pelas mucosas é usada para umidificar o ar.

Uma combinação de cartilagem, fibras colágenas e elásticas, e musculatura lisa confere às vias respiratórias rigidez e flexibilidade necessárias à manutenção de sua perviedade, além de assegurar o fornecimento ininterrupto de ar. A maior parte das vias

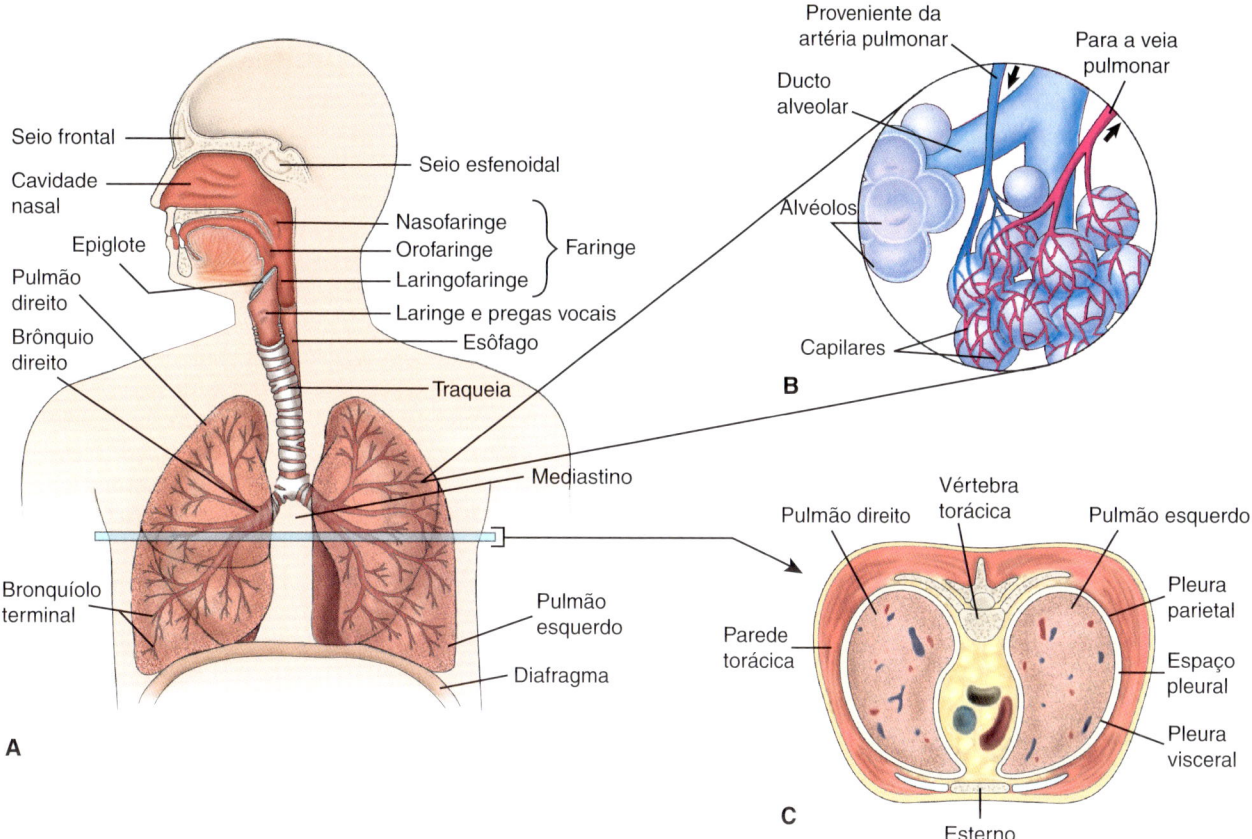

Figura 29.1 • Sistema respiratório. **A.** Estruturas respiratórias superiores e estruturas do tórax. **B.** Alvéolos. **C.** Corte horizontal dos pulmões. Fonte: Hinkle J. L., Cheever K. H. (2018). *Brunner & Suddarth's textbook of medical-surgical nursing* (14. ed., Fig. 20.3, p. 482). Philadelphia, PA: Wolters Kluwer.

respiratórias de condução é revestida com epitélio colunar pseudoestratificado, que contém uma mistura de glândulas secretoras de muco, células ciliares com projeções semelhantes a pelos, e glândulas sebáceas secretoras de líquido aquoso contendo enzimas antibacterianas (Figura 29.2). A camada epitelial torna-se gradativamente mais fina, à medida que se avança do epitélio pseudoestratificado dos brônquios para o epitélio cuboide dos bronquíolos e, então, para o epitélio escamoso dos alvéolos.

O muco produzido pelas células epiteliais das vias respiratórias de condução forma uma camada conhecida como *cobertura mucociliar*. Essa camada protege o sistema respiratório retendo poeira, bactérias e outras partículas estranhas que entram nas vias respiratórias. Os cílios, que estão em movimento constante, mobilizam a cobertura mucociliar com suas partículas retidas na direção da orofaringe, em um padrão semelhante ao de elevador. Na orofaringe, a cobertura

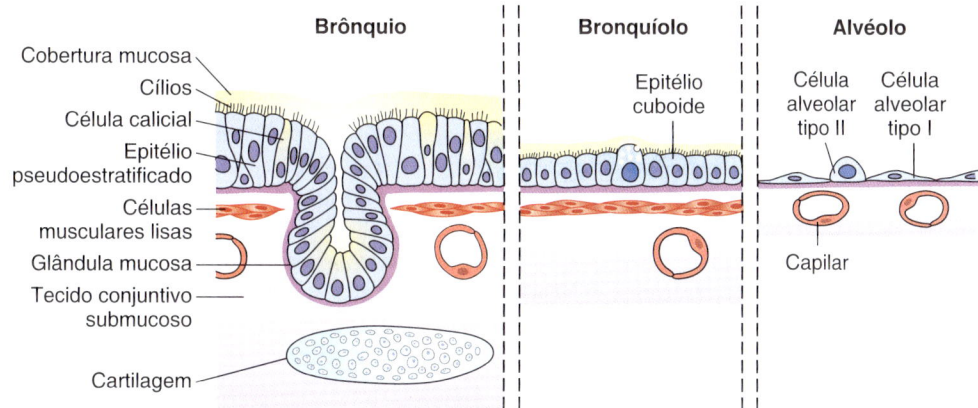

Figura 29.2 • Estrutura da parede das vias respiratórias: brônquio, bronquíolo e alvéolo. A parede dos brônquios contém epitélio pseudoestratificado, células musculares lisas, glândulas mucosas, tecido conjuntivo e cartilagem. Nos bronquíolos mais finos, encontra-se epitélio simples, não há cartilagem e a parede é mais fina. A parede alveolar é destinada à troca gasosa, mais do que ao suporte estrutural. Fonte: Porth C. M. (2015). *Essentials of pathophysiology* (4. ed., Fig. 21-6, p. 517). Philadelphia, PA: Wolters Kluwer.

mucociliar é expectorada ou deglutida. A função dos cílios na limpeza das vias respiratórias inferiores é máxima quando os níveis de oxigênio são normais, mas é prejudicada quando os níveis de oxigênio estão acima ou abaixo da faixa normal. As condições que ressecam as vias respiratórias, inclusive respirar ar ambiente aquecido e não umidificado nos meses de inverno, também prejudicam a função ciliar. O tabagismo reduz ou paralisa a motilidade ciliar. Essa redução da motilidade possibilita que os resíduos provenientes da fumaça do cigarro, poeira e outras partículas acumulem-se nos pulmões, reduzindo a eficiência do sistema de defesa pulmonar. Essas alterações parecem contribuir para o desenvolvimento de bronquite crônica e enfisema.

A água contida nas mucosas das vias respiratórias superiores e na árvore traqueobrônquica mantém úmidas as vias respiratórias de condução. A capacidade de o ar conter umidade sem condensação aumenta, à medida que a temperatura sobe. Desse modo, o ar dos alvéolos, que é mantido à temperatura corporal, geralmente contém consideravelmente mais umidade que o ar que respiramos à temperatura atmosférica. A diferença entre a umidade contida no ar respirado e a nos alvéolos provém da superfície úmida das mucosas que revestem as vias respiratórias de condução. Essa é uma causa de perda imperceptível de água. Quando um indivíduo tem febre, o vapor de água dos pulmões aumenta e isso aumenta a perda de água pela mucosa respiratória. Além disso, a febre geralmente é acompanhada de elevação da frequência respiratória, de modo que mais ar precisa ser umidificado na passagem pelas vias respiratórias. Consequentemente, as secreções respiratórias se tornam espessas, impedindo o movimento livre dos cílios e deprimindo a função protetora do sistema de defesa mucociliar. Isso é especialmente aplicável aos pacientes com ingestão insuficiente de líquidos e/ou desidratação causada por outra condição patológica.

Vias respiratórias nasofaríngeas

Com a respiração normal, o nariz é a via preferida para a entrada do ar no sistema respiratório. À medida que o ar passa pelas vias nasais, ele é filtrado, aquecido e umidificado. As vias nasais exteriores são revestidas por pelos grossos, que filtram e retêm poeira e outras partículas grandes presentes no ar. A parte superior da cavidade nasal é revestida por mucosa, que contém uma rede profusa de diminutos vasos sanguíneos. Essa parte da cavidade nasal fornece calor e umidade ao ar que respiramos.

A boca funciona como via respiratória alternativa quando as vias nasais estão obstruídas ou há necessidade de trocar grandes volumes de ar (p. ex., durante um esforço físico). A orofaringe estende-se posteriormente, do palato mole até a epiglote. A orofaringe é a única abertura existente entre o nariz, a boca e os pulmões. Os alimentos deglutidos e transferidos em seu trajeto até o esôfago, bem como o ar inspirado que segue em direção à laringe, passam pela orofaringe. Obstruções da orofaringe causam interrupção imediata da ventilação. O controle neural dos músculos da língua e da faringe pode ser deprimido no coma e em outros transtornos neurológicos. Nessas condições, a língua retrocede para dentro da faringe e obstrui as passagens de ar, principalmente quando o paciente está em decúbito dorsal. O edema das estruturas da faringe em consequência de traumatismo, infecção ou reação alérgica grave, ou corpo estranho, também predispõe o indivíduo à obstrução das vias respiratórias.

Laringe

A laringe conecta a orofaringe à traqueia e está localizada entre as vias respiratórias superiores e os pulmões. As paredes da laringe são sustentadas por estruturas cartilaginosas firmes, que impedem seu colapso durante a inspiração. As funções da laringe podem ser divididas em dois grupos: as que estão associadas à fala e as relacionadas com a proteção dos pulmões contra outras substâncias que não sejam o ar.

A cavidade da laringe é dividida em dois pares de dobras semelhantes a prateleiras, que se estendem da frente para trás e apresentam um orifício na linha média (Figura 29.3). O par superior de dobras, conhecidas como *pregas vestibulares*, desempenha função protetora. O par inferior de dobras, também conhecidas como *pregas vocais*, produzem as vibrações necessárias à emissão dos sons vocais. As pregas vocais e o orifício alongado entre elas são conhecidos como *glote*. Um conjunto complexo de músculos controla a abertura e o fechamento da glote. A *epiglote*, que está localizada acima da laringe, é um pedaço de cartilagem grande com formato de folha coberta por epitélio. Quando apenas ar flui pela laringe, a entrada da laringe fica aberta e as bordas livres da epiglote apontam para cima. Durante a deglutição, a laringe é tracionada para cima e as bordas livres da epiglote movimentam-se para baixo a fim de cobrir a laringe e, desse modo, direcionar líquidos e alimentos para dentro do esôfago.

Além de abrir e fechar a glote para viabilizar a fala, as pregas vocais da laringe podem desempenhar uma função de esfíncter e fechar as vias respiratórias. Quando são expostos a outras substâncias além do ar, os músculos laríngeos contraem e fecham as vias respiratórias. Ao mesmo tempo, o reflexo da tosse é ativado como modo de eliminar a substância estranha alojada na via respiratória. Quando o mecanismo da deglutição está parcial ou totalmente paralisado, alimentos e líquidos podem entrar nas vias respiratórias, em vez de no esôfago, quando o paciente tenta engolir. Essas substâncias não são removidas facilmente. Quando são levadas aos pulmões, podem causar um distúrbio inflamatório grave conhecido como *pneumonia por aspiração*.

Árvore traqueobrônquica

A árvore traqueobrônquica, que consiste em traqueia, brônquios e bronquíolos, pode ser entendida como um sistema de tubos ramificados que se estendem dentro dos lobos pulmonares. Existem cerca de 23 níveis de ramificação, começando com as vias respiratórias de condução e terminando nas vias respiratórias onde ocorrem as trocas gasosas (Figura 29.4).

A traqueia (ou goela) é um tubo contínuo que conecta a laringe aos brônquios principais dos pulmões. As paredes da traqueia são sustentadas por anéis de cartilagem hialina com formato de ferradura ou "C", os quais impedem seu colapso quando a pressão intratorácica torna-se negativa (Figura 29.5). A parte aberta do anel em forma de "C", que está em contato com o esôfago, é conectada por músculo liso. Como essa parte

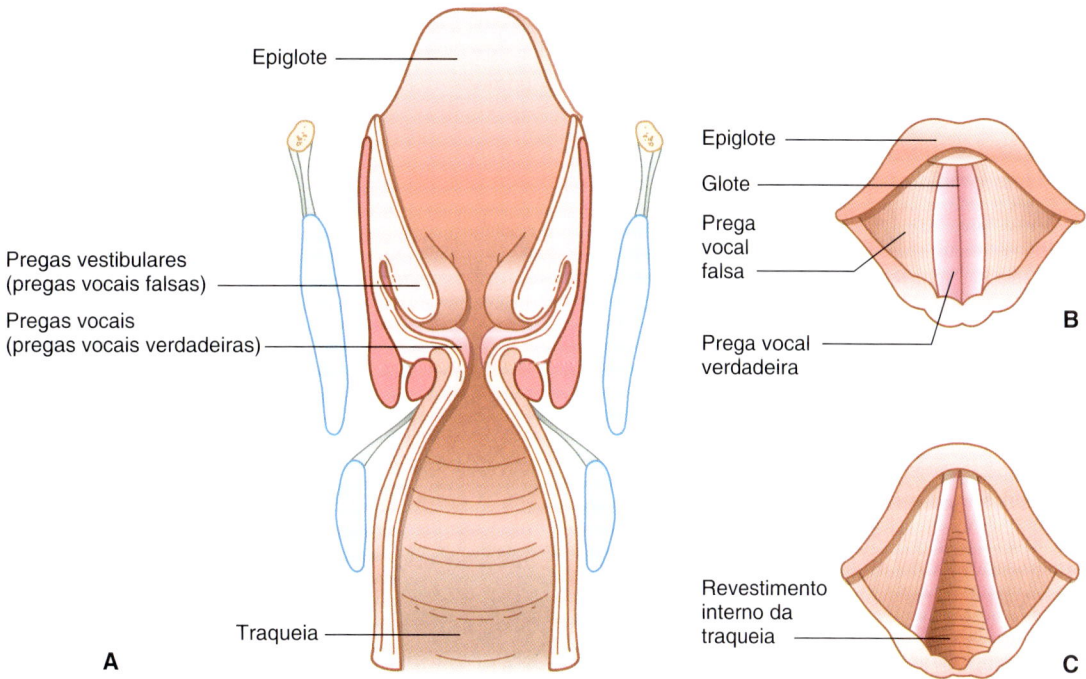

Figura 29.3 • Corte coronal mostrando a posição da epiglote, as pregas vestibulares (pregas vocais falsas), as pregas vocais (pregas vocais verdadeiras) e a glote (**A**). Pregas vocais observadas de cima com a glote fechada (**B**) e aberta (**C**).

da traqueia não é rígida, o esôfago pode expandir para frente, à medida que o alimento deglutido passa em seu interior.

A traqueia estende-se da borda superior da quinta vértebra torácica, onde se divide para formar os brônquios principais (ou primários) direito e esquerdo. Entre os dois brônquios, há uma saliência com formato de quilha conhecida como *carina* (Figura 29.6). A mucosa da carina é extremamente sensível. Por exemplo, quando um objeto estranho (p. ex., uma uva inteira ou um pedaço de salsicha, ou mesmo a ponta de um cateter de aspiração) entra em contato com essa mucosa, o indivíduo tosse violentamente. A estrutura dos brônquios principais é semelhante à da traqueia, por serem vias respiratórias revestidas por mucosa e sustentadas por anéis cartilaginosos. Cada brônquio principal acompanhado de artérias,

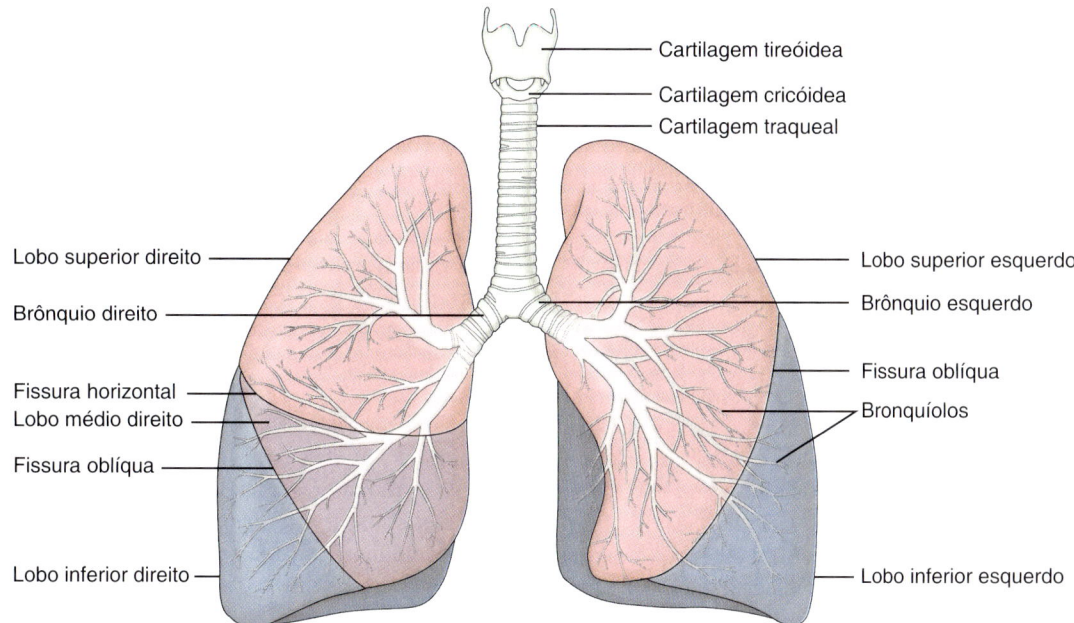

Figura 29.4 • Vista anterior dos pulmões. Os pulmões consistem em cinco lobos. O direito tem três lobos (superior, médio e inferior) e o esquerdo dois (superior e inferior). Os lobos pulmonares também são subdivididos por fissuras. A árvore brônquica, outra estrutura pulmonar, enche de ar para insuflar os lobos pulmonares. Fonte: Hinkle J. L., Cheever K. H. (2018). *Brunner & Suddarth's textbook of medical-surgical nursing* (14. ed., Fig. 20-4, p. 483). Philadelphia, PA: Wolters Kluwer.

veias e vasos linfáticos pulmonares entra por uma fenda conhecida como *hilo*.

Ao entrar nos pulmões, cada brônquio principal divide-se em brônquios secundários ou lobulares, os quais ventilam cada um dos lobos pulmonares – três no pulmão direito e dois no esquerdo (Figura 29.6). O brônquio do lobo médio direito tem diâmetro e comprimento relativamente pequenos e, em alguns casos, exibe uma inclinação aguda pouco antes de sua bifurcação. Esse brônquio está circundado por um colar de linfonodos que drenam os lobos médio e inferior, e é especialmente suscetível à obstrução. Por sua vez, os brônquios secundários dividem-se e formam os brônquios segmentares, que ventilam os segmentos broncopulmonares do pulmão. A traqueia é a geração zero, os dois brônquios principais são a primeira geração e, à medida que as vias respiratórias se tornam menores e mais finas, a ordem de sua geração aumenta (Figura 29.7).

Existem 10 segmentos no pulmão direito e 9 no esquerdo. Esses segmentos são identificados com base em sua localização no pulmão (p. ex., segmento apical do lobo superior direito) e são as menores unidades nominadas do pulmão. As doenças pulmonares como atelectasia e pneumonia frequentemente se localizam em determinado segmento broncopulmonar. A estrutura dos brônquios secundários e segmentares é semelhante em grande parte à dos brônquios principais. Entretanto, as placas irregulares de cartilagem hialina que circundam completamente os lúmens dos brônquios substituem os anéis cartilaginosos com formato de "C". Além disso, há duas camadas de músculo liso espiralando em direções contrárias (Figura 29.8).

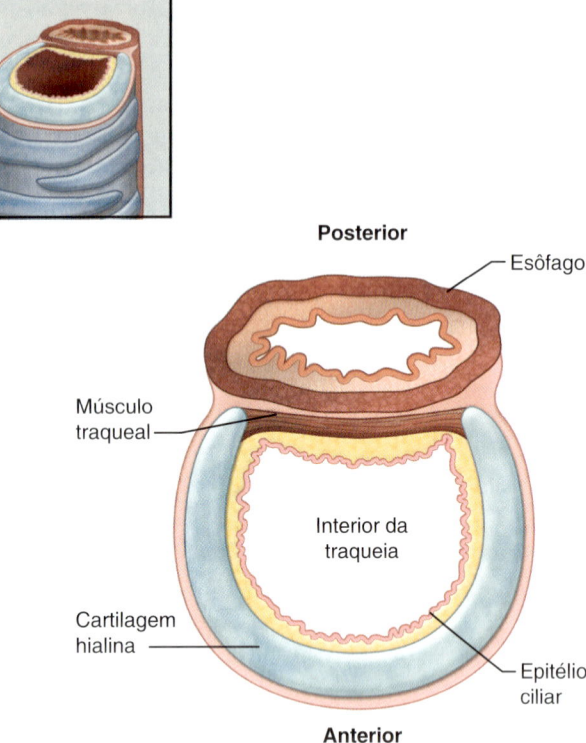

Figura 29.5 • Corte transversal da traqueia ilustrando suas relações com o esôfago, a posição dos anéis de cartilagem hialina de suporte em sua parede, e o músculo traqueal que conecta as extremidades livres dos anéis cartilaginosos.

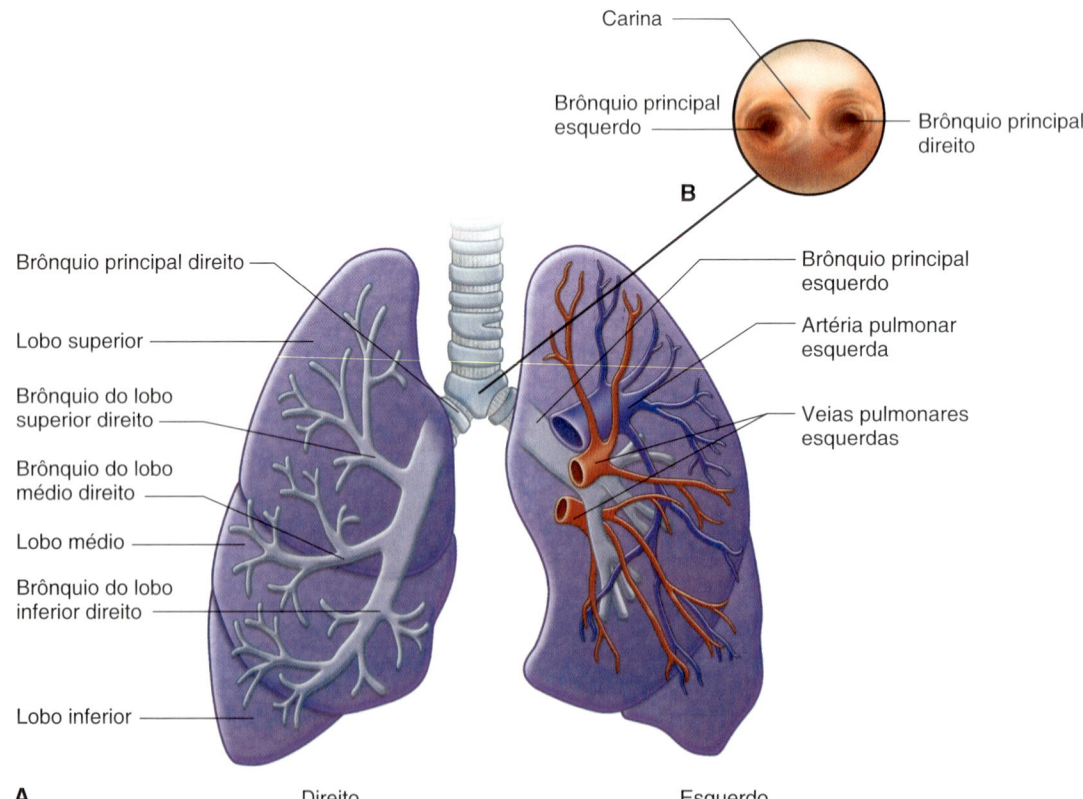

Figura 29.6 • **A.** Visão anterior das estruturas respiratórias, incluindo-se os lobos dos pulmões, a laringe, a traqueia e os brônquios principais à esquerda, e a artéria e a veia pulmonares principais à direita. **B.** A carina está localizada na bifurcação dos brônquios principais direito e esquerdo.

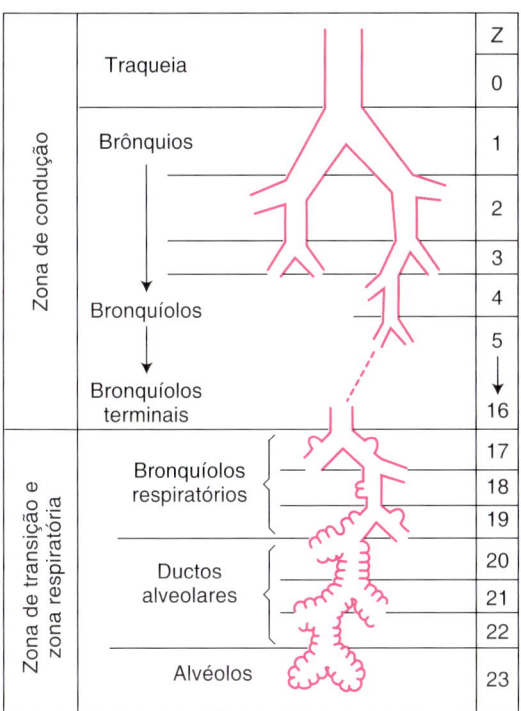

Figura 29.7 • Ilustração esquemática das vias respiratórias humanas de acordo com Weibel. Observar que as primeiras 16 gerações (Z) constituem as vias respiratórias de condução, enquanto as últimas 7 formam as zonas respiratórias (ou zonas de transição). Fonte: West J. B. (2016). *Respiratory physiology: The Essentials* (10. ed., Fig. 1.4, p. 6). Philadelphia, PA: Lippincott Williams & Wilkins.

Os brônquios segmentares continuam a ramificar-se e formam brônquios mais finos, até se transformarem em bronquíolos terminais, que representam as vias respiratórias de condução mais finas. À medida que esses brônquios ramificam e tornam-se mais finos, a estrutura de suas paredes é modificada. A cartilagem diminui progressivamente e há aumentos da musculatura lisa e dos tecidos elásticos (em comparação com a espessura da parede). No nível dos bronquíolos, não há cartilagem e as paredes estruturais são formadas basicamente de músculo liso e fibras elásticas. O broncoepasmo, ou contração desses músculos, causa estreitamento dos bronquíolos e limita o fluxo de ar. As fibras elásticas, que irradiam da camada externa da parede brônquica e conectam-se às fibras elásticas originadas de outras partes da árvore brônquica, exercem tensão nas paredes brônquicas. Com a tração homogênea em todas as direções, as fibras elásticas ajudam a manter a perviedade das vias respiratórias.

Pulmões e vias respiratórias

Os pulmões são as estruturas funcionais do sistema respiratório. Além de sua função na troca gasosa, esses órgãos inativam substâncias vasoativas como bradicinina, convertem angiotensina I em angiotensina II, e funcionam como reservatório para armazenar sangue.

Lóbulos

A função de troca gasosa dos pulmões ocorre nos lóbulos pulmonares, que são as menores unidades funcionais dos pulmões. Um ramo de um bronquíolo terminal, uma arteríola, os capilares pulmonares e uma veia compõem cada lóbulo (Figura 29.8).

A troca gasosa ocorre nos bronquíolos respiratórios terminais, nos ductos alveolares e nos alvéolos. O sangue entra nos lóbulos por uma artéria pulmonar e retorna por uma veia pulmonar. Estruturas linfáticas circundam o lóbulo e ajudam a remover proteínas plasmáticas e outras partículas dos espaços intersticiais.

Ao contrário dos brônquios mais calibrosos, os bronquíolos respiratórios são revestidos por epitélio simples, em vez de epitélio pseudoestratificado ciliar (ver Figura 29.2). Os bronquíolos respiratórios também não têm o mesmo suporte cartilaginoso das vias respiratórias mais calibrosas. Em vez disso, estão ligados a tecidos elásticos espongiformes que contêm os espaços de ar dos alvéolos.

Alvéolos

Alvéolos são os espaços aéreos terminais do sistema respiratório, e o local onde as trocas gasosas entre o ar e o sangue realmente ocorrem. Cada alvéolo é uma dilatação diminuta formada de bronquíolos respiratórios, ductos alveolares e espaços alveolares (Figura 29.8). Os espaços alveolares são estruturas cupuliformes de paredes finas, que estão separadas uma das outras por septos alveolares finos. Uma rede simples de capilares ocupa a maior parte dos septos, de modo que o sangue fica exposto ao ar nos dois lados. Existem cerca de 300 milhões de alvéolos no pulmão de um adulto, com superfície total aproximada de 50 a 100 m^2. Ao contrário dos bronquíolos, que são tubos com paredes próprias separadas, os alvéolos são espaços interconectados sem paredes independentes. Em razão dessa conformação, há mistura contínua do ar nas estruturas

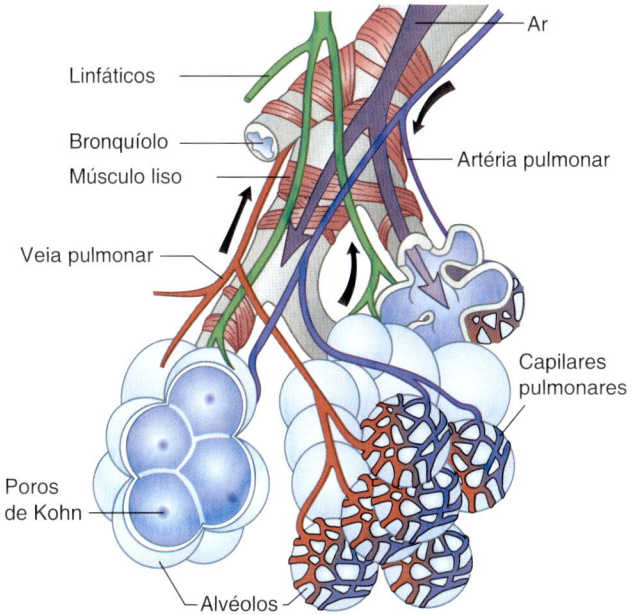

Figura 29.8 • Lóbulo do pulmão mostrando as fibras musculares lisas dos brônquios, os vasos sanguíneos pulmonares e os vasos linfáticos.

alveolares. Orifícios diminutos existentes nas paredes alveolares – poros de Kohn – também contribuem para misturar o ar.

O epitélio alveolar é formado por dois tipos de células: células alveolares de tipos I e II (Figura 29.9). Os alvéolos também contêm células em escova e macrófagos. As células em escova, pouco numerosas, parecem funcionar como receptores que monitoram a qualidade do ar dos pulmões. Os macrófagos, encontrados no interior dos alvéolos e no septo alveolar, têm como função remover materiais estranhos dos pulmões.

Células alveolares do tipo I.
Também conhecidas como *pneumócitos tipo I*, são células escamosas extremamente delgadas, com citoplasma fino e núcleo achatado, que ocupam cerca de 95% da superfície total dos alvéolos. Essas células estão ligadas entre si e com outras células por junções ocludentes. Essas junções constituem uma barreira eficaz entre o ar e os componentes da parede alveolar. As células alveolares do tipo I não têm capacidade de divisão celular.

Células alveolares do tipo II.
Também conhecidas como *pneumócitos tipo II*, são células cuboides pequenas localizadas nos ângulos dos alvéolos. As células do tipo II são tão numerosas quanto as do tipo I, mas em razão de seu formato diferente, elas cobrem apenas cerca de 5% da superfície total dos alvéolos. As células do tipo II sintetizam surfactante pulmonar, uma substância que diminui a tensão superficial dos alvéolos e facilita a insuflação dos pulmões. Essas células também são precursoras do tipo I. Depois de uma lesão pulmonar, as células do tipo II proliferam e repõem os dois tipos de células alveolares perdidas.

O surfactante pulmonar é uma mistura complexa de fosfolipídios, lipídios neutros e proteínas sintetizados pelas células alveolares do tipo II. Essas células têm grandes quantidades de mitocôndrias e são metabolicamente ativas. Seu citoplasma típico contém pilhas de lâminas membranáceas paralelas (ou lamelas), que são conhecidas como corpúsculos lamelares. Todos os componentes do surfactante são sintetizados pelas células alveolares do tipo II e armazenados na condição de unidades pré-formadas nos corpúsculos lamelares. A secreção do surfactante ocorre por exocitose. A via principal de eliminação do surfactante dentro dos pulmões é a receptação pelas células alveolares do tipo II. Depois da receptação, os fosfolipídios são reciclados ou decompostos e reutilizados na síntese de mais fosfolipídios.

As moléculas de surfactante produzidas pelas células alveolares do tipo II reduzem a tensão superficial na interface ar-epitélio e modulam as funções imunes dos pulmões. Existem quatro tipos de surfactante, cada qual com estrutura molecular diferente: surfactantes de apoproteínas A (SP-A), B (SP-B), C (SP-C) e D (SP-D). O SP-B e o SP-C diminuem a tensão superficial na interface ar-epitélio e aumentam a complacência pulmonar, facilitando a insuflação dos pulmões. O SP-B é especialmente importante para a formação da película redutora de superfície, que torna possível a expansão dos pulmões. Por exemplo, os distúrbios que ocasionam deficiência de SP-B frequentemente são causados por anormalidades de um único gene, as quais, por sua vez, resultam em doenças respiratórias aguda e crônica. O SP-C é necessário para reduzir a tensão superficial e evitar o colapso dos alvéolos ao final da expiração.[2] O SP-A e o SP-D não diminuem a tensão superficial, mas contribuem para as defesas do hospedeiro, a fim de protegê-lo dos patógenos que entram nos pulmões. Esses dois surfactantes fazem parte da família de proteínas chamadas colectinas, que funcionam como elementos do sistema imune inato. Em conjunto, esses surfactantes promovem opsonização dos patógenos (inclusive vírus e bactérias) para facilitar a fagocitose pelos macrófagos. Esses surfactantes também regulam a produção de mediadores inflamatórios. O SP-A e o SP-D têm ação bactericida direta, ou seja, podem destruir bactérias mesmo na ausência de células efetoras do sistema imune. O SP-D pode ser usado para prever problemas como lesão pulmonar aguda (LPA) e síndrome de angústia respiratória aguda (SARA). Esses dois distúrbios podem ser previstos mais facilmente quando se utiliza uma combinação de biomarcadores (SP-D, fator quimiotático para neutrófilos e interleucina-8) e instrumentos preditivos clínicos (APACHE III [Acute Physiology and Chronic Health Evaluation III]). Por essa razão, é muito importante dosar o nível de SP-D nos pacientes que sofreram traumatismo torácico.[3]

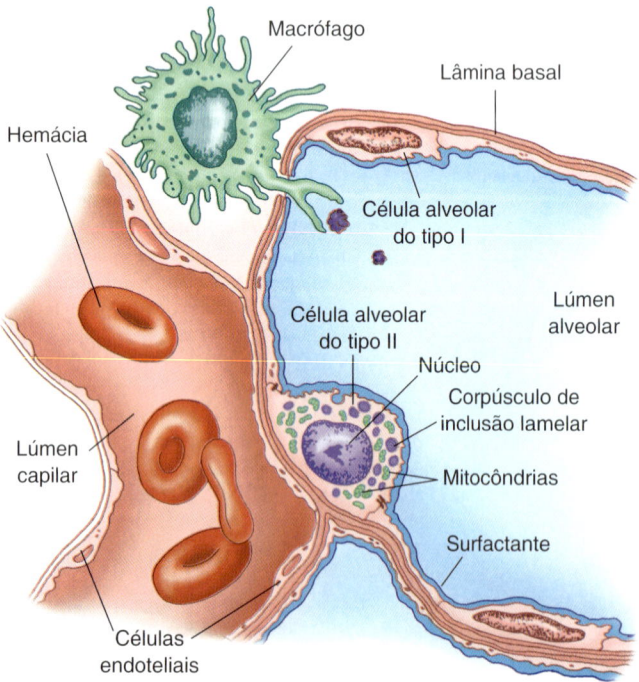

Figura 29.9 • Ilustração esquemática das células alveolares dos tipos I e II, e suas relações com os alvéolos e capilares pulmonares. As células alveolares do tipo I constituem a maior parte da superfície alveolar. As células alveolares do tipo II, que produzem surfactante, estão localizadas nos ângulos entre alvéolos adjacentes. A figura também ilustra as células endoteliais, que revestem os capilares pulmonares, além de um macrófago alveolar.

Macrófagos alveolares.
Os macrófagos estão no tecido conjuntivo do septo e nos espaços aéreos do alvéolo. Essas células são responsáveis pela remoção de substâncias lesivas nos alvéolos. Nos espaços aéreos, os macrófagos fazem uma "varredura" da superfície para remover partículas inaladas,

inclusive poeira e pólen. Alguns macrófagos sobem com o muco pela árvore brônquica e são descartados por deglutição ou tosse quando chegam à faringe. Outros entram no tecido conjuntivo dos septos onde, cheios de materiais fagocitados, permanecem até morrer. Desse modo, um achado frequente na necrópsia de moradores de áreas urbanas e de fumantes é a presença de muitos macrófagos alveolares repletos de carbono e outras partículas poluentes ambientais. Os macrófagos alveolares também fagocitam agentes infecciosos insolúveis, inclusive *Mycobacterium tuberculosis*. Em seguida, os macrófagos ativados agregam-se e formam um granuloma encapsulado por fibrina (ou *tubérculo*) para conter a infecção. O bacilo da tuberculose pode continuar nesse estado dormente ou ser reativado anos depois, com a queda das defesas imunes do indivíduo em consequência do envelhecimento ou de doenças ou tratamentos imunossupressores.

Irrigação sanguínea e circulação linfática dos pulmões

Circulações brônquica e pulmonar

Os pulmões têm irrigação sanguínea dupla – as circulações brônquica e pulmonar. A circulação pulmonar origina-se da artéria pulmonar e desempenha a função de troca gasosa dos pulmões (ver Figura 29.8). O sangue desoxigenado sai do coração direito pela artéria pulmonar, que se divide em artéria pulmonar esquerda, para entrar no pulmão esquerdo, e artéria pulmonar direita, para entrar no pulmão direito. O retorno do sangue oxigenado ao coração ocorre por meio das veias pulmonares, que drenam no átrio esquerdo. Essa é a única parte da circulação em que artérias transportam sangue desoxigenado e veias levam sangue oxigenado.

A circulação brônquica distribui sangue às vias respiratórias de condução e às estruturas de sustentação do pulmão. A circulação brônquica também desempenha a função secundária de aquecer e umidificar o ar que entra, à medida que percorre as vias respiratórias de condução. As artérias brônquicas originam-se da aorta torácica e entram nos pulmões com os brônquios principais. Essas artérias se dividem e subdividem com os brônquios, à medida que entram no pulmão, fornecendo oxigênio aos pulmões e demais estruturas. O sangue proveniente dos capilares da circulação brônquica drena para as veias brônquicas, enquanto o sangue proveniente das veias brônquicas mais calibrosas drena na veia cava. O sangue originado das veias brônquicas mais finas drena para as veias pulmonares. Como a circulação brônquica não participa das trocas gasosas, esse sangue não é oxigenado. Por isso, ele dilui o sangue oxigenado que retorna ao lado esquerdo do coração pelas veias pulmonares.

Os vasos sanguíneos brônquicos são os únicos capazes de fazer angiogênese (formação de vasos novos) e, portanto, de desenvolver circulação colateral quando os vasos da circulação pulmonar são obstruídos, como ocorre na embolia pulmonar. A formação de vasos sanguíneos novos ajuda a manter os tecidos pulmonares vivos, até que a circulação pulmonar seja restabelecida.

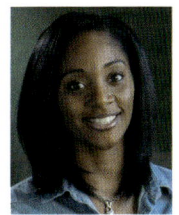 Você se lembra da **Srta. French**, a paciente com embolia pulmonar apresentada no início da Parte 9? Nos casos de embolia pulmonar, uma área da circulação pulmonar é obstruída por um êmbolo, limitando o fluxo de sangue aos alvéolos e interferindo na troca gasosa.

Circulação linfática

Os pulmões também são drenados por vasos linfáticos que acompanham a circulação pulmonar dupla. Uma parte dos vasos linfáticos – superficiais – drena a superfície dos pulmões e estende-se nos tecidos conjuntivos da pleura visceral. Outra parte – vasos linfáticos profundos – acompanha as artérias pulmonares, as veias pulmonares e a árvore brônquica até o nível dos bronquíolos respiratórios (ver Figura 29.8). Esses dois sistemas têm numerosas conexões e ambos formam redes que drenam para os linfonodos hilares, localizados na base de cada pulmão. Partículas que entram nos pulmões são removidas parcialmente por esses canais linfáticos, assim como ocorre com as proteínas plasmáticas que escaparam dos capilares pulmonares. Essa última função é especialmente importante para manter os pulmões secos e evitar acumulação de líquidos na cavidade pleural.

Inervação

As divisões simpática e parassimpática do sistema nervoso autônomo inervam os pulmões. A estimulação parassimpática através do nervo vago é responsável pelo tônus discretamente contraído da musculatura lisa dos pulmões normais em repouso. Também não há inervação motora voluntária no pulmão, nem fibras transmissoras de dor, as quais estão localizadas apenas na pleura.

A estimulação do sistema nervoso parassimpático causa constrição das vias respiratórias e aumenta a secreção glandular. A inervação parassimpática dos pulmões provém dos núcleos vagais do bulbo. Fibras pré-ganglionares originadas dos núcleos vagais descem pelo nervo vago até os gânglios localizados perto das vias respiratórias e dos vasos sanguíneos do pulmão. As fibras pós-ganglionares oriundas dos gânglios concluem então a rede que inerva o músculo liso, os vasos sanguíneos e as células epiteliais, inclusive as glândulas caliciais e submucosas. As fibras pré e pós-ganglionares provêm de neurônios motores excitatórios (colinérgicos), que reagem à acetilcolina. A inervação parassimpática é mais abundante nas vias respiratórias calibrosas e diminui na direção das vias respiratórias menos calibrosas.

A estimulação do sistema nervoso simpático causa relaxamento das vias respiratórias, vasoconstrição e inibição da secreção glandular. A inervação simpática origina-se dos neurônios existentes nos gânglios simpáticos paravertebrais. Os neurotransmissores do sistema nervoso simpático são as catecolaminas epinefrina e norepinefrina.

Pleura

Uma membrana serosa fina e transparente formada por duas camadas – também conhecida como *pleura* – reveste a cavidade torácica e recobre os pulmões (Figura 29.10). A camada parietal externa reveste as cavidades pulmonares e adere à parede torácica, ao mediastino e ao diafragma. A pleura visceral interna cobre firmemente o pulmão e está aderida em todas as suas superfícies. A pleura visceral está em continuidade com a pleura parietal no hilo pulmonar, onde o brônquio principal e os vasos pulmonares entram e saem dos pulmões. Uma película fina de líquido seroso separa as duas camadas da pleura, possibilitando que ambas deslizem uma sobre a outra e, ainda assim, sejam mantidas unidas. Desse modo, não existe separação entre os pulmões e a parede torácica, o que poderia levar ao desenvolvimento de processos infecciosos e afetar negativamente a expansão da parede torácica. A cavidade pleural é um espaço virtual, no qual líquido seroso ou exsudato inflamatório pode acumular-se. O termo *derrame pleural* é usado para descrever acumulação anormal de líquido ou exsudato na cavidade pleural.

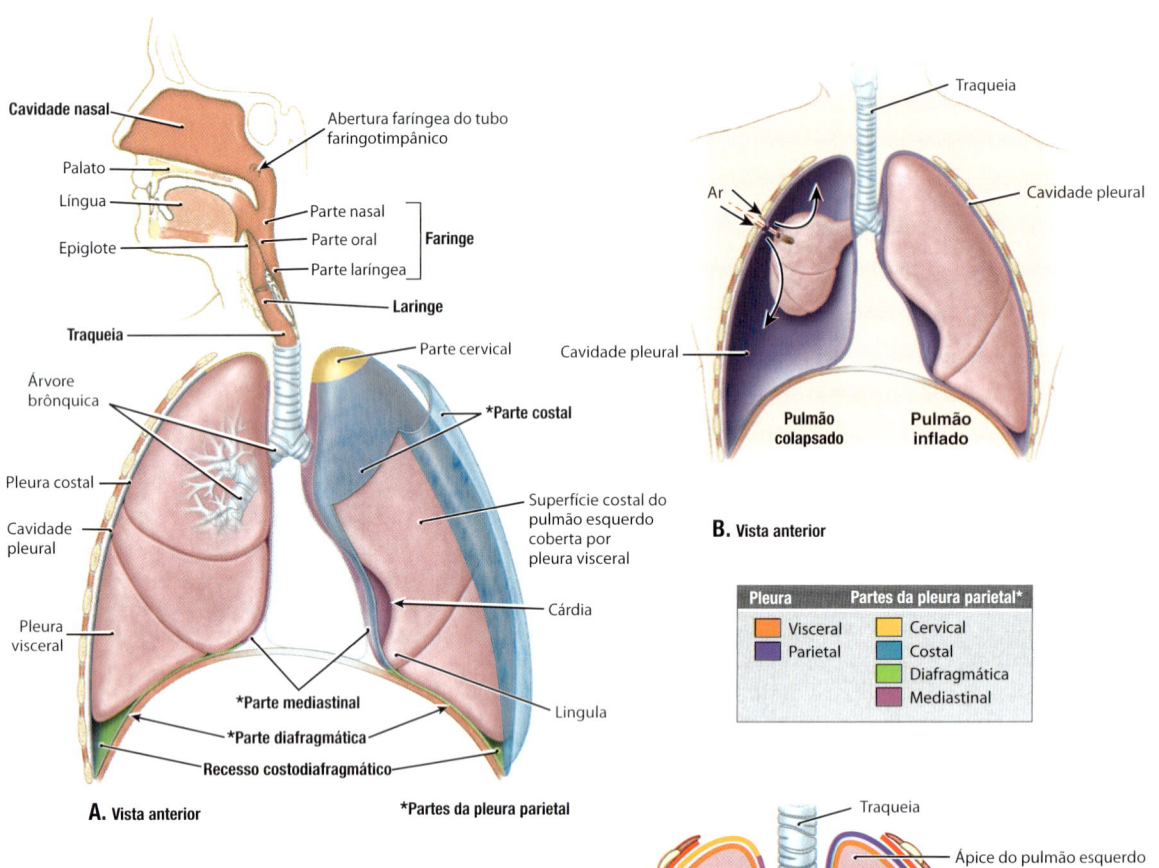

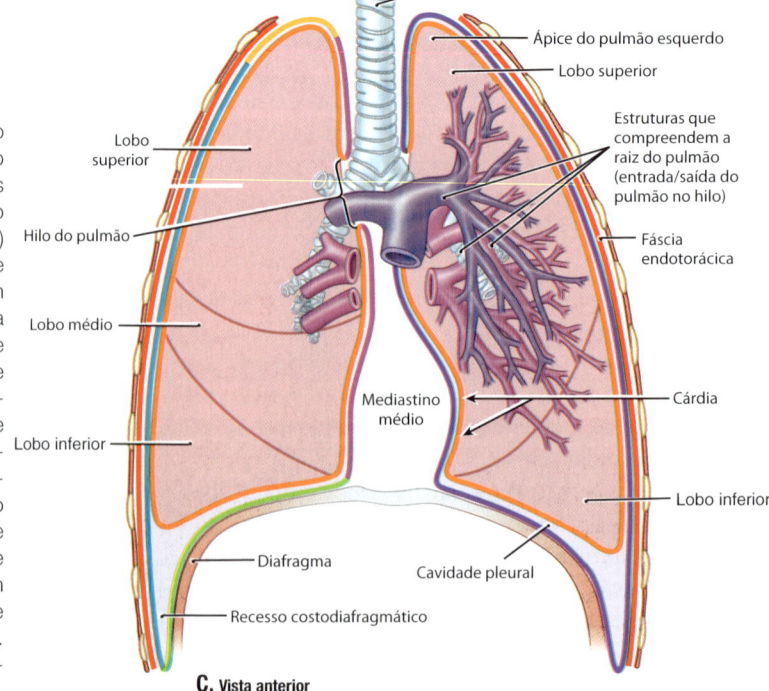

Figura 29.10 • Sistema respiratório e pleura. **A.** Visão geral. **B.** Cavidade pleural e pleura. **C.** Corte diagramático através do coração e dos pulmões, com vasos pulmonares e árvore traqueobrônquica. Os pulmões invaginam um saco pleural membranáceo contínuo – a pleura visceral (pulmonar) recobre os pulmões, e a pleura parietal reveste a cavidade torácica. As pleuras parietal e visceral são contínuas em torno da raiz do pulmão. A pleura parietal pode ser dividida regionalmente nas partes costal, diafragmática, mediastinal e cervical. Observe o recesso costodiafragmático. A cavidade pleural é um espaço potencial entre as pleuras parietal e visceral que contém uma fina camada de líquido. Se um volume suficiente de ar penetrar na cavidade pleural, há comprometimento da tensão superficial que mantém aderidas as pleuras parietal e visceral (pulmão à parede torácica), e o pulmão colapsa (atelectasia) por causa de sua elasticidade inerente (retração elástica). Quando um pulmão colapsa, a cavidade pleural – normalmente um espaço potencial – torna-se um espaço real (**B**) e pode conter ar (pneumotórax), sangue (hemotórax) etc. Fonte: Agur A. M. R., Dalley, A. F. (2017). *Grant's atlas of anatomy* (14. ed., Figura 3.27, p. 220). Philadelphia, PA: Lippincott Williams & Wilkins.

RESUMO

O sistema respiratório consiste em vias respiratórias e pulmões, onde ocorre a troca gasosa. Funcionalmente, as vias respiratórias do sistema respiratório podem ser divididas em duas partes: vias respiratórias de condução, por meio das quais o ar é transportado à medida que entra e sai dos pulmões; e vias respiratórias, onde ocorre a troca gasosa. As vias respiratórias de condução incluem as vias nasais, a boca e a nasofaringe, a laringe e a árvore traqueobrônquica. O ar é aquecido, filtrado e umidificado ao passar por essas estruturas.

Os pulmões são as estruturas funcionais do sistema respiratório. Além de sua função nas trocas gasosas, eles inativam substâncias vasoativas como a bradicinina; convertem angiotensina I em angiotensina II; e funcionam como reservatório de sangue. Os lóbulos, que são as unidades funcionais do pulmão, consistem em bronquíolos respiratórios, alvéolos e capilares pulmonares. Nesse local, acontece a troca gasosa. O oxigênio oriundo dos alvéolos se difunde através da membrana alveolocapilar e entra no sangue, enquanto o dióxido de carbono proveniente do sangue se difunde para dentro dos alvéolos. Existem dois tipos de células alveolares: I e II. As células do tipo I, que desempenham a função de troca gasosa dos pulmões, são células escamosas extremamente finas que revestem a maior parte da superfície dos alvéolos. As células do tipo II, que produzem surfactante e funcionam como células progenitoras dos elementos celulares do tipo I, são cuboides e pequenas. Existem quatro tipos de proteína surfactante pulmonar (SP): SP-A, SP-B, SP-C e SP-D. A SP-B e a SP-C têm propriedades essenciais de redução da tensão superficial, necessárias à facilitação da insuflação pulmonar. A SP-A e a SP-D modulam a reação imune aos patógenos estranhos e participam das respostas inflamatórias locais.

Os pulmões têm irrigação sanguínea proveniente de duas fontes: a circulação pulmonar desempenha a função de troca gasosa dos pulmões, enquanto a circulação brônquica distribui sangue às vias respiratórias de condução e às estruturas de sustentação do pulmão. Os pulmões também contêm um sistema duplo de vasos linfáticos: um sistema superficial na pleura visceral, e um sistema profundo que drena as estruturas pulmonares mais profundas, inclusive os bronquíolos respiratórios.

As divisões simpática e parassimpática do sistema nervoso autônomo inervam o sistema respiratório. A inervação parassimpática causa constrição das vias respiratórias e aumenta as secreções respiratórias. A inervação simpática causa dilatação dos brônquios e diminui as secreções do sistema respiratório. Não há inervação motora voluntária no pulmão, nem fibras que transmitem dor, as quais são encontradas apenas na pleura.

Os pulmões estão envolvidos por uma membrana serosa fina composta por duas camadas, conhecida como *pleura*. Uma película fina de líquido seroso separa as camadas parietal externa e visceral interna da pleura, tornando possível que as duas camadas deslizem uma sobre a outra e, ao mesmo tempo, continuem unidas, sem qualquer separação entre os pulmões e a parede torácica. A cavidade pleural é um espaço virtual no qual pode haver acúmulo de líquido seroso ou exsudato inflamatório.

TROCA GASOSA ENTRE A ATMOSFERA E OS PULMÕES

Depois de concluir esta seção, o leitor deverá ser capaz de:

- Descrever as propriedades básicas dos gases no que se refere às suas pressões parciais e suas pressões com relação ao volume e à temperatura
- Definir as pressões intratorácica, intrapleural e intra-alveolar, e explicar como cada uma delas altera a relação com a pressão atmosférica durante a inspiração e a expiração
- Definir reserva inspiratória, reserva expiratória, capacidade vital, volume pulmonar residual e $VEF_{1,0}$.

Propriedades básicas dos gases

O ar que respiramos é formado de uma mistura de gases, principalmente nitrogênio e oxigênio. Esses gases exercem uma pressão combinada conhecida como *pressão atmosférica* ou *barométrica*. A pressão ao nível do mar, definida como 1 atmosfera, é de 760 mililitros de mercúrio (mmHg, ou torr) ou 14,7 libras por polegada quadrada (PSI). Quando se medem as pressões respiratórias, o valor 0 é atribuído à pressão atmosférica. A pressão respiratória de +15 mmHg significa que a pressão está 15 mmHg acima da pressão atmosférica; por outro lado, a pressão respiratória de –15 mmHg é 15 mmHg menor que a pressão atmosférica. Em geral, a pressão respiratória é expressa em centímetros de água (cmH_2O), porque as pressões envolvidas são baixas (1 mmHg = pressão de 1,35 cmH_2O).

A pressão exercida por um único gás em mistura é conhecida como *pressão parcial*. A letra maiúscula "P" seguida do símbolo químico do gás (PO_2) é usada para descrever sua pressão parcial. A lei das pressões parciais define que a pressão total de uma mistura gasosa (como ocorre na atmosfera) é igual à soma das pressões parciais dos diferentes gases da mistura. Quando a concentração de oxigênio a 760 mmHg (1 atmosfera) é de 20%, sua pressão parcial é de 152 mmHg (760 × 0,20).

O ar circula entre a atmosfera e os pulmões em consequência de uma diferença de pressão. De acordo com as leis físicas, a pressão de um gás varia inversamente com o volume de seu recipiente, contanto que a temperatura se mantenha constante. Quando volumes iguais de um gás são colocados em recipientes de tamanhos diferentes, a pressão do gás no recipiente menor será maior que a pressão no recipiente maior. A transferência dos gases sempre ocorre do recipiente com pressão maior para outro com pressão menor. A cavidade torácica pode ser entendida como um recipiente de volume. Durante a inspiração, o volume da cavidade torácica aumenta e o ar entra nos pulmões; durante a expiração, o ar sai dos pulmões à medida que o volume da cavidade torácica diminui.

Ventilação e mecânica da respiração

O termo ventilação, que é um conceito de fácil entendimento, refere-se à circulação dos gases para dentro e para fora dos pulmões. Ventilação é um fenômeno mecânico, que obedece às leis da física na medida em que se relaciona com o comportamento dos gases. Esse processo baseia-se em um sistema de vias respiratórias abertas e pressões respiratórias criadas à medida que os movimentos dos músculos respiratórios alteram o volume da caixa torácica. O grau com que os pulmões enchem e esvaziam depende das pressões respiratórias que os insuflam, da complacência pulmonar e da resistência nas vias respiratórias.

> **Conceitos fundamentais**
>
> **Ventilação e troca gasosa**
>
> - O termo ventilação refere-se ao movimento dos gases para dentro e para fora dos pulmões, por meio de um sistema de vias respiratórias abertas, seguindo um gradiente de pressão resultante de alterações do volume torácico
> - Durante a inspiração, o ar é puxado para dentro dos pulmões, à medida que os músculos respiratórios expandem a cavidade torácica; durante a expiração, o ar sai dos pulmões enquanto os músculos se retraem e a cavidade torácica diminui
> - A facilidade com que o ar entra e sai dos pulmões depende da resistência das vias respiratórias, a qual é inversamente proporcional à quarta potência do raio da via respiratória, assim como da complacência pulmonar, ou facilidade com que os pulmões podem ser insuflados

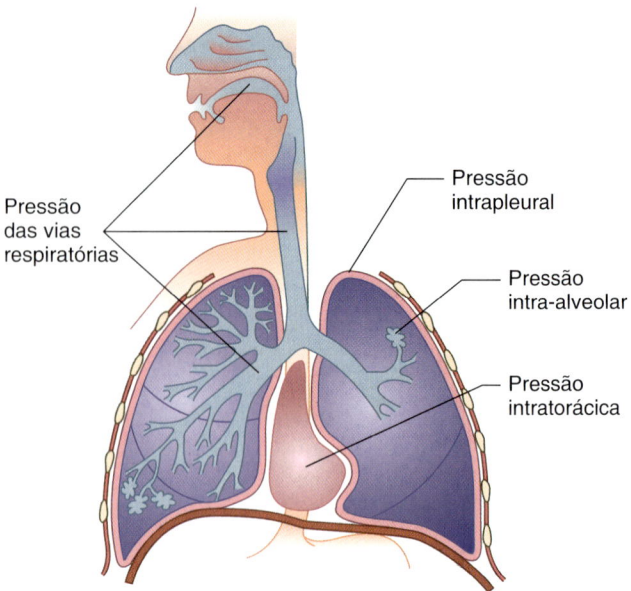

Figura 29.11 • Segmentação das pressões respiratórias.

Pressões respiratórias

A pressão no interior das vias respiratórias e dos alvéolos pulmonares é referida como *pressão intrapulmonar* ou *pressão alveolar*. Nessas áreas dos pulmões, os gases estão em comunicação com a pressão atmosférica (Figura 29.11). Quando a glote está aberta e o ar não está entrando ou saindo dos pulmões, como ocorre pouco antes da inspiração ou da expiração, a pressão intrapulmonar é zero, ou igual à pressão atmosférica.

A pressão na cavidade pleural é conhecida como *pressão intrapleural*. A pressão intrapleural de um pulmão normal insuflado sempre é negativa em comparação com a pressão alveolar, ou seja, cerca de – 4 mmHg entre as respirações, quando a glote está aberta e os espaços alveolares estão abertos à atmosfera. Os pulmões e a parede torácica têm propriedades elásticas, cada qual exercendo tração em sentidos contrários. Se fossem retirados do tórax, diminuiriam de tamanho e a parede torácica se expandiria porque estaria livre deles. As forças contrárias da parede torácica e dos pulmões geram uma força de tração contra as camadas visceral e parietal da pleura, tornando negativa a pressão dentro da cavidade pleural. Durante a inspiração, a retração elástica dos pulmões aumenta, tornando a pressão intrapleural mais negativa que durante a expiração. Sem a pressão intrapleural negativa sustentando os pulmões contra a parede torácica, suas propriedades de retração elástica levariam ao colapso pulmonar. Embora a pressão intrapleural seja negativa em relação à pressão alveolar, pode se tornar positiva em relação à pressão atmosférica (p. ex., durante a expiração forçada e a tosse). A *pressão transpulmonar* corresponde à diferença entre as pressões alveolar e intrapleural, e é usada para determinar a complacência pulmonar.

A *pressão intratorácica* é a pressão dentro da cavidade torácica, cujo valor é igual à pressão intrapleural e corresponde à pressão à qual os pulmões, o coração e os grandes vasos ficam expostos. A expiração forçada contra a glote fechada (p. ex., durante a defecação e a manobra de Valsalva) causa aumentos acentuados da pressão intratorácica e impede o retorno venoso ao átrio direito.

Gradil costal e músculos respiratórios

Os pulmões e as vias respiratórias principais compartilham o espaço da cavidade torácica com o coração, os grandes vasos e o esôfago. A cavidade torácica é um compartimento fechado, delimitado superiormente pelos músculos cervicais, e inferiormente pelo diafragma. As paredes externas da cavidade torácica são formadas por 12 pares de costela, esterno, vértebras torácicas e músculos intercostais localizados entre as costelas. Do ponto de vista mecânico, o ato de respirar depende do fato de a cavidade torácica ser um compartimento fechado, cuja única abertura para a atmosfera exterior é a traqueia.

A ventilação consiste em inspiração e expiração. Durante a *inspiração*, o volume da cavidade torácica aumenta, a pressão intratorácica torna-se mais negativa e o ar é puxado para dentro dos pulmões. A *expiração* ocorre à medida que os componentes elásticos da parede torácica e das estruturas pulmonares, estirados durante a inspiração, retornam à posição inicial, reduzindo o volume da cavidade torácica e aumentando a pressão dentro da cavidade.

O diafragma é o músculo principal da inspiração. Quando o diafragma contrai, o conteúdo abdominal é forçado para baixo e o tórax expande de cima para baixo (Figura 29.12).

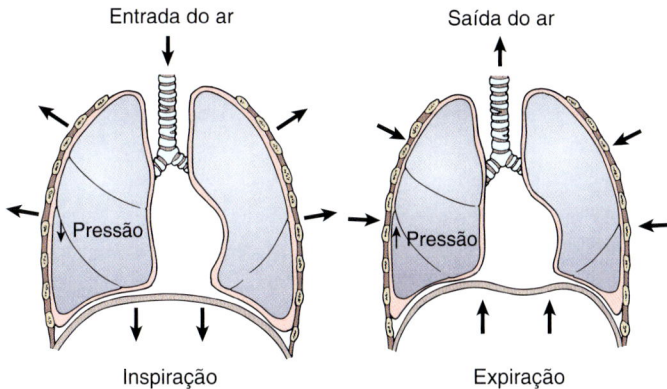

Figura 29.12 • Movimentos do diafragma e alterações do volume e da pressão do tórax durante a inspiração e a expiração. Na inspiração, a contração do diafragma e a expansão da cavidade torácica diminuem a pressão intratorácica, fazendo o ar a entrar nos pulmões. Na expiração, o relaxamento do diafragma e da cavidade torácica aumenta a pressão intratorácica, resultando na saída do ar dos pulmões.

Em níveis normais de inspiração, o diafragma se move cerca de 1 cm, mas pode chegar a até 10 cm com a inspiração forçada. O diafragma é inervado pelas raízes do nervo frênico, que se origina no nível cervical da medula espinal, principalmente de C4, mas também de C3 e C5. Os pacientes que sofrem lesões da medula espinal acima de C3 perdem a função diafragmática e necessitam de respiração artificial. A paralisia de um lado do diafragma causa subida (em vez de descida) desse lado do tórax durante a inspiração, por causa da pressão intratorácica negativa. Isso é conhecido como *movimento paradoxal*.

Os músculos intercostais externos, que também facilitam a inspiração, interligam as costelas adjacentes e as puxam para baixo e para fora (Figura 29.13). Quando contraem, eles elevam e giram discretamente as costelas, de modo que o esterno é empurrado para frente. Isso aumenta o diâmetro do tórax de um lado a outro e de frente para trás. Os músculos intercostais são inervados pelos nervos que saem do sistema nervoso central no nível torácico da medula espinal. Em geral, a paralisia desses músculos não tem consequências graves para a respiração, graças à eficiência do diafragma.

Os músculos acessórios da inspiração são os escalenos e os esternocleidomastóideos. Os músculos escalenos elevam as duas primeiras costelas, enquanto os esternocleidomastóideos levantam o esterno e expandem o volume da cavidade torácica. Esses músculos pouco contribuem durante a respiração tranquila, mas contraem-se vigorosamente durante um esforço físico. Para que os músculos acessórios possam ajudar na ventilação, é necessário estabilizá-los de alguma maneira. Por exemplo, os pacientes com asma brônquica frequentemente apoiam firmemente seus braços contra um objeto firme durante uma crise, como modo de estabilizar os ombros para que os músculos acessórios ligados possam exercer seu efeito pleno na ventilação. A cabeça frequentemente é inclinada para trás, de modo a permitir que os músculos escalenos e esternocleidomastóideos levantem as costelas com maior eficiência.

A expiração é predominantemente passiva e ocorre com a volta à posição inicial dos componentes elásticos da parede torácica e das estruturas pulmonares, então estirados na inspiração, com consequente saída do ar dos pulmões acompanhando a elevação da pressão intratorácica. Quando necessário, os músculos abdominais e intercostais internos podem ser usados para aumentar o esforço expiratório (Figura 29.13 B). O aumento da pressão intra-abdominal, que acompanha a contração vigorosa dos músculos abdominais, puxa o diafragma para cima e aumenta a pressão intratorácica. Os músculos intercostais internos puxam para dentro e isso empurra o tórax para baixo, acentuando o esforço expiratório.

Complacência pulmonar

O termo complacência pulmonar refere-se à facilidade com que os pulmões podem ser insuflados. É possível compreender a complacência comparando a dificuldade para encher um balão novo, ainda pouco complacente, portanto rígido e resistente, à facilidade para encher um balão usado que já foi enchido e esvaziado. Em termos específicos, a complacência pulmonar (C) descreve a alteração do volume pulmonar (ΔV), que pode ser conseguida com determinada alteração da pressão respiratória (ΔP); deste modo, $C = \Delta V/\Delta P$. Uma pressão maior é necessária para movimentar a mesma quantidade de ar para dentro de um pulmão não complacente, em comparação a um pulmão complacente.

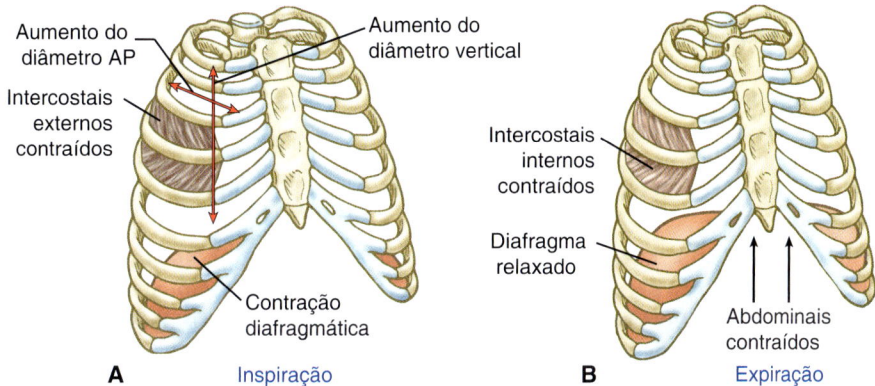

Figura 29.13 • Expansão e contração do gradil costal durante a expiração e a inspiração, mostrando especialmente a contração do diafragma, a elevação do gradil costal e a função dos músculos intercostais externos (**A**) e internos (**B**).

A complacência pulmonar é determinada pelas fibras de elastina e colágeno dos pulmões, por seu teor de água e pela tensão de superfície. Isso também depende da complacência do gradil torácico, a qual diminui com as doenças que reduzem a elasticidade natural do pulmão, obstruem os brônquios ou as vias respiratórias mais finas, aumentam a tensão superficial dos alvéolos ou limitam a flexibilidade do gradil costal.

Fibras de elastina e colágeno. Os tecidos pulmonares são constituídos de fibras de elastina e colágeno. As fibras de elastina são estiradas facilmente e aumentam a facilidade com que o pulmão é insuflado, enquanto as fibras de colágeno resistem ao estiramento e tornam a insuflação pulmonar mais difícil. Nas doenças pulmonares como pneumopatia intersticial e fibrose pulmonar, os pulmões tornam-se rígidos (não complacentes) à medida que as fibras de elastina são substituídas por tecidos fibróticos. Congestão e edema pulmonar causam redução reversível da complacência pulmonar.

Retração elástica é a capacidade apresentada pelos componentes elásticos dos pulmões de voltar à sua posição original depois de serem estirados. O estiramento exagerado dos tecidos pulmonares, como ocorre no enfisema, faz com que os componentes elásticos do pulmão percam sua capacidade de retração, tornando mais fácil sua insuflação, porém mais difícil seu esvaziamento em consequência de sua incapacidade de voltar à posição original.

Tensão superficial. Um fator importante da complacência pulmonar é a *tensão superficial*, ou forças de atração das moléculas na superfície dos alvéolos. Os alvéolos são revestidos por uma película fina de líquido e é na interface entre essa película e o ar alveolar que se desenvolva tensão superficial. Isso ocorre porque as forças que mantêm unidas as moléculas de água da película líquida são maiores do que as forças que mantêm unidas as moléculas de ar nos alvéolos. Nos alvéolos, a tensão superficial excessiva causa contração das moléculas de água da película líquida, tornando difícil a insuflação dos pulmões.

As unidades de tensão superficial são as de força por unidade de comprimento. A relação entre a pressão dentro de uma esfera (p. ex., um alvéolo) e a tensão da parede pode ser descrita com base na lei de Laplace (pressão = 2 × tensão superficial/raio).[4] Se a tensão superficial fosse igual em todo o pulmão, os alvéolos com raios menores teriam pressões mais altas e isso poderia levá-los a esvaziar dentro dos alvéolos maiores (Figura 29.14 A). A razão pela qual isso não ocorre é que as moléculas redutoras da tensão superficial, conhecidas como *surfactantes*, recobrem a superfície interna dos alvéolos.

O surfactante pulmonar é uma mistura complexa de fosfolipídios, lipídios neutros e proteínas sintetizados pelas células alveolares do tipo II. As substâncias conhecidas como surfactantes consistem em duas partes dotadas de propriedades contrárias, mas ligadas irreversivelmente uma à outra. Uma parte é polar e busca líquidos aquosos ou superfícies hidrofílicas (que atraem água); a outra é apolar e busca óleo, ar ou superfícies hidrofóbicas (que repelem água; Figura 29.14 B). O surfactante pulmonar forma uma monocamada, com sua superfície hidrofílica ligando-se à película líquida da superfície alveolar, e sua superfície hidrofóbica voltada na direção

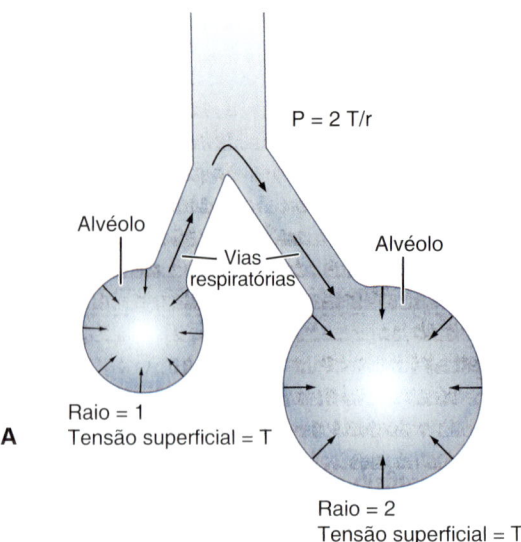

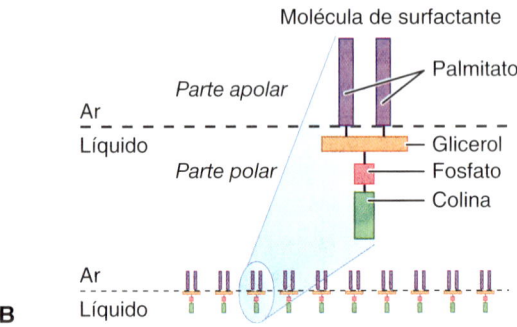

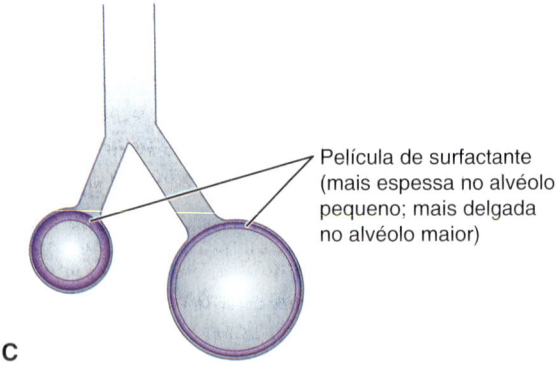

Figura 29.14 • **A.** Efeitos da tensão superficial (forças geradas na interface líquido-ar) e do raio sobre a pressão e a transferência dos gases nas estruturas alveolares. De acordo com a lei de Laplace (P = 2T/r, em que P = pressão, T = tensão e r = raio), a pressão gerada dentro de uma esfera é inversamente proporcional ao raio. O ar movimenta-se de um alvéolo com raio pequeno e pressão mais alta para outro alvéolo com raio maior e pressão menor. **B.** Moléculas surfactantes mostrando suas cabeças hidrofílicas ligadas ao líquido que reveste o alvéolo, e suas caudas hidrofóbicas orientadas na direção da interface ar-líquido. **C.** As moléculas surfactantes formam uma monocamada (*sombreada em azul*) que anula as forças intermoleculares e reduz a tensão superficial com mais intensidade no alvéolo menor, com sua concentração mais alta de surfactante, do que no alvéolo maior, cuja concentração é menor.

dos gases do ar alveolar. Essa monocamada é responsável por anular a tensão superficial que se desenvolve na interface ar-líquido dos alvéolos.

A proteína surfactante pulmonar (SP), especialmente o SP-B, produz vários efeitos importantes na insuflação pulmonar. Ele reduz a tensão superficial e aumenta a complacência pulmonar, além de favorecer a insuflação dos pulmões.[2] Sem surfactante, a insuflação dos pulmões seria extremamente difícil. Além disso, o surfactante ajuda a manter os alvéolos secos e evita edema pulmonar. Isso ocorre porque a água é puxada para fora dos capilares pulmonares e para dentro dos alvéolos, quando estes se contraem por ação da tensão superficial. O surfactante também confere estabilidade e facilita ainda mais a insuflação dos alvéolos. Com exceção dos que se encontram na superfície pleural, os alvéolos são circundados por outros alvéolos. Desse modo, a tendência de um alvéolo colapsar é contraposta pela tração exercida pelos alvéolos circundantes. As moléculas de surfactante também estão mais densamente acondicionadas dentro dos alvéolos pequenos, do que nos alvéolos grandes (ver Figura 29.14 C). Nos pacientes em pós-operatório e nos indivíduos acamados, a respiração superficial e tranquila frequentemente dificulta a dispersão do surfactante. Estimular esses pacientes a tossir e respirar profundamente facilita a dispersão do surfactante. Isso possibilita distribuição mais uniforme da ventilação e evita atelectasia.

As células alveolares do tipo II que produzem surfactante somente entram em processo de maturação entre a 26ª e a 27ª semana de gestação; consequentemente, muitos recém-nascidos prematuros têm dificuldade de produzir surfactante o suficiente. Isso pode causar colapso dos alvéolos e sofrimento respiratório grave. Essa condição é conhecida como *síndrome da angústia respiratória do lactente* e é a causa isolada mais comum de doença respiratória dos recém-nascidos prematuros. A disfunção do surfactante também pode ocorrer nos adultos. Em geral, isso acontece como consequência de uma lesão ou infecção grave e pode contribuir para uma condição conhecida como *síndrome de angústia respiratória aguda*.

 Fluxo de ar nas vias respiratórias

O volume de ar que entra e sai dos segmentos pulmonares nos quais ocorre a troca gasosa está relacionado diretamente com a diferença de pressão entre os pulmões e a atmosfera. Também está inversamente relacionado com a resistência que o ar encontra à medida que avança ao longo das vias respiratórias. Dependendo da velocidade e do padrão ventilatório, o fluxo de ar pode ser laminar ou turbulento.

O *fluxo de ar laminar* ou *organizado* ocorre com taxas de fluxo baixas, com as quais a torrente de ar é paralela às paredes das vias respiratórias. Com o fluxo laminar, o ar da periferia precisa superar a resistência ao fluxo e, consequentemente, o ar no centro do jato avança mais rápido. O *fluxo de ar turbulento* é uma torrente desorganizada, na qual as moléculas dos gases movimentam-se lateralmente, colidem umas com as outras e alteram suas velocidades. A turbulência depende dos raios das vias respiratórias, da interação entre as moléculas dos gases e da velocidade do fluxo de ar. Esse tipo de fluxo é mais provável quando os raios das vias respiratórias são grandes e a velocidade do ar é alta. O fluxo turbulento ocorre normalmente na traqueia. A turbulência do fluxo de ar explica os sons respiratórios ouvidos durante a ausculta do tórax (*i. e.*, ausculta dos sons torácicos por meio de um estetoscópio). Na árvore brônquica com seus diversos ramos, o fluxo laminar provavelmente ocorre apenas nas vias respiratórias muito finas, onde a velocidade do fluxo é muito baixa.

Resistência das vias respiratórias.
É a razão entre as pressões que colocam o ar em movimento na inspiração ou na expiração. O médico francês Jean Léonard Marie Poiseuille foi o primeiro a descrever as características de fluxo-pressão do fluxo laminar em um tubo circular retilíneo, correlação que se tornou conhecida como *lei de Poiseuille*. De acordo com essa lei, a resistência ao fluxo é inversamente proporcional à quarta potência do raio ($R = 1/r^4$). Quando o raio diminui à metade, a resistência aumenta 16 vezes ($2 \times 2 \times 2 \times 2 = 16$).

A resistência das vias respiratórias varia nos condutos de calibres grande (p. ex., traqueia e brônquios), médio (p. ex., brônquios segmentares) e pequeno (p. ex., bronquíolos). Por essa razão, a resistência total das vias respiratórias é igual à soma das resistências desses três tipos de condutos. O segmento com maior resistência ao longo da árvore traqueobrônquica são os brônquios de médio calibre, enquanto as vias respiratórias mais finas contribuem muito pouco para a resistência total das vias respiratórias.[5] Isso ocorre porque a maioria dessas vias respiratórias está disposta em paralelo e porque suas resistências são somadas como recíprocas (*i. e.*, resistência total combinada = 1/R + 1/R etc.). Embora a resistência de cada bronquíolo específico possa ser relativamente alta, seu grande número resulta em uma área transversal total ampla, explicando sua resistência total baixa. Algumas doenças das vias respiratórias, inclusive enfisema e bronquite crônica, começam nas vias respiratórias de pequeno calibre. O diagnóstico precoce dessas doenças geralmente é difícil porque deve haver um grau significativo de lesão, até que possam ser detectadas variações consideráveis na resistência das vias respiratórias.

A resistência das vias respiratórias é acentuadamente afetada pelos volumes pulmonares. A resistência é menor durante a inspiração do que na expiração. Isso ocorre porque fibras elásticas conectam a parte de fora das vias respiratórias aos tecidos pulmonares circundantes. Consequentemente, essas vias respiratórias são puxadas e abertas quando os pulmões expandem durante a inspiração e tornam-se mais estreitas à medida que os pulmões esvaziam durante a expiração (Figura 29.15). Essa é uma das razões pelas quais pacientes com distúrbios que aumentam a resistência das vias respiratórias, inclusive asma (reatividade exacerbada das vias respiratórias), geralmente têm menos dificuldade para respirar durante a inspiração do que durante a expiração.

A resistência das vias respiratórias também é afetada pelo tônus da musculatura lisa dos brônquios, que controla o diâmetro das vias respiratórias. Desde a traqueia até os bronquíolos terminais, os músculos lisos das vias respiratórias são controlados pelo sistema nervoso autônomo. A estimulação do sistema nervoso parassimpático causa broncoconstrição e

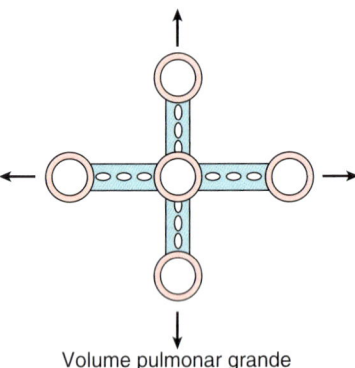

Figura 29.15 • Interação das forças teciduais em vias respiratórias com volumes pulmonares pequenos e grandes. Com volumes pulmonares pequenos, as forças teciduais tendem a dobrar e gerar menos tensão nas vias respiratórias, que se tornam mais finas; com volumes pulmonares grandes, as forças teciduais são estiradas e mantêm as vias respiratórias abertas.

aumenta a secreção de muco. A estimulação simpática causa efeitos contrários.

Compressão das vias respiratórias durante a expiração forçada.

A resistência das vias respiratórias não se altera muito durante a respiração normal tranquila. Contudo, a resistência aumenta significativamente durante a expiração forçada (p. ex., durante um esforço vigoroso). O fluxo de ar pelas vias respiratórias colapsáveis dos pulmões depende das pressões de distensão das vias respiratórias (intrapulmonares) que as mantêm abertas, e também das pressões externas (intrapleurais ou intratorácicas) que as circundam e comprimem. A diferença entre essas duas pressões (pressão intratorácica *menos* pressão das vias respiratórias) é conhecida como *pressão transpulmonar*. Para que ocorra fluxo de ar, a pressão de distensão dentro das vias respiratórias deve ser maior que a pressão de compressão externa às vias respiratórias.

Durante a expiração forçada, a pressão transpulmonar diminui porque há aumento desproporcional da pressão intratorácica em comparação com a pressão das vias respiratórias. A resistência que o ar encontra ao sair dos pulmões provoca redução adicional da pressão das vias respiratórias. Quando essa redução é suficientemente grande, a pressão intratorácica circundante comprime as vias respiratórias colapsáveis (*i. e.*, as que não têm suporte cartilaginoso), causando interrupção do fluxo e retenção de ar nos condutos distais (Figura 29.16).

Em geral, esse tipo de compressão das vias respiratórias é encontrado apenas durante a expiração forçada dos indivíduos com função respiratória normal. Contudo, isso pode ocorrer quando pacientes portadores de doenças pulmonares respiram

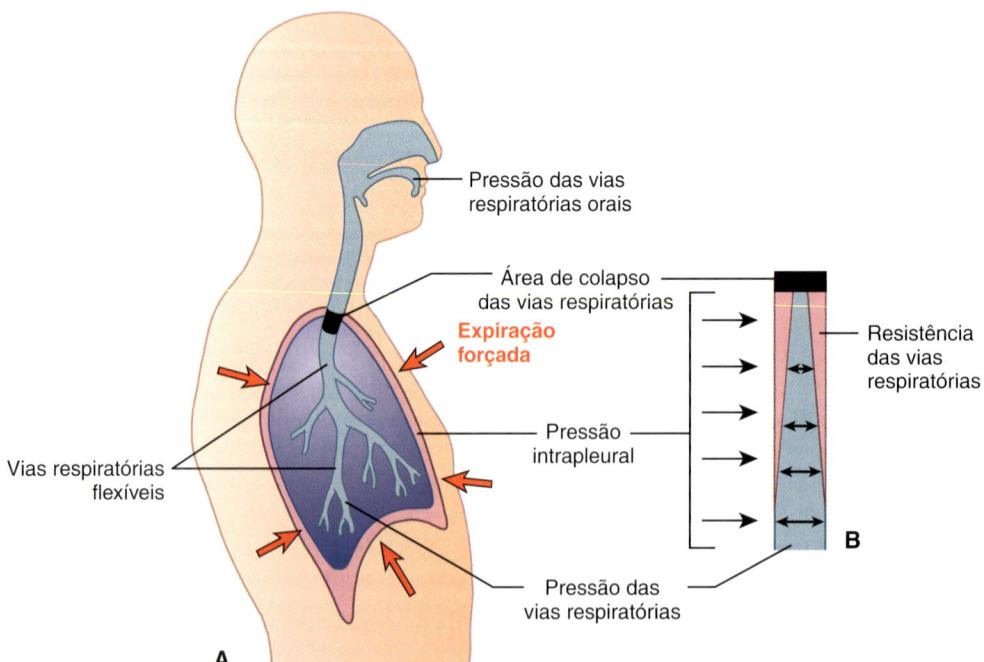

Figura 29.16 • Mecanismo que limita a taxa de fluxo expiratório máximo. A. A perviedade da via respiratória e o fluxo de ar nas vias respiratórias flexíveis dos pulmões dependem de um gradiente de pressão transpulmonar, no qual a pressão da via respiratória é maior que a pressão intrapleural. B. Normalmente, a resistência das vias respiratórias diminui a pressão interna, à medida que o ar sai dos pulmões. A pressão intrapleural alta que ocorre com a expiração forçada provoca colapso das vias respiratórias flexíveis nas áreas em que a pressão intrapleural é maior que a pressão das vias respiratórias.

normalmente. Por exemplo, com os distúrbios que aumentam a resistência das vias respiratórias (p. ex., enfisema), a redução de pressão ao longo das vias aéreas mais finas é ampliada, tornando necessário aumentar a pressão dentro dessas vias para manter sua perviedade. Medidas como a respiração frenolabial aumentam a pressão das vias respiratórias e as taxas de fluxo expiratório dos pacientes com doença pulmonar obstrutiva crônica (DPOC). Essa também é a base da utilização da pressão expiratória final positiva em pacientes mantidos sob respiração artificial. Os lactentes com problemas respiratórios frequentemente emitem grunhidos para aumentar a pressão expiratória das vias respiratórias e mantê-las abertas.

Volumes pulmonares

Os volumes pulmonares – ou quantidades de ar permutadas durante a ventilação – podem ser subdivididos em três componentes: (1) volume corrente, (2) volume de reserva inspiratória e (3) volume de reserva expiratória (Figura 29.17). O *volume corrente* (V_T) corresponde ao volume de ar inspirado (ou expirado) a cada respiração. Isso varia com a idade, o sexo, a posição do corpo e a atividade metabólica. Em geral, o volume corrente é de cerca de 500 mℓ em um adulto mediano e cerca de 3 a 5 mℓ/kg nas crianças. A quantidade máxima de ar que pode ser inspirada além do V_T normal é descrita como *volume de reserva inspiratória* (VRI), enquanto a quantidade máxima que pode ser expirada além do V_T normal é conhecida como *volume de reserva expiratória* (VRE). Cerca de 1.200 mℓ de ar sempre permanecem nos pulmões depois da expiração forçada; esta quantidade de ar é o *volume residual* (VR). O VR aumenta com a idade, porque há mais retenção de ar nos pulmões ao final da expiração. Esses volumes podem ser medidos utilizando-se um instrumento conhecido como *espirômetro*.

As capacidades pulmonares incluem dois ou mais volumes pulmonares. A *capacidade vital* é igual ao VRI mais V_T mais VRE. Isso corresponde ao volume de ar que pode ser expirado a partir do ponto de inspiração máxima. A *capacidade inspiratória* é igual ao V_T somado ao VRI e indica a quantidade de ar que um indivíduo consegue respirar começando no nível expiratório normal e distendendo os pulmões ao máximo. A *capacidade residual funcional* é a soma de VR e VRE. Isso corresponde ao volume de ar que permanece nos pulmões ao final da expiração normal. A *capacidade pulmonar total* é a soma de todos os volumes dos pulmões. O VR não pode ser medido com espirômetro, por representar o ar que não pode ser retirado dos pulmões. Entretanto, o VR é medido por métodos indiretos, inclusive a técnica de diluição do hélio, o método de eliminação do nitrogênio ou a pletismografia corporal.[4] A Tabela 29.1 resume os volumes e as capacidades pulmonares.

Provas de função pulmonar

Os volumes e as capacidades pulmonares descritos antes são medidas anatômicas ou estáticas determinadas pelos volumes pulmonares e aferidos sem relação com o tempo. O espirômetro também é usado para avaliar a função dinâmica dos pulmões (*i. e.*, ventilação relacionada com o tempo). Em geral, esses testes são realizados para avaliar a função pulmonar. As provas de função pulmonar incluem ventilação voluntária máxima, capacidade vital forçada, volumes e taxas de fluxo expiratório forçado, e taxas de fluxo inspiratório forçado (Tabela 29.2). A função pulmonar é avaliada com diversas finalidades clínicas, inclusive diagnóstico de doenças respiratórias, avaliação pré-operatória dos riscos cirúrgicos e anestésicos, e avaliação dos sintomas e do grau de limitação física para fins de seguro ou processos judiciais. Esses testes também são usados para avaliar dispneia, tosse, sibilos e resultados anormais dos exames laboratoriais ou radiológicos.

A *ventilação voluntária máxima* corresponde ao volume de ar que um indivíduo consegue inspirar e expirar dos pulmões durante um esforço máximo mantido por 12 a 15 s. Em geral, essa determinação é convertida em litros por minuto.

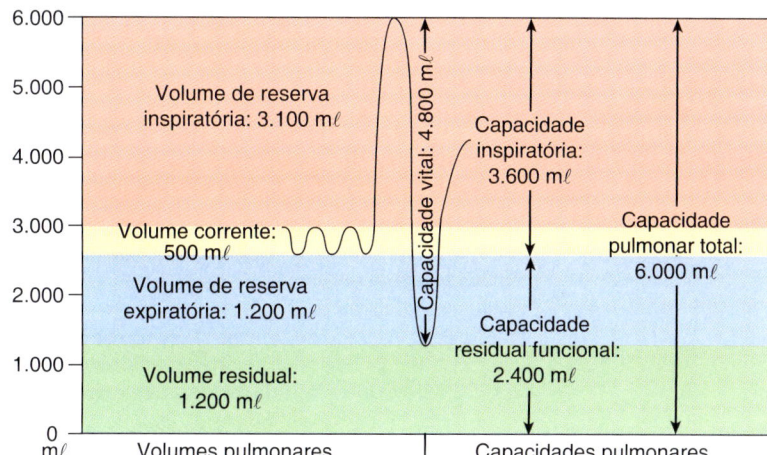

Figura 29.17 • Traçados dos volumes respiratórios (à esquerda) e das capacidades pulmonares (à direita) como seriam observados se fosse utilizado um espirômetro. O volume corrente (*amarelo*) representa a quantidade de ar inalada e exalada durante a respiração normal; o volume de reserva inspiratória (*rosa*) indica o volume máximo de ar acima do volume corrente, que pode ser inalado forçadamente; a reserva expiratória máxima (*azul*) corresponde ao volume máximo de ar que pode ser exalado além do volume corrente; e o volume residual (*verde*) corresponde ao ar que permanece nos pulmões depois de uma expiração forçada máxima. A capacidade inspiratória representa a soma do volume de reserva inspiratória e do volume corrente; a capacidade residual funcional é a soma da reserva expiratória máxima e dos volumes residuais; e a capacidade pulmonar total constitui a soma de todos os volumes.

Tabela 29.1 Volumes e capacidades pulmonares.

Volume	Símbolo	Descrição
Volume corrente (cerca de 500 mℓ em repouso)	V_T	Quantidade de ar que entra e sai dos pulmões a cada respiração
Volume de reserva inspiratória (cerca de 3.000 mℓ)	VRI	Quantidade máxima de ar que pode ser inalada a partir do ponto de expiração máxima
Volume de reserva expiratória (cerca de 1.100 mℓ)	VRE	Volume máximo de ar que pode ser exalado a partir do final da expiração em repouso
Volume residual (cerca de 1.200 mℓ)	VR	Volume de ar que permanece nos pulmões depois da expiração máxima. Esse volume não pode ser medido com espirômetro, mas é quantificado indiretamente usando métodos como diluição do hélio, técnica de eliminação de nitrogênio ou pletismografia corporal
Capacidade residual funcional (cerca de 2.300 mℓ)	CRF	Volume de ar que permanece nos pulmões ao final da expiração (soma de VR e VRE)
Capacidade inspiratória (cerca de 3.500 mℓ)	CI	Soma de VRI e V_T
Capacidade vital (cerca de 4.600 mℓ)	CV	Quantidade máxima de ar que pode ser exalada forçadamente a partir do ponto de inspiração máxima
Capacidade pulmonar total (cerca de 5.800 mℓ)	CPT	Quantidade total de ar que os pulmões podem manter. Corresponde à soma de todos os componentes de volume depois de uma inspiração máxima. Em comparação com os homens, esse valor é cerca de 20 a 25% menor nas mulheres

A *capacidade vital forçada* (CVF) consiste em uma inspiração completa até a capacidade pulmonar total, seguida de uma expiração máxima vigorosa. A obstrução das vias respiratórias acarreta uma CVF menor que a observada nas determinações mais lentas da CV. O *volume expiratório forçado* (VEF) corresponde ao volume expiratório conseguido em determinado tempo. O $VEF_{1,0}$ é o VEF que pode ser expirado em 1 s. Em geral, o $VEF_{1,0}$ é expresso como porcentagem da CVF. O $VEF_{1,0}$ e a CVF são usados para diagnosticar doenças pulmonares obstrutivas.

O *fluxo inspiratório forçado* (FIF) mede a resposta respiratória durante a inspiração máxima rápida. O cálculo do fluxo de ar durante a metade central da inspiração ($FIF_{25-75\%}$) em relação ao fluxo mesoexpiratório forçado ($FEF_{25-75\%}$) é usado como medida de disfunção dos músculos respiratórios, porque o fluxo inspiratório depende mais de esforço que a expiração.[1,4]

Eficiência e esforço respiratório

Volume minuto, ou ventilação total, é a quantidade de ar trocado em 1 min. Esse volume é determinado pelas necessidades metabólicas do corpo. O volume minuto é igual ao V_T multiplicado pela frequência respiratória e, em condições normais, seu valor é de 6.000 mℓ (V_T de 500 mℓ × frequência respiratória de 12 incursões/minuto) em um adulto de tamanho médio em atividade normal. A eficiência respiratória é determinada comparando-se o V_T e a frequência respiratória, de modo a garantir o volume minuto ideal, ao mesmo tempo que o esforço respiratório é reduzido.

O esforço respiratório é determinado pelo grau de esforço necessário para movimentar o ar ao longo das vias respiratórias de condução, e pela facilidade de expandir os pulmões (ou complacência pulmonar). A expansão pulmonar é difícil para os pacientes com pulmões rígidos e não complacentes.

Tabela 29.2 Provas de função pulmonar.

Prova	Símbolo	Determinação*
Ventilação voluntária máxima	VVM	Quantidade máxima de ar que pode ser respirado em determinado tempo
Capacidade vital forçada	CVF	Quantidade máxima de ar que pode ser exalada rápida e vigorosamente dos pulmões depois da inspiração completa. O volume expirado é representado graficamente com relação ao tempo
Volume expiratório forçado em 1 s	$VEF_{1,0}$	Volume de ar expirado no primeiro segundo da CVF
Porcentagem da CVF	$VEF_{1,0}/CVF\%$	Volume de ar expirado no primeiro segundo, expresso como porcentagem da CVF
Taxa de fluxo mesoexpiratório forçado	$FEF_{25-75\%}$	Taxa de fluxo mesoexpiratório forçado, determinado localizando-se pontos na curva registrada de volume-tempo obtida durante a CVF correspondente a 25 e 75% da CVF e traçando-se uma linha reta entre estes dois pontos. A inclinação dessa linha representa a taxa de fluxo mesoexpiratório
Taxa de fluxo inspiratório forçado	$FIF_{25-75\%}$	FIF é o volume inspirado a partir do VR no ponto de determinação FIF25-75% é a inclinação de uma linha traçada entre os pontos do traçado de volume-pressão, que correspondem a 25 e 75% do volume inspirado

*Por convenção, todos os volumes e taxas de fluxo pulmonares são expressos em termos de temperatura corporal, pressão atmosférica e saturação com vapor de água (BTPS, ou body temperature and pressure and saturated with water vapor, em inglês), que possibilita uma comparação dos dados funcionais dos pulmões entre laboratórios com temperaturas ambientes e altitudes diferentes.

Em geral, esses pacientes consideram mais fácil respirar mantendo o V_T baixo e uma frequência mais rápida (p. ex., 300 × 20 = 6.000 mℓ), para alcançar seu volume minuto e atender às suas necessidades de oxigênio. Por sua vez, pacientes com doença obstrutiva das vias respiratórias geralmente acham mais fácil insuflar os pulmões, mas despendem mais energia para movimentar o ar ao longo das vias respiratórias. Consequentemente, esses pacientes fazem respirações mais profundas e sua frequência respiratória é mais lenta (p. ex., 600 × 10 = 6.000 mℓ) para atender às necessidades de oxigênio.

RESUMO

A circulação do ar entre a atmosfera e os pulmões respeita as leis da física relacionadas com os gases. O ar dos alvéolos contém uma mistura gasosa que inclui nitrogênio, oxigênio, dióxido de carbono e vapor d'água. Com exceção desse último gás, todos os demais exercem pressão determinada pela pressão atmosférica e pela concentração do gás na mistura. A pressão do vapor d'água é afetada pela temperatura, mas não pela pressão atmosférica. O ar entra nos pulmões ao longo de um gradiente de pressão. A pressão dentro das vias respiratórias e dos alvéolos pulmonares é conhecida como *pressão intrapulmonar* (ou *alveolar*); a pressão da cavidade pleural é descrita como *pressão pleural*; e a pressão da cavidade torácica é referida como *pressão intratorácica*.

Respiração é a transferência gasosa entre a atmosfera e os pulmões. A respiração depende de um sistema constituído por vias respiratórias abertas e alterações de pressão resultantes da ação dos músculos respiratórios que alteram o volume da caixa torácica. O diafragma é o músculo inspiratório principal e é auxiliado pelos músculos intercostais externos. Os músculos escalenos e esternocleidomastóideos levantam as costelas e atuam como músculos acessórios da inspiração. A expiração é predominantemente passiva e facilitada pela retração elástica dos músculos respiratórios, que foram estirados durante a inspiração. Quando necessário, os músculos abdominais e intercostais internos podem ser usados para aumentar o esforço expiratório.

O termo complacência pulmonar refere-se à facilidade com que os pulmões podem ser insuflados. As fibras de elastina e colágeno dos pulmões, o teor de água, a tensão superficial dos alvéolos e a complacência da parede torácica determinam a complacência pulmonar. Além disso, a complacência reflete a tensão superficial na interface ar-epitélio dos alvéolos. As moléculas surfactantes produzidas pelas células alveolares do tipo II reduzem a tensão superficial dos pulmões e, deste modo, aumentam a complacência pulmonar.

O volume de ar que entra e sai dos segmentos pulmonares envolvidos na troca gasosa está diretamente relacionado com a diferença de pressão entre os pulmões e a atmosfera e inversamente relacionado com a resistência que o ar encontra à medida que percorre as vias respiratórias. Dependendo da velocidade e do padrão ventilatório, o fluxo de ar pode ser laminar ou turbulento. A resistência das vias respiratórias refere-se ao impedimento ao fluxo que o ar encontra à medida que as percorre. Essa resistência varia com o calibre da via respiratória, sendo mais alta nos brônquios de médio calibre e mais baixa nos bronquíolos mais finos.

Os volumes e as capacidades pulmonares refletem as quantidades de ar que são trocadas durante a respiração normal e forçada. Volume corrente (V_T) é a quantidade de ar que entra e sai dos pulmões durante a respiração normal. O volume de reserva inspiratória (VRI) corresponde à quantidade máxima de ar que pode ser inspirada além do V_T normal. O volume de reserva expiratória (VRE) equivale à quantidade máxima de ar que pode ser exalada além do V_T normal. O volume residual (VR) corresponde à quantidade de ar que permanece nos pulmões depois da expiração forçada. As capacidades pulmonares incluem dois ou mais volumes pulmonares. A capacidade vital é igual ao VRI somado ao V_T e ao VRE, e representa a quantidade de ar que pode ser exalada a partir do ponto de inspiração máxima. O volume por minuto, que é determinado pelas necessidades metabólicas do corpo, consiste na quantidade de ar permutado em 1 min (i. e., V_T multiplicado pela frequência respiratória).

TROCA E TRANSPORTE DOS GASES

Depois de concluir esta seção, o leitor deverá ser capaz de:

- Entender a diferença entre ventilação pulmonar e alveolar
- Explicar por que ventilação e perfusão devem ser proporcionais
- Citar a diferença entre espaço morto e *shunt* de ar
- Explicar a importância de um desvio (*shunt*) à direita e de um desvio (*shunt*) à esquerda na curva de dissociação do oxigênio ligado à hemoglobina.

As funções principais dos pulmões são oxigenar o sangue e remover dióxido de carbono. Por convenção, a troca gasosa pulmonar é dividida em três processos:

- Ventilação: fluxo dos gases para dentro e para fora dos alvéolos pulmonares
- Perfusão: fluxo de sangue pelos capilares pulmonares adjacentes
- Difusão: transferência dos gases entre os alvéolos e os capilares pulmonares.

A eficiência da troca gasosa depende da ocorrência da ventilação alveolar nas proximidades dos capilares pulmonares perfundidos.

Ventilação

Ventilação é a troca gasosa no sistema respiratório. Existem dois tipos de ventilação: pulmonar e alveolar. O termo *ventilação pulmonar* refere-se à troca gasosa total entre a atmosfera e os pulmões. *Ventilação alveolar* é a troca gasosa nos alvéolos. A ventilação depende de um sistema de vias respiratórias abertas e uma diferença de pressão que faça o ar entrar e sair dos pulmões. Isso é afetado pela posição do corpo e pelo volume pulmonar, bem como por condições patológicas que afetam o sistema cardiopulmonar.

Distribuição da ventilação

A distribuição da ventilação entre o ápice e a base do pulmão varia com a posição do corpo e os efeitos da gravidade sobre a pressão intrapleural (Figura 29.18). Na posição sentada ou de pé, a gravidade empurra o pulmão para baixo, fazendo com que a pressão intrapleural do ápice pulmonar seja mais negativa que a pressão na base do pulmão. Consequentemente, os alvéolos do ápice pulmonar expandem mais completamente que os alvéolos localizados na base. O mesmo é válido para as partes pendentes do pulmão em decúbito dorsal ou lateral. Em decúbito dorsal, a ventilação das partes mais inferiores (posteriores) dos pulmões é menor que a das partes mais superiores (anteriores). Em decúbito lateral (*i. e.*, paciente deitado de lado), a parte pendente do pulmão é menos ventilada.

Os volumes pulmonares também afetam a distribuição da ventilação. A complacência pulmonar reflete a alteração de volume que ocorre com as variações da pressão. A complacência é menor nos alvéolos totalmente expandidos, que têm dificuldade de acomodar mais ar, contudo é maior nos alvéolos menos inflados. Durante a inspiração completa na posição sentada ou de pé, as vias respiratórias são abertas e o ar avançada para as partes mais complacentes das regiões pulmonares inferiores. O contrário ocorre com volumes pulmonares pequenos. Nesse caso, a pressão pleural na base do pulmão é maior que a pressão da via respiratória que as comprime, de modo que a ventilação é acentuadamente reduzida. Além disso, as vias respiratórias da parte superior do pulmão continuam abertas, por isso a parte superior do pulmão é mais bem ventilada que a inferior.

Mesmo com volumes pulmonares pequenos, algum ar permanece nos alvéolos da parte inferior dos pulmões, impedindo seu colapso. De acordo com a lei de Laplace, a pressão necessária para suplantar a tensão da parede de uma esfera ou um tubo elástico é inversamente proporcional ao seu raio. Por essa razão, as vias respiratórias pequenas fecham primeiro, retendo parte dos gases nos alvéolos. Pode ocorrer retenção de mais ar nos alvéolos da parte inferior dos pulmões dos indivíduos idosos e dos pacientes com doença pulmonar (p. ex., enfisema). Essa condição parece resultar da perda das propriedades elásticas dos pulmões, assim a pressão intrapleural gerada pela retração elástica dos pulmões e da parede torácica torna-se menos negativa. Nesses indivíduos, as vias respiratórias fecham no final da faixa normal, em vez de nos volumes pulmonares baixos, acarretando retenção de mais ar e consequente aumento do volume pulmonar residual.

Espaço morto

O termo "espaço morto" refere-se ao ar que precisa ser movimentado a cada respiração, mas não participa da troca gasosa. O movimento do ar através do espaço morto contribui para o esforço respiratório, e não para a troca gasosa. Existem dois tipos de espaço morto:

- Espaço morto anatômico: ar contido nas vias respiratórias de condução
- Espaço morto alveolar: ar contido nas estruturas respiratórias do pulmão.

O volume do espaço morto anatômico das vias respiratórias é fixo e oscila na faixa aproximada de 150 a 200 mℓ, dependendo do tamanho corporal. Esse volume constitui o ar contido no nariz, na faringe, na traqueia e nos brônquios. A traqueostomia (criação de uma abertura cirúrgica na traqueia) diminui a ventilação do espaço morto anatômico, porque o ar não precisa circular pelas vias respiratórias nasais e orais. O espaço morto alveolar – normalmente, cerca de 5 a 10 mℓ – representa o ar alveolar que não participa das trocas gasosas. Quando os alvéolos são ventilados, mas ficam privados de fluxo sanguíneo, eles não contribuem para a troca gasosa e, deste modo, constituem o espaço morto alveolar.

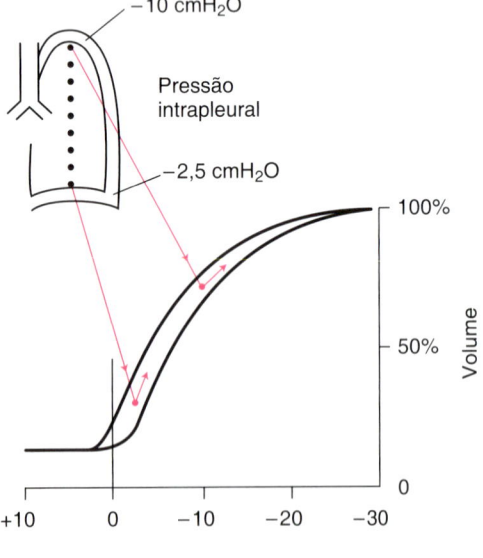

Figura 29.18 • Explicação das diferenças regionais na ventilação ao longo do pulmão. Por causa do peso do pulmão, a pressão intrapleural é menos negativa na base que no ápice. Consequentemente, o pulmão basilar é relativamente comprimido em seu estado de repouso, mas expande mais durante a inspiração que no ápice. Fonte: West J. B. (2016). *Respiratory physiology: The essentials* (10. ed., Fig. 7.8, p. 118). Philadelphia, PA: Lippincott Williams & Wilkins.

Conceitos fundamentais

Correspondência entre ventilação e perfusão

- A troca gasosa entre o ar dos alvéolos e o sangue dos capilares pulmonares depende de uma distribuição proporcional entre a ventilação e a perfusão
- O termo "espaço morto" refere-se ao volume de ar que é movimentado a cada respiração, mas que não participa da troca gasosa. Espaço morto anatômico é o ar contido nas vias respiratórias de condução, que normalmente não participam da troca gasosa. O espaço morto alveolar é resultante dos alvéolos que são ventilados, mas não perfundidos
- O termo *shunt* aplica-se ao sangue não oxigenado que circula entre os lados direito e esquerdo da circulação. Com o *shunt* anatômico, o sangue passa do lado arterial ao venoso da circulação sem circular nos pulmões. O *shunt* fisiológico resulta da passagem do sangue por áreas pulmonares não ventiladas.

O *espaço morto fisiológico* inclui os espaços mortos anatômico e alveolar. Nos indivíduos com função respiratória normal, o espaço morto fisiológico é praticamente igual ao espaço morto anatômico. O espaço morto fisiológico aumenta apenas quando há uma doença pulmonar. A ventilação alveolar é igual à ventilação por minuto menos a ventilação do espaço morto fisiológico.

Perfusão

As funções principais da circulação pulmonar são perfundir ou fornecer fluxo sanguíneo para as estruturas pulmonares envolvidas na troca gasosa, facilitando esse processo. Além das trocas gasosas, a circulação pulmonar desempenha várias funções importantes, incluindo filtrar o sangue levado do lado direito ao esquerdo da circulação; remover a maioria dos trombos/êmbolos que poderiam ser formados; e servir de reservatório de sangue para o lado esquerdo do coração.

A função pulmonar das trocas gasosas depende da irrigação sanguínea contínua através da parte respiratória dos pulmões. O sangue desoxigenado entra no pulmão através da artéria pulmonar, que se origina no lado direito do coração e entra no pulmão por cada hilo, junto aos brônquios principais direito e esquerdo. As artérias pulmonares ramificam-se com um padrão semelhante ao das vias respiratórias. As artérias pulmonares pequenas acompanham os brônquios que se dirigem perifericamente aos lóbulos e ramificam-se para irrigar a rede capilar que circunda os alvéolos (Figura 29.8). O sangue capilar oxigenado é recolhido nas vias pulmonares pequenas dos lóbulos. Em seguida, o sangue é levado às veias mais calibrosas para ser transferido às quatro veias pulmonares que drenam no átrio esquerdo.

Os vasos sanguíneos pulmonares são mais finos e mais complacentes, oferecendo menos resistência ao fluxo que os vasos da circulação sistêmica. Além disso, as pressões do sistema pulmonar são muito menores (p. ex., 22/8 mmHg *versus* 120/70 mmHg de pressão na circulação sistêmica). A pressão e a resistência baixas da circulação pulmonar acomodam volumes variados de sangue proveniente da circulação sistêmica, sem provocar sinais e sintomas de congestão. O volume da circulação pulmonar é de cerca de 500 mℓ e, deste total, cerca de 100 mℓ estão localizados nos capilares pulmonares. Quando o volume de sangue proveniente do coração direito e o volume de sangue ejetado pelo coração esquerdo são iguais, o fluxo sanguíneo pulmonar permanece constante. Diferenças pequenas entre a entrada e a saída podem causar alterações expressivas do volume pulmonar quando as diferenças persistem por alguns batimentos cardíacos. A circulação do sangue pelo leito capilar pulmonar requer que a pressão arterial pulmonar média seja maior que a pressão venosa pulmonar média. A pressão venosa pulmonar aumenta nos casos de insuficiência cardíaca, viabilizando a acumulação de sangue no leito capilar pulmonar e desenvolvimento de edema.

Distribuição do fluxo sanguíneo

Como também ocorre com a ventilação, a distribuição do fluxo sanguíneo pulmonar é afetada pela posição do corpo e pela gravidade. Na posição ortostática, a distância dos ápices superiores do pulmão acima do nível do coração pode exceder a capacidade de perfusão da pressão arterial pulmonar média (cerca de 12 mmHg). Por essa razão, o fluxo sanguíneo da parte superior dos pulmões é menor que o da base ou da parte inferior (Figura 29.19). No decúbito dorsal, os pulmões e o coração ficam no mesmo nível e o fluxo sanguíneo aos ápices e à base pulmonares torna-se mais homogêneo. Nessa posição, o fluxo sanguíneo às partes posteriores ou pendentes (p. ex., parte inferior do pulmão quando o indivíduo está em decúbito lateral) é maior que o fluxo nas partes anteriores ou superiores dos pulmões.

Vasoconstrição induzida por hipoxia

Os vasos sanguíneos da circulação pulmonar são muito sensíveis aos níveis de oxigênio alveolar e sofrem constrição acentuada quando expostos à hipoxia. O mecanismo exato dessa

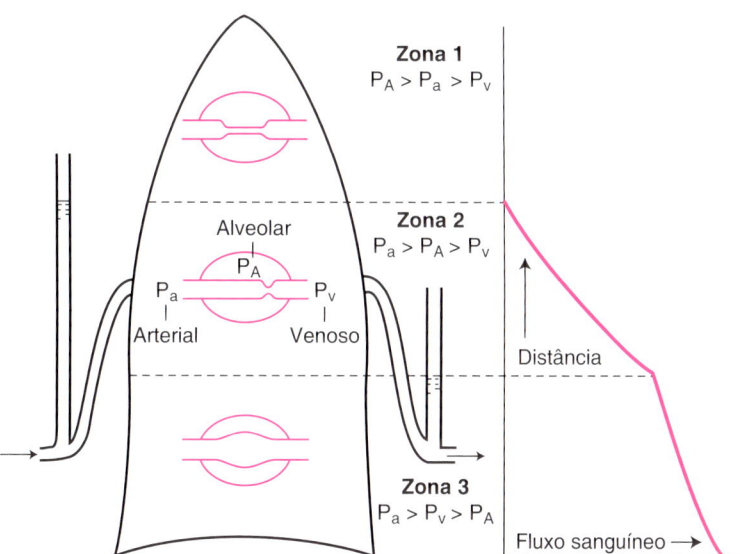

Figura 29.19 • Distribuição desigual do fluxo sanguíneo no pulmão, com base nas pressões que afetam os capilares. Fonte: West J. B. (2016). *Respiratory physiology: The essentials* (10. ed., Fig. 4.8, p. 50). Philadelphia, PA: Lippincott Williams & Wilkins.

reação não está claro. Quando os níveis de oxigênio alveolar caem a menos de 60 mmHg, pode ocorrer vasoconstrição acentuada. Com níveis de oxigênio muito baixos, o fluxo local pode ser praticamente eliminado. Quando há hipoxia regional, como nos casos de atelectasia, a vasoconstrição fica limitada a uma região específica do pulmão. Nesses casos, a vasoconstrição resulta no direcionamento do fluxo sanguíneo para fora das regiões pulmonares em hipoxemia. Quando a hipoxia alveolar regride, o fluxo sanguíneo é normalizado.

A hipoxia generalizada, que ocorre em altitudes elevadas e nos pacientes com hipoxia crônica causada por doenças pulmonares, acarreta vasoconstrição em todo o pulmão. A hipoxia prolongada pode causar hipertensão pulmonar e sobrecarga de trabalho no coração direito, resultando em *cor pulmonale*. Um nível baixo de pH sanguíneo causa efeito semelhante, principalmente quando há hipoxia alveolar (p. ex., durante o choque circulatório).

Shunt

O termo *shunt* refere-se ao sangue que circula do lado direito ao esquerdo da circulação sem ser oxigenado. Assim como o espaço morto, existem dois tipos de *shunt*: fisiológico e anatômico. Com o *shunt anatômico*, o sangue passa do lado venoso ao arterial da circulação sem passar pelos pulmões. As cardiopatias congênitas causam *shunting* intracardíaco anatômico. Com o *shunt fisiológico*, há desproporção entre ventilação e perfusão pulmonares. Isso causa ventilação insuficiente para fornecer oxigênio necessário para oxigenar o sangue que passa pelos capilares alveolares. Em geral, o *shunting* fisiológico é causado por doença pulmonar destrutiva que reduz a ventilação, ou por insuficiência cardíaca que interfere na circulação do sangue em algumas partes dos pulmões.

Desproporção entre ventilação e perfusão

A função de troca gasosa dos pulmões depende da proporcionalidade entre ventilação e perfusão, assegurando que quantidades iguais de ar e sangue entrem na parte respiratória dos pulmões. Como se pode observar na Figura 29.20, o espaço morto e o *shunt* produzem uma desproporção entre ventilação e perfusão. Com o *shunt* (ilustrado à esquerda), há perfusão sem ventilação, resultando em uma razão ventilação-perfusão diminuída. Isso ocorre em doenças como a atelectasia, na qual há obstrução das vias respiratórias. Com o espaço morto (ilustrado à direita), a ventilação ocorre na ausência de perfusão, levando a uma razão ventilação-perfusão alta. Isso ocorre em doenças como a embolia pulmonar, que reduz o fluxo de sangue em uma parte do pulmão. O sangue arterial que deixa a circulação pulmonar reflete a mistura do sangue das áreas normalmente ventiladas e perfundidas, assim como das áreas não ventiladas (espaço morto) ou não perfundidas (*shunt*). Alguns dos distúrbios que causam desproporção entre ventilação e perfusão incluem espaço morto e *shunt*. Por exemplo, nos pacientes com doença pulmonar obstrutiva crônica, pode haver redução da ventilação em uma área do pulmão e diminuição da perfusão em outra.

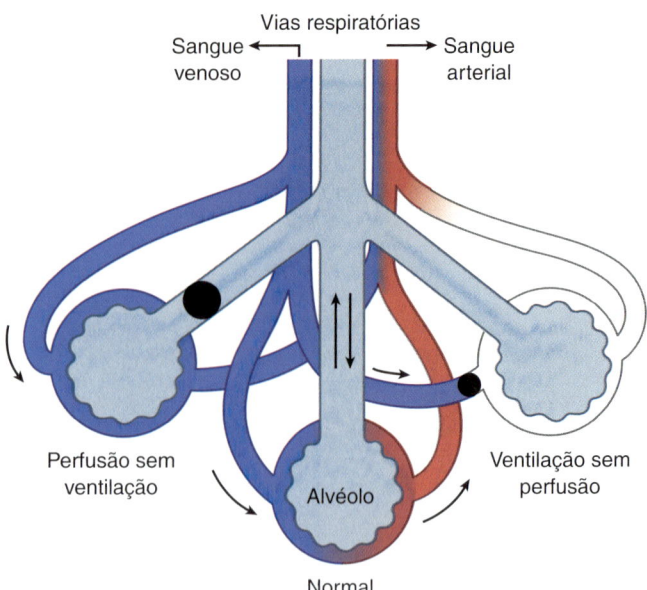

Figura 29.20 • Proporcionalidade entre ventilação e perfusão. (*Ao centro*) Relação normal entre ventilação e perfusão; (*à esquerda*) perfusão sem ventilação (i. e., *shunt*); (*à direita*) ventilação sem perfusão (i. e., espaço morto).

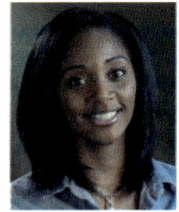 Nos pacientes com embolia pulmonar, como era o caso da **Srta. French**, a desproporção ventilação/perfusão ocorre porque há redução do fluxo sanguíneo para uma parte do pulmão. A frequência respiratória elevada dessa paciente era a manifestação clínica do comprometimento das trocas gasosas em consequência da desproporção ventilação/perfusão.

Difusão

A difusão ocorre nas partes respiratórias do pulmão e refere-se à transferência de gases através da membrana alveolocapilar. A *lei de difusão de Fick* pode descrever a difusão dos gases no pulmão. Essa lei estabelece que o volume de um gás ($_{gás}$) que se difunde através da membrana por unidade de tempo é diretamente proporcional à diferença de pressões parciais do gás ($P_1 - P_2$), à área de superfície (AS) da membrana e ao coeficiente de difusão (D), e é inversamente proporcional à espessura (E) da membrana (Figura 29.21).[1]

Vários fatores afetam a difusão dos gases nos pulmões. A administração de oxigênio em concentrações altas aumenta tanto a diferença de pressões parciais entre os dois lados da membrana quanto a difusão do gás. Doenças que destroem os tecidos pulmonares (i. e., área de superfície disponível para a difusão) ou aumentam a espessura da membrana alveolocapilar afetam negativamente a capacidade de difusão pulmonar.

A ressecção de um pulmão, por exemplo, reduz a capacidade de difusão à metade. A espessura da membrana alveolocapilar e a distância percorrida para que ocorra a perfusão são aumentadas em pacientes com edema pulmonar ou pneumonia. As características do gás, bem como seu peso molecular e

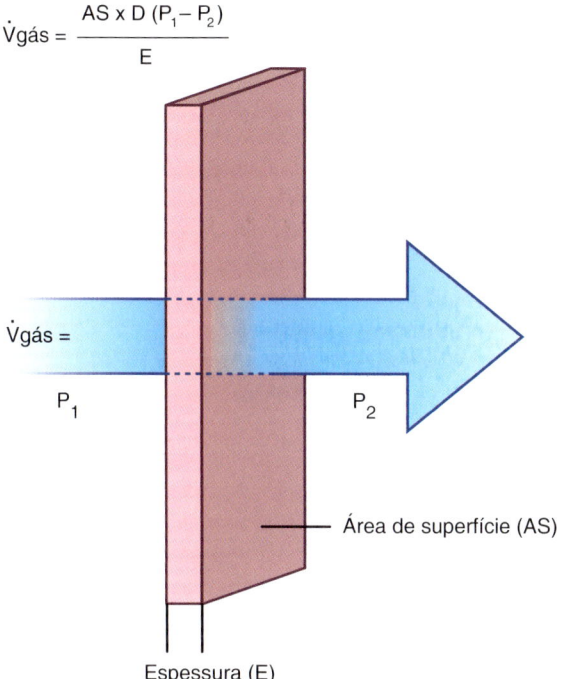

Figura 29.21 • A lei de difusão de Fick estabelece que a difusão de um gás (V_{gas}) por uma lâmina de tecido está relacionada com a área de superfície (AS) do tecido, a constante de difusão (D) do gás e a diferença de pressões parciais ($P_1 - P_2$) em um dos lados da membrana, e que é inversamente proporcional à espessura (E) do tecido.

sua solubilidade, constituem o coeficiente de difusão e determinam com que rapidez um gás difunde-se pelas membranas respiratórias. Por exemplo, o dióxido de carbono difunde-se com velocidade 20 vezes maior que o oxigênio, em razão de sua solubilidade maior nas membranas respiratórias.

A capacidade de difusão fornece uma medida da taxa de transferência dos gases pulmonares por gradiente de pressão parcial. Como a diferença alveolocapilar inicial de oxigênio não pode ser medida, o monóxido de carbono (CO) é usado para determinar a capacidade de difusão. A determinação do CO tem diversas vantagens:

- A captação desse gás não é limitada pela difusão ou pelo fluxo sanguíneo
- Praticamente não há CO no sangue venoso
- A afinidade desse gás pela hemoglobina é 210 vezes maior que a do oxigênio, assegurando que sua pressão parcial continue quase igual a zero no capilar pulmonar.

A técnica utilizada mais comumente para realizar essa determinação é o *teste de respiração única*. Esse teste consiste em inalar CO diluído uma única vez e, em seguida, prender a respiração por 10 s. A capacidade de difusão pode ser calculada utilizando-se o volume pulmonar e a porcentagem de CO nos alvéolos no início e ao fim do intervalo de 10 s.

Transporte de oxigênio e dióxido de carbono

Embora os pulmões sejam responsáveis pela troca gasosa com o ambiente exterior, é o sangue que transporta os gases entre os pulmões e os tecidos do corpo. O sangue transporta oxigênio e dióxido de carbono tanto em seus estados fisicamente dissolvidos como combinados à hemoglobina. O dióxido de carbono também é convertido em bicarbonato e transportado nessa forma.

O oxigênio e o dióxido de carbono dissolvidos exercem pressões parciais que são designadas da mesma maneira, ou seja, pressões parciais no estado gasoso. Na prática clínica, as determinações dos gases sanguíneos são usadas para avaliar as pressões parciais de oxigênio (PO_2) e dióxido de carbono (CO_2) no sangue.

> ### Alerta de domínio do conceito
> O sangue arterial é comumente usado para medir gases no sangue. O sangue venoso não é utilizado porque os níveis venosos de oxigênio e dióxido de carbono refletem as demandas metabólicas dos tecidos e não a função de troca gasosa dos pulmões.

A PO_2 do sangue arterial normalmente fica acima de 80 mmHg, enquanto a PCO_2 oscila na faixa de 35 a 45 mmHg (Tabela 29.3). Em condições normais, as gasometrias arteriais (GA) são iguais ou praticamente iguais às pressões parciais dos gases nos alvéolos. A PO_2 arterial geralmente é designada como PaO_2, enquanto a PO_2 alveolar como PAO_2; os mesmos tipos de designação são usados para a PCO_2. Este livro usa PO_2 e PCO_2 para designar os níveis arterial e alveolar dos gases.

Transporte de oxigênio

O oxigênio é transportado de duas formas:

- Em combinação química com hemoglobina
- Em estado dissolvido.

A hemoglobina transporta cerca de 98 a 99% do oxigênio do sangue, sendo assim o principal transportador desse gás. O restante (1 a 2%) do oxigênio é transportado em seu estado dissolvido. Apenas a forma dissolvida do oxigênio atravessa as paredes capilares, difunde-se através da membrana celular e é disponibilizada para uso no metabolismo celular. A concentração de oxigênio (medida em mℓ/100 mℓ) do sangue inclui a parte transportada ligada à hemoglobina e no estado dissolvido.

Transporte pela hemoglobina. A hemoglobina é um transportador de oxigênio altamente eficiente. A hemoglobina ligada ao oxigênio é conhecida como *oxi-hemoglobina*. Quando o oxigênio é desprendido, o termo usado é *hemoglobina desoxigenada* ou *reduzida*. Cada grama de hemoglobina transporta cerca de 1,34 mℓ de oxigênio, quando está totalmente saturada. Isso significa que um indivíduo com nível de hemoglobina de 14 g/100 mℓ transporta 18,8 mℓ de oxigênio por 100 mℓ de sangue.

Nos pulmões, o oxigênio atravessa a membrana alveolocapilar, passa pelo plasma e entra na hemácia, onde estabelece ligações frouxas e reversíveis com a molécula de hemoglobina.

Tabela 29.3 Faixas normais da gasometria arterial.

Parâmetro	Variação normal
1. pH = ácido ou básico	7,35 a 7,45
2. PCO_2 = pressão parcial de dióxido de carbono	35 a 45 mmHg
3. HCO_3^- = bicarbonato	22 a 26 mEq/ℓ
4. PO_2 = pressão parcial de oxigênio	80 a 100 mmHg

Nos pulmões normais, esse processo é rápido. Por essa razão, mesmo com a frequência cardíaca acelerada, a hemoglobina é quase totalmente saturada de oxigênio durante o período curto que passa nos capilares pulmonares. À medida que o oxigênio sai dos capilares em resposta às demandas dos tecidos, a saturação da hemoglobina diminui. A saturação da hemoglobina fica em torno de 95 a 97% à medida que o sangue sai do lado esquerdo do coração. Em seguida, a saturação diminui a cerca de 75% à medida que o sangue venoso misto retorna do lado direito do coração.

Oxigênio dissolvido. A pressão parcial de oxigênio reflete o nível de oxigênio dissolvido no plasma. A quantidade de oxigênio dissolvido depende de sua pressão parcial e de sua solubilidade no plasma. Em pulmões normais à pressão atmosférica de 760 mmHg, a PO_2 do sangue arterial é de cerca de 100 mmHg. A solubilidade do oxigênio no plasma é invariável e muito baixa. Para cada 1 mmHg de PO_2, há 0,003 mℓ de oxigênio dissolvidos em 100 mℓ de plasma. Isso significa que, com a PO_2 arterial normal de 100 mmHg, o sangue transporta apenas 0,3 mℓ de oxigênio dissolvido em cada 100 mℓ de plasma. Essa quantidade (cerca de 1%) é muito pequena, em comparação com o oxigênio que pode ser transportado no mesmo volume de sangue na forma ligada à hemoglobina.

Entretanto, essa quantidade diminuta pode ser um mecanismo de transporte capaz de salvar vidas em casos de intoxicação por CO, uma vez que, nesses casos, a maior parte dos sítios de ligação da hemoglobina está ocupada pelo CO e, portanto, indisponível para transportar oxigênio. O uso de uma câmara hiperbárica, na qual é possível administrar oxigênio a 100% em pressões atmosféricas, aumenta a quantidade de oxigênio que pode ser transportado no estado dissolvido; trata-se de um recurso utilizado nos pacientes com queimaduras graves (em especial quando acometem o sistema respiratório) e pacientes com diversos tipos de feridas (p. ex., imunossuprimidos ou diabéticos com dificuldade de cicatrização).

Afinidade de ligação do oxigênio à hemoglobina. A eficiência do sistema de transporte da hemoglobina depende da capacidade dessa molécula de se ligar ao oxigênio nos pulmões e de liberá-lo nos tecidos conforme a necessidade. O oxigênio que continua ligado à hemoglobina não pode ser utilizado no metabolismo dos tecidos. O termo *afinidade* refere-se à capacidade de ligação da hemoglobina ao oxigênio. A hemoglobina liga-se ao oxigênio mais facilmente quando sua afinidade é aumentada, e libera-o mais prontamente quando sua afinidade é reduzida.

A molécula de hemoglobina é formada por quatro cadeias polipeptídicas com um grupo heme contendo ferro. Como o oxigênio liga-se aos átomos de ferro, cada molécula de hemoglobina consegue ligar-se a quatro moléculas de oxigênio quando está totalmente saturada. O oxigênio liga-se cooperativamente com os grupos heme da molécula de hemoglobina. Depois que a primeira molécula de oxigênio liga-se à hemoglobina, a molécula passa por uma alteração de conformação. Consequentemente, a segunda e a terceira moléculas ligam-se mais facilmente, e a ligação da quarta molécula é ainda mais fácil. Do mesmo modo, a liberação da primeira molécula de oxigênio facilita o descarregamento da próxima e assim por diante. Portanto, a afinidade da hemoglobina pelo oxigênio muda de acordo com sua saturação.

A afinidade da hemoglobina pelo oxigênio também é afetada pelo pH, pela concentração de dióxido de carbono e pela temperatura do corpo. A hemoglobina liga-se mais facilmente ao oxigênio em condições de pH alto (alcalose), concentração baixa de dióxido de carbono e temperatura corporal reduzida; por outro lado, a molécula libera mais facilmente o oxigênio em condições de pH baixo (acidose), concentração alta de dióxido de carbono e febre. Por exemplo, o metabolismo tecidual aumentado produz dióxido de carbono e ácidos metabólicos, aumentando assim a liberação do oxigênio da hemoglobina. O calor também é um subproduto do metabolismo tecidual e isso explica o efeito da febre na liberação do oxigênio da hemoglobina.

As hemácias contêm um intermediário metabólico conhecido como *2,3-difosfoglicerato* (*2,3-DPG*), que também afeta a afinidade da hemoglobina pelo oxigênio. O aumento do nível de 2,3-DPG facilita a liberação do oxigênio ligado à hemoglobina nos tecidos. As condições que aumentam o nível de 2,3-DPG incluem esforço físico, hipoxia associada a altitudes elevadas, e doença pulmonar crônica.[1]

Curva de dissociação do oxigênio. A relação entre o oxigênio transportado pela hemoglobina e a PO_2 do sangue é descrita pela *curva de dissociação do oxigênio da hemoglobina*, que está ilustrada na Figura 29.22. O eixo x desse gráfico representa a PO_2 ou o oxigênio dissolvido, e reflete a pressão parcial do oxigênio nos tecidos (*i. e.*, a PO_2 é de cerca de 100 mmHg quando se respira ar ambiente, mas pode aumentar para 200 mmHg ou mais quando se respira ar enriquecido com oxigênio). O eixo *y*, à esquerda, representa a saturação da hemoglobina, ou a quantidade de oxigênio transportado pela hemoglobina. O eixo *y*, à direita, mostra a concentração de oxigênio, ou a quantidade total de oxigênio transportado no sangue.

A curva de dissociação do oxigênio tem formato de "S", com a parte superior plana representando a ligação do oxigênio à hemoglobina nos pulmões, e a parte íngreme refletindo sua liberação nos capilares teciduais (Figura 29.22 A). O formato da curva em "S" reflete o efeito que a saturação de oxigênio tem na conformação da molécula de hemoglobina e sua afinidade pelo oxigênio. Com uma PO_2 em torno de 100 mmHg, forma-se um platô. Nesse ponto, a saturação da hemoglobina é de cerca de 98%. O aumento da PO_2 alveolar acima desse nível não aumenta a saturação da hemoglobina.

Mesmo nas altitudes elevadas, quando a pressão parcial do oxigênio é significativamente menor, a hemoglobina continua relativamente bem saturada. Com a PO$_2$ de 60 mmHg, por exemplo, a hemoglobina ainda tem saturação em torno de 89%.

A porção íngreme da curva de dissociação – entre 60 e 40 mmHg – representa a liberação do oxigênio ligado à hemoglobina, conforme o sangue atravessa os capilares teciduais. Essa parte da curva reflete uma transferência significativa de oxigênio da hemoglobina aos tecidos, com redução apenas discreta da PO$_2$. Isso assegura um gradiente para que o oxigênio entre nas células do corpo. Normalmente, os tecidos removem cerca de 5 mℓ de oxigênio por 100 mℓ de sangue, e a hemoglobina do sangue venoso misto tem saturação em torno de 75% à medida que retorna ao lado direito do coração. Nessa parte da curva de dissociação (saturação < 75%), a taxa com que o oxigênio é liberado da hemoglobina é determinada basicamente por sua captação pelos tecidos. Por exemplo, durante atividades físicas extenuantes, as células musculares podem retirar da hemoglobina até 15 mℓ de oxigênio por 100 mℓ de sangue.

A hemoglobina pode ser entendida como um sistema tamponador que regula o fornecimento de oxigênio aos tecidos. Para funcionar como sistema tamponador, a afinidade da hemoglobina pelo oxigênio deve mudar de acordo com as necessidades metabólicas dos tecidos. Essa alteração é representada por um desvio da curva de dissociação à direita ou à esquerda (ver Figura 29.22 B). Um desvio à direita indica que a PO$_2$ tecidual é maior em qualquer nível específico de saturação da hemoglobina, mostrando uma afinidade baixa da hemoglobina pelo oxigênio (liberação) em qualquer nível de PO$_2$. Em geral, isso é causado por condições em que há aumento do metabolismo tecidual, inclusive febre ou acidose, ou pela elevação da PCO$_2$. Altitude elevada e doenças como insuficiência respiratória, insuficiência cardíaca e anemia profunda também podem desviar a curva de dissociação à direita. O desvio da curva de dissociação do oxigênio à esquerda reflete um aumento da afinidade da hemoglobina pelo oxigênio. Isso ocorre nas condições associadas à redução do metabolismo dos tecidos, inclusive alcalose, temperatura corporal baixa e níveis baixos de PCO$_2$. O grau de desvio pode ser determinado pela P$_{50}$, ou pressão parcial de oxigênio necessária para alcançar saturação de 50% da hemoglobina. Voltando à Figura 29.22 B, a curva de dissociação à esquerda tem P$_{50}$ de cerca de 20 mmHg; a curva normal, P$_{50}$ de 26 mmHg; e a curva da direita, P$_{50}$ de 39 mmHg.

A concentração de oxigênio (medida em mℓ/dℓ de sangue) representa a quantidade total de oxigênio transportado no sangue, inclusive a forma dissolvida e o oxigênio ligado à hemoglobina (ver Figura 29.22 C). A quantidade de oxigênio ligado à hemoglobina é determinada pela concentração de hemoglobina (em g/dℓ), capacidade de ligação do oxigênio à hemoglobina (1,34 mℓ de O$_2$/g de hemoglobina) e saturação percentual da hemoglobina. A concentração de oxigênio dissolvido é o produto da solubilidade do O$_2$ (0,0003 mℓ de O$_2$/dℓ) multiplicada pela PO$_2$. Desse modo, um paciente anêmico pode ter PO$_2$ e saturação de hemoglobina normais, mas concentrações baixas de oxigênio em razão da quantidade reduzida de hemoglobina disponível para ligar-se ao O$_2$.

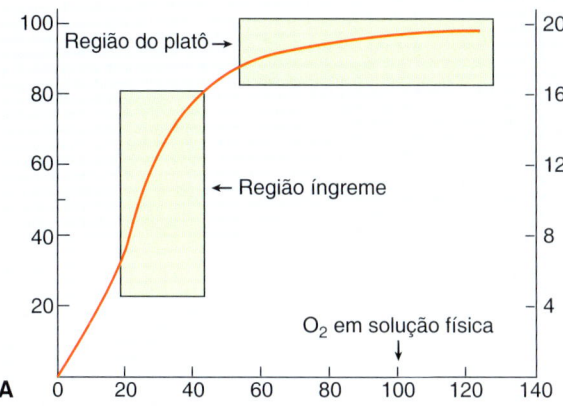
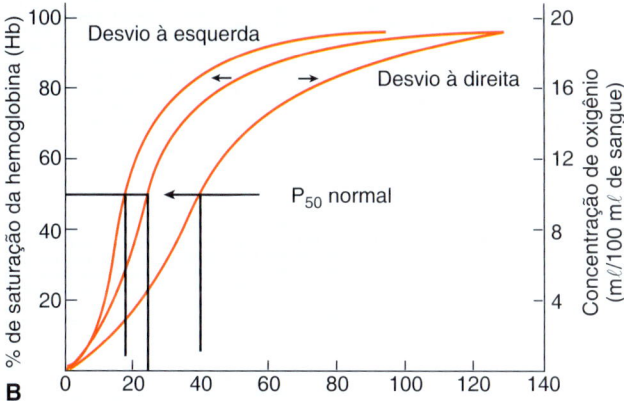
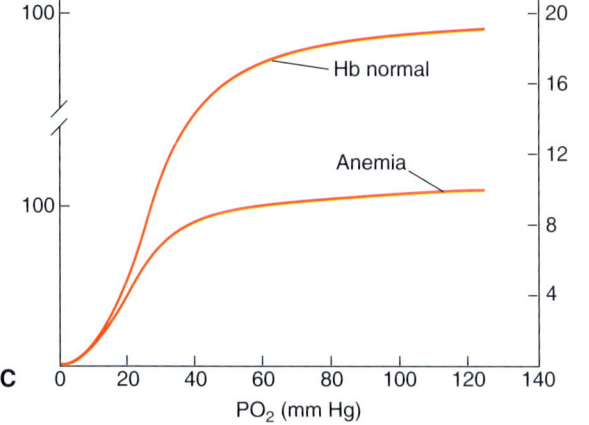

Figura 29.22 • Curva de dissociação oxigênio-hemoglobina. **A.** A área delimitada pelo retângulo à esquerda representa a parte íngreme da curva, na qual o oxigênio é liberado da hemoglobina (Hb) aos tecidos; a área demarcada pelo retângulo à direita corresponde ao platô da curva, no qual o oxigênio é acoplado à hemoglobina nos pulmões. **B.** Os efeitos da temperatura corporal, da PCO$_2$ arterial e do pH na afinidade da hemoglobina pelo oxigênio estão ilustrados por um desvio na curva e pela posição da P$_{50}$. Um desvio da curva à direita, em consequência do aumento da temperatura ou da PCO$_2$, ou da redução do pH, favorece a liberação de oxigênio aos tecidos. A redução da temperatura ou da PCO$_2$, ou o aumento do pH, desvia a curva à esquerda e causa efeito contrário. P$_{50}$ é a pressão parcial de oxigênio necessária para saturar 50% da hemoglobina com oxigênio. **C.** Efeito da anemia na capacidade de transportar oxigênio no sangue. A hemoglobina pode estar completamente saturada, mas a concentração de oxigênio do sangue é menor.

Compreenda Transporte de oxigênio

Todos os tecidos do corpo dependem de que o oxigênio (O_2) seja transportado no sangue para atender às suas necessidades metabólicas. O oxigênio é transportado de duas formas: dissolvido e ligado à hemoglobina. Cerca de 98% do O_2 são transportados pela hemoglobina e os 2% restantes são levados em seu estado dissolvido. O oxigênio dissolvido é a única forma capaz de difundir-se através das membranas celulares, e produz a pressão parcial (PO_2) que, por sua vez, determina a difusão. O transporte de O_2 consiste (1) na transferência dos alvéolos aos capilares pulmonares, (2) ligação à hemoglobina e transporte, e (3) dissociação da hemoglobina nos capilares teciduais.

Transferência dos alvéolos aos capilares

No pulmão, o O_2 sai dos alvéolos e entra nos capilares pulmonares na forma de um gás dissolvido. Essa transferência segue um gradiente de concentração. O oxigênio sai dos alvéolos, onde a pressão parcial (PO_2) é de cerca de 100 mmHg, e entra na extremidade venosa dos capilares, na qual sua concentração e o pH são menores. O O_2 dissolvido é transportado rapidamente entre os alvéolos e capilares pulmonares, de modo que a PO_2 da extremidade arterial do capilar é quase ou exatamente igual à PO_2 dos alvéolos.

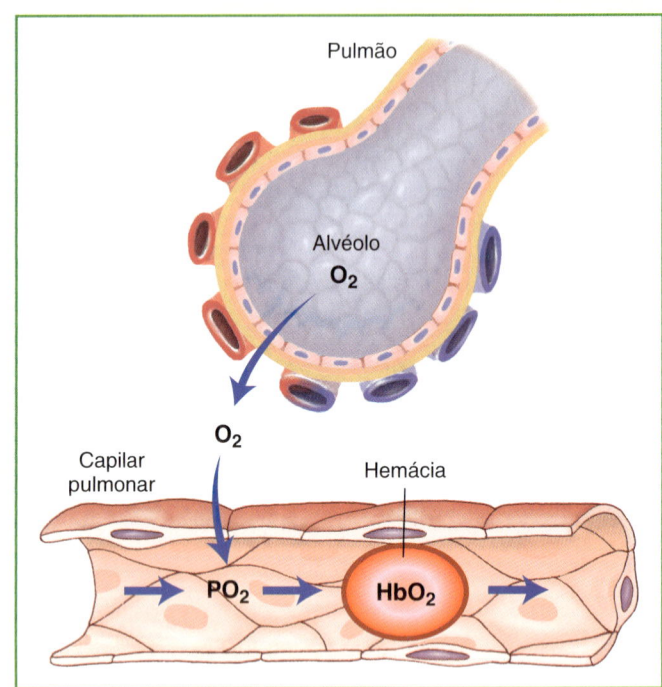

Ligação à hemoglobina e transporte

O oxigênio é relativamente insolúvel no plasma e depende da hemoglobina para ser transportado no sangue. Após difundir-se para o capilar pulmonar, o oxigênio entra rapidamente nas hemácias e se liga de modo reversível à hemoglobina para formar HbO_2. A molécula de hemoglobina contém quatro grupos heme, cada qual capaz de se ligar a uma molécula de oxigênio. A hemoglobina tem saturação de 100% quando todos os quatro grupos estão ocupados e, no sangue arterial, a saturação da hemoglobina é de cerca de 97%. A capacidade de transportar O_2 no sangue depende das concentrações e da capacidade de oxigenação pulmonar da hemoglobina.

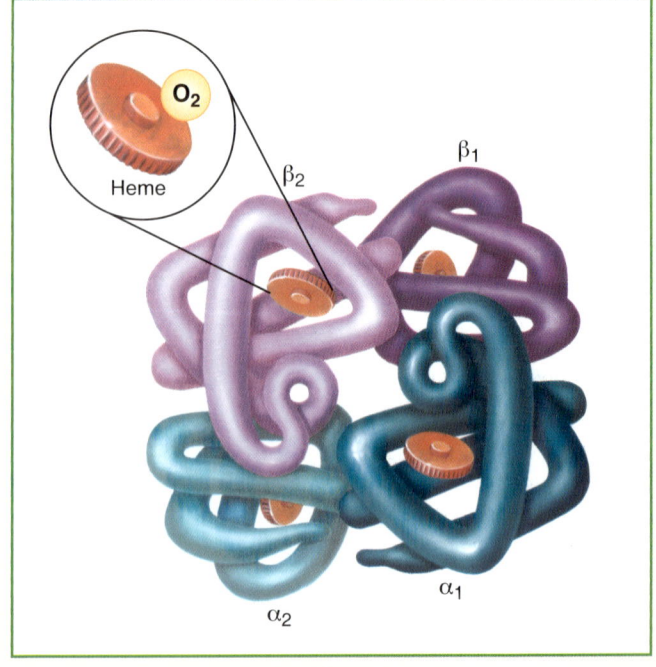

(continua)

Compreenda Transporte de oxigênio (continuação)

Dissociação do oxigênio nos tecidos

A dissociação ou liberação do O_2 da hemoglobina ocorre nos capilares teciduais, onde a PO_2 é menor que a PO_2 do sangue arterial. À medida que o oxigênio dissocia-se da hemoglobina, ele se dissolve no plasma e depois entra nos tecidos, onde a PO_2 é menor que nos capilares. A afinidade da hemoglobina pelo O_2 é afetada pela concentração de dióxido de carbono (PCO_2) no sangue, pH, temperatura corporal e nível de 2,3-difosfoglicerato (2,3-DPG), um subproduto da glicólise que ocorre nas hemácias. Em condições de demanda metabólica alta, nas quais a PCO_2 é alta e o pH é baixo, a afinidade de ligação da hemoglobina com o oxigênio diminui. Sob condições de demanda metabólica baixa, quando a PCO_2 é baixa e o pH é alto, a afinidade aumenta.

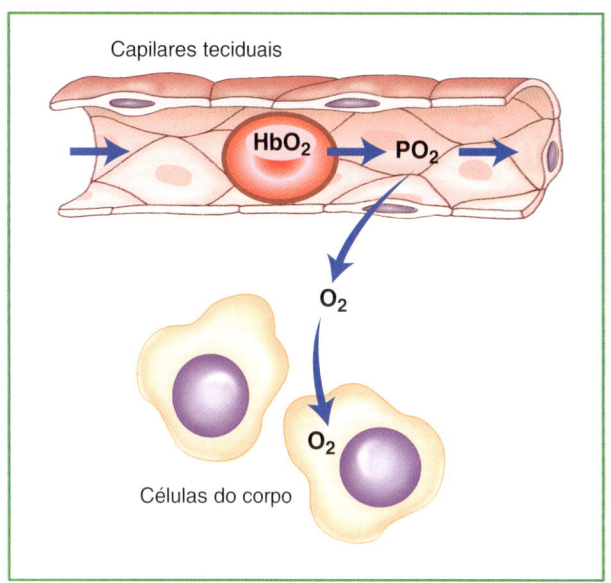

Transporte do dióxido de carbono

O dióxido de carbono é transportado no sangue, de três formas:

- Como dióxido de carbono dissolvido (10%)
- Ligado à hemoglobina (30%)
- Como bicarbonato (60%).

O equilíbrio acidobásico é influenciado pela quantidade de dióxido de carbono dissolvido e pelo nível de bicarbonato no sangue.

Conforme é formado no processo metabólico, o dióxido de carbono se difunde para fora das células e entra nos espaços teciduais, seguindo então para os capilares. A pressão parcial desse gás e seu coeficiente de solubilidade (0,03 mℓ/10 mℓ/1 mmHg de PCO_2) determinam a quantidade de dióxido de carbono dissolvido que pode ser transportada no plasma. O dióxido de carbono é 20 vezes mais solúvel no plasma que o oxigênio. Desse modo, em comparação com o oxigênio, a forma dissolvida desempenha um papel mais importante no transporte do dióxido de carbono.

A maior parte do dióxido de carbono difunde-se para dentro das hemácias, onde forma ácido carbônico ou se combina com a hemoglobina. O *ácido carbônico* (H_2CO_3) é produzido a partir da combinação do dióxido de carbono com a água. Essa reação é catalisada por uma enzima conhecida como *anidrase carbônica*, encontrada em grandes quantidades nas hemácias. A anidrase carbônica aumenta a taxa de reação entre o dióxido de carbono e a água em cerca de 5.000 vezes. O ácido carbônico ioniza-se prontamente e forma íons bicarbonato (HCO_3^-) e hidrogênio (H^+). O íon hidrogênio combina-se com a hemoglobina, que é um tampão acidobásico potente, enquanto o íon bicarbonato difunde para o plasma em troca de um íon cloreto. Essa troca é possibilitada por uma proteína carreadora especial de bicarbonato-cloreto existente na membrana das hemácias. Em consequência da transferência de bicarbonato-cloreto, as concentrações de cloreto e água das hemácias são maiores no sangue venoso que no sangue arterial.

Além da reação com a água mediada pela anidrase carbônica, o dióxido de carbono reage diretamente com a hemoglobina e forma *carbamino-hemoglobina*. A combinação do dióxido de carbono com a hemoglobina é uma reação reversível e envolve uma ligação fraca. Isso torna possível transportar o dióxido de carbono dos tecidos para os pulmões, onde ele é liberado dentro dos alvéolos para ser eliminado no ambiente exterior. A liberação de oxigênio pela hemoglobina nos tecidos facilita a ligação do dióxido de carbono à hemoglobina. Nos pulmões, a combinação do oxigênio com a hemoglobina desprende o dióxido de carbono. A ligação do dióxido de carbono à hemoglobina é determinada pela composição ácida da hemoglobina. A ligação com o dióxido de carbono torna a hemoglobina um ácido mais forte. Nos pulmões, a hemoglobina altamente ácida tende menos a formar carbamino-hemoglobina, e o dióxido de carbono é liberado da hemoglobina dentro dos alvéolos. Nos tecidos, a liberação do oxigênio ligado à hemoglobina torna sua molécula menos ácida, aumentando assim sua capacidade de combinar-se com o dióxido de carbono e formar carbamino-hemoglobina.

RESUMO

As funções principais dos pulmões são oxigenar o sangue e remover dióxido de carbono. Por convenção, as trocas gasosas pulmonares são divididas em três processos: ventilação, ou fluxo dos gases para os alvéolos pulmonares; perfusão, ou circulação do sangue pelos capilares pulmonares adjacentes; e difusão, ou transferência dos gases entre os alvéolos e os capilares pulmonares.

Ventilação é a transferência do ar entre a atmosfera e os pulmões, enquanto perfusão é a circulação do sangue para dentro e para fora das unidades de troca gasosa dos pulmões. O termo "ventilação pulmonar" refere-se à troca gasosa total entre a atmosfera e os pulmões, enquanto ventilação alveolar indica a transferência dos gases às unidades de troca gasosa. A distribuição da ventilação alveolar e do fluxo sanguíneo dos capilares pulmonares varia com o volume dos pulmões e a posição do corpo. Na posição ortostática e com volumes pulmonares altos, a ventilação é maior nas partes inferiores dos pulmões. A posição ortostática também diminui o fluxo sanguíneo das partes superiores dos pulmões, resultante da distância acima do nível do coração e da pressão arterial média baixa na circulação pulmonar. A eficiência da troca gasosa depende da proporcionalidade entre ventilação e perfusão, de modo que quantidades iguais de ar e sangue entrem nas unidades respiratórias dos pulmões. Duas condições interferem na proporcionalidade entre ventilação e perfusão: espaço morto, no qual áreas dos pulmões são ventiladas, mas não perfundidas; e *shunt*, no qual áreas pulmonares são perfundidas, mas não ventiladas.

A difusão dos gases nos pulmões é afetada por quatro fatores: área de superfície disponível para a difusão; espessura da membrana alveolocapilar através da qual os gases difundem; diferenças de pressões parciais do gás entre os dois lados da membrana; e características de difusão do gás.

O sangue transporta oxigênio às células e traz dióxido de carbono aos pulmões. O oxigênio é transportado de duas formas: em combinação química com a hemoglobina e fisicamente dissolvido no plasma (PO_2). A hemoglobina é um transportador eficiente de oxigênio. Cerca de 98 a 99% do oxigênio são transportados dessa maneira. A relação entre o oxigênio transportado na forma combinada à hemoglobina e a curva de dissociação oxigênio-hemoglobina descreve a PO_2 do sangue. O dióxido de carbono é transportado de três formas: ligado à hemoglobina (30%), dissolvido no plasma (10%) e como bicarbonato (60%).

CONTROLE DA RESPIRAÇÃO

Depois de concluir esta seção, o leitor deverá ser capaz de:

- Comparar o controle neural dos músculos respiratórios (que controlam a respiração) com o controle neural do músculo cardíaco (que controla a ação de bombeamento do coração)
- Descrever a integração do reflexo da tosse, desde a estimulação até a expulsão violenta do ar, a qual representa a tosse
- Definir dispneia e citar três tipos de doenças associadas a esse sintoma.

Ao contrário do coração, que tem propriedades rítmicas intrínsecas e pode bater independentemente do sistema nervoso, os músculos que controlam a respiração dependem de estímulos contínuos enviados do sistema nervoso. Os movimentos do diafragma, dos músculos intercostais, dos músculos esternocleidomastóideos e de outros músculos acessórios que controlam a ventilação são integrados pelos neurônios localizados na ponte e no bulbo. Esses neurônios são conhecidos coletivamente como *centro respiratório* (Figura 29.23).

Centro respiratório

O centro respiratório consiste em dois aglomerados densos bilaterais de neurônios respiratórios. Esses neurônios estão envolvidos na iniciação da inspiração e da expiração e na transdução dos estímulos aferentes em respostas motoras aos músculos respiratórios. O primeiro grupo de neurônios (dorsais) do centro respiratório é responsável basicamente pela inspiração. Esses neurônios controlam a atividade dos nervos frênicos, que inervam o diafragma e ativam o segundo grupo de neurônios respiratórios (ventrais). Esses últimos parecem integrar os estímulos sensoriais provenientes dos pulmões e das vias respiratórias, e então desencadear uma resposta ventilatória. O segundo grupo de neurônios, que inclui neurônios inspiratórios e expiratórios, controla os neurônios motores espinais que suprem os músculos intercostais e abdominais.

As propriedades de marca-passo do centro respiratório resultam da ciclagem dos dois grupos de neurônios respiratórios: o *centro pneumotáxico*, localizado na parte superior da ponte, e o *centro apnêustico*, situado na parte inferior da ponte (Figura 29.23). Esses dois grupos de neurônios contribuem para a função do centro respiratório no bulbo. O centro apnêustico tem efeito excitatório sobre a inspiração e tende a prolongá-la. O centro pneumotáxico interrompe a inspiração, facilitando o controle da frequência respiratória e do volume inspiratório. As lesões cerebrais que afetam a conexão entre os centros pneumotáxico e apnêustico causam um padrão respiratório irregular, o qual consiste em arfadas inspiratórias longas interrompidas por esforços expiratórios.

Os axônios originados dos neurônios do centro respiratório cruzam a linha média e descem pelas colunas anterolaterais da medula espinal. Os tratos que controlam a expiração e a inspiração estão separados espacialmente na medula, assim como ocorre com os tratos que transmitem reflexos especializados (*i. e.*, tosse e soluços) e o controle voluntário da ventilação. Os estímulos respiratórios são integrados apenas ao nível da medula espinal, para produzir uma resposta reflexa.

Regulação da respiração

O controle da respiração tem componentes automáticos e voluntários. A regulação automática da ventilação é controlada por estímulos originados de dois tipos de sensores ou receptores: quimiorreceptores e receptores pulmonares. Os

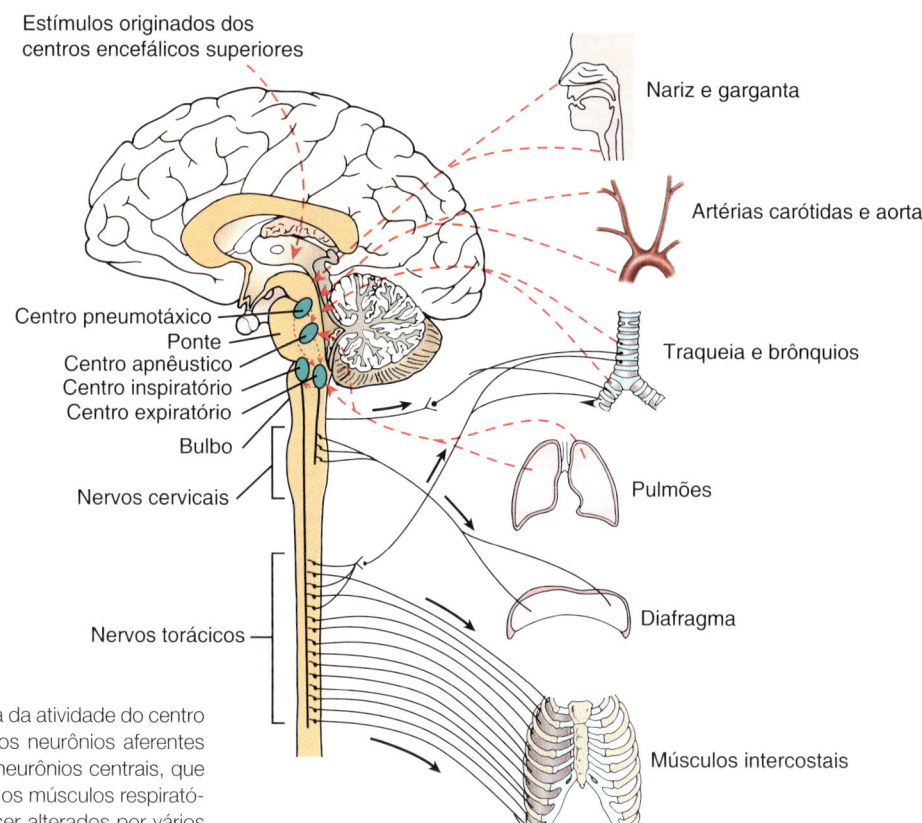

Figura 29.23 • Ilustração esquemática da atividade do centro respiratório. Os estímulos transmitidos pelos neurônios aferentes (*linhas tracejadas*) comunicam-se com os neurônios centrais, que ativam os neurônios eferentes que inervam os músculos respiratórios. Os movimentos respiratórios podem ser alterados por vários estímulos.

quimiorreceptores monitoram os níveis sanguíneos de oxigênio e dióxido de carbono, bem como o pH, e ajustam a ventilação a fim de atender às demandas metabólicas alternantes do corpo. Os receptores pulmonares monitoram os padrões respiratórios e a função pulmonar.

A regulação voluntária da ventilação integra a respiração a atos voluntários como falar, soprar e cantar. Esses atos são iniciados pelos córtices motor e pré-motor, e causam interrupção transitória da respiração automática. Os componentes automático e voluntário da respiração são regulados pelos estímulos aferentes, transmitidos de algumas estruturas ao centro respiratório. O aporte aferente dos centros encefálicos superiores é evidenciado pelo fato de que um indivíduo consegue modificar conscientemente a profundidade e a frequência das incursões respiratórias. Febre, dor e emoção causam alterações por meio dos centros encefálicos inferiores. Os estímulos aferentes vagais originados dos receptores sensoriais dos pulmões e das vias respiratórias são integrados na área dorsal do centro respiratório.

Quimiorreceptores

As demandas de oxigênio dos tecidos e a remoção do dióxido de carbono são reguladas pelos quimiorreceptores, que monitoram os níveis sanguíneos desses gases. Os estímulos originados desses sensores são transmitidos ao centro respiratório, e a ventilação é ajustada para manter a gasometria arterial dentro dos limites da normalidade.

Existem dois tipos de quimiorreceptores: centrais e periféricos. Os quimiorreceptores mais importantes para a detecção das alterações da PCO_2 sanguínea são os *quimiorreceptores centrais*, localizados nas regiões quimiossensíveis próximas ao centro respiratório do bulbo. Os quimiorreceptores centrais são cercados por líquido extracelular cerebral e reagem às alterações em sua concentração de íons hidrogênio (H^+). A composição do líquido extracelular que circunda os quimiorreceptores é controlada pelo líquido cerebrospinal (LCS), fluxo sanguíneo local e metabolismo tecidual. Dentre esses fatores, o LCS aparentemente é o mais importante. O LCS está separado do sangue pela barreira hematoencefálica, que possibilita a difusão livre do dióxido de carbono, mas não do bicarbonato (HCO_3^-) nem do H^+. O dióxido de carbono combina-se rapidamente com a água e forma ácido carbônico (H_2CO_3), o qual se dissocia em H^+ e HCO_3^-. Quando a PCO_2 aumenta, o dióxido de carbono originado do sangue difunde para o LCS, liberando H^+ que, em seguida, estimula os quimiorreceptores. Os quimiorreceptores centrais são extremamente sensíveis às alterações instantâneas da PCO_2. A elevação dos níveis de PCO_2 aumenta a ventilação e esta chega ao máximo dentro de 1 min ou mais, para então declinar se o nível de PCO_2 ainda estiver alto. Desse modo, pacientes com níveis persistentemente altos de PCO_2 deixam de responder a esse estímulo de aumento da ventilação, mas dependem do estímulo gerado pela redução dos níveis sanguíneos de PO_2. Isso ocorre comumente nos pacientes com DPOC e é conhecido como narcose por CO_2.

Os *quimiorreceptores periféricos* estão localizados nos corpos carotídeos e aórticos, situados na bifurcação das artérias carótidas comuns e no arco aórtico, respectivamente (ver Figura 29.23). Esses quimiorreceptores monitoram os níveis de oxigênio do sangue arterial. Embora os quimiorreceptores periféricos também monitorem o dióxido de carbono, eles desempenham um papel muito mais importante no monitoramento dos níveis de oxigênio. Esses receptores exercem pouco controle sobre a ventilação, até que a PO_2 caia a menos de 60 mmHg. Desse modo, a hipoxia é o estímulo para a ventilação dos pacientes com elevações crônicas do nível de CO_2. Se esses pacientes receberem oxigênio em concentrações suficientes para elevar a PO_2 acima do necessário para estimular os quimiorreceptores periféricos, sua ventilação pode ser gravemente deprimida.

Receptores pulmonares

Os receptores dos pulmões e das paredes torácicas monitoram as condições respiratórias quanto à resistência das vias respiratórias e à expansão pulmonar. Existem três tipos de receptores pulmonares: de estiramento, irritativos e justacapilares.

Os *receptores de estiramento* estão localizados nas camadas de músculo liso das vias respiratórias de condução. Esses receptores respondem às alterações da pressão nas paredes das vias respiratórias. Quando os pulmões são insuflados, esses receptores inibem a inspiração e estimulam a expiração. Os receptores de estiramento são importantes para o estabelecimento dos padrões respiratórios e na atenuação do esforço respiratório, ajustando a frequência respiratória e o V_T de modo a possibilitar a adaptação às alterações da complacência pulmonar e da resistência das vias respiratórias.

Os *receptores irritativos* estão localizados entre as células epiteliais das vias respiratórias e são estimulados por gases nocivos, fumaça de cigarro, poeira inalada e ar frio. A estimulação desses receptores irritativos provoca constrição das vias respiratórias e um padrão de respirações rápidas e superficiais. Esse padrão respiratório provavelmente protege os tecidos respiratórios contra os efeitos lesivos dos inalantes tóxicos. Também é provável que a estimulação mecânica desses receptores assegure a expansão pulmonar mais homogênea, desencadeando suspiros e bocejos periódicos. Por fim, é possível que esses receptores estejam envolvidos na resposta de broncoconstrição que ocorre em alguns pacientes com asma brônquica.

Os *receptores justacapilares* (ou *receptores J*) estão localizados na parede alveolar, nas proximidades dos capilares pulmonares. Aparentemente, esses receptores detectam congestão pulmonar. Esses receptores podem ser responsáveis pelas respirações rápidas e superficiais que ocorrem nos pacientes com edema pulmonar, embolia pulmonar e pneumonia.[5]

Reflexo da tosse

Tosse é um reflexo mediado por mecanismos neurais. Protege os pulmões contra a acumulação de secreções e a entrada de substâncias destrutivas e irritativas. A tosse é um dos principais mecanismos de defesa das vias respiratórias. O reflexo da tosse é iniciado por receptores localizados na parede traqueobrônquica. Esses receptores são extremamente sensíveis às substâncias irritativas e a secreções excessivas. Os estímulos aferentes originados desses receptores são transmitidos pelo nervo vago ao centro bulbar, que integra o reflexo da tosse.

A tosse propriamente dita requer a inspiração rápida de grandes volumes de ar (em geral, cerca de 2,5 ℓ), seguida do fechamento rápido da glote e da contração vigorosa dos músculos abdominais e expiratórios. À medida que esses músculos contraem, as pressões intratorácicas aumentam a níveis de 100 mmHg ou mais. A abertura rápida da glote nesse ponto resulta na expulsão violenta do ar.

Diversas condições podem interferir no reflexo da tosse e sua função protetora. Esse reflexo é deprimido nos pacientes com músculos abdominais ou respiratórios enfraquecidos. Esse problema pode ser causado por doenças que provocam fraqueza ou paralisia muscular, por inatividade prolongada ou como resultado de cirurgias envolvendo esses músculos. O repouso no leito interfere na expansão do tórax e limita a quantidade de ar que pode ser inspirada para os pulmões como preparação para a tosse, tornando-a fraca e ineficaz. Doenças que impedem o fechamento eficaz da glote e dos músculos da laringe interferem na elevação acentuada da pressão intratorácica, necessária à tosse eficaz. Por exemplo, um tubo nasogástrico pode impedir o fechamento das estruturas das vias respiratórias superiores e esgotar os receptores do reflexo da tosse, que estão localizados nessa área. O reflexo da tosse também é prejudicado quando há depressão da função dos centros bulbares do encéfalo integradores desse reflexo. A interrupção da integração central do reflexo da tosse pode ser causada por doenças envolvendo essa parte do encéfalo, ou por ação de fármacos que deprimem o centro da tosse.

Dispneia

Dispneia é uma sensação subjetiva ou percepção de dificuldade para respirar, a qual inclui uma sensação de esforço para respirar e uma reação a tal percepção. Os termos *dispneia, falta de ar* e *dificuldade para respirar* são utilizados frequentemente como sinônimos. A dispneia é observada no mínimo em três doenças cardiopulmonares principais:

- Doenças pulmonares primárias, inclusive pneumonia, asma e enfisema
- Cardiopatias manifestadas por congestão pulmonar
- Distúrbios neuromusculares, inclusive miastenia *gravis* e distrofia muscular, que afetam os músculos respiratórios.

Embora a dispneia esteja comumente associada às doenças respiratórias, é uma queixa também referida por alguns pacientes apenas durante o esforço e, nesses casos, a dispneia é referida como distúrbio reativo das vias respiratórias induzido por esforço, ou asma provocada por esforço.

A causa da dispneia é desconhecida. Quatro mecanismos foram propostos para explicar essa sensação:

- Estimulação dos receptores pulmonares
- Hipersensibilidade às alterações ventilatórias percebidas por mecanismos associados ao sistema nervoso central
- Redução da capacidade ventilatória ou da reserva respiratória
- Estimulação dos receptores neurais das fibras musculares dos músculos intercostais e do diafragma, bem como dos receptores das articulações do esqueleto.

O primeiro mecanismo proposto é a estimulação dos receptores pulmonares. Esses receptores são ativados pela contração do músculo liso dos brônquios, pelo estiramento da parede brônquica, por congestão pulmonar e por condições que diminuem a complacência pulmonar. O segundo tipo de mecanismo proposto enfatiza as vias neurais centrais que informam ao córtex acerca do enfraquecimento dos músculos respiratórios ou de uma discrepância entre o esforço aumentado para respirar e a contração inadequada dos músculos respiratórios. O terceiro mecanismo sugerido enfatiza uma redução da capacidade ventilatória ou da reserva respiratória. Reduções da reserva respiratória (*i. e.*, ventilação voluntária máxima que não é usada durante determinada atividade) a menos de 65 a 75% geralmente se correlacionam diretamente com dispneia. O quarto mecanismo sugerido é a estimulação dos receptores musculares e articulares da musculatura respiratória, em consequência de uma discrepância entre a tensão gerada por esses músculos e o V_T resultante. Quando estimulados, esses receptores transmitem sinais que resultam na percepção de uma discrepância respiratória. Assim como ocorre com outros sintomas subjetivos, inclusive fadiga e dor, é difícil determinar o grau de dispneia porque isso depende da percepção do problema pelo próprio paciente.

O método usado mais comumente para avaliar a dispneia é uma descrição retrospectiva pessoal do nível de atividade diária em que o indivíduo sente dispneia. Existem várias escalas para essa finalidade. Uma delas utiliza quatro graus de dispneia para avaliar a limitação física. A escala analógico-visual pode ser usada para avaliar a dificuldade de respirar que ocorre com determinada atividade, inclusive caminhar uma distância preestabelecida. Esse tipo de escala consiste em uma linha contínua (em geral, 10 cm de comprimento) com termos descritos como "fácil de respirar" de um lado e "muito difícil de respirar" no outro. O paciente é solicitado a escolher um ponto na escala que descreva a dispneia sentida.

O tratamento da dispneia depende da causa. Por exemplo, pacientes com disfunção respiratória podem necessitar de oxigenoterapia, enquanto os pacientes com edema pulmonar podem precisar de medidas para melhorar a função cardíaca. Métodos de redução da ansiedade, recondicionamento respiratório e medidas para conservação de energia podem ser usados para atenuar a sensação subjetiva de dispneia.

RESUMO

O sistema respiratório depende da estimulação contínua proveniente do sistema nervoso. Os movimentos do diafragma, dos músculos intercostais e dos outros músculos respiratórios são controlados pelos neurônios do centro respiratório, localizados na ponte e no bulbo. O controle da respiração tem componentes automático e voluntário. A regulação automática da ventilação é controlada por dois tipos de receptores: receptores pulmonares, que protegem as estruturas respiratórias; e quimiorreceptores, que monitoram a função de troca gasosa dos pulmões, detectando alterações dos níveis sanguíneos de oxigênio, dióxido de carbono e pH. Existem três tipos de receptores pulmonares: receptores de estiramento, que monitoram a insuflação dos pulmões; receptores irritativos, que protegem contra os efeitos lesivos dos inalantes tóxicos; e receptores J, que parecem detectar congestão pulmonar. Existem dois grupos de quimiorreceptores: centrais e periféricos. Os quimiorreceptores centrais são os mais importantes para detectar alterações nos níveis de dióxido de carbono, enquanto os quimiorreceptores periféricos detectam alterações nos níveis de oxigênio do sangue arterial.

O controle voluntário da respiração é necessário à integração da respiração com ações como falar, soprar e cantar. Esses atos são iniciados pelos córtices motor e pré-motor, e causam interrupção transitória da respiração automática. O reflexo da tosse protege os pulmões contra a acumulação de secreções e a entrada de substâncias irritantes e destrutivas; este reflexo é um dos principais mecanismos de defesa das vias respiratórias. Dispneia é uma sensação subjetiva de dificuldade de respirar, que ocorre nos pacientes com doenças cardíacas, pulmonares e neuromusculares que afetam os músculos respiratórios.

CONSIDERAÇÕES GERIÁTRICAS

- A redução da área de superfície e da elasticidade nos adultos mais velhos resulta em troca menos efetiva de oxigênio e dióxido de carbono, além de redução da expansão da parede torácica[6]
- O espaço morto respiratório, a área onde não há troca de oxigênio e dióxido de carbono, aumenta com a idade[6], resultando em desigualdade entre ventilação e perfusão
- Adultos mais velhos não têm a capacidade de aumentar rapidamente as incursões respiratórias[6], o que resulta em redução da compensação para corrigir desequilíbrios ácido-básicos.

CONSIDERAÇÕES PEDIÁTRICAS

- As crianças correm risco aumentado de desconforto respiratório por causa de suas vias respiratórias estreitas e dos quimiorreceptores imaturos que respondem aos níveis sanguíneos de oxigênio e dióxido de carbono[7]
- A hipoxia, ou redução da concentração de oxigênio no sangue arterial, resulta de uma demanda aumentada de oxigênio
- O tórax em barril é um achado frequente em recém-nascidos/lactentes e crianças com 1 a 3 anos de idade[7]
- A redução da capacidade pulmonar e os músculos intercostais imaturos resultam em menor reserva pulmonar, expondo as crianças ao risco de hipoxemia[7]
- A retração torácica associada ao desconforto respiratório é consequente ao tórax ósseo complacente e flexível das crianças[7]
- Recém-nascidos normais têm saturação de oxigênio normal mais baixa, que demora pelo menos 1 h para atingir os níveis normais desejados de saturação de 88%.[8]

Exercícios de revisão

1. Calcule a *pressão parcial* de oxigênio (PO_2) nos alvéolos sob pressão atmosférica ao nível do mar (760 mmHg); sob Denver, no Colorado (altitude de 1.655 m; pressão de 621 mmHg); e em Berthoud Pass, no Colorado (altitude de 3.800 m; pressão de 477 mmHg). Considere que a concentração de oxigênio é de 21% e que a pressão de vapor d'água nos pulmões é de 47 mmHg.

2. Use o coeficiente de solubilidade do oxigênio e a curva de dissociação do oxigênio ilustrada na Figura 29.22 para responder às perguntas seguintes:
    a. Qual é a saturação da hemoglobina a uma altitude na qual a pressão barométrica é de 500 mmHg (considere que o oxigênio representa 21% dos gases totais)?
    b. Em geral, recomenda-se que a saturação de hemoglobina dos pacientes com doença pulmonar crônica seja mantida entre 89 e 90% durante o recebimento de oxigênio suplementar em fluxo baixo. Qual seria a PO_2 desses pacientes com esse nível de saturação da hemoglobina, e qual é o motivo de manter a PO_2 nesse nível?
    c. Qual é a concentração de oxigênio de um paciente com nível de hemoglobina de 6 g/dℓ quando respira ar ambiente?
    d. Qual é a concentração de oxigênio de um paciente com intoxicação por CO, ao respirar oxigênio a 100% sob pressão de três atmosferas em uma câmara hiperbárica? Considere que a maior parte da hemoglobina do paciente está saturada de CO.

REFERÊNCIAS BIBLIOGRÁFICAS

1. Boron W. F., Boulpaep E. L. (2017). Medical physiology (3rd ed.). Philadelphia, PA: WB Saunders.
2. Coleman W. B., Songalis T. (2018). Molecular pathology: The molecular basis of human disease (2nd ed.). San Diego, CA: Elsevier.
3. Gaunsbaek M. Q., Rasmussen K. J., Beers M. F., (2013). Lung surfactant protein D (SP-D) response and regulation during acute and chronic lung injury. Lung 191(3), 295–303.
4. Andreoli T., Benjamin I., Griggs R., *et al.* (Eds.) (2016). Andreoli and Carpenter's Cecil essentials of medicine (9th ed.). St. Louis, MO: Elsevier.
5. West J. B. (2012). Respiratory physiology: The essentials (9th ed.). Philadelphia, PA: Lippincott Williams & Wilkins.
6. Hinkle J. L., Cheever K. H. (2018). Brunner & Suddarth's textbook of medical-surgical nursing (14th ed.). Philadelphia, PA: Wolters Kluwer.
7. Kline-Tilford A. M. (2014). The child with altered respiratory status. In Bowden V., Greenberg C. S. (Eds.) Children and their families the continuum of nursing care (3rd ed.). Philadelphia, PA: Wolters Kluwer.
8. World Health Organization. (2016). Oxygen therapy for children. Geneva, Switzerland: WHO Document Production Services.

# Infecções, Neoplasias e Doenças Infantis do Sistema Respiratório

30

Tracy McClinton, Emma Murray e Stephanie Nikbakht

INTRODUÇÃO

Em todas as faixas etárias, as doenças respiratórias são um dos motivos mais comuns de consultas médicas, internação hospitalar e inatividade forçada. Embora geralmente não seja grave, o resfriado comum é uma causa frequente de falta ao trabalho e à escola. A pneumonia é a oitava causa principal de morte nos EUA,[a] [a]principalmente na população idosa e nos pacientes imunossuprimidos.[1] Além disso, essa é a principal causa infecciosa de morte de crianças em todo o mundo.[2] A tuberculose ainda é uma das doenças mais letais do mundo e acomete um terço da população mundial.[3] Uma porcentagem expressiva dos pacientes contrai tuberculose (TB) MDR (multidrogarresistente) e muitos são imunossuprimidos. Os pacientes imunossuprimidos contraem todos os tipos de infecções bacterianas, virais e fúngicas. As infecções fúngicas encontradas mais comumente são histoplasmose, coccidioidomicose e blastomicose. O câncer de pulmão também continua sendo causa principal de morte por neoplasias malignas em todo o mundo.[4] As crianças com infecções das vias respiratórias superiores e inferiores constituem uma porcentagem considerável das consultas aos profissionais de saúde no atendimento primário. Os recém-nascidos prematuros, sobretudo os que têm síndrome de angústia respiratória (SAR), correm risco alto de desenvolver infecções respiratórias crônicas e outras complicações, inclusive displasia broncopulmonar (DBP).

INFECÇÕES RESPIRATÓRIAS

Depois de concluir esta seção, o leitor deverá ser capaz de:

- Caracterizar as pneumonias adquiridas na comunidade e nos hospitais, e as pneumonias dos pacientes imunossuprimidos, em termos de patógenos, manifestações clínicas e prognóstico

- Descrever as propriedades imunes do bacilo da tuberculose e diferenciar as formas primária e reativada dessa doença com base em sua fisiopatologia.

O sistema respiratório está sujeito aos processos infecciosos causados por vários tipos de microrganismos. As infecções podem acometer as vias respiratórias superiores (i. e., nariz, orofaringe e laringe), as vias respiratórias inferiores (i. e., vias respiratórias inferiores e pulmões) ou os segmentos superiores e inferiores do sistema respiratório. Em sua maioria, os sinais e sintomas das infecções respiratórias dependem da função da estrutura afetada, da gravidade do processo infeccioso e da idade e das condições gerais do paciente. Esta seção enfatiza as seguintes doenças: resfriado comum, rinossinusite, *influenza*, pneumonia, tuberculose e infecções fúngicas dos pulmões. As infecções respiratórias agudas das crianças estão descritas na última seção do capítulo.

Vírus são os agentes etiológicos mais comuns das infecções respiratórias e podem causar infecções que variam de um resfriado autolimitado até pneumonia potencialmente fatal. Além disso, as infecções virais são capazes de danificar o epitélio brônquico, obstruir as vias respiratórias e predispor às infecções bacterianas secundárias. Cada espécie viral tem seu próprio padrão de acometimento das vias respiratórias. Por exemplo, os rinovírus crescem melhor a 33°C e muitas vezes exacerbam ataques de asma, broncoespasmo ou pneumonia, porque se ligam à molécula de adesão intracelular 1 (ICAM-1). Os pacientes com sistema imune deprimido são mais suscetíveis a distúrbios graves da troca gasosa ou da ventilação causados por vírus.[6]

Outros microrganismos como bactérias (p. ex., pneumococos, estafilococos), micobactérias (p. ex., *Mycobacterium tuberculosis*), fungos (p. ex., *Histoplasma capsulatum* [histoplasmose], *Coccidioides immitis* [coccidioidomicose] e *Blastomyces dermatitidis* [blastomicose]) e patógenos oportunistas (p. ex., *Pneumocystis jirovecii*) também causam infecções pulmonares, e algumas dessas infecções levam a morbimortalidade significativa.

Resfriado comum

O resfriado comum é uma infecção viral das vias respiratórias superiores. Ocorre mais comumente que qualquer outra

---

[a]N.R.T.: no Brasil, a pneumonia é a terceira causa de morte. Em 2013, mais de 70 mil óbitos se deveram a ela. Fonte: http://www.ebc.com.br/noticias/brasil/2014/12/doenca-isquemica-do-coracao-derrame-e-pneumonia-sao-principais-causas-de.

infecção do sistema respiratório. A maioria dos adultos tem três a quatro resfriados por ano, enquanto a criança mediana em idade escolar pode ter até seis a oito.[6]

Etiologia e patogênese

Embora inicialmente se acreditasse que o resfriado comum fosse causado por um único "vírus ou grupo de vírus do resfriado", hoje se sabe que essa infecção está associada a alguns vírus diferentes.[6] Os rinovírus são os agentes etiológicos mais comuns dos resfriados. Outras causas virais são vírus para*influenza*, vírus sincicial respiratório, metapneumovírus humanos (hMPV), coronavírus e adenovírus. Nas crianças, um vírus novo (bocavírus) tem causado infecções das vias respiratórias. A estação do ano e a idade do paciente, seu estado imune e a exposição pregressa são fatores importantes para a determinação do tipo de vírus que causa a infecção e os sintomas subsequentes. Por exemplo, os surtos de resfriado causados por rinovírus são mais comuns no início do outono e no final do inverno. Os resfriados causados pelo vírus sincicial respiratório têm pico de incidência nos meses do inverno e da primavera, enquanto as infecções atribuídas aos adenovírus e os coronavírus são mais recorrentes nos meses do inverno e da primavera. As infecções por vírus sincicial respiratório e vírus para*influenza* são mais frequentes e graves nas crianças com menos de 6 anos de idade. As infecções são menos comuns e causam sintomas mais brandos à medida que a idade aumenta, até a faixa etária dos 65 anos. Em geral, os vírus para*influenza* causam sintomas relacionados com as vias respiratórias inferiores na primeira infecção, mas os sintomas respiratórios altos são mais brandos nos casos de reinfecção.

Os "vírus do resfriado" são disseminados facilmente entre as pessoas. As crianças funcionam como reservatórios principais dos vírus do resfriado e, em geral, adquirem vírus aos quais ainda não se expuseram a partir de outra criança da creche ou da escola. Os dedos são as fontes principais de disseminação e a mucosa nasal e a superfície conjuntival dos olhos são as portas de entrada mais comum dos vírus. A doença dura em média 7 dias, com um período de incubação aproximado de 2 dias.[7] A disseminação dos resfriados por aerossol produzido pela tosse e pelos espirros é muito menos importante que a dispersão por contato direto das mucosas com os dedos, que retiram os vírus das superfícies contaminadas e os transportam às membranas da cavidade nasal e aos olhos.[7]

Manifestações clínicas

Em geral, o resfriado comum começa com sensação de ressecamento e congestão, que afetam principalmente a nasofaringe. Em seguida, há produção excessiva de secreções nasais e lacrimejamento ocular, uma condição referida comumente como rinite. As secreções geralmente se mantêm límpidas e aquosas. As mucosas das vias respiratórias superiores mostram-se avermelhadas (eritematosas) e edemaciadas. Frequentemente, há corrimento retronasal (CRN) que irrita a faringe e a laringe, causando faringite e rouquidão. O paciente pode referir cefaleia e mal-estar generalizado. Nos casos graves, pode haver calafrios, febre e exaustão. O derramamento viral pode começar pouco antes dos sintomas.[7]

Tratamento

Nos indivíduos normais e saudáveis sob outros aspectos, o resfriado comum é uma doença aguda e autolimitada. Por essa razão, tratamento sintomático com repouso e antipiréticos geralmente é a única medida necessária. Os antibióticos são ineficazes contra as infecções virais e não são recomendados. Existem muitos medicamentos de venda livre (MVL) para tratar resfriado comum. Os anti-histamínicos são MVL populares por sua ação redutora das secreções nasais. Contudo, esses fármacos podem ressecar as secreções brônquicas e agravar a tosse, além de causar tontura, sonolência e dificuldade de raciocínio. Quando esses fármacos são usados com muita frequência por muitos dias, podem causar sintomas de "rebote". Além disso, não há indícios de que possam abreviar a duração de um resfriado. Os descongestionantes (*i. e.*, simpaticomiméticos) são disponibilizados como MVL na forma de *sprays* nasais, colírios e preparações orais para resfriado. Esses fármacos causam vasoconstrição da mucosa nasal edemaciada e diminuem o edema nasal. Com o uso indiscriminado das soluções e dos *sprays* nasais, pode haver congestão nasal de rebote. As preparações orais contendo descongestionantes tendem a causar vasoconstrição sistêmica e elevação da pressão arterial quando utilizadas em doses suficientemente altas para aliviar a congestão nasal. Por essa razão, os pacientes com hipertensão, cardiopatia, hipertireoidismo, diabetes melito ou outros problemas de saúde devem evitar o uso desses fármacos.[8]

Existe controvérsia quanto ao uso de vitamina C para reduzir a incidência e a gravidade de resfriados e gripe (*influenza*). Já foi constatado que a vitamina C encurta a duração do resfriado, se ingerida antes do início do resfriado, contudo não exerce efeito verdadeiro sobre a incidência na população geral. Outros pesquisadores constataram que a ingestão de vitamina C tem valor questionável na redução da gravidade do resfriado comum.[8]

Rinossinusite

Consiste na inflamação dos seios paranasais. Os seios paranasais são cavidades aéreas que se formam durante a embriogênese, a partir de uma série de saliências e depressões dentro da cápsula cartilaginosa que circunda a cavidade nasal em desenvolvimento. À medida que a embriogênese avança, as dilatações dessas depressões tornam-se revestidas por epitélio respiratório ciliado e invadem os ossos faciais circundantes a fim de constituir os seios nasais principais. Cada seio paranasal permanece em comunicação contínua com a cavidade nasal por meio de orifícios ou *óstios*. Os seios paranasais recebem seus nomes a partir dos ossos nos quais estão localizados – frontal, etmoidal, maxilar e esfenoidal (Figura 30.1 A). Os *seios frontais* drenam para o meato médio da cavidade nasal. Os *seios etmoidais* consistem em 3 a 15 células aéreas existentes a cada lado do etmoide, cada qual com um trajeto separado até a cavidade nasal. Os seios etmoidal anterior, frontal e maxilar drenam na cavidade nasal por uma passagem estreita conhecida como *complexo ostiomeatal* (Figura 30.1 B). Falhas do seio etmoidal anterior podem obstruir o complexo ostiomeatal e causar doença secundária dos seios frontais ou maxilares. Os *seios maxilares* estão abaixo da órbita óssea e acima do palato

Capítulo 30 Infecções, Neoplasias e Doenças Infantis do Sistema Respiratório

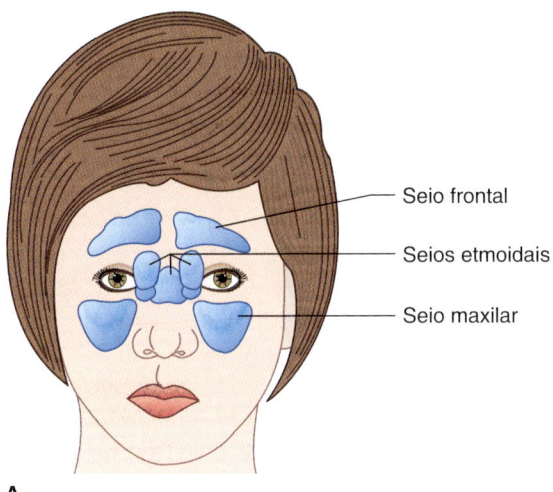

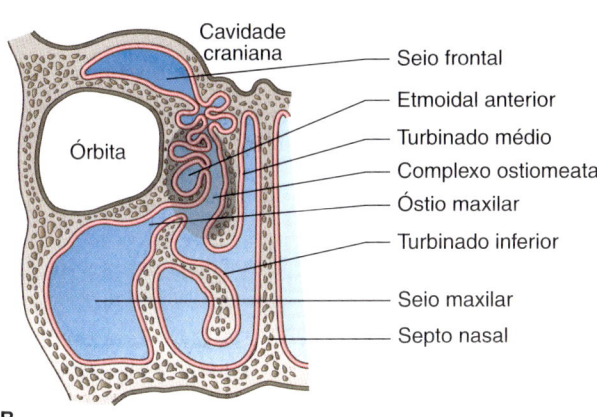

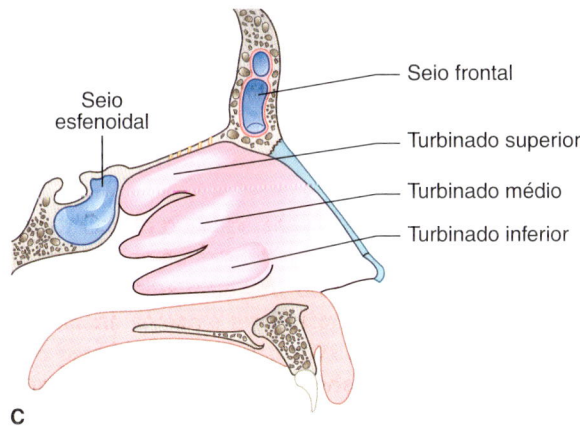

Figura 30.1 • Seios paranasais. **A.** Vista frontal mostrando os seios frontais, etmoidais e maxilares. **B.** Corte transversal da cavidade nasal (visão anterior). A área sombreada é o complexo ostiomeatal, que é o trajeto comum final para drenagem dos seios etmoidal anterior, frontais e maxilares. **C.** Parede lateral da cavidade nasal esquerda mostrando os seios esfenoidais frontais e os turbinados superior, médio e inferior.

duro, enquanto seus orifícios estão acima e em posição medial ao seio, uma localização que impede a drenagem. Os *seios esfenoidais* estão um pouco à frente da fossa hipofisária, atrás dos seios etmoidais posteriores, com seus orifícios drenando para o recesso esfenoetmoidal no alto da cavidade nasal (ver Figura 30.1 C).

Cada seio paranasal é revestido por mucosa em continuidade com as mucosas das vias nasais. Um mecanismo ativo de limpeza mucociliar ajuda a mover líquidos e microrganismos para fora dos seios paranasais e para dentro da cavidade nasal. Em combinação com mecanismos imunes inatos e adaptativos, a limpeza mucociliar ajuda a manter a esterilidade dos seios paranasais. A concentração baixa de oxigênio dos seios paranasais facilita a proliferação de microrganismos, enfraquece as defesas locais e altera a função das células imunes.

Etiologia e patogênese

As causas mais comuns de rinossinusite são os distúrbios que obstruem os óstios estreitos que drenam os seios paranasais.[9] Na maioria dos casos, a rinossinusite ocorre quando uma infecção viral das vias respiratórias superiores ou rinite alérgica – que causa inflamação da mucosa – obstrui os óstios e interfere no mecanismo de defesa mucociliar. Pólipos nasais também podem obstruir os orifícios dos seios paranasais e facilitar sua infecção. As infecções associadas a eles podem ser autoperpetuáveis, porque a irritação contínua causada pela infecção é capaz de estimular a proliferação do pólipo. O barotrauma causado por alterações da pressão barométrica, que acomete pilotos de aeronaves e atendentes de bordo, pode dificultar a ventilação dos seios paranasais e a eliminação das secreções. Natação, mergulho e uso abusivo de descongestionantes nasais também são causas de irritação e represamento de secreções.

As rinossinusites podem ser classificadas como agudas ou crônicas.[9] A rinossinusite aguda pode ser de origem viral, bacteriana ou mista (viral/bacteriana) e durar até 4 semanas.[9] A rinossinusite bacteriana aguda, contraída na comunidade, é causada mais comumente por *Haemophilus influenzae* ou *Streptococcus pneumoniae*. A rinossinusite crônica tem, por definição, duração superior a 12 semanas e, em geral, está associada à infecção bacteriana ou fúngica.[9]

Nos casos de rinossinusite crônica, tendem a predominar bactérias anaeróbias isoladamente ou em combinação com bactérias aeróbias como as espécies de *Streptococcus* ou *Staphylococcus aureus*.[9] De acordo com alguns estudos, pacientes com rinossinusite crônica e otite média com derrame têm acúmulo de *Pseudomonas aeruginosa*, que forma biofilme em várias áreas da orelha, do nariz e da garganta.[9] A constatação da presença do biofilme nos casos de infecções crônicas da orelha, do nariz e da garganta reforça a hipótese de que os sinais e sintomas são causados por inflamação crônica associada à rinossinusite e à otite crônica com derrame.[9]

Manifestações clínicas

Em geral, é difícil diferenciar entre os sinais e sintomas da rinossinusite viral aguda e os do resfriado comum e da rinite alérgica. As queixas incluem dor facial, cefaleia, secreção nasal purulenta, redução do olfato e febre. Relato de resfriado comum precedente e eliminação de secreção nasal purulenta; dor ao abaixar a cabeça; dor maxilar unilateral; e dor nos dentes são queixas comuns quando há acometimento dos seios maxilares. Os sintomas de rinossinusite viral aguda geralmente regridem dentro de 5 a 7 dias, sem tratamento clínico.[6] A rinossinusite bacteriana aguda é sugerida por sintomas que pioram depois de 5 a 7 dias ou persistem por mais de 10 dias, ou queixas desproporcionais àquelas geralmente estão associadas a uma infecção viral das vias respiratórias superiores.[9] Os pacientes imunossuprimidos (p. ex., pacientes com leucemia, anemia aplásica, transplante de medula óssea ou infecção pelo HIV) frequentemente têm febre de causa indeterminada, rinorreia ou edema facial. Em muitos casos, não há outros sinais inflamatórios, inclusive drenagem purulenta.

Nas pessoas com rinossinusite crônica, os pacientes podem apresentar sensação de pressão nos seios paranasais associada à congestão nasal. As manifestações clínicas podem persistir durante anos, com períodos de maior e menor gravidade.[9]

O paciente pode queixar-se de cefaleia difusa e constante. Os pacientes com rinossinusite crônica podem ter episódios superpostos de rinossinusite aguda. As alterações epiteliais durante os episódios agudos e subagudos de rinossinusite geralmente são reversíveis, mas as anormalidades da mucosa na rinossinusite crônica comumente são irreversíveis.

Diagnóstico e tratamento

Em geral, o diagnóstico da rinossinusite baseia-se no relato dos sintomas e no exame físico, que inclui a inspeção do nariz e da garganta.[9] A cefaleia causada por sinusite deve ser diferenciada dos outros tipos de cefaleia. Abaixar a cabeça, tossir ou espirrar geralmente agrava a cefaleia da sinusite. Os achados no exame físico na sinusite bacteriana aguda e na sinusite viral aguda não possibilitam, com frequência, a diferenciação dessas condições.[9] Radiografias de tomografia computadorizada (TC) dos seios paranasais podem ser solicitadas para elucidar o diagnóstico. De modo geral, as TC são reservadas para o diagnóstico de rinossinusite crônica ou para descartar a possibilidade de complicações.[9]

O tratamento da rinossinusite depende da causa e inclui a administração de antibióticos apropriados, mucolíticos e medidas para atenuar os sintomas. Cerca de dois terços dos pacientes com rinossinusite bacteriana aguda melhoram sem tratamento antibiótico. A maioria dos pacientes com infecções virais das vias respiratórias superiores melhora dentro de 7 dias. O tratamento de infecções bacterianas consiste em ciclos repetidos de antibióticos, cuja prescrição é orientada pelos resultados das culturas. Alguns ciclos de antibióticos podem durar 3 a 4 semanas ou mais. O tratamento também inclui irrigação nasal mecânica e glicocorticoides intranasais.[9] Além dos antibióticos, o tratamento da rinossinusite aguda inclui medidas para facilitar a drenagem adequada e, assim, reduzir a congestão nasal. Descongestionantes tópicos e orais podem ser usados com essa finalidade. O uso dos descongestionantes intranasais deve ser limitado a 3 a 5 dias, para evitar vasodilatação de rebote. Os anti-histamínicos tendem a ressecar as secreções e não estão recomendados como medida adjuvante ao tratamento da rinossinusite viral ou bacteriana aguda. Os mucolíticos como a guaifenesina podem ser usados para liquidificar as secreções. Os corticoides tópicos podem ser usados para reduzir a inflamação dos pacientes com rinite ou rinossinusite alérgica. Entre as medidas não farmacológicas, estão *sprays* nasais de soro fisiológico, irrigação nasal e umidificação por vapor. Entretanto, embora não tenham sido realizados estudos, a maioria dos médicos acredita que esses *sprays* e as irrigações nasais não sejam efetivos.

A intervenção cirúrgica com o objetivo de corrigir obstruções dos orifícios ostiomeatais pode estar indicada para pacientes com rinossinusite crônica resistente aos outros tipos de tratamento. As indicações para intervenção cirúrgica são pólipos e deformidades nasais que causem obstrução.

Complicações

Em razão da proximidade dos seios paranasais com o encéfalo e a parede orbitária, a sinusite pode causar complicações intracranianas e referidas à parede orbitária. As complicações intracranianas são mais comuns com as infecções dos seios frontais e etmoidais, em vista de sua proximidade da dura-máter e da drenagem das veias do seio frontal para o seio dural. As complicações orbitárias podem variar de edema das pálpebras à celulite orbitária com formação de abscesso subperiosteal. Edema facial sobre o seio acometido, movimentos extraoculares anormais, protrusão do bulbo ocular, edema periorbitário ou alterações do estado mental podem indicar complicações intracranianas e requerem cuidados médicos imediatos.[10]

Influenza

Influenza (gripe) é uma das causas mais importantes de infecção aguda das vias respiratórias superiores dos seres humanos. A gripe, combinada à pneumonia, é a oitava principal causa de morte nos EUA.[1] Os índices de infecção são mais altos em crianças e idosos, mas os índices de infecção grave e morte são mais elevados na faixa etária de 65 anos ou mais.[11]

Os vírus que causam *influenza* pertencem à família Orthomyxoviridae, cujos membros caracterizam-se por seus genomas de ácido ribonucleico (RNA) unicatenular (filamento único) segmentado.[12] Existem três tipos de vírus *influenza* que causam epidemias na população humana: tipos A, B e C. O vírus *influenza* A difere por sua capacidade de infectar várias espécies, inclusive aves e mamíferos. Os vírus *influenza* A são divididos em subtipos com base em duas glicoproteínas de sua superfície: hemaglutinina (HA) e neuraminidase (NA).[12] A HA é uma proteína de fixação que possibilita ao vírus entrar nas células epiteliais do sistema respiratório, enquanto a NA facilita a replicação viral dentro da célula.[12] O contágio resulta da capacidade que os vírus *influenza* A têm de elaborar novos subtipos de HA e NA, contra os quais a população não está protegida. A variação antigênica – que consiste em uma reconfiguração genética importante de um antígeno – pode causar infecção epidêmica ou pandemia. Alterações menos significativas conhecidas como *desvio antigênico* encontram a população parcialmente protegida por anticorpos com reatividade cruzada. Os vírus *influenza* B e C passam por variações antigênicas menos frequentes que os vírus *influenza* A, provavelmente porque existem poucos vírus relacionados nas espécies de mamíferos ou aves.[12]

Como também ocorre com outras infecções virais das vias respiratórias, a *influenza* é mais contagiosa que as infecções respiratórias bacterianas. Ao contrário dos rinovírus, a transmissão se dá por inalação dos núcleos goticulares, e não por contato com objetos contaminados. A maioria dos pacientes infectados desenvolve sinais e sintomas da doença, aumentando as chances de contágio por disseminação de gotículas respiratórias infectantes. As crianças pequenas apresentam risco aumentado de infecção e também de disseminação da infecção. O período de incubação da *influenza* é de 1 a 4 dias, em média de 2 dias. Os pacientes tornam-se contagiosos a partir do primeiro dia antes do início dos seus sintomas, e assim permanecem por cerca de 1 semana depois do início da doença.[12] A disseminação viral pode continuar por cerca de 3 semanas.

Patogênese

Os vírus *influenza* podem causar três tipos de infecção: uma infecção das vias respiratórias superiores sem complicações (rinotraqueíte), pneumonia viral e infecção respiratória viral seguida de infecção bacteriana. Inicialmente, o vírus *influenza* infecta as vias respiratórias superiores. Ao fazer isso, o vírus primeiramente ataca e destrói células ciliadas secretoras de muco e outras células epiteliais, deixando espaços vazios entre células basais subjacentes e viabilizando o extravasamento de líquido para o espaço extracelular. Essa é a razão da "rinorreia" típica dessa fase da infecção. Quando o vírus se dissemina para as vias respiratórias inferiores, a infecção pode causar descamação profusa das células brônquicas e alveolares até deixar uma única camada espessa de células basais. Além disso, com o comprometimento das defesas naturais do sistema respiratório, a *influenza* facilita a adesão das bactérias às células epiteliais. A pneumonia pode ser causada pela infecção viral ou por uma infecção bacteriana secundária.

Manifestações clínicas

Nos estágios iniciais, os sinais e sintomas da *influenza* são indistinguíveis dos causados por outras infecções virais. A infecção começa repentinamente com febre e calafrios, rigidez, mal-estar, dores musculares, cefaleia, secreção nasal líquida e profusa, tosse seca e dor de garganta.[12] Um aspecto diferenciador da infecção causada por vírus *influenza* é o início rápido de mal-estar intenso, algumas vezes no espaço de 1 a 2 min. Em geral, os sintomas de rinotraqueíte não complicada alcançam seu pico entre o 3º e o 5º dias e desaparecem dentro de 7 a 10 dias. Os sintomas descritos antes podem ser causados por vírus *influenza* tipo A ou B. A infecção pelos vírus *influenza* tipo C causa sinais e sintomas semelhantes a um resfriado comum.

A pneumonia viral ocorre como complicação da *influenza*, mais comumente nos idosos ou nos pacientes com doença cardiorrespiratória. Entretanto, essa complicação tem sido relatada em gestantes e pacientes imunocompetentes saudáveis. Nos casos típicos, a pneumonia começa 1 dia depois do início da *influenza* e caracteriza-se por progressão rápida dos sintomas. Adultos com comorbidades subjacentes (p. ex., insuficiência cardíaca, DPOC) apresentam exacerbações quando hospitalizados com *influenza*.[12] A evolução clínica da pneumonia da *influenza* é muito rápida. A pneumonia pode causar hipoxemia e morte alguns dias depois do seu início. Os sobreviventes com frequência desenvolvem fibrose pulmonar difusa.

As complicações secundárias geralmente incluem sinusite, otite média, bronquite, pneumonia bacteriana e, em crianças pequenas, crupe (laringotraqueobronquite); complicações secundárias raramente podem incluir parotite ou traqueíte bacteriana.[12] Os pacientes com pneumonia bacteriana secundária muitas vezes relataram que começavam a melhorar quando tinham recidiva da febre e apresentavam calafrios intensos, dor torácica pleurítica e tosse produtiva. As causas mais comuns de pneumonia bacteriana secundária são *S. pneumoniae*, *S. aureus*, *H. influenzae* e *Moraxella catarrhalis*. Esse tipo de pneumonia comumente causa menos taquipneia e, em geral, é mais branda que a pneumonia primária da *influenza*. As mortes associadas à *influenza* podem ser causadas por pneumonia e também por exacerbações das doenças cardiorrespiratórias e de outras enfermidades. A síndrome de Reye (esteatose hepática com encefalite) é uma complicação rara da *influenza*, principalmente nas crianças pequenas que usaram ácido acetil salicílico (AAS) como antipirético.

Diagnóstico e tratamento

O tratamento adequado dos pacientes com *influenza* depende do diagnóstico preciso e oportuno. O diagnóstico imediato pode reduzir o uso desnecessário de antibióticos e oferecer chances de usar um fármaco antiviral. Exames complementares rápidos, que podem ser usados no contexto ambulatorial, tornam possível que os médicos e profissionais de saúde estabeleçam o diagnóstico mais preciso da *influenza*, considerem as opções terapêuticas com mais cuidado e monitorem o tipo de *influenza* e sua prevalência em suas comunidades.[13]

Entre os objetivos do tratamento da *influenza* está o de limitar a infecção às vias respiratórias superiores. O tratamento sintomático dos casos simples de rinotraqueíte causada por *influenza* inclui basicamente repouso, manutenção do corpo aquecido, controle da febre e hidratação adequada. Analgésicos e antitussígenos também podem ser usados. Repouso reduz as demandas de oxigênio do corpo e diminui a frequência respiratória, bem como as chances de que ocorra disseminação do vírus às vias respiratórias inferiores. A manutenção do corpo aquecido ajuda a manter o epitélio respiratório à temperatura corporal central de 37°C (ou mais alta, quando há febre), inibindo, deste modo, a replicação viral, que é máxima sob temperatura de 35°C. A ingestão de grandes quantidades de líquido assegura que a função normal do revestimento epitelial do sistema respiratório não seja comprometida ainda mais pela desidratação. Fármacos antivirais podem estar indicados em alguns casos. Os antibióticos devem ser reservados para os casos com complicações bacterianas.

Existem cinco antivirais disponíveis para o tratamento da *influenza*: amantadina, rimantadina, zanamivir, peramivir e oseltamivir.[12] Os antivirais de primeira geração – amantadina e rimantadina – têm eficácia comparável contra *influenza* A, mas não contra *influenza* B. Esses fármacos inibem a remoção da cobertura do RNA viral nas células hospedeiras e impedem sua replicação. São eficazes para evitar *influenza* A nos grupos de alto risco e também como tratamento dos pacientes infectados. Infelizmente, os vírus rapidamente desenvolvem resistência a esses fármacos e as cepas resistentes à amantadina também resistem à rimantadina. A amantadina estimula a secreção de catecolaminas, que causam efeitos colaterais referidos ao sistema nervoso central, inclusive ansiedade, depressão e insônia.

Os antivirais de segunda geração – zanamivir e oseltamivir – são inibidores de NA, uma glicoproteína necessária à replicação e à liberação dos vírus. Esses fármacos foram aprovados para tratar infecção aguda não complicada por *influenza* e são eficazes contra os vírus dos tipos A e B. O zanamivir e o oseltamivir promovem menos resistência que a amantadina e a rimantadina. O zanamivir é administrado por via intranasal, enquanto o oseltamivir é usado por via oral. Esse primeiro fármaco pode causar broncospasmo e não é recomendável para pacientes com asma ou doença pulmonar obstrutiva crônica. Para garantir sua eficácia, os antivirais devem ser administrados nas primeiras 48 h depois do início dos sintomas.[12]

Imunização contra influenza

Como a *influenza* é altamente contagiosa, a prevenção baseia-se principalmente em vacinação. Nos EUA, as recomendações atuais estabelecem que todos os recém-nascidos com menos de 6 meses e todos os idosos recebam anualmente a vacina contra *influenza*. A preparação de vacinas deve ser alterada anualmente, em resposta às alterações antigênicas dos vírus *influenza*. O Advisory Committe on Immunization Practices (ACIP) do Centers for Disease Control and Prevention (CDC) atualiza anualmente as recomendações para a composição da vacina. As vacinas contra *influenza* estão contraindicadas aos pacientes com hipersensibilidade anafilática aos ovos ou aos outros componentes da vacina; pacientes com história de síndrome de Guillain-Barré; e pacientes com doença febril aguda. Embora as vacinas inativadas não causem exacerbações da asma, elas estão associadas a incidentes raros da síndrome de Guillain-Barré.[12,13]

A eficácia da vacina contra *influenza* na prevenção e na atenuação dos efeitos da infecção depende basicamente da idade e do grau de imunocompetência do receptor e da correspondência entre as cepas virais incluídas na vacina e as que circulam durante a estação da *influenza*.[12] Quando a correspondência é grande, a vacina inativada administrada via injeção intramuscular é eficaz para evitar doença em cerca de 50 a 70% dos indivíduos saudáveis com menos de 65 anos.[12] Uma dose mais alta de vacina inativada contra *influenza* é administrada a idosos com mais de 65 anos.[12]

Influenza aviária

A *influenza* aviária (ou "gripe aviária") é uma infecção causada por vírus *influenza* das aves. Os hospedeiros habituais dos vírus da *influenza* aviária são pássaros e, ocasionalmente, porcos. Esses vírus podem circular naturalmente entre os pássaros.[12] Em geral, as cepas aviárias dos vírus *influenza* não causam surtos da doença nas populações humanas, a menos que tenha ocorrido uma recombinação do seu genoma viral com um mamífero hospedeiro intermediário (p. ex., porcos). As infecções zoonóticas consideradas ameaçadoras são os subtipos H_5, H_7 e H_9.[12] Nesses casos, forma-se um vírus com características dos mamíferos e também das aves, ao qual os seres humanos podem não ser imunes. É importante assinalar que algumas das pandemias ocorridas no passado parecem ter começado na Ásia, onde grandes populações humanas vivem em contato direto com patos, galinhas e porcos e, deste modo, facilitam o fenômeno de recombinação viral. Em 2013, um surto de vírus H7N9 aviário foi associado a uma taxa de fatalidade de aproximadamente 30% em pessoas hospitalizadas na China Oriental.[12]

No passado, um subtipo altamente patogênico do vírus *influenza* A (H5N1) foi isolado de carnes de aves em países do Oriente e Sudeste Asiático.[12] Embora a cepa H5N1 seja altamente contagiosa entre as aves, sua transmissão entre seres humanos é relativamente ineficiente e não persistente. O resultado é que a transmissão interpessoal é rara. A maioria dos casos ocorre depois da exposição a carnes infectadas ou a superfícies contaminadas com fezes das aves. Como a infecção dos seres humanos está associada a taxa de mortalidade alta, há preocupação significativa de que a cepa H5N1 possa sofrer mutação e iniciar uma pandemia. Os indivíduos que entram em contato com a gripe aviária geralmente se queixam de sintomas típicos de *influenza*, além de apresentar infecções oculares, pneumonia e SAR aguda.[12]

Hoje em dia, não existem vacinas disponíveis comercialmente para proteger seres humanos contra a gripe aviária. Os exames complementares rápidos à venda no comércio não têm sensibilidade ou especificidade desejável para detectar o vírus. A maioria das cepas asiáticas da *influenza* H5N1 é resistente à amantadina e à rimantadina. Os inibidores de NA – oseltamivir e zanamivir – provavelmente são eficazes se administrados nas primeiras 48 h, mas é necessário realizar outros estudos para demonstrar sua efetividade.

Gripe suína

Em junho de 2009, a Organização Mundial da Saúde detectou uma epidemia mundial de *influenza*. Essa pandemia foi causada por um vírus *influenza* A, conhecido como *influenza* A de origem suína (H1N1). Esse vírus causava febre extremamente alta e a doença era grave sobretudo em adultos jovens com menos de 25 anos. Curiosamente, os idosos não estavam no grupo de risco mais alto de aquisição de H1N1, contrariando a tendência geral para a maioria das infecções, inclusive a *influenza* (gripe) sazonal. Esse vírus é disseminado entre os seres humanos e a doença geralmente é referida como gripe suína. A maioria dos pacientes infectados pelo vírus não tinha doença grave, embora tenham ocorrido casos em que houve necessidade de internação hospitalar e alguns óbitos. Os CDC recomendam que a maioria da população seja vacinada contra H1N1.

Pneumonias

O termo *pneumonia* significa inflamação das estruturas parenquimatosas do pulmão e das vias respiratórias inferiores, inclusive alvéolos e bronquíolos. Causa mais de 1,25 milhão de hospitalizações anualmente.[13] Pneumonia é a oitava causa principal de morte nesse país e a causa mais comum de morte por doença infecciosa.[2] Os agentes etiológicos podem ser infecciosos ou não infecciosos. A inalação de fumaças irritantes ou a aspiração do conteúdo gástrico, embora sejam muito menos comuns que as causas infecciosas, podem causar pneumonia grave.

Embora os antibióticos tenham reduzido expressivamente a taxa de mortalidade associada às pneumonias, esta doença ainda é uma das grandes causas de morte de idosos e pacientes com doenças debilitantes.[13] Nos últimos anos, têm sido observadas alterações sutis no espectro dos microrganismos que causam pneumonias infecciosas, inclusive redução das pneumonias causadas por *S. pneumoniae* e aumento das infecções pulmonares atribuídas a outros microrganismos (p. ex., *Pseudomonas, Candida* e outros fungos e vírus inespecíficos). Algumas dessas pneumonias acometem pacientes com distúrbios do sistema imune, como os que usam imunossupressores para evitar rejeição de transplantes de medula óssea, ou pacientes que fazem uso frequente de fármacos anti-inflamatórios.

Em razão da superposição dos sinais e sintomas e do espectro variável de microrganismos infectantes envolvidos, as pneumonias têm sido classificadas com frequência crescente de acordo com o contexto em que ocorrem (ou seja, comunidade ou hospitais). Com base nessa classificação, as pneumonias podem ser adquiridas nos hospitais ou adquiridas na comunidade.[13] Os pacientes com disfunção imune constituem um grupo especialmente preocupante nesses dois contextos.

As pneumonias também podem ser classificadas de acordo com o tipo de agente (típico ou atípico) que causa infecção e com base na distribuição da infecção (pneumonia lobar ou broncopneumonia). As *pneumonias típicas* resultam da infecção por bactérias que se multiplicam fora das células alveolares e causam inflamação e exsudação de líquidos para os espaços aéreos dos alvéolos (Figura 30.2). As *pneumonias atípicas* são causadas por vírus e *Mycoplasma* que afetam o septo alveolar e o interstício pulmonar. Esses microrganismos causam sinais e sintomas físicos menos marcantes que as pneumonias bacterianas. Por exemplo, não há infiltração dos alvéolos e escarro purulento, leucocitose e condensação lobar nas radiografias do tórax.

As pneumonias bacterianas agudas são classificadas como pneumonia lobar ou broncopneumonia com base em seu padrão anatômico de distribuição (Figura 30.3). Em geral, o termo *pneumonia lobar* refere-se à condensação de uma parte ou de um lobo pulmonar inteiro, enquanto *broncopneumonia* significa uma área de condensação variegada envolvendo mais de um lobo do pulmão (Figura 30.4).

> **Conceitos fundamentais**
>
> **Pneumonias**
> - Pneumonias são doenças respiratórias que acarretam inflamação das estruturas pulmonares, inclusive alvéolos e bronquíolos
> - Pneumonias causadas por agentes infecciosos geralmente são classificadas de acordo com a fonte da infecção (adquiridas nas comunidades ou nos hospitais) e a condição imune do hospedeiro (pneumonia do paciente imunossuprimidos).

Pneumonia adquirida na comunidade

O termo *pneumonia adquirida na comunidade* é usado para descrever infecções causadas por microrganismos encontrados nas comunidades, em vez de nos hospitais ou nas instituições asilares. Essa condição é definida por infecção que começa fora do hospital, ou é diagnosticada dentro de 48 h depois da internação hospitalar de um paciente que não residia em instituição de cuidados de longa permanência há 14 dias ou mais, até a data da internação.[14] As pneumonias adquiridas na

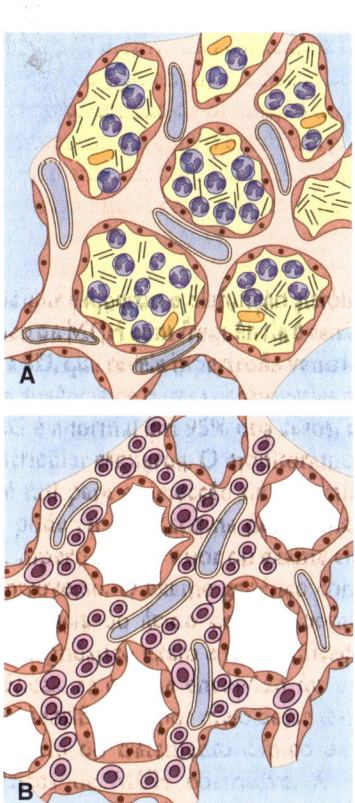

Figura 30.2 • Localização dos processos inflamatórios das pneumonias típica (**A**) e atípica (**B**).

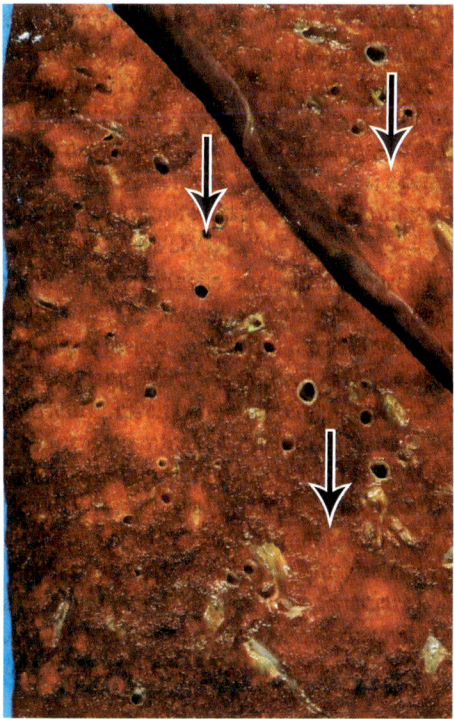

Figura 30.3 • Broncopneumonia. Focos dispersos de condensação (*setas*) centralizados ao redor dos brônquios e dos bronquíolos. Fonte: Strayer D.S., Rubin R. (Eds.) (2015). *Rubin's pathology: Clinicopathologic foundations of medicine* (7. ed., Figura 18.12, p. 687). Philadelphia, PA: Lippincott Williams & Wilkins.

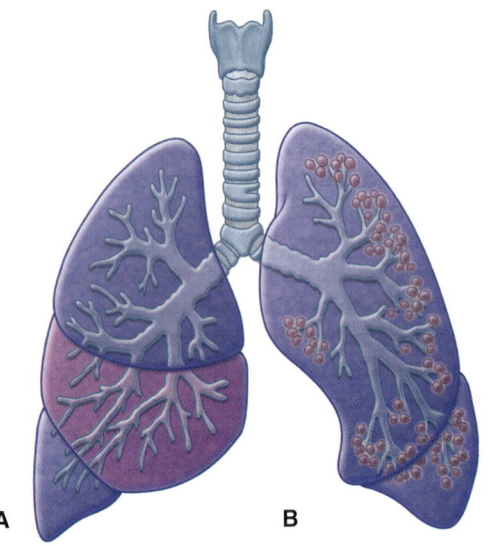

Figura 30.4 • Distribuição do acometimento pulmonar da pneumonia lobar (**A**) e da broncopneumonia (**B**).

comunidade também podem ser classificadas de acordo com o risco de morte e a necessidade de internação hospitalar com base na idade, na coexistência de outras doenças e na gravidade da infecção, tendo como base os resultados do exame físico e dos testes laboratoriais e radiológicos.[13]

A pneumonia adquirida na comunidade pode ser bacteriana ou viral. A causa mais comum de infecção em todos os grupos é *S. pneumoniae*.[13] Outros patógenos comuns são *H. influenzae*, *S. aureus* e bastonetes gram-negativos. Patógenos menos frequentes, ainda que se tornem cada vez mais comuns, são *Mycoplasma pneumoniae*, *Legionella*[13], espécies de *Chlamydia* e vírus – descritos algumas vezes como *agentes infecciosos atípicos*. Entre os vírus que frequentemente ocasionam pneumonias adquiridas na comunidade estão vírus *influenza*, vírus sincicial respiratório, adenovírus e vírus para*influenza*.

As abordagens usadas para diagnosticar pneumonias adquiridas na comunidade dependem da idade, das condições de saúde coexistentes e da gravidade da doença. Nas populações com menos de 65 anos e sem doença coexistente, o diagnóstico geralmente é baseado na história e no exame físico, nas radiografias do tórax e no conhecimento dos microrganismos que causam infecções em determinado momento nessa comunidade. Amostras de escarro podem ser recolhidas para exames de coloração e cultura. As hemoculturas podem ser realizadas quando os pacientes necessitam de internação hospitalar.

O tratamento consiste em administrar antibióticos apropriados.[13] O tratamento antibiótico empírico – com base no conhecimento do espectro de ação dos antibióticos e de sua capacidade de penetrar nas secreções broncopulmonares – é usado frequentemente nos pacientes com pneumonias adquiridas nas comunidades, que não necessitam de internação hospitalar. Hospitalização e cuidados mais intensivos podem ser necessários, dependendo da idade do paciente, dos problemas de saúde coexistentes e da gravidade da infecção.

Pneumonia adquirida no hospital

A definição de pneumonia adquirida no hospital é infecção das vias respiratórias inferiores que não existia ou se encontrava no período de incubação por ocasião da admissão ao hospital. Em geral, as infecções que ocorrem 48 h ou mais depois da internação são classificadas como pneumonias adquiridas no hospital.[13] Esse tipo de infecção pulmonar é a causa mais comum de infecção nosocomial e está associado ao coeficiente de mortalidade entre 30 e 50%.[13] Os pacientes que necessitam de intubação e respiração artificial formam o grupo de risco especialmente alto. Outros grupos de risco são pacientes imunossuprimidos e com doença pulmonar crônica ou instrumentação das vias respiratórias (p. ex., intubação endotraqueal ou traqueotomia).

A maioria das infecções adquiridas no hospital é bacteriana. Os microrganismos são os que estão presentes no ambiente hospitalar e incluem *P. aeruginosa*, *S. aureus*, espécies de *Enterobacter* e de *Klebsiella*, *Escherichia coli* e espécies de *Serratia*. Os microrganismos que causam pneumonias adquiridas no hospital são diferentes dos envolvidos nas pneumonias adquiridas na comunidade, e alguns deles adquiriram resistência aos antibióticos e são mais difíceis de erradicar.

Pneumonia do paciente imunossuprimido

Pneumonia do paciente imunossuprimido ainda é uma causa importante de morbimortalidade. Em geral, o termo *hospedeiro imunossuprimido* é aplicável aos pacientes com várias anormalidades coexistentes no sistema de defesa.[15] Isso inclui pacientes com imunodeficiências primária e secundária, receptores de transplantes de medula óssea, portadores de cânceres de órgãos sólidos ou hematológicos e pacientes em tratamento com corticoides e outros fármacos imunossupressores.

Embora quase todos os tipos de microrganismos possam causar infecção primária na população imunossuprimida, alguns tipos de anormalidade imune tendem a favorecer determinados tipos de infecção.[15] As anormalidades da imunidade humoral predispõem às infecções bacterianas, contra as quais os anticorpos desempenham um papel importante, enquanto os distúrbios da imunidade celular favorecem as infecções causadas por vírus, fungos, micobactérias e protozoários. Neutropenia e distúrbios da função dos granulócitos (p. ex., pacientes com leucemia, em quimioterapia e depressão da medula óssea) predispõem às infecções causadas por *S. aureus*, *Aspergillus*, bactérias gram-negativas e *Candida*. O tipo de evolução da infecção frequentemente fornece indícios quanto ao agente etiológico envolvido. Em geral, a pneumonia fulminante é causada por infecção bacteriana, enquanto um início insidioso geralmente indica infecção viral, fúngica, micobacteriana ou causada por protozoários.

Pneumonias bacterianas agudas ou típicas

As pneumonias bacterianas ainda são uma das causas importantes de mortalidade entre os idosos e os pacientes com doenças debilitantes. Normalmente, as estruturas pulmonares situadas abaixo dos brônquios principais são estéreis, apesar da entrada frequente dos microrganismos nas vias respiratórias por inalação durante a ventilação ou a aspiração das secreções nasofaríngeas. A maioria dos indivíduos aspira imperceptivelmente pequenas quantidades de microrganismos, que colonizam suas vias respiratórias superiores, principalmente enquanto dormem. Em condições normais, esses microrganismos não causam infecção em razão das quantidades pequenas aspiradas, porque os mecanismos de defesa das vias respiratórias do hospedeiro impedem que eles cheguem às vias respiratórias distais[13] (Tabela 30.1). Supressão do reflexo da tosse, lesão do endotélio ciliado que reveste as vias respiratórias ou distúrbios das defesas imunes predispõem à colonização e à infecção do sistema respiratório inferior. A aderência bacteriana também desempenha um papel importante na colonização das vias respiratórias inferiores. As células epiteliais dos pacientes em estado crítico ou com doenças crônicas são mais receptivas à adesão dos microrganismos causadores de pneumonias. Outros fatores clínicos que favorecem a colonização da árvore traqueobrônquica são tratamento com antibióticos que alteram a flora bacteriana normal, diabetes, tabagismo, bronquite crônica e infecção viral.

As pneumonias bacterianas comumente são classificadas de acordo com o agente etiológico. Isso porque as manifestações clínicas e os aspectos morfológicos e, consequentemente, as implicações terapêuticas, em geral, variam com cada agente etiológico. A discussão seguinte nesta seção enfatiza dois tipos de pneumonia bacteriana: pneumonia pneumocócica e doença dos legionários.

Pneumonia pneumocócica.

Streptococcus pneumoniae (pneumococo) ainda é o agente etiológico mais comum das pneumonias bacterianas.[13] O *S. pneumoniae* é um diplococo gram-positivo que tem uma cápsula polissacarídica. A virulência do pneumococo depende de sua cápsula, que impede ou dificulta a digestão pelos fagócitos. O polissacarídio é um antígeno que ativa basicamente a reação das células B que desencadeiam a produção de anticorpos. Quando esses anticorpos não estão presentes, a erradicação dos pneumococos no corpo depende do sistema reticuloendotelial, com os macrófagos do baço desempenhando um papel importante na sua eliminação.[13] Somado ao papel do baço na formação dos anticorpos, isso aumenta o risco de bacteriemia pneumocócica entre pacientes com asplenismo anatômico ou funcional, inclusive crianças com anemia falciforme. As primeiras etapas da patogênese da infecção pneumocócica são fixação e colonização do microrganismo ao muco e às células da nasofaringe. Colonização não significa que ocorram sinais de infecção. Indivíduos absolutamente saudáveis podem ser colonizados e portar o microrganismo sem indícios de infecção. Os indivíduos saudáveis colonizados são os principais responsáveis por disseminar determinadas cepas de pneumococo, principalmente as que são resistentes aos antibióticos.

O processo patogenético da pneumonia pneumocócica pode ser dividido em quatro estágios – edema, hepatização vermelha, hepatização cinzenta e regressão[15] (Figura 30.5).

Durante o primeiro estágio da pneumonia pneumocócica, os alvéolos são preenchidos por líquido de edema rico em proteínas contendo grandes quantidades de microrganismos (Figura 30.6). Em seguida, há congestão capilar acentuada, que resulta no extravasamento de grandes quantidades de leucócitos e hemácias. Como a consistência inicial do pulmão assemelha-se à do fígado, essa fase é conhecida como *estágio de hepatização vermelha*. O próximo estágio, que ocorre depois de 2 dias ou mais, dependendo do sucesso do tratamento, consiste na chegada de macrófagos, que fagocitam as células polimorfonucleares fragmentadas, as hemácias e outros restos celulares. Durante esse estágio, conhecido como *estágio de hepatização cinzenta*, a congestão diminui, mas o pulmão ainda se encontra enrijecido. Em seguida, o exsudato alveolar é removido e o pulmão volta gradativamente ao normal.

Os sinais e sintomas da pneumonia pneumocócica variam amplamente, dependendo da idade e das condições de saúde do paciente infectado.[15] Nos indivíduos previamente saudáveis, o início geralmente é súbito e evidenciado por mal-estar, calafrios com tremores intensos e febre. Durante o estágio congestivo ou inicial, a tosse elimina escarro aquoso e o murmúrio vesicular está reduzido com estertores finos. À medida que a doença avança, as características do escarro mudam, ou seja, pode adquirir coloração sanguinolenta, cor de ferrugem ou aspecto purulento. Dor pleurítica – dor aguda e mais intensa com os movimentos respiratórios – é uma queixa comum. Com tratamento antibiótico, a febre geralmente regride em torno de 48 a 72 h e a recuperação se dá sem intercorrências. Os idosos tendem menos a apresentar elevações acentuadas da temperatura. Na verdade, os únicos sinais de pneumonia podem ser perda do apetite e deterioração do estado mental dos idosos.

Tabela 30.1 Mecanismos de defesa do sistema respiratório e distúrbios que reduzem sua eficácia.

Mecanismo de defesa	Função	Fatores que reduzem sua eficácia
Reflexos glótico e da tosse	Protegem contra aspiração para a árvore traqueobrônquica	Supressão do reflexo da tosse depois de um acidente vascular encefálico (AVE) ou de uma lesão neurológica, doença neuromuscular, cirurgia torácica ou abdominal, depressão do reflexo da tosse por sedação ou anestesia, tubo nasogástrico (tende a causar adaptação dos receptores aferentes)
Cobertura mucociliar	Remove secreções, microrganismos e partículas do sistema respiratório	Tabagismo, doenças virais, resfriamento, inalação de gases irritantes
Ação fagocítica e bactericida dos macrófagos alveolares	Remove microrganismos e partículas estranhas do pulmão	Fumaça de cigarro, resfriamento, etilismo, intoxicação por oxigênio
Defesas imunes (IgA, IgG e imunidade celular)	Destroem microrganismos	Imunodeficiências congênitas e adquiridas

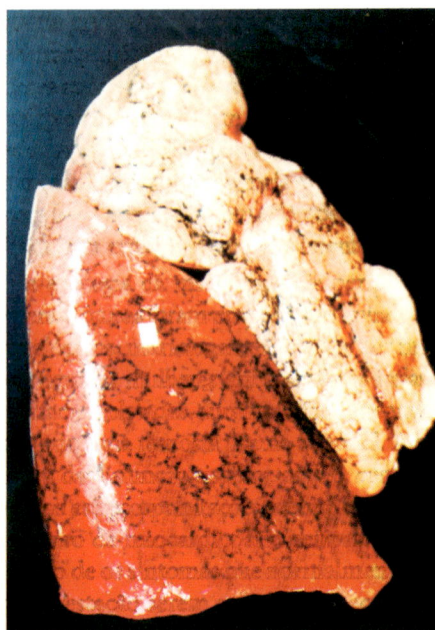

Figura 30.5 • Pneumonia lobar. O lobo inferior esquerdo inteiro está consolidado no estágio de hepatização *vermelha*. O lobo superior está expandido normalmente. Fonte: Strayer D. S., Rubin R. (Eds.) (2015). *Rubin's pathology: Clinicopathologic foundations of medicine* (7. ed., Figura 18.11, p. 687). Philadelphia, PA: Lippincott Williams & Wilkins.

O tratamento inclui a prescrição de antibióticos efetivos contra *S. pneumoniae*. Cepas multifarmacorresistentes (MFR) de *S. pneumoniae* estão emergindo nos EUA e em outros países; portanto, é crucial que a estirpe de *S. pneumoniae* seja sensível ao antibiótico.

A pneumonia pneumocócica pode ser evitada por imunização. Os polissacarídios capsulares induzem a formação de anticorpos, principalmente por mecanismos dependentes dos linfócitos T. A vacina é recomendada para indivíduos de 65 anos ou mais e para pacientes de 2 a 65 anos com doenças crônicas, especialmente distúrbios pulmonares e cardiovasculares, diabetes melito e alcoolismo, que aumentam a morbidade associada às infecções respiratórias. A imunização também está recomendada para pacientes imunossuprimidos de 2 anos ou mais, inclusive portadores de imunodeficiência congênita ou adquirida, malignidade generalizada, doença falciforme ou pacientes que fizeram esplenectomia, mieloma múltiplo, insuficiência renal, síndrome nefrótica, transplantes de órgãos e infecção pelo HIV.[13,15] A vacinação também é recomendada para indivíduos que residem em ambientes especiais ou condições sociais nas quais o risco de desenvolver doença pneumocócica invasiva é maior (p. ex., nativos do Alasca, algumas populações indígenas dos EUA) e residentes de instituições asilares e serviços de cuidados médicos de longa duração.

Como seu sistema imune é imaturo, a resposta humoral à maioria dos polissacarídios capsulares pneumocócicos não é adequada ou é fraca nas crianças com menos de 2 anos de vida. Graças ao sucesso da vacina contra *H. influenzae* tipo B, o *S. pneumoniae* tornou-se a causa principal de meningite bacteriana nos EUA. Além disso, o *S. pneumoniae* contribui

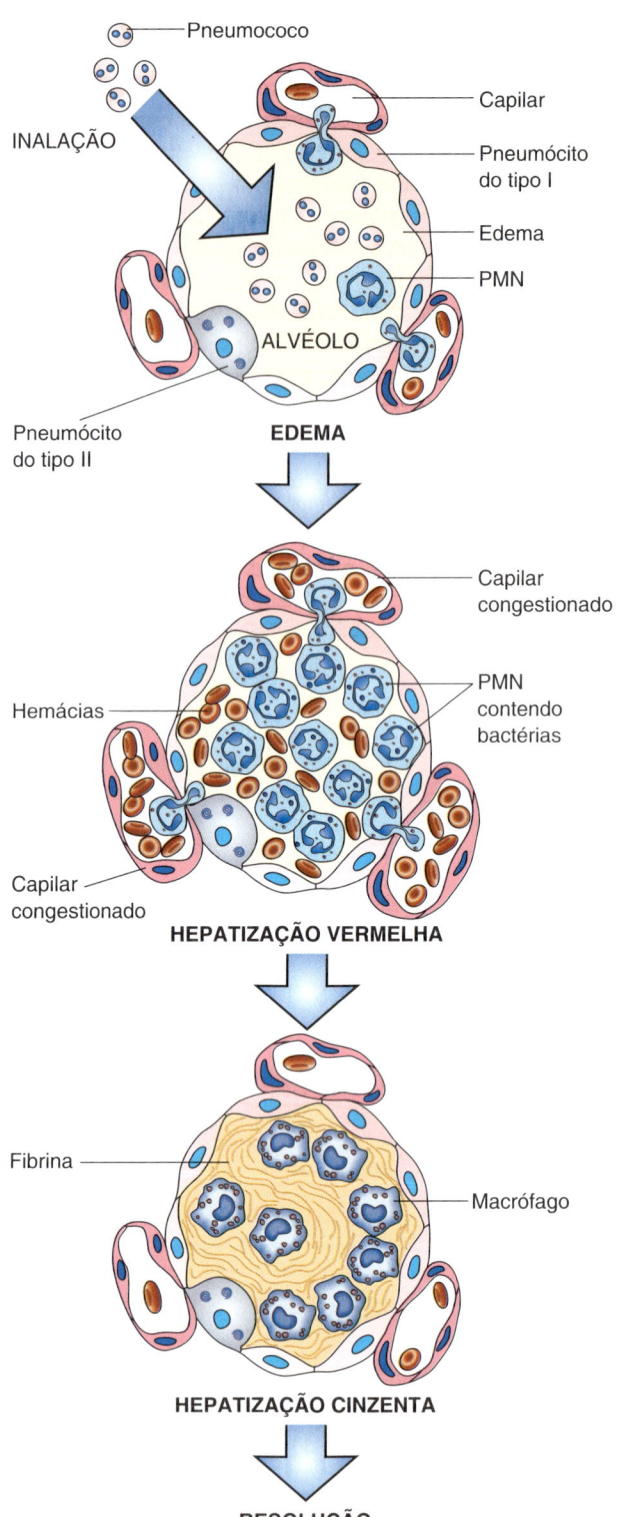

Figura 30.6 • Patogênese da pneumonia lobar pneumocócica. Os pneumococos, geralmente em pares (diplococos), proliferam rapidamente nos espaços alveolares e causam edema. Isso desencadeia uma reação inflamatória, na qual os leucócitos polimorfonucleares (PMN) e a congestão são marcantes (hepatização *vermelha*). À medida que a inflamação avança, os macrófagos substituem os leucócitos polimorfonucleares e fagocitam os restos inflamatórios (hepatização *cinzenta*). Em geral, o processo regride com tratamento médico apropriado, mas podem ocorrer complicações. Fonte: Rubin R., Strayer D. S. (Eds.). (2012). *Rubin's pathology: Clinicopathologic foundations of medicine* (6. ed.). Philadelphia, PA: Lippincott Williams & Wilkins.

expressivamente para as infecções respiratórias não invasivas e é a causa mais comum de pneumonias adquiridas na comunidade, otite média aguda e sinusite entre as crianças pequenas.[15]

Doença dos legionários.
Doença dos legionários é um tipo de broncopneumonia causada por um bastonete gram-negativo conhecido como *Legionella pneumophila*.[16] A transmissão interpessoal não foi confirmada e, normalmente, a infecção ocorre quando um indivíduo adquire o microrganismo do ambiente. Nos casos típicos, a infecção se dá quando água contendo o patógeno é suspensa em aerossol com partículas de diâmetro apropriado e é aspirada por um hospedeiro suscetível.[16] A doença foi diagnosticada inicialmente e recebeu seu nome em razão de uma epidemia de pneumonia grave e fatal em alguns casos entre os delegados da convenção da Legião Americana, que aconteceu em 1976, em um hotel da Filadélfia. A disseminação da infecção foi causada pelo sistema de ar refrigerado do hotel. Embora indivíduos saudáveis possam contrair a infecção, o risco é maior entre fumantes, portadores de doenças crônicas e pacientes com imunidade celular deprimida.[16]

Nos casos típicos, os sinais e sintomas da doença começam cerca de 2 a 10 dias depois da infecção. Em geral, o início é súbito com mal-estar, fraqueza, letargia, febre e tosse seca. Outras manifestações clínicas são distúrbios da função do sistema nervoso central, problemas referidos ao sistema digestório, artralgia e elevação da temperatura corporal.[16] Pneumonia com diarreia, hiponatremia e confusão mental é típica da infecção pulmonar por *Legionella*. Essa doença causa condensação dos tecidos pulmonares e dificulta a troca gasosa.

O diagnóstico baseia-se nas manifestações clínicas, nos resultados dos exames radiológicos e nos exames laboratoriais especiais para detectar o microrganismo. Dentre esses, o teste para antígeno urinário da *Legionella* é um exame rápido e relativamente barato, que detecta antígenos da *L. pneumophila* na urina.[19] Em geral, o teste urinário é mais fácil porque os pacientes com legionelose têm tosse seca e os resultados do teste mantêm-se positivos por semanas, apesar do tratamento com antibiótico. Esse teste está disponível em radioimunoensaio e imunoensaio enzimático.

O tratamento consiste em administrar antibióticos reconhecidamente eficazes contra *L. pneumophila*. A demora em iniciar o tratamento com antibiótico aumenta expressivamente as taxas de mortalidade; por isso, antibióticos reconhecidamente eficazes contra *L. pneumophila* devem ser incluídos no esquema de tratamento para pneumonia grave adquirida na comunidade.[16]

Pneumonia atípica primária
As pneumonias atípicas primárias são causadas por vários microrganismos, dentre os quais o mais comum é *Mycoplasma pneumoniae*. As infecções por *Mycoplasma* são especialmente comuns entre crianças pequenas e adultos jovens.[15] Outros agentes etiológicos são vírus (p. ex., vírus *influenza*, vírus sincicial respiratório, adenovírus, rinovírus, vírus do sarampo e vírus da varicela) e clamidiáceas.[17] Em alguns casos, a causa é desconhecida.

As pneumonias atípicas caracterizam-se por acometimento difuso dos pulmões, confinado principalmente ao septo alveolar e ao interstício pulmonar. O termo *atípica* refere-se à inexistência de consolidação pulmonar, produção de quantidades moderadas de escarro, elevação moderada da contagem de leucócitos e inexistência de exsudato alveolar.[6] Os patógenos que provocam pneumonia atípica causam lesão do epitélio respiratório e deprimem as defesas das vias respiratórias, deste modo predispondo às infecções bacterianas secundárias. A forma esporádica de pneumonia atípica geralmente é branda e tem coeficiente de mortalidade baixo. Entretanto, esse tipo de pneumonia pode assumir proporções epidêmicas com gravidade acentuada e mortalidade mais alta, como ocorreu com as pandemias de *influenza* de 1915 e 1918.

A evolução clínica dos pacientes com pneumonias causadas por vírus e *Mycoplasma* varia amplamente de um quadro infeccioso brando (p. ex., vírus *influenza* A e B, adenovírus) semelhante a um resfriado comum, até os casos mais graves possíveis de evoluir ao óbito. Os sinais/sintomas são basicamente febre, cefaleia e dor e desconforto musculares. Quando manifesta, a tosse geralmente é seca, irritativa e não produtiva. Em geral, o diagnóstico é firmado com base na história, nas alterações do exame físico e nas radiografias do tórax. Alguns recursos ajudam a selecionar o tratamento dos pacientes com pneumonia e também preveem mortes, inclusive o CURB 65.[18]

Tuberculose

Em todo o mundo, a tuberculose (TB) é a principal causa de mortes por um único agente infeccioso. Aproximadamente, 10,4 milhões de pessoas estão infectadas em todo o planeta.[19] Isso não inclui as pessoas com infecção latente por *Mycobacterium tuberculosis*. A Organização Mundial de Saúde estima que mais de 9 milhões de novos casos de TB ocorrem a cada ano em todo o planeta.[20] Com a introdução dos antibióticos na década de 1950, os EUA e outros países ocidentais presenciaram um declínio duradouro no número de infecções, até meados da década de 1980.[b] A partir de então, o índice de infecção tem aumentado, principalmente entre pacientes infectados pelo HIV. A tuberculose é mais comum entre indivíduos nascidos em países com incidência alta da infecção e entre os residentes de instituições com aglomerações de alto risco, inclusive unidades correcionais, serviços de tratamento de adictos e abrigos para pessoas sem lar. Também têm ocorrido surtos de tuberculose MFR, complicando a escolha dos fármacos e alterando a duração do tratamento.

Tuberculose é uma doença infecciosa causada pela micobactéria *M. tuberculosis*. As micobactérias são bactérias aeróbias, com forma de bastonetes finos, que não formam esporos. Esses microrganismos são semelhantes às outras bactérias, com exceção de sua cápsula cerosa externa que as torna mais resistentes à destruição; o bacilo da tuberculose pode persistir em lesões necróticas e calcificadas antigas e manter sua capacidade de reiniciar a proliferação. O revestimento ceroso também possibilita que o microrganismo retenha um corante

---

[b]N.R.T.: no Brasil, a tuberculose é um sério problema da saúde pública com profundas raízes sociais. A cada ano, são notificados aproximadamente 70 mil casos novos e 4,6 mil mortes em decorrência da doença. O Brasil ocupa o 17º lugar entre os 22 países responsáveis por 80% do total de casos de tuberculose no mundo. Fonte: http://portalsaude.saude.gov.br/index.php?option=com_content&view=article&id=11045&Itemid=674.

vermelho, quando a amostra é tratada com ácido por coloração álcool-acidorresistente.[20] Desse modo, as micobactérias são comumente conhecidas como *bacilos álcool-acidorresistentes*. Embora M. tuberculosis possa infectar quase todos os órgãos do corpo, os pulmões são afetados mais comumente. Os bacilos da tuberculose são aeróbios estritos, que proliferam em ambientes ricos em oxigênio. Isso explica sua tendência de causar doença dos lobos superiores ou das partes mais altas do lobo inferior do pulmão, onde a ventilação e a concentração de oxigênio são mais altas.

Mycobacterium tuberculosis hominis é o tipo mais frequente de tuberculose que ameaça seres humanos. Outras micobactérias como o complexo *Mycobacterium avium-intracellulare* (MAI) são muito menos virulentas que o *M. tuberculosis hominis*. Essas micobactérias raramente causam doença, exceto nos indivíduos gravemente imunossuprimidos, inclusive pacientes infectados pelo HIV. Em geral, o complexo MAI é transmitido pela ingestão de alimentos ou água contaminada.

Mycobacterium tuberculosis hominis é um microrganismo disseminado pelo ar em diminutas partículas invisíveis conhecidas como *núcleos goticulares*, acumuladas nas secreções respiratórias dos pacientes com tuberculose em atividade. Tossir, espirrar e falar produzem gotículas respiratórias. Essas gotículas evaporam e abrigam os microrganismos (núcleos goticulares), que permanecem suspensos no ar e são transportados pelas correntes de ar. Desse modo, viver em condições de aglomeração e ambientes confinados aumenta o risco de disseminação da doença.

> **Conceitos fundamentais**
>
> **Tuberculose**
> - Tuberculose é uma doença infecciosa causada pelo *M. tuberculosis*, uma bactéria aeróbia com forma de bastão, que é resistente à destruição e pode persistir nas lesões necróticas e calcificadas por períodos longos e manter sua capacidade de reiniciar a proliferação
> - A intradermorreação positiva à tuberculina significa que um indivíduo foi infectado pelo *M. tuberculosis* e que desenvolveu uma reação imune celular. Isso não quer dizer que ele tenha TB ativa.

Patogênese

A patogênese da TB que acomete indivíduos imunocompetentes não expostos anteriormente é centrada na formação de uma resposta imune celular, que confere resistência ao microrganismo e leva ao desenvolvimento de hipersensibilidade tecidual aos antígenos da tuberculose.[20] As características destrutivas da doença, inclusive a necrose caseosa e a formação de cavidades, resultam da reação imune de hipersensibilidade, em vez da capacidade destrutiva do bacilo da tuberculose.

Os macrófagos são as células principais infectadas pelo *M. tuberculosis*. Os núcleos goticulares inalados descem pela árvore brônquica sem aderir ao epitélio e são depositados nos alvéolos. Pouco depois de entrar nos pulmões, os bacilos são fagocitados pelos macrófagos alveolares, mas resistem à destruição, aparentemente porque os lipídios da parede celular do *M. tuberculosis* impedem a fusão dos fagossomos e lisossomos. Embora os macrófagos que fagocitam inicialmente o *M. tuberculosis* não consigam destruí-lo, estas células iniciam uma reação imune celular que, por fim, contém a infecção. À medida que os bacilos da tuberculose se multiplicam, os macrófagos infectados decompõem as micobactérias e apresentam seus antígenos aos linfócitos T. Por sua vez, os linfócitos T sensibilizados estimulam os macrófagos a aumentar sua concentração de enzimas líticas e sua capacidade de destruir as micobactérias. Quando são liberadas, essas enzimas líticas também destroem os tecidos do pulmão. O desenvolvimento de uma população de linfócitos T ativados e a formação concomitante de macrófagos ativados capazes de ingerir e destruir os bacilos constituem a resposta imune celular – um processo que demora cerca de 3 a 6 semanas para se tornar eficaz.

Nos indivíduos com imunidade celular normal, a resposta imune celular resulta na formação de uma lesão granulomatosa branco-acinzentada bem demarcada conhecida como *foco de Ghon*, que contém os bacilos da tuberculose, macrófagos modificados e outras células imunes.[20] Em geral, essa lesão está localizada na área subpleural dos segmentos superiores dos lobos inferiores ou nos segmentos inferiores do lobo superior. Quando a quantidade de microrganismos é grande, uma reação de hipersensibilidade produz necrose significativa dos tecidos e provoca necrose caseosa (semelhante ao queijo) macia. Durante esse mesmo período, os bacilos da tuberculose liberados dos macrófagos são levados pela drenagem linfática até os linfonodos traqueobrônquicos do pulmão afetado e lá provocam a formação de granulomas caseosos. A combinação da lesão pulmonar primária com os granulomas dos linfonodos é conhecida como *complexo de Ghon* (Figura 30.7). Por fim, o complexo de Ghon cicatriza e sofre retração, fibrose e calcificação – esta última detectável nas radiografias. Entretanto, quantidades pequenas de microrganismos são capazes de permanecer viáveis por alguns anos. Mais tarde, quando os mecanismos imunes decaem ou falham, a infecção tuberculosa latente pode evoluir para tuberculose secundária.

Manifestações clínicas

Tuberculose primária. Tuberculose primária é uma forma da doença que ocorre em indivíduos que não foram expostos anteriormente e, por esta razão, não estão sensibilizados. Nos casos típicos, essa infecção é iniciada em consequência da inalação de núcleos goticulares contendo bacilos da tuberculose (Figura 30.8). A maioria dos pacientes com tuberculose primária desenvolve *infecção latente*, na qual linfócitos T e macrófagos circundam os microrganismos dos granulomas limitando sua disseminação.[20] Pacientes com tuberculose latente não têm doença em atividade e não podem transmitir o bacilo às outras pessoas.

Em uma pequena porcentagem de pacientes recém-infectados, a resposta imune não é eficaz. Esses pacientes desenvolvem tuberculose primária progressiva com destruição continuada dos tecidos pulmonares e disseminação da doença para diversas áreas do pulmão.[20] Os indivíduos infectados pelo HIV e outros pacientes com distúrbios da imunidade

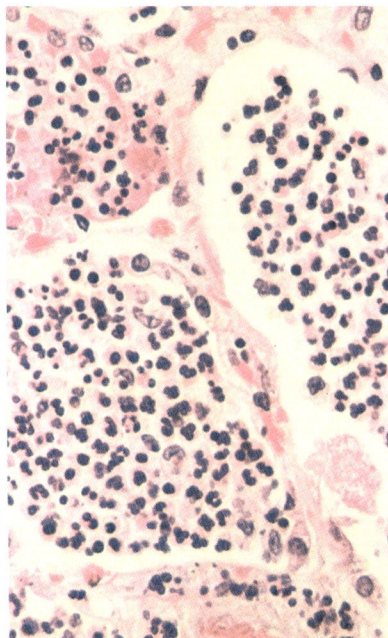

Figura 30.7 • Pneumonia pneumocócica. Os alvéolos repletos de exsudato formado por leucócitos polimorfonucleares e alguns macrófagos. Fonte: Beasley M. B., Travis W. D., Rubin E. (2008). The respiratory system; Strayer D. S., Rubin R. (Eds.) (2015). *Rubin's pathology: Clinicopathologic foundations of medicine* (7. ed., Figura 18.14, p. 689). Philadelphia, PA: Lippincott Williams & Wilkins.

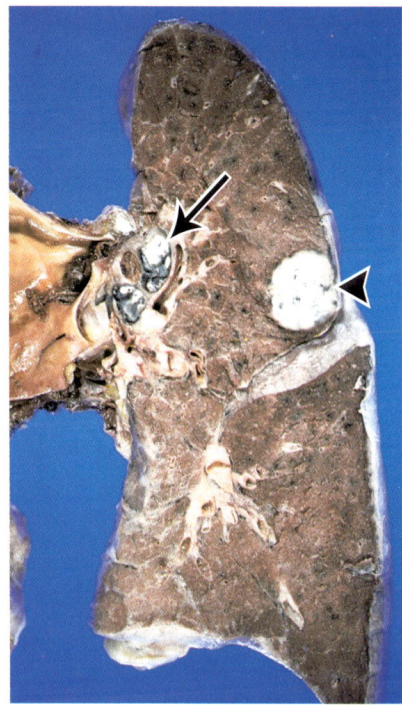

Figura 30.8 • Tuberculose primária. O complexo de Ghon cicatrizado é formado por um nódulo subpleural (*ponta de seta*) e linfonodos hilares afetados (*setas*). Fonte: Strayer D. S., Rubin R. (Eds.) (2015). *Rubin's pathology: Clinicopathologic foundations of medicine* (7. ed., Figura 18.14, Figura 18.16, p. 691). Philadelphia, PA: Lippincott Williams & Wilkins.

celular estão mais sujeitos a desenvolver tuberculose progressiva quando são infectados. Nos pacientes com doença progressiva, os sintomas em alguns casos geralmente são insidiosos e inespecíficos, inclusive febre, emagrecimento, fadiga e sudorese noturna.[20] Em alguns casos, os sintomas têm início súbito com febre alta, pleurite e linfadenite. À medida que a doença avança, os microrganismos têm acesso ao escarro e isto contribui para que o paciente infecte outras pessoas.

Em casos raros, a tuberculose pode causar erosão de um vaso sanguíneo, resultando em disseminação hematogênica. O termo *tuberculose miliar* descreve lesões diminutas semelhantes a sementes de painço (milho-miúdo), que resultam desse tipo de disseminação e podem afetar quase todos os órgãos, principalmente encéfalo, meninges, fígado, rins e medula óssea.

Tuberculose progressiva primária. A tuberculose progressiva primária é causada por reinfecção secundária aos núcleos goticulares inalados ou pela reativação de uma lesão primária previamente cicatrizada[20] (Figura 30.8). Em geral, isso ocorre nos casos em que os mecanismos de defesa do organismo estão deprimidos. A imunidade parcial que acompanha a tuberculose primária confere proteção contra reinfecção e, até certo ponto, ajuda a delimitar a doença, caso aconteça reativação. Com a tuberculose progressiva primária, a reação de hipersensibilidade celular pode ser um fator agravante, conforme se evidencia pela frequência de cavitação e disseminação brônquica. Em casos graves, as cavidades podem coalescer rapidamente e aumentar de diâmetro[20] (Figura 30.9). Derrame pleural e empiema tuberculoso são comuns à medida que a doença avança.

Pacientes com tuberculose progressiva primária em estágio inicial geralmente têm febre baixa, fadiga e emagrecimento.[20] Inicialmente, a tosse é seca, mas depois se torna produtiva com escarro purulento e com raias de sangue em alguns casos. Dispneia e ortopneia ocorrem à medida que a doença avança progride para tuberculose progressiva primária tardia. Com a progressão da doença, o paciente também pode ter sudorese noturna, anemia e estertores à ausculta pulmonar.[20]

Diagnóstico

O diagnóstico da tuberculose tem alguns desafios e geralmente não é estabelecido, em especial nos pacientes que apresentam sintomas que não são clássicos dessa doença e não se enquadram nos grupos populacionais mais afetados pela TB.[20] Os métodos de triagem usados mais comumente para diagnosticar tuberculose pulmonar são intradermorreação à tuberculina e radiografias do tórax. A intradermorreação com tuberculina avalia a hipersensibilidade retardada (*i. e.*, celular, ou do tipo IV) que se segue à exposição ao bacilo da tuberculose. Os pacientes com reação positiva à intradermorreação com tuberculina geralmente mantêm a positividade por toda sua vida. Uma reação positiva não significa que o indivíduo tenha TB em atividade. Isso significa apenas que houve exposição ao bacilo e que o indivíduo desenvolveu imunidade celular ao microrganismo. Reações falso-positivas e falso-negativas à intradermorreação com tuberculina podem ocorrer. As reações falso-positivas podem ser causadas por reações cruzadas com micobactérias não

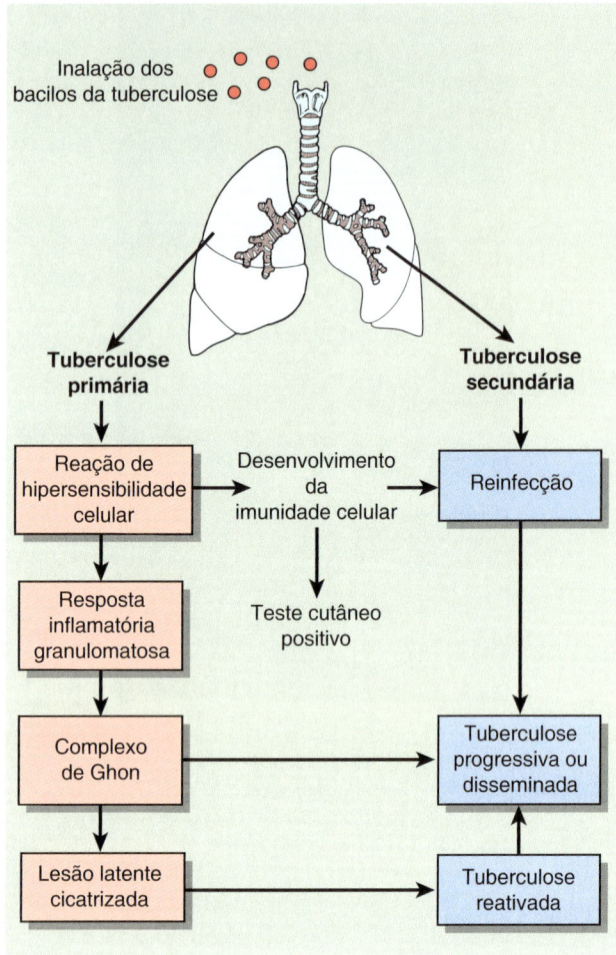

Figura 30.9 • Patogênese da tuberculose.

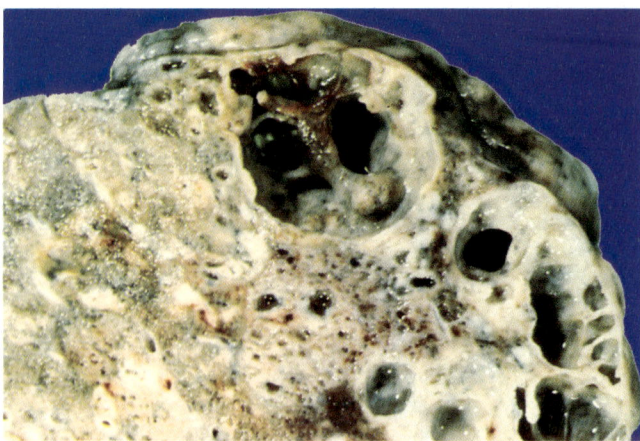

Figura 30.10 • Tuberculose cavitária. O ápice do lobo superior esquerdo mostra cavidades tuberculosas cercadas por parênquima pulmonar consolidado e fibrótico que contém pequenos tubérculos. Fonte: Beasley M. B., Travis W. D., Rubin E. (2008). The respiratory system; Strayer D. S., Rubin R. (Eds.) (2015). Rubin's pathology: Clinicopathologic foundations of medicine (7. ed., Figura 18.18, p. 692). Philadelphia, PA: Lippincott Williams & Wilkins.

tuberculosas,, inclusive complexo *M. avium-intracellulare* (Figura 30.10). Como a reação de hipersensibilidade ao teste tuberculínico depende da imunidade celular, resultados negativos falsos podem ocorrer nos estados de imunodeficiência resultante de infecção pelo HIV, tratamento imunossupressor, neoplasias malignas linforreticulares ou envelhecimento. Isso é conhecido como *anergia*. Nos indivíduos imunossuprimidos, um teste negativo à tuberculina pode significar que o indivíduo realmente não teve exposição à tuberculose ou não foi capaz de desenvolver uma reação imune ao teste. O teste QantiFERON-TB Gold® (QFT-TB Gold) é usado para detectar TB latente e em atividade por dosagem de interferon-gama, que faz parte da atividade imune celular à TB.[20] O resultado do teste demora 24 h, mas é dispendioso e não se encontra em todos os serviços de saúde.

O diagnóstico definitivo da tuberculose pulmonar em atividade baseia-se no isolamento dos bacilos em culturas, ou na identificação do microrganismo a partir das técnicas de amplificação de ácido desoxirribonucleico (DNA) ou RNA.[20] Exames bacteriológicos (*i. e.*, coloração álcool-acidorresistente e culturas) com amostras de escarro iniciais, aspirados gástricos ou lavados brônquicos obtidos por broncoscopia de fibra óptica podem ser realizados.

Tratamento

Os objetivos do tratamento são erradicar todos os bacilos da tuberculose do paciente infectado, ao mesmo tempo que se evita o desenvolvimento de resistência significativa aos fármacos. O tratamento da tuberculose em atividade requer o uso de vários fármacos.[20] Tuberculose é uma doença singular, para a qual é necessário quimioterapia por um período relativamente longo. O bacilo da tuberculose é um microrganismo aeróbio que se multiplica lentamente e permanece em estado relativamente latente no material caseoso com nível baixo de oxigênio. O bacilo tem taxa elevada de mutação e tende a adquirir resistência a qualquer fármaco. Por isso, os pacientes com tuberculose em atividade usam esquemas com vários fármacos.[20] Antibiogramas são realizados para orientar o tratamento das formas da doença resistentes aos antibióticos.

Dois grupos preenchem os critérios estabelecidos para o tratamento da tuberculose com fármacos específicos: indivíduos com tuberculose em atividade e pacientes que tiveram contato com casos de TB ativa e que estão sujeitos a desenvolver doença ativa. O esquema profilático é usado para indivíduos infectados por *M. tuberculosis*, mas que não desenvolveram doença ativa.[21] Essa população inclui os seguintes pacientes:

- Indivíduos com resultado positiva na intradermorreação com tuberculina que tiveram contato direto com casos de tuberculose em atividade
- Indivíduos que tiveram conversão (negativo para positivo) do resultado da intradermorreação com tuberculina nos últimos 2 anos
- Indivíduos com história pregressa de TB não tratada ou tratada inadequadamente
- Indivíduos com radiografias de tórax mostrando sinais de TB, mas que não têm indícios bacteriológicos de doença em atividade
- Indivíduos com fatores de risco especiais, inclusive silicose, diabetes melito, tratamento prolongado com corticoide,

tratamento imunossupressor, doença renal terminal, desnutrição crônica de qualquer causa ou neoplasias malignas hematológicas ou reticuloendoteliais
- Indivíduos com teste positivo para HIV ou AIDS
- Indivíduos de 35 anos ou mais com reação positiva de tempo indeterminado (estas pessoas são consideradas portadoras de quantidades reduzidas de microrganismos e, em geral, são tratadas com isoniazida [INH]).

Os fármacos principais usados para tratar TB são INH, rifampicina, pirazinamida (PZA), etambutol e estreptomicina.[20] A INH é extremamente potente contra o bacilo da tuberculose e, talvez, o fármaco mais amplamente utilizado para tratar essa doença. Embora seu mecanismo de ação exato ainda seja desconhecido, aparentemente o fármaco combina-se com uma enzima necessária às cepas do bacilo da tuberculose sensíveis à INH. A resistência ao fármaco desenvolve-se rapidamente e a combinação com outros fármacos eficazes dificulta o desenvolvimento de resistência. A rifampicina inibe a síntese de RNA no bacilo. Embora etambutol e PZA inibam comprovadamente a proliferação do bacilo da tuberculose, seus mecanismos de ação são praticamente desconhecidos. A estreptomicina – primeiro fármaco eficaz descoberto para tratar a TB – deve ser administrada por injeções, limitando sua utilidade, principalmente no tratamento de longa duração. Entretanto, a estreptomicina ainda é um fármaco importante para o tratamento da TB e é usado em especial nos pacientes com formas graves e potencialmente fatais da doença.

Surtos de tuberculose MDR têm acarretado dificuldades ao tratamento profilático dos pacientes expostos, como profissionais de saúde.[20] Existem vários protocolos de tratamento recomendados, dependendo do tipo de cepa resistente isolada. O sucesso do uso profilático e terapêutico de quimioterapia para TB depende da adesão rigorosa a um esquema prolongado. Isso comumente causa problemas, em particular entre pacientes com tuberculose assintomática.

Administrada inicialmente aos seres humanos em 1921, a vacina de bacilo de Calmette-Guérin (BCG) é usada para evitar o desenvolvimento de tuberculose nos indivíduos com alto risco de infecção. O BCG é uma cepa atenuada do *M. tuberculosis bovis*.[20] A vacina é administrada apenas aos indivíduos com resultado negativo ao teste tuberculínico. A vacina é administrada por via intradérmica e produz uma reação local, que pode persistir por até 3 meses e causar uma cicatriz no local da injeção. Indivíduos antes vacinados com BCG geralmente têm teste positivo à tuberculina.

Hoje em dia, mais de 70 anos depois de seu desenvolvimento, a vacina BCG ainda é a única vacina disponível para tuberculose. Atualmente, várias vacinas em potencial estão em fase de preparação ou já se encontram no estágio inicial de testes com seres humanos. Em todo o mundo, a vacina BCG é usada como método principal de prevenção à tuberculose. Contudo, essa vacina geralmente não é recomendada nos EUA, em razão da prevalência baixa dessa infecção; porque esta vacina interfere na possibilidade de diagnosticar tuberculose latente por meio de testes cutâneos; e por sua eficácia variável contra tuberculose pulmonar.[21] A vacinação de profissionais de saúde pode ser considerada individualmente, nos casos em que pacientes nos hospitais estão infectados por cepas de bacilo resistentes a vários fármacos.

Infecções fúngicas

Os fungos são classificados como leveduras e fungos propriamente ditos. As leveduras são arredondadas e proliferam por germinação. Os fungos formam estruturas tubulares conhecidas como *hifas* e proliferam por ramificação e formação de esporos. Alguns fungos são *dimórficos*, ou seja, crescem como leveduras à temperatura corporal e como hifas à temperatura ambiente. Uma classificação simples das micoses (ou doenças causadas por fungos) divide-as em superficiais, cutâneas, subcutâneas e profundas (sistêmicas). As micoses superficiais, cutâneas ou subcutâneas causam doença da pele, dos pelos e das unhas. As infecções micóticas profundas podem causar infecções pulmonares e sistêmicas e são fatais em alguns casos. Fungos virulentos que vivem livres na natureza, no solo ou em matéria orgânica em decomposição causam essas infecções. Esses fungos geralmente estão limitados a algumas regiões geográficas.

Os mais comuns são os fungos dimórficos, inclusive *H. capsulatum* (histoplasmose), *C. immitis* (coccidioidomicose) e *B. dermatitidis* (blastomicose). Esses fungos formam esporos infectantes que entram no corpo por meio do sistema respiratório. A maioria dos pacientes infectados por esses fungos desenvolve sintomas brandos ou é absolutamente assintomática. Apenas uma porcentagem pequena tem doença grave.

A resposta imune celular do hospedeiro é fundamental ao controle dessas infecções. Em geral, os fungos patogênicos não produzem toxinas. No hospedeiro, eles ativam uma resposta de hipersensibilidade celular retardada aos seus componentes químicos. A imunidade celular é mediada por linfócitos T específicos para os antígenos e por macrófagos ativados por citocinas que adquirem propriedades fungicidas. As lesões pulmonares primárias consistem em agregados de macrófagos abarrotados de microrganismos e lesões semelhantes também se desenvolvem nos linfonodos que drenam a região. Essas lesões transformam-se em granulomas completos com células gigantes, e podem sofrer necrose central e calcificação semelhantes às da tuberculose primária.

Embora a maioria das infecções fúngicas seja assintomática, podem ser graves ou até fatais nos pacientes que tiveram exposições maciças, têm imunodeficiência ou desenvolvem doença progressiva não diagnosticada ou tratada. Os pacientes imunossuprimidos – especialmente os portadores de infecção pelo HIV – são particularmente suscetíveis a desenvolver infecções disseminadas.

Histoplasmose

A histoplasmose é causada pelo fungo dimórfico *H. capsulatum*. Nos EUA, a maioria dos casos ocorre ao longo dos vales dos principais rios do meio-oeste – rios Ohio e Mississippi.[22] O fungo prolifera no solo e em outras áreas enriquecidas com fezes de pássaros e morcegos.[22]

Etiologia e patogênese. A infecção é adquirida por inalação dos esporos do fungo, que são liberados quando dejetos ou pó acumulado nas áreas contaminadas são dispersados.

Os esporos passam à fase de levedura parasitária quando são expostos à temperatura corporal nos alvéolos. Em seguida, são transportados aos linfonodos regionais e então disseminados por todo o corpo por meio da corrente sanguínea. A disseminação acontece nas primeiras várias semanas depois da infecção, antes que o indivíduo tenha desenvolvido imunidade específica. Depois de 2 a 3 semanas, o paciente imunocompetente desenvolve imunidade celular específica, estabelecendo a capacidade do corpo de controlar a infecção.

Manifestações clínicas. Dependendo da resistência e da imunocompetência do hospedeiro, a doença geralmente não causa sintomas e regride espontaneamente.[22] O período médio de incubação da infecção até causar sintomas é de cerca de 1 a 4 semanas depois da exposição.[22] A maioria dos pacientes infectados pelo *H. capsulatum* continua assintomática ou tem doença respiratória branda, que não é diagnosticada como histoplasmose. A histoplasmose assintomática latente caracteriza-se por evidência de lesões cicatrizadas nos pulmões ou nos linfonodos hilares. A histoplasmose pulmonar primária ocorre em indivíduos saudáveis sob outros aspectos e manifesta-se por uma infecção respiratória febril branda e autolimitada. Os sinais e sintomas incluem dores articulares e musculares e tosse seca sem expectoração. Eritema nodoso (*i. e.*, nódulos subcutâneos) ou eritema polimorfo (*i. e.*, lesões semelhantes à urticária) desenvolve-se em alguns casos. Durante esse estágio da doença, as radiografias do tórax geralmente revelam um ou vários infiltrados.

A histoplasmose crônica pode ser semelhante à tuberculose reativada. As radiografias mostram infiltração dos lobos superiores de um ou dos dois pulmões com formação de cavidades. Essa forma da doença é mais comum nos homens fumantes de meia-idade e nos pacientes com doença pulmonar crônica. As manifestações clínicas mais comuns são tosse produtiva, dor torácica, febre, sudorese noturna e emagrecimento. Em alguns pacientes, a doença é autolimitada. Em outros, há destruição progressiva dos tecidos pulmonares e disseminação da doença.

A histoplasmose disseminada pode ocorrer depois da forma primária ou crônica da doença. Entretanto, na maioria dos casos, a doença evidencia-se por uma infecção aguda fulminante que acomete indivíduos muito idosos ou muito jovens que se submeteram a transplantes, pacientes com doenças malignas hematológicas e portadores de AIDS. Embora os macrófagos do sistema reticuloendotelial (SER) possam remover os fungos da corrente sanguínea, não conseguem destruí-los. Nos casos típicos, essa forma da doença causa febre alta, linfadenopatia generalizada, hepatosplenomegalia, perda de massa muscular, anemia, leucopenia e trombocitopenia. O paciente pode ter rouquidão, úlceras na boca e na língua, náuseas, vômitos, diarreia e dor abdominal. Em muitos casos, meningite é a apresentação clínica mais importante da doença.

Diagnóstico e tratamento. Alguns exames laboratoriais, inclusive culturas, coloração para fungos, detecção de antígenos e testes sorológicos para anticorpos, são usados para diagnosticar histoplasmose. O tipo de exame utilizado depende da forma de acometimento do paciente. Nos casos de doença pulmonar, a cultura de escarro raramente é positiva, enquanto as culturas de sangue ou medula óssea dos pacientes imunossuprimidos com doença disseminada aguda são positivas em aproximadamente 75% dos casos. Alguns pacientes podem necessitar de biopsia cirúrgica de seu nódulo pulmonar suspeito, de modo a excluir uma neoplasia maligna.[23] Os testes para antígenos[c] podem ser realizados com sangue, urina, líquido cerebrospinal ou líquido do lavado broncoalveolar. Um ensaio para antígeno da histoplasmose na urina é especialmente útil para detectar histoplasmose disseminada. A sensibilidade para essa técnica é superior a 95%.[22]

Um fármaco antifúngico (p. ex., itraconazol) é, por vezes, a primeira opção para o tratamento dos pacientes com doença suficientemente grave para justificar seu tratamento ou dos indivíduos imunossuprimidos em risco de desenvolver doença disseminada. Nos pacientes imunocompetentes, geralmente não é necessário usar qualquer fármaco, porque a histoplasmose tende a regredir espontaneamente. Os pacientes com histoplasmose associada à infecção pelo HIV, em geral, requerem tratamento supressor por toda a vida com itraconazol.

Coccidioidomicose

A coccidioidomicose é uma infecção fúngica comum causada por inalação dos esporos do *C. immitis* ou do *C. posadasii*.[24]

Etiologia e patogênese. A doença é semelhante à tuberculose e seus mecanismos infectantes são os mesmos da histoplasmose. A doença é mais prevalente nos desertos do sudoeste dos EUA, principalmente em algumas regiões da Califórnia, Arizona, Nevada, Novo México e Texas.[d] *C. immitis* e *C. posadasii* vivem no solo, onde podem formar novas colônias. Eventos como tempestades de poeira e escavações para construção foram associados ao aumento da incidência da doença.

Manifestações clínicas. Na maioria dos casos, a doença evidencia-se por uma infecção respiratória aguda primária e autolimitada, com ou sem acometimento sistêmico. Entretanto, em alguns casos, a infecção progride para doença disseminada. O período de incubação varia de 1 a 4 ssemanas.[24] Cerca de 60 a 80% dos pacientes infectados são assintomáticos ou desenvolvem sintomas respiratórios moderados de coccidioidomicose primária. Em geral, os sintomas são de infecção das vias respiratórias com febre, tosse e dor pleurítica. Manifestações dermatológicas podem ocorrer na forma de eritema nodoso, dias depois do início dos sintomas.[24,25] As lesões cutâneas geralmente se acompanham de artralgia ou artrite com derrame. Os termos *caroços do deserto* e *artrite do deserto* são

---

[c]N.R.T: inquéritos realizados com histoplasmina no Brasil demonstraram expressivos índices de positividade e a distribuição focal da prevalência da infecção nas diferentes regiões do país: Sul (6,30 a 89%), Sudeste (4,60 a 94,7%), Nordeste (2,60 a 61,50), Centro-Oeste (9,60 a 63,10%) e Norte (12,8 a 50,1%). O Rio de Janeiro apresenta áreas com altos índices de infecção, consideradas endêmicas ou hiperendêmicas. Fonte: http://www.sgc.goias.gov.br/upload/arquivos/2012-05/proposta_ve-histoplasmose.pdf.

[d]N.R.T.: no Brasil, a coccidioidomicose apresenta-se como doença fúngica emergente no semiárido do Nordeste. No período de 1975 a 2007, cerca de 100 casos foram registrados nos estados do Piauí e Maranhão, e até 2011 não ultrapassaram 200 casos no país. Fonte: http://www.sgc.goias.gov.br/upload/arquivos/2012-05/proprosta_de_ve_e_controle_coccidioidomicose.pdf.

usados para descrever essas manifestações clínicas. Manifestações cutâneas e articulares indicam defesas competentes do hospedeiro, porque os pacientes que têm estas manifestações clínicas raramente desenvolvem doença disseminada.

As estruturas frequentemente afetadas pela doença disseminada são linfonodos, meninges, baço, fígado, rins, pele e glândulas suprarrenais. Meningite é a causa mais comum de morte. Pacientes com diabetes, doença pulmonar ou imunossupressão; lactentes, fumantes, gestantes e indivíduos de pele escura tendem a não conseguir delimitar a doença adequadamente e apresentam risco aumentado de desenvolver doença disseminada.[24,25] Nos pacientes HIV-positivos de áreas endêmicas, a coccidioidomicose hoje é uma infecção oportunista comum.

Diagnóstico e tratamento.
Exames radiológicos, inclusive radiografias do tórax e cintigrafia óssea, ajudam a diagnosticar a doença, mas não conseguem diferenciar entre coccidioidomicose e outras doenças pulmonares. O diagnóstico definitivo depende de confirmação microscópica ou sorológica de que há *C. immitis* ou *C. posadasii* nos tecidos ou líquidos corporais. As esférulas podem ser reveladas nas amostras de biopsias preparadas com corantes especiais. Os testes sorológicos podem ser realizados para detectar anticorpos das classes IgM e IgG.[24]

O tratamento depende da gravidade da infecção. Pacientes sem fatores de risco associados, inclusive infecção pelo HIV, ou sem sinal específico de doença progressiva geralmente podem ser tratados sem fármacos antifúngicos. Os antifúngicos orais itraconazol e fluconazol são usados para tratar formas menos graves da infecção.[24]

Blastomicose
Blastomicose é uma infecção fúngica causada por inalação dos esporos do *B. dermatitidis*. A doença é encontrada mais comumente nas regiões sudeste e norte do centro dos EUA,[e] especialmente nas áreas em torno dos vales dos rios Mississippi e Ohio e estados fronteiriços aos Grandes Lagos.[26] O *B. dermatitidis* é mais encontrado no solo contendo vegetação morta ou madeira em decomposição.

A blastomicose caracteriza-se por lesões supurativas (formadoras de pus) e granulomatosas localizadas nos pulmões e na pele. Os sinais e sintomas da infecção aguda, que são semelhantes aos da histoplasmose aguda, incluem febre, tosse, dores articulares e musculares e, em casos raros, dor pleurítica. Ao contrário da histoplasmose, a tosse da blastomicose geralmente é produtiva e o escarro é purulento. A infecção pulmonar aguda pode ser autolimitada ou progressiva. Nos pacientes com doença pulmonar disseminada, o paciente pode ter infiltrados interalveolares difusos e indícios de SAR. A disseminação extrapulmonar afeta mais comumente a pele, os ossos ou a próstata. Essas lesões podem ser os primeiros indícios da doença.

O exame diagnóstico definitivo da infecção por *B. dermatitidis* é a proliferação do microrganismo em cultura de escarro, biopsia de tecido ou líquido corporal. Em geral, isso requer várias semanas até que os fungos proliferem na fase de bolor à temperatura ambiente. Depois que há crescimento, os laboratórios que usam sondas de DNA altamente sensíveis e específicas para *B. dermatitidis* podem identificar rapidamente o fungo. Exames diagnósticos novos têm sido usados em testes clínicos.[27]

O tratamento da forma progressiva ou disseminada da doença consiste em administrar itraconazol. A anfotericina B é recomendada para pessoas imunossuprimidas. Em ensaios clínicos recentes, medicamentos como Posaconazol e Voriconazol demonstraram eficácia contra *B. dermatitidis*.[27] A maioria dos pacientes com blastomicose é diagnosticada e tratada antes de desenvolver doença incontrolável ou fatal.

RESUMO

As infecções respiratórias são as causas mais comuns de doença respiratória. Isso inclui resfriado comum, *influenza* (gripe), pneumonias, tuberculose e infecções fúngicas. O resfriado comum é mais frequente que qualquer outra infecção respiratória. Os dedos das mãos são as fontes principais de transmissão e as portas de entrada mais comuns são a mucosa nasal e a conjuntiva dos olhos. Os vírus *influenza* causam três síndromes: rinotraqueíte simples, infecção respiratória viral seguida de infecção bacteriana e pneumonia viral. A contagiosidade da *influenza* é atribuída à capacidade que o vírus tem de sofrer mutações e formar subtipos, contra os quais a população não está protegida.

O termo pneumonia descreve uma infecção dos tecidos parenquimatosos do pulmão. Supressão do reflexo da tosse; lesão do epitélio ciliado que reveste o sistema respiratório; ou depressão das defesas imunes predispõe à pneumonia. As pneumonias podem ser classificadas de acordo com o contexto no qual elas ocorrem (adquiridas na comunidade ou nos hospitais), o tipo de microrganismo que causa a infecção (típica ou atípica) e a localização do processo infeccioso (pneumonia lobar ou broncopneumonia). Os pacientes imunossuprimidos constituem um grupo especialmente preocupante nas duas categorias. A pneumonia adquirida na comunidade consiste em infecções causadas por microrganismos presentes mais comumente nas comunidades que nos hospitais ou nas instituições asilares. A causa mais comum de pneumonia adquirida na comunidade é *S. pneumoniae*. A pneumonia adquirida no hospital (nosocomial) é definida por infecção das vias respiratórias inferiores, que começa dentro de 48 h ou mais depois da internação. A pneumonia adquirida nos hospitais é a segunda causa mais frequente de infecções hospitalares. As pneumonias agudas típicas, inclusive as que são causadas por *S. pneumoniae* e *L. pneumophila*, são devidas aos microrganismos que se multiplicam fora das células alveolares e causam inflamação e transudação de líquidos para dentro dos espaços alveolares

---
[e]N.R.T.: no Brasil, há a paracoccidioidomicose, antigamente conhecida como blastomicose sul-americana, causada pelo *Paracoccidioides brasiliensis*, fungo dimórfico. É uma doença endêmica cuja concentração de casos relatados é maior nas regiões Sul, Sudeste e Centro-Oeste; têm sido relatados casos em áreas de colonização mais recente submetidas a desmatamento. Fonte: http://www.sgc.goias.gov.br/upload/arquivos/2012-05/proposta_ve-pbmicose.pdf.

aerados. As pneumonias atípicas são causadas por vários microrganismos, inclusive *M. pneumoniae* e vírus que invadem o septo alveolar e o interstício pulmonar.

Tuberculose é uma infecção respiratória crônica causada por *M. tuberculosis*, que é disseminado por diminutas partículas invisíveis conhecidas como *núcleos goticulares*. A TB é uma ameaça especialmente importante para os pacientes infectados pelo HIV; indivíduos nascidos em outros países nos quais a incidência de tuberculose é alta; e populações que residem em condições aglomeradas de alto risco, inclusive instituições corretivas, clínicas de tratamento de dependentes químicos e abrigos para pessoas sem lar. O bacilo da tuberculose desencadeia uma reação inflamatória crônica típica conhecida como *inflamação granulomatosa*. A destrutividade da doença resulta da reação de hipersensibilidade celular que o bacilo provoca, em vez de sua ação destrutiva intrínseca. A imunidade celular e as reações de hipersensibilidade contribuem para a evolução da doença. O tratamento da tuberculose tem sido complicado por surtos de doença resistente a vários fármacos.

As infecções causadas pelos fungos *H. capsulatum* (histoplasmose), *C. immitis* (coccidioidomicose) e *B. dermatitidis* (blastomicose) causam manifestações pulmonares, mas raramente são graves, a menos que causem destruição progressiva dos tecidos pulmonares ou que a infecção seja disseminada a outros órgãos e tecidos além dos pulmões.

CÂNCER DE PULMÃO

Depois de concluir esta seção, o leitor deverá ser capaz de:

- Comparar os cânceres de pulmão de pequenas células (CPPC) e de células não pequenas (CPCNP), em termos de histopatologia, prognóstico e abordagens terapêuticas
- Definir o termo *paraneoplásico* e citar três manifestações paraneoplásicas do câncer de pulmão.

Graças à redução generalizada do tabagismo ocorrida nos EUA,[f] ao longo dos últimos 30 anos, aliada à detecção precoce e ao tratamento[28], o número de americanos que desenvolvem câncer de pulmão está diminuindo. Contudo, esse tipo de câncer ainda é a causa principal de mortes por neoplasias malignas entre homens e mulheres americanos, nos quais a média de idade por ocasião do diagnóstico é de 70 anos.[28] Em anos recentes, o tabagismo entre adolescentes tem crescido e vem aumentando a probabilidade de progressão futura da incidência do câncer de pulmão. Além disso, tem sido observado aumento das taxas de tabagismo e câncer do pulmão nos nativos americanos e nativos do Alasca.[28] Hoje em dia, a taxa de sobrevida em 5 anos para os homens com diagnóstico de câncer do pulmão oscila entre 7 e 12%. Entre as mulheres com esse diagnóstico, o índice de sobrevivência em 5 anos varia entre 8 e 14%. Nos EUA, a sobrevida relativa para o diagnóstico de câncer de pulmão é de 18,1%.[23,29]

O tabagismo causa mais de 80% dos casos de câncer do pulmão. O risco de desenvolvimento desse tipo de câncer em tabagistas aumenta com a duração do uso e o número de cigarros fumados por dia. Fumantes de qualquer idade podem ser beneficiados por parar de fumar.[30] Riscos industriais também contribuem para a incidência do câncer de pulmão. Um risco reconhecido comumente é a exposição ao asbesto. O risco médio de desenvolver câncer de pulmão é expressivamente maior nos indivíduos que trabalham com asbestos, em comparação com a população geral. Ademais, a fumaça do tabaco contribui expressivamente para o desenvolvimento de câncer de pulmão entre os trabalhadores expostos aos asbestos.[4] Além do tabagismo e dos riscos industriais, também há indícios sugestivos de uma predisposição familiar ao câncer de pulmão. Isso pode ser atribuído a uma predisposição genética, cujo traço é expresso apenas quando há algum outro fator predisponente importante – no caso, tabagismo.[4] Por fim, a incidência do câncer de pulmão é mais alta entre indivíduos que nunca fumaram, inclusive os que se expõem à fumaça dos cigarros e até mesmo os que nunca foram expostos.[4]

Subtipos histológicos e patogênese

A maioria (cerca de 95%) dos tumores pulmonares primários é de carcinomas originados dos tecidos pulmonares.[4] Os casos restantes (5%) constituem um grupo diverso que inclui tumores carcinoides brônquicos (tumores neuroendócrinos), tumores das glândulas brônquicas, fibrossarcomas e linfomas. O pulmão também é um órgão acometido frequentemente por metástases de cânceres originados em outras partes do corpo.

Há pouco tempo, os cânceres de pulmão passaram a ser classificados como tumores agressivos ou não agressivos, localmente invasivos, e metastáticos amplamente disseminados, oriundos do revestimento epitelial dos brônquios primários.[31] Esses tumores começam como diminutas lesões da mucosa, que podem ter um dentre vários padrões de crescimento. As lesões podem formar massas intraluminares que invadem a mucosa brônquica e infiltram os tecidos conjuntivos peribrônquicos, ou podem produzir massas volumosas que se estendem aos tecidos pulmonares adjacentes. Alguns tumores volumosos sofrem necrose central e desenvolvem áreas localizadas de hemorragia, enquanto outros invadem a cavidade pleural e a parede torácica, e espalham-se para as estruturas intratorácicas adjacentes.[9] Todos os tipos de câncer do pulmão, especialmente o carcinoma pulmonar de pequenas células, têm condições de sintetizar produtos bioativos e causar síndromes paraneoplásicas. Essas síndromes são resultado da produção ectópica de peptídios hormonais pelo tumor ou da formação de autoanticorpos liberados em resposta ao tumor.[9] Em geral, as síndromes paraneoplásicas têm etiologia endócrina, neurológica e/ou imune.

O câncer de pulmão geralmente é subdividido em quatro grupos principais, com taxas de incidência próprias em cada grupo. Isso inclui carcinoma pulmonar espinocelular (25 a 40%), adenocarcinomas (20 a 40%), carcinoma de pequenas

---
[f]N.R.T: as estimativas do Instituto Nacional de Câncer para 2014/2015 são de cerca de 27.330 novos casos de câncer de pulmão (10.930 em homens e 16.400 em mulheres). Fonte: http://www.oncoguia.org.br/conteudo/principais-dados-estatisticos-sobreo-cancer-de-pulmao-de-nao-pequenas-celulas/6439/196/.

células (20 a 25%) e carcinoma de células grandes (10 a 15%).[9] Entretanto, técnicas diagnósticas modernas possibilitam que mais cânceres de pulmão sejam detectados em estágios mais precoces. Isso resultou em modificações das taxas de incidência dos principais tipos de câncer de pulmão. Por exemplo, em 2011, as estimativas indicavam que os adenocarcinomas eram responsáveis por 35 a 50% de todos os casos de câncer do pulmão.[31] Com as finalidades de estadiamento e tratamento, os cânceres pulmonares geralmente foram subclassificados em CPPC e CPCNP.[9] A razão principal dessa classificação é que a maioria dos CPPC apresentava metástases por ocasião do diagnóstico e, consequentemente, não podia ser tratada cirurgicamente. Entretanto, hoje em dia são utilizados protocolos novos em muitos centros oncológicos de grande porte, com emprego de biomarcadores do câncer pulmonar e novos tratamentos dirigidos a alvos moleculares para os diferentes tipos de câncer de pulmão.[31] Na verdade, um sistema inteiramente novo de classificação dos cânceres de pulmão está em desenvolvimento, no qual o carcinoma de células não pequenas é cada vez menos usado, e o carcinoma de células grandes tem sido substituído pelos carcinomas neuroendócrinos de células grandes.[31]

Cânceres pulmonares de pequenas células

Os CPPC caracterizam-se por um tipo celular distinto, isto é, células redondas ou ovais pequenas com tamanho semelhante ao de um linfócito.[32] As células proliferam em grupos que não demonstram organização glandular ou escamosa. Exames de microscopia eletrônica revelam a existência de grânulos neurossecretórios em algumas células do tumor, que são semelhantes aos encontrados no epitélio brônquico do feto ou do recém-nascido.[32] Esses grânulos sugerem a possibilidade de que alguns desses tumores secretem hormônios polipeptídicos. Marcadores neuroendócrinos, como enolase específica dos neurônios, peptídio semelhante ao paratormônio e outros produtos hormonais ativos, sugerem que esses tumores podem ter origem nas células neuroendócrinas do epitélio brônquico. Esse tipo de célula está diretamente associado ao tabagismo e somente em casos raros é observado em indivíduos que nunca fumaram.[32]

Os CPPC são altamente malignos, tendem a causar infiltrados difusos, disseminam em estágios precoces de sua evolução e quase nunca são operáveis. Metástases cerebrais são especialmente comuns e podem ser as primeiras manifestações do tumor. Esse tipo de câncer pulmonar está associado a várias síndromes paraneoplásicas, inclusive síndrome de secreção inadequada de hormônio antidiurético (SSIADH), síndrome de Cushing associada à secreção ectópica de hormônio adrenocorticotrófico e síndrome de Eaton-Lambert (um distúrbio neuromuscular).

Cânceres pulmonares de células não pequenas

Os CPCNP incluem carcinomas espinocelulares, adenocarcinomas e carcinomas de células grandes (Figura 30.11). Como também ocorre com os CPPC, esses cânceres podem sintetizar produtos bioativos e causar síndromes paraneoplásicas.

Carcinoma espinocelular. É diagnosticado mais comumente nos homens e está relacionado com a história de tabagismo. Esse tipo de carcinoma tende a originar-se dos brônquios centrais, como uma proliferação intraluminar e, por isso pode ser diagnosticado mais precocemente pelo exame citológico do escarro, em comparação aos outros tipos de câncer do pulmão. O carcinoma espinocelular busca disseminar-se centralmente aos brônquios primários e aos linfonodos hilares e, nos estágios mais avançados que com os outros cânceres broncogênicos, espalha-se para fora do tórax. O carcinoma espinocelular está associado às síndromes paraneoplásicas que causam hipercalcemia.

Adenocarcinoma. Hoje em dia, adenocarcinoma é o tipo mais comum de câncer de pulmão nos EUA. A associação desse tipo de câncer ao tabagismo é menos evidente que a do carcinoma espinocelular. O adenocarcinoma de pulmão é mais comum nas mulheres e em não fumantes. Os adenocarcinomas podem originar-se dos tecidos bronquiolares ou alveolares do pulmão. Esses tumores tendem a se localizar

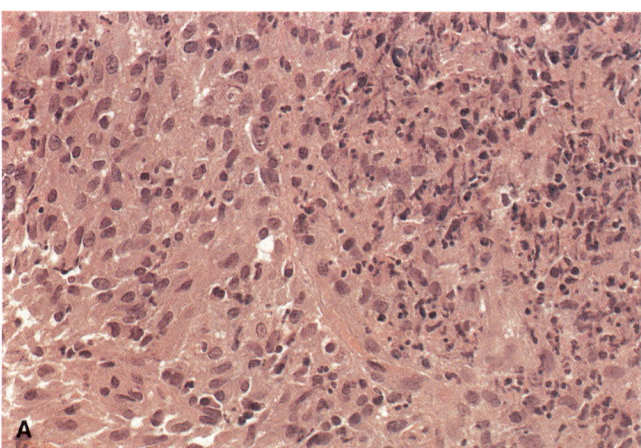
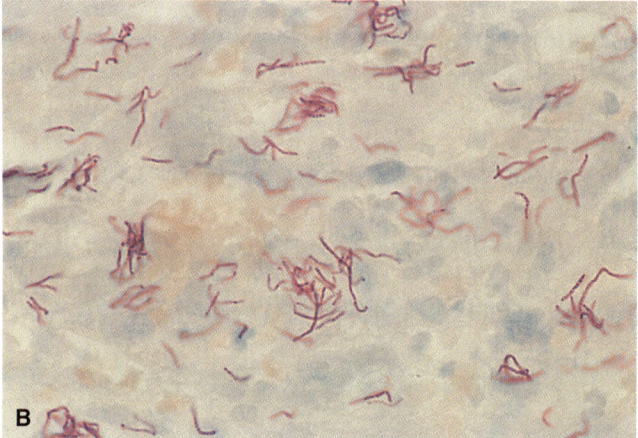

Figura 30.11 • Pneumonia causada por *Mycobacterium avium-intracellulare* (MAI) em um paciente com síndrome da imunodeficiência adquirida (AIDS). **A.** A pneumonia caracterizava-se por infiltrado extensivo de macrófagos. **B.** A coloração de Ziehl-Neelsen revelou muitos bacilos álcool-acidorresistentes. Fonte: Rubin R., Strayer D. S. (Eds.) (2015). *Rubin's pathology: Clinicopathologic foundations of medicine* (7. ed., Figura 18.20, p. 693). Philadelphia, PA: Lippincott Williams & Wilkins.

mais perifericamente que os carcinomas espinocelulares e, em alguns casos, estão associados a áreas de retração fibrótica (Figura 30.12). Essas áreas podem ser ocasionadas por infartos antigos, corpos estranhos metálicos, feridas e infecções granulomatosas, inclusive tuberculose. Em geral, os adenocarcinomas têm prognóstico mais desfavorável que os carcinomas espinocelulares nos estágios correspondentes.

Carcinoma de células grandes. Caracteriza-se por células poligonais volumosas. Esses tumores constituem um grupo de neoplasias altamente anaplásicas e difíceis de classificar como carcinomas espinocelulares ou adenocarcinomas. Os carcinomas de células grandes tendem a ocorrer na periferia dos pulmões e invadir brônquios segmentares e vias respiratórias mais calibrosas. Os tumores desse tipo têm prognóstico desfavorável, em razão de sua tendência a produzir focos metastáticos distantes em estágios iniciais de sua evolução.

Manifestações clínicas

As manifestações clínicas do câncer de pulmão são divididas em três grupos:

1. Atribuídas ao envolvimento do pulmão e das estruturas adjacentes
2. Efeitos da disseminação local e das metástases
3. Manifestações paraneoplásicas não metastáticas envolvendo as funções endócrinas, neurológicas e dos tecidos conjuntivos.

Assim como outros tipos de câncer, o de pulmão causa sinais e sintomas inespecíficos como anorexia e emagrecimento. Uma vez que seus sintomas são parecidos com aqueles associados ao tabagismo e à bronquite crônica, tais queixas geralmente não são levadas em consideração. Muitos pacientes que se apresentam com indícios de um câncer de pulmão já têm metástases (Figura 30.13). Os sítios mais comuns dessas metástases são encéfalo, ossos e fígado.

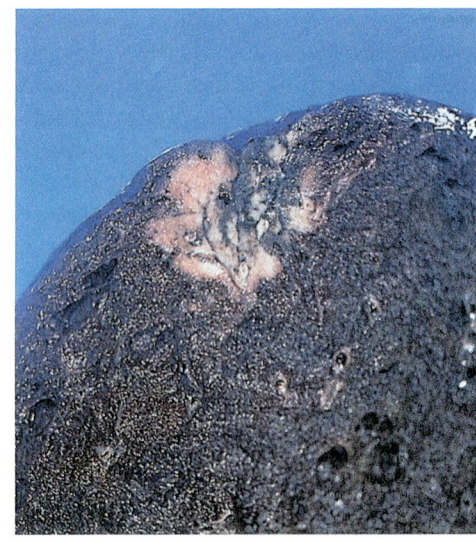

Figura 30.13 • Adenocarcinoma invasivo de pulmão. Tumor periférico do lobo superior direito com borda irregular e superfície de corte escurecida ou cinza causando enrugamento da pleura sobrejacente. Fonte: Strayer D, S., Rubin R. (Eds.) (2015). *Rubin's pathology: Clinicopathologic foundations of medicine* (7. ed., Figura 18.80, p. 738). Philadelphia, PA: Lippincott Williams & Wilkins.

Muitas manifestações clínicas dos cânceres de pulmão resultam da irritação local e da obstrução das vias respiratórias, assim como da invasão do mediastino e do espaço pleural. As primeiras queixas são tosse crônica, dispneia e sibilos causados por irritação e obstrução das vias respiratórias. Hemoptise (i. e., sangue no escarro) acontece quando a lesão provoca erosão dos vasos sanguíneos. Os receptores de dor do tórax estão limitados a pleura parietal, mediastino, grandes vasos sanguíneos e fibras vagais aferentes peribrônquicas. Dor retrosternal difusa, intermitente e mal localizada é comum com os tumores que invadem o mediastino. A dor torna-se persistente, localizada e mais grave quando a doença invade a pleura.

Os tumores que invadem o mediastino podem causar rouquidão secundária ao envolvimento do nervo laríngeo

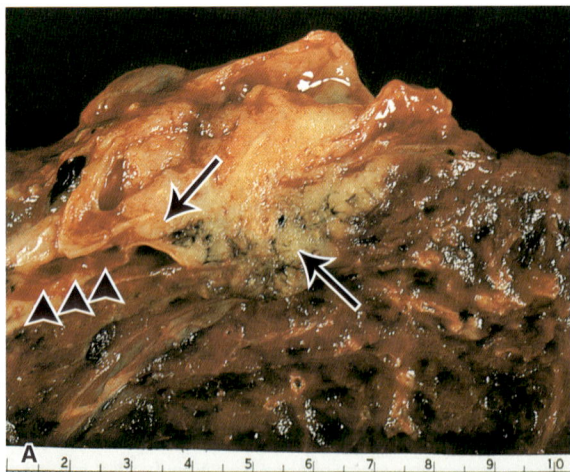
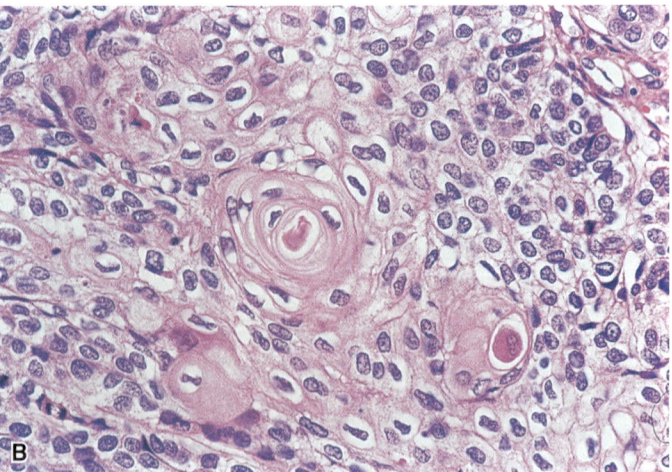

Figura 30.12 • Carcinoma espinocelular do pulmão. **A.** O tumor (*seta grande*) cresceu dentro de um brônquio (*pontas de seta* destacam o curso dos brônquios) e invadiu os linfonodos intrapulmonares adjacentes. **B.** Fotografia de microscopia revelou carcinoma espinocelular bem diferenciado contendo uma pérola de queratina formada de células com citoplasma eosinofílico brilhante. Fonte: Strayer D. S., Rubin R. (Eds.) (2015). Rubin's pathology: Clinicopathologic foundations of medicine (7. ed., Figura 18.79, p. 737). Philadelphia, PA: Lippincott Williams & Wilkins.

recorrente e dificuldade de deglutir em consequência da compressão do esôfago. Uma complicação rara conhecida como *síndrome da veia cava superior* ocorre em alguns pacientes com envolvimento mediastínico. A interrupção do fluxo sanguíneo desse vaso geralmente é causada pela compressão pelo tumor ou linfonodos afetados. A síndrome pode interferir na drenagem venosa da cabeça, do pescoço e da parede torácica. O prognóstico é determinado pela velocidade com que a síndrome desenvolve-se e pela adequação da circulação colateral. Tumores adjacentes à pleura visceral geralmente causam derrames pleurais insidiosos. Esse derrame pode comprimir o pulmão e causar atelectasia e dispneia, mas tende menos a causar febre, atrito pleural ou dor, em comparação aos derrames pleurais resultantes de outras etiologias.

Diagnóstico e tratamento

O diagnóstico do câncer de pulmão baseia-se na história e no exame físico detalhados, bem como em outros exames, incluindo radiografias do tórax, broncoscopia, exames citológicos do escarro ou lavados brônquicos, biopsia dos tecidos pulmonares por agulha percutânea e biopsia de linfonodo escalênico.[32] TC, RM e ultrassonografia são usadas para localizar as lesões e avaliar a extensão da doença. A tomografia por emissão de pósitrons (PET) é uma alternativa não invasiva para detectar lesões metastáticas do mediastino ou de estruturas distantes. Os pacientes com CPPC também devem fazer TC ou RM do encéfalo para detectar metástases.

Como ocorre com outros cânceres, o câncer de pulmão é classificado de acordo com a extensão da doença. Em geral, os CPCNP são classificados de acordo com o tipo de célula (*i. e.*, carcinoma de espinocelular, adenocarcinoma e carcinoma de células grandes) e estagiados com base no sistema internacional de estadiamento TNM.[32] Os CPPC não são estagiados com base no sistema TNM, porque se supõe que existam micrometástases por ocasião do diagnóstico. Por sua vez, esses tumores são classificados, em geral, como doença limitada, quando o tumor está confinado a um hemitórax, ou como doença extensiva, quando se disseminou além desses limites.[32]

As abordagens terapêuticas ao CPPC incluem ressecção cirúrgica, radioterapia e quimioterapia.[32] Esses tratamentos podem ser realizados isoladamente ou em combinações. O objetivo da ressecção cirúrgica é remover todos os CPPC pequenos e localizados. Isso pode exigir lobectomia, pneumectomia ou ressecção segmentar do pulmão. A radioterapia pode ser usada como tratamento definitivo ou principal, como parte de um esquema terapêutico combinado ou como medida paliativa dos sintomas. Em razão da frequência de metástases, a quimioterapia costuma ser usada para tratar cânceres de pulmão. Em geral, utiliza-se poliquimioterapia com um esquema que inclua vários fármacos. Atualmente, vários tratamentos dirigidos novos estão em fase de desenvolvimento, com o objetivo de aumentar a sobrevivência e, por fim, alcançar a cura desse tipo de câncer.

Embora o tratamento de CPPC seja baseado no estágio e ainda inclua quimioterapia e radioterapia, isso está mudando, à medida que são desenvolvidos tratamentos novos.[32] Os avanços da poliquimioterapia e também da irradiação torácica melhoraram o prognóstico dos pacientes com CPPC. Como esse tipo de tumor pode produzir metástases encefálicas, a irradiação craniana profilática está indicada em muitos casos. Na maioria dos pacientes que conseguem remissão completa do CPPC, o encéfalo é a estrutura envolvida mais comumente pelas recidivas. Cerca da metade desses pacientes desenvolve metástases clínicas nos primeiros 3 anos. Esquemas mais modernos de poliquimioterapia e tratamentos dirigidos têm sido desenvolvidos na tentativa de oferecer alternativas terapêuticas que aumentem a sobrevivência e acarretem menos efeitos indesejáveis.

Tratamento do câncer de pulmão em idosos

Considerando o fato de que a maioria dos pacientes tem mais de 65 anos por ocasião do diagnóstico do câncer de pulmão, é importante compreender o tratamento recomendado para idosos com este câncer. Os conhecimentos acerca do tratamento ideal para idosos são limitados em razão da representação inexpressiva nos estudos clínicos e da incapacidade de comparar pacientes mais jovens com os mais idosos em ensaios clínicos randomizados. Hoje em dia, recomenda-se que os idosos sejam tratados com base em sua idade fisiológica geral, em vez da idade cronológica. Isso inclui uma avaliação do estado funcional (capacidade de ter independência nas atividades diárias em casa e na comunidade), problemas clínicos coexistentes, estado nutricional, função cognitiva, estado psicológico, apoio social e revisão dos fármacos usados. Os pacientes com estado funcional adequado e parâmetros renais e hematológicos normais podem ser tratados cirurgicamente, ou com quimioterapia e radioterapia tradicionais para doença em estágio inicial, e poliquimioterapia para doença em estágio avançado.

A ressecção cirúrgica é a abordagem principal para tratamento dos idosos com CPPC em estágios I a III. A ressecção curativa é exequível nessa população. Os desafios do tratamento cirúrgico dos idosos estão relacionados com as alterações fisiológicas dos sistemas respiratório e cardiovascular associadas ao envelhecimento, as quais podem afetar a tolerância ao procedimento cirúrgico.

A radioterapia pode ser usada com finalidade curativa nos idosos impossibilitados de serem operados, mas também pode ser utilizada como medida paliativa dos sintomas causados pelo câncer. Há evidências sugestivas de que a tolerância ao tratamento e a eficácia da radioterapia torácica sejam semelhantes em pacientes mais jovens e idosos. De acordo com alguns relatos, a idade não afeta os efeitos tóxicos agudos ou tardios da radioterapia, inclusive náuseas, dispneia, esofagite ou fraqueza. A quimioterapia é a base do tratamento do CPPC. Pacientes idosos com nível funcional adequado podem receber quimioterapia tradicional para tratar a doença limitada e poliquimioterapia para a doença extensiva. Alguns idosos podem necessitar de redução das doses, ou podem ser incapazes de concluir o esquema completo de quimioterapia.

RESUMO

O câncer de pulmão é uma das causas principais de morte em todo o mundo. O tabagismo está implicado na maioria dos casos desse tipo de câncer. O risco de desenvolver câncer de pulmão entre os fumantes aumenta com a duração do tabagismo e o número de cigarros fumados por dia. Riscos industriais como exposição ao asbesto aumentam as chances de desenvolver câncer do pulmão. Devido à progressão insidiosa, o tumor geralmente está em um estágio muito avançado quando é diagnosticado. Esse fato explica o índice baixo de sobrevivência em 5 anos. Os carcinomas representam 95% de todos os cânceres pulmonares primários e, atualmente, podem ser subdivididos em quatro grupos principais: carcinoma espinocelular, adenocarcinoma, carcinoma de células grandes e carcinoma de pequenas células. Para fins de estadiamento e tratamento, o câncer de pulmão é classificado como CPPC ou CPCNP. A razão principal para isso é que quase todos os CPPC já produziram metástases por ocasião do diagnóstico.

As manifestações clínicas do câncer pulmonar podem ser atribuídas ao envolvimento do pulmão e das estruturas adjacentes, aos efeitos da disseminação local e das metástases e às síndromes paraneoplásicas que causam disfunção endócrina, neurológica e hematológica. Assim como outros cânceres, o de pulmão causa sinais e sintomas inespecíficos como anorexia e emagrecimento. As abordagens terapêuticas ao câncer de pulmão incluem ressecção cirúrgica, radioterapia e quimioterapia. O aumento recente da incidência do câncer de pulmão entre os idosos (65 anos ou mais) tem exigido uma reavaliação das estratégias terapêuticas para essa faixa etária; a tendência atual é basear o tratamento nas condições fisiológicas, e não mais na idade cronológica.

DOENÇAS RESPIRATÓRIAS INFANTIS

Depois de concluir esta seção, o leitor deverá ser capaz de:

- Descrever a função do surfactante na função pulmonar do recém-nascido
- Descrever a causa e as manifestações clínicas possíveis da SAR e da DBP
- Citar os sinais de insuficiência respiratória iminente nas crianças pequenas.

A doença respiratória aguda é a causa mais comum de adoecimento na lactência e na infância. Esta seção enfatiza os seguintes aspectos:

- Desenvolvimento dos pulmões, com ênfase nas bases patogenéticas das doenças pulmonares em crianças
- Doenças respiratórias do recém-nascido
- Infecções respiratórias em crianças.

Desenvolvimento dos pulmões

Embora outros sistemas do organismo estejam fisiologicamente prontos para a vida extrauterina a partir da 25ª semana de gestação, os pulmões necessitam de muito mais tempo. A imaturidade do sistema respiratório é uma causa importante de morbimortalidade dos lactentes prematuros. Mesmo no momento do nascimento, os pulmões não estão plenamente maduros, de modo que o crescimento e a maturação continuam durante a infância.

O desenvolvimento dos pulmões pode ser dividido em cinco estágios: período embrionário, período pseudoglandular, período canalicular, período sacular e período alveolar.[33,34] O desenvolvimento do sistema respiratório começa com o *período embrionário* (4 a 6 semanas de gestação). Durante esse estágio, um botão brônquico rudimentar ramifica-se do esôfago para iniciar a formação das vias respiratórias e dos espaços alveolares. O botão brônquico divide-se em dois botões pulmonares que crescem lateralmente. O botão direito origina dois botões brônquicos secundários, enquanto o botão esquerdo forma um botão brônquico secundário. Consequentemente, com a maturação, existem três brônquios primários (principais) e três lobos pulmonares no lado direito, com apenas dois brônquios primários e dois lobos pulmonares no lado esquerdo. Em seguida, cada botão brônquico secundário continua se ramificando continuamente. Os brônquios terciários (segmentares) (10 no pulmão direito e 8 ou 9 no pulmão esquerdo) começam a formar-se durante a 7ª semana. A vascularização pulmonar é um derivado mesenquimatoso. Pouco depois de sua formação, os botões brônquios são circundados por um plexo vascular que se origina da aorta e drena para as veias somáticas principais. Esse plexo vascular conecta-se com a artéria e as veias pulmonares na 7ª semana de gestação.

Durante o *período pseudoglandular* (5 a 16 semanas de gestação), os pulmões assemelham-se a uma glândula. Com 17 semanas, todos os componentes principais do pulmão estão formados, com exceção das estruturas envolvidas com a troca de gases. A respiração não é possível, porque as vias respiratórias terminam em tubos fechados. O *período canalicular* (17 a 27 semanas) marca a formação dos alvéolos primitivos. O interior dos brônquios e bronquíolos apresenta-se mais largo e os tecidos pulmonares tornam-se mais profusamente vascularizados. Com 24 semanas de gestação, cada bronquíolo dá origem a dois ou mais bronquíolos respiratórios. A respiração é possível nessa fase, porque alguns alvéolos primitivos já se formaram nas extremidades dos bronquíolos.[33,34]

O *período sacular* (27 a 35 semanas) é dedicado ao desenvolvimento dos sacos alveolares terminais, que facilitam a troca de gases. Durante esse período, os sacos terminais tornam-se mais finos e os capilares começam a abaular para seu interior. Essas células finas são conhecidas como células alveolares do tipo I. Em torno de 25 a 28 semanas, há sacos terminais suficientes para viabilizar a sobrevivência. Antes disso, os pulmões prematuros não são capazes de realizar troca de gases adequada. O elemento essencial à sobrevivência não é o epitélio alveolar fino, mais do que sua adequada equiparação à vascularização pulmonar.[33,34] As células alveolares do tipo II começam a formar-se em torno da 24ª semana. Essas células produzem surfactante, uma substância capaz de reduzir a tensão superficial na interface entre ar e alvéolos. Entre a 28ª e a 30ª semanas de gestação, quantidades suficientes de surfactante estão disponíveis para evitar o colapso dos alvéolos quando do início da respiração.

O *período alveolar* (fase final da vida fetal até o início da infância) marca a maturação e a expansão dos alvéolos. A partir da 30ª semana e, de modo geral, em torno da 36ª semana de gestação, as estruturas saculares transformam-se em alvéolos.[33,34] O desenvolvimento dos alvéolos caracteriza-se por adelgaçamento do interstício pulmonar e formação de uma rede de capilares simples, na qual um capilar avança para dentro de cada saco alveolar terminal. No final do período fetal, os pulmões são capazes de respirar, porque a membrana alveolocapilar é suficientemente fina para possibilitar a troca gasosa.

Embora a transformação dos pulmões de estruturas pseudoglandulares para órgãos alveolares profusamente vascularizados ocorra no final do período de desenvolvimento fetal, os alvéolos maduros não se formam por algum tempo, depois do nascimento. O crescimento dos pulmões durante a lactância e os primeiros anos da infância envolve um aumento numérico, e não uma ampliação do tamanho dos alvéolos. Por ocasião do nascimento, a criança tem apenas 1/6 a 1/8 da quantidade de alvéolos do adulto. Durante os primeiros 3 meses de vida pós-nascimento, há uma redução relativa da velocidade de crescimento dos alvéolos. Esse período é seguido de um aumento rápido da quantidade de alvéolos durante o restante do primeiro ano de vida.

Desenvolvimento da respiração do feto e do recém-nascido

O pulmão fetal é um órgão secretório, de modo que líquidos e eletrólitos são secretados nos potenciais espaços aéreos. Esses líquidos parecem ser importantes para a estimulação do desenvolvimento dos alvéolos. Para o feto concluir a transição da vida intrauterina para extrauterina, esse líquido precisa ser removido dos pulmões pouco depois do nascimento. Possivelmente, com o início do trabalho de parto, a secreção de líquidos cessa. Durante o processo do nascimento, a pressão exercida no tórax fetal expele os líquidos pulmonares pela boca e pelo nariz. Quando os pulmões expandem, depois do nascimento, o líquido passa para dentro dos tecidos que circundam os alvéolos e, em seguida, é absorvido pelos capilares pulmonares ou eliminado pelo sistema linfático.

Movimentos respiratórios fetais ocorrem durante a vida intrauterina. Esses movimentos são irregulares em frequência e amplitude (30 a 70 incursões/minuto) e tornam-se mais rápidos à medida que a gestação avança. Como são rápidos e superficiais, esses movimentos não acarretam a transferência de líquidos para dentro ou fora do pulmão fetal. Por sua vez, esses movimentos parecem condicionar os músculos respiratórios e estimular o desenvolvimento dos pulmões. Os movimentos respiratórios do feto tornam-se mais rápidos em resposta ao aumento das concentrações de dióxido de carbono e diminuem em resposta à hipoxia.

A diferença principal entre as respirações dos fetos e dos recém-nascidos está na separação completa entre a troca de gases e os movimentos respiratórios fetais. O fornecimento e a troca de gases dependem totalmente dos mecanismos maternos que controlam a circulação placentária. Ao nascer, a dependência da circulação placentária é interrompida e o lactente precisa integrar as duas funções até então independentes de troca de gases e movimentos respiratórios. Dentro de alguns segundos depois do clampeamento do cordão umbilical, o bebê faz sua primeira respiração e as respirações rítmicas começam e continuam por toda a vida.

A ventilação efetiva depende da interação coordenada entre os músculos das vias respiratórias superiores (inclusive os da faringe e da laringe), o diafragma e os músculos intercostais da parede torácica. Nos lactentes, há uma sequência específica de atividade dos nervos e dos músculos das vias respiratórias superiores, antes e no início da inspiração. A língua move-se para frente para evitar obstrução das vias respiratórias e as pregas vocais sofrem abdução, reduzindo a resistência na laringe. Com o movimento para baixo, a ação do diafragma aumenta o volume torácico nas direções longitudinal e transversal. Nos lactentes, o diafragma tem sua inserção mais horizontal que nos adultos. Por essa razão, a contração do diafragma tende a puxar as costelas inferiores para dentro, especialmente quando o lactente está colocado na posição horizontal. A função dos músculos intercostais é levantar as costelas durante a inspiração. Contudo, nos lactentes, os músculos intercostais não estão plenamente desenvolvidos e, por esta razão, sua função principal é estabilizar o tórax, em vez de levantar a parede torácica.

A parede torácica do recém-nascido é altamente complacente. Embora isso seja vantajoso durante o processo de nascimento, porque possibilita que ocorra distorção acentuada sem danificar as estruturas do tórax, a complacência também traz implicações à ventilação no período pós-natal. Uma característica marcante da respiração neonatal é o movimento paradoxal da parede torácica superior para dentro durante a inspiração, principalmente durante o período de sono ativo. Isso ocorre em razão da atividade reduzida dos músculos intercostais durante o sono ativo, possibilitando que a contração do diafragma puxe a parede torácica altamente complacente para dentro. Quando a criança chora, os músculos intercostais do recém-nascido funcionam junto com o diafragma de modo a imobilizar a parede torácica e impedir seu colapso.

Normalmente, os pulmões do lactente também são complacentes. Isso é vantajoso para os bebês com gradil costal complacente, porque exige apenas alterações pequenas da pressão inspiratória para inflar o pulmão complacente. Quando o recém-nascido desenvolve alguma doença respiratória, a complacência pulmonar diminui e é necessário fazer mais esforço para insuflar os pulmões. O diafragma precisa produzir mais pressão negativa, o que faz as estruturas da parede torácica complacente serem puxadas para dentro. *Retrações* são movimentos anormais da parede torácica para dentro durante a inspiração; isso pode ocorrer entre as costelas (retrações intercostais), na região subesternal ou epigástrica e nos espaços supraclaviculares. Como a parede torácica do recém-nascido é complacente, as retrações subesternais tornam-se evidentes quando surgem pequenas alterações da função pulmonar. As retrações podem indicar obstrução das vias respiratórias ou atelectasia.

Resistência nas vias respiratórias

A insuflação normal dos pulmões depende de movimentos ininterruptos do ar pelas vias respiratórias extratorácicas (*i. e.*, nariz, faringe, laringe e parte superior da traqueia) e intratorácicas (*i. e.*, brônquios e bronquíolos). O recém-nascido (do nascimento até 4 semanas de vida) respira predominantemente pelo nariz e não se adapta bem à respiração oral. Qualquer obstrução do nariz ou da nasofaringe é capaz de aumentar a resistência nas vias respiratórias superiores e o esforço necessário para respirar.

As vias respiratórias do lactente e da criança pequena são muito mais finas que as dos adultos.[33] Como a resistência à circulação do ar está inversamente relacionada com o raio elevado à quarta potência (resistência = $1/r^4$), quantidades relativamente pequenas de secreção mucosa, edema ou constrição das vias respiratórias podem causar alterações acentuadas na resistência das vias respiratórias e no fluxo de ar. O batimento das narinas é um recurso que os lactentes usam para inspirar mais ar. Esse artifício respiratório aumenta o diâmetro das narinas e reduz a resistência das vias respiratórias pequenas.

Em condições normais, as vias respiratórias extratorácicas do lactente estreitam durante a inspiração se alargam durante a expiração, enquanto as vias respiratórias intratorácicas se alargam com a inspiração e estreitam com a expiração.[33] Acontece dessa maneira porque a pressão dentro das vias respiratórias extratorácicas reflete as pressões intrapleurais geradas durante a respiração, enquanto a pressão fora das vias respiratórias é semelhante à pressão atmosférica. Desse modo, durante a inspiração, a pressão interior revela-se mais negativa, causando estreitamento das vias respiratórias; durante a respiração, a pressão torna-se mais positiva, resultando em seu alargamento. Ao contrário das vias respiratórias extratorácicas, a pressão fora das vias respiratórias intratorácicas é igual à pressão intrapleural. Essas vias respiratórias alargam durante a inspiração, à medida que a pressão intrapleural circundante mostra-se mais negativa, mantendo-as abertas; entretanto, elas se estreitam durante a expiração à medida que a pressão circundante torna-se mais positiva.

Volumes pulmonares e troca gasosa

A capacidade residual funcional, ou o ar que sai dos pulmões no final da expiração normal, desempenha um papel importante na troca de gases dos lactentes. Nessa faixa etária, a capacidade residual funcional ocorre com volume pulmonar maior que na criança em crescimento ou no adulto.[33] Esse volume expiratório final aumentado resulta de uma frequência respiratória mais rápida, que deixa menos tempo para a expiração. Entretanto, o volume residual aumentado é importante para os recém-nascidos, por várias razões: (1) mantém as vias respiratórias abertas durante todas as fases da respiração; (2) facilita a reabsorção dos líquidos intrapulmonares; e (3) mantém a expansão pulmonar mais homogênea e melhora a troca de gases. Durante o sono ativo, o tônus da musculatura das vias respiratórias superiores é menor. Por essa razão, o tempo dedicado à expiração é menor e a atividade intercostal que estabiliza a parede torácica é menor. Isso resulta em volumes expiratórios finais menores e troca gasosa aquém do ideal.

Controle da ventilação

Normalmente, as pressões de oxigênio arterial fetal (PO_2) variam de 25 a 30 mmHg, enquanto as pressões do dióxido de carbono (PCO_2) oscilam na faixa de 45 a 50 mmHg, independentemente de quaisquer movimentos respiratórios. Qualquer redução dos níveis de oxigênio promove o sono tranquilo do feto, com cessação subsequente dos movimentos respiratórios; estes dois fatores diminuem o consumo de oxigênio. Depois do nascimento, a transição ao uso de oxigênio oriundo dos pulmões aerados causa aumento imediato da PO_2 arterial para cerca de 50 mmHg; depois de algumas horas, esse valor aumenta para cerca de 70 mmHg.[35] Esses níveis – muito mais altos que os fetais – fazem os quimiorreceptores que "percebem" os níveis de PO_2 arterial tornarem-se inativos por vários dias. Embora a PO_2 arterial do bebê possa oscilar durante esse período crítico, os quimiorreceptores não respondem adequadamente. Somente vários dias depois do nascimento é que os quimiorreceptores "reajustam" seu limiar de PO_2. A partir de então, esses receptores assumem o papel de controladores principais da respiração. Contudo, a resposta parece ser bifásica, com hiperventilação inicial seguida de redução da frequência respiratória e até mesmo apneia. Respiração periódica e apneia são típicas dos bebês prematuros e refletem os padrões de respiração fetal.

Manifestações clínicas das doenças respiratórias ou infecções nos lactentes ou crianças pequenas

A maioria dos distúrbios respiratórios no lactente ou criança pequena causa redução da complacência pulmonar ou aumenta a resistência nas vias respiratórias, o que é evidenciado por alterações dos padrões respiratórios, distorção do gradil costal (retrações), sons audíveis e uso dos músculos acessórios.[33]

As crianças com doenças pulmonares restritivas (p. ex., edema pulmonar ou SAR) respiram a frequências mais rápidas e suas excursões respiratórias são superficiais. *Grunhido* é um ruído audível durante a expiração. O grunhido expiratório é comum à medida que a criança tenta aumentar a pressão expiratória final e, consequentemente, prolonga o período de troca de oxigênio por dióxido de carbono através da membrana alveolocapilar.

O aumento da resistência nas vias respiratórias pode ocorrer nos segmentos extratorácicos ou intratorácicos. Quando a obstrução se dá nas vias respiratórias extratorácicas, a inspiração é mais longa que a expiração. O *batimento da asa nasal* (dilatação das narinas) ajuda a diminuir a resistência nasal e mantém as vias respiratórias abertas. Isso pode ser um sinal de aumento do esforço respiratório e é uma anormalidade significativa nos lactentes. As *retrações inspiratórias* (ou tração dos tecidos moles que circundam as estruturas ósseas e cartilaginosas do tórax) são observadas frequentemente na presença de obstrução das vias respiratórias em lactentes e crianças pequenas (Figura 30.14). Em condições como a crupe, as pressões distais ao ponto de obstrução devem ser mais negativas para suplantar a resistência; isso provoca colapso das vias respiratórias distais, enquanto o fluxo de ar mais turbulento pelas vias respiratórias obstruídas gera um som audível durante a inspiração, conhecido como *estridor*.

Quando a obstrução está localizada nas vias respiratórias intratorácicas (p. ex., bronquiolite e asma brônquica), a expiração é mais longa e a criança utiliza os músculos expiratórios acessórios (abdominais). Retrações do gradil costal também podem suceder. A pressão intrapleural torna-se mais positiva durante a expiração, em consequência da retenção de ar. Isso provoca colapso das vias respiratórias intratorácicas e causa sibilos (um som de assobio) durante a expiração.

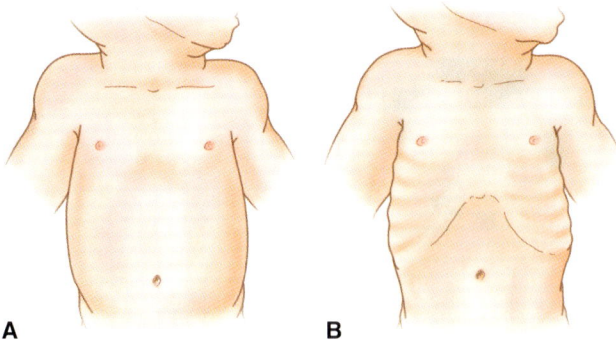

Figura 30.14 • **A.** Aspecto normal do tórax durante a inspiração de um recém-nascido sem obstrução respiratória. **B.** Retrações esternais e intercostais durante a respiração de um recém-nascido com obstrução respiratória.

Doenças respiratórias no recém-nascido

O período neonatal é de transição da dependência placentária para a respiração do ar ambiente. Essa transição depende do funcionamento normal do sistema surfactante, do condicionamento dos músculos respiratórios, e do estabelecimento das circulações pulmonar e sistêmica paralelas. Os distúrbios respiratórios acometem lactentes prematuros ou com outros problemas que dificultam essa transição. Entre os distúrbios respiratórios do recém-nascido, estão a SAR e a DBP.

Síndrome de angústia respiratória

A síndrome de angústia respiratória (SAR), antigamente conhecida como *doença da membrana hialina*, é uma das causas mais frequentes de doença respiratória em bebês prematuros.[36] Nesses recém-nascidos, a imaturidade pulmonar somada à deficiência de surfactante causa colapso alveolar (Figura 30.15).

A incidência de SAR é mais alta entre os prematuros do sexo masculino, lactentes da raça branca, recém-nascidos de mães com diabetes e lactentes submetidos a asfixia, estresse do frio, trabalho de parto acelerado e nascimento por cesariana (realizada com menos de 38 semanas de gestação).

Etiologia e patogênese. As células alveolares do tipo II, produtoras de surfactante, começam a maturar por volta de 25 a 28 semanas de gestação. Por essa razão, muitos bebês prematuros nascem com células alveolares do tipo II funcionando precariamente e têm dificuldade para produzir quantidades suficientes de surfactante.

A síntese de surfactante é afetada por diversos hormônios, inclusive insulina e cortisol. A insulina tende a inibir a síntese do surfactante, o que explica porque os recém-nascidos de mães com diabetes insulinodependentes estão mais sujeitos a desenvolver SAR. O cortisol é capaz de acelerar a maturação das células do tipo II e aumentar a produção de surfactante. Os bebês nascidos por cesariana provavelmente têm risco mais alto de desenvolver SAR por não serem submetidos ao estresse do parto vaginal, que parece aumentar os níveis de cortisol do recém-nascido. O surfactante reduz a tensão superficial nos alvéolos,

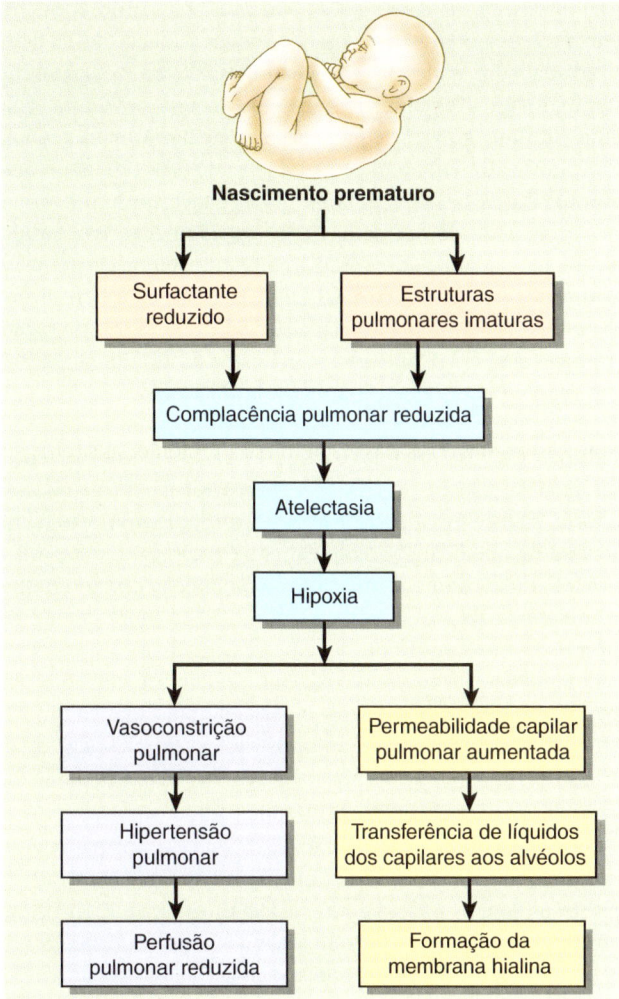

Figura 30.15 • Patogênese da SAR no lactente.

equalizando assim as forças de retração dos alvéolos pequenos e grandes e diminuindo a pressão necessária para encher e manter os alvéolos abertos. Sem surfactante, os alvéolos grandes continuam inflados, enquanto o enchimento dos alvéolos pequenos é dificultado. Ao nascer, a primeira respiração requer pressões inspiratórias altas para expandir os pulmões. Com os níveis normais de surfactante, os pulmões retêm até 40% do volume residual depois da primeira respiração e as incursões respiratórias subsequentes requerem pressões inspiratórias muito menores. Quando há deficiência de surfactante, os pulmões entram em colapso entre as respirações, assim o lactente precisa fazer um esforço a cada respiração sucessiva semelhante ao necessário na primeira respiração. As partes não aeradas dos pulmões tornam-se rígidas e não complacentes. Uma membrana hialina acumula-se dentro dos alvéolos, à medida que líquidos ricos em fibrina são depositados nos espaços alveolares. A membrana de fibrina hialina forma uma barreira à troca de gases, resultando em hipoxemia e retenção de dióxido de carbono – condições que diminuem ainda mais a produção de surfactante.

Manifestações clínicas. Os lactentes com SAR exibem vários sinais de sofrimento respiratório, geralmente nas primeiras 24 h depois do nascimento. A cianose central é um sinal marcante. As respirações tornam-se mais difíceis e ocorrem retrações conforme a parede torácica macia do lactente é puxada com a descida do diafragma. Sons de grunhido acompanham a expiração. À proporção que o volume corrente diminui em consequência da atelectasia, a frequência respiratória aumenta (em geral, na faixa de 60 a 120 incursões/minuto) na tentativa de manter a ventilação minuto normal. Os recém-nascidos podem entrar rapidamente em fadiga, porque precisam fazer mais esforço para respirar. Os pulmões rígidos dos lactentes com SAR também aumentam a resistência ao fluxo sanguíneo da circulação pulmonar. Por essa razão, os bebês com SAR podem ter persistência do canal arterial com repercussões hemodinâmicas significativas.

Tratamento. Os princípios básicos do tratamento dos lactentes com quadro suspeito de SAR enfatizam a adoção de medidas de suporte, inclusive manuseio suave e perturbação mínima.[33] Uma incubadora ou berço aquecido é usado para evitar hipotermia e aumento do consumo de oxigênio. Também é necessário monitoramento cardiorrespiratório contínuo. O monitoramento da glicemia e a prevenção de hipoglicemia também são medidas recomendadas. Os níveis de oxigênio podem ser avaliados por um cateter arterial (umbilical) ou sensor transcutâneo de oxigênio. O tratamento inclui administrar oxigênio suplementar, pressão positiva contínua nas vias respiratórias por meio de cateteres nasais e, em geral, respiração artificial assistida.

A administração de surfactante exógeno é usada para evitar e tratar SAR.[36] Existem dois tipos de surfactante: naturais de origem animal e sintéticos. Os surfactantes são suspensos em soro fisiológico e administrados nas vias respiratórias, geralmente por um tubo endotraqueal. Em geral, esse tratamento é iniciado pouco depois do nascimento aos recém-nascidos em risco alto de desenvolver SAR.

Displasia broncopulmonar

DBP é uma doença pulmonar crônica que acomete recém-nascidos prematuros tratados com respiração artificial de longa duração, principalmente os que têm SAR.[37] A condição é considerada presente quando o recém-nascido é dependente de oxigênio depois da 36ª semana de gestação.

Etiologia. A DBP parece ser uma reação do pulmão imaturo à lesão primária inicial. Concentração alta de oxigênio inspirado e danos causados pela ventilação com pressão positiva (i. e., barotrauma) são os fatores implicados.

Manifestações clínicas. A DBP caracteriza-se por sofrimento respiratório crônico, hipoxemia persistente quando o bebê respira ar ambiente, complacência pulmonar reduzida, resistência elevada nas vias respiratórias e limitação grave do fluxo expiratório. Há uma desproporção entre ventilação e perfusão, e o paciente desenvolve hipoxemia e hipercapnia. A resistência vascular pulmonar pode estar aumentada e a criança pode ter hipertensão pulmonar e *cor pulmonale* (i. e., insuficiência cardíaca direita associada a uma doença pulmonar). Os recém-nascidos com DBP frequentemente têm tórax em formato de barril, taquicardia, respirações rápidas e superficiais, retrações torácicas, tosse e ganho ponderal insuficiente.[33] As crianças com doença grave têm baqueteamento dos dedos das mãos. Hepatomegalia e edema periorbitário podem ocorrer nos recém-nascidos com insuficiência cardíaca direita.

O tratamento da DBP inclui respiração artificial e administração de oxigênio suplementar. O desmame do respirador é conseguido gradativamente, e alguns lactentes podem necessitar de ventilação domiciliar. Durante o primeiro ano de vida, há crescimento rápido dos pulmões e a função pulmonar geralmente melhora. A maioria dos adolescentes e adultos jovens que tiveram DBP na lactência tem algum grau de disfunção pulmonar, que se evidencia por obstrução e hiperreatividade das vias respiratórias ou hiperinsuflação pulmonar.

Infecções respiratórias infantis

Nas crianças, as infecções respiratórias são frequentes e, embora sejam incômodas, geralmente não são graves. As infecções são frequentes porque o sistema imune dos lactentes e das crianças pequenas (1 a 3 anos) ainda não foi exposto a muitos patógenos comuns. Consequentemente, essas crianças tendem a contrair infecções a cada exposição a um agente desconhecido. Ainda que a maioria dessas infecções não seja grave, o calibre fino das vias respiratórias do lactente ou da criança pequena tende a acentuar a limitação do fluxo ventilatório e a agravar a obstrução. Por exemplo, uma infecção que causaria apenas faringite e rouquidão em um adulto pode provocar obstrução grave das vias respiratórias de uma criança pequena.

Infecções das vias respiratórias superiores

Nos lactentes e nas crianças pequenas, as infecções agudas das vias respiratórias superiores mais significativas são crupe viral, traqueíte bacteriana e epiglotite.[33] O crupe é mais comum e, em geral, é benigno e autolimitado. A traqueíte bacteriana é rara, mas pode acometer crianças que contraem várias infecções respiratórias virais. A epiglotite é uma doença rapidamente progressiva, que pode levar ao óbito. A Tabela 30.2 descreve as características do crupe e da epiglotite.

A obstrução das vias respiratórias superiores em consequência da infecção tende a produzir seu efeito mais acentuado durante a fase inspiratória da respiração. O movimento do ar por uma via respiratória superior obstruída – principalmente pregas vocais e laringe – provoca estridor.[33] A redução da fase expiratória da respiração também pode ocorrer e causar sibilos. Nos casos de obstrução branda a moderada, o estridor inspiratório é mais marcante que os sibilos, porque as vias respiratórias tendem a dilatar com a expiração. Quando o edema e a obstrução são graves, as vias respiratórias não podem mais dilatar durante a expiração, e o paciente tem estridor e sibilos.

O suporte cartilaginoso da traqueia e da laringe não está bem desenvolvido nos lactentes e nas crianças pequenas. Essas estruturas são macias e propensas a entrar em colapso quando as vias respiratórias são obstruídas e a criança chora, tornando as pressões inspiratórias mais negativas. Quando isso acontece, o estridor e o esforço inspiratório aumentam. O fenômeno de colapso das vias respiratórias das criancinhas é semelhante ao que acontece quando uma bebida espessa (p. ex., *milk-shake*) é ingerida por um canudo de papel ou plástico macio. O canudo fecha quando a pressão negativa produzida pelo esforço de sucção é maior que o fluxo de líquido pelo canudo.

Tabela 30.2 Características da epiglotite, do crupe (laringotraqueobronquite) e da bronquiolite em crianças pequenas.

Características	Epiglotite	Crupe	Bronquiolite
Agente etiológico comum	*Haemophilus influenzae* B	Principalmente vírus parainfluenza	Vírus sincicial respiratório
Faixa etária afetada mais comumente	2 a 7 anos (pico entre 3 e 5 anos)	3 meses a 5 anos	< 2 anos (mais grave nos lactentes com menos de 6 meses)
Início e história pregressa	Início súbito	Geralmente, depois de sintomas de resfriado	Precedida por congestão nasal e outros sinais
Manifestações clínicas principais	Criança parece muito doente e toxêmica Senta com a boca aberta e o queixo projetado para frente Estridor agudo, dificuldade para engolir, febre, sialorreia e ansiedade Risco de obstrução das vias respiratórias e asfixia	Estridor e tosse metálica produtiva Geralmente, ocorre à noite Aliviada com a exposição ao ar frio ou úmido	Dispneia, respirações rápidas e superficiais, sibilos, tosse e retrações das costelas inferiores e do esterno durante a inspiração
Tratamento habitual	Internação hospitalar Intubação ou traqueotomia Antibiótico apropriado	Tenda de vapor ou nebulização, se não for aliviada com a exposição ao ar ou vapor úmido Oxigênio	Medidas de suporte, possivelmente nebulização ou intubação, dependendo da condição clínica

Crupe viral. O crupe caracteriza-se por estridor inspiratório, rouquidão e tosse metálica. Os britânicos usam o termo *croup* para descrever o uivo do coiote ou corvo, e essa certamente é a origem do termo usado para designar a condição.

O crupe viral – descrito mais apropriadamente como *laringotraqueobronquite aguda* – é uma infecção viral que acomete a laringe, a traqueia e os brônquios. Os vírus para*influenza* são responsáveis pela maioria dos casos. Outras causas incluem adenovírus, rinovírus, vírus sincicial respiratório e vírus *influenza* A e B.[38] Em geral, o crupe viral acomete crianças de 3 meses a 5 anos. A infecção pode afetar toda a árvore traqueobrônquica. Entretanto, como a região subglótica é o segmento mais estreito do sistema respiratório das crianças nessa faixa etária, a obstrução geralmente é mais grave nessa área. Embora as manifestações respiratórias do crupe comecem repentinamente na maioria dos casos, em geral são precedidas de infecções das vias respiratórias superiores, as quais causam rinorreia (*i. e.*, secreção nasal), coriza (*i. e.*, resfriado comum), rouquidão e febre baixa. Na maioria das crianças, o quadro clínico consiste apenas em estridor e dispneia branda, antes de começar a regredir. Os sintomas costumam desaparecer quando a criança é exposta ao ar úmido. Por exemplo, deixar o chuveiro aberto e depois levar a criança para dentro do banheiro geralmente traz alívio imediato e drástico. A exposição ao ar frio também parece aliviar o espasmo das vias respiratórias. Em geral, os sintomas graves são aliviados simplesmente quando a criança é exposta ao ar frio a caminho do setor de emergência de um hospital. O crupe viral não melhora com antibióticos e também não é necessário administrar expectorantes, broncodilatadores e anti-histamínicos. A criança deve ser incomodada o mínimo possível e monitorada cuidadosamente para detecção de sinais de sofrimento respiratório.

A obstrução das vias respiratórias pode piorar em alguns casos. À medida que a obstrução aumenta, o estridor torna-se contínuo e está associado ao batimento nasal com retrações subesternais e intercostais. Agitação e choro agravam os sinais e sintomas, de modo que a criança prefere sentar-se ou permanecer na posição ortostática. Em crianças com cianose, palidez ou obstrução, qualquer manipulação da faringe – inclusive o uso de um abaixador de língua – pode causar parada cardiorrespiratória e somente deve ser realizada em um ambiente médico que disponha de recursos para estabilização das vias respiratórias em caráter de emergência. O estabelecimento de uma via respiratória artificial pode ser necessário em casos de obstrução grave.

Crupe espasmódico. O crupe espasmódico evidencia-se por sinais e sintomas semelhantes aos do crupe viral agudo. Como a criança não tem febre nem outras manifestações de um pródromo de infecção viral, essa doença parece ter origem alérgica. Nos casos típicos, o crupe espasmódico ocorre à noite e tende a recidivar com infecções respiratórias. Em geral, o episódio persiste por algumas horas e pode repetir-se por várias noites seguidas.

A maioria das crianças com crupe espasmódico pode ser tratada eficazmente em seus lares. Um ambiente com umidade alta (*i. e.*, umidificador de ambiente com água fria ou levar a criança para um banheiro com água morna corrente saindo do chuveiro) atenua a irritação e evita o ressecamento das secreções. Se isso não for suficiente para abrir as vias respiratórias, a criança deve ser levada para fora de casa, para ser exposta ao ar frio, o que, em alguns casos, pode ajudar o paciente a respirar.

Traqueíte bacteriana. Essa doença também é conhecida como laringotraqueobronquite e crupe bacteriano. A doença é uma infecção bacteriana rara da traqueia, na maioria dos casos por *S. aureus*. Quando ocorre, a traqueíte geralmente começa depois de uma infecção viral das vias respiratórias. As manifestações clínicas são semelhantes às do crupe viral, com exceção de que a criança precisa usar antibiótico, porque a causa da infecção é bacteriana. Essas crianças devem ser diagnosticadas e tratadas rapidamente, caso contrário podem entrar em insuficiência respiratória aguda.

Epiglotite.
Epiglotite aguda é uma doença dramática e potencialmente fatal, que se caracteriza por edema inflamatório da região supraglótica, inclusive epiglote e estruturas da faringe (ver Figura 30.14). A doença começa repentinamente e pode causar obstrução das vias respiratórias e asfixia.[33] No passado, o agente etiológico identificado com mais frequência era a bactéria *H. influenzae* B. Esse patógeno tornou-se menos comum desde a utilização generalizada da vacina contra *H. influenzae* B. Consequentemente, patógenos como *Streptococcus pyogenes*, *S. pneumoniae* e *S. aureus* se tornaram os maiores causadores da epiglotite pediátrica.

A criança apresenta-se pálida, toxêmica e letárgica e assume uma posição típica – sentada ereta com a boca aberta e o queixo projetado para frente. O paciente tem dificuldade para engolir, voz abafada, sialorreia, febre e ansiedade extrema. Também há indícios de sofrimento respiratório moderado a grave. Os sinais físicos incluem estridor inspiratório e também expiratório em alguns casos, batimento das narinas e retrações inspiratórias na depressão supraesternal e nos espaços supraclavicular e intercostais. Depois de algumas horas, a epiglotite pode evoluir para obstrução total das vias respiratórias e morte, a menos que seja iniciado tratamento adequado. A epiglotite é uma emergência clínica, que geralmente requer a imediata introdução do tubo endotraqueal ou a realização de traqueotomia.

> **Alerta de domínio do conceito**
>
> Se houver suspeita de epiglotite, o profissional de saúde deve manter a criança calma e reduzir a ansiedade dela. A criança nunca deve ser forçada a deitar, porque isso provoca a queda da epiglote para trás e provoca obstrução completa das vias respiratórias. O exame da garganta com um abaixador de língua ou outro instrumento pode provocar parada cardiopulmonar e só deve ser feito por médicos com experiência em intubação de crianças pequenas. Também não é aconselhável tentar qualquer intervenção, como coletar amostra de sangue, que exacerbe a ansiedade da criança porque isso poderia precipitar o espasmo das vias respiratórias e causar a morte do paciente. Em geral, a recuperação da epiglotite é rápida e sem intercorrências após desobstrução das vias respiratórias e instituição da antibioticoterapia.

Infecções das vias respiratórias inferiores

As infecções das vias respiratórias inferiores causam retenção de ar com expirações prolongadas. Os sibilos resultam de broncospasmo, inflamação da mucosa e edema. A criança mostra sinais de esforço acentuado para respirar, frequência respiratória acelerada e sibilos. Quando a infecção é grave, também há retrações intercostais acentuadas e sinais de insuficiência respiratória iminente.

Bronquiolite aguda/vírus sincicial respiratório (RSV).
É uma infecção viral das vias respiratórias inferiores, na maioria dos casos causada pelo RSV.[39] Outros vírus como vírus para*influenza* 3 e alguns adenovírus, além de *Mycoplasma*, também causam essa doença. A infecção causa obstrução inflamatória das vias respiratórias finas e necrose das células que revestem as vias respiratórias inferiores. Em geral, a bronquiolite aguda ocorre nos primeiros 2 anos de vida, com pico de incidência entre 3 e 6 meses de idade. A fonte de infecção geralmente é um familiar com doença respiratória branda.

As crianças maiores e os adultos toleram muito melhor o edema bronquiolar do que os lactentes, e não desenvolvem o quadro clínico de bronquiolite. A maioria dos lactentes afetados por bronquiolite tem história de infecção branda das vias respiratórias superiores. Esses sinais e sintomas costumam persistir por vários dias e podem acompanhar-se de febre e perda do apetite. Em seguida, a criança apresenta angústia respiratória progressiva, que se caracteriza por tosse sibilante, dispneia e irritabilidade. O lactente geralmente consegue inspirar ar suficiente, mas tem dificuldade de exalar. O ar fica retido no pulmão nas áreas distais à obstrução e interfere na troca gasosa. Os pacientes podem ter hipoxemia e, nos casos graves, hipercapnia. A obstrução das vias respiratórias pode causar retenção de ar e hiperinsuflação dos pulmões ou colapso dos alvéolos. Os lactentes com bronquiolite aguda têm aspecto típico marcado por dispneia com respirações rápidas, tosse angustiante e retrações das costelas inferiores e do esterno. Chorar e alimentar-se agravam esses sintomas. Sibilos e estertores podem ou não ocorrer, dependendo da gravidade da obstrução. Nos lactentes com obstrução grave das vias respiratórias, os sibilos diminuem à medida que o fluxo de ar é progressivamente reduzido. Em geral, a fase mais crítica da doença são as primeiras 48 a 72 h. Cianose, palidez, agitação psicomotora e redução repentina ou desaparecimento do murmúrio vesicular indicam insuficiência respiratória iminente. A Tabela 30.2 descreve as características da bronquiolite.

As evidências mais recentes não recomendam a prescrição de salbutamol ou corticosteroides para crianças com diagnóstico de bronquiolite; contudo, a nebulização com solução salina hipertônica pode ser administrada a crianças hospitalizadas.[40]

Os lactentes em sofrimento respiratório devem ser hospitalizados. O tratamento consiste em medidas de suporte e inclui a administração de oxigênio suplementar quando a saturação de oxigênio diminui persistentemente a menos de 90%.[33] Existem evidências indicando que as crianças em sofrimento respiratório com necessidade de usar oxigênio devem primeiramente receber oxigênio em taxas altas, via cânula nasal, porque isso tende a aumentar a saturação de oxigênio, aumentar o conforto e melhorar a condição respiratória geral.[40] Nas crianças pequenas, geralmente se utiliza um nebulizador para administrar vapor ou broncodilatador. A elevação da cabeça facilita os movimentos respiratórios e evita compressão das vias respiratórias. A criança deve ser manuseada ao mínimo, para evitar que se canse. Como a infecção é viral, os antibióticos são ineficazes e devem ser administrados apenas para tratar infecção bacteriana secundária. A desidratação é uma complicação possível em consequência do aumento das perdas imperceptíveis de água causadas pela frequência respiratória acelerada e pela dificuldade de ingerir alimentos, e exigem a adoção de medidas para assegurar uma hidratação adequada. Quando a criança está em sofrimento respiratório e a hidratação adequada não pode ser mantida, o paciente deve receber líquidos intravenosos. A recuperação começa depois das primeiras 48 a 72 h, e é rápida e completa. A lavagem cuidadosa das mãos é uma medida essencial para evitar a disseminação hospitalar do RSV.

Sinais de insuficiência respiratória iminente

Em geral, os distúrbios respiratórios de lactentes e crianças pequenas começam repentinamente, e a recuperação também é rápida e completa. As crianças apresentam risco de desenvolver obstrução das vias respiratórias e insuficiência respiratória causada por distúrbios obstrutivos ou infecções pulmonares. A criança com epiglotite está sujeita ao desenvolvimento de obstrução das vias respiratórias, enquanto os pacientes com bronquiolite podem entrar em insuficiência respiratória resultante da queda das trocas gasosas. As crianças com insuficiência respiratória iminente causada por doença das vias respiratórias ou dos pulmões apresentam taquipneia (respirações rápidas); uso exagerado dos músculos acessórios; retrações, que são mais marcantes na criança que no adulto, devido à complacência aumentada do tórax; batimento das asas do nariz; e grunhidos expiratórios. O Quadro 30.1 descreve os sinais e sintomas de insuficiência respiratória iminente.

Quadro 30.1 Sinais de sofrimento respiratório e insuficiência respiratória iminente no lactente e na criança pequena.

- Aumento acentuado do esforço para respirar, inclusive com retrações graves ou grunhidos, e limitação dos movimentos torácicos
- Cianose não aliviada com a administração de oxigênio (40%)
- Frequência cardíaca ≥ 150 batimentos por minuto (bpm) e bradicardia crescente
- Frequência respiratória muito acelerada (60 incursões por minuto nos recém-nascidos até lactentes de 6 meses, ou acima de 30 incursões por minuto nas crianças de 6 meses a 2 anos)
- Frequência respiratória muito reduzida (20 incursões por minuto ou menos)
- Retrações da região supraclavicular, do esterno, do epigástrio e dos espaços intercostais
- Ansiedade extrema e agitação
- Fadiga

RESUMO

Embora outros sistemas do organismo estejam fisiologicamente prontos para a vida extrauterina a partir da 25ª semana de gestação, os pulmões precisam de mais tempo. A imaturidade do sistema respiratório é uma causa importante de morbimortalidade dos recém-nascidos prematuros.

O desenvolvimento dos pulmões pode ser dividido em cinco estágios: embrionário, pseudoglandular, canalicular, sacular e alveolar. Os primeiros três estágios são dedicados ao desenvolvimento das vias respiratórias de condução, enquanto nos dois últimos ocorre o desenvolvimento das estruturas pulmonares que participam da troca de gases. Entre a 25ª e a 28ª semanas de gestação, os fetos têm alvéolos terminais suficientes para viabilizar sua sobrevivência. Também durante esse período, as células alveolares do tipo II – responsáveis pela produção de surfactante – começam a funcionar. O desenvolvimento dos pulmões é incompleto na ocasião do nascimento: os recém-nascidos têm apenas 1/8 a 1/6 do número de alvéolos dos adultos. Os alvéolos continuam a desenvolver-se nos primeiros anos de vida e alcançam o número encontrado nos adultos (300 milhões) por volta dos 8 anos de idade.

As crianças com doença pulmonar restritiva respiram mais rapidamente e suas excursões respiratórias são superficiais. Grunhido expiratório é uma alteração comum à medida que essas crianças tentam aumentar a capacidade residual funcional fechando a glote ao final da expiração. A obstrução das vias respiratórias extratorácicas frequentemente causa fluxo de ar turbulento, um ruído inspiratório conhecido como *estridor* e obstrução das vias respiratórias intratorácicas produzindo sibilos expiratórios audíveis. SAR é uma das causas mais comuns de doença respiratória dos prematuros. Nessas crianças, a imaturidade pulmonar somada à deficiência de surfactante causa colapso dos alvéolos. DBP é uma doença pulmonar crônica, que ocorre comumente nos prematuros tratados com respiração artificial por períodos longos.

A doença respiratória aguda é a causa mais frequente de comprometimento da saúde de lactentes e crianças; é responsável por 50% das doenças que acometem crianças com menos de 5 anos de idade, e 30% das enfermidades das crianças de 5 a 12 anos. Por causa do calibre fino das vias respiratórias dos lactentes e das crianças, as infecções respiratórias que ocorrem nessa faixa etária geralmente são mais graves. As infecções que podem causar apenas faringite e rouquidão nos adultos podem provocar obstrução grave nas crianças. Entre as infecções respiratórias que afetam crianças pequenas, estão crupe, traqueíte bacteriana, epiglotite e bronquiolite. Epiglotite é uma infecção supraglótica potencialmente fatal, que pode causar obstrução das vias respiratórias e asfixia.

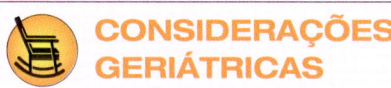

CONSIDERAÇÕES GERIÁTRICAS

- Alterações fisiológicas associadas ao envelhecimento (redução do número de cílios e do muco, tosse e reflexo faríngeo não efetivos, ventilação e fluxo sanguíneo inconsistentes) reduzem a efetividade contra antígenos e partículas estranhas[41]
- Como muitos tabagistas mais velhos usaram tabaco durante a maior parte de suas vidas, a inflamação da mucosa, a redução da capacidade pulmonar e a redução do desempenho ciliar aumentam o risco de infecção do sistema respiratório[35]
- Adultos mais velhos devem evitar o uso de medicação de venda livre para distúrbios respiratórios por causa da interação farmacológica e da possibilidade de mascarar condições graves. Resfriados com duração superior a uma semana representam uma alteração respiratória grave que exige atenção médica[35]
- Por causa das alterações do sistema respiratório relacionadas ao envelhecimento, os sinais/sintomas de pneumonia (tosse produtiva, hipertermia e desconforto torácico) não ocorrem e isso retarda o diagnóstico e o tratamento.[35]

CONSIDERAÇÕES PEDIÁTRICAS

- As infecções nas vias respiratórias são causadas por diversos microrganismos e se tornam mais graves em lactentes e crianças desnutridas, bem como naqueles que normalmente não são expostos[42]
- O RSV ocorre com mais frequência de modo epidêmico em berçários (infecções hospitalares ou nosocomiais)[42]
- A pneumonia estreptocócica em recém-nascidos é, tipicamente, causada por estreptococos do grupo B do sistema genital da mãe transmitidos para o recém-nascido durante o parto vaginal.[42]

Exercícios de revisão

1. Estamos na estação da gripe e, embora você tenha recebido uma dose da vacina contra *influenza* no ano anterior, neste ano você não se vacinou. Imagine que subitamente apresente febre, calafrios, mal-estar, dores musculares e congestão nasal.
   a. Quais desses sinais e sintomas o levariam a pensar que pegou uma gripe?
   b. Como odeia perder aulas, você decide ir até a enfermaria do campus para pegar um antibiótico. Depois de ser atendido por um profissional de saúde, ele diz que os antibióticos são ineficazes contra o vírus da gripe e que você não deve ir às aulas, mas sim voltar para casa, tomar paracetamol para baixar a febre, repousar e manter-se aquecido, bem como beber muito líquido. Explique as razões de cada uma dessas recomendações.
   c. Explique por que a vacina contra gripe que você tomou no ano anterior não o protegeu durante a estação atual de gripe.
2. A pneumonia bacteriana (p. ex., causada por *S. pneumoniae*) frequentemente se evidencia por tosse produtiva com expectoração, enquanto na pneumonia atípica (p. ex., *M. pneumonia*), a tosse geralmente é seca ou não ocorre.
   a. Explique.
3. Um lactente de 4 meses foi internado na UTI pediátrica com diagnóstico de bronquiolite. Ele estava taquipneico e tinha sibilos, batimento de asa nasal e retrações do terço inferior do esterno e dos espaços intercostais durante a inspiração.
   a. Qual é o patógeno mais comum na bronquiolite? Essa infecção poderia ser tratada com antibiótico?
   b. Explique o mecanismo fisiopatológico envolvido na retração do terço inferior do esterno e dos espaços intercostais durante a inspiração.
   c. Quais seriam os sinais de insuficiência respiratória iminente nesse recém-nascido?

REFERÊNCIAS BIBLIOGRÁFICAS

1. Centers for Disease Control. (2016). Leading causes of death. Available: https://www.cdc.gov/nchs/fastats/leading-caues-of-death.htm. Accessed December 12, 2017
2. WorldHealthOrganization.(2016).Pneumonia.[Online].Available:https://www.who.int/mediacentre/factsheets/fs331/en/. Accessed December 12, 2017
3. Centers for Disease Control. (2016). Tuberculosis. [Online]. Available: https://www.cdc.gov/tb/statistics/default.htm. Accessed December 12, 2017
4. World Health Organization. (2016). Cancer. [Online]. Available: https://www.who.int/mediacentre/factsheets/fs297/en/. Accessed December 12, 2017
5. Tapparel C., Sobo K., Constant S., et al. (2013). Growth and characterization of different human rhinovirus C types in three-dimensional human airway epithelia reconstituted *in vitro*. Virology 446(1–2), 1–8. Available: www.sciencedirect.com/science/article/pii/S0042682213004017. Accessed December 12, 2017
6. Othumpangat S., Noti J., McMillen C., et al. (2016). ICAM-1 regulates the survival of *influenza* virus in lung epithelial cells during the early stages of infection. Virology 487, 85–94. Available: www.sciencedirect.com/science/article/pii/S0042682215004328. Accessed: December 13, 2017
7. Dolin R. Common viral respiratory infections. In Kasper D., Fauci A., Hauser S., et al. (Eds), Harrison's principles of internal medicine (19th ed.). New York, NY: McGraw-Hill. Available: http://accessmedi-cine.mhmedical.com/content.aspx?bookid=1130&sectionid=79738549. Accessed: December 13, 2017.
8. Truven Health Analytics. (2017). Micromedex Solutions. Available: http://www.micromedexsolutions.com.ezproxy.uthsc.edu/microme-dex2/librarian/CS/C8DF59/ND_PR/evidencexpert/ND_P/evidencexpert/DUPLICATIONSHIELDSYNC/78BD86/ND_PG/evidencexpert/ND_B/evidencexpert/ND_AppProduct/evidencexpert/ND_T/evidencexpert/PFActionId/evidencexpert.IntermediateToDocumentLink? docId=333&contentSetId=7&title=ANTIHISTAMINE%2FDECONG ESTANT&servicesTitle=ANTIHISTAMINE%2FDECONGESTANT. Accessed December 13, 2017
9. Rubin M. A., Ford L. C., Gonzales R., et al. (2014). Sore throat, earache, and upper respiratory symptoms. Harrison's principles of internal medicine (19th ed.). Kasper D., Hauser S. L., Jameson J. L., et al. New York, NY: McGraw-Hill. Available: http://accessmedicine.mhmedical.com/content.aspx?bookid=1130&sectionid=79725618
10. Kliegman R. M., Stanton B. F. (2016). Sinusitis. In Kliegman R. M., Stanton B. F., Geme J. W. St., et al. (Eds.), Nelson textbook of pediatrics (20th ed., pp. 2014–2017). St. Louis: Elsevier, Inc.
11. Centers for Disease Control and Prevention. (2017). Estimated *influenza* illnesses, medical visits, hospitalizations, and deaths averted by vaccination in the United States. Available: https://www.cdc.gov/flu/about/disease/2015-16.htm
12. Hayden F. G. (2016). *Influenza*. In Goldman L., Schafer A. I. (Eds.), Goldman-Cecil medicine (25th ed., pp. 2191–2197). Philadelphia, PA: Saunders, an imprint of Elsevier Inc.
13. Musher D. M. (2016). Overview of pneumonia. In Goldman L., Schafer A. I. (Eds.), Goldman-Cecil medicine (25th ed., pp. 610–620). Philadelphia, PA: Saunders, an imprint of Elsevier Inc.
14. ElsevierPointofCare.(2017).Community-acquiredpneumoniainadults.Available: https://www.clinicalkey.com/#!/content/67-s2.0-77188ebd-e5b9-49ª1-88ª0-0211995a4b85. Accessed: December 13, 2017
15. Kumar V., Abbas A. K. (2015). The lung. In Kumar V., Abbas A. K., (Eds.), Robbins and Cotran pathologic basis of disease (9th ed., pp. 669– 726). Philadelphia, PA: Saunders, an imprint of Elsevier Inc.
16. Yu V. L., Pedro-Botet L., Lin Y. E. (2014). Legionella infections. In Kasper D., Fauci A., Hauser S., et al. (Eds) Harrison's principles of internal medicine (19th ed.) New York, NY: McGraw-Hill. Available: http://accessmedicine.mhmedical.com/content.aspx?bookid=1130&secti onid=79735876. Accessed: December 13, 2017

17. Gaydos C. A., Quinn T. C. (2014). Chlamydial infections. In Kasper D., Fauci A., Hauser S., et al. (Eds), Harrison's principles of internal medicine (19th ed.). New York, NY: McGraw-Hill. Available: http://accessmedicine.mhmedical.com/content.aspx?bookid=1130&secti onid=79737875. Accessed: December 13, 2017
18. Liu J.-L., Xu F., Zhou H., et al. (2016). Expanded CURB-65: A new score system predicts severity of community-acquired pneumonia with superior efficiency. Scientific Reports 6, 22911. PMC. Web. 12 Dec. 2017.
19. World Health Organization Regional Office for South East Asia. (2017). Tuberculosis/human immunodeficiency virus proteins. Available: http://apps.who.int/iris/handle/10665/254762. Accessed: December 13, 2017
20. Raviglione M. C. (2014). Tuberculosis. In Kasper D., Fauci A., Hauser S., et al. (Eds), Harrison's principles of internal medicine (19th ed.). New York, NY: McGraw-Hill. Available: http://accessmedi- cine.mhmedical.com. ezproxy.uthsc.edu/content.aspx?bookid=1130&sec tionid=79737003. Accessed: December 14, 2017
21. Pai M., Rodrigues C. (2015). Management of latent tuberculosis infection: An evidence-based approach. Lung India: Official Organ of Indian Chest Society 32(2), 205–207. DOI: 10.4103/0970-2113.156210. Available: https://www.ncbi.nlm.nih.gov/pmc/articles/PMC4429378/. Accessed December 14, 2017
22. Hage C. A., Wheat L. (2014). Histoplasmosis. In Kasper D., Fauci A., Hauser S., et al. (Eds), Harrison's principles of internal medicine (19th ed.). New York, NY: McGraw-Hill. Available: http://accessmedicine.mhmedical.com.ezproxy.uthsc.edu/content.aspx?bookid=1130&sectio nid=79739792. Accessed: December 14, 2017
23. Jemal A., Ward E. M., Johnson C. J., et al. (2017). Annual report to the nation on the status of cancer, 1975–2014, featuring survival. JNCI: Journal of the National Cancer Institute 109(9), https://doi.org/10.1093/jnci/djx030
24. Nosanchuk J. D. (2016). Endemic mycoses. In Nadel J. A., Murray J. F., Gotway M. B., et al. (Eds.), Murray and Nadel's textbook of respiratory medicine (6th ed., pp. 646–660). Philadelphia, PA: Elsevier Saunders. Available: https://www-clinicalkey-com.ezproxy.uthsc.edu/#!/content/book/3-s2.0-B9781455733835000373?scrollTo=%23top.Accessed: December 14, 2017
25. Galgiani J. N. (2016). Coccidioidomycosis. In Goldman L., Schafer A. I. (Eds.), Goldman-Cecil medicine (25th ed., pp. 2072–2073.e2). Philadelphia, PA: Elsevier Saunders.
26. Jackson M. A., Long S. S. (2015). Red Book 2015: Report of the Committee on Infectious Diseases (30th ed.). Elk Grove Village, IL: American Academy of Pediatrics. Available: EBSCOhost, ezproxy.uthsc. edu/login?url=http://search.ebscohost.com/login.aspx?direct=true&db= nlebk&AN=1076143&site=ehost-live. Accessed November 30, 2017
27. Smith J. A., Gauthier G. (2015). New developments in blastomycosis. Seminars in Respiratory and Critical Care Medicine 36(5), 715–728.
28. DeSantis C. E., Lin C. C., Marlotto A. B., et al. (2014). Cancer treatment and survivorship statistics, 2014. CA: A Cancer Journal for Clinicians 64, 252–271.
29. National Cancer Institute. (2014). SEER Cancer Stat Facts: Lung and Bronchus Cancer. Bethesda, MD. Available: http://seer.cancer.gov/stat- facts/html/lungb.html. Accessed December 10, 2017
30. Ridge C. A., McErlean A. M., Ginsberg M. S. (2013). Epidemiology of lung cancer. Seminars in Interventional Radiology 30(2), 93–98. DOI: 10.1055/s-0033-1342949
31. Reid P. T., Innes J. A. (2014). Respiratory disease. In Walker B. R., Colledge N. R., Ralston S. H., 31. et al. (Eds), Davidson's Principles and Practice of Medicine (22nd ed., pp. 643–732). Philadelphia, PA: Elsevier Churchill Livingstone.
32. Horn L., Lovly C. M., Johnson D. H. (2014). Neoplasms of the lung. In Kasper D., Fauci A., Hauser S., et al. (Eds), Harrison's principles of internal medicine (19th ed.). New York, NY: McGraw-Hill. Available: http://accessmedicine.mhmedical.com/content.aspx?bookid=1130&sect ionid=79725618
33. Hockenberry M. J., Wilson D. (2015). Wong's Nursing Care of Infants and Children. St Louis, MO: Elsevier.
34. Kallapur S. G., Jobe A. H. (2015). Lung development and maturation. In Martin R. J., Faranoff A. A., Walsh M. C. (Eds), Faranoff and Martin's Neonatal-Perinatal Medicine (10th ed., pp. 1042–1059). Philadelphia, PA: Elsevier.
35. Eliopoulos C. (2018). Respiration. In Gerontological Nursing. Philadelphia, PA: Wolters Kluwer.
36. Wambach J. A., Hamvas A. (2015). Respiratory distress syndrome in the neonate. In Martin R. J., Faranoff A. A., Walsh M. C. (Eds), Faranoff and Martin's Neonatal-Perinatal Medicine (10th ed., pp. 1042–1059). Philadelphia, PA: Elsevier.
37. Kair L. R., Leonard D. T., Anderson J. M. (2012). Bronchopulmonary dysplasia. Pediatrics in Review 33(6), 255–262.
38. Szentpetery S., Weiner D. J., Finder J. D. (2018). Pulmonary disorders. In Zitelli B. J., McIntire S. C., Nowalk A. J. (Eds), Zitelli and Davis' Atlas of Pediatric Physical Diagnosis (7th ed., pp. 593–615). Philadelphia, PA: Elsevier.
39. Bower J., McBride J. T. (2015). Bronchiolitis. In Bennett J. E., Dolin R., Blaser M. J. (Eds), Mandell, Douglas, and Bennett's Principles of Infectious Diseases Updated edition (8th ed., pp. 818–822). Philadelphia, PA: Elsevier Saunders.
40. Ralston S. L., Lieberthal A. S., Meissner H. C., et al. (2014). Clinical practice guideline: The diagnosis, management and prevention of bronchiolitis. Pediatrics 134, e1474–e1502.
41. Overbaugh K. (2018). Assessment of respiratory function In Hinkle J. L., Cleever K. H. (Eds.), Brunner & Suddarth's textbook of medical-surgical nursing (14th ed., pp. 480–509). Philadelphia: PA: Wolters Kluwer.
42. Strayer D. S., Rubin E. (2015). Rubin's Pathology Clinicopathologic Foundations of Medicine (7th ed.). Philadelphia, PA: Wolters Kluwer.

Distúrbios de Ventilação e da Troca Gasosa

31

Tracy McClinton e Emma Murray

INTRODUÇÃO

A principal função dos pulmões é realizar a troca entre oxigênio (O_2) e dióxido de carbono (CO_2) para dar suporte às funções metabólicas dos tecidos corporais. A função das trocas gasosas nos pulmões depende de um sistema aberto de vias respiratórias, da expansão dos pulmões, de uma área de superfície adequada para a difusão gasosa e de fluxo sanguíneo adequado através do leito capilar pulmonar.

Muitos tipos de doença são capazes de perturbar o funcionamento normal das trocas gasosas pulmonares. Em alguns casos, a interrupção é temporária, e, em outros, é acentuada e incapacitante. Em algumas pessoas, é o resultado da deterioração de todo o sistema, provavelmente a partir de traumatismo ou lesão aguda. As doenças respiratórias que interrompem a ventilação e as trocas gasosas pulmonares com maior frequência são abordadas nas seis seções a seguir:

- Efeitos fisiológicos de alterações na ventilação e nas trocas gasosas
- Distúrbios de inflação do pulmão
- Doenças obstrutivas das vias respiratórias
- Doenças pulmonares intersticiais
- Distúrbios da circulação pulmonar
- Doenças respiratórias agudas.

É importante perceber que pessoas com uma comorbidade subjacente, como doença pulmonar obstrutiva crônica (DPOC), e que experimentam um evento agudo, como um traumatismo não penetrante no tórax ou lúpus eritematoso, necessitam de maior assistência ventilatória e suporte cardiovascular do que aquelas com função pulmonar "normal" e sem disfunção autoimune. Além disso, qualquer pessoa com inflamação resultante de sarcoidose ou infecção, (p. ex., tuberculose), ou ainda broncoconstrição excessiva por doença reativa das vias respiratórias, será desafiada se adquirir uma condição que desenvolva insuficiência respiratória aguda.

EFEITOS FISIOLÓGICOS DE DISTÚRBIOS DA VENTILAÇÃO E DA DIFUSÃO

Depois de concluir esta seção, o leitor deverá ser capaz de:

- Definir os termos *hipoxemia* e *hipercapnia*
- Diferenciar os mecanismos que causam distúrbios da ventilação daqueles que causam distúrbios de difusão
- Comparar as manifestações de hipoxemia e hipercapnia.

A função primária do sistema respiratório é remover quantidades apropriadas de CO_2 do sangue que entra na circulação pulmonar e adicionar quantidades adequadas de O_2 ao sangue que sai da circulação pulmonar.[1,2] Esta seção apresenta um breve panorama das causas e manifestações da hipoxemia e da hipercapnia resultantes do comprometimento da ventilação e das trocas gasosas que se desenvolvem com muitos dos distúrbios abordados no capítulo.

A *ventilação* envolve o deslocamento de ar atmosférico até os alvéolos para prover O_2 e remover CO_2. A ventilação minuto é o volume de ar trocado por minuto e é determinada pela quantidade de ar trocado a cada respiração (volume corrente) e pela frequência respiratória (incursões por minuto). As *trocas gasosas* ocorrem nos pulmões e envolvem a troca de O_2 e CO_2 entre o ar nos alvéolos e o sangue nos capilares pulmonares. O processo envolve a difusão ou deslocamento do O_2 do ar nos alvéolos (que é rico em O_2 e pobre em CO_2) para o sangue nos capilares pulmonares. Também envolve a transferência de CO_2 do sangue nos capilares pulmonares (que tem baixa quantidade de O_2 e alta quantidade de CO_2) para os alvéolos. A oxigenação adequada do sangue e a remoção de CO_2 também dependem de circulação apropriada através dos vasos sanguíneos pulmonares (perfusão) e do contato adequado entre os alvéolos ventilados e os capilares perfundidos da circulação pulmonar (correspondência entre ventilação e perfusão; Figura 31.1).

Como regra geral, a oxigenação do sangue depende principalmente de fatores que promovem a difusão do O_2 dos

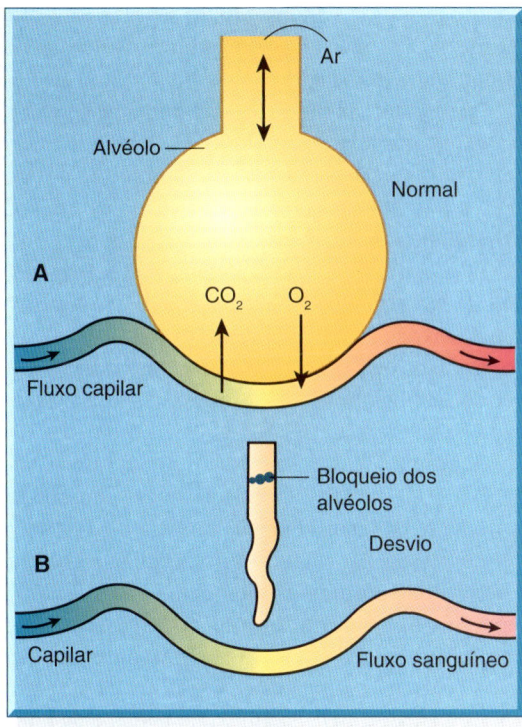
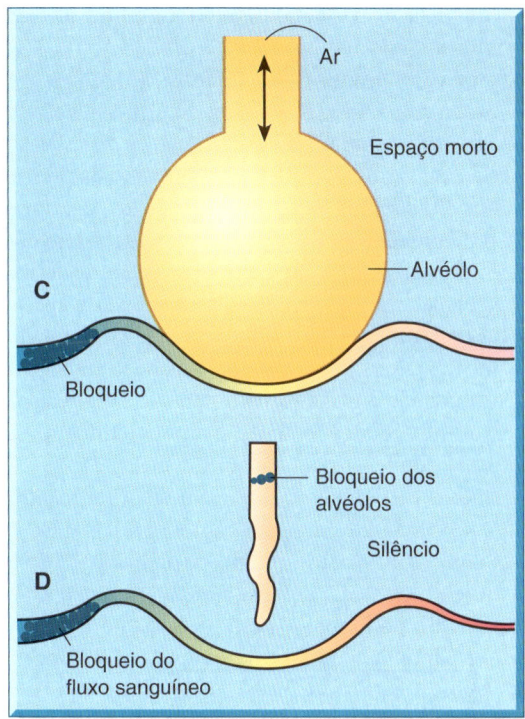

Figura 31.1 • Razões ventilação/perfusão. **A.** Razão normal. No pulmão saudável, um determinado volume de sangue é levado para um alvéolo, assim como um volume igual de gás. A razão é 1:1 (há equilíbrio de ventilação e perfusão). **B.** Razões ventilação/perfusão baixas: *shunts*. Estados com razões ventilação/perfusão baixas são denominados distúrbios provocadores de desvios (*shunts*). Quando a perfusão excede a ventilação, existe *shunt*. O sangue não passa pelos alvéolos e não há troca gasosa, como na obstrução das vias respiratórias distais (pneumonia, atelectasia, tumor, rolha de muco). **C.** Razões ventilação/perfusão altas: espaço morto. Quando a ventilação excede a perfusão, o resultado é criação de espaço morto. Os alvéolos não têm aporte sanguíneo para troca gasosa. Isso é característico de vários distúrbios, inclusive embolia pulmonar, infarto pulmonar e choque cardiogênico. **D.** Unidade silenciosa. Quando não há ventilação nem perfusão ou estas são limitadas, ocorre uma condição denominada unidade silenciosa, característica do pneumotórax e das formas graves de SARA. Fonte: Hinkle J. L., Cheever K. H. (2018). *Brunner & Suddarth's textbook of medicalsurgical nursing* (14. ed., figuras no Quadro 20-2, p. 486). Philadelphia, PA: Lippincott Williams & Wilkins.

alvéolos para os capilares pulmonares. A remoção de CO_2 depende principalmente da ventilação minuto (frequência respiratória × volume corrente) e da eliminação de CO_2 dos alvéolos (Figura 31.2).

Hipoxemia

"Hipoxemia" é o termo que descreve a redução dos níveis de O_2 no sangue arterial, ou seja, PaO_2 inferior a 95 mmHg.

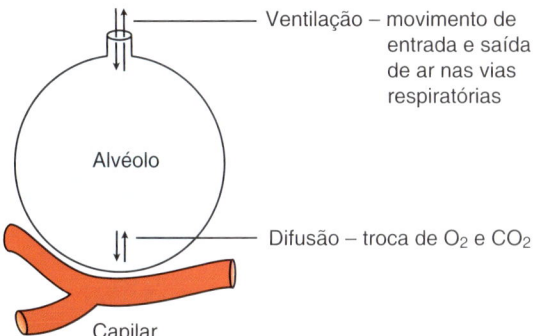

Figura 31.2 • Principais funções do pulmão: ventilação e difusão. Fonte: Morton P. G., Fontaine D. K. (2018). *Critical care nursing: A holistic approach* (11. ed., Fig. 25.1, p. 449). Philadelphia, PA: Lippincott Williams & Wilkins.

Etiologia e patogênese

A hipoxemia pode resultar de concentração inadequada de O_2 no ar atmosférico, de distúrbio do sistema respiratório, de disfunção do sistema neurológico ou de alterações na função circulatória. Os mecanismos pelos quais os distúrbios respiratórios resultam em redução significativa na PO_2 são hipoventilação, comprometimento da difusão dos gases, circulação inadequada do sangue pelos capilares pulmonares e falta de correspondência entre ventilação e perfusão.[1,2] Muitas vezes, mais do que um mecanismo contribui para o desenvolvimento de hipoxemia em uma pessoa com doença respiratória ou doença cardíaca.

Manifestações clínicas

A hipoxemia exerce seus efeitos por meio de hipoxia tecidual e de mecanismos de compensação que o organismo utiliza para se adaptar à redução nos níveis de oxigênio. Os tecidos corporais apresentam vulnerabilidade consideravelmente variável em relação à hipoxia. Os tecidos com maiores necessidades são o encéfalo, os pulmões e o coração. Se a PO_2 dos tecidos cai abaixo de um nível crítico, o metabolismo aeróbico é interrompido e o metabolismo anaeróbico assume a função, com formação e liberação de ácido láctico. Isso resulta em aumento dos níveis séricos de lactato e em acidose metabólica. A faixa normal de níveis séricos de lactato é de 0,5 a 1 mmol/ℓ em pessoas sem enfermidade aguda.

Uma hipoxemia leve produz poucas manifestações. O recrutamento de mecanismos compensatórios do sistema nervoso simpático produz um aumento na frequência cardíaca, vasoconstrição periférica, sudorese e um ligeiro aumento da pressão arterial. Pode haver discreto comprometimento do desempenho mental e da acuidade visual e, algumas vezes, se desenvolve hiperventilação. Isto ocorre porque a saturação de hemoglobina ainda é de aproximadamente 90% quando a PO_2 é de apenas 60 mmHg. Casos mais graves de hipoxemia podem produzir confusão mental, alterações de personalidade, inquietação, comportamento agitado ou combativo, falta de coordenação dos movimentos musculares, euforia, comprometimento do discernimento, *delirium* e, por fim, torpor e coma.

As manifestações de hipoxemia crônica podem ser insidiosas no início e ser atribuídas a outras causas, principalmente no caso de pessoas com doença pulmonar crônica. O organismo compensa a hipoxemia crônica aumentando a ventilação, a vasoconstrição pulmonar e a produção de hemácias. A vasoconstrição pulmonar acontece como uma resposta local à hipoxia dos alvéolos. Essa vasoconstrição aumenta a pressão arterial pulmonar e melhora a correspondência entre ventilação e fluxo sanguíneo. O aumento da produção de hemácias advém da liberação de eritropoetina pelos rins, que ocorre em resposta à hipoxia. A policitemia aumenta a concentração de glóbulos vermelhos e a capacidade de transporte de oxigênio pelo sangue. Outros mecanismos adaptativos incluem um desvio para a direita na curva de dissociação do oxigênio, o que aumenta a liberação de O_2 para os tecidos (ver Figura 29.22 no Capítulo 29).

Cianose é um termo que se refere à coloração azulada da pele e das mucosas resultante da concentração excessiva de hemoglobina desoxigenada ou reduzida nos pequenos vasos sanguíneos. Geralmente, é mais acentuada nos lábios, nas unhas, nas orelhas e nas bochechas. O grau de cianose pode ser modificado pela quantidade de pigmento cutâneo, pela espessura da pele e pelo estado dos capilares cutâneos. A cianose é mais difícil de perceber em pessoas com pele escura e em áreas do corpo onde a espessura da pele é maior. Deve-se inspecionar o tecido bucal da mucosa oral de pessoas de pele escura, porque esta é a localização mais precisa para avaliar a cianose. Embora a cianose possa ser evidente em pessoas com insuficiência respiratória, muitas vezes representa um sinal tardio. É necessária uma concentração de aproximadamente 5 g/dℓ de hemoglobina desoxigenada no sangue circulante para que ocorra cianose.[1] A quantidade absoluta de hemoglobina reduzida, mais do que a quantidade relativa, é importante na produção de cianose.

Pessoas com anemia e níveis baixos de hemoglobina se mostram menos propensas a exibir cianose do que pessoas com altas concentrações de hemoglobina (porque têm uma quantidade menor de hemoglobina para desoxigenar), embora possam ser relativamente hipóxicas por causa da diminuição na capacidade de transporte do oxigênio. Uma pessoa com alto nível de hemoglobina devido à policitemia pode apresentar cianose sem hipoxia.

A cianose é dividida em dois tipos: central e periférica. A *cianose central* é evidente na língua e nos lábios. É causada por um aumento da quantidade de hemoglobina desoxigenada ou de um derivado anormal de hemoglobina no sangue arterial. Os derivados anormais de hemoglobina incluem a meta-hemoglobina, na qual um íon nitrito reage com a molécula de hemoglobina. Como a meta-hemoglobina tem baixa afinidade com o O_2, grandes dosagens de nitritos podem resultar em cianose e hipoxia tecidual. Embora os nitritos sejam utilizados no tratamento da angina, a dose terapêutica é muito pequena para causar cianose. A *cianose periférica* ocorre nas extremidades e na ponta do nariz ou das orelhas. É causada pela desaceleração do fluxo sanguíneo em uma determinada área do corpo, com aumento da extração de oxigênio do sangue. Resultante da vasoconstrição e da diminuição do fluxo sanguíneo periférico, como se dá com a exposição ao frio, choque, insuficiência cardíaca ou doença vascular periférica. Também pode ser evidente o hipocratismo digital (ou baqueteamento) em pessoas com DPOC, uma vez que a hipoxia é prolongada. Isto pode ser facilmente observado durante uma inspeção cardiovascular periférica, quando o examinador avalia a oxigenação/perfusão periférica, uma vez que o ângulo da unha é de 180° ou mais (Figura 31.3).

Diagnóstico

O diagnóstico de hipoxemia é baseado na observação clínica e medições diagnósticas dos níveis de PO_2. A análise dos gases sanguíneos arteriais fornece uma medida direta do teor de O_2

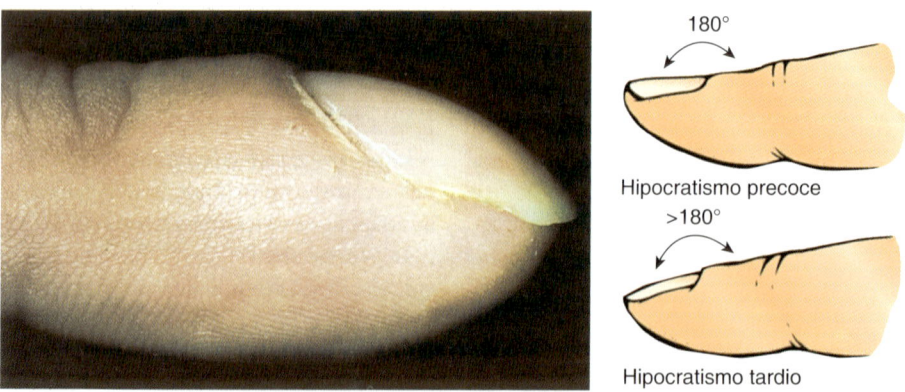

Figura 31.3 • Hipocratismo digital. O ângulo entre a placa ungueal e a prega ungueal proximal aumenta para 180° ou mais. Fonte: Morton P. G., Fontaine D. K. (2018). *Critical care nursing: A holistic approach* (11. ed., Fig. 24.2, p. 434). Philadelphia, PA: Lippincott Williams & Wilkins.

no sangue e é o melhor indicador da capacidade dos pulmões para oxigenar o sangue. A saturação de oxigênio venoso (SvO_2) reflete a extração do corpo e a utilização de O_2 no nível dos tecidos. Amostras de sangue venoso podem ser obtidas através de um cateter na artéria pulmonar ou de uma linha central. A linha central é menos invasiva, porém um pouco menos precisa, porque o sangue ainda não foi misturado no ventrículo direito.

Podem ser obtidas medidas não invasivas da saturação arterial de O_2 da hemoglobina usando um instrumento chamado *oxímetro de pulso* (Figura 31.4). O oxímetro de pulso utiliza diodos emissores de luz e combina a pletismografia (*i. e.*, mudanças na absorção de luz e na vasodilatação) com espectrofotometria (EF) para medir a saturação de oxigênio.[3] A SpO_2 normal varia de 90 a 100. A espectrofotometria utiliza uma luz de comprimento de onda na faixa do vermelho que passa através de molécula oxigenada de hemoglobina e é absorvida pela hemoglobina desoxigenada, usando uma luz com comprimento de onda na faixa do infravermelho absorvida pela hemoglobina oxigenada e que passa através da hemoglobina desoxigenada. Existe disponibilidade comercial de sensores que podem ser colocados na orelha, dedo da mão, dedo do pé ou na testa. Os sensores podem ser colocados na palma da mão, no pênis, pé ou braço de lactentes. O oxímetro de pulso não é capaz de distinguir entre a hemoglobina que transporta oxigênio e a hemoglobina que transporta o monóxido de carbono. Além disso, o oxímetro de pulso não pode detectar níveis elevados de meta-hemoglobina. Embora a oximetria de pulso não seja tão precisa quanto a gasometria arterial, é um método que fornece meios para o monitoramento não invasivo e contínuo da saturação de O_2. Este é um indicador de tendência útil do estado respiratório e circulatório.

No entanto, sua confiabilidade é questionável quando usado em pessoas gravemente enfermas. Empregar uma fórmula que identifica os valores arteriais de pH, PCO_2 e PO_2 dos valores venosos da pessoa e da oximetria de pulso também tem se mostrado uma maneira efetiva.[4] Utilizar o sangue de um cateter venoso central com a oximetria de pulso pode apresentar mais informações do que as amostras arteriais em pessoas com doença respiratória aguda.[5]

A relação entre a PaO_2 arterial e a fração inspirada de oxigênio (FiO_2), denominada *razão PF*, é um indicador adicional de alterações na difusão do O_2 no nível pulmonar. Para determinar esta relação, o valor de PO_2 deve ser dividido pelo valor FiO_2. Por exemplo, a FiO_2 de uma pessoa que respira o ar ambiente é de 0,21 porque 21% do ar atmosférico é constituído por O_2. Por sua vez, a pessoa que recebe 40% de O_2, tem uma FiO_2 de 0,40. O valor normal desta razão PF deve ser superior a 300.[6] A razão PF é útil para avaliar a melhora ou a deterioração na difusão de oxigênio, independentemente da porcentagem de oxigênio suplementar que está sendo administrada. Além disso, a razão PF é um indicador de diagnóstico de lesão pulmonar aguda e de síndrome do desconforto respiratório agudo (SDRA).

Tratamento

O tratamento da hipoxemia deve se concentrar na correção da causa do distúrbio e no aumento do gradiente de difusão por meio da administração de oxigênio suplementar. O oxigênio pode ser fornecido via cânula nasal, máscara ou administrado diretamente, por meio de um tubo endotraqueal ou de traqueostomia, em pacientes sob ventilação mecânica. Um sistema de administração de alto fluxo é aquele em que a taxa de fluxo e a capacidade de reserva são suficientes para fornecer todo o ar inspirado.[7] Um sistema de administração de baixo fluxo

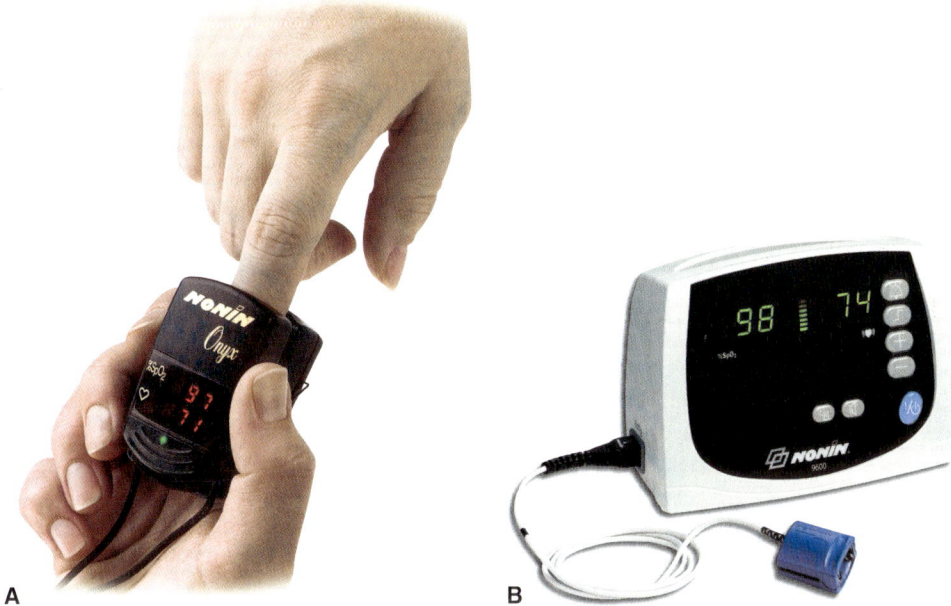

Figura 31.4 • A determinação da oxigenação sanguínea por oximetria de pulso reduz a necessidade de procedimentos invasivos, como coleta de sangue para determinar os níveis de oxigênio. **A.** Oxímetro de pulso digital (ponta de dedo da mão), que incorpora o sensor e a tela de visualização. **B.** Modelo de mesa com sensor conectado. A memória possibilita o acompanhamento da frequência cardíaca e da saturação de oxigênio ao longo do tempo. Fonte: Hinkle J. L., Cheever K. H. (2018). *Brunner & Suddarth's textbook of medicalsurgical nursing* (14. ed., Fig. 20-12, p. 503). Philadelphia, PA: Lippincott Williams & Wilkins.

fornece menos do que o total de ar inspirado.[7] A concentração de O_2 a ser administrada (geralmente determinada pela taxa de fluxo) deve se basear na PO_2. Um alto fluxo deve ser cuidadosamente monitorado em pessoas com doença pulmonar crônica, pois um aumento na PO_2 acima de 60 mmHg pode deprimir o impulso ventilatório. Existe também o perigo de toxicidade em concentrações elevadas de oxigênio. A inalação contínua de oxigênio em altas concentrações pode levar à lesão difusa do parênquima pulmonar. Pessoas com pulmões saudáveis começam a sentir sintomas respiratórios, como tosse, dor de garganta, sensação de aperto substernal, congestão nasal e inspiração dolorosa após respirar oxigênio puro por 24 h.[2]

> **Conceitos fundamentais**
>
> **Ventilação e trocas gasosas**
> - Ventilação é o volume de circulação de ar da atmosfera para os alvéolos
> - Trocas gasosas são o fornecimento de oxigênio e a remoção de dióxido de carbono da membrana capilar.

Hipercapnia

O termo hipercapnia se refere a um aumento do teor de dióxido de carbono no sangue arterial.[7] O nível de dióxido de carbono no sangue arterial, ou PCO_2, é proporcional à produção de dióxido de carbono e inversamente relacionado com a ventilação alveolar.

Etiologia e patogênese

A hipercapnia pode ocorrer com diversos distúrbios que causam hipoventilação ou desequilíbrio entre ventilação e perfusão.[7] A capacidade de difusão do dióxido de carbono é 20 vezes maior do que a do oxigênio. Portanto, hipercapnia sem hipoxemia geralmente é observada apenas em situações de hipoventilação.[2] Em casos de falta de correspondência entre ventilação e perfusão, a hipercapnia geralmente é acompanhada por uma diminuição nos níveis de PO_2 arterial.

Condições que aumentam a produção de dióxido de carbono, como um aumento na taxa metabólica ou uma dieta rica em carboidratos, podem contribuir para o grau de hipercapnia que se desenvolve em pessoas com comprometimento da função respiratória. Variações na taxa metabólica resultantes de um aumento na atividade, febre ou doença podem ter efeitos profundos sobre a produção de dióxido de carbono. A ventilação alveolar geralmente aumenta proporcionalmente em relação a essas mudanças, e se desenvolve hipercapnia somente quando este aumento é inadequado.

O quociente respiratório (QR), que é a relação entre a produção de dióxido de carbono e o consumo de oxigênio (QR = produção de CO_2/consumo de O_2), varia de acordo com o tipo de alimento metabolizado.[1] Uma característica do metabolismo de carboidratos é um QR de 1,0, com o dióxido de carbono sendo produzido em quantidades iguais à de oxigênio que está sendo consumido. Como gorduras contêm uma quantidade menor de oxigênio do que os carboidratos, sua oxidação produz menos dióxido de carbono (QR = 0,7). O metabolismo de proteínas puras (QR = 0,81) resulta na produção de mais dióxido de carbono do que o metabolismo das gorduras, contudo menos do que o metabolismo dos carboidratos. O tipo de alimento que é ingerido ou os tipos de nutrientes que são entregues por meio de alimentação enteral (i. e., através de sonda colocada no intestino delgado) ou nutrição parenteral (i. e., através de um cateter venoso central) podem influenciar os níveis de PCO_2.

Manifestações clínicas e diagnóstico

A hipercapnia afeta diversas funções orgânicas, incluindo o equilíbrio acidobásico e a função renal, neurológica e cardiovascular. Níveis elevados de PCO_2 produzem um decréscimo no pH e acidose respiratória. O organismo normalmente compensa a elevação na PCO_2, aumentando o bicarbonato renal (HCO_3^-) e a retenção, o que resulta em um aumento da concentração sérica dos níveis de pH de HCO_3. Enquanto o pH estiver dentro da faixa normal, as principais complicações da hipercapnia são as que resultam da hipoxia que a acompanha. À medida que o corpo se adapta ao aumento crônico dos níveis sanguíneos de dióxido de carbono, o indivíduo com hipercapnia crônica pode não apresentar sintomas até que a PCO_2 se torne muito elevada. Neste ponto, apresentará sintomas de aumento do trabalho respiratório (TR), uma vez que também experimentará hipoxemia (Quadro 31.1).

O diagnóstico de hipercapnia se baseia em manifestações fisiológicas, no pH arterial e nos níveis da gasometria arterial. $PACO_2$ também pode ser medida em indivíduos que recebem ventilação mecânica por meio do dióxido de carbono expirado ($ETCO_2$, corrente final CO_2) que deve ser medido no final da expiração.[7] Amostras do dióxido de carbono no final da expiração podem ser utilizadas para identificar uma estimativa do valor de $PACO_2$.[7]

Tratamento

O tratamento da hipercapnia deve ser dirigido para diminuir o TR e melhorar o equilíbrio ventilação-perfusão. O uso da terapia de descanso intermitente, como ventilação de pressão negativa durante a noite ou pressão positiva contínua nas vias respiratórias, em pessoas com doença obstrutiva crônica ou doença da parede torácica pode ser efetivo no aumento da força e da resistência dos músculos respiratórios e na melhoria da PCO_2. O retreinamento da musculatura respiratória destinado a aprimorar a força muscular respiratória e sua resistência, ou ambas, tem sido utilizado para melhorar a tolerância ao

Quadro 31.1 Sinais/sintomas de trabalho respiratório.
- Dificuldade respiratória
- Diaforese
- Respiração frenolabial
- Taquipneia ou bradipneia/ritmo respiratório irregular
- Uso de músculos acessórios
- Taquicardia
- Respiração abdominal
- Cianose

exercício e diminuir a probabilidade de fadiga respiratória. O uso de um ventilador pode se tornar necessário em situações de hipercapnia aguda.

RESUMO

A função primária do sistema respiratório é remover quantidades apropriadas de CO_2 do sangue que entra na circulação pulmonar e fornecer a quantidade adequada de O_2 para o sangue que deixa a circulação pulmonar. Isso é alcançado por meio do processo de ventilação, em que o ar se desloca para dentro e para fora dos pulmões, e do processo de difusão, em que os gases se deslocam entre os alvéolos e os capilares pulmonares. Embora tanto a difusão quanto a ventilação possam afetar as trocas gasosas, a oxigenação do sangue depende em grande parte da difusão e da remoção de dióxido de carbono na ventilação.

Hipoxemia se refere a uma diminuição dos níveis de oxigênio no sangue arterial, o que resulta na diminuição da oxigenação dos tecidos. Pode ocorrer hipoxemia como resultado de hipoventilação, comprometimento da difusão, desvio (*shunt*) e desequilíbrio entre ventilação e perfusão. A hipoxemia aguda se manifesta por aumento do esforço respiratório (aumento das frequências respiratória e cardíaca, uso de músculos acessórios, respiração frenolabial e diaforese), cianose e comprometimento da função sensorial e neurológica, o que também é denominado TR. O organismo compensa a hipoxemia crônica com o aumento da ventilação, vasoconstrição pulmonar e aumento da produção de hemácias.

Hipercapnia se refere a uma elevação dos níveis de dióxido de carbono. No cenário clínico, quatro fatores contribuem para o desenvolvimento de hipercapnia: alterações na produção de dióxido de carbono, distúrbio no funcionamento das trocas gasosas pelos pulmões, anormalidades na função da parede torácica e dos músculos respiratórios e alterações no controle neural da respiração. As alterações na função ou frequência respiratórias reduzem o volume minuto, que é a causa mais comum de hipercapnia. As manifestações de hipercapnia consistem em condições associadas a diminuição do pH (acidose respiratória); dilatação dos vasos sanguíneos, incluindo os do encéfalo; e depressão da função do sistema nervoso central (SNC).

DISTÚRBIOS DE INFLAÇÃO DOS PULMÕES

Depois de concluir esta seção, o leitor deverá ser capaz de:

- Caracterizar a patogênese e as manifestações de um derrame pleural transudativo e exsudativo, quilotórax e hemotórax
- Diferenciar entre as causas e manifestações de pneumotórax espontâneo, pneumotórax secundário e pneumotórax hipertensivo
- Descrever as causas da pleurisia (pleurite) e diferenciar as características da dor pleural de outros tipos de dor torácica.

O ar que entra através das vias respiratórias infla o pulmão enquanto a pressão negativa na cavidade pleural impede o pulmão de entrar em colapso. Distúrbios da inflação pulmonar são causados por condições que obstruem as vias respiratórias, ocasionam compressão do pulmão ou produzem o colapso pulmonar. Pode haver compressão do pulmão pelo acúmulo de líquido no espaço pleural; colapso total de um pulmão inteiro, como no pneumotórax; ou colapso de um segmento pulmonar devido à obstrução das vias respiratórias, como em casos de atelectasia.

Distúrbios da pleura

A pleura é uma fina membrana serosa de camada dupla que reveste os pulmões (Figura 31.5). A *camada parietal* externa reveste a parede torácica e o aspecto superior do diafragma. Continua em torno do coração e entre os pulmões, formando as paredes laterais do mediastino. A *camada visceral* recobre o interior do pulmão e adere em toda a sua superfície. A cavidade ou espaço pleural entre as duas camadas contém uma camada fina de líquido seroso que lubrifica as superfícies pleurais e torna possível o deslizamento sem atrito das pleuras parietal e visceral durante os movimentos respiratórios. A pressão na cavidade pleural, que é negativa em relação à pressão atmosférica, mantém os pulmões contra a parede do tórax e o impede de entrar em colapso. Os distúrbios da pleura incluem derrame pleural, hemotórax, pneumotórax e inflamação pleural.

Derrame pleural

O termo derrame pleural se refere a uma coleção anormal de líquido na cavidade pleural.[8] Como o líquido que se desenvolve em outros espaços transcelulares no organismo, ocasiona-se um derrame pleural quando a taxa de formação de líquido excede a taxa de remoção.

Etiologia e patogênese. Normalmente, o líquido entra no espaço pleural a partir dos capilares da pleura parietal e é removido pelos vasos linfáticos localizados na pleura parietal.

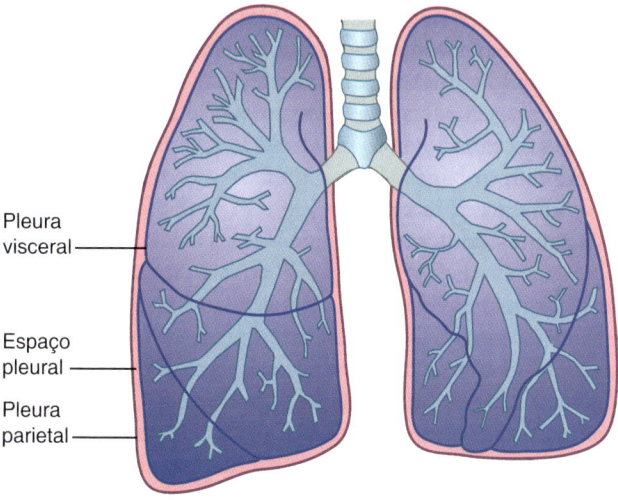

Figura 31.5 • Relação entre as pleuras parietal e visceral e o espaço pleural, que é o sítio de acúmulo de líquido nos derrames pleurais.

Os líquidos também podem entrar a partir dos espaços intersticiais do pulmão através da pleura visceral ou a partir de pequenos orifícios no diafragma. Por conseguinte, o líquido pode se acumular quando há uma formação excessiva de líquido (a partir do interstício pulmonar, da pleura parietal ou da cavidade peritoneal) ou quando há uma redução na sua remoção pelos vasos linfáticos.

O líquido que se acumula em um derrame pleural pode ser um transudato ou exsudato, purulento, quiloso ou sanguíneo. O acúmulo de transudato seroso (líquido claro) na cavidade pleural muitas vezes é chamado de *hidrotórax*. A condição pode ser unilateral ou bilateral. A causa mais comum de hidrotórax é a insuficiência cardíaca congestiva. Outras causas são insuficiência renal, nefrose, insuficiência hepática e câncer. Um *exsudato* pleural é um líquido com uma densidade específica superior a 1,020 e frequentemente contém células inflamatórias.

Derrames pleurais *transudativos* e *exsudativos* podem ser diferenciados pela medição dos níveis de lactato desidrogenase (LDH) e níveis de proteína no líquido pleural.[8] LDH é uma enzima liberada a partir de tecido pleural inflamado ou lesionado. Como as medições de LDH podem ser facilmente obtidas a partir de uma amostra de líquido pleural, este é um marcador útil para o diagnóstico de distúrbios exsudativos da pleura. Um derrame pleural exsudativo preenche pelo menos um dos seguintes critérios:

1. A razão entre a proteína no líquido pleural e a proteína sérica é maior que 0,5
2. A razão entre os níveis de LDH no líquido pleural e os níveis séricos de LDH é maior que 0,6
3. Um valor de LDH no líquido pleural superior a dois terços do limite superior dos níveis séricos normais de LDH.[8]

As condições que produzem derrames pleurais exsudativos incluem pneumonia bacteriana, infecção viral, infarto pulmonar e câncer. Essas condições são responsáveis por aproximadamente 70% de todos os casos de derrame pleural.[9]

Derrames parapneumônicos constituem um tipo comum de derrame pleural e são amplamente causados por infecções bacterianas, como pneumonia. Um tipo comum de derrame parapneumônico é o *empiema*, uma infecção na cavidade pleural que resulta em um exsudato que contém glicose, proteínas, leucócitos e restos de células e tecidos mortos.[9] É causado por pneumonia bacteriana adjacente, ruptura de um abscesso pulmonar no espaço pleural, invasão de uma infecção subdiafragmática ou infecção associada a traumatismo.

Quilotórax é o derrame de linfa na cavidade torácica. O quilo, um líquido leitoso que contém quilomicra, é encontrado no líquido linfático originário do sistema digestório. O ducto torácico transporta o quilo para a circulação central. O quilotórax também pode ser o resultado de traumatismo, inflamação ou infiltração cancerígena capaz de obstruir o transporte do quilo através do ducto torácico para a circulação central. É a causa mais comum de derrame pleural no feto e no recém-nascido, resultante de malformação congênita dos ductos torácicos ou dos canais linfáticos. Também pode ocorrer quilotórax como uma complicação de procedimentos cirúrgicos intratorácicos e da utilização de grandes veias para nutrição parenteral total e monitoramento hemodinâmico.[8]

Manifestações clínicas. As manifestações de derrames parapneumônicos variam de acordo com a causa. O empiema pode ser acompanhado de febre, aumento da contagem de leucócitos e outros sinais de inflamação. O líquido na cavidade pleural age como massa ocupando espaço; causa uma diminuição na expansão do pulmão no lado afetado que é proporcional ao volume de líquido acumulado. Os sinais característicos de derrame pleural são submacicez ou macicez à percussão e redução dos sons respiratórios. Pode ocorrer hipoxemia devido à diminuição da área de superfície, que geralmente é corrigida com oxigênio suplementar. Dispneia, o sintoma mais comum, surge quando o líquido comprime o pulmão, resultando no aumento do esforço ou da frequência respiratórios. Geralmente só ocorre dor pleurítica quando existe inflamação. No entanto, pode ser sentido um desconforto constante com grandes derrames.

Diagnóstico e tratamento. O diagnóstico de derrame pleural deve se basear no resultado de radiografias, ultrassonografia e tomografia computadorizada (TC) de tórax. Pode ser realizada toracentese (aspiração de líquido do espaço pleural) para obter uma amostra de líquido pleural para o diagnóstico. O tratamento do derrame pleural deve ser dirigido à causa do distúrbio. No caso de grandes derrames, a toracentese pode ser utilizada para remover líquido do espaço pleural e viabilizar a reexpansão do pulmão. Um método usado no tratamento paliativo de derrames pleurais causados por um câncer é a injeção de um agente esclerosante na cavidade pleural. Esse método de tratamento provoca obliteração do espaço pleural e impede que o líquido torne a se acumular. Pode ser necessária uma drenagem torácica nos casos em que o derrame permanece.

Hemotórax

É um tipo específico de derrame pleural em que existe sangue na cavidade pleural.

Etiologia e patogênese. O sangramento pode ser o resultado de uma lesão no tórax, uma complicação de cirurgia torácica, câncer ou ruptura de um grande vaso, como um aneurisma da aorta. O hemotórax pode ser classificado como mínimo, moderado ou grande.[9] Um hemotórax mínimo envolve, pelo menos, 250 mℓ de sangue no espaço pleural.[8] Pequenas quantidades de sangue geralmente podem ser absorvidas, e geralmente o hemotórax desaparece em um intervalo de 10 a 14 dias, sem outras complicações. Um hemotórax moderado preenche cerca de um terço do espaço pleural e pode produzir sinais de compressão pulmonar e perda de volume intravascular. Essa condição requer drenagem imediata e substituição de líquidos intravasculares. Um grande hemotórax enche metade ou mais de um dos lados do tórax e geralmente é causado por hemorragias de um vaso de alta pressão, como uma artéria intercostal ou mamária. Requer drenagem imediata e, se a hemorragia continua, deve ser realizado um procedimento cirúrgico para controlar o sangramento.

Manifestações clínicas. Além das alterações na oxigenação, ventilação, trabalho respiratório e sons respiratórios, podem acompanhar o hemotórax alguns sinais de perda de sangue, incluindo aumento da frequência cardíaca. Como o hemotórax é abrupto no início, as manifestações geralmente são repentinas e aflitivas. Uma das complicações do hemotórax moderado ou grande não tratado é o fibrotórax – que é a fusão das superfícies pleurais por fibrina, hialina e tecido conjuntivo – e, em alguns casos, a calcificação do tecido fibroso, o que restringe a expansão do pulmão.

Diagnóstico e tratamento.
O diagnóstico de hemotórax deve se basear no resultado de radiografias de tórax e na diminuição da saturação arterial, que indica redução na troca de oxigênio. Se o paciente apresentar sintomas ou se ocorrer comprometimento da troca de oxigênio, é indicada a realização de drenagem torácica.

Pneumotórax

O termo "pneumonotórax" se refere à existência de ar no espaço pleural. O pneumotórax provoca o colapso parcial ou completo do pulmão afetado.

Etiologia e patogênese.
O pneumotórax pode suceder sem uma causa óbvia ou lesão (*i. e.*, pneumotórax espontâneo) ou como resultado de uma lesão direta ao tórax ou às grandes vias respiratórias (*i. e.*, pneumotórax traumático). Pneumotórax de tensão descreve uma condição potencialmente fatal na qual o aumento da pressão no interior da cavidade pleural compromete tanto a função respiratória quanto a função cardíaca.

Pneumotórax espontâneo. Acredita-se que o pneumotórax espontâneo se desenvolve devido à ruptura de uma bolha de ar na superfície do pulmão. A ruptura dessas bolhas possibilita que o ar atmosférico proveniente das vias respiratórias entre na cavidade pleural (Figura 31.6). Como a pressão alveolar normalmente é maior do que a pressão pleural, o ar flui dos alvéolos para o espaço pleural provocando o colapso da porção envolvida do pulmão, como resultado de seu próprio recuo.

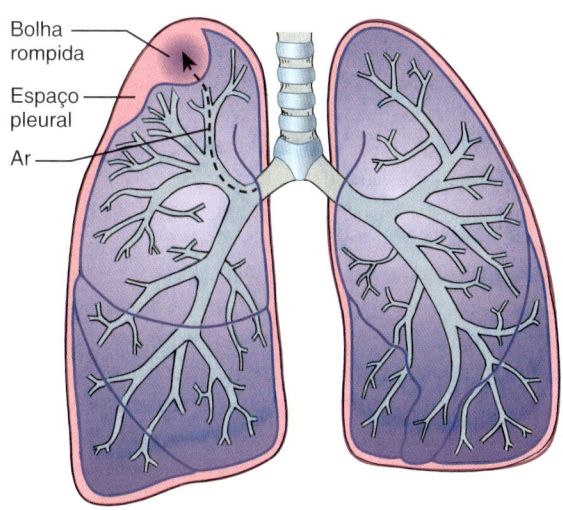

Figura 31.6 • Mecanismo para o desenvolvimento de pneumotórax espontâneo, em que uma bolha cheia de ar se rompe sobre a superfície pulmonar, possibilitando que o ar atmosférico proveniente das vias respiratórias entre no espaço pleural.

O ar continua a fluir para dentro do espaço pleural, até que não exista um gradiente de pressão ou até que a diminuição no tamanho do pulmão interrompa o extravasamento. O pneumotórax espontâneo é dividido em primário e secundário. O pneumotórax primário se desenvolve em pessoas saudáveis, enquanto o pneumotórax secundário ocorre em pessoas com doença pulmonar subjacente.

Nos casos de pneumotórax espontâneo primário, as bolhas geralmente se localizam na parte superior dos pulmões. A condição é observada mais frequentemente em jovens altos do sexo masculino, com idade entre 10 e 30 anos. Foi sugerido que a diferença de pressão na pleura na porção superior em relação à porção inferior do pulmão é maior em pessoas altas, e que essa diferença de pressão pode contribuir para o desenvolvimento de bolhas. O tabagismo e um histórico familiar positivo são fatores associados ao pneumotórax espontâneo primário.[2] Uma inflamação das pequenas vias respiratórias relacionada com o tabagismo provavelmente contribui para o desenvolvimento da doença, e a interrupção do hábito de fumar pode reduzir a possibilidade de recorrência.

Os casos de pneumotórax espontâneo secundário geralmente são mais graves, porque se desenvolvem em pessoas com doença pulmonar subjacente. Estão associados a diferentes tipos de doenças pulmonares causadoras do aprisionamento de gases e da destruição do tecido pulmonar, como asma, tuberculose, fibrose cística (FC), sarcoidose, carcinoma broncogênico e doenças pleurais metastáticas. Uma causa comum de pneumotórax espontâneo secundário é o enfisema. Os casos de pneumotórax espontâneo secundário podem ser fatais por causa da lesão pulmonar subjacente e da pouca reserva compensatória.

Pneumotórax catamenial é um tipo de pneumotórax relacionado com o ciclo menstrual e geralmente é recorrente.[10] Tipicamente ocorre em mulheres na faixa etária entre 30 e 40 anos com histórico de endometriose. Cerca de um terço de todos os casos de pneumotórax espontâneo em mulheres que se submetem à cirurgia é causado por pneumotórax catamenial.[10] Em geral, afeta o pulmão direito e se desenvolve em um período de 72 h antes do início da menstruação. Embora a causa do pneumotórax catamenial seja desconhecida, tem sido sugerido que, durante a menstruação, o ar pode ter acesso à cavidade peritoneal e, em seguida, entrar na cavidade pleural através de um defeito no diafragma.[10] A endometriose pleural e diafragmática também tem sido implicada como causa desta condição patológica.

Pneumotórax traumático. Os casos de pneumotórax traumático podem ser causados por lesões penetrantes ou não penetrantes. A fratura ou a luxação de costelas que penetram na pleura são a causa mais comum de pneumotórax resultante de lesões torácicas não penetrantes. Essas podem ser acompanhadas de hemotórax. O pneumotórax também pode acompanhar uma fratura da traqueia, dos brônquios principais ou uma ruptura do esôfago. Pessoas com pneumotórax resultante de traumatismo torácico frequentemente apresentam outras complicações e necessitam de cirurgia torácica. Procedimentos clínicos como aspirações com agulha transtorácica, inserção de linha central, intubação e ventilação com pressão positiva, ocasionalmente, podem causar pneumotórax. Também pode se desenvolver um pneumotórax traumático como complicação de uma reanimação cardiopulmonar.

Pneumotórax de tensão. Acontece quando a pressão intrapleural excede a pressão atmosférica. É uma condição potencialmente fatal e se desenvolve quando uma lesão ao tórax ou às estruturas respiratórias possibilita que o ar entre, mas não consiga sair do espaço pleural (Figura 31.7). Isso origina o aumento rápido da pressão no interior do tórax e causa atelectasia por compressão do pulmão não afetado, desvio no mediastino para o lado oposto do tórax e compressão da veia cava, o que resulta na diminuição do retorno venoso para o coração e na redução do débito cardíaco.[9] Embora possa se desenvolver um pneumotórax de tensão em pessoas com pneumotórax espontâneo, esse tipo é observado mais frequentemente em pessoas com pneumotórax traumático. Pode resultar também de um barotrauma causado por ventilação mecânica, em consequência do alto volume corrente em pessoas no ventilador.[11]

Manifestações clínicas. As manifestações de pneumotórax dependem do tamanho e da integridade do pulmão subjacente. Nos casos de pneumotórax espontâneo, as manifestações da doença por vezes incluem o desenvolvimento de dor torácica ipsilateral. Ocorre aumento quase imediato da frequência respiratória, muitas vezes acompanhado por dispneia, que se manifesta como resultado da ativação de receptores que monitoram o volume pulmonar. Pode haver assimetria do tórax por causa do ar que estiver aprisionado na cavidade pleural no lado afetado. Essa assimetria pode se manifestar durante a inspiração como atraso no movimento do lado afetado, com retardo da inspiração até que o pulmão preservado atinge o mesmo nível de pressão que o pulmão com ar retido no espaço pleural. A percussão do tórax produz um som hiper-ressonante e os sons respiratórios se apresentam mais baixos ou inexistentes sobre a área do pneumotórax.

Nos casos de pneumotórax de tensão, as estruturas no espaço do mediastino se deslocam para o lado oposto da caixa torácica (ver Figura 31.7). Quando isto ocorre, a posição da traqueia, que normalmente se localiza na linha média do pescoço, se desvia junto com o mediastino. A posição da traqueia pode ser utilizada como um meio de avaliar o desvio do mediastino. Devido ao aumento na pressão intratorácica, ocorre uma redução do volume sistólico de tal ponto que o débito cardíaco é diminuído, apesar de um aumento na frequência cardíaca. Pode haver distensão da veia jugular no pescoço, enfisema subcutâneo (*i. e.*, ar nos tecidos subcutâneos do tórax e pescoço) e sinais clínicos de choque devido ao comprometimento da função cardíaca.

Geralmente se desenvolve hipoxemia logo depois de um grande pneumotórax, seguida por vasoconstrição de vasos sanguíneos no pulmão afetado, fazendo o fluxo sanguíneo se deslocar para o pulmão não afetado. Em pessoas com pneumotórax espontâneo primário, esse mecanismo muitas vezes retorna a saturação de oxigênio ao normal no intervalo de 24 h. A hipoxemia tende a ser mais grave em pessoas com doença pulmonar subjacente, nas quais se desenvolve pneumotórax espontâneo secundário ou em pessoas com doença cardíaca subjacente, que são incapazes de fazer a compensação por meio de um aumento na frequência cardíaca e no volume sistólico. Independentemente da etiologia, a hipoxemia causada pela perda parcial ou total da função pulmonar pode ser fatal. Sem uma intervenção imediata, o aumento da pressão torácica prejudicará ainda mais tanto a função cardíaca quanto a função pulmonar, resultando em hipoxemia e hipotensão graves, que muitas vezes levam à parada respiratória e cardíaca.

Diagnóstico e tratamento. Radiografia do tórax ou TC confirmam o diagnóstico de pneumotórax. Realize oximetria de pulso e gasometria para determinar o efeito sobre os níveis de oxigênio no sangue. O tratamento de pneumotórax varia de acordo com a causa e a extensão do distúrbio. Em casos de um pneumotórax espontâneo pequeno, o ar geralmente é espontaneamente reabsorvido. Portanto, é necessário apenas observar e acompanhar com radiografias de tórax. Pode ser utilizado oxigênio suplementar para corrigir a hipoxemia até que o ar seja reabsorvido. Em casos de um pneumotórax maior, o ar deve ser retirado com agulha de aspiração ou por um sistema de drenagem fechado, com ou sem sucção. Este tipo de sistema de drenagem utiliza uma válvula unidirecional ou uma câmara de selo d'água para tornar possível que o ar saia do espaço pleural e impedir que penetre novamente no tórax.

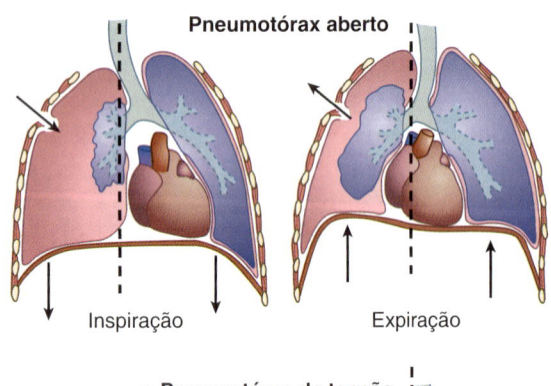
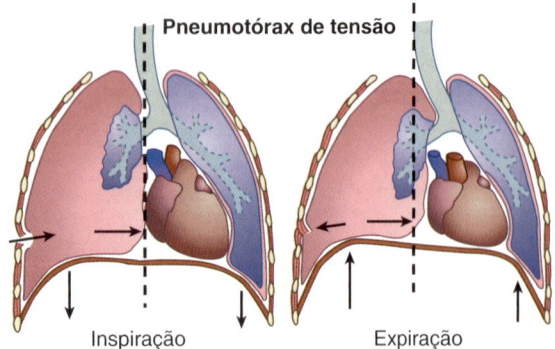

Figura 31.7 • Pneumotórax aberto ou comunicante (*em cima*) e pneumotórax de tensão (*embaixo*). Em um pneumotórax aberto, o ar entra no tórax durante a inspiração e sai durante a expiração. Pode haver ligeira insuflação do pulmão afetado devido a uma diminuição na pressão, à medida que o ar se move para fora. No pneumotórax de tensão, o ar pode entrar, mas não sair. À medida que a pressão aumenta no tórax, o coração e os grandes vasos são comprimidos e as estruturas do mediastino são deslocadas para o lado oposto do tórax. A traqueia é empurrada de sua posição normal na linha média para o lado oposto do tórax, e o pulmão não afetado é comprimido.

O tratamento de emergência de casos de pneumotórax de tensão envolve a inserção imediata de uma agulha de grande calibre ou um dreno no lado afetado do tórax, aliada à drenagem por válvula unidirecional ou sucção contínua do tórax para ajudar na reinsuflação do pulmão afetado. Uma ferida aspirativa da parede torácica, que viabiliza a passagem de ar para dentro e para fora da cavidade torácica, deve ser tratada imediatamente, cobrindo-se a área com um curativo hermético (p. ex., gaze vaselinada, pedaço de plástico firme). Tubos torácicos devem ser inseridos o mais rapidamente possível para reexpandir o pulmão. Devido ao risco de recorrência, pessoas com pneumotórax espontâneo primário devem ser aconselhadas contra o tabagismo, exposição a altas altitudes, voos aéreos não pressurizados e mergulho.

> **Conceitos fundamentais**
>
> **Distúrbios de inflação do pulmão**
>
> - A pleura envolve os pulmões e é composta por duas camadas que criam a cavidade pleural, onde a doença é frequentemente causada pela entrada de ar no espaço pleural, condição chamada de pneumotórax, ou sangue na cavidade pleural, condição chamada de hemotórax
> - Atelectasia é a expansão parcial ou incompleta do pulmão, causada por uma obstrução ou por compressão do tecido pulmonar.

Pleurite

Pleurite (também chamada de *pleurisia*) se refere à inflamação da pleura. A pleurite é comum em processos infecciosos, como infecções respiratórias, que se estendem para envolver a pleura. A dor é um sintoma frequente e é mais comumente unilateral e de manifestação abrupta. Quando a parte central do diafragma está irritada, a dor pode ser sentida no ombro. Movimentos do tórax, como uma respiração profunda e a tosse, que exacerbam as mudanças de pressão na cavidade pleural e aumentam a movimentação das superfícies pleurais já inflamadas ou lesionadas, geralmente causam uma piora na dor. Como a respiração profunda é dolorosa, os volumes correntes geralmente são mantidos baixos, e a respiração se torna mais rápida para manter o volume minuto. Espasmos reflexos dos músculos do tórax podem ocorrer, causando uma expansão respiratória menor no lado afetado.

É importante diferenciar a dor pleural da dor produzida por outras condições, como a tensão da musculatura esquelética do tórax, irritação brônquica e doença do miocárdio. A dor na musculatura esquelética pode ser resultado de tosse forte e frequente. Este tipo de dor é, por vezes, bilateral e localizada nas porções inferiores da caixa torácica, nas quais os músculos abdominais se inserem no aspecto anterior. Movimentos associados à contração dos músculos abdominais podem piorar a sensação dolorosa. A dor associada a uma irritação dos brônquios geralmente é substernal e surda, em vez de aguda; muitas vezes, é descrita como uma sensação de aperto. Esse tipo de dor é agravado pela tosse, mas não é afetado pela respiração profunda. Desconforto ou dor do miocárdio geralmente se localiza na área subesternal e não é afetado pelos movimentos respiratórios.

O tratamento da pleurite deve se concentrar na doença subjacente e no combate à inflamação. Para a dor pleural podem ser utilizados analgésicos e anti-inflamatórios não esteroides (AINE) (p. ex., ibuprofeno, indometacina). Embora esses agentes reduzam a inflamação, não conseguem aliviar inteiramente o desconforto associado com respiração profunda e tosse.

Atelectasia

O termo *atelectasia* se refere à expansão incompleta de um pulmão ou de parte do pulmão. Pode ser causada por obstrução das vias respiratórias, compressão do pulmão, como ocorre em casos de pneumotórax ou de derrames pleurais, ou aumento de recuo do pulmão, devido à perda de surfactante pulmonar. O transtorno pode se manifestar ao nascimento (*i. e.*, atelectasia primária), se desenvolver durante o período neonatal ou surgir mais tardiamente na vida (*i. e.*, atelectasia adquirida ou secundária).

Etiologia e patogênese

A atelectasia primária do recém-nascido implica que o pulmão nunca foi inflado. É uma condição observada com mais frequência em recém-nascidos prematuros e de alto risco. A forma secundária de atelectasia pode acometer recém-nascidos que estabeleceram a respiração pulmonar e, posteriormente, apresentam diminuição na expansão dos pulmões. Entre as causas de atelectasia secundária no recém-nascido destaca-se a síndrome de angústia ou desconforto respiratório, associada à falta de surfactante, obstrução das vias respiratórias por aspiração de líquido amniótico ou sangue, e displasia broncopulmonar.

A atelectasia adquirida se manifesta principalmente em adultos. A condição é causada mais comumente por obstrução das vias respiratórias e compressão do pulmão (Figura 31.8). Um tampão de muco nas vias respiratórias ou a compressão externa por um líquido, massa tumoral, exsudato, ou outro material nas áreas circundantes das vias respiratórias podem causar obstrução. Nos casos de atelectasia obstrutiva, pode haver o envolvimento de porções dos alvéolos, de um pequeno

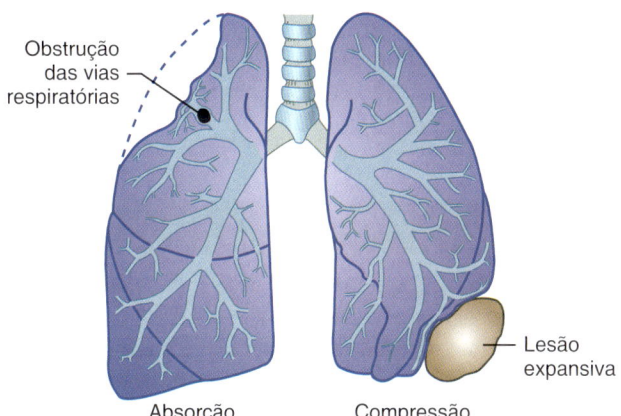

Figura 31.8 • Atelectasia causada por obstrução das vias respiratórias e absorção de ar a partir da área de envolvimento pulmonar (*à esquerda*), e por compressão do tecido pulmonar (*à direita*).

segmento do pulmão, ou de todo o lobo pulmonar. A obstrução completa de uma via respiratória é acompanhada de absorção de ar dos alvéolos pendentes e colapso da porção pulmonar. Respirar altas concentrações de oxigênio aumenta a taxa com que os gases são absorvidos dos alvéolos e predispõe ao desenvolvimento de atelectasia. O perigo de desenvolver atelectasia obstrutiva é maior após um procedimento cirúrgico. A administração de narcóticos ou de anestesia, dor e imobilidade tendem a promover a retenção de secreções brônquicas viscosas e podem causar obstrução das vias respiratórias. O estímulo da tosse e a respiração profunda, mudança frequente de posição, hidratação adequada e deambulação precoce diminuem a probabilidade de desenvolvimento de atelectasia.

Outra causa de atelectasia é a compressão do tecido pulmonar. Isso se dá quando a cavidade pleural é parcial ou completamente preenchida por líquidos, exsudato, sangue, massa tumoral ou ar. É mais comum em pessoas com derrame pleural por insuficiência cardíaca congestiva ou câncer.

Manifestações clínicas

As manifestações clínicas de atelectasia incluem taquipneia, taquicardia, dispneia, cianose, sinais de hipoxemia, redução da expansão torácica, diminuição do murmúrio vesicular e retração intercostal. Pode haver retração intercostal (retração dos espaços intercostais) sobre a área envolvida durante a inspiração. Os sinais de desconforto respiratório são proporcionais ao grau de colapso do pulmão. Se a área de colapso pulmonar é grande, o mediastino e a traqueia sofrem desvio para o lado afetado. Na atelectasia por compressão, o mediastino se desloca para longe do pulmão afetado.

Diagnóstico e tratamento

O diagnóstico de atelectasia deve se basear em sinais e sintomas. Radiografias de tórax são utilizadas para confirmar o diagnóstico. Pode ser realizada TC para mostrar o local exato da obstrução.

O tratamento depende da causa e da extensão do envolvimento pulmonar. Deve se concentrar em reduzir a obstrução das vias respiratórias ou a compressão pulmonar e na reinsuflação da área de colapso pulmonar. Ambulação, respiração profunda e posições corporais que favoreçam maior expansão pulmonar devem ser empregadas quando indicado. Pode ser necessária a administração de oxigênio para corrigir a hipoxemia. Já existem procedimentos de broncoscopia minimamente invasivos que podem ser utilizados tanto como método de diagnóstico quanto de tratamento.

RESUMO

Os distúrbios da pleura incluem o derrame pleural, hemotórax, pneumotórax e pleurite. Derrame pleural se refere à acumulação anormal de líquido na cavidade pleural. O líquido pode ser um transudato (*i. e.*, hidrotórax), exsudato (*i. e.*, derrame parapneumônico, empiema) ou quilo (*i. e.*, quilotórax). Hemotórax se refere à existência de sangue na cavidade pleural. A dor é um sintoma comum de condições que produzem pleurite, ou inflamação da pleura.

Caracteristicamente, a dor é unilateral, de manifestação repentina e exagerada pelos movimentos respiratórios. Pneumotórax consiste em de ar na cavidade pleural que provoca o colapso parcial ou completo do pulmão. Os casos de pneumotórax podem resultar da ruptura de uma bolha cheia de ar na superfície do pulmão ou de lesões penetrantes ou não penetrantes. Um pneumotórax de tensão é um evento potencialmente fatal, no qual o ar se acumula progressivamente no tórax, causando o colapso do pulmão do lado afetado e deslocando progressivamente o mediastino para o lado oposto do tórax, produzindo insuficiência cardíaca e respiratória graves.

A atelectasia se refere a uma expansão incompleta do pulmão. A atelectasia primária ocorre mais frequentemente em recém-nascidos prematuros e de alto risco. A atelectasia adquirida se manifesta principalmente em adultos e sua causa mais comum é a presença de um tampão de muco nas vias respiratórias, ou a compressão externa causada por líquidos, massa tumoral, exsudato ou outro tipo de material presente na área circundante da via respiratória.

DISTÚRBIOS OBSTRUTIVOS DAS VIAS RESPIRATÓRIAS

Depois de concluir esta seção, o leitor deverá ser capaz de:

- Descrever a interação entre genética, alterações da resposta imunológica e agentes ambientais na patogênese da asma ou de doença reativa das vias respiratórias
- Diferenciar entre bronquite crônica e enfisema, em termos de doença e manifestações clínicas
- Descrever a anomalia genética responsável pelas manifestações de FC.

Doenças obstrutivas das vias respiratórias são causadas por condições que limitam o fluxo de ar expiratório. A asma representa uma forma aguda e reversível da doença, causada pelo estreitamento das vias respiratórias devido a broncospasmo, inflamação e aumento de secreção nas vias respiratórias. Distúrbios obstrutivos crônicos incluem uma variedade de doenças das vias respiratórias, como bronquite crônica, enfisema, bronquiectasia e FC.

Fisiologia das doenças das vias respiratórias

O ar passa pelas vias respiratórias superiores (*i. e.*, traqueia e brônquios principais) e segue em direção às vias respiratórias inferiores ou pulmonares (*i. e.*, brônquios e alvéolos). Nas vias respiratórias pulmonares, a camada cartilaginosa que dá suporte à traqueia e aos brônquios principais gradualmente desaparece e é substituída por tiras entrecruzadas de músculo liso. A contração e o relaxamento da camada de músculo liso inervada pelo sistema nervoso autônomo controlam o diâmetro das vias respiratórias brônquicas e, consequentemente, a resistência ao fluxo de ar. O estímulo parassimpático, através do nervo vago e dos receptores colinérgicos, produz a constrição dos brônquios, enquanto a estimulação simpática, por meio dos receptores beta-2 adrenérgicos, aumenta a dilatação dos brônquios. Em repouso, predomina um discreto tônus broncoconstritor com mediação vagal. Quando existe a necessidade de aumento no fluxo de ar, como durante a prática de exercícios físicos, os efeitos broncodilatadores do sistema nervoso simpático são estimulados e os efeitos broncoconstritores do sistema nervoso parassimpático são inibidos. A musculatura lisa dos brônquios também responde a mediadores inflamatórios, como a histamina, que atuam diretamente sobre as células do músculo liso dos brônquios para produzir constrição.

Conceitos fundamentais

Distúrbios das vias respiratórias

- Alterações na permeabilidade das vias respiratórias envolvem mudanças no diâmetro das vias respiratórias devido ao aumento na capacidade de resposta da musculatura lisa dos brônquios ou mudanças na estrutura da parede brônquica, lesão à mucosa de revestimento das vias respiratórias ou excesso de secreções nas vias respiratórias
- Asma brônquica é uma doença crônica das vias respiratórias que provoca episódios de obstrução devido ao aumento na capacidade de resposta da musculatura lisa dos brônquios e inflamação das vias respiratórias. Os episódios geralmente são reversíveis
- DPOC representa um grupo de doenças que causam a obstrução crônica e recorrente das vias respiratórias pulmonares. Esses distúrbios podem afetar a permeabilidade das estruturas brônquicas (bronquite crônica), a difusão gasosa nos alvéolos distais aos bronquíolos terminais (enfisema), ou uma combinação de ambos.

Asma

A asma é uma doença crônica das vias respiratórias que provoca episódios de obstrução, hiper-responsividade brônquica (HRB), inflamação das vias respiratórias e, em alguns indivíduos, a remodelação destas.[12] No EUA, mais de 25 milhões de pessoas têm asma. Estima-se que 7,1 milhões de crianças apresentam a doença.[13] Como os adultos estão vivendo por mais tempo, a prevalência de asma em idosos está aumentando.

O principal fator de risco para o desenvolvimento de asma é uma predisposição genética para a produção de uma resposta mediada pela imunoglobulina E (IgE) a alergênios comuns.[14] IgE é o anticorpo envolvido na manifestação de reações alérgicas e inflamações.[14] Outros fatores de risco para o desenvolvimento de asma na infância incluem histórico familiar de asma, alergias, exposição pré-natal a fumaça de cigarro e poluição, bem como múltiplas predisposições genéticas que potencialmente podem se sobrepor.[15] A gravidade dos casos de asma é afetada por vários fatores, incluindo genética, idade de manifestação, exposição à poluição, atopia, grau de exposição aos gatilhos, deflagradores ambientais, (p. ex., fumo e ácaros da poeira) e refluxo gastresofágico ou infecções respiratórias[13,14] (ver o tópico *Asma grave ou refratária*).

Etiologia e patogênese

O denominador comum subjacente à asma é ao aumento exagerado na capacidade de resposta a vários estímulos. Também contribui para a patogênese da doença uma inflamação das vias respiratórias, manifestada por células inflamatórias (especialmente eosinófilos, linfócitos e mastócitos) e por danos ao epitélio brônquico. Existem dois subconjuntos de linfócitos T auxiliares ($T_1 H$ e $T_2 H$) que se desenvolvem a partir do mesmo precursor, linfócito T $CD4^+$.[14,16-18] Os linfócitos $T_1 H$ sofrem diferenciação em resposta a micróbios e estimulam a diferenciação dos linfócitos B em plasmócitos produtores das imunoglobulinas M (IgM) e IgG. Os linfócitos $T_2 H$, por outro lado, respondem ao estímulo provocado por alergênios e helmintos (parasitas intestinais), estimulando a diferenciação dos linfócitos B em plasmócitos produtores de IgE, produzem fatores de crescimento para mastócitos, além de recrutar e ativar eosinófilos. Em pessoas com asma alérgica, a diferenciação dos linfócitos T parece estar voltada para uma resposta pró-inflamatória $T_2 H$. Embora a base molecular para essa diferenciação preferencial não seja totalmente compreendida, parece provável que tanto fatores genéticos quanto ambientais desempenham um papel no processo.[14,16-19]

As citocinas também têm um papel aparente na resposta inflamatória crônica e nas complicações da asma. O fator de necrose tumoral α (TNF-α) e as interleucinas 4 e 5 (IL-4 e IL-5) participam na patogênese da asma brônquica por meio de seus efeitos sobre o epitélio brônquico e as células da musculatura lisa.[20-22] Estudos sugerem que o TNF-α, uma citocina inflamatória que é armazenada e liberada pelos mastócitos, desempenha um papel crítico na iniciação e amplificação do processo inflamatório das vias respiratórias em pessoas com asma. São creditados ao TNF-α o aumento da migração e ativação de células inflamatórias (p. ex., eosinófilos e neutrófilos), além de uma contribuição em todos os aspectos da remodelação das vias respiratórias, incluindo a proliferação e ativação de fibroblastos, aumento da produção de glicoproteínas pela matriz extracelular e hiperplasia das células da mucosa.[22]

Já está estabelecido que infecções respiratórias virais frequentes predispõem indivíduos com asma a experimentar uma exacerbação da doença. Na verdade, infecções respiratórias virais frequentes também podem provocar o desenvolvimento de asma em algumas pessoas.[17] Quando essas infecções respiratórias são frequentes em uma idade precoce, existem evidências de que a resposta das células T auxiliares ($T_2 H$) é exagerada. Quando ocorre a liberação de citocinas CD4 T2 H, IL-4, IL-5 e IL-13, as vias respiratórias tornam-se predispostas a desenvolver uma resposta alérgica, o que favorece a produção de IgE.[16-18]

O relatório *National Heart, Lung, and Blood Institute's Expert Panel Report 3 (NHLBI EPR 3): Guidelines for the Diagnosis and Management of Asthma* define asma como uma doença inflamatória crônica das vias respiratórias. Os aspectos imunológicos da asma, incluindo a cascata de neutrófilos, eosinófilos, linfócitos e mastócitos causam lesão epitelial. Isso provoca a inflamação das vias respiratórias, o que aumenta ainda mais a hiper-responsividade e a diminuição do fluxo aéreo.[14] Existem vários tipos de células e mediadores capazes de causar inflamação das vias respiratórias e broncoconstrição na asma. Quando os mastócitos são ativados, a liberação de histamina; prostaglandina D_2; citocinas, como IL-1 a IL-5, interferona, TNF e fator de estimulação de colônias de granulócitos e macrófagos; e leucotrienos provoca broncoconstrição maciça e inflamação do endotélio vascular pulmonar. Os mastócitos podem desencadear a liberação de diversas citocinas, o que provoca grande inflamação das vias respiratórias. A contração das vias respiratórias e o edema posterior aumentam ainda mais a obstrução.

A liberação dos mastócitos pode estar vinculada à asma induzida por exercício (AIE), uma condição na qual o indivíduo experimenta sibilação e broncospasmo durante a prática de exercícios físicos.[19,20] A causa de AIE ainda não está totalmente compreendida, mas duas teorias representam explicações possíveis. Uma teoria defende que a causa de AIE se baseia na perda de água e calor pela árvore traqueobrônquica por causa da necessidade de aquecimento e umidificação de grandes volumes de ar.[21] A resposta comumente é exagerada quando a pessoa pratica exercícios em um ambiente frio. A outra teoria é a de que AIE representa o reaquecimento das vias respiratórias, afirmando que estas se resfriam e, em seguida, se aquecem durante a prática de exercícios.[21] Isto provoca a congestão dos vasos bronquiolares que circundam a árvore brônquica e torna possível que os exsudatos de líquido se desloquem para a mucosa das vias respiratórias, o que desencadeia a cascata inflamatória. Para identificar se uma pessoa tem AIE é importante avaliar o tipo de ar (poluído, frio ou quente), nível de exercício, existência/inexistência de processo infeccioso respiratório e estabilidade do indivíduo em relação à asma.[19]

Eosinófilos tendem a permanecer nas vias respiratórias de pessoas com asma, produzindo enzimas inflamatórias e liberando leucotrienos, assim como muitas enzimas pró-inflamatórias.[14,22] É comum observar um aumento no número de neutrófilos no escarro e vias respiratórias de pessoas que sofrem de um episódio de exacerbação da asma.[22] A liberação de leucotrienos provoca maior secreção de muco, o que muitas vezes obstrui ainda mais a via respiratória e aumenta a liberação de histamina pelos mastócitos.[21]

Esse processo inflamatório produz episódios recorrentes de obstrução das vias respiratórias, caracterizados por sibilação, dificuldade respiratória, aperto no tórax e tosse, que muitas vezes é pior à noite e no início da manhã. Esses episódios, que costumam ser reversíveis espontaneamente ou com tratamento, também provocam um aumento na capacidade de resposta brônquica associada a diversos estímulos.[17] Uma inflamação crônica pode conduzir à remodelação das vias respiratórias, na qual as limitações do fluxo aéreo podem ser apenas parcialmente reversíveis.[14] Isso pode ser resultado dos efeitos a longo prazo de uma inflamação de estruturas das vias respiratórias.[14]

Existe um pequeno grupo de pessoas que desenvolve uma tríade clínica de asma, rinossinusite crônica com pólipos nasais e precipitação de crises de asma e rinite em resposta ao uso de ácido acetilsalicílico e outros AINE.[22] O mecanismo da reação de hipersensibilidade é complexo e não completamente compreendido, mas a maioria das evidências aponta para uma anormalidade no metabolismo do ácido araquidônico (AA). A ciclo-oxigenase (COX), uma enzima que limita a taxa de metabolismo do AA, existe em duas formas principais: COX-1 e COX-2. A COX-1 é responsável pela síntese das prostaglandinas protetoras, e a COX-2 pela síntese de mediadores inflamatórios e causadores de broncoconstrição. Postula-se que, em pessoas com asma induzida por ácido acetilsalicílico, a inibição da COX-1 desvia o metabolismo do AA da produção de prostaglandinas protetoras para a produção de COX-2 e outros mediadores inflamatórios causadores de broncoconstrição.[22] Evitar o uso de ácido acetilsalicílico e de todos os AINE é uma parte necessária do regime terapêutico.

Além disso, acredita-se que tanto fatores emocionais quanto alterações nos níveis hormonais possam contribuir para a exacerbação dos sintomas de asma. Os fatores emocionais produzem broncospasmo por meio de vias vagais. Podem agir como um gatilho broncospástico ou podem aumentar a capacidade de resposta das vias respiratórias para outros gatilhos por meio de mecanismos não inflamatórios. O papel dos hormônios sexuais na asma é desconhecido, apesar das numerosas evidências circunstanciais sugestivas de sua importância. De fato, as pesquisas mostram que meninas com menarca precoce (< 11,5 anos) têm duas vezes mais chance de desenvolver asma na faixa etária dos 20 anos do que meninas que têm a menarca na idade média de apresentação.[23] Até 40% das mulheres com asma relatam um aumento nos sintomas durante o período pré-menstrual.[24] Os hormônios sexuais femininos têm um papel regulador na função β_2-adrenérgica, e foi apontado que a regulação anormal pode ser um mecanismo possível para a manifestação de asma no período pré-menstrual.[24] Um estudo comparando mulheres na pré-menopausa com asma, mulheres já na menopausa com asma e um grupo de controle verificou que as mulheres asmáticas na menopausa apresentam concentrações mais baixas de estradiol, contagem elevada de neutrófilos no escarro e IL-6 no ar exalado, o que é indicativo de inflamação neutrofílica. Mulheres com asma na pré-menopausa apresentam fenótipo inflamatório eosinofílico.[24]

Manifestações clínicas

As crises de asma podem ocorrer de forma espontânea ou em resposta a vários gatilhos, infecções respiratórias, estresse emocional ou mudanças climáticas. Frequentemente, os sintomas de asma pioram durante a noite, o que confere à condição a denominação de *asma noturna*. Estudos sobre a asma noturna indicam que há variações relacionadas com o ciclo circadiano e o sono na função hormonal e respiratória.[25,26] A maior diminuição da função respiratória ocorre aproximadamente às 4 h, período em que os níveis de cortisol estão baixos, os níveis de melatonina estão altos e a atividade dos eosinófilos é maior.

Pessoas com asma apresentam uma gama de sinais e sintomas, que variam de episódios de sibilos e sensação de aperto no tórax a uma crise imobilizante e aguda. As manifestações de crise diferem de uma pessoa para outra; no intervalo entre as crises, muitas pessoas ficam livres de sintomas. Uma crise leve pode produzir sensação de aperto no tórax, um ligeiro aumento na frequência respiratória com expiração prolongada e leve sibilação. A respiração sibilante pode ser acompanhada de tosse. Crises mais graves são acompanhadas pelo uso dos músculos acessórios, hipofonese do murmúrio vesicular devido ao aprisionamento de ar e aos sibilos intensos. Conforme a evolução da doença, o paciente desenvolve fadiga, a pele fica úmida, e os sintomas de ansiedade e apreensão se tornam evidentes. A dispneia piora, e muitas vezes a pessoa é capaz de pronunciar apenas uma ou duas palavras, antes de precisar respirar novamente. Quando o fluxo de ar está muito diminuído, o murmúrio vesicular se torna inaudível, com redução dos sibilos, e a tosse deixa de ser efetiva, apesar de repetitiva e entrecortada.[17] Esse ponto geralmente marca o início da insuficiência respiratória.

Durante uma crise de asma, as vias respiratórias ficam estreitas como resultado de broncospasmo, edema da mucosa brônquica e tampão de muco. A expiração se torna prolongada devido à obstrução progressiva das vias respiratórias. A quantidade de ar que pode ser forçado durante a expiração em 1 s (volume expiratório forçado em um segundo [VEF_1]) e o pico de fluxo expiratório (PFE), medido em litros por segundo, diminuem. A queda do PFE para níveis abaixo de 50% do valor previsto durante uma crise aguda de asma indica uma exacerbação grave e a necessidade de tratamento hospitalar de emergência.[17]

Durante uma crise prolongada, o ar fica aprisionado por trás das vias respiratórias ocluídas e estreitadas, provocando a hiperinflação dos pulmões. Isso produz um aumento do volume residual (VR), além de uma diminuição da capacidade de reserva inspiratória (volume corrente + volume de reserva inspiratório [VRI]) e da capacidade vital forçada (CVF), de tal modo que a pessoa respira próximo de sua capacidade funcional residual (volume residual + volume de reserva expiratório). Como resultado, é necessária mais energia para superar a tensão já existente nos pulmões e é exigida a ação dos músculos acessórios (p. ex., músculos esternocleidomastóideos) para manter a ventilação e as trocas gasosas. Este aumento do TR eleva ainda mais a demanda de oxigênio e provoca dispneia e fadiga. Como o ar é aprisionado nos alvéolos e a inspiração ocorre em volumes pulmonares residuais mais altos, a tosse se torna menos eficaz. Conforme a condição evolui, a eficácia da ventilação alveolar diminui, e desenvolve-se uma falta de correspondência entre ventilação e perfusão, causando hipoxemia e hipercapnia. A resistência vascular pulmonar pode aumentar como resultado da hipoxemia e da hiperinflação, levando a um aumento da pressão arterial pulmonar e aumento da demanda de trabalho no coração direito.

Diagnóstico

O diagnóstico de asma deve se basear no histórico cuidadoso, exame físico, testes laboratoriais e estudos da função pulmonar. A espirometria fornece um meio para medir CVF, VEF_1, PFE, volume corrente, capacidade de reserva expiratória e capacidade de reserva inspiratória. Pode então ser calculada a razão VEF_1/CVF. O grau de capacidade de resposta das vias respiratórias pode ser medido por testes de desafio de inalação com o uso de metacolina (um agonista colinérgico), histamina ou pela exposição a um agente não farmacológico, como o ar frio.

Atualmente, são comercializados pequenos medidores portáteis, de baixo custo, para verificar o PFE. Embora não se destinem ao estabelecimento de um diagnóstico de asma, esses dispositivos podem ser usados em clínicas e consultórios médicos, bem como em domicílio para fornecer medidas frequentes da taxa de fluxo. Variações que acompanham o ciclo dia-noite (circadiano) nos sintomas da asma e a variabilidade de PFE podem ser empregadas para indicar a gravidade do aumento na capacidade de resposta brônquica. O melhor desempenho da pessoa é estabelecido a partir de leituras feitas ao longo de várias semanas. Isso muitas vezes é denominado de *melhor desempenho individual* e é utilizado como referência para indicar alterações na função respiratória.[14]

Tratamento

O NHLBI EPR 3 classifica a asma de crianças maiores de 12 anos e adultos em quatro estágios: intermitente, leve e persistente, moderada e persistente, e grave e persistente.[17] O painel de especialistas desenvolveu estes sistemas de classificação a fim de direcionar o tratamento da asma e auxiliar na identificação de pessoas com alto risco de desenvolvimento de crises de asma potencialmente fatais[14,15] (Tabela 31.1). O manejo da asma consiste em medidas de prevenção, medidas não farmacológicas, dessensibilização e tratamento farmacológico.

As *medidas de prevenção* para controlar os fatores que contribuem para a gravidade da asma são destinadas a limitar a exposição a substâncias irritantes e aos fatores que aumentam os sintomas da asma e precipitam as exacerbações. Incluem orientar o paciente e seus familiares com relação a medidas que devem ser empregadas para evitar a exposição a substâncias irritantes e alergênios conhecidos por induzir ou provocar uma crise. Muitas vezes, é necessário obter um histórico detalhado para identificar todos os fatores contributivos. A presença de pólipos nasais, histórico de sensibilidade ao ácido acetilsalicílico e refluxo gastresofágico deve ser considerada. A vacinação anual contra a gripe é recomendada para pessoas com asma persistente.

O *controle não farmacológico* inclui o uso de técnicas de relaxamento e respiração controlada, que muitas vezes ajudam a acalmar o pânico e a ansiedade que agravam ainda mais os problemas respiratórios. A hiperventilação, que costuma acompanhar a ansiedade e o pânico, é conhecida por atuar como um gatilho para a asma. Em crianças, é essencial introduzir medidas destinadas a promover independência em relação ao controle dos sintomas, aliadas a medidas voltadas para o desenvolvimento de um autoconceito positivo.

Nos casos de asma persistente pode ser realizado um *programa de dessensibilização* para pessoas que reagem a alergênios que não podem ser evitados, como ácaros domésticos. Isto envolve a injeção de antígenos selecionados (com base em testes cutâneos) para estimular a produção de anticorpos IgG que bloqueiam a resposta de IgE. A imunoterapia tipicamente tem duração de 3 a 5 anos.[14]

O painel de especialistas recomenda uma abordagem por etapas para a *terapia farmacológica*, com base nos sistemas de classificação discutidos anteriormente.[14] A primeira linha de tratamento de qualquer das formas persistentes de asma inclui um agente de controle da inflamação, o que inclui corticosteroides inalados, estabilizadores de mastócitos e modificadores de leucotrienos. Os corticosteroides por via inalatória são considerados os agentes mais efetivos na prevenção de inflamação das vias respiratórias e, geralmente, são o tipo de fármaco utilizado.

Tabela 31.1 Classificação da gravidade da asma (jovens maiores de 12 anos e adultos).*.

Classificação	Sintomas	Duração	Função pulmonar
Intermitente	Sintomas ≤ 2 vezes/semana Assintomático e PFE normal entre exacerbações Exacerbações breves (de algumas horas a alguns dias) Intensidade variável	≤ 2 dias/semana; despertar noturno ≤ 2 vezes/mês, sem interferência na atividade normal	VEF_1 ou PFE ≥ 80% do previsto PFE/CVF normal
Leve	Sintomas > 2 vezes/semana, mas < 1 vez/dia Exacerbações influenciam a atividade	> 2 dias/semana, mas não diariamente; algumas vezes por mês; despertar noturno de 3 a 4 vezes/mês; pequena interferência na atividade normal	VEF_1 ou PFE ≥ 80% do previsto VEF_1/CVF normal
Moderada	Sintomas diários Uso diário de inalador agonista beta-2 adrenérgico de ação rápida Exacerbações afetam a atividade Exacerbações ≥ 2 vezes/semana; pode durar dias	Diariamente; despertar noturno ≥ 1 vez/semana, mas não todas as noites; algumas limitações à atividade normal	VEF_1 > 60% e < 80% do previsto VEF_1/CVF com redução de 5%
Grave	Sintomas contínuos Atividade física limitada Exacerbações frequentes	Ao longo do dia, consistentemente; despertar noturno ≥ 7 vezes/semana; limitações graves à atividade normal	VEF_1 ≤ 60% do previsto VEF_1/CVF com redução de > 5%

* Critérios de classificação específicos por idade para crianças, fornecidos pelo site.
VEF_1: volume expiratório forçado em 1 s; PFE: pico de fluxo expiratório.
Adaptada de National Asthma Education and Prevention Program, Third Expert Panel on the Diagnosis and Management of Asthma. Expert Panel Report 3: Guidelines for the Diagnosis and Management of Asthma. Bethesda (MD): National Heart, Lung, and Blood Institute (US); 2007 Aug. Section 3, Component 1: Measures of Asthma Assessment and Monitoring. Available from: https://www.ncbi.nlm.nih.gov/books/NBK7230.

Os *medicamentos de alívio imediato*, como os agonistas $β_2$-adrenérgicos de ação rápida (SABA, *short-ating β2-adrenergic agonist*) (p. ex., salbutamol, levalbuterol, pirbuterol) relaxam a musculatura lisa dos brônquios e proporcionam alívio imediato dos sintomas, geralmente em um intervalo de 30 min. São administrados por inalação (*i. e.*, inalador dosimetrado ou nebulizador), e a sua utilização é recomendada para aliviar crises agudas de asma, porque o uso regular não produz efeitos benéficos.[14] As medicações anticolinérgicas (p. ex., ipratrópio) bloqueiam as vias vagais eferentes pós-ganglionares causadoras de broncoconstrição. Esses medicamentos, administrados por inalação, provocam broncodilatação por ação direta sobre as grandes vias respiratórias e não alteram a composição ou a viscosidade do muco brônquico. Acredita-se que podem fornecer algum benefício aditivo para o tratamento de exacerbações da asma quando administrados juntamente com agonistas $β_2$-adrenérgicos.[14] Pode ser feito o uso a curto prazo de corticosteroides sistêmicos, administrados por via oral ou por via parenteral, para o tratamento de uma exacerbação aguda. Embora o início da ação seja lento (> 4 h), os corticosteroides sistêmicos podem ser utilizados no tratamento de exacerbações entre moderadas e graves por sua ação preventiva da progressão da exacerbação, aceleração da recuperação e prevenção de recidivas precoces.[14]

Os agentes anti-inflamatórios, como cromoglicato de sódio e nedocromila, também podem ser utilizados para evitar uma crise de asma. Esses agentes atuam por meio da estabilização de mastócitos, impedindo a liberação de mediadores inflamatórios que causam a crise asmática. São usados profilaticamente para evitar respostas precoces e tardias, mas não apresentam benefício quando administrados durante uma crise. Devido às propriedades imunomoduladoras da vitamina D e sua capacidade para modificar respostas pró-inflamatórias e anti-inflamatórias do sistema imunológico, alguns estudos sugerem uma correlação entre a administração de vitamina D e um controle mais efetivo de exacerbações de asma em crianças, bem como nos casos de asma resistente a esteroides.[27]

Asma grave ou refratária

A asma grave ou refratária representa um subgrupo de quase 5% dos casos envolvendo pessoas com uma condição mais problemática, conforme evidenciado pelas altas exigências de medicação para manter um bom controle dos sintomas ou pelos indivíduos que continuam a apresentar sintomas persistentes, apesar do uso de altas doses de medicação.[28] Essas pessoas têm risco elevado de desenvolvimento de asma fatal ou quase fatal.

Pouco se sabe sobre as causas da asma grave. Entre os fatores de risco propostos, destacam-se uma predisposição genética, exposição prolongada ao alergênio ou ao fumo, infecções, sinusite intercorrente ou refluxo gastresofágico, e falta de adesão ao tratamento.[28] Como a asma é uma doença que envolve a influência de vários genes, foi proposto o possível envolvimento de mutações em genes reguladores de citocinas, fatores de crescimento ou receptores para os medicamentos utilizados no tratamento da asma (agonistas $β_2$-adrenérgicos ou glicocorticoide). Os fatores ambientais incluem tanto a exposição ao alergênio quanto o tabagismo, com a resposta mais forte ocorrendo em relação à poeira doméstica, alergênio da barata e exposição a *Alternaria*. Infecções também podem desempenhar um papel. Infecções pelo vírus sincicial respiratório estão implicadas nos casos que envolvem crianças, e agentes patogênicos, como *Mycoplasma* e *Chlamydia*, podem contribuir para o desenvolvimento da condição em adultos. O refluxo gastresofágico e a sinusite crônica também podem ter um papel. Embora a causa da morte durante uma crise aguda de asma seja em grande parte desconhecida, tanto as arritmias cardíacas quanto a asfixia por obstrução grave das vias respiratórias têm sido implicadas. Foi sugerido que subestimar a gravidade de uma crise também pode ser um fator contribuinte. Muitas vezes, a deterioração se dá rapidamente durante uma crise aguda, e subestimar sua gravidade pode levar a um atraso na busca de atenção médica, que pode ser fatal. O uso frequente e repetitivo de inaladores de agonistas β_2-adrenérgicos muito acima das doses recomendadas pode ofuscar os sintomas temporariamente, e mascarar a gravidade do quadro. Postula-se que pessoas com crise de asma fatal ou quase fatal possam não perceber sua gravidade,[28,29] ou seja, a gravidade de sua condição e, consequentemente, não tomar as medidas adequadas em termos de procurar um tratamento clínico ou de emergência.

Os β_2-agonistas de longa duração (LABA, *long-acting β_2-agonist*), como o salmeterol e o formoterol, devem ser usados para tratar a asma grave refratária somente se nenhum outro tratamento se mostrar efetivo. Os LABA têm um tempo de ação de pelo menos 12 h e não devem ser utilizados para tratar sintomas agudos ou exacerbações. Nos EUA, a FDA (Food and Drug Administration) exige que esse tipo de medicamento tenha tarja preta na embalagem, devido à possibilidade de causar morte por asma, especialmente se usado como monoterapia. As pesquisas também estão concentradas no uso de imunoterapia dirigida contra as citocinas T_2H em grupos específicos de indivíduos com asma grave. No entanto, atualmente, somente uma opção é comercializada.[28,30,31] A única terapia aprovada anti-IgE para asma grave é o omalizumabe, que tem potenciais efeitos colaterais sistêmicos graves.[31]

Asma em idosos

Para os idosos com asma, que já têm a função imunológica diminuída devido ao envelhecimento, é importante estar ciente da maneira como essa baixa imunidade impacta uma inflamação das vias respiratórias. Estudos demonstram que essas alterações na função imunológica podem afetar seriamente sua condição.[32]

Asma em crianças

A asma é uma das principais causas de doença crônica em crianças, sendo responsável por aproximadamente 13,8 milhões de dias letivos perdidos a cada ano. É o diagnóstico mais frequente de admissão em hospitais infantis. Com base em informações coletadas pelos CDC (Centers for Disease Control and Prevention), a asma pode se manifestar em qualquer idade. Além disso, a asma é mais prevalente na população negra infantil do que em crianças brancas, e também resulta em deficiência e internações mais frequentes em crianças negras.[33]

Da mesma maneira que acontece com indivíduos adultos, a asma em crianças está comumente associada a uma reação envolvendo a IgE. Aponta-se que a IgE dirigida contra vírus respiratórios, em especial, pode ser importante na patogênese de enfermidades sibilantes em lactentes (i. e., bronquiolite), que muitas vezes precedem o aparecimento da asma. Outros fatores que contribuem incluem a exposição a alergênios ambientais, como pelos de animais, antígenos de ácaros e alergênios de baratas. A exposição à fumaça ambiental do cigarro também contribui para o desenvolvimento de asma em crianças.

Os sinais e sintomas de asma em lactentes e crianças pequenas variam de acordo com o estágio e a gravidade da crise. Como a permeabilidade das vias respiratórias diminui à noite, muitas crianças apresentam sinais agudos de asma durante esse período. Bebês com asma não diagnosticada podem ter tosse prolongada sem sintomas de resfriado, independentemente de chiado no peito.[34] Em muitos casos, lactentes e crianças que antes se mostravam bem de saúde desenvolvem uma condição parecida com um resfriado acompanhado de coriza, rapidamente seguido de irritabilidade, tosse não produtiva, sibilação, taquipneia, dispneia com expiração prolongada e uso de músculos acessórios da respiração. Cianose, hiperinflação do tórax e taquicardia indicam um aumento na gravidade do quadro. Pode não haver sibilação em crianças com dificuldade respiratória extrema. Os sintomas podem progredir rapidamente e requerem hospitalização.

O painel de especialistas da Global Initiative for Asthma (GINA) estabeleceu uma estratégia global, com diretrizes para o controle e a prevenção da asma em lactentes e crianças de 0 a 5 anos; 6 a 11 anos e adultos e crianças com 12 anos de idade ou mais. Como acontece com adultos e crianças maiores, o GINA recomenda uma abordagem por etapas para o diagnóstico e controle da asma em lactentes e crianças.[34]

Doença pulmonar obstrutiva crônica

A doença pulmonar obstrutiva crônica (DPOC) se caracteriza por obstrução crônica e recorrente do fluxo de ar nas vias respiratórias pulmonares. A obstrução do fluxo aéreo geralmente é progressiva e acompanhada por uma reação inflamatória a partículas ou gases nocivos. DPOC é uma das principais causas de morbidade e mortalidade em todo o mundo. Segundo as estimativas, quase 30 milhões de americanos[35] apresentam algum grau de DPOC; 16 milhões estão diagnosticados com a doença. Do total de pessoas diagnosticadas, 56% são mulheres. Nos EUA, a DPOC é a quarta principal causa de morte, atrás apenas da cardiopatia, câncer e lesões não intencionais.[36] Em 2010, de acordo com o COPD National Action Plan, os custos diretos dos cuidados para DPOC somaram mais de 32 bilhões de dólares; os custos indiretos chegaram a 20,4 bilhões de dólares. O custo projetado para 2020 é de aproximadamente 49 bilhões de dólares.[36,37]

A causa mais comum de DPOC é o tabagismo e aproximadamente 80% das mortes relacionadas com DPOC estão associadas à história de tabagismo.[37] Uma segunda causa, menos comum, é a deficiência hereditária de alfa1-antitripsina (AAT). Outros fatores predisponentes são asma e hiperresponsividade das vias respiratórias. Embora não haja achados clínicos nos estágios iniciais da DPOC, deve-se aventar esse diagnóstico sempre que uma pessoa apresentar tosse crônica, produção de expectoração, dispneia e história de exposição a fatores de risco como tabagismo ou poluentes em ambientes fechados/atmosféricos.[28,36,37]

Quando os sinais/sintomas aparecem ou são reconhecidos, a doença geralmente está muito avançada. Para os fumantes que apresentam sinais iniciais de doença das vias respiratórias, há esperança de que o reconhecimento precoce, combinado com o tratamento adequado e a cessação do tabagismo, possa impedir ou retardar a progressão geralmente implacável da doença.

Etiologia e patogênese

Os mecanismos envolvidos na patogênese da DPOC geralmente são múltiplos e incluem inflamação e fibrose da parede brônquica; hipertrofia das glândulas submucosas e hipersecreção de muco; e perda de fibras elásticas pulmonares e de tecido alveolar.[28,37] A inflamação e fibrose da parede brônquica, aliadas ao excesso de secreção de muco, obstruem o fluxo aéreo e buscam impedir a correspondência entre ventilação e perfusão. A destruição do tecido alveolar diminui a área de superfície para as trocas gasosas e a perda das fibras elásticas prejudica a taxa de fluxo expiratório, aumenta a retenção de ar e predispõe ao colapso das vias respiratórias.

O termo *doença pulmonar obstrutiva crônica* engloba dois tipos de doença obstrutiva das vias respiratórias: *enfisema*, com alargamento dos espaços aéreos e destruição de tecido pulmonar, e *bronquite obstrutiva crônica*, com aumento da produção de muco, obstrução das vias respiratórias menores e tosse crônica. Pessoas com DPOC geralmente apresentam características sobrepostas dos dois transtornos.[28,37]

Enfisema. O enfisema se caracteriza pela perda da elasticidade pulmonar e aumento anormal dos alvéolos distais aos bronquíolos terminais, com destruição das paredes alveolares e dos leitos capilares (Figura 31.9). A ampliação dos alvéolos conduz à hiperinflação dos pulmões e produz um aumento da capacidade pulmonar total (CPT). Duas das causas reconhecidas de enfisema são o tabagismo, que incita a lesão pulmonar, e uma deficiência herdada de AAT, uma enzima antiprotease que protege o pulmão de lesões. A deficiência de AAT (DAAT) é um fator de risco genético para DPOC.[28,38] Mutações no gene *SERPINA1* podem causar DAAT. O foco isoelétrico é considerado o padrão-ouro no diagnóstico de DAAT.[38]

Acredita-se que o enfisema seja o resultado da degradação de elastina e outros componentes da parede dos alvéolos por enzimas, chamadas *proteases*, que digerem as proteínas. Normalmente, enzimas antiprotease, incluindo a AAT, protegem o pulmão. A fumaça do cigarro e outros irritantes estimulam o movimento de células inflamatórias nos pulmões, resultando no aumento da liberação de elastase e outras proteases. Quando o fumante desenvolve DPOC, a produção e liberação antiprotease pode ser inadequada para neutralizar o excesso de produção de protease, de tal maneira que o processo de destruição do tecido elástico permanece sem controle (Figura 31.10).

O tipo e a quantidade de AAT que uma pessoa tem são determinados por um par de genes codominantes denominados genes *PI* (inibidores de proteína). A DAAT é herdada como uma característica autossômica recessiva. A maioria das pessoas com enfisema clinicamente diagnosticado antes dos 40 anos de idade tem uma DAAT. O tabagismo e infecções repetidas das vias respiratórias, que também diminuem os níveis de AAT, contribuem para o risco de desenvolvimento de enfisema em pessoas com DAAT. Há métodos laboratoriais disponíveis para medir os níveis de AAT. A AAT humana está disponível para a terapia de reposição em pessoas com deficiência hereditária da enzima.

Existem dois tipos comumente reconhecidos de enfisema: centroacinar ou centrolobular e pan-acinar (Figura 31.11). O enfisema centroacinar está associado mais frequentemente ao

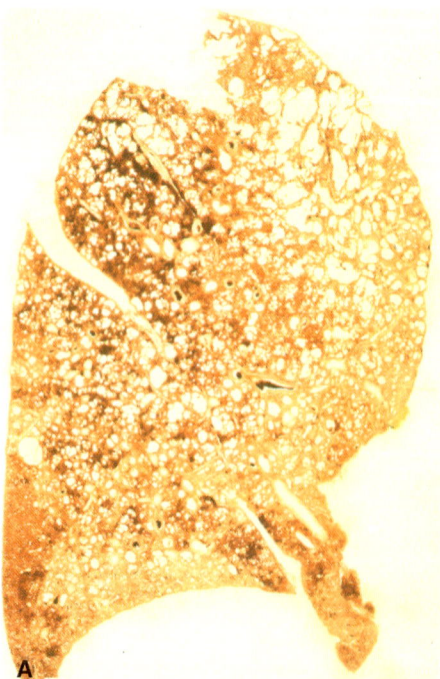
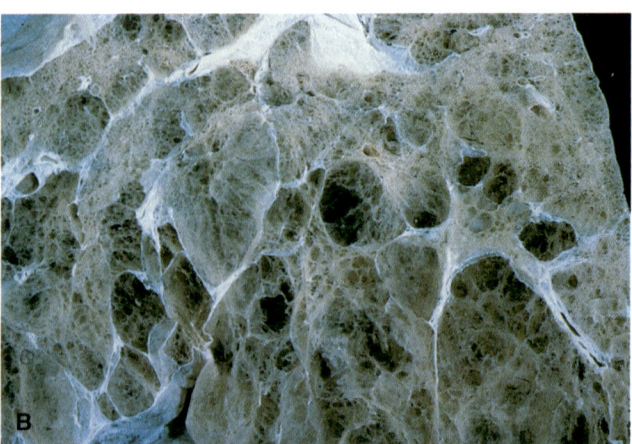

Figura 31.9 • Enfisema pan-acinar. **A.** Uma grande porção do pulmão esquerdo de uma pessoa com enfisema grave revela destruição generalizada do parênquima pulmonar que, em algumas áreas, deixa para trás uma rede de tecido de suporte. **B.** O pulmão de uma pessoa com DAAT mostra um padrão pan-acinar de enfisema. A perda das paredes dos alvéolos resultou no aumento acentuado dos alvéolos. Fonte: Strayer D., Rubin R. (Eds.) (2015). *Rubin's pathology: Clinicopathologic foundations of medicine* (7. ed., Fig. 18.45, p. 710). Philadelphia, PA: Lippincott Williams & Wilkins.

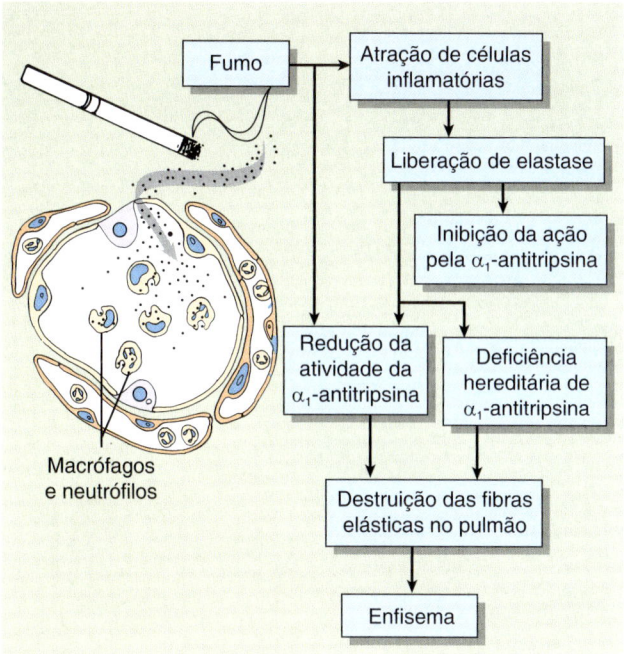

Figura 31.10 • Teoria de proteólise-antiproteólise da patogênese do enfisema. O tabagismo (cigarros) apresenta estreita correlação com o desenvolvimento de enfisema. Algumas substâncias na fumaça dos cigarros induzem uma reação inflamatória. A serina elastase nos leucócitos polimorfonucleares (PMN), um agente elastolítico especialmente potente, danifica o tecido elástico dos pulmões. Normalmente, essa atividade enzimática é inibida pela alfa1-antitripsina (AAT), mas a fumaça do tabaco, diretamente ou via geração de radicais livres, inativa a AAT (inibidor de protease). Fonte: Strayer D., Rubin R. (Eds.) (2015). *Rubin's pathology: Clinicopathologic foundations of medicine* (7. ed., Fig. 18.42, p. 708). Philadelphia, PA: Lippincott Williams & Wilkins.

tabagismo (cigarros) e existe comprometimento dos bronquíolos respiratórios, predominantemente nos lobos superiores e nos segmentos superiores dos lobos inferiores.[28] É o tipo mais comum de enfisema e pode ser observado principalmente em fumantes do sexo masculino. O tipo pan-acinar produz o envolvimento inicial dos alvéolos periféricos e depois se estende para envolver os bronquíolos mais centrais. Esse tipo de enfisema é mais comum em pessoas com DAAT. Também é encontrado em fumantes, associado ao enfisema centroacinar. Em casos assim, o padrão pan-acinar tende a ocorrer nas partes inferiores do pulmão e o enfisema centroacinar é observado nas porções superiores.

Bronquite crônica. A bronquite crônica representa uma obstrução das pequenas e grandes vias respiratórias.[28,39] A condição é mais comumente observada em homens de meia-idade e está associada à irritação crônica causada pelo tabagismo e a infecções recorrentes. Um diagnóstico clínico de bronquite crônica requer histórico de tosse produtiva crônica durante pelo menos 3 meses consecutivos em pelo menos 2 anos consecutivos.[39] Tipicamente, a tosse se manifesta por muitos anos, com um aumento gradual nos períodos de exacerbação aguda, que produzem expectoração purulenta.

A característica mais precoce da bronquite crônica é a hipersecreção de muco nas grandes vias respiratórias, associada à hipertrofia das glândulas submucosas na traqueia e brônquios.[28] Embora a hipersecreção de muco nas grandes vias respiratórias seja a causa da superprodução de escarro, atualmente acredita-se que as alterações nas pequenas vias respiratórias (pequenos brônquios e bronquíolos) que acompanham a condição sejam fisiologicamente importantes na obstrução das vias respiratórias que se desenvolve nos casos de bronquite crônica.[28] Histologicamente, essas alterações incluem um aumento acentuado nas células caliciformes e um excesso de produção de muco, com obstrução do lúmen das vias respiratórias, infiltração inflamatória e fibrose da parede bronquiolar. Afirma-se que tanto a hipertrofia da submucosa nas grandes vias respiratórias quanto o aumento de células caliciformes nas pequenas vias respiratórias representam uma reação de proteção contra o fumo do tabaco e outros poluentes. Infecções virais e bacterianas são comuns em pessoas com bronquite crônica e acredita-se que sejam o resultado e não a causa do problema.

Manifestações clínicas

As manifestações clínicas da DPOC geralmente têm um início insidioso. Caracteristicamente, o indivíduo busca atendimento médico na quinta ou sexta década de vida, apresentando manifestações como fadiga, intolerância ao exercício, tosse, produção de escarro ou dificuldade respiratória. A tosse produtiva ocorre geralmente na parte da manhã e a dispneia se torna mais grave à medida que a doença progride. É comum observar a exacerbação frequente de infecções e insuficiência respiratória, fazendo com que a pessoa falte ao trabalho e, eventualmente, incapacitando-a. Os estágios tardios da DPOC se caracterizam por infecções respiratórias de repetição e insuficiência respiratória crônica. A morte ocorre geralmente durante uma exacerbação da doença, associada a infecção e insuficiência respiratória.

Os termos "soprador rosado" (*pink puffer*) e "pletórico azulado" (*blue bloater*) são usados para diferenciar as manifestações clínicas de enfisema e de bronquite obstrutiva crônica. Pessoas com predominância de manifestações de enfisema são classicamente referidas como sopradores rosados (*pink puffers*), devido à ausência de cianose, ao uso de músculos acessórios e à respiração com os lábios semicerrados ("soprador"). Com a perda da elasticidade e a hiperinsuflação dos pulmões, as vias respiratórias muitas vezes colapsam durante a expiração, porque a pressão nos tecidos pulmonares circundantes excede a pressão das vias respiratórias. O ar permanece retido nos alvéolos e pulmões, provocando aumento das dimensões anteroposteriores do tórax, o chamado *tórax em tonel ou barril*, típico de pessoas com enfisema (Figura 31.12). Estas apresentam diminuição drástica nos sons respiratórios por todo o tórax. Com o diafragma funcionando perto da capacidade máxima, o indivíduo poderá sinalizar vulnerabilidade ao desenvolvimento de fadiga diafragmática e insuficiência respiratória aguda.

A pessoa com a síndrome clínica de bronquite crônica classicamente é chamada de *pletórico azulado*, uma referência à cianose e à retenção de líquido associadas à insuficiência cardíaca direita. Na prática, a diferenciação entre os dois tipos de DPOC muitas vezes é difícil, uma vez que pessoas com DPOC costumam apresentar certo grau de enfisema e também de bronquite crônica.

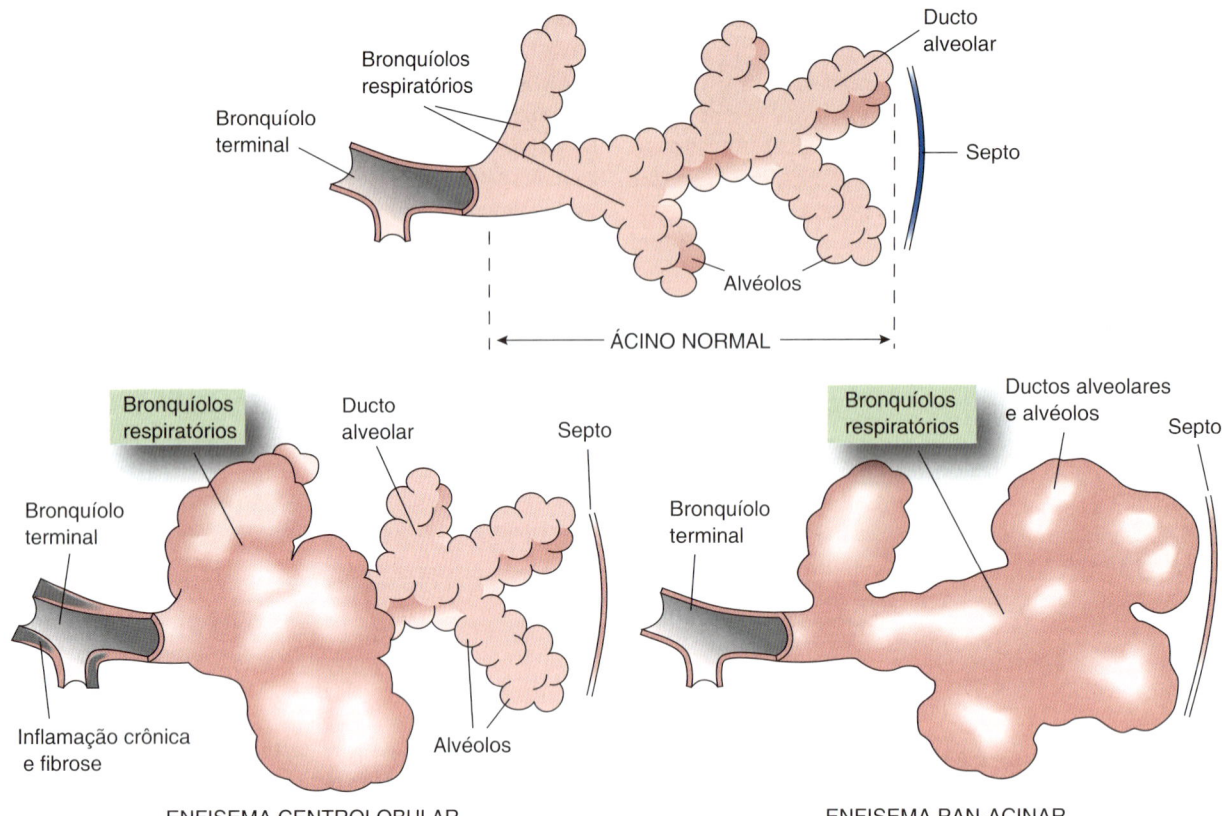

Figura 31.11 • Tipos de enfisema. O ácino é a unidade estrutural de troca gasosa do pulmão, distal ao bronquíolo terminal; consiste em (no sentido proximal para distal) bronquíolos respiratórios, ductos alveolares, sacos alveolares e alvéolos. No enfisema centrolobular (acinar proximal), os bronquíolos respiratórios são as estruturas predominantemente envolvidas, enquanto no enfisema parasseptal (acinar distal), os ductos alveolares são os mais comprometidos. No enfisema panacinar (panlobular), o ácino é lesionado de modo uniforme. Fonte: Strayer D., Rubin R. (Eds.) (2015). Rubin's pathology: Clinicopathologic foundations of medicine (7. ed., Fig. 18.43, p. 709). Philadelphia, PA: Lippincott Williams & Wilkins.

As manifestações da DPOC representam uma mudança progressiva na função respiratória. Desenvolve-se comprometimento respiratório moderado a grave devido à obstrução do fluxo de ar, que é maior na expiração que na inspiração, resultando no aumento do TR, mas com eficácia reduzida. O desenvolvimento de dispneia aos esforços, muitas vezes descrito como a necessidade de um esforço maior para respirar, sensação de peso, dificuldade respiratória ou respiração ofegante, pode ser insidioso e frequentemente é relatado na sexta década de vida. Atividades que envolvem trabalho braçal significativo, em especial acima dos ombros, são particularmente difíceis para as pessoas com DPOC. São muito mais toleradas as atividades que possibilitam que a pessoa firme os braços e use os músculos acessórios. Conforme a doença progride, a respiração se torna cada vez mais difícil, mesmo em repouso. A fase expiratória da respiração é prolongada e a ausculta pode revelar sibilos expiratórios e crepitações. Pessoas com obstrução grave do fluxo de ar também podem apresentar as seguintes características: uso dos músculos acessórios e posição sentada em "tripé", que facilita a utilização dos músculos esternocleidomastóideos, escalenos e intercostais.[28] A respiração com os lábios semicerrados aumenta o fluxo de ar, porque aumenta a resistência ao fluxo de saída e ajuda a impedir o colapso das vias respiratórias por aumentar a pressão das vias. Por fim, pessoas com DPOC são incapazes de manter a gasometria sanguínea em níveis normais pelo aumento do trabalho respiratório. Há desenvolvimento de hipoxemia, hipercapnia e cianose, que refletem o desequilíbrio entre ventilação e perfusão.

A hipoxemia grave, em que os níveis de PO_2 arterial caem para menos de 55 mmHg, provoca vasoconstrição reflexa dos vasos pulmonares e maior comprometimento das trocas gasosas no pulmão. É mais comum em pessoas com a forma de DPOC que apresenta bronquite crônica. A hipoxemia também estimula a produção de hemácias, causando policitemia. O aumento da vasoconstrição pulmonar e subsequente elevação da pressão arterial pulmonar aumentam ainda mais o trabalho do ventrículo direito. Como resultado, as pessoas com DPOC podem desenvolver insuficiência cardíaca do lado direito com edema periférico (i. e., cor pulmonale). No entanto, sinais de insuficiência cardíaca direita ostensiva são observados com menos frequência desde o advento da oxigenoterapia suplementar.

Diagnóstico

O diagnóstico de DPOC deve se basear em um histórico cuidadoso e exame físico, estudos de função pulmonar, radiografia de tórax e exames laboratoriais. A obstrução das vias respiratórias prolonga a fase expiratória da respiração e oferece a possibilidade de comprometimento das trocas gasosas por

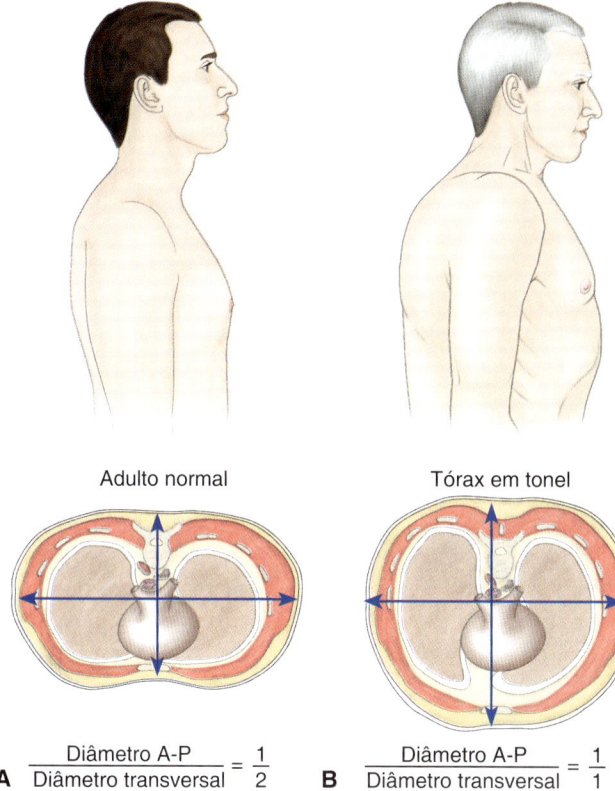

Figura 31.12 • Características da parede torácica normal e da parede torácica no enfisema. **A.** Parede torácica normal e sua área transversal. **B.** Tórax em tonel do enfisema e sua área transversal. Fonte: Hinkle J. L., Cheever K. H. (2018). *Brunner & Suddarth's textbook of medicalsurgical nursing* (14. ed., Fig. 24.3, p. 637). Philadelphia, PA: Lippincott Williams & Wilkins.

causa do desequilíbrio entre ventilação e perfusão. A CVF é o volume de ar que pode ser expirado forçosamente após a inspiração máxima. Em um adulto com função respiratória normal, isso deve ser alcançado em um intervalo de 4 a 6 s. Em pessoas com doença pulmonar crônica, o tempo necessário para alcançar a CVF é maior, o VEF_1 é menor e a razão VEF_1/CVF é reduzida. Em casos graves, a CVF cai bastante. As medições de volume pulmonar revelam aumento acentuado no VR, aumento da capacidade pulmonar total (CPT) e elevação da relação VR/CPT. Estas e outras medições do fluxo expiratório são determinadas por espirometria e usadas no diagnóstico de DPOC. As medições de espirometria podem ser utilizadas para verificar a gravidade da doença. Por exemplo, uma razão VEF_1/CVF abaixo de 70% com VEF_1 de 80% ou mais, com ou sem sintomas, indica doença leve; enquanto uma VEF_1/CVF abaixo de 70% com VEF_1 inferior ou igual a 50%, com ou sem sintomas, indica doença moderada.[35] A doença grave é indicada por um intervalo de 30 a 50% no VEF_1, e a DPOC muito grave é indicada por um VEF_1 inferior a 30%; ambos com taxas de VEF_1 para CVF inferiores a 70%.[35] Outras medidas de diagnóstico passam a ser importantes à medida que a doença progride. Medições de tolerância ao exercício, estado nutricional, saturação de hemoglobina e gasometria arterial podem ser utilizadas para avaliar o impacto global da DPOC sobre o estado de saúde e orientar o tratamento.

Tratamento

O tratamento de DPOC depende do estágio da doença e, muitas vezes, requer uma abordagem interdisciplinar. A cessação do tabagismo é a única medida que retarda a progressão da doença. A orientação às pessoas com DPOC e a seus familiares é fundamental para o manejo bem-sucedido da doença. A reabilitação psicossocial deve ser individualizada para atender às necessidades específicas de pessoas com DPOC e seus familiares. Essas necessidades variam de acordo com idade, profissão, recursos financeiros, interesses sociais e recreativos e relações interpessoais e familiares.

Pessoas nos estágios mais avançados da doença muitas vezes requerem medidas para manter e melhorar a função física e psicossocial, intervenções farmacológicas e oxigenoterapia. É fundamental evitar a fumaça de cigarro e outros irritantes ambientais das vias respiratórias. O uso de uma máscara, em grande parte, impede o desenvolvimento de dispneia e broncospasmo devido ao ar frio e à exposição ao vento.

Infecções respiratórias podem impor risco de morte para pessoas com DPOC grave. O indivíduo com DPOC deve evitar o contato com pessoas com infecção comprovada do sistema respiratório, bem como lugares com grande quantidade de pessoas durante os períodos do ano em que a gripe ou infecções do sistema respiratório predominam. A vacinação contra gripe e infecções pneumocócicas diminui a probabilidade de ocorrência.

Manter e melhorar o funcionamento físico e psicossocial é uma parte importante do programa de tratamento para pessoas com DPOC. Um programa de reabilitação pulmonar a longo prazo pode reduzir significativamente a necessidade de hospitalização e melhorar a capacidade da pessoa de gerenciar e lidar com sua deficiência de uma maneira positiva. Programas desse tipo precisam incluir exercícios de respiração focados na restauração da função do diafragma, na redução do TR e na melhora das trocas gasosas. O condicionamento físico com treinamento adequado aumenta o consumo máximo de oxigênio e reduz o esforço respiratório, bem como a frequência cardíaca para determinada carga de trabalho. Podem ser necessárias estratégias de conservação de energia e de simplificação do trabalho nos casos de deficiência grave.

O tratamento farmacológico da DPOC envolve o uso de broncodilatadores, como a inalação de agentes adrenérgicos e anticolinérgicos. Agonistas β_2-adrenérgicos inalados têm sido a principal forma de tratamento da DPOC. Afirma-se que os agonistas β_2-adrenérgicos inalados de ação prolongada podem ser ainda mais efetivos do que as formas de ação rápida. Os fármacos anticolinérgicos (p. ex., brometo de ipratrópio, brometo de tiotrópio), que são administrados por inalação, produzem broncodilatação via bloqueio dos receptores colinérgicos parassimpáticos geradores de contração do músculo liso dos brônquios. Esse tipo de medicamento, que deve ser administrado por inalação, promove broncodilatação pela ação direta sobre as grandes vias respiratórias, sem alterar a composição ou a viscosidade do muco brônquico. Também reduz o volume de expectoração, sem alterar sua viscosidade. Como esses medicamentos têm um início de ação mais lento e mais prolongado, geralmente são usados em bases regulares em vez de empregados de acordo com a necessidade. Também há disponibilidade comercial de inaladores que combinam um medicamento anticolinérgico com um agonista β_2-adrenérgico.

Os corticosteroides inalatórios muitas vezes são usados no tratamento de DPOC, apesar das controvérsias quanto a sua utilidade. Uma explicação para a falta de efeito pode estar relacionada com o fato de que os corticosteroides prolongam a ação de neutrófilos e, portanto, não suprimem a resposta inflamatória neutrofílica observada nos casos de DPOC. Como os corticosteroides são úteis no alívio de sinais/sintomas de asma, podem beneficiar pessoas com asma concomitante à DPOC. Corticosteroides inalados também podem ser benéficos no tratamento da exacerbação aguda da DPOC, minimizando os efeitos indesejáveis que muitas vezes acompanham a utilização sistêmica.

A oxigenoterapia deve ser prescrita para indivíduos selecionados com hipoxemia significativa (PO_2 arterial < 55 mmHg). A administração de oxigênio a um baixo fluxo contínuo (1 a 2 ℓ/min) para manter os níveis de PO_2 arterial entre 55 e 65 mmHg minimiza a dispneia e a hipertensão pulmonar e melhora o funcionamento neuropsicológico e a tolerância à atividade física. O objetivo geral da oxigenoterapia é manter a saturação de oxigênio da hemoglobina em 88 a 92%.[35] Como o impulso ventilatório associado à estimulação hipóxica dos quimiorreceptores periféricos não ocorre até que a PO_2 arterial seja reduzida para aproximadamente 60 mmHg ou menos, a elevação da PO_2 arterial acima de 60 mmHg tende a deprimir o estímulo hipóxico para ventilação. Isso frequentemente resulta em hipoventilação e retenção de dióxido de carbono. Portanto, os médicos devem ter o cuidado de não oxigenar excessivamente os pacientes com DPOC com o intuito de alcançar uma meta mais alta de espirometria, porque isso pode diminuir o impulso respiratório.

Bronquiectasia

Bronquiectasia é um tipo raro de DPOC que se caracteriza por dilatação permanente dos brônquios e bronquíolos causada pela destruição dos tecidos de suporte elástico e muscular, como resultado de um ciclo contínuo de infecção e inflamação (Figura 31.13). Não é uma doença primária, mas é considerada secundária ao desenvolvimento frequente de infecções. No passado, era comum sua ocorrência concomitante à pneumonia bacteriana necrosante, a qual era uma eventual complicação de sarampo, coqueluche ou *influenza*. A tuberculose também sempre esteve comumente associada à bronquiectasia. Assim, com o advento dos antibióticos efetivos no tratamento das infecções respiratórias como a tuberculose, e com a possibilidade de imunização contra a coqueluche e o sarampo, houve uma queda acentuada na prevalência de bronquiectasias, exceto em pessoas que vivem há muito tempo com FC.

Etiologia e patogênese

Obstrução de muco e infecção persistente crônica são as condições responsáveis pela etiologia da bronquiectasia. Independentemente do que pode se manifestar primeiro, as duas causam danos às paredes brônquicas, levando ao enfraquecimento e dilatação. Ao exame macroscópico, a dilatação brônquica é classificada como sacular, cilíndrica ou varicosa. A bronquiectasia sacular compromete 3 ou 4 gerações proximais da árvore brônquica.[37] Esses brônquios se apresentam muito dilatados e terminam em fundo de saco dilatado, com colapso

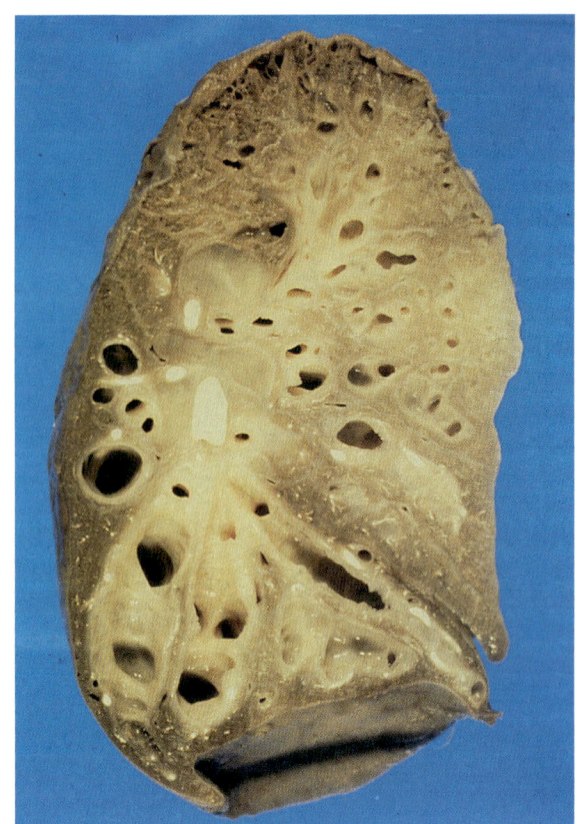

Figura 31.13 • Bronquiectasia. A ressecção do lobo superior mostra os brônquios muito dilatados, com espessamento das paredes brônquicas e colapso e fibrose do parênquima pulmonar. Fonte: Strayer D., Rubin R. (Eds.) (2015). *Rubin's pathology: Clinicopathologic foundations of medicine* (7. ed., Fig. 18.10, p. 686). Philadelphia, PA: Lippincott Williams & Wilkins.

e fibrose do tecido pulmonar mais distal. A bronquiectasia cilíndrica envolve uma dilatação uniforme e moderada de 6 a 8 gerações da árvore brônquica. É uma forma mais branda da doença do que a bronquiectasia sacular e mostra um número menor de sintomas. A bronquiectasia varicosa envolve do segundo ao oitavo ramos e resulta em brônquios que se assemelham a varizes. A obliteração bronquiolar não é tão grave e pode ter manifestações diferentes.

A bronquiectasia pode se apresentar de duas formas: como processo obstrutivo local, envolvendo um lobo ou segmento de um pulmão, ou como um processo difuso que envolve grandes porções dos dois pulmões. A *bronquiectasia localizada ou focal* é mais comumente causada por doenças como tumores, corpos estranhos e tampões de muco que produzem atelectasia e infecção, devido à obstrução da drenagem das secreções brônquicas. Pode afetar qualquer área do pulmão, sendo que a área é determinada pelo sítio de obstrução ou infecção. A *bronquiectasia generalizada ou difusa* geralmente é bilateral e afeta mais comumente os lobos inferiores. Em grande parte, é o resultado de deficiências herdadas nos mecanismos do hospedeiro, ou de patologias adquiridas que viabilizam a entrada de microrganismos infecciosos nas vias respiratórias. Isso inclui condições hereditárias, como FC, na qual a obstrução das vias respiratórias é causada pelo comprometimento da função mucociliar; estados de imunodeficiência congênita e adquirida, que predispõem a infecções respiratórias; infecção pulmonar (p. ex., tuberculose, infecções fúngicas, abscesso pulmonar); e exposição a gases tóxicos que causam obstrução das vias respiratórias.

Manifestações clínicas

A bronquiectasia está associada a diversas anomalias que afetam profundamente a função respiratória, incluindo atelectasia, obstrução das pequenas vias respiratórias e bronquite difusa. Pessoas com bronquiectasia têm infecção broncopulmonar recorrente; tosse; produção de grandes quantidades de expectoração purulenta e fétida e hemoptise. São comuns anemia e perda de peso.

Além disso, as manifestações de bronquiectasia são semelhantes àquelas observadas em casos de bronquite crônica e enfisema. Como acontece nas duas últimas condições, a obstrução brônquica crônica leva a dispneia acentuada e cianose. O baqueteamento digital, que geralmente não é observado com outros tipos de doenças pulmonares obstrutivas, é mais comum em casos moderados a graves de bronquiectasia.

Diagnóstico e tratamento

O diagnóstico deve se basear no histórico e em achados de exames de imagem. A condição geralmente é identificada em radiografias de tórax. TC de alta resolução do tórax viabiliza o diagnóstico definitivo. É importante a precisão do diagnóstico, uma vez que a realização de broncoscopia intervencionista ou cirurgia pode ser paliativa ou curativa em alguns tipos de doença obstrutiva.

O tratamento consiste na identificação precoce e no tratamento da infecção, somados à drenagem postural regular e à fisioterapia respiratória. Indivíduos com esse transtorno podem ser beneficiados por muitas medidas de reabilitação e tratamento utilizadas para bronquite crônica e enfisema.

Fibrose cística

A FC, a principal causa de doença respiratória crônica grave em crianças, é uma doença autossômica recessiva que envolve as glândulas exócrinas do revestimento epitelial dos sistemas respiratório, digestório e genital.[40] Afeta cerca de 30 mil crianças e adultos nos EUA, sendo que mais de 10 milhões de pessoas são portadoras assintomáticas do gene defeituoso.[40] Esse gene, conhecido como regulador transmembrana da fibrose cística (CFTR), e sua respectiva proteína levam ao espessamento excessivo do muco, com consequente obstrução dos pulmões e do pâncreas. Além da doença respiratória crônica, a FC se manifesta com deficiência exócrina pancreática e elevação da concentração de cloreto de sódio no suor. Na FC, também são observados pólipos nasais, sinusite, pancreatite e colelitíase. A maioria dos meninos com FC tem inexistência congênita bilateral dos ductos deferentes, com azoospermia.

Etiologia e patogênese

A FC é causada por mutações em um único gene, no braço longo do cromossomo 7, codificador da proteína CFTR, que atua como canal de íons cloreto (Cl⁻) nas membranas das células epiteliais. As mutações no gene *CFTR* tornam a membrana epitelial relativamente impermeável ao íon cloreto (Figura 31.14).

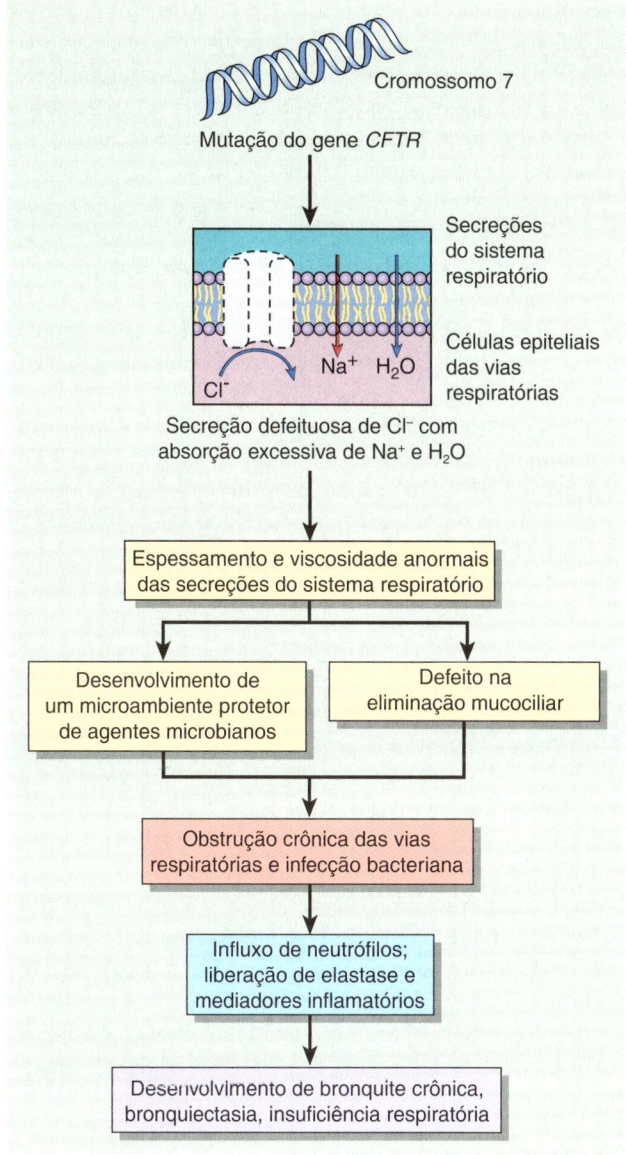

Figura 31.14 • Patogênese da fibrose cística (FC).

Todavia, a mutação do gene *CFTR* mais comum é denominada delta F508, na qual a deleção do aminoácido fenilalanina na posição 508 resulta em um fenótipo grave. Por causa da deleção desse aminoácido, os canais de cloreto são malformados e não se inserem na membrana celular.[41] Outros indivíduos que apresentam perda parcial ou mutação do gene *CFTR* exibem um fenótipo menos grave, que muitas vezes somente é notado após uma lesão aguda (p. ex., pneumonia). Esses indivíduos podem precisar de intubação e ventilação mecânica.

O impacto do comprometimento do transporte de Cl^- consequente à mutação do gene *CFTR* acaba afetando a reabsorção de NaCl. Isso resulta em concentrações elevadas de NaCl no suor de indivíduos com FC.[42]

O transporte comprometido de Cl^-, em última análise, conduz a uma série de eventos secundários, incluindo o aumento da absorção de Na^+ e de água das vias respiratórias para o sangue. Isso reduz o teor de água da cobertura de revestimento mucociliar do epitélio respiratório, tornando-o mais viscoso.

A desidratação da camada mucosa conduz a defeitos na função mucociliar e ao acúmulo de secreções viscosas que obstruem as vias respiratórias e predispõem a infecções pulmonares de repetição. Ocorrem anormalidades similares no transporte e em eventos fisiopatológicos no pâncreas, assim como nas vias biliares e nos ductos deferentes em meninos.

Manifestações clínicas

As manifestações respiratórias da FC são causadas pelo acúmulo de muco viscoso nos brônquios, comprometimento do transporte mucociliar e infecções pulmonares. Bronquiolite crônica e bronquite são as manifestações pulmonares iniciais. No entanto, depois de meses e anos, as alterações estruturais ocorridas na parede brônquica conduzem ao desenvolvimento de bronquiectasia. Além da obstrução das vias respiratórias, o defeito genético de base nos casos de FC predispõe à infecção crônica por um número surpreendentemente limitado de microrganismos, sendo o mais comum *Pseudomonas aeruginosa*.[28,42] *P. aeruginosa* é particularmente propensa ao desenvolvimento de patogênese. A colonização precoce pode causar infecções pulmonares recorrentes.[28] A inflamação pulmonar é outra causa de declínio da função respiratória em pessoas com FC e pode preceder o início da infecção crônica.

A função pancreática é frequentemente anormal em determinado grau nos portadores de FC. Má absorção e desnutrição podem estar presentes entre os sintomas de desconforto abdominal e diarreia. Esteatorreia, diarreia e desconforto abdominal são sintomas comumente associados. No recém-nascido, o íleo meconial pode causar obstrução intestinal, uma condição fatal se não tratada. O grau de envolvimento do pâncreas é altamente variável. Em algumas crianças, o defeito é relativamente leve, e, em outras, o envolvimento é grave e prejudica a absorção intestinal. Além disso, indivíduos com FC devem ser testados para diabetes melito, pois 30% dos adultos desenvolvem diabetes.[28,42]

Diagnóstico e tratamento

É importante estabelecer o diagnóstico e o tratamento precoces para retardar o aparecimento e reduzir a gravidade da doença crônica em crianças com FC. O diagnóstico é baseado em manifestações respiratórias e gastrintestinais típicas da FC, histórico de FC em um irmão, ou um resultado positivo no teste de triagem neonatal. Testes laboratoriais de confirmação incluem o teste de cloreto no suor, o teste funcional CFTR e a análise genética CFTR. O *teste do suor* consiste em coletar o suor de um indivíduo, seguido por análise química de seu teor de cloreto. Suor com sódio e cloreto duas vezes acima do valor normal é consistente com FC. O teste de suor continua a ser a abordagem padrão para o diagnóstico. Os recém-nascidos com FC apresentam níveis sanguíneos elevados de tripsinogênio imunorreativo, presumivelmente por causa da obstrução da secreção no pâncreas. A *triagem neonatal* consiste em um teste para a determinação de tripsinogênio imunorreativo.[43]

Vinte anos após a clonagem do gene *CFTR*, ainda não existem tratamentos aprovados para corrigir os defeitos genéticos da FC ou para reverter as alterações no transporte de íons associados ao CFTR disfuncional. Desse modo, as medidas terapêuticas são direcionadas para retardar a progressão da disfunção orgânica secundária e das sequelas, como infecção pulmonar crônica e insuficiência pancreática. Isso inclui o uso de antibióticos oral e inalado para evitar e tratar infecções, broncodilatadores, medicações anti-inflamatórias, uso de fisioterapia torácica (percussão e drenagem postural), uso de agentes mucolíticos para evitar a obstrução das vias respiratórias e terapia nutricional.[44]

A antibioticoterapia adequada contra patógenos bacterianos isolados do sistema respiratório é um componente essencial no tratamento da doença pulmonar nos casos de FC. A indicação para o uso de antibióticos orais inclui a existência de sintomas do sistema respiratório e a identificação de microrganismos patogênicos em culturas das vias respiratórias. Antibióticos intravenosos são utilizados para tratar sintomas progressivos e refratários a outros tratamentos.

Pessoas com FC que apresentam perda completa da função exócrina do pâncreas e fazem a digestão inadequada de gorduras e proteínas exigem adequação da dieta, reposição de enzimas pancreáticas e suplementos de vitaminas e minerais. Muitas pessoas com FC têm necessidade calórica acima do normal, devido ao aumento do TR e, provavelmente, devido ao aumento da atividade metabólica relacionada com o defeito básico. A dosagem das enzimas pancreáticas e o tipo de produto devem ser determinados individualmente.

O progresso da doença é variável. O aprimoramento da gestão clínica tem conduzido a uma sobrevida maior. O transplante de pulmão é usado como uma forma de tratamento para pessoas com doença em fase terminal. A reabilitação pulmonar é também usada no manejo clínico de FC.[44] As esperanças atuais residem nas pesquisas que tornariam a terapia gênica uma alternativa viável para pessoas com a doença.

RESUMO

Distúrbios ventilatórios obstrutivos se caracterizam por bloqueio das vias respiratórias e limitação do fluxo aéreo expiratório. A asma é uma doença inflamatória crônica das vias respiratórias, caracterizada por hiper-responsividade das vias respiratórias, estreitamento e remodelamento. Os linfócitos T_1H sofrem diferenciação em resposta aos micróbios e estimulam a diferenciação de linfócitos B em plasmócitos produtores de imunoglobulina IgM e IgG. Por outro lado, as células T_2H respondem aos alergênios estimulando as células B a se diferenciarem em plasmócitos produtores de IgE, produzindo fatores de crescimento de mastócitos, bem como recrutando e ativando eosinófilos. Em pessoas com asma alérgica, a diferenciação de linfócitos T parece ser desviada para uma resposta pró-inflamatória T_2H. Parece que tanto fatores genéticos quanto ambientais desempenham um papel no desenvolvimento da asma ou de doença reativa das vias respiratórias.

DPOC descreve um grupo de patologias caracterizadas por obstrução ao fluxo de ar nos pulmões. Entre as condições associadas à DPOC destacam-se enfisema, bronquite crônica e bronquiectasia. O enfisema se caracteriza por perda da elasticidade pulmonar, ampliação anormal e permanente dos espaços aéreos distais aos bronquíolos terminais e hiperinflação dos pulmões. A bronquite crônica é causada por inflamação das grandes e pequenas vias respiratórias e se caracteriza pela formação de edema e hiperplasia das glândulas submucosas e secreção excessiva de muco na árvore brônquica. Para o diagnóstico de bronquite crônica é necessário um histórico de tosse produtiva crônica, que persiste por um período mínimo de 3 meses em pelo menos 2 anos consecutivos, quando não há outra doença. Enfisema e bronquite crônica se manifestam por eventual desequilíbrio entre ventilação e perfusão. À medida que a condição avança, tornam-se evidentes sinais de dificuldade respiratória e comprometimento das trocas gasosas, com desenvolvimento de hipercapnia e hipoxemia. A bronquiectasia é a forma menos comum de DPOC e se caracteriza por uma dilatação anormal dos grandes brônquios, associada com infecção e destruição das paredes dos brônquios.

A FC é um distúrbio genético autossômico recessivo que se manifesta por doença crônica pulmonar, deficiência pancreática exócrina e elevação da concentração de cloreto de sódio no suor. A doença é causada por uma mutação em um único gene no braço longo do cromossomo 7, codificador de CFTR, que funciona no transporte transepitelial de íons cloreto. O defeito faz as secreções das glândulas exócrinas se tornarem excessivamente viscosas e promove a colonização do sistema respiratório por *P. aeruginosa* e outros organismos, como *Staphylococcus aureus*. A acumulação de muco viscoso nos brônquios, o comprometimento da função mucociliar e a infecção contribuem para o desenvolvimento de doença pulmonar crônica e redução da expectativa de vida.

DOENÇAS PULMONARES INTERSTICIAIS (RESTRITIVAS) CRÔNICAS

Depois de concluir esta seção, o leitor deverá ser capaz de:

- Estabelecer a diferença entre DPOC e doença intersticial pulmonar, em termos de patologia e manifestações
- Citar as características dos resíduos ocupacionais que determinam a patogenicidade, em termos de produção de pneumoconiose
- Descrever a fisiopatologia da fibrose pulmonar idiopática
- Descrever as causas da pneumonite por hipersensibilidade
- Descrever a fisiopatologia sistêmica do envolvimento de órgãos na sarcoidose.

As DPI são um grupo diverso de doenças pulmonares causadoras de alterações inflamatórias e fibróticas semelhantes no interstício ou nos septos interalveolares do pulmão. Como as DPI têm como resultado um pulmão rígido e não complacente, são comumente classificadas como distúrbios pulmonares restritivos. Em contraste com as doenças pulmonares obstrutivas, os pulmões se apresentam rígidos e com dificuldade para se expandir, independentemente do funcionamento normal das vias respiratórias.

Etiologia e patogênese

As DPI podem ter manifestação aguda ou insidiosa. Sua evolução pode ser rápida, lenta ou estática. Incluem doenças pulmonares ocupacionais, como pneumoconiose, que é causada pela inalação de poeira, gases, fumos e pós de amianto; pneumonite por hipersensibilidade; doenças pulmonares causadas por exposição a substâncias tóxicas (p. ex., metotrexato, bleomicina, fenitoína, amiodarona); e doenças granulomatosas, como sarcoidose (Quadro 31.2). Em alguns casos mais comuns de DPI, a causa é a exposição à poeira e partículas inaladas; em outros, não há nenhuma causa específica.

Em contraste com as doenças pulmonares obstrutivas, que envolvem principalmente as vias respiratórias do pulmão, os distúrbios pulmonares intersticiais exercem seus efeitos sobre o colágeno e o tecido conjuntivo elástico encontrado no interstício delicado das paredes alveolares. Certos tipos de DPI afetam a parte distal dos alvéolos e isso causa restrições fisiológicas e diminuição dos volumes pulmonares.[45] Outras DPI têm impacto sobre o interstício mais perto do aspecto proximal do ácino, junto aos bronquíolos, o que provoca uma obstrução fisiológica, mas não afeta os volumes pulmonares.[8] Muitas dessas doenças também envolvem as vias respiratórias, artérias e veias. Em geral, estas doenças pulmonares compartilham um padrão de disfunção pulmonar, que inclui redução dos volumes pulmonares, diminuição na capacidade de difusão do pulmão e diferentes graus de hipoxemia.

Acredita-se que esses distúrbios sejam deflagrados por algum tipo de lesão do epitélio alveolar, seguido por um processo inflamatório que envolve os alvéolos e o interstício pulmonar. O acúmulo de células inflamatórias e imunológicas

Quadro 31.2 Causas de doença pulmonar intersticial.*

Inalantes ocupacionais e ambientais
- Pneumoconioses:
    - Pneumoconiose dos mineiros
    - Silicose
    - Asbestose
- Pneumonite por hipersensibilidade:
    - Pulmão do fazendeiro
    - Pulmão do criador de pombos

Medicamentos e agentes terapêuticos
- Medicamentos contra o câncer:
    - Bleomicina
    - Bussulfano
    - Ciclofosfamida
    - Metotrexato
- Amiodarona

Doença pulmonar imunológica
- Sarcoidose
- Vasculopatia do colágeno:
    - Lúpus eritematoso sistêmico
    - Artrite reumatoide
    - Esclerodermia

* Esta lista não pretende ser inclusiva.

provoca danos permanentes ao tecido do pulmão e a substituição de tecido pulmonar de função normal por tecido cicatricial fibroso.

Manifestações clínicas

Em geral, as DPI são caracterizadas por alterações clínicas consistentes com alterações restritivas e não obstrutivas do pulmão, embora algumas pessoas possam apresentar os dois componentes. Pessoas com DPI manifestam dispneia, taquipneia e eventualmente, cianose, sem sibilos ou sinais de obstrução das vias respiratórias. Em geral, há começo insidioso de dificuldade respiratória que ocorre inicialmente durante a prática de exercícios físicos e pode progredir a ponto de incapacitar totalmente o indivíduo. Tipicamente, uma pessoa com uma doença pulmonar restritiva apresenta padrão taquipneico, em que a frequência respiratória é maior e o volume corrente é menor. Esse padrão de respiração serve para manter o volume minuto e, ao mesmo tempo, reduzir o TR, porque é necessário um trabalho menor para mover o ar através das vias respiratórias em uma taxa mais alta do que a requerida para expandir um pulmão rígido, para acomodar um volume corrente maior. Pode se desenvolver uma tosse não produtiva, especialmente com a exposição contínua ao irritante inalado, somada ao hipocratismo dos dedos das mãos e dos pés.

Os volumes pulmonares, incluindo a capacidade vital e a CPT, são reduzidos na DPI. Em contraste com DPOC, em que as taxas de fluxo expiratório são reduzidas, o VEF_1 geralmente é preservado, mesmo que a relação VEF_1/CVF possa aumentar. Embora o resultado da gasometria arterial de repouso geralmente seja normal no início do curso da doença, os níveis de PO_2 arterial podem cair durante a prática de exercícios. Em pessoas com doença avançada, muitas vezes há hipoxemia, mesmo em repouso. Nos estágios mais avançados da doença, há desenvolvimento de hipercapnia e acidose respiratória. Acredita-se que alterações na membrana alveolocapilar, bem como um aumento no *shunt*, que resulta de regiões não ventiladas do pulmão, sejam responsáveis pelo comprometimento da difusão de gases em pessoas com DPI.

Diagnóstico e tratamento

O diagnóstico de DPI requer um histórico pessoal e familiar abrangente, com particular ênfase sobre a exposição a agentes ambientais, ocupacionais e outros agentes nocivos. As radiografias de tórax e outra modalidade por imagem podem ser utilizadas como método de diagnóstico inicial, e frequentemente são utilizadas radiografias seriadas do tórax para acompanhar o progresso da doença. No diagnóstico, o exame preferencial deve ser a biopsia cirúrgica pulmonar, para avaliação histológica e cultura.[45]

O objetivo do tratamento de pessoas com DPI deve se concentrar na identificação e remoção do agente nocivo, para suprimir a resposta inflamatória, impedir a progressão da doença e fornecer terapia de suporte nos casos de doença avançada. Em geral, as medidas de tratamento variam de acordo com o tipo de doença pulmonar. Medicamentos imunossupressores e corticosteroides são frequentemente utilizados. Muitas medidas de tratamento de suporte utilizadas nos estágios mais avançados da doença, como a terapia com oxigênio e medidas para evitar infecções, são semelhantes àquelas sugeridas para pessoas com DPOC. Para alguns indivíduos, o transplante de pulmão pode ser o único tratamento potencialmente efetivo.

> **Conceitos fundamentais**
>
> **Doença pulmonar intersticial**
>
> - A DPI resulta de condições inflamatórias que afetam as estruturas interalveolares do pulmão e provocam fibrose e rigidez pulmonar
> - Um pulmão rígido e não complacente tem dificuldade para inflar, aumentando o TR e causando redução da tolerância ao exercício devido à hipoxemia
> - Por causa do aumento do esforço necessário para a expansão do pulmão, as pessoas com DPI tendem a apresentar respirações curtas e mais frequentes.

Doenças pulmonares intersticiais ocupacionais e ambientais

As DPI ocupacionais e ambientais incluem as pneumoconioses, DPI induzida por substâncias e doenças de hipersensibilidade. As *pneumoconioses* são causadas pela inalação de poeiras e partículas inorgânicas. As *doenças de hipersensibilidade* resultam da inalação de poeiras orgânicas e antígenos ocupacionais relacionados com área de desempenho profissional da pessoa. Um terceiro tipo de doença ocupacional pulmonar, a bissinose, uma doença que afeta os trabalhadores de algodão, tem características de pneumoconioses e de doença pulmonar por hipersensibilidade.

Entre as pneumoconioses destacam-se a silicose, encontrada em pessoas que trabalham com extração de pedras, fundição, jateamento de areia, fabricantes de cerâmica e trabalhadores da indústria de ardósia; pneumoconiose dos mineiros; asbestose, encontrado em mineradoras de amianto, fabricantes de produtos de amianto e instaladores e removedores de isolamento de amianto; talcose, encontrada em mineiros de talco, moleiros, ou usuários de drogas ilícitas e em recém-nascidos ou crianças pequenas que acidentalmente inalam pó contendo talco; e beriliose, encontrada em trabalhadores de extração de minério e produção de ligas metálicas. O perigo de exposição ao pó de amianto não se limita ao local de trabalho. A poeira invade o ambiente comum, uma vez que o produto foi utilizado na construção civil e em outros aplicativos antes da descoberta dos riscos para a saúde. Foi misturado em tintas e gesso, enrolado em tubos de água e aquecimento, usado para isolar secadores de cabelo e tecidos em cortinas de teatro, compressas quentes, e tábuas de passar roupa.

São determinantes etiológicos importantes no desenvolvimento das pneumoconioses o tamanho da partícula de poeira; sua natureza química e capacidade de provocar destruição do pulmão; a concentração de poeira e o tempo de exposição. As partículas que se depositam abaixo da laringe medem menos de 10 μm e são divididas em três categorias, de acordo com sua origem e dimensões.[46] Partículas grosseiras (2,5 a 10 μm) são elementos como ferro, sílica e alumínio. A fração fina (< 2,5 μm) são produtos de gases, fumaças e vapores. Por fim, partículas ultrafinas, também denominadas nanopartículas (< 0,1 μm), constituem a maior categoria de partículas.[46] Todas as partículas que penetram os alvéolos devem ser eliminadas pelos macrófagos pulmonares. Acredita-se que os macrófagos transportam as partículas englobadas retiradas dos pequenos bronquíolos e dos alvéolos, que não têm nem cílios, nem células secretoras de muco, até a "escada rolante" mucociliar ou até canais linfáticos para que sejam removidas do pulmão. Essa função de eliminação é dificultada quando o funcionamento dos macrófagos é prejudicado por fatores como consumo de cigarros, de álcool e reações de hipersensibilidade. Isso ajuda a explicar o aumento da incidência de doenças pulmonares entre fumantes expostos ao amianto. Nos casos de silicose, a ingestão de partículas de sílica conduz à destruição dos macrófagos do pulmão e à liberação de substâncias, que resultam em inflamação e fibrose.[46] Tuberculose e outras doenças causadas por micobactérias são comuns em pessoas com silicose. Como os macrófagos são responsáveis por proteger os pulmões contra os agentes da tuberculose, sua destruição é responsável por um aumento da suscetibilidade à tuberculose em pessoas com silicose.

A concentração de alguns tipos de poeira no ambiente influencia fortemente os efeitos sobre o pulmão. Por exemplo, a silicose aguda é observada apenas em pessoas cujas ocupações implicam intensa exposição ao pó de sílica durante um curto período. Pode ser observada em pessoas que trabalham com jateamento e usam um jato de areia de alta velocidade para limpar e polir tijolos, assim como o interior de tanques corroídos; em tunelizadores; e em britadores de pedras, principalmente se perfuram arenito. A silicose aguda é uma doença de progressão rápida, que geralmente leva a deficiência grave e morte em um intervalo de 5 anos após o diagnóstico. Em contraste com a silicose aguda, que é causada pela exposição a concentrações extremamente elevadas de pó de sílica, os sintomas relacionados com a exposição crônica de baixo nível ao pó de sílica geralmente não começam a se manifestar até depois de muitos anos de exposição e, em seguida, os sintomas frequentemente têm início insidioso e progressão lenta.

Doença pulmonar intersticial induzida pelo uso de substâncias químicas

Muitas substâncias químicas podem causar várias alterações agudas e crônicas da função pulmonar. Por exemplo, algumas dos medicamentos citotóxicos (p. ex., bleomicina, bussulfano, metotrexato, ciclofosfamida) utilizados no tratamento do câncer causam dano pulmonar como resultado direto da toxicidade do fármaco e por estimular o influxo de células inflamatórias para o interior dos alvéolos.[45] A amiodarona, um fármaco utilizado no tratamento de arritmias cardíacas, é preferencialmente sequestrada no pulmão e pode causar pneumonite significativa em pessoas tratadas com mais de 400 mg/dia.

Pneumonite por hipersensibilidade

As doenças pulmonares ocupacionais por hipersensibilidade (p. ex., pneumonia por hipersensibilidade, também denominada alveolite alérgica extrínseca) são causadas pela exposição intensa e, muitas vezes, prolongada a poeiras orgânicas inaladas e a antígenos relacionados com a área de atuação profissional do indivíduo.[46] As pessoas afetadas apresentam maior sensibilidade a um determinado antígeno. As formas mais comuns de pneumonite por hipersensibilidade são pulmão do agricultor, que resulta da exposição ao bolor do feno; pulmão do criador de pombo, provocado pela exposição ao soro, excreções ou penas de aves; bagaçose, a partir de cana-de-açúcar contaminada; e pulmão do umidificador ou do ar condicionado, causada por mofo nos reservatórios de água desses aparelhos. Ao contrário da asma, esse tipo de reação de hipersensibilidade envolve principalmente os alvéolos. Estes distúrbios causam uma condição pulmonar fibrótica progressiva, que pode ser evitada pela remoção do agente ambiental.

Sarcoidose

A sarcoidose é uma doença sistêmica em que são encontrados granulomas nos tecidos e nos sistemas orgânicos afetados, particularmente no pulmão e no sistema linfático.[45] Uma característica importante desses granulomas é se desenvolverem na ausência de agentes exógenos (infecção ou agentes ambientais), conhecidos por causar inflamação granulomatosa. A condição afeta principalmente pessoas entre 10 e 40 anos, embora possa ocorrer em pessoas mais velhas. A incidência de sarcoidose nos EUA é de aproximadamente 10,9 em cada 100 mil pessoas/ano para brancos e 35,5 em 100 mil pessoas/ano para negros.[45]

Etiologia e patogênese

A lesão característica da sarcoidose é o granuloma não caseoso. Ao contrário das lesões granulomatosas que se desenvolvem nos casos de tuberculose e histoplasmose, a coleção de macrófagos teciduais que compõem os granulomas na sarcoidose não mostra evidências de necrose caseosa. Além de granulomas, em que células gigantes multinucleadas são frequentes, muitas vezes se desenvolve alveolite (inflamação dos alvéolos).

A causa da sarcoidose permanece obscura. Acredita-se que o distúrbio possa resultar da exposição de pessoas geneticamente predispostas a agentes ambientais específicos.[45] O suporte para a influência genética vem de estudos epidemiológicos que demonstram a maior incidência em afro-americanos e populações escandinavas. Uma evidência adicional vem do agrupamento familiar da doença. A análise de genes de antígenos leucocitários humanos (HLA) localizados no complexo principal de histocompatibilidade também sugere que apenas os genes HLA podem ser vinculados à suscetibilidade à doença e ao prognóstico. Apesar dos avanços, incluindo a identificação de fatores genéticos ligados à sarcoidose, um agente etiológico específico ainda não foi identificado.

Manifestações clínicas

A sarcoidose tem manifestações variáveis e um curso imprevisível de progressão, no qual qualquer órgão pode ser afetado. Exames de rotina no tórax detectam 20 a 30% dos casos pulmonares em indivíduos assintomáticos.[45] Os sintomas mais comumente manifestados ocorrem na pele, nos olhos e no sistema neurológico dos pulmões. Pessoas com sarcoidose procuram o médico com frequência, seja como resultado de anomalias detectadas incidentalmente em uma radiografia de tórax, seja por causa do início insidioso dos sintomas respiratórios (dispneia, tosse seca, dor torácica), ou ainda pelo aparecimento de sinais e sintomas constitucionais (p. ex., febre, sudorese, anorexia, perda de peso, fadiga, mialgia).[45] O comprometimento ocular (uveíte anterior) e o envolvimento da pele (pápulas e placas cutâneas) são manifestações extratorácicas particularmente comuns. Entretanto, sintomas de sarcoidose podem afetar qualquer sistema de órgãos e haver achados cardíacos, neuromusculares, hematológicos, hepáticos, endócrinos ou linfáticos.[45]

A sarcoidose segue um curso imprevisível caracterizado pela cronicidade progressiva ou por períodos de atividade intercalados com remissões, às vezes permanentes, que pode ser espontânea ou induzida por terapia com corticosteroides. Afirma-se que a doença esteja vinculada a uma anormalidade da função imunológica, uma vez que existe um aumento na proporção entre linfócitos T CD4+ e CD8+ e nos níveis de citocinas pró-inflamatórias. Embora exista um risco baixo de morte ou incapacitação, a evolução da doença é variável. Aproximadamente, um terço dos indivíduos com diagnóstico de sarcoidose têm a forma progressiva da doença.[45]

Diagnóstico e tratamento

O diagnóstico de sarcoidose deve ser baseado na anamnese e no exame físico, testes para excluir outras doenças, radiografia de tórax e biopsia para obter a confirmação de granuloma não caseoso. O emprego de TC e ressonância magnética (RM) como métodos de rotina para diagnóstico de sarcoidose permanece controverso. Por exemplo, o aumento nos níveis da enzima conversora da angiotensina (ECA) é comumente observado em casos de sarcoidose; no entanto, não é um dado específico e por isso é considerado controverso.[45]

O tratamento deve se concentrar na interrupção do processo inflamatório granulomatoso, característico da doença, e na gestão das complicações a ele associadas. Havendo indicação de tratamento, são administrados corticosteroides. Esses agentes produzem a limpeza do pulmão, demonstrada na radiografia de tórax, e melhoram a função pulmonar, mas não se sabe se afetam o resultado a longo prazo da doença.

RESUMO

As DPI se caracterizam por fibrose e redução da complacência pulmonar. Incluem as doenças pulmonares ocupacionais e ambientais e doenças granulomatosas, como a sarcoidose. Acredita-se que esses distúrbios sejam o resultado de um processo inflamatório que começa nos alvéolos e se estende para envolver os tecidos intersticiais do pulmão. Ao contrário de DPOC, que afeta as vias respiratórias, as DPI afetam o colágeno e os tecidos elásticos de suporte que se encontram entre as vias respiratórias e os vasos sanguíneos. Essas doenças pulmonares geralmente reduzem os volumes pulmonares, diminuindo a capacidade de difusão do pulmão e causam vários graus de hipoxemia. Como a complacência pulmonar se apresenta reduzida, pessoas com esse tipo de doença tendem a manter seu volume minuto por meio de um padrão de respiração rápida e superficial.

DISTÚRBIOS DA CIRCULAÇÃO PULMONAR

Depois de concluir esta seção, o leitor deverá ser capaz de:

- Descrever a causa da embolia pulmonar e as manifestações clínicas da doença
- Descrever a fisiopatologia dos transtornos de hipertensão pulmonar
- Descrever a justificativa para a hipertrofia ventricular direita com *cor pulmonale*.

À medida que o sangue se move através dos capilares pulmonares, o teor de oxigênio aumenta e o de dióxido de carbono diminui. Esses processos dependem de uma correspondência entre ventilação (*i. e.*, trocas gasosas) e perfusão (*i. e.*, fluxo sanguíneo). Esta seção aborda dois grandes problemas da circulação pulmonar: embolia pulmonar e hipertensão pulmonar.

Conceitos fundamentais

Distúrbios da circulação pulmonar

- Tromboembolismo pulmonar representa a existência de coágulos sanguíneos originários do sistema venoso sistêmico, que se alojam em um vaso sanguíneo pulmonar ao se deslocarem do coração direito para a circulação pulmonar
- Hipertensão pulmonar é uma elevação da pressão arterial pulmonar. Pode surgir como um distúrbio primário das artérias pulmonares, em que um espessamento anormal da parede vascular aumenta a resistência ao fluxo sanguíneo, ou como um distúrbio secundário a transtornos pulmonares crônicos ou condições ambientais causadores de hipoxemia e consequente constrição das pequenas artérias pulmonares; doenças cardíacas que aumentam a pressão venosa pulmonar; ou doenças tromboembólicas que provocam a oclusão dos vasos sanguíneos pulmonares.

Embolia pulmonar

A embolia pulmonar se desenvolve quando uma substância transmitida pelo sangue se aloja em um ramo da artéria pulmonar e obstrui o fluxo sanguíneo. A embolia pode consistir em um trombo (Figura 31.15), ar acidentalmente injetado durante uma infusão intravenosa, gordura mobilizada a partir da medula óssea por ocasião de uma fratura ou a partir de um depósito traumático de gordura, ou líquido amniótico que entrou na circulação materna com a ruptura das membranas no momento do parto. Quando a embolia pulmonar ocorre no contexto de uma malignidade, a taxa de mortalidade é de 25%.[45]

Etiologia e patogênese

Embolias pulmonares resultam de trombos que geralmente ocorrem a partir de trombose venosa profunda (TVP) nos

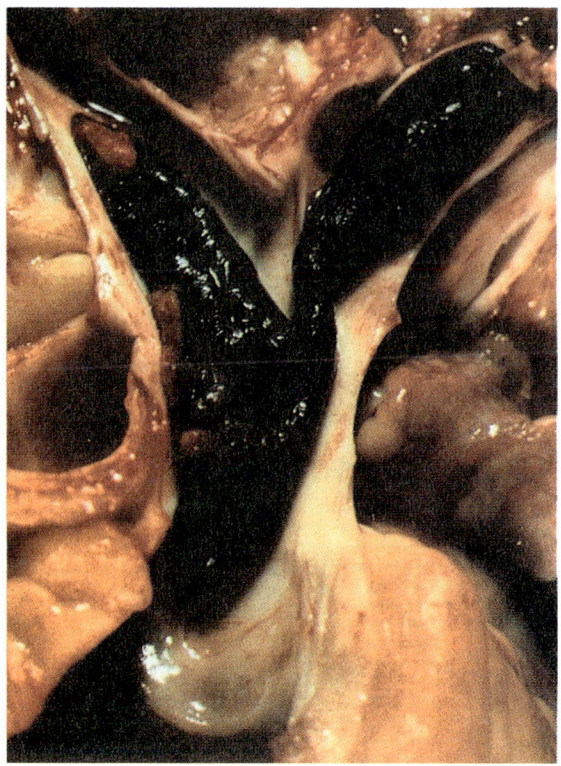

Figura 31.15 • Embolia pulmonar. A artéria pulmonar principal e sua bifurcação foram abertas para revelar um grande êmbolo em sela. Fonte: Strayer D., Rubin R. (Eds.) (2015). *Rubin's pathology: Clinicopathologic foundations of medicine* (7. ed., Fig. 7.16, p. 308). Philadelphia, PA: Lippincott Williams & Wilkins.

membros inferiores ou superiores.[45] A trombose nas veias profundas das pernas ou da pelve muitas vezes permanece insuspeita até o evento de uma embolia. Os efeitos da embolia na circulação pulmonar estão relacionados com a obstrução mecânica da circulação pulmonar e os reflexos neuro-humorais que causam vasoconstrição. A obstrução do fluxo sanguíneo pulmonar provoca broncoconstrição reflexa na área afetada do pulmão, perda de ventilação, comprometimento das trocas gasosas e perda de surfactante alveolar. Podem se desenvolver hipertensão pulmonar e insuficiência cardíaca direita quando sucede vasoconstrição maciça por causa de um grande êmbolo. Embora possam ser observadas pequenas áreas de infarto, é incomum um infarto pulmonar total.

Dentre os fatores fisiológicos que contribuem para o desenvolvimento de trombose venosa, destaca-se a tríade de Virchow, que consiste em estase venosa, lesão endotelial venosa e estados de hipercoagulabilidade. As trombofilias (p. ex., deficiência de antitrombina III, deficiência de proteínas C e S, mutação do fator de V de Leiden) são um grupo de doenças hereditárias que afetam a coagulação e tornam o indivíduo propenso ao desenvolvimento de tromboembolismo venoso.[45] Estase venosa e lesão endotelial venosa podem resultar de repouso prolongado no leito; traumatismo; cirurgia; parto; fraturas no quadril e fêmur; infarto do miocárdio e insuficiência cardíaca congestiva; e lesão medular. Pessoas submetidas à cirurgia ortopédica e à cirurgia para o tratamento de câncer ginecológico estão particularmente em risco, assim como pessoas submetidas a longos períodos de imobilização. A hipercoagulabilidade está relacionada com diversos fatores. As células cancerosas podem produzir trombina e sintetizar fatores pró-coagulação, aumentando o risco de tromboembolismo. Acredita-se que o uso de contraceptivos orais, gestação e terapia de reposição hormonal aumentem a resistência aos anticoagulantes endógenos.

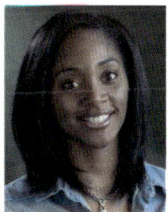

Você se lembra da **Srta. French**, da discussão sobre etiologia da embolia pulmonar? French, apresentada no início da Parte 9, foi ao pronto-socorro devido a uma dor na panturrilha direita. Essa dor derivava de um êmbolo originário da veia safena da perna direita, o qual se desprendeu e alcançou a circulação pulmonar. O histórico de fumante de French e o uso de contraceptivos orais à base de estrogênio aumentaram o risco do desenvolvimento de trombos, porque esses agentes causam vasoconstrição e inflamação.

Manifestações clínicas

As manifestações de embolia pulmonar dependem do tamanho e da localização da obstrução. Dor no tórax, dispneia e aumento da frequência respiratória são os sinais e sintomas mais frequentes de embolia pulmonar. Um infarto pulmonar muitas vezes causa uma dor pleurítica que muda com a respiração, sendo mais grave na inspiração e mais branda na expiração. Ocorre hipoxemia moderada, sem retenção de dióxido de carbono, como resultado do comprometimento das trocas gasosas. Pequenos êmbolos que se alojam nos ramos periféricos da artéria pulmonar podem passar despercebidos, a não ser quando a pessoa já tem algum comprometimento, como ocorre com idosos ou indivíduos gravemente enfermos. A existência repetida de pequenos êmbolos reduz gradualmente o tamanho do leito capilar pulmonar, o que resulta em hipertensão pulmonar. Pessoas com embolia moderada frequentemente apresentam dificuldade respiratória acompanhada de dor pleurítica, apreensão, febre baixa e tosse produtiva com expectoração de sangue. Muitas vezes se manifesta uma taquicardia para compensar a diminuição da oxigenação e o padrão de respiração é rápido e superficial. Pessoas com embolia maciça geralmente apresentam colapso repentino, dor subesternal no tórax, choque e, às vezes, perda de consciência. O pulso é rápido e fraco, a pressão arterial é baixa, as veias do pescoço se mostram distendidas e a pele se apresenta cianótica e diaforética. Uma embolia pulmonar maciça frequentemente é fatal.

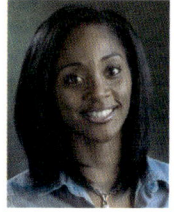

Você se lembra da **Srta. French**, a paciente da discussão sobre as características clínicas da embolia pulmonar? Quando ela chegou ao pronto-socorro, sua frequência cardíaca estava elevada (132 bpm) e o eletrocardiograma (ECG) mostrou taquicardia sinusal. Sua respiração era rápida e superficial. Em uma pessoa com embolia pulmonar, taquicardia e taquipneia ocorrem frequentemente para compensar a diminuição da oxigenação.

Diagnóstico

O diagnóstico de embolia pulmonar deve se basear em sinais e sintomas clínicos, determinações de gasometria sanguínea, estudos de trombose venosa, teste da troponina, dímero D, radiografias do pulmão e TC helicoidais do tórax. Os exames laboratoriais e os radiológicos são úteis na exclusão de outras condições capazes de originar sintomas semelhantes. Uma vez que êmbolos podem causar um aumento da resistência vascular pulmonar, o ECG pode ser usado para detectar sinais de tensão cardíaca direita.

Como a maioria dos êmbolos pulmonares se origina de uma TVP, estudos venosos como *ultrassonografia com compressão do membro inferior*, *pletismografia de impedância* e *venografia com contraste* muitas vezes são utilizados como procedimentos diagnósticos iniciais. Destes, a ultrassonografia com compressão do membro inferior tornou-se uma importante modalidade não invasiva para a detecção de TVP. Os *testes com dímero D* envolvem a medição da concentração plasmática do dímero D, um produto de degradação de fatores de coagulação que foram ativados como resultado de um evento tromboembólico. Os níveis de troponina podem se mostrar mais altos, devido ao estiramento do ventrículo direito por um grande infarto pulmonar. A cintigrafia de *ventilação-perfusão* usa albumina radiomarcada, injetada por via intravenosa, e um gás radiomarcado, que é inalado. A câmara (gama) de cintilação é usada para digitalizar os vários segmentos do pulmão para verificar o fluxo sanguíneo e a distribuição do gás radiomarcado. O exame de ventilação-perfusão é útil somente quando os seus resultados são normais ou indicam uma alta probabilidade de embolia pulmonar. A *angiotomografia computadorizada helicoidal (espiral)* requer a administração de um agente de contraste radiológico por via intravenosa. É sensível para a detecção de êmbolos nas artérias pulmonares proximais e representa outra modalidade de diagnóstico. A *angiografia pulmonar* envolve a passagem de um cateter venoso através do coração direito e na artéria pulmonar sob fluoroscopia. Embora continue sendo o método de diagnóstico de maior precisão, raramente é realizado por ser um procedimento tão invasivo. Por vezes, uma embolectomia é realizada durante esse procedimento.

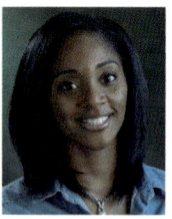

Você se lembra da **Srta. French**, a paciente da discussão sobre o diagnóstico da embolia pulmonar? O teste com dímero D envolve a medição do dímero D encontrado no plasma, um produto da degradação de fatores de coagulação que foram ativados como resultado de um evento tromboembólico. Lembre-se de que os níveis de dímero D dela eram elevados.

Tratamento

Os objetivos do tratamento de embolia pulmonar devem se concentrar na prevenção de TVP e do desenvolvimento de tromboembolismo; na proteção dos pulmões contra a exposição a um eventual tromboêmbolo; e, no caso de uma embolia pulmonar grande e potencialmente fatal, na manutenção da vida e no restabelecimento do fluxo sanguíneo pulmonar. A terapia trombolítica com ativador do plasminogênio tecidual recombinante pode ser indicada para pacientes com êmbolos múltiplos ou grandes.

A prevenção se concentra na identificação de casos de risco, prevenção de estase venosa e estados de hipercoagulabilidade, e na detecção precoce da trombose venosa. É importante que a pessoa comece a se movimentar o mais rapidamente possível após a doença ou após um procedimento cirúrgico. Para as pessoas em risco de desenvolvimento da doença, o uso de meias elásticas de compressão graduada e botas de compressão pneumática intermitentes (CPI) pode impedir a estase venosa. A interrupção cirúrgica da veia cava pode ser indicada quando a embolia pulmonar representa risco à vida.

A profilaxia farmacológica envolve a utilização de fármacos anticoagulantes. A terapia anticoagulante pode ser utilizada para diminuir a probabilidade de trombose venosa profunda, tromboembolismo e embolia pulmonar fatal subsequente a grandes procedimentos cirúrgicos. É comum utilizar a heparina de baixo peso molecular, que pode ser administrada por via subcutânea em regime ambulatorial. A varfarina, um anticoagulante oral, pode ser utilizada para pessoas com risco a longo prazo de desenvolvimento de tromboembolia.

Hipertensão pulmonar

A circulação pulmonar é um sistema de baixa pressão projetado para acomodar quantidades variáveis do sangue que é entregue pelo coração direito e para facilitar as trocas gasosas. A artéria pulmonar e seus ramos principais têm paredes relativamente finas e complacentes. As arteríolas pulmonares distais também têm paredes finas e capacidade para dilatar, colabar ou contrair, dependendo da existência de substâncias vasoativas liberadas por células do endotélio vascular, influências neuro-humorais, velocidade de fluxo, tensão de oxigênio e ventilação alveolar.

A *hipertensão pulmonar* é um distúrbio que se caracteriza por elevação da pressão no interior da circulação pulmonar, isto é, no sistema arterial pulmonar. A elevação da pressão pode ser aguda ou crônica, dependendo dos fatores causadores.

Etiologia e patogênese

Diversos fatores podem contribuir para a patogênese da hipertensão arterial pulmonar (HAP), incluindo uma diminuição da área da área transversal das artérias pulmonares, perda de vasos sanguíneos por um processo de cicatrização ou destruição que afeta as paredes alveolares, vasoconstrição em resposta à hipoxia, necessidade de acomodar um influxo excessivo de fluxo sanguíneo sem alterações anatômicas nas artérias ou arteríolas pulmonares, ou oclusão do fluxo de saída da circulação pulmonar devido a pressões elevadas no interior do átrio ou do ventrículo esquerdo.

O distúrbio pode ser o resultado de alterações na parede arterial, muitas vezes chamada de *hipertensão arterial pulmonar*, ou pode ocorrer como uma condição secundária, relacionada com a oclusão da circulação pulmonar por embolia pulmonar ou perturbação da circulação pulmonar decorrente de doença cardíaca ou pulmonar.

Hipertensão arterial pulmonar

O termo *hipertensão arterial pulmonar* (HAP) é usado para descrever um tipo de hipertensão pulmonar que tem sua origem nas artérias pulmonares. A Organização Mundial da Saúde (OMS) classifica a HPA em cinco grupos relacionados com o mecanismo patológico:[47]

- Grupo I: representa hipertensão arterial pulmonar ou idiopática
- Grupo II: representa hipertensão venosa pulmonar
- Grupo III: representa hipertensão pulmonar associada à hipoxemia
- Grupo IV: representa hipertensão pulmonar resultante de trombose ou de embolia crônica ou ambas
- Grupo V: compreende vários distúrbios que causam HAP.[47]

HAP é uma doença rara e debilitante caracterizada por proliferação e contração anormal da musculatura lisa vascular, alterações da coagulação e fibrose acentuada da túnica íntima, que conduz à obliteração ou obstrução das artérias e arteríolas pulmonares (Figura 31.16). O consequente aumento de pressão resulta em falência progressiva do coração direito, baixo débito cardíaco e morte, se a condição não for tratada. A última década testemunhou grandes avanços no tratamento de HAP, com terapias clínicas direcionadas para vias específicas que atuam na patogênese e no desenvolvimento da doença.

Apesar dessas conquistas, HAP continua sendo uma condição que impõe sério risco à vida.

Etiologia e patogênese.
A forma familiar de hipertensão arterial pulmonar parece ser herdada como um traço autossômico dominante com penetrância variável, mas baixa, sendo que algumas pessoas herdam o traço sem manifestar a doença. O gene receptor da proteína morfogenética óssea do tipo 2 (*BMPR2*, *bone morphogenetic protein receptor type II*), que codifica um membro da superfamília de receptores do fator de crescimento transformador β (TGF-β), foi identificado como causador de HAP familiar. Acredita-se que mutações nesses receptores impedem que as moléculas relacionadas com o TGF-β de exercer o efeito inibitório sobre a musculatura lisa e a proliferação de células endoteliais.[48] Outras condições associadas à HAP incluem distúrbios do colágeno vascular (p. ex., esclerodermia), fármacos e toxinas, infecção pelo vírus da imunodeficiência humana (HIV), hipertensão porta e hipertensão pulmonar persistente no recém-nascido.[47]

Embora os mecanismos específicos responsáveis pelas alterações vasculares que se manifestam nos casos de HAP permaneçam desconhecidos, diversos mecanismos foram propostos. Estes incluem um aumento da expressão do transportador de serotonina, redução nos níveis de óxido nítrico e prostaciclina e aumento nos níveis de vários fatores de crescimento, incluindo

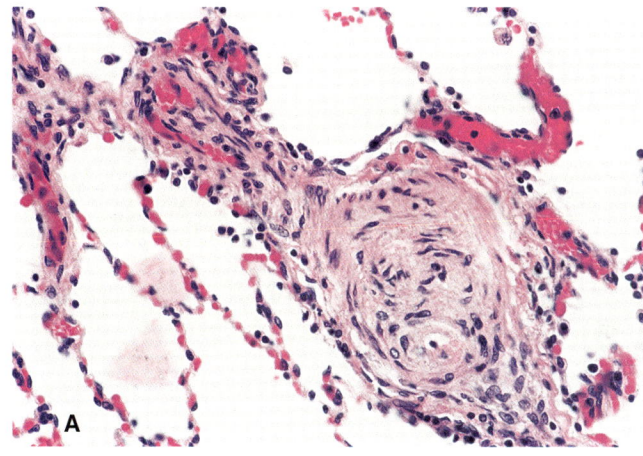
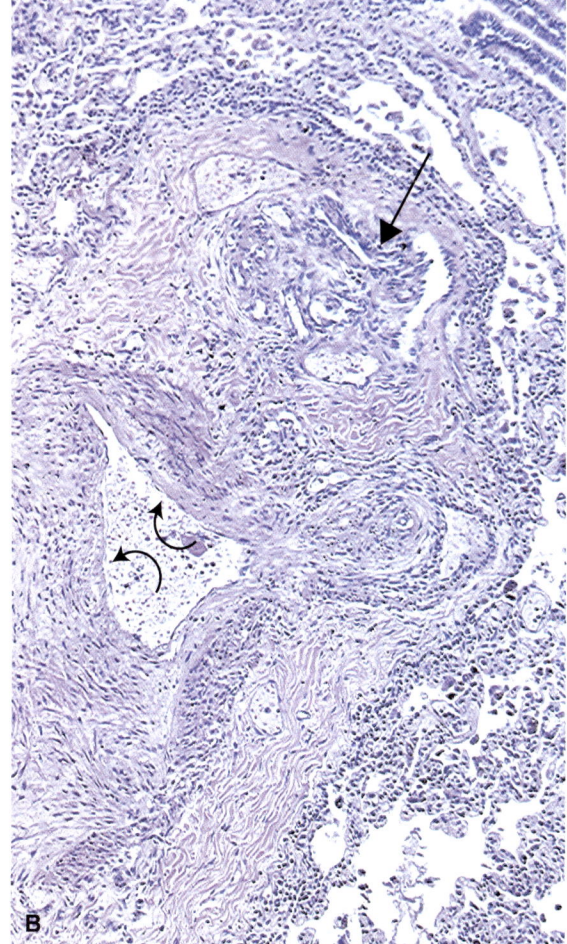

Figura 31.16 • Hipertensão arterial pulmonar. **A.** Pequena artéria pulmonar ocluída por fibrose concêntrica da íntima e espessamento da camada média. **B.** Lesão plexiforme (*seta*) caracterizada por proliferação glomeruloide de vasos de paredes finas adjacente à artéria original, que mostra alterações hipertensivas importantes de fibrose da camada íntima e espessamento da camada média (*setas curvas*). Fonte: Strayer D., Rubin R. (Eds.) (2015). Rubin's pathology: Clinicopathologic foundations of medicine (7. ed., Fig. 18.76, p. 733). Philadelphia, PA: Lippincott Williams & Wilkins.

a endotelina, fator de crescimento endotelial vascular e fator de crescimento derivado de plaquetas. O fator de relaxamento do endotélio, o óxido nítrico, é um potente vasodilatador pulmonar que é produzido localmente no pulmão e tem efeitos profundos sobre o relaxamento e proliferação da musculatura lisa. A endotelina 1 é um peptídio produzido pelo endotélio vascular que tem potente ação vasoconstritora e parácrina sobre o músculo liso vascular. O endotélio também produz a prostaciclina (PGI2), um inibidor da agregação plaquetária e potente vasodilatador. Os resultados de estudos que relacionam estes mecanismos com a estrutura e o funcionamento da circulação arterial pulmonar já foram traduzidos para terapias direcionadas à HAP, com probabilidade de que outros mecanismos sejam investigados no futuro.

Manifestações clínicas. HAP é definida pela elevação persistente da pressão arterial pulmonar com pressões normais do ventrículo esquerdo, diferenciando a condição da insuficiência cardíaca do lado esquerdo. Tipicamente, os sintomas evoluem de dificuldade respiratória e diminuição da tolerância ao exercício até insuficiência cardíaca direita, com acentuado edema periférico e limitações funcionais. Outros sintomas comuns incluem fadiga, angina e síncope (desmaio) ou quase síncope.

Diagnóstico e tratamento. O diagnóstico da hipertensão pulmonar primária deve se basear na inexistência de distúrbios que causam a hipertensão secundária e em valores de pressão arterial pulmonar superiores a 25 mmHg em repouso e 30 mmHg com exercício físico.

O tratamento consiste em medidas para melhorar a função cardíaca direita, como meio de reduzir a fadiga e o desenvolvimento de edema periférico. Pode ser utilizado oxigênio suplementar para aumentar a tolerância ao exercício. Esse agente muitas vezes melhora os sintomas, às vezes drasticamente, em pessoas que não respondem a outros vasodilatadores. A sildenafila, um inibidor altamente seletivo da fosfodiesterase-5 com ação semelhante à do óxido nítrico na promoção de vasodilatação, é outro agente que pode ser empregado no tratamento de hipertensão pulmonar.[47] O transplante de pulmão pode ser uma alternativa para pessoas que não respondem a outras formas de tratamento.

Hipertensão pulmonar secundária

Embora a hipertensão pulmonar possa se desenvolver como um transtorno primário, a maioria dos casos representa manifestação secundária a condições como hipoxemia crônica resultante de DPOC, DPI, ou de distúrbios respiratórios do sono; aumento da resistência à drenagem venosa pulmonar devido a condições como disfunção diastólica do ventrículo esquerdo, ou distúrbios da valva mitral ou aórtica; ou distúrbios tromboembólicos crônicos.

Etiologia e patogênese. A exposição continuada dos vasos pulmonares à hipoxemia é uma causa comum de hipertensão pulmonar. Ao contrário dos vasos sanguíneos da circulação sistêmica, a maioria dos quais sofre dilatação em resposta à hipoxemia e à hipercapnia, os vasos pulmonares se contraem. O estímulo para a constrição parece ter origem nos espaços aéreos próximos aos ramos menores das artérias pulmonares. Em regiões do pulmão com baixa ventilação, a resposta é adaptativa, no sentido em que desvia o fluxo sanguíneo das áreas com pouca ventilação para áreas mais adequadamente ventiladas. Esse efeito, no entanto, torna-se menos benéfico à medida que uma quantidade cada vez maior de áreas do pulmão permanece com baixa ventilação. A hipertensão pulmonar é um problema comum em casos avançados de DPOC ou DPI. Também pode se desenvolver em altitudes elevadas em pessoas com pulmões normais. Pessoas que experimentam hipoxemia acentuada durante o sono (como aquelas com apneia do sono) muitas vezes apresentam elevações marcantes da pressão arterial pulmonar.

A elevação da pressão venosa pulmonar é comum em condições como doenças da valva mitral ou disfunção diastólica do ventrículo esquerdo. Em cada uma dessas alterações, a pressão atrial esquerda elevada é transmitida para a circulação pulmonar. O aumento contínuo na pressão do átrio esquerdo pode conduzir a hipertrofia da túnica média e espessamento da túnica íntima das pequenas artérias pulmonares, causando hipertensão sustentada. Outra causa de hipertensão pulmonar secundária é a obstrução do fluxo sanguíneo pulmonar por tromboembolismo pulmonar. Pessoas que recebem atendimento imediato em casos agudos de tromboembolismo pulmonar, e são tratadas com anticoagulantes, raramente desenvolvem hipertensão pulmonar. No entanto, em algumas pessoas se desenvolve uma obstrução crônica do leito vascular pulmonar devido ao comprometimento da resolução do tromboembolismo.

Manifestações clínicas, diagnóstico e tratamento. Os sinais e sintomas de hipertensão pulmonar secundária refletem tanto a elevação da pressão arterial pulmonar quanto a doença cardíaca ou pulmonar subjacente. Tal como acontece com hipertensão pulmonar primária, o diagnóstico deve se basear em achados radiológicos, ecocardiograma, ultrassonografia e Doppler. As medidas terapêuticas devem ser dirigidas ao tratamento do distúrbio subjacente. Em alguns casos pode haver indicação de terapia vasodilatadora.

Cor pulmonale

O termo *cor pulmonale* se refere à insuficiência cardíaca direita resultante de doença pulmonar primária ou de hipertensão pulmonar. O aumento das pressões e do trabalho resulta em hipertrofia e eventual insuficiência do ventrículo direito. As manifestações de *cor pulmonale* incluem sinais e sintomas da doença pulmonar primária e sinais de insuficiência cardíaca direita. Os sinais de insuficiência cardíaca direita incluem congestão venosa, edema periférico, dificuldade respiratória e tosse produtiva, que se agrava durante os períodos de insuficiência cardíaca. A manifestação de pletora (i. e., vermelhidão), cianose e pele quente e úmida pode resultar da policitemia compensatória e da dessaturação do sangue arterial, que acompanha uma doença pulmonar crônica. Podem se manifestar sonolência e alterações da consciência como resultado de retenção de dióxido de carbono. O controle do *cor pulmonale* deve se concentrar no tratamento da insuficiência cardíaca e da doença pulmonar (Figura 31.17). Pode ser

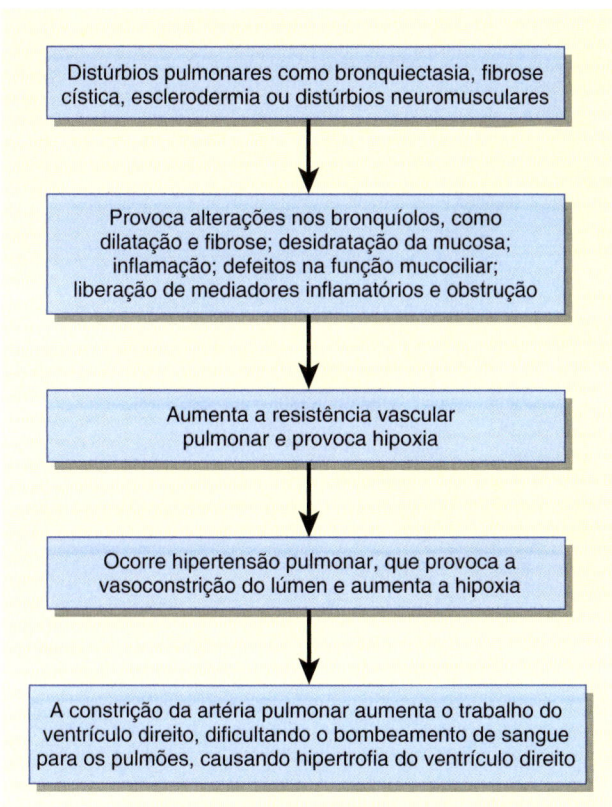

Figura 31.17 • Patogênese de *cor pulmonale*.

empregada oxigenoterapia de baixo fluxo para reduzir a hipertensão pulmonar e a policitemia associada à hipoxemia grave, causada pela doença pulmonar crônica.

RESUMO

As doenças vasculares do pulmão incluem embolia pulmonar e hipertensão pulmonar. A embolia pulmonar se desenvolve quando uma substância transportada pelo sangue se aloja em um ramo da artéria pulmonar e obstrui o fluxo sanguíneo. O êmbolo pode ser formado por um trombo, ar, gordura ou líquido amniótico. A forma mais comum é o tromboêmbolo originário dos canais venosos profundos dos membros inferiores. Hipertensão pulmonar é a elevação da pressão arterial pulmonar. A condição tem sido classificada em cinco grupos. *Cor pulmonale* descreve uma insuficiência cardíaca direita causada por doença pulmonar primária e hipertensão pulmonar prolongada.

DISTÚRBIOS RESPIRATÓRIOS AGUDOS

Depois de concluir esta seção, o leitor deverá ser capaz de:

- Descrever as alterações histopatológicas pulmonares que ocorrem na SARA
- Descrever as manifestações clínicas de insuficiência respiratória aguda
- Descrever o tratamento da insuficiência respiratória.

A função do sistema respiratório é adicionar oxigênio ao sangue e remover o dióxido de carbono. Essa função é comprometida em condições como síndrome da angústia respiratória/LPA e insuficiência respiratória aguda. Embora os mecanismos de comprometimento das trocas gasosas possam variar, as duas condições representam uma situação potencialmente fatal com alto risco de morbidade e mortalidade.

Lesão pulmonar aguda | Síndrome de angústia respiratória aguda

A síndrome de angústia respiratória aguda (SARA) é a forma mais grave de LPA. De modo geral, as manifestações clínicas consistem em estertores difusos, dispneia, cianose, taquipneia, taquicardia e diaforese. A gravidade da disfunção pulmonar é avaliada pela razão PaO_2/FiO_2.[49] SARA é um aspecto mais grave de LPA e se diferencia principalmente pela intervenção precoce, prevenção e objetivos da investigação.

SARA pode ser o resultado de diversas condições, incluindo a aspiração do conteúdo gástrico, traumatismo grave (com ou sem êmbolos de gordura), septicemia secundária à infecção pulmonar ou não pulmonar, pancreatite aguda, distúrbios hematológicos, eventos metabólicos e reações a medicamentos e toxinas (Quadro 31.3).

Etiologia e patogênese

Embora diversas condições possam resultar em LPA/SARA, todas produzem alterações pulmonares patológicas semelhantes que incluem lesão epitelial difusa, com aumento da permeabilidade da membrana capilar alveolar (Figura 31.18). O aumento da permeabilidade possibilita que líquidos, proteínas plasmáticas e células do sangue se movam do compartimento

Quadro 31.3 Condições que favorecem o desenvolvimento de SARA.*

- Aspiração:
  - Quase afogamento
  - Aspiração do conteúdo gástrico
- Drogas ilícitas, toxinas e agentes terapêuticos:
  - Inalação de cocaína
  - Heroína
  - Inalação de gases (p. ex., fumaça, amoníaco)
  - Inalação de altas concentrações de oxigênio
  - Radiação
- Infecções:
  - Septicemia
- Traumatismo e choque:
  - Queimaduras
  - Embolia gordurosa
  - Traumatismo torácico
- Coagulação intravascular disseminada
- Múltiplas transfusões de sangue

*Esta lista não pretende ser inclusiva.

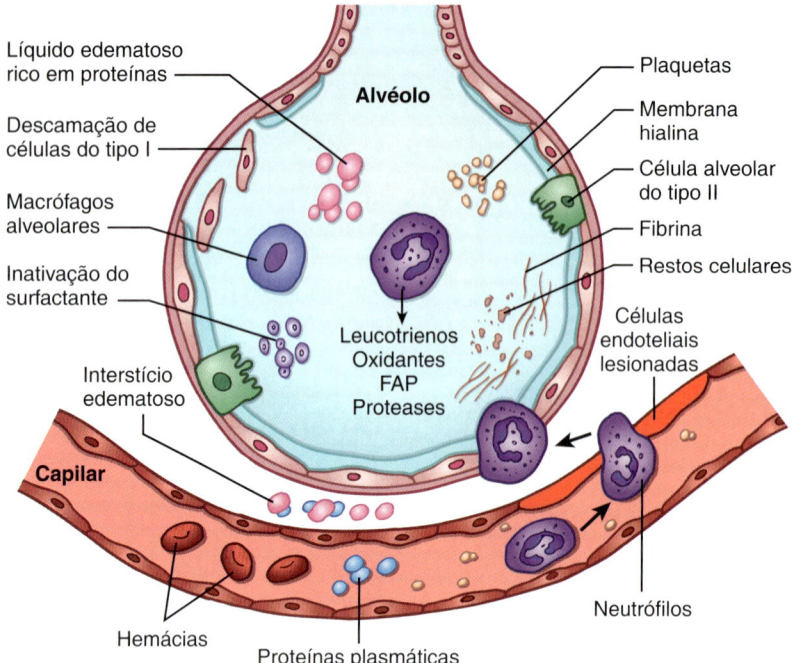

Figura 31.18 • Mecanismo de alteração pulmonar na SARA. Lesões e o aumento da permeabilidade da membrana capilar alveolar possibilitam que líquidos, proteínas, restos celulares, plaquetas e células sanguíneas saiam do compartimento vascular e entrem no interstício e alvéolos. Os neutrófilos ativados liberam vários produtos que danificam as células alveolares e induzem edema, inativação do surfactante e formação de membrana hialina. FAP: fator de ativação plaquetária.

vascular para o interstício e alvéolos do pulmão.[49] O dano difuso das células alveolares conduz ao acúmulo de líquido, inativação do surfactante e formação de uma membrana hialina impermeável às trocas gasosas. Conforme a doença evolui, o TR se torna muito maior à medida que o de pulmão se enrijece, dificultando a inflação. Ocorre um aumento da derivação intrapulmonar de sangue, comprometimento das trocas gasosas e hipoxemia refratária, apesar da alta suplementação de oxigênio. As trocas gasosas tornam-se ainda mais comprometidas pelo colapso alveolar resultante de anormalidades na produção de surfactante. Quando a lesão do epitélio alveolar é grave, o reparo epitelial desorganizado pode resultar em fibrose (Figura 31.19).

A patogênese da LPA/SARA é desconhecida, embora se desenvolvam respostas inflamatórias tanto locais quanto sistêmicas com tanta frequência quando chega o diagnóstico de SARA, que o paciente já tem síndrome de extravasamento capilar em outros órgãos, como o pâncreas. Os neutrófilos se acumulam no início do curso da doença e são considerados participantes na patogênese de LPA/SARA. Os neutrófilos ativados sintetizam e liberam vários produtos, incluindo enzimas proteolíticas, espécies tóxicas de oxigênio e derivados de fosfolipídios que aumentam a resposta inflamatória e causam lesão ainda maior ao endotélio capilar e ao epitélio alveolar.

Manifestações clínicas e diagnóstico

Clinicamente, LPA/SARA é marcada por instalação abrupta de angústia respiratória, por vezes no intervalo de 12 a 18 h do evento inicial; aumento na frequência respiratória e sinais de insuficiência respiratória. A hipoxemia acentuada que se desenvolve é refratária ao tratamento com a terapia de oxigênio suplementar, o que resulta em uma diminuição da razão PF. Muitas pessoas com SARA apresentam resposta sistêmica que leva à falência múltipla de órgãos, particularmente dos sistemas renal, digestório, circulatório e nervoso central. A radiografia de tórax mostra infiltrados pulmonares bilaterais no tecido pulmonar quando não há disfunção cardíaca.

Tratamento

As metas terapêuticas na SARA são: (1) oxigenação adequada dos pulmões e dos órgãos vitais; (2) reconhecimento e tratamento de distúrbios clínicos e cirúrgicos subjacentes; (3) prevenção de lesão pulmonar adicional e de complicações (inclusive, mas não apenas, de tromboembolia venosa, aspiração, infecções hospitalares); e, por fim, (4) redução da taxa de mortalidade.[50]

Para corrigir a hipoxemia, pode ser necessário o emprego de ventilação assistida com o uso de altas concentrações de oxigênio. Amplos estudos estão em andamento para determinar as pressões e volumes ideais para corrigir a hipoxemia e ainda evitar maior lesão pulmonar resultante do barotraumatismo frequentemente observado na mecânica da ventilação.[50]

Insuficiência respiratória aguda

A insuficiência respiratória pode ser considerada uma falha nas trocas gasosas, seja por insuficiência cardíaca, pulmonar, ou ambas. Não é uma doença específica, mas pode ocorrer no curso de uma série de condições que prejudicam a ventilação, comprometem a correspondência entre ventilação e perfusão ou prejudicam a difusão gasosa. A insuficiência respiratória aguda pode se manifestar em pessoas anteriormente saudáveis

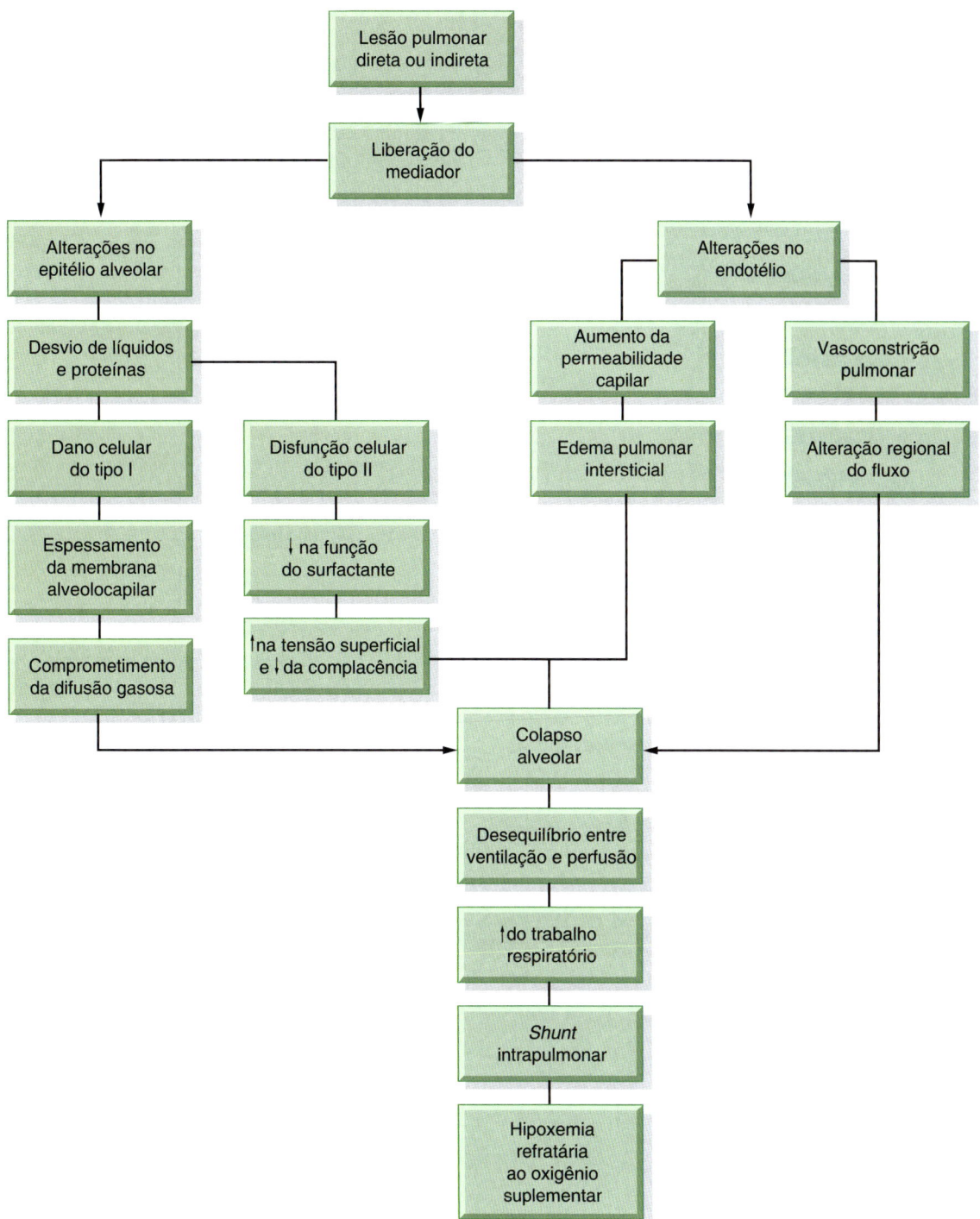

Figura 31.19 • A cascata fisiopatológica é iniciada por uma lesão resultante da liberação do mediador. Os múltiplos efeitos resultam em alterações nos alvéolos, tecido vascular e brônquios. O efeito final é o desequilíbrio entre ventilação e perfusão e hipoxemia refratária. Fonte: Morton P. G., Fontaine D. K. (2018). *Critical care nursing: A holistic approach* (11. ed., Fig. 27.2, p. 522). Philadelphia, PA: Lippincott Williams & Wilkins.

como resultado de uma doença aguda ou de traumatismo do sistema respiratório; ou pode se desenvolver no curso de uma doença neuromuscular ou pulmonar crônica.

A insuficiência respiratória é uma condição na qual o sistema respiratório falha em uma ou em ambas as funções de trocas gasosas: oxigenação do sangue venoso misto e eliminação de dióxido de carbono. Pode se dizer que a função do sistema respiratório consiste em dois aspectos: trocas gasosas (circulação de gases através da membrana alveolocapilar) e ventilação (circulação de gases para dentro e fora dos alvéolos, por ação dos músculos respiratórios, centro respiratório no SNC e as vias que conectam os centros no SNC com os músculos respiratórios). Desse modo, a insuficiência respiratória é comumente dividida em dois tipos:

1. Insuficiência respiratória hipoxêmica resultante de uma falha no funcionamento das trocas gasosas do pulmão
2. Insuficiência respiratória hipercápnica/hipoxêmica resultante de falha no funcionamento da ventilação pulmonar.[49]

A classificação não deve ser considerada rígida, uma vez que os distúrbios pulmonares que causam o comprometimento das trocas gasosas podem ser complicados por insuficiência ventilatória. Além disso, a falha na ventilação pode ser acompanhada de doenças pulmonares que prejudicam a difusão gasosa. As causas de insuficiência respiratória estão resumidas no Quadro 31.4.

Insuficiência respiratória hipoxêmica

Dois grandes fatores fisiopatológicos que se manifestam em pessoas com insuficiência respiratória hipoxêmica contribuem para a diminuição da PO_2 arterial: desequilíbrio entre ventilação e perfusão ou comprometimento do processo de difusão.

Desequilíbrio entre ventilação e perfusão. Ocorre um desequilíbrio entre ventilação e perfusão quando áreas do pulmão são ventiladas mas não perfundidas, ou quando as áreas são perfundidas mas não ventiladas. Geralmente, a hipoxemia observada em quadros de falta de correspondência entre a ventilação e a perfusão é mais grave em relação à hipercapnia do que a observada com hipoventilação. Um grave desequilíbrio entre ventilação e perfusão é frequentemente observado em pessoas com DPOC avançada. Esses distúrbios contribuem para a retenção de dióxido de carbono por meio da redução da ventilação alveolar efetiva, mesmo quando a ventilação total é mantida. Isso ocorre porque uma região do pulmão não é perfundida e podem não ocorrer trocas gasosas, ou porque uma área do pulmão não está sendo ventilada. A manutenção de uma alta taxa de ventilação previne efetivamente a hipercapnia, mas também aumenta o TR.

A hipoxemia associada a distúrbios de ventilação-perfusão muitas vezes é exacerbada por condições como hipoventilação e diminuição do débito cardíaco. Por exemplo, a sedação pode causar hipoventilação em pessoas com DPOC grave, resultando em um comprometimento maior da ventilação. Da mesma maneira, a diminuição do débito cardíaco proveniente de um infarto do miocárdio pode exagerar o comprometimento da ventilação e da perfusão em uma pessoa com edema pulmonar leve ou DPOC.

O efeito benéfico da administração de oxigênio em níveis de PO_2 nos distúrbios de ventilação-perfusão depende do grau de desequilíbrio. Como a administração de oxigênio aumenta o gradiente de difusão em porções ventiladas do pulmão, geralmente a terapia é efetiva em aumentar os níveis de PO_2 arterial. No entanto, o oxigênio de alto fluxo pode diminuir o impulso respiratório e provocar aumento da PCO_2.

Comprometimento da difusão. O comprometimento da difusão descreve uma condição na qual as trocas gasosas entre o ar alveolar e o sangue pulmonar são impedidas devido a aumento da distância de difusão ou a diminuição na permeabilidade da área ou nas superfícies respiratórias das membranas para a circulação de gases. Ocorre mais comumente em condições como DPI, LPA/SARA, edema pulmonar e pneumonia.

Condições que prejudicam a difusão podem produzir hipoxemia grave, mas sem hipercapnia, devido ao aumento da ventilação e à maior taxa de difusão do dióxido de carbono. A hipoxemia advinda do comprometimento da difusão pode ser parcial ou completamente corrigida pela administração de concentrações elevadas de oxigênio. Neste caso, a elevada concentração de oxigênio serve para superar a redução na difusão pelo estabelecimento de um gradiente de difusão maior do que entre os alvéolos e os capilares.

Insuficiência respiratória hipercápnica ou hipoxêmica

Na forma hipercápnica de insuficiência respiratória, o indivíduo afetado não consegue manter um nível de ventilação alveolar suficiente para eliminar o CO_2 e manter os níveis de O_2 arterial dentro da normalidade. Como a ventilação é determinada por uma sequência de eventos que variam da geração de impulsos no sistema nervoso central até a circulação de ar através das vias respiratórias de condução, existem várias etapas nas quais problemas podem afetar negativamente a ventilação minuto total.

Há hipoventilação ou insuficiência ventilatória quando o volume de ar "fresco" que entra e sai do pulmão é significativamente reduzido. Isso comumente é causado por condições extrapulmonares, como uma depressão do centro respiratório (p. ex., superdosagem de substâncias psicoativas, lesão cerebral), doenças dos nervos que inervam os músculos respiratórios (p. ex., síndrome de Guillain-Barré, lesão raquimedular), distúrbios dos músculos respiratórios (p. ex., distrofia muscular), exacerbação de doença pulmonar crônica (p. ex., DPOC) ou distúrbios da caixa torácica (p. ex., escoliose grave ou esmagamento torácico).

Quadro 31.4 Causas de insuficiência respiratória.*

Insuficiência respiratória hipoxêmica
- Doença pulmonar obstrutiva crônica (DPOC)
- Doença pulmonar intersticial (restritiva)
- Pneumonia grave
- Atelectasia

Insuficiência respiratória hipercápnica/hipoxêmica
- Obstrução das vias respiratórias superiores
  - Infecção (p. ex., epiglotite)
  - Laringospasmo
  - Tumores
- Fraqueza ou paralisia dos músculos respiratórios
  - Lesão cerebral
  - Superdosagem de substâncias psicoativas
  - Síndrome de Guillain-Barré
  - Distrofia muscular
  - Lesão raquimedular
  - Lesão da parede torácica

Comprometimento da difusão
- Edema pulmonar
- Lesão pulmonar aguda/SARA

*Esta lista não pretende ser inclusiva.

A hipoventilação tem dois efeitos importantes sobre a gasometria arterial. Em primeiro lugar, quase sempre causa aumento da PCO_2. O aumento da PCO_2 está diretamente relacionado com o nível de ventilação; reduzir a ventilação pela metade duplica a PCO_2. Assim, o nível de PCO_2 é uma boa medida de diagnóstico para hipoventilação. Em segundo lugar, pode provocar hipoxemia, embora a hipoxemia causada por hipoventilação possa ser prontamente suprimida pela administração de oxigênio suplementar.

Manifestações clínicas

A insuficiência respiratória aguda geralmente se manifesta por vários graus de hipoxemia e hipercapnia. Não existe uma definição absoluta dos níveis de PO_2 e PCO_2 que indicam insuficiência respiratória. A insuficiência respiratória é convencionalmente definida por uma PO_2 arterial inferior a 50 mmHg, PCO_2 arterial superior a 50 mmHg, ou ambas, em casos envolvendo valores sanguíneos anteriormente normais. É importante ressaltar que esses valores de corte não são rígidos, mas simplesmente servem como uma orientação genérica, em combinação com o histórico e as informações da avaliação física. Os sinais e sintomas de insuficiência respiratória aguda são aqueles da doença de base, combinados com sinais de hipoxemia e hipercapnia/hipoxemia. Geralmente, existe acidose respiratória, porque a retenção de CO_2 resulta no aumento da produção de ácidos.

A hipoxemia é acompanhada pelo aumento da capacidade respiratória e aumento do tônus simpático. Os sinais potenciais de hipoxemia incluem cianose, agitação psicomotora, confusão mental, ansiedade, *delirium*, fadiga, taquipneia, hipertensão arterial, arritmias cardíacas e tremores. Os efeitos cardiovasculares iniciais são taquicardia, com aumento do débito cardíaco e aumento da pressão arterial. Podem ser desencadeadas arritmias graves. A vasculatura pulmonar se contrai em resposta à baixa PO_2 alveolar. Se for grave, a vasoconstrição pulmonar pode ocasionar falência ventricular direita aguda, com manifestações como distensão da veia jugular e edema postural. Um caso de hipoxemia aguda profunda pode causar convulsões, hemorragia retiniana e dano cerebral permanente. Hipotensão e bradicardia muitas vezes são eventos pré-terminais em pessoas com insuficiência respiratória hipoxêmica, indicando a inexistência de mecanismos compensatórios.

Muitas consequências adversas da hipercapnia resultam da acidose respiratória. Os efeitos diretos da acidose incluem depressão da contratilidade cardíaca, diminuição da contratilidade da musculatura respiratória e vasodilatação arterial. Níveis elevados de PCO_2 aumentam significativamente o fluxo sanguíneo cerebral, o que pode resultar em cefaleia, aumento da pressão do líquido cerebrospinal e, por vezes, papiledema. A cefaleia decorre da dilatação dos vasos cerebrais. Indicadores adicionais de hipercapnia são pele quente e ruborizada e hiperemia conjuntival. A hipercapnia tem efeitos sobre o sistema nervoso semelhantes aos de um anestésico: daí o termo *narcose por dióxido de carbono*. Ocorre manifestação de sonolência progressiva, desorientação e, se a condição não for tratada, coma. São comuns aumentos entre leves e moderados da pressão arterial. Ocorrem dificuldade respiratória e respiração rápida quando os níveis de PCO_2 alveolar sobem para aproximadamente 60 a 75 mmHg; à medida que os níveis de PCO_2 se aproximam de 80 a 100 mmHg, a pessoa se torna letárgica e, às vezes, semicomatosa.

Tratamento. O tratamento da pessoa com insuficiência respiratória aguda consiste em terapia específica voltada para a doença de base, cuidados de suporte respiratório direcionado à manutenção das trocas gasosas e cuidados de suporte em geral. Existem diversas modalidades de tratamento disponíveis, incluindo o estabelecimento de uma via respiratória e o uso de broncodilatadores anti-inflamatórios, mucolíticos e antibióticos para tratar infecções respiratórias. O principal objetivo terapêutico em casos de insuficiência respiratória aguda hipoxêmica é assegurar a oxigenação adequada dos órgãos vitais, o que geralmente conseguido por meio de ventilação mecânica.

RESUMO

A característica fundamental de LPA e SARA é uma resposta inflamatória pronunciada que afeta o pulmão e pode ou não resultar em insuficiência sistêmica de órgãos. De fato, o dano pulmonar nos casos de SARA pode não ser a manifestação inicial, mas parte de uma falha de múltiplos órgãos devido à síndrome de extravasamento capilar. A resposta inflamatória aguda leva a danos e disfunção da membrana alveolocapilar do pulmão. Classicamente, ocorrem edema intersticial do tecido pulmonar; aumento da tensão superficial, provocada pela inativação do surfactante; colapso das estruturas alveolares pulmonares; aumento da rigidez e redução da complacência, dificultando a inflação pulmonar; e comprometimento da difusão dos gases respiratórios, com hipoxia grave que é totalmente refratária à oxigenoterapia.

A insuficiência respiratória aguda é uma condição em que os pulmões não conseguem oxigenar o sangue adequadamente (insuficiência respiratória hipoxêmica) ou evitar a retenção indevida de dióxido de carbono (insuficiência respiratória hipercápnica/hipoxêmica). São muitas as causas do desenvolvimento de insuficiência respiratória. Ela pode surgir de forma aguda em pessoas com pulmões previamente saudáveis, ou pode se sobrepor a uma doença pulmonar crônica. O tratamento da insuficiência respiratória aguda deve ser direcionado para o tratamento da doença subjacente, manutenção adequada das trocas gasosas e oxigenação dos tecidos, e cuidados de suporte em geral. Quando a ventilação alveolar é insuficiente para manter os níveis de PO_2 ou PCO_2 em função de comprometimento da função respiratória ou falha neurológica, pode ser necessário o uso de ventilação mecânica. Existem vários problemas que podem resultar de barotraumatismos causados ao parênquima pulmonar pela ventilação mecânica. Essa condição é causada pela lesão pulmonar induzida por ventilador (LPIV), que deve ser evitada, se possível. As estratégias para proteção dos pulmões devem se concentrar no aumento da complacência e na diminuição das tensões de cisalhamento, que ocorrem com o colapso alveolar frequente e de forma secundária à alta pressão necessária para ventilar os pulmões.

CONSIDERAÇÕES GERIÁTRICAS

- Bronquiectasia, doenças cardíacas e taxas de mortalidade mais altas são frequentes em asmáticos de idade avançada, por causa do estresse adicional que a asma impõe ao coração[51]
- Broncoespasmo associado ao tempo úmido e ao frio alerta o idoso para a piora dos sintomas de bronquite[51]
- O risco de enfisema aumenta com o avanço da idade, assim como as taxas de mortalidade da doença. Infecções pulmonares recorrentes, insuficiência cardíaca e arritmias cardíacas são complicações graves do enfisema[51]
- A narcose por dióxido de carbono está associada ao envelhecimento e enfisema.[51]

CONSIDERAÇÕES PEDIÁTRICAS

- A síndrome de angústia respiratória aguda em crianças pode resultar em doença pulmonar residual. Batimentos de asas de nariz associados a retrações esternais são manifestações clínicas comuns[52]
- Nos EUA, a asma acomete mais de 10 milhões de jovens antes dos 18 anos de idade, além de ser responsável por mais de 3 bilhões de dólares de custos de saúde a cada ano[52]
- Acredita-se que o aumento dos casos de asma, bem como da gravidade dos episódios, seja consequente à poluição atmosférica, ao fato de mais crianças morarem em áreas urbanas e à capacidade de diagnosticar acuradamente a doença
- O rastreamento de fibrose cística é realizado como parte da avaliação dos recém-nascidos e é fortemente preconizado antes da concepção.[52]

Exercícios de revisão

1. Um homem de 30 anos de idade é levado ao pronto-socorro com um ferimento por faca no tórax. À inspeção visual, observa-se assimetria no movimento do tórax durante a inspiração, deslocamento da traqueia e inexistência de murmúrio vesicular no lado da ferida. As veias do pescoço se mostram distendidas e o pulso arterial é rápido e filiforme. Rapidamente, é feito o diagnóstico de pneumotórax hipertensivo.
   a. Explique a função respiratória e cardiovascular observada, em termos do comprometimento da expansão pulmonar e do ar que entrou no tórax como resultado da lesão.
   b. Que tipo de tratamento de emergência é necessário para salvar a vida desse homem?

2. Um menino de 10 anos em plena crise aguda de asma é conduzido ao pronto-socorro por seus pais. Verifica-se que o menino se mantém sentado e lutando para respirar. Sua respiração é acompanhada pelo uso dos músculos acessórios, tosse fraca e sons audíveis de sibilação. Seu pulso é rápido e fraco, e tanto as bulhas cardíacas quanto o murmúrio vesicular estão hipofonéticos à ausculta. Seus pais contam que a asma começou a piorar depois que ele desenvolveu um "resfriado", e agora não consegue alívio nem com o inalador "de salbutamol".
   a. Explique as alterações na função fisiológica subjacentes aos sinais e sintomas desse menino.
   b. O menino é tratado com um corticosteroide sistêmico, um anticolinérgico inalado e um agonista β_2-adrenérgico. Em seguida, é transferido para a unidade de terapia intensiva. Explique a ação de cada um desses medicamentos, em termos de alívio dos sintomas deste menino.

3. Um homem de 62 anos, com histórico de 8 anos de bronquite crônica, procura auxílio médico queixando-se de piora na dificuldade respiratória, edema maleolar e sensação de plenitude no abdome superior. A fase expiratória da respiração é prolongada, e a ausculta revela sibilos expiratórios e crepitações. Sua pressão arterial é 160/90 mmHg, a contagem de hemácias é de $6,0 \times 10^6/\mu\ell$ (valor normal: entre 4,2 e $5,4 \times 10^6 \mu\ell$), seu hematócrito é de 65% (valor normal para o sexo masculino: 40 a 50%), a PO_2 arterial é 55 mmHg e a saturação de O_2, que é de 85% em repouso, cai para 55% durante uma caminhada.
   a. Explique os mecanismos fisiológicos responsáveis pelo edema, hipertensão arterial e elevação na contagem de hemácias.
   b. A PO_2 arterial e a saturação de O_2 indicam que o paciente é candidato ao uso contínuo de oxigênio de baixo fluxo. Explique os benefícios desse tratamento, em termos de tolerância à atividade, pressão arterial e contagem de hemácias.
   c. Explique por que o fluxo de oxigênio para pessoas com DPOC normalmente é titulado para manter a PO_2 arterial entre 60 e 65 mmHg.

4. Uma mulher de 18 anos está internada no setor de emergência com suspeita de superdosagem de substâncias psicoativas. Sua frequência respiratória é lenta (4 a 6 incursões por minuto) e superficial. A gasometria arterial revela PCO_2 de 80 mmHg e PO_2 de 60 mmHg.
   a. Qual é a causa de PCO_2 alta e PO_2 baixa?
   b. A hipoventilação quase sempre provoca aumento da PCO_2. Explique.
   c. Mesmo que a PO_2 alcance 90 mmHg com a instituição de oxigenoterapia, a PCO_2 permanece elevada. Explique.

REFERÊNCIAS BIBLIOGRÁFICAS

1. Boron W. F., Boulpaep E. L. (2017). Ventilation and Perfusion of the Lungs: Medical Physiology. (2nd ed., pp. 675–699.e1). Philadelphia, PA: Elsevier, Inc.
2. West J. B. (2016). West's Pulmonary Pathophysiology; The Essentials (9th ed., pp. 3–44, 61–120). Philadelphia, PA: Wolters Kluwer.
3. Deacon A. J., Pratt O. W. (2017). Measurement of pulse oximetry, capnography and PH. Anesthesia and Intensive Care Medicine 18(12), 639–643.
4. Awasthi S., Raka R., Deepak M. (2013). Peripheral venous blood gas analysis: an alternative to arterial blood gas analysis for initial assessment and resuscitation in emergency and intensive care unit patients. Anesthesia, Essays and Researches 7(3):355–358.
5. Reske A. W., Costa E. L., Reske V. (2013). Bedside estimation of nonaerated lung tissue using blood gas analysis. Critical Care Medicine 41(3), 732–743.
6. Peterson J., Glenny R. W. (2014). Gas exchange and ventilation perfusion-relationships in the lung. European Respiratory Journal 44, 1023–1040.
7. Kim S. M., et al. (2017). Successful extubation after weaning failure by noninvasive ventilation in patients with neuromuscular disease: case series. Annals of Rehabilitation Medicine 41(3), 450–455.
8. Andreoli T., Benjamin I., Griggs R., et al. (Eds.). (2016). Disorders of the pleura, mediastinum, and chest wall. Andreoli and Carpenter's Cecil Essentials of Medicine (9th ed., pp. 248–253). St Louis, MO: Elsevier.
9. Kasper D. L., Fauci A. S. (2015). W. Disorders of the Pleura. Harrison's Principles of Internal Medicine (19th ed., ch 316). New York, NY: McGraw-Hill.
10. Sood A. (2015). Evaluation of respiratory impairment and disability. In Elias J. A., Fishman J. A., Kotloff R. M., et al. (Eds.), Fishman's Pulmonary Diseases and Disorders (5th ed., ch 38). New York, NY: McGraw-Hill. http://accessmedicine.mhmedical.com/content.aspx?boo kid=1344&sectionid=811880
11. Loannidis G., et al. (2015). Barotrauma and pneumothorax. Journal of Thoracic Disease 7(Suppl 1), S38–S43. PMC. Web. 13 Dec. 2017.
12. Centers for Disease Control and Prevention. (2017). Asthma FASTSTATS 2017. Available: https://www.cdc.gov/nchs/fastats/asthma.htm. Accessed November 26, 2017. Retrieved November 26, 2017 from https://www.cdc.gov/nchs/fastats/asthma.htm
13. National Heart Lung Blood Institute. (2017). National Asthma Education and Prevention Program (NAEP) NHLBI. Available: https://www.nhlbi.nih.gov/health-topics/asthma. Retrieved December 12, 2017.
14. Barnes PJ. (2014). Asthma. In Kasper D., Fauci A., Hauser S., et al. (Eds.), Harrison's Principles of Internal Medicine (19th ed., ch 309). New York, NY: McGraw-Hill.
15. Beigelman A., Bacharier L. B. (2016). Early life respiratory infections and asthma development: Role in disease pathogenesis and potential targets for disease prevention. Current Opinion in Allergy and Clinical Immunology 16(2), 172–178. doi:10.1097/ACI.0000000000000244
16. Gelfand E. W., Joetham A., Wang M., et al. (2017). Spectrum of T-lymphocyte activities regulating allergic lung inflammation. Immunological Reviews 278, 63–86. https://doi.org/10.1111/imr.12561
17. Kato A., et al. B Lymphocyte lineage cells and the respiratory system. The Journal of Allergy and Clinical Immunology 131(4), 933–957. PMC. Web. 13 Dec. 2017.B.
18. Yang T., et al. (2017). Characteristics of proinflammatory cytokines and chemokines in airways of asthmatics: Relationships with disease severity and infiltration of inflammatory cells. Chinese Medical Journal 130(17), 2033–2040. PMC. Web. 13 Dec. 2017.
19. Meyer N., et al. (2017). Safeguarding of fetal growth by mast cells and natural killer cells: Deficiency of one is counterbalanced by the other. Frontiers in Immunology 8, 711. PMC. Web. 13 Dec. 2017.
20. Kim H., et al. (2017). Asthma biomarkers in the age of biologics. Allergy, Asthma, and Clinical Immunology: Official Journal of the Canadian Society of Allergy and Clinical Immunology 13, 48. PMC. Web. 13 Dec. 2017.
21. Schauer S. G., Cuenca P. J., Johnson J. J., Ramirez S. (2013). Management of acute asthma in the emergency department. Emergency Medicine Practice 15(6), 1–28.
22. Manning B. M., et al. (2015). Single-cell analysis of mast cell degranulation induced by airway smooth muscle-secreted chemokines. Biochimica et Biophysica Acta 1850(9), 1862–1868. PMC. Web. 13 Dec. 2017.
23. Hong C.-C., et al. (2014). Younger pubertal age is associated with allergy and other atopic conditions in girls. Pediatric allergy and immunology: Official publication of the European Society of Pediatric Allergy and Immunology 25(8), 773–780. PMC. Web. 13 Dec. 2017.
24. Keselman A., Heller N. (2015). Estrogen signaling modulates allergic inflammation and contributes to sex differences in asthma. Frontiers in Immunology 6, 568. PMC. Web. 13 Dec. 2017.
25. Kc P., Martin R. J. (2010). Role of central neurotransmission and chemoreception on airway control. Respiratory Physiology & Neurobiology 173(3), 213–222. PMC. Web. 13 Dec. 2017.
26. Lee E. J., et al. (2017). Alteration of inflammatory mediators in the upper and lower airways under chronic intermittent hypoxia: Preliminary animal study. Mediators of Inflammation 2017, 4327237. PMC. Web. 13 Dec. 2017.
27. Solidoro P., Bellocchia M., Facchini F. (2016). The immunobiological and clinical role of vitamin D in obstructive lung diseases. Minerva Medica 107(3 Suppl 1), 12–19.
28. Loscalzo J. (2017). Chronic obstructive pulmonary disease. In Kasper D. L., Longo D. L., Fauci A. S., et al. (Eds.), Harrison's Pulmonary and Critical care Medicine (3rd ed., pp. 191–203). New York, NY: McGraw Hill.
29. Cipriani F., Calamelli E., Ricci G. (2017). Allergen avoidance in allergic asthma; Frontiers in pediatrics. Available: https://doi.org/10.3389/fped.2017.00103. Accessed November 28, 2017.
30. Loscalzo J. (2017). Asthma. In Harrison's Pulmonary and Critical Care Medicine (3rd ed., pp. 64–82). New York, NY: McGraw Hill.
31. Franklin A. N., et al. (2014). Anti-immunoglobulin E therapy. In Middleton's Allergy: Principles and Practice (8th ed., pp. 1480–1490). Philadelphia, PA: Saunders.
32. Al-Alawi M., Hassan T., Chotirmall S. H. (2014). Advances in the diagnosis and management of asthma in older adults. The American Journal of Medicine 127(5), 370–378. Available: http://www.sciencedirect.com/science/article/pii/S0002934313011108. Accessed November 28, 2017.
33. Centers for Disease Control and Prevention. (2013). Asthma-related missed school days among children aged 5–17 years. Available: http://www.cdc.gov/asthma/asthma_stats/missing_days.htm. Accessed November 28, 2017
34. Global Initiative for Asthma. (2017). Global strategy for asthma management and prevention (report). Available: http://ginasthma.org/2017-gina-report-global-strategy-for-asthma-management-and-prevention/. Accessed November 27, 2017.
35. COPD Foundation. (2017). COPD statistics across America. Available: http://www.copdfoundation.org/What-is-COPD/COPD-Facts/Statistics.aspx. Accessed November 28, 2017
36. National Institutes of Health. (2017). COPD National Action Plan. Available: https://www.nhlbi.nih.gov/sites/www.nhlbi.nih.gov/files/National%20Action%20Plan_508c_8%2018%2017.pdf. Accessed November 28, 2017
37. Global Initiative for Chronic Obstructive Lung Disease. (2018). Global Strategy for the Diagnosis, Management and Prevention of Chronic Obstructive Pulmonary Disease (2018 Report). Available: http://goldcopd.org/wp-content/uploads/2017/11/GOLD-2018-v6.0-FINALrevised-20-Nov_WMS.pdf. Accessed November 28, 2017
38. Stoller J. K., Lacbawan F. L., Aboussouan L. S. Alpha-1 antitrypsin deficiency. 2006 Oct 27 [Updated 2017 Jan 19]. GeneReviews®. 1993– 2017. Available from: https://www-ncbi-nlm-nih-gov.ezproxy.uthsc.edu/books/NBK1519/. Accessed November 29, 2017
39. Mejza F., et al. (2017). Prevalence and burden of chronic bronchitis symptoms: results from the BOLD study. European Respiratory Journal 50(5). Available: http://erj.ersjournals.com.ezproxy.uthsc.edu/content/50/5/1700621. Accessed November 29, 2017
40. Cystic Fibrosis Foundation. (2017). About cystic fibrosis. Available: http://www.cff.org/AboutCF/. Accessed December 9, 2017
41. U.S. National Library of Medicine. (2017). CFTR gene, cystic fibrosis transmembrane conductance regulator. Genetics home reference. Available: ghr.nlm.nih.gov/gene/CFTR#conditions. Accessed December 9, 2017

42. Gemma V., Gemma M., *et al.* (2017). Diagnosis and management of cystic fibrosis: summary of NICE guidance. British Medical Journal 359, j4574. Available: http://www.bmj.com.ezproxy.uthsc.edu/content/359/bmj.j4574.long Accessed December 9, 2017
43. Farell P. M., *et al.* (2017). Diagnosis of cystic fibrosis: consensus guidelines from the cystic fibrosis foundation. The Journal of Pediatrics 181, S4–S15. DOI: org/10.1016/j.jpeds.2016.09.064
44. National Institute of Health. (2013). How is cystic fibrosis treated?. National Heart Lung and Blood Institute. Available: www.nhlbi.nih.gov/health/health-topics/topics/cf/treatment. Accessed December 10, 2017
45. Jankowich M. D. (2016). Interstitial lung diseases. In Benjamin I. J., Griggs R. C., Wing E. J., *et al.* (Eds.), Andreoli and Carpenter's Cecil Essentials of Medicine (9th ed., pp. 222–239). PA: Saunders/Elsevier.
46. Kasper D. L., Fauci A. S. (2015). Occupational and environmental lung disease. In Kasper D. L., Longo D. L., Fauci A. S., *et al.* (Eds.), Harrison's Principles of Internal Medicine (19th ed.). New York, NY: McGraw Hill.
47. Kasper D. L., Fauci A. S. (2015). Pulmonary hypertension. In Harrison's Principles of Internal Medicin (19th ed.). New York, NY: McGraw Hill.
48. Girerd B., *et al.* (2017). Genetics of pulmonary hypertension in the clinic. Current Opinion in Pulmonary Medicine 23(5), 386–391. DOI: 10.1097/MCP.0000000000000414.
49. Selvakumar N., Casserly B., Rounds S. (2016). Essentials in critical care medicine. In Benjamin I. J., Griggs R. C., Wing E. J., *et al.* (Eds.), Andreoli and Carpenter's: Cecil Essentials of Medicine (9th ed., pp. 259–265). PA: Saunders/Elsevier.
50. Kasper D. L., Fauci A. S. (2015). Acute respiratory distress syndrome. In Kasper D. L., Longo D. L., Fauci A. S., *et al.* (Eds.), Harrison's Principles of Internal Medicine (19th ed.). New York, NY: McGraw Hill.
51. Eliopoulos C. (2018). Gerontological Nursing. (9th ed.). Philadelphia, PA: Wolter Kluwers.
52. Kyle T., Carman S. (2015). Essentials of Pediatric Nursing. (3rd ed.). Philadelphia, PA: Wolters Kluwer.

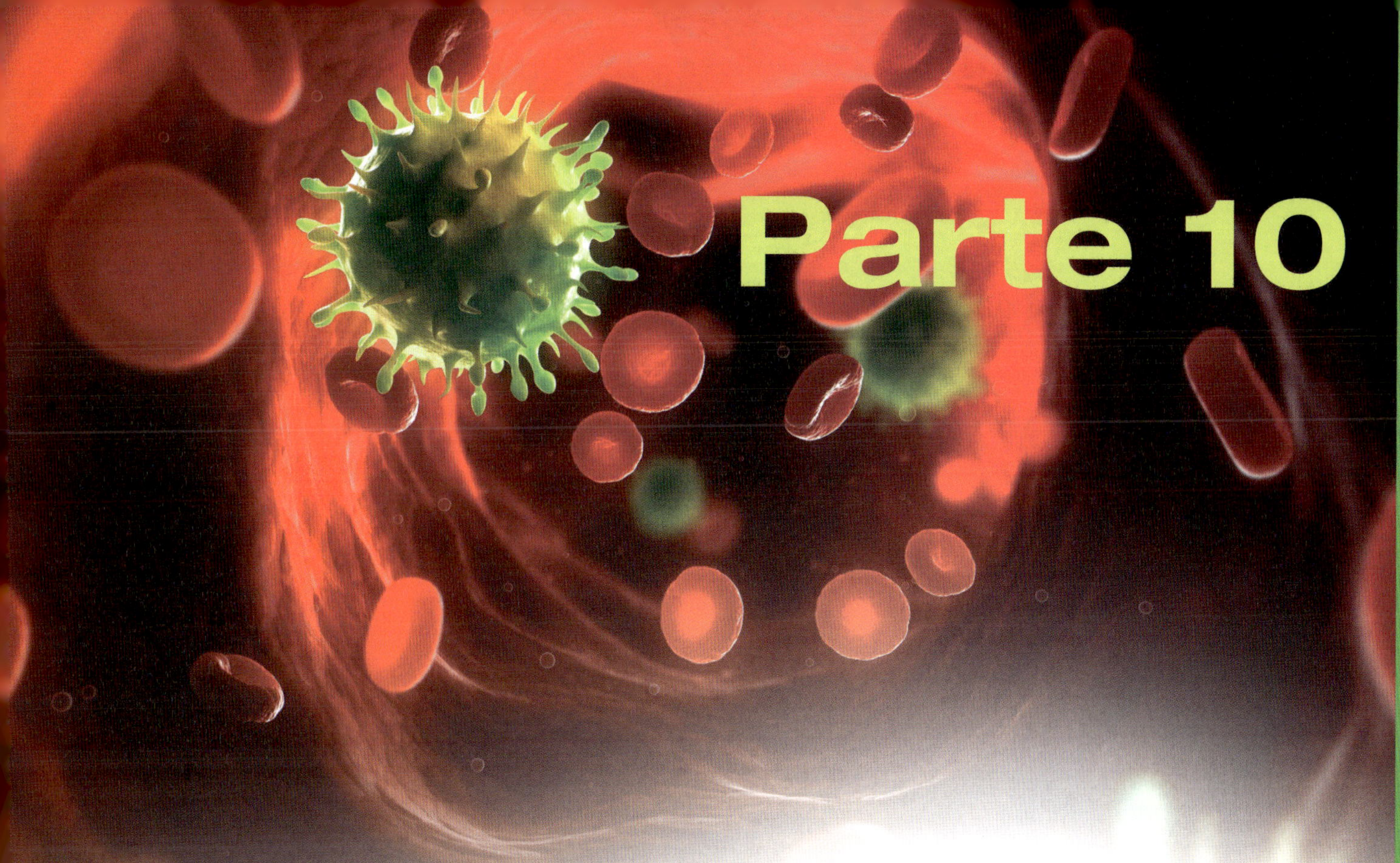

Parte 10

Distúrbios da Função Renal

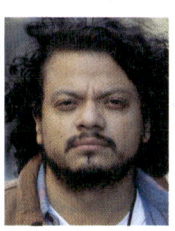

Joseph Reterez, de 45 anos, está internado no setor de emergência com desconforto no abdome e no flanco, distensão abdominal, anorexia, fadiga e náuseas. Ele relata que a urina está muito turva e que acredita ter observado nela um pouco de sangue. A mãe, o avô materno e os dois tios maternos morreram com mais de 40 anos de doença renal, mas ninguém na família realizou testes genéticos. A avaliação mostra aumento da circunferência abdominal, aumento do tamanho dos rins, leve edema podálico (1+) e dor nos flancos. Os sinais vitais são as seguintes: temperatura, 37,8°C; pressão arterial, 145/92 mmHg (indicativo de hipertensão arterial); frequência de pulso, 92/minuto; e frequência respiratória, 14/minuto. Valores significativamente anormais da química do sangue incluem: ureia, 45 mg/dℓ (normal de 8 a 20 mg/dℓ); creatinina, 2,0 mg/dℓ (normal de 0,3 a 1,2 mg/dℓ); e sódio, 147 mEq/ℓ (normal de 135 a 145 mEq/ℓ). A amostra de urina apresenta níveis moderadamente elevados de proteínas (1+) e hemácias. Os testes genéticos revelam uma mutação no gene *PKD1*, causa comum de doença renal policística do adulto. O diagnóstico do Sr. Joseph é discutido no Capítulo 33.

Estrutura e Função Renais

32

Linda C. Mefford e Reba A. Umberger

INTRODUÇÃO

Os rins são órgãos de fundamental importância. Cada um é menor do que o punho de uma pessoa, mas, em um único dia, os dois órgãos processam aproximadamente 22 a 25% do débito cardíaco ou 1.100 mℓ/min.[1,2] Uma função primária dos rins é a filtração do sangue para reabsorver seletivamente moléculas necessárias à função corporal normal, enquanto substâncias desnecessárias são excretadas na urina. Os rins desempenham funções excretoras e endócrinas para regular o volume e a composição dos líquidos corporais. O presente capítulo aborda a estrutura e a função dos rins, bem como as provas de função renal.

 ESTRUTURA E FUNÇÃO RENAIS

Depois de concluir esta seção, o leitor deverá ser capaz de:

- Descrever a importância de manter uma perfusão renal adequada e os mecanismos para regular o fluxo sanguíneo renal
- Descrever a estrutura e a função do néfron, bem como os mecanismos de regulação renal do líquido extracelular
- Descrever de que maneira o rim produz urina concentrada ou diluída.

Estrutura e localização

Os rins são um par de órgãos em forma de feijão localizado fora da cavidade peritoneal, na parte posterior do abdome superior, um em cada lado da coluna vertebral, ao nível da 12ª vértebra torácica à 3ª vértebra lombar (Figura 32.1).[1] O rim direito normalmente se localiza mais abaixo do que o rim esquerdo, por causa da posição do fígado. No adulto, cada rim mede cerca de 10 a 12 cm de comprimento, 5 a 6 cm de largura e 2,5 cm de profundidade, e pesa entre 113 e 170 g.[1] A borda medial do rim é recortada por uma fissura profunda chamada *hilo*, onde os vasos sanguíneos e os nervos entram e saem do rim. Os ureteres, que conectam os rins com a bexiga, também se inserem no rim na altura do hilo.[2]

O rim é uma estrutura multilobular, composta por 8 a 18 lóbulos.[2] Cada lóbulo é composto de néfrons, as unidades funcionais do rim. Cada rim contém aproximadamente de 800.000 a 1.000.000 de néfrons.[2] Cada néfron tem um glomérulo que filtra o sangue e um sistema de estruturas tubulares que reabsorvem as substâncias necessárias de volta para a corrente sanguínea e secretam as desnecessárias no filtrado tubular que se tornará a urina. Em um corte longitudinal, o rim pode ser dividido em córtex exterior e medula interna (Figura 32.2). O córtex, que tem coloração marrom-avermelhada, contém os glomérulos e os túbulos convolutos dos vasos sanguíneos e dos néfrons. A medula renal consiste em massas cônicas de cor clara: as pirâmides renais. As colunas do córtex que se estendem para a medula renal dividem as pirâmides renais. Cada pirâmide, encimada por uma área de córtex, forma um lóbulo do rim. Os vértices das pirâmides formam

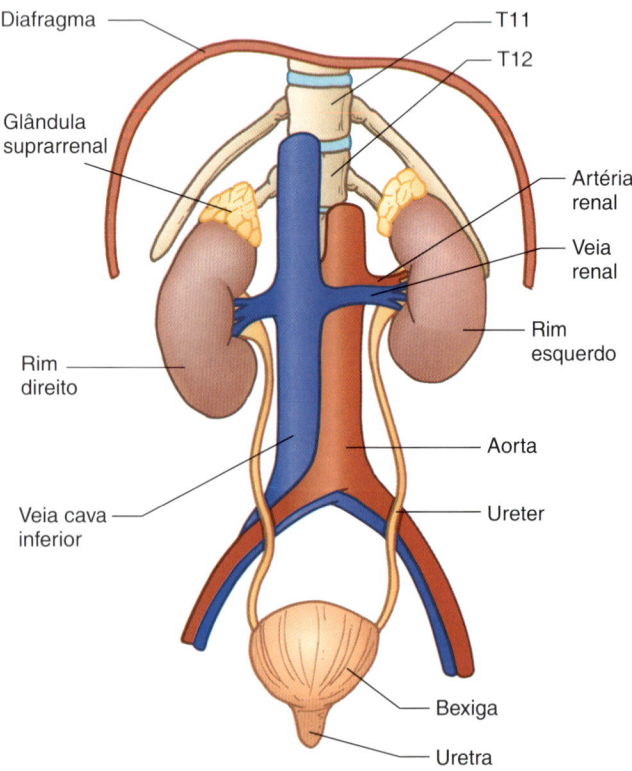

Figura 32.1 • Rins, ureteres e bexiga. (O rim direito geralmente é menor do que o esquerdo.)

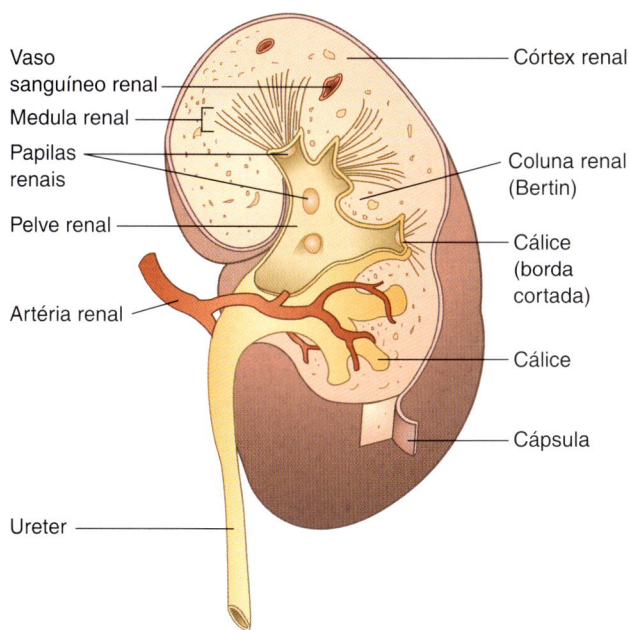

Figura 32.2 • Estrutura interna do rim.

as papilas (com 8 a 18 por rim, correspondente ao número de lóbulos), as quais são perfuradas por aberturas dos ductos de coleta.[2] A pelve renal é uma estrutura em forma de funil localizada na extremidade superior do ureter. É composta por cálices ou estruturas em forma de taça que drenam as metades superior e inferior do rim.[1,2]

O rim é revestido por uma cápsula externa fibrosa e rodeado por massa de tecido conjuntivo adiposo, especialmente em suas extremidades e bordas. O tecido adiposo protege o rim contra golpes mecânicos e auxilia os vasos sanguíneos e a fáscia a manter o rim no lugar.[3,4] Embora os rins sejam relativamente protegidos, podem ser lesionados por golpes nas laterais do corpo ou por compressão entre as costelas inferiores e o íleo. Como os rins estão localizados fora da cavidade peritoneal, a lesão não produz a mesma ameaça de envolvimento peritoneal como a de outros órgãos intraperitoneais, como fígado ou baço.

Suprimento sanguíneo renal

Uma única artéria renal surge de cada um dos lados da aorta para fornecer o suprimento de sangue a cada rim. À medida que a artéria renal se aproxima do rim, divide-se em cinco artérias segmentares que entram no hilo. Dentro do rim, cada artéria segmentar se ramifica em várias artérias lobulares alimentando as porções superior, média e inferior do órgão.[2] As artérias lobulares se subdividem para formar as artérias interlobulares no nível da junção corticomedular (Figura 32.3). Essas artérias ramificam-se nas artérias arqueadas, que fazem um arco no ápice das pirâmides. Pequenas artérias intralobulares se irradiam a partir das artérias arqueadas para suprir o córtex renal. As arteríolas aferentes que irrigam os glomérulos surgem das artérias intralobulares.[5]

Embora quase todo o fluxo de sangue para os rins passe através do córtex, menos de 10% se dirige até a medula e apenas cerca de 1% vai para as papilas.[2] Em condições de perfusão reduzida ou de um aumento da estimulação do sistema nervoso simpático, o fluxo sanguíneo pode ser redistribuído

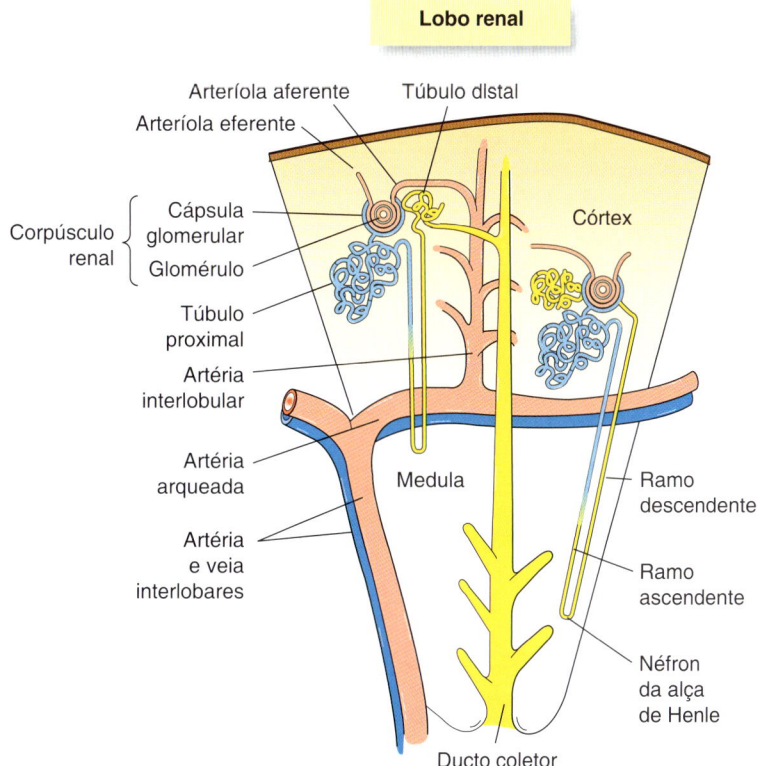

Figura 32.3 • Suprimento arterial do rim. Fonte: Strayer, D., Rubin E. (Eds.) (2015). *Rubin's pathology: Clinicopathologic foundations of medicine* (7. ed., p. 904). Philadelphia, PA: Lippincott Williams & Wilkins.

a partir do córtex para a medula renal. Essa redistribuição do fluxo diminui a filtração glomerular, ao mesmo tempo que mantém a capacidade dos rins de concentrar a urina, um fator importante durante condições como choque.[2]

Néfrons

Cada rim é composto de mais de 1 milhão de minúsculas unidades funcionais justapostas chamadas *néfrons* (Figura 32.4 A).[2] O rim não tem capacidade para regenerar os néfrons. Por conseguinte, com o envelhecimento, ocorre uma diminuição generalizada no funcionamento dos néfrons.[2] Na verdade, os adultos tendem a perder aproximadamente 10% dos seus néfrons a cada década, começando aos 40 anos de idade.[2]

Cada néfron é constituído por estruturas capilares (glomérulo e capilares peritubulares), um túbulo contorcido proximal, uma alça de Henle, um túbulo contorcido distal e um ducto coletor. O sangue é filtrado no glomérulo. Nas outras estruturas do néfron, água, eletrólitos e substâncias necessárias para a manutenção da constância do ambiente interno são reabsorvidos para o sangue, enquanto as escórias metabólicas são secretadas do sangue no filtrado tubular para serem eliminados. A estrutura e a função dos túbulos são descritas com mais detalhes posteriormente.

Os néfrons podem ser classificados em duas categorias: néfrons corticais e néfrons justamedulares. Os corticais representam cerca de 85% dos néfrons e se originam na parte superficial do córtex[2] (Figura 32.4 B). Eles têm a alça de Henle curta e grossa que penetra apenas a uma curta distância na medula renal. Os restantes 15% são *néfrons justamedulares*.[2] Estes se originam mais profundamente no córtex e têm a alça de Henle mais longa e mais fina que penetra em todo o comprimento da medula renal. Os néfrons justamedulares são o principal local de concentração da urina.[2]

Dois sistemas capilares alimentam os néfrons: o glomérulo e a rede capilar peritubular (Figura 32.4 A). O *glomérulo* é um sistema único de filtração capilar de alta pressão localizado entre duas arteríolas: a aferente e a eferente. Como as arteríolas são vasos de alta resistência e a arteríola aferente tem um diâmetro maior do que a arteríola eferente, a pressão arterial no glomérulo é extremamente elevada para um leito capilar. Essa pressão hidrostática capilar elevada força líquido e solutos dos capilares glomerulares para a estrutura tubular circundante (cápsula de Bowman).[2] A estrutura e a função do glomérulo são descritas com mais detalhes posteriormente. Os *capilares peritubulares* se originam na arteríola eferente; são vasos de baixa pressão adaptados para reabsorção em vez de filtração.[2] Esses capilares peritubulares com baixa pressão hidrostática

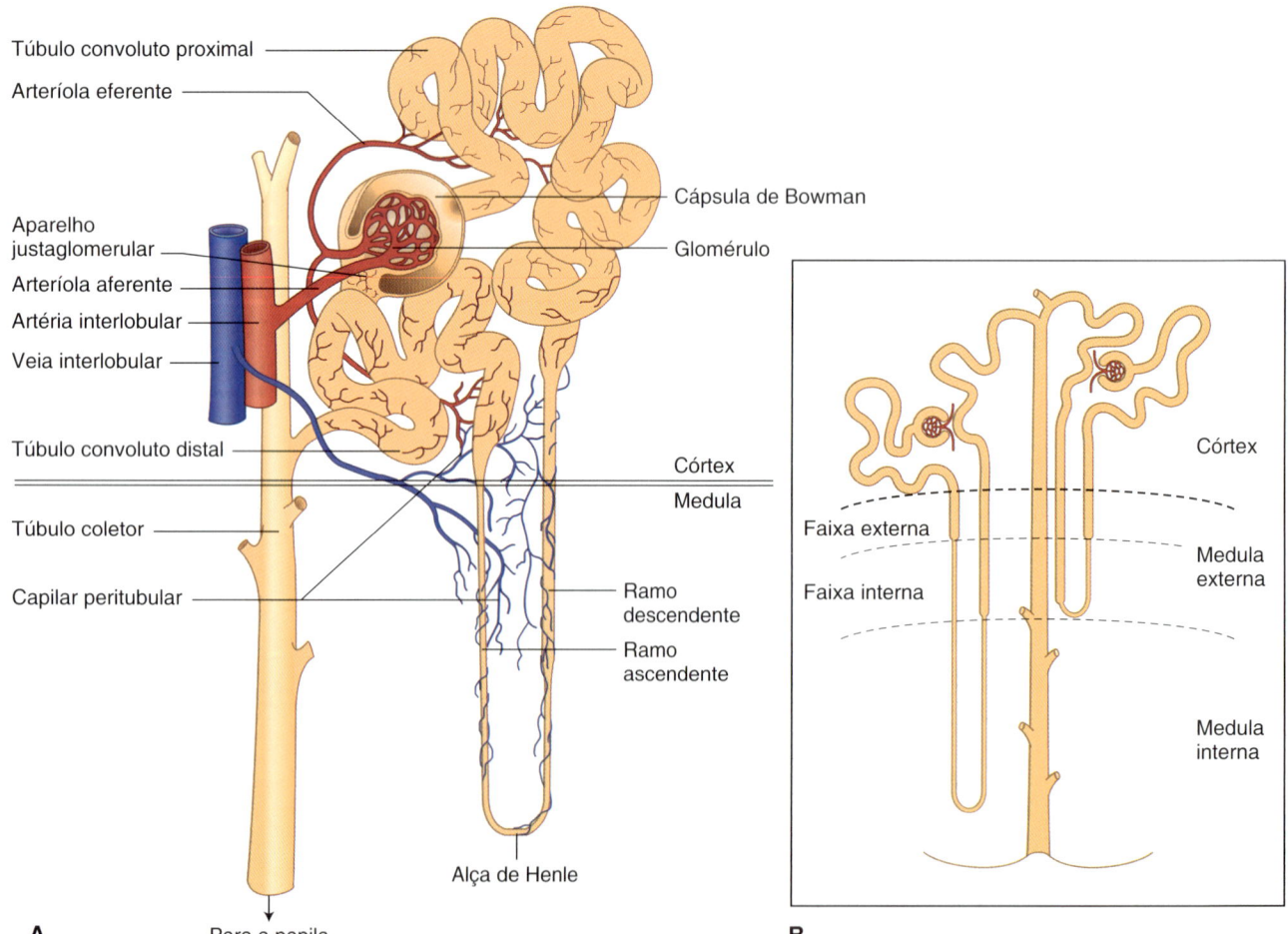

Figura 32.4 • **A.** Néfron mostrando as estruturas glomerulares e tubulares, com o suprimento sanguíneo. **B.** Comparação das diferenças na localização de estruturas tubulares dos néfrons corticais e justamedulares.

circundam todas as partes dos túbulos, viabilizando a rápida reabsorção de água e solutos dos túbulos para o sangue. Na região mais profunda do córtex renal, as arteríolas eferentes que irrigam o glomérulo justaglomerular se estendem por vasos longos de paredes finas denominados *vasos retos*.[2] Os vasos retos circundam as longas alças de Henle na parte medular do rim e viabilizam a troca de substâncias nessa parte do néfron.[2] Os capilares peritubulares se reencontram e formam canais venosos por meio dos quais o sangue sai do rim e drena para a veia cava inferior (VCI).[2]

Conceitos fundamentais

Néfron

- O néfron, que é a unidade funcional do rim, é constituído por estruturas vasculares (o glomérulo e os capilares peritubulares) e tubulares. Líquido e solutos são filtrados dos capilares glomerulares para as estruturas tubulares, onde a urina é formada para ser eliminada do corpo
- Na parte tubular do néfron, as substâncias que o corpo necessita são reabsorvidas para os capilares peritubulares, enquanto as escórias metabólicas são eliminadas dos capilares peritubulares para o filtrado urinário.

Glomérulo

O glomérulo consiste em um tufo compacto de capilares envolto em uma cápsula fina de parede dupla chamada *cápsula de Bowman*.[2] O sangue flui para os capilares glomerulares proveniente da arteríola aferente e flui para fora dos capilares glomerulares até a arteríola eferente, que o conduz para os capilares peritubulares. Os líquidos e os solutos do sangue são filtrados através da membrana capilar para um espaço cheio de líquido na cápsula de Bowman, chamado *espaço de Bowman*. A porção do sangue que é filtrada para dentro do espaço da cápsula é chamada *filtrado*.[2] A massa de capilares e sua cápsula epitelial são denominados coletivamente como *corpúsculo renal* (Figura 32.5 A).[2] A membrana capilar glomerular é composta por três camadas:

1. Camada endotelial capilar
2. Membrana basal
3. Camada epitelial capsular unicelular (Figura 32.5 B).

As camadas endoteliais revestem o glomérulo e criam uma interface com o sangue movendo-se através do capilar. Essa camada contém pequenas perfurações chamadas *fenestrações*[6], que permitem o movimento de pequenos solutos de peso molecular para fora do lúmen capilar.

A camada epitelial externa que recobre o glomérulo é contínua com o epitélio que reveste a cápsula de Bowman. As células da camada epitelial têm estruturas com um formato incomum, que se assemelha a um polvo, apresentando um grande número de extensões ou *processos podais* (i.e., podócitos) incorporados à membrana basal que fica entre o endotélio capilar e a camada epitelial externa (Figura 32.5 B). Esses prolongamentos formam *poros* através dos quais passa o filtrado glomerular.[6]

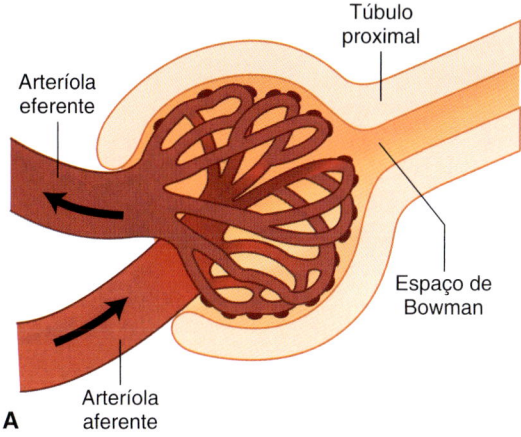

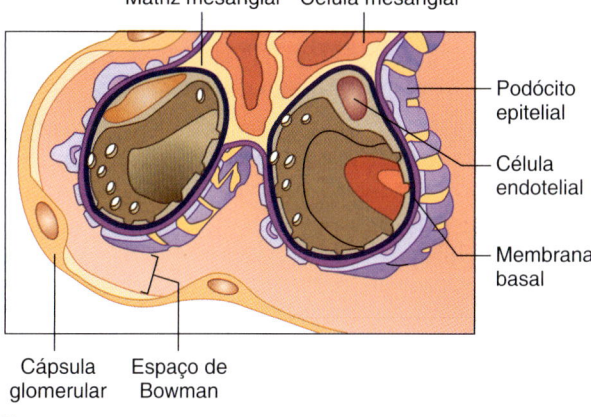

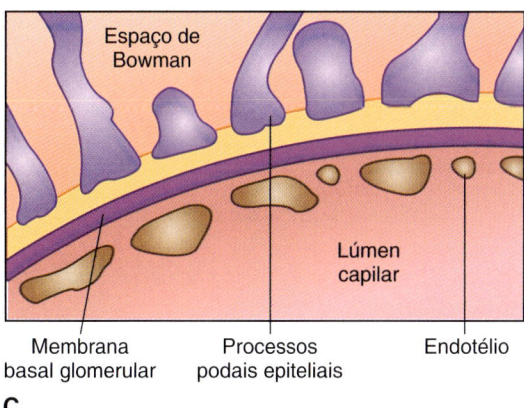

Figura 32.5 • Corpúsculo renal. **A.** Estruturas do glomérulo. **B.** Secção transversal da membrana glomerular mostrando a posição do endotélio, membrana basal e processos podais epiteliais. **C.** Posição das células mesangiais em relação às alças capilares e à cápsula de Bowman.

A membrana basal é constituída por malha acelular homogênea de fibras de colágeno, glicoproteínas e mucopolissacarídios (ver Figura 32.5 C). As camadas endoteliais e epiteliais do capilar glomerular têm estruturas porosas e, portanto, a membrana basal determina a permeabilidade da membrana capilar glomerular. Os espaços entre as fibras que compõem a membrana basal agem como poros de um filtro para criar o tamanho da barreira de permeabilidade do glomérulo. O tamanho dos poros na membrana basal normalmente impede que hemácias e proteínas plasmáticas atravessem o glomérulo e passem para o filtrado glomerular. Evidências indicam que o epitélio desempenha um papel importante na produção dos componentes de membrana basal, e que as células epiteliais provavelmente têm papel ativo na formação de novos materiais de membrana basal durante toda a vida. Alterações na estrutura e função da membrana basal glomerular são responsáveis pela fuga de proteínas e células do sangue para o filtrado observada em muitas formas de doença glomerular.[2]

Outro componente importante do glomérulo é o *mesângio*.[6] Em algumas áreas, o epitélio capsular e a membrana basal não envolvem completamente cada um dos capilares. Em vez disso, as células mesangiais, que se encontram entre os tufos capilares, fornecem suporte para o glomérulo nestas áreas (ver Figura 32.5 B).[6] As células mesangiais produzem uma substância intercelular semelhante à da membrana basal. Esta substância recobre as células endoteliais onde não são recobertas pela membrana basal.[6] As células mesangiais têm propriedades fagocíticas e removem macromoléculas que entram nos espaços intercapilares. Células mesangiais também exibem propriedades contráteis em resposta a substâncias neuro-humorais e acredita-se que contribuam para a regulação do fluxo sanguíneo através do glomérulo. Em glomérulos normais, a área mesangial é estreita e contém apenas um pequeno número de células. Ocorrem hiperplasia mesangial e aumento da matriz mesangial em diversas doenças glomerulares.[6]

Componentes tubulares do néfron

O túbulo do néfron é dividido em quatro segmentos:

1. Um segmento altamente contorcido chamado *túbulo convoluto proximal*, que drena a cápsula de Bowman
2. Uma estrutura fina e contorcida chamada *alça de Henle*
3. Uma porção distal contorcida chamada *túbulo convoluto distal*
4. Um *túbulo (ou ducto) coletor*, que se junta a vários túbulos para coletar o filtrado.[6]

O filtrado passa através de cada um desses segmentos antes de alcançar a pelve renal.

O túbulo proximal imerge na direção da pelve renal para se tornar o ramo descendente da alça de Henle. A alça de Henle ascendente retorna para a região do corpúsculo renal, onde se torna o túbulo distal.[6] O túbulo convoluto distal começa no complexo justaglomerular e é dividido em dois segmentos: o *segmento de diluição* e a *parte final do túbulo distal*. Este último se funde com o túbulo (ou ducto) coletor. Como o túbulo distal, o ducto coletor é dividido em dois segmentos: o *túbulo coletor cortical* e o *túbulo coletor medular interno*.[6]

Ao longo do seu curso, o túbulo é composto por uma única camada de células epiteliais que descansam sobre uma membrana basal. A estrutura das células epiteliais varia de acordo com a função tubular. As células do túbulo proximal têm uma estrutura de vilosidades finas que aumenta a área de superfície de reabsorção. Também são ricas em mitocôndrias, que dão o suporte energético aos processos de transporte ativo. A camada epitelial do segmento fino da alça de Henle tem poucas mitocôndrias, indicando mínima atividade metabólica e função reabsortiva.[6]

Formação da urina

A formação da urina envolve (a) filtragem do sangue pelos glomérulos para formar um *ultrafiltrado de urina* e (b) reabsorção tubular de eletrólitos e nutrientes necessários para manter a constância do ambiente interno, eliminando materiais residuais.

Filtração glomerular

A formação da urina começa com a filtração do plasma essencialmente livre de proteínas através dos capilares glomerulares para o espaço de Bowman. O movimento de líquido através de capilares glomerulares é determinado pelos mesmos fatores que viabilizam o movimento de líquido em todos os leitos capilares: pressão hidrostática capilar (pressão de filtração), pressão coloidosmótica capilar (pressão de reabsorção) e permeabilidade capilar.[2] O filtrado glomerular tem uma composição química semelhante à do plasma, mas quase não contém proteínas, porque as moléculas grandes não atravessam facilmente a parede glomerular. Aproximadamente 125 mℓ de filtrado são formados cada minuto.[6] Essa é a *taxa de filtração glomerular* (TFG) e pode variar de alguns mililitros por minuto até 200 mℓ/min. O adulto médio tem uma TFG de 125 mℓ/min ou 180 ℓ/dia.[2]

A localização do glomérulo entre duas arteríolas torna possível a manutenção de um sistema de filtração de alta pressão. A pressão de filtração capilar (em torno de 60 mmHg) no glomérulo é quase duas a três vezes mais elevada do que a de outros leitos capilares no organismo. A pressão de filtração e a TFG são reguladas pela constrição e relaxamento das arteríolas aferentes e eferentes. A constrição da arteríola eferente aumenta a resistência ao fluxo de saída do glomérulo, bem como a pressão glomerular e a TFG. A constrição da arteríola aferente provoca uma redução no fluxo sanguíneo renal, na pressão de filtração glomerular e na TFG.[2] As arteríolas aferentes e eferentes são inervadas pelo sistema nervoso simpático e também são sensíveis à ação de hormônios vasoativos, como a angiotensina II. Esses mecanismos neuro-hormonais serão discutidos adiante no capítulo.[2]

Reabsorção e secreção tubulares

Da cápsula de Bowman, o filtrado glomerular se move para os segmentos tubulares do néfron. Enquanto se movimenta através do lúmen dos segmentos tubulares, a composição química do filtrado glomerular se altera consideravelmente pelo transporte tubular de água e de solutos. O transporte tubular pode resultar na reabsorção de substâncias do filtrado tubular nos capilares peritubulares ou na secreção de substâncias dos capilares peritubulares no filtrado tubular[2] (Figura 32.6).

Os mecanismos básicos de transporte através da membrana das células epiteliais tubulares são semelhantes aos de outras membranas celulares (inclusive mecanismos de transporte ativos e passivos). Água e ureia são absorvidas passivamente ao longo de gradientes de concentração. Íons de sódio (Na^+), potássio (K^+), cloreto (Cl^-), cálcio (Ca^{2+}) e fosfato, bem como moléculas de urato, glicose e aminoácidos são reabsorvidos através das células epiteliais tubulares e do sangue, usando mecanismos de transporte ativo primário ou secundário. Algumas substâncias, como hidrogênio (H^+), K^+ e íons urato,

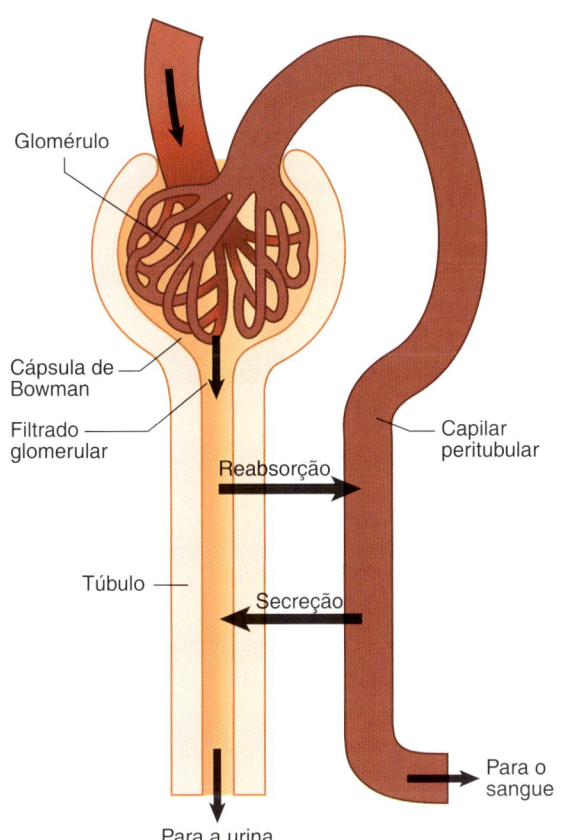

Figura 32.6 • Reabsorção e secreção de substâncias entre os túbulos renais e os capilares peritubulares.

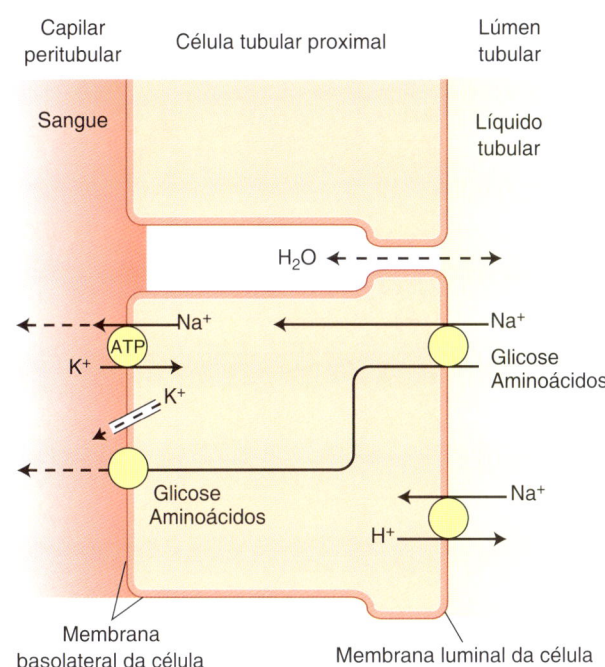

Figura 32.7 • Mecanismo de transporte ativo secundário ou cotransporte de glicose e aminoácidos no túbulo proximal. A bomba de sódio-potássio dependente de energia na superfície lateral basal da célula mantém um gradiente intracelular baixo que facilita o movimento de descida do sódio e da glicose ou aminoácidos (cotransporte), do lúmen tubular para dentro da célula tubular e, em seguida, para o capilar peritubular.

são secretadas do sangue, por células epiteliais tubulares, e no filtrado tubular. Em condições normais, apenas aproximadamente 1 mℓ dos 125 mℓ de filtrado glomerular formados a cada minuto é excretado na urina.[2] Os outros 124 mℓ são reabsorvidos nos túbulos. Isso significa que o débito urinário médio é de quase 60 mℓ/h.

As células tubulares renais têm duas superfícies membranosas através das quais as substâncias devem passar à medida que são reabsorvidas do líquido tubular. A membrana externa adjacente ao líquido intersticial é chamada de *membrana basolateral*. O lado em contato com o lúmen tubular e o filtrado tubular é chamado de *membrana luminal*.[6] Na maioria dos casos, as substâncias se movem através da membrana luminal ao longo de um gradiente de concentração, mas requerem transporte facilitado ou sistemas de transporte ativo para se movimentarem através da membrana basolateral para o líquido intersticial, onde as substâncias são absorvidas pelos capilares peritubulares.

A maior parte da energia usada pelo rim suporta mecanismos ativos de transporte que facilitam a reabsorção de Na^+ com o cotransporte de outros eletrólitos e substâncias, como glicose e aminoácidos. Isso é chamado de *transporte ativo secundário* ou *cotransporte* (Figura 32.7). O transporte ativo secundário depende da bomba de Na^+/K^+-adenosina trifosfatase (ATPase) atrelada à energia no lado basolateral das células tubulares.[2] A bomba mantém baixa concentração de Na^+ intracelular que facilita o movimento de descida do Na^+ (i. e., de uma concentração maior para menor) do filtrado através da membrana luminal. O cotransporte utiliza um sistema transportador no qual o movimento para baixo de uma substância como o sódio está acoplado ao movimento para cima (i. e., de uma concentração maior para menor) de uma outra substância, como a glicose ou um aminoácido. Algumas substâncias, como o H^+, são secretadas para o túbulo usando contratransporte, no qual o movimento de uma substância, como o Na^+, viabiliza o movimento de uma segunda substância na direção oposta.[2]

Túbulo proximal. Aproximadamente 65% de todos os processos de reabsorção e secreção do sistema tubular acontecem no túbulo proximal. Nutrientes importantes (como glicose, aminoácidos, lactato e vitaminas hidrossolúveis) são quase completamente reabsorvidos, enquanto a reabsorção de eletrólitos como Na^+, K^+, Cl^- e bicarbonato (HCO_3^-), é de 65 a 80%[2] (Figura 32.8). À medida que esses solutos se movem nas células tubulares, sua concentração no lúmen tubular diminui, proporcionando um gradiente de concentração para a reabsorção de água por osmose. O túbulo proximal é altamente permeável à água, e o movimento osmótico de água vem tão rapidamente que a diferença de concentração de solutos em ambos os lados da membrana raramente é mais do que uns poucos miliosmoles.[2]

Muitas substâncias, como a glicose, são filtradas livremente no glomérulo e reabsorvidas pelos mecanismos de cotransporte dependente de energia. A quantidade máxima de substância que esses sistemas de transporte podem reabsorver por unidade de tempo é chamada de *transporte máximo*. O

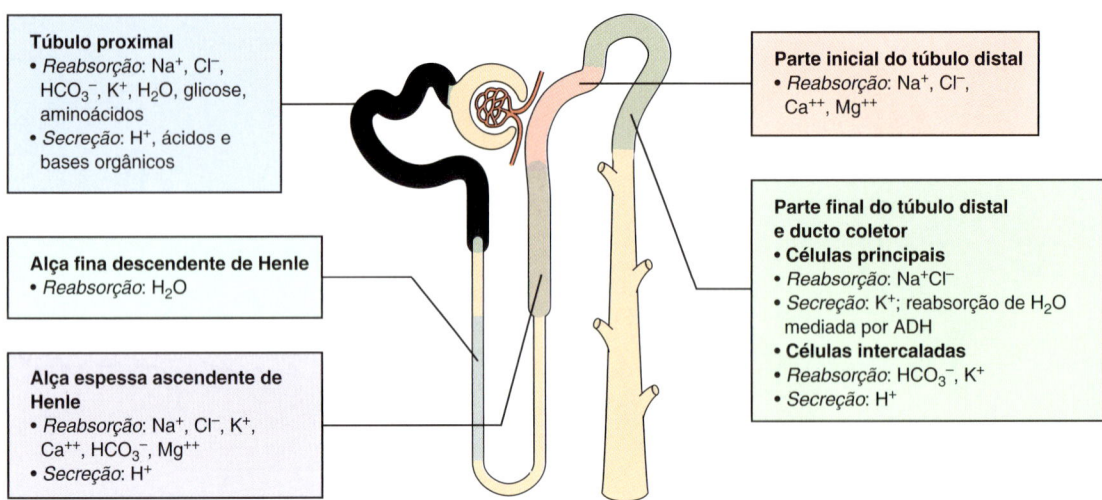

Figura 32.8 • Locais de reabsorção tubular de água (H_2O), glicose, aminoácidos, Na^+ (sódio), Cl^- (cloreto), HCO_3^- (bicarbonato), K^+ (potássio), Ca^{2+} (cálcio) e Mg^{2+} (magnésio); e de secreção de ácidos e bases orgânicos; H^+ (hidrogênio) e K^+.

transporte máximo está relacionado com o número de proteínas carreadoras disponíveis para o transporte, que geralmente é suficiente para assegurar que todo o filtrado de uma substância como a glicose possa ser reabsorvida, em vez de ser eliminada na urina. O nível sérico em que a substância aparece na urina é chamado de *limiar renal*. Em algumas circunstâncias, a quantidade de substância filtrada no glomérulo excede o transporte máximo. Por exemplo, quando o nível de glicose no sangue é elevado, como nos casos de diabetes melito não controlado, a quantidade filtrada pelo glomérulo frequentemente excede o transporte máximo (aproximadamente 320 mg/minuto), e a glicose passa para a urina.[2]

Além de *reabsorverem* água e solutos, as células do túbulo proximal também *secretam* cátions e ânions orgânicos para o filtrado de urina (ver Figuras 32.6 e 32.8). Muitos desses ânions e cátions orgânicos são produtos finais do metabolismo (p. ex., ácido úrico, oxalato) que circulam no plasma. O túbulo proximal também secreta compostos orgânicos exógenos, como penicilina, ácido acetilsalicílico e morfina. Muitos desses compostos podem se ligar a proteínas plasmáticas e não são filtrados livremente pelo glomérulo. Portanto, a excreção por filtração apenas elimina uma pequena parte dessas substâncias potencialmente tóxicas ao organismo.[2]

Alça de Henle. Desempenha um papel importante no controle da concentração da urina. Isso se dá mediante o estabelecimento de uma alta concentração de partículas osmoticamente ativas no interstício em torno dos túbulos medulares de coleta, onde o hormônio antidiurético (ADH) exerce seus efeitos.

A alça de Henle é dividida em três segmentos: o segmento fino descendente, o segmento fino ascendente e o segmento espesso ascendente. A alça de Henle, tomada como um todo, sempre reabsorve mais Na^+ e Cl^- do que água. Ao contrário do túbulo proximal, que reabsorve Na^+ e água em proporções iguais. O segmento descendente fino é altamente permeável à água e moderadamente permeável a ureia, Na^+ e outros íons. À medida que o filtrado de urina se move para baixo no segmento descendente, a água se move para fora do filtrado, para o interstício adjacente. Deste modo, a osmolalidade do filtrado alcança seu ponto mais alto no cotovelo da alça de Henle. Em contraste com o segmento descendente, o segmento ascendente da alça de Henle é impermeável à água.[2] Nesse segmento, os solutos são reabsorvidos, mas a água não pode seguir e permanece no filtrado. Como resultado, o filtrado tubular se torna cada vez mais diluído, muitas vezes atingindo uma osmolalidade de 100 mOsm/kg de água quando entra no túbulo convoluto distal, em comparação com os 285 mOsm/kg de água no plasma.[2] Isso possibilita a excreção de água livre do corpo. Por este motivo, muitas vezes é chamado de *segmento de diluição*.[2]

O segmento espesso da alça de Henle começa no segmento ascendente, posição esta em que as células epiteliais se tornam mais grossas. Do mesmo modo como o segmento ascendente fino, este segmento é impermeável à água. O segmento espesso contém um sistema de cotransporte de $Na^+/K^+/2Cl^-$ (Figura 32.9).[6] Esse sistema envolve o cotransporte de um íon de Na^+ (carga elétrica positiva) e um íon de K^+ (carga elétrica positiva), acompanhados por dois íons Cl^- (carga elétrica negativa). O gradiente para o funcionamento desse sistema de cotransporte é fornecido pela bomba basolateral de Na^+/K^+-ATPase, que mantém baixa concentração de sódio intracelular. Por volta de 20 a 25% da carga filtrada de Na^+, K^+ e Cl^- são reabsorvidos na alça espessa de Henle. O movimento desses íons para fora do túbulo leva ao desenvolvimento de um potencial transmembrana que favorece a reabsorção passiva de pequenos cátions bivalentes, como Ca^{2+} e magnésio (Mg^{2+}).[6] O segmento espesso ascendente da alça de Henle é o local de ação de poderosos "diuréticos de alça" (p. ex., furosemida), que inibem os cotransportadores $Na^+/K^+/2Cl^-$.[7]

Túbulos distal e coletor. Do mesmo modo que o segmento ascendente espesso da alça de Henle, o túbulo convoluto distal é relativamente impermeável à água, e a reabsorção de cloreto de sódio por este segmento dilui ainda mais o líquido tubular. A reabsorção de Na^+ se dá por meio de um mecanismo de cotransporte de Na^+/Cl^-. Cerca de 5% do cloreto de sódio filtrado são reabsorvidos nessa seção do túbulo. Ao contrário

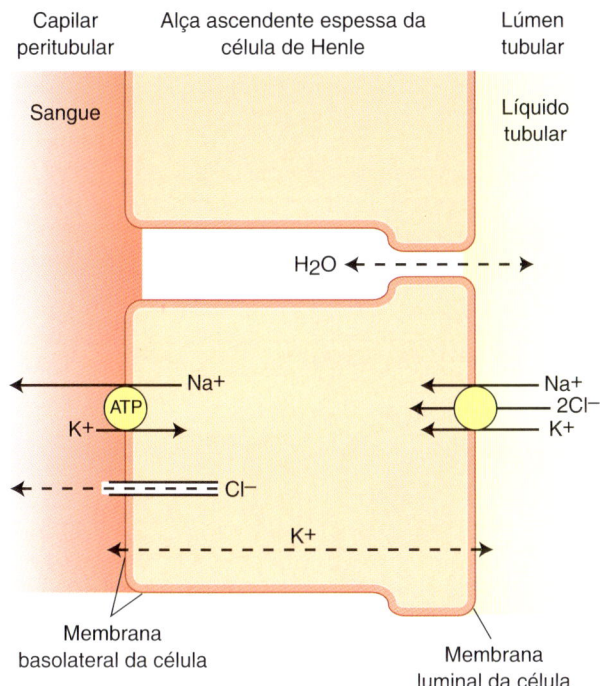

Figura 32.9 • Reabsorção de sódio, cloreto e potássio no segmento espesso da alça de Henle.

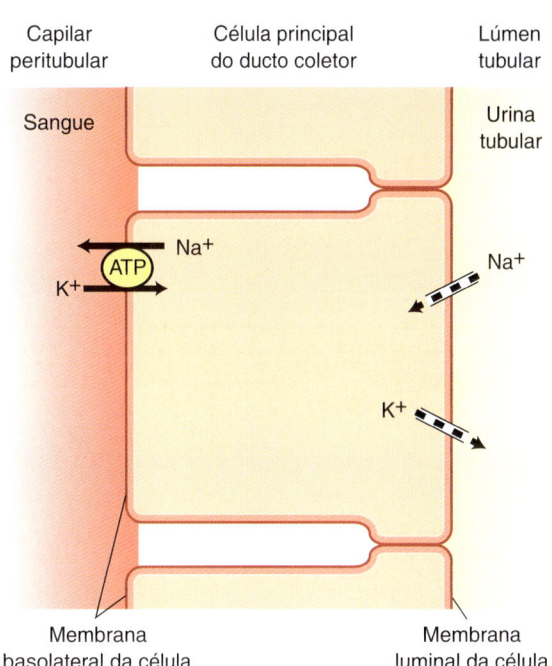

Figura 32.10 • Mecanismo de reabsorção de sódio e secreção de potássio pelas células principais do túbulo distal final e túbulo coletor. A aldosterona exerce sua ação aumentando a atividade da bomba Na$^+$/K$^+$-ATPase, a qual transporta sódio para fora através da membrana basolateral da célula e para o sangue, ao mesmo tempo que bombeia potássio para dentro da célula. A aldosterona também aumenta a permeabilidade da membrana luminal ao potássio.

do segmento ascendente espesso da alça de Henle, Ca^{2+} e Mg^{2+} não podem ser passivamente absorvidos nesse segmento do túbulo. Em vez disso, os íons Ca^{2+} são ativamente reabsorvidos em um processo amplamente regulado pelo paratormônio e, possivelmente, pela vitamina D. Os diuréticos tiazídicos exercem sua ação mediante a inibição da reabsorção de cloreto de sódio nesse segmento dos túbulos renais.[7]

A parte final do túbulo distal e o túbulo coletor cortical constituem os locais onde a aldosterona exerce sua ação sobre a reabsorção de Na$^+$, bem como a secreção e eliminação de K$^+$. Embora responsável por apenas 2 a 5% da reabsorção de cloreto de sódio, este local é em grande parte responsável por determinar a concentração de Na$^+$ final da urina.[2] Quando o organismo é confrontado com um excesso de K$^+$ (como ocorre em uma dieta rica em K$^+$), a quantidade de K$^+$ secretado neste local pode exceder a quantidade filtrada no glomérulo.

O mecanismo para a reabsorção de Na$^+$ e a secreção de K$^+$ nessa seção do néfron é diferente de outros segmentos tubulares. Esse segmento é composto por dois tipos de células: as *células intercaladas*, nas quais o K$^+$ é reabsorvido e o H$^+$ é secretado; e as *células principais*, onde a aldosterona exerce sua ação.[6] A secreção de H$^+$ para o líquido tubular pelas células intercaladas é acompanhada pela reabsorção de HCO$_3^-$. As células intercaladas também podem reabsorver K$^+$. As células principais reabsorvem Na$^+$ e facilitam o movimento de K$^+$ no filtrado urinário (Figura 32.10). Sob a influência da aldosterona, o Na$^+$ se move do filtrado urinário para as células principais; a partir daí, move-se para o líquido intersticial circundante e para os capilares peritubulares. Ao mesmo tempo, o K$^+$ se move em direção oposta, dos capilares peritubulares para as células principais e, em seguida, para o filtrado urinário.[6]

Regulação da concentração da urina

O rim responde a alterações na osmolalidade do líquido extracelular produzindo uma urina mais concentrada ou mais diluída. A capacidade dos rins de responder desta maneira depende do estabelecimento de uma elevada concentração de partículas osmoticamente ativas (cerca de 1.200 mOsm/kg de água) no interstício da medula renal e da ação da ADH na regulação da permeabilidade à água dos túbulos medulares coletores circundantes. Para mais informações, ver a seção Compreenda | Como o rim concentra a urina).[6]

Em aproximadamente um quinto dos néfrons justamedulares, a alça de Henle e os capilares especiais em forma de grampos de cabelo (chamados *vasa recta*) descem para a porção medular do rim. Lá eles formam um sistema de contracorrente que controla o movimento de soluto e água, para que a água seja mantida fora da área circundante do túbulo e para que os solutos sejam retidos.[6] O termo *contracorrente* se refere a um fluxo de líquidos em sentido oposto ao das estruturas adjacentes. Neste caso, ocorre uma troca de solutos entre os segmentos descendente e ascendente adjacentes da alça de Henle e entre as seções ascendente e descendente dos vasos retos. Devido a esses processos de troca, uma alta concentração de partículas osmoticamente ativas (aproximadamente 1.200 mOsm/kg de água) se acumula no interstício da medula renal. A existência dessas partículas osmoticamente ativas no interstício que circunda os túbulos medulares de coleta facilita a reabsorção da água mediada por ADH.[6]

O ADH auxilia na manutenção do volume de líquido extracelular, controlando a permeabilidade dos túbulos medulares

Compreenda | Como o rim concentra a urina

A osmolaridade dos líquidos corporais depende muito da capacidade renal para produzir urina diluída ou concentrada. A concentração da urina depende de três fatores: (a) osmolaridade dos líquidos intersticiais na parte de concentração da urina no rim, (b) existência de ADH e (c) ação do ADH sobre as células dos túbulos coletores renais.

Osmolaridade

Em aproximadamente um quinto dos néfrons justamedulares, a alça de Henle e os capilares especiais, em forma de grampos de cabelo chamados *vasa recta*, descem para a porção medular do rim para formar um sistema de contracorrente: um conjunto de passagens paralelas, nas quais o conteúdo flui em direções opostas. A estrutura do sistema de contracorrente serve para aumentar a osmolaridade nessa parte do rim, promovendo a troca de solutos entre os segmentos descendente e ascendente adjacentes da alça de Henle e entre as seções descendente e ascendente dos *vasa recta*. Devido a esses processos de troca, uma alta concentração de partículas osmoticamente ativas (aproximadamente 1.200 mOsm/kg de água) se acumula no interstício que circunda os túbulos coletores, onde ocorre a reabsorção de água mediada por ADH.

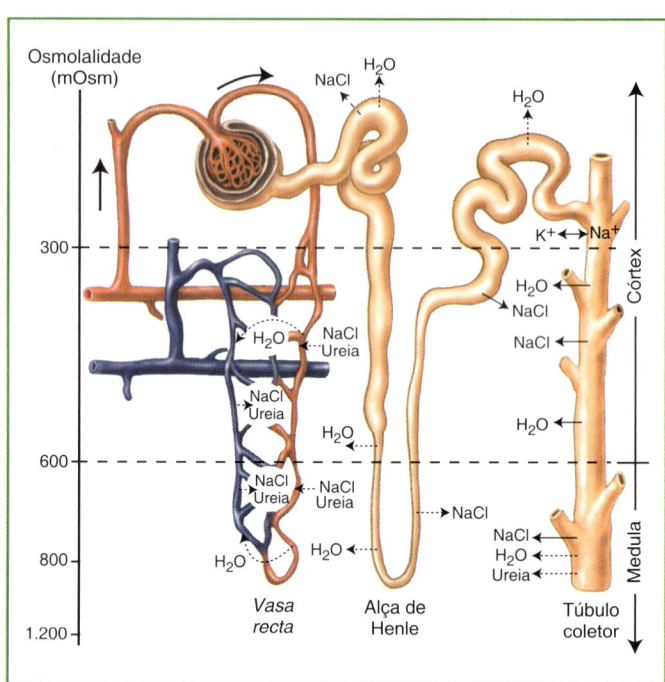

Hormônio antidiurético

O ADH, que regula a capacidade dos rins de concentrar a urina, é sintetizado pelos neurônios no hipotálamo e transportado pelos axônios até a neuro–hipófise, para então ser liberado na circulação. Um dos principais estímulos para a síntese e liberação de ADH é o aumento da osmolaridade sérica. A liberação de ADH também é controlada por meio de reflexos cardiovasculares, que respondem a alterações na pressão arterial ou no volume sanguíneo.

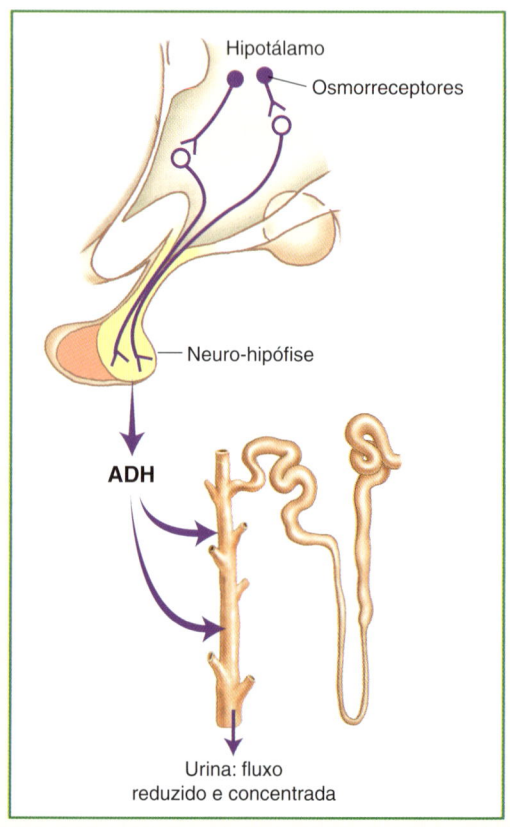

(*continua*)

Compreenda Como o rim concentra a urina (continuação)

Ação do ADH

O ADH, também conhecido como vasopressina, atua no nível do túbulo de coleta para aumentar a absorção de água. Exerce sua ação ligando-se a receptores de vasopressina na membrana basolateral da célula tubular. A ligação do ADH com os receptores de vasopressina faz os canais de água (*canais aquaporina–2*) se moverem para o lado luminal da membrana celular, que normalmente é impermeável à água. A inserção dos canais torna possível que a água dos líquidos tubulares se mova para as células tubulares e, em seguida, para o líquido intersticial hiperosmótico circundante, no lado basolateral da célula. A partir daí, a água se move para os capilares peritubulares e retorna ao sistema circulatório. Assim, na presença de ADH, a água que se deslocou do sangue para o filtrado urinário nos glomérulos retorna ao sistema circulatório; na ausência de ADH, a água é excretada pela urina.

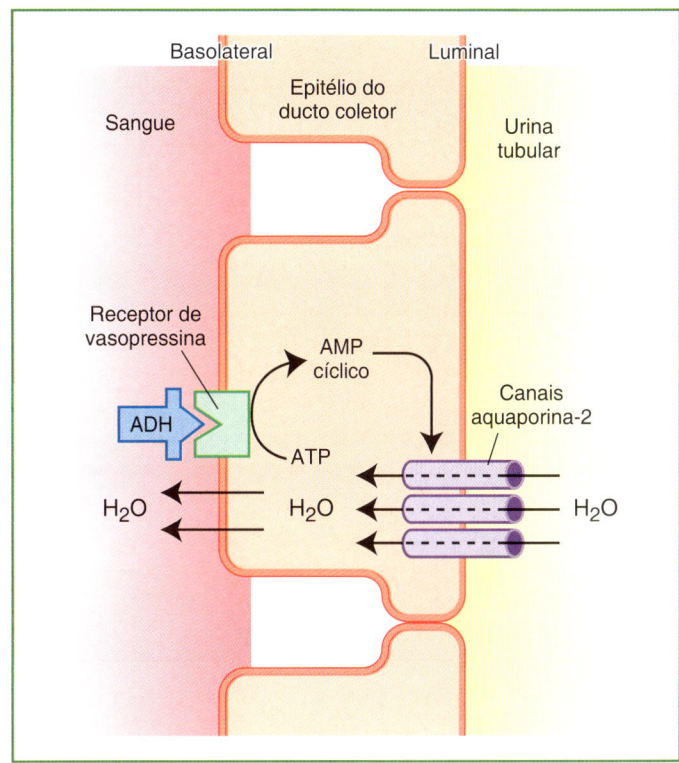

de coleta. Osmorreceptores no hipotálamo detectam um aumento na pressão osmótica dos líquidos extracelulares e estimulam a liberação de ADH pela neuro-hipófise. Para exercer o seu efeito, o ADH, também conhecido como *vasopressina*, se liga a receptores no lado basolateral das células tubulares.[6] A ligação do ADH aos receptores de vasopressina faz os canais de água, conhecidos como *canais aquaporina-2*, se moverem para o lado luminal da membrana da célula tubular, produzindo um aumento acentuado na permeabilidade à água. No lado basolateral da membrana, a água sai da célula tubular para o interstício hiperosmótico da área medular, onde entra nos capilares peritubulares para retornar ao sistema vascular.[6]

Regulação do fluxo sanguíneo renal

No adulto, os rins são perfundidos com 1.000 a 1.300 mℓ de sangue por minuto ou 20 a 25% do débito cardíaco. Este grande fluxo sanguíneo é necessário principalmente para garantir uma TFG suficiente para a remoção de produtos residuais do sangue, mais do que para as necessidades metabólicas do rim. Normalmente, mecanismos de retroalimentação (*feedback*), tanto intrínsecos (p. ex., autorregulação, hormônios locais) quanto extrínsecos (p. ex., sistema nervoso simpático, hormônios transportados pelo sangue), mantêm o fluxo sanguíneo e a TFG constantes, apesar das alterações na pressão arterial.[2]

Mecanismos de controle neural e humoral

O rim é abundantemente inervado pelo sistema nervoso simpático. O aumento da atividade simpática causa a constrição das vias aferentes e eferentes e, desse modo, uma diminuição do fluxo sanguíneo renal. Uma estimulação simpática intensa, como ocorre em estado de choque e traumatismo, pode produzir redução acentuada do fluxo sanguíneo renal e da taxa de filtração glomerular, a ponto de interromper completamente o fluxo de sangue. Consequentemente, a produção de urina pode cair quase a zero.[2]

Várias substâncias humorais, incluindo angiotensina II, ADH e as endotelinas, produzem vasoconstrição da vasculatura renal. As endotelinas são um grupo de peptídios liberados de células endoteliais danificadas no rim e outros tecidos.[2] Embora antigamente não fosse considerada um regulador importante do fluxo de sangue renal durante as atividades diárias, a endotelina-1 (ET-1) pode atuar na redução do fluxo sanguíneo em condições como a insuficiência renal aguda pós-isquêmica.[6] Nessa situação, a ET-1 pode ser um vasoconstritor mais potente e piorar a insuficiência renal aguda.

Outras substâncias, como a dopamina, o óxido nítrico e as prostaglandinas e (*i. e.*, E_2 e I_2) produzem vasodilatação. O óxido nítrico, um vasodilatador produzido pelo endotélio vascular, parece ser importante para evitar uma excessiva vasoconstrição da vasculatura renal e para possibilitar a excreção normal de sódio e água. As prostaglandinas são um grupo de mediadores da função celular produzidos localmente que exercem seus efeitos também localmente. Embora as prostaglandinas pareçam não ter grande importância na regulação do fluxo sanguíneo renal e na TFG em condições normais, elas podem proteger os rins contra os efeitos vasoconstritores da estimulação simpática e da angiotensina II.[6] Em determinadas condições, os anti-inflamatórios não esteroides (AINE), que inibem a síntese de prostaglandinas, podem causar redução do fluxo sanguíneo renal e da TFG e devem ser usados com cautela por pessoas com hipertensão arterial ou doença renal.[8]

Mecanismos autorreguladores

Um processo chamado autorregulação mantém a constância do fluxo sanguíneo renal. Normalmente, a autorregulação é projetada para manter o fluxo sanguíneo em um nível compatível com as necessidades metabólicas dos tecidos. Nos rins, a autorregulação do fluxo sanguíneo também deve possibilitar a regulação precisa da excreção de água e de solutos. Para que a autorregulação possa ocorrer, a resistência ao fluxo de sangue através dos rins deve variar em proporção direta com a pressão arterial. Os mecanismos exatos responsáveis pela regulação do fluxo sanguíneo intrarrenal não são claros. Um dos mecanismos propostos é um efeito direto sobre o músculo liso vascular, que faz com que os vasos sanguíneos relaxem quando ocorre aumento da pressão arterial, e se contraiam quando ocorre redução. Um segundo mecanismo proposto é o complexo justaglomerular.[2]

Complexo justaglomerular. Acredita-se que o complexo justaglomerular represente um sistema de controle de *feedback*, que vincula as alterações na taxa de filtração glomerular ao fluxo sanguíneo renal. O complexo justaglomerular está localizado onde o túbulo distal se estende para trás, em direção ao glomérulo, e, em seguida, passa entre as arteríolas aferentes e eferentes[2] (Figura 32.11). O local tubular distal que está mais próximo do glomérulo é caracterizado por células densamente nucleadas chamadas *mácula densa*.[2] Na arteríola aferente adjacente, as células musculares lisas da camada média são modificadas como células secretoras especiais, chamadas *células*

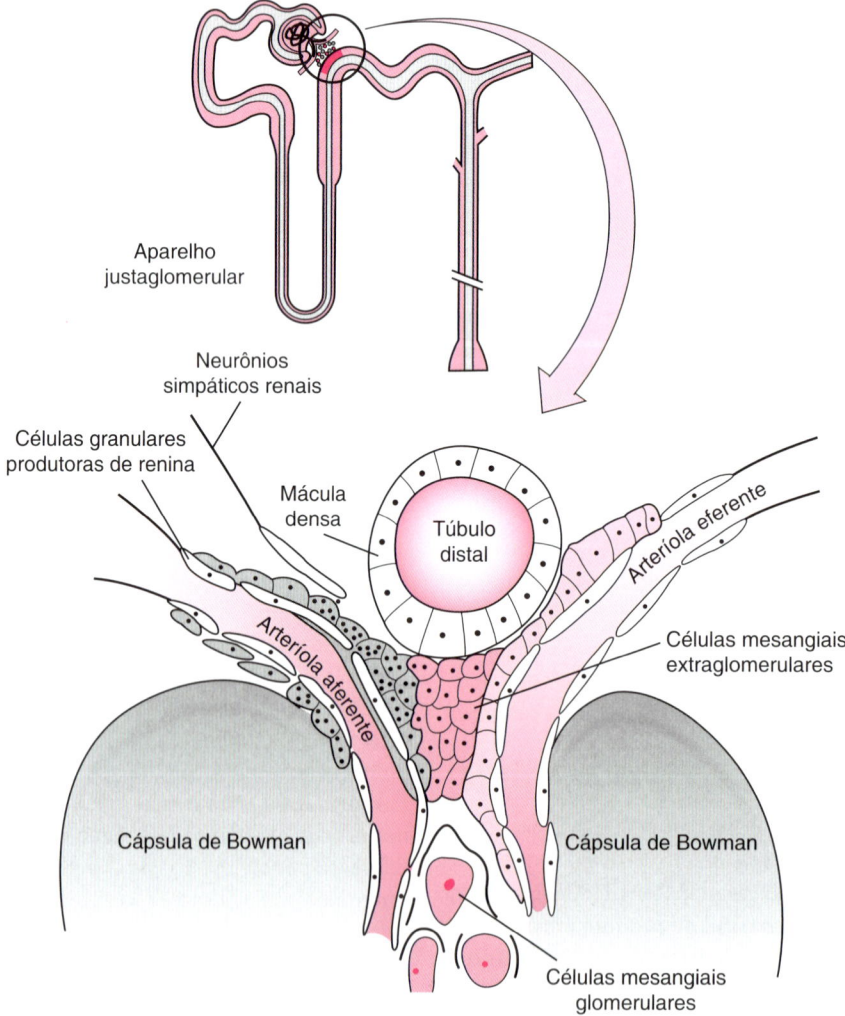

Figura 32.11 • Aparelho justaglomerular e mácula densa no *feedback* tubuloglomerular. O aparelho justaglomerular e as células da mácula densa no início do túbulo distal estão em estreita proximidade. O aporte de cloreto é detectado pelo cotransportador de N^+-K^+-$2Cl^-$, no ramo ascendente espesso, e regula a TFG por *feedback*. A liberação de renina também é regulada nesse local. Fonte: Rennke H. G., Denker B. M. (2014). *Renal pathophysiology: The essentials* (4. ed., Fig. 1.9, p. 21). Philadelphia, PA: Lippincott Williams & Wilkins.

justaglomerulares. Essas células contêm grânulos de renina inativa, uma enzima que atua na conversão do angiotensinogênio em angiotensina.[2]

A renina funciona por meio da angiotensina II para produzir vasoconstrição da arteríola eferente e evitar grandes reduções na TFG. A angiotensina II também aumenta a reabsorção de sódio indiretamente, por estimulação da secreção de aldosterona pela glândula suprarrenal e diretamente pelo aumento da reabsorção de sódio pelas células do túbulo proximal. O mecanismo renina-angiotensina-aldosterona está ilustrado na Figura 32.12.

Devido à sua localização entre as arteríolas aferentes e eferentes, o complexo justaglomerular desempenha um papel essencial na vinculação do fluxo sanguíneo renal à TFG e à composição do líquido tubular distal. Células justaglomerulares especializadas monitoram a pressão arterial sistêmica pela detecção do estiramento da arteríola aferente e também a concentração de cloreto de sódio no filtrado tubular, à medida que passa através da mácula densa. Essa informação então é usada para determinar quanto de renina deve ser liberado para manter a pressão arterial dentro da faixa de normalidade e manter uma TFG relativamente constante.[2] Acredita-se que uma diminuição na taxa de filtração glomerular retarde a taxa de escoamento do filtrado urinário no segmento ascendente da alça de Henle, aumentando, desse modo, a reabsorção de íons sódio e cloreto. Isso, por sua vez, diminui a entrega de cloreto de sódio para a mácula densa. A redução na entrega de cloreto de sódio para a mácula densa tem dois efeitos: diminui a resistência nas arteríolas aferentes (o que eleva a pressão de filtração glomerular); e aumenta a liberação de renina pelas células justaglomerulares. A renina liberada por essas células funciona como uma enzima para converter angiotensinogênio em angiotensina I, que é convertido em angiotensina II.[2] Por fim, a angiotensina II age provocando a constrição da arteríola eferente como um meio de produzir um aumento adicional na pressão de filtração glomerular, possibilitando assim que a TFG retorne à sua faixa de normalidade.

Efeito do aumento da carga de proteína e glicose

Embora se mantenham relativamente estáveis na maioria das condições, tanto o fluxo renal sanguíneo quanto a TFG aumentam em resposta a condições de elevação da proteína na dieta e da glicose no sangue. Dentro de 1 a 2 h após a ingestão de uma refeição rica em proteínas, o fluxo renal sanguíneo sobe 20 a 30%. Mesmo que o mecanismo exato para esse aumento seja ainda incerto, acredita-se que esteja relacionado com o fato de aminoácidos e Na^+ serem absorvidos em conjunto no túbulo proximal (via transporte ativo secundário). Como resultado, a entrega de Na^+ à mácula densa diminui, o que provoca um aumento no fluxo sanguíneo renal pelo mecanismo de *feedback* do complexo justaglomerular.[2] O aumento resultante do fluxo sanguíneo e da TFG possibilita que a excreção de Na^+ seja mantida em um nível próximo do normal, ao mesmo

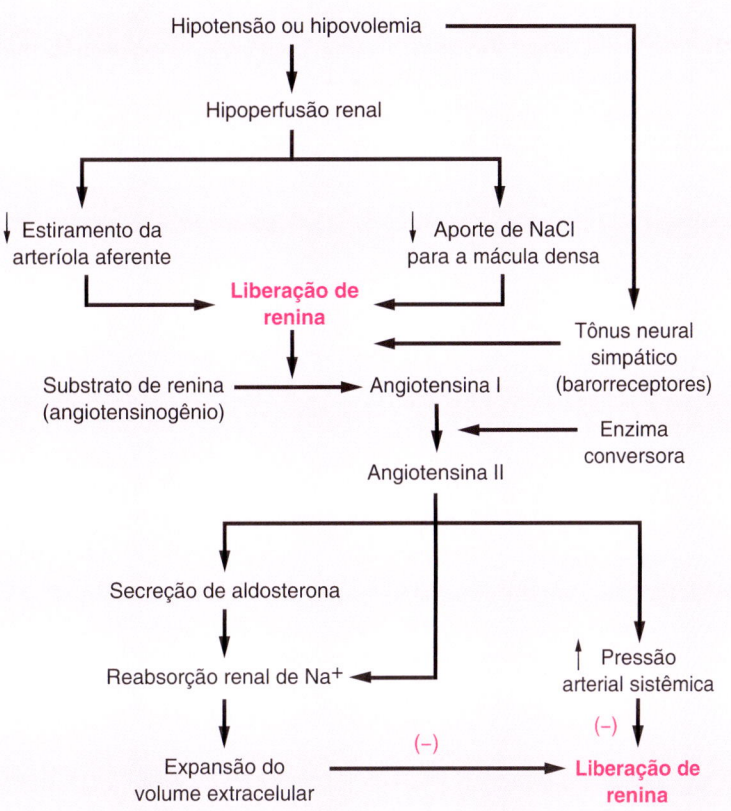

Figura 32.12 • Via da produção de angiotensina. Fonte: Rennke H. G., Denker B. M. (2014). *Renal pathophysiology: The essentials* (4. ed., Figura 2.6, p. 49). Philadelphia, PA: Lippincott Williams & Wilkins.

tempo que aumenta a excreção dos produtos residuais do metabolismo proteico, como a ureia. É sugerido que o mesmo mecanismo pode explicar o grande aumento no fluxo sanguíneo renal e na TGF que acompanha os altos níveis de glicose no sangue de pessoas com diabetes melito não controlado.[2]

Funções de eliminação renal

A função primária dos rins é eliminar água, escórias metabólicas, excesso de eletrólitos e substâncias indesejadas presentes no sangue.[2]

Depuração renal

A depuração renal (*clearance*) é o volume de plasma completamente depurado a cada minuto de qualquer substância destinada à urina. É determinada pela capacidade da substância de ser filtrada pelos glomérulos e pela capacidade dos túbulos renais de reabsorver ou secretar a substância. Cada substância tem sua própria taxa de depuração, cujas unidades sempre expressam o volume de plasma por unidade de tempo. Pode ser determinada pela medição da quantidade de uma substância que é excretada na urina (*i. e.*, concentração de urina × taxa de fluxo urinário em mililitros por minuto) dividida pela sua concentração plasmática.[9] A inulina, uma grande molécula de polissacarídio, é filtrada livremente nos glomérulos, mas não é reabsorvida nem secretada pelas células tubulares.[2] Depois de uma injeção intravenosa, a quantidade de inulina que aparece na urina é igual à quantidade filtrada nos glomérulos (*i. e.*, a taxa de depuração é igual à TFG). Devido a essas propriedades, a inulina pode ser utilizada como medida laboratorial da TFG.[2] Substâncias como a ureia, são livremente filtradas nos glomérulos, mas o volume removido do plasma é inferior à TFG, indicando que pelo menos uma parte da substância está sendo reabsorvida. Em níveis plasmáticos normais, a glicose tem *clearance* igual a zero, porque é reabsorvida nos túbulos e não aparece na urina.

Regulação dos eletrólitos

A eliminação de eletrólitos, principalmente Na^+ e K^+, é regulada pela TFG e por agentes humorais que controlam sua reabsorção. A aldosterona funciona na regulação da eliminação de Na^+ e de K^+. A reabsorção do Na^+ no túbulo distal e no ducto coletor é altamente variável e depende da existência de aldosterona, secreção da glândula suprarrenal. Quando há aldosterona, quase todo o sódio no líquido tubular distal é reabsorvido, e a urina fica essencialmente livre de sódio. Quando não há aldosterona, praticamente nenhum sódio é reabsorvido no túbulo distal. A notável capacidade das células do túbulo distal e do ducto coletor para alterar a reabsorção de sódio em relação a mudanças na aldosterona possibilita que os rins excretem urina com níveis de sódio que variam de décimos de um grama até 40 g por dia.[2]

A filtragem livre de K^+ também ocorre no glomérulo; no entanto, o K^+ é reabsorvido e secretado no líquido tubular. A secreção de K^+ para o líquido tubular ocorre no túbulo distal e é regulada também pela aldosterona. Apenas cerca de 70 mEq de K^+ são entregues ao túbulo distal por dia; no entanto, um indivíduo comum consome essa quantidade de K^+ e muito mais na dieta. O excesso de K^+, que não é filtrado no glomérulo e entregue ao túbulo coletor, por conseguinte, deve ser secretado (*i. e.*, transportado a partir do sangue para o filtrado tubular) para eliminação.[2] Se não houver aldosterona, como na doença de Addison, a secreção de K^+ é mínima. Nessas circunstâncias, a reabsorção de K^+ excede a secreção, e há aumento dos níveis sanguíneos de K^+.

A excreção de Na^+ e água pelos rins é auxiliada pelos peptídios natriuréticos, um grupo de peptídios secretados pelo coração em resposta à distensão das fibras musculares cardíacas. O efeito renal primário desse grupo de substâncias químicas consiste em aumentar a excreção renal de sódio (natriurese), com consequente aumento osmótico da excreção de água. Essa perda de sódio e água resulta em redução da pré-carga cardíaca, criando uma alça de retroalimentação negativa que reduz a distensão do músculo cardíaco.[2] As células musculares atriais liberam peptídio natriurético atrial (PNA) em resposta ao estiramento muscular. O efeito primário do PNA é a inibição da reabsorção de sódio e água, com ação predominante nos ductos coletores. O PNA também interfere na cascata renina-angiotensina-aldosterona ao inibir a secreção renal de renina. Essa disrupção da cascata renina-angiotensina-aldosterona reduz ainda mais a reabsorção de sódio e água pelos túbulos renais.[2] As células musculares ventriculares liberam um peptídio natriurético semelhante, *o peptídio natriurético de tipo B* (PNB), em resposta à distensão da musculatura ventricular. Já foi constatado que o PNB e uma molécula precursora pró-PNB N-terminal (pró-PNB-NT) são marcadores úteis para o diagnóstico e manejo da insuficiência cardíaca[10]. Ambos se mostram promissores como marcadores preditivos de desfechos no infarto do miocárdio.[11, 12]

Regulação do pH

Os rins regulam o pH corporal por meio de conservação de HCO_3^- e eliminação de H^+. A maior parte do H^+ eliminado na urina é consequente a mecanismos de secreção tubular. O pH do líquido tubular mais baixo que pode ser alcançado é de 4,4 a 4,5.[13,14] A capacidade de excreção de H^+ dos rins depende de tampões urinários que se combinam com o H^+. Os três principais tampões urinários são bicarbonato (HCO_3^-), fosfato e amônia. A combinação de HCO^- e H^+ no túbulo renal resulta na formação de ácido carbônico, que se dissocia em dióxido de carbono e água. Depois, o dióxido de carbono é absorvido pelas células tubulares e HCO_3^- é regenerado nas células tubulares por ação da enzima anidrase carbônica. No segundo sistema tampão renal, íons fosfato (produzidos pelas células como subprodutos de processos metabólicos) se unem ao H^+ nos túbulos renais e o composto resultante é eliminado na urina. No terceiro sistema tampão renal, a amônia é sintetizada nas células tubulares por desaminação do aminoácido glutamina (que é produzido pelo fígado durante o metabolismo de aminoácidos e, depois, transportado para os rins). A amônia se difunde para o líquido tubular, onde se combina com H^+ e forma um composto que é eliminado na urina.[2]

> **Conceitos fundamentais**
>
> **Função renal**
>
> - Os rins regulam a composição e o pH dos líquidos corporais por meio de reabsorção e eliminação ou conservação de água e substâncias, sobretudo os eletrólitos Na^+, K^+, H^+, Cl^- e HCO_3^-
> - Os rins regulam a osmolalidade do líquido extracelular por meio da ação do ADH
> - Os rins exercem papel central na regulação da pressão sanguínea, por meio das influências do eixo renina-angiotensina-aldosterona e do peptídio natriurético atrial na eliminação de Na^+ e água.

Eliminação dependente de pH dos íons orgânicos

O túbulo proximal secreta ativamente grandes quantidades de diferentes ânions orgânicos. Ânions estranhos ao organismo (p. ex., salicilatos, penicilina) e ânions de produção endógena (p. ex., ácidos biliares, ácido úrico) são ativamente secretados para o líquido tubular. A maioria dos ânions secretados usa o mesmo sistema de transporte, o que possibilita aos rins livrarem o organismo de vários medicamentos e agentes ambientais.[2] Como o mesmo sistema de transporte é compartilhado por diferentes ânions, existe concorrência para o transporte, de modo que níveis elevados de determinado ânion tendem a inibir a secreção de outros ânions. Os túbulos proximais também apresentam um sistema de transporte ativo para cátions orgânicos análogo ao dos ânions orgânicos.

Eliminação do ácido úrico

O ácido úrico (ânion orgânico) é um produto do metabolismo de purinas. Níveis sanguíneos excessivamente elevados (ou seja, hiperuricemia) podem causar gota, enquanto níveis urinários elevados de ácido úrico podem causar nefrolitíase. O ácido úrico é livremente filtrado no glomérulo, sendo reabsorvido e secretado nos túbulos proximais.[5]

A reabsorção tubular normalmente excede a secreção, e o efeito final é a remoção do ácido úrico do filtrado. Embora a taxa de reabsorção seja maior que a de secreção, o processo de secreção é homeostaticamente controlado para manter um nível plasmático constante. Muitas pessoas com níveis elevados de ácido úrico secretam menos ácido úrico do que pessoas com níveis normais.[5]

Eliminação da ureia

A ureia é formada no fígado como um subproduto do metabolismo proteico, sendo eliminada totalmente pelos rins. Adultos saudáveis produzem cerca de 25 a 30 g de ureia por dia. Os níveis sanguíneos de ureia se elevam com dieta hiperproteicas, degradação tecidual excessiva ou hemorragia digestiva.[2] Nos indivíduos com hemorragia digestiva, a flora intestinal degrada o sangue para produzir amônia, que é absorvida para a circulação venosa porta e transportada para o fígado, onde é convertida em ureia antes de ser liberada para a corrente sanguínea. Então, os rins regulam os níveis sanguíneos de ureia, mantendo os níveis normais na faixa de 8 a 25 mg/dℓ (2,9 a 8,9 mmol/ℓ).[2] Durante períodos de desidratação, o volume sanguíneo e o fluxo sanguíneo renal diminuem, provocando elevação dos níveis sanguíneos de ureia. Essa elevação dos níveis sanguíneos de ureia ocorre porque, quando a TFG diminui, o filtrado se move mais lentamente pelos túbulos, possibilitando uma maior reabsorção de ureia. Em contrapartida, quando a TFG está elevada, pouca ureia é reabsorvida para o sangue.[2]

Eliminação de fármacos

Muitos medicamentos são eliminados na urina. Apenas medicamentos que não estão ligados às proteínas plasmáticas são filtrados no glomérulo e, assim, podem ser eliminados pelos rins.[7] Como o ácido úrico compete pelos mesmos sistemas de transporte de ânions de alguns fármacos (p. ex., ácido acetilsalicílico, sulfimpirazona e probenecida), esses fármacos podem influenciar os níveis sanguíneos de ácido úrico e, portanto, não são indicados para pessoas com gota. Diuréticos tiazídicos e de alça (ou seja, ácido etacrínico e furosemida) também podem provocar hiperuricemia e gota, provavelmente em decorrência de redução do volume de líquido extracelular e aumento da reabsorção de ácido úrico.[6]

Funções endócrinas renais

Além da regulação dos líquidos e eletrólitos corporais, os rins funcionam como um órgão endócrino, produzindo mediadores químicos que são levados pela corrente sanguínea até locais distantes, onde exercem sua ação. As funções endócrinas dos rins incluem:

- Auxiliar na regulação da pressão sanguínea por meio do mecanismo renina–angiotensina–aldosterona
- Regulação da produção de eritrócitos via síntese de eritropoetina
- Auxiliar na homeostase do cálcio por meio de ativação da vitamina D.

Mecanismo renina-angiotensina-aldosterona

Como mencionado antes, o mecanismo renina-angiotensina-aldosterona desempenha um papel importante na regulação de curto e longo prazos da pressão arterial. A renina é uma enzima sintetizada e armazenada nas células justaglomerulares dos rins. Acredita-se que esta enzima seja liberada em resposta a uma redução no fluxo sanguíneo renal, a uma alteração na composição do líquido tubular distal ou como resultado de estimulação do sistema nervoso simpático. A renina em si não tem efeito direto sobre a pressão arterial. Pelo contrário, atua enzimaticamente para converter uma proteína plasmática circulante chamada *angiotensinogênio* em angiotensina I. A angiotensina I, que tem determinadas propriedades vasoconstritoras, deixa os rins e entra na circulação; à medida que circula pelos pulmões, a *enzima conversora da angiotensina* catalisa a conversão da angiotensina I em angiotensina II. A angiotensina II é um vasoconstritor potente que atua diretamente sobre os rins para diminuir a excreção de água e de sal. Ambos os mecanismos têm períodos relativamente curtos de ação. A angiotensina II também estimula a secreção de aldosterona pela glândula suprarrenal. A aldosterona age sobre o túbulo distal para aumentar a reabsorção de sódio e exerce um efeito a longo prazo sobre a manutenção da pressão arterial. A renina também funciona via angiotensina II para produzir constrição da arteríola eferente, como meio de impedir uma grave diminuição na pressão de filtração glomerular.[2]

Eritropoetina

A eritropoetina é um hormônio glicoproteico produzido pelos fibroblastos no interstício renal e que regula a produção de hemácias na medula óssea. A síntese de eritropoetina é estimulada por hipoxia tecidual, que pode ser provocada por anemia, residência em altitudes elevadas, ou comprometimento da oxigenação dos tecidos, devido à doença cardíaca ou pulmonar. Pessoas no estágio final de uma patologia renal muitas vezes se apresentam anêmicas, pela incapacidade dos rins de produzir eritropoetina. Essa anemia geralmente é controlada pela administração de uma eritropoetina recombinante (epoetina α) produzida por meio de tecnologia de DNA para estimular a eritropoese.[15]

Vitamina D

A ativação de vitamina D ocorre nos rins. A vitamina D aumenta a absorção de cálcio pelo sistema digestório e ajuda a regular a deposição de cálcio nos ossos. Também tem um efeito fracamente estimulador sobre a absorção de cálcio renal. Embora a vitamina D não seja sintetizada e liberada por uma glândula endócrina, frequentemente é considerada um hormônio devido à sua via de ativação molecular e seu mecanismo de ação.

A vitamina D existe em duas formas: vitamina D natural (colecalciferol), produzida na pele a partir da radiação ultravioleta, e vitamina D sintética (ergocalciferol), derivada de irradiação do ergosterol. A forma ativa da vitamina D é 1,25-di-hidroxicolecalciferol. O colecalciferol e o ergocalciferol devem ser submetidos a uma transformação química para que se tornem ativos: primeiramente para 25-hidroxicolecalciferol no fígado e, em seguida, para 1,25-di-hidroxicolecalciferol nos rins. Pessoas com doença renal em estágio terminal (DRET) não conseguem transformar a vitamina D em sua forma ativa e podem precisar de preparações farmacológicas da vitamina ativa (calcitriol) para manter a mineralização dos ossos.[6]

Ação dos diuréticos

Diuréticos são medicamentos que aumentam o volume de urina. Muitos agentes diuréticos (diuréticos de alça, diuréticos tiazídicos e diuréticos poupadores de potássio) exercem seus efeitos bloqueando a reabsorção de sódio nos túbulos renais. Outros exercem efeitos osmóticos que impedem a reabsorção de água nas porções dos néfrons que são permeáveis à água.[7]

Diuréticos que bloqueiam a reabsorção de sódio

A maioria dos diuréticos compartilha o mesmo mecanismo de ação: o bloqueio da reabsorção de Na^+ e Cl^-. Ao bloquear a reabsorção desses solutos, os diuréticos criam um gradiente de pressão osmótica dentro do néfron que impede a reabsorção passiva de água. Desse modo, os diuréticos promovem a retenção tanto de Na^+ quanto de água no túbulo, levando assim à excreção das duas substâncias. O aumento do fluxo de urina produzido por um diurético está relacionado com a reabsorção de Na^+ e Cl^- que ele bloqueia. Como a quantidade de Na^+ torna-se progressivamente menor à medida que o filtrado urinário flui pelo túbulo proximal até os ductos coletores, os medicamentos que atuam de forma precoce no néfron têm a oportunidade de bloquear a maior quantidade de reabsorção de Na^+. Cerca de 65% do Na^+ filtrado nos glomérulos são reabsorvidos no túbulo proximal, 20% são reabsorvidos no segmento ascendente espesso da alça de Henle, 10% é reabsorvido na parte inicial do túbulo convoluto distal inicial e 2 a 5% na parte final do túbulo distal e nos túbulos coletores corticais (Figura 32.13).[6]

Os chamados *diuréticos de alça* exercem seu efeito no segmento ascendente espesso da alça de Henle. Devido ao seu local de ação, esses medicamentos são os agentes diuréticos disponíveis mais efetivos. Essas substâncias inibem o sistema de transporte acoplado de $Na^+/K^+/2Cl^-$ no lado luminal do segmento ascendente da alça de Henle (ver Figura 32.8). Inibindo esse sistema de transporte, os diuréticos reduzem a reabsorção de cloreto de sódio e de K^+, e aumentam a eliminação de Ca^{2+} e de Mg^{2+}.[7] O uso prolongado de diuréticos de alça pode causar uma perda significativa de Mg^{2+} em algumas pessoas. Como o Ca^{2+} é ativamente reabsorvido no túbulo convoluto distal, os diuréticos de alça não costumam causar hipocalcemia. Os diuréticos de alça também podem aumentar a retenção de ácido úrico e diminuir a tolerância à glicose.

Os *diuréticos tiazídicos* atuam impedindo a reabsorção de cloreto de sódio na parte inicial do túbulo convoluto distal. Devido ao seu local de ação posterior, essa classe de diuréticos é menos efetiva que os diuréticos de alça em termos de efetuar a diurese. Contudo, os diuréticos tiazídicos produzem um aumento na perda de K^+ pela urina, retenção de ácido úrico e algum comprometimento na tolerância à glicose. Ao contrário dos diuréticos de alça, que inibem a reabsorção de Ca^{2+}, os diuréticos tiazídicos na verdade aumentam a reabsorção de Ca^{2+} no túbulo convoluto distal.[7]

Os *antagonistas da aldosterona*, também chamados de *diuréticos poupadores de potássio*, reduzem a reabsorção de Na^+ e a secreção de K^+ na parte final do túbulo distal e no túbulo coletor cortical, ambos regulados pela aldosterona (ver Figura 32.8). Como a secreção de K^+ está vinculada à reabsorção de K^+ neste segmento do túbulo, esses agentes podem reduzir a excreção de K^+ e causar hiperpotassemia grave. Esses agentes podem também interferir na secreção de íons H^+ no ducto coletor, contribuindo para o desenvolvimento da acidose metabólica.[7]

Existem dois tipos de diuréticos poupadores de potássio: aqueles que atuam como antagonistas diretos da aldosterona e aqueles que atuam de modo independente da aldosterona. O primeiro tipo (p. ex., espironolactona) se liga ao receptor de mineralocorticoide no túbulo, impedindo que a aldosterona entre na célula e exerça seus efeitos. O segundo tipo (p. ex., triantereno, amilorida) não se liga ao receptor de aldosterona, mas interfere diretamente na entrada de sódio através do canal iônico seletivo para sódio. Os diuréticos

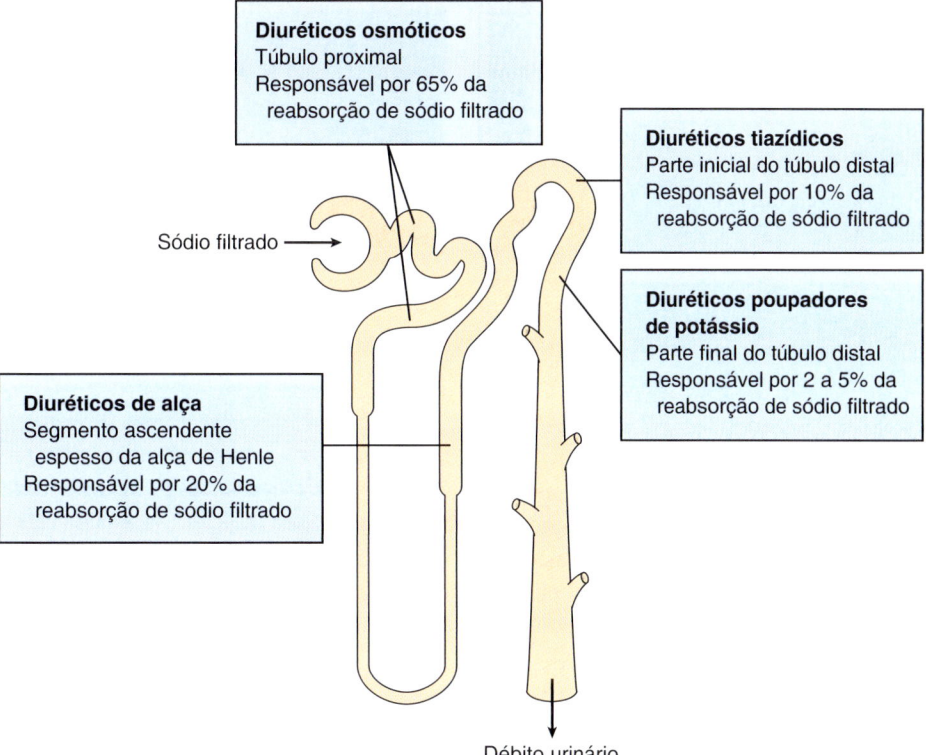

Figura 32.13 • Locais tubulares de ação dos diuréticos e porcentagem de reabsorção de sódio.

poupadores de potássio produzem apenas uma diurese leve, porque inibem uma pequena porcentagem da reabsorção de Na⁺. Portanto, seu uso principal é em combinação com outros diuréticos, para inibir a secreção de K⁺ pelas células principais. Esses diuréticos também podem ser utilizados no tratamento de condições associadas ao excesso de mineralocorticoide (*i. e.*, aldosterona).[7]

Diuréticos osmóticos

Os diuréticos osmóticos atuam no túbulo proximal e no segmento ascendente da alça de Henle, duas seções altamente permeáveis à água. Em contraste com os diuréticos de alça, tiazídicos e poupadores de potássio que exercem seus efeitos bloqueando mecanismos tubulares específicos de transporte de Na⁺, os diuréticos osmóticos, que são filtrados mas não reabsorvidos, fazem a água permanecer retida no filtrado urinário, promovendo, assim, a diurese da água. Um desses agentes, o manitol, é usado principalmente para reduzir o aumento da pressão intracraniana, mas ocasionalmente também é empregado para promover a remoção imediata de toxinas. Como não é absorvido, o manitol deve ser administrado por via parenteral para atuar como um diurético. Se administrado por via oral, provoca diarreia osmótica.[7]

RESUMO

Os rins executam funções excretoras e endócrinas. No processo de excreção de resíduos, os rins filtram o sangue e depois reabsorvem seletivamente os materiais que são necessários para manter o ambiente interno estável. Os rins livram o corpo de resíduos metabólicos, regulam o volume de líquidos, a concentração de eletrólitos, auxiliam na manutenção do equilíbrio acidobásico, na regulação da pressão arterial (pelo mecanismo renina-angiotensina-aldosterona e controle do volume de líquido extracelular), regulam a produção de hemácias por meio da proodução de eritropoetina e contribuem para o metabolismo do cálcio, ativando a vitamina D.

O néfron é a unidade funcional do rim. É composto por um glomérulo, que filtra o sangue, e um componente tubular, em que eletrólitos e outras substâncias necessárias para manter a constância do ambiente interno são reabsorvidos de volta para a corrente sanguínea, enquanto os materiais desnecessários são secretados no filtrado tubular para serem eliminados. A concentração da urina ocorre nos túbulos coletores, sob a influência do ADH. O ADH mantém o volume extracelular, devolvendo água ao compartimento vascular e produzindo urina concentrada por remoção de água a partir do filtrado tubular.

TFG é a quantidade de filtrado formado por minuto, à medida que o sangue se move através dos glomérulos. É regulada pela pressão arterial e pelo fluxo sanguíneo renal em um rim com funcionamento normal. Acredita-se que o complexo justaglomerular represente um sistema de controle de *feedback*, que vincula as alterações na TFG com o fluxo sanguíneo renal. Depuração renal é o volume de plasma completamente limpo a cada minuto de qualquer substância que encontra seu caminho para a urina. É determinada pela capacidade da substância de ser filtrada nos glomérulos e pela capacidade dos túbulos renais de reabsorver ou secretar a substância.

Diuréticos são medicamentos que aumentam o volume de urina. Muitos agentes diuréticos (diuréticos de alça, diuréticos tiazídicos e diuréticos poupadores de potássio) exercem seu efeito bloqueando a reabsorção de sódio em locais específicos nos túbulos renais. Outros exercem efeitos osmóticos que impedem a reabsorção de água nas porções permeáveis à água do néfron. A eficácia de um diurético está relacionada ao seu local de ação. Por conseguinte, medicamentos como os diuréticos de alça que atuam no segmento ascendente espesso da alça de Henle, onde ocorrem cerca de 20% da reabsorção de sódio, produzem a maior diurese.

PROVAS DE FUNÇÃO RENAL

Depois de concluir esta seção, o leitor deverá ser capaz de:
- Explicar o valor da densidade específica da urina que na avaliação da função renal
- Explicar o conceito de TFG
- Explicar o valor dos níveis de creatinina e ureia séricas na avaliação da função renal.

A função dos rins é filtrar o sangue, reabsorver seletivamente as substâncias que são necessárias para manter a regularidade dos líquidos corporais e excretar os resíduos metabólicos. A composição da urina e do sangue fornece informações valiosas sobre a adequação da função renal. Exames radiológicos, endoscopia e biopsia renal proporcionam meios para visualizar as estruturas macroscópicas e microscópicas dos rins e do sistema urinário.

Exames de urina

A urina é um líquido claro, de cor âmbar, composta por aproximadamente 95% de água e 5% de sólidos dissolvidos. Os rins, normalmente, produzem cerca de 1,5 ℓ de urina por dia. A urina normal contém escórias metabólicas e pouca ou nenhuma proteína plasmática, células do sangue ou moléculas de glicose. Os exames de urina podem ser realizados em apenas uma amostra ou em uma amostra de urina de 24 h. A primeira amostra do dia é útil para testes qualitativos de proteína e de densidade específica. Uma amostra recém-coletada é a mais confiável. Amostras de urina coletadas há muitas horas podem conter hemácias degradadas, *sedimentos* desintegrados e bactérias que se multiplicam rapidamente.[9] A Tabela 32.1 apresenta os valores normais de urinálise.

Sedimentos são moldes do lúmen do néfron distal. Uma substância gelatinosa chamada *mucoproteína de Tamm-Horsfall*, formada no epitélio tubular, é o principal constituinte proteico dos sedimentos urinários.[6] Sedimentos compostos por esse gel, mas desprovidos de células, são chamados *hialinos*. Esses sedimentos se desenvolvem quando a concentração de proteína da urina é alta (como na síndrome nefrótica), a osmolalidade da urina é alta e o pH da urina é baixo. A inclusão de grânulos ou células na matriz do gel de proteína conduz à formação de vários outros tipos de sedimentos.[6]

Proteinúria é a excreção excessiva de proteína na urina. Por causa da barreira de filtração capilar glomerular, menos de 150 mg/ℓ de proteína são excretados na urina ao longo de 24 h, em um indivíduo saudável. Os testes de urina para proteinúria são realizados para detectar filtragem anormal de albumina nos glomérulos ou defeitos na sua reabsorção pelos túbulos renais. Uma tira reagente para proteína pode ser utilizada como um teste de rápido de triagem para verificar se há proteínas na urina. Uma vez que tenha sido detectada a proteinúria, frequentemente se realiza um teste de urina de 24 h para quantificar a proteína.[9]

A albumina, que é a menor das proteínas do plasma, é filtrada mais facilmente do que as globulinas ou outras proteínas plasmáticas. Desse modo, a *microalbuminúria* tende a se manifestar muito antes que a proteinúria se torne clinicamente evidente. Uma tira reagente para microalbuminúria está disponível para fins de triagem. No entanto, o método de teste rápido para microalbuminúria apenas indica um aumento da albumina na urina que está abaixo da faixa de detecção do teste padrão para proteinúria. Assim, albumina na urina não é quantificada. A coleta de urina de 24 h é, portanto, o método padrão para a detecção de microalbuminúria (uma excreção de albumina > 30 mg/dia é considerada anormal).[9]

A *densidade específica* da urina varia com a concentração de solutos. A densidade específica da urina fornece um índice valioso do estado de hidratação e da capacidade funcional dos rins. Com uma ingestão normal de líquidos, a faixa usual de gravidade específica da urina é de 1,010 a 1,025. Rins saudáveis podem produzir urina concentrada com densidade específica de 1,030 a 1,040. Durante períodos de hidratação acentuada, a

Tabela 32.1 Valores normais para urinálise de rotina.

Características gerais e medidas	Determinação química	Microscopia do sedimento
Cor: amarelo-âmbar	Glicose: negativo	Sedimento negativo: ocasionalmente sedimento hialino
Aspecto: transparente a ligeiramente turvo	Cetonas: negativo	
Densidade específica: 1,005 a 1,025 com ingestão normal de líquido	Sangue: negativo	Hemácias: negativo ou raras
	Proteína: negativo	Cristais: negativo (nenhum)
pH: 4,5 a 8,0; em média as pessoas têm um pH de aproximadamente 5 a 6	Bilirrubina: negativo	Leucócitos: negativo ou raros
	Urobilinogênio: 0,5 a 4,0 mg/dia	Células epiteliais: poucas; cilindro hialino 0 a 1/cpa
Volume: 600 a 2.500 mℓ/24 h; o volume médio é de 1.200 mℓ/24 h	Nitrito para bactérias: negativo	
	Esterase de leucócitos: negativo	

Fonte: Fischbach F., Dunning M. B. (2014). *A manual of laboratory and diagnostic tests* (9. ed., p. 192). Philadelphia, PA: Lippincott Williams & Wilkins. Cpa: campo de pequeno aumento.

gravidade específica pode aproximar-se de 1.000. Com a função renal diminuída, ocorre uma perda da capacidade de concentração renal, e a densidade específica da urina pode cair para 1,006 a 1,010.[9] A *osmolalidade da urina*, que depende do número de partículas de soluto em uma unidade de solução, é uma medida mais exata da concentração urinária do que a densidade específica.[9] Podem ser obtidas mais informações relacionadas com a função renal se os ensaios de osmolalidade sérica e urinária forem realizados simultaneamente. A relação normal entre a urina e osmolalidade sérica é de 3:1. Uma proporção mais alta é observada na urina concentrada. Em casos de capacidade diminuída de concentração da urina, a proporção é baixa.

Taxa de filtração glomerular

A TFG pode ser determinada clinicamente por meio de coletas programadas de sangue e urina. A *creatinina* é produzida pelos músculos como produto do metabolismo de uma molécula denominada creatina. A formação e a liberação de creatinina são relativamente constantes e proporcionais ao volume de massa muscular existente. A creatinina é livremente filtrada nos glomérulos, não é reabsorvida dos túbulos para o sangue e é secretada minimamente do sangue para os túbulos. Assim, seus valores sanguíneos são mais dependentes da TFG. A comparação dos níveis de creatinina no sangue e na urina pode fornecer uma determinação útil da TFG.

A taxa de depuração da creatinina é a quantidade que foi completamente eliminada pelos rins no tempo de 1 min. A fórmula é expressa como: C = VU/P, em que C é a taxa de depuração (mℓ/min), U é a concentração de urina (mg/dℓ), V é o volume de urina excretada (mℓ/min ou 24 h) e P é a concentração plasmática (mg/dℓ).[9]

A taxa normal de depuração da creatinina é de 115 a 125 mℓ/min.[9] Esse valor é corrigido pela área de superfície corporal, que reflete a massa muscular em que ocorre a produção da creatinina. O teste pode ser feito em uma base de 24 h, com um nível de creatinina no sangue medido na conclusão de uma coleta de urina de 24 h. Em outro método, duas amostras de urina de 1 h são coletadas, com uma amostra de sangue obtida entre elas.

Embora o teste de depuração da creatinina seja o método tradicional de medição da TFG, a maioria dos laboratórios tem fornecido uma "TFG estimada" (TFGe), calculada como parte de vários painéis metabólicos. O TFGe estima a TFG usando uma medida de creatinina plasmática obtida com uma fórmula matemática que considera fatores adicionais como idade, sexo e raça.[15] A creatinina, um produto residual do metabolismo muscular, é filtrada no glomérulo, o que possibilita que os níveis de creatinina sérica forneçam um bom reflexo dos níveis de TFG. No entanto, como a creatinina é uma molécula produzida no músculo e a massa muscular varia amplamente entre as diferentes populações, os níveis de creatinina podem ser um fator preditivo de TFG menos preciso em certas populações. Os níveis de creatinina tendem a aumentar em pessoas que praticam atividade física intensa, têm maior massa muscular ou consomem dietas altamente proteicas e naqueles com melhor estado de saúde.[16]

Medidas biológicas adicionais estão sendo introduzidas na prática clínica para fornecer uma melhor avaliação da TFG. Demonstrou-se que a proteína cistatina C sérica constitui um marcador útil para TFG porque também é filtrada no glomérulo, mas tem uma taxa de produção estável nas populações. Uma equação para estimar a TFG e que combina os efeitos da creatinina e da cistatina C foi desenvolvida e apresentou desempenho superior ao das equações de TFGe, com base somente na creatinina ou na cistatina.[17] Novos biomarcadores estudados para melhorar a taxa estimada de TFG são beta-2-microglobulina e beta-oligoproteína.[17]

Exames de sangue

Os exames de sangue podem fornecer informações valiosas sobre a capacidade dos rins para remover resíduos metabólicos e manter a composição de eletrólitos e o pH normal. Os valores normais para a química do sangue estão listados na Tabela 32.2. Os níveis séricos de K^+, fosfato, ureia e creatinina aumentam em casos de insuficiência renal, enquanto os níveis séricos de pH, Ca^{2+} e HCO_3^- diminuem.[2]

Creatinina sérica

Como visto anteriormente, os níveis séricos de creatinina refletem a TFG. O valor normal de creatinina é de aproximadamente 0,7 mg/dℓ para uma mulher de compleição pequena; cerca de 1,0 mg/dℓ para um homem adulto normal e quase 1,5 mg/dℓ (60 a 130 mmol/ℓ) para um homem musculoso.[9] Ocorre um declínio associado ao envelhecimento na depuração da creatinina dos idosos, em função da diminuição da massa muscular e da TFG que ocorre com o avanço da idade. Em geral, níveis normais de creatinina sérica indicam função renal normal. Além do emprego no cálculo da TFG, o nível de creatinina sérica é utilizado para estimar a capacidade funcional dos rins (Figura 32.14). Se o valor dobra, a TFG (e a função renal) provavelmente é reduzida à metade do seu estado normal. Um aumento de três vezes no nível de creatinina sérica em relação ao seu valor normal sugere uma perda de 75% da função renal, enquanto valores de creatinina de 10 mg/dℓ ou mais, levam a presumir que cerca de 90% da função renal foi perdida.[9]

Tabela 32.2 Concentrações químicas normais do sangue.

Substância	Valores normais*
Ureia	8,0 a 20,0 mg/dℓ (2,9 a 7,1 mmol/ℓ)
Creatinina	0,6 a 1,2 mg/dℓ (50 a 100 mmol/ℓ)
Sódio	135 a 145 mEq/ℓ (135 a 145 mmol/ℓ)
Cloreto	98 a 106 mEq/ℓ (98 a 106 mmol/ℓ)
Potássio	3,5 a 5 mEq/ℓ (3,5 a 5 mmol/ℓ)
Dióxido de carbono (teor de CO_2)	24 a 29 mEq/ℓ (24 a 29 mmol/ℓ)
Cálcio	8,5 a 10,5 mg/dℓ (2,1 a 2,6 mmol/ℓ)
Fosfato	2,5 a 4,5 mg/dℓ (0,77 a 1,45 mmol/ℓ)
Ácido úrico	
• Homens	2,4 a 7,4 mg/dℓ (140 a 440 μmol/ℓ)
• Mulheres	1,4 a 5,8 mg/dℓ (80 a 350 μmol/ℓ)
pH	7,35 a 7,45

*Os valores variam entre os laboratórios, dependendo do método de análise utilizado.

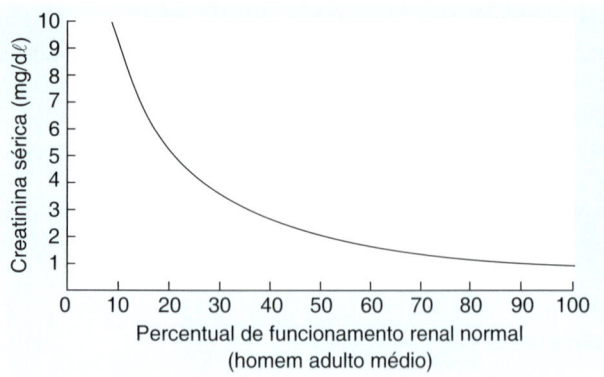

Figura 32.14 • Relação entre a porcentagem de funcionamento renal e níveis séricos de creatinina.

Ureia

Como já discutido, ureia é um subproduto do metabolismo proteico e seus níveis sanguíneos são regulados pelos rins. Portanto, os níveis de ureia estão relacionados com a TFG. Ao contrário da creatinina, os níveis sanguíneos de ureia também são influenciados pelo aporte de proteína, hemorragia digestiva e estado de hidratação (ver discussão anterior sobre eliminação de ureia por mecanismos específicos). Aproximadamente dois terços da função renal devem ser perdidos para que ocorra uma elevação significativa dos níveis sanguíneos de ureia.[9]

Embora os níveis sanguíneos de ureia sejam menos específicos para insuficiência renal do que os níveis plasmáticos de creatinina, a razão ureia:creatinina fornece informações diagnósticas valiosas. A razão normal é, aproximadamente, 10:1. Razões superiores a 15:1 representam condições pré-renais (como insuficiência cardíaca congestiva e hemorragia digestiva alta), as quais provocam elevação dos níveis sanguíneos de ureia, mas não modificam os níveis de creatinina. Razão inferior a 10:1 ocorre em situações como hepatopatias, dietas hipoproteicas ou diálise crônica (porque a ureia é dialisada mais facilmente que a creatinina).[9]

Cistoscopia e ureteroscopia

Cistoscopia consiste na visualização da bexiga urinária graças a introdução de um aparelho denominado cistoscópio pela uretra até a bexiga. A cistoscopia possibilita a visualização direta da uretra, da bexiga urinária e dos locais de inserção dos ureteres. Biopsias, amostras de lesões, pequenos cálculos e corpos estranhos podem ser retirados da bexiga urinária graças ao cistoscópio. Na ureteroscopia, usa-se um aparelho de menor calibre para extrair cálculos dos ureteres, além de ajudar no tratamento de distúrbios ureterais, como estenoses ureterais.[18]

Ultrassonografia

Usa a reflexão de ondas ultrassônicas para visualizar estruturas profundas do corpo. O procedimento é indolor, não invasivo e não exige preparação do paciente. A US é empregada para visualizar as estruturas dos rins e tem se revelado útil no diagnóstico de várias doenças do sistema urinário, incluindo anomalias congênitas, abscessos renais, hidronefrose e cálculos renais. É possível diferenciar um cisto renal de um tumor renal. A US também viabiliza a colocação exata de agulhas para biopsia renal e cateteres para nefrostomia percutânea.[9]

Exames radiológicos e outros estudos por imagem

Exames radiológicos de abdome podem ser usados para determinar o tamanho, a forma e a posição dos rins e observar qualquer cálculo radiopaco que possa estar localizado na pelve renal ou nos ureteres. Na urografia excretora, ou pielografia intravenosa. O contraste é filtrado pelos glomérulos e excretado na urina. Posteriormente são feitas radiografias para visualizar como o contraste se move pelos rins e ureteres.[9]

A urografia é usada para detectar lesões expansivas nos rins, pielonefrite, hidronefrose, refluxo vesicoureteral e cálculos renais.[9] Algumas pessoas são alérgicas ao contraste utilizado na urografia e podem apresentar uma reação anafilática após a administração; portanto, cada indivíduo que se submete estudos urográficos deve ser questionado sobre reações anteriores ao contraste. Se o exame for considerado essencial a um indivíduo que anteriormente apresentou alergia, pode ser utilizada uma pré-medicação com anti-histamínicos e corticosteroides. O contraste também reduz o fluxo sanguíneo renal; por isso, pode acontecer insuficiência renal aguda, especialmente em pessoas com doença vascular ou insuficiência renal preexistente.[9]

Outros exames complementares incluem TC, RM, cintigrafia e angiografia renal. A TC pode ser usada para delinear os rins e detectar massas e tumores renais. As RM são utilizadas para aquisição de imagens dos rins, retroperitônio e bexiga urinária. É particularmente útil na avaliação de anomalias vasculares nos rins. A cintigrafia envolve a injeção de um material radioativo, que é identificado externamente por uma câmara de cintilação capaz de detectar as emissões radioativas. A cintigrafia é utilizada para avaliar a função renal e a integridade estrutural dos rins e trato urinário. É particularmente útil na avaliação do funcionamento real em casos de transplante. A angiografia renal fornece imagens radiográficas dos vasos sanguíneos que abastecem os rins, por meio da injeção de um contraste radiopaco diretamente na artéria renal. Geralmente, um cateter é introduzido na artéria femoral e avançado sob fluoroscopia até a aorta abdominal. A ponta do cateter é então manobrada para dentro da artéria renal e o contraste é injetado.[9] Este exame é utilizado para avaliar pessoas com suspeita de estenose da artéria renal, anormalidades dos vasos sanguíneos renais ou dano vascular às artérias renais após traumatismo.

RESUMO

A urinálise e os exames de sangue que medem os níveis séricos de pH, eletrólitos e subprodutos do metabolismo fornecem informações valiosas sobre a função renal. A densidade específica da urina é usada para avaliar a capacidade dos rins de concentrar a urina. As tiras reagentes de teste de urina e exames de 24 h para verificar proteinúria e microalbuminúria são usados para detectar filtragem anormal de albumina nos glomérulos ou defeitos na reabsorção pelos túbulos renais. A creatinina é um produto do metabolismo de creatina nos músculos, a qual é filtrada livremente nos glomérulos e não é reabsorvida nem secretada nos túbulos; por conseguinte, os níveis de creatinina sérica comumente são utilizados para estimar os valores da TFG. A ureia é formada no fígado como um subproduto do metabolismo das proteínas e é totalmente eliminada pelos rins. O valor da ureia, portanto, está relacionado com a taxa de filtração glomerular, mas, ao contrário da creatinina, também é influenciado pela ingestão de proteínas, hemorragia gastrintestinal e estado de hidratação.

A cistoscopia e a ureteroscopia podem ser usadas para a visualização direta da uretra, da bexiga e dos ureteres. A ultrassonografia pode ser usada para determinar o tamanho dos rins, e a cintigrafia renal pode ser utilizada para avaliar as estruturas renais. Métodos radiológicos, como a urografia excretora, fornecem um meio para examinar estruturas do sistema urinário, como cálices renais, pelve, ureteres e bexiga. Outros exames complementares incluem TC, RM, cintigrafia e angiografia renal.

CONSIDERAÇÕES GERIÁTRICAS

- A função renal começa a declinar aos 40 anos de idade; contudo, no indivíduo saudável, essa queda tem pouco impacto até os 90 anos de idade[19]
- As seguintes alterações estão associadas ao envelhecimento e aumentam o risco de incontinência:
  - Hipertrofia da musculatura da bexiga urinária e espessamento da bexiga reduzem o volume de urina armazenado
  - Alterações no controle cortical da micção[20]
- Redução da depuração (*clearance*) de creatinina e da densidade específica da urina com o envelhecimento[20]
- Adultos mais velhos podem apresentar hiperglicemia por causa de alterações no limiar renal para glicose.[20]

CONSIDERAÇÕES PEDIÁTRICAS

- Durante o primeiro ano de vida, a bexiga urinária se esvazia em decorrência de mecanismos reflexos oriundos da medula espinal sacral[21]
- Geralmente, não é possível palpar os rins, exceto no recém-nascido[22]
- Crianças pequenas (menos de 2 anos de idade) correm risco aumentado de desidratação, por causa de fluxo sanguíneo renal diminuído, reabsorção de aminoácidos e incapacidade de concentração total da urina[22]
- Os rins só atingem a maturidade por volta dos 2 anos de idade, e só funcionam de modo independente após o nascimento[22]
- A DRET em crianças é, mais frequentemente, provocada por distúrbios congênitos dos rins.[22]

Exercícios de revisão

1. Uma mulher de 32 anos com diabetes apresentou resultado positivo para microalbuminúria no exame de urina com tira reagente. O exame subsequente da urina de 24 h revelou excreção de 50 mg de albumina (um valor acima de 30 mg/dia é anormal).
   a. Use as estruturas do glomérulo ilustradas na Figura 32.5 para fornecer uma possível explicação para esse achado. Por que pesquisar especificamente albumina, em vez de globulinas ou outras proteínas do plasma?
   b. O controle rigoroso da glicemia e o tratamento da hipertensão arterial têm diminuído a progressão da doença renal em pessoas com diabetes. Explique a razão fisiológica para esses dois tipos de tratamento.
2. Um menino de 10 anos com enurese utiliza um *spray* nasal de ADH ao se deitar, para tratar o distúrbio.
   a. Explique o motivo do uso do ADH no tratamento da incontinência urinária.
3. Um homem de 54 anos foi consultar o médico por causa de elevação da pressão arterial e foram constatados níveis de creatinina sérica de 2,5 e ureia de 30. Ele reclama que tem urinado com mais frequência do que o habitual, e a amostra coletada a partir da primeira urina da manhã revela diluição da urina, com densidade específica de 1,010.
   a. Explique a elevação da creatinina sérica, em termos da função renal.
   b. Explique a incapacidade de produzir urina concentrada em pessoas com insuficiência renal precoce, como evidenciado pela frequência de micção e a baixa densidade específica da amostra da primeira urina da manhã desse paciente.
4. Uma mulher de 60 anos com diagnóstico de hipertensão arterial está sendo tratada com um diurético tiazídico.
   a. Qual é o efeito esperado do diurético, com base na porcentagem de sódio que alcança o local onde o medicamento exerce sua ação?
   b. Que tipo de efeito se poderia esperar, em termos de perdas renais de potássio e cálcio?

REFERÊNCIAS BIBLIOGRÁFICAS

1. Ross M., Pawlina W. (2015). *Histology: A text and atlas with correlated cell and molecular biology* (7th ed.). Philadelphia, PA: Lippincott Williams & Wilkins.
2. Hall J. E. (2015). *Guyton and Hall textbook of medical physiology* (13th ed.). Philadelphia, PA: Elsevier Saunders.
3. Saladin K.S. (2015). *Anatomy & physiology: The unity of form and function* (7th ed.). New York: McGraw Hill.
4. McCance K. L., Huether S. E. (2014). *Pathophysiology: The biologic basis of disease in adults and children* (7th ed.). St. Louis, MO: Mosby Elsevier.
5. Rubin R., Strayer D. S. (Eds.) (2014). *Rubin's pathology: Clinicopathologic foundations of medicine* (7th ed.). Philadelphia, PA: Lippincott Williams & Wilkins.

6. Boron W. F., Boulpaep E. L. (2016). *Medical physiology* (3rd ed.). St. Louis, MO: Saunders Elsevier.
7. Lehne R. A. (2016). *Pharmacology for nursing care* (9th ed.). St. Louis, MO: Elsevier.
8. Pham P.C., Khaing K., Sievers T. M. *et al.* (2017). 2017 updated on pain management in patients with chronic kidney diseases. *Clinical Kidney Journal* 10(5), 688-697.
9. Fischbach F., Dunning M. (2014). *A manual of laboratory and diagnostic tests* (9th ed.). Philadelphia, PA: Lippincott Williams & Wilkins.
10. Ibrahim N. E., Gaggin H. K., Konstam M. A. *et al.* (2016). Established and emerging roles of biomarkers in heart failure clinical trials. *Circulation Heart Failure* 9, e002598. doi:10.1161/CIRCHEARTFAILURE.115.002528.
11. He P., Duan C., Liu Y. *et al.* (2016). N-terminal pro-brain natriuretic peptide improves the C-ACS risk score prediction of clinical outcomes in patients with ST-elevation myocardial infarction. *BMC Cardiovascular Disorders* 16, 255. doi 10.1186/s12872-016-0430-0
12. Carvalho L. S. F., Bogniotti L. A. C., Rangel de Almeida O. L. *et al.* (2018). Change of BNP between admission and discharge after ST-elevation myocardial infarction (Killip I) improves risk prediction of heart failure, death, and recurrent myocardial infarction compared to single isolated measurement in addition to the GRACE score. *European Journal of Acute Cardiovascular Care* doi: 10.1177/2048872617753049
13. Rennke H. G., Denker B. M. (2014). *Renal pathophysiology: The essentials* (4th ed.). Philadelphia, PA: Lippincott Williams & Wilkins.
14. Zeisberg M., Kalluri R. (2015). Physiology of the renal interstitium. *Clinical Journal of the American Society of Nephrology* 10(10), 1831–1840.
15. American Association for Clinical Chemistry (2016). *Estimated glomerular filtration rate (eGFR)*. Available: https://labtestsonline.org/understanding/analytes/gfr/tab/glance
16. Shilpak M. G., Mattes M. D., Peralta C. A. (2013). Update on cystatin C: Incorporation into clinical practice. *American Journal of Kidney Disease* 62(3), 595-603.
17. Karger A. B., Inker L. A., Coresh J., Levey A. S., Eckfeldt J. H. (2017). Novel filtration markers for GFR estimation. *Journal of the International Federation of Clinical Chemistry and Laboratory Medicine* 28(4), 277-288.
18. NIH National Institute of Diabetes and Digestive and Kidney Diseases (2015). Cystoscopy and Ureteroscopy. Downloaded from https://www.niddk.nih.gov/health-information/diagnostic-tests/cystoscopy-ureteroscopy
19. Tabloski P. A. (2013). *Gerontological nursing* (3rd ed.). Boston: Pearson.
20. Eliopoulos C. (2018). *Urinary elimination in gerontological nursing* (9th ed). Philadelphia, PA: Wolters Kluwer.
21. Hogan-Quigley B. (2017). The gastrintestinal and renal systems. In Bates' nursing guide to physical examination and history (2nd ed) Philadelphia, PA: Wolters Kluwer Health/Lippincott Williams & Wilkins.
22. Bowden V., Greenberg C. S. (2014). Children and their families: The continuum of nursing care (3rd ed). Philadelphia, PA: Wolters Kluwer Health.

Distúrbios da Função Renal

33

Reba A. Umberger e Linda C. Mefford

INTRODUÇÃO

A doença renal (nefropatia) é causa frequente de busca por assistência médica e absenteísmo, tanto por homens quanto por mulheres. Nos EUA, aproximadamente 30 milhões de pessoas (mais de uma em cada sete) apresentam doença renal crônica, embora a maioria tenha formas leves e sequer conheça sua condição.[1] Os cálculos renais (nefrolitíase) são responsáveis por cerca de 2,1 milhões de atendimentos em pronto-socorro nesse país[2], enquanto as infecções urinárias são responsáveis por aproximadamente 1 milhão de atendimentos em pronto-socorro e 7 milhões de atendimentos ambulatoriais.[3] Embora alguns tipos de doença renal originem-se dos rins, outras são secundárias a distúrbios como hipertensão, diabetes melito e lúpus eritematoso sistêmico (LES). O conteúdo deste capítulo enfatiza doenças renais congênitas, distúrbios obstrutivos, infecções urinárias, anormalidades da função glomerular, distúrbios tubulointersticiais e neoplasias dos rins.

DOENÇAS RENAIS CONGÊNITAS E HEREDITÁRIAS

Depois de concluir esta seção, o leitor deverá ser capaz de:

- Definir os termos *agenesia*, *hipoplasia* e *disgenesia* e descrevê-los em suas relações com o desenvolvimento dos rins
- Descrever hereditariedade, fisiopatologia e manifestações clínicas dos diferentes tipos de doença renal policística.

Doenças renais congênitas

Os rins começam a desenvolver-se cedo e passam a produzir urina por volta da 13ª semana de gestação.[4] A urina fetal é excretada na cavidade amniótica e representa o componente principal do líquido amniótico. Por essa razão, o volume relativo de líquido amniótico pode fornecer indícios do estado da função renal do feto. Nas gestações de lactentes com rins não funcionantes ou obstrução à drenagem urinária dos rins, o volume de líquido amniótico é pequeno. Essa condição é conhecida como *oligo-hidrâmnio*.[5]

As malformações renais congênitas mais comuns consistem em anomalias do formato e da posição dos rins. Os distúrbios que acarretam redução da massa renal (p. ex., agenesia ou hipogenesia) ou alteração da estrutura do rim (p. ex., displasia renal) são menos comuns. Os rins podem ser mostrados à ultrassonografia a partir da 12ª semana de gestação, possibilitando detectar algumas anomalias urinárias fetais antes do nascimento.[5,6] As anomalias congênitas representam até 50% dos casos de doença renal em estágio terminal (DRET) em crianças, e 7% dos casos em adultos. Atualmente, já se sabe que mutações monogênicas com altas taxas de penetrância têm participação maior nessas anormalidades do que se acreditava.[7]

Agenesia e hipoplasia

O termo *disgenesia* refere-se à anormalidade do desenvolvimento de um órgão, enquanto *agenesia* significa falência completa do desenvolvimento. Os recém-nascidos com agenesia renal bilateral – uma condição rara – nascem natimortos ou vivem apenas algumas horas.[4,8] A agenesia renal unilateral ocorre em cerca de 1 a cada 1.000 a 2.000 recém-nascidos. Os recém-nascidos do sexo masculino são mais comumente afetados.[4] A detecção de agenesia unilateral pode demorar, porque o rim saudável geralmente sofre hipertrofia compensatória e desempenha a função do rim ausente.

Os recém-nascidos portadores dessa condição geralmente têm características faciais típicas, anteriormente chamada de *síndrome de Potter*, resultantes dos efeitos do oligo-hidrâmnio.[4] Sem o líquido amniótico para proteger e amortecer, o útero pode comprimir o feto em desenvolvimento. Os olhos estão amplamente separados e têm pregas epicantais, as orelhas têm implantação baixa, o nariz parece um bico, o queixo é retrocedido e frequentemente há malformações dos membros.[5]

Na *hipoplasia renal*, os rins não se desenvolvem no tamanho normal e contêm menos lóbulos renais. Como ocorre com a agenesia, a hipoplasia afeta mais comumente apenas um rim. Quando os dois rins são acometidos, insuficiência renal se instala de modo progressivo. Em alguns casos, embora o número de néfrons diminua, a dimensão deles aumentam porque os rins tentam compensar a disfunção, o que eleva o risco de doença glomerular (discutida mais adiante neste capítulo).[5] A prevalência de hipoplasia renal não é conhecida porque, com frequência, trata-se de um achado incidental, e rins com tamanho diminuído também podem ser consequentes à atrofia e à fibrose.[6]

Displasia renal

A displasia renal é causada por uma anormalidade na diferenciação das estruturas renais durante o desenvolvimento embrionário. Caracteriza-se por estruturas tubulares indiferenciadas circundadas por tecido embrionário primitivo e podem conter músculo liso e cartilagem.[5] Cistos não comunicantes de dimensões variáveis podem substituir o parênquima renal normal. Isso ocorre, aproximadamente, em 1 a cada 4.300 gestações.[6] Quando existem cistos, a condição denomina-se *displasia cística*. O acometimento renal pode ser unilateral ou bilateral, e o rim afetado é anormalmente grande ou pequeno. Alguns tipos de displasia estão associados a outras anomalias das vias urinárias, especialmente a distúrbios que causam obstrução do fluxo de urina (p. ex., agenesia ou atresia ureteral, obstrução da junção pieloureteral).

O rim policístico caracteriza-se por um órgão totalmente substituído por cistos e sem função. O rim não tem o formato normal, sendo constituído por massa de cistos. O achado de massa abdominal em recém-nascidos é comumente causado por displasia renal multicística unilateral.[5] Em geral, a função do rim oposto é normal e as crianças afetadas têm prognósticos excelentes depois da ressecção cirúrgica do órgão comprometido. A displasia renal bilateral causa oligo-hidrâmnio e fácies de Potter, hipoplasia pulmonar e insuficiência renal secundários.

Alterações da posição e do formato do rim

O desenvolvimento dos rins durante a vida embrionária pode formar *rins ectópicos*, quando os órgãos estão fora de sua posição normal. Um ou dois rins podem estar fora de sua posição. Um rim ectópico pode estar localizado na cavidade pélvica do mesmo lado ou do lado oposto ao seu ureter, nas margens da crista ilíaca ou nas cavidades abdominal ou torácica.[6] Por causa de sua posição anormal, o paciente pode ter dobras dos ureteres e obstrução do fluxo urinário.

A alteração mais comum do formato renal – com incidência aproximada de 1 a cada 500 nascimentos – é conhecida como *rim em ferradura*.[6] Nessa malformação, os polos superiores ou inferiores dos dois rins estão interligados, resultando em uma estrutura com formato de ferradura em continuidade ao longo da linha média do corpo e à frente das grandes artérias. A maioria dos rins em ferradura está interligada pelos polos inferiores (Figura 33.1). Em geral, essa anomalia não causa problemas, a menos que também exista malformação da pelve renal ou de outras estruturas urinárias causando obstrução do fluxo da urina.

Doenças renais císticas hereditárias

As doenças renais císticas herdadas são distúrbios monogênicos transmitidos por padrões mendelianos e incluem doença renal policística autossômica dominante e recessiva, além de nefronofitose – doença cística medular. Constituem um grupo de distúrbios renais que se caracterizam por bolsas ou segmentos cheios de líquido, que têm sua origem nas estruturas tubulares do rim. O paciente pode ter um ou vários cistos, cujas dimensões podem variar de lesões microscópicas até cistos com vários centímetros de diâmetro. Embora possam originar-se de uma anomalia do desenvolvimento ou ser adquiridos em alguma época subsequente, a maioria dos tipos

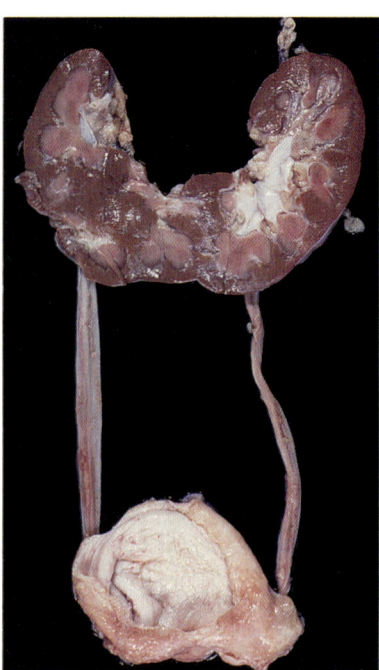

Figura 33.1 • Rim em ferradura. Os rins estavam interligados por seus polos inferiores. Fonte: Rubin R., Strayer D. (Eds.) (2015). *Rubin's pathology: Clinicopathologic foundations of medicine* (7. ed., p. 907, Figura 22.7). Philadelphia, PA: Wolters Kluwer Health.

dessa doença é hereditária. Na doença renal policística autossômica dominante (DRPAD), milhares de cistos grandes são formados a partir de cada segmento do néfron (Figura 33.2).[5] A parede do túbulo (revestido por uma camada única de células tubulares) expande e depois fecha rapidamente o cisto, isolando-o de seu túbulo de origem. Na doença renal policística autossômica recessiva (DRPAR), formam-se cistos pequenos e alongados nos ductos coletores, que se mantêm em contato com o néfron de origem (ver Figura 33.2).[5] Na doença cística adquirida, cistos simples se desenvolvem nos rins como consequência do envelhecimento, diálise ou outras condições que afetam a função tubular.

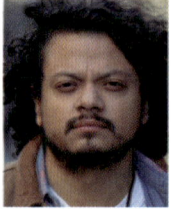

Você se lembra do **Sr. Reterez**, o homem com doença renal policística apresentado no estudo de caso na abertura da unidade? É bem provável que ele tivesse DRPAD, porque sua mãe, seus tios e o avô maternos morreram da mesma doença. Quando muitos membros da mesma família morrem de um problema semelhante, ou de vários problemas relacionados com uma parte específica do corpo humano, esses indivíduos ou seus filhos devem buscar aconselhamento e triagem genéticos.

Doença renal policística autossômica dominante

Também conhecida como *doença policística do adulto*, é o tipo hereditário mais comum de distúrbio cístico renal.[5] A DRPAD resulta na formação de cistos destrutivos preenchidos por

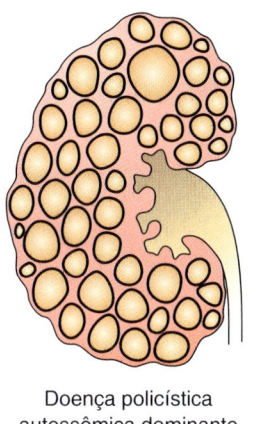
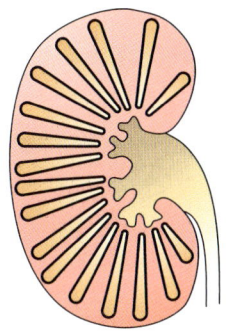
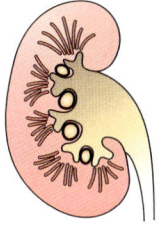
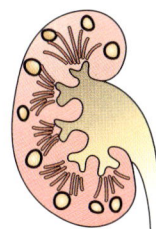
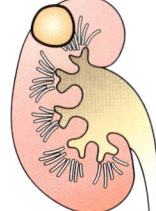

Figura 33.2 • Doenças renais policísticas. Incluem cinco anomalias renais com segmentos cheios de líquido oriundo das estruturas tubulares do rim. Fonte: Strayer D. S., Rubin E. (Eds.) (2015). *Rubin's pathology: Clinicopathologic foundations of medicine* (7. ed., p. 909, Figura 22.10). Philadelphia, PA: Wolters Kluwer Health.

líquido nos rins e em outros órgãos. Esse distúrbio hereditário é a quarta principal causa de doença renal em estágio terminal nos EUA. A adoção de parâmetros consistentes de definição de DRPAD constitui a base para notificação acurada às autoridades de saúde e avaliação de futuras intervenções.[9] Esses parâmetros levam em conta outros fatores, além da taxa de filtração glomerular (TFG), como volume renal total (VRT) para mensurar expansão e o desenvolvimento dos cistos. A doença é responsável por 5% de todos os casos de doença renal crônica que demanda diálise e transplante.[5] Originalmente, acreditava-se que a DRPAD era causada por mutações nos genes *PKD1* e *PDK2*, considerados responsáveis por 85% e 15% dos casos, respectivamente. Todavia, pesquisas recentes mostraram casos de DRPAD com mutações no gene *GANAB*, além dos genes *PKD1* e *PDK2*.[5,10]

Os produtos desses genes – policistina-1 e policistina-2 – são encontrados nos cílios primários que revestem a superfície apical do epitélio tubular. Esses cílios parecem funcionar como sensores do fluxo urinário e transdutores de sinal para proliferação, diferenciação e apoptose das células. O gene *GANAB*, que codifica a glicosidase, causa uma forma leve da enfermidade, acompanhada por doença hepática policística.[10]

Etiologia e patogênese.
Embora a patogênese da DRPAD não esteja esclarecida, parece que os cistos originam-se dos segmentos dos túbulos renais com poucas células epiteliais.[5] As células epiteliais que revestem os cistos da DRPAD têm taxa de proliferação alta e são relativamente indiferenciadas. Ao mesmo tempo, uma anormalidade da membrana basal situada logo abaixo do epitélio anormal possibilita a dilatação e a formação dos cistos. Em muitos casos, os cistos desprendem-se do túbulo e crescem por secreção ativa de líquidos pelas células do revestimento epitelial. No passado, pensava-se que o declínio crônico da função renal resultasse da pressão exercida pelos cistos em expansão no tecido renal normal circundante. Entretanto, hoje se sabe que os cistos formam-se em menos de 2% dos néfrons e que outros fatores, além da compressão pelos cistos em expansão, são responsáveis pela perda dos tecidos renais funcionais.[5] Atualmente, a supressão da apoptose das células tubulares renais e a acumulação de mediadores inflamatórios parecem contribuir para a destruição dos tecidos renais normais. Mutações dos genes *PKD1* e *PKD2* causam doenças renais e extrarrenais idênticas, mas a progressão geralmente é mais rápida nos pacientes com doença do tipo I.[5]

Manifestações clínicas.
Em geral, a progressão da doença renal é lenta e a insuficiência renal em estágio terminal (IRET) é incomum em adultos com menos de 40 anos de idade. Inicialmente, os cistos costumam ser assintomáticos e as provas de função renal (e hepática) são normais.

À medida que a doença renal avança, as manifestações clínicas da DRPAD incluem dor associada ao crescimento dos cistos, a qual pode alcançar graus incapacitantes; episódios de hematúria macroscópica causada por sangramento dentro de um cisto; cistos infectados por infecção urinária ascendente; e hipertensão arterial resultante da compressão dos vasos sanguíneos intrarrenais por ativação do sistema renina-angiotensina.

Em geral, os rins dos pacientes com DRPAD são grandes e podem alcançar dimensões enormes (Figura 33.3).[5] Os contornos externos são distorcidos por vários cistos, alguns com até 5 cm de diâmetro e cheios de líquido cor de palha.[5] Os cistos também podem ser encontrados no fígado e, menos comumente, no pâncreas e no baço.

À medida que a doença avança, os pacientes frequentemente desenvolvem manifestações extrarrenais como aneurismas, ressaltando a natureza sistêmica da DRPAD. Aproximadamente, 10% das pessoas com doença renal policística apresentam aneurisma intracraniano associado, e hemorragia subaracnóidea ou intracerebral são as complicações mais graves, que podem resultar em morte.[11] É importante investigar aneurisma intracraniano quando existe história familiar de acidente vascular encefálico (AVE) hemorrágico ou, inclusive, aneurisma intracraniano.[11]

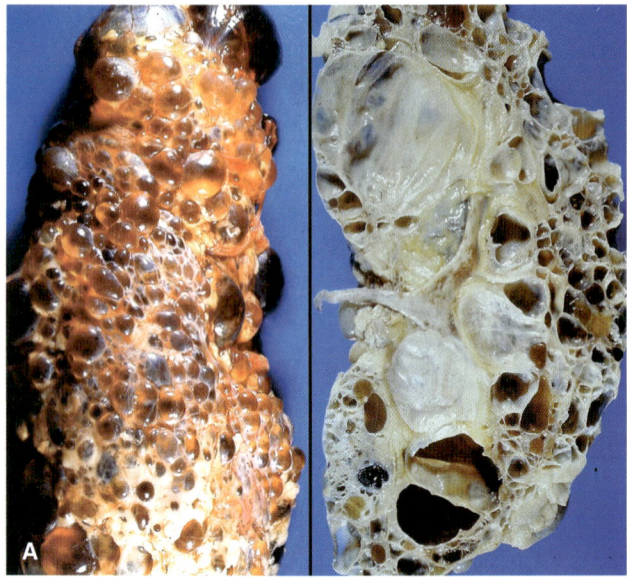
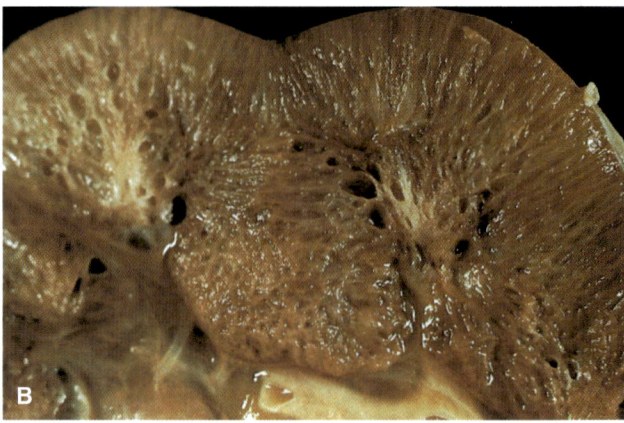

Figura 33.3 • **A.** Doença policística autossômica dominante. Os rins estão aumentados e cravejados de estruturas cheias de líquido (esquerda). O parênquima foi quase substituído totalmente por cistos de tamanho variável (direita). **B.** Doença renal policística autossômica recessiva. Os ductos coletores corticais e medulares dilatados estavam dispostos radialmente e a superfície externa do rim era lisa. Fonte: Rubin R., Strayer D. (Eds.) (2015). *Rubin's pathology: Clinicopathologic foundations of medicine* (7. ed., p. 909-909, Figura 22.11, 22.12). Philadelphia, PA: Wolters Kluwer Health.

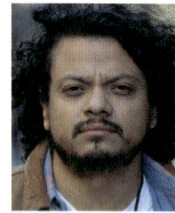

O **Sr. Reterez** referia desconforto no abdome e no flanco, que poderia ser causado pelo crescimento ou sangramento dentro dos cistos, ou por uma infecção urinária. A circunferência abdominal do paciente estava anormalmente dilatada, refletindo a existência de vários cistos repletos de líquido. Além disso, o paciente tinha indícios de disfunção renal significativa (quase no limite da doença renal em estágio terminal), inclusive edema podálico 1+, náuseas, anorexia, fadiga e hipertensão (pressão arterial de 140/92 mmHg). A destruição dos néfrons do Sr. Reterez reduziu a produção de eritropoetina (EPO) por seus rins. A EPO estimula a produção de hemácias pela medula óssea, de modo que sua deficiência causa anemia. Por essa razão, o Sr. Reterez pode ter anemia decorrente de insuficiência renal crônica, a qual se caracteriza por hemácias normocíticas e normocrômicas e concentração de hemoglobina menor que 12 g/dℓ.

Diagnóstico e tratamento. Estudos demonstraram que os níveis séricos de creatinina não são um marcador eficaz para prever deterioração da DRPAD, enquanto o VRT corrigido para a idade é um preditor confiável de aumento da carga cística. A elevação do VRT está associada a hematúria, proteinúria e diminuição da função renal.[12] Em geral, a ultrassonografia é a técnica preferida para diagnosticar DRPAD nos casos sintomáticos, bem como para triagem dos familiares assintomáticos. A tomografia computadorizada (TC) pode ser usada para detectar cistos pequenos. Estudos de *linkage* genético são usados para diagnosticar DRPAD, mas geralmente são reservados para quando os exames radiológicos são negativos e a necessidade de chegar a um diagnóstico definitivo é essencial (p. ex., triagem de familiares como doadores potenciais de rim).

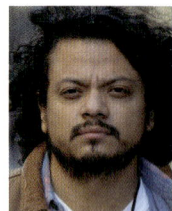

Os exames de sangue e urina mostraram sinais de destruição dos tecidos renais do **Sr. Reterez**. Ele tinha concentrações sanguíneas altas de ureia e sódio, e sua urina apresentava hemácias e albumina. Esses indicadores da função renal provavelmente pioram à medida que o paciente avança em direção à insuficiência renal completa. A existência de hematúria (sangue na urina) impõe a necessidade de uma investigação abrangente, porque isso também pode indicar problemas não relacionados com sua doença renal.

O tratamento da DRPAD é, em grande parte, de suporte, com medidas inclusive para controlar hipertensão arterial e modificar o estilo de vida, bem como de prevenção de complicações por meio de rastreamento (p. ex., aneurisma cerebral). As intervenções de estilo de vida incluem aderir à dieta hipossódica, ingerir líquido adequadamente (2 a 3 ℓ/dia), cessar o tabagismo e evitar o uso de fármacos como os anti-inflamatórios não esteroides (AINE), que podem ser nefrotóxicos.[13] A identificação de fármacos para retardar a progressão da doença não foi bem-sucedida até recentemente. O medicamento tolvaptana, um antagonista seletivo de receptor V_2 de vasopressina, foi estudado e constatou-se que inibe o crescimento de cistos e preserva a função renal. Atualmente, a tolvaptana não é comercializada em todos os países e estudos de segurança ainda estão sendo conduzidos nos EUA.[13] O controle da hipertensão arterial e a prevenção de infecção urinária ascendente são importantes. A dor é uma queixa comum de pessoas com DRPAD. Uma abordagem progressiva foi proposta para explorar sua causa subjacente. O manejo da dor começa com abordagens não farmacológicas e podem progredir para incluir terapias invasivas complexas.[14] Diálise e transplante renal são reservados para os casos de insuficiência renal progressiva. Entretanto, é importante salientar que a diálise prolongada promove a formação de cistos, mesmo nos pacientes sem DRPAD.[5]

Doença renal policística autossômica recessiva

A DRPAR caracteriza-se por dilatação cística dos túbulos coletores corticais e medulares. Como é mostrado na Figura 33.2, a superfície dos rins geralmente é lisa.[5] A forma autossômica recessiva é rara em comparação à forma autossômica dominante. Existe um caso de DRPAR em aproximadamente 20 mil nascidos vivos.[15] A DRPAR é causada por mutações no gene *PKHD1*. O produto desse gene – fibrocistina – é encontrado nos rins, no fígado e no pâncreas e parece estar envolvido na regulação da proliferação e da adesão celulares.[5]

Manifestações clínicas. Os lactentes típicos com DRPAR apresentam massas bilaterais nos flancos, acompanhadas de insuficiência renal grave. As grandes dimensões dos rins restringem o desenvolvimento e a função dos pulmões. Existem graus variados de fibrose hepática e hipertensão porta.[5,16] Os pacientes podem ter fácies de Potter e outras anomalias associadas ao oligo-hidrâmnio. Em geral, a hipertensão é diagnosticada nas primeiras semanas de vida e comumente é grave. Morte durante o período perinatal geralmente resulta de hipoplasia pulmonar.[5] Casos excepcionais de DRPAD manifestam-se no final da infância e na vida adulta.

Tratamento. Consiste basicamente em medidas de suporte. Em geral, os pacientes necessitam de suporte ventilatório rigoroso no período neonatal em consequência da hipoplasia pulmonar e da hipoventilação. As técnicas modernas de suporte respiratório neonatal e a terapia renal substitutiva aumentaram em 10 vezes o coeficiente de sobrevivência das crianças que conseguem sobreviver além do primeiro ano de vida. A morbidade e a mortalidade das crianças maiores estão relacionadas com as complicações da insuficiência renal crônica e da doença hepática.

Complexo de nefronoftise-doença cística medular

O complexo de nefronoftise-doença cística medular representa um grupo de malformações renais que surgem na infância. As características comuns dessa doença renal autossômica recessiva são rins pequenos, contraídos e quantidades variáveis de cistos, geralmente concentrados na junção corticomedular.[17] A anomalia inicial afeta os túbulos distais, com violação de sua membrana basal e atrofia tubular crônica progressiva envolvendo a medula e o córtex. Embora a existência de cistos medulares seja um indício importante, as lesões corticais e tubulares finalmente são responsáveis pela doença e insuficiência renais crônicas.[17]

A nefronoftise é progressiva e normalmente avança para a doença renal em estágio terminal antes da idade adulta.[18] As crianças afetadas apresentam inicialmente poliúria, polidipsia e enurese (incontinência urinária), que reflete a incapacidade renal de concentrar urina. Outras manifestações clínicas dessa doença são perda de sal, atraso do crescimento, anemia e insuficiência renal progressiva. A idade média de ocorrência é específica para cada uma das três variantes clínicas (infantil, juvenil e adolescente). Complicações extrarrenais podem ocorrer, inclusive defeitos esqueléticos, anormalidades motoras oculares, retinite pigmentosa, fibrose hepática, defeitos de septo cardíaco, defeitos valvares e anormalidades cerebelares.[18]

Cistos renais simples e adquiridos

Cistos simples são um distúrbio renal comum. Podem ser únicos ou múltiplos, unilaterais ou bilaterais, e geralmente medem menos de 1 cm de diâmetro, embora possam alcançar dimensões maiores. A maioria não causa sinais ou sintomas, ou compromete a função renal. Quando sintomáticos, esses cistos podem causar dor no flanco, hematúria, infecção e hipertensão relacionada com a estimulação do sistema renina-angiotensina induzida pela isquemia. São mais comuns nos idosos. Embora benignos, podem ser confundidos clinicamente com carcinoma de células renais.

Nos pacientes com doença renal terminal (DRT) tratados por diálise prolongada, ocorre uma forma adquirida de doença renal cística.[5] Embora essa condição geralmente seja assintomática, os cistos podem sangrar e causar hematúria. Tumores podem desenvolver-se nas paredes desses cistos, especialmente adenomas, mas ocasionalmente adenossarcomas.

RESUMO

Cerca de 10% dos recém-nascidos apresentam malformações potencialmente significativas do sistema urinário. Essas anomalias podem variar de agenesia renal bilateral (incompatível com a sobrevivência) até hipogenesia unilateral (que geralmente só causa problemas se a função renal do rim remanescente estiver comprometida). A displasia renal é causada por uma anormalidade da diferenciação das estruturas renais durante o desenvolvimento embrionário. O rim policístico caracteriza-se por substituição completa dos tecidos renais por cistos e perda da função renal. Rim em ferradura é uma anomalia comum do desenvolvimento na qual os polos superiores ou inferiores dos dois rins estão interligados, resultando em uma estrutura com formato de ferradura.

Doença cística renal é uma condição na qual há dilatação das estruturas tubulares com formação de cistos. Os pacientes podem ter um ou vários cistos. A doença renal policística é uma forma hereditária de doença cística renal, que pode ser transmitida como traço autossômico dominante ou recessivo. A forma autossômica dominante da doença (DRPAD) resulta na formação de vários cistos repletos de líquido nas estruturas tubulares dos dois rins, com risco de progressão para insuficiência renal crônica. Outras manifestações clínicas dessa doença são hipertensão, distúrbios cardiovasculares, aneurismas cerebrais e cistos em outros órgãos, inclusive fígado e pâncreas (Figura 41.3). A forma recessiva autossômica (DRPAR) caracteriza-se por transformação cística dos ductos coletores (ver Figura 33.3). Em comparação com a DRPAD, a forma recessiva é rara e geralmente se evidencia por disfunção renal grave no período de lactência. O complexo de nefronoftise-doença cística medular é um grupo de distúrbios hereditários que geralmente surgem na infância e caracterizam-se por cistos na parte medular do rim, atrofia renal e, por fim, insuficiência renal. Um ou vários cistos renais simples são encontrados mais comumente nos indivíduos com mais de 50 anos.

DISTÚRBIOS OBSTRUTIVOS

Depois de concluir esta seção, o leitor deverá ser capaz de:

- Citar as causas comuns de obstrução do sistema urinário
- Definir o termo *hidronefrose* e sua relação com os efeitos destrutivos da obstrução do sistema urinário
- Descrever o papel da supersaturação urinária, da nucleação e dos inibidores da formação de cálculos no desenvolvimento da litíase renal.

A obstrução urinária pode ocorrer em qualquer faixa etária e localizar-se em qualquer nível do sistema urinário, desde a uretra até a pelve renal (Figura 33.4). Pode ser súbita ou insidiosa, parcial ou total e unilateral ou bilateral. Entre as condições que a causam, estão anomalias congênitas, litíase urinária (*i. e.*, cálculos), gestação, hiperplasia prostática benigna, tecidos fibróticos formados por infecção e inflamação, tumores e doenças neurológicas (inclusive traumatismo da medula espinal). A Tabela 33.1 resume as causas de obstrução do sistema urinário.

Em geral, a uropatia obstrutiva é classificada com base na localização, gravidade e duração da obstrução.[19] As obstruções das vias urinárias inferiores estão abaixo da junção ureterovesical e são intrinsecamente bilaterais. As das vias urinárias

Tabela 33.1 Causas de obstrução do sistema urinário.

Nível da obstrução	Causa
Pelve renal	Cálculos renais
	Necrose papilar
Ureter	Cálculos renais
	Gestação
	Tumores comprimindo o ureter
	Estenose ureteral
	Anomalias congênitas da junção ureterovesical e estenoses da junção pieloureteral
Bexiga e uretra	Câncer de bexiga
	Bexiga neurogênica
	Cálculos vesicais
	Hiperplasia ou câncer de próstata
	Estenoses uretrais
	Anomalias congênitas da uretra

superiores estão acima dessa junção e geralmente são unilaterais. O problema que acarretou a obstrução pode impedir parcial ou totalmente a drenagem da urina. Quando a obstrução tem duração curta (*i. e.*, apenas poucos dias), diz-se que é aguda e geralmente provocada por distúrbios como litíase renal (cálculos renais). As obstruções que se desenvolvem lentamente e duram mais tempo são classificadas como crônicas e, em geral, derivadas de problemas como anomalias ureterovesicais congênitas. A obstrução bilateral aguda do sistema urinário acarreta insuficiência renal aguda. Como algumas causas de obstrução aguda são reversíveis, seu diagnóstico imediato é importante. Se a obstrução não for tratada, o rim obstruído atrofia e, quando o processo obstrutivo é bilateral, o resultado é insuficiência renal crônica.

Mecanismos da lesão renal

Os efeitos destrutivos da obstrução urinária nas estruturas renais são determinados pela gravidade e pela duração da obstrução. Os dois efeitos mais deletérios são:

1. Estase de urina, que predispõe à infecção e à formação de cálculos
2. Dilatação progressiva dos ductos coletores e dos túbulos renais, levando à destruição e atrofia dos tecidos renais.

Infecção é uma complicação comum da obstrução do sistema urinário. A estagnação da urina predispõe à infecção, que pode espalhar-se por todo o sistema urinário. Depois de iniciada, é difícil de erradicar. As bactérias que decompõem ureia (p. ex., *Proteus*, estafilococos), aumentam a produção de amônia e tornam a urina alcalina geralmente causam essas infecções.[5] Quando presentes, os cálculos urinários funcionam como corpos estranhos e favorecem as infecções. Os sais de cálcio precipitam-se mais rapidamente na urina alcalina estagnada; por esta razão, as obstruções do sistema urinário também predispõem à formação de cálculos.

Nos casos em que há obstrução parcial ou total grave, o bloqueio da drenagem de urina causa dilatação da pelve e

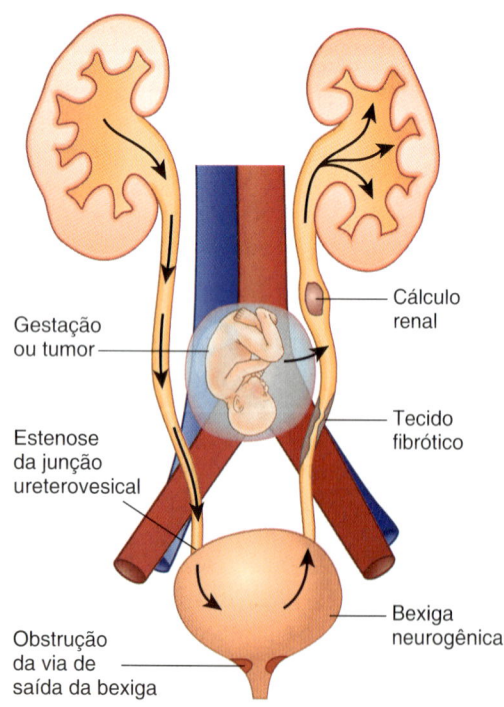

Figura 33.4 • Localização e causas de obstrução do sistema urinário.

dos cálices renais, o que está associado à atrofia progressiva do rim. Mesmo quando há obstrução completa, a filtração glomerular é mantida por algum tempo. Em consequência da filtração preservada, os cálices e a pelve do rim afetado podem se dilatar acentuadamente. A pressão alta na pelve renal é transmitida em direção retrógrada até os ductos coletores do rim, comprimindo os vasos sanguíneos renais e causando atrofia do rim. Inicialmente, as alterações funcionais são predominantemente tubulares e evidenciadas principalmente por redução da capacidade de concentrar a urina. Apenas nos estágios mais avançados a taxa de filtração glomerular (TFG) começa a diminuir.

Hidronefrose

O termo *hidronefrose* descreve a dilatação da pelve e dos cálices renais preenchidos por urina, com atrofia progressiva do rim em consequência da obstrução da drenagem urinária. A gravidade da hidronefrose depende da duração, do grau e do nível da obstrução. Nos casos muito avançados, o rim pode ser transformado em uma estrutura cística de paredes finas com atrofia do parênquima, obliteração total das pirâmides e adelgaçamento do córtex (Figura 33.5).[5] Em geral, a hidronefrose é unilateral. A hidronefrose bilateral ocorre apenas quando a obstrução está localizada abaixo da junção ureterovesical. Quando a obstrução afeta a drenagem da urina no ureter distal, a pressão elevada dilata o ureter – condição conhecida como *hidroureter* (Figura 33.6). O hidroureter bilateral pode ser uma complicação da obstrução da via de saída da bexiga por hiperplasia da próstata.

Manifestações clínicas

As manifestações clínicas da obstrução urinária dependem da localização, da causa e da velocidade do desenvolvimento da obstrução. O processo patológico coexistente causa a maioria dos sinais e sintomas iniciais. A obstrução das vias urinárias favorece a proliferação de microrganismos e deve ser considerada nos indivíduos com infecções urinárias repetidas.

A hidronefrose unilateral parcial ou total pode ser assintomática por períodos longos, porque o rim normal consegue manter a função renal adequada. A obstrução pode causar dor em consequência da distensão do sistema coletor e da cápsula renal. A obstrução supravesical aguda, como a que ocorre quando um cálculo renal aloja-se no ureter, está associada a uma dor excruciante. Por outro lado, os processos obstrutivos mais insidiosos, inclusive estreitamento da junção ureteropélvica, geralmente causam pouca dor, embora destruam totalmente o rim.

A obstrução bilateral total causa oligúria e progride para anúria e insuficiência renal. A obstrução bilateral aguda pode ser semelhante à insuficiência pré-renal. Quando há obstrução bilateral parcial, a primeira manifestação clínica é incapacidade de concentrar urina, que se evidencia por poliúria e noctúria. Hipertensão é uma complicação ocasional da obstrução do sistema urinário. Essa complicação é mais comum nos casos de obstrução unilateral em que há aumento da secreção de renina, provavelmente em consequência da redução do fluxo sanguíneo renal. Nesses casos, a remoção da obstrução geralmente possibilita a redução da PA. Quando a hipertensão está associada à obstrução bilateral, a causa é sobrecarga de volume. A correção da obstrução bilateral resulta em perda de volume e diminuição da PA. Em alguns casos, a remoção da obstrução não reverte a hipertensão.

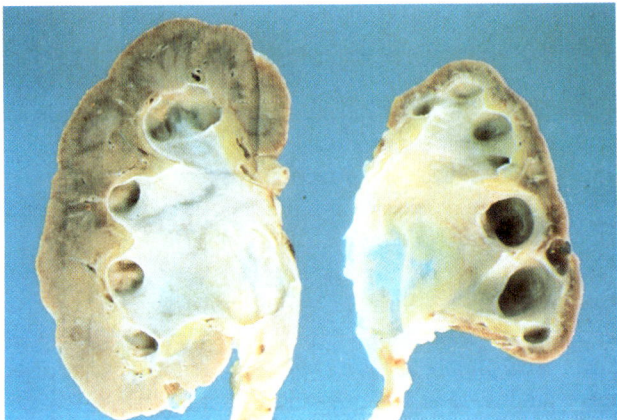

Figura 33.5 • Hidronefrose. A obstrução bilateral do sistema urinário resultou em dilatação acentuada dos ureteres, pelves e cálices. O rim à direita tinha atrofia cortical grave. Fonte: Rubin R., Strayer D. (Eds.) (2015). *Rubin's pathology: Clinicopathologic foundations of medicine* (7. ed., p. 951, Figura 22.83). Philadelphia, PA: Wolters Kluwer Health.

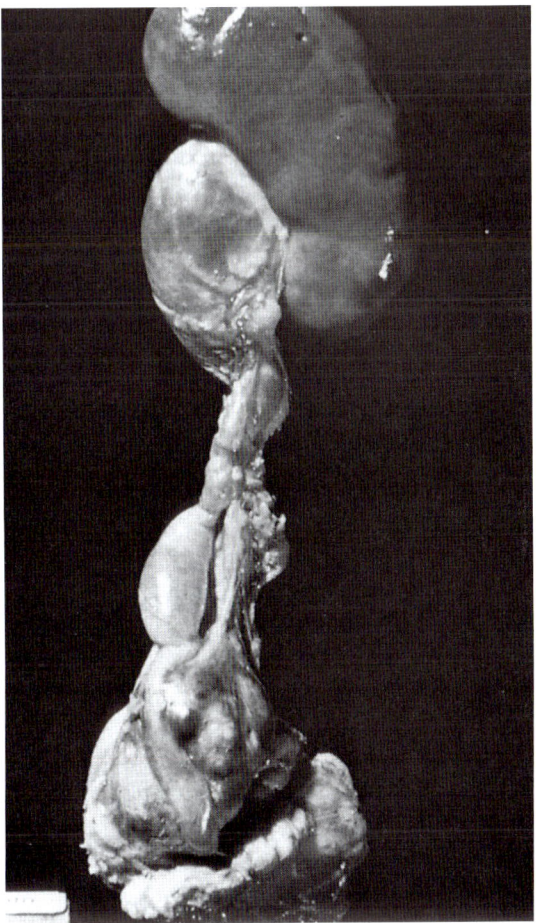

Figura 33.6 • Hidroureter causado por obstrução ureteral de paciente com câncer de útero.

Diagnóstico e tratamento

O diagnóstico precoce da obstrução do sistema urinário é importante porque essa condição geralmente é tratável e o retardo do tratamento pode causar lesão renal irreversível. As modalidades diagnósticas variam com os sintomas. Estudos demonstraram que a ultrassonografia é a modalidade diagnóstica não invasiva mais útil, isoladamente, para obstrução urinária. Técnicas radiológicas, TC e urografia intravenosa também podem ser úteis.[20] Outros exames complementares (inclusive exame do sedimento urinário, ou EAS) são realizados para determinar a gravidade do acometimento renal e a existência de infecção.

O tratamento da obstrução do sistema urinário depende da causa. A remoção de um ou mais cálculos urinários pode ser necessária, ou pode haver indicação para tratamento cirúrgico de anomalias estruturais. Também é importante tratar uma infecção urinária complicada secundária à estase urinária.

Cálculos renais

A litíase urinária (cálculos) é a causa mais comum de obstrução das vias urinárias superiores. Embora os cálculos possam formar-se em qualquer parte do sistema urinário, a maioria desenvolve-se nos rins. Cálculo renal é uma condição fisiopatológica comum das vias urinárias, superado numericamente apenas por infecções urinárias e doenças da próstata. São agregados policristalinos formados de materiais que os rins excretam normalmente na urina.

Etiologia e patogênese

A etiologia da formação dos cálculos urinários é complexa e parece envolver alguns fatores, inclusive aumentos dos níveis sanguíneos e urinários dos componentes dos cálculos e interações entre eles; anormalidades anatômicas das estruturas do sistema urinário; fatores metabólicos e endócrinos; fatores dietéticos e relacionados com a absorção intestinal; e infecção urinária.[5] Vários fatores contribuem para a formação dos cálculos, inclusive urina supersaturada, existência de um núcleo para a formação dos cristais e deficiência de inibidores da produção de cálculos.[5]

A formação dos cálculos renais depende da supersaturação da urina e de condições que favoreçam o crescimento do cálculo. O risco de formá-los aumenta quando a urina está supersaturada com componentes formadores de cálculo (p. ex., sais de cálcio, ácido úrico, fosfato de amônio e magnésio, cistina). A supersaturação depende do pH urinário, da temperatura, da concentração do soluto, da força iônica e da formação de complexos (complexação). Quanto maiores as concentrações de dois íons, maiores as chances de precipitação.

Além da urina supersaturada, a formação do cálculo urinário requer um nicho ou núcleo que facilite a agregação dos cristais. Na urina supersaturada, a formação do cálculo começa com diminutos grumos de cristais (p. ex., oxalato de cálcio). A maioria dos grumos tende a dispersar porque as forças internas que os reúnem são muito fracas para suplantar a tendência aleatória de dispersão dos íons. Os grumos iônicos maiores formam núcleos e são estáveis porque as forças de atração equiparam-se às perdas de superfície. Quando estáveis, os núcleos podem crescer com níveis de saturação menores que os necessários para sua formação.[21]

O fato de muitas pessoas terem supersaturação urinária, mas não desenvolverem cálculos renais, parece uma consequência da existência de inibidores naturais da formação de cálculos, inclusive magnésio e citrato. A suplementação de citrato (citrato de potássio) pode ser benéfica para algumas pessoas com cálculos de cálcio, porque se acredita que a elevação da concentração do citrato diminui a cristalização do cálcio.[20]

Conceitos fundamentais

Cálculos renais

- Os cálculos dependem de um nicho para sua formação e de condições urinárias que favoreçam a cristalização contínua de seus componentes
- O desenvolvimento dos cálculos renais é afetado pela concentração dos seus componentes na urina, pela tendência que esses componentes têm de formar complexos e cálculos, e pela existência de substâncias que inibem sua formação.

Tipos de cálculo

Foram identificados quatro tipos básicos de cálculo renal – cálculos de cálcio (*i. e.*, oxalato ou fosfato de cálcio), fosfato de amônio e magnésio, ácido úrico e cistina.[21,22] A Tabela 33.2 descreve as causas e as medidas terapêuticas recomendadas para cada tipo de cálculo renal. A maioria (75 a 80%) é formada por sais de cálcio – oxalato ou fosfato de cálcio, ou uma combinação destes dois sais.[21] Em geral, os cálculos de cálcio estão associados às concentrações altas desse elemento no sangue e na urina. A reabsorção óssea excessiva causada por imobilidade, doença óssea, hiperparatireoidismo e acidose tubular renal (ATR) são condições que contribuem para sua formação. Concentrações altas de oxalato no sangue e na urina predispõem à formação dos cálculos de oxalato de cálcio. Os cálculos de ácido úrico estão associados a um índice de massa corporal (IMC) aumentado e a um pH urinário baixo.[22] A prevalência de obesidade parece contribuir para o aumento crescente de cálculos de ácido úrico na população ao longo do tempo.[22] A pesquisa atual indica que 13 a 44% dos indivíduos com cálculos de oxalato de cálcio têm uroculturas positivas, com *Escherichia coli* e *Pseudomonas* spp. representando os principais microrganismos.[23]

Os cálculos de fosfato de amônio e magnésio, também conhecidos como *cálculos de estruvita*, formam-se apenas na urina alcalina (pH > 7,0) e na presença de bactérias portadoras de uma enzima conhecida como *urease*, que decompõe a ureia da urina em amônia e dióxido de carbono.[21] A amônia (NH_3) produzida liga-se a um íon hidrogênio e transforma-se no íon amônio (NH_4), aumentando o pH da urina e tornando a urina mais alcalina. Como os níveis de fosfato são altos na urina alcalina e como o magnésio sempre é encontrado nela, o resultado é a formação dos cálculos de estruvita. Estes crescem à medida que as contagens de bactérias aumentam e suas dimensões podem aumentar até que preencham toda a pelve

Tabela 33.2 Composição, fatores contribuintes e tratamento dos cálculos renais.

Tipo de cálculo	Fatores contribuintes	Tratamento
Cálcio (oxalato e fosfato)	Hipercalcemia e hipercalciúria Imobilidade Hiperparatireoidismo Intoxicação por vitamina D Doença óssea difusa Síndrome do leite-álcali Acidose tubular renal Hiperoxalúria Cirurgia de *bypass* intestinal	Tratamento dos distúrbios subjacentes Aumento da ingestão de líquidos Diuréticos tiazídicos Restrição dietética de alimentos ricos em oxalato
Fosfato de amônio e magnésio (estruvita)	Infecções urinárias causadas por bactérias que decompõem ureia Formado na urina ácida com pH de cerca de 5,5	Tratamento da infecção urinária Acidificação da urina
Ácido úrico (urato)	Gota Dieta rica em purinas	Aumento da ingestão de líquidos Aumento da ingestão de líquidos Alopurinol para tratar hiperuricosúria Alcalinização da urina
Cistina	Cistinúria (distúrbio hereditário do metabolismo desse aminoácido)	Aumento da ingestão de líquidos Alcalinização da urina

renal (Figura 33.7). Em razão de seu formato, são descritos comumente como *cálculos coraliformes*.[21] Eles são tipicamente associados às infecções urinárias causadas por bactérias produtoras de urease; no entanto, o estruvita é responsável por uma pequena porcentagem de todas as pedras nos rins.[23] Uma vez que atuam como corpos estranhos, o tratamento da infecção geralmente é difícil. Em geral, os cálculos de estruvita são muito grandes para que possam ser eliminados e requerem litotripsia ou remoção cirúrgica.

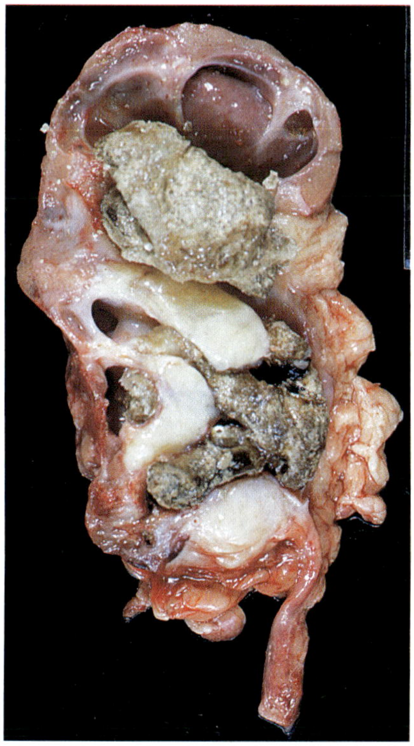

Os cálculos de ácido úrico formam-se nos pacientes com gota e concentrações altas deste composto na urina e representam 7% de todos os cálculos.[21] A hiperuricosúria também pode contribuir para a formação dos cálculos de oxalato. Ao contrário dos cálculos de cálcio radiopacos, os de ácido úrico não podem ser revelados nas radiografias. Os cálculos de ácido úrico formam-se facilmente na urina ácida.[24] Por essa razão, podem ser tratados por elevação do pH urinário de 6,0 a 6,5 com sais alcalinos de potássio.

Os cálculos de cistina representam menos de 1 a 3% de todos os cálculos renais, mas são responsáveis por uma porcentagem significativa dos cálculos diagnosticados na infância.[24] Ocorrem nos pacientes com cistinúria, que resulta de uma anomalia genética autossômica recessiva do transporte renal de cistina, de modo que a absorção tubular desse aminoácido diminui. Esses cálculos são semelhantes aos de estruvita, exceto por provavelmente não provocarem infecção.

Manifestações clínicas

A dor é uma das principais manifestações clínicas dos cálculos renais. Dependendo de sua localização, existem dois tipos de dor associados à presença dos cálculos: cólica renal e dor renal não espasmódica.[24] *Cólica renal* é o termo usado para descrever a dor espasmódica que acompanha o estiramento do sistema coletor ou do ureter. Os sinais e sintomas são causados por cálculos com diâmetros entre 1 e 5 mm, que podem entrar no ureter e obstruir o fluxo da urina. A cólica ureteral clássica evidencia-se por dores excruciantes agudas e intermitentes no flanco e no quadrante superior externo do abdome do lado afetado. A dor pode irradiar-se para o quadrante inferior do abdome, a região da bexiga, o períneo ou o escroto. A pele pode estar fria e úmida e náuseas e vômitos são comuns. A dor não espasmódica é causada por cálculos que provocam distensão dos cálices ou da pelve renal. Em geral, é difusa, profunda,

Figura 33.7 • Cálculos coraliformes. Os rins tinham hidronefrose e cálculos que estavam moldados aos cálices dilatados. Fonte: Rubin R., Strayer D. (Eds.) (2015). *Rubin's pathology: Clinicopathologic foundations of medicine* (7. ed., p. 951, Figura 22.82). Philadelphia, PA: Wolters Kluwer Health.

localizada no flanco ou no dorso, com uma intensidade que pode ser branda a grave. Costuma ser agravada pela ingestão de grandes volumes de líquido.

Diagnóstico e tratamento

Os pacientes com cálculos renais frequentemente referem cólica renal aguda e o diagnóstico se baseia no quadro clínico e nos exames complementares, que incluem exame simples de urina (EAS), radiografias simples, urografia excretora ou pielografia intravenosa (PIV) e ultrassonografia abdominal.[25] O EAS revela indícios de hematúria, infecção, cristais formadores de cálculos e pH urinário. A maioria dos cálculos é radiopaca e facilmente identificada nas radiografias simples do abdome. TC helicoidal sem contraste é o exame de imagem preferido para pacientes com cólica renal aguda.[25] A PIV consiste em injetar um contraste intravenoso, que é filtrado nos glomérulos e mostra o sistema coletor dos rins e os ureteres. A ultrassonografia abdominal é altamente sensível à hidronefrose, que pode ser uma complicação da obstrução ureteral. Uma técnica nova de exame de imagem conhecida como *cintigrafia nuclear* usa bifosfonatos marcados para apresentar imagens dos cálculos.[25] A esse método tem sido atribuída a capacidade de mostrar cálculos muito pequenos para serem detectados por outras técnicas.

O tratamento da cólica renal aguda geralmente consiste em medidas de suporte. Pode ser necessário aliviar a dor durante as fases agudas da obstrução e antibióticos podem ser usados para erradicar infecção urinária. A maioria dos cálculos com menos de 5 mm de diâmetro é eliminada espontaneamente. Toda a urina do paciente deve ser filtrada durante a crise na tentativa de recuperar o cálculo para análise química e determinação do seu tipo. Em combinação com a história clínica detalhada e os exames laboratoriais, essa informação constitui a base das medidas profiláticas a longo prazo.

Um dos objetivos principais do tratamento dos pacientes que eliminaram cálculos renais ou dos quais foram removidos cálculos é evitar sua recidiva. A profilaxia depende da investigação da causa que levou à formação do cálculo por meio de exames de urina, bioquímica sanguínea e análise da sua composição. As doenças coexistentes como hiperparatireoidismo devem ser tratadas. A ingestão adequada de líquidos diminui a concentração dos cristais formadores de cálculo na urina e também deve ser recomendada. Dependendo do tipo de cálculo formado, podem ser usadas alterações dietéticas, fármacos ou ambos para alterar as concentrações urinárias dos elementos formadores de cálculo. Por exemplo, os pacientes que formam cálculos de oxalato podem precisar reduzir a ingestão de alimentos ricos em oxalato (p. ex., espinafre, acelga-suíça, cacau, chocolate, noz-pecã e amendoins). Há controvérsias em relação as recomendações dietéticas para prevenir nefrolitíase; contudo, o aumento do consumo de líquido é preconizado pelo American College of Physicians para evitar litíase recorrente.[26] A suplementação de sais de cálcio, inclusive carbonato e fosfato de cálcio, também pode ser usada para quelação do oxalato no intestino e redução de sua absorção. Os diuréticos tiazídicos reduzem o cálcio urinário aumentando a reabsorção tubular, de modo que quantidades menores permaneçam na urina. Os fármacos que se ligam ao cálcio no intestino (p. ex., fosfato de celulose) podem ser usados para inibir a absorção de cálcio e sua excreção urinária.

As medidas para alterar o pH da urina também podem dificultar a formação de cálculos renais. Nos pacientes que perderam a capacidade de reduzir o pH (ou acidificar) da urina, aumentam os níveis das formas bivalentes e trivalentes do fosfato urinário, que se combinam com cálcio para formar cálculos de fosfato de cálcio. A formação dos cálculos de ácido úrico é favorecida na urina ácida; sua formação pode ser reduzida com a elevação do pH urinário para 6,0 a 6,5 com sais alcalinos de potássio (p. ex., citrato de potássio). A Tabela 33.2 resume as medidas recomendadas para evitar recidiva dos diversos tipos de cálculo renal.

Em alguns casos, pode ser necessário remover cálculos. Existem várias técnicas disponíveis para isso – remoção ureteroscópica ou percutânea e litotripsia extracorpórea.[20] Todos esses procedimentos evitam a realização de uma cirurgia aberta, que também é uma abordagem terapêutica disponível. Ela pode ser necessária para retirar cálculos grandes ou resistentes às outras técnicas de remoção.

A remoção ureteroscópica consiste em introduzir um instrumento pela uretra até a bexiga e, em seguida, até o ureter. O desenvolvimento de equipamentos ópticos de alta qualidade ampliou a facilidade com que esse procedimento é realizado e sua eficácia. Tal procedimento se dá com controle radioscópico e requer a utilização de vários instrumentos para dilatar o ureter e capturar, fragmentar e remover o cálculo. Exames radiológicos contrastados (i. e., urografia excretora) são necessários antes do procedimento para determinar a posição do cálculo e dirigir a colocação do ureteroscópio.[25]

A nefrolitotripsia percutânea é o tratamento preferido para remover cálculos dos rins ou dos segmentos proximais dos ureteres.[25] Requer a introdução de uma agulha fina no flanco até o sistema coletor renal. Em seguida, o trajeto da agulha é dilatado e um instrumento conhecido como *nefroscópio* é introduzido na pelve renal. O procedimento é realizado com controle radioscópico. Exames radiológicos, assim como ultrassonografia do rim e do ureter, são realizados antes do procedimento para determinar a posição do nefroscópio. Cálculos de até 1 cm de diâmetro podem ser retirados por essa técnica. Os maiores devem ser fragmentos com um litotripsor ultrassônico (i. e., desintegrador de cálculos).

O tratamento não cirúrgico conhecido como *litotripsia por ondas de choque extracorpóreas* usa ondas de choque acústicas para fragmentar os cálculos em partículas do diâmetro de grãos de areia, que são, então, eliminados na urina nos dias subsequentes. Em razão da grande quantidade de partículas do cálculo que se formam durante o procedimento, um *stent* ureteral (i. e., um dispositivo tubular usado para manter o ureter aberto) pode ser colocado para assegurar a drenagem adequada da urina.

RESUMO

A obstrução do fluxo urinário pode ocorrer em qualquer nível do sistema urinário. Entre as causas de obstrução das vias urinárias estão anomalias do desenvolvimento, gestação, infecção e inflamação, cálculos renais, doenças neurológicas e hipertrofia prostática. Os distúrbios obstrutivos causam estase da urina, aumentam o risco de infecção e formação de cálculos e provocam dilatação progressiva dos ductos coletores renais e das estruturas tubulares dos rins, que resulta em atrofia renal.

O termo *hidronefrose* refere-se à dilatação da pelve e dos cálices renais por urina em consequência da atrofia progressiva do rim por obstrução da drenagem urinária. A hidronefrose unilateral pode ser assintomática por períodos longos, porque o rim normal consegue manter a função renal adequada. Quando há obstrução parcial bilateral, a primeira manifestação clínica é incapacidade de concentrar a urina, que se evidencia por poliúria e noctúria. A obstrução bilateral total causa oligúria, anúria e insuficiência renal.

Cálculos renais são causas importantes de obstrução das vias urinárias superiores. Existem quatro tipos: cálculos de cálcio (*i. e.*, oxalato e fosfato de cálcio), associados à elevação dos níveis séricos de cálcio; cálculos de fosfato de amônio e magnésio (*i. e.*, estruvita), relacionados com infecção urinária; cálculos de ácido úrico, associados ao aumento das concentrações de ácido úrico; e cálculos de cistina, encontrados nos pacientes com cistinúria. Um dos objetivos principais do tratamento dos pacientes que eliminaram ou tiveram cálculos removidos é determinar sua composição e evitar recidivas. As medidas terapêuticas dependem do tipo de cálculo e incluem ingestão adequada de líquidos para evitar saturação da urina; modificação da dieta para reduzir a ingestão de componentes formadores de cálculo; erradicação das infecções urinárias; medidas para alterar o pH da urina; e uso de diuréticos que reduzem a concentração do cálcio na urina.

INFECÇÕES URINÁRIAS

Depois de concluir esta seção, o leitor deverá ser capaz de:

- Citar três mecanismos fisiológicos que evitam infecção urinária
- Descrever os fatores que predispõem crianças, mulheres sexualmente ativas, gestantes e idosos a infecção urinária
- Citar medidas adotadas para diagnosticar e tratar as infecções urinárias.

As infecções urinárias são infecções bacterianas comumente diagnosticadas por profissionais de saúde. O termo infecção urinária engloba vários processos bem definidos, inclusive bacteriúria assintomática, infecções sintomáticas, infecções urinárias baixas (p. ex., cistite) e altas (p. ex., pielonefrite). Em razão da possibilidade de causarem lesão renal, as infecções urinárias altas são consideradas mais graves que as baixas. A pielonefrite aguda caracteriza-se por infecção do parênquima e da pelve renais. Se não tratada adequadamente, pode causar sepse, abscessos renais, pielonefrite crônica e insuficiência renal crônica. Anualmente, cerca de 7 milhões de consultas médicas são realizadas nos EUA para tratar infecções urinárias baixas.[3]

Conceitos fundamentais

Infecções urinárias

- A infecção é facilitada por diversas condições que impedem a eliminação dos agentes patogênicos do sistema urinário por meio do fluxo urinário, alteram as propriedades protetoras do revestimento de mucina das vias urinárias, anulam a função protetora da flora bacteriana normal ou deprimem a função do sistema imune
- A virulência do agente patogênico está relacionada com sua capacidade de ter acesso e proliferar nas vias urinárias, aderir aos tecidos do sistema urinário superior ou inferior, evitar os efeitos destrutivos do sistema imune do hospedeiro e desenvolver resistência aos antimicrobianos.

Etiologia e patogênese

A maioria das infecções do sistema urinário inferior não complicadas é causada por vários patógenos como *Klebsiella pneumoniae, Enterococcus faecalis, Enterobacter spp., Proteus mirabilis* e *Pseudomonas aeruginosa.*[27] A maioria das infecções urinárias é causada por bactérias que entram pela uretra. Também podem invadir o organismo a partir da corrente sanguínea, geralmente nos pacientes imunossuprimidos e nos recém-nascidos. Embora a parte distal da uretra frequentemente tenha patógenos, a urina formada nos rins e encontrada na bexiga normalmente é estéril ou isenta de bactérias. Isso é atribuído ao *fenômeno de eliminação*, por meio do qual a urina da bexiga normalmente elimina as bactérias por "lavagem" da uretra. Quando ocorre infecção urinária, isso geralmente se deve às bactérias que colonizaram a uretra, a vagina ou a região perianal. Portanto, fatores que influenciam a colonização (p. ex., infecção urinária prévia, atividade sexual com um novo parceiro e alterações da flora vaginal por modificação do pH) são fatores de risco de infecção urinária.[28] O risco de desenvolver infecção urinária é maior nos pacientes com obstrução e refluxo urinários; com doenças neurogênicas que impedem o esvaziamento da bexiga; nas mulheres sexualmente ativas e pós-menopausa; nos homens com doenças da próstata; e nos idosos.[29] Instrumentação e cateterização das vias urinárias são os fatores predisponentes mais comuns às infecções urinárias hospitalares porque ignoram os mecanismos de proteção.[20] Os pacientes diabéticos correm risco mais alto de complicações associadas às infecções urinárias (inclusive pielonefrite) e são mais suscetíveis às infecções fúngicas (especialmente espécies de *Candida*).[30]

Interações patógeno-hospedeiro

Como algumas pessoas parecem predispostas a desenvolver infecção urinária, interesse considerável tem sido focado nas interações entre hospedeiro e patógenos e nos fatores que aumentam o risco dessas infecções.[29] Infecções urinárias são mais comuns em mulheres do que em homens e, especificamente, mulheres jovens sexualmente ativas correm o risco mais elevado. Nos EUA, a cada ano, aproximadamente 10% das mulheres apresentam uma infecção urinária sintomática, com 60% de todas as mulheres apresentando uma infecção urinária sintomática durante suas vidas.[29] Nos homens, o maior comprimento da uretra e as propriedades antibacterianas do líquido prostático, que contém imunoglobulinas (IgA e IgG), conferem alguma proteção contra infecções urinárias ascendentes.[31] Quando homens apresentam infecções urinárias, tipicamente desenvolvem complicações relacionadas com prostatite aguda.[29] Em homens mais velhos, a hiperplasia prostática se torna mais comum e com ela ocorrem obstrução e risco aumentado de infecção urinária. Nos adultos de idade avançada com cateteres urinários de demora, há formação de biofilme e promoção de crescimento bacteriano. Portanto, adultos de idade avançada que apresentam diminuição da função imunológica relacionada com o envelhecimento, precisam de acompanhamento meticuloso à procura de sinais de infecção.[21,32]

Defesas do hospedeiro.
No desenvolvimento de uma infecção urinária, as defesas do hospedeiro são contrapostas à virulência do patógeno. As da bexiga são:

- Fenômeno de eliminação, por meio do qual as bactérias são removidas da bexiga e da uretra durante a micção
- Revestimento vesical, que ajuda a formar uma barreira de proteção contra invasão bacteriana
- Reação imune do organismo.

Nos ureteres, os movimentos peristálticos facilitam a passagem da urina da pelve renal pelos ureteres e destes para a bexiga. Os mecanismos imunes, especialmente a imunoglobulina A (IgA) secretória, parecem oferecer defesas antibacterianas importantes. As células fagocitárias também ajudam a erradicar bactérias do sistema urinário.

Outros fatores importantes relativos ao hospedeiro são a flora normal das regiões periuretrais das mulheres e as secreções prostáticas dos homens.[5] Nas mulheres, essa flora, que inclui microrganismos como os lactobacilos, confere defesa contra colonização por patógenos urinários bacterianos. As alterações do ambiente periuretral, inclusive as que ocorrem com a redução do nível de estrogênio durante a menopausa ou o uso de antibióticos, podem modificar a flora protetora e possibilitar que patógenos urinários colonizem e tenham acesso ao sistema urinário. Nos homens, o líquido prostático tem propriedades antimicrobianas que evitam colonização da uretra.

Virulência dos patógenos.
Os fatores de virulência ajudam os microrganismos a evitar as defesas do hospedeiro e a produzir doenças.[29] Nem todas as bactérias conseguem aderir e infectar o sistema urinário, apenas as que mostram mais capacidade de adesão às células epiteliais do sistema urinário conseguem causar infecção urinária. Entre as muitas estirpes de *E. coli*, alguns sorogrupos provocam mais infecções com maior gravidade clínica. Por exemplo, sorotipos O, K e H estão associados ao desenvolvimento de pielonefrite.[29] Estirpes de *E. coli* capazes de provocar infecção urinária são conhecidas como *E. coli* uropatogênicas (EPEC). Essas bactérias têm filamentos proteicos finos, denominados *pili* ou *fímbrias*, que promovem a colonização ao ajudar essas bactérias a aderir a receptores no revestimento de estruturas do sistema urinário.[29] Os dois tipos principais de fímbrias (tipos L e P) encontrados nas *E. coli* que causam infecção urinária são morfologicamente semelhantes, mas diferem quanto à capacidade de mediar a hemaglutinação quando há manose. As fímbrias do tipo P são resistentes à manose e assim foram denominadas em razão de sua incidência alta nas *E. coli* causadoras de pielonefrite, e também em consequência de sua relação com o sistema do grupo sanguíneo P.[29]

Neutrófilos não têm receptores de *pili* P, por isso as bactérias com *pili* P são resistentes à fagocitose. A resposta do hospedeiro aos *pili* P via TLR-4 (*receptor toll-like* 4) é exacerbada, resultando em liberação de citocinas inflamatórias. Essas estirpes de *E. coli* com *pili* P são uma causa frequente de urossepse (bacteriemia causada por infecção urinária). Os *pili* P também foram observados em mais de 90% das cepas de *E. coli* que provocam pielonefrite. Embora *E. coli* com *pili* P exacerbem a colonização do intestino grosso, é mais provável que *E. coli* com *pili* P do tipo I colonizem a bexiga urinária e provoquem cistite. As cepas com *pili* do tipo I apresentam maior afinidade por aderência e conseguem formar inclusões semelhantes a biofilmes.[29]

Obstrução e refluxo

Obstrução e refluxo também são fatores que contribuem para o desenvolvimento das infecções urinárias. Todos os microrganismos que entram na bexiga normalmente são eliminados durante a micção. Quando a drenagem urinária está obstruída, a urina permanece na bexiga e funciona como meio favorável à proliferação de microrganismos. Em seguida, os microrganismos na urina contaminada podem ascender ao longo dos ureteres e infectar os rins. A existência de urina residual correlaciona-se diretamente a bacteriúria e sua recidiva depois do tratamento. Outra consequência da obstrução da drenagem vesical e da distensão da bexiga é o aumento da pressão intravesical, que comprime os vasos sanguíneos da parede do órgão e deprime as defesas da mucosa vesical.

Com as infecções urinárias associadas à estase da urina, a obstrução pode ser anatômica ou funcional. As obstruções anatômicas incluem cálculos urinários, hiperplasia prostática, gestação e malformações da junção ureterovesical. As funcionais incluem bexiga neurogênica, micções infrequentes, instabilidade do músculo detrusor (vesical) e constipação intestinal.

O refluxo ocorre quando a urina proveniente da uretra entra na bexiga (i. e., refluxo uretrovesical).[5] Nas mulheres, pode ocorrer durante atividades como tossir ou se agachar, porque aumentam a pressão intra-abdominal e fazem com que a urina seja comprimida para dentro da uretra e, em seguida, reflua para a bexiga à medida que a pressão diminui. Isso também pode acontecer quando a micção é interrompida subitamente. Como o orifício uretral geralmente está contaminado por bactérias, o mecanismo de refluxo pode possibilitar que refluam para dentro da bexiga.

Outro tipo de mecanismo de refluxo – *vesicoureteral* – ocorre nos níveis da bexiga e do ureter. Em condições normais, a parte distal do ureter estende-se entre a camada muscular e a superfície mucosa da parede da bexiga, formando um retalho (Figura 33.8). Este é comprimido contra a parede vesical durante a micção, impedindo que a urina seja forçada a entrar no ureter. Nos indivíduos com refluxo vesicoureteral, o ureter entra na bexiga praticamente em ângulo reto, de modo que a urina é forçada a entrar no ureter durante a micção.[5] Isso

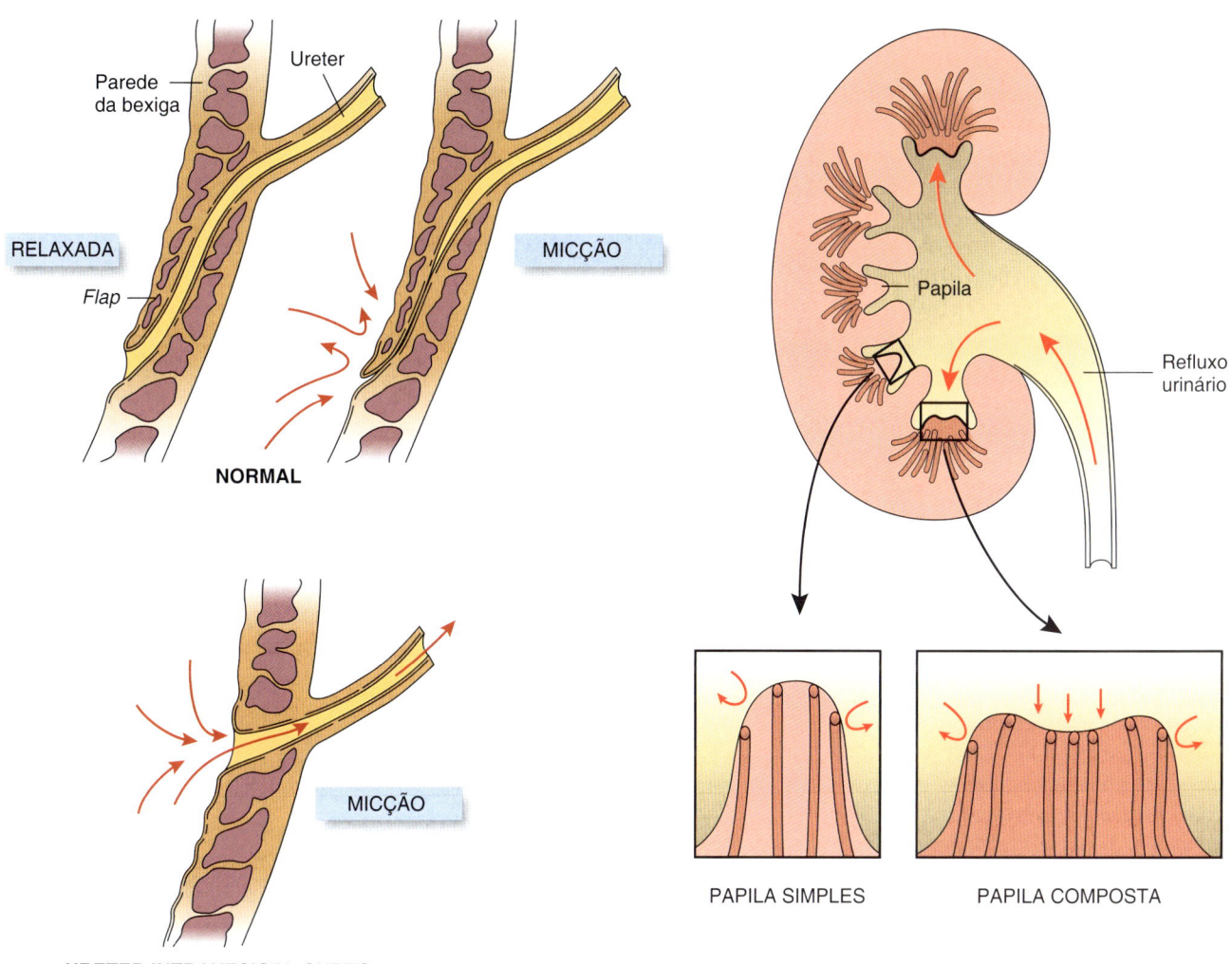

Figura 33.8 • Características anatômicas da bexiga e do rim na pielonefrite causada pelo refluxo ureterovesical. Na bexiga normal, a parte distal do ureter intravesical estende-se entre a mucosa e a camada muscular formando um *flap* de mucosa. Durante a micção, a pressão intravesical alta comprime o *flap* contra a parede da bexiga e fecha seu lúmen. Pacientes com ureter intravesical congenitamente curto não têm retalho de mucosa, porque o ângulo da entrada do reter na bexiga ocorre praticamente em ângulo reto. Assim, a micção força a urina a entrar no ureter. Na pelve renal, papilas simples dos cálices centrais são convexas e não permitem prontamente o refluxo da urina. Por outro lado, as papilas do composto periférico são côncavas e possibilitam a entrada da urina em refluxo. Fonte: Rubin R., Strayer D. (Eds.) (2015). *Rubin's pathology: Clinicopathologic foundations of medicine* (7. ed., p. 945, Figura 22.72). Philadelphia, PA: Wolters Kluwer Health.

ocorre mais comumente nas crianças com infecção urinária e parece resultar de anomalias congênitas de comprimento, diâmetro, estrutura muscular ou inervação do segmento submucoso do ureter. A forma côncava da papila periférica pode contribuir para o refluxo. O refluxo vesicoureteral também ocorre nos adultos com obstrução da via de saída de bexiga, basicamente em consequência dos aumentos do volume e da pressão intravesicais.

Infecção induzida por cateter

Cateteres urinários são tubos de látex ou plástico introduzidos pela uretra até a bexiga com a finalidade de drenar urina. Esses dispositivos causam irritação da uretra e constituem um meio de acesso dos microrganismos ao sistema urinário.[21]

A bacteriúria associada ao uso de cateter ainda é a causa mais comum de infecção em pacientes hospitalizados. As bactérias aderem à superfície do dispositivo e estimulam a formação de uma biopelícula, que então recobre sua superfície.[21] Essa biopelícula (ou biofilme) tende a proteger as bactérias da resposta do hospedeiro e da ação dos antibióticos, o que dificulta o tratamento. Um sistema de drenagem fechada (*i. e.*, que impede a entrada de ar e outras fontes de contaminação) e a atenção cuidadosa com a higiene perineal (*i. e.*, limpeza da região em torno do meato uretral) ajudam a evitar infecções nos pacientes que precisam usar cateter urinário de longa permanência. A lavagem cuidadosa das mãos, assim como o diagnóstico e o tratamento precoces das infecções urinárias, também são medidas essenciais.

Manifestações clínicas

As manifestações clínicas da infecção urinária dependem de a infecção alcançar as vias urinárias inferiores (bexiga) ou superiores (rins), e de ser aguda ou crônica. A maioria é representada por infecções vesicais agudas sem complicações, que acometem as mulheres. As infecções urinárias altas envolvem o parênquima e a pelve do rim (pielonefrite).[24] São menos comuns e acometem mais frequentemente crianças e adultos com obstruções do sistema urinário ou outros fatores predisponentes, inclusive diabetes.

O episódio agudo de cistite (infecção da bexiga) caracteriza-se por micções frequentes, desconforto na região abdominal baixa ou no dorso e ardência e dor ao urinar (*i. e.*, disúria).[20,24] Em alguns casos, a urina fica turva e com odor fétido. Manifestações em crianças com menos de 2 anos são tipicamente inespecíficas, enquanto crianças com mais de 5 anos tendem a apresentar os sintomas localizados de cistite mencionados anteriormente.[29] Nos adultos, geralmente não há febre nem outros sinais de infecção. Quando não ocorrem complicações, os sintomas desaparecem nas primeiras 48 h de tratamento. Os sinais e sintomas de cistite também podem refletir uretrite causada por *Chlamydia trachomatis, Neisseria gonorrhoeae* ou herpes-vírus simples (HSV), ou um episódio de vaginite secundária à infecção por *Trichomonas vaginalis* ou espécies de *Candida*.[5]

Diagnóstico e tratamento

Em geral, o diagnóstico de uma infecção urinária baseia-se nos sintomas e nos exames de urina para mostrar a existência de microrganismos. Quando é necessário, são realizadas radiografias, ultrassonografia, TC e cintigrafia renal a fim de evidenciar fatores contribuintes, inclusive obstrução.

Exames de urina são realizados para revelar bactérias na urina e diagnosticar infecção urinária. Um critério diagnóstico amplamente aceito de infecção urinária é a detecção de 100.000 unidades formadoras de colônia (UFC) ou mais bactérias por mililitro (mℓ) de urina.[25] Em geral, a definição de colonização é a multiplicação dos microrganismos no hospedeiro, sem indícios aparentes de invasividade ou lesão dos tecidos. O termo piúria (existência de mais de 5 a 8 leucócitos por campo de grande aumento) indica reação do hospedeiro à infecção, em vez de colonização bacteriana assintomática.[25] A coloração de Gram pode ser realizada para determinar o tipo (gram-positivo ou gram-negativo) de microrganismo. A cultura de urina pode ser efetuada para confirmar se há bactérias patogênicas nas amostras de urina, viabilizar sua caracterização e determinar sua sensibilidade aos antibióticos específicos.

A amostra de urina pode ser examinada com fita reagente ou microscopia óptica a procura de biomarcadores de infecção. Dois exames simples são a pesquisa de nitrito e de esterase leucocitária.[25] Esses testes são relativamente baratos, fáceis de realizar e podem ser empreendidos no contexto ambulatorial ou até na residência do paciente. As bactérias reduzem os nitratos da urina a nitritos, fornecendo um substrato para análise bioquímica. Do mesmo modo, os leucócitos ativados secretam esterase leucocitária, que pode ser detectada por testes químicos.[25] Os testes para nitritos podem ser negativos quando o agente etiológico não decompõe nitratos (p. ex., enterococos ou *S. saprophyticus*). Também podem ser negativos quando a amostra de urina está muito diluída.

O tratamento da infecção urinária depende do patógeno causal e da existência de fatores contribuintes relacionados com o hospedeiro e o patógeno. Outra consideração refere-se ao fato de a infecção ser aguda, crônica ou recidivante. A maioria das infecções urinárias baixas agudas, que acometem principalmente mulheres e geralmente são causadas por *E. coli*, é tratada eficazmente com um ciclo breve de antibiótico. A ingestão forçada de líquidos pode atenuar os sinais e sintomas, e esta abordagem é usada como medida complementar ao tratamento antimicrobiano.

As infecções urinárias baixas recidivantes são as que recorrem depois do tratamento e são causadas por persistência das bactérias ou por reinfecção. Em geral, a persistência das bactérias pode ser curada com a remoção da fonte de infecção (p. ex., cateter urinário ou cálculos vesicais infectados). A reinfecção é evitada principalmente com medidas educativas quanto à prevenção da transmissão dos patógenos. Alguns estudos sugerem, já há algum tempo, a ingestão do suco de *cranberry* (oxicoco) como medida profilática para as mulheres com infecções urinárias repetidas. As evidências são variáveis quanto à capacidade de o suco de *cranberry* diminuir o risco de infecções urinárias. Já se acreditou que o suco de *cranberry* reduz a aderência bacteriana ao revestimento epitelial do sistema urinário. Metanálise recente mostrou redução da incidência de infecções urinárias graças ao uso de derivados de *cranberry*.[27,33] Tendo em vista os padrões disseminados de resistência a antibióticos, mais atenção deve ser dada a essa estratégia de prevenção. As infecções urinárias crônicas são mais difíceis de tratar. Como geralmente estão associadas à uropatia obstrutiva ou ao refluxo urinário, os exames complementares são realizados frequentemente para detectar essas anormalidades.[20] Quando possível, a condição predisponente à obstrução ou ao refluxo deve ser corrigida. Em especial, os homens devem ser avaliados quanto à existência de distúrbios obstrutivos ou foco infeccioso prostático.

Infecções em grupos especiais

As infecções urinárias ocorrem em todas as faixas etárias. Nos lactentes, são mais comuns nos meninos que nas meninas. Depois do primeiro ano de vida, são mais frequentes nas meninas. Isso é atribuível ao comprimento menor da uretra feminina e à facilidade de contaminação do vestíbulo vaginal pela flora fecal. Cerca de 60% de todas as mulheres adultas têm no mínimo uma infecção urinária ao longo da vida.[32] Os fatores de risco principais das mulheres jovens são relações sexuais e uso de agentes espermicidas.[29,32] Em geral, a uretra anterior é colonizada por bactérias e a massagem uretral ou a relação sexual podem forçar a urina a refluir para a bexiga.[29]

Infecções urinárias em gestantes

As gestantes são mais suscetíveis às infecções urinárias. As alterações fisiológicas e anatômicas normais da função das vias urinárias durante a gestação predispõem a essas infecções.[34] Tais alterações ocorrem no sistema coletor dos rins e incluem dilatação dos cálices e das pelves renais e dos ureteres, que começa a partir do primeiro trimestre e torna-se mais acentuada no terceiro. Essa dilatação do sistema urinário superior acompanha-se de redução da atividade peristáltica dos ureteres, que parece resultar dos efeitos relaxantes musculares dos hormônios do grupo da progesterona e da obstrução mecânica causada pelo útero em crescimento. Além das alterações nos rins e nos ureteres, a bexiga urinária é deslocada de sua posição pélvica normal para cima e para frente, ou seja, para uma posição mais abdominal. Há também relaxamento da musculatura lisa, que resulta em aumento da capacidade de armazenamento de urina e estase urinária.[34]

Bacteriuria assintomática é comum na gravidez; é definida como duas culturas de urina consecutivas com mais de 100 mil unidades formadoras de colônia (UFC) da mesma bactéria ou cultura de amostra de urina obtida por cateterização com apenas 100 UFC de bactérias.[34]

Complicações incluem bacteriúria persistente, pielonefrites aguda e crônica e recém-nascidos prematuros com baixo peso. Existem evidências de que poucas mulheres tenham bacteriúria na gestação. Em vez disso, parece que as infecções urinárias sintomáticas desse período refletem a bacteriúria assintomática preexistente e que as alterações durante a gestação simplesmente viabilizem a evolução da colonização urinária existente para infecção sintomática e invasão dos rins. Rastreamento e tratamento de infecção urinária assintomática são recomendados durante o primeiro e o segundo trimestres de gravidez para evitar complicações de infecção oculta.[29]

Infecções urinárias em crianças

As infecções urinárias ocorrem com mais frequência em meninos ate 3 meses de idade e em meninas após essa faixa etária.[29] As crianças em risco mais alto de bacteriúria ou infecções urinárias sintomáticas são recém-nascidos prematuros que receberam alta de unidades de terapia intensiva neonatal; crianças com doença imune ou sistêmica ou anomalias das vias urinárias (inclusive bexiga neurogênica ou refluxo vesicoureteral); pacientes com história familiar de infecção urinária ou anomalias do sistema urinário com refluxo; e história de infecção urinária em idade jovem.[29]

Bacteriuria assintomática é relativamente comum em meninas em idade escolar e essas crianças correm risco mais alto de bacteriuria mais tarde. O prognóstico é bom quando não existem anormalidades estruturais ou funcionais.[29] Refluxo é encontrado em até 50% de crianças pequenas com infecção urinária sintomática.

Nas crianças, as infecções urinárias frequentemente afetam as vias urinárias superiores (pielonefrite), e, nos pacientes com desenvolvimento renal incompleto, a pielonefrite pode causar hipertensão, fibrose renal e lesão irreversível do rim.[29] A incidência de fibrose renal é mais alta nas crianças com refluxo vesicoureteral ou obstrução, nos pacientes com infecções urinárias repetidas e nas crianças que tiveram retardo no início do tratamento.

Manifestações clínicas. Ao contrário dos adultos, as crianças frequentemente não têm sinais e sintomas típicos de uma infecção urinária.[29,35] Alguns recém-nascidos com esse tipo de infecção têm bacteriemia e podem apresentar sinais e sintomas de septicemia, inclusive febre, hipotermia, episódios de apneia, perfusão cutânea reduzida, distensão abdominal, diarreia, vômitos, letargia e irritabilidade. Os lactentes maiores podem ter transtornos alimentares, déficit de crescimento, diarreia, vômitos, febre e urina fétida. As crianças de 1 a 3 anos comumente apresentam dor abdominal, vômitos, diarreia, padrões miccionais anormais, urina fétida, febre e déficit de crescimento. Nas crianças maiores com infecções urinárias baixas, as manifestações clínicas clássicas – enurese, aumento da frequência das micções, disúria e desconforto suprapúbico – são mais comuns. Febre é um sinal típico das infecções urinárias nas crianças, e essa possibilidade deve ser considerada em todos os pacientes com febre inexplicável.[36] Diagnóstico tardio em crianças pequenas aumenta o risco de fibrose renal permanente; contudo, aproximadamente 60% dos pediatras relatam que retardo na detecção de infecção urinária febril é comum na prática clínica.[35] A natureza dos sinais/sintomas em crianças pode ser inconsistente e vaga, contribuindo para a demora do diagnóstico.

Diagnóstico e tratamento. Exame físico, exame do sedimento urinário e urinocultura são necessários para diagnóstico e tratamento.[36] O diagnóstico se baseia na história detalhada dos padrões miccionais e no quadro clínico; no exame físico para detectar febre, hipertensão, hipersensibilidade abdominal ou suprapúbica e outras manifestações clínicas de infecção urinária; e no exame simples da urina (EAS) para mostrar bacteriúria, piúria, proteinúria e hematúria. Urinocultura positiva com amostra obtida por uma técnica adequada é essencial ao diagnóstico correto.[36] Outras modalidades diagnósticas podem ser necessárias para definir a causa do distúrbio. Refluxo vesicoureteral é a anomalia associada mais comumente às infecções urinárias, e nefropatia de refluxo é uma causa importante de doença renal terminal em crianças e adolescentes. As crianças com uma primeira infecção urinária relativamente simples podem passar a ter refluxo significativo. Por essa razão, até mesmo um único episódio comprovado deve ser cuidadosamente investigado. Queixas urinárias sem bacteriúria sugerem vaginite, uretrite, abuso sexual, banhos de espuma irritantes, estrongiloidíase ou cistite viral. Nas adolescentes, o relato de disúria e secreção vaginal deve sugerir vaginite ou vulvite. Estudos demonstraram que homens não circuncidados têm maior risco de infecção urinária.[29]

A abordagem terapêutica baseia-se na gravidade clínica da infecção (p. ex., na localização da infecção), no risco de sepse e na existência de anormalidades estruturais.[29,36] O tratamento imediato dos lactentes e crianças maiores é essencial. A maioria dos lactentes com infecções urinárias sintomáticas e algumas crianças com sinal clínico de infecção urinária alta aguda devem ser hospitalizadas para fazer reidratação e iniciar tratamento com antibiótico intravenoso. O acompanhamento clínico é essencial às crianças com infecção urinária e febre para assegurar a erradicação do processo infeccioso. Urinoculturas são realizadas frequentemente ao final do tratamento para confirmar a eficácia do antibiótico. Em geral, os exames de imagem são recomendados para todas as crianças que tiveram o primeiro episódio de infecção urinária, a fim de detectar fibrose renal, refluxo vesicoureteral ou outras anomalias.

Infecções urinárias em idosos

Infecções urinárias são a segunda causa mais frequente de infecção, depois da pneumonia, em adultos de idade avançada. As infecções urinárias representam aproximadamente 11% das infecções em adultos mais velhos saudáveis que vivem na comunidade, e até 50% das infecções naqueles que residem em unidades de longa permanência.[37] Alterações normais da função imune relacionadas ao envelhecimento aumentam o risco de infecção em adultos mais velhos. Além disso, o risco de infecção aumenta por causa de vários fatores predisponentes, inclusive imobilidade, resultando em esvaziamento vesical insatisfatório, obstrução do fluxo de saída vesical causada por hiperplasia prostática ou cálculos renais, isquemia vesical causada por retenção urinária, constipação intestinal, vaginite senil e diminuição da atividade bactericida da urina e das secreções prostáticas. Além desses riscos, existem outras condições de saúde que exigem manipulação do sistema urinário. História pregressa de infecção urinária é um preditor importante de infecções urinárias subsequentes nos adultos mais velhos.[38] Os idosos com bacteriúria têm apresentações clínicas variadas, inclusive quadros assintomáticos ou sinais e sintomas típicos de infecção urinária. Mesmo quando há sintomas de infecção urinária baixa, essas queixas podem ser difíceis de interpretar porque os idosos sem infecção urinária comumente referem urgência, aumento da frequência e incontinência urinárias. Por outro lado, eles podem ter sintomas vagos como anorexia, fadiga, fraqueza ou alteração do estado mental. Mesmo nos casos de infecção urinária alta mais grave (p. ex., pielonefrite), os sinais e sintomas típicos como febre, calafrios, dor no flanco e hipersensibilidade à palpação podem ser alterados ou imperceptíveis nesses indivíduos. Em alguns casos, os pacientes não têm quaisquer sintomas até que a infecção esteja muito avançada.

RESUMO

Infecções urinárias são o segundo tipo mais frequente de infecção encontrado pelos profissionais da área médica. Podem variar de bacteriúria assintomática até infecções renais graves, que causam lesão renal irreversível. A predisposição é determinada pelas defesas do hospedeiro e pela virulência do patógeno. As defesas do hospedeiro incluem o fenômeno de eliminação (lavagem) associado à micção; revestimento protetor de mucina da bexiga; e defesas imunes locais. A virulência dos patógenos é intensificada pela existência de fímbrias ou pelos, que facilitam sua adesão às estruturas do sistema urinário; lipopolissacarídios que se ligam às células do hospedeiro e estimulam uma reação inflamatória; e enzimas que destroem as hemácias e disponibilizam ferro para o metabolismo e a multiplicação das bactérias.

A maioria das infecções urinárias ascende da uretra e da bexiga. Alguns fatores interagem e determinam a predisposição a elas, inclusive obstrução das vias urinárias; estase e refluxo de urina; distúrbios da função urinária induzidos pela gestação; alterações do sistema urinário associadas ao envelhecimento; anormalidades dos mecanismos protetores da bexiga e dos ureteres; função imune deprimida; e virulência dos patógenos. Cateteres urinários e instrumentação das vias urinárias contribuem para a incidência dessas infecções. O diagnóstico e o tratamento imediatos são essenciais à prevenção de lesão renal irreversível.

DISTÚRBIOS DA FUNÇÃO GLOMERULAR

Depois de concluir esta seção, o leitor deverá ser capaz de:

- Descrever os dois tipos de mecanismos imunes envolvidos nos distúrbios glomerulares
- Usar os termos proliferação, esclerose, *membranosa*, *difusa*, focal, *segmentar* e *mesangial* para explicar as alterações da estrutura glomerular com a glomerulonefrite
- Descrever sucintamente a diferença entre síndromes nefríticas, glomerulonefrite rapidamente progressiva, síndrome nefrótica, distúrbios glomerulares assintomáticos e glomerulonefrite crônica.

Glomérulos são tufos de capilares situados entre as arteríolas aferentes e eferentes. Esses capilares estão dispostos em lóbulos e são sustentados por pedículos formados por células mesangiais e matriz extracelular semelhante à membrana basal (Figura 33.9). A membrana dos glomérulos é formada por três camadas estruturais: uma camada de células endoteliais que revestem a superfície mais interna do capilar; membrana basal constituída por uma rede de proteínas matriciais; e uma camada de células epiteliais que circunda a superfície mais externa do capilar e recobre a superfície mais interna da cápsula de Bowman. As células epiteliais estão ligadas à membrana basal por prolongamentos longos semelhantes a pés (*podócitos*), que circundam a superfície externa dos capilares. A membrana capilar glomerular tem permeabilidade seletiva, ou seja, possibilita que água e partículas pequenas (p. ex., eletrólitos e moléculas dissolvidas, inclusive glicose e aminoácidos) deixem o sangue e entrem no espaço de Bowman; ao mesmo tempo, impedem que partículas maiores (p. ex., proteínas plasmáticas e células sanguíneas) saiam do sangue.[6]

Glomerulonefrite é um processo inflamatório que envolve as estruturas glomerulares. É a segunda causa mais frequente de insuficiência renal em todo o mundo e ocupa o terceiro lugar (depois do diabetes e da hipertensão) entre as causas de doença renal crônica nos EUA.[5] Existem muitas causas de doença glomerular. A glomerulonefrite pode ser um distúrbio primário, no qual a anormalidade glomerular é o único problema existente; ou pode ser uma condição secundária, na qual a anormalidade glomerular resulta de outra doença, inclusive diabetes melito ou LES. A Figura 33.10 apresenta um algoritmo descrevendo as glomerulonefrites primárias e secundárias.

Etiologia e patogênese da lesão glomerular

Os agentes ou eventos causadores de lesão glomerular incluem mecanismos imunológicos, não imunológicos e hereditários. Muitos casos de doença glomerular primária e doença glomerular secundária provavelmente têm origem imune.[5] Embora várias doenças glomerulares sejam suscitadas por eventos imunológicos, inúmeros estressores não imunológicos metabólicos (*i. e.*, diabetes), hemodinâmicos (*i. e.*, hipertensão arterial) e tóxicos (*i. e.*, drogas ilícitas e fármacos), tanto sozinhos como associados a mecanismos imunológicos, podem ocasionar lesão glomerular. Doenças glomerulares hereditárias como a síndrome de Alport, apesar de relativamente raras, são uma importante categoria de doença glomerular, devido à sua associação à perda progressiva da função renal e à sua transmissão a futuras gerações.

Dois tipos de mecanismos imunes foram implicados na patogênese da doença glomerular:

1. Lesão resultante de anticorpos que reagem com antígenos glomerulares fixos ou antígenos depositados dentro do glomérulo
2. Lesão resultante de complexos antígeno-anticorpo circulantes retidos na membrana glomerular (Figura 33.11).

Os antígenos responsáveis pelo desenvolvimento da reação imune podem ter origem endógena, como autoanticorpos contra o ácido desoxirribonucleico (DNA) no LES, ou podem ser exógenos, como os antígenos da membrana dos estreptococos na glomerulonefrite pós-estreptocócica. Em muitos casos, a origem do antígeno não é conhecida.

As alterações celulares na doença glomerular aumentam as contagens de células glomerulares ou inflamatórias (proliferativas ou hipercelulares), causam espessamento da membrana basal (membranosa) e acarretam alterações dos componentes não celulares do glomérulo (esclerose e fibrose).[5,6] O aumento da quantidade de células caracteriza-se por uma ou mais das seguintes alterações: proliferação das células endoteliais ou mesangiais, infiltração de leucócitos (neutrófilos, monócitos e

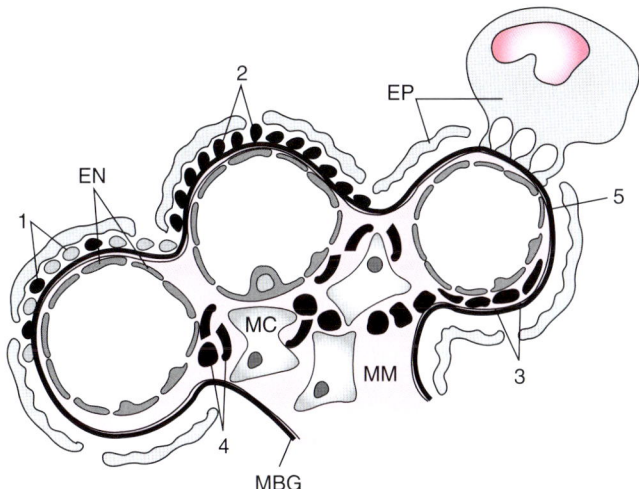

Figura 33.9 • Ilustração esquemática de três capilares glomerulares mostrando as áreas de formação dos imunocomplexos. Os depósitos subepiteliais são encontrados na glomerulonefrite pós-infecciosa (1) e na nefropatia membranosa (2) e provavelmente são formados localmente por um mecanismo *in situ*. Os depósitos subendoteliais (3) e mesangiais (4) também podem formar-se localmente, mas na maioria dos casos são resultantes da retenção passiva dos imunocomplexos circulantes pré-formados. Os anticorpos anti-MBG ligam-se com padrão linear à MBG (5) e, como o antígeno faz parte da membrana basal com inúmeras ligações cruzadas, os depósitos elétron-densos não aparecem ao exame ultraestrutural. EN, célula endotelial; EP, célula epitelial visceral ou podócitos; MC, célula mesangial; MM, matriz mesangial; MBG, membrana basal glomerular. Fonte: Rennke H. G., Denker B. M. (2014). *Renal pathophysiology: The essentials* (4. ed., p. 242). Philadelphia, PA: Lippincott Williams & Wilkins.

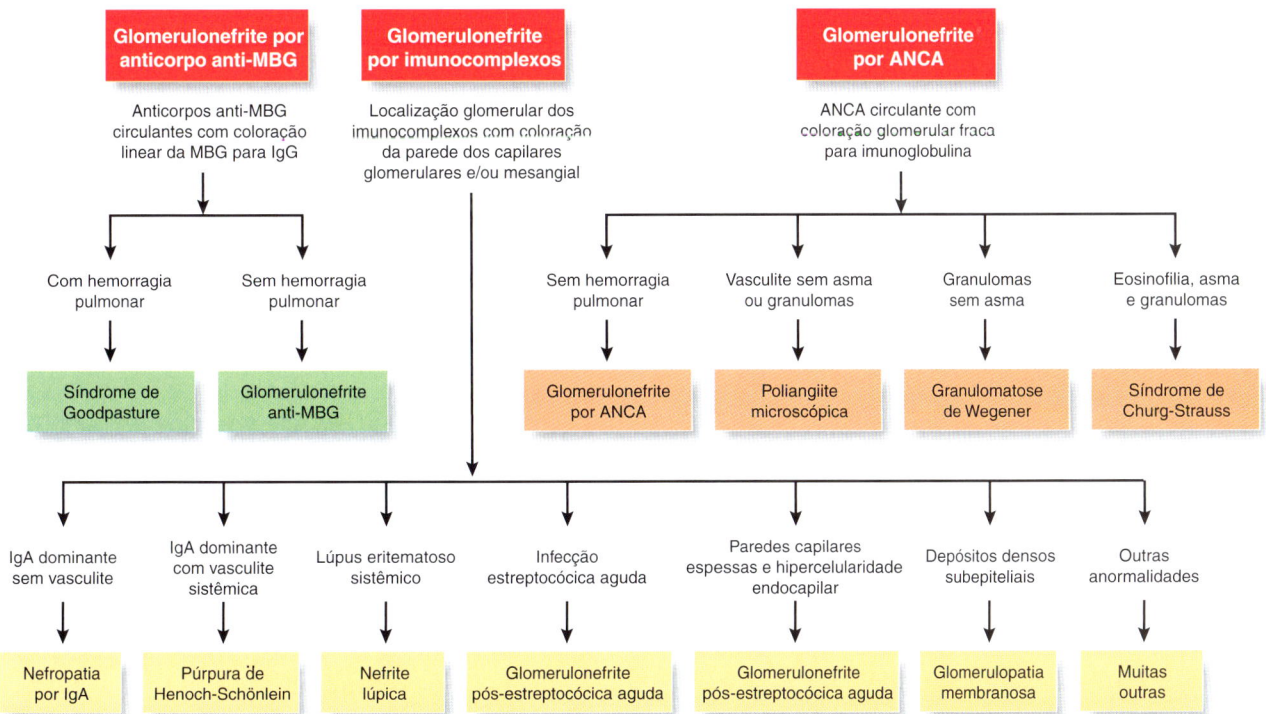

Figura 33.10 • Algoritmo demonstrando a integração de achados histopatológicos e dados clínicos para fazer o diagnóstico de uma forma específica de glomeruloesclerose primária ou secundária. Uma importante categorização inicial é a glomerulonefrite com anticorpos contra citoplasma de neutrófilos (ANCA) ou com imunocomplexos contra membrana basal glomerular. Após ser feito isso, diagnósticos mais específicos dependem de observações clínicas ou histopatológicas adicionais. Fonte: Rubin R., Strayer D. (Eds.) (2015). *Rubin's pathology: Clinicopathologic foundations of medicine* (7. ed., p. 915, Figura 22.15). Philadelphia, PA: Wolters Kluwer Health.

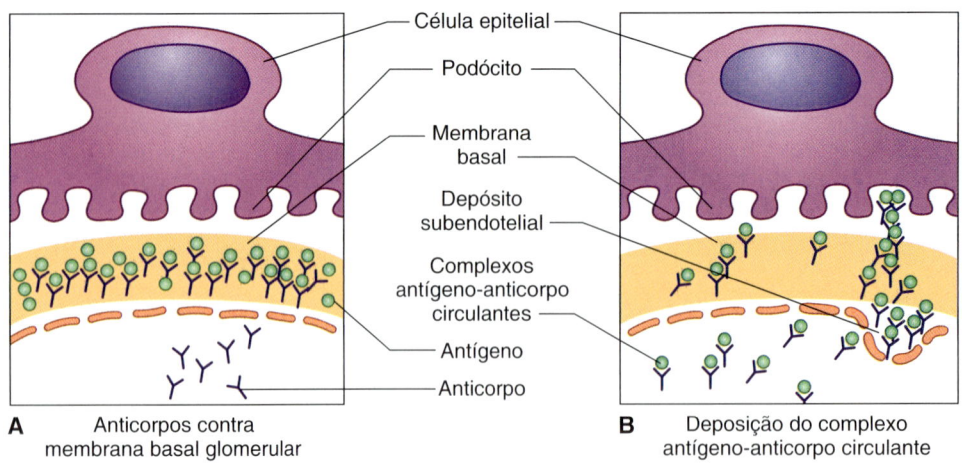

Figura 33.11 • Mecanismos imunes das doenças glomerulares. **A.** Anticorpos dirigidos contra a membrana basal do glomérulo deixam a circulação e interagem com antígenos existentes em sua estrutura. **B.** Os complexos antígeno-anticorpo circulantes no sangue ficam retidos à medida que são filtrados no glomérulo.

linfócitos em alguns casos) e formação de crescentes (acúmulos com formato de crescentes de células epiteliais em proliferação e leucócitos infiltrantes) no espaço de Bowman.[5,6] O *espessamento da membrana basal* consiste em deposição de material acelular denso nas superfícies endotelial e epitelial da membrana basal, ou dentro da própria membrana. "Esclerose" é o termo usado para descrever um aumento da quantidade de material extracelular nos tecidos mesangiais, subendoteliais ou subepiteliais do glomérulo, enquanto "fibrose" refere-se à deposição de fibras de colágeno. As alterações glomerulares podem ser *difusas*, ou seja, envolvendo todos os glomérulos e todos os seus componentes; *focais*, quando apenas alguns glomérulos são afetados; *segmentares*, quando há envolvimento apenas de determinado segmento de cada glomérulo; ou *mesangiais*, quando as células mesangiais são afetadas.[5,6] A Figura 33.9 B ilustra a localização das lesões associadas aos diversos tipos de doença glomerular.

Tipos de doença glomerular

As manifestações clínicas dos distúrbios glomerulares geralmente são classificadas em cinco grupos:

1. Síndromes nefríticas
2. Glomerulonefrite rapidamente progressiva
3. Síndrome nefrótica
4. Distúrbios assintomáticos do sedimento urinário (i. e., hematúria ou proteinúria)
5. Glomerulonefrite crônica.[5]

As síndromes nefríticas desencadeiam uma resposta inflamatória proliferativa, enquanto a síndrome nefrótica aumenta a permeabilidade do glomérulo. Como a maioria das doenças glomerulares pode causar síndromes nefrítica e nefrótica mistas, o diagnóstico definitivo geralmente depende de biopsia renal.

Síndrome nefrítica aguda

Síndrome nefrítica aguda é o correspondente clínico da inflamação glomerular aguda. Em sua forma mais grave, caracteriza-se por início súbito de hematúria (microscópica ou macroscópica com cilindros hemáticos), graus variáveis de proteinúria, redução da TFG, oligúria e sinais de disfunção renal. É causada por processos inflamatórios que obstruem os lumens dos capilares glomerulares e lesam a parede capilar. Essa lesão da parede capilar possibilita que as hemácias entrem na urina e causa as alterações hemodinâmicas que reduzem a TFG. Acumulação extracelular de líquidos, hipertensão e edema ocorrem em consequência da TFG reduzida e da reabsorção tubular aumentada de sal e água.

A síndrome nefrítica aguda pode ocorrer com doenças sistêmicas como o LES. Entretanto, nos casos típicos, essa síndrome está associada às glomerulonefrites proliferativas agudas, inclusive glomerulonefrite pós-infecciosa.

> **Conceitos fundamentais**
>
> **Doenças glomerulares**
>
> - As doenças glomerulares alteram as propriedades semipermeáveis da membrana capilar glomerular, as quais possibilitam que a água e as moléculas pequenas saiam do sangue e entrem no filtrado urinário, ao mesmo tempo em que impedem que hemácias e proteínas plasmáticas deixem a circulação
> - As síndromes nefríticas diminuem a permeabilidade glomerular e suas manifestações clínicas estão relacionadas com a redução da TFG, a retenção de líquidos e a acumulação de escórias nitrogenadas
> - A síndrome nefrótica aumenta a permeabilidade glomerular, e as manifestações da disfunção fisiológica estão relacionadas com a perda maciça de proteínas plasmáticas na urina.

Glomerulonefrite pós-infecciosa aguda. Em geral, a glomerulonefrite pós-infecciosa aguda ocorre depois da infecção por algumas cepas de estreptococos beta-hemolíticos do grupo A, e é causada pela deposição de imunocomplexos de anticorpo e antígenos bacterianos.[5] Isso também pode ocorrer depois de infecções por outros microrganismos, inclusive estafilococos, vírus (p. ex., vírus da hepatite) e vários parasitas.³ Embora essa doença seja encontrada principalmente nas crianças, todas as faixas etárias podem ser afetadas.

A fase aguda da glomerulonefrite pós-infecciosa caracteriza-se por crescimento difuso e hipercelularidade dos glomérulos. A hipercelularidade é causada por infiltração de leucócitos (neutrófilos e monócitos) e pela proliferação das células endoteliais e mesangiais.⁵ Também há edema das células endoteliais. A combinação de proliferação, edema e infiltração por leucócitos fecha os lumens dos capilares glomerulares. Também pode haver edema e inflamação do interstício, e os túbulos comumente contêm hemácias. Nas primeiras semanas da doença, a microscopia de imunofluorescência geralmente mostra depósitos granulares de IgG e componente C3 do complemento no mesângio e ao longo da membrana basal (Figura 33.12).

Os casos clássicos da glomerulonefrite pós-estreptocócica começam depois de uma infecção estreptocócica 7 a 12 dias antes. Esse é o intervalo necessário à produção dos anticorpos. Em geral, a infecção primária afeta a faringe, mas a pele também pode ser afetada. Uma das primeiras manifestações clínicas é oligúria, que ocorre à medida que a TFG diminui. Proteinúria e hematúria são consequentes ao aumento da permeabilidade das membranas dos capilares glomerulares. As substâncias na urina destroem as hemácias, e urina marrom-escura pode ser o primeiro sinal dessa síndrome. A retenção de sódio e água causa edema (principalmente da face e das mãos) e hipertensão. Entre as anormalidades laboratoriais significativas, observam-se aumentos dos títulos de anticorpo antiestreptocócico (ASO), redução das concentrações séricas de C3 e outros componentes do sistema complemento e formação de crioglobulinas (i. e., imunocomplexos grandes) no soro.

O tratamento da glomerulonefrite pós-estreptocócica aguda consiste em erradicar a infecção estreptocócica com antibióticos e instituir medidas de suporte. Esse tipo de glomerulonefrite tem prognóstico excelente e raramente causa doença renal crônica.⁵

Glomerulonefrite rapidamente progressiva

Glomerulonefrite rapidamente progressiva é uma síndrome clínica que se caracteriza por sinais e sintomas de lesão glomerular grave, sem uma causa específica determinável. Como seu nome sugere, esse tipo de glomerulonefrite é rapidamente progressivo, em geral no intervalo de alguns meses. A doença consiste em proliferação focal e segmentar das células glomerulares e recrutamento de monócitos e macrófagos com formação de estruturas com configuração de crescentes, que fecham o espaço de Bowman.³⁹ A glomerulonefrite rapidamente progressiva pode ser causada por algumas doenças imunes, condições sistêmicas e patologias limitadas aos rins. Entre as doenças associadas, estão distúrbios imunes complexos como LES, vasculites de pequenos vasos (p. ex., poliangiite microscópica) e uma doença conhecida como *síndrome de Goodpasture*.

Síndrome de Goodpasture. É uma forma rara e agressiva de glomerulonefrite causada por anticorpos dirigidos contra as membranas basais dos glomérulos (MBG) e dos alvéolos. Os anticorpos anti-MBG têm reatividade cruzada com a membrana basal dos alvéolos pulmonares e são responsáveis pela síndrome de hemorragia pulmonar associada à insuficiência renal. A alteração histopatológica típica da glomerulonefrite por anticorpos anti-MBG é a coloração linear difusa das membranas basais para IgG (Figura 33.13). A etiologia dessa síndrome é desconhecida, embora tenham sido implicadas infecções por vírus influenza, exposição aos hidrocarbonetos solventes (encontrados nas tintas e nos corantes), vários fármacos e câncer em alguns casos. Acredita-se que a síndrome de Goodpasture tenha predisposição genética, mas isso não está comprovado.

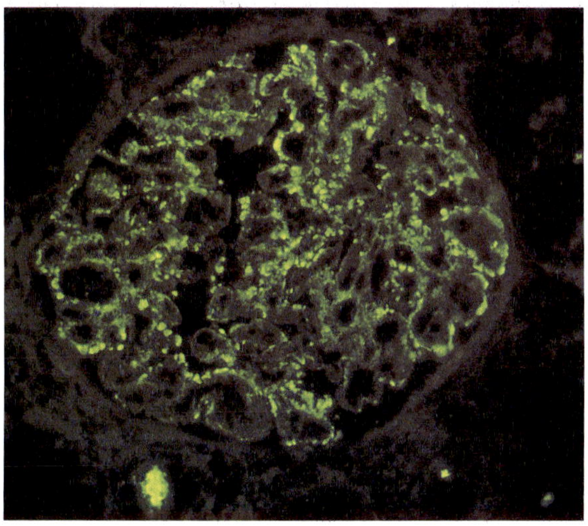

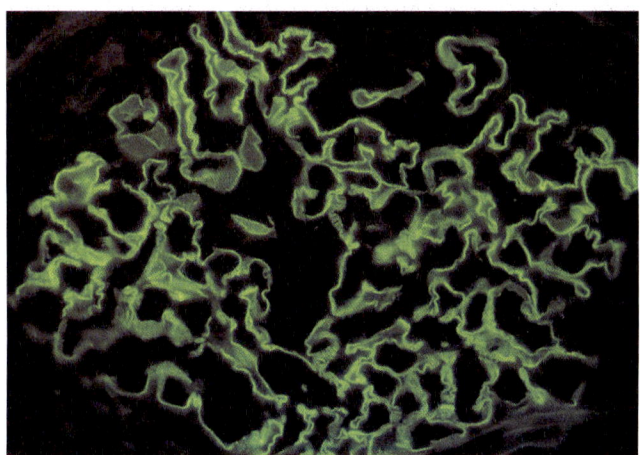

Figura 33.12 • Glomerulonefrite pós-infecciosa aguda. A fotografia de microscopia eletrônica por imunofluorescência revelou coloração granular para o componente C3 do complemento nas paredes capilares e no mesângio. Fonte: Rubin R., Strayer D. (Eds.) (2015). *Rubin's pathology: Clinicopathologic foundations of medicine* (7. ed., p. 926, Figura 22.37). Philadelphia, PA: Wolters Kluwer Health.

Figura 33.13 • Glomerulonefrite por anticorpos anti-MBG. A imunofluorescência para IgG com padrão linear foi evidenciada ao longo da MBG. Compare essa imagem com o padrão granular de imunofluorescência típica da maioria dos tipos de deposição de imunocomplexos na parede capilar. Fonte: Rubin R., Strayer D. (Eds.) (2015). *Rubin's pathology: Clinicopathologic foundations of medicine* (7. ed., p. 933, Figura 22.52). Philadelphia, PA: Wolters Kluwer Health.

O tratamento inclui plasmaférese para remover os anticorpos anti-MBG circulantes e imunossupressores (*i. e.*, corticoides e ciclofosfamida) a fim de inibir a formação de mais anticorpos.[31]

Síndrome nefrótica

A síndrome nefrótica caracteriza-se por proteinúria maciça (> 3,5 g/dia) e lipidúria (p. ex., gordura livre, corpúsculos ovais ou cilindros gordurosos) com hipoalbuminemia (< 3 g/dℓ), edema generalizado e hiperlipidemia (colesterol > 300 mg/dℓ) associados.[3] A síndrome nefrótica não é uma doença glomerular específica, mas um conjunto de manifestações clínicas resultantes do aumento da permeabilidade glomerular e da perda de proteínas na urina (Figura 33.14).[5]

Patogênese. Qualquer aumento da permeabilidade da membrana glomerular possibilita que proteínas saiam do plasma e entrem no filtrado glomerular. O resultado disso é proteinúria maciça, que acarreta hipoalbuminemia. O edema generalizado – marca característica da síndrome nefrótica – é causado pela redução da pressão coloidosmótica do sangue, com acumulação subsequente de líquidos nos tecidos intersticiais.[5] Também há retenção de sódio e água, agravando o edema. Isso parece atribuível a vários fatores, inclusive aumento compensatório da aldosterona, estimulação do sistema nervoso simpático e redução da secreção dos fatores natriuréticos. Inicialmente, o edema acumula-se nas partes inferiores do corpo (inclusive membros inferiores), mas torna-se generalizado à medida que a doença avança. Os pacientes com síndrome nefrótica podem ter dispneia causada por edema pulmonar, derrames pleurais e compressão diafragmática pela ascite.

A hiperlipidemia nos pacientes com nefrose caracteriza-se por níveis altos de triglicerídios e lipoproteínas de densidade baixa (LDL). Os níveis das lipoproteínas de densidade alta (HDL) geralmente estão normais. Por causa da elevação das concentrações de LDL, é mais provável que pacientes com síndrome nefrótica desenvolvam aterosclerose.

A maior parte das proteínas perdidas na urina é representada por albumina, ainda que globulinas também sejam perdidas. Por isso, os pacientes com nefrose podem ser suscetíveis às infecções, principalmente as causadas por estafilococos e pneumococos.[3] Essa resistência reduzida às infecções provavelmente está relacionada com as perdas urinárias de imunoglobulinas e componentes de baixo peso molecular do sistema complemento. Algumas proteínas de ligação também são perdidas na urina. Por essa razão, os níveis plasmáticos de determinados íons (ferro, cobre e zinco) e hormônios (tireóideos e sexuais) podem estar reduzidos. Alguns fármacos dependem de proteínas para seu transporte. A hipoalbuminemia reduz o número de locais de ligação proteica disponíveis e, deste modo, aumenta a porcentagem do fármaco livre (forma ativa).

Etiologia. As anormalidades glomerulares com a nefrose podem ser primárias ou secundárias às alterações causadas por doenças sistêmicas como diabetes melito e LES. Entre as lesões glomerulares primárias que acarretam síndrome nefrótica, está a doença de lesão mínima (nefrose lipoídica), a glomerulosclerose segmentar focal e a glomerulonefrite membranosa.[5] A frequência relativa dessas causas varia com a idade. Na faixa etária abaixo de 15 anos, a síndrome nefrótica quase sempre é causada por doenças glomerulares idiopáticas primárias, enquanto nos adultos geralmente é um distúrbio secundário.[5]

Doença de lesão mínima | Nefrose lipoídica. Caracteriza-se por destruição difusa (causada por fusão) dos pseudópodos das células da camada epitelial da membrana glomerular. A nefrose lipoídica é encontrada mais comumente nas crianças, mas pode ocorrer ocasionalmente nos adultos. A causa dessa doença é desconhecida. Embora a doença de lesão mínima não evolua para insuficiência renal, pode produzir complicações significativas, inclusive predisposição às infecções por bactérias gram-negativas, tendência a episódios tromboembólicos, hiperlipidemia e desnutrição proteica.

Glomerulonefrite membranosa. É a causa mais comum de nefrose primária dos adultos, mais comumente entre a quinta e a sexta décadas de vida, quase sempre depois dos 30 anos.[5] A doença é causada por espessamento difuso da MBG em consequência da deposição de imunocomplexos. A glomerulonefrite membranosa pode ser idiopática ou estar associada a alguns distúrbios, inclusive doenças autoimunes (p. ex., LES), infecções (p. ex., hepatite B crônica) e transtornos metabólicos (p. ex., diabetes melito). Imunoglobulinas e complemento nos depósitos subendoteliais sugerem que a doença seja um distúrbio crônico mediado por imunocomplexos.

Em geral, a glomerulonefrite membranosa começa com síndrome nefrótica de início insidioso ou, em uma porcentagem pequena dos casos, com proteinúria fora da faixa nefrótica. Também pode haver hematúria e hipertensão branda. A progressão da doença é variável. Alguns pacientes têm remissões completas, outros apresentam remissões e recidivas repetidas e, por fim, outros evoluem para insuficiência renal terminal e

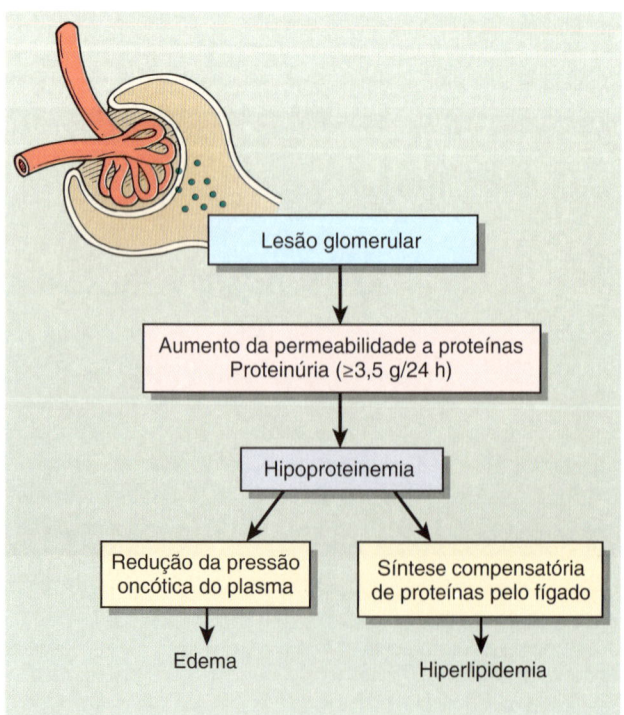

Figura 33.14 • Fisiopatologia da síndrome nefrótica.

até mesmo morte. As remissões espontâneas e uma evolução relativamente benigna são mais comuns nas mulheres e nos pacientes com proteinúria fora da faixa nefrótica. Ainda existem controvérsias quanto ao tratamento.

Glomerulosclerose segmentar focal. Caracteriza-se por esclerose (*i. e.*, aumento da deposição de colágeno) de alguns, mas não de todos, os glomérulos; nas unidades glomerulares afetadas, apenas uma parte do tufo glomerular está afetada.[5] Essa é uma causa especialmente comum de síndrome nefrótica nas populações afro-americana e hispânica.

Embora a esclerose segmentar focal geralmente seja uma síndrome idiopática, também pode estar associada à redução da concentração de oxigênio no sangue (p. ex., doença falciforme e cardiopatia congênita cianótica), à infecção pelo vírus da imunodeficiência humana (HIV) ou ao uso de substâncias intravenosas, ou também pode ser um distúrbio secundário associado à fibrose glomerular em consequência de outros tipos de glomerulonefrite.[5] O comprometimento da autofagia (processo de reparo necessário para manter a homeostase após lesão celular) seria responsável pela capacidade limitada de regeneração dos podócitos.[40] A ocorrência de hipertensão arterial e redução da função renal diferencia a esclerose focal da doença por alteração mínima. Além disso, a pesquisa indica que pessoas com doença por alteração mínima (uma manifestação de síndrome nefrótica diagnosticada por biopsia renal) evoluem posteriormente para glomeruloesclerose segmentar focal.[41] A proteína nefrina parece ser um marcador de lesão de podócitos. Pessoas com doença por alteração mínima respondem em graus variáveis aos corticosteroides. Pessoas tratadas e que não sofreram perda de nefrina apresentaram taxa de remissão de 96%, em comparação com a taxa de remissão de 61% entre pacientes que apresentaram perda de néfrons.[41] A maioria dos pacientes evolui para insuficiência renal em 5 a 10 anos.

Hematúria ou proteinúria assintomática

Alguns casos de glomerulonefrite causam doença assintomática branda, que não é diagnosticada ou não motiva o paciente a buscar atendimento de um profissional de saúde, razão pela qual o diagnóstico não é estabelecido. Exames de triagem populacional demonstraram que a disfunção renal evidenciada por proteinúria, hematúria, TFG reduzida ou uma combinação dessas anormalidades ocorre na população em geral. Doenças como a púrpura de Henoch-Schönlein frequentemente regridem sem danos renais irreversíveis, enquanto outras como a nefropatia por IgA e a síndrome de Alport podem evoluir para disfunção e insuficiência renais crônicas.

Nefropatia por imunoglobulina A.

Também conhecida como doença de Berger ou NIgA, é uma glomerulonefrite primária caracterizada por depósitos glomerulares de imunocomplexos de IgA. Pode surgir em qualquer idade, mas na maioria dos estudos relatados o pico de incidência ocorre entre 15 e 30 anos.[3] A nefropatia por IgA é mais comum nos homens e é a causa mais frequente de nefrite glomerular nas populações asiáticas.

A doença caracteriza-se pela deposição de imunocomplexos contendo IgA no mesângio do glomérulo. Depois da deposição nos rins, os imunocomplexos causam inflamação do glomérulo. A causa do distúrbio é desconhecida e é necessário elaborar classificações mais específicas dos estágios da nefropatia por IgA, de modo a possibilitar a interpretação das informações clínicas. Por essa razão, a International IgA Nephropathy Network está elaborando classificações da NIgA para ajudar os médicos a diagnosticarem essa doença. O sistema de classificação é baseado nos achados da biopsia em um mínimo de oito glomérulos para obter uma pontuação no MEST-C.[42] Alguns pacientes com a nefropatia têm níveis séricos altos de IgA.

Nos estágios iniciais da doença, alguns pacientes não têm sintomas evidentes nem estão conscientes do problema. Nesses casos, a nefropatia por IgA é considerada em razão de exames de triagem rotineiros ou indicados por outros problemas. Em outros pacientes, a doença causa hematúria macroscópica precedida de infecção das vias respiratórias superiores, sintomas referidos ao sistema digestório ou um quadro gripal. Em geral, a hematúria persiste por 2 a 6 dias. Cerca de 50% dos pacientes com hematúria macroscópica têm um único episódio, enquanto os casos restantes apresentam evolução progressiva da doença com episódios repetidos de hematúria e proteinúria branda. Em geral, a progressão é lenta ao longo de várias décadas.

A microscopia de imunofluorescência é essencial ao diagnóstico da nefropatia por IgA.[5] A alteração típica é coloração do mesângio para IgA mais intensa que para IgG ou IgM (Figura 33.15). Hoje em dia, não existem tratamentos eficazes para a nefropatia por IgA. A utilidade dos imunossupressores como corticoides e dos fármacos citotóxicos não está clara. Recentemente, pesquisadores têm investigado o uso dos ácidos graxos ômega-3 para retardar a progressão da doença.

Nefrite da púrpura de Henoch-Schönlein.

Púrpura de Henoch-Schönlein é uma vasculite de pequenos vasos que causa erupção purpúrea localizada predominantemente nos membros inferiores, artrite, além de artralgia, dor abdominal e disfunção renal idêntica à da nefropatia por IgA. A incidência tem variação sazonal, com o dobro de casos ocorrendo no

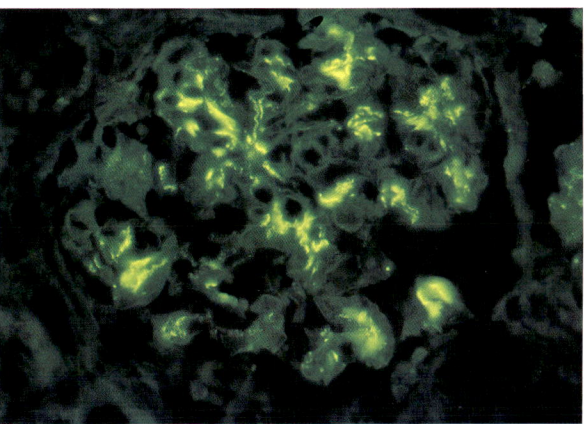

Figura 33.15 • Nefropatia por IgA. A fotografia de microscopia eletrônica mostra depósitos de IgA nas áreas mesangiais. Fonte: Rubin R., Strayer D. (Eds.) (2015). *Rubin's pathology: Clinicopathologic foundations of medicine* (7. ed., p. 931, Figura 22.48). Philadelphia, PA: Wolters Kluwer Health.

outono e no inverno.⁴³ A doença é diagnosticada mais comumente nas crianças, mas também pode ocorrer nos adultos. O acometimento renal nem sempre é evidente a princípio, mas a incidência aumenta com o tempo e é mais comum nas crianças maiores com queixas de dor abdominal e erupção persistente. Embora hematúria e proteinúria sejam as manifestações clínicas mais comuns, alguns pacientes têm indícios clínicos de nefrite aguda, enquanto outros podem ter manifestações nefríticas e nefróticas combinadas. A maioria recupera-se completamente depois de algumas semanas. Alguns casos progridem para doença renal terminal. Corticoides são os fármacos mais eficazes, e estudos revelaram que reduzem a duração e a intensidade das dores abdominais e articulares.⁴³

Síndrome de Alport

Síndrome de Alport é uma doença hereditária da MBG que acarreta hematúria e pode evoluir para insuficiência renal crônica. Tende a estar associada a malformações das orelhas e dos olhos,⁵ sendo causada por mutações do colágeno do tipo IV. Cerca de 85% dos casos são herdados como traço autossômico dominante ligado ao X, enquanto outros têm padrões hereditários autossômicos dominantes ou recessivos.⁵ Nas famílias com doença ligada ao cromossomo X, os meninos geralmente têm doença mais grave que as meninas. Em geral, os acometidos evoluem para insuficiência renal na vida adulta, embora a progressão da doença possa ocorrer na adolescência. Embora algumas meninas nunca tenham mais que hematúria branda com ou sem proteinúria leve, outras têm doença significativa e podem até evoluir para insuficiência renal.

Em geral, o diagnóstico da síndrome de Alport é firmado depois do exame de urina de uma criança cuja família apresenta vários casos de nefrite hereditária. Inicialmente, as crianças podem ter hematúria microscópica maciça seguida de proteinúria. Embora nem sempre isso aconteça, algumas com síndrome de Alport têm surdez neurossensorial e várias anormalidades oculares, inclusive luxação do cristalino, cataratas posteriores e distrofia da córnea. O déficit auditivo é bilateral e, em geral, detectado inicialmente na adolescência.

Glomerulonefrite crônica

A glomerulonefrite crônica representa a fase crônica de algumas formas específicas de glomerulonefrite.⁵ Certos tipos de glomerulonefrite aguda (p. ex., glomerulonefrite pós-estreptocócica) regridem por completo, enquanto outros progridem a taxas variáveis para glomerulonefrite crônica. Alguns pacientes com glomerulonefrite crônica não referem história de doença glomerular. Esses casos podem representar o resultado final das formas relativamente assintomáticas de glomerulonefrite. Ao exame histológico, a forma crônica caracteriza-se por rins pequenos com glomérulos esclerosados. Na maioria dos casos, a glomerulonefrite crônica tem evolução insidiosa e, em alguns, progride lentamente para doença renal crônica.

Lesões glomerulares associadas a doenças sistêmicas

Muitas doenças imunes, metabólicas ou hereditárias sistêmicas estão associadas à lesão do glomérulo. Com algumas dessas doenças – como diabetes melito, LES e hipertensão – o acometimento dos glomérulos pode ser uma manifestação clínica significativa.

Glomerulonefrite do lúpus eritematoso sistêmico

Cerca de 40 a 85% dos pacientes com LES têm disfunção renal clinicamente evidente, e isso é mais comum nas mulheres negras.⁵ A patogênese do LES não está definida, mas parece estar relacionada com uma desregulação da imunidade das células B, com formação de autoanticorpos dirigidos contra vários componentes do núcleo, do citoplasma, da matriz extracelular e da membrana da célula.⁵ Também envolve a função desregulada das células T, com as proporções de subpopulação de células T desempenhando um papel importante na patogênese do LES.⁴⁴ A maioria das lesões glomerulares é produzida pela formação de imunocomplexos dentro da parede dos capilares glomerulares.

Manifestações clínicas. Dependem da localização das lesões causadas pelos imunocomplexos. Quando permanecem confinados ao mesângio, os imunocomplexos causam menos inflamação que os depósitos subendoteliais, mais expostos às células inflamatórias e aos mediadores plasmáticos e, consequentemente, mais propensos a causarem inflamação.⁵ A Organização Mundial da Saúde (OMS) classifica as lesões glomerulares renais do LES em classe I, normal; classe II, proliferação mensangial; classe III, proliferação segmentar e focal; classe IV, proliferação difusa; e classe V, proliferação membranosa. A classificação foi aprimorada ainda mais para melhorar a comunicação entre patologistas e clínicos, bem como a reprodutibilidade e a uniformidade nos relatórios.⁴⁵

Diagnóstico e tratamento. Em vista do risco elevado de desenvolvimento de doença renal, todos os pacientes com LES devem fazer exames de urina rotineiros para monitorar a ocorrência de hematúria ou proteinúria. Quando aparecem anormalidades urinárias, a biopsia renal é comumente realizada. O tratamento depende da extensão do acometimento glomerular. Pacientes com glomerulonefrite de classes I ou II geralmente não precisam ser tratados. A progressão às classes mais avançadas costuma estar associada ao aumento da atividade sérica do lúpus e a sinais de deterioração da função renal (i. e., níveis crescentes de creatinina sérica e redução da TFG). Corticoides orais e inibidores da enzima conversora da angiotensina (ECA) são as bases do tratamento. Os pacientes com doença mais avançada podem necessitar de imunossupressores (p. ex., ciclofosfamida intravenosa ou micofenolato de mofetila oral). Hoje em dia, existem estudos clínicos em andamento usando outros imunossupressores.

Glomerulosclerose diabética

Nefropatia diabética é uma causa importante de doença renal crônica e, nos EUA, é a causa mais comum de insuficiência renal tratada com terapia renal substitutiva.⁵ Essa complicação ocorre com o diabetes melito dos tipos 1 e 2, mas é mais prevalente entre afro-americanos, asiáticos e índios americanos do que nos indivíduos caucasoides.

Fisiopatologia. Na maioria dos casos, as lesões da nefropatia diabética afetam os glomérulos. Quase todos os pacientes diabéticos têm espessamento generalizado da membrana basal dos capilares glomerulares, e isso pode ocorrer sem indícios de proteinúria. Tal alteração é seguida de aumento difuso da matriz mesangial com proliferação discreta das células mesangiais. À medida que a doença progride, essas células invadem os lumens dos capilares, reduzindo a superfície disponível para filtração glomerular. Com a glomerulosclerose nodular, também conhecida como *síndrome de Kimmelstiel-Wilson*, há deposição nodular de hialina na parte mesangial do glomérulo.[5] À medida que o processo esclerótico avança nas formas difusa e nodular, há obstrução total do glomérulo e redução da função renal.

Embora os mecanismos da lesão glomerular diabética não estejam definidos, parecem ser provocados por uma acentuação ou anormalidade da síntese da MBG e da matriz mesangial com incorporação anormal de glicose aos componentes não celulares dessas estruturas glomerulares.[5] Outra possibilidade é que as alterações hemodinâmicas secundárias à elevação dos níveis sanguíneos de glicose possam contribuir para a iniciação e a progressão da glomerulosclerose diabética.[5] Certos autores sugeriram a hipótese de que as elevações da glicemia aumentem a TFG e a pressão glomerular, resultando na dilatação dos poros dos capilares glomerulares por um mecanismo que, ao menos em parte, é mediado pela angiotensina II. Essa dilatação aumenta a concentração de proteínas no filtrado glomerular que, por sua vez, requer endocitose mais acentuada das proteínas filtradas pelas células endoteliais dos túbulos renais – um processo que finalmente causa destruição dos néfrons e deterioração progressiva da função renal.

Manifestações clínicas e tratamento. As manifestações clínicas da glomerulosclerose diabética estão diretamente relacionadas com as do diabetes. O aumento da TFG nos pacientes com distúrbios iniciais da função renal está associado à *microalbuminúria*, definida por excreção urinária de albumina na faixa de 30 a 300 mg/24 h.[25,46] A microalbuminúria constitui um fator preditivo importante de nefropatia diabética. Em muitos casos, tais alterações iniciais da função glomerular podem ser revertidas pelo controle rigoroso dos níveis de glicemia. Estudos demonstraram que o bloqueio da angiotensina pelos inibidores da ECA ou bloqueadores dos receptores de angiotensina (BRA) produziu efeito benéfico, possivelmente por reverter a pressão glomerular elevada.[47] Hipertensão arterial e tabagismo foram implicados na progressão da nefropatia diabética.

Doença glomerular hipertensiva

A hipertensão branda a moderada causa alterações escleróticas das artérias finas e das arteríolas dos rins, condição conhecida como *nefrosclerose benigna*.[5] Essa complicação é mais prevalente e mais grave entre os negros. Nas populações afro-americanas, a hipertensão é a causa principal de doença renal terminal.

A nefropatia hipertensiva está associada a algumas alterações da estrutura e da função renais. Os rins são menores que o normal e o acometimento geralmente é bilateral. Ao exame histopatológico, há estreitamento das arteríolas e das artérias finas, causado pelo espessamento e pela fibrose das paredes vasculares. À medida que as estruturas vasculares espessam e a perfusão diminui, o fluxo sanguíneo aos néfrons é reduzido, causando atrofia tubular variegada, fibrose intersticial e inúmeras alterações da estrutura e da função dos glomérulos.

Embora a nefrosclerose hipertensiva sem complicações geralmente não esteja associada às anormalidades significativas da função renal, alguns pacientes evoluem para doença renal em estágio terminal. Três grupos são especialmente suscetíveis a desenvolver insuficiência renal – negros, indivíduos com hipertensão arterial grave e pacientes com doenças coexistentes, inclusive diabetes melito.

RESUMO

A glomerulonefrite – processo inflamatório que afeta as estruturas glomerulares – é a segunda causa principal de insuficiência renal em todo o mundo e ocupa a terceira posição (depois do diabetes melito e da hipertensão arterial) como causa principal de doença renal crônica nos EUA. Pode ser um distúrbio primário, no qual a anormalidade glomerular é a única doença existente, ou um distúrbio secundário, e, nestes casos, a anormalidade glomerular resulta de outra doença, inclusive diabetes melito ou LES. A maioria das ocorrências é primária, e muitos pacientes com doença glomerular secundária provavelmente têm origem imune.

Em geral, as manifestações clínicas das doenças glomerulares são classificadas em cinco grupos: síndrome nefrítica, glomerulonefrite rapidamente progressiva, síndrome nefrótica, distúrbios assintomáticos (*i. e.*, hematúria, proteinúria) e glomerulonefrite crônica. A síndrome nefrítica desencadeia uma resposta inflamatória no glomérulo e caracteriza-se por hematúria com cilindros hemáticos na urina, redução da TFG, azotemia, oligúria e hipertensão. A síndrome nefrótica acarreta perda da integridade da membrana dos capilares glomerulares e evidencia-se por proteinúria maciça, hipoalbuminemia, edema generalizado, lipidúria e hiperlipidemia. A hematúria e a proteinúria assintomáticas refletem distúrbios glomerulares que não são reconhecidos ou levados à atenção de um profissional de saúde e, por esta razão, permanecem não diagnosticados. A glomerulonefrite crônica representa a fase crônica de algumas formas específicas de glomerulonefrite. As causas secundárias de doença renal glomerular são LES, diabetes melito e hipertensão.

DISTÚRBIOS TUBULOINTERSTICIAIS

Depois de concluir esta seção, o leitor deverá ser capaz de:

- Diferenciar entre anormalidades da função tubular associadas a acidose tubular proximal ou distal
- Explicar a patogênese da lesão renal associada às formas aguda e crônica de pielonefrite.

Vários distúrbios afetam as estruturas dos túbulos renais, inclusive seus segmentos proximais e distais. A maioria também afeta os tecidos intersticiais que circundam os túbulos. Também conhecidos como *distúrbios tubulointersticiais*, esse grupo inclui necrose tubular aguda, acidose tubular renal, pielonefrites aguda e crônica e efeitos nefrotóxicos de fármacos e toxinas.

As doenças renais tubulointersticiais podem ser divididas em agudas e crônicas. As agudas caracterizam-se por início repentino e sinais e sintomas causados pelo edema intersticial. Isso inclui pielonefrite aguda e reações de hipersensibilidade aguda aos fármacos. As doenças crônicas causam fibrose, atrofia e infiltrados mononucleares no interstício. A maioria dos pacientes com doenças crônicas é assintomática até estágios avançados. Nos estágios iniciais, as doenças tubulointersticiais geralmente se evidenciam por distúrbios hidreletrolíticos, que refletem as alterações sutis da função tubular. Essas manifestações clínicas podem incluir incapacidade de concentrar a urina, que se evidencia por poliúria e noctúria; distúrbios da acidificação da urina, que acarretam acidose metabólica; e diminuição da reabsorção tubular.[5]

Acidose tubular renal

O termo acidose tubular renal (ATR) refere-se a um grupo de distúrbios tubulares da reabsorção dos íons bicarbonato (HCO_3^-) ou da excreção dos íons hidrogênio (H^+), acarretando acidose metabólica e suas complicações subsequentes, inclusive doença óssea metabólica, cálculos renais e déficit de crescimento na faixa etária pediátrica. Os dois tipos principais de ATR são distúrbios dos túbulos proximais que afetam a reabsorção do bicarbonato e anormalidades dos túbulos distais que interferem na secreção de ácidos metabólicos não voláteis. Um terceiro tipo de ATR resulta da deficiência de aldosterona ou da resistência à sua ação, resultando em reabsorção reduzida de íons sódio (Na^+) com diminuição da eliminação de íons H^+ e potássio (K^+). Pacientes com insuficiência renal também têm acidose renal.

Acidose tubular renal proximal

A ATR proximal caracteriza-se por uma anormalidade da reabsorção nos túbulos proximais, ou seja, a parte do néfrons onde 85% dos íons HCO_3^- filtrados são reabsorvidos. Com o início da disfunção da reabsorção tubular de HCO_3^-, ocorrem perdas desse íon na urina e redução da sua concentração plasmática. A perda simultânea de Na^+ na urina causa depleção de volume do líquido extracelular com aumento da secreção de aldosterona e redução subsequente dos níveis séricos de K^+. Com os distúrbios tubulares proximais da regulação acidobásica, as áreas dos túbulos distais encarregadas da secreção dos ácidos não voláteis na urina continuam a funcionar e, por fim, a reabsorção de HCO_3^- recomeça, embora com um nível sérico mais baixo desse íon. Sempre que as concentrações séricas aumentam acima desse patamar mais baixo, ocorre perda de HCO_3^- na urina. Os pacientes com ATR proximal geralmente têm níveis plasmáticos de HCO_3^- acima de 15 mEq/ℓ e raramente desenvolvem acidose grave.

A ATR proximal pode ser um distúrbio hereditário ou adquirido e pode envolver uma anormalidade isolada da reabsorção de HCO_3^-, ou acompanhar outras alterações da função dos túbulos renais (síndrome de Fanconi). As anormalidades isoladas da reabsorção de HCO_3^- são relativamente raras. O termo *síndrome de Fanconi* é usado para descrever uma disfunção generalizada dos túbulos proximais, na qual a ATR está associada à redução da reabsorção de glicose, aminoácidos, fosfato e ácido úrico. As crianças com síndrome de Fanconi provavelmente têm retardo do crescimento, raquitismo, osteomalacia e metabolismo anormal da vitamina D, além de acidose branda associada à ATR proximal.

As crianças e os lactentes com ATR proximal devem fazer tratamento alcalinizante, em vista da incidência alta de atraso do crescimento como consequência da acidemia. Suplementos de potássio também são necessários, porque suas perdas são aumentadas pela reposição de álcalis. Adultos também podem necessitar de tratamento alcalinizante. Vitamina D e fosfato são fármacos apropriados ao tratamento do raquitismo e da hipofosfatemia.

Acidose tubular renal distal

A ATR distal tem sua origem no túbulo contornado distal e no ducto coletor, nos quais aproximadamente 15% do bicarbonato filtrado são reabsorvidos. A síndrome clínica da ATR distal consiste em hipopotassemia, acidose metabólica hiperclorêmica, incapacidade de acidificar a urina, nefrocalcinose e nefrolitíase. Também podem se manifestar osteomalacia ou raquitismo.

A ATR distal é causada por uma anormalidade da secreção de H^+ no túbulo distal com incapacidade de acidificar a urina. Como a secreção de H^+ nos túbulos distais está relacionada com a reabsorção de sódio, a incapacidade de secretar H^+ acarreta perda final de bicarbonato de sódio na urina. Isso provoca depleção de líquidos no compartimento extracelular, aumento compensatório dos níveis de aldosterona e hipopotassemia. A acidose persistente, que requer tamponamento pelo sistema esquelético, estimula a liberação de cálcio dos ossos. As perdas aumentadas de cálcio na urina elevam os níveis do paratormônio e causam osteomalacia, dor óssea, déficit de crescimento nas crianças e formação de cálculos renais e nefrocalcinose.

O tratamento a longo prazo para ATR distal inclui suplementação de bases. As crianças necessitam de doses maiores em razão da demanda por bases para os ossos em crescimento e porque a perda de bicarbonato é maior nelas que nos adultos. Em geral, o tratamento alcalinizante contribui para a correção das perdas de potássio e da hipopotassemia.

Pielonefrite

Pielonefrite é uma infecção do parênquima e da pelve renais e pode ser aguda ou crônica.

Pielonefrite aguda

Pielonefrite aguda é uma infecção urinária alta, especificamente do parênquima e da pelve do rim. Os fatores de risco associados à pielonefrite aguda complicada são os que aumentam a suscetibilidade do hospedeiro ou deprimem sua resposta à infecção. Pacientes com diabetes melito são mais suscetíveis. Uma forma mais grave e menos frequente de pielonefrite aguda, conhecida como *pielonefrite necrosante*, caracteriza-se por necrose das papilas renais. Essa condição é especialmente comum em pacientes diabéticos e também pode ser uma complicação da pielonefrite aguda quando há obstrução significativa das vias urinárias.

Etiologia. Os agentes etiológicos mais comuns são bactérias gram-negativas, inclusive *E. coli* e espécies de *Proteus, Klebsiella, Enterobacter* e *Pseudomonas*. Em geral, a infecção ascende das vias urinárias inferiores, com exceção do *Staphylococcus aureus*, que costuma ser disseminado pela corrente sanguínea. Os fatores que contribuem para o desenvolvimento da pielonefrite aguda são cateterização e instrumentação urinária, refluxo vesicoureteral, gestação e bexiga neurogênica.

A pielonefrite aguda hematogênica ocorre mais comumente nos pacientes debilitados por doenças crônicas e nos indivíduos que fazem tratamento imunossupressor. A imunossupressão favorece o desenvolvimento de pielonefrite subclínica (assintomática) e de infecções provocadas por bastonetes gram-negativos aeróbios não entéricos e por espécies de *Candida*.

Manifestações clínicas. A pielonefrite aguda tende a evidenciar-se com início súbito de calafrios, febre alta e dor ou hipersensibilidade no ângulo costovertebral unilateral ou bilateral.[15] Também são comuns sinais e sintomas referidos ao sistema urinário inferior, inclusive disúria, polaciuria e urgência urinária. Náuseas e vômitos podem ocorrer com dor abdominal. A palpação ou a percussão do ângulo costovertebral do lado afetado geralmente provoca dor. Pode haver piúria, mas essa alteração não é diagnóstica porque também ocorre em pacientes com infecção urinária baixa. A progressão para papilite necrosante está associada a um prognóstico bem mais desfavorável.

Tratamento. A pielonefrite aguda é tratada com antimicrobianos apropriados e também pode incluir hidratação intravenosa. A menos que haja obstrução ou outras complicações, os sinais e sintomas geralmente regridem em alguns dias. O tratamento com um antimicrobiano adequado costuma ser mantido por 10 a 14 dias. Pacientes com pielonefrite aguda complicada e pacientes que não respondem ao tratamento ambulatorial podem necessitar de internação hospitalar.

Pielonefrite crônica

Processo progressivo em que há fibrose e deformação dos cálices e da pelve do rim[5] (Figura 33.16). Parece envolver infecção bacteriana superposta às anormalidades obstrutivas ou ao refluxo vesicoureteral. A pielonefrite obstrutiva crônica está associada aos episódios repetidos de inflamação e fibrose que, por fim, causam pielonefrite crônica. A pielonefrite de refluxo – causa mais comum de pielonefrite crônica – resulta da superposição de infecção ao refluxo intrarrenal ou vesicoureteral congênito. O refluxo pode ser unilateral, com acometimento de um único rim, ou bilateral, com fibrose e atrofia dos dois rins e, por fim, progressão para insuficiência renal crônica.

Manifestações clínicas. A pielonefrite crônica pode causar alguns dos mesmos sinais e sintomas da pielonefrite aguda, ou seu início pode ser insidioso. Em muitos casos, há história de episódios repetidos de infecção urinária ou de pielonefrite aguda. As perdas da função tubular e da capacidade de concentrar urina causam poliúria, noctúria e proteinúria branda. Hipertensão arterial grave frequentemente é um fator contribuinte para a progressão da doença. Pielonefrite crônica é uma causa significativa de insuficiência renal.

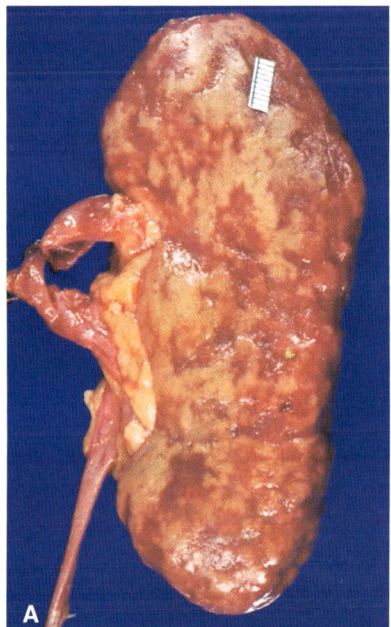 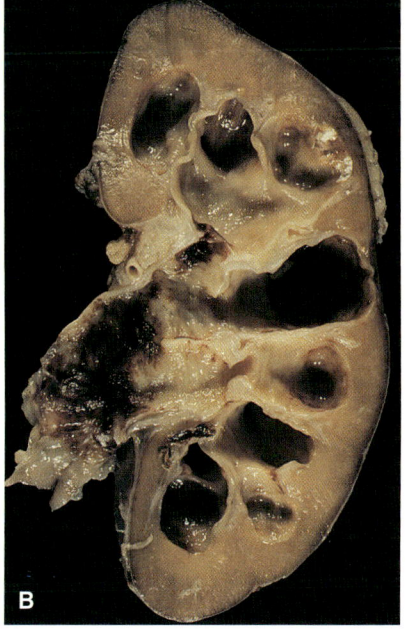

Figura 33.16 • Pielonefrite crônica. **A.** A superfície cortical tinha muitas áreas fibróticas irregulares e deprimidas (*áreas avermelhadas*). **B.** Nesse caso, havia dilatação acentuada dos cálices em consequência da destruição inflamatória das papilas com atrofia e retrações fibróticas do córtex sobrejacente. Fonte: Rubin R., Strayer D. (Eds.) (2015). *Rubin's pathology: Clinicopathologic foundations of medicine* (7. ed., p. 947, Figura 22.76). Philadelphia, PA: Wolters Kluwer Health.

Nefropatias relacionadas com fármacos

As nefropatias relacionadas com fármacos consistem em alterações funcionais ou estruturais dos rins que ocorrem depois da exposição a algum composto farmacêutico. Em razão de seu fluxo sanguíneo volumoso e da pressão de filtração elevada, os rins ficam expostos a qualquer substância que esteja no sangue. Além disso, participam ativamente dos processos de transformação metabólica dos fármacos e, deste modo, permanecem vulneráveis a alguns metabólitos tóxicos. A tolerância aos fármacos varia com a idade e depende da função renal, do estado de hidratação, da PA e do pH da urina. Os idosos são especialmente suscetíveis à lesão renal causada por fármacos e toxinas. Os riscos de desenvolver efeitos nefrotóxicos aumentam quando dois ou mais fármacos capazes de causar lesão renal são administrados simultaneamente.

Fármacos e substâncias tóxicas podem causar danos aos rins com redução do fluxo sanguíneo renal, obstrução do fluxo urinário, lesão direta das estruturas tubulointersticiais ou reações de hipersensibilidade.[5] Alguns fármacos como diuréticos, contrastes radioativos com pesos moleculares altos, imunossupressores (p. ex., ciclosporina e tacrolimo) e anti-inflamatórios não esteroides (AINEs) podem ocasionar insuficiência pré-renal aguda por redução do fluxo sanguíneo renal. Os pacientes em risco especialmente alto são os que já têm comprometimento da circulação sanguínea dos rins. Outros fármacos como sulfonamidas e vitamina C (em razão dos cristais de oxalato) podem formar cristais, que produzem lesão renal por obstrução do fluxo urinário nos túbulos.

As reações de hipersensibilidade aguda aos fármacos causam nefrite intersticial com lesão dos túbulos e do interstício. Essa condição foi observada inicialmente nos pacientes sensíveis às sulfonamidas; contudo, hoje em dia é encontrada mais comumente durante o uso de meticilina e outros antibióticos sintéticos e furosemida e diuréticos tiazídicos por pacientes sensíveis a esses fármacos. Inicialmente, o paciente tem febre, eosinofilia, hematúria, proteinúria branda e erupção cutânea (cerca de 25% dos casos). Em torno de 50% dos pacientes têm sinais e sintomas de insuficiência renal aguda. Em geral, a interrupção do uso do fármaco é seguida de recuperação completa, mas pode haver lesão irreversível em alguns casos, geralmente em pacientes idosos. A nefrite farmacogênica pode não ser reconhecida em seu estágio inicial porque é relativamente rara.

Os AINE também podem causar lesão das estruturas renais, inclusive das células intersticiais medulares. As prostaglandinas (especialmente PGI_2 e PGE_2) contribuem para a regulação do fluxo sanguíneo tubular.[5] Os efeitos deletérios dos AINE nos rins parecem resultar de sua capacidade de inibir a síntese das prostaglandinas. Entre os grupos de risco especialmente alto estão pacientes idosos, que já têm alterações da função renal associadas ao envelhecimento; indivíduos desidratados ou com redução do volume sanguíneo; e pacientes com hipertensão e doença ou insuficiência renal preexistente.

RESUMO

As doenças tubulointersticiais afetam os túbulos e o interstício circundante dos rins. Elas incluem ATR, pielonefrites aguda e crônica e nefropatia tóxica causada por fármacos e toxinas. O termo ATR descreve um tipo de acidose sistêmica resultante de anormalidades tubulares da reabsorção de bicarbonato ou da secreção de íons hidrogênio. A pielonefrite – ou infecção dos cálices e da pelve renais – pode ser aguda ou crônica. Nos casos típicos, a pielonefrite aguda é causada por infecções vesicais ascendentes, ou infecções disseminadas pela corrente sanguínea; em geral, é tratada adequadamente com antibióticos apropriados. Pielonefrite crônica é uma doença progressiva, que causa fibrose e deformação dos cálices e da pelve renais. Em geral, os distúrbios da estrutura e da função tubulointersticial ocasionados por fármacos resultam de efeitos tóxicos diretos, redução do fluxo sanguíneo ou reações de hipersensibilidade.

TUMORES MALIGNOS DO RIM

Depois de concluir esta seção, o leitor deverá ser capaz de:

- Caracterizar o tumor de Wilms quanto à idade de início, possível origem oncogênica, manifestações clínicas e tratamento
- Citar os fatores de risco para carcinoma de células renais, descrever suas manifestações clínicas e explicar por que o índice de sobrevivência em 5 anos é tão baixo.

Existem dois grupos principais de tumores malignos do rim – tumores renais embrionários (i. e., tumor de Wilms), que ocorrem na infância; e carcinoma de células renais, diagnosticados nos adultos.

Tumor de Wilms

Tumor de Wilms (nefroblastoma) é uma das neoplasias primárias mais comuns em crianças pequenas. Em geral, é diagnosticado entre 3 e 5 anos e é o tumor abdominal maligno mais comum na população pediátrica. Pode ser unilateral ou bilateral. A incidência da forma bilateral é de 5% dos casos esporádicos, mas pode chegar a 20% dos casos familiares.[5]

Histologicamente, o tumor é formado de elementos que se assemelham aos tecidos fetais normais – blastêmicos, estromais e epiteliais. Um aspecto importante é sua associação às outras anomalias congênitas, inclusive aniridia (ausência de íris), hemi-hipertrofia (crescimento de um lado da face ou do corpo) e outras malformações congênitas, geralmente do sistema geniturinário. Várias anomalias cromossômicas foram relacionadas com esse tumor. Um de seus genes – WT1 – está localizado no cromossomo 11 e codifica um fator de transcrição, que é essencial ao desenvolvimento normal do rim.[5] Embora sejam conhecidas associações genéticas e epigenéticas com o tumor de Wilms, elas explicam apenas 5% dos casos.[48]

Em geral, o tumor de Wilms consiste em massa solitária localizada em qualquer parte do rim. É bem demarcado e apresenta encapsulação variável (Figura 33.17). Cresce até volumes expressivos e distorce a estrutura do rim. O estadiamento segue a classificação do National Wilms' Tumor Study Group:[49]

- Tumores do estágio I estão limitados ao rim e podem ser removidos com a superfície capsular intacta
- Tumores do estágio II estendem-se até a cápsula renal, mas podem ser removidos
- Tumores do estágio III estendem-se adentro do abdome, mas não envolvem outras áreas
- Tumores do estágio IV produzem metástases hematogênicas, que afetam mais comumente os pulmões
- Tumores em estágio V têm envolvimento bilateral quando diagnosticados.

Os sinais e sintomas iniciais mais comuns são massa abdominal volumosa assintomática e hipertensão arterial.[49] Em muitos casos, o tumor é detectado acidentalmente e não é raro que a mãe descubra a massa enquanto dá banho no filho. Algumas crianças apresentam dor abdominal e/ou vômitos.

O manejo inclui ressecção cirúrgica, quimioterapia e (em alguns casos) radioterapia. Após o diagnóstico, deve-se ter cuidado durante o exame físico para não romper a cápsula tumoral.[49] O prognóstico depende dos achados por ocasião do diagnóstico (p. ex., histologia, estágio, marcadores moleculares e idade). A taxa de sobrevida em 5 anos é de 90%.

Carcinoma de células renais

Tumor geralmente maligno, responsável por até 90% de todos os cânceres renais primários.[5] A incidência do carcinoma de células renais tem seu pico na faixa etária entre a 6ª e a 7ª década de vida. O uso crescente dos exames de imagem, inclusive ultrassonografia, tomografia computadorizada e ressonância magnética, contribuiu significativamente para o diagnóstico mais precoce e o estadiamento mais preciso desses cânceres renais. O tumor geralmente surge das células epiteliais tubulares ou ductais renais.[5]

Etiologia e patogênese

A etiologia do carcinoma de células renais ainda não está esclarecida. Evidências epidemiológicas sugerem uma correlação entre tabagismo maciço e câncer renal. Obesidade também é um fator de risco, especialmente nas mulheres. O risco de desenvolver carcinoma de células renais também é mais alto nos pacientes com doença renal cística adquirida associada à insuficiência renal crônica.

Existem variantes patológicas do carcinoma de células renais que refletem diferenças de patologia celular, perfil genético e manifestações clínicas (desde tumores benignos até lesões altamente malignas). O tumor de células claras representa a maioria dos casos (70 a 75%; Figura 33.18), e os tumores de células não claras (tumores papilares ou cromofílicos e tumores cromofóbicos) os demais.[50] Os tumores de células claras têm citoplasma claro, geralmente estão associados às deleções no cromossomo 3 e originam-se das células epiteliais dos túbulos proximais. Os tumores de células renais papilares tendem a ser bilaterais e multifocais, estão associados às trissomias do 7, do 16 e do 17 e originam-se das células tubulares proximais.[5] Os tumores dos ductos coletores originam-se dessas estruturas situadas na medula renal, são muito raros, acometem indivíduos mais jovens e são muito agressivos.

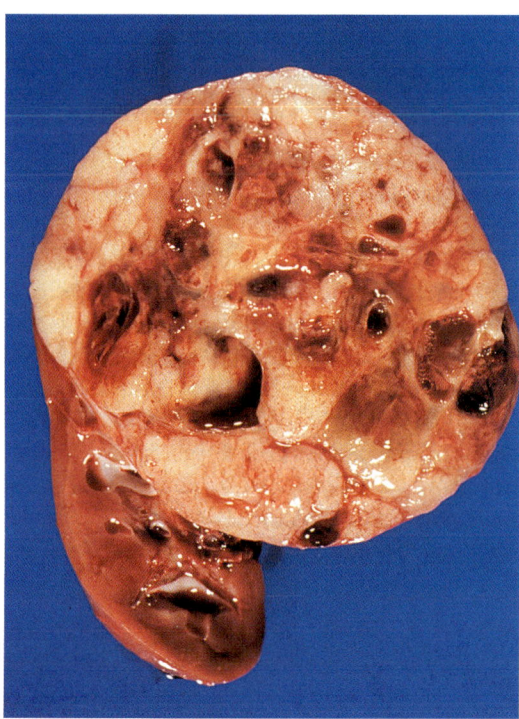

Figura 33.17 • Tumor de Wilms. Corte transversal de uma neoplasia castanho-clara ligada a uma parte residual do rim. Fonte: Rubin R., Strayer D. (Eds.) (2015). Rubin's pathology: Clinicopathologic foundations of medicine (7. ed., p. 956, Figura 22.90). Philadelphia, PA: Wolters Kluwer Health.

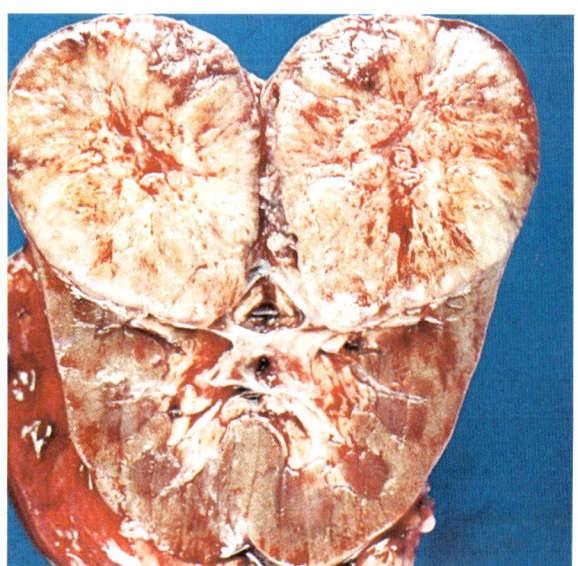

Figura 33.18 • Carcinoma renal de células claras. O rim tinha massa neoplásica volumosa e irregular com superfície de corte variegada. As áreas *amarelas* correspondiam às células contendo lipídios. Fonte: Rubin R., Strayer D. (Eds.) (2015). Rubin's pathology: Clinicopathologic foundations of medicine (7. ed., p. 957, Figura 22.92). Philadelphia, PA: Wolters Kluwer Health.

Manifestações clínicas

O carcinoma renal é uma doença praticamente assintomática em seus estágios iniciais e, em geral, o relato de sintomas indica tumor avançado. As manifestações clínicas iniciais são hematúria, dor no flanco e massa palpável no flanco. Um indício clínico importante é hematúria, que pode ser microscópica ou macroscópica e ocorre na maioria dos casos. Entretanto, a hematúria é intermitente e pode ser microscópica. Por essa razão, o tumor pode alcançar dimensões consideráveis antes que seja detectado. Por causa do uso generalizado da US e da TC para diversas indicações, os tumores renais têm sido detectados incidentalmente em pacientes sem queixas urológicas.

Diagnóstico e tratamento

O câncer de rim deve ser considerado quando há queixas de hematúria e massa renal. Ultrassonografia e tomografia computadorizada são exames realizados para confirmar o diagnóstico. A RM pode ser realizada quando há suspeita de invasão da veia cava inferior. O carcinoma renal geralmente é classificado com base no sistema de estadiamento do American Joint Committee on Cancer (sistema TNM, ou tumor, linfonodo e metástase).[50]

Como em outras formas de câncer, o prognóstico é baseado no estadiamento no momento do diagnóstico. Ressecção cirúrgica (nefrectomia radical com dissecção dos linfonodos) é o tratamento preferido para todos os tumores operáveis. As pessoas são classificadas ainda com base em modelos para prever resultados pós-operatórios. As cirurgias que visam à preservação dos néfrons podem ser realizadas quando os dois rins estão acometidos, ou quando uma doença coexistente (p. ex., hipertensão arterial ou diabetes melito) ameaça o rim contralateral. Houve avanços importantes da quimioterapia na última década, desde a terapia inespecífica até uma abordagem mais direcionada contra fator de crescimento do endotélio vascular (VEGF), imunoterapia e combinações. Existe a expectativa de que o sequenciamento dos vários subtipos de carcinoma de células renais resultará em "assinaturas genômicas" específicas que orientarão a terapia no futuro.[50]

RESUMO

Existem dois grupos principais de neoplasias renais – tumores renais embrionários (*i. e.*, tumor de Wilms), que ocorrem na infância; e carcinomas de células renais do adulto. O tumor de Wilms é um dos tumores malignos mais comuns das crianças. Os sinais e sintomas iniciais são hipertensão arterial e massa abdominal volumosa. O manejo inclui ressecção cirúrgica, quimioterapia e radioterapia (em alguns casos). A taxa de sobrevida a longo prazo é de cerca de 90% quando se adota um plano de tratamento agressivo.

O carcinoma de células renais representa aproximadamente 3% de todos os cânceres e tem pico de incidência entre a 6ª e a 7ª décadas de vida. Esses cânceres constituem 80 a 90% das neoplasias renais malignas. Os tumores caracterizam-se por inexistência de sinais sugestivos, manifestações clínicas variadas e resistência à quimioterapia e à radioterapia. Em razão do uso generalizado da ultrassonografia e da TC por diversas indicações, os tumores renais têm sido detectados casualmente em pacientes sem queixas urológicas. Os exames complementares usados incluem ultrassonografia e TC. O tratamento preferido é ressecção cirúrgica. O prognóstico depende do estágio do tumor. A taxa de sobrevida é de 90% quando o tumor não ultrapassou a cápsula renal, mas diminui muito quando existem metástases.[5]

CONSIDERAÇÕES GERIÁTRICAS

- A prevalência de infecções aumenta com a idade; entretanto, a diferença entre o acometimento de homens e mulheres diminui por causa da redução da atividade sexual das mulheres e da hiperplasia prostática benigna nos homens[51]
- Infecção urinária é o tipo mais comum de infecção associada à assistência de saúde nos idosos
- É três vezes mais provável que homens idosos desenvolvam câncer de bexiga urinária do que mulheres idosas, com 90% de todos os cânceres de bexiga ocorrendo após os 55 anos de idade[51]
- As manifestações clínicas de glomerulonefrite nos idosos são inespecíficas e, a princípio, imperceptíveis; acredita-se que a glomerulonefrite já exista quando a condição aguda se manifesta.[51]

CONSIDERAÇÕES PEDIÁTRICAS

- Rins hipoplásicos bilaterais são uma causa importante de doença renal de estágio terminal (DRET) em crianças com menos de 10 anos de idade[52]
- Disgenesia biliar e fibrose hepática são encontradas, em alguma forma, em crianças com doença renal policística autossômica recessiva[52]
- Nas crianças, edema é o primeiro sinal de síndrome nefrótica na tríade de proteinuria, hipercolesterolemia e hipoalbuminemia[52]
- Proteinuria (até 100 mg/m² de área de superfície corporal/dia) não é incomum em crianças saudáveis.[52]

Exercícios de revisão

1. Um homem de 36 anos foi admitido ao setor de emergência com queixa de dor do tipo cólica intensa e intermitente, de início súbito, e associada a náuseas. O paciente referiu que a dor começava na virilha esquerda e irradiava ao flanco. O exame microscópico da urina revelou hemácias. A temperatura estava normal e ele não havia sinais de sepse.
   a. Qual é a causa provável da dor?

b. Qual procedimento diagnóstico poderia ser realizado para confirmá-la?
c. As radiografias simples apresentaram um cálculo renal medindo 4 a 5 mm de diâmetro, no ureter esquerdo. Quais são as chances de que esse paciente elimine o cálculo espontaneamente?
d. Quais fármacos e outros tratamentos ele deveria receber?
e. Depois da eliminação do cálculo, quais medidas poderiam ser adotadas para evitar recidiva?

2. Um menino de 6 anos teve o diagnóstico de glomerulonefrite aguda, que ocorreu depois de uma infecção estreptocócica da faringe. Nessa ocasião, o paciente tinha as seguintes manifestações clínicas: débito urinário reduzido, letargia progressiva, hiperventilação e edema generalizado. Na urina, havia traços de proteína detectáveis. Os exames bioquímicos do sangue apresentaram o seguinte: pH = 7,35; HCO_3 = 18 mEq/ℓ; hematócrito = 29%; Na = 132 mEq/ℓ; K = 5,6 mEq/ℓ; ureia = 62 mg/dℓ; creatinina = 4,1 mg/dℓ; e albumina = 2 g/dℓ.
   a. Qual é a causa provável da doença glomerular desse menino?
   b. Use os valores laboratoriais do Apêndice para interpretar os resultados dos exames laboratoriais desse paciente. Quais resultados são significativos e por quê?
   c. O paciente está evoluindo para uremia? Em que se baseia sua resposta?

3. Uma mulher de 26 anos marcou uma consulta com seu médico queixando-se de polaciuria, urgência e ardência ao urinar. A paciente relatou que a urina estava turva e tinha odor anormal. Uma amostra de urina foi enviada para cultura e a paciente recebeu prescrição de um antibiótico.
   a. Qual é a causa mais provável dos sinais/sintomas?
   b. Quais microrganismos são provavelmente mais responsáveis por sua infecção?
   c. Quais fatores podem ter predisposto a paciente a esse problema?
   d. Como ela poderia evitar episódios subsequentes de infecção?

REFERÊNCIAS BIBLIOGRÁFICAS

1. Centers for Disease Control and Prevention. (2017) National Chronic Kidney Disease Fact Sheet, 2017. Atlanta, GA: US Department of Health and Human Services, Centers for Disease Control and Prevention. Available: https://www.cdc.gov/diabetes/pubs/pdf/kidney_factsheet.pdf
2. Daniels B., Gross C. P., Molinaro A., et al. (2016). STONE PLUS: Evaluation of emergency department patients with suspected renal colic, using a clinical prediction tool combined with point-of-care limited ultrasonography. Annals of Emergency Medicine 67(4), 439–448. doi:10.1016/j.annemergmed.2015.10.020
3. Simmering J. E., Tang F., Cavanaugh J. E., et al. (2017). The increase in hospitalizations for urinary tract infections and the associated costs in the United States, 1998-2011. Open Forum Infectious Diseases 4(1), ofw281. doi:10.1093/ofid/ofw281.
4. Children and Youth with Special Health Needs. (2017). Renal agenesis/hypoplasia fact sheet. Minnesota Department of Health. Available: http://www.health.state.mn.us/divs/cfh/topic/diseasesconds/renalagenesis.cfm
5. Strayer D. S., Rubin R. (Eds.) (2015). Rubin's pathology: Clinicopathologic foundations of medicine (7th ed.). Philadelphia, PA: Wolters Kluwer Health.
6. Ramanathan S., Kumar D., Khanna M., et al. (2016). Multi-modality imaging review of congenital abnormalities of kidney and upper urinary tract. World Journal of Radiology 8(2), 132–141. doi:10.4329/wjr.v8.i2.132.
7. Capone V. P., Morello W., Taroni F., et al. (2017). Genetics of congenital anomalies of the kidney and urinary tract: The current state of play. International Journal of Molecular Sciences 18(4). doi:10.3390/ijms18040796
8. National Organization for Rare Disorders. (2017). Renal agenesis, bilateral. Available: https://rarediseases.org/rare-diseases/renal-agenesisbilateral/
9. Perrone R. D., Neville J., Chapman A. B., et al. (2015). Therapeutic area data standards for autosomal dominant polycystic kidney disease: A report from the Polycystic Kidney Disease Outcomes Consortium (PKDOC). American Journal of Kidney Diseases 66(4), 583–590. doi:10.1053/j.ajkd.2015.04.044.
10. Sweeney W. E. Jr, Avner E. D. (2017). Emerging therapies for childhood polycystic kidney disease. Frontiers in Pediatrics 5, 77. doi:10.3389/fped.2017.00077.
11. Zhou Z., Xu Y., Delcourt C., et al. (2017). Is regular screening for intracranial aneurysm necessary in patients with autosomal dominant polycystic kidney disease? A systematic review and meta-analysis. Cerebrovascular Diseases 44(1-2), 75-82. doi:10.1159/000476073
12. Chapman A. B., Devuyst O., Eckardt K. U., et al. (2015). Autosomaldominant polycystic kidney disease (ADPKD): executive summary from a Kidney Disease: Improving Global Outcomes (KDIGO) Controversies Conference. Kidney International 88(1), 17–27. doi:10.1038/ki.2015.59
13. Sommerer C., Zeier, M. (2016). Clinical manifestation and management of ADPKD in Western Countries. Kidney Diseases (Basel, Switzerland) 2(3), 120–127. doi:10.1159/000449394.
14. Casteleijn N. F., Visser F. W., Drenth J. P., et al. (2014). A stepwise approach for effective management of chronic pain in autosomal-dominant polycystic kidney disease. Nephrology, Dialysis, Transplantation 29(Suppl 4), iv142–iv153. doi:10.1093/ndt/gfu073.
15. Guay-Woodford L. M., Bissler J. J., Braun M. C., et al. (2014). Consensus expert recommendations for the diagnosis and management of autosomal recessive polycystic kidney disease: report of an international conference. The Journal of Pediatrics 165(3), 611–617. doi:10.1016/j.jpeds.2014.06.015.
16. Hartung E. A., Guay-Woodford L. M. (2014). Autosomal recessive polycystic kidney disease: a hepatorenal fibrocystic disorder with pleiotropic effects. Pediatrics 134(3), e833–e845. doi:10.1542/peds.2013-3646.
17. Srivastava S., Sayer J. A. (2014). Nephronophthisis. Journal of Pediatric Genetics 3(2), 103–114. doi:10.3233/PGE-14086.
18. Niaudet, P. (2017). Clinical manifestations, diagnosis, and treatment of nephronophthisis. UpToDate. Available: http://www.uptodate.com.
19. Frokiaer J. (2017). Urinary tract obstruction. In Skerecki K, Chertow G. M., Marsden P. A., et al. (Eds.) Brenner and Rector's The Kidney (10th ed.). Philadelphia, PA: Elsevier Health.
20. Goroll A. H., Mulley A. G. (2014). Primary care medicine: Office evaluation and management of the adult patient (7th ed.). Philadelphia, PA: Lippincott Williams & Wilkins.
21. Heuther S. E., McCance K. L. (Eds.) (2017). Understanding Pathophysiology. St. Louis, MO: Elsevier.
22. Xu L. H. R., Adams-Huet B., Poindexter J. R., et al. (2017). Temporal changes in kidney stone composition and in risk factors predisposing to stone formation. Journal of Urology 197(6), 1465–1471. doi:10.1016/j.juro.2017.01.057.
23. Schwaderer A. L., Wolfe A. J. (2017). The association between bacteria and urinary stones. Annals of Translational Medicine 5(2), 32, 1–6. doi:10.21037/atm.2016.11.73.
24. Dunphy L. M., Winland–Brown J. E., Porter B., et al. (2015). Primary care: The art and science of advanced practice nursing (4th ed.). Philadelphia, PA: Lippincott Williams & Wilkins.
25. Panga K., Panga T., & Panga T. (2017). Mosby's Diagnostic and Laboratory Test Reference (13th ed.). St. Louis, MO: Elsevier.
26. Qaseem A., Dallas P., Forciea M. A., et al., & Clinical Guidelines Committee of the American College of Physicians. (2014). Dietary and pharmacologic

27. Bader M. S., Loeb M., Brooks A. A. (2017). An update on the management of urinary tract infections in the era of antimicrobial resistance. Postgraduate Medicine 129(2), 242–258. doi:10.1080/00325481.2017.1 246055.
28. Center for Disease Control and Prevention. (2015). Urinary tract infection. Available: https://www.cdc.gov/antibiotic-use/community/for-patients/common-illnesses/uti.html
29. Sobel J. D., Kaye D. (2015). Urinary tract infections. In Bennet J. E., Dolin R., Blaser M. J. (Eds.) Mandell, Douglas, and Bennett's Principles and Practice of Infectious Disease (Updated ed.). Philadelphia, PA: Elsevier.
30. Thomas L., & Tracy C. R. (2015). Treatment of fungal urinary tract infection. The Urology Clinics of North America 42(4), 473–483. doi:10.1016/j.ucl.2015.05.010.
31. Silva J. A. F., Biancardi M. F., Stach-Machado D. R., et al. (2017). The origin of prostate gland-secreted IgA and IgG. Scientific Reports 7(1), 16488. doi:10.1038/s41598-017-16717-3.
32. Flores-Mireles A. L., Walker J. N., Caparon M., et al. (2015). Urinary tract infections: epidemiology, mechanisms of infection and treatment options. Nature Reviews Microbiology 13(5), 269–284. doi:10.1038/nrmicro3432.
33. Luis A., Domingues F., Pereira L. (2017). Can cranberries contribute to reduce the incidence of urinary tract infections? A systematic review with meta-analysis and trial sequential analysis of clinical trials. Journal of Urology 198(3), 614–621. doi:10.1016/j.juro.2017.03.078.
34. Glaser A. P., Schaeffer A. J. (2015). Urinary tract infection and bacteriuria in pregnancy. The Urology Clinics of North America 42(4), 547–560. doi:10.1016/j.ucl.2015.05.004.
35. Bunting-Early T. E., Shaikh N., Woo L., et al. (2017). The need for improved detection of urinary tract infections in young children. Frontiers in Pediatrics 5, 24. doi:10.3389/fped.2017.00024.
36. Becknell B., Schober M., Korbel L., et al. (2015). The diagnosis, evaluation and treatment of acute and recurrent pediatric urinary tract infections. Expert Review of Anti-Infective Therapy 13(1), 81–90. doi:10.158 6/14787210.2015.986097.
37. Umberger R., Callen B., Brown M. L. (2015). Severe sepsis in older adults. Critical Care Nursing Quarterly 38(3), 259–270. doi:10.1097/CNQ.0000000000000078.
38. Rowe T. A., Juthani-Mehta M. (2014). Diagnosis and management of urinary tract infection in older adults. Infectious Disease Clinics of North America 28(1), 75–89. doi:10.1016/j.idc.2013.10.004.
39. Rennke H. G., Denker B. M. (2014). Renal pathophysiology: The essentials (4th ed.). Philadelphia, PA: Lippincott Williams & Wilkins.
40. Fogo A. B. (2015). Causes and pathogenesis of focal segmental glomerulosclerosis. Nature Reviews Nephrology 11(2), 76–87. doi:10.1038/nrneph.2014.216.
41. van de Lest N. A., Zandbergen M., IJpelaar DHT, et al. (2018). Nephrin Loss can be used to predict remission and long-term renal outcome in patients with minimal change disease. Kidney International Reports 3(1), 168–177. doi:10.1016/j.ekir.2017.09.011.
42. Trimarchi H., Barratt J., Cattran D. C., et al. (2017). Oxford Classification of IgA nephropathy 2016: an update from the IgA Nephropathy Classification Working Group. Kidney International 91(5), 1014–1021. doi:10.1016/j.kint.2017.02.003.
43. Heineke M. H., Ballering A. V., Jamin A., et al. (2017). New insights in the pathogenesis of immunoglobulin A vasculitis (Henoch-Schonlein purpura). Autoimmunity Reviews 16(12), 1246–1253. doi:10.1016/j.autrev.2017.10.009.
44. Suarez-Fueyo A., Bradley S. J., Tsokos G. C. (2016). T cells in systemic lupus erythematosus. Current Opinion in Immunology 43, 32–38. doi:10.1016/j.coi.2016.09.001.
45. Kiremitci S., Ensari A. (2014). Classifying lupus nephritis: an ongoing story. Scientific World Journal 2014, 580620. doi:10.1155/2014/580620.
46. Fischbach F., Dunning M. B. (2015). A manual of laboratory and diagnostic tests (9th ed.). Philadelphia, PA: Lippincott Williams & Wilkins.
47. Burchum J. R., Rosenthal L. D. (2016). Lehne's pharmacology for nursing care (9th ed.). St. Louis, MO: Elsevier.
48. Bahrami A., Joodi M., Maftooh M., et al. (2018). The genetic factors contributing to the development of Wilm's tumor and their clinical utility in its diagnosis and prognosis. Journal of Cellular Physiology 233(4), 2882–2888. doi:10.1002/jcp. 26021.
49. Chintagumpala M., Muscal J. A. (2017). Treatment and prognosis of Wilms tumor. In Pappo A. S. (Ed.) UpToDate. Available: https://wwwuptodate-com.ezproxy.uthsc.edu/contents/treatment-and-prognosis-of-wilms-tumor
50. Barata P. C., Rini B. I. (2017). Treatment of renal cell carcinoma: Current status and future directions. CA: a Cancer Journal for Clinicians 67(6), 507–524. doi:10.3322/caac.21411.
51. Eliopoulos C. (2018). Urinary elimination in gerontological nursing (9th ed.). Philadelphia, PA: Wolters Kluwer.
52. Bowden V., Greenberg C. S. (2014). The child with altered genitourinary status. In Children and their families: The continuum of nursing care (3rd ed.). Philadelphia, PA: Wolters Kluwer Health.
53. Pawlina W. (2016). Histology: A text and atlas with correlated cell and molecular biology (7th ed.). Philadelphia, PA: Lippincott Williams & Wilkins.

Lesão Renal Aguda e Doença Renal Crônica

34

Jami S. Brown

INTRODUÇÃO

Insuficiência renal é um distúrbio no qual os rins não conseguem retirar as escórias metabólicas da corrente sanguínea e regular a hemostasia dos líquidos, dos eletrólitos e do pH dos líquidos extracelulares. A causa básica pode ser doença renal, distúrbio sistêmico ou anormalidades urológicas que não afetam diretamente os rins. A insuficiência renal pode ser aguda ou crônica. A lesão renal aguda (LRA) tem início súbito e geralmente é reversível, contanto que seja diagnosticada precocemente e tratada adequadamente. Por outro lado, doença renal crônica é o resultado final da lesão irrecuperável dos rins. Essa condição desenvolve-se lentamente, em geral ao longo de alguns anos. Na verdade, 80% dos néfrons precisam ser destruídos antes que se manifestem sinais e sintomas da doença renal crônica. Cerca de 26 milhões de americanos[a] têm algum tipo de doença renal.[1]

LESÃO RENAL AGUDA

Depois de concluir esta seção, o leitor deverá ser capaz de:
- Descrever o que é LRA em termos de causas, tratamento e prognóstico
- Diferenciar as formas pré-renal, intrarrenal e pós-renal da insuficiência renal aguda no que se refere aos mecanismos de desenvolvimento e às manifestações clínicas.

O termo "lesão renal aguda" descreve um declínio rápido da função renal, que ocorre dentro de poucas horas ou 1 dia. Causa acúmulo de escórias nitrogenadas e distúrbios hidreletrolíticos.[1] Ao contrário da doença renal crônica (DRC) e da insuficiência renal crônica (IRC), a LRA é potencialmente reversível quando os fatores desencadeantes podem ser revertidos ou eliminados antes que tenha ocorrido lesão irreversível do rim.

A LRA é um risco frequente aos pacientes em estado crítico internados nas unidades de tratamento intensivo e sua taxa de mortalidade varia de 15 a 60%.[2,3] Embora as técnicas de tratamento como diálise e terapias renais substitutivas sejam eficazes para corrigir distúrbios hidreletrolíticos potencialmente fatais, a taxa de mortalidade atribuída à LRA não diminuiu expressivamente ao longo das últimas décadas.[4] Isso provavelmente se deve ao fato de a LRA hoje ser mais comum nos idosos do que no passado e, de modo geral, apresentar mais sobreposição a condições como sepse, hipovolemia, problemas relacionados com medicamentos e choque cardiogênico.[4]

O indicador mais comum de LRA é *azotemia*, ou seja, acúmulo de escórias nitrogenadas (ureia, ácido úrico e creatinina) no sangue e redução da taxa de filtração glomerular (TFG). Novos biomarcadores para um diagnóstico mais preciso são discutidos. Por essa razão, a excreção das escórias nitrogenadas diminui e o equilíbrio hidreletrolítico não pode ser mantido.

Conceitos fundamentais

Lesão renal aguda

- LRA é causada por condições que provocam perda aguda da função renal
- Isso pode ser causado por redução do fluxo sanguíneo renal (LRA pré-renal), distúrbios que afetam as estruturas renais (LRA intrarrenal), ou problemas que interferem na eliminação da urina pelos rins (LRA pós-renal)
- Embora cause acúmulo de produtos que normalmente são eliminados pelos rins, a LRA é um processo potencialmente reversível, quando os fatores que a causaram podem ser revertidos.

Tipos de lesão renal aguda

A LRA pode ser causada por vários tipos de distúrbios, inclusive redução do fluxo sanguíneo sem lesão isquêmica, lesão isquêmica, tóxica ou obstrutiva dos túbulos renais e obstrução

---

[a] N.R.T.: em 2020, no Brasil, 133 mil pessoas dependem de diálise, número que cresceu 100% nos últimos 10 anos. Anualmente, mais de 20 mil pacientes entram em hemodiálise, com taxa de mortalidade de 15% ao ano. Fonte: Agência Senado. Doença renal crônica é epidêmica, diz Sociedade Brasileira de Nefrologia. Disponível em: https://www12.senado.leg.br/noticias/materias/2020/03/12/doenca-renal-cronica-e-epidemica-diz-sociedade-brasileira-de-nefrologia. Acesso em: 08 dez 2020.

das vias urinárias distais. Em geral, as causas da LRA são classificadas em pré-renais, intrarrenais e pós-renais[2] (Figura 34.1). Em conjunto, as causas pré-renais e intrarrenais são responsáveis por 80 a 95% dos casos de LRA.[3] O Quadro 34.1 resume as causas de LRA nesses grupos gerais.

LRA pré-renal

Tipo mais comum de LRA, caracteriza-se por redução acentuada do fluxo sanguíneo renal. O processo é reversível quando a causa da redução do fluxo sanguíneo renal pode ser detectada e corrigida antes que ocorra lesão dos rins. As causas de LRA pré-renal incluem depleção grave do volume vascular (p. ex., hemorragia, perdas de volume do líquido extracelular); redução da perfusão renal em consequência de insuficiência cardíaca e choque cardiogênico; e redução do enchimento vascular por ampliação da capacitância vascular (p. ex., anafilaxia ou sepse). Os idosos têm risco especialmente alto em razão de sua predisposição à hipovolemia e à prevalência alta de doenças vasculares renais nesta faixa etária.

Alguns mediadores vasoativos, fármacos e compostos utilizados com finalidade diagnóstica causam vasoconstrição intrarrenal grave e podem induzir hipoperfusão glomerular e LRA pré-renal. Exemplos são endotoxinas, contrastes radiológicos (p. ex., usados em cateterização cardíaca), ciclosporina (agente imunossupressor usado para evitar rejeição dos transplantes) e anti-inflamatórios não esteroides (AINE).[2] Algumas dessas substâncias também causam necrose tubular aguda (NTA; descrita adiante). Além disso, várias classes de fármacos usados comumente podem interferir nos mecanismos de adaptação renal e converter um quadro de hipoperfusão renal compensada em insuficiência pré-renal. Os inibidores da enzima conversora da angiotensina (ECA) e os bloqueadores do receptor da angiotensina (BRA) atenuam os efeitos da renina no fluxo sanguíneo renal; quando são combinados com diuréticos, esses fármacos podem causar LRA pré-renal nos pacientes com fluxo sanguíneo reduzido em consequência

Quadro 34.1 Causas de lesão renal aguda (LRA).

Pré-renal
- Hipovolemia
  - Hemorragia
  - Desidratação
  - Perda excessiva de líquidos pelo sistema digestório
  - Perda excessiva de líquidos por queimaduras
- Redução do enchimento vascular
  - Choque anafilático
  - Choque séptico
- Insuficiência cardíaca e choque cardiogênico
- Redução da perfusão renal por sepse, mediadores vasoativos, fármacos e compostos usados com finalidade diagnóstica

Intrarrenal
- Necrose tubular aguda ou LRA
  - Isquemia renal prolongada
  - Exposição a fármacos nefrotóxicos, metais pesados e solventes orgânicos
  - Obstrução intratubular resultante de hemoglobinúria, mioglobinúria, cadeias leves do mieloma ou cilindros de ácido úrico
  - Doença renal aguda (glomerulonefrite aguda, pielonefrite)

Pós-renal
- Obstrução ureteral bilateral
- Obstrução da uretra

de doença renal dos vasos de pequeno ou grande calibre. As prostaglandinas têm efeito vasodilatador nos vasos sanguíneos renais. Os AINE podem reduzir a irrigação sanguínea dos rins por inibição da síntese das prostaglandinas. Em alguns indivíduos com perfusão renal reduzida, os AINE podem desencadear LRA pré-renal.

Normalmente, os rins recebem entre 20 e 25% do débito cardíaco.[5] Esse volume sanguíneo expressivo é necessário para que os glomérulos removam as escórias metabólicas e regulem os líquidos e os eletrólitos do corpo. Felizmente, o rim normal pode tolerar reduções consideráveis do fluxo sanguíneo, antes que ocorra lesão renal. À medida que o fluxo sanguíneo renal diminui, há redução da TFG, as quantidades de sódio e de outras substâncias filtradas pelos glomérulos diminuem e a necessidade de mecanismos dependentes de energia para reabsorver estas substâncias é reduzida.[5] Conforme a TFG e o débito urinário aproximam-se de zero, o consumo de oxigênio pelos rins aproxima-se do que é necessário para manter as células tubulares renais vivas. Quando o fluxo sanguíneo diminui abaixo desse nível (cerca de 20 a 25% do normal), começam a ocorrer alterações isquêmicas.[5] Em razão de sua taxa metabólica alta, as células do epitélio tubular são mais suscetíveis à lesão isquêmica. Quando não é tratada adequadamente, a hipoperfusão renal prolongada pode causar necrose tubular isquêmica com morbidade e mortalidade significativas. Contudo, a maioria dos pacientes que desenvolve hipoperfusão renal prolongada não tem necrose do epitélio tubular, razão

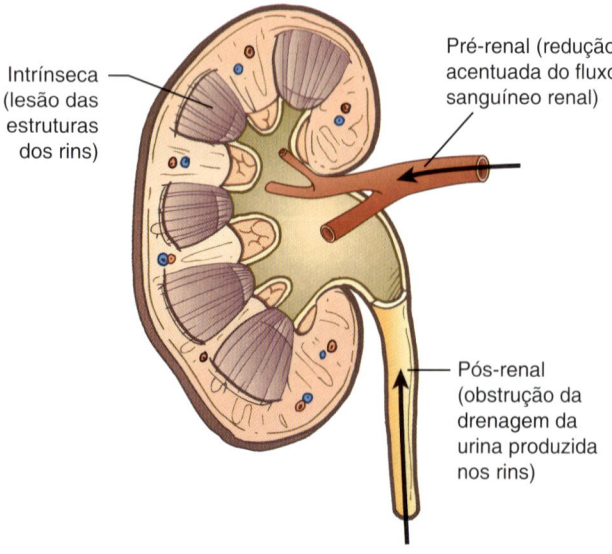

Figura 34.1 • Tipos de lesão renal aguda.

pela qual o termo NTA é usado com menos frequência e o termo LRA se refere a essa patologia intrarrenal.[6]

A LRA pré-renal evidencia-se por redução aguda do débito urinário e por elevação desproporcional do nível de ureia sanguínea em comparação com a concentração sérica de creatinina. Normalmente, o rim responde à redução da TFG com diminuição do débito urinário. Desse modo, um dos primeiros sinais de LRA pré-renal é redução aguda do débito urinário. Excreção percentual baixa de sódio (< 1%) sugere que a oligúria seja devida à redução da perfusão renal e que os néfrons estejam reagindo adequadamente à redução progressiva da excreção de sódio filtrado na tentativa de preservar o volume vascular.[2] Os níveis da ureia também dependem da TFG. A TFG baixa oferece mais tempo para que partículas pequenas (como a ureia) sejam reabsorvidas para o sangue. Por ser uma molécula não difusível maior, a creatinina permanece no líquido tubular e a quantidade total de creatinina filtrada, embora seja pequena, é excretada na urina. Consequentemente, também há elevação desproporcional da razão entre ureia e creatinina sérica (faixa normal de 10:1; valores anormais acima de 15:1 a 20:1).[2]

LRA intrarrenal

Resulta dos distúrbios que causam lesão das estruturas existentes dentro do rim. A causa mais comum de LRA intrarrenal envolve o parênquima renal em seus glomérulos, vasos sanguíneos, túbulos ou interstício.[6] As causas principais de insuficiência intrarrenal são isquemia associada à LRA pré-renal; lesão tóxica das estruturas tubulares dos néfrons; e obstrução intratubular. Glomerulonefrite aguda e pielonefrite aguda também são causas intrarrenais de insuficiência renal aguda. A redução da filtração glomerular e a lesão epitelial têm várias causas, inclusive vasoconstrição intrarrenal, redução da pressão hidrostática dos glomérulos, alterações do tônus arterial por *feedback* tubuloglomerular, diminuição da permeabilidade capilar dos glomérulos, aumento da pressão hidrostática tubular secundário à obstrução e fluxo retrógrado do filtrado glomerular para dentro do interstício.[6] As lesões das estruturas tubulares do néfron são as causas mais comuns e, em geral, têm origem isquêmica ou tóxica.

Lesão ou necrose tubular aguda.
A lesão ou necrose tubular aguda caracteriza-se pela destruição das células do epitélio tubular com supressão súbita da função renal (Figura 34.2). Essa lesão aguda pode ser causada por isquemia, sepse, efeitos nefrotóxicos dos fármacos, obstrução tubular e toxinas liberadas a partir de uma infecção maciça.[2] As células epiteliais tubulares são especialmente sensíveis à isquemia e também são suscetíveis às toxinas. A lesão tubular subsequente geralmente é reversível.

A NTA (ou lesão tubular aguda) isquêmica ocorre mais comumente nos pacientes submetidos a procedimentos cirúrgicos de grande porte, hipovolemia grave ou sepse, traumatismo ou queimaduras extensivas.[4] A sepse causa isquemia porque desencadeia uma combinação de vasodilatação sistêmica e hipoperfusão intrarrenal. Além disso, a sepse acarreta a formação de toxinas que sensibilizam as células tubulares

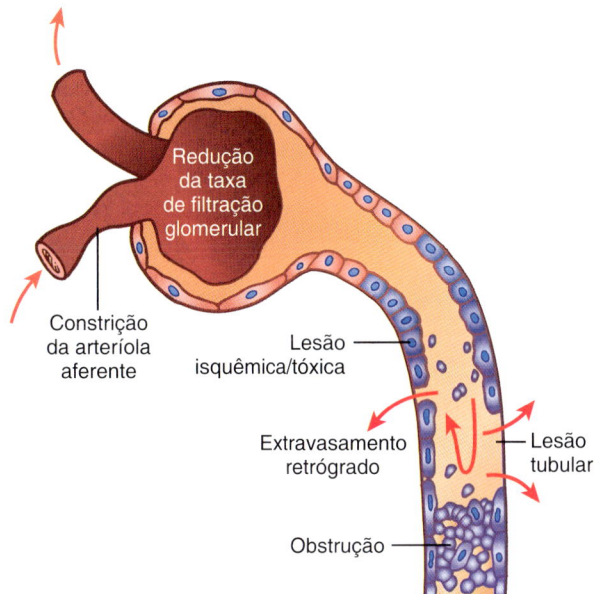

Figura 34.2 • Patogênese da lesão renal aguda causada por necrose tubular aguda. Descamação e necrose das células do epitélio tubular causam obstrução e aumento da pressão intraluminal, que reduzem a filtração glomerular. A vasoconstrição das arteríolas aferentes, causada em parte pelos mecanismos de *feedback* tubuloglomerulares, diminui a pressão de filtração dos capilares glomerulares. A lesão tubular e o aumento da pressão intraluminal são responsáveis pela transferência dos líquidos do lúmen tubular para o interstício (extravasamento retrógrado). Fonte: Strayer D., Rubin R. (Eds.). (2015). *Rubin's pathology: Clinicopathologic foundations of medicine* (7. ed., p. 943). Philadelphia, PA: Wolters Kluwer Health/Lippincott Williams & Wilkins.

renais aos efeitos deletérios da isquemia. A NTA, que complica os casos de traumatismo e queimadura, comumente é multifatorial, resultando dos efeitos combinados de hipovolemia, mioglobinúria e outras toxinas liberadas dos tecidos lesados. A lesão tubular aguda é uma complicação da hemólise intravascular associada a muitas enfermidades hemolíticas, como anemia falciforme e traumatismo mecânico de próteses valvares cardíacas.[7] Ao contrário da LRA pré-renal, a TFG não aumenta com a recuperação do fluxo sanguíneo renal dos pacientes com LRA causada por NTA isquêmica (ou lesão tubular aguda).

A NTA (ou lesão tubular aguda) nefrotóxica complica a administração ou a exposição a alguns fármacos estruturalmente diversos e outros agentes nefrotóxicos. Esses compostos causam lesão tubular porque induzem diferentes combinações de vasoconstrição renal, lesão direta dos túbulos renais ou obstrução intratubular. O rim é especialmente suscetível à lesão nefrotóxica, em razão de sua irrigação sanguínea profusa e de sua capacidade de concentrar toxinas em níveis altos na região medular do rim. Os efeitos tóxicos, que causam necrose mais branda, geralmente se limitam ao túbulo proximal. Além disso, o rim é uma estrutura importante para os processos metabólicos que transformam substâncias relativamente inofensivas em metabólitos tóxicos. Entre os compostos farmacêuticos diretamente tóxicos aos túbulos renais estão antimicrobianos como aminoglicosídios (p. ex., vancomicina, gentamicina), quimioterápicos antineoplásicos (p. ex., cisplatina) e contrastes radiológicos.² Vários fatores contribuem para a nefrotoxicidade dos aminoglicosídios, inclusive redução da TFG, doença renal preexistente, hipovolemia e uso simultâneo de outros fármacos nefrotóxicos. Embora a nefrotoxicidade induzida por aminoglicosídeos tenha sido objeto de vários estudos, efeitos a curto e a longo prazos da administração de aminoglicosídeos continuam ocorrendo.⁸ A nefrotoxicidade induzida pelos contrastes radiológicos parece ser causada por efeitos tóxicos diretos nos túbulos e por isquemia renal. O risco de lesão renal causada pelos contrastes radiológicos é maior nos adultos e nos pacientes com doença renal, depleção de volume e diabetes melito preexistentes ou exposição recente a outros agentes nefrotóxicos.⁹

A causa mais comum de NTA secundária à obstrução intratubular é mioglobina, hemoglobina, ácido úrico, cadeias leves do mieloma ou excesso de uratos na urina.²,⁴ A hemoglobinúria é causada por reações às transfusões de sangue e outros distúrbios hemolíticos agudos.⁷ Os músculos cardíaco e esquelético contêm mioglobina, que corresponde à hemoglobina em sua função de servir como reservatório de oxigênio das fibras musculares. Normalmente, não há mioglobina no soro nem na urina. Na maioria dos casos, a mioglobinúria é causada por traumatismo muscular, mas também pode ser devida a esforços extremos, hipertermia, sepse, convulsões prolongadas, déficit de fosfato ou potássio e alcoolismo ou uso abusivo de drogas ilícitas. A mioglobina e a hemoglobina conferem tonalidade anormal à urina, a qual pode variar da cor de chá ao vermelho, marrom ou preto. Cilindros granulares de coloração marrom e células epiteliais na urina estão relacionados com lesão tubular aguda; cilindros hemáticos e proteínas na urina indicam glomerulonefrite; e cilindros leucocitários e piúria sugerem nefrite tubulointersticial aguda.⁶,⁹

LRA pós-renal

A LRA pós-renal é causada por obstrução da drenagem da urina produzida nos rins. A obstrução pode ocorrer no ureter (i. e., cálculos e estenoses), na bexiga (i. e., tumor ou bexiga neurogênica) ou na uretra (i. e., hiperplasia da próstata). Como o volume maior de urina não pode ser excretado em consequência da obstrução, a pressão é transmitida em sentido inverso aos túbulos e aos néfrons, que por fim são lesados.² Hiperplasia prostática é a causa primária mais comum. Como os dois ureteres devem estar obstruídos para causar insuficiência renal, a obstrução da via de saída da bexiga raramente causa insuficiência renal aguda, a menos que um dos rins já esteja lesado ou que o paciente tenha apenas um rim. O tratamento da LRA pós-renal aguda consiste em reverter a causa básica da obstrução para que o fluxo de urina possa ser restabelecido antes que ocorra lesão irreversível dos néfrons.

A evolução da LRA pode ser dividida em quatro fases:¹⁰

1. Fase inicial
2. Fase oligárica (anúrica)
3. Fase diurética
4. Fase de recuperação.

A fase inicial, que se estende por horas a dias, é o intervalo decorrido entre a instalação do evento desencadeante (p. ex., fase isquêmica da insuficiência pré-renal ou exposição à toxina) e o desenvolvimento da lesão tubular.

A fase oligárica (anúrica) dura 8 a 14 dias ou mais, dependendo da natureza da LRA, causando retenção súbita de metabólitos endógenos como ureia, potássio, sulfato e creatinina, que normalmente são eliminados pelos rins. Em geral, o débito urinário alcança níveis mais baixos nesse ponto. A retenção de líquidos causa edema, intoxicação hídrica e congestão pulmonar. Quando o período de oligúria é longo, o paciente frequentemente desenvolve hipertensão e também sinais de uremia. Se não forem revertidas, as manifestações neurológicas da uremia progridem de irritabilidade neuromuscular até convulsões, sonolência, coma e morte. Em geral, a hiperpotassemia é assintomática até que o nível sérico de potássio aumente acima de 6,0 a 6,5 mEq/ℓ, quando então surgem alterações eletrocardiográficas típicas e sintomas de fraqueza muscular.

A *fase diurética* acontece quando os rins tentam se curar e a produção de urina aumenta, mas ocorrem cicatrizes e danos nos túbulos. Em geral, há diurese antes que a função renal seja normalizada por completo. Por essa razão, os níveis de ureia sanguínea, as concentrações séricas de creatinina, potássio e fosfato podem continuar elevados ou até mesmo aumentar ainda mais, embora o débito urinário tenha aumentado. Durante essa fase, a TFG se eleva, o débito urinário aumenta para 400 mℓ/dia, e, possivelmente, há depleção de eletrólitos em função do aumento da excreção de água e dos efeitos osmóticos dos níveis sanguíneos elevados de ureia.

A *fase de recuperação* é o período durante o qual o edema tubular desaparece e a função renal melhora. Durante essa fase, existe normalização do equilíbrio hidreletrolítico. Por fim, a função dos túbulos renais é recuperada e a capacidade de concentrar urina aumenta. De modo quase simultâneo, os níveis séricos de creatinina e de ureia começam a normalizar e a TFG retorna a 70 a 80% do normal. Em alguns casos, há lesão renal branda a moderada persistente.

Diagnóstico e tratamento

Por causa das taxas elevadas de morbidade e mortalidade associadas à LRA, deve-se dar atenção especial às medidas preventivas e ao diagnóstico precoce. Isso inclui procedimentos de avaliação para detectar pacientes com risco de desenvolver LRA, inclusive os que têm disfunção renal e diabetes melito preexistentes. Esses grupos são especialmente suscetíveis a desenvolver LRA causada por fármacos nefrotóxicos (p. ex., aminoglicosídios e contrastes radiológicos) ou fármacos que alteram a hemodinâmica intrarrenal (p. ex., AINE). Os idosos são suscetíveis a todos os tipos de insuficiência renal aguda, em consequência dos efeitos do envelhecimento nas reservas renais.⁹

O monitoramento cuidadoso do débito urinário é essencial aos pacientes em risco de desenvolver LRA. Os exames de urina que medem a osmolalidade urinária, a concentração de sódio na urina e a excreção percentual de sódio ajudam a diferenciar entre azotemia pré-renal (na qual a capacidade de reabsorção das células tubulares está mantida) e necrose tubular (na qual esta função é perdida). Uma das primeiras manifestações de lesão tubular é incapacidade de concentrar a urina.

Outros dados diagnósticos que podem ser fornecidos pelo exame simples de urina (EAS) incluem proteinúria, hemoglobinúria e cilindros ou cristais na urina. A determinação dos níveis séricos de ureia e creatinina fornece informações sobre a capacidade de remover escórias nitrogenadas do sangue. Também é importante descartar a possibilidade de obstrução urinária. Entretanto, esses marcadores tradicionais como creatinina sérica e ureia sanguínea, a excreção percentual de sódio para avaliar a TFG e o débito urinário só se manifestam 1 ou 2 dias depois do início da insuficiência renal aguda. Por exemplo, ao avaliar a creatinina sérica dos pacientes em estado crítico, não se pode supor que seu estado hemodinâmico esteja estabilizado. Portanto, o aumento do nível de creatinina ocorre algum tempo depois da lesão renal. Além disso, a idade, o sexo, a massa muscular e os fármacos usados pelo paciente também afetam os níveis de creatinina. A ureia também não é produzida a uma taxa constante e a quantidade de ureia aumenta com a dieta, o uso de alguns fármacos e infecções, além de ser alterada também por doença hepática.

Ureia é formada pelo metabolismo hepático de aminoácidos e excretada basicamente por filtração glomerular. As concentrações séricas de ureia podem variar em decorrência de alterações na produção de ureia, como hemorragia digestiva e reabsorção tubular de ureia durante estados hipovolêmicos sem alterações da TFG. Isso faz com que a ureia não seja um marcador confiável de função renal.[11] Por fim, a excreção percentual de sódio é alterada por diuréticos, doenças específicas e infecção, ou seja, não é um marcador preciso de TFG reduzida. Em situações associadas com hipovolemia ou hipoperfusão, a resposta dos rins saudáveis consiste em elevação da osmolaridade urinária e redução da excreção de sódio e/ou ureia ou ácido úrico. Essa resposta fisiológica pode variar dependendo de intervenções como terapia diurética, uso de aminoglicosídios e *bypass* cardiopulmonar.[12] Hoje em dia, existem pesquisas em andamento sobre o uso de biomarcadores novos para avaliar a LRA em uma fase mais precoce que os parâmetros convencionais. A interleucina 18 (IL-18) é produzida pelo túbulo proximal depois da LRA e é uma citocina inflamatória.[4] Esse marcador aumenta nos casos de LRA isquêmica e pode ser dosado facilmente na urina.[13,14] A lipocalina associada à gelatinase do neutrófilo (LAGN) é, normalmente, encontrada em vários órgãos, inclusive nos rins.[13,14] A LAGN pode ser dosada no sangue e na urina, e níveis altos foram considerados preditivos de disfunção dos transplantes renais.[13,14] A concentração da molécula 1 de lesão renal aumenta nos casos de LRA de células tubulares proximais.[13,14]

Um aspecto importante do tratamento da LRA é definir e reverter a causa (p. ex., aumentar a perfusão renal, suspender o uso dos fármacos nefrotóxicos). Os líquidos administrados devem ser cuidadosamente regulados na tentativa de manter o volume de líquidos e as concentrações dos eletrólitos nas faixas normais. Como infecções secundárias são causas importantes dos óbitos dos pacientes com insuficiência renal aguda, devem ser envidados esforços constantes para evitar e tratar processos infecciosos.

Hemodiálise ou terapia renal substitutiva contínua (TRSC) pode ser indicada quando as escórias nitrogenadas e a hemostasia hidreletrolítica não podem ser mantidas sob controle por outras medidas.[2] A TRSC foi introduzida como método para tratar insuficiência renal aguda dos pacientes hemodinamicamente muito instáveis para tolerar hemodiálise. Uma das vantagens associadas à TRSC é a possibilidade de administrar suporte nutricional. As desvantagens incluem a necessidade de tratamento anticoagulante prolongado e monitoramento sofisticado contínuo.

RESUMO

A LRA caracteriza-se por supressão aguda e potencialmente reversível da função renal. Essa condição é um risco comum aos pacientes em estado crítico internados em unidades de tratamento intensivo e está associada a uma taxa de mortalidade alta. A LRA evidencia-se por redução da TFG, acumulação de escórias nitrogenadas no sangue (*i. e.*, azotemia) e alterações dos líquidos e eletrólitos corporais. A LRA é classificada em formas pré-renal, intrínseca (ou intrarrenal) e pós-renal. A forma pré-renal é causada por redução do fluxo sanguíneo para os rins; a forma intrarrenal é causada por distúrbios renais; e a forma pós-renal é causada por obstrução à saída do débito urinário. A principal causa de LRA é isquemia, sepse ou agentes nefrotóxicos. Tipicamente, a LRA evolui em quatro fases: inicial, período de tempo desde o evento precipitante até a ocorrência da lesão tubular; oligúrica/anúrica, durante a qual há redução acentuada da TFG, provocando retenção abrupta de metabólitos endógenos; diurética, na qual os rins tentam se recuperar e o débito urinário aumenta, mas ocorrem lesão e fibrose tubulares; e recuperação, durante a qual a TFG, o débito urinário e os níveis sanguíneos de escórias nitrogenadas se normalizam. Por causa das taxas elevadas de morbidade e mortalidade associadas a LRA, a detecção dos pacientes em risco é importante para o processo de decisão clínica. Biomarcadores novos como a IL-18, a LAGN e a molécula 1 de lesão renal estão presentes em vários estágios de investigação e, no futuro, deverão ser úteis à avaliação da LRA em um estágio mais precoce. A LRA geralmente é reversível, e isto ressalta a importância de estabelecer o diagnóstico precoce e iniciar imediatamente a reversão da causa subjacente (p. ex., melhorar a perfusão renal, suspender o uso de fármacos nefrotóxicos). O tratamento inclui a administração cuidadosa de líquidos e hemodiálise ou TRSC.

DOENÇA RENAL CRÔNICA

Depois de concluir esta seção, o leitor deverá ser capaz de:

- Citar as causas comuns de doença renal crônica (DRC)
- Explicar os mecanismos fisiológicos subjacentes aos problemas frequentemente associados à doença renal crônica, inclusive alterações hidreletrolíticas e distúrbios das funções esquelética, hematológica, cardiovascular, imune, neurológica, cutânea e sexual
- Descrever as bases das reações adversas aos fármacos nos pacientes com doença renal crônica
- Citar as complicações possíveis do transplante renal.

A DRC é um problema mundial que afeta pessoas de todas as idades, raças e grupos socioeconômicos. A prevalência e a incidência dessa doença – que refletem as das doenças como diabetes, hipertensão e obesidade – estão aumentando. Apenas nos EUA, mais de 20 milhões de pessoas (ou 1 entre 9 adultos) têm DRC. Outro grupo de 20 milhões encontra-se em risco de desenvolver essa doença.[1]

Definição e classificação

Em 2002, a K/DOQI (Kidney Disease Outcome Quality Initiative) da National Kidney Foundation (NKF) publicou diretrizes de prática clínica para DRC.[15] Os objetivos do grupo de trabalho que elaborou as diretrizes eram definir DRC e classificar seus estágios; avaliar os parâmetros laboratoriais usados para avaliar doença renal; e associar o nível de função renal às complicações da DRC. As diretrizes usam a TFG para classificar a DRC em cinco estágios, que começam com lesão renal com TFG normal ou aumentada, progridem para DRC e podem evoluir para insuficiência renal. A expectativa é que o diagnóstico precoce da lesão renal, além da adoção de medidas rigorosas para reduzir sua progressão, possam retardar ou evitar o início da insuficiência renal.[2]

De acordo com as diretrizes da NKF, os pacientes com TFG entre 60 e 89 mℓ/min/1,73 m² (corrigida com base na superfície corporal), mas sem lesão renal, são classificados como portadores de "TFG reduzida".[15] A redução da TFG sem marcadores conhecidos de lesão renal pode ocorrer nos lactentes e nos idosos e geralmente é considerada "normal para a idade". Outras causas de redução crônica da TFG sem lesão renal nos adultos são remoção de um rim, déficit de volume de líquido extracelular e doenças sistêmicas associadas à diminuição da perfusão renal, inclusive insuficiência cardíaca e cirrose.[15] Mesmo nesse estágio, geralmente há perda típica da reserva renal.

A DRC é definida por lesão renal ou TFG menor que 60 mℓ/min/1,73 m² há 3 meses ou mais.[15] A DRC pode ser causada por alguns distúrbios que acarretam perda irreversível dos néfrons, inclusive diabetes, hipertensão, glomerulonefrite, lúpus eritematoso sistêmico e doença renal policística.

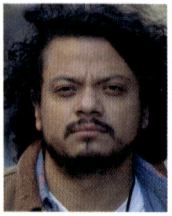 Você se lembra do **Sr. Reterez**, apresentado no início dessa Unidade? Ele recebeu o diagnóstico de doença renal policística. Com essa doença genética, o paciente manifesta os primeiros sinais/sintomas na quarta década de vida. O Sr. Reterez tem 45 anos. A TFG do paciente, muito provavelmente, é menor que 60 mℓ/min, indicando retenção de escórias nitrogenadas. Além disso, seus níveis de ureia e creatinina estão aumentando (ureia = 45 e creatinina = 2, no momento do no atendimento no setor de emergência). Todos os seus sinais/sintomas são atribuíveis à DRC.

Nos EUA, hipertensão arterial e nefropatia diabética são as duas causas principais de DRC.[2]

As diretrizes de prática clínica da NFK definem insuficiência renal "como:

1. TFG menor que 15 mℓ/min/1,73 m², geralmente acompanhada da maioria dos sinais e sintomas de uremia, ou
2. Necessidade de iniciar terapia renal substitutiva (diálise ou transplante)."[15]

Essas diretrizes enfatizam que insuficiência renal não é sinônimo de doença renal em estágio terminal (DRET).

Independentemente da causa, a DRC consiste na perda dos néfrons funcionantes dos rins com deterioração progressiva da filtração glomerular, da capacidade de reabsorção tubular e das funções endócrinas dos rins (Figura 34.3). Todos os tipos de DRC caracterizam-se por redução da TFG, que se reflete em uma diminuição correspondente da quantidade de néfrons funcionantes. A velocidade de destruição dos néfrons difere de caso a caso, mas varia de muitos meses a alguns anos. Nos casos típicos, os sinais e sintomas da DRC desenvolvem-se gradativamente e não se tornam evidentes até que a doença esteja muito avançada. Isso é atribuído à surpreendente capacidade compensatória dos rins. À medida que as estruturas renais são destruídas, os néfrons restantes sofrem hipertrofia estrutural e funcional, cada qual aumentando sua função como modo de compensar os néfrons perdidos. Nesse processo, cada um

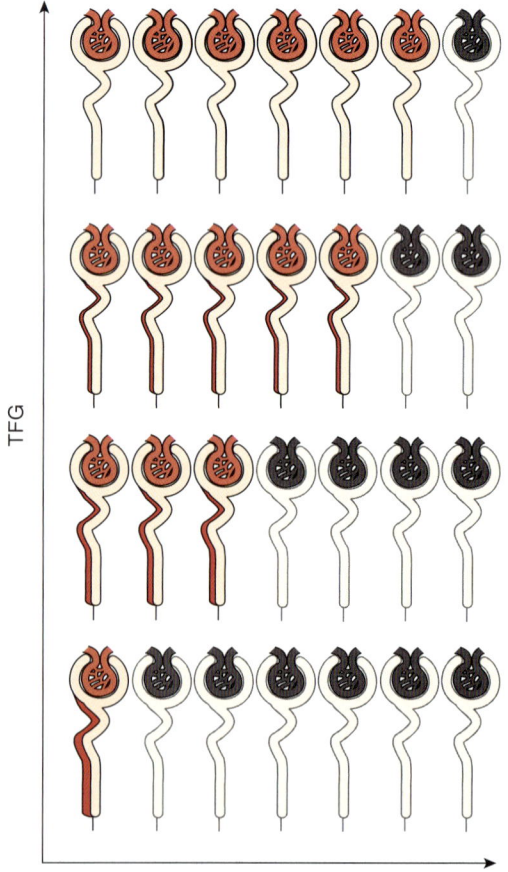

Figura 34.3 • Relação entre função renal e massa de néfrons. Cada rim contém cerca de 1 milhão de néfrons microscópicos. Existe uma relação de proporcionalidade entre a quantidade de néfrons afetados por um processo patológico e a taxa de filtração glomerular (TFG) resultante.

dos néfrons remanescentes precisa filtrar mais partículas de solutos do sangue. As manifestações clínicas da insuficiência renal tornam-se evidentes apenas quando os poucos néfrons remanescentes são destruídos.[2]

> **Conceitos fundamentais**
>
> **Doença renal crônica**
> - A DRC caracteriza-se por redução progressiva da função renal, em consequência da destruição irreversível dos néfrons
> - A DRC pode ser causada por alguns distúrbios, inclusive diabetes, hipertensão, glomerulonefrite e outras doenças renais
> - A TFG é considerada o melhor indicador da função renal.

Avaliação da taxa de filtração glomerular e de outros indicadores da função renal

A TFG é considerada o melhor indicador da função global do rim. A TFG normal, que varia com a idade, o sexo e o tamanho corporal, varia de 120 a 130 mℓ/min/1,73 m^2 nos adultos jovens e saudáveis normais.[15] Na prática clínica, a TFG geralmente é estimada com base na concentração sérica de creatinina. Embora a TFG possa ser obtida por determinação do *clearance* de creatinina usando métodos de coleta de urina programada (p. ex., 24 h), os níveis totalizados não são reconhecidamente mais confiáveis que os níveis estimados com base nos níveis séricos creatinina.[15] Como a TFG varia com a idade, o sexo, a raça e o tamanho corporal, as equações de Cockroft e Gault ou de Modificação Dietética nas Doenças Renais (MDDR), que levam em consideração esses fatores, são usadas para estimar a TFG com base nos níveis de creatinina sérica[15-17] (Quadro 34.2).

Albuminúria é um importante marcador para dano renal.[18] Normalmente, a urina contém quantidades diminutas de proteína. No entanto, se os rins estiverem danificados, a proteína pode "extravasar" dos rins para a urina. O tipo de proteína (p. ex., globulinas de baixo peso molecular ou albumina) depende do tipo de doença renal. Excreção aumentada de globulinas de baixo peso molecular é um indício de doença tubulointersticial, enquanto excreção de albumina é um marcador de DRC resultante de hipertensão ou diabetes melito.[19] De modo a estabelecer o diagnóstico de DRC em adultos e crianças pré-púberes com diabetes, os testes da fita urinária são aceitáveis para detectar albuminúria. Quando o teste da fita urinária é positivo (1+ ou mais), a albuminúria geralmente é confirmada pela determinação da quantitativa da razão albumina:creatinina em uma amostra aleatória de urina. A NKF classifica microalbuminúria como razão albumina urinária:creatinina de 30 a 300 mg/g, e macroalbuminúria como razão > 300 mg/g (quase equivalente a um exame com fita reagente positivo para proteína).[19,20] O termo microalbuminúria – um sinal precoce de nefropatia diabética – refere-se à excreção de albumina acima da faixa normal, embora abaixo da variação normalmente detectada pelos testes de excreção proteica total na urina.[20] Os grupos populacionais em risco de DRC (i. e., pacientes com diabetes melito, hipertensão arterial ou história familiar de doença renal) devem fazer uma triagem para microalbuminúria, ao menos uma vez por ano, como parte dos seus exames periódicos de saúde.[19]

Albuminúria e taxa de filtração glomerular estimada (TFGe) são os biomarcadores clássicos endossados pela diretriz para a classificação de DRC.[4] Esses biomarcadores são preditores fortes de progressão da doença renal, bem como de doença cardiovascular e mortalidade, mas ainda estão sendo pesquisados novos biomarcadores para aprimorar a identificação precoce de pessoas de alto risco.[20]

Outros marcadores de lesão renal são anormalidades do sedimento urinário (cilindros hemáticos e leucocitários) e dos exames de imagem.[20] Além disso, o aminoácido biomarcador cistatina C (também conhecido como cistatina 3), que tem sido usado para detectar doença cardiovascular de início recente, também se mostrou capaz de prever doença renal.[21] A ultrassonografia é especialmente útil para detectar algumas doenças renais, inclusive obstruções do sistema urinário, infecções, cálculos e doença renal policística.

Quadro 34.2 Previsão do *clearance* de creatinina com base na creatinina sérica.

- A equação de Modificação Dietética nas Doenças Renais (MDDR) pode ser usada para calcular o *clearance* de creatinina dos adultos. Consulte a fórmula na página http://nkdep.nih.gov/professionals/gfr_calculators/idms_con.htm
- A equação de Cockroft e Gault pode ser usada para calcular o *clearance* de creatinina dos idosos. Consulte a fórmula na página http://www.mdcalc.com/creatinine-clearance-cockcroft-gault-equation. Para as mulheres, o resultado da equação deve ser multiplicado por um fator de correção de 0,85

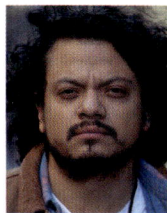

O **Sr. Reterez** pontuou 1+ para albumina/proteína e sangue no exame de urina com fita reagente. Se o paciente tivesse passado por uma triagem alguns anos antes, muito provavelmente teria sido detectada microalbuminúria. Também seria muito útil se os membros de sua família tivessem fornecido mais informações ao paciente quanto à doença genética familiar que, aparentemente, é transmitida há algumas gerações. É essencial saber se um membro da família é portador do gene da doença renal policística, por dois motivos. Primeiro, um indivíduo pode ser rastreado cuidadosamente, à procura de sinais de doença renal; em segundo lugar, o paciente pode ser incluído em uma lista de espera para transplante renal antes do aparecimento de sinais/sintomas sistêmicos e doença multissistêmica. Os dois rins do Sr. Reterez estavam afetados pela doença renal policística. Por isso, ele necessitava urgentemente de diálise ou transplante renal bilateral.

Manifestações clínicas

As manifestações clínicas e laboratoriais da DRC incluem acumulação de escórias nitrogenadas; distúrbios hidreletrolíticos e acidobásicos; distúrbios minerais e ósseos; anemia e distúrbios da coagulação; hipertensão e alterações da função cardiovascular; distúrbios gastrintestinais; complicações neurológicas; distúrbios dermatológicos; e distúrbios do sistema imune[18,22] (Figura 34.4). A ocasião em que esses distúrbios aparecem e a gravidade das suas manifestações clínicas são determinadas em grande parte pelo grau de função renal existente e pelas doenças coexistentes. Algumas dessas manifestações clínicas e laboratoriais da DRC ocorrem antes que a TFG tenha alcançado o estágio de insuficiência renal.

Acumulação de escórias nitrogenadas

A acumulação de escórias nitrogenadas no sangue (ou azotemia) é um sinal precoce de insuficiência renal e, em geral, ocorre antes que se evidenciem outros sintomas. A ureia é uma das primeiras escórias nitrogenadas a acumular-se no sangue e o nível sanguíneo de ureia aumenta progressivamente à medida que a DRC avança. A concentração plasmática normal de ureia é de cerca de 20 mg/dℓ. Nos pacientes com insuficiência renal, esse nível pode chegar a 800 mg/dℓ.[18] A creatinina – um subproduto do metabolismo muscular – é filtrada livremente nos glomérulos e não é reabsorvida nos túbulos renais. A creatinina é produzida a uma taxa relativamente constante e quase tudo que é filtrado nos glomérulos é eliminado na urina, em vez de ser reabsorvido para a corrente sanguínea. Desse modo, a creatinina sérica pode ser usada como indicador indireto para avaliar a TFG e a extensão da lesão renal associada à DRC.[18]

O termo *uremia*, que significa literalmente "urina no sangue", é usado para descrever as manifestações clínicas da insuficiência renal. Alguns dos sintomas da uremia não se evidenciam antes que sejam perdidos no mínimo dois terços dos néfrons renais. Uremia não é o mesmo que azotemia, termo que indica simplesmente acumulação de escórias nitrogenadas no sangue, que é assintomática em alguns casos. O estado urêmico inclui sinais e sintomas de distúrbios hidreletrolíticos e acidobásicos; alterações das funções reguladoras (p. ex., controle da pressão arterial, formação das hemácias e síntese reduzida de vitamina D); e efeitos da uremia na função do organismo (p. ex., encefalopatia urêmica, neuropatia periférica, prurido). Nesse estágio, quase todos os órgãos e estruturas do corpo são afetados. Em geral, os sinais e sintomas iniciais da uremia (p. ex., fraqueza, fadiga, náuseas e apatia) são sutis. As queixas mais graves incluem fraqueza extrema, vômitos frequentes, letargia e confusão mental. Sem tratamento com diálise ou transplante renal, a condição evolui para coma e morte.

Distúrbios hidreletrolíticos e acidobásicos

Os rins participam da regulação do volume de líquidos extracelulares eliminando ou retendo sódio e água. A insuficiência renal crônica pode causar desidratação ou sobrecarga de volume, dependendo do processo patológico da doença renal. Além da regulação do volume, também há redução da capacidade renal de concentrar urina. Um dos primeiros sinais de lesão renal é poliúria com urina praticamente isotônica com o plasma (*i. e.*, densidade entre 1.008 e 1.012) e pouca variação entre as micções.

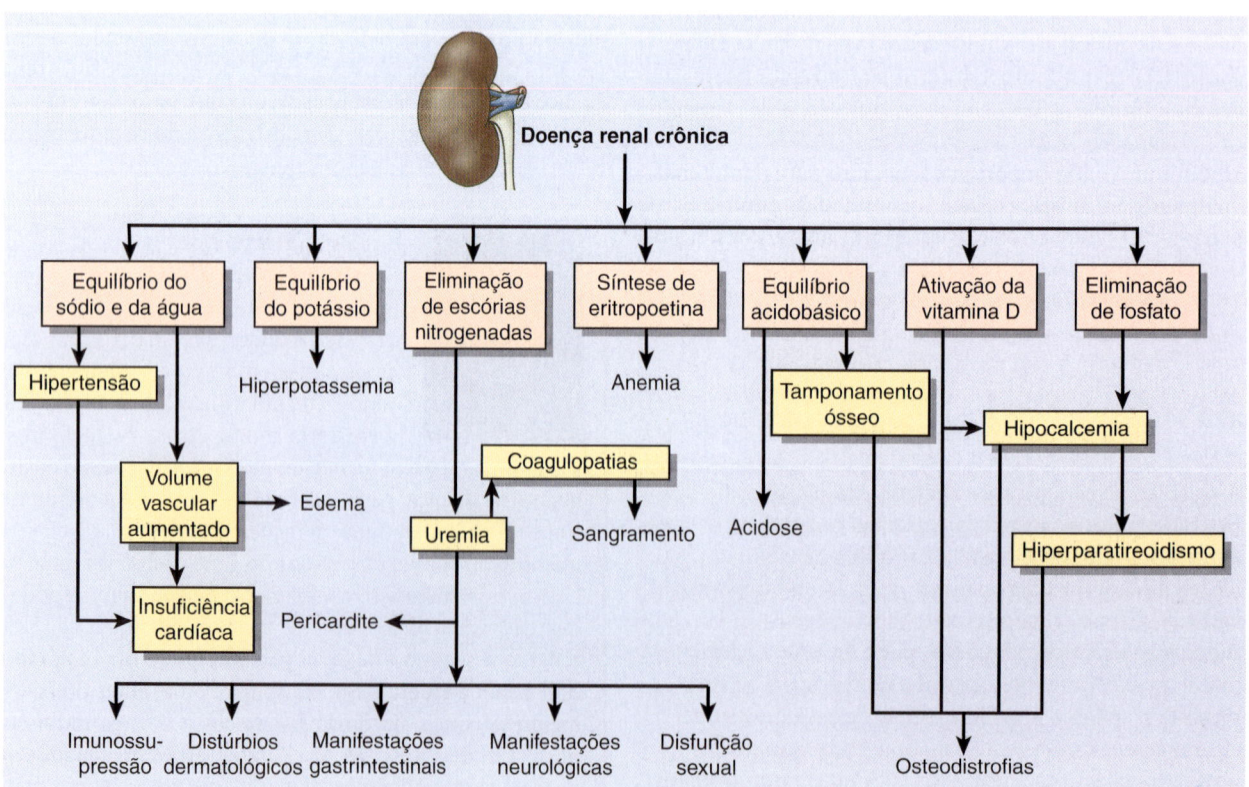

Figura 34.4 • Mecanismos e manifestações clínicas da doença renal crônica (DRC).

À medida que a função renal declina ainda mais, a capacidade de regular a excreção de sódio é reduzida. Normalmente, os rins toleram amplas variações da ingestão de sódio, embora mantendo níveis séricos normais. Nos casos de insuficiência renal crônica, os rins perdem sua capacidade de regular a excreção de sódio. Há redução da capacidade de adaptar-se a uma diminuição súbita da ingestão de sódio e pouca tolerância a uma sobrecarga aguda de sal. Depleção de volume com redução associada da TFG pode ocorrer quando há restrição da ingestão de sódio ou perda salina excessiva em consequência de diarreia ou vômitos. Níveis séricos anormais de sódio foram associados ao aumento da taxa de mortalidade, em numerosos estudos observacionais. Os indivíduos com DRC representam um grupo com prevalência elevada de comorbidades que podem predispor à disnatremias. Perda de sal é comum nos casos de insuficiência renal grave, porque a reabsorção tubular de sódio está reduzida.[23] O aumento progressivo da ingestão de sódio pelos pacientes com insuficiência renal frequentemente aumenta a TFG e melhora qualquer função renal residual. Nos pacientes com hipertensão coexistente, a possibilidade de aumentar a pressão arterial ou desencadear insuficiência cardíaca congestiva geralmente exclui a possibilidade de suplementar a ingestão de sódio.

Cerca de 90% da excreção de potássio ocorrem nos rins.[5] Quando há insuficiência renal, a excreção de potássio por cada néfron aumenta à medida que os rins adaptam-se à redução da TFG. Além disso, a excreção desse elemento no sistema digestório também aumenta. Por essa razão, os pacientes geralmente só apresentam hiperpotassemia quando a função renal é gravemente comprometida. Em razão desse mecanismo de adaptação, geralmente não é necessário restringir a ingestão de potássio dos pacientes com DRC, até que a TFG tenha reduzido a menos de 5 a 10 mℓ/min/1,73 m^2.[5] Nos pacientes com insuficiência renal, as causas comuns de hiperpotassemia são: falha em seguir as restrições dietéticas de potássio; constipação intestinal; acidose aguda causando liberação do potássio intracelular no líquido extracelular; traumatismo ou infecção causando liberação de potássio dos tecidos corporais; ou exposição aos fármacos que contêm potássio, impedem sua entrada nas células ou bloqueiam sua secreção nos néfrons distais.

Em condições normais, os rins regulam o pH sanguíneo eliminando os íons hidrogênio produzidos nos processos metabólicos e reciclando bicarbonato. Isso é conseguido por meio da secreção de íons hidrogênio, reabsorção de sódio e bicarbonato e produção de amônia, que atua como tampão dos ácidos tituláveis. Com a deterioração da função renal, esses mecanismos são prejudicados e o paciente pode desenvolver acidose metabólica quando é exposto a uma carga excessiva de ácidos ou perde quantidades excessivas de bases (p. ex., diarreia). A acidose que ocorre nos pacientes com insuficiência renal parece estabilizar-se à medida que a doença avança, provavelmente por causa da enorme capacidade de tamponamento dos ossos. Contudo, essa ação de tamponamento parece aumentar a reabsorção óssea e contribuir para os distúrbios esqueléticos que ocorrem nos pacientes com DRC.

Distúrbios do metabolismo de cálcio e fósforo e doença óssea

As anormalidades do metabolismo do cálcio e do fósforo ocorrem nos estágios iniciais da evolução da DRC.[18] A regulação dos níveis séricos do fósforo depende da excreção urinária diária de quantidades iguais às que são ingeridas com a dieta. Quando há deterioração da função renal, a excreção de fosfato diminui e, consequentemente, as concentrações séricas aumentam. Ao mesmo tempo, diminuem os níveis séricos de cálcio, que são regulados em relação inversa com as concentrações séricas do fosfato. Por sua vez, a redução do cálcio sérico estimula a secreção de hormônio paratireóideo (PTH), que aumenta a reabsorção de cálcio dos ossos. Embora os níveis de cálcio sérico sejam mantidos por estimulação da função do PTH, essa adaptação é conseguida às custas do sistema esquelético e de outros órgãos do corpo.

A síntese de vitamina D também diminui nos pacientes com DRC. Os rins regulam a atividade dessa vitamina convertendo a forma inativa da vitamina D (25[OH] vitamina D_3) em calcitriol (1,25[OH] vitamina D_3), que é sua forma fisiologicamente ativa.[24] O calcitriol é conhecido por seu efeito supressor direto da síntese do PTH e, por isso, níveis mais baixos de calcitriol aumentam as concentrações deste hormônio. Além disso, os níveis baixos de calcitriol diminuem a absorção de cálcio no sistema digestório. A vitamina D também regula a diferenciação dos osteoblastos e, deste modo, dificulta a reposição óssea.

A maioria dos indivíduos com DRC desenvolve hiperparatireoidismo secundário a infrarregulação dos receptores das glândulas paratireoides. Tanto os receptores de vitamina D como os receptores de cálcio são infrarregulados, provocando elevação dos níveis de PTH e redução dos níveis séricos de cálcio e vitamina D. A vitamina D age em conjunto com o PTH para mobilizar cálcio e fosfato dos ossos a fim de manter os níveis séricos de cálcio e fosfato.[25,26]

Ao longo das últimas duas a três décadas, o marcador bioquímico principal do diagnóstico de DRC tem sido a avaliação da atividade do PTH utilizando uma técnica imunorreativa conhecida como *PTH intacto*.

Doenças ósseas.
O termo *osteodistrofia renal* ou *distúrbio da mineralização óssea associado à DRC* é usado para descrever as complicações da doença.[18] As alterações esqueléticas que ocorrem nos pacientes com DRC foram divididas em dois tipos principais de distúrbio: osteodistrofias com renovação óssea aumentada ou reduzida. Alguns pacientes têm predomínio de um tipo de distúrbio ósseo, enquanto outros apresentam osteodistrofias do tipo misto. Dois fatores intrínsecos a esses dois distúrbios incluem a reabsorção anormal e a remodelação óssea defeituosa. Formas leves de metabolismo ósseo anormal podem ser encontradas nos estágios iniciais da DRC (estágio 2), mas se tornam mais graves à medida que a função renal deteriora, como no estágio 5.

A osteodistrofia com renovação óssea aumentada, também conhecida como *osteíte fibrosa*, caracteriza-se por aumentos da reabsorção e da formação ósseas, embora com predomínio da reabsorção. Essa condição está associada ao hiperparatireoidismo secundário; à desregulação do metabolismo da vitamina D com resistência subsequente à sua ação; e à regulação anormal dos fatores promotores e inibidores de crescimento produzidos localmente. As contagens e as atividades dos osteoblastos e dos osteoclastos aumentam. Embora os osteoblastos produzam quantidades excessivas de matriz óssea, a mineralização não acompanha o ritmo de produção e há redução da densidade óssea com formação de ossos porosos e constituídos de fibras grosseiras. O osso cortical é afetado mais gravemente que os ossos esponjosos.[6] A fibrose da medula óssea é outro componente da osteíte fibrosa e ocorre nas áreas com hiperatividade das células ósseas. Nos estágios avançados desse distúrbio, podem se formar cistos ósseos, que caracterizam a condição conhecida como *osteíte fibrosa cística*.

A osteodistrofia com renovação óssea reduzida caracteriza-se por contagens baixas de osteoblastos e contagens baixas ou reduzidas de osteoclastos, renovação óssea diminuída e acúmulo de matriz óssea desmineralizada. Existem dois tipos de osteodistrofia com renovação óssea reduzida: osteomalacia e osteodistrofia adinâmica. A *osteomalacia* caracteriza-se por taxa de formação óssea reduzida e anormalidades da mineralização óssea, as quais podem ser causadas por deficiência de vitamina D, deposição excessiva de alumínio ou acidose metabólica. A acidose metabólica parece ter um efeito direto nas atividades osteoblástica e osteoclástica, assim como no processo de mineralização, reduzindo a disponibilidade de fosfato trivalente. Até a década de 1980, a osteomalacia associada à DRC resultava principalmente dos efeitos tóxicos do alumínio. A intoxicação por alumínio causava mineralização óssea reduzida e anormal pelos osteoblastos existentes, além de inibição mais prolongada da diferenciação dos osteoblastos.[6] Durante as décadas de 1970 e 1980, descobriu-se que a acumulação de alumínio na água usada na diálise e nos sais de alumínio usados como captadores de fosfato causava osteomalacia e doença óssea adinâmica. Essa descoberta resultou na alteração da composição das soluções dialíticas e na substituição dos sais de alumínio pelo carbonato de cálcio como captador de fosfato. Consequentemente, a prevalência da osteomalacia nos pacientes com DRC diminuiu.

O segundo tipo de osteodistrofia com renovação óssea reduzida – *osteodistrofia adinâmica* – caracteriza-se por contagens diminuídas de osteoblastos, embora com contagens normais ou baixas de osteoclastos. Hoje em dia, sabe-se que essa condição é tão comum quanto a osteodistrofia com renovação óssea aumentada e que é especialmente frequente nos pacientes diabéticos. A doença óssea adinâmica caracteriza-se por reduções do volume e da mineralização dos ossos, que podem resultar parcialmente da supressão excessiva da síntese de PTH pelo calcitriol. A prevalência elevada de osteodistrofia adinâmica foi atribuída a muitos fatores, como diabetes, uso de fármacos que infrarregulam a liberação do paratormônio, aporte elevado de cálcio e idade avançada.[27] Independentemente da causa das anormalidades ósseas dos pacientes com DRC, a doença óssea pode causar hipersensibilidade dos ossos e fraqueza muscular. Fraturas ósseas complicam as osteodistrofias com renovação óssea aumentada e reduzida. Entretanto, hoje está demonstrado que os pacientes com doença óssea adinâmica podem estar mais predispostos às fraturas que os indivíduos com osteíte fibrosa cística. Contudo, nessa última condição, frequentemente também há fraqueza dos músculos proximais dos membros inferiores associada ao PTH, acarretando distúrbios da marcha e dificulta que o paciente levante-se de uma cadeira ou suba escadas.

O tratamento precoce da hiperfosfatemia e da hipocalcemia é importante para evitar ou retardar o desenvolvimento das complicações esqueléticas. A ingestão de laticínios e outros alimentos ricos em fósforo deve ser restringida. Os antiácidos que se ligam ao fosfato (sais de alumínio, carbonato de cálcio ou acetato de cálcio) podem ser prescritos para reduzir sua absorção no sistema digestório. Os captadores de fosfato à base de cálcio podem causar hipercalcemia e, deste modo, agravar a calcificação dos tecidos moles, especialmente nos pacientes tratados com vitamina D. Os antiácidos contendo alumínio podem favorecer o desenvolvimento da osteodistrofia ou dos distúrbios da mineralização óssea associados à DRC.

As preparações farmacológicas ativadas de vitamina D (p. ex., calcitriol) são usadas frequentemente para aumentar os níveis séricos do cálcio e, ao menos em parte, reverter o hiperparatireoidismo secundário e a osteíte fibrosa associada à DRC. Embora o calcitriol seja eficaz para controlar a produção excessiva de PTH, seus efeitos ativadores da absorção intestinal de cálcio e fósforo, somados aos seus efeitos supressores do *turnover* ósseo, predispõem à hipercalcemia e à hiperfosfatemia e ao aumento do produto cálcio-fosfato (Ca × P). Nas pessoas com DRC, existe uma prevalência de parada cardíaca e fatores de risco de DRC-doença óssea metabólica, como desequilíbrio eletrolítico, defeito no metabolismo mineral, anemia e diabetes melito.[28] Ainda assim, observa-se uma incidência maior de osteodistrofia e DRC do que disfunção óssea esquelética, porque os pacientes com esta última condição também têm risco cardiovascular mais alto e desenvolvem hipertrofia ventricular e rigidez arterial secundária à calcificação vascular.[28]

Na DRC, o hiperparatireoidismo secundário também pode ser tratado por ativação do receptor sensor de cálcio da glândula paratireoide com fármacos como o agente calcimimético cinacalcete. Cinacalcete é usado para reduzir os níveis séricos elevados de PTH em pessoas com DRC no estágio 5. O cinacalcete simula a ação do cálcio nos receptores sensores de cálcio das glândulas paratireoides, com consequente supressão da secreção de PTH.[29] Contudo, como a doença óssea adinâmica geralmente é uma consequência da supressão excessiva do hiperparatireoidismo secundário, esses fármacos devem ser utilizados com cautela.

Distúrbios hematológicos

Anemia. A anemia crônica (níveis de hemoglobina < 13 g/dℓ em homens adultos e < 12 g/dℓ em mulheres adultas) é o distúrbio hematológico mais grave associado à DRC.[22] Afro-americanos e pacientes diabéticos têm incidência ainda mais alta de anemia a cada estágio mais avançado da DRC.[26] As diretrizes da NKF recomendam que os pacientes com TFG menor que 60 mℓ/min/1,73 m² sejam avaliados quanto à existência de anemia. A avaliação da anemia e suas causas inclui determinações da hemoglobina, do hematócrito e das reservas de ferro.

A anemia da DRC é causada por vários fatores, inclusive perdas sanguíneas crônicas, hemólise, supressão da medula óssea por compostos urêmicos retidos e redução da produção de hemácias em consequência da síntese reduzida de eritropoetina e da deficiência de ferro. Os rins são os principais responsáveis pela síntese do hormônio *eritropoetina*, que controla a produção das hemácias.[22] Quando há insuficiência renal, a produção desse hormônio geralmente é insuficiente para estimular a formação normal de hemácias pela medula óssea. Entre as causas da deficiência de ferro dos pacientes com DRC, estão anemia e restrições dietéticas que limitam a ingestão e a perda sanguínea que ocorre durante a diálise.[22]

Quando não é tratada, a anemia causa ou contribui para as queixas como fraqueza, fadiga, dor de cabeça, irritabilidade, depressão, insônia e distúrbio da função cognitiva. Também há preocupação crescente quanto aos efeitos fisiopatológicos da anemia na função cardiovascular.[22] A anemia da insuficiência renal diminui a viscosidade sanguínea e causa aumento compensatório da frequência cardíaca. A viscosidade sanguínea reduzida também acentua a vasodilatação periférica e contribui para a redução da resistência vascular. O débito cardíaco aumenta em razão de uma resposta compensatória para manter a irrigação sanguínea, principalmente nos pacientes com doença cardíaca coronariana, resultando em angina do peito e outros episódios isquêmicos.[30]

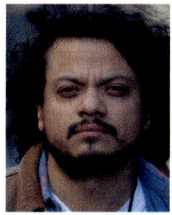

O **Sr. Reterez** referia fadiga intensa, provavelmente causada pelos níveis baixos de hematócrito e hemoglobina associados à DRC que, no caso dele, era resultante da doença renal policística. Esse é o tipo de anemia das doenças crônicas. Muito provavelmente, o Sr. Reterez receberá suplemento de eritropoetina para ajudar sua medula óssea a produzir mais hemácias. Além disso, o médico assistente deve realizar uma avaliação cuidadosa à procura de sinais de doença cardiovascular, bem como tratar a hipertensão, porque o paciente tinha pressão arterial de 145/92 mmHg e frequência de pulso de 92 bpm.

Os agentes estimuladores de ferro e eritropoetina são usados para tratar a anemia e diminuir as transfusões de hemácias e seus riscos. Um avanço significativo do tratamento clínico da DRC ocorreu quando a eritropoetina humana recombinante (rhEPO) e esses agentes foram disponibilizados, em 1989, para ajudar a manter os níveis do hematócrito dos pacientes com insuficiência renal.[2] A darbepoetina alfa, um análogo hiperglicosilado do rhEPO, é uma proteína de meia-vida longa que estimula a eritropoese, introduzida para uso no tratamento da anemia na DRC. Entretanto, algumas evidências sugeriram que, embora não seja mais efetiva, ela é mais dispendiosa para os pacientes com DRC em diálise, em comparação com a α-epoetina.[31] Os efeitos benéficos secundários do tratamento da anemia com rhEPO, antes atribuídos à correção da uremia, incluem melhoras do apetite, vigor físico, função sexual, cor da pele e crescimento dos cabelos e das unhas, além de redução da intolerância ao frio. Como foi observado um agravamento da hipertensão e das convulsões em consequência da elevação repentina demais do hematócrito, este precisa ser monitorado com frequência. O efeito dos agentes estimuladores de ferro e eritropoetina na iniciação da diálise em pessoas com DRC avançada não está claro. É necessário obter mais evidências para confirmar se os fármacos estimuladores de eritropoetina devem ou não ser usados.[32]

Coagulopatias. Os distúrbios hemorrágicos evidenciam-se por epistaxe, menorragia, hemorragia digestiva e equimoses na pele e nos tecidos subcutâneos. Embora a formação de plaquetas geralmente esteja normal nos pacientes com DRC, a função plaquetária está deprimida.[6,18] A função da coagulação melhora com diálise, mas não normaliza por completo, sugerindo que a uremia contribua para o problema. Os pacientes com DRC também são mais suscetíveis aos fenômenos trombóticos.

Distúrbios cardiovasculares

Nos pacientes com DRC, a taxa de mortalidade global por doença cardiovascular é muito maior que o da população geral.[30] Mesmo depois da estratificação por idade, a incidência de doença cardiovascular continua 10 a 20 vezes maior nos pacientes com DRC que na população em geral.[30]

Hipertensão arterial. Em geral, hipertensão arterial é a manifestação clínica inicial da DRC. Os mecanismos responsáveis pela hipertensão arterial associada à DRC são multifatoriais, mas incluem aumento do volume vascular, elevação da resistência vascular periférica, redução dos níveis das prostaglandinas vasodilatadoras e aumento da atividade do sistema renina-angiotensina.

Estudos demonstraram que o diagnóstico precoce e o controle rigoroso da hipertensão retardam a progressão da disfunção renal associada a alguns tipos de doença renal.[2] O controle da pressão arterial com modificação do estilo de vida e intervenções farmacológicas é um componente essencial para retardar a progressão da doença renal. O tratamento inclui restrições de sódio e água e uso de anti-hipertensivos para controlar a pressão arterial. Muitos pacientes com DRC precisam usar vários anti-hipertensivos para controlar os níveis de pressão. Existe uma classe nova de anti-hipertensivos conhecidos como bloqueadores de endotelina. O uso desses fármacos está em processo de avaliação nos pacientes com hipertensão de difícil controle.[33]

Doença cardíaca. O espectro das doenças cardiovasculares associadas à DRC inclui hipertrofia ventricular esquerda e cardiopatia isquêmica. Os pacientes com DRC tendem a apresentar prevalência mais alta de disfunção ventricular esquerda com redução da fração de ejeção do ventrículo esquerdo (atribuída à disfunção sistólica) e diminuição da fração de enchimento ventricular (atribuída à disfunção diastólica).[2] Vários fatores causam disfunção ventricular esquerda, inclusive sobrecarga de líquidos extracelulares, desvio do sangue por uma fístula arteriovenosa de diálise e anemia. Em especial, a anemia foi relacionada com hipertrofia ventricular esquerda.[22] Quando estão associadas à hipertensão, comumente manifesta, essas anormalidades aumentam o trabalho miocárdico e a demanda de oxigênio, resultando por fim no desenvolvimento de insuficiência cardíaca.

Insuficiência cardíaca congestiva e edema pulmonar tendem a ocorrer nos estágios avançados da insuficiência renal. Entre os distúrbios coexistentes implicados como fatores contribuintes para a incidência mais alta de doenças cardiovasculares estão hipertensão, anemia, diabetes melito, dislipidemia e coagulopatias. O PTH também pode desempenhar um papel importante na patogênese da miocardiopatia associada à insuficiência renal.[28]

Pericardite. Alguns pacientes com DRC em estágio 5 têm pericardite secundária à uremia e à diálise prolongada.[2] As manifestações clínicas da pericardite urêmica são semelhantes às da pericardite viral, com todas as suas complicações potenciais, inclusive tamponamento cardíaco. Os sinais e sintomas iniciais incluem dor torácica branda a grave, com piora durante a inspiração e atrito pericárdico. A febre varia na ausência de infecção e é mais comum com a pericardite associada à diálise do que a pericardite urêmica.[2]

Distúrbios gastrintestinais

Anorexia, náuseas e vômitos são comuns nos pacientes com uremia, além do paladar metálico que inibe ainda mais o apetite.[2] Náuseas nas primeiras horas da manhã são uma queixa frequente. Os pacientes podem ter úlceras e sangramento da mucosa gastrintestinal e soluços são comuns. Uma causa possível das náuseas e dos vômitos é a decomposição da ureia pela flora intestinal, resultando em concentrações altas de amônia. O PTH aumenta a secreção de ácido gástrico e contribui para os distúrbios gastrintestinais. Em geral, náuseas e vômitos melhoram com a restrição de proteínas da dieta e depois de iniciar a diálise, e desaparecem por completo após o transplante renal.

Distúrbios neuromusculares

Alguns pacientes com DRC sofrem alterações da função do sistema nervoso central e periférico.[2] A neuropatia periférica – ou acometimento dos nervos periféricos – envolve mais comumente os membros inferiores que os superiores. Esse tipo de neuropatia é simétrico e afeta as funções sensorial e motora. A neuropatia periférica é causada por atrofia e desmielinização das fibras neurais, possivelmente causada pelas toxinas urêmicas. A síndrome das pernas inquietas é manifestação clínica da neuropatia periférica e pode ser encontrada em até dois terços dos pacientes em diálise. Essa síndrome caracteriza-se por sensações de prurido, picadas ou "vermes rastejantes", que comumente são mais intensas em repouso. A movimentação das pernas traz alívio transitório. Sensação de ardência nos pés, que pode ser seguida de fraqueza e atrofia dos músculos, é manifestação clínica da uremia.

Nos pacientes urêmicos, os distúrbios do sistema nervoso central são semelhantes aos causados por outras doenças tóxicas e metabólicas. Também conhecida como *encefalopatia urêmica*, essa condição não está bem esclarecida e pode ser causada ao menos em parte pelo excesso de ácidos orgânicos tóxicos, que alteram a função neural. Distúrbios eletrolíticos como as anormalidades dos níveis de sódio também podem contribuir para isso. As manifestações clínicas estão relacionadas mais diretamente com a progressão do distúrbio urêmico, que com o nível dos produtos metabólicos finais. A depressão do nível de atenção e consciência é o sinal mais precoce e significativo da encefalopatia urêmica. Em geral, essas alterações são seguidas de incapacidade de fixar a atenção, perda da memória a curto prazo e transtornos de percepção na identificação de pessoas e objetos. *Delirium* e coma são anormalidades tardias da evolução da uremia, enquanto convulsões são complicações pré-terminais.

Os distúrbios da função motora frequentemente acompanham as manifestações neurológicas da encefalopatia urêmica. Durante os estágios iniciais, geralmente há dificuldade de realizar movimentos delicados com os membros. A marcha do paciente torna-se instável e desajeitada, com tremores ao realizar movimentos. Nos casos típicos, os pacientes desenvolvem asterixe (movimentos de dorsiflexão das mãos e dos pés) à medida que a doença avança. Esse sinal pode ser desencadeado pedindo-se ao paciente para hiperestender os braços no nível dos cotovelos e punhos, com os dedos das mãos afastados. Quando o paciente tem asterixe, essa posição provoca movimentos adejantes laterais dos dedos das mãos.

Distúrbios imunes

Infecção é uma complicação comum e uma causa frequente de internação hospitalar e morte entre os pacientes com insuficiência renal.[2] As anormalidades imunológicas comprometem a eficácia da resposta imune à infecção.[2] Todos os componentes da inflamação e da função imune podem ser afetados negativamente pelos níveis altos de ureia e escórias metabólicas, inclusive com redução das contagens de granulócitos, depressão da imunidade humoral e celular e disfunção fagocitária. A resposta inflamatória aguda e a reação de hipersensibilidade retardada também estão deprimidas. Embora os pacientes com DRC tenham respostas humorais normais às vacinas, pode ser necessário adotar um programa de imunização mais rigoroso. As barreiras cutâneas e mucosas à infecção também podem estar alteradas. Nos pacientes mantidos em diálise, os dispositivos de acesso vascular são acessos comuns para os patógenos. Muitos pacientes com DRC não podem ter reação febril à infecção e isto dificulta o diagnóstico.

Distúrbios da integridade da pele

As manifestações cutâneas são comuns nos pacientes com DRC.[2] Em geral, a pele empalidece em consequência da anemia, podendo adquirir uma tonalidade amarelo-acastanhada ou amarelada. Em geral, a pele e as mucosas estão ressecadas e é comum encontrar equimoses subcutâneas. O ressecamento da pele (ou xerose) é causado por redução da transpiração em consequência da diminuição do tamanho das glândulas sudoríferas e da redução da atividade das glândulas sebáceas. Prurido é uma queixa comum e resulta dos níveis séricos altos de fosfato e da formação de cristais de fosfato, que ocorre nos casos de hiperparatireoidismo. Escarificação grave da pele e picadas repetidas de agulhas (especialmente para hemodiálise) comprometem a integridade da pele e aumentam o risco de infecção. Nos estágios avançados da insuficiência renal não tratada, os cristais de ureia podem se precipitar na pele em consequência da concentração alta deste composto nos líquidos corporais. As unhas dos dedos das mãos também podem ficar finas e frágeis.

Disfunção sexual

A causa da disfunção sexual de homens e mulheres com DRC ainda é desconhecida, mas provavelmente é multifatorial e pode resultar de níveis altos de toxinas urêmicas, neuropatia, alterações hormonais, anemia, doença óssea metabólica, comorbidades, distúrbios da função endócrina, fatores psicológicos (p. ex., ansiedade, depressão, baixa autoestima, retraimento social e imagem corporal) e fármacos (p. ex., anti-hipertensivos, antidepressivos). É comum que os pacientes tenham alterações das reações sexuais fisiológicas, da função reprodutiva e da libido.[34]

Alguns homens em diálise têm impotência.[34] As alterações dos hormônios hipofisários e gonadais – inclusive reduções dos níveis de testosterona, doença física crônica, pressões sociais (p. ex., estresse e infertilidade) e aumentos das concentrações de prolactina e hormônio luteinizante – são frequentes e podem causar disfunção erétil e reduzir as contagens de espermatozoides. A perda da libido pode ser causada por anemia crônica e níveis baixos de testosterona. Vários fármacos como testosterona exógena e bromocriptina têm sido usados na tentativa de normalizar os níveis hormonais. Estudos de pequeno porte demonstraram que o citrato de sildenafila foi efetivo e seguro nos pacientes em hemodiálise prolongada.[34]

A disfunção sexual das mulheres evidencia-se por níveis anormais de progesterona, hormônio luteinizante e prolactina. Outras alterações relatadas foram fertilidade reduzida, distúrbios menstruais, redução da lubrificação vaginal e várias anormalidades do orgasmo.

Eliminação de fármacos

Os rins são responsáveis pela eliminação de vários fármacos e seus metabólitos. A DRC e seu tratamento podem interferir na absorção, a distribuição e a eliminação dos fármacos.[2] A administração de doses altas de antiácidos captadores de fosfato para controlar a hiperfosfatemia e a hipocalcemia dos pacientes com insuficiência renal avançada interfere na absorção de alguns fármacos.[2] Alguns fármacos ligam-se às proteínas plasmáticas (p. ex., albumina) para seu transporte na circulação; a fração livre do fármaco fica disponível para atuar nos vários receptores e pode ser metabolizada. A redução das proteínas plasmáticas (especialmente albumina), que ocorre em alguns pacientes com DRC, diminui a fração do fármaco ligado às proteínas e aumenta a fração livre no plasma.

No processo metabólico, alguns fármacos formam metabólitos intermediários, que são tóxicos quando se acumulam. Algumas vias metabólicas dos fármacos, inclusive hidrólise, estão reduzidas quando há uremia. Nos pacientes diabéticos, por exemplo, as necessidades de insulina podem diminuir à medida que a função renal deteriora. A eliminação renal reduzida possibilita que fármacos ou seus metabólitos acumulem-se no organismo e exige que suas doses sejam ajustadas proporcionalmente. Alguns fármacos contêm nitrogênio, sódio, potássio e magnésio e têm de ser evitados pelos pacientes com DRC. Por exemplo, as penicilinas contêm potássio. A nitrofurantoína e o cloreto de amônio aumentam a reserva de nitrogênio do corpo. Alguns antiácidos contêm magnésio. Em razão dos problemas com posologia e eliminação dos fármacos, os pacientes com DRC devem ser alertados quanto ao uso de medicamentos de venda livre.

Tratamento

A DRC é tratada por medidas conservadoras para evitar ou retardar a taxa de destruição dos néfrons e, quando necessário, por terapia renal substitutiva com diálise ou transplante.

Medidas para retardar a progressão da doença

Em geral, o tratamento conservador pode retardar a progressão da DRC.[18] Isso inclui medidas para retardar a deterioração da função renal e ajudar o organismo a atenuar os efeitos da disfunção renal. As infecções urinárias devem ser tratadas imediatamente e os fármacos potencialmente nefrotóxicos devem ser evitados. É importante salientar que essas medidas são complementares ao tratamento da causa básica do problema renal, que é extremamente importante e sempre deve ser enfatizado.

O controle da pressão arterial é importante, assim como o controle da glicose sanguínea dos pacientes com diabetes melito. O controle rigoroso da glicemia dos pacientes diabéticos ajuda a evitar o desenvolvimento de microalbuminúria e retarda a progressão da nefropatia diabética. Além de reduzir o risco cardiovascular, o tratamento anti-hipertensivo dos pacientes com DRC tem como objetivo retardar a progressão da destruição dos néfrons por meio da atenuação da hipertensão e da hipertrofia dos glomérulos.[32] A hipertensão arterial também aumenta a proteinúria secundária à transmissão da pressão elevada aos glomérulos. Os inibidores de ECA e os BRA, que têm efeitos singulares na microcirculação glomerular (i. e., dilatação das arteríolas eferentes), têm sido usados com frequência cada vez maior para tratar hipertensão e proteinúria, principalmente dos pacientes diabéticos.[33]

O tabagismo tem impacto negativo na função renal e é um dos principais fatores de risco modificáveis para DRC.[35,36] Os mecanismos da lesão renal induzida pelo tabagismo parecem incluir efeitos hemodinâmicos agudos (i. e., elevações da pressão arterial, da pressão intraglomerular e da excreção urinária de albumina) e efeitos crônicos (disfunção das células endoteliais).[35,36] O tabagismo é nefrotóxico em idosos com hipertensão e nos pacientes diabéticos. É importante salientar que os efeitos adversos do tabagismo não parecem depender da doença renal coexistente.

Diálise e transplante

A diálise (ou terapia renal substitutiva) está indicada quando o paciente tem uremia avançada ou distúrbios eletrolíticos graves. Há apenas 50 anos, muitos pacientes com DRC evoluíam até os estágios finais da insuficiência renal e, então, morriam. O coeficiente de mortalidade alto estava associado às limitações do tratamento da doença renal e aos custos exorbitantes do tratamento prolongado. Nos EUA, em 1972, o programa Medicare começou a custear a diálise e o transplante renal.[37] Ao longo das últimas décadas, números crescentes de pacientes têm necessitado de terapia renal substitutiva por diálise ou transplante. O número de pacientes que iniciam hemodiálise aumentou expressivamente. Em 2016, 100.791 pessoas aguardavam transplante de rim. Em 2014, foram realizados nos EUA 17.107 transplantes de rim. Desse total, 11.570 vieram de doadores falecidos e 5.537 de doadores vivos.[38]

A escolha entre diálise e transplante é determinada por fatores como idade, problemas de saúde coexistentes, disponibilidade de doadores e preferência pessoal. Embora transplante geralmente seja o tratamento preferido, a diálise desempenha um papel fundamental no tratamento da insuficiência renal. Essa modalidade terapêutica mantém a vida dos pacientes que não são candidatos ao transplante, ou que estão na lista de espera por um transplante. Existem duas modalidades gerais de diálise: hemodiálise e diálise peritoneal.

Hemodiálise. Os princípios básicos da hemodiálise praticamente não se alteraram ao longo dos anos, embora tecnologias modernas tenham aumentado a eficiência e a velocidade da diálise. O sistema de hemodiálise (ou rim artificial) consiste em três componentes: um sistema de bombeamento do sangue, um dialisador e um sistema de devolução do sangue. Em geral, o dialisador é um cilindro oco formado por feixes de tubos capilares, dentro dos quais o sangue passa ao mesmo tempo que o dialisado circula pelo lado de fora dos tubos.[2] As paredes dos tubos capilares da câmara de diálise são constituídas de um material membranoso semipermeável, que torna possível a todas as moléculas pequenas (exceto células sanguíneas e proteínas plasmáticas) passarem livremente nas duas direções – do sangue para a solução dialítica e desta para o sangue. O sentido do fluxo é determinado pelas concentrações das substâncias existentes nas duas soluções. Os produtos metabólicos e os eletrólitos em excesso no sangue normalmente difundem para a solução dialítica. Quando há necessidade de repor ou acrescentar substâncias ao sangue, inclusive bicarbonato, elas podem ser acrescentadas à solução de diálise (Figura 34.5).

Durante a diálise, o sangue sai de uma artéria por meio de tubos, entra na câmara de sangue da máquina de diálise e depois retorna ao corpo por uma veia. O acesso ao sistema vascular é feito por enxerto sintético ou derivação arteriovenosa externa (*i. e.*, um tubo implantado entre uma artéria e uma veia) ou, mais comumente, por meio de uma fístula arteriovenosa interna (*i. e.*, anastomose de uma veia com uma artéria, geralmente no antebraço). A heparina é usada para evitar coagulação durante o tratamento dialítico e pode ser administrada por infusão contínua ou intermitente. Dependendo das taxas de fluxo sanguíneo e remoção dos solutos, as complicações que podem ocorrer durante a diálise são hipotensão, náuseas e vômitos, câimbras musculares, cefaleia, dor torácica e síndrome de desequilíbrio.

As complicações mais proeminentes, que podem ocorrer com qualquer tipo de acesso, são trombose ou estenose, infecção e formação de um aneurisma. Para atender com sucesso os pacientes com enxerto, derivação (*shunt*) ou fístula, os profissionais de enfermagem precisam seguir as seguintes diretrizes:[39]

- Palpar em busca de frêmito e auscultar à procura de sopro, antes da canulação
- Não aferir a pressão arterial no membro onde existe um acesso vascular

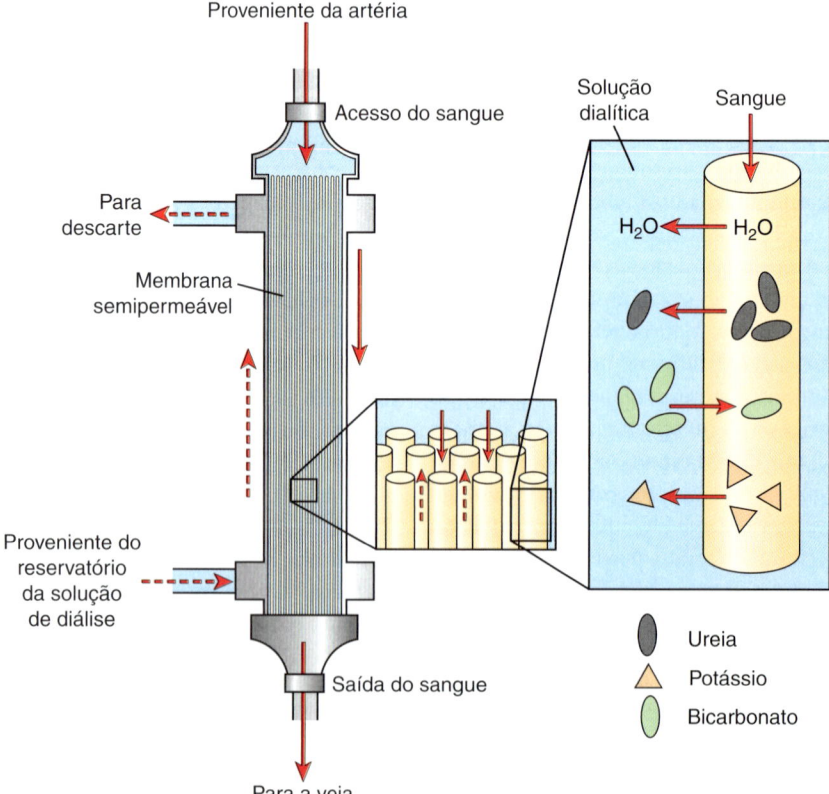

Figura 34.5 • Ilustração esquemática de um sistema de hemodiálise. O compartimento sanguíneo e o compartimento da solução dialítica estão separados por uma membrana semipermeável. Essa membrana é suficientemente porosa para possibilitar que todos os componentes (exceto proteínas plasmáticas e células sanguíneas) difundam entre os dois compartimentos.

- Não puncionar veia nem estabelecer acesso intravenoso (IV) no membro onde existe um acesso vascular
- Avaliar os pulsos arteriais distais e a circulação do paciente no membro onde houver um acesso vascular
- Verificar se há manifestações de infecção como febre, taquicardia, vermelhidão e secreção no local da agulha
- Verificar se há sangramento nos locais onde há agulhas inseridas.

A maioria dos pacientes faz diálise 3 vezes/semana, durante 3 a 4 h. O esquema de tratamento é determinado pelos perfis cinéticos (descritos como valores de *Kt/V*), que levam em consideração o tamanho do dialisador, o dialisado, a taxa de fluxo, o tempo de diálise e o tamanho corporal. Alguns centros de diálise oferecem aos pacientes a opção de aprender como fazer diálise domiciliar.

Diálise peritoneal.
A diálise peritoneal foi introduzida em meados da década de 1970. Progressos tecnológicos e a possibilidade de realizar diálise adequada resultaram em desfechos melhores e aumento da aceitação da diálise peritoneal como terapia renal substitutiva.

Os mesmos princípios de difusão, osmose e ultrafiltração que se aplicam à hemodiálise são válidos para a diálise peritoneal.[2] A membrana serosa fina da cavidade peritoneal funciona como membrana dialisadora. Um cateter de Silastic* é implantado cirurgicamente na cavidade peritoneal abaixo do umbigo para viabilizar acesso. O cateter é introduzido por um túnel subcutâneo e sai na parede lateral do abdome (Figura 34.6). O processo de diálise consiste em instilar uma solução dialítica estéril (em geral, 1 a 3 ℓ) pelo cateter, por cerca de 10 min. Em seguida, a solução permanece ou *descansa* na cavidade peritoneal por um intervalo prescrito; durante este intervalo, os produtos metabólitos finais e o líquido extracelular difundem-se para a solução de diálise. Ao final do período de descanso, o líquido de diálise é drenado da cavidade peritoneal por gravidade em uma bolsa estéril. A glicose na solução de diálise é responsável por remover água. As soluções dialíticas à venda no comércio são fornecidas com concentrações de glicose de 1,5%, 2,5% e 4,25%. As soluções com concentrações mais altas aumentam a osmose e contribuem para a remoção de mais líquido. Assim como ocorre com a hemodiálise, os valores de *Kt/V* são usados para avaliar a eficácia da diálise peritoneal.

A diálise peritoneal pode ser realizada na residência do paciente ou em um centro de diálise, e pode ser efetuada nas modalidades de diálise peritoneal ambulatorial contínua (DPAC), diálise peritoneal cíclica contínua (DPCC) ou diálise peritoneal intermitente noturna (DPIN) – todas elas com variações quanto ao número de trocas e tempos de permanência.[2] Preferência individual, habilidade manual, estilo de vida, conhecimento do procedimento e reação fisiológica ao tratamento são fatores usados para determinar o tipo de diálise realizada. A modalidade mais comum é DPAC, que é um procedimento de diálise realizado pelo próprio paciente em sua residência. A DPAC consiste em instilar o dialisado na cavidade peritoneal, enrolar a bolsa e o tubo e fixá-los sob as roupas durante o período de permanência. Depois de decorrido o tempo necessário (em geral, 4 a 6 h durante o dia), a bolsa é desenrolada e colocada em um nível mais baixo para possibilitar que a solução dialítica contendo as escórias metabólicas drene da cavidade peritoneal para dentro da bolsa. Cada troca, que inclui a drenagem da solução e a infusão de uma solução nova, demora cerca de 30 a 45 min. Em geral, são realizadas quatro trocas por dia. Com a DPCC, as trocas são realizadas automaticamente, em geral durante a noite, com o paciente ligado a um reciclador automático que realiza 4 a 5 ciclos enquanto ele dorme. De manhã, o paciente – com a última troca ainda dentro do abdome – é desconectado do reciclador e sai para suas atividades habituais. Com a DPIN, o paciente passa cerca de 10 h ligado ao reciclador automático a cada noite, mas o abdome fica seco durante o dia.

Os problemas que podem ocorrer com a diálise peritoneal incluem infecção, falha do cateter, desidratação causada por remoção excessiva de líquidos, hiperglicemia e hérnia. Infecção é a complicação mais grave e pode ocorrer no local de saída do cateter, no túnel subcutâneo ou na cavidade peritoneal (*i. e.*, peritonite).

Transplante.
Os índices de sucesso expressivamente mais altos tornaram o transplante renal o tratamento preferido para muitos pacientes com DRC. A disponibilidade de doadores de órgão ainda é o fator limitante do número de transplantes realizados anualmente. Os órgãos são obtidos de cadáveres ou doadores aparentados vivos (p. ex., pais ou irmãos). Os transplantes de órgãos de doadores vivos não aparentados (p. ex., cônjuge) são realizados quando há compatibilidade de grupo sanguíneo AB0 e antígenos de histocompatibilidade.

O sucesso do transplante depende de vários fatores, inclusive condição geral de saúde do paciente, grau de histocompatibilidade com o doador, gravidade dos distúrbios dos órgãos-alvo do receptor e nível de controle da função imune do paciente. Nos casos típicos, o tratamento imunossupressor de

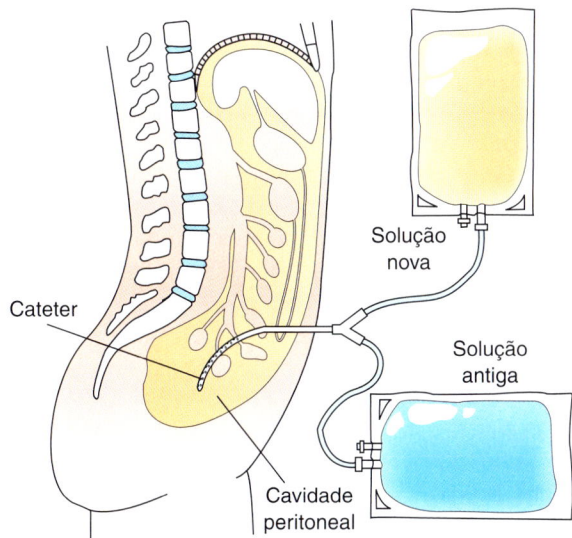

Figura 34.6 • Diálise peritoneal. Uma membrana semipermeável profusamente irrigada por diminutos vasos sanguíneos reveste a cavidade peritoneal. Com a permanência da solução dialítica na cavidade peritoneal, escórias metabólicas difundem da rede de vasos sanguíneos para o dialisado.

manutenção inclui prednisona, azatioprina e ciclosporina (ou tacrolimo). A citocina IL-2 é fundamental na ativação dos linfócitos B e T. A ciclosporina e o tacrolimo – inibidores de calcineurina – inibem a síntese dessa citocina. Os antagonistas do receptor de IL-2, inclusive basiliximabe e daclizumabe, têm sido usados com frequência crescente.[40] Os anticorpos monoclonais como o alentuzumabe começaram a ser usados recentemente.[40] O OKT-3 (dirigido contra o receptor CD3 dos linfócitos T) e o ATGAM (um anticorpo policlonal) são utilizados em casos raros, por exemplo, quando o paciente tem resistência aos corticoides e apresenta rejeição do aloenxerto. Os inibidores da quinase 3 de Janus (JAK) constituem uma nova classe de agentes imunossupressores, que também começaram a ser utilizados e produziram resultados eficazes.[40] Dois exemplos desse grupo farmacológico são o AEB-071 (que inibe uma proteinoquinase) e o LEA29Y (ou belatacepte), que reduzem o índice de rejeição dos transplantes. Entretanto, a maioria desses fármacos imunossupressores causa efeitos colaterais graves, inclusive doença cardiovascular, disfunção metabólica e câncer.[40]

A rejeição é classificada em aguda ou crônica e pode ocorrer a qualquer tempo. A rejeição aguda é mais comum nos primeiros meses depois do transplante e consiste em uma resposta celular com proliferação dos linfócitos T. A rejeição crônica pode ocorrer meses ou anos depois do transplante. Como a rejeição crônica é causada pelos componentes humoral e celular da imunidade, ela não responde satisfatoriamente à intensificação do tratamento imunossupressor.

O tratamento imunossupressor de manutenção e a intensificação da imunossupressão para controlar a rejeição predispõem o paciente a diversas complicações infecciosas. Antimicrobianos profiláticos podem ser prescritos para reduzir a incidência das infecções mais comuns, inclusive candidíase, infecções por herpes-vírus e pneumonia por *Pneumocystis jiroveci* (antes conhecido como *P. carinii*). Outras infecções como citomegalovirose e aspergilose ocorrem nos pacientes com imunossupressão crônica.

Tratamento dietético

O controle dietético é um componente importante do tratamento dos pacientes com DRC. O objetivo do tratamento dietético é fornecer nutrição ideal e, ao mesmo tempo, manter níveis toleráveis de escórias metabólicas. A dieta específica prescrita depende do tipo e da gravidade da doença renal e também da modalidade de diálise usada. Em razão das restrições rigorosas impostas à ingestão de líquidos e alimentos, essas dietas podem ser complicadas e pouco apetitosas. Depois do transplante renal, algumas restrições dietéticas ainda podem ser necessárias, mesmo quando a função renal está normal, para controlar os efeitos adversos dos fármacos imunossupressores.

Proteína. A restrição da ingestão dietética de proteínas pode reduzir a progressão da disfunção renal dos pacientes com doença renal avançada. As proteínas são decompostas e formam escórias nitrogenadas e, deste modo, a redução da ingestão dietética de proteínas diminui os níveis de ureia sanguínea e atenua os sintomas do paciente.

Existe controvérsia significativa quanto ao grau de restrição proteica necessária. Quando a dieta contém pouquíssimas proteínas, o paciente pode desenvolver desnutrição proteica com perda de força, massa muscular e peso corporal. Em geral, os pacientes em hemodiálise precisam ingerir mais proteínas dietéticas para evitar desnutrição proteicocalórica consequente à anorexia causada pela uremia, pelo procedimento de diálise, por doenças coexistentes e pela acidemia. Os pacientes em diálise peritoneal também têm perdas significativas de proteína e precisam ingerir mais proteínas dietéticas. No mínimo 50% das proteínas ingeridas devem ser de alto valor biológico, inclusive proteínas do ovo, das carnes magras e do leite, que são ricas em aminoácidos essenciais. As proteínas de alto valor biológico parecem promover a reutilização do nitrogênio endógeno, diminuindo a quantidade de escórias nitrogenadas produzidas e atenuando os sintomas da uremia. Com a reutilização do nitrogênio, as proteínas ingeridas com a dieta são decompostas em seus aminoácidos constituintes e recicladas na síntese das proteínas necessárias ao corpo. Ao contrário das proteínas de alto valor biológico, menos da metade dos aminoácidos das proteínas dos cereais é reutilizada. Os aminoácidos que não são reutilizados para formar proteínas corporais são decompostos e formam produtos finais do metabolismo proteico, inclusive ureia.

Carboidratos, gorduras e calorias. Os pacientes com DRC devem ingerir quantidades adequadas de calorias na forma de carboidratos e gorduras para atender às necessidades energéticas do corpo. Isso é especialmente importante quando o teor proteico da dieta é acentuadamente reduzido pelas restrições dietéticas. Quando não há calorias suficientes disponíveis, as poucas proteínas da dieta são usadas para produzir energia, ou os tecidos do próprio corpo são usados para isso. O aporte calórico dos pacientes com DRC inclui os alimentos consumidos e as calorias absorvidas da solução de diálise.

Líquidos e eletrólitos. As restrições de sódio e líquidos dependem da capacidade renal de excretar sódio e água e devem ser determinadas caso a caso. A doença renal de origem glomerular tem mais tendência a causar retenção de sódio, enquanto a disfunção tubular causa perda de sal. A ingestão de mais líquidos que os rins conseguem excretar provoca sobrecarga de volume circulante, edema e intoxicação hídrica. Sede é um problema frequente entre os pacientes que fazem hemodiálise e, em geral, acarreta ganho ponderal significativo entre as sessões de diálise. Por outro lado, a ingestão inadequada causa depleção de volume e hipotensão e pode acarretar reduções ainda mais acentuadas da TFG já comprometida. Uma prática comum é viabilizar a ingestão diária de 500 a 800 mℓ de líquido, o que equivale às perdas imperceptíveis de água acrescidas de um volume correspondente ao débito urinário de 24 h.

Quando a TFG diminui a níveis extremamente baixos nos pacientes com insuficiência renal ou durante a hemodiálise, a restrição dietética de potássio torna-se obrigatória. A ingestão de substitutos do sal (que contêm potássio) ou de frutas, sucos, chocolate, batatas ou outros alimentos ricos em potássio pode causar hiperpotassemia. A maioria dos pacientes em DPAC não precisa restringir a ingestão de potássio e, em geral, pode até precisar aumentar sua ingestão.

Os pacientes com DRC geralmente são instruídos a limitar a ingestão dietética de fósforo como modo de evitar hiperparatireoidismo secundário, osteodistrofia renal e calcificação metastática. Infelizmente, muitos alimentos processados e semiprontos contêm quantidades expressivas de aditivos contendo fósforo.

RESUMO

A DRC é causada pelos efeitos destrutivos de diversos tipos de doença renal. Independentemente da causa, as consequências da destruição dos néfrons dos pacientes com DRC são alterações da filtração, da reabsorção e da função endócrina dos rins. A DRC é definida por lesão renal diagnosticada ou TFG menor que 60 mℓ/min/1,73 m² com duração de 3 meses ou mais, enquanto a definição de insuficiência renal é dada por TFG menor que 15 mℓ/min/1,73 m², geralmente acompanhada da maioria dos sinais e sintomas de uremia, ou com necessidade de iniciar terapia renal substitutiva.

A DRC afeta quase todos os sistemas do corpo. A doença causa acumulação de escórias nitrogenadas (i. e., azotemia), altera a excreção de sódio e água e acarreta distúrbios da regulação dos níveis corporais de potássio, fosfato, cálcio e magnésio. Além disso, a DRC causa distúrbios ósseos, anemia, doença cardiovascular, anormalidades neurológicas, disfunção gastrintestinal e problemas dermatológicos desconfortáveis.

As medidas terapêuticas recomendadas aos pacientes com DRC podem ser divididas em dois grupos: tratamento conservador e terapia renal substitutiva. O tratamento conservador consiste nas medidas usadas para evitar ou retardar a deterioração da função renal restante e ajudar o organismo a compensar a disfunção existente. Entre as intervenções comprovadamente eficazes para retardar a progressão da DRC, estão normalização da pressão arterial e controle da glicemia dos pacientes diabéticos. A vitamina D ativada pode ser usada para aumentar a absorção do cálcio e controlar o hiperparatireoidismo secundário. A rhEPO está em processo de investigação a fim de determinar se deve ser usada para corrigir a anemia grave que ocorre nos pacientes com DRC. A terapia renal substitutiva (diálise ou transplante renal) está indicada quando o paciente tem uremia avançada e distúrbios eletrolíticos graves.

DOENÇA RENAL CRÔNICA EM CRIANÇAS E IDOSOS

Depois de concluir esta seção, o leitor deverá ser capaz de:

- Citar as causas de DRC das crianças e descrever os problemas especiais encontrados nos pacientes pediátricos com insuficiência renal
- Explicar por que a DRC é mais comum nos idosos e descrever as medidas recomendadas para evitar ou retardar o desenvolvimento de insuficiência renal nesta população.

Embora o espectro da DRC em crianças e idosos seja semelhante ao dos adultos, é importante analisar vários aspectos singulares encontrados nestes dois grupos.

Doença renal crônica em crianças

A incidência real de DRC em lactentes e crianças é desconhecida. Observa-se uma prevalência de 1,5 a 3 por 1 milhão em crianças menores de 16 anos. Embora a incidência pediátrica de DRC tenha se mantido estável nos últimos 30 anos, em todo o mundo, a prevalência aumentou com a incidência de pacientes em diálise e transplantados renais.[41]

Etiologia

As causas de DRC nas crianças são malformações congênitas, doenças hereditárias ou adquiridas e síndromes metabólicas. A causa de DRC difere nas crianças e nos adultos. Nefropatia diabética, hipertensão arterial e doença renal policística autossômica dominante são doenças prevalentes nos adultos, enquanto as anomalias congênitas do sistema urinário são as patologias mais comuns nas crianças, seguidas das nefropatias hereditárias e glomerulonefrites.[42] Em crianças com menos de 5 anos, a DRC geralmente é resultante de malformações congênitas como displasia renal ou uropatia obstrutiva. Depois da idade de 5 anos, predominam as doenças hereditárias e adquiridas (p. ex., glomerulonefrite). A DRC associada às doenças metabólicas (p. ex., hiperoxalúria) e hereditárias (p. ex., rim policístico) pode manifestar-se ao longo de toda a infância.[42-44]

Os estágios de progressão da DRC em crianças são semelhantes aos dos adultos, mas se aplicam apenas aos pacientes com mais de 2 anos de vida. Isso é atribuído à massa corporal extremamente pequena dos bebês abaixo dessa faixa etária, além de sua TFG muito baixa.[43]

Manifestações clínicas

As manifestações clínicas da DRC pediátrica são muito variadas e dependem das doenças coexistentes. Entre as manifestações clínicas típicas de DRC infantil, incluem-se o déficit de crescimento grave, atraso do desenvolvimento ou da maturação sexual, anormalidades ósseas e problemas psicossociais. Os períodos críticos de crescimento ocorrem nos primeiros 2 anos de vida e na adolescência. O crescimento físico e o desenvolvimento cognitivo são mais lentos nas crianças com DRC. Em geral, a puberdade ocorre em uma faixa etária mais avançada nas crianças com DRC, em parte devido às anormalidades endócrinas. As osteodistrofias renais são mais comuns e extensivas nas crianças que nos adultos. A complicação esquelética encontrada mais comumente nas crianças é doença óssea com *turnover* ósseo aumentado, que é causada pelo hiperparatireoidismo secundário. Algumas doenças renais hereditárias como a doença cística medular têm padrões de acometimento ósseo que complicam ainda mais os problemas da osteodistrofia renal. As manifestações clínicas da osteodistrofia renal são fraqueza, dor óssea e fraturas depois de traumatismos brandos.[45] Nas crianças em crescimento, podem ser encontradas alterações raquíticas, deformidades dos ossos longos em varo e valgo e deslizamento da epífise da cabeça do fêmur. Além disso, todas as crianças com DRC podem desenvolver calcificação vascular ectópica, que começa nos estágios iniciais da DRC, antes de iniciar a diálise.[43] Quando a criança tem DRET e faz diálise 3 vezes/semana, a disfunção cardiovascular progride com extrema rapidez.[43]

Entre os fatores relacionados com a limitação do crescimento estão nutrição inadequada, anemia, osteodistrofia renal, acidose crônica e síndrome nefrótica que, em alguns casos, precisa ser tratada com corticosteroides em doses altas. A nutrição parece ser um dos determinantes mais importantes durante o primeiro e segundo anos de vida.[45] O estirão de crescimento é importante para algumas crianças, porque os déficits de crescimento frequentemente começam nos primeiros meses de vida.

Tratamento

Todos os tipos de terapia renal substitutiva podem ser utilizados com segurança e confiabilidade na população pediátrica. Idade é um fator definidor na escolha da modalidade de diálise. Do nascimento até a idade de 5 anos, a maioria das crianças faz diálise peritoneal. Uma porcentagem substancial de crianças pequenas desenvolve DRC, com distúrbios renais congênitos como uropatia obstrutiva e aplasia, hipoplasia ou displasia sendo responsáveis por quase 50% dos casos. É mais provável que crianças com mais de 12 anos sejam submetidas à hemodiálise.[45] A modalidade terapêutica favorita para a doença renal em estágio terminal em crianças é o transplante renal precoce. O tratamento imunossupressor das crianças é semelhante ao utilizado nos adultos. Todos esses imunossupressores causam efeitos colaterais, inclusive aumento do risco de infecção. Os corticoides, fundamentais ao tratamento imunossupressor crônico há muitas décadas, acarretam riscos como hipertensão, complicações ortopédicas (especialmente necrose asséptica), cataratas e atraso do crescimento.

Doença renal crônica em adultos mais velhos

Atualmente, há um número crescente de pessoas com mais de 65 anos que apresentam DRC, sobretudo nos estágios mais avançados.[46] Contudo, a prevalência real ou o prognóstico da DRC entre os idosos não foi estudada sistematicamente. A apresentação clínica e a evolução dessa doença são diferentes por causa das alterações renais associadas ao envelhecimento e aos distúrbios clínicos coexistentes. É necessário realizar mais estudos incluindo idosos com DRC, os quais podem desenvolver esse problema em consequência do envelhecimento ou de diabetes melito.[47] Aparentemente, a maioria dos idosos (> 65 anos) não tem DRC secundária à proteinúria nem ao diabetes melito.[47]

Etiologia e diagnóstico

O envelhecimento está associado ao declínio estável da função renal, à redução progressiva da TFG e, em seguida, à alteração da regulação homeostática em condições de sobrecarga.[46] Essa redução da TFG torna os idosos mais suscetíveis aos efeitos deletérios dos fármacos nefrotóxicos, inclusive contrastes radiográficos. A redução da TFG relacionada com o envelhecimento não se acompanha de elevação proporcional da creatinina sérica, porque seu nível (resultante do metabolismo das células musculares) está significativamente reduzido nos idosos em consequência da massa muscular reduzida e de outras alterações próprias do envelhecimento. As diretrizes da NKF sugerem que os mesmos critérios usados para confirmar a existência de DRC nos adultos mais jovens (i. e., TFG < 60 mℓ/min/1,73 m^2) devam ser adotados para a população idosa.[48] A investigação diagnóstica dos idosos com TFG entre 60 e 89 mℓ/min/1,73 m^2 deve incluir dosagens da depuração (clearance) de creatinina ajustadas por idade, além da avaliação dos riscos de DRC e da aferição da pressão arterial.

Manifestações clínicas

Nos idosos, a prevalência das doenças vasculares cerebrais, cardiovasculares e musculoesqueléticas geralmente é alta. Em razão das doenças coexistentes, os sinais e sintomas iniciais da doença renal dos idosos podem ser menos característicos que os observados na população mais jovem. Por exemplo, insuficiência cardíaca congestiva e hipertensão podem ser as manifestações clínicas predominantes nos estágios iniciais da glomerulonefrite aguda, enquanto oligúria e colúria (urina escura) geralmente são os primeiros sinais do problema nos adultos mais jovens. A evolução da DRC é mais complicada nos pacientes idosos com várias doenças crônicas.

Tratamento

As diretrizes da NKF indicam que as intervenções clínicas recomendadas para os idosos com DRC devam ser baseadas no diagnóstico, na gravidade da disfunção renal e na estratificação do risco de progressão para insuficiência renal e doença cardiovascular.[48] Os grupos de risco baixo podem necessitar apenas de reduções das doses dos fármacos excretados pelos rins, monitoramento da pressão arterial, abstenção de procedimentos e fármacos que aumentam o risco de insuficiência renal aguda e modificação do estilo de vida para reduzir o risco de doença cardiovascular.

Os idosos com disfunção renal mais grave podem necessitar de terapia renal substitutiva. As opções de tratamento da DRC da população idosa incluem hemodiálise, diálise peritoneal, transplante e aceitação da morte por uremia. Nenhum estudo demonstrou que a hemodiálise ou a diálise peritoneal é mais eficaz na população idosa. A modalidade de terapia renal substitutiva deve ser individualizada, levando-se em consideração fatores clínicos e psicossociais coexistentes. Isoladamente, a idade não deve determinar a indicação de um transplante renal.[48] Com a ampliação da experiência, muitos centros de transplante têm aumentado a idade limite para inclusão na lista de espera por transplantes. A relutância em ofertar o transplante renal como alternativa pode, ao menos em parte, ser atribuída à escassez de órgãos disponíveis e à suposição de que os indivíduos mais jovens tenham mais chances de obter benefícios por mais tempo. A redução global da função dos linfócitos T, que ocorre com o envelhecimento, foi sugerida como um efeito benéfico que aumenta os índices de sobrevivência do rim transplantado.

RESUMO

Os dados disponíveis sugerem que cerca de 1% dos pacientes com DRC pertençam à faixa etária pediátrica. As causas de DRC nessa população incluem malformações congênitas (p. ex., displasia renal e uropatia obstrutiva), doenças hereditárias (p. ex., rim policístico) ou adquiridas (p. ex., glomerulonefrite) e síndromes metabólicas (p. ex., hiperoxalúria). Os problemas associados à DRC pediátrica incluem déficit de crescimento, retardo da maturação sexual e anormalidades ósseas mais extensivas que as observadas nos adultos. Embora todos os tipos de terapia renal substitutiva possam ser utilizados com segurança e confiabilidade nas crianças, as modalidades de DPCC, DPIN ou transplante promovem o crescimento e o desenvolvimento.

Atualmente, a prática corrente é aceitar idosos nos programas de terapia renal substitutiva, quando se sabe que essa intervenção irá melhorar sua qualidade de vida. O envelhecimento normal está associado ao declínio da TFG, que torna os idosos mais suscetíveis aos efeitos deletérios dos fármacos nefrotóxicos e dos outros distúrbios que comprometem a função renal. As diretrizes atuais referentes ao diagnóstico da DRC e à estratificação do risco de progressão para insuficiência renal são as mesmas adotadas para a população mais jovem. As opções de tratamento da insuficiência renal dos idosos também são semelhantes às alternativas disponíveis para pacientes mais jovens.

CONSIDERAÇÕES GERIÁTRICAS

- Causas comuns de LRA em adultos mais velhos incluem fatores pré-renais como desidratação, fatores intrarrenais como agentes nefrotóxicos (inclusive determinados medicamentos) e complicações de cirurgias de grande porte[45]
- Os adultos mais velhos correm maior risco de doença renal, por causa da redução dos glomérulos e da taxa de filtração glomerular[46]
- Hipotensão postural é um achado comum na insuficiência renal aguda pré-renal em adultos mais velhos[46]
- A insuficiência renal aguda é, com frequência, decorrente de desidratação nos adultos mais velhos.[46]

CONSIDERAÇÕES PEDIÁTRICAS

- A causa mais comum de LRA em crianças é redução da perfusão renal, que pode resultar de choque séptico ou hipovolemia[47]
- Os lactentes correm risco de insuficiência renal por causa da imaturidade de seus rins e da grande área de superfície corporal (ASC)[48]
- As causas mais comuns de insuficiência renal crônica em crianças são uropatias (31%) e doença glomerular (27%)[48]
- A insuficiência renal diminui a capacidade das crianças de formar coágulos, colocando-as em risco de sangramento prolongado[48]
- Infecção é uma consequência da redução da função renal. Retardo do crescimento e baixa estatura são achados em crianças pequenas, enquanto a puberdade tardia ocorre em crianças maiores e adolescentes[48]
- Oligúria é um achado comum na insuficiência renal aguda pré-renal em crianças.[46]

Exercícios de revisão

1. Um homem de 55 anos com diabetes melito e coronariopatia submeteu-se a um cateterismo cardíaco com infusão de contraste há 2 dias e foi admitido ao setor de emergência apresentando síndrome gripal evidenciada por calafrios, náuseas, vômitos, dor abdominal, fadiga e congestão pulmonar. O nível sérico de creatinina estava elevado e havia proteína na urina. O paciente foi internado na unidade de tratamento intensivo (UTI) com diagnóstico provisório de LRA associada à nefropatia causada por contraste.
   a. *Os contrastes radiológicos parecem causar seus efeitos deletérios por redução da perfusão renal e efeitos tóxicos diretos nas estruturas dos túbulos renais. Explique por que todos esses fenômenos contribuem para o desenvolvimento da LRA.*
   b. *Explique a elevação da creatinina sérica, a proteinúria e a congestão pulmonar desse paciente.*
2. Um homem branco de 35 anos, com 70 kg, tinha diabetes melito e foi atendido em uma clínica especializada para realizar os exames de rotina que fazia a cada 6 meses. A creatinina sérica, que estava ligeiramente elevada em sua última consulta, agora era de 1,6 mg/dℓ. Acesse a seguinte página da internet para estimar sua TFG: https://www.sbn.org.br/profissional/utilidades/calculadoras-nefrologicas.
   a. *Esse paciente poderia ser classificado como portador de DRC? Em caso afirmativo, em que estágio? O que poderia ser feito para retardar ou evitar deterioração adicional de sua função renal?*
3. A DRC está associada a hiperfosfatemia, hipocalcemia, comprometimento da ativação da vitamina D, hiperparatireoidismo e complicações esqueléticas.
   a. *Explique o comprometimento da ativação da vitamina D e suas consequências na homeostasia do cálcio e do fosfato, na função das paratireoides e na mineralização óssea dos pacientes com DRC.*
   b. *Explique as complicações potenciais da administração de formulações ativadas de vitamina D na função paratireóidea e na homeostasia do cálcio e do fosfato (p. ex., produto cálcio × fosfato).*

REFERÊNCIAS BIBLIOGRÁFICAS

1. National Kidney Foundation. (2017). Kidney disease. [Online]. Available: http://www.kidney.org/kidneyDisease/. Accessed September 23, 2017.
2. Morton P. G., Fontaine D. (2018). Critical care nursing: A holistic approach (11th ed.). Philadelphia, PA: Wolters Kluwer.
3. Singhartl K., Kellum J. A. (2012). AKI in the ICU: Definition, epidemiology, risk stratification, and outcomes. Kidney International 81(9), 819.
4. Urden L., Stacy K., Lough M. (2017). Critical care nursing (8th ed.). St. Louis, MO: Mosby.
5. Hall J. E. (2013). Guyton and Hall textbook of medical physiology (13th ed.). Philadelphia, PA: Saunders.
6. Strayer D. (2012). Rubin's pathology: Clinicopathologic foundations of medicine (7th ed.). Philadelphia, PA: Wolters Kluwer.
7. Khalighi M., Henriksen K., Chang A. M., et al. (2014). Intratubular hemoglobin casts in hemolysis-associated acute kidney injury. American Journal of Kidney Diseases 65(2), 337–341.

8. Wargo K., Edwards J. (2014), Aminoglycoside-induced nephrotoxicity. Journal of Pharmacy Practice 27(6), 573–577.
9. Tanagho E. A., McAninch J. W. (2012). Smith's general urology (18th ed.). New York, NY: McGraw Hill.
10. Dirkes S. (2015). Acute kidney injury: Causes, phases, and early detection. American Nurse Today. 10(7). [Online]. Available: https://www.americannursetoday.com/acute-kidney-injury/Accessed October 4, 2017.
11. Ostermann M., Philips B., Forni G. (2012). Clinical review: Biomarkers of acute kidney injury: Where are we now?. Critical Care 15(233). [Online]. Available https://doi.org/10.1186/cc11380. Accessed October 9, 2017.
12. Prowle J., Bagshaw S., Bellomo R. (2012). Renal blood flow, fractional excretion of sodium and acute kidney injury: Time for a new paradigm? Current Opinion in Critical Care 18(6), 585–592.
13. Alge J., Arthur J. (2015). Biomarkers of AKI: A review of mechanistic relevance and potential therapeutic implications. Clinical Journal of the American Society of Nephrology 10, 147–155.
14. National Kidney Foundation. (2017). About chronic kidney disease. [Online]. Available: https://www.kidney.org/atoz/content/about-chronic-kidney-disease. Accessed October 2, 2017.
15. Van Gelder V., Scherpbier-De Haan N., De Grauw W., et al. (2016). Quality of chronic kidney disease management in primary care: A retrospective study. Scandinavian Journal of Primary Health Care 34(1), 73–80. Available: http://doi.org/10.3109/02813432.2015.1132885. Accessed January 25, 2018.
16. National Kidney Disease Educational Program. (2017). GFR calculator for adults. [Online]. Available: https://www.niddk.nih.gov/health-information/communication-programs/nkdep/laboratory-evaluation/glomerular-filtration-rate-calculators. Accessed October 2, 2017.
17. Kidney Disease: Improving Global Outcomes CKD 2012 Work Group. (2013). Clinical practice guidelines for the evaluation and management of chronic kidney disease. Kidney International Supplements 3, 20.
18. Wu M., Lam K., Lee W., et al. (2012). Albuminuria, proteinuria, and urinary albumin to protein ratio in chronic kidney disease. Journal of Clinical Laboratory Analysis 26, 82–92.
19. Pena M., Zeeuw D., Mischak H., et al. (2015). Prognostic clinical and molecular biomarkers of renal disease in type 2 diabetes. Nephrology Dialysis Transplantation 30(4), iv86–iv95. Available: https://doi.org/10.1093/ndt/gfv252. Accessed January 25, 2018.
20. Lopez-Giacoman S., Madero M. (2015). Biomarkers in chronic kidney disease, from kidney function to kidney damage. World Journal of Nephrology 4(1), 57–73. http://doi.org/10.5527/wjn.v4.i1.57
21. Headley C., Doss-McQuitty S., Dutka P., et al. (2015). Chapter 1: The kidney in health and disease. In Counts C. (Ed.), Core curriculum for nephrology nursing: Physiologic and psychosocial basics for nephrology nursing practice. Pittman, NJ: American Nephrology Nurses Association.
22. Kovesdy C. (2012). Significance of hypoand hypernatremia in chronic kidney disease. Nephrology Dialysis Transplantation 27(3), 891–898.
23. Cuppari L., Garcia Lopes M. G., Kaminura M. A. (2012). Vitamin D biology: From the discovery to its significance in CKD. Journal of Renal Nutrition 21(1), 113–116.
24. Cunningham J., Locatelli F., Rodriguez M. (2012). Secondary hyperparathyroidism: Pathogenesis, disease progression, and therapeutic options. Clinical Journal of the American Society of Nephrology 6(4), 913–921.
25. Brommage D., Clement L., Cotton A., et al. (2015). Chapter 4: Foundation in nutrition and clinical applications in nephrology nursing. In C. Counts (Ed.), Core curriculum for nephrology nursing: Physiologic and psychosocial basics for nephrology nursing practice. Pittman, NJ: American Nephrology Nurses Association.
26. Giamalis P., Economidou D., Dimitriadis C., et al. (2015). Treatment of adynamic bone disease in a haemodialysis patient with teriparatide. Clinical Kidney Journal 8(2), 188–190.
27. Azab A., Elsayed A. (2017). Chronic kidney disease-mineral bone disease (CKD-MBD and cardiac arrest risk factors among renal failure patients. Journal of Applied Biotechnology and Bioengineering 3(5).
28. Palmer S., Nistor I., Craig J., et al. (2013). Cinacalcet in patients with chronic kidney disease: A cumulative meta-analysis of randomized controlled trials. PLoS Medicine 10(4), e1001436.
29. Kidney International Supplements. (2013). KDIGO clinical practice guidelines for anemia in chronic kidney disease. Kidney International Supplements 2(4), 279–335. [Online]. Available: http://www.kdigo.org/clinical_practice_guidelines/pdf/KDIGO-Anemia%20 GL.pdf. Accessed October 11, 2017.
30. Wish J. (2014). Anemia and other hematological complications of chronic kidney disease. In S. J. Gilbert, D. E. Weiner (Eds.), National Kidney Foundation Primer on Kidney Disease (6th ed.). Philadelphia, PA: Elsevier Saunders.
31. Pan S., Chiang W., Chen P., et al. (2017). Restricted use of erythropoiesis-stimulating agent is safe and associated with deferred dialysis initiation in Stage 5 chronic kidney disease. Scientific Reports 7, 44013.
32. Weber M., Schiffrin E., White W., et al. (2014). Clinical practice guidelines for the management of antihypertension in the community. The Journal of Clinical Hypertension 16(1), 12–26.
33. National Kidney Foundation. (2017). Sexuality and kidney disease. [Online]. Available: https://www.kidney.org/atoz/content/sexuality. Accessed October 12, 2017.
34. Hain D., Haras M. (2015). Chapter 2: Chronic kidney disease. In C. Counts (Ed.) Core curriculum for nephrology nursing: Physiologic and psychosocial basics for nephrology nursing practice. Pittman, NJ: American Nephrology Nurses Association.
35. National Kidney Foundation. (2017). Smoking and your health. [Online]. Available: https://www.kidney.org/atoz/content/smoking. Accessed January 25, 2018.
36. National Kidney Foundation. (2017). Organ donation and transplants. [Online]. Available: https://www.kidney.org/news/newsroom/factsheets/Organ-Donation-and-Transplants-Stats Accessed October 12, 2017.
37. Kaspar C., Bholah R., Bunchman T. (2016). A review of pediatric chronic kidney disease. Blood Purification 41, 211–217.
38. Tasic V., Janchevska A., Emini N., et al. (2016). Chronic kidney disease: Pediatric risk factors. [Online]. Available: https://www.degruyter.com/downloadpdf/j/prilozi.2016.37.issue-1/prilozi-2016-0003/prilozi-2016-0003.pdf. Accessed October 12, 2017.
39. Gilliland M., Brown J. S., Pryor L. (2017). Nursing care for patients with synthetic arteriovenous grafts. Nephrology Nursing Journal 44(5), 391–399.
40. National Institute of Diabetes and Digestive and Kidney Diseases. (2017). Kidney disease in children. [Online]. Available: https://www.niddk.nih.gov/health-information/kidney-disease/children. Accessed October 12, 2017.
41. Saeed B. (2012). Pediatric renal transplantation. International Journal of Organ Transplantation Medicine 3(2), 62–73.
42. National Institute of Diabetes and Digestive and Kidney Diseases. (2017). Slow progression and reduce complications. [Online]. Available: https://www.niddk.nih.gov/health-information/communication-programs/nkdep/identify-manage-patients/manage-ckd/slow-progression-reduce-complications. Accessed October 12, 2017.
43. Fassett R. G. (2014). Current and emerging treatment options for the elderly patient with chronic kidney disease. Clinical Interventions in Aging 9, 191–199.
44. Mallappallil M., Friedman E. A., Delano B. G., et al. (2014). Chronic kidney disease in the elderly: Evaluation and management. Clinical Practice 11(5), 525–535.
45. Elliott, R. W. (2012). Demographics of the older adult and chronic kidney disease: A literature review. Nephrology Nursing Journal 39(6), 491–496.
46. Zurakowski T. L. (2013). The genitourinary & renal systems. In P. A. Tabloski (Ed.), Gerontological nursing (3rd ed., pp. 445–475). Upper Saddle River, NJ: Pearson.
47. Kyle T., Carman S. (2017). Essentials of pediatric nursing (3rd ed.). PA: Wolters Kluwer.
48. Bowden V., Greenberg C. S. (2014). Children and their families: The continuum of nursing care (3rd ed.). Philadelphia, PA: Lippincott Williams & Wilkins.

Doenças da Bexiga e das Vias Urinárias Inferiores

35

Keevia Porter

INTRODUÇÃO

Embora os rins controlem a formação da urina e regulem a composição dos líquidos corporais, a bexiga armazena urina e controla sua eliminação do corpo. Os distúrbios das funções vesicais de armazenar e eliminar urina podem causar incontinência com seus problemas sociais e higiênicos associados, ou obstrução do fluxo urinário com seus efeitos prejudiciais na função ureteral e, por fim, renal. O texto deste capítulo enfatiza o controle normal da eliminação de urina, obstrução e estase urinárias, bexiga neurogênica, incontinência e câncer de bexiga.

CONTROLE DA ELIMINAÇÃO DE URINA

Depois de concluir esta seção, o leitor deverá ser capaz de:

- Explicar a transmissão dos estímulos sensoriais ascendentes e motores descendentes entre o músculo detrusor e o esfíncter urinário externo e a medula espinal, o centro miccional da ponte e o córtex cerebral
- Descrever no mínimo três exames urodinâmicos que podem ser realizados para avaliar a função vesical.

Estrutura da bexiga

A bexiga, também conhecida como *vesícula urinária*, é um órgão amplamente móvel localizado no retroperitônio do assoalho pélvico, em posição diretamente posterior à sínfise púbica. Esse órgão consiste em dois componentes principais: corpo, no qual a bexiga é armazenada; e colo, uma extensão afunilada do corpo que se conecta com a uretra.[1] Nos homens, a uretra estende-se anteriormente ao longo do pênis e a glândula prostática circunda o colo da bexiga, onde descarrega suas secreções na uretra. Nas mulheres, a bexiga está localizada à frente da vagina e do útero.

A urina desce dos rins para a bexiga por meio dos ureteres. O interior da bexiga tem orifícios dos dois ureteres e da uretra. A área triangular lisa delimitada por esses três orifícios é conhecida como *trígono*[1] (Figura 35.1). Os orifícios ureterais não têm válvulas e, à medida que a pressão da urina na bexiga aumenta, as extremidades dos ureteres são comprimidas contra a parede vesical para evitar refluxo da urina.[1]

A bexiga é composta de quatro camadas. A primeira é uma camada serosa externa que recobre a superfície superior e está em continuidade com o peritônio. A segunda é uma trama de fibras musculares lisas conhecidas como *músculo detrusor*. A terceira é a camada submucosa de tecido conjuntivo frouxo e a quarta é o revestimento mucoso interno com epitélio de transição (urotélio).[1] Esse epitélio estratificado é praticamente impermeável ao sódio e à água. A tonicidade e a composição da urina geralmente são muito diferentes das que ocorrem no sangue e o revestimento epitelial da bexiga funciona como barreira eficaz para evitar transferência de água e outros componentes da urina entre a bexiga e o sangue. O revestimento epitelial da bexiga tem espessura de várias camadas quando a bexiga está vazia. Contudo, quando o órgão está distendido, apenas duas ou três camadas são evidenciadas. Essa alteração reflete a capacidade que essas células têm de achatar e

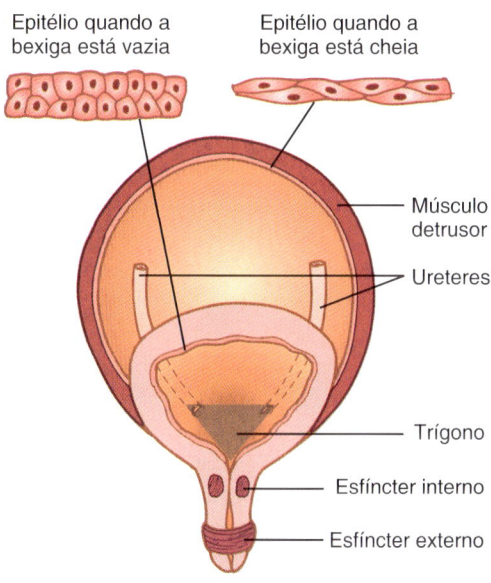

Figura 35.1 • Ilustração da bexiga mostrando o músculo detrusor, os ureteres, a área do trígono e o orifício uretral. Observe o achatamento das células epiteliais quando a bexiga está cheia e sua parede está estirada.

distender para se adaptar à ampliação da superfície da bexiga distendida (ver Figura 35.1).[2]

O músculo detrusor é o músculo da micção (eliminação da urina). Quando ele contrai, a urina é eliminada da bexiga. Os músculos do colo vesical, também conhecidos como *esfíncter uretral interno*, estão em continuidade com o músculo detrusor.[2] Esses músculos descem obliquamente por trás da uretra proximal, formando a uretra posterior dos homens e toda a uretra feminina.[1] Nas mulheres, a uretra (4 cm) é mais curta que nos homens (20 cm) e geralmente é menos resistente à drenagem da urina.[2]

Outro músculo importante para a função da bexiga é o *esfíncter externo*, uma camada muscular circular formada de fibras musculares estriadas que circundam a uretra distal até a base da bexiga.[1] O esfíncter externo funciona como mecanismo de reserva para interromper a micção quando já começou e manter a continência quando a pressão intravesical está excepcionalmente elevada. O músculo esquelético do assoalho pélvico também contribui para sustentar a bexiga e manter a continência urinária.

Controle neural da função vesical

A função normal da bexiga requer a interação coordenada entre os componentes sensoriais e motores dos sistemas nervosos autônomo e somático voluntário.[1] O componente motor do reflexo neural que provoca o esvaziamento da bexiga é controlado pelo sistema nervoso parassimpático, enquanto o relaxamento e a função de armazenamento da bexiga são controlados pelo sistema nervoso simpático.[1] O sistema nervoso somático assegura o controle voluntário do esfíncter externo e dos músculos do assoalho pélvico. Essas funções são controladas por três centros neurais: centros reflexos da medula espinal, centro miccional da ponte e centros corticais e subcorticais.[1]

Centros da medula espinal

Os centros do controle reflexo da função vesical estão localizados nos segmentos sacrais (S1 a S4) e toracolombares (T11 a L2) da medula espinal[1] (Figura 35.2). Os neurônios motores inferiores (NMI) parassimpáticos que inervam o músculo detrusor da bexiga estão localizados nos segmentos sacrais da medula espinal; seus axônios estendem-se até a bexiga por meio do *nervo pélvico*.[1] Os NMI do esfíncter externo também estão localizados nos segmentos sacrais da medula espinal. Esses últimos neurônios recebem estímulos reguladores do córtex motor por meio do trato corticospinal e enviam estímulos ao esfíncter externo por meio do *nervo pudendo*.[1] Em razão de sua origem embrionária diferente, o colo vesical e a área do trígono da bexiga recebem inervação simpática dos segmentos toracolombares (T11 a L2) da medula espinal. Nos homens, as vesículas seminais, a ampola e os canais deferentes também recebem inervação simpática dos segmentos toracolombares espinais.[1]

Os estímulos aferentes originados da bexiga e da uretra são transmitidos ao sistema nervoso central (SNC) por fibras que se estendem ao longo dos nervos parassimpáticos (pélvicos), somático (pudendo) e simpático (hipogástrico).[1] O nervo

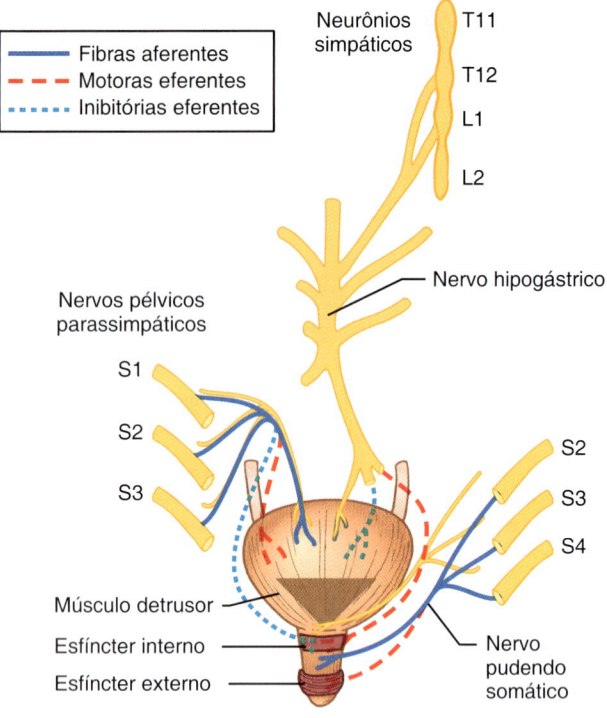

Figura 35.2 • Inervação da bexiga e da uretra.

pélvico contém fibras sensoriais originadas dos receptores de estiramento da parede vesical; o nervo pudendo tem fibras sensoriais originadas do esfíncter externo e dos músculos pélvicos; e o nervo pudendo porta as fibras sensoriais provenientes da área do trígono.[1]

Centro miccional da ponte

A coordenação imediata do reflexo miccional normal ocorre no centro da micção localizado na ponte e é facilitada pelos estímulos descendentes originados do prosencéfalo e pelos estímulos ascendentes provenientes dos centros reflexos da medula espinal[1-3] (Figura 35.3). Esse centro da ponte parece coordenar as atividades do músculo detrusor e do esfíncter externo. À medida que a bexiga enche, os aferentes espinais ascendentes retransmitem essa informação ao centro miccional, que também recebe estímulos descendentes importantes do prosencéfalo no que se refere aos indícios comportamentais para esvaziamento da bexiga ou armazenamento da urina. As vias descendentes originadas do centro miccional da ponte causam inibição ou relaxamento coordenado do esfíncter externo. A perda do controle miccional da ponte (p. ex., uma lesão da medula espinal) causa contrações vesicais desinibidas devido aos reflexos medulares, sem relaxamento do esfíncter externo – condição conhecida como *dissinergia detrusor-esfíncter*.[1]

Centros corticais e subcorticais

Os centros cerebrais corticais são responsáveis por inibir o centro miccional da ponte e manter o controle consciente da micção. Os estímulos neurais originados dos centros subcorticais dos núcleos da base modulam a resposta contrátil. Esses estímulos modificam e retardam a resposta contrátil do

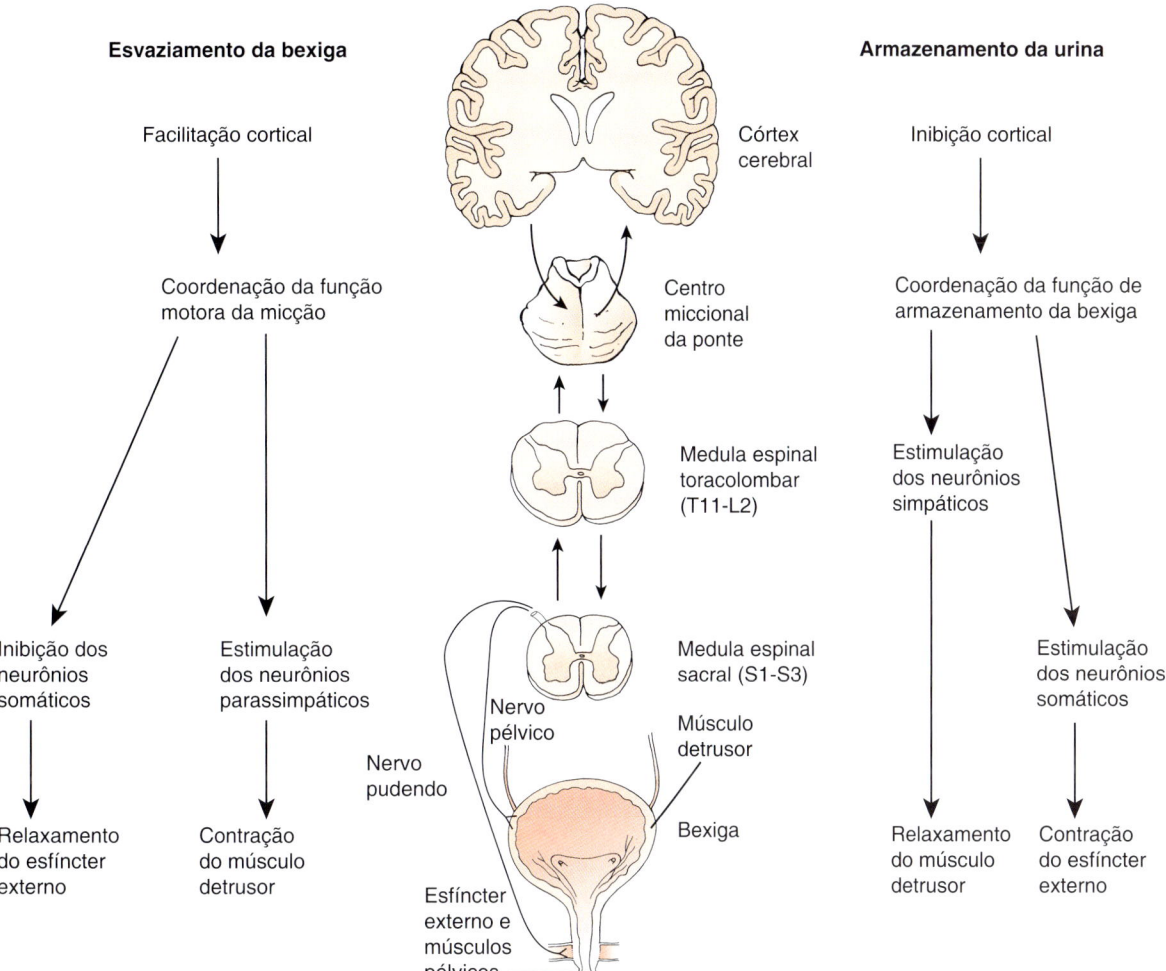

Figura 35.3 • Vias neurais e centros do SNC envolvidos no controle das funções vesicais de esvaziamento (*esquerda*) e armazenamento (*direita*). A figura também ilustra as vias eferentes da micção (*esquerda*) e do armazenamento da urina (direita).

músculo detrusor durante o enchimento e, em seguida, modulam a atividade expulsiva da bexiga para facilitar o esvaziamento completo.

Micção e manutenção da continência

De modo a manter a continência (ou reter urina), a bexiga precisa funcionar como um sistema de armazenamento de baixa pressão, no qual a pressão intravesical deve ser menor que a uretral. Para assegurar que essa condição seja alcançada, o aumento da pressão intravesical (pressão interna da bexiga) que acompanha o enchimento da bexiga é praticamente imperceptível. Elevações anormais persistentes das pressões intravesicais (> 40 a 50 cmH$_2$O) geralmente estão associadas ao refluxo vesicoureteral (*i. e.*, fluxo retrógrado da urina da bexiga para o ureter) e à dilatação do ureter. Embora a pressão dentro da bexiga seja mantida em níveis baixos, a pressão do esfíncter permanece elevada (45 a 65 cmH$_2$O) como modo de evitar perda de urina à medida que o órgão enche.

A micção – ou ato de esvaziar a bexiga – depende das funções sensoriais e motoras associadas ao esvaziamento vesical.[1] Quando a bexiga do adulto está distendida com 150 a 200 mℓ de urina, a sensação de enchimento é transmitida à medula espinal e depois ao córtex cerebral.[3] Com cerca de 400 a 500 mℓ, o indivíduo sente que a bexiga está cheia.[3] Durante o ato miccional, o músculo detrusor do fundo da bexiga e o colo vesical contraem-se para eliminar a urina; os orifícios ureterais são forçados a fechar; o colo vesical é alargado e encurtado à medida que é puxado para cima pelos músculos circulares do fundo da bexiga; a resistência do esfíncter interno do colo vesical diminui; e o esfíncter externo relaxa à medida que a urina sai da bexiga.[3]

Farmacologia da micção

O sistema nervoso autônomo (SNA) e seus mediadores desempenham uma função essencial na micção. A inervação parassimpática da bexiga é mediada pelo neurotransmissor acetilcolina. Os dois tipos de receptores colinérgicos – nicotínicos e muscarínicos – controlam os diversos aspectos da micção. Os receptores *nicotínicos* (N) são encontrados nas sinapses entre os neurônios pré-ganglionares e pós-ganglionares dos sistemas simpático e parassimpático, assim como nas placas terminais neuromusculares das fibras musculares estriadas do esfíncter externo e dos músculos pélvicos. Os receptores *muscarínicos* (M) se encontram nas terminações parassimpáticas pós-ganglionares do músculo detrusor. Existem vários subtipos de receptores M. Os receptores M$_2$ e M$_3$ parecem mediar a atividade do músculo detrusor, enquanto o subtipo M$_3$ controla a ativação direta da contração deste músculo. O subtipo M_2 parece atuar indiretamente por inibição do relaxamento do músculo detrusor mediado por via simpática.[4] A descrição dos subtipos de receptor muscarínicos tem facilitado o desenvolvimento de fármacos (agonistas muscarínicos) que atuam seletivamente apenas nas estruturas vesicais, ao mesmo tempo que diminuem os efeitos colaterais indesejáveis.[5] Entretanto, muitos pacientes ainda têm efeitos colaterais causados por alguns agonistas muscarínicos, inclusive boca seca e constipação intestinal.[6]

Embora a inervação simpática não seja essencial ao ato miccional, ela possibilita que a bexiga armazene um volume expressivo de urina sem que haja perda involuntária – um mecanismo que é compatível com a função de luta ou fuga mediada pelo sistema nervoso simpático. A bexiga é inervada por receptores α_1 e β_2-adrenérgicos. Os receptores β_2-adrenérgicos estão localizados no músculo detrusor. Esses receptores causam relaxamento do músculo detrusor, aumentando o volume vesical a um nível que dispara o reflexo miccional. Os receptores α_1-adrenérgicos estão na área do trígono, que inclui a musculatura ureteral intramural, o colo vesical e o esfíncter interno. A ativação desses receptores provoca contração desses músculos. A atividade simpática cessa quando o reflexo miccional é ativado. Durante a ejaculação masculina, mediada pelo sistema nervoso simpático, a musculatura da área do trígono e do colo vesical, bem como a uretra prostática, contrai-se e impede o refluxo do líquido seminal para dentro da bexiga.

Em razão de seus efeitos na função vesical, os fármacos que ativam ou bloqueiam seletivamente os estímulos ou a atividade dos receptores do SNA podem alterar a eliminação da urina.[5] A Tabela 35.1 descreve a ação dos grupos farmacológicos que podem prejudicar a função vesical, ou podem ser usados para tratar distúrbios da micção. Algumas preparações antigripais de venda livre contêm agonistas alfa-adrenérgicos e alguns anti-histamínicos têm propriedades anticolinérgicas. Esses fármacos podem causar retenção urinária. Além disso, alguns antidepressivos e antipsicóticos também têm ações anticolinérgicas, que frequentemente causam retenção urinária e colocam os pacientes em risco de infecção urinária.[5]

Continência urinária das crianças

Em lactentes e crianças pequenas, a micção é um ato involuntário desencadeado por um reflexo da medula espinal; quando a bexiga enche até determinado volume, o músculo detrusor contrai e o esfíncter externo relaxa. À medida que a criança cresce, a bexiga aumenta gradativamente sua capacidade de armazenar urina (em gramas), que é de aproximadamente a idade da criança mais 2.[7,8] Essa fórmula aplica-se até a idade de 12 a 14 anos.[8] À medida que a bexiga cresce e aumenta sua capacidade de armazenamento, o tônus do músculo esfíncter externo aumenta. O condicionamento do controle vesical começa com cerca de 2 a 3 anos de idade, quando a criança torna-se consciente da necessidade de urinar. O controle consciente da função vesical depende dos seguintes fatores: (1) crescimento normal da bexiga; (2) mielinização das fibras aferentes descendentes que transmitem a percepção do enchimento vesical; (3) desenvolvimento do controle cortical e da comunicação descendente com o centro sacral da micção; (4) capacidade de contrair conscientemente o esfíncter externo para evitar incontinência; e (5) motivação da criança para não se urinar. Nos casos típicos, as mulheres desenvolvem continência urinária antes dos homens e, em geral, o controle intestinal é alcançado antes do controle miccional.

Conceitos fundamentais

Função vesical

- O controle das funções de armazenamento e esvaziamento da bexiga envolve tanto o SNA involuntário quanto o controle voluntário (sistema nervoso somático)
- Os músculos estriados do esfíncter externo e do assoalho pélvico, que são inervados pelo sistema nervoso somático, são responsáveis pelo controle voluntário da micção e pela manutenção da continência urinária.

Tabela 35.1 Ações dos grupos farmacológicos na função vesical.

Função	Grupos farmacológicos	Mecanismo de ação
Músculo detrusor		
Aumentos do tônus e contração	Fármacos colinérgicos	Estimulam os receptores parassimpáticos que causam contração do detrusor
Inibição do relaxamento do músculo detrusor durante o enchimento da bexiga	Bloqueadores β_2-adrenérgicos	Bloqueiam os receptores β_2 que provocam relaxamento do músculo detrusor
Redução do tônus	Anticolinérgicos	Bloqueiam os receptores muscarínicos que causam contração do músculo detrusor
	Bloqueadores do canal de cálcio	Podem interferir na entrada de cálcio para manter a contração do músculo liso detrusor
Esfíncter vesical interno		
Aumento do tônus	Agonistas α_1-adrenérgicos	Ativam os receptores α_1 que causam contração da musculatura lisa do esfíncter interno
Redução do tônus	Bloqueadores α_1-adrenérgicos	Bloqueiam a contração da musculatura lisa do esfíncter interno
Esfíncter externo		
Redução do tônus	Relaxantes da musculatura esquelética	Reduzem o tônus do esfíncter externo atuando no nível da medula espinal ou interferindo na liberação de cálcio nas fibras musculares

Métodos diagnósticos para avaliar a estrutura e a função da bexiga

A estrutura e a função da bexiga podem ser avaliadas por algumas técnicas.[9] Os relatos ou as observações de aumento da frequência miccional, tenesmo, esforço para urinar ou soltar a urina e fluxo urinário fraco ou interrompido sugerem obstrução da drenagem urinária. A palpação e a percussão oferecem indícios quanto à distensão da bexiga.

Exame físico

O volume urinário residual pós-miccional (VRPM) fornece informações quanto ao esvaziamento da bexiga e pode ser estimado pela palpação e percussão do abdome. A cateterização e a ultrassonografia podem ser usadas para obter medições exatas do VRPM. Valores de VRPM menores que 50 mℓ são considerados indicativos de esvaziamento vesical adequado, enquanto volumes maiores que 200 mℓ indicam esvaziamento vesical anormal.[9]

O exame pélvico é realizado nas mulheres para avaliar a condição da pele perineal, tônus da musculatura perivaginal, atrofia genital, prolapso pélvico (p. ex., cistocele, retocele ou prolapso uterino), massa pélvica ou outras anormalidades que possam interferir na função vesical. O toque bimanual (i. e., palpação abdominopélvica) pode ser realizado para avaliar o VRPM. O toque retal é usado para testar a sensibilidade perineal, tônus dos esfíncteres, impactação fecal e massa retal. Esse exame também é usado para avaliar o contorno da próstata masculina.

Exames laboratoriais e radiológicos

Os exames de urina fornecem informações quanto à função renal e às infecções do sistema urinário. A existência de bacteriúria ou piúria sugere infecção das vias urinárias e a possibilidade de obstrução do sistema urinário. Os exames de sangue (i. e., ureia sanguínea e creatinina sérica) fornecem informações sobre a função renal.

As estruturas vesicais podem ser examinadas indiretamente por radiografias do abdome e por urografia excretora (um exame que requer o uso de contraste radiopaco), tomografia computadorizada (TC), ressonância magnética (RM) ou ultrassonografia. A cistoscopia possibilita o exame direto da uretra, da bexiga e dos orifícios dos ureteres.[9]

Ultrassonografia da bexiga.

A ultrassonografia da bexiga é um método não invasivo usado para estimar o volume vesical (p. ex. VRPM).[9] O equipamento usa os reflexos ultrassônicos para diferenciar entre a bexiga e os tecidos circundantes. Um sistema computadorizado calcula e exibe o volume vesical. O equipamento pode ser usado para determinar a necessidade de cateterização, avaliar e diagnosticar retenção urinária, medir o VRPM e facilitar a cateterização regulada por volume ou tempo, ou para os programas de condicionamento vesical.

Exames urodinâmicos

Os exames urodinâmicos são realizados para avaliar a função da bexiga e os distúrbios da micção. Três componentes da função vesical podem ser avaliados pelos exames hemodinâmicos: alterações das pressões vesical, uretral e intra-abdominal; características do fluxo urinário; e atividade dos músculos estriados do esfíncter externo e do assoalho pélvico.[10] Os exames urodinâmicos específicos são urofluxometria, cistometria, perfil de pressão uretral e eletromiografia (EMG) esfinctérica. Em geral, é recomendável avaliar simultaneamente vários componentes da função vesical.

Urofluxometria. A urofluxometria mede a taxa de fluxo (mililitros por minuto) durante a micção.[10] Em geral, esse procedimento é realizado utilizando um dispositivo de medição do peso localizado na parte inferior de uma unidade do receptáculo de urina. À medida que o paciente urina, o peso da unidade do receptáculo de urina aumenta. Essa alteração do peso é registrada eletronicamente e, em seguida, analisada como razão de volume (peso convertido em mililitros) *versus* tempo.

Cistometria. É usada para medir a pressão da bexiga durante o enchimento e a micção. Esse exame fornece informação valiosa sobre a capacidade vesical total; pressões intravesicais durante o enchimento da bexiga; capacidade de perceber o enchimento da bexiga e o desejo de urinar; capacidade de a bexiga contrair-se e manter uma contração; contrações vesicais desinibidas; e capacidade de inibir a micção.[10] O exame pode ser realizado viabilizando-se o enchimento fisiológico da bexiga por urina e pelo registro da pressão intravesical durante todo o ciclo miccional ou utilizando um cateter para encher a bexiga com água e medir a pressão intravesical em comparação com o volume de água instilado dentro do órgão.[10]

Quando a bexiga funciona normalmente, a sensação de que ela está enchendo é percebida primeiramente quando o órgão contém 100 a 200 mℓ de urina, enquanto a pressão intravesical permanece constante na faixa de cerca de 8 a 15 cmH$_2$O. O desejo de urinar começa quando a bexiga está cheia (capacidade normal entre 400 e 500 mℓ). Nesse ponto, o indivíduo percebe uma sensação bem definida de enchimento e a pressão aumenta rapidamente até 40 a 100 cmH$_2$O, quando a micção ocorre ao redor do cateter.[9] A continência urinária requer que a pressão uretral seja maior que a pressão vesical. Quando a resistência uretral é alta em razão de uma obstrução, a pressão deve ser maior e este problema pode ser detectado pela cistometria.

Perfil de pressão uretral. O perfil de pressão uretral é usado para avaliar as alterações da pressão intravesical ao longo do comprimento da uretra quando a bexiga está em "repouso".[10] Isso fornece informações quanto à atividade da musculatura lisa ao longo da uretra. Esse exame pode ser realizado pelo método de infusão, cateter de membrana ou transdutor de *microchip*. O método de infusão consiste em introduzir um cateter uretral fino de lúmen duplo e, seguida, infundir água na bexiga para determinar alterações da pressão uretral à medida que o cateter é retirado lentamente.

Eletromiografia esfinctérica. Possibilita avaliar a atividade dos músculos estriados (voluntários) da região perineal.[10] A atividade é registrada utilizando um eletrodo de plugue anal, um eletrodo de cateter, eletrodos cutâneos aderentes ou eletrodos de agulha.[9] A aplicação do eletrodo depende dos grupos musculares que precisam ser avaliados. Em geral, esse exame é realizado com os exames urodinâmicos, inclusive cistometria e urofluxometria.

RESUMO

Embora os rins sejam responsáveis por formar urina e regular os líquidos corporais, a bexiga é o órgão encarregado de armazenar e controlar a eliminação da urina. A micção é uma função do SNA periférico e está sujeita à facilitação ou à inibição pelos centros neurológicos superiores. O sistema nervoso parassimpático controla a função do músculo detrusor e do esfíncter interno; os corpos dos seus neurônios estão localizados nos segmentos S1 a S3 da medula espinal e comunicam-se com a bexiga por meio do nervo pélvico. O controle simpático eferente origina-se no nível toracolombar (T11 a L2) da medula espinal e provoca relaxamento do músculo detrusor e contração do esfíncter interno. Os músculos esqueléticos localizados no esfíncter externo e os músculos pélvicos que sustentam a bexiga são inervados pelo nervo pudendo, que emerge da medula espinal no nível sacral (S2 a S4). O centro miccional da ponte coordena as ações do músculo detrusor e do esfíncter externo, enquanto os centros corticais possibilitam o controle consciente da micção.

A estrutura e a função da bexiga podem ser avaliadas por exame físico e exames laboratoriais e radiológicos; testes urodinâmicos usados para medir as pressões vesical, uretral e abdominal; pelas características do fluxo urinário; e pela atividade da musculatura esquelética do esfíncter externo.

DISTÚRBIOS DA FUNÇÃO VESICAL

Depois de concluir esta seção, o leitor deverá ser capaz de:

- Descrever as causas e as alterações compensatórias que ocorrem com a obstrução do sistema urinário
- Diferenciar entre as lesões que causam disfunção do armazenamento associada à bexiga espástica e as que causam disfunção do esvaziamento associada à bexiga flácida, no que se refere ao nível da lesão e aos seus efeitos na função vesical.
- Definir *incontinência* e diferenciar entre incontinência de esforço, incontinência de urgência/bexiga hiperativa e incontinência de transbordamento.

Os distúrbios da função vesical incluem obstrução urinária com retenção ou estase da urina e incontinência urinária com emissão involuntária de urina. Embora esses dois distúrbios quase sempre causem efeitos contrários na micção, eles podem ter causas semelhantes. Os dois tipos são causados por alterações estruturais da bexiga, da uretra ou dos órgãos adjacentes, ou por distúrbios do controle neurológico da função vesical.

Obstrução das vias urinárias inferiores e estase

As obstruções do sistema urinário são classificadas de acordo com a causa (congênitas ou adquiridas), o grau (parciais ou totais), a duração (agudas ou crônicas) e o nível (vias urinárias superiores ou inferiores).[11] Com obstrução das vias urinárias inferiores e estase, a urina é formada normalmente pelos rins, mas fica retida na bexiga. Em vista da possibilidade de causar refluxo vesicoureteral e lesão renal, a obstrução das vias urinárias inferiores e a estase são doenças graves.

Os locais mais comuns das obstruções congênitas são meato externo (*i. e.*, estenose meatal) dos meninos e um pouco adentro do meato urinário externo das meninas. Outra causa congênita de estase urinária é uma lesão dos nervos sacrais, que está associada à espinha bífida e à meningomielocele.

Existem muitas causas adquiridas de obstrução das vias urinárias inferiores com estase. Nos homens, a causa adquirida mais importante de obstrução urinária é compressão externa da uretra causada por crescimento da próstata. Nos homens e nas mulheres, gonorreia e outras infecções sexualmente transmissíveis contribuem para a incidência de estenoses uretrais de causa infecciosa. Tumores da bexiga e invasão secundária da bexiga por tumores originados das estruturas localizadas ao redor e da uretra podem comprimir o colo vesical ou a uretra e causar obstrução. Em vista da proximidade das estruturas envolvidas, constipação intestinal e impactação fecal podem comprimir a uretra e causar obstrução uretral.

Alterações compensatórias e descompensatórias

O organismo compensa uma obstrução da drenagem urinária por mecanismos destinados a evitar retenção da urina. Esses mecanismos podem ser divididos em dois estágios: um estágio compensatório e outro descompensatório.[11] O grau com que essas alterações ocorrem e seu efeito na estrutura da bexiga e na função urinária dependem da extensão da obstrução, da rapidez com que se desenvolve e da existência de outros fatores contribuintes, inclusive disfunção neurológica e infecção.

No estágio inicial da obstrução, a bexiga começa a hipertrofiar e torna-se hipersensível aos estímulos aferentes originados dos receptores de estiramento da parede vesical. A capacidade de suprimir a micção diminui e a contração da bexiga pode tornar-se tão vigorosa, que acarreta espasmo vesical. O paciente tem urgência urinária, algumas vezes até incontinência, além de aumento da frequência das micções durante o dia e a noite.[10]

Com a persistência e a progressão da obstrução, começam a ocorrer alterações compensatórias. A hipertrofia da musculatura vesical avança, a espessura da parede da bexiga pode duplicar e a pressão produzida pela contração do músculo detrusor pode partir do valor normal de 20 a 40 cmH_2O e chegar a valores entre 50 e 100 cmH_2O para superar a resistência da obstrução. À medida que a força necessária para eliminar a urina da bexiga aumenta, os mecanismos compensatórios podem tornar-se ineficazes, acarretando fadiga muscular antes que o indivíduo consiga esvaziar a bexiga por completo. Depois de alguns minutos, a micção pode ser reiniciada e concluída e isto explica o aumento da frequência das micções.

A superfície interna da bexiga forma dobras lisas. Com a persistência da obstrução ao fluxo urinário, essa superfície lisa é substituída por estruturas grosseiramente enoveladas (*i. e.*, fibras musculares lisas hipertrofiadas) conhecidas como *trabéculas*. Bolsas pequenas de mucosa (conhecidas como *células*) comumente se desenvolvem entre as saliências das trabéculas.[10] Essas bolsas formam divertículos quando se estendem entre as fibras propriamente ditas da musculatura da bexiga (Figura 35.4). Como os divertículos não têm músculo, eles não conseguem contrair e expulsar a urina acumulada na bexiga e são comuns infecções secundárias causadas por estase.

Além da hipertrofia da parede da bexiga, também há hipertrofia da área do trígono e da saliência interureteral, que está localizada entre os dois ureteres. Isso causa compressão retrógrada dos ureteres, leva ao desenvolvimento de hidroureteres (i. e., ureteres dilatados e cheios de urina) e, por fim, causa lesão renal. A estase de urina predispõe às infecções do sistema urinário.[10]

Quando os mecanismos compensatórios perdem sua eficácia, começam a surgir sinais de descompensação. A duração da contração do músculo detrusor torna-se muito curta para expelir toda a urina e um volume residual de urina permanece na bexiga. Nesse ponto, os sintomas de obstrução tornam-se mais graves, inclusive aumento da frequência miccional, tenesmo, necessidade de fazer força para iniciar a micção, jato fino e fraco e interrupção do jato urinário antes do esvaziamento completo da bexiga. Com a descompensação progressiva, a distensão excessiva da bexiga pode ser tão pronunciada que o volume urinário residual pode variar de 1.000 a 3.000 mℓ.[10] Nesse ponto, a bexiga perde sua capacidade de contrair-se e o paciente desenvolve incontinência de transbordamento. O Quadro 35.1 descreve os sinais de obstrução do fluxo de urina e de retenção urinária.

Tratamento da obstrução das vias urinárias inferiores

O tratamento imediato da obstrução das vias urinárias inferiores e da estase tem como objetivo aliviar a distensão da bexiga.

Quadro 35.1 Sinais de obstrução do fluxo urinário e de retenção de urina.

- Distensão da bexiga
- Tenesmo
- Esforço para iniciar a micção
- Jato urinário fino e fraco
- Aumento da frequência das micções
- Sensação de esvaziamento incompleto da bexiga
- Incontinência de transbordamento

Em geral, isso é conseguido por cateterização vesical. Também é importante corrigir constipação intestinal ou impactação fecal. O tratamento a longo prazo consiste em eliminar o problema que causou a obstrução.

Distúrbios vesicais neurogênicos

A bexiga é um órgão singular porque provavelmente é a única estrutura visceral inervada pelo sistema nervoso autônomo, que está sob controle do SNC. O controle neural da função vesical pode ser interrompido em qualquer nível. O bloqueio pode ocorrer no nível dos nervos periféricos que conectam a bexiga ao centro miccional reflexo da medula espinal sacral; nos tratos ascendentes e descendentes da medula; no centro miccional da ponte; ou nos centros corticais envolvidos no controle voluntário da micção[10] (ver Figura 35.3).

Os distúrbios neurogênicos da função vesical geralmente se evidenciam de duas formas: incapacidade de armazenar urina (disfunção vesical espástica) ou incapacidade de eliminar urina (disfunção vesical flácida). Em geral, a disfunção vesical espástica é causada por lesões neurológicas localizadas acima do nível dos reflexos miccionais da medula espinal sacral, enquanto a disfunção vesical flácida resulta das lesões situadas no nível dos reflexos miccionais sacrais ou dos nervos periféricos que inervam a bexiga. Além dos distúrbios da função do músculo detrusor, a micção é suprimida quando o controle neural da função do esfíncter externo é perdido. Alguns distúrbios como acidentes vasculares encefálicos (AVE) e doença de Parkinson podem interferir com as funções de armazenamento e esvaziamento da bexiga. A Tabela 35.2 descreve as características da bexiga neurogênica de acordo com o nível da lesão.

Bexiga espástica | Incapacidade de armazenar urina

A incapacidade de armazenar urina é causada por distúrbios que causam espasmo vesical reflexo e redução do volume da bexiga. Em geral, isso é causado pelas doenças derivadas de lesão neurológica parcial ou extensiva acima do centro reflexo da micção na medula espinal sacral (ver Figura 35.3). Consequentemente, os reflexos segmentares regulam a função da bexiga, sem o controle dos centros encefálicos superiores.[10] O grau de espasticidade e disfunção da bexiga depende do nível e da extensão do problema neurológico. Em geral, há envolvimento dos neurônios do SNA que controlam a função vesical

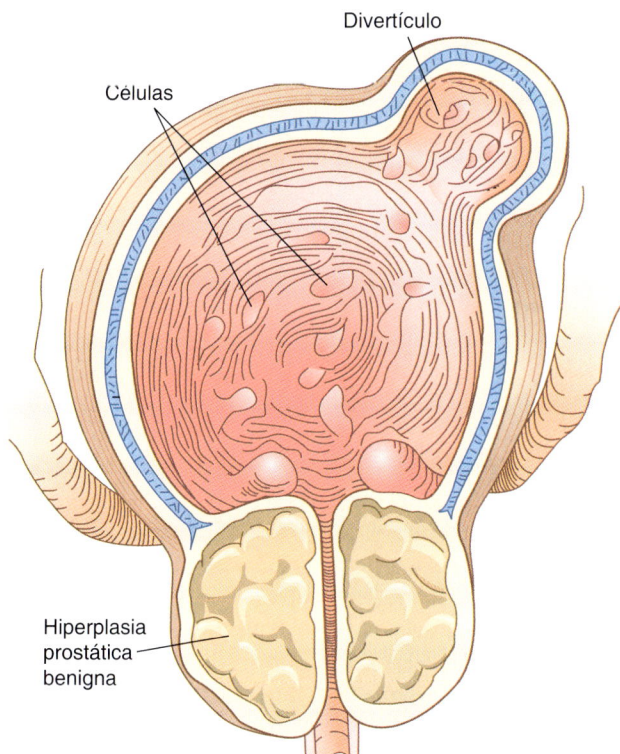

Figura 35.4 • Alterações destrutivas da parede vesical com formação de divertículo causado por hipertrofia prostática benigna.

Tabela 35.2 Tipos e características da bexiga neurogênica.

Nível da lesão	Distúrbio da função vesical	Causas comuns
Córtex sensorial ou motor, ou trato corticospinal	Perda da capacidade de perceber o enchimento da bexiga Micção fisicamente normal, embora com volumes pequenos, que ocorre repentinamente e é difícil de controlar	Acidente vascular encefálico (AVE) e idade avançada
Núcleos da base ou trato extrapiramidal	As contrações do detrusor são desencadeadas repentinamente sem aviso e são difíceis de controlar A contração da bexiga é mais breve que o normal e não causa esvaziamento completo do órgão	Doença de Parkinson
Centro miccional da ponte ou tratos comunicantes da medula espinal	Os reflexos de armazenamento são provocados durante o enchimento da bexiga e as respostas do esfíncter externo são exacerbadas As contrações desinibidas da bexiga ocorrem com volumes menores que os normais e não persistem até que a bexiga esteja vazia Atividade antagônica ocorre entre o músculo detrusor e o esfíncter externo	Lesões da medula espinal
Medula espinal sacral ou raízes neurais	A bexiga arrefléxica enche, mas não contrai A perda de tônus do esfíncter externo ocorre quando a lesão afeta os neurônios motores alfa-adrenérgicos ou o nervo pudendo	Lesão da medula sacral ou das raízes espinais
Nervo pélvico	O enchimento mais acentuado e o controle anormal dos esfíncteres aumenta a pressão intravesical	Cirurgia pélvica radical
Vias sensoriais autônomas periféricas	A bexiga enche excessivamente porque o indivíduo não consegue perceber que ela está cheia	Neuropatias diabéticas, esclerose múltipla

e os neurônios somáticos que regulam a função dos músculos estriados do esfíncter externo. Em alguns casos, há dissinergia detrusor-esfíncter com contração e relaxamento descoordenados dos músculos detrusor e do esfíncter externo. As causas mais comuns de disfunção espástica são doenças da medula espinal (p. ex., traumatismo raquimedular, hérnia de disco intervertebral, lesões vasculares, tumores e mielite).[10] Outras doenças neurológicas que afetam a micção são AVE, esclerose múltipla e tumores cerebrais.

Disfunção vesical causada por traumatismo raquimedular. Os efeitos iniciais imediatos de um traumatismo da medula espinal na função vesical são muito diferentes dos que ocorrem depois da recuperação da lesão inicial. Durante o período que se segue imediatamente ao traumatismo raquimedular, o paciente desenvolve um estado de choque medular, durante o qual todos os reflexos (inclusive o reflexo da micção) estão suprimidos. Durante essa fase, a bexiga torna-se atônica e não pode contrair-se. A cateterização vesical é necessária para evitar lesões das estruturas urinárias associadas à distensão excessiva da bexiga. Cateterização intermitente é a técnica preferida para isso.

Depois da fase aguda do traumatismo raquimedular, a resposta miccional modifica-se de uma reação reflexa dos tratos longos para um reflexo segmentar. Como o arco reflexo sacral ainda está preservado, os estímulos gerados pelos receptores de estiramento da bexiga durante o enchimento causam contrações espontâneas frequentes do músculo detrusor. Isso torna a bexiga pequena e hiperativa, sujeita à pressão elevada e às contrações vesicais desinibidas de curta duração. A micção é entrecortada, involuntária ou incompleta. As consequências são dilatação do esfíncter interno e espasticidade do esfíncter externo e dos músculos perineais inervados pelos neurônios motores superiores, gerando resistência ao esvaziamento da bexiga. O paciente tem hipertrofia do trígono, que frequentemente acarreta refluxo vesicoureteral e risco de lesão renal.

A espasticidade do colo vesical associada ao traumatismo raquimedular geralmente está acompanhada de uma condição conhecida como *hiperreflexia autônoma*. Como a lesão traumática interrompe o controle do SNC sobre os reflexos simpáticos da medula espinal, a introdução de um cateter ou a hiperdistensão suave da bexiga pode causar hipertensão grave, bradicardia e sudorese.[11]

Bexiga neurogênica desinibida. Uma forma branda de bexiga neurogênica reflexa, também conhecida como *bexiga desinibida*, pode ocorrer depois de um AVE, nos estágios iniciais da esclerose múltipla, ou como consequência das lesões localizadas nos centros inibitórios do córtex ou do trato piramidal. Com esse tipo de distúrbio, o arco reflexo sacral e a sensibilidade estão preservados, o fluxo urinário é normal e não há urina residual. Contudo, a capacidade de armazenamento da bexiga está reduzida em razão da hipertonia e da espasticidade do músculo detrusor.

Dissinergia detrusor-esfíncter. Dependendo do nível da lesão, a atividade coordenada do músculo detrusor e do esfíncter externo pode ser alterada. As lesões que afetam o centro miccional da ponte ou dificultam a comunicação entre este centro de controle e os centros medulares interrompem a atividade coordenada do músculo detrusor e do esfíncter externo. Essa condição é conhecida como *dissinergia detrusor-esfíncter*. Em vez de relaxar durante a micção, o esfíncter externo contrai ainda mais. Esse problema pode aumentar as pressões intravesicais e causar refluxo vesicoureteral e lesão renal.

Tratamento da bexiga espástica. Entre os métodos usados para tratar bexiga espástica e dissinergia detrusor-esfíncter estão a administração de fármacos anticolinérgicos para reduzir a hiperatividade vesical, e a cateterização urinária para esvaziar a bexiga. Esfincterotomia (ressecção cirúrgica do esfíncter externo) ou implantação de um *stent* uretral pode ser realizada para reduzir a resistência à drenagem da urina dos pacientes que não melhoram com fármacos e procedimentos de cateterização. Uma alternativa à ressecção cirúrgica do esfíncter externo é injetar toxina botulínica tipo A (BTX-A) para produzir paralisia dos músculos estriados do esfíncter.

> **Conceitos fundamentais**
>
> **Distúrbios vesicais neurogênicos**
>
> - A disfunção vesical espástica é causada por lesões neurológicas situadas acima do nível da medula espinal sacral, possibilitando que os neurônios do centro miccional atuem reflexamente, sem o controle dos centros superiores do SNC
> - A disfunção vesical flácida é causada por transtornos neurológicos que afetam os neurônios motores da medula espinal sacral ou os nervos periféricos que controlam a contração do músculo detrusor e o esvaziamento da bexiga.

Bexiga flácida | Incapacidade de eliminar urina

A incapacidade de esvaziar a bexiga pode ser causada por disfunção vesical flácida, neuropatias periféricas que interrompem a comunicação aferente ou eferente entre a bexiga e a medula espinal, ou distúrbios que impedem o relaxamento do esfíncter externo (ver Figura 35.3).

Disfunção vesical flácida. A arreflexia do músculo detrusor – ou bexiga neurogênica flácida – ocorre quando há uma lesão do centro miccional da medula sacral, da cauda equina ou dos nervos sacrais que inervam o órgão.[10] A atonia do músculo detrusor e a incapacidade de perceber o enchimento da bexiga contribuem para o estiramento excessivo do músculo detrusor, que ocasiona contrações vesicais fracas e ineficazes. O tônus do esfíncter externo e dos músculos perineais está reduzido. A micção voluntária não é possível, mas a elevação da pressão intra-abdominal ou a aplicação de pressão suprapúbica com as mãos pode produzir esvaziamento bastante satisfatório. Entre as causas de bexiga neurogênica flácida estão traumatismo, tumores e anomalias congênitas (p. ex., espinha bífida, meningomielocele).

Disfunção vesical causada por neuropatias periféricas. Além das lesões do SNC e dos distúrbios que interferem na função vesical, pode haver distúrbios dos nervos periféricos (pélvico, pudendo e hipogástrico) que inervam os músculos da micção. Essas neuropatias podem interromper seletivamente as vias sensoriais ou motoras da bexiga, ou afetar ambas as vias.

Atonia com disfunção vesical é uma complicação frequente do diabetes melito.[10] Inicialmente, a doença afeta os axônios sensoriais da bexiga, sem afetar o nervo pudendo. Isso resulta em volumes residuais grandes depois da micção, algumas vezes complicados por infecção. Em muitos casos, o paciente precisa fazer esforço para urinar e também tem tenesmo, jato fraco, gotejamento pós-miccional e sensação de esvaziamento incompleto da bexiga.[10] As complicações principais são refluxo vesicoureteral e infecção urinária ascendente. Como os pacientes diabéticos já se encontram em risco de desenvolver doença renal, a estase e o refluxo urinários podem ter efeitos graves na função renal. O tratamento consiste em orientações ao paciente, inclusive quanto à necessidade de urinar frequentemente (p. ex., a cada 3 a 4 h enquanto estiver acordado), fazer compressão abdominal para conseguir esvaziamento mais completo da bexiga e cateterização intermitente quando necessário.

Esfíncter externo não relaxável

Outra condição que afeta a micção e a função da bexiga é um esfíncter externo não relaxável. Em geral, esse problema está relacionado com um atraso da maturação, regressão do desenvolvimento, transtornos psicomotores ou lesões irritativas locais. O relaxamento inadequado do esfíncter externo pode ser causado por ansiedade ou depressão. Qualquer irritação local pode causar espasmos do esfíncter por ativação sensorial aferente do nervo pudendo, inclusive vaginite, inflamação do períneo e irritação ou inflamação da uretra. Nos homens, a prostatite crônica contribui para o relaxamento reduzido do esfíncter externo.

Tratamento dos distúrbios vesicais neurogênicos

Os objetivos do tratamento dos distúrbios vesicais neurogênicos consistem basicamente em evitar distensão excessiva da bexiga, infecções urinárias e lesão renal potencialmente fatal, bem como minimizar as consequências psicológicas e sociais indesejáveis da doença. Os métodos usados para tratar os distúrbios vesicais neurogênicos devem ser individualizados de acordo com o tipo de lesão neurológica envolvida; informações obtidas pela história clínica, inclusive ingestão de líquidos; relato ou observação dos padrões miccionais; coexistência de outros problemas de saúde; exames urodinâmicos, quando estão indicados; e capacidade de colaboração do paciente com o tratamento. As abordagens terapêuticas incluem cateterização, condicionamento vesical, controle farmacológico da função vesical e procedimentos cirúrgicos.

Cateterização. Consiste em introduzir na bexiga um tubo (cateter) fino, de látex ou silicone, através da uretra. O cateter pode ser introduzido apenas uma vez para aliviar a distensão transitória da bexiga, pode permanecer por períodos mais longos (i. e., cateter de demora), ou pode ser introduzido intermitentemente. Com a hiperdistensão aguda da bexiga, geralmente não são retirados mais que 1.000 mℓ de urina de cada vez. A teoria que embasa essa recomendação é que a remoção de volumes maiores de cada vez libera a pressão aplicada nos vasos sanguíneos da pelve e predispõe às alterações circulatórias.

Em alguns casos, cateteres urinários de demora são usados quando há retenção ou incontinência urinária nos pacientes doentes ou debilitados, ou quando não é possível realizar intervenções conservadoras ou cirúrgicas para corrigir a incontinência. Estudos demonstraram que o uso de cateteres urinários de demora nas pessoas com traumatismo raquimedular causa algumas complicações, inclusive infecções urinárias, pielonefrite e cálculos renais. Como os cateteres uretrais frequentemente provocam irritação e lesão da uretra, um cateter suprapúbico pode ser colocado nos pacientes que necessitam de drenagem vesical de longa duração.[12,13]

A cateterização intermitente é usada para tratar retenção urinária ou esvaziamento incompleto causado por vários distúrbios obstrutivos ou neurológicos.[10] Quando é realizada adequadamente, essa técnica evita distensão excessiva da bexiga e irritação da uretra; oferece mais liberdade ao paciente; e viabiliza distensão transitória da bexiga para evitar atonia muscular. A cateterização intermitente geralmente é combinada com tratamento farmacológico para recuperar a continência. Quando for possível, o paciente deve aprender a realizar e manejar o procedimento por si próprio (i. e., autocateterização intermitente).

Tipicamente, utiliza-se uma técnica limpa para realizar a autocateterização. O procedimento é realizado a intervalos de 3 a 4 h, para evitar distensão excessiva da bexiga. Os resultados mais favoráveis são alcançados quando se possibilita que volumes de 300 a 400 mℓ fiquem acumulados na bexiga entre as cateterizações. A adoção desse programa pode reduzir a possibilidade de ocorrer disreflexia autônoma.

Recondicionamento vesical.
O recondicionamento vesical varia de acordo com o tipo de doença subjacente.[13] Os métodos usados para complementar o recondicionamento vesical incluem monitoramento da ingestão de líquidos para evitar infecções urinárias e controlar o volume e a osmolalidade da urina; escolher horários predeterminados para urinar; e adotar posições corporais que facilitem a micção. A ingestão adequada de líquidos também é necessária para evitar infecções urinárias, cujos efeitos irritativos aumentam a reatividade vesical e o risco de desenvolver incontinência urinária e lesão renal. A ingestão de líquidos deve ser balanceada para evitar que ocorra distensão excessiva da bexiga durante a noite. A definição de horários programados para urinar evita distensão excessiva do órgão.

Os métodos usados no recondicionamento vesical dependem do tipo de lesão que causou o problema.[13] Com a bexiga neurogênica espástica, os métodos usados são aqueles destinados a ativar o reflexo miccional sacral; com a bexiga neurogênica flácida, os métodos usados visam aumentar a pressão intravesical. As manobras de Credé, que são realizadas com o paciente sentado, consistem em aplicar pressão com quatro dedos de uma das mãos, ou com as duas mãos aplicadas, na região suprapúbica para aumentar a pressão intravesical. A manobra de Valsalva (i. e., fazer força para baixo exalando contra a glote fechada) aumenta a pressão intra-abdominal e facilita o esvaziamento da bexiga. Essa manobra é repetida até que a bexiga esteja vazia. De modo a conseguir resultados melhores, o paciente precisa colaborar plenamente com o procedimento e, se possível, aprender a realizá-lo de maneira independente.

As técnicas de *biofeedback* têm sido úteis para ensinar alguns elementos do controle vesical. Isso consiste em usar EMG ou cistometria como estímulo de *feedback* para treinar um paciente a controlar a função do esfíncter externo ou aumentar a pressão intravesical suficientemente para superar a resistência à drenagem urinária.

Tratamento farmacológico.
Consiste em usar fármacos que alteram as propriedades contráteis da bexiga, reduzam a resistência do esfíncter interno à drenagem urinária e relaxem o esfíncter externo. Em geral, a utilidade do tratamento farmacológico é avaliada por exame de cistometria. Os fármacos antimuscarínicos (p. ex., oxibutinina, tolterodina e propantelina) reduzem o tônus do músculo detrusor e aumentam a capacidade vesical dos pacientes com disfunção vesical espástica.[5] Os fármacos colinérgicos que estimulam os receptores parassimpáticos (p. ex., betanecol) aumentam o tônus vesical e podem ser úteis ao tratamento sintomático das formas mais brandas de bexiga neurogênica flácida.[5] Os relaxantes musculares (p. ex., diazepam e baclofeno) podem ser usados para reduzir o tônus do esfíncter externo.

Procedimentos cirúrgicos.
Entre os procedimentos cirúrgicos realizados para tratar bexiga neurogênica, estão os seguintes: esfincterotomia; reconstrução do esfíncter; ressecção dos nervos reflexos sacrais que causa espasticidade ou do nervo pudendo que controla o esfíncter externo; e derivação urinária.[10] A derivação urinária pode ser realizada criando uma bolsa de íleo ou cólon, dentro da qual os ureteres são anastomosados; a extremidade distal da alça é trazida ao exterior e fixada à parede abdominal. Hoje em dia, existem estudos detalhados em andamento para desenvolver métodos para recuperar o controle voluntário das funções de armazenamento e eliminação da bexiga por meio do uso de eletrodos implantáveis.

Incontinência urinária

Incontinência urinária é definida como emissão ou extravasamento involuntário de urina. Incontinência urinária é um problema comum, especialmente nos idosos – as mulheres são afetadas com frequência duas vezes maior que os homens.[14,15]

A incontinência pode ser causada por algumas anormalidades e pode ocorrer sem que o paciente perceba, ou ele pode estar consciente do problema, mas não consegue evitá-lo. Diversos tipos e causas de incontinência urinária foram identificados, dentre eles: incontinência urinária de esforço, bexiga hiperativa, incontinência de urgência e incontinência por transbordamento.[16] Recentemente, o termo *incontinência de urgência* foi ampliado para incluir a *bexiga hiperativa* (i. e., bexiga hiperativa/incontinência de urgência). Outro grupo também deve ser considerado, ou seja, incontinência funcional. Esse tipo de incontinência inclui os pacientes cognitivamente incapacitados de perceber que precisam urinar e, por esta razão, urinam apenas quando a bexiga está cheia. A Tabela 35.3 resume as características da incontinência de esforço, da bexiga hiperativa/incontinência de urgência, da incontinência de transbordamento e da incontinência funcional.

Incontinência de esforço

Incontinência de esforço é a emissão involuntária de urina ao tossir, rir, espirrar ou se levantar – atividade que geralmente aumenta a pressão intra-abdominal em consequência da

Tabela 35.3 Tipos de incontinência urinária e características.

Tipo	Características
Esforço	Perda involuntária de urina associada às atividades que aumentam a pressão intra-abdominal (p. ex., tossir)
Bexiga hiperativa/ incontinência de urgência	Urgência e aumento da frequência urinária associados à hiperatividade do músculo detrusor
	Pode ou não incluir perda involuntária de urina
Transbordamento	Perda involuntária de urina quando a pressão intravesical é maior que a pressão uretral máxima, sem atividade do músculo detrusor
Funcional	Incapacidade cognitiva de ir ao banheiro ou de usar uma cadeira higiênica ou um urinol/comadre, resultando em micções espontâneas

disfunção dos músculos do assoalho pélvico.[10,16] Nos casos de incontinência urinária de esforço grave, qualquer esforço ou aumento da pressão vesical provoca perda de urina.

Nas mulheres, o ângulo entre a bexiga e a uretra proximal posterior (*i. e.*, junção uretrovesical) é importante para a continência urinária (Figura 35.5). No primeiro estágio da micção, esse ângulo é desfeito à medida que a bexiga desce. Nas mulheres, a diminuição do tônus muscular associada ao envelhecimento normal, à gestação ou aos procedimentos cirúrgicos pode causar fraqueza dos músculos do assoalho pélvico e provocar incontinência de esforço por supressão do ângulo uretrovesical posterior essencial. Nessas mulheres, ocorre perda do ângulo uretrovesical posterior, descida e o afunilamento do colo vesical e rotação da bexiga para trás e para baixo, de modo que este órgão e a uretra já se encontram em posição anatômica no primeiro estágio da micção. Qualquer atividade que pressione a bexiga para baixo é suficiente para viabilizar o escape involuntário da urina.

Outra causa de incontinência de esforço é a deficiência uretral intrínseca, que pode ser causada por condições congênitas que podem ocorrer com epispádias ou meningomielocele. Essa condição também pode ser adquirida como consequência de traumatismo ou radioterapia. Nos homens, a incontinência de esforço pode ser atribuída a doença da próstata prévia ou cirurgia.[17] Outro fator contribuinte possível é disfunção neurológica, por exemplo, que ocorre quando há uma anormalidade da inervação simpática do colo vesical, da inervação do esfíncter intrínseco pelo nervo pélvico ou da inervação do esfíncter externo pelo nervo pudendo.[18]

Bexiga hiperativa ou incontinência de urgência

Incontinência de urgência é definida como perda involuntária de urina associada a um desejo forte de urinar (urgência).[16] *Bexiga hiperativa* (BHA) é o termo usado para descrever a síndrome clínica que inclui não apenas incontinência de esforço, mas também aumento da frequência miccional, disúria e noctúria.[14,15] Embora a bexiga hiperativa esteja associada comumente à incontinência de urgência, esta anormalidade também pode ocorrer sem incontinência. Nos EUA, 16% das mulheres e 17% dos homens com mais de 40 anos têm BHA.[19] Apesar da divulgação da bexiga hiperativa na mídia e dos progressos terapêuticos, muitas pessoas ainda sofrem em silêncio, provavelmente porque se sentem envergonhadas ou acreditam que seja uma consequência inevitável do envelhecimento.

Os sinais e os sintomas da bexiga hiperativa, causados pelas contrações vesicais involuntárias durante da fase de enchimento, podem ocorrer isoladamente ou em qualquer combinação e caracterizam BHA quando ocorrem sem outros processos patológicos. Independentemente da causa primária da BHA, dois tipos de mecanismos parecem contribuir para sua sintomatologia: os que afetam o SNC e o controle neural da sensibilidade e do esvaziamento da bexiga (neurogênicos); e os que envolvem a musculatura lisa da própria bexiga (miogênicos).[20]

A teoria neurogênica da bexiga hiperativa propõe que o SNC funcione como um circuito de permutação (liga-desliga) como controle voluntário da função vesical. Desse modo, a lesão das vias inibitórias do SNC poderia desencadear hiperatividade vesical em consequência dos reflexos miccionais descontrolados.[20,21] As causas neurogênicas de bexiga hiperativa incluem AVE, doença de Parkinson e esclerose múltipla. Outras causas neurogênicas de bexiga hiperativa são hipersensibilidade dos nervos aferentes que "percebem" o enchimento da bexiga, ou hipersensibilidade dos nervos eferentes que causam o esvaziamento da bexiga.[20]

As causas miogênicas de bexiga hiperativa parecem resultar de alterações das propriedades da própria musculatura lisa da bexiga. Um exemplo é a bexiga hiperativa associada à obstrução da via de saída vesical. Alguns autores sugeriram que o aumento persistente da pressão intravesical, que ocorre

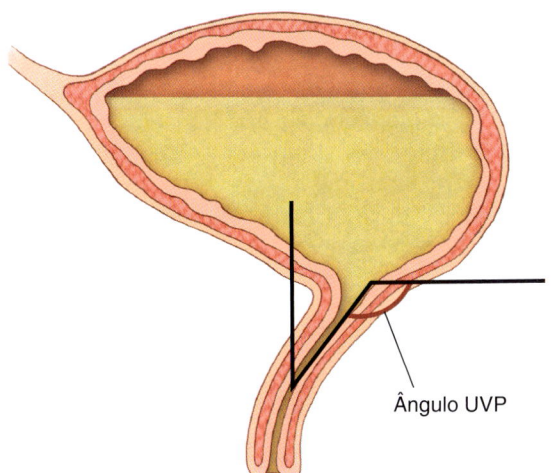

Figura 35.5 • Ângulo uretrovesical posterior (UVP) normal – 90 a 100°. Quando o ângulo UVP é normal, as alterações repentinas da pressão intra-abdominal são transmitidas uniformemente a todos os lados da uretra proximal, assegurando que a pressão intrauretral continue mais alta que a pressão intravesical. A anulação desse ângulo UVP provoca deslocamento do colo vesical para a parte mais inferior da bexiga, evitando a transmissão homogênea dos aumentos súbitos da pressão intra-abdominal.

quando há obstrução da via de saída, cause destruição parcial das terminações nervosas que controlam a excitabilidade da bexiga. Essa desenervação parcial acarreta hiperexcitabilidade das células musculares individuais. O resultado é urgência e aumento da frequência miccional em consequência das contrações vesicais espontâneas resultantes da hiperexcitabilidade do músculo detrusor. Distúrbios da estrutura e da excitabilidade do músculo detrusor também podem ser causados pelo processo de envelhecimento ou por doenças como diabetes melito. Em geral, os sintomas de bexiga hiperativa são agravados pelo esvaziamento parcial da bexiga, que é manifestação associada frequentemente à BHA.[20]

Incontinência de transbordamento

A incontinência de transbordamento caracteriza-se por perda de urina que ocorre quando a pressão intravesical é maior que a pressão uretral máxima, porque a bexiga está distendida, embora sem atividade do músculo detrusor.[10] Isso ocorre quando há retenção de urina em consequência de lesões do sistema nervoso ou obstrução do colo vesical. Com esse tipo de incontinência, a bexiga fica distendida e volumes pequenos de urina são perdidos, principalmente à noite. Nos homens, uma das causas comuns de incontinência obstrutiva é hipertrofia da próstata. Outra causa comumente desconsiderada é impactação fecal (i. e., fezes duras no reto). Uma massa volumosa de fezes acumulada no reto pode comprimir a uretra e impedir o fluxo da urina.

Incontinência funcional

Incontinência funcional é o termo aplicado comumente ao tipo de incontinência que causa problemas a um paciente que tenta usar o vaso sanitário quando sente que precisa urinar.

Esse tipo de incontinência pode ser causado por fatores extrínsecos às vias urinárias inferiores, inclusive incapacidade de localizar, alcançar ou receber ajuda para chegar a um local apropriado para urinar. Isso pode ser especialmente problemático para os idosos, que podem ter dificuldades de mobilidade e destreza manual, ou de localizarem-se em ambientes desconhecidos. Ocorre quando um paciente não consegue chegar ao banheiro ou tirar as roupas com rapidez suficiente. Déficit visual também pode contribuir para o problema. Constrangimento diante de outras pessoas quando precisa usar o banheiro, principalmente quando a ocasião não parece apropriada, pode levar uma pessoa a postergar o esvaziamento da bexiga e pode causar incontinência. O tratamento com diuréticos pode tornar o enchimento da bexiga mais rápido que o normal, dificultando que o paciente chegue a tempo ao banheiro quando tem problemas de mobilidade, ou quando o banheiro não está desocupado no momento. A sedação noturna pode fazer com que um indivíduo não perceba o sinal que normalmente o levaria a acordar, para que saísse da cama e esvaziasse a bexiga, e assim evitasse urinar no leito.

Outras causas de incontinência

Outra causa de incontinência é redução da complacência ou da distensibilidade da bexiga. Essa condição anormal da bexiga pode ser causada por radioterapia, cirurgia pélvica radical ou cistite intersticial. Muitos pacientes com esse problema têm urgência urinária grave relacionada com a hipersensibilidade vesical, que resulta na perda de elasticidade da bexiga; por essa razão, qualquer aumento pequeno do volume vesical ou da função do músculo detrusor pode causar elevação aguda da pressão intravesical e urgência intensa de urinar.

A incontinência pode ser um fenômeno transitório e reversível, ou pode ser totalmente irreversível e ocorrer com graus variados de aumento da frequência miccional. Entre as causas transitórias de incontinência urinária estão infecções urinárias recidivantes; fármacos que alteram a função vesical ou a percepção de enchimento da bexiga e da necessidade de urinar; diuréticos e condições que aceleram o enchimento vesical; impactação fecal e restrição da mobilidade; e estados confusionais e disfunção cognitiva.

Diagnóstico

Incontinência urinária não é uma única doença, mas um sintoma com várias causas possíveis. Como sintoma, a incontinência deve ser detalhadamente avaliada para descobrir sua causa.[10] Em geral, essa avaliação consiste em anamnese detalhada, exame físico completo, exames sanguíneos e exame simples de urina. O registro (ou diário) miccional pode ser usado para determinar a frequência, os horários e os volumes urinados, além de outros fatores associados à incontinência. Como alguns fármacos alteram a função da bexiga, é essencial obter um relato detalhado de todos os fármacos usados. O teste de estresse provocativo é realizado quando há suspeita de incontinência de esforço. Esse teste é realizado pedindo-se ao paciente para relaxar e, em seguida, tossir vigorosamente enquanto o examinador observa se há perda de urina. Em geral, o teste é realizado na posição de litotomia; se houver perda involuntária de urina, o teste é repetido na posição ortostática. Os exames urodinâmicos podem ser necessários para obter informações quanto às pressões e às taxas de fluxo urinárias.[22]

Tratamento

O tratamento (ou paliação) depende do tipo de incontinência, dos problemas de saúde coexistentes e da idade do paciente. Isso inclui medidas comportamentais (p. ex., exercícios de fortalecimento do assoalho pélvico), fármacos, correção cirúrgica dos distúrbios do relaxamento pélvico associados à incontinência de esforço e, quando não for possível controlar o fluxo urinário, dispositivos (exceto cateteres) para impedir o fluxo ou recolher a urina eliminada.[10,23] Os cateteres de demora, embora sejam uma solução para o problema da incontinência urinária, geralmente são considerados apenas quando todas as outras medidas terapêuticas falham. Com alguns tipos de incontinência, inclusive a que está associada ao traumatismo raquimedular ou à meningomielocele, a autocateterização pode ser a melhor maneira de controlar a eliminação de urina.

Medidas comportamentais. Incluem controle da ingestão de líquidos, micção programada/estimulada, exercícios de fortalecimento do assoalho pélvico, recondicionamento vesical e facilitação do uso do banheiro. O recondicionamento vesical e as técnicas de *biofeedback* buscam restabelecer o controle cortical da função vesical, levando o paciente a ignorar a urgência de urinar e responder apenas aos sinais corticais enquanto está acordado.[23] As técnicas que visam facilitar o uso do banheiro dependem da colaboração de um cuidador e são usadas para tratar pacientes com déficits cognitivos e motores.

Os exercícios de contração muscular dos músculos pélvicos podem ser eficazes para tratar incontinência de esforço. Esses exercícios de fortalecimento dos músculos do assoalho pélvico foram recomendados primeiramente por Kegel e, por isso, são conhecidos comumente como *exercícios de Kegel*.[24] Dois grupos musculares devem ser fortalecidos: os que se localizam na parte posterior do assoalho pélvico (i. e., músculos usados para contrair o ânus e controlar a passagem das fezes) e os da parte anterior (i. e., músculos ativados para impedir o fluxo de urina durante a micção). Ao aprender esses exercícios, a paciente concentra-se em identificar os grupos musculares e controlar a contração. Depois disso, a paciente pode começar um programa de exercícios que consistem em contrair lentamente os músculos, começando com as estruturas anteriores e avançando para as posteriores, contando até quatro e depois soltando. Os exercícios podem ser praticados com a paciente de pé ou sentada e, em geral, são realizadas repetições de 10, 3 vezes/dia. Um cone vaginal (dispositivo semelhante a um tampão) pode ser usado para aumentar os efeitos benéficos do exercício. O cone é colocado na vagina e a paciente é instruída a mantê-lo no lugar contraindo os músculos internos apropriados.[24-26]

Tratamento farmacológico.
Visa utilizar fármacos para alterar os mecanismos fisiológicos que contribuem para as causas neurogênicas ou miogênicas da incontinência.[5] Isso inclui fármacos que aumentam o tônus dos esfíncteres nos pacientes com incontinência de esforço, reduzem a hiperatividade do músculo detrusor nos casos de bexiga hiperativa/incontinência de esforço, ou aliviam a obstrução à drenagem urinária nos pacientes com incontinência de transbordamento.

Os fármacos agonistas alfa-adrenérgicos, inclusive pseudoefedrina, aumentam o relaxamento simpático do músculo detrusor e o tônus do esfíncter interno e podem ser usados para tratar incontinência de esforço. Os antidepressivos tricíclicos (principalmente cloridrato de imipramina) são úteis para facilitar o armazenamento de urina, porque reduzem a contratilidade da bexiga e aumentam a resistência da via de saída. Embora esses fármacos tenham efeito anticolinérgico fraco na musculatura lisa, alguns autores sugeriram recentemente que seus efeitos benéficos possam ser causados pelo aumento da atividade da serotonina (atribuído ao bloqueio da receptação) no SNC. Isso pode envolver inibição direta das vias excitatórias normais ou redução da atividade neural das vias ascendentes aferentes. A duloxetina – um inibidor seletivo da receptação de serotonina e norepinefrina – parece aumentar o tônus do esfíncter externo por estimulação dos receptores α_1-adrenérgicos e dos receptores de serotonina tipo 2 das fibras motoras do nervo pudendo.[5] Como a imipramina e os outros antidepressivos tricíclicos podem causar efeitos colaterais graves (p. ex., efeitos no SNC, hipotensão postural e arritmias cardíacas), eles devem ser utilizados com cautela.

Acetilcolina é o neurotransmissor que intermedia a contração do músculo detrusor dos pacientes com bexiga hiperativa. Por essa razão, os fármacos anticolinérgicos são usados para suprimir essas contrações. Alguns fármacos antimuscarínicos (p. ex., oxibutinina, tolterodina, trópio, darifenacina, solifenacina) são mais seletivos aos receptores muscarínicos M_3 e causam menos efeitos colaterais que alguns dos fármacos mais antigos (p. ex., hiosciamina, propantelina).[5] Todos os fármacos anticolinérgicos podem causar efeitos colaterais indesejáveis. Embora o mais comum seja ressecamento da boca, também podem ocorrer constipação intestinal, refluxo gastresofágico, turvação da visão, retenção urinária e efeitos cognitivos.[5] O uso de preparações de liberação controlada (p. ex., oxibutinina e tolterodina) ou transdérmica (p. ex., oxibutinina) pode reduzir, mas não eliminar os efeitos colaterais por completo. Recentemente, a injeção de toxina botulínica tipo A (BTX-A) foi introduzida como tratamento alternativo para pacientes com bexiga hiperativa, que não melhoram com os fármacos anticolinérgicos ou não conseguem tolerar seus efeitos colaterais.[27]

O tratamento primário da incontinência de transbordamento resultante da hipertrofia benigna da próstata é aliviar a obstrução da via de saída da bexiga. O tratamento com bloqueadores alfa-adrenérgicos baseia-se na hipótese de que as manifestações clínicas da hipertrofia prostática sejam causadas em parte pela contração (mediada por receptores α_1-adrenérgicos) da musculatura lisa da próstata, resultando em obstrução da via de saída da bexiga. Por sua vez, essa alteração contribui para o enchimento excessivo da bexiga e pelas contrações de volumes grandes, ou para o aumento da frequência miccional resultante do esvaziamento parcial da bexiga. Os antagonistas alfa-adrenérgicos como alfuzosina, doxazosina, tansulosina e terazosina são opções terapêuticas para os homens com hiperplasia prostática sintomática.[5] Os efeitos adversos principais do tratamento com bloqueadores alfa-adrenérgicos são hipotensão ortostática, tontura, fadiga, distúrbios ejaculatórios e congestão nasal.

Tratamento cirúrgico da incontinência de esforço.
Quando os outros métodos terapêuticos são ineficazes, pode-se considerar uma intervenção cirúrgica. Existem três tipos de procedimento cirúrgico: cirurgias que aumentam a resistência da via de saída, que reduzem a instabilidade do músculo detrusor ou que eliminam a obstrução do fluxo urinário para corrigir a incontinência de transbordamento e a instabilidade do músculo detrusor. A injeção periuretral de um expansor de volume é um procedimento minimamente invasivo usado para tratar incontinência de esforço.[28] Em geral, são necessárias várias aplicações (toxina botulínica e preenchedor) para conseguir a cura.[28]

Dispositivos controladores.
Com exceção dos cateteres, dois tipos de dispositivos são usados para controlar incontinência urinária: o primeiro obstrui o fluxo de urina e o segundo armazena urina depois de ser eliminada. A obstrução do fluxo urinário é conseguida por compressão da uretra ou estimulação da contração dos músculos do assoalho pélvico. Existem pregadores penianos que ocluem a uretra sem

obstruir a circulação sanguínea do pênis. Os pregadores devem ser retirados a intervalos de três horas para esvaziar a bexiga. As complicações como erosões do pênis e da uretra podem ocorrer quando os pregadores são usados inadequadamente. Nas mulheres, a compressão uretral geralmente é conseguida com dispositivos intravaginais.

Existem esfíncteres artificiais implantados cirurgicamente nos homens e nas mulheres. Esses dispositivos consistem em um manguito inflável que circunda a uretra proximal. O manguito é conectado por um tubo a um reservatório de líquido implantado e a um bulbo de enchimento. A compressão do bulbo, que é colocado no escroto dos homens, infla o manguito, que depois é esvaziado da mesma maneira.

Quando a incontinência urinária não pode ser evitada, o paciente pode usar vários tipos de dispositivos coletores ou absorventes protetores. Os homens podem usar dispositivos coletores (i. e., preservativos), que são colocados sobre o pênis e conectados a um recipiente à beira do leito ou presos ao corpo. Para as mulheres, não existem dispositivos coletores externos eficazes. Em geral, as pacientes usam calças íntimas e absorventes. Para pacientes com gotejamento ocasional de urina, existem bolsas (para homens) e absorventes (para mulheres) para escape, nos quais a urina transforma-se em um gel, embora não sejam eficazes quando há perda de volumes maiores de urina.

Conceitos fundamentais

Incontinência

- A incontinência caracteriza-se por perda involuntária de urina causada por aumento das pressões intravesicais (bexiga hiperativa com incontinência de urgência, ou incontinência de transbordamento) ou diminuição da capacidade do esfíncter vesicouretral de evitar o escape da urina (incontinência de esforço).

Necessidades especiais dos idosos

Incontinência urinária é um problema comum em idosos de ambos os sexos.[29] A incontinência agrava o isolamento social, frequentemente resulta na institucionalização dos idosos e predispõe às infecções e às lesões cutâneas. Os custos financeiros e sociais da incontinência são crescentes.

Diversos fatores contribuem para a incontinência dos idosos e, dentre estes, alguns podem ser modificados. A capacidade global da bexiga diminui, assim como a pressão de oclusão uretral.[10] A função do músculo detrusor também tende a diminuir com a idade. Desse modo, há uma tendência no sentido da redução da força da contração vesical e da limitação do esvaziamento, resultando na acumulação de VPM maiores.[10] Alguns estudos sugeriram que algumas dessas alterações sejam devidas às anormalidades degenerativas do músculo detrusor, em vez das alterações neurológicas como se pensava antes. A combinação de contração involuntária do detrusor (hiperatividade do detrusor) resultando em incontinência com redução da função contrátil causa esvaziamento vesical incompleto. Incontinência de urgência é o tipo mais comum entre os homens idosos. Em cerca de 50% desses pacientes, também há hiperatividade do detrusor. O desejo forte de urinar começa repentinamente sem qualquer aviso e acompanha-se de contração descontrolada do músculo detrusor, resultando em incontinência.[29]

Além disso, imobilidade, alterações no estado mental, falta de acesso fácil para ir ao banheiro e problemas neurológicos podem precipitar a incontinência urinária.[29] Outros idosos têm noctúria e também referem dificuldade de chegar ao banheiro a tempo. Isso pode ser causado por artrite, dificultando o paciente a andar ou tirar as roupas, ou por déficits visuais que tornam as idas ao banheiro mais difíceis, especialmente em ambientes novos e não familiares.

Fármacos prescritos para outros problemas de saúde podem impedir que a bexiga saudável funcione normalmente.[5] Os diuréticos potentes de ação rápida são conhecidos por sua capacidade de causar incontinência de urgência. Diminuição da sede ou acesso limitado aos líquidos predispõem a constipação intestinal seguida de obstrução uretral e incontinência de transbordamento, bem como a concentração e infecção da urina, que acentuam a excitabilidade vesical. Os fármacos como hipnóticos, tranquilizantes e sedativos podem interferir com a inibição consciente da micção e causar incontinência de urgência. Especialmente nos idosos, os diuréticos aumentam o fluxo de urina e podem contribuir para a incontinência, sobretudo em pacientes com capacidade vesical reduzida e nos indivíduos que têm dificuldade para chegar ao banheiro.

Diagnóstico e tratamento. Como ocorre com a incontinência urinária dos indivíduos mais jovens, a incontinência dos idosos requer uma história detalhada e um exame físico completo para determinar a causa do problema. A história miccional é importante. O diário miccional é um meio pelo qual o paciente pode fornecer informações objetivas quanto ao número de idas ao banheiro, número de absorventes protetores usados e até mesmo volume de urina eliminada. A história dos fármacos usados também é importante, porque alguns fármacos podem afetar a função vesical.[5]

Existem alguns transtornos neurológicos que predispõem à incontinência urinária. As causas transitórias e geralmente reversíveis de incontinência urinária dos idosos podem ser memorizadas mais facilmente pelo acrônimo DIAPPERS: *D*, demência(s); *I*, infecção (urinária ou vaginal); *A*, vaginite atrófica; *P*, fármacos; *P*, transtornos psicológicos; *E*, distúrbios endócrinos (diabetes); *R*, restrição à mobilidade; *S*, impactação fecal.[30] Essas oito causas de incontinência transitória devem ser identificadas e tratadas antes de considerar outras intervenções terapêuticas.

O tratamento pode incluir alterações do ambiente físico, de modo que o idoso consiga chegar mais facilmente ao banheiro ou se despir mais rápido. O condicionamento vesical por idas programadas ao banheiro – em geral, a cada 2 a 4 h – geralmente é eficaz. Alguns adultos idosos que urinam a intervalos reguladores podem aumentar gradativamente o tempo entre as micções, ampliando sua capacidade de suprimir a instabilidade vesical. O plano terapêutico pode exigir alterações dietéticas para evitar constipação intestinal, ou um esquema para assegurar ingestão adequada de líquidos para garantir enchimento vesical adequado e evitar estase urinária e infecções sintomáticas do sistema urinário.

RESUMO

As alterações da função vesical incluem obstrução urinária com retenção de urina; bexiga neurogênica; e incontinência urinária com emissão involuntária de urina. A retenção urinária ocorre quando a drenagem de urina da bexiga é ocluída em consequência de uma obstrução uretral ou de inervação vesical anormal. A obstrução uretral causa irritabilidade vesical, hipertrofia do músculo detrusor, formação de trabéculas e divertículos, hidroureter e, enfim, insuficiência renal.

A bexiga neurogênica é causada pela interrupção da inervação do órgão. Isso pode ser causado por disfunção vesical espástica secundária à incapacidade de encher a bexiga, ou por disfunção vesical flácida secundária à incapacidade de esvaziar a bexiga. Em geral, a disfunção vesical espástica é causada por lesões neurológicas localizadas acima do nível do centro miccional reflexo da medula espinal sacral; a disfunção vesical flácida é atribuída às lesões situadas no nível dos centros sacrais da micção reflexa ou na inervação periférica da bexiga. Um terceiro tipo de doença neurogênica é o esfíncter externo não relaxável.

A incontinência urinária caracteriza-se por perda involuntária de urina em quantidade suficiente para causar problemas ao paciente. A incontinência pode ser de esforço, na qual a perda de urina ocorre quando o paciente tosse, espirra, ri ou se levanta; de urgência/bexiga hiperativa, que se evidencia por urgência, aumento da frequência miccional e noctúria associadas às contrações vesicais hiperativas; ou de transbordamento, que ocorre quando a pressão intravesical é maior que a pressão uretral máxima em consequência da distensão da bexiga. Outras causas de incontinência são bexigas pequenas e contraídas ou condições ambientais exteriores que dificultam o acesso às instalações sanitárias adequadas; esta última condição é conhecida como incontinência funcional.

Em geral, o diagnóstico é firmado por história detalhada (inclusive um registro miccional e história detalhada dos fármacos usados), exame físico completo, exames de sangue e urina simples e, em alguns casos, testes urodinâmicos. As abordagens terapêuticas incluem a correção da causa subjacente, inclusive eliminação da obstrução causada por hiperplasia da próstata, medidas comportamentais que enfatizem o condicionamento vesical e dos hábitos urinários e exercícios para fortalecer a musculatura do assoalho pélvico, fármacos para aumentar o tônus da bexiga e do esfíncter externo, tratamento cirúrgico, utilização de dispositivos de controle urinário (exceto cateteres) e uso de cateteres e dispositivos coletores de urina.

Incontinência urinária é um problema comum na população idosa. Muitos fatores contribuem para a incontinência dos pacientes idosos, inclusive problemas de saúde, fármacos e alterações da estrutura e da função vesicais. O acrônimo DIAPPERS – demência, infecção, vaginite atrófica, fármacos, fatores psicológicos, distúrbios endócrinos, restrição à mobilidade e impactação fecal – enfatiza as causas transitórias e geralmente reversíveis de incontinência da população geriátrica.

CÂNCER DE BEXIGA

Depois de concluir esta seção, o leitor deverá ser capaz de:

- Descrever a diferença entre os cânceres superficial e invasivo da bexiga em termos de estruturas acometidas, extensão da doença e prognóstico
- Citar o sinal mais comum de câncer da bexiga.

Nos EUA, câncer de bexiga é o tipo mais comum de neoplasia maligna do sistema urinário e causa mais de 79.030 casos novos e 16.680 mortes por ano.[31] O risco de desenvolver essa doença é 50% menor nos afro-americanos que nos americanos caucasianos de origem europeia, e os homens são acometidos mais frequentemente que as mulheres. Cerca de 90% dos pacientes com câncer de bexiga têm mais de 55 anos.[31]

O câncer de bexiga mais comum é originado das células de transição (urotélio) que revestem o órgão e, por esta razão, também é conhecido como carcinoma urotelial.[31] Esses cânceres podem ser tumores não invasivos de grau baixo ou tumores de grau alto, que invadem a parede vesical e frequentemente produzem metástases.[31] Os tumores de grau baixo, que podem recidivar depois da ressecção cirúrgica, têm prognóstico excelente e apenas uma porcentagem pequena transforma-se em carcinomas de graus avançados.[31] Existem três outros tipos de câncer de bexiga: carcinoma espinocelular, que é raro e geralmente invasivo; adenocarcinoma, também raro e com grande propensão a produzir metástases; e carcinoma de pequenas células, que é o mais raro de todos.[31]

Etiologia e fisiopatologia

Embora a causa do câncer de bexiga não esteja esclarecida, existem evidências sugestivas de que seu desenvolvimento esteja relacionado com fatores locais, inclusive carcinógenos excretados na urina e armazenados na bexiga. Isso inclui produtos da decomposição das aminas aromáticas usadas na indústria de corantes e produtos usados na fabricação de borracha, tecidos, tintas, compostos químicos e petróleo.[31,32] O tabagismo também é um fator importante, porque está diretamente relacionado com o câncer de bexiga. Infecções vesicais crônicas e cálculos da bexiga também aumentam o risco de desenvolver câncer.

Manifestações clínicas

Hematúria indolor é o sinal mais comum de câncer de bexiga.[33,34] Hematúria macroscópica é um sinal inicial referido pela maioria dos pacientes com esse tipo de câncer, ainda que muitos outros pacientes tenham hematúria microscópica. Polaciúria, urgência e disúria são queixas associadas ocasionalmente à hematúria. Como a hematúria geralmente é intermitente, o diagnóstico da doença pode ser tardio. A citologia urinária periódica é recomendável a todos os indivíduos em risco alto de desenvolver câncer de bexiga em razão da exposição aos carcinógenos das vias urinárias. Invasão ureteral resultando em infecção bacteriana e doença renal obstrutiva com disseminação do câncer são complicações potenciais e causas comuns dos óbitos. O prognóstico depende do grau histológico do câncer e do estágio da doença por ocasião do diagnóstico.

Diagnóstico e tratamento

Considerando que o câncer de bexiga é uma das dez neoplasias malignas diagnosticadas mais comumente nos EUA, é importante compreender a necessidade da triagem mais precoce de hematúria para diagnosticar esse tipo de câncer, sobretudo entre indivíduos com fatores de risco elevado, inclusive história de tabagismo, história familiar de câncer de bexiga, exposição às substâncias químicas cancerígenas, sexo masculino e idade acima de 55 anos.[33]

Os métodos diagnósticos incluem exames citológicos, urografia excretora, cistoscopia e biopsia. Ultrassonografia, TC e RM são as modalidades usadas para complementar o estadiamento do tumor. Os exames citológicos realizados nas amostras de biopsia ou células obtidas por lavagem vesical podem ser usados para identificar células malignas.[10] Uma técnica conhecida como *citometria de fluxo* é útil na triagem dos indivíduos com risco aumentado de desenvolver a doença, bem como no monitoramento dos resultados do tratamento. Com essa técnica, a interação de corantes (fluoróforos) com o DNA (ácido desoxirribonucleico) provoca emissão de luz de intensidade alta semelhante à que é emitida pelo *laser*.[31] A citometria de fluxo pode ser realizada com espécimes de biopsia, lavados vesicais ou preparações citológicas.[10]

O tratamento do câncer de bexiga depende da extensão da doença e da saúde do paciente. Em geral, a ressecção endoscópica é realizada com finalidade diagnóstica e pode ser usada para tratar lesões superficiais. A diatermia (*i. e.*, eletrocauterização) pode ser utilizada para remover os tumores. A ressecção cirúrgica segmentar também é usada para remover uma lesão volumosa única. Quando o tumor é invasivo, o tratamento preferido geralmente é cistectomia com ressecção dos linfonodos pélvicos. Nos homens, a próstata e as vesículas seminais geralmente também são removidas. A cistectomia requer derivação urinária (um reservatório alternativo), geralmente formada a partir de uma alça de íleo destinada a recolher a urina. Tradicionalmente, o reservatório de ileostomia drena continuamente a urina para um dispositivo coletor externo.

Embora alguns fármacos quimioterápicos tenham sido usados para tratar câncer de bexiga, nenhum protocolo quimioterápico foi comprovadamente eficaz nessa doença. Um protocolo primário para câncer de bexiga diagnosticado precocemente apresentou eficácia inicial, mas hoje em dia não há um protocolo secundário comprovado.[33] Talvez uma abordagem mais importante seja ampliar o uso da quimioterapia intravesical, com a qual um fármaco citotóxico é instilado diretamente dentro da bexiga e, deste modo, evita os efeitos colaterais do tratamento sistêmico. Esses fármacos podem ser instilados profilaticamente depois da ressecção cirúrgica de todos os tecidos tumorais demonstráveis, ou terapeuticamente quando há doença residual. Entre os quimioterápicos usados com essa finalidade estão tiotepa, mitomicina C e doxorrubicina.[5] A aplicação intravesical da vacina BCG (bacilo de Calmette-Guérin) produzida a partir de uma cepa de *Mycobacterium bovis*, que no passado era utilizada para evitar tuberculose, possibilita redução expressiva do índice de recidiva e prolonga os intervalos sem recorrência nos pacientes com câncer *in situ*.[34] Essa vacina parece atuar como estimulador inespecífico da imunidade celular. Ainda não está claro se os efeitos da vacina BCG são imunológicos ou incluem um efeito tóxico direto. Existem várias cepas desse bacilo e ainda não está claro quais cepas são mais ativas e menos tóxicas. Também existem inibidores da angiogênese tumoral e inibidores dos fatores de crescimento epidérmico, que se mostraram eficazes no tratamento do câncer de bexiga.[34]

RESUMO

Nos EUA, câncer de bexiga é a neoplasia maligna mais comum das vias urinárias. Os cânceres de bexiga podem ser classificados em dois grupos principais: tumores não invasivos de grau baixo e tumores invasivos de grau alto, que estão associados a metástases e prognóstico desfavorável. Embora a causa do câncer de bexiga seja desconhecida, algumas evidências sugerem que os carcinógenos excretados na urina são importantes. Hematúria indolor microscópica ou macroscópica é o sinal inicial mais comum desse tipo de câncer. Os métodos usados para tratar câncer de bexiga dependem do grau citológico do tumor e da invasividade da lesão. As abordagens terapêuticas incluem ressecção cirúrgica do tumor, radioterapia e quimioterapia. Em alguns casos, fármacos quimioterápicos ou imunoterápicos podem ser instilados diretamente na bexiga e, deste modo, evitar os efeitos colaterais do tratamento sistêmico.

CONSIDERAÇÕES GERIÁTRICAS

- Pressões miccionais elevadas por causa do aumento da próstata contribuem para a dificuldade de iniciar a micção e manter fluxo de urina após os 45 anos de idade; com o envelhecimento, aumenta a pressão e a hipertrofia da glândula próstata.[35] De modo semelhante, as mulheres são propensas a esvaziamento incompleto da bexiga e estase urinária, que aumentam a pressão vesical e promovem incontinência por excesso de fluxo[35]
- O volume de urina residual chega a 50 a 100 mℓ com o envelhecimento, em comparação com menos de 50 mℓ em adultos de meia-idade[35]
- A redução dos níveis de estrogênio nas mulheres mais velhas contribui para a incontinência urinária em decorrência de irritação uretral.[35]

CONSIDERAÇÕES PEDIÁTRICAS

- Os pacientes devem ser orientados a relatar alteração da coloração da urina ou turvação da urina, porque estes são indícios precoces de infecção urinária[36]
- Drenagem de coloração clara proveniente da base do cordão umbilical pode indicar uma fístula entre a bexiga e o umbigo (perviedade do úraco)[36]
- Extrofia da bexiga urinária é um defeito que ocorre *in utero* durante a 10ª semana de desenvolvimento, com falha da fusão dos tecidos da linha média da pelve e drenagem contínua da urina[36]
- Deve-se suspeitar de infecção urinária quando uma criança apresenta febre de origem indeterminada[36]
- Refluxo vesicoureteral em crianças provoca fluxo retrógrado da urina (da bexiga para os ureteres) e é causa de infecção urinária recorrente.[36]

Exercícios de revisão

1. Um homem de 23 anos recuperava-se da fase aguda de um traumatismo raquimedular da coluna cervical (C6), que resultou em perda completa das funções sensorial e motora abaixo do nível da lesão. Agora, o paciente tem contrações vesicais espásticas com micções involuntárias e parciais. Os exames urodinâmicos revelaram contração espástica do esfíncter externo, retenção urinária e pressões intravesicais altas.
    a. Explique a causa das micções involuntárias e do esvaziamento incompleto da bexiga, apesar das pressões intravesicais altas.
    b. Quais são as possíveis complicações associadas à distensão excessiva da bexiga e à pressão intravesical alta?
2. Uma mulher de 66 anos queixava-se de perda involuntária de urina ao tossir, espirrar, rir ou se agachar.
    a. Explique a causa do problema dessa paciente.
    b. Um dos tratamentos recomendados para incontinência de esforço são os exercícios de Kegel, que enfatizam o fortalecimento dos músculos do assoalho pélvico. Explique como esses exercícios contribuem para o controle da incontinência urinária de esforço das mulheres.

REFERÊNCIAS BIBLIOGRÁFICAS

1. Hall J. E. (2016). Guyton and Hall textbook of medical physiology (13th ed.). Philadelphia, PA: Elsevier Saunders.
2. Tortora G. J., Derrickson B. (2014). Principles of anatomy and physiology. Danvers, MA: Wiley.
3. Boron W. F., Boulpaep E. L. (2016). Medical physiology (3rd ed.). Philadelphia, PA: Saunders Elsevier.
4. Sellers D. J., Chess-Williams R. (2012). Muscarinic agonists and antagonists: Effects on the urinary bladder. Muscarinic Receptors (pp. 375–400). Springer Berlin Heidelberg.
5. Woo T. M., Wynne A. L. (2015). Pharmacotherapeutics for nurse practitioner prescribers (4th ed.). Philadelphia, PA: F A Davis.
6. Igawa Y., Michel M. (2012). Pharmacological profile of β3-adenocepter agonists in clinical development for the treatment of overactive bladder syndrome. Naunyn-Schmeideberg's Archives of Pharmacology 356, 1–7.
7. Vermandel A., Van Hal G., De Wachter S., et al. (2015). The voiding pattern in healthy preand term infants and toddlers: a literature review. European Journal of Pediatrics 174(9), 1129–1142.
8. Elder J. S. (2015). Enuresis and Voiding dysfunction. In Behrman R. E., Kliegman R. M., Jenson H. B., et al. (Eds.), Nelson textbook of pediatrics (20th ed., pp. 2581–2586). Philadelphia, PA: Elsevier Saunders.
9. Goroll A. H., Mulley A. G. (2014). Primary care medicine: Office evaluation and management of the adult patient. Philadelphia, PA: Wolters Kluwer/Lippincott Williams & Wilkins Health.
10. Tanagho E. A., McAninch J. W. (Eds.). (2013). Smith &Tanagho's general urology (18th ed.). New York: McGraw Hill.
11. Bauman C. A., Milligan J. D., Lee F. J.,et al. (2012). Autonomic dysreflexia in spinal cord injury patients: An overview. Journal of the Canadian Chiropractic Association 56(4), 247–250.
12. Maeda S., Takiuti T., Komastu T., et al. (2013). Current status of longterm indwelling catheter management by visiting nurses. International Journal of Urological Nursing 7(2), 76–84.
13. Woodward S. (2013). Managing urological incontinence inpeople with neurological disorders. Part 2: Interventions. British Journal of Neuroscience Nursing 9(2), 63–70.
14. Starr J. A. (2016). Pelvic floor biofeedback via a smartphone app for treatment of stress urinary incontinence. Urologic Nursing 36(2), 88–91. doi:10.7257/1053-816X.2016.36.2.88.
15. Bettez M., Tu L. M., Carlson K., et al. (2012). 2012 Update: Guidelines for adult urinary incontinence collaborative consensus document for the Canadian Urological Association. Canadian Urological Association Journal 6(5), 354–363. Available: http://doi.org/10.5489/cuaj.12248
16. Rai J., Parkinson R. (2014). Urinary incontinence in adults. Surgery (United Kingdom) 32(6), 286–291. doi:10.1016/j.mpsur.2014.05.004.
17. Winkleman C. (2016). Care of patients with urinary problems. In Ignatavicius D., Workman M. (Eds.), Medical-surgical nursing: Patientcentered collaborative care (8th ed., pp. 1366–1393).
18. National Clinical Guideline Centre (UK). (2012). Urinary incontinence in neurological disease: Management of lower urinary tract dysfunction in neurological disease. London: Royal College of Physicians (UK) 148, 1–368.
19. Lee U. J., Scott V., Rashid R., et al. (2013). Defining and managing overactive bladder: Disagreement among the experts. Urology 81, 257–262.
20. Meng E., Lin W, Lee W., et al. (2012). Pathophysiology of overactive bladder. Luts: Lower Urinary Tract Symptoms 4(1), 448–455. doi:10.1111/j.1757-5672.2011.00122.x.
21. Linsenmeyer T., Stone J., Steins S. (2012). Neurogenic bladder and bowel. In Frontera W. R. (Ed.) DeLisa's physical medicine and rehabilitation: Principles and Practice (5th ed., pp. 1345–1392).
22. The American College of Obstetrics and Gynecology. (2014). Evaluation of uncomplicated stress urinary incontinence in women before surgical treatment, Committee Opinion No. 633 m. Obstetrics & Gynecology 123, 1403–1407. Accessed August 31, 2017.
23. Zeren M. F., Yüksel M. B., Temeltas G. (2014). The comparison of urinary findings in women with various types of urinary incontinence. International Brazilian Journal of Nursing 40(2), 232–239. doi:10.1590/S1677-5538.INJU.2014.02.14.
24. Bali P., Mahalingam G., Bala K. (2016). Effectiveness of Kegel exercise on women with urinary incontinence. International Journal of Nursing Education 8(3), 155–162. doi:10.5958/0974-9357.2016.00109.4.
25. Herbison G. P. (2013). Weighted vaginal cones for urinary incontinence. Cochrane Database of Systematic Reviews (7), CD002114. doi:10.1002/14651858.CD002114.pub2.
26. Ferreira M., Santos P. C., Duarte J. A., et al. (2012). Exercise programmes for women with stress urinary incontinence. Primary Health Care 22(3), 24–27.
27. Bardsley A. (2016). An overview of urinary incontinence. British Journal of Nursing 25(18), S14.
28. Leone Roberti Maggiore U., Bogani G., Meschia M., et al. (2015). Urethral bulking agents *versus* other surgical procedures for the treatment of stress

urinary incontinence: A systematic review and metaanalysis. European Journal of Obstetrics & Gynecology & Reproductive Biology 189, 48–54. doi:10.1016/ejogrb.2015.03.025.
29. Neki N. (2016). Urinary incontinence in elderly. Journal of Krishna Institute of Medical Science University 5(1), 5–13.
30. Time of Care Medicine Notebook. (2017). DIAPPERS: Treatable causes of urinary tract infections. Available: https://www.timeofcare.com/diappers-treatable-causes-of-urinary-incontinence/. Accessed February 1, 2018.
31. American Cancer Society. (2016). Bladder cancer overview. Available: http://www.cancer.org/Cancer/BladderCancer/OverviewGuide/bladder-cancer-overview-key-statistics. Accessed October 16, 2017.
32. Yaxley J. (2016). Urinary tract cancers: An overview for general practice. Journal of Family Medicine Primary Care 5(3), 533–538.
33. Feber A., Dhami P., Dong L., *et al.* (2017). Uro Mark-a urinary biomarker assay for the detection of bladder cancer. Clinical Epigenetics 9(1), 8. doi:10.1186/s13148-016-0303-5.
34. Secci D., Gentile V., Cristini C., *et al.* (2012). Current and emerging strategies in bladder cancer. Anti-Cancer Agents in Medicinal Cancer 12(6), 589–603.
35. Hinkle, J. (2018). Brunner & Suddarth's textbook of medical-surgical nursing (14th ed., pp. 1554). Philadelphia, PA: Wolters Kluwer.
36. Silbert-Flagg J. (2018). Maternal and child health nursing (8th ed.). Philadelphia, PA: Wolters Kluwers.

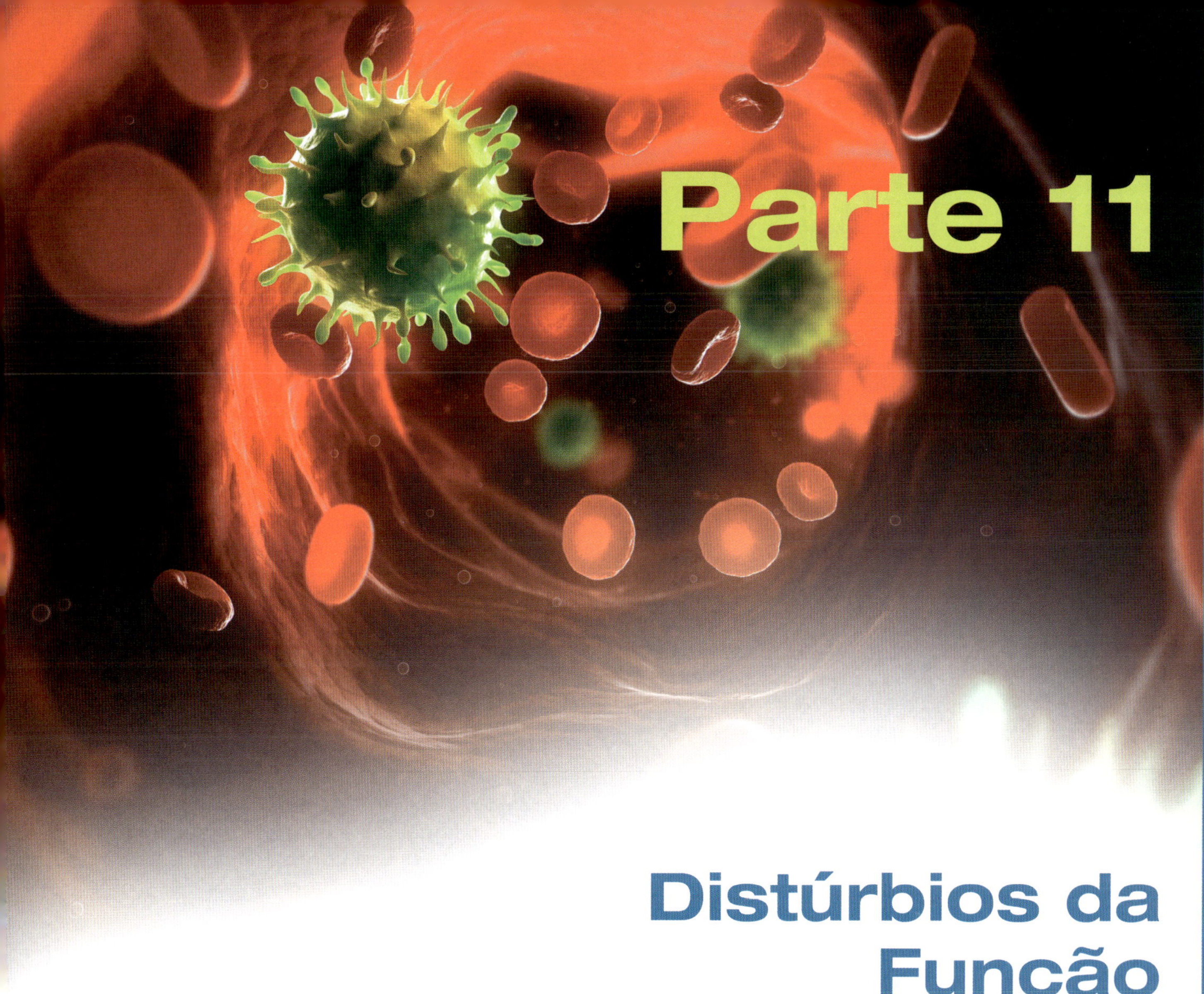

Parte 11

Distúrbios da Função Gastrintestinal

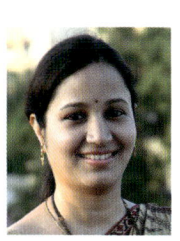

A **Srta. Rytel**, de 26 anos, apresentava vômitos e dor abdominal há 36 h, e relatava nunca ter tido sintomas semelhantes. Entretanto, a paciente referia história de várias cirurgias abdominais, inclusive um procedimento para dissolver aderências, em consequência de um acidente automobilístico ocorrido 12 meses antes. Ao exame, o abdome da Srta. Rytel estava distendido e discretamente doloroso à palpação, com peristalse hipoativa. A paciente não conseguia lembrar-se de quando defecou pela última vez e, agora, não consegue eliminar gases. A paciente estava pálida e sudorética. Seus sinais vitais eram os seguintes: frequência cardíaca, 99 bpm; pressão arterial, 134/76 mmHg; frequência respiratória, 25 incursões por minuto; Sp_{O_2} 98% respirando ar ambiente; e temperatura de 37,2°C. A leucometria era de 18.000/$\mu\ell$ (normal: 4,8 a 10,8 × 10³/$\mu\ell$) e as radiografias do abdome ainda não estavam disponíveis.

Estrutura e Função do Sistema Digestório

36

Freddy W. Cao

INTRODUÇÃO

No sistema digestório, os alimentos são decompostos e seus nutrientes são absorvidos; as escórias metabólicas são coletadas e eliminadas; e as vitaminas e as enzimas são sintetizadas. O sistema digestório também tem sido reconhecido cada vez mais como um órgão endócrino, que produz e potencializa hormônios que contribuem para a regulação do apetite e da ingestão alimentar, bem como participa da utilização e do armazenamento dos nutrientes. Três grupos de hormônios – gastrina, colecistocinina (CCK) e secretinas – podem afetar o sistema digestório de várias maneiras, de acordo com suas funções como substâncias endócrinas, parácrinas e neurócrinas.[1] O sistema digestório contém várias coleções de células especializadas dispersas por todos os tecidos, as quais secretam esses tipos de hormônios. Isso o diferencia da tireoide, que é formada basicamente por coleções densas de células especializadas.

Para os propósitos deste capítulo, o fígado e o pâncreas – que produzem secreções que facilitam a digestão – são considerados *órgãos acessórios*.

ESTRUTURA E ORGANIZAÇÃO DO SISTEMA DIGESTÓRIO

Depois de concluir esta seção, o leitor deverá ser capaz de:

- Descrever as estruturas anatômicas dos segmentos superior, intermediário e inferior do sistema digestório
- Citar as quatro camadas da parede do sistema digestório
- Descrever a estrutura e a função do peritônio, bem como sua fixação à parede do abdome.

As funções fisiológicas principais do sistema digestório são digerir alimentos e absorver nutrientes para a corrente sanguínea. Essas funções são executadas por meio da motilidade, secreção, digestão e absorção. No sistema digestório, alimentos e outros materiais movimentam-se lentamente ao longo de seu trajeto, à medida que são sistematicamente decompostos em íons e moléculas que possam ser absorvidos pelo corpo. No intestino grosso, os nutrientes não absorvidos e as escórias metabólicas são reunidas e, depois, eliminadas.

Estruturalmente, o sistema digestório é um tubo longo com lúmen (*i. e.*, centro oco) que começa no esôfago e termina no reto (Figura 36.1). Os nutrientes não são incorporados às estruturas internas antes que tenham atravessado a parede intestinal e entrado nos vasos sanguíneos ou linfáticos. O sistema digestório pode ser dividido em três partes:

1. A parte superior – boca, esôfago e estômago – funciona como fonte de ingestão e receptáculo, através da qual os alimentos passam e onde ocorrem os processos digestivos iniciais
2. A parte intermediária – duodeno, jejuno e íleo – é onde ocorre a maior parte dos processos digestivos e absortivos
3. A parte distal – ceco, cólons e reto – funciona como canal de armazenamento para eliminação eficiente das escórias metabólicas.

Os órgãos acessórios – glândulas salivares, fígado e pâncreas – produzem secreções que facilitam a digestão.

Parte superior do sistema digestório

A boca é a "porta de acesso" dos alimentos ao sistema digestório. Nessa cavidade estão os dentes usados para mastigar os alimentos e a língua e outras estruturas necessárias ao direcionamento do bolo alimentar para as estruturas da faringe e o esôfago. A boca também funciona como receptáculo para a saliva produzida pelas glândulas salivares. A saliva umidifica e lubrifica os alimentos para que possam ser deglutidos mais facilmente. Além disso, a saliva contém enzimas encarregadas da digestão inicial dos lipídios e dos amidos.

Esôfago

O esôfago é um tubo colapsável reto com 25 cm de comprimento. Esse órgão está localizado atrás da traqueia e conecta a orofaringe ao estômago. O esôfago funciona basicamente como conduto para a passagem do alimento da faringe ao estômago e sua estrutura é singularmente desenhada para essa função. As camadas de musculatura lisa asseguram os movimentos peristálticos necessários à passagem do alimento ao longo de seu comprimento. Além disso, glândulas mucosas e submucosas secretam muco, que protege sua superfície e facilita a lubrificação do alimento.

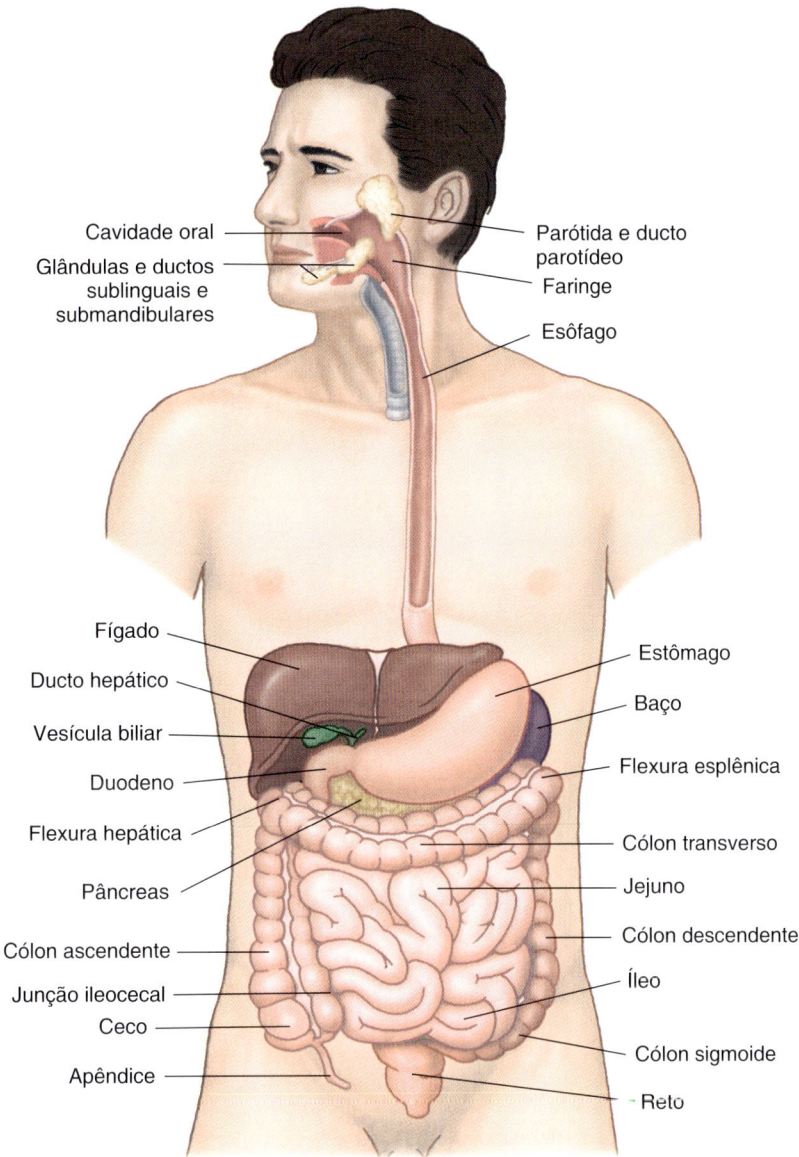

Figura 36.1 • Sistema digestório.

Existem esfíncteres localizados em cada extremidade do esôfago – os esfíncteres esofágicos superior e inferior. O esfíncter esofágico superior – ou *esfíncter faringoesofágico* – consiste em uma camada circular de músculos esqueléticos. Sua função é impedir que o ar entre no esôfago e no estômago durante a respiração. O esfíncter inferior – *esfíncter gastresofágico* – está localizado um pouco acima da área onde o esôfago se conecta ao estômago. Em condições normais, o músculo circular dessa área permanece em contração tônica, formando uma zona de pressão elevada que ajuda a evitar refluxo do conteúdo gástrico para dentro do esôfago. Durante a deglutição, ocorre "relaxamento receptivo" do esfíncter esofágico inferior, que viabiliza a propulsão fácil do conteúdo do esôfago para dentro do estômago. O esfíncter esofágico inferior passa por um orifício (ou *hiato*) existente no diafragma na região de transição ao estômago, que está localizado no abdome. A parte do diafragma que circunda o esfíncter esofágico inferior ajuda a manter a zona de pressão alta necessária para evitar refluxo do conteúdo gástrico para dentro do esôfago.

Estômago

O estômago é uma estrutura semelhante a uma bolsa, que está localizada no lado esquerdo do abdome e funciona como reservatório de armazenamento dos alimentos durante as primeiras fases da digestão. O esôfago abre-se dentro do estômago por meio de um orifício conhecido como *cárdia*, assim denominado por causa de sua proximidade com o coração. O segmento pequeno do estômago que circunda o orifício da cárdia é conhecido como *região cárdica*. A região com formato de cúpula que abaúla acima da região da cárdia é conhecida como *fundo*, a parte intermediária é o *corpo* e o segmento afunilado que se conecta com o intestino delgado é denominado *região pilórica* (Figura 36.2). O segmento mais amplo e alto da região pilórica – o *antro* – estreita-se para formar o canal pilórico, à medida que se aproxima do intestino delgado. No final do canal pilórico, a camada circular de músculo liso espessa e forma o *esfíncter pilórico*. Esse músculo funciona como uma válvula, que controla o esvaziamento gástrico e evita o refluxo do conteúdo intestinal para o estômago.

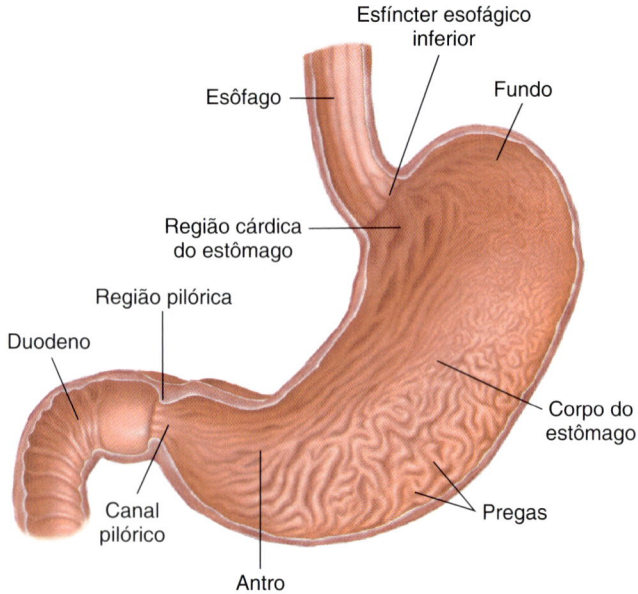

Figura 36.2 • Estruturas do estômago.

Parte intermediária do sistema digestório

O intestino delgado forma a parte intermediária do sistema digestório e consiste em três subdivisões – duodeno, jejuno e íleo (ver Figura 36.1). O duodeno mede 25 cm, liga o estômago ao jejuno e contém os orifícios de abertura do ducto biliar comum e do ducto pancreático principal. Bile e sucos pancreáticos entram no intestino por meio desses ductos. O alimento é digerido e absorvido no jejuno e no íleo, que têm o comprimento total de 3 metros.[2]

Parte inferior do sistema digestório

A parte inferior ou distal do sistema digestório é formada pelo intestino grosso, que mede 1,5 metro de comprimento e 6 a 7 centímetros de diâmetro.[2] O intestino grosso é subdividido em ceco, cólon, reto e canal anal (ver Figura 36.1). O ceco é uma bolsa "cega" que se projeta para baixo na junção entre o íleo e o cólon. A válvula ileocecal está localizada na borda superior do ceco e impede o retorno das fezes desta estrutura para o intestino delgado. O apêndice origina-se do ceco, a 2,5 cm da válvula ileocecal. O cólon também é dividido em segmentos ascendente, transverso, descendente e sigmoide. O cólon ascendente estende-se do ceco até a superfície inferior do fígado. Nesse ponto, o cólon angula abruptamente e forma a flexura cólica direita (hepática). O cólon transverso cruza a metade superior da cavidade abdominal da direita para a esquerda e, em seguida, angula abruptamente para baixo sob a extremidade inferior do baço, formando a flexura cólica esquerda (esplênica). O cólon descendente estende-se da flexura cólica até o reto. O reto estende-se do cólon sigmoide ao ânus. O canal anal passa entre as duas bordas mediais dos músculos levantadores do ânus. Músculos esfinctéricos potentes evitam incontinência fecal.

A divisão do sistema digestório em alto (superior) e baixo (inferior) é motivo de alguma confusão e debate. Em termos embriológicos, o sistema digestório deve ser dividido em superior (desde a boca até a papila maior do duodeno), médio (da papila do duodeno até o meio do cólon transverso) e inferior (do meio do cólon transverso até o ânus) de acordo com a origem dessas três áreas (intestino anterior, intestino médio e intestino posterior, respectivamente).

Não obstante, o sistema digestório é convencionalmente dividido em superior (da boca ao íleo) e inferior (do ceco ao ânus). Todavia, do ponto de vista de hemorragia digestiva, a demarcação entre hemorragia digestiva alta (HDA) e baixa (HDB) é a junção duodenojejunal (DJ; ligamento de Treitz), ou seja, o sangramento acima da junção DJ é denominado hemorragia digestiva alta, enquanto o sangramento abaixo da junção DJ é denominado hemorragia digestiva baixa.[3]

Estruturas da parede do sistema digestório

O sistema digestório situado abaixo do terço superior do esôfago é essencialmente um tubo com quatro camadas (Figura 36.3).

Primeira camada

A *camada mucosa* mais interna (primeira camada) é formada por um epitélio de revestimento, tecido conjuntivo subjacente (conhecido como *lâmina própria*) e muscular da mucosa. Esta última é constituída por células musculares lisas capazes de se contrair e alterar a forma e a superfície da camada mucosa.[4]

A camada mucosa desempenha várias funções em seu papel como interface entre o corpo e o ambiente exterior, inclusive:

- Produzir muco, que lubrifica e protege a superfície interna do canal alimentar
- Secretar enzimas digestivas e substâncias que decompõem os alimentos
- Absorver os produtos decompostos pela digestão
- Manter uma barreira para evitar a entrada de substâncias nocivas e microrganismos patogênicos. (Essa barreira inclui vasos linfáticos dentro da mucosa, que atuam como primeira linha de defesa imune do organismo.)

As células epiteliais da camada mucosa são constantemente renovadas e movimentam-se da superfície externa da estrutura da parede para a superfície luminal, a cada 5 dias.[5] Em razão da capacidade regenerativa da camada mucosa, as lesões dessas estruturas cicatrizam rapidamente, sem formar tecidos fibróticos.

Segunda camada

A *camada submucosa* (segunda camada) consiste em tecido conjuntivo denso e agregados de tecido adiposo. Essa camada contém os vasos sanguíneos, os nervos e as estruturas responsáveis por secretar enzimas digestivas. As glândulas submucosas liberam suas secreções diretamente no lúmen das glândulas mucosas ou por meio de ductos que atravessam a mucosa e chegam à superfície luminal.

Terceira camada

A terceira camada, ou *muscular externa*, consiste em uma faixa mais interna de células musculares lisas, dispostas circunferencialmente, e uma faixa mais externa de células musculares

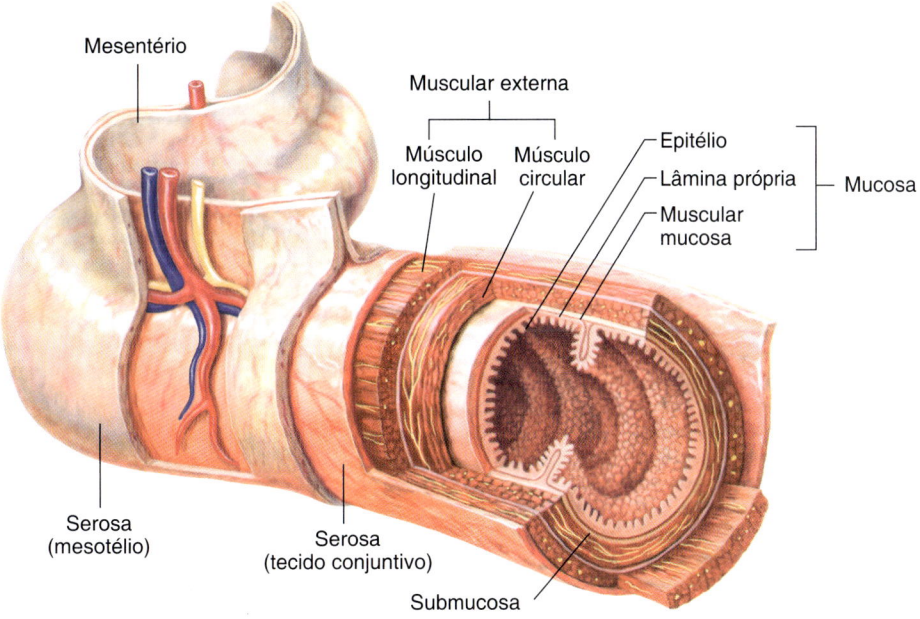

Figura 36.3 • Corte transversal do sistema digestório.

lisas, dispostas longitudinalmente, as quais facilitam o movimento do conteúdo do sistema digestório.

Quarta camada. A *camada serosa* (quarta camada) é uma membrana serosa formada de mesotélio, que é constituído de uma camada de epitélio escamoso simples e tecido conjuntivo subjacente. Essa é a camada mais externa (também conhecida como peritônio visceral) dos órgãos que estão suspensos na cavidade peritoneal. Esse plano está em continuidade com o peritônio parietal e os mesentérios que constituem as paredes abdominais ventrais e dorsais.[5]

O peritônio é a maior membrana serosa do corpo e tem superfície total praticamente igual à da pele. O peritônio é formado de duas camadas contínuas – o *peritônio visceral* e o *peritônio parietal* (que reveste a parede da cavidade abdominopélvica). Entre as duas camadas está a cavidade peritoneal, que é um espaço potencial contendo líquidos secretados pelas serosas. Esse líquido seroso forma uma superfície úmida e deslizante, que impede que haja atrito entre as estruturas abdominais em constante movimento.

O *mesentério* é uma camada dupla de peritônio, que envolve parcial ou totalmente as vísceras abdominais, e está fixo à parede abdominal (Figura 36.4 A). O mesentério contém vasos sanguíneos, nervos e canais linfáticos que suprem a parede intestinal (ver Figura 36.4 B). Além disso, o mesentério sustenta os órgãos em suas posições e armazena gordura. Existem os mesentérios dorsal e ventral. Entretanto, na maioria das áreas abdominais, o mesentério é dorsal e tem sua inserção na parede abdominal posterior. O mesentério que se liga ao jejuno e ao íleo é reunido em dobras, que se fixam à parede abdominal dorsal ao longo de uma linha de inserção curta. Isso confere ao mesentério um aspecto parecido com um ventilador, com os intestinos situados nas bordas.

O *omento* é uma extensão em camada dupla (ou dobra) do peritônio, que se estende do estômago ou do segmento proximal do duodeno até os órgãos adjacentes na cavidade ou na parede abdominal. O *omento maior* estende-se do estômago para cobrir o cólon transverso e as pregas do intestino. O *omento menor* estende-se entre a fissura transversal do fígado e a curvatura menor do estômago (ver Figura 36.4 C). O omento maior sempre contém alguma gordura que pode alcançar proporções consideráveis em alguns indivíduos obesos. O omento maior tem mobilidade considerável e movimenta-se dentro da cavidade peritoneal com os movimentos peristálticos dos intestinos. Em muitos pacientes, esse omento forma aderências (*i. e.*, faixas de tecido fibrótico cicatricial) adjacentes aos órgãos inflamados, inclusive apêndice, envolvendo e bloqueando a infecção e, deste modo, impedindo sua propagação. O omento maior também amortece os órgãos abdominais de modo a evitar lesão e confere isolamento contra perda de calor corporal.

> **Conceitos fundamentais**
>
> ### Estrutura e função do sistema digestório
>
> - O sistema digestório é um tubo longo e oco, que se estende da boca até o ânus. Os alimentos e os líquidos que entram no sistema digestório não são incorporados ao ambiente interno até que tenham sido decompostos e absorvidos pelos canais sanguíneos e linfáticos
> - Os nutrientes contidos nos alimentos e nos líquidos ingeridos precisam ser decompostos em moléculas que podem ser absorvidas através da parede intestinal. Os ácidos gástricos e a pepsina secretados pelo estômago iniciam o processo digestivo. A bile secretada pelo fígado, as enzimas digestivas liberadas pelo pâncreas e as enzimas da borda em escova do intestino delgado decompõem carboidratos, gorduras e proteínas em moléculas que possam ser absorvidas pelo intestino.

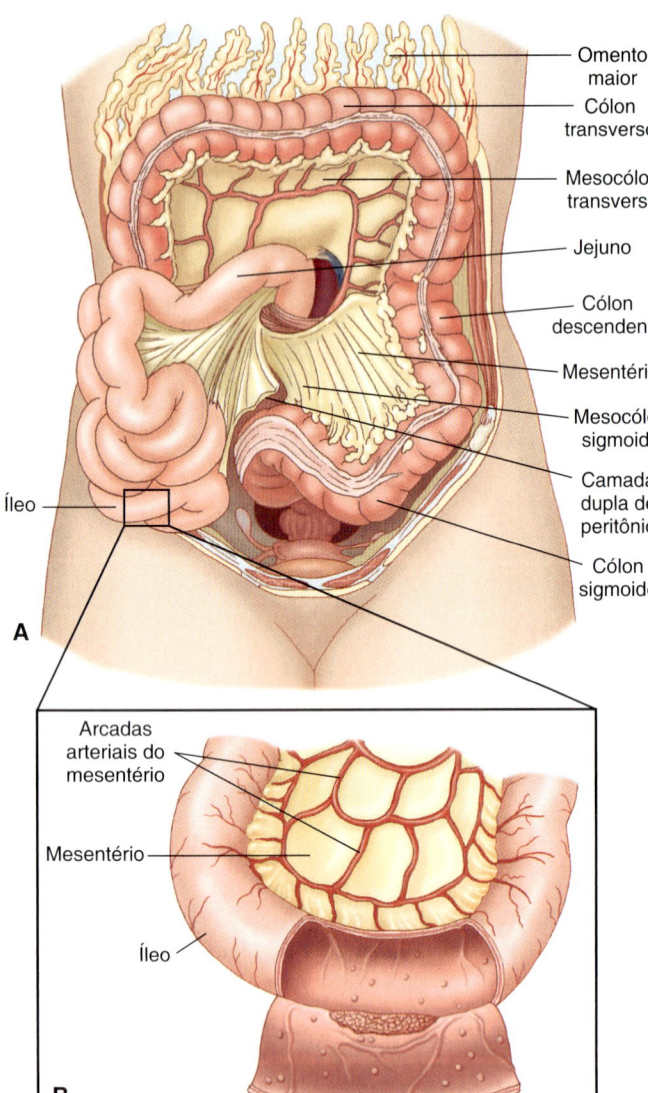
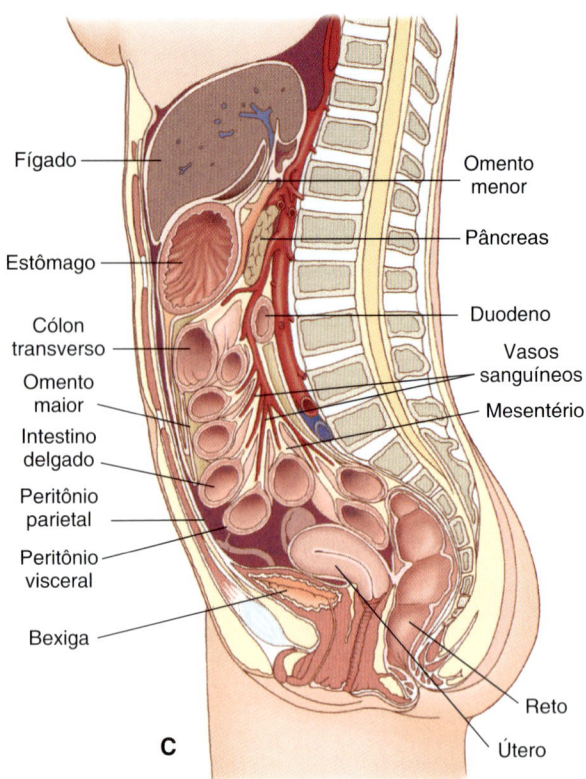

Figura 36.4 • Mesentérios da cavidade abdominal. **A.** O omento maior foi rebatido para cima de modo a demonstrar as inserções mesentéricas aos intestinos delgado e grosso. **B.** Inserção do mesentério ao intestino delgado. O mesentério contém vasos sanguíneos, nervos e canais linfáticos que suprem a parede intestinal. **C.** Corte sagital da cavidade abdominopélvica de uma mulher, mostrando as relações entre as inserções peritoneais e os omentos maior e menor.

RESUMO

O sistema digestório é um tubo longo e oco (i. e., tem lúmen interior), que começa no esôfago e termina no reto. O funcionamento normal do sistema digestório depende da secreção e da regulação de hormônios, que ocorrem em resposta à ingestão dos alimentos. O sistema digestório pode ser dividido em três partes – parte superior (boca, esôfago e estômago), parte intermediária (duodeno, jejuno e íleo) e parte inferior (ceco, cólon e reto). Os órgãos acessórios do sistema digestório consistem em glândulas salivares, fígado e pâncreas. Esses órgãos produzem secreções que facilitam a digestão.

Ao longo de todo o seu comprimento – com exceção da boca, da faringe e do terço superior do esôfago –, o sistema digestório é formado por quatro planos: uma camada mucosa interna, uma camada submucosa, uma camada de fibras musculares circulares e longitudinais e uma camada serosa externa que forma o peritônio e está em continuidade com o mesentério.

MOTILIDADE

Depois de concluir esta seção, o leitor deverá ser capaz de:

- Descrever as propriedades das células musculares lisas do intestino, que funcionam como marca-passos do sistema digestório
- Comparar as ações dos sistemas nervosos autônomo (SNA) e entérico na medida em que se relacionam com a motilidade do sistema digestório
- Diferenciar os movimentos tônicos e peristálticos do sistema digestório.

Controle da motilidade gastrintestinal

A motilidade do sistema digestório propele alimentos e líquidos ao longo de seu trajeto entre a boca e o ânus, a fim de facilitar a digestão e a absorção. Os movimentos do sistema digestório podem ser rítmicos ou tônicos. Os *movimentos rítmicos* consistem em contrações intermitentes que misturam e movimentam os alimentos ao longo do sistema digestório. Os movimentos rítmicos ocorrem no esôfago, no antro gástrico e no intestino delgado. Os *movimentos tônicos* consistem em um grau constante de contração (ou tônus), sem períodos regulares de relaxamento. Essa atividade é encontrada no terço inferior do esôfago, na parte superior do estômago, na válvula ileocecal e no esfíncter anal interno.

Atividade de ondas lentas geradas pelo marca-passo

Todos os tecidos contráteis do sistema digestório são constituídos de musculatura lisa, com exceção da faringe, do terço superior do esôfago e do esfíncter anal externo. Embora o músculo liso encontrado em cada região do sistema digestório tenha diferenças estruturais e funcionais, algumas propriedades básicas são comuns a todas as células musculares. Todos os músculos lisos do sistema digestório são constituídos de musculatura lisa unitária. As interligações de resistência baixa, conhecidas como *gap junctions* (nexos), acoplam eletricamente as células. Isso possibilita que os sinais elétricos que iniciam as contrações musculares avancem rapidamente de uma fibra para a seguinte no mesmo feixe muscular.[6]

Como também ocorre com as células musculares autoexcitáveis do coração, algumas células musculares lisas do sistema digestório funcionam como células marca-passo. Teoricamente, as células intestinais de Cajal, localizadas em grupos entre as camadas de tecido muscular liso, desempenham a função de marca-passos. Essas células demonstram oscilações rítmicas espontâneas dos potenciais de membrana, também conhecidas como *ondas lentas*, cujas frequências variam de cerca de 3 por minuto no estômago a 12 por minuto no duodeno.[6]

A amplitude e, em menor grau, a frequência das ondas lentas são moduladas pelo sistema nervoso entérico localizado inteiramente dentro da parede do sistema digestório e também pelas divisões simpática e parassimpática do SNA. Além disso, alguns peptídios, inclusive neurotransmissores e hormônios gastrintestinais, ajudam a regular a motilidade gastrintestinal. Em geral, a atividade do sistema nervoso simpático diminui a amplitude das ondas lentas, ou as suprime por completo. Por outro lado, a ativação do sistema nervoso parassimpático aumenta a amplitude das ondas lentas.

Sistema nervoso entérico

O sistema nervoso entérico consiste em plexos mioentéricos e submucosos localizados nas paredes do sistema digestório. Esses dois tipos de plexo formam redes de fibras nervosas e corpos de células ganglionares. Interneurônios existentes nos plexos conectam as fibras sensoriais aferentes, os neurônios motores eferentes e as células secretórias para formar circuitos reflexos localizados inteiramente nas paredes do sistema digestório.[7]

O *plexo mioentérico* (plexo de Auerbach) consiste principalmente em uma cadeia linear de neurônios interconectados, que se localizam entre as camadas de músculos circulares e longitudinais.[2] Como esse plexo está localizado entre duas camadas musculares e estende-se ao longo de todo o trajeto da parede intestinal, sua função é basicamente manter a motilidade ao longo do comprimento do intestino. O *plexo submucoso* (plexo de Meissner), que se localiza entre as camadas mucosa e muscular da parede intestinal, está envolvido principalmente com o controle das secreções, da absorção e da contração de cada segmento do sistema digestório.[6]

A atividade dos neurônios dos plexos mioentérico e submucoso é regulada por fatores locais, por estímulos originados do SNA e pelas fibras interconectantes que transmitem informações entre dois plexos. Os mecanorreceptores monitoram estiramento e distensão das paredes do sistema digestório, enquanto os quimiorreceptores controlam a composição química (*i. e.*, osmolalidade, pH e produtos digestivos do metabolismo das proteínas e das gorduras) de seu conteúdo. Esses receptores podem comunicar-se diretamente com as células ganglionares dos plexos intramurais, ou com as fibras aferentes viscerais que afetam o controle da função gastrintestinal pelo SNA.

Inervação do sistema nervoso autônomo

A inervação autônoma do sistema digestório é mediada pelas divisões simpática e parassimpática do sistema nervoso autônomo (Figura 36.5). A inervação parassimpática do estômago, intestino delgado, ceco, cólon ascendente e cólon transverso é distribuída a partir do nervo vago. O restante do intestino grosso é inervado pelas fibras parassimpáticas que emergem

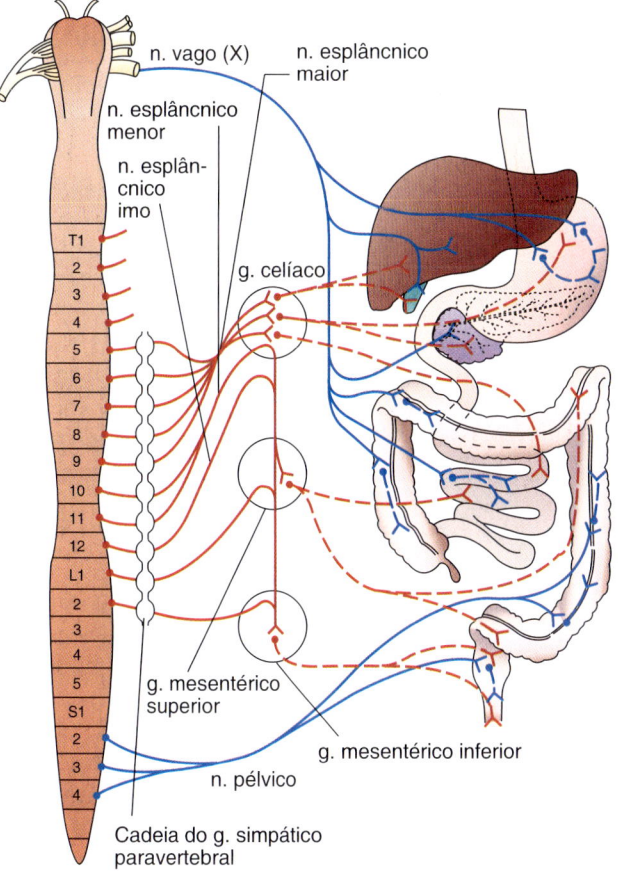

Figura 36.5 • Inervação autônoma do sistema digestório. A inervação parassimpática está ilustrada em *azul*, e a simpática em *vermelho*. g., gânglio; n., nervo.

dos segmentos sacrais da medula espinal por meio dos nervos pélvicos. Fibras parassimpáticas pré-ganglionares podem formar sinapses com os neurônios do plexo intramural, ou podem atuar diretamente na musculatura lisa do intestino.[1] Além disso, esses mesmos feixes neurais fornecem nervos aferentes, cujos receptores estão localizados dentro de vários tecidos do intestino. Seus nervos projetam-se para a medula espinal e o encéfalo para transmitir estímulos sensoriais integrativos. A maior parte da inervação parassimpática é excitatória. Vários reflexos vasovagais afetam a motilidade e as secreções do sistema digestório.

A inervação simpática é fornecida pela cadeia torácica dos gânglios simpáticos e pelos gânglios celíaco, mesentérico superior e mesentérico inferior. O sistema nervoso simpático produz vários efeitos na função do sistema digestório. Ele controla o volume de secreção mucosa das glândulas mucosas, reduz a motilidade por inibição da atividade dos neurônios do plexo intramural, melhora a função dos esfíncteres e aumenta o tônus da musculatura lisa dos vasos sanguíneos que irrigam o sistema digestório.[7] O efeito da estimulação simpática é bloquear a secreção de neuromediadores excitatórios nos plexos intramurais e, deste modo, inibir a motilidade gastrintestinal. O controle simpático da função gastrintestinal é mediado em grande parte pela atividade dos plexos intramurais.[8] Por exemplo, quando a motilidade gastrintestinal está aumentada em razão da hiperatividade vagal, a estimulação dos centros simpáticos do hipotálamo inibe imediata e completamente (algumas vezes) a motilidade intestinal.

Deglutição e motilidade esofágica

A mastigação inicia o processo digestivo. A mastigação tritura os alimentos em pedaços menores que podem ser deglutidos facilmente. Durante esse processo, os alimentos também são lubrificados com saliva e expostos à amilase salivar, que decompõe alimentos que contêm amido. Embora a mastigação geralmente seja considerada um ato voluntário, também pode ser realizada involuntariamente por um paciente que tenha perdido a função do córtex cerebral.

O reflexo de deglutição é uma sequência rigorosamente ordenada de eventos que resultam na propulsão do alimento da boca para o estômago, passando pelo esôfago. Embora a deglutição seja iniciada como atividade voluntária, ela se torna involuntária à medida que o alimento ou o líquido ingerido alcança a faringe. Os estímulos sensoriais desse reflexo começam nos receptores táteis da faringe e do esôfago e são integrados aos componentes motores da resposta em uma área da formação reticular do bulbo e da região inferior da ponte, que é conhecida como *centro da deglutição*. Os estímulos motores das fases oral e faríngea da deglutição são transmitidos pelos nervos cranianos trigêmeo (V), glossofaríngeo (IX), vago (X) e hipoglosso (XII), enquanto os estímulos da fase esofágica são transmitidos pelo nervo vago. As doenças que destroem esses centros cerebrais ou seus nervos cranianos interrompem a coordenação da deglutição e predispõem o paciente à aspiração de alimentos e líquidos para a traqueia e os brônquios, acarretando o risco de asfixia ou pneumonia por aspiração.

A deglutição consiste em três fases – uma fase oral ou voluntária, uma fase faríngea e uma fase esofágica (Figura 36.6).

Durante a *fase oral*, o bolo alimentar é acumulado na parte posterior da boca, de modo que a língua possa levantar o alimento até que toque na parede posterior da faringe (Figura 36.6 A). Nesse ponto, começa a *fase faríngea* da deglutição.[9] O palato mole é empurrado para cima, as pregas palatofaríngeas são aproximadas para que o alimento não entre na nasofaringe; as pregas vocais são fechadas e a epiglote é movimentada de

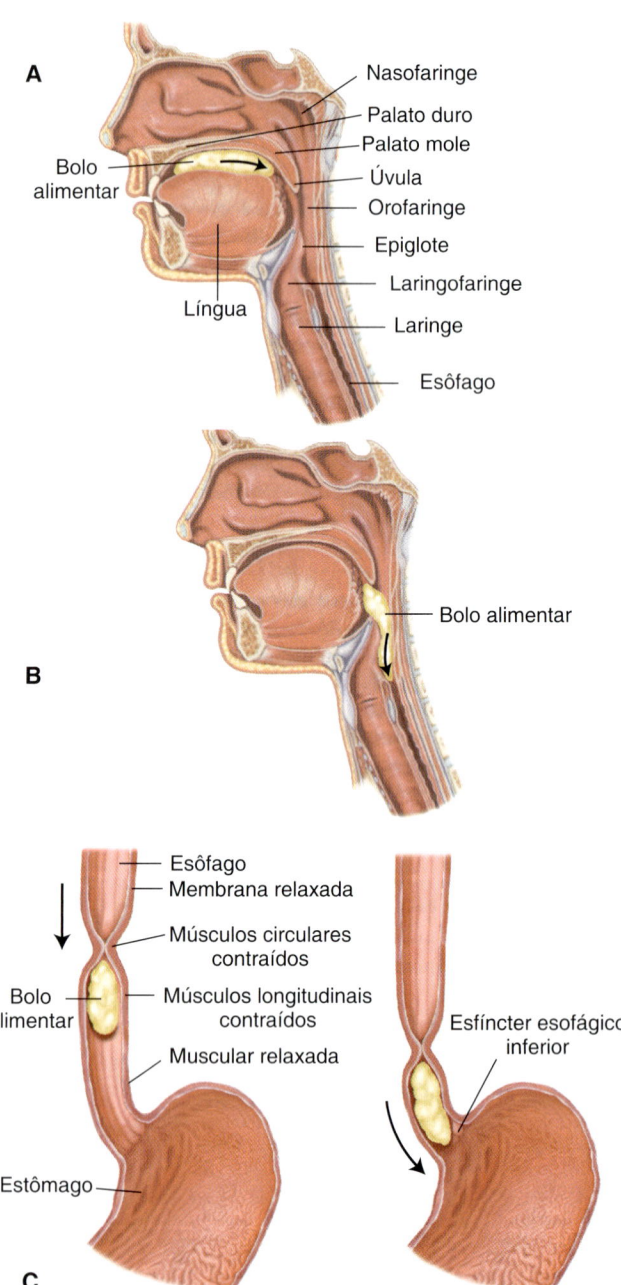

Figura 36.6 • Etapas do reflexo de deglutição. **A.** *Fase oral* ou *voluntária*, durante a qual o bolo alimentar é acumulado na parte posterior da boca para que a língua possa levantar o alimento e empurrá-lo para dentro da faringe. **B.** *Fase faríngea*, durante a qual o movimento do bolo alimentar para dentro das vias respiratórias é impedido pela língua elevada e pressionada contra o palato mole, fechando a epiglote; também nesta fase há relaxamento do esfíncter esofágico superior e o músculo constritor superior contrai, forçando a entrada do alimento no esôfago. **C.** *Fase esofágica*, durante a qual a peristalse empurra o alimento ao longo do esôfago, até entrar no estômago.

Compreenda Motilidade intestinal

A motilidade do intestino delgado é organizada de modo a facilitar ao máximo a digestão e a absorção dos nutrientes e a propulsão do material ainda não digerido na direção do intestino grosso. Os movimentos peristálticos misturam os alimentos ingeridos com enzimas e secreções digestivas, e distribuem o conteúdo intestinal de modo a facilitar seu contato com a mucosa intestinal. A regulação da motilidade resulta de uma inter-relação complexa de estímulos originados dos sistemas nervosos entérico (1) e autônomo (2) e da atividade do marca-passo intrínseco das células musculares lisas do intestino (3).

Inervação do sistema nervoso entérico

O sistema digestório tem seu sistema nervoso próprio conhecido como *sistema nervoso entérico*. Esse sistema é formado basicamente por dois plexos: (1) o *plexo mioentérico* (*Auerbach*) externo, localizado entre as camadas de células musculares lisas longitudinais e circulares; e (2) o *plexo submucoso* (*Meissner*) interno, localizado entre as camadas mucosa e muscular circular. O plexo mioentérico controla principalmente os movimentos intestinais ao longo do comprimento do sistema digestório, enquanto o plexo submucoso está envolvido principalmente no controle da função interna de cada segmento do intestino. As fibras do plexo submucoso também podem usar sinais originados do epitélio intestinal para controlar a secreção e a irrigação sanguínea local do intestino.

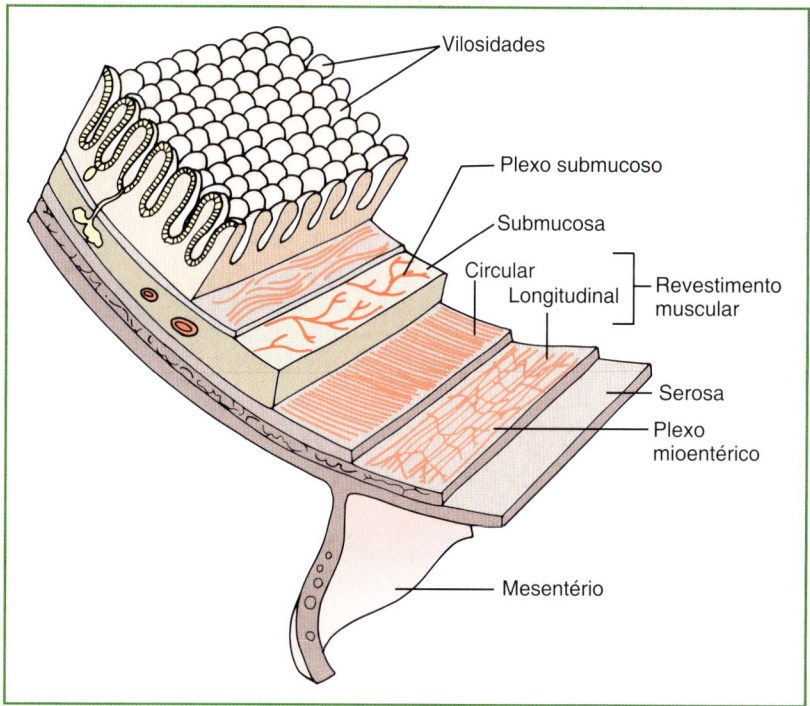

Inervação do SNA

O intestino também é inervado pelas divisões simpática e parassimpática do SNA (ver Figura 36.5). A *inervação parassimpática* é transmitida principalmente pelo nervo vago, com seus neurônios pós-ganglionares localizados principalmente nos plexos mioentérico e submucoso. A estimulação desses nervos parassimpáticos provoca aumento global da motilidade e da atividade secretória do intestino. A *inervação simpática* é fornecida pelos nervos que se estendem entre a medula espinal e os gânglios pré-vertebrais, e entre esses gânglios e o intestino. A estimulação do sistema nervoso simpático é predominantemente inibitória, produzindo redução da motilidade e da atividade secretória do intestino.

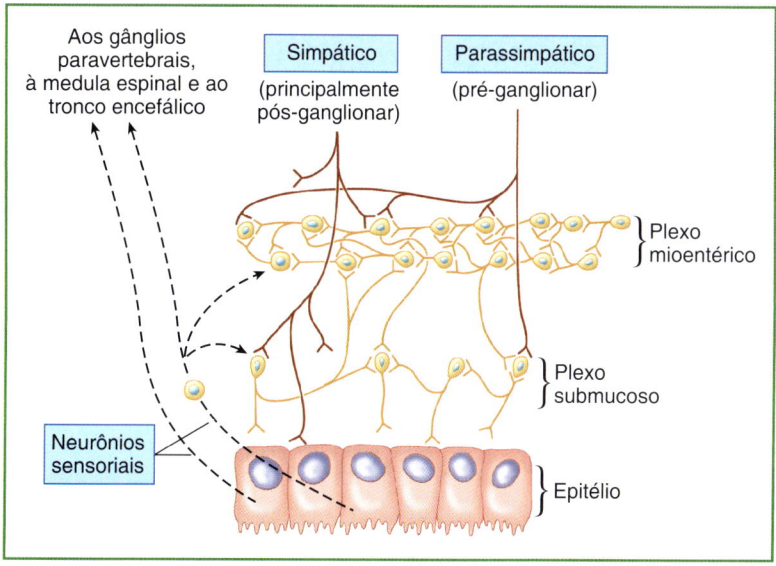

(continua)

Compreenda Motilidade intestinal (continuação)

Musculatura lisa intestinal

A musculatura lisa do intestino tem sua atividade intrínseca própria em ondas lentas, cuja frequência varia de 12 por minuto, no duodeno, a 8 a 9 por minuto, no íleo. Essa atividade de ondas lentas parece depender de uma rede de células marca-passo especializadas – *células intersticiais de Cajal* – que estão interpostas entre as células musculares lisas. As ondas lentas não são potenciais de ação e não induzem diretamente a contração muscular; em vez disto, essas ondas são oscilações rítmicas ondulares do potencial de membrana, que trazem ciclicamente a membrana para mais perto do seu limiar. Quando a voltagem de pico da onda lenta é maior que o potencial limítrofe da célula, pode ser desencadeado um ou mais potenciais de ação. Como os potenciais de ação ocorrem no pico de uma onda suave, a frequência das ondas lentas determina a frequência das contrações da musculatura lisa. O estiramento da musculatura lisa do intestino e a ativação do sistema nervoso parassimpático aumentam a excitabilidade das células musculares lisas, enquanto a estimulação simpática reduz a excitabilidade.

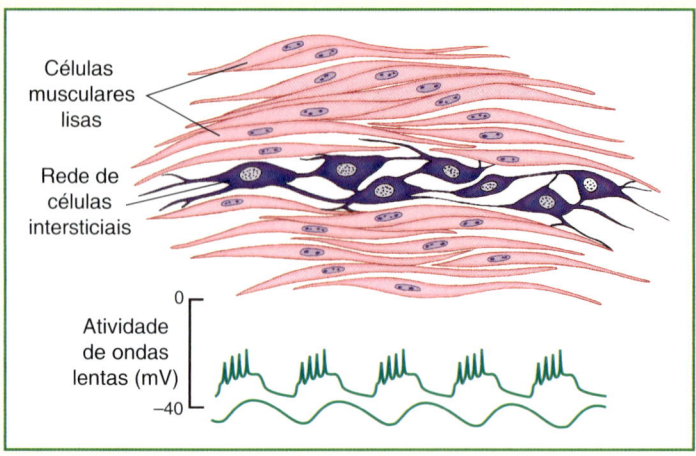

modo a cobrir a laringe (ver Figura 36.6 B). A respiração é inibida e o bolo alimentar é empurrado para trás, na direção do esôfago, pelos movimentos constritivos da faringe. Embora os músculos estriados da faringe estejam envolvidos na segunda fase da deglutição, esse processo é involuntário.

A terceira etapa da deglutição é a *fase esofágica* (ver Figura 36.6 C).[9] À medida que o alimento entra no esôfago e distende suas paredes, ocorre ativação dos reflexos locais e do sistema nervoso central (SNC) que iniciam a peristalse.

Existem dois tipos de peristalse – primária e secundária. A peristalse primária é controlada pelo centro da deglutição localizado no tronco encefálico e começa quando o alimento entra no esôfago. A peristalse secundária é mediada em parte pelas fibras musculares lisas do esôfago, e ocorre quando a peristalse primária não é suficiente para movimentar o alimento ao longo do esôfago. A peristalse começa na área de distensão e avança em direção inferior. Antes que a onda peristáltica alcance o estômago, o esfíncter esofágico inferior relaxa para possibilitar que o bolo alimentar entre no estômago. Em condições normais, a pressão do esfíncter esofágico inferior é maior que a do estômago, o que constitui um fator importante para evitar refluxo do conteúdo gástrico. O esfíncter esofágico inferior é inervado pelo nervo vago. Níveis aumentados de atividade parassimpática aumentam a contração do esfíncter. O hormônio gastrina também acentua a constrição desse esfíncter. A gastrina é o estímulo principal para a produção de ácido gástrico, e sua ação no esfíncter esofágico inferior protege a mucosa do esôfago quando os níveis de acidez gástrica estão aumentados.

Motilidade gástrica

O estômago funciona como reservatório para armazenamento do alimento e tem a capacidade de expandir e contrair seu tamanho em resposta à quantidade de alimentos ou gases em seu interior; em alguns casos, o estômago pode acomodar volumes de até 1,0 a 1,5 ℓ.[3] A decomposição química das proteínas começa nesse órgão, onde os alimentos são convertidos em uma mistura cremosa conhecida como *quimo*.

A motilidade do estômago resulta na agitação e mistura dos alimentos sólidos e regula o esvaziamento do conteúdo gástrico (ou quimo) dentro do duodeno. As contrações peristálticas que agitam e misturam o quimo começam em uma área de marca-passo situada no meio do estômago, e avançam na direção do antro. Essas contrações podem ocorrer a uma frequência de 3 a 5 por minuto, cada contração com duração de 2 a 20 s. À medida que a onda peristáltica aproxima-se do antro, ela empurra o bolo alimentar na direção do piloro fechado. A contração do antro reverte o movimento do quimo, retornando as partículas maiores ao corpo gástrico para agitação e mistura adicionais. Como o piloro fica contraído durante a contração do antro, o conteúdo gástrico é esvaziado dentro do duodeno entre as contrações.[1]

O esfíncter pilórico impede o refluxo do conteúdo gástrico e possibilita que entre no duodeno a uma taxa proporcional à capacidade de acomodação duodenal. Isso é importante porque a regurgitação de sais biliares e conteúdo duodenal pode causar danos à mucosa do antro e resultar em úlceras gástricas. Do mesmo modo, a mucosa duodenal pode ser lesada pela entrada rápida do conteúdo gástrico extremamente ácido.

Semelhantemente a outras partes do sistema digestório, o estômago tem inervação profusa do sistema nervoso entérico, assim como conexões com os sistemas nervosos simpático e parassimpático. Os axônios provenientes dos plexos intramurais inervam os músculos lisos e as glândulas do estômago. A inervação parassimpática é fornecida pelo nervo vago, enquanto a inervação simpática origina-se dos gânglios celíacos. O esvaziamento gástrico é regulado por mecanismos neurais e hormonais.[9] Os hormônios CCK e polipeptídio insulinotrópico dependente de glicose (GIP) (antes conhecido como *peptídio inibitório gástrico*), que aparentemente exercem o controle parcial do esvaziamento gástrico, são secretados em resposta ao pH, à osmolalidade e à composição de ácidos graxos do quimo.[10] Circuitos locais e centrais participam do controle neural do esvaziamento gástrico. As fibras originadas dos receptores aferentes estabelecem sinapses com neurônios do plexo intramural ou ativam reflexos intrínsecos por meio das vias vagais ou simpáticas que participam dos reflexos extrínsecos.

Os distúrbios da motilidade gástrica podem ocorrer quando a frequência de ativação é muito lenta ou alta. A redução excessiva da frequência de ativação causa retenção gástrica, que pode ser causada por obstrução ou atonia do estômago. A obstrução pode decorrer da formação de tecidos fibróticos na região do piloro depois de uma úlcera péptica. Outro exemplo de obstrução é *estenose pilórica hipertrófica*, que pode ocorrer nos recém-nascidos com camada muscular anormalmente espessa no pilo terminal. Para aliviar essa obstrução, pode-se realizar miotomia ou incisão cirúrgica do anel muscular. A atonia gástrica pode ser uma complicação das neuropatias viscerais associadas ao diabetes melito. Procedimentos cirúrgicos que interrompem a atividade vagal também podem causar atonia gástrica. O esvaziamento anormalmente rápido pode ocorrer com a síndrome de *dumping*, que é uma consequência de determinados tipos de cirurgias gástricas. Essa condição caracteriza-se pelo extravasamento rápido das secreções gástricas hiperosmóticas no duodeno e no jejuno.[11]

Motilidade do intestino delgado

O intestino delgado é um órgão importante para a digestão e a absorção dos alimentos, e seus movimentos consistem em misturar e empurrar para frente. Existem dois padrões de contração do intestino delgado – segmentação e contrações peristálticas. Com as *ondas de segmentação*, contrações lentas da camada muscular circular obstruem o lúmen e empurram o bolo alimentar para frente e para trás (Figura 36.7 A). A maior parte das contrações que provocam ondas de segmentação consiste em fenômenos locais, que afetam apenas 1 a 4 cm do intestino de cada vez. Essa atividade tem como resultados principais misturar o quimo com as enzimas digestivas liberadas pelo pâncreas e assegurar a exposição adequada de todas as partes do quimo às superfícies mucosas do intestino, onde ocorre a absorção. A frequência da atividade de segmentação aumenta depois de uma refeição, e é provável que seja estimulada pelos receptores do estômago e do intestino.

Ao contrário das contrações de segmentação, os *movimentos peristálticos* são contrações propulsivas rítmicas destinadas a empurrar o quimo ao longo do intestino delgado até o intestino grosso. Isso ocorre quando a camada muscular lisa contrai, formando uma faixa contrátil que força o conteúdo intraluminal para frente. A peristalse normal sempre avança na direção da boca para o ânus. Os movimentos peristálticos regulares começam no duodeno, perto dos pontos de drenagem do ducto comum e do ducto hepático principal. Essa atividade é realizada com a contração da parte proximal do intestino e relaxamento sequencial da parte distal ou caudal (Figura 36.7 B). Depois que o material é empurrado para a junção ileocecal pelos movimentos peristálticos, o estiramento do íleo distal ativa um reflexo local, que relaxa o esfíncter e torna possível que os líquidos sejam espirrados dentro do ceco. Os distúrbios da motilidade do intestino delgado são comuns e a ausculta do abdome pode ser realizada para avaliar a atividade intestinal. Alterações inflamatórias geralmente aumentam a motilidade. Em alguns casos, não está

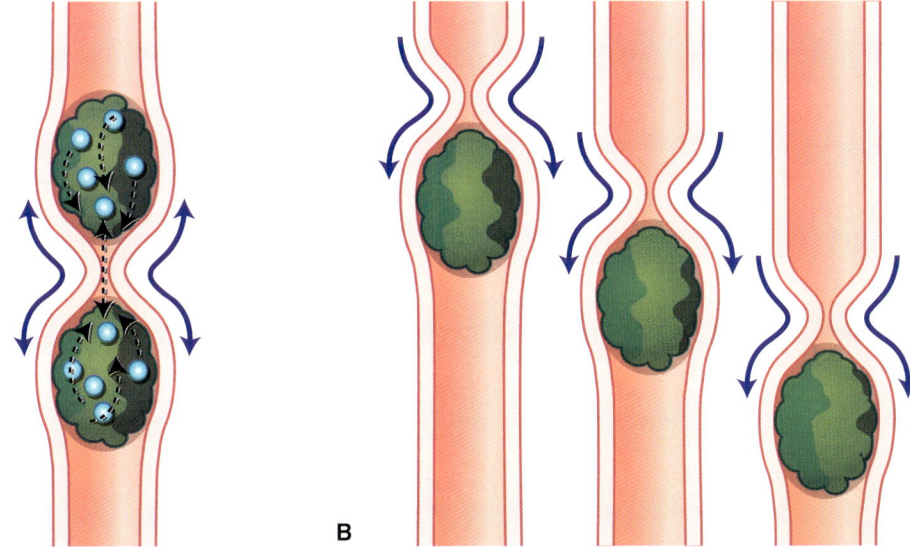

Figura 36.7 • Dois tipos de movimento no intestino delgado. **A.** *Ondas de segmentação* misturadoras, por meio das quais contrações lentas da camada muscular circular obstruem o lúmen e empurram o conteúdo para frente e para trás. **B.** *Movimentos peristálticos* propulsivos, por meio dos quais contrações segmentares seguidas de relaxamento sequencial avançam o conteúdo intestinal para frente.

claro se as alterações da motilidade ocorrem em consequência da inflamação, ou se são causadas por toxinas e materiais não absorvidos. A passagem mais lenta do quimo pelo intestino delgado também pode causar problemas. A interrupção transitória da motilidade intestinal ocorre frequentemente após cirurgias do sistema digestório. Intubação e aspiração nasogástrica geralmente são necessárias para remover o conteúdo e os gases intestinais acumulados, até que a atividade normal seja retomada.

Motilidade do intestino grosso e defecação

A função de armazenamento do intestino grosso exige que os movimentos desta parte do intestino sejam diferentes dos que ocorrem no delgado. Existem dois tipos de movimento no cólon. O primeiro consiste em movimentos de mistura segmentar e também são conhecidos como *agitação haustral,* porque ocorrem dentro de compartimentos conhecidos como *haustros.*[2] Esses movimentos consistem em encher e expelir o conteúdo dos haustros, assegurando que todas as partes do bolo fecal fiquem expostas à superfície intestinal. O segundo tipo consiste em movimentos em bloco, por meio dos quais um segmento grande do intestino grosso (≥ 20 cm) contrai inteiramente, empurrando todo o conteúdo fecal para frente. Os movimentos em bloco duram cerca de 30 s e são seguidos por um intervalo de relaxamento por 2 a 3 min, depois do qual começa outra contração. Uma série de movimentos em bloco dura apenas 10 a 30 min e pode ocorrer apenas várias vezes por dia. Normalmente, os movimentos em bloco iniciam a defecação. O tempo normal de trânsito do intestino grosso é de 24 a 48 h e as fezes normais são constituídas de 75% de água e 25% de matéria sólida.[6]

A evacuação é controlada pela ação de dois esfíncteres – os esfíncteres anais interno e externo (Figura 36.8). O esfíncter interno é uma área de espessamento da musculatura lisa circular com vários centímetros de comprimento, que está localizada dentro do ânus. O esfíncter externo, formado de musculatura esquelética voluntária, circunda o esfíncter interno. O esfíncter externo é controlado pelas fibras neurais do nervo pudendo, que faz parte do sistema nervoso somático e, por esta razão, está sob controle voluntário. Os reflexos de evacuação controlam a defecação. Um desses é o reflexo mioentérico intrínseco mediado pelo sistema nervoso entérico local, que é iniciado pela distensão da parede retal com ativação das ondas peristálticas reflexas que se espalham pelo cólon descendente, cólon sigmoide e reto. Outro reflexo de evacuação, também conhecido como reflexo parassimpático, é integrado no nível da medula espinal sacral. Quando as terminações nervosas do reto são estimuladas, os sinais são transmitidos primeiramente à medula sacral e, depois, de modo reflexo de volta ao cólon descendente, cólon sigmoide, reto e ânus pelos nervos pélvicos. Esses estímulos aumentam acentuadamente os movimentos peristálticos e também relaxam o esfíncter interno.

Para evitar que ocorra evacuação involuntária, o esfíncter anal externo está sob controle consciente do córtex. À medida que os estímulos aferentes chegam à medula sacral, sinalizando que o reto está distendido, mensagens são transmitidas ao córtex. Quando a evacuação não é apropriada, o córtex gera estímulos que contraem o esfíncter externo e inibem a atividade parassimpática eferente. Em condições normais, os estímulos aferentes dessa alça reflexa esgotam-se facilmente e a urgência de defecar logo desaparece. Em uma ocasião mais conveniente, a contração dos músculos abdominais comprime o conteúdo do intestino grosso e reinicia a emissão de estímulos aferentes à medula espinal.

RESUMO

A motilidade do sistema digestório empurra os produtos alimentares e os líquidos ao longo de seu trajeto entre a boca e o ânus. A atividade da musculatura lisa do sistema digestório é autopropagável e pode continuar sem os estímulos gerados pelo sistema nervoso. Contudo, uma rede de neurônios intramurais, que recebem estímulos do SNA e dos receptores locais, que monitoram o estiramento da parede intestinal e a composição química do conteúdo luminal, regula a frequência e a força das contrações. A inervação parassimpática é regulada pelo nervo vago e pelas fibras dos segmentos sacrais da medula espinal. Essa inervação aumenta a motilidade gastrintestinal. A atividade simpática ocorre por meio dos estímulos toracolombares originados da medula espinal, de seus gânglios paravertebrais e dos gânglios celíacos, mesentéricos superiores e mesentéricos inferiores. A estimulação simpática acentua a função dos esfíncteres e reduz a motilidade por inibição da atividade dos neurônios do plexo intramural.

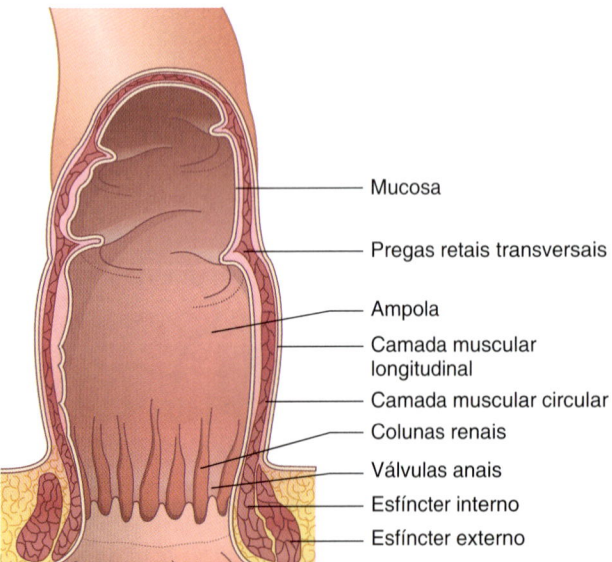

Figura 36.8 • Interior do reto e canal anal.

FUNÇÕES HORMONAL, SECRETÓRIA E DIGESTIVA

Depois de concluir esta seção, o leitor deverá ser capaz de:

- Explicar a função protetora da saliva
- Descrever a função da barreira da mucosa gástrica

- Explicar a função da flora intestinal em termos de atividades metabólicas, efeitos tróficos e proteção contra invasão de microrganismos patogênicos.

Hormônios gastrintestinais

O sistema digestório é o maior órgão endócrino do corpo e produz hormônios que estão envolvidos na regulação endócrina e parácrina. A regulação endócrina envolve uma célula ativada, que secreta uma proteína ou um hormônio na corrente sanguínea. Em seguida, esse hormônio é levado a uma célula-alvo, que responde liberando outro hormônio ou uma substância química (p. ex., quando o ácido gástrico no quimo entra no intestino e estimula a secreção de secretina). A regulação parácrina é um fenômeno local. Por exemplo, isso ocorre quando um hormônio alcança uma célula-alvo simplesmente atravessando uma membrana celular.

Além disso, os hormônios gastrintestinais também podem interagir com o SNC por meio do sistema nervoso entérico e do SNA. Entre os hormônios produzidos pelo sistema digestório estão gastrina, grelina, secretina, CCK e incretinas (peptídio-1 semelhante ao glucagon [GLP-1] e GIP).[8] Esses hormônios regulam o apetite, a motilidade gastrintestinal, a atividade enzimática, os níveis de eletrólitos e a secreção, bem como as ações de hormônios como hormônio do crescimento, insulina e glucagon. Vários fatores estimulam os hormônios do sistema digestório, inclusive pH, quantidade e tipo de macronutrientes ingeridos, atividade neural e déficit ou excesso de hormônio existente. As ações de alguns desses hormônios são coincidentes. Por exemplo, dois ou mais hormônios gastrintestinais podem regular o mesmo processo na mesma direção, ou podem inibir um ao outro. A Tabela 36.1 resume os hormônios do sistema digestório e suas funções.

O estômago secreta dois hormônios gastrintestinais importantes – gastrina e grelina. As células G localizadas predominantemente no antro gástrico secretam *gastrina*. A função principal desse hormônio é estimular a secreção ácida do estômago. Além disso, a gastrina tem efeito trófico (ou promotor do crescimento) sobre as mucosas dos intestinos delgado e grosso, e na área secretora de ácido do estômago. A grelina é outro hormônio peptídico sintetizado e secretado pelas células oxínticas gástricas. Os níveis sanguíneos desse hormônio exibem flutuação circadiana, estão alinhados com os horários das refeições, atingindo picos pré-prandiais e seguidos por reduções pós-prandiais rápidas. Isso torna a grelina um regulador crucial da iniciação das refeições, estimulando uma cascata de eventos que preparam o corpo para uma refeição iminente. Por isso, a grelina recebeu a designação de "hormônio da fome". Até o momento, é o único hormônio periférico que sabidamente exerce efeitos orexígenos por meio de um mecanismo com mediação central. Além disso, a grelina contribui para a regulação do peso corporal por meio de estimulação potente da secreção de hormônio do crescimento (GH) pela hipófise, aumentando a adiposidade e reduzindo o gasto energético. Também se sabe que a grelina participa em processos de recompensa, humor, memória e aprendizado e na resposta ao estresse, enquanto suas funções periféricas incluem motilidade gástrica, homeostase da glicose, função imune, débito cardíaco e formação óssea.[12] O intestino libera secretina, CCK e incretinas. A *secretina* – que é secretada pelas células S das mucosas duodenal e jejunal – inibe a secreção de ácido gástrico. A entrada do quimo ácido no intestino estimula a liberação de secretina, que inibe a secreção de gastrina. A secretina é liberada em resposta ao pH duodenal, que estimula o pâncreas a secretar grandes quantidades de líquidos com concentração

Tabela 36.1 Alguns hormônios gastrintestinais e suas ações.

Hormônio	Local de secreção	Estímulo para secreção	Ações
Colecistocinina	Duodeno e jejuno	Produtos da digestão proteica e ácidos graxos de cadeia longa	Estimula a contração da vesícula biliar e a secreção das enzimas pancreáticas Retarda o esvaziamento gástrico Inibe a ingestão alimentar
Gastrina	Antro gástrico e duodeno	Estimulação vagal Epinefrina Aminoácidos neutros Alimentos contendo cálcio, inclusive leite Álcool etílico	Estimula a secreção de ácido gástrico e pepsinogênio Aumenta o fluxo sanguíneo do estômago Estimula as contrações da musculatura lisa do estômago Estimula a proliferação das células das mucosas gástrica e duodenal Inibição da secreção pelo conteúdo ácido do estômago (pH < 2,5)
Grelina	Fundo do estômago	Níveis nutricionais (jejum) e hormônios (níveis baixos de hormônio do crescimento)	Estimula a secreção de hormônio do crescimento Atua como sinal de estimulação do apetite a partir do estômago, quando é necessário aumentar a eficiência metabólica
Peptídio-1 semelhante ao glucagon (GLP-1)	Segmento distal do intestino delgado	Refeição rica em carboidratos	Aumenta a secreção de insulina Suprime a secreção de glucagon Retarda o esvaziamento gástrico Diminui o apetite e o peso corporal
Polipeptídio insulinotrófico dependente de glicose (GIP)	Intestino delgado, principalmente jejuno	Refeição rica em carboidratos	Aumenta a secreção de insulina
Secretina	Duodeno	pH ácido ou entrada do quimo (pH < 3) no duodeno	

alta de bicarbonato.¹³ A função principal da CCK secretada pelas células I da mucosa intestinal é estimular a secreção das enzimas pancreáticas. Esse hormônio potencializa a ação da secretina, intensificando a liberação de bicarbonato pelo pâncreas em resposta aos níveis circulantes baixos de secretina; estimula a secreção biliar de líquidos e bicarbonato; e regula a contração da vesícula biliar e o esvaziamento gástrico. De acordo com um estudo recente, a CCK também inibe a ingestão de alimentos e é um mediador importante do apetite e do controle do volume das refeições.¹⁴

Vários hormônios derivados do intestino foram reconhecidos por produzir o que se conhece como efeito *incretina*. Isso significa que esses hormônios aumentam a secreção de insulina depois da ingestão de uma carga de glicose oral. Isso sugere que fatores derivados do intestino possam estimular a secreção de insulina depois de uma refeição composta basicamente de carboidratos. Os dois hormônios responsáveis por cerca de 90% do efeito de incretina são GLP-1 (secretado pelas células L do intestino delgado distal) e GIP (secretado pelas células K do intestino proximal, especialmente jejuno). Como os níveis altos de GLP-1 e GIP podem reduzir os níveis sanguíneos de glicose, em razão do aumento da secreção de insulina como resposta dependente da glicemia (*i. e.*, quando os níveis glicêmicos estão baixos, a insulina não é secretada, atenuando o risco de hipoglicemia), tais hormônios são estudados como base para o desenvolvimento de possíveis fármacos antidiabéticos. Além disso, o GLP-1 pode produzir outros efeitos metabolicamente favoráveis, inclusive supressão da secreção de glucagon, que retarda o esvaziamento gástrico, aumenta a utilização final de glicose e reduz o apetite e o peso corporal.¹⁵,¹⁶

Secreções gastrintestinais

Ao longo de todo o sistema digestório, glândulas secretórias desempenham duas funções básicas:

1. Produzir muco para lubrificar e proteger a mucosa da parede do sistema digestório
2. Secretar líquidos e enzimas que facilitam a digestão e a absorção dos nutrientes.

Diariamente, cerca de 7.000 mℓ de líquidos são secretados dentro do sistema digestório (Tabela 36.2). Desse total, cerca de 100 a 200 mℓ de líquidos deixam o corpo com as fezes. O restante é reabsorvido nos intestinos delgado e grosso.⁹ Essas secreções são compostas basicamente de água e têm concentrações de sódio e potássio semelhantes às do líquido extracelular. Como a água e os eletrólitos das secreções do sistema digestório provêm do compartimento de líquidos extracelulares, secreção excessiva ou absorção reduzida pode causar déficit de líquido nesse compartimento.

As funções secretória e digestiva do intestino são reguladas por fatores locais, humorais e neurais. O controle neural da atividade secretória do sistema digestório é mediado pelo SNA. A atividade secretória e a motilidade aumentam com a estimulação parassimpática, e diminuem com a atividade simpática. Algumas dessas influências locais – inclusive pH, osmolalidade e quimo – atuam consistentemente como estímulos para os mecanismos neuro-humorais.

Secreções salivares

A saliva é secretada pelas glândulas salivares. Essas glândulas incluem as parótidas, as submaxilares, as sublinguais e as bucais. A saliva desempenha três funções. A primeira é de proteger e lubrificar. A saliva tem grandes quantidades de muco, que protege a mucosa oral e recobre os alimentos à medida que passam pela boca, faringe e esôfago. As glândulas sublinguais e bucais produzem apenas secreções mucoides. A segunda função da saliva é sua ação antimicrobiana protetora. A saliva limpa a boca e contém a enzima lisozima, que tem ação antibacteriana. Em terceiro lugar, a saliva contém ptialina e amilase, que iniciam a digestão dos amidos da dieta. O SNA regula basicamente as secreções das glândulas salivares. A estimulação parassimpática aumenta o fluxo, enquanto a atividade simpática reduz o fluxo salivar. O ressecamento oral que ocorre quando o indivíduo está ansioso atesta os efeitos da atividade simpática nas secreções salivares.

Secreções gástricas

Células epiteliais secretoras de muco revestem a superfície interna e as depressões gástricas do estômago e funcionam como barreira protetora para toda a superfície gástrica (Figura 36.9). Além disso, a mucosa gástrica tem vários outros tipos de células que secretam substâncias necessárias à digestão. Isso inclui as células parietais (ou oxínticas), as células principais e as células G.

As células parietais e principais estão localizadas nos 80% proximais (corpo e fundo) do estômago e encontram-se nas bases das depressões gástricas (Figura 36.9). Existem cerca de 1 bilhão de células parietais no estômago, que secretam ácido clorídrico (HCl) e fator intrínseco. As duas funções principais do ácido gástrico são decompor quimicamente e desinfetar os alimentos ingeridos. O fator intrínseco é necessário à absorção da vitamina B_{12}.¹ As células principais secretam pepsinogênio, que é convertido rapidamente em pepsina quando fica exposto ao pH ácido dos sucos gástricos. A pepsina é uma enzima que inicia a proteólise (ou decomposição das proteínas). O antro está localizado nos 20% distais do estômago e contém as células G, que secretam gastrina.¹

Em conjunto, as células epiteliais, parietais, principais e G da mucosa gástrica produzem e secretam cerca de 20 mEq de HCl em vários milhares de mililitros de secreção gástrica (ou sucos gástricos) por hora.

Secreção ácida do estômago. O mecanismo celular da secreção de HCl pelas células parietais do estômago envolve o

Tabela 36.2 Secreções do sistema digestório.

Secreções	Volume diário (mℓ)
Salivares	1.200
Gástricas	2.000
Pancreáticas	1.200
Biliares	700
Intestinais	2.000
Total	**7.100**

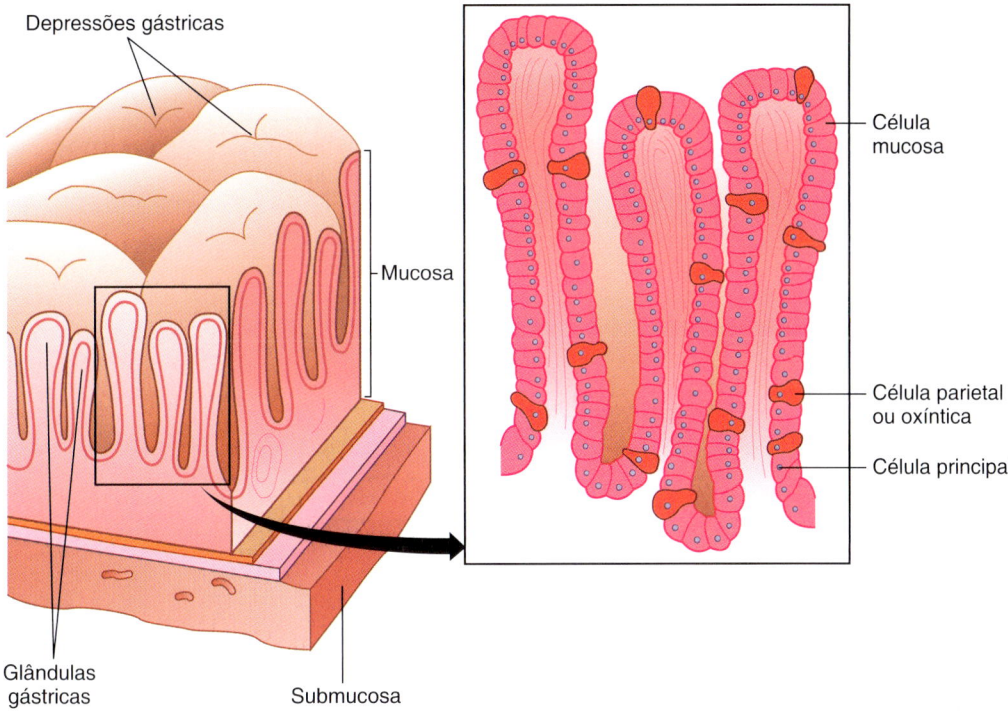

Figura 36.9 • Depressões gástricas do corpo do estômago.

transportador trifosfatase de adenosina (ATPase) que permuta hidrogênio (H^+) por potássio (K^+) e canais de cloreto (Cl^-) localizados na sua membrana luminal[1] (Figura 36.10). Durante o processo de secreção do HCl, o dióxido de carbono (CO_2) produzido pelo metabolismo aeróbio combina-se com água (H_2O) em uma reação catalisada pela anidrase carbônica e forma ácido carbônico (H_2CO_3), que se dissocia em H^+ e bicarbonato (HCO_3^-). O íon H^+ é secretado com Cl^- no lúmen gástrico, enquanto o HCO_3^- sai da célula e entra na corrente sanguínea a partir da membrana basolateral. O HCO_3^- absorvido é responsável pela "maré alcalina" (aumento do pH), que ocorre depois de uma refeição. Na superfície luminal da membrana, o íon H^+ é secretado no estômago por meio do transportador H^+/K^+-ATPase (também conhecido como *bomba de prótons*). O íon Cl^- acompanha o H^+ quando entra no estômago por difusão através dos canais de Cl^- existentes na membrana luminal. Os inibidores da bomba de prótons (p. ex., omeprazol), que são usados para tratar refluxo ácido e úlcera péptica, inibem a secreção ácida do estômago porque se ligam irreversivelmente aos grupos sulfidrila do transportador H^+/K^+-ATPase.[1]

Três substâncias estimulam a secreção de HCl pelas células parietais: acetilcolina, gastrina e histamina. Embora cada uma dessas substâncias ligue-se a receptores diferentes da célula parietal e tenha mecanismo de ação independente, todas têm como função estimular o aumento da secreção de H^+ por meio do transportador H^+/K^+-ATPase. A acetilcolina é liberada pelos nervos vagais que inervam o estômago e liga-se aos receptores de acetilcolina das células parietais. A gastrina é secretada pelas células G do antro gástrico e alcança as células parietais por meio da circulação. Esse hormônio liga-se aos receptores de colecistocinina do tipo 2 (CCK2) das células parietais.[9] A histamina é liberada por células endócrinas especiais existentes na mucosa gástrica e difunde-se às células parietais adjacentes, onde se liga aos receptores de histamina do tipo 2 (H_2). Os bloqueadores dos receptores H_2 (p. ex., cimetidina) usados para tratar úlcera péptica e refluxo gastresofágico ligam-se a estes receptores e bloqueiam a ação da histamina nas células parietais.

Barreira mucosa. Uma das características importantes da mucosa gástrica é sua resistência às secreções extremamente ácidas que ela produz. Ao contrário dos fatores que estimulam a secreção ácida e que foram descritos antes, a prostaglandina E_2 (depois de ligar-se ao seu receptor) inibe a secreção ácida e estimula a produção de muco. Desse modo, esse mediador é um fator importante para a manutenção da barreira constituída pela mucosa gástrica.[13]

Entretanto, quando ácido acetilsalicílico (AAS), anti-inflamatórios não esteroides (AINE), *Helicobacter pylori*, álcool etílico ou sais biliares danificam a mucosa gástrica, essa barreira é rompida e os íons hidrogênio entram nos tecidos. À medida que íons hidrogênio acumulam-se nas células da mucosa, o pH intracelular diminui, as reações enzimáticas são prejudicadas e as estruturas celulares são desorganizadas. As consequências são isquemia, estase vascular, hipoxia e necrose tecidual locais. A superfície da mucosa também é protegida pelas prostaglandinas. Contudo, o AAS e os AINE impedem a síntese desses mediadores porque inibem a ciclo-oxigenase (conhecida como COX e, deste modo, os fármacos são conhecidos como inibidores de COX), também contribuindo para a lesão da superfície mucosa.

Secreções intestinais

O intestino delgado secreta sucos digestivos e recebe as secreções originadas do fígado e do pâncreas. No local em que o conteúdo gástrico e as secreções hepáticas e pancreáticas encontram-se,

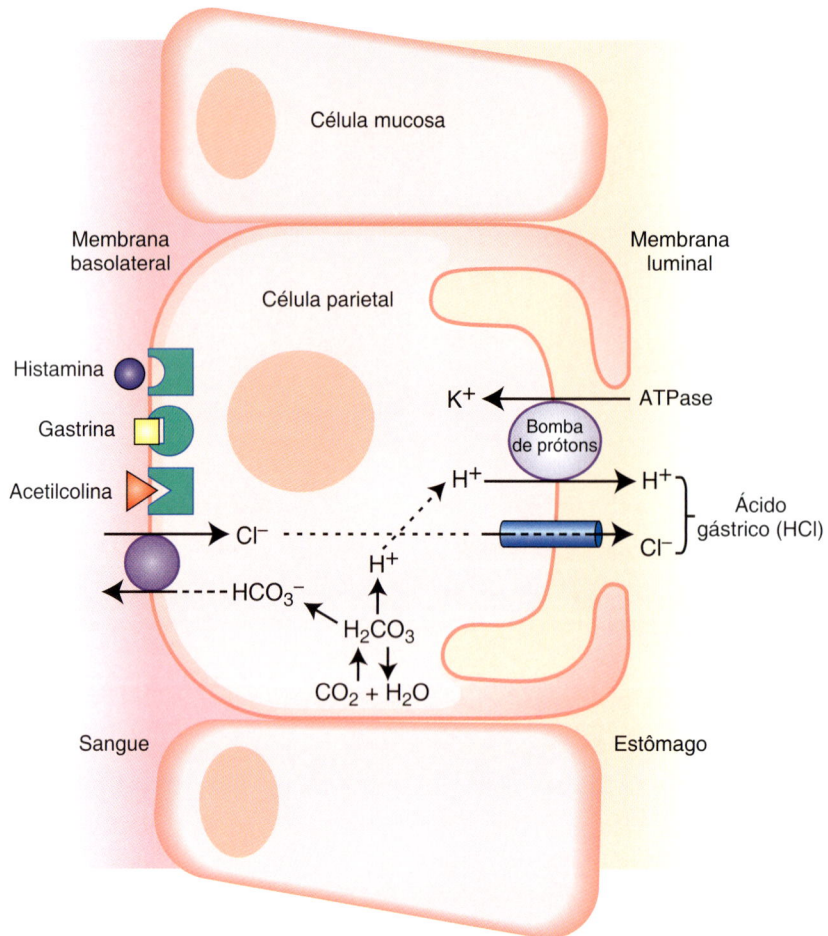

Figura 36.10 • Mecanismo da secreção ácida do estômago pelas células parietais gástricas.

há uma concentração extensiva de glândulas secretoras de muco, também conhecidas como *glândulas de Brunner*. Essas glândulas secretam grandes quantidades de muco alcalino, que protege o duodeno do teor ácido do quimo gástrico e das ações das enzimas digestivas. A atividade das glândulas de Brunner é acentuadamente afetada pela atividade do SNC. Por exemplo, a estimulação simpática causa redução expressiva na produção de muco, tornando essa área mais suscetível à irritação. Consequentemente, a probabilidade de ocorrerem úlceras é quatro vezes maior no duodeno que no estômago.[17]

Além do muco, a mucosa intestinal produz dois outros tipos de secreção. A primeira é um líquido seroso (pH de 6,5 a 7,5) secretado por células especializadas (*i. e.*, criptas de Lieberkühn) existentes na mucosa do intestino. Esse líquido produzido a uma taxa de 2.000 mℓ/dia atua como veículo para a absorção.[1] O segundo tipo de secreção consiste em enzimas superficiais que facilitam a absorção. Essas enzimas são peptidases (ou enzimas que desdobram aminoácidos) e dissacaridases (ou enzimas que decompõem açúcares).

Em geral, o intestino grosso secreta apenas muco. A atividade do SNA afeta expressivamente a produção de muco no intestino, como também ocorre em outras partes do sistema digestório. Durante a estimulação parassimpática intensa, a secreção de muco pode aumentar a ponto de que as fezes contenham grandes quantidades de muco visível. Embora o intestino normalmente não secrete água ou eletrólitos, estes elementos são perdidos em grandes quantidades quando há irritação ou inflamação intestinal.

Flora intestinal

O intestino é o *habitat* natural de colônias bacterianas numerosas e diversificadas. As funções principais da microflora intestinal incluem atividades metabólicas que conservam energia e nutrientes absorvíveis, efeitos tróficos nas células epiteliais do intestino e proteção do hospedeiro colonizado contra invasão de microrganismos patogênicos.

O estômago e o intestino delgado contêm apenas algumas espécies bacterianas. Isso provavelmente se deve à composição do conteúdo intraluminal (*i. e.*, ácidos, bile, secreções pancreáticas), que destrói a maioria dos microrganismos ingeridos, além dos movimentos propulsivos existentes nessa área, que impedem sua colonização. Por outro lado, o intestino grosso contém um ecossistema microbiano profuso e complexo. Alguns estudos estimaram que cada pessoa abrigue 300 a 500 espécies diferentes de bactérias intestinais, dentre as quais predominam as anaeróbias, que são muito mais numerosas que as aeróbias.

A colonização do sistema digestório começa pouco depois do nascimento e é influenciada pela passagem pelo canal de parto e pelo tipo de dieta (leite materno *versus* fórmula artificial) que o lactente consome. Outros fatores ambientais como cuidados neonatais, estresse, pH e estado imune também podem afetar a flora dos recém-nascidos.

A função metabólica principal da microflora do intestino grosso é fermentar resíduos dietéticos indigeríveis e muco endógeno produzido pelas células epiteliais. A diversidade genética dos microrganismos intestinais fornece várias enzimas e vias metabólicas, que são diferentes das que estão disponíveis no hospedeiro. A fermentação dos carboidratos indigeríveis, inclusive amidos resistentes, celulose, pectinas e açúcares não absorvidos, é a fonte principal de energia no intestino grosso.

Os microrganismos do cólon também desempenham um papel importante na síntese de vitaminas e na absorção de cálcio, magnésio e ferro. Por exemplo, a flora do intestino grosso sintetiza vitamina K. O recém-nascido não sintetiza quantidades suficientes de vitamina K em sua primeira semana de vida ou mais, até que a flora bacteriana do intestino grosso esteja bem desenvolvida.

A flora intestinal residente também constitui uma linha de defesa fundamental contra a colonização por micróbios exógenos. Por isso, essa flora tem função altamente protetora contra a visão dos tecidos por microrganismos patogênicos. A resistência à colonização também se aplica às bactérias oportunistas no intestino, mas que têm sua proliferação impedida. A administração de antibióticos de espectro amplo pode romper o equilíbrio microbiano e contribuir para a proliferação excessiva de espécies potencialmente patogênicas, inclusive *Clostridium difficile*.[18]

Recentemente, o papel dos probióticos como suplementos à dieta normal e tratamento de várias doenças está sendo cada vez mais reconhecido. Os probióticos são constituídos de microrganismos vivos que, depois de ingeridos, podem modificar a composição da microflora intestinal. Entre os produtos probióticos usados comumente estão lactobacilos, bifidobactérias (espécies de *Bifidobacterium*) e *Escherichia coli* não patogênicas.[19] Alguns estudos demonstraram que os probióticos são úteis em várias doenças, inclusive para manter a remissão da colite ulcerativa.[20]

RESUMO

As secreções do sistema digestório incluem saliva, sucos gástricos, bile e secreções pancreáticas e intestinais. Diariamente, um indivíduo secreta mais de 7.000 mℓ de líquidos no sistema digestório. Contudo, apenas 50 a 200 mℓ desse volume total não são reabsorvidos. A água originada do compartimento de líquidos extracelulares é o componente principal das secreções do sistema digestório. Mecanismos neurais, humorais e locais contribuem para o controle dessas secreções. O sistema nervoso parassimpático aumenta a secreção, enquanto a atividade simpática tem efeito inibitório. Além de secretar líquidos contendo enzimas digestivas, o sistema digestório produz e secreta hormônios como gastrina, grelina, secretina, CCK e incretinas (GLP-1 e GIP), que regulam o apetite, a motilidade gastrintestinal, a atividade enzimática e as secreções, além das ações de hormônios como insulina, hormônio do crescimento e glucagon.

O intestino também é o *habitat* natural de uma comunidade bacteriana numerosa e diversificada. As funções principais da flora intestinal incluem atividades metabólicas que preservam energia e nutrientes absorvíveis, efeitos tróficos nas células epiteliais intestinais e proteção do hospedeiro colonizado contra invasão de microrganismos patogênicos.

DIGESTÃO E ABSORÇÃO

Depois de concluir esta seção, o leitor deverá ser capaz de:

- Entender a diferença entre digestão e absorção
- Relacionar as características do intestino delgado com sua função absortiva
- Comparar digestão e absorção dos carboidratos, das gorduras e das proteínas.

Digestão é o processo de decompor alimentos em suas partes constituintes. A digestão requer hidrólise, clivagem enzimática e emulsificação de gordura. Hidrólise é a decomposição de um composto por uma reação química com a água. A importância da hidrólise para a digestão é evidenciada pela quantidade de água (7 a 8 ℓ) secretada diariamente no sistema digestório.[8] A mucosa intestinal é impermeável às moléculas grandes. Por essa razão, a maioria das proteínas, das gorduras e dos carboidratos precisa ser decomposta em partículas menores, antes que possa ser absorvida. Embora parte da digestão dos carboidratos e das proteínas comece no estômago, a digestão ocorre basicamente no intestino delgado. A decomposição das gorduras em ácidos graxos livres e monoglicerídios ocorre unicamente no intestino delgado.[8] O fígado (com sua secreção de bile) e o pâncreas (com sua produção de algumas enzimas digestivas) desempenham funções importantes na digestão.

Absorção é o processo de transportar nutrientes e outros compostos do ambiente exterior (lúmen do sistema digestório) para o ambiente interior. A absorção é realizada por transporte ativo e difusão. A função absortiva do intestino delgado enfatiza principalmente a reabsorção de água. Algumas substâncias exigem um transportador ou sistema de transporte específico. Por exemplo, a vitamina B_{12} não é absorvida sem fator intrínseco, que é secretado pelas células parietais do estômago. O transporte de aminoácidos e glicose ocorre principalmente quando há sódio. A água é absorvida passivamente por um gradiente osmótico.

A característica diferencial do intestino delgado é sua superfície ampla que, nos adultos, pode ser estimada em cerca de 250 m^2. Entre os aspectos anatômicos que contribuem para essa superfície enorme estão as dobras circulares, que se estendem para dentro do lúmen intestinal, e nas vilosidades. Vilosidades são projeções digitiformes da mucosa (cerca de 25.000) que reveste todo o intestino delgado (Figura 36.11). Cada vilosidade está equipada com uma artéria, uma veia e um vaso linfático (*i. e.*, de linfa), que trazem sangue para a superfície do intestino e transportam nutrientes e outros compostos que passaram do sangue para o lúmen intestinal (Figura 36.12). A absorção das gorduras depende fundamentalmente dos canais linfáticos.

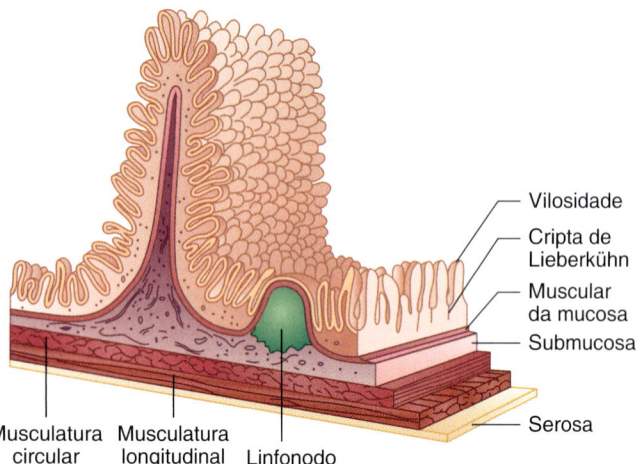

Figura 36.11 • Mucosa do intestino delgado. Observe as numerosas vilosidades de uma dobra circular.

Cada vilosidade é coberta por células conhecidas como *enterócitos*, que contribuem para as funções absortivas e digestivas do intestino delgado, além de células globulares que secretam muco. As criptas de Lieberkühn são estruturas glandulares que se abrem para os espaços existentes entre as vilosidades. Os enterócitos sobrevivem por cerca de 3 a 5 dias.[5] Aparentemente, as células de reposição são diferentes das células progenitoras localizadas na região das criptas. Os enterócitos em processo de maturação migram para cima nas vilosidades e, por fim, são desprendidos das suas extremidades.

Os enterócitos secretam enzimas que facilitam a digestão dos carboidratos e das proteínas. Essas enzimas são conhecidas como *enzimas da borda em escova*, porque aderem à borda das estruturas vilosas. Desse modo, essas enzimas têm acesso às moléculas de carboidrato e proteína que entram em contato com a superfície absortiva do intestino. Esse mecanismo de secreção coloca as enzimas onde elas são necessárias e evita a necessidade de produzir enzimas em quantidades suficientes para misturar todo o conteúdo alimentar que enche o lúmen do intestino delgado. As moléculas digeridas atravessam a membrana ou são transportadas ativamente através da superfície da mucosa e entram no sangue ou, no caso dos ácidos graxos, nos vasos linfáticos. Em seguida, essas moléculas são transportadas pela veia porta ou pelos canais linfáticos até a circulação sistêmica.

Absorção dos carboidratos

Os carboidratos precisam ser decompostos em monossacarídios (ou açúcares simples) antes que possam ser absorvidos no intestino delgado. A ingestão diária média de carboidratos com a dieta ocidental é de cerca de 350 a 400 g. Desse total, cerca de 60% são representados por amido, 30% por sacarose (*i. e.*, açúcar de mesa), 10% por lactose (*i. e.*, açúcar do leite) e menos de 1% por maltose.[21]

A digestão do amido começa na boca com a ação da amilase. Secreções pancreáticas também contêm um tipo de amilase. A amilase decompõe o amido em vários dissacarídios, inclusive maltose, isomaltose e alfadextrinas. As enzimas da borda em escova convertem os dissacarídios em monossacarídios, que podem ser absorvidos (Tabela 36.3). A sacarose fornece glicose e frutose; a lactose é convertida em glicose e galactose; e a maltose é transformada em duas moléculas de glicose. Quando os dissacarídios não são decompostos em monossacarídios, não podem ser absorvidos, mas atuam como partículas osmoticamente ativas no conteúdo do sistema digestivo, causando diarreia. Pacientes com deficiência de lactase – enzima que decompõe a lactose – têm diarreia quando ingerem leite ou laticínios.[8]

A frutose é transportada através da mucosa intestinal por difusão facilitada, que não requer consumo de energia. A glicose e a galactose passam do lúmen intestinal para as células intestinais por meio de um cotransportador de sódio-glicose (SGLT-1) contra seu gradiente químico. A energia usada nessa etapa não provém diretamente do trifosfato de adenosina (ATP), mas do gradiente de sódio produzido pela bomba de Na^+/K^+-ATPase localizada na superfície basolateral da membrana (Figura 36.13). A glicose e a galactose são transportadas da célula para o sangue através da membrana basolateral por difusão facilitada pela proteína transportadora de glicose tipo 2 (GLUT-2). A absorção da água presente no lúmen intestinal depende de absorção das partículas osmoticamente

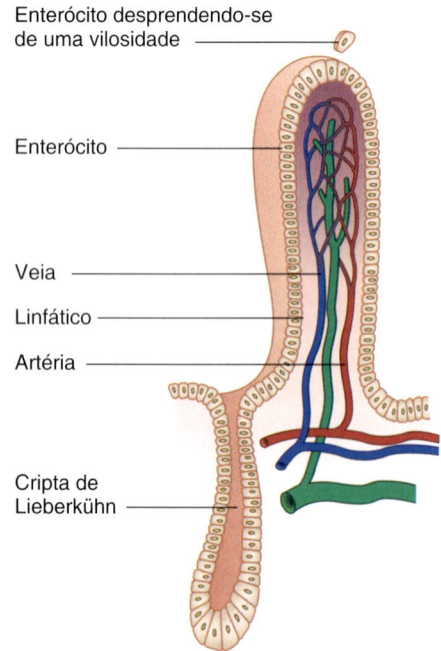

Figura 36.12 • Ilustração de uma vilosidade do intestino delgado.

Tabela 36.3 Enzimas utilizadas na digestão dos carboidratos.

Carboidratos da dieta	Enzima	Monossacarídios produzidos
Lactose	Lactase	Glicose e galactose
Sacarose	Sacarase	Frutose e glicose
Amido	Amilase	Maltose, maltotriose e alfadextrinas
• Maltose e maltotriose	Maltase	
• Alfadextrinas	Alfadextrinase	Glicose e glicose Glicose e glicose

são formados e depois levados ao sistema linfático.[4] Quantidades pequenas de ácidos graxos de cadeias média e curta são absorvidas diretamente para o sangue da veia porta, em vez de serem convertidos em triglicerídios e absorvidos pelos canais linfáticos.

A gordura que não é absorvida no intestino é excretada nas fezes. *Esteatorreia* é o termo usado para descrever fezes gordurosas. Os exames laboratoriais determinam a quantidade de gordura contida em todas as amostras de fezes recolhidas em 72 h, intervalo durante o qual o paciente é instruído a consumir 50 a 150 g de gordura por dia. A detecção de 6 g de gordura por 24 h indica absorção deficiente.[22]

Absorção de proteínas

A digestão das proteínas começa no estômago com a ação da pepsina. Em resposta a uma refeição e ao pH ácido, as células principais secretam pepsinogênio, a enzima precursora da pepsina. A pepsina é inativada pelo pH alcalino quando entra no intestino.

As proteínas também são decompostas pelas enzimas pancreáticas, inclusive tripsina, quimotripsina, carboxipeptidase e elastase. Como também ocorre com a pepsina, as enzimas pancreáticas são secretadas na forma de moléculas precursoras. Uma enzima encontrada nas células da borda em escova dos enterócitos duodenais ativa o tripsinogênio, que não tem atividade enzimática. A tripsina ativada excita outras moléculas de tripsinogênio e outras enzimas proteolíticas precursoras. Em seguida, os aminoácidos são liberados na superfície da mucosa do intestino pelas enzimas da borda em escova, que decompõem as proteínas em peptídios com cadeias de 1, 2 ou 3 aminoácidos. Como ocorre com a glicose, alguns aminoácidos são transportados através da mucosa por um processo ligado ao sódio, que usa ATP como fonte de energia. Processos de difusão facilitada que não requerem sódio absorvem alguns aminoácidos.[4]

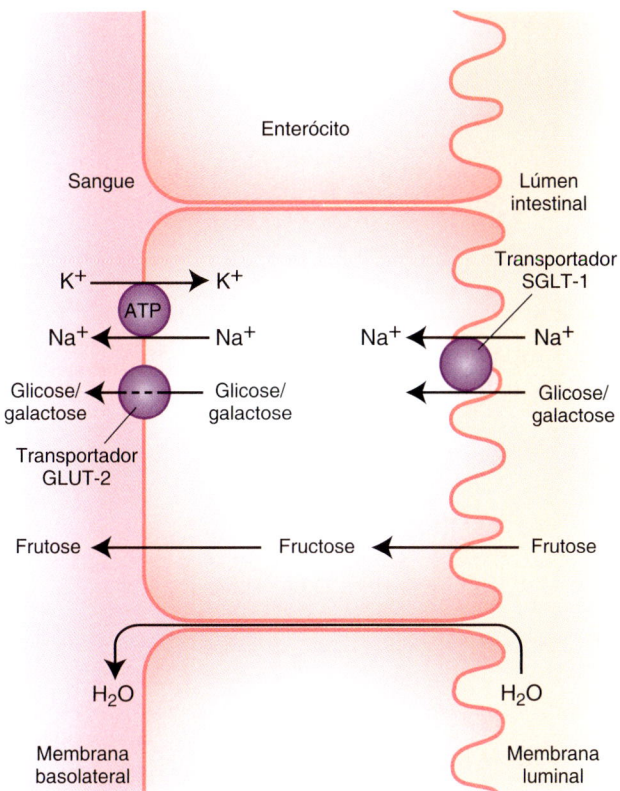

Figura 36.13 • Transporte intestinal de glicose, galactose e frutose. A glicose e a galactose são transportadas através da membrana apical por um cotransportador de sódio-glicose (SGLT-1). A glicose sai da célula intestinal e entra no sangue usando uma proteína transportadora de glicose tipo 2 (GLUT-2). O sódio é transportado para fora da célula pela bomba de Na$^+$/K$^+$-ATPase. Isso gera o gradiente necessário para operar o sistema de transporte. A frutose é transportada passivamente através das membranas apical e basolateral da célula intestinal.

ativas, inclusive glicose e sódio.[1] Por essa razão, uma consideração importante no sentido de facilitar o transporte de água no intestino (e reduzir a diarreia) depois da perda transitória da função intestinal é incluir sódio e glicose nos líquidos ingeridos.

Absorção das gorduras

Um adulto médio consumindo uma dieta ocidental ingere cerca de 120 a 140 g de gordura por dia, principalmente na forma de triglicerídios. A primeira etapa da digestão dos lipídios é decompor os glóbulos grandes de gordura dietética em tamanhos menores, de modo que as enzimas digestivas hidrossolúveis possam atuar nas moléculas da superfície. Esse processo é conhecido como *emulsificação*. Esta começa no estômago, com a agitação dos glóbulos, e continua no duodeno, sob a ação da bile secretada pelo fígado (Figura 36.14). A emulsificação aumenta expressivamente a quantidade de moléculas de triglicerídios expostas à lipase pancreática, que os decompõe em ácidos graxos livres e monoglicerídios. Os sais biliares desempenham uma função complementar, formando micélios que transportam essas substâncias até a superfície das vilosidades intestinais, onde então são captadas pelas células intestinais e usadas para formar triglicerídios novos. Os triglicerídios hidrossolúveis, conhecidos como quilomícrons,

RESUMO

A digestão e a absorção dos alimentos ocorrem principalmente no intestino delgado. Digestão é o processo de decompor alimentos em seus elementos constituintes. A digestão requer hidrólise, clivagem enzimática e emulsificação das gorduras. Proteínas, gorduras, carboidratos e outros componentes da dieta são decompostos em moléculas que podem ser transportadas do lúmen intestinal para os líquidos corporais. A absorção é o processo de transportar nutrientes e outros compostos do ambiente exterior do sistema digestório para o ambiente interior. As enzimas da borda em escova decompõem carboidratos em monossacarídios, que podem ser transportados através da mucosa intestinal até a corrente sanguínea. A digestão das proteínas começa no estômago, por ação da pepsina, e também é facilitada pelas enzimas pancreáticas liberadas no intestino, inclusive tripsina, quimotripsina, carboxipeptidase e elastase. As enzimas que decompõem proteínas são liberadas na forma de proenzimas, que são ativadas no sistema digestório. A absorção da glicose e dos aminoácidos é facilitada

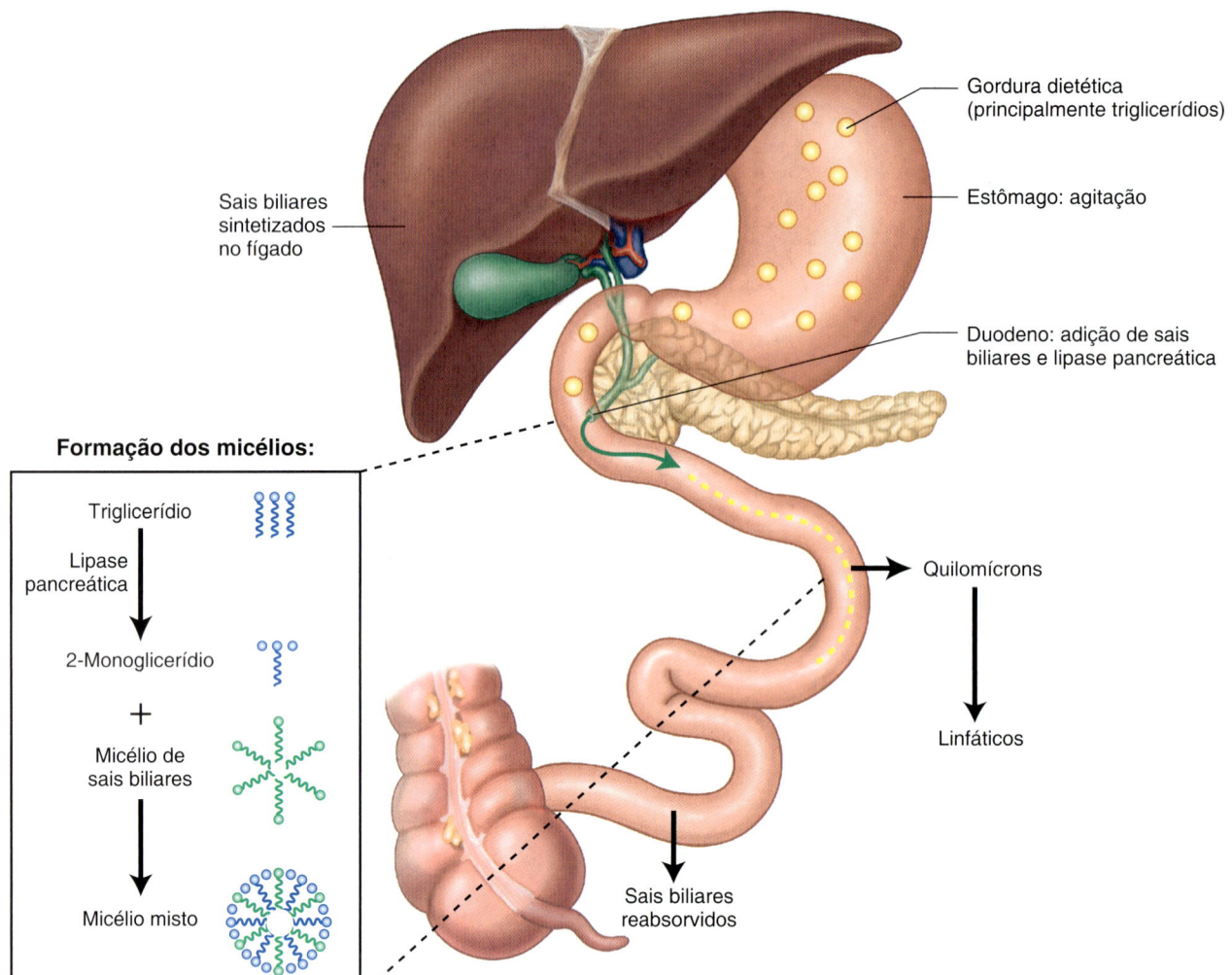

Figura 36.14 • Mecanismos de absorção das gorduras da dieta. Durante a digestão, a agitação no estômago e a ação da bile produzida pelo fígado decompõem os glóbulos de gordura dietética em tamanhos menores, facilitando a ação da lipase pancreática na decomposição dos triglicerídios em ácidos graxos livres e monoglicerídios (glicerol com uma cadeia de ácido graxo ligado). Os sais biliares também facilitam a formação dos micélios, que transportam monoglicerídios e ácidos graxos livres para a mucosa intestinal, onde são absorvidos e convertidos em quilomícrons para transporte nos canais linfáticos.

por um sistema de transporte dependente do sódio. A gordura da dieta é decomposta pela lipase pancreática em triglicerídios contendo ácidos graxos de cadeias média e longa. Os sais biliares formam micélios, que transportam esses compostos até a superfície das vilosidades intestinais, onde são absorvidos.

IMUNIDADE GASTRINTESTINAL

Depois de concluir esta seção, o leitor deverá ser capaz de:

- Descrever a participação do sistema digestório na imunidade
- Comparar a contribuição de cada célula imune localizada no sistema digestório.

O sistema digestório tem participação central na homeostase do sistema imune.[23] É a principal via de contato com o ambiente externo e é sobrecarregado todos os dias com estímulos externos. Esses estímulos ora são perigosos – patógenos (bactérias, protozoários, fungos, vírus) ou substâncias tóxicas – ora são muito úteis – alimentos ou flora comensal. A posição crucial do sistema digestório é comprovada pelo número significativo de células imunes localizado nele.[24]

Barreira imune

Estima-se que a área de superfície do tubo digestório seja de aproximadamente 32 m².[25] Diante de uma exposição tão ampla, esses imunocomponentes impedem a entrada de patógenos no sangue e na linfa.[26] Os componentes fundamentais dessa proteção são fornecidos pela barreira mucosa intestinal, que é composta por elementos físicos, bioquímicos e imunes elaborados pela mucosa intestinal.[27] O baixo pH do estômago (entre 1 e 4) é fatal para muitos microrganismos que nele penetram.[28] Da mesma maneira, o muco (contendo anticorpos IgA) neutraliza muitos microrganismos patogênicos.[29]

O tecido linfoide associado ao intestino (GALT) faz parte do tecido linfoide associado à mucosa (MALT), que protege o corpo contra a invasão intestinal.[30] O GALT é encontrado em todo o intestino, cobrindo uma área de aproximadamente 260 a 300 m²,[25] e é composto por folículos linfoides isolados ou agregados que formam as placas de Peyer.[31] O número de linfócitos no GALT é aproximadamente equivalente ao número de linfócitos no baço e, baseado em sua localização, essas células estão distribuídas em três populações básicas.

Placas de Peyer

As placas de Peyer são folículos linfoides muito semelhantes aos linfonodos encontrados na mucosa, e se estendem para a submucosa do intestino delgado, especialmente o íleo. Em adultos, os linfócitos B predominam nas placas de Peyer. Nódulos linfoides menores podem ser encontrados nos intestinos delgado e grosso (Figura 36.15).

Linfócitos da lâmina própria

A lâmina própria é uma camada delgada de tecido conjuntivo que forma parte dos revestimentos úmidos conhecidos como mucosas. A lâmina própria do intestino normal contém linfócitos B, linfócitos T e numerosas células do sistema imune inato, inclusive células dendríticas, macrófagos, eosinófilos e mastócitos. Plasmócitos produtores de IgA predominam em toda a extensão do intestino.[32]

Linfócitos intraepiteliais

Tratam-se de linfócitos localizados nos espaços basolaterais entre as células epiteliais luminais, sob as zônulas de oclusão. Ao contrário de outros linfócitos T, os linfócitos intraepiteliais não precisam de *priming*. Quando encontram antígenos, liberam imediatamente citocinas e destroem as células-alvo infectadas.[33]

Células M

Outro elemento importante do sistema imune GI é a célula M. As células M são um tipo específico de célula no epitélio intestinal, sobrejacentes aos folículos linfoides, responsáveis pela endocitose de vários antígenos peptídicos e proteicos. Ao contrário das células vizinhas, as células M têm a singular capacidade de captar antígenos do lúmen do intestino delgado (via endocitose, fagocitose ou transcitose) e transportá-los para o tecido subjacente, onde são captados por células apresentadores de antígeno, como células dendríticas, linfócitos B e macrófagos.[34]

Células apresentadoras de antígenos

As células apresentadoras de antígenos, como as células dendríticas e os macrófagos, que recebem antígenos das células M e os "apresentam" aos linfócitos T no GALT, acabam levando ao aparecimento de plasmócitos secretores de IgA na mucosa. Esses anticorpos são liberados para a mucosa intestinal, as glândulas salivares e os linfonodos. No caso de lactantes, as células M reconhecem os antígenos, e a IgA é direcionada do intestino para as glândulas mamárias. O transporte de IgA do intestino para o leite materno é controlado por hormônios, quimiocinas e citocinas. Portanto, as glândulas mamárias e o leite materno têm funções cruciais, juntamente às células M, no sistema imune das mucosas.[35]

Linfócitos T

Os linfócitos T expostos a antígenos nas placas de Peyer também migram para a lâmina própria e para o epitélio onde amadurecem e se tornam linfócitos T citotóxicos, proporcionando outro mecanismo de contenção de ataques microbianos. Além disso, os linfonodos que recebem a linfa proveniente dos linfonodos mesentéricos e os macrófagos intestinais têm participações importantes na proteção do corpo contra invasão de patógenos.[23]

RESUMO

O sistema imune gastrintestinal é crucial para a proteção contra inúmeros patógenos. As dimensões do sistema digestório possibilitam a exposição dos patógenos a uma

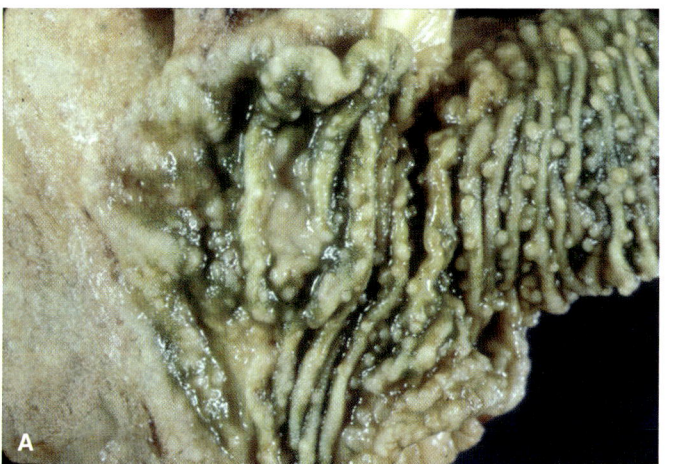
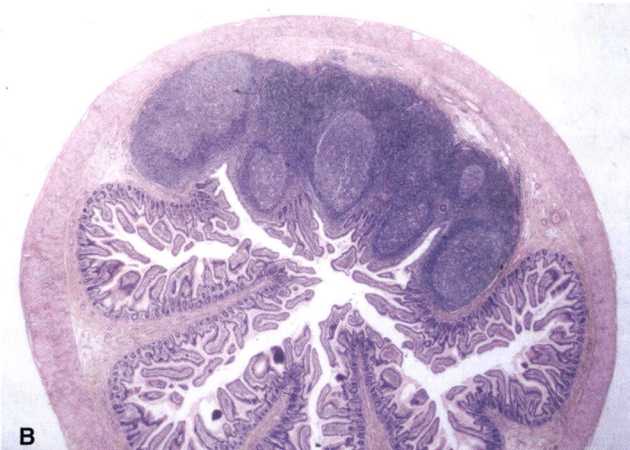

Figura 36.15 • **A.** As placas de Peyer, especialmente proeminentes na parte distal do íleo, são pequenas elevações cupuliformes da mucosa. **B.** A placa de Peyer é constituída por tecido linfoide, frequentemente com centros germinativos proeminentes que deslocam a estrutura epitelial. Fonte: Strayer D. S., Rubin E. (2015). *Rubin's pathology: Clinicopathologic foundations of medicine* (7. ed.). Philadelphia: Wolters Kluwer (Figura 19.38, p. 778).

grande área que atua como barreira em associação a numerosas células imunes. A placa de Peyer, que faz parte do sistema linfático formado pelo GALT, tem a capacidade de monitorar e destruir patógenos. As células M têm a capacidade de captar antígenos do intestino delgado e transportá-los para células imunes, produzindo uma resposta imune. Os linfócitos T são outro tipo importante de célula encontrada na placa de Peyer; os linfócitos T amadurecem e se tornam linfócitos T citotóxicos e linfócitos T auxiliares que sinalizam o ataque dos patógenos pelo sistema imune.

CONSIDERAÇÕES GERIÁTRICAS

- A motilidade mais lenta no intestino grosso associada ao envelhecimento contribui para indigestão e constipação intestinal[36]
- A redução da absorção de vitamina B_{12} aumenta o risco de anemia perniciosa[36]
- A redução da saliva, da ptialina e da amilase, somada às lesões e às perdas de dentes, dificulta a deglutição e a mastigação.[36]

CONSIDERAÇÕES PEDIÁTRICAS

- O tecido linfoide na submucosa do apêndice é excepcionalmente dinâmico nas crianças[37]
- Quando há comprometimento da inervação do cólon, a obstrução distal resulta na doença de Hirschsprung[37]
- O tônus muscular do esfíncter esofágico inferior não está plenamente desenvolvido até o primeiro mês de vida, resultando em regurgitação do conteúdo gástrico[38]
- A capacidade do estômago aumenta de 10 a 20 mℓ no recém-nascido para 200 mℓ aos 2 meses de vida[38]
- O ácido clorídrico (HCl), que auxilia na digestão, atinge níveis encontrados nos adultos aos 6 meses de vida[38]
- O fígado é palpado com facilidade no primeiro ano de vida, uma vez que seu tamanho já é grande ao nascimento.[38]

Exercícios de revisão

1. Pacientes medicados com quimioterápicos, que impedem a mitose das células neoplásicas e também das células de outros tecidos corporais, as quais proliferam rapidamente, costumam desenvolver distúrbios como úlceras nas mucosas da boca e de outras partes do sistema digestório. Esses distúrbios regridem quando a quimioterapia é concluída.
    a. Explique.
2. Pacientes com refluxo gastresofágico (passagem do conteúdo gástrico para dentro do esôfago) comumente se queixam de azia (pirose), que piora quando a pressão dentro do estômago aumenta.
    a. Use as informações sobre controle hormonal do esvaziamento gástrico para explicar por que a ingestão de uma refeição rica em gordura comumente agrava o problema.
3. Infecções do sistema digestório frequentemente causam diarreia profusa.
    a. Descreva os mecanismos neurais envolvidos no aumento da motilidade gastrintestinal que causa a diarreia.
    b. Explique o motivo para usar uma "bebida" que contenha glicose e sódio para tratar déficits de volume, os quais comumente ocorrem nos pacientes com diarreia.
4. Explique os mecanismos fisiológicos associados à diarreia nos pacientes com:
    a. Deficiência de lactase.
    b. Obstrução do fluxo de bile para o intestino.
    c. Desnaturação da flora intestinal normal depois do uso de antibióticos.

REFERÊNCIAS BIBLIOGRÁFICAS

1. Binder H. J. (2016). Gastric function. In Boron F. W., Boulpaep E. L. (Eds.) Medical physiology (3rd ed., pp. 863–878). Philadelphia, PA: Saunders Elsevier.
2. Tortora G. J., Derrickson B. (2013). Principles of anatomy and physiology (14th ed., pp. 1004–1013). Hoboken, NJ: Wiley.
3. Kapoor V. K. (2016). Gest. In Thomas R. (Ed.) Upper GI tract anatomy. Available: Medscape. WebMD LLC. Accessed June 26, 2016.
4. Patton K. T., Thibodeau G. A. (2015). Anatomy & physiology (9th ed., pp. 848–856). St. Louis, MO: Mosby Elsevier.
5. Ross M. H., Pawlina W. (2015). Histology: A text and atlas (7th ed., pp. 568–624). Philadelphia, PA: Lippincott Williams & Wilkins.
6. Hall J. E. (2015). Guyton and Hall: Textbook of medical physiology (13th ed., pp. 753–772). Philadelphia, PA: Saunders Elsevier.
7. Richerson G. B. (2016). The autonomic nervous system. In Boron F. W., Boulpaep E. L. (Eds.) Medical physiology (3rd ed., pp. 356–359). Philadelphia, PA: Saunders Elsevier.
8. Barrett K. M., Barman S. M., Boitano S., et al. (2015). Ganong's review of medical physiology (25th ed.). New York, NY: McGraw Hill. Available: http://www.accessmedicine.com. Accessed Jan 8, 2018.
9. Koeppen B. M., Stanton B. (Eds.) (2017). Berne & Levy: Physiology (7th ed., pp. 511–519). St. Louis, MO: Mosby.
10. Hasler W. L. (2015). The physiology of gastric motility and gastric emptying. In Yamada T. (Ed.) Textbook of gastroenterology (6th ed., pp. 207–230). Hoboken, NJ: Wiley-Blackwell.
11. Glasgow R. E., Mulvihill S. J. (2015). Surgery for peptic ulcer disease and postgastrectomy syndromes. In Yamada T. (Ed.) Textbook of gastroenterology (6th ed., pp. 1060–1063). Hoboken, NJ: Wiley-Blackwell.
12. Howick K., Griffin B., Cryan J., et al. (2017). From belly to brain: Targeting the ghrelin receptor in appetite and food intake regulation. International Journal of Molecular Sciences 18, 273.
13. Del Valle J., Todisco A. (2015). Gastric secretion. In Yamada T. (Ed.) Textbook of gastroenterology (6th ed., pp. 284–329). Hoboken, NJ: Wiley-Blackwell.
14. Irwin N., Flatt P. R. (2013). Enteroendocrine hormone mimetics for the treatment of obesity and diabetes. Current Opinion in Pharmacology 13(6), 989–995.
15. Keely S. J., Montrose M. H., Barrett K. E. (2015). Electrolyte secretion and absorption: Small intestine and colon. In Yamada T. (Ed.) Textbook of gastroenterology (6th ed., pp. 330–367). Hoboken, NJ: Wiley-Blackwell.
16. de Graaf C., Donnelly C., Wootten D., et al. (2016). Glucagon-like peptide-1 and its class B G protein-coupled receptors: A long march to

17. Turner J. R. (2014). The gastrointestinal tract. In Kumar V., Abbas A. K., Fausto N., et al. (Eds.) Robbins and Cotran pathologic basis of disease (9th ed., pp. 780–781). Philadelphia, PA: Saunders Elsevier.
18. Elena P. C. A., Andrés M., José G. M., et al. (2015). Colonization resistance of the gut microbiota against Clostridium difficile. Antibiotics 4(3), 337.
19. McClain C. J., Dryden G. W., Krueger K. (2015). In Yamada T. (Ed.) Textbook of gastroenterology (6th ed., pp. 2844–2862). Hoboken, NJ: Wiley-Blackwell.
20. Shen J., Zuo Z. X., Mao A. P. (2014). Effect of probiotics on inducing remission and maintaining therapy in ulcerative colitis, Crohn's disease, and pouchitis: Meta-analysis of randomized controlled trials. Inflammatory Bowel Diseases 20(1), 21–35.
21. Keim N. L., Levin R. L., Havel P. J. (2012). Carbohydrates. In Shils M. E., Shike M., Ross A. K., et al. (Eds.) Modern nutrition in health and disease (12th ed., pp. 62–82). Baltimore, MD: Lippincott Williams & Wilkins.
22. Chernecky C. C., Berger B. J. (2012). Laboratory test and diagnostic procedures (6th ed.). Philadelphia, PA: Saunders Elsevier.
23. Mowat A. M., Agace W. W. (2014). Regional specialization within the intestinal immune system. Nature Reviews Immunology 14(10), 667–685.
24. Peterson L. W., Artis D. (2014) Intestinal epithelial cells: Regulators of barrier function and immune homeostasis. Nature Reviews Immunology 14, 141–153.
25. Helander H. F., Fändriks L. (2014). Surface area of the digestive tract revisited. Scandinavian Journal of Gastroenterology 49(6), 681–689.
26. Flannigan K. L., Geem D., Harusato A., et al. (2015). Intestinal antigen-presenting cells: Key regulators of immune homeostasis and inflammation. The American Journal of Pathology 185(7), 1809–1819.
27. Sánchez de Medina F., Romero-Calvo I., Mascaraque C., et al. (2014). Intestinal inflammation and mucosal barrier function. Inflammatory Bowel Diseases 20(12), 2394–2404.
28. Schubert M. L. (2014). Gastric secretion. Current Opinion in Gastroenterology 30(6), 578–582.
29. Márquez M., Fernández Gutiérrez Del Álamo C., Girón-González J. A. (2016). Gut epithelial barrier dysfunction in human immunodeficiency virus-hepatitis C virus coinfected patients: Influence on innate and acquired immunity. World Journal of Gastroenterology 22(4), 1433–1448.
30. McGhee J. R., Fujihashi K. (2012). Inside the mucosal immune system. PLoS Biology 10(9), e1001397. doi: 10.1371/journal.pbio.1001397.
31. Bonnardel J., et al. (2015). Innate and adaptive immune functions of Peyer's patch monocyte-derived cells. Cell Reports 11, 770–784. doi: 10.1016/j.celrep.2015.03.067.
32. Society for Mucosal Immunology. (2012). Lymphocyte populations within the Lamina Propria. In Smith P. D., MacDonald T. T., Blumberg R. S. (Eds.) Principles of mucosal immunology (1 st ed., Chapter 7, pp. 87–101). London/New York: Garland Science.
33. Schuppan D., Dieterich W. (2016). Pathogenesis, epidemiology, and clinical manifestations of celiac disease in adults. In Gorver S. (Ed.), UpToDate. Available: https://www-uptodate-com./contents/pathogenesis-epidemiology-and-clinical-manifestations-of-celiac-disease-inadults?source=history_widget. Accessed March 5, 2018.
34. Mabbott N. A., Donaldson D. S., Ohno H., et al. (2013). Microfold (M) cells: Important immunosurveillance posts in the intestinal epithelium. Mucosal Immunology 6, 666–677. doi: 10.1038/mi.2013.30.
35. Milligan L. (2013). From mother's gut to milk. SPLASH! Milk science update. Available: http://milkgenomics.org/issue/splash-milk-science-update-september-2017. Accessed September 2017.
36. Hinkle J. L., Cheever K. H. (2018). Brunner & Suddarth's textbook of medical-surgical nursing (14th ed.). Philadelphia: Wolters Kluwer.
37. Strayer D. S., Rubin E. (2015). Rubin's pathology: Clinicopathologic foundations of medicine (7th ed.). Philadelphia: Wolters Kluwer.
38. Kyle T., Carman S. (2017). Essentials of pediatric nursing (3rd ed.). Philadelphia: Wolters Kluwer.

Distúrbios da Função Gastrintestinal

37

Freddy W. Cao

INTRODUÇÃO

Os distúrbios gastrintestinais (GI) não recebem a mesma publicidade na mídia da área de saúde quanto as doenças cardíacas, o câncer e os distúrbios vasculares encefálicos. Em 2014, as doenças do sistema digestório[a] não estavam entre as 10 causas principais de morte nos EUA.[1] Contudo, essas doenças têm impacto profundo nos pacientes acometidos. De acordo com alguns relatórios do governo norte-americano, as doenças digestórias estão em terceiro lugar no que se refere ao ônus financeiro total acarretado pelas doenças, resultando em significativo sofrimento humano, gastos pessoais com tratamento e absenteísmo, além de sobrecarregar a economia do país. Algumas estimativas sugeriram que 60 a 70 milhões de americanos têm alguma doença digestória. Os gastos com doenças gastrintestinais nos EUA foram estimados em US$ 142 bilhões por ano em custos diretos e indiretos.[2] Ainda mais importante é o fato de que nutrição adequada ou alterações dos hábitos de saúde poderia evitar ou atenuar alguns desses distúrbios.

As anormalidades da estrutura e da função do sistema digestório podem ocorrer em qualquer nível, desde o esôfago até o intestino grosso e o reto. Este capítulo está dividido em quatro seções:

1. Manifestações comuns dos distúrbios do sistema digestório
2. Doenças do esôfago
3. Doenças do estômago
4. Doenças dos intestinos delgado e grosso.

Os distúrbios do sistema hepatobiliar e do pâncreas exócrino estão descritos no Capítulo 38.

MANIFESTAÇÕES COMUNS DOS DISTÚRBIOS DO SISTEMA DIGESTÓRIO | ANOREXIA, NÁUSEAS E VÔMITOS

Depois de concluir esta seção, o leitor deverá ser capaz de:

- Explicar a relação entre anorexia, náuseas, eructações e vômitos
- Descrever as estruturas neurais envolvidas no vômito e seus mediadores.

Anorexia, náuseas e vômitos são respostas fisiológicas comuns a muitos distúrbios do sistema digestório. Essas reações são protetoras, na medida em que sinalizam a existência de alguma doença e, no caso dos vômitos, removem agentes nocivos do sistema digestório. Entretanto, também contribuem para a redução da ingestão ou a perda de líquidos e nutrientes.

Anorexia

Anorexia significa perda do apetite. Vários fatores afetam o apetite. Um deles é fome, que é estimulada pelas contrações do estômago vazio. O hipotálamo e outros centros cerebrais relacionados regulam o apetite ou o desejo de ingerir alimentos. O olfato desempenha um papel importante, conforme se evidencia pelo fato de que o apetite pode ser estimulado ou suprimido pelo odor dos alimentos. A perda de apetite está associada às condições emocionais como medo, depressão, frustração e ansiedade. Alguns fármacos e doenças causam anorexia. Por exemplo, nos pacientes com uremia, a acumulação de escórias nitrogenadas no sangue contribui para anorexia. Em muitos casos, a anorexia é um prenúncio de náuseas e a maioria dos distúrbios que causam náuseas e vômitos também provoca anorexia.

Muitas pessoas se referem à perda de apetite como anorexia nervosa, que é um transtorno alimentar caracterizado por baixo peso corporal, medo de engordar e desejo intenso de ser magro(a), resultando em restrição do consumo de alimentos. Indivíduos com anorexia nervosa acreditam ter sobrepeso embora estejam abaixo do peso ideal. Habitualmente, negam ter problemas com o baixo peso corporal.[3]

---

[a] N.R.T.: o Brasil registra quase 400 mil internações por diarreia todo ano, sendo 35% crianças menores de 5 anos, segundo dados do Ministério da Saúde. Os gastos do SUS com as doenças digestórias chegam à casa dos R$ 140 milhões anualmente. Fonte: http://www.em.com.br/app/noticia/gerais/2013/03/24/interna_gerais,361957/doencas-gastrintestinais-custam-r-140-milhoes-anuais-ao-sus.shtml.

Náuseas

Sensação subjetiva desagradável e mal definida, que resulta da estimulação do centro bulbar do vômito e frequentemente precede ou acompanha os vômitos. Náusea é um sintoma inespecífico com muitas causas possíveis. Algumas causas comuns são enjôo de movimento, tonteira, enxaqueca, desmaios, hipoglicemia, gastrenterite, intoxicação alimentar ou dor intensa. Náusea é um efeito colateral de muitos medicamentos, inclusive quimioterápicos, e é denominada enjôo matinal durante os meses iniciais de gravidez.

Em geral, náuseas são precedidas por anorexia, e estímulos como alimentos e fármacos, que causam anorexia em doses pequenas, geralmente provocam náuseas quando são administrados em doses maiores. Distensão do duodeno ou dos segmentos proximais do intestino delgado é uma causa frequente de náuseas. Em muitos casos, as náuseas acompanham-se de manifestações referidas ao sistema nervoso autônomo (SNA), inclusive salivação profusa e vasoconstrição com palidez, sudorese e taquicardia. Náuseas também podem ser um sintoma precursor de algum processo patológico.

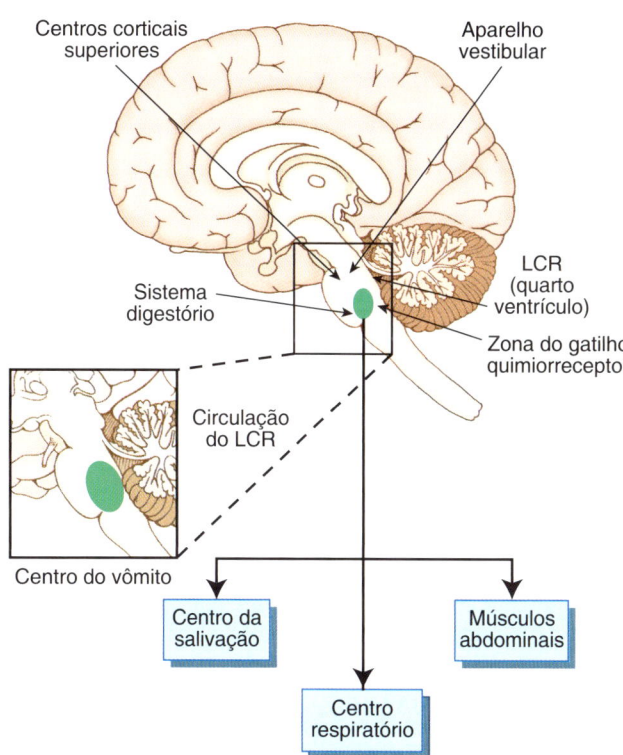

Figura 37.1 • Eventos fisiológicos envolvidos no ato de vomitar. LCS: líquido cerebrospinal.

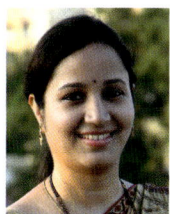

Você se lembra da **Srta. Rytel**, apresentada no estudo de caso no início da unidade? A Srta. Rytel referia vômitos há 36 h. Essa manifestação clínica provavelmente se devia a algumas aderências formadas depois dos diversos procedimentos cirúrgicos aos quais ela se submeteu e que poderiam estar causando alguma obstrução. A paciente referia náuseas e apresentava taquicardia, taquipneia e palidez cutânea acentuada – todas manifestações referidas ao SNA.

Ânsia e vômito

Ânsia de vômito consiste em movimentos espasmódicos rítmicos do diafragma, da parede torácica e dos músculos abdominais. Em geral, esse sintoma precede ou alterna-se com períodos de vômitos. Vômito ou êmese é a expulsão forçada e súbita do conteúdo gástrico pela boca e, em geral, é precedido de náuseas. O conteúdo gástrico eliminado é conhecido como *vômito*. Como mecanismo protetor fisiológico básico, os vômitos limitam a possibilidade de que substâncias nocivas ingeridas causem danos por esvaziamento do conteúdo do estômago e de algumas partes do intestino delgado. Náuseas e vômitos podem ser uma resposta geral do organismo ao tratamento com alguns fármacos, inclusive *superdosagens*, efeitos cumulativos, toxicidade e efeitos colaterais.

Os vômitos envolvem dois centros bulbares funcionalmente diferentes – o *centro do vômito* e a *zona do gatilho quimiorreceptor*.[4] A ação de vomitar parece ser um reflexo integrado no centro do vômito, que está localizado na região dorsal da formação reticular do bulbo, perto dos núcleos sensoriais do nervo vago (Figura 37.1). A zona do gatilho quimiorreceptor está localizada em uma área pequena do assoalho do quarto ventrículo, onde fica exposta ao sangue e ao líquido cerebrospinal. Essa área parece mediar os efeitos eméticos dos fármacos e das toxinas transportados no sangue.

A ação de vomitar consiste em uma respiração profunda, fechamento das vias respiratórias e desencadeamento de uma contração forte e violenta do diafragma e dos músculos abdominais, acompanhada por relaxamento do esfíncter gastresofágico. A respiração é interrompida durante o ato de vomitar, que pode estar acompanhado de tontura, vertigem, queda da pressão arterial e bradicardia.

O centro do vômito recebe estímulos originados do sistema digestório e de outros órgãos; do córtex cerebral; do aparelho vestibular, que é responsável pela cinetose (tontura causada por movimento); e da zona do gatilho quimiorreceptor, que é ativada por muitos fármacos e por toxinas endógenas e exógenas (ver Figura 37.1). A hipoxia tem efeito direto no centro do vômito, causando náuseas e vômitos. Esse efeito direto provavelmente é responsável pelo vômito que ocorre durante os períodos de redução do débito cardíaco, choque, hipoxia ambiental e isquemia cerebral causada por elevação da pressão intracraniana. A inflamação de qualquer órgão intra-abdominal (inclusive fígado, vesícula biliar) ou das vias urinárias pode causar vômitos em decorrência da estimulação das vias aferentes viscerais, que se comunicam com o centro do vômito. A distensão ou a irritação do sistema digestório também causa vômitos por estimulação dos neurônios aferentes viscerais.

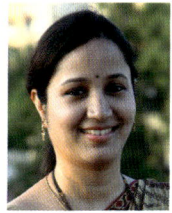

Voltemos ao caso da **Srta. Rytel**, que apresentava vômitos nas últimas 36 h. A queixa da paciente quase certamente se devia à distensão e à irritação do intestino causadas por aderências formadas como consequência de vários procedimentos cirúrgicos. A irritação provocava estimulação persistente das vias aferentes viscerais, que estão relacionadas com o centro do vômito.

Vários neurotransmissores e subtipos de receptores estão implicados como neuromediadores das náuseas e dos vômitos. Receptores de dopamina, serotonina e opioides estão no sistema digestório, no centro do vômito e na zona do gatilho quimiorreceptor. Os antagonistas da dopamina (p. ex., proclorperazina) suprimem o vômito causado pela estimulação da zona do gatilho quimiorreceptor. A serotonina parece estar envolvida nos casos de náuseas e vômitos associados a quimioterapia e radioterapia usadas para tratar câncer. Os antagonistas da serotonina (p. ex., granisetrona, ondansetrona) são efetivos no tratamento das náuseas e dos vômitos associados a essas condições. A cinetose (enjoo associado aos movimentos) parece ser uma reação do sistema nervoso central (SNC) aos estímulos vestibulares. No centro vestibular, existem receptores de norepinefrina e acetilcolina. Os receptores de acetilcolina parecem mediar os estímulos responsáveis por excitar o centro do vômito. Os receptores de norepinefrina podem ter efeito estabilizador, que protege contra cinetose. Alguns fármacos usados para tratar cinetose (p. ex., dimenidrato) têm ação anticolinérgica potente no SNC, atuando nos receptores do centro do vômito e nas áreas relacionadas com o sistema vestibular.

RESUMO

Os sinais e sintomas de alguns distúrbios do sistema digestório incluem anorexia, náuseas e vômitos. A anorexia (ou perda do apetite) pode acontecer isoladamente ou com náuseas e vômitos. Náuseas são uma sensação desagradável e mal definida, que sinaliza a estimulação do centro bulbar do vômito. Em geral, ocorrem antes do vômito e frequentemente são acompanhadas de reações autônomas, inclusive salivação e vasoconstrição com palidez, sudorese e taquicardia. A ação de vomitar, que é integrada no centro do vômito, consiste na expulsão vigorosa do conteúdo gástrico pela boca. O vômito é um mecanismo fisiológico básico utilizado para livrar o sistema digestório de substâncias nocivas.

DOENÇAS DO ESÔFAGO

Depois de concluir esta seção, o leitor deverá ser capaz de:

- Definir e citar as causas de disfagia, odinofagia e acalasia
- Relacionar a fisiopatologia do refluxo gastresofágico com as medidas usadas para diagnosticar e tratar este problema nos adultos e nas crianças
- Explicar a razão do prognóstico desfavorável associado ao câncer de esôfago.

O esôfago é um tubo que liga a orofaringe ao estômago e está localizado por trás da traqueia e da laringe, estendendo-se ao longo do mediastino e cruzando o diafragma no nível da 11ª vértebra torácica.

O esôfago funciona basicamente como um conduto para passagem de alimentos e líquidos provenientes da faringe em direção ao estômago. As paredes do esôfago são formadas de mucosa, submucosa, muscular externa e adventícia, refletindo a organização estrutural geral do sistema digestório. A camada mucosa interna contém epitélio estratificado não queratinizado. Na junção esofagogástrica, o epitélio resistente à abrasão transforma-se repentinamente no epitélio colunar simples do estômago. A camada submucosa contém glândulas secretoras de muco, que produz líquidos contendo mucina e que lubrificam a parede esofágica e facilitam a passagem dos alimentos. A camada muscular externa consiste em músculos esqueléticos no terço superior do esôfago, em uma mistura de músculos lisos e esqueléticos no terço intermediário e em músculo liso apenas em seu terço distal. A camada adventícia fibrosa externa do esôfago é formada unicamente de tecido conjuntivo, que se imiscui nas estruturas circundantes ao longo de seu trajeto.

Existem esfíncteres em cada extremidade do esôfago: um esfíncter esofágico superior (EES) e um esfíncter esofágico inferior (EEI). O EES – ou faringoesofágico – consiste em uma camada circular de músculo estriado conhecido como músculo cricofaríngeo. O EEI – ou gastresofágico – é uma área de aproximadamente 3 cm situada acima da junção com o esôfago. O esfíncter gastresofágico é fisiológico, sem ser uma estrutura anatômica propriamente dita. Ou seja, ele funciona como uma válvula, mas a única evidência estrutural de um esfíncter é o espessamento bem definido da musculatura lisa circular. Em condições normais, o músculo liso desse segmento esofágico mantém-se em contração tônica, gerando pressão intraluminal em torno de 30 mmHg, em contraste com o segmento intermediário do esôfago, que normalmente se mantém relaxado.[5] O esfíncter esofágico inferior passa por um orifício ou *hiato* no diafragma, à medida que se une ao estômago, que está localizado no abdome. A parte do diafragma que circunda o esfíncter esofágico inferior ajuda a manter a zona de pressão alta necessária para evitar refluxo do conteúdo gástrico.

Anomalias congênitas

As anomalias congênitas do esôfago devem ser diagnosticadas e tratadas imediatamente porque são incompatíveis com a sobrevida. Atresia esofágica (AE) e fístula traqueoesofágica (FTE) são anomalias congênitas muito comuns no esôfago e afetam cerca de 1 em 45.000 recém-nascidos.[6] Na forma mais comum de AE, que representa 85% dos casos,[7] a parte superior do esôfago termina em uma bolsa cega e a FTE está conectada com a traqueia (Figura 37.2). Hoje em dia, a taxa de sobrevida dos pacientes com essa anomalia é maior que 90%, em grande parte devido ao diagnóstico mais precoce e aos avanços das unidades de tratamento intensivo (UTI) neonatal. Recém-nascidos com pesos menores que 1.500 g apresentam risco de morte mais alto, especialmente quando existe anomalia cardíaca associada.[7]

Nos casos típicos, os recém-nascidos com AE/FTE exibem formação de bolhas e espuma na boca e no nariz, além de episódios de tosse, vômitos, cianose e angústia respiratória. A alimentação agrava essas manifestações clínicas, causa regurgitação e provoca asfixia. A impossibilidade de passar um cateter até o estômago fornece evidência adicional dessa anomalia. O recém-nascido que tem apenas uma FTE pode desenvolver sintomas respiratórios no futuro.

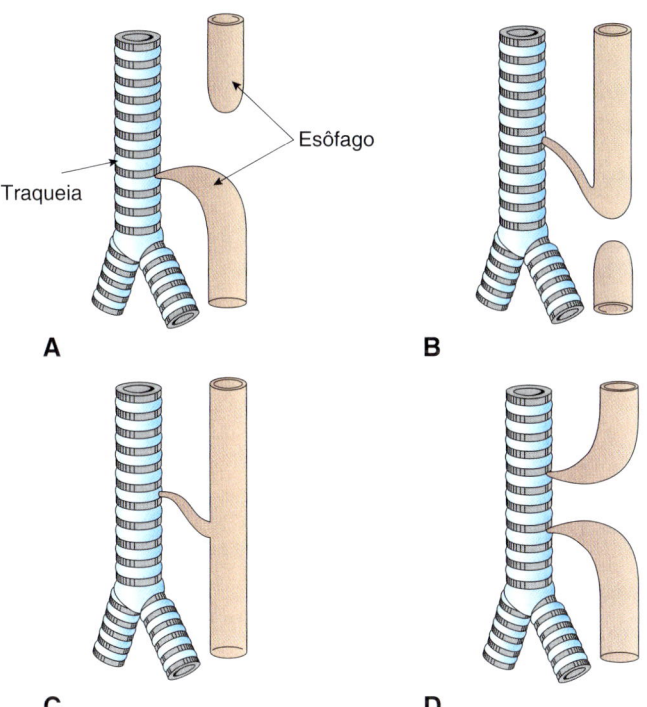

Figura 37.2 • Fístulas traqueoesofágicas congênitas. **A.** O tipo mais comum (85% dos casos) é uma comunicação entre a traqueia e o terço inferior do esôfago. O segmento superior do esôfago termina em uma bolsa "em fundo cego". **B.** Em alguns casos, o esôfago proximal comunica-se com a traqueia. Outras anomalias incluem uma fístula do tipo "H" sem atresia esofágica. **C.** Fístulas traqueais com comunicações com a bolsa esofágica e com a parte distal do esôfago (**D**). Fonte: Strayer D. S., Rubin R. (Eds.) (2015). *Rubin's pathophysiology: Clinicopathologic foundations of medicine* (7. ed., Figura 19-1, p. 753). Philadelphia, PA: Lippincott Williams & Wilkins.

O tratamento da AE e da FTE é cirúrgico. A ligadura cirúrgica da FTE e a anastomose terminoterminal do esôfago são as cirurgias realizadas sempre que for possível. A ligadura temporária da FTE e a colocação de um tubo de gastrostomia podem ser realizadas com o objetivo de postergar o fechamento primário nos recém-nascidos prematuros e nos pacientes com lesões mais complexas. O objetivo principal dos cuidados pós-operatórios é manter a via respiratória desobstruída e evitar lesão pulmonar causada pela aspiração do conteúdo gástrico. O decúbito ventral reduz o risco de passagem das secreções gástricas para uma fístula distal e a aspiração esofágica diminui o risco de aspiração de uma bolsa "em fundo cego".

Disfagia

A ação de deglutir depende das ações coordenadas da língua e da faringe. Essas estruturas são inervadas pelos nervos cranianos V, IX, X e XII. O termo *disfagia* significa dificuldade de engolir. Quando a deglutição provoca dor, a queixa é descrita como *odinofagia*. A disfagia pode ser causada por distúrbios neuromusculares ou estruturais. Esses distúrbios podem provocar estreitamento do esôfago, incapacidade de produzir saliva, fraqueza das estruturas musculares que empurram o bolo alimentar na direção do estômago ou interrupção das redes neurais que coordenam o mecanismo da deglutição.[8]

Exemplos de uma causa neuromuscular são as lesões do SNC, inclusive acidente vascular encefálico (AVE), que frequentemente afetam os nervos cranianos que controlam a deglutição. Câncer do esôfago e estenoses resultantes de processos fibróticos – uma causa estrutural – podem reduzir o diâmetro do lúmen esofágico e dificultar a deglutição. A esclerodermia, uma doença autoimune que causa substituição dos tecidos de todo o corpo e das estruturas do sistema digestório por tecidos fibrosos, é outra causa importante de disfagia.[9] Em geral, os pacientes com disfagia queixam-se de sensação de sufocamento, tosse ou sensação anormal como se o alimento ficasse "grudado" na parte posterior da garganta ou na região torácica alta quando eles engolem.

Na *acalasia*, o EEI não relaxa em consequência da interrupção dos estímulos originados do plexo neural entérico e do nervo vago.[10] Isso provoca dificuldade de passar o alimento para o estômago e o esôfago localizado acima do EEI fica dilatado. Uma ou várias refeições podem ficar retidas no esôfago e passar apenas lentamente para o estômago com o transcorrer do tempo. Existe risco de aspiração do conteúdo esofágico para os pulmões quando o paciente está deitado.

Endoscopia, esofagoscopia contrastada e videorradiografia podem ser usadas para determinar a localização e a gravidade do distúrbio da deglutição. A manometria esofágica – um procedimento no qual um cateter fino com sensor de pressão é introduzido no esôfago – pode ser realizada para medir as pressões dos diferentes segmentos do órgão. O tratamento dos distúrbios da deglutição depende da causa e do tipo de função alterada existente. Em geral, o tratamento da disfagia requer uma abordagem multidisciplinar com vários profissionais de saúde, inclusive um fonoaudiólogo. Dilatação mecânica ou procedimentos cirúrgicos podem ser realizados para dilatar o esfíncter esofágico inferior dos pacientes com estenoses esofágicas.

Divertículo esofágico

Divertículo do esôfago é uma herniação da parede esofágica causada por enfraquecimento da camada muscular.[11] O divertículo esofágico tende a reter alimentos. A queixa de que o alimento para antes de chegar ao estômago é comum, assim como os relatos de gorgolejo, eructações, tosse e hálito fétido. O alimento retido pode causar esofagite e ulceração. Como essa condição geralmente é progressiva, a correção do problema requer intervenção cirúrgica.

Lacerações | Síndrome de Mallory-Weiss

As lacerações longitudinais do esôfago na junção esofagogástrica, que frequentemente se estendem até os segmentos distais, são conhecidas como *lacerações de Mallory-Weiss*.[12] Esse problema é encontrado mais comumente nos pacientes alcoólicos crônicos depois de um episódio de ânsia de vomitar ou vômitos profusos agudos. A patogênese presumida é o relaxamento inadequado do esfíncter esofágico quando o paciente vomita, com estiramento e laceração da junção esofágica no momento da expulsão violenta do conteúdo gástrico. As lacerações podem envolver apenas a mucosa ou penetrar na parede do esôfago. Infecção pode causar úlcera inflamatória ou mediastinite.

Na maioria dos casos, o sangramento não é grave e não requer intervenção cirúrgica. Em geral, os sangramentos profusos melhoram com fármacos vasoconstritores, transfusões e compressão por balão. A cicatrização geralmente é rápida, com pouco ou nenhum efeito residual.

Hérnia de hiato

A hérnia de hiato caracteriza-se por uma protrusão ou herniação do estômago através do hiato esofágico do diafragma. Existem dois padrões anatômicos de hérnia de hiato: axial (ou deslizamento) e não axial (ou paraesofágica).[13] A hérnia de hiato por deslizamento caracteriza-se por uma protrusão do estômago acima do diafragma com formato de sino (Figura 37.3). As pequenas hérnias de hiato por deslizamento são comuns e considera-se que não tenham importância clínica quando são assintomáticas. Contudo, quando há esofagite erosiva grave por causa da coexistência de refluxo gastresofágico e hérnia de hiato volumosa, a lesão pode retardar a neutralização do ácido esofágico e contribuir para uma forma mais grave de esofagite, especialmente esôfago de Barrett (descrito mais adiante). Com as hérnias de hiato paraesofágicas, uma parte separada do estômago, geralmente ao longo da parte mais larga, entra no tórax por um orifício alargado e, em seguida, dilata progressivamente. Nos casos extremos, a maior parte do estômago sofre herniação para dentro do tórax. As hérnias de hiato paraesofágicas volumosas exigem tratamento cirúrgico.

Refluxo gastresofágico

O termo *refluxo* refere-se a um movimento de retorno ou retrocesso. No contexto do refluxo gastresofágico, esse termo refere-se ao movimento retrógrado do conteúdo gástrico para dentro do esôfago, causando pirose ou azia. É provável que esse seja o distúrbio mais comum do sistema digestório. Em geral, os sintomas associados ocorrem pouco depois da ingestão de alimentos, têm curta duração e raramente causam problemas mais graves.

O EEI regula o trânsito dos alimentos entre o esôfago e o estômago. Mecanismos intrínsecos e extrínsecos funcionam no sentido de manter a função antirrefluxo do EEI.[14] Os músculos circulares do esôfago distal constituem os mecanismos intrínsecos, enquanto a parte do diafragma que circunda o esôfago forma o mecanismo extrínseco. Os músculos oblíquos do estômago, que estão localizados abaixo do EEI, formam um retalho que contribui para a função antirrefluxo do esfíncter interno. O relaxamento do EEI é um reflexo do tronco encefálico mediado pelo nervo vago em resposta a alguns estímulos aferentes. Relaxamento transitório com refluxo é comum depois das refeições. Distensão gástrica e refeições ricas em gordura aumentam a frequência desse relaxamento. Em condições normais, o material refluído é devolvido ao estômago pelas ondas peristálticas secundárias do esôfago e a saliva deglutida neutraliza e leva embora o ácido refluído.

Doença do refluxo gastresofágico

A doença do refluxo gastresofágico (DRGE) é definida como sinais/sintomas ou lesão da mucosa provocada pelo refluxo anormal do conteúdo gástrico para o esôfago ou para a cavidade ora (inclusive laringe) ou pulmões.[15] Aparentemente, essa doença está relacionada com relaxamentos transitórios do EEI fraco ou incompetente. Isso possibilita que ocorra refluxo e, além disso, retardo da neutralização do ácido refluído do estômago depois que ocorre. Isso é responsável pelos efeitos irritativos do material refluído.[16] Na maioria dos casos, o refluxo ocorre durante o relaxamento transitório do esôfago. O esvaziamento gástrico mais lento também pode contribuir para o refluxo porque aumenta o volume e a pressão do estômago e aumenta as chances de ocorrer refluxo. A lesão da mucosa esofágica está relacionada com a composição destrutiva do material refluído e com o tempo que ele permanece em contato com a mucosa. Os líquidos ácidos do estômago (pH < 4,0) são particularmente deletérios. Normalmente, o refluxo gastresofágico é neutralizado e eliminado pela peristalse esofágica e pelo bicarbonato da saliva. Salivação diminuída e redução da capacidade tamponadora da saliva podem contribuir para a neutralização mais lenta do refluxo ácido do esôfago.

A DRGE é uma forma mais grave e duradoura do refluxo gastresofágico. O refluxo gastresofágico que ocorre mais de duas vezes por semana durante algumas semanas poderia ser DRGE. A DRGE pode provocar distúrbios mais graves com

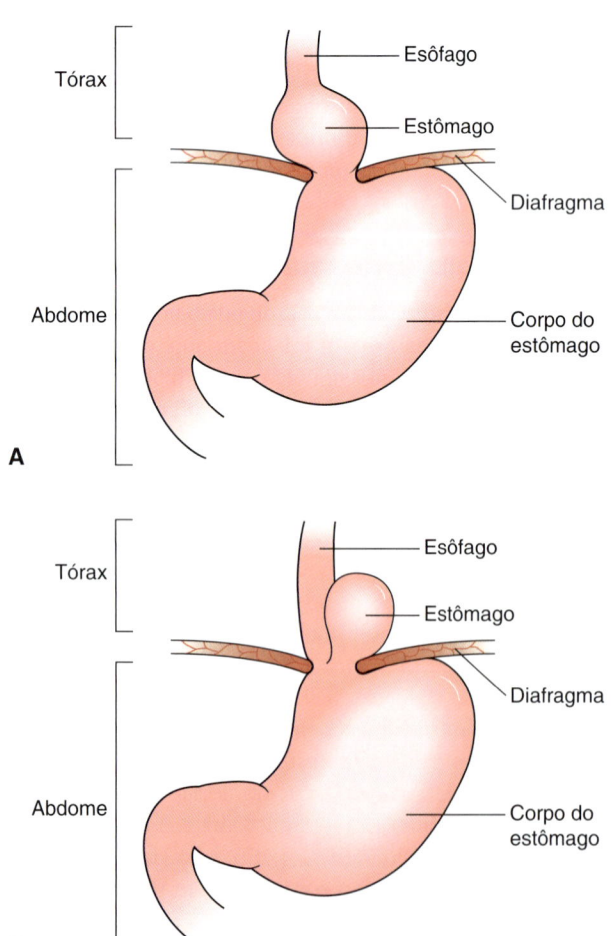

Figura 37.3 • Hérnias de hiato. **A.** Hérnia de hiato por deslizamento. **B.** Hérnia de hiato paraesofágica.

o passar do tempo.[17] No mundo ocidental, entre 10 e 20% da população apresentam DRGE. A DRGE é classificada em dois grupos com base em achados endoscópicos: um grupo com lesão da mucosa esofágica (esofagite erosiva e esôfago de Barrett) e um grupo sem lesão da mucosa esofágica (doença do refluxo endoscopia-negativa ou doença do refluxo não erosiva [DRNE]).[18]

Manifestações clínicas. Pirose (azia) e regurgitação são os sintomas característicos da DRGE. Pirose é definida como sensação de queimação na área retroesternal, enquanto regurgitação é definida como a percepção de conteúdo gástrico refluído para a boca ou a hipofaringe. Frequentemente é grave, começando 30 a 60 min depois da ingestão de alimentos. Em geral, o sintoma piora quando o indivíduo inclina o corpo abaixo da cintura ou se deita, e frequentemente é aliviado na posição sentada com as costas retas. A gravidade da pirose não reflete a extensão da lesão da mucosa. Apenas uma porcentagem pequena dos pacientes que se queixam de pirose tem lesão da mucosa. Em muitos casos, a pirose começa durante a noite. Os antiácidos conferem alívio imediato, ainda que transitório. Outras queixas são eructações e dor torácica. Em geral, a dor é localizada na região epigástrica ou retrosternal e frequentemente irradia para a garganta, o ombro ou o dorso. Por causa de sua localização, essa dor pode ser confundida com angina do peito. O refluxo do conteúdo gástrico também pode causar sinais e sintomas respiratórios como asma, tosse crônica e laringite, mas é importante ressaltar que a causa desses sintomas geralmente é multifatorial, além do diagnóstico de DRGE.[18] Os mecanismos propostos para explicar a asma e a tosse crônica associadas ao refluxo incluem microaspirações e macroaspirações, lesões da laringe e broncospasmo mediado por estímulos vagais.

A esofagite de refluxo consiste em lesão da mucosa do esôfago, hiperemia e inflamação. As complicações como estenoses e *esôfago de Barrett* desencadeiam um ciclo de lesão da mucosa seguida de hiperemia, edema e erosão da superfície interna do órgão. As estenoses são causadas por uma combinação de fibrose tecidual, espasmo e edema. Essa complicação causa estreitamento do esôfago e disfagia quando a constrição do lúmen esofágico é significativa. O esôfago de Barrett (Figura 37.4) consiste em alteração anormal (metaplasia) nas células da parte inferior do esôfago caracterizada por um processo de reparo, no qual a mucosa escamosa que normalmente reveste o esôfago substituída de forma gradativa por epitélio colunar anormal semelhante ao encontrado no estômago ou nos intestinos.[19] Essa complicação está associada ao aumento do risco de desenvolver adenocarcinoma do esôfago.

Diagnóstico. O diagnóstico do refluxo gastresofágico baseia-se principalmente no relato de sintomas de refluxo e nos exames diagnósticos opcionais, inclusive teste de supressão da acidez, esofagoscopia e monitoramento ambulatorial do pH esofágico.[16] Os testes de supressão da acidez consistem em administrar um inibidor da bomba de prótons (IBP) por 7 a 14 dias para determinar se os sintomas são aliviados. A esofagoscopia consiste em introduzir um endoscópio de fibra óptica flexível no esôfago com a finalidade de examinar o lúmen do

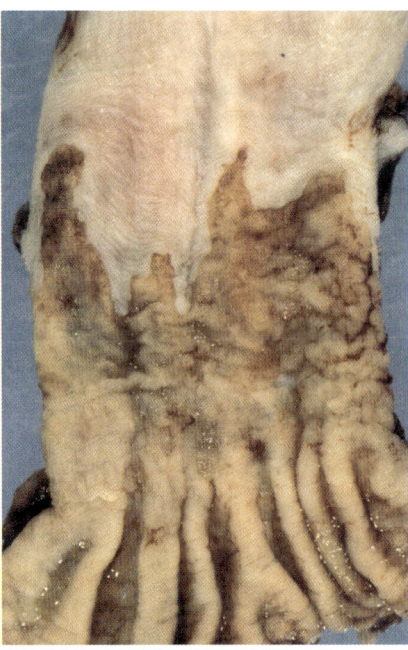

Figura 37.4 • Esôfago de Barrett. A existência de "línguas" acastanhadas de epitélio formando interdigitações no epitélio escamoso mais proximal é típica do esôfago de Barrett. Fonte: Strayer D. S., Rubin R. (Eds.) (2015). *Rubin's pathophysiology: Clinicopathologic foundations of medicine* (7. ed., Figura 19-6A, p. 757). Philadelphia, PA: Lippincott Williams & Wilkins.

sistema digestório superior. Esse exame também possibilita fazer uma biopsia, se for necessário. Com o monitoramento do pH por 24 h, um tubo fino com eletrodo de pH é introduzido pelo nariz até o esôfago. Os dados fornecidos pelo eletrodo são registrados em uma pequena caixa leve fixada por um cinto em torno da cintura e depois analisados por um computador. Esse equipamento torna possível ao paciente anotar as alterações da posição, refeições, pirose ou dor, que depois são correlacionadas com os episódios de refluxo ácido.

Tratamento. O tratamento do refluxo gastresofágico geralmente enfatiza medidas conservadoras. Isso inclui evitar posições e condições que aumentam o refluxo gástrico.[16] Também é recomendável evitar refeições lautas e alimentos que diminuem o tônus do EEI (p. ex., cafeína, gorduras e chocolate), etilismo e tabagismo. Os pacientes devem ser orientados a ingerir suas refeições sentados com o corpo ereto e que o decúbito dorsal ou ventral deve ser evitado por várias horas depois de uma refeição. A inclinação do corpo para frente por períodos longos também deve ser evitada, porque tende a aumentar a pressão intra-abdominal e causar refluxo gástrico. Dormir com a cabeceira elevada ajuda a evitar refluxo durante a noite. Isso é conseguido mais facilmente com a colocação de blocos de tijolo sob a cabeceira do leito ou utilização de um apoio em forma de cunha para levantar a cabeça e os ombros no mínimo em 20 cm. Em geral, o emagrecimento é recomendável aos pacientes com sobrepeso.

Os antiácidos ou uma combinação de antiácidos com ácido algínico também são recomendáveis aos pacientes com doença branda. O ácido algínico forma uma espuma quando entra em contato com o ácido gástrico; se houver refluxo, a espuma em vez do ácido sobe para o esôfago. Os antagonistas bloqueadores do receptor de histamina tipo 2 (H_2), que inibem a produção de ácido gástrico, também são recomendados para o tratamento desses pacientes. Os IBP atuam por inibição desta bomba, que regula a via final de secreção ácida. Esses fármacos podem ser usados pelos pacientes que continuam a referir sintomas durante o dia, ou que têm estenoses recidivantes ou úlceras esofágicas volumosas. O tratamento cirúrgico pode ser indicado em alguns casos.

Refluxo gastresofágico em crianças

O refluxo gastresofágico (RGE), definido como a passagem do conteúdo gástrico para o esôfago, é diferenciado da DRGE, que inclui sintomas significativos ou complicações associadas ao RGE. O RGE ocorre em mais de dois terços de recém-nascidos/lactentes saudáveis e é objeto de discussão com pediatras em 25% das consultas de puericultura (lactentes com 6 meses de vida). O RGE é considerado um processo fisiológico normal que ocorre várias vezes ao dia em lactentes, crianças e adultos saudáveis. De modo geral, o RGE está associado a relaxamento transitório do EEI independentemente de deglutição, que possibilita a entrada do conteúdo gástrico no esôfago. Menos se sabe sobre a fisiologia normal do RGE em lactentes e crianças, mas a regurgitação, a manifestação clínica mais visível, é relatada como ocorrendo diariamente em 50% dos lactentes.[20]

A capacidade reduzida do reservatório esofágico dos lactentes, combinada com reduções espontâneas e frequentes da pressão dos esfíncteres, contribui para o refluxo. Em cerca de 50% dos recém-nascidos até os 3 meses de idade, ocorre no mínimo um episódio de regurgitação por dia.[21] Com 8 meses, o refluxo torna-se menos frequente e desaparece aos 2 anos de idade[21], à medida que a dieta da criança avança naturalmente e ela consegue manter uma postura mais ereta. Embora muitos recém-nascidos apresentem refluxo leve, as complicações podem ocorrer nas crianças com episódios mais frequentes ou persistentes. Essa condição é mais comum nas crianças com paralisia cerebral, síndrome de Down, fibrose cística e outras doenças neurológicas.

Na maioria dos casos, os recém-nascidos com refluxo simples crescem normalmente e são saudáveis e seus sintomas regridem entre 9 e 24 meses de idade. O refluxo patológico é classificado em três grupos:

1. Regurgitação com desnutrição
2. Esofagite
3. Problemas respiratórios.

Manifestações clínicas. As manifestações clínicas de refluxo variam de acordo com a idade da criança. Crianças pré-adolescentes apresentam, com frequência, pirose, epigastralgia, dor abdominal, regurgitação e vômitos intermitentes. Lactentes e crianças com 1 a 3 anos de idade, contudo, apresentam mais comumente regurgitação e distúrbios alimentares. Investigação diagnóstica adicional é necessária se vômitos recorrentes forem acompanhados por retardo do ganho de peso, choro excessivo, irritabilidade, transtorno do sono, dificuldade para se alimentar ou distúrbios respiratórios ou se os sintomas persistirem após o uso de fórmula hipoalergênica ou supressão empírica do ácido gástrico.[22]

Inclinação da cabeça para um dos lados e arqueamento do dorso podem ocorrer nas crianças com refluxo grave. O posicionamento da cabeça parece representar uma tentativa de proteger as vias respiratórias ou reduzir o refluxo associado à dor. Em alguns casos, a regurgitação está associada a cáries dentárias e otalgia recidivante. A dor na orelha parece ser devida à irradiação da dor esofágica para a orelha por meio do nervo vago.

Vários sinais e sintomas respiratórios são causados pela lesão da mucosa respiratória quando o refluxo gástrico entra no esôfago. O refluxo pode causar laringospasmo, apneia e bradicardia. Cerca de 50% das crianças asmáticas podem ter também DRGE.[21] As crianças asmáticas que são especialmente suscetíveis a apresentar DRGE como fator desencadeante são as que apresentam sintomas de refluxo, asma refratária ou dependência de corticoide e agravamento noturno dos sintomas.[21]

Diagnóstico e tratamento. O diagnóstico do refluxo gastresofágico dos lactentes e das crianças maiores baseia-se nas observações clínicas dos pais e do pediatra.

De modo geral, não é necessário solicitar exames complementares porque estes não são mais confiáveis que a anamnese e o exame físico no diagnóstico de RGE ou DRGE. A solicitação de exames complementares deve ser reservada para situação com sintomas atípicos, sinais de alerta ou dúvidas em relação ao diagnóstico, suspeita de complicações da DRGE ou outras condições e fracasso do tratamento inicial.

O diagnóstico pode ser confirmado por exames de dosagem do pH esofágico, esofagografia radioscópica contrastada e cintigrafia nuclear. Em alguns casos, a esofagoscopia pode ser realizada para revelar refluxo e fazer biopsia.[23]

Existem várias opções terapêuticas para lactentes e crianças com RGE. A maioria dos lactentes, crianças e adolescentes que apresentam refluxo melhora com medidas conservadoras. Mudanças na alimentação podem reduzir os sintomas em lactentes. No caso de lactentes alimentados com fórmulas, a redução do volume total nas mamadeiras ou o oferecimento mais frequente de volumes menores podem reduzir os episódios de refluxo e deve ser a primeira conduta. O acréscimo de agentes espessantes diminui a regurgitação observada, mas não reduz o índice de refluxo (porcentagem de tempo de pH esofágico < 4) e pode resultar em ganho ponderal excessivo.[23] A mudança da posição do corpo do lactente enquanto ele está acordado pode ser efetiva. O decúbito ventral e o decúbito lateral esquerdo estão associados a menos episódios de refluxo, mas devem ser recomendados somente enquanto o lactente está acordado durante o período pós-prandial. Nos lactentes maiores e nas crianças, a elevação da cabeceira do leito e a manutenção da criança ereta podem ser medidas úteis. Em geral, os fármacos não são acrescentados ao esquema terapêutico antes que o refluxo patológico tenha sido comprovado por exames complementares. Os antiácidos são os fármacos usados mais frequentemente para tratar refluxo e podem ser conseguidos facilmente sem prescrição médica. Os antagonistas do receptor H_2 e os IBP podem ser usados nas crianças com refluxo persistente. Os agentes procinéticos (p. ex., metoclopramida, um agonista dos receptores de dopamina tipo 2 e de

5-hidroxitriptamina [5-HT$_3$]; betanecol, um agonista colinérgico) estão associados a efeitos colaterais significativos e seu uso terapêutico não é recomendado.[23]

Câncer de esôfago

O carcinoma de esôfago representa 1% de todos os cânceres diagnosticados.[24] Esse tipo de câncer é mais comum nos adultos com mais de 65 anos e é três vezes mais frequente nos homens que nas mulheres, mas a incidência é igual nos grupos étnicos afro-americano e caucasoide.[24]

Existem dois tipos de câncer de esôfago: carcinoma espinocelular e adenocarcinoma. A maioria dos carcinomas espinocelulares é atribuível ao etilismo e tabagismo. Em todo o mundo, esse é o tipo mais comum de câncer esofágico, mas nos EUA houve aumento significativo da incidência dos adenocarcinomas.[25] Esôfago de Barrett e DRGE são os dois fatores de risco mais comuns para o desenvolvimento do adenocarcinoma de esôfago.[26]

Disfagia progressiva certamente é a queixa mais comum dos pacientes com câncer de esôfago. A disfagia começa com a ingestão de alimentos volumosos, depois de alimentos macios e, finalmente, líquidos. Infelizmente, a disfagia é um sintoma tardio da doença. Emagrecimento involuntário, anorexia, fadiga e dor ao deglutir também são queixas que podem ocorrer.

O tratamento do câncer de esôfago depende do estágio do tumor. A ressecção cirúrgica oferece chances de cura quando é realizada nos estágios precoces da doença, mas é paliativa quando a doença está avançada. A radioterapia pode ser realizada como abordagem alternativa ao tratamento cirúrgico. A quimioterapia pode ser usada antes da intervenção cirúrgica para reduzir o tamanho do tumor, ou combinada com radioterapia e ressecção cirúrgica na tentativa de aumentar a sobrevivência.[27]

Embora não seja bom, o prognóstico dos pacientes com câncer de esôfago tem melhorado. Contudo, mesmo com os métodos modernos de tratamento, a sobrevivência a longo prazo é pequena porque, em muitos casos, a doença já produziu metástase quando o diagnóstico é estabelecido.

RESUMO

Esôfago é um tubo que liga a orofaringe ao estômago e funciona basicamente como conduto para a passagem dos alimentos entre a faringe e o estômago. Embora sejam relativamente raras, as anomalias congênitas (i. e., AE e FTE) devem ser tratadas imediatamente porque causam aspiração das secreções orogástricas e são incompatíveis com a sobrevivência. Disfagia é o termo usado para descrever dificuldade de engolir e pode ser causada por distúrbios da função neural ou doenças que causam estreitamento do esôfago. Divertículo esofágico é uma dilatação sacular da parede esofágica causada por enfraquecimento da camada muscular. As lacerações longitudinais (lacerações de Mallory-Weiss) na junção esofagogástrica podem ocorrer depois de episódios graves de ânsia de vomitar ou vômitos. Na maioria dos casos, essas lacerações são encontradas nos alcoólicos crônicos, embora também possam ocorrer com doenças agudas que provocam vômitos graves. A hérnia de hiato caracteriza-se por uma protrusão ou herniação do estômago através do hiato esofágico do diafragma. Existem dois padrões anatômicos de herniação: (1) hérnia de hiato axial ou por deslizamento, que é mais comum e caracteriza-se por uma protrusão do estômago com formato de sino acima do diafragma; e (2) hérnia não axial ou paraesofágica, na qual uma parte do estômago entra no tórax por um orifício diafragmático alargado.

O termo refluxo gastresofágico refere-se ao movimento retrógrado do conteúdo gástrico para dentro do esôfago, uma alteração que provoca pirose (azia). Embora a maioria das pessoas tenham RGE e pirose ocasionais, o refluxo persistente pode resultar em um ciclo de lesão da mucosa que causa hiperemia, edema, erosão da superfície luminal e esôfago de Barrett. O refluxo pode causar sintomas respiratórios (p. ex., tosse crônica) e funcionar como fator desencadeante potencial de asma. O refluxo gastresofágico é um problema comum dos lactentes e das crianças. Em muitos casos, o refluxo regride espontaneamente à medida que a criança cresce e, na maioria dos casos, os sintomas desaparecem em torno dos 2 anos de idade. Embora alguns lactentes tenham graus brandos de refluxo, alguns bebês e algumas crianças pequenas têm refluxo significativo, que interfere na alimentação, causa esofagite e provoca sintomas respiratórios e outras complicações.

O carcinoma de esôfago é mais comum nos idosos e ocorre mais frequentemente nos homens que nas mulheres. Existem dois tipos de câncer esofágico: carcinoma espinocelular e adenocarcinoma. A maioria dos cânceres desse primeiro tipo está associada à ingestão de álcool e ao tabagismo. Os adenocarcinomas estão relacionados mais diretamente com refluxo gastresofágico e esôfago de Barrett.

DOENÇAS DO ESTÔMAGO

Depois de concluir esta seção, o leitor deverá ser capaz de:

- Diferenciar as causas e as manifestações clínicas das gastrites aguda e crônica
- Caracterizar a ação atribuída ao *Helicobacter pylori* no desenvolvimento da gastrite crônica e da úlcera péptica e citar métodos para diagnosticar e tratar esta infecção
- Citar os fatores etiológicos da ulceração associada à síndrome de Zollinger-Ellison e à úlcera de estresse.

O estômago é um reservatório que tem a função de receber o conteúdo que entra no sistema digestório. Está localizado na parte superior do abdome, à frente do pâncreas, dos vasos esplênicos e do rim esquerdo. Em sua face anterior, o estômago está limitado pela parede abdominal anterior e pelo lobo inferior esquerdo do fígado. Enquanto permanece no estômago, o alimento é agitado e misturado com ácido clorídrico e pepsina antes de ser liberado dentro do intestino delgado. Em condições normais, a superfície mucosa do estômago forma uma barreira que o protege do ácido clorídrico e da pepsina encontrados nas secreções gástricas. As doenças do estômago incluem gastrite, úlcera péptica e carcinoma gástrico.

Barreira mucosa do estômago

Em geral, o revestimento do estômago é impermeável ao ácido que ele secreta e esta peculiaridade possibilita que o órgão contenha ácido e pepsina, sem ter suas paredes digeridas. Vários fatores contribuem para a proteção da mucosa gástrica, inclusive uma cobertura de células epiteliais superficiais excepcionalmente justapostas umas às outras e, portanto, impermeável. Além disso, também há muco espesso e tenaz secretado pelas células, que forma uma cobertura protetora para a parede interna do estômago e que também contém bicarbonato (usado para manter o pH neutro).[5,28] Coletivamente, esses mecanismos são conhecidos como *barreira mucosa gástrica*.

As células do epitélio gástrico estão conectadas por junções estreitas que impedem a penetração do ácido e estão cobertas por uma camada lipídica hidrofóbica impermeável, que não viabiliza a difusão das moléculas hidrossolúveis ionizadas. O ácido acetilsalicílico (AAS) consegue atravessar a camada lipídica e causar danos às células superficiais, que podem resultar em erosões agudas.[29] Irritação gástrica e sangramento oculto devido à irritação gástrica ocorrem em uma porcentagem significativa dos pacientes tratados com AAS regularmente. O álcool etílico, que é lipossolúvel como o AAS, também rompe a barreira mucosa. Quando álcool etílico e AAS são ingeridos simultaneamente, a permeabilidade da barreira mucosa do estômago é significativamente aumentada e ocorre destruição das células.[30] Os ácidos biliares também atacam os componentes lipídicos da barreira mucosa e podem causar irritação quando há refluxo do conteúdo duodenal para o estômago.

Normalmente, a secreção de ácido clorídrico (HCl) pelas células parietais do estômago está associada à secreção de íons bicarbonato (HCO_3^-). Para cada íon hidrogênio (H^+) secretado, uma molécula de HCO_3^- é produzida e, contanto que a produção de bicarbonato seja igual à formação de íons H^+, não há lesão da mucosa. As alterações da irrigação sanguínea do estômago (p. ex., choque) tendem a reduzir a produção de HCO_3^-. Isso é especialmente válido quando a redução do fluxo sanguíneo está associada à acidose. O AAS e os anti-inflamatórios não esteroides (AINE) também reduzem a secreção de HCO_3^- por inibição da COX-1 gástrica, uma enzima de ácido graxo que sintetiza as prostaglandinas mediadoras da secreção de bicarbonato.[31,32]

Existem dois tipos de muco que protegem a mucosa gástrica: solúvel e insolúvel em água.[27] O muco insolúvel em água forma um gel estável fino que adere à superfície da mucosa gástrica e confere proteção contra as ações proteolíticas (digestão das proteínas) da pepsina. Além disso, esse tipo de muco forma uma camada irremovível que retém bicarbonato e forma uma interface alcalina entre o conteúdo luminal do estômago e sua superfície mucosa. O muco hidrossolúvel é desprendido da superfície mucosa e mistura-se com o conteúdo luminal; sua composição viscosa tem função lubrificante, impedindo lesão mecânica da superfície mucosa.

As prostaglandinas – mensageiros químicos originados dos lipídios da membrana celular – desempenham um papel importante como proteção da mucosa gástrica contra lesão.[31] Aparentemente, as prostaglandinas exercem seu efeito por aumento da irrigação sanguínea da mucosa, redução da secreção ácida, aumento da secreção de íons bicarbonato e intensificação da produção de muco.

Conceitos fundamentais

Lesão da mucosa gástrica e formação de úlceras

- O estômago é protegido por uma barreira mucosa que impede que as secreções gástricas e outras substâncias destrutivas lesem o epitélio e as camadas mais profundas da parede gástrica
- As duas causas principais de irritação e formação de úlceras na mucosa gástrica são AAS ou AINE e infecção por *H. pylori*.

Gastrite

O termo gastrite refere-se à inflamação da mucosa gástrica. Existem várias causas de gastrite, mas a maioria pode ser agrupada em agudas ou crônicas.

Gastrite aguda

A gastrite aguda caracteriza-se por um processo inflamatório agudo da mucosa, geralmente de natureza transitória. A inflamação pode causar vômitos, dor e hemorragia, assim como ulceração nos casos graves.[33] A forma erosiva é uma causa importante de sangramento gastrintestinal agudo. A gastrite aguda está associada mais comumente aos compostos irritativos locais, inclusive AAS ou outros AINE, álcool ou toxinas bacterianas. A administração oral de corticoides também pode ser complicada por gastrite hemorrágica aguda. Qualquer doença ou traumatismo grave associado a estresse fisiológico grave, que requeira tratamento clínico ou cirúrgico substancial, torna a mucosa gástrica mais suscetível à gastrite hemorrágica aguda causada por lesões da mucosa (ver úlceras de estresse).[13] Uremia, tratamento com quimioterápicos para câncer e radioterapia do estômago também causam gastrite aguda.

As queixas dos pacientes com gastrite aguda são variadas. Alguns pacientes com gastrite causada por AAS podem ser totalmente assintomáticos, ou se queixar apenas de pirose ou acidez gástrica. A gastrite associada à ingestão excessiva de álcool geralmente é uma situação atípica; em muitos casos, essa condição causa um desconforto gástrico transitório que pode provocar vômitos e, nos casos mais graves, sangramento e hematêmese. A gastrite causada por toxinas de microrganismos infecciosos, inclusive enterotoxinas estafilocócicas, geralmente tem início súbito e violento, com desconforto gástrico e vômitos que começam cerca de 5 h depois da ingestão de um alimento contaminado. Em geral, a gastrite aguda é um distúrbio autolimitado, com recuperação e cicatrização completas dentro de alguns dias depois da eliminação da condição ou do agente desencadeante.

Gastrite crônica

Gastrite crônica é uma condição diferente da gastrite aguda e caracteriza-se pela inexistência de erosões visíveis macroscopicamente e pela existência de alterações inflamatórias crônicas que, por fim, acarretam atrofia do epitélio glandular do estômago. Existem três tipos de gastrite crônica: infecção por *H. pylori*, gastrite atrófica metaplásica e gastropatia química.[13]

Gastrite causada por infecção por *Helicobacter pylori*.

Infecção por *Helicobacter pylori* é a causa mais comum de gastrite crônica. Nos EUA, a prevalência dessa doença está relacionada com nível socioeconômico, idade avançada e etnias afro-americana e hispânica.[34] *H. pylori* é encontrado em dois terços da população mundial.[34] Alguns estudos sugeriram que, nos países industrializados, a transmissão desse patógeno ocorra principalmente de pessoa a pessoa por vômitos, saliva ou fezes, enquanto as outras vias de transmissão (como a água) podem ser importantes nos países em desenvolvimento. Nos países industrializados, o índice de infecção por *H. pylori* diminuiu expressivamente ao longo das últimas décadas em razão dos avanços na área de saneamento.

A gastrite causada por *Helicobacter pylori* é uma doença inflamatória crônica do antro e do corpo do estômago. A infecção crônica por esse microrganismo pode causar atrofia e úlcera péptica do estômago e está associada ao risco elevado de adenocarcinoma gástrico e proliferação de tecidos linfoides associados à mucosa que, em alguns casos, transforma-se em linfoma.[33]

Patogênese. *Helicobacter pylori* é um bastonete gram-negativo diminuto, espiralado ou curvo (protobactéria), que pode colonizar as células epiteliais secretoras de muco do estômago[33] (Figura 37.5). *H. pylori* tem vários flagelos que lhe possibilitam movimentar-se na camada mucosa do estômago; também secreta urease, que contribui para que produza amônia suficiente para tamponar a acidez do seu ambiente imediato. Essas peculiaridades ajudam a explicar por que esse microrganismo consegue sobreviver no ambiente ácido do estômago. *H. pylori* produz enzimas e toxinas que têm a capacidade de interferir na proteção local da mucosa gástrica contra a ação do ácido, causar inflamação intensa e desencadear uma reação imune. Desse modo, há aumento da produção de citocinas pró-inflamatórias (IL-6, IL-8), que ajudam a recrutar e ativar neutrófilos.[35] Várias proteínas do *H. pylori* são imunogênicas e desencadeiam uma reação imune intensa na mucosa. Linfócitos B e T podem ser encontrados na gastrite crônica causada por esse microrganismo. Os linfócitos T podem ser responsáveis pela atenuação da resposta inflamatória contínua causada pelas citocinas, possibilitando que o *H. pylori* mantenha sua colonização do estômago por períodos longos. Embora as funções dos linfócitos T e B na etiologia da lesão epitelial ainda não tenham sido esclarecidas, a ativação das células B pelas células T pode estar envolvida na patogênese dos linfomas gástricos.[13]

Ainda não está claro por que alguns pacientes infectados por *H. pylori* desenvolvem doença clínica e outros não. Hoje em dia, cientistas estudam as diferentes cepas da bactéria na tentativa de determinar se algumas são mais virulentas que outras e se fatores relacionados com o hospedeiro e o ambiente contribuem para o desenvolvimento da doença clínica.[13]

Diagnóstico e tratamento. Os métodos usados para confirmar a existência de infecção por *H. pylori* são teste respiratório da ureia marcada com carbono (C) radioativo, que utiliza um isótopo radioativo do carbono (^{13}C ou ^{14}C-ureia); testes sorológicos; teste do antígeno fecal; e biopsia endoscópica para determinar se há urease.[36] Os títulos sorológicos para anticorpos contra *H. pylori* isolam especificamente as imunoglobulinas G e A (IgG e IgA).

A erradição ideal de *H. pylori* é comprovadamente difícil. Esquemas que utilizam dois ou três antibióticos combinados a um IBP ou bismuto são necessários para atingir taxas adequadas de erradicação e reduzir o número de falhas decorrentes de resistência ao antibiótico. O esquema triplo de primeira linha, que consiste em um IBP (omeprazol ou lansoprazol), amoxicilina e claritromicina, ainda é o mais comumente prescrito. A duração do tratamento de 7 a 10 dias ou de 10 a 14 dias está associada a uma taxa de erradicação significativamente mais

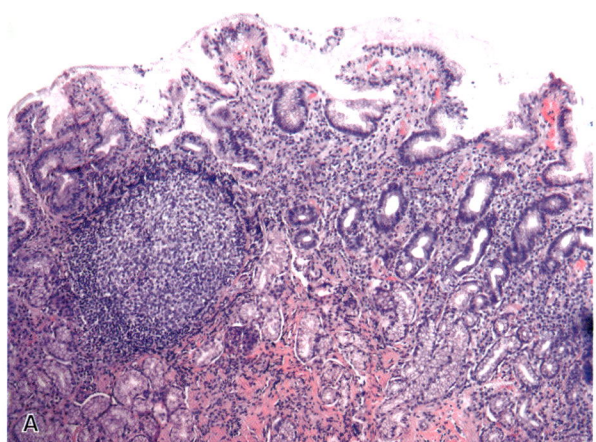
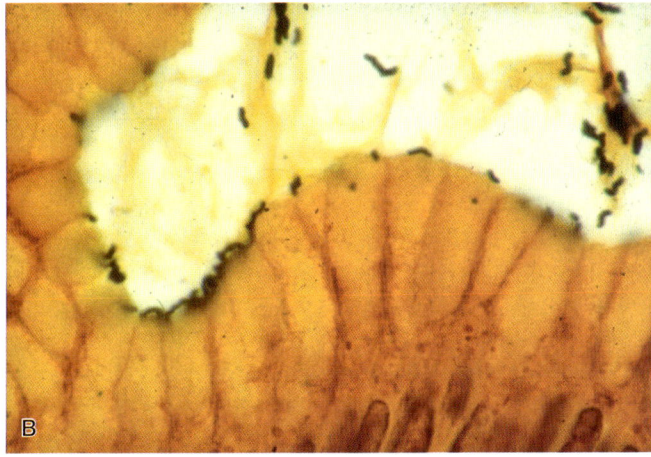

Figura 37.5 • A. Agregado linfoide; quando presente é muito sugestivo de *Helicobacter*. **B.** A coloração de Warthin-Starry realça os pequenos microrganismos curvilíneos na superfície foveolar. Fonte: Strayer D. S., Rubin R. (Eds.) (2015). *Rubin's pathophysiology: Clinicopathologic foundations of medicine* (7. ed., Figura 19.16 B and D, p. 764). Philadelphia, PA: Lippincott Williams & Wilkins.

elevada, considerando-se 14 dias ou mais a duração ótima da terapia.[37] O esquema de segunda linha (14 dias de IBP, bismuto, tetraciclina e metronidazol ou tinidazol) é mais complicado, embora mais efetivo.[38]

A erradicação do *H. pylori* tem sido difícil. O tratamento consiste em esquemas combinados que incluem antibióticos (p. ex., amoxicilina, tetraciclina, aminoglicosídio ou sais de bismuto) e IBP (p. ex., lansoprazol e omeprazol).[36] Em geral, o tratamento é mantido por 10 a 14 dias. O *H. pylori* sofre mutações e rapidamente desenvolve cepas resistentes aos antibióticos. A combinação de dois ou mais antimicrobianos aumenta os índices de cura e reduz o risco de desenvolver cepas resistentes. Os IBPs têm propriedades antimicrobianas diretas contra o *H. pylori* e, porque aumentam o pH intragástrico, estes fármacos suprimem a proliferação da bactéria e acentuam a eficácia do antibiótico. O bismuto tem efeito antibacteriano direto contra *H. pylori*.

Gastrite atrófica crônica.
De acordo com a Updated Sydney System Classification, a gastrite atrófica é dividida em multifocal (*H. pylori*, fatores ambientais, dieta específica) e predominante no corpo do estômago (autoimune). Como metaplasia é uma característica histológica crucial nas pessoas com gastrite atrófica, o uso do termo "metaplásco" é recomendado para as duas variantes da gastrite atrófica: gastrite atrófica metaplásica autoimune (GAMA) e gastrite atrófica metaplásica ambiental.[39]

A *gastrite atrófica autoimune* representa menos de 10% dos casos de gastrite crônica e consiste em uma forma difusa de inflamação gástrica limitada ao corpo e ao fundo do estômago, com pouco ou nenhum acometimento do antro.[33] Esse tipo de gastrite é causado por autoanticorpos dirigidos contra os componentes das células parietais das glândulas gástricas e o fator intrínseco. A atrofia das glândulas e da mucosa do estômago resulta na supressão da produção de ácido. Nos casos mais graves, a produção de fator intrínseco é bloqueada, resultando em deficiência de vitamina B_{12} e anemia perniciosa. Em muitos casos, esse tipo de gastrite crônica está associado a outros distúrbios autoimunes, inclusive tireoidite de Hashimoto, doença de Addison e tireoidopatia de Graves.

Gastrite atrófica multifocal é um distúrbio de etiologia desconhecida que acomete o antro e as áreas adjacentes do estômago. Essa doença é mais comum que a gastrite autoimune e é encontrada com mais frequência na raça caucasoide que nas demais raças. Esse tipo de gastrite é especialmente comum na Ásia, na Escandinávia e em regiões da Europa e América Latina.[13] Como também ocorre com a gastrite autoimune, a gastrite atrófica multifocal está associada à redução da secreção de HCl, porém acloridria e anemia perniciosa não são incomuns.

A gastrite autoimune crônica e a gastrite atrófica multifocal crônica geralmente causam poucos sintomas relacionados diretamente com as anormalidades gástricas. Quando há destruição acentuada das células parietais dos pacientes com gastrite autoimune, os pacientes geralmente também têm hipocloridria ou acloridria e hipergastrinemia. O mais importante é que existe uma relação entre gastrite crônica e o desenvolvimento de úlceras pépticas e carcinoma do estômago. O risco de câncer gástrico a longo prazo em pacientes com gastrite autoimune é mínimo.[33]

Gastropatia química.
Gastropatia química é uma lesão gástrica crônica resultante do refluxo do conteúdo duodenal alcalino, das secreções pancreáticas e da bile para dentro do estômago. É comum em pacientes submetidos a cirurgias de gastroduodenostomia ou gastrojejunostomia. Uma forma mais branda pode ocorrer nos pacientes com úlceras gástricas, doença da vesícula biliar ou vários distúrbios da motilidade do estômago distal.

Doença ulcerosa péptica

Doença ulcerosa péptica é o termo usado para descrever um grupo de distúrbios ulcerativos envolvendo os segmentos do sistema digestório alto expostos às secreções de ácido e pepsina. Essa condição tem várias causas, inclusive uso de fármacos e infecção por *H. pylori*.[40] Com suas remissões e exacerbações, a doença ulcerosa péptica é um problema de saúde crônico.

Úlceras pépticas

Os tipos mais comuns de úlcera péptica são as duodenais e gástricas. Cerca de 10% da população geral têm ou desenvolverão úlcera péptica.[13] As úlceras duodenais são cinco vezes mais comuns que as gástricas. A faixa etária de pico das úlceras pépticas tem aumentado progressivamente nos últimos 50 anos e, hoje em dia, varia de 30 a 60 anos no caso das úlceras duodenais, embora também possa ocorrer em pacientes de qualquer idade. As úlceras gástricas são mais prevalentes entre os adultos de meia-idade ou idosos. As úlceras duodenais predominam nos pacientes do sexo masculino, enquanto a incidência das úlceras gástricas apresenta distribuição mais homogênea entre os dois sexos.[13]

As úlceras pépticas podem afetar uma ou todas as camadas do estômago ou do duodeno (Figura 37.6). A úlcera pode penetrar apenas na superfície da mucosa, ou pode estender-se até as camadas de musculatura lisa. Em alguns casos, a úlcera penetra na parede externa do estômago ou do duodeno. Remissões e exacerbações espontâneas são comuns. A cicatrização da camada muscular depende da substituição por tecido fibrótico. Embora as camadas mucosas que cobrem a musculatura fibrosada regenerem, a regeneração geralmente não é perfeita e isto contribui para a recidiva dos episódios de ulceração.

Etiologia e patogênese.
Vários fatores de risco foram relacionados com a doença ulcerosa péptica. Os dois mais importantes são infecção pela bactéria *H. pylori* e uso de AAS e outros AINE.[40] Alguns estudos demonstraram que ambos alteram os mecanismos protetores da mucosa gástrica contra os efeitos destrutivos do ácido erosivo, que ameaça continuamente a mucosa da parte superior do sistema digestório. As úlceras refletem a falência desses mecanismos.

O mecanismo exato por meio do qual o *H. pylori* facilita a formação da úlcera péptica não foi totalmente esclarecido. A

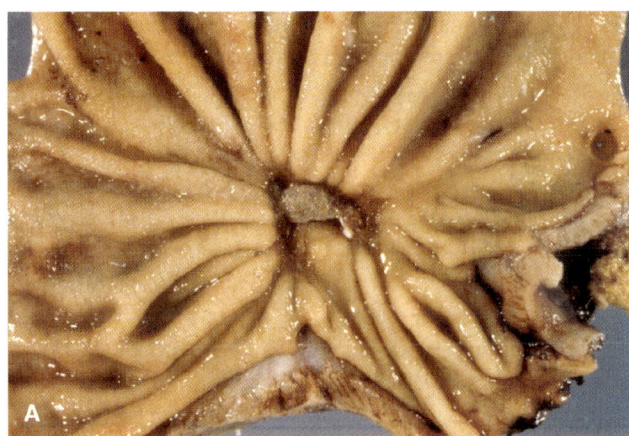 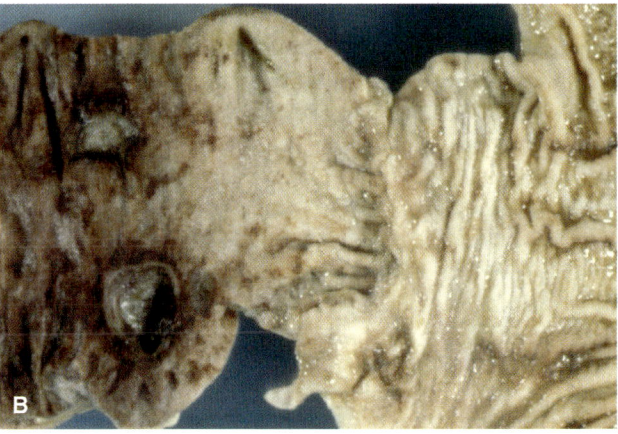

Figura 37.6 • Úlceras gástricas e duodenais. **A.** Úlcera gástrica – havia demarcação nítida característica com a mucosa circundante, pregas gástricas irradiadas. A base da úlcera era cinzenta em consequência da deposição de fibrina. **B.** Úlcera duodenal – esse paciente tinha duas úlceras duodenais nitidamente demarcadas e circundadas por mucosa duodenal inflamada. A junção gastroduodenal está localizada na parte central da fotografia. Fonte: Rubin R., Strayer D. S. (Eds.) (2012). *Rubin's pathophysiology: Clinicopathologic foundations of medicine* (6. ed., p. 625). Philadelphia, PA: Lippincott Williams & Wilkins.

capacidade dessa bactéria de provocar inflamação e estimular a liberação de citocinas e outros mediadores inflamatórios contribui para a lesão da mucosa. A infecção acomete predominantemente o antro do estômago, causando hipergastrinemia e aumento da produção de ácido. A lesão ácida do duodeno parece favorecer o desenvolvimento de metaplasia gástrica, possibilitando que *H. pylori* colonize estas áreas e predisponha ao desenvolvimento de úlceras duodenais.

A patogênese das úlceras causadas por AINE parece envolver lesão da mucosa e inibição da síntese das prostaglandinas.[33] Aparentemente, AAS é o mais ulcerogênico dentre todos os AINE. A formação de úlceras nos pacientes que usam AINE é dose-dependente, mas também há risco mesmo com doses de AAS de 81 mg/dia.[41] Ao contrário das úlceras pépticas causadas por outros distúrbios, a lesão gástrica induzida pelos AINE em geral é assintomática, e complicações potencialmente fatais podem ocorrer sem sinais premonitórios. De acordo com alguns relatos, menos irritação gástrica está associada à classe mais moderna de AINE inibidores seletivos de ciclo-oxigenase-2 (AINE seletivos para COX-2), a enzima principal envolvida na síntese das prostaglandinas no foco inflamatório, em comparação aos AINE não seletivos que também inibem a COX-1, enzima envolvida na produção de prostaglandinas na mucosa gástrica.

Estudos epidemiológicos identificaram fatores independentes que acentuam os efeitos da doença ulcerosa péptica causada pela infecção por *H. pylori* e uso de AINE. Isso inclui idade avançada, história progressa de úlcera péptica, uso de vários AINE e tratamento simultâneo com varfarina (um anticoagulante) e corticoides. O tabagismo pode aumentar o risco de úlcera péptica por dificultar sua cicatrização. A ingestão de álcool pode aumentar a produção de ácido.[40] Nenhuma evidência convincente sugere que fatores dietéticos desempenhem papel importante na patogênese das úlceras pépticas. A incidência de úlceras pépticas é maior em algumas famílias. Essa constatação provavelmente se deve à disseminação familiar da infecção por *H. pylori*, mas fatores genéticos hereditários que controlam as reações ao microrganismo provavelmente também são importantes.

Manifestações clínicas. As manifestações clínicas da úlcera péptica sem complicações consistem principalmente em desconforto e dor. A dor é descrita como dor ardente, espasmódica ou corrosiva, geralmente é rítmica e ocorre frequentemente quando o estômago está vazio – entre as refeições e em torno de 1 ou 2 h da madrugada. Em geral, a dor localiza-se em uma área pequena situada perto da linha média no epigástrio e do processo xifoide, mas pode irradiar-se para debaixo das bordas costais, para o dorso ou, raramente, para o ombro direito. Hipersensibilidade epigástrica superficial ou profunda e defesa voluntária podem ocorrer quando há lesões maiores. Outra característica da dor das úlceras é sua periodicidade. A dor tende a recidivar a intervalos de algumas semanas ou meses. Durante um período de exacerbação, a dor ocorre diariamente e se estende por várias semanas, para então entrar em remissão até a recidiva subsequente. Nos casos típicos, a dor é aliviada pela ingestão de alimentos ou antiácidos.

As complicações mais comuns da úlcera péptica são hemorragia, perfuração e penetração, além de obstrução do orifício de saída do estômago. As hemorragias são causadas por sangramento originado dos tecidos de granulação ou por erosão de uma úlcera para dentro de uma artéria ou veia. Anemia pós-hemorrágica aguda é o segundo diagnóstico secundário mais comum quando os pacientes são hospitalizados com doença ulcerosa péptica.[42] Os indícios de sangramento podem ser hematêmese e melena. O sangramento pode ser repentino, profuso e sem sinais premonitórios, ou pode ser insidioso e causar perda de sangue oculto nas fezes. Até 20% dos pacientes com úlceras hemorrágicas não referem sintomas pregressos de dor; isto é especialmente válido para os pacientes que utilizam AINE. A hemorragia aguda evidencia-se por fraqueza de início súbito; tontura, sede e pele úmida; desejo de defecar e eliminação de fezes moles, marrom-escuras ou mesmo vermelhas e vômitos em borra de café. Dependendo do volume de sangue perdido, o paciente pode ter sinais de choque circulatório.

A perfuração ocorre quando uma úlcera erode e atravessa todas as camadas da parede do estômago ou do duodeno. Quando a perfuração ocorre nos idosos, a mortalidade é significativamente maior. Quando há perfuração, o conteúdo do sistema digestório entra no peritônio e causa peritonite. Nos pacientes com longo histórico de úlcera péptica, a perfuração pode ser indicada pela irradiação da dor para o dorso, angústia grave durante a noite e alívio inadequado da dor após a ingestão de alimentos ou o uso de antiácidos. A penetração é um processo semelhante à perfuração, mas no primeiro caso a cratera da úlcera erode e penetra os órgãos adjacentes, inclusive pâncreas, fígado ou árvore biliar.[40] Nos casos típicos, as manifestações clínicas são sutis e marcadas por aumentos gradativos da intensidade e da frequência da dor.

A obstrução da via de saída é causada por edema, espasmo ou contração dos tecidos fibróticos e interfere na passagem livre do conteúdo gástrico pelo piloro ou áreas adjacentes. O quadro clínico de uma obstrução geralmente é insidioso, com sinais e sintomas como saciedade precoce, sensação de plenitude e peso no epigástrio depois das refeições, refluxo gastresofágico, emagrecimento e dor abdominal. Nos casos de obstrução grave, o paciente vomita alimentos não digeridos.

Diagnóstico e tratamento.
Os procedimentos realizados para diagnosticar úlcera péptica incluem anamnese, exames laboratoriais e radiológicos e endoscopia. Uma história clínica cuidadosa deve incluir o uso de AAS e AINE. A úlcera péptica deve ser diferenciada das outras causas de dor epigástrica. As alterações laboratoriais como anemia hipocrômica e sangue oculto nas fezes indicam sangramento. A endoscopia (i. e., gastroscopia e duodenoscopia) pode ser realizada para examinar a área ulcerada e colher amostras de biopsia para verificar se há H. pylori e excluir doença maligna. As radiografias contrastadas (p. ex., bário) são usadas para detectar a existência de uma cratera de úlcera e excluir carcinoma gástrico.

O tratamento da úlcera péptica foi drasticamente alterado nas últimas décadas e, hoje em dia, tem como objetivos erradicar a causa e assegurar a cura definitiva da doença. O tratamento farmacológico enfatiza a erradicação do H. pylori, a atenuação dos sintomas da úlcera e a cicatrização da lesão. Fármacos neutralizadores de acidez, inibidores da secreção ácida e protetores da mucosa são usados para atenuar os sintomas e promover a cicatrização da cratera da úlcera. Nenhuma evidência sugere que dietas especiais sejam benéficas no tratamento da úlcera péptica. AAS e AINE devem ser evitados quando possível.

Existem duas abordagens farmacológicas para reduzir a concentração de ácido do estômago. A primeira consiste em neutralizar a acidez gástrica com o uso de antiácidos, enquanto a segunda visa reduzir a produção de ácido gástrico por meio do uso de antagonistas do receptor H_2 ou IBP. Essencialmente, três tipos de antiácidos são usados para reduzir a acidez do estômago: carbonato de cálcio, hidróxido de alumínio e hidróxido de magnésio. Alguns antiácidos contêm combinações desses componentes, inclusive hidróxido de magnésio-alumínio. As *preparações de cálcio* causam constipação intestinal e podem causar hipercalcemia e síndrome leite-álcali. Essa síndrome é a terceira causa principal de internações hospitalares por hipercalcemia.[43] O *hidróxido de magnésio* é um antiácido potente, que também tem efeitos laxantes. Cerca de 5 a 10% do magnésio nessas preparações são absorvidos no intestino; como o magnésio é excretado pelos rins, estes fármacos não devem ser usados por pacientes com insuficiência renal. O *hidróxido de alumínio* reage com o ácido clorídrico e forma cloreto de alumínio, que se combina com fosfato no intestino; seu uso prolongado pode causar deficiência de fosfato e osteoporose. Como os antiácidos podem reduzir a absorção, a biodisponibilidade e a eliminação renal de alguns fármacos, estas alterações devem ser consideradas quando os fármacos deste grupo são administrados com outras preparações farmacêuticas.

Histamina é o mediador fisiológico principal da secreção de ácido clorídrico. Os antagonistas do receptor H_2 bloqueiam a secreção de ácido gástrico, que é estimulada pela histamina, gastrina e acetilcolina. A absorção do fármaco não é alterada pela existência ou não de alimentos no estômago.[44] O volume de secreção gástrica e a concentração de pepsina também diminuem. Os IBPs bloqueiam a última etapa da secreção de íons hidrogênio impedindo a ação da bomba de prótons da célula parietal do estômago.

Entre os fármacos que melhoram as defesas da mucosa estão os análogos das prostaglandinas e o sucralfato. Esse último fármaco é um sal complexo de sacarose, que contém alumínio e sulfato e liga-se seletivamente aos tecidos lesados pela úlcera, funcionando como barreira ao ácido, à pepsina e à bile. Além disso, o sucralfato absorve diretamente os sais biliares e estimula a secreção de bicarbonato e muco.[44] Esse fármaco não é absorvido sistemicamente, mas requer um pH ácido para que seja ativado e não deve ser administrado com antiácidos ou antagonista H_2. O misoprostol – um derivado da prostaglandina E – estimula a cicatrização da úlcera, aumentando as secreções de bicarbonato e muco e inibindo modestamente a secreção ácida. É o único fármaco dessa classe aprovado pela FDA (Food and Drug Administration) para uso clínico como profilaxia das úlceras pépticas induzidas por AINE. O misoprostol causa diarreia dose-dependente e, por causa de seu efeito de estimulação do útero, está contraindicado às mulheres em idade fértil.

O tratamento cirúrgico moderno da doença ulcerosa péptica limita-se praticamente à reversão das complicações. Quando há necessidade de intervenção cirúrgica, o procedimento costuma ser realizado por técnicas minimamente invasivas. Quando há sangramento da úlcera, a hemostasia frequentemente pode ser conseguida por abordagem endoscópica e, em geral, a dilatação por balão endoscópico é eficaz para eliminar obstrução do orifício de saída do estômago.

Síndrome de Zollinger-Ellison

Síndrome de Zollinger-Ellison é uma doença rara causada por um tumor secretor de gastrina (gastrinoma). Nos pacientes com esse distúrbio, a secreção aumentada de ácido gástrico causa DRGE ou doença ulcerosa péptica grave.[45] Os tumores podem ser lesões isoladas ou múltiplas e os tumores duodenais representam 40 a 50% desse tipo de gastrinoma.[46] Cerca de 50% dos tumores produtores de gastrina são malignos.[47] O aumento das secreções gástricas causa sintomas relacionados com a úlcera péptica. A diarreia pode ser causada pela secreção excessiva ou pela inativação da lipase intestinal com interferência na digestão de gordura, que ocorre com a redução do pH intestinal.

A hipergastrinemia também pode ser um distúrbio autossômico dominante conhecido como *síndrome de neoplasia endócrina múltipla do tipo 1 (NEM 1)*, que se caracteriza por várias neoplasias endócrinas coexistentes. A síndrome é marcada por hiperparatireoidismo e tumores endócrinos múltiplos, inclusive gastrinomas. Cerca de 20 a 25% dos gastrinomas estão associados à NEM 1.[45]

O diagnóstico da síndrome de Zollinger-Ellison baseia-se nos níveis altos de gastrina sérica e ácido gástrico basal, bem como na exclusão da NEM 1 como causa do problema. Tomografia computadorizada (TC), ultrassonografia (US) do abdome e angiografia seletiva são usadas para localizar o tumor e determinar se há doença metastática.

O tratamento da síndrome de Zollinger-Ellison inclui o controle da secreção ácida do estômago por IBP e a erradicação da neoplasia maligna.[47] A ressecção cirúrgica está indicada quando o tumor é maligno e ainda não produziu metástase.

Úlceras de estresse

O termo úlcera de estresse refere-se às ulcerações do sistema digestório que se desenvolvem nos períodos de estresse fisiológico significativo.[13] As populações de risco para o desenvolvimento de úlceras de estresse incluem os portadores de queimaduras amplas (úlcera de Curling)[48] e pacientes com traumatismo, sepse, síndrome de angústia respiratória aguda, insuficiência hepática grave e histórico de intervenções cirúrgicas de grande porte. Na maioria dos casos, essas lesões ocorrem no fundo e no corpo do estômago, e parecem ser resultantes de isquemia dos tecidos da mucosa e de alterações na barreira mucosa gástrica.[48] Outro tipo de úlcera de estresse – conhecido como *úlcera de Cushing* – consiste em úlceras esofágicas, gástricas e duodenais que se desenvolvem nos pacientes com lesões, intervenções ou tumores intracranianos. Esse tipo de úlcera parece ser causado pela secreção excessiva de ácido gástrico resultante da estimulação dos núcleos vagais pela hipertensão intracraniana.

Os pacientes internados nas unidades de tratamento intensivo estão particularmente sujeitos a desenvolver úlceras de estresse.[49] Os IBP são as primeiras opções para evitar esse tipo de úlcera nessa população.[48]

Câncer de estômago

Em 2014, de acordo com a International Agency for Research in Cancer, o câncer de estômago era o quinto câncer mais comum em todo o planeta, com 952 mil casos novos estimados (7% da incidência total de câncer) e 723 mil mortes (9% da taxa de mortalidade total por câncer). Quase 75% dos casos novos ocorreram na Ásia e mais de dois quintos na China.[50] O câncer de estômago ocorre mais frequentemente no Leste Asiático e na Europa Oriental; é duas vezes mais frequente em homens do que em mulheres. Em 2017, aproximadamente 28 mil diagnósticos novos de câncer de estômago (17.750 em homens e 10.250 em mulheres) foram previstos nos EUA, assim como quase 11.000 mortes decorrentes de câncer de estômago.[51]

Etiologia e patogênese

Entre os fatores que parecem aumentar o risco de câncer de estômago estão predisposição genética, fatores carcinogênicos da dieta (p. ex., compostos *N*-nitrosos e benzopireno encontrados nos alimentos conservados e defumados), gastrite autoimune e adenomas ou pólipos gástricos. A incidência do câncer de estômago nos EUA diminuiu de forma expressiva a partir da década de 1930, provavelmente em razão da melhoria das condições de conservação dos alimentos e da redução do consumo de alimentos salgados, defumados e conservados.[51] A infecção crônica por *H. pylori* parece atuar como cofator em alguns tipos de carcinomas gástricos. Essa infecção bacteriana causa gastrite seguida de atrofia, metaplasia intestinal e carcinoma. Essa sequência de eventos celulares depende das proteínas bacterianas e da reação do hospedeiro, que é influenciada pela constituição genética do indivíduo. Além dos fatores genéticos, as chances de desenvolver câncer gástrico associado à infecção por *H. pylori* estão relacionadas com a cepa infectante, fatores ambientais e duração da infecção.[52] Por também ocorrer com a infecção por *H. pylori*, a gastrite autoimune aumenta o risco de desenvolver câncer gástrico, possivelmente em razão da inflamação crônica e da metaplasia intestinal.[53]

Cerca de 50 a 60% dos cânceres de estômago ocorrem na região pilórica ou adjacente ao antro. Em comparação com uma úlcera benigna, cujas bordas são lisas e têm configuração concêntrica, os cânceres gástricos tendem a ser maiores, com formatos irregulares e bordas entrecortadas.

Manifestações clínicas

Infelizmente, o câncer de estômago muitas vezes é assintomático ou provoca apenas sinais/sintomas inespecíficos em seus estágios iniciais. Quando as manifestações clínicas ocorrem, o câncer comumente já está em estágio avançado e metastatizou. O câncer de estômago pode provocar os sinais e sintomas descritos a seguir.

Na fase inicial, pode ocorrer indigestão ou sensação de queimação. Todavia, menos de 1 em cada 50 pessoas encaminhadas para endoscopia por causa de indigestão tem câncer. Desconforto abdominal e perda de apetite (sobretudo por carne) podem ocorrer. Os cânceres de estômago que já aumentaram de tamanho e invadiram o tecido normal podem causar astenia, fadiga, distensão gástrica após as refeições, dor no andar superior do abdome, náuseas e ocasionais vômitos, diarreia ou constipação intestinal. Uma expansão adicional pode provocar perda ponderal, vômito de sangue ou sangramento nas fezes (melena) e, às vezes, resultar em anemia. Disfagia sugere tumor na cárdia ou extensão do tumor gástrico para o esôfago.

Como as manifestações clínicas de câncer de estômago com frequência só ocorrem nos estágios avançados, nos EUA, apenas 1 em cada 5 cânceres de estômago é encontrado em um estágio inicial antes de sua propagação para outras áreas do corpo.

Diagnóstico e tratamento

O diagnóstico do câncer de estômago é estabelecido por várias modalidades, inclusive radiografias contrastadas com bário, endoscopia com biopsia e exames citológicos (p. ex., esfregaço de Papanicolaou) das secreções gástricas.[54] Os exames citológicos mostraram-se especialmente úteis como teste de triagem rotineira dos pacientes com gastrite atrófica ou pólipos gástricos. TC e ultrassonografia endoscópica são realizadas frequentemente para definir a disseminação de um câncer gástrico diagnosticado.

Em 2013, cientistas chineses e israelenses relataram um estudo piloto bem-sucedido de um teste respiratório para diagnosticar câncer de estômago pela análise de substâncias químicas exaladas sem necessidade de endoscopia.[55] Um estudo clínico em maior escala dessa tecnologia foi completado em 2014.[56]

Dependendo da localização e do tamanho da lesão, ressecção cirúrgica na forma de gastrectomia subtotal radical geralmente é o tratamento preferido. Radioterapia e quimioterapia não se mostraram especialmente eficazes como modalidades terapêuticas primárias para câncer de estômago. Em geral, essas técnicas são usadas com finalidades paliativas ou para controlar disseminação metastática da doença.

A curta expectativa de vida e a ausência de um esquema quimioterápico padrão tornam importante a identificação de novas modalidades terapêuticas do câncer gástrico. A terapia molecular direcionada atraiu atenção substancial por causa do aumento da especificidade e da eficácia e da redução significativa da resistência não seletiva e dos efeitos tóxicos. Múltiplos estudos clínicos confirmaram que a terapia molecular direcionada atua em vários mecanismos do câncer gástrico, como regulação do fator de crescimento epidérmico, imunobloqueio de *checkpoints*, ciclo celular, apoptose celular, enzimas essenciais e receptores do fator de crescimento insulina-símile, de modo a exercer um efeito antitumoral mais forte. A compreensão mais aprofundada dos mecanismos subjacentes às terapias moleculares direcionadas fornecerá novos *insights* sobre o tratamento do câncer gástrico.[57]

ácido-pepsina, mais comumente estômago e duodeno. Existem duas causas principais de úlcera péptica: infecção por *H. pylori* e uso de AAS ou AINE. O tratamento da úlcera péptica enfatiza medidas para erradicar o *H. pylori*, evitar irritação gástrica causada pelos AINE e administrar tratamento farmacológico convencional para aliviar os sintomas e cicatrizar a úlcera.

A síndrome de Zollinger-Ellison é rara e causada por tumores secretores de gastrina, na qual a secreção ácida do estômago alcança níveis tão altos que a formação de úlceras torna-se inevitável. As úlceras de estresse, também conhecidas como *úlceras de Curling*, estão associadas às condições de estresse fisiológico significativo, inclusive queimaduras e traumatismos; estas lesões parecem ser causadas pela isquemia, acidose tecidual e sais biliares que entram no estômago do paciente em estado crítico com redução da motilidade GI. Outro tipo de úlcera de estresse – úlcera de Cushing – ocorre nos pacientes com traumatismo ou intervenção cirúrgica intracraniana e parece ser causado pela secreção excessiva de ácido gástrico resultante da estimulação dos núcleos vagais pela hipertensão intracraniana.

Embora a incidência de câncer no estômago tenha diminuído nos últimos 50 anos nos EUA, continua sendo a terceira (8,8%) principal causa de morte por câncer no mundo, depois do câncer de pulmão e do fígado.[50] Como há pouquíssimos sintomas nos estágios iniciais desse tipo de câncer, a doença geralmente está muito avançada por ocasião do diagnóstico.

DOENÇAS DOS INTESTINOS DELGADO E GROSSO

Depois de concluir esta seção, o leitor deverá ser capaz de:

- Comparar as características da doença de Crohn e da colite ulcerativa
- Descrever a patogênese dos sintomas associados à apendicite

Existem algumas semelhanças entre os distúrbios que acarretam perda da integridade e da função dos intestinos delgado e grosso. As paredes dos intestinos delgado e grosso consistem em 5 camadas:

1. Camada mucosa interna, que reveste o lúmen do intestino
2. Camada submucosa
3. Camada muscular circular
4. Camada de fibras musculares longitudinais
5. Camada serosa externa.

Entre as doenças que alteram a função intestinal estão síndrome do cólon irritável (SCI), doença intestinal inflamatória (DII), diverticulite, apendicite, transtornos da motilidade intestinal (*i. e.*, diarreia, constipação intestinal e obstrução intestinal), síndrome de má absorção e cânceres do cólon e reto.

RESUMO

As doenças do estômago incluem gastrite, úlcera péptica e câncer gástrico. O termo gastrite refere-se à inflamação da mucosa gástrica. Gastrite aguda é uma inflamação transitória da mucosa e está associada mais comumente aos estímulos irritativos locais, inclusive endotoxinas bacterianas, cafeína, álcool e AAS. A gastrite crônica caracteriza-se pela inexistência de erosões visíveis a olho nu e por alterações inflamatórias crônicas que, por fim, causam atrofia do epitélio glandular do estômago. Existem quatro tipos principais de gastrite crônica: gastrite associada à infecção por *H. pylori*, gastrite autoimune, gastrite atrófica multifocal e gastropatia química. *Helicobacter pylori* é uma bactéria em forma de "S", que coloniza as células epiteliais gástricas secretoras de muco. A infecção por essa bactéria aumenta o risco de desenvolver gastrite crônica, úlcera péptica, câncer de estômago e linfoma de células B de grau baixo. O tratamento da infecção por *H. pylori* inclui a utilização de vários fármacos indicados para aumentar o pH das secreções gástricas e antimicrobianos destinados a erradicar a bactéria.

Úlcera péptica é o termo usado para descrever um grupo de doenças ulcerativas que afetam os segmentos do sistema digestório que ficam expostos às secreções de

Síndrome do cólon irritável

O termo *síndrome do cólon irritável* é usado para descrever um distúrbio GI funcional, que se caracteriza por uma combinação variada de sintomas intestinais crônicos recidivantes não explicáveis por anormalidades estruturais ou bioquímicas. Existem evidências sugerindo que 10 a 15% da população norte-americana e 25% da população mundial tenham essa síndrome.[58]

A síndrome do cólon irritável caracteriza-se por sintomas persistentes ou recorrentes como dor abdominal; transtornos da função intestinal; e queixas variadas como flatulência, eructações, náuseas e anorexia, constipação intestinal ou diarreia e ansiedade ou depressão. Uma característica da SCI é dor abdominal aliviada por defecação e associada à alteração da consistência ou da frequência de defecação. Em geral, a dor abdominal é intermitente, espasmódica e localizada na região inferior do abdome. A dor geralmente não ocorre à noite e também não interfere no sono. Essa síndrome parece ser resultante da desregulação da atividade motora intestinal e das funções neurais centrais moduladas pelo SNC.[59] Os pacientes com SCI tendem a apresentar motilidade exacerbada e contrações intestinais anormais em resposta aos estímulos psicológicos e fisiológicos estressantes. A função que esses fatores psicológicos desempenham na doença ainda é desconhecida. Embora alterações da atividade intestinal sejam reações normais ao estresse, essas respostas parecem ser exageradas nos pacientes com SCI. As mulheres tendem a ser afetadas mais comumente que os homens. Em geral, a menarca está associada ao início da síndrome. As mulheres frequentemente percebem exacerbação dos sintomas no período pré-menstrual, sugerindo um componente hormonal.

Manifestações clínicas e diagnóstico

Como a SCI não tem marcadores anatômicos ou fisiológicos, o diagnóstico geralmente se baseia nos sinais e sintomas de dor ou desconforto abdominal, flatulência e constipação intestinal ou diarreia, ou episódios alternados de constipação intestinal e diarreia. Um conjunto de critérios diagnósticos comumente utilizado requer que o paciente tenha sintomas contínuos ou recidivantes com duração de pelo menos 12 semana (não necessariamente consecutivas), dor ou desconforto abdominal nos últimos 12 meses e duas das três características clínicas: alívio depois de defecar, início associado à alteração da frequência de defecação e início associado a alguma alteração na forma (aspecto) das fezes.[60]

Outros sinais/sintomas que reforçam o diagnóstico da SCI incluem frequência de defecação anormal (mais de 3 vezes/dia, ou menos de 3 vezes/semana), fezes com forma anormal (bolotas/duras ou moles/aquosas), eliminação anormal de fezes (esforço para defecar, urgência ou sensação de defecação incompleta), eliminação de muco e flatulência ou sensação de distensão abdominal.[60] A história de intolerância à lactose deve ser considerada, porque a intolerância a este e a outros açúcares pode ser um fator desencadeante em alguns casos. O início agudo dos sintomas sugere a possibilidade de uma doença orgânica, bem como emagrecimento, anemia, febre, sangue oculto nas fezes, sintomas noturnos e sinais e sintomas de má absorção. Esses sinais e sintomas exigem a consideração de outros diagnósticos diferenciais.[61]

Tratamento

O tratamento da SCI consiste basicamente em métodos de controle do estresse, principalmente dos fatores que estão relacionados com os sintomas. A tranquilização é uma medida importante. Em geral, não há indicação de dietas especiais, ainda que normalmente se recomende ingestão adequada de fibras. Outra medida benéfica pode ser evitar substâncias dietéticas desencadeantes, seguindo dietas de eliminação progressiva que omitam itens como alimentos gordurosos e formadores de gases, álcool e bebidas cafeinadas.[62] Diversos fármacos, inclusive antiespasmódicos e anticolinérgicos, têm sido usados com sucesso variável no tratamento dessa síndrome. Alosetrona (um antagonista da 5-HT_3) foi o primeiro fármaco específico aprovado pela FDA para tratar SCI. Esse fármaco reduz a secreção intestinal, atenua a atividade dos nervos aferentes viscerais (e, deste modo, melhora da dor abdominal) e diminui a motilidade intestinal. A alosetrona, que era indicada para tratar mulheres com a forma diarreica grave dessa síndrome, foi retirada do mercado no final do ano 2000 porque causava efeitos colaterais graves como colite isquêmica e constipação intestinal grave. Posteriormente, foi reintroduzida em 2002, com um programa de prescrição controlada.[63]

Doença intestinal inflamatória

O termo *doença intestinal inflamatória* (DII) é usado para designar dois distúrbios intestinais inflamatórios semelhantes: doença de Crohn e colite ulcerativa. Estima-se que a condição esteja presente em mais de um milhão de pessoas nos EUA, e em 2,5 milhões de pessoas na Europa. Atualmente, a prevalência de DII no mundo occidental é de até 0,5% da população geral.[64] Embora essas duas doenças tenham diferenças expressivas que viabilizam sua diferenciação, ambas têm algumas manifestações clínicas em comum. As duas condições causam inflamação intestinal, não têm evidência confirmatória de um agente etiológico comprovado, não seguem um padrão de ocorrência familiar e podem ser acompanhadas de manifestações sistêmicas. A doença de Crohn acomete mais comumente os segmentos distais do intestino delgado e o cólon proximal, mas pode afetar qualquer área do sistema digestório desde o esôfago até o ânus; por outro lado, a colite ulcerativa limita-se ao cólon e ao reto (Figura 37.7). A Tabela 37.1 resume as características que diferenciam a doença de Crohn e a colite ulcerativa.

Etiologia e patogênese

Um aspecto notável do sistema digestório é que o sistema imune da mucosa sempre está pronto para reagir aos patógenos ingeridos, mas não reage à microflora intestinal normal. De acordo com a hipótese vigente, esse estado homeostático normal é perdido na DII, o que acarreta reações imunes exageradas e desreguladas. A questão ainda não resolvida é se a resposta é um mecanismo de defesa apropriado a um patógeno, ou se o sistema imune responde de maneira anormal.

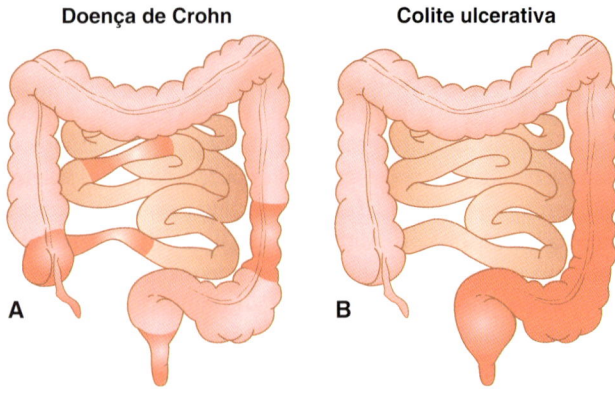

Figura 37.7 • Padrões de distribuição da doença com (**A**) lesões intercaladas na doença de Crohn e (**B**) acometimento contínuo do cólon a partir do ceco na colite ulcerativa.

Por essa razão, como também ocorre com muitas outras doenças autoimunes, a patogênese da doença de Crohn e da colite ulcerativa inclui anormalidade da regulação imune, predisposição genética e fator ambiental desencadeante, especialmente a flora microbiana.[65]

Predisposição genética. Há muito tempo, existe a suspeita de uma base genética para a DII. Parentes de primeiro grau de pessoas com diagnóstico de DII apresentam uma incidência 30 a 100 vezes maior de DII.[66] Estudos de associação genômica ampla (GWAS, do inglês *genome-wide association studies*) já identificaram 163 *loci* distintos que conferem risco de (ou proteção contra o) desenvolvimento de doença de Crohn ou colite ulcerativa, com uma porção substancial desses *loci* comuns às duas doenças.[67] A taxa de concordância em gêmeos monozigóticos é de 30 a 35% para doença de Crohn em comparação com apenas 10 a 15% para colite ulcerativa. Não obstante, a história familiar ainda é o fator preditivo mais forte de DII, embora apenas 10% das pessoas tenham um parente em primeiro grau com a doença.[68] Essas relações indicam claramente que a predisposição genética desempenha um papel importante na patogênese da DII. Entretanto, o padrão hereditário não é o mendeliano clássico e, por esta razão, a DII não pode ser atribuída a um único gene. Numerosos genes implicados estão reconhecidamente associados e é possível que contribuam para o desenvolvimento da doença. Isso inclui associações com os antígenos leucocitários humanos (HLA). Evidências crescentes também sugerem que a doença de Crohn e a colite ulcerativa estejam associadas a profundas anomalias da imunidade da mucosa. A proteína 2 contendo domínio de oligomerização ligadora de nucleotídio (NOD2), também conhecida como proteína 15 contendo domínio de recrutamento de caspase (CARD15) ou proteína 1 da doença intestinal inflamatória (IBD1), é uma proteína codificada pelo gene *NOD2*, localizado no cromossomo 16 humano.[67] A proteína NOD2 está expressa em alguns tipos de leucócitos, bem como nas células epiteliais, e parece atuar como receptor intracelular para os lipopolissacarídios microbianos. Depois de sua ligação aos produtos microbianos, essa proteína pode ativar a via do NFκB, resultando na formação de citocinas e outras proteínas envolvidas na defesa imune inata contra microrganismos. As mutações da NOD2 associadas à doença de Crohn podem reduzir a atividade da proteína, resultando na persistência dos microrganismos intracelulares e no prolongamento das respostas imunes. Outra região estudada detalhadamente é a IBD3, no cromossomo 6. Essa área inclui o complexo HLA, que foi relacionado com a doença de Crohn e a colite ulcerativa. Outra área ligada especificamente à doença de Crohn está no cromossomo 5q (IBD5). Essa área abriga muitos genes codificadores de várias citocinas que contribuem para a patogênese da doença.

O estudo de associação genética mais recente e de maior escopo, que empregou dados de associação genômica ampla de mais de 75 mil pessoas com DII e controles, identificou 163 *loci* de suscetibilidade para DII, englobando aproximadamente 300 genes candidatos potenciais. Desses 163 *loci*, 110 confeririam risco para os dois subtipos de DII, enquanto 30 *loci* eram exclusivos para doença de Crohn e 23 *loci* eram exclusivos para colite ulcerativa. Mais recentemente, uma análise transétnica, incluindo mais de 20 mil pessoas de ascendências europeia e não europeia, identificou mais 38 *loci* de DII novos, ressaltando o risco genético compartilhado das populações e aumentando o número de *loci* de risco de DII conhecidos para 200.[69,70] Os fatores genéticos identificados representam apenas uma pequena proporção da variância da doença: 13,1% para a doença de Crohn e 8,2% para a colite ulcerativa. Em suma, os *loci* de suscetibilidade e os fatores de risco genéticos descobertos até o presente representam apenas 20 a 25% da hereditabilidade (risco genético).[69,71]

Tabela 37.1 Características que diferenciam a doença de Crohn da colite ulcerativa.

Característica	Doença de Crohn	Colite ulcerativa
Tipos de inflamação	Granulomatosa	Ulcerativa e exsudativa
Nível de acometimento	Principalmente a submucosa	Principalmente a mucosa
Extensão de acometimento	Lesões intercaladas	Lesões contínuas
Áreas de acometimento	Principalmente íleo, depois cólon	Principalmente reto e cólon esquerdo
Diarreia	Comum	Comum
Sangramento retal	Raro	Comum
Fístulas	Comuns	Raras
Estenoses	Comuns	Raras
Abscessos perianais	Comuns	Raros
Desenvolvimento de câncer	Incomum	Relativamente comum

Participação dos fatores ambientais. Embora a história familiar seja o fator de risco mais significativo de DII e os genes tenham uma participação importante, como foi demonstrado pela identificação dos 163 alelos distintos de risco genético, dados epidemiológicos consideráveis apoiam a participação crucial do meio ambiente. O tabagismo é o fator ambiental mais antigo e mais consistentemente descrito como influenciador da incidência de doença de Crohn e colite ulcerativa.[72] Tabagistas ativos apresentam risco duas vezes maior de doença de Crohn, com uma associação mais modesta em ex-tabagistas. Em contrapartida, o abandono do tabagismo está associado a aumento substancial do risco de colite ulcerativa no primeiro ano após o início da abstinência, enquanto o tabagismo ativo parece ser protetor.[73] O motivo preciso desse efeito divergente ainda não foi elucidado. O tabagismo poderia contribuir para o desenvolvimento de DII por causa de influências no microbioma intestinal porque as pessoas com doença de Crohn que são tabagistas apresentam disbiose em sua microbiota intestinal.[74]

Estudos em animais já estabeleceram de modo definitivo a importância da flora intestinal na DII. Os locais afetados pela DII, a parte distal do íleo e o cólon, apresentam contagens elevadas de bactérias. O uso de antibióticos em 2 a 5 anos do diagnóstico de DII também foi associado ao risco aumentado de DII de aparecimento no adulto, com efeito crescente concomitante ao aumento do número de ciclos de antibioticoterapia e à exposição mais precoce.[75] Embora seja improvável que a DII seja causada diretamente por micróbios, existe a possibilidade de os microrganismos serem o antígeno deflagrador de uma resposta imune desregulada.

Manifestações clínicas

As manifestações clínicas da doença de Crohn e da colite ulcerativa resultam no final da ativação das células inflamatórias com produção de mediadores inflamatórios, que causam lesão inespecífica dos tecidos. Essas duas doenças caracterizam-se por remissões e exacerbações de diarreia, urgência fecal e emagrecimento. As complicações agudas (p. ex., obstrução intestinal) podem desenvolver-se durante os períodos de doença fulminante (Figura 37.8).

Algumas manifestações sistêmicas são observadas nos pacientes com doença de Crohn e colite ulcerativa. Entre elas, estão artrite axial envolvendo a coluna vertebral e as articulações sacroilíacas, e artrite oligoarticular afetando as grandes articulações dos braços e das pernas; distúrbios inflamatórios dos olhos, geralmente uveíte; lesões cutâneas, especialmente eritema nodoso; estomatite; e anemia autoimune, hipercoagulabilidade sanguínea e colangite esclerosante. Em alguns casos, essas manifestações sistêmicas podem prenunciar a recidiva da doença intestinal. Nas crianças, pode haver atraso do crescimento, principalmente quando os sintomas são persistentes e a ingestão de nutrientes não é satisfatória.

Doença de Crohn

Doença de Crohn é um tipo de reação inflamatória granulomatosa recidivante que pode afetar qualquer segmento do sistema digestório. Íleo terminal e ceco são as áreas comuns do intestino acometidas pelo processo inflamatório.[66,76] Trata-se de uma condição de progressão lenta, inexorável e geralmente incapacitante. A doença de Crohn comumente acomete os pacientes entre a segunda e a terceira décadas de vida, afetando as mulheres com uma frequência algo maior que os homens.

Um aspecto característico da doença de Crohn são as lesões granulomatosas bem demarcadas e circundadas por mucosa aparentemente normal. Quando existem várias áreas de acometimento, elas comumente são descritas como *lesões intercaladas*, por se dispersarem entre segmentos de intestino com aspecto normal. Todas as camadas da parede intestinal são afetadas, mas o acometimento é mais acentuado na camada submucosa. A superfície do intestino inflamado geralmente tem aspecto típico em "pedras de calçamento" resultantes das fissuras e das fendas que se formam e estão circundadas por áreas com edema da submucosa[13,76] (Figura 37.9). Em geral, há preservação relativa das camadas de musculatura lisa do intestino, com alterações inflamatórias e fibróticas acentuadas da submucosa. Depois

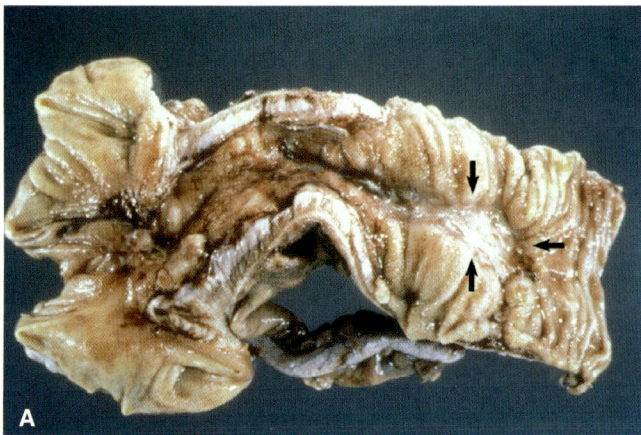
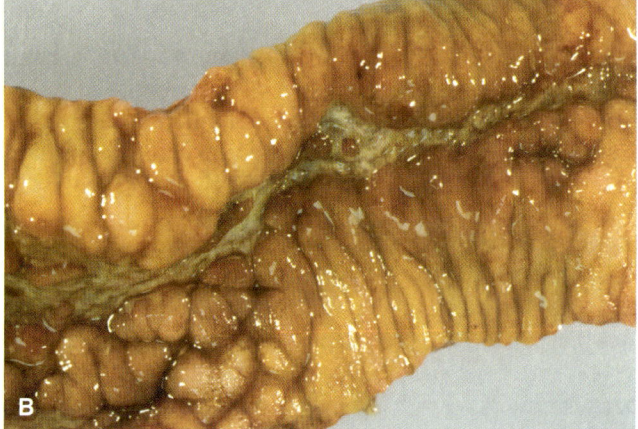

Figura 37.8 • Doença de Crohn. **A.** A parte terminal do íleo apresenta notável espessamento da parede com distorção da válvula ileocecal; existe uma ulceração longitudinal (*setas*). **B.** Outra úlcera longitudinal é vista nesse segmento do íleo. As grandes áreas redondas de mucosa lesada e edemaciada conferem o aspecto de "calçada de paralelepípedos" à mucosa envolvida; parte da mucosa (inferior, à direita) está íntegra. Fonte: Rubin R., Strayer D. S. (Eds.) (2015). *Rubin's pathophysiology: Clinicopathologic foundations of medicine* (6. ed., Figura 19-52, p. 803). Philadelphia, PA: Lippincott Williams & Wilkins.

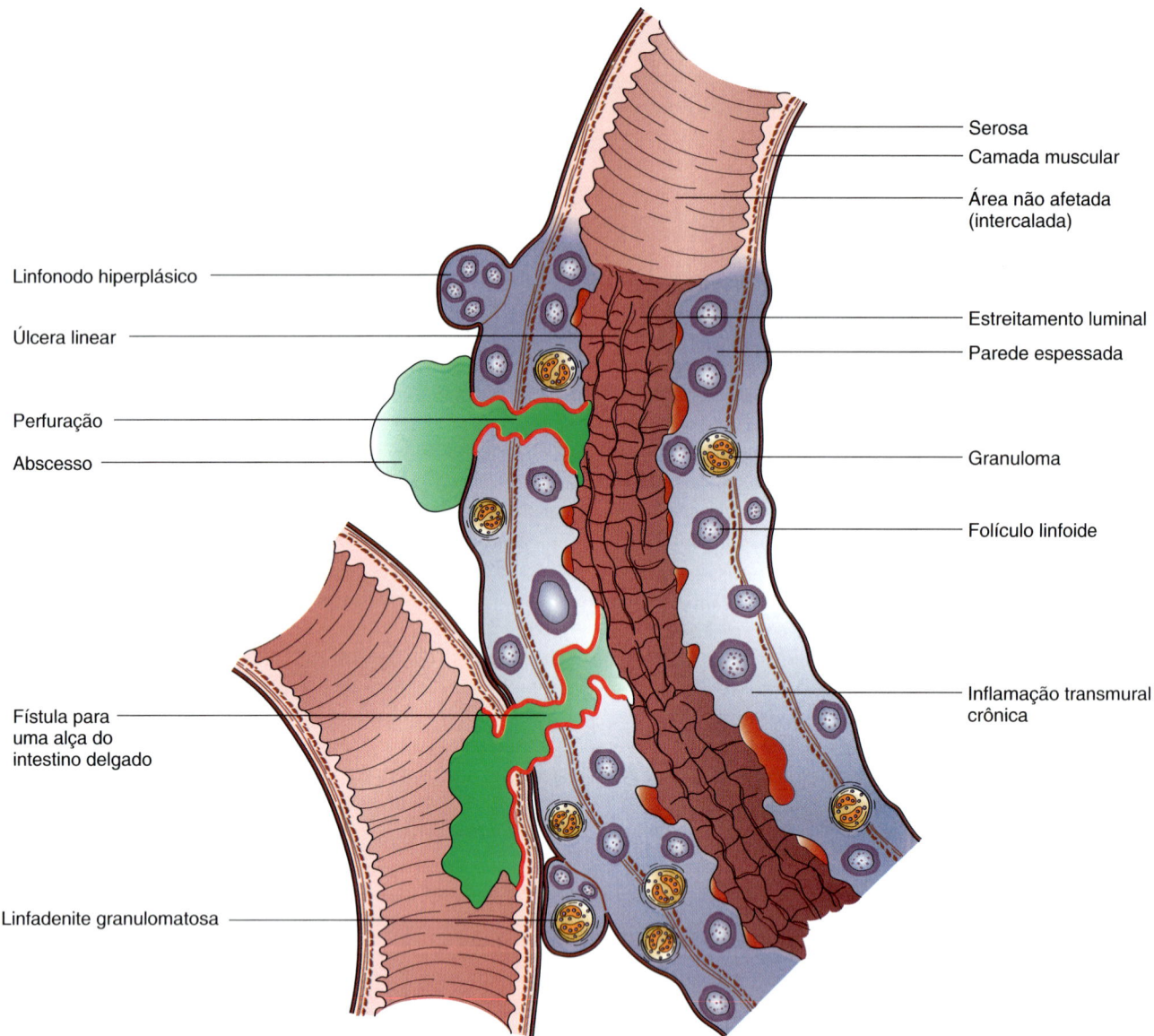

Figura 37.9 • Doença de Crohn. Representação esquemática das principais características da doença de Crohn no intestino delgado. Fonte: Rubin R., Strayer D. S. (Eds.) (2015). *Rubin's pathophysiology: Clinicopathologic foundations of medicine* (7. ed., Figura 19-73, p. 805). Philadelphia, PA: Lippincott Williams & Wilkins.

de algum tempo, a parede intestinal frequentemente se torna espessada e rígida e seu aspecto tem sido comparado ao de um cano de chumbo ou um tubo de borracha. O mesentério adjacente pode estar inflamado e os linfonodos e os canais linfáticos podem estar aumentados.

Manifestações clínicas. A evolução clínica da doença de Crohn é variável. Em muitos casos, ocorrem períodos de exacerbações e remissões com sintomas relacionados com a localização das lesões. Os sinais e sintomas principais, que dependem do segmento intestinal afetado, incluem diarreia, dor abdominal, emagrecimento, distúrbios hidreletrolíticos, mal-estar e febre baixa.[76] Como a doença de Crohn afeta mais gravemente a camada submucosa que a mucosa, os pacientes têm menos diarreia sanguinolenta que os portadores de colite ulcerativa. A ulceração da pele perianal é comum, em grande parte devido à gravidade da diarreia. A superfície absortiva do intestino pode ser destruída e os pacientes têm deficiências nutricionais relacionadas com o segmento intestinal especificamente afetado. Quando a doença de Crohn ocorre na infância, as duas manifestações clínicas principais podem ser atraso do crescimento e desnutrição significativa.[77]

As complicações da doença de Crohn incluem formação de fístulas, abscessos abdominais e obstrução intestinal. As fístulas são passagens tubulares que formam conexões entre outras áreas, inclusive bexiga, vagina, uretra e pele. As fístulas perineais que se originam do íleo são relativamente comuns.[64] As fístulas entre segmentos do sistema digestório podem causar má absorção, síndromes de proliferação bacteriana excessiva e diarreia. Além disso, essas fístulas podem ser infectadas e resultar na formação de abscessos.

Diagnóstico. O diagnóstico da doença de Crohn baseia-se na história clínica e no exame físico detalhados. A sigmoidoscopia é realizada para examinar diretamente as áreas afetadas e obter amostras de biopsia. Também devem ser adotadas medidas para excluir a possibilidade de que agentes infecciosos sejam a causa da doença. Em geral, isso é conseguido com culturas de fezes e exame de amostras fecais a fresco em busca de ovos e parasitos. Nos pacientes em que se suspeita de doença de Crohn, radiografias contrastadas possibilitam determinar a extensão do acometimento do intestino delgado e averiguar a existência e o tipo de fístulas. A TC pode ser realizada para detectar massa inflamatória ou abscesso.

Tratamento. Não existe cura para a doença de Crohn, e a remissão não é possível ou, quando ocorre, não se prolonga. As intervenções terapêuticas visam basicamente suprimir a reação inflamatória e promover a cicatrização; manter a nutrição adequada; e evitar e tratar complicações. Vários fármacos são eficazes para suprimir a reação inflamatória, inclusive corticoides, sulfassalazina, metronidazol, azatioprina, 6-mercaptopurina, metotrexato e infliximabe. Ressecção cirúrgica do intestino afetado, drenagem dos abscessos ou reparo dos trajetos fistulares pode ser necessário.

Sulfassalazina é um fármaco tópico com várias ações anti-inflamatórias. Os efeitos benéficos desse fármaco são atribuíveis a um dos seus componentes, o ácido 5-aminossalicílico (5-ASA). Os fármacos que contêm 5-ASA bloqueiam várias etapas do ciclo do ácido araquidônico, as quais são essenciais à patogênese da inflamação. A sulfassalazina contém 5-ASA com sulfapiridina acoplada por uma ligação azo. O fármaco não é bem absorvido pelo intestino e a ligação azo é decomposta pela flora bacteriana do íleo e do cólon, liberando 5-ASA. O metronidazol é um antibiótico usado para tratar proliferação bacteriana excessiva no intestino delgado. Uma metanálise recente demonstrou que dois fármacos do grupo das tiopurinas – azatioprina e 6-mercaptopurina – foram eficazes para minimizar as recidivas da doença de Crohn.[78] O tratamento com metotrexato é outra opção para os médicos que preferem utilizá-lo em lugar das tiopurinas, embora existam poucos estudos referentes ao seu uso.[65] O infliximabe é um anticorpo monoclonal que tem como alvo a destruição do fator de necrose tumoral (TNF), um mediador da resposta inflamatória, cuja expressão está exacerbada nos processos inflamatórios como a doença de Crohn.[76] O infliximabe foi o primeiro fármaco aprovado especificamente para tratar essa doença e é usado no tratamento dos pacientes com doença moderada a grave em atividade, que falharam em obter resposta satisfatória com corticoides ou outros imunomoduladores. Subsequentemente, outros dois agentes anti-TNF, adalimumabe e certolizumabe pegol, foram aprovados pela FDA para uso no tratamento da doença de Crohn. O anticorpo monoclonal ustequinumabe parece ser uma opção terapêutica segura que pode ajudar pessoas com formas moderadas e graves da doença de Crohn ativa.[79] A segurança e a efetividade a longo prazo do tratamento com anticorpo monoclonal ainda não são conhecidas.

Deficiências nutricionais são comuns nos pacientes com doença de Crohn, em consequência da diarreia, da esteatorreia e de outros distúrbios da absorção. Por isso, recomenda-se uma dieta nutritiva com teores altos de calorias, vitaminas e proteínas. Como as gorduras frequentemente agravam a diarreia, recomenda-se que sejam evitadas. Dietas elementares nutricionalmente balanceadas, mas sem resíduos nem fibras, podem ser administradas durante a fase aguda da doença. Essas dietas são absorvidas em grande parte no jejuno e permitem possível que o intestino inflamado "repouse". A nutrição parenteral total (*i. e.*, hiperalimentação parenteral) consiste na infusão intravenosa de soluções hipertônicas de glicose, às quais podem ser acrescentados aminoácidos e gorduras. Esse tipo de tratamento nutricional pode ser necessário quando os alimentos não podem ser absorvidos no intestino. Em razão da hipertonicidade dessas soluções, elas devem ser administradas por uma veia central calibrosa.

Colite ulcerativa

Colite ulcerativa é uma doença inflamatória inespecífica do intestino grosso. A incidência e a prevalência da colite ulcerativa (2 a 10 e 35 a 100/100.000, respectivamente) variam bastante, de acordo com a região geográfica. Essas taxas são de populações caucasianas na Europa setentrional e na América do Norte.[80] Ao contrário da doença de Crohn, que pode acometer vários locais do sistema digestório, a resposta inflamatória na colite ulcerativa se limita à mucosa e à submucosa e é confinada ao reto e ao cólon, portanto, a colectomia é curativa. A colite ulcerativa pode ocorrer em qualquer grupo etário, com a incidência máxima entre 15 e 25 anos de idade.[66]

Em geral, a doença começa no reto e estende-se no sentido proximal afetando basicamente a mucosa, embora possa chegar à submucosa. A extensão do acometimento proximal é variável e a doença pode acometer apenas o reto (proctite ulcerativa), o reto e o cólon sigmoide (proctossigmoidite) ou todo o intestino grosso (pancolite). O processo inflamatório tende a ser confluente e contínuo, em vez de ter áreas intercaladas de tecido normal, como acontece com a doença de Crohn.

A causa da colite ulcerativa não é conhecida.[81] As teorias incluem disfunção do sistema imune, genética, alterações das bactérias intestinais normais e fatores ambientais. Um aspecto típico dessa doença são as lesões que se formam nas criptas de Lieberkühn na base da camada mucosa. O processo inflamatório resulta na formação de hemorragias puntiformes da mucosa que, com o tempo, supuram e transformam-se em *abscessos das criptas*. Essas lesões inflamatórias podem sofrer necrose e ulcerar. Embora as úlceras geralmente sejam superficiais, frequentemente se estendem e formam amplas áreas desnudas (Figura 37.10). Em consequência do processo inflamatório, a camada mucosa frequentemente desenvolve projeções linguiformes, que se assemelham a pólipos e, por esta razão, são conhecidas como *pseudopólipos*. A parede intestinal torna-se espessa em consequência dos episódios repetidos de colite.

Manifestações clínicas. Nos casos típicos, a colite ulcerativa evidencia-se por uma doença recidivante marcada por episódios de diarreia. A diarreia pode persistir por dias, semanas ou meses, mas depois regride e recomeça apenas depois de um intervalo assintomático de vários meses ou anos, ou até mesmo décadas. Como a colite ulcerativa acomete a camada mucosa do intestino, as fezes geralmente contêm sangue e muco. A diarreia noturna geralmente ocorre quando os sintomas são graves durante o dia. O paciente pode referir cólicas

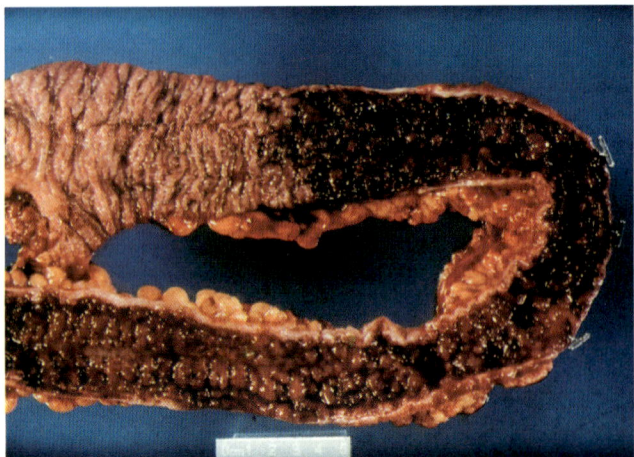

Figura 37.10 • Colite ulcerativa. O eritema e a ulceração graves do intestino grosso começam e são mais acentuados na região retossigmóidea, estendendo-se para o cólon ascendente. Fonte: Strayer D. S., Rubin R. (Eds.) (2015). *Rubin's pathophysiology: Clinicopathologic foundations of medicine* (7. ed., Figura 19-74, p. 806). Philadelphia, PA: Lippincott Williams & Wilkins.

abdominais brandas e incontinência fecal. Anorexia, fraqueza e fadiga aos esforços mínimos são comuns.

Com base nos resultados dos exames clínicos e endoscópicos, a doença é classificada com base na extensão de acometimento do cólon e na gravidade da inflamação. A gravidade é definida como branda, moderada, grave ou fulminante.[66] O tipo mais comum da doença é a forma branda, na qual o paciente defeca menos de quatro vezes ao dia (com ou sem sangue), sem manifestações sistêmicas de toxemia e velocidade de hemossedimentação (VHS) normal. Os pacientes com doença moderada defecam mais de quatro vezes ao dia, mas mostram sinais mínimos de toxemia. A doença grave evidencia-se por mais de seis defecações sanguinolentas por dia e indícios de toxemia como febre, taquicardia, anemia e VHS elevada (Figura 37.11). Os pacientes com doença fulminante têm mais de 10 defecações diárias, sangramento contínuo, febre e outros sinais de toxemia, dor à palpação e distensão do abdome, necessidade de transfusão sanguínea e dilatação do cólon nas radiografias abdominais. Esses pacientes estão sujeitos a desenvolver megacólon tóxico, que se caracteriza por dilatação do intestino grosso e sinais de toxemia sistêmica. Essa complicação é causada pela extensão do processo inflamatório com acometimento das estruturas neurais e vasculares do intestino.

Acredita-se que a colite ulcerativa tem origem sistêmica (ou seja, autoimune), de modo que as pessoas podem apresentar comorbidades com manifestações clínicas e complicações extracolônicas. A frequência relatada dessas manifestações extraintestinais varia entre 6 e 47% (Figura 37.11).[82] As manifestações extraintestinais incluem artrite, uveíte, trombose venosa profunda (TVP), colangite esclerosante primária ou espondilite anquilosante. A manifestação extraintestinal mais comum da DII é artrite. Para algumas pessoas, sobretudo aquelas com colangite esclerosante primária ou espondilite anquilosante, as manifestações extraintestinais são mais problemáticas que a doença intestinal.[66]

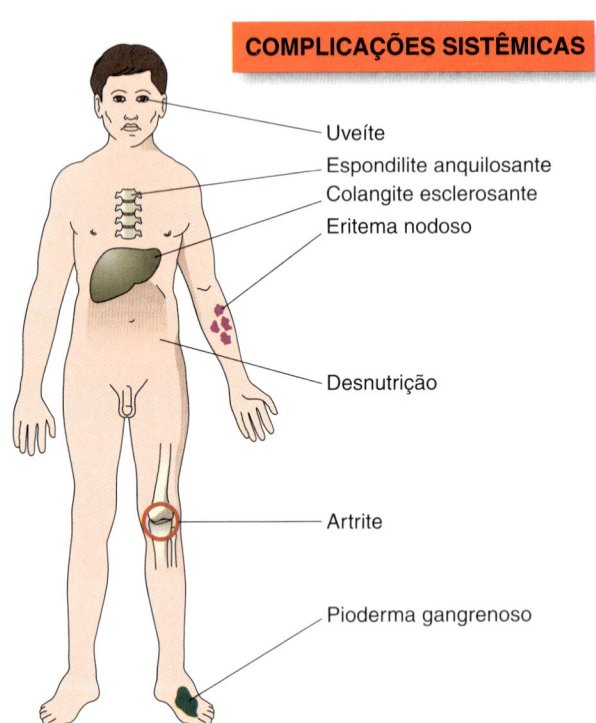

Figura 37.11 • Complicações da colite ulcerativa. **A.** Representação esquemática das principais manifestações da colite ulcerativa no cólon. **B.** Complicações sistêmicas. Fonte: A. From Strayer D. S., Rubin R. (Eds.) (2012). *Rubin's pathophysiology: Clinicopathologic Foundations of Medicine* (6. ed., Figura 19-77, p. 807). Philadelphia, PA: Lippincott Williams & Wilkins; B. From Rubin R., Strayer D. S. (Eds.) (2012). *Rubin's pathophysiology: Clinicopathologic foundations of medicine* (6. ed., p. 658). Philadelphia, PA: Lippincott Williams & Wilkins.

Diagnóstico e tratamento. O diagnóstico da colite ulcerativa baseia-se na história e no exame físico. Em geral, o diagnóstico é confirmado por retossigmoidoscopia, colonoscopia, biopsia e exames de fezes negativos para agentes infecciosos ou outras causas. A colonoscopia não deve ser realizada nos pacientes com doença grave, em vista do risco de perfuração, mas pode ser efetuada depois de ocorrer melhora comprovada para determinar a extensão da doença e a necessidade de monitoramento do desenvolvimento de câncer subsequente.

O tratamento depende da extensão da doença e da gravidade dos sintomas e inclui medidas para controlar as manifestações agudas da doença e evitar recidivas. Alguns pacientes com sintomas brandos a moderados conseguem controlar seus sintomas simplesmente evitando cafeína, lactose (leite), alimentos muito condimentados e produtos formadores de gases. Suplementos de fibra podem ser administrados para atenuar a diarreia e os sintomas retais. O tratamento cirúrgico (*i. e.*, ressecção do reto e de todo o intestino grosso) com ileostomia ou anastomose ileoanal pode ser necessário para pacientes que não melhoram com fármacos e medidas terapêuticas conservadoras.

Os fármacos usados para tratar colite ulcerativa são semelhantes aos utilizados no tratamento da doença de Crohn. Isso inclui preparações de 5-ASA não absorvíveis (p. ex., mesalamina, olsalazina).[83] Os corticoides são usados seletivamente para atenuar a resposta inflamatória aguda. Alguns desses fármacos podem ser administrados por via retal com supositórios ou enemas. Os fármacos imunomoduladores e os agentes anti-TNF podem ser usados para tratar pacientes com colite grave.

Câncer do intestino grosso é uma das temidas complicações a longo prazo da colite ulcerativa. Essa doença caracteriza-se por desnaturação do ácido desoxirribonucleico (DNA) com instabilidade dos microssatélites das células da mucosa. Mais recentemente, a instabilidade genômica foi demonstrada em áreas sem displasia dos pacientes com colite ulcerativa, sugerindo que estes indivíduos tenham deficiência de reparação do DNA e instabilidade genômica em todos os segmentos do sistema digestório.[84] Em uma metanálise enfatizando os estudos com pacientes portadores de colite ulcerativa, os riscos cumulativos de desenvolver câncer colorretal eram de 2% em 10 anos, 6% em 20 anos e 18% em 30 anos.[85,86] Todos os pacientes com esse diagnóstico devem fazer colonoscopia de triagem nos primeiros 8 anos depois do início dos sintomas. A frequência do monitoramento colonoscópico geralmente é de um exame a cada 1 a 2 anos, dependendo dos resultados dos exames e das biopsias.[87]

Enterocolite infecciosa

Alguns agentes microbianos, inclusive vírus, bactérias e protozoários, podem infectar o sistema digestório, causar diarreia e, em alguns casos, alterações ulcerativas e inflamatórias do intestino delgado ou grosso. Enterocolite infecciosa é um problema mundial, que causa mais de 12.000 mortes por dia na população infantil dos países em desenvolvimento. Embora seja muito menos comum nos países industrializados, esse distúrbio ainda tem índices altos de infecção, superados apenas pelo resfriado comum. A maioria das infecções dissemina-se por via orofecal, geralmente por meio de água ou alimentos contaminados.

Infecção viral

A maioria das infecções virais afeta o epitélio superficial do intestino delgado e destrói estas células, bloqueando sua função absortiva. A regeneração das vilosidades do intestino delgado por enterócitos imaturos e a preservação das células secretórias das criptas resultam na secreção final de água e eletrólitos, que é agravada pela absorção incompleta de nutrientes e pela diarreia osmótica. A enterocolite sintomática é causada por vários vírus, inclusive rotavírus, que acometem mais comumente crianças de 6 a 24 meses; norovírus (ou vírus Norwalk), que é responsável pela maioria dos quadros de gastrenterite epidêmica não bacteriana transmitida por alimentos em todas as faixas etárias; e adenovírus entéricos, que afetam principalmente crianças com menos de 24 meses de vida.[88]

Rotavírus. Em todo o mundo, rotavírus é a causa principal de diarreia grave e estima-se que, anualmente, leve à morte 527.000 crianças com menos de 5 anos de idade.[89] Nos EUA, antes de 2006, a doença foi responsável por 400.000 consultas médicas e 20 a 60 mortes de crianças com menos de 5 anos de vida.[90] Nesse mesmo ano, a FDA aprovou a vacina RotaTeq, uma vacina oral contendo rotavírus vivos.[b] Outra vacina de vírus vivos havia sido aprovada em 1998, mas foi retirada do mercado menos de 1 ano depois, quando vários lactentes tiveram intussuscepção depois de serem vacinados.

A doença tendia a ser mais grave em crianças de 3 a 24 meses de idade. Os lactentes com menos de 3 meses estão relativamente protegidos por anticorpos transplacentários e, possivelmente, pelo aleitamento materno. O vírus dissemina-se por via orofecal e surtos da infecção são comuns entre as crianças que frequentam creches. O vírus é disseminado alguns dias antes e depois do início da doença clínica. Para causar doença em um hospedeiro suscetível, são necessários pouquíssimos vírions.

Nos casos típicos, a infecção pelo rotavírus começa depois de um período de incubação de 1 a 3 dias, com febre branda a moderada e vômitos seguidos de evacuações frequentes de fezes líquidas.[88] Em geral, a febre e os vômitos desaparecem em torno do segundo dia, mas a diarreia continua por 5 a 7 dias. A desidratação pode ocorrer rapidamente, especialmente nos lactentes. O tratamento consiste basicamente em medidas de suporte. Evitar e tratar a desidratação são as metas principais do tratamento.

Infecção bacteriana

A enterocolite infecciosa pode ser causada por algumas bactérias. Existem vários mecanismos patogenéticos envolvidos na enterocolite bacteriana: ingestão de toxinas pré-formadas, encontradas no alimento contaminado; infecção por microrganismos toxigênicos que proliferam no lúmen intestinal e produzem enterotoxinas; e infecção por microrganismos enteroinvasivos, que proliferam no lúmen intestinal e invadem e destroem as células epiteliais da mucosa. Os efeitos patogênicos das infecções bacterianas dependem da capacidade que os microrganismos têm de aderir às células epiteliais da mucosa, produzir enterotoxinas e depois invadir a mucosa intestinal.

Em geral, as infecções bacterianas causam efeitos mais graves que as virais. As complicações da enterocolite bacteriana são atribuídas à perda profusa de líquidos ou à destruição da mucosa intestinal e incluem desidratação, sepse e perfuração. Entre os microrganismos que causam enterocolite bacteriana estão *Staphylococcus aureus* (toxinas associadas à "intoxicação alimentar"), *Escherichia coli*, espécies de *Shigella*, *Salmonella* e *Campylobacter*.[91] Duas formas particularmente graves de enterocolite bacteriana são causadas por *Clostridium difficile* e *E. coli* O157:H7.

---

[b]N.R.T.: a vacina contra o rotavírus foi incluída no calendário brasileiro em 2006. No Brasil, observou-se que, no período pós-vacinação, entre 2007 e 2009, foram evitadas 1.500 mortes e 130.000 hospitalizações relacionadas com as diarreias. Fonte: http://www.cve.saude.sp.gov.br/htm/imuni/rota_idade.htm.

Colite causada por *Clostridium difficile*. A colite causada por *Clostridium difficile* está associada ao tratamento com antibióticos.[92-94] *C. difficile* é um bacilo gram-positivo formador de esporos, que faz parte da flora normal de 1 a 3% dos seres humanos.[59] Os esporos são resistentes ao ambiente ácido do estômago e convertem-se à forma vegetativa no intestino grosso. O tratamento com antibióticos de espectro amplo predispõe à desregulação da flora bacteriana protetora normal do cólon, resultando em colonização por *C. difficile* com liberação de toxinas, que causam lesão e inflamação da mucosa. Quase todos os antibióticos podem causar colite desse tipo, mas os fármacos de espectro amplo com atividade contra bactérias entéricas gram-negativas são mais comuns. Depois que o tratamento antibiótico tornou o intestino suscetível à infecção, a colonização por *C. difficile* ocorre por via orofecal. Em geral, a infecção por esse microrganismo é adquirida nos hospitais, onde é encontrado comumente.

Em geral, o *C. difficile* não é invasivo. O desenvolvimento de colite por *C. difficile* e diarreia dependem de uma alteração da flora intestinal normal, da formação e da germinação dos esporos, da proliferação descontrolada do bacilo e da formação de toxinas. As toxinas ligam-se à mucosa intestinal e provocam sua destruição, causando hemorragia, inflamação e necrose. Além disso, as toxinas interferem com a síntese de proteínas, atraem células inflamatórias, aumentam a permeabilidade capilar e estimulam a peristalse intestinal. A infecção geralmente se evidencia por diarreia branda a moderada, algumas vezes acompanhada de cólicas na região abdominal inferior. Nos casos típicos, os sinais e sintomas começam dentro de 4 a 9 dias depois de iniciar o tratamento antibiótico e, na maioria dos casos, não há manifestações sistêmicas e os sintomas regridem depois de interromper o tratamento com o antibiótico.[95]

A *colite pseudomembranosa*, uma forma mais grave de colite, caracteriza-se pela formação de uma membrana inflamatória aderente nas áreas de mucosa danificada. Esse tipo de colite pode levar ao óbito. Pacientes com a doença têm sinais de doença grave como letargia, febre, taquicardia, dor e distensão abdominais e desidratação. O tônus da musculatura lisa do intestino grosso pode estar suprimido, resultando em dilatação tóxica do cólon. O tratamento deve ser iniciado imediatamente para evitar perfuração intestinal.

O diagnóstico da diarreia associada ao *C. difficile* baseia-se em anamnese detalhada com ênfase especial ao uso de antibióticos. Os indícios diagnósticos incluem história de tratamento com antibiótico e exames laboratoriais confirmando a existência das toxinas do *C. difficile* nas fezes. O tratamento inclui interrupção imediata da antibioticoterapia. O tratamento específico para erradicar *C. difficile* é usado quando o paciente apresenta sinais/sintomas graves e persistentes. Metronidazol é o fármaco preferido, mas vancomicina é reservada para os pacientes que não conseguem tolerar o metronidazol, não melhoram ou têm sintomas graves. O metronidazol pode ser administrado por via oral ou intravenosa. Quando é administrado por via oral, o metronidazol é absorvido na parte alta do sistema digestório e pode causar efeitos colaterais, inclusive náuseas. A vancomicina pode ser usada por via oral ou enema. O fármaco não é bem absorvido por via sistêmica e suas ações ficam restritas ao sistema digestório, resultando em menos efeitos colaterais.[96]

Infecção por *Escherichia coli* O157:H7. *E. coli* O157:H7 tornou-se conhecida como uma causa importante de colite epidêmica e esporádica.[77] Trata-se de uma cepa de *E. coli* encontrada nas fezes e no leite contaminado do gado leiteiro e de corte, mas também já foi isolada de porcos, aves e cordeiros contaminados. Em geral, a infecção é transmitida por alimentos, comumente depois da ingestão de hambúrguer malcozido. A bactéria também pode ser transferida para outros produtos além da carne, inclusive frutas e vegetais. A transmissão também foi descrita nos indivíduos que nadam em águas contaminadas por fezes, assim como entre pessoas que visitam fazendas e zoológicos de animais domésticos, onde as crianças entram em contato direto com os animais. A transmissão interpessoal pode ocorrer principalmente nas instituições asilares, nas creches e nos hospitais. As crianças muito pequenas e os adultos muito idosos são especialmente suscetíveis à infecção e suas complicações.

A infecção pode ser assintomática ou causar várias manifestações clínicas, inclusive diarreia aguda não sanguinolenta; colite hemorrágica; síndrome hemolítico-urêmica (SHU) e púrpura trombocitopênica trombótica (PTT). Em geral, a infecção evidencia-se por cólicas abdominais e diarreia líquida, mas depois pode evoluir para diarreia sanguinolenta. A diarreia geralmente persiste por 5 a 10 dias.[98]

A maioria das cepas de *E. coli* é inofensiva. Contudo, *E. coli* êntero-hemorrágica pode liberar toxinas semelhantes as da *Shigella*, que se ligam e destroem a mucosa do intestino. Em seguida, essas toxinas têm acesso ao sistema circulatório e são levadas no plasma e nas superfícies das plaquetas e dos monócitos. As toxinas semelhantes às da *Shigella* ligam-se aos receptores de alta afinidade contendo galactose, localizados na membrana das células glomerulares, cerebrais ou do endotélio da microcirculação; às células mesangiais e tubulares renais; e aos monócitos e às plaquetas.[99] As duas complicações dessa infecção – SHU e PTT – são atribuídas aos efeitos das toxinas semelhantes às da *Shigella*. A SHU caracteriza-se por anemia hemolítica, trombocitopenia e insuficiência renal. Essa síndrome ocorre predominantemente nos lactentes e nas crianças pequenas e constitui a causa mais comum de insuficiência renal aguda na população pediátrica. De modo geral, o prognóstico das pessoas com SHU é bom, e a maioria das crianças se recupera plenamente sem recidivas subsequentes. A taxa de mortalidade em crianças é inferior a 5%, embora seja mais elevada nos adultos (25%).[100] A púrpura trombocitopênica trombótica evidencia-se por trombocitopenia, insuficiência renal, febre e manifestações neurológicas. Em geral, essa complicação é considerada o desfecho grave da doença, que causa SHU com transtornos neurológicos.

Nenhum tratamento específico está disponível para a infecção por *E. coli* O157:H7. O tratamento consiste basicamente em medidas sintomáticas e tem como objetivo controlar os efeitos das complicações. Estudos demonstraram que o uso de antibióticos ou fármacos antimotílicos/antidiarreicos nos estágios iniciais da diarreia aumenta o risco de desenvolver SHU, porque o intestino fica exposto a uma quantidade maior de toxinas por mais tempo.

Em vista da gravidade da infecção e suas complicações, torna-se importante a educação pública quanto às técnicas usadas para reduzir a transmissão primária da infecção a partir das fontes animais. Carnes malcozidas e leite não pasteurizado são fontes de transmissão. Os indivíduos que tratam de animais e os consumidores de carnes animais devem conhecer os métodos apropriados de manuseio das carnes cruas, a fim de evitar contaminação cruzada de outros alimentos. É importante atentar especialmente à higiene nas creches e instituições asilares, onde a disseminação da infecção às crianças e aos idosos pode causar complicações graves.

Infecções por protozoários

A amebíase refere-se à infecção por *Entamoeba histolytica* do cólon e, ocasionalmente, do fígado.[33] Os seres humanos são os únicos reservatórios da *E. histolytica*, que se reproduz no intestino grosso e é eliminada nas fezes. Embora a infecção por *E. histolytica* ocorra mundialmente, é mais comum e mais grave nas regiões tropicais e subtropicais, onde as aglomerações e as condições sanitárias precárias prevalecem. A amebíase intestinal varia de uma infecção totalmente assintomática até casos graves de disenteria.

Entamoeba histolytica tem dois estágios bem demarcados: trofozoítos (forma ameboide) e cistos.[101] Os trofozoítos proliferam no cólon e alimentam-se de bactérias e células humanas. Esses microrganismos podem colonizar qualquer área do intestino grosso, mas o segmento mais acometido pela doença geralmente é o ceco. Os pacientes com doença sintomática eliminam cistos e trofozoítos nas fezes, os quais morrem rapidamente quando ficam expostos ao ambiente, fora do corpo. Apenas os cistos são infectantes porque sobrevivem à acidez gástrica, que destrói os trofozoítos. Depois da colonização estabelecida, os trofozoítos invadem as criptas das glândulas do cólon e mergulham até a submucosa subjacente; em seguida, os microrganismos espalham-se e formam úlceras com abertura estreita e base larga. Os organismos de *Entamoeba histolytica* que conseguem invadir as veias da submucosa do intestino grosso são levados à veia porta e formam êmbolos que seguem para o fígado, formando um ou (menos comumente) vários abscessos hepáticos bem definidos.[102]

Alguns pacientes apresentam manifestação inicial aguda de diarreia dentro de 8 dias (em geral, 2 a 4 semanas) após a infecção.[103] Outros podem ser assintomáticos ou ter apenas queixas intestinais brandas por vários meses ou anos, antes que comecem a ter sinais e sintomas ou abscessos hepáticos. As manifestações clínicas incluem desconforto e hipersensibilidade abdominais, cólicas e febre, geralmente acompanhados por náuseas, vômitos e eliminação de flatos fétidos. O paciente também pode eliminar repetidamente fezes líquidas contendo muco sanguinolento, mas a duração da diarreia geralmente não é tão prolongada a ponto de causar desidratação. Em geral, a infecção persiste por meses ou anos, resultando em emagrecimento e anemia. Nos casos graves, a destruição extensiva da mucosa do intestino grosso pode causar hemorragia, perfuração ou peritonite. Os pacientes com abscessos hepáticos amebianos frequentemente têm dor grave no quadrante superior direito, febre baixa e emagrecimento.[102]

Os métodos diagnósticos incluem exame microscópico das fezes a procura de *E. histolytica*, pesquisa de anticorpos séricos e colonoscopia com coleta de amostras ou biopsia. O tratamento inclui antimicrobianos como tinidazol e metronidazol, que atuam nos trofozoítos, e diloxanida (não disponível nos EUA), que é eficaz para erradicar cistos.

Doença diverticular

Divertículo é o termo médico que descreve uma evaginação de uma estrutura oca no corpo. Diverticulose consiste em ter divertículos colônicos que não estão inflamados. A maioria dos indivíduos com diverticulose não apresenta sinais/sintomas. Quando os divertículos se associam a sinais/sintomas como dor em fossa ilíaca e alteração do ritmo intestinal, isso é conhecido como doença diverticular.[66]

Doença diverticular é um distúrbio que afeta frequentemente os cólons descendente distal e sigmoide, no qual a camada mucosa do intestino grosso sofre herniação através da camada muscular.[104] Em geral, os pacientes têm vários divertículos, a maioria localizada no cólon sigmoide (Figura 37.12). A doença diverticular é frequente nos países ocidentais, acometendo cerca de 40% da população em torno de 60 anos e 60% da população em torno de 80 anos.[104] Embora essa doença seja comum nos países desenvolvidos, praticamente não ocorre em alguns países da África e países subdesenvolvidos. Isso sugere que fatores como escassez de fibras na dieta, pouca atividade física e hábitos intestinais inadequados (p. ex., desconsideração do desejo de defecar), somados aos efeitos do envelhecimento, contribuam para a diverticulose.

No intestino grosso, a musculatura longitudinal não forma uma camada contínua como ocorre no intestino delgado. Em vez disso, existem três faixas musculares longitudinais separadas, que são conhecidas como *tênias do cólon*. Como também ocorre no intestino delgado, as faixas de músculo circular contraem o intestino grosso. À medida que o músculo circular contrai-se em cada um desses pontos (aproximadamente a cada 2,5 cm), o lúmen do intestino diminui, de modo que fica praticamente obstruído. A contração combinada do músculo

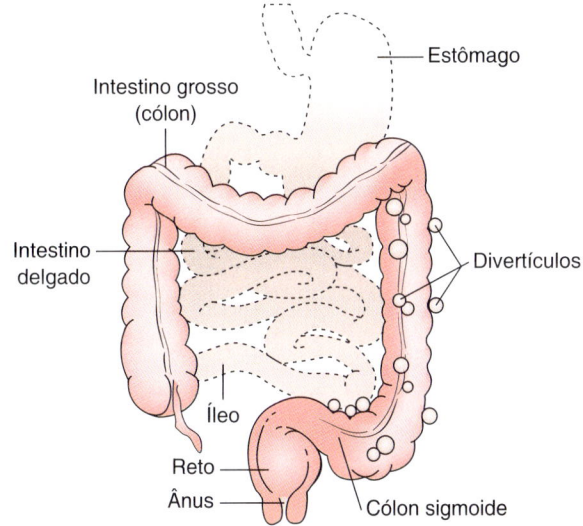

Figura 37.12 • Localização dos divertículos do cólon sigmoide.

circular e a inexistência de uma camada de musculatura longitudinal contínua provocam abaulamento do intestino para fora, formando bolsas conhecidas como *haustros*. Os divertículos desenvolvem-se entre as faixas musculares longitudinais dos haustros, na área em que vasos sanguíneos atravessam a camada muscular circular para levar sangue à camada mucosa. A elevação da pressão intraluminal dos haustros gera a força necessária à formação dessas hérnias. O aumento da pressão parece estar relacionado com o volume do conteúdo do cólon. Quanto menos volumoso é o conteúdo, mais vigorosas são as contrações e mais alta é a pressão dentro dos haustros.

Doença diverticular é diagnosticada quando exames radiográficos são realizados por outras razões. Quando há sintomas, eles geralmente são atribuídos à DII ou outras causas. Desconforto mal definido na região inferior do abdome, alteração do hábito intestinal (p. ex., diarreia, constipação intestinal), flatulência e distensão por gases são queixas comuns.

O *divertículo de Meckel* é uma evaginação de todas as camadas da parede do intestino delgado (em geral, no íleo); é a malformação mais comum do sistema digestório, sendo encontrada em aproximadamente 2% da população.[105] A maioria das pessoas com divertículo de Meckel é assintomática.[106] Um divertículo de Meckel assintomático é denominado divertículo de Meckel silencioso. Se ocorrerem sinais/sintomas, eles surgem tipicamente antes dos 2 anos de idade. A manifestação inicial mais comum é sangramento retal indolor, seguido por obstrução intestinal, vólvulo e intussuscepção. O tratamento das pessoas sintomáticas consiste em ressecção cirúrgica.[107]

Diverticulite é uma complicação da diverticulose, na qual há inflamação e perfuração macroscópica ou microscópica do divertículo. Uma das queixas mais comuns dos pacientes com diverticulite é dor no quadrante inferior esquerdo acompanhada de náuseas e vômitos, hipersensibilidade no quadrante inferior esquerdo, febre baixa e leucocitose (contagem alta de leucócitos).[108] Em geral, esses sinais e sintomas persistem por vários dias, a menos que ocorram complicações, e geralmente são causados pela inflamação localizada dos divertículos com perfuração e formação de pequenos abscessos localizados. As complicações incluem perfuração com peritonite, hemorragia e obstrução intestinal. Também podem formar-se fístulas envolvendo a bexiga (i. e., fístula vesicossigmóidea), mas também a pele, a região perianal, a vagina ou o intestino delgado. Pneumatúria (i. e., ar na urina) é um sinal de fístula vesicossigmóidea.

O diagnóstico da doença diverticular baseia-se na história e nas manifestações clínicas iniciais. A doença pode ser confirmada por TC ou ultrassonografia. TC é a técnica mais segura e mais custo-efetiva.[108] Embora o clister opaco fosse realizado no passado, hoje não é mais recomendado por causa do risco de ocorrer extravasamento do contraste quando há perfuração.[108] As radiografias simples do abdome podem ser usadas para detectar complicações associadas à diverticulite aguda.

O tratamento usual da doença diverticular é evitar sintomas e complicações. Isso inclui aumentar a ingestão dietética de alimentos formadores do bolo fecal e recondicionar a função intestinal para que o paciente defeque no mínimo uma vez por dia. O aumento da ingestão de alimentos formadores do bolo fecal facilita a defecação regular e aumenta o conteúdo e o volume do cólon e, deste modo, reduz a pressão intraluminal. A diverticulite aguda é tratada com interrupção da ingestão de alimentos sólidos e a administração de um antibiótico de espectro amplo.[108] A internação hospitalar pode ser necessária aos pacientes com inflamação significativa, que não conseguem tolerar líquidos orais, têm febre ou apresentam sinais e sintomas sugestivos de disfunção sistêmica. Fármacos imunomoduladores (p. ex., mesalamina) e probióticos são duas abordagens terapêuticas utilizadas com frequência crescente para controlar a doença diverticular.[108,109] O tratamento cirúrgico é reservado aos pacientes com sintomas e complicações que não regridam com outras medidas.[104]

Apendicite

Apendicite aguda é extremamente comum. Nos EUA, os riscos de ter apendicite são de 12% no sexo masculino e 25% no sexo feminino.[110] O apêndice torna-se inflamado, edemaciado e gangrenado e, se o paciente não for tratado, finalmente perfura. A apendicite está relacionada com obstrução intraluminal por um fecálito (i. e., um fragmento de fezes endurecidas), cálculos biliares, tumores, parasitos ou tecido linfático.

Em geral, a apendicite tem início súbito com dor espontânea na região epigástrica ou periumbilical. Essa dor é causada pelo estiramento do apêndice durante o processo inflamatório inicial. Praticamente ao mesmo tempo que a dor começa, o paciente tem um ou dois episódios de náuseas. Inicialmente, a dor é vaga, mas depois de 2 a 12 h aumenta progressivamente e pode ser espasmódica. Quando o processo inflamatório estende-se e acomete a camada serosa do apêndice e o peritônio, a dor torna-se localizada no quadrante inferior direito do abdome. Embora nem sempre ocorra, os pacientes podem ter leucocitose (contagens altas de leucócitos).[111] Geralmente, há dor à palpação profunda do quadrante inferior direito do abdome, a qual se limita a uma área pequena com dimensões aproximadas à da ponta de um dedo. Em geral, a dor à palpação localiza-se praticamente em torno do apêndice inflamado. O paciente com apendicite muitas vezes consegue colocar diretamente o dedo sobre a área dolorida. Também é comum encontrar espasmos dos músculos abdominais sobrejacentes e descompressão dolorosa, que corresponde à dor que ocorre quando se aplica pressão na área afetada seguida por liberação súbita da pressão.

O diagnóstico em geral se baseia nos sintomas e nos resultados do exame físico, e podem ser confirmados por uma elevação da contagem de leucócitos neutrofílicos. A ultrassonografia ou a TC podem ser realizadas para confirmar o diagnóstico quando há suspeita de outras causas de dor abdominal aguda.[112] O tratamento consiste em ressecção cirúrgica do apêndice. As complicações são peritonite, abscesso periapendicular localizado e septicemia.

Distúrbios da motilidade intestinal

A passagem do conteúdo pelo sistema digestório é controlada por neurônios localizados nos plexos mioentéricos e submucosos do intestino. Os axônios originados dos corpos celulares do plexo mioentérico inervam as camadas musculares lisas longitudinais e circulares do intestino. Esses neurônios recebem estímulos dos receptores locais situados nas camadas muscular e mucosa do intestino, bem como estímulos extrínsecos emitidos pelos dois ramos do sistema nervoso autônomo (simpático e parassimpático). Como regra geral, o sistema nervoso parassimpático tende a aumentar a motilidade intestinal, enquanto os estímulos simpáticos tendem a reduzir esta atividade.

O intestino grosso tem esfíncteres nas duas extremidades: o esfíncter ileocecal, que o separa do intestino delgado; e o esfíncter anal, que impede a eliminação das fezes do corpo. O cólon funciona como reservatório da matéria fecal. Em condições normais, cerca de 400 mℓ de água, 55 mEq de sódio, 30 mEq de cloreto e 15 mEq de bicarbonato são absorvidos diariamente no intestino grosso. Ao mesmo tempo, 5 mEq de potássio são secretados no lúmen do cólon. A quantidade de água e eletrólitos que permanece nas fezes depende da absorção ou secreção que ocorre no intestino grosso. Um adulto médio consumindo uma dieta típica americana elimina cerca de 100 a 200 g de fezes por dia.

Conceitos fundamentais

Distúrbios da motilidade gastrintestinal

- O conteúdo intestinal desce pelo sistema digestório em consequência dos movimentos peristálticos regulados por uma interação complexa de mecanismos de controle elétrico, neural e hormonal
- Irritação local e a composição e os elementos do conteúdo GI influenciam a motilidade por meio dos neurônios aferentes submucosos do sistema nervoso entérico. Distensão da parede intestinal, irritantes químicos, gradientes osmóticos e toxinas bacterianas produzem alguns de seus efeitos na motilidade GI por meio dessas vias aferentes.

Diarreia

A definição comum de *diarreia* é eliminação excessivamente frequente de fezes moles ou malformadas. A queixa de diarreia é inespecífica e pode estar relacionada com alguns fatores fisiológicos e patológicos. A diarreia pode ser aguda ou crônica e tem como causa agentes infecciosos, intolerância alimentar, fármacos ou doença intestinal. As diarreias agudas com menos de 4 dias de duração são causadas principalmente por agentes infecciosos e têm evolução autolimitada.[113]

Diarreia aguda. A diarreia que começa subitamente e persiste por menos de 2 semanas geralmente é causada por agentes infecciosos (ver descrição da enterocolite infecciosa nos parágrafos anteriores). As diarreias agudas frequentemente são subdivididas em não inflamatórias (volumes grandes) e inflamatórias (volumes pequenos) com base nas características das fezes diarreicas. Patógenos entéricos causam diarreia por vários mecanismos. Alguns não são invasivos e não provocam inflamação, mas secretam toxinas que estimulam a secreção de líquidos.[112] Outros invadem e destroem as células epiteliais e, deste modo, alteram o transporte de líquidos, de modo que a atividade secretória continua, mas a atividade absortiva é interrompida.[114]

A *diarreia não inflamatória* está associada à eliminação de fezes líquidas volumosas, mas sem sangue; cólicas periumbilicais, distensão abdominal por gases; e náuseas ou vômitos. Em muitos casos, esse tipo de diarreia é causado por bactérias produtoras de toxinas (p. ex., *S. aureus*,[115] *E. coli* enterotoxigênica, *Cryptosporidium parvum, Vibrio cholerae*) ou outros patógenos (p. ex., vírus, *Giardia*) que interrompem a absorção ou o processo secretório normal do intestino delgado.[116] Vômitos abundantes sugerem enterite viral ou intoxicação alimentar por *S. aureus*. Embora geralmente seja branda, a diarreia (que se origina do intestino delgado) pode ser volumosa e causar desidratação com hipopotassemia e acidose metabólica (*i. e.*, cólera). Como não há invasão dos tecidos, também não há leucócitos nas fezes.

A *diarreia inflamatória* geralmente se caracteriza por febre e diarreia sanguinolenta (disenteria). Esse tipo de diarreia é causado pela invasão das células intestinais (p. ex., *Shigella, Salmonella, Yersinia* e *Campylobacter*) ou toxinas associadas às infecções descritas antes por *C. difficile* ou *E. coli* O157:H7. Como as infecções associadas a esses microrganismos afetam predominantemente o intestino grosso, a eliminação de fezes é frequente, as fezes têm volume pequeno[117] e a defecação está associada a cólicas no quadrante inferior esquerdo do abdome, urgência para defecar e tenesmo. A disenteria infecciosa deve ser diferenciada da colite ulcerativa aguda, que pode causar diarreia sanguinolenta, febre e dor abdominal. Diarreia que persiste por 14 dias não pode ser atribuída a patógenos bacterianos (exceto *C. difficile*) e o paciente deve ser avaliado a procura de outra causa de diarreia crônica.

Diarreia crônica. A diarreia é considerada crônica quando os sintomas persistem por 4 semanas ou mais.[113] A diarreia crônica está associada frequentemente aos distúrbios como DII, SCI, síndromes de má absorção, doenças endócrinas (hipertireoidismo, neuropatia autônoma diabética) ou colite pós-irradiação. Existem quatro grupos principais de diarreia crônica: conteúdo intraluminal hiperosmótico; aumento dos processos secretórios do intestino; doenças inflamatórias; e processos infecciosos[113] (Quadro 37.1). A diarreia factícia é causada pelo uso indiscriminado de laxantes ou pela ingestão excessiva de alimentos laxativos.

Com a *diarreia osmótica*, a água é atraída para dentro do lúmen intestinal pela concentração hiperosmótica do seu conteúdo, a tal volume que o cólon não consegue reabsorver o excesso de líquido. Em pessoas com deficiencia de lactase, a intolerância à lactose se deve à ausência da enzima lactase no intestino delgado para degradar a lactose em glicose e galactose.[118] A atividade inadequada de lactase possibilita que a lactose chegue ao intestino grosso. A flora no intestino grosso constitui uma via de resgaste para a digestão de lactose que é clivada em ácidos graxos de cadeia curta e gás, principalmente hidrogênio (H_2), dióxido de carbono (CO_2) e metano (CH_4). A lactose não digerida pode provocar diarreia osmótica; os produtos de sua digestão bacteriana podem provocar diarreia secretória e distensão intestinal por gás, eventos que provavelmente provocam sintomas. A intolerância à lactose se caracteriza por sinais/sintomas abdominais (p. ex., náuseas, distensão abdominal e dor) após a ingestão de laticínios. Os sais de

Quadro 37.1 Diarreia crônica.

- Diarreia hiperosmótica:
  - Catárticos salinos
  - Deficiência de lactase
- Diarreia secretória:
  - Diarreia infecciosa aguda
  - Incapacidade de absorver sais biliares
  - Má absorção de gordura
  - Abuso crônico de laxantes
  - Síndrome carcinoide
  - Síndrome de Zollinger-Ellison
  - Impactação fecal
- Doença intestinal inflamatória:
  - Doença de Crohn
  - Colite ulcerativa
- Doença infecciosa
  - Shigelose
  - Salmonelose
- Cólon irritável

magnésio no leite de magnésia e em alguns antiácidos não são bem absorvidos e causam diarreia quando são ingeridos em quantidades expressivas. Outra causa de diarreia crônica é a redução do tempo de trânsito, que interfere na absorção. Em geral, a diarreia osmótica regride com a suspensão da ingestão alimentar.[118,119]

A *diarreia secretória* ocorre quando os processos secretórios do intestino estão exacerbados. Esse tipo de diarreia também ocorre quando ácidos biliares em excesso permanecem no conteúdo intestinal à medida que chegam ao cólon. Isso acontece frequentemente com as doenças do íleo, porque os sais biliares são absorvidos neste segmento intestinal. Também pode ocorrer quando há proliferação bacteriana excessiva no intestino delgado, interferindo na absorção da bile. Alguns tumores (p. ex., síndrome de Zollinger-Ellison e síndrome carcinoide) produzem hormônios, que aumentam a atividade secretória do intestino.[120]

A *diarreia inflamatória* está associada comumente à inflamação aguda ou crônica, ou a uma doença intrínseca do intestino grosso, inclusive colite ulcerativa ou doença de Crohn. Em geral, a diarreia inflamatória evidencia-se por aumento da frequência e urgência para defecar e dor abdominal em caráter em cólica. Em muitos casos, a defecação se acompanha de tenesmo (i. e., esforço doloroso para defecar), incontinência fecal e despertar durante a noite com desejo urgente de defecar.

Infecções parasitárias persistentes podem causar diarreia crônica por alguns mecanismos. Os patógenos associados mais comumente à diarreia crônica incluem os protozoários *Giardia*, *E. histolytica* e *Cyclospora*. Pacientes imunossuprimidos são especialmente suscetíveis aos agentes infecciosos causadores de diarreias agudas e crônicas, inclusive *Cryptosporidium*, citomegalovírus (CMV) e complexo *Mycobacterium avium-intracellulare*.

Diagnóstico e tratamento. O diagnóstico da diarreia baseia-se nas queixas de defecação frequente e no relato de fatores associados, inclusive doenças coexistentes, uso de fármacos e exposição a possíveis patógenos intestinais. Os distúrbios como DII e doença celíaca devem ser considerados.[113] Quando o início da diarreia está relacionado com uma viagem ao exterior, deve-se considerar a possibilidade de diarreia do viajante.

Embora a maioria das diarreias agudas seja autolimitada e não requeira tratamento, a diarreia pode ser especialmente grave nos lactentes e nas crianças pequenas, nos pacientes com doenças coexistentes, nos idosos e nos indivíduos previamente saudáveis quando se estende por períodos longos. Desse modo, a reposição de líquidos e eletrólitos é incluída como um dos objetivos do tratamento da diarreia.

Os fármacos usados para tratar diarreia incluem difenoxilato e loperamida, que são derivados opioides. Esses fármacos reduzem a motilidade GI e estimulam a absorção de água e eletrólitos. As preparações adsorventes como o caulim e a pectina adsorvem substâncias irritantes e toxinas do intestino. Esses ingredientes são incluídos em algumas preparações antidiarreicas de venda livre, porque adsorvem as toxinas responsáveis por alguns tipos de diarreia. O subsalicilato de bismuto pode ser usado para reduzir a frequência de eliminação de fezes malformadas e aumentar a consistência das fezes, principalmente nos casos de diarreia do viajante. Esse fármaco parece inibir a secreção intestinal causada por *E. coli* enterotoxigênica e pelas toxinas da cólera. Os fármacos antidiarreicos não devem ser usados por pacientes com diarreia sanguinolenta, febre alta ou sinais de toxemia em vista do risco de agravarem a doença. Os antibióticos devem ser reservados para pacientes com patógenos entéricos confirmados.

Doença diarreica aguda em crianças. Apesar do sucesso global na redução da taxa de mortalidade por causa de diarreia nos últimos 30 anos, diarreia ainda é a segunda principal causa de morte por infecções em crianças com menos de 5 anos de idade em todo o planeta. Estima-se que diarreia tenha sido responsável por 9,9% das 6,9 milhões de mortes de crianças com menos de 5 anos de idade em 2011.[121] Embora as doenças diarreicas sejam menos prevalentes nos EUA que em outros países, elas acarretam ônus significativo ao sistema de saúde do país. Diarreia também é a causa principal de desnutrição infantil e acomete mais comumente crianças com menos de 2 anos de idade.[121]

As causas da diarreia aguda em crianças variam com a localização geográfica, a época do ano e a população estudada. Uma constatação crescente é a de que tem ocorrido ampliação da gama de patógenos entéricos causadores de diarreia aguda na população pediátrica. Os vírus são os patógenos que mais comumente causam doença diarreica na infância.[122]

Os rotavírus e os norovírus são patógenos isolados frequentemente. Outros vírus detectados nas fezes das crianças são astrovírus e adenovírus entéricos. Alguns desses patógenos são transmitidos facilmente pelos alimentos e pela água, ou de um paciente para outro. Prevenção ainda é a medida mais fundamental para controlar as doenças diarreicas infantis. Entre as medidas importantes para evitar disseminação dos patógenos estão técnicas higiênicas adequadas para o processamento e a preparação dos alimentos; suprimentos de água tratada; higiene adequada das mãos; afastamento dos pacientes infectados das atividades de manuseio de alimentos ou cuidados de saúde; e impedimento de que pacientes com diarreia utilizem águas recreativas públicas (i. e., piscinas, lagos e lagoas).

Os objetivos principais da abordagem a uma criança com diarreia aguda são avaliar a gravidade da desidratação, evitar disseminação da infecção, determinar o tipo de agente etiológico e, se necessário, fornecer tratamento específico. O estado de hidratação das crianças pode ser avaliado com base em sinais e sintomas facilmente observados. Perguntas sobre ingestão oral, frequência de defecação, volume das fezes, aspecto geral e nível de atividade da criança e frequência das micções fornecem informações essenciais quanto à hidratação. Sede, mucosas secas e turgor cutâneo reduzido são sinais e sintomas comuns de desidratação.[122] Também é importante obter informações como frequência às creches, viagem recente a uma área endêmica de diarreia, uso de antimicrobianos, exposição à água contaminada ou a frutas ou vegetais não lavados, ou carnes malcozidas, porque isto pode indicar a causa da diarreia. Febre sugere um processo inflamatório, mas também está associada à desidratação.[122]

O tratamento da desidratação continua sendo a medida fundamental para estabilização das crianças com diarreia. Em especial, os lactentes são mais suscetíveis à desidratação em razão de sua superfície corporal mais ampla, taxa metabólica maior e incapacidade de concentrar eficazmente a urina. O tratamento de reposição oral (TRO) geralmente é a abordagem preferida para lactentes e crianças com diarreia sem complicações, que possam ser tratadas em casa.

Adotado inicialmente para tratar diarreia nos países em desenvolvimento, o TRO pode ser entendido como um caso de tecnologia reversa, na qual protocolos adotados originalmente nesses países também alteraram as práticas de saúde dos países desenvolvidos.[123] As soluções completas de TRO contêm carboidrato, sódio, potássio, cloreto e uma base para repor o que foi perdido com as fezes diarreicas.[123] As bebidas consumidas comumente, inclusive suco de maçã e refrigerantes à base de cola – que têm osmolaridade alta por causa do alto teor de carboidratos e teor reduzido de eletrólitos – não são recomendadas. A eficácia do TRO depende do transporte combinado de sódio e glicose ou de outras moléculas orgânicas pequenas transportadas ativamente (ver o Capítulo 36). Existem soluções de TRO comercializadas em frascos, mas estas podem ser dispendiosas, principalmente quando é necessário administrar volumes grandes de líquidos de reposição. O custo pode ser considerável para as famílias em condições socioeconômicas desprivilegiadas. Também existem pacotes pré-condicionados e receitas menos dispendiosas para preparação das soluções de reposição. O TRO para controlar diarreia dos lactentes e das crianças pequenas frequentemente é trabalhoso, requer alimentação frequente e, algumas vezes, precisa usar uma colher ou um tubo de alimentação nasogástrica.[122] Um aspecto mais importante é que a diarreia não cessa imediatamente, uma vez iniciado o TRO; isso pode ser desestimulante para os pais e cuidadores, que desejam ver resultados imediatos com seus esforços. As crianças com desidratação grave e alterações dos sinais vitais ou do estado mental devem receber reposição intravenosa de líquidos em caráter de emergência. Depois do tratamento inicial com líquidos intravenosos, essas crianças podem começar a fazer TRO.

Existem evidências sugestivas da necessidade de manter a alimentação durante as doenças diarreicas, principalmente nas crianças.[123] Alguns estudos demonstraram que a dieta livre não agrava a evolução nem os sintomas da diarreia e pode reduzir o volume das fezes.[124] Amidos e proteínas simples parecem fornecer moléculas cotransportadoras com pouca atividade osmótica, aumentando a captação de líquido e eletrólitos pelas células intestinais. O conteúdo intraluminal associado à realimentação precoce também é um fator favorável comprovado para a proliferação dos enterócitos, e ajuda a apressar a recuperação da lesão. É recomendável que as crianças recebam dieta apropriada à sua idade. Embora exista pouco consenso quanto aos melhores alimentos, é prudente evitar itens gordurosos e alimentos ricos em açúcares simples. Quase todos os lactentes com gastrenterite aguda toleram leite materno. No caso dos alimentados com fórmulas, a diluição da fórmula não oferece qualquer vantagem quando comparada à preparação habitual.

Constipação intestinal

A constipação intestinal pode ser definida como defecação infrequente, incompleta ou difícil.[113] O problema dessa definição advém do fato de que existem muitas variações individuais da função normal. O que é considerado normal por um indivíduo (p. ex., duas a três defecações por semana) pode ser entendido como evidência de constipação intestinal por outro. A constipação intestinal pode ocorrer como um distúrbio primário da motilidade intestinal, ou efeito colateral de um fármaco; como um problema associado a outra doença; ou como sintoma de lesões obstrutivas do sistema digestório. Algumas causas comuns de constipação intestinal são incapacidade de reagir ao desejo urgente de defecar, ingestão insuficiente de fibras dietéticas e líquidos, enfraquecimento dos músculos abdominais, inatividade e repouso ao leito, gestação e hemorroidas. A fisiopatologia da constipação intestinal pode ser classificada em três grupos gerais: constipação intestinal com trânsito normal, constipação intestinal com trânsito lento e distúrbios da defecação ou evacuação retal. A constipação intestinal com trânsito normal (ou constipação intestinal funcional) caracteriza-se por dificuldade percebida de defecar e, em geral, melhora com o aumento da ingestão de líquidos e fibras.[115] A constipação intestinal com trânsito lento, que se caracteriza por defecação infrequente, comumente é causada por distúrbios da função motora do intestino grosso.[125] Doença de Hirschsprung é um exemplo extremo de constipação intestinal com trânsito lento, no qual as células ganglionares do intestino distal estão ausentes porque houve uma falha durante o desenvolvimento embrionário; o intestino fica mais estreito na área que não contém células ganglionares.[126] Embora a maioria dos pacientes com essa doença seja diagnosticada na lactência ou nos primeiros anos da infância, alguns com acometimento de segmentos relativamente curtos não têm sintomas, senão em uma idade mais avançada. Os distúrbios da defecação são atribuídos mais comumente às anormalidades da coordenação muscular do assoalho pélvico ou do esfíncter anal.

As doenças associadas à constipação intestinal crônica incluem transtornos neurológicos (p. ex., traumatismo raquimedular, doença de Parkinson e esclerose múltipla); distúrbios endócrinos (p. ex., hipotireoidismo); e lesões obstrutivas do sistema digestório. Fármacos como narcóticos, anticolinérgicos, bloqueadores do canal de cálcio, diuréticos, cálcio (antiácidos e suplementos), suplementos de ferro e antiácidos com alumínio tendem a causar constipação intestinal. Os idosos com constipação intestinal crônica e esforço para defecar podem desenvolver dilatações do reto, do cólon ou de ambos. Essa condição viabiliza a acumulação de grandes volumes de fezes com pouca ou nenhuma percepção consciente. Quando também há alterações dos hábitos intestinais, a constipação intestinal pode ser um sinal de câncer colorretal.

Em geral, o diagnóstico da constipação intestinal baseia-se no relato de defecação infrequente, esforço para defecar, eliminação de fezes duras e em bolotas, ou sensação de esvaziamento incompleto depois de defecar. O toque retal é realizado para determinar se há impactação fecal, estenose anal ou massas retais. Também é importante excluir a possibilidade de que a constipação intestinal seja sinal de outra doença. Os exames que determinam o tempo de trânsito colônico e a função defecatória são reservados aos casos refratários.

O tratamento da constipação intestinal geralmente é voltado para a atenuação da causa do problema. É importante envidar esforço consciente para responder ao desejo urgente de defecar. Outra medida é estabelecer um horário depois das refeições para defecar, quando é mais provável ocorrer os movimentos em bloco do intestino grosso. Simular uma posição agachada enquanto o indivíduo está sentado no vaso sanitário, com a elevação dos pés, pode facilitar a defecação.[125] A ingestão adequada de líquidos e alimentos que aumentam o bolo fecal deve se recomendada. A prática de exercícios moderados é essencial e os pacientes acamados melhoram com exercícios ativos e passivos. Os laxantes e os enemas devem ser utilizados com cautela. Esses fármacos não devem ser usados regularmente para tratar constipação intestinal simples, porque interferem no reflexo de defecação e, na verdade, podem danificar a mucosa retal.

Impactação fecal

Impactação fecal é a retenção de fezes endurecidas ou massificadas no reto e no intestino grosso, que interfere na eliminação normal. Quando não é removida, a impactação pode causar obstrução intestinal parcial ou completa. Isso pode ocorrer em qualquer faixa etária, mas é mais frequente nos idosos incapacitados. A impactação fecal pode ser causada por doença anorretal, dolorosa, tumores ou doença neurogênica; uso de antiácidos constipantes ou laxantes formadores de bolo fecal; dieta com pouca fibra; estase do intestino grosso causada por fármacos; ou repouso ao leito e limitação física prolongada. Nas crianças, a desconsideração habitual do desejo urgente de defecar no ambiente escolar em razão das condições de limpeza das instalações[127], vergonha ou interferência das brincadeiras pode causar impactação.

As manifestações clínicas podem ser as mesmas da constipação intestinal grave, mas geralmente há história de diarreia líquida, escapes de fezes nas roupas e incontinência fecal.[128] Esses sintomas são causados pelo aumento da atividade secretória do intestino, representando uma tentativa do organismo de dissolver a massa a fim de que possa ser retirada. O abdome pode estar distendido e alguns pacientes podem ter sangue e muco nas fezes. O bolo fecal pode comprimir a uretra e causar incontinência urinária. A impactação fecal deve ser considerada nos indivíduos idosos ou imobilizados que eliminam fezes líquidas com incontinência fecal ou urinária.

O toque retal deve ser realizado para avaliar se há massa fecal. Pode ser necessário dissolver e desprender a massa manualmente ou por meio de um sigmoidoscópio. Em geral, os enemas oleosos são usados para amolecer a massa, antes que seja retirada. Profilaxia é a melhor conduta terapêutica.

Obstrução intestinal

A expressão obstrução intestinal designa qualquer impedimento à passagem do conteúdo intestinal em direção cefalocaudal. As causas podem ser subclassificadas em mecânicas ou paralíticas. Alguns pacientes apresentam estrangulamento com necrose do intestino e perfuração, peritonite e sepse.

A obstrução mecânica pode ser causada por alguns distúrbios – intrínsecos e extrínsecos – que comprometem a perviedade do lúmen intestinal (Figura 37.13). As causas pré-operatórias, como hérnias externas (i. e., inguinal, femoral ou umbilical) e aderências pós-operatórias, são responsáveis por 75% dos casos de obstrução intestinal.[129] Causas menos frequentes são estenoses, tumores, corpos estranhos, intussuscepção e vólvulo.

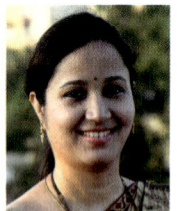

Você se lembra da **Srta. Rytel**, descrita no estudo de caso apresentado na abertura da Parte 11? Ela certamente tinha obstrução associada às aderências formadas em consequência das cirurgias necessárias para reparar lesões sofridas em um acidente automobilístico. Nesse ponto, a paciente estava sendo cuidadosamente monitorada e usava um tubo nasogástrico para descomprimir a parte proximal do sistema digestório. Além disso, a paciente mantinha-se sem se alimentar e as náuseas estavam sendo controladas com antieméticos intravenosos. Se os sinais vitais da Srta. Rytel começassem a deteriorar, ela estaria preparada para ser levada ao centro cirúrgico para uma exploração abdominal e possível dissolução de aderências.

A *intussuscepção* consiste na telescopagem do intestino dentro de um segmento adjacente (Figura 37.14) e é a causa mais comum de obstrução intestinal em crianças com menos de 2 anos de idade.[130] O tipo mais frequente de intussuscepção é do íleo terminal para dentro do cólon direito, mas outros segmentos intestinais também podem ser afetados. A condição é diagnosticada mais frequentemente no primeiro ano de vida e em crianças pequenas; acomete cerca de 2.000 lactentes (primeiro ano de vida) nos EUA. Na maioria dos casos, a causa do problema é desconhecida. A condição também pode ocorrer em adultos, quando massa ou tumor intraluminal funciona como força de tração e puxa o segmento, à medida que ele sofre telescopagem para dentro do segmento distal. O termo *vólvulo* refere-se à torção completa do intestino sobre um eixo formado por seu mesentério (Figura 37.13 B). Isso

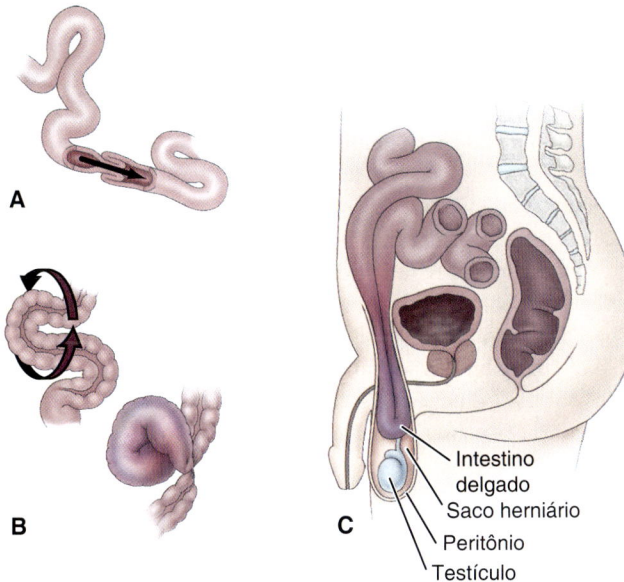

Figura 37.13 • Três causas de obstrução intestinal. **A.** Intussuscepção com invaginação ou encurtamento do intestino causado pela passagem de um segmento intestinal para dentro de outro. **B.** Vólvulo do cólon sigmoide; na maioria dos casos, a torção ocorre em sentido anti-horário. Observe o segmento intestinal edemaciado. **C.** Hérnia (inguinal). O saco herniário está em continuidade com o peritônio do abdome. O conteúdo da hérnia é intestino, omento ou outras estruturas abdominais que passam pelo orifício herniário e entram no saco herniário. Fonte: Hinkle J., & Cheever, K. H. (Eds.) (2018) *Brunner and Suddarth's textbook of medical-surgical nursing* (14. ed., Figura 47-5, p. 1327). Philadelphia, PA: Lippincott Williams & Wilkins.

pode ocorrer com qualquer parte do sistema digestório, mas afeta mais comumente o cólon sigmoide (75%) e depois o ceco (22%).[131] A obstrução intestinal mecânica pode ser simples, sem alterações da circulação sanguínea, ou com estrangulamento (quando há redução do fluxo sanguíneo e necrose dos tecidos intestinais).

A obstrução paralítica ou adinâmica é causada por redução da peristalse por distúrbios musculares ou neurogênicos. O íleo paralítico é observado mais comumente depois de procedimentos cirúrgicos do abdome, mas também ocorre com doenças inflamatórias do abdome, isquemia intestinal, fraturas da pelve e lesões da coluna lombar.[132] Isso ocorre nos estágios iniciais da peritonite e pode ser causado por irritação química por bile, toxinas bacterianas, distúrbios eletrolíticos (p. ex., hipopotassemia) e insuficiência vascular.

Os efeitos principais dos dois tipos de obstrução intestinal são distensão abdominal e perdas de líquidos e eletrólitos (Figura 37.15). Gases e líquidos acumulam-se no segmento afetado e, se o problema não for sanado, a distensão causada pela obstrução intestinal tende a perfurar e causar atonia intestinal com distensão adicional. A distensão é agravada ainda mais pela acumulação de gases. À medida que o processo avança, a distensão estende-se aos segmentos mais proximais (i. e., na direção da boca) e envolve outros segmentos intestinais. Por fim, as duas formas de obstrução podem causar estrangulamento (i. e., interrupção da irrigação sanguínea), gangrena e finalmente perfuração intestinal. A pressão alta dentro do intestino tende a reduzir o fluxo sanguíneo da mucosa, resultando em necrose e passagem de sangue para os líquidos luminais. Isso favorece a proliferação rápida das bactérias no intestino obstruído, que podem passar para o sistema linfático e os órgãos adjacentes.[131] A passagem das bactérias para fora do sistema digestório agrava a inflamação e pode acentuar a isquemia e causar falência dos órgãos.[131]

As manifestações clínicas da obstrução intestinal dependem da gravidade do processo obstrutivo e de sua duração. Quando a obstrução é aguda, o início geralmente é súbito e dramático. Nos casos de obstrução crônica, o início geralmente é mais gradativo. Os sinais e sintomas principais de obstrução são dor, constipação intestinal completa, distensão abdominal, sinais de déficit de volume de líquidos e vômitos. Nos casos de obstrução mecânica, a dor é intensa e espasmódica,

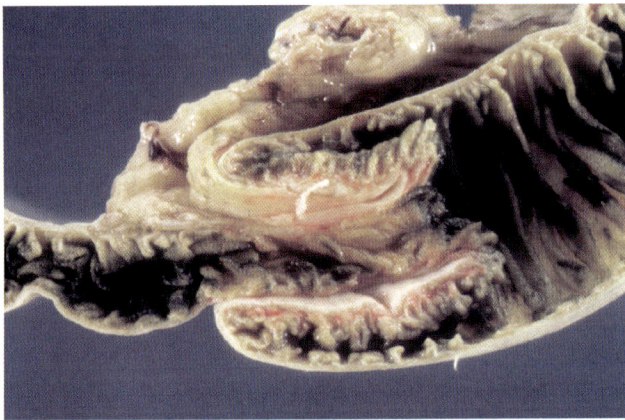

Figura 37.14 • Intussuscepção. A parte proximal do íleo penetra na parte distal do íleo, nesse caso de intussuscepção; a anatomia é mostrada no corte. Fonte: Strayer D. S., Rubin R. (Eds.) (2012). *Rubin's pathophysiology: Clinicopathologic foundations of medicine* (7. ed., Figura 19-42B, p. 781). Philadelphia, PA: Lippincott Williams & Wilkins.

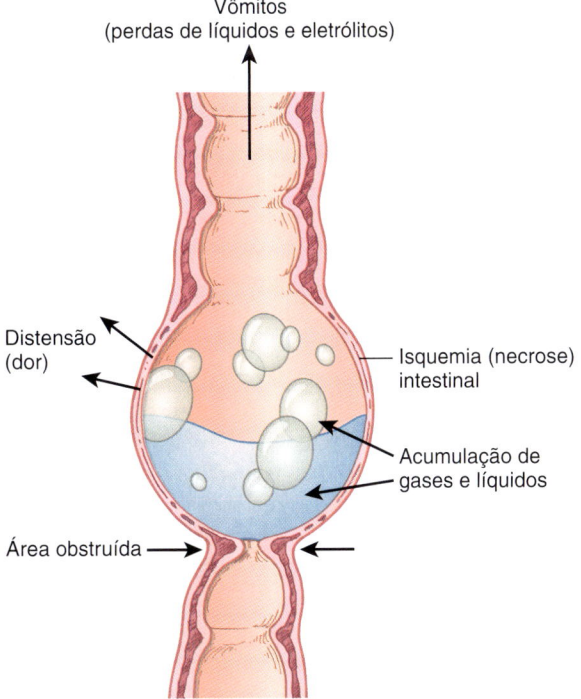

Figura 37.15 • Fisiopatologia da obstrução intestinal.

ao contrário da dor contínua e do abdome silencioso do íleo paralítico. Também há borborigmo (i. e., sons de borbulho produzidos pela propulsão de gases no intestino); ruídos peristálticos agudos e audíveis; e ondas peristálticas exacerbadas, que tendem a ocorrer com episódios de dor abdominal.[131] Ondas peristálticas visíveis podem ocorrer ao longo do trajeto do intestino distendido. Os pacientes têm agitação extrema e percepção consciente dos movimentos intestinais, assim como fraqueza, sudorese e ansiedade. Quando há estrangulamento intestinal, os sinais e sintomas mudam. O tipo de dor passa de espasmódica e intermitente causada pelos movimentos peristálticos exacerbados do intestino para dor contínua e grave. Vômitos e distúrbios hidreletrolíticos ocorrem com os dois tipos de obstrução.

Em geral, o diagnóstico de obstrução intestinal se baseia na história e no exame físico. As radiografias simples do abdome podem ser usadas para determinar a existência de obstrução e também diferenciar entre obstruções parciais e completas com base na análise dos padrões dos gases no intestino.[129] TC e ultrassonografia também podem ser realizadas para revelar obstrução mecânica.

O tratamento depende da causa e do tipo de obstrução. A normalização dos distúrbios hidreletrolíticos e a determinação do débito urinário por meio de um cateter de Foley são medidas recomendadas. A maioria dos casos de obstrução adinâmica responde à descompressão do intestino por drenagem nasogástrica. Estrangulamento e obstrução intestinal completa exigem intervenção cirúrgica. No período intraoperatório, é importante observar o retorno da cor e da peristalse normais do intestino. Se houver tecidos necróticos, é necessário removê-los e estabelecer uma anastomose.

Peritonite

Peritonite é uma reação inflamatória da serosa que reveste a cavidade abdominal e cobre os órgãos viscerais. Isso pode ser causado por invasão bacteriana ou irritação química. Na maioria dos casos, bactérias do intestino chegam ao peritônio por causa de alguma falha da parede de um dos órgãos abdominais. Entre as causas de peritonite estão úlcera péptica perfurada, apêndice rompido, divertículo perfurado, gangrena intestinal, doença intestinal inflamatória e gangrena da vesícula biliar. Outras causas ambientais são traumatismos abdominais, ingestão de corpos estranhos e infecção dos cateteres de diálise peritoneal. Embora não seja mais um problema irreversível como era no passado, a peritonite generalizada ainda é uma das principais causas de morte subsequente a cirurgias abdominais.

O peritônio tem várias características que aumentam sua suscetibilidade à peritonite, ou o protegem dos seus efeitos. Um dos pontos fracos da cavidade peritoneal é que ela forma um espaço amplo e aberto, que favorece a disseminação dos contaminantes. Pela mesma razão, a cavidade abdominal tem superfície ampla, que possibilita a absorção rápida das toxinas bacterianas para a corrente sanguínea. O peritônio está especialmente bem adaptado para produzir uma resposta inflamatória como modo de controlar a infecção. Por exemplo, a serosa peritoneal tende a exsudar uma substância fibrinosa espessa e pegajosa, que adere às outras estruturas (p. ex., mesentério e omento) e veda a víscera perfurada, ajudando a manter o processo localizado. A limitação é facilitada pela atividade simpática, que reduz a motilidade intestinal. Embora a peristalse ausente ou reduzida que ocorre nesses casos tenda a causar outros distúrbios, ela inibe a disseminação dos contaminantes por toda a cavidade peritoneal.

Uma das manifestações mais importantes da peritonite é a transferência de líquidos extracelulares para a cavidade peritoneal (por transudação ou produção de líquido seroso pelo peritônio inflamado) e para dentro do intestino em consequência da obstrução intestinal. As náuseas e os vômitos podem agravar as perdas de líquidos. As perdas de líquidos podem resultar em hipovolemia e choque. O início da peritonite pode ser agudo (p. ex., ruptura do apêndice) ou mais gradativo (p. ex., doença inflamatória pélvica). Em geral, a dor é mais intensa sobre a área inflamada. O paciente com peritonite geralmente se deita imóvel porque qualquer movimento agrava a dor. As respirações frequentemente são superficiais para evitar mobilização dos músculos abdominais. Em geral, o abdome fica rígido e algumas vezes é descrito como "abdome com consistência de tábua", em consequência da defesa muscular reflexa. Vômitos são comuns. Febre, aumento da contagem de leucócitos, taquicardia e hipotensão também são frequentes. O paciente pode ter soluços causados pela irritação do nervo frênico. O íleo paralítico começa pouco depois do início da peritonite generalizada e acompanha-se de distensão abdominal. A peritonite que progride e não é controlada causa toxemia e choque.

Tratamento. As intervenções terapêuticas na peritonite são voltadas para a prevenção da disseminação da reação inflamatória; correção intravenosa dos distúrbios hidreletrolíticos que ocorrem; e atenuação dos efeitos do íleo paralítico e da distensão abdominal. A reposição de líquidos e eletrólitos por via oral deve ser evitada porque pode ser necessário realizar uma intervenção cirúrgica. O tratamento cirúrgico pode ser necessário para erradicar o foco inflamatório (p. ex., remover um apêndice inflamado) ou fechar uma úlcera péptica perfurada.

A aspiração nasogástrica, que consiste na introdução de uma sonda passada pelo nariz até o estômago ou o intestino, é usada para descomprimir o intestino e atenuar a distensão abdominal. A reposição de líquidos e eletrólitos é essencial. Esses líquidos são prescritos com base nas dosagens frequentes da bioquímica sanguínea. Antibióticos são administrados para combater infecção e, em geral, narcóticos são necessários para aliviar a dor.

Distúrbios da absorção intestinal

A expressão má absorção significa incapacidade de transportar constituintes dietéticos – gorduras, carboidratos, proteínas, vitaminas e minerais – do lúmen do intestino para o compartimento de líquido extracelular, de onde devem ser levados para as diversas partes do corpo. Essa anormalidade pode afetar apenas um componente (p. ex., vitamina B_{12} ou lactose), ou seus efeitos podem estender-se a todas as substâncias absorvidas em determinado segmento do intestino. Quando um segmento intestinal é afetado, outro pode compensar sua função. Por exemplo, o íleo pode compensar a má absorção no intestino delgado proximal absorvendo quantidades expressivas de gorduras, carboidratos e aminoácidos. Do mesmo modo, o intestino grosso – que normalmente absorve água, sódio, cloreto e bicarbonato – pode compensar a má absorção no intestino delgado absorvendo outros produtos finais do metabolismo bacteriano dos carboidratos.

Os distúrbios que interferem em uma ou mais etapas envolvidas na digestão e na absorção dos nutrientes podem ser classificados em três grupos gerais: má digestão intraluminal, distúrbios do transporte transepitelial e obstrução linfática. A má digestão intraluminal consiste em uma falha do processamento dos nutrientes no lúmen intestinal. As causas mais comuns são insuficiência pancreática, doença hepatobiliar e proliferação bacteriana intraluminal. Os distúrbios do transporte transepitelial são causados por lesões da mucosa, que impedem a captação e o transporte dos nutrientes disponíveis no lúmen intestinal através da mucosa do intestino. Isso inclui distúrbios como doença celíaca e doença de Crohn. A obstrução linfática interfere no transporte dos produtos da digestão das gorduras para a circulação sistêmica depois de terem sido absorvidos pela mucosa intestinal. O processo pode ser interrompido por anomalias congênitas, neoplasias, traumatismo e algumas doenças infecciosas.

Síndrome de má absorção

Em geral, os pacientes com má absorção intestinal têm sinais e sintomas diretamente referidos ao sistema digestório, inclusive diarreia, flatulência, distensão, dor e/ou cólicas abdominais e ascite.[133] Fraqueza, perda de massa muscular, emagrecimento e distensão abdominal são comuns. Em geral, o emagrecimento ocorre apesar da ingestão calórica normal ou excessiva. As fezes esteatorreicas contêm gordura em excesso. O teor aumentado de gorduras resulta na formação de fezes volumosas, amarelo-acinzentadas e fétidas. Em um indivíduo que consome uma dieta contendo 8 a 100 g de gordura por dia, a excreção de 7 a 9 g de gordura indica esteatorreia.[133]

Além da perda de gordura nas fezes, as vitaminas lipossolúveis também não podem ser absorvidas. Isso pode resultar na formação de equimoses ao menor estímulo e sangramento (*i. e.*, deficiência de vitamina K), dores ósseas, predisposição a ter fraturas e tetania (*i. e.*, deficiências de cálcio e vitamina D), anemia macrocítica[134] e glossite (*i. e.*, deficiência de ácido fólico). Neuropatia, atrofia da pele e edema periférico também podem ocorrer. A Tabela 37.2 descreve os sinais e sintomas da absorção reduzida dos constituintes da dieta.

Doença celíaca

Doença celíaca – também conhecida como *espru celíaco* e *enteropatia sensível ao glúten* – é uma doença mediada por mecanismos imunes, que é desencadeada pela ingestão de grãos contendo glúten (inclusive trigo, cevada e arroz).[135,136] Até recentemente, a doença celíaca era considerada uma síndrome de má absorção rara, que se evidenciava nos primeiros anos

Tabela 37.2 Locais e requisitos para a absorção dos constituintes da dieta e manifestações clínicas de má absorção.

Constituinte da dieta	Local de absorção	Requisitos	Manifestações clínicas
Água e eletrólitos	Principalmente intestino delgado	Gradiente osmótico	Diarreia, desidratação, cólicas
Gordura	Segmento proximal do jejuno	Lipase pancreática, sais biliares, canais linfáticos livres	Emagrecimento, esteatorreia, deficiência de vitaminas lipossolúveis
Carboidratos			
Amido	Intestino delgado	Amilase, maltase, isomaltase alfadextrinas	Diarreia, flatulência, desconforto abdominal
Sacarose	Intestino delgado	Sacarase	
Lactose	Intestino delgado	Lactase	
Maltose	Intestino delgado	Maltase	
Frutose	Intestino delgado		
Proteína	Intestino delgado	Enzimas pancreáticas (p. ex., tripsina, quimotripsina, elastina)	Perda de massa muscular, fraqueza e edema
Vitaminas			
A	Segmento proximal do jejuno	Sais biliares	Cegueira noturna, ressecamento ocular e irritação da córnea
Ácido fólico	Duodeno e jejuno	Função absortiva; pode ser prejudicada por alguns fármacos (*i. e.*, anticonvulsivantes)	Queilose, glossite e anemia megaloblástica
B_{12}	Íleo	Fator intrínseco	Glossite, neuropatia e anemia megaloblástica
D	Segmento proximal do jejuno	Sais biliares	Dor óssea, fraturas e tétano
E	Segmento proximal do jejuno	Sais biliares	Incertas
K	Segmento proximal do jejuno	Sais biliares	Hematomas e sangramento fáceis
Cálcio	Duodeno	Vitamina D e hormônio da paratireóide	Dor óssea, fraturas e tétano
Ferro	Duodeno e jejuno	pH normal (secreção de ácido clorídrico)	Anemia por deficiência de ferro e glossite

da infância, mas hoje se sabe que é uma das doenças genéticas mais comuns, com prevalência média de 1 a 6% na população geral.[137-139]

A doença celíaca é causada por uma resposta imune anormal dos linfócitos T à alfa-gliadina ingerida (um componente da proteína do glúten) pelos indivíduos geneticamente predispostos. Quase todos os pacientes com essa doença compartilham o alelo *HLA-DQ2* ou *HLA-DQ8* do complexo de histocompatibilidade de classe II.[140] Esses pacientes têm níveis mais altos de anticorpos contra vários antígenos, inclusive transglutaminase, endomísio e gliadina. A reação imune resultante causa uma reação inflamatória intensa, que resulta na destruição das vilosidades absortivas do intestino delgado (Figura 37.16). Quando as lesões resultantes são extensivas, podem reduzir a absorção de macronutrientes (*i. e.*, proteínas, carboidratos e gorduras) e micronutrientes (*i. e.*, vitaminas e minerais). O acometimento do intestino delgado é mais acentuado nos segmentos proximais, onde a exposição ao glúten é maior.

Algumas populações estão mais sujeitas a desenvolver doença celíaca. Isso inclui pacientes com diabetes melito tipo 1, outras endocrinopatias autoimunes, dermatite herpetiforme, parentes de primeiro e segundo graus de pacientes com doença celíaca e portadores da síndrome de Turner.[141,142] Várias neoplasias malignas também parecem ser um resultado direto da doença celíaca, porque a incidência aumentada observada nos pacientes com esta doença volta aos patamares da população em geral depois de vários anos em dieta livre de glúten. Essas neoplasias malignas incluem carcinomas espinocelulares da cabeça e do pescoço, adenocarcinoma do intestino delgado e linfoma não Hodgkin.

A forma clássica da doença celíaca é diagnosticada na lactência e evidencia-se por déficit de crescimento, diarreia, perda de massa muscular, distensão abdominal e, ocasionalmente, desnutrição grave.[143] Depois do período de lactência, as manifestações clínicas tendem a ser menos dramáticas. As crianças maiores podem ter anemia, baixa estatura constitucional, anormalidades do esmalte dentário e constipação intestinal. Nos adultos, os sintomas referidos ao sistema digestório são diarreia, constipação intestinal ou outras queixas de má absorção, inclusive distensão abdominal por gases, flatulência ou eructações.

O diagnóstico da doença celíaca baseia-se nas manifestações clínicas apoiadas por exames sorológicos e confirmadas por biopsia do intestino.[135,141] Com base em suas sensibilidades altas, os melhores exames disponíveis são os testes de imunofluorescência para anticorpos IgA antiendomisiais (EMA) e IgA antitransglutaminase tecidual humana (TTG).[135] As biopsias do intestino delgado proximal estão indicadas para pacientes com teste positivo para anticorpo da doença celíaca.[141] Em geral, outros exames laboratoriais são usados para determinar se a doença causou distúrbios nutricionais, inclusive anemia ferropriva.

O tratamento primário da doença celíaca consiste em eliminar o glúten e as proteínas relacionadas da dieta. Glúten é a proteína principal do trigo, da cevada e do arroz. Os produtos à base de aveia, que não são tóxicos, podem ser contaminados com trigo durante o processamento. Existem à venda alguns tipos de pães, cereais, biscoitos e outros produtos sem glúten.[136]

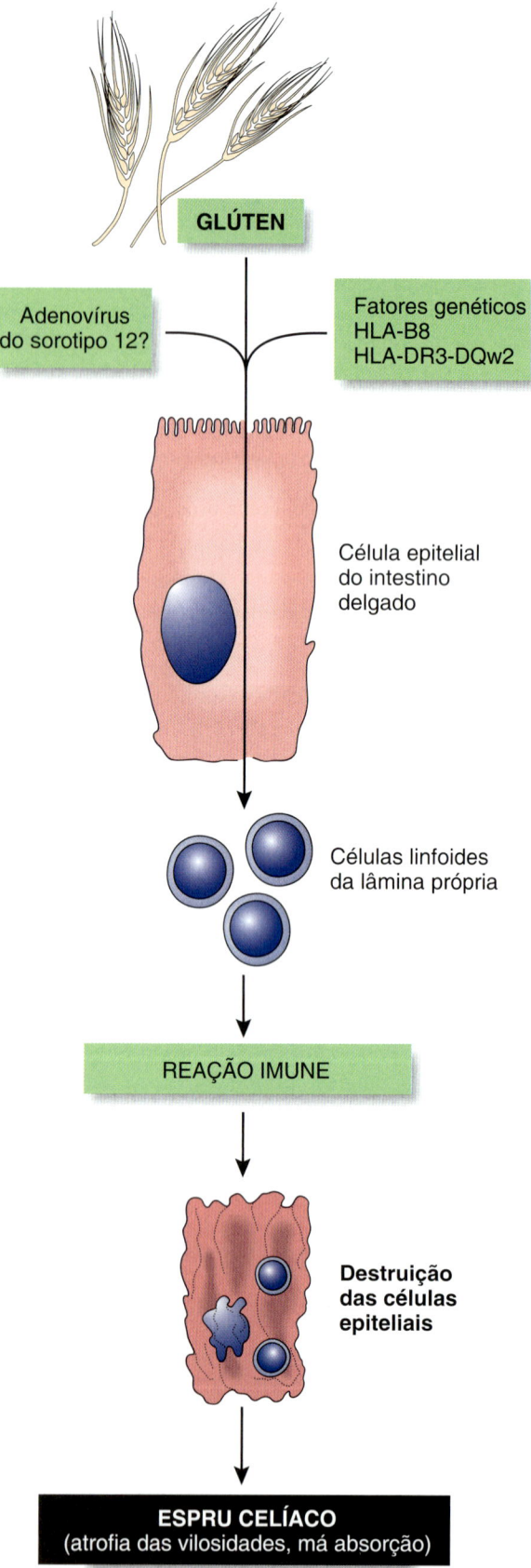

Figura 37.16 • Mecanismo proposto da patogênese da doença celíaca. HLA, antígeno leucocitário humano. Fonte: Strayer D. S., Rubin R. (Eds.) (2015). *Rubin's pathophysiology: Clinicopathologic foundations of medicine* (6. ed., Figura 19-44, p. 783). Philadelphia, PA: Lippincott Williams & Wilkins.

Carnes, vegetais, frutas e laticínios não contêm glúten, contanto que não tenham sido contaminados durante o processamento. A eliminação completa do glúten da dieta geralmente possibilita cicatrização rápida e completa da mucosa intestinal.

Neoplasias

Os tumores de células epiteliais dos intestinos são causas significativas de morbidade e mortalidade em todo o mundo. O intestino grosso é o local de origem de mais neoplasias primárias que qualquer outro órgão do corpo.[144] Embora o intestino delgado represente cerca de 75% do comprimento do sistema digestório, esse órgão não é uma localização comum de tumores benignos e malignos.

Pólipos adenomatosos

Sem sombra de dúvida, os tipos mais comuns de neoplasias intestinais são os pólipos adenomatosos. O pólipo gastrintestinal pode ser descrito como uma massa que avança para o lúmen intestinal.[13] Os pólipos podem ser subclassificados de acordo com sua inserção à parede do intestino delgado (sésseis [nódulos elevados da mucosa] ou pedunculados [inseridos por um pedículo]), aspecto histopatológico (hiperplásico ou adenomatoso) e seu potencial neoplásico (benigno ou maligno).[13]

Pólipos adenomatosos (adenomas) são neoplasias benignas que se originam do epitélio da mucosa intestinal. Esses pólipos são formados de células neoplásicas que proliferaram mais que a necessidade para repor as células que normalmente se desprendem da superfície da mucosa (Figura 37.17). A patogênese da formação dos adenomas consiste em alteração neoplásica da replicação das células epiteliais das criptas. Pode haver apoptose reduzida, persistência da replicação celular e falhas de maturação e diferenciação das células que migram para a superfície das criptas.[10] Normalmente, a síntese de DNA cessa à medida que as células alcançam os dois terços superiores das criptas e, em seguida, sofrem maturação, migram para a superfície e tornam-se senescentes. Em seguida, essas células sofrem apoptose e desprendem-se da superfície.[13] Os adenomas são formados quando há uma anormalidade dessa sequência (p. ex., quando as células epiteliais retêm sua capacidade proliferativa ao longo de todo o comprimento da cripta. As alterações da diferenciação celular podem causar displasia e progressão a um carcinoma invasivo.

Mais de 50% de todos os pólipos adenomatosos estão localizados no cólon retossigmoide e podem ser detectados por toque retal ou sigmoidoscopia.[13] Os restantes estão distribuídos uniformemente ao longo de todos os outros segmentos do intestino grosso. As dimensões de um adenoma podem variar de um nódulo praticamente imperceptível até uma grande massa séssil e podem ser classificados como adenomas tubulares, vilosos ou tubulovilosos.

Os *adenomas tubulares*, que representam 65% dos adenomas benignos do intestino grosso, geralmente são lesões esféricas com superfícies lisas e diâmetro menor que 2 cm, que se encontram ligadas à superfície da mucosa por um pedículo.[13] Embora a maioria dos adenomas tubulares tenha pouca displasia epitelial, cerca de 20% apresentam várias alterações displásicas, desde alterações nucleares discretas até carcinoma invasivo bem desenvolvido. Os *adenomas vilosos* constituem 10% dos adenomas do intestino grosso,[13] e são encontrados principalmente no cólon retossigmoide. Nos casos típicos, esses adenomas são lesões elevadas com bases amplas e superfície rugosa semelhante à couve-flor. Ao contrário dos adenomas tubulares, os adenomas vilosos têm mais propensão a conter células malignas. Quando se desenvolve um carcinoma invasivo, não há pedículo que isole o tumor e observa-se invasão direta da parede do intestino grosso. Os *adenomas tubulovilosos* têm arquitetura com elementos tubulares e vilosos. Os adenomas desse tipo ocupam uma posição intermediária entre os adenomas tubulares e vilosos, no que se refere ao risco de desenvolvimento de carcinoma invasivo.

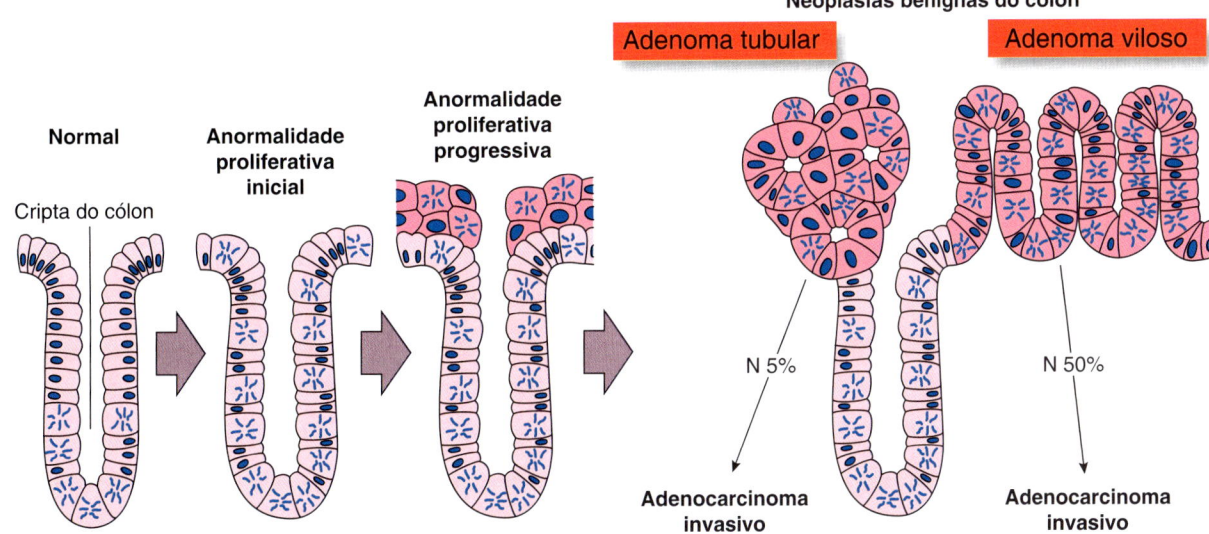

Figura 37.17 • Histogênese dos pólipos adenomatosos do intestino grosso. A anormalidade proliferativa inicial da mucosa intestinal – a ampliação da zona mitótica das criptas – resulta na acumulação de células mucosas. A formação dos adenomas pode refletir as interações entre epitélio e mesênquima. Fonte: Rubin R., Strayer D. S. (Eds.). (2012). *Rubin's pathophysiology: Clinicopathologic foundations of medicine* (6. ed., p. 663). Philadelphia, PA: Lippincott Williams & Wilkins.

A maioria dos cânceres colorretais começa como pólipos adenomatosos benignos do intestino grosso. A frequência dos pólipos aumenta com a idade e a prevalência dos pólipos adenomatosos aumenta significativamente depois dos 60 anos.[145] Homens e mulheres são igualmente afetados. O pico de incidência dos pólipos adenomatosos precede em alguns anos o pico do câncer colorretal. Os programas que oferecem monitoramento cuidadoso aos pacientes com pólipos adenomatosos e ressecção de todas as lesões suspeitas reduziram expressivamente a incidência do câncer colorretal.[13]

Câncer colorretal

O câncer colorretal é a segunda neoplasia maligna mais diagnosticada, com 1 milhão de novos casos em todo o planeta a cada ano.[146] Nos EUA, o câncer colorretal é o terceiro câncer mais comum em homens e mulheres, com 142.820 novos casos estimados em 2013.[147] Nas taxas atuais, aproximadamente 5% das pessoas desenvolverão câncer colorretal ao longo de suas vidas. Embora o câncer colorretal seja a segunda causa mais importante de morte por câncer nos EUA, responsável por aproximadamente 50.830 mortes em 2013,[147] a taxa de morte por causa de câncer colorretal está diminuindo de modo constante, desde o início da década de 1980. Esse declínio pode ser consequente à redução do número de casos, ao diagnóstico mais precoce e ao aprimoramento do tratamento.[148] A causa dos cânceres de cólon e de reto é, em grande parte, desconhecida. O risco de câncer colorretal aumenta com o envelhecimento; a idade mediana por ocasião do diagnóstico de câncer de cólon é 68 anos em homens e 72 anos em mulheres. A maioria dos casos (72%) ocorre na quinta década de vida.[144]

A incidência é maior em pacientes com história familiar de câncer, portadores de doença de Crohn ou colite ulcerativa e pacientes com polipose adenomatosa familiar do intestino grosso. Os pacientes com risco familiar – que têm dois ou mais parentes de primeiro ou segundo grau (ou ambos) com câncer colorretal – constituem cerca de 20% de todos os casos deste carcinoma.[149] A polipose adenomatosa familiar é um distúrbio autossômico dominante raro associado a uma mutação no braço longo do cromossomo 5. Os pacientes com essa doença desenvolvem vários pólipos adenomatosos no intestino grosso em uma idade precoce.[149] O carcinoma do cólon é inevitável, geralmente em torno da quarta década de vida, a menos que seja realizada colectomia total.

A dieta também parece desempenhar um papel importante.[144] O foco da atenção está na ingestão de gorduras, açúcares refinados e fibras e no consumo dietético adequado de micronutrientes protetores como vitaminas A, C e E. Alguns autores sugeriram a hipótese de que níveis altos de gordura na dieta aumentem a síntese de ácidos biliares no fígado, os quais podem ser convertidos em carcinógenos potenciais pela flora bacteriana do intestino. Em especial, as bactérias são suspeitas como responsáveis pela conversão dos ácidos biliares em carcinógenos. A proliferação bacteriana é ampliada pela ingestão dietética exagerada de açúcares refinados. As fibras dietéticas parecem aumentar o volume das fezes e, deste modo, diluir e eliminar carcinógenos potenciais. Em geral, as dietas com cereais refinados contêm quantidades reduzidas de vitaminas A, C e E, que podem atuar como varredores de radicais livres de oxigênio.

Alguns estudos sugeriram que o AAS pode conferir proteção contra o câncer colorretal.[150,151] Embora o mecanismo de ação do AAS seja desconhecido, pode estar relacionado com seu efeito na síntese das prostaglandinas, das quais uma ou mais podem estar envolvidas nos sistemas de sinalização que afetam a proliferação celular ou o crescimento tumoral. O AAS inibe a ciclo-oxigenase – enzima que catalisa a conversão do ácido araquidônico das membranas celulares em prostaglandinas. Um tipo de ciclo-oxigenase (COX-2) perpetua a inflamação e a proliferação celular, e os cânceres colorretais expressam quantidades aumentadas dessa enzima. O uso regular de AAS parece diminuir o risco de desenvolver câncer colorretal com expressão exagerada de COX-2, mas não diminui o risco de tumores colorretais com expressão fraca ou nula da enzima.[152]

Em geral, os cânceres de cólon e reto se instalam muito tempo antes do aparecimento dos sintomas. O sangramento é uma queixa inicial muito significativa e, em geral, é uma das causas que levam pessoas a buscarem atendimento médico. Outros sinais e sintomas são alterações dos hábitos intestinais, diarreia ou constipação intestinal e, em alguns casos, sensação de urgência ou esvaziamento incompleto do intestino. Em geral, dor é um sintoma tardio.

O prognóstico dos pacientes com câncer colorretal depende em grande parte da extensão do acometimento intestinal e da existência de metástases por ocasião do diagnóstico. Em geral, o câncer colorretal é classificado em quatro estágios com base no sistema TNM (tumor, linfonodo e metástase). De acordo com esse sistema, o tumor em estágio I limita-se à invasão das camadas mucosa e submucosa do intestino grosso, e está associado a uma taxa de sobrevida entre 90 e 100% em 5 anos.[15] O tumor em estágio II (linfonodos negativos) infiltra, mas não ultrapassa a camada muscular própria, e tem taxa de sobrevida de 80% em 5 anos.[15] No tumor em estágio III (linfonodos positivos), no qual há invasão da serosa e dos linfonodos regionais, a taxa de sobrevida diminui para 30 a 50% em 5 anos.[14] Os tumores em estágio IV (metastáticos) penetram na serosa ou nos órgãos adjacentes e têm prognóstico muito mais desfavorável.

Triagem, diagnóstico e tratamento. Isoladamente, o indicador prognóstico mais importante do câncer colorretal é a extensão (estágio) do tumor por ocasião do diagnóstico.[144] Por isso, o desafio é detectar os tumores em seus estágios mais precoces. Entre as abordagens usadas para detectar cânceres colorretais, estão o toque retal e a pesquisa de sangue oculto nas fezes, geralmente realizados durante os exames físicos de rotina; radiografias contrastadas com bário (p. ex., clister opaco); e retossigmoidoscopia e colonoscopia flexíveis.[144] O toque retal é muito útil para detectar neoplasias retais e deve ser realizado como componente rotineiro de um exame físico adequado. A American Cancer Society recomenda que todos os homens e mulheres assintomáticos com mais de 40 anos sejam submetidos ao toque retal anualmente, como parte do seu exame físico de rotina. A partir da idade de 50 anos, homens e mulheres devem iniciar uma das cinco opções de triagem seguintes: pesquisa de sangue oculto nas fezes anualmente; retossigmoidoscopia flexível a cada 5 anos; pesquisa de sangue oculto nas fezes anualmente, e retossigmoidoscopia flexível a cada 5 anos; clister opaco com contraste duplo a cada 5 anos; ou colonoscopia a cada 10 anos.[144] Os pacientes com risco mais alto de desenvolver câncer colorretal devem iniciar a triagem mais cedo e realizar exames mais frequentes. A colonoscopia é recomendada sempre que um teste de triagem for positivo.

Quase todos os cânceres do cólon e do reto sangram intermitentemente, embora o volume de sangue seja pequeno e geralmente seja imperceptível nas fezes. Por isso, é recomendável fazer a triagem de câncer colorretal utilizando testes preparados comercialmente para pesquisa de sangue oculto nas fezes.[15,144] Duas lâminas devem ser preparadas com amostras de fezes obtidas em 3 dias consecutivos. Para minimizar a probabilidade de resultados falso-positivos, os pacientes são instruídos a se abster de AINE (inclusive ibuprofeno e AAS) por 7 dias, antes do exame; evitar ingestão de mais de 250 mg de vitamina C, seja por suplementos ou sucos de frutas cítricas, por 3 dias, antes do exame; e não consumir carnes vermelhas por 3 dias. As técnicas usadas mais comumente são os testes do guáiaco para pesquisa de sangue oculto nas fezes, que são simples e podem ser processados no consultório médico. Também existem testes imunoquímicos que podem ser processados no laboratório ou no consultório do médico, mas estes são menos utilizados. Os pacientes com resultado positivo na pesquisa de sangue oculto nas fezes devem ser encaminhados para avaliação adicional. Em geral, exame físico, toque retal e sigmoidoscopia ou colonoscopia flexível fazem parte da avaliação realizada.

A retossigmoidoscopia flexível consiste em examinar o reto e o cólon sigmoide com um tubo oco iluminado por dentro, que é introduzido através do reto. O procedimento é realizado sem sedação e é bem tolerado. Cerca de 40% dos cânceres e pólipos estão fora do alcance do sigmoidoscópio, enfatizando a necessidade de realizar testes de sangue oculto nas fezes. Os pólipos podem ser retirados ou seus tecidos biopsiados durante o procedimento.

A colonoscopia oferece a possibilidade de examinar diretamente o cólon e o reto. O colonoscópio consiste em um feixe de fibra de vidro flexível com diâmetro de 4 cm, que contém cerca de 250.000 fibras e uma lente na ponta para focar e ampliar a imagem. A luz emitida de uma fonte externa é transmitida pelo feixe de visão de fibra óptica. Existem instrumentos que viabilizam o exame direto do cólon sigmoide ou de todo o cólon. Essa técnica é usada na triagem dos pacientes com risco alto de desenvolver câncer do intestino grosso (p. ex., portadores de colite ulcerativa) e pacientes sintomáticos. A colonoscopia também é útil para fazer uma biopsia e remover pólipos. Embora essa técnica seja uma das mais precisas para detectar cânceres colorretais em estágios iniciais, é inadequada para triagem em massa, porque é dispendiosa e demorada, e sua execução requer um profissional altamente treinado para usar o equipamento.

O único tratamento conhecido para câncer colorretal é ressecção cirúrgica.[153] Radioterapia pré-operatória pode ser realizada e, em alguns casos, tem ampliado os taxas de sobrevida em 5 anos. Outra abordagem consiste na quimioterapia adjuvante pós-operatória. Radioterapia e quimioterapia são utilizadas como métodos paliativos.

RESUMO

As doenças dos intestinos delgado e grosso incluem SCI, DII, doença diverticular, transtornos da motilidade (i. e., diarreia, constipação intestinal, impactação fecal e obstrução intestinal), alterações da absorção intestinal e câncer colorretal.

A SCI é um distúrbio funcional evidenciado por uma combinação variável de sintomas intestinais crônicos e recidivantes, que não podem ser explicados por anormalidades estruturais ou bioquímicas. O termo *doença intestinal inflamatória* é usado para descrever dois distúrbios inflamatórios: doença de Crohn, que acomete os intestinos delgado e grosso; e colite ulcerativa, que afeta o cólon e o reto. Ambas são doenças crônicas que se caracterizam por remissões e exacerbações de diarreia, emagrecimento, distúrbios hidreletrolíticos e sinais inflamatórios sistêmicos.

As enterocolites infecciosas podem ser causadas por vírus (p. ex., rotavírus), bactérias (p. ex., *C. difficile* e *E. coli* O157:H7) e protozoários (p. ex., *E. histolytica*). A doença diverticular apresenta-se de duas formas: diverticulose, na qual a camada mucosa do intestino grosso sofre herniação através da camada muscular; e diverticulite, na qual há inflamação e perfuração microscópica ou macroscópica do divertículo.

Diarreia e constipação intestinal são distúrbios da motilidade intestinal. A diarreia caracteriza-se por eliminação excessivamente frequente de fezes. A diarreia pode ser aguda ou crônica e pode ser causada por agentes infecciosos, intolerância alimentar, fármacos ou doenças intestinais. As diarreias agudas duram menos de 4 dias, são causadas predominantemente por agentes infecciosos e têm evolução autolimitada. As diarreias crônicas persistem por mais de 3 a 4 semanas e são causadas pela existência de conteúdo intraluminal hiperosmótico, exacerbação dos processos secretórios intestinais, doenças inflamatórias e processos infecciosos. A constipação intestinal pode ser definida por eliminação de fezes a intervalos ampliados e geralmente é causada por incapacidade de reagir ao desejo forte de defecar, ingestão inadequada de fibras e líquidos, fraqueza dos músculos abdominais, inatividade e repouso no leito, gestação, hemorroidas e doença gastrintestinal. Impactação fecal é a retenção de fezes endurecidas ou massificadas no reto e no cólon, que interferem na defecação normal. O termo obstrução intestinal designa um impedimento à progressão do conteúdo intestinal em sentido cefalocaudal em consequência de mecanismos mecânicos ou paralíticos. Peritonite é uma resposta inflamatória da membrana serosa que reveste a cavidade abdominal e recobre os órgãos viscerais. A peritonite pode ser causada por invasão bacteriana ou irritação química resultante da perfuração de uma víscera ou órgão abdominal.

A má absorção é causada pela redução da absorção de nutrientes e outros componentes dietéticos no intestino. Isso pode afetar um único constituinte (p. ex., vitamina B_{12}) ou todas as substâncias absorvidas em determinado segmento do intestino delgado. A má absorção pode ser causada por doenças do intestino delgado e distúrbios que interferem com a digestão e, em alguns casos, obstruem o fluxo de linfa na qual as gorduras são transportadas à circulação geral. Doença celíaca é um distúrbio imune desencadeado pela ingestão de cereais contendo glúten (inclusive trigo, cevada e arroz).

O câncer colorretal – segunda neoplasia maligna fatal mais comum – é diagnosticado de forma mais frequente em pessoas com mais de 50 anos. A maioria ou quase todos os cânceres de cólon e reto origina-se de pólipos adenomatosos preexistentes. Os programas que oferecem monitoramento cuidadoso aos pacientes com pólipos adenomatosos e ressecção de todas as lesões suspeitas reduziram substancialmente a incidência do câncer colorretal.

CONSIDERAÇÕES GERIÁTRICAS

- Xerostomia (ressecamento buccal) é comum em adultos mais velhos e aumenta o risco de infecções orais e alteração da comunicação[154]
- Os riscos cirúrgicos aumentam com a idade, contudo é recomendada extirpação do câncer gástrico[154]
- Hipopotassemia e desidratação são consequências graves de diarreia nos idosos[154]
- Idosos usuários de digitálicos precisam ser monitoradas atentamente a procura de hipopotassemia por causa do risco de intoxicação digitálica[154]
- Fadiga associada a cancer de cólon está ligada à deficiência de ferro em adultos mais velhos[154]
- Com o envelhecimento, a motilidade do cólon diminui, possibilitando a permanência de carcinógenos dietéticos por mais tempo no organismo e aumentando o risco de câncer de cólon.[54]

CONSIDERAÇÕES PEDIÁTRICAS

- História materna de polidrâmnio é o primeiro indício de atresia esofágica no feto. O polidrâmnio é consequente à incapacidade do feto deglutir líquido amniótico[155]
- Níveis elevados de alfafetoproteína durante a gravidez devem levar a investigação de onfalocele (evisceração do conteúdo abdominal em decorrência de anomalia da parede anterior do abdome)[155]
- A incidência de úlceras duodenais em crianças é maior do que a de úlceras gástricas
- Encoprese (incontinência fecal após a idade esperada para a aquisição da capacidade) frequentemente está associada a constipação intestinal crônica ou retardo em defecar[155]
- A ausência de mecônio nas primeiras 24 horas de vida é uma manifestação comum da doença de Hirschsprung (megacólon aganglionar congênito)[155]
- Dor abdominal funcional, comum em crianças e adolescentes, consiste em dor abdominal recorrente de intensidade suficiente para interferir nas atividades diárias sem doença confirmada.[155]

Exercícios de revisão

1. Um homem de 40 anos procurou seu médico queixando-se de "azia", que ocorria após a refeição e o acordava durante a noite. O paciente tinha sobrepeso, admitiu que gostava de alimentos gordurosos e geralmente se deitava no sofá para assistir TV depois do jantar. Além disso, o paciente referia que, ultimamente, tinha tosse e sibilos. O diagnóstico estabelecido foi de DRGE.
   a. Explique a causa da azia (pirose) e de sua piora após a ingestão de alimentos.
   b. Pacientes com DRGE são instruídos a perder peso e evitar alimentos gordurosos, ficar sentados depois das refeições e dormir com a cabeça ligeiramente elevada. Explique a relação possível entre essas condições e o refluxo.
   c. Explique a relação possível entre a DRGE e os sintomas respiratórios referidos por esse paciente.

2. Uma mulher de 36 anos usa AAS para aliviar sua dor lombar e teve um episódio súbito de taquicardia e sensação de desmaio, acompanhado de vômitos em borra de café e eliminação de fezes pretas. A paciente refere que não tem qualquer sinal de "úlcera de estômago", inclusive dor ou pirose.
   a. Relacione os efeitos protetores das prostaglandinas na mucosa ao desenvolvimento de úlceras pépticas associadas ao uso de AAS ou AINE.
   b. Explique o início aparentemente súbito do sangramento e o fato de que essa paciente não teve dor como sinal premonitório.
   c. Entre os resultados dos exames laboratoriais iniciais havia nível elevado de ureia sanguínea. Explique a razão dessa elevação da ureia.

3. Uma mulher de 29 anos tinha o diagnóstico de doença de Crohn. A história clínica mostrava que ela começou a ter sintomas da doença aos 24 anos de idade e que sua mãe tinha morrido por complicações da mesma doença aos 54 anos de idade. A paciente queixava-se de diarreia e dor abdominal crônica em caráter de cólica.
   a. Defina o termo doença intestinal inflamatória e compare os processos fisiopatológicos e as manifestações clínicas da doença de Crohn e da colite ulcerativa.
   b. Um dos tratamentos preconizados para incontinência de esforço consiste em exercícios de Kegel, que visa a fortalecer os músculos do assoalho pélvico. Explique como esses exercícios contribuem para o controle do extravasamento de urina em mulheres com incontinencia urinária de esforço.
   c. Relacione o uso do anticorpo monoclonal infliximabe com a patogênese das lesões inflamatórias associadas à doença de Crohn.

REFERÊNCIAS BIBLIOGRÁFICAS

1. Kochanek M. A., Xu J., Murphy S. L. (2016). Deaths: Preliminary data for 2014. National Vital Statistics Reports 65(4), 1. [Online]. Available:

https://www.cdc.gov/nchs/data/nvsr/nvsr65/nvsr65_04.pdf. Accessed February 1, 2018
2. Peery A. F., et al. (2012). Burden of gastrointestinal disease in the United States: 2012 update. Gastroenterology 143(5), 1179–1187.e3. PMC. Web. 20 Jan. 2018.
3. (2013). Diagnostic and statistical manual of mental disorders: DSM-5 (5th ed., pp. 338–345). Washington, DC: American Psychiatric Publishing. ISBN 978-0-89042-555-8
4. Hasler W. L. (2014). Nausea, vomiting, and indigestion. In: Kasper D., Fauci A., Hauser S., Longo D, Jameson J., Loscalzo J. (Eds), Harrison's Principles of Internal Medicine (19th ed.). New York, NY: McGraw-Hill. http://accessmedicine.mhmedical.com./content.aspx?bookid=1130&sect ionid=79726154. Accessed March 08, 2018
5. Hall J. E. (2015). Guyton and Hall: Textbook of Medical Physiology (13th ed.). Philadelphia, PA: Saunders Elsevier.
6. Goyal A., Jones M. O., Couriel J. M., et al. (2017). Oesophageal atresia, tracheoesophageal fistula. Archives of Disease in Childhood. Fetal and Neonatal Edition 201, 381–384.
7. Teitelbaum J. E. (2017). Congenital abnormalities. In Kleinman R. E., Sanderson I. R., Goulet O., et al. (Eds), Walker's Pediatric Gastrointestinal Disease: Physiology, Diagnosis, Management (pp. 1–17). Hamilton, ON: BC Decker.
8. Devault K. R. (2016). Symptoms of esophageal disease. In Feldman M., Feldman L. S., Brandt L. J. (Eds), Sleisenger and Fordtran's Gastrointestinal and Liver Disease: Pathophysiology, Diagnosis, Management (10th ed., pp. 185–193). Philadelphia, PA: Saunders Elsevier.
9. Kumar V., Abbas A. K., Fausto N., et al. (Eds). (2014). The gastrointestinal tract. In Robbins and Cotran: Pathologic Basis of Disease (9th ed., pp. 749–819). Philadelphia, PA: Saunders Elsevier.
10. Vaezi M. F., Pandolfino J. E., Vela M. F. (2013). ACG Clinical Guideline: Diagnosis and management of achalasia. American Journal of Gastroenterology 108, 1238–1249. [Online]. Available: http://gi.org/wp-content/uploads/2013/07/ACG_Guideline_Achalasia_July_2013.pdf
11. Kahrilas P. J., Pandolfino J. E. (2016). Esophageal neuromuscular function and motility disorders. In Feldman M., Feldman L. S., Brandt L. J. (Eds), Sleisenger and Fordtran's Gastrointestinal and Liver Disease: Pathophysiology, Diagnosis, Management (10th ed., pp. 701–732). Philadelphia, PA: Saunders Elsevier.
12. Savides T. J., Jensen D. M. (2016). Gastrointestinal bleeding. In Feldman M., Feldman L. S., Brandt L. J. (Eds), Sleisenger and Fordtran's Gastrointestinal and Liver Disease: Pathophysiology, Diagnosis, Management (10th ed., pp 297–335). Philadelphia, PA: Saunders Elsevier.
13. Mitos F. A., Rubin E. (2015). The gastrointestinal tract. In Rubin R., Strayer D. S. (Eds), Rubin's Pathophysiology: Clinicopathologic Foundations of Medicine (7th ed., pp. 751–824). Philadelphia, PA: Lippincott Williams & Wilkins.
14. Martinucci I., de Bortoli N., Russo S., et al. (2016). Barrett's esophagus in 2016: From pathophysiology to treatment. World Journal of Gastrointestinal Pharmacology and Therapeutics 7(2), 190–206. DOI: 10.4292/wjgpt.v7.i2.190.
15. Badillo R., Francis D. (2014). Diagnosis and treatment of gastroesophageal reflux disease. World Journal of Gastrointestinal Pharmacology and Therapeutics 5(3), 105–112. http://doi.org/10.4292/wjgpt.v5.i3.105
16. Roman S., Pandolfino J. E., Kahrilas P. J. (2015). Gastroesophageal reflux disease. In Yamada Y. (Ed.), Textbook of Gastroenterology (6th ed., pp. 906–928). Oxford, UK: Wiley-Blackwell.
17. Gastroesophageal Reflux (GER) and Gastroesophageal Reflux Disease (GERD) in Adults. NIDDK. November 13, 2014. Archived from the original on 5 October 2016. Retrieved 13 September 2016.
18. Sylvester Chuks Nwokediuko, (2012). Current trends in the management of gastroesophageal reflux disease: A review. ISRN Gastroenterology 2012(Article ID 391631), 11. DOI: 10.5402/2012/391631
19. Spechler J. S., Wang D. H., Souza R. F. (2016). Barrett esophagus and esophageal adenocarcinoma. In Yamada Y. (Ed.), Textbook of Gastroenterology (6th ed., pp. 949–974). Oxford, UK: Wiley-Blackwell.
20. Wu A. (2015). Gastroesophageal reflux disease management in pediatric patients. US Pharmacist 40(12), 28–32.
21. Rudolph C. D. (2011). Gastroesophageal reflux other causes of esophageal inflammation. In Rudolph C. D., Rudolph A. M., Lister G. E., et al. (Eds), Rudolph's Pediatrics (22nd ed., pp. 1405–1412). New York, NY: McGraw-Hill.
22. Tolia V., Gilger M. A., Barker P. N., Illueca M. (2015). Healing of erosive esophagitis and improvement of symptoms of gastroesophageal reflux disease after esomeprazole treatment in children 12 to 36 months old. Journal of Pediatrics Gastroenterology and Nutrition 60(Suppl 1), S31–S36.
23. Baird D. C., Harker D. J., Karmes A. S., Darnall C. R. (2015) Diagnosis and treatment of gastroesophageal reflux in infants and children. American Family Physician 92(8), 705–717.
24. Howlader N., Noone A. M., Krapcho M., et al. (Eds). SEER Cancer Statistics Review, 1975–2014, National Cancer Institute. Bethesda, MD, https://seer.cancer.gov/csr/1975_2014/, based on November 2016 SEER data submission, posted to the SEER web site, updated on April 2017.
25. Gibson M. K., Tanabe K. K., Goldberg R. M., Savarese D. M. F. Epidemiology, pathobiology, and clinical manifestations of esophageal cancer https://www.uptodate.com/contents/epidemiology-pathobiology-and-clinical-manifestations-of-esophageal-cancer, updated on February 10, 2017
26. Wang H.-W., Kuo C.-J., Lin W.-R., et al. (2015). Barrett's esophagus and risk of esophageal adenocarcinoma: A retrospective analysis. Advances in Digestive Medicine 2(4), 135–140.
27. Patel N. C., Famirez F. C. (2016). Esophageal tumors. In Feldman M., Feldman L. S., Brandt L. J. (Eds), Sleisenger and Fordtran's Gastrointestinal and Liver Disease: Pathophysiology, Diagnosis, Management (10th ed., pp 773–791). Philadelphia, PA: Saunders Elsevier.
28. Ross M. H., Pawlina W. (2015). Histology: A Text and Atlas: With Correlated Cell and Molecular Biology (7th ed.). Baltimore, MD: Lippincott Williams & Wilkins.
29. Cryer B., Mahaffey K. W. (2014). Gastrointestinal ulcers, role of aspirin, and clinical outcomes: pathobiology, diagnosis, and treatment. Journal of Multidisciplinary Healthcare 7, 137–146. http://doi.org/10.2147/JMDH. S54324
30. Zatorski H. (2017) Pathophysiology and risk factors in peptic ulcer disease. In Fichna J. (Ed.), Introduction to Gastrointestinal Diseases (Vol. 2, pp. 7–20). Springer
31. Rang H. P., Dale M. M., Ritter J. M., et al. (2015). Rang and Dale's Pharmacology (8th ed.). Philadelphia, PA: Elsevier
32. Kemmerly T., Kaunitz J. D. (2014). Gastroduodenal mucosal defense. Current Opinion in Gastroenterology 30(6), 583–588. http://doi.org/10.1097/MOG.0000000000000124.
33. Turner J. R. (2014). The gastrointestinal tract. In Kumar V., Abbas A. K., Fausto N., et al. (Eds), Robbins and Cotran: Pathologic Basis of Disease (9th ed., pp. 763–831). Philadelphia, PA: Saunders Elsevier.
34. Santacroce L. (2017). Helicobacter Pylori Infection Medscape Medical News from WebMD. Updated on October 12, 2017. Available at https://emedicine.medscape.com/article/176938-overview. Accessed January 27, 2018.
35. Kumar P., Clark M. (2012). Clinical Medicine (8th ed.). Philadelphia, PA: Saunders Elsevier.
36. Cover T. L., Blaser M. J. (2015). Helicobacter pylori and other gastric Helicobacter species. In Mandell G. L., Bennett J. E., Dolin R. (Eds), Mandell, Douglas and Bennett's Principles and Practice of Infectious Disease (8th ed., pp. 2494–2505). Philadelphia, PA: Churchill Livingstone Elsevier.
37. O'Connor A.., et al. (2014) Treatment of Helicobacter pylori infection 2014. Helicobacter 19(Suppl 1):38–45.
38. Molina J., et al. (2013). Optimized nonbismuth quadruple therapies cure most patients with helicobacter pylori infection in populations with high rates of antibiotic resistance. Gastroenterology 145(1), 121–128.
39. Minalyan A., et al. (2017). Autoimmune atrophic gastritis: Current perspectives. Clinical and Experimental Gastroenterology 10, 19–27.
40. Vakil N. (2016). Peptic ulcer disease. In Feldman M., Friedman L. S., Brandt L. J. (Eds), Sleisenger and Fordtran's Gastrointestinal and Liver Disease: Pathophysiology, Diagnosis and Management (10th ed., pp. 884–900). Philadelphia, PA: Saunders Elsevier.
41. Lanas A. (2016). NSAIDs and Aspirin: Recent Advances and Implications for Clinical Management (1 st ed.). Switzerland: Springer International Publishing AG.

42. Lanas A., Chan F. K. L. (2017). Peptic ulcer disease. The Lancet 39(10094), 613–624. [Online] Available: https://doi.org/10.1016/S0140-6736(16)32404-7.
43. Scofield R. H., et al. for eMedicine. Updated on September 09, 2017 eMedicine: Milk-Alkali Syndrome. https://emedicine.medscape.com/article/123324-overview. Accessed January 28, 2018
44. Chan F. K., Lau J. Y. (2016). Treatment of peptic ulcer disease. In Feldman M., Friedman L. S., Brandt L. J. (Eds), Sleisenger and Fordtran's Gastrointestinal and Liver Disease: Pathophysiology, Diagnosis and Management (10th ed., pp. 888–891). Philadelphia, PA: Saunders Elsevier.
45. Jenson R. T., Norton J. A., Oberg K. (2016). Neuroendocrine tumors. In Feldman M., Friedman L. S., Brandt L. J. (Eds), Sleisenger and Fordtran's Gastrointestinal and Liver Disease: Pathophysiology, Diagnosis and Management (10th ed., pp. 501–541). Philadelphia, PA: Saunders Elsevier.
46. Bonheur J. L., et al. for eMedicine, updated on October 24, 2017 eMedicine: Gastrinoma. [Online]. Available: https://emedicine.medscape.com/article/184332-overview. Accessed January 28, 2018
47. Jensen R. T. (2015). Zollinger-Ellison syndrome. In Yamada T. (Ed.), Textbook of Gastroenterology (6th ed., pp. 1078–1102). Hoboken, NJ: Wiley-Blackwell.
48. Del Valle J. (2014). Peptic ulcer disease and related disorders. In: Kasper D., Fauci A., Hauser S., Longo D., Jameson J., Loscalzo J. (Eds), Harrison's Principles of Internal Medicine (19th ed.). New York, NY: McGraw-Hill. http://accessmedicine.mhmedical.com./content.aspx?boo kid=1130&sectionid=79747602. Accessed March 08, 2018
49. Madsen K. R., Lorentzen K., Clausen N., et al. (2014). Guideline for stress ulcer prophylaxis in the intensive care unit. Danish Medical Journal 61(3), C4811–C4811.
50. Carneiro F. (2014). Chapter 5.4 stomach cancer. In Stewart B. W., Wild C. P. (Eds). World Cancer Report 2014 (pp. 383–391). WHO press, ISBN 978-92-832-0443-5
51. American Cancer Society. (2017). What are the key statistics about stomach cancer? Retrieved May 18, 2017. [Online]. Available: http://www.cancer.org
52. Abrams J. A., Wang T. C. (2016). Adenocarcinoma and other gastric tumors. In Feldman M., Friedman L. S., Brandt L. J. (Eds), Sleisenger and Fordtran's Gastrointestinal and Liver Disease: Pathophysiology, Diagnosis and Management (10th ed., pp. 901–920). Philadelphia, PA: Saunders Elsevier.
53. Lee E. L., Feldman M. (2016). Gastritis. In Feldman M., Friedman L. S., Brandt L. J. (Eds), Sleisenger and Fordtran's Gastrointestinal and Liver Disease: Pathophysiology, Diagnosis and Management (10th ed., pp. 868–883). Philadelphia, PA: Saunders Elsevier.
54. Mayer R. J. (2014). Lower gastrointestinal cancers. In: Kasper D., Fauci A., Hauser S., Longo D., Jameson J., Loscalzo J. (Eds), Harrison's Principles of Internal Medicine (19th ed.). New York, NY: McGraw-Hill. http://accessmedicine.mhmedical.com./content.aspx?bookid=1130&sectionid=69857907. Accessed March 08, 2018.
55. Xu Z. Q., Broza Y. Y., Ionsecu R., et al. (2013). A nanomaterial-based breath test for distinguishing gastric cancer from benign gastric conditions. British Journal of Cancer 108(4), 941–950.
56. Amal H., et al. (2015). Detection of precancerous gastric lesions and gastric cancer through exhaled breath. Gut 65, 400–407. PMID 25869737. DOI: 10.1136/gutjnl-2014-308536
57. Xu W., Yang Z., Lu N. (2016). Molecular targeted therapy for the treatment of gastric cancer. Journal of Experimental & Clinical Cancer Research 35, 1–407. [Online] Available: https://doi.org/10.1186/s13046-015-0276-9.
58. Defrees D. N., Bailey J. (2017). Irritable bowel syndrome: Epidemiology, pathophysiology, diagnosis, and treatment. Primary Care 44(4), 655–671. DOI: 10.1016/j.pop.2017.07.009
59. Owyang C. (2014). Irritable bowel syndrome. In Kasper D., Fauci A., Hauser S., Longo D., Jameson J., Loscalzo J. (Eds), Harrison's Principles of Internal Medicine (19th ed.). New York, NY: McGraw-Hill. http://accessmedicine.mhmedical.com./content.aspx?bookid=1130&sectionid=79748082. Accessed March 08, 2018
60. Drossman D. A. Hasler W. L. (2016). Rome IV-functional GI disorders: Disorders of gut-brain interaction. Gastroenterology 150(6), 1257–1261. DOI: 10.1053/j.gastro.2016.03.035
61. Cremonini F., Cheng V., Lembo A. (2013). Diagnosing IBS: No more million dollar workup? Clinical Gastroenterology and Hepatology the Official Clinical Practice Journal of the American Gastroenterological Association 11(8).
62. Cozma-Petruț A., Loghin F., Miere D., Dumitrașcu D. L. (2017). Diet in irritable bowel syndrome: What to recommend, not what to forbid to patients! World Journal of Gastroenterology 23(21), 3771–3783. http://doi.org/10.3748/wjg.v23.i21.3771.
63. Nicandro J. P., Shin P., Chuang E. Evaluation of treatment continuation with alosetron by IBS-D severity criteria. Current Medical Research and Opinion 2012;28:449.
64. Molodecky N. A., et al. (2012) Increasing incidence and prevalence of the inflammatory bowel diseases with time, based on systematic review. Gastroenterology 142, 46–54.
65. Sands B. E., Siegel C.A. (2016). Crohn's disease. In Feldman M., Friedman L. S., Brandt L. J. (Eds), Sleisenger and Fordtran's Gastrointestinal and Liver Disease: Pathophysiology, Diagnosis and Management (10th ed., pp. 1990–2022). Philadelphia, PA: Saunders Elsevier.
66. AnanthakrishnanA. N., Xavier R. J. U., Podolsky D. K. (2015). Inflammatory bowel disease. In Yamada T. (Ed.), Textbook of Gastroenterology (6th ed., pp. 1364–1377). Hoboken, NJ: Wiley-Blackwell.
67. Jostins L., Ripke S., Weersma R. K., et al. (2012). Host-microbe interactions have shaped the genetic architecture of inflammatory bowel disease. Nature 491, 119.
68. Baumgart D. C., Sandborn W. J. (2012). Crohn's disease. The Lancet 380(9853), 1590–1605.
69. Liu J. Z., et al. (2015) Association analyses identify 38 susceptibility loci for inflammatory bowel disease and highlight shared genetic risk across populations. Nature Genetics 47(9), 979–986.
70. McGovern D., Kugathasan S., Cho J. H. (2015). Genetics of inflammatory bowel diseases. Gastroenterology 149(5), 1163–1176.
71. Uhlig H. H. (2013). Monogenic diseases associated with intestinal inflammation: implications for the understanding of inflammatory bowel disease. Gut 62, 1795–1805.
72. Ananthakrishnan A. N. (2015). Epidemiology and risk factors for IBD. Nature Reviews Gastroenterology & Hepatology 12, 205–217.
73. Higuchi L. M., Khalili H., Chan A. T., et al. (2012). A prospective study of cigarette smoking and the risk of inflammatory bowel disease in women. American Journal of Gastroenterology 107, 1399.
74. Benjamin J. L., et al. (2012). Smokers with active Crohn's disease have a clinically relevant dysbiosis of the gastrointestinal microbiota. Inflammatory Bowel Diseases 18, 1092–1100.
75. Kronman M. P., Zaoutis T. E., Haynes K., et al. (2012) Antibiotic exposure and IBD development among children: A population-based cohort study. Pediatrics 130, e794.
76. Friedman S., Blumberg R. S. (2014). Inflammatory bowel disease. In: Kasper D., Fauci A., Hauser S., Longo D., Jameson J., Loscalzo J. (Eds), Harrison's Principles of Internal Medicine (19th ed.). New York, NY: McGraw-Hill. http://accessmedicine.mhmedical.com/content.aspx?bookid=1130&sectionid=79747914. Accessed March 08, 2018
77. Gasparetto M., Guariso G. (2014). Crohn's disease and growth deficiency in children and adolescents. World Journal of Gastroenterology: WJG 20(37), 13219–13233. http://doi.org/10.3748/wjg.v20.i37.13219
78. Chande N., Patton P. H., Tsoulis D. J., Thomas B. S., MacDonald J. K. (2015). Azathioprine or 6-mercaptopurine for maintenance of remission in Crohn's disease. Cochrane Database of Systematic Reviews (10): CD000067. DOI: 10.1002/14651858.CD000067.pub3
79. Khanna R., et al. (2015). Anti-IL-12/23 p40 antibodies for induction of remission in Crohn's disease. Cochrane Database of Systematic Reviews (5): CD000067. ISSN 1469-493X. PMID 25942580. DOI: 10.1002/14651858.CD007572.pub2
80. Molodecky N. A., Soon I. S., Rabi D. M., et al. (2012). Increasing incidence and prevalence of the inflammatory bowel diseases with time, based on systematic review. Gastroenterology 142, 46.
81. Ulcerative Colitis. NIDDK. September 2014. Archived from the original on 28 July 2016. Retrieved 3 August 2016.
82. Vavricka S. R., Schoepfer A., Scharl M., Lakatos P. L., Navarini A., Rogler G. (2015). Extraintestinal manifestations of inflammatory bowel disease.

83. Osterman M. T., Lichtenstein G. R. (2016). Ulcerative colitis. In Feldman M., Friedman L. S., Brandt L. J. (Eds), Sleisenger and Fordtran's Gastrointestinal and Liver Disease: Pathophysiology, Diagnosis and Management (10th ed., pp. 2023–2061). Philadelphia, PA: Saunders Elsevier.
84. Bardia A., Tiwari S. K., Vishwakarma S. K., et al. (2014). Haplotype analyses of DNA repair gene polymorphisms and their role in ulcerative colitis. PLoS ONE 9(9), e108562. https://doi.org/10.1371/journal.pone.0108562
85. Jess T., Rungoe C., Peyrin-Biroulet L.. (2012). Risk of colorectal cancer in patients with ulcerative colitis: A meta-analysis of population-based cohort studies. Clinical Gastroenterology and Hepatology 10(6), 639–645.
86. Wanders L. K., Dekker E., Pullens B., et al. (2014). Cancer risk after resection of polypoid dysplasia in patients with longstanding ulcerative colitis: A meta-analysis. Clinical Gastroenterology and Hepatology 12(5):756–764.
87. Castaño-Milla C., Chaparro M., Gisbert J. P. (2014). Systematic review with meta-analysis: the declining risk of colorectal cancer in ulcerative colitis. Alimentary Pharmacology and Therapeutics 39, 645–659. DOI: 10.1111/apt.12651
88. Laurens M. B., Donnenburg M. S. (2011). Gastrointestinal Infections. In Rudolph C. D., Rudolph A. M., Lister G. E., et al. (Eds), Rudolph's Pediatrics (22nd ed., pp. 945–947). New York, NY: McGraw Hill.
89. John B. M., Devgan A., Mitra B. (2014). Prevalence of rotavirus infection in children below two years presenting with diarrhea. Medical Journal Armed Forces India 70(2), 116–119. http://doi.org/10.1016/j.mjafi.2014.02.008
90. The Centers for Disease Control and Prevention. (2016). Rotavirus. [Online]. Available: https://www.cdc.gov/rotavirus/index.html. Accessed January 24, 2018
91. LaRocque R. C., Ryan E. T., Calderwood S. B. (2014). Acute infectious diarrheal diseases and bacterial food poisoning. In: Kasper D., Fauci A., Hauser S., Longo D., Jameson J., Loscalzo J. (Eds), Harrison's Principles of Internal Medicine (19th ed.). New York, NY: McGraw-Hill. http://accessmedicine.mhmedical.com/content.aspx?bookid=1130&sectionid=79734063. Accessed March 08, 2018.
92. Khanna S., Pardi D. S., Aronson S. L., et al. (2012). The epidemiology of community-acquired Clostridium difficile infection: A population-based study. American Journal of Gastroenterology 107(1), 89–95.
93. Brandt L. J., Aroniadis O. C., Mellow M., et al. (2012). Long-term follow-up of colonoscopic fecal microbiota transplant for recurrent Clostridium difficile infection. American Journal of Gastroenterology 107(7), 1079–1087.
94. Laidman J. Fecal transfer proves potent clostridium difficile treatment. [serial online]. Medscape Medical News. January 16, 2013. Available at http://www.medscape.com/viewarticle/777772. Accessed: July 23, 2013
95. Cohen M. B. (2015). Bacterial, viral and toxic causes of diarrhea, gastroenteritis and anorectal infections. In Yamada T. (Ed.), Textbook of Gastroenterology (6th ed., pp. 1196–1248). Hoboken, NJ: Wiley-Blackwell.
96. Kelly C. P., Lamont J. T. (2016). Antibiotic-associated diarrhea and clostridium-associated diarrhea and colitis. In Feldman M., Friedman L. S., Brandt L. J. (Eds), Sleisenger and Fordtran's Gastrointestinal and Liver Disease: Pathophysiology, Diagnosis and Management (10th ed., pp. 1939–1954). Philadelphia, PA: Saunders Elsevier.
97. Haines C. F., Sears C. L. (2016). Infectious enteritis and proctocolitis. In Feldman M., Friedman L. S., Brandt L. J. (Eds), Sleisenger and Fordtran's Gastrointestinal and Liver Disease: Pathophysiology, Diagnosis and Management (10th ed., pp. 1896–1929). Philadelphia, PA: Saunders Elsevier.
98. Russo T. A., Johnson J. R. (2014). Diseases caused by Gram-negative Enteric Bacilli. In: Kasper D., Fauci A., Hauser S., Longo D., Jameson J., Loscalzo J. (Eds), Harrison's Principles of Internal Medicine (19the ed.). New York, NY: McGraw-Hill. http://accessmedicine.mhmedical.com/content.aspx?bookid=1130&sectionid=79735990. Accessed March 08, 2018.
99. Mayer C. L., Leibowitz C. S., Kurosawa S., Stearns-Kurosawa D. J. (2012). Shiga toxins and the pathophysiology of hemolytic uremic syndrome in humans and animals. Toxins 4(11), 1261–1287. http://doi.org/10.3390/toxins4111261
100. Taylor C. M., Machin S., Wigmore S. J., Goodship T. H., Working Party from the Renal Association, The British Committee for Standards in Haematology and the British Transplantation Society. Working Party from the Renal Association, the British Committee for Standards in Haematology and the British Transplantation Society. (2010). Clinical practice guidelines for the management of atypical haemolytic uraemic syndrome in the United Kingdom. British Journal of Haematology 148, 37–47. DOI: 10.1111/j.1365-2141.2009.07916.x
101. Reed S. L. (2015). Amebiasis and infection with free-living amebas. In Fauci A. S., Braunwald E., Kasper D. L., et al. (Eds), Harrison's Principles of Internal Medicine (19th ed., pp. 1275–1280). New York, NY: McGraw Hill.
102. Schwartz D. A., Genta R. M., Bennett D. P., et al. (2015). Infectious and parasitic diseases. In Rubin R., Strayer D. S. (Eds), Rubin's Pathophysiology: Clinicopathologic Foundations of Medicine (7th ed., pp. 367–474). Philadelphia, PA: Lippincott Williams & Wilkins.
103. Goldsmith R. S. (2017). Infectious diseases: Protozoal and helminthic. In Tierney L. M., McPhee S. J., Papadakis M. (Eds), Current Medical Diagnosis and Treatment (56th ed., pp. 1498–1503). New York, NY: McGraw-Hill Medical.
104. McNevin M. S. (2018). Diverticulitis. American Society of Colon and Rectal Surgeons. Available: https://www.fascrs.org/patients/disease-condition/diverticular-disease-expanded-version-0. Accessed January 27, 2018
105. Pietrzak J., Obuchowicz A., Majda D., Kiedos A. Meckel's diverticulum – a congenital defect of the gastrointestinal tract underestimated in differential diagnostics. Own experience. Developmental Period Medicine 2017, 21(1):38–42.
106. Thorson A. G., Goldberg S. M. (2016). Benign colon: Diverticular disease. In Wolff B. G., Fleshman J. W., Beck D. E., et al. (Eds), The ASCRS Textbook of Colon and Rectal Surgery. New York, NY: Springer. Accessed (3rd ed) May 27, 2011
107. Quarrie R., Lindsey D., Bahner D. P. (2014). Review of the incidence and management of Meckel's diverticulum. Austin Journal of Surgery 1(3), 1015.
108. Rezapour M., Ali S., Stollman N. (2017). Diverticular disease: An update on pathogenesis and management. Gut and Liver. DOI: 10.5009/gnl16552
109. Floch M. H. (2013). Emerging studies in diverticular disease. Journal of Clinical Gastroenterology 47(5), 381–382.
110. Jacobs D. O. (2014). Acute Appendicitis and peritonitis. In Kasper D., Fauci A., Hauser S., Longo D., Jameson J., Loscalzo J. (Eds.), Harrison's Principles of Internal Medicine (19th ed.). New York, NY: McGraw-Hill. Accessed March 08, 2018.
111. Shogilev D. J., Duus N., Odom S. R., Shapiro N. I. (2014). Diagnosing appendicitis: evidence-based review of the diagnostic approach in 2014. The Western Journal of Emergency Medicine (Review) 15(7), 859–871. DOI: 10.5811/westjem.2014.9.21568. PMC 4251237 Freely accessible. PMID 25493136
112. DeKoning E. P. (2015). Acute appendicitis. In Tintinalli J. E., Stapczynski J. S., Cline D. M., et al. (Eds), Tintinalli's Emergency Medicine: A Comprehensive Study Guide (8th ed.). Available: http://www.accessmedicine.com/. Accessed May 27, 2011
113. Camilleri M., Murray J. A. (2014). Diarrhea and constipation. In: Kasper D., Fauci A., Hauser S., Longo D., Jameson J., Loscalzo J. (Eds), Harrison's Principles of Internal Medicine (19th ed.). New York, NY: McGraw-Hill. http://accessmedicine.mhmedical.com/content.aspx?bookid=1130&sectionid=79726207. Accessed March 08, 2018
114. Arenas-Hernández M. M., Martínez-Laguna Y., Torres A. G. (2012). Clinical implications of enteroadherent Escherichia coli. Curr Gastroenterol Rep 14(5), 386–394. DOI: 10.1007/s11894-012-0277-1. PMID: 22798032; PMCID: PMC3448025.
115. Larcombe S., et al. (2016). Involvement of bacteria other than Clostridium difficile in antibiotic-associated diarrhoea. Trends in Microbiology 24(6), 463–476.
116. Shane A. L., et al. (2017). 2017 Infectious Diseases Society of America Clinical Practice Guidelines for the diagnosis and management of infectious diarrhea. Clinical Infectious Diseases 65(12), e45–e80.

117. Schiller L. R., Sellin J. H. (2016). Diarrhea. In Feldman M., Friedman L. S., Brandt L. J. (Eds), Sleisenger and Fordtran's Gastrointestinal and Liver Disease: Pathophysiology, Diagnosis and Management (10th ed., pp. 221–241). Philadelphia, PA: Saunders Elsevier.
118. Deng Y., Misselwitz B., Dai N., Fox M. (2015). Lactose intolerance in adults: Biological mechanism and dietary management. Nutrients (Review) 7(9), 8020–8035.
119. Banks M. R., Farthing M. J. G. (2012). Diarrhea. In Hawkey C. J., Bosch J., Richter J. E., Garcia-Tsao G., Chan F. K. L. (Eds), Textbook of Clinical Gastroenterology and Hepatology (2nd ed.). Oxford, UK: Wiley-Blackwell. DOI: 10.1002/9781118321386.ch6
120. Shinohara E., Millar L. B. (2016). All About Carcinoid and Neuroendocrine Tumors [Online]. Available: https://www.oncolink.org/print/pdf/2001?print_2001.pdf, last modified June 28, 2016. Accessed January 30, 2018
121. Liu L., Johnson H. L., Cousens S., Perin J., Scott S., et al. (2012). Global, regional, and national causes of child mortality: An updated systematic analysis for 2010 with time trends since 2000. The Lancet 379, 2151–2161.
122. Caicedo R. A., Hill I. D. (2011). Diarrhea. In Rudolph C. D., Rudolph A. M., Lister G. E., et al. (Eds), Rudolph's Pediatrics (22nd ed., pp. 1381–1389). New York, NY: McGraw Hill.
123. Prescilla R. P., et al. Pediatric Gastroenteritis Treatment & Management, Medscape Medical News. Available at https://emedicine.medscape.com/article/964131-treatment. May 27, 2016. Accessed January 27, 2018
124. Churgay C. A., Aftab Z., (2012). Gastroenteritis in children: Part II. Prevention and management. Am Fam Physician 85(11), 1066–1070. [Online]. Available: https://www.aafp.org/afp/2012/0601/p1066.pdfs
125. LemboA. J., Ullman S. P. (2016). Constipation. In Feldman M., Friedman L. S., Brandt L. J. (Eds), Sleisenger and Fordtran's Gastrointestinal and Liver Disease: Pathophysiology, Diagnosis and Management (10th ed., pp. 270–296). Philadelphia, PA: Saunders Elsevier.
126. Hanni Gulwani Hirschsprungs disease. PathologyOutlines.com website. http://www.pathologyoutlines.com/topic/colonhirschsprung.html, updated on December 13, 2016. Accessed January 31, 2018
127. Sood M. R. (2011). Constipation and fecal incontinence. In Rudolph C. D., Rudolph A. M., Lister G. E., et al. (Eds), Rudolph's Pediatrics (22nd ed., pp. 1386–1389). New York, NY: McGraw Hill.
128. McQuaid K. R. (2017). Alimentary tract. In Tierney L. M., McPhee S. J., Papadakis M. (Eds), Current Medical Diagnosis and Treatment (56th ed., pp. 555, 567–585, 617–623, 652–658). New York, NY: Lange Medical Books/McGraw-Hill.
129. Gearhart S. L., Silen W. (2015). Acute intestinal obstruction. In Fauci A. S., Braunwald E., Kasper D. L., et al. (Eds), Harrison's Principles of Internal Medicine (19th ed., pp. 1912–1917). New York, NY: McGraw Hill.
130. Densmore J. C., Lal D. R. (2011). Intussusception. In Rudolph C. D., Rudolph A. M., Lister G. E., et al. (Eds), Rudolph's Pediatrics (22nd ed., pp. 1428–1429). New York, NY: McGraw Hill.
131. Turnage R. H., Heldmann M. (2016). Intestinal obstruction. In Feldman M., Friedman L. S., Brandt L. J. (Eds), Sleisenger and Fordtran's Gastrointestinal and Liver Disease: Pathophysiology, Diagnosis and Management (10th ed., pp. 2154–2170). Philadelphia, PA: Saunders Elsevier.
132. Allan P., Lal S. Intestinal failure: a review [version 1; referees: 2 approved]. F1000Research 2018, 7(F1000 Faculty Rev):85 (DOI: 10.12688/f1000research.12493.1)
133. Hogenauer C., Hammer H. F. (2016). Maldigestion and malabsorption. In Feldman M., Friedman L. S., Brandt L. J. (Eds), Sleisenger and Fordtran's Gastrointestinal and Liver Disease: Pathophysiology, Diagnosis and Management (10th ed., pp. 1788–1823). Philadelphia, PA: Saunders Elsevier.
134. Kannan A., Tilak V., Rai M., Gupta V. (2016). Evaluation of clinical, biochemical and hematological parameters in macrocytic anemia. International Journal of Research in Medical Sciences 4(7), 2670–2678.
135. Rubio-Tapia A., Hill I. D., Kelly C. P., Calderwood A. H., Murray J. A. (2013). ACG Clinical Guidelines: diagnosis and management of celiac disease. American Journal of Gastroenterology 108, 656–676. DOI: 10.1038/ajg.2013.79
136. Celiac.com. Celiac disease and gluten-free diet information. [Online]. Available: www.celiac.com. Accessed January 29, 2018
137. Gujral N., Freeman H. J., Thomson A. B. (2012). Celiac disease: Prevalence, diagnosis, pathogenesis and treatment. World Journal of Gastroenterology: WJG 18(42), 6036–6059. http://doi.org/10.3748/wjg.v18.i42.6036.
138. Fasano A., Catassi C. (2012). Celiac disease. New England Journal of Medicine 367, 2419–2426. DOI: 10.1056/NEJMcp1113994
139. Ludvigsson J. F., Card T. R., Kaukinen K., et al. (2015). Screening for celiac disease in the general population and in high-risk groups. United European Gastroenterology Journal 3(2), 106–120. http://doi.org/10.1177/2050640614561668
140. Cecilio L. A., Bonatto M. W. (2015). The prevalence of HLA DQ2 and DQ8 in patients with celiac disease, in family and in general population. Arquivos Brasileiros de Cirurgia Digestiva: ABCD = Brazilian Archives of Digestive Surgery 28(3), 183–185. http://doi.org/10.1590/S0102-67202015000300009
141. Binder H. J. (2014). Disorders of absorption. In: Kasper D., Fauci A., Hauser S., Longo D., Jameson J., Loscalzo J. (Eds), Harrison's Principles of Internal Medicine (19th ed.). New York, NY: McGrawHill. http://accessmedicine.mhmedical.com/content.aspx?bookid=1130 &sectionid=79747771. Accessed March 08, 2018
142. Farrell R. J., Kelly C. P. (2016). Celiac disease and refractory celiac disease. In Feldman M., Friedman L. S., Brandt L. J. (Eds), Sleisenger and Fordtran's Gastrointestinal and Liver Disease: Pathophysiology, Diagnosis and Management (10th ed., pp. 1849–1872). Philadelphia, PA: Saunders Elsevier.
143. Hill I. D., Caicedo R. A. (2011). Disorders of absorption and absorption. In Rudolph C. D., Rudolph A. M., Lister G. E., et al. (Eds), Rudolph's Pediatrics (22nd ed., pp. 1438–1453). New York, NY: McGraw Hill.
144. American Cancer Society. (2017). Colorectal cancer facts and figures, 2016–2019. [Online]. Available: http://www.cancer.org. Accessed January 29, 2018
145. Itzkowitz S. H., Potack J. (2016). Colonic polyps and polyposis syndromes. In Feldman M., Friedman L. S., Brandt L. J. (Eds), Sleisenger and Fordtran's Gastrointestinal and Liver Disease: Pathophysiology, Diagnosis and Management (10th ed., pp. 2213–2247). Philadelphia, PA: Saunders Elsevier.
146. Ferlay J., Soerjomataram I., Ervik M., et al. (2013). GLOBOCAN 2012 v1.0, Cancer Incidence and Mortality Worldwide: IARC Cancer Base No. 11. Lyon, France: International Agency for Research on Cancer.
147. National Cancer Institute. Colon and rectal cancer. Available at: http://www.cancer.gov/cancertopics/types/colon-and-rectal. Accessed June 2014
148. Siegel R., Naishadham D., Jemal A. (2013). Cancer statistics, 2013. CA: A Cancer Journal for Clinicians 63, 11–33.
149. American Cancer Society. (2017). American Cancer Society Recommendations for Colorectal Cancer Early Detection. [Online]. Available:https://www.cancer.org/cancer/colon-rectal-cancer/detection-diagnosis-staging/acs-recommendations.html, last revised on July 7, 2017. Accessed January 29, 2018
150. Ananthakrishnan A. N., et al. (2014) Serum inflammatory markers and risk of colorectal cancer in patients with inflammatory bowel diseases. Clinical Gastroenterology and Hepatology 12(8), 1342–1348.e1.
151. Friis S., Riis A. H., Erichsen R., Baron J. A., Sørensen H. T. (2015). Low-dose aspirin or nonsteroidal anti-inflammatory drug use and colorectal cancer risk: A population-based, case–control study. Annals of Internal Medicine 163, 347–355. DOI: 10.7326/M15-0039
152. Manzano A., Pérez-Segura P. (2012). Colorectal cancer chemoprevention: Is this the future of colorectal cancer prevention? The Scientific World Journal 2012(Article ID 327341), 8. DOI: 10.1100/2012/327341
153. Bresalier R. S. (2016). Colorectal cancer. In Feldman M., Friedman L. S., Brandt L. J. (Eds), Sleisenger and Fordtran's Gastrointestinal and Liver Disease: Pathophysiology, Diagnosis and Management (10th ed., pp. 2248–2296). Philadelphia, PA: Saunders Elsevier.
154. Bartlett, J. L. (2018). Management of patients with oral esophageal disorders. In J. L. Hinkle J. L., Cheever K. H. (Eds). Brunner & Suddarth's textbook of medical-surgical nursing (14th ed, pp. 1264–1290). Philadelphia, PA: Wolters Kluwer.
155. Kyle T., Carman S. (2017). Nursing care of the child with an alteration in bowel elimination/gastrointestinal disorder. In Essentials of Pediatric Nursing (3rd ed.). Philadelphia, PA: Wolters Kluwer.

Distúrbios das Funções do Sistema Hepatobiliar e do Pâncreas Exócrino

38

Freddy W. Cao

INTRODUÇÃO

O fígado, a vesícula biliar e o pâncreas exócrino são classificados como órgãos acessórios do sistema digestório. Além de produzir secreções digestivas, o fígado e o pâncreas desempenham outras funções importantes. Por exemplo, o pâncreas endócrino produz insulina e glucagon necessários ao metabolismo celular, enquanto o fígado sintetiza glicose, proteínas plasmáticas e fatores de coagulação e, entre outras funções, é responsável pela decomposição e eliminação de fármacos e hormônios. Este capítulo enfatiza as funções e os distúrbios do fígado, da vesícula e das vias biliares e do pâncreas exócrino.

FÍGADO E SISTEMA HEPATOBILIAR

Depois de concluir esta seção, o leitor deverá ser capaz de:

- Descrever as estruturas lobulares do fígado
- Descrever a função do fígado no metabolismo dos carboidratos, das proteínas e das gorduras
- Relacionar os mecanismos de formação e eliminação da bile com o desenvolvimento de colestase.

O fígado é a maior víscera do corpo e, nos adultos, pesa aproximadamente 1,3 kg. O órgão está localizado sob o diafragma e ocupa grande parte do hipocôndrio direito (Figura 38.1). Uma cápsula fibroelástica resistente, conhecida como cápsula de Glisson, circunda o fígado. Anatomicamente, o fígado é dividido em dois grandes lobos (direito e esquerdo) e dois lobos menores (lobos caudado e quadrado). Com exceção da parte que está localizada na região epigástrica, o fígado está recoberto pelo gradil costal e, em condições normais, não pode ser palpado nos indivíduos saudáveis.

O fígado recebe 25% do débito cardíaco de um indivíduo em repouso.[1] O fígado é singular entre os órgãos abdominais porque tem irrigação sanguínea dupla, que consiste na circulação venosa (porta) através da veia porta hepática e na circulação arterial por meio da artéria hepática. Aproximadamente

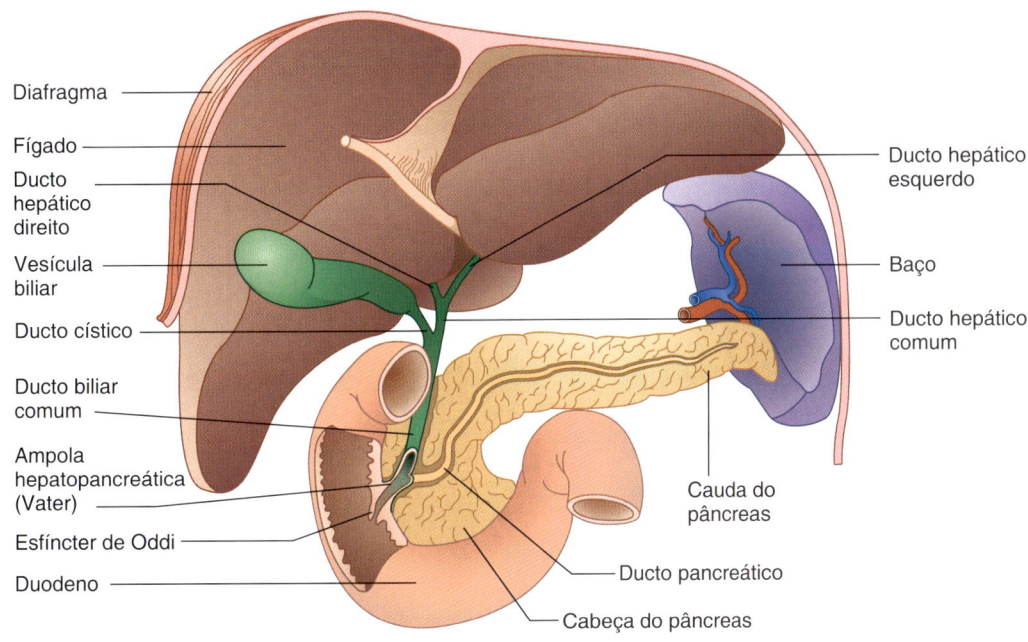

Figura 38.1 • Fígado e sistema biliar, inclusive vesícula e ductos biliares.

25% do volume sanguíneo que circula em 1 min entram no fígado pela artéria hepática e os 75% restantes chegam por meio da veia porta, que não contém válvulas.[2] O sangue venoso trazido pela veia porta hepática provém do sistema digestório e dos principais órgãos abdominais, inclusive pâncreas e baço (Figura 38.2). A circulação sanguínea da veia porta traz nutrientes e substâncias tóxicas absorvidos no intestino; células sanguíneas e os produtos de sua decomposição no baço; e insulina e glucagon secretados pelo pâncreas. Embora o sangue originado da veia porta não esteja totalmente saturado de oxigênio, ele fornece 75% do oxigênio necessário ao fígado.[1]

A drenagem venosa do fígado é realizada pelas veias hepáticas sem válvulas, que drenam para a veia cava inferior pouco abaixo do diafragma. Em condições normais, a diferença de pressão entre a veia hepática e a veia porta possibilita que o fígado armazene cerca de 500 a 1.000 mℓ de sangue.[3] Esse volume de sangue pode ser devolvido à circulação sistêmica nos períodos de hipovolemia e choque. Nos pacientes com insuficiência cardíaca direita, nos quais a pressão da veia cava aumenta, o sangue reflui e acumula-se no fígado.

Os *lóbulos* são as unidades funcionais do fígado. Cada lóbulo é uma estrutura cilíndrica com 0,8 a 2,0 mm de diâmetro e vários milímetros de comprimento. No fígado, existem cerca de 50.000 a 100.000 lóbulos.[3] Cada um deles está organizado em torno de uma veia central, que drena para as veias hepáticas e destas para a veia cava. Os ductos biliares terminais e os ramos diminutos da veia porta e da artéria hepática estão localizados na periferia do lóbulo. Placas de células hepáticas irradiam-se em direção centrífuga da veia central como os raios de uma roda (Figura 38.3). Essas placas de células hepáticas estão separadas por capilares sinusoidais largos e de paredes finas (*sinusoides*), que se estendem da periferia do lóbulo até sua veia central. Os sinusoides são irrigados por sangue da veia porta e da artéria hepática. Os sinusoides estão em contato direto com os hepatócitos e permitem a permuta de substâncias entre o sangue e as células hepáticas. Os sinusoides estão revestidos por dois tipos de células: as células endoteliais capilares típicas e as células de Kupffer. As *células de Kupffer* são células reticuloendoteliais capazes de remover e fagocitar hemácias envelhecidas e anormais, bactérias e outros materiais estranhos presentes no sangue porta, à medida que ele circula pelos sinusoides. Essa ação fagocitária remove bactérias entéricas e outras substâncias perigosas, que provêm do intestino e entram no sangue por filtragem.

A principal função exócrina do fígado é secretar bile. Os canais tubulares diminutos – conhecidos como *canalículos biliares* – que se localizam entre as membranas celulares dos hepatócitos adjacentes também irrigam os lóbulos. A bile produzida pelos hepatócitos entra nos canalículos e depois chega à periferia dos lóbulos, de onde drena progressivamente aos ductos mais calibrosos até chegar aos ductos hepáticos direito e esquerdo. Em geral, os ductos biliares intra-hepáticos e extra-hepáticos são descritos coletivamente como *árvore hepatobiliar*. Esses ductos reúnem-se para formar o ducto biliar

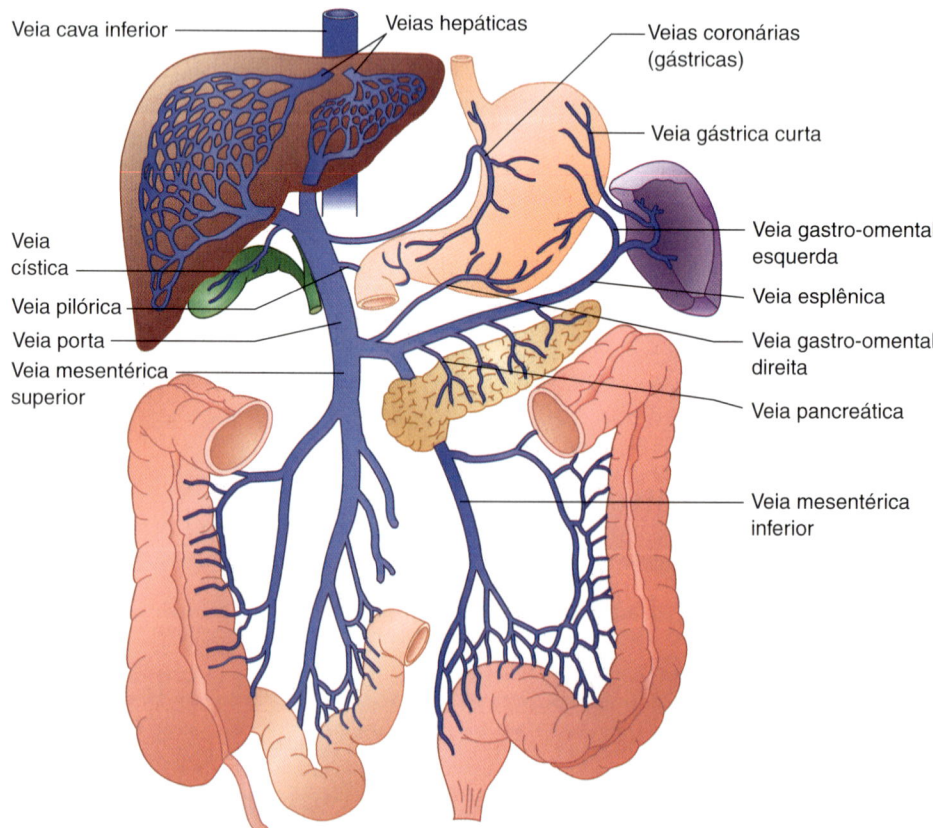

Figura 38.2 • Circulação porta. O sangue proveniente do sistema digestório, do baço e do pâncreas é levado ao fígado por meio da veia porta, antes de entrar na veia cava e voltar ao coração.

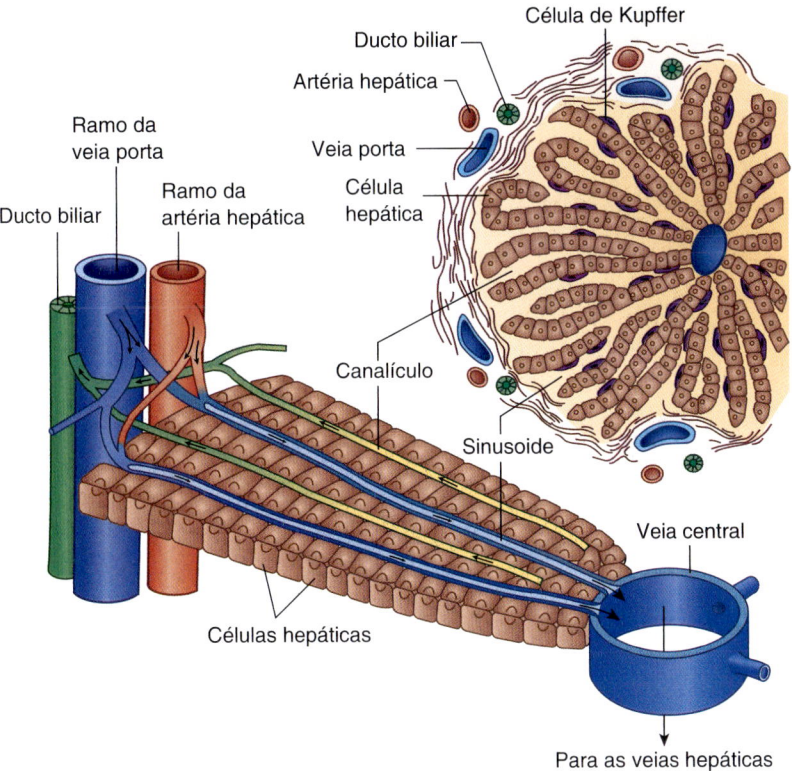

Figura 38.3 • Corte do lóbulo hepático mostrando a localização das veias hepáticas, dos hepatócitos (células hepáticas), dos sinusoides e dos ramos da veia porta e da artéria hepática.

comum (ver Figura 38.1). O ducto comum, que mede cerca de 10 a 15 cm de comprimento, desce e passa por trás do pâncreas até entrar no segmento descendente do duodeno. O ducto pancreático reúne-se ao ducto comum em um pequeno tubo dilatado conhecido como *ampola hepatopancreática* (ampola de Vater), que drena para o duodeno através da papila duodenal. O tecido muscular existente na junção da papila – também conhecido como *esfíncter de Oddi* – regula o fluxo de bile para o duodeno. Quando esse esfíncter está fechado, a bile reflui para o ducto biliar comum e a vesícula biliar.

Funções metabólicas do fígado

O fígado é um dos órgãos mais ativos e versáteis do corpo: produz bile; metaboliza hormônios e fármacos; sintetiza proteínas, glicose e fatores de coagulação; armazena vitaminas e minerais; permuta amônia produzida por desaminação dos aminoácidos por ureia; e converte ácidos graxos em cetonas. Além disso, o fígado decompõe o excesso de nutrientes e os converte em substâncias essenciais ao organismo. Por sua capacidade de metabolizar fármacos e hormônios, o fígado funciona como órgão excretor. Nesse aspecto, a bile – que carrega os produtos finais das substâncias metabolizadas pelo fígado – é muito semelhante à urina que leva as escórias metabólicas filtradas pelos rins. A Tabela 38.1 resume as funções do fígado.

Metabolismo dos carboidratos

O fígado desempenha uma função essencial no metabolismo dos carboidratos e na homeostasia da glicose (Figura 38.4).

As células hepáticas têm a capacidade de armazenar grandes quantidades de glicose na forma de glicogênio por meio de um processo conhecido como glicogênese. Quando os níveis sanguíneos de glicose estão baixos, o glicogênio é convertido novamente em glicose por meio da glicogenólise, que envolve uma enzima fosfatase específica das células hepáticas. Além disso, o fígado sintetiza glicose a partir de aminoácidos, glicerol e ácido láctico como forma de manter a glicose sanguínea durante períodos de jejum ou demanda aumentada. Por fim, o fígado também converte o excesso de carboidratos em triglicerídios para armazenamento no tecido adiposo.

Síntese de proteínas e conversão de amônia em ureia

O fígado é um órgão importante para a síntese e a decomposição das proteínas. O órgão sintetiza proteínas para atender às necessidades das próprias células e proteínas secretórias liberadas na circulação. Albumina é a mais importante dessas proteínas secretórias. A albumina contribui significativamente para a pressão coloidosmótica do plasma e para a ligação e o transporte de várias substâncias, inclusive hormônios sexuais, ácidos graxos, bilirrubina e outros ânions. Além disso, o fígado sintetiza outras proteínas importantes como fibrinogênio e fatores de coagulação sanguínea.

Por meio de vários processos anabólicos e catabólicos, o fígado é o órgão principal responsável pela interconversão dos aminoácidos (Figura 38.5). O catabolismo e a degradação hepática envolvem duas reações principais: transaminação e

Tabela 38.1 Funções do fígado e manifestações clínicas dos seus distúrbios.

Função	Manifestações clínicas de disfunção
Síntese de sais biliares	Má absorção de gorduras e vitaminas lipossolúveis
Eliminação de bilirrubina	Níveis séricos altos de bilirrubina e icterícia
Metabolismo dos hormônios esteroides	
• Hormônios sexuais	
• Glicocorticoides	Distúrbios da função gonadal, inclusive ginecomastia
• Aldosterona	
	Sinais de elevação do cortisol sérico (i. e., síndrome de Cushing)
Metabolismo dos fármacos	Sinais de hiperaldosteronismo (p. ex., retenção de sódio e hipopotassemia)
	Redução do metabolismo dos fármacos
	Redução da ligação plasmática dos fármacos em consequência da produção reduzida de albumina
Metabolismo dos carboidratos:	Pode ocorrer hipoglicemia quando a glicogenólise e a gliconeogênese estão reduzidas
• Armazenamento de glicose e síntese de glicose a partir dos aminoácidos, do ácido láctico e do glicerol	Curva de tolerância à glicose anormal, em consequência de captação e liberação reduzidas de glicose pelo fígado
Metabolismo das gorduras	
• Síntese das lipoproteínas	Redução da síntese de lipoproteínas
• Conversão dos carboidratos e das proteínas em gordura	
• Síntese, reciclagem e eliminação do colesterol	Níveis alterados de colesterol
• Produção de cetonas a partir dos ácidos graxos	
Metabolismo das proteínas	
• Desaminação das proteínas	
• Produção de ureia a partir da amônia	Níveis sanguíneos elevados de amônia
• Síntese de proteínas plasmáticas	Níveis reduzidos de proteínas plasmáticas, principalmente albumina, que contribui para a acumulação de edema
• Síntese de fatores de coagulação (fibrinogênio, fatores V, VII, IX e X)	Tendência a sangramentos
Armazenamento de minerais e vitaminas	Sinais de deficiência de vitaminas lipossolúveis e de outras vitaminas armazenadas no fígado
Filtração do sangue e remoção das bactérias e outras partículas sólidas pelas células de Kupffer	Aumentos da exposição do organismo às bactérias do intestino grosso e às partículas sólidas estranhas

desaminação.[3] Na *transaminação*, um grupo amina (NH_2) é transferido para uma substância aceptora. Em consequência da transaminação, os aminoácidos podem participar do metabolismo intermediário dos carboidratos e dos lipídios. Durante períodos de jejum ou inanição, os aminoácidos são usados para produzir glicose (i. e., gliconeogênese). A maior parte dos aminoácidos não essenciais é sintetizada no fígado por transaminação. O processo de transaminação é catalisado pelas *aminotransferases*, que são enzimas encontradas em grandes quantidades no fígado.

A *desaminação* oxidativa consiste na remoção dos grupos amino dos aminoácidos e na conversão dessas moléculas em cetoácidos e amônia. Isso ocorre principalmente por transaminação, na qual os grupos amino são removidos e depois transferidos para outra substância aceptora. Em seguida, a substância aceptora pode transferir o grupo amino para outra substância, ou liberá-lo na forma de amônia. Como a amônia é muito tóxica para os tecidos do corpo – especialmente aos neurônios –, a amônia liberada durante a desaminação é rapidamente retirada do sangue pelo fígado e convertida em ureia. Praticamente toda a ureia produzida no corpo é sintetizada por meio do ciclo da ureia no fígado e depois excretada pelos rins.[3] Embora a maior parte da ureia seja excretada pelos rins, uma parte difunde-se para o intestino, onde é convertida em amônia pelas bactérias entéricas. A produção intestinal de amônia também resulta da desaminação bacteriana dos aminoácidos que não são absorvidos e das proteínas derivadas da dieta, das células esfoliadas ou do sangue no sistema digestório. A amônia produzida no intestino é absorvida pela circulação porta e transportada ao fígado, onde é convertida

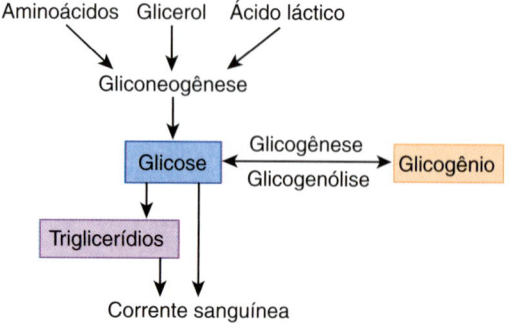

Figura 38.4 • Vias hepáticas de armazenamento e síntese da glicose e conversão de glicose em ácidos graxos.

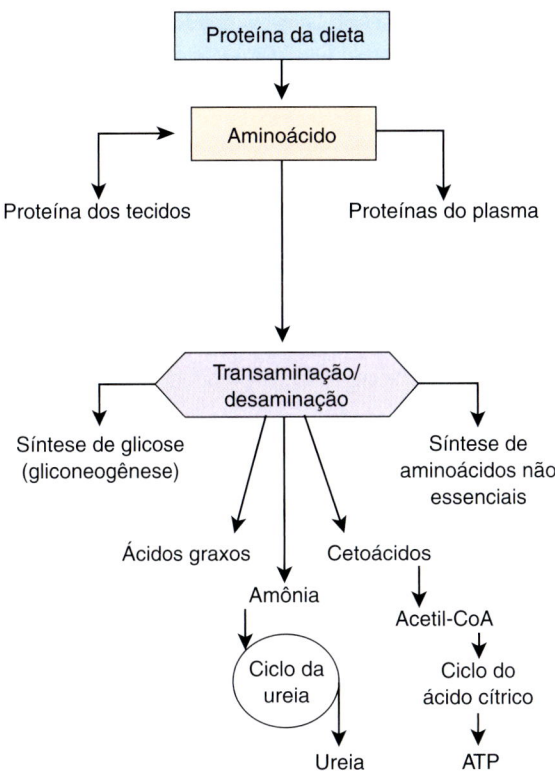

Figura 38.5 • Vias hepáticas de conversão dos aminoácidos em proteínas, ácidos nucleicos, cetoácidos e glicose. O ciclo da ureia converte a amônia produzida pela desaminação dos aminoácidos em ureia. Acetil-CoA, acetilcoenzima A; ATP, trifosfato de adenosina.

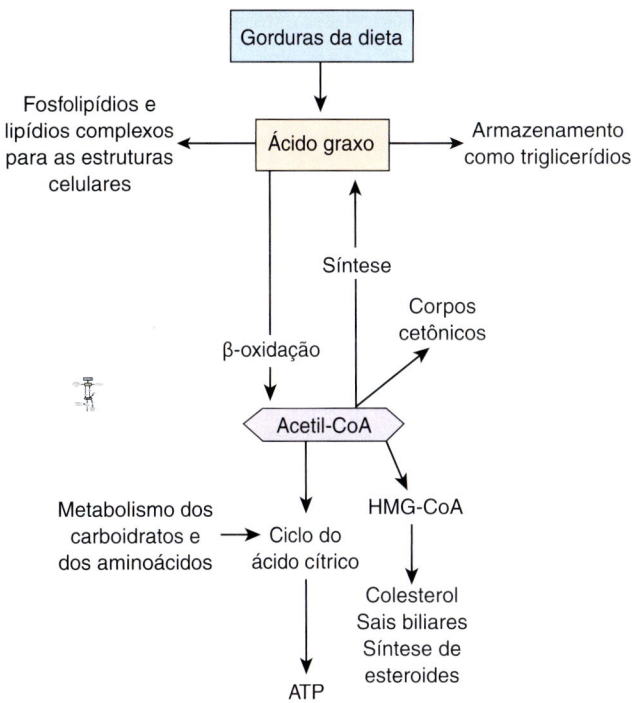

Figura 38.6 • Vias hepáticas de metabolismo das gorduras. A β-oxidação decompõe os ácidos graxos em moléculas de acetil-CoA com dois carbonos, que são usadas no ciclo do ácido cítrico para produzir ATP, ou são utilizadas na síntese de colesterol ou cetoácidos, liberados na corrente sanguínea para serem usados como fontes de energia por outros tecidos.

em ureia antes de ser liberada na circulação sistêmica. A produção intestinal de amônia aumenta depois da ingestão de alimentos ricos em proteínas e de sangramentos gastrintestinais. Nos pacientes com doença hepática avançada, a síntese de ureia geralmente está reduzida e isto resulta na acumulação de amônia no sangue.

Metabolismo dos lipídios

Embora a maioria das células do corpo metabolize gorduras, alguns processos do metabolismo lipídico ocorrem principalmente no fígado, inclusive a oxidação dos ácidos graxos livres em cetoácidos que suprem energia para outras funções do organismo; síntese de colesterol, fosfolipídios e lipoproteínas; e produção de triglicerídios a partir dos carboidratos e das proteínas (Figura 38.6). De modo a obter energia dos triglicerídios, estas moléculas precisam primeiramente ser desdobradas em glicerol e ácidos graxos; em seguida, os ácidos graxos precisam ser decompostos em unidades de acetilcoenzima A (acetil-CoA) com dois carbonos por um processo conhecido como β-*oxidação*. A acetil-CoA é imediatamente direcionada para o ciclo do ácido cítrico para sintetizar trifosfato de adenosina (ATP). Como o fígado não pode usar todas as moléculas de acetil-CoA que são produzidas, o órgão converte o excesso em ácido acetoacético – um cetoácido altamente solúvel – que é liberado na corrente sanguínea e transportado aos outros tecidos para ser usado como fonte de energia. Durante os períodos de inanição, as cetonas transformam-se em uma fonte importante de energia à medida que os ácidos graxos liberados do tecido adiposo são convertidos em cetonas no fígado.

As moléculas de acetil-CoA originadas do metabolismo das gorduras são usadas para sintetizar colesterol e ácidos biliares no fígado. O colesterol pode ser utilizado de várias formas nesse órgão. O colesterol pode ser esterificado e armazenado; exportado ligado às lipoproteínas; ou convertido em ácidos biliares. A etapa limitante da taxa de síntese do colesterol é a reação catalisada pela redutase da 3-hidroxi-3-metilglutaril-coenzima A (HMG-CoA redutase). Os inibidores de HMG-CoA redutase, também conhecidos como estatinas (fluvastatina, lovastatina, pravastatina e atorvastatina), são usados para tratar hipercolesterolemia (colesterol alto) por inibição desta etapa da síntese do colesterol.

Quase todas as gorduras sintetizadas no corpo a partir dos carboidratos e das proteínas provêm do fígado. Sempre que entra no organismo uma quantidade de carboidratos maior que a utilizável imediatamente, o excesso é convertido em triglicerídios no fígado. Os triglicerídios produzidos no fígado são transportados principalmente pelas lipoproteínas de baixa densidade (LDL) ao tecido adiposo, onde são armazenados.

Produção de bile e colestase

A secreção de bile é essencial à digestão das gorduras dietéticas e à absorção dos lipídios e das vitaminas lipossolúveis no intestino. O fígado produz diariamente cerca de 500 a 600 mℓ de bile amarelo-esverdeada.[4] A bile contém água, sais biliares, bilirrubina, colesterol e alguns subprodutos metabólicos.

Dentre esses, apenas os sais biliares formados a partir do colesterol são importantes para a digestão. Os outros componentes da bile dependem da secreção de sódio, cloreto, bicarbonato e potássio pelos ductos biliares.

Os sais biliares desempenham uma função importante na digestão: ajudam na emulsificação das gorduras da dieta e são necessários à formação dos micélios, que transportam ácidos graxos e vitaminas lipossolúveis até a superfície da mucosa intestinal para que sejam absorvidos. O sistema de recirculação da bile – circulação êntero-hepática – tem vários componentes. O fígado, as vias biliares, a vesícula biliar, a circulação venosa porta, os intestinos delgado e grosso e os rins desempenham funções em graus variados. Mais de 90% dos sais biliares que entram no intestino são reabsorvidos para a circulação porta por um processo de transporte ativo, que ocorre no íleo distal.[4] A partir da circulação porta, os sais biliares são levados para as células hepáticas e são reciclados. Em condições normais, os sais biliares passam por todo esse ciclo 17 vezes, até que sejam eliminados nas fezes.[3]

Colestase

Colestase é uma redução do fluxo de bile pelos canalículos intra-hepáticos com diminuição das secreções de água, bilirrubina e ácidos biliares pelos hepatócitos. Consequentemente, os compostos que normalmente são transferidos para a bile – inclusive bilirrubina, colesterol e ácidos biliares – acumulam-se no sangue.[5] A colestase pode ser causada por doença hepática intrínseca e, nestes casos, é conhecida como *colestase intra-hepática*; ou por obstrução dos ductos biliares mais calibrosos, condição conhecida como *colestase extra-hepática*.

Alguns mecanismos estão envolvidos na patogênese da colestase. A cirrose biliar primária (CBP; uma doença autoimune) e a colangite esclerosante primária (CEP) são causadas por distúrbios dos canalículos intra-hepáticos e dos ductos biliares finos. Nos casos de obstrução extra-hepática, que pode ser causada por distúrbios como colelitíase, estenoses do ducto biliar comum ou neoplasias malignas obstrutivas, os efeitos começam com elevação da pressão nos ductos biliares calibrosos. Entre as doenças genéticas que podem causar colestase estão colestase recidivante benigna, síndrome de Byler e síndrome de Alagille. A colestase recidivante benigna afeta o transporte da bile aos canalículos.[6] A síndrome de Byler também é conhecida como colestase intra-hepática familiar progressiva do tipo 1 (CIFP-1). As pessoas com CIFP-1 têm mutações em *ATP8B1* (que codifica a proteína ATP8B1), que é mapeado no cromossomo 18q21-22. A expressão da proteína ATP8B1 é significativa no intestino delgado e no pâncreas, influenciando os sistemas digestório e endócrino. A mutação do gene *ATP8B1* responsável pela doença resulta em diarreia, prurido e insuficiência hepática.[7]

A síndrome de Alagille é uma doença autossômica dominante, que acarreta hipoplasia intra-hepática especificamente dos ductos biliares interlobares.[8,9] Os pacientes com essa síndrome têm anomalias cardíacas e oculares, além de anormalidades esqueléticas, especialmente dos ossos faciais.[8,9]

Os aspectos morfológicos da colestase dependem da causa subjacente. A acumulação do pigmento biliar no fígado é comum a todos os tipos de colestase hepatocelular e obstrutiva. Tampões marrom-esverdeados e alongados de bile são visíveis nos canalículos biliares dilatados. A ruptura dos canalículos provoca extravasamento de bile e alterações degenerativas subsequentes dos hepatócitos circundantes. A colestase obstrutiva prolongada causa não apenas alterações gordurosas dos hepatócitos, mas também destruição do tecido conjuntivo de sustentação, resultando na formação de reservatórios de bile contendo restos celulares e pigmento.[10] A obstrução persistente acarreta fibrose das vias biliares e, por fim, cirrose biliar terminal.

Prurido é a queixa inicial mais comum dos pacientes com colestase, provavelmente em consequência da elevação dos ácidos biliares no plasma. Xantomas cutâneos (acúmulos focais de colesterol) podem desenvolver-se como resultado da hiperlipidemia e da excreção reduzida do colesterol. Uma anormalidade laboratorial típica é a elevação da concentração sérica de fosfatase alcalina, enzima presente no epitélio dos ductos biliares e na membrana canalicular dos hepatócitos. Outra manifestação da colestase é redução do fluxo biliar em proporção à absorção intestinal, inclusive com deficiências nutricionais das vitaminas lipossolúveis A, D e K.

Eliminação da bilirrubina e icterícia

Bilirrubina é o produto final da decomposição do heme contido nas hemácias envelhecidas e é a substância que confere cor à bile. No processo de decomposição, a hemoglobina liberada das hemácias é metabolizada para formar biliverdina, que é rapidamente convertida em bilirrubina livre (Figura 38.7). A bilirrubina livre, que não é solúvel no plasma, é transportada no sangue ligada à albumina plasmática. Mesmo quando está ligada à albumina, essa fração da bilirrubina também é conhecida como *bilirrubina livre*, de forma a diferenciá-la da fração conjugada. À medida que passa pelo fígado, a bilirrubina livre é absorvida pela membrana celular dos hepatócitos e liberada da sua proteína transportadora (albumina). Dentro dos hepatócitos, a bilirrubina livre é convertida em bilirrubina conjugada, o que a torna solúvel na bile. A bilirrubina conjugada é secretada como um dos constituintes da bile e, nesta forma, passa pelos ductos biliares e chega ao intestino delgado. No intestino, cerca de 50% da bilirrubina são convertidos em uma substância altamente solúvel conhecida como *urobilinogênio* pela flora intestinal. Cerca de 20% do urobilinogênio produzido é absorvido para a circulação porta, enquanto o restante é excretado nas fezes.[10] A maioria parte do urobilinogênio absorvido é devolvida ao fígado para ser excretado novamente na bile.

Em geral, apenas uma fração pequena da bilirrubina encontra-se no sangue; o nível normal de bilirrubina total é menor que 1,5 mg/dℓ (17 a 20,5 μmol).[11] As dosagens laboratoriais da bilirrubina geralmente determinam as frações livre e conjugada e a bilirrubina total. Os resultados são referidos como bilirrubina direta (conjugada) e indireta (não conjugada, ou livre).

Icterícia

A icterícia (ou coloração amarelada da pele e dos tecidos profundos) é causada por níveis anormalmente altos de bilirrubina no sangue. Isso ocorre quando há um desequilíbrio entre

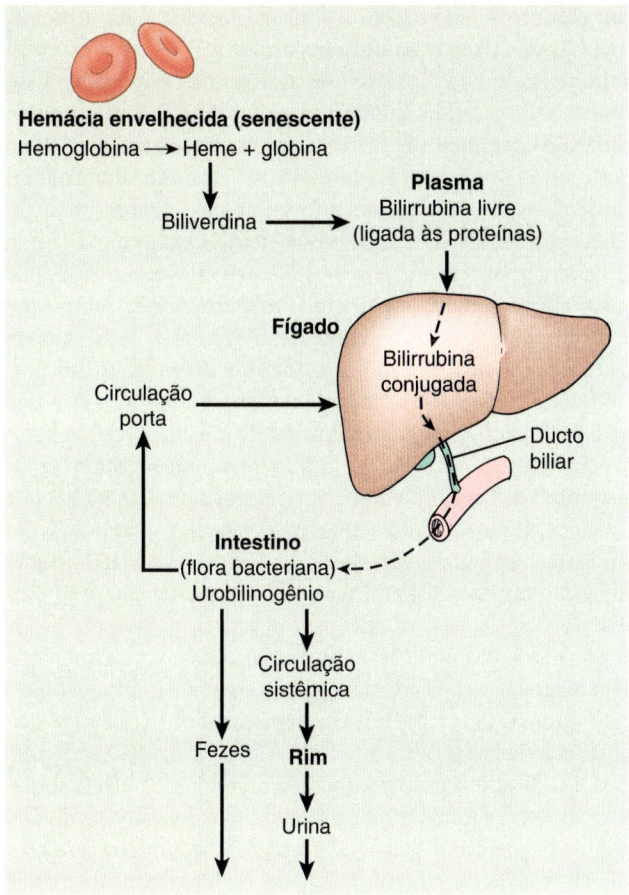

Figura 38.7 • Processo de síntese, circulação e eliminação da bilirrubina.

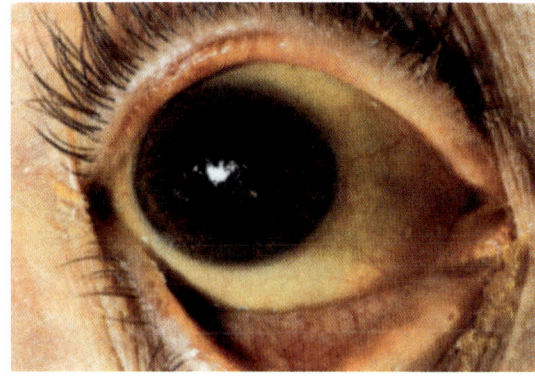

Figura 38.8 • Icterícia. Paciente com insuficiência hepática apresenta esclera amarela. Fonte: Strayer D., Rubin E. (2015). *Rubin's pathology: Clinicopathologic foundations of medicine* (7. ed., Fig. 20-4, p. 829). Philadelphia, PA: Lippincott Williams & Wilkins.

síntese e eliminação de bilirrubina. A icterícia torna-se perceptível quando os níveis séricos de bilirrubina estão acima de 2,0 a 2,5 mg/dℓ (34,2 a 42,8 μmol).[5,10] Como a pele normalmente tem tonalidade amarelada, os primeiros sinais de icterícia geralmente são difíceis de detectar, especialmente nos indivíduos de pele escura. A bilirrubina tem afinidade especial por tecidos elásticos. A esclerótica do olho, que contém teores altos de fibras elásticas, geralmente é uma das primeiras estruturas nas quais se pode detectar icterícia (Figura 38.8).

As cinco causas principais de icterícia são: destruição excessiva de hemácias; captação reduzida de bilirrubina pelas células hepáticas; conjugação reduzida de bilirrubina; obstrução do fluxo de bile nos canalículos dos lóbulos hepáticos ou nos ductos biliares intra-hepáticos e extra-hepáticos; e produção extra-hepática excessiva de bilirrubina.[12] Sob o ponto de vista anatômico, a icterícia pode ser classificada em pré-hepática, intra-hepática e pós-hepática. O Quadro 38.1 descreve as causas comuns desses três tipos anatômicos de icterícia.

A causa principal de icterícia pré-hepática é destruição excessiva das hemácias (hemólise). A icterícia hemolítica ocorre quando as hemácias são destruídas a uma taxa maior que a capacidade do fígado de remover a bilirrubina do sangue. Isso pode ocorrer depois de uma reação hemolítica à transfusão de sangue, pode ser causado por redução da sobrevivência de hemácias transfundidas, ou pode ocorrer com as doenças como a esferocitose hereditária, na qual as membranas das hemácias não são normais, ou ainda com a doença hemolítica do recém-nascido. Quando há hemorragia interna, o paciente também pode ter produção excessiva de bilirrubina à medida que o sangue extravasado é reabsorvido. Além disso, as doenças que acarretam eritropoese ineficaz também podem aumentar a produção de bilirrubina.[10] A hiperbilirrubinemia neonatal é causada pelo aumento da produção de bilirrubina nos recém-nascidos, em consequência de sua capacidade reduzida de excretar bilirrubina nos primeiros 14 dias de vida.[10] Os prematuros correm risco especialmente alto, porque suas hemácias têm meias-vidas mais curtas e taxas de renovação mais altos. Na icterícia pré-hepática, o grau de icterícia clínica é brando, o nível da bilirrubina livre

Quadro 38.1 Causas de icterícia.

Pré-hepática (destruição excessiva de hemácias)
• Reação hemolítica à transfusão de sangue
• Doenças hereditárias das hemácias
▪ Anemia falciforme
▪ Talassemia
▪ Esferocitose
• Distúrbios hemolíticos adquiridos
• Doença hemolítica do recém-nascido
• Anemias hemolíticas autoimunes

Intra-hepática
• Captação reduzida de bilirrubina pelo fígado
• Conjugação reduzida de bilirrubina
• Lesão hepatocelular:
▪ Hepatite
▪ Cirrose
▪ Câncer de fígado
• Colestase induzida por fármacos

Pós-hepática (obstrução do fluxo de bile)
• Anormalidades estruturais do ducto biliar
• Colelitíase
• Atresia congênita dos ductos biliares extra-hepáticos
• Obstrução dos ductos biliares por tumores

(não conjugada) está aumentado, as fezes têm cor normal e não há bilirrubina na urina.

A icterícia intra-hepática ou hepatocelular é causada por distúrbios que afetam diretamente a função hepática de remover bilirrubina do sangue ou conjugá-la de forma que possa ser eliminada na bile. A doença de Gilbert é herdada como traço dominante e diminui a remoção da bilirrubina em 66% em média. Essa doença é benigna e muito comum, com taxa de prevalência de cerca de 8%.[12] Os indivíduos afetados não têm outros sinais e sintomas além de icterícia branda e elevação discreta da bilirrubina não conjugada. A conjugação da bilirrubina é reduzida sempre que as células hepáticas são destruídas, quando o transporte de bilirrubina às células hepáticas é reduzido, ou quando as enzimas necessárias à conjugação da bilirrubina estão ausentes. Doenças hepáticas como hepatite e cirrose são as causas mais comuns de icterícia intra-hepática. Fármacos como o anestésico halotano, anticoncepcionais orais, estrogênio, esteroides anabolizantes, isoniazida, rifampicina e clorpromazina também podem ser implicados com esse tipo de icterícia. Em geral, a icterícia intra-hepática ou hepatocelular interfere em todas as etapas do metabolismo da bilirrubina – captação, conjugação e excreção. Os níveis das frações conjugada e livre (não conjugada) aumentam, a urina geralmente é escura (colúria) em consequência da presença de bilirrubina na urina, e o nível sérico de fosfatase alcalina está ligeiramente elevado.

A icterícia pós-hepática ou obstrutiva, também conhecida como *icterícia colestática*, ocorre quando o fluxo da bile é obstruído entre o fígado e o intestino por uma obstrução localizada em qualquer ponto entre a junção do ducto hepático direito ou esquerdo e a área em que o ducto biliar drena dentro do intestino. Entre as causas desse tipo de icterícia estão estenoses do ducto biliar, cálculos biliares e tumores do ducto biliar ou do pâncreas. Em geral, os níveis de bilirrubina conjugada estão aumentados, as fezes têm coloração cinza-clara em razão da ausência de bilirrubina na bile, a urina é escura, as concentrações séricas da fosfatase alcalina estão ligeiramente aumentadas e os níveis das aminotransferase estão um pouco elevados. Os níveis séricos dos ácidos biliares geralmente estão aumentados nos pacientes com esse tipo de icterícia. À medida que os ácidos biliares acumulam-se no sangue, o paciente começa a referir prurido. A queixa de prurido precedendo a icterícia é comum nos pacientes com icterícia obstrutiva.

Exames da função hepatobiliar

Na maioria dos casos, a anamnese e o exame físico fornecem indícios esclarecedores quanto à função hepática. Os exames complementares ajudam a avaliar a função hepática e a gravidade da lesão do fígado. Esses exames são realizados comumente para avaliar a função hepática e confirmar o diagnóstico de uma doença hepática.

As provas de função hepática, inclusive níveis séricos das enzimas hepáticas, são usadas para facilitar o diagnóstico da doença, diferenciar entre diversos distúrbios, determinar a gravidade da doença existente e monitorar as respostas ao tratamento iniciado.[13] Em geral, níveis altos de enzimas hepáticas no soro indicam lesão hepática em estágio mais inicial que os outros indicadores da função hepática. As principais enzimas são alanina aminotransferase (ALT) e aspartato aminotransferase (AST), presentes nas células do fígado. Essas duas enzimas eram conhecidas como TGP (transaminase glutâmico-pirúvica sérica) e TGO (transaminase glutâmico-oxalacético sérica). ALT (antes TGP) é encontrada predominantemente no fígado, com concentrações menores nos rins, no coração e nos músculos esqueléticos. Portanto, ALT é um indicador mais específico de inflamação do que o AST, porque o AST também está elevado em doenças que comprometem outros órgãos, como coração ou músculos. AST também está elevado após infarto do miocárdio. Na maioria dos tipos de doença hepática, a atividade da ALT é maior do que a do AST; as exceções incluem hepatite alcoólica, cirrose hepática e carcinoma hepatocelular.[14] Aparentemente existem múltiplos motivos para a atividade mais elevada de AST na hepatite alcoólica. O álcool etílico exacerba a lesão mitocondrial, resultando em aumento da liberação de AST mitocondrial no soro, enquanto outras causas de hepatite tipicamente não produzem esse efeito.[15]

As elevações mais dramáticas ocorrem nos casos de lesão hepatocelular aguda, por exemplo, com as hepatites virais, a lesão hipóxica ou isquêmica, a hepatopatia tóxica aguda ou a síndrome de Reye.

A função de síntese do fígado é refletida nos níveis séricos das proteínas e no tempo de protrombina (i. e., síntese de fatores de coagulação). A hipoalbuminemia secundária à depressão da função de síntese do fígado pode complicar doenças hepáticas graves. Além disso, pode haver deficiências do fator V e dos fatores de coagulação dependentes da vitamina K (II, VII, IX e X).

Os níveis séricos de bilirrubina, γ-glutamiltransferase (GGT), 5′-nucleotidase e fosfatase alcalina refletem a função excretória do fígado. A fosfatase alcalina e a 5′-nucleotidase estão presentes nas membranas existentes entre as células hepáticas e o ducto biliar e são liberadas por distúrbios que afetam o ducto biliar.[13] A GGT está localizada no retículo endoplasmático dos hepatócitos e nas células epiteliais dos ductos biliares. Aparentemente, essa enzima é responsável por transportar aminoácidos e peptídios para as células hepáticas. A dosagem da GGT pode ajudar a diagnosticar uso abusivo de etanol e é um indicador de doença hepatobiliar.[16]

A ultrassonografia fornece informações quanto ao tamanho, à estrutura e ao fluxo sanguíneo do fígado. Esse exame praticamente substituiu a colangiografia como técnica diagnóstica para detectar cálculos da vesícula ou do sistema biliar. A tomografia computadorizada (TC) oferece informações semelhantes às que são obtidas com a ultrassonografia. A ressonância magnética (RM) mostrou-se útil em alguns distúrbios. A angiografia seletiva das artérias celíaca, mesentérica superior ou hepática pode ser realizada para estudar a circulação hepática ou porta. A biopsia hepática permite examinar os tecidos hepáticos sem intervenção cirúrgica. Existem vários métodos usados para obter tecidos do fígado: biopsia hepática percutânea, que utiliza uma agulha de aspiração, ressecção ou corte acionada por mola[11]; biopsia hepática laparoscópica; e biopsia por agulha fina, que é realizada com controle de ultrassonografia endoscópica.[17] A técnica utilizada depende do número de amostras necessárias e da quantidade de tecidos requeridos para a avaliação. A biopsia hepática laparoscópica permite examinar massas abdominais, avaliar ascite de causa indeterminada e determinar o estágio de cânceres do fígado.

RESUMO

O sistema hepatobiliar consiste em fígado, vesícula e ductos biliares. O fígado é o maior de todos os órgãos do corpo e, funcionalmente, também é o mais versátil. O fígado está localizado entre o sistema digestório e a circulação sistêmica; o sangue venoso derivado dos intestinos circula pelo fígado antes de ser devolvido ao coração. Desse modo, nutrientes podem ser retirados para processamento e armazenamento, enquanto bactérias e outros compostos estranhos podem ser removidos pelas células de Kupffer antes que o sangue retorne à circulação sistêmica.

O fígado sintetiza gorduras, glicose e proteínas plasmáticas. Outras funções importantes do fígado são desaminação dos aminoácidos, conversão da amônia em ureia e interconversão dos aminoácidos e outros componentes importantes para os processos metabólicos do corpo. O fígado produz cerca de 500 a 600 mℓ de bile amarelo-esverdeada por dia. A bile funciona como veículo excretor de bilirrubina, colesterol e alguns produtos do metabolismo corporal e contém sais biliares, que são essenciais à digestão das gorduras e à absorção das vitaminas lipossolúveis. Além disso, o fígado remove, conjuga e secreta bilirrubina na bile. A icterícia ocorre quando a bilirrubina acumula-se no sangue. Isso pode ser causado por destruição excessiva das hemácias, incapacidade de o fígado remover e conjugar bilirrubina, ou obstrução do fluxo de bile.

As provas de função hepática, inclusive as dosagens dos níveis séricos das aminotransferases, são usadas para avaliar lesão das células hepáticas. Os níveis séricos de bilirrubina, GGT, 5′-nucleotidase e fosfatase alcalina são utilizados como indicadores da função excretora do fígado. Ultrassonografia, TC e RM são usadas para avaliar estruturas hepáticas. A angiografia pode ser usada para visualizar a circulação hepática ou porta, enquanto a biopsia hepática fornece amostras de tecido para microscopia.

DISTÚRBIOS DAS FUNÇÕES HEPÁTICA E BILIAR

Depois de concluir esta seção, o leitor deverá ser capaz de:

- Descrever três mecanismos por meio dos quais fármacos e outras substâncias são metabolizados ou inativados no fígado e citar exemplos de doenças hepáticas relacionadas com os efeitos tóxicos dos fármacos e dos compostos químicos
- Comparar as hepatites A, B, C, D e E em termos de agente etiológico, período de incubação, manifestações clínicas da doença aguda, progressão para doença crônica e estado de portador
- Descrever as bases fisiopatológicas da hipertensão porta e relacioná-las com o desenvolvimento de ascite, varizes esofágicas e esplenomegalia.

As estruturas do sistema hepatobiliar estão sujeitas a muitos dos mesmos processos patológicos que afetam outros sistemas do corpo: efeitos tóxicos dos fármacos e das toxinas; infecção, inflamação e reações imunes; distúrbios metabólicos e neoplasias. Esta seção enfatiza as alterações da função hepática em consequência da lesão induzida por fármacos; hepatites virais e autoimunes; anormalidades do sistema biliar intra-hepático; doença hepática induzida por álcool; cirrose, hipertensão porta e insuficiência hepática; e câncer de fígado.

Distúrbios hepatotóxicos

Por causa dos seus diversos sistemas enzimáticos envolvidos nas transformações e modificações bioquímicas, o fígado é importante no metabolismo de alguns fármacos e compostos químicos. O fígado é especialmente importante para o metabolismo das substâncias lipossolúveis que não podem ser excretadas diretamente pelos rins. O fígado é essencial à disposição metabólica de quase todos os fármacos e compostos estranhos. Por essa razão, toxicidade hepática induzida por fármacos é uma complicação possível de muitos compostos farmacêuticos.

Metabolismo dos fármacos e dos hormônios

Três tipos principais de reações estão envolvidos na destoxificação e no metabolismo hepático dos fármacos e de outros compostos químicos:

1. Reações da fase 1, que envolvem modificação ou inativação química de uma substância
2. Reações da fase 2, que envolvem conversão de substâncias lipossolúveis em derivados hidrossolúveis
3. Reações da fase 3, que envolvem a substância, seus metabólitos ou seus conjugados excretados na bile.[18]

Todos esses três tipos de reação podem estar relacionados, dependendo da composição da substância a ser eliminada. Por exemplo, alguns reagentes da fase 1 não são hidrossolúveis e, por isso, precisam passar por uma reação da fase 2 subsequente para que sejam eliminados. Essas reações são conhecidas como *biotransformação* e são considerações importantes para o tratamento farmacológico.

Reações da fase 1. As *reações da fase 1* resultam na modificação química dos grupos químicos reativos por oxidação, redução, hidroxilação ou outras reações químicas. A maioria das enzimas metabolizadoras dos fármacos está localizada nas membranas lipofílicas do retículo endoplasmático liso das células hepáticas. Quando essas membranas são rompidas e separadas em laboratório, elas se reconstituem e formam vesículas conhecidas como *microssomos*. As enzimas presentes nessas membranas geralmente são descritas como *enzimas* *microssomais*. As enzimas envolvidas na maioria dos processos de oxidação-redução da fase 1 são produtos de uma superfamília de genes, que é composta de quase 300 membros.[19] Esses genes codificam um grupo de isoenzimas microssomiais que constituem o sistema do citocromo (CYP) P-450. (A designação "citocromo *P-450* é originada das propriedades espectrais [absorção de luz a 450 nm] das hemoproteínas que participam dos processos de oxidação-redução.) Os produtos genéticos de alguns desses genes *CYP* foram definidos e relacionados com o metabolismo de fármacos específicos e com as interações potenciais entre os fármacos. Cada família de genes é responsável por determinados processos de metabolismo dos fármacos e cada membro da família desempenha funções metabólicas de fármacos específicos. Por exemplo, a família dos genes *CYP3* contém uma subfamília A e vários genes numerados em 1, 2, 3 e assim por diante. Desse modo, a enzima principal do metabolismo da eritromicina pelos seres humanos é a CYP 3A4.[19]

Alguns genes que fazem parte do sistema *CYP* podem ter suas atividades induzidas ou suprimidas à medida que participam da atividade de metabolizar fármacos. Por exemplo, as substâncias como o álcool e os barbitúricos podem induzir alguns membros desse sistema a aumentar a produção de enzimas, acelerando o metabolismo dos fármacos e reduzindo a ação farmacológica do fármaco em questão e de outros compostos farmacêuticos administrados simultaneamente, que também usam o mesmo membro do sistema CYP. No caso dos fármacos que são transformados metabolicamente em intermediários reativos, a indução enzimática pode agravar os efeitos tóxicos dos fármacos nos tecidos. As enzimas do sistema citocromo também podem ser inibidas por fármacos. Por exemplo, os fármacos que contêm um grupo imidazol, como a cimetidina (um bloqueador do receptor de histamina do tipo 2, usado para reduzir a secreção ácida do estômago) e o cetoconazol (um antifúngico), inibem eficazmente o metabolismo da testosterona.[19] Poluentes ambientais também são capazes de induzir a atividade dos genes *CYP*. Por exemplo, a exposição ao benzo[*a*]pireno, que é encontrado na fumaça do tabaco, nas carnes defumadas em carvão e em outros produtos da combustão por fogo, é conhecida por induzir os membros da família *CYP* e alterar as taxas metabólicas de alguns fármacos.

Reações da fase 2. As *reações da fase 2*, que consistem na conversão de derivados lipossolúveis em compostos hidrossolúveis, podem ocorrer depois das reações da fase 1 ou de maneira independente. Uma das reações mais comuns da fase 2 é conjugação catalisada pelas enzimas do retículo sarcoplasmático, que combinam o fármaco com um composto endógeno ativado de forma a torná-lo mais hidrossolúvel. Embora alguns fármacos e substâncias endógenas hidrossolúveis sejam excretados sem alterações na urina ou na bile, as substâncias lipossolúveis tendem a acumular-se no corpo, a menos que sejam convertidas em compostos menos ativos ou metabólitos hidrossolúveis. Em geral, os conjugados são mais solúveis que o composto original e são farmacologicamente inativos. Como os substratos endógenos usados no processo de conjugação são obtidos da dieta, a nutrição desempenha um papel fundamental nas reações da fase 2.

Uma via de conjugação alternativa dependente do citocromo P-450 é importante para a destoxificação dos intermediários metabólicos reativos. Essa via utiliza um composto que contém tiol ou enxofre (conhecido como *glutationa*), que é usado para conjugar fármacos que formam grupos eletrofílicos potencialmente perigosos. As reservas de glutationa são esgotadas no processo de destoxificação e precisam ser repostas continuamente por compostos originados da dieta, ou por fármacos que contenham cisteína (p. ex., *N*-acetilcisteína).[19] A via da glutationa é essencial à destoxificação de alguns compostos, inclusive o analgésico paracetamol, comercializado sem prescrição. O metabolismo do paracetamol depende de uma reação da fase 2. Em condições normais, a capacidade metabólica dos reagentes da fase 2 é muito maior que a necessária para metabolizar as doses recomendadas desse fármaco. Contudo, nos casos de superdosagem de paracetamol, a capacidade metabólica do sistema da fase 2 é superada e o fármaco é transformado em metabólicos tóxicos, que podem causar necrose hepática quando se acumulam progressivamente. Nesse caso, a via da glutationa desempenha um papel fundamental na destoxificação desses metabólitos. Como as reservas de glutationa são rapidamente esgotadas, o fármaco *N*-acetilcisteína funciona como substituto para a glutationa e é administrado para tratar superdosagem de paracetamol.[20] A ingestão crônica de álcool reduz as reservas de glutationa e aumenta o risco de toxicidade do paracetamol.

Reações da fase 3. As *reações da fase 3* envolvem a secreção dos fármacos, dos seus metabólitos ou dos seus conjugados na bile. As proteínas ABC (do inglês, *ATP-binding cassette*) estão diretamente envolvidas nesse processo. Um exemplo são as proteínas 1, 2 e 3 de resistência a múltiplos fármacos, que transportam compostos catiônicos e seus conjugados na bile.[18]

Além da sua função no metabolismo dos fármacos e compostos químicos, o fígado também é responsável pela inativação ou modificação de hormônios. A insulina e o glucagon são inativados por proteólise ou desaminação. A tiroxina e a tri-iodotironina são metabolizadas por reações que envolvem desiodação. Os hormônios esteroides como os glicocorticoides são inativados inicialmente por uma reação da fase 1 e, em seguida, conjugados por uma reação da fase 2.

Doença hepática fármaco-induzida. Doença hepática fármaco-induzida, também conhecida como hepatotoxicidade fármaco-induzida, lesão hepática fármaco-induzida ou hepatite fármaco-induzida, é causa frequente de lesão hepática aguda; pode ser extremamente grave e é responsável por mais de 50% de todos os casos de insuficiência hepática aguda nos EUA.

Como órgão principal de destoxificação e metabolização dos fármacos e das drogas no organismo, o fígado está sujeito às lesões potencialmente causadas por uma gama de compostos químicos farmacêuticos e ambientais. Alguns dos fármacos terapêuticos amplamente utilizados, inclusive produtos "naturais" de venda livre, podem causar lesão hepática. Em um estudo multicêntrico, 10% dos 300 casos de lesão hepática induzida por fármacos foram atribuídos ao uso de fitoterápicos.[21]

Diversos fatores relacionados com o hospedeiro contribuem para a suscetibilidade à doença hepática fármaco-induzida, inclusive predisposição genética, diferenças etárias, coexistência de doença hepática crônica, dieta e ingestão de álcool etílico e uso de vários fármacos que interagem uns com os outros. Em um estudo com 1.198 pacientes portadores de insuficiência hepática aguda, os autores demonstraram que a hepatopatia fármaco-induzida era responsável por 11,1% dos casos.[22] O diagnóstico precoce da doença hepática fármaco-induzida é importante porque a interrupção da exposição leva à cura na maioria dos casos.

Os fármacos e os compostos químicos podem produzir seus efeitos causando lesão e morte dos hepatócitos ou por lesão hepática colestática secundária à destruição das estruturas de drenagem da bile.[18] As reações aos fármacos podem ser previstas com base na sua estrutura química e nos seus metabólitos, ou podem ser imprevisíveis (idiossincrásicas) por causa das características singulares do indivíduo exposto a determinado fármaco.

Lesão hepatotóxica direta. Alguns fármacos são conhecidos por causar efeitos tóxicos diretos no fígado em razão de sua estrutura química e da forma como são metabolizados neste órgão. Em geral, a lesão hepática direta é dependente da dose e da idade do paciente. As reações hepatotóxicas diretas geralmente são uma característica conhecida de alguns fármacos e resultam do metabolismo destes compostos e da formação de metabólitos tóxicos. Em razão da atividade mais acentuada das enzimas metabolizadoras de fármacos nas zonas centrais do fígado, esses compostos geralmente causam necrose centrolobular. Paracetamol, antimicrobianos, psicotrópicos, redutores dos lipídios séricos e anti-inflamatórios não esteroides (AINE) estão associados mais comumente à lesão hepática aguda.[23] Os efeitos tóxicos do paracetamol caracterizam-se por elevações extremas dos níveis de ALT e AST, com aumentos mínimos da fosfatase alcalina. As concentrações de bilirrubina sempre estão altas e o prognóstico geralmente é pior quando a necrose hepatocelular acompanha-se de icterícia.

Reações idiossincrásicas. Ao contrário das reações hepatotóxicas diretas causadas por alguns fármacos, as reações idiossincrásicas são imprevisíveis, não estão relacionadas com a dose e, em alguns casos, acompanham-se de alterações sugestivas de reação alérgica. Em alguns pacientes, a reação é causada diretamente por um metabólito formado apenas em determinados indivíduos em razão de sua predisposição genética. Por exemplo, alguns indivíduos são acetiladores rápidos da isoniazida, que é um fármaco usado para tratar tuberculose (tuberculostático).

Reações colestáticas. As reações colestáticas aos fármacos diminuem a secreção de bile ou causam obstrução da árvore biliar. Colestase intra-hepática aguda é uma das formas mais comuns de reação farmacológica idiossincrásica. Entre os fármacos implicados como causadores de reações colestáticas estão estradiol, clorpromazina (um antipsicótico) e alguns antibióticos, inclusive amoxicilina/ácido clavulânico, eritromicina e nafcilina. Nos casos típicos, as reações colestáticas aos fármacos caracterizam-se por início imediato de icterícia e prurido, com pouca alteração do bem-estar geral do indivíduo. Os sinais e sintomas da colestase induzida por fármacos regridem quando a exposição é interrompida, mas a função secretória biliar é recuperada a uma taxa mais lenta que a função hepatocelular propriamente dita.[24]

Hepatite crônica. Alguns fármacos causam uma forma mais insidiosa de lesão hepática, muito semelhante à hepatite autoimune. Em muitos casos, o diagnóstico precoce da hepatite crônica fármaco-induzida é difícil e alguns pacientes podem desenvolver cirrose antes que a hepatite seja detectada. A definição do fármaco responsável que causou a lesão hepática pode ser retrospectivamente difícil, se o paciente também ingeria álcool ou usava vários fármacos.

Conceitos fundamentais

Doenças hepáticas

- São doenças que afetam os hepatócitos deprimem as funções metabólicas e sintéticas do fígado, assim como causam distúrbios do metabolismo dos carboidratos, das proteínas e das gorduras; do metabolismo e da eliminação de fármacos, hormônios, toxinas, amônia e bilirrubina da corrente sanguínea; e da interconversão dos aminoácidos e da síntese de proteínas. Níveis séricos altos de aminotransferases indicam a existência de lesão dos hepatócitos
- As doenças do sistema de drenagem biliar obstruem o fluxo de bile e interferem na eliminação dos sais biliares e da bilirrubina, causando lesão hepática colestática secundária ao refluxo da bile para os lóbulos hepáticos. Elevações da bilirrubina e da fosfatase alcalina sugerem a existência de lesão hepática colestática.

Hepatites virais

A hepatite se refere à inflamação do fígado, a qual pode ser causada por vírus hepatotrópicos que afetam primariamente as células hepáticas (ou hepatócitos); mecanismos autoimunes; reações a fármacos e toxinas; ou outros distúrbios sistêmicos. Entre os vírus que causam doença sistêmica e podem afetar o fígado, está o vírus Epstein-Barr (EBV, mononucleose infecciosa), que pode causar hepatite branda durante a fase aguda; citomegalovírus (CMV, principalmente nos recém-nascidos e nos pacientes imunossuprimidos); herpes-vírus (HSV) e enterovírus.

Os vírus hepatotrópicos conhecidos são os seguintes: vírus da hepatite A (HAV), hepatite B (HBV), vírus delta associado à hepatite B (HDV), vírus da hepatite C (HCV) e vírus da hepatite E (HEV). Embora todos esses vírus causem hepatite aguda, eles diferem quanto ao mecanismo de transmissão e ao período de incubação; ao mecanismo, à gravidade e à cronicidade da lesão hepática; bem como à capacidade de evoluir a um estado de portador. A existência de antígenos virais e seus anticorpos pode ser determinada por exames laboratoriais. Estudos epidemiológicos indicaram que alguns casos de hepatite infecciosa foram causados por outros agentes etiológicos. Um vírus semelhante ao HCV foi clonado e identificado como vírus da hepatite G (HGV), também referido como HGV-C.[25] Estudos encontraram evidências de infecção por HGV em 2%

dos doadores de sangue nos EUA.[26] Contudo, o HGV não está relacionado com doença hepática ou exacerbações de uma hepatopatia preexistente.[25]

Etiologia e patogênese

Existem dois mecanismos de lesão hepática com as hepatites virais: agressão celular direta e indução de reações imunes contra os antígenos virais. Os mecanismos de lesão hepática foram estudados com mais detalhes na hepatite B (HBV) e acredita-se que a magnitude da inflamação e da necrose dependa da reação imune do paciente. Desse modo, uma reação imune imediata durante a fase aguda da infecção poderia causar lesão celular, mas ao mesmo tempo erradicar o vírus. Por isso, pacientes que respondem com menos sintomas e reação imune limítrofe têm menos tendência de erradicar o vírus e seus hepatócitos expressam níveis persistentes de antígenos virais, resultando em doença crônica ou estado de portador. A hepatite fulminante poderia ser explicada por uma reação imune acelerada seguida de necrose hepática grave.

A evolução clínica das hepatites virais caracteriza-se por algumas síndromes, inclusive infecção assintomática apenas com indícios sorológicos da doença; hepatite aguda; estado de portador sem doença clinicamente evidente ou com hepatite crônica; hepatite crônica com ou sem progressão para cirrose; ou doença fulminante com início rápido de insuficiência hepática. Nem todos os vírus hepatotóxicos causam todas essas síndromes clínicas.

Manifestações clínicas

As manifestações clínicas das hepatites virais agudas podem ser divididas em três fases: pródromo ou período pré-ictérico, fase ictérica e período de recuperação. As manifestações do período prodrômico podem ter início súbito ou insidioso de mal-estar, mialgia, artralgia, fadiga aos mínimos esforços e anorexia.[27] Também podem ocorrer queixas gastrintestinais como náuseas, vômitos e diarreia ou constipação intestinal.[27] Os níveis séricos de AST e ALT mostram elevações variáveis durante a fase pré-ictérica da hepatite aguda e as alterações destas enzimas precedem a elevação da bilirrubina, que acompanha o início da fase ictérica da infecção. Quando ocorre, a fase ictérica geralmente começa em 7 a 14 dias depois do período prodrômico. Os pacientes têm hipersensibilidade na região ao redor do fígado, emagrecimento discreto e hemangiomas aracneiformes.[27] Aproximadamente 80% das pessoas com hepatite C aguda são assintomáticas.[28] A fase de recuperação caracteriza-se por sensação crescente de bem-estar, recuperação do apetite e desaparecimento da icterícia. Em geral, a doença aguda regride gradativamente ao longo de um período de 2 a 12 semanas, com recuperação clínica completa depois de 1 a 4 meses, dependendo do tipo de hepatite.[27] As infecções pelo HBV e HCV podem levar a um *estado de portador*, no qual o indivíduo não tem sintomas, mas é portador do vírus e consequentemente pode transmitir a doença.[29] Também existem evidências sugestivas de que o HDV possa causar estado de portador, mas isto não ocorre com o HAV. Existem dois tipos de estado de portador: portadores saudáveis, que mostram pouco ou nenhum efeito da doença, e portadores crônicos, que podem ter sintomas ou não. Entre os fatores que aumentam o risco de tornar-se portador estão a idade por ocasião da infecção e estado imune. A taxa de portador das infecções que ocorrem nos primeiros anos de vida (p. ex., filhos de mulheres infectadas pelo HBV) pode chegar a 90%.[27] Outros grupos com risco elevado de tornar-se portadores são pacientes imunossuprimidos, indivíduos que receberam várias transfusões de sangue ou hemocomponentes, pacientes em hemodiálise e dependentes químicos.

Hepatite A

A hepatite A é causada pelo HAV, um diminuto vírus de ácido ribonucleico (RNA) de filamento único com envelope. Em geral, essa doença é benigna e autolimitada, embora o vírus possa causar hepatite fulminante e morte, ou necessidade de transplante em 0,15 a 0,20% dos casos.[30]

Etiologia e patogênese. A hepatite A é contraída principalmente por via orofecal.[31] O período de incubação é breve (14 a 28 dias).[32] O vírus replica-se no fígado, é excretado na bile e eliminado nas fezes. A disseminação fecal do HAV ocorre durante as primeiras 2 semanas da doença.[31] Em geral, a hepatite A ocorre em casos isolados ou epidemias. A ingestão de água ou leite contaminado e o consumo de mariscos recolhidos de águas infectadas são mecanismos de transmissão muito comuns. Em risco especial estão as pessoas que viajam a áreas endêmicas e ainda não foram expostas ao vírus. Como as crianças pequenas são assintomáticas, elas desempenham um papel importante na disseminação da doença. As instituições que abrigam grandes números de pessoas (em geral, crianças) são afetadas ocasionalmente por epidemias de hepatite A. A fase oral infantil e a inexistência de hábitos higiênicos facilitam a infecção viral entre as crianças que frequentam creches e, em seguida, levam o HAV para suas casas e infectam seus irmãos maiores e pais. Em geral, a hepatite A não é transmitida por transfusão de sangue ou derivados plasmáticos, provavelmente porque seu período de viremia curto geralmente coincide com a fase de doença clínica; por isso, o paciente tem sinais de doença e as doações de sangue são rejeitadas.

Manifestações clínicas. Em geral, o início dos sintomas é súbito e inclui febre, mal-estar, náuseas, anorexia, desconforto abdominal, urina escura (colúria) e icterícia. O tipo de apresentação clínica depende da idade, ou seja, a gravidade é maior nas faixas etárias mais altas.[33] Crianças com menos de 6 anos geralmente são assintomáticas e poucas têm icterícia. Nas crianças maiores e nos adultos, a doença geralmente é sintomática e cerca de 70% dos pacientes têm icterícia.[33] Os sintomas geralmente duram cerca de 2 meses, mas podem estender-se por mais tempo. O HAV não causa hepatite crônica, nem induz a um estado de portador.

Marcadores sorológicos. Os anticorpos contra o HAV (anti-HAV) são formados nos estágios iniciais da doença e tendem a persistir no soro (Figura 38.9). Em geral, os anticorpos imunoglobulina (Ig) M aparecem na primeira semana da doença sintomática e declinam lentamente, ao longo de um período de 3 a 4 meses. A presença desse anticorpo coincide com o declínio da disseminação fecal do vírus. Os anticorpos

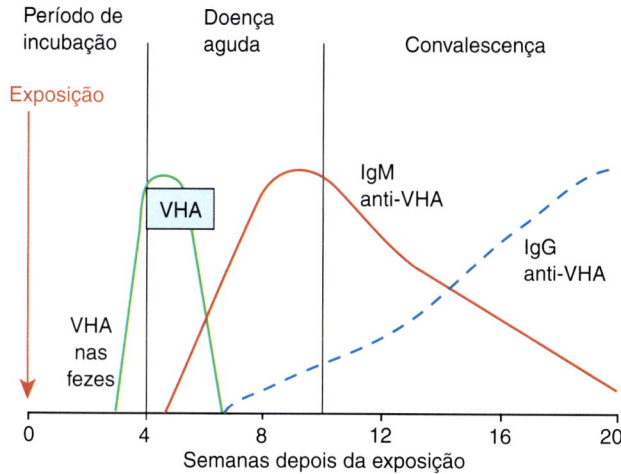

Figura 38.9 • Sequência de disseminação fecal do HAV, viremia e alterações dos anticorpos anti-HAV (IgM e IgG anti-HAV) na hepatite A.

IgG atingem níveis de pico depois de 1 mês com a doença, e podem persistir por toda a vida; são os anticorpos que conferem imunidade protetora duradoura contra reinfecção.[31] IgM anti-HAV indica hepatite A aguda, enquanto IgG anti-HAV simplesmente confirma infecção no passado.

Imunização. Existe vacina para hepatite A.[33] A imunização tem como objetivo substituir o uso de imunoglobulina pelos indivíduos em risco elevado de exposição ao HAV. Isso inclui viajantes que se dirigem às regiões com saneamento precário e nas quais as infecções por HAV são endêmicas; crianças que vivem em comunidades com taxas elevadas de infecção por HAV; homens homossexuais e usuários de drogas ilícitas. Pacientes com doença hepática crônica preexistente também podem ser beneficiados pela imunização. A vacinação das pessoas que correm risco aumentado de transmitir a doença (p. ex., profissionais que manuseiam alimentos) também pode trazer benefícios à saúde pública. Recentemente, o CDC (Centers for Disease Control and Prevention), nos EUA, recomendou a vacinação das crianças nos estados, nos distritos e nas comunidades com taxas elevadas de infecção.[34] Como a vacina é pouco eficaz para evitar hepatite nos pacientes que tiveram exposição conhecida ao HAV, o uso de IgG é recomendável nesses casos.

Hepatite B

A hepatite B é causada pelo HBV, um vírus de ácido desoxirribonucleico (DNA) de duplo filamento (bicatenular).[35] Os vírions completos, também conhecidos como *partículas de Dane*, consistem em um envelope externo e um nucleocapsídio interno contendo DNA e DNA polimerase do HBV (Figura 38.10).[36] A infecção por esse vírus pode causar hepatite aguda, hepatite crônica, progressão da hepatite crônica para cirrose, hepatite fulminante com necrose hepática extensiva e estado de portador. Além disso, esse vírus participa da patogênese da hepatite D (hepatite δ).

Em todo o mundo, 350 milhões de pacientes têm hepatite B crônica.[37] Nos EUA, a incidência de hepatite B aguda diminui

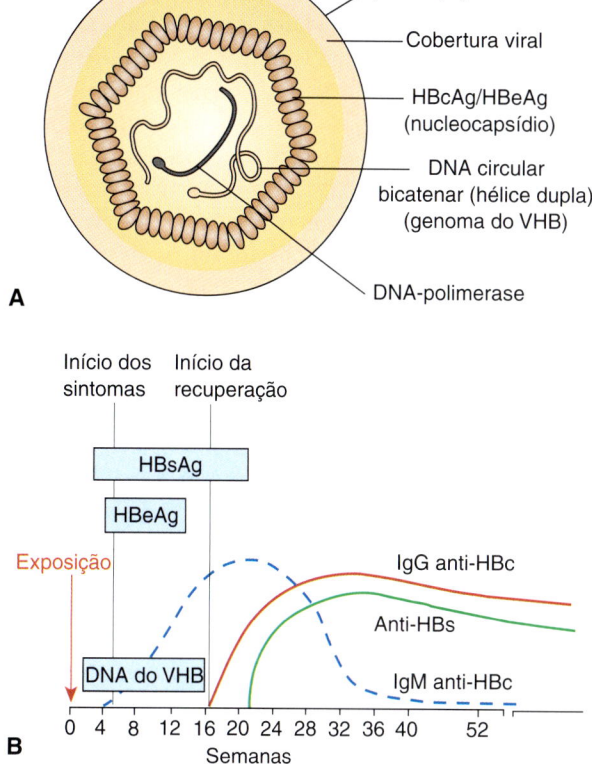

Figura 38.10 • **A.** HBV. **B.** A sequência dos antígenos (HBsAg, HBeAg), do DNA e dos anticorpos (IgM, IgG, anti-HBc e anti-HBs) do HBV altera-se à medida que a hepatite B aguda regride.

desde 1990, principalmente por causa de estratégias de vacinação efetivas.[38] O número de casos notificados de hepatite B aguda permaneceu relativamente estável desde 2009. Um total de 2.791 casos agudos foram notificados em 2014. Todavia, a infecção crônica por HBV ainda é um importante problema de saúde pública; investigações recentes do CDC relataram aproximadamente 850 mil pessoas com infecção pelo HBV nos EUA. Estima-se que 850 mil a 2,2 milhões de pessoas infectadas pelo HBV vivam nos EUA[39,40] e muitas delas não sabem que estão infectadas.[41] Para melhorar os desfechos de saúde dessas pessoas, o CDC recomendou a pesquisa de infecção pelo HBV em populações de risco e o manejo de saúde pública das pessoas com infecção crônica pelo HBV.[42]

A hepatite B tem período de incubação mais longo e é um problema de saúde pública mais grave que a hepatite A. Em geral, o HBV é transmitido por inoculação de sangue ou soro infectado. Entretanto, o antígeno viral pode ser encontrado na maioria das secreções corporais e pode ser disseminado por contato oral ou sexual. Nos EUA, a maioria dos pacientes com hepatite B contrai a infecção na adolescência ou na vida adulta. A doença é altamente prevalente em usuários de drogas ilícitas injetáveis, heterossexuais com vários parceiros sexuais e homens homossexuais.[43,44] Os profissionais de saúde correm risco de contrair hepatite B em consequência da exposição ao sangue e aos acidentes com agulhas. Embora o vírus possa ser transmitido por transfusão ou administração de hemocomponentes, os métodos rotineiros de triagem do sangue reduziram consideravelmente a transmissão por essa via. O risco de hepatite B nos recém-nascidos de mulheres infectadas pelo HBV varia de 10 a 85%, dependendo da viremia materna. Os recém-nascidos/lactentes que contraem a infecção apresentam risco de 90% de tornarem-se portadores crônicos e até 25% morrem em consequência da doença hepática crônica na vida adulta.[44,45]

Marcadores sorológicos. Existem três antígenos bem definidos associados ao vírus: um antígeno nuclear (HBcAg), que está contido no nucleocapsídio; um transcrito polipeptídico (i. e., HBeAg) mais longo, contendo as regiões nuclear e pré-nuclear; e um antígeno de superfície (HBsAg), encontrado no envelope externo do vírus. A região pré-nuclear direciona o polipeptídio HBeAg ao sangue, enquanto o HBcAg permanece nos hepatócitos para regular a composição de novos vírions.

Os antígenos do HBV estimulam a formação de anticorpos específicos: anti-HBs, anti-HBc e anti-HBe. Esses antígenos (o HBcAg não circula livremente no sangue) e seus anticorpos funcionam como marcadores sorológicos para acompanhar a evolução da doença[46] (ver Figura 38.10). O *HBsAg* é o antígeno viral dosado mais comumente no sangue. Esse antígeno aparece antes do início dos sintomas, alcança seu pico durante a fase clínica da doença e depois declina a níveis indetectáveis em 3 a 6 meses. A persistência por mais de 6 meses indica replicação viral contínua, infecciosidade e risco de desenvolver hepatite crônica. O HBeAg aparece no soro pouco depois do HBsAg e significa replicação viral ativa. A IgM anti-HBc torna-se detectável pouco antes do início dos sintomas e simultaneamente ao início da elevação das transaminases séricas. Com o transcorrer dos meses, o anticorpo IgM é substituído pela IgG anti-HBc. O anti-HBe é detectável pouco depois do desaparecimento do HBeAg e seu aparecimento assinala o início da resolução da doença aguda. A IgG anti-HBs, um anticorpo específico dirigido contra o HBsAg, ocorre na maioria dos pacientes depois do desaparecimento deste último antígeno. O tempo entre a remoção do HBsAg e o aparecimento de anti-HBs é chamado *período de janela*. O desenvolvimento do anticorpo anti-HBs indica recuperação da infecção por HBV, inexistência de infecciosidade e proteção contra infecções futuras pelo mesmo vírus. Anti-HBs é o anticorpo encontrado nos pacientes que foram efetivamente imunizados contra o HBV. O achado de DNA do HBV no sangue periférico é um marcador confiável de replicação ativa do HBV.

O DNA do HBV é detectável alguns dias após a infecção. De modo geral, seus níveis aumentam até atingir seu máximo por ocasião da hepatite aguda, antes de caírem progressivamente e desaparecerem quando a infecção sumir espontaneamente. Nos casos de hepatite viral com resultados não elucidadores de HBsAg, a pesquisa de DNA do HBV no soro é útil no diagnóstico de infecção aguda pelo HBV porque o DNA do HBV pode ser detectado aproximadamente 21 dias antes do aparecimento típico de HBsAg no soro.[47] Testes de reação em cadeia da polimerase (PCR) foram desenvolvidos para detectar e determinar de modo quantitativo o DNA do HBV (a chamada carga viral) em amostras clínicas. Esses testes são utilizados na investigação de infecção e no monitoramento do tratamento.[48]

Imunização. A vacina contra hepatite B confere proteção de longa duração (até 20 anos, em alguns casos) contra infecção pelo HBV.[38] O HBsAg é o antígeno usado nas vacinas para hepatite B. As vacinas disponíveis nos EUA usam tecnologia do DNA recombinante para expressar HBsAg em leveduras, que depois é purificado por métodos bioquímicos e biofísicos. A vacina está disponível em uma formulação com um único antígeno e também em combinações invariáveis com outras vacinas. Também existe uma imunoglobulina contra hepatite B (IGHB).[35] Preparada a partir do plasma de pacientes com concentrações altas de anti-HBs, a IGHB é usada como medida coadjuvante à vacina de hepatite B, para imunoprofilaxia pós-exposição, de forma a evitar infecção pelo HBV em populações de alto risco.

O CDC americano recomenda a vacinação de todas as crianças de 0 a 18 anos como forma de evitar a transmissão do HBV.[38] A vacina também é recomendada para todos os adultos que ainda não foram vacinados, mas fazem parte dos seguintes grupos:

1. Indivíduos com risco alto de infecção por exposição sexual, inclusive parceiros sexuais de pacientes HBsAg-positivos, pessoas sexualmente ativas que não mantêm relações mutuamente monogâmicas estáveis, pacientes que buscam atendimento para tratar doenças sexualmente transmissíveis (DST) e homens homossexuais

2. Indivíduos em risco alto de infecção por exposição percutânea ou mucosa ao sangue, inclusive pessoas que usaram recentemente ou usam drogas injetáveis; contactantes familiares de pacientes HBsAg-positivos; residentes e equipe de instituições que abrigam pacientes mentalmente incapacitados; profissionais de saúde e segurança pública em risco razoavelmente previsto de exposição ao sangue ou aos líquidos corporais contaminados por sangue; e pacientes com doença renal crônica (pré-diálise, hemodiálise, diálise peritoneal e diálise domiciliar)

3. *Outros*, inclusive indivíduos que fazem viagens internacionais para regiões com níveis intermediários ou altos de infecção endêmica por HBV; pacientes com doença hepática crônica ou infecção pelo vírus da imunodeficiência humana (HIV); e todas as outras pessoas que buscam proteção contra infecção por HBV.[35] Nos EUA, o CDC também recomenda que todas as gestantes façam rotineiramente testes para HBsAg durante uma consulta de pré-natal e que os recém-nascidos/lactentes de mulheres HBsAg-positivas recebam doses apropriadas de IGHB e vacina para hepatite B.[38]

A IGHB pode ser eficaz nos indivíduos não imunizados que se expõem à infecção, contanto que seja administrada nos primeiros 7 dias depois da exposição. A imunização contra hepatite B é recomendável como profilaxia pré- e pós-exposição.

Hepatite C

Estima-se que 143 milhões de pessoas (2%) em todo o planeta apresentam hepatite C crônica.[49] Aproximadamente, 3 a 4 milhões são infectadas a cada ano e mais de 350 mil pessoas morrem anualmente por causa de doenças relacionadas à hepatite C. Nos EUA, cerca de 2% das pessoas têm hepatite C crônica.[50] Em 2014, estima-se que ocorreram 30.500 novos casos de hepatite C aguda. Após muitos anos de declínio, a incidência de infecção pelo HCV dobrou entre 2010 e 2014.

Antes de 1990, o mecanismo principal de transmissão desse vírus eram transfusões de sangue ou hemocomponentes contaminados. Com a adoção dos testes para HCV pelos bancos de sangue, o risco de infecção transmitida por transfusão de sangue tornou-se quase inexistente nos EUA e em outros países desenvolvidos.[51,52] Entretanto, procedimentos médicos inseguros e transfusões de sangue não testado podem ser as fontes mais importantes de infecção pelo HCV nos países menos desenvolvidos. Hoje em dia, o uso recreativo de drogas injetáveis é o mecanismo mais comum de transmissão do HCV nos EUA e no Canadá.[51,52] Hoje em dia, os comportamentos sexuais de alto risco – definidos pela manutenção de relações sexuais com vários parceiros ou com um companheiro infectado pelo HCV – são o segundo fator de risco mais comum nos EUA. A taxa de transmissão aos recém-nascidos de mulheres positivas para RNA de HCV varia de 4,6 a 10%.[51] O HCV também pode ser disseminado por exposição nos serviços de saúde, especialmente por meio de acidentes com agulhas. Também existe preocupação de que a transmissão de quantidades diminutas de sangue por tatuagem, acupuntura e *piercing* corporal possa facilitar a transmissão do HCV. Hepatite C é o principal motivo de transplante hepático, embora haja recidiva do vírus após o transplante.[53]

O HCV é um vírus de RNA de filamento único (unicatenular) com propriedades semelhantes às dos flavivírus, um gênero da família Flaviviridae, que inclui os vírus da febre amarela e da encefalite de St. Louis.[54] O genoma contém uma única estrutura de leitura aberta que codifica uma poliproteína com cerca de 3.000 aminoácidos.[54] O transcrito é clivado em proteínas simples, inclusive três proteínas estruturais (uma nuclear e duas do envelope viral) e quatro não estruturais. O HCV é geneticamente instável, o que resulta em vários genótipos e subtipos. Hoje em dia, existem descritos seis genótipos diferentes e mais de 70 subtipos do vírus.[55] O genótipo 1 (1a e 1b) é responsável pela maioria das infecções notificadas nos EUA.[56] É provável que a diversidade ampla de genótipos contribua para a patogênese do vírus, permitindo-lhe escapar das ações dos mecanismos de defesa do hospedeiro e dos fármacos antivirais, além de dificultar o desenvolvimento de uma vacina profilática.[54] O desenvolvimento de uma vacina e as medidas terapêuticas também são dificultados pela inexistência de um sistema de cultura confiável, reprodutível e eficiente para propagar o vírus.[54]

Manifestações clínicas. O período de incubação da infecção pelo HCV varia de 2 a 26 semanas (em média, 6 a 12 semanas). A maioria das crianças e dos adultos que adquirem a infecção geralmente é assintomática. Icterícia não é comum e apenas 10% dos adultos sintomáticos são ictéricos.[55] Em geral, esses sinais e sintomas estendem-se por 2 a 12 semanas. A insuficiência hepática fulminante é rara, com poucos casos descritos. Uma porcentagem pequena dos pacientes recém-infectados pelo HCV consegue erradicar a infecção, mas a maioria (80%) desenvolve hepatite crônica.[57] Entre os fatores aparentemente associados à erradicação espontânea da infecção pelo HCV estão idade baixa, sexo feminino e alguns genes de histocompatibilidade. As consequências mais graves da infecção crônica pelo HCV são fibrose hepática progressiva evoluindo para cirrose, doença hepática termina e câncer hepatocelular. Entre os fatores do hospedeiro que podem exacerbar a progressão da doença hepática estão idade avançada por ocasião do início da infecção, sexo masculino, imunossupressão, coinfecção pelo HBV, etilismo e fármacos hepatotóxicos.

Marcadores sorológicos. Existem exames para detectar a infecção pelo HCV por meio de anticorpos e componentes do vírus (Figura 38.11). Resultados falso-negativos podem ocorrer nos pacientes imunossuprimidos e durante os estágios iniciais de evolução da doença, antes da formação de anticorpos. A determinação direta do HCV no soro ainda é a mais acurada para essa infecção. Os testes virais são altamente sensíveis e específicos, mas são mais dispendiosos que a pesquisa de anticorpos. Com os métodos de testes de anticorpo mais modernos, a infecção geralmente pode ser detectada a partir de 6 a 8 semanas depois da exposição, e em 1 a 2 semanas com testes virais que usam técnicas de PCR. Ao contrário da hepatite B, os anticorpos contra o HCV não conferem proteção, embora sejam usados como marcadores da doença.[55]

Hepatites D e E

O vírus da hepatite D pertence à família Deltaviridae, sendo o único vírus RNA do gênero.[35] O HDV não é um vírus completo, porque depende do HBV para replicar-se.[58] Pode causar hepatite aguda ou crônica. A infecção depende da coinfecção pelo HBV, especificamente do HBsAg.[34] A hepatite D aguda tem duas apresentações: coinfecção primária, que ocorre simultaneamente com a hepatite B aguda; e superinfecção, na qual a hepatite D é superposta à infecção crônica pelo vírus da hepatite B.[35] Em geral, o agente δ aumenta a gravidade da infecção pelo HBV e pode converter uma infecção leve em hepatite fulminante grave, causar hepatite clínica em portadores assintomáticos ou aumentar a tendência de progressão para hepatite crônica e cirrose.

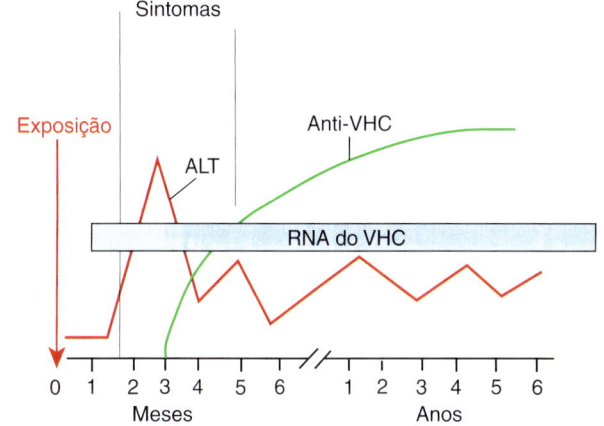

Figura 38.11 • Sequência de alterações sorológicas da hepatite C crônica com persistência do RNA viral e exacerbações e remissões dos sintomas clínicos, que são evidenciadas por oscilações dos níveis séricos de ALT.

Os modos de transmissão da hepatite D são semelhantes aos da hepatite B. Nos EUA, a hepatite D limita-se em grande parte aos pacientes em risco alto de infecção pelo HBV, principalmente usuários de drogas ilícitas injetáveis. O risco mais alto incide nos portadores crônicos do HBV. Esses pacientes devem ser informados quanto aos riscos de superinfecção pelo HDV.

A hepatite D é diagnosticada pela detecção de anticorpos contra o HDV (anti- HDV) ou de RNA viral no soro. A hepatite D não tem tratamento específico e, como a infecção está relacionada com a hepatite B, a profilaxia para esta primeira doença deve começar com medidas para evitar hepatite B por vacinação.

O HEV é um vírus de RNA de filamento único desprovido de envelope viral. O vírus é transmitido por via orofecal e causa manifestações clínicas semelhantes às que ocorrem na hepatite A. O genótipo 3 desse vírus foi relacionado com a infecção crônica pelo HEV. As formas crônicas da doença têm sido diagnosticadas nos receptores de transplantes de órgãos sólidos, pacientes infectados pelo HIV ou submetidos a quimioterapia e portadores de doenças hematológicas.[59,60] Embora a hepatite E provoque, com frequência, uma infecção aguda e autolimitada com baixas taxas de mortalidade no mundo ocidental, existe um risco elevado de evolução para hepatite crônica em pessoas imunocomprometidas com altas taxas de mortalidade.[61] Ocasionalmente, a hepatite E evolui para hepatopatia aguda grave, que é fatal em aproximadamente 2% dos casos. Do ponto de vista clínico, é comparável à hepatite A. Contudo, em gestantes, a doença costuma ser mais grave e associada a uma síndrome clínica denominada insuficiência hepática fulminante. Gestantes, sobretudo no terceiro trimestre, apresentam elevada taxa de mortalidade, em torno de 20%.[62] Uma vacina preventiva (HEV239) é aprovada para uso na China.

Os casos descritos nos EUA envolveram pacientes que chegaram recentemente de áreas endêmicas. Os pacientes sem história de viagem são afetados muito raramente.[64]

Hepatite viral crônica

A definição de hepatite crônica é uma reação inflamatória persistente do fígado com duração maior que 3 a 6 meses. A doença caracteriza-se por elevações persistentes dos níveis séricos das aminotransferases e por alterações histológicas típicas na biopsia do fígado. As manifestações clínicas da hepatite viral crônica são muito variáveis e não preveem o prognóstico. As queixas mais frequentes são fadiga, mal-estar, perda do apetite e episódios ocasionais de icterícia. As elevações dos níveis séricos das aminotransferases dependem do grau de atividade da doença.

Em todo o mundo, hepatite viral crônica é a causa principal de doença hepática crônica, cirrose e câncer hepatocelular e, hoje em dia, é a indicação principal para os transplantes de fígado realizados nos adultos.[65] Entre os vírus hepatotrópicos, apenas três causam comprovadamente hepatite crônica – HBV, HCV e HDV. A hepatite B, que tem menos tendência de progredir para infecção crônica que a hepatite C, é responsável por 5 a 10% dos casos de doença hepática crônica e cirrose nos EUA.[65] A hepatite B crônica caracteriza-se pela persistência do DNA viral e, em geral, pelo achado de HBeAg no soro, indicando replicação viral ativa. Alguns pacientes são assintomáticos por ocasião do diagnóstico e o primeiro sinal da infecção são elevações das aminotransferases séricas. A hepatite D crônica depende da coinfecção pelo HBV.

A hepatite C crônica é responsável pela maioria dos casos de hepatite viral crônica. A infecção pelo HCV torna-se crônica em 60 a 85% dos casos.[51] Em geral, a infecção crônica causada por esse vírus tem evolução latente ao longo dos anos, destruindo silenciosamente os hepatócitos. A maioria dos pacientes com hepatite C crônica é assintomática, e o diagnóstico geralmente é firmado depois da detecção de níveis séricos altos de aminotransferases séricas ou queixas de fadiga ou fraqueza inespecífica. Como a evolução da hepatite C aguda geralmente é branda, muitos pacientes não se recordam dos eventos associados à infecção aguda.

Tratamento. Nenhuma abordagem terapêutica simples e eficaz está disponível para tratar hepatite viral crônica. Entre os fármacos usados para tratar infecção crônica pelo HBV estão interferonas (interferonas-2α recombinante e peguinterferona) e antirretrovirais nucleotídicos e análogos nucleotídicos (lamivudina, entecavir e tenofovir).[35,65] Os pacientes com replicação viral ativa podem ser tratados com peguinterferona (interferonas α_2 peguilada). As preparações de peguinterferona têm meias-vidas séricas longas e podem ser administradas 1 vez/semana.[35] Até 40% dos pacientes tratados respondem com normalização persistente dos níveis das enzimas hepáticas, desaparecimento do HBeAg e do DNA do HBV do soro, formação de anticorpo anti-HBe e prolongamento da sobrevida.[65] Os análogos nucleosídicos e nucleotídicos podem ser usados em substituição às interferonas para tratar infecção crônica pelo HBV e são mais bem tolerados. A lamivudina pode ser administrada por via oral e geralmente é bem tolerada, mas está associada a uma taxa mais alta de resistência viral, taxa diminuída de resposta persistente e necessidade de manter o tratamento por período mais longo em comparação com as interferonas. O entecavir – outro análogo nucleosídico – pode ser usado para tratar pacientes resistentes à lamivudina ou cirróticos. O tenofovir – um fármaco usado para tratar infecção pelo HIV – também mostra atividade considerável contra o HBV. Outros antivirais estão em fase de estudo e é provável que sejam investigadas estratégias envolvendo vários fármacos. Nos pacientes com coinfecção pelo vírus da hepatite D, o tratamento com interferonas pode resultar na normalização dos níveis das aminotransferases, melhora histológica e erradicação do RNA do HDV do soro em cerca de 50% dos casos, mas as recidivas são comuns depois da interrupção do tratamento.[65] A lamivudina não é eficaz nos pacientes com hepatite D crônica.

Habitualmente, existem 10 agentes de ação direta aprovados pela FDA para o tratamento de infecção pelo HCV. A combinação de dois ou mais agentes direcionados contra etapas diferentes na replicação viral é comprovadamente a estratégia mais bem sucedida. Em muitos esquemas terapêuticos de infecção pelo HCV utiliza-se sofosbuvir, uma pró-droga nucleotídio. A forma ativada de sofosbuvir atua como um substrato defeituoso da RNA polimerase proteína 5B não estrutural viral (NS5B) RNA-dependente. É incorporado ao RNA viral e interrompe a síntese, resultando em disrupção da replicação viral.

A terapia primária consiste na administração de sofosbuvir, um inibidor da polimerase NS5B do HCV, combinado com velpatasvir (inibidor da proteína NS5A) ou ledipasvir (inibidor da proteína NS5A), resultando em taxas de cura de 95 a 100% após 12 a 24 semanas de tratamento.[66] A combinação de fármacos pode ser usada mesmo se a pessoa tiver cirrose hepática. Portanto, a pessoa com infecção crônica por qualquer genótipo de HBV sem cirrose hepática ou com cirrose hepática compensada poderia ser tratada com velpatasvir–sofosbuvir.[67] Embora a maioria das pessoas com infecção pelo HCV seja candidata a tratamento, muitas têm comorbidades que são contraindicações à instituição de tratamento.

Transplante de fígado é uma opção de tratamento para portadores de doença hepática terminal causada por hepatites virais. O transplante de fígado tem sido mais bem-sucedido nos pacientes com hepatite C do que naqueles com hepatite B. Embora o órgão transplantado geralmente seja reinfectado, a doença parece ter progressão mais lenta.

Hepatite autoimune

Hepatite autoimune (HAI) é um tipo grave de hepatite crônica de causa desconhecida, que está associada à hepatite de interface, autoanticorpos circulantes e hipergamaglobulinemia.[68] A prevalência mundial de HAI não é conhecida e a maioria dos casos notificados envolve pacientes de ascendência japonesa ou europeia caucasiana. A prevalência e a incidência de HAI em europeus setentrionais são de aproximadamente 18 em 100 mil pessoas por ano e 1,1 em 100 mil pessoas por ano, respectivamente. Esses dados podem ser extrapolados para a população da América do Norte. É interessante mencionar que a prevalência de HAI na população nativa do Alasca é muito maior, com prevalência de 42 em 100 mil pessoas por ano.[68,69] Essa forma de doença ocorre em idosos que apresentam discreta atividade necroinflamatória e boa resposta à terapia imunossupressora. A hepatite autoimune, como a maioria das doenças autoimunes, é mais comum em mulheres, com uma razão homem:mulher de aproximadamente 1:4. A HAI pode se manifestar em qualquer faixa etária, embora pessoas mais jovens pareçam ter uma forma mais grave da doença.[69]

Estudos clínicos e laboratoriais levaram à hipótese de que a hepatite autoimune seja uma doença multifatorial, na qual fatores genéticos e ambientais desempenham papéis importantes. A maior parte do conhecimento sobre a genética dessa doença provém dos genes dos antígenos leucocitários humanos (HLA) encontrados no complexo de histocompatibilidade principal (MHC), que está localizado no braço curto do cromossomo 6. Nas pessoas de ascendência europeia, a HAI está associada ao haplótipo HLA A1-B8-DR3 e, principalmente, a DR3. No Japão, parece estar associada ao haplótipo DR4.[69] Os fatores ambientais supostamente capazes de causar hepatite autoimune não estão definidos, mas incluem vírus e compostos químicos.

Foram descritos dois tipos diferentes de HAI. A HAI tipo I – forma mais comum da doença – caracteriza-se por níveis altos de autoanticorpos antimúsculo liso e antinucleares. Cerca de 78% dos casos envolvem mulheres, e 38% incluem outras doenças autoimunes associadas.[69] A suscetibilidade à HAI tipo I está associada principalmente ao gene *HLA-DRB1*.[70] A HAI tipo II ocorre predominantemente nas crianças de 2 a 14 anos, e caracteriza-se pela presença de anticorpos contra os microssomos hepáticos e renais, e contra o citosol hepático. Em geral, essa doença está associada a outros distúrbios autoimunes, especialmente diabetes melito do tipo 1, vitiligo e tireoidite.[70] O componente genético desse tipo de HAI não está definido com tanta certeza.

Manifestações clínicas

As manifestações clínicas da doença cobrem um espectro amplo, que varia dos casos sem sintomas evidentes até os pacientes com sinais de doença hepática inflamatória ou cirrose.[69] O exame físico pode ser normal, mas também pode haver hepatomegalia, esplenomegalia, icterícia e sinais e sintomas de doença hepática crônica. Nos casos assintomáticos, a hepatite autoimune pode ser descoberta quando são detectados níveis séricos altos das enzimas hepáticas durante a realização de exames de triagem rotineiros.

Diagnóstico e tratamento

O diagnóstico diferencial inclui medidas para excluir outras causas de doença hepática, inclusive hepatites B e C. Uma anormalidade laboratorial característica é de elevação acentuada das gamaglobulinas séricas. A biopsia é realizada para confirmar o diagnóstico.

Corticoides e imunossupressores são os fármacos preferidos para tratar esse tipo de hepatite. Embora alguns pacientes continuem em remissão depois da interrupção do tratamento farmacológico, a maioria requer tratamento de manutenção por período longo. Transplante de fígado pode ser necessário aos pacientes com doença refratária ou intolerância ao tratamento imunossupressor e também aos pacientes que desenvolveram doença hepática terminal.

Distúrbios biliares intra-hepáticos

As doenças biliares intra-hepáticas impedem o fluxo da bile no fígado e causam colestase e cirrose biliar. Entre as causas de doença biliar intra-hepática estão cirrose biliar primária e cirrose biliar secundária.

Cirrose biliar primária

Cirrose biliar primária (CBP) é uma doença hepática crônica, que se caracteriza por destruição autoimune dos ductos biliares intralobares com colestase secundária.[71] Essa doença é mais comum em mulheres de 40 a 60 anos. Casos familiares da doença foram diagnosticados em pais, filhos e irmãos. Entretanto, ao contrário dos outros distúrbios autoimunes, há pouca ou nenhuma associação a determinados alelos do MHC. Além disso, com a exceção possível de um risco alegadamente maior de ter um polimorfismo do gene do receptor da vitamina D, não há influências genéticas claras nessa doença. Como também ocorre com outros distúrbios autoimunes, fatores ambientais desencadeantes podem incluir agentes infecciosos e químicos.

Manifestações clínicas. A doença caracteriza-se por início insidioso com fibrose e destruição progressivas dos tecidos hepáticos. O fígado aumenta e adquire tonalidade esverdeada em razão da bile acumulada. Os primeiros sintomas são prurido inexplicável, emagrecimento e fadiga seguidos por urina escura (colúria) e fezes claras (acolia). Entre as mulheres com essa doença, 51% têm osteoporose.[72] Icterícia é uma manifestação tardia da doença, assim como outros sinais de insuficiência hepática. Os níveis séricos de fosfatase alcalina estão elevados nos pacientes com CBP.

Diagnóstico e tratamento.
O diagnóstico dessa doença é estabelecido quando o paciente tem dois dos três sinais e sintomas descritos a seguir: destruição dos ductos biliares e sinais de colangite não supurativa na biopsia de fígado; colestase com elevação da fosfatase alcalina, há pelo menos 6 meses; e presença de anticorpos antimitocondriais nos hemogramas.[73]

O tratamento consiste basicamente em medidas de suporte. O ácido ursodesoxicólico (ursodiol) – único fármaco aprovado para tratar CBP – aumenta o fluxo de bile, atenua os efeitos tóxicos do conteúdo biliar e diminui comprovadamente a taxa de deterioração clínica. A colestiramina, um fármaco que se liga aos ácidos biliares, pode ser eficaz como tratamento do prurido. A colchicina (atua impedindo a migração dos leucócitos e a fagocitose) e o metotrexato (imunossupressor) também produziram efeitos benéficos relatados em termos de alívio dos sintomas. Estudos demonstraram que os corticoides melhoram a histologia hepática e as provas de função hepática séricas, mas causam efeitos colaterais a longo prazo.[74] Transplante de fígado ainda é o único tratamento para os casos de doença avançada.[74] A CBP não recidiva depois do transplante de fígado, contanto que seja utilizada imunossupressão apropriada.

Cirrose biliar secundária
A cirrose biliar secundária é causada pela obstrução prolongada da árvore extrabiliar. A causa mais comum é colelitíase. Outras causas de cirrose biliar secundária são neoplasias malignas do sistema biliar ou da cabeça do pâncreas, e estenose do ducto biliar comum em consequência de procedimentos cirúrgicos pregressos. A cirrose biliar extra-hepática pode ser corrigida com procedimentos cirúrgicos destinados a eliminar a obstrução.

Doença hepática induzida pelo álcool

O espectro da doença hepática alcoólica inclui esteatose hepática, hepatite alcoólica e cirrose. A maioria dos óbitos por cirrose hepática é atribuível à insuficiência hepática, aos sangramentos de varizes esofágicas ou à insuficiência renal. Algumas estimativas sugeriram que existam 14 milhões de alcoólicos nos EUA.[a] Cerca de 10% desenvolverão cirrose se continuarem a beber exageradamente.[75]

Metabolismo do álcool etílico
O álcool etílico é prontamente absorvido no sistema digestório e é uma das poucas substâncias que podem ser absorvidas no estômago. Como substância química, o álcool situa-se em algum ponto entre alimento e droga ilícita, ou seja, fornece calorias que não podem ser decompostas ou armazenadas na forma de proteínas, gordura ou carboidratos. Como alimento, o metabolismo do álcool produz 7,1 kcal/g.[76] Cerca de 80 a 90% do álcool que um indivíduo ingere são metabolizados pelo fígado. O restante é excretado pelos pulmões, rins e pele.

O metabolismo do álcool (etanol ou álcool etílico) ocorre simultaneamente por meio de duas vias metabólicas: sistema da álcool-desidrogenase (ADH) localizado no citoplasma dos hepatócitos; e sistema de oxidação microssomal do álcool (SOMA) situado no retículo endoplasmático.[76] As vias da ADH e do SOMA produzem transtornos metabólicos e tóxicos específicos. Uma terceira via metabólica menos importante – a via da catalase, localizada nos peroxissomos – consegue decompor o etanol em condições excepcionais.[76]

A via principal de metabolismo do álcool envolve a ADH, uma enzima que catalisa a conversão do álcool em acetaldeído. Com a oxidação do álcool mediada pela ADH, há formação de acetaldeído e hidrogênio. Os íons hidrogênio (H^+) são transferidos ao cofator dinucleotídio de nicotinamida e adenina (NAD), que é convertido em sua forma reduzida (NADH). O acetaldeído formado perde novamente hidrogênio e é metabolizado em acetato, do qual grande parte é liberada na corrente sanguínea. Em consequência, o metabolismo do etanol gera quantidades excessivas de NADH, que parecem contribuir para a lesão hepática frequentemente associada à ingestão excessiva de álcool.

O NAD também é necessário em muitos outros processos metabólicos, inclusive metabolismo dos piruvatos, uratos e ácidos graxos. Como o álcool compete pela utilização do NAD, tende a interromper outras funções metabólicas do fígado. O uso preferencial do NAD no metabolismo do álcool pode aumentar a produção e a acumulação de ácido láctico no sangue. Com a redução da quantidade de NAD disponível, o álcool também limita a função hepática de formar glicose a partir dos aminoácidos e de outros precursores da glicose. A hipoglicemia induzida pelo álcool pode ocorrer quando há ingestão excessiva durante períodos de esgotamento das reservas hepáticas de glicogênio.

A via do SOMA, localizado no retículo endoplasmático liso, forma acetaldeído e radicais livres. A ingestão excessiva e prolongada de álcool acarreta indução enzimática e aumenta a atividade do SOMA. Uma das enzimas mais importantes desse sistema – um membro do sistema CYP P-450 – também oxida outros compostos, inclusive vários fármacos (p. ex., paracetamol, isoniazida), toxinas (p. ex., tetracloreto de carbono, halotano), vitaminas A e D e agentes carcinogênicos (p. ex., aflatoxina, nitrosaminas). A atividade exacerbada desse sistema aumenta a suscetibilidade dos indivíduos que ingerem grande quantidade de álcool aos efeitos hepatotóxicos das outras substâncias.

Os produtos finais do metabolismo do álcool (p. ex., acetaldeído, radicais livres) são responsáveis por várias alterações metabólicas que podem causar lesão hepática. Por exemplo, o acetaldeído causa vários efeitos tóxicos nas células hepáticas e na função do fígado. Idade e sexo desempenham um papel importante no metabolismo do álcool e na formação de

---

[a]N.R.T.: a dependência de álcool, substância psicoativa mais popular, acomete 12% dos adultos brasileiros e responde por 90% das mortes associadas ao uso de outras substâncias, ou seja, o álcool mata muito mais do que as drogas ilícitas. Fonte: http://www.brasil.gov.br/saude/2012/04/alcoolismo.

metabólitos perigosos. O sistema da ADH é deprimido pela testosterona. Desse modo, as mulheres tendem a produzir quantidades maiores de acetaldeído e estão mais predispostas a desenvolver lesão hepática induzida pelo álcool que os homens.[76] A idade também parece afetar a capacidade de o fígado metabolizar álcool e a resistência aos efeitos hepatotóxicos. Além disso, fatores genéticos podem afetar a gravidade da doença hepática induzida pelo álcool. A ADH tem várias isoenzimas e, hoje em dia, seu polimorfismo genético tem sido estudado em termos de possíveis implicações clínicas.[76]

Hepatopatia alcoólica

O metabolismo do álcool acarreta agressão química de algumas membranas do fígado, mas ainda não está claro se este dano é causado pelo acetaldeído ou por outros metabólitos. O acetaldeído é conhecido por sua capacidade de bloquear o sistema de transporte de elétrons mitocondrial, sistema responsável pelo metabolismo oxidativo e pela produção de ATP; consequentemente, os íons hidrogênio produzidos nas mitocôndrias são desviados para a síntese de lipídios e a cetogênese.[76] Acúmulos anormais dessas substâncias são encontrados nos hepatócitos (i. e., fígado gorduroso ou esteatose hepática) e no sangue. A ligação do acetaldeído a outras moléculas dificulta a destoxificação dos radicais livres e a síntese de proteínas. Além disso, o acetaldeído estimula a síntese de colágeno e a fibrogênese. Os danos associados à lesão hepatocelular tendem a ser mais difundidos na região centrolobular que circunda a veia central, onde se concentram as vias de metabolismo do álcool. Isso corresponde à parte do lóbulo que tem menor pressão de oxigênio e, aparentemente, a concentração baixa de oxigênio nessa área do fígado pode contribuir para a lesão hepática.

A quantidade de álcool necessária para causar doença hepática crônica varia amplamente, dependendo do tamanho corporal, da idade, do sexo e da etnia, mas o limite superior da faixa é de cerca de 80 g/dia durante 10 a 12 anos.[77] Essa quantidade de álcool pode ser ingerida na forma de 240 mℓ de uísque com teor alcoólico de 86 (41% de álcool), duas garrafas de vinho ou seis latas de cerveja de 350 mℓ. Mesmo após a interrupção do consumo e a metabolização de todo o conteúdo de álcool, os processos de lesão das células hepáticas podem continuar por algumas semanas ou meses. Os efeitos clínicos e bioquímicos geralmente são agravados antes que a doença regrida. Em geral, a acumulação de gordura desaparece depois de algumas semanas; a colestase e a inflamação também regridem com o tempo. Entretanto, a fibrose e as retrações fibróticas persistem. Os lóbulos hepáticos tornam-se distorcidos à medida que hepatócitos novos regeneram e formam nódulos.

Embora o mecanismo pelo qual o álcool etílico produz seus efeitos tóxicos nas estruturas do fígado esteja indefinido até certo ponto, as alterações que ocorrem podem ser divididas em três estágios: fígado gorduroso, hepatite alcoólica e cirrose.[77]

A *esteatose hepática* (fígado gorduroso) caracteriza-se por acumulação de gordura nos hepatócitos (Figura 38.12). O fígado torna-se amarelado e aumenta de tamanho em consequência da acumulação excessiva de gordura. A patogênese da esteatose hepática não está totalmente esclarecida e pode

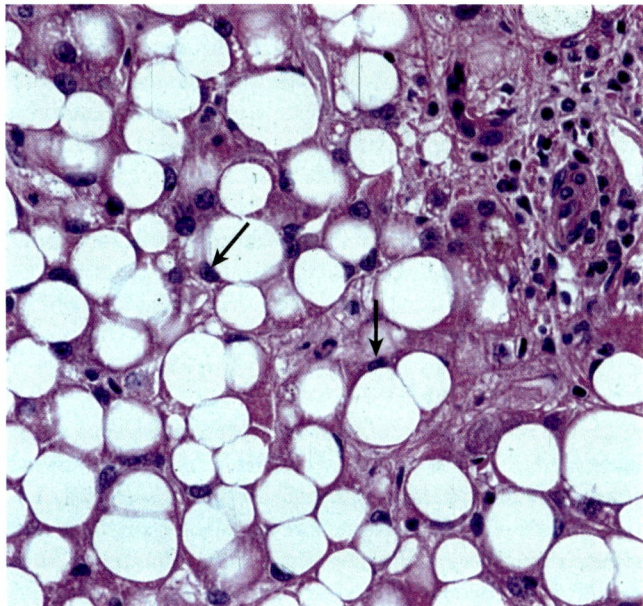

Figura 38.12 • Esteatose hepática. Os citoplasmas de quase todos os hepatócitos estavam distendidos por gordura, que deslocava os núcleos para a periferia. Fonte: Rubin E., Strayer D. (2015). *Rubin's pathology: Clinicopathologic foundations of medicine* (7. ed., Fig. 20-34, p. 855). Philadelphia, PA: Williams & Wilkins.

depender da quantidade de álcool consumida, do teor de gordura da dieta, das reservas corporais de gordura, do estado hormonal e de outros fatores. Existem evidências de que a ingestão de grandes quantidades de álcool possa causar alterações gordurosas no fígado, mesmo quando a dieta é adequada. As alterações gordurosas que ocorrem com a ingestão de álcool geralmente não causam sintomas e podem regredir quando a ingestão é interrompida.

Hepatite alcoólica é o estágio intermediário entre as alterações gordurosas e a cirrose. Em geral, essa condição é observada depois de aumento súbito da ingestão de álcool e é comum nos "bebedores de farra". Embora seja uma forma passível de tratamento de hepatopatia alcoólica, as taxas de mortalidade a curto e longo prazo são elevadas. A taxa de mortalidade global de pacientes hospitalizados foi de 6,6 a 6,8% para hepatite alcoólica aguda e 13,6% para hepatite crônica em estudos populacionais.[78]

A hepatite alcoólica caracteriza-se por inflamação e necrose das células do fígado. Em geral, esse estágio evidencia-se por hipersensibilidade hepática, dor, anorexia, náuseas, febre, icterícia, ascite e insuficiência hepática, mas alguns pacientes podem não ter sintomas. Essa condição sempre é grave e pode ser fatal em alguns casos. O prognóstico imediato está relacionado com a gravidade da lesão dos hepatócitos. Em alguns casos, a doença progride rapidamente para insuficiência hepática e morte. Nos pacientes que sobrevivem e continuam a beber, a fase aguda geralmente é seguida de hepatite alcoólica persistente com progressão para cirrose dentro de 1 a 2 anos.

Cirrose alcoólica é o resultado final de repetidos episódios de lesão hepática causada pela ingestão alcoólica e marca o início da hepatopatia alcoólica terminal. O aspecto macroscópico da cirrose hepática em estágio inicial é evidenciado por nódulos pequenos e homogêneos na superfície do fígado. Tradicionalmente, essa condição é conhecida como *cirrose micronodular* ou de *Laennec*. Com a progressão da cirrose, os processos regenerativos resultam na formação de nódulos maiores e mais irregulares em tamanho e forma. À medida que isso ocorre, os nódulos provocam a reorganização dos lóbulos hepáticos em razão da formação de novos sistemas porta e canais de drenagem venosa. Os nódulos podem comprimir as veias hepáticas, desviando o fluxo sanguíneo para fora do fígado e causando hipertensão porta, *shunts* portossistêmicos extra-hepáticos e colestase.

Hepatopatia esteatótica não alcoólica

A condição descrita pelo termo *hepatopatia esteatótica não alcoólica* (HENA) é causada por disfunção metabólica do fígado e é a doença hepática mais comum nos países desenvolvidos.[79,80] Nos EUA, essa é a forma mais comum de doença hepática crônica[10] e pode variar de esteatose simples (infiltração gordurosa do fígado) a uma esteato-hepatite não alcoólica (esteatose com inflamação e necrose dos hepatócitos). Embora a esteatose simples não pareça ser um distúrbio progressivo, cerca de 10 a 25% dos pacientes com esteato-hepatite não alcoólica evoluem à cirrose.[81] Obesidade, diabetes melito do tipo 2, síndrome metabólica e hiperlipidemia são distúrbios coexistentes associados frequentemente à hepatopatia esteatótica. Essa condição também está associada a outros distúrbios nutricionais, processos cirúrgicos, fármacos e exposição ocupacional às toxinas. Emagrecimento rápido e nutrição parenteral podem causar HENA. O *bypass* jejunoileal – um procedimento cirúrgico usado para reduzir o peso – foi praticamente abandonado por esse motivo.

Patogênese. A patogênese da HENA parece envolver tanto a acumulação de lipídios no interior dos hepatócitos quanto a formação de radicais livres por um mecanismo semelhante ao que ocorre no metabolismo do álcool. As anormalidades metabólicas primárias que resultam na acumulação de lipídios não estão bem esclarecidas, mas parecem incluir alterações das vias de captação, síntese, decomposição ou secreção dos lipídios hepáticos resultantes da resistência à insulina. A obesidade aumenta a síntese e reduz a oxidação dos ácidos graxos livres. O diabetes melito do tipo 2 ou a resistência à insulina também aumenta a lipólise do tecido adiposo e a síntese subsequente de ácidos graxos livres.[82] Quando a capacidade hepática de exportar triglicerídios é ultrapassada, o excesso de ácidos graxos contribui para o desenvolvimento da esteatose hepática.[82] As cetonas e os ácidos graxos livres são indutores das enzimas do CYP P-450, descrito anteriormente, que fazem parte da via do SOMA, resultando na formação de radicais livres, inclusive peróxido de hidrogênio e superóxido. A seguir, a peroxidação lipídica é alterada e há lesão direta dos hepatócitos, liberação de subprodutos tóxicos, inflamação e fibrose.

Manifestações clínicas. Em geral, a HENA não causa sintomas, embora alguns pacientes possam referir fadiga e desconforto no quadrante superior direito do abdome. Em geral, as únicas anormalidades dos exames laboratoriais são elevações brandas a moderadas dos níveis séricos de AST, ALT ou ambas. Outras anormalidades como hipoalbuminemia, prolongamento do tempo de protrombina e hiperbilirrubinemia podem ocorrer nos pacientes com hepatopatia cirrótica terminal. O diagnóstico da HENA baseia-se na biopsia de fígado e na exclusão do álcool como causa do problema.

Tratamento. O objetivo do tratamento é retardar a progressão da HENA e evitar doença hepática. Emagrecimento e exercícios melhoram a resistência à insulina e são recomendados em combinação com o tratamento dos distúrbios metabólicos associados. A ingestão de álcool deve ser evitada. A progressão da doença é lenta e as taxas de morbidade e mortalidade associadas ainda não são conhecidos. Um estudo recente demonstrou que o uso de estatinas e antioxidantes (p. ex., vitaminas A e E) foi eficaz para reduzir a predisposição dos pacientes com HENA a desenvolver esteatose hepática.[83] Transplante de fígado é uma alternativa para alguns pacientes com hepatopatia terminal, mas a HENA pode recidivar em até 39% dos indivíduos transplantados.[84]

Cirrose, hipertensão porta e insuficiência hepática

Cirrose

Cirrose é o estágio terminal da doença hepática crônica, no qual grande parte dos tecidos hepáticos funcionantes foi substituída por tecido fibrótico. Embora a cirrose geralmente esteja associada ao alcoolismo, também pode ocorrer com outros distúrbios, inclusive hepatites virais, reações tóxicas aos fármacos e compostos químicos, obstrução biliar e HENA. A cirrose também ocorre com distúrbios metabólicos que causam deposição de minerais no fígado. Dois desses distúrbios são hemocromatose (*i. e.*, deposição de ferro) e doença de Wilson (*i. e.*, deposição de cobre).

A cirrose caracteriza-se por fibrose difusa e conversão da arquitetura hepática normal em nódulos contendo hepatócitos proliferantes circundados por fibrose. A formação dos nódulos, cujas dimensões podem variar de lesões muito pequenas (< 3 mm, ou micronódulos) a muito grandes (vários centímetros, ou macronódulos), representa um equilíbrio entre atividade regenerativa e fibrose constritiva.[10] O tecido fibroso que normalmente substitui o tecido hepático funcionante forma faixas constritivas, que bloqueiam o fluxo nos canais vasculares e nos ductos biliares do fígado. O bloqueio dos canais vasculares predispõe à hipertensão porta e suas complicações; obstrução dos canais biliares e exposição aos efeitos destrutivos da bile; e destruição dos hepatócitos com progressão para insuficiência hepática.

Manifestações clínicas. As manifestações clínicas da cirrose são variadas, desde hepatomegalia assintomática até insuficiência hepática (Figura 38.13). Em muitos casos, não há sintomas até que a doença esteja muito avançada.[10] Os sinais e sintomas mais comuns de cirrose são emagrecimento (algumas vezes, mascarado pela ascite), fraqueza e anorexia. Diarreia é comum, embora alguns pacientes se queixem de constipação intestinal. Hepatomegalia e icterícia também são

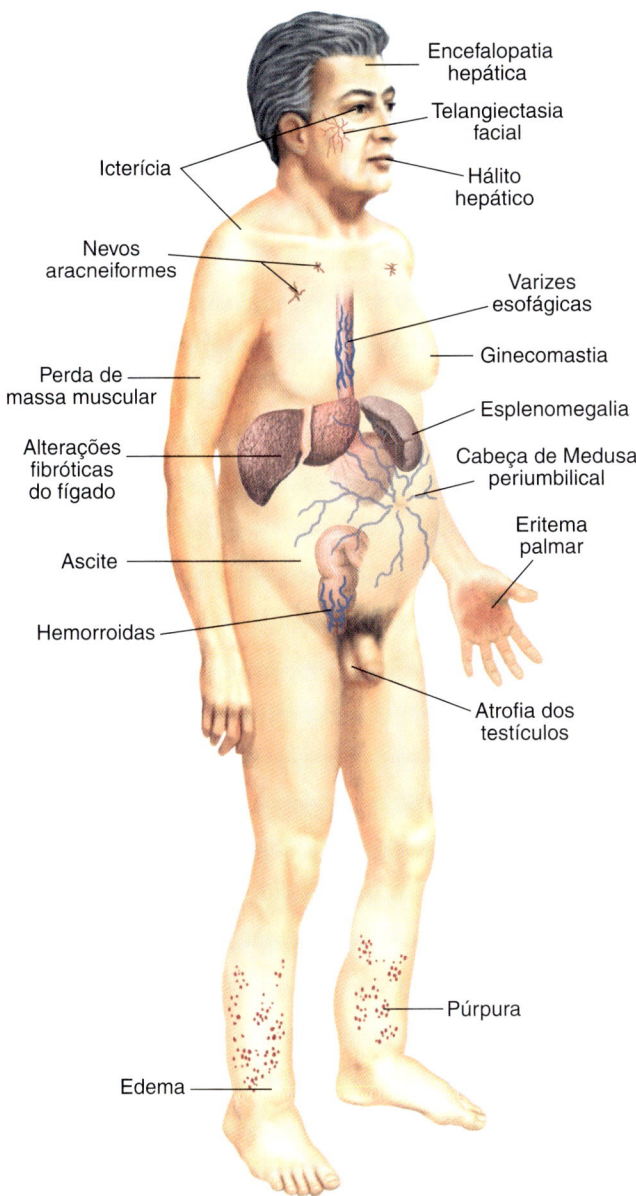

Figura 38.13 • Manifestações clínicas da cirrose.

Hipertensão porta

A hipertensão porta caracteriza-se por aumento da resistência ao fluxo sanguíneo no sistema venoso porta e pressão sustentada na veia porta. Em condições normais, o sangue venoso que retorna dos órgãos abdominais ao coração acumula-se na veia porta e circula através do fígado antes de entrar na veia cava. A hipertensão porta pode ser causada por vários distúrbios que aumentam a resistência ao fluxo sanguíneo hepático, inclusive obstruções pré-hepáticas, pós-hepáticas e intra-hepáticas (aqui, com *hepática* significando os lóbulos do fígado, em vez de todo o órgão). Entre as causas pré-hepáticas de hipertensão porta estão trombose da veia porta e compressão extrínseca por câncer ou linfonodos aumentados, que causam obstrução da veia porta antes de sua entrada no fígado.

O termo obstrução pós-hepática refere-se a qualquer obstrução do fluxo sanguíneo pelas veias hepáticas depois dos lóbulos do fígado, seja dentro do órgão ou nos segmentos circulatórios distais. Esse tipo de obstrução é causado por distúrbios como trombose das veias hepáticas, doença venoclusiva e insuficiência cardíaca direita grave, que impede a drenagem do sangue venoso do fígado. *Síndrome de Budd-Chiari* é uma doença congestiva do fígado, causada por obstrução de várias veias hepáticas ou do segmento hepático da veia cava inferior.[10] A causa principal dessa síndrome é trombose das veias hepáticas associada a diversas doenças, inclusive policitemia vera, estados de hipercoagulabilidade causados por tumores malignos, gestação, infecção bacteriana, doença metastática do fígado e traumatismo. A *síndrome de obstrução sinusoidal* ou *doença venoclusiva hepática* é uma variante da síndrome de Budd-Chiari encontrada mais comumente nos pacientes tratados com certos quimioterápicos antineoplásicos, irradiação do fígado ou transplante de medula óssea.[85,86]

As causas intra-hepáticas de hipertensão porta são os distúrbios que causam obstrução do fluxo sanguíneo no fígado. Na cirrose alcoólica, principal causa de hipertensão porta, faixas de tecido fibroso e nódulos fibróticos distorcem a arquitetura do fígado e aumentam a resistência à circulação porta, resultando em hipertensão porta.

As complicações da hipertensão porta são atribuídas à elevação da pressão e à dilatação dos canais venosos situados antes da obstrução (Figura 38.14). Além disso, vasos colaterais formam-se para conectar a circulação porta aos vasos sanguíneos

sinais comuns de cirrose. O paciente pode referir dor abdominal causada pelo crescimento do fígado ou estiramento da cápsula de Glisson. Essa dor localiza-se na região epigástrica ou no quadrante superior direito e é descrita como vaga e incômoda, causando sensação de plenitude.

Essa última manifestação clínica da cirrose está relacionada com a hipertensão porta e a insuficiência hepatocelular. Esplenomegalia, ascite e *shunts* portossistêmicos (*i. e.*, varizes esofágicas, hemorroidas e cabeça de Medusa) são consequências da hipertensão porta.[10] Outras complicações incluem sangramentos secundários à redução dos níveis dos fatores de coagulação, trombocitopenia devido à esplenomegalia, ginecomastia e padrão feminino de distribuição dos pelos pubianos nos homens em consequência da atrofia testicular; angiomas aracneiformes e eritema palmar; e encefalopatia com asterixe e sinais neurológicos.

Conceitos fundamentais

Hipertensão porta

- O sangue venoso proveniente do sistema digestório drena na veia porta e circula através do fígado, antes de entrar na circulação venosa sistêmica
- A obstrução do fluxo sanguíneo da veia porta aumenta a pressão hidrostática nos capilares peritoneais, contribuindo para o desenvolvimento de ascite, congestão esplênica com sequestro e destruição de células sanguíneas e plaquetas, e desvio do sangue para veias colaterais causando dilatações varicosas das veias hemorroidárias e esofágicas.

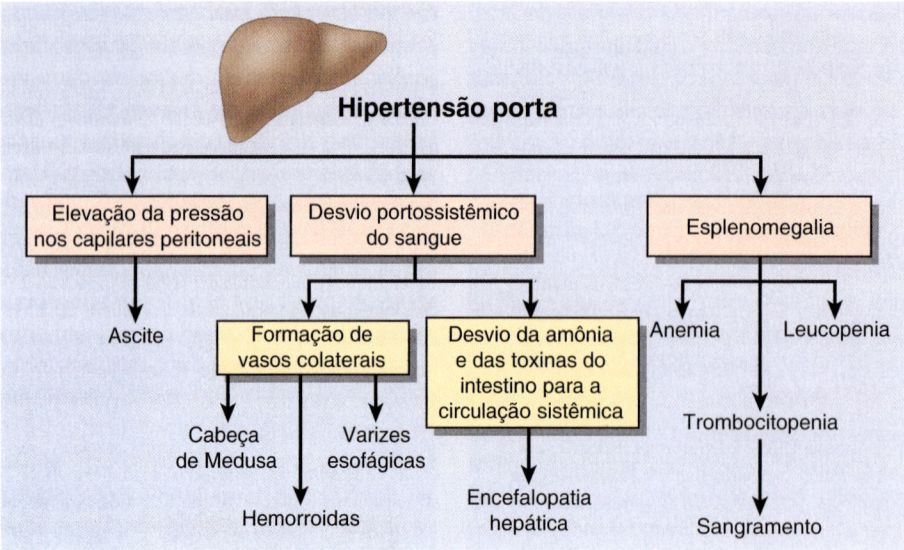

Figura 38.14 • Mecanismos da disfunção hepática associada à hipertensão porta.

sistêmicos. As complicações principais da elevação da pressão porta e a abertura de vasos colaterais estão associadas à ascite, esplenomegalia, encefalopatia hepática e formação de *shunts* portossistêmicos com sangramento de varizes esofágicas.[10]

Ascite. Ocorre quando o volume de líquido da cavidade peritoneal aumenta e é uma manifestação clínica tardia de cirrose e hipertensão porta.[87] É comum encontrar pacientes com cirrose avançada e acúmulo de 15 ℓ de líquido ascítico. Em geral, esses pacientes referem desconforto abdominal, dispneia e insônia, mas também podem ter dificuldade de andar ou viver independentemente.

Embora os mecanismos responsáveis pelo desenvolvimento da ascite não estejam totalmente esclarecidos, vários fatores parecem contribuir para a acumulação de líquidos, inclusive elevação da pressão capilar em consequência da hipertensão porta e obstrução do fluxo venoso através do fígado; retenção de sal e água pelos rins; e diminuição da pressão coloidosmótica por causa da síntese reduzida de albumina pelo fígado. Redução do volume sanguíneo (*i. e.*, teoria do enchimento insuficiente) e aumento excessivo do volume sanguíneo (*i. e.*, teoria do enchimento excessivo) são mecanismos citados para explicar a retenção aumentada de água e sal pelos rins. De acordo com a teoria do enchimento insuficiente, a contração do volume sanguíneo efetivo é um sinal aferente, que leva os rins a reterem sal e água. O volume sanguíneo efetivo pode estar reduzido em consequência das perdas de líquido para a cavidade peritoneal, ou da vasodilatação causada pela presença de substâncias vasodilatadoras na circulação. A teoria do enchimento excessivo propõe que o evento inicial da patogênese da ascite seja retenção renal de sal e água em consequência dos distúrbios do próprio fígado. Um desses distúrbios seria incapacidade de o fígado metabolizar aldosterona, aumentando a retenção de sal e água pelos rins. Outro fator contribuinte provável para a patogênese da ascite é a redução da pressão coloidosmótica, reduzindo a reabsorção de líquidos da cavidade peritoneal.

Em geral, o tratamento da ascite enfatiza restrição dietética da ingestão de sódio e administração de diuréticos. Também pode ser necessário reduzir a ingestão de líquidos. Em vista das diversas limitações impostas pela restrição de sódio, o uso de diuréticos tornou-se a medida terapêutica principal na ascite. Duas classes de diuréticos são utilizadas: um diurético que atua no segmento distal do néfron, de modo a inibir a reabsorção de sódio dependente de aldosterona, e um diurético de alça (p. ex., furosemida). Suplementos orais de potássio são administrados frequentemente para evitar hipopotassemia. Repouso no leito é tradicionalmente preconizado para pessoas com ascite porque a posição ortostática eleva os níveis de aldosterona, associada à retenção de sódio. Embora o repouso no leito comprovadamente aumente a natriurese na cirrose hepática, não há dados disponíveis sobre melhora clinicamente relevante dos desfechos nos pacientes com ascite. Além disso, o repouso no leito por períodos prolongados é inviável, caro e difícil de ser mantido.[88]

A paracentese de volumes grandes (remoção de 5 ℓ de líquido ascítico ou mais) pode ser realizada nos pacientes com ascites volumosas e distúrbios respiratórios. Como a remoção de líquidos diminui o volume vascular e aumenta a atividade da renina plasmática e a reabsorção renal de sódio e água mediada pela aldosterona, geralmente se administra um expansor de volume (p. ex., albumina) para manter o volume circulante efetivo.[89] Nos pacientes com ascite refratária ao tratamento clínico, pode ser colocado um *shunt* portossistêmico intra-hepático transjugular (SPIT).[89]

Peritonite bacteriana espontânea é uma complicação dos pacientes com cirrose e ascite. A infecção é grave e tem taxa de mortalidade alta, mesmo quando tratada com antibióticos. Aparentemente, o líquido peritoneal é contaminado por bactérias provenientes do sangue ou da linfa, ou por bactérias que atravessam a parede intestinal. Os sinais e sintomas são febre, alteração do estado mental e dor abdominal. Outros sinais e sintomas incluem agravação da encefalopatia hepática, diarreia, hipotermia e choque. O diagnóstico de peritonite é confirmado por uma contagem de neutrófilos igual ou superior a 250/mm³.[90]

Esplenomegalia. Na hipertensão porta, o baço cresce progressivamente em consequência do desvio (*shunting*) do sangue para a veia esplênica. O baço aumentado frequentemente causa sequestro de quantidades significativas de elementos sanguíneos e leva ao desenvolvimento de uma síndrome conhecida como *hiperesplenismo*. O hiperesplenismo caracteriza-se por redução da sobrevida de todos os elementos celulares do sangue, com redução subsequente de suas contagens e anemia, trombocitopenia e leucopenia.[90] A sobrevida reduzida dos elementos celulares do sangue parece ser causada pela taxa acelerada de remoção em consequência do tempo de trânsito prolongado pelo baço aumentado.

Shunts **portossistêmicos.** Com a obstrução gradativa do fluxo sanguíneo venoso do fígado, a pressão na veia porta aumenta e formam-se vasos colaterais calibrosos entre a veia porta e as veias sistêmicas (que drenam o segmento inferior do reto e o esôfago) e as veias umbilicais do ligamento falciforme, que tem sua inserção na parede anterior do abdome. Os vasos colaterais formados entre as veias ilíacas inferior e interna podem causar hemorroidas. Em alguns pacientes, a veia umbilical fetal não está totalmente fechada e forma um canal na parede anterior do abdome. As veias dilatadas ao redor do umbigo são conhecidas como *cabeça de Medusa*.[91] *Shunts* portossistêmicos também podem desenvolver-se e causar desvio do sangue dos capilares pulmonares, interferindo na oxigenação sanguínea e ocasionando cianose.

Clinicamente, os vasos colaterais mais importantes são os que interligam as veias porta e coronária, resultando na inversão do fluxo e na formação de dilatações varicosas de paredes finas na submucosa do esôfago[92] (Figura 38.15). Essas *varizes esofágicas de* paredes finas podem romper e causar hemorragias profusas e fatais em alguns casos. A síntese hepática reduzida dos fatores de coagulação e a diminuição das contagens de plaquetas (*i. e.*, trombocitopenia) secundária à esplenomegalia pode dificultar ainda mais o controle do sangramento esofágico.

Varizes esofágicas são encontradas em quase 30 a 40% das pessoas com cirrose hepática compensada e em 60% das pessoas com cirrose hepática descompensada. A hemorragia varicosa é, talvez, a complicação relacionada com hipertensão porta mais devastadora em pessoas com cirrose hepática, ocorrendo em até 30% delas durante o curso da doença. Embora nos últimos anos haja relatos de queda das taxas de mortalidade por hemorragia varicosa em pessoas com cirrose hepática por causa da implementação de tratamentos efetivos e aprimoramento da assistência médica geral, a taxa de mortalidade ainda chega a 20% nas 6 semanas seguintes ao episódio de sangramento.[92]

O tratamento da hipertensão porta e das varizes esofágicas tem como objetivos evitar o primeiro episódio de hemorragia, controlar um sangramento agudo e evitar recidivas da hemorragia. O tratamento farmacológico é usado para reduzir a pressão da veia porta e evitar o primeiro episódio de sangramento. Bloqueadores beta-adrenérgicos (p. ex., propranolol) são usados frequentemente com essa finalidade. Esses fármacos

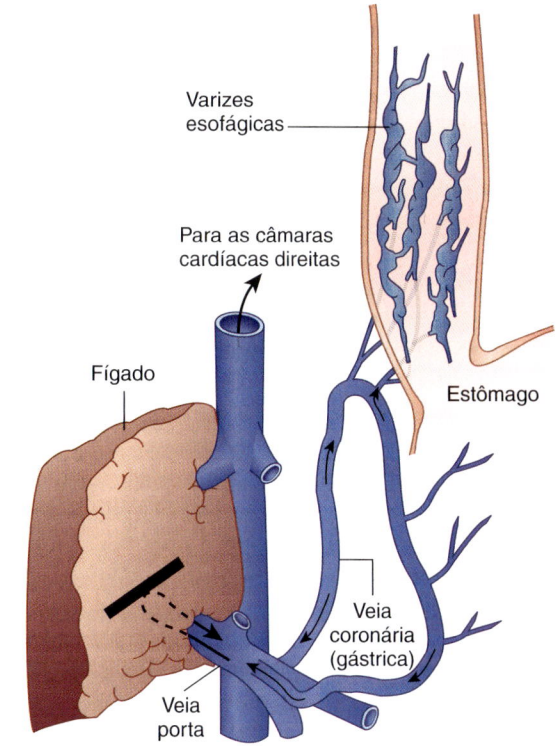

Figura 38.15 • Obstrução do fluxo sanguíneo na circulação porta com hipertensão porta e desvio do sangue para outros canais venosos, inclusive veias gástrica e esofágica.

reduzem a pressão na veia porta diminuindo o fluxo sanguíneo esplâncnico e, deste modo, diminuem o fluxo sanguíneo dos vasos colaterais.

Várias técnicas são usadas para controlar hemorragia aguda, inclusive infusão de octreotida ou vasopressina, tamponamento por balão, escleroterapia endoscópica, ligadura de vasos ou transecção esofágica. A octreotida – um análogo sintético da somatostatina com ação prolongada – reduz o fluxo sanguíneo esplâncnico e hepático e as pressões da veia porta dos pacientes cirróticos. A vasopressina (hormônio antidiurético) – hormônio secretado pela neuro-hipófise – é um vasoconstritor não seletivo que pode causar efeitos colaterais indesejáveis e, por isso, tem uso clínico restrito.[93] Como causa menos efeitos colaterais e parece ser mais eficaz que a vasopressina, a octreotida passou a ser o fármaco preferido para o tratamento farmacológico dos sangramentos varicosos agudos.[93] O tamponamento por balão permite comprimir as varizes e é realizado introduzindo-se um tubo com balões esofágico e gástrico infláveis. Depois de introduzir o tubo, os balões são inflados; o balão esofágico comprime as veias esofágicas que sangram, enquanto o balão gástrico ajuda a manter a posição do tubo. Durante a escleroterapia endoscópica, uma solução esclerosante é injetada nas varizes para obstruir seus lúmens.

A profilaxia dos sangramentos repetidos enfatiza a redução da pressão da veia porta e desvio do fluxo sanguíneo para longe dos vasos colaterais que podem romper facilmente. Dois procedimentos podem ser realizados com essa finalidade: criação cirúrgica de um *shunt* portossistêmico, ou colocação de um

SPIT. As cirurgias para criação de um *shunt portossistêmico cirúrgico* consistem em estabelecer uma comunicação entre a veia porta e uma veia sistêmica. Esses *shunts* estão associados a taxas significativas de complicações, de modo que o SPIT tornou-se o método terapêutico preferido para hipertensão porta refratária. O procedimento de colocação do SPIT consiste em introduzir um *stent* metálico expansível entre um ramo da veia hepática e a veia porta usando um cateter introduzido pela veia jugular interna. Uma das limitações desse procedimento é que, com o tempo, ocorrem estenoses e tromboses do *stent* na maioria dos casos com subsequente risco de recidiva dos sangramentos. Encefalopatia hepática é uma complicação associada à criação de um *shunt* portossistêmico, que parece ocorrer quando a amônia e outras substâncias neurotóxicas provenientes do intestino passam diretamente para a circulação sistêmica sem circular no fígado.

Insuficiência hepática

Insuficiência hepática é a consequência clínica mais grave das doenças hepáticas. A insuficiência pode ser causada por destruição rápida e extensiva das células hepáticas (p. ex., hepatite fulminante) ou resultar da lesão progressiva do fígado (p. ex., cirrose alcoólica). Qualquer que seja a causa, a insuficiência hepática só ocorre depois que o fígado perde 80 a 90% de sua capacidade funcional.[10] Em alguns casos, os efeitos progressivos da doença descompensada são acelerados por distúrbios concomitantes, inclusive sangramento gastrintestinal, infecção sistêmica, distúrbios eletrolíticos ou doenças superpostas como insuficiência cardíaca.

Manifestações clínicas. As manifestações clínicas da insuficiência hepática refletem as diversas funções de síntese, armazenamento, metabolismo e eliminação do fígado (Figura 38.16). O termo *hálito hepático* descreve um odor adocicado e bolorento típico no ar exalado por um paciente com insuficiência hepática avançada; é causado pelos subprodutos metabólicos liberados pelas bactérias intestinais.[10]

Distúrbios hematológicos. A insuficiência hepática pode causar anemia, trombocitopenia, distúrbios da coagulação e leucopenia. A anemia pode ser causada por sangramento, destruição acelerada das hemácias e formação reduzida de hemácias. A deficiência de ácido fólico pode causar anemia megaloblástica grave. As alterações da composição lipídica da membrana eritrocitária acentuam a hemólise. Como os fatores II, VII, IX e X, proteína C e proteína S são sintetizados no fígado, as reduções dos níveis desses fatores na doença hepática contribui para os distúrbios hemorrágicos.[94] A má absorção da vitamina K lipossolúvel contribui ainda mais para a redução da síntese desses fatores de coagulação. Em muitos casos, a trombocitopenia é resultado da esplenomegalia. O paciente com insuficiência hepática pode ter púrpura, equimoses ao menor traumatismo, hematúria e sangramento menstrual anormal e está sujeito a sangramentos do esôfago e de outros segmentos do sistema digestório.

Distúrbios endócrinos. O fígado metaboliza os hormônios esteroides. Os distúrbios endócrinos – principalmente alterações da função gonadal (hormônios sexuais) – são comuns nos

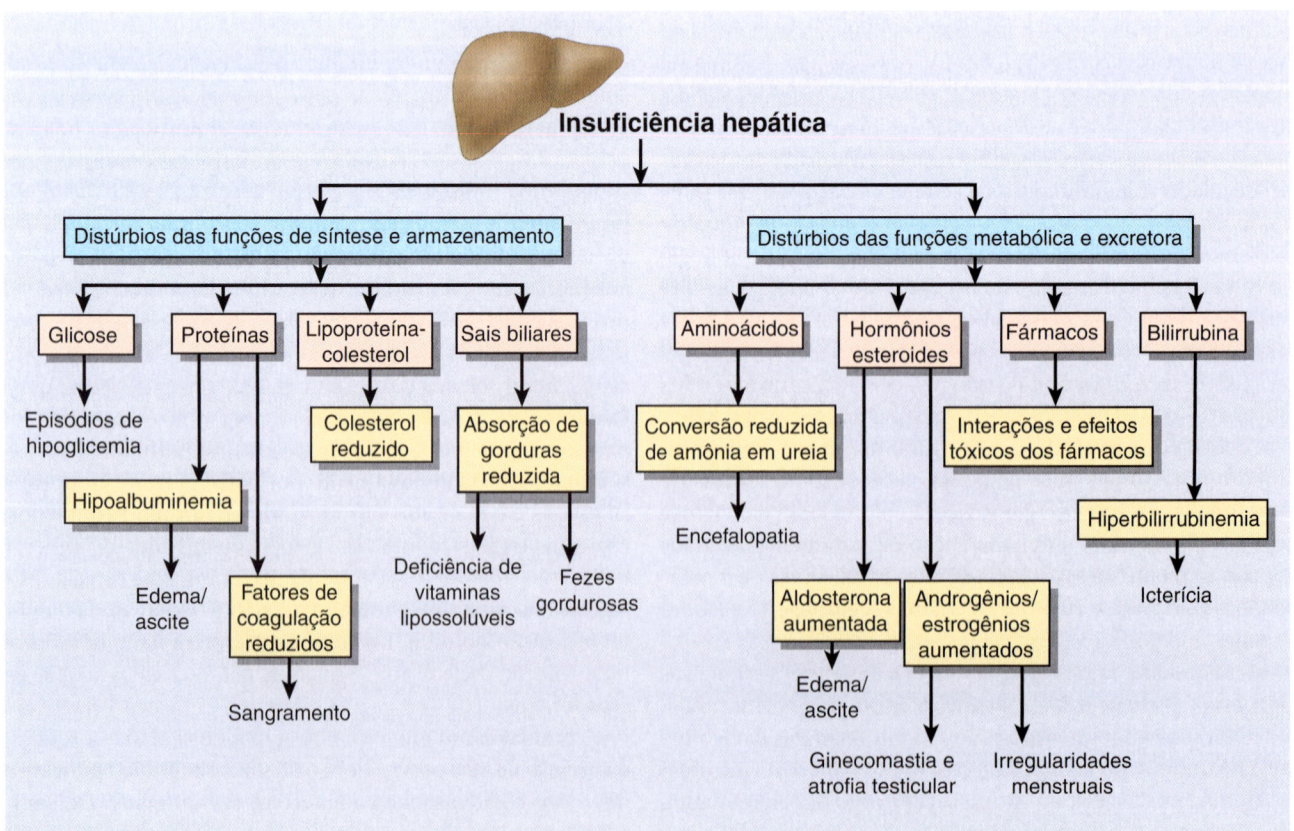

Figura 38.16 • Alterações da função hepática e manifestações clínicas da insuficiência hepática.

pacientes com cirrose e insuficiência hepática. As mulheres podem ter irregularidades menstruais (geralmente amenorreia), perda de libido e esterilidade. Nos homens, os níveis de testosterona geralmente diminuem, os testículos atrofiam e há perda de libido, disfunção erétil e ginecomastia. A queda no metabolismo da aldosterona contribui para a retenção renal de sal e água, acompanhada de diminuição dos níveis séricos de potássio como resultado de sua excreção aumentada.

Distúrbios dermatológicos. A insuficiência hepática causa várias anormalidades cutâneas. Essas lesões, que recebem variadas denominações como *aranhas vasculares, telangiectasias, angiomas aracneiformes* e *nevos aracneiformes*, são encontradas mais comumente na metade superior do corpo. As lesões consistem em uma arteríola central pulsátil, da qual se irradiam vasos mais finos. Eritema palmar é vermelhidão das palmas das mãos, provavelmente causada pela ampliação do fluxo sanguíneo em consequência do débito cardíaco mais volumoso. Pacientes com cirrose podem ter baqueteamento dos dedos. Em geral, icterícia é um sinal tardio da insuficiência hepática.

Síndrome hepatorrenal. Refere-se à falência renal funcional observada ocasionalmente nos estágios terminais da insuficiência hepática, quando não existem causas funcionais que expliquem a doença renal.[10] Essa síndrome caracteriza-se por azotemia progressiva, níveis séricos altos de creatinina e oligúria. Embora a causa básica seja desconhecida, a redução do fluxo sanguíneo renal parece contribuir. Por fim, quando a insuficiência renal combina-se com insuficiência hepática, o paciente pode ter azotemia e níveis altos de amônia no sangue; essa condição parece contribuir para a encefalopatia e o coma hepáticos.

Encefalopatia hepática. O termo encefalopatia hepática refere-se à totalidade das manifestações neurológicas centrais da insuficiência hepática. Essa condição caracteriza-se por transtornos neurológicos que variam de falta de atenção mental até confusão, coma e convulsões. Um dos primeiros sinais da encefalopatia hepática é um tremor adejante conhecido como asterixe. Os pacientes também podem ter graus variados de perda da memória combinada com alterações da personalidade, inclusive euforia, irritabilidade, ansiedade e falta de cuidado com o aspecto pessoal e consigo próprio. A fala pode ser dificultada e alguns pacientes não conseguem realizar determinados movimentos voluntários. A encefalopatia pode evoluir para rigidez de descerebração e, por fim, coma profundo terminal.

Embora a causa da encefalopatia hepática seja desconhecida, um dos fatores parece ser a acumulação de neurotoxinas que aparecem no sangue em consequência da perda da função de destoxificação hepática.

Uma das neurotoxinas suspeitas é amônia. Uma função especialmente importante do fígado é converter amônia – um subproduto do metabolismo das proteínas e dos aminoácidos – em ureia. O íon amônio é produzido abundantemente no sistema digestório, principalmente no intestino grosso, por decomposição das proteínas e dos aminoácidos pelas bactérias do lúmen intestinal. Em condições normais, esses íons amônio difundem-se para o sangue porta e são transportados ao fígado, onde são convertidos em ureia antes de entrar na circulação sistêmica. Quando o sangue proveniente dos intestinos é desviado do fígado ou este não consegue converter amônia em ureia, a amônia é levada diretamente à circulação sistêmica e desta para a circulação cerebral. A encefalopatia hepática pode agravar-se depois de uma refeição hiperproteica ou de um sangramento gastrintestinal. Narcóticos e ansiolíticos não são adequadamente metabolizados pelo fígado e o uso destes fármacos pode causar depressão do sistema nervoso central e desencadear encefalopatia hepática.

Um antibiótico não absorvível (p. ex., neomicina) pode ser administrado para erradicar as bactérias intestinais e, deste modo, evitar a formação de amônia. Outro fármaco que pode ser usado é lactulose, que não é absorvida no intestino delgado, mas é levada diretamente ao intestino grosso. Uma vez no intestino grosso, a lactulose sofre a ação das bactérias locais e é catabolizada em ácidos orgânicos pequenos, resultando na formação de fezes volumosas, moles e com pH baixo. O pH baixo favorece a conversão da amônia em íons amônio, que não são absorvidos para o sangue. O pH ácido também inibe a decomposição intestinal de aminoácidos, proteínas e sangue.

Tratamento. Os objetivos do tratamento da insuficiência hepática são interromper a ingestão de álcool quando o problema foi causado por cirrose alcoólica; evitar infecções; fornecer carboidratos e calorias suficientes para evitar decomposição das proteínas; corrigir os distúrbios hidreletrolíticos, principalmente hipopotassemia; e reduzir a produção de amônia no sistema digestório controlando a ingestão de proteínas.

Em muitos casos, transplante de fígado ainda é o único tratamento eficaz. Os transplantes de fígado rapidamente se tornam uma opção terapêutica realista para muitos pacientes com hepatopatia crônica irreversível, insuficiência hepática fulminante, cirrose biliar primária, hepatite ativa crônica, colangite esclerosante e alguns transtornos metabólicos que causam doença hepática terminal. Em 2012, 6.256 transplantes de fígado foram realizados nos EUA. Em 2012, no mesmo país, as taxas de sobrevida em 5 anos eram de 70,5%.[95] Além da sobrevida mais longa, alguns receptores de transplante de fígado hoje têm melhor qualidade de vida, inclusive com retorno ao trabalho produtivo. Infelizmente, a escassez de órgãos doados limita bastante o número de transplantes realizados e muitos pacientes morrem todos os anos, enquanto aguardam por um transplante. Em 2012, 10.143 candidatos foram adicionados à lista de espera por um transplante de fígado.[95] Ao longo dos últimos anos, foram desenvolvidos alguns métodos inovadores para superar a escassez de órgãos, inclusive transplantes de fígados divididos, nos quais um fígado é dividido em duas partes e transplantado em dois receptores; e transplantes de doadores vivos, nos quais um segmento ou lobo do fígado de um doador vivo é retirado e enxertado no receptor.[97]

Câncer de fígado

Cânceres primários do fígado

Um câncer que surge no fígado é denominado câncer hepático primário. O câncer que se propagou de outro lugar do corpo para o fígado (câncer hepático secundário ou metástase hepática) é mais comum do que o câncer hepático primário.[98] Existem dois tipos de câncer primário do fígado: carcinoma hepatocelular, que se origina das células hepáticas; e colangiocarcinoma, que é um câncer primário das células dos ductos biliares.[10]

Carcinoma hepatocelular. O carcinoma hepatocelular (CHC) ou hepatocarcinoma é o tumor primário do fígado mais comum[99] e um dos tumores mais usuais em todo o planeta, representando 7,9% de todos os processos malignos. Embora sem dados disponíveis, a previsão para 2017 era de cerca de 40.710 novos casos de câncer hepático diagnosticados nos EUA, dos quais aproximadamente três quartos seriam CHC.[99] O câncer do fígado é, em grande parte, um problema de regiões menos desenvolvidas do planeta, onde 83% dos 782 mil casos novos de câncer estimados ocorreram em 2012. A maioria dos CHC (mais de 80%) ocorrem na Ásia oriental e na África Sub-saariana, com taxas de incidência típicas superiores a 20 por 100 mil habitantes. Países da Europa meridional (p. ex., Espanha, Itália e Grécia) tendem a apresentar incidências médias (10 a 20 por 100 mil habitantes), enquanto a América do Norte, a América do Sul, a Europa setentrional e a Oceania têm incidência baixa de CHC (menos de 5 por 100 mil habitantes). Reduções recentes da incidência de CHC foram relatadas em populações chinesas; a incidência no Japão também está caindo. Todavia, os casos de CHC estão aumentando em regiões de baixa incidência, como EUA e Canadá.[100] Embora tumores primários do fígado sejam relativamente raros nos países desenvolvidos, o fígado compartilha com os pulmões o fato de ser o local mais comum de tumores metastáticos. O tumor secundário mais comum é a metástase de câncer colorretal.[101] Entre os fatores identificados como causas de câncer hepático estão hepatites virais crônicas (*i. e.*, HBV, HCV, HDV), cirrose, exposição prolongada às toxinas ambientais (p. ex., aflatoxina) e ingestão de água contaminada por arsênio. Ainda não está claro até que ponto esses fatores etiológicos contribuem para a patogênese do câncer de fígado. No caso do HBV e do HCV – vírus que são incorporados ao DNA do hospedeiro –, ciclos repetidos de morte e regeneração celulares permitem desenvolver mutações que causam câncer. As aflatoxinas produzidas pelos fungos do lixo alimentar, inclusive *Aspergillus flavus* e *Aspergillus parasiticus*, em algumas áreas endêmicas de carcinoma hepatocelular, são compostos carcinogênicos particularmente potentes.[102] Essas toxinas são ativadas pelos hepatócitos e seus produtos são incorporados ao DNA do hospedeiro com potencial de formar mutações que resultam em câncer. Um sítio especialmente suscetível à mutação causada pelas aflatoxinas é o gene supressor tumoral *p53*.[103]

Manifestações clínicas e diagnóstico. Em geral, as manifestações clínicas do CHC têm início insidioso e são obscurecidas pelas queixas clínicas atribuídas à cirrose ou à hepatite crônica. Os sinais e sintomas iniciais são fraqueza, anorexia, emagrecimento, fadiga, distensão do abdome, sensação de plenitude abdominal e dor abdominal vaga e incômoda.[103,104] Também é comum encontrar ascite, que frequentemente mascara a perda de peso. Quando ocorre, a icterícia geralmente é branda.

Alguns pacientes apresentam crescimento rápido do fígado e agravação da ascite nos casos de cirrose preexistente. Em geral, o fígado está aumentado quando esses sintomas aparecem. Várias síndromes paraneoplásicas (p. ex., distúrbios causados pela produção ectópica de hormônios ou fatores de crescimento pelo tumor) foram associadas ao carcinoma hepatocelular, inclusive eritrocitose (eritropoetina), hipoglicemia (fator de crescimento insulina-símile) e hipercalcemia (proteína relacionada com as paratireoides). A alfafetoproteína sérica está presente durante a vida fetal, mas raramente é detectável no soro depois 2 anos de idade.[104] Os níveis de alfafetoproteína frequentemente estão elevados no CHC e são usados como marcador tumoral para auxiliar o diagnóstico e monitorar a evolução da doença.[105] Quando encontrados níveis elevados de alfafetoproteína em adultos, geralmente indica CHC, embora nem todos os cânceres primários do fígado produzam alfafetoproteína. Como os sintomas são, com frequência, leves ou inexistentes, o tumor costuma não ser mais ressecável quando aparecem manifestações clínicas. Portanto, programas de supervisão com ultrassonografia são recomendados para pessoas que apresentam risco de desenvolver CHC – a saber, pessoas com cirrose hepática ou hepatite B ou C crônica.[106] Outros exames complementares, como TC e RM, são preconizados para a confirmação do diagnóstico.[104] Biopsia hepática é realizada para confirmar o diagnóstico.

Tratamento. As opções de tratamento curativo para o CHC são ressecção hepática ou transplante de fígado. A ablação por radiofrequência (RF) ou micro-ondas envolve a destruição do CHC por calor e pode ser curativa se a lesão for muito pequena. De modo geral, os cânceres primários do fígado estão muito avançados por ocasião do diagnóstico. O tratamento preferido consiste em hepatectomia subtotal, se as condições permitirem. Quimioterapia e radioterapia são, em grande parte, opções paliativas. Embora o transplante hepático seja uma opção para pessoas com cirrose bem compensada e tumores pequenos, nos casos em que a hepatopatia subjacente está mais avançada e as dimensões e número de CHC são altos, sua realização frequentemente é impossibilitada pela escassez de doadores.

Colangiocarcinoma. Trata-se de um câncer dos ductos biliares, relativamente raro, que representa 2% de todos os tumores malignos em todo o planeta. Sua relevância para os cirurgiões está no fato de ser o tumor maligno primário do fígado mais comum.[107] O colangiocarcinoma, com uma incidência 1,2 a 0,5 por 100 mil habitantes na América do Norte, é muito menos frequente do que o CHC.[10] Outros fatores de risco incluem colangite crônica, idade avançada e doença intestinal inflamatória. A etiologia, as manifestações clínicas e o prognóstico variam bastante de acordo com o local de origem na árvore biliar. O colangiocarcinoma não está associado aos mesmos fatores de risco do CHC. Em vez disso, a maioria dos fatores de risco estão relacionados com inflamação e lesão de longa data do epitélio dos ductos biliares. O fator predisponente mais comum de colangiocarcinoma é colangite esclerosante primária; entre 5 a 10% das pessoas com colangite esclerosante primária desenvolvem colangiocarcinoma.[107]

Colangiocarcinoma manifesta-se, com frequência, com dor, perda ponderal, anorexia e aumento do abdome ou conscientização da existência de uma massa no hipocôndrio direito. Quando o colangiocarcinoma ocorre em ductos biliares centrais ou distais, o paciente apresenta icterícia. A única opção terapêutica com potencial de cura é ressecção cirúrgica e, muitas vezes, é necessária uma abordagem cirúrgica radical.

Tumores metastáticos

Os tumores metastáticos do fígado são muito mais comuns que os carcinomas primários. Os tumores primários mais comuns estão localizados no segmento colorretal, mamas, intestino grosso, pulmão ou sistema urogenital. Além disso, tumores de origem neuroendócrina formam metástases hepáticas. Em muitos casos, é difícil diferenciar entre tumores primários e metastáticos com base na TC, RM ou ultrassonografia. Em geral, o diagnóstico é confirmado por biopsia.

RESUMO

O fígado pode ser afetado pela maioria das doenças que acometem outras estruturas do corpo, inclusive distúrbios vasculares, inflamação, processos metabólicos, intoxicações e neoplasias. Como órgão principal do corpo encarregado das funções de metabolizar e destoxificar fármacos e outros compostos, o fígado está sujeito aos danos provocados por uma gama de agentes farmacêuticos e ambientais. Fármacos e substâncias químicas exercem seus efeitos por lesão direta e destruição dos hepatócitos, ou por lesão colestática do fígado em consequência da destruição das estruturas de drenagem da bile. As reações aos fármacos podem ser previstas com base na estrutura química do composto e seus metabólitos, ou imprevisíveis (idiossincráticas) com base nas características específicas do indivíduo exposto. O diagnóstico imediato da hepatopatia induzida por fármacos é importante porque a interrupção da exposição possibilita a cura na maioria dos casos.

A hepatite caracteriza-se por inflamação do fígado. As hepatites virais agudas são causadas pelos vírus A, B, C, D e E. Embora todos esses vírus causem hepatite aguda, existem diferenças quanto aos mecanismos de transmissão, período de incubação, processos patogenéticos, gravidade e cronicidade da lesão hepática e possibilidade de evoluir para o estado de portador crônico. As infecções pelo HBV, HCV e HDV têm o potencial de evoluir para o estado de portador, hepatite crônica e carcinoma hepatocelular.

As doenças biliares intra-hepáticas interrompem o fluxo da bile no fígado e causam colestase e cirrose biliar. Entre as causas de doença biliar intra-hepática estão cirrose biliar primária, colangite esclerosante primária e cirrose biliar secundária. Como o álcool compete pela utilização de cofatores intracelulares que o fígado normalmente necessita para realizar outros processos metabólicos, essa substância tende a interferir nas funções metabólicas hepáticas. O espectro da hepatopatia alcoólica inclui esteatose hepática, hepatite alcoólica e cirrose.

Cirrose é o estágio terminal das doenças hepáticas crônicas, no qual grande parte dos tecidos hepáticos funcionantes foi substituída por tecido fibrótico. O tecido fibrótico substitui o parênquima hepático funcionalmente normal e forma faixas constritivas, que interrompem o fluxo pelos canais vasculares e ductos biliares do fígado. O bloqueio dos canais vasculares predispõe à hipertensão porta e suas complicações, à destruição das células hepáticas e, por fim, à insuficiência hepática. A hipertensão porta caracteriza-se por aumento da resistência ao fluxo e elevação da pressão no sistema venoso porta; as consequências patológicas desta condição são ascite, estabelecimento de vasos colaterais derivativos (p. ex., varizes esofágicas) originados da circulação portossistêmica e esplenomegalia. Insuficiência hepática é o estágio terminal de algumas doenças hepáticas e ocorre quando menos de 10 a 20% dos tecidos hepáticos são funcionalmente normais. As manifestações clínicas da insuficiência hepática refletem as diversas funções do fígado, inclusive distúrbios hematológicos, disfunção endócrina, lesões cutâneas, síndrome hepatorrenal e encefalopatia hepática.

Existem dois tipos de câncer primário do fígado: carcinoma hepatocelular (mais comum, derivado dos hepatócitos e seus precursores) e colangiocarcinoma (câncer dos ductos biliares, originado do epitélio biliar). O carcinoma hepatocelular, que está associado às hepatites causadas por HBV e HCV, à cirrose alcoólica e aos contaminantes alimentares (p. ex., aflatoxinas), é o quinto câncer mais comum e a terceira causa principal de morte por neoplasias malignas em todo o mundo. O colangiocarcinoma ocorre principalmente nos idosos com história de distúrbios crônicos das vias biliares. Embora os tumores primários do fígado sejam relativamente raros nos países desenvolvidos, o fígado compartilha com o pulmão a singularidade de serem os órgãos afetados mais comumente por tumores metastáticos.

DISTÚRBIOS DA VESÍCULA BILIAR E DO PÂNCREAS EXÓCRINO

Depois de concluir esta seção, o leitor deverá ser capaz de:

- Explicar a função da vesícula biliar na regulação do fluxo de bile para o duodeno e relacionar com a patogênese da colelitíase (cálculos biliares)
- Descrever as manifestações clínicas das colecistites aguda e crônica
- Citar as causas potenciais e descrever as manifestações clínicas e o tratamento das pancreatites aguda e crônica.

Distúrbios da vesícula biliar e dos ductos biliares extra-hepáticos

O sistema hepatobiliar consiste em vesícula biliar; ductos hepáticos esquerdo e direito, que se reúnem para formar o ducto hepático comum; ducto cístico, que se estende até a vesícula; e ducto biliar comum, que é formado pela reunião do ducto hepático comum com o ducto cístico (Figura 38.17). O

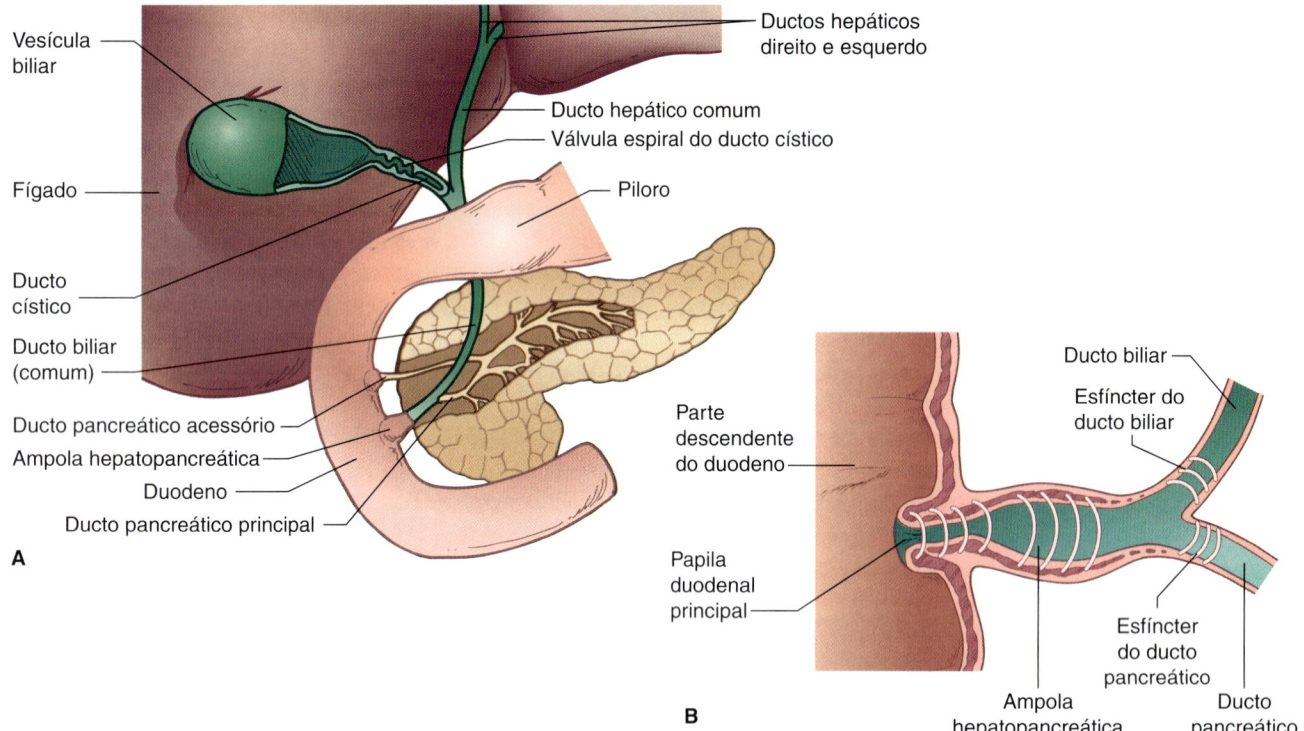

Figura 38.17 • A. Vias biliares extra-hepáticas, vesícula biliar e ductos pancreáticos. **B.** Entrada do ducto biliar e do ducto pancreático na ampola hepatopancreática, que se abre dentro do duodeno.

ducto biliar comum desce posteriormente até a primeira parte do duodeno, onde entra em contato com o ducto pancreático principal. Esses dois ductos reúnem-se para formar a ampola hepatopancreática. A musculatura circular existente ao redor da extremidade distal do ducto biliar é espessada para formar o esfíncter do ducto biliar (esfíncter de Oddi).

A vesícula biliar é uma "bolsa" muscular distensível com formato de pera, que está localizada na superfície ventral do fígado. A vesícula tem uma camada peritoneal serosa externa, uma camada de musculatura lisa intermediária e uma camada de mucosa interna em continuidade com o revestimento do ducto biliar. A função da vesícula é armazenar e concentrar bile. A bile contém sais biliares, colesterol, bilirrubina, lecitina, ácidos graxos, água e eletrólitos encontrados normalmente no plasma. O colesterol acumulado na bile não tem função conhecida, mas se supõe que seja um subproduto da formação dos sais biliares; sua presença está relacionada com a função excretora da bile.[108] Normalmente insolúvel em água, o colesterol torna-se solúvel por ação dos sais biliares e da lecitina, que se combinam com colesterol para formar micélios. Na vesícula biliar, a água e os eletrólitos são absorvidos da bile hepática, tornando-a mais concentrada. Como a lecitina e os sais biliares não são absorvidos na vesícula biliar, sua concentração aumenta proporcionalmente à do colesterol; deste modo, a solubilidade do colesterol é mantida.

A entrada dos alimentos no intestino provoca contração da vesícula biliar e relaxamento do esfíncter do ducto biliar, de forma que a bile armazenada na vesícula seja levada ao duodeno. O estímulo para a contração da vesícula é basicamente hormonal. Os produtos da digestão alimentar, principalmente lipídios, estimulam a secreção do hormônio gastrintestinal conhecido como *colecistocinina* pela mucosa duodenal. Esse hormônio é um estímulo potente para a contração da vesícula biliar. O papel dos hormônios gastrintestinais na secreção biliar não está esclarecido com tantos detalhes.

A pressão dentro do ducto biliar comum é responsável em grande parte pela regulação do trânsito de bile para o intestino. Normalmente, a vesícula biliar regula essa pressão. A vesícula recebe e armazena bile à medida que relaxa e a pressão do ducto biliar comum diminui, todavia, a bile é esvaziada no intestino à medida que a vesícula contrai, aumentando a pressão do ducto biliar comum. Depois da ressecção cirúrgica da vesícula biliar, a pressão do ducto biliar comum altera-se e isto causa sua dilatação. Nesses casos, os esfíncteres do ducto biliar comum regulam o fluxo da bile.

Dois distúrbios comuns do sistema biliar são colelitíase (*i. e.*, cálculos biliares) e inflamação da vesícula (colecistite) ou do ducto biliar comum (colangite). Nas populações adultas ocidentais, 15% dos indivíduos têm cálculos biliares.[109] Nesses dois distúrbios, a secreção excessiva de colesterol na bile parece desempenhar um papel importante.

Colelitíase

A colelitíase (ou formação de cálculos biliares) é causada pela precipitação das substâncias contidas na bile, principalmente colesterol e bilirrubina. Cerca de 80% dos cálculos biliares são formados basicamente de colesterol, enquanto os 20% restantes são cálculos pigmentares marrons ou pretos formados de glicoproteínas de mucina e sais de cálcio.[110] Alguns cálculos têm composição mista. A Figura 38.18 mostra uma vesícula biliar com muitos cálculos de colesterol.

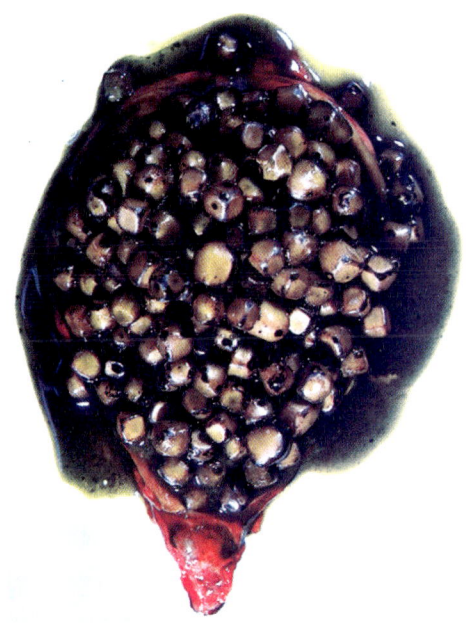

Figura 38.18 • Cálculos biliares de colesterol. Essa vesícula foi aberta para mostrar os numerosos cálculos amarelos de colesterol. Fonte: Rubin E., Strayer D. (2015). *Rubin's pathology: Clinicopathologic foundations of medicine* (7. ed., Fig. 20-71, p. 881). Philadelphia, PA: Williams & Wilkins.

Dois fatores principais contribuem para a formação dos cálculos biliares: anormalidades da composição da bile (especialmente concentrações mais altas de colesterol) e estase biliar.[110] A formação dos cálculos de colesterol está associada à obesidade e ocorre mais comumente nas mulheres, especialmente nas que tiveram várias gestações ou que usam anticoncepcional oral. Todos esses fatores levam o fígado a excretar mais colesterol na bile. O estrogênio reduz a síntese de ácidos biliares das mulheres. A lama biliar (mucoproteína vesicular espessada com minúsculos cristais de colesterol misturados) parece ser um precursor dos cálculos biliares. A formação de lama biliar é comum na gestação, na inanição e na perda rápida de peso. Os fármacos que reduzem os níveis do colesterol sérico (p. ex., clofibrato) também aumentam a excreção de colesterol na bile. Por exemplo, distúrbios de má absorção causados por doença ileal ou cirurgia de *bypass* intestinal tendem a interferir com a absorção dos sais biliares, que são necessários à manutenção da solubilidade do colesterol. A inflamação da vesícula biliar altera as características absortivas da camada mucosa, permitindo a absorção excessiva de água e sais biliares. Os cálculos de colesterol são extremamente comuns entre os índios americanos, chilenos e nos hispânicos do Chile, sugerindo que um componente genético possa ser importante para a formação dos cálculos biliares.[111] Os cálculos de pigmento contendo bilirrubina são detectados nos pacientes com doenças hemolíticas (p. ex., anemia falciforme) e cirrose hepática.

Manifestações clínicas. Muitos pacientes com cálculos biliares não referem sintomas. Os cálculos causam sintomas quando obstruem o fluxo biliar ou provocam inflamação.[110] Cálculos pequenos (*i. e.*, < 8 mm de diâmetro) entram no ducto biliar comum e causam indigestão e cólica biliar. Os cálculos maiores tendem mais a obstruir o fluxo e causar icterícia. A dor da cólica biliar geralmente se localiza no quadrante superior direito ou na região epigástrica e pode ser referida à parte superior do dorso, ao ombro direito ou à região interescapular. Nos casos típicos, a dor começa repentinamente, aumenta inexoravelmente em intensidade, persiste por 30 min a 5 h e depois é seguida de desconforto doloroso no quadrante superior direito.

Colecistites aguda e crônica

Colecistite aguda é uma inflamação difusa da vesícula biliar, geralmente secundária à obstrução da via de saída da vesícula. A maioria dos casos de colecistite aguda (85 a 90%) está associada à presença de cálculos biliares (colecistite calculosa).[111] Os casos restantes (colecistite acalculosa) estão associados a sepse, traumatismo graves ou infecção da vesícula biliar. Alguns autores sugeriram a hipótese de que a obstrução do ducto cístico por um cálculo biliar resulte na liberação de fosfolipase pelo epitélio da vesícula biliar. Por sua vez, essa enzima poderia hidrolisar a lecitina e liberar lisolecitina, que é uma toxina ativa nas membranas.[111] Ao mesmo tempo, a destruição do revestimento mucoso normalmente protetor do epitélio torna as células da mucosa suscetíveis à lesão por ação detergente dos sais biliares concentrados. A colecistite acalculosa aguda ocorre sem causa evidente em 50% dos casos, mas outros fatores etiológicos possíveis são traumatismos, queimaduras, lama biliar e vasculites.[110] Esse tipo de colecistite aguda pode evoluir rapidamente para gangrena e perfuração porque o processo parece causar infarto transmural, em vez das alterações inflamatórias associadas aos cálculos.

A colecistite crônica é causada por episódios repetidos de colecistite aguda ou por irritação crônica da vesícula biliar por cálculos. A forma crônica caracteriza-se por graus variáveis de inflamação persistente e quase sempre há cálculos biliares presentes. A colelitíase com colecistite crônica pode estar associada às exacerbações agudas da inflamação da vesícula biliar, à retenção de um cálculo no ducto biliar comum, à pancreatite e, raramente, ao carcinoma da vesícula biliar.

Manifestações clínicas. Os pacientes com colecistite aguda geralmente apresentam dor de início súbito no quadrante superior direito ou no epigástrio, frequentemente associada a febre baixa, anorexia, náuseas e vômitos. Enquanto a obstrução do ducto cístico é transitória nos casos de cólica biliar, na colecistite aguda o processo obstrutivo é persistente. Os pacientes com colecistite calculosa geralmente tiveram episódios pregressos de cólica biliar, embora isso nem sempre ocorra. A dor pode ter início notavelmente súbito e constitui uma emergência cirúrgica. Se o paciente não receber cuidados médicos, o episódio geralmente regride em 7 a 10 dias. Nos pacientes que se recuperam, é comum ocorrer recidiva. O início da colecistite acalculosa tende a ser mais insidioso, porque suas manifestações são obscurecidas pelos distúrbios coexistentes que desencadearam a crise aguda. Nos pacientes em estado grave, o diagnóstico imediato é essencial porque a demora em iniciar o tratamento pode ser fatal. Em geral, os pacientes com colecistite aguda têm contagens altas de leucócitos e alguns apresentam elevações discretas da AST, ALT, fosfatase alcalina e bilirrubina.

As manifestações clínicas da colecistite crônica são mais vagas que as da colecistite aguda. O paciente pode ter intolerância aos alimentos gordurosos, eructações e outros indícios de desconforto. Em geral, também ocorrem episódios de dor em cólicas quando há obstrução do fluxo biliar por cálculos biliares. A vesícula biliar, que geralmente contém cálculos quando o paciente tem colecistite crônica, pode estar dilatada, murcha ou normal.

Diagnóstico e tratamento. As modalidades de exame usadas para diagnosticar doença da vesícula biliar são ultrassonografia, colecintigrafia (varredura nuclear) e TC.[111] A ultrassonografia é muito usada para diagnosticar doença da vesícula biliar e praticamente substituiu a colecistografia oral na maioria dos centros médicos. A ultrassonografia consegue detectar cálculos de apenas 1 a 2 cm, e sua precisão global no diagnóstico de doença da vesícula biliar é alta. Além de cálculos, a ultrassonografia pode revelar espessamento das paredes da vesícula, que indica inflamação. Além disso, o exame pode excluir outras causas de dor no quadrante superior direito, inclusive tumores. A colecintigrafia – também conhecida como *cintigrafia da vesícula biliar* – baseia-se na capacidade que o fígado tem de extrair rapidamente um radionuclídeo injetado (tecnécio-99m ligado a um dentre vários ácidos iminodiacéticos), que em seguida é excretado nos ductos biliares. Imagens seriadas são obtidas em alguns minutos após a injeção do marcador, e a cada 10 a 15 min durante a hora seguinte. A cintigrafia da vesícula biliar é altamente precisa no diagnóstico de colecistite aguda. Embora a TC não seja tão precisa quanto a ultrassonografia para mostrar cálculos biliares, esta primeira modalidade pode evidenciar espessamento da parede da vesícula ou líquido pericolecístico associado à colecistite aguda.

Em geral, a doença da vesícula biliar é tratada por ressecção cirúrgica. A vesícula armazena e concentra bile e sua ressecção geralmente não interfere na digestão. A colecistectomia laparoscópica tornou-se o tratamento preferido para doença sintomática da vesícula biliar.[112] Esse procedimento consiste em introduzir o laparoscópio por uma incisão pequena realizada perto do umbigo, e vários instrumentos cirúrgicos por várias incisões diminutas no abdome superior. Embora o procedimento seja mais demorado que a cirurgia tradicional, os pacientes geralmente precisam ficar apenas uma noite no hospital. Uma vantagem significativa desse procedimento laparoscópico é que os pacientes conseguem voltar ao trabalho dentro de 1 a 2 semanas, em comparação com 4 a 6 semanas após o procedimento de colecistectomia convencional.

Coledocolitíase e colangite

O termo *coledocolitíase* refere-se à presença de cálculos no ducto biliar comum, enquanto *colangite* significa inflamação deste ducto. Em geral, os cálculos do ducto biliar comum originam-se da vesícula, mas também podem formar-se espontaneamente no ducto comum.

Manifestações clínicas. As manifestações clínicas da coledocolitíase são semelhantes às que são causadas por cálculos biliares e colecistite aguda. O paciente relata cólica biliar aguda e dor no quadrante superior direito do abdome com calafrios, febre e icterícia associados aos episódios de dor abdominal. Quando o ducto biliar comum está obstruído, os exames revelam bilirrubinúria e bilirrubina sérica elevada. As complicações incluem colangite supurativa aguda acompanhada por líquido purulento no ducto comum. Essa complicação caracteriza-se por transtorno do nível de consciência, letargia e choque séptico.[10] A colangite supurativa aguda é uma emergência cirúrgica ou endoscópica. Cálculos do ducto biliar comum também podem obstruir a drenagem do ducto pancreático e causar pancreatite secundária.

Diagnóstico e tratamento. Ultrassonografia, TC e cintigrafia podem ser usadas para mostrar dilatação dos ductos biliares e redução do fluxo sanguíneo. Ultrassonografia endoscópica e colangiografia de ressonância magnética são as modalidades usadas para detectar cálculos do ducto biliar comum. Colangiografia trans-hepática percutânea (CTP) e colangiopancreatografia retrógrada endoscópica (CPRE) são métodos diretos usados para determinar a causa, a localização e a extensão da obstrução. A CTP consiste em injetar contraste diretamente na árvore biliar e requer a introdução de uma agulha fina e flexível por uma pequena incisão na pele, a qual é avançada até a árvore biliar. A CPRE consiste em introduzir um endoscópio no duodeno e avançar um cateter até a ampola hepatopancreática. Esse procedimento pode ser realizado para ampliar o orifício do esfíncter da ampola hepatopancreática de forma a possibilitar a eliminação de um cálculo encravado, ou um instrumento pode ser introduzido no ducto biliar comum para retirar o cálculo.

Os pacientes com colelitíase e cálculos do ducto biliar comum geralmente são tratados por extração dos cálculos e, em seguida, colecistectomia laparoscópica. De modo a erradicar a infecção, administra-se um antibiótico que consiga entrar na bile. A descompressão do ducto biliar comum em caráter de emergência, geralmente por CPRE, pode ser necessária aos pacientes em sepse ou que não melhorem com antibioticoterapia.

Câncer da vesícula biliar

Os cânceres da vesícula biliar (CVB) se originam na mucosa da vesícula biliar. Nos EUA, a incidência de CVB é de 1 a 2 por 100 mil habitantes. A incidência de CVB aumenta com a idade, com a incidência mais elevada ocorrendo em pessoas com 65 anos de idade ou mais. Os CVB acometem as mulheres três a quatro vezes mais que os homens, sendo mais comum em caucasianos do que em afro-americanos. Os fatores de risco de CVB incluem características genéticas, litíase biliar, composição da bile, calcificação na parede da vesícula biliar, cistos biliares congênitos ou alterações ductais congênitas, algumas infecções, carcinógenos ambientais e medicamentos. As pessoas com CVB são, com frequência, assintomáticas e o diagnóstico pode ser feito por ocasião de exame de imagem ou colecistectomia realizados por outros motivos. Quando existem sintomas, estes são inespecíficos.[113] Em geral, os sintomas têm início insidioso e são semelhantes aos da colecistite. Em muitos casos, o diagnóstico é estabelecido inesperadamente durante uma cirurgia da vesícula biliar. Cerca de 70 a 80% dos pacientes com câncer da vesícula biliar têm colelitíase.[114]

Em razão de sua capacidade de produzir irritação crônica da mucosa da vesícula biliar, acredita-se que a colelitíase desempenhe um papel importante na patogênese do câncer de vesícula. De modo geral, um prognóstico reservado é atribuído ao câncer da vesícula biliar porque esse tumor permanece tipicamente quiescente até um estágio avançado e, com frequência, incurável. Historicamente, o câncer da vesícula biliar tem uma taxa de sobrevida total em 5 anos inferior a 5%.[115] As taxas de sobrevida em 5 anos são de 80% na doença em estágio 0, 50% na doença em estágio I, 28% na doença em estágio II, 7 a 8% no estágio III e 2 a 4% no estágio IV.[116]

Distúrbios do pâncreas exócrino

O pâncreas está situado transversalmente na região posterior do abdome superior (ver Figura 38.1). A cabeça do pâncreas está localizada no lado direito do abdome e fica apoiada sobre a curvatura do duodeno, na região da ampola hepatopancreática e sua entrada no duodeno. O corpo do pâncreas está localizado sob o estômago e a cauda toca no baço. Por causa de sua posição posterior, o pâncreas está praticamente oculto e, ao contrário de alguns outros órgãos, não pode ser palpado. Em vista da posição do pâncreas e de sua reserva funcional ampla, os sinais e sintomas causados por doenças como câncer do pâncreas geralmente aparecem apenas em estágios avançados.

O pâncreas é um órgão endócrino e exócrino. O pâncreas exócrino é formado por lóbulos, que consistem em células acinares que secretam enzimas digestivas em um sistema de ductos microscópicos. Esses ductos drenam para o ducto pancreático principal, que se estende da esquerda para a direita dentro do parênquima do órgão. O ducto pancreático principal e o ducto biliar reúnem-se para formar a ampola hepatopancreática, que se abre no duodeno. O esfíncter do ducto pancreático controla o fluxo das secreções pancreáticas para dentro do duodeno (ver Figura 38.17).

As secreções pancreáticas contêm enzimas proteolíticas que decompõem as proteínas da dieta, inclusive tripsina, quimotripsina, carboxipolipeptidase, ribonuclease e desoxirribonuclease. Além disso, o pâncreas secreta amilase pancreática que decompõe amido e lipases que hidrolisam gorduras neutras em glicerol e ácidos graxos. As enzimas pancreáticas são secretadas em suas formas inativas e são ativadas no intestino.[117] Isso é importante porque as enzimas poderiam digerir os tecidos do próprio pâncreas, se fossem secretadas em suas formas ativas. As células acinares secretam um inibidor de tripsina, que impede a ativação desta enzima. Como a tripsina ativa outras enzimas proteolíticas, seu inibidor evita a ativação subsequente destas últimas enzimas.

Este capítulo descreve dois tipos de doença pancreática: pancreatites aguda e crônica e câncer de pâncreas.

Pancreatite aguda

Pancreatite aguda é um processo inflamatório reversível dos ácinos pancreáticos, desencadeado pela ativação prematura das enzimas pancreáticas.[118,119] Embora o processo patológico possa ficar limitado aos tecidos pancreáticos, também pode afetar os tecidos peripancreáticos ou órgãos mais distantes. Nos EUA, até 220.000 pacientes são hospitalizados anualmente com pancreatite aguda.[119] A pancreatite aguda é mais bem definida clinicamente quando o paciente apresenta dois dos seguintes critérios:[120,121] (1) sintomas (p. ex., epigastralgia) compatível com pancreatite, (2) níveis séricos de amilase ou lipase mais de três vezes acima do limite superior da normalidade e (3) achados nos exames de imagem compatíveis com pancreatite, em geral TC ou RM.

A patogênese da pancreatite aguda consiste na autodigestão dos tecidos pancreáticos por enzimas pancreáticas anormalmente ativadas. Aparentemente, o processo começa com a ativação da tripsina. Depois de ser ativada, essa enzima ativa várias enzimas digestivas que causam danos ao pâncreas e uma reação inflamatória intensa. A própria reação inflamatória aguda causa destruição significativa dos tecidos e pode estender-se para fora do pâncreas, produzindo uma síndrome de resposta inflamatória sistêmica e falência de múltiplos órgãos.[119] Embora alguns fatores estejam associados ao desenvolvimento da pancreatite aguda, a maioria dos casos resulta de cálculos biliares (cálculos no ducto biliar comum) ou consumo abusivo de álcool etílico.[119] Nos casos de obstrução das vias biliares por cálculos, a obstrução do ducto pancreático ou o refluxo de bile parece ativar as enzimas no sistema de ductos pancreáticos. Os mecanismos exatos por meio dos quais o álcool produz seus efeitos são praticamente desconhecidos. Os processos de metabolismo oxidativo e não oxidativo do etanol pelo pâncreas e os subprodutos deletérios resultantes foram relacionados com a pancreatite aguda.[119] Um estudo avaliou especificamente a cerveja e demonstrou que as secreções pancreáticas podem ser estimuladas pelos ingredientes não alcoólicos da bebida.[122] A pancreatite aguda também está associada a hiperlipidemia, hipercalcemia, infecções (especialmente virais), traumatismos abdominais e cirúrgicos, além de fármacos (p. ex., diuréticos tiazídicos).[119]

Manifestações clínicas. As manifestações clínicas da pancreatite aguda podem ser brandas com disfunção mínima do órgão, ou casos graves e potencialmente fatais. Em geral, cerca de 20% dos pacientes com pancreatite aguda têm evolução grave.[123] Dor abdominal é uma das principais manifestações clínicas da pancreatite aguda. Em geral, a dor localiza-se na região epigástrica ou periumbilical e pode irradiar para o dorso, o tórax ou a região do flanco. As alterações do exame físico são variadas e incluem febre, taquicardia, hipotensão, hipersensibilidade grave à palpação do abdome, angústia respiratória e distensão abdominal. Os marcadores comprovados de doença grave são valores laboratoriais que refletem a resposta inflamatória (p. ex., proteína C reativa); sistemas de classificação que avaliam a inflamação ou a falência de órgãos; e resultados dos exames de imagem. As manifestações clínicas como sede, débito urinário reduzido, taquicardia crescente, taquipneia, hipoxemia, agitação, confusão mental, nível crescente de hematócrito e inexistência de melhora dos sintomas nas primeiras 48 h são sinais indicativos de doença grave iminente. As complicações são reação inflamatória sistêmica, síndrome de angústia respiratória aguda, necrose tubular aguda e falência de órgãos. Um distúrbio importante associado à pancreatite aguda é perda de grande volume de líquidos para os espaços retroperitoneal e peripancreáticos, e para a cavidade abdominal.

Diagnóstico e tratamento. O diagnóstico de pancreatite aguda exige dois dos seguintes sinais/sintomas: (1) dor abdominal característica de pancreatite aguda; (2) níveis séricos de amilase e/ou lipase duas ou três vezes acima do limite superior do normal e (3) achados característicos de pancreatite aguda na ultrassonografia, na TC contrastada ou na RM transabdominal. Essa definição possibilita que os níveis séricos de amilase e/ou lipase sejam inferiores a três vezes o limite superior normal na pancreatite aguda. Em uma pessoa com dor abdominal característica de pancreatite aguda e níveis séricos de enzimas inferiores a três vezes o limite superior normal, a TC é imprescindível para confirmar o diagnóstico de pancreatite aguda.

Após a confirmação do diagnóstico de pancreatite aguda, os pacientes são classificados com base na gravidade da doença. A Atlanta Criteria Revision de 2012[121] classifica a pancreatite aguda como leve, moderadamente grave ou grave. Na forma leve de pancreatite aguda, a mais comum, não há falência de órgão nem complicações locais ou sistêmicas. Pacientes com essa forma de pancreatite aguda geralmente melhoram na primeira semana. A forma moderadamente grave de pancreatite aguda é definida por falência transitória de órgão (com duração inferior a 48 h) e/ou complicações locais. A pancreatite aguda grave é definida por falência persistente de órgão (duração superior a 48 h). As complicações locais incluem coleções de líquido peripancreáticas, necrose pancreática e peripancreática (estéril ou infectada), pseudocisto e necrose encistada (estéril ou infectada).

A contagem de leucócitos pode estar aumentada e os pacientes também podem ter hiperglicemia e níveis altos de bilirrubina no soro. A definição da causa é importante para orientar o tratamento imediato e evitar recidivas. A ultrassonografia abdominal geralmente é realizada para avaliar cálculos biliares. TC simples e TC contrastada dinâmica do pâncreas são modalidades usadas para detectar necrose e acumulação de líquidos. Estudos recentes enfatizaram o uso de biomarcadores potenciais para prever a gravidade e o prognóstico dos pacientes com pancreatite. Um estudo avaliou o tripsinogênio-2 e as proteases pancreáticas envolvidas nos processos de autodigestão.[124] Outros marcadores sorológicos experimentais são fator de necrose tumoral, proteína C reativa, procalcitonina, fosfolipase A_2 e duas citocinas [interleucina-8 (IL-8) e interleucina-10 (IL-10)].[125]

As intervenções terapêuticas dependem da gravidade da doença. Os pacientes com dor grave ou persistente, vômitos, desidratação ou sinais de pancreatite aguda grave iminente devem ser hospitalizados. As medidas terapêuticas visam atenuar a dor, "colocar o pâncreas em repouso" por interrupção da ingestão oral de alimentos e líquidos, assim como por reposição do volume plasmático perdido. Em geral, a meperidina é usada em vez de morfina para atenuar a dor, porque a meperidina causa menos espasmos do esfíncter do ducto pancreático. A aspiração gástrica é iniciada para reduzir a distensão intestinal e evitar estimulação adicional da secreção de enzimas pancreáticas. Líquidos e eletrólitos intravenosos são administrados para repor os que foram perdidos da circulação e reverter hipotensão e choque. Soluções coloides intravenosas são usadas para repor líquidos sequestrados no abdome e no espaço retroperitoneal.

Complicações. Entre os pacientes que sobrevivem a um episódio de pancreatite aguda grave, as sequelas incluem coleções de líquidos e infecção.[123] Nos casos de pancreatite necrosante aguda, os restos necróticos são infectados, geralmente por bactérias gram-negativas do sistema digestório, complicando ainda mais o problema.[126] As coleções de líquido com teores altos de enzimas pancreáticas geralmente estão associadas às rupturas do ducto pancreático e, por fim, podem formar pseudocisto (uma coleção de líquido pancreático circundada por uma camada de tecido inflamatório). Na maioria dos casos, o pseudocisto está conectado a um ducto pancreático e, consequentemente, seu volume continua a aumentar. Os sintomas dependem da localização da lesão; por exemplo, o paciente pode ter icterícia quando o cisto forma-se perto da cabeça do pâncreas e do ducto biliar comum. Os pseudocistos podem regredir ou, quando persistem, podem necessitar de tratamento cirúrgico.

Pancreatite crônica

A pancreatite crônica caracteriza-se por destruição progressiva do pâncreas exócrino, fibrose e destruição do pâncreas exócrino nos estágios mais avançados. A maioria dos fatores que causam pancreatite aguda também pode acarretar pancreatite crônica. Entretanto, a diferença principal entre essas duas condições é a irreversibilidade da perda da função pancreática, que é típica da pancreatite crônica.[127] Nos países ocidentais, a causa mais comum de pancreatite crônica certamente é alcoolismo de longa duração.[123] Causas menos frequentes são obstruções crônicas do ducto pancreático por pseudocisto, cálculos ou neoplasias; pancreatite crônica autoimune, que está associada aos distúrbios autoimunes como síndrome de Sjögren, colangite esclerosante primária e doença intestinal inflamatória; pancreatite crônica idiopática associada à fibrose cística; e pancreatite hereditária, uma doença autossômica dominante rara associada às formas aguda e crônica de pancreatite.

Manifestações clínicas. A pancreatite crônica evidencia-se por episódios semelhantes aos da pancreatite aguda, embora com menor gravidade. Os pacientes com pancreatite crônica têm episódios persistentes e recidivantes de dor no epigástrio e no quadrante superior esquerdo; em geral, esses episódios são desencadeados por ingestão excessiva de álcool ou alimentos. Anorexia, náuseas, vômitos, constipação intestinal e flatulência são queixas comuns. Por fim, a doença progride a ponto de causar insuficiência das funções pancreáticas exócrinas e endócrinas. Nesse ponto, os pacientes apresentam sinais de diabetes melito e síndrome de má absorção (p. ex., emagrecimento, fezes gordurosas [esteatorreia]).

Tratamento. Consiste em medidas para reverter a doença biliar coexistente. Em geral, o paciente deve seguir uma dieta com restrição de gorduras. Os sinais e sintomas de má absorção podem ser controlados com enzimas pancreáticas.

Quando o paciente tem diabetes melito, ele deve ser tratado com insulina. A ingestão de álcool etílico é proibida porque frequentemente desencadeia episódios agudos. Por causa dos episódios frequentes de dor, a dependência de narcóticos é um problema potencial para os pacientes com pancreatite crônica. Em alguns casos, é necessária intervenção cirúrgica para atenuar a dor, que comumente enfatiza a eliminação de qualquer obstrução que possa existir. Nos casos avançados, pode ser necessário realizar pancreatectomia subtotal ou total.[123]

Câncer de pâncreas

Existem vários tipos de câncer de pâncreas. O tipo mais comum, o adenocarcinoma pancreático, é responsável por aproximadamente 85% dos casos e o termo "câncer de pâncreas" é usado para descrever apenas esse tipo.[128] O câncer de pâncreas é a segunda neoplasia maligna GI mais comum nos EUA. Estima-se que ocorreram aproximadamente 55.440 (29.200 em homens e 26.240 em mulheres) novos casos em 2018. É a causa de 7% de todas as mortes por câncer. Nos EUA, é a quarta causa de morte por câncer de homens e mulheres a cada ano. De modo geral, o câncer de pâncreas em estágio inicial é assintomático e propaga-se rapidamente pelo corpo, dificultando sua detecção e seu tratamento quando descoberto em estágios tardios.[129] A taxa de sobrevida em 5 anos, para todos os estágios combinados, é de cerca de 7 a 8%. A taxa de sobrevida em 5 anos de pessoas nos estágios I, II, III e IV são, aproximadamente, 13%, 6%, 3% e 1%, respectivamente.[130] De 1 a 2% dos casos de câncer de pâncreas são tumores neuroendócrinos (TNE) que surgem das células pancreáticas produtoras de hormônios. Os tumores neuroendócrinos pancreáticos são um grupo diverso de alterações benignas e malignas, sendo habitualmente menos agressivos que o adenocarcinoma pancreático.[128]

Etiologia. A causa do câncer de pâncreas é desconhecida. Idade, tabagismo, etilismo, obesidade, diabetes melito, sexo masculino, pancreatite crônica e fatores hereditários são fatores de risco conhecidos.[123] O câncer de pâncreas raramente acomete indivíduos com menos de 50 anos, mas o risco aumenta com a idade. Tabagismo é o fator de risco ambiental mais significativo e reprodutível.[118,131] A incidência do câncer de pâncreas é duas vezes maior em fumantes do que em não tabagistas. Sobrepeso ou obesidade em adultos jovens tem sido associado a risco aumentado de câncer de pâncreas. Aparecimento de câncer de pâncreas em pessoas mais jovens e em adultos mais velhos foi associado à taxa de sobrevida total. Segundo o banco de dados SEER 2010-2014, a incidência de câncer de pâncreas em homens é de 14,2/100 mil pessoas, em comparação com 11,1/100 mil nas mulheres. A incidência de câncer de pâncreas em afro-americanos é de 15,5/100 mil pessoas em comparação com 14,2/100 mil pessoas em caucasianos.[132] A pancreatite hereditária e a síndrome do melanoma múltiplo familiar originado de sinais atípicos são duas causas adicionais associadas ao câncer de pâncreas.[123]

Manifestações clínicas. Quase todos os cânceres de pâncreas são adenocarcinomas do epitélio ductal e os sintomas são causados principalmente por um efeito compressivo, em vez de por alterações das funções endócrinas ou exócrinas. As manifestações clínicas dependem do tamanho e da localização do tumor, assim como da existência de metástases. Dor, icterícia e emagrecimento são as manifestações clínicas clássicas da doença. Dor epigástrica vaga é a queixa dolorosa mais comum e geralmente está acompanhada de dor lombar, que frequentemente piora na posição supina, sendo aliviada na posição sentada e inclinada para frente. Embora o tumor possa desenvolver-se em qualquer parte do pâncreas, a localização mais comum é na cabeça (60%), seguida do corpo (10%) e cauda (5%). Nos casos restantes (25%), o pâncreas é acometido difusamente.[118] Como o pâncreas está localizado perto do ducto biliar comum e da ampola hepatopancreática (ampola de vater), o câncer de cabeça do pâncreas tende a obstruir o fluxo de bile. Icterícia geralmente é a queixa inicial dos pacientes com cânceres da cabeça do pâncreas e, na maioria dos casos, está acompanhada de queixas de dor e prurido.[133] Em geral, o câncer de corpo do pâncreas comprime o gânglio celíaco e causa dor. A dor geralmente piora com a ingestão de alimentos ou quando o paciente está em posição supina. O câncer de cauda do pâncreas geralmente já produziu metástases quando surgem os primeiros sintomas.

Cerca de 10% dos pacientes com câncer de pâncreas têm tromboflebite (trombose venosa profunda) migratória, principalmente quando o tumor afeta o corpo ou a cauda do órgão.[118] Os trombos formam-se em várias veias, inclusive veias profundas das pernas, veia subclávia, veias mesentéricas superior e inferior e até na veia cava. Em muitos casos, tromboflebite migratória é o primeiro indício de um câncer de pâncreas, embora também possa ocorrer com outros tipos de neoplasia maligna. O mecanismo responsável pelo estado de hipercoagulabilidade é praticamente desconhecido, mas pode estar relacionado com a ativação dos fatores de coagulação pelas proteases liberadas pelas células tumorais.[118]

Diagnóstico e tratamento. Anamnese, exame físico e níveis séricos altos de bilirrubina e fosfatase alcalina podem sugerir câncer de pâncreas, mas não são diagnósticos.[133] O antígeno de câncer (CA 19-9) sérico – um antígeno do grupo sanguíneo de Lewis – pode ajudar a confirmar o diagnóstico dos pacientes sintomáticos e prever o prognóstico e a recidiva depois da ressecção. Contudo, o CA 19-9 tem sensibilidade e especificidade na faixa de 80 a 90% e, por isso, não confirma o diagnóstico.[133]

Ultrassonografia e TC são as modalidades diagnósticas mais utilizadas para confirmar a doença. TC helicoidal contrastada com contrastes oral e intravenoso é a técnica preferida para examinar o pâncreas. Um dos principais avanços no diagnóstico do câncer de pâncreas é citologia por aspiração com agulha fina percutânea. Infelizmente, os tumores menores e com maior potencial de cura provavelmente passam despercebidos a esse procedimento. A CPRE pode ser usada para avaliar pacientes com suposto câncer de pâncreas e icterícia obstrutiva.

A ressecção cirúrgica do tumor é realizada quando o câncer é localizado. Entretanto, isso ocorre em apenas 15 a 20% dos pacientes, porque a maioria dos cânceres de pâncreas já produziu metástases por ocasião do diagnóstico.[134] A ressecção cirúrgica é reservada como medida paliativa. A radioterapia pode ser útil quando a doença não é operável, mas parece estar localizada. A radioterapia e a quimioterapia para câncer de pâncreas ainda estão em fase experimental. O controle da dor é um dos aspectos mais importantes do tratamento das pessoas com câncer de pâncreas em estágio terminal. Por fim, o prognóstico para o câncer de pâncreas permanece ruim, mesmo após cirurgias potencialmente curativas em indivíduos selecionados. As taxas de sobrevida em 5 anos após a ressecção permanecem em aproximadamente 25%.[135]

RESUMO

O sistema biliar serve de passagem para o transporte da bile entre o fígado e o intestino. Esse sistema consiste em vesícula e ductos biliares. As causas mais comuns de doença do sistema biliar são colelitíase e colecistite. Três fatores contribuem para a patogênese da colelitíase: anormalidades da composição da bile, estase biliar e inflamação da vesícula biliar. A colelitíase predispõe à obstrução do fluxo de bile e acarreta cólicas biliares e colecistite aguda ou crônica. O câncer de vesícula biliar está associado a taxa de sobrevida baixa em 5 anos e ocorre em 2% dos pacientes com doença das vias biliares.

O pâncreas é um órgão endócrino e exócrino. O pâncreas exócrino produz enzimas digestivas secretadas em suas formas inativas e transportadas ao intestino delgado pelo ducto pancreático principal, que geralmente se abre na ampola hepatopancreática (ampola de Vater) e depois no duodeno por meio do esfíncter do ducto pancreático. As doenças mais comuns do pâncreas exócrino são as formas aguda e crônica de pancreatite e câncer. As pancreatites aguda e crônica estão associadas a refluxo de bile e alcoolismo crônico. Pancreatite aguda é uma doença inflamatória causada pela ativação anormal das enzimas pancreáticas com manifestações clínicas que podem ser leves ou graves e potencialmente fatais. A pancreatite crônica causa destruição progressiva do pâncreas endócrino e exócrino. A doença caracteriza-se por episódios de dor e desconforto epigástricos, que são semelhantes, embora menos intensos que os associados à pancreatite aguda. Câncer de pâncreas é a quarta causa principal de mortes por neoplasias malignas nos EUA. Em geral, o câncer está muito avançado por ocasião do diagnóstico e a taxa de sobrevida em 5 anos é de 4%.

CONSIDERAÇÕES GERIÁTRICAS

- O risco de litíase biliar aumenta com o avanço da idade, por causa da redução da síntese de sais biliares[136]
- A intolerância a alimentos gordurosos é consequente à atrofia e fibrose do pâncreas[136]
- Os sintomas de câncer de pâncreas são vagos; contudo, é comum o alívio da dor quando a pessoa se inclina para frente, e a piora quando a pessoa se deita.[136]

CONSIDERAÇÕES PEDIÁTRICAS

- O tratamento de crianças com pancreatite inclui repouso intestinal imediato e monitoramento dos níveis séricos de amilase. De modo geral, cirurgia não é indicada, exceto nos casos de traumatismo abdominal ou quando existem anormalidades ductais[137]
- A complicação mais comum de colelitíase em criança é a pancreatite[137]
- A causa da atresia biliar (ausência de ductos biliares) não é conhecida, mas existe a suspeita de isquemia, infecção ou causas autoimunes[137]
- As crianças em insuficiência hepática apresentam necrose hepática[137]
- Aumento da ocorrência de doença hepática não alcoólica está associado à obesidade infantil.[138]

Exercícios de revisão

1. Uma mulher de 24 anos procurou seu médico queixando-se de coloração amarelada da pele, perda do apetite e sensação de desconforto em hipocôndrio direito. A paciente negava uso de drogas intravenosas e não tinha recebido transfusões de sangue. Além disso, não se recordava de ter ingerido mariscos crus ou água que pudesse estar contaminada. A paciente tinha uma filha que frequentava creche.
   a. Quais exames poderiam ser realizados para confirmar o diagnóstico de hepatite A?
   b. Qual é o mecanismo de transmissão mais comum da hepatite A? É possível que a fonte de infecção tenha sido a creche que sua filha frequentava. Explique.
   c. Quais métodos poderiam ser usados para proteger os outros membros da família de contrair a doença?
2. Um homem de 56 anos com história de etilismo substancial e diagnóstico pregresso de cirrose alcoólica e hipertensão porta foi internado no setor de emergência com sangramento gastrintestinal agudo atribuído ao diagnóstico suposto de varizes esofágicas hemorrágicas e sinais de choque circulatório.
   a. Relacione a formação das varizes esofágicas com a hipertensão porta dos pacientes com cirrose hepática.
   b. Muitos pacientes com varizes esofágicas têm distúrbios da coagulação. Explique.
   c. Quais são as medidas terapêuticas cabíveis para esse caso com o objetivo de controlar o episódio de sangramento atual e evitar outros episódios?
3. Uma mulher de 40 anos chegou ao setor de emergência com um episódio súbito de vômito e dor intensa no hipocôndrio direito, que começou depois de ingerir uma refeição gordurosa à noite. Embora não houvesse sinais de icterícia na pele, suas escleróticas tinham coloração amarelada. A palpação detectou hipersensibilidade no quadrante superior direito com defesa muscular e descompressão dolorosa. A ultrassonografia do quadrante

superior direito do abdome confirmou a existência de cálculos biliares. A paciente foi tratada de modo conservador, com analgésico e antiemético. Em seguida, foi programada colecistectomia por via laparoscópica.

a. Relacione os sinais e sintomas dessa paciente com os cálculos biliares e seu efeito na função da vesícula biliar.
b. Explique o aparecimento inicial da icterícia nos olhos, em vez de na pele. Qual das duas frações de bilirrubina – direta (conjugada) ou indireta (não conjugada ou livre) – você esperaria que estivesse elevada nos exames laboratoriais?
c. Qual efeito a ressecção da vesícula biliar teria no armazenamento e na secreção de bile no intestino, principalmente com relação às refeições?

REFERÊNCIAS BIBLIOGRÁFICAS

1. Segal S. S. (2017). Special circulations. In Boron W. F., Boulpaep E. L. (Eds.) Medical physiology (3rd ed., pp. 556–571). Philadelphia, PA: Saunders Elsevier.
2. Suchy F. J. (2017). Hepatobiliary function. In Boron W. F., Boulpaep E. L. (Eds.) Medical physiology (3rd ed., pp. 944–971). Philadelphia, PA: Saunders Elsevier.
3. Hall J. E. (2015). Guyton and Hall textbook of medical physiology (13th ed., pp. 881–886). Philadelphia, PA: Saunders Elsevier.
4. Dawson P. A. (2016). Bile secretion and enterohepatic circulation. In Feldman M., Friedman L. S., Brandt L. J. (Eds.) Sleisenger and Fordtran's gastrointestinal and liver disease (10th ed., pp. 1085–1099). Philadelphia, PA: Saunders Elsevier.
5. Rubin R., Rubin E. (2014). The liver and biliary system. In Rubin R., Strayer D. S. (Eds.) Rubin's pathophysiology: Clinicopathologic foundations of medicine (7th ed., pp. 825–886). Philadelphia, PA: Lippincott Williams & Wilkins.
6. Savio J., Pratt D. S. (2014). Jaundice. In Kasper D., Fauci A., Hauser S., et al. (Eds.) Harrison's principles of internal medicine (19th ed.). New York, NY: McGraw-Hill. Available: http://accessmedicine.mhmedical.com.ezproxy.uthsc.edu/content.aspx?bookid=1130&sectionid=79726384. Accessed March 05, 2018
7. Deng B.-C. et al. (2012). Novel ATP8B1 mutation in an adult male with progressive familial intrahepatic cholestasis. World Journal of Gastroenterology 18(44), 6504–6509. doi:10.3748/wjg.v18.i44.6504
8. Patel K. R. Alagille syndrome. PathologyOutlines.com. [Online]. Available: http://www.pathologyoutlines.com/topic/liveralagillessyndrome.html. Accessed January 31, 2018
9. Suchy F. J. (2016). Anatomy, histology, embryology, developmental anomalies, and pediatric disorders of the biliary tract. In Feldman M., Friedman L. S., Brandt L. J. (Eds.) Sleisenger and Fordtran's gastrointestinal and liver disease (10th ed., pp. 1055–1077). Philadelphia, PA: Saunders Elsevier.
10. Theise N. D., Crawford J. M., Lui C. (2015). The liver and bile ducts. In Kumar V., Abbas A. K., Aster J. C. (Eds.) Robbins and Cotran pathologic basis of disease (9th ed., pp. 821–881). Philadelphia, PA: Saunders Elsevier.
11. Chernecky C. C., Berger B. J. (2012). Laboratory tests and diagnostic procedures (6th ed.). Philadelphia, PA: Saunders Elsevier.
12. Wolkoff A. W. (2014). The hyperbilirubinemias. In Kasper D., Fauci A., Hauser S., et al. (Eds.) Harrison's principles of internal medicine (19th ed.). New York, NY: McGraw-Hill. Available: http://accessmedi-cine.mhmedical.com.ezproxy.uthsc.edu/content.aspx?bookid=1130&sectionid=79748447. Accessed March 05, 2018
13. Pratt D. S. (2014). Evaluation of liver function. In Kasper D., Fauci A., Hauser S., et al. (Eds.) Harrison's principles of internal medicine (19th ed.). New York, NY: McGraw-Hill. Available: http://accessmedi-cine.mhmedical.com.ezproxy.uthsc.edu/content.aspx?bookid=1130&sectionid=79748389. Accessed March 05, 2018
14. Larson D. (2017). Chapter 8: Enzymes. In Clinical chemistry: Fundamentals and laboratory techniques. ISBN 9781455742141
15. Botros M., Sikaris K. A. (2013). The de ritis ratio: The test of time. The Clinical Biochemist Reviews 34(3), 117–130.
16. Torruellas C., French S. W., Medici V. (2014). Diagnosis of alcoholic liver disease. World Journal of Gastroenterology 20(33), 11684–11699. doi:10.3748/wjg.v20.i33.11684
17. Oh D., Seo D.-W., Hong S.-M., et al. (2017). Endoscopic ultrasound-guided fine-needle aspiration can target right liver mass. Endoscopic Ultrasound 6(2), 109–115. doi:10.4103/2303-9027.204813
18. Teoh N. C., Chitturi S., Farrell G. C. (2016). Hepatic drug metabolism and liver disease caused by drugs. In Feldman M., Friedman L. S., Brandt L. J. (Eds.) Sleisenger and Fordtran's gastrointestinal and liver disease (10th ed., pp. 1442–1477). Philadelphia, PA: Saunders Elsevier.
19. Katzung B. G. (2014). Basic and clinical pharmacology (13th ed., pp. 50–63). New York: McGraw-Hill Medical.
20. Farrell S. E. (2018). Acetaminophen toxicity treatment & management. Medscape Medical News. Available: https://emedicine.medscape.com/article/820200-treatment. Accessed January 31, 2018
21. Chalasani N., Ahmad J., et al. (2015). Features and outcomes of 899 patients with drug-induced liver injury: The DILIN prospective study. Gastroenterology 148(7):1340–1352.e7
22. Lee W. M. (2013). Drug-induced acute liver failure. Clinics in Liver Disease 17(4), 575–586. doi:10.1016/j.cld.2013.07.001.
23. Pandit A., Sachdeva T., Bafna P. (2012). Drug-induced hepatotoxicity: A review. Journal of Applied Pharmaceutical Science 02(05), 233–243.
24. Harshad D. (2012). An update on drug-induced liver injury. Journal of Clinical and Experimental Hepatology 2(3), 247–259.
25. Feld J. J., Heathcote E. J. (2016). Hepatitis caused by other viruses. In Feldman M., Friedman L. S., Brandt L. J. (Eds.) Sleisenger and Fordtran's gastrointestinal and liver disease (10th ed., pp. 1366–1373). Philadelphia, PA: Saunders Elsevier.
26. Stapleton J. T., Williams C. F., Xiang J. (2004). GB virus C: A beneficial infection? Journal of Clinical Microbiology 42, 3915–3919.
27. Dienstag J. L. (2014). Acute viral hepatitis. In: Kasper D., Fauci A., Hauser S., et al. (Eds.) Harrison's principles of internal medicine (19th ed.). New York, NY: McGraw-Hill. Available: http://accessmedicine.mhmedical.com.ezproxy.uthsc.edu/content.aspx?bookid=1130&sectionid=79748507. Accessed March 05, 2018
28. World Health Organization. (2017). Hepatitis C: Fact sheet [Online]. Available: http://www.who.int/mediacentre/factsheets/fs164/en/. Accessed January 31, 2018
29. Dudley T. (2016). Viral hepatitis. In Sargent S. (Ed.) Liver diseases: An essential guide for nurses and healthcare professionals. PDF, ePub eBook. Hoboken, NJ: Wiley-Blackwell. http://canadasgreenestschool.ca/pdf-book/liver-diseases-an-essential-guide-for-nurses-and-health-care-professionals
30. Lai M., Chopra S. (2016). Hepatitis A virus infection in adults: Epidemiology, clinical manifestations, and diagnosis. UpToDate. Available: https://www.uptodate.com/contents/hepatitis-a-virus-infection-in-adults-epidemiology-clinical-manifestations-and-diagnosis. Accessed January 12, 2018
31. Sjogren M. H., Basssett J. T. (2015). Hepatitis A. In Feldman M., Friedman L. S., Brandt L. J. (Eds.) Sleisenger and Fordtran's gastrointestinal and liver disease (10th ed., pp. 1302–1308). Philadelphia, PA: Saunders Elsevier.
32. World Health Organization. (2017). Hepatitis A: Fact sheet. Available: http://www.who.int/mediacentre/factsheets/fs328/en/. Accessed January 31, 2018
33. World Health Organization. (2017). Hepatitis A: Vaccine. [Online]. Available: http://www.who.int/ith/vaccines/hepatitisA/en/. Accessed January 31, 2018
34. Centers for Disease Control and Prevention. (2015). [Online]. Available: https://www.cdc.gov/vaccines/pubs/pinkbook/hepa.html. Accessed January 31, 2018
35. Wells J. T., Perillo R. (2016). Hepatitis B. Hepatitis D. In Feldman M., Friedman L. S., Brandt L. J. (Eds.) Sleisenger and Fordtran's gastrointestinal and

35. liver disease (10th ed., pp. 1309-1331; 1353–1359). Philadelphia, PA: Saunders Elsevier.
36. Hu J., Liu K. (2017), Complete and incomplete Hepatitis B virus particles: Formation, function, and application. Viruses 9(3), 56. [Online]. Available: http://www.mdpi.com/1999-4915/9/3/56/pdf
37. World Health Organization. (2017). Hepatitis B: Fact sheet. [Online]. Available: http://www.who.int/mediacentre/factsheets/fs204/en/. Accessed January 31, 2018
38. Centers for Disease Control and Prevention. (2018). Hepatitis B FAQs for health professionals. [Online]. Available: https://www.cdc.gov/hepatitis/hbv/hbvfaq.htm. Accessed January 31, 2018
39. Roberts H., et al. (2016). Prevalence of chronic hepatitis B virus (HBV) infection in U.S. households: National Health and Nutrition Examination Survey (NHANES), 1988–2002. Hepatology 63(2), 388–973.
40. Kowdley K. V., et al. (2012). Prevalence of chronic hepatitis B among foreign-born persons living in the United States by country of origin. Hepatology 56(2), 422–433.
41. Spradling P. R., et al. (2012). Hepatitis B and C virus infection among 1.2 million persons with access to care: Factors associated with testing and infection prevalence. Clinical Infectious Diseases 55(8), 1047–1055.
42. Centers for Disease Control and Prevention. (2018). Viral hepatitis. [Online]. Available: https://www.cdc.gov/hepatitis/hbv/testingchronic.htm. Accessed January 31, 2018
43. Centers for Disease Control and Prevention. (2017). Surveillance for viral hepatitis–United States, 2015. [Online]. Available: https://www.cdc.gov/hepatitis/statistics/2015 surveillance/index.htm. Accessed January 31, 2018
44. Schillie S., Vellozzi C., Reingold A., et al. (2018). Prevention of hepatitis B virus infection in the United States: Recommendations of the Advisory Committee on Immunization Practices. Morbidity and Mortality Weekly Report. Recommendations and Reports 67(RR-1), 1–31. doi:10.15585/mmwr.rr6701a1
45. Terrault N. A., Bzowej N. H., Chang K.-M., et al. AASLD guidelines for treatment of chronic hepatitis B. [Online]. Available: https://www.aasld.org/sites/default/files/guideline_documents/hep28156.pdf. Accessed January 18, 2018
46. Al-Joudi F. S., Mohd Arif M. B., Mohamed Z. B., et al. (2014). Testing for hepatitis B virus core antigen and e antigen may confer additional safety of donors' blood negative for heptitis B virus surface antigen. Asian Journal of Transfusion Science 8, 63–64.
47. Mansouri N., Movafagh A., Sayad A., et al. (2014). Hepatitis B virus infection in patients with blood disorders: A concise review in pediatric study. Iranian Journal of Pediatric Hematology and Oncology 4(4), 178–187
48. Hepatitis B Foundation. (2016). HBV viral load test. [Online]. Available: http://www.hepb.org/blog/tag/hbv-viral-load-test/. Accessed February 1, 2018
49. GBD 2015 Disease and Injury Incidence and Prevalence, Collaborators. (2016). Global, regional, and national incidence, prevalence, and years lived with disability for 310 diseases and injuries, 1990–2015: A systematic analysis for the Global Burden of Disease Study 2015. Lancet 388(10053), 1545–1602.
50. National Academies of Sciences, Engineering, and Medicine. (2016). Eliminating the public health problem of hepatitis B and C in the United States: Phase one report. Washington, DC: The National Academies Press. doi:10.17226/23407
51. Lee M.-H., Yang H.-I., Yuan Y., et al. (2014). Epidemiology and natural history of hepatitis C virus infection. World Journal of Gastroenterology 20(28), 9270–9280. doi:10.3748/wjg.v20.i28.9270.
52. Huffman M. M., Mounsey A. L. (2014). Hepatitis C for primary care physicians. Journal of the American Board of Family Medicine 27, 284– 291. doi:10.3122/jabfm.2014.02.130165.
53. Akamatsu N., Sugawara Y. (2012). Liver transplantation and hepatitis C. International Journal of Hepatology 2012, 22. Article ID 686135. doi:10.1155/2012/686135
54. Horsley-Silva J. L., Vargas H. E. (2017). New therapies for hepatitis C virus infection. Gastroenterology & Hepatology 13(1), 22–31.
55. Wedeyer H. (2016). Hepatitis C. In Feldman M., Friedman L. S., Brandt L. J. (Eds.) Sleisenger and Fordtran's gastrointestinal and liver disease (10th ed., pp. 1332–1352). Philadelphia, PA: Saunders Elsevier.
56. Nouroz F, Shaheen S, Mujtaba G, et al. (2015) An overview on hepatitis C virus genotypes and its control. Egyptian Journal of Medical Human Genetics 16, 291–298.
57. Centers for Disease Control and Prevention. (2017). Hepatitis C FAQs for health professionals. [Online]. Available: https://www.cdc.gov/hepatitis/hcv/hcvfaq.htm. Accessed January 31, 2018
58. Centers for Disease Control and Prevention. (2015). Hepatitis D. [Online]. Available: https://www.cdc.gov/hepatitis/hdv/index.htm. Accessed January 31, 2018
59. de Alencar Arrais Guerra J. A., et al. (2017). Hepatitis E: A literature review. Journal of Clinical and Translational Hepatology 5(4), 376–383. doi:10.14218/JCTH.2017.00012
60. Patrick B., et al. (2014). The impact of hepatitis E in the liver transplant setting. Journal of Hepatology. 61(6), 1418–1429.
61. Zhou X., et al. (2013). Epidemiology and management of chronic hepatitis E infection in solid organ transplantation: A comprehensive literature review. Reviews in Medical Virology 23(5), 295–304.
62. WHO. (2012). Global Alert and Response (GAR); Hepatitis E. Accessed January 26, 2012
63. Li S.-W., et al. (2015). The development of a recombinant hepatitis E vaccine HEV 239. Human Vaccines & Immunotherapeutics. 11(4), 908–914.
64. Centers for Disease Control and Prevention. (2015). Hepatitis E: FAQs for health professionals. [Online]. Available: https://www.cdc.gov/hepatitis/hev/hevfaq.htm. Accessed January 31, 2018
65. Friedman L. S. (2018). Liver, biliary tract, & pancreas disorders. In Papadakis M. A., McPhee S. J., Rabow M. W., (Eds.) Current medical diagnosis & treatment 2017. New York, NY: McGraw-Hill. Available: http://accessmedicine.mhmedical.com.ezproxy.uthsc.edu/content.aspx?b ookid=1843&sectionid=135711381. Accessed March 05, 2018
66. AASLD–IDSA. (2017). HCV guidance: Recommendations for testing, managing, and treating hepatitis C. [Online]. Available: http://www.hcvguidelines.org. Accessed February 1, 2018
67. Feld J. J., Jacobson C., Hézode T., et al. (2015). Sofosbuvir and velpatasvir for HCV genotype 1, 2, 4, 5, and 6 infection. New England Journal of Medicine 373, 2599–2607.
68. Fialho A., Fialho A., Carey W. D. (2015). Autoimmune hepatitis. [Online]. Cleveland Clinic–Center for Continuing Education. Available: http://www.clevelandclinicmed.com/medicalpubs/diseasemanage- ment/hepatology/chronic-autoimmune-hepatitis/. Accessed August 2017
69. Hubscher S. G., Burt A. D., Portmann B. C., et al. (2017). MacSween's pathology of the liver (e-book, 7th ed.). Philadelphia, PA: Elsevier, [2018].
70. Czaja A. J. (2016). Autoimmune hepatitis. In Feldman M., Friedman L. S., Brandt L. J. (Eds.) Sleisenger and Fordtran's gastrointestinal and liver disease (10th ed., pp. 1493–1551). Philadelphia, PA: Saunders Elsevier.
71. Angulo P., Lindor K. D. (2015). Primary biliary cirrhosis. In Feldman M., Friedman L. S., Brandt L. J. (Eds.) Sleisenger and Fordtran's gastrointestinal and liver disease (10th ed., pp. 1477–1487). Philadelphia, PA: Saunders Elsevier.
72. Raszeja-Wyszomirska J., Miazgowski T. (2014). Osteoporosis in primary biliary cirrhosis of the liver. Przegla̜d Gastroenterologiczny 9(2), 82–87. doi:10.5114/pg.2014.42502
73. Yamagiwa S., et al. (2014). Autoantibodies in primary biliary cirrhosis: Recent progress in research on the pathogenetic and clinical significance. World Journal of Gastroenterology 20(10), 2606–2612. doi:10.3748/wjg.v20.i10.2606.
74. Pietro I., et al. (2017). Primary biliary cholangitis: Advances in management and treatment of the disease. Digestive and Liver Disease 49(8), 841–846.
75. Mathurin P., Bataller R. (2015). Trends in the management and burden of alcoholic liver disease. Journal of Hepatology 62(1 Suppl), S38–S46. doi:10.1016/j.jhep. 2015.03.006
76. Cederbaum A. I. (2012). Alcohol metabolism. Clinics in Liver Disease 16(4), 667–685. doi:10.1016/j.cld.2012.08.002.
77. Carithers R. L., McClain C. J. (2016). Alcoholic liver disease. In Feldman M., Friedman L. S., Brandt L. J. (Eds.) Sleisenger and Fordtran's gastrointestinal and liver disease (10th ed., pp. 1409–1427). Philadelphia, PA: Saunders Elsevier.
78. Rahimi E., Pan J.-J. (2015). Prognostic models for alcoholic hepatitis. Biomarker Research 3, 20. doi:10.1186/s40364-015-0046-z.

79. Shaker M., et al. (2014). Liver transplantation for nonalcoholic fatty liver disease: New challenges and new opportunities. World Journal of Gastroenterology 20(18), 5320.
80. Rinella M. E. (2015). Nonalcoholic fatty liver disease: A systematic review. JAMA 313(22), 2263–2273.
81. Calzadilla Bertot L., Adams L. A. (2016). The natural course of nonalcoholic fatty liver disease. International Journal of Molecular Sciences 17(5), 774. doi:10.3390/ijms17050774
82. Reid A. E. (2016). Nonalcoholic fatty liver disease. In Feldman M., Friedman L. S., Brandt L. J. (Eds.) Sleisenger and Fordtran's gastrointestinal and liver disease (10th ed., pp. 1401–1411). Philadelphia, PA: Saunders Elsevier.
83. Pastori D., et al. (2015). The efficacy and safety of statins for the treatment of non-alcoholic fatty liver disease. Digestive and Liver Disease 47(1), 4–11.
84. Raluca P., et al. (2016). NAFLD and liver transplantation: Current burden and expected challenges. Journal of Hepatology 65(6), 1245–1257.
85. Fan C. Q., Crawford J. M. (2014). Sinusoidal obstruction syndrome (hepatic veno-occlusive disease). Journal of Clinical and Experimental Hepatology 4(4), 332–346. doi:10.1016/j.jceh.2014.10.002.
86. Sakumura M., et al. (2017). Hepatic sinusoidal obstruction syndrome induced by non-transplant chemotherapy for non-Hodgkin lymphoma. Internal Medicine 56(4), 395–400.
87. Runyon B. A. (2016). Ascites and bacterial peritonitis. In Feldman M., Friedman L. S., Brandt L. J. (Eds.) Sleisenger and Fordtran's gastrointestinal and liver disease (10th ed., pp. 1553–1576). Philadelphia, PA: Saunders Elsevier.
88. Tasneem, et al. (2015). Causes, management and complications of ascites: A review. International Current Pharmaceutical Journal 4(3), 370–377. Available: http://www.icpjonline.com/documents/Vol4Issue3/02.pdf
89. National Guideline Centre (UK). (2016). Cirrhosis in over 16 s: Assessment and management. London: National Institute for Health and Care Excellence (UK). (NICE Guideline, No. 50.) 12, Transjugular intrahepatic portosystemic *shunt* (TIPS) *versus* large-volume paracentesis (LVP) for ascites. Available: https://www.ncbi.nlm.nih.gov/books/NBK385213/
90. Bacon B. R. (2014). Cirrhosis and its complications. In: Kasper D., Fauci A., Hauser S., et al. (Eds.) Harrison's principles of internal medicine (19th ed.). New York, NY: McGraw-Hill. Available: http://access-medicine.mhmedical.com.ezproxy.uthsc.edu/content.aspx?bookid=113 0&sectionid=79748841. Accessed March 05, 2018
91. Philips C. A., Arora A., Shetty R., et al. (2016). A comprehensive review of portosystemic collaterals in cirrhosis: Historical aspects, anatomy, and classifications. International Journal of Hepatology 2016, 6170243. doi:10.1155/2016/6170243.
92. Kim D. H., Park J. Y. (2013). Prevention and management of variceal hemorrhage. International Journal of Hepatology 2013, 434609. doi:10.1155/2013/434609.
93. Biecker E. (2013). Portal hypertension and gastrointestinal bleeding: Diagnosis, prevention and management. World Journal of Gastroenterology 19(31), 5035–5050.
94. Caldwell S. H. (2014). Management of coagulopathy in liver disease. Gastroenterology & Hepatology 10(5), 330–332.
95. The U.S. Organ Procurement and Transplantation Network and Scientific Registry of Transplant Recipients. (2012). 2012 OPTN/SRTR Annual Report: Transplant Data. [Online]. Available: http://optn.trans- plant.hrsa.gov. Accessed October 11, 2017
96. Organ Procurement and Transplantation Network. (2011). Overall current patient waiting list by organ. Available: http://optn.tranplant.hrsa.gov. Accessed July 09, 2011
97. Carrion A. F., Martin P. (2016). Liver transplantation. In Feldman M., Friedman L. S., Brandt L. J. (Eds.) Sleisenger and Fordtran's gastrointestinal and liver disease (10th ed., pp. 1628-1646). Philadelphia, PA: Saunders Elsevier.
98. WorldHealthOrganization.(2014).WorldCancerReport2014.Chapter5.6. ISBN 9283204298.
99. American Cancer Society. (2017). Cancer facts & figures. Available: https://www.cancer.org/content/dam/cancer-org/research/cancer-facts-and-statistics/annual-cancer-facts-and-figures/2017/cancer-facts-and-figures-2017.pdf. Accessed January 31, 2018
100. El-Serag H. B. (2012). Epidemiology of viral hepatitis and hepatocellular carcinoma. Gastroenterology 142(6), 1264–1273. doi:10.1053/j. gastro.2011.12.061.
101. Cai G.-X., Cai S.-J. (2012). Multi-modality treatment of colorectal liver metastases. World Journal of Gastroenterology 18(1), 16–24. doi:10.3748/wjg.v18.i1.16.
102. Magnussen A., Parsi M. A. (2013). Aflatoxins, hepatocellular carcinoma and public health. World Journal of Gastroenterology 19(10), 1508–1512. doi:10.3748/wjg.v19.i10.1508.
103. Hamid A. S., et al. (2013). Aflatoxin B1-induced hepatocellular carcinoma in developing countries: Geographical distribution, mechanism of action and prevention. Oncology Letters 5(4), 1087–1092. doi:10.3892/ol.2013.1169.
104. DiBisceglie A. M., Befeler A. S. (2016). Hepatic tumors and cysts. In Feldman M., Friedman L. S., Brandt L. J. (Eds.) Sleisenger and Fordtran's gastrointestinal and liver disease (10th ed., pp. 1603-1627). Philadelphia, PA: Saunders Elsevier.
105. Zhao Y. J., Ju Q., Li G. C. (2013). Tumor markers for hepatocellular carcinoma. Molecular and Clinical Oncology 1, 593–598.
106. Fitzmorris P., Singal A. K. (2015). Surveillance and diagnosis of hepatocellular carcinoma. Gastroenterology & Hepatology 11(1), 38–46.
107. Khan S. A., Davidson B. R., Goldin R. D., et al. (2012). Guidelines for the diagnosis and treatment of cholangiocarcinoma: An update. Gut 61, 1657–1669.
108. Boyer J. L. (2013). Bile formation and secretion. Comprehensive Physiology 3(3), 1035–1078. doi:10.1002/cphy.c120027.
109. Stinton L. M., Shaffer E. A. (2012). Epidemiology of gallbladder disease: Cholelithiasis and cancer. Gut and Liver 6(2), 172–187. doi:10.5009/gnl.2012.6.2.172.
110. Greenberger N. J., Paumgartner G. (2014). Diseases of the gallbladder and bile ducts. In Kasper D., Fauci A., Hauser S., et al. (Eds.) Harrison's principles of internal medicine (19th ed.). New York, NY: McGrawHill. Available: http://accessmedicine.mhmedical.com.ezproxy.uthsc. edu/content.aspx?bookid=1130&sectionid=79749108. Accessed March 05, 2018
111. Wang D. Q., Afdhal N. H. (2016). Gallstone disease. In Feldman M., Friedman L. S., Brandt L. J. (Eds.) Sleisenger and Fordtran's gastrointestinal and liver disease (10th ed., pp. 1100-1133). Philadelphia, PA: Saunders Elsevier.
112. Glasgow R. E., Mulvihill S. J. (2015). Treatment of gallstone disease. In Feldman M., Friedman L. S., Brandt L. J. (Eds.) Sleisenger and Fordtran's gastrointestinal and liver disease (10th ed., pp. 1134-1151). Philadelphia, PA: Saunders Elsevier.
113. Patel T. (2016). Tumors of the biliary tract. In Yamada Y. (Ed.) Textbook of gastroenterology (6th ed., pp. 1858–1874). Oxford, UK: Wiley-Blackwell.
114. Anstee Q. M., Jones D. E. J. (2014). Liver and biliary tract disease. In Colledge N. R., Walker B. R., Ralston S. H. (Eds.) Davidson's principles and practice of medicine (22nd ed., pp. 921-988). New York, NY: Churchill Livingstone Elsevier.
115. Kanthan R., Senger J.L., Ahmed S., et al. (2015). Gallbladder cancer in the 21 st century. Journal of Oncology 2015, 26. Article ID 967472. doi:10.1155/2015/967472.
116. American Cancer Society. (2014). Survival statistics for gallbladder cancer by stage. [Online]. Available: https://www.cancer.org/cancer/gallbladder-cancer/detection-diagnosis-staging/survival-rates.html. Accessed February 3, 2018
117. Patton K. T., Thibodeau G. A. (2015). Anatomy and physiology (9th ed., pp. 861–930). St. Louis, MO: Mosby Elsevier.
118. Lauwers G. Y., Mino-Kenudson M., Rubin R. (2012). The pancreas. In Rubin R., Strayer D. S. (Eds.) Rubin's pathophysiology: Clinicopathologic foundations of medicine (6th ed., pp. 887-902). Philadelphia, PA: Lippincott Williams & Wilkins.
119. Warren K. R., Murray M. M. (2013). Alcoholic liver disease and pancreatitis: Global health problems being addressed by the US National Institute on Alcohol Abuse and Alcoholism. Journal of Gastroenterology and Hepatology 28(S1), 4–6.
120. Tenner S., Baillie J., DeWitt V., et al. (2013). American College of Gastroenterology guideline: Management of acute pancreatitis. American Journal of Gastroenterology 108, 1400–1415.

121. Banks P. A., Bollen T. L., Dervenis C., et al. (2013). Classification of acute pancreatitis–2012: Revision of classification and definitions by international consensus. Gut 62, 102–111.
122. Gerloff A. (2012). Pancreas-non-Alcohol constituents and its effects. In Pancreatic diseases–Advances in research and treatment (2012 ed., Chapter 3).
123. Penman I. D., Lees C. W. (2014). Alimentary tract and pancreatic disease. In Colledge N. R., Walker B. R., Ralston S. H. (Eds.) Davidson's principles and practice of medicine (22nd ed., pp. 837–920). New York, NY: Churchill Livingstone Elsevier.
124. Dawra D. A., Dudeja R. K., Saluja V., et al. (2016). Role of trypsinogen activation in genesis of pancreatitis. Pancreapedia: Exocrine Pancreas Knowledge Base. doi:10.3998/panc.2016.25
125. Meher S., Mishra T. S., Sasmal P. K., et al. (2015). Role of biomarkers in diagnosis and prognostic evaluation of acute pancreatitis. Journal of Biomarkers 2015, 13. doi:10.1155/2015/519534.
126. Dupuis C. S., et al. (2013). Diagnosis and management of acute pancreatitis and its complications. Gastrointestinal Intervention 2(1), 36–46. doi:10.1016/j.gii.2013.03.001.
127. Conwell D. L., Banks P., Greenberger N. J. (2014). Acute and chronic pancreatitis. In: Kasper D, Fauci A, Hauser S, et al. (Eds.) Harrison's principles of internal medicine (19th ed.). New York, NY: McGrawHill. Available: http://accessmedicine.mhmedical.com.ezproxy.uthsc.edu/content.aspx?bookid=1130&sectionid=79749276. Accessed March 05, 2018
128. World Health Organization. (2014). World Cancer Report 2014 (Chapter 5.7). ISBN 92-832-0429-8
129. American Cancer Society. (2016). Pancreatic cancer. [Online]. Available:https://www.cancer.org/cancer/pancreatic-cancer.html. Accessed February 3, 2018
130. American Cancer Society. (2016). Pancreatic cancer survival rates, by stage. [Online]. Available: https://www.cancer.org/cancer/pancreatic-cancer/detection-diagnosis-staging/survival-rates.html. Accessed February 3, 2018
131. Fanta P. T., Lowy A. M. (2016). Adenocarcinoma of the pancreas. In Yamada Y., (Ed.) Textbook of gastroenterology (6th ed., Chapter 87). Oxford, UK: Wiley-Blackwell.
132. Howlader N., et al. (Eds.) (2017). SEER cancer statistics review, 1975–2014. Bethesda, MD: National Cancer Institute. Available: https://seer.cancer.gov/csr/1975_2014/, based on November 2016 SEER data submission, posted to the SEER website
133. Smyth E., Cunningham D. (2014). Pancreatic cancer. In Kasper D., Fauci A., Hauser S., et al. (Eds.) Harrison's principles of internal medicine (19th ed.). New York, NY: McGraw-Hill. Available: http://access- medicine.mhmedical.com.ezproxy.uthsc.edu/content.aspx?bookid=113 0&sectionid=69858054. Accessed March 05, 2018
134. De La Cruz M. S., Young A. P., Ruffin M. T. (2014). Diagnosis and management of pancreatic cancer. American Family Physician 89(8), 626–632.
135. Lewis R., Drebin J., Callery M., et al. (2013). A contemporary analysis of survival for resected pancreatic ductal adenocarcinoma. HPB 15, 49–60.
136. Eliopoulos C. (2018). Digestion and bowel elimination. In Gerontological nursing. Philadelphia: Wolters Kluwer.
137. Kyle T., Carman S. (2017). Nursing care of the child with an alteration in bowel elimination/gastrointestinal disorder. In Essentials of pediatric nursing (3rd ed.). Philadelphia: Wolters Kluwer.
138. Bowden V. R., Greenberg C. S. (2014). Children and their families: The continuum of nursing care (3rd ed.). Philadelphia: Wolters Kluwer.

Alterações do Estado Nutricional

39

Janet Tucker e Alyssa Norris

INTRODUÇÃO

O termo estado nutricional descreve a condição do corpo em termos de disponibilidade e utilização de nutrientes. Os nutrientes que são levados ao corpo podem ser usados para fornecer energia necessária ao desempenho das diversas funções do organismo, ou podem ser armazenados para uso subsequente. A estabilidade e a composição do peso corporal ao longo do tempo dependem de que a ingestão calórica seja equilibrada com o consumo de energia. Quando uma pessoa ingere alimentos em excesso e a ingestão nutricional é consistentemente maior que o consumo de energia, a maior parte dos nutrientes é armazenada e o peso corporal aumenta. Por outro lado, quando o gasto de energia é maior que a ingestão nutricional, as reservas de energia são consumidas e o peso corporal diminui.

Além disso, como os diferentes alimentos contêm quantidades variadas de proteínas, gorduras, carboidratos, vitaminas e minerais, quantidades apropriadas destes componentes dietéticos devem ser mantidas para assegurar que todos os componentes dos sistemas metabólicos do corpo possam ser supridos com os materiais necessários. Este capítulo trata de regulação do consumo e do armazenamento de energia, necessidades nutricionais, ingestão alimentar excessiva e obesidade, desnutrição e transtornos alimentares.

ESTADO NUTRICIONAL

Depois de concluir esta seção, o leitor deverá ser capaz de:

- Definir *caloria* e citar o número de calorias derivadas da oxidação de 1 g de proteína, gordura ou carboidrato
- Descrever quatro tipos de gasto energético.

Os nutrientes que o corpo usa para manter seu estado nutricional provêm do sistema digestório por meio da ingestão de alimentos ou, em alguns casos, por alimentação com líquidos administrados diretamente no sistema digestório por um tubo sintético (*i. e.*, alimentação por sonda). A exceção ocorre nos pacientes com determinadas doenças, nas quais o sistema digestório é "desviado" e os nutrientes são infundidos diretamente no sistema circulatório. Depois de entrar no corpo, os nutrientes são usados como fonte de energia ou "blocos de construção" para crescimento e reparação dos tecidos. Quando existem nutrientes em excesso, eles geralmente são armazenados para uso subsequente. Quando os nutrientes necessários não estão disponíveis, o corpo adapta-se conservando e utilizando suas reservas nutricionais.

Metabolismo energético

A energia é quantificada em unidades de calor, também conhecidas como *calorias*. Uma caloria – escrita por uma letra *c* minúscula e também referida como *caloria por grama* – é o calor ou a energia necessária para aumentar a temperatura de 1 g de água em 1°C. Uma *quilocaloria* (kcal), que equivale a 1.000 calorias, é a energia necessária para aumentar a temperatura de 1 kg de água em 1°C.[1] Como uma caloria por grama é muito pouco, a unidade de quilocaloria grafada com a letra "C" maiúscula é utilizada comumente quando se trata do metabolismo de energia. A oxidação das proteínas fornece 4 kcal/g; gorduras, 9 kcal/g; carboidratos, 4 kcal/g; e álcool etílico, 7 kcal/g.

Metabolismo é o processo organizado por meio do qual nutrientes como carboidratos, gorduras e proteínas são decompostos, transformados ou convertidos de outra maneira em energia celular. O processo metabólico é singular porque possibilita o fornecimento contínuo de energia e equilibra esta energia produzida com o funcionamento fisiológico. Por exemplo, a energia usada para a contração muscular é derivada basicamente das fontes de calorias armazenadas nas células musculares e depois liberadas à medida que os músculos contraem. Como a maior parte de nossas fontes de energia provém dos nutrientes existentes nos alimentos ingeridos, a capacidade de armazenar energia e controlar sua liberação é importante.

 ### Anabolismo e catabolismo

Existem duas fases do metabolismo: anabolismo e catabolismo. *Anabolismo* é a fase de armazenamento e síntese metabólica dos constituintes celulares. O anabolismo não fornece energia ao corpo, mas consome energia. O *catabolismo* consiste na decomposição de moléculas complexas em substâncias que possam ser usadas para produzir energia. Os intermediários químicos do anabolismo e do catabolismo são conhecidos como *metabólitos*. Anabolismo e catabolismo são catalisados por enzimas existentes nas células do corpo. *Substrato* é uma substância na qual a enzima atua. Os sistemas enzimáticos transformam seletivamente substratos energéticos em energia celular e facilitam o uso de energia.

Como a energia do corpo não pode ser armazenada na forma de calor, processos oxidativos celulares que liberam energia são reações que ocorrem em temperaturas baixas e convertem os componentes dos alimentos em energia química, que pode ser armazenada ou dissipada. O corpo transforma carboidratos, gorduras e proteínas no composto intermediário *trifosfato de adenosina* (ATP).[1] O ATP é conhecido como *moeda corrente de energia celular* porque quase todas as células do organismo armazenam e usam ATP como fonte de energia. Os processos metabólicos envolvidos na síntese do ATP possibilitam que a energia celular seja armazenada, utilizada e reposta. Entretanto, em algumas condições, a eficiência metabólica decrescente pode aumentar o consumo de energia. Esse processo pode ser relevante nos pacientes obesos (quanto mais energia é "desperdiçada" mediante a perda de calor, menor é o ganho ponderal), mas também é importante para a manutenção do calor corporal dos recém-nascidos. Isso ocorre porque a proporção maior da gordura marrom encontrada nos recém-nascidos é muito menos eficiente para produzir ATP que a gordura branca, resultando em produção aumentada de calor.

Armazenamento de energia

Tecido adiposo

Mais de 90% da energia do corpo são armazenados nos tecidos adiposos. Os *adipócitos* ou células de gordura são encontrados isoladamente ou em pequenos grupos dispersos no tecido conjuntivo frouxo. Em algumas partes do corpo, os adipócitos amortecem os órgãos do corpo (p. ex., rins). Além dos grupos isolados de adipócitos, todas as regiões com tecidos adiposos estão encarregadas de armazenar energia. Em conjunto, os adipócitos constituem um grande órgão do corpo, que é metabolicamente ativo na captação, síntese, armazenamento e mobilização dos lipídios – fonte principal de combustível armazenado no corpo. Alguns tecidos como as células hepáticas conseguem armazenar quantidades pequenas de lipídios, mas quando estas gorduras acumulam-se (deposição ectópica, como ocorre nos casos de esteatose hepática), elas começam a interferir com as funções celulares normais. O tecido adiposo não serve apenas para armazenar combustíveis no corpo, mas também fornece isolamento corporal, preenche as cavidades do corpo e protege os órgãos internos.

Os estudos dos adipócitos em laboratório demonstraram que as células totalmente diferenciadas não se dividem. Contudo, essas células têm sobrevida longa e qualquer indivíduo que nasce com grandes quantidades de adipócitos está sujeito a desenvolver obesidade. Alguns adipócitos imaturos (conhecidos como *pré-adipócitos*) capazes de dividir-se são identificados depois do nascimento.[2] A deposição de gordura pode ser causada pela proliferação desses adipócitos imaturos preexistentes. Alguns fármacos também podem ter efeito importante na quantidade de adipócitos. Os diuréticos da classe da tiazolidinediona também podem estimular a formação de novos adipócitos a partir dos pré-adipócitos, tornando possível aumentar a captação de glicose por essas células (depois armazenada na forma de gordura) e acarretar redução desejável dos níveis de glicose sérica, mas com ganho ponderal indesejável. Por outro lado, alguns fármacos podem acarretar perda de adipócitos, resultando em lipodistrofia. Isso ocorre na lipodistrofia associada ao vírus da imunodeficiência humana (HIV), que se observa nos pacientes que fazem tratamento antirretroviral altamente ativa (*highly active antirretroviral therapy*, ou HAART em inglês). O mecanismo da perda de gordura não está esclarecido. Contudo, pode ser atribuída ao aumento da morte celular programada dos adipócitos (i. e., apoptose acelerada).

Existem dois tipos de tecido adiposo: gordura branca e gordura marrom. A gordura branca – que, apesar do seu nome, tem coloração amarelada ou creme – é o tipo mais prevalente de tecido adiposo depois do nascimento. Esse tipo de gordura representa 10 a 20% do peso corporal dos homens adultos e 15 a 25% das mulheres adultas. À temperatura corporal, o teor de lipídio dos adipócitos encontra-se na forma de óleo. Isso inclui os triglicerídios, que são formados por três moléculas de ácidos graxos esterificados a uma molécula de glicerol. Os triglicerídios não contêm água, têm o maior teor calórico dentre todos os nutrientes e são uma maneira eficiente de armazenar energia. Os adipócitos sintetizam triglicerídios – fonte principal de armazenamento das gorduras – a partir das gorduras e dos carboidratos da dieta. A insulina é necessária ao transporte da glicose para dentro dos adipócitos. Quando a ingestão calórica é limitada por qualquer motivo, os triglicerídios dos adipócitos são decompostos e os ácidos graxos e o glicerol resultantes são liberados como fontes de energia.

A gordura marrom difere da branca por sua capacidade termogênica (ou seja, capacidade de produzir calor). A gordura marrom é observada principalmente nos primeiros meses de vida dos seres humanos e nos animais que hibernam. A função principal da gordura marrom é produzir calor nos animais ou nos seres humanos que, assim, não têm calafrios; outra função é concentrar um número maior de mitocôndrias especializadas, que possibilitam este processo.[2] Nos seres humanos, a gordura marrom diminui com a idade, mas ainda é detectável na sexta década de vida. Essa quantidade pequena de gordura marrom tem efeito mínimo no gasto de energia.

Tecido adiposo como órgão endócrino

Hoje em dia, está claro que o tecido adiposo é um órgão endócrino e parácrino, que secreta alguns fatores importantes.[2] Esses fatores são conhecidos como *adipocinas* e incluem leptina, algumas citocinas (p. ex., fator de necrose tumoral α [TNF-α]), fatores de crescimento e adiponectina (importante na resistência à insulina). A Figura 39.1 descreve algumas dessas substâncias produzidas pelo tecido adiposo.

A descoberta da leptina (termo originado da palavra grega que significa "magro"), um peptídio liberado pelos adipócitos, reacendeu o interesse em torno do tecido adiposo e sua função na homeostasia de energia. Estudos recentes sugeriram que a leptina atua ao nível do hipotálamo reduzindo a ingestão de alimentos e

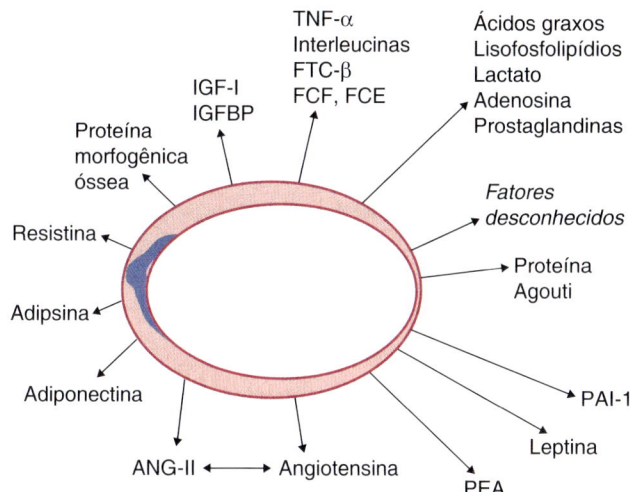

Figura 39.1 • Influências das secreções do tecido adiposo em outros órgãos. Várias proteínas e metabólitos são secretados pelos tecidos adiposos e atuam localmente ou a distância em outros órgãos. Esses fatores têm impacto na ingestão alimentar, via de sinalização da insulina, função vascular, consumo de energia e outros processos homeostáticos do corpo. ANG-II: angiotensina II; PEA: proteína de estimulação da acetilação; FCE: fator de crescimento epidérmico; FCF: fator de crescimento dos fibroblastos; IGF: fator de crescimento semelhante à insulina; IGFBP: proteína de ligação do fator de crescimento semelhante à insulina; PAI-1: fator 1 de ativação do plasminogênio; FTC: fator transformador do crescimento; TFN: fator de necrose tumoral. Fonte: Rubin R., Strayer D. (Ed.). (2012). *Rubin's pathology: Clinicopathologic foundations of medicine* (p. 1085). Philadelphia, PA: Lippincott Williams & Wilkins.

aumentando o consumo de energia por ativação da termogênese e estimulação do sistema nervoso simpático. Além disso, a leptina não só está envolvida no metabolismo da glicose, na maturação sexual normal e na reprodução, como também interage com os sistemas hormonais hipotalâmico-hipofisário-suprarrenal, tireóideo e dos hormônios de crescimento.

A leptina atua por ligação e ativação de receptores específicos encontrados em vários tecidos periféricos e em algumas áreas do encéfalo, inclusive regiões específicas do hipotálamo. Os receptores situados nessas regiões hipotalâmicas estão reconhecidamente envolvidos no apetite, na ingestão de alimentos, na atividade do sistema nervoso simpático, na regulação da temperatura e na secreção de insulina pelas células β do pâncreas. Os níveis de leptina tendem a aumentar depois da ingestão de alimentos e a diminuir no jejum. O tecido adiposo envia sinais ao encéfalo por meio da leptina, dizendo que há quantidades suficientes de calorias armazenadas e que não é necessário aumentar a ingestão alimentar. A *resistência à leptina* – ou incapacidade de responder aos níveis altos deste mediador – pode causar obesidade.[3]

Consumo de energia

O consumo de energia no corpo é resultante de cinco mecanismos que resultam na produção de calor (*i. e.*, termogênese): taxa metabólica basal (TMB) ou equivalente calórico em repouso (ECR); termogênese induzida pela dieta; termogênese induzida por esforço; termogênese induzida por atividades que não exigem esforço (TIANE); e termogênese em resposta às alterações das condições ambientais. A energia usada varia com a idade, as dimensões corporais, a taxa de crescimento e o estado de saúde.

Taxa metabólica basal

A TMB refere-se à energia mínima gasta compatível com a vida.[1] Essas reações são necessárias para fornecer energia para manter a temperatura corporal normal, as funções cardiovascular e respiratória, o tônus muscular e outras atividades essenciais dos tecidos e das células do corpo em repouso. A TMB representa 50 a 70% das necessidades de energia do corpo.[4] A TMB é medida utilizando um instrumento conhecido como *calorímetro indireto*, que mede a taxa de utilização de oxigênio de um indivíduo. O consumo de oxigênio é medido em condições basais: depois de uma noite inteira de sono, depois de 12 h no mínimo sem alimentação, após 1 h sem qualquer atividade extenuante e enquanto o indivíduo está acordado e em repouso em uma sala aquecida e confortável. Em geral, as mulheres têm TMB entre 5 e 10% menor que homens, em razão de sua porcentagem maior de tecido adiposo. Embora grande parte da TMB seja explicada pelas atividades essenciais do sistema nervoso central, dos rins e de outros órgãos do corpo, as variações da TMB entre diferentes indivíduos estão relacionadas em grande parte com a massa muscular esquelética e as dimensões corporais. Em condições normais de repouso, a musculatura esquelética é responsável por 20 a 30% da TMB.[5] Por isso, a TMB geralmente é corrigida com base no tamanho corporal e é expressa como calorias por hora por metro quadro de superfície corporal (calorias/hora/m^2). Entre os fatores que afetam a TMB estão idade, sexo, condições físicas e gestação. Com o envelhecimento, há declínio progressivo da TMB normal, provavelmente relacionado com a perda de massa muscular e sua reposição por tecido adiposo.[1] A TMB pode ser usada para prever as necessidades calóricas de manutenção do estado nutricional.

O ECR é usado para prever o consumo de energia. O método mais preciso para determinar o ECR é por calorimetria indireta. Contudo, esse exame é dispendioso e requer pessoal treinado. A multiplicação do ECR por 1,2 geralmente é suficiente para prever as necessidades calóricas de manutenção da nutrição quando o indivíduo está saudável. Em geral, a multiplicação por 1,5 contempla os nutrientes necessários durante a reposição e doenças como pneumonia, fraturas de ossos longos, câncer, peritonite e recuperação da maioria dos procedimentos cirúrgicos.

Termogêneses induzidas pela dieta e por esforço

O termo termogênese induzida pela dieta – ou efeito térmico dos alimentos – descreve a energia utilizada pelo corpo na digestão, absorção e assimilação dos alimentos depois de sua ingestão. Isso corresponde à energia consumida a mais e acima do valor calórico dos alimentos e representa cerca de 8% das calorias totais despendidas. Quando os alimentos são ingeridos, a taxa metabólica aumenta e depois volta ao normal dentro de algumas horas. A ingestão de uma refeição rica em proteínas aumenta a taxa metabólica normal de modo mais expressivo (até 30%) por 3 a 12 h.

Por sua vez, o tipo de atividade realizada, a duração da atividade e o peso e o grau de condicionamento físico do indivíduo determinam a quantidade de energia consumida por uma atividade física. Os aumentos mais expressivos da taxa metabólica ocorrem com as atividades extenuantes.

Termogênese induzida por atividades que não exigem esforço

O consumo de energia também pode ser afetado pela TIANE. A TIANE inclui a energia consumida para manter a postura e as atividades como estar inquieto.[6] Níveis percentuais mais baixos de TIANE podem estar relacionados com a tendência de ganhar peso. Indivíduos com TIANE aumentada podem ter menos acumulação de gordura que os pacientes com TIANE reduzida.

Termogênese relacionada com as condições ambientais

Os calafrios em resposta ao frio também geram calor por aumento da atividade muscular. A termogênese sem calafrios também ocorre em resposta ao estresse do frio e é causada pela ativação do sistema nervoso simpático com secreção de norepinefrina e epinefrina, que aumenta a atividade metabólica. A estimulação simpática também gera energia a partir da gordura marrom.

Estudos recentes demonstraram que os indivíduos obesos com ingestão calórica persistentemente excessiva têm atividade simpática exagerada. Embora o mecanismo exato seja desconhecido, isso parece ser desencadeado em parte pela leptina e aumenta a termogênese. Esse aumento da geração de energia pode ajudar a limitar a quantidade de peso acumulado. Embora certamente não seja suficiente para interromper ou reverter o processo de acumulação de peso por completo, isso pode contribuir para a taxa de aumento do peso ou estabilização do sobrepeso em determinado nível.

RESUMO

O termo estado nutricional descreve a condição do corpo com relação à disponibilidade e à utilização de nutrientes. Os nutrientes fornecem energia e materiais necessários à realização das atividades da vida diária e ao crescimento e à reparação dos tecidos do corpo. Metabolismo é o processo organizado por meio do qual os nutrientes como carboidratos, gorduras e proteínas são decompostos, transformados ou convertidos de outras formas em energia celular. Glicose, gordura e aminoácidos das proteínas funcionam como fontes de combustível para o metabolismo celular. Essas fontes de combustível são ingeridas com as refeições e armazenadas para uso subsequente. A glicose é armazenada na forma de glicogênio ou convertida em triglicerídios nos adipócitos para armazenamento. As gorduras são armazenadas no tecido adiposo na forma de triglicerídios. A gordura também funciona como órgão endócrino quando produz adipocinas (p. ex., leptina) e citocinas que afetam o ganho ponderal. Os aminoácidos são os "blocos de construção" das proteínas e a maioria dos aminoácidos armazenados está contida nas proteínas corporais e como fontes de combustível para o metabolismo celular. A energia é medida em unidades de calor, também conhecidas como *calorias*.

O consumo de energia do corpo resulta da produção de calor (*i. e.*, termogênese) associada à TMB (ou equivalente calórico basal), à termogênese induzida pela dieta, à termogênese induzida por esforço, à TIANE e à termogênese em resposta às alterações das condições ambientais.

NECESSIDADES NUTRICIONAIS

Depois de concluir esta seção, o leitor deverá ser capaz de:

- Descrever os diferentes padrões dietéticos utilizados para formular recomendações dietéticas uniformes quanto à ingestão de calorias, proteínas, gorduras, carboidratos, fibras, vitaminas e minerais
- Discriminar as diferenças entre fome, apetite e saciedade
- Descrever as interações entre os neuro-hormônios envolvidos nos mecanismos de controle da ingestão alimentar a curto e longo prazos.

Ingestão dietética de referência

O termo *ingestão dietética de referência* (IDR,) inclui um conjunto de valores de referência com base nos nutrientes – *cota dietética recomendada* (CDR), *ingestão adequada* (IA), necessidade média estimada, nível superior tolerável de ingestão e *faixa de distribuição aceitável dos macronutrientes* (FDAM), cada qual com seus usos específicos.[7,8] Os valores de IDR, atualizados periodicamente, são publicados pela National Academy of Sciences. As IDR são usadas para orientar pessoas quanto ao nível de ingestão nutricional de que necessitam para reduzir o risco de desenvolver doença crônica. As IDR recomendadas atualmente para determinados nutrientes, vitaminas e minerais estão disponíveis na página do Food and Nutrition Information Center of U. S. Department of Agriculture (USDA): http://fnic.nal.usda.gov/fnic/interactiveDRI/. Essa página contém um recurso interativo que calcula as necessidades nutricionais atuais de um indivíduo com base em seu sexo, peso, estatura, idade e níveis de atividade.[9]

A CDR define a ingestão que atende às necessidades de nutrientes para quase todas as pessoas saudáveis de determinada faixa etária e sexo. As diretrizes mais recentes estabeleceram níveis de CDR para os carboidratos, mas não para as gorduras. A ingestão recomendada de gordura está representada na FDAM e é expressa como porcentagem da ingestão dietética diária total, em vez de estabelecer um nível específico.[8]

A IA é estabelecida quando não há evidências científicas suficientes para estimar uma necessidade média. A IA é derivada de dados experimentais ou observações científicas que demonstram uma ingestão média aparentemente adequada para manter um indicador de saúde desejável. A *necessidade média estimada* é a ingestão que atende à necessidade estimada de nutrientes de 50% dos indivíduos de determinado grupo. Esse valor é usado como base para elaborar a CDR. Os legisladores da área nutricional usam esse parâmetro quando avaliam a adequação de um nutriente para determinado grupo e para planejar a quantidade de nutrientes que este grupo deveria consumir. O *nível superior tolerável de ingestão* corresponde à ingestão máxima, que provavelmente não acarreta riscos à saúde de quase todos os indivíduos saudáveis de um grupo específico. Esse valor aplica-se à ingestão total de alimentos, gêneros alimentícios enriquecidos e suplementos nutricionais. O valor não é definido para ser usado como nível recomendável de ingestão e não existem benefícios comprovados para os indivíduos que ingerem nutrientes nos níveis da CDR ou IA.[8]

Os rótulos dos alimentos e dos suplementos usam *valores diários* (VD), que são definidos pela FDA (Food and Drug Administration) americana. Entretanto, os VD se baseiam em dados mais antigos que os utilizados para determinar as IDR. O valor diário percentual (VD%) explica ao consumidor quais porcentagens dos VD uma porção do alimento ou do suplemento fornece.

Necessidades nutricionais

Proteínas, gorduras, carboidratos, vitaminas, minerais e fibras têm funções próprias quando fornecem ao corpo aquilo de que ele necessita para manter a vida e a saúde.

Calorias

As necessidades de energia são maiores durante as fases de crescimento. Um indivíduo necessita de 115 kcal/kg de peso corporal ao nascer, 105 kcal/kg com 1 ano de vida e 80 kcal/kg entre as idades de 1 e 10 anos. Na adolescência, os meninos necessitam de 45 kcal/kg de peso corporal e as meninas de 38 kcal/kg. Durante a gestação, as gestantes necessitam de mais 300 kcal/dia acima das suas necessidades habituais e, ao longo dos primeiros 3 meses de amamentação, elas requerem mais 500 kcal/dia.[7]

Proteínas

As proteínas são necessárias ao crescimento e à manutenção dos tecidos corporais, à produção de enzimas e anticorpos, à homeostasia de líquidos e eletrólitos e ao transporte de nutrientes. As proteínas são formadas de aminoácidos, dos quais 9 são essenciais ao organismo (*i. e.*, estes aminoácidos não podem ser sintetizados pelo corpo e precisam ser obtidos das fontes dietéticas). Esses aminoácidos são leucina, isoleucina, metionina, fenilalanina, treonina, triptofano, valina, lisina e histidina. Os alimentos proteicos completos são os que proporcionam esses aminoácidos essenciais em quantidades suficientes. As proteínas completas são obtidas mais comumente de fontes animais e incluem leite, ovos e carnes de boi, aves e peixes. Contudo, existem algumas fontes de proteínas completas derivadas de vegetais, inclusive ervilhas e feijões secos, nozes, sementes e grãos, que contêm todos os aminoácidos essenciais, embora em proporções menores que as necessárias. Essas proteínas precisam ser combinadas entre si para atender às necessidades de aminoácidos usados na síntese proteica (embora não seja necessário combiná-las em uma única refeição). A necessidade diária média de proteínas é de 30 a 50 g, contanto que a proteína seja de boa qualidade e a dieta contenha quantidades adequadas de carboidratos e gorduras.[9] As dietas adequadas em calorias, mas inadequadas em proteínas podem causar *kwashiorkor*. Quando calorias e proteínas não são suficientes, o paciente tem desnutrição proteicocalórica (ver o tópico *Desnutrição proteicocalórica*).

Gorduras

Gordura é a fonte de energia mais concentrada. O Food and Nutrition Board estabeleceu a FDAM de gordura em 25 a 35% da ingestão calórica total dos adultos; 25 a 35% das crianças entre 4 e 18 anos; e 30 a 40% das crianças de 1 a 3 anos de idade.[9] A recomendação dietética diária de colesterol é < 300 mg. O colesterol é um lipídio ceroso encontrado em todas as células do corpo e é produzido no fígado. O colesterol é necessário para várias funções do corpo, inclusive produção de hormônios, metabolismo de algumas vitaminas, função neural e permeabilidade celular. O excesso de colesterol no corpo pode causar risco significativo ao sistema cardiovascular e aumentar o risco de ter doença cardíaca grave. O monitoramento cuidadoso dos níveis sanguíneos e a redução da ingestão dietética de colesterol ajudam a manter seus níveis na faixa aceitável.

As gorduras dietéticas são compostas basicamente de triglicerídios (*i. e.*, uma mistura de ácidos graxos e glicerol). Os ácidos graxos são saturados (*AGS*), monoinsaturados (*AGMI*) ou poli-insaturados (*AGPI*). Os AGS aumentam o colesterol sanguíneo, enquanto as gorduras monoinsaturadas e poli-insaturadas reduzem o colesterol sérico. Em geral, as gorduras saturadas provêm de fontes animais e mantêm-se em estado sólido à temperatura ambiente. Com exceção dos óleos de coco e palma (que são saturados), as gorduras insaturadas são encontradas nos óleos vegetais e geralmente se mantêm no estado líquido à temperatura ambiente. Os *ácidos graxos trans* (*AGT*) são produzidos quando os óleos insaturados são parcialmente hidrogenados e são conhecidos como *gorduras trans artificiais*. Essas gorduras estão principalmente nas gorduras vegetais, algumas margarinas e alimentos que contêm estes ingredientes. As fontes naturais de AGT são produtos laticínios, algumas carnes e outros alimentos de origem animal. Os AGT aumentam o lipoproteína de baixa densidade (LDL; "colesterol ruim") e reduzem a lipoproteína de alta densidade (HDL, "colesterol bom"). Contudo, as gorduras *trans* de origem natural podem ter efeito benéfico. As gorduras da dieta fornecem energia, funcionam como transportadores de vitaminas lipossolúveis, atuam como precursores das prostaglandinas e são fontes de ácidos graxos.

Os AGPI, inclusive ácido linoleico (um ácido graxo ômega-6) e ácido α-linoleico (um ácido graxo ômega-3), são exemplos de ácidos graxos essenciais. Isso significa que eles não são sintetizados pelo organismo e devem constar na dieta. Os valores de IA desses dois ácidos graxos foram definidos.[9] Como alguns óleos vegetais são fontes abundantes de ácidos α-linoleico e linoleico, a IA pode ser alcançada incluindo-se na dieta duas colheres de chá de óleo vegetal por dia. A deficiência de ácido linoleico causa dermatite, enquanto a deficiência de ácido α-linoleico pode causar anormalidades neurológicas e atraso do crescimento.

Estudos demonstraram que os ácidos ômega-3 e ômega-6 contribuem para a patogênese e o tratamento de algumas doenças. O ácido γ-linoleico, um derivado do ácido linoleico, pode estimular a inflamação, enquanto o ácido α-linoleico tem sido eficaz para tratar algumas doenças inflamatórias, embora seja ineficaz em outras.[1] Ainda há muito o que descobrir quanto aos efeitos desse grupo de nutrientes. Os ácidos ômega-3 são encontrados principalmente nas carnes de peixes de águas geladas, nozes e sementes de linhaça. Os ácidos ômega-6 estão nas sementes e nas nozes. Em geral, os ácidos graxos ômega-6 favorecem a inflamação, a coagulação sanguínea e a proliferação celular, enquanto os ácidos ômega-3 reduzem essas funções. Em geral, recomenda-se uma dieta equilibrada nesses dois nutrientes.

Carboidratos

Os carboidratos da dieta são compostos de açúcares simples, carboidratos complexos e carboidratos indigeríveis (i. e., fibras). Por causa dos seus teores de vitaminas, minerais e fibras, recomenda-se que a maior parte dos carboidratos consumidos com a dieta provenha de compostos complexos, em vez de açúcares simples que contêm poucos nutrientes.

Embora alguns tecidos como o sistema nervoso necessitem de glicose como fonte de energia, essa demanda pode ser atendida pela conversão de aminoácidos e parte do glicerol da molécula de triglicerídio em glicose. Os ácidos graxos originados dos triglicerídios são convertidos em cetonas e usados como fonte de energia por outros tecidos do corpo. Em geral, uma dieta deficiente em carboidratos resulta na perda de proteínas dos tecidos e na produção de cetose. Como o metabolismo das proteínas e das gorduras aumenta a produção de escórias metabólicas osmoticamente ativas, que precisam ser eliminadas pelos rins, existe o risco de desidratação e distúrbios eletrolíticos. A quantidade de carboidratos necessária para evitar decomposição dos tecidos e cetose varia de 50 a 100 g/dia.

Na prática, os carboidratos devem suprir a maior parte da necessidade diária de energia, porque algumas fontes de proteínas também contêm grande quantidade de gordura e são mais dispendiosas. A FDAM indica que a ingestão de carboidratos deva representar 45 a 65% das calorias ingeridas diariamente na dieta.[9]

Os carboidratos devem estar na forma de grãos integrais, vegetais e frutas, que têm teores mais altos de fibras em comparação com a farinha refinada e os produtos que contêm açúcar.

Vitaminas e minerais

Vitaminas. Formam um grupo de compostos orgânicos que atuam como catalisadores de várias reações químicas. Um composto não pode ser classificado como vitamina a menos que se demonstre que sua deficiência causa doença. Ao contrário da crença popular, as vitaminas não fornecem energia diretamente. Como catalisadores, elas fazem parte dos sistemas enzimáticos necessários à liberação de energia das proteínas, das gorduras e dos carboidratos. Além disso, as vitaminas são necessárias à formação das hemácias, dos hormônios, do material genético e do sistema nervoso. Esses compostos são essenciais ao crescimento e ao desenvolvimento normais.

Existem dois tipos de vitaminas: lipossolúveis e hidrossolúveis. As quatro vitaminas lipossolúveis são as vitaminas A, D, E e K. As nove proteínas hidrossolúveis necessárias são tiamina, riboflavina, niacina, piridoxina (vitamina B_6), ácido pantotênico, vitamina B_{12}, ácido fólico, biotina e vitamina C. As vitaminas lipossolúveis são armazenadas no corpo e podem alcançar níveis tóxicos se forem ingeridas em quantidades maiores que as necessárias ao organismo. Como as vitaminas hidrossolúveis são excretadas na urina, a possibilidade de que se acumulem a níveis tóxicos no corpo é menor. A Tabela 39.1 apresenta as fontes principais de vitaminas da dieta.

Minerais

Os minerais desempenham várias funções, inclusive equilíbrio acidobásico e manutenção da pressão osmótica nos compartimentos do corpo. Os minerais são componentes das vitaminas, dos hormônios e das enzimas. Eles mantêm os níveis normais de hemoglobina, desempenham um papel importante na função do sistema nervoso e participam da contração

Tabela 39.1 Principais fontes de vitaminas da dieta.

Vitamina	Fontes alimentares principais
Vitamina A (retinol, provitamina A, carotenoides)	Retinol: fígado, manteiga, leite integral, queijos, gema de ovo Provitamina A: cenouras, vegetais folhosos verdes, batata-doce, abóbora, abóbora-moranga, abricó, melão-cantalupo, margarina enriquecida
Vitamina D (calciferol)	Laticínios enriquecidos, margarina enriquecida, óleos de peixe, gema de ovo
Vitamina E (tocoferol)	Óleo vegetal, margarina, gordura vegetal, vegetais folhosos verdes, germe de trigo, produtos com grãos integrais, gema de ovo, manteiga e fígado
Vitamina C (ácido ascórbico)	Brócolis, pimentão e pimenta-vermelha, couve-galega, couve-de-bruxelas, couve-de-folha, batatas, espinafre, tomates, frutas cítricas, morango
Tiamina (vitamina B_1)	Carne de porco, fígado, carne de boi, grãos integrais, produtos com grãos enriquecidos, legumes, nozes
Riboflavina (vitamina B_2)	Fígado, leite, iogurte, queijo *cottage*, carne de boi, produtos com grãos enriquecidos
Niacina (nicotinamida, ácido nicotínico)	Fígado, carnes de boi, aves e peixes, amendoins, produtos com grãos enriquecidos
Ácido fólico (folacina)	Fígado, legumes, vegetais folhosos verdes
Vitamina B_6 (piridoxina)	Carnes de boi, peixes e aves, mariscos, vegetais folhosos verdes, produtos com grãos integrais, legumes
Vitamina B_{12}	Carnes de boi, aves e peixes, mariscos, ovos, laticínios
Biotina	Rim, fígado, leite, gema de ovo, muitos vegetais frescos
Ácido pantotênico	Fígado, rins, carnes de boi, leite, gema de ovo, produtos com grãos integrais, legumes

muscular e da formação e manutenção do sistema esquelético. Os minerais em quantidades relativamente grandes no organismo são conhecidos como *macrominerais*. Isso inclui cálcio, fósforo, sódio, cloreto, potássio, magnésio e enxofre. Outros minerais são classificados como *oligoelementos* e incluem ferro, manganês, cobre, iodo, zinco, cobalto, flúor e selênio. A ingestão maior ou menor que as cotas recomendadas pode causar doença ou efeitos tóxicos. A Tabela 39.2 fornece uma lista com as fontes de minerais e suas funções.

Fibras

A fibra total, que possui benefícios fisiológicos, inclui fibra alimentar, carboidratos não digeríveis encontrados em plantas como frutas, vegetais, feijões, nozes e grãos integrais, fibra funcional e carboidratos não digeríveis isolados. As fibras funcionais são sintéticas ou extraídas de fontes vegetais e acrescentadas aos alimentos. Exemplos são psílio e metilcelulose, que são encontrados comumente nos alimentos processados. As fibras dietéticas aumentam o volume, a viscosidade e a fermentação do bolo alimentar. O aumento do volume do bolo alimentar retarda o esvaziamento gástrico e, deste modo, acentua a sensação de saciedade e acelera a taxa de transporte ao longo do sistema digestório, aumentando assim o volume das fezes e facilitando as evacuações intestinais normais. A viscosidade espessa o revestimento do sistema digestório, ajuda a regular os níveis de glicose sanguínea e reduz as concentrações de colesterol. A fermentação contribui para a proliferação das bactérias intestinais favoráveis e o funcionamento do sistema imune normal. É necessário realizar mais estudos para determinar se as fibras evitam câncer de intestino grosso e facilitam a perda de peso. Em 2002, o Food and Nutrition Board publicou sua primeira diretriz sobre a ingestão recomendada de fibras. As recomendações atuais para os adultos jovens dos sexos masculino e feminino são de 34 e 28 g de fibras por dia, respectivamente, enquanto os indivíduos com mais de 50 anos devem ingerir 28 e 22 g por dia, respectivamente.[8,9]

Regulação da ingestão alimentar e do armazenamento de energia

A estabilidade e a composição do peso corporal ao longo do tempo dependem de que a ingestão calórica seja equilibrada com a utilização de energia. Fatores ambientais, culturais, genéticos e psicológicos afetam a ingestão alimentar e o consumo de energia. Além disso, o peso corporal é rigorosamente controlado por vários sistemas de *feedback* fisiológicos, que contribuem para a regulação da fome, da ingestão alimentar e do consumo de energia.[1]

Fome, apetite e mecanismos de controle da ingestão alimentar

A sensação de *fome* está associada a várias percepções sensoriais, inclusive contrações rítmicas do estômago e aquela "sensação de vazio" no estômago, que estimula o indivíduo a buscar alimento. *Apetite* é o desejo de ingerir determinado tipo

Tabela 39.2 Fontes e funções dos minerais.

Mineral	Fontes principais	Funções
Cálcio	Leite e laticínios, peixes com ossos, vegetais	Formação e manutenção dos ossos; formação dos dentes, absorção das vitaminas do complexo B, coagulação sanguínea, funções neural e muscular
Cloro	Sal de mesa, carnes, leite, ovos	Regula o pH gástrico, o equilíbrio acidobásico e a pressão osmótica dos líquidos extracelulares
Cobalto	Carnes de vísceras, carne de boi	Ajuda na maturação das hemácias (como parte da molécula da vitamina B_{12})
Cobre	Cereais, nozes, legumes, fígado, mariscos, uvas, carnes	Catalisa a formação da hemoglobina, da elastina e do colágeno; libera energia (citocromo-oxidase e catalase), síntese de melanina e fosfolipídios para a bainha de mielina dos nervos
Flúor	Água fluorada	Fortalece os ossos e os dentes
Iodo	Sal iodado, peixes	Síntese dos hormônios tireóideos e sua função na manutenção da taxa metabólica
Ferro	Carnes, coração, fígado, mariscos, ostras, feijões, espinafre, tâmaras, nozes secas, cereais enriquecidos e integrais	Síntese de hemoglobina, liberação de energia às células (via do citocromo), efeito bactericida (mieloperoxidase)
Magnésio	Leite, vegetais verdes, nozes, pães e cereais	Catalisa alguns estímulos neurais intracelulares, retenção de reações, principalmente as que estão relacionadas com as reações enzimáticas intracelulares; níveis baixos de magnésio aumentam a irritabilidade do sistema nervoso e causam vasodilatação e arritmias cardíacas
Fósforo	Carnes de boi, aves e peixe, leite e queijos, cereais, legumes e nozes	Formação e manutenção dos ossos; componente essencial dos ácidos nucleicos e elementos de permuta de energia (p. ex., ATP)
Potássio	Laranjas, frutas secas, bananas, carnes, batatas, manteiga de amendoim, café	Manutenção da osmolalidade intracelular, equilíbrio acidobásico, transmissão de estímulos neurais, catalisador do metabolismo energético, síntese de proteínas e glicogênio
Sódio	Sal de mesa, carnes curadas, carne de boi, leite, azeitonas	Manutenção da pressão osmótica dos líquidos extracelulares, equilíbrio acidobásico, função neuromuscular; absorção de glicose
Zinco	Cereais de grãos integrais, ovos, legumes	Parte integral de algumas enzimas, inclusive anidrase carbônica, que facilita a combinação do dióxido de carbono com água nas hemácias; componente da lactato-desidrogenase, que é importante para o metabolismo celular; componente de algumas peptidases; importante para a digestão das proteínas no sistema digestório

de alimento e ajuda o indivíduo a determinar qual alimento será ingerido. *Saciedade* é a sensação de plenitude ou pouco desejo de comer.

Dois centros encefálicos interagem com vários hormônios e neurotransmissores para ajudar a controlar a ingestão alimentar e o gasto de energia. O núcleo arqueado do hipotálamo foi reconhecido como centro da fome e da saciedade. Outros centros do tronco encefálico também contribuem para esses mecanismos.[10] Esses centros recebem estímulos neurais do sistema digestório, que fornecem informações quanto ao enchimento do estômago, sinais químicos gerados pelos nutrientes (glicose, aminoácidos e ácidos graxos) no sangue e estímulos originados do córtex cerebral quanto ao odor, a visão e o paladar do alimento. Centros hipotalâmicos também controlam a secreção de vários hormônios (p. ex., hormônios tireóideos e do córtex suprarrenal) que regulam o equilíbrio energético e o metabolismo.

O controle da ingestão alimentar está sujeito à regulação a curto prazo, que se refere à quantidade de alimento consumido a cada refeição ou lanche; e à regulação de médio e longo prazo, que diz respeito à manutenção das reservas de energia ao longo do tempo.[11]

Os neuro-hormônios são responsáveis pela regulação da ingestão alimentar a curto prazo, tanto pelo aumento (orexígenos) como pela diminuição (anorexígenos) da ingestão alimentar.[11] A Figura 39.2 ilustra vários desses mensageiros neurais e os efeitos gerais que produzem. Foram descritos mais de 30 genes de hormônios gastrintestinais envolvidos na regulação da fome e da saciedade.[12] Estudos recentes possibilitaram novas descobertas acerca desse sistema complexo, mas grande parte ainda é desconhecida.[12,13]

Os três mensageiros de curta duração principais que produzem efeitos orexígenos são grelina, produzida principalmente no estômago; neuropeptídio Y (NPY) e proteína relacionada com o agouti (AGRP), ambos produzidos no hipotálamo. Muitos outros hormônios intestinais têm efeitos anorexígenos sinalizando saciedade aos centros neurais. Todos esses mensageiros enviam mensagens de saciedade que, por fim, ajudam a reduzir a ingestão alimentar.[10]

As regulações de médio e longo prazo da ingestão alimentar são determinadas pela quantidade de nutrientes presentes na corrente sanguínea e nas estruturas de armazenamento. Há muito se sabe que a redução da glicose sanguínea causa fome. Por outro lado, níveis aumentados dos produtos da decomposição dos lipídios (p. ex., cetoácidos) reduzem o apetite. Uma dieta de emagrecimento cetogênica (p. ex., dieta do Dr. Atkins) baseia-se em parte nos efeitos supressores do apetite das cetonas sanguíneas.

Os adipócitos liberam leptina em quantidades proporcionais às reservas de gordura. A estimulação dos receptores de leptina do hipotálamo diminui o apetite e a ingestão alimentar, além de aumentar a taxa metabólica e o consumo de energia. Além disso, essa estimulação reduz a secreção de insulina pelas células β do pâncreas, que diminui o armazenamento de energia nos adipócitos.[14]

RESUMO

O corpo requer diariamente mais de 40 nutrientes. O estado nutricional reflete a ingestão diária contínua de nutrientes ao longo do tempo e a deposição e o uso desses nutrientes pelo corpo. As IDR classificam as quantidades de nutrientes essenciais consideradas adequadas para atender às necessidades nutricionais conhecidas dos indivíduos saudáveis. As IDR incluem 22 classificações por idade e sexo e contemplam recomendações relativas a calorias, proteínas, gorduras, carboidratos, vitaminas e minerais. A fome e a saciedade são controladas por um grupo complexo de neuro-hormônios, dos quais alguns são produzidos no sistema digestório. Esses mensageiros funcionam estimulando a fome ou sinalizando saciedade para controlar efeitos a curto e longo prazos. Embora grandes descobertas tenham sido realizadas nos últimos anos, ainda há muito a ser pesquisado para que seja possível controlar mais eficazmente esse processo complexo.

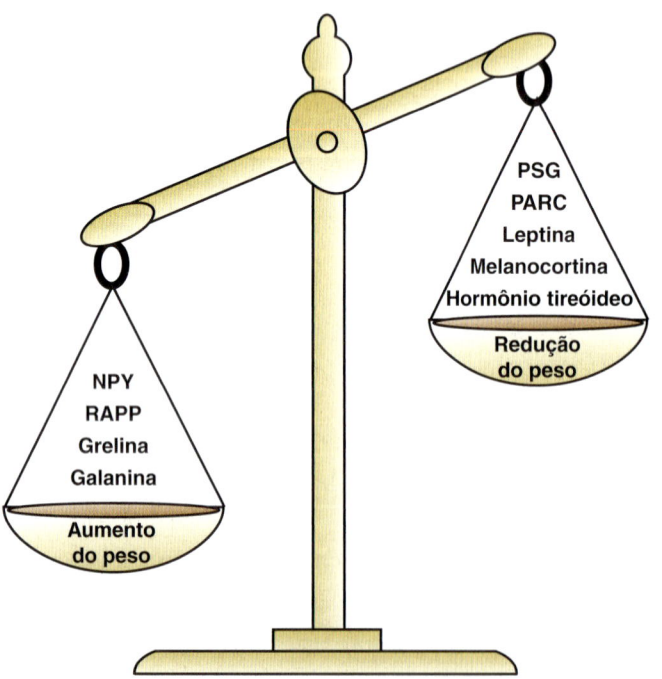

Figura 39.2 • Equilíbrio entre os mediadores químicos que impactam a acumulação e a perda de peso. PARC: proteína do adipócito relacionada com o complemento; PSG: peptídio semelhante ao glucagon; NPY: neuropeptídio Y; RAPP: receptor ativado por proliferador de peroxissomos. Fonte: Strayer D., Rubin R. (Ed.). (2015). *Rubin's pathology: Clinicopathologic foundations of medicine* (7. ed., Figura 13-1, p. 517). Philadelphia, PA: Lippincott Williams & Wilkins.

SOBREPESO E OBESIDADE

Depois de concluir esta seção, o leitor deverá ser capaz de:

- Explicar o uso do índice de massa corporal (IMC) para avaliar o peso corporal
- Definir e descrever as causas e os tipos de obesidade e os riscos à saúde associados à obesidade

- Descrever o tratamento da obesidade em termos de dieta, modificação comportamento, exercícios, apoio social, fármacos e abordagens cirúrgicas.

A obesidade pode ser definida por acumulação excessiva de gordura corporal com diversas consequências patológicas em órgãos específicos. Sobrepeso e obesidade tornaram-se problemas de saúde mundiais. Em 2016, 1,9 bilhão de pessoas foram classificadas na faixa de sobrepeso; 650 milhões foram classificados posteriormente como obesos. Hoje em dia, nos EUA, mais de 65% dos adultos têm sobrepeso ou obesidade, e mais de 36,5% da população são obesos[a]; a obesidade é ainda mais prevalente nos grupos minoritários, inclusive afrodescendentes não hispânicos e indivíduos de etnia hispânica.[15] A prevalência do sobrepeso e da obesidade é ainda mais alarmante entre as crianças e os adolescentes. Aproximadamente 17% das crianças de 2 a 19 anos são obesas – uma porcentagem que triplicou desde 1980.[16]

Índice de massa corporal

Clinicamente, a obesidade e o sobrepeso têm sido definidos com base no índice de massa corporal (IMC), que reflete a estatura e o peso (Figura 39.3) e correlaciona-se com a gordura corporal. Em 1997, a Organização Mundial da Saúde definiu as diversas classificações do sobrepeso (IMC ≥ 25) e obesidade (IMC ≥ 30). Em seguida, o NIH (National Institutes of Health) americano adotou essa classificação.[17] O uso do valor de corte de IMC de 25 como medida de sobrepeso suscitou algumas preocupações de que o IMC de alguns homens pudesse ser uma função da massa muscular, mais que do peso de gordura. Entretanto, estudos demonstraram que o nível de corte do IMC em 25 pode detectar confiavelmente a maioria dos indivíduos com sobrepeso, sem detectar por engano as pessoas com massa muscular excessiva.

A definição de obesidade infantil consiste em um IMC igual ou maior que o 95º percentil específico para a idade e o sexo, enquanto um IMC entre o 85º e o 95º percentis é determinante de sobrepeso.[6] Esses critérios foram selecionados porque correspondem aos IMC de adultos de 30 e 25, respectivamente.

Causas de obesidade

A epidemia de obesidade tem muitos fatores etiológicos e praticamente todos os dias são acrescentados estudos novos nessa área de conhecimento.

Embora sobrepeso e obesidade resultem de um desequilíbrio energético causado pela ingestão excessiva de calorias e por atividade física insuficiente, alguns fatores contribuem para o desenvolvimento da obesidade e a resposta do organismo às tentativas de controlar o desequilíbrio. Entre as causas contribuintes geralmente reconhecidas estão fatores genéticos, metabolismo, comportamento, ambiente, cultura e nível socioeconômico.[13] Distúrbios clínicos como doença da tireoide, síndrome de Cushing e síndrome do ovário policístico e, assim como vários fármacos, também podem contribuir para o aumento do peso e a obesidade.

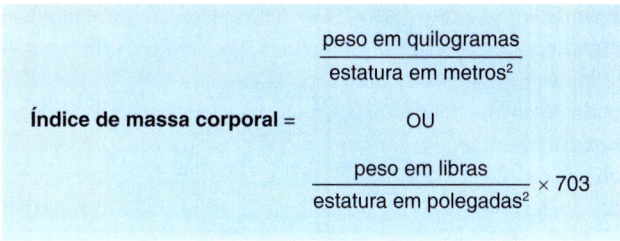

Figura 39.3 • Equação do índice de massa corporal.

A relação entre genética e ganho de peso é complexa e até hoje não foi inteiramente esclarecida. A atualização mais recente do mapa dos genes da obesidade humana concluído em 2005 sugere que existam 100 sítios cromossômicos relevantes para obesidade.[18] Alguns deles estão relacionados com os controles da fome e da saciedade, do metabolismo e dos mecanismos de armazenamento corporal situados no intestino e no encéfalo. Pesquisadores acreditam que essas teorias possam ajudar a explicar as diferenças nos graus de obesidade observados em várias populações. A identificação dessas influências genéticas pode, no futuro, viabilizar intervenções terapêuticas mais dirigidas. Ainda não está claro como os genes e as mutações podem interagir direta ou indiretamente com as causas ambientais de obesidade. Uma descrição da interação complexa entre ambiente e genética foi atribuída a George Bray, renomado especialista em obesidade, que afirmou que "a constituição genética carrega a arma, mas o ambiente puxa o gatilho".[19]

Existem evidências recentes de que as intervenções comportamentais possam ajudar a manter a influência genética sob controle.[13]

Embora pesquisas genéticas possibilitem novas descobertas sobre a patogênese da obesidade, a influência ambiental ainda é um dos contribuintes principais para esse problema mundial.[13,18] Os índices de obesidade alcançaram proporções epidêmicas nas populações que dispõem livremente de alimentos ricos em calorias e poucas oportunidades de atividade física.[18] As influências como hábitos alimentares da família, tempo despendido no computador, assistir à televisão, depender do automóvel como meio de transporte, acesso fácil aos alimentos, alimentos com maior densidade calórica, consumo exagerado de bebidas adoçadas com açúcar e aumento crescente do tamanho das porções foram citadas como fatores contribuintes para a tendência ao sobrepeso. Estudos epidemiológicos mais recentes indicaram que, embora a redução da atividade física possa desempenhar um papel importante no aumento dos índices de sobrepeso e obesidade, as alterações da dieta em razão da ampliação da disponibilidade de alimentos obesogênicos de baixo custo, saborosos, intensamente divulgados na mídia parecem ter causado um aumento muito mais rápido da obesidade.[20]

Fatores psicológicos constituem outra área de influência no comportamento relacionado ao ganho de peso. A alimentação pode ser uma maneira de lidar com o estresse, o humor ou a

---

[a]N.R.T.: o sobrepeso acomete 52,5% dos brasileiros e a taxa de obesidade é de 17,9% no país, de acordo com Ministério da Saúde. O excesso de peso é maior entre homens: 56,5% contra 49,1% nas mulheres. Fonte: http://portalsaude.saude.gov.br/.

ansiedade.[21] O hábito de beliscar, a alimentação emocional e o transtorno da compulsão alimentar (TCA) foram apontados como preditores para a classificação de pacientes obesos.[22]

Cultura e nível socioeconômico também parecem ser fatores contribuintes para o aumento dos índices de sobrepeso e obesidade. É claro que precisam ser elaboradas intervenções que contemplem as necessidades das diferentes culturas, além de abordar os obstáculos socioeconômicos à melhoria das escolhas alimentares.[13] Ainda haverá muito debate e discussões quanto aos fatores etiológicos, especialmente quando se busca descobrir meios eficazes de tratar e evitar obesidade.

Tipos de obesidade

Existem dois tipos de obesidade descritos com base na distribuição da gordura: obesidade da parte superior do corpo e obesidade da parte inferior do corpo (Figura 39.4). A *obesidade da parte superior do corpo* também é conhecida como obesidade *central, abdominal, visceral* ou *masculina* ("*androide*"). A obesidade da parte inferior do corpo também é descrita como obesidade *periférica, gluteofemoral* ou *feminina* ("ginecoide"). Os indivíduos com obesidade da parte superior do corpo geralmente têm configuração corporal semelhante a uma "maçã", enquanto os pacientes com obesidade da parte inferior do corpo têm configuração mais parecida com uma "pera". Em geral, os homens têm mais gordura intra-abdominal e as mulheres acumulam mais gordura subcutânea. À medida que os homens envelhecem, a relação percentual entre gordura intra-abdominal e gordura subcutânea aumenta. Depois da menopausa, as mulheres tendem a adquirir gordura com distribuição mais central.

O tipo de obesidade é determinado dividindo-se a circunferência abdominal pela circunferência do quadril. A comparação das medidas da cintura e da circunferência do quadril pode definir o tipo de obesidade. Uma razão cintura-quadril > 1,0 nos homens e igual a 0,8 nas mulheres também indica obesidade da parte superior do corpo ou central. A obesidade central também pode ser subdividida em tecido adiposo intra-abdominal (gordura visceral) e tecido adiposo abdominal subcutâneo com base no uso da tomografia computadorizada ou da ressonância magnética.[23] A circunferência abdominal, que é uma medida da distribuição da gordura central, mede o tecido adiposo abdominal subcutâneo e o tecido adiposo intra-abdominal. Uma das características da gordura visceral é a secreção de adipocinas (inclusive TNF-α e adiponectina) e ácidos graxos diretamente no fígado, antes de entrar na circulação sistêmica; isto pode ter um impacto maior na função hepática (p. ex., quantidades maiores de ácidos graxos são depositados no fígado, causando esteatose hepática e resultando em resistência à insulina no fígado). Os níveis mais altos dessas adipocinas e dos ácidos graxos livres circulantes nos indivíduos com obesidade, principalmente quando a obesidade é do tipo central, parecem estar associados a alguns dos efeitos adversos da obesidade.[24]

A acumulação excessiva de gordura no abdome em proporção à gordura corporal total é um fator preditivo independente da existência de fatores de risco e da mortalidade. O IMC e a circunferência abdominal estão relacionados positivamente com o tecido adiposo corporal total, mas a circunferência abdominal é um indicador preditivo mais seguro da porcentagem de gordura abdominal ou visceral que o IMC.[25] Circunferências abdominais iguais ou maiores que 88 cm nas mulheres e 102 cm nos homens foram associadas a um risco aumentado de deterioração da saúde[26] (Tabela 39.3).

O emagrecimento causa redução preferencial da gordura visceral (em razão do *turnover* mais alto dos adipócitos viscerais que dos adipócitos subcutâneos) e pode melhorar as anormalidades metabólicas e hormonais. Embora a obesidade periférica esteja associada às veias varicosas das pernas e a problemas mecânicos, este tipo não está associado tão diretamente com o risco cardiometabólico. Em termos de redução do peso, alguns estudos demonstraram que os indivíduos com obesidade da parte superior do corpo são mais fáceis de tratar que os que têm obesidade da parte inferior. Outros estudos não demonstraram qualquer diferença em termos de sucesso dos programas de redução do peso, independentemente do tipo de obesidade.

Riscos à saúde associados à obesidade

O excesso de gordura corporal associado à obesidade geralmente prejudica significativamente a saúde. Como resultado, a obesidade coloca muitas pessoas em risco para algumas das principais causas de morte nos EUA. Essas causas incluem acidente vascular encefálico, câncer, diabetes e doenças renal, cardíaca e respiratórias.[27] Foi previsto que os efeitos da obesidade na saúde resultariam em uma expectativa de vida mais curta para os jovens de hoje.[28] Adultos com IMC > 40 têm menor expectativa de vida em 6 a 13 anos.[29]

A obesidade afeta quase todos os sistemas do corpo (Figura 39.5). As incidências de doenças cardíacas, hipertensão arterial, hipertrigliceridemia e HDL-colesterol baixo aumentam nos indivíduos obesos. Aumento significativo do peso corporal aumenta o risco de desenvolver diabetes melito do tipo 2, apneia obstrutiva do sono, refluxo gástrico, incontinência urinária de esforço e doença da vesícula biliar. A

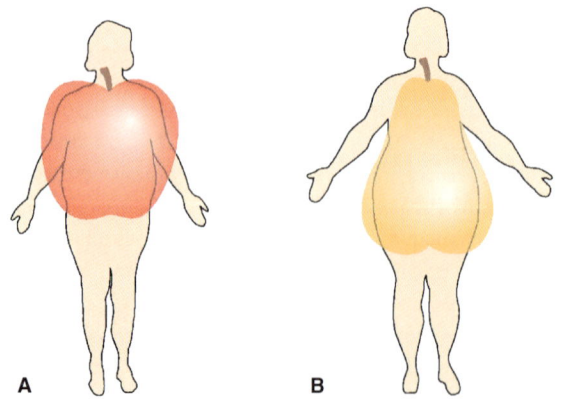

Figura 39.4 • Distribuição do tecido adiposo (**A**) na obesidade da parte superior do corpo ou central (visceral) e (**B**) na obesidade da parte inferior do corpo ou periférica (subcutânea). Os indivíduos com obesidade da parte superior do corpo geralmente são descritos como obesos com corpo em "formato de maçã", enquanto os que têm obesidade da parte inferior são os obesos com corpo em "formato de pera".

Tabela 39.3 Classificação do sobrepeso e da obesidade com base no IMC, na circunferência abdominal e no risco de doença associada.*

Classificação	IMC (kg/m²)	Grau de obesidade	Risco de doença* relativo ao peso corporal e à circunferência abdominal normais	
			Homens ≤ 102 cm, mulheres ≤ 88 cm	Homens > 102 cm, mulheres > 88 cm
Abaixo do peso	< 18,5		–	–
Normal+	18,5 a 24,9		–	–
Sobrepeso	25 a 29,9		Aumentado	Alto
Obesidade	30 a 34,9	I	Alto	Muito alto
	35 a 39,9	II	Muito alto	Muito alto
Obesidade extrema	≥ 40	III	Extremamente alto	Extremamente alto

*Risco de doença, inclusive diabetes melito do tipo 2, hipertensão arterial e doenças cardiovasculares.
+A circunferência abdominal aumentada também pode ser um marcador de risco elevado, mesmo nos indivíduos com peso normal.
IMC: índice de massa corporal.
National Heart, Lung, and Blood Institute. (nd). Clinical guidelines on the identification, evaluation, and treatment of overweight and obesity in adults. Acesso em 16 de abril de 2018, de https://www.nhlbi.nih.gov/health/educational/lose_wt/BMI/bmi_dis.htm.

limitação da mobilidade e o aumento da incidência de doenças articulares são consequências funcionais do excesso de peso no sistema musculoesquelético do corpo. Nas mulheres, a obesidade contribui para infertilidade, aumento da incidência das gestações de risco, diabetes gestacional, hipertensão arterial materna e dificuldades durante o trabalho de parto e o nascimento. É mais provável que recém-nascidos de mulheres obesas sejam macrossômicos e isto contribui para o aumento da taxa de cesarianas. Vários tipos de câncer são mais frequentes nos indivíduos obesos, inclusive carcinomas de endométrio, intestino grosso, vesícula biliar, próstata, rim e mama (depois da menopausa). Além disso, a obesidade causa esteato-hepatite não alcoólica e doença hepática esteatótica.[17,19]

Nos EUA e também em outros países, existem alguns estereótipos negativos associados à obesidade.[30,31] Existe a expectativa de que as pessoas – especialmente as mulheres – sejam magras e a obesidade pode ser entendida como um sinal de falta de autocontrole. A obesidade pode afetar negativamente as oportunidades de emprego e educação e também o estado conjugal.[31] A obesidade também pode desempenhar um papel importante no tratamento do indivíduo pelos profissionais de saúde.[30] Mesmo que cuidadoras, médicos e outros profissionais de saúde estejam conscientes do baixo índice de sucesso e da dificuldade para tratar problemas de peso, ainda podem culpar o paciente com obesidade.[30]

Prevenção e tratamento da obesidade

Prevenção

As proporções epidêmicas da obesidade têm suscitado muita discussão sobre os métodos profiláticos; apesar disso, poucas abordagens eficazes foram elaboradas.[13] Hoje em dia, a maior parte das pesquisas enfatiza esforços profiláticos voltados para crianças e adolescentes. A maioria das intervenções consiste em modificar os comportamentos relacionados com estilo de vida para promover escolhas alimentares saudáveis e mais atividade física. O debate público também tem enfatizado medidas legais para regular a disponibilidade das opções alimentares menos desejáveis, inclusive lanches hipercalóricos e bebidas adoçadas. Entretanto, existem poucas evidências da eficácia desses métodos.[13,18]

Atualmente, os órgãos federais estão empreendendo esforços significativos em política e educação públicas. We Can! (em português, Nós podemos!) é um programa educativo nacional desenvolvido pelo NIH para ajudar crianças de 8 a 13 anos a alcançar ou manter um peso aceitável por ingestão de uma dieta saudável, aumento da atividade física e redução do tempo passado diante de uma tela em favor da família como um todo. Outro programa intitulado ChooseMyPlate.gov[b] (Figura 39.6) e desenvolvido pelo USDA traduz as diretrizes dietéticas em

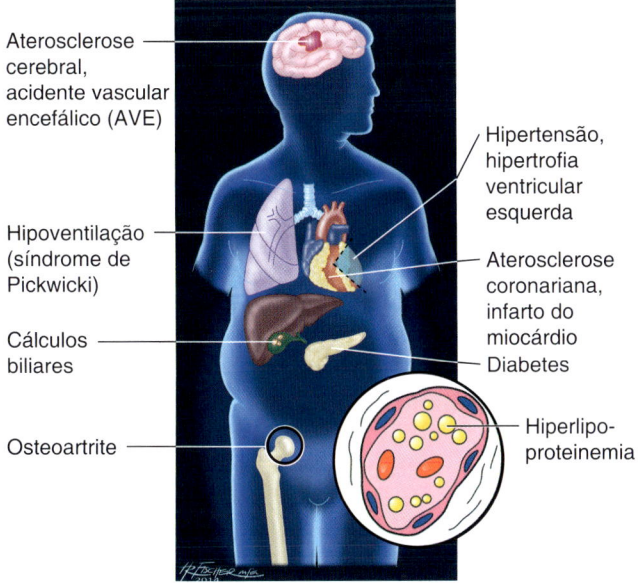

Figura 39.5 • Complicações médicas da obesidade. Fonte: Strayer D., Rubin R. (2015). Rubin's pathology: Clinicopathologic foundations of medicine (7. ed., Figura 13-5, p. 521). Philadelphia, PA: Lippincott Williams & Wilkins.

[b]N.R.T.: no Brasil, há o equivalente Meu Prato Saudável. Fonte: http://meupratosaudavel.com.br/o-programa/.

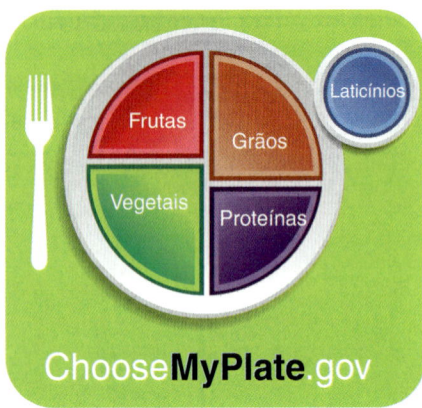

Figura 39.6 • O programa ChooseMyPlate, desenvolvido pelo USDA, destaca um padrão alimentar saudável demonstrando os cinco grupos alimentares e estimula as refeições familiares com a disposição de um prato na mesa.

comportamentos alimentares demonstráveis. Medidas preventivas bem-sucedidas utilizam não apenas as estratégias e medidas reguladoras dos órgãos do governo, mas também iniciativas e meios de comunicação do setor privado.[20]

Tratamento

A recomendação atual é que o tratamento seja oferecido a todos os indivíduos que apresentem IMC igual ou maior que 30 e aos que têm IMC entre 25 e 29,9 ou circunferência abdominal aumentada e dois ou mais fatores de risco adicionais.[32] O tratamento deve enfatizar modificação individualizada do estilo de vida por uma combinação de redução da ingestão calórica, aumento da atividade física e terapia comportamental. Essas três modalidades de tratamento constituem a base de todos os programas de controle do peso. Tratamento farmacológico e intervenções cirúrgicas estão disponíveis como medidas complementares às alterações do estilo de vida dos pacientes que preenchem critérios específicos.

Antes de iniciar o tratamento, deve-se realizar uma avaliação do grau de sobrepeso e da condição de risco global. Isso deve incluir uma avaliação dos seguintes fatores de risco ou complicações: cardiopatia coronariana e outras doenças ateroscleróticas; apneia do sono; distúrbios ginecológicos; osteoartrite; cálculos biliares; incontinência de esforço; tabagismo; hipertensão; níveis altos de LDL-colesterol e concentrações baixas de HDL-colesterol; triglicerídios altos; pré-diabetes ou diabetes melito do tipo 2; história familiar de coronariopatia prematura e inatividade física.[32]

Também é recomendável determinar os obstáculos e a disposição do indivíduo a perder peso. Vários fatores podem ser avaliados com essa finalidade. Isso inclui razões e motivações para perder peso, história pregressa de tentativas de emagrecer, apoio social, atitude com relação à atividade física, capacidade de participar de um programa de atividade física, tempo disponível para a intervenção pretendida, entendimento das causas de obesidade e sua contribuição para as doenças e, finalmente, obstáculos a que o indivíduo faça as mudanças necessárias.

Tratamento dietético. Os dois componentes principais de qualquer tratamento dietético são restrição calórica e composição da dieta. Embora a modificação da dieta e a restrição das calorias sejam componentes importantes do tratamento para perder peso, nenhum método é comprovadamente mais eficaz que outro.[13] Por isso, o tratamento dietético deve ser prescrito individualmente com base no grau de sobrepeso e no perfil de risco do paciente. A dieta deve ser um plano personalizado com metas realistas.

A restrição das calorias pode variar das dietas de baixa caloria (DBC) ou hipocalóricas até as dietas com pouquíssimas calorias (DPC). Nos casos típicos, as DBC limitam a ingestão calórica a 1.200 kcal/dia. Isso resulta em redução variável do peso, dependendo da ingestão dietética inicial do indivíduo. As DPC restringem a ingestão dietética em cerca de 450 kcal/dia, representadas principalmente por proteínas. Essas dietas são mais perigosas e podem causar arritmias cardíacas e colelitíase. Todos os pacientes que fazem essas dietas devem ter supervisão direta de um médico.

Uma abordagem dietética mais conservadora é reduzir a ingestão dietética atual em 500 a 1.000 kcal/dia. A ingestão calórica total deve ser distribuída em quatro ou cinco refeições ou lanches ao longo de todo o dia. O controle do volume das porções é uma técnica eficaz para ajudar a reduzir a ingestão calórica. Muitos indivíduos com sobrepeso não praticam ou monitoram o volume das porções. Preencher diariamente "diários" dietéticos com todos os alimentos ingeridos ajuda a ampliar a percepção da composição e da frequência da alimentação. A troca de refeições, inclusive por *shakes* proteicos com vitaminas e sais minerais, também pode ser realizada como substituto para as refeições com alimentos sólidos.

Depois de definir a restrição calórica, é importante avaliar a composição da dieta. Existem alguns métodos usados para alterar a composição da dieta, inclusive dietas com restrição de lipídios e dietas hiperproteicas com restrição de carboidratos. As dietas com restrição de lipídios procuram limitar as calorias diárias oriundas de gorduras em 10 a 15% da ingestão calórica total. Esse nível pode ser difícil de alcançar e geralmente é menos palatável. As dietas hiperproteicas com restrição de carboidratos tornaram-se populares nas décadas de 1960 e 1970. Embora sejam eficazes para reduzir peso, especialmente nos estágios iniciais, essas dietas podem agravar os riscos à saúde. As dietas hiperproteicas podem aumentar o risco de formação de cálculos renais, enquanto a redução da quantidade de fibras pode aumentar também o risco de câncer e hipercolesterolemia.

Atividade física. Existem evidências convincentes de que o aumento da atividade física reduza os riscos associados ao sobrepeso e à obesidade. Além disso, a atividade física diminui o risco de doença cardiovascular e diabetes a níveis mais baixos que os conseguidos apenas com a redução do peso. Embora a atividade física seja um componente importante do tratamento para perder peso e ajude a manter o peso perdido, isoladamente ela não causa emagrecimento significativo.[13] Entretanto, pode ajudar a reduzir a gordura abdominal, aumentar o condicionamento cardiorrespiratório e evitar perda de massa muscular geralmente associada ao emagrecimento. Os exercícios devem ser iniciados lentamente, aumentando-se a duração e a intensidade de forma independente uma da outra. A meta para os adultos deve ser pelo menos 150 a 300 min ou mais de atividade física moderada a vigorosa por semana, de modo a alcançar e manter o peso saudável.[9,13]

Terapia comportamental.
A modificação do estilo de vida é um fator essencial à redução do peso. As estratégias usadas incluem ajudar os participantes a aprender a automonitorar os hábitos alimentares, inclusive onde e quando comem; e reconhecer as situações que estimulam o comportamento alimentar. Entre as técnicas de alteração comportamental estão controle do estresse, controle dos estímulos, solução de problemas, medidas de contingência, reestruturação cognitiva, apoio social e prevenção de recaídas.[32]

Outro aspecto importante da modificação comportamental é ajudar o indivíduo a estabelecer metas realistas de redução do peso.

Tratamento farmacológico.
Os fármacos aprovados pela USFDA americana podem ser usados como adjuvantes ao esquema terapêutico anteriormente descrito, no caso de alguns pacientes com IMC igual ou maior que 30, mas sem outros fatores de risco ou doenças, e no caso de indivíduos com IMC igual ou maior que 27 e outros fatores de risco ou doenças associadas.[32] Os fatores de risco e as doenças definidas como justificativas para usar tratamento farmacológico são cardiopatia coronariana, diabetes tipo 2, síndrome metabólica, distúrbios ginecológicos, osteoartrite, doença da vesícula biliar, incontinência de esforço e apneia do sono.

Em geral, os fármacos aprovados para tratar obesidade podem ser classificados em dois grupos:

1. Inibidores da ingestão alimentar de ação no sistema nervoso central
2. Fármacos de ação principalmente extracefálica.

Os fármacos que atuam basicamente no sistema nervoso central bloqueiam ou ativam determinadas partes dos sistemas de neurotransmissores envolvidos na sinalização da fome e da saciedade. Entre os neurotransmissores que podem ser afetados estão norepinefrina, serotonina, dopamina e histamina. O sistema endocanabinoide também é conhecido por seu efeito na ingestão alimentar e é o foco de pesquisas para desenvolver tratamentos mais eficazes para redução do peso. Estudos demonstraram que alguns fármacos psicoativos causam redução ou aumento do peso como efeito colateral do tratamento desejado, enfatizando também que existem vias complexas. O desenvolvimento de fármacos desse tipo, embora tenha sido promissor nos estágios iniciais, até hoje não resultou em tratamentos seguros e eficazes de curta duração. Vários fármacos simpaticomiméticos foram aprovados para tratamento de curta duração (12 semanas ou menos).

Os fármacos que atuam perifericamente incluem os que bloqueiam a absorção da lipase no sistema digestório ("bloqueadores de gordura") e fármacos mais novos que atuam nas estruturas pancreáticas e intestinais, bem como no encéfalo, para ajudar a reduzir a ingestão alimentar, aumentar a secreção de insulina e retardar o esvaziamento gástrico.

Uma área crescente de pesquisa e utilização de fármacos é o uso não aprovado pela FDA de fármacos liberados para outras indicações. Exemplos são antidepressivos como bupropiona e fluoxetina, antiepilépticos como topiramato e antidiabéticos como metformina, pranlintida e exenatida. Com todas essas aplicações, o uso dos fármacos deve ser cuidadosamente monitorado para detectar efeitos colaterais indesejáveis, além dos efeitos desejáveis de redução do peso.[33]

Cirurgia bariátrica para redução do peso.
Nos pacientes com obesidade clinicamente grave (IMC > 40) e nos indivíduos com IMC > 35 e comorbidades, que não responderam às intervenções clínicas para reduzir o peso, o tratamento cirúrgico é a abordagem terapêutica mais eficaz para obesidade. As cirurgias conseguem reduções clinicamente significativas do peso, que é mantido por 10 anos ou mais na maioria dos casos.[32]

Existem três tipos de cirurgia para redução do peso: (1) cirurgias restritivas, que reduzem a quantidade de alimento que pode ser ingerida; (2) cirurgias que acarretam má absorção porque "derivam" alguns segmentos do intestino e impedem a absorção de muitos nutrientes; e (3) cirurgias restritivas e derivativas combinadas. As restritivas incluem a aplicação de anéis gástricos ajustáveis e a gastrectomia em "manga de camisa", enquanto as que acarretam má absorção incluem derivação biliopancreática com substituição duodenal. O *bypass* gástrico em Y de Roux é uma cirurgia restritiva e derivativa combinada. Cada procedimento cirúrgico tem riscos específicos e complicações potenciais e requer monitoramento nutricional pós-operatório por toda a vida. O elemento fundamental para o sucesso a longo prazo e para a manutenção da perda de peso depois desses procedimentos cirúrgicos é a participação em um programa que ofereça orientação nutricional, atividade física e terapia comportamental, bem como apoio social.

Um benefício importante da cirurgia bariátrica é a eliminação ou a remissão das condições patológicas associadas. A melhora significativa dos sintomas do diabetes tipo 2, bem como a redução de complicações, levaram a uma declaração feita por cinco organizações internacionais relacionadas com o diabetes, que agora incluem cirurgia no algoritmo de tratamento para melhorar os resultados.[34]

RESUMO

A obesidade é definida por acumulação excessiva de gordura corporal com consequências patológicas em diversos órgãos específicos. Fatores genéticos, socioeconômicos, culturais e ambientais; influências psicológicas; e níveis de atividade têm sido implicados como fatores etiológicos no desenvolvimento da obesidade. Existem dois tipos de obesidade – parte superior e parte inferior do corpo. A obesidade da parte superior do corpo está associada a incidência mais alta de riscos à saúde, que afetam quase todos os sistemas do corpo. O tratamento da obesidade enfatiza dietas nutricionalmente adequadas para perder peso, modificação comportamental, exercícios físicos, apoio social e, nos casos de obesidade extrema, tratamento farmacológico e intervenções cirúrgicas.

DESNUTRIÇÃO E TRANSTORNOS ALIMENTARES

Depois de concluir esta seção, o leitor deverá ser capaz de:

- Descrever a diferença entre inanição proteicocalórica (i. e., marasmo) e desnutrição proteica (i. e., kwashiorkor)
- Explicar o efeito da desnutrição na massa muscular, função respiratória, equilíbrio acidobásico, cicatrização de feridas, função imune, mineralização óssea, ciclo menstrual e função testicular
- Comparar anorexia e bulimia nervosa (BN) e as complicações associadas.

Desnutrição ainda é um problema de saúde significativo em todo o mundo. Mundialmente, os índices de desnutrição vêm caindo nas últimas décadas, embora tenham aumentado de 777 milhões em 2015 para 815 milhões em 2016.[35,36] Os países em desenvolvimento têm prevalência de 12,9% de desnutrição e são responsáveis por 98% do total de indivíduos desnutridos.[36] Nos países desenvolvidos, a desnutrição é encontrada mais comumente nas populações pediátricas e geriátricas.[37]

Desnutrição e inanição

Desnutrição e inanição são condições nas quais um indivíduo não recebe ou não é capaz de usar quantidades adequadas de nutrientes para a função normal do corpo. Uma dieta adequada deveria fornecer: energia suficiente na forma de carboidratos, gorduras e proteínas; aminoácidos e ácidos graxos essenciais para a síntese de proteínas e lipídios estruturais e funcionais; e vitaminas e minerais necessários à função, como coenzimas ou hormônios em processos metabólicos vitais ou no caso do cálcio e do fósforo, como componentes estruturais importantes dos ossos.

Entre as diversas causas de desnutrição estão pobreza e ignorância, doenças agudas e crônicas e restrição dietética autoimposta. Indivíduos sem lar, idosos e crianças pobres frequentemente sofrem os efeitos da desnutrição proteicocalórica e também deficiências de vitaminas e minerais. Mesmo as populações abastadas podem não reconhecer que lactentes, adolescentes e gestantes têm necessidades nutricionais aumentadas. Alguns tipos de desnutrição são causados por doenças agudas e crônicas, inclusive as que ocorrem nos portadores de doença de Crohn, que não conseguem absorver nutrientes dos alimentos ingeridos. Anorexia nervosa (AN) e transtornos alimentares menos evidentes afetam uma porcentagem expressiva de indivíduos, que se preocupam com imagem corporal ou desempenho atlético.

Desnutrição proteicocalórica

A desnutrição proteicocalórica representa uma deficiência de tecidos corporais "magros", causada por inanição ou uma combinação de inanição e estresse catabólico. Os tecidos "magros" são tecidos metabolicamente ativos sem gorduras, ou seja, músculos esqueléticos, vísceras e células do sangue e do sistema imune. Como os tecidos magros constituem o maior compartimento do corpo, sua taxa de decomposição é o determinante principal do peso corporal total na maioria dos casos de desnutrição proteicocalórica.

Grande parte da literatura sobre desnutrição e inanição refere-se aos lactentes e às crianças de países subdesenvolvidos, nos quais a privação de alimentos resulta na ingestão de proteínas e calorias em quantidades insuficientes para atender às necessidades de energia do corpo. Nessa população, a desnutrição proteicocalórica geralmente pode ser subclassificada em dois tipos: marasmo (deficiência proteicocalórica) e *kwashiorkor* (deficiência proteica). As alterações patológicas desses dois tipos de desnutrição incluem imunodeficiências humorais e celulares, que são causadas pela deficiência de proteínas e pela escassez de mediadores imunes. Também há redução da síntese de pigmentos dos cabelos e da pele (p. ex., a cor dos cabelos pode mudar e a pele pode tornar-se hiperpigmentada) em razão da falta de substrato (tirosina) e coenzimas.

O *marasmo* é causado por perda progressiva de massa muscular e reservas de gordura em consequência da ingestão insuficiente de alimentos, que acarreta deficiências proporcionais de proteínas e calorias.[38] Isso resulta em redução do peso corporal ajustado por idade e comprimento. A criança com marasmo tem aspecto definhado com perda de massa muscular, crescimento retardado e perda de gordura subcutânea; abdome saliente (em consequência da hipotonia muscular); pele enrugada; cabelos esparsos, secos e opacos; e níveis reduzidos de frequência cardíaca, pressão arterial e temperatura corporal. Diarreia é uma queixa comum. Como a função imune está deprimida, esses pacientes têm infecções associadas, que agravam ainda mais o estresse imposto a um corpo já enfraquecido. Uma característica importante do marasmo é o atraso do crescimento; quando essas crianças não recebem alimentos suficientes, elas não alcançam sua estatura potencial plena.[38]

O *kwashiorkor* resulta da deficiência de proteína.[38] O termo, originado de uma expressão africana, significa "doença da criança desmamada por causa de um irmão", implicando uma condição que ocorre tão logo a criança seja desmamada após o nascimento de outro filho e colocada em uma dieta à base de papas de amido. O *kwashiorkor* é uma forma mais grave de desnutrição que o marasmo. Ao contrário desse último, a deficiência proteica grave está associada à redução profunda do compartimento das proteínas viscerais com hipoalbuminemia resultante, que acarreta edema generalizado ou dos membros inferiores. A criança com *kwashiorkor* geralmente apresenta edema, descamação da pele, cabelos descoloridos, anorexia e apatia extrema (Figura 39.7). Também há lesões com aspecto de "manchas descamativas" na pele da face e dos membros. Além disso, os cabelos adquirem coloração avermelhada ou ruiva, com despigmentação linear (sinal da bandeira).[39,40] Como ocorre também no marasmo, as crianças com *kwashiorkor* tem atraso generalizado do crescimento e atrofia muscular, mas a gordura subcutânea permanece normal porque a ingestão de calorias é suficiente. Outras manifestações clínicas são lesões cutâneas, hepatomegalia e distensão abdominal, extremidades frias, débito cardíaco reduzido e taquicardia.

A condição conhecida como *kwashiorkor marasmático* é uma deficiência proteicocalórica avançada, que ocorre quando há aumento da demanda ou da perda de proteínas. Isso

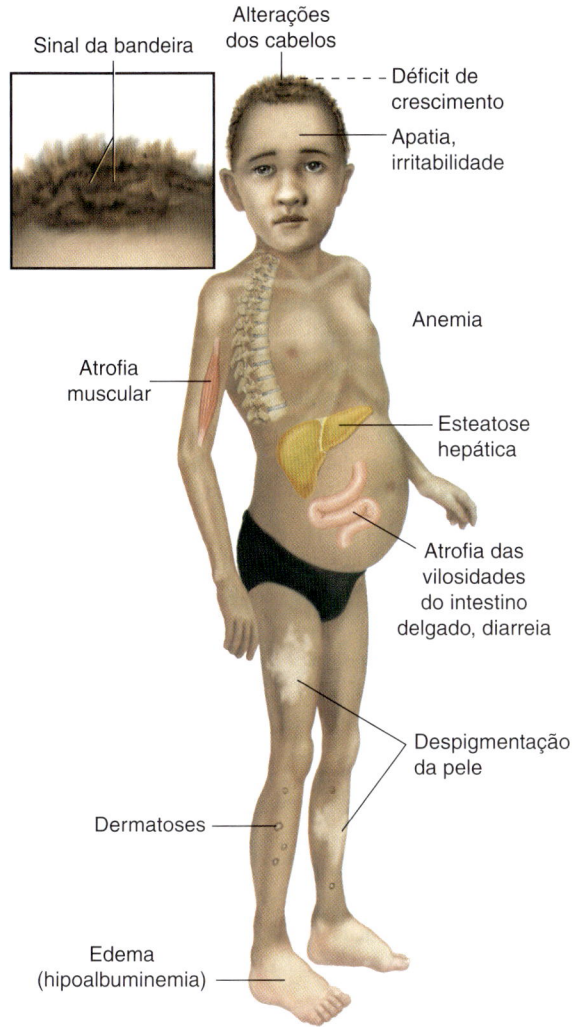

Figura 39.7 • Manifestações clínicas do *kwashiorkor*.

acarreta redução rápida das medidas antropométricas, com edema e consumição evidentes, além de redução do volume dos órgãos. Um aspecto essencial da desnutrição proteicocalórica grave é a degeneração gordurosa dos órgãos como coração e fígado. Essa degeneração causa disfunção cardíaca subclínica ou detectável clinicamente, em especial quando a desnutrição se acompanha de edema. Outro aspecto importante é a perda de gordura subcutânea, que reduz acentuadamente a capacidade de regular a temperatura e o armazenamento de água no corpo. Consequentemente, as crianças desnutridas tornam-se desidratadas e hipotérmicas de forma mais acelerada e grave do que as crianças com estado nutricional normal. A maioria das crianças com desnutrição proteicocalórica grave tem infecções assintomáticas, porque seu sistema imune não consegue reagir adequadamente. O sistema imune dessas crianças está tão deprimido que algumas são incapazes de desenvolver febre, um sinal típico das infecções agudas.

Desnutrição associada ao traumatismo e à doença

Nos países industrializados, a desnutrição proteicocalórica ocorre mais comumente em consequência de traumatismos ou doenças. A desnutrição proteica *kwashiorkor* está associada mais frequentemente às doenças agudas evidenciadas por hipermetabolismo, inclusive traumatismo, queimaduras e sepse.[41] Nos casos típicos, a desnutrição proteicocalórica secundária semelhante ao marasmo resulta de distúrbios de longa duração, como doença pulmonar obstrutiva crônica, insuficiência cardíaca congestiva, câncer e infecção pelo HIV.[38] Cerca de 50% de todos os pacientes com câncer têm caquexia, na qual o tumor induz alterações metabólicas que acarretam perda de tecidos adiposos e massa muscular.[42]

Nos pacientes com lesões ou doenças graves, a decomposição global das proteínas é acelerada e a síntese de novas proteínas é interrompida. A massa proteica é perdida do fígado, do sistema digestório, dos rins e do coração. À medida que o fígado perde proteínas, a síntese hepática das proteínas séricas diminui e podem ser detectados níveis baixos de proteínas no soro. Também há redução das contagens de células imunes. A cicatrização das feridas é mais lenta e o corpo não consegue combater infecções porque tem várias anormalidades do sistema imune. O sistema digestório tem atrofia da mucosa com desaparecimento das vilosidades do intestino delgado, resultando em má absorção. A perda de proteínas da musculatura cardíaca diminui a contratilidade miocárdica e o débito cardíaco. Os músculos usados na respiração são enfraquecidos e a função respiratória é comprometida à medida que as proteínas musculares são usadas como fontes de combustível. A redução da função respiratória tem algumas implicações, especialmente nos pacientes com queimaduras, traumatismo, infecção ou doença pulmonar crônica, assim como nos pacientes que são mantidos por respiração artificial em consequência da insuficiência respiratória.

Nos pacientes hospitalizados, a desnutrição aumenta os índices de morbidade e mortalidade, a incidência de complicações e a duração da internação. Pode haver desnutrição por ocasião da internação ou durante a hospitalização. Em geral, os pacientes hospitalizados acham difícil ingerir uma dieta saudável e frequentemente são impostas restrições à ingestão de alimentos e água como preparação para exames e procedimentos cirúrgicos. Dor, fármacos, dietas especiais e estresse podem reduzir o apetite. Mesmo quando o paciente tem condições de alimentar-se, estar sozinho em um quarto onde são realizados tratamentos desagradáveis pode não estimular a ingestão de alimentos. Embora os pacientes hospitalizados possam parecer necessitar de menos calorias porque estão em repouso no leito, suas necessidades reais de ingestão calórica podem ser maiores em razão de outras demandas de energia. Por exemplo, mais calorias são consumidas nos períodos de febre, quando a taxa metabólica aumenta. Também há aumento da demanda de proteínas para sustentar o reparo dos tecidos depois de traumatismos ou procedimentos cirúrgicos.

Diagnóstico

Nenhum exame diagnóstico tem precisão suficiente para ser usado como teste confiável para desnutrição. Entre as técnicas de avaliação nutricional, incluem-se o detalhamento da ingestão dietética, medidas antropométricas, exame físico focado na nutrição e exames laboratoriais.[43] A avaliação da composição corporal pode ser avaliada com peso, edema, perda de massa muscular e perda de gordura subcutânea. Albumina e pré-albumina séricas são usadas para diagnosticar desnutrição proteicocalórica. A albumina, que no passado era usada como um dos determinantes do estado nutricional, tem reservas corporais relativamente amplas e meia-vida de 20 dias; por estas razões, a albumina é menos sensível às alterações nutricionais que a pré-albumina, cuja meia-vida é mais curta e cujas reservas corporais são relativamente pequenas.[43]

Tratamento

O tratamento da desnutrição proteicocalórica consiste em adotar medidas para corrigir os distúrbios hidreletrolíticos e repor proteínas, calorias e micronutrientes. O tratamento é iniciado com quantidades modestas de proteínas e calorias, dependendo do peso real do paciente. Também é necessário administrar simultaneamente vitaminas e minerais. A via enteral ou parenteral pode ser usada. O tratamento deve ser administrado lentamente para evitar complicações. A administração de água e sódio com carboidratos pode sobrecarregar o coração, que já está enfraquecido pela desnutrição, resultando em insuficiência cardíaca. A alimentação enteral pode causar sintomas de má absorção causados por anormalidades do sistema digestório. O edema causado pela realimentação acumula-se nos membros inferiores e é benigno, resultando da reabsorção renal de sódio e da perda de integridade da pele e dos vasos sanguíneos. Essa condição é tratada por elevação do membro edemaciado e restrição moderada da ingestão de sal. Os diuréticos não são eficazes e podem agravar os déficits de eletrólitos.

Transtornos alimentares

Os transtornos alimentares afetam cerca de 30 milhões de americanos de todas as idades e de ambos os sexos.[44] Esses distúrbios – que incluem AN, bulimia nervosa (BN) e transtorno de compulsão alimentar (TCA) e suas variantes – incluem problemas alimentares graves, inclusive restrição e ingestão alimentar compulsiva aliada a uma preocupação excessiva com a forma do corpo ou o peso corporal.[44] Os transtornos alimentares ocorrem nos homens e nas mulheres, embora a incidência seja ligeiramente maior no sexo feminino. O TCA é o transtorno alimentar mais comum nos EUA.[45]

Os transtornos alimentares são mais prevalentes nas sociedades industrializadas e ocorrem em todas as faixas socioeconômicas e grupos étnicos principais. Uma combinação de fatores genéticos, biológicos, comportamentais, psicológicos e sociais parecem contribuir para o desenvolvimento desses transtornos.[45] A preocupação com o peso e a autoavaliação exagerada do peso e da forma corporais são comuns a todos esses transtornos, e os pacientes podem apresentar uma combinação de sintomas de cada transtorno.[45] Os pacientes com transtornos alimentares podem necessitar de uma avaliação simultânea para doenças psiquiátricas, porque os transtornos alimentares frequentemente se acompanham de transtornos do humor, ansiedade e transtornos da personalidade.

Anorexia nervosa

A AN é um transtorno alimentar que geralmente começa na adolescência e caracteriza-se pela preocupação exagerada com dieta, geralmente acompanhada da prática compulsiva de exercícios e, em um subgrupo de pacientes, comportamento purgativo com ou sem ingestão alimentar compulsiva, resultando em peso persistentemente baixo. Outras manifestações clínicas incluem distorção da imagem corporal, medo constante de tornar-se obeso e obsessão com a restrição rigorosa da ingestão calórica, frequentemente com prática excessiva de exercícios físicos. A AN é mais prevalente entre as mulheres jovens que nos homens da mesma idade.[44,46]

As causas da anorexia nervosa parecem ser multifatoriais com determinantes como fatores genéticos; traços de personalidade como perfeccionismo e compulsividade; transtornos de ansiedade; história familiar de depressão e obesidade; e pressões com respeito ao aspecto físico de parte dos amigos, dos familiares ou da cultura. Os critérios diagnósticos da AN são (1) recusa em manter um peso corporal minimamente normal para a idade e a altura (p. ex., no mínimo 85% do peso mínimo esperado, ou IMC ≥ 17,5); (2) medo exagerado de ganhar peso ou se tornar gordo; (3) distúrbio da percepção do próprio corpo quanto a tamanho, peso ou forma; e (4) amenorreia (adolescentes e mulheres depois da menarca).[47] Outros transtornos psiquiátricos frequentemente coexistem com a AN, inclusive depressão maior ou distimia e transtorno obsessivo-compulsivo.

Muitos sistemas do corpo são afetados pela desnutrição associada à AN. A gravidade das anormalidades tende a estar relacionada com o grau de desnutrição e é revertida pela normalização da ingestão alimentar. As complicações mais comuns da AN são amenorreia e perda das características sexuais secundárias em consequência da redução dos níveis de estrogênio que, por fim, pode causar osteoporose. Os pacientes têm perda óssea e existem relatos de fraturas sintomáticas por compressão e cifose.[44] Constipação intestinal, intolerância ao frio e incapacidade de desenvolver tremores quando sente frio, bradicardia, hipotensão, redução das dimensões cardíacas, anormalidades eletrocardiográficas, distúrbios dos eletrólitos e da bioquímica sanguínea e crescimento exagerado de lanugem (i. e., pelos finos) são problemas comuns. Também podem ocorrer anormalidades da função cognitiva. O encéfalo perde substâncias branca e cinzenta durante o período de emagrecimento profundo; a correlação entre a perda de substância cinzenta e a duração da enfermidade.[48] Existem relatos de mortes súbitas inesperadas e o risco parece aumentar quando o peso é < 35 a 40% do peso ideal. Alguns autores acreditam que essas mortes sejam causadas por degeneração miocárdica e insuficiência cardíaca, em vez de por arritmias cardíacas.

Um dos aspectos mais desafiadores do tratamento da AN é a incapacidade de o paciente reconhecer que tem um problema. Os pacientes com esse transtorno alimentar geralmente estão dispostos a conversar sobre suas preocupações com perda de peso, recusa de alimentos e rituais alimentares e rotinas exageradas de exercícios; purgação e uso de laxantes; e afastamento das atividades sociais e dos relacionamentos. Contudo, esses pacientes têm dificuldade de reconhecer que seu comportamento é patológico.[44] Como a AN é um tipo de inanição, ela pode levar o indivíduo à morte, se não for tratada. A abordagem multidisciplinar parece ser o método mais eficaz de tratamento dos pacientes com esse transtorno alimentar.[49] Os objetivos do tratamento são alimentar-se e ganhar peso; resolução dos problemas familiares; cura das dores do passado; e medidas para o enfrentamento dos problemas psicológicos, emocionais e de relacionamento. Os programas especializados em tratamento dos transtornos alimentares podem incluir internações hospitalares completas ou parciais, ou programas ambulatoriais intensivos especializados para transtornos alimentares, dependendo do grau de emagrecimento, das complicações clínicas e da disponibilidade de apoio da família.

Bulimia nervosa

A BN é definida por ingestão alimentar compulsiva e atividades como vômito provocado, prática exagerada de exercícios físicos e uso de diuréticos, laxantes ou enemas para compensar a ingestão alimentar compulsiva. Os critérios diagnósticos da BN são: (1) episódios repetidos de ingestão alimentar compulsiva (no mínimo 2 vezes/semana, durante 3 meses); (2) comportamentos compensatórios inadequados, inclusive vômitos autoinduzidos, uso abusivo de laxantes ou diuréticos, jejum ou exercícios exagerados depois de um episódio de ingestão compulsiva; (3) autoavaliação excessivamente influenciada pela forma e pelo peso corporais; e (4) confirmação de que o transtorno alimentar não ocorre exclusivamente durante os episódios de AN.[46,47] Ao contrário da AN, que se caracteriza por peso < 85% do valor normal, a maioria dos pacientes com BN tem peso normal. Hoje em dia, os critérios diagnósticos da BN incluem subtipos que diferenciam os pacientes que compensam por purgação (p. ex., vômitos ou uso abusivo de laxantes ou diuréticos) e os que não têm comportamentos purgativos (p. ex., jejum ou exercícios exagerados). O transtorno alimentar pode estar associado a outros problemas psiquiátricos como ansiedade ou depressão. A BN também está associada ao uso abusivo de drogas ilícitas e aos comportamentos arriscados e autodestrutivos.[44]

As complicações da BN incluem as que resultam da ingestão alimentar excessiva, dos vômitos autoinduzidos e do uso abusivo de diuréticos e laxantes.[44] Entre as complicações dos vômitos autoinduzidos estão problemas dentários, parotidite e distúrbios hidreletrolíticos. As anormalidades dentárias como hipersensibilidade dentária, aumento das cáries e doença periodôntica estão associadas aos vômitos frequentes, porque o conteúdo ácido do estômago destrói o esmalte dentário. Esofagite, disfagia e estenoses de esôfago são comuns. Com os vômitos frequentes, comumente há refluxo do conteúdo gástrico para o segmento inferior do esôfago em consequência do relaxamento do esfíncter esofágico inferior. Os vômitos podem causar pneumonia de aspiração, principalmente nos pacientes intoxicados ou debilitados. Potássio, cloreto e hidrogênio são perdidos com os vômitos e os episódios repetidos predispõem à alcalose metabólica com hipopotassemia. Uma reação física inexplicável aos vômitos é a hiperplasia benigna e indolor das glândulas parótidas.

O peso dos pacientes com BN pode oscilar, embora não a níveis perigosamente baixos observados nos casos de AN. Os pensamentos e os sentimentos desses pacientes variam do medo de não conseguir parar de comer, à preocupação com o possível acúmulo excessivo de peso. Além disso, esses pacientes têm sentimentos de tristeza, raiva, culpa, vergonha e baixa autoestima.

As abordagens terapêuticas incluem intervenções psicológicas e farmacológicas. A terapia cognitivo-comportamental e a terapia interpessoal são as modalidades mais usadas.[44] Essas terapias destinam-se a ajudar o paciente a tomar consciência de outras formas de lidar com os sentimentos que desencadeiam o desejo de purgar e a tentar corrigir as crenças inadaptativas acerca de sua autoimagem. Ao contrário dos pacientes com AN, os indivíduos com BN ou TCA são incomodados tanto pelos comportamentos praticados como pelos pensamentos e sentimentos que experimentam e estão mais dispostos a aceitar ajuda. Antidepressivos como os inibidores da receptação de serotonina têm sido úteis para tratar bulimia e TCA e um deles – a fluoxetina – foi aprovado pela FDA americana para esta indicação.[33]

Transtorno alimentar não especificado

Transtorno alimentar não especificado (TANE) é uma categoria diagnóstica aplicável aos pacientes que têm sintomas de um transtorno alimentar, mas não atendem aos critérios da AN ou da BN. Nesse grupo de transtornos está o subgrupo do TCA.

Transtorno de compulsão alimentar. A compulsão alimentar caracteriza-se por episódios repetidos de ingestão alimentar compulsiva, no mínimo 2 vezes/semana durante 6 meses, com no mínimo três das seguintes queixas: (1) ingestão excessivamente rápida dos alimentos; (2) ingestão até se sentir desconfortavelmente cheio; (3) ingestão de grandes quantidades sem ter fome; (4) ingestão simplesmente porque se sente envergonhado; e (5) tristeza, depressão ou culpa depois dos episódios de ingestão compulsiva. A grande maioria dos pacientes com TCA apresenta sobrepeso e, por sua vez, os indivíduos com obesidade têm prevalência mais alta de TCA que a população não obesa.[44,46]

O objetivo principal do tratamento dos pacientes com TCA é estabelecer um padrão de ingestão alimentar regular e saudável. Os pacientes com TCA que tiveram seu problema tratado com sucesso referiram que, entre as medidas úteis para manter seu comportamento alimentar mais saudável depois do tratamento, estavam as seguintes: planejar as refeições, ingerir uma dieta balanceada de três refeições regulares por dia, evitar alimentos ricos em açúcares e outros itens ingeridos compulsivamente, registrar a ingestão alimentar e os episódios de ingestão compulsiva, praticar exercícios regularmente, encontrar atividades alternativas, assim como evitar bebidas alcoólicas e drogas ilícitas.

RESUMO

A desnutrição pode variar de deficiência seletiva de um único nutriente até a inanição, na qual há privação de todos os nutrientes. Desnutrição e inanição estão entre as causas mais prevalentes de morbidade e mortalidade em todo o mundo. A desnutrição proteicocalórica nessa população geralmente é classificada em dois grupos separados: marasmo (deficiência proteicocalórica) e *kwashiorkor* (deficiência proteica). Desnutrição é comum durante a evolução de algumas doenças, recuperação de traumatismos e internação hospitalar. Os efeitos da desnutrição e da inanição nas funções corporais são generalizados. Isso inclui perda de massa muscular, cicatrização mais lenta de feridas, disfunção imune, redução do apetite, déficits de cálcio e fosfato ósseos, anovulação e amenorreia e redução da função testicular.

AN e BN são transtornos alimentares que causam desnutrição. Com a AN, as atitudes distorcidas com relação à ingestão alimentar são prática repetida de dietas, emagrecimento abaixo de 85% do peso corporal normal e desnutrição. A BN caracteriza-se por episódios secretos ou ingestão compulsiva de grandes quantidades de alimentos hipercalóricos e facilmente acessíveis, seguidos de comportamentos compensatórios como jejum, vômitos autoinduzidos ou uso abusivo de laxantes ou diuréticos. TANE é uma categoria diagnóstica nova, que inclui pacientes com transtornos alimentares como o TCA, mas que não preenchem todos os critérios diagnósticos de anorexia nervosa ou bulimia nervosa.

CONSIDERAÇÕES GERIÁTRICAS

- As taxas de obesidade aumentam depois dos 60 anos de idade,[50] muito provavelmente em decorrência de redução da musculatura esquelética magra e aumento do tecido adiposo[51]
- O metabolismo basal (taxa metabólica basal) diminui em 2% a cada década de vida; a prática de exercícios físicos e a redução do aporte de calorias são necessárias para manter o peso corporal ideal quando a pessoa envelhece[51]
- Obesidade em adultos mais velhos aumenta o risco de quedas, diminui a saturação de oxigênio em repouso, aumenta a necessidade de cateteres urinários de demora e aumenta o risco de internação em unidades de longa permanência[51]
- A diminuição do número de botões gustativos no adulto mais velho aumenta o risco de aumento do consumo de calorias (salgados e doces) para compensar a perda do paladar[52]
- A perda de dentes e as más condições dos dentes remanescentes em muitos adultos mais velhos contribuem para a desnutrição por causa da dor e da incapacidade de mastigar adequadamente os alimentos[52]
- As demandas nutricionais dos adultos mais velhos precisam levar em consideração a redução do gasto energético. A equação de Harris-Benedict (ou gasto energético em repouso), mostrada adiante, determina as demandas calóricas para manter o peso corporal atual sem gasto com exercícios físicos:[52]

  Homens: $66 + [13{,}7 \times \text{peso corporal (kg)}] + [5 \times \text{altura (cm)}] - (6{,}76 \times \text{idade em anos})$
  Mulheres: $655 + [9{,}6 \times \text{peso corporal (kg)}] + [1{,}8 \times \text{altura (cm)}] (4{,}7 \times \text{idade em anos})$

- Hipercolesterolemia familiar resulta em níveis elevados de LDL e depósitos de colesterol nas artérias, nos tendões e na pele, aumentando o risco de aterosclerose.[53]

CONSIDERAÇÕES PEDIÁTRICAS

- As taxas de obesidade estão aumentando em pessoas mais jovens, com quase 9% das crianças na faixa etária de 2 a 5 anos sendo consideradas obesas[50]
- Durante o desenvolvimento das crianças, o consumo de nutrientes cruciais é muito importante e precisa ser equilibrado com prática de exercícios físicos e nutrição apropriada a fim de prevenir a obesidade e estabelecer hábitos alimentares positivos por toda a vida[50]
- A ausência de nutrição apropriada está associada a redução da capacidade cognitiva, comprometimento do bem-estar mental, aumento da taxa de morbidade na infância e comprometimento do crescimento físico[54]
- Leite materno e fórmulas infantis enriquecidas proporcionam nutrição adequada para os lactentes (primeiro ano de vida); leite de vaca ou de cabra podem provocar anemia em virtude das concentrações reduzidas de ferro. A administração de leite desnatado e de leite semidesnatado deve ser evitada porque não atendem às demandas nutricionais da criança em crescimento[3]
- Os distúrbios dos aminoácidos incluem a fenilcetonúria (discutida anteriormente neste capítulo) e a doença da urina em xarope de bordo, um distúrbio autossômico recessivo hereditário que provoca sinais/sintomas neurológicos graves por causa da insuficiência de 2-oxoácido desidrogenase de cadeia ramificada; é reconhecida pelo odor doce dos líquidos corporais. A intervenção precoce e o manejo dietético conseguem evitar a ocorrência de encefalopatia e retardos do desenvolvimento[55]
- Os distúrbios minerais incluem a doença de Menkes (recessiva ligada ao X) e a doença de Wilson (distúrbio autossômico recessivo), ambas associadas à alteração do metabolismo do cobre, e podem resultar em intoxicação e morte, a menos que haja rastreamento e intervenções precoces. Raquitismo hipofosfatêmico ligado ao X (cominante ligado ao X) resulta em incapacidade de reabsorção de fosfato pelos túbulos renais, com subsequente eliminação de fosfato na urina e hiperfosfatemia, além de arqueamento dos membros inferiores e cáries dentárias[55]
- Os distúrbios do metabolismo de carboidratos incluem galactosemia (traço autossômico recessivo hereditário), na qual a galactose não é metabolizada, provocando lesão grave e ocasionalmente fatal dos sistemas neurológico, renal, genital e sensorial[55]
- Os distúrbios dos mucopolissacarídios, como a síndrome de Hurler (traço autossômico recessivo), resultam de defeitos de armazenamento de lipídios e polissacarídios. A síndrome de Hurler se caracteriza por fácies de gárgula e os pacientes morrem de insuficiência respiratória ou cardíaca na primeira década de vida.[55]

Exercícios de revisão

1. Uma mulher de 25 anos, 1,65 m de altura e 136 kg trabalha como recepcionista de um escritório e leva seu almoço para o trabalho; ela passa as tardes assistindo TV e faz pouquíssimo exercício. A paciente refere que se tornou gorda desde que teve seu bebê, e que já tentou "todas as dietas possíveis". Relata ainda que, quando faz dieta, perde algum peso, mas depois recupera tudo que perdeu.
   a. Calcule o IMC da paciente.
   b. Como você classificaria a obesidade dela?
   c. Quais são os fatores de risco para obesidade da paciente?
   d. Qual seria uma das primeiras etapas para ajudá-la a elaborar um plano de perda de peso?

2. Uma secundarista de 16 anos foi levada ao consultório médico por sua mãe, que mostrou-se preocupada porque sua filha insiste em fazer dieta por se achar muito gorda. A filha tem 1,70 m e 43,5 kg. A história clínica revela que a paciente é uma estudante excelente, toca na orquestra e está na equipe de corrida. Embora tivesse menstruações regulares, ela não menstrua há 4 meses. O diagnóstico presuntivo é de anorexia nervosa.
   a. Quais são os critérios diagnósticos de anorexia nervosa?
   b. Qual é a explicação fisiológica dessa amenorreia?
   c. Quais são algumas manifestações fisiológicas associadas à desnutrição e ao emagrecimento acentuado?

REFERÊNCIAS BIBLIOGRÁFICAS

1. Mahan L., Raymon J. (2017). Karuse's food and nutrition care process (14th ed., pp. 31–55, 41, 57–58). St. Louis, MO: Elsevier Saunders.
2. Rosen E. D., Spiegelman B. M. (2014). What we talk about when we talk about fat. Cell 156(0), 20–44. http://doi.org/10.1016/j.cell.2013.12.012.
3. Bowden V. R., Greenberg C. S. (2014). Children and their families: The continuum of nursing care (3rd ed.). Philadelphia, PA: Wolters Kluwer.
4. Loureiro L. L., Fonseca S., Castro N. G., et al. (2015). Basal metabolic rate of adolescent modern pentathlon athletes: Agreement between indirect calorimetry and predictive equations and the correlation with body parameters. PLoS ONE 10(11), e0142859.
5. Smith I. C., Bombardier E., Vigna C., et al. (2013). ATP consumption by sarcoplasmic reticulum Ca2+ pumps accounts for 40-50% of resting metabolic rate in mouse fast and slow twitch skeletal muscle. PLoS ONE 8(7), e68924.
6. Villablance P., Alegria J., Mookadam F., et al. (2015). Nonexercise activity thermogenesis in obesity management. Mayo Clinic Proceedings 90(4), 509–519.
7. Kominiarek M., Rajan P. (2016). Nutrition recommendations in pregnancy and lactation. Medical Clinics of North America 100(6), 1199–1215.
8. Panel on Macronutrients, Panel on the Definition of Dietary Fiber, Subcommittee on Upper Reference Levels of Nutrients, Subcommittee on Interpretation and Uses of Dietary Reference Intakes, and the Standing Committee on the Scientific Evaluation of Dietary Reference Intakes. (2005). Dietary reference intakes for energy, carbohydrate, fiber, fat, fatty acids, cholesterol, protein and amino acids (macronutrients). Washington, DC: National Academies Press.
9. U.S. Department of Health and Human Services and U.S. Department of Agriculture. (2015). Dietary Guidelines for Americans 2015–2020 (8th ed.). Available at: http://health.gov/dietaryguidelines/2015/guidelines/. Accessed March 8, 2018.
10. Adamska E., Ostrowska L., Górska M., et al. (2014). The role of gastrointestinal hormones in the pathogenesis of obesity and type 2 diabetes. Przeglad Gastroenterologiczny 9(2), 69–76. http://doi.org/10.5114/pg.2014.42498.
11. Perry B., Wang Y. (2012). Appetite regulation and weight control: The role of gut hormones. Nutrition & Diabetes 2(1), e26.
12. Office of Surveillance, Epidemiology, and Laboratory Services, Public Health Genomics. (2010). Obesity and genetics. [Online]. Available: http://www.cdc.gov/genomics/resources/diseases/obesity/index.htm. Accessed March 9, 2018.
13. Hruby A., Hu F. B. (2015). The epidemiology of obesity: A big picture. PharmacoEconomics 33(7), 673–689. http://doi.org/10.1007/s40273-014-0243-x 1.
14. Fu Z., Gilbert E. R., Liu D. (2013). Regulation of insulin synthesis and secretion and pancreatic beta-cell dysfunction in diabetes. Current Diabetes Reviews 9(1), 25–53.
15. Ogden C. L., Carroll M. D., Fryar C. D., et al. (2015). Prevalence of obesity among adults and youth: United States, 2011–2014. NCHS data brief, no 219. Hyattsville, MD: National Center for Health Statistics.
16. Center for Disease Control and Infection. Childhood obesity facts. (2017). (Online). Available: https://www.cdc.gov/obesity/data/childhood.html. Accessed March 25, 2018.
17. World Health Organization. Obesity and overweight. (2018). [Online]. Available: http://www.who.it/mediacentre/factsheets/fs311/en. Accessed March 9, 2018.
18. Rao K. R., Lal N., Giridharan N. V. (2014). Genetic & epigenetic approach to human obesity. The Indian Journal of Medical Research 140(5), 589–603.
19. Bray G. A. (2004). The epidemic of obesity and changes in food intake: The fluoride hypothesis. Physiological Behavior 82, 115–121.
20. Malik V. S., et al. (2013). Nature Reviews Endocrinology 9, 13–27. doi:10.1038/nrendo.2012.199.
21. Singh M. (2014). Mood, food, and obesity. Frontiers in Psychology 5, 925.
22. Caroleo M., Primerano A, Rania M, et.al. (2018). A real world study on the genetic, cognitive and psychopathological differences of obese patients clustered according to eating behavours. European Psychiatriaty 48, 58–64.
23. Wang H., Chen Y. E., Eitzman D. T. (2014). Imaging body fat: Techniques and cardiometabolic implications. Arteriosclerosis, Thrombosis, and Vascular Biology 34(10), 2217–2223.
24. Lee M., Wu Y., Fried S. (2013). Adipose tissue heterogeneity: Implication of depot differences in adipose tissue for obesity complications. Molecular Aspects of Medicine 341, 1–11.
25. Barreira T., Staiano A., Harrington D., et al. (2012). Anthropometric correlates of total body fat, abdominal adiposity, and cardiovascular disease risk factors in a biracial sample of men and women. Mayo Clinic Proceeding 87(5), 452–460.
26. National Heart, Lung, and Blood Institute. (2018). (Online). Available: https://www.nhlbi.nih.gov/health/educational/lose_wt/BMI/bmi_dis.htm. Accessed March 25, 2018.
27. Center for Disease Control. (2014). (Online). Available: https://www.cdc.gov/healthreport/publications/compendium.pdf. Accessed March 9, 2018.
28. American Heart Association. (2018). (Online). Available: http://www.heart.org/HEARTORG/HealthyLiving/HealthyKids/ChildhoodObesity/Overweight-in-Children_UCM_304054_Article.jsp#.Wr2 LLdPwZmA. Accessed March 25, 2018.
29. Kitahara C. M., Flint A. J., Berrington de Gonzalez A., et al. (2014). Association between class III obesity (BMI of 40–59 kg/m2) and mortality: A pooled analysis of 20 prospective studies. PLoS Medicine 11(7), e1001673. http://doi.org/10.1371/journal.pmed.1001673.
30. Phelan S. M., Burgess D. J., Yeazel M. W., et al. (2015). Impact of weight bias and stigma on quality of care and outcomes for patients with obesity. Obesity Review 16, 319–326. doi:10.1111/obr.12266.
31. O'Brien K., Latner J., Ebneter D., et al. (2013). Obesity discrimination: The role of physical appearance, personal ideology, and anti-fat prejudice. International Journal of Obesity 37, 455–460.
32. O'Brien P., MacDonald L., Anderson M., et al. (2013). Long-term outcomes after bariatric surgery: Fifteen-year follow-up of adjustable gastric banding and a systematic review of the bariatric surgical literature. Annals of Surgery 257(1), 87–94.

33. Flament M. F., Bissada H., Spettigue W. (2012). Evidence-based pharmacotherapy of eating disorders. International Journal of Neuropsychopharmacology 15(2), 189–207, https://doi.org/10.1017/S1461145711000381.
34. Rubino F., Nathan D., Eckel R., et. al. (2017). Metabolic surgery in the treatment algorithm for type 2 diabetes: A joint statement by international diabetes organizations. Obesity Surgery 27(1), 2–21.
35. FAO, IFAD, UNICEF, WFP and WHO. (2017). 2017 The state of food security and nutrition in the world: Building resilience for peace and food security. Rome: FAO.
36. Roser M., Ritchie H. (2018). Hunger and undernourishment. Available: https://ourworldindata.org/hunger-and-undernourishment. Accessed March 25, 2018.
37. Morley J. (2012). Undernutrition in older adults. Family Practice 29, 89–93.
38. Guyton A. C., Hall J. E. (2011). Textbook of medical physiology (12th ed., pp. 807–810, 859–866, 880–887). Philadelphia, PA: Elsevier Saunders.
39. Trehan I., Manary M. J. (2015). Management of severe acute malnutrition in low-income and middle-income countries. Archives of Disease in Childhood 100, 283–287.
40. Nigam P. K., Nigam P. (2017). Premature greying of hair (premature canities): A concern for parent and child. Pigmentary Disorders 4, 261.
41. Mehta N., Corkins M., Lyman B. (2013). Defining pediatric malnutrition: A paradigm shift toward etiology-related definitions. Journal of Parenteral and Enteral Nutrition (37)4, 460–481.
42. Rosen E. D., Spiegelman B. M. (2014). What we talk about when we talk about fat. Cell 156(0), 20–44. http://doi.org/10.1016/j.cell.2013.12.012.
43. Bharadwaj S., Ginoya S., Tandon P., et al. (2016). Malnutrition: Laboratory markers vs nutritional assessment. Gastroenterology Report 4(4), 272–280. http://doi.org/10.1093/gastro/gow013.
44. National Eating Disorders Association. (2018). (Online). Available: https://www.nationaleatingdisorders.org/learn. Accessed March 9, 2018.
45. National Institute of Mental Health. Eating disorders. (2016). (Online). Available: https://www.nimh.nih.gov/health/topics/eating-disorders/index.shtml. Accessed March 9, 2018.
46. National Association of Anorexia Nervosa and Associated Disorders. Statistics on eating disorders. (2016). [Online]. Available: http://www.anad.org/get-information/about-eating-disorders/eating-disorders-statistics/. AccessedMarch 9, 2018.
47. American Psychiatric Association. (2013). Diagnostic and statistical manual of mental disorders (5th ed.). Arlington, VA: American Psychiatric Publishing.
48. Fonville L., Giampietro V., Williams S., et al. (2014). Alterations in brain structure in adults with anorexia nervosa and the impact of illness duration. Psychological Medicine 44(9), 1965–1975. doi:10.1017/S0033291713002389.
49. American Psychiatric Association. (2012). Guideline watch (August 2012): Practice guideline for the treatment of patients with eating disorders (3rd ed.). [Online]. Available: https://psychiatryonline.org/pb/assets/raw/sitewide/practice_guidelines/guidelines/eatingdisorders-watch.pdf. Accessed March 9, 2018.
50. Segal L. M., Rayburn J., Martin A. (2016). The state of obesity: Better policies for a healthier America: 2016. Robert Wood Johnson Foundation. Retrieved April 8, 2018. stateofobesity.org/files/stateofobesity2016.pdf.
51. Cheever K. H. (2018). Assessment and management of patients with obesity. In Hinkle J. L., Cheever K. H. (Ed.) Brunner & Suddarth's textbook of medical-surgical nursing (14th ed.). Philadelphia, PA: Wolters Kluwer.
52. Epiopoulos C. (2018). Gerontological nursing. (9th ed.). Philadelphia, PA: Wolters Kluwer.
53. Strayer D. S., Rubin E. (Eds.) (2015). Rubin's pathology: Clinicopathologic foundations of medicine (7th ed). Philadelphia, PA: Wolters Kluwer.
54. Kyle T., Carman S. (2017). Essentials of pediatric nursing. Philadelphia, PA: Wolters Kluwer.
55. Goodhue C. J. (2014). The child with an inborn error of metabolism. In Bowden V. R., Greenberg, C. S. (Eds.) Children and their families the continuum of nursing care. Philadelphia, PA: Wolters Kluwer.

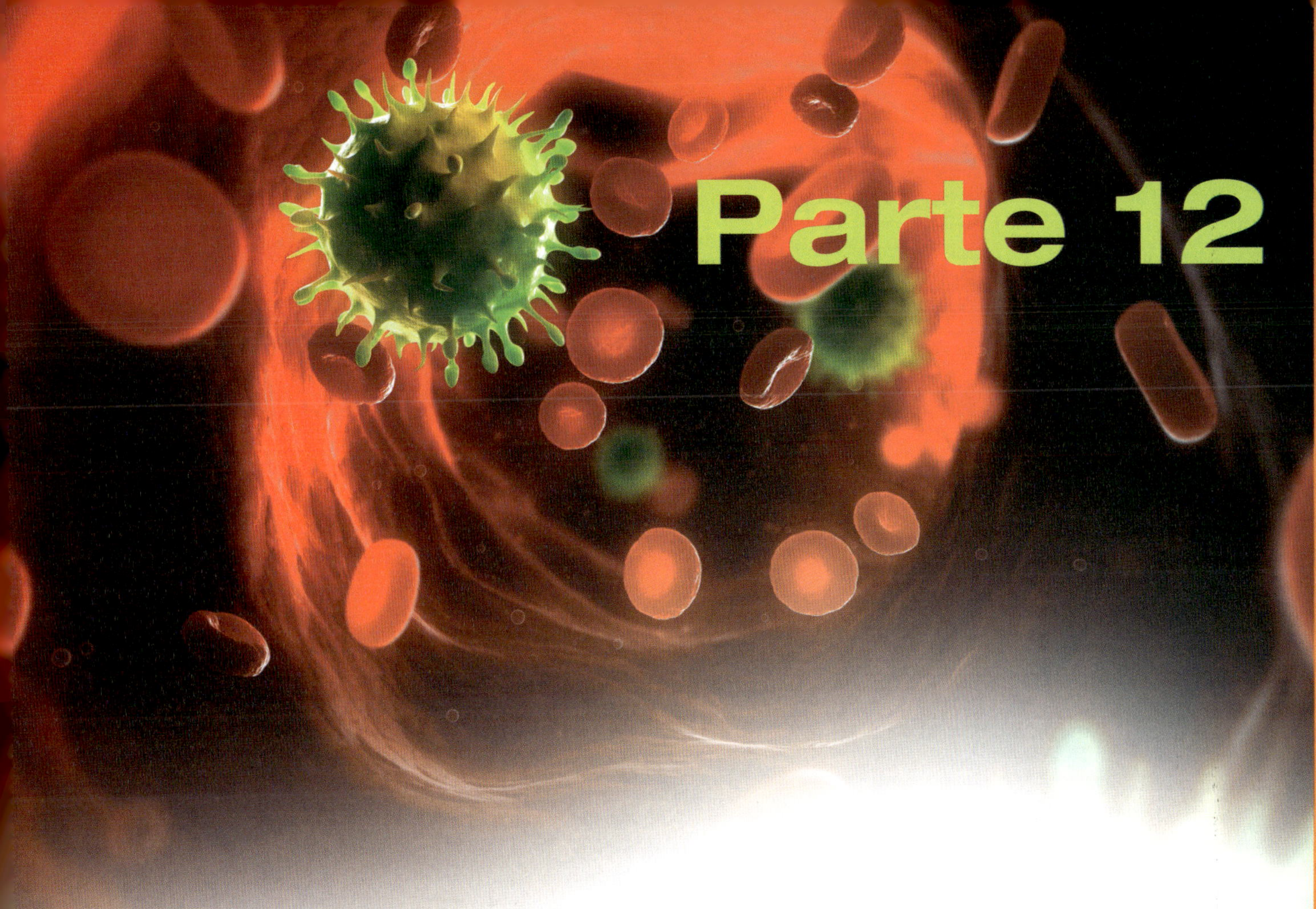

Parte 12

Distúrbios da Função Endócrina

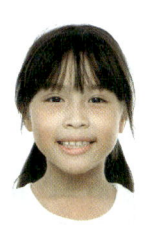

Emily Toronto, de 7 anos de idade, tem se sentido nauseada. Sua mãe relata que, nos últimos 2 meses, ela sentiu muita sede e urinou com frequência. Hoje, vomitou três vezes e está letárgica. Sua mãe menciona que seu hálito tem odor "frutado" e a menina aparenta discreta confusão. Não há alterações dignas de nota no histórico clínico anterior de Emily, mas seu avô sofre de diabetes melito tipo 1. Emily foi hospitalizada na unidade pediátrica. A gasometria arterial indicou acidose metabólica (pH arterial = 7,29; $PaCO_2$ = 42 mmHg [normal: 35 a 45 mmHg]; bicarbonato (HCO_3^-) = 10 mEq/ℓ (normal: 21 a 28 mEq/ℓ). Os resultados dos exames bioquímicos séricos incluem: glicemia = 650 mg/dℓ; cálcio = 10,4 mg/dℓ; magnésio = 1,1 mg/dℓ; fosfato = 3,2 mg/dℓ (normal: 2,7 a 4,5 mg/dℓ); ureia sérica = 44 mg/dℓ; e creatinina = 2,4 mg/dℓ. A urinálise revelou uma pequena quantidade (1+) de cetonas. Seu hemograma completo com diferencial não apresentou alterações, mas os níveis de hemoglobina glicada (hemoglobina A1c) estavam em 10% (normal: 4 a 7%). Seus sinais vitais são os seguintes: temperatura = 36,8°C; pulso = 126/min e ritmo sinusal; pressão arterial = 118/76 mmHg. Sua frequência respiratória está rápida (46/min) e irregular. Ela recebeu o diagnóstico de cetoacidose diabética e diabetes melito tipo 1.

Mecanismos de Controle Endócrino

40

Linda C. Mefford

INTRODUÇÃO

O sistema endócrino está envolvido em todos os aspectos integrativos da vida, incluindo crescimento, diferenciação sexual, metabolismo e adaptação a um ambiente em constante mudança. Este capítulo enfoca os aspectos gerais da função endócrina, a organização do sistema endócrino, os receptores hormonais e as ações dos hormônios, bem como a regulação dos níveis hormonais.

SISTEMA ENDÓCRINO

Depois de concluir esta seção, o leitor deverá ser capaz de:

- Definir a função de um receptor hormonal e a diferença entre os receptores hormonais de superfície celular e os receptores hormonais intracelulares
- Descrever o papel do hipotálamo na regulação do controle hipofisário da função endócrina
- Identificar a principal diferença entre os mecanismos de controle por *feedback* positivo e negativo.

O sistema endócrino utiliza substâncias químicas denominadas *hormônios* como um meio para a regulação e a integração das funções corporais. O sistema endócrino participa em muitas funções essenciais, incluindo a regulação da digestão, o uso e armazenamento de nutrientes, o crescimento e desenvolvimento, o metabolismo dos eletrólitos e da água, e as funções reprodutivas. A rede endócrina não atua sozinha, mas está diretamente integrada aos sistemas nervoso central e nervoso periférico, bem como ao sistema imune. Portanto, os termos "neuroendócrino" ou "neuroendócrino-imune" são utilizados com frequência para descrever essas interações.[1,2]

 Hormônios

Hormônios são mensageiros químicos transportados nos líquidos corporais. Trata-se de moléculas orgânicas altamente especializadas, produzidas pelas células endócrinas, que exercem suas ações sobre células-alvo específicas. O termo *hormônio* tem origem grega e significa "despertar para a atividade".[2] Os hormônios não executam reações por conta própria, mas atuam como moduladores das respostas celulares e sistêmicas. A maior parte dos hormônios encontra-se constantemente presente nos líquidos corporais, em quantidades maiores ou menores, dependendo das necessidades do corpo.[3,4] Os hormônios são secretados por diversos órgãos classicamente considerados como "glândulas endócrinas", incluindo a hipófise, a tireoide, as suprarrenais e o pâncreas. Contudo, existem cada vez mais evidências de que muitos outros órgãos e tecidos em todo o corpo também secretam ativamente substâncias hormonais que regulam as atividades em diversas áreas do corpo. Esses tecidos endócrinos "não clássicos" incluem órgãos como o coração, os rins, o fígado e o trato gastrintestinal, bem como os linfócitos e o tecido adiposo.[2,3]

Uma das características dos hormônios é que um único hormônio pode exercer um efeito específico em tecidos corporais distantes. Por exemplo, o coração é a principal fonte do peptídio natriurético atrial, que atua induzindo natriurese em um órgão-alvo distante – o rim. A eritropoetina é produzida pelos rins em resposta à hipoxia renal e, em seguida, transportada pelo sangue para estimular a eritropoese na medula óssea.[3] Em alguns casos, hormônios diferentes atuam em conjunto para regular uma única função. A lipólise, que é a liberação de ácidos graxos livres do tecido adiposo, exemplifica uma função única regulada por diversos hormônios. A sua regulação é feita pelas ações conjuntas de catecolaminas, insulina e glucagon, além de uma citocina, o fator de necrose tumoral α.[5] A Tabela 40.1 lista as principais ações e fontes de hormônios selecionados.

Ações hormonais

São classificadas com base na relação entre o sítio de produção do hormônio e local onde ocorrem os seus efeitos biológicos. As classificações incluem os efeitos endócrino, parácrino, autócrino, intrácrino e neuroendócrino (Quadro 40.1). O efeito é *endócrino* quando um hormônio é secretado na circulação e, em seguida, transportado pelo sangue para produzir um efeito biológico sobre células-alvo distantes.[6] Alternativamente, alguns hormônios e substâncias semelhantes a hormônios nunca adentram a corrente sanguínea; em vez disso, atuam localmente, nas adjacências de onde são secretados. Quando atuam localmente em células diferentes daquelas que produziram os hormônios, a ação é denominada *parácrina*. A ação dos esteroides sexuais sobre o ovário é uma ação parácrina. O

Tabela 40.1 Ação principal e fonte de hormônios selecionados.

Fonte	Hormônio	Ação principal
Hipotálamo	Hormônios de liberação e inibição: • CRH • TRH • GHRH • GnRH	Controlam a secreção de hormônios hipofisários
	Somatostatina	Inibe GH e TSH
	Dopamina	Inibe a secreção de prolactina pela hipófise Inibe FSH e LH
Adeno-hipófise	GH	Estimula o crescimento ósseo e muscular, promove a síntese de proteínas e o metabolismo das gorduras, diminui o metabolismo dos carboidratos
	ACTH	Estimula a síntese e a secreção de hormônios adrenocorticais
	TSH	Estimula a síntese e a secreção de hormônios tireóideos
	FSH	Mulheres: estimula o crescimento dos folículos ovarianos e a ovulação Homens: estimula a produção espermática
	LH	Mulheres: estimula o desenvolvimento do corpo lúteo, a liberação de oócitos, a produção de estrogênio e progesterona Homens: estimula a secreção de testosterona e o desenvolvimento do tecido intersticial testicular
	Prolactina	Prepara a mama para a amamentação nas mulheres
Neuro-hipófise	ADH (arginina-vasopressina, AVP)	Aumenta a reabsorção de água pelos rins
	Ocitocina	Estimula a contração uterina gravídica e a lactação após o parto
Córtex suprarrenal	Mineralocorticosteroides, principalmente aldosterona	Aumentam a absorção de sódio e a perda renal de potássio
	Glicocorticoides, principalmente cortisol	Afetam o metabolismo de todos os nutrientes; regulam os níveis glicêmicos, afetam o crescimento, têm ação anti-inflamatória e diminuem os efeitos do estresse
	Androgênios suprarrenais, principalmente desidroepiandrosterona (DHEA) e androstenediona	Apresentam atividade androgênica intrínseca mínima; são convertidos em testosterona e desidrotestosterona (DHT) na periferia
Medula suprarrenal	Adrenalina Noradrenalina	Atua como neurotransmissor para o sistema nervoso simpático
Tireoide (células foliculares)	Hormônios tireóideos: triiodotironina (T_3), tiroxina (T_4)	Aumentam a taxa metabólica; aumentam o *turnover* proteico e ósseo; aumentam a responsividade às catecolaminas; necessários para o crescimento e o desenvolvimento fetal e infantil
	Calcitonina	Reduz os níveis séricos de cálcio e fosfato
Paratireoides	Paratormônio (PTH)	Regula o cálcio sérico
Células das ilhotas pancreáticas	Insulina	Reduz a glicemia ao facilitar o transporte da glicose pelas membranas celulares do tecido muscular, hepático e adiposo
	Glucagon	Aumenta a concentração sérica da glicose por meio da estimulação da glicogenólise e da gliconeogênese
	Somatostatina	Retarda a absorção intestinal da glicose
Rim	1,25-di-hidroxivitamina D	Estimula a absorção de cálcio pelo intestino
Ovários	Estrogênio	Afeta o desenvolvimento dos órgãos sexuais femininos e as características sexuais secundárias
	Progesterona	Influencia o ciclo menstrual; estimula o crescimento da parede uterina; mantém a gestação
Testículos	Androgênios, principalmente testosterona	Afetam o desenvolvimento dos órgãos sexuais masculinos e as características sexuais secundárias; auxiliam na produção espermática

Quadro 40.1 Ações hormonais.

- Endócrina: hormônios são secretados na circulação para atuar sobre um órgão-alvo
- Parácrina: hormônios atuam localmente sobre as células nas adjacências de onde são secretados
- Autócrina: hormônios produzem uma ação biológica sobre a célula que os secretou
- Intrácrina: ação dos hormônios ocorre no interior da célula que os sintetizou
- Neuroendócrina: hormônio é sintetizado em um neurônio e, em seguida, transportado na circulação para exercer seus efeitos em células-alvo

efeito hormonal é *autócrino* quando o hormônio produz efeito biológico sobre a mesma célula que o produziu.[6] Por exemplo, a secreção de insulina pelas células beta-pancreáticas pode inibir a secreção adicional de insulina pelas mesmas células. A última classificação dos efeitos hormonais, *intrácrina*, descreve um hormônio que é sintetizado e atua no meio intracelular da mesma célula.[7] Alguns efeitos hormonais são *neuroendócrinos*, nos quais o hormônio (um *neuro-hormônio*) é produzido e secretado pelos neurônios e, em seguida, transportado pelo sangue para exercer efeitos em células-alvo no corpo. A vasopressina (hormônio antidiurético [ADH]) e a adrenalina são exemplos de substâncias hormonais com efeitos neuroendócrinos.[6] Os neuro-hormônios são um subtipo de moléculas de sinalização conhecidas como neurotransmissores, que são secretados pelos neurônios e atravessam a fenda sináptica para ocasionar diversas respostas pós-sinápticas.[3]

Classificação estrutural

Os hormônios apresentam estruturas diversas, que variam desde aminoácidos únicos até proteínas complexas e lipídios, e podem ser classificados em quatro categorias com base na sua estrutura química:[2]

1. Aminas e aminoácidos
2. Peptídios, proteínas e glicoproteínas
3. Esteroides
4. Ácidos graxos.

Exemplos de hormônios de cada uma dessas classificações estruturais estão apresentados na Tabela 40.2.

A primeira categoria, as aminas, incluem a noradrenalina e a adrenalina, que são derivadas de um único aminoácido (*i. e.*, tirosina), e os hormônios tireóideos, que derivam de dois resíduos iodados do aminoácido tirosina.[2] A segunda categoria de hormônios, os hormônios à base de proteína, inclui a maioria dessas substâncias. Os hormônios proteicos podem ser tão pequenos quanto o hormônio de liberação da tirotrofina (TRH), que contém três aminoácidos, ou tão grandes e complexos quanto o hormônio do crescimento (GH), com aproximadamente 200 aminoácidos. As glicoproteínas são hormônios peptídicos grandes associados a um carboidrato

Conceitos fundamentais

Hormônios

- Os hormônios atuam como mensageiros químicos que se deslocam pelo sangue até os sítios-alvo de ação distantes (endócrinos), ou agem mais localmente, como mensageiros parácrinos ou autócrinos produtores de efeitos mais localizados. O termo intrácrino descreve um hormônio que é sintetizado e atua no interior da mesma célula. O termo neuroendócrino se refere às substâncias hormonais que, uma vez produzidas e secretadas pelos neurônios, são transportadas no sangue para exercer seus efeitos em células-alvo
- Os hormônios exercem suas ações por meio da ligação a receptores celulares de alta afinidade acoplados a um ou mais sistemas efetores na célula. Alguns receptores hormonais estão localizados sobre as superfícies celulares e atuam via mecanismos de segundos mensageiros. Outros são receptores intracelulares que podem alterar os processos no interior do núcleo celular e, assim, modular a síntese de proteínas.

Tabela 40.2 Classes de hormônios com base na estrutura.

Aminas e aminoácidos	Peptídios, proteínas e glicoproteínas	Esteroides	Ácidos graxos
Dopamina	CRH	Aldosterona	Prostaglandinas
Adrenalina	GHRH	Glicocorticoides	Tromboxanos
Noradrenalina	TRH	Estrogênios	Leucotrienos
Hormônio tireóideo	ACTH	Testosterona	Prostaciclinas
	FSH	Progesterona	
	LH	Androstenediona	
	TSH	1,25-di-hidroxivitamina D	
	GH	DHT	
	ADH	DHEA	
	Ocitocina		
	Insulina		
	Glucagon		
	Somatostatina		
	Calcitonina		
	PTH		
	Prolactina		

(p. ex., hormônio foliculoestimulante [FSH]). A terceira categoria é composta pelos hormônios esteroides, que são derivados do colesterol.[2-4] Ainda que as estruturas da maior parte das substâncias hormonais sejam incluídas nessas três primeiras categorias, existe uma quarta categoria, a de moléculas mensageiras hormonais derivadas de ácidos graxos, que inclui o grupo de substâncias químicas denominadas *eicosanoides*. Nessa classe, as substâncias de importância são os derivados do ácido araquidônico, que incluem as prostaglandinas.[2]

Síntese e secreção

Os mecanismos de síntese e secreção hormonal não são totalmente compreendidos e variam de acordo com a estrutura dos hormônios. Alguns (como os hormônios proteicos) são sintetizados e armazenados em vesículas no citoplasma da célula endócrina até que a sua secreção seja necessária. Esses hormônios mediados por vesículas são secretados pela célula endócrina de origem em resposta a algum tipo de estímulo, frequentemente um mecanismo de *feedback* negativo (a ser discutido adiante). A estimulação da célula endócrina causa a movimentação das vesículas até a membrana celular e a secreção dos seus hormônios.[3] Os hormônios proteicos são tipicamente sintetizados como hormônios precursores contendo unidades peptídicas adicionais que asseguram o dobramento adequado da molécula e a inserção de ligações essenciais. Esse tipo de molécula precursora hormonal é denominado *pró-hormônio*.[3]

Os hormônios à base de colesterol não são armazenados em vesículas; em vez disso, essas moléculas lipossolúveis, em geral produzidas no retículo endoplasmático liso, tipicamente deixam a célula por difusão através da membrana celular, assim que são sintetizadas.[3] Os hormônios sintetizados por essas vias não mediadas por vesículas incluem os glicocorticoides, androgênios, estrogênios e mineralocorticoides – todos hormônios esteroides derivados do colesterol. Determinados esteroides atuam como precursores para produção de outros hormônios. No córtex suprarrenal, por exemplo, a pregnenolona e outros intermediários esteroides são enzimaticamente convertidos em aldosterona, cortisol ou androgênios, dentro das mitocôndrias suprarrenais.[3]

Transporte

Quando os hormônios são secretados na corrente sanguínea, passam a circular como moléculas livres não ligadas, ou como hormônios unidos a carreadores para o transporte (Figura 40.1). Os hormônios peptídicos e proteicos são moléculas hidrossolúveis que normalmente não necessitam de carreador para transporte. Os hormônios esteroides e tireóideos são moléculas lipofílicas, portanto necessitam de uma proteína carreadora para o transporte pelo sangue. O fígado sintetiza proteínas carreadoras específicas para os hormônios esteroides e tireóideos.[3] A extensão da ligação ao carreador proteico influencia a velocidade com que os hormônios deixam o sangue e entram nas células. A meia-vida de um hormônio – o tempo necessário para que o corpo reduza sua concentração no sangue pela metade – está positivamente correlacionada com sua porcentagem de ligação às proteínas.[3] A tiroxina, com percentual de ligação proteica superior a 99%, tem meia-vida de 6 dias. Contrariamente, a angiotensina II é livremente hidrossolúvel e

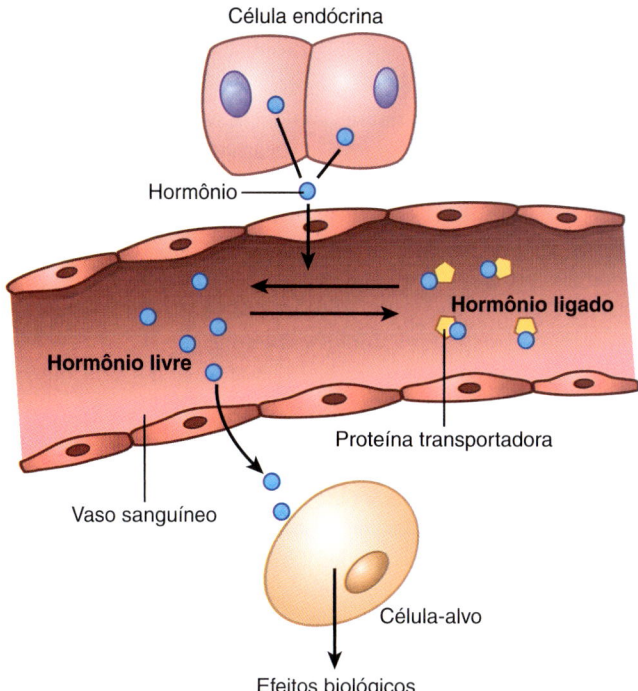

Figura 40.1 • Relação dos hormônios livres e ligados ao carreador.

sua meia-vida é inferior a 1 min.[3] Os medicamentos que competem com hormônios pela ligação a moléculas carreadoras para serem transportados incrementam a ação hormonal por aumentarem a disponibilidade do hormônio não ligado ativo. Por exemplo, o ácido acetilsalicílico (AAS) compete com o hormônio tireóideo pela ligação às proteínas de transporte. Quando o AAS é administrado em pacientes com níveis excessivos de hormônio tireóideo circulante, como durante uma crise tireotóxica, podem ocorrer efeitos sérios decorrentes do aumento da dissociação do hormônio livre das proteínas de ligação.[8]

Metabolismo e eliminação

Os hormônios secretados pelas células endócrinas devem ser continuamente inativados para evitar o seu acúmulo. Mecanismos intra e extracelulares participam na inativação da função hormonal. A maior parte dos hormônios peptídicos e das catecolaminas é hidrossolúvel e circula livremente pelo sangue. Normalmente, são degradados por enzimas no sangue ou nos tecidos e, em seguida, excretados pelos rins e pelo fígado. Em geral, os hormônios peptídicos também apresentam um tempo de vida curto na circulação. Seu principal mecanismo de degradação consiste na ligação a receptores de superfície celular, com subsequente captação e degradação por enzimas de decomposição peptídica na membrana celular ou no interior da célula.[2,3] A maior parte dos hormônios esteroides está ligada a carreadores proteicos de transporte e é inativa no estado ligado. A sua atividade depende da disponibilidade dos carreadores de transporte, que podem ser moléculas carreadoras específicas para o hormônio individual, ou podem ser proteínas plasmáticas como a albumina. Exceções importantes à necessidade de um carreador proteico dos hormônios esteroides são os mineralocorticoides, incluindo a aldosterona, que dispensam carreadores.[2]

Mecanismos de ação

Os hormônios produzem seus efeitos por meio da interação com receptores de alta afinidade que, por sua vez, estão ligados a um ou mais sistemas efetores no interior da célula. Esses mecanismos envolvem muitas atividades metabólicas da célula, as quais incluem desde o transporte iônico na superfície celular até o estímulo da transcrição nuclear de moléculas complexas.[2,3] A velocidade com que os hormônios reagem depende do seu mecanismo de ação. Determinados neurotransmissores, a exemplo daqueles que controlam a abertura dos canais iônicos, apresentam um tempo de reação de milissegundos. O hormônio tireóideo, que atua no controle do metabolismo celular e da síntese de moléculas de sinalização intracelular, requer dias para produzir seu efeito total.[3]

Receptores. Os receptores hormonais são estruturas moleculares complexas (normalmente proteínas) localizadas na superfície celular ou no interior das células-alvo.[3] A função desses receptores é reconhecer um hormônio específico e traduzir o sinal hormonal em uma resposta celular. A estrutura desses receptores é específica para um hormônio em particular, o que possibilita que as células-alvo respondam a um hormônio e não a outros. Por exemplo, os receptores na tireoide são específicos para o hormônio tireoestimulante (TSH), enquanto os receptores nas gônadas respondem aos hormônios gonadotróficos.[3]

O grau de responsividade de uma célula-alvo a um hormônio varia de acordo com a *quantidade* de receptores presentes e a *afinidade* desses receptores para a ligação hormonal.[3] A quantidade e a afinidade dos receptores são influenciadas por diversos fatores. Anticorpos podem destruir ou bloquear as proteínas dos receptores. O aumento ou a diminuição dos níveis hormonais com frequência induzem alterações na atividade dos genes de síntese de receptores hormonais. Por exemplo, a diminuição dos níveis hormonais comumente produz um aumento na quantidade de receptores por meio de um processo denominado *regulação ascendente*, que aumenta a sensibilidade do corpo ao hormônio. A regulação ascendente dos receptores hormonais pode ser uma resposta adaptativa diante de níveis baixos do hormônio no corpo. Em contraste, níveis persistentemente excessivos de hormônios costumam acarretar diminuição na quantidade de receptores por meio da *regulação descendente* da síntese celular de receptores, produzindo uma diminuição na sensibilidade hormonal.[3] O efeito oposto é observado em alguns casos, de modo que um aumento nos níveis hormonais parece recrutar seus próprios receptores e, assim, aumentar a sensibilidade da célula ao hormônio. O processo de regulação ascendente e descendente dos receptores é regulado em grande parte pela indução ou pela repressão da transcrição dos genes dos receptores.[3]

Conforme observado anteriormente, alguns receptores hormonais estão localizados na superfície da célula e atuam por meio de mecanismos de segundos mensageiros para influenciar a atividade celular, enquanto outros estão localizados dentro da célula. Sejam os receptores de superfície celular ou intracelulares, o efeito final do hormônio em geral é exercido no núcleo da célula, com a modulação da síntese de proteínas.[2,3] O Quadro 40.2 lista exemplos de hormônios que atuam por meio dos dois tipos de receptores.

Quadro 40.2 Interações entre hormônios e receptores.

Interações com segundo mensageiro
Glucagon
Insulina
Adrenalina
PTH
TSH
ACTH
FSH
LH
ADH
Secretina
Interações intracelulares
Estrogênios
Testosterona
Progesterona
Hormônios adrenocorticais
Hormônios tireóideos

Receptores de superfície celular. Os hormônios peptídicos e as catecolaminas tendem a ser moléculas hidrossolúveis, que são eletricamente carregadas (polares). Por apresentarem baixa lipossolubilidade e alta carga elétrica, os hormônios peptídicos e as catecolaminas não conseguem cruzar prontamente a membrana celular lipídica.[2,3] Em vez disso, esses hormônios interagem com os receptores de superfície para gerar um sinal intracelular por meio de um sistema de sinalização de *segundo mensageiro*, com o hormônio atuando como primeiro mensageiro. O hormônio primeiro mensageiro sinaliza a necessidade de ação, entretanto não chega a entrar na célula. São as moléculas de segundos mensageiros no interior da célula que interagem diretamente com os mecanismos de controle intracelular para efetuar a alteração.[2,3] Por exemplo, o hormônio glucagon como primeiro mensageiro se liga aos receptores de superfície nas células hepáticas para enviar uma segunda mensagem intracelular que determina a degradação do glicogênio.[2,3]

Receptores intracelulares. Os hormônios lipossolúveis (como os hormônios esteroides e tireóideos) são tipicamente não polares e conseguem atravessar livremente as membranas celulares para se ligar aos receptores intracelulares.[2,3] O complexo hormônio-receptor intracelular, em seguida, pode exercer diretamente os efeitos hormonais ao entrar no núcleo da célula e se ligar aos elementos da resposta hormonal que ativam ou suprimem os mecanismos intracelulares de síntese proteica.[2,3]

Controle dos níveis hormonais

A secreção hormonal é muito variável ao longo de um período de 24 h. Alguns hormônios, como o GH e o hormônio adrenocorticotrófico (ACTH), apresentam flutuações diurnas que variam de acordo com o ciclo de sono e vigília.[2] Outros, como os hormônios sexuais femininos, são secretados de uma maneira cíclica complexa. Os níveis de hormônios como a insulina e o hormônio antidiurético (ADH) são regulados por mecanismos de *feedback* que monitoram substâncias como a glicose (insulina) e a água (ADH) no corpo. Os níveis de muitos hormônios são regulados por mecanismos de *feedback* envolvendo o sistema hipotalâmico-hipofisário de células-alvo.[3]

Regulação hipotalâmica-hipofisária

O hipotálamo e a hipófise formam uma unidade funcional que exerce o controle das atividades de diversas glândulas endócrinas e, portanto, de uma ampla diversidade de funções fisiológicas. O hipotálamo está localizado centralmente no cérebro, e atua como centro coordenador cerebral das funções endócrina, comportamental e do sistema nervoso autônomo. É ao nível do hipotálamo que as emoções, a dor, a temperatura corporal e outras contribuições neurais são comunicadas para o sistema endócrino.[3]

A hipófise está conectada ao assoalho do hipotálamo por meio da haste hipofisária, com sua principal parte estrutural englobada por uma estrutura óssea denominada sela turca. A abertura para a sela turca é recoberta pelo diafragma selar, que protege a hipófise contra a transmissão das pressões do líquido cerebrospinal.[6] A hipófise também é denominada "glândula pituitária" e é composta por duas partes estruturalmente diferentes (Figura 40.2):

- Hipófise anterior, também denominada adeno-hipófise devido a sua estrutura glandular. O hipotálamo e a adeno-hipófise estão conectados pelo fluxo sanguíneo via sistema venoso porta-hipofisário, que tem início no hipotálamo e drena na hipófise anterior
- Hipófise posterior, também denominada neuro-hipófise. O hipotálamo e a neuro-hipófise estão conectados por meio dos axônios de neurônios originários do hipotálamo e que conectam os núcleos supraóptico e paraventricular do hipotálamo à hipófise posterior.

Hormônios hipotalâmicos. O hipotálamo produz hormônios que atuam na adeno-hipófise para regular a síntese e a secreção dos hormônios adeno-hipofisários. Esses hormônios hipotalâmicos são denominados hormônios de liberação ou de inibição, com base na resposta enviada para a adeno-hipófise. Os hormônios de liberação (RH) enviam sinais para a hipófise anterior aumentar a síntese e a secreção de um hormônio em particular, ao mesmo tempo em que inibem os hormônios que têm efeito contrário – diminuição da secreção hormonal pela adeno-hipófise. Esses hormônios de liberação e inibição são transportados até a hipófise anterior por um sistema nervoso porta localizado[2,3] (Figura 40.2). Os hormônios hipotalâmicos que regulam a secreção dos

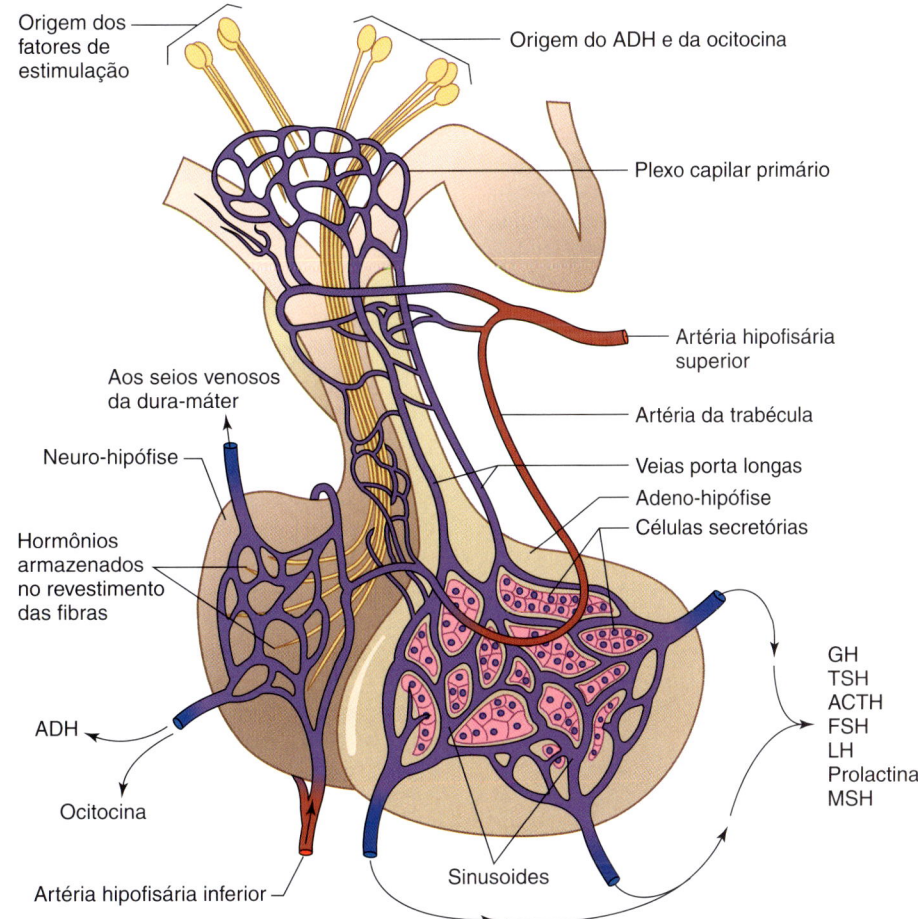

Figura 40.2 • Hipotálamo e hipófise anterior e posterior. Os hormônios hipotalâmicos de liberação ou inibição são transportados até a adeno-hipófise por meio dos vasos porta. ADH e ocitocina são produzidos pelas células nervosas nos núcleos supraóptico e paraventricular do hipotálamo e, em seguida, transportados pelo axônio do nervo até a neuro-hipófise, de onde são secretados na circulação.

Compreenda | Receptores hormonais

Os hormônios causam seus efeitos sobre a atividade celular por meio da ligação a receptores celulares específicos. Existem dois tipos gerais de receptores: os receptores de superfície celular, que exercem suas ações por meio de sistemas de segundos mensageiros citoplasmáticos; e os receptores nucleares intracelulares, que modulam a expressão gênica por meio da ligação ao ácido desoxirribonucleico (DNA) ou a promotores dos genes-alvo.

Receptores de superfície celular

Os hormônios peptídicos hidrossolúveis (como o paratormônio [PTH] e o glucagon) não conseguem penetrar na camada lipídica da membrana plasmática celular e, portanto, exercem seus efeitos por meio de segundos mensageiros intracelulares. Eles se ligam a uma parte de um receptor de membrana que se projeta pela superfície da célula. Isso produz uma alteração estrutural na própria molécula receptora, causando a ativação de um sistema de sinalização regulado por hormônios, localizado no aspecto interno da membrana celular. Esse sistema possibilita que a célula perceba os eventos extracelulares e transmita essas informações para o ambiente intracelular. Existem diversos tipos de receptores de superfície celular, incluindo receptores acoplados à proteína G, que medeiam as ações das catecolaminas, prostaglandinas, TSH e outros. A ligação do hormônio ao receptor ativa uma proteína G que, por sua vez, atua sobre um efetor, como a adenilciclase, para dar origem a um segundo mensageiro, como o monofosfato cíclico de adenosina (cAMP). O segundo mensageiro, por sua vez, ativa outras enzimas que participam na secreção celular, ativação genética ou outras respostas das células-alvo.

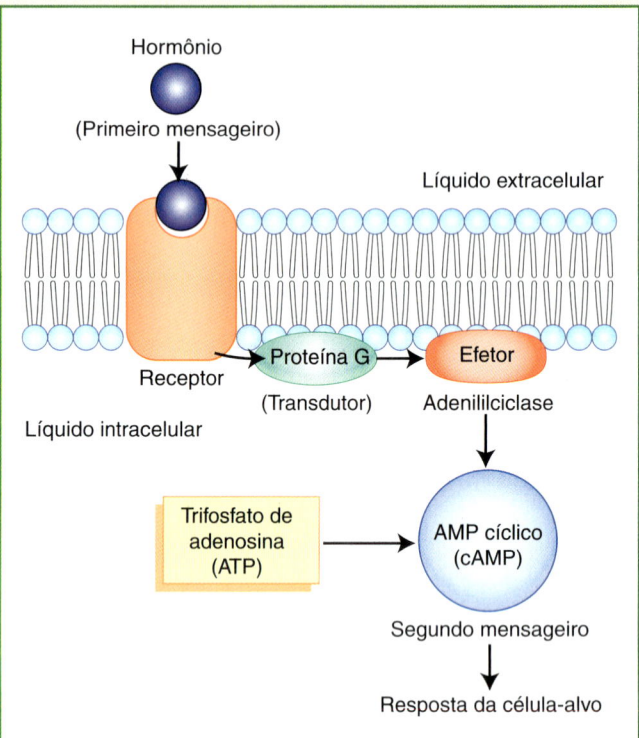

(continua)

> **Compreenda** **Receptores hormonais** (*continuação*)

Receptores nucleares

Os hormônios esteroides, a vitamina D, os hormônios tireóideos e outros hormônios lipossolúveis se difundem através da membrana celular até o citoplasma da célula-alvo. Uma vez no interior da célula, esses hormônios se ligam a um receptor intracelular, o qual é ativado pela ligação. O complexo hormônio-receptor ativado então se desloca até o núcleo, onde o hormônio se liga a um elemento de resposta hormonal nos promotores em um gene-alvo ou a outro fator de transcrição. Essa ligação resulta na transcrição de um mRNA específico. Em seguida, o mRNA se desloca para o citoplasma, onde a "mensagem transcrita" é traduzida pelos ribossomos citoplasmáticos para produção de novas proteínas celulares ou alteração da produção de proteínas existentes. Tal alteração hormônios-direcionada na síntese proteica leva a respostas celulares como a promoção de uma resposta intracelular específica ou a síntese de proteínas específicas a serem secretadas pela célula.

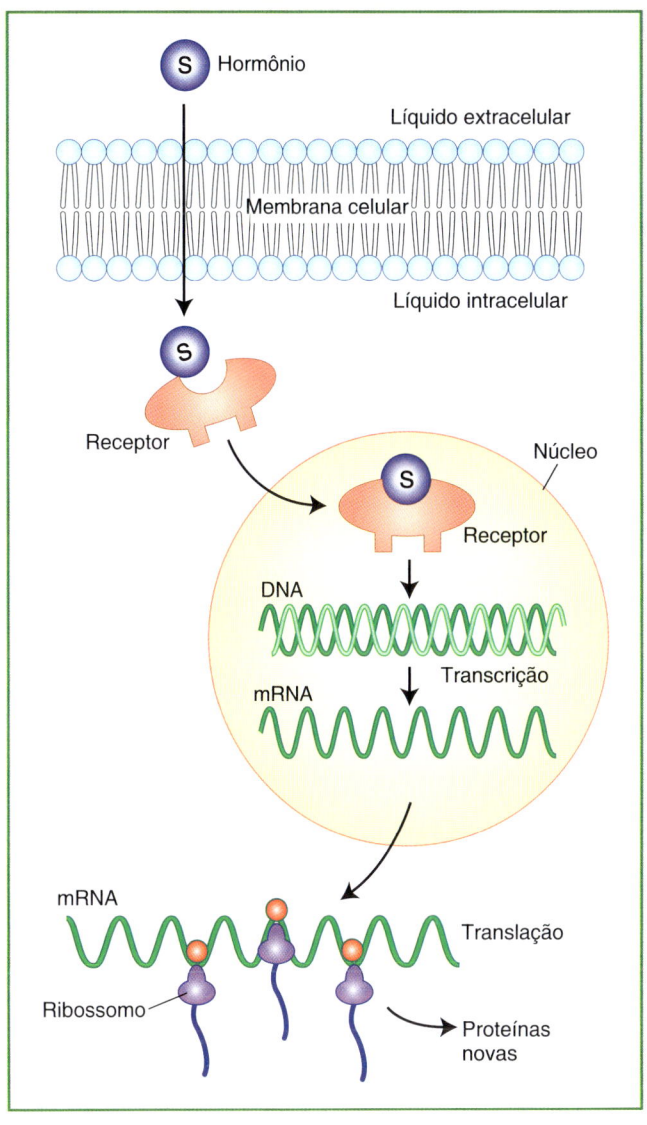

hormônios da adeno-hipófise incluem o hormônio de liberação do GH (GHRH), somatostatina, dopamina, TRH, hormônio de liberação de corticotrofina (CRH) e hormônio de liberação de gonadotrofina (GnRH).[2,3]

O hipotálamo também envia sinais regulatórios para a hipófise posterior; porém, a via de condução da mensagem se dá por meio do trato nervoso e não da secreção de hormônios no sangue. A hipófise posterior é denominada neuro-hipófise porque contém uma série de neurônios cujos corpos celulares estão localizados no hipotálamo, enquanto os axônios se estendem até a glândula; assim, a neuro-hipófise pode ser considerada essencialmente uma extensão do hipotálamo. Seus hormônios, ADH e ocitocina, são sintetizados nos corpos celulares dos neurônios no hipotálamo, cujos axônios se estendem até a hipófise posterior.[2,3]

A atividade do hipotálamo é regulada tanto por sinais mediados por hormônios (p. ex., sinais de *feedback* negativo) quanto pela contribuição neuronal de diversas fontes. Os sinais neuronais são mediados por neurotransmissores como acetilcolina, dopamina, noradrenalina, serotonina, ácido gama-aminobutírico (GABA) e opioides. As citocinas envolvidas nas respostas imunes e inflamatórias, como as interleucinas, também estão envolvidas na regulação da função hipotalâmica. Isso é particularmente verdadeiro em relação aos hormônios envolvidos no eixo hipotalâmico-hipofisário-suprarrenal. Portanto, o hipotálamo pode ser considerado uma ponte por meio da qual os sinais de diversos sistemas são transmitidos para a hipófise[2,3] (Figura 40.3).

Hormônios hipofisários. A hipófise tem sido denominada *glândula mestra,* porque seus hormônios controlam as

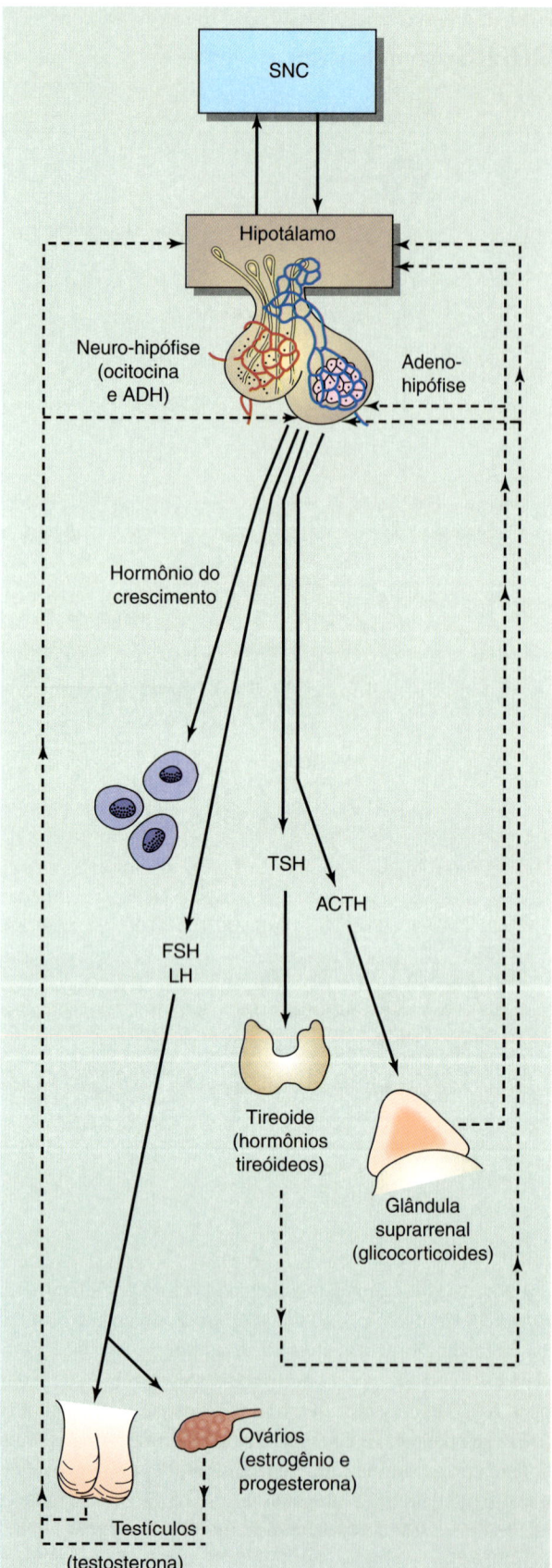

Figura 40.3 • Controle da produção hormonal pelo mecanismo de *feedback* de células-alvo hipotalâmico-hipofisário. Os níveis hormonais das glândulas-alvo regulam a secreção de hormônios da adeno-hipófise por meio de um sistema de *feedback* negativo. A linha tracejada representa o controle por *feedback*.

funções de muitas glândulas-alvo e células-alvo.[2] Os hormônios produzidos pela adeno-hipófise controlam o crescimento corporal e o metabolismo (GH), a função da tireoide (TSH), os níveis de hormônio glicocorticoide (ACTH), a função das gônadas (FSH e hormônio luteinizante [LH]), e o crescimento das mamas e a lactação (prolactina). Os hormônios de liberação hipotalâmicos regulam a maior parte dos hormônios hipofisários. A secreção de GH é estimulada pelo GHRH; a de TSH, pelo TRH; a do ACTH, pelo CRH; e a do LH e FSH, pelo GnRH.[2,3]

Regulação por feedback

O nível de muitos dos hormônios no corpo é regulado por mecanismos de *feedback* negativo.[2,3] A função desse tipo de sistema é semelhante àquela do termostato em um sistema de aquecimento. No sistema endócrino, sensores detectam uma alteração no nível dos hormônios e ajustam a sua secreção, de modo que os níveis corporais sejam mantidos dentro de uma variação adequada. Quando os sensores detectam uma diminuição nos níveis hormonais, iniciam alterações que causam aumento na produção de hormônios. Quando os níveis hormonais aumentam acima do ponto de ajuste do sistema, os sensores ocasionam uma diminuição na produção e na secreção dos hormônios. Por exemplo, quando os sensores no hipotálamo ou na adeno-hipófise detectam um aumento no hormônio tireóideo, isso causa uma redução na secreção de TSH e subsequente diminuição na produção do hormônio tireóideo pela tireoide. As alças de *feedback* dos mecanismos de *feedback* hipotalâmico-hipofisário estão ilustradas na Figura 40.3.

Também ocorre o controle por *feedback* positivo, mas este ainda é pouco compreendido. No controle por *feedback* positivo, a elevação dos níveis de um hormônio faz outra glândula liberar um hormônio que estimula o primeiro.[3] Um exemplo desse sistema é o do hormônio feminino ovariano estradiol. O aumento da produção de estradiol durante o estágio folicular do ciclo menstrual causa um aumento na produção de gonadotrofina (FSH) pela hipófise anterior; isso estimula aumentos adicionais nos níveis de estradiol até ocorrer a degeneração do folículo, que é a fonte do estradiol, resultando em uma queda nos níveis de gonadotrofina.[3]

Exames complementares

Muitas técnicas encontram-se disponíveis para a avaliação da função endócrina e dos níveis hormonais. Os exames complementares incluem exames de sangue, exames de urina, testes de estimulação e supressão hormonal, testes genéticos e exames de imagem.

Exames de sangue

Os exames de sangue relativos aos distúrbios endócrinos abrangem uma ampla diversidade de estratégias para a avaliação da função endócrina. Os hormônios podem ser determinados de modo direto ou, muito comumente, é possível determinar indicadores fisiológicos da função hormonal que refletem indiretamente os níveis hormonais. Por exemplo, a determinação dos níveis glicêmicos reflete indiretamente os níveis séricos de insulina. Os níveis séricos hormonais fornecem informações a respeito dos níveis hormonais em um momento específico, sob condições específicas. Por exemplo, os níveis séricos de insulina podem ser determinados com a glicemia em intervalos de tempo específicos, após a administração de uma dose de desafio de glicose, para determinar o perfil da alteração nos referidos níveis.

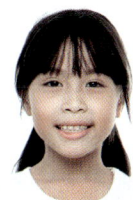

Emily, a menina apresentada no início desta unidade, estava com a glicemia em 650 mg/dℓ, que é muito superior aos níveis glicêmicos normais (70 a 110 mg/dℓ). Seu exame de hemoglobina glicosilada (hemoglobina A1c) também estava muito alto, em 10%, quando a variação normal para pessoa com diabetes é de 6 a 7%.

Os níveis hormonais no plasma são determinados com o uso de métodos de radioimunoensaio (RIE) baseados na ligação competitiva dos hormônios.[3] Esse método utiliza um tipo de hormônio marcado radioativamente e um anticorpo hormonal preparado a partir de uma forma purificada do hormônio. O hormônio não marcado presente na amostra analisada compete com o hormônio radioativamente marcado pela união aos sítios de ligação do anticorpo.[3] Assim, a determinação do complexo hormônio radioativamente marcado-anticorpo proporciona um meio de determinar os níveis do hormônio na amostra. Como a ligação hormonal é competitiva, a quantidade de complexos hormônio marcado-anticorpo que se forma diminui à medida que a quantidade de hormônio não marcado na amostra aumenta. As limitações do RIE incluem inespecificidade, devido à reatividade cruzada com mais de um hormônio, além da vida útil limitada do hormônio radioativamente marcado e do custo da destinação do resíduo radioativo.[3] Técnicas de RIE mais modernas têm sido introduzidas, incluindo o ensaio imunorradiométrico (EIRM), que se baseia no mesmo princípio de reconhecimento de anticorpos, porém usa dois anticorpos. Como esses dois anticorpos são direcionados contra duas partes diferentes da molécula, os EIRM são mais específicos.[9]

O ensaio imunoenzimático (ELISA) é outro exame complementar mais recente usado na avaliação da função endócrina, que não requer uso de radioisótopos. O teste ELISA combina a aplicação do teste de anticorpos utilizando dois anticorpos contendo sítios de ligação antigênica diferentes (o que possibilita uma especificidade mais alta) a uma abordagem de teste enzimático (que apresenta alta sensibilidade). O método do teste ELISA é amplamente empregado, sendo comprovadamente custo-efetivo e exato.[3] Outros exames de sangue realizados de modo rotineiro em casos de distúrbios endócrinos incluem os testes para diversos autoanticorpos. Por exemplo, os anticorpos antiperoxidase tireóidea (anti-TPO) são determinados durante a análise diagnóstica inicial e no acompanhamento subsequente de pessoas com tireoidite de Hashimoto. Outros distúrbios endócrinos que utilizam o teste de autoanticorpos incluem diabetes tipo 1, doença de Graves, hipoparatireoidismo autoimune e doença de Addison autoimune.[10,11]

Exames de urina

Os exames da excreção urinária de hormônios ou de metabólitos hormonais em geral são realizados em amostra de urina de 24 h e fornecem uma medida mais confiável dos níveis hormonais durante esse período, em comparação aos hormônios determinados em uma amostra de sangue isolada. Em particular, uma amostra de urina de 24 h para determinar os níveis urinários de cortisol é realizada com frequência na análise diagnóstica da síndrome de Cushing.[12]

Testes de estimulação e supressão hormonal

Os testes de estimulação hormonal são utilizados quando há suspeita de uma hipofunção de um órgão endócrino. Um hormônio trófico ou estimulante pode ser administrado para testar a capacidade de um órgão endócrino de aumentar a produção hormonal. A capacidade de resposta da glândula-alvo é determinada por um aumento no hormônio apropriado.[2] Por exemplo, a função do sistema hipotalâmico-hipofisário-tireóideo pode ser avaliada por meio de testes de estimulação com o uso de TRH e da determinação da resposta do TSH. A falta de aumento dos níveis de TSH após o teste de estimulação com TRH sugere uma capacidade inadequada de produção de TSH pela hipófise (*i. e.*, a hipófise de alguma maneira é disfuncional).

Os testes de supressão são utilizados quando há suspeita de hiperfunção de um órgão endócrino. Quando um órgão ou tecido está funcionando de modo autônomo (*i. e.*, não está respondendo aos mecanismos de controle por *feedback* negativo normais e continua a secretar quantidades excessivas de hormônio), um teste de supressão pode ser útil para confirmar a condição.[2] Por exemplo, quando há suspeita de um tumor secretor de GH, a resposta do GH à dose alta de glicose é determinada como parte da análise diagnóstica. Normalmente, uma dose alta de glicose suprime os níveis de GH. Contudo, em adultos com tumores secretores de GH (uma condição denominada *acromegalia*), os níveis de GH não são suprimidos.[13]

Testes genéticos

Estão rapidamente se tornando uma abordagem importante para o diagnóstico de distúrbios endócrinos selecionados. Alguns distúrbios associados ao sistema endócrino para os quais foram identificados marcadores fisiopatológicos genéticos específicos incluem raquitismo hipofosfatêmico ligado ao cromossomo X, carcinoma tireóideo epitelial, hipopituitarismo, feocromocitoma e paraganglioma familiares, neoplasia endócrina múltipla tipos I e II, e determinados distúrbios que causam estatura baixa, inclusive síndrome de Turner.[2] A neoplasia endócrina múltipla tipo II é um exemplo de como os testes genéticos podem ser úteis no diagnóstico de distúrbios endócrinos. O desenvolvimento desse distúrbio foi associado ao proto-oncogene RET, que está localizado no braço longo do cromossomo 10, na posição 10q11.21.[14] Pacientes com suspeita de risco para neoplasia endócrina múltipla tipo II atualmente podem ser submetidos ao teste de detecção de proto-oncogene RET. Se o teste genético for positivo, pode-se considerar o tratamento profilático para algumas condições características

Compreenda | Regulação dos níveis hormonais por *feedback*

Assim como muitos sistemas fisiológicos, o sistema endócrino é regulado por mecanismos de *feedback* que possibilitam que as células endócrinas modifiquem sua taxa de secreção hormonal. O *feedback* pode ser negativo ou positivo e apresentar alças de *feedback* complexas, que envolvem a regulação hipotalâmica-hipofisária.

Feedback negativo

Com o *feedback* negativo, o mecanismo mais comum de controle hormonal, alguma característica da ação hormonal inibe direta ou indiretamente a secreção adicional do hormônio, de modo que seus níveis retornam a um nível ideal ou ponto de ajuste. Na alça de *feedback* negativo simples, a quantidade de hormônio ou seu efeito sobre um mecanismo fisiológico regula a resposta da glândula endócrina. Após uma refeição, por exemplo, a elevação na glicemia estimula o pâncreas a secretar insulina; a insulina age sobre as células-alvo para a captação da glicose, reduzindo assim a glicemia. A redução dos níveis de glicose, por sua vez, suprime a secreção de insulina, causando a elevação da glicemia.

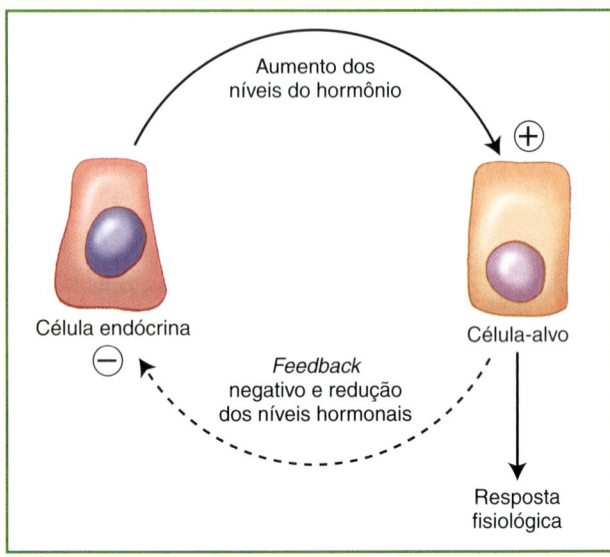

Feedback das células-alvo hipotalâmicas-hipofisárias

Os hormônios da tireoide, do córtex suprarrenal e das gônadas são regulados por alças mais complexas, que envolvem o hipotálamo e a adeno-hipófise. O hipotálamo sintetiza um hormônio de liberação que estimula a produção de um hormônio trófico pela hipófise anterior. Em seguida, o hormônio trófico estimula a glândula-alvo periférica a secretar seu hormônio, que, por sua vez, atua sobre as células-alvo para produzir uma resposta fisiológica. A elevação nos níveis séricos do hormônio da glândula-alvo também retroalimenta o hipotálamo e a adeno-hipófise, resultando em diminuição na secreção do hormônio trófico e subsequente diminuição na secreção do hormônio pela glândula-alvo. Como resultado, os níveis séricos do hormônio oscilam somente dentro de uma estreita faixa de variação.

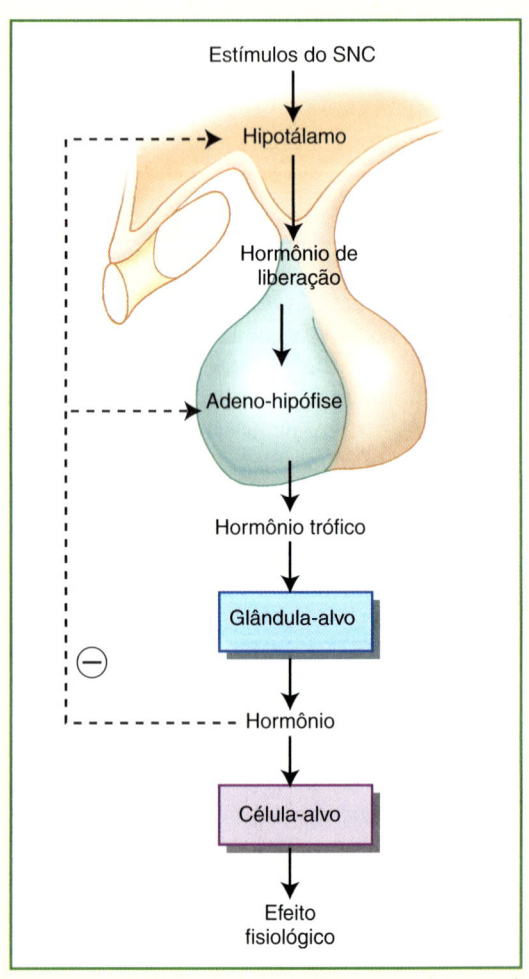

(continua)

Compreenda — Regulação dos níveis hormonais por *feedback* (continuação)

Feedback positivo

Alguns hormônios são regulados por *feedback* positivo. Nesse tipo de regulação, um hormônio estimula a secreção contínua até que os níveis apropriados sejam alcançados. Um exemplo de *feedback* positivo é a elevação pré-ovulatória nos níveis de LH, a qual deflagra a ovulação. Naquele momento, um aumento nos níveis de estrogênio exerce um efeito de *feedback* positivo sobre a secreção de LH pela adeno-hipófise.

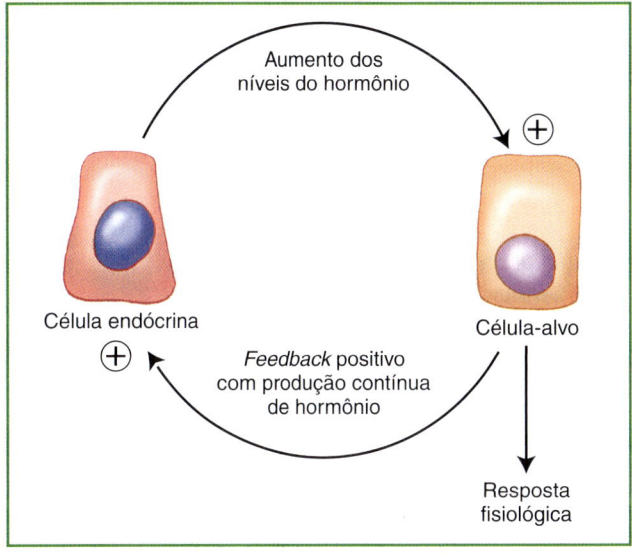

da afecção, incluindo carcinoma tireóideo medular e feocromocitoma. Uma desvantagem dos testes genéticos é o custo, que ainda pode ser muito dispendioso no atual momento do desenvolvimento tecnológico.[2]

Exames de imagem

São importantes no diagnóstico e no acompanhamento dos distúrbios endócrinos. As modalidades de imagem relacionadas à endocrinologia podem ser divididas nos tipos não isotópico e isotópico.

Os exames de imagem não isotópicos incluem a ressonância magnética (RM) e a tomografia computadorizada (TC), e ambas fornecem informações importantes a respeito das alterações estruturais no interior dos tecidos sólidos. Uma vantagem da RM é dispensar o uso de radiação ionizante (necessária para a TC); entre as desvantagens, está o longo tempo de espera para a conclusão do exame. Muitos aparelhos de RM exigem que o paciente permaneça em um espaço fechado durante a varredura demorada, o que não é bem tolerado por alguns indivíduos. Em resposta a esse aspecto preocupante, foram desenvolvidos aparelhos de RM abertos. Uma questão que deve ser considerada com o exame de TC é o uso de agentes de contraste. O iodo não radioativo é utilizado com frequência como um agente de contraste para intensificar a qualidade das imagens da TC. Contudo, essas preparações de contraste iodado devem ser utilizadas com cautela em pessoas com nefropatia e alergias. Além disso, o uso anterior do material de contraste iodado não radioativo irá interferir na realização de exames de imagem da tireoide com iodo radioativo (discutido a seguir), por aproximadamente 4 semanas.[2]

A ultrassonografia proporciona imagens estruturais adequadas e apresenta as vantagens do fornecimento de uma imagem "em tempo real", sem utilização de elementos radioativos. Portanto, com frequência a ultrassonografia é usada para auxiliar na visualização de uma lesão para biopsia.[2] A absorciometria de raios X de dupla energia (DEXA) é utilizada de forma rotineira para o diagnóstico e monitoramento da osteoporose e de doenças ósseas metabólicas.[15]

As imagens isotópicas incluem os estudos de imagem de medicina nuclear realizados após a administração de um radioisótopo seletivamente absorvido pelo tecido investigado (p. ex., o iodo radioativo é absorvido pela tireoide). Os radioisótopos podem ser administrados por via oral, intravenosa ou inalatória, dependendo da molécula que está sendo administrada.[2] O exame de tomografia com emissão de pósitrons (PET) é outro método isotópico utilizado mais amplamente na avaliação de distúrbios endócrinos selecionados, como na detecção de cânceres de tireoide metastáticos. O exame PET envolve a administração de um radionuclídeo emissor de pósitrons com vida curta, de um tipo que é absorvido pelos tecidos corporais.[2] O exame PET foi aperfeiçoado no exame de imagem PET/TC, em que ambos os tipos de imagens são adquiridos de modo quase simultâneo para intensificar os detalhes e a identificação de estruturas até então difíceis de avaliar. A vantagem do PET/TC é que o componente da TC possibilita um exame satisfatório da estrutura tecidual, enquanto o componente PET fornece informações a respeito da função do tecido.[16] O exame PET/TC demonstrou ser útil no controle dos cânceres de tireoide.[17]

RESUMO

O sistema endócrino atua como um sistema de comunicação que utiliza mensageiros químicos, ou hormônios, para a transmissão de informações entre as células e entre os órgãos. Os hormônios atuam por meio da ligação a receptores específicos para os diferentes tipos hormonais. Muitas glândulas endócrinas estão sob o controle regulatório de outras partes do sistema endócrino. O hipotálamo e a hipófise formam uma rede integrativa complexa, que interconecta os sistemas nervoso e endócrino; essa rede central controla a produção de muitas das outras glândulas no corpo.

A função endócrina pode ser avaliada diretamente, por meio da determinação dos níveis hormonais, ou indiretamente, por meio da avaliação dos efeitos que um hormônio produz no corpo (p. ex., avaliação da função insulínica por meio da glicemia). As técnicas de imagem também são utilizadas para visualizar as estruturas endócrinas, enquanto as técnicas genéticas são utilizadas para determinar a presença de marcadores genéticos específicos para os distúrbios endócrinos selecionados.

CONSIDERAÇÕES GERIÁTRICAS

- Com o avanço da idade, a tireoide diminui de tamanho e em atividade, reduzindo a taxa metabólica básica, mas ainda atendendo às necessidades diárias[18]
- As alterações hormonais relacionadas à idade podem afetar a função sexual. Por exemplo, a redução do ACTH hipofisário ou da função suprarrenal levam à atrofia dos órgãos sexuais secundários, como consequência da diminuição da produção suprarrenal de glicocorticoides, estrogênio, progesterona, androgênio e 17-cetoesteroides[18]
- A regulação da glicose se torna um desafio com o avanço da idade, devido à redução da capacidade das células B de produzir insulina.[18]

CONSIDERAÇÕES PEDIÁTRICAS

- Com 20 semanas de gestação, o pâncreas do feto está secretando insulina[19]
- A tireoide já está presente no embrião no 24º dia e se torna funcional em 2 semanas após a concepção[19]
- A glândula mestra para todas as faixas etárias é a hipófise[19]
- Os glicocorticoides e mineralocorticoides são secretados pelo córtex suprarrenal no embrião; na puberdade, o córtex suprarrenal produz o esteroide androgênico necessário para as características sexuais secundárias[19]
- A determinação contínua dos parâmetros de crescimento físico e a comparação com as regras populacionais nas curvas de crescimento pediátrico são importantes em crianças com distúrbios endócrinos[20]
- Como a função hormonal e o controle ainda estão em desenvolvimento, lactentes têm dificuldades com a estabilização hidroeletrolítica, da glicemia, dos aminoácidos e dos oligoelementos.[20]

Exercícios de revisão

1. Os hormônios tireóideos são transportados no soro ligados a proteínas de transporte, como a globulina de ligação aos hormônios tireóideos e a albumina.
   a. Explique por que os níveis de tiroxina (T_4) livre normalmente são utilizados para avaliar a função da tireoide, e não os níveis de T_4 total.
2. Pessoas sob tratamento com tipos exógenos de hormônios corticosteroides frequentemente apresentam diminuição dos níveis de ACTH e cortisol de produção endógena.
   a. Explique, utilizando as informações a respeito do controle por feedback hipotalâmico-hipofisário da produção de cortisol pelo córtex adrenal.

REFERÊNCIAS BIBLIOGRÁFICAS

1. Verburg-van Kemenade B. M. L., Cohen N., Chadzinska M. (2017). Neuroendocrine-immune interaction: Evolutionarily conserved mechanisms that maintain allostasis in an ever-changing environment. Developmental and Comparative Immunology 66, 2–23. doi: http://dx.doi.org/10.1016/j.dci.2016.05.015.
2. Neal J. M. (2016). How the endocrine system works (2nd ed.). West Sussex, UK: John Wiley & Sons.
3. Hall J. E. (2015). Guyton and Hall textbook of medical physiology (13th ed.). Philadelphia, PA: Elsevier.
4. Saladin K. S. (2015). Anatomy & physiology: The unity of form and function (7th ed.). New York: McGraw Hill Education.
5. Fruhbeck G., Mendez-Gimenez L., Fernandez-Formoso J. A., et al. (2014). Regulation of adipocyte lipolysis. Nutrition Research Reviews 27, 63–93. doi: 10.1017/S095442241400002X.
6. Rubin R., Strayer D. S., Saffitz, J. E., et al. (Ed.), (2015). Rubin's pathology: Clinicopathologic foundations of medicine (7th ed.) Philadelphia, PA: Wolters Kluwer.
7. Styne D. M. (2016). Pediatric endocrinology: A clinical handbook. Switzerland: Springer.
8. Ildrose A. M. (2015). Acute and emergency care for thyrotoxicosis and thyroid storm. Acute Medicine and Surgery 2, 147–157. doi: 10.1002/ams2.104.
9. Government of India Department of Atomic Energy Board of Radiation and Isotope Technology. (2016). Frequently Asked Questions: Medical & Biological Products. Downloaded from: http://www.britatom.gov.in/htmldocs/faqs_ec3.html.
10. American Association for Clinical Chemistry. (2014). Autoantibodies. Downloaded from: https://labtestsonline.org/tests/autoantibodies.
11. Kemp E. H., Weetman A. P. (2015). Autoimmune hypoparathyroidism. In: Brandi M., Brown E. (Ed.). Hypoparathyroidism. Milano: Springer.
12. American Association for Clinical Chemistry. (2016). Cushing Syndrome. Downloaded from: https://labtestsonline.org/conditions/cushingsyndrome.
13. Dineen R., Stewart P. M., Sherlock M. (2017). Acromegaly. QJM: An International Journal of Medicine 2017, 411–420. doi: 10.1093/qjmed/hcw004.
14. National Institutes of Health, U.S. National Library of Medicine. (2013). RET Gene. Downloaded from: https://ghr.nlm.nih.gov/gene/RET#location.
15. The Royal Australian and New Zealand College of Radiologists. (2018). Bone Mineral Density Scan (Bone Densitometry or DXA Scan). Downloaded from: https://www.insideradiology.com.au/bone-mineral-density-scan-hp/.
16. The American Board of Nuclear Medicine. (2017). What is PET/CT? Downloaded from: https://www.abnm.org/index.php/sample-page-2/what-is-petct/.
17. Marcus C., Whitworth P. W., Surasi D. S., et al. (2014). PET/CT in the management of thyroid cancers. American Journal of Roentgenology 202, 1316–1329. doi: 10.2214/AJR.13.11673.
18. Epiopoulos, C. (2018). Endocrine function. In Epiopoulos C. (Ed.). Gerontological nursing (9th ed., pp. 378–389). Philadelphia, PA: Wolters Kluwer.
19. Goodhue, C. J. (2014). The child with an inborn error of metabolism. In Bowden, V. R., Greenberg, C. S. (Ed.). Children and their families the continuum of nursing care (3rd ed.). Philadelphia, PA: Wolters Kluwer.
20. Aduddel, K. (2017). Essentials of pediatric nursing. In Kyle T., Carman S. (Ed.). Nursing care of the child with an endocrine disorder (3rd ed.). Philadelphia, PA: Wolters Kluwer.

Distúrbios do Controle Endócrino do Crescimento e do Metabolismo

41

Linda C. Mefford

INTRODUÇÃO

O sistema endócrino afeta todos os aspectos da função corporal, incluindo crescimento e desenvolvimento, metabolismo energético, distribuição do tecido muscular e adiposo, desenvolvimento sexual, equilíbrio hidreletrolítico, além das respostas inflamatórias e imunes. Este capítulo enfoca os distúrbios da função hipofisária, do crescimento e do hormônio do crescimento (GH), da função da tireoide e da função cortical suprarrenal. Também aborda as condições cada vez mais prevalentes do diabetes melito e da síndrome metabólica.

ASPECTOS GERAIS DA ALTERAÇÃO DA FUNÇÃO ENDÓCRINA

Depois de concluir esta seção, o leitor deverá ser capaz de:

- Descrever os mecanismos da hipofunção e hiperfunção endócrina, bem como da resistência hormonal
- Diferenciar entre os distúrbios endócrinos primários, secundários e terciários.

Hipofunção, hiperfunção e resistência hormonal

Os distúrbios da função endócrina normalmente estão relacionados à hipofunção ou à hiperfunção de uma glândula endócrina, ou à resistência hormonal das células-alvo. A hipofunção de uma glândula endócrina pode ocorrer por diversos motivos, como ausência ou comprometimento do desenvolvimento de uma glândula, ou ainda deficiência de uma enzima necessária à síntese hormonal. A glândula pode ser destruída em consequência de uma interrupção do fluxo sanguíneo, infecção, inflamação, respostas autoimunes ou crescimento neoplásico. Outras possibilidades são o declínio na função com o envelhecimento e a atrofia de uma glândula endócrina como resultado de terapia medicamentosa ou por motivos desconhecidos. Além disso, uma glândula pode produzir um hormônio biologicamente inativo, ou anticorpos circulantes podem destruir um hormônio ativo antes que ele possa exercer a sua ação.[1-3]

A hiperfunção endócrina geralmente resulta da produção hormonal excessiva que pode ser causada pela hiperestimulação e hiperplasia de uma glândula endócrina ou por um tumor produtor de hormônios. Um tumor pode sintetizar hormônios que normalmente não são secretados pelo tecido do qual é ele derivado (produção hormonal ectópica). Por exemplo, determinados tumores broncogênicos e outros cânceres produzem compostos como o hormônio antidiurético (ADH) e o hormônio adrenocorticotrófico (ACTH).[1-3]

A disfunção endócrina causada pela resistência hormonal pode estar associada a defeitos dos receptores nas células-alvo. Pode haver ausência de receptores ou defeito na ligação dos hormônios aos receptores. A síndrome de Laron é um tipo de nanismo causado por anormalidades do receptor de GH nos tecidos-alvo. Outro mecanismo associado à resistência hormonal é um comprometimento na responsividade intracelular à estimulação hormonal. Esse comprometimento da responsividade celular ocorre na hiperplasia suprarrenal congênita (HSC), na qual a suprarrenal recebe estimulação do ACTH, mas não consegue responder apropriadamente devido a uma anomalia nas vias intracelulares do córtex suprarrenal envolvidas na produção de cortisol.[1-3]

Distúrbios primários, secundários e terciários

Os distúrbios endócrinos podem ser considerados primários, secundários e terciários, relacionados à cascata das respostas hormonais reguladas pelo eixo hipotalâmico-hipofisário-glândula endócrina-alvo. Os *distúrbios primários* da função endócrina têm sua origem na glândula endócrina-alvo responsável pela produção do hormônio. Por exemplo, a tireoidectomia total produz uma deficiência primária de hormônios tireóideos. A doença de Addison é outro exemplo de distúrbio endócrino primário, em que o córtex suprarrenal é lesionado por mecanismos autoimunes, resultando na subprodução de hormônios corticais suprarrenais.[1,2]

Nos *distúrbios secundários* da função endócrina, a glândula endócrina-alvo é essencialmente normal, contudo não produz níveis adequados de hormônio por não receber estimulação apropriada da hipófise. A fonte real da disfunção ocorre ao nível da hipófise. Um exemplo de distúrbio endócrino secundário é o adenoma hipofisário, que resulta em aumento da secreção de hormônios hipofisários e estimulação excessiva das glândulas endócrinas-alvo, incluindo suprarrenais e tireoide.[1,2] Um *distúrbio terciário* resulta da disfunção hipotalâmica (como nos craniofaringeomas ou com a radioterapia cerebral). Assim sendo, tanto a hipófise quanto o órgão-alvo são subestimulados.[3]

RESUMO

Os distúrbios endócrinos tipicamente resultam da hipo ou hiperfunção de uma glândula endócrina, ou ainda da resistência hormonal das células-alvo. Os distúrbios endócrinos podem ser classificados como distúrbios primários (decorrentes de disfunção de uma glândula endócrina-alvo do eixo hipotalâmico-hipofisário, como a tireoide ou as suprarrenais), secundários (causados pela disfunção da hipófise) ou terciários (resultantes de uma alteração no hipotálamo).

DISTÚRBIOS DA HIPÓFISE E DO CRESCIMENTO

Depois de concluir esta seção, o leitor deverá ser capaz de:

- Descrever a características clínicas e as causas de hipopituitarismo
- Analisar os efeitos de uma deficiência no GH
- Relacionar as funções do GH às manifestações da acromegalia e da deficiência de GH com início na fase adulta.

A hipófise (ou *glândula pituitária*) é uma glândula do tamanho de uma ervilha, localizada na base do cérebro, dentro de uma depressão com formato de sela no osso esfenoide, denominada *sela turca*. Uma haste curta, com formato de funil, o *infundíbulo*, conecta a hipófise ao hipotálamo. A hipófise tem dois componentes – o lobo posterior, que é o componente neural (neuro-hipófise) e o lobo glandular anterior (adeno-hipófise).[4,5]

O lobo anterior da hipófise sintetiza ACTH, hormônio tireoestimulante (TSH), GH, hormônios gonadotróficos (hormônio foliculoestimulante [FSH] e hormônio luteinizante [LH]) e prolactina. Entre esses, ACTH, TSH, LH e FSH controlam a secreção de hormônios de outras glândulas endócrinas:

- ACTH controla a secreção de cortisol pela suprarrenal
- TSH controla a secreção do hormônio tireóideo pela tireoide
- LH regula os hormônios sexuais nos ovários e testículos
- FSH regula a fertilidade nos ovários e testículos.[4,5]

Avaliação da função hipotalâmica-hipofisária

Uma visão geral das diversas estratégias disponíveis para avaliar a função endócrina é fornecida no Capítulo 40. A avaliação da condição basal dos hormônios hipotalâmicos-hipofisários e das células-alvo pode incluir a determinação dos seguintes (idealmente, as amostras laboratoriais são obtidas antes das 8 h da manhã, devido às variações circadianas):

- Cortisol sérico
- Prolactina sérica
- Tiroxina e TSH séricos
- Testosterona (homens), estrogênio (mulheres) e LH/FSH séricos
- GH e fator de crescimento semelhante à insulina-1 (IGF-1, também denominado somatomedina C) séricos
- Osmolalidade plasmática e urinária.

Exames de imagem (p. ex., ressonância magnética [RM] do hipotálamo/hipófise) também devem ser realizados, conforme a indicação. A necessidade de informações adicionais sobre a função hipofisária determina a realização de testes de função hipotalâmica-hipofisária combinados, empregando estimulação e/ou supressão hormonal. Os métodos diagnósticos adicionais incluem o teste dinâmico da função do eixo hipotalâmico-hipofisário-suprarrenal (HHS), bem como o teste de tolerância insulínica, teste de estimulação do glucagon e teste breve com ACTH (corticotrofina).[6]

Tumores hipofisários

Podem ser divididos em primários e secundários (*i. e.*, lesões metastáticas); adicionalmente, são divididos em tumores funcionais (secretam hormônios hipofisários) e não funcionais (não secretam hormônios). Quanto ao tamanho, podem variar de pequenas lesões não causadoras de aumento do volume da glândula (microadenomas, < 10 mm) a grandes tumores expansivos (macroadenomas, > 10 mm), que causam erosão da sela turca e compressão de estruturas cranianas adjacentes. Tumores pequenos e não funcionais são observados em até 27% das necropsias de adultos.[1] Os adenomas benignos são responsáveis pela maior parte dos tumores funcionais da adeno-hipófise. Os carcinomas de hipófise são tumores menos comuns. Os adenomas funcionais podem ser subdivididos de acordo com o tipo celular e o tipo de hormônio secretado (Tabela 41.1).[1]

Tabela 41.1 Frequência dos adenomas da hipófise anterior.

Tipo celular	Hormônio	Frequência (%)
Lactotrófico	Prolactina (PRL)	26
Somatotrófico	Hormônio do crescimento (GH)	14
Corticotrófico	Hormônio adrenocorticotrófico (ACTH)	15
Gonadotrófico	Hormônio foliculoestimulante (FSH), hormônio luteinizante (LH)	8
Tireotrófico	Hormônio tireoestimulante (TSH)	1

Adaptada de Strayer D., Rubin E., Saffitz J. E., Schiller A. L. (Eds.) (2015). *Rubin's pathology: Clinicopathologic foundations of medicine* (7. ed., Tabela 27.1, p. 1177). Philadelphia, PA: Wolters Kluwer, com permissão.

Hipopituitarismo

Caracteriza-se por uma diminuição na secreção dos hormônios hipofisários e está associado ao aumento da morbidade e mortalidade. A causa pode ser congênita, ou pode resultar de diversas anormalidades adquiridas (Quadro 41.1).[2]

Tipicamente, deve haver destruição de cerca de 75% da adeno-hipófise antes que o hipopituitarismo se torne clinicamente evidente.[2] As manifestações clínicas do hipopituitarismo em geral ocorrem gradualmente, mas podem se apresentar como uma condição aguda e de risco à vida. As pessoas normalmente se queixam de mal-estar crônico acompanhado de fraqueza, fadiga, perda de apetite, comprometimento da função sexual e intolerância ao frio. A deficiência de ACTH (insuficiência suprarrenal secundária) é a deficiência endócrina mais séria, que leva à fraqueza, náuseas, anorexia, febre e hipotensão postural.[3]

A perda hormonal adeno-hipofisária tende a seguir uma sequência típica, especialmente com perda progressiva da reserva hipofisária decorrente de tumores ou de radioterapia hipofisária anterior. A sequência de perda dos hormônios hipofisários pode ser memorizada pela sigla "GLFTA":

- GH (a secreção de GH tipicamente é a primeira a ser perdida)
- LH (resulta em deficiência de hormônios sexuais)
- FSH (causa infertilidade)
- TSH (leva ao hipotireoidismo secundário)
- ACTH (normalmente o último a apresentar deficiência, resultando em insuficiência suprarrenal secundária).[7]

O tratamento do hipopituitarismo inclui a abordagem de qualquer causa subjacente identificada. As deficiências hormonais devem ser tratadas conforme determinado pelos níveis hormonais basais e exames hipofisários mais sofisticados, quando apropriado. A reposição do cortisol é instituída na presença de deficiência de ACTH; o hormônio tireóideo é reposto quando é detectada deficiência de TSH; e a reposição dos hormônios sexuais é feita na presença de deficiência de LH e FSH. A reposição de GH é indicada para a deficiência de GH pediátrica e também pode ser utilizada para tratamento de deficiência de GH em adultos.[1-3]

Quadro 41.1 Causas de hipopituitarismo.

- Tumores e lesões em massa: adenomas hipofisários, cistos, câncer metastático e outras lesões
- Cirurgia ou radioterapia hipofisária
- Lesões infiltrativas e infecções: hemocromatose e hipofisite linfocítica
- Infarto hipofisário: infarto da hipófise após perda sanguínea substancial durante o parto (síndrome de Sheehan)
- Apoplexia hipofisária: hemorragia súbita na hipófise
- Doenças genéticas: alterações congênitas raras de um ou mais hormônios hipofisários
- Síndrome da sela vazia: alargamento da sela turca não totalmente preenchido por tecido hipofisário
- Distúrbios hipotalâmicos: tumores e lesões em massa (p. ex., craniofaringeomas e malignidades metastáticas), radioterapia hipotalâmica, lesões infiltrativas (p. ex., sarcoidose), traumatismo e infecções

Crescimento e distúrbios do hormônio do crescimento

Diversos hormônios são essenciais para o crescimento e a maturação corporal normal, incluindo GH, insulina, hormônio tireóideo e androgênios. Além de suas ações sobre o metabolismo dos carboidratos e lipídios, a insulina desempenha um papel essencial nos processos do crescimento. Crianças com diabetes, em particular aquelas com dificuldade no controle glicêmico, com frequência apresentam déficit de crescimento, ainda que os níveis de GH sejam normais. Quando os níveis do hormônio tireóideo estão abaixo do normal, o crescimento ósseo e o fechamento das epífises são retardados. Androgênios como testosterona e di-hidrotestosterona exercem efeitos anabólicos no crescimento, por meio de suas ações sobre a síntese proteica. Níveis excessivos de glicocorticoides inibem o crescimento, aparentemente devido ao efeito antagonista sobre a secreção do GH.[4,8,9]

Hormônio do crescimento

O hormônio do crescimento (GH), também denominado *somatotrofina*, é um hormônio polipeptídico contendo 191 aminoácidos, sintetizado e secretado por células especiais da adeno-hipófise denominadas *somatotrofos*. No passado, acreditava-se que o GH fosse produzido primariamente durante os períodos de crescimento; porém, foi comprovado que isso não é verdade, porque a taxa de produção de GH nos adultos é semelhante à das crianças. O GH é necessário ao crescimento e contribui para a regulação das funções metabólicas (Figura 41.1). O GH estimula todos os aspectos do crescimento cartilaginoso. Um dos seus efeitos mais evidentes é sobre o crescimento ósseo linear, resultante da sua ação sobre as placas de crescimento epifisárias dos ossos longos. O diâmetro do osso aumenta em consequência da intensificação do crescimento periosteal. Em resposta ao GH, ocorre aumento do crescimento dos órgãos viscerais e endócrinos, dos músculos esqueléticos e cardíacos, da pele e do tecido conjuntivo.[1,4]

Além disso, o GH aumenta a taxa de síntese proteica no corpo; intensifica a mobilização de ácidos graxos e aumenta seu uso como combustível; e mantém ou eleva os níveis glicêmicos ao diminuir a utilização da glicose como combustível.[4] O GH produz um efeito inicial de aumento dos níveis insulínicos, contudo o efeito predominante de seu excesso prolongado é a elevação nos níveis de glicose, apesar do aumento na insulina. Isso ocorre porque o GH induz resistência insulínica nos tecidos periféricos, inibindo a captação da glicose pelos tecidos muscular e adiposo.[4]

Muitos efeitos do GH dependem de fatores de crescimento semelhantes à insulina (*IGF*), também denominados *somatomedinas*, produzidos principalmente pelo fígado. O GH não promove diretamente o crescimento ósseo; em vez disso, atua de maneira indireta, estimulando o fígado a produzir IGF. Os peptídios do IGF atuam sobre a cartilagem e o osso, para promover o crescimento. Pelos menos quatro IGF foram identificados, dentre os quais o IGF-1 (somatomedina C) parece ser o mais importante em termos do crescimento, além de ser o IFG medido com mais frequência em exames laboratoriais. Os IGF foram sequenciados e apresentam estruturas semelhantes

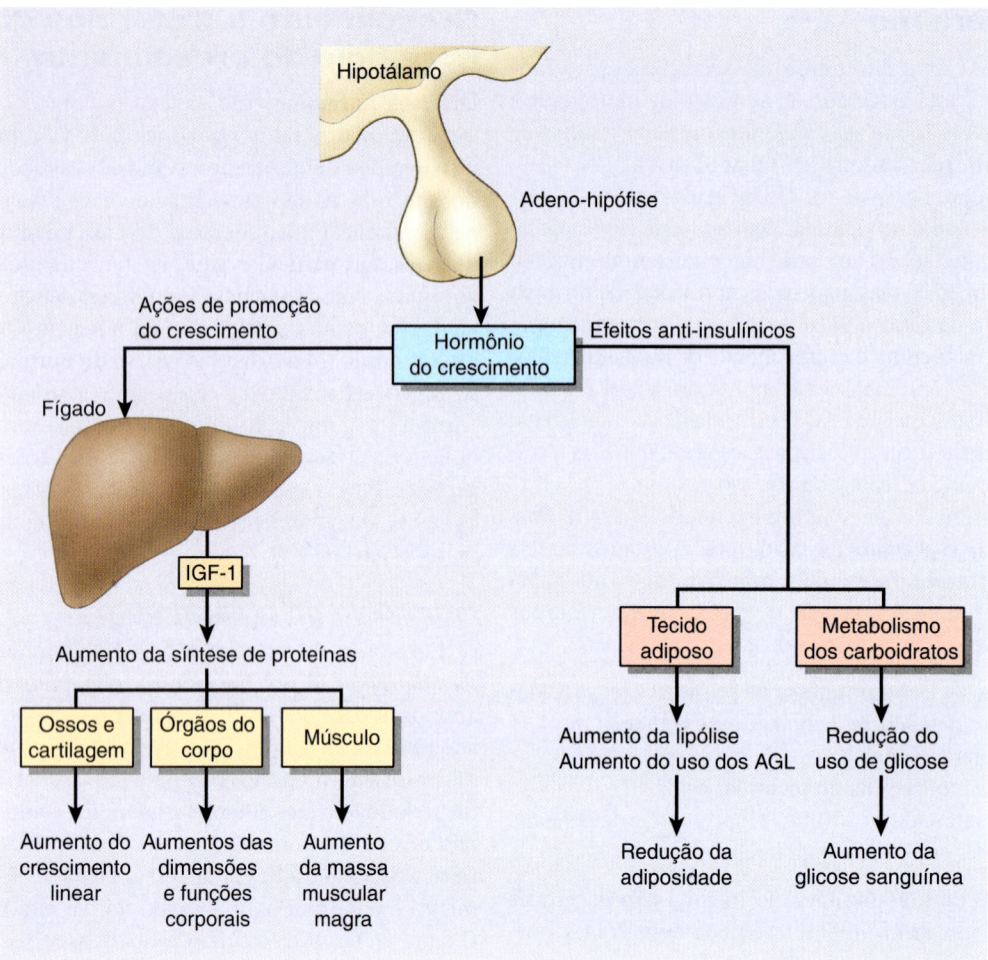

Figura 41.1 • Promoção do crescimento e efeitos anti-insulínicos do GH. AGL: ácidos graxos livres; IGF-1: fator 1 de crescimento semelhante à insulina.

à da pró-insulina, o que explica sua atividade semelhante à da insulina e a fraca ação desta sobre o crescimento. Os níveis de IGF em si são influenciados por uma família composta por seis fatores de ligação, denominados *proteínas de ligação ao IGF* (IGFBP).[4]

No plasma, o GH é transportado na forma não ligada e tem meia-vida inferior a 50 min.[4] Dois hormônios hipotalâmicos regulam a secreção de GH:

- Hormônio de liberação do GH (GHRH), que aumenta a secreção de GH
- Somatostatina, que inibe a secreção de GH.

A secreção de GH flutua ao longo de um período de 24 h, com os níveis máximos ocorrendo em 1 a 4 h após o início do sono (*i. e.*, durante os estágios 3 e 4 do sono). A secreção de GH é estimulada por hipoglicemia, jejum, inanição, aumento nos níveis séricos de aminoácidos (em particular de arginina) e diminuição dos níveis séricos de ácidos graxos. Situações de estresse como traumatismo, excitação, estresse emocional e exercício intenso também aumentam o GH, assim como a secreção do hormônio grelina pelo estômago, e dos hormônios estrogênio e testosterona. O GH é inibido pelo aumento dos níveis de glicose e de ácidos graxos livres (AGL) no sangue, pelo cortisol e pela obesidade. Seus níveis também diminuem com o envelhecimento.[4]

> **Conceitos fundamentais**
>
> **Hormônio do crescimento**
>
> - O hormônio do crescimento (GH), que é produzido pelos somatotrofos na adeno-hipófise, é necessário para o crescimento ósseo linear nas crianças. Também aumenta a taxa de transporte celular de aminoácidos através das membranas celulares, eleva a taxa de utilização dos ácidos graxos e diminui a taxa de utilização dos carboidratos
> - Os efeitos do GH sobre o crescimento linear dependem dos IGF, que são produzidos principalmente pelo fígado.

Estatura baixa em crianças

A estatura baixa é uma condição em que a altura é inferior ao terceiro percentil na curva de crescimento apropriada (< 2 desvios-padrão abaixo da média da população para idade e sexo).[10,11] A estatura baixa, ou retardo do crescimento, pode ocorrer por diversas causas endócrinas, incluindo deficiência de GH, hipotireoidismo e pan-hipopituitarismo (*i. e.*, deficiência de *todos* os hormônios hipofisários). Algumas dessas deficiências hormonais atualmente são correlacionadas a alterações em genes específicos. As outras causas genéticas e cromossômicas de estatura baixa observadas incluem síndrome de Turner, síndrome de Noonan, acondroplasia e diversos tipos de displasias esqueléticas.[12] As demais condições comprovadamente causadoras de estatura baixa incluem desnutrição proteico-calórica, doenças crônicas como nefropatia crônica e diabetes melito inadequadamente controlado, síndromes de má absorção (incluindo doença celíaca) e determinadas terapias farmacológicas, como esteroides, anticonvulsivantes e medicamentos para déficit de atenção e hiperatividade. Transtornos emocionais podem levar a distúrbios endócrinos funcionais, causando nanismo psicossocial, também denominado estatura baixa psicossocial. As causas de estatura baixa estão resumidas no Quadro 41.2.[1,2,10,11]

O exame físico e o histórico completos, incluindo o histórico do desenvolvimento, são importantes para o diagnóstico dos distúrbios do crescimento. A determinação exata da altura e do peso é uma parte relevante do exame físico de crianças, com uma avaliação cuidadosa e o acompanhamento das curvas de crescimento. O diagnóstico de estatura baixa não é realizado com uma única medição, mas é baseado em determinações sequenciais da altura, da velocidade do crescimento e da altura parental.[11,13]

Os procedimentos diagnósticos em relação às crianças com estatura baixa incluem exames para excluir causas não endócrinas. Os exames sugeridos para condições que podem causar estatura baixa incluem: hemograma completo (anemia), perfil metabólico abrangente (nefropatia e hepatopatia), proteína C reativa (PCR) e velocidade de hemossedimentação (doença intestinal inflamatória), FSH e cariotipagem (síndrome de Turner e outras anormalidades cromossômicas), IGF-1 (deficiência de GH), TSH e tiroxina livre (hipotireoidismo), transglutaminase tecidual e imunoglobulina A (doença celíaca) e urinálise (nefropatia).[11] O teste de IGFBP-3 também pode ser útil para avaliar a deficiência de GH e doenças crônicas.[11] Exames radiológicos são utilizados para avaliar a idade óssea, que com frequência apresenta retardo.[14] Recomenda-se a RM da área hipotalâmica-hipofisária, se houver suspeita clínica de lesão.[9] Após a determinação da causa da estatura baixa, o tratamento com GH de DNA recombinante está aprovado para determinados distúrbios, incluindo deficiência de GH, alguns problemas genéticos (como síndrome de Prader-Willi e síndrome de Noonan), nefropatia crônica e estatura baixa idiopática.[11]

Estatura baixa familiar e constitucional. Dois tipos de estatura baixa, a estatura baixa genética (familiar) e o retardo constitucional do crescimento e da puberdade, não são condições patológicas e sim variações das regras da população. Essas condições exigem monitoramento, mas não tratamento. Geneticamente, crianças com baixa estatura tendem a apresentar proporções corporais adequadas e altura próxima à altura média de seus pais. A idade óssea e a idade cronológica dessas crianças são equivalentes. As crianças com retardo constitucional do crescimento apresentam idade óssea inferior à idade cronológica, sem outras causas de diminuição do crescimento.[11,13]

Nanismo psicossocial (estatura baixa psicossocial). O nanismo psicossocial (estatura baixa psicossocial) envolve o hipopituitarismo funcional, sendo observado em algumas crianças emocionalmente carentes. Essas crianças em geral apresentam crescimento inadequado, abdome saliente e hábitos alimentares inadequados. Tipicamente, existe histórico de relações familiares conturbadas, nas quais a criança foi gravemente negligenciada ou disciplinada. Com frequência, a negligência afeta uma única criança na família. A função do GH costuma retornar ao normal com a retirada da criança do ambiente restritivo. O prognóstico depende da melhora do comportamento e da recuperação do crescimento.[15]

Deficiência de hormônio do crescimento em crianças

Diversos tipos de deficiência do GH são apresentados na infância. Crianças com deficiência de GH frequentemente mostram achados físicos de estatura baixa (nanismo hipofisário), aumento da gordura subcutânea na área abdominal, características faciais imaturas com saliência frontal, atraso na dentição e ponte nasal subdesenvolvida.[14] Foram identificadas diversas mutações no gene que codifica o GH; porém, algumas crianças apresentam deficiência de GH idiopática, na qual

Quadro 41.2 Causas de estatura baixa.

- Variações do normal:
  - Estatura baixa genética ou "familiar"
  - Estatura baixa constitucional
- Peso baixo ao nascimento (p. ex., retardo do crescimento uterino)
- Distúrbios endócrinos:
  - Deficiência de GH:
    - Deficiência primária de GH
    - Deficiência idiopática de GH
    - Agenesia hipofisária
    - Deficiência secundária de GH (pan-hipopituitarismo)
  - Produção de GH biologicamente inativo
  - Deficiência na produção de IGF-1 em resposta ao GH normal ou elevado (nanismo do tipo Laron)
  - Hipotireoidismo
  - Diabetes melito inadequadamente controlado
  - Excesso de glicocorticoides:
    - Endógeno (síndrome de Cushing)
    - Exógeno (tratamento medicamentoso com glicocorticoide)
  - Metabolismo mineral anormal (p. ex., pseudo-hipoparatireoidismo)
- Doença crônica e desnutrição:
  - Doença orgânica ou sistêmica crônica (p. ex., asma, especialmente quando tratada com glicocorticoides; cardiopatia ou nefropatia)
  - Privação nutricional
  - Síndrome de má absorção (p. ex., espru celíaco)
- Distúrbios endócrinos funcionais (nanismo psicossocial)
- Distúrbios cromossômicos (p. ex., síndrome de Turner)
- Anormalidades esqueléticas (p. ex., acondroplasia)

nenhuma das mutações conhecidas é observada. A deficiência de GH na infância também pode ocorrer como resultado de tumores hipofisários. Quando a estatura baixa é causada por deficiência de GH, a terapia de reposição com GH produzido por meio da tecnologia de DNA recombinante é o tratamento de escolha. O GH é administrado com injeções subcutâneas diárias, durante o período de crescimento ativo, podendo continuar até a fase adulta.[4,11,16]

Em uma condição rara denominada *síndrome de Laron* (ou *nanismo de Laron*), o problema fisiopatológico é a resistência hormonal devido a receptores de GH anormais. Os níveis de GH são normais ou elevados; entretanto, os níveis de IGF-1 são baixos. A síndrome de Laron pode ser tratada com reposição do IGF-1. Acredita-se que a sua transmissão ocorra por herança autossômica recessiva, tendo sido identificadas mais de 30 mutações em receptores de GH.[1]

Deficiência de hormônio do crescimento em adultos

Existem duas categorias de deficiência de GH em adultos:

1. Deficiência de GH presente desde a infância
2. Deficiência de GH desenvolvida na fase adulta, principalmente como resultado de hipopituitarismo decorrente de tumor hipofisário ou do tratamento desse tumor.

Algumas das diferenças entre a deficiência de GH com início na infância ou na fase adulta estão descritas na Tabela 41.2.

O diagnóstico de deficiência de GH em adultos é obtido com a observação de respostas de GH sérico diminuídas a estímulos provocativos. Níveis baixos de IGF-1 na presença de níveis reduzidos de três ou mais hormônios hipofisários indica deficiência de GH. O teste de tolerância insulínica ou um teste com GHRH e arginina combinados são os testes de estimulação usados para detectar a deficiência de GH.[17]

Para adultos com deficiência de GH comprovada, é indicado o tratamento de reposição com GH recombinante orientado pelos níveis séricos de IGF-1.[17] Foi demonstrado que crianças com deficiência de GH apresentam risco aumentado de aterosclerose. Nessa população, o tratamento com GH foi usado com sucesso para melhorar o perfil lipídico e reduzir a espessura da camada íntima da artéria carótida.[18] Os níveis de GH também podem declinar com o envelhecimento, e isso despertou interesse pelos efeitos do declínio do GH em idosos (descrito como *somatopausa*). É evidente a importância da reposição do GH para o crescimento da criança, no entanto seu papel nos adultos (especialmente para a somatopausa) está sendo debatido, e ainda não existe uma decisão de consenso.[19,20]

Estatura alta em crianças

Uma altura superior à regra do 97º percentil para a idade e o sexo é considerada alta estatura em crianças (> 2 desvios-padrão acima da média da população).[11] Assim como na estatura baixa, variações normais da estatura alta incluem estatura alta familiar e avanço constitucional do crescimento. Outras causas de estatura alta são os distúrbios genéticos ou cromossômicos, como a síndrome de Marfan, síndrome de Klinefelter (XXY), síndrome do cromossomo X frágil e síndrome de Beckwith-Wiedemann. Em geral, não é indicado tratamento para essas causas de estatura alta não relacionadas ao GH ou com as variantes normais. No passado, o tratamento com dose alta de esteroides sexuais era utilizado para promover o fechamento precoce das placas epifisárias; contudo, essa abordagem foi abandonada por causa dos efeitos adversos do tratamento.[11]

Excesso de hormônio do crescimento em crianças

O excesso de GH que ocorre antes da puberdade e a fusão das epífises dos ossos longos resultam em *gigantismo* hipofisário. Todos os tecidos corporais crescem rapidamente, incluindo os ossos.[4] A secreção excessiva de GH por adenomas somatotróficos causa gigantismo na criança durante a pré-puberdade. Ela ocorre quando as epífises não estão fundidas e níveis altos de IGF-1 estimulam o crescimento esquelético excessivo. A presença de outras complicações é comum, devido à massa corporal aumentada e à possível secreção excessiva de outros hormônios hipofisários. Felizmente, a condição é rara, graças ao reconhecimento e tratamento precoces do adenoma.[3] O tratamento para o excesso de GH tipicamente consiste na administração dos medicamentos octreotida e pegvisomanto, para diminuir os níveis de GH.[11]

Excesso de hormônio do crescimento em adultos

Quando o excesso de GH ocorre na fase adulta ou após a fusão das epífises dos ossos longos, a condição é denominada *acromegalia*. A incidência anual de acromegalia é de 3 a 4 casos em cada 1 milhão de pessoas, com uma prevalência de 30 a 60 casos por milhão.[21]

Etiologia e patogênese. As manifestações clínicas da acromegalia resultam dos efeitos sobre as células corporais, em consequência dos níveis séricos circulantes excessivos de GH e IGF-1.[21] A causa mais comum de acromegalia é um adenoma somatotrófico que secreta GH na hipófise. Aproximadamente 75% das pessoas com acromegalia apresentam um macroadenoma somatotrófico na ocasião do diagnóstico, enquanto a maioria dos casos remanescentes apresenta microadenomas.[1] As outras causas de acromegalia são tumores hipotalâmicos

Tabela 41.2 Diferenças entre a deficiência de GH com início na infância e na fase adulta.

Característica	Início na infância	Início na fase adulta
Altura na fase adulta	↓	Normal
Gordura corporal	↑	↑
Massa corporal magra	↓↓	↓
Densidade mineral óssea	↓	Normal, ↓
Fator de crescimento semelhante à insulina (IGF)-1	↓↓	Normal, ↓
Proteína de ligação ao IGF-3	↓	Normal
Colesterol com lipoproteína de baixa densidade	↑	↑
Colesterol com lipoproteína de alta densidade	Normal, ↓	↓

que resultam em secreção excessiva de GHRH, secreção ectópica de GHRH por tumores não endócrinos (como tumores carcinoides ou cânceres de pulmão de células pequenas) ou, mais raramente, secreção de GH por tumores não endócrinos. A ligação do excesso de GH circulante aos receptores de GH nas células hepáticas ocasiona uma secreção excessiva de IGH-1 pelas células hepáticas. Em seguida, são as moléculas de IGF-1 circulantes que se ligam às moléculas dos receptores de IGF-1 nos tecidos periféricos, que atuam diretamente estimulando o crescimento tecidual que produz as manifestações clínicas da acromegalia.[21]

Manifestações clínicas. O distúrbio normalmente tem início insidioso, frequentemente com sintomas presentes durante um período considerável antes da obtenção do diagnóstico. Como a acromegalia é a produção excessiva de GH na fase adulta, após o fechamento das epífises dos ossos longos, a altura da pessoa não aumenta; contudo, os tecidos moles continuam a crescer. O aumento de volume dos pequenos ossos das mãos e dos pés, bem como dos ossos membranosos faciais e cranianos, resulta em aumento acentuado das mãos e dos pés, nariz largo e bulboso, mandíbula proeminente e testa saliente (Figura 41.2). Há espaçamento entre os dentes, causando distúrbios na mordida e dificuldade para mastigar. As estruturas cartilaginosas na laringe e no trato respiratório também aumentam de volume, resultando em uma voz mais grossa e na tendência ao desenvolvimento de bronquite. As alterações vertebrais com frequência levam à cifose ou corcunda. O crescimento ósseo excessivo comumente causa artralgias e artrite degenerativa na coluna, quadril e joelhos. Quase todos os órgãos do corpo aumentam de tamanho. O aumento de volume do coração, o desenvolvimento de hipertensão e a aterosclerose acelerada podem ocasionar morbidade e mortalidade significativas.[1,2,21,22]

Os efeitos metabólicos dos níveis excessivos de GH e IGF-1 incluem alterações no metabolismo dos lipídios e carboidratos. O GH causa lipólise, com aumento da liberação de AGL do tecido adiposo levando ao aumento da concentração de AGL nos líquidos corporais. Além disso, o GH intensifica a formação de cetonas e o uso dos AGL como fonte de energia preferencialmente ao uso de carboidratos e proteínas. O GH exerce diversos efeitos sobre o metabolismo dos carboidratos, incluindo diminuição da captação de glicose pelos tecidos muscular esquelético e adiposo, aumento na produção de glicose pelo fígado e aumento da secreção de insulina.[4] Cada uma dessas alterações resulta em resistência à insulina GH-induzida, com o consequente desenvolvimento de intolerância à glicose que, por sua vez, estimula as células beta do pâncreas a produzirem mais insulina. A elevação do GH a longo prazo resulta na estimulação excessiva das células beta, o que literalmente pode levá-las ao "esgotamento". O resultado final dessas alterações metabólicas é o comprometimento da regulação da glicose, que em muitos casos acarreta o desenvolvimento de diabetes melito.[22]

Os níveis plasmáticos de IGF-1 comprovadamente são mais eficientes como indicadores do risco de desenvolvimento de diabetes melito, em comparação aos níveis plasmáticos de GH.

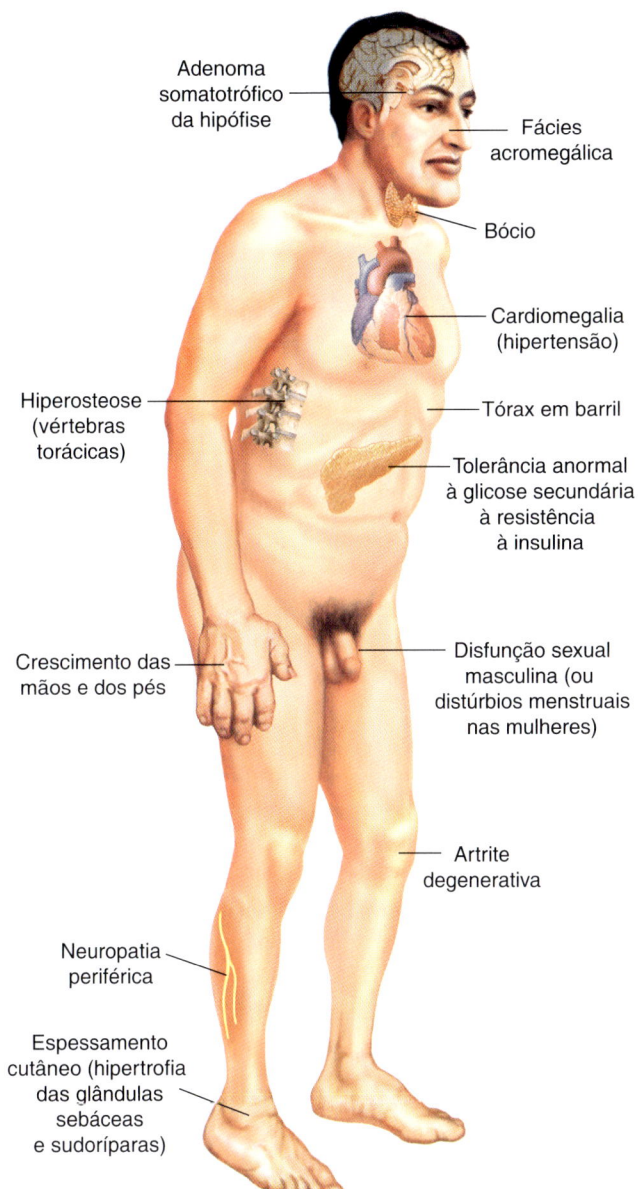

Figura 41.2 • Manifestações clínicas da acromegalia.

Níveis plasmáticos de IGF-1 mais altos foram associados ao aumento do risco de desenvolvimento de diabetes em pessoas com acromegalia; por outro lado, as concentrações plasmáticas de GH não demonstraram a mesma correlação. A prevalência relatada de diabetes melito em portadores de acromegalia varia de 12 a 37,6%. Quando outros tipos de desregulação da glicose são considerados (como comprometimento da glicemia em jejum e da tolerância à glicose), as taxas de prevalência relatadas para a desregulação da glicose em pessoas com acromegalia aumentam para 16 a 54%.[22]

As manifestações clínicas adicionais associadas à acromegalia estão relacionadas aos adenomas hipofisários, que constituem a causa etiológica da maioria dos casos dessa afecção. Conforme o adenoma hipofisário cresce, passa a causar disfunção adicional da hipófise e das estruturas cerebrais adjacentes. A hipófise está localizada na fossa hipofisária do osso esfenoide (i. e., sela turca), situada diretamente abaixo do nervo óptico. Por fim, o aumento de volume da hipófise causa erosão no osso adjacente e, devido a sua localização, isso pode acarretar cefaleias, defeitos do campo visual decorrentes da compressão do nervo óptico (classicamente, hemianopsia bitemporal) e paralisia dos nervos cranianos III, IV e VI. A compressão de outras estruturas hipofisárias pode causar hipotireoidismo, hipogonadismo e insuficiência suprarrenal secundários. O hipogonadismo pode resultar da lesão direta do sistema hipotalâmico ou hipofisário ou, indiretamente, da hiperprolactinemia que ocorre quando a lesão do tumor hipofisário impede que o fator inibidor da prolactina (dopamina) alcance os lactotrofos hipofisários (células que secretam prolactina).

Outras manifestações incluem sudorese excessiva com odor desagradável, pele oleosa, intolerância ao calor, ganho de peso moderado, fraqueza muscular e fadiga, irregularidades menstruais e diminuição da libido. A hipotensão é relativamente comum. Síndrome da apneia do sono está presente em até 90% das pessoas. A patogênese da síndrome da apneia do sono é obstrutiva na maioria dos casos, devido ao aumento do acúmulo de tecido mole faríngeo. Pode ocorrer desenvolvimento de parestesias em consequência do encarceramento e da compressão dos nervos pelo excesso de tecidos moles e pelo acúmulo de líquido subcutâneo (em especial síndrome do túnel do carpo). A acromegalia também está associada a um aumento do risco de pólipos no cólon e câncer colorretal.[1,21,22] A taxa de mortalidade das pessoas com acromegalia é superior à da população geral; entretanto, os avanços no tratamento reduziram a taxa de mortalidade (que anteriormente era de 2 a 3 vezes a da população geral) para a atual taxa inferior a 2 vezes a mortalidade esperada.[21] Entre aqueles com acromegalia, a mortalidade é causada primariamente por doença cardiovascular (60%), doença respiratória (25%) e câncer (15%).[21] A doença cardiovascular resulta da combinação de miocardiopatia, hipertensão, resistência insulínica e hiperinsulinemia, e hiperlipidemia.[21,22]

Diagnóstico. A acromegalia com frequência tem início insidioso e estima-se que 20% das pessoas afetadas tenham desenvolvido previamente diabetes melito, na ocasião do diagnóstico.[22] O diagnóstico de acromegalia é obtido combinando-se o exame clínico, que revela as características físicas típicas do distúrbio (incluindo aumento das mãos e dos pés e aspecto grosseiro das características faciais), com exames laboratoriais complementares. O teste de IGF-1 sérico é o exame laboratorial inicial recomendado para a avaliação de uma suspeita diagnóstica de acromegalia, e um achado de níveis plasmáticos de IGF-1 normais essencialmente afasta o diagnóstico. Quando o IGF-1 sérico está elevado ou é ambíguo, o exame confirmatório é o teste de desafio com glicose. Se os níveis séricos de GH não forem suprimidos pela carga de glicose, há a confirmação do diagnóstico de acromegalia. A abordagem com RM constitui o exame de imagem de primeira linha recomendado para detectar e localizar as lesões hipofisárias, com a TC sendo a alternativa em caso de contraindicação à RM. O exame do campo visual também é recomendado, devido à proximidade anatômica entre a hipófise e o quiasma óptico.[21]

Tratamento. Tem por objetivo a correção das anormalidades metabólicas; a normalização dos níveis de IGF-1 aos níveis controle correspondentes à idade e ao sexo; a remoção ou redução da massa tumoral; o alívio dos efeitos da pressão central; e a melhora das características clínicas adversas. Os tumores hipofisários são removidos cirurgicamente, com uma abordagem transesfenoidal. A terapia clínica tem papel acessório ou de abordagem primária para o tratamento no caso de o tumor hipofisário ser considerado inoperável à avaliação. A somatostatina é um hormônio que exerce muitas ações no corpo, incluindo a inibição da liberação do GH pela hipófise. Sendo assim, medicamentos análogos à somatostatina (como o ligante de receptor de somatostatina octreotida) podem ser eficazes no tratamento clínico da acromegalia ao inibirem a secreção de GH por *feedback*. Outro medicamento com eficácia comprovada é o pegvisomanto, cujo mecanismo de ação é o de um bloqueador dos receptores de GH. O pegvisomanto é um análogo de DNA recombinante peguilado, com nove mutações distintas incorporadas que o diferenciam da molécula do GH endógeno. O pegvisomanto consegue se ligar aos sítios do receptor de GH e bloquear a ligação do hormônio; portanto, ainda que os níveis de GH permaneçam elevados, a ação do GH sobre as células-alvo é reduzida. Como o mecanismo de ação do pegvisomanto não reduz a secreção real de GH pelo tumor hipofisário, uma preocupação com essa abordagem terapêutica é a possibilidade de o tumor continuar a crescer. Uma terceira classe de medicamentos utilizados no tratamento da acromegalia é a dos agonistas da dopamina (como a bromocriptina), que exercem sua ação por meio da ligação aos receptores de dopamina na hipófise, reduzindo assim a secreção hipofisária do GH e da prolactina. A radioterapia é outra opção de terapia adjuvante, sendo particularmente útil diante da impossibilidade de tratamento cirúrgico e quando a terapia clínica não é bem tolerada. A radioterapia foi bem-sucedida na redução dos níveis séricos de GH, mas não foi tão eficaz na redução dos níveis séricos de IGF-1.[21]

Puberdade precoce

Definida como a ativação precoce do eixo hipotalâmico-hipofisário-gonadal, resultando no desenvolvimento precoce das características sexuais e da fertilidade. A American Academy of Pediatrics (em 2015) e a American Academy of Family Physicians (em 2017) recomendam o diagnóstico de puberdade precoce diante da observação de sinais de alterações puberais antes dos 8 anos de idade para as meninas, e dos 9 anos para os meninos.[23,24] Ambas organizações reconhecem pesquisas recentes que indicam a possível mudança na população para uma nova idade de puberdade normal mais precoce, com as meninas negras entrando na puberdade mais cedo do que as brancas, e as crianças obesas entrando na puberdade em idades mais precoces do que as crianças com peso corporal normal para a idade. Entretanto, ambas as organizações propuseram a manutenção dos critérios diagnósticos da puberdade precoce nas idades tradicionais de 8 anos para as meninas e 9 anos para os meninos, com o intuito de minimizar a probabilidade de perdas diagnósticas de anormalidades endócrinas.[23,24]

O desenvolvimento sexual precoce pode ser idiopático ou causado por doença gonadal, suprarrenal ou hipotalâmica. Tumores benignos e malignos do sistema nervoso central (SNC) podem causar puberdade precoce. Aparentemente, esses tumores removem as influências inibitórias normalmente exercidas sobre o hipotálamo durante a infância. O diagnóstico de puberdade precoce se baseia nos achados físicos de telarca (*i. e.*, início do desenvolvimento das mamas), adrenarca (*i. e.*, início do aumento da produção de androgênio suprarrenal) e menarca (*i. e.*, início da função sexual) precoces nas meninas. O sinal mais comum nos meninos é o aumento de volume genital precoce. Os achados radiológicos podem indicar idade óssea avançada. Pessoas com puberdade precoce geralmente são altas para a idade durante a infância, mas são baixas na fase adulta, devido ao fechamento epifisário precoce. RM ou TC podem ser utilizadas para excluir lesões intracranianas. Dependendo da causa da puberdade precoce, o tratamento pode envolver cirurgia, medicamentos ou nenhum tratamento. A administração de agonista do GnRH de longa ação resulta em uma diminuição na responsividade hipofisária ao GnRH, levando à diminuição da secreção de hormônios gonadotróficos e esteroides sexuais (*i. e.*, em consequência da regulação descendente dos receptores de GnRH). A administração de GnRH também pode ajudar a reduzir a incidência de estatura baixa.[23,24]

RESUMO

Os tumores hipofisários podem resultar em deficiências ou excessos de hormônios hipofisários. O hipopituitarismo, que é caracterizado por uma diminuição na secreção de hormônios hipofisários, é uma condição que afeta muitos dos outros sistemas endócrinos. Dependendo da extensão do distúrbio, pode resultar em diminuição dos níveis de GH, hormônios tireóideos, hormônios corticosteroides suprarrenais, bem como dos níveis de testosterona (sexo masculino) e de estrogênios e progesterona (sexo feminino).

Diversos hormônios são essenciais para o crescimento e a maturação corporal normal, incluindo GH, insulina, hormônio tireóideo e androgênios. O GH exerce seus efeitos sobre o crescimento por meio do IGF-1, além de atuar sobre o metabolismo e ser produzido em adultos e crianças. Seus efeitos metabólicos incluem a diminuição no uso periférico de carboidratos e o aumento na mobilização e utilização de ácidos graxos.

Em crianças, as alterações no crescimento incluem estatura baixa, estatura alta e puberdade precoce. A estatura baixa é uma condição na qual a altura alcançada é inferior ao terceiro percentil na curva de crescimento apropriada para a idade e o sexo da criança. A estatura baixa pode ocorrer como uma variação do crescimento normal (*i. e.*, estatura baixa familiar e retardo constitucional do crescimento e da puberdade) ou pode resultar de distúrbios endócrinos, doença crônica, desnutrição, transtornos emocionais ou distúrbios cromossômicos. A estatura baixa resultante de deficiência do GH pode ser tratada com preparações de GH humano. Em adultos, a deficiência de GH representa uma deficiência com início na infância ou que se desenvolve durante a fase adulta como resultado de um tumor hipofisário ou do seu tratamento. Os níveis de GH também podem declinar com o avanço da idade, e isso despertou interesse pelos efeitos do declínio dos níveis de GH com o envelhecimento (descrita como *somatopausa*).

A estatura alta se refere à condição na qual as crianças são altas para a idade e o sexo. Pode ocorrer como uma variação do crescimento normal (*i. e.*, estatura alta familiar ou avanço constitucional do crescimento) ou como resultado de uma anormalidade genética ou cromossômica, ou de excesso de GH. O excesso de GH em adultos resulta em acromegalia, que envolve proliferação de ossos, cartilagens e tecidos moles, além dos efeitos metabólicos dos níveis hormonais excessivos. A puberdade precoce define uma condição de ativação precoce do eixo hipotalâmico-hipofisário-gonadal, resultando no desenvolvimento de características sexuais apropriadas e fertilidade. Está associada à estatura alta durante a infância, mas pode levar à estatura baixa na fase adulta, em consequência do fechamento precoce das epífises.

DISTÚRBIOS TIREÓIDEOS

Depois de concluir esta seção, o leitor deverá ser capaz de:

- Caracterizar a síntese, o transporte e a regulação do hormônio tireóideo
- Descrever os testes para o diagnóstico e o tratamento dos distúrbios tireóideos.

Controle da função da tireoide

A tireoide é uma estrutura com formato de escudo, localizada imediatamente abaixo da laringe, na parte média anterior do pescoço (Figura 41.3 A). É composta por uma grande quantidade de pequenas estruturas saculares, denominadas *folículos* (Figura 41.3 B), que são as unidades funcionais da tireoide. Cada folículo é formado por uma camada única de células epiteliais (foliculares) e preenchido por uma substância secretória denominada *coloide*, em grande parte composta por um complexo de glicoproteína-iodo denominado *tireoglobulina*.[4,9]

A tireoglobulina que preenche os folículos tireóideos é uma grande molécula glicoproteica, que contém aproximadamente 100 resíduos do aminoácido tirosina.[4] O iodo se une às moléculas de tirosina para dar origem ao hormônio tireóideo, e esse processo de síntese tireóidea ocorre no interior dos folículos da tireoide.[4]

A tireoide é extremamente eficiente no uso do iodo. É necessária uma absorção anual de aproximadamente 50 mg de iodo ingerido (algo em torno de 1 mg/semana) para originar as quantidades normais de hormônio tireóideo.[4] No processo de remoção do iodo do sangue e subsequente armazenamento para uso futuro, o iodo é bombeado para dentro das células foliculares contra um gradiente de concentração. O iodo (I^-) é transportado pela membrana basal das células tireóideas por uma proteína intrínseca da membrana denominada *simporter Na^+/I^-* (NIS).[4] Na borda apical, uma segunda proteína de transporte de I^-, denominada *pendrina*, transfere o iodo ao coloide para inclusão na hormoniogênese.[4] O NIS obtém sua energia da Na^+/K^+-ATPase, que direciona o processo. Como resultado,

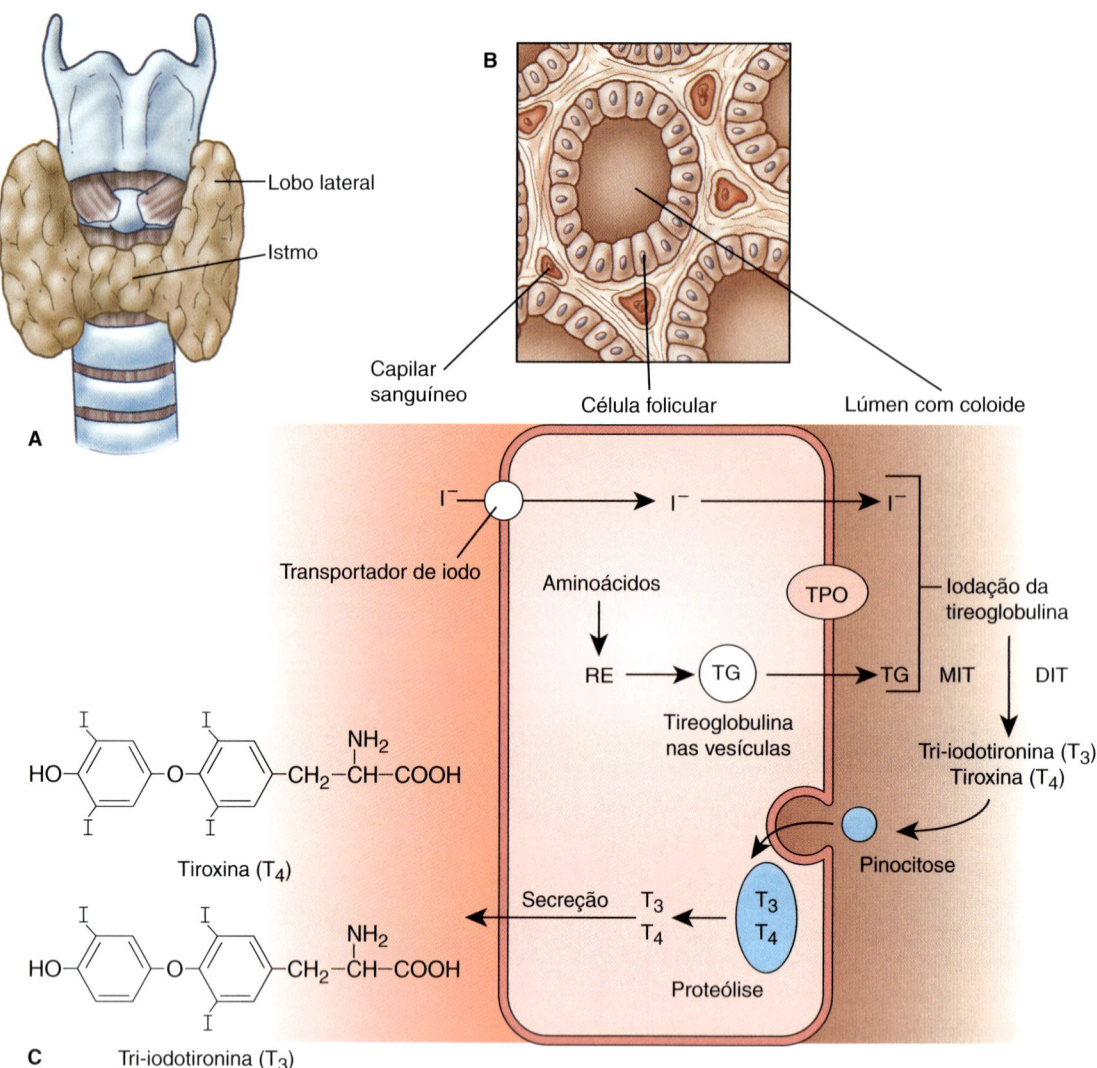

Figura 41.3 • A. Tireoide. **B.** Estrutura microscópica dos folículos tireóideos. **C.** Mecanismos celulares para o transporte de iodo (I⁻), oxidação do I⁻ pela peroxidase tireóidea (TPO), acoplamento do I⁻ oxidado com a tireoglobulina para formar os hormônios tireóideos, e transporte de T_3 e T_4 para o interior da célula folicular por pinocitose e secreção no sangue.

a concentração de iodo na tireoide normal corresponde a aproximadamente 30 vezes a concentração no sangue.[4]

Uma vez no interior do folículo, a maior parte do iodo é oxidada pela enzima peroxidase tireóidea (TPO), em uma reação que facilita a combinação a uma molécula de tirosina para formação de monoiodotirosina (MIT) e, em seguida, de di-iodotirosina (DIT).[4] Dois resíduos de DIT são acoplados para formar a tiroxina (T_4), ou uma MIT e uma DIT são acopladas para formar a tri-iodotironina (T_3).[4] Apenas T_4 (93%) e T_3 (7%) são secretadas na circulação[4] (ver Figura 41.3 C). Ainda que T_3 tenha uma atividade significativamente mais potente, a meia-vida de T_4 no sangue (7 dias) é muito maior que a da T_3 (1 dia); portanto, T_4 é eficaz como molécula de armazenamento. Quando necessário, a T_4 circulante é convertida em T_3.[9]

A estimulação pelo TSH hipofisário atua como impulso para que a tireoide secrete os hormônios tireóideos T_3 e T_4 no sangue.[9] Os hormônios tireóideos se ligam à globulina de ligação da tiroxina (GLT) e a outras proteínas plasmáticas, para serem transportados no sangue. Apenas os hormônios T_3 ou T_4 livres conseguem adentrar as células-alvo para exercer seu efeito; as formas ligadas a proteínas não conseguem entrar. O hormônio tireóideo ligado à proteína forma um grande reservatório que vai sendo lentamente consumido, de acordo com a necessidade de hormônio tireóideo livre. Existem três proteínas de ligação principais de hormônios tireóideos: GLT, transtiretina (também conhecida como pré-albumina de ligação da tiroxina [PALT]) e albumina. Mais de 99% de T_4 e T_3 são carreados na forma ligada.[4,25]

Diversas condições patológicas e alguns agentes farmacológicos podem diminuir a quantidade de proteínas de ligação no plasma ou influenciar a ligação dos hormônios. Foram identificadas diversas alterações genéticas envolvendo a função da GLT, incluindo uma deficiência de GLT ligada ao cromossomo X associada a um gene no braço longo do cromossomo X.[25] Medicamentos glicocorticoides e condições patológicas sistêmicas, como desnutrição proteica, síndrome nefrótica e cirrose, podem diminuir as concentrações de GLT das proteínas de ligação tireóideas. Diversos medicamentos, como fenitoína, salicilatos e diazepam, podem afetar a ligação dos hormônios tireóideos a concentrações normais de proteínas de ligação ou perturbar o metabolismo tireóideo de outras maneiras.[26]

A secreção dos hormônios tireóideos é regulada pelo sistema de *feedback* hipotalâmico-hipofisário-tireóideo (ver Capítulo 40, ver Figura 40.3). Nesse sistema, o hormônio de liberação de tirotrofina (TRH), que é produzido pelo hipotálamo, controla a liberação de TSH da adeno-hipófise. O TSH aumenta a atividade geral da tireoide ao incrementar a degradação da tireoglobulina e a secreção folicular de hormônios tireóideos na circulação sanguínea, ativando a bomba de iodo (ao aumentar a atividade de NIS), intensificando a oxidação e o acoplamento do iodo à tirosina, bem como aumentando a quantidade e o tamanho das células foliculares.[4,9]

O aumento dos níveis plasmáticos de hormônios tireóideos leva à inibição do TRH ou TSH por *feedback*. Níveis altos de iodo também causam diminuição temporária na atividade da tireoide, com duração de diversas semanas, provavelmente por meio da inibição direta do TSH na tireoide. A exposição ao frio é um dos estímulos mais fortes para o aumento da produção de hormônios tireóideos, possivelmente mediada pelo TRH hipotalâmico. Diversas reações emocionais também podem afetar a produção de TRH e TSH.[4]

Ações do hormônio tireóideo

A alteração dos níveis dos hormônios tireóideos afeta todos os principais órgãos do corpo. O hormônio tireóideo tem duas funções principais – aumenta o metabolismo e a síntese de proteínas, e se faz necessário ao crescimento e desenvolvimento infantil, inclusive para o desenvolvimento mental e a maturidade sexual. Tais ações são mediadas principalmente por T_3. Na célula, T_3 se liga a um receptor nuclear e promove a transcrição de genes de resposta hormonal tireóidea específica.[4]

Taxa metabólica. O hormônio tireóideo estimula o metabolismo das células-alvo no corpo inteiro. A taxa metabólica basal pode aumentar em 60 a 100% acima do normal, na presença de grandes quantidades de T_4.[4] Como resultado desse metabolismo mais acelerado, há aumento da taxa de uso de glicose, gorduras e proteínas. Os lipídios são mobilizados do tecido adiposo, enquanto o catabolismo hepático do colesterol aumenta. Os níveis séricos de colesterol diminuem no hipertireoidismo e aumentam no hipotireoidismo. As proteínas musculares são degradadas e utilizadas como combustível, provavelmente sendo responsáveis por uma parte da fadiga muscular que ocorre com o hipertireoidismo. A absorção da glicose do trato gastrintestinal aumenta.[4]

Função cardiovascular. As funções cardiovascular e respiratória são fortemente afetadas pela função da tireoide. Com um aumento no metabolismo, ocorre uma elevação no consumo de oxigênio e na geração de produtos metabólicos finais, acompanhada por um aumento na vasodilatação. O fluxo sanguíneo para a pele, em particular, aumenta como uma forma de dissipar o calor corporal resultante da taxa metabólica mais elevada. O volume sanguíneo, o débito cardíaco e a ventilação aumentam para manter o fluxo sanguíneo e o suprimento de oxigênio dos tecidos corporais. A frequência cardíaca e a contratilidade cardíaca são intensificadas para manter o débito cardíaco necessário. A pressão arterial provavelmente é pouco alterada, devido ao aumento da tendência de a vasodilatação compensar o aumento no débito cardíaco.[4]

Função gastrintestinal. O hormônio tireóideo intensifica a função gastrintestinal, causando um aumento na motilidade e na produção de secreções gastrintestinais que frequentemente resulta em diarreia. O aumento do apetite e do consumo alimentar acompanha a taxa metabólica mais acelerada que ocorre com a elevação dos níveis de hormônios tireóideos. Ao mesmo tempo, há perda de peso em consequência do maior consumo calórico.[4]

Efeitos neuromusculares. O hormônio tireóideo apresenta efeitos acentuados sobre o controle neural da função e do tônus muscular. Elevações discretas nos níveis hormonais causam uma reação mais vigorosa dos músculos esqueléticos, enquanto a redução dos níveis hormonais promove uma reação muscular mais lenta. Na condição de hipertireoidismo, observa-se um leve tremor muscular de causa desconhecida, embora possa representar um aumento na sensibilidade das sinapses neurais na medula espinal que controlam o tônus muscular. No lactente, o hormônio da tireoide é necessário para o desenvolvimento cerebral normal, porque intensifica a função cerebral, enquanto no hipertireoidismo, causa nervosismo extremo, ansiedade e dificuldade para dormir.[4]

Evidências sugerem uma forte interação entre o hormônio tireóideo e o sistema nervoso simpático.[4] Muitos sinais e sintomas de hipertireoidismo sugerem uma atividade excessiva da divisão simpática do sistema nervoso autônomo, como taquicardia, palpitações e sudorese. Ainda, tremor, inquietação, ansiedade e diarreia também podem refletir desequilíbrios do sistema nervoso autônomo. Medicamentos que bloqueiam a atividade simpática se mostraram valiosos como adjuvantes no tratamento do hipertireoidismo, por sua capacidade de aliviar alguns sintomas indesejáveis.[2]

> **Conceitos fundamentais**
>
> **Hormônio tireóideo**
>
> - O hormônio tireóideo aumenta o metabolismo e a síntese de proteínas em quase todos os tecidos do corpo
> - Quando o hipotireoidismo ocorre em crianças maiores ou adultos, produz diminuição na taxa metabólica, acúmulo de uma substância mucopolissacarídica hidrofílica (mixedema) nos tecidos conjuntivos em todo o corpo, e elevação do colesterol sérico
> - O hipertireoidismo apresenta um efeito oposto àquele do hipotireoidismo. Aumenta a taxa metabólica e o consumo de oxigênio, o consumo de combustíveis metabólicos e a responsividade do sistema nervoso simpático.

Testes da função tireóidea

Diversos testes auxiliam no diagnóstico dos distúrbios da tireoide. Determinações de T_3 (total e livre), T_4 (total e livre) e TSH foram disponibilizadas por meio de métodos de imunoensaio. Os testes de T_3 e T_4 total determinam tanto os componentes ligados a proteínas quanto os componentes livres de cada hormônio. Os testes de T_3 e T_4 livre determinam as frações que não estão ligadas a proteínas plasmáticas e, portanto, livres para entrar nas células e produzir efeitos. Os níveis de TSH são utilizados para diferenciar entre os distúrbios tireóideos primários (que têm origem na tireoide) e secundários (com origem na hipófise). No hipotireoidismo primário, os níveis de T_3 e T_4 (ligados e livres) estão baixos, enquanto os níveis de TSH estão altos. A avaliação dos autoanticorpos tireóideos (p. ex., anticorpos anti-TPO na tireoidite de Hashimoto) é igualmente relevante na investigação diagnóstica e no acompanhamento de pacientes com distúrbios da tireoide.[2,9]

O teste de captação de iodo radioativo (^{123}I) determina a capacidade da tireoide de concentrar e reter o iodo do sangue. Os exames da tireoide (^{123}I, ^{99m}Tc-pertecnetato) podem ser utilizados para detectar nódulos na tireoide e determinar a atividade funcional da glândula. A ultrassonografia pode ser útil para diferenciar as lesões tireóideas císticas e sólidas, enquanto os exames de TC e RM servem para demonstrar a compressão traqueal ou impacto sobre outras estruturas adjacentes. A biopsia aspirativa com agulha fina de um nódulo da tireoide é comprovadamente o melhor método para diferenciar as doenças benigna e maligna da tireoide.[2,9]

Alterações na função tireóidea

Uma alteração na função da tireoide pode representar um estado hipo ou hiperfuncional. As manifestações dessas duas condições estão resumidas na Tabela 41.3. Os distúrbios da tireoide podem resultar de um defeito congênito no desenvolvimento da tireoide, ou podem ser desenvolvidos posteriormente na vida, com aparecimento gradual ou súbito.

O bócio é um aumento no tamanho da tireoide (Figura 41.4), o qual pode ocorrer nas condições de hipotireoidismo, eutireoidismo e hipertireoidismo. Pode ser difuso, envolvendo toda a glândula sem evidências de nodularidade, ou pode conter nódulos. A forma difusa normalmente se torna

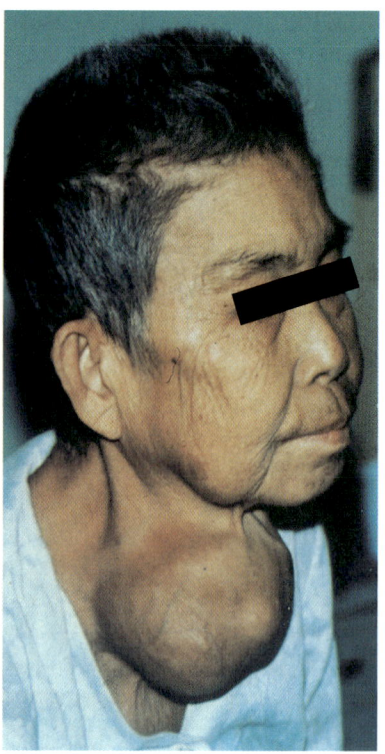

Goiter

Figura 41.4 • Bócio atóxico. Em uma mulher de meia-idade com bócio atóxico, a tireoide aumentou até produzir uma massa acentuada no pescoço. Fonte: Strayer D., Rubin E. (Eds.) (2015). *Rubin's pathology: Clinicopathologic foundations of medicine* (7. ed., Figura 27-11A, p. 1183). Philadelphia, PA: Wolters Kluwer.

nodular. O bócio pode ser tóxico, com produção de sinais de hipertireoidismo extremo ou tireotoxicose, mas também pode ser atóxico. O bócio difuso atóxico e multinodular é resultado de hipertrofia compensatória e hiperplasia do epitélio folicular, decorrente de algum transtorno que comprometa a síntese de hormônios tireóideos.[1,2,4]

Tabela 41.3 Manifestações de hipotireoidismo e hipertireoidismo.

Nível de organização	Hipotireoidismo	Hipertireoidismo
Taxa metabólica basal	Diminuída	Aumentada
Sensibilidade às catecolaminas	Diminuída	Aumentada
Características gerais	Características mixedematosas	Exoftalmia (na doença de Graves)
	Voz grossa	Ptose palpebral
	Déficit de crescimento (crianças)	Aceleração do crescimento (crianças)
Níveis séricos de colesterol	Aumentados	Diminuídos
Comportamento geral	Retardo intelectual (lactente)	Inquietação, irritabilidade, ansiedade
	Lentidão mental e física	Hipercinesia
	Sonolência	Insônia
Função cardiovascular	Diminuição do débito cardíaco	Aumento do débito cardíaco
	Bradicardia	Taquicardia e palpitações
Função gastrintestinal	Constipação intestinal	Diarreia
	Diminuição do apetite	Aumento do apetite
Função respiratória	Hipoventilação	Dispneia
Tônus muscular e reflexos	Diminuídos	Aumentados, com tremor e contração
Tolerância à temperatura	Intolerância ao frio	Intolerância ao calor
Pele e cabelos	Diminuição da sudorese	Aumento da sudorese
	Pele e cabelos ásperos e secos	Pele e cabelos finos e sedosos
Peso	Ganho	Perda

O grau de aumento da tireoide normalmente é proporcional à extensão e à duração da deficiência tireóidea. Bócios multinodulares produzem os maiores aumentos de volume da glândula. Quando suficientemente amplos, podem comprimir o esôfago e a traqueia, causando dificuldade de deglutição, sensação de sufocamento e estertor inspiratório. Essas lesões também podem comprimir a veia cava superior, produzindo distensão das veias do pescoço e dos membros superiores, edema palpebral e conjuntival, e síncope com tosse.[1,2,4]

Hipotireoidismo

Pode ocorrer como uma anomalia congênita ou adquirida. O desenvolvimento do hipotireoidismo congênito ocorre no período pré-natal e está presente ao nascimento. O desenvolvimento do hipotireoidismo adquirido ocorre em consequência de uma doença primária da tireoide, mas também pode ser secundário a distúrbios de origem hipotalâmica ou hipofisária.

Hipotireoidismo congênito

É causa comum de retardo intelectual prevenível. Em lactentes, o hipotireoidismo pode resultar da agenesia congênita da tireoide, da biossíntese anormal de hormônio tireóideo ou, ainda, de uma deficiência na secreção de TSH. Com a agenesia congênita da tireoide, o lactente em geral aparenta normalidade e apresenta função normal ao nascimento, porque os hormônios foram supridos intrauterinamente pela mãe.[1,2,4]

O hormônio tireóideo é essencial para o crescimento normal e o desenvolvimento do cérebro, e quase metade do desenvolvimento cerebral ocorre durante os primeiros 6 meses de vida. Se não tratado, o hipotireoidismo congênito causa retardo intelectual e compromete o crescimento físico. As manifestações do hipotireoidismo congênito não tratado são denominadas cretinismo. Contudo, o termo não se aplica ao lactente com desenvolvimento normal que recebeu terapia com reposição de hormônio tireóideo logo após o nascimento.[1,2,4]

Muitos países ao redor do mundo atualmente realizam uma triagem neonatal rotineira para detectar o hipotireoidismo congênito no início da infância.[27] A triagem de recém-nascidos prematuros ou enfermos deve consistir na obtenção de um perfil sérico tireóideo abrangente, para prevenir a não detecção de hipotireoidismo primário nesses pacientes.

O hipotireoidismo congênito transitório (caracterizado por níveis altos de TSH com níveis de hormônio tireóideo baixos ou normais) passou a ser reconhecido com mais frequência desde a introdução da triagem neonatal. A tireoide fetal e infantil é sensível ao excesso de iodo. O iodo pode cruzar a placenta e ser excretado no leite materno, além de ser prontamente absorvido pela pele dos lactentes. Uma possível causa do hipotireoidismo transitório é a exposição materna ou infantil a substâncias como a iodopovidona, utilizada como antisséptico (i. e., ducha vaginal ou antisséptico para a pele). Medicamentos antitireóideos, como propiltiouracila e metimazol também podem cruzar a placenta e bloquear a função tireóidea fetal.[1,2,4,27]

O hipotireoidismo congênito é tratado com reposição de hormônio tireóideo. Evidências indicam que é importante normalizar os níveis de T_4 tão rapidamente quanto possível, uma vez que o adiamento é acompanhado de um desenvolvimento psicomotor e mental mais desfavorável. Os níveis de dose são ajustados conforme a criança cresce. Quando o tratamento precoce e adequado à base de reposição do hormônio tireóideo é implementado para o hipotireoidismo congênito, o risco de retardo intelectual é muito baixo.[1,2,4,27]

Hipotireoidismo adquirido e mixedema

O hipotireoidismo em crianças maiores e adultos causa retardo geral dos processos metabólicos e mixedema. O mixedema implica a presença de um tipo de edema mucoso causado pelo acúmulo de uma substância mucopolissacarídica hidrofílica nos tecidos conjuntivos por todo o corpo, o qual não provoca cacifo. O estado de hipotireoidismo pode ser leve, com apenas alguns sinais e sintomas, ou pode progredir até uma condição de risco à vida com angioedema.[1,2,4]

Etiologia e patogênese. O hipotireoidismo adquirido pode resultar da destruição ou disfunção da tireoide (i. e., hipotireoidismo primário), pode ser um distúrbio secundário decorrente do comprometimento da função hipofisária ou, ainda, pode ser um distúrbio terciário causado por disfunção hipotalâmica.

O hipotireoidismo primário é muito mais comum que o secundário (e o terciário). Pode resultar de tireoidectomia (i. e., remoção cirúrgica) ou da radioablação da glândula para tratamento do hipertireoidismo. Determinados agentes bociogênicos, como o carbonato de lítio (utilizado no tratamento de condições maníaco-depressivas) e os antitireóideos propiltiouracila e metimazol em dose contínua, podem bloquear a síntese hormonal e produzir hipotireoidismo com bócio. Grandes quantidades de iodo (i. e., ingestão de comprimidos de algas marinhas ou xaropes para tosse contendo iodo, administração de meios de contraste radiográfico iodado, medicamento antiarrítmico cardíaco de classe III amiodarona contendo iodo) também podem bloquear a produção do hormônio tireóideo e causar hipotireoidismo, em particular em pessoas com doença tireóidea autoimune. A deficiência de iodo, que pode causar bócio e hipotireoidismo, é incomum nos países onde há o uso disseminado de sal iodado e outras fontes de iodo. Contudo, a deficiência de iodo continua a ocorrer em áreas menos desenvolvidas do globo.[1,2,4] A tireoidite subaguda, que pode ocorrer em mulheres no período pós-parto (tireoidite pós-parto), é outra causa de hipotireoidismo.[28]

A causa mais comum de hipotireoidismo adquirido é a tireoidite de Hashimoto, um distúrbio autoimune no qual a tireoide pode ser totalmente destruída por um processo imunológico. Trata-se da principal causa de hipotireoidismo adquirido em crianças e adultos.[1,27] A tireoidite de Hashimoto é uma doença predominantemente feminina, cuja evolução é variável. No início, pode haver a presença apenas de bócio. Com o passar do tempo, o hipotireoidismo em geral se torna evidente. Ainda que o distúrbio normalmente cause hipotireoidismo, pode haver o desenvolvimento de um estado de hipertireoidismo na fase intermediária da evolução da doença. O estado de hipertireoidismo transitório pode estar relacionado ao extravasamento do hormônio tireóideo pré-formado das células lesionadas da glândula.[1,2,4]

Manifestações clínicas. O hipotireoidismo pode afetar quase todas as funções do corpo. As manifestações do distúrbio estão relacionadas em grande parte a dois fatores: o estado hipometabólico resultante da deficiência do hormônio tireóideo e o envolvimento mixedematoso dos tecidos corporais. O estado hipometabólico associado ao hipotireoidismo é caracterizado por um início gradual de fraqueza e fadiga, tendência ao ganho de peso em detrimento da perda de apetite e intolerância ao frio (Figura 41.5). À medida que a condição progride, a pele se torna seca e áspera, e os cabelos se tornam ásperos e quebradiços. A face fica inchada, com pálpebras edemaciadas, e ocorre o adelgaçamento do terço exterior das sobrancelhas. A motilidade gastrintestinal diminui, produzindo constipação intestinal, flatulência e distensão abdominal. Em alguns casos, é possível observar relaxamento tardio dos reflexos dos tendões profundos e bradicardia. O envolvimento do SNC é manifestado por apatia mental, letargia e comprometimento da memória.[1,2,4]

Embora o líquido mixedematoso normalmente seja mais evidente na face, pode ser represado nos espaços intersticiais de quase qualquer estrutura corporal e é responsável por muitas manifestações da condição de hipotireoidismo grave. A língua com frequência está aumentada, a voz se torna grossa e rouca. A ocorrência de síndrome do túnel do carpo e outras síndromes de encarceramento é comum, assim como o comprometimento da função muscular, com rigidez, cãibras e dor. Os depósitos de mucopolissacarídios no coração causam dilatação cardíaca generalizada, bradicardia e outros sinais de alteração da função cardíaca. Os sinais e sintomas de hipotireoidismo estão resumidos na Tabela 41.3.[1,2,4]

Diagnóstico e tratamento. O diagnóstico do hipotireoidismo é baseado no histórico, no exame físico e em exames laboratoriais. T_4 sérica baixa e níveis elevados de TSH são característicos do hipotireoidismo primário. Os testes para anticorpos antitireóideos devem ser realizados diante da suspeita de tireoidite de Hashimoto (os títulos de anticorpos anti-TPO são testados com frequência).[1,2,4]

O hipotireoidismo é tratado com terapia de reposição usando preparações sintéticas de T_3 ou T_4. A maior parte das pessoas é tratada com T_4. Os níveis séricos de TSH são úteis para estimar a adequação da terapia de reposição de T_4. Quando o nível de TSH é normalizado, a dose de T_4 é considerada satisfatória (somente para o hipotireoidismo primário). Uma abordagem de "dose baixa e aumento lento" deve ser considerada no tratamento de idosos com hipotireoidismo, devido ao risco de indução de síndromes coronarianas agudas em indivíduos suscetíveis. Outro aspecto importante é a adesão consistente dos pacientes à forma de T_4 prescrita, de modo que seus valores laboratoriais sejam os mais representativos da condição da tireoide. Portanto, formas genéricas de T_4 devem ser prescritas e, de modo semelhante, a prescrição de formulações comerciais de T_4 devem ser seguidas até o fim.[1,2,4,29]

Coma mixedematoso

Expressão do hipotireoidismo em estágio terminal e potencialmente fatal. O hipotireoidismo de longa duração leva a um estado de crise, com o metabolismo celular gravemente reduzido afetando todos os órgãos e sistemas do corpo. Também ocorre o desenvolvimento de hipotermia, que é um forte indicador de mortalidade. A condição está associada ao colapso cardiovascular, à hipoventilação e a distúrbios metabólicos graves que incluem hiponatremia, hipoglicemia e acidose láctica.[8,30]

O tratamento consiste no manejo agressivo dos fatores de precipitação; terapia de suporte, como tratamento da condição cardiorrespiratória, hiponatremia e hipoglicemia; e terapia de reposição de hormônios tireóideos. Na presença de hipotermia, o reaquecimento ativo do corpo é contraindicado, devido à possível indução de vasodilatação e colapso vascular. A prevenção é preferível ao tratamento e implica uma atenção especial às populações de alto risco, como mulheres com histórico de tireoidite de Hashimoto. Essas pessoas devem ser informadas a respeito dos sinais e sintomas de hipotireoidismo grave, bem como da necessidade de tratamento clínico precoce.[8,30]

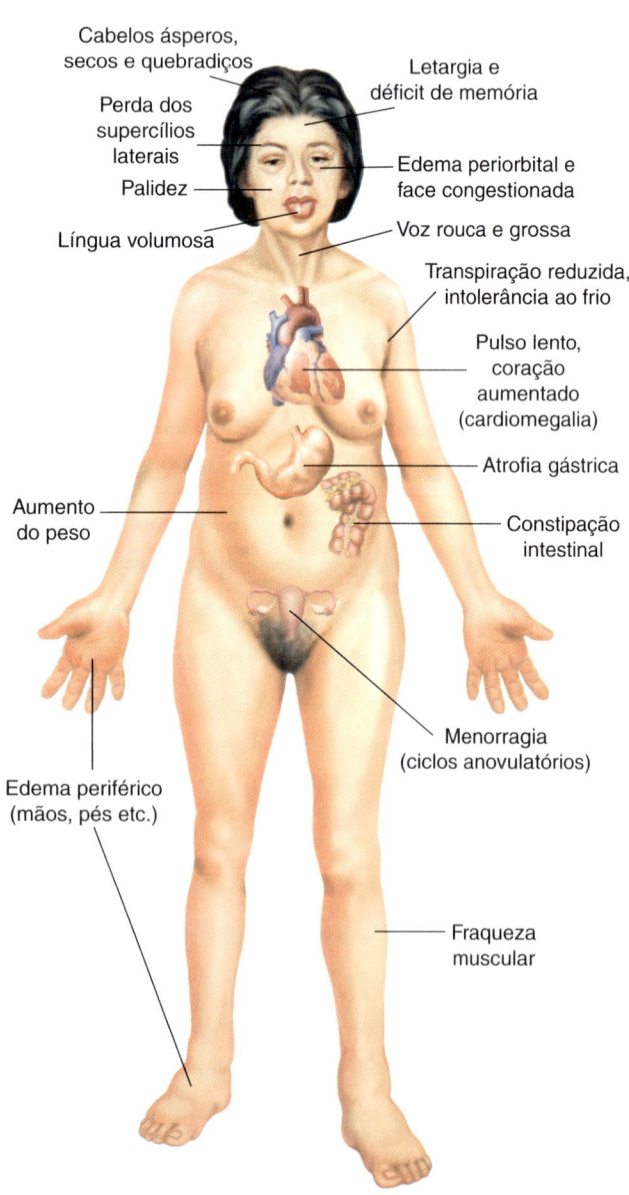

Figura 41.5 • Manifestações clínicas do hipotireoidismo.

Hipertireoidismo

A tireotoxicose é a síndrome clínica resultante da exposição dos tecidos a níveis altos de hormônio tireóideo circulante.[4]

Etiologia e patogênese

Na maioria dos casos, a tireotoxicose resulta da hiperatividade da tireoide (ou hipertireoidismo). A causa mais comum de hipertireoidismo é a doença de Graves, que é acompanhada por oftalmopatia (ou dermopatia) e bócio difuso. Outras causas são o bócio multinodular, adenoma de tireoide e tireoidite. Agentes iodados podem induzir tanto hipertireoidismo como hipotireoidismo. A crise tireóidea, ou crise tireotóxica, é uma manifestação agudamente exagerada do estado tireotóxico.[1,8]

Manifestações clínicas

Muitas manifestações do hipertireoidismo estão relacionadas ao aumento no consumo de oxigênio e ao uso de combustíveis metabólicos associado ao estado hipermetabólico, bem como ao aumento na atividade do sistema nervoso simpático. A semelhança de muitos sinais e sintomas de hipertireoidismo com os de atividade excessiva do sistema nervoso simpático sugere que o hormônio tireóideo pode aumentar a sensibilidade corporal às catecolaminas, ou pode atuar como uma pseudocatecolamina. Com o estado hipermetabólico, ocorrem queixas frequentes de nervosismo, irritabilidade e fadiga (Figura 41.6). É comum haver perda de peso, apesar do intenso apetite. Outras manifestações incluem taquicardia, palpitações, falta de ar, sudorese excessiva, cãibras musculares e intolerância ao calor. A pessoa aparenta estar inquieta e apresenta um leve tremor muscular. Até mesmo naquelas sem exoftalmia (*i. e.*, protuberância dos globos oculares observada na oftalmopatia), ocorre retração anormal das pálpebras e diminuição acentuada do pestanejar, de modo que elas aparentam demonstrar um olhar fixo. Os cabelos e a pele normalmente são finos e de aspecto sedoso.[1,8,31] Ocorre fibrilação atrial em 10 a 15% dos adultos com hipertireoidismo.[32] Os sinais e sintomas da afecção estão resumidos na Tabela 41.3.

O tratamento do hipertireoidismo é direcionado para a redução do nível do hormônio tireóideo, que pode ocorrer com a erradicação da tireoide com iodo radioativo, remoção cirúrgica parcial ou total da glândula, ou uso de medicamentos que diminuem a função tireóidea e, assim, o efeito dos hormônios tireóideos sobre os tecidos periféricos. A erradicação da tireoide com iodo radioativo é realizada com mais frequência do que a cirurgia. Os medicamentos bloqueadores beta-adrenérgicos (de preferência propranolol, metoprolol, atenolol e nadolol) são administrados para bloquear os efeitos do estado de hipertireoidismo sobre a função do sistema nervoso simpático, sendo fornecidos juntamente com medicamentos antitireóideos, como propiltiouracila e metimazol. Esses medicamentos evitam que a tireoide converta o iodo em sua forma orgânica (hormonal) e bloqueiam a conversão de T_4 em T_3 nos tecidos (somente a propiltiouracila).[1,8,31,33]

Doença de Graves

É uma condição de hipertireoidismo, bócio e oftalmopatia. Afeta aproximadamente 0,5 a 1% da população com menos de 40 anos de idade.[1] A doença de Graves é um distúrbio autoimune caracterizado pela estimulação anormal da tireoide por anticorpos tireoestimulantes (anticorpos contra os receptores de TSH), que atuam por meio dos receptores normais de TSH. Pode estar relacionada a outros distúrbios autoimunes, como miastenia *gravis*. A doença é associada ao gene A associado a uma cadeia do complexo de histocompatibilidade maior classe 1 (MICA), com os genótipos MICA A5 correlacionado à doença de Graves e MICA A6/A9 preventivo contra doença de Graves.[1]

Acredita-se que a oftalmopatia, observada em até um terço daqueles com doença de Graves, resulte do acúmulo de linfócitos T sensibilizados aos antígenos das células foliculares da tireoide e fibroblastos orbitais que secretam citocinas.[1] A oftalmopatia da doença de Graves pode causar problemas oculares graves, incluindo abaulamento dos músculos extra-oculares e consequente diplopia; envolvimento do nervo óptico resultando em perda visual parcial; e úlceras de córnea

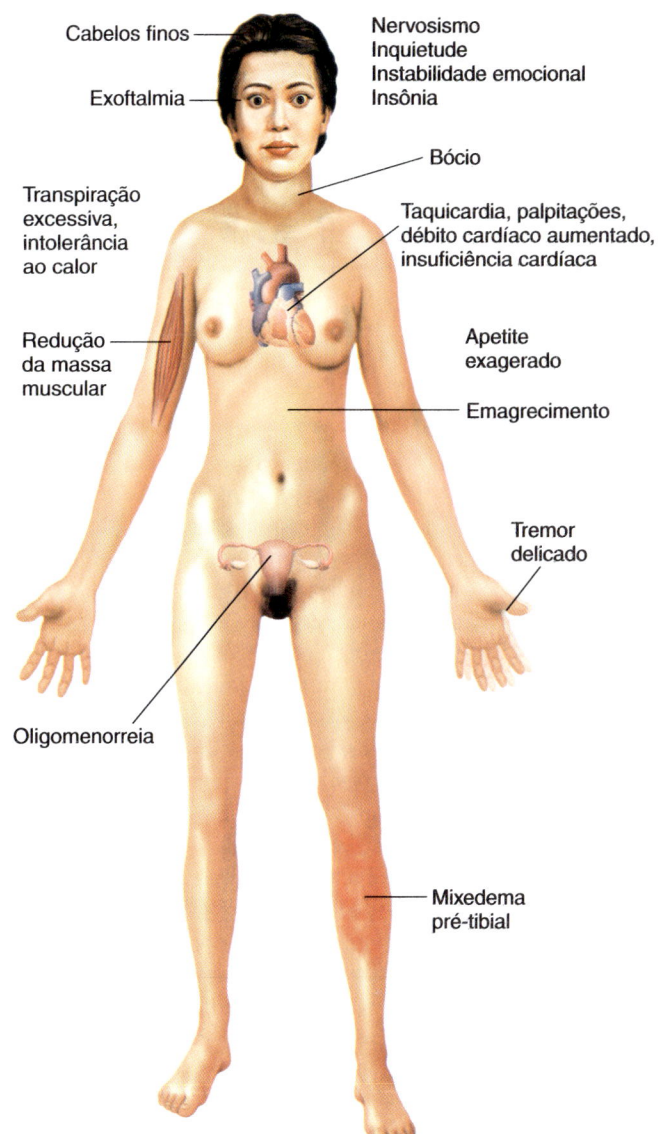

Figura 41.6 • Manifestações clínicas do hipertireoidismo.

decorrentes do não fechamento das pálpebras sobre o globo ocular projetado (em consequência da exoftalmia). A oftalmopatia em geral tende a estabilizar após o tratamento do hipertireoidismo; contudo, pode sofrer agravamento agudo após o tratamento com iodo radioativo. Alguns médicos prescrevem o uso de glicocorticoides durante muitas semanas, próximo ao tratamento com iodo radioativo, se houver sinais de oftalmopatia. Esta também pode ser agravada pelo tabagismo, que deve ser fortemente desencorajado.[34] A Figura 41.7 apresenta uma mulher com doença de Graves.

Crise tireóidea

A crise tireóidea, ou crise tireotóxica, é um tipo extremo de tireotoxicose prejudicial à vida que se tornou raro nos dias de hoje, graças ao aprimoramento dos métodos de diagnóstico e tratamento. Quando ocorre, é observada mais comumente em casos não diagnosticados ou em pessoas com hipertireoidismo que não receberam tratamento adequado. Com frequência é precipitada por estresse (p. ex., infecção), traumatismo físico ou trauma emocional, e até pela manipulação da tireoide hiperativa durante a tireoidectomia. A crise tireóidea se manifesta com febre muito alta, efeitos cardiovasculares extremos (i. e., taquicardia, insuficiência cardíaca congestiva e angina) e efeitos graves associados ao SNC (i. e., agitação, inquietação e *delirium*). A taxa de mortalidade é alta.[35-37]

A crise tireóidea requer o rápido diagnóstico e implementação do tratamento. Inicialmente, a pessoa deve ser hemodinamicamente estabilizada. Os hormônios tireóideos podem ser removidos por plasmaférese, diálise ou adsorção por hemoperfusão. O resfriamento periférico tem início com bolsas de gelo e colchão de resfriamento; para que seja efetivo, deve-se prevenir a resposta de calafrios. Medidas gerais de suporte para a reposição de líquidos, glicose e eletrólitos são essenciais durante o estado hipermetabólico. Um medicamento de bloqueio beta-adrenérgico (p. ex., propranolol) é administrado para bloquear os efeitos indesejáveis de T_4 sobre a função cardiovascular. Glicocorticoides são utilizados para corrigir a insuficiência suprarrenal relativa resultante do estresse imposto pelo estado de hipertireoidismo, bem como para inibir a conversão periférica de T_4 em T_3. Podem ser administrados propiltiouracila ou metimazol para bloquear a síntese de hormônios tireóideos. O ácido acetilsalicílico (AAS) desloca os hormônios de seus carreadores proteicos e, assim, aumenta o nível de hormônios tireóideos livres, por isso não deve ser utilizado durante a crise tireóidea.[35-37]

> ### RESUMO
>
> Os hormônios tireóideos desempenham um papel no processo metabólico de quase todas as células do corpo e são necessários para o crescimento físico e mental normal no lactente e na criança pequena. As alterações na função tireóidea podem ser manifestadas como um estado de hipotireoidismo ou hipertireoidismo. O hipotireoidismo pode ocorrer como uma anomalia congênita ou adquirida. O hipotireoidismo congênito leva ao retardo intelectual e ao déficit de crescimento, exceto se o tratamento for iniciado durante o primeiro mês de vida. O hipotireoidismo adquirido leva a uma diminuição na taxa metabólica e ao acúmulo de substâncias mucopolissacarídicas nos espaços intercelulares; essas substâncias atraem água e causam um tipo de edema mucoso denominado *mixedema*. O hipertireoidismo causa um aumento na taxa metabólica e alterações na função corporal semelhantes àquelas produzidas pela intensificação da atividade do sistema nervoso simpático. A doença de Graves é caracterizada pela tríade de hipertireoidismo, bócio e oftalmopatia. Uma complicação do hipertireoidismo de risco à vida é a *crise tireóidea*.

DISTÚRBIOS DA FUNÇÃO CORTICAL SUPRARRENAL

Depois de concluir esta seção, o leitor deverá ser capaz de:

- Descrever a função dos hormônios do córtex suprarrenal e sua regulação por *feedback*
- Relacionar as funções dos hormônios do córtex suprarrenal à doença de Addison (i. e., insuficiência suprarrenal) e à síndrome de Cushing (i. e., excesso de glicocorticoides).

Controle da função cortical suprarrenal

As suprarrenais são pequenas estruturas bilaterais que pesam aproximadamente 5 g cada uma, e estão posicionadas no retroperitônio, no ápice dos rins (Figura 41.8). A medula ou porção interna da glândula (que constitui aproximadamente 20% de cada suprarrenal) secreta adrenalina e noradrenalina,

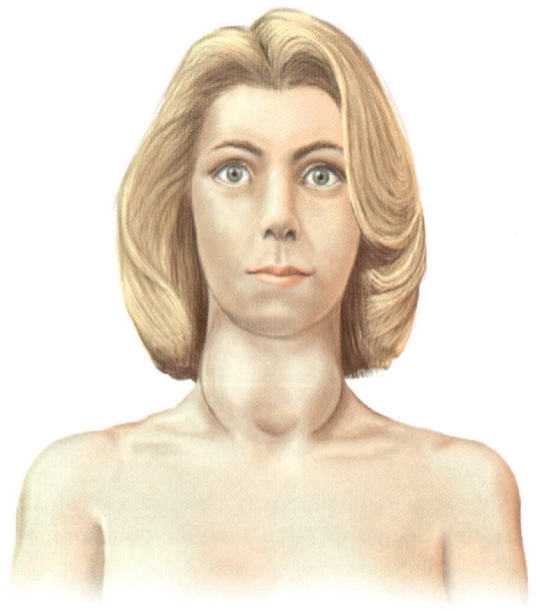

Figura 41.7 • Doença de Graves. Uma paciente com doença de Graves pode mostrar sintomas de aumento de volume da tireoide (bócio) e protrusão de um ou ambos os globos oculares (exoftalmia). Fonte: Anatomical Chart Co.

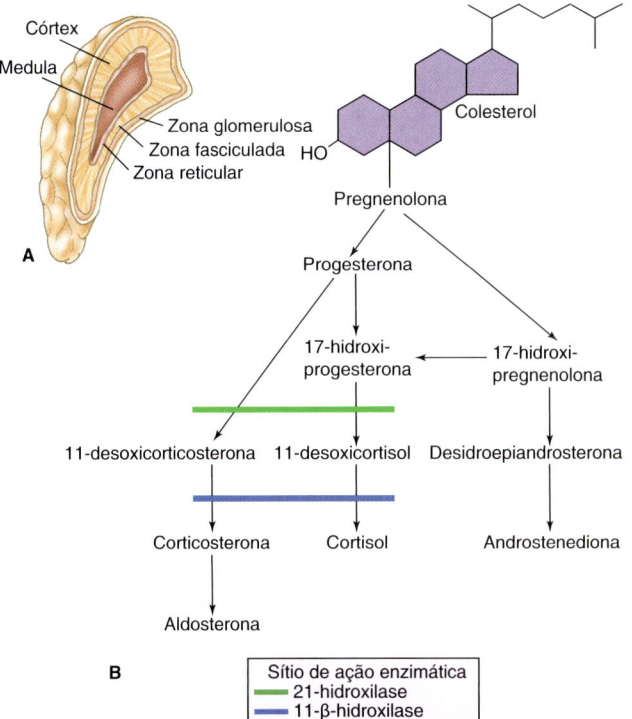

Figura 41.8 • A. Suprarrenal, mostrando a medula e as três camadas do córtex. A camada externa do córtex (zona glomerulosa) é primariamente responsável pela produção de mineralocorticoides, enquanto as camadas intermediária (zona fasciculada) e interna (zona reticular) produzem glicocorticoides e androgênios suprarrenais. **B.** Vias de biossíntese predominantes do córtex suprarrenal. As enzimas críticas no processo de biossíntese incluem a 11-β-hidroxilase e a 21-hidroxilase. A deficiência de uma dessas enzimas bloqueia a síntese de hormônios dependente da enzima e direciona os precursores para vias alternativas.

sendo uma parte do sistema nervoso simpático.[4] O córtex forma a maior parte da suprarrenal (aproximadamente 80%) e é responsável pela secreção de três tipos de hormônios – glicocorticoides, mineralocorticoides e androgênios suprarrenais.[4] Como o sistema nervoso simpático também secreta adrenalina e noradrenalina, a função medular suprarrenal não é essencial à vida, ao contrário da função cortical suprarrenal. Sem tratamento, a perda total da função do córtex suprarrenal é fatal dentro de alguns dias a poucas semanas.[4] Esta seção do capítulo descreve a síntese e a função dos hormônios do córtex suprarrenal, bem como os efeitos da insuficiência e do excesso cortical suprarrenal.

Biossíntese, transporte e metabolismo

Mais de 30 hormônios são produzidos pelo córtex suprarrenal. Desses hormônios, a aldosterona é o principal mineralocorticoide, o cortisol (hidrocortisona) é o principal glicocorticoide e os androgênios são os principais hormônios sexuais. Todos os hormônios do córtex suprarrenal apresentam uma estrutura similar, na qual todos são esteroides e são sintetizados a partir do acetato e do colesterol. Cada uma das etapas envolvidas na síntese dos diversos hormônios requer uma enzima específica (ver Figura 41.8). O ACTH secretado pela adeno-hipófise controla a secreção dos glicocorticoides e dos androgênios suprarrenais.[4,9]

Cortisol, aldosterona e os androgênios suprarrenais são secretados no estado não ligado e se ligam às proteínas plasmáticas para o transporte pelo sistema circulatório. O cortisol se liga em grande parte à globulina de ligação de corticosteroides e, em menor grau, à albumina. A aldosterona e os androgênios circulam principalmente ligados à albumina. Foi sugerido que o *pool* de hormônios ligados a proteínas pode prolongar a duração de sua ação, por adiar a depuração metabólica.[4,9]

O principal sítio de metabolismo dos hormônios corticais suprarrenais é o fígado, onde sofrem diversas conversões metabólicas antes de serem conjugados e se tornarem hidrossolúveis, para então serem eliminados na urina ou na bile.[4,9]

> **Conceitos fundamentais**
>
> ### Hormônios corticais adrenais
>
> - As manifestações da insuficiência cortical suprarrenal primária estão relacionadas principalmente à deficiência de mineralocorticoides (comprometimento da capacidade de regular a eliminação de sal e água) e à deficiência de glicocorticoides (comprometimento da capacidade de regular a glicemia e controlar os efeitos das respostas imunes e inflamatórias)
> - O excesso de hormônios do córtex suprarrenal resulta em distúrbios no metabolismo da glicose, distúrbios da regulação de sódio e potássio (aumento da retenção de sódio e perda de potássio), comprometimento da capacidade de responder ao estresse devido à inibição das respostas inflamatórias e imunes, e sinais de aumento dos níveis de androgênio, como hirsutismo.

Androgênios suprarrenais

Sintetizados primariamente pelas zonas reticular e fasciculada do córtex (ver Figura 41.8 A).[4] Esses hormônios sexuais provavelmente exercem pouco efeito sobre a função sexual normal. Contudo, existem evidências de que os androgênios suprarrenais (dentre os quais a desidroepiandrosterona [DHEA] e seu sulfato [DHEAS] são os mais importantes) contribuem para o crescimento puberal dos pelos corporais, em particular dos pelos púbicos e axilares nas mulheres. Também podem desempenhar um papel na economia de hormônios esteroides nas gestantes e na unidade fetoplacentária. O DHEAS está sendo cada vez mais utilizado para o tratamento da doença de Addison, bem como de adultos com níveis diminuídos de DHEAS. Os androgênios suprarrenais são fisiologicamente importantes nas mulheres com doença de Addison, e a reposição diária de DHEAS deve ser considerada. Como os testículos produzem esses hormônios, não existem justificativas para a sua utilização nos homens. Os níveis de DHEAS e outros hormônios suprarrenais declinam com o avanço da idade, em um processo denominado *adrenopausa*. O valor da reposição rotineira de DHEAS na adrenopausa ainda não foi comprovado. Os níveis de DHEAS podem representar outro marcador do envelhecimento, por causa de seu envolvimento com os sistemas cardiovascular, imunológico e endócrino; ademais, podem indicar a tendência à prevenção de problemas específicos associados ao envelhecimento.[38-40]

Mineralocorticoides

Têm papel essencial na regulação dos níveis de potássio e sódio, bem como do equilíbrio hídrico. Sua produção ocorre na zona glomerulosa, a camada externa das células do córtex suprarrenal. A secreção de aldosterona é regulada pelo mecanismo da renina-angiotensina e pelos níveis séricos de potássio. O aumento dos níveis de aldosterona promove retenção de sódio pelos túbulos distais do rim, ao mesmo tempo em que aumenta as perdas urinárias de potássio.[4]

A aldosterona é significativa para o equilíbrio de sódio, cloreto e potássio, bem como para a manutenção do volume corporal total. Para compreender a importância da aldosterona, considere que tanto a aldosterona quanto a cortisona proveem a função mineralocorticoide; contudo, aproximadamente 90% da função mineralocorticoide é suprida pela aldosterona. Ainda que a aldosterona seja responsável por uma atividade mineralocorticoide aproximadamente 3 mil vezes maior do que a do cortisol, existe quase 2 mil vezes mais cortisol sérico do que aldosterona.[4] Devido à potência da aldosterona, é crucial que o corpo não apresente excesso nem deficiência desse potente esteroide. As consequências do excesso de aldosterona são os níveis baixos de potássio e a fraqueza muscular, ainda que baixas quantidades de aldosterona promovam altos níveis de potássio e cardiotoxicidade.[4]

Glicocorticoides

Os hormônios glicocorticoides, principalmente o cortisol, são sintetizados nas zonas fasciculada e reticular da suprarrenal.[4] Os níveis séricos desses hormônios são regulados por mecanismos de *feedback* negativo do sistema HHS (Figura 41.9). Assim como outros hormônios hipofisários são controlados pela secreção de fatores hipotalâmicos, o hormônio de liberação de corticotrofina (CRH) é importante no controle da secreção de ACTH. Os níveis de cortisol aumentam conforme os níveis de ACTH se elevam, e caem com a diminuição dos níveis desse hormônio. Existe uma variação diurna considerável nos níveis de ACTH, que alcançam o ponto máximo no início da manhã (entre 6 e 8 h) e declinam com o passar do dia. Isso parece ser consequência da atividade rítmica no SNC, que causa períodos de intensa secreção de CRH e, por sua vez, secreção de ACTH. Esse padrão diurno é invertido em pessoas que trabalham à noite e dormem durante o dia. O ritmo também parece ser alterado por estresses físicos e psicológicos, depressão endógena, psicose maníaco-depressiva e hepatopatia, ou outras condições que afetam o metabolismo do cortisol.[4]

Os glicocorticoides desempenham uma função necessária na resposta ao estresse e são essenciais para a sobrevida. Quando produzidos como parte da resposta ao estresse, esses hormônios auxiliam na regulação das funções metabólicas do corpo e no controle da resposta inflamatória. As ações do cortisol estão resumidas na Tabela 41.4. Muitas ações anti-inflamatórias atribuídas ao cortisol resultam da administração de níveis farmacológicos do hormônio.[4]

Efeitos metabólicos. O cortisol estimula a produção de glicose pelo fígado, promove a degradação de proteínas e ocasiona a mobilização de ácidos graxos. À medida que as

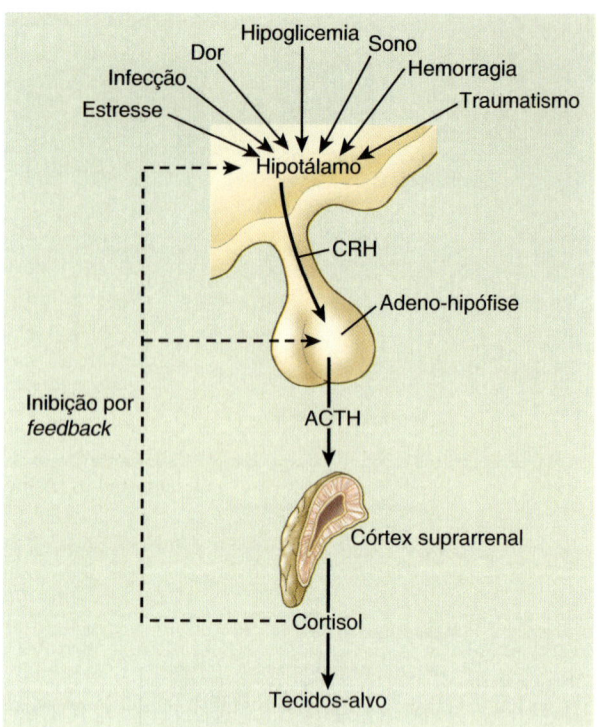

Figura 41.9 • Sistema de *feedback* do eixo hipotalâmico-hipofisário-suprarrenal (HHS), regulador dos níveis de glicocorticoides (cortisol). A secreção do cortisol é regulada pelo ACTH. O estresse exerce seus efeitos sobre a secreção do cortisol por meio do sistema HHS e do hormônio de liberação de corticotrofina (CRH), que controla a secreção de ACTH da adeno-hipófise. O aumento dos níveis de cortisol incita uma inibição por *feedback* negativo da secreção de ACTH.

proteínas corporais são degradadas, os aminoácidos são mobilizados e transportados para o fígado, onde são utilizados na produção de glicose (*i. e.*, gliconeogênese). A mobilização dos ácidos graxos converte o metabolismo celular, substituindo a glicose por ácidos graxos como fonte de energia. Conforme a produção de glicose pelo fígado aumenta e o uso da glicose periférica diminui, ocorre o desenvolvimento de uma resistência insulínica moderada. Nas pessoas com diabetes e naquelas propensas ao desenvolvimento de diabetes, o efeito dessa resistência é a elevação do nível glicêmico.[4,9]

Efeitos psicológicos. Os hormônios glicocorticoides aparentam estar direta ou indiretamente envolvidos no comportamento emocional. Receptores desses hormônios foram identificados no tecido cerebral, sugerindo que eles desempenham um papel na regulação do comportamento. Pessoas tratadas com hormônios do córtex suprarrenal sabidamente apresentam um comportamento que varia de levemente aberrante a psicótico.[41]

Efeitos imunológicos e inflamatórios. O cortisol influencia diversos aspectos da função imunológica e da responsividade inflamatória. São necessárias grandes quantidades de cortisol para uma ação anti-inflamatória eficaz; isso é conseguido com a administração de doses farmacológicas de cortisol sintético, em vez de doses fisiológicas. O aumento do cortisol bloqueia a inflamação em um estágio inicial, ao

Tabela 41.4 Ações do cortisol.

Principal influência	Efeito sobre o corpo
Metabolismo da glicose	Estimula a gliconeogênese Diminui o uso de glicose pelos tecidos
Metabolismo proteico	Aumenta a degradação de proteínas Aumenta os níveis das proteínas plasmáticas
Metabolismo das gorduras	Aumenta a mobilização dos ácidos graxos Aumenta o uso dos ácidos graxos
Ação anti-inflamatória (níveis farmacológicos)	Estabiliza as membranas lisossômicas das células inflamatórias, prevenindo a secreção de mediadores inflamatórios Diminui a permeabilidade capilar para prevenir o edema inflamatório Deprime a fagocitose pelos leucócitos para reduzir a secreção de mediadores inflamatórios Suprime a resposta imune Causa atrofia do tecido linfoide Diminui os eosinófilos Diminui a formação de anticorpos Diminui o desenvolvimento de imunidade celular Reduz a febre Inibe a atividade de fibroblastos
Efeito psíquico	Pode contribuir para a instabilidade emocional
Efeito permissivo	Facilita a resposta dos tecidos às influências humorais e neurais, como aquela das catecolaminas, durante traumatismos e estresse extremo

diminuir a permeabilidade capilar e estabilizar as membranas lisossômicas, de modo que não ocorre a secreção de mediadores inflamatórios. O cortisol suprime a resposta imune por reduzir a imunidade humoral e celular. Com essa diminuição da resposta inflamatória, a febre cede. Durante a fase de cicatrização, o cortisol suprime a atividade dos fibroblastos e, assim, minimiza a formação de cicatrizes. O cortisol também inibe a síntese de prostaglandinas que, em grande parte, podem ser responsáveis pela ação anti-inflamatória.[4]

Supressão farmacológica da função suprarrenal

Um aspecto muito significativo da terapia a longo prazo com preparações farmacológicas de glicocorticoides é a insuficiência suprarrenal após a suspensão dos medicamentos. A deficiência resulta da supressão do sistema HHS. A supressão crônica causa atrofia da suprarrenal, enquanto a suspensão abrupta dos medicamentos pode causar insuficiência suprarrenal aguda. A recuperação até a normalização do estado funcional suprarrenal pode ser prolongada, exigindo 6 a 12 meses ou mais.[42]

Testes de função suprarrenal

Diversos exames complementares podem ser utilizados para avaliar a função cortical suprarrenal e o sistema HHS. Os níveis séricos de cortisol, aldosterona e ACTH podem ser determinados com o uso de métodos de imunoensaio. Uma amostra de urina de 24 h, com a determinação da excreção de diversos produtos finais metabólicos dos hormônios suprarrenais, fornece informações a respeito das alterações na biossíntese dos hormônios corticais suprarrenais. O cortisol livre urinário de 24 h, os níveis séricos ou salivares do cortisol ao final da noite (entre 23 h e meia-noite) e o teste de supressão noturna com 1 mg de dexametasona são exames de triagem excelentes para síndrome de Cushing.[39,43,44]

Os testes de supressão e estimulação proporcionam um meio de avaliar o estado do sistema de *feedback* HHS. Por exemplo, uma dose-teste de ACTH pode ser administrada para avaliar a resposta do córtex suprarrenal à estimulação. De modo semelhante, a administração de dexametasona, um medicamento glicocorticoide sintético, proporciona um meio para determinar a supressão do ACTH por *feedback* negativo. Os tumores suprarrenais e aqueles com produção ectópica de ACTH normalmente não respondem à supressão do ACTH pela dexametasona. Os testes de CRH podem ser utilizados para diagnosticar um tumor hipofisário secretor de ACTH (*i. e.*, síndrome de Cushing). O teste de estimulação com corticotrofina (cosintropina) é o exame complementar utilizado com mais frequência para avaliar a responsividade do eixo HHS.[39,43,44]

Hiperplasia suprarrenal congênita

A HSC, ou síndrome adrenogenital, descreve um distúrbio congênito causado por um traço autossômico recessivo, associado a uma deficiência em qualquer uma das enzimas necessárias à síntese do cortisol (ver Figura 41.8). Uma característica comum de todos os tipos de HSC é uma alteração na síntese de cortisol que resulta em aumento dos níveis de ACTH e hiperplasia suprarrenal.[1] O aumento dos níveis de ACTH estimula excessivamente as vias de produção de androgênios suprarrenais. Os mineralocorticoides podem ser sintetizados em quantidades excessivas ou insuficientes, dependendo da deficiência enzimática exata. Lactentes de ambos os sexos são afetados. Os meninos raramente são diagnosticados ao nascimento, exceto quando apresentam aumento do volume genital ou perda de sal e crise suprarrenal manifesta.[1] Em lactentes do sexo feminino, um aumento nos androgênios é a causa responsável pela síndrome de virilização com genitália ambígua, em que há aumento de volume do clitóris, fusão dos lábios e seio urogenital (Figura 41.10). Em meninos e meninas, as demais características sexuais secundárias são normais, e a fertilidade não é afetada se a terapia apropriada for instituída.[1]

O espectro de estados de deficiência de 21-hidroxilase abrange desde a HSC com virilização simples até uma deficiência enzimática completa com perda de sal. A HSC com virilização simples compromete a síntese de cortisol, e a síntese de esteroides é desviada para a produção de androgênios. Os portadores dessas deficiências normalmente produzem aldosterona ou intermediários da aldosterona em quantidade suficiente para prevenir os sinais e sintomas de deficiência de mineralocorticoides. O tipo associado à perda de sal é acompanhado de produção deficiente de aldosterona e seus intermediários, resultando em distúrbios hidreletrolíticos (incluindo hiponatremia, vômito, desidratação e choque). Nem sempre está presente hiperpotassemia, de modo que ela não deve ser considerada um importante parâmetro de triagem diagnóstica.[1,45]

A deficiência de 11-beta-hidroxilase é rara e manifesta um espectro de gravidade. As pessoas afetadas apresentam produção excessiva de androgênios e comprometimento da conversão de 11-desoxicorticosterona em corticosterona. A produção excessiva de 11-desoxicorticosterona, que apresenta atividade mineralocorticoide, é responsável pela hipertensão que acompanha essa deficiência. O diagnóstico da HSC depende da avaliação bioquímica exata dos metabólitos na via do cortisol e dos sinais e sintomas clínicos. Os testes genéticos também são valiosos. Contudo, a correlação entre o fenótipo e o genótipo nem sempre é direta.[45]

O tratamento clínico da HSC inclui a reposição oral ou parenteral de glicocorticoides. O acetato de fludrocortisona, um mineralocorticoide, também pode ser administrado para crianças que apresentam perda de sal. Durante períodos de doença ou na presença de outros estressores significativos, incluindo estresse emocional, é necessária a administração de uma dose de estresse de glicocorticoides (com aumento da dose). Pessoas com HSC também devem utilizar um cartão ou bracelete/medalhão de alerta clínico. Dependendo do grau de virilização, pode ser indicada cirurgia reconstrutiva durante o primeiro ano de vida para reduzir o tamanho do clitóris, separar os lábios e exteriorizar a vagina. Mulheres com HSC que apresentam crescimento indesejado dos pelos e perda dos cabelos com base androgênica podem receber prescrição de medicamentos antiandrogênicos, embora os efeitos colaterais desses medicamentos devam ser levados em consideração.[45]

Insuficiência cortical suprarrenal

Existem dois tipos de insuficiência suprarrenal – primária e secundária[1] (Tabela 41.5 para as características de diferenciação). A insuficiência suprarrenal primária, ou doença de Addison, é causada pela destruição da suprarrenal. A insuficiência suprarrenal secundária resulta de um distúrbio do sistema HHS.

Insuficiência cortical suprarrenal primária

A doença de Addison é uma insuficiência suprarrenal primária (i. e., com origem nas suprarrenais), na qual há deficiência de hormônios corticais suprarrenais e elevação dos níveis de ACTH devido à ausência de inibição por *feedback*.

Etiologia e patogênese. A doença é um distúrbio relativamente raro, no qual todas as camadas do córtex suprarrenal estão destruídas. A destruição autoimune é a causa mais comum de doença de Addison nas sociedades ocidentais, sendo responsável por 75% dos casos. Quando a doença foi

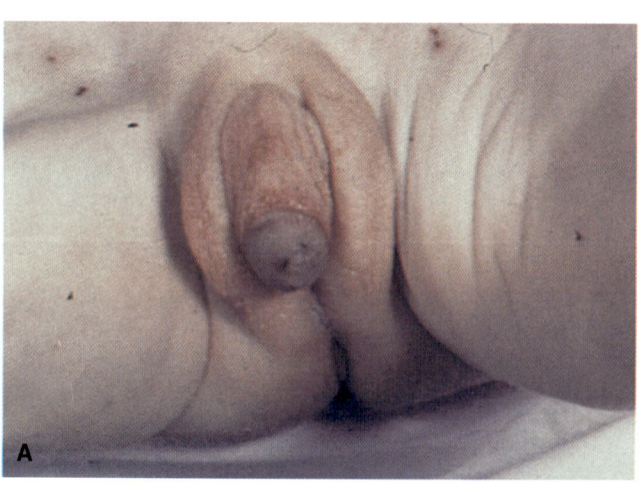
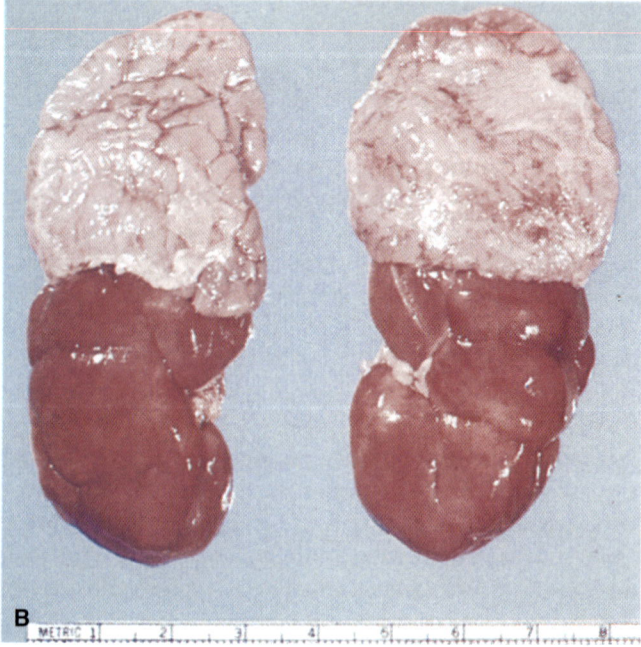

Figura 41.10 • **A.** Lactente do sexo feminino acentuadamente virilizada, com hipertrofia do clitóris e fusão parcial das dobras labioescrotais, apresentando HSC e virilização da genitália com essas características. **B.** Um lactente do sexo masculino com 7 semanas de idade faleceu em decorrência de HSC com perda de sal grave. À necropsia, ambas suprarrenais estavam acentuadamente aumentadas. Fonte: Strayer D., Rubin E. (Eds.) (2015). *Rubin's pathology: Clinicopathologic foundations of medicine* (7. ed., Figura 27.31, p. 1.203). Philadelphia, PA: Wolters Kluwer.

Tabela 41.5 Achados clínicos de insuficiência suprarrenal.

Achado	Primária	Secundária/terciária
Anorexia e perda de peso	Sim (100%)	Sim (100%)
Fadiga e fraqueza	Sim (100%)	Sim (100%)
Sintomas gastrintestinais, náuseas, diarreia	Sim (50%)	Sim (50%)
Mialgia, artralgia, dor abdominal	Sim (10%)	Sim (10%)
Hipotensão ortostática	Sim	Sim
Hiponatremia	Sim (85 a 90%)	Sim (60%)
Hiperpotassemia	Sim (60 a 65%)	Não
Hiperpigmentação	Sim (> 90%)	Não
Deficiências secundárias de testosterona, hormônio do crescimento, tiroxina, hormônio antidiurético	Não	Sim
Condições autoimunes associadas	Sim	Não

descoberta por Thomas Addison, em 1855, a tuberculose era sua principal causa, a qual continua sendo uma causa importante nos países onde há maior prevalência.[1] Causas raras incluem carcinoma metastático, infecção fúngica (em particular histoplasmose), infecção por citomegalovírus, amiloidose, HSC, síndrome de Waterhouse-Friderichsen e hemocromatose. Pode ocorrer hemorragia suprarrenal bilateral em pessoas que recebem anticoagulantes, durante uma cirurgia cardíaca a céu aberto, e durante o parto ou um traumatismo importante. A insuficiência suprarrenal pode ser causada pela síndrome da imunodeficiência adquirida, na qual a suprarrenal é destruída por diversos agentes infecciosos oportunistas. Os medicamentos que inibem a síntese ou causam degradação excessiva dos glicocorticoides também podem resultar em insuficiência suprarrenal (p. ex., cetoconazol).[1,2,46,47]

Manifestações clínicas. O córtex suprarrenal tem uma grande capacidade de reserva, e as manifestações da insuficiência suprarrenal normalmente não se tornam aparentes até que cerca de 90% da glândula tenham sido destruídas.[4] Essas manifestações estão primariamente relacionadas à deficiência de mineralocorticoides e de glicocorticoides e à hiperpigmentação resultante da elevação dos níveis de ACTH. Embora a ausência de andrógenios suprarrenais (i. e., DHEAS) exerça poucos efeitos em homens devido à produção testicular desses hormônios, as mulheres apresentam escassez de pelos axilares e púbicos.[4,48]

A deficiência de mineralocorticoides causa aumento das perdas urinárias de sódio, cloreto e água, além de diminuição da excreção de potássio (Figura 41.11). O resultado é a hiponatremia, perda de líquido extracelular, diminuição do débito cardíaco e hiperpotassemia. Pode haver apetite anormal de sal. É comum ocorrer hipotensão ortostática, enquanto a desidratação, fraqueza e fadiga são sintomas precoces comuns. Diante de uma perda de sódio e água extrema, pode haver colapso cardiovascular e choque. Em consequência da falta de glicocorticoides, a pessoa com doença de Addison apresenta pouca tolerância ao estresse. Essa deficiência causa hipoglicemia, letargia, fraqueza, febre e sintomas gastrintestinais, como anorexia, náuseas, vômito e perda de peso.[1,48]

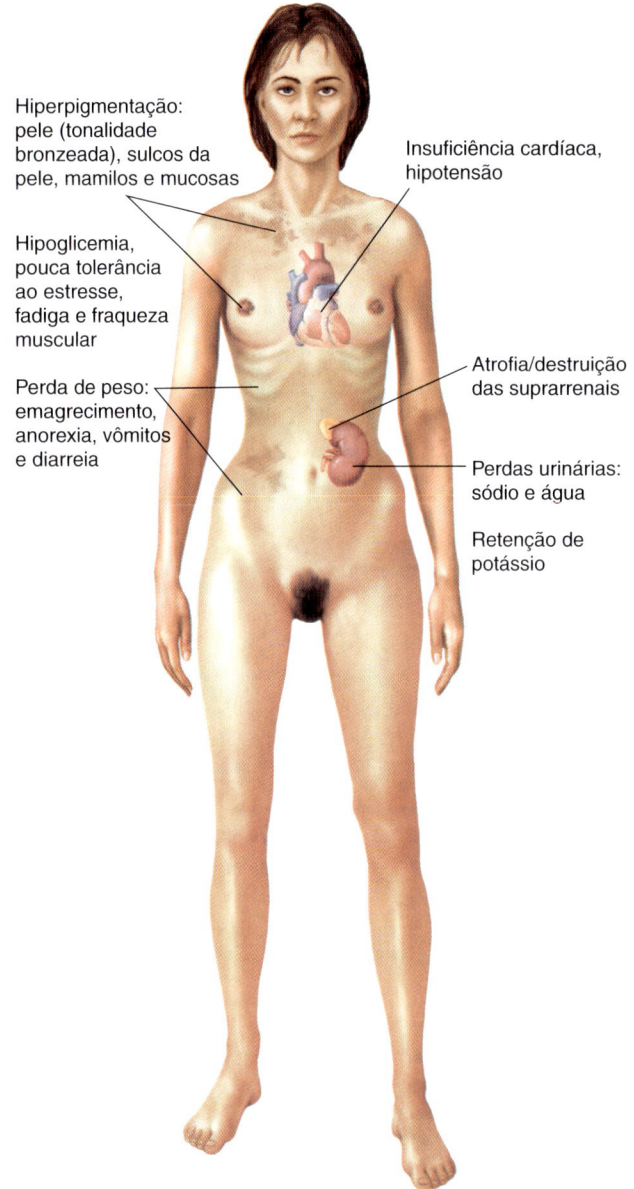

Figura 41.11 • Manifestações clínicas da insuficiência suprarrenal primária (doença de Addison) e secundária.

A hiperpigmentação resulta dos níveis elevados de ACTH. A pele tem aspecto bronzeado nas áreas expostas e não expostas, enquanto os sulcos e pontos de pressão normais tendem a ser particularmente escuros. As gengivas e as membranas mucosas orais podem se tornar preto-azuladas. A sequência de aminoácidos do ACTH é muito semelhante à do hormônio estimulador de melanócitos; a hiperpigmentação ocorre em mais de 90% das pessoas com doença de Addison, sendo útil para diferenciar os tipos primário e secundário de insuficiência suprarrenal.[1,48]

Tratamento. A doença de Addison, assim como o diabetes melito tipo 1, é um distúrbio metabólico crônico que requer terapia de reposição hormonal vitalícia. A regulação diária da fase crônica da doença de Addison normalmente é alcançada com a terapia de reposição oral, com doses mais altas sendo administradas durante os períodos de estresse. O agente farmacológico utilizado deve apresentar atividade tanto glicocorticoide quanto mineralocorticoide. Os mineralocorticoides são necessários apenas na insuficiência suprarrenal primária. A hidrocortisona normalmente é o medicamento de escolha e, nos casos leves, sua administração de modo isolado pode ser adequada. A fludrocortisona (um mineralocorticoide) é utilizada para pessoas que não obtêm um efeito de retenção de sal suficiente com a hidrocortisona. A reposição de DHEAS também pode ser útil em pacientes do sexo feminino.[1,48]

Como as pessoas com o distúrbio provavelmente apresentam episódios de hiponatremia e hipoglicemia, necessitam de um cronograma regular de refeições e exercícios. Pessoas com doença de Addison também apresentam uma capacidade limitada para responder a infecções, traumatismos e outros fatores de estresse. As referidas situações exigem cuidados e tratamento clínicos imediatos. As pessoas com doença de Addison devem ser aconselhadas a utilizar um bracelete ou medalhão/cartão de alerta clínico.[1,48]

Insuficiência cortical suprarrenal secundária

Pode ocorrer como resultado do hipopituitarismo ou da remoção cirúrgica da hipófise. A insuficiência suprarrenal terciária resulta de uma alteração hipotalâmica. Contudo, uma causa muito mais comum é a rápida suspensão de glicocorticoides que são administrados terapeuticamente para asma ou exacerbação de esclerose múltipla. Esses medicamentos suprimem o sistema HHS, resultando em atrofia cortical suprarrenal e perda da produção de cortisol. Essa supressão persiste por muito tempo após a descontinuação da terapia medicamentosa e pode ser crítica durante períodos de estresse, ou no momento da realização de uma cirurgia.[1,48]

Crise suprarrenal aguda

É uma situação de risco à vida. Se a doença de Addison for o problema subjacente, a exposição até mesmo a uma enfermidade ou estresse leve pode precipitar náuseas, vômito, fraqueza muscular, hipotensão, desidratação e colapso vascular. O início da crise suprarrenal pode ser súbito, mas também pode progredir ao longo de vários dias. Os sintomas podem ocorrer subitamente em crianças com tipos de HSC com perda de sal. A hemorragia suprarrenal bilateral maciça causa um tipo agudo fulminante de insuficiência suprarrenal. A hemorragia pode ser causada por septicemia meningocócica, traumatismo suprarrenal, terapia anticoagulante, trombose em veia suprarrenal ou metástases suprarrenais.[1,49]

A insuficiência suprarrenal é tratada com terapia de reposição hormonal, que inclui uma combinação de glicocorticoides e mineralocorticoides. Para a insuficiência suprarrenal aguda, o tratamento requer a instituição da sequência a seguir: reposição de sal, reposição de açúcar (glicose), reposição de esteroide, suporte da função fisiológica, e verificação e tratamento da causa subjacente (p. ex., infecção). O volume de líquido extracelular deve ser restaurado de modo agressivo com solução fisiológica a 0,9% e glicose a 5%. A reposição de glicocorticoides é obtida por meio da administração intravenosa de dexametasona ou hidrocortisona. A dexametasona é preferida para a administração aguda, por dois motivos: apresenta ação prolongada (12 a 24 h) e não interfere na determinação dos esteroides séricos ou urinários durante testes de estimulação com corticotrofina (ACTH) subsequentes, caso seja preciso estabelecer o diagnóstico. Posteriormente, a hidrocortisona poderá ser utilizada. A terapia com mineralocorticoide é desnecessária quando grandes quantidades de hidrocortisona estão sendo administradas; contudo, à medida que a dose é reduzida, em geral se torna necessário adicionar a fludrocortisona. A terapia de reposição de glicocorticoides e mineralocorticoides é monitorada por meio de aferições da frequência cardíaca e da pressão arterial, dos valores de eletrólitos séricos e da titulação da atividade da renina plasmática na variação normal superior.[1,49]

Excesso de hormônio glicocorticoide (síndrome de Cushing)

O termo *síndrome de Cushing* se refere às manifestações do hipercortisolismo por causas diversas.[1] Três tipos importantes de síndrome de Cushing resultam da produção excessiva de glicocorticoides pelo corpo. O tipo hipofisário resulta da produção excessiva de ACTH por um tumor da hipófise. Essa foi a forma da doença originalmente descrita por Cushing, daí ser denominada *doença de Cushing*. O tipo suprarrenal é causado por um tumor suprarrenal benigno ou maligno. Por fim, o terceiro tipo é a síndrome de Cushing ectópica, causada por um tumor não hipofisário que secreta ACTH. Determinados tumores malignos extra-hipofisários, como o carcinoma pulmonar de células pequenas, podem secretar ACTH (mais raramente CRH) e produzir síndrome de Cushing. A síndrome de Cushing também pode resultar da terapia a longo prazo com uma das preparações farmacológicas de glicocorticoides potentes; esse tipo é denominado *síndrome de Cushing iatrogênica*.[1]

Manifestações clínicas

As principais manifestações da síndrome de Cushing representam uma exacerbação das numerosas ações do cortisol (ver Tabela 41.4). A alteração do metabolismo lipídico causa uma deposição peculiar de gordura, caracterizada por abdome protuberante; acúmulos de gordura subclavicular ou "corcova de búfalo" nas costas; e uma "face de lua" arredondada e pletórica (Figuras 41.12 e 41.13). Ocorre fraqueza muscular e os membros são finos, em consequência da degradação proteica e da atrofia muscular. Nos casos avançados, a pele dos antebraços e das pernas se torna fina, com aspecto de pergaminho. Estrias roxas ou marcas de estiramento resultantes da pele e dos tecidos subcutâneos esticados e metabolicamente enfraquecidos estão distribuídas nas mamas, coxas e abdome. Pode haver desenvolvimento de osteoporose em consequência da destruição das proteínas ósseas e das alterações no metabolismo do cálcio, resultando em dor nas costas, fraturas vertebrais por compressão e fraturas em costelas. Conforme o cálcio dos ossos é mobilizado, pode haver desenvolvimento de cálculos renais.[1,2,8]

Os glicocorticoides têm propriedades mineralocorticoides que promovem hipopotassemia como resultado da excreção excessiva de potássio, além de hipertensão resultante da retenção de sódio. As respostas inflamatórias e imunes são inibidas, resultando em aumento da suscetibilidade a infecções. O cortisol aumenta a secreção ácida gástrica, o que pode provocar úlceras e sangramentos gástricos. O aumento nos níveis de androgênio que acompanha o quadro causa hirsutismo, acne leve e irregularidades menstruais em mulheres. Os níveis excessivos de glicocorticoides podem ocasionar labilidade emocional extrema, a qual varia de uma euforia leve e ausência de fadiga normal a um comportamento psicótico manifesto.[1,2,8]

Diagnóstico e tratamento

O diagnóstico da síndrome de Cushing é um processo envolvendo duas etapas: a primeira é o diagnóstico de hipercortisolismo, enquanto a segunda etapa consiste na realização de testes para determinar a causa da hipersecreção de cortisol. Os testes mais comumente utilizados para o diagnóstico são a determinação do cortisol livre urinário de 24 h, as determinações do cortisol plasmático à meia-noite e cortisol salivar no final da noite, e o teste de supressão com dose baixa de dexametasona. O teste com dexametasona-CRH pode ser útil durante a avaliação diagnóstica. Após a obtenção do diagnóstico de síndrome de Cushing, os testes a seguir podem ser utilizados para ajudar a determinar a causa: teste de estimulação com CRH, teste de supressão com dose alta de dexametasona, exames de imagem radiológicos da hipófise e das suprarrenais e amostragem do seio petroso.[50]

Sem tratamento, a síndrome de Cushing produz morbidade séria e até mesmo morte. A escolha entre o tratamento cirúrgico, radioterápico ou farmacológico é determinada em grande parte pela causa do hipercortisolismo. O objetivo do tratamento da síndrome de Cushing é remover ou corrigir a fonte do hipercortisolismo sem causar lesão hipofisária ou suprarrenal permanente. A remoção transesfenoidal de um adenoma hipofisário ou hemi-hipofisectomia é o método de tratamento preferido para a doença de Cushing. Isso possibilita a remoção apenas do tumor e não de toda a hipófise.

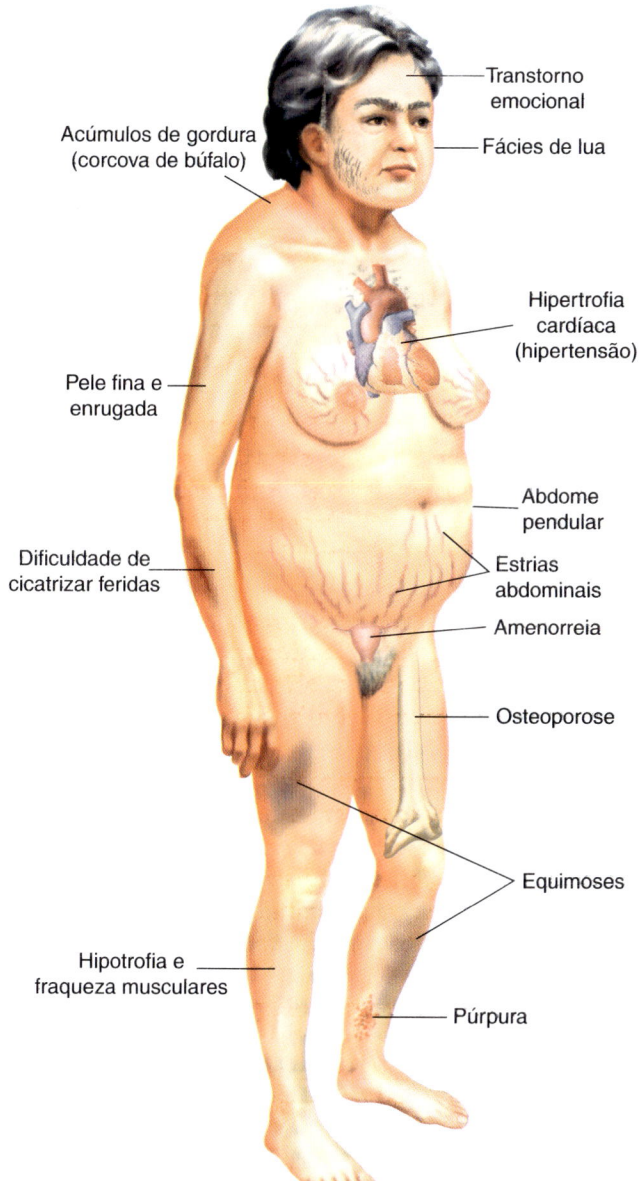

Figura 41.12 • Características clínicas da síndrome de Cushing.

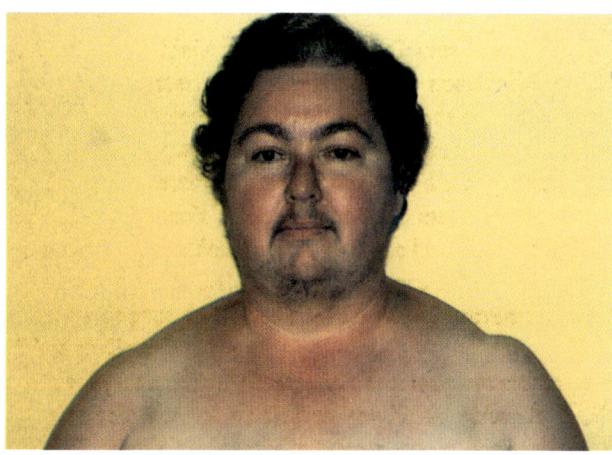

Figura 41.13 • Síndrome de Cushing. Uma mulher com adenoma hipofisário que produzia o hormônio adrenocorticotrófico (ACTH) exibe face de lua, "corcova de búfalo", aumento dos pelos faciais e adelgaçamento dos cabelos. Fonte: Strayer D., Rubin E. (Eds.) (2015). *Rubin's pathology: Clinicopathologic foundations of medicine* (7. ed., Figura 27-37, p. 1209). Philadelphia, PA: Wolters Kluwer.

Após a remoção bem-sucedida, a pessoa deve receber terapia de reposição de cortisol por 6 a 12 meses ou até o retorno da função suprarrenal. Outra possibilidade é a radioterapia hipofisária. A adrenalectomia uni ou bilateral pode ser realizada em caso de adenoma suprarrenal. Quando possível, os tumores ectópicos que produzem ACTH também são removidos. Os agentes farmacológicos bloqueadores da síntese de esteroides (i. e., mitotano, cetoconazol e metirapona) podem ser utilizados no tratamento de pessoas com tumores ectópicos ou carcinomas suprarrenais que não possam ser ressecados. Além disso, pode ser necessário adotar medidas de precaução para minimizar as infecções, devido à imunossupressão causada pelo hipercortisolismo.[50,51]

Massa suprarrenal incidental

Um incidentaloma é uma massa observada de modo inesperado na suprarrenal em um exame de imagem (realizado por outros motivos), mais comumente durante uma TC (mas também RM e ultrassonografia). Os incidentalomas também podem ocorrer em outros órgãos (p. ex., hipófise, tireoide). Os dois aspectos mais importantes a serem estabelecidos a respeito dos incidentalomas são o grau de malignidade e a atividade hormonal. O carcinoma suprarrenal primário é razoavelmente raro, mas em outros tipos de câncer, em particular os cânceres de pulmão, é comum haver metástases em suprarrenais (outros tipos de câncer incluem de mama, estômago, pâncreas, cólon, rim, melanomas e linfomas). O tamanho e as características da massa ao exame de imagem podem ajudar a determinar se o tumor é benigno ou maligno. A triagem adequada para excluir uma lesão ativa em termos hormonais inclui testes para descartar feocromocitomas, síndrome de Cushing e síndrome de Conn (excesso de mineralocorticoide).[1]

> ### RESUMO
>
> O córtex suprarrenal produz três tipos de hormônios: mineralocorticoides, glicocorticoides e androgênios suprarrenais. Os mineralocorticoides, aliados ao mecanismo da renina-angiotensina, auxiliam no controle dos níveis corporais de sódio e potássio. Os glicocorticoides têm ações anti-inflamatórias e auxiliam na regulação do metabolismo da glicose, das proteínas e das gorduras durante os períodos de estresse. Esses hormônios encontram-se sob o controle do sistema HHS. Os androgênios suprarrenais exercem poucos efeitos sobre o controle diário das funções corporais, mas provavelmente contribuem para o desenvolvimento dos pelos corporais nas mulheres. A HSC é causada por uma anomalia genética na via do cortisol, resultante de uma deficiência de uma das enzimas necessárias para a sua síntese. Dependendo da enzima envolvida, o distúrbio causa virilização de lactentes do sexo feminino e, em alguns casos, distúrbios hidreletrolíticos, em consequência do comprometimento da síntese de mineralocorticoides.
>
> A insuficiência suprarrenal crônica pode ser causada pela destruição da suprarrenal (doença de Addison) ou pela disfunção do sistema HHS. A insuficiência suprarrenal requer terapia de reposição com hormônios do córtex suprarrenal. A insuficiência suprarrenal aguda é uma situação de risco à vida. A síndrome de Cushing se refere às manifestações de níveis excessivos de glicocorticoides. Essa síndrome pode ser o resultado de doses farmacológicas de glicocorticoides, tumor hipofisário ou suprarrenal, ou tumor ectópico produtor de ACTH. As manifestações clínicas da síndrome de Cushing refletem os níveis altíssimos de glicocorticoides observados.
>
> Uma massa suprarrenal incidental é uma formação observada de modo inesperado na suprarrenal em um exame de imagem realizado por outros motivos. Seu reconhecimento tem sido cada vez mais frequente, o que enfatiza a necessidade de diagnóstico e tratamento corretos.

ASPECTOS GERAIS DA ALTERAÇÃO DA REGULAÇÃO DA GLICOSE

Depois de concluir esta seção, o leitor deverá ser capaz de:

- Discutir as funções da glicose, das gorduras e das proteínas no atendimento das necessidades energéticas do corpo
- Discutir as ações da insulina em relação ao metabolismo da glicose, das gorduras e das proteínas
- Explicar o que significa *hormônios contrarregulatórios*, e descrever as ações do glucagon, da adrenalina, do GH e dos hormônios glicocorticoides na regulação dos níveis glicêmicos.

Controle hormonal do metabolismo da glicose, das gorduras e das proteínas

O corpo utiliza a glicose, os ácidos graxos e outros substratos como fonte de combustível para atender as suas necessidades energéticas. Ainda que os sistemas pulmonar e circulatório combinem esforços para suprir o corpo com o oxigênio necessário para as finalidades metabólicas, é o fígado que, em resposta aos hormônios do pâncreas endócrino, controla o suprimento de combustível do organismo (Figura 41.14).

Metabolismo da glicose

A glicose é uma molécula com seis carbonos. É um combustível eficiente que, quando metabolizado na presença de oxigênio, sofre degradação e forma dióxido de carbono e água. Embora muitos tecidos e órgãos e sistemas tenham a capacidade de utilizar outros tipos de combustível (como ácidos graxos e cetonas), o cérebro depende quase que exclusivamente da glicose como fonte de combustível. Como o cérebro não consegue sintetizar nem armazenar o suprimento de glicose por mais do que alguns minutos, a função cerebral normal necessita do suprimento contínuo da circulação. A hipoglicemia grave e prolongada pode causar morte cerebral, e até mesmo a hipoglicemia moderada pode resultar em disfunção substancial do cérebro.[4]

Os tecidos corporais obtêm a glicose do sangue. Nas pessoas sem diabetes, os níveis glicêmicos em jejum normalmente estão

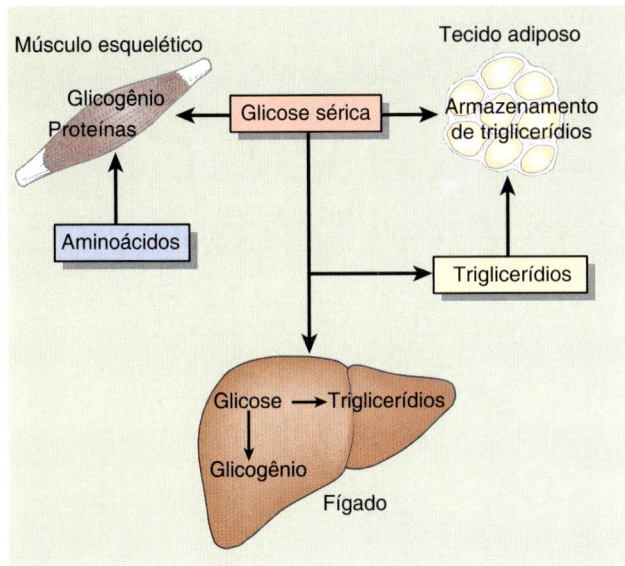

Figura 41.14 • Regulação hormonal e hepática da glicemia.

estritamente regulados entre 80 e 90 mg/dℓ. Após uma refeição, os níveis glicêmicos sobem para 100 a 120 mg/dℓ, e os mecanismos regulatórios hormonais normais retornam os níveis séricos para a variação de controle dentro de aproximadamente 2 h.[4] A insulina é secretada em resposta a essa elevação na glicose. O hormônio insulina facilita a entrada da glicose nas células corporais (a ser discutido de modo mais detalhado adiante). A maior parte da glicose ingerida com uma refeição é removida do sangue e armazenada no fígado na forma de glicogênio, enquanto a glicose remanescente é utilizada para atender às necessidades metabólicas celulares. Entre as refeições, o fígado secreta a glicose do glicogênio armazenado como um meio de manter a glicemia dentro da sua variação normal. Uma parte do glicogênio também pode ser armazenada nos músculos para a utilização como fonte de energia no interior das células musculares. O processo de degradação do glicogênio para a secreção de glicose é denominado *glicogenólise*.[4] Além de mobilizar seus depósitos de glicogênio, o fígado também pode sintetizar uma nova glicose a partir de aminoácidos, glicerol e ácido láctico, em um processo denominado *gliconeogênese*. Essa nova glicose formada pode ser secretada diretamente na circulação ou armazenada como glicogênio.[4]

Metabolismo das gorduras

A gordura é o tipo mais denso de depósito de combustível, proporcionando 9 kcal/g de energia armazenada, em comparação às 4 kcal/g fornecidas pelos carboidratos e proteínas. O metabolismo dos triglicerídios das gorduras produz uma molécula de glicerol e três ácidos graxos. A molécula de glicerol pode entrar na via glicolítica e ser utilizada com a glicose na produção de energia, ou pode ser utilizada para produzir glicose. Os ácidos graxos são transportados até os tecidos, onde também podem ser utilizados como fonte de energia pela maioria das células do corpo, com a exceção anteriormente observada do cérebro.[4]

Quando os ácidos graxos são utilizados para obtenção de energia, moléculas ácidas orgânicas denominadas cetonas são liberadas na corrente sanguínea, dando origem a uma situação conhecida como *cetose*. Durante os períodos de utilização excessiva de ácidos graxos como fonte de combustível, a intensificação do acúmulo desses cetoácidos pode ocasionar uma condição de acidose metabólica denominada *cetoacidose*. As condições de diminuição da disponibilidade de glicose ou de insulina criam um aumento do risco de cetoacidose.[4]

Metabolismo das proteínas

As proteínas são essenciais para a formação de todas as estruturas corporais, incluindo genes, enzimas, estruturas musculares contráteis, matriz óssea e hemoglobina das hemácias.[4] Os aminoácidos são os blocos de construção das proteínas. Contrariamente à glicose e aos ácidos graxos, o excesso de aminoácidos pode ser armazenado somente em quantidade limitada no corpo. Os aminoácidos que excedem a necessidade para a síntese proteica são convertidos em ácidos graxos, cetonas ou glicose.[4] Como os ácidos graxos não podem ser convertidos em glicose, o corpo precisa degradar as proteínas e utilizar os aminoácidos como um importante substrato para a gliconeogênese durante os períodos em que as necessidades metabólicas de glicose excedem a sua ingestão.[4]

Hormônios de regulação da glicose

O controle hormonal da glicemia depende principalmente do pâncreas endócrino. O pâncreas é composto por dois tipos de tecidos principais – os ácinos e as ilhotas de Langerhans (Figura 41.15). Os ácinos secretam sucos digestivos no duodeno; as ilhotas de Langerhans secretam hormônios no sangue.[4] Cada ilhota é composta por células beta (que secretam insulina e amilina), células alfa (que secretam glucagon) e uma pequena quantidade de células delta (que secretam somatostatina).[4]

Insulina

Ainda que diversos hormônios aumentem os níveis glicêmicos, a insulina é o único hormônio que atua na sua redução. A forma ativa da insulina é sintetizada nas células beta do pâncreas, a partir de uma molécula maior denominada *pró-insulina* (Figura 41.16). A insulina é formada pela clivagem

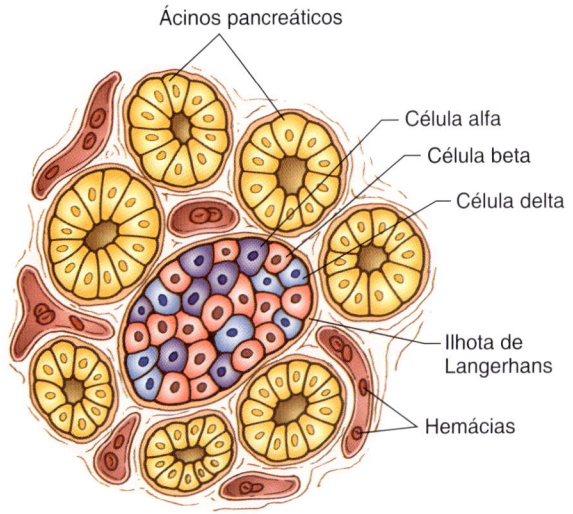

Figura 41.15 • Ilhota de Langerhans no pâncreas.

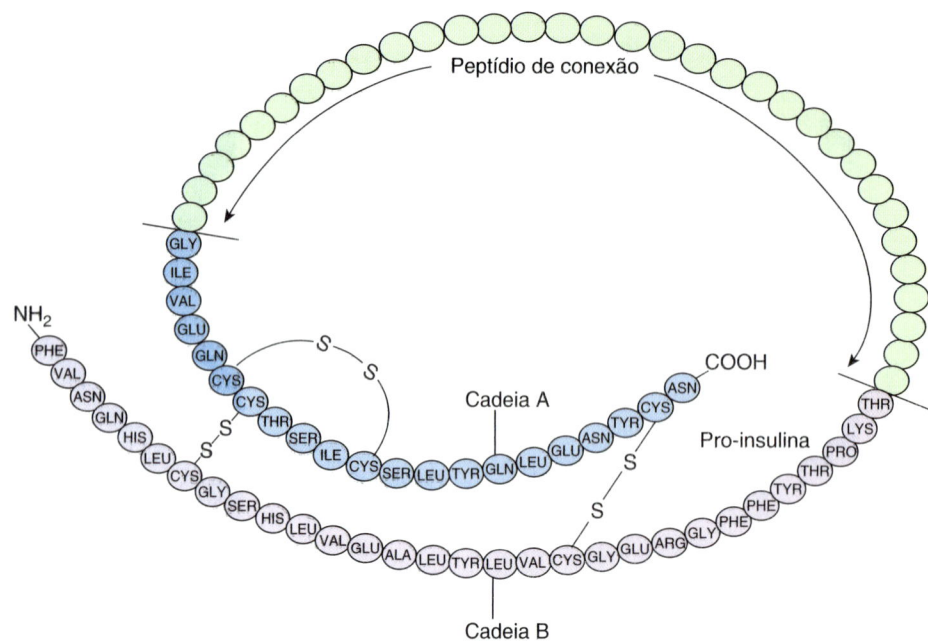

Figura 41.16 • Estrutura da pro-insulina. Com a remoção do peptídio de conexão (peptídio C), a pro-insulina é convertida em insulina.

do peptídio C da molécula de pro-insulina, que se separa das cadeias polipeptídicas A e B, formando a molécula de insulina ativa.[4] A molécula de insulina em si tem meia-vida plasmática curta, de aproximadamente 6 min, sendo depurada do corpo primariamente por meio de mecanismos hepáticos e pela ação da enzima *insulinase*.[4] Contudo, os níveis séricos circulantes da molécula do peptídio C podem ser verificados e são utilizados como uma determinação substituta para refletir a produção de insulina pancreática.[4,52]

As ações da insulina incluem:

1. Promover a captação da glicose pelas células-alvo e o armazenamento da glicose como glicogênio (no fígado e nos músculos) ou gordura (no tecido adiposo)
2. Inibir a degradação das gorduras e do glicogênio
3. Inibir a gliconeogênese e aumentar a síntese de proteínas[1,2,4] (Tabela 41.6).

As células-alvo da insulina incluem as células adiposas; portanto, a insulina atua promovendo o armazenamento das gorduras ao aumentar o transporte da glicose para o interior das células adiposas. No interior destas, a insulina facilita a síntese de triglicerídios a partir da glicose e inibe a degradação intracelular dos triglicerídios armazenados. A insulina aumenta a síntese proteica e inibe a degradação das proteínas, aumentando o transporte ativo dos aminoácidos para o interior das células corporais. Na presença de quantidades suficientes de glicose e insulina, a degradação das proteínas é mínima, uma vez que o corpo utiliza a glicose e os ácidos graxos como fonte de energia.[4]

Os níveis glicêmicos regulam a secreção de insulina pelas células betapancreáticas. Os níveis de insulina aumentam conforme os níveis glicêmicos se tornam elevados, e diminuem com o declínio dos níveis glicêmicos. A insulina se liga a moléculas receptoras específicas, integradas às membranas plasmáticas de suas células-alvo. A própria molécula de insulina não entra nas células-alvo, mas sua ligação ao receptor ocasiona diversas ações dentro da célula, incluindo a ativação das proteínas de transporte da glicose (descrita adiante). Outras ações celulares ocasionadas pela ligação da insulina ao seu receptor incluem o aumento da permeabilidade celular aos aminoácidos e aos íons potássio e fosfato, o que aumenta a taxa de transferência dessas moléculas para o interior da célula.[4]

A ligação da insulina aos seus receptores de superfície celular aciona a inserção, na membrana celular, de proteínas transportadoras de glicose específicas. O fígado realiza a maior parte do processamento da glicose. Quando uma molécula de glicose entra na célula hepática por meio da proteína transportadora de glicose, a molécula de glicose é fosforilada pela enzima *glicoquinase*, o que dá origem a uma molécula que não consegue se difundir pela membrana celular; desse modo, ocorre o efetivo "aprisionamento" da glicose no fígado.[4] A insulina também ativa a enzima *glicogênio sintase* que, em seguida, catalisa o processo intra-hepático de transformação da glicose em glicogênio.[4]

Como as membranas celulares são impermeáveis à glicose, uma família de transportadores de glicose atua na mediação do movimento da glicose do sangue para dentro das células. Cada um desses transportadores de glicose (denominados *GLUT-1, GLUT-2,* etc.) apresenta a sua própria distribuição tecidual única. Por exemplo, o GLUT-4 é o transportador de glicose responsivo à insulina para o tecido muscular esquelético e adiposo. A proteína GLUT-4 fica sequestrada no lado interno da membrana celular e não pode atuar como um transportador de glicose até que o sinal da ligação da insulina ao receptor ocasione sua movimentação para o interior da membrana celular, onde ela então consegue facilitar a entrada da glicose na célula.[4] Esse processo está demonstrado na Figura 41.17.

Glucagon

Molécula polipeptídica produzida no pâncreas, pelas células alfa das ilhotas de Langerhans, em resposta à queda da

Tabela 41.6 Ações da insulina e do glucagon sobre o metabolismo de glicose, gorduras e proteínas.

	Insulina	Glucagon
Glicose		
Transporte de glicose	Aumenta o transporte de glicose para o interior dos tecidos muscular esquelético e adiposo	–
Síntese de glicogênio	Aumenta a síntese de glicogênio	Promove a degradação do glicogênio
Gliconeogênese	Diminui a gliconeogênese	Aumenta a gliconeogênese
Gorduras		
Síntese de ácidos graxos e triglicerídios	Promove a síntese de ácidos graxos e triglicerídios pelo fígado	–
Armazenamento de gorduras no tecido adiposo	Aumenta o transporte de ácidos graxos para o interior das células adiposas	–
	Aumenta a conversão dos ácidos graxos em triglicerídios ao aumentar a disponibilidade de um fosfato de a-glicerol por meio do aumento do transporte da glicose nas células adiposas	
	Mantém os depósitos de gordura ao inibir a degradação dos triglicerídios armazenados pela lipase das células adiposas	Ativa a lipase das células adiposas, aumentando a quantidade de ácidos graxos disponíveis para o uso como fonte de energia pelo corpo
Proteínas		
Transporte de aminoácidos	Aumenta o transporte ativo de aminoácidos para o interior das células	Aumenta a captação de aminoácidos pelas células hepáticas e a sua conversão em glicose por meio da gliconeogênese
Síntese de proteínas	Aumenta a síntese de proteínas ao aumentar a transcrição do RNA mensageiro e acelerar a síntese proteica pelo RNA ribossômico	–
Degradação de proteínas	Diminui a degradação de proteínas ao intensificar o uso da glicose e dos ácidos graxos como fonte de combustível	–

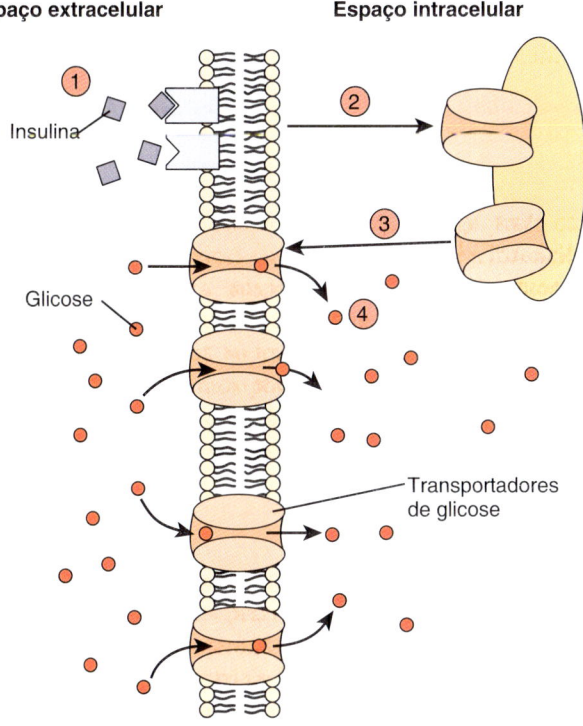

Figura 41.17 • Transportador de glicose dependente da insulina (GLUT-4). (*1*) Ligação da insulina ao receptor de insulina na superfície da membrana celular; (*2*) geração do sinal intracelular; (*3*) inserção do receptor GLUT-4 a partir do sítio inativo até o interior da membrana celular; e (*4*) transporte da glicose através da membrana celular.

glicemia. As ações do glucagon mantêm os níveis glicêmicos entre as refeições e durante os períodos de jejum. Os níveis de glucagon também aumentam durante o exercício intenso, para prevenir uma diminuição na glicemia. Após a secreção pelo pâncreas, o glucagon é transportado pela veia porta até o fígado, para iniciar a degradação hepática do glicogênio (glicogenólise) e, assim, elevar rapidamente a glicemia (ver Tabela 41.6). O glucagon também aumenta o transporte de aminoácidos para dentro do fígado e estimula a conversão de proteínas em uma nova glicose, por meio do processo anteriormente descrito da gliconeogênese. Como os depósitos hepáticos de glicogênio são limitados, a gliconeogênese é importante para a manutenção dos níveis glicêmicos ao longo do tempo.[4]

Somatostatina, amilina e hormônios derivados do intestino

A *somatostatina* é um hormônio polipeptídico pancreático que contém somente 14 aminoácidos. Embora tenha meia-vida plasmática extremamente curta (3 min), sua atuação se dá localmente nas ilhotas de Langerhans, diminuindo a secreção de insulina e também de glucagon. A secreção da somatostatina é acionada por diversas características relacionadas à ingestão alimentar, incluindo a secreção de determinados hormônios gastrintestinais, bem como o aumento dos níveis séricos de glicose, ácidos graxos e aminoácidos. Além dos efeitos pancreáticos locais para reduzir a secreção de insulina e glucagon, a somatostatina também diminui a motilidade intestinal e retarda a absorção dos alimentos. O papel geral da somatostatina aparentemente é aumentar o tempo de disponibilidade dos nutrientes na corrente sanguínea para uso pelas células corporais.[4]

O polipeptídio amiloide das ilhotas, ou *amilina*, é outro hormônio secretado pelas células betapancreáticas. Os níveis plasmáticos da amilina aumentam após uma refeição ou uma infusão de glicose.[3] A amilina aparentemente atua com a insulina na regulação das concentrações plasmáticas de glicose, suprimindo a secreção pós-prandial do glucagon e retardando o esvaziamento gástrico.[4,53] Foram identificados diversos *hormônios derivados do intestino* que promovem o chamado *efeito incretina*, no qual aumentam a secreção de insulina e diminuem a do glucagon quando a glicose plasmática está elevada.[4]

Hormônios contrarregulatórios

Outros hormônios que podem afetar a glicemia incluem as catecolaminas, o GH e os glicocorticoides. Esses hormônios, aliados ao glucagon, são por vezes denominados *hormônios contrarregulatórios* que se contrapõem às funções de armazenamento da insulina para regular os níveis glicêmicos durante períodos de jejum, exercício e outras situações que limitam a ingestão ou esgotam os depósitos de glicose.[1,2,4]

Adrenalina

A *adrenalina*, uma catecolamina da medula suprarrenal, ajuda a manter os níveis glicêmicos durante períodos de estresse; para tanto, estimula a glicogenólise no fígado, ocasionando assim a secreção de grandes quantidades de glicose no sangue. A adrenalina também inibe a secreção de insulina pelas células betapancreáticas, o que diminui o transporte da glicose para o interior das células musculares e aumenta a degradação dos depósitos musculares de glicogênio. Embora a glicose liberada a partir do glicogênio muscular não chegue até o sangue, o uso desses depósitos internos de energia pelos músculos conserva a glicose sanguínea destinada a tecidos como o cérebro. A adrenalina também apresenta um efeito lipolítico direto sobre as células adiposas, aumentando a disponibilidade dos ácidos graxos para serem usados como fonte de energia. O efeito da adrenalina de elevação da glicemia também é um mecanismo homeostático importante durante os períodos de hipoglicemia.[1,2,4]

Hormônio do crescimento

Além dos efeitos sobre o crescimento descritos anteriormente, o GH apresenta efeitos metabólicos como aumento da síntese proteica celular, estimulação da liberação de ácidos graxos do tecido adiposo, e antagonismo dos efeitos da insulina. A secreção do GH normalmente é inibida pela insulina e pelo aumento dos níveis glicêmicos. Durante os períodos de jejum, quando os níveis glicêmicos e a secreção de insulina diminuem, os níveis de GH aumentam. Exercícios, como correr e andar de bicicleta, e diversos fatores de estresse, incluindo anestesia, febre e traumatismo, aumentam os níveis de GH. A hipersecreção crônica de GH, como ocorre na acromegalia, pode levar à intolerância à glicose e ao desenvolvimento de diabetes melito (DM). A produção de GH aumenta durante a infância, alcança o ponto máximo na puberdade e diminui com o envelhecimento.[1,2,4]

Hormônios glicocorticoides

Sintetizados no córtex suprarrenal, são críticos para a sobrevivência durante períodos de jejum e inanição, com a hipoglicemia sendo um potente estímulo para a secreção de glicocorticoides. Esses hormônios estimulam a gliconeogênese pelo fígado e, desse modo, aumentam a síntese hepática de glicose. Os glicocorticoides também suprimem a fase inflamatória da resposta imune. O uso farmacoterapêutico de glicocorticoides é um tratamento comum para doenças inflamatórias, com a hiperglicemia sendo um possível efeito colateral desses medicamentos.[1,2,4]

RESUMO

O corpo pode utilizar a glicose, os ácidos graxos e as proteínas como combustível para atender às suas necessidades energéticas; contudo, os neurônios cerebrais dependem exclusivamente da glicose como fonte de energia. O fígado armazena o excesso de glicose como glicogênio e pode converter aminoácidos, lactato e glicerol em glicose por meio do processo de gliconeogênese durante períodos de jejum, ou quando a ingestão de glicose não acompanha a demanda. Os níveis glicêmicos refletem a diferença entre a quantidade de glicose liberada na circulação pelo fígado e a quantidade de glicose removida do sangue pelos tecidos corporais. As gorduras, que servem eficientemente de fonte de combustível para o corpo, são armazenadas no tecido adiposo na forma de triglicerídios (compostos por três ácidos graxos ligados a uma molécula de glicerol). Em condições que favorecem a degradação das gorduras, como jejum ou DM, os triglicerídios no tecido adiposo são degradados por lipólise. Os ácidos graxos produzidos nesse processo são utilizados como fonte de energia pelos tecidos corporais, ou convertidos em cetonas pelo fígado. As proteínas, compostas por aminoácidos, são essenciais para a formação de todas as estruturas corporais. Contrariamente à glicose e aos ácidos graxos, o excesso de aminoácidos pode ser armazenado somente em quantidade limitada no corpo. Como os ácidos graxos não podem ser convertidos em glicose, o corpo precisa degradar as proteínas e destinar os aminoácidos para a gliconeogênese durante as condições com disponibilidade de glicose insuficiente para atender às demandas energéticas metabólicas.

Diversos hormônios, incluindo insulina, glucagon, adrenalina, GH e glicocorticoides, controlam o metabolismo energético. Dentre esses hormônios, apenas a insulina apresenta o efeito de reduzir o nível glicêmico. A insulina reduz a glicemia ao aumentar o transporte da glicose para o interior das células corporais, e diminuir a produção hepática e a secreção de glicose. Outro efeito da insulina é inibir a lipólise e, assim, diminuir o uso das gorduras como fonte de energia. Outros hormônios – glucagon, adrenalina, GH e glicocorticoides – atuam mantendo ou aumentando as concentrações séricas da glicose; esses hormônios são denominados *hormônios contrarregulatórios*. O glucagon e a adrenalina promovem a glicogenólise (degradação dos depósitos de glicogênio). O glucagon e os glicocorticoides aumentam a gliconeogênese (produção de uma nova glicose a partir de substratos sem glicose, primariamente aminoácidos). O GH diminui o uso periférico da glicose. A adrenalina e o glucagon também aumentam o uso das gorduras para obtenção de energia, ao aumentarem a liberação de ácidos graxos das células adiposas.

DIABETES MELITO E SÍNDROME METABÓLICA

Depois de concluir esta seção, o leitor deverá ser capaz de:

- Discutir a estatística da incidência e da prevalência do diabetes melito
- Diferenciar os tipos de exames de sangue e urina utilizados no diagnóstico e no tratamento do diabetes melito
- Diferenciar as características distintivas das quatro classificações do diabetes melito (tipo 1, tipo 2, gestacional e diabetes em virtude de outras causas)
- Discutir a síndrome metabólica e sua relação com o diabetes melito tipo 2.

Visão geral, incidência e prevalência

O diabetes melito (DM) se refere a um grupo de distúrbios metabólicos comuns, caracterizados pela hiperglicemia resultante de desequilíbrios entre a secreção e a responsividade celular à insulina. Em uma pessoa com diabetes não controlado, o transporte da glicose até o interior das células não ocorre. Como resultado, as células corporais passam por inanição, e a degradação de gorduras e proteínas aumenta para gerar a energia celular.[1,2] O DM é classificado em quatro tipos, conforme descrito no Quadro 41.3.

De acordo com o Centers for Disease Control and Prevention (CDC) dos EUA, o DM é um problema crônico de saúde. As estatísticas de 2015 relataram 23,1 milhões de adultos (com 18 anos de idade ou mais) diagnosticados com diabetes (aproximadamente 7,2% da população norte-americana).[54] Da quantidade total de adultos com diagnóstico de diabetes, apenas 5% apresentavam diabetes tipo 1, enquanto a maioria tinha diabetes tipo 2. Além disso, outros 84,1 milhões de adultos com 18 anos de idade ou mais (33,9%) foram classificados como apresentando "pré-diabetes", com base em achados laboratoriais de elevação na glicose em jejum ou nos níveis de hemoglobina A1c (ambas discutidas adiante, neste capítulo). O pré-diabetes e o diabetes afetam pessoas de ambos os sexos, de todas as idades, raças e etnias. Entre os adultos norte-americanos, o DM é mais prevalente em indígenas/nativos do Alasca (14,9% dos homens; 15,3% das mulheres), afrodescendentes não hispânicos (12,2% dos homens; 13,2% das mulheres) e americanos hispânicos (12,6% dos homens; 11,7% das mulheres).[54] O diabetes tipo 1 é o tipo mais prevalente em crianças, e a incidência de novos casos de diabetes tipo 1 na infância é mais alta entre as brancas não hispânicas. A incidência de diabetes tipo 2 em crianças também está aumentando, com uma recorrência maior de novos casos de diabetes tipo 2 infantil em populações socialmente vulneráveis.[54]

Quadro 41.3 Classificações do diabetes melito.

Pré-diabetes	
Essa classificação é utilizada quando os níveis glicêmicos estão elevados, mas não atendem aos critérios do diabetes	
DM tipo 1	
Caracterizado pela produção insuficiente de insulina, tipicamente em consequência da destruição autoimune das células betapancreáticas, e muitas vezes levando à deficiência absoluta de insulina. Há também um subtipo idiopático, no qual não são detectados anticorpos autoimunes	
DM tipo 2	
Caracterizado por uma condição de resistência insulínica e declínio progressivo na secreção de insulina pelas células betapancreáticas. É comumente acompanhado por manifestações clínicas concomitantes, denominadas "síndrome metabólica"	
DM gestacional	
Anormalidades da regulação da glicose que são apresentadas inicialmente durante a gestação, em particular durante o segundo ou terceiro trimestre	
Diabetes em virtude de outras causas	
Inclui as síndromes diabéticas monogênicas (como diabetes neonatal e diabetes juvenil com início na maturidade [MODY]), bem como o diabetes relacionado a condições como fibrose cística e transplante de órgãos	

Adaptado da American Diabetes Association. (2018). Classification and diagnosis of diabetes: Standards of medical care in diabetes – 2018. *Diabetes care* 41 (Suppl 1), S13-S27.

O DM e o resultante impacto das flutuações glicêmicas a curto e longo prazos podem levar a diversas complicações, que variam desde as emergências clínicas agudas até a incapacidade e a morte. O DM é um fator de risco significativo para doença cardíaca coronariana e acidente vascular encefálico, além de ser a causa líder de cegueira e nefropatia crônica, e uma causa comum de amputações em membros inferiores. Otimizar o controle glicêmico por meio de diversas intervenções minimiza as complicações associadas ao diabetes.[1,2]

Exames para diagnóstico e tratamento

O diagnóstico do DM é confirmado por meio de exames laboratoriais que determinam os níveis glicêmicos. Os critérios diagnósticos para cada tipo de DM estão descritos no Quadro 41.4. Tanto as determinações da glicemia quanto os exames de glicose e cetonas urinárias são úteis no controle do diabetes.

Exames de sangue

Os exames de sangue úteis no diagnóstico e no controle do DM incluem o teste de glicemia em jejum, teste de glicemia aleatório (ou casual), teste de tolerância à glicose oral (TTGO), teste de glicemia capilar e níveis de hemoglobina glicada.

Teste de glicose plasmática em jejum. O teste de glicose plasmática em jejum (GPJ) consiste na determinação

Quadro 41.4 Critérios para o diagnóstico do diabetes.

> Glicose plasmática em jejum ≥ 126 mg/dℓ (7 mmol/ℓ). O jejum é definido como a ausência de ingestão calórica por no mínimo 8 h
> OU
> Glicose plasmática (GP) em 2 h ≥ 200 mg/dℓ (11,1 mmol/ℓ) durante o teste de tolerância à glicose oral (TTGO)
> OU
> Hemoglobina A1c ≥ 6,5% (48 mmol/ℓ), testada com o uso de um método laboratorial certificado pelo National Glycohemoglobin Standardization Program (NGSP) dos EUA, e padronizado para o estudo clínico Diabetes Control and Complications Trial (DCCT). Devem-se realizar testes repetidos para confirmar os resultados na ausência de hiperglicemia inequívoca
> OU
> Glicose plasmática aleatória ≥ 200 mg/dℓ (11,1 mmol/ℓ) em uma pessoa com sintomas clássicos de hiperglicemia ou crise hiperglicêmica

Adaptado da American Diabetes Association (2018). Classification and diagnosis of diabetes: Standards of medical care in diabetes – 2018. *Diabetes Care*, 41 (Suppl 1), página S15.

da glicose plasmática após um período mínimo de 8 h sem ingestão calórica.[55] Um nível de GPJ inferior a 100 mg/dℓ (5,6 mmol/ℓ) é considerado normal (ver Capítulo 50, Tabela 50.2). Níveis entre 100 e 125 mg/dℓ (5,6 e 6,9 mmol/ℓ) são significativos, sendo definidos como glicemia anormal em jejum (GAJ). O nível de GPJ diagnóstico do diabetes é de 126 mg/dℓ (7 mmol/ℓ) ou mais.[55]

Teste de glicemia aleatório. O teste de glicose plasmática aleatório (ou casual) é realizado independentemente do horário da última refeição. Uma concentração de glicose plasmática aleatória inequivocamente elevada (≥ 200 mg/dℓ [11,1 mmol/ℓ]), em uma pessoa com sinais clássicos de diabetes (como polidipsia, polifagia, poliúria e visão turva) ou em crise hiperglicêmica, é diagnóstica de DM.[55]

Teste de tolerância à glicose oral. O TTGO é um importante teste de triagem do diabetes, que determina a capacidade do corpo de remover a glicose do sangue. Em homens e mulheres, esse teste determina a resposta da glicose plasmática a 75 g de uma solução concentrada de glicose, em intervalos selecionados, normalmente depois de 1 e 2 h. Nas pessoas com tolerância normal à glicose, os níveis glicêmicos retornam ao normal em 2 a 3 h após a ingestão da carga de glicose, caso em que pode ser presumida a presença de insulina em quantidade suficiente para que a glicose saia do sangue e adentre as células corporais. Na pessoa com diabetes, falta a capacidade de responder às elevações na glicemia com uma secreção adequada de insulina para facilitar o armazenamento. Com isso, os níveis glicêmicos aumentam e se tornam superiores àqueles observados em pessoas com tolerância normal à glicose, permanecendo elevados por períodos mais longos. Para fins diagnósticos, o valor da glicose plasmática em 2 h (GP 2 h) durante um TTGO é utilizado como indicador, com níveis ≥ 200 mg/dℓ (11,1 mmol/ℓ) atuando como critério de limiar para o diagnóstico de DM (Tabela 41.7).[55,56]

Monitoramento da glicose em sangue total capilar. Os avanços tecnológicos disponibilizaram um meio para o monitoramento dos níveis glicêmicos usando uma gota de sangue capilar. Esse procedimento proporcionou aos profissionais de saúde um modo rápido e econômico de monitorar a glicemia, e forneceu aos portadores de diabetes uma maneira viável de manter os níveis glicêmicos próximos aos normais, por meio do automonitoramento da glicemia. Esses métodos utilizam uma gota de sangue capilar, obtido com uma picada no dedo utilizando uma agulha ou pequena lanceta especial. A gota de sangue capilar é depositada sobre ou absorvida por uma fita reagente, e os níveis de glicose são determinados eletronicamente por um medidor de glicose. A maior parte dos monitores aprovados para o uso domiciliar calibra as leituras glicêmicas aos valores plasmáticos, para facilitar a comparação com os valores laboratoriais. É importante que os usuários do teste saibam como o medidor que estão utilizando é calibrado, de modo a poderem interpretar adequadamente os resultados, uma vez que os testes realizados com sangue total *sem* calibração para glicose plasmática provavelmente fornecem resultados de glicose no sangue total 10 a 15% mais baixos que os níveis de glicose plasmática.[57,58]

Sistemas de monitoramento contínuo estão sendo disponibilizados para o controle preciso da glicose. Os diversos sistemas contêm pequenos cateteres implantados no tecido subcutâneo, que fornecem amostras frequentes. Os centros de endocrinologia utilizam cada vez mais essa tecnologia em pacientes selecionados, para alcançar o controle glicêmico ideal. A diversidade e a exatidão desses sistemas têm melhorado continuamente, porém o monitoramento da glicose com picada no dedo continua sendo o padrão de tratamento.[59]

Teste de hemoglobina glicada (hemoglobina A1c). A hemoglobina A1c é um teste que determina o quanto de um subtipo de hemoglobina foi glicado, o que implica a ligação de moléculas de glicose à molécula de hemoglobina. Algumas

Tabela 41.7 Correlação entre o nível de hemoglobina A1c e os níveis médios da glicose plasmática.

Hemoglobina A1c (%)	Glicose plasmática média	
	Em mg/dℓ	Em mmol/ℓ
6	126 (100 a 152)	7,0 (5,5 a 8,5)
7	154 (123 a 185)	8,6 (6,8 a 10,3)
8	183 (147 a 217)	10,2 (8,1 a 12,1)
9	212 (170 a 249)	11,8 (9,4 a 13,9)
10	240 (193 a 282)	13,4 (10,7 a 15,7)
11	269 (217 a 314)	14,9 (12,0 a 17,5)
12	298 (240 a 347)	16,5 (13,3 a 19,3)

Adaptada da American Diabetes Association (2018). Glycemic targets: Standards of medical care in diabetes – 2018. *Diabetes Care* 48 (Suppl 1), S55-S64.

vezes, esse processo também é denominado glicosilação, embora "glicado" seja o termo mais preciso, uma vez que o processo não requer atividade enzimática.[60] Quando as hemácias são liberadas pela medula óssea, a hemoglobina normalmente não contém glicose; entretanto, durante os 120 dias de vida da hemácia, a hemoglobina normalmente se torna glicada. Como a entrada da glicose nas hemácias independe da insulina, a taxa de ligação da glicose à molécula de hemoglobina reflete os níveis glicêmicos. A glicosilação é essencialmente irreversível; portanto, o *nível de A1c presente no sangue fornece um índice dos níveis glicêmicos ao longo do tempo de vida aproximado de 120 dias das hemácias*. Na condição de hiperglicemia, os níveis de A1c estão aumentados. A Tabela 41.7 lista os valores de A1c correlacionados aos níveis médios da glicose plasmática.

Exames de urina

Os exames de urina para a glicose indicam que o limiar renal de reabsorção da glicose foi excedido, que é tipicamente acompanhado por hiperglicemia. Os exames renais em relação à presença de cetonas indicam que o corpo está produzindo corpos cetônicos em excesso, geralmente em consequência do uso de substratos energéticos sem glicose como combustível.[61,62]

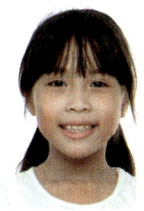

Emily e sua família precisarão aprender como e quando realizar os testes de urina para presença de cetonas, e também como utilizar um medidor de glicose sanguínea para monitorar os níveis glicêmicos.

Classificações e fisiopatologia

Uma visão geral do esquema de classificação do DM está demonstrada no Quadro 41.3. As características fisiopatológicas e as manifestações clínicas de cada tipo estão descritas nas seções seguintes.

Pré-diabetes

Pré-diabetes é o termo diagnóstico utilizado quando a glicemia está elevada, mas ainda não atende aos critérios de limiar para o diagnóstico de DM. A detecção do estado pré-diabético é mais comum em pessoas de risco para o DM tipo 2. Se o pré-diabetes for detectado, modificações do estilo de vida em relação à dieta, prática de exercícios e perda de peso podem ajudar a prevenir a progressão para o DM tipo 2.[1,2,52]

Diabetes melito tipo 1

O DM tipo 1 é caracterizado pela destruição das células betapancreáticas. Aproximadamente 5% dos casos de DM são do tipo 1.[55] A maior parte dos casos de DM tipo 1 é imunomediada, conforme refletido pela detecção de autoanticorpos específicos. Uma pequena minoria das pessoas com DM tipo 1 é considerada portadora de DM tipo 1 idiopático, no qual não são detectados autoanticorpos. Esse tipo idiopático apresenta maior probabilidade de ocorrência em pessoas de descendência asiática ou africana.[55] A partir da perspectiva do tratamento, não há diferença entre os subtipos de diabetes tipo 1; entretanto, em alguns casos, o subtipo imunomediado é denominado tipo 1A e o idiopático é denominado tipo 1B.[52]

Anteriormente, o DM tipo 1 imunomediado era denominado *diabetes com início juvenil* ou *diabetes insulinodependente*.[55] Sua ocorrência é mais comum em jovens, mas pode se manifestar em qualquer idade. A taxa de destruição das células beta é muito variável, sendo rápida em algumas pessoas e lenta em outras. O tipo com progressão rápida não é comumente observado somente em crianças, mas também pode ocorrer em adultos. Adultos com DM tipo 2 por vezes apresentam ainda um tipo de DM insulinodependente de progressão lenta, com achados autoimunes semelhantes àqueles do DM tipo 1. Em certos casos, esse tipo adulto de progressão lenta é denominado *diabetes autoimune latente em adultos* (DALA).[52] O DM tipo 1 imunomediado com frequência está relacionado a uma predisposição genética (*i. e.*, genes diabetogênicos). A suscetibilidade ao DM tipo 1A envolve diversos genes; contudo, o principal gene de suscetibilidade a essa afecção está localizado no gene do antígeno leucocitário humano (HLA), relacionado à apresentação de antígeno às células T.[63]

O diabetes tipo 1 é um distúrbio catabólico, caracterizado por ausência absoluta de insulina, elevação na glicemia e degradação das gorduras e proteínas corporais. A ausência absoluta de insulina em pessoas com DM tipo 1 significa que elas são particularmente propensas ao desenvolvimento de cetoacidose. Uma das ações da insulina é a inibição da *lipólise* (*i. e.*, degradação das gorduras) e da liberação de AGL das células adiposas. Na ausência de insulina, há desenvolvimento de cetose quando esses ácidos graxos são liberados das células adiposas e convertidos em cetonas no fígado. Em consequência da perda da resposta à insulina, *todas as pessoas com diabetes tipo 1 imunomediado necessitam de reposição de insulina exógena* para reverter o estado catabólico, controlar os níveis glicêmicos e prevenir a cetose.[1,2,52,55,63]

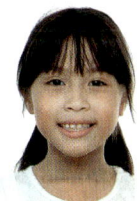

No estudo de caso de abertura desta unidade, conhecemos **Emily Toronto**, de 7 anos de idade, diagnosticada com diabetes tipo 1. Emily apresentava os sintomas clássicos de hiperglicemia grave, desidratação associada (diurese osmótica) e acidose metabólica. Como apresentava risco para diabetes devido ao seu histórico familiar, foi submetida a testes para detecção de autoanticorpos diabéticos. O tratamento de suas necessidades agudas será discutido mais detalhadamente, na seção sobre cetoacidose diabética (CAD).

Diabetes melito tipo 2 e síndrome metabólica

O DM tipo 2 é responsável pela maioria (aproximadamente 90 a 95%) dos casos de diabetes.[55] Trata-se de uma condição heterogênea que descreve a presença de hiperglicemia associada à deficiência *relativa* de insulina. Muitas pessoas com diabetes tipo 2 são adultos com sobrepeso; entretanto, tendências recentes indicam que o diabetes tipo 2 se tornou uma ocorrência mais comum em adolescentes e crianças com obesidade, numa condição determinada *MODY*.⁵² Ainda que a destruição autoimune das células beta não ocorra, as pessoas com diabetes tipo 2 por fim podem necessitar de insulina. Portanto, os termos anteriores relacionados ao diabetes tipo 2, como *diabetes com início na fase adulta* e *diabetes não insulinodependente*, podem causar confusões e, assim, são obsoletos.⁵⁵ O diabetes tipo 2 apresenta um forte componente genético. Diversos fatores patogênicos genéticos e adquiridos foram implicados no comprometimento progressivo da função das células beta em pessoas com pré-diabetes e diabetes tipo 2.[52,63]

As anormalidades metabólicas associadas ao diabetes tipo 2 estão ilustradas na Figura 41.18 e incluem:

1. Resistência à insulina
2. Anormalidade na secreção de insulina pelas células betapancreáticas
3. Aumento da produção de glicose pelo fígado.[52,55,63]

Contrariamente ao diabetes tipo 1, no qual uma deficiência *absoluta* de insulina está presente, aqueles com diabetes tipo 2 podem apresentar níveis de insulina altos, normais ou baixos. A resistência à insulina consiste na diminuição da capacidade da insulina de agir efetivamente sobre os tecidos-alvo, em especial nos músculos, fígado e tecido adiposo. Essa é a característica predominante do diabetes tipo 2, que resulta da combinação de fatores como suscetibilidade genética e obesidade.[52,55,63] A Tabela 41.8 compara as características do DM de tipos 1 e 2.

A resistência insulínica inicialmente estimula um aumento na secreção da insulina, com frequência até um nível de hiperinsulinemia modesta, uma vez que as células beta tentam manter o nível glicêmico normal. Com o passar do tempo, o aumento da demanda pela secreção de insulina leva à exaustão e à insuficiência das células beta. Isso resulta em elevação dos níveis glicêmicos pós-prandiais e aumento final na produção hepática de glicose. Como não apresentam deficiência absoluta de insulina, as pessoas com DM tipo 2 são menos propensas à cetoacidose do que aquelas com diabetes tipo 1.[52,55,63]

No DM tipo 2, a resistência insulínica hepática basal é manifestada pela produção hepática excessiva de glicose, apesar da hiperinsulinemia em jejum, com a taxa de produção de glicose sendo a determinante primária da elevação da GPJ nas pessoas com diabetes tipo 2. Ainda que a resistência à insulina observada em pessoas com diabetes tipo 2 possa ser causada por diversos fatores, há uma forte associação com a obesidade e a inatividade física.[1,2,52,55,63] As causas específicas da disfunção das células beta no DM tipo 2 não estão claras; contudo, aparentemente tanto no DM tipo 1 quanto no DM tipo 2, pode haver aumento da apoptose das células betapancreáticas em resposta ao estresse da hiperglicemia.[63]

Resistência à insulina e síndrome metabólica. Cada vez mais evidências indicam que a resistência à insulina não somente contribui para a hiperglicemia em pessoas com diabetes tipo 2 como também pode desempenhar um papel em outras anormalidades metabólicas. Estas incluem obesidade, níveis altos de triglicerídios plasmáticos e níveis baixos de lipoproteínas de alta densidade (HDL), hipertensão, inflamação sistêmica (conforme detectada por meio da proteína C reativa [PCR] e de outros mediadores), fibrinólise anormal, função anormal do endotélio vascular, e doença macrovascular (doença arterial coronariana, vascular cerebral e arterial periférica). Essa constelação de anormalidades com frequência é denominada *síndrome de resistência à insulina*, *síndrome X* ou *síndrome metabólica*, sendo esse último o termo

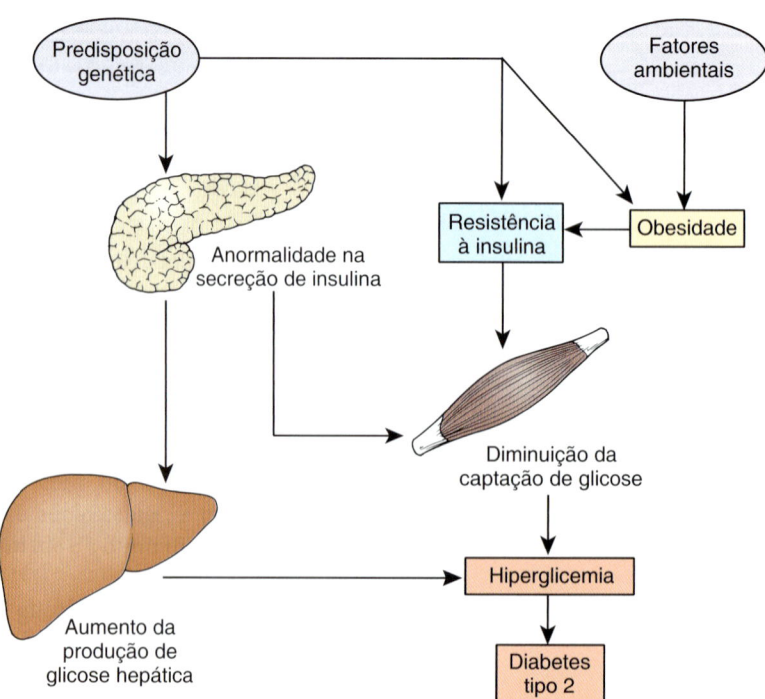

Figura 41.18 • Patogênese do DM tipo 2.

Tabela 41.8 Comparação do diabetes melito tipos 1 e 2.

	Diabetes tipo 1	Diabetes tipo 2
Idade ao início	Normalmente na infância	Normalmente na fase adulta
Tipo de início	Abrupto; sintomático (poliúria, polidipsia, desidratação), com frequência com cetoacidose grave	Gradual; normalmente sutil; com frequência assintomático
Peso corporal habitual	Normal; é comum haver perda de peso recente	Sobrepeso
Histórico familiar	Ocorre, mas é menos comum	Muito comum
Associações com HLA	+	Não
Lesões das ilhotas	Precoces – inflamação Tardias – atrofia e fibrose	Tardias – fibrose, amiloide
Massa das células beta	Acentuadamente reduzida	Normal ou discretamente reduzida
Nível de insulina circulante	Acentuadamente reduzido	Elevado ou normal
Tratamento clínico	Necessidade absoluta de insulina	Inicialmente não é necessária insulina; a suplementação de insulina pode ser necessária nos estágios mais tardios; a perda de peso tipicamente melhora a condição

HLA: antígeno leucocitário humano.

preferido.[1,2,52,55,63] Os sinais clínicos, as anormalidades laboratoriais e as doenças correlatas associadas à síndrome estão descritos no Quadro 41.5.

Um fator importante nas pessoas com síndrome metabólica que leva ao diabetes tipo 2 é a obesidade. Pessoas obesas apresentam aumento da resistência à ação da insulina e comprometimento da supressão da produção de glicose pelo fígado, o que resulta tanto em hiperglicemia quanto em hiperinsulinemia. O tipo de obesidade é uma consideração importante no desenvolvimento do diabetes tipo 2. Pessoas com obesidade na parte superior (ou central) do corpo têm risco aumentado de desenvolvimento de diabetes tipo 2 e distúrbios metabólicos, comparativamente às que apresentam obesidade na parte inferior (ou periférica) do corpo. A circunferência da cintura e a razão cintura-quadril (RCQ), que são determinações substitutas da obesidade central, demonstraram forte correlação com a resistência à insulina. Uma perda de 5 a 10% do peso corporal tem o potencial de melhorar a resistência à insulina e reduzir os níveis glicêmicos.[1,2,55]

O aumento do tecido adiposo e/ou da distribuição densa da adiposidade central desafiam a perfusão vascular daquele tecido, levando à subperfusão crônica com áreas de hipoxia e necrose no tecido adiposo. Os macrófagos teciduais respondem à lesão celular hipóxica-isquêmica, o que ocasiona uma condição de inflamação crônica. Esse estado inflamatório tem início no tecido adiposo e progride para outras áreas do corpo, provocando um estado de resposta inflamatória sistêmica crônica com estresse oxidativo que contribui para o desenvolvimento de placas ateroscleróticas e aterotrombose.[64]

No DM tipo 2, os tecidos adiposos estão entre aqueles que apresentam uma resposta inadequada à insulina, contribuindo para a resposta pancreática de hiperinsulinemia como uma tentativa de reduzir a hiperglicemia. Também pode haver expressão excessiva de receptores de insulina. Normalmente, a resposta celular à ligação à insulina estimula duas vias intracelulares – a via da fosfoinositídio 3-quinase (PI3K) e a via das proteínas ativadas por mitógeno (MAP). No DM tipo 2, a via da PI3K perde a função e isso contribui para a diminuição da produção de óxido nítrico das células endoteliais, bem como para uma diminuição na translocação das proteínas de GLUT-4 facilitadoras da entrada da glicose nas células.[64] O óxido nítrico é um poderoso fator de relaxamento e promotor de vasodilatação derivado das células endoteliais.[4] Portanto, o declínio na produção de óxido nítrico contribui para a vasoconstrição e para o aumento da resistência vascular. No DM tipo 2, a via das MAP, que também é estimulada pela ligação da insulina aos receptores de insulina celulares, continua a

Quadro 41.5 Apresentações concomitantes e frequente na síndrome metabólica.

Sinais clínicos
- Obesidade central (parte superior do corpo), com aumento da circunferência da cintura
- Acantose nigricante (alterações cutâneas hipertróficas e hiperpigmentadas)

Anormalidades laboratoriais
- Elevação da glicose em jejum e/ou pós-prandial
- Resistência à insulina com hiperinsulinemia
- Dislipidemia caracterizada por aumento de triglicerídios e colesterol HDL baixo
- Trombólise anormal
- Hiperuricemia
- Disfunção dos músculos lisos endoteliais e vasculares
- Albuminúria

Comorbidades
- Hipertensão
- Aterosclerose
- Hiperandrogenismo com síndrome dos ovários policísticos

Adaptado de Rubin R., Strayer D. (2015). *Rubin's pathology: Clinicopathologic foundation of medicine* (7. ed., Tabela 13.1, p. 521). Philadelphia, PA: Lippincott Williams & Wilkins.

funcionar. As ações resultantes da estimulação da via das MAP incluem a estimulação da molécula vasoconstritora endotelina-1 aliada ao aumento da expressão das moléculas de adesão e à estimulação do músculo liso; tudo isso contribui ainda mais para o aumento do risco de desenvolvimento de aterosclerose no DM tipo 2.[64]

A insulina normalmente também sinaliza a inibição da lipólise; contudo, a resistência insulínica no DM tipo 2 causa o aumento da lipólise acompanhado de liberação aumentada de AGL. O fígado transforma esses AGL em triglicerídios e lipoproteínas de densidade muito baixa (VLDL). A resultante da combinação de inflamação sistêmica, aumento do estresse oxidativo, disfunção endotelial e aumento dos lipídios séricos contribui para a constelação de alterações metabólicas presentes na síndrome metabólica – incluindo dislipidemia, hipertensão, patologias vasculares e coagulação anormal.[64]

> **Conceitos fundamentais**
>
> **Diabetes melito**
> - O DM é um distúrbio do metabolismo de carboidratos, gorduras e proteínas, provocado pelo comprometimento da síntese ou da secreção de insulina pelas células beta, ou pela incapacidade dos tecidos de utilizar a insulina
> - O DM tipo 1 resulta da perda da função das células beta e de uma deficiência absoluta de insulina
> - O DM tipo 2 resulta do comprometimento da capacidade dos tecidos de utilizar a insulina (resistência insulínica), acompanhado de uma falta relativa de insulina ou de comprometimento da secreção da insulina em relação aos níveis glicêmicos (disfunção das células beta).

Diabetes gestacional

O diabetes melito gestacional (DMG) é definido por qualquer grau de intolerância à glicose ocorrendo inicialmente durante a gravidez, a qual se manifesta principalmente durante o segundo e o terceiro trimestres. O diagnóstico e o controle clínico cuidadoso são essenciais, porque as mulheres com DMG apresentam um maior risco de complicações da gravidez, mortalidade e anormalidades fetais. As anormalidades fetais incluem macrossomia (i. e., tamanho corporal grande), hipoglicemia, hipocalcemia, policitemia e hiperbilirrubinemia. Mulheres com DMG apresentam um aumento do risco de desenvolver DM tipo 2; portanto, as mulheres com diagnóstico da afecção devem ser acompanhadas após o parto, para detectar o diabetes em um momento precoce na sua evolução.[55,65]

Diabetes por outras causas

Uma pequena porcentagem do número geral de casos de diabetes corresponde aos tipos específicos de diabetes, associados a determinadas condições e síndromes distintas. Sua ocorrência pode se dar com doença pancreática ou remoção de tecido pancreático, e com doenças endócrinas como acromegalia, síndrome de Cushing ou feocromocitoma. Os distúrbios endócrinos que aumentam a síntese hepática de glicose ou diminuem o uso celular da glicose são causadores de hiperglicemia.

Diversos tipos de diabetes específicos estão associados a defeitos monogênicos na função das células beta. Outras causas de diabetes podem ser os defeitos genéticos na função das células beta ou na secreção de insulina, tratamento medicamentoso ou substâncias químicas.[1,2,52,55]

Manifestações clínicas do diabetes melito

No DM tipo 1, os sinais e sintomas com frequência surgem subitamente. O desenvolvimento do DM tipo 2 em geral é mais insidioso; em muitos casos, a afecção está presente há muitos anos sem ser detectada, até que é diagnosticada durante um exame médico de rotina ou tratamento para outras condições.

Os sinais e os sintomas de diabetes mais comumente identificados são denominados *três "polis"*:

1. Poliúria (i. e., micção excessiva)
2. Polidipsia (i. e., sede excessiva)
3. Polifagia (i. e., fome excessiva).

Esses três sintomas estão fortemente relacionados à hiperglicemia e à glicosúria do diabetes. A glicose é uma molécula pequena e osmoticamente ativa. Quando os níveis glicêmicos estão suficientemente elevados, a quantidade de glicose filtrada pelos glomérulos renais excede a quantidade que pode ser reabsorvida pelos túbulos renais. Isso resulta em glicosúria acompanhada de perdas osmóticas de um grande volume de água na urina. A sede resulta da desidratação intracelular conforme os níveis glicêmicos aumentam, causando um movimento osmótico da água para fora das células do corpo, incluindo as células no centro hipotalâmico da sede. Esse sintoma precoce de aumento da sede muitas vezes pode não ser percebido nas pessoas com DM tipo 2, em particular naquelas que apresentaram aumento gradual nos níveis glicêmicos. A polifagia normalmente está ausente nas pessoas com diabetes tipo 2. No diabetes tipo 1, a polifagia provavelmente resulta da inanição celular e da depleção dos depósitos celulares de carboidratos, gorduras e proteínas.[1,2,4,52,63]

A perda de peso, apesar do apetite normal ou aumentado, é uma ocorrência comum em pessoas com diabetes tipo 1 não controlado, sendo causada por dois fatores. Primeiramente, a perda dos líquidos corporais resulta da diurese osmótica, enquanto na cetoacidose, o vômito pode acarretar perda exagerada de líquidos. Em segundo lugar, a perda de tecidos corporais decorre da ausência de insulina, a qual força o corpo a utilizar os depósitos de gordura e proteínas celulares como fonte de energia. Embora a perda de peso seja um fenômeno frequente nas pessoas com DM tipo 1 não controlado, o DM tipo 2 está associado à obesidade. Entretanto, algumas pessoas com DM tipo 2 não diagnosticado podem apresentar perda de peso inexplicada, uma vez que a resistência celular à insulina circulante reduz a disponibilidade energética.[1,2,4,52,63]

Outros sinais e sintomas de hiperglicemia incluem visão turva, fadiga e infecções de pele recidivantes. No DM tipo 2, tais sintomas frequentemente levam a pessoa a buscar tratamento clínico. O desenvolvimento de visão turva ocorre com a exposição do cristalino e da retina aos líquidos hiperosmolares. A redução do volume plasmático produz fraqueza e fadiga.

A ocorrência de infecções crônicas da pele costuma ser muito observada em pessoas com DM tipo 2. A hiperglicemia e a glicosúria também favorecem o crescimento de leveduras, e as infecções por *Candida* constituem queixas iniciais comuns de mulheres com diabetes.[1,2,4,52,63]

Tratamento

O resultado desejado do tratamento do DM tipos 1 e 2 é a normalização da glicemia, com o objetivo de prevenir as complicações em curto e longo prazos. Os planos de tratamento envolvem terapia clínica e nutricional, prática de exercícios e agentes antidiabéticos. Pessoas com diabetes tipo 1 necessitam de insulinoterapia a partir do momento do diagnóstico. A perda de peso e o manejo nutricional podem ser suficientes para controlar os níveis glicêmicos em algumas pessoas com diabetes tipo 2 que adotam alterações no estilo de vida a longo prazo. Contudo, os cuidados do acompanhamento também são importantes para o diabetes tipo 2, dado que a secreção de insulina das células beta pode diminuir, enquanto a resistência à insulina pode persistir ou piorar. Nesse caso, são prescritos medicamentos para o tratamento da resistência insulínica. O transplante de pâncreas também tem sido cada vez mais utilizado como um método de controle diabético.[1,2,55,65]

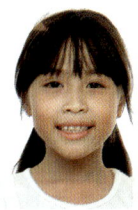

Emily Toronto, a criança com diabetes tipo 1, necessitará de insulina pelo resto da vida. Os regimes pediátricos de insulina são bastante individualizados, empregando diferentes estratégias para maximizar o controle glicêmico e, ao mesmo tempo, considerando as preocupações com a segurança nessa faixa etária. Quando Emily crescer e for mais independente nos seus cuidados, provavelmente a independência ocorrerá com um regime intensivo de insulina. Ela e sua família também receberão informações a respeito do uso de bombas de insulina e tomarão uma decisão sobre a implementação dessa terapia, ou sobre quando esta será instituída. Emily e sua família deverão trabalhar de perto com um nutricionista especialista, por toda a vida, a fim de maximizar a compreensão a respeito do papel vital da nutrição na saúde. A abordagem atual, com um planejamento alimentar flexível e individualizado, possibilitará que Emily desfrute de uma dieta saudável normal, em vez de um regime especializado e rígido que a distanciará de seus colegas.

RESUMO

O DM é um distúrbio do metabolismo de carboidratos, proteínas e gorduras, que resulta de um desequilíbrio entre a disponibilidade e a demanda de insulina. A doença pode ser classificada como DM tipo 1, no qual há destruição das células beta e uma deficiência absoluta de insulina, ou DM tipo 2, no qual a insulina está indisponível ou é ineficaz. O DMG se desenvolve durante a gravidez e, ainda que a tolerância à glicose com frequência retorne ao normal após o nascimento, há indicação de risco aumentado de desenvolvimento de diabetes. A síndrome metabólica representa uma constelação de anormalidades metabólicas caracterizadas por obesidade, resistência à insulina, níveis altos de triglicerídios e níveis baixos de HDL, hipertensão, doença cardiovascular, resistência à insulina e aumento do risco de desenvolvimento de DM tipo 2.

Os sintomas mais comumente identificados do DM tipo 1 são poliúria, polidipsia, polifagia e perda de peso, apesar do apetite normal ou aumentado. Ainda que as pessoas com DM tipo 2 possam apresentar um ou mais desses sintomas, em geral são assintomáticas no início. O diagnóstico do DM é baseado nos sinais clínicos da doença, nos níveis glicêmicos em jejum, nas determinações aleatórias da glicose plasmática e nos resultados do teste de tolerância à glicose. A glicosilação envolve a ligação irreversível da glicose à molécula de hemoglobina, enquanto a determinação de A1c fornece um índice dos níveis glicêmicos ao longo de alguns meses. O automonitoramento proporciona um meio para manter os níveis glicêmicos próximos do normal, por meio de testes frequentes da glicose sérica e do ajuste da dose de insulina.

COMPLICAÇÕES DO DIABETES MELITO

Depois de concluir esta seção, o leitor deverá ser capaz de:

- Diferenciar entre as complicações agudas comuns do diabetes: CAD, estado hiperglicêmico hiperosmolar (EHH) e hipoglicemia
- Discutir as complicações do diabetes relacionadas aos hormônios contrarregulatórios: efeito de Somogyi e fenômeno do alvorecer
- Diferenciar entre as complicações crônicas comuns do diabetes: efeitos microvasculares, efeitos macrovasculares, úlceras do pé diabético e infecções.

Complicações agudas do diabetes

As três principais complicações agudas do diabetes são a CAD, o EHH e a hipoglicemia. Todas são condições de risco à vida, que demandam reconhecimento e tratamento imediatos. Essas complicações são responsáveis por uma quantidade significativa de hospitalizações e pelo consumo de recursos de saúde.[1,2,4]

Cetoacidose diabética

A CAD ocorre mais comumente em uma pessoa com diabetes tipo 1, na qual a ausência de insulina leva ao aumento da liberação de ácidos graxos do tecido adiposo, em consequência da ausência de supressão da atividade da lipase das células adiposas, a qual degrada os triglicerídios em ácidos graxos e glicerol. O aumento nos níveis de ácidos graxos ocasiona a síntese de cetonas pelo fígado (Figura 41.19). A CAD pode ocorrer no início da doença, com frequência antes do diagnóstico, e também como uma complicação durante a evolução da doença.

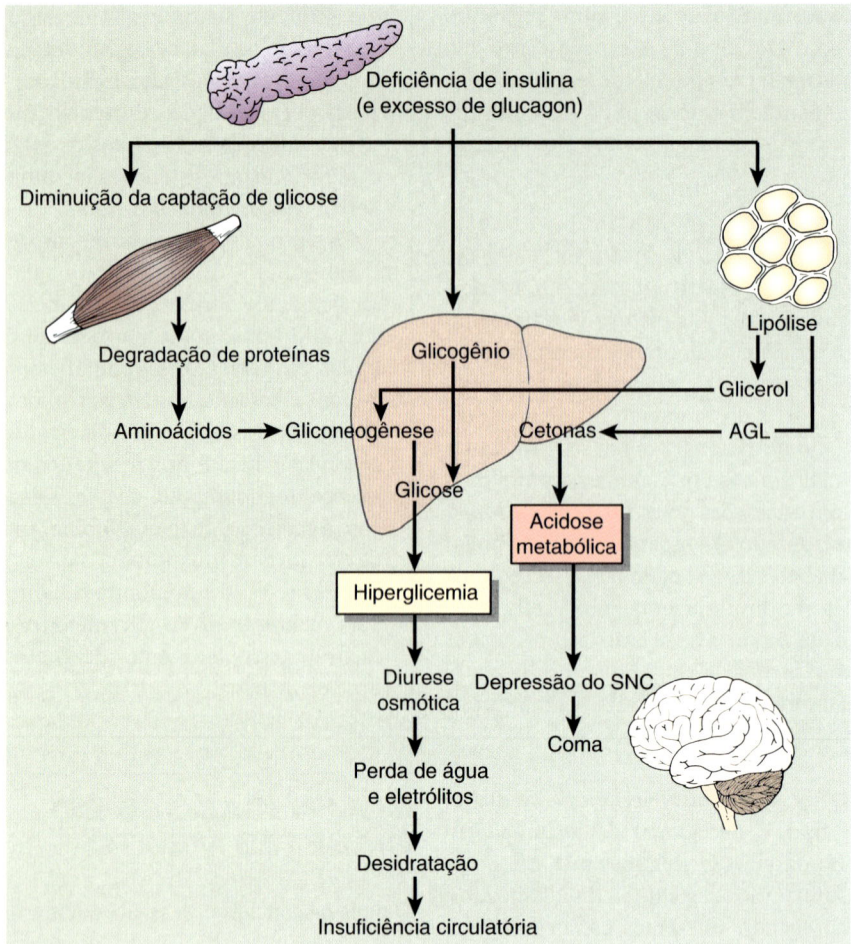

Figura 41.19 • Mecanismos da CAD. A CAD está associada a níveis muito baixos de insulina e níveis extremamente altos de glucagon, catecolaminas e outros hormônios contrarregulatórios. O aumento dos níveis de glucagon e de catecolaminas leva à mobilização hepática de substratos para a gliconeogênese e a cetogênese. A elevação nos níveis glicêmicos ocorre como resultado da gliconeogênese que excede o necessário para o suprimento de glicose do cérebro e de outros tecidos dependentes da glicose. A mobilização dos AGL dos depósitos de triglicerídios no tecido adiposo leva à produção acelerada de cetonas e à cetoacidose. SNC: sistema nervoso central.

O estresse aumenta a secreção de hormônios gliconeogênicos e predispõe a pessoa ao desenvolvimento de cetoacidose. A CAD com frequência é precedida pelo estresse físico ou emocional, como no caso de infecção ou inflamação, gravidez ou ansiedade extrema. Na prática clínica, a cetoacidose também ocorre com a não utilização ou com o uso inadequado da insulina.[1,2,4]

Etiologia e patogênese. As três alterações metabólicas principais na CAD são a hiperglicemia, a cetose e a acidose metabólica. A hiperglicemia leva à diurese osmótica, à desidratação e à perda crítica de eletrólitos. A hiperosmolaridade do líquido extracelular resultante da hiperglicemia ocasiona um desvio da água do compartimento intra para o extracelular. Com frequência, a concentração de sódio extracelular está baixa ou normal, apesar do aumento das perdas urinárias de água causado pelo desvio do líquido intracelular para o meio extracelular. Esse efeito de diluição é denominado *pseudo-hiponatremia*. Os níveis séricos de potássio podem estar normais ou elevados, apesar da depleção total do potássio que resulta da poliúria prolongada e dos vômitos. A acidose metabólica é causada pelo excesso de cetoácidos, que requer tamponamento com íons bicarbonato e, assim, leva a uma diminuição acentuada nos níveis séricos desse íon. A gravidade da CAD é classificada com base na gravidade da acidose metabólica.[1,2,4]

Manifestações clínicas. Um ou mais dias de poliúria, polidipsia, náuseas, vômitos e fadiga acentuada, com estupor final que pode progredir até o coma, comumente antecedem a CAD. Pode haver queixa de dor e sensibilidade abdominal sem doença abdominal. O hálito tem um odor frutado característico produzido pelos cetoácidos voláteis presentes. Pode haver hipotensão e taquicardia resultantes de diminuição no volume sanguíneo. Diversos sinais e sintomas que ocorrem na CAD estão relacionados a mecanismos compensatórios. A frequência cardíaca aumenta conforme o corpo compensa a diminuição no volume sanguíneo; do mesmo modo, a frequência respiratória e a profundidade respiratória aumentam (*i. e.*, respiração de Kussmaul) como um mecanismo compensatório para prevenir a diminuição adicional do pH.[1,2,4]

Tratamento. Os objetivos do tratamento da CAD são melhorar o volume circulatório e a perfusão tecidual, diminuir a glicemia, corrigir a acidose metabólica, e corrigir os desequilíbrios eletrolíticos. Esses objetivos normalmente são alcançados por meio da administração de insulina em soluções intravenosas destinadas à reposição hidroeletrolítica. Como a resistência à insulina acompanha a acidose grave, pode ser utilizada uma terapia com dose baixa de insulina.[1,2,65]

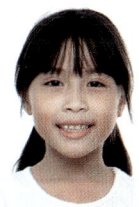

Emily Toronto exibiu todos os critérios relativos à CAD, incluindo hiperglicemia (650 mg/dℓ), cetose e acidose metabólica, com gasometria arterial de pH = 7,29, PCO_2 = 42 mmHg e HCO_3 = 10 mEq/ℓ. A hiperglicemia, a polidipsia e os vômitos causaram desidratação. Ela necessita imediatamente de hidratação, aliada à correção do desequilíbrio eletrolítico, tratamento da hiperglicemia com insulina e cuidadoso monitoramento dos sinais vitais e valores laboratoriais. Após a estabilização, será importante orientar a família; para Emily, o risco de CAD continuará em determinadas circunstâncias, mas em muitos casos será possível preveni-lo. Emily e sua família precisarão aprender como e quando realizar exames de urina para detecção de cetonas, e também a utilizar um sistema de monitoramento glicêmico domiciliar para acompanhar os níveis de glicose no sangue total capilar.

Estado hiperglicêmico hiperosmolar

O EHH é caracterizado por hiperglicemia, hiperosmolaridade com desidratação, ausência de cetoacidose e depressão do nível de consciência. O EHH costuma ser observado em pessoas com diabetes tipo 2.[1,2,4]

Etiologia e patogênese. Uma deficiência parcial ou relativa de insulina pode dar início ao EHH, via utilização da glicose e, ao mesmo tempo, intensificação da secreção de glucagon e da produção de glicose hepática. A hiperglicemia leva à perda de um grande volume de água por diurese osmótica. A desidratação em geral é mais grave no EHH do que na CAD. À medida que o volume plasmático diminui, há desenvolvimento de insuficiência renal. A resultante diminuição na eliminação renal de glicose eleva ainda mais os níveis glicêmicos, aumentando a gravidade do estado hiperosmolar. Nos estados hiperosmolares, o aumento da osmolaridade sérica tem o efeito de atrair a água para fora das células, inclusive das células cerebrais. O EHH também pode ser complicado por eventos tromboembólicos relacionados à contração do volume plasmático com aumento da coagulabilidade em decorrência da estase.[1,2,4]

Manifestações clínicas e tratamento. As manifestações mais proeminentes do EHH são fraqueza, desidratação, poliúria, alterações neurológicas e sede excessiva. As alterações neurológicas incluem hemiparesia, convulsões e coma; esses sintomas podem ser confundidos com um acidente vascular encefálico. O tratamento bem-sucedido do EHH envolve monitoramento diligente do paciente e correção da desidratação, da hiperglicemia e do desequilíbrio eletrolítico. A observação e o tratamento cuidadosos são particularmente importantes, uma vez que a água retorna para as células cerebrais e isso impõe risco de edema cerebral.[1,2,65]

Hipoglicemia

A hipoglicemia em geral é definida como qualquer concentração sérica de glicose inferior a 70 mg/dℓ, com ou sem sintomas.[65] Sua ocorrência é mais comum em pessoas tratadas com injeções de insulina, mas a hipoglicemia prolongada também pode resultar de alguns agentes antidiabéticos orais.[1,2,65]

Etiologia e patogênese. Muitos fatores podem precipitar a hipoglicemia em alguém com DM tipo 1, incluindo erros na dose de insulina, impossibilidade de ingerir alimentos, aumento do exercício, diminuição da necessidade de insulina após o afastamento de uma situação de estresse, alterações nos medicamentos e alteração no sítio da injeção da insulina. O álcool diminui a gliconeogênese hepática; portanto, pessoas com diabetes devem ser advertidas a respeito do potencial de hipoglicemia causada pela ingestão de álcool, em particular no caso de consumo em grandes quantidades ou com o estômago vazio.[1,2,65]

Manifestações clínicas. A hipoglicemia em geral apresenta início rápido e progressão dos sintomas acelerada. Os sinais e sintomas de hipoglicemia podem ser divididos em duas categorias: (a) aqueles causados pela alteração da função cerebral; e (b) aqueles relacionados à ativação do sistema nervoso autônomo. Como o cérebro depende da glicose sérica como sua principal fonte de energia, a hipoglicemia produz comportamentos relacionados à alteração da função cerebral. Podem ocorrer cefaleia, dificuldades na resolução de problemas, comportamento anormal ou alterado, coma e convulsões. No início do episódio hipoglicêmico, com frequência a ativação do sistema nervoso parassimpático causa fome. A resposta parassimpática inicial é seguida pela ativação do sistema nervoso simpático, causando ansiedade, taquicardia, sudorese e constrição dos vasos cutâneos (i. e., a pele fica fria e pegajosa).[1,2,4]

Os sinais e sintomas de hipoglicemia são extremamente variáveis e nem todas as pessoas manifestam todos os sintomas ou a maioria deles. Os sinais e sintomas são particularmente variáveis em crianças e idosos. Estes podem não apresentar as respostas autônomas típicas associadas à hipoglicemia, mas com frequência desenvolvem sinais de comprometimento da função do SNC, incluindo confusão mental. Algumas pessoas desenvolvem inconsciência hipoglicêmica, e a suspeita desse quadro deve ser levantada quando não há relato de sintomas diante de concentrações glicêmicas abaixo de 50 a 60 mg/dℓ (2,8 a 3,3 mmol/ℓ). Isso ocorre normalmente em pessoas com diabetes mais prolongada e níveis de A1c dentro da variação normal. Alguns medicamentos, como os bloqueadores beta-adrenérgicos, interferem na resposta simpática normalmente observada na hipoglicemia.[1-3,65]

Tratamento. O tratamento recomendado para uma reação à insulina consiste na administração oral imediata de um tipo de glicose de rápida absorção, a qual poderá ser repetida conforme o necessário. Para as pessoas inconscientes ou que não conseguem engolir, pode ser administrado glucagon por via intramuscular ou subcutânea, com o intuito de elevar a glicemia por meio da glicogenólise hepática.[65]

Complicações diabéticas relacionadas aos mecanismos contrarregulatórios

Os mecanismos contrarregulatórios anteriormente descritos estão associados a diversos padrões de complicações diabéticas, conhecidas como efeito de Somogyi e fenômeno do alvorecer.

Efeito de Somogyi

Durante a década de 1930, o Dr. Michael Somogyi formulou uma teoria a respeito da presença de um padrão cíclico de hiperglicemia no início da manhã, em resposta a uma hipoglicemia insulina-induzida durante a noite anterior.[66] Naqueles com DM, a hipoglicemia insulina-induzida produz aumento compensatório nos níveis séricos de hormônios contrarregulatórios, como catecolaminas, glucagon, cortisol e GH. Esses hormônios contrarregulatórios causam elevação da glicemia e produzem certo grau de resistência à insulina. O ciclo tem início quando o aumento na glicemia e na resistência insulínica é tratado com doses mais altas de insulina. O fenômeno de Somogyi é menos comum que o fenômeno do alvorecer, descrito adiante.[66]

Clinicamente, níveis glicêmicos altos pela manhã podem complicar o tratamento clínico do diabetes, se não forem totalmente compreendidos como resultado contrarregulatório da hipoglicemia. O episódio hipoglicêmico costuma ocorrer durante a noite ou em momentos em que não é reconhecido, dificultando o diagnóstico do fenômeno. Sem avaliação adequada, o aumento da medicação pode exacerbar o quadro. Havendo suspeita da condição de Somogyi, pode-se solicitar às pessoas que testem a sua glicemia no meio da noite para identificar uma possível hipoglicemia.[66]

Fenômeno do alvorecer

O fenômeno do alvorecer é caracterizado pelo aumento da glicemia em jejum e/ou da necessidade de insulina nas primeiras horas da manhã *não* deflagrada por um evento hipoglicêmico antecedente (ao contrário do efeito de Somogyi descrito anteriormente). O fenômeno do alvorecer resulta das variações circadianas na secreção hormonal, com secreção de glucagon para liberar os depósitos de energia na preparação para as atividades do dia. Altos níveis glicêmicos em jejum decorrentes do fenômeno do alvorecer são comuns em pessoas com DM tipo 2.[67]

Complicações crônicas do diabetes melito

Incluem distúrbios da microvasculatura (*i. e.*, neuropatias, nefropatias e retinopatias), distúrbios da motilidade gastrintestinal, complicações macrovasculares (*i. e.*, doença arterial coronariana, vascular cerebral e vascular periférica) e úlceras nos pés (Figura 41.20). As pessoas com diabetes também são mais suscetíveis a infecções. O nível de hiperglicemia crônica é o melhor fator indicador de complicações diabéticas; portanto, o controle glicêmico é um objetivo primário no tratamento do diabetes.[55,65,68]

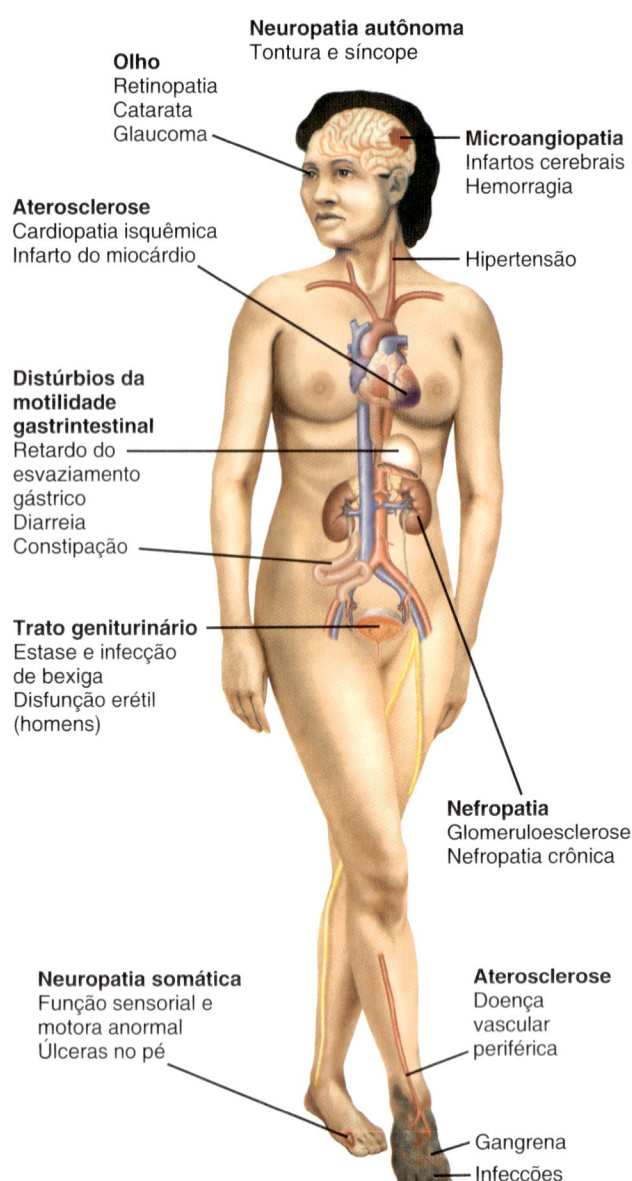

Figura 41.20 • Complicações do diabetes melito a longo prazo.

Complicações microvasculares

As complicações microvasculares do DM estão relacionadas à síntese dos produtos finais da glicosilação avançada (FGA), conforme refletido na determinação da hemoglobina A1c. Os FGA induzem a lesão vascular ao estimular um aumento na produção de espécies reativas de oxigênio (ERO). Acredita-se que os ERO lesionem as células endoteliais ao diminuírem a produção de um fator de relaxamento endotelial vascular, óxido nítrico (NO), ocasionando assim a disfunção endotelial.[69]

No DM tipo 2, a lesão induzida pelos FGA pode ser composta pelo aumento do estresse oxidativo, inflamação sistêmica crônica e dislipidemia associada à síndrome metabólica (conforme descrita anteriormente). Os tipos de complicações microvasculares que ocorrem no DM podem incluir neuropatia, retinopatia, nefropatia e distúrbios da motilidade gastrintestinal. Nos EUA, o diabetes é uma causa líder de perda da visão e cegueira, bem como de nefropatia crônica.[1,2]

Complicações macrovasculares

Em consequência da lesão vascular causa pela hiperglicemia e pela síndrome metabólica discutida anteriormente, pessoas com DM apresentam risco aumentado de complicações macrovasculares como doença arterial coronariana, doença vascular cerebral e acidente vascular encefálico, e doença vascular periférica.

> **Conceitos fundamentais**
>
> **Complicações crônicas do diabetes**
>
> - As complicações crônicas do diabetes resultam da elevação dos níveis glicêmicos e do correlato comprometimento da via metabólica dos lipídios e de outras vias metabólicas
> - Os distúrbios macrovasculares, como doença cardíaca coronariana, acidente vascular encefálico e doença vascular periférica, refletem os efeitos combinados dos níveis glicêmicos não regulados, da elevação da pressão arterial e da hiperlipidemia
> - A melhor forma de prevenir as complicações crônicas do diabetes é a adoção de medidas direcionadas ao controle restrito dos níveis glicêmicos, manutenção de níveis lipídicos normais e controle da hipertensão.

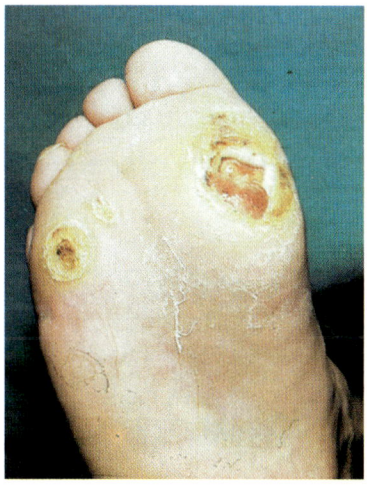

Figura 41.21 • As neuropatias periféricas, mais comuns em pessoas com DM e hiperglicemia crônica, são classificadas como somáticas ou autônomas. As neuropatias somáticas afetam tipicamente os membros inferiores. Parestesia, sensação de queimação e dormência podem ocorrer com a diminuição da sensibilidade à vibração, dor, temperatura e propriocepção. Tais sintomas aumentam o risco de lesões teciduais e quedas. A avaliação diária dos pés é indispensável, uma vez que essas pessoas podem não sentir um ferimento na pele ou uma queimadura, e então desenvolver lesões subsequentes nos pés que são de difícil cicatrização. Para algumas pessoas, as neuropatias periféricas causam dor crônica nos membros inferiores. A avaliação e o controle da dor são cruciais para a sua qualidade de vida. Com frequência, adota-se uma abordagem farmacológica para o controle. Fonte: Marks R. (1987). *Skin disease in old age.* Philadelphia, PA: JB Lippincott.

Úlceras do pé diabético

Problemas nos pés são comuns entre as pessoas com diabetes e podem se tornar suficientemente graves, causando ulceração, infecção e, finalmente, necessidade de amputação. Nessas pessoas, as lesões dos pés representam os efeitos da neuropatia e da insuficiência vascular. Pessoas com neuropatias sensoriais apresentam comprometimento da sensibilidade à dor e muitas vezes não têm consciência do constante traumatismo dos pés pela ação de sapatos de tamanho inadequado, suporte inadequado do peso, objetos rígidos ou pedras nos sapatos e até infecções como o "pé de atleta". A neuropatia reduz a percepção da dor e, assim, as lesões e infecções frequentemente não são percebidas. A neuropatia motora pode levar à fraqueza dos músculos intrínsecos dos pés e resultar em deformidades podais com áreas focais de alta pressão. Quando esse foco de pressão anormal está associado à perda da sensibilidade, podem ocorrer úlceras nos pés. Os sítios comuns de traumatismo são a parte posterior do calcanhar, a área metatársica plantar ou o primeiro dígito, que suporta o peso durante a caminhada[1,2,55,65] (Figura 41.21).

Infecções

As infecções são uma preocupação primária em portadores de diabetes, com determinados tipos de infecções tornando-se cada vez mais frequentes (incluindo infecções de tecidos moles em membros, osteomielite, infecções do trato urinário e pielonefrite, infecções por *Candida* em pele e membranas mucosas, cáries dentárias e doença periodontal). A presença de complicações vasculares crônicas contribui para a resposta a infecções aquém da ideal nas pessoas com diabetes, em adição à contribuição da hiperglicemia e da alteração da função dos neutrófilos. Os déficits sensoriais podem levar uma pessoa com diabetes a não perceber pequenos traumatismos e infecções. A doença vascular pode comprometer a circulação e o suprimento de células sanguíneas, bem como de outras substâncias necessárias à promoção da resposta inflamatória adequada e da cicatrização efetiva. A hiperglicemia e a glicosúria podem influenciar o crescimento de microrganismos e aumentar a gravidade das infecções.[1,2,4]

RESUMO

Os distúrbios metabólicos associados ao diabetes afetam quase todos os sistemas do corpo. As complicações agudas do diabetes incluem CAD, estado hiperglicêmico hiperosmolar e hipoglicemia nas pessoas com diabetes tratado à base de insulina. As complicações também decorrem das alterações compensatórias promovidas pelos hormônios contrarregulatórios. As complicações crônicas do diabetes afetam os sistemas microvascular (incluindo a retina, os rins e o sistema nervoso autônomo) e macrovascular (artérias coronárias, vasculares cerebrais e periféricas). As disfunções micro e macrovasculares contribuem para as úlceras do pé diabético. A infecção é uma preocupação significativa, devido às alterações no processo de cicatrização associadas às alterações fisiológicas no diabetes. A hiperglicemia crônica desempenha um papel importante nas complicações, de modo que as pessoas devem receber orientações e apoio significativos para aprender a controlar a glicemia e minimizar as complicações.

CONSIDERAÇÕES GERIÁTRICAS

- O aumento da taxa de hipotireoidismo associado ao envelhecimento é causado pela alteração da função imune e pelas comorbidades[70]
- Mulheres idosas com hipotireoidismo muitas vezes não apresentam sintomas ou exibem sintomas subclínicos como fadiga, confusão e dor/sensibilidade muscular[71]
- O hipertireoidismo pode ser erroneamente diagnosticado como o envelhecimento normal. Recomenda-se a determinação do TSH sérico na presença de sintomas como fraqueza muscular ou declínio mental[71]
- O hipo/hipertireoidismo é mais comum em mulheres idosas do que nos homens idosos[70,71]
- O DM tipo 2 é a sétima causa líder de morte entre idosos, entre os quais sua incidência é de 20%[71]
- A triagem do diabetes é indicada a cada 3 anos em idosos, porque os sintomas clássicos frequentemente não são percebidos, enquanto os sintomas inespecíficos podem adiar o diagnóstico[71]
- A hipoglicemia em idosos ocasiona um conjunto de sintomas únicos, contrariamente ao que ocorre em adultos mais jovens, e inclui cefaleias noturnas, alterações da fala e confusão, a qual pode levar a comportamentos incomuns.[71]

CONSIDERAÇÕES PEDIÁTRICAS

- Em muitos casos, a deficiência de GH em crianças é diagnosticada quando o padrão de crescimento (normal ao nascimento) cai abaixo do terceiro percentil, por volta do terceiro mês de vida[72]
- O hipotireoidismo congênito é mais comum no sexo feminino, e menos comum em crianças afrodescendentes[73]
- Presença de um marcador genético e histórico familiar de doença tireóidea autoimune são observados em crianças afetadas pelo hipertireoidismo decorrente de doença de Graves. Mães com doença de Graves podem transmitir um tipo congênito de hipertireoidismo denominado tireotoxicose neonatal[73]
- Crianças do sexo masculino com HSC podem entrar na puberdade ao redor dos 2 a 3 anos de idade[73]
- Nos últimos anos, a taxa de DM tipo 2 (20 a 40% das crianças diagnosticadas com diabetes) aumentou na população de crianças e adolescentes, e provavelmente está relacionada à obesidade e à diminuição da atividade física
- Os níveis normais de glicose sérica e HbA1c variam consideravelmente, de acordo com a idade da criança. A American Diabetes Association publica atualizações que devem servir de referência.[73]

Exercícios de revisão

1. Um homem de 59 anos de idade foi encaminhado a um neurologista, para avaliação de cefaleias. Exames de RM subsequentes revelaram uma grande massa suprasselar (2,5 × 2,4 cm), compatível com um tumor hipofisário. Seu histórico é positivo para hipertensão e, ao questionamento direto, ele acredita que suas mãos estejam discretamente maiores do que antes; além disso, ele apresenta aumento da sudorese. O histórico familiar é negativo, assim como os questionamentos sobre alterações no peso, poliúria e polidipsia, distúrbios visuais e disfunção erétil. Os achados laboratoriais subsequentes revelaram: GH sérico basal de 8,7 ng/mℓ (o normal é de 0 a 5 ng/mℓ), não suprimido após o teste de tolerância à glicose oral; intolerância à glicose; e aumento do fator de crescimento semelhante à insulina 1 (IGF-1) em duas ocasiões (1.044 e 1.145 µg/ℓ [o limite superior normal é 480 µg/ℓ]). Os demais índices da função hipofisária estão dentro da variação normal.
   a. Qual diagnóstico é sugerido pelas características clínicas, pela RM e pelos achados laboratoriais desse paciente?
   b. Qual é o motivo para indagar a respeito de alteração no peso, poliúria e polidipsia, distúrbios visuais e disfunção erétil?
   c. Como você explicaria o comprometimento da tolerância à glicose nesse paciente?
   d. Quais são os possíveis efeitos locais de um grande tumor hipofisário?

2. Uma mulher de 76 anos de idade apresenta ganho de peso, perda da memória subjetiva, pele seca e intolerância ao frio. Ao exame, verifica-se que ela tem bócio multinodular. Os achados laboratoriais revelam T_4 sérico baixo e elevação do TSH.
   a. Qual diagnóstico é sugerido pelo histórico, exame físico e exames laboratoriais dessa paciente?
   b. Explique a possível relação entre o diagnóstico e os achados de ganho de peso, pele seca, intolerância ao frio e perda da memória subjetiva.
   c. Qual tipo de tratamento seria indicado?

3. Uma mulher de 45 anos de idade apresenta histórico de fraqueza progressiva, fadiga, perda de peso, náuseas e aumento da pigmentação da pele (especialmente de sulcos, áreas de pressão e mamilos). Sua pressão arterial é 120/78 mmHg em decúbito dorsal, e 105/52 mmHg em posição ortostática. Os achados laboratoriais revelam sódio sérico de 120 mEq/ℓ (o normal é 135 a 145 mEq/ℓ); níveis de potássio de 5,9 mEq/ℓ (o normal é 3,5 a 5 mEq/ℓ); cortisol plasmático baixo e níveis altos de ACTH.
   a. Qual diagnóstico é sugerido pelas características clínicas e achados laboratoriais dessa paciente?
   b. Seu diagnóstico seria classificado como um distúrbio endócrino primário ou secundário?
   c. Qual é o significado do escurecimento da pele na paciente?
   d. Qual tipo de tratamento seria indicado?

4. Um menino de 6 anos de idade é admitido no pronto-socorro com náuseas, vômito e dor abdominal. Ele está muito letárgico; sua pele está quente, seca e ruborizada; seu pulso está rápido; e ele apresenta hálito adocicado. Seus pais relatam que o menino tem sentido muita sede nas últimas semanas, seu apetite aumentou e ele tem urinado com frequência. Sua glicose plasmática inicial é 420 mg/dℓ (23,1 mmol/ℓ), e um exame de urina para presença de cetonas resultou fortemente positivo.
   a. Qual é a causa mais provável da elevação da glicemia e da cetonúria desse paciente?
   b. Explique os sinais e sintomas da apresentação, em termos da elevação da glicemia e acidose metabólica.
   c. Quais são as prioridades do tratamento?
   d. Quais distúrbios eletrolíticos associados você esperaria encontrar e por quê?

5. Um contador de 53 anos de idade comparece para o exame de rotina anual. Seu histórico indica uma glicose plasmática em jejum de 120 mg/dℓ (6,7 mmol/ℓ) em duas ocasiões anteriores. Atualmente, ele está assintomático. O paciente não relata outros problemas de saúde nem uso de quaisquer medicamentos; não fuma nem bebe álcool. Seu pai apresentou diabetes tipo 2 aos 60 anos de idade. Seu exame físico revela pressão arterial de 125/80 mmHg, índice de massa corporal (IMC) de 32 kg/m² e circunferência da cintura de 114 cm. Os resultados dos exames laboratoriais são os seguintes: hemograma completo, TSH e alanina aminotransferase (ALT) dentro dos limites normais. O perfil lipídico mostra que o colesterol HDL (30 mg/dℓ [0,8 mmol/ℓ]) e o colesterol LDL (136 mg/dℓ [3,5 mmol/ℓ]) estão dentro da variação normal, enquanto os triglicerídios estão elevados (290 mg/dℓ [2,3 mmol/ℓ]; o normal é < 165 mg/dℓ [1,9 mmol/ℓ]).
   a. Qual é o provável diagnóstico do paciente?
   b. Com base no nível glicêmico do paciente e no sistema de classificação do diabetes da ADA, em qual categoria diabética você o incluiria? Ele precisa realizar um TTGO com 75 g para avaliação adicional da GAJ?
   c. O resultado do teste de TTGO revela um valor de glicose em 2 h de 175 mg/dℓ (9,63 mmol/ℓ). Qual é o diagnóstico? Qual tipo de tratamento seria apropriado para esse paciente?

REFERÊNCIAS BIBLIOGRÁFICAS

1. Rubin R., Strayer D. S., Saffitz J. E., et al. (Eds.) (2015). Rubin's pathology: Clinicopathologic foundations of medicine (7th ed.). Philadelphia, PA: Wolters Kluwer.
2. Kumar V., Abbas A. K., Aster J. C. (Eds.) (2015). Robbins and Cotran pathologic basis of disease (9th ed.). Philadelphia, PA: Elsevier.
3. Capriotti T., Frizzell J. P. (2016). Pathophysiology: Introductory concepts and clinical perspectives. Philadelphia, PA: F.A. Davis.
4. Hall J. E. (2015). Guyton and Hall textbook of medical physiology (13th ed.). Philadelphia, PA: Elsevier.
5. Saladin K. S. (2015). Anatomy & physiology: The unity of form and function (7th ed.). New York, NY: McGraw Hill Education.
6. Garrahy A., Agha A. (2016). How should we interrogate the hypothalamicpituitary-adrenal axis in patients with suspected hypopituitarism? BMC Endocrine Disorders 16(36), 1–8. DOI: 10.1186/s12902-016-0117-7.
7. Skugor M., Hamrahian A. H. (2012). Pituitary disorders. Cleveland Clinic for Continuing Education. Available at: http://www.clevelandclinicmeded.com/medicalpubs/diseasemanagement/endocrinology/pituitary-disorders/.
8. Hammer G. D., McPhee S. J. (Eds.) (2014). Pathophysiology of disease: An introduction to clinical medicine (7th ed.). New York, NY: McGraw Hill Education.
9. Neal J. M. (2016). How the endocrine system works (2nd ed.). West Sussex, UK: John Wiley & Sons.
10. Braun L. R., Marino R. Disorders of growth and stature. Pediatrics in Review 38(7), 293–304.
11. Barstow C., Rerucha C. (2015). Evaluation of short and tall stature in children. American Family Physician 92(1), 43–50.
12. Dauber A., Rosenfeld R. G., Hirschhorn J. N. (2014). Genetic evaluation of short stature. Journal of Clinical Endocrinology and Metabolism 99(9), 3080–3092. DOI: 10.1210/jc.2014-1506.
13. Rogol A. D., Hayden G. F. (2014). Etiologies and early diagnosis of short stature and growth failure in children and adolescents. The Journal of Pediatrics 164(5 suppl), 1–14. http://dx.doi.org/10.1016/j.jpeds.2014.02.027.
14. Cohen L. E. (2014). Idiopathic short stature: A clinical review. Journal of the American Medical Association 311(17), 1787–1796. DOI: 10.1001/jama.2014.3970.
15. Sirotnak A. P., Pataki C. (2015). Psychosocial short stature. Emedicine Medscape. Available at: https://emedicine.medscape.com/article/913843-overview#a5.
16. Calabria A. (2017). Growth hormone deficiency in children (pituitary dwarfism). Merck Manual Professional. Available at: https://www.merckmanuals.com/professional/pediatrics/endocrine-disorders-in-children/growth-hormone-deficiency-in-children.
17. Eledrisi M. S., Griffing G. T. (2018). Growth hormone deficiency in adults. Emedicine Medscape. Available at: https://emedicine.medscape.com/article/120767-overview.
18. Binay C., Simsek E., Yıldırım A., et al. (2015). Growth hormone and the risk of atherosclerosis in growth hormone-deficient children. Growth Hormone and IGF Research 25(6), 294–297.
19. Sonksken P. (2013). Idiopathic growth hormone deficiency in adults, Ben Johnson, and the somatopause. The Journal of Clinical Endocrinology and Metabolism 98(6), 2270–2273.
20. Gentili A., Griffing G. T. (2015). Growth hormone replacement in older men. Emedicine Medscape. Available at: https://emedicine.medscape.com/article/126999-overview.
21. Dineen R., Stewart P. M., Sherlock M. (2015). Acromegaly. QJM: An International Journal of Medicine 110(7), 411–420. DOI: 10.1093/qjmed/hcw004.
22. Hannon A. M., Thompson C. J., Sherlock M. (2017). Diabetes in patients with acromegaly. Current Diabetes Reports 17(8), 1–8. DOI: 10.1007/s11892-017-0838-7.
23. Kaplowitz P., Bloch C. (2015). Evaluation and referral of children with signs of early puberty. Pediatrics. Originally published online December 14, 2015. Available at: http://pediatrics.aappublications.org/content/early/2015/12/11/peds.2015-3732.
24. Klein D. A., Emerick J. E., Sylvester J. E., et al. (2017). Disorders of puberty: An approach to diagnosis and management. American Family Physician 96(9), 590–599. Available at: https://www.aafp.org/afp/2017/1101/p590.html.
25. Sarlis N. J., Griffing G. T. (2017). Thyroxine-binding globulin deficiency. Emedicine Medscape. Available at: https://emedicine.medscape.com/article/125764-overview.
26. Procopiou M., Meyer C. A. (2017). Effects of drugs on thyroid function tests. Renal and Urology News. Available at: https://www.renalandurologynews.com/endocrinology-metabolism/effects-of-drugs-on-thyroid-function-tests/article/595483/.
27. Nierengarten M. B., Bauer A. J. (2016). Hypothyroidism in children. Contemporary Pediatrics 33(5), 29–33.
28. American Thyroid Association. (2014). Postpartum Thyroiditis. Brochure Available at: https://www.thyroid.org/postpartum-thyroiditis/.

29. Orlander P. R., Griffing G. T. (2018). Hypothyroidism. Emedicine Medscape. Available at: https://emedicine.medscape.com/article/122393-treatment.
30. Eledrisi M. S., Griffing G. T. (2017). Myxedema coma or crisis. Emedicine Medscape. Available at: https://emedicine.medscape.com/article/123577-overview#a1.
31. Lee S. L., Khardori R. (2017). Hyperthyroidism and thyrotoxicosis. Emedicine Medscape. Available at: https://emedicine.medscape.com/article/121865-overview.
32. Osuna P. M., Udovcic M., Sharma M. D. (2017). Hyperthyroidism and the heart. Methodist Debakey Cardiovascular Journal 13(2), 60–63.
33. Felicilda-Reynaldo R. F. D., Kenneally M. (2016). Antithyroid drugs for hyperthyroidism. Medsurg Nursing, 25(1), 50–54.
34. Ing E., Roy H. (2016). Thyroid-associated orbitopathy. Emedicine Medscape. Available at: https://emedicine.medscape.com/article/1218444-overview.
35. Idrose A. M. (2015). Acute and emergency care for thyrotoxicosis and thyroid storm. Acute Medicine and Surgery 2, 147–157.
36. Misra M., Hoffman R. P. (2018). Thyroid storm. Emedicine Medscape. Available at: https://emedicine.medscape.com/article/925147-overview.
37. Schraga E. D., Khardori R. (2017). Hyperthyroidism, thyroid storm, and Graves disease. Emedicine Medscape. Available at: https://emedicine.medscape.com/article/767130-overview.
38. Turcu A., Smith J. M., Auchus R., et al. (2014). Adrenal androgens and androgen precursors: Definition, synthesis, regulation, and physiologic actions. Comprehensive Physiology 4(4), 1369–1381.
39. National Institute of Diabetes and Digestive and Kidney Diseases. (2014). Adrenal Insufficiency and Addison's Disease. Available at: https://www.niddk.nih.gov/health-information/endocrine-diseases/adrenal-insufficiency-addisons-disease.
40. Papierska L. (2017). The adrenopause: Does it really exist? Menopause Review 16I(2), 57–60.
41. Judd L. L., Schettler P. J., Brown E. S., et al. (2014). Adverse consequences of glucocorticoid medication: Psychological, cognitive, and behavioral effects. American Journal of Psychiatry 171(10), 1045–1051. DOI: 10.1176/appi.ajp. 2014.13091264.
42. Younes A. J., Younes N. K. (2017). Recovery of steroid induced adrenal insufficiency. Translational Pediatrics 6(4), 269–273. DOI: 10.21037/tp.2017.10.01.
43. American Association for Clinical Chemistry. (2017). Adrenal Insufficiency and Addison Disease. Available at: https://labtestsonline.org/conditions/adrenal-insufficiency-and-addison-disease.
44. Elhomsy G., Staros E. B. (2014). Dexamethasone suppression test. Emedicine Medscape. Available at: https://emedicine.medscape.com/article/2114191-overview.
45. Witchel S. F. (2017). Congenital adrenal hyperplasia. Journal of Pediatric and Adolescent Gynecology 30(2017), 520–534.
46. Charmandari E., Nicolaides N. C., Chrousos G. P. (2014). Adrenal insufficiency. The Lancet 383, 2152–2167.
47. Pramano L., Purnamasari D., Tarigan T. J. E., et al. (2015). Generalized hyperpigmentation caused by Addison's disease in a patient with HIV/AIDS and multiple opportunistic infections. Journal of the ASEAN Federation of Endocrine Societies 30(2), 169–173.
48. Griffing G. T., Khardori R. (2018). Addison disease. Emedicine Medscape. Available at: https://emedicine.medscape.com/article/116467-overview.
49. Kirkland L., Griffing G. T. (2018). Adrenal Crisis. Emedicine Medscape. Available at: https://emedicine.medscape.com/article/116716-overview.
50. National Institute of Diabetes and Digestive and Kidney Diseases. (2012). Cushing's Syndrome. Available at: https://www.niddk.nih.gov/health-information/endocrine-diseases/cushings-syndrome.
51. Nguyen H. C. T., Khardori R. (2017). Endogenous Cushing syndrome. Emedicine Medscape. Available at: https://emedicine.medscape.com/article/2233083-overview.
52. Leslie R. D., Palmer J., Schloot N. C., et al. (2016). Diabetes at the crossroads: Relevance of disease classification to pathophysiology and treatment. Diabetologia 59, 13–20. DOI: 10.1007/s00125-015-3789-z.
53. Hay D. L., Chen S., Lutz T. A., et al. (2015). Amylin: Pharmacology, physiology, and clinical potential. Pharmacological Reviews 67, 564–600. http://dx.doi.org/10.1124/pr.115.010629.
54. Centers for Disease Control and Prevention. (2017). National Diabetes Statistics Report, 2017. Atlanta, GA: Centers for Disease Control and Prevention, U.S. Dept of Health and Human Services.
55. American Diabetes Association. (2018). Classification and diagnosis of diabetes: Standards of medical care in diabetes – 2018. Diabetes Care 41(Suppl 1), S13–S27.
56. Lin J. L. J., Papantonlou L.G.C., Staros E. B. (2016). Glucose tolerance testing. Emedicine Medscape. Available at: https://emedicine.medscape.com/article/2049402-overview#a4.
57. Breslin Diabetes Center of Harvard Medical School. (2018). Plasma glucose meters and whole blood meters. Available at: http://www.joslin.org/info/plasma_glucose_meters_and_whole_blood_meters.html.
58. Breslin Diabetes Center of Harvard Medical School. (2018). Blood glucose testing delivers tight control. Available at: http://www.joslin.org/info/blood-glucose-testing-delivers-tight-control.html.
59. Breslin Diabetes Center of Harvard Medical School. (2018). The facts about continuous glucose monitoring. Available at: http://www.joslin.org/info/the_facts_about_continuous_glucose_monitoring.html.
60. Horowitz G. L., Wheeler T. M. (2015). Hemoglobin A1C testing. Emedicine Medscape. Available at: https://emedicine.medscape.com/article/2049478-overview#a3.
61. American Association of Clinical Chemistry. (2014). Glucose tests. Lab Tests Online. Available at: https://labtestsonline.org/tests/glucose-tests.
62. Breslin Diabetes Center of Harvard Medical School. (2018). Ketone testing: What you need to know. Available at: http://www.joslin.org/info/ketone_testing_what_you_need_to_know.html.
63. Skyler J. S., Bakris G. L., Bonifacio E., et al. (2017). Differentiation of diabetes by pathophysiology, natural history, and prognosis. Diabetes 66, 241–255.
64. Bokhari A. S., Alshaya M. M., Badghaish M. M. O., et al. (2018). Metabolic syndrome: Pathophysiology and treatment. The Egyptian Journal of Hospital Medicine 70(8), 1388–1392. DOI: 10.12816/0044654.
65. Handelsma Y., Bloomgarden Z. T., Grunberger G., et al. (2015). American Association of Clinical Endocrinologists and American College of Endocrinology – Clinical Practice Guidelines for Developing a Diabetes Mellitus Comprehensive Care Plan – 2015 – Executive Summary. Endocrine Practice 21(4), 413–437.
66. Cooperman M., Griffing G. (2016). Somogyi phenomenon. Emedicine Medscape. Available at: https://emedicine.medscape.com/article/125432-overview.
67. American Diabetes Association. (2017). Dawn phenomenon. Available at: http://www.diabetes.org/living-with-diabetes/treatment-and-care/blood-glucose-control/dawn-phenomenon.html.
68. American Diabetes Association. (2018). Glycemic targets: Standards of medical care in diabetes – 2018. Diabetes Care 48(Suppl 1), S55–S64.
69. Yang S. L., Zhu L., Han R., et al. (2017). Pathophysiology of peripheral arterial disease in diabetes mellitus. Journal of Diabetes 9, 133–140. DOI: 10.1111/1753-0407.12474.
70. Hinkle J. L., Cheever K. H. (2018). Brunner & Suddarth's textbook of medical-surgical nursing (14th ed.). Philadelphia, PA: Wolters Kluwer.
71. Epiopoulos C. (2018). Gerontological nursing (9th ed.). Philadelphia, PA: Wolters Kluwer.
72. Skyler J. S., Bakris G. L., Bonifacio E., et al. (2017). Differentiation of diabetes by pathophysiology, natural history, and prognosis. Diabetes 66, 241–255.
73. Kyle T., Carman S. (2017). Essentials of pediatric nursing (3rd ed.). Philadelphia, PA: Wolters Kluwer.

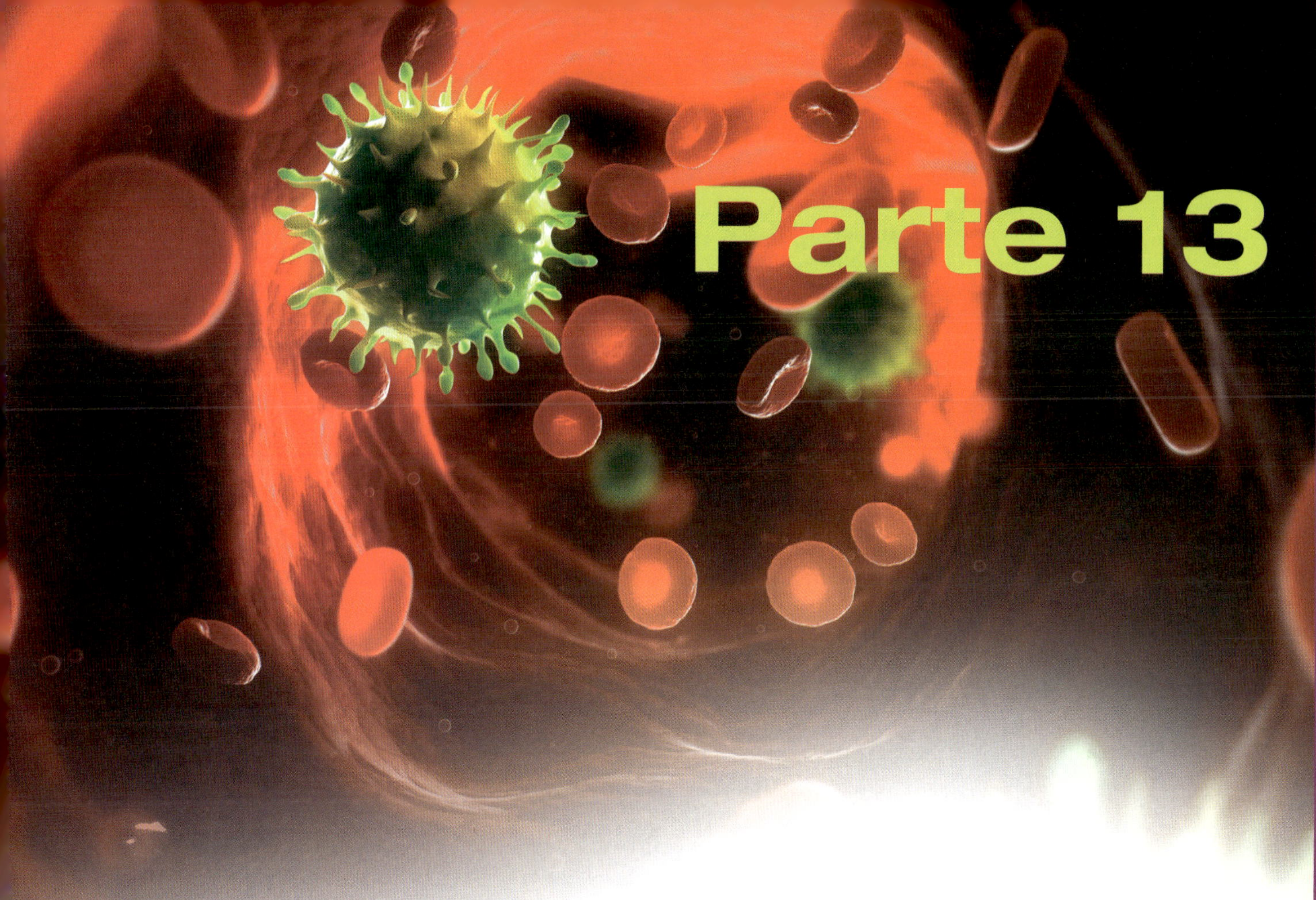

Parte 13

Distúrbios das Funções Geniturinária e Reprodutiva

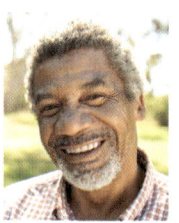

O **Sr. E. Topers**, um afro-americano de 57 anos, tinha hiperplasia prostática benigna há 5 anos. Seu avô e um primo tiveram câncer de próstata. O Sr. Topers referia história de tabagismo de um maço de cigarros por dia durante 20 anos, mas parou de fumar há 15 anos. Tinha hipertensão arterial controlada, diabetes melito do tipo 2 e hiperlipidemia. No último ano, seu índice de massa corporal (IMC, em kg/m^2) diminuiu de 28 (sobrepeso) para 26. Ele tem usado um antagonista α_1-adrenérgico para relaxar a musculatura lisa da próstata e, desse modo, melhorar o fluxo urinário. No último ano, seu escore na Avaliação Sintomática da American Urologic Association (AUA) era 1 ou 2, indicando sintomas muito brandos.

(continua)

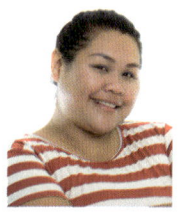

Eileen, 19 anos de idade, procurou o centro municipal de saúde porque desejava orientação sobre contracepção oral. Ela informou que era sexualmente ativa e sentia que precisava de proteção. Seu ciclo menstrual é irregular desde a menarca, aos 11 anos de idade, e não conseguia se lembrar da data da última menstruação (DUM). Ela não ia a uma consulta médica desde os 13 anos de idade. Também não sabia informar se alguma pessoa de sua família tinha ciclos menstruais irregulares, mas sua irmã mais velha estava tentando engravidar há 4 anos. A história familiar inclui diabetes melito do tipo II, obesidade e hipertensão arterial. No exame físico, ela apresentou obesidade abdominal, hirsutismo facial e acne. Por causa da circunferência abdominal aumentada, os ovários eram de difícil palpação. O teste de urina para gravidez resultou negativo.

(continua)

Sr. E. Topers (*continuação*)

Há pouco tempo, seu escore foi 11, apontando prejuízo à qualidade de vida. Ele acordava até três vezes à noite para urinar, urinava frequentemente durante o dia e tinha algum grau de incontinência de urgência. Além disso, referia que frequentemente se sentia como se precisasse urinar e que tinha algum gotejamento de urina depois das micções. A última dosagem do antígeno prostático específico (PSA) foi 7 ng/mℓ (< 4 ng/dℓ é considerado normal), e os resultados dos outros exames de sangue estavam dentro dos limites normais. Atualmente, o nível de PSA está acima de 12 ng/mℓ, e as concentrações de ureia sanguínea e creatinina estão significativamente elevadas. Um exame do fluxo urinário demonstrou obstrução com fluxo menor que 7 mℓ/s (fluxo normal médio: 12 mℓ/s). O toque retal (TR) do paciente revelou que sua próstata estava relativamente aumentada (passou de um escore de 3+ para 4+) e consistência firme à palpação (passou de um escore de 1+ para 2+). Ele havia agendado uma ultrassonografia transretal com biopsia da próstata. O resultado confirmou câncer de próstata. Contudo, o escore de Gleason era 3, indicando câncer de crescimento lento.

Eileen (*continuação*)

O índice de massa corporal (IMC) era 29 kg/m^2, classificado como sobrepeso. O exame de sangue em jejum revelou concentrações anormalmente elevadas de glicose, insulina, lipídios, hormônio luteinizante (LH) e testosterona total; concentração discretamente elevada de prolactina e normal do hormônio tireoestimulante (TSH). O médico suspeitou de síndrome do ovário policístico (SOPC) e a encaminhou para o ginecologista para investigação adicional. O ginecologista observou múltiplos cistos nos dois ovários na ultrassonografia transvaginal e conseguiu descartar distúrbios relacionados, resultando em um diagnóstico conclusivo de SOPC. Foi prescrita metformina (fármaco para aumentar a sensibilidade à insulina) e um contraceptivo oral. Além disso, Eileen foi encaminhada a um nutricionista, para orientação sobre dieta hipocalórica e com baixo teor de gordura, e a um *personal trainer*.

Estrutura e Função do Sistema Geniturinário Masculino

42

Sawsan Abuhammad

INTRODUÇÃO

O sistema geniturinário masculino é formado por duas gônadas (testículos), ductos genitais, órgãos acessórios e pênis (Figura 42.1). A principal função dos testículos é produzir hormônios sexuais masculinos e células germinativas masculinas. Os órgãos acessórios internos produzem os componentes líquidos do sêmen, enquanto o sistema canalicular facilita o armazenamento e o transporte dos espermatozoides. As funções do pênis são eliminar urina e desempenhar atividade sexual. Este capítulo enfatiza a estrutura do sistema genital masculino, a espermatogênese e o controle da função reprodutiva, o controle neural da função sexual e as alterações funcionais na puberdade e em consequência do processo de envelhecimento.

ESTRUTURA DO SISTEMA GENITAL MASCULINO

Depois de concluir esta seção, o leitor deverá ser capaz de:

- Descrever o desenvolvimento embrionário dos órgãos genitais e da genitália masculina
- Descrever a estrutura e as funções dos testículos e escroto, ductos genitais, órgãos acessórios e pênis.

Desenvolvimento embrionário

Cromossomos sexuais determinam o sexo da pessoa no momento da fertilização. Os tecidos que produzem os sistemas genitais feminino e masculino são indiferenciados no estágio embrionário. Uma pequena região no braço do cromossomo Y determina o sexo do embrião.[1] É impossível saber se um embrião é do sexo feminino ou masculino, a menos que seja feito um cariótipo ou até aproximadamente a sétima semana de gestação. Até essa época, os sistemas genitais feminino e masculino consistem em dois ductos de Wolff, a partir dos quais se desenvolve a genitália masculina, e dois ductos de Müller, a partir dos quais se desenvolvem as estruturas genitais femininas. Durante essas semanas iniciais de gestação, as gônadas (ou seja, os ovários e os testículos) também são indiferenciadas.[1]

Na sexta e na oitava semanas de gestação, os testículos iniciam seu desenvolvimento sob a influência do cromossomo Y. A ação do gene *SRY* transforma as gônadas indiferenciadas em testículos. Por outro lado, se não houver gene *SRY*, as gônadas se tornam ovários.

Durante a gestação, as células testiculares do embrião do sexo masculino produzem dois hormônios principais: hormônio antimülleriano (AMH) e testosterona.[1] O AMH suprime os ductos de Müller e impede o desenvolvimento do útero e das tubas uterinas (trompas de Falópio) nos homens. Ao mesmo tempo, a testosterona estimula os ductos de Wolff a se tornarem os epidídimos, os ductos deferentes e as vesículas seminais.[1] A testosterona também é o precursor de um terceiro hormônio, a di-hidrotestosterona (DHT), responsável pela formação da uretra masculina, da próstata e da genitália externa masculina. A enzima 5-alfa-redutase converte a testosterona em DHT, predominantemente nos tecidos periféricos.[1] Embora a testosterona e a DHT compartilhem o mesmo receptor central de androgênio, elas exibem diferenças marcantes em termos de atividade tecidual. A DHT, por exemplo, exerce a maior parte de seus efeitos na genitália externa, bem como na próstata, e é posteriormente importante para o desenvolvimento de pelos corporais e faciais. Se não houver testosterona e DHT durante a gestação, o desenvolvimento dos ductos de Müller não será inibido e, portanto, um embrião do sexo masculino (com cromossomos XY) desenvolverá genitália externa feminina.[1,2]

Testículos e escroto

Os testículos (gônadas masculinas) estão localizados fora da cavidade abdominal, no escroto.[3] Os testículos do homem adulto têm volume aproximado de 15 a 25 mℓ (> 4 mℓ indica início da puberdade). Aproximadamente 80% desse volume é atribuído às células encarregadas da espermatogênese, e 20% vai para a produção de testosterona. Embriologicamente, os testículos desenvolvem-se na cavidade abdominal e depois descem pelo canal inguinal até uma bolsa de peritônio (que se torna a túnica vaginal) no escroto.[4] A descida do testículo ocorre na 26ª semana da gestação, quando o hormônio antimülleriano é responsável pela descida até a região inguinal; o segundo, entre 7 e 9 meses de vida fetal, período durante o qual a testosterona é responsável pela descida ao escroto.[1] À

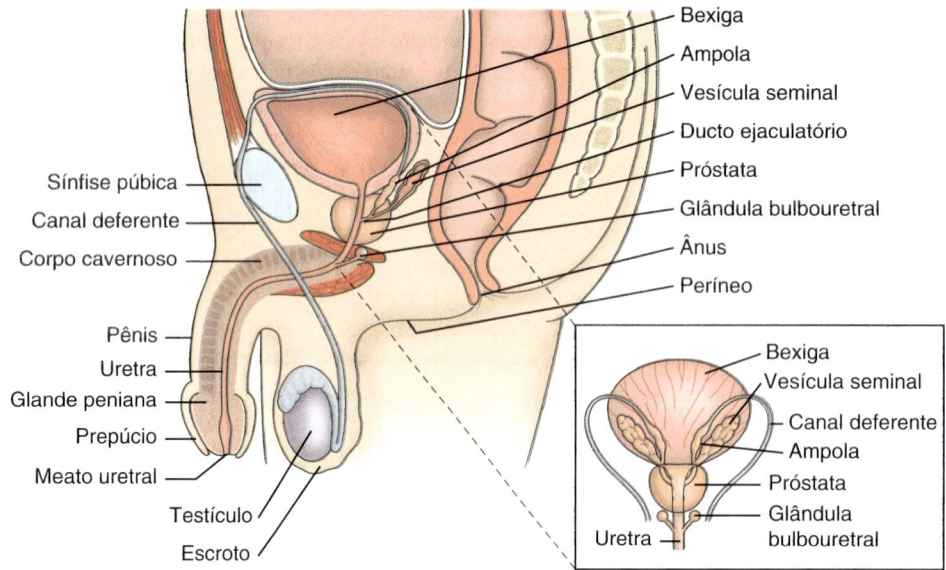

Figura 42.1 • Estruturas do sistema genital masculino. Fonte: Jensen S. (2015). *Nursing health assessment: A best practice approach* (2.ed, p. 703). Philadelphia, PA: Lippincott Williams & Wilkins.

medida que descem, os testículos carreiam consigo artérias, veias, canais linfáticos, nervos e ductos excretores de condução. Essas estruturas ficam envolvidas pelo músculo cremáster e por camadas de fáscia que formam o cordão espermático.[4] Depois da descida dos testículos, o canal inguinal fecha quase por completo. A falha de fechamento aumenta o risco de desenvolvimento de hérnias inguinais em uma fase posterior da vida. A hérnia ou "ruptura" inguinal consiste em uma protrusão do peritônio parietal e de parte do intestino por um orifício anormal em comunicação com a cavidade abdominal. Uma alça intestinal pode ficar encarcerada na hérnia inguinal (hérnia estrangulada) e, nesses casos, o lúmen do intestino pode ser obstruído e sua irrigação sanguínea interrompida.

Os testículos consistem em uma membrana com duas camadas (túnica vaginal), que se origina do peritônio abdominal.[4] A cobertura mais externa – túnica albugínea – forma um envoltório fibroso branco e resistente, semelhante à esclerótica do olho. A túnica albugínea protege os testículos e confere-lhes seu formato ovoide. Os músculos cremásteres, que formam faixas de músculo esquelético originado dos músculos oblíquos internos do tronco, elevam os testículos. Estes recebem sua irrigação arterial das artérias testiculares longas, que são ramos da artéria abdominal. As veias testiculares que drenam os testículos originam-se de uma rede venosa conhecida como *plexo pampiniforme*, que circunda a artéria testicular. Fibras originadas das divisões do sistema nervoso autônomo inervam os testículos.[4] Nervos sensoriais associados transmitem estímulos dolorosos, explicando a dor excruciante que ocorre principalmente quando são atingidos violentamente.

O escroto abriga os testículos e é formado por uma camada fina mais externa de pele, da qual se originam as rugas ou pregas, e que está em continuidade com o períneo e a pele da virilha. Sob a pele, há uma camada fina de fáscia e musculatura lisa (músculo dartos). Essa camada contém um septo que separa os dois testículos. O músculo dartos reage às alterações de temperatura[3]: quando faz frio, ele se contrai e puxa os testículos para mais perto do corpo, tornando o escroto mais curto com rugas profundas. Quando faz calor, o músculo relaxa e possibilita ao escroto descer e afastar-se do corpo.

A localização dos testículos no escroto é importante para a produção dos espermatozoides, que ocorre em condições ideais quando a temperatura local está 2 a 3°C abaixo da temperatura do corpo. Dois sistemas mantêm a temperatura dos testículos em um patamar compatível com a produção dos espermatozoides. Um deles é o plexo pampiniforme das vias testiculares que circundam a artéria testicular. Esse plexo absorve calor do sangue arterial, resfriando-o à medida que entra nos testículos. O segundo sistema é formado pelos músculos cremásteres, que reagem às reduções da temperatura testicular, trazendo os testículos para mais perto do corpo.[4] A exposição prolongada a temperaturas altas – em consequência de febre persistente ou disfunção dos mecanismos termorreguladores – pode dificultar o processo de espermatogênese. Roupas íntimas apertadas mantêm os testículos presos contra o corpo e parecem contribuir para a redução das contagens de espermatozoides e a infertilidade porque interferem na função

Conceitos fundamentais

Sistema genital masculino

- O sistema ductal (epidídimos, ductos deferentes e ductos ejaculatórios) transporta e armazena espermatozoides e contribui para sua maturação; as glândulas acessórias (vesículas seminais, próstata e glândulas bulbouretrais) preparam os espermatozoides para a ejaculação
- A produção dos espermatozoides requer temperaturas entre 2 e 3°C abaixo da temperatura do corpo. A posição dos testículos no escroto e os mecanismos singulares de resfriamento da circulação sanguínea asseguram essas condições ambientais.

termorreguladora do corpo. A criptorquidia – falha da descida dos testículos ao escroto – também expõe os testículos a temperatura corporal mais alta.

Sistema de ductos genitais

Internamente, os testículos são formados por milhares de compartimentos ou lóbulos (Figura 42.2). Cada lóbulo contém um ou mais túbulos seminíferos espiralados. Nesses túbulos os espermatozoides são produzidos. À medida que entram nos ductos eferentes, os túbulos seminíferos transformam-se na rede testicular (*rete testis*), que forma inúmeros canais interconectados no mediastino testicular.[1] A partir dessa rede, 10 mil a 20 mil ductos eferentes emergem e reúnem-se ao epidídimo, órgão final de maturação dos espermatozoides. Como os espermatozoides ainda não são móveis nesse estágio de desenvolvimento, movimentos peristálticos das paredes dos ductos do epidídimo facilitam essa mobilidade. Os espermatozoides continuam sua migração ao longo dos ductos deferentes.[1]

A ampola do ducto deferente funciona como reservatório para os espermatozoides. Os espermatozoides são armazenados nela até que sejam liberados através do pênis durante a ejaculação (Figura 42.3). A desconexão cirúrgica dos ductos deferentes na região escrotal (p. ex., vasectomia) é um método eficaz de contracepção masculina. Como os espermatozoides ficam armazenados nas ampolas, os homens podem conservar sua fertilidade por 4 a 5 semanas depois de uma vasectomia.

Os testículos humanos podem produzir até 300 milhões de espermatozoides por dia.[1] Os espermatozoides maduros têm cerca de 60 μm de comprimento.[1] Cerca de 3 mℓ de sêmen são expelidos a cada ejaculação, e cada mililitro contém até 15 milhões de espermatozoides.[5] Entretanto, uma grande porcentagem dos espermatozoides na ejaculação não têm motilidade ou morrem.[1]

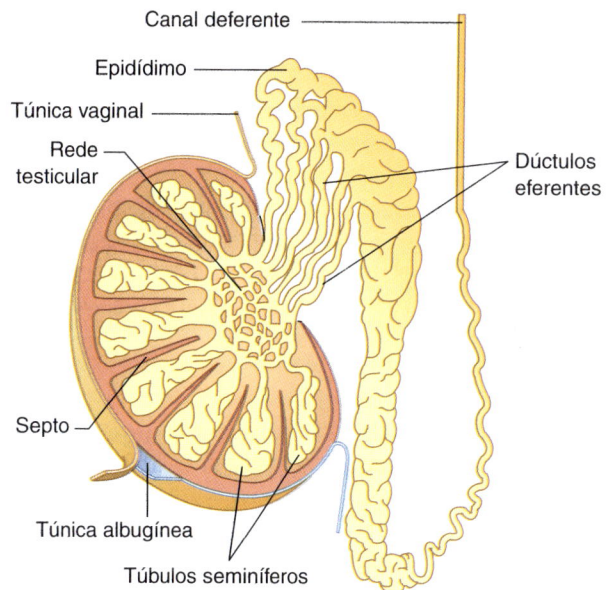

Figura 42.2 • Componentes do testículo e do epidídimo.

Órgãos acessórios

Os órgãos acessórios masculinos incluem vesículas seminais, próstata e glândulas bulbouretrais. Os espermatozoides são transportados por estruturas do sistema genital por mobilização do líquido seminal, que é combinado com as secreções dos ductos genitais e dos órgãos acessórios. Os espermatozoides e as secreções provenientes desses ductos e órgãos formam o sêmen.[1]

As vesículas seminais consistem em dois tubos acentuadamente tortuosos que secretam líquido para formar o sêmen. Cada uma é revestida por epitélio secretório contendo grandes quantidades de frutose, prostaglandinas e várias

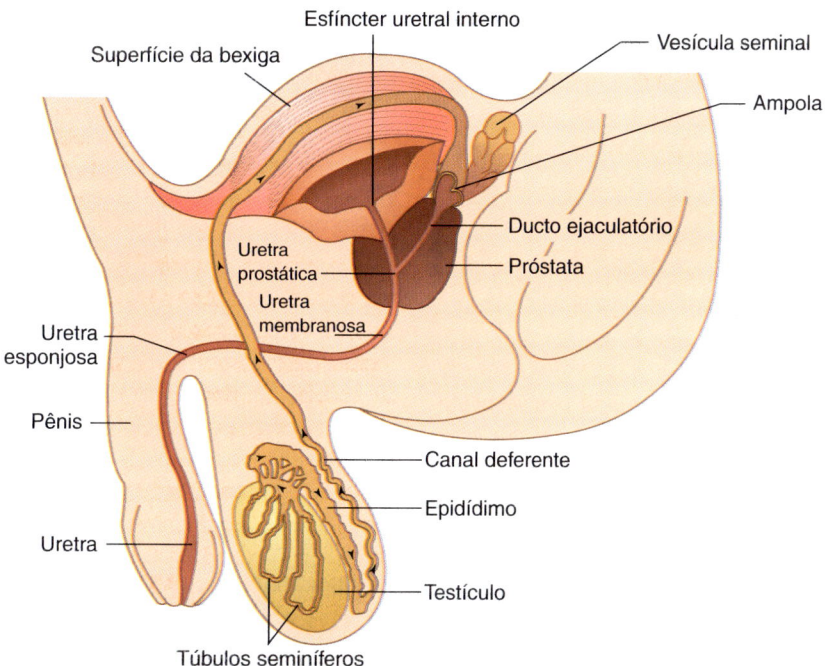

Figura 42.3 • Ductos excretores do sistema genital masculino e trajeto que os espermatozoides percorrem à medida que saem dos testículos e são levados à uretra.

outras proteínas. A frutose secretada fornece a energia necessária à motilidade dos espermatozoides. As prostaglandinas parecem facilitar a fecundação tornando o muco cervical mais receptivo aos espermatozoides e provocando contrações peristálticas do útero e das tubas uterinas a fim de levar os espermatozoides aos ovários.[1]

Cada vesícula seminal se reúne ao seu ducto deferente correspondente e forma o ducto ejaculatório, que entra na parte posterior da próstata e continua até terminar na parte prostática da uretra.[1] Durante a fase de emissão do coito, as duas vesículas esvaziam seu conteúdo líquido no ducto ejaculatório, acrescentando volume ao sêmen. Cerca de 70% do material ejaculado origina-se delas.

A próstata é um órgão glandular fibromuscular localizado logo abaixo da bexiga. Ela secreta um líquido alcalino leitoso fino, que contém ácido cítrico, cálcio, fosfato ácido, uma enzima coagulante e uma profibrinolisina. Durante a ejaculação, a cápsula da próstata contrai-se e o líquido liberado aumenta o volume do sêmen.[1] As secreções vaginais e o líquido proveniente dos ductos deferentes são muito ácidos. Como a mobilidade dos espermatozoides é maior em pH de 6,0 a 6,5, a composição alcalina das secreções prostáticas é essencial ao sucesso da fecundação do óvulo.[4] As glândulas bulbouretrais (ou glândulas de Cowper) se encontram nos dois lados da uretra membranosa e secretam muco alcalino, que também contribui para a neutralização dos ácidos originados da urina e que permanecem na uretra.[4]

A próstata também elimina urina através de uma seção apropriada da uretra (uretra prostática). Essa região da próstata consiste em uma cápsula fibrosa fina, que circunda as fibras musculares lisas orientadas circunferencialmente, e o tecido colágeno, que envolve a uretra na área de comunicação com a bexiga. A uretra prostática atravessa a glândula prostática, onde é revestida por uma camada longitudinal final de músculo liso, que se encontra em continuidade com a parede da bexiga. O músculo liso, que cerca a glândula prostática, origina-se principalmente da musculatura longitudinal da bexiga. Ele forma o esfíncter involuntário verdadeiro da uretra posterior masculina. Como a próstata circunda a uretra, o crescimento da glândula pode causar obstrução urinária.[1]

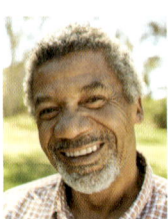

O **Sr. Topers**, apresentado no início da Parte 13, tinha hiperplasia prostática benigna (HPB) e câncer de próstata. Apresentava sinais/sintomas de obstrução urinária, inclusive gotejamento pós-miccional e vontade persistente de urinar. Esses sinais/sintomas talvez se devessem ao crescimento adicional de sua próstata. O exame do fluxo urinário revelou obstrução com fluxo menor que 7 mℓ/s, ou seja, a próstata pressionava a uretra e reduzia seu calibre, provocando refluxo da urina. O paciente precisava ser avaliado por urinocultura a fim de verificar se tinha infecção das vias urinárias inferiores. O Sr. Topers foi encaminhado para prostatectomia total por causa de sua história familiar positiva. A cirurgia foi programada para o fim de semana.

A próstata é constituída por glândulas secretórias dispostas em três áreas concêntricas que circundam a uretra prostática, na qual se abrem. Essas glândulas incluem as diminutas glândulas mucosas associadas à mucosa uretral; as glândulas submucosas intermediárias que se localizam na periferia das glândulas mucosas e as glândulas prostáticas principais maiores, situadas perto da superfície externa da glândula.[1] A HPB nos idosos é causada pela proliferação excessiva das glândulas mucosas.

Pênis

O pênis é o órgão genital externo através do qual a uretra passa. Anatomicamente, sua parte externa consiste em um corpo que termina em uma ponta denominada *glande* (Figura 42.4). A pele frouxa do corpo dobra-se para cobrir a glande, formando o prepúcio. A glande peniana contém muitos nervos sensoriais, os quais a tornam a parte mais sensível do corpo peniano. O prepúcio é removido durante a circuncisão (postectomia).

O corpo do pênis é formado de três massas de tecidos eréteis, mantidas unidas por faixas fibrosas e cobertas por uma camada fina de pele. As primeiras duas massas laterais são conhecidas como *corpos cavernosos*. A terceira massa ventral se denomina *corpo esponjoso*, onde se encontra a parte esponjosa da uretra.[1] Os corpos cavernosos e o corpo esponjoso são seios cavernosos, relativamente vazios, mas ingurgitados de sangue durante a ereção peniana.

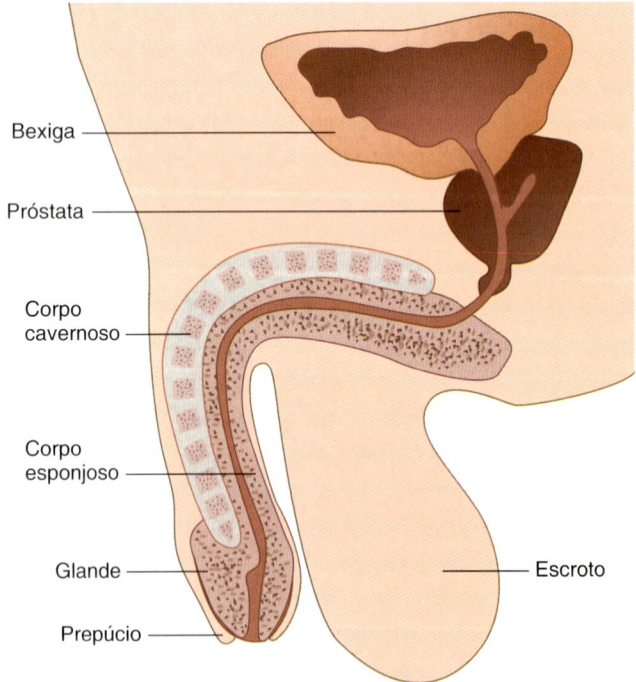

Figura 42.4 • Corte sagital do pênis mostrando o prepúcio, a glande, o corpo cavernoso e o corpo esponjoso.

RESUMO

O sistema genital masculino consiste em duas gônadas (*i. e.*, testículos), um sistema de ductos excretores (*i. e.*, túbulos seminíferos e ductos eferentes), órgãos acessórios (*i. e.*, epidídimo, vesículas seminais, próstata e glândulas de Cowper) e pênis. Durante a 7ª semana de gestação, o padrão cromossômico XY e o gene *SRY* do embrião masculino são responsáveis pela formação dos testículos; a produção subsequente de hormônio antimülleriano e testosterona resulta no desenvolvimento das estruturas genitais masculinas internas e externas. Antes desse período, os tecidos dos quais se originam as estruturas reprodutivas masculinas e femininas são indiferenciados. Quando não há produção de testosterona e seu derivado DHT, um embrião do sexo masculino com padrão cromossômico XY desenvolverá genitália externa feminina.

ESPERMATOGÊNESE E CONTROLE HORMONAL DA FUNÇÃO REPRODUTIVA MASCULINA

Depois de concluir esta seção, o leitor deverá ser capaz de:

- Descrever o processo de espermatogênese
- Citar as funções da testosterona
- Esboçar um diagrama ilustrando a secreção, o local de ação e o controle por *feedback* do hormônio de liberação das gonadotrofinas, do hormônio luteinizante, do hormônio foliculoestimulante (FSH) e da inibina.

Durante a infância, as gônadas mantêm-se praticamente inativas. Na puberdade, as gônadas masculinas (testículos) começam a sofrer maturação, produzir hormônios e realizar espermatogênese. Com cerca de 10 a 11 anos de idade, a adeno-hipófise, sob controle do hipotálamo, começa a secretar gonadotrofinas que estimulam a função testicular e levam as células intersticiais de Leydig a iniciar a produção de testosterona. Na mesma época, a estimulação hormonal induz a atividade mitótica das células germinativas que se transformam nos espermatozoides. Depois de iniciar a maturação sexual, os testículos começam a expandir-se rapidamente, à medida que os túbulos se alongam. A maturidade e a espermatogênese plenas geralmente são alcançadas em torno dos 15 aos 16 anos.

Espermatogênese

O termo *espermatogênese* refere-se à formação dos espermatozoides. Começa aproximadamente aos 13 anos e estende-se por todos os anos de vida reprodutiva do homem. Ocorre nos túbulos seminíferos dos testículos (ver Figura 42.2). Se fossem interligados uns aos outros, esses túbulos mediriam cerca de 250 metros. Sua camada mais externa é formada de tecido conjuntivo e músculo liso. A mais interna é composta por células de Sertoli, misturadas com espermatozoides em vários estágios de desenvolvimento (Figura 42.5 A). Essas células secretam um líquido especial com nutrientes que banham e nutrem as células germinativas imaturas. Além disso, fornecem as enzimas digestivas que desempenham um papel importante na espermiação (*i. e.*, conversão dos espermatócitos em espermatozoides) e parecem ter uma função essencial na conformação da cabeça e da cauda dos espermatozoides.[1]

As células de Sertoli também secretam vários hormônios, inclusive hormônio antimülleriano, liberado pelos testículos durante a vida fetal para inibir a formação das tubas uterinas; estradiol, principal hormônio sexual feminilizante, que parece necessário à espermatogênese masculina; e inibina, que controla a função das células de Sertoli por inibição em *feedback* da síntese do hormônio foliculoestimulante (FSH) pela adeno-hipófise.[1,4] Para que possa haver espermatogênese, o FSH liga-se aos receptores específicos nas células de Sertoli. Esse processo também exige alta concentração de testosterona intratesticular.[1]

No primeiro estágio da espermatogênese, células germinativas (espermatogônias) diploides pequenas e indiferenciadas estão localizadas bem ao lado da parede tubular. Espermatogônias entram em divisão mitótica rápida e fornecem suprimento contínuo de células germinativas novas. À medida que

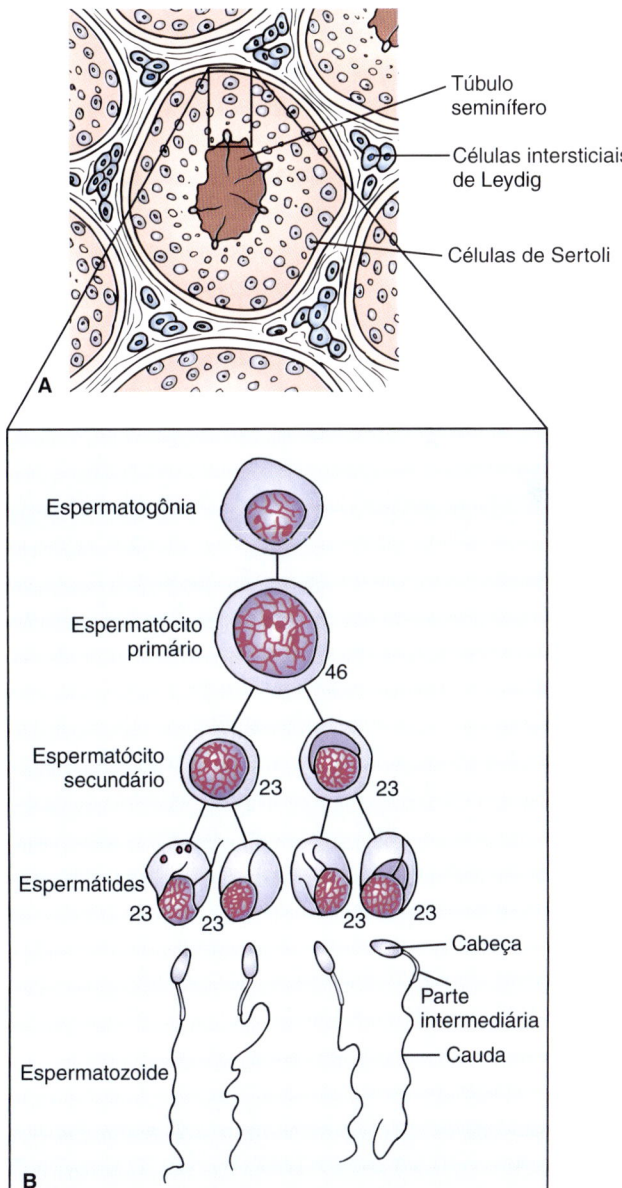

Figura 42.5 • Os vários estágios da espermatogênese. **A.** Corte transversal do túbulo seminífero. **B.** Estágios de desenvolvimento dos espermatozoides.

se multiplicam, as mais maduras dividem-se em duas células descendentes, que crescem e transformam-se em espermatócitos – precursores dos espermatozoides.[1] Depois de várias semanas, os espermatócitos primários grandes dividem-se por um processo conhecido como *meiose* e formam dois espermatócitos secundários menores. Meiose é um mecanismo singular de divisão celular que ocorre apenas nas gônadas. Consiste em duas divisões nucleares consecutivas com formação de quatro células descendentes contendo um único conjunto de 23 cromossomos cada, em vez de um par de 46, como se dá durante a divisão celular por mitose das outras células somáticas. No caso dos espermatozoides, os espermatócitos secundários se dividem para formar duas espermátides, cada uma contendo 23 cromossomos.

As espermátides alongam-se e formam o espermatozoide (célula espermática madura) com cabeça e cauda (ver Figura 42.5 B). A parte externa dos dois terços anteriores da cabeça – conhecida como *acrossomo* – contém as enzimas necessárias à penetração e à fecundação do óvulo.[1] Os movimentos flagelares da cauda para a frente e para trás conferem motilidade aos espermatozoides. As mitocôndrias estão localizadas na parte média que conecta a cauda e a cabeça dos espermatozoides, fornecendo energia para o movimento dos espermatozoides. Um espermatozoide normal se desloca em linha reta na velocidade de 1 a 4 mm/min, possibilitando seu avanço no sistema genital feminino. Quando o espermatozoide atinge seu tamanho pleno, desloca-se para o epidídimo para maturação adicional e aquisição de motilidade. O epidídimo realmente tem a capacidade de armazenar um pequeno volume de espermatozoides, mas a ampola do ducto deferente armazena a maioria dos espermatozoides. Quando a atividade sexual é excessiva, o armazenamento não dura mais que alguns dias. Os espermatozoides conseguem sobreviver muitas semanas no sistema genital masculino, mas só conseguem sobreviver no sistema genital feminino durante 1 a 2 dias.[1] Os espermatozoides congelados podem ser preservados por anos.

O processo completo de espermatogênese e maturação demora cerca de 90 dias. A infertilidade ocorre quando há um número insuficiente de espermatozoides normais móveis. Uma "amostra fértil" na análise do líquido seminal está associada às contagens maiores que 15 milhões/mℓ, mais de 40% de espermatozoides móveis, com morfologia normal e volume entre 1,5 ou mais.[5] O campo da endocrinologia reprodutiva está se expandindo muito e avanços tecnológicos acabarão tornando possível que a maioria das pessoas que desejam engravidar seja bem-sucedida.

Controle hormonal da função reprodutiva masculina

Testosterona e outros hormônios sexuais masculinos

Os testículos secretam vários hormônios sexuais masculinos (androgênios), inclusive *testosterona*, *di-hidrotestosterona* e *androstenediona*. O córtex suprarrenal também produz androgênios, embora em quantidades muito menores (< 5% do total de androgênios masculinos) que as produzidas nos testículos. A testosterona, o mais abundante deles, é considerada o hormônio testicular principal.[4] Além disso, os testículos secretam quantidades pequenas de estradiol e estrona.[1,4]

As células intersticiais de Leydig dos testículos produzem e secretam testosterna sob influência do hormônio luteinizante (LH). Tais células produzem cerca de 6 mg/dia de testosterona[1], que é metabolizada no fígado e excretada pelos rins. Na corrente sanguínea, ele se encontra em sua forma livre ou ligado às proteínas plasmáticas, inclusive albumina e globulina de ligação dos hormônios sexuais (GLHS) produzidas pelo fígado. Apenas 2% da testosterona circulante não está ligada às proteínas e, consequentemente, pode entrar nas células e exercer seus efeitos metabólicos. Grande parte da testosterona que se fixa aos tecidos é convertida em DHT pela 5α-redutase, especialmente em alguns tecidos-alvos (p. ex., próstata). Algumas ações da testosterona dependem dessa conversão, enquanto outras não.[1] Além disso, pode ser aromatizada ou convertida em estradiol nos tecidos periféricos.

A testosterona e a DHT causam vários efeitos biológicos ao homem (Quadro 42.1). No embrião do sexo masculino é essencial à diferenciação adequada das estruturas genitais internas e externas, igualmente necessária à descida dos testículos do feto. Esse hormônio é essencial ao desenvolvimento das características sexuais masculinas primárias e secundárias durante a puberdade e à manutenção dessas durante a vida adulta.[1] Além disso, estimula o crescimento dos pelos púbicos, torácicos e faciais; causa as alterações da laringe, que resultam na voz masculina grave; e aumenta a espessura da pele e a atividade das glândulas sebáceas, predispondo à acne.

Quase todas as ações da testosterona e de outros androgênios resultam do aumento da síntese de proteínas nos tecidos-alvo. Os androgênios atuam como agentes anabólicos nos homens e nas mulheres e ativam o metabolismo e o crescimento musculoesquelético. Aliados à testosterona, causam efeitos mais expressivos no desenvolvimento da musculatura crescente durante a puberdade, quando os meninos têm aumentos médios da massa muscular cerca de 50% maiores que os das meninas. O Quadro 42.2 descreve o uso abusivo de androgênios por atletas para melhorar seu desempenho.

Quadro 42.1 Principais ações da testosterona.

- Induz a diferenciação do sistema genital masculino durante o desenvolvimento fetal
- Induz o desenvolvimento das características sexuais primárias e secundárias
    - Função gonadal
    - Genitália externa e órgãos acessórios
    - Tom de voz masculina
    - Características masculinas da pele
    - Distribuição masculina dos pelos
- Efeitos anabólicos
    - Promove o metabolismo das proteínas
    - Facilita o crescimento musculoesquelético
    - Influencia a distribuição da gordura subcutânea
- Promove a espermatogênese (nos túbulos pré-estimulados pelo FSH) e a maturação dos espermatozoides
- Estimula a eritropoese

Quadro 42.2 Uso abusivo de androgênios para melhorar o desempenho atlético.

- Alguns atletas usam androgênios sintéticos para melhorar suas habilidades e sua resistência por hipertrofia dos músculos
- Atletas têm utilizado praticamente todos os androgênios produzidos para uso humano e veterinário
- Em alguns casos, atletas utilizaram vários fármacos ao mesmo tempo na tentativa de aumentar o efeito final no desempenho; isso pode causar efeitos colaterais potencialmente mais deletérios
- Os hormônios são utilizados frequentemente em doses muito maiores que os níveis fisiológicos
- Esses suplementos hormonais podem causar efeitos deletérios, inclusive acne, redução do volume testicular e azoospermia
- Os efeitos deletérios podem persistir por meses depois de interromper o uso desses hormônios, dependendo do tipo e da dose administrada
- Como a testosterona pode ser aromatizada em estradiol nos tecidos periféricos, os androgênios também podem causar ginecomastia (crescimento das mamas)

Ações dos hormônios do hipotálamo e da adeno-hipófise

O hipotálamo e a adeno-hipófise desempenham funções essenciais na promoção da atividade espermatogênica dos testículos e na manutenção da função endócrina testicular por meio dos hormônios gonadotróficos. O hormônio liberador de gonadotrofina (GnRH), que é sintetizado pelo hipotálamo e secretado na corrente sanguínea da porta hipofisária, regula a síntese e a liberação de hormônios gonadotrópicos da adeno-hipófise (Figura 42.6).[1]

A adeno-hipófise secreta dois hormônios gonadotróficos: LH e FSH. O LH regula a produção de testosterona pelas células intersticiais de Leydig (Figura 42.6). O FSH liga-se seletivamente às células de Sertoli que circundam os túbulos seminíferos, onde atua no sentido de iniciar a espermatogênese. Sob influência do FSH, essas células produzem proteína de ligação dos androgênios, ativadora do plasminogênio e da inibina. Tal proteína liga-se à testosterona e funciona como transportadora desse hormônio nas células de Sertoli e local de armazenamento de testosterona.[1] Embora o FSH seja necessário à iniciação da espermatogênese, a maturação plena dos espermatozoides depende da testosterona (a concentração intratesticular desse hormônio é 100 vezes maior que os níveis séricos). A proteína de ligação dos androgênios também atua como transportadora da testosterona dos testículos aos epidídimos. O ativador do plasminogênio, que converte plasminogênio em plasmina, age no desprendimento final dos espermatozoides maduros das células de Sertoli. As ações de *feedback* negativo da testosterona regulam os níveis circulantes dos hormônios gonadotróficos: níveis altos de testosterona suprimem a secreção de LH via ação direta na hipófise e efeito inibitório no hipotálamo. Uma substância denominada inibina, produzida pelas células de Sertoli, inibe o FSH. A inibina suprime a secreção de FSH pela hipófise. Os hormônios gonadotróficos hipofisários e as células de Sertoli dos testículos formam um sistema clássico de *feedback* negativo, no qual o FSH estimula a inibina e esta suprime o FSH.[1,4] Ao contrário do padrão hormonal cíclico das mulheres, as secreções de FSH, LH e testosterona dos homens e a espermatogênese ocorrem a taxas relativamente invariáveis durante a vida adulta.[1]

Hipogonadismo

Hipogonadismo resulta de redução da função gonadal. Hipogonadismo primário é consequente a patologias nos testículos, hipogonadismo secundário é consequente a ausência de secreção de LH e FSH pela adeno-hipófise e hipogonadismo terciário é decorrente de falta de estimulação da secreção de LH e FSH pela adeno-hipófise decorrente de secreção reduzida/ausente da secreção de GnRH pelo hipotálamo.[1] Os cientistas descrevem o hipogonadismo primário em homens como níveis baixos de androgênios e baixas contagens de espermatozoides em virtude da ausência de *feedback* negativo no nível hipotalâmico-hipofisário, acoplado a níveis elevados de gonadotropinas (ou seja, nível baixo de testosterona e níveis altos de LH e FSH).[6] Os hipogonadismos secundário e terciário são descritos como níveis baixos de androgênios e baixas contagens de espermatozoides resultantes de falta de secreção de gonadotropinas no nível hipotalâmico-hipofisário associado a níveis baixos de gonadotropinas (ou seja, níveis baixos de testosterona e níveis baixos de LH e FSH).

Manifestações clínicas. As manifestações clínicas de hipogonadismo masculino dependem de o comprometimento ser primário ou secundário. Hipogonadismo primário ocorre porque há disfunção dos testículos. Caxumba e síndrome de Klinefelter são, com frequência, a causa. Contagens de espermatozoides inferiores às normais são identificadas com frequência. Hipogonadismo secundário é causado por insuficiência hipotalâmica ou hipofisária, resultando em redução dos níveis de testosterona.[6]

O início na vida adulta está associado a queixas como fadiga, depressão, perda de libido, disfunção erétil, regressão das características sexuais secundárias, alterações da composição corporal (inclusive perda de massa muscular e aumento da quantidade de gordura) e redução da densidade óssea ou osteoporose.[6] Quando o hipogonadismo é diagnosticado, o médico deve realizar um exame cardiovascular abrangente e detalhado porque esse distúrbio é um previsor de doença cardíaca, assim como disfunção erétil e diabetes melito tipo 2.[7]

É mais difícil determinar a etiologia exata e a fisiopatologia detalhada do hipogonadismo no adolescente. Entretanto, existem várias opções de tratamento para estimular a puberdade e tratar os sintomas.[8]

Diagnóstico. Inclui dosagens dos níveis de testosterona total (preferencialmente entre 7 e 11 h da manhã, quando a concentração desse hormônio normalmente está em seu nível máximo) do paciente ambulatorial. Quando o nível inicial de testosterona total está baixo, o diagnóstico de hipogonadismo deve ser confirmado por uma segunda dosagem da testosterona total ou por determinação do nível de testosterona livre

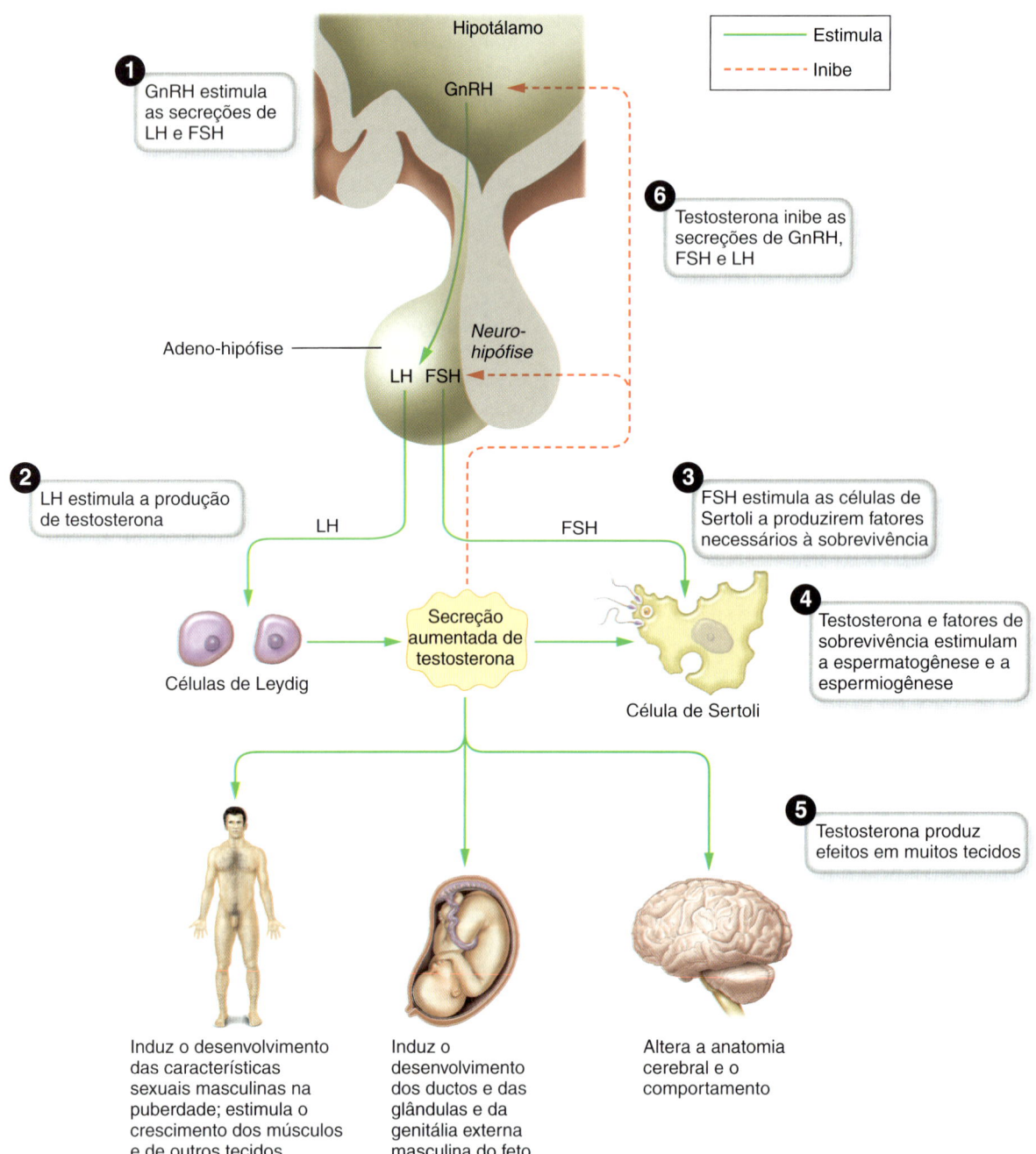

Figura 42.6 • Controle por *feedback* hipotalâmico-hipofisário da espermatogênese e dos níveis de testosterona masculina. FSH: hormônio foliculoestimulante; GnRH: hormônio de liberação das gonadotrofinas; LH: hormônio luteinizante. Fonte: McConnell T., Hull K. (2011). *Human form human function: Essentials of anatomy & physiology* (p. 675). Philadelphia, PA: Lippincott Williams & Wilkins.

(biodisponível). Depois de estabelecer o diagnóstico de hipogonadismo, as concentrações de LH e FSH também devem ser dosadas. Nos exames subsequentes, níveis altos desses hormônios indicam hipogonadismo primário (hipogonadismo hipergonadotrófico), enquanto níveis baixos ou normais sugerem hipogonadismo secundário ou terciário (hipogonadismo hipogonadotrófico). A análise do líquido seminal deve ser considerada na investigação de todos os tipos de hipogonadismo quando a fertilidade está em questão. Outros hormônios hipofisários devem ser avaliados, e também é necessária ressonância magnética (RM) da hipófise em homens com hipogonadismo hipergonadotrófico. Nos casos de hipogonadismo hipergonadotrófico, o médico deve conduzir uma análise do cariótipo (perfil cromossômico) porque síndrome de Klinefelter é a anomalia cromossômica mais comumente associada ao hipogonadismo masculino. O cariótipo geralmente encontrado na síndrome de Klinefelter é 47,XXY, embora possa haver mosaicismo ou variantes com o mesmo fenótipo (os homens normais são 46,XY e as mulheres normais são 46,XX).[6] Nos casos típicos, os homens com síndrome de

Klinefelter têm testículos pequenos e duros (ao contrário de muitos outros casos de hipogonadismo, nos quais os testículos têm consistência macia).[9] O Quadro 42.3 relaciona outras causas de hipogonadismo primário.

Tratamento. A testosterona está disponível para tratar deficiência androgênica apenas aos homens com hipogonadismo confirmado (com base na concentração sérica de testosterona nitidamente abaixo do normal). As metas principais desse tratamento são normalizar a concentração sérica do hormônio e, ao mesmo tempo, levar em consideração os riscos e benefícios, especialmente nos homens com diagnóstico ou em risco de ter HPB e/ou câncer de próstata.

Quadro 42.3 Causas comuns de insuficiência gonadal primária.

- Anomalias cromossômicas (p. ex., síndrome de Klinefelter)
- Distúrbios da biossíntese dos androgênios
- Criptorquidia
- Tratamento com fármacos antineoplásicos e alquilantes
- Outros fármacos (p. ex., cetoconazol e glicocorticoides)
- Infecções – orquite da caxumba (a insuficiência gonadal é manifestação clínica muito mais comum quando a caxumba ocorre depois da puberdade)
- Radioterapia (exposição direta ou indireta dos testículos à radiação)
- Toxinas ambientais
- Traumatismo
- Torção do testículo
- Doença autoimune
- Doenças sistêmicas crônicas (algumas podem causar hipogonadismo primário e secundário, por exemplo, cirrose hepática, hemocromatose, insuficiência renal crônica e AIDS)
- Idiopática

RESUMO

A função do sistema genital masculino é controlada por *feedback* negativo do hipotálamo e dos hormônios gonadotróficos da adeno-hipófise (LH e FSH). O FSH inicia a espermatogênese, e o LH regula a produção de testosterona. A testosterona é produzida pelas células intersticiais de Leydig dos testículos. Além de sua função na diferenciação das estruturas genitais internas e externas do embrião masculino, ela é essencial ao desenvolvimento das características sexuais masculinas secundárias durante a puberdade, à manutenção destas durante a vida adulta e à maturação dos espermatozoides.

O termo hipogonadismo refere-se à redução da função testicular. A disfunção pode ser evidenciada por hipogonadismo primário originado dos testículos; hipogonadismo secundário associado à falta de estimulação pelas gonadotrofinas hipofisárias (LH e FSH); ou hipogonadismo terciário devido à secreção inexistente ou reduzida de GnRH pelo hipotálamo.

CONTROLE NEURAL DA FUNÇÃO SEXUAL E ALTERAÇÕES ASSOCIADAS AO ENVELHECIMENTO

Depois de concluir esta seção, o leitor deverá ser capaz de:

- Descrever o controle da ereção, da emissão e da ejaculação pelos sistemas nervosos autônomo e periférico
- Descrever as alterações do sistema genital masculino que ocorrem com o envelhecimento.

No homem, as etapas do ato sexual englobam ereção, emissão, ejaculação e detumescência. A fisiologia do ato sexual envolve uma interação complexa entre reflexos da medula espinal, centros neurais superiores e sistemas vascular e endócrino.

Controle neural

A estimulação fisiológica da atividade sexual masculina é a glande peniana, que contém um sistema sensorial altamente organizado. Estímulos aferentes provenientes dos receptores sensoriais da glande são levados pelo nervo pudendo até as fibras ascendentes da medula espinal por meio do plexo sacral. A estimulação de outras áreas do períneo, inclusive epitélio anal, escroto e testículos, pode transmitir sinais aos centros encefálicos superiores, inclusive sistema límbico e córtex cerebral, mediante a medula espinal, acrescentando estímulos à atividade sexual.[1]

O componente psíquico da estimulação sexual (p. ex., pensamentos sexuais) pode causar ereção e ejaculação.[1] Embora o envolvimento psíquico e as funções dos centros superiores contribuam para o ato sexual, não são necessários ao desempenho sexual. Estimulação genital pode causar ereção e ejaculação em alguns homens com transecção total da medula espinal.

A ereção depende do desvio de sangue para o corpo cavernoso. Esse processo é controlado pelos sistemas nervosos simpático, parassimpático e noradrenérgico não colinérgico (NANC). Óxido nítrico é o mediador liberado localmente pelo sistema NANC e causa relaxamento da musculatura lisa dos vasos sanguíneos. No estado de flacidez ou detumescência, a atividade simpática mediada por receptores alfa-adrenérgicos mantém a contração das artérias que irrigam o pênis e os seios vasculares dos corpos cavernosos e do corpo esponjoso (Figura 42.7). A estimulação parassimpática causa ereção porque inibe os neurônios simpáticos que produzem detumescência e ativa a liberação de óxido nítrico, que provoca relaxamento rápido da musculatura lisa dos espaços sinusoides do corpo cavernoso. Durante a estimulação sexual, os estímulos parassimpáticos também levam as glândulas uretrais e bulbouretrais a secretarem muco, que facilita a lubrificação. A inervação parassimpática é efetivada pelo nervo pélvico e pelos segmentos sacrais da medula simpática. A inervação simpática origina-se dos segmentos L1 e L2 da medula espinal.

A emissão e a ejaculação, que constituem a culminação do ato sexual masculino, dependem do sistema nervoso simpático. Os reflexos espinais regulam tanto a ereção quanto

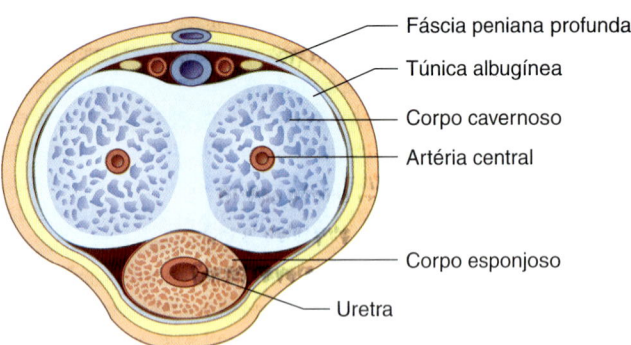

Figura 42.7 • Tecidos eréteis do pênis.

a ejaculação. Com a intensidade crescente da estimulação sexual, centros reflexos da medula espinal começam a emitir estímulos simpáticos que deixam a medula nos níveis de L1 e L2 e percorrem o plexo hipogástrico até os órgãos genitais para iniciar a emissão, que leva os espermatozoides do epidídimo para a uretra e é o prenúncio da ejaculação. Estímulos eferentes originados da medula espinal provocam contração do músculo liso dos ductos deferentes e das ampolas, que empurra os espermatozoides para a frente e fecha o esfíncter uretral interno a fim de evitar a ejaculação retrógrada para dentro da bexiga urinária.[1]

A ejaculação consiste na expulsão dos espermatozoides da uretra. Envolve a contração das vesículas seminais e da próstata, que acrescentam mais líquidos ao material ejaculado e empurram-no para a frente. É realizada por contração dos músculos isquiocavernoso e bulbocavernoso na base do pênis. O enchimento da uretra interna emite sinais, transmitidos pelos nervos pudendos da medula espinal, causando sensação repentina de enchimento dos órgãos genitais. Elevações rítmicas da pressão uretral empurram o sêmen para fora, resultando na ejaculação. Ao mesmo tempo, contrações rítmicas dos músculos da pelve e do tronco provocam movimentos de impulsão da pelve e do pênis, que ajudam a empurrar o material ejaculado para dentro da vagina.

O período de emissão e ejaculação é definido como *orgasmo masculino*. Depois da ejaculação, a ereção regride em 1 a 2 min. Em geral, os homens ejaculam cerca de 3 mℓ de sêmen (embora esse valor possa variar de 2 a 5 mℓ). O volume pode variar com a constância das relações sexuais, ou seja, é menor com ejaculações frequentes, e pode aumentar em até duas a quatro vezes a quantidade normal nos períodos de abstinência. O sêmen ejaculado contém aproximadamente 98% de líquidos 2% de espermatozoides.[1]

Alterações associadas ao envelhecimento

Como ocorre com outros sistemas do corpo, o sistema genital masculino passa por alterações degenerativas resultantes do processo de envelhecimento e, com a idade, torna-se menos eficiente. O decréscimo da eficiência fisiológica da função reprodutiva masculina ocorre gradativamente e afeta os sistemas endócrino, circulatório e neuromuscular. Em comparação com as alterações fisiológicas marcantes do envelhecimento feminino, as do envelhecimento masculino são mais gradativas e menos drásticas. A idade não resulta diretamente em insuficiência gonadal e reprodutiva, portanto, os homens podem permanecer férteis até idade avançada; existem relatos de homens que tiveram filhos na 8ª e 9ª décadas de vida.[1]

À medida que o homem envelhece, seu sistema genital torna-se perceptivelmente diferente em termos de estrutura e função, em comparação com o de um homem mais jovem. Os níveis dos hormônios sexuais masculinos, principalmente testosterona, diminuem, mas a taxa de redução varia individualmente e é afetada por diversas variáveis.[10] Nos homens saudáveis e não obesos, a partir de 25 a 30 anos, os níveis da testosterona diminuem gradativamente a uma taxa de aproximadamente 10% a cada década. O termo *andropausa* tem sido usado para descrever um conjunto mal definido de sinais e sintomas dos homens senescentes (em geral, acima de 50 anos), que apresentam algum grau de hipogonadismo associado ao envelhecimento.[10] A existência e o significado da andropausa têm implicações importantes na saúde pública, considerando-se o número atual de homens com mais de 65 anos de idade, que se espera seja duplicado nos próximos 30 anos.

Desde a concepção até a idade avançada, os hormônios sexuais desempenham um papel importante na estrutura e na função do sistema reprodutivo e de outros sistemas do corpo; eles afetam a síntese de proteínas, o equilíbrio hidreletrolítico, o crescimento ósseo e a função cardiovascular. Níveis baixos de testosterona têm efeito aterogênico, que pode contribuir para a etiologia da incidência mais alta de doença cardiovascular entre os homens com deficiência de androgênios.[7,10] Os níveis decrescentes de testosterona afetam o vigor sexual, a força muscular e os tecidos genitais. Os testículos diminuem de tamanho e perdem sua consistência firme. Os túbulos seminíferos, que produzem espermatozoides, espessam e iniciam um processo degenerativo que, por fim, inibe a formação dessas células, resultando na redução da contagem de espermatozoides viáveis. A próstata aumenta e suas contrações tornam-se mais fracas. A força da ejaculação diminui em consequência da redução do volume e da viscosidade do líquido seminal. A vesícula seminal pouco se altera entre a infância e a puberdade. Os aumentos da capacidade volumétrica das glândulas durante a puberdade são mantidos durante toda a vida adulta, mas declinam depois dos 60 anos. Após essa idade, as paredes das vesículas seminais ficam mais finas, o epitélio retrai e a camada muscular é substituída por tecido conjuntivo. As alterações do pênis com o envelhecimento consistem em alterações fibróticas das trabéculas do corpo esponjoso, com alterações escleróticas progressivas das artérias e das veias. As alterações escleróticas também afetam os corpos cavernosos e tornam-se difusas nos homens de 55 a 60 anos.

Disfunção erétil é comum dos idosos com diabetes melito do tipo 2, doença cardiovascular e hiperlipidemia.[7] A expressão *disfunção erétil* praticamente substituiu o termo *impotência* e pode ser definida por incapacidade persistente de iniciar e manter uma ereção por tempo suficiente para viabilizar relações sexuais satisfatórias. Envelhecimento é um fator etiológico importante desse problema. As doenças associadas ao envelhecimento podem ter efeitos diretos na função reprodutiva masculina. A disfunção erétil secundária pode estar relacionada com várias doenças cardiovasculares, respiratórias, hormonais, neurológicas e hematológicas. Por exemplo, as doenças vasculares afetam a potência masculina porque podem reduzir a irrigação sanguínea das artérias pudendas ou de seus ramos, acarretando diminuição do volume sanguíneo e distensão limitada dos espaços vasculares dos tecidos eréteis. Outras doenças que afetam a potência são hipertensão, diabetes, doença cardíaca e neoplasias malignas dos órgãos reprodutivos. Além disso, alguns fármacos também contribuem para tal.

Um dos principais inibidores da função sexual dos homens idosos é a perda de autoestima com formação de uma autoimagem negativa. A supervalorização da juventude é fato corrente em nossa sociedade. A imagem de sucesso de um homem geralmente inclui elementos como masculinidade e atratividade sexual. Quando perguntados sobre o que é sucesso, os homens frequentemente mencionam coisas como trabalho, controle adequado das finanças, participação em atividades esportivas ou outras, capacidade de conversar sobre política ou eventos mundiais, aconselhar pessoas mais jovens e ser atrativo para as mulheres. Quando um homem se sente bem consigo mesmo e expressa autoconfiança, a atratividade sexual é transmitida independentemente da idade. Muitos idosos vivem em condições que não levam em consideração a importância de ajudá-los a manter uma autoimagem positiva. A interrupção prematura das atividades que fortalecem a autoestima pode contribuir para a perda de libido e do entusiasmo pela vida.

A testosterona e outros androgênios sintéticos podem ser prescritos para os idosos que apresentem níveis baixos de androgênio com o objetivo de aumentar a força muscular e o vigor. Estudos preliminares sobre reposição androgênica dos idosos com níveis baixos de androgênio demonstraram aumentos da massa muscular e redução do *turnover* ósseo. Antes de iniciar a reposição com testosterona, todos os homens devem fazer triagem para câncer de próstata.[7,11] A testosterona está disponível em diferentes formulações, inclusive preparação injetável, adesivo transdérmico, gel tópico ou sistema de liberação oral. Os efeitos colaterais da reposição desse hormônio podem ser acne, ginecomastia e redução dos níveis de HDL-colesterol.[6,7,11]

Hoje em dia, não é recomendável que todos os idosos sejam tratados rotineiramente com testosterona. Um período experimental de reposição poderia estar justificado para os homens com nível sérico menor que 300 ng/dℓ (embora alguns entendam que essa concentração deva ser ainda menor, isto é, < 200 ng/dℓ) e que tenham manifestações clínicas de deficiência androgênica.[7,11] Se o tratamento for administrado, o paciente deve fazer exames antes de iniciar a reposição e ser monitorado para detectar doenças dependentes da testosterona.

RESUMO

O ato sexual consiste em ereção, emissão, ejaculação e detumescência. A fisiologia dessas funções envolve interações complexas dos reflexos espinais mediados pelo sistema nervoso autônomo, centros neurais superiores e sistema vascular. A ereção é mediada pelo sistema nervoso parassimpático, e a emissão e a ejaculação, pelo sistema nervoso simpático. Como ocorre com outros sistemas do organismo, o sistema genital masculino passa por algumas alterações durante o processo de envelhecimento. Elas são gradativas e acompanhadas por alterações correspondentes das funções endócrina, circulatória e neuromuscular. Os níveis da testosterona caem (andropausa), o tamanho e a consistência dos testículos diminuem, a produção de espermatozoides declina e a próstata aumenta de tamanho. Em geral, também há reduções da frequência das relações sexuais, da intensidade das sensações, da rapidez com que se alcança uma ereção e da força da ejaculação. Entretanto, os pensamentos sensuais, a libido e a atividade sexual geralmente são mantidos até idade avançada.

CONSIDERAÇÕES GERIÁTRICAS

- O número de espermatozoides produzidos diariamente diminuiu com a idade[12]
- A próstata, glândula localizada abaixo da bexiga urinária, ativa os espermatozoides e, com frequência, suas dimensões estão aumentadas em homens mais velhos, resultando em hipertrofia prostática benigna[12]
- Traumatismo e infecção podem resultar na formação de hidrocele em adultos mais velhos[12]
- Os túbulos seminíferos sofrem alterações estruturais associadas ao envelhecimento, que incluem epitélio mais delgado, membrana basal mais espessa, lúmen estreito e fibrose[13]
- Os testículos se tornam menores (atrofia) e perdem massa.[13,14]

CONSIDERAÇÕES PEDIÁTRICAS

- Os testículos se preparam para a produção de espermatozoides antes da puberdade por meio do aumento do número de espermatogônias[12]
- Todas as características que um recém-nascido herda do pai são encontradas nos cromossomos localizados na cabeça dos espermatozoides[12]
- A testosterona é responsável pelas características sexuais secundárias, como alteração da voz dos meninos
- A circuncisão de recém-nascidos é recomendada para reduzir a propagação de doenças sexualmente transmissíveis, como HIV[12]
- Criptorquidia (ausência de descida dos testículos) pode ser causada por obstrução física ou desequilíbrio hormonal.[12]

Exercícios de revisão

1. Quando não há o gene *SRY* do cromossomo Y, um embrião em formação com genótipo XY desenvolve genitália feminina.
   a. Explique.
2. Os homens que fizeram vasectomia geralmente mantêm a fertilidade por 4 a 5 semanas após a cirurgia.
   a. Explique.
3. Um homem de 55 anos referia sintomas vagos (fadiga, depressão). Ao exame, observou-se que seus testículos eram pequenos (8 mℓ bilateralmente) e que ele tinha ginecomastia acentuada e poucos pelos corporais. Era obeso (122 kg) e tinha IMC (índice de massa corporal) de 34,2. Os exames demonstraram níveis baixos de testosterona e concentrações altas de gonadotrofinas (LH e FSH).
   a. Qual diagnóstico endócrino está relacionado com esse fenótipo e essas alterações bioquímicas?

REFERÊNCIAS BIBLIOGRÁFICAS

1. Ross M. H., Pawlina W. (2015). Histology: A text and atlas (7th ed.). Philadelphia, PA: Lippincott Williams & Wilkins.
2. Rubin R., Strayer D. (2015). Rubin's pathology: Clinicopathologic foundations of medicine (6th ed.). Philadelphia, PA: Lippincott Williams & Wilkins.
3. Scanlon V. C., Sanders T. (2014). Essentials of anatomy and physiology. FA Davis.
4. Boron W. F., Boulpaep E. L. (2016). Medical physiology (3rd ed.). Philadelphia, PA: Elsevier Health Sciences.
5. World Health Organization. (2010). WHO laboratory manual for the examination and processing of human semen (5th ed.). Available: http://apps.who.int/iris/bitstream/10665/44261/1/9789241547789_eng.pdf?ua=1.
6. Sandher R. K., Aning J. (2017). Diagnosing and managing androgen deficiency in men. The Practitioner 261(1803), 19–22.
7. Phe V., Roupret M. (2012). Erectile dysfunction and diabetes: A review of the current evidence-based medicine and a synthesis of the main available therapies. Diabetes & Metabolism 38(1), 1–13.
8. Simoni M., Huhtaniemi I. T. (Eds.) (2017). Endocrinology of the testis and male reproduction. Springer International Publishing.
9. NIH U.S. National Library of Medicine. (2017). Klinefelter syndrome. Available: https://ghr.nlm.nih.gov/condition/klinefelter-syndrome.
10. Cunningham G. (2013). Andropause or male menopause? Rationale for testosterone replacement therapy in older men with low testosterone levels. Endocrine Practice 19(5), 847–852.
11. Lunenfeld B., Arver S., Moncada I., et al. (2012). How to help the aging male? Current approaches to hypogonadism in primary care. The Aging Male 15(4), 187–197.
12. Patton K. T., Thibodeau G. A. (2014). The human body in health and disease. Maryland Heights, MO: Elsevier.
13. Epiopoulos C. (2018). Gerontological nursing (9th ed.). Philadelphia, PA: Wolters Kluwer.
14. Winston L. R. (2013). Infertility: A sympathetic approach to understanding the causes and options for treatment. Random House.

Distúrbios do Sistema Reprodutor Masculino

43

Melissa Brown

INTRODUÇÃO

O sistema geniturinário masculino está sujeito a alterações estruturais, inflamações e neoplasias, e todas essas apresentações podem afetar a micção, a função sexual e a fertilidade. Este capítulo discute os distúrbios do pênis, da bolsa escrotal e dos testículos, e da próstata.

DISTÚRBIOS DO PÊNIS

Depois de concluir esta seção, o leitor deverá ser capaz de:

- Descrever as alterações anatômicas, os sinais e os sintomas que ocorrem com diversos distúrbios penianos, tanto adquiridos quanto congênitos
- Explicar a fisiologia da ereção peniana e relacioná-la à disfunção erétil e ao priapismo
- Listar os sinais do câncer peniano.

O pênis é o órgão genital masculino externo, por meio do qual a uretra se abre para o exterior do corpo, e está envolvido na função urinária e sexual. Os distúrbios do pênis incluem alterações congênitas e adquiridas, condições inflamatórias e infecciosas, além de neoplasias.

Distúrbios congênitos e adquiridos

Hipospadia e epispadia

A hipospadia e a epispadia são alterações congênitas do pênis que resultam de anomalias embrionárias no desenvolvimento do sulco uretral e da uretra peniana (Figura 43.1). Na hipospadia, que afeta aproximadamente um em cada 350 lactentes do sexo masculino, a abertura ou meato uretral pode estar localizada em qualquer ponto ao longo da parte inferior do corpo do pênis, da bolsa escrotal ou do períneo.[1] A hipospadia é mais comumente classificada como proximal ou distal, com os casos proximais sendo considerados mais graves e associados a efeitos psicológicos mais negativos.[2] A hipospadia é o resultado da fusão anormal do tecido uretral na ocasião do desenvolvimento do órgão. Entre a 8ª e a 14ª semana do desenvolvimento do feto, os testículos fetais secretam hormônios denominados androgênios, que estimulam a diferenciação sexual masculina. A inatividade ou a deficiência desses androgênios supostamente é responsável pelo desenvolvimento da hipospadia. A maioria dos casos envolve causas multifatoriais, que incluem componentes tanto genéticos quanto ambientais. Os fatores de risco para o desenvolvimento da hipospadia incluem o histórico familiar da afecção e fatores maternos (p. ex., idade materna avançada, gestações múltiplas, índice de massa corporal alto, condições de saúde como hipertensão ou pré-eclâmpsia). A exposição pré-natal a diversos medicamentos também é investigada, com a exposição ao ácido valproico (medicamento anticonvulsivante) durante o primeiro trimestre sendo consistentemente associada à hipospadia. Não ocorre descida dos testículos em 10% dos indivíduos que nascem com hipospadia, e o distúrbio pode ser acompanhado por *chordee* (i. e., encurvamento ventral do pênis) e hérnia inguinal.

No recém-nascido com hipospadia grave e criptorquidia (ausência de descida testicular), o diagnóstico diferencial deve considerar a genitália ambígua e a masculinização que é observada em indivíduos do sexo feminino com hiperplasia suprarrenal congênita. O termo *distúrbios do desenvolvimento sexual* (DDS) foi recentemente proposto para definir as condições congênitas nas quais o desenvolvimento do sexo

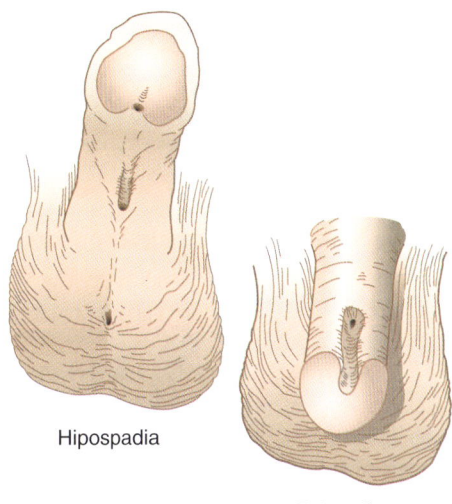

Figura 43.1 • Hipospadia e epispadia.

cromossômico, gonadal ou anatômico está alterado em relação ao padrão.[3] De fato, a genitália ambígua pode exigir uma consideração a respeito do sexo atribuído à criança.[3]

A intervenção mais comum para o tratamento da hipospadia é o reparo cirúrgico.[3] Nos casos leves, a cirurgia é realizada apenas por motivos estéticos. Nos casos mais graves, o reparo é essencial para a função sexual e urinária normal, bem como para prevenir as sequelas psicológicas ocasionadas pela malformação da genitália. O objetivo da cirurgia é a construção de um meato uretral na extremidade da glande, que possibilite e facilite a micção e a ejaculação. Em casos de *chordee*, o endireitamento do pênis também é uma indicação para a cirurgia. O momento recomendado para a cirurgia que envolve a genitália masculina é entre seis e 18 meses de idade.[4] O risco cirúrgico e anestésico, bem como o impacto psicológico da cirurgia sobre a criança são fatores que influenciam o momento da cirurgia. Contudo, existem inconsistências na literatura a respeito da idade ideal para o reparo da hipospadia, e em casos de hipospadias menores sem comprometimento funcional, uma consideração é que a cirurgia deve ser adiada até a pessoa ter condições de fornecer o consentimento livre e esclarecido para o procedimento (a idade varia de acordo com a localização geográfica).[2] A *epispadia*, na qual a abertura da uretra se encontra na superfície dorsal ou superior do pênis, é menos comum que a hipospadia. Ainda que a epispadia possa ocorrer como uma afecção isolada, com frequência está associada à extrofia da bexiga, uma condição na qual esse órgão está protruído através de um ponto de flacidez da parede abdominal.[1] O tratamento depende da extensão da anomalia do desenvolvimento.

Fimose e parafimose

A fimose se refere ao estreitamento do prepúcio, impedindo a retração deste sobre a glande.[4] Em termos embrionários, o desenvolvimento do prepúcio tem início na 8ª semana de gestação, como uma dobra de pele na extremidade distal do pênis, por fim crescendo sobre a base da glande.[1] Aproximadamente na 16ª semana de gestação, o prepúcio e a glande estão unidos. Apenas uma pequena porcentagem dos recém-nascidos apresenta o prepúcio totalmente retrátil. Com o crescimento, ocorre o desenvolvimento de um espaço entre a glande e o prepúcio, e a maioria dos indivíduos do sexo masculino apresenta um prepúcio retrátil.[4]

Como o prepúcio de muitos meninos não é totalmente retrátil no início da infância, é importante que a área seja cuidadosamente higienizada. Pessoas com fimose podem necessitar de cuidados clínicos caso desenvolvam sinais e sintomas de infecção, incluindo dor e edema no prepúcio ou secreção purulenta do meato peniano.[5] Não é necessário retrair o prepúcio com força, uma vez que isso pode levar a infecções, formação de cicatrizes ou parafimose.[2] À medida que a criança cresce, o prepúcio se torna retrátil, e a glande e o prepúcio devem ser higienizados de modo rotineiro. Caso ocorra fimose sintomática após a infância, como em homens não circuncisados com múltiplas infecções, esse quadro pode dar origem a dificuldades com a micção ou a atividade sexual. Nesses casos, a circuncisão por motivo clínico (postectomia) é o tratamento de escolha. A fimose também é um dos mais importantes fatores de predisposição ao câncer peniano.[2]

Na *parafimose*, o prepúcio é tão estreito e contraído que não é possível recobrir a glande. Um prepúcio estreito pode restringir o suprimento sanguíneo para a glande e levar à isquemia e à necrose. Muitos casos de parafimose resultam da retração do prepúcio durante períodos prolongados, como no caso de indivíduos do sexo masculino não circuncisados e cateterizados.[2] A parafimose caracteriza-se por um pênis edemaciado e sensível, com diversas dobras de pele logo abaixo da glande.[5]

Balanite e balanopostite

A balanite se refere à inflamação da glande do pênis, que pode ser crônica ou aguda, enquanto a postite é a inflamação do prepúcio. Com frequência, tanto a glande peniana quanto o prepúcio estão afetados, o que ocasiona o quadro de *balanopostite*.[6] Essa condição pode ser caracterizada por eritema da glande e do prepúcio, prurido, sensibilidade, bolhas, úlceras e micção dolorosa.[7] Também pode estar presente uma secreção com odor fétido. Indivíduos com higiene inadequada, imunossupressão ou diabetes são mais propensos à balanopostite.[2] A afecção em geral é observada em indivíduos com fimose ou prepúcio grande e redundante, que interfere na higienização e predispõe ao crescimento bacteriano, devido ao acúmulo de secreções e esmegma (i. e., resíduos de descamação epitelial). A condição é incomum em indivíduos circuncisados.[7] As possíveis complicações incluem cicatrização permanente da glande e/ou do prepúcio, fimose, estenose ou estreitamento uretral, disfunção sexual e transformação maligna.[7] As causas da balanopostite incluem infecção, traumatismo ou irritação. A balanopostite infecciosa pode ser causada por uma grande diversidade de organismos, incluindo, entre outros, *Candida albicans*, *Chlamydia trachomatis*, estreptococos, estafilococos, herpes-vírus simples, papilomavírus humano (HPV) e *Mycoplasma genitalium*.[7] Ainda que seja comum haver inflamação em todos os tipos de balanopostite, o tratamento variará de acordo com a causa exata.[7] Se a causa suspeita for um microrganismo específico, o tratamento apropriado exige a correta identificação daquele microrganismo por meio de esfregaços e culturas microbianos. Em seguida, o tratamento será individualizado de acordo com os resultados desses testes. Por exemplo, pessoas com balanopostite causada por *Candida* são comumente tratadas com medicamentos antifúngicos orais e tópicos. Casos de balanopostite causados por líquen escleroso, uma condição cutânea inflamatória que pode se dar por uma doença autoimune, são tratados com esteroides tópicos, utilizados para suprimir o sistema imune excessivamente reativo que está contribuindo para a balanopostite.[7] Em algumas pessoas com balanopostite, nenhum agente causal pode ser identificado, ainda que o indivíduo seja cronicamente sintomático. Essa condição é conhecida como *balanopostite inespecífica* e, nesses casos, a circuncisão é curativa.

Como determinadas causas de balanopostite são potencialmente cancerosas ou pré-cancerosas, uma biopsia costuma ser incluída no cuidado de pacientes portadores da condição.[7] Os objetivos do seu tratamento são reduzir a disfunção sexual, minimizar a disfunção urinária, excluir um câncer peniano, tratar a doença pré-maligna, assim como diagnosticar e tratar as infecções sexualmente transmissíveis.[7]

Doença de Peyronie

Envolve uma fibrose localizada e progressiva, de origem desconhecida, que afeta a túnica albugínea (*i. e.*, a bainha fibrosa rígida que reveste os corpos cavernosos) do pênis. Aproximadamente 1% dos homens sofrem o impacto dessa doença.[2] O distúrbio é inicialmente caracterizado por um processo inflamatório que resulta na formação de uma placa fibrosa densa. A placa normalmente se encontra na linha média dorsal do corpo, causando o seu encurvamento para cima durante a ereção (Figura 43.2). Alguns homens podem desenvolver cicatrização nos aspectos dorsal e ventral do corpo, e com isso o pênis fica ereto, mas encurtado ou com um desvio lateral.[2] O tecido fibroso impede o alongamento da área envolvida durante a ereção, o que torna a relação sexual difícil e dolorosa. A doença normalmente ocorre em homens com mais de 40 anos de idade.[2]

As manifestações da doença de Peyronie incluem ereção dolorosa, ereção com encurvamento e presença de uma massa rígida no local da fibrose. Aproximadamente dois terços dos homens se queixam de dor como um sintoma. A inflamação do tecido das fáscias adjacentes aparentemente causa a dor, que em geral desaparece com a resolução da inflamação. Decorrido 1 ano ou mais da formação da placa, enquanto o tecido cicatricial passa pelo processo de remodelamento, a distorção peniana pode aumentar, permanecer estática ou ser resolvida e desaparecer completamente.[8] Em alguns casos, a cicatriz tecidual pode progredir para a calcificação e formação de um tecido de aspecto ósseo.

O diagnóstico é baseado no histórico e no exame físico. A ultrassonografia com Doppler pode ser utilizada para avaliar a causa do distúrbio. A intervenção cirúrgica pode ser utilizada para a sua correção, e as indicações cirúrgicas incluem encurtamento peniano, dor persistente, encurvamento grave e estreitamento ou endentação do pênis.

Distúrbios da função erétil

A ereção é um processo neurovascular que envolve o sistema nervoso autônomo, neurotransmissores e fatores de relaxamento endotelial; o músculo liso vascular das artérias e das veias, que suprem o tecido peniano; e o músculo liso trabecular dos sinusoides dos corpos cavernosos (Figura 43.3). O pênis é inervado tanto pelo sistema nervoso autônomo quanto pelo somático.[8] Na pelve, os componentes simpático e parassimpático do sistema nervoso autônomo se unem e formam os denominados nervos cavernosos.[8] A ereção é controlada pelo sistema nervoso parassimpático, enquanto a ejaculação e a detumescência (relaxamento peniano) estão sob o controle do sistema nervoso simpático.[8] A inervação somática, realizada pelo nervo pudendo, é responsável pela sensibilidade peniana, bem como pela contração e pelo relaxamento dos músculos estriados extracorpóreos (bulbocavernoso e isquiocavernoso).

A ereção peniana é o primeiro efeito da estimulação sexual masculina, seja ela psicológica ou física (Figura 43.4). Trata-se de um fenômeno neurovascular, que exige a dilatação da vasculatura peniana, o relaxamento dos músculos lisos, o aumento do fluxo sanguíneo intracavernoso e uma função venoclusiva normal. Envolve o aumento do influxo de sangue para o interior dos corpos cavernosos em decorrência do relaxamento do músculo liso trabecular que circunda os espaços sinusoides, e a compressão das veias que controlam a drenagem do sangue do plexo venoso. A ereção é mediada por impulsos parassimpáticos transmitidos a partir dos segmentos sacrais da medula espinal, pelos nervos pélvicos, até o pênis. A estimulação parassimpática resulta na liberação do óxido nítrico, um neurotransmissor não adrenérgico e não colinérgico (NANC), que ocasiona o relaxamento do músculo liso trabecular dos corpos cavernosos.[2] Esse relaxamento possibilita o influxo de sangue

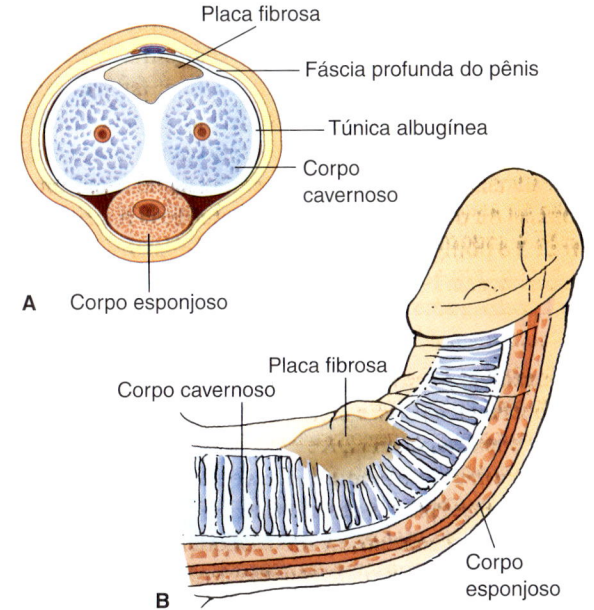

Figura 43.2 • Doença de Peyronie. **A.** Corte transversal do pênis demonstrando uma placa entre os corpos. **B.** Encurvamento peniano.

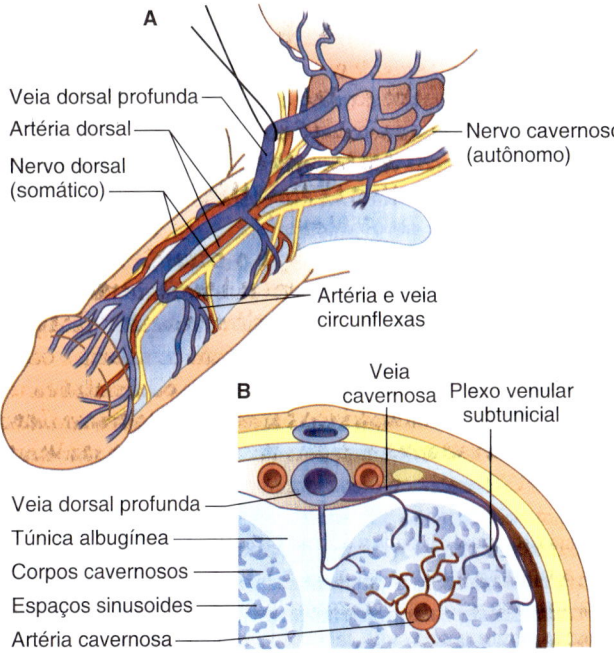

Figura 43.3 • Anatomia e mecanismo da ereção peniana. **A.** Inervação e suprimento de sangue arterial e venoso para o pênis. **B.** Corte transversal do sistema sinusoide do corpo cavernoso.

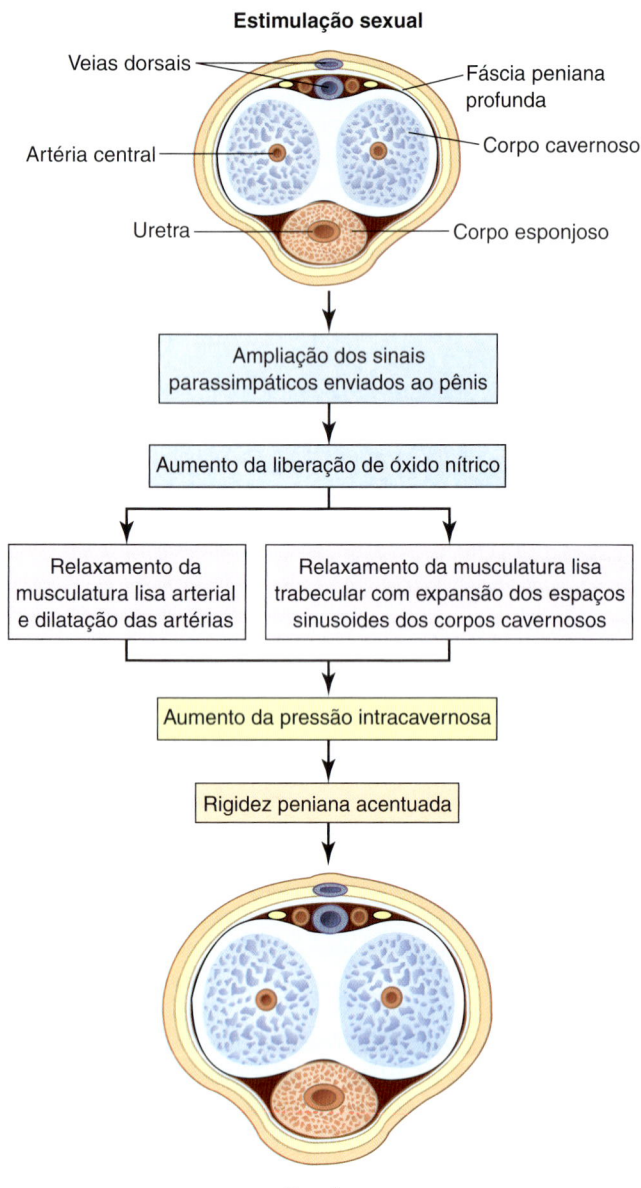

Figura 43.4 • Mecanismo da ereção peniana e sítios de ação de medicamentos, sucção a vácuo e próteses penianas utilizados no tratamento da disfunção erétil.

sua vez, causa o relaxamento dos músculos lisos. Outros relaxantes da musculatura lisa (p. ex., análogos da prostaglandina E_1 e antagonistas alfa-adrenérgicos), se presentes em concentrações suficientes, podem causar, de modo independente, um relaxamento suficiente dos corpos cavernosos para resultar em ereção. Muitos medicamentos desenvolvidos para o tratamento da disfunção erétil (DE) atuam ao nível desses mediadores.[9]

A detumescência ou relaxamento peniano é, em grande parte, uma resposta do sistema nervoso simpático, que pode resultar da interrupção na liberação de neurotransmissores, da degradação de segundos mensageiros como o cGMP, ou da descarga simpática durante a ejaculação. A contração da musculatura lisa trabecular abre os canais venosos, de modo que o sangue aprisionado pode ser expelido e a flacidez peniana pode retornar.

> **Conceitos fundamentais**
>
> **Distúrbios da ereção peniana**
>
> - A ereção é um processo neurovascular que envolve o sistema nervoso autônomo, o sistema nervoso somático por meio do nervo pudendo, o sistema vascular e os espaços sinusoides dos corpos cavernosos
> - A disfunção erétil pode resultar de distúrbios em uma das vias neurais, vasculares ou químicas que produzem a ereção, ou de uma combinação destas.

Disfunção erétil

A disfunção erétil (DE) é definida como a capacidade persistente de alcançar e manter uma ereção suficiente para possibilitar uma relação sexual satisfatória.[10]

De acordo com dados dos EUA, a DE afeta aproximadamente 30 milhões de homens norte-americanos na faixa etária de 40 a 70 anos.[10,11] No passado, acreditava-se que a DE fosse unicamente uma condição psicológica, com frequência sendo relacionada à saúde mental. Atualmente, sabe-se que a DE apresenta uma etiologia física na maior parte dos homens, que em geral envolve o fluxo sanguíneo peniano.

Causas psicogênicas. Incluem ansiedade com o desempenho, problemas na relação com a parceira sexual, depressão e transtornos psicóticos manifestos. Os fatores psicogênicos podem ser ainda mais exacerbados pelos efeitos colaterais de muitas das terapias utilizadas para o tratamento desses distúrbios, as quais por si próprias podem causar DE.

Causas orgânicas. Abrangem uma ampla gama de processos patológicos que incluem etiologias neurogênicas, hormonais, vasculares, induzidas por medicamentos ou drogas, e relacionadas ao pênis. A causa mais comum de DE, especialmente em idosos, é de natureza vascular e envolve as artérias penianas, as veias penianas ou ambas.[11] As questões arteriais normalmente são causadas pela arteriosclerose ou pelo enrijecimento das artérias, ainda que algumas vezes ocorram em consequência de traumatismos nas artérias.[11] Os fatores de

para o interior dos seios cavernosos na presença de pressões que se aproximam daquelas do sistema arterial. Como os tecidos eréteis dos corpos cavernosos são circundados por um revestimento fibroso não elástico, a pressão alta nos sinusoides ocasiona um efeito de balão no tecido erétil em tal medida que o pênis se torna rígido e alongado. Ao mesmo tempo, a contração dos músculos isquiocavernosos somaticamente inervados comprime com força o corpo cavernoso preenchido por sangue, produzindo uma elevação adicional na pressão intercavernosa. Durante essa fase da ereção, o influxo e a drenagem do sangue são interrompidos.

A inervação parassimpática deve estar intacta e a síntese de óxido nítrico ativa para que a ereção ocorra. O óxido nítrico ativa a guanililciclase, uma enzima que aumenta a concentração do monofosfato cíclico de guanosina (cGMP), o qual, por risco que predispõem as pessoas à arteriosclerose e que podem ser prevenidos incluem obesidade, inatividade física, níveis altos de colesterol, pressão arterial alta e tabagismo. Esses fatores de risco podem resultar em DE antes que o coração seja afetado.[11] Outra causa vascular proposta para a afecção é a atrofia parcial ou completa dos músculos lisos do pênis (músculos lisos cavernosos) ou o crescimento excessivo do tecido muscular liso (fibrose). Essa atrofia ou fibrose pode contribuir para o comprometimento da capacidade de manter a ereção.

A DE pode ser ocasionada por muitas causas neurológicas. Doença de Parkinson, esclerose múltipla, intoxicação por metais pesados, acidente vascular encefálico, traumatismo cerebral e lesões da medula espinal ou dos nervos podem levar a esse quadro. Na lesão medular, a extensão do comprometimento neural depende do nível, da localização e da extensão da lesão.

Também é comum haver DE em diabéticos. Estima-se que 10,9 milhões de homens nos EUA sofram de diabetes, dos quais 35 a 50% apresentam DE. O processo envolve o enrijecimento prematuro e incomumente grave das artérias. Neuropatia periférica, com envolvimento dos nervos que controlam a ereção, também é observada muitas vezes em pessoas com diabetes. Histórico de cirurgia pélvica de grande porte, em especial de prostatectomia radical, é uma causa comum de DE, em consequência tanto da lesão direta quanto da lesão indireta dos nervos.

Os distúrbios endócrinos – como hipogonadismo, hiperprolactinemia e tireoideopatia – desempenham um papel significativo na fisiologia da DE. A testosterona regula a estrutura e a função dos nervos cavernosos, a síntese de óxido nítrico e o crescimento e a diferenciação celular dos músculos lisos corporais. A prolactina atua inibindo a secreção do hormônio de liberação de gonadotrofina (GnRH) pelo hipotálamo no cérebro.

Para os hipertensos, o comprometimento da função erétil ocorre não tanto pelo aumento da pressão arterial, mas pelas lesões arteriais correlatas causadas pela pressão alta, as quais diminuem o lúmen dos vasos (condição denominada estenose). A estenose focal da artéria peniana comum se dá com mais frequência em homens que sofreram um traumatismo fechado pélvico ou perineal (p. ex., acidentes de bicicleta). Pode haver insuficiência no fechamento completo das veias durante a ereção (disfunção venoclusiva) em homens com grandes canais venosos que drenam os corpos cavernosos.

Existem relatos de que muitos medicamentos causam DE, incluindo antidepressivos, antipsicóticos, antiandrogênios, colírios contra o glaucoma, quimioterápicos e anti-hipertensivos.[11] O tabagismo pode induzir a vasoconstrição e o extravasamento venoso peniano, devido aos seus efeitos sobre os músculos lisos cavernosos, e também pode duplicar o risco de DE.[12] O consumo de álcool em pequenas quantidades pode aumentar a libido e melhorar a ereção; contudo, em grandes quantidades, pode causar sedação central, diminuição da libido e DE transitória.

Sabidamente o envelhecimento aumenta o risco de DE.[10] Muitos processos patológicos que contribuem para a DE, incluindo diabetes, hiperlipidemia, doença vascular e efeitos do tabagismo a longo prazo, são mais comuns em homens idosos. Os declínios nos níveis de testosterona relacionados à idade também podem desempenhar um papel (andropausa).

Diagnóstico e tratamento.

O diagnóstico de DE exige a obtenção do histórico (clínico, sexual e psicossocial) completo e a realização de um exame físico cuidadoso, além de exames laboratoriais para afastar causas orgânicas do distúrbio. Como muitas substâncias – incluindo medicamentos prescritos, medicamentos de venda livre e drogas ilícitas – podem causar DE, também é necessária a obtenção de um histórico preciso a respeito de medicamentos e abuso de substâncias.

Atualmente, há o entendimento de que a síndrome metabólica pode apresentar uma importante associação com a DE.[12]

Essa síndrome corresponde a um grupo de condições metabólicas. Quando uma pessoa apresenta diversas dessas condições simultaneamente, a probabilidade de desenvolver doença cardiovascular é maior do que se apresentasse um único distúrbio desse tipo.[13] Exemplos de determinações incluídas no diagnóstico da síndrome metabólica são obesidade central, níveis séricos de triglicerídios equivalentes a 150 mg/dℓ ou mais, e glicemia em jejum de 100 mg/ℓ ou mais.[13] A associação entre a DE e a síndrome metabólica pode estar relacionada à disfunção endotelial subjacente observada em ambas as condições.[12] Uma pessoa com DE deve ser avaliada quanto à coexistência de doença vascular e diabetes melito tipo 2. Quaisquer fatores de risco cardiovasculares devem ser modificados ou tratados (p. ex., tabagismo, diabetes, hipertensão, inatividade física e hiperlipidemia).

Em grande parte das pessoas afetadas, está presente uma combinação de DE psicogênica e orgânica. A DE orgânica pode estar associada ao agravamento progressivo da ansiedade com o desempenho, que impacta ainda mais a disfunção erétil. Existem diversas opções de tratamento disponíveis para os homens com DE, em comparação há algumas décadas. Para o tratamento holístico desses homens, o profissional de saúde e o psicoterapeuta podem precisar colaborar entre si e combinar o aconselhamento com uma ou mais dessas opções de tratamento.

A modalidade de tratamento selecionada depende de diversos fatores, como gravidade da DE, causa de base e escolha do paciente e da parceira. Até o momento, evidências sugerem que a única modificação no estilo de vida capaz de promover alguma diferença na incidência de DE é manter ou iniciar a prática de exercícios físicos.[12] Alguns estudos indicam que a cessação do tabagismo pode melhorar a função erétil, embora outros estudos tenham questionado essa alegação. Alguns medicamentos anti-hipertensivos e hipolipemiantes de fato podem agravar a DE.[12] Cada vez mais, evidências mostram que a DE é um indicador da saúde cardiovascular.

Qualquer regime de tratamento deve sempre levar em consideração a atitude da parceira a respeito do problema e a provável resposta ao tratamento efetivo. Os métodos de tratamento incluem aconselhamento psicossexual, terapia de reposição de androgênios, terapia medicamentosa oral e intracavernosa, dispositivos de constrição a vácuo e tratamento cirúrgico.[9]

A terapia psicossexual para a DE é instituída de acordo com a pessoa, uma vez que as fontes de ansiedade são variáveis. Estresse na relação, depressão, culpa, problemas de intimidade e falta de experiência sexual podem aumentar a ansiedade, o que então pode se manifestar como DE. Os tratamentos psicossexuais podem incluir educação sexual, estratégias para melhorar a comunicação com a parceira e/ou terapia comportamental cognitiva. Esses tratamentos com frequência são combinados à farmacoterapia para a DE.[12] Os resultados da terapia psicossexual são relativamente favoráveis a curto prazo, mas os resultados a longo prazo são mais difíceis de manter.[14]

Em termos de farmacoterapia, a maior parte das pessoas com DE responderá às intervenções farmacológicas orais. Inibidores da fosfodiesterase-5 (i. e., inibidores da PDE5) são uma terapia comum no tratamento da DE. Esses medicamentos inibem seletivamente a PDE5 e aumentam a quantidade de cGMP disponível para o relaxamento dos músculos lisos, induzindo vasodilatação, aumento do fluxo sanguíneo corporal e ereção. Exemplos de inibidores da PDE5 comumente prescritos incluem a sildenafila, tadalafila e vardenafila. O uso concomitante de inibidores da PDE5 e de nitratos (utilizados na cardiopatia isquêmica) é contraindicado devido ao risco de hipotensão profunda.[12] Os inibidores da PDE5 são administrados por via oral.

Outro tratamento efetivo para a DE é o uso da terapia com injeção intracavernosa (IIC). O tratamento com a terapia IIC administrada pelo paciente envolve o uso de medicamentos vasodilatadores, como alprostadil. Esse análogo da prostaglandina E_1 relaxa os músculos lisos arteriais e trabeculares e é um tratamento eficaz para a DE. A administração ocorre por meio da injeção direta em um corpo cavernoso (com a difusão para o corpo cavernoso oposto) ou da inserção de um minissupositório na uretra. A fentolamina (um antagonista dos receptores alfa$_2$-adrenérgicos) e a papaverina (um relaxante dos músculos lisos) também são administradas por meio de injeção intracavernosa. A terapia IIC pode ser utilizada na maior parte dos homens com DE, mas é especialmente útil naqueles que não respondem aos agentes farmacológicos orais. Outros tratamentos físicos, como dispositivos a vácuo e medicamentos intracavernosos, são utilizados "conforme a demanda"; entretanto, as taxas de descontinuação desses tratamentos alternativos são altas, devido aos efeitos colaterais, incômodo causado pelas agulhas e falta de participação da parceira.[12]

O dispositivo de constrição a vácuo envolve a aplicação de vácuo no pênis por meio de um cilindro, causando tumescência e rigidez, que é mantida com o uso de um anel constritor na base do pênis. As alterações fisiológicas penianas diferem da ereção normal no sentido em que não ocorre o relaxamento dos músculos lisos trabeculares, e o sangue simplesmente fica aprisionado nos compartimentos intracorporal e extracorporal do pênis, distais ao anel constritor. Os dispositivos de constrição a vácuo requerem um paciente motivado e uma parceira colaborativa. São mais populares nos casais de meia-idade e idosos e são opções de tratamento incomuns em homens mais jovens e solteiros.

O tratamento cirúrgico da DE normalmente é reservado aos pacientes que apresentaram insucesso com as terapias mais conservadoras e nos quais essas são contraindicadas. A maior parte dos pacientes cirúrgicos apresenta doença arterial ou venosa significativa, fibrose dos corpos cavernosos penianos ou doença de Peyronie. Ainda que o resultado da intervenção cirúrgica possa ser mais confiável em casos selecionados, a incidência de morbidade e complicações é significativamente maior do que com outras opções de tratamento.

Implantes penianos infláveis maleáveis ou multicomponentes normalmente são reservados para os pacientes nos quais a terapia mais conservadora fracassou, e estão associados a altas taxas de satisfação. Raramente ocorre falha do dispositivo e infecção da prótese.

Doença de Peyronie e disfunção erétil.
Encurvamento do pênis causado pela ocorrência de fibrose no interior da túnica albugínea. Os corpos cavernosos afetados não são passíveis de alongamento com a ereção, ocasionando a curvatura. A condição é mais comum em homens de meia-idade sexualmente ativos. Ainda que a causa seja em grande parte desconhecida, a condição pode resultar de traumatismo e sangramento no interior da túnica, que levam à inflamação e à fibrose. Ocorre DE em 30 a 40% dos homens com doença de Peyronie. Mesmo sem um claro entendimento sobre o mecanismo da DE, aparentemente a maior parte dos homens é afetada por um problema vascular como a insuficiência arterial, no qual a fibrose de fato distorce os vasos, ou a insuficiência do mecanismo venoclusivo.

Em certa medida, o tratamento é determinado pela presença de DE e da doença de Peyronie. Para o paciente que apresenta tal combinação, o melhor aconselhamento diz respeito à inserção de um implante peniano, uma vez que provavelmente o endireitamento cirúrgico isolado do pênis não eliminará a DE. Se a curvatura peniana for o único fator que impede as relações sexuais, poderá ser indicado um tratamento clínico ou cirúrgico.

Priapismo

Ereção peniana involuntária e persistente (> 4 h), que permanece após a estimulação sexual ou não está relacionada a esta. De forma típica, somente os corpos cavernosos são afetados. O priapismo é uma emergência urológica real, porque a ereção prolongada pode resultar em isquemia e fibrose do tecido erétil, com um risco significativo de impotência. O priapismo pode ocorrer em qualquer faixa etária. Anemia falciforme ou neoplasias são as causas mais comuns de priapismo em meninos de 5 a 10 anos de idade. Os subtipos dessa afecção incluem o priapismo isquêmico (venoclusivo, fluxo baixo), uma ereção não sexual e persistente, caracterizada por pouco ou nenhum fluxo sanguíneo cavernoso e gasometria cavernosa anormal (hipoxia, hipercarbia e acidez). Os corpos cavernosos estão rígidos e sensíveis à palpação, e os pacientes tipicamente relatam dor. Diversos fatores etiológicos podem contribuir para a falha no mecanismo de detumescência nessa condição. O priapismo isquêmico é uma emergência. O priapismo não isquêmico (arterial, fluxo alto) é uma ereção não sexual e persistente, causada pelo influxo arterial cavernoso desregulado. A gasometria cavernosa não demonstra hipoxia nem acidez. Tipicamente, o pênis não está totalmente rígido, nem está dolorido. Um traumatismo anterior é a etiologia mais comumente descrita. O priapismo intermitente é um tipo recidivante de priapismo isquêmico, no qual ereções dolorosas e indesejadas ocorrem de maneira repetida, intercaladas com períodos de detumescência.

Ainda que nem todos os tipos de priapismo requeiram intervenção imediata, o priapismo isquêmico está associado à fibrose progressiva dos tecidos cavernosos e à DE.[15] Portanto, todos os pacientes com priapismo devem passar por uma avaliação de emergência, de modo a possibilitar uma intervenção assim que possível naqueles pacientes com o tipo isquêmico. O objetivo do tratamento de todos os pacientes com a afecção é a obtenção da detumescência e a preservação da função erétil.

O priapismo pode ser secundário a uma doença ou o efeito de um medicamento ou uma droga. As causas secundárias incluem condições hematológicas, como leucemia, anemia falciforme e trombocitopenia; condições neurológicas como acidente vascular encefálico, lesão medular e outras lesões do sistema nervoso central; e insuficiência renal. Homens com anemia falciforme frequentemente são afetados pelo priapismo. Acredita-se que a desoxigenação relativa e a estase do sangue cavernoso durante a ereção aumentem a formação de células falciformes. Diversas substâncias, como medicamentos anti-hipertensivos, anticoagulantes, antidepressivos, álcool e maconha, podem contribuir para o desenvolvimento do priapismo. Atualmente, a terapia com injeção intracavernosa para DE é uma das causas mais comuns desse quadro.

O diagnóstico do priapismo normalmente é baseado nos achados clínicos. Estudos com Doppler do fluxo sanguíneo peniano, ultrassonografia e tomografia computadorizada (TC) penianas podem ser utilizados para determinar uma patologia intrapélvica.

As medidas iniciais do tratamento incluem analgésicos, sedação e hidratação. A retenção urinária pode demandar uma cateterização. As medidas locais incluem compressas de gelo e enemas com solução fisiológica gelada, aspiração e irrigação do corpo cavernoso com solução fisiológica regular ou heparinizada, ou instilação de medicamentos alfa-adrenérgicos. Se o tratamento menos agressivo não produzir detumescência, poderá ser estabelecido um desvio cirúrgico temporário entre o corpo cavernoso e o corpo esponjoso.

Câncer de pênis

A idade média dos homens diagnosticados com câncer de células escamosas do pênis é 60 anos. A condição é mais comum em homens não circuncisados.[2] Embora seja relativamente raro nos países desenvolvidos (< 0,5% de todos os cânceres), pode ser responsável por 10% de todas as lesões malignas em regiões como a África e a América do Sul.[2] Com o diagnóstico precoce, o câncer de pênis apresenta taxas de cura altas. O maior impedimento para o diagnóstico precoce é o adiamento na busca pelo tratamento clínico.

A causa do câncer de pênis não está clara. Existem diversos fatores de risco, incluindo idade avançada, higiene inadequada, tabagismo, infecções pelo HPV tipos 16 e 18, exposição à radiação ultravioleta e imunossupressão.[2] Há uma associação entre o câncer de pênis e a higiene genital inadequada e a fimose. Uma teoria postula que o acúmulo de esmegma sob o prepúcio com fimose pode produzir uma inflamação crônica que leva ao carcinoma. O HPV foi implicado no desenvolvimento de diversos cânceres genitais, incluindo câncer de pênis.[16] Acredita-se também que a radiação ultravioleta apresente um efeito carcinogênico sobre o pênis.[16] Homens que receberam tratamento para psoríase com radiação ultravioleta A relataram uma maior incidência de carcinomas de células escamosas genitais. Condições de imunodeficiência (p. ex., síndrome da imunodeficiência adquirida) também podem desempenhar um papel na patogênese do câncer de pênis.[17] O carcinoma de células escamosas do pênis supostamente tem início com uma lesão *in situ* e progride até se tornar um carcinoma invasivo. As lesões penianas com características histológicas de carcinoma *in situ* exigem um acompanhamento cuidadoso, em virtude do seu potencial de progressão até um carcinoma invasivo.

O carcinoma invasivo de pênis inicialmente se apresenta como um pequeno nódulo ou uma úlcera. Na presença de fimose, pode haver edema doloroso, secreção purulenta ou dificuldades com a micção. Linfonodos palpáveis podem estar presentes na região inguinal. O diagnóstico normalmente é baseado no exame físico e nos resultados de biopsias. Ultrassonografia cavernosa, uretroscopia, TC e ressonância magnética (RM) podem ser utilizadas na avaliação diagnóstica.

As opções de tratamento variam de acordo com o estágio, a dimensão, a localização e o caráter invasivo do tumor. A cirurgia ainda é o pilar do tratamento para o carcinoma invasivo. As lesões primárias superficiais, livremente móveis, que não invadem os corpos e sem evidências de doença metastática, podem ser removidas. A penectomia parcial ou total, com dissecção adequada dos linfonodos, é indicada para as lesões invasivas.

RESUMO

Os distúrbios do pênis podem ser congênitos ou adquiridos. Hipospadia e epispadia são alterações congênitas, nas quais há um posicionamento inadequado da abertura uretral: está localizada na superfície ventral no caso da hipospadia, e na superfície dorsal na epispadia. Fimose é uma condição na qual a abertura do prepúcio é muito estreita e não permite a sua retração sobre a glande. Balanite é uma inflamação aguda ou crônica da glande peniana, e balanopostite é a inflamação da glande e do prepúcio. A doença de Peyronie é caracterizada pelo crescimento de uma área de tecido fibroso sobre o corpo peniano. A DE é definida como a incapacidade de alcançar e manter uma ereção suficiente para possibilitar uma relação sexual satisfatória. Pode ser causada por fatores psicogênicos, distúrbios orgânicos, ou condições psicogênicas e orgânicas mistas. Priapismo é uma ereção prolongada e dolorosa, que pode levar à trombose, com isquemia e necrose do tecido peniano. O câncer de pênis é responsável por menos de 1% dos cânceres genitais masculinos nos países desenvolvidos. Ainda que o tumor tenha um crescimento lento e apresente taxas altas de cura com o diagnóstico precoce, o maior impedimento para o tratamento de sucesso é o adiamento na busca pelo tratamento clínico.

DISTÚRBIOS DA BOLSA ESCROTAL E DOS TESTÍCULOS

Depois de concluir esta seção, o leitor deverá ser capaz de:

- Comparar a causa, o aspecto e o significado da hidrocele, hematocele, espermatocele e varicocele

- Descrever os sintomas da epididimite
- Identificar os tipos de células envolvidas no seminoma, carcinoma embrionário, teratoma e coriocarcinoma dos testículos.

A bolsa escrotal é uma bolsa recoberta por pele, que contém os testículos e seus órgãos acessórios. As alterações da bolsa escrotal e dos testículos incluem criptorquidia, alterações da bolsa escrotal, distúrbios vasculares, inflamação da bolsa escrotal e dos testículos, e neoplasias.

Alterações congênitas e adquiridas

Criptorquidia

Também chamada de ausência de descida testicular, ocorre quando um ou ambos os testículos não descem até a bolsa escrotal. A condição normalmente é unilateral, mas pode ser bilateral em 30% dos casos.[2] O testículo que não desceu pode permanecer na região inferior do abdome, em um ponto de descida no canal inguinal ou na parte superior da bolsa escrotal (Figura 43.5).[2]

A criptorquidia é a alteração congênita mais comum do sistema geniturinário que afeta os lactentes do sexo masculino.[18] Sua incidência é de 2 a 4%, mas está presente em até um terço dos recém-nascidos prematuros.[14] A fisiopatologia da criptorquidia não é totalmente compreendida, ainda que tenham sido formuladas diversas teorias. Pesquisas clínicas conduzidas na década de 1940 demonstraram que a criptorquidia não corrigida apresenta implicações extremas, em particular sobre o potencial de fertilidade e a transformação maligna de algumas linhagens de células testiculares.[14] Clinicamente, a criptorquidia unilateral é mais comum do que a bilateral. Aproximadamente 80% dos casos são unilaterais, enquanto os 20% remanescentes representam a criptorquidia bilateral.[19]

Para entender a ocorrência da criptorquidia, é necessário ter conhecimento sobre as fases da descida testicular até o interior da bolsa escrotal. O Capítulo 42 descreve esse processo.

A criptorquidia pode ser dividida nos tipos primário ou secundário. Na criptorquidia primária, o testículo falha em concluir a sua migração a partir da sua origem embrionária pararrenal até a bolsa escrotal. Nesses casos, o testículo pode estar localizado em uma posição intra-abdominal não palpável, ou pode ser palpado em uma posição intracanalicular, supraescrotal ou ectópica (fora do trajeto de descida normal). Na criptorquidia secundária, o testículo anteriormente posicionado na bolsa escrotal pode retornar para uma posição supraescrotal, como resultado de cicatrização, com frequência após o reparo cirúrgico de uma hérnia inguinal.[17] Os fatores de risco identificados para a criptorquidia continuam indefinidos, ainda que muitos fatores de risco imputados à condição, incluindo tabagismo materno durante a gravidez, peso baixo ao nascimento, histórico familiar de criptorquidia e variações genéticas raras, como INSL3, tenham sido investigados.[18,20] Acredita-se que o mais relevante desses fatores seja a prematuridade; a incidência de criptorquidia relatada entre neonatos prematuros é superior a 30%.[21] Entre os neonatos a termo e pré-termo, em muitos casos de criptorquidia, a descida ocorre espontaneamente no período pós-natal. Um estudo observou que nos casos de descida espontânea, 82% ocorreram aos 2 meses de idade, um adicional de 10% ocorreu aos 6 meses de idade, e outros 8% ocorreram aos 12 meses de idade.[21] Diante da menor probabilidade de descida espontânea após os 6 meses, as diretrizes clínicas recomendam o encaminhamento ao especialista, se a descida completa do testículo não ocorrer até essa idade.[19]

Manifestações clínicas e complicações. A principal manifestação clínica da criptorquidia é a ausência de um dos ou de ambos os testículos na bolsa escrotal. O testículo não é palpável, ou pode ser palpado fora do anel inguinal.

Em indivíduos com criptorquidia, as anormalidades histológicas dos testículos refletem as alterações testiculares intrínsecas ou os efeitos adversos do ambiente extraescrotal. Existe um retardo no desenvolvimento das células germinativas, alterações nos túbulos espermáticos e uma quantidade reduzida de células de Leydig. Se a descida testicular não ocorrer, essas alterações progridem ao longo do tempo.

Diagnóstico e tratamento. O diagnóstico é baseado no exame cuidadoso da genitália dos lactentes. Os testículos criptorquídicos devem ser diferenciados dos testículos retráteis, os quais retornam ao canal inguinal em resposta a um reflexo exagerado do músculo cremáster (normalmente produzido por um traumatismo no aspecto medial da coxa, com observação da retração testicular). Os testículos retráteis em geral são palpáveis ao nascimento, mas posteriormente deixam de ser identificados à palpação. Nesse caso, pode ser realizado o seu reposicionamento por meio de palpação cuidadosa em um ambiente quente. Os testículos retráteis normalmente assumem uma posição escrotal durante a puberdade.

As técnicas para a localização testicular incluem ultrassonografia, venografia e arteriografia gonadal e laparoscopia.

O único tratamento definitivo para a criptorquidia é a intervenção cirúrgica. Tratamentos hormonais são utilizados para estimular a descida dos testículos criptorquídicos, enquanto a gonadotrofina coriônica humana (hCG) e o GnRH são utilizados, com os propostos mecanismos de uso da influência dos androgênios, para causar a descida. Essas terapias clínicas aparentam ser mais adequadas para as pessoas com criptorquidia no nível inferior e testículos retráteis, mas as taxas

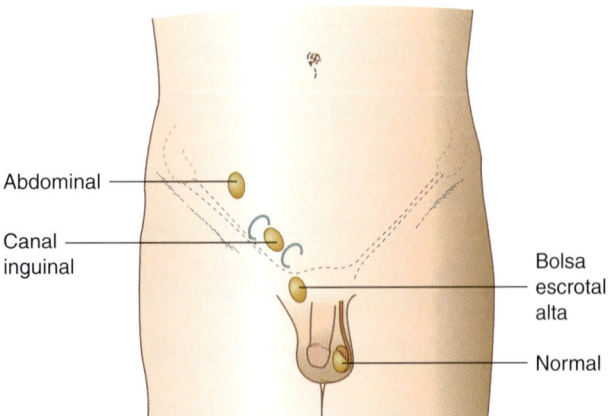

Figura 43.5 • Possíveis localizações dos testículos criptorquídicos.

de sucesso ainda são desfavoráveis. Uma revisão sistemática recente demonstrou que as terapias hormonais apresentaram um desempenho apenas marginalmente mais favorável do que o placebo, com taxas máximas de sucesso em torno de 20%.[22] As consequências da criptorquidia incluem infertilidade, malignidade (risco 20 a 40 vezes maior), torção testicular (aumento do risco em 10 vezes) e possíveis efeitos psicológicos do aspecto vazio da bolsa escrotal.[1] Tendo em vista as consequências significativas da criptorquidia sobre a fertilidade e a possível malignidade, a terapia cirúrgica definitiva e corretiva se tornou o pilar do tratamento da afecção. Portanto, as terapias hormonais deixaram de ser recomendadas pelas diretrizes mais recentes da American Urological Association.[19]

O tratamento dos indivíduos criptorquídicos deve incluir o acompanhamento vitalício, considerando as sequelas de câncer testicular e infertilidade. Os pais devem ser informados a respeito das possíveis questões de infertilidade e do aumento do risco de câncer testicular, e ao alcançar a puberdade, os meninos devem ser instruídos a respeito da necessidade de realizar o autoexame dos órgãos.

Hidrocele

Coleção de líquido na bolsa escrotal, sem a presença de uma hérnia inguinal evidente. Os testículos e o epidídimo são completamente circundados pela túnica vaginal, uma bolsa serosa derivada do peritônio, a qual se forma durante a descida fetal dos testículos para a bolsa escrotal. A túnica vaginal é composta por uma camada parietal externa e uma camada visceral mais profunda que adere à cobertura fibrosa densa dos testículos, a túnica albugínea. Existe um espaço entre essas duas camadas, o qual contém tipicamente alguns poucos mililitros de líquido transparente. A hidrocele se forma quando ocorre o acúmulo de um excesso de líquido entre as camadas da túnica vaginal (Figura 43.6 C).[9] A hidrocele típica é observada logo após o nascimento como um edema unilateral ou bilateral na bolsa escrotal, cujo volume é variável. A bolsa escrotal tem um aspecto edemaciado com líquido e pode apresentar uma coloração azulada; pode estar muito tensa e normalmente não há sensibilidade. A transiluminação da bolsa escrotal (i. e., aplicação de uma fonte de luz que passa através da bolsa escrotal e permite a visualização das estruturas internas) ou a ultrassonografia podem ajudar a determinar se a massa é sólida ou cística, e se o testículo é normal. Uma hidrocele densa, que não pode ser iluminada, deve ser diferenciada de um tumor testicular. O manejo da hidrocele ocorre com a observação durante o 1º e o 2º ano de vida da criança, exceto se um diagnóstico de hérnia não puder ser excluído. A hidrocele que persiste ou que tem início após os 2 anos de idade provavelmente não apresentará resolução espontânea e, portanto, deve ser reparada com cirurgia. A prevalência da hidrocele congênita é de cerca de 6% ao nascimento, e de 1% na fase adulta.[20] O desenvolvimento da hidrocele aguda pode ocorrer após uma lesão local, torção testicular, epididimite ou orquite (inflamação dos testículos), gonorreia, obstrução linfática, tumor testicular de células germinativas ou como um efeito colateral de radioterapia. A hidrocele crônica é mais comum, havendo o acúmulo de líquido ao redor dos testículos e um crescimento gradativo da massa.

A maior parte dos casos de hidrocele em lactentes e crianças é causada pela persistência do processo vaginal contínuo à cavidade peritoneal. O processo vaginal é uma saculação externa do peritônio que passa pelo anel inguinal interno, o qual normalmente se fecha de modo espontâneo após a descida testicular. O fechamento incompleto do processo vaginal pode resultar em uma comunicação anormal entre a cavidade abdominal e a região inguinal.[20] A hidrocele que se desenvolve em meninos sem uma causa aparente requer uma avaliação cuidadosa para excluir câncer ou infecção. Nos adultos, a hidrocele em geral é assintomática e dispensa tratamento. Quando os sintomas ocorrem, a sensação pode ser de peso na bolsa escrotal ou dor na parte inferior das costas. Para a hidrocele dolorosa ou cosmeticamente indesejável, a correção cirúrgica é indicada. O reparo cirúrgico pode ser realizado por meio do acesso inguinal ou transescrotal.

Hematocele

Acúmulo de sangue no espaço entre a túnica vaginal parietal e visceral, produzindo uma coloração vermelha escura ou púrpura da pele escrotal. Com frequência, a hematocele está associada à hidrocele. O desenvolvimento da condição pode ser

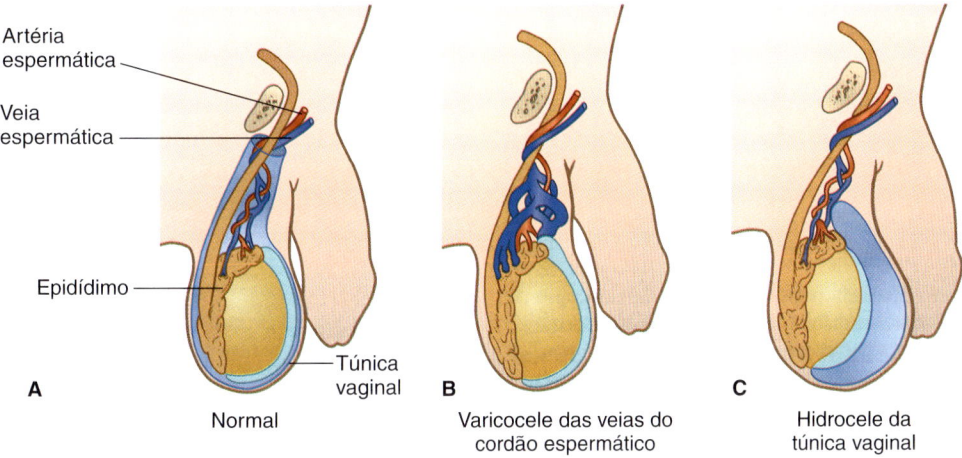

Figura 43.6 • Testículo e apêndices normais (**A**), varicocele (**B**) e hidrocele (**C**).

resultado de um procedimento cirúrgico abdominal, traumatismo escrotal, distúrbio do sangramento, ou tumor testicular.

Espermatocele

Cisto indolor contendo sêmen, que se forma na extremidade do epidídimo. Localiza-se acima e no aspecto posterior do testículo, unida ao epidídimo e separada do testículo.[2] As espermatoceles podem ser únicas ou múltiplas, e normalmente apresentam diâmetro inferior a 1 cm. São livremente móveis e podem ser visualizadas com a transiluminação. Raramente causam problemas, mas uma espermatocele de grande volume pode se tornar dolorosa e necessitar de remoção.

Varicocele

Caracterizada por dilatações varicosas do plexo pampiniforme, uma rede de veias que suprem os testículos (ver Figura 43.6 B). O lado esquerdo é o mais comumente afetado, devido à inserção da veia espermática interna esquerda na veia renal esquerda em um ângulo reto, enquanto a veia espermática direita normalmente se une à veia cava inferior.[9] Válvulas insuficientes são mais comuns nas veias espermáticas internas esquerdas, ocasionando o refluxo do sangue para as veias do plexo pampiniforme. A força da gravidade que resulta da posição ortostática também contribui para a dilatação venosa. Se a condição persiste, pode haver lesão das fibras elásticas e hipertrofia das paredes venosas, como ocorre na formação de varizes nas pernas. A concentração e a motilidade espermáticas estão diminuídas nos homens com varicocele. A afecção pode resultar de diversas condições, mas na maior parte dos casos é idiopática. A varicocele unilateral em idosos pode indicar a presença de um tumor renal que invadiu a veia renal e ocluiu a drenagem da veia espermática.[20]

As varicoceles raramente são observadas antes da puberdade. Seus sintomas incluem sensação de peso anormal no lado esquerdo da bolsa escrotal, embora muitos casos possam ser assintomáticos. Em geral, a condição é prontamente diagnosticada ao exame físico com o paciente em posição ortostática e em decúbito dorsal. Tipicamente, a varicocele desaparece em decúbito, como resultado da descompressão venosa na veia renal.[9] A palpação escrotal de uma varicocele foi comparada à sensação de tocar em uma "bolsa com vermes".[9] Varicoceles pequenas por vezes são de difícil identificação. A manobra de Valsava (i. e., expiração forçada contra a glote fechada) pode ser utilizada para acentuar as dilatações varicosas pequenas. Na presença de varicocele, o fluxo sanguíneo retrógrado para a bolsa escrotal pode ser detectado por meio de ultrassonografia com Doppler. Outros métodos diagnósticos incluem exame com radioisótopos e venografia espermática.

As opções de tratamento incluem a ligadura cirúrgica ou esclerose com o uso de um cateter transvenoso percutâneo guiado por fluoroscopia. Além da melhora da fertilidade, outros motivos para a cirurgia incluem o alívio da sensação de "peso" e a melhora cosmética.

Torção testicular

Diz respeito à rotação do cordão espermático que suspende o testículo e à subsequente perda do suprimento sanguíneo para o testículo ipsilateral (Figura 43.7). Por ser considerada uma

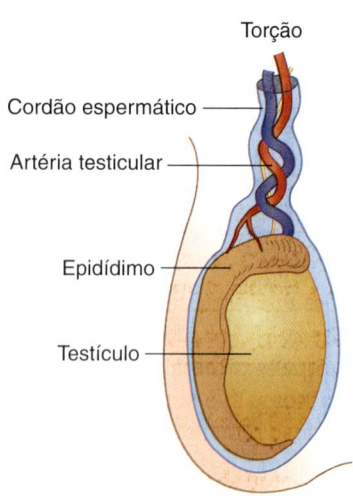

Figura 43.7 • Torção testicular, com rotação do cordão espermático que suspende o testículo e dos vasos espermáticos que proporcionam o suprimento sanguíneo para o testículo.

emergência urológica, o diagnóstico e o tratamento precoces são críticos para preservar o testículo e a fertilidade futura.[23] A taxa de viabilidade testicular diminui rapidamente, depois de 6 h do início dos sintomas.[24] Trata-se da alteração escrotal aguda mais comum na população pediátrica e adulta jovem, ocorrendo em um de cada 4 mil homens com menos de 25 anos de idade.[9] A torção testicular pode ser dividida em duas entidades clínicas distintas, dependendo do nível de envolvimento do cordão espermático: torção intravaginal e extravaginal.[25]

Torção intravaginal. De modo típico, a túnica vaginal é firmemente unida à lateral posterior do testículo, e o cordão espermático é pouco móvel. Se a união da túnica vaginal ao testículo for muito alta, o cordão espermático pode rotacionar no seu interior, resultando em torção intravaginal. Essa alteração é denominada deformidade do "badalo do sino", e ocorre em aproximadamente 17% dos indivíduos, sendo bilateral em 40% dos casos.[26] A torção intravaginal ocorre mais comumente em adolescentes. O aumento do peso testicular após a puberdade, bem como a contração súbita do músculo cremáster (cuja inserção no cordão espermático é espiralada), supostamente são os catalisadores da torção aguda nessa população.[26] A torção intravaginal é consideravelmente mais comum do que a extravaginal. Pessoas com essa afecção em geral apresentam angústia grave algumas horas após o início do quadro, muitas vezes com náuseas, vômito e taquicardia. O testículo afetado está aumentado e sensível, com dor que se irradia até a área inguinal. A torção testicular intravaginal é uma emergência cirúrgica real, e o reconhecimento e o tratamento precoces são necessários para que o testículo seja salvo.

Torção extravaginal. A torção extravaginal, que ocorre quase exclusivamente em neonatos, é o tipo menos comum de torção testicular. Nos neonatos, com frequência o testículo ainda não desceu até a bolsa escrotal, na qual se fixa no interior da túnica vaginal. Essa mobilidade predispõe o testículo à torção. A fusão inadequada do testículo à parede escrotal é tipicamente diagnosticada nos primeiros 7 a 10 dias de vida.

Ao nascimento ou logo depois, ocorre a identificação de uma massa escrotal firme, macia e indolor. A pele escrotal tem um aspecto vermelho, e há a presença de edema discreto. O diagnóstico diferencial é relativamente fácil, uma vez que tumores testiculares, epididimite e orquite são extremamente raros em neonatos; a hidrocele é mais macia e pode ser transiluminada; e o exame físico pode excluir a presença de uma hérnia. O uso do tratamento cirúrgico (orquiopexia e orquiectomia) é controverso.[25]

A torção testicular deve ser diferenciada da epididimite, da orquite e do traumatismo testicular. Ao exame físico, o testículo com frequência está posicionado na parte superior da bolsa escrotal e em uma orientação anormal. Tais alterações são causadas pela rotação e encurtamento do cordão espermático. O grau de edema e rubor escrotal depende da duração dos sintomas. Os testículos estão firmes e sensíveis, e o reflexo do músculo cremáster com frequência está ausente.[27]

Infecção e inflamação

Epididimite

Inflamação aguda ou crônica do epidídimo, a estrutura alongada semelhante a um cordão situada ao longo da borda posterior do testículo, cuja função é o armazenamento, o transporte e a maturação dos espermatozoides.[1] Os dados mais recentes publicados relatam que aproximadamente 600 mil casos de epididimite ocorrem a cada ano, nos EUA.[28]

Pessoas com epididimite apresentam um início gradual de dor testicular posterior, normalmente unilateral, a qual por vezes irradia até a parte inferior do abdome.[29] A epididimite aguda normalmente envolve dor, edema e inflamação do epidídimo, com duração inferior a 6 semanas. A epididimite crônica é caracterizada pela presença dos sintomas descritos anteriormente por um período ≥ 6 semanas. Também pode haver a presença de outros sinais e sintomas, como secreção, disúria, alterações na frequência da micção e urgência na micção, eritema da pele escrotal e febre. A elevação física do testículo ou da bolsa escrotal com o paciente na posição ortostática (conhecida como sinal de Prehn) diminui a dor da epididimite, mas não diminui a dor associada à torção testicular.

Quando a pessoa apresenta dor testicular pela primeira vez, deve-se considerar o diagnóstico diferencial de torção testicular. A torção em geral é acompanhada de dor testicular intensa e de início agudo. Se a torção testicular for a causa da dor, a realização de cirurgia dentro de 6 h após o início da apresentação é mandatória para prevenir o infarto, a necrose, a atrofia e a perda do testículo.[29] A gangrena de Fournier é outra possível causa de dor testicular. Essa doença pode ter apresentação sutil, com mal-estar e desconforto escrotal que se transforma em dor, com surgimento progressivo de manchas na pele da bolsa escrotal ou do períneo (eritema e equimose). Por fim, essas áreas do corpo assumem um aspecto enegrecido, à medida que o tecido se torna necrótico. A gangrena de Fournier pode ser uma infecção mista, com bactérias aeróbicas/anaeróbicas advindas de diversas fontes possíveis, incluindo abscesso perirretal, traumatismo, circuncisão, picada de inseto, hemorroidas ou outra lesão tecidual na região perirretal ou genital. A gangrena de Fournier demanda o imediato encaminhamento ao urologista e/ou cirurgião, para o desbridamento do ferimento, além de antibioticoterapia.

A epididimite é causada por diversos fatores infecciosos, não infecciosos e até mesmo por fontes microbianas pós-infecciosas. Na maior parte dos casos de epididimite bacteriana, o movimento retrógado do organismo é o mecanismo de infecção. Em outros casos, como na presença de *Mycobacterium tuberculosis*, a disseminação hematógena ou contaminação do epidídimo é o mecanismo de infecção.[29]

Os agentes bacterianos responsáveis pela epididimite estão fortemente relacionados com a idade e as práticas sexuais. Patógenos do trato urinário, como *Escherichia coli*, são responsáveis pela epididimite em meninos com menos de 14 anos de idade e homens com mais de 35 anos de idade.[29] Em idosos, a infecção do epidídimo ocorre na condição de bacteriúria secundária à obstrução da saída da bexiga resultante de hipertrofia prostática, instrumentação do trato urinário, biopsia de próstata ou cirurgia urológica. As anormalidades anatômicas também contribuem para a etiologia da epididimite bacteriana inespecífica causada por diversas bactérias aeróbicas. Nos indivíduos sexualmente ativos de 14 a 35 anos de idade e em homens idosos que mantêm relações sexuais desprotegidas com múltiplas pessoas, *Neisseria gonorrhoeae* e *C. trachomatis* são os organismos agressores mais comuns.

Outros organismos bacterianos, como *Pseudomonas aeruginosa*, *Klebsiella pneumoniae*, *Haemophilus influenzae*, *Proteus mirabilis*, *Ureaplasma urealyticum* e *M. genitalium* também foram relacionados com epididimite.[29] Em crianças, a etiologia viral é a mais prevalente, com enterovírus e adenovírus sendo mais comumente associados.[29]

As causas relatadas de epididimite não infecciosa incluem traumatismo, biopsia pós-prostática e inflamação epididimária pós-vasectomia, sarcoidose, doença de Behçet, vasculite associada à púrpura de Henoch-Schönlein e medicamentos, como a amiodarona, um antiarrítmico.[29]

Manifestações clínicas. A epididimite é caracterizada por dor e edema unilateral, acompanhados por eritema e edema da pele escrotal sobrejacente que se desenvolvem ao longo de um período de 24 a 48 h. Inicialmente, o edema e a tumefação estão limitados ao epidídimo.[9] Contudo, a diferenciação entre o testículo e o epidídimo se torna menos evidente à medida que a inflamação progride, enquanto o testículo e o epidídimo se tornam uma massa única. Contrariamente aos homens com torção testicular, indivíduos com epididimite normalmente apresentam reflexo normal do músculo cremáster.[27] Pode haver sensibilidade na região da virilha (cordão espermático) ou na parte inferior do abdome. Febre e queixas de disúria ocorrem em aproximadamente metade dos casos. A presença de secreção uretral depende do organismo causador da infecção; normalmente, ela acompanha as infecções por gonorreia, sendo comum nas clamidioses e menos comum nas infecções causadas por organismos Gram-negativos.

Diagnóstico e tratamento. Os achados laboratoriais normalmente revelam elevação da contagem de leucócitos. A urinálise e a urocultura são importantes no diagnóstico da epididimite, com bacteriúria e piúria sendo sugestivas do distúrbio; entretanto, a urinálise pode ser normal. Se o diagnóstico permanecer incerto, a ultrassonografia com Doppler colorido pode ser útil, revelando aumento do fluxo sanguíneo para o testículo afetado.

O tratamento da epididimite tem por foco o tratamento da causa da infecção, ao mesmo tempo em que os sintomas adversos são minimizados.[28] A terapia com antibióticos empíricos é indicada antes da disponibilização dos resultados de exames laboratoriais. Os objetivos do tratamento da epididimite aguda causada por *C. trachomatis* ou *N. gonorrhoeae* incluem curar a infecção, limitar os sinais e sintomas, prevenir a transmissão e diminuir o potencial de complicações como infertilidade ou dor crônica.[29] Repouso em leito, elevação da bolsa escrotal e medicamentos anti-inflamatórios não esteroides são recomendados até que a febre e a inflamação local tenham diminuído. A resolução completa do desconforto é variável e pode perdurar por semanas após a conclusão do regime de antibióticos.[28]

Os pacientes devem ser instruídos a retornar em consulta com os profissionais de saúde, caso não haja melhora dos sintomas em 48 h após o início do tratamento.[29] Os sinais e sintomas de epididimite que não cessam dentro de 3 dias exigem a reavaliação do diagnóstico e da terapia.

Homens com epididimite aguda com confirmação ou suspeita de *N. gonorrhoeae* ou *C. trachomatis* como causa devem ser instruídos a encaminhar seus parceiros sexuais para avaliação e tratamento, se um contato tiver ocorrido dentro do período de 60 dias anteriores ao início dos próprios sintomas.[29] As relações sexuais devem ser evitadas até a conclusão da antibioticoterapia e até que a pessoa tratada não apresente mais quaisquer sinais ou sintomas.

Orquite

Envolve a inflamação aguda do testículo secundária à infecção. A maioria dos casos está associada a uma infecção pelo vírus da caxumba; entretanto, o quadro pode ser causado por outros vírus e bactérias. A infecção primária pode se dar no trato geniturinário (cistite, uretrite, prostatite) e, em seguida, acometer o epidídimo e o testículo via ducto deferente ou vasos linfáticos do cordão espermático.[1] O desenvolvimento da orquite pode ser uma complicação de uma infecção sistêmica, como caxumba, escarlatina ou pneumonia. O exame físico de pessoas com orquite inclui testículo com aumento de volume, sensibilidade, eritema da pele escrotal, edema da bolsa escrotal e tumefação testicular. Caso esses sinais e sintomas sejam acompanhados por aumento do volume do epidídimo, a preocupação é em relação à epidídimo-orquite. Em homens sexualmente ativos, devem ser realizadas culturas e coloração de Gram de amostras uretrais para a pesquisa de infecção por *C. trachomatis* e *N. gonorrhoeae*, bem como urinálise e urocultura. O tratamento de suporte inclui repouso em leito, compressas quentes ou frias para a analgesia, e elevação da bolsa escrotal. Os sintomas da orquite isolada normalmente apresentam resolução espontânea em cerca de 3 a 10 dias, enquanto a epididimite em geral apresenta resolução em um período semelhante, após o início do tratamento com antibióticos. O comprometimento irreversível da espermatogênese ocorre em cerca de 30% dos testículos acometidos por orquite em consequência de caxumba.

Neoplasias

Pode haver desenvolvimento de tumores na bolsa escrotal ou nos testículos. Os tumores escrotais benignos são comuns e, em muitos casos, dispensam tratamento. O carcinoma da bolsa escrotal é raro e normalmente está associado à exposição a agentes carcinogênicos. Quase todos os tumores sólidos testiculares são malignos.

Câncer da bolsa escrotal

Relaciona-se com exposição ao alcatrão, à fuligem e a óleos.[2] A maior parte dos cânceres de células escamosas escrotais está associada à higiene inadequada e à inflamação crônica. A exposição à fotoquimioterapia ou ao HPV também foi relacionada à doença. A idade média à apresentação da doença é 60 anos, com frequência precedida por 20 a 30 anos de irritação crônica.

Nos estágios iniciais, o câncer da bolsa escrotal pode assumir o aspecto de um pequeno tumor ou um crescimento de aspecto verrucoso que, por fim, sofre ulceração. A fina parede da bolsa escrotal não apresenta a reatividade tecidual necessária para bloquear o processo maligno, e mais da metade dos casos observados envolve metástases em linfonodos. Como esse tumor não apresenta uma resposta favorável à quimioterapia nem à radioterapia, em geral o tratamento é cirúrgico. O prognóstico está correlacionado ao envolvimento dos linfonodos.

Câncer testicular

Responsável por 1% de todos os cânceres masculinos.[2] É relativamente raro, mas é o câncer mais comum em indivíduos jovens, na faixa etária de 15 a 35 anos, e a sua incidência duplicou nos últimos 40 anos. A taxa de sobrevida em 5 anos é superior a 95% e, após o tratamento, a maior parte dos sobreviventes apresenta uma expectativa de vida próxima da normal.[30]

Etiologia e patogênese. Ainda que a causa do câncer testicular seja desconhecida, existe uma possível relação genética e um risco geográfico associados ao acometimento por esse tipo de câncer.[2] Os fatores de risco incluem criptorquidia, fatores genéticos e distúrbios do desenvolvimento testicular.[2] A associação mais forte se dá com os testículos criptorquídicos. A predisposição genética também aparente ser importante. Foi descrito um aspecto familiar da alteração, ainda que não tenha sido estabelecido um padrão bem definido de herança. O aumento da incidência de tumores de células germinativas testiculares, em particular de seminomas, foi descrito em homens infectados pelo vírus da imunodeficiência humana. Homens com alterações do desenvolvimento testicular, incluído aqueles com síndrome de Klinefelter e feminilização testicular, apresentam um risco maior de tumores de células germinativas.

Aproximadamente 90% dos tumores malignos de origem testicular são de células germinativas.[2] Esses tumores podem ser classificados como seminomas ou não seminomas, com base na sua origem nas células germinativas primordiais e sua capacidade de diferenciação *in vivo*. Por serem tumores originários de células germinativas testiculares, são ditos multipotenciais (têm capacidade de se diferenciar em diversos tipos teciduais) e costumam secretar hormônios polipeptídicos ou enzimas que representam os estágios mais iniciais do desenvolvimento.

Os seminomas são responsáveis por aproximadamente 40% dos tumores de células germinativas, e são mais frequentes na quarta década de vida.[2] Acredita-se que sejam originários do epitélio seminífero testicular e são o tipo de tumor de células germinativas com maior probabilidade de produzir uma população de células uniformes.

Os tumores não seminoma incluem o carcinoma embrionário, teratoma, coriocarcinoma e carcinoma de células vitelinas. Em geral, os tumores não seminoma contêm mais de um tipo celular e são menos diferenciados que os seminomas. Os carcinomas embrionários são os menos diferenciados, com a capacidade totipotencial de diferenciação em outros tipos de células não seminomatosas. O cariocarcinoma é um tipo raro e altamente maligno de câncer testicular, sendo idêntico aos tumores que surgem no tecido placentário. Os tumores vitelinos mimetizam o saco vitelino embrionário em termos de histologia. Os teratomas são compostos por tipos de células somáticas de duas ou mais camadas de linhagens germinativas (ectoderma, mesoderma ou endoderma). Normalmente, são tumores benignos em crianças; nos adultos, podem conter focos diminutos de células cancerosas.

Manifestações clínicas e diagnóstico. Com frequência, o primeiro sinal de câncer testicular é um aumento discreto do volume testicular que pode ser acompanhado por certo grau de desconforto. Este pode corresponder a uma sensibilidade no abdome ou na virilha, ou uma sensação de repuxamento ou peso na bolsa escrotal.[27] O câncer testicular pode se disseminar quando não é possível definir o tumor à palpação. Os sinais de disseminação metastática incluem edema de membros inferiores, dor nas costas, massa em pescoço, tosse, hemoptise ou tontura.

O diagnóstico de câncer testicular requer histórico urológico e exame físico completos. Uma massa testicular indolor pode ser cancerosa. As condições que produzem uma massa intraescrotal semelhante ao câncer testicular incluem epididimite, orquite, hidrocele ou hematocele. O exame das massas deve incluir a palpação dos testículos e das estruturas adjacentes, a transiluminação da bolsa escrotal, e a palpação abdominal. A ultrassonografia testicular pode ser utilizada para diferenciar as massas testiculares. TC e RM são utilizadas na avaliação de metástases.

Marcadores tumorais que determinam os antígenos proteicos produzidos pelas células cancerosas fornecem informações a respeito da existência de um tumor e do tipo de tumor presente. Esses marcadores podem detectar células tumorais que, por serem muito pequenas, não podem ser achadas ao exame físico ou radiográfico. Dois marcadores tumorais são úteis na avaliação da resposta tumoral à terapia: alfa fetoproteína, uma glicoproteína que normalmente está presente no soro fetal em grandes quantidades, e betagonadotrofina coriônica humana (beta-hCG), um hormônio normalmente produzido pela placenta nas gestantes.[31] Durante o desenvolvimento embrionário, as células germinativas totipotenciais testiculares passam pelas vias normais da diferenciação e sintetizam diferentes produtos proteicos. O reaparecimento desses marcadores proteicos no adulto sugere a atividade de células não diferenciadas em um tumor de células germinativas testicular.

O estadiamento clínico (classificação TNM) do câncer testicular é como segue: estágio I, tumor confinado ao testículo, epidídimo ou cordão espermático; estágio II, tumor disseminado até os linfonodos retroperitoneais abaixo do diafragma; e estágio III, metástases fora dos linfonodos retroperitoneais ou acima do diafragma.[9] Os procedimentos de estadiamento incluem TC de tórax, abdome e pelve; ultrassonografia para a detecção de metástases volumosas em linfonodos inferiores; e em alguns casos linfangiografia.

Tratamento. O tratamento básico de todos os cânceres testiculares inclui a orquiectomia, realizada no momento da exploração diagnóstica. A terapia cirúrgica é vantajosa, pois possibilita o estadiamento exato da doença. As recomendações para a terapia complementar (p. ex., dissecção de linfonodos retroperitoneais, quimioterapia, radioterapia) são baseadas nos achados patológicos do procedimento cirúrgico.

O tratamento posterior à orquiectomia depende das características histológicas do tumor e do estágio clínico da doença. O câncer testicular responde muito favoravelmente ao tratamento. As diretrizes de consenso prático da NCCN para o câncer testicular são utilizadas para direcionar o tratamento e o acompanhamento.[32] A terapia para o câncer testicular possivelmente pode implicar em efeitos adversos sobre a função sexual. Homens que realizam a dissecção de linfonodos retroperitoneais podem apresentar ejaculação retrógrada ou incapacidade de ejacular, em consequência da secção do plexo simpático. A infertilidade pode resultar da ejaculação retrógrada ou dos efeitos tóxicos da quimioterapia ou radioterapia. O armazenamento de sêmen em um banco de esperma deve ser considerado para os homens submetidos a esses tratamentos.

RESUMO

A próstata é uma estrutura firme e glandular, que circunda a uretra. A inflamação da próstata ocorre como um processo agudo ou crônico. A prostatite crônica provavelmente é a causa mais comum de infecções do trato urinário recidivantes em homens. A hiperplasia prostática benigna (HPB) é um distúrbio comum em homens com mais de 50 anos de idade. Como a próstata circunda a uretra, a HPB exerce efeitos com a obstrução do fluxo urinário a partir da bexiga. O tratamento da HPB inclui cirurgia a *laser* ou com auxílio de robótica, *stents* prostáticos e tratamento farmacológico com o uso de inibidores da 5-alfa-redutase como a finasterida, que reduzem o tamanho da próstata ao bloquear os efeitos dos androgênios sobre esse órgão, e de bloqueadores de receptores alfa$_1$-adrenérgicos, que inibem a contração do músculo liso prostático.

DISTÚRBIOS DA PRÓSTATA

Depois de concluir esta seção, o leitor deverá ser capaz de:

- Comparar a patologia e os sintomas de prostatite bacteriana aguda, prostatite bacteriana crônica e síndrome de prostatite ou dor pélvica crônica

- Descrever as manifestações urológicas e o tratamento da hiperplasia prostática benigna.

A próstata é uma estrutura firme e glandular, que circunda a uretra. Produz uma secreção alcalina fina e de aspecto leitoso, que auxilia a motilidade espermática ao ajudar a manter um pH ideal. A contração do músculo liso na glândula promove a expulsão do sêmen durante a ejaculação.

Infecção e inflamação

A prostatite se refere a diversos distúrbios inflamatórios da próstata, que podem ser bacterianos ou não. Pode ocorrer espontaneamente, como resultado da cateterização ou instrumentação, ou pode ser secundária a outras doenças do sistema geniturinário masculino. Existem quatro categorias de síndromes com prostatite: prostatite bacteriana aguda, prostatite bacteriana crônica, síndrome de prostatite ou dor pélvica crônica, e prostatite inflamatória assintomática.[15,17,20-22,33-35] Homens com prostatite inflamatória assintomática não apresentam sintomas subjetivos, e o distúrbio é detectado incidentalmente com a biopsia ou o exame do líquido prostático.

Prostatite bacteriana aguda

Infecção aguda da próstata que resulta em dor pélvica e sintomas do trato urinário, como disúria, alterações na frequência da micção e retenção urinária, e que pode levar a sintomas sistêmicos como febre, calafrios, náuseas, êmese e mal-estar.[36] Estima-se que a prostatite bacteriana aguda compreenda aproximadamente 10% de todos os casos de prostatite, com incidência máxima nas faixas etárias de 20 a 40 anos e acima de 70 anos.[36] A maior parte dos casos de prostatite bacteriana aguda é causada por infecção uretral ascendente ou refluxo intraprostático e é facilitada por diversos fatores de risco, incluindo hiperplasia prostática benigna, infecções geniturinárias, histórico de doenças sexualmente transmissíveis e imunocomprometimento (p. ex., condição de portador do vírus da imunodeficiência humana). Essas infecções podem ocorrer por meio da inoculação direta após uma biopsia de próstata transretal e manipulações transuretrais (p. ex., cateterização e cistoscopia).[36] A disseminação direta ou linfática a partir do reto, ou a disseminação hematógena decorrente de sepse bacteriana, pode causar prostatite bacteriana aguda.[37] Infecções adquiridas em comunidades são três vezes mais comuns que as infecções hospitalares. A prostatite bacteriana aguda é mais frequentemente causada por *E. coli*, seguida por *P. aeruginosa* e espécies de *Klebsiella, Enterococcus, Enterobacter, Proteus* e *Serratia*.[36] Em homens sexualmente ativos, deve-se considerar *N. gonorrhoeae* e *C. trachomatis*.[38] Pessoas imunocomprometidas têm maior probabilidade de apresentar prostatite com causas incomuns, como espécies de *Salmonella, Candida* e *Cryptococcus*.[36]

Os indivíduos com prostatite bacteriana aguda com frequência apresentam início rápido dos sintomas de micção irritativa ou obstrutiva. Enquanto os sintomas irritativos incluem disúria, alterações na frequência da micção e urgência na micção, exemplos de sintomas de quadros obstrutivos são hesitação, micção incompleta, esforço para urinar e jatos fracos. As pessoas podem relatar dor suprapúbica, retal ou perineal.[36] Ejaculação dolorosa, hematospermia e defecção dolorosa podem estar presentes. Os sintomas sistêmicos – como febre, calafrios, náuseas, êmese e mal-estar – são frequentes e a sua presença deve levar os médicos a determinar se o paciente atende aos critérios clínicos de sepse.

O exame físico deve incluir um exame abdominal para detectar distensão da bexiga e sensibilidade no ângulo costovertebral, um exame genital e exame de toque retal. O exame de toque retal exige cuidado, porque a massagem prostática vigorosa pode induzir bacteremia e sepse subsequente.[36] A urina pode estar turva e com odor desagradável causado pela infecção do trato urinário. O exame retal revela uma próstata edemaciada, sensível e quente, entremeada por áreas macias. A massagem prostática induz uma secreção espessa com a presença de leucócitos, cuja cultura revela o crescimento de grandes quantidades de patógenos. A próstata com frequência está sensível, apresentando aumento de volume ou áreas macias. Como em muitos casos a prostatite aguda está associada a anormalidades anatômicas, em geral se realiza um exame urológico completo após a conclusão do tratamento. Se houver alguma preocupação a respeito de obstrução da micção, os volumes residuais de urina pós-micção deverão ser medidos com o uso de ultrassonografia.

O tratamento da prostatite bacteriana aguda depende da gravidade dos sintomas. Em geral, inclui antibióticos, repouso no leito, hidratação adequada, antipiréticos, analgésicos (preferencialmente medicamentos anti-inflamatórios não esteroides) para o alívio da dor e emolientes fecais. A prostatite aguda normalmente responde à terapia antimicrobiana apropriada, escolhida de acordo com a sensibilidade dos agentes causais presentes na secreção uretral. Dependendo dos resultados da urocultura, a antibioticoterapia em geral é continuada por no mínimo 4 semanas. Homens extremamente enfermos, como aqueles com sepse, podem necessitar de hospitalização. Um cateter suprapúbico pode ser indicado se a micção for difícil ou dolorosa.

Prostatite bacteriana crônica

Contrariamente à prostatite bacteriana aguda, a prostatite bacteriana crônica é um distúrbio sutil e difícil de tratar. Sua causa mais comum é *E. coli* ou outras enterobactérias Gram-negativas, e afeta tipicamente homens de 36 a 50 anos de idade. Após um episódio de prostatite bacteriana aguda, aproximadamente 5% dos pacientes podem apresentar progressão para a prostatite bacteriana crônica.[39] Os pacientes podem apresentar histórico de infecções do trato urinário recidivantes, que podem ser episódicas ou persistentes. Tipicamente, as infecções do trato urinário não estão associadas a sinais sistêmicos de infecção, mas também pode haver a presença de outros sintomas urológicos irritativos ou obstrutivos. A análise de amostras de urina e do líquido prostático é utilizada para confirmar o diagnóstico. As queixas apresentadas variam de acordo com a pessoa, e podem incluir: disúria, urgência na micção e alterações na frequência da micção, hesitação ou retenção urinária, hematúria, urina com odor desagradável e secreção uretral. Entre os episódios de infecções agudas, alguns pacientes são assintomáticos, enquanto outros podem descrever um longo histórico de sintomas persistentes. Febre e calafrios não são comuns, e são observados tipicamente apenas com a prostatite bacteriana aguda. O principal critério diagnóstico para a prostatite bacteriana crônica é a presença de culturas bacterianas positivas do líquido prostático. Igualmente, é possível observar com frequência a presença de leucócitos no líquido prostático, o que representa uma inflamação da próstata, todavia sendo um achado inespecífico da prostatite bacteriana crônica.

Até mesmo após a obtenção do diagnóstico, o tratamento da prostatite crônica com frequência é difícil. Contrariamente à sua ação na próstata com inflamação aguda, os medicamentos antibacterianos apresentam penetração inadequada na próstata com inflamação crônica. Com frequência é utilizada a terapia a longo prazo (3 a 4 meses) com dose baixa de um agente antimicrobiano oral apropriado para o tratamento da infecção.[39] A ressecção transuretral da próstata (RTUP) é utilizada no tratamento de homens com doença refratária.

Síndrome de prostatite ou dor pélvica crônica

A mais comum e a menos compreendida dentre as síndromes prostáticas.[39]

Prostatite inflamatória. Em uma ampla população de homens com prostatite, não há bactérias no sistema urinário, mas eles apresentam dor ao longo do pênis, nos testículos e na bolsa escrotal; ejaculação dolorosa; dor na parte inferior das costas; dor retal ao longo do aspecto interno das coxas; sintomas urinários; diminuição da libido; e DE. Homens com prostatite não bacteriana costumam apresentar inflamação do órgão acompanhada de elevação na contagem de leucócitos e células inflamatórias anormais na secreção prostática. A causa do distúrbio é desconhecida, e os esforços para comprovar a presença de patógenos incomuns (p. ex., micoplasmas, *Chlamydia*, tricomonas, vírus) têm obtido pouco sucesso.

Prostatite não inflamatória. Homens com prostatite não inflamatória ou prostatodinia apresentam sintomas semelhantes aos da prostatite não bacteriana, mas seus resultados de urocultura são negativos e não existem evidências de inflamação prostática (*i. e.*, contagem de leucócitos normal). A causa da prostatite não inflamatória é desconhecida, mas, devido à ausência de inflamação, a busca da causa dos sintomas é direcionada para fontes extraprostáticas. Em alguns casos, parece haver uma obstrução funcional do colo vesical, próxima ao esfíncter uretral externo. Durante a micção, isso resulta em pressões superiores às normais na uretra prostática, as quais causam refluxo urinário intraprostático e irritação química da próstata provocada pela urina. Em outros casos, aparentemente há mialgia (*i. e.*, dor muscular) associada à tensão prolongada dos músculos do assoalho pélvico.

Tratamento. Os métodos de tratamento da síndrome de prostatite ou dor pélvica crônica são muito variáveis e exigem avaliações adicionais. Se a pessoa apresenta urinálise normal, o profissional de saúde realiza um exame retal com massagem prostática e avaliação do líquido prostático eliminado.[40] Se houver presença de inflamação (≥ 10 leucócitos por campo de alta potência), prescreve-se antibióticos empíricos com instruções de promover a ejaculação a cada 3 dias.[41] Se os resultados da cultura do líquido prostático forem negativos para leucócitos, o mesmo plano de tratamento é aplicado, com exceção dos antibióticos.[41] Com frequência o tratamento é direcionado para o controle dos sintomas. Banhos de assento e medicamentos anti-inflamatórios não esteroides podem proporcionar o alívio de alguns sintomas. Em homens com sintomas de micção irritativa, agentes anticolinérgicos (p. ex., oxibutinina) ou agentes bloqueadores alfa-adrenérgicos podem ser benéficos.

Hiperplasia e neoplasias

Hiperplasia prostática benigna

A hiperplasia prostática benigna (HPB) é uma condição observada em homens, cuja próstata apresenta aumento de volume, todavia não canceroso (Figura 43.8).[42] A HPB também é denominada hipertrofia prostática benigna ou obstrução prostática benigna. A próstata passa por dois períodos de crescimento, ao longo da vida do homem. O primeiro ocorre no início da puberdade, quando seu tamanho duplica.[42] A segunda fase do crescimento tem início aos 25 anos e continua pelo resto da vida. Durante a segunda fase de crescimento, à medida que a próstata aumenta de volume, a glândula afeta a uretra, obstruindo o fluxo de urina. Ocorre o espessamento da parede da bexiga que, enfim, pode se tornar mais enfraquecida e perder a capacidade de esvaziar completamente, causando o acúmulo de uma pequena quantidade de urina no seu interior.[42] O estreitamento da uretra e a retenção urinária subsequente estão associados a muitos dos sinais e sintomas de HPB (p. ex., problemas para iniciar a micção, interrupção do jato de urina, noctúria). A HPB é caracterizada pela formação de lesões grandes e discretas na região periuretral da próstata, e não nas zonas periféricas, comumente afetadas pelo câncer de próstata (Figura 43.9). A HPB é uma das doenças mais comuns dos

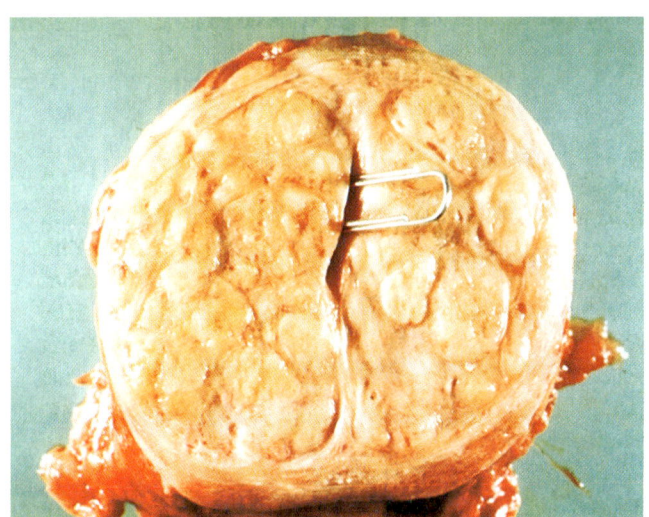

Figura 43.8 • Hiperplasia nodular prostática. A superfície de corte de uma próstata com aumento de volume causado por hiperplasia nodular mostra diversos nódulos bem circunscritos de tecido prostático. A uretra prostática (*clipe de papel*) foi comprimida até se tornar uma fenda estreita. Fonte: Rubin R., Strayer D. S. (Eds.) (2015). *Rubin's pathology: Clinicopathologic foundations of medicine* (7. ed., p. 989). Philadelphia, PA: Lippincott Williams & Wilkins.

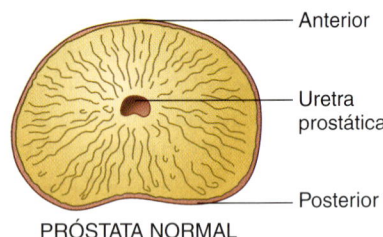
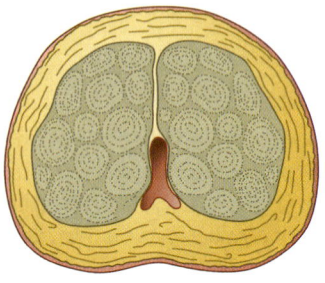
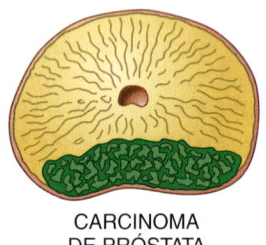

Figura 43.9 • Próstata normal, hipertrofia prostática benigna nodular e câncer de próstata. Fonte: Rubin R., Strayer D. S. (Eds.) (2015). *Rubin's pathology: Clinicopathologic foundations of medicine* (7. ed., p. 989). Philadelphia, PA: Lippincott Williams & Wilkins.

homens de idade avançada. Segundo relatos, mais de 75% dos homens com mais de 80 anos de idade apresentam HPB.[2] O desenvolvimento do quadro é incomum em homens com menos de 40 anos de idade.

Etiologia. A causa da HPB não está clara. Os fatores citados a seguir impõem aos homens o risco de desenvolver a afecção: 40 anos de idade ou mais; histórico familiar de HPB; condições clínicas como obesidade, doença cardiovascular e diabetes tipo 2; falta de exercícios físicos; e DE.[42] A HPB não se desenvolve em homens cujos testículos foram removidos antes da puberdade. Por esse motivo, alguns pesquisadores acreditam que os fatores relacionados ao envelhecimento e aos testículos podem causar HPB. Os homens sintetizam testosterona, um hormônio masculino, e pequenas quantidades de estrogênio, um hormônio feminino. À medida que envelhecem, a quantidade de testosterona ativa no sangue diminui, resultando em uma proporção maior de estrogênio.[42] Estudos sugeriram que a HPB é resultado dessa maior proporção de estrogênio, a qual promove o crescimento prostático.

Outra teoria a respeito da HPB tem por foco a di-hidrotestosterona (DHT), um hormônio masculino envolvido no desenvolvimento e no crescimento da próstata.[42] Pesquisas sobre a DHT sugerem que, mesmo com o declínio nos níveis séricos de testosterona associados ao envelhecimento, os homens continuam a produzir e acumular níveis altos de DHT na próstata; e esse acúmulo de DHT pode ser responsável pelo crescimento contínuo do órgão. De acordo com essa teoria, pesquisadores observaram que os homens que não sintetizam DHT não desenvolvem HPB. A classe de medicamentos dos inibidores da 5-alfa-redutase (p. ex., finasterida, dutasterida) é utilizada para o tratamento da HPB. A enzima 5-alfa-redutase está envolvida na transformação metabólica de diversos esteroides endógenos, e os inibidores dessa redutase impedem a conversão da testosterona em DHT, que é mais potente.

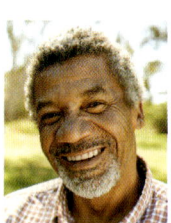

Você se lembra do **Sr. Topers**, do estudo de caso da abertura da unidade? O Sr. Topers apresentava HPB há aproximadamente 5 anos e acabara de ser diagnosticado com câncer de próstata em estágio 3 do escore Gleason. Ele apresentava fatores de risco para HPB, incluindo a origem afro-americana, um IMC alto (que continua alto, em 26) e idade acima de 57 anos.

Fisiopatologia e manifestações clínicas. A localização anatômica da próstata, no colo vesical, contribui para a fisiopatologia e a sintomatologia da HPB. Existem dois componentes prostáticos nas propriedades obstrutivas da HPB e no desenvolvimento dos sintomas do trato urinário inferior: dinâmico e estático.[43] O componente estático da HPB está relacionado a um aumento do tamanho da próstata e ocasiona sintomas como jato urinário fraco, gotejamento pós-micção, alterações na frequência da micção e noctúria. O componente dinâmico está relacionado ao tônus do músculo liso prostático. Os receptores alfa$_1$-adrenérgicos são os principais receptores do componente muscular liso da próstata. O reconhecimento do papel desses receptores sobre a função neuromuscular na próstata constitui a base para o uso de bloqueadores de receptores alfa$_1$-adrenérgicos no tratamento da HPB. Um terceiro componente, a instabilidade do músculo detrusor e o comprometimento da contratilidade vesical, pode contribuir para os sintomas de HPB, independentemente da obstrução da saída ocasionada pelo aumento de volume da próstata.[43]

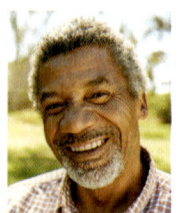

O **Sr. Topers** apresentou tanto sintomas dinâmicos quanto estáticos de gotejamento pós-micção, alterações na frequência da micção e noctúria, assim como os sintomas dinâmicos relacionados à diminuição do tônus dos músculos lisos prostáticos. Ele também estava tomando bloqueadores de receptores alfa$_1$-adrenérgicos para o tratamento da HPB. O Sr. Topers apresentou a maioria desses sintomas, à medida que sua próstata foi aumentando de volume e comprimindo a uretra, até causar a obstrução parcial do fluxo urinário. De fato, o comprometimento era tão significativo que um exame urodinâmico revelou fluxo urinário inferior a 7 mℓ/s.

Os sintomas do trato urinário inferior sugestivos de HPB podem incluir alterações na frequência da micção (ocorrendo oito ou mais vezes/dia); urgência na micção (incapacidade de adiar a micção; problemas para iniciar a micção; jato de urina fraco ou com interrupções); gotejamento ao final da micção; noctúria (micção frequente durante os períodos de sono); retenção urinária; incontinência urinária (escape acidental de urina); dor após a ejaculação ou durante a micção; urina com cor ou odor anormal.[42] Os sintomas de HPB originam-se mais usualmente do bloqueio uretral ou do esforço vesical decorrente das tentativas de eliminar urina através do bloqueio. O tamanho da próstata nem sempre determina o grau de bloqueio ou os sintomas.[42] Alguns homens com próstatas muito aumentadas apresentam pouco bloqueio ou poucos sintomas, enquanto outros homens com próstatas minimamente aumentadas apresentam um bloqueio maior e mais sintomas. Menos da metade de todos os homens com HPB apresenta sintomas do trato urinário inferior.[42] Em alguns casos, os homens podem não ter ciência do seu bloqueio até que absolutamente não consigam urinar, uma condição denominada retenção urinária aguda. Tal situação pode resultar da administração sem prescrição médica de medicamentos contra resfriados ou alergias contendo descongestionantes, como pseudoefedrina e oximetazolina.[42] Esses medicamentos podem impedir o relaxamento do colo vesical e impossibilitar a micção. Anti-histamínicos como a difenidramina podem reduzir a força da contração dos músculos da bexiga e causar retenção urinária, dificuldades na micção e micção dolorosa. Quando os homens apresentam algum grau de bloqueio uretral, a retenção urinária também pode ocorrer como resultado do consumo de álcool, temperaturas frias ou períodos longos de inatividade.

Diagnóstico. Atualmente, acredita-se que o único fator mais importante na avaliação e no tratamento da HPB diz respeito às experiências do próprio homem relacionadas ao distúrbio. O Índice de Sintomas da American Urological Association (AUASI) é baseado em sete questões sobre os sintomas relativos ao esvaziamento incompleto, às alterações na frequência da micção, à urgência na micção, ao jato fraco, ao esforço e à noctúria.[10] Cada questão é classificada com uma pontuação de 0 (leve) a 7 (grave). Uma pontuação máxima de 35 indica sintomas graves. Pontuações totais inferiores a 7 são consideradas leves; aquelas entre 8 e 20 são moderadas; e as pontuações superiores a 20 são graves. Uma questão final diz respeito à qualidade de vida em função dos problemas urinários.

O profissional de saúde pode encaminhar os homens ao urologista, mas também pode diagnosticar a HPB com base nos sintomas e no exame de toque retal. O urologista faz uso de exames clínicos para auxiliar no diagnóstico de problemas do trato urinário inferior relacionados à HPB. Esses exames podem incluir urinálise, exame de sangue de antígeno prostático específico (PSA), testes urodinâmicos (i. e., exames relativos ao fluxo urinário), cistoscopia, ultrassom transrretal e biopsia. O PSA é uma glicoproteína secretada no citoplasma de células prostáticas benignas e malignas, a qual está ausente em outros tecidos normais ou tumores.

As análises de sangue e urina são utilizadas como adjuvantes para determinar as complicações da HPB (p. ex., lesão renal, cálculos vesicais, infecções do trato urinário). A urinálise é realizada para detectar bactérias, leucócitos ou hematúria microscópica na presença de infecção e inflamação. O teste de PSA é utilizado como uma triagem para o câncer de próstata. As determinações dessa avaliação, aliadas ao AUASI, são utilizadas para descrever a extensão da obstrução e para determinar se são necessários outros exames complementares e/ou tratamento.

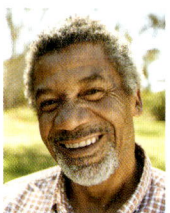

A pontuação no Escore Internacional dos Sintomas da Próstata (PISP) do **Sr. Topers** aumentou (de 1 e 2 para 6). Ele explica que o agravamento dos sintomas influenciou negativamente a sua qualidade de vida. Seu PSA também apresentou uma elevação significativa (de 7 para 12 ng/mℓ), nos últimos 6 meses. A observação de um aumento no PSA isoladamente não justifica o diagnóstico de câncer, mas o exame de toque retal (ETR) demonstrou que o tamanho da próstata aumentou (de +3 para +4). O Sr. Topers expressou seu receio de que possa ter câncer de próstata.

O exame de toque retal é utilizado para examinar a superfície externa da próstata. O aumento de volume do órgão consequente à HPB geralmente torna a próstata grande e palpável, com superfície lisa e consistência de borracha. Áreas enrijecidas na próstata são sugestivas de câncer e devem ser objeto da coleta de amostras para biopsia.

A determinação da urina residual pode ser realizada por ultrassonografia ou cateterização pós-micção, para determinar o volume da urina residual. A urofluxometria proporciona uma determinação objetiva da velocidade do fluxo urinário. Solicita-se ao paciente que urine com a bexiga relativamente cheia (no mínimo 150 mℓ) em um dispositivo que mede eletronicamente a força do jato e a velocidade do fluxo urinário. Uma velocidade do fluxo urinário superior a 15 mℓ/s é considerada normal, e inferior a 10 mℓ/s é indicativa de obstrução.[42]

A ultrassonografia diagnóstica transabdominal ou transretal pode ser utilizada para a avaliação dos rins, ureteres e bexiga. A uretrocistoscopia é indicada em homens com histórico de hematúria, estenose, lesão uretral ou cirurgia anterior em trato urinário inferior. É utilizada para avaliar o comprimento e o diâmetro da uretra, o tamanho e a configuração da próstata, e a capacidade da bexiga. TC, RM e exames com radionuclídeos são reservados para os casos raros de detecção de tumores.

Tratamento. Até a década de 1980, a cirurgia era o pilar do tratamento para aliviar a obstrução urinária causada pela HPB. Atualmente, a ênfase é dada aos métodos de tratamento menos invasivos, incluindo o uso de agentes farmacológicos. Contudo, quando ocorre o desenvolvimento de sinais mais graves de obstrução, indica-se o tratamento cirúrgico para proporcionar conforto e evitar a lesão grave dos rins.

As opções de tratamento para a HPB podem incluir alterações no estilo de vida, medicamentos, procedimentos minimamente invasivos e cirurgia. Um profissional de saúde recomenda o tratamento da HPB com base na gravidade dos sintomas, no impacto sobre a qualidade de vida e nas preferências pessoais.[42] Os homens podem não necessitar de tratamento em casos de aumento leve da próstata, exceto se os sintomas forem incômodos e afetarem sua qualidade de vida. Nesses casos, em vez do tratamento, o urologista pode recomendar exames de acompanhamento regulares. O tratamento pode ser recomendado quando os sintomas de HPB produzem impacto na qualidade de vida ou colocam a saúde em risco.[42] Alterações no estilo de vida são propostas com frequência para homens apresentando sintomas leves. Tais alterações podem incluir redução na ingestão de líquidos, especialmente antes de deitar; evitar ou reduzir a ingestão de bebidas com cafeína e álcool; evitar ou monitorar o uso de medicamentos como descongestionantes, anti-histamínicos, antidepressivos e diuréticos; treinar a bexiga para reter mais urina por períodos mais longos; exercitar os músculos do assoalho pélvico; e prevenir ou tratar a constipação intestinal.[42]

O tratamento farmacológico inclui uso de medicamentos inibidores da 5-alfa-redutase e bloqueadores alfa$_1$-adrenérgicos.[43] Os inibidores da 5-alfa-redutase, como a finasterida, reduzem o tamanho da próstata por bloquearem o efeito dos androgênios sobre o órgão. A presença de receptores alfa-adrenérgicos nos músculos lisos prostáticos conduziu ao uso de medicamentos bloqueadores alfa$_1$-adrenérgicos (p. ex., terazosina, doxazosina e tansulosina) para aliviar a obstrução prostática e aumentar o fluxo urinário. A tadalafila pertence à classe de medicamentos inibidores da PDE5, os quais promovem o relaxamento do músculo liso local e, assim, podem reduzir os sintomas do trato urinário inferior. Diversos estudos, como o Medical Therapy of Prostatic Symptoms (MTOPS), demonstraram que a combinação de duas classes de medicamentos, em vez do uso isolado de uma delas, pode ser mais eficaz para melhorar os sintomas, o fluxo urinário e a qualidade de vida.

A remoção cirúrgica da próstata com volume aumentado pode ser realizada por meio da abordagem transuretral, suprapúbica ou perineal. Atualmente, a RTUP é a técnica mais utilizada.[43] Com essa abordagem, um instrumento é introduzido pela uretra, e o tecido prostático é removido com auxílio de ressectoscópio e eletrocautério. As complicações imediatas da RTUP incluem incapacidade de urinar, hemorragia pós-operatória ou retenção de coágulo, e infecção do trato urinário. As complicações tardias da técnica incluem DE, incontinência e contraturas no colo vesical. A ejaculação retrógrada é outro problema que pode resultar da ressecção do tecido do colo vesical.

Muitas técnicas novas e experimentais também são empregadas no tratamento da HPB [p. ex., incisão transuretral da próstata (ITUP), cirurgia a *laser*, vaporização transuretral, terapia com micro-ondas transuretral, ablação com agulha transuretral], cada uma das quais apresentando vantagens e desvantagens quando considerada da perspectiva de tratamento alternativo para HPB.

Para os homens com cardiopatia, doença pulmonar ou outra condição que impeça a realização de uma cirurgia de grande porte, pode ser utilizado um *stent* para alargar e manter a perviedade da uretra. O *stent* é um dispositivo composto por uma malha tubular, inserido sob anestesia local ou regional. No período de alguns meses, o revestimento da uretra cresce e recobre a face interior do *stent*.

> **Conceitos fundamentais**
>
> **Hiperplasia e câncer de próstata**
>
> - A próstata circunda a uretra e o aumento de volume periuretral causa manifestações de obstrução urinária
> - A HPB é um aumento do volume da próstata relacionado ao avanço da idade, em que há formação de lesões grandes e discretas na região periuretral do órgão. Essas lesões comprimem a uretra e produzem sintomas de disúria ou dificuldade para urinar.

Câncer de próstata

Depois do câncer de pele, o câncer de próstata é o mais comum nos EUA e está em terceiro lugar (após os cânceres de pulmão e colorretal) como causa de morte por câncer em homens norte-americanos.[43] A American Cancer Society estimou que, em 2017, aproximadamente 161.360 homens nos EUA seriam diagnosticados com câncer de próstata, e 26.730 homens morreriam por causa dessa afecção.[35] Acredita-se que o aumento nos casos diagnosticados reflete o diagnóstico mais precoce, em consequência do uso difundido do exame de PSA. Há uma acentuada variabilidade na incidência do câncer de próstata entre países diferentes, bem como entre as raças em um mesmo país.[35] Homens afro-americanos e caribenhos apresentam as maiores taxas de incidência de câncer de próstata relatadas, em todas as faixas etárias.[35] Asiáticos e nativos americanos apresentam as menores taxas.[35] O câncer de próstata também é uma doença do envelhecimento e sua incidência aumenta rapidamente após os 50 anos de idade. De fato, mais de 85% de todos os cânceres de próstata são diagnosticados em homens com mais de 65 anos de idade.[35]

Etiologia e fisiopatologia. A causa exata de câncer de próstata não está clara. Assim como outros tipos de câncer, aparentemente o desenvolvimento do câncer de próstata é um processo que ocorre em diversas etapas, com envolvimento de genes que controlam a diferenciação e o crescimento celular.[35] Existem suspeitas de que diversos fatores de risco, como idade, raça, hereditariedade e influências ambientais (p. ex., dieta com alto teor de gorduras), desempenhem um papel.[35] Os níveis dos hormônios masculinos também desempenham um papel. Faltam evidências suficientes para indicar a existência de uma relação entre condição socioeconômica, agentes infecciosos, tabagismo, vasectomia, comportamento sexual ou HPB e a patogênese do câncer de próstata.[35]

A incidência do câncer de próstata aparenta ser mais alta em parentes de homens com câncer de próstata. Também existem estimativas de que homens com um parente em primeiro grau afetado (p. ex., pai, irmão) e um parente em segundo grau afetado (p. ex., avô, tio) apresentam um risco oito vezes maior.[35] Foi sugerido que os padrões de dieta, incluindo o aumento do teor de gorduras alimentares originárias de carnes processadas e laticínios, podem alterar a produção de hormônios sexuais e fatores do crescimento, aumentando assim o risco de câncer de próstata.[35] O papel das gorduras alimentares como fator de risco para o câncer de próstata é sustentado pela observação de que o teor de gorduras na dieta dos homens japoneses, entre os quais a taxa de câncer de próstata é baixa, é muito inferior àquele dos homens norte-americanos, entre os quais a incidência é muito maior.

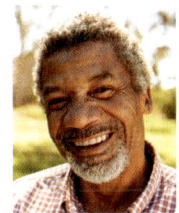

O **Sr. Topers** apresenta um risco significativo de desenvolver câncer de próstata, considerando seu histórico familiar, a obesidade e seu histórico de tabagismo.

Em termos da influência hormonal, acredita-se que os androgênios desempenhem um papel na patogênese do câncer de próstata.[36] As evidências que favorecem uma influência hormonal incluem a presença de receptores esteroides na próstata, a necessidade de hormônios sexuais para o crescimento e o desenvolvimento prostáticos normais, e o fato de o câncer de próstata quase nunca se desenvolver em homens castrados.[36] A resposta do câncer de próstata à administração de estrogênio ou à privação de androgênio sustenta ainda mais a existência de uma correlação entre a doença e os níveis de testosterona.

Os adenocarcinomas prostáticos, responsáveis por 98% de todos os cânceres de próstata primários, em geral são multicêntricos e localizados nas zonas periféricas do órgão (ver Figura 43.8).[9] A alta frequência de invasão da cápsula prostática pelo adenocarcinoma está relacionada à sua localização subcapsular. A invasão da bexiga é menos frequente e ocorre em um momento posterior na evolução clínica. A metástase pulmonar reflete a disseminação linfática pelo ducto torácico e a disseminação a partir do plexo venoso prostático até a veia cava inferior. As metástases ósseas, em particular na coluna vertebral, nas costelas e na pelve, produzem uma dor que usualmente se manifesta como o primeiro sinal da doença.

A maioria dos homens com câncer de próstata em estágio inicial é assintomática. A presença de sintomas costuma sugerir doença localmente avançada ou metastática. Dependendo do tamanho e da localização do câncer de próstata no momento do diagnóstico, pode haver alterações associadas ao padrão de micção semelhantes àquelas observadas na HPB. Estas incluem urgência na micção, alterações na frequência da micção, noctúria, hesitação, disúria, hematúria ou presença de sangue no ejaculado. Ao exame de toque retal, a próstata pode exibir aspecto nodular e fixo. A metástase óssea frequentemente é caracterizada por dor na parte inferior das costas, podendo haver fraturas patológicas no sítio de metástases. Os homens com doença metastática podem apresentar perda de peso, anemia ou falta de ar.

Triagem. Como os cânceres de próstata iniciais em geral são assintomáticos, os exames de triagem são importantes.[36] Os exames de triagem atualmente disponíveis são o exame de toque retal, o teste de PSA e a ultrassonografia transretal. Contudo, um teste de PSA positivo indica unicamente a possível presença de um câncer de próstata, uma vez que esse exame também pode resultar positivo em casos de HPB e prostatite. De fato, nem todo homem que apresenta elevação do PSA necessariamente será afetado por um câncer de próstata, assim como nem todo paciente com diagnóstico de câncer de próstata comprovado por biopsia apresentará elevação do PSA. Estão sendo desenvolvidas e avaliadas determinações para aumentar a especificidade do teste de PSA, no que se refere à indicação do câncer de próstata. Por exemplo, como os níveis do PSA aumentam com o avanço da idade, foram estabelecidas variações específicas para as faixas etárias.[36] A velocidade do PSA (a alteração nos níveis de PSA ao longo do tempo) e a densidade do PSA (i. e., níveis de PSA/volume da próstata, conforme determinado por ultrassonografia retal), calicreínas e outros biomarcadores moleculares estão sendo estudados para determinar a futura utilidade como indicadores mais eficazes do câncer de próstata indolente *versus* agressivo.[36]

A American Cancer Society e a American Urological Association recomendam que homens com 50 anos de idade ou mais devem realizar anualmente a determinação do PSA e o exame de toque retal para detecção precoce do câncer de próstata.[43] Homens com alto risco de câncer de próstata, como os afrodescendentes e aqueles com forte histórico familiar, devem realizar a triagem anualmente, até mesmo antes dos 50 anos.[43] Entretanto, ainda existem controvérsias a respeito do uso difundido do PSA para triagem. Recomenda-se uma tomada de decisões informada a respeito da triagem com o PSA.

Uma nova abordagem, a ultrassonografia transretal, consegue detectar cânceres muito pequenos para serem descobertos por meio do exame físico. Esse método não é utilizado para a detecção de primeira linha, por causa do custo; mas pode beneficiar os homens de alto risco para desenvolvimento de câncer de próstata.

Diagnóstico. O diagnóstico do câncer de próstata é baseado no histórico e no exame físico, sendo confirmado por meio de métodos de biopsia. A ultrassonografia transretal é utilizada para guiar a agulha de biopsia e documentar a localização exata do tecido da amostra. Também é utilizada para fornecer informações a respeito do estadiamento. Pequenas sondas recentemente desenvolvidas para RM transretal mostraram-se eficazes para detectar a presença do câncer de próstata. O exame radiológico dos ossos do crânio, das costelas, da coluna e da pelve pode ser utilizado para revelar metástases, embora os exames de cintigrafia óssea sejam mais sensíveis.

Estadiamento. O câncer de próstata, assim como outros tipos de câncer, é graduado e estadiado. O adenocarcinoma prostático comumente é classificado aplicando-se o sistema de graduação de Gleason, que atribui os graus de acordo com um *continuum* de agressividade do câncer de próstata, em que a faixa de variação inferior (1 e 2) é a menos agressiva. À medida que a pontuação de Gleason aumenta, há indicação de uma maior agressividade do câncer de próstata.[35] Os tumores em estágio primário (T1) são assintomáticos e descobertos ao exame histológico de amostras do tecido prostático; os tumores T2 são palpáveis ao exame de toque retal, mas estão confinados à próstata; os tumores T3 se estenderam além dos limites da próstata; e os tumores T4 se disseminaram além dos limites da próstata e envolveram as estruturas adjacentes (Figura 43.10). O envolvimento de linfonodos regionais (N)

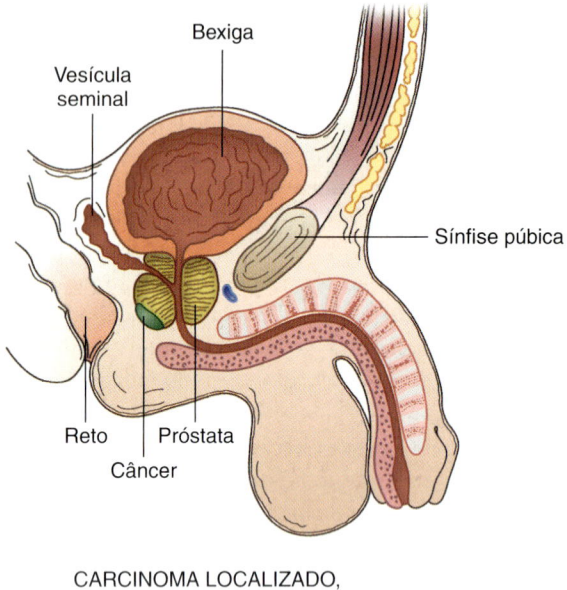
CARCINOMA LOCALIZADO, T1-T2

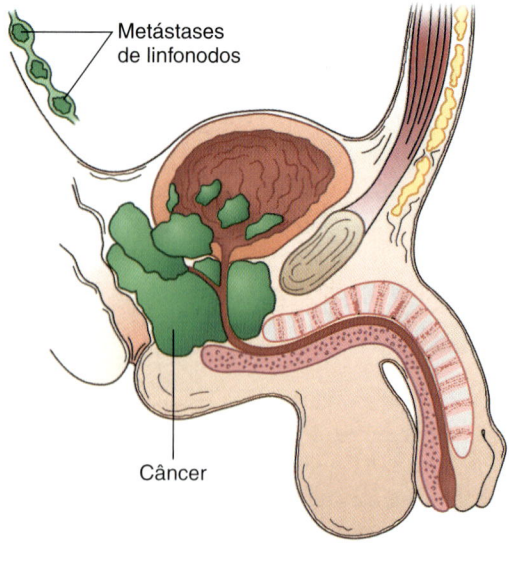
CARCINOMA EXTENSIVO, T3-T4

Figura 43.10 • Estadiamento do carcinoma prostático. O sistema tumor-linfonodo-metástase (TNM) é o mais amplamente utilizado para o estadiamento do carcinoma de próstata. Os estágios T1 e T2 são restritos à próstata, enquanto os tumores nos estágios T3 e T4 se disseminaram para o exterior do órgão. Fonte: Rubin R., Strayer D. S. (Eds.) (2015). *Rubin's pathology: Clinicopathologic foundations of medicine* (7. ed., Fig. 23-47, p. 993). Philadelphia, PA: Wolters Kluwer.

e as metástases a distância (M) são descritos como Nx ou Mx (não podem ser avaliados), N0 ou M0 (ausentes), e N1 ou M1 (presentes).[37]

Os níveis de PSA são importantes no estadiamento e no tratamento do câncer de próstata.[44] Nos casos não tratados, os níveis de PSA tendem a apresentar correlação com o volume e o estágio da doença. Uma elevação do PSA após o tratamento é consistente com doença progressiva, seja esta localmente recidivante ou metastática. A determinação do PSA é utilizada para detectar recidivas após a prostatectomia total. Como a próstata é a fonte do PSA, os níveis devem cair a zero após a cirurgia, de modo que uma elevação do PSA indica doença recidivante.[44]

Tratamento. O câncer de próstata é tratado com cirurgia, radioterapia e manipulações hormonais.[35] A quimioterapia apresentou eficácia limitada no tratamento da afecção. Para algumas pessoas, o ultrassom com foco de alta intensidade é utilizado com sucesso. As decisões sobre o tratamento são baseadas no grau e no estágio do tumor, bem como na idade e no estado de saúde do paciente.

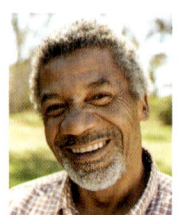
O **Sr. Topers** foi submetido a exames de ultrassom transretal e biopsia, os quais resultaram positivos para câncer de próstata atingindo escore 3 no estadiamento de Gleason. Essa pontuação indica o diagnóstico razoavelmente precoce, de modo que o prognóstico do Sr. Topes é favorável. Ele não tem metástases (estágio TNM de T2) e realizará cirurgia, radioterapia e manipulação hormonal, imediatamente.

A terapia expectante (espera com acompanhamento) pode ser utilizada quando o tumor não está produzindo sintomas, apresenta expectativa de crescimento lento, é pequeno e está restrito a uma área da próstata. Essa abordagem é particularmente adequada para homens idosos ou que apresentam outros problemas de saúde.

A prostatectomia radical envolve a remoção completa das vesículas seminais, da próstata e da ampola do ducto deferente. Refinamentos na técnica cirúrgica (prostatectomia "poupadora de nervos") possibilitaram a manutenção da continência na maior parte dos homens e, em casos selecionados, a função erétil. A radioterapia pode ser administrada por meio de diversas técnicas, incluindo radioterapia com feixe externo e implante transperineal de radioisótopos (braquiterapia).

A doença metastática com frequência é tratada com terapia de privação de andrógenios. A privação de andrógenios pode ser induzida em diversos níveis do eixo hipofisário-gonadal, empregando diversos métodos ou agentes. Em muitos casos, a orquiectomia é eficaz na redução dos sintomas e para prolongar a sobrevida. Os análogos do GnRH (p. ex., leuprolida, triptorelina) bloqueiam a secreção hipofisária de LH (e de FSH) e reduzem os níveis de testosterona. Quando administrados de modo contínuo (contrariamente à administração pulsátil, que é o ritmo secretório fisiológico normal) e em doses terapêuticas, esses medicamentos dessensibilizam os receptores de GnRH na hipófise, impedindo assim a secreção do LH. Contudo, por serem agonistas do GnRH, observa-se uma elevação inicial do LH e do FSH, ocasionando aumento dos níveis de testosterona. É possível minimizar esse efeito instituindo um pré-tratamento com antiandrogênios. Os antiandrogênios não esteroides (p. ex., flutamida, bicalutamida) bloqueiam a captação e as ações dos andrógenios nos tecidos-alvo. Ainda que a testosterona seja o principal androgênio circulante, a suprarrenal também secreta androgênios. O bloqueio completo dos androgênios pode ser alcançado por meio do bloqueio dos androgênios de origem suprarrenal, com a combinação de um antiandrogênio a um agente de GnRH ou orquiectomia. Inibidores da síntese de androgênios suprarrenais (*i. e.*, cetoconazol e aminoglutetimida) também podem ser utilizados para o tratamento de homens com câncer de próstata avançado que apresentam compressão da medula espinal, obstrução ureteral bilateral ou coagulação intravascular disseminada, os quais necessitam de diminuições rápidas nos níveis de testosterona (*i. e.*, o cetoconazol pode produzir castração química dentro de 24 h). Os cuidados paliativos incluem o controle adequado da dor e radioterapia focal para a doença óssea sintomática ou instável. Em homens com câncer de próstata avançado, os bisfosfonatos (p. ex., pamidronato, zoledronato), que atuam principalmente por meio da inibição da atividade osteoclástica, apresentam diversos possíveis usos nesse tipo de afecção, incluindo: (1) prevenção da osteopenia que acompanha o uso da terapia de privação de androgênios; (2) prevenção e adiamento das complicações esqueléticas (p. ex., necessidade de tratamento com radioterapia local, fraturas) em pacientes com envolvimento ósseo metastático; (3) paliação da dor óssea; e (4) tratamento da hipercalcemia da malignidade.

RESUMO

Os distúrbios da bolsa escrotal e dos testículos incluem a criptorquidia (*i. e.*, ausência de descida testicular), hidrocele, hematocele, espermatocele, varicocele e torção testicular. As condições inflamatórias podem envolver a bolsa escrotal, o epidídimo ou os testículos. Os tumores podem ter origem na bolsa escrotal ou nos testículos. Os cânceres escrotais normalmente estão associados à exposição a subprodutos do petróleo, como alcatrão, piche e fuligem. Os cânceres testiculares são responsáveis por 1% de todos os cânceres masculinos. Com os métodos de tratamento atuais, uma grande porcentagem de homens portadores desses tumores pode ser curada.

O câncer de próstata está em segundo lugar (perdendo apenas para o câncer de pele) entre os cânceres mais comuns nos EUA, e em terceiro lugar (após o câncer de pulmão e o câncer de cólon/retal) como causa de morte por câncer em homens. Acredita-se que o aumento recente nos casos diagnosticados reflita o diagnóstico mais precoce consequente ao uso difundido do teste de PSA. A incidência do câncer de próstata aumenta com o avanço da idade e é maior em homens afrodescendentes de todas as idades. A maior parte dos cânceres de próstata é assintomática e sua descoberta ocorre incidentalmente, no exame retal. A triagem para câncer de próstata foi reconhecida como um método que permite a identificação precoce. A American Cancer Society sugere que todos os homens com 50 anos de idade ou mais devem realizar um exame de toque retal e um teste de PSA como parte do exame físico anual. O câncer de próstata, como outros tipos de câncer, é graduado de acordo com as características histológicas do tumor e estadiado clinicamente pelo sistema TNM. O tratamento, baseado na extensão da doença, inclui cirurgia, radioterapia e manipulação hormonal.

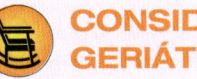

CONSIDERAÇÕES GERIÁTRICAS

- Estima-se que 25% dos homens com mais de 65 anos de idade sofram de DE;[47] contudo, quando a DE é autorrelatada, é importante ter em mente que eles necessitam de mais estimulação física para o estabelecimento de uma ereção, em comparação aos homens mais jovens, e que essa ereção pode se perder com um simples ruído ou interrupções[48]
- Em homens com mais de 75 anos de idade, a DE apresenta uma correlação positiva com problemas prostáticos e urinários[10]
- Os níveis de testosterona declinam com o avanço da idade, diminuindo a libido e a função sexual[47]
- A idade é o único indicador mais importante do excesso de diagnósticos de câncer de próstata com o uso da triagem por PSA[40]
- Os tumores testiculares são raros em idosos e, quando observados, em geral são malignos.[48]

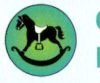

CONSIDERAÇÕES PEDIÁTRICAS

- Na presença de hipospadia, a circuncisão pode ser contraindicada, uma vez que o prepúcio pode ser utilizado para a cirurgia reconstrutora[49]
- Crianças com criptorquidia devem ser avaliadas anualmente, devido à relação entre endocrinopatia e malignidade[49]
- Os três tipos de extrofia-epispadia (extrofia cloacal, extrofia clássica e epispadia) compartilham um fator de precipitação mútuo: a continuidade da membrana cloacal além do momento esperado para a reabsorção, durante o desenvolvimento embrionário[49]
- Tendo em vista que crianças com malformações urológicas congênitas, como extrofia vesical, apresentam um alto risco de desenvolver alergia ao látex, recomenda-se o uso de produtos isentos dessa substância, durante os procedimentos[50]

Exercícios de revisão

1. Um homem de 64 anos de idade comparece a uma consulta com seu médico de família, queixando-se de disfunção erétil. Ele usa diversos medicamentos para sua "doença do coração". O exame físico inicial não revela alterações.
    a. Quais informações adicionais devem ser obtidas?

b. Considerando seu histórico médico, quais possíveis fatores podem estar contribuindo para o problema dele?

2. Um homem de 23 anos de idade comparece ao pronto-socorro, apresentando quadro de angústia grave. Seu testículo esquerdo apresenta aumento de volume e sensibilidade; em adição, ele relata uma dor que irradia para a área inguinal.
   a. Qual seria um possível diagnóstico para esse paciente?
   b. Por que o problema exige diagnóstico e intervenção cirúrgica imediatos?

3. Um homem de 72 anos de idade realizou prostatectomia radical para um câncer de próstata localizado. Após a cirurgia, seus níveis de PSA não puderam ser determinados. Passados 5 anos, ele reapareceu relatando "ter abandonado o acompanhamento". O paciente se queixa de dor no quadril e na parte inferior das costas. Nesse momento, seus níveis de PSA estão acentuadamente elevados.
   a. Quais investigações iniciais são recomendadas?
   b. Quais terapias estão disponíveis para essa complicação?

REFERÊNCIAS BIBLIOGRÁFICAS

1. Damjanov I., McCue P. A. (2015). The lower urinary tract and male reproductive system. In Strayer D. S., Rubin E. (Eds.), Rubin's pathology clinicopathologic foundations of medicine (7th ed., pp. 972–973, 980–981, 993). Philadelphia, PA: Wolters Kluwer.
2. Springer A., Baskin L. (2014). Timing of hypospadias repair in patients with disorders of sex development. Endocrine Development 27, 197–202.
3. American Academy of Pediatrics. (2015). Explaining disorders of sex development & intersexuality. Available: https://www.healthychildren.org/English/health-issues/conditions/genitourinary-tract/Pages/Explaining-Disorders-of-Sex-Development-Intersexuality.aspx.
4. Romao R. L., Pippi Salle J. L. (2017). Update on the surgical approach for reconstruction of the male genitalia. Seminars in Perinatology 41(4), 218–226. doi:10.1053/j.semperi.2017.03.015.
5. Buttaravoli P., Leffler S. M. (2012). Minor emergencies (3rd ed.). Philadelphia, PA: Elsevier Saunders.
6. Pandya I., Shinojia M., Vadukul D., et al. (2014). Approach to balanitis/balanoposthitis: Current guidelines. Indian Journal of Sexually Transmitted Diseases and AIDS 35(2), 155–157.
7. Edwards S. K., Bunker C. B., Ziller F., et al. (2014). 2013 European guideline for the management of balanoposthitis. International Journal of STD & AIDS 25(9), 615–626.
8. Moore K. L., Dalley A. F., Agur A. M. R. (2018). Pelvis and perineum. In Moore K. L., Dalley A. F., Agur A. M. R. Clinically oriented anatomy (8th ed., pp. 650–653). Philadelphia, PA: Wolters Kluwer.
9. Feldman H. A., Goldstein I., Hatzichristou D. G., et al. (1994). Impotence and its medical and psychosocial correlates: Results of the Massachusetts Male Aging Study. Journal of Urology 15(1), 54–61.
10. Goroll A. H., Albert G. M. (2014). Primary care medicine: Office evaluation and management of the adult patient (7th ed.). Philadelphia, PA: Lippincott Williams & Wilkins.
11. John Hopkins Medicine. (2017). Impotence/Erectile dysfunction. [Online]. Available: http://www.hopkinsmedicine.org/healthlibrary/conditions/kidney_and_urinary_system_disorders/impotenceerectile_dysfunction_85,P01482/. Accessed July 20, 2017.
12. McMahon C. G. (2014). Erectile dysfunction. Internal Medicine Journal 44, 18–26.
13. American Heart Association. (2014). About metabolic syndrome. [Online]. Available: http://www.heart.org/HEARTORG/Conditions/More/MetabolicSyndrome/About-Metabolic-Syndrome_UCM_301920_Article.jsp#.WaniEYSpvFI. Accessed July 20, 2017.
14. Ferguson L., Agoulnik A. (2013). Testicular cancer and cryptorchidism. Frontiers in Endocrinology 4, 1–9.
15. Erdemir F., Firat F., Markoc F., et al. (2014). Int Urol Nephrol 46, 1961. https://doi.org/10.1007/s11255-014-0769-z.
16. National Cancer Institute. (2017). Penile cancer treatment. [Online]. Available: https://www.cancer.gov/types/penile/hp/penile-treatment-pdq. Accessed November 9, 2017.
17. Steinbrecher H. (2014). The undescended testis: Working towards a unified care pathway for 2014. Archives of Disease in Childhood 99(5), 397–398.
18. Rodríguez F., Vallejos C., Giraudo F., et al. (2017). Copy number variants of Ras/MAPK pathway genes in patients with isolated cryptorchidism. Andrology 5(5), 923. doi:10.1111/andr.12390.
19. Singh R., Hamada A. J., Bukavina L., et al. (2012) Physical deformities relevant to male infertility. Nature Reviews Urology 9, 156–174.
20. Bostwick D. G., Cheng L. (2014). Urologic surgical pathology (3rd ed.). Philadelphia, PA: Saunders.
21. Kollin C., Granholm T., Nordenskjöld A., et al. (2013). Growth of spontaneously descended and surgically treated testes during early childhood. Pediatrics 131(4), e1174–e1180.
22. Penson D., Krishnaswami S., Jules A., et al. (2013). Effectiveness of hormonal and surgical therapies for cryptorchidism: A systematic review. Pediatrics 131(6), 1897–1907.
23. Ta A., D'Arcy F. T., Hoag N., et al. (2016). Testicular torsion and the acute scrotum: Current emergency management. European Journal of Emergency Medicine 23, 160–165.
24. Barbosa J. A., Denes F. T., Nguyen H. T. (2016). Testicular torsion–Can we improve the management of acute scrotum? Journal of Urology 95(6), 1650–1651.
25. Mills S. (2015). Urinary tract and male genital system. In Sternberg's diagnostic surgical pathology. Philadelphia, PA: Lippincott Williams & Wilkins.
26. Barthold J. S. (2015). Abnormalities of the testis and scrotum and their surgical management. In McDougal W. S., Kavoussi L. R., Novick A. C., et al., eds. Campbell-Walsh urology (11th ed.). Philadelphia, PA: Saunders.
27. Sharp V. J., Kieran K., Arlen A. M. (2013). Testicular torsion: Diagnosis, evaluation, and management. American Family Physician 88(12), 835–840.
28. Ghazle H., Bhatt S. (2014). Acute testicular pain. Journal of the American Osteopathic College of Radiology 3(4), 25–28.
29. Taylor S. (2015). Epididymitis. Clinical Infectious Diseases 61(8), S770–S773.
30. Janssen-Heijnen M., Gondos A., Bray F., et al. (2010). Clinical relevance of conditional survival of cancer patients in Europe: Age-specific analyses of 13 cancers. Journal of Clinical Oncology 28(15), 2520–2528. Retrieved from https://doi.org/10.1200/JCO.2009.25.9697.
31. Leman E. S., Gonzalgo M. L. (2010). Prognostic features and markers for testicular cancer management. Indian Journal of Urology: IJU: Journal of the Urological Society of India 26(1), 76–81. http://doi.org/10.4103/0970-1591.60450.
32. National Comprehensive Cancer Network (NCCN). (2016). Clinical practice guidelines in oncology: Testicular cancer. Available: www.nccn.org/professionals/default.aspx.
33. Gurney J. K., McGlynn K. A., Stanley J., et al. (2017). Risk factors for cryptorchidism. Nature Reviews Urology 14(9), 534–548. doi:10.1038/nrurol.2017.90.
34. Kolon T. F., Herndon C. D., Baker L. A., et al. (2014). Evaluation and treatment of cryptorchidism: AUA guideline. Journal of Urology 192(2), 337–345.
35. American Cancer Society. (2017). What are the key statistics about prostate cancer? [Online]. Available: https://www.cancer.org/cancer/prostatecancer/about/key-statistics.html. Accessed November 9, 2017.
36. Bangma C. H., van Schaik R. H., Blijenberg B. G., et al. (2010). On the use of prostate specific antigen for screening of prostate cancer in European Randomized Study for Screening of Prostate Cancer. European Journal of Cancer 46(17), 3109–3119.

37. National Institute of Health Cancer Institute. (2017). Prostate cancer treatment. [Online]. Available: http://www.cancer.gov/cancertopics/pdq/treatment/prostate/HelathProfessionals. Accessed November 9, 2017.
38. Khan F. U., Ihsan A. U., Khan H. U., *et al.* (2017). Comprehensive overview of prostatitis. Biomedicine & Pharmacotherapy 94, 1064–1076.
39. Nickel C. J. (2016). Inflammatory and pain conditions of the male genitourinary tract: Prostatitis and related pain conditions, orchitis, and epididymitis. In Campbell-Walsh urology (11th ed.). Philadelphia, PA: Elsevier.
40. Gulati R., Inoue L. Y. T., Gore J. L., Katcher J., *et al.* (2014). Individualized estimates of overdiagnosis in screen-detected prostate cancer. JNCI: Journal of the National Cancer Institute 106(2), djt367, https://doi.org/10.1093/jnci/djt367.
41. Ahuja S. (2016). Nonbacterial prostatitis treatment and management. [Online]. Available: http://emedicine.medscape.com/urology. Accessed July 15, 2017.
42. National Institute of Diabetes and Digestive and Kidney Diseases. (2014). Prostate problems. [Online]. Available: https://www.niddk.nih.gov/health-information/urologic-diseases/prostate-problems/prostateenlargement-benign-prostatic-hyperplasia. Accessed July 20, 2017.
43. Dunphy L., Winland-Brown J., Porter B., *et al.* (2012). Primary care: The art and science of advanced practice nursing. Philadelphia, PA: FA Davis.
44. American Urological Association. (2013). PSA testing for the pretreatment staging and posttreatment management of prostate cancer. Available: http://www.auanet.org/guidelines/prostate-specific-antigen-(2009-amended-2013). Accessed November 9, 2017.
45. Coker T. J., Dierfeldt D. M. (2016). Acute bacterial prostatitis: Diagnosis and management. American Family Physician 93(2), 114–120.
46. Kim S. H., Ha U. S., Yoon B. I., *et al.* (2014). Microbiological and clinical characteristics in acute bacterial prostatitis according to lower urinary tract manipulation procedure. Journal of Infection and Chemotherapy 20(1), 38–42.
47. Jensen S. (2015). Nursing health assessment. Philadelphia, PA: Wolters Kluwer.
48. Eliopoulos C. (2018). Gerontological nursing (9th ed.). Philadelphia, PA: Wolters Kluwer.
49. Bowden V. R., Greenberg C. S. (2014). Children and their families the continuum of nursing care (3rd ed.). Philadelphia, PA: Wolters Kluwer.
50. Kyle T., Carman S. (2013). Essentials of pediatric nursing (2nd ed.). Philadelphia, PA: Wolters Kluwer.

Estrutura e Função do Sistema Genital Feminino

44

Melody Waller e Hallie Bensinger

INTRODUÇÃO

O sistema geniturinário feminino consiste internamente em dois ovários e duas tubas uterinas, útero, vagina e, externamente, em monte do púbis, grandes e pequenos lábios, clitóris, uretra e corpo do períneo. Embora as estruturas urinárias femininas sejam anatomicamente independentes das estruturas genitais, sua proximidade anatômica oferece a possibilidade de contaminação cruzada e sintomatologia compartilhada entre os dois sistemas (Figura 44.1). Este capítulo enfatiza os órgãos genitais internos e a genitália externa, bem como inclui uma descrição das alterações físicas e hormonais ao longo de todo o ciclo de vida em resposta aos hormônios gonadotróficos. O leitor que desejar uma descrição do que ocorre durante a gestação deve consultar um texto especializado.

ESTRUTURAS REPRODUTIVAS

Depois de concluir esta seção, o leitor deverá ser capaz de:

- Nomear as três camadas do útero e descrever suas funções
- Citar a localização dos ovários em relação ao útero, às tubas uterinas, aos ligamentos largos e aos ligamentos ovarianos
- Descrever a função das secreções endocervicais.

Genitália externa

A genitália externa está localizada na base da pelve na região perineal e inclui monte do púbis, grandes e pequenos lábios, clitóris e corpo do períneo. A uretra e o ânus, embora não sejam estruturas genitais, geralmente são incluídos na descrição dos órgãos genitais externos. A Figura 44.2 ilustra esquematicamente a genitália externa, também conhecida comumente como *vulva*.

Monte do púbis (monte de Vênus) é uma bolsa arredondada de gordura recoberta por pele localizada à frente da sínfise púbica.[1] A puberdade estimula um aumento da quantidade de gordura e o desenvolvimento de pelos mais grossos e escuros sobre o monte do púbis. A distribuição normal desses pelos nas mulheres forma um triângulo invertido com a base centrada sobre o monte do púbis (monte de Vênus). A cor e a textura deles variam entre as mulheres e nos diferentes grupos raciais. Há numerosas glândulas sebáceas na pele, que podem ser infectadas em consequência das variações normais das secreções glandulares ou da higiene inadequada. Os *grandes lábios* (lábios maiores do pudendo) são os correspondentes do escroto masculino. São os lábios vulvares mais externos: começam anteriormente na base do monte do púbis e terminam posteriormente no ânus. São formados por dobras de pele e gordura e recobertos de pelos no início da puberdade. Antes desse período, têm cobertura de pele semelhante à que cobre o abdome. Quando há estimulação hormonal suficiente, os grandes lábios da mulher adulta fecham-se sobre os óstios uretrais e vaginais, mas isso pode mudar depois do nascimento do primeiro filho ou de um procedimento cirúrgico.

Os *pequenos lábios* estão localizados entre os grandes lábios. São delicados e menores que os grandes lábios, formados por pele, gordura e alguns tecidos eréteis, e semelhantes à pele do pênis.[1] Ao contrário da pele dos grandes lábios, a pele dos pequenos lábios não tem pelos e geralmente tem coloração rosada clara. Os pequenos lábios começam anteriormente no capuz clitoriano e terminam posteriormente na base da vagina. Com a estimulação sexual, ficam distendidos com sangue; na finalização dos estímulos, eles contraem e voltam ao tamanho normal. O clitóris se encontra abaixo do capuz clitoriano (ou prepúcio), formado pela reunião dos dois pequenos lábios. É constituído de dois corpos cavernosos eréteis[1] e rico em terminações vasculares e nervosas. Como o pênis masculino, o clitóris feminino é uma estrutura extremamente sensível, que distende durante a estimulação sexual.[1]

A área entre os pequenos lábios é conhecida como *vestíbulo* e está recoberta por epitélio escamoso.[1] Nele estão os óstios uretral e vaginal e as glândulas lubrificantes de Bartholin, geralmente conhecidas como glândulas vestibulares maiores.[1] A *uretra* – ou meato urinário – é o óstio externo da bexiga dentro da pelve. Encontra-se atrás do clitóris e, em geral, está mais distante deste e mais próxima do óstio vaginal. O óstio uretral é onde se localizam as *glândulas de Skene*, que têm a função de lubrificar e geralmente são conhecidas como glândulas vestibulares menores.[1] O óstio vaginal, conhecido comumente como *introito*, é o orifício localizado entre os órgãos genitais externos e internos. Seu tamanho e configuração são determinados por uma membrana de tecido conjuntivo conhecida

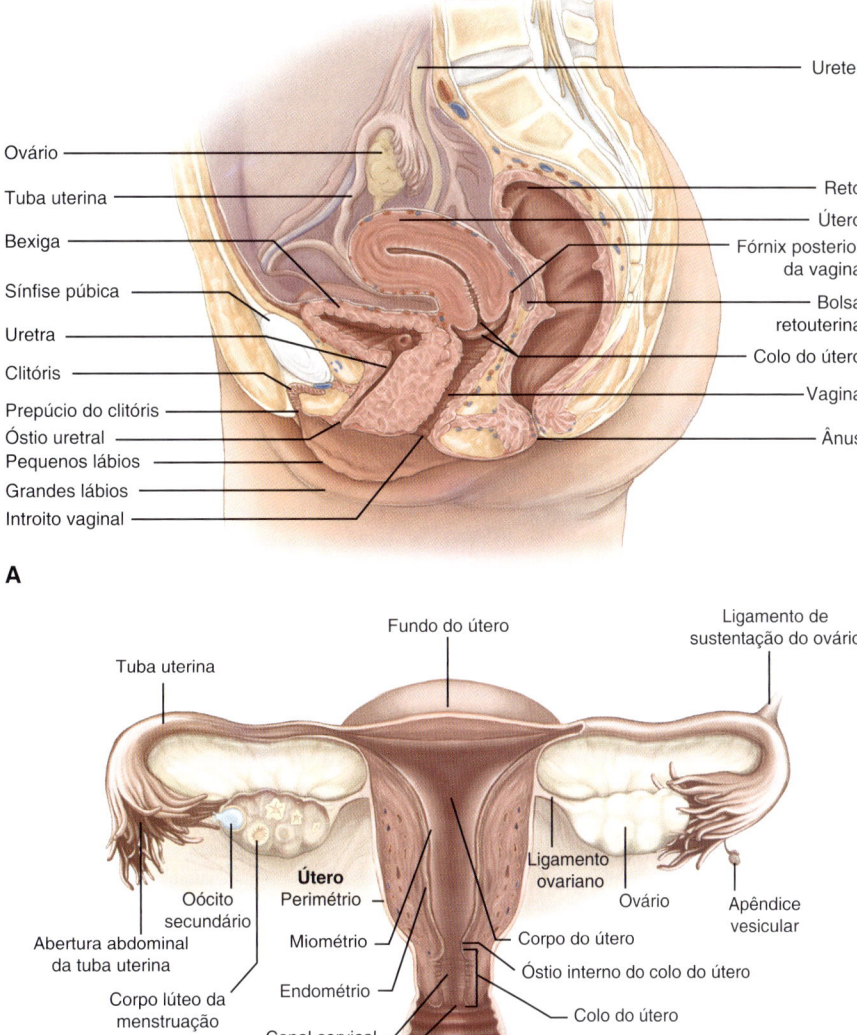

Figura 44.1 • Sistema genital feminino em corte sagital (vista lateral). Fonte: Jensen S. (2015). *Nursing health assessment: A best practice approach* (2. ed., Fig. 24.2, p. 739). Philadelphia, PA: Lippincott Williams & Wilkins.

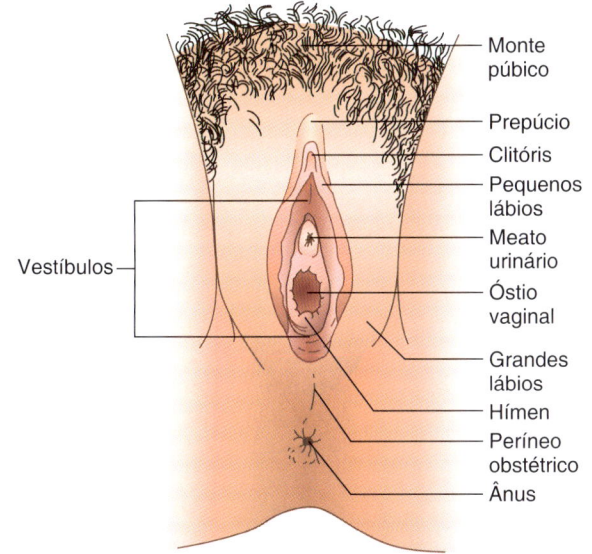

Figura 44.2 • Genitália externa feminina.

como *hímen*, que circunda o introito. Essa abertura pode ser oval, circular ou em forma de crivo e pode estar parcial ou totalmente fechada. A oclusão pode ser causada pela existência do hímen parcial ou inteiramente intacto. Ao contrário da noção popular, hímen intacto não significa virgindade porque

Conceitos fundamentais

Estruturas reprodutivas femininas

- A genitália externa (grandes e pequenos lábios, clitóris e glândulas vestibulares) circunda os óstios da uretra e da vagina. Embora as estruturas urinárias e genitais femininas sejam anatomicamente independentes, sua proximidade direta possibilita contaminação cruzada e sintomatologia compartilhada
- Os órgãos genitais internos do sistema genital feminino são ovários, tubas uterinas, útero, colo do útero e vagina.

esse tecido pode ser estirado sem se romper. Na puberdade, o hímen intacto pode exigir intervenção cirúrgica para possibilitar a saída dos líquidos menstruais.

O *corpo do períneo* é formado pelos tecidos localizados entre o óstio vaginal e o ânus. É constituído de tecidos conjuntivos fibrosos e é onde vários músculos do períneo têm suas inserções.

Genitália interna

Vagina

A *vagina*, um tubo fibromuscular, interliga as estruturas genitais internas e externas. Praticamente não tem fibras nervosas sensoriais e localiza-se atrás da bexiga e da uretra e à frente do reto. Ela conecta o vestíbulo ao colo do útero.[1] Este se projeta para dentro da vagina em seu terço superior formando recessos conhecidos como *fórnices* (ver Figura 44.1). A vagina funciona como via de eliminação das menstruações e de outras secreções e como órgão sexual e reprodutivo.

A parede vaginal membranosa forma duas pregas longitudinais e várias dobras transversais ou rugas. A vagina é revestida de células epiteliais escamosas estratificadas secretoras de muco. Em geral, os tecidos vaginais são úmidos com pH mantido na faixa bacteriostática de 3,8 a 4,2.[2,3]

Como outros tecidos do sistema reprodutivo, as células epiteliais da vagina reagem aos níveis oscilantes de hormônios sexuais secretados pelos ovários. O estrogênio estimula a proliferação e a maturação da mucosa vaginal, resultando no espessamento da mucosa vaginal e no aumento da quantidade de glicogênio das células epiteliais. O glicogênio é fermentado em ácido láctico pelos lactobacilos (*i. e.*, bacilos de Döderlein), os quais fazem parte da flora vaginal normal e são responsáveis pelo pH ligeiramente ácido da secreção vaginal. A ecologia vaginal pode ser alterada em alguns níveis, o que a torna suscetível às infecções. Gestação e uso de anticoncepcionais orais aumentam a quantidade de estrogênio do sistema. Diabetes ou pré-diabetes também aumentam o teor de glicogênio das células.[4] O uso de antibióticos sistêmicos pode reduzir o número de lactobacilos da vagina.

A estimulação estrogênica reduzida depois da menopausa torna a mucosa vaginal mais fina e seca e, em muitos casos, causa dispareunia (*i. e.*, dor durante as relações sexuais), vaginite atrófica e, ocasionalmente, sangramento. Os níveis de estrogênio podem ser estimados pela verificação dos raspados vaginais obtidos durante um exame pélvico de rotina. Esse material é usado para realizar um teste – *índice de maturação* – que examina a estrutura celular e a configuração das células do epitélio vaginal.[5,6] O índice de maturação determina a razão entre as células parabasais (menos maduras), intermediárias e superficiais (mais maduras). Nos casos típicos, o índice é de 0-40-60 durante os anos férteis.[6] Com a redução dos níveis de estrogênio, há um desvio à esquerda, resultando nos índices de 30-40-30 no período perimenopausa e de 75-25-0 na pós-menopausa.[6]

Útero e colo do útero

O útero é um órgão muscular de paredes espessas, uma estrutura oca com formato de pera localizada entre a bexiga e o reto. Pode ser dividido em três partes: parte acima das inserções das tubas uterinas, conhecida como *fundo*; parte inferior mais fina, conhecida como *colo do útero*; e parte intermediária entre o fundo e o colo do útero, também descrita como *corpo do útero*. O útero está sustentado a cada lado por quatro conjuntos de ligamentos: os *ligamentos largos*, que se estendem lateralmente do corpo do útero até as paredes laterais da pelve; os *ligamentos redondos*, que se estendem do fundo do útero lateralmente até a sínfise púbica; *ligamentos uterossacrais*, que se estendem da junção uterocervical até o sacro; e *ligamentos cervicais cardinais* ou *transversais*.

A parede do útero é constituída de três camadas: perimétrio (também conhecido como serosa), miométrio e endométrio. O *perimétrio* é a cobertura serosa externa derivada do peritônio abdominal. Ele se mistura com o peritônio que recobre os ligamentos largos. Anteriormente, é refletido sobre a parede da bexiga, formando a bolsa vesicouterina. Posteriormente, estende-se para formar o *fundo de saco* ou *bolsa de Douglas*. Em razão da proximidade entre o perimétrio e a bexiga, as infecções vesicais podem causar sintomas uterinos, principalmente durante a gestação.[1]

A camada muscular intermediária – *miométrio* – forma a maior parte da parede uterina. As fibras mais internas do miométrio estendem-se em várias direções, conferindo-lhe aspecto entrelaçado. As contrações dessas fibras ajudam a expulsar o fluxo menstrual e os produtos da concepção durante um abortamento ou nascimento. Quando as contrações uterinas da menstruação causam dor, a condição é conhecida como *dismenorreia*. O miométrio tem enorme capacidade de alterar seu comprimento durante a gestação e o trabalho de parto a fim de acomodar os produtos da concepção.[1]

O *endométrio* – camada mais interna do útero – é formado por uma camada basal e outra superficial. Esta se desprende durante a menstruação e é reconstituída por células da camada basal. As células ciliadas são responsáveis pelos movimentos das secreções tubouterinas da cavidade do útero para o interior da vagina.[1]

A *cérvice* redonda é o colo do útero, que se projeta para dentro da vagina. É uma estrutura de consistência firme, formada por matriz de tecido conjuntivo com glândulas e tecidos musculares, que se torna macia e maleável sob a ação dos hormônios produzidos durante a gestação. Os tecidos glandulares fornecem grandes quantidades de muco protetor, cuja composição e quantidade variam no período do ciclo menstrual e no gestacional. O colo do útero é profusamente irrigado por sangue proveniente da artéria uterina e pode ser um foco de sangramento significativo durante o trabalho de parto.

O óstio do colo do útero forma o trajeto entre o útero e a vagina. O óstio para a vagina é conhecido como *óstio cervical* (ver Figura 44.1). As secreções originadas do epitélio colunar da endocérvice protegem o útero contra infecções, alteram a receptividade ao esperma e formam um "tampão" mucoide durante a gestação. O canal endocervical constitui a via de saída das menstruações e de entrada dos espermatozoides.

Tubas uterinas

As *tubas uterinas* (ou ovidutos) são estruturas cilíndricas finas fixadas bilateralmente ao útero e sustentadas pelas dobras superiores do ligamento largo.[1,2] Sua extremidade mais próxima do ovário forma uma abertura afunilada com projeções digitiformes franjadas conhecidas como *fímbrias*, que recolhem o óvulo depois de liberado na cavidade peritoneal durante a ovulação (Figura 44.3). As tubas uterinas são constituídas de musculatura lisa e revestidas por uma camada de epitélio ciliado secretor de muco. O batimento dos cílios e os movimentos contráteis da musculatura lisa empurram o óvulo imóvel na direção do útero. Quando há um coito recente, a fecundação normalmente ocorre no terço médio ou externo da tuba uterina. Além de constituir uma passagem para os óvulos e os espermatozoides, as tubas possibilitam a drenagem das secreções tubárias na cavidade uterina.[1]

Ovários

Em torno do terceiro mês de vida fetal, os *ovários* estão plenamente desenvolvidos e já desceram até sua posição final na pelve. Resquícios do sistema genital primitivo conferem sustentação lateral ao útero. Nas mulheres adultas, essas estruturas de sustentação transformam-se nos ligamentos suspensório e redondo. O que não se desenvolve pode formar cistos, que mais tarde, possivelmente, acarretarão sintomas.

Oogênese é o processo de formação dos óvulos por divisão mitótica que começa na sexta semana de vida fetal.[6] Por fim, essas células germinativas primitivas formam 1 a 2 milhões de oócitos encontrados nos ovários por ocasião do nascimento. Na puberdade, esse número é reduzido para aproximadamente 200 mil em razão da morte das células.[6]

Os ovários das recém-nascidas são lisos, alongados e de coloração clara. À medida que elas crescem, essas estruturas tornam-se mais curtas, grossas e pesadas até chegar à menarca, iniciada por ação dos hormônios hipofisários. O estímulo hormonal inicial para esse desenvolvimento parece provir do ovário, em vez do estrogênio da circulação sistêmica.[1] Na mulher adulta, os ovários são achatados com formato de amêndoas medindo 3 a 5 cm de comprimento, 1,5 cm de largura e 1 cm de espessura.[1]

Os ovários se situam nos dois lados do útero e abaixo das extremidades fimbriadas das tubas uterinas.[6] Estão fixados à superfície posterior do ligamento largo e ao útero pelos ligamentos ovarianos e recobertos por uma camada fina de epitélio superficial, em continuidade com o revestimento do peritônio. A integridade dessa cobertura é rompida periodicamente por ocasião da ovulação.

Como os testículos masculinos, os ovários desempenham duas funções: armazenar as células germinativas femininas (ou óvulos) e produzir hormônios sexuais femininos (estrogênio e progesterona). Ao contrário das gônadas masculinas, que formam espermatozoides ao longo de toda a vida reprodutiva do homem, as gônadas femininas contêm uma quantidade invariável de óvulos desde o nascimento, que diminui com o passar do tempo.

Estruturalmente, o ovário adulto é dividido em medula interna profusamente vascularizada, que contém tecidos conjuntivos de sustentação; e córtex externo de estroma e folículos epiteliais (*i. e.*, vesículas), que contém os oócitos primários ou células germinativas.[1] Depois da puberdade, os hormônios gonadotróficos da hipófise – hormônio foliculoestimulante (FSH) e hormônio luteinizante (LH) – estimulam os folículos primordiais a se transformarem em *folículos graafianos maduros*. Estes produzem estrogênio, que começa a estimular o espessamento do endométrio uterino.

Embora vários folículos comecem a desenvolver-se durante cada ciclo ovulatório, apenas um ou dois concluem todo o processo e rompem para liberar um óvulo maduro. Depois da ovulação, o folículo torna-se luteinizado. Na forma de um corpo lúteo, ele produz estrogênio e progesterona que mantêm o endométrio até que ocorra concepção ou comece outro ciclo menstrual.[1]

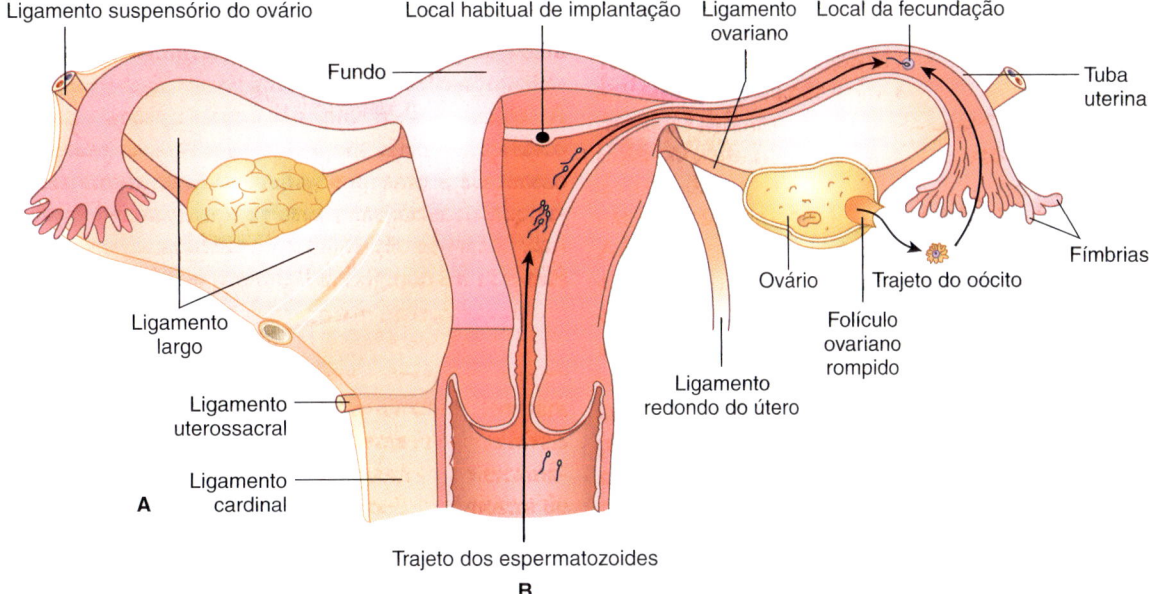

Figura 44.3 • Ilustração esquemática dos órgãos reprodutivos femininos mostrando (**A**) o ligamento suspensório do ovário e os ligamentos largo, uterossacral e cardinal à esquerda e (**B**) o trajeto percorrido pelo oócito à medida que sai do ovário e entra na tuba uterina, bem como o percorrido pelo espermatozoide e o local onde geralmente ocorre a fecundação.

> **RESUMO**
>
> O sistema genital feminino consiste em dois ovários e duas tubas uterinas, útero, vagina, monte do púbis, grandes e pequenos lábios, clítoris, uretra e corpo do períneo. O sistema geniturinário completo desempenha as funções sexuais e reprodutivas ao longo de todo o ciclo de vida da mulher. O útero é um órgão muscular de paredes espessas. Sua parede é constituída de três camadas: perimétrio externo; miométrio ou camada muscular, em continuidade com o miométrio das tubas uterinas e com a vagina; e revestimento interno ou endométrio, em continuidade com o revestimento das tubas uterinas e da vagina. As gônadas ou ovários, estruturas genitais internas (diferentemente dos testículos masculinos), desempenham duas funções: armazenar células germinativas femininas (ou óvulos) e produzir hormônios sexuais femininos. Por meio da regulação e da secreção desses hormônios, os ovários influenciam o desenvolvimento das características sexuais secundárias, a regulação dos ciclos menstruais, a manutenção da gestação e a menopausa.

CICLO MENSTRUAL

Depois de concluir esta seção, o leitor deverá ser capaz de:

- Descrever o sistema de controle por *feedback* dos níveis de estrogênio e progesterona por meio do hormônio de liberação das gonadotrofinas, do LH e do FSH e da função dos folículos ovarianos
- Relacionar os níveis de FSH e LH com os estágios de desenvolvimento folicular e a produção de estrogênio e progesterona
- Descrever os riscos e benefícios da reposição hormonal para as mulheres na menopausa.

Entre a menarca (*i. e.*, primeiro sangramento menstrual) e a menopausa (*i. e.*, último sangramento menstrual), o sistema reprodutivo feminino passa por alterações cíclicas conhecidas como *ciclo menstrual*, que incluem a maturação e a liberação dos oócitos pelos ovários durante a ovulação e sangramentos vaginais periódicos resultantes do desprendimento do revestimento endometrial. A mulher não precisa ovular para menstruar. Ciclos anovulatórios ocorrem e causam menstruações irregulares. O ciclo menstrual provoca alterações das mamas, do útero, da pele e dos ovários. Sua manutenção afeta aspectos biológicos e sociais da vida das mulheres, inclusive fertilidade, reprodução, sexualidade e feminilidade.

Controle hormonal do ciclo menstrual

A função menstrual normal é resultante de interações do sistema nervoso central, hipotálamo, adeno-hipófise, ovários e tecidos-alvo associados (Figura 44.4). Embora cada componente seja essencial à função normal, os ovários são os principais responsáveis por controlar as alterações cíclicas e a duração do ciclo menstrual. Na maioria das mulheres que se encontram no período intermediário dos seus anos férteis, o sangramento menstrual ocorre a cada 28 a 30 dias, com duração média de 28 dias.[1] O período menstrual dura em torno de 2 a 7 dias.[7] À medida que as mulheres envelhecem e aproximam-se da menopausa, o ciclo menstrual é abreviado.

O controle hormonal do ciclo menstrual é complexo. Por exemplo, a biossíntese dos estrogênios que ocorre nos tecidos adiposos pode ser fonte significativa desses hormônios. Existem evidências de que uma mulher precise ter peso corporal e teor de gordura mínimos para que se dê a menarca e os ciclos menstruais sejam mantidos. Essa hipótese é sustentada pela ocorrência de amenorreia nas mulheres com anorexia nervosa, doenças crônicas e desnutrição e também nas atletas corredoras de longa distância.[8] Nas pacientes com anorexia nervosa, as secreções das gonadotrofinas e do estradiol, inclusive a secreção de LH e a sensibilidade ao hormônio de liberação das gonadotrofinas (GnRH), podem voltar aos níveis pré-púberes. Com a recuperação do peso corporal e a acumulação de massa corporal suficiente, o padrão hormonal normal geralmente é restabelecido. Obesidade ou ganho ponderal significativo também estão associados à oligomenorreia ou à amenorreia e à infertilidade, embora o mecanismo não esteja bem esclarecido.

Hormônios hipotalâmicos e hipofisários

O FSH e o LH secretados pela hipófise regulam o crescimento, a maturação pré-púbere, o ciclo reprodutivo e a secreção dos hormônios sexuais masculinos e femininos (Figura 44.5). Como esses hormônios estimulam a proliferação das células dos ovários e dos testículos para aumentar a produção dos hormônios sexuais, são conhecidos como *hormônios gonadotróficos*. O GnRH liberado pelo hipotálamo estimula a secreção do LH e do FSH. Além desses dois, a adeno-hipófise secreta um terceiro hormônio, conhecido como *prolactina*, cuja função principal é estimular a lactação no período pós-parto. Durante a gestação, a prolactina e outros hormônios como estrogênio, progesterona, insulina e cortisol contribuem para o desenvolvimento das mamas como preparação para a lactação. Embora não pareça que a prolactina desempenhe uma função fisiológica no papel dos ovários, a hiperprolactinemia causa hipogonadismo. Isso pode incluir redução inicial da fase lútea com anovulação, oligomenorreia ou amenorreia subsequente e infertilidade. O controle hipotalâmico da secreção de prolactina é basicamente inibitório, e dopamina é o fator inibidor mais importante. A hiperprolactinemia pode ser um efeito adverso do tratamento com fármacos derivados da fenotiazina (*i. e.*, antipsicóticos que bloqueiam os receptores de dopamina).[1]

Hormônios ovarianos

Os ovários produzem estrogênios, progesterona e androgênios. Esses hormônios são secretados com um padrão cíclico resultante das interações entre o GnRH hipotalâmico e os hormônios gonadotróficos hipofisários (FSH e LH). Os hormônios sexuais esteroides entram nas células por difusão passiva, ligam-se às proteínas receptoras específicas no citoplasma e, por fim, são levados ao núcleo, onde se conectam a

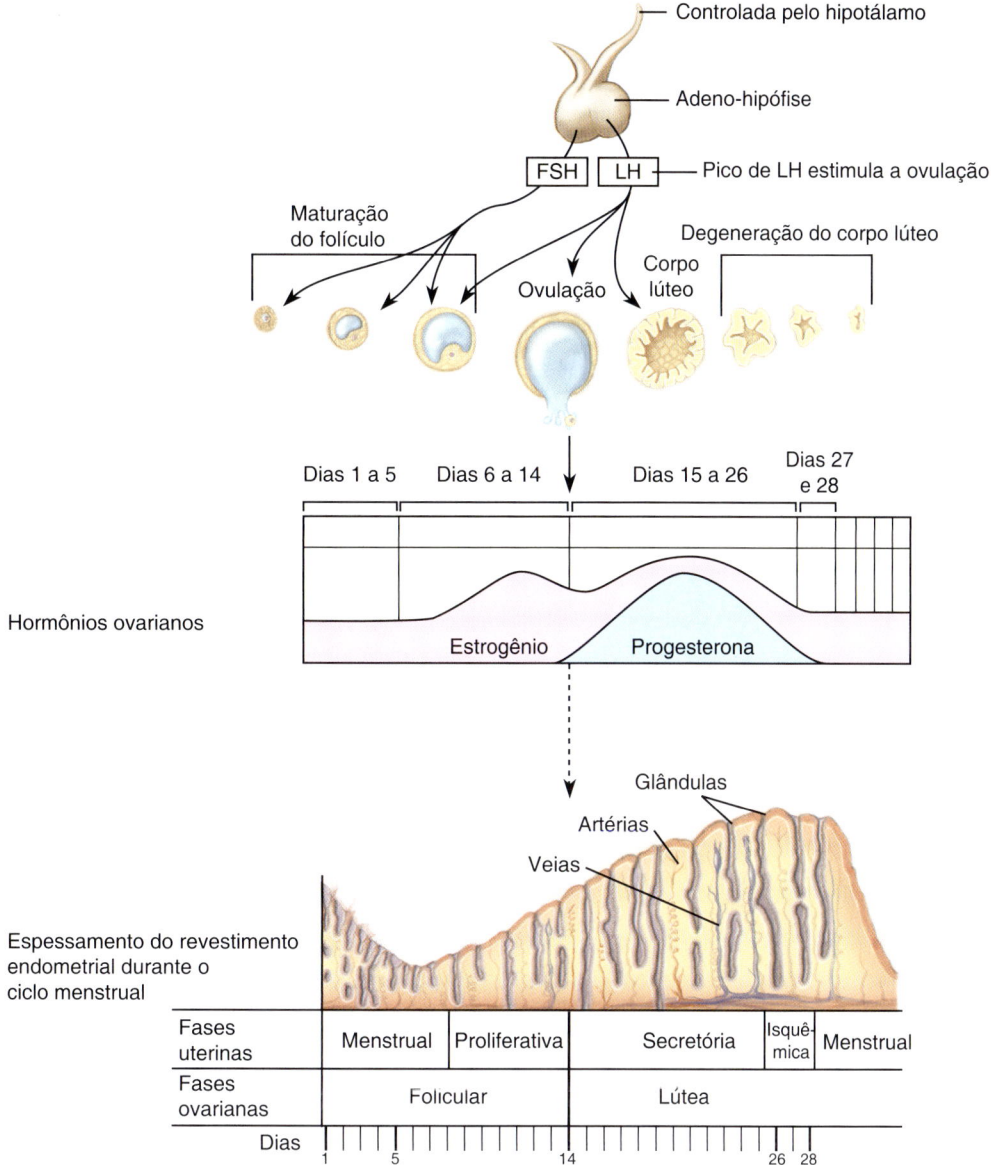

Figura 44.4 • Relações entre níveis hormonais (*centro*) e desenvolvimento folicular (*topo*) e ciclo menstrual (*abaixo*). Fonte: Jensen S. (2015). *Nursing health assessment: A best practice approach* (2. ed., Fig. 24.3, p. 740). Philadelphia, PA: Lippincott Williams & Wilkins.

determinados elementos dos cromossomos. Esses hormônios produzem seus efeitos por interações gene-hormônio, que estimulam a síntese de ácido ribonucleico mensageiro (mRNA) específico. Além disso, o estrogênio parece ter capacidade de afetar a atividade celular por meio de outros mecanismos não genômicos. Tais efeitos não genômicos ocorrem nas células que não têm receptores esteroides e podem ser mediados por outros receptores de membrana. Isso talvez explique, em parte, alguns efeitos não reprodutivos do estrogênio. Um exemplo de efeito cardioprotetor não genômico poderia ser a atividade antioxidante do estrogênio na prevenção da lesão endotelial, que pode acarretar aderência das plaquetas.[2] A quantidade de receptores hormonais de uma célula não é invariável. Existem evidências sugerindo que sejam constantemente removidos e substituídos. O aumento ou a redução desse número pode ser um mecanismo de regulação da atividade hormonal. Por exemplo, o estrogênio pode estimular a formação de quantidades maiores de receptores estrogênicos em alguns tecidos e estimular a síntese de receptores de progesterona em outros. Por outro lado, a progesterona pode reduzir a quantidade de receptores de estrogênio e progesterona.

Existe um segundo tipo de receptor estrogênio (RE_2), que apresenta diferenças de estrutura e distribuição tecidual; a expressão do RE_1 ajuda a ampliar os conhecimentos acerca do mecanismo de ação do estrogênio no corpo. O RE_2 parece um ativador da resposta aos estrogênios, enquanto o RE_1 aparentemente modula ou inibe a ação desses hormônios.[3] Do mesmo modo, o receptor de progesterona apresenta-se de duas formas (A e B) expressas por um único gene, embora ativadas diferentemente por um sistema complexo de regulação da transcrição.

Estrogênios. Fazem parte de uma família de hormônios sexuais femininos estruturalmente relacionados, sintetizados e secretados pelas células dos ovários e, em menores

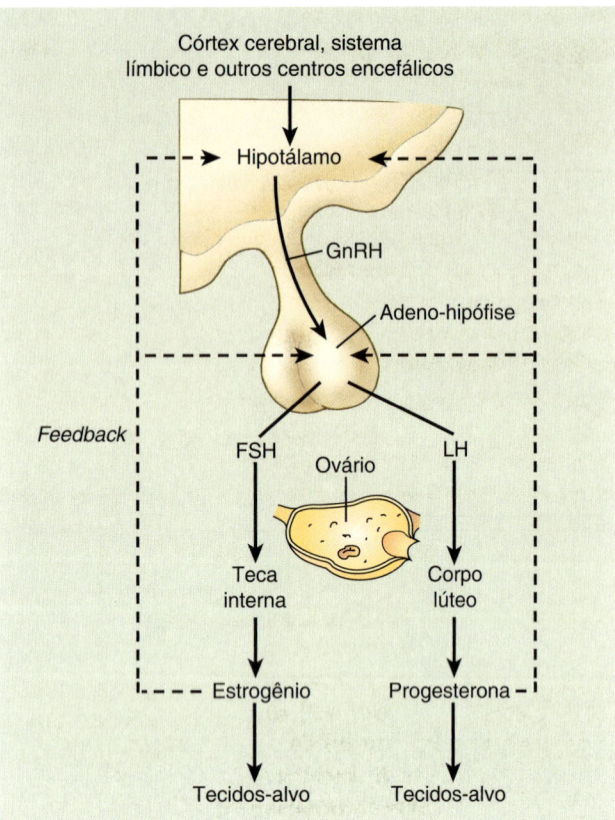

Figura 44.5 • Controle hipotalâmico-hipofisário por *feedback* dos níveis de estrogênio e progesterona nas mulheres. A *linha tracejada* indica *feedback* negativo.

quantidades, pelas do córtex suprarrenal. Os androgênios podem ser convertidos em estrogênios nos tecidos periféricos, especialmente nos adiposos. Três estrogênios são encontrados naturalmente nos seres humanos: estrona (E_1), estradiol (E_2) e estriol (E_3). Dentre esses, o estradiol é o mais potente biologicamente e é o secretado em maiores quantidades pelo ovário. Esses hormônios são liberados ao longo de todo o ciclo menstrual com dois picos: um antes da ovulação e outro no meio da fase lútea. Eles são transportados no sangue ligados às globulinas plasmáticas específicas (que também podem ligar-se à testosterona), inativados e conjugados no fígado e, por fim, excretados na bile.

Os estrogênios são necessários à maturação física normal da mulher. Em conjunto com outros hormônios, possibilitam os processos reprodutivos como ovulação, implantação dos produtos da concepção, gestação, parto e lactação por estimulação do desenvolvimento e manutenção do crescimento dos órgãos acessórios. Quando não há androgênios, os estrogênios estimulam o desenvolvimento intrauterino da vagina, do útero e das tubas uterinas a partir do sistema mülleriano embrionário. Além disso, incitam o desenvolvimento do estroma e a proliferação dos ductos das mamas na puberdade; são responsáveis pela fase de crescimento esquelético acelerado nesse período e pelo fechamento das epífises dos ossos longos; contribuem para o crescimento dos pelos axilares e púbicos; e alteram a distribuição da gordura corporal para produzir os contornos do corpo típicos das mulheres, inclusive acumulação de gordura ao redor dos quadris e nas mamas. Quantidades maiores de estrogênio estimulam a pigmentação da pele dos mamilos e das regiões areolar e genital.

Além dos seus efeitos no crescimento da musculatura uterina, os estrogênios desempenham um papel importante no desenvolvimento do revestimento endometrial. Durante os ciclos anovulatórios, a exposição persistente a esses hormônios por períodos longos causa hiperplasia anormal do endométrio e padrões anormais de sangramento. Quando a produção de estrogênio não é bem coordenada durante o período menstrual normal, também pode haver sangramento e desprendimento anormais do endométrio.

Os estrogênios produzem alguns efeitos metabólicos extragenitais importantes. São responsáveis por manter a estrutura normal da pele e dos vasos sanguíneos das mulheres. Além disso, diminuem a taxa de reabsorção óssea por antagonismo aos efeitos do hormônio paratireóideo nos ossos. Por essa razão, osteoporose é um problema comum pós-menopausa, em virtude da deficiência de estrogênio. No fígado, os estrogênios aumentam a síntese das proteínas transportadoras de tiroxina, estrogênio, testosterona e outros hormônios. Além disso, afetam a composição das lipoproteínas plasmáticas. Eles aumentam as lipoproteínas de alta densidade (HDL), reduzem discretamente as lipoproteínas de baixa densidade (LDL) e os níveis do colesterol.

Os estrogênios exercem outras ações cardioprotetoras, inclusive efeitos antiateroscleróticos diretos na parede arterial (aumento dos fatores vasodilatadores e antiagregantes plaquetários, inclusive óxido nítrico e prostaciclina); vasodilatação por meio de mecanismos independentes do endotélio; atividade antioxidante; redução dos níveis da enzima conversora da angiotensina e da renina; facilitação do metabolismo periférico da glicose com redução subsequente dos níveis de insulina circulante; e efeitos diretos na função cardíaca (*i. e.*, aumento do enchimento diastólico e do volume ejetado do ventrículo esquerdo). Os estrogênios aumentam os níveis plasmáticos dos triglicerídios e promovem a função de coagulação porque afetam os níveis circulantes altos de plasminogênio e fatores II, VII, IX e X.[9-11]

Os estrogênios parecem produzir efeitos neurotróficos e neuroprotetores na função cognitiva e na memória.[12,13] Estudos de acompanhamento sugeriram redução da função cognitiva e demência nas mulheres que fizeram ooforectomia (ressecção cirúrgica dos ovários) antes da menopausa. Esses hormônios também estimulam a ramificação dos dendritos e aumentam a transmissão de sinais pré-sinápticos e pós-sinápticos em razão do aumento da produção de neurotransmissores e receptores.[12]

Os estrogênios causam retenção moderada de sódio e água. A maioria das mulheres retém ambos e aumenta o peso pouco antes da menstruação. Isso ocorre porque os estrogênios facilitam a transferência dos líquidos intravasculares para os espaços extracelulares, ocasionando edema e retenção de quantidades maiores de sódio e água pelos rins em razão da diminuição do volume plasmático. As ações dos estrogênios estão resumidas na Tabela 44.1.

Tabela 44.1 Ações dos estrogênios.

Função geral	Ações específicas
Crescimento e desenvolvimento	
Órgãos do sistema genital	Estimulam o desenvolvimento da vagina, do útero e das tubas uterinas durante a vida intrauterina e das características sexuais secundárias durante a puberdade
Esqueleto	Aceleram o crescimento dos ossos longos e o fechamento das epífises na puberdade
Processos reprodutivos	
Ovulação	Promovem o crescimento dos folículos ovarianos
Fecundação	Alteram as secreções cervicais para facilitar a sobrevivência e o transporte dos espermatozoides. Aumentam a motilidade dos espermatozoides nas tubas uterinas por redução da viscosidade do muco
Implantação	Estimulam o desenvolvimento do revestimento endometrial durante a gestação
Vagina	Aumentam a proliferação da mucosa vaginal e evitam atrofia
Colo do útero	Aumentam a consistência do muco
Mamas	Estimulam o desenvolvimento do estroma e a proliferação dos ductos
Efeitos metabólicos gerais	
Reabsorção óssea	Reduzem a taxa de reabsorção óssea
Proteínas plasmáticas	Aumentam a síntese das globulinas de ligação do hormônio tireóideo e de outros hormônios
Lipoproteínas	Aumentam as lipoproteínas de alta densidade (HDL) e reduzem discretamente as de baixa densidade (LDL)

Progesterona. Embora o termo *progesterona* signifique uma substância que mantém a gestação, esse hormônio é secretado como parte do ciclo menstrual normal. O corpo lúteo do ovário expele grandes quantidades de progesterona depois da ovulação, enquanto o córtex suprarrenal libera quantidades pequenas. O hormônio circula no sangue ligado a uma proteína plasmática específica e é metabolizado no fígado e conjugado para excreção na bile.

Os efeitos locais da progesterona nos órgãos genitais incluem desenvolvimento glandular dos tecidos lobulares e alveolares das mamas e proliferação glandular cíclica do endométrio. Além disso, pode competir com a aldosterona nos túbulos renais, reduzindo a reabsorção de sódio com aumento resultante da secreção de aldosterona pelo córtex suprarrenal (p. ex., durante a gestação). Embora o mecanismo de ação ainda não esteja definido, a progesterona é responsável pelo aumento da temperatura corporal basal com a ovulação. O relaxamento da musculatura lisa sob ação da progesterona desempenha um papel importante na manutenção da gestação porque reduz as contrações uterinas; além disso, esse hormônio é responsável por alguns desconfortos comuns durante esse período, inclusive edema, náuseas, constipação intestinal, flatulência e cefaleias. O nível alto de progesterona durante a gestação e na fase lútea do ciclo menstrual aumenta a resposta ventilatória ao dióxido de carbono, acarretando alterações mensuráveis nos níveis arteriais e alveolares desse gás (P_{CO2}).[6]

Androgênios. A mulher normal produz androgênios com estrogênios e progesterona. Em torno de 25% desses androgênios são secretados pelos ovários, 25% pelo córtex suprarrenal e 50% convertidos a partir dos precursores ovarianos ou suprarrenais. Nas mulheres, eles contribuem para o crescimento normal dos pelos na puberdade e podem ter outros efeitos metabólicos importantes.

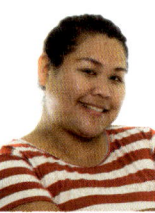

Eileen, apresentada no início da Unidade 13, foi diagnosticada com síndrome do ovário policístico (SOP). Conforme discutido no Capítulo 45, os diagnósticos anteriores de SOP requerem pelo menos dois dos três critérios de Roterdã amplamente aceitos[14,15], que incluem:

1. Oligo ou anovulação
2. Sinais clínicos e/ou bioquímicos de hiperandrogenismo
3. Ovários policísticos.

As mulheres com SOPC geralmente não ovulam por completo (anovulação) ou ovulam raramente (oligovulação). Um sinal comum de anovulação ou oligovulação é sangramento menstrual inexistente ou infrequente. Desse modo, Eileen preenchia esse primeiro critério porque não conseguia lembrar quando menstruara pela última vez. Além disso, atendia ao segundo critério, porque sua concentração alta de testosterona era um sinal bioquímico de hiperandrogenismo (testosterona é um androgênio), e seu hirsutismo e acne, sinais clínicos. A produção aumentada de testosterona parece refletir a secreção excessiva de LH pela adeno-hipófise.

Desenvolvimento do folículo ovariano e ovulação

Os tecidos do ovário adulto podem ser divididos didaticamente em quatro compartimentos ou unidades: estroma, ou tecidos de sustentação; células intersticiais; folículos; e corpo lúteo. *Estroma* é o tecido conjuntivo dos ovários no qual os folículos estão distribuídos. As *células intersticiais* secretam estrogênio e são semelhantes às células de Leydig (ou células intersticiais) dos testículos.[1]

A partir da puberdade, as elevações cíclicas do FSH e do LH secretados pela adeno-hipófise estimulam o desenvolvimento de vários folículos graafianos ou maduros. Folículos em todos os estágios de desenvolvimento podem ser encontrados nos dois ovários, exceto nas mulheres na menopausa (Figura 44.6). A maioria dos folículos apresenta-se como folículos primários, que consistem em um oócito esférico circundado por uma camada simples de células granulosas achatadas derivadas do epitélio e uma membrana basal. Eles formam uma reserva inativa de folículos a partir da qual se desenvolvem todos os folículos ovulatórios. Sob influência dos estímulos endócrinos, 6 a 12 folículos primários desenvolvem-se em folículos secundários a cada ciclo ovulatório. Durante o desenvolvimento do folículo secundário, o oócito primário aumenta de tamanho e as células da granulosa proliferam para formar uma parede com várias camadas ao seu redor. Nesse intervalo, uma membrana conhecida como *zona pelúcida* desenvolve-se e circunda o oócito, e pequenas bolsas de líquido começam a formar-se entre as células da granulosa. Contudo, os vasos sanguíneos não penetram na membrana basal e a camada de células granulosas mantém-se avascularizada até depois da ovulação.

À medida que os folículos amadurecem, o FSH estimula o desenvolvimento das camadas celulares. As células originadas do tecido estrômico circundante alinham-se para formar uma parede celular conhecida como *teca*, cujas células diferenciam-se em duas camadas: a teca mais interna, em contato direto com as células foliculares; e a teca externa. À medida que o folículo cresce, forma-se uma única cavidade grande – ou *antro* –, e parte das células da granulosa e do oócito é deslocada para um lado do folículo pelo líquido que se acumula. O oócito secundário continua circundado por uma coroa de células da granulosa, ou coroa radiada. À medida que o folículo amadurece, tais células produzem estrogênio ovariano. A seleção de um folículo dominante ocorre com a conversão a um microambiente estrogênico. Os folículos menores, embora continuem a produzir estrogênio, atrofiam ou sofrem atresia. O folículo dominante acumula massa mais volumosa de células granulosas e a teca torna-se ricamente vascularizada, conferindo ao folículo aspecto hiperêmico. Os níveis altos de estrogênio exercem um efeito de *feedback* negativo na secreção de FSH, inibindo o desenvolvimento de vários folículos e aumentando as concentrações de LH. Isso constitui o estágio folicular do ciclo menstrual. À medida que o estrogênio suprime o FSH, as ações do LH predominam e o folículo maduro (medindo cerca de 20 mm) irrompe; o oócito e a coroa radiada são ejetados dele. Normalmente, o óvulo é então captado e transportado pela tuba uterina até o útero.

Depois da ovulação, o folículo entra em colapso e começa a fase lútea do ciclo menstrual. Os vasos sanguíneos e as células repletas de lipocromo amarelo da teca invadem as células da granulosa. A acumulação rápida de sangue e líquidos forma a massa conhecida como *corpo lúteo*. O extravasamento desse sangue para a superfície peritoneal que circunda o ovário parece contribuir para a *Mittelschmerz* ("dor do meio do ciclo" ou dor intermenstrual) que ocorre na ovulação.[1] Durante a fase lútea, a progesterona é secretada pelo corpo lúteo. Quando não há fecundação, o corpo lúteo atrofia e é substituído por tecidos fibróticos brancos conhecidos como *corpo albicante*. Nessa fase, a sustentação hormonal do endométrio

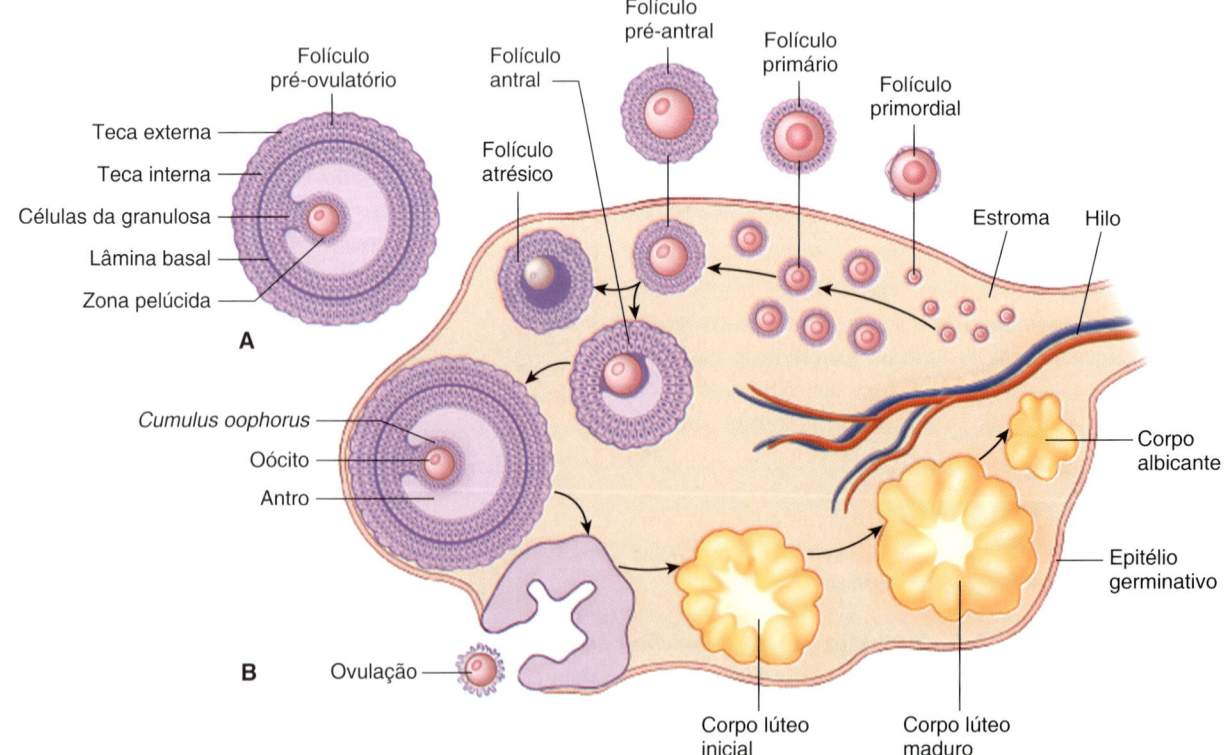

Figura 44.6 • A. Corte transversal do folículo pré-ovulatório. **B.** Ilustração esquemática de um ovário mostrando a sequência de eventos que marcam a origem, o crescimento e a ruptura de um folículo ovariano e a formação e a regressão do corpo lúteo. Os folículos atrésicos são os que apresentam sinais de degeneração e morte.

é subtraída e a menstruação acontece. Quando há fecundação, as células trofoblásticas do blastocisto produzem um hormônio conhecido como gonadotrofina coriônica humana, o qual impede a regressão do corpo lúteo. Este mantém suas funções por 7 a 10 semanas e fornece a sustentação hormonal para a gestação, até que a placenta esteja plenamente funcionante.[20] A Figura 44.6 B ilustra as alterações hormonais durante o desenvolvimento do folículo ovariano e a ovulação.

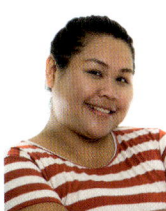

Eileen queria uma pílula anticoncepcional (PAC) para evitar gravidez. A pílula traria o efeito benéfico adicional de atenuar os sintomas da SOPC. Os anticoncepcionais orais combinados (AOC) contêm estrogênio e progestógeno (uma preparação modificada de progesterona), ambos com efeitos antiandrogênicos (contrários às ações da testosterona) e, desse modo, melhorariam o hirsutismo e a acne da paciente. Além disso, a PAC regularizaria as menstruações de Eileen e ajudaria a manter um revestimento uterino saudável.

Além disso, a paciente expressou sua ansiedade quanto à capacidade de ter filhos. A cuidadora recomendou que Eileen praticasse exercícios e modificasse sua dieta, porque a perda de peso poderia melhorar sua função reprodutiva. Quando finalmente estivesse pronta para engravidar, ela poderia parar de usar a PAC e perceber que seus ciclos seriam regulares e ovulatórios. A cuidadora explicou que também existem fármacos disponíveis para tratar o problema de fertilidade se as alterações do estilo de vida não forem suficientes.

Alterações endometriais

O endométrio consiste em duas camadas (ou zonas) bem demarcadas sensíveis à estimulação hormonal: uma camada basal e uma camada funcional.[1] A *camada basal* está em contato com o miométrio e não é desprendida durante a menstruação. A *camada funcional* origina-se da basal, passa por alterações proliferativas e desprende-se com as menstruações. Esta última pode ser subdividida em dois componentes: uma camada compacta superficial e uma camada esponjosa mais profunda, que constitui a maior parte do endométrio secretório plenamente desenvolvido.[1] O ciclo endometrial pode ser dividido em três fases: fase proliferativa ou pré-ovulatória, durante a qual as glândulas e o estroma da camada superficial proliferam rapidamente sob a ação dos estrogênios; fase secretória ou pós-ovulatória, quando a progesterona causa dilatação glandular e secreção ativa de muco e o endométrio torna-se profusamente vascularizado e edemaciado; e fase menstrual, em que a camada superficial degenera e se desprende (ver Figura 44.4).[1]

Alterações do muco cervical

O muco cervical é uma secreção heterogênea complexa produzida pelas glândulas da endocérvice, que é formada por 92 a 98% de água e 1% de sais inorgânicos, principalmente cloreto de sódio. Além disso, o muco contém açúcares simples, polissacarídios, proteínas e glicoproteínas. Em geral, seu pH é alcalino (variação de 6,5 a 9,0). O termo *arborização* ou germinação refere-se ao padrão microscópico típico resultante da cristalização dos sais inorgânicos do muco cervical quando ele seca. As características do muco são fortemente influenciadas pelos níveis séricos do estrogênio e da progesterona. O estrogênio estimula a produção de grandes quantidades de muco aquoso e límpido, no qual os espermatozoides podem penetrar mais facilmente. Durante a ovulação, o muco cervical é fino e distensível. *Filância (Spinnbarkeit*, em alemão) é a propriedade que possibilita ao muco cervical ser esticado ou distendido em forma de fio. Pode ser estimada distendendo-se uma amostra do muco cervical entre duas lâminas de vidro e medindo-se o comprimento máximo do fio antes de romper. No meio do ciclo, a filância geralmente é maior que 10 cm. Mesmo quando há estrogênio, a progesterona reduz a secreção de muco cervical. Durante a fase lútea do ciclo menstrual, o muco é escasso, viscoso e celular.[20]

> **Conceitos fundamentais**
>
> **Ciclo menstrual**
>
> - O ciclo menstrual consiste na maturação e liberação dos oócitos pelo ovário durante a ovulação e no sangramento vaginal periódico resultante do desprendimento do revestimento endometrial
> - O ciclo menstrual é controlado pela síntese e secreção rítmicas dos hormônios ovarianos (estrogênios e progesterona) controladas por *feedback* do GnRH hipotalâmico e dos hormônios gonadotróficos da adeno-hipófise (FSH e LH)
> - A menopausa marca o final dos ciclos menstruais e acompanha-se de várias alterações fisiológicas. O tratamento de reposição hormonal pode ser considerado após análise individualizada dos riscos e dos benefícios, levando-se em consideração achados de estudos como o Women's Health Initiative (WHI).

Menopausa

Menopausa é a cessação dos ciclos menstruais. Como ocorre com a menarca, é basicamente um processo, em vez de um evento isolado. A maioria das mulheres para de menstruar entre 48 e 55 anos. A *perimenopausa* (poucos anos em torno da menopausa) precede a menopausa em aproximadamente 4 anos e caracteriza-se por irregularidade menstrual e outros sintomas da menopausa. *Climatério* é um termo mais abrangente; refere-se a toda a transição ao estágio não reprodutivo de vida. A expressão *insuficiência ovariana prematura* descreve o que acontece com cerca de 1% das mulheres, que entram na menopausa antes dos 40 anos. As que não menstruaram por 1 ano inteiro ou apresentam níveis persistentemente altos de FSH (> 20 mUI/mℓ) estão na menopausa.[4]

Alterações funcionais

A menopausa é causada pela cessação gradativa da função ovariana e pela redução resultante dos níveis de estrogênio. Embora os estrogênios originados do córtex suprarrenal continuem a circular no corpo das mulheres, não são suficientes para manter as características sexuais secundárias da mesma maneira que os estrogênios ovarianos. Por essa razão, os pelos corporais, a elasticidade da pele e a gordura subcutânea diminuem. As mamas tornam-se pendulares com a redução da massa de tecidos, restando apenas ductos, gordura e tecido conjuntivo. Os ovários e o útero diminuem de tamanho e o colo do útero e a vagina tornam-se pálidos e friáveis.[16] O pH vaginal aumenta: em geral, pH maior que 4,5 indica deficiência de estrogênio.[20]

Entre os problemas que podem resultar da atrofia do sistema urogenital estão ressecamento vaginal, incontinência urinária de esforço, urgência urinária, noctúria, vaginite e infecções urinárias. Algumas mulheres podem achar as relações sexuais dolorosas e traumáticas, ainda que seja útil usar algum tipo de lubrificante vaginal. Um creme vaginal de estrogênio pode ser recomendado para tratar o ressecamento e a atrofia da vagina. Ainda existem controvérsias quanto às vantagens e desvantagens de uma quantidade pequena de estrogênio transdérmico (mais provavelmente um gel ou *spray*) para atenuar as queixas vulvovaginais.[17] Alguns especialistas acreditam que o gel ou *spray* transdérmicos sejam mais eficazes que um adesivo e causem menos riscos à saúde.[1]

Em nível sistêmico, as mulheres podem ter instabilidade vasomotora significativa secundária à redução dos níveis dos estrogênios e aos aumentos relativos dos outros hormônios, inclusive FSH, LH, GnRH, di-hidroepiandrosterona, androstenediona, epinefrina, corticotrofina, β-endorfina, hormônio do crescimento e peptídio relacionado com o gene da calcitonina.[18] Essa instabilidade pode causar "fogachos" (ou ondas de calor), palpitações, tontura e cefaleias à medida que os vasos sanguíneos dilatem. Apesar da coexistência com essas alterações bioquímicas, a causa básica dos fogachos é desconhecida.[18] Existem variações substanciais quanto ao início, à frequência, à gravidade e à duração do período em que as mulheres têm ondas de calor. Quando ocorrem à noite e acompanhados de transpiração significativa, os fogachos são descritos como *sudorese noturna*. Insônia e despertares frequentes em consequência dos sintomas vasomotores podem causar privação de sono. Algumas mulheres podem ter irritabilidade, ansiedade e depressão em consequência dos episódios incontroláveis e imprevisíveis.

Além das alterações que acompanham diretamente a cessação da função ovariana, ao longo dos anos ocorrem outras que afetam a saúde e o bem-estar das mulheres pós-menopausa. Entre as consequências da privação crônica de estrogênio estão osteoporose secundária a um desequilíbrio da remodelação óssea (i. e., a reabsorção óssea ocorre a uma taxa mais acelerada que a formação) e aumento do risco de doença cardiovascular (a aterosclerose é acelerada), principal causa da morte de mulheres após a menopausa.[16] Outros riscos potenciais à saúde, que refletem o envelhecimento e a cessação da função ovariana, incluem déficit visual secundário à degeneração macular e disfunção cognitiva.

Tratamento de reposição hormonal

Ao longo das últimas quatro décadas, o tratamento de reposição hormonal (TRH) tem sido prescrito com frequência às mulheres na pós-menopausa. Inicialmente, era usado apenas para atenuar os sintomas e depois como profilaxia da osteoporose. Durante a década de 1990, evoluiu à condição de *reposição* de um hormônio vital perdido em razão da falência dos órgãos endócrinos (menopausa). Esse tratamento era oferecido rotineiramente a todas as mulheres depois da menopausa com base nas evidências crescentes de que trazia efeitos benéficos profiláticos em diversas áreas. Durante esses anos, dados fornecidos por estudos de acompanhamento revelaram redução de 50% nos índices de mortalidade por cardiopatia coronariana (CC) entre as mulheres que se submetiam ao TRH.[19,20] Outras vantagens atribuídas ao tratamento eram redução dos riscos de disfunção neurocognitiva, perda de densidade óssea e doença periodôntica.

O tipo de TRH prescrito era determinado pelo útero normal. As mulheres nessa situação recebiam uma combinação de estrogênio e progesterona (EPT), enquanto as pacientes que tinham retirado o útero usavam apenas estrogênio (ET). O acréscimo de progesterona ao TRH era o protocolo estabelecido para mulheres com útero intacto, em vista da associação demonstrada na década de 1970 entre ação desimpedida do estrogênio e desenvolvimento de câncer de endométrio. A ação desimpedida do estrogênio pode resultar no desenvolvimento de hiperplasia endometrial, que, em alguns casos, pode aumentar o risco de câncer de endométrio. O TRH que inclui estrogênio e progesterona não está associado a esse tipo de câncer. Quando administrada a intervalos cíclicos (tratamento sequencial contínuo com estrogênio-progesterona [TSCEP]), a progesterona é acrescentada por 12 a 14 dias para estimular a maturação de qualquer endométrio que tenha sido desenvolvido em resposta ao estrogênio. A interrupção da administração provoca desprendimento do endométrio (i. e., sangramento cíclico). Quando o TRH é usado continuamente, uma dose pequena de progesterona é acrescentada ao esquema diário de estrogênio. Essa exposição contínua à progesterona inibe o desenvolvimento do endométrio. Por fim, o tratamento prolongado combinado com estrogênio e progesterona (TCCEP) não causa sangramento. Contudo, pode estar associado a sangramentos irregulares e manchas de sangue até que o revestimento endometrial esteja atrofiado. A prevenção da hiperplasia endometrial por desprendimento do endométrio desenvolvido ou por impedimento de seu desenvolvimento reduz o risco de câncer do endométrio. Hoje em dia, essa proteção é considerada quando se comparam os riscos e os benefícios do TRH.

Women's Health Initiative e outros estudos. Com a tendência recente da prática da medicina baseada em evidência, foram realizados estudos randomizados controlados para confirmar os benefícios alegados do TRH usando um modelo experimental, a fim de demonstrar que a intervenção (e não outras variáveis) foi realmente responsável pelo resultado obtido. Recentemente, esses estudos revelaram que o TRH não evita e pode até aumentar as chances de um evento cardiovascular nas mulheres com doença cardíaca estabelecida.[10,11] Outros estudos que avaliaram o efeito do tratamento na cognição e na doença de Alzheimer também não conseguiram apresentar benefícios.[10,16]

O Women's Health Initiative (WHI) foi planejado como um estudo nacional com duração de 8 a 10 anos como parte de um estudo de acompanhamento (93.700 mulheres) e de uma pesquisa multicêntrica prospectiva randomizada duplo-cega e controlada por placebo (68 mil mulheres) para definir os riscos e os benefícios das estratégias que poderiam reduzir as incidências de doença cardíaca, cânceres de mama e colorretais e fraturas nas mulheres pós-menopausa. Entre 1993 e 1998, o WHI inscreveu 161.809 mulheres pós-menopausa, em sua maioria saudáveis (idades entre 50 e 79 anos), em um grupo de experiências clínicas (estudos sobre dieta com restrição de gorduras e suplementação de cálcio e vitamina D e dois estudos paralelos sobre TRH pós-menopausa).[21-23]

Os dois estudos paralelos sobre TRH foram realizados para determinar se a combinação de estrogênio com progestógeno (TCCEP para mulheres com útero intacto) ou apenas estrogênio (ET para mulheres que fizeram histerectomia no passado) poderia reduzir a incidência de doenças cardiovasculares e acarretar alteração do risco de desenvolver câncer de mama ou colorretal pelas mulheres pós-menopausa. No total, foram incluídas 16.608 mulheres com útero intacto no grupo tratado com estrogênio e progestógeno (TCCEP). Esse estudo foi interrompido prematuramente em 2002 depois da análise dos dados relativos a um período de 5,2 anos, quando ficou claro que os riscos associados ao TRH eram maiores que os benefícios. O estudo demonstrou que o risco de desenvolver câncer de mama ultrapassava os limites de segurança predeterminados e que as incidências de CC, acidente vascular encefálico (AVE) e episódios tromboembólicos venosos também eram mais altas. Em seu aspecto positivo, houve redução do câncer colorretal e das fraturas de quadril das mulheres que se submetiam ao tratamento.[21] O estudo clínico utilizando apenas ET também foi interrompido prematuramente depois de 6,8 anos.[22,23] Ele não demonstrou aumento do risco de câncer de mama ou cardiopatia, mas os riscos aumentados de AVE e doença tromboembólica venosa eram semelhantes aos do outro estudo.

Os resultados de um estudo de acompanhamento por 3 anos do grupo de mulheres do WHI que fizeram TCCEP indicaram que os riscos cardiovasculares aumentados observados quando a intervenção foi interrompida não foram mantidos, mas os riscos de neoplasias malignas não fatais e fatais eram mais altos (índice de risco global 12% maior entre as mulheres do grupo tratado com TCCEP, em comparação com o grupo placebo).[22,23] O estudo também demonstrou que os efeitos favoráveis do TCCEP – inclusive reduções dos riscos de câncer colorretal e fraturas de quadril – também regrediram quando o tratamento terminou.[22,23]

Risco cardiovascular. A reavaliação crítica e as análises dos subgrupos do WHI realizadas posteriormente, assim como os resultados de outros estudos, acarretaram a reavaliação de algumas conclusões. A revisão completa da literatura referente ao TRH estaria além dos propósitos deste capítulo. Contudo, as afirmações resumidas a seguir representam parte do pensamento atual.

Primeiramente, a média de idade (63,7 anos) e o tempo decorrido desde a menopausa (18 anos) foram considerados indicações de que as mulheres do WHI já estavam potencialmente predispostas à CC e que, na verdade, esse estudo foi uma experiência de prevenção secundária. As análises de risco por idade[24] e tempo decorrido desde a menopausa[25] do grupo do TCCEP revelaram que as mulheres mais jovens (menos de 60 anos) e as que começaram a fazer TRH nos primeiros 10 anos da menopausa apresentaram uma tendência no sentido de índices de CC mais baixos. Alguns especialistas sugeriram a hipótese de que o TRH administrado durante a "janela crítica" depois da menopausa possa manter as ações cardioprotetoras conferidas pelos níveis de estrogênio pré-menopausa. Contudo, quando o tratamento é iniciado depois desse período de janela (quando as mulheres já podem ter aterosclerose subclínica preexistente), pode estimular as citocinas inflamatórias que predispõem à ruptura das placas ateroscleróticas e ao desenvolvimento de CC sintomática.[26] A maioria (70%) das mulheres do WHI estava na faixa etária em que se poderiam esperar alterações subclínicas por ocasião de sua inclusão no estudo e, por essa razão, poderia ter menos chances de ser beneficiada pelo TRH.

Em segundo lugar, os resultados do Nurses' Health Study[27] sugeriram que as mulheres que iniciam o TRH logo depois do início da menopausa têm redução expressiva do risco (30%) de desenvolver CC.

Em terceiro lugar, uma revisão narrativa[27] descreveu redução de 32% no risco de CC entre as mulheres na pós-menopausa, mais jovens, submetidas à TH. Embora houvesse aumento inicial relatado na incidência de CC durante o primeiro ano entre as mulheres pós-menopausa em idade mais avançada (que começaram o TRH depois dos 60 anos), houve redução da incidência após 2 anos. Ainda existem controvérsias quanto ao acréscimo de doses diárias de um progestógeno ter contribuído para os níveis mais altos de CC entre o grupo que fez TCCEP, em comparação com o grupo tratado com ET.

O risco mais alto de tromboembolia venosa não parece estar associado consistentemente ao uso do TRH. O risco absoluto é pequeno, parece maior nos 2 primeiros anos de tratamento e depois diminui. As mulheres com história de tromboembolia venosa, ou que mostram predisposição à formação de trombos em consequência de distúrbios da coagulação (p. ex., fator V de Leiden), geralmente são aconselhadas a evitar o uso de TRH.

Risco de câncer de mama. Há muitos anos, outra área preocupante com relação ao TRH tem sido sua associação ao câncer de mama. Nos estudos que relataram os riscos estimados de desenvolver esse tipo de câncer associado ao tratamento de reposição hormonal, a maioria dos intervalos de confiança ultrapassa o risco relativo de 1 e, por essa razão, não era estatisticamente significativa.[28] O WHI contribuiu para a preocupação com o câncer de mama quando relatou risco 26% maior de câncer de mama invasivo entre as mulheres que fizeram TCCEP.[29] Os resultados de um estudo de acompanhamento por 3 anos do grupo do WHI revelaram que o risco de câncer de mama das mulheres que pararam de fazer TCCEP persistiu a um índice semelhante ao observado durante o período de intervenção.[22,23] No estudo, o uso apenas de ET não aumentou esse risco, mas parecia aumentar a necessidade de realizar mamografias adicionais de acompanhamento, em vista do aumento da densidade das mamas das mulheres tratadas apenas com estrogênio (TRH).[30]

Uma atualização dos dados do Nurses' Health Study não detectou aumento do risco de câncer de mama invasivo com TRH à base de estrogênio até 20 anos de uso.[27,31] Por outro lado, outro estudo europeu de grande porte recrutou mais de 1 milhão de mulheres com idades entre 50 e 64 anos e analisou 80% que já estavam na menopausa quanto à incidência de câncer de mama (acompanhamento por 2,6 anos em média) e mortalidade (acompanhamento por 4,1 anos em média). Cerca de 50% das mulheres tinham feito TRH em alguma época. Os resultados desse estudo demonstraram risco aumentado entre as mulheres que usavam TRH. O aumento mais expressivo do risco estava associado ao TCCEP, era ligeiramente menor com ET, diminuía depois da interrupção e voltava aos níveis basais em 5 anos.[32]

O consenso atual reconhece que esses estudos possam, na verdade, representar estudos de detecção em vez de estudos de incidência, porque está claro que células do câncer de mama podem ser encontradas no corpo 8 a 10 anos antes que o tumor seja detectado por qualquer uma das técnicas disponíveis. O estrogênio pode acelerar a proliferação dessas células a ponto de o câncer ser identificado em seguida; isso talvez explique por que alguns estudos mostraram correlação positiva entre estrogênio e câncer de mama e outros não. Nesse caso, o aumento do índice de detecção do câncer pode, na verdade, ser um resultado positivo porque o tumor pode ter sido descoberto em um estágio no qual ainda era curável. Atualmente, não há evidências suficientes a favor do estrogênio como causador (iniciador) de câncer de mama.[33,34] Na verdade, estudos realizados para determinar se as mulheres com história de câncer de mama, que tiveram algum tipo de agravação dos sintomas na menopausa, poderiam fazer TRH sem risco não chegaram a conclusões claras.[35] Alguns médicos acreditam que, se a mulher estiver consciente dos riscos possíveis de ter câncer de mama ou outros problemas de saúde que possam ser causados pelo TRH e quiser eliminar os sintomas da menopausa, deve ter a chance de submeter-se ao tratamento.[35] Desse modo, uma abordagem mais razoável poderia envolver a detecção dos fatores predisponentes para câncer de mama e encontrar técnicas mais eficazes para o diagnóstico precoce. Isso ajudaria as mulheres a avaliarem sua própria razão de risco/benefício, levando em consideração suas condições pessoais ao tomar decisões com respeito ao TRH.

Fratura do quadril e outros riscos.
A publicação dos resultados de dois outros estudos clínicos que fizeram parte do WHI (padrões de ingestão de poucas gorduras dietéticas; suplementação de cálcio e vitamina D) desafiou os conhecimentos tradicionais em outras áreas. Um estudo demonstrou que o uso de cálcio (1.000 mg/dia) com vitamina D (200 UI/dia) causou aumento discreto, embora significativo, da densidade óssea do quadril, mas não conseguiu reduzir o risco de fraturas.[36] O Institute of Medicine (2010) recomenda que todos os adultos tomem 600 UI/dia para manter os ossos saudáveis, mas não seria possível estabelecer quaisquer relações causais entre utilização de vitamina D e outras variáveis de saúde.[37,38]

Análise final | Recomendações atuais do TRH.
Embora a média de idade por ocasião da menopausa não tenha se alterado significativamente desde 1900, a expectativa de vida aumentou drasticamente. Hoje em dia, uma mulher mediana viverá quase um terço da vida depois da menopausa. Atualmente, menopausa é apenas o fim da capacidade fértil. O papel do estrogênio em muitas outras funções do organismo foi devidamente documentado, mas sua reposição após o término da produção ovariana é uma questão controversa. Embora o U. S. Preventive Services Task Force tenha se posicionado contra o uso rotineiro do TRH para evitar distúrbios crônicos em geral,[19] as declarações das recomendações práticas da North American Menopause Society (NAMS)[39], da American Society for Reproductive Medicine (ASRM)[40], do American College of Obstetricians and Gynecologists (ACOG)[41] e do Institutes of Health State-of-the-Science Conference Statement on Management of Menopause-Related Symptoms (INH)[42,43] indicam que o estrogênio seja o tratamento mais consistentemente eficaz para os sintomas da menopausa. O uso do TRH pelas mulheres mais jovens que entraram recentemente nesse período parece ter menos chances de replicar os riscos mais altos relatados nos estudos WHI e HERS (Estrogen/Progestin Replacement Study), que avaliaram predominantemente mulheres assintomáticas mais idosas que, em média, tinham entrado na menopausa há 10 anos ou mais.

Em vista dos resultados do WHI e de outras experiências clínicas, as recomendações atuais são:

- Evitar TRH como prevenção primária ou secundária de CC
- Elaborar um perfil de risco individual para cada paciente que pretenda fazer TRH e fornecer informações quanto aos riscos conhecidos
- Usar TRH apenas nas mulheres que precisem atenuar os sintomas da menopausa que interferem em sua qualidade de vida
- Considerar o uso de doses menores que as habituais e vias de administração alternativas
- Limitar o uso do TRH ao menor período compatível com os objetivos, os benefícios e os riscos do tratamento de cada mulher
- Considerar tratamentos alternativos quando a paciente não tiver sintomas, em vista dos riscos potenciais associados aos produtos aprovados pela FDA para TRH como prevenção da osteoporose pós-menopausa.[42]

Em razão dos resultados variados do estudo WHI, tem havido interesse crescente por métodos alternativos para o tratamento dos sintomas da pós-menopausa, especialmente das queixas vasomotoras. Substâncias "naturais" derivadas de óleos vegetais estruturalmente semelhantes aos hormônios esteroides humanos[39], assim como os "fitoestrogênios", encontrados na natureza com propriedades semelhantes às dos estrogênios como as isoflavonas (soja, trevo-violeta), foram estudadas, mas os resultados são variados. Inibidores seletivos da receptação de serotonina (ISRS), gabapentina e clonidina foram analisados como prevenção dos fogachos, e alguns estudos randomizados controlados revelaram alguma melhora quando comparados com um placebo.[20] O uso de fitoterápicos para tratar os sintomas da menopausa oferece outra opção às mulheres e aos médicos.[44] Contudo, estudos adicionais são necessários para avaliar sua eficácia com mais precisão.

RESUMO

Entre a menarca e a menopausa, o sistema reprodutivo feminino passa por alterações cíclicas conhecidas como *ciclo menstrual*. O ciclo menstrual normal resulta de interações complexas entre o hipotálamo, que secreta GnRH; a adeno-hipófise, que sintetiza e secreta FSH, LH e prolactina; os ovários, que sintetizam e secretam estrogênios, progesterona e androgênios; e os tecidos-alvo correspondentes, inclusive endométrio e mucosa vaginal. Embora cada componente desse sistema seja essencial às funções normais, os hormônios ovarianos são os principais responsáveis pelo controle das alterações cíclicas e da duração do ciclo menstrual. Os estrogênios são necessários à maturação física normal das mulheres, ao crescimento dos folículos ovarianos, à formação das condições favoráveis à fecundação e à implantação do óvulo e à promoção do desenvolvimento do endométrio se houver concepção. Além disso, os estrogênios produzem alguns efeitos extragenitais, inclusive evitam reabsorção óssea e regulam a composição das lipoproteínas transportadoras de colesterol (HDL e LDL) no sangue. As funções da progesterona envolvem desenvolvimento glandular dos tecidos lobulares e alveolares das mamas; desenvolvimento glandular cíclico do endométrio; e manutenção da gestação. Os androgênios contribuem para a distribuição dos pelos femininos e podem ter efeitos metabólicos importantes.

Menopausa significa cessação dos ciclos menstruais. Sistemicamente, as mulheres podem ter instabilidade vasomotora significativa e "ondas de calor" (fogachos) secundárias à redução dos estrogênios e aos aumentos relativos dos outros hormônios, inclusive FSH, LH, GnRH, di-hidroepiandrosterona e androstenediona. Os efeitos a longo prazo da privação de estrogênio são osteoporose secundária a um desequilíbrio da remodelação óssea (*i. e.*, a reabsorção óssea ocorre a uma taxa mais acelerada que a formação óssea) e aumento do risco de doença cardiovascular (aterosclerose acelerada), que é a principal causa de mortes entre as mulheres depois da menopausa. O tratamento de reposição hormonal para mulheres pós-menopausa durante as últimas décadas do século 20 foi questionado pelos resultados do estudo WHI, que indicaram que o TCCEP (tratamento combinado contínuo com estrogênio e progesterona) pode aumentar os riscos de doença cardiovascular e câncer de mama. Hoje, deve ser realizada avaliação cuidadosa da história pessoal da mulher e, em seguida, deve-se concluir uma análise de risco-benefício pessoal que considere os fatores de risco e os sintomas da paciente. Nas mulheres que começarem a fazer terapia de reposição hormonal, é preferível usar doses baixas por um intervalo mais curto nos primeiros anos após a menopausa.

MAMAS

Depois de concluir esta seção, o leitor deverá ser capaz de:

- Descrever a influência dos hormônios no desenvolvimento das mamas
- Caracterizar as alterações da estrutura mamária durante a gestação e a lactação.

Embora sejam anatomicamente independentes, as mamas estão relacionadas funcionalmente com o sistema geniturinário feminino porque respondem às alterações cíclicas dos hormônios sexuais e produzem leite necessário à nutrição dos lactentes. Também são importantes por sua função sexual e seu aspecto estético. Câncer de mama é a neoplasia maligna mais comum entre as mulheres americanas. O alto índice tem atraído atenção crescente para a importância da saúde das mamas ao longo de toda a vida da mulher.

Estrutura e função

As mamas (ou tecidos mamários) estão localizadas entre a terceira e a sétima costelas da parede torácica anterior e são sustentadas pelos músculos peitorais e pelas fáscias superficiais.[6] São estruturas glandulares especializadas que contêm nervos, vasos sanguíneos e canais linfáticos compartilhados (Figura 44.7). O que se conhece comumente como "mamas" são duas partes de uma única estrutura anatômica mamária. Essa configuração contínua dos tecidos mamários é importante à saúde e à doença. Homens e mulheres nascem com tecidos mamários rudimentares que contêm ductos revestidos de epitélio. Nas mulheres, a secreção dos hormônios hipofisários FSH, LH e prolactina durante a puberdade estimula os ovários a produzir e secretar estrogênio. Este último hormônio incita o crescimento e a proliferação do sistema ductal. Com o início dos ciclos ovulatórios, a secreção de progesterona estimula o crescimento e o desenvolvimento dos epitélios ductal e secretor alveolar. Na adolescência, as mamas desenvolvem os padrões de deposição de gordura e seus contornos típicos.

Estruturalmente, a mama consiste em gordura, tecido conjuntivo fibroso e tecidos glandulares.[6] O tecido conjuntivo fibroso superficial está ligado à pele e esse é um fato importante para o exame visual dos movimentos da pele sobre a mama durante o autoexame. A massa mamária é sustentada pelas fáscias dos músculos peitorais maior e menor e pelos tecidos conjuntivos fibrosos da mama. Ligamentos de tecido fibroso conhecidos como *ligamentos de Cooper* estendem-se dos limites externos das mamas até a região do mamilo em distribuição radial como os raios de uma roda (Figura 44.8). Esses ligamentos também conferem suporte às mamas e formam septos, que as dividem em 4 a 20 lobos.[6] Cada lobo consiste em grupos de tecidos em forma de cachos – alvéolos ou glândulas – interconectados por ductos. Os alvéolos estão revestidos por células secretórias capazes de produzir leite ou líquidos em condições hormonais apropriadas (Figura 44.8). O trajeto de saída do leite e de outras secreções é dos alvéolos aos ductos, depois ao ducto intralobar, em seguida ao ducto e reservatório lactíferos e, finalmente, ao mamilo.[6] O leite é produzido em razão de alterações hormonais complexas associadas à

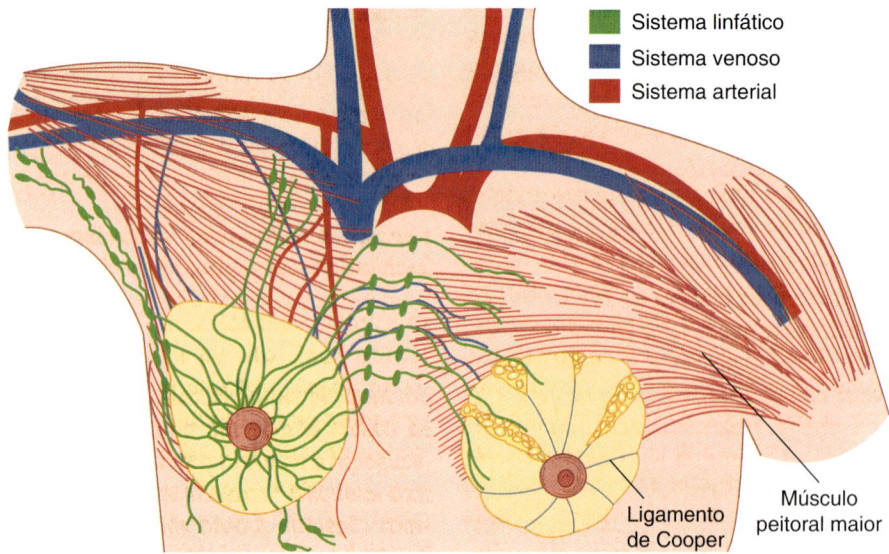

Figura 44.7 • Ilustração das mamas mostrando a irrigação vascular e a drenagem linfática compartilhadas, assim como os músculos peitorais.

gestação. Os líquidos são formados e reabsorvidos durante o ciclo menstrual. As mamas reagem às alterações periódicas do ciclo menstrual com congestão e desconforto.

O mamilo é formado de tecidos epiteliais, glandulares, eréteis e nervosos. Os tecidos areolares o circundam e são reconhecidos pela pele lisa e mais escura entre o mamilo e a mama. As projeções ou os nódulos diminutos na superfície areolar conhecidos como *tubérculos de Montgomery* são glândulas sebáceas que mantêm a região mamilar macia e elástica. Na puberdade e durante a gestação, os níveis altos de estrogênio e progesterona tornam as aréolas e os mamilos mais escuros e proeminentes, e as glândulas de Montgomery tornam-se mais ativas.[20] Os tecidos eréteis dos mamilos são sensíveis aos estímulos táctеis e fisiológicos, que contribuem para a função sexual das mamas.

Existem amplas variações individuais de tamanho e formato das mamas. O formato e a textura se alteram devido a fatores hormonais, genéticos, nutricionais e endócrinos, bem como ao tônus muscular, à idade e à gestação. Um grupo bem desenvolvido de músculos peitorais sustenta a massa mamária em sua posição mais alta na parede torácica. Postura incorreta, emagrecimento significativo e falta de sustentação podem causar ptose (queda) das mamas.

> **Conceitos fundamentais**
>
> **Mamas**
> - A estrutura e a função das mamas são afetadas por alterações hormonais ao longo de toda a vida da mulher, inclusive na gestação e na lactação.

Alterações durante a gestação e a lactação

Durante a gestação, os níveis altos de estrogênio e progesterona alteram significativamente as mamas. O estrogênio estimula a proliferação vascular das mamas e o crescimento e a extensão das estruturas ductais, causando a "sensação de peso". A progesterona aumenta a ramificação e a proliferação das estruturas alveolares. O epitélio alveolar coloca-se em um estado secretório propício à lactação. As alterações celulares no revestimento alveolar parecem modificar a sensibilidade dessas células às anormalidades causadas pelo estrogênio nas fases mais avançadas da vida.

Durante a lactação, o leite é secretado pelas células alveolares, influenciadas pela prolactina, hormônio da adeno-hipófise. A ejeção do leite do sistema ductal ocorre em resposta à secreção de ocitocina pela neuro-hipófise, a qual é ativada pela sucção do recém-nascido, que produz o estímulo necessário à ejeção e estimula o hipotálamo por *feedback*. Esse hormônio provoca contração das células mioepiteliais que revestem os alvéolos e causa ejeção do leite no sistema ductal.[6] Uma

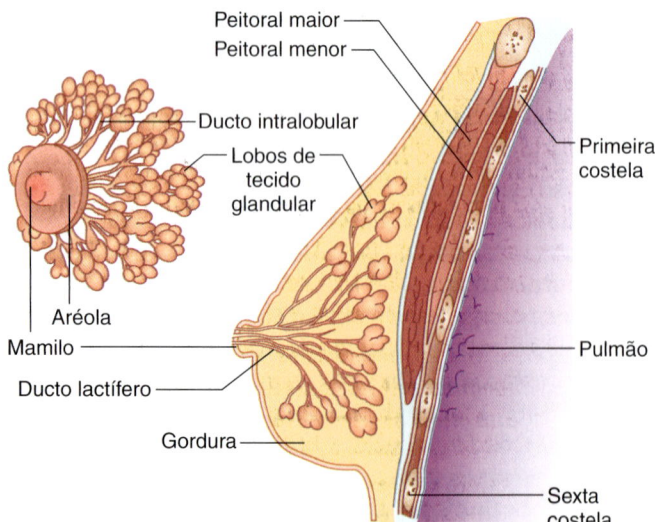

Figura 44.8 • Ilustração da mama mostrando os tecidos glandulares e os ductos das glândulas mamárias.

mulher pode expelir leite por 3 meses a 1 ano depois de interromper a amamentação, até que os tecidos mamários e os hormônios retornem ao estado não lactífero. Do mesmo modo, a estimulação mamária excessiva com ou sem gestação pode causar extravasamento de leite.

É importante seguir as diretrizes seguras quanto ao uso de fármacos, inclusive em doses recomendadas para gestantes ou lactantes, porque muitos medicamentos atravessam a placenta e entram em contato com o leite materno.[45] Existem controvérsias quanto à melhor dose de vitamina D para as gestantes. Lactantes e gestantes devem seguir as recomendações atuais relativas a isso para evitar possíveis reações materno-fetais adversas, porque a dose dessa vitamina deve ser especificada para cada gestante.[46,47]

RESUMO

As mamas são uma estrutura complexa de tamanho, consistência e composição variáveis. Embora sejam anatomicamente independentes, estão relacionadas funcionalmente com o sistema geniturinário feminino, uma vez que respondem às alterações cíclicas dos hormônios sexuais e produzem leite necessário à nutrição do recém-nascido.

CONSIDERAÇÕES GERIÁTRICAS

- As alterações nos sistemas genital e urinário associadas ao envelhecimento são consequentes à redução ou à ausência de secreção de estrogênio[48]
- A consistência do útero diminui e o colo do útero começa a atrofiar por causa da redução do estrogênio
- Ocorrem adelgaçamento dos pelos púbicos e atrofia dos coxins adiposos dos lábios do pudendo e do clitóris
- As relações sexuais são, com frequência, dolorosas nas mulheres mais velhas por causa da perda da elasticidade da mucosa vaginal e da redução das secreções vaginais em decorrência da queda dos níveis de estrogênio.[48,49]

CONSIDERAÇÕES PEDIÁTRICAS

- Secreção rósea no introito vaginal é normal na recém-nascida por causa do estrogênio materno[48]
- Diferenças culturais explicam a idade da puberdade. Atualmente, a idade da menarca está caindo, com a idade média da menarca sendo 12,4 anos nos EUA, exceto as afro-americanas que apresentam menarca aos 8 anos de idade. A menarca ocorre quando o eixo hipotálamo-hipófise-ovário libera estrogênio[48]
- Se a adolescente não for sexualmente ativa nem apresentar infecção genital, não deve ser feito exame ginecológico[48]
- Ambiguidade da genitália (ou seja, a anatomia do recém-nascido não é evidentemente masculina ou feminina) resulta de hipersecreção das glândulas suprarrenais, provocando aumento de androgênios.[48]

Exercícios de revisão

1. Diabetes melito e tratamento com antibióticos de espectro amplo aumentam o risco de infecções vaginais.
   a. Explique como essas duas condições alteram a ecologia da vagina, tornando-a mais suscetível às infecções.
2. A maioria dos anticoncepcionais orais consiste em doses baixas de estrogênio e progestógeno.
   a. Use a Figura 44.4 para explicar como esses fármacos orais impedem a ovulação e a concepção.

REFERÊNCIAS BIBLIOGRÁFICAS

1. Ross M. H., Pawlina W. (2015). Histology: A text and atlas. Philadelphia, PA: Lippincott Williams & Wilkins.
2. Vaneechoutte M. (2017). The human vaginal microbial community. Research in Microbiology xx, 1–15.
3. Mills B. (2017). Vaginitis: Beyond the basics. Obstetrics and Gynecology Clinics of North America 44(2), 159–177.
4. Ricci S. (2017). Essentials of maternity, newborn, and women's health nursing. Philadelphia, PA: Lippincott Williams & Wilkins.
5. Al-Saqi S. H., Uvnäs-Moberg K., Jonasson A.F. (2015). Intravaginally applied oxytocin improves post-menopausal vaginal atrophy. Post Reproductive Health 21(3), 89–97.
6. Sillbert-Flagg J. (2018). Maternal & child health nursing: Care of the childbearing & childbearing family (8th ed.). Philadelphia, PA: Wolters Kluwer.
7. Gorroll A. H., Mulley A. G. (2014). Primary care medicine: Office evaluation and management of the adult patient. Philadelphia, PA: Lippincott Williams & Wilkins.
8. Singhal V., Maffazioli G. D., Ackerman K. E., et al. (2016). Effect of chronic athletic activity on brown fat in young women. PLoS One 11(5), e0156353.
9. Hall J. E. (2015). Guyton and Hall textbook of medical physiology (13th ed.). Philadelphia, PA: Elsevier.
10. Howard, B.V., Rossouw, J.E. (2013). Estrogens and cardiovascular disease risk revisited: The Women's Health Initiative. Current Opinion in Lipidology, 24(6), 493–499.
11. Vashishta S., Gahlot S., Goyal R. (2017). Effect of menstrual cycle phases on plasma lipid and lipoprotein levels in regularly menstruating women. Journal of Clinical and Diagnostic Research 11(5), CC05–CC07.
12. Engler-Chiurazzi E. B., Singh M., Simpkins J. W. (2016). Reprint of: From the 90's to now: A brief historical perspective on more than two decades of estrogen neuroprotection. Brain Research 1645, 79–82.
13. McCarrey A. C., Resnick S. M. (2015). Postmenopausal hormone therapy and cognition. Hormones and Behavior 74, 167–172.
14. Rotterdam ESHRE/ASRM-Sponsored PCOS Consensus Workshop Group. (2004). Revised 2003 consensus on diagnostic criteria and longterm health risks related to polycystic ovary syndrome. Fertility and Sterility 81, 19–25.
15. Amsterdam ESHRE/ASRM-Sponsored 3rd PCOS Consensus Workshop Group. (2012). Consensus on women's health aspects of polycystic ovary syndrome (PCOS). Human Reproduction 27, 14–24.
16. Panay N., Hamoda H., Arya R., Savvas M. (2013). The 2013 British Menopause Society & Women's Health Concern recommendations on hormone replacement therapy. Post Reproductive Health 22(4), 165–183.
17. Beck K. L., Anderson M. C., Kirk J. K. (2017). Transdermal estrogens in the changing landscape of hormone replacement therapy. Postgraduate Medicine 129(6), 632–636.
18. Takahashi T. A., Johnson K. M. (2015). Menopause. Medical Clinics of North America 99(3), 521–534.
19. Kreatsoulas C., Anand S. S. (2013). Menopausal hormone therapy for the primary prevention of chronic conditions U.S. Preventive Services Task Force recommendation statement. Polish Archives of Internal Medicine 123(3), 112–117.

20. Genazzani A., Brincat M. (2014). Frontiers in gynecological endocrinology: Volume 1: From symptoms to therapies. New York, NY: Springer International Publishing.
21. Writing Group for the WHI Investigators. (2002). Risks and benefits of estrogen and progestin in healthy postmenopausal women: Principal results from the WHI randomized controlled trial. Journal of the American Medical Association 288, 321–333.
22. Anderson G. L., Limacher M., Assaf A. R., et al. (2004). The effects of conjugated equine estrogen in postmenopausal women with hysterectomy. The WHI randomized control trail. Journal of the American Medical Association 291, 1702–1712.
23. Chlebowski R. T., Rohan T. E., Manson J. E., et al. (2015). Breast cancer after use of estrogen plus progestin and estrogen alone analyses of data from 2 Women's Health Initiative randomized clinical trials. JAMA Oncology 3(1), 296–305.
24. Heiss G., Wallace R., Anderson G. L. (2008). Health risks and benefits 3 years after stopping randomized treatment with estrogen and progestin. Journal of the American Medical Association 299(9), 1036–1044.
25. Bolton L. (2016). Menopausal hormone therapy, age, and chronic diseases: Perspectives on statistical trends. Chemical Research in Toxicology 29(10), 1583–1590.
26. Hall P. S., Nah G., Howard B. V., et al. (2017). Reproductive factors and incidence of heart failure hospitalization in the Women's Health Initiative. Journal of the American College of Cardiology 69(20), 2517–2526.
27. Bassuk S. S., Manson J. E. (2016). The timing hypothesis: Do coronary risks of menopausal hormone therapy vary by age or time since menopause onset? Metabolism 65(5), 794–803.
28. Bhupathiraju S.N., Grodstein F., Stampfer M. J., et al. (2016). Exogenous hormone use: Oral contraceptives, postmenopausal hormone therapy, and health outcomes in the Nurses' Health Study. American Journal of Public Health 106(9), 1631–1637.
29. Nichols H. B., Trentham-Dietz A., Newcomb P. A., et al. (2012). Postoophorectomy estrogen use and breast cancer risk. Obstetrics & Gynecology 120(1), 27–36.
30. Chlebowski R. T., Anderson G. L. (2015). Menopausal hormone therapy and breast cancer mortality: Clinical implications. Therapeutic Advances in Drug Safety 6(2), 45–56.
31. Chebowski R. T., Rohan T. E., Manson J. E., et al. (2015). Brest cancer after use of estrogen plus progestin and estrogen alone: Analyses of data from 2 Women's Health Initiative randomized clinical trials. Journal of the American Medical Association Oncology 1(3), 296–305.
32. Tamimi R. M., Spiegelman D., Smith-Warner S. A., et al. (2016). Population attributable risk of modifiable and nonmodifiable breast cancer risk factors in postmenopausal breast cancer. American Journal of Epidemiology 184(12), 884–893.
33. Beral V.; Million Women Study Collaborators. (2003). Breast cancer and hormone-replacement therapy in the Million Women Study. Lancet 362, 419–427.
34. Shapiro S., Farmer R. D., Stevenson J. C., et al. (2013). Does hormonal replacement therapy (HRT) cause breast cancer? An application of causal principles to three studies. Journal of Family Planning and Reproductive Health Care 39(2), 80–88.
35. Akram M., Iqbal M., Daniyal M., et al. (2017). Awareness and current knowledge of breast cancer. Biological Research 50(1), 33.
36. Garrido Oyarzún M. F., Castelo-Branco C. (2017). Use of hormone therapy for menopausal symptoms and quality of life in breast cancer survivors. Safe and ethical? Gynecological Endocrinology 33(1), 10–15.
37. Cauley J. A., Chlebowski R. T., Wactawski-Wende J., et al. (2013). Calcium plus vitamin D supplementation and health outcomes five years after active intervention ended: the Women's Health Initiative. Journal of Women's Health 22(11), 915–929.
38. Friedman P. A., Brunton L. L. (2018). Updated vitamin D and calcium recommendations. [Online]. Available: https://www.medscape.com/viewarticle/738275. Accessed March 12, 2018.
39. Moyer V. A.; U.S. Preventive Services Task Force. (2013). Medications to decrease the risk for breast cancer in women: U.S. Preventive Services Task Force recommendation statement. Annals of Internal Medicine 159(10), 698–708.
40. North American Menopause Society 2017 Hormone Therapy Position Statement Advisory Panel. (2017). The 2017 hormone therapy position statement of The North American Menopause Society. Menopause 24(7), 728–753.
41. Committee on Gynecologic Practice and the American Society for the Reproductive Medicine Practice Committee. (2012). Committee opinion No. 532: Compounded bioidentical menopausal hormone therapy. Obstetrics & Gynecology 120(2 Pt 1), 411–415.
42. American College of Obstetricians and Gynecologists. (2014). ACOG practice bulletin no. 141: Management of menopausal symptoms. Obstetrics & Gynecology 123(1), 202–216.
43. Institutes of Health State-of-the-Science Conference. (2005). National Institutes of Health State-of-the-Science Consensus Statement: Management of menopause-related symptoms [Online]. Available: http://consensus.nih.gov/2005/menopause.htm. Accessed August 15, 2011.
44. Chew F., Wu X. (2017). Sources of information influencing the state-of-the-science gap in hormone replacement therapy usage. PLoS One 12(2), e0171189.
45. Kaunitz A. M., Manson J. E. (2015). Management of menopausal symptoms. Obstetrics & Gynecology 126(4), 859–876.
46. Temming T. A., Cahill A. G., Riley L. E. (2016). Clinical management of medications in pregnancy and lactation. American Journal of Obstetrics and Gynecology 214(6), 698–702.
47. Schoenmakers I., Pettifor J. M., Peña-Rosas J. P., et al. (2016). Prevention and consequences of vitamin D deficiency in pregnant and lactating women and children: A symposium to prioritise vitamin D on the global agenda. Journal of Steroid Biochemistry and Molecular Biology 164, 156–164.
48. Jensen S. (2015). Nursing health assessment (2nd ed., pp. 737–769). Philadelphia, PA: Wolters Kluwer.
49. Eliopoulos C. (2018). Reproductive system. In McIntyre N., Brittain, M. L. (Eds.), Gerontological nursing (9th ed.). Philadelphia, PA: Wolters Kluwer.

Doenças do Sistema Genital Feminino

45

Hallie Bensinger e Melody Waller

INTRODUÇÃO

Os distúrbios do sistema geniturinário feminino têm amplas repercussões nas funções físicas e psicológicas, inclusive condição geral de saúde, sexualidade e potencial reprodutivo. As estruturas do sistema genital estão localizadas próximo das outras estruturas pélvicas, principalmente as do sistema urinário; por isso, as doenças do sistema genital podem afetar a função urinária. Este capítulo enfatiza infecção e inflamação, doenças benignas e neoplasias (benignas e malignas) das estruturas do sistema genital feminino; distúrbios da sustentação pélvica e da posição uterina; e alterações menstruais. Também há uma revisão geral sobre infertilidade.

DISTÚRBIOS DA GENITÁLIA EXTERNA E DA VAGINA

Depois de concluir esta seção, o leitor deverá ser capaz de:

- Descrever as anormalidades associadas ao cisto de Bartholin, às lesões epiteliais não neoplásicas, à vulvodinia e ao câncer de vulva
- Descrever os distúrbios que predispõem às infecções vaginais e os métodos usados para evitar e tratar essas infecções.

Distúrbios da genitália externa

As doenças da genitália externa são semelhantes às que afetam qualquer outra área do corpo que tenha pele pilosa (com pelos). A maioria dos cistos, nevos e neoplasias malignas da pele pode ocorrer nas estruturas cutâneas da genitália externa, assim como na pele de outras partes do corpo. A vulva (formada por monte do púbis, grandes e pequenos lábios, clitóris e vestíbulo vaginal) é particularmente suscetível às infecções cutâneas porque fica continuamente exposta às secreções e à umidade. A vulvite inespecífica é especialmente comum nas mulheres com diabetes melito, doença renal crônica, discrasias sanguíneas e desnutrição.

Cistos e abscessos das glândulas de Bartholin

Cisto da glândula de Bartholin é uma dilatação sacular cheia de líquido, que se forma em consequência da obstrução do sistema ductal da glândula de Bartholin (Figura 45.1).[1] Quando esse cisto está infectado, pode-se formar um abscesso na glândula, que geralmente é causado por infecções estafilocócicas, por *Chlamydia* e anaeróbias.[1-3]

Em geral, os sintomas agudos resultam da infecção e incluem dor, hipersensibilidade e dispareunia (dor na relação sexual). O tratamento dos cistos sintomáticos consiste em administrar antibióticos apropriados, aplicar calor úmido no local e realizar incisão e drenagem. Um cateter de Word pode ser introduzido para manter a drenagem do cisto por algumas semanas. Em muitos casos, os cistos recidivantes podem exigir intervenção cirúrgica. Como as glândulas de Bartholin

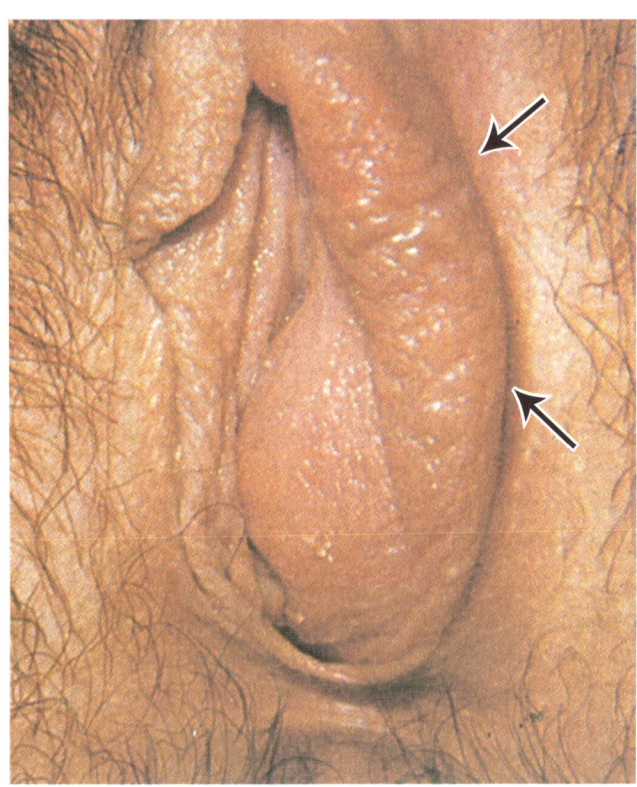

Figura 45.1 • Cisto da glândula de Bartholin. A lesão de 4 cm (setas) estava localizada à direita e por trás do introito vaginal. Fonte: Strayer D., Rubin R. (Eds.) (2015). *Rubin's pathology: Clinicopathologic foundations of medicine* (7. ed., Fig. 24-3, p. 1001). Philadelphia, PA: Lippincott Williams & Wilkins.

geralmente regridem durante a menopausa, o crescimento vulvar após a menopausa é suspeito e a possibilidade de uma neoplasia maligna deve ser avaliada.[4]

Lesões epiteliais não neoplásicas

A expressão *lesões epiteliais não neoplásicas* refere-se às alterações hipertróficas ou hiperplásicas não malignas da pele e da mucosa da vulva, que podem desenvolver-se em qualquer idade e evoluir para lesões malignas. Dependendo das características histológicas e clínicas, as lesões podem ser classificadas como líquen simples crônico, líquen escleroso ou líquen plano.[5,6] Essas lesões precursoras podem evoluir para neoplasia intraepitelial vulvar (NIV) ou NIV simples.[1] Existem evidências indicando que a NIV, o carcinoma espinocelular invasivo e o líquen escleroso tenham a mesma mutação do gene *p53*.[1] O carcinoma de vulva é raro.[1]

O *líquen simples crônico* evidencia-se na forma de placas espessas branco-acinzentadas com superfície irregular. Atribuído a uma reação da pele genital a algum tipo de agente irritante, esse termo é usado apenas depois de excluir outras lesões como infecção por papilomavírus humano (HPV), infecções fúngicas ou outras doenças de etiologia conhecida. Prurido vulvar é a queixa inicial mais comum. O tratamento tem como objetivo atenuar o prurido e evitar irritação adicional da pele.

Líquen escleroso é uma doença inflamatória da vulva, que se caracteriza por áreas em forma de placas que podem progredir para a formação de epitélio fino como pergaminho com áreas focais de equimose e ulceração superficial causada pela escarificação.[4] Atrofia e retração dos tecidos vulvares, por fim evoluindo para estenose do introito vaginal, são comuns quando o líquen escleroso se torna crônico. Prurido é uma queixa comum e dispareunia é frequente. Essa lesão tem evolução insidiosa e está associada a um risco elevado de desenvolver câncer de vulva.[1] O líquen escleroso também está associado às doenças autoimunes, inclusive tireoidite e vitiligo.[1] O tratamento moderno do líquen escleroso consiste basicamente em aplicar corticoides tópicos potentes.[6,7] O líquen escleroso recidiva frequentemente e, em alguns casos, pode ser necessário manter o tratamento por toda a vida. As áreas hiperplásicas que se formam na região afetada pelo líquen escleroso podem ser focos de transformação maligna e devem ser cuidadosamente monitoradas e talvez biopsiadas.

O *líquen plano* parece ser um componente autoimune e é uma lesão encontrada mais raramente. Existem três tipos de líquen plano, inclusive a forma erosiva mais comum, a papuloescamosa e a hipertrófica.[4] Em geral, o tratamento consiste em aplicar um corticoide tópico suave.

Vulvodinia

Distúrbio doloroso vulvar crônico multifatorial[4] com duração de pelo menos 3 meses[8,9]; anteriormente, era chamada de *síndrome da dor vulvar* ou *síndrome da ardência vulvar*. A ISSVD (International Society for the Study of Vulvovaginal Disorders) define vulvodinia como um distúrbio que se caracteriza por dor vulvar, sem quaisquer anormalidades significativas visíveis, ou alguma doença detectável clinicamente.[9] Pode ser primária ou secundária. A vulvodinia também é subclassificada em formas localizada ou generalizada e, com base em sua etiologia, pode ser subdivida em provocada, não provocada ou mista.[9]

Vulvodinia localizada. A *vulvodinia* ou *vestibulodinia localizada*, antes conhecida como *síndrome da vestibulite vulvar*, caracteriza-se muitas vezes por ardor, queimação ou dor no início da relação sexual (*i. e.*, dispareunia de penetração), uma área de hipersensibilidade bem delimitada nas proximidades do óstio vaginal e sensibilidade percebida no momento da colocação de um tampão absorvente.[10,11] A etiologia exata não é conhecida; contudo, as evidências sugerem sensibilização dos circuitos de dor cerebrais e raquimedulares.[10] Comorbidades como história pregressa de dismenorreia intensa, cistite intersticial e síndrome do intestino irritável (SII) são associadas à vulvodinia. Além disso, mulheres com ansiedade e transtornos do humor são predispostas a desenvolver vestibulodinia.[10] Vestibulectomia cirúrgica é recomendada para alívio sintomático quando o manejo clínico não for bem-sucedido. Como não existe etiologia específica conhecida da vestibulodinia e nenhum tratamento isolado apresenta evidências elevadas de eficácia, é importante individualizar o tratamento. Além do manejo clínico, podem ser benéficos *biofeedback*, orientação sexual e suporte psicológico e emocional.[11]

Vulvodinia generalizada. Consiste em dor grave, difusa e constante ou queimação, que interfere nas atividades do cotidiano.[8,12] O exame físico não apresenta qualquer anormalidade, mas há hipersensibilidade difusa e variável e distúrbios da sensibilidade ao mais leve toque. A característica dessa dor espontânea tem alguns aspectos em comum com a de outros distúrbios dolorosos neuropáticos, principalmente a síndrome de dor regional complexa ou a neuralgia do pudendo. Embora a causa da dor neuropática seja desconhecida, alguns autores sugeriram que possa ser causada por restrições miofasciais envolvendo os nervos sacrais e do assoalho pélvico. Estudos sugeriram que a reabilitação da musculatura do assoalho pélvico por eletromiografia seja um tratamento primário eficaz, ou uma intervenção adjuvante ao tratamento clínico ou cirúrgico da vulvodinia generalizada.[8,9]

A vulvodinia é desencadeada por alguns fatores potenciais, inclusive infecções vaginais recidivantes crônicas; irritação química ou efeitos de alguns fármacos, inclusive uso prolongado de cremes tópicos de corticoides; efeitos irritativos dos níveis urinários altos de oxalato de cálcio; e deficiência de imunoglobulina A ou outros distúrbios da regulação imunológica.[8,9]

A história cuidadosa e o exame físico detalhados são essenciais ao diagnóstico diferencial e ao tratamento. *Vulvodinia* é um diagnóstico de exclusão firmado depois de excluir a possibilidade de infecções como candidíase e herpes genital; distúrbios inflamatórios como líquen simples crônico e líquen escleroso; câncer da vulva; ou doenças neurológicas, inclusive neuralgia herpética ou compressão dos nervos espinais como causa da dor.

O tratamento dessa condição crônica e frequentemente incapacitante tem como objetivos atenuar os sintomas e, em muitos casos, é longo e deve ser conduzido por uma abordagem multidimensional à dor crônica.[8,9] Os esquemas terapêuticos podem incluir administração prolongada de agentes antifúngicos por via oral ou vaginal; evitar irritantes potenciais; banhos de assento com bicarbonato; emolientes como vitamina E ou óleo vegetal para lubrificação; pomadas de corticoide ou anestésico; creme de capsaicina (analgésico tópico); fisioterapia e intervenção cirúrgica. Fármacos orais, inclusive antidepressivos tricíclicos, outros antidepressivos (p. ex., inibidores seletivos da receptação de serotonina [ISRS]) ou gabapentina (um fármaco antiepiléptico), são utilizados frequentemente para tratar dor neuropática associada à vulvodinia.[11] Como esse distúrbio pode causar tensão nas relações sexuais, familiares e profissionais, a paciente geralmente necessita de apoio psicossocial.

Câncer de vulva

No ano de 2017 nos EUA, as estimativas da incidência do carcinoma de vulva previam cerca de 6.020 casos novos ao ano e 1.150 óbitos previstos.[13] Ao longo da vida de todas as mulheres, existe um risco de 0,3% de diagnóstico de carcinoma de vulva. O câncer de vulva representa aproximadamente 3% de todas as neoplasias malignas genitais que ocorrem em mulheres com 60 anos de idade ou mais.[1]

Em termos de etiologia, patogênese e manifestações clínicas, o carcinoma de vulva pode ser dividido em dois grupos gerais: neoplasia intraepitelial vulvar usual (NIVu) associada a papilomavírus humano (HPV) e NIV independente de HPV (NIVd). NIVu é encontrada, com frequência, em mulheres mais jovens. Em contrapartida, NIVd é mais encontrada após a menopausa em mulheres com história pregressa de líquen escleroso ou líquen simples crônico.[14]

Um terço a metade dos casos de NIVu parecem ser causados por algumas cepas de HPV (subtipo 16) potencialmente carcinogênicas, que são transmitidas sexualmente e estão associadas ao tipo de câncer vulvar encontrado nas mulheres mais jovens (i. e., menos de 40 anos).[1] As lesões da NIV podem ser evidenciadas de várias formas: podem ser isoladas ou múltiplas, maculosas ou papulosas, vermelhas ou brancas e com formato de placas. Ao exame microscópico, a NIVu apresenta-se como um processo proliferativo, caracterizado por células epiteliais com núcleos hipercromáticos, aumento da mitose e maior razão núcleo/citoplasma. O risco de progressão ao câncer invasivo aumenta nas idosas e nas pacientes imunossuprimidas.[14]

O segundo tipo de câncer de vulva, que é encontrado mais comumente nas idosas, geralmente é precedido por doenças vulvares não neoplásicas, inclusive irritação vulvar crônica ou líquen escleroso crônico. A etiologia desse grupo de carcinomas da vulva não está definida, mas esses tumores geralmente não estão associados à infecção por HPV. As alterações neoplásicas podem originar-se das lesões do líquen escleroso ou da hiperplasia, evoluindo diretamente à transformação maligna.[14]

A lesão inicial do carcinoma espinocelular de vulva pode evidenciar-se por espessamento imperceptível da pele, uma pequena área elevada ou nódulo, ou uma úlcera que não cicatriza. A paciente pode ter uma ou várias lesões, cuja coloração varia de branco a vermelho-escuro ou preto.[15] As lesões podem ser semelhantes ao eczema ou à dermatite e podem causar poucos sintomas além de prurido, desconforto local e exsudação. Algumas lesões podem desenvolver infecção secundária, que causa dor e desconforto. Aos poucos, a lesão maligna espalha-se superficialmente ou forma uma depressão profunda envolvendo inteiramente um lado do lábio vaginal. Como existem muitos vasos linfáticos em torno da vulva, o câncer lança metástases facilmente para os linfonodos regionais. A disseminação mais frequente ocorre às cadeias inguinais superficiais e depois para os linfonodos femorais, inguinais e pélvicos profundos.[16] O sistema desenvolvido em 2009 pela International Federation of Gynecology and Obstetrics (FIGO) classifica os cânceres de vulva em quatro estágios com base nas áreas de disseminação.[17]

O diagnóstico precoce é importante para o tratamento do câncer de vulva. Como o aspecto das lesões malignas pode variar e elas frequentemente são confundidas com outros distúrbios, a biopsia e o tratamento frequentemente são tardios. O tratamento consiste basicamente em ressecção cirúrgica do câncer não invasivo e excisão radical ou vulvectomia com dissecção linfática dos tumores invasivos. Quando há metástases nos linfonodos, recomenda-se irradiação pós-operatória da virilha e da pelve.[18]

Doenças da vagina

A ecologia da vagina normal depende do equilíbrio delicado entre hormônios e flora bacteriana. Os níveis normais de estrogênio mantêm o epitélio escamoso protetor espesso, que contém glicogênio. A flora vaginal consiste em diversas bactérias, predominantemente do gênero dos lactobacilos que metabolizam glicogênio e, nesse processo, formam ácido láctico, que normalmente mantém o pH vaginal entre 4,0 e 4,5.[19] As alterações dessas condições ambientais, inclusive variações da flora normal com o uso de antibióticos, predispõem à infecção.

Vaginite

Vaginite é uma inflamação da vagina que se caracteriza por secreção e ardência, prurido, eritema e edema dos tecidos vaginais. Em geral, a dor ocorre quando a paciente urina e tem relações sexuais. Irritantes químicos, corpos estranhos ou agentes infecciosos podem causar vaginite. As causas de vaginite variam nos diferentes grupos etários. Nas meninas pré-menarca, a maioria das infecções vaginais tem causas inespecíficas, inclusive higiene precária, parasitos intestinais ou corpos estranhos. *Candida albicans*, *Trichomonas vaginalis* e vaginose bacteriana são as causas mais comuns de vaginite das mulheres em idade fértil e alguns desses microrganismos podem ser transmitidos por relações sexuais.[1]

Depois da menopausa, vaginite atrófica é a causa mais comum. Vaginite atrófica é uma inflamação da vagina, que ocorre depois da menopausa ou da ressecção dos ovários (com deficiência secundária de estrogênio). A deficiência de estrogênio resulta na incapacidade de regeneração do epitélio vaginal, tornando os tecidos mais suscetíveis à infecção e à irritação. Essas alterações diminuem a flora vaginal e tornam as secreções vaginais menos ácidas. Os sinais e sintomas de vaginite atrófica são prurido, ardência e dor durante a relação sexual. Em alguns casos, os sintomas extremos podem ser revertidos com a aplicação tópica de um creme de estrogênio.

Normalmente, todas as mulheres têm secreção vaginal durante o ciclo menstrual, mas isso não deve causar ardência, prurido ou odor desagradável. Essas queixas sugerem inflamação ou infecção. Como esses sintomas são comuns com os diversos tipos de vaginite, a definição exata do microrganismo é essencial ao tratamento apropriado. A história detalhada deve incluir informações sobre doenças sistêmicas, uso de fármacos que facilitam a proliferação de fungos (p. ex., antibióticos), hábitos dietéticos, estresse e outros fatores que alteram a resistência dos tecidos vaginais à infecção. Em geral, o exame físico é efetuado para determinar o tipo de secreção e seus efeitos nas estruturas genitais. O exame microscópico de um esfregaço a fresco diluído com solução salina (preparado colocando-se uma ou duas gotas de soro fisiológico em uma amostra do muco vaginal) é a técnica principal usada para identificar o microrganismo responsável pela infecção. Para estabelecer o diagnóstico de candidíase, hidróxido de potássio (KOH) é usado na lâmina a fresco em vez de soro fisiológico.[19]

A profilaxia e o controle das infecções vaginais dependem de hábitos adequados de saúde e do diagnóstico e do tratamento cuidadoso das infecções existentes. É importante que as mulheres procurem profissionais de saúde quando tiverem qualquer problema, a fim de estabelecer o diagnóstico o mais breve possível. Um diagnóstico anterior pode levar a um tratamento mais eficaz.

Câncer de vagina

Os cânceres primários de vagina são extremamente raros. Aproximadamente 1% das mulheres desenvolverá um câncer vaginal ao decorrer de sua vida.[20] Como ocorre com o carcinoma de vulva, o câncer vaginal é uma doença que acomete predominantemente idosas. A maioria das pacientes tem 60 anos ou mais por ocasião do diagnóstico. A exceção a essa regra é o adenocarcinoma de células claras, que está associado à exposição do dietilestilbestrol (DES) durante a vida intrauterina, que ainda é diagnosticado (embora raramente) nas filhas de pacientes que foram tratados com esse hormônio.[1] Os cânceres de vagina podem representar uma extensão local do câncer de colo do útero, podem resultar da exposição ao HPV transmitido sexualmente ou, em casos, raros, podem ser causados por irritação local (p. ex., uso prolongado de um pessário).

> **Alerta de domínio do conceito**
> O fator de risco mais significativo para o câncer vaginal é o envelhecimento. É um câncer raro, mas geralmente ocorre em mulheres com mais de 60 anos de idade.

Os carcinomas espinocelulares começam no epitélio e progridem ao longo de vários anos a partir das lesões pré-neoplásicas conhecidas como *neoplasia intraepitelial vaginal* (NIV), das quais 65 a 80% estão associadas à infecção por HPV.[21] A queixa mais comum das pacientes com carcinoma vaginal é sangramento anormal. Outros sinais e sintomas são secreção vaginal anormal, massa palpável e dispareunia. A maioria das mulheres com carcinoma vaginal pré-invasivo é assintomática, e o câncer é diagnosticado durante um exame pélvico de rotina. A proximidade anatômica entre a vagina e as outras estruturas pélvicas (uretra, bexiga e reto) possibilita a disseminação precoce para essas áreas. Por isso, a maioria dos cânceres vaginais (cerca de 80%) é metastática.[1]

O tratamento do câncer de vagina deve levar em consideração o tipo de tumor, sua dimensão e localização, o grau de disseminação da lesão e a idade da paciente. Ressecção local, vaporização a *laser* ou um procedimento de excisão eletrocirúrgica de alça (LEEP) pode ser considerada para tratar carcinomas espinocelulares do estágio 0. Cirurgia radical e radioterapia asseguram a cura dos cânceres mais avançados. Quando há invasão do terço superior da vagina, pode ser necessário realizar uma cirurgia radical. Isso inclui histerectomia total, dissecção dos linfonodos pélvicos e vaginectomia parcial. Em geral, os ovários são preservados, a menos que estejam acometidos. As lesões extensivas e os tumores localizados no terço médio ou inferior da vagina geralmente são tratados com radioterapia, que pode ser intracavitária, intersticial ou externa. O prognóstico depende do estágio da doença, do acometimento dos linfonodos e do grau de atividade mitótica do tumor.[22]

RESUMO

A superfície da vulva é afetada pelas doenças que acometem a pele e outras partes do corpo. Os cistos de Bartholin são causados pela obstrução dos ductos das glândulas de Bartholin. Em geral, esses cistos são dolorosos e desenvolvem infecção secundária. As lesões epiteliais não neoplásicas caracterizam-se por redução da espessura ou por espessamento hiperplásico dos tecidos vulvares. Vulvodinia é uma síndrome de dor vulvar crônica com várias classificações e resultados terapêuticos variados. O câncer de vulva está associado às infecções por HPV nas mulheres mais jovens e ao líquen escleroso nas idosas.

A ecologia normal da vagina depende do equilíbrio delicado entre hormônios e flora bacteriana. Alterações dessas condições ambientais normais predispõem às infecções vaginais. A vaginite (ou inflamação da vagina) caracteriza-se por secreção, ardência, prurido, eritema e edema dos tecidos vaginais. Essa inflamação pode ser causada por irritantes químicos, corpos estranhos ou agentes infecciosos. Os cânceres primários da vagina são relativamente raros e representam cerca de 1% de todas as neoplasias malignas do sistema genital feminino. As filhas de pacientes tratadas com DES para evitar abortamento têm risco mais alto de desenvolver adenocarcinoma de vulva.

DOENÇAS DO COLO DO ÚTERO E DO ÚTERO

Depois de concluir esta seção, o leitor deverá ser capaz de:

- Descrever a importância da zona de transformação do colo do útero para a patogênese do câncer de colo do útero
- Descrever o desenvolvimento do câncer de colo do útero, desde o aparecimento de células atípicas até a formação dos tumores cervicais invasivos; considerar a importância do esfregaço de Pap para o diagnóstico precoce desse tipo de câncer
- Comparar as patologias e as manifestações clínicas da endometriose e da adenomiose.

Doenças do colo do útero

O colo do útero é formado por dois tipos diferentes de tecidos. A exocérvice (ou parte visível) é coberta por epitélio escamoso estratificado, que também recobre a vagina.[1] Endocérvice é o canal que leva à cavidade endometrial e é revestida por epitélio colunar, que contém glândulas grandes e ramificadas secretoras de muco.[1] A cada ciclo menstrual, as glândulas cervicais desenvolvem alterações funcionais importantes relacionadas com o transporte dos espermatozoides dentro do canal do colo do útero. O volume e as características do muco secretado pelas células glandulares durante o ciclo menstrual são influenciados pelos hormônios ovarianos. O bloqueio das glândulas mucosas causa retenção de muco nas estruturas glandulares mais profundas, resultando na formação de cistos dilatados no colo do útero, que são conhecidos como *cistos nabothianos*. Esses cistos benignos podem crescer até um centímetro ou mais.[6]

A junção do epitélio escamoso da exocérvice com o epitélio colunar secretor de muco da endocérvice (*i. e.*, junção escamocolunar) está localizado em vários níveis do colo do útero nas diferentes fases da vida da mulher (Figura 45.2).[6] Durante os anos reprodutivos de uma mulher, o colo do útero sofre eversão ou se abre para fora, expondo o epitélio colunar ao ambiente vaginal. A combinação de alterações hormonais e de pH, inflamação a longo prazo e irritação mecânica provoca a transformação gradativa do epitélio colunar em escamoso – um processo conhecido como *metaplasia*. Essa área de transformação (ou reparação) contínua é conhecida como *zona de transformação*.[6]

A zona de transformação é uma área crítica para a formação do câncer de colo do útero. Quando há metaplasia, as células epiteliais escamosas recém-formadas são suscetíveis a desenvolver displasia e alterações genéticas quando ficam expostas aos agentes carcinogênicos. O termo *displasia* significa crescimento ou desenvolvimento celular desordenado. Embora seja uma alteração celular inicialmente reversível, a displasia persistente pode transformar-se em câncer. A zona de transformação corresponde à área do colo do útero que deve ser avaliada por um esfregaço de Pap adequado e examinada com mais cuidado durante a colposcopia. Colposcopia é um exame vaginal que utiliza um instrumento conhecido como *colposcópio*, que oferece uma visão estereoscópica bem iluminada e ampliada do colo do útero. Em geral, a colposcopia é realizada quando o resultado de um esfregaço de Pap foi anormal. Durante a colposcopia, uma solução de ácido acético e, algumas vezes, uma solução à base de iodo (solução de Lugol), são usadas para acentuar as alterações topográficas ou vasculares que podem diferenciar os tecidos normais e anormais. Conforme está descrito adiante neste capítulo, uma amostra de biopsia pode ser retirada das áreas suspeitas e examinada microscopicamente.

Cervicite e pólipos cervicais

Cervicite é uma inflamação aguda ou crônica do colo do útero. A cervicite aguda pode ser causada por infecção direta do colo do útero, ou pode ser secundária a uma infecção vaginal ou uterina. Vários agentes infecciosos podem causar cervicite, inclusive *Streptococcus, Staphylococcus, Enterococcus, C. albicans, T. vaginalis, Neisseria gonorrhoeae, Gardnerella vaginalis, Chlamydia trachomatis, Ureaplasma urealyticum* e herpes-vírus simples do tipo 2 (HSV-2).[1] *C. trachomatis* é o microrganismo associado mais comumente à cervicite mucopurulenta. Na cervicite aguda, o colo do útero torna-se eritematoso e edemaciado. A irritação causada pela infecção forma secreção mucopurulenta copiosa e leucorreia.[1] Dependendo do agente etiológico, a cervicite aguda é tratada com antibiótico apropriado. A cervicite não tratada pode estender-se e causar celulite pélvica, dispareunia, estenose cervical e infecção ascendente do útero e das tubas uterinas, conforme está descrito mais adiante neste capítulo.

Pólipos são as lesões cervicais mais comuns e podem ser encontradas nas mulheres de todas as idades, embora sua incidência seja maior durante os anos reprodutivos.[1] Os pólipos são lesões avermelhadas, macias e aveludadas; em geral, as lesões são pedunculadas e emergem através do óstio do colo do útero. Os pólipos geralmente se desenvolvem em consequência da hiperplasia inflamatória da mucosa endocervical. Nos casos típicos, os pólipos são assintomáticos, mas podem causar sangramento pós-coito. A maioria é benigna, mas devem ser removidos e examinados por um patologista para excluir a possibilidade de transformação maligna.[23]

Câncer de colo do útero

O câncer de colo do útero é facilmente detectado e, quando é diagnosticado precocemente, é a neoplasia maligna mais facilmente curável dentre todos os cânceres que acometem o sistema genital feminino. De acordo com a American Cancer Society, estimava-se que 13.240 casos novos de câncer de colo do útero seriam diagnosticados nos EUA[a] no ano de 2018, com

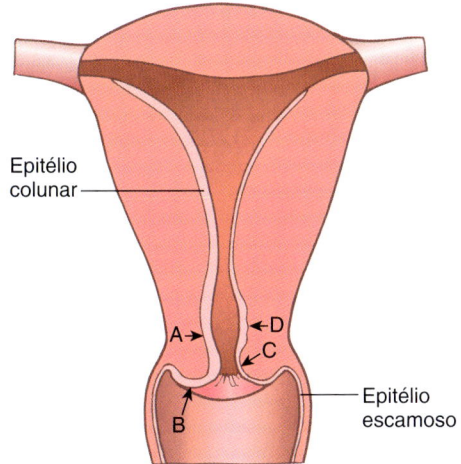

Figura 45.2 • Localização da junção escamocolunar (zona de transformação) nas mulheres na menarca, no ciclo menstrual, na menopausa e depois da menopausa. **A**: menarca; **B**: ciclo menstrual; **C**: menopausa; **D**: pós-menopausa.

---

[a]N.R.T.: é o terceiro tumor mais frequente na população feminina, perdendo somente para o câncer de mama e o colorretal, e a quarta causa de morte de mulheres por câncer no Brasil. Estima-se que em 2020, 16.710 mulheres receberão o diagnóstico da doença no país. Fonte: https://www.inca.gov.br/controle-do-cancer-do-colo-do-utero/conceito-e-magnitude.

cerca de 4.170 mortes previstas em consequência desse câncer no mesmo ano.[24] Nos últimos 40 anos, as mortes por câncer do colo do útero diminuíram 50%, indicando que um grande número de cânceres potencialmente invasivos é curado por detecção precoce e tratamento eficaz.[24]

Fatores de risco. Os fatores de risco do câncer de colo do útero incluem pouca idade por ocasião da primeira relação sexual, parceiros sexuais múltiplos, tabagismo e história de doenças sexualmente transmissíveis (ou DST). Mulheres que fazem sexo com mulheres apresentam incidência mais alta de esfregaços de Papanicolaou anormais porque, com frequência, os intervalos entre os exames são maiores. As mulheres que fazem sexo com mulheres devem seguir as mesmas diretrizes de rastreamento por esfregaço de Papanicolaou das mulheres heterossexuais.[23] A infecção por HPV é considerada de transmissão sexual, seja por contato genital ou pele a pele. HPV apresenta prevalência significativa; pelo menos 50% das pessoas contraem HPV ao longo de suas vidas.[24] Algumas cepas específicas de HPV – tipos 16 e 18 – foram associadas ao câncer de colo do útero.[1] Outros tipos de HPV relacionados com o câncer de colo do útero são os tipos 31, 33, 35, 39, 45, 51, 52, 56, 58, 59 e 68.[1] Outros fatores como tabagismo, nutrição e infecções sexuais coexistentes – inclusive *C. trachomatis*, herpes-vírus simples do tipo 2 (HSV-2) e HIV – podem contribuir para a predisposição de uma paciente infectada por HPV desenvolver câncer de colo do útero.[21–24]

Profilaxia do câncer de colo do útero. A vacina contra HPV reduziu o risco de desenvolver câncer de colo do útero em 97%.[1] Gardasil® é um tipo de vacina contra HPV para evitar infecções pelos subtipos 16, 18, 6 e 11. Essa vacina foi aprovada para jovens de 9 a 26 anos de ambos os sexos (antes que se tornem sexualmente ativos) para evitar verrugas genitais causadas por HPV dos tipos 6 e 11. Essa vacina tem como alvos as duas cepas de HPV (16 e 18) responsáveis por 70% dos casos de câncer de colo do útero e as duas cepas benignas mais comuns (6 e 11) que causam até 90% das verrugas genitais. Estudos clínicos confirmaram que essa vacina parece ser segura e eficaz para induzir uma resposta imune persistente ao HPV.[24,25]

A vacina Gardasil 9® oferece a mesma proteção contra as estirpes de HPV da vacina Gardasil®, além de proteger contra outras cinco cepas de alto risco: 31, 33, 45, 52 e 58. Essas nove cepas são responsáveis por 90% dos cânceres de colo do útero.[24] A outra vacina contra HPV aprovada pela FDA é Cervarix®, preconizada para mulheres entre 9 e 25 anos de idade, antes de se tornarem sexualmente ativas. Cervarix® protege contra os tipos 16 e 18 de HPV.[26]

Patogênese. Graças ao rastreamento citológico (esfregaços de Papanicolaou), lesões pré-cancerosas podem ser detectadas e tratadas antes de um câncer se desenvolver. Células atípicas podem ser encontradas nos esfregaços de Papanicolaou.

As células atípicas diferem das células do epitélio escamoso normal do colo do útero. Essas células têm alterações do núcleo e do citoplasma celulares e mais variações de tamanho e conformação (*i. e.*, displasia). Essas alterações pré-neoplásicas formam um *continuum* de anormalidades morfológicas com limites bem demarcados, que aos poucos podem evoluir para carcinoma *in situ* e depois câncer invasivo, ou podem regredir espontaneamente.[1]

Um sistema de graduação elaborado para descrever as anormalidades histopatológicas das alterações displásicas dos precursores do câncer inclui o termo *neoplasia intraepitelial cervical* (NIC). Esse termo descreve as alterações pré-malignas dos tecidos epiteliais. A NIC é classificada da seguinte maneira:

- NIC I (displasia ou alterações atípicas do epitélio cervical)
- NIC II (displasia moderada)
- NIC III (displasia grave).[25]

Diagnóstico. Como já foi mencionado, células anormais podem ser detectadas nos esfregaços de Papanicolaou. Resultados anormais dos esfregaços de Papanicolaou incluem: atipias de significado indeterminado (ASC-US, do inglês *atypical squamous cells of undetermined origin*); atipias de significado indeterminado em células escamosas não podendo excluir lesão de alto grau (ASC-H, do inglês *atypical squamous cells of undetermined origin, cannot exclude high-grade squamous intraepithelial lesion*); lesão intraepitelial escamosa de baixo grau (LGSIL, do inglês *low-grade squamous intraepithelial lesion*); lesão intraepitelial escamosa de alto grau (HGSIL, *high-grade squamous intraepithelial lesion*) ou câncer espinocelular ou de células escamosas. Se forem encontrados resultados anormais, uma colposcopia é realizada para pesquisar lesões no colo do útero. Amostras de tecido (biopsias) são coletadas dessas lesões potenciais ou de áreas de vascularidade aumentada. O canal endocervical, que não é visualizado plenamente na colposcopia, pode ser curetado e o material é enviado para exame histopatológico. O achado anormal nos esfregaços de Papanicolaou de LGSIL é, com frequência, neoplasia intraepitelial cervical (NIC) I na biopsia, enquanto HGSIL nos esfregaços de Papanicolaou é, mais provavelmente, NIC II ou NIC III na biopsia.[27]

Após a descoberta da significativa participação do HPV na etiologia do câncer de colo do útero, as recomendações atuais de rastreamento incluem pesquisa de HPV associada ao exame citológico para mulheres com 30 anos de idade ou mais. Os resultados desse rastreamento orientam as etapas seguintes no manejo da doença. Por causa desses avanços no rastreamento, a American Cancer Society não recomenda mais a realização anual de esfregaços de Papanicolaou em mulheres com baixo risco de ter câncer de colo do útero. O exame citológico (esfregaços de Papanicolaou) isolado é recomendado aos 21 anos de idade e, depois, a intervalos de 3 anos, até os 29 anos de idade. No caso de mulheres com 30 anos de idade ou mais, um esfregaço de Papanicolaou deve ser realizado a cada 3 anos ou a combinação de esfregaço de Papanicolaou e pesquisa de HPV pode ser realizada a cada 5 anos.[25]

Esfregaços de Papanicolaou falso-negativos podem ocorrer[28], indicando que é preciso cuidado quando se coleta material da zona de transformação que inclui células endocervicais e é preciso garantir que o exame citológico seja feito por um profissional competente.

A existência de células endometriais normais no espécime de citologia do colo do útero durante a fase lútea do ciclo menstrual ou no período pós-menopausa foi associada à doença endometrial e deve ser avaliada com mais detalhes por uma biopsia do endométrio. Isso mostra que o desprendimento mesmo de células normais em uma fase inadequada possa indicar doença. Como o adenocarcinoma de colo do útero tem sido diagnosticado com frequência crescente, especialmente nas mulheres com menos de 35 anos, o achado de células glandulares atípicas no esfregaço de Papanicolaou deve ser investigado com mais detalhes por curetagem endocervical ou endometrial, histeroscopia ou, por fim, biopsia de conização quando a anormalidade não puder ser localizada ou detectada por outros meios.[21]

Antes que a colposcopia estivesse disponível, muitas mulheres com resultados anormais no esfregaço de Papanicolaou precisavam fazer biopsia de conização cirúrgica para aprofundar a investigação diagnóstica. A biopsia de conização consiste em remover um fragmento cuneiforme do colo do útero, que inclui toda a zona de transformação e no mínimo 50% do canal endocervical. Hemorragia pós-operatória, infecção, estenose cervical, infertilidade e incompetência do colo do útero são sequelas potenciais, que justificam que esse procedimento seja evitado, a menos que seja realmente necessário. O LEEP (procedimento de excisão eletrocirúrgica por alça) substituiu a biopsia de conização na maioria dos casos e, hoje em dia, é a primeira abordagem ao tratamento das pacientes com NIC II/III.[21] Esse procedimento ambulatorial torna possível diagnosticar e tratar simultaneamente as lesões displásicas encontradas à colposcopia. A técnica utiliza um eletrodo em alça metálica de fio fino, que é ligado a um gerador que combina corrente de voltagem baixa e frequência alta para cortar e uma corrente de voltagem modulada mais alta para coagular. Em mãos experientes, essa alça pode remover toda a zona de transformação, assegurando o tratamento adequado da lesão e, ao mesmo tempo, fornecendo uma amostra para exame histológico mais detalhado.

Manifestações clínicas e tratamento. Em seus estágios iniciais, o câncer de colo do útero geralmente se evidencia por uma lesão mal definida na endocérvice. Em muitos casos, mulheres com esse tipo de câncer têm sangramento vaginal anormal, manchas de sangue nas roupas íntimas e secreção vaginal. Embora o sangramento possa ter qualquer desfecho, na maioria dos casos ocorre depois de relações sexuais. As mulheres com doença mais avançada podem referir dor pélvica ou lombar, que pode irradiar aos membros inferiores; ou pode ter hematúria, fístulas (retovaginais ou vesicovaginais) ou sinais de disseminação metastática às cadeias linfáticas supraclaviculares ou inguinais.

O tratamento inicial do câncer de colo do útero consiste em retirar a lesão por uma dentre várias técnicas disponíveis. A biopsia ou a cauterização local pode ser um procedimento diagnóstico e terapêutico. Eletrocauterização, criocirurgia ou vaporização a *laser* de dióxido de carbono pode ser usada para tratar displasia moderada a grave, limitada à exocérvice (*i. e.*, junção escamocolunar claramente visível). A conização terapêutica torna-se necessária quando a lesão se estende até o canal endocervical e pode ser realizada cirurgicamente (com ou sem LEEP) no consultório médico.

Dependendo do estágio de acometimento do colo uterino, o câncer invasivo é tratado com radioterapia, ressecção cirúrgica ou ambas. A irradiação externa e a irradiação intracavitária ou *braquiterapia* (*i. e.*, colocação de materiais radioativos no corpo) podem ser usadas para tratar câncer desse tipo.[29,30] A irradiação intracavitária possibilita acesso direto à lesão central e aumenta a tolerância do colo do útero e dos tecidos circundantes, viabilizando a utilização de níveis de radiação que assegurem a cura. A irradiação externa elimina doença metastática dos linfonodos pélvicos e de outras estruturas, bem como reduz a lesão de colo do útero para acentuar os efeitos da radioterapia intracavitária. As abordagens cirúrgicas incluem traquelectomia (ressecção do colo uterino) para mulheres com câncer em estágio inicial que desejem conservar a fertilidade; histerectomia radical (inclui a remoção do útero, do colo do útero, dos paramétricos e da parte superior da vagina) com dissecção dos linfonodos pélvicos; ou exenteração pélvica (*i. e.*, ressecção de todos os órgãos pélvicos, inclusive bexiga, reto, vulva e vagina).

Doenças do útero

As doenças comuns do útero são endometrite, endometriose e câncer de endométrio. Além disso, também há incidência alta de liomiomas, que incluem tumores fibroides uterinos (neoplasias benignas que ocorrem em muitas mulheres, em alguma época de suas vidas) e adenomiose (espessamento do útero por causa da substituição dos tecidos endometriais pela parede muscular externa do útero).

Endometrite

O endométrio e o miométrio são relativamente resistentes às infecções, principalmente porque a endocérvice normalmente forma uma barreira às infecções ascendentes. Endometrite é uma inflamação do endométrio. A endometrite aguda pode ocorrer depois de um aborto ou de um parto quando a barreira cervical está comprometida.[1] Antibióticos profiláticos são administrados antes e depois de um aborto para evitar essa complicação. O risco de endometrite depois do parto aumenta quando a gestante teve corioamnionite durante o trabalho de parto, fez cesariana ou precisou ser submetida à remoção manual ou instrumentada da placenta. O tratamento inclui antibióticos e, quando há retenção de produtos da concepção ou placenta, pode ser necessário curetagem.[1]

A inflamação crônica do endométrio pode estar associada à doença inflamatória pélvica (DIP) ou pode ocorrer depois da instrumentação do útero (p. ex., depois de uma biopsia de endométrio ou colocação de um dispositivo intrauterino [DIU]) e quando a retenção de produtos da concepção depois do parto ou aborto não é reconhecida. A existência de plasmócitos (que não são encontrados no endométrio normal) é necessária à confirmação desse diagnóstico. O quadro clínico é variável, mas geralmente inclui hipersensibilidade uterina branda a grave, febre, mal-estar e secreção com odor fétido. O tratamento consiste em antibióticos orais ou intravenosos, dependendo da gravidade da infecção.

Endometriose

Endometriose é uma doença na qual tecidos endometriais funcionantes são encontrados em áreas ectópicas (fora do útero); é estrogênio-dependente. Atualmente há controvérsia quanto à natureza da endometriose – seria uma doença inflamatória ou um distúrbio imune? Como os implantes de endometriose são funcionais, podem causar fibrose, aderências e cistos ovarianos denominados endometriomas.[31] Os locais onde podem ser encontrados implantes endometriais são ovários, ligamentos largos posteriores, ligamentos uterossacrais, bolsa de Douglas (fundo de saco de Douglas ou escavação retouterina), pelve, vagina, vulva, períneo ou intestinos (Figura 45.3).[32]

Etiologia e patogênese.
A causa da endometriose é desconhecida. Ao longo das últimas quatro a cinco décadas, tem sido observado um aumento aparente da incidência dessa doença nos países ocidentais desenvolvidos. Cerca de 10% das mulheres na pré-menopausa têm algum grau de endometriose que causa infertilidade e dor crônica. Existem evidências sugerindo que cerca de 50% das mulheres estéreis tenham algum grau de endometriose.[33]

Várias teorias procuram explicar a origem das lesões endometriais dispersas, que ocorrem nas mulheres com endometriose. Uma dessas teorias – *teoria da regurgitação/implantação* (também conhecida como teoria de Sampson) – sugere que sangue menstrual contendo fragmentos de endométrio seja forçado a subir pelas tubas uterinas até a cavidade peritoneal. Menstruação retrógrada não é um fenômeno incomum e ainda não está claro por que as células endometriais se implantam e proliferam em algumas mulheres, mas não em outras. A segunda teoria – *teoria metaplásica* – propõe que elementos celulares imaturos inativos espalhados por uma área ampla durante o desenvolvimento embrionário persistam até a idade adulta e, em seguida, sejam diferenciados em tecidos endometriais.[31] Outra teoria – *teoria vascular* ou *linfática* – sugere que os tecidos endometriais possam lançar metástases por meio do sistema vascular ou linfático. Fatores genéticos ou imunes também foram estudados quanto à sua contribuição para a patogênese da endometriose.[31]

Manifestações clínicas.
Em geral, a endometriose torna-se evidente nos anos reprodutivos, quando os hormônios ovarianos estimulam as lesões da mesma maneira que o endométrio normal. Em seguida, as lesões começam a proliferar, depois entram na fase secretória e, por fim, entram em decomposição menstrual. O sangramento nas estruturas circundantes pode causar dor e formar aderências pélvicas significativas. Os sinais e sintomas tendem a ser mais acentuados antes da menstruação, desaparecendo ao final do fluxo menstrual. Dor pélvica é o sintoma inicial mais comum. Outras queixas são dor lombar, dispareunia e dor ao evacuar e urinar. A endometriose está associada à infertilidade secundária às aderências que distorcem a anatomia pélvica e dificultam a liberação e o transporte dos óvulos.[33]

As alterações patológicas macroscópicas associadas à endometriose diferem de acordo com a localização e a duração da doença. Nos ovários, os tecidos endometriais podem formar cistos conhecidos como endometriomas. Esses cistos estão repletos de sangue envelhecido (semelhante a calda de chocolate), daí serem descritos ocasionalmente como cistos de chocolate. A ruptura desses cistos pode causar peritonite e aderências. Em outras áreas da pelve, a endometriose pode formar lesões hemorrágicas diminutas, que podem ter diferentes colorações, mas na maioria dos casos formam nódulos vermelho-azulados (Figura 45.4). Algumas lesões podem estar circundadas por tecidos fibróticos.[31,33]

Diagnóstico e tratamento.
O diagnóstico da endometriose pode ser difícil, porque seus sinais e sintomas são semelhantes aos de outros distúrbios pélvicos e a gravidade

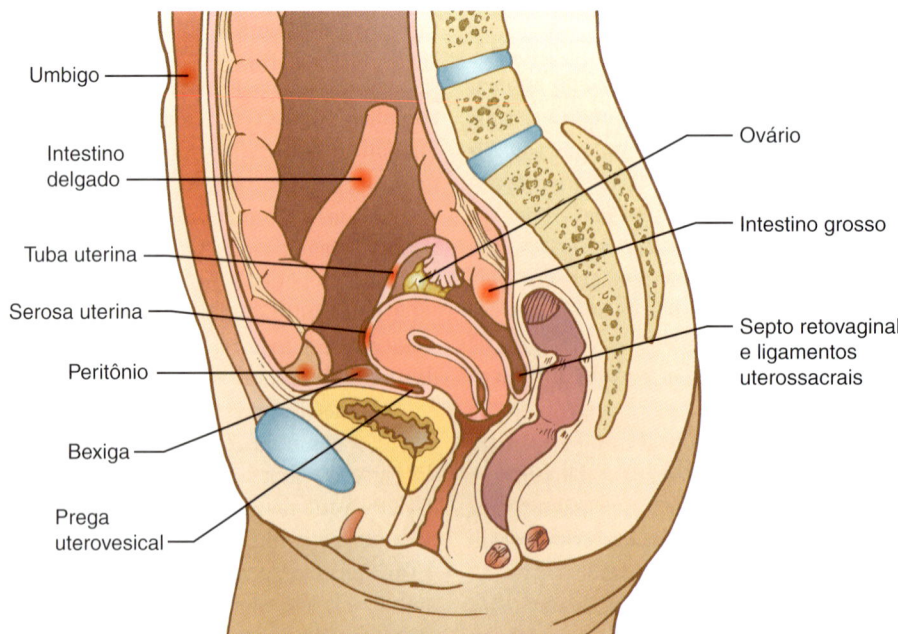

Figura 45.3 • Localizações comuns da endometriose na pelve e no abdome.

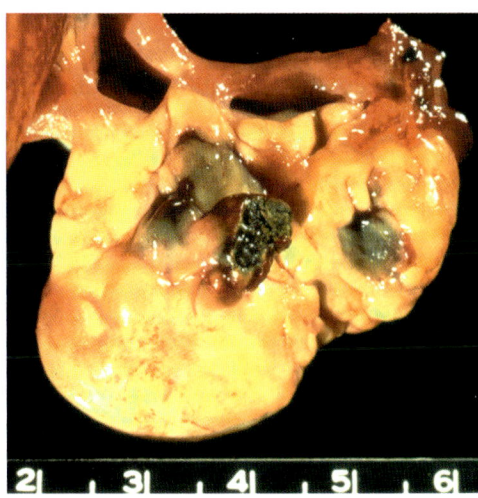

Figura 45.4 • Endometriose. Implantes de endométrio no ovário, evidenciados por nódulos vermelho-azulados. Fonte: Strayer D. S., Rubin R. (Eds.) (2015). *Rubin's pathology: Clinicopathologic foundations of medicine* (7. ed., Fig. 24-73A, p. 1049). Philadelphia, PA: Lippincott Williams & Wilkins.

dos sintomas nem sempre reflete a extensão da doença. O tratamento pode ser iniciado com base apenas na apresentação clínica, porque o diagnóstico definitivo só pode ser firmado por laparoscopia e, depois, confirmado por exame histopatológico.[34,35] Essa cirurgia minimamente invasiva possibilita a visualização direta dos órgãos pélvicos para detectar a existência e a extensão das lesões endometriais. Técnicas de exame de imagem, inclusive ultrassonografia e ressonância magnética (RM), são recursos úteis à avaliação dos endometriomas e da endometriose profunda.[33]

As abordagens terapêuticas são divididas em três grupos: alívio da dor, supressão endometrial e cirurgia. Nas mulheres jovens, acompanhamento clínico e analgésicos (anti-inflamatórios não esteroides, ou AINE) podem ser suficientes. O uso de hormônios para induzir amenorreia fisiológica baseia-se na observação de que gestação e menopausa atenuam a dor porque provocam atrofia dos tecidos endometriais. Isso pode ser conseguido com o uso de anticoncepcionais orais ou progestógenos de ação contínua (acetato de medroxiprogesterona [oral ou injeção de depósito] ou sistema intrauterino de levonorgestrel). O danazol (um androgênio sintético) é usado menos comumente hoje em dia, em vista do seu perfil desfavorável de efeitos colaterais. Nas mulheres com endometriose grave, os análogos de ação prolongada do GnRH (hormônio de liberação das gonadotrofinas), que inibem as gonadotrofinas hipofisárias e suprimem a ovulação, podem ser administrados por períodos curtos, mas a duração do tratamento é limitada pelos efeitos colaterais da menopausa artificial prolongada (inclusive perda de densidade óssea).[36]

A intervenção cirúrgica pode ser um tratamento mais definitivo para as pacientes com endometriomas volumosos ou sintomáticos, ou as mulheres que não melhoram com o tratamento clínico para endometriose. Os objetivos do tratamento cirúrgico são recuperar as relações anatômicas normais, remover todas as lesões visíveis e retardar a progressão da doença – tudo isso como modo de atenuar o desenvolvimento de aderências pélvicas e evitar lesão das estruturas normais circundantes. A laparoscopia é a abordagem cirúrgica preferida, objetiva reparar aderências e fazer a ablação dos implantes endometriais. As opções de tratamento laparoscópico incluem o uso de cautério, ablação a *laser* e técnicas de excisão. As vantagens da cirurgia a *laser* incluem hemostasia mais eficaz; maior precisão na vaporização das lesões com menos danos aos tecidos circundantes; e acesso mais fácil às áreas que não são bem visualizadas ou poderiam ser difíceis de cauterizar. Hoje em dia, também existem técnicas experimentais de ablação eletrocirúrgicas, térmicas e ultrassônicas. No entanto, mesmo com cirurgia extensiva, o risco de continuação dos sintomas e recorrência da doença é grande. A supressão hormonal com anticoncepcionais ou outra terapia antes e após a cirurgia pode ajudar na supressão da doença.[36] O tratamento definitivo consiste em histerectomia total e salpingo-ooforectomia bilateral quando os sintomas são intoleráveis ou o ciclo reprodutivo da paciente está concluído.

Adenomiose

Adenomiose é uma condição na qual as glândulas e o estroma endometriais estão localizados dentro do miométrio, intercalados entre as fibras musculares lisas.[1] Diferentemente da endometriose, que geralmente é uma doença diagnosticada nas mulheres jovens com infertilidade, a adenomiose geralmente acomete multíparas.[1] Aparentemente, os eventos repetidos associados às gestações, aos partos e à involução uterina podem causar a entrada do endométrio em todo o miométrio. Entretanto, a causa é desconhecida.[1] A adenomiose geralmente coexiste com miomas uterinos ou hiperplasia endometrial. O diagnóstico da adenomiose geralmente é um achado incidental quando o útero é retirado de uma mulher com sintomas sugestivos de mioma ou hiperplasia. As queixas comuns das pacientes com adenomiose são sensação de peso, menstruações dolorosas com coágulos e dor durante as relações sexuais. Embora no passado o diagnóstico fosse firmado basicamente por meio da história clínica detalhada e das alterações do exame pélvico, inclusive útero aumentado e de consistência pastosa, hoje a RM é considerada o recurso diagnóstico preferido para confirmar essa doença. Tratamento clínico conservador com anticoncepcionais orais e AINE é a primeira opção. Entretanto, mulheres com adenomiose grave por fim precisam fazer histerectomia (com preservação dos ovários das mulheres pré-menopausa) a fim de conseguir erradicação completa dos sintomas.

Câncer de endométrio

Câncer de endométrio é a neoplasia maligna diagnosticada mais comumente na pelve feminina e é duas vezes mais comum que o carcinoma de colo do útero. A maioria dos cânceres de endométrio consiste em adenocarcinomas, com menos de 1% sendo sarcomas.[37] Em 2017, a American Cancer Society estimou que aproximadamente 61.380 mulheres foram diagnosticadas com câncer de endométrio e 10.920 morreram por causa dessa doença. O câncer de endométrio ocorre mais frequentemente em mulheres mais velhas (idade média de 60 anos) e menos comumente em mulheres com menos de 45 anos de idade.[38]

Embora a porcentagem de casos de câncer de endométrio com história familiar de risco seja pequena, 5% desses tumores podem fazer parte de uma síndrome neoplásica hereditária.[39] As mulheres com história familiar de câncer colorretal sem polipose hereditária (também conhecido como síndrome de Lynch) podem ter uma anomalia hereditária dos genes de reparo de falhas do DNA, que predispõe aos cânceres como os carcinomas colorretais e endometriais. Essa doença autossômica dominante acarreta risco de 40 a 60% de desenvolver câncer de endométrio.

Patogênese.

Em termos de patogênese potencial, podem ser identificados dois grupos gerais de câncer endometrial. O primeiro desenvolve-se com histórico de estimulação estrogênica prolongada e hiperplasia endometrial, enquanto o segundo está associado menos frequentemente ao hiperestrogenismo e à hiperplasia endometrial.

A maioria dos cânceres de endométrio (cerca de 85%) consiste em adenocarcinomas moderadamente bem diferenciados, que se desenvolvem com uma base de hiperplasia endometrial. Nos casos típicos, esses tumores – também conhecidos como *cânceres endometriais do tipo 1* – são sensíveis ao estrogênio e têm graus baixos e prognóstico favorável.[1] Esses adenocarcinomas estão associados à estimulação estrogênica prolongada sem supressão da progesterona e tendem a ser bem diferenciados, ou seja, semelhantes às glândulas endometriais normais em seu aspecto histológico, ou apresentam diferenciação anormal (diferenciação mucinosa, tubária ou escamosa).

O endométrio passa por modificações estruturais e alterações celulares em resposta às variações dos níveis de estrogênio e progesterona, que ocorrem durante o ciclo menstrual. A estimulação estrogênica prolongada sem supressão da progesterona causa hiperplasia endometrial, que aumenta as chances de desenvolver hiperplasia atípica e, por fim, câncer de endométrio do tipo 1. Embora as bases moleculares desse processo ainda sejam desconhecidas, entre os fatores que reconhecidamente aumentam o risco de desenvolver câncer de endométrio estão ciclos anovulatórios, distúrbios do metabolismo do estrogênio, reposição de estrogênio sem progesterona, tumor de células da granulosa secretor de estrogênio e obesidade.

A disfunção ovulatória que causa infertilidade em qualquer idade, ou que ocorre com o declínio da função ovariana das mulheres em torno da menopausa, também pode causar estimulação estrogênica desimpedida e aumentar o risco de câncer endometrial. Um aumento súbito da incidência de câncer endometrial foi detectado na década de 1970 em mulheres de meia-idade que fizeram reposição de estrogênio sem progesterona (i. e., tratamento com estrogênio sem ação supressora da progesterona) para tratar sintomas da menopausa. Mais tarde, ficou claro que não era a exposição ao estrogênio que aumentava o risco de câncer, mas o fato de esse hormônio ser administrado sem progesterona. A secreção de progesterona na segunda metade do ciclo menstrual é responsável pela maturação do endométrio, e o declínio do nível de progesterona por fim resulta no desprendimento endometrial. A exposição prolongada ao estrogênio sem reposição periódica de progesterona viabiliza a proliferação e a hiperplasia contínuas do endométrio, que aumentam as chances de desenvolver atipias celulares. Em geral, a hiperplasia regride depois do tratamento cíclico com progesterona. Os esquemas sequenciais de contraceptivos orais (apenas estrogênio durante 15 dias, seguidos de 7 dias de tratamento combinado de estrogênio com um progestógeno) foram retirados do mercado na década de 1970 em vista do risco potencial de causar hiperplasia endometrial. Por outro lado, os anticoncepcionais orais combinados (estrogênio e progestógeno na mesma pílula) evitam eficazmente a hiperplasia e reduzem o risco de câncer em 50%.[21] O tamoxifeno – um fármaco que bloqueia os receptores de estrogênio e é usado para tratar câncer de mama – tem efeito estrogênico fraco no endométrio e é outro fator de risco exógeno para câncer endometrial.

Diabetes melito, hipertensão e síndrome do ovário policístico são doenças que alteram o metabolismo do estrogênio e aumentam seus níveis plasmáticos. Ingestão excessiva de gordura e sobrepeso são fatores de risco importantes para câncer de endométrio. Nas mulheres pré-menopausa, o sobrepeso causa resistência à insulina, excesso de estrogênios ovarianos, anovulação e deficiência crônica de progesterona. Nas mulheres pós-menopausa, os estrogênios são sintetizados nos tecidos adiposos a partir dos precursores estrogênicos ovarianos. Em razão desse efeito no fator 1 de crescimento semelhante à insulina (IGF-1) e sua proteína de ligação, obesidade pode ser um fator de risco, mesmo quando os níveis circulantes de estrogênio estão normais. A atividade transcricional do receptor de estrogênio pode ser induzida pelos sinais emitidos pelo IGF-1, mesmo na ausência desse primeiro hormônio.

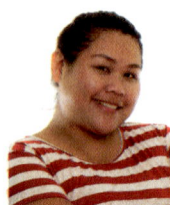

Você se lembra de **Eillen**, uma jovem de 19 anos que procurou atendimento para iniciar contracepção? Ela apresentava vários fatores de risco para câncer de endométrio. Por exemplo, a paciente tinha sobrepeso e história familiar de hipertensão arterial. Além disso, Eileen corre risco de desenvolver diabetes melito do tipo 2 com base em sua história familiar e nos seus níveis sanguíneos altos de glicose e insulina. Sobrepeso, hipertensão arterial e diabetes melito são fatores de risco que podem ser eliminados com o emagrecimento. Eileen precisava reduzir o risco de câncer de endométrio perdendo algum peso e começando a consumir uma dieta com restrição de gorduras.

O segundo subgrupo de cânceres de endométrio (cerca de 10% dos casos) consiste em tumores de graus altos com tendência a recidivar, mesmo nos estágios iniciais. Esses tumores – também conhecidos como *cânceres de endométrio do tipo 2* – não são induzidos por estrogênio, geralmente acometem mulheres que adquiriram a doença com uma idade mais avançada e estão predominantemente associados à atrofia, mais que à hiperplasia do endométrio.[40] Em termos gerais, esse tipo de câncer de endométrio geralmente tem prognóstico mais desfavorável que os tumores associados à estimulação estrogênica prolongada e à hiperplasia endometrial.

Manifestações clínicas.

O sintoma principal da hiperplasia de endométrio ou do câncer de endométrio bem desenvolvido é sangramento indolor anormal. Nas mulheres que ainda menstruam, essa queixa pode evidenciar-se por sangramento entre as menstruações, ou fluxo menstrual excessivo e prolongado. Após a menopausa, qualquer sangramento vaginal é anormal e deve ser investigado. Sangramento anormal é um sinal premonitório inicial de doença, e como o câncer de endométrio tende a ter crescimento lento em seus estágios iniciais, as chances de cura são boas quando a paciente busca atendimento médico imediato. Os sinais tardios de câncer de endométrio podem ser cólicas, desconforto pélvico, sangramento pós-coito, pressão no baixo ventre e linfadenopatia.

Diagnóstico e tratamento. Embora o esfregaço de Papanicolaou possa diagnosticar uma porcentagem pequena dos cânceres de endométrio, esse não é um exame de rastreamento confiável para esse tipo de câncer ginecológico. A biopsia de endométrio (amostra de tecidos obtidos por um procedimento realizado no consultório com aspiração direta da cavidade endometrial) é muito mais confiável. O procedimento de dilatação e curetagem (D&C), que consiste em dilatar o colo do útero e raspar a cavidade uterina, é o exame diagnóstico definitivo porque possibilita uma avaliação mais cuidadosa. A ultrassonografia transvaginal (USTV) realizada para medir a espessura do endométrio tem sido avaliada como primeiro exame para sangramento pós-menopausa, porque é menos invasiva que a biopsia endometrial e menos dispendiosa que a D&C quando a biopsia não é possível.

O prognóstico do câncer de endométrio depende do estágio clínico da doença quando é diagnosticada e do seu grau e tipo histológicos. Ressecção cirúrgica e radioterapia são os métodos terapêuticos mais eficazes para esse tipo de câncer. Quando é utilizada isoladamente, a radioterapia tem chance de cura 20% menor que se fosse combinada com ressecção cirúrgica para doença do estágio I. Entretanto, essa pode ser a melhor opção para as mulheres que não apresentam condições apropriadas para ressecção cirúrgica. Sempre que for possível, o tratamento preferível é histerectomia abdominal total com salpingo-ooforectomia, dissecção dos linfonodos regionais e lavagem peritoneal para avaliação citológica de doença oculta. A radioterapia pós-operatória pode ser acrescentada nos casos de doença avançada como tratamento mais completo e profilaxia de recidivas ou metástases, embora os efeitos benéficos desse tratamento adjuvante ainda sejam controvertidos. Os índices relativos de sobrevivência em 5 anos das pacientes com cânceres endometriais recém-diagnosticados são de 96%. O índice de sobrevivência de todas as mulheres com cânceres de endométrio (diagnosticados precoce ou tardiamente) é de 83%.[37]

Liomiomas

Liomiomas uterinos (geralmente conhecidos como *miomas*) são neoplasias benignas originadas do músculo liso. Esse é o tipo mais comum de tumor pélvico, que parece ocorrer em 20 a 25% das mulheres com mais de 35 anos. Os liomiomas são mais comuns e sua taxa de crescimento é mais rápida nas mulheres negras que nas caucasoides. Em geral, os liomiomas desenvolvem-se como tumores submucosos, subserosos ou intramurais no corpo uterino (Figura 45.5). Os fibroides intramurais ficam misturados ao miométrio e constituem a forma mais comum de fibroide evidenciado por crescimento simétrico do útero não grávido. Os tumores subserosos estão

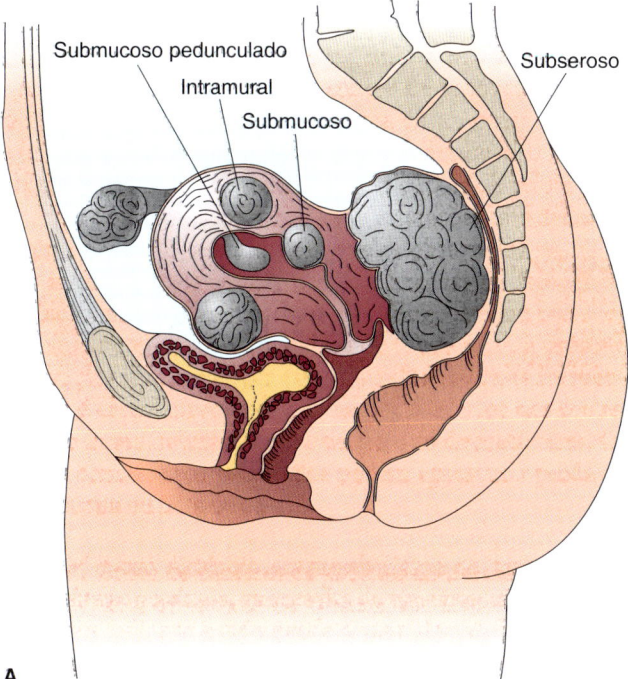
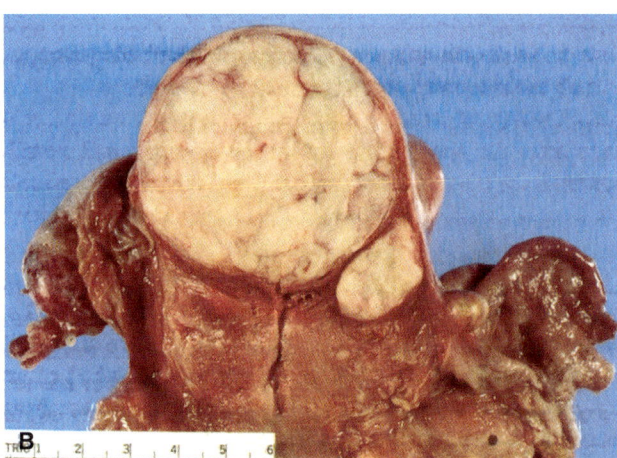

Figura 45.5 • A. Liomioma uterino. Os liomiomas são intramurais, submucosos (um tumor pedunculado evidenciado na forma de um pólipo endometrial) e subserosos (tumor comprimindo a bexiga e o reto). **B.** O útero bifurcado exibe um tumor proeminente, circunscrito e carnoso. Fonte: Strayer D. S., Rubin R. (Eds.) (2015). *Rubin's pathology: Clinicopathologic foundations of medicine* (7. ed., Figs. 24-41 e 24-42A, p. 1029). Philadelphia, PA: Lippincott Williams & Wilkins.

localizados sob o perimétrio do útero. Esses tumores são identificados como projeções irregulares na superfície uterina. Os fibroides suberosos podem ser pedunculados, deslocando ou comprimindo outras estruturas geniturinárias e causando hidroureter ou distúrbios da função vesical. Os fibroides submucosos deslocam os tecidos endometriais e têm mais chances de causar sangramento, necrose e infecção que os outros tipos.

Os liomiomas não causam sintomas em cerca de 50% dos casos e podem ser detectados durante um exame pélvico de rotina, ou podem causar menorragia (sangramento menstrual excessivo), anemia, aumento da frequência urinária, sensação de pressão retal/constipação intestinal, distensão abdominal e raramente dor. A taxa de crescimento desses tumores é variável, mas suas dimensões podem aumentar na gestação ou quando há estimulação estrogênica exógena (i. e., anticoncepcionais orais ou tratamento de reposição estrogênica na menopausa). Os leiomiomas raramente interferem em uma gestação, a menos que o tumor esteja localizado sob a mucosa e interfira na implantação ou obstrua a saída do colo do útero. Esses tumores podem crescer mais que sua irrigação sanguínea, sofrer infarto e desenvolver alterações degenerativas.

A maioria dos liomiomas regride na menopausa, mas quando os sangramentos, a compressão da bexiga, a dor ou outros problemas persistem, pode ser necessário fazer histerectomia. Com o objetivo de conservar o útero por sua função reprodutiva futura, pode-se realizar miomectomia (ressecção apenas dos tumores). Cesariana é recomendável quando a cavidade uterina é acessada durante a miomectomia. Os agonistas do GnRH hipotalâmico (p. ex., leuprolida) podem ser usados para suprimir o crescimento dos liomiomas antes da ressecção cirúrgica. Alguns dados sugerem que a embolização da artéria uterina seja uma abordagem terapêutica não cirúrgica com vantagens comprovadas a longo prazo, embora com frequência mais alta de reintervenções quando comparada com a ressecção cirúrgica.[41]

RESUMO

As doenças do colo do útero e do útero incluem distúrbios inflamatórios (i. e., cervicite e endometrite), câncer (i. e., carcinomas de colo do útero e endométrio), endometriose e liomiomas. Cervicite é uma inflamação aguda ou crônica do colo do útero. A cervicite aguda pode ser causada por infecção direta do colo uterino, ou pode ser secundária a uma infecção vaginal ou uterina. Vários agentes infecciosos podem causar cervicite aguda. Cervicite crônica é um processo inflamatório renitente resultante de traumatismos ou agentes infecciosos inespecíficos. O câncer de colo do útero origina-se de lesões precursoras detectáveis por meio do esfregaço de Papanicolaou e, quando é detectado precocemente, é o tumor maligno mais facilmente curável dentre todos os cânceres do sistema genital feminino. Existem evidências sugerindo uma relação causal entre infecção por HPV e câncer de colo do útero. Existem vacinas contra várias cepas de HPV que produziram resultados promissores na prevenção desse tipo de câncer.

Endometrite é uma inflamação ou infecção mal definida do endométrio, que causa sinais e sintomas variados. Endometriose é uma doença na qual tecidos endometriais funcionantes estão situados em áreas ectópicas (fora da cavidade uterina), principalmente nas partes inferiores da pelve e nos ovários. Essa doença causa dismenorreia, dispareunia e infertilidade. Adenomiose é um distúrbio no qual as glândulas e o estroma endometriais estão localizados entre as fibras musculares lisas. Câncer de endométrio é a neoplasia maligna encontrada mais comumente na pelve feminina e sua frequência é duas vezes maior que a do câncer de colo do útero. Estimulação estrogênica prolongada com hiperplasia do endométrio foi reconhecida como fator de risco importante para o câncer de endométrio.

Os liomiomas são neoplasias benignas da parede uterina, que se originam da musculatura lisa. Esses tumores podem desenvolver-se no corpo do útero e podem ser submucosos, subserosos ou intramurais. Os fibroides submucosos deslocam os tecidos endometriais e têm mais tendência de causar sangramento, necrose e infecção que os outros tipos.

DISTÚRBIOS DAS TUBAS UTERINAS E DOS OVÁRIOS

Depois de concluir esta seção, o leitor deverá ser capaz de:

- Citar as causas comuns e os sintomas da doença inflamatória pélvica
- Descrever os fatores de risco e os sintomas da gestação ectópica
- Citar os hormônios produzidos pelos três tipos de tumores ovarianos secretórios.

Doença inflamatória pélvica

Doença inflamatória pélvica (DIP) é uma infecção polimicrobiana do sistema reprodutivo superior (útero, tubas uterinas ou ovários), associada aos microrganismos sexualmente transmissíveis como N. gonorrhoeae ou C. trachomatis, além de Haemophilus influenzae, bastonetes gram-negativos entéricos e estreptococos.[1,42] Esses microrganismos ascendem pelo canal endocervical até a cavidade endometrial e, em seguida, invadem as tubas uterinas e os ovários. O canal endocervical dilata-se discretamente durante a menstruação, possibilitando que bactérias tenham acesso ao útero e às outras estruturas da pelve. Depois de chegar ao sistema reprodutivo superior, os microrganismos multiplicam-se rapidamente nas condições favoráveis do endométrio descamativo e sobem à tuba uterina (Figura 45.6).

Entre os fatores que predispõem as mulheres a desenvolver DIP estão idades entre 16 e 24 anos, nuliparidade, história de parceiros sexuais múltiplos e história pregressa de DIP.[42] Embora o uso de um DIU tenha sido associado a um aumento de 3 a 5 vezes no risco de desenvolver DIP, alguns estudos mostraram que as mulheres que tinham apenas um parceiro sexual e tinham risco baixo de adquirir DST não apresentavam risco significativo de adquirir DIP quando usavam DIU.

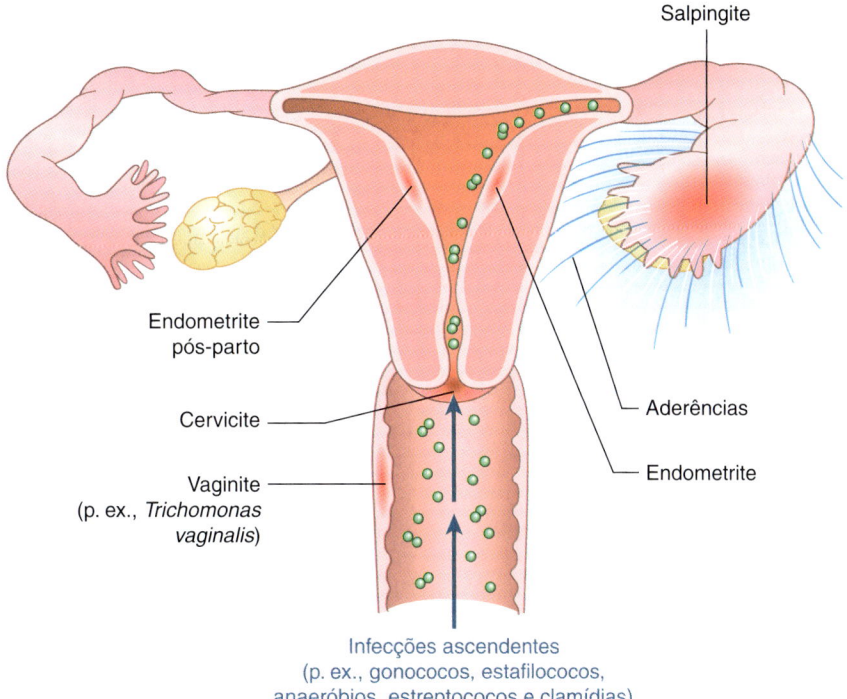

Figura 45.6 • Doença inflamatória pélvica. Agentes microbianos entram pela vagina e sobem ao útero, às tubas uterinas e às estruturas pélvicas.

Manifestações clínicas

Os sinais e sintomas da DIP incluem dor abdominal baixa, dispareunia, dor lombar, secreção vaginal purulenta e hipersensibilidade anexial e colo do útero extremamente doloroso ao toque pélvico bimanual. Febre (temperatura > 38,3°C), elevação da velocidade de hemossedimentação (VHS), múltiplos leucócitos no exame microscópico de esfregaço vaginal a fresco e coinfecção por *Chlamydia* e/ou *Neisseria gonorrhoeae* são manifestações comuns e apoiam o diagnóstico de DIP. Níveis elevados de proteína C reativa são marcadores de inflamação e podem ser usados como outra ferramenta diagnóstica.[42]

Diagnóstico e tratamento

A laparoscopia viabiliza o exame direto dos ovários, das tubas uterinas e do útero e é um dos procedimentos mais específicos para diagnosticar DIP, embora seja dispendioso e tenha riscos inerentes a uma intervenção cirúrgica com anestesia.[12] Os critérios mínimos para estabelecer um diagnóstico presuntivo de DIP incluem dor em baixo-ventre, dor à palpação dos anexos e dor à mobilização do colo do útero durante o toque bimanual sem outra causa aparente.[43]

Em geral, o tratamento antibiótico ambulatorial é suficiente. Contudo, o tratamento pode incluir internação hospitalar para administrar antibióticos intravenosos em alguns casos. Os esquemas antibióticos devem ser selecionados de acordo com as diretrizes de tratamento para DST, que são publicadas a cada 4 anos pelo CDC (Centers for Disease and Prevention) dos EUA. O tratamento tem como objetivo evitar complicações, que podem incluir aderências pélvicas, infertilidade, gravidez ectópica, dor abdominal crônica e abscessos tubo-ovarianos. O diagnóstico imediato e o tratamento antibiótico adequado podem reduzir a gravidade e a frequência das sequelas da DIP. O CDC recomenda tratamento empírico quando há um diagnóstico presuntivo de DIP, até que seja confirmado pelos resultados das culturas ou de outros exames confirmatórios.[42]

Gravidez ectópica

Embora este capítulo não descreva gestação detalhadamente, vale mencionar gestação ectópica porque essa é uma emergência ginecológica real e deve ser considerada quando uma mulher em idade fértil queixa-se de dor pélvica. A gravidez ectópica ocorre quando o ovo fecundado implanta-se fora da cavidade uterina, mais comumente na tuba uterina (Figura 45.7). Estimativas atualizadas da incidência de gravidez

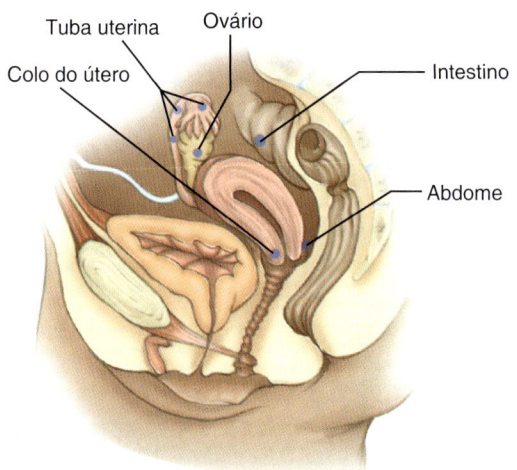

Figura 45.7 • Gravidez ectópica. Fonte: Jensen S. (2015). *Nursing health assessment: A best practice approach* (2. ed., p. 778). Philadelphia, PA: Lippincott Williams & Wilkins.

ectópica são difíceis de obter porque muitas mulheres hoje são tratadas ambulatorialmente, motivo pelo qual os dados com base nos registros de altas hospitalares não são mais representativos do alcance desse problema. Embora gravidez ectópica seja a causa principal de morte materna no primeiro trimestre, a taxa de mortalidade tem diminuído consistentemente em consequência dos avanços das técnicas diagnósticas.

A causa da gravidez ectópica é um atraso do transporte do ovo, que pode ser resultado de redução da motilidade tubária ou de distorções da anatomia da tuba uterina (i. e., estreitamento do lúmen, convoluções ou divertículos). Os fatores de risco associados mais diretamente à gravidez ectópica são cirurgia tubária pregressa, ligadura tubária ou sua reversão, histórico de gestação ectópica e lesão ou anormalidade da tuba uterina.[44] Tabagismo, uso atual de DIU, história de DIP ou aborto terapêutico e uso de fármacos para aumentar a fertilidade por indução da ovulação também foram associados ao aumento do risco de gravidez ectópica.

Manifestações clínicas

O local da implantação tubária (p. ex., istmo ou ampola) pode determinar o início dos sintomas e a fase gestacional na qual o diagnóstico é estabelecido. À medida que a gravidez tubária avança, os tecidos circundantes são estirados. Por fim, a gestação avança mais que sua irrigação sanguínea poderia suportar e, nesse ponto, a gestação termina ou a tuba uterina rompe porque não consegue mais conter o concepto em crescimento.

Os sinais e sintomas incluem desconforto na região inferior do abdome – difuso ou localizado em um dos lados – que progride para dor grave causada pela ruptura; manchas de sangue nas roupas íntimas; síncope; dor referida ao ombro por sangramento dentro da cavidade abdominal; e amenorreia. Em geral, o exame físico detecta dor à palpação dos anexos e massa localizada nos anexos é detectada em cerca de 50% dos casos. Embora raramente seja realizada hoje em dia, a culdocentese (aspiração do fundo de saco por uma agulha) pode revelar sangue nos casos em que houve ruptura.

Diagnóstico e tratamento

Os exames diagnósticos para gestação ectópica incluem um teste urinário para gravidez, ultrassonografia e dosagem do nível de gonadotrofina coriônica b humana (hCG; um hormônio produzido pelas células da placenta). As dosagens sequenciais de hCG podem detectar aumentos menores que os esperados em seus níveis. A ultrassonografia transvaginal realizada depois da 5ª semana de gestação pode mostrar cavidade uterina vazia ou existência do saco gestacional fora do útero.[44] A laparoscopia pode ser necessária para estabelecer o diagnóstico definitivo. O diagnóstico diferencial desse tipo de dor pélvica inclui ruptura de cisto ovariano, aborto iminente ou incompleto, DIP, apendicite aguda e fibroide em degeneração.

O tratamento tem como objetivo resolver o problema com morbidade mínima e preservar a fertilidade futura quando isso for possível. Hoje em dia, avanços diagnósticos tornam possível tratar clinicamente mulheres com gestações ectópicas com metotrexato para interromper a gestação e, em seguida, dosagens sequenciais de hCG para assegurar que a gestação ectópica tenha sido definitivamente tratada. A ressecção cirúrgica do concepto é necessária quando existem poucas possibilidades de que o tratamento clínico seja eficaz (p. ex., gravidez ectópica avançada, batimento cardíaco fetal detectável, falta de colaboração da gestante), a ruptura é iminente ou já ocorreu, ou quando a paciente se apresenta hemodinamicamente instável.[12,44,45] O tratamento laparoscópico da gravidez ectópica é bem tolerado e tem melhor relação de custo-benefício que a laparotomia, em razão do período mais curto de convalescença e a necessidade menor de usar analgesia pós-operatória. A laparotomia – que consiste em realizar uma incisão e abrir a cavidade abdominopélvica – torna-se necessária quando há sangramento interno descontrolado; quando não é possível identificar o local de implantação da gestação ectópica por laparoscopia; ou quando o cirurgião não tem treinamento suficiente para realizar laparoscopia cirúrgica.

O metotrexato (um antimetabólito usado para tratar doenças inflamatórias crônicas e câncer) tem sido utilizado com sucesso para eliminar tecidos gestacionais ectópicos residuais depois da laparoscopia. Mais recentemente, esse fármaco foi usado como tratamento primário dos casos de gestação ectópica diagnosticada precocemente e quando não houve ruptura tubária, ou quando a gestação está localizada em áreas incomuns (p. ex., quando a gestação está implantada nos cornos uterinos ou no colo do útero). Esse antagonista do ácido fólico interfere na síntese de DNA e do RNA (ácido ribonucleico) e, desse modo, inibe a proliferação das células trofoblásticas no sítio de implantação da placenta. Os efeitos adversos do metotrexato podem ser supressão da medula óssea, elevações transitórias das enzimas hepáticas, anemia e estomatite.[44]

Câncer da tuba uterina

Atualmente se acredita que o câncer da tuba uterina (trompa de Falópio) contribua como local primário de câncer na grande maioria dos casos de câncer de ovário.[1,46] Metástases dos úteros e/ou ovários também são observadas. Quando é diagnosticado um câncer primário da tuba uterina, geralmente se trata de um adenocarcinoma.[1] É incomum a ocorrência de sinais/sintomas, mas há relatos de corrimento vaginal serossanguinolento intermitente, sangramento vaginal anormal e dor em caráter de cólica no baixo-ventre. O manejo é semelhante ao do câncer de ovário e, em geral, inclui histerectomia total, salpingo-ooforectomia bilateral, dissecção de linfonodos pélvicos e quimioterapia, dependendo do tipo de células cancerosas. Após a descoberta de que o câncer de ovário comumente se origina de lesões primárias nas tubas uterinas, o estadiamento dos cânceres de ovário, de tuba uterina e do peritônio foi integrado, possibilitando melhores opções terapêuticas.[1,46]

Cistos e tumores ovarianos

Os ovários desempenham duas funções: produzir células germinativas (ou óvulos) e sintetizar hormônios sexuais femininos. As doenças dos ovários frequentemente causam distúrbios menstruais e da fertilidade. Os distúrbios ovarianos benignos podem ser evidenciados por lesões primárias das estruturas dos ovários, ou doenças secundárias relacionadas com disfunção hipotalâmica, hipofisária ou suprarrenal.

Cistos de ovário

Cistos são os tumores ovarianos comuns e muitos são benignos. Cisto folicular é o que se forma em consequência da obstrução do ducto de um folículo. Todos os meses, vários folículos começam a desenvolver-se e são suprimidos em vários estágios de desenvolvimento. Esses folículos formam cavidades que se enchem de líquido, produzindo um cisto. Normalmente, o folículo dominante se rompe e libera o óvulo (i. e., ovulação), mas algumas vezes persiste e continua a crescer. Do mesmo modo, cisto lúteo é uma dilatação cística persistente do corpo lúteo, que se forma depois da ovulação e não regride quando não houve concepção. Os cistos funcionais são assintomáticos, a menos que haja crescimento expressivo ou sangramento dentro do cisto. Isso pode causar desconforto significativo ou sensação de dor difusa no lado afetado. Em geral, esses cistos regridem espontaneamente. Em alguns casos, o cisto pode torcer ou romper para dentro da cavidade intra-abdominal (Figura 45.8).

Síndrome do ovário policístico

Síndrome do ovário policístico (SOPC) é uma doença endócrina comum, que afeta 6 a 15% das mulheres em idade fértil e é uma causa comum de anovulação crônica. O diagnóstico da SOPC é firmado depois de excluir outras doenças endócrinas e quando a paciente tem os seguintes sinais e sintomas:

- Oligomenorreia (menstruações infrequentes e irregulares)
- Sinais de hiperandrogenismo (acne e excesso de pelos no corpo [hirsutismo])
- Níveis altos de testosterona no sangue
- Ovários com aspecto policístico, ou seja, com numerosos cistos diminutos na periferia do ovário.[47]

Etiologia e patogênese. Cerca de 50% das mulheres que têm o diagnóstico de SOPC são obesas. Hiperinsulinemia e resistência à insulina parecem desempenhar um papel importante na patogênese dessa síndrome. Pessoas com SOPC terão menstruações irregulares devido à anovulação que pode levar à infertilidade. Em decorrência do hiperandrogenismo associado à SOPC, muitas mulheres sofrem de hirsutismo e acne.[47]

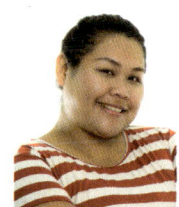

Você se lembra de **Eileen**, que fazia exames para SOPC? Suas menstruações eram irregulares (oligomenorreia) desde a idade de 11 anos e ela apresentava vários sinais de hiperandrogenismo, inclusive hirsutismo e acne, além de níveis altos de testosterona no sangue. Por fim, a ultrassonografia revelou ovários policísticos bilaterais. Desse modo, Eileen preenchia todos os critérios dessa síndrome, porque outros distúrbios semelhantes haviam sido excluídos. Além disso, a paciente tinha níveis altos de insulina e glicose, indicando que tivesse resistência à insulina, além de ter sobrepeso. A hiperinsulinemia e a resistência à insulina dessa paciente provavelmente colaboravam para a patogênese de sua doença.

A causa exata da SOPC ainda não está definida, mas provavelmente é multifatorial. Estudos sugeriram uma base genética potencial com padrão de hereditariedade autossômico dominante. Existem evidências crescentes de que essa doença possa começar antes da adolescência e que algumas das manifestações da SOPC comecem a aparecer nessa fase da vida.[48] Como alguns dos sinais e sintomas comuns dessa síndrome – inclusive excesso de pelos, acne e obesidade – podem ser deletérios à saúde e à autoestima das adolescentes, o diagnóstico e o tratamento precoces da SOPC na adolescência são fundamentais.

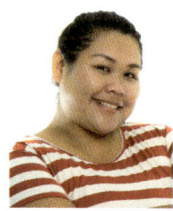

Infelizmente, com 19 anos, **Eileen** teve seu diagnóstico de SOPC confirmado. As menstruações irregulares desde a menarca (11 anos) sugeriram que ela tivesse esse problema durante toda a adolescência. Como a SOPC é hereditária, as irmãs e primas mais novas de Eillen deverão ser avaliadas quanto a essa doença para que, se os exames forem positivos, elas possam ser beneficiadas pelo tratamento precoce e evitar algumas das consequências patológicas sistêmicas apresentadas pela paciente.

Embora essa síndrome tenha sido amplamente estudada, os mecanismos subjacentes ainda não estão esclarecidos. A anovulação crônica parece ser a causa responsável pela amenorreia ou pelas irregularidades menstruais e pelos ovários "policísticos" volumosos associados a essa doença. A maioria das mulheres com SOPC tem níveis altos de hormônio luteinizante (LH), embora a produção de estrogênio e de hormônio foliculoestimulante (FSH) seja normal. Os níveis altos de testosterona total circulante, testosterona livre e sulfato de di-hidroepiandrosterona (DHEAS) são frequentes e algumas dessas pacientes têm hiperprolactinemia ou hipotireoidismo. A anovulação persistente causa níveis de estrogênio que alteram a secreção hipotalâmica de GnRH, com elevação resultante da

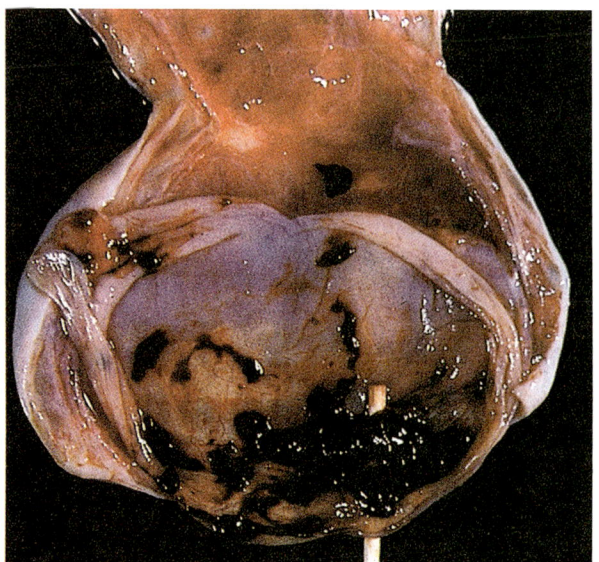

Figura 45.8 • Cisto folicular do ovário. A ruptura desse cisto folicular de paredes finas (*palito atravessado*) resultou em hemorragia intra-abdominal. Fonte: Strayer D. S., Rubin R. (Eds.) (2015). *Rubin's pathology: Clinicopathologic foundations of medicine* (7. ed., Fig. 24-44, p. 1033). Philadelphia, PA: Lippincott Williams & Wilkins.

secreção de LH e supressão do FSH secretado pela hipófise. A razão LH/FSH alterada é usada frequentemente como critério diagnóstico dessa síndrome, mas não ocorre em todos os casos. Embora a concentração razoável de FSH possibilite o desenvolvimento de novos folículos, a maturação completa não é alcançada e a ovulação não ocorre. O nível alto de LH aumenta a secreção de androgênios que, por sua vez, impede a maturação folicular normal e contribui para o ciclo vicioso da anovulação.[49]

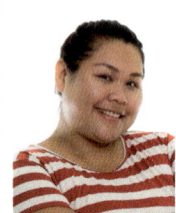

Eileen não conseguia lembrar-se de sua última menstruação e tinha hirsutismo e acne. Ao menos em parte, esses problemas eram causados pelo excesso de atividade testosterônica (hiperandrogenismo). O hiperandrogenismo dessa paciente era causado pela secreção excessiva de LH.

Hoje em dia, a relação entre hiperandrogenismo e hiperinsulinemia está bem demonstrada. Estudos mostraram que a causa da hiperinsulinemia é a resistência à insulina. A frequência e a gravidade da hiperinsulinemia das pacientes com SOPC geralmente são acentuadas pela obesidade. A insulina pode causar hiperandrogenismo por vários mecanismos, embora a causa exata ainda não seja conhecida. Alguns estudos demonstraram que os ovários têm receptores de insulina e existem evidências de que esse hormônio possa atuar diretamente no ovário.[50]

Além de suas manifestações clínicas, outros problemas crônicos de saúde foram associados à SOPC, inclusive doença cardiovascular e diabetes melito. Também existe a possibilidade de que as pacientes com SOPC e que não ovulam não produzam progesterona. Embora exista uma relação descrita com cânceres de mama, endométrio e ovário, a SOPC não foi conclusivamente confirmada como fator de risco para qualquer um desses tumores malignos.

Diagnóstico e tratamento. O diagnóstico da SOPC pode ser considerado com base no quadro clínico. Embora não exista consenso quanto aos exames que deveriam ser realizados, a avaliação laboratorial para excluir hiperprolactinemia, hiperplasia suprarrenal de início tardio e tumores secretores de androgênio é realizada comumente. Ainda que exames como glicose plasmática em jejum, teste de tolerância à glicose oral de 2 h e dosagem dos níveis de insulina sejam realizados frequentemente para avaliar hiperinsulinemia, esses exames não são necessários antes do tratamento, porque a resistência à insulina ocorre em quase todos os casos dessa síndrome. A confirmação por ultrassonografia dos ovários geralmente é realizada, mas não é necessária.[51]

Os objetivos gerais do tratamento devem ser atenuação dos sintomas, profilaxia das potenciais sequelas endometriais malignas, assim como redução do risco de desenvolver diabetes e doença cardiovascular. O tratamento preferível e mais eficaz para a SOPC consiste em modificar o estilo de vida. Perder peso pode ajudar a recuperar a ovulação normal quando a paciente tem obesidade. Embora existam vários fármacos e protocolos, a escolha depende das manifestações clínicas que mais incomodam a paciente e seu estágio no ciclo reprodutivo. Os anticoncepcionais orais combinados atenuam as irregularidades menstruais e melhoram o hirsutismo e a acne.

A metformina – um fármaco sensibilizador à ação da insulina – é usada com ou sem agentes indutores da ovulação e tornou-se um dos componentes importantes ao tratamento da SOPC.[51] Além das melhoras esperadas da sensibilidade à insulina e do metabolismo da glicose, a metformina foi associada à redução dos níveis de LH e androgênios e é altamente eficaz para recuperar a regularidade menstrual e os ciclos ovulatórios normais.

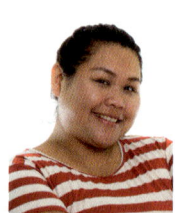

Eileen foi aconselhada a alterar seus hábitos dietéticos, reduzir sua ingestão total de calorias e ingerir alimentos com menos gorduras. Além disso, a paciente foi encaminhada para trabalhar com um educador físico em uma academia conveniada à clínica. Além das modificações do seu estilo de vida, Eileen recebeu prescrição de um anticoncepcional combinado e metformina.

Quando a fertilidade é desejável, a SOPC geralmente é tratada administrando-se citrato de clomifeno (um fármaco que estimula o eixo hipotalâmico-hipofisário) ou gonadotrofina injetável para induzir a ovulação. Esses fármacos devem ser usados com cautela, porque podem causar crescimento extremo dos ovários.

Tumores ovarianos funcionantes (hormonalmente ativos) benignos

Os tumores ovarianos são extremamente comuns e a maioria é benigna. Esses tumores podem originar-se de qualquer tipo de tecido ovariano – epitélio da serosa, camadas de células germinativas ou tecidos do estroma gonadal (Figura 45.9).[21]

Os cistadenomas serosos e mucinosos são neoplasias ovarianas benignas comuns. Os endometriomas formam os "cistos de chocolate", que se desenvolvem em consequência da endometriose ovariana. Os fibromas ovarianos são tumores de tecido conjuntivo e são constituídos de quantidade variáveis de colágeno. As dimensões desses tumores variam de 15 a 30 cm. Os teratomas císticos (ou cistos dermoides) são derivados das células germinativas primordiais e são constituídos de várias combinações de elementos ectodérmicos, mesodérmicos e endodérmicos bem diferenciados. Em muitos casos, esses tumores contêm material sebáceo, pelos ou dentes.

Os tumores hormonalmente ativos podem afetar todo o corpo, seja por um excesso ou uma deficiência de secreção dos hormônios reprodutivos. Um desses tumores – tumor de células da granulosa – está associado à produção excessiva de estrogênio.

A maioria dos tumores de células granulosas ocorre após a menopausa; contudo, quando esses tumores se desenvolvem durante o período fértil, a produção persistente e descontrolada de estrogênio interfere no ciclo menstrual normal. Além disso, quando existentes em mulheres jovens, provocam puberdade precoce e perda associada de oócitos.[1] Tumores secretores de

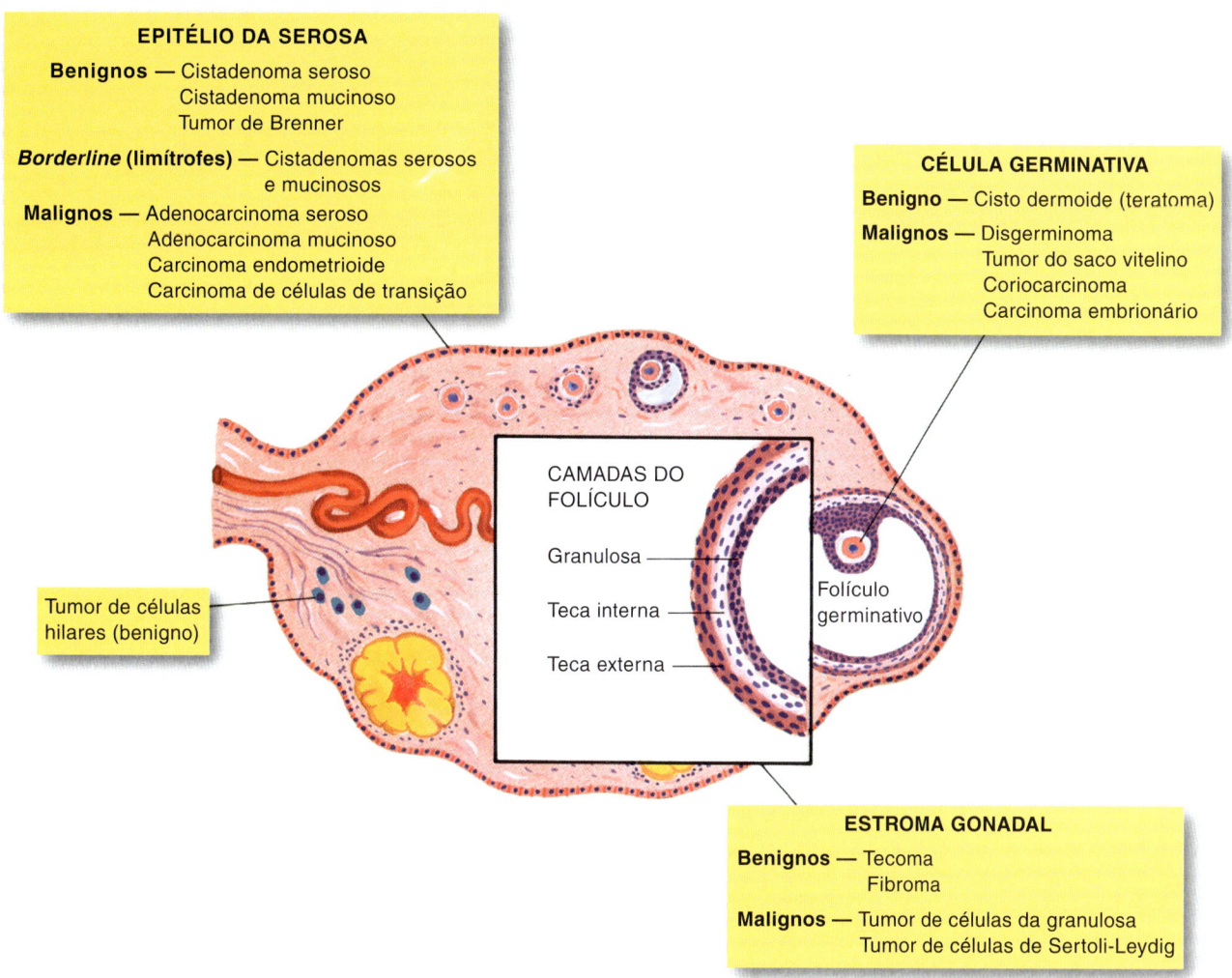

Figura 45.9 • Classificação das neoplasias ovarianas com base no tipo celular de origem. Fonte: Strayer D. S., Rubin R. (Eds.) (2015). *Rubin's pathology: Clinicopathologic foundations of medicine* (7. ed., Fig. 24-48, p. 1035). Philadelphia, PA: Lippincott Williams & Wilkins.

androgênios (ou seja, tumor de células de Sertoli-Leydig ou androblastoma) inibem a ovulação e a produção de estrogênio. Esses tumores tendem a causar hirsutismo e desenvolvimento de características sexuais masculinas, como calvície, acne, pele oleosa, atrofia das mamas e voz mais rouca.[1]

O manejo de todos os tumores de ovário inclui excisão cirúrgica, quimioterapia e/ou radioterapia. Amostras de tecido, linfonodos e líquido são analisadas para determinar se há metástases do câncer. Se houver metástases, a meta é a retirada do máximo possível do câncer e, quando combinada à quimioterapia, tem os melhores resultados.[46]

Câncer de ovário

O câncer de ovário é, com frequência, letal. Segundo a American Cancer Society, trata-se da quinta causa de mortes de mulheres por causa de câncer. A taxa de câncer de ovário caiu lentamente nos últimos 20 anos; entretanto, em 2017, ainda ocorreram 22.440 novos casos de câncer de ovário nos EUA, com 14.080 mortes.[52] O diagnóstico de câncer de ovário é difícil porque os sinais/sintomas simulam muitas outras condições benignas de saúde. Por causa disso, a doença frequentemente já se propagou antes de ser descoberta.[53]

Fatores de risco. O fator de risco mais significativo para câncer de ovário parece ser a idade ovulatória – o período de vida da mulher durante o qual seu ciclo ovariano não estava suprimido por gestação, lactação ou uso de anticoncepcionais orais. A incidência de câncer de ovário é muito menor em mulheres nulíparas.[54] História familiar também é um fator de risco significativo do câncer de ovário. Mulheres com dois ou mais parentes de primeiro grau que tiveram *câncer de ovário sítio-específico* têm risco de até 50% de desenvolver a doença. Existem dois outros tipos de risco hereditário para câncer de ovário: *síndrome do câncer de mama-ovário*, com a qual parentes de primeiro e segundo graus desenvolvem carcinomas de mama e ovário; e *síndrome do câncer familiar* ou *síndrome de Lynch II* (um subtipo de câncer hereditário de cólon sem polipose), na qual parentes de ambos os sexos apresentam história de câncer colorretal, endometrial, ovariano, pancreático ou de outros tipos.[21] Os genes de suscetibilidade ao câncer de mama – *BRCA1* e *BRCA2*, que são genes supressores tumorais – estão envolvidos em cerca de 10% dos cânceres ovarianos hereditários, embora sejam conhecidos como "genes do câncer de mama".[29] A suscetibilidade ao câncer de ovário é transmitida como traço autossômico dominante. Por isso, um gene mutante de um dos genitores é suficiente para causar o problema. A dieta ocidental rica em gorduras e o uso de pós contendo talco na região genital também são fatores relacionados com o desenvolvimento do câncer de ovário.

Profilaxia.
As estratégias de quimioprevenção que já foram sugeridas incluem uso prolongado de contraceptivo oral, paracetamol e ácido acetilsalicílico (AAS). Nos estudos com analgésicos, os achados em relação à efetividade foram inconsistentes. É necessário realizar mais experiências clínicas para reforçar a eficácia dessas intervenções quimioprofiláticas. Entre as abordagens cirúrgicas que reduziram o risco de desenvolver câncer de ovário está a ressecção profilática das duas tubas uterinas e dos dois ovários.[55]

Tipos de câncer de ovário.
Câncer de ovário é uma neoplasia complexa por causa da diversidade de tipos histológicos que se formam nos ovários. Em vista dessa diversidade, existem vários tipos de câncer de ovário. As neoplasias malignas do ovário podem ser divididas em três grupos: tumores epiteliais, tumores de células germinativas e tumores do estroma gonadal (ver Figura 45.9). Os tumores epiteliais constituem cerca de 90% dos casos.[21]

Manifestações clínicas.
Os diversos tipos de câncer ovariano apresentam graus variados de invasividade, dependendo do tipo de tumor e do grau de diferenciação envolvida. Um câncer de ovário bem diferenciado pode ter causado sintomas por muitos anos e, ainda assim, ser operável por ocasião da intervenção cirúrgica. Um tumor pouco diferenciado pode manifestar-se clinicamente há apenas alguns dias, mas ser diagnosticado em um estágio generalizado e inoperável. Em geral, não há correlação entre a duração dos sintomas e a extensão da doença.

O câncer de ovário é diagnosticado frequentemente em um estágio avançado porque muitos sinais e sintomas são inespecíficos e, por essa razão, é difícil diferenciá-los de outros problemas que levam as pacientes a buscar atendimento de um profissional de saúde no nível primário. Entre os sinais e sintomas que parecem ter correlação direta com câncer de ovário estão dor abdominal ou pélvica, aumento do tamanho do abdome ou distensão por gases e dificuldade de ingerir alimentos ou sensação de plenitude pouco depois de alimentar-se. Como essas queixas gastrintestinais podem ocorrer por várias razões, muitas pacientes automedicam-se com antiácidos e outros fármacos por algum tempo antes de buscar atendimento médico; além disso, os médicos podem descartar as queixas de uma paciente rotulando-as como se fossem causadas por outros problemas, postergando ainda mais o diagnóstico e o tratamento. Início recente (< 12 meses) e frequência (> 12 vezes por mês) desses sintomas devem aumentar o grau de suspeita de câncer ovariano e sugerir a necessidade de realizar uma avaliação mais cuidadosa.[21] Ainda não está perfeitamente esclarecido por que os sinais e sintomas iniciais do câncer de ovário se evidenciam na forma de distúrbios gastrintestinais. Aparentemente, as anormalidades bioquímicas dos líquidos peritoneais podem irritar o intestino, ou a dor originada do ovário pode ser referida ao abdome e interpretada como um distúrbio gastrintestinal. Ascite (i. e., líquido na cavidade peritoneal) detectável clinicamente ocorre em cerca de 25% das mulheres com tumores malignos do ovário e está associada a um prognóstico desfavorável.

Diagnóstico e tratamento.
Não existem bons exames de rastreamento ou outros métodos precoces de detecção do câncer de ovário. A ultrassonografia (US) transvaginal tem sido usada na avaliação de potencial maligno em massas ovarianas. Embora a US transvaginal tenha especificidade e sensibilidade elevadas como ferramenta de rastreamento, o custo impede seu uso como método de rastreamento universal. O marcador tumoral sérico CA-125 é um antígeno de superfície celular. A maioria dos tumores ovarianos não secreta hormônios, mas o antígeno CA-125 é detectável no soro de aproximadamente 50% dos tumores epiteliais confinados ao ovário e em 90% dos tumores que já se disseminaram. A especificidade desse exame laboratorial é mais elevada quando combinado com US transvaginal.[1] A pesquisa de CA-125 não é recomendada para rastreamento de mulheres assintomáticas. A determinação do CA-125 pode ser usada no monitoramento do tratamento e de recorrências quando os níveis pré-operatórios estavam elevados. Apesar de seu valor na investigação diagnóstica e no acompanhamento, o CA-125 não é câncer-específico nem tecido-específico para câncer de ovário. Os níveis de CA-125 estão elevados em outros cânceres e em algumas condições benignas. Por causa da falta de especificidade e sensibilidade, CA-125 tem valor limitado como exame de rastreamento isolado.[56]

Quando há suspeita de um câncer de ovário, a intervenção cirúrgica é necessária para confirmar o diagnóstico, concluir o estadiamento preciso e completo e realizar procedimentos de citorredução e ressecção para diminuir o tamanho do tumor. O procedimento cirúrgico realizado mais comumente consiste na ressecção cirúrgica do útero, das tubas uterinas, dos ovários e do omento. Os linfonodos hepáticos, diafragmáticos, retroperitoneais e aórticos e a superfície peritoneal devem ser examinados e são biopsiados conforme a necessidade. Lavados citológicos são obtidos para detectar células neoplásicas no líquido peritoneal. As mulheres com câncer em estágio muito inicial, que podem ainda querer engravidar, algumas vezes têm apenas um dos seus ovários retirado. As recomendações terapêuticas depois da ressecção cirúrgica e o prognóstico dependem do estágio da doença.[21] A inexistência de testes de triagem precisos e o comportamento resistente dos cânceres de ovário afetam significativamente o sucesso do tratamento e a sobrevivência.

RESUMO

DIP é uma inflamação do sistema reprodutivo superior, que afeta o útero (endometrite), as tubas uterinas (salpingite) ou os ovários (ooforite). Na maioria dos casos, a DIP é causada por *N. gonorrhoeae* ou *C. trachomatis*. O diagnóstico preciso e o tratamento antibiótico apropriado têm como objetivos evitar complicações como aderências pélvicas, infertilidade, gravidez ectópica, dor abdominal crônica e abscessos tubo-ovarianos.

A gravidez ectópica ocorre quando um óvulo fecundado é implantado fora da cavidade uterina, mais comumente na tuba uterina. Entre as causas de gestação ectópica está um atraso do transporte do óvulo fecundado em razão de complicações da DIP, aborto terapêutico, laqueadura tubária ou sua reversão, história pregressa de gravidez ectópica ou outras condições (p. ex., uso de fármacos para induzir ovulação e aumentar a fertilidade). Gravidez ectópica é uma emergência ginecológica real e, em geral, requer intervenção cirúrgica. Câncer da tuba uterina é raro; seu diagnóstico é difícil e a doença geralmente está muito avançada por ocasião do diagnóstico.

Os distúrbios ovarianos incluem cistos benignos, tumores ovarianos funcionantes e câncer de ovário; em geral, esses distúrbios são assintomáticos a menos que haja crescimento significativo ou sangramento dentro do cisto, ou que o cisto sofra torção ou ruptura. A SOPC caracteriza-se por anovulação com graus variados de irregularidade menstrual e infertilidade; hiperandrogenismo com hirsutismo, acne, calvície com padrão masculino e obesidade; ovários policísticos; e hiperinsulinemia com resistência à insulina. Os tumores ovarianos benignos são endometriomas (cistos de chocolate resultantes da endometriose ovariana), fibromas ovarianos (tumores de tecido conjuntivo formados de fibrócitos e colágeno) e teratomas císticos ou cistos dermoides (tumores de células germinativas formados por diversas combinações de elementos ectodérmicos, mesodérmicos e endodérmicos). Os tumores ovarianos funcionantes podem ser benignos ou malignos e podem ser subdivididos em três tipos: tumores secretores de estrogênio, tumores secretores de androgênio e tumores mistos (secretam estrogênio e androgênio). Como o câncer de ovário apresenta sintomas vagos até a doença progredir, ele está entre os cânceres mais letais do sexo feminino. Esse câncer pode ser classificado em três grupos: tumores epiteliais, tumores de células germinativas e tumores do estroma gonadal. Não existem testes de triagem para câncer de ovário e, em geral, a doença está muito avançada por ocasião do diagnóstico.

Conceitos fundamentais

Cânceres ginecológicos

- Os cânceres de vulva, colo do útero, endométrio e ovários constituem um espectro de neoplasias malignas
- O câncer de ovário geralmente não é diagnosticado até estágios avançados; portanto, é frequentemente letal. Os fatores de risco mais significativos do câncer de ovário são duração do período durante o qual a paciente teve ciclos ovulatórios não suprimidos por gestação, lactação ou uso de anticoncepcionais orais e história familiar.

DISTÚRBIOS DA SUSTENTAÇÃO PÉLVICA E DA POSIÇÃO UTERINA

Depois de concluir esta seção, o leitor deverá ser capaz de:

- Caracterizar a função dos ligamentos e dos músculos de sustentação do assoalho pélvico na manutenção da posição dos órgãos pélvicos, inclusive útero, bexiga e reto
- Descrever as causas de cistocele, retocele, enterocele e prolapso uterino.

Distúrbios da sustentação pélvica

O útero e as estruturas pélvicas são mantidos na posição certa pelos ligamentos uterossacrais, ligamentos redondos, ligamento largo e ligamentos cardinais. Os dois ligamentos cardinais mantêm o colo do útero em sua posição normal. Os ligamentos uterossacrais sustentam o útero em posição antefletida, enquanto os ligamentos largos suspendem o útero, as tubas uterinas e os ovários na pelve. A vagina está encaixada na estrutura semirrígida da fáscia de sustentação firme (Figura 45.10 A). O assoalho muscular da pelve é uma estrutura firme com formato de tipoia, que sustenta o útero, a vagina, a bexiga e o reto (Figura 45.11). Com a anatomia feminina, a natureza enfrenta problemas de sustentação das vísceras pélvicas contra a força da gravidade e os aumentos da pressão intra-abdominal associados às atividades como tossir, espirrar, evacuar e rir, enquanto ao mesmo tempo precisa possibilitar a micção, a defecação e as funções normais do sistema genital, especialmente parto. Três estruturas de sustentação participam da formação do diafragma pélvico-abdominal. A pelve óssea oferece suporte e proteção às partes do sistema digestório e às estruturas geniturinárias, enquanto o peritônio mantém as vísceras pélvicas no lugar apropriado. Entretanto, a sustentação principal das vísceras é fornecida pelo diafragma pélvico, que é formado de músculos e tecido conjuntivo que se estendem entre os ossos da abertura inferior da pelve. Os óstios que se abrem para a uretra, o reto e a vagina são áreas intrínsecas de fraqueza do diafragma pélvico. O enfraquecimento congênito ou adquirido do diafragma pélvico provoca alargamento desses óstios (especialmente da vagina), possibilitando a herniação das vísceras pélvicas pelo assoalho pélvico (i. e., prolapso).[57]

Em geral, o relaxamento da abertura inferior da pelve ocorre como consequência do estiramento excessivo dos tecidos de sustentação perineal durante a gestação e o nascimento. Embora os tecidos sejam estirados apenas durante esses períodos, as mulheres podem não ter problemas até uma idade mais avançada (i. e., quinta ou sexta década de vida), quando ocorrer perda adicional de elasticidade e tônus muscular. Mesmo nas mulheres nulíparas, a combinação de envelhecimento e alterações pós-menopausa pode acarretar problemas relacionados com o relaxamento das estruturas de sustentação pélvica. As três condições associadas mais comumente a esse relaxamento são cistocele, retocele e prolapso uterino. Essas condições estão descritas separadamente a seguir.[58,49]

Cistocele

Cistocele é uma herniação da bexiga para dentro da vagina. Isso ocorre quando a sustentação muscular normal da bexiga é enfraquecida e o órgão desce para uma posição abaixo do útero. Isso provoca estiramento e abaulamento da parede vaginal anterior para baixo, possibilitando que a bexiga sofra herniação para dentro da vagina em razão da força de gravidade e das pressões geradas por tossir, levantar peso ou fazer força para evacuar (ver Figura 45.10 B). Os sinais e sintomas de cistocele são sensação incômoda de pressão para baixo, dificuldade de esvaziar a bexiga, polaciúria e urgência para urinar e cistite. A incontinência de esforço pode ocorrer quando a

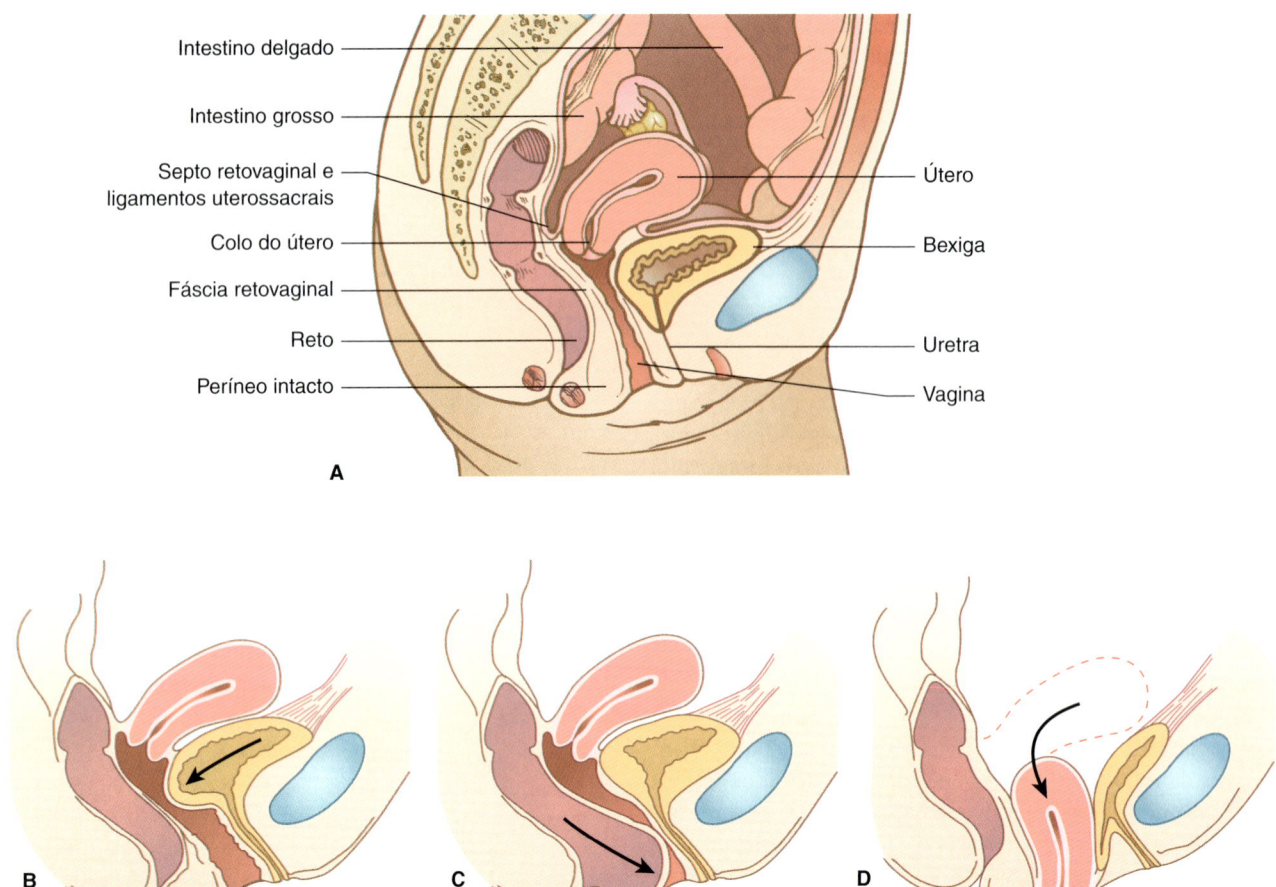

Figura 45.10 • Sustentação normal do útero e da vagina (A), cistocele (B), retocele (C) e prolapso uterino (D).

pressão intra-abdominal aumenta, por exemplo, quando a paciente agacha, faz força para defecar, tosse, espirra, ri ou levanta um peso.[57-59]

Retocele e enterocele

Retocele é uma herniação do reto para dentro da vagina. Isso ocorre quando a parede vaginal posterior e o reto subjacente abaúlam para a frente, por fim causando protrusão pelo introito à medida que o assoalho pélvico e os músculos perineais enfraquecem. Os sinais e sintomas incluem desconforto causado pela protrusão do reto e dificuldade para defecar (ver Figura 45.10 C). Para conseguir defecar, a paciente pode precisar aplicar pressão com os dedos (i. e., pressionando) no abaulamento da parede posterior da vagina. A região entre os ligamentos uterossacrais situados pouco atrás do colo do útero pode enfraquecer e formar um saco herniário para dentro do qual o intestino delgado entra quando a paciente fica em posição ortostática. Essa falha – também conhecida como *enterocele* – pode estender-se para dentro do septo retovaginal e pode ser congênita ou adquirida, neste último caso por traumatismo obstétrico. A enterocele pode ser assintomática ou causar sensação difusa de repuxamento e, algumas vezes, lombalgia.

Prolapso uterino

Prolapso uterino é um abaulamento do útero para dentro da vagina, que ocorre quando os principais ligamentos de sustentação (i. e., ligamentos cardinais) são estirados (ver Figura 45.10 D). O prolapso é classificado como de primeiro, segundo ou terceiro grau, dependendo da distância que o útero desce para dentro do introito. O prolapso de primeiro grau caracteriza-se por alguma descida do útero, mas o colo do útero não chega ao introito. No prolapso de segundo grau, o colo do útero ou parte do útero passa pelo introito. No prolapso de terceiro grau, todo o útero passa pelo óstio vaginal (i. e., procidência).[57,59]

Os sinais e sintomas associados ao prolapso uterino são causados pela irritação das mucosas expostas do colo do útero e da vagina e ao desconforto causado pela massa procidente.[56] Em alguns casos, a paciente tem incontinência e desconforto causados pelo prolapso do assoalho pélvico. Existem evidências sugerindo que possa haver uma relação com metabolismo anormal do colágeno em consequência de anormalidades do colágeno do tipo I ou III.[58] Em muitos casos, o prolapso acompanha-se de relaxamento perineal, cistocele ou retocele. Como ocorre com a cistocele, a retocele e a enterocele, o prolapso é mais comum nas multíparas porque o parto vaginal está associado às lesões das estruturas pélvicas e dos ligamentos uterinos. Isso também pode ser causado por tumores pélvicos ou doenças neurológicas, inclusive espinha bífida e neuropatia diabética, que desconectam a inervação dos músculos pélvicos. Em geral, o prolapso uterino é um distúrbio benigno, mas as pacientes

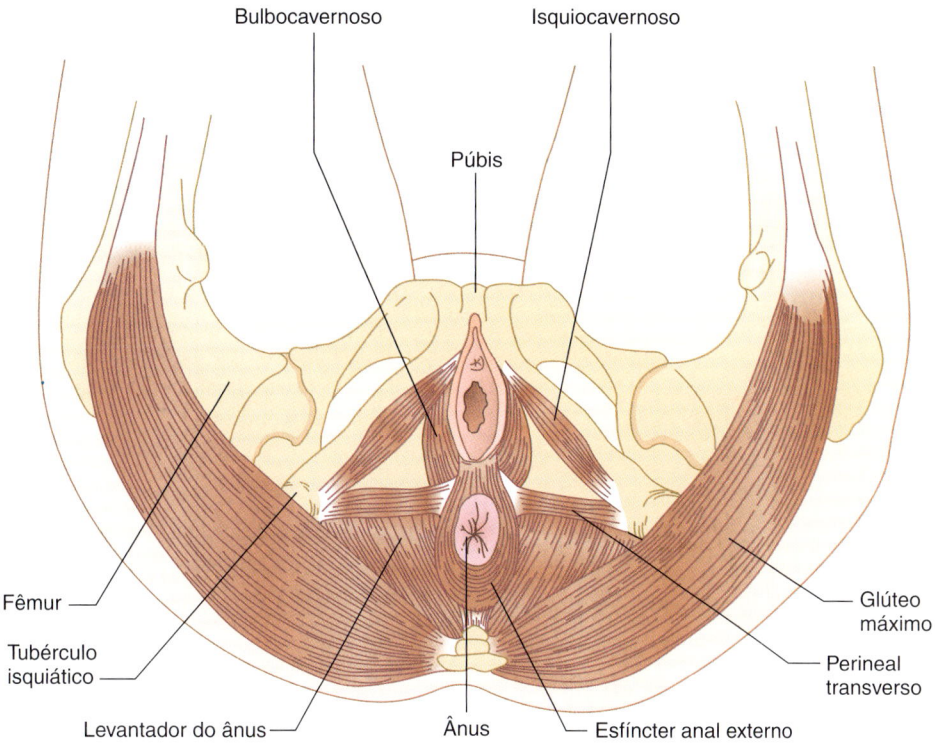

Figura 45.11 • Músculos do assoalho pélvico (períneo feminino).

podem ter problemas com infecção, obstrução e irritação da pele, algumas vezes resultando em lesões cutâneas.[59]

Um pessário pode ser colocado para sustentar o útero no local e postergar uma intervenção cirúrgica nas mulheres que pretendem ter filhos, ou nas pacientes idosas nas quais o procedimento cirúrgico poderia acarretar risco significativo à saúde. A fisioterapia do assoalho pélvico é outro tratamento não invasivo adequado para mulheres que desejam preservar seu útero.[60]

Tratamento dos distúrbios da sustentação pélvica

Os exercícios de Kegel, que fortalecem o músculo pubococcígeo, podem ser úteis nos casos de cistocele ou retocele branda (ou depois do reparo cirúrgico para ajudar a manter a função recuperada).[58]

Entretanto, a maioria dos distúrbios do relaxamento pélvico por fim requer correção cirúrgica. Na maioria dos casos, a intervenção cirúrgica é eletiva e postergada até a finalização do período reprodutivo, para que seja necessário apenas um procedimento. Além disso, os sintomas associados a esses problemas geralmente não são suficientemente graves para justificar correção cirúrgica, de modo que a relação risco-benefício deve ser cuidadosamente analisada. Em outros casos, o estresse cirúrgico está contraindicado por outras condições físicas patológicas. Isso é especialmente válido para as idosas que têm alguns desses problemas e nas quais outras medidas não cirúrgicas podem ser eficazes.[58]

Existem alguns procedimentos cirúrgicos para corrigir os problemas resultantes do relaxamento das estruturas de sustentação pélvica. A remoção do útero pela vagina (histerectomia vaginal) com reparo apropriado da parede vaginal (colporrafia) geralmente é realizada quando o prolapso uterino está associado à cistocele ou à retocele. A suspensão vesicouretral pode ser realizada para atenuar os sintomas da incontinência de esforço. O reparo cirúrgico pode incluir histerectomia abdominal por abordagem anteroposterior.[58,59]

Variações da posição do útero

As variações da posição do útero são comuns e algumas são inócuas. Outras podem ser causadas por enfraquecimento e relaxamento do períneo e podem acarretar vários problemas que afetam a integridade estrutural do assoalho pélvico, especialmente depois do parto.

Em geral, o útero encontra-se flexionado anteriormente em cerca de 45° com o colo do útero posicionado posterior e inferiormente na posição anterovertida. Quando a mulher fica de pé, o ângulo uterino é tal que o órgão fica praticamente horizontal, apoiando-se suavemente na bexiga.

As variações assintomáticas normais do eixo uterino com relação ao colo do útero e o deslocamento fisiológico que ocorre depois da gestação ou quando há alguma patologia no fundo de saco incluem anteflexão, retroflexão e retroversão (Figura 45.12). O útero antefletido apresenta-se em flexão anterior sobre si mesmo. A retroflexão ocorre quando o útero é flexionado para trás no istmo. O termo *retroversão* descreve uma condição na qual o útero está desviado posteriormente, enquanto o colo do útero mantém sua posição inclinada para a frente. Retroversão simples do útero é a variação mais comum e pode ser encontrada em 30% das mulheres normais. Essa variação geralmente é congênita e causada por uma parede vaginal anterior curta e pelo relaxamento dos ligamentos uterossacrais; em conjunto, esses fatores forçam o útero a descer

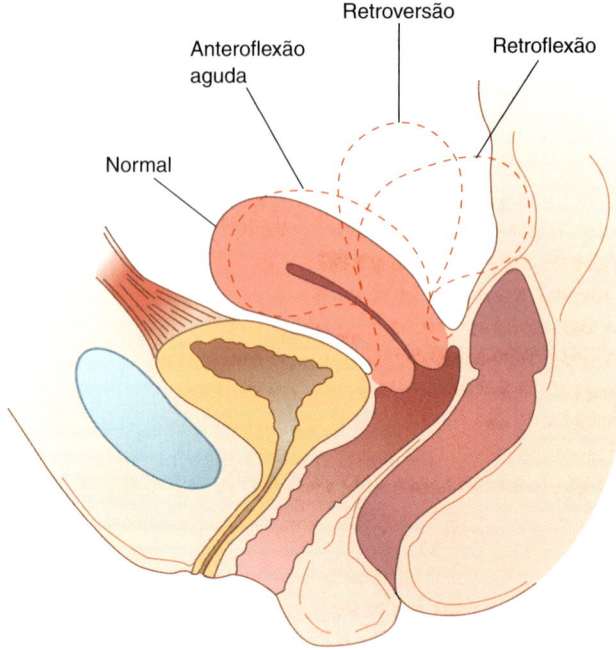

Figura 45.12 • Variações da posição do útero.

posteriormente para dentro do fundo de saco.[61] A retroversão também pode ocorrer com algumas doenças, inclusive endometriose e DIP, que formam aderências de tecido fibroso com retração posterior do fundo uterino. Liomiomas volumosos também podem empurrar o útero para uma posição posterior. Dispareunia à penetração profunda ou lombalgia durante a menstruação também pode estar associada à retroversão.

RESUMO

As alterações da sustentação pélvica frequentemente ocorrem como consequência do enfraquecimento e do relaxamento do assoalho pélvico e do períneo. Cistocele e retocele são herniações da bexiga e do reto, respectivamente, para dentro da vagina. Nos casos típicos, os distúrbios caracterizados por relaxamento pélvico são causados pelo estiramento excessivo dos músculos de sustentação pélvica durante a gestação e o parto. A perda de elasticidade dessas estruturas, que é um fato normal do envelhecimento, contribui para esses problemas. As variações da posição uterina são anteflexão, retroflexão e retroversão. Essas variações geralmente são inócuas e podem ser causadas por encurtamento congênito da parede vaginal, formação de aderências fibrosas causadas por endometriose ou DIP, ou deslocamento causado por liomiomas uterinos volumosos.

DISTÚRBIOS MENSTRUAIS

Depois de concluir esta seção, o leitor deverá ser capaz de:

- Definir os termos amenorreia, hipomenorreia, oligomenorreia, menorragia, metrorragia e menometrorragia de acordo com a classificação da FIGO
- Relacionar as alterações dos níveis de estrogênio e progesterona com os ciclos menstruais disfuncionais
- Diferenciar entre dismenorreia primária e secundária.

Ciclos menstruais disfuncionais

Sangramento uterino inexplicado pode ter muitas causas, como gravidez, aborto, distúrbios hemorrágicos, desequilíbrios hormonais e neoplasias. Sangramento uterino anormal (SUA) é o termo que descreve qualquer sangramento fora da menstruação normal e substitui a nomenclatura mais antiga de sangramento uterino disfuncional (SUD). Em 2011, a FIGO sugeriu uma nova classificação para o sangramento uterino anormal com base no padrão hemorrágico e na etiologia do sangramento em um esforço para simplificar termos. Os novos termos são os seguintes:

- Sangramento menstrual volumoso (antes denominado menorragia) é definido como menstruação regular com duração igual ou superior a 1 semana ou mais de 80 ml de sangramento por ciclo
- Sangramento menstrual discreto (antes denominado hipomenorreia) é definido como ciclo menstrual regular, mas com volume diminuído
- Sangramento intermenstrual (antes metrorragia) é definido como qualquer sangramento vaginal entre as menstruações. O fluxo é, geralmente, discreto
- Sangramento irregular volumoso (antes menometrorragia) é definido como sangramento volumoso ou prolongado que ocorre de modo irregular
- Ciclos menstruais irregulares (antes oligomenorreia) descreve ciclos com intervalos superiores a 35 dias
- Polimenorreia – ciclos menstruais regulares com intervalos inferiores a 21 dias
- Amenorreia primária – ausência de menstruação e de características sexuais secundárias aos 14 anos de idade *ou* ausência de menstruação aos 16 anos de idade com características sexuais secundárias evidentes
- Amenorreia secundária – a mulher já teve ciclos menstruais e esses desapareceram há, pelo menos, 6 meses.

Para a classificação segundo a etiologia, a FIGO criou o termo "PALMCOEIN", com PALM sendo as causas mecânicas de sangramento e COEIN representando as outras causas:

- P = pólipos
- A = adenomiose
- L = liomiomas
- M = processos malignos e hiperplasia
- C = coagulopatia
- O = disfunção ovariana
- E = endométrio
- I = causas iatrogênicas
- N = ainda não classificado.

Assim que for determinada a etiologia, o registro do sangramento uterino anormal é feito. Por exemplo, SUA-P seria sangramento relacionado com pólipos, SUA-C seria sangramento relacionado com coagulopatia etc. O tratamento é, então, baseado na causa subjacente.[62]

Etiologia e patogênese

Os ciclos menstruais disfuncionais estão relacionados com alterações dos hormônios que efetuam as alterações cíclicas normais do endométrio. A privação de estrogênio causa regressão do endométrio previamente proliferado e sangramento. Em geral, esse sangramento é irregular em volume e duração, com fluxo variando com o tempo e os graus de estimulação e privação estrogênicas. A falta de progesterona pode causar sangramento menstrual anormal. Quando não há esse hormônio, o estrogênio estimula o desenvolvimento de uma camada endometrial muito mais espessa com irrigação sanguínea mais profusa. A ausência de progesterona resulta da falha de maturação de um dos diversos folículos ovarianos até chegar ao ponto da ovulação, com formação subsequente do corpo lúteo e produção e secreção de progesterona.

Os episódios transitórios de sangramento alternados com amenorreia são causados por variações da quantidade de folículos ovarianos funcionais encontrados. Quando há folículos suficientes e ativos e quando folículos novos adquirem capacidade funcional, os níveis de estrogênio alcançados são altos e isso leva o endométrio a proliferar por semanas ou até mesmo meses. Com o tempo, ocorrem privação de estrogênio e sangramento. Isso pode ocorrer por duas razões: deficiência absoluta de estrogênio, que pode ocorrer quando vários folículos degeneram simultaneamente; ou deficiência relativa de estrogênio, que pode ocorrer quando as necessidades dos tecidos endometriais hipertrofiados são maiores que a capacidade funcional dos folículos existentes, mesmo que os níveis de estrogênio permaneçam estáveis. As deficiências de estrogênio e progesterona estão associadas à ausência de ovulação, daí o termo *sangramento anovulatório*. Como a vasoconstrição e as contrações miometriais que acompanham normalmente a menstruação são causadas pela progesterona, o sangramento anovulatório raramente causa cólicas e o fluxo geralmente é volumoso. Os ciclos anovulatórios são comuns nas adolescentes ao longo dos primeiros anos que se seguem à menarca, quando a função ovariana ainda não está estabilizada; entre as mulheres que estão na perimenopausa, cuja função ovariana começa a declinar; e frequentemente nas mulheres obesas com SOPC.

Os ciclos menstruais disfuncionais podem ocorrer como um distúrbio primário dos ovários, ou como uma disfunção secundária dos ovários em consequência da estimulação hipotalâmico-hipofisária. Essa última condição pode ser desencadeada por estresse emocional, variação extrema de peso (*i. e.*, aumento ou redução aguda) ou distúrbios endócrinos ou metabólicos inespecíficos. As causas não hormonais de sangramento menstrual irregular são pólipos endometriais, mioma submucoso (*i. e.*, fibroide), distúrbio hemorrágico (p. ex., doença de von Willebrand, disfunção plaquetária), infecção, câncer de endométrio e gestação.[62]

Tratamento

O tratamento da paciente com sangramento disfuncional depende da causa provável identificada. A avaliação mínima deve incluir anamnese detalhada com ênfase no padrão de sangramento e um exame físico. A fim de confirmar o diagnóstico, podem ser necessários exames endócrinos (p. ex., razão FSH/LH e dosagens de prolactina, testosterona e DHEAS), teste para gravidez (b-hCG), ultrassonografia do endométrio, biopsia endometrial, D&C com ou sem histeroscopia e testes de privação de progesterona. As causas não hormonais geralmente requerem intervenção cirúrgica. O procedimento de D&C pode ser terapêutico e diagnóstico. Ablação endometrial (adelgaçamento ou eliminação da camada basal do endométrio, a partir da qual se origina a proliferação mensal) passou a ser a abordagem terapêutica principal para sangramento profuso. Isso pode ser realizado com calor, frio, micro-ondas, substâncias químicas ou emissores de radiofrequência.[55] Depois de excluir distúrbios não hormonais e mostrar que as alterações dos níveis hormonais são a causa primária do problema, o tratamento pode incluir anticoncepcionais orais, reposição cíclica de progesterona, uma preparação de progesterona de ação prolongada por via injetável ou colocação de um DIU.

Amenorreia

Existem dois tipos de amenorreia: primária e secundária. Amenorreia primária é ausência de menstruação até a idade de 15 anos, ou de 13 anos se o problema estiver associado à inexistência de características sexuais secundárias. Amenorreia secundária é cessação das menstruações por um período mínimo de 6 meses, quando a mulher já tinha ciclos menstruais normais estabelecidos.[62]

Etiologia

A amenorreia primária geralmente é causada por disgenesia gonadal, agenesia mülleriana congênita, feminização testicular ou um distúrbio do eixo hipotalâmico-hipofisário-ovariano. As causas de amenorreia secundária são gestação; disfunção ovariana, hipofisária ou hipotalâmica; aderências intrauterinas; condições crônicas de infecções (p. ex., tuberculose ou sífilis); tumor hipofisário; anorexia nervosa; ou atividade física extenuante, que pode alterar a razão crítica entre gordura-músculo corporal necessária à ocorrência de menstruações.[63]

Diagnóstico e tratamento

A investigação diagnóstica é semelhante à recomendada para sangramento uterino disfuncional, possivelmente com acréscimo de tomografia computadorizada (TC) ou RM para excluir um tumor hipofisário. O tratamento depende de corrigir a causa subjacente e induzir a menstruação com progesterona cíclica ou combinações de estrogênio-progesterona.[62]

Conceitos fundamentais

Ciclos menstruais disfuncionais

- O padrão de sangramento menstrual tende a ser muito regular na maioria das mulheres saudáveis, no que diz respeito à frequência, à duração e ao volume do fluxo
- O sangramento uterino anormal das mulheres pós-púberes pode ocorrer como menstruações ausentes ou escassas, períodos infrequentes, menstruações excessivas e irregulares, sangramento excessivo durante períodos longos e sangramento intermenstrual.

Dismenorreia

Dismenorreia significa dor ou desconforto com a menstruação. Embora geralmente não seja um problema clínico grave, isso causa mensalmente algum grau de limitação a uma porcentagem expressiva das mulheres. Existem dois tipos de amenorreia: primária e secundária. A dismenorreia primária caracteriza-se por dor menstrual sem qualquer relação com alguma anormalidade física ou processo patológico.[64] Em geral, isso ocorre com menstruação ovulatória começando dentro de 6 meses a 2 anos depois da menarca. Os sintomas podem começar 1 a 2 dias antes da menstruação, alcançam intensidade máxima no primeiro dia do fluxo e regridem depois de algumas horas a vários dias. A dismenorreia grave pode estar associada a sinais e sintomas sistêmicos como cefaleia, náuseas e vômitos, diarreia, fadiga, irritabilidade, tontura e síncope.[65] Nos casos típicos, a dor é descrita como cólica ou desconforto doloroso espasmódico difuso no abdome inferior, geralmente com irradiação para a dor lombar baixa, os grandes lábios ou as áreas superiores das coxas.

Dismenorreia secundária é dor menstrual causada por distúrbios orgânicos específicos, inclusive endometriose, fibroides uterinos, adenomiose, aderências pélvicas, DIU ou DIP. A laparoscopia geralmente é necessária para estabelecer o diagnóstico de dismenorreia secundária quando os fármacos usados para tratar dismenorreia primária são ineficazes.

O tratamento da dismenorreia primária tem como objetivo principal controlar os sintomas. Embora analgésicos com AAS e paracetamol possam atenuar cólicas uterinas ou dor lombar baixa de pouca intensidade, os inibidores da síntese das prostaglandinas (p. ex., ibuprofeno, naproxeno, ácido mefenâmico ou indometacina) são mais específicos para dismenorreia e constituem o tratamento de escolha quando não se deseja evitar gravidez. A supressão da ovulação e o alívio sintomático da dismenorreia podem ser instituídos simultaneamente com anticoncepcionais orais. O controle da dismenorreia secundária depende de identificar a causa do problema. Intervenção clínica ou cirúrgica pode ser necessária para erradicar o problema.[57]

Transtornos sintomáticos pré-menstruais

De acordo com alguns estudos, 80% das mulheres têm algum tipo de alterações físicas ou emocionais pré-menstruais. Além disso, 20% das mulheres adultas referem que esses sintomas mensais brandos a moderados causam alguma dificuldade, algumas vezes exigindo a procura de atendimento médico para tratamento.[66] Ainda não está claro exatamente quantas dessas mulheres têm sintomas suficientemente graves para justificar tratamento, tendo em vista os diversos sinais e sintomas associados à síndrome pré-menstrual (SPM).[61]

Há um espectro de transtornos sintomáticos pré-menstruais, desde os casos brandos aos mais graves. Esses transtornos incluem:

- *Síndrome pré-menstrual* (SPM), que se caracteriza por sintomas físicos e psicológicos brandos a moderados até 14 dias antes da menstruação e atenuados com o início do fluxo menstrual
- *Transtorno disfórico pré-menstrual* (TDPM), que é a forma mais grave de transtorno pré-menstrual e geralmente está associado a distúrbios do humor.

A incidência da SPM parece aumentar com a idade. Essa condição é menos comum nas mulheres na faixa de 10 a 20 anos. A maioria das mulheres que buscam ajuda para aliviar a SPM está na terceira década de vida. Essa síndrome não é culturalmente variável, ou seja, acomete mulheres ocidentais e de outras partes do mundo.[62]

Etiologia

As causas exatas de síndrome pré-menstrual e transtorno disfórico pré-menstrual ainda não foram elucidadas; contudo, provavelmente são multifatoriais. Como a dismenorreia, a SPM foi recentemente reconhecida como uma condição real e não apenas uma doença psicossomática. Existia uma tendência a correlacionar a SPM a desequilíbrios endócrinos como hiperprolactenemia, excesso de estrogênio e alteração da razão estrogênio:progesterona. Estudos mais recentes levaram os pesquisadores a compreender que as mulheres podem ter níveis hormonais normais, mas apresentarem reação anormal a modificações desses níveis. Outras hipóteses sugerem que alterações do sistema renina-angiotensina-aldosterona e/ou excesso de prostaglandinas também contribuem para os sinais/sintomas.[62]

A teoria mais recente sugere uma relação entre variações gonadais normais e atividade dos neurotransmissores centrais, principalmente serotonina. Existem controvérsias quanto a se níveis baixos de serotonina ocorrem durante a fase lútea e apenas as mulheres suscetíveis reagem com sintomas pré-menstruais de gravidade variada, ou se as mulheres com DDPM têm anormalidade de algum neurotransmissor.[67-69]

Manifestações clínicas

Os sinais e sintomas da SPM incluem dor e edema das mamas, distensão e dor abdominais, cefaleia e dor lombar. Psicologicamente, pode haver depressão, ansiedade, irritabilidade e alterações do comportamento. Em alguns casos, ocorrem alterações inexplicáveis da função motora, inclusive falta de destreza e alterações da grafia. Mulheres com SPM podem queixar-se de um ou vários sintomas, que variam de uma paciente para outra e de mês a mês na mesma paciente.[67,68] A Tabela 45.1 descreve resumidamente os sinais e sintomas dessa síndrome. A SPM pode afetar expressivamente a capacidade de ter um desempenho normal.

Diagnóstico

A história detalhada e o exame físico completo são necessários para excluir outras causas físicas dos sintomas. Dependendo do quadro clínico, podem ser realizados exames sanguíneos, inclusive dosagens dos hormônios tireóideos, glicose e prolactina. A avaliação psicossocial ajuda a excluir problemas emocionais, que simplesmente são agravados antes da menstruação. O ACOG (American College of Obstetricians and Gynecologists) publicou diretrizes de tratamento clínico da SPM, que incluíam critérios diagnósticos semelhantes aos que a American Psychiatric Association incluiu no DSM-V com referência ao DDPM.[64] A investigação diagnóstica enfatiza a identificação dos sintomas por meio de um registro diário, no

Tabela 45.1 Sinais/sintomas da síndrome pré-menstrual por sistema.

Sistema	Sintomas
Neurológico	Irritabilidade, ansiedade, nervosismo, fadiga, exaustão, atividade física e mental exagerada, labilidade emocional, crises de choro, depressão e incapacidade de concentrar-se
Digestório	Desejo de doces ou sal, dor abdominal baixa, distensão abdominal, náuseas e vômitos, diarreia ou constipação intestinal
Vascular	Cefaleia, edema, fraqueza e síncope
Genital	Edema e hipersensibilidade das mamas, congestão pélvica, dor ovariana e alterações da libido
Neuromuscular	Tremores de extremidades, distúrbios da coordenação, falta de destreza, dor lombar, dores nos membros inferiores
Geral	Aumento do peso corporal, insônia, sonolência ou acne

qual a paciente anota seus sintomas por 2 a 3 meses consecutivos. DDPM é um diagnóstico psiquiátrico elaborado para diferenciar as mulheres cujos sintomas são suficientemente graves para interferir expressivamente nas atividades da vida diária. Esse diagnóstico requer uma tabulação prospectiva dos sintomas e no mínimo 5 dos 11 grupos sintomatológicos descritos na quinta edição do *Diagnostic and Statistical Manual of Mental Disorders (DSM-IV)* para firmar o diagnóstico de DDPM. A existência de um único sintoma é suficiente para estabelecer o diagnóstico de SPM.[66]

Tratamento

O tratamento da SPM/DDPM tem sido basicamente sintomático e inclui instruções e apoio à paciente para que as mulheres com sintomas brandos possam realizar mudanças em seu estilo de vida. O tratamento inclui diuréticos para diminuir a retenção de líquidos, analgésicos para dor e ansiolíticos para controlar as alterações do humor. Um programa integrado de avaliação pessoal por diário, prática regular de exercícios, abstinência de cafeína e dieta com pouco açúcar e teores mais altos de proteínas magras geralmente traz efeitos benéficos. Outros esquemas terapêuticos que têm sido usados incluem suplementos de vitaminas ou minerais (principalmente piridoxina, vitamina E e magnésio), ingestão de óleo de prímula (que contém ácido linoleico, um precursor da prostaglandina E_1), suplementos naturais de progesterona, anticoncepcionais orais de baixa dose, agonistas do GnRH, bromocriptina para suprimir a prolactina, danazol (um androgênio sintético) e espironolactona (um antagonista da aldosterona e inibidor da síntese dos androgênios suprarrenais).[66] Embora existam amplas evidências acumuladas a favor de várias opções terapêuticas, poucos tratamentos foram adequadamente avaliados por experiências clínicas randomizadas controladas. Contudo, os antidepressivos do grupo dos ISRS ofereceram melhora significativa dos sintomas em geral, quando comparados com placebo, independentemente se são usados continuamente ou apenas na fase lútea; esses fármacos são recomendados pelo ACOG como primeira opção de tratamento para SPM grave ou DDPM.[61,68]

RESUMO

Os distúrbios menstruais incluem ciclos menstruais disfuncionais, dismenorreia e SPM. Os ciclos menstruais disfuncionais – inclusive amenorreia, oligomenorreia, metrorragia ou menorragia – ocorrem quando a sustentação hormonal do endométrio é alterada. A privação de estrogênio causa regressão do endométrio previamente proliferado e sangramento. A falta de progesterona pode causar sangramento menstrual anormal; na ausência desse hormônio, o estrogênio estimula o desenvolvimento de uma camada endometrial muito mais espessa com irrigação sanguínea mais profusa. A ausência de progesterona ocorre com a falência de todos os folículos ovarianos em desenvolvimento, que não conseguem maturar a ponto de resultar em ovulação, com formação subsequente do corpo lúteo e produção de progesterona.

A dismenorreia caracteriza-se por dor ou desconforto durante as menstruações e pode ser primária ou secundária. A dismenorreia primária não está associada a outros distúrbios e começa pouco depois da menarca. A dismenorreia secundária é causada por um distúrbio físico específico, inclusive endometriose ou aderências pélvicas. Isso ocorre nas mulheres que antes tinham menstruações indolores.

Os distúrbios sintomáticos pré-menstruais constituem um espectro que começa com molimina (existente em algum grau na maioria das mulheres que ovulam) e progride para SPM e DDPM. A síndrome pré-menstrual caracteriza-se por um conjunto de sintomas físicos e psicológicos, que precedem a menstruação em 1 a 2 semanas. O termo DDPM descreve a forma mais grave e incapacitante da SPM. A incidência real e as características básicas dessa síndrome foram reconhecidas apenas recentemente e sua causa e seus métodos de tratamento ainda estão em fase de estudo.

DOENÇAS DA MAMA

Depois de concluir esta seção, o leitor deverá ser capaz de:

- Descrever as alterações da função mamária, que ocorrem nas pacientes com galactorreia, mastite e dilatação dos ductos lactíferos
- Citar os métodos usados para diagnosticar e tratar câncer de mama.

A maioria das doenças da mama pode ser descrita como benigna ou maligna. Os tecidos mamários nunca estão estáticos, ou seja, as mamas reagem continuamente às alterações dos estímulos hormonais, nutricionais, psicológicos e ambientais que acarretam alterações celulares contínuas. As doenças benignas das mamas não são progressivas. Contudo, algumas doenças mamárias benignas aumentam o risco de desenvolver câncer. Por isso, a adesão rigorosa a uma dicotomia entre doenças benignas *versus* malignas nem sempre pode ser apropriada. Contudo, essa divisão é útil por motivos didáticos e de clareza.

Galactorreia

Galactorreia é secreção de leite pelas mamas de mulheres que não estão amamentando. Isso pode ser causado por estimulação vigorosa dos mamilos, hormônios exógenos, desequilíbrio dos hormônios endógenos ou infecção ou traumatismo torácico localizado. Tumores hipofisários (p. ex., prolactinoma) podem aumentar expressivamente os níveis de prolactina e causar galactorreia. Galactorreia ocorre em homens e mulheres e, geralmente, é benigna. O acompanhamento clínico pode ser mantido por vários meses, antes que seja indicada triagem hormonal com finalidade diagnóstica. O extravasamento espontâneo de leite da mama (sem qualquer tipo de estimulação) é patológico e deve ser detalhadamente investigado.[70,71]

Mastite

O termo mastite significa inflamação da mama. Na maioria das vezes, isso ocorre durante a lactação, mas também pode ser causado por outras condições em mulheres não lactantes.[72] Nas lactantes, a inflamação é causada por uma infecção ascendente que se estende do mamilo até as estruturas dos ductos lactíferos. Os microrganismos isolados mais comumente são estafilococos.[70] Os agentes patogênicos originam-se da nasofaringe do lactente ou das mãos da mãe. Durante as primeiras semanas da amamentação, as mamas são especialmente suscetíveis à invasão bacteriana por causa das soluções de continuidade e das fissuras causadas pela sucção vigorosa. Infecção e inflamação causam obstrução do sistema de ductos mamários. A região mamária torna-se endurecida, inflamada e dolorosa se não for tratada imediatamente. Sem tratamento, a área torna-se bem delimitada e pode formar um abscesso, que deve ser incisado e drenado. É recomendável que a mãe continue a amamentar durante o tratamento com antibiótico para evitar essas complicações.[72]

A mastite não ocorre apenas no período pós-parto e também pode ser causada por flutuações hormonais, tumores, traumatismo ou infecção da pele. A inflamação cíclica da mama ocorre mais comumente nas adolescentes, que frequentemente têm níveis hormonais oscilantes. Tumores podem causar mastite secundária ao acometimento da pele ou à obstrução linfática. Traumatismo local ou infecção pode evoluir para mastite em consequência do bloqueio dos ductos por sangue ou restos celulares retidos, ou por extensão da inflamação superficial. O tratamento dos sintomas da mastite inclui aplicação de compressas frias ou quentes, excisão, aspiração, analgésicos suaves, antibióticos e uso de sutiã firme ou estabilizador mamário.

Distúrbios do sistema ductal

Nas mulheres idosas, a dilatação dos ductos mamários evidencia-se por secreção mamilar cinza-esverdeada intermitente, geralmente unilateral. A palpação da mama aumenta o volume da secreção. A dilatação ductal ocorre durante ou depois da menopausa e está associada a sinais e sintomas como ardência, prurido, dor e sensação de tração do mamilo e da aréola. Essa doença causa inflamação e espessamento subsequente dos ductos. O tratamento consiste na remoção da massa de ductos afetados.[73]

Os papilomas intraductais são tumores benignos dos tecidos epiteliais, cujas dimensões podem variar de 2 a 5 cm. Uma porcentagem muito pequena dessas lesões terá células atípicas que podem progredir para câncer e a excisão é recomendada. Em geral, os papilomas são evidenciados por secreção mamilar sanguinolenta.[71] O tumor pode ser palpado na região areolar. O diagnóstico é estabelecido por *galactografia* – uma radiografia obtida depois da injeção de contraste no ducto afetado.[68] O papiloma é explorado por uma sonda através do mamilo e o ducto afetado é removido. Tem-se argumentado que a ressonância magnética pode ser tão e, em alguns casos, até mais eficaz na identificação dessas doenças.[71,74]

Fibroadenoma e alterações fibrocísticas

Os fibroadenomas são encontrados nas mulheres pré-menopausa, mais comumente entre a terceira e a quarta década de vida. As manifestações clínicas incluem massa arredondada firme e bem demarcada com consistência de borracha. À palpação, a massa "escorrega" entre os dedos e pode ser mobilizada facilmente. Em geral, a paciente tem apenas um fibroadenoma, mas as lesões são bilaterais ou múltiplas em apenas 15%. Os fibroadenomas são assintomáticos e geralmente detectados casualmente. Esses tumores benignos não parecem ser precursores de câncer e o tratamento consiste em excisão simples.[75]

Alterações fibrocísticas são as lesões mais comuns das mamas. Essas alterações são mais frequentes nas mulheres entre a 2ª e a 5ª década de vida e são raras nas mulheres pós-menopausa que não fazem tratamento de reposição hormonal.[1] Em geral, as alterações fibrocísticas evidenciam-se por massas mamárias granulares e nodulares, que são mais proeminentes e dolorosas durante a fase lútea – ou de predomínio da progesterona – do ciclo menstrual. O desconforto varia de sensação de peso até hipersensibilidade extrema, dependendo do grau de congestão vascular e distensão cística.

As alterações fibrocísticas englobam grande variedade de lesões e variações mamárias. Ao exame microscópico, as alterações fibrocísticas significam um conjunto de alterações morfológicas evidenciadas por: (a) cistos microscópicos, (b) metaplasia apócrina, (c) hiperplasia epitelial branda e (d) aumento do estroma fibroso.[1] Embora as alterações fibrocísticas tenham sido relacionadas com um aumento aparente do risco de câncer mamário, apenas algumas variantes nas quais há proliferação dos componentes ductais estão realmente associadas a um risco real. A existência de cistos grandes e lesões epiteliais proliferativas com atipia é mais comum nas mulheres com risco mais alto de desenvolver câncer de mama invasivo. A forma não proliferativa das alterações fibrocísticas, que não aumenta o risco de desenvolver câncer, é mais comum.

O diagnóstico das alterações fibrocísticas é firmado com base no exame físico, na mamografia, na ultrassonografia e na biopsia (*i. e.*, aspiração ou retirada de um fragmento). Ainda existem controvérsias quanto ao uso rotineiro da mamografia com finalidade diagnóstica nos grupos de mulheres de alto risco com menos de 35 anos. Esse exame pode ser útil para estabelecer o diagnóstico, mas a densidade aumentada dos tecidos mamários das mulheres com alterações fibrocísticas pode dificultar a diferenciação de massa anormal ou neoplásica das outras estruturas e por isso é necessário usar RM. A ultrassonografia ajuda a diferenciar entre lesão cística e massa sólida. Como a massa causada por alterações fibrocísticas pode ser indistinguível de um carcinoma com base nas manifestações clínicas, as lesões suspeitas devem ser biopsiadas. A biopsia de aspiração por agulha fina pode ser realizada, mas quando uma lesão suspeita considerada benigna ao exame histopatológico não regride depois de vários meses, a massa deve ser removida cirurgicamente. Qualquer massa ou nódulo bem demarcado na mama deve ser considerado como possível carcinoma, e essa possibilidade deve ser excluída antes de adotar as medidas conservadoras usadas para tratar alterações fibrocísticas.

O tratamento das alterações fibrocísticas geralmente é sintomático. Analgésicos suaves (p. ex., AAS, paracetamol ou AINE) e aplicação local de calor ou frio podem ser medidas adotadas para atenuar a dor. Cistos volumosos ou persistentes podem ser aspirados e qualquer líquido obtido deve ser enviado ao laboratório para análise citológica.[76]

Câncer de mama

Câncer de mama é a neoplasia maligna mais comum das mulheres. Uma em oito mulheres americanas desenvolverá câncer de mama em alguma fase de sua vida. Em 2017, o câncer de mama invasivo afetou cerca de 252.710 mulheres americanas[b] e matou cerca de 40.610 mulheres. Embora a taxa de mortalidade por câncer de mama tenha apresentado um ligeiro declínio, ainda é a segunda causa de mortes por câncer entre mulheres americanas, superada apenas por carcinoma de pulmão. Outras 63.410 mulheres americanas tiveram o diagnóstico de câncer *in situ* ou lesão pré-neoplásica no mesmo ano.[77] As taxas de incidência do carcinoma *in situ* têm aumentado dramaticamente desde meados da década de 1970, por causa das recomendações referentes à triagem por mamografia. As taxas de mortalidade diminuíram, principalmente entre as mulheres com menos de 50 anos. O declínio da taxa de mortalidade por câncer de mama desde 1989 é atribuído ao diagnóstico mais precoce por meio dos programas de triagem e à conscientização do público, assim como ao aperfeiçoamento dos tratamentos do câncer.[78]

Fatores de risco

Os fatores de risco do câncer de mama incluem sexo feminino, envelhecimento, história pessoal ou familiar de câncer mamário (*i. e.*, as mulheres em risco mais alto são as que têm vários parentes de primeiro grau com câncer de mama), história de doença mamária benigna (*i. e.*, hiperplasia "atípica" primária) e fatores hormonais que estimulam a maturação das mamas e podem aumentar as chances de ocorrerem mutações celulares (*i. e.*, menarca precoce, menopausa tardia, nenhuma gestação a termo ou primeiro filho depois da idade de 30 anos e não ter amamentado). Os fatores de risco modificáveis são obesidade (especialmente depois da menopausa), inatividade física e etilismo (mais de um drinque por dia).[78] Contudo, a maioria das mulheres com cânceres de mama não tem fatores de risco detectáveis.

Cerca de 5 a 10% de todos os cânceres de mama são hereditários e mutações genéticas causam até 80% desses carcinomas que se desenvolvem nas mulheres com menos de 50 anos.[79] Dois genes de suscetibilidade ao câncer de mama – *BRCA1* no cromossomo 17 e *BRCA2* no cromossomo 13 – podem ser responsáveis pela maioria das formas hereditárias desse câncer. O *BRCA1* está comprovadamente envolvido na supressão tumoral. As mulheres com mutações confirmadas do gene *BRCA1* têm risco de 60 a 85% de desenvolver câncer de mama em alguma época da vida e estão mais sujeitas a ter câncer de ovário. Como o gene *BRCA1*, o *BRCA2* é outro gene de suscetibilidade que aumenta o risco de ter câncer de mama.[22,79] Existem diretrizes estabelecidas sobre quando oferecer aconselhamento genético e quais exames realizar.[80] As opções disponíveis para reduzir o risco de desenvolver câncer de mama nas mulheres comprovadamente portadoras de mutações do *BRCA1* e *BRCA2* incluem monitoramento clínico, quimioprofilaxia e cirurgia profilática. O exame das mamas por RM geralmente é preferível à mamografia convencional nessas mulheres, considerando-se sua sensibilidade mais alta e a inexistência de exposição à radiação, que pode ser mais segura nesses casos. Alguns estudos demonstraram que a cirurgia profilática na forma de mastectomia bilateral, ooforectomia bilateral ou ambas reduz o risco de desenvolver câncer. Essas abordagens cirúrgicas controvertidas podem causar efeitos colaterais físicos e psicológicos, que justificam análises cuidadosas antes de realizar a cirurgia. O uso dos inibidores de aromatase para evitar câncer de mama nas mulheres com *BRCA1* + e/ou mutações dos dois genes depende do tipo de câncer mamário.

Detecção

O câncer de mama pode manifestar-se clinicamente como massa, retração mamilar deprimida, ou secreção mamária anormal. Alguns tumores são percebidos pelas próprias pacientes – algumas vezes quando há apenas espessamento ou alteração sutil do contorno mamário. A variedade de sintomas e a possibilidade de autodetecção ressaltam a necessidade de que todas as mulheres estejam familiarizadas com o aspecto e a textura normais de suas mamas. A American Cancer Society retirou sua recomendação de que todas as mulheres façam autoexame sistemático periódico. Estudos sugeriram

---

[b]N.R.T.: no Brasil, as taxas de mortalidade por câncer de mama continuam elevadas. Para 2014, a estimativa de novos casos foi de 57.120. Em 2011, ocorreram 13.345 mortes, sendo 120 homens e 13.225 mulheres. Fonte: http://www2.inca.gov.br/wps/wcm/connect/tiposdecancer/site/home/mama.

que a maioria das mulheres que descobrem ter câncer o fazem fora das datas programadas para seu autoexame das mamas (AEM). Hoje em dia, as recomendações de triagem da American Cancer Society enfatizam principalmente o diagnóstico do câncer de mama por mamografia, embora encorajem as mulheres na área de autodetecção.[81] As mulheres pré-menopausa que fazem AEM devem realizar o exame pouco depois das menstruações. Esse período é mais apropriado em razão das alterações mamárias cíclicas que ocorrem em resposta às variações dos níveis hormonais. As mulheres pós-menopausa e as que fizeram histerectomia podem fazer o autoexame em qualquer dia do mês. O exame deve ser realizado no chuveiro ou na banheira, ou à hora de deitar. O aspecto mais importante do AEM é adotar um método sistemático, conveniente e consistente para examinar as mamas. As mulheres devem ser examinadas por um médico experiente, no mínimo a cada 3 anos entre as idades de 20 a 40 anos e anualmente depois de completar 40 anos.

Mamografia é o único exame de triagem eficaz para estabelecer o diagnóstico precoce de lesões clinicamente imperceptíveis. Um tipo de câncer geralmente com crescimento lento, o carcinoma de mama pode se manifestar por 2 a 9 anos antes que chegue ao tamanho de 1 cm, que é a menor massa normalmente detectável por palpação. A mamografia pode detectar lesões de apenas 1 mm e áreas de calcificação, que podem justificar uma biopsia para excluir câncer. A mamografia tem sensibilidade de 80 a 90% no diagnóstico desse tipo de câncer, mesmo quando é realizada nas instituições mais capacitadas. Por essa razão, mesmo que a mamografia seja negativa, a massa palpável deve ser avaliada com mais detalhes. Cerca de 40% dos cânceres de mama podem ser detectados apenas por palpação e outros 40% apenas por mamografia.[22] A abordagem mais abrangente à triagem é uma combinação de autodetecção, exame clínico das mamas por um profissional de saúde e mamografia.

Diagnóstico e classificação

Os procedimentos realizados para diagnosticar câncer de mama incluem exame físico, mamografia, ultrassonografia, biopsia de aspiração por agulha fina, biopsia por agulha estereostática (i. e., biopsia com agulha cilíndrica) e biopsia excisional. A Figura 45.13 ilustra o aspecto de um câncer de mama à mamografia. Em geral, o carcinoma de mama evidencia-se por uma única lesão indolor, firme e fixa com bordas mal demarcadas. O tumor pode estar localizado em qualquer parte da mama, mas é mais comum no quadrante superior externo. Por causa da variabilidade de apresentação, qualquer alteração suspeita dos tecidos mamários deve ser investigada com muito cuidado. O uso diagnóstico da mamografia viabiliza a definição mais clara de uma área clinicamente suspeita (p. ex., formato, características, calcificação) e pode contribuir para a detecção precoce do câncer. A colocação de um marcador de fio metálico sob controle radiográfico pode assegurar a biopsia cirúrgica precisa das áreas suspeitas, embora impalpáveis. A ultrassonografia é útil como exame diagnóstico para diferenciar entre lesões císticas e sólidas nas mulheres com espessamento inespecífico.[82]

A aspiração por agulha fina é um procedimento simples realizado no consultório, que pode ser efetuado repetidamente em várias áreas com desconforto mínimo. A biopsia pode ser realizada estabilizando-se a massa palpável entre dois dedos, ou com a ajuda de uma sonda de ultrassonografia para definir massas císticas ou alterações fibrocísticas e recolher amostras para exame citológico. A aspiração por agulha fina pode revelar células malignas, mas não consegue diferenciar entre carcinoma *in situ* e câncer invasivo. A biopsia por agulha estereostática é um procedimento ambulatorial realizado com a ajuda de um aparelho de mamografia. Depois de localizar a lesão radiograficamente, uma agulha calibrosa é introduzida mecanicamente e avançada rapidamente para dentro da área afetada, removendo um núcleo de tecidos no interior da agulha. O desconforto é semelhante ao causado pela colocação de um *piercing* na orelha e, mesmo quando são retiradas várias amostras, a cicatrização ocorre rapidamente. As células retiradas são examinadas histologicamente, com precisão de 96% no diagnóstico do câncer. Esse procedimento é menos dispendioso que a biopsia excisional. Entretanto, a biopsia excisional realizada para retirar um nódulo por inteiro é o único método diagnóstico definitivo do câncer de mama e, em geral, tem efeito terapêutico sem necessidade de um procedimento

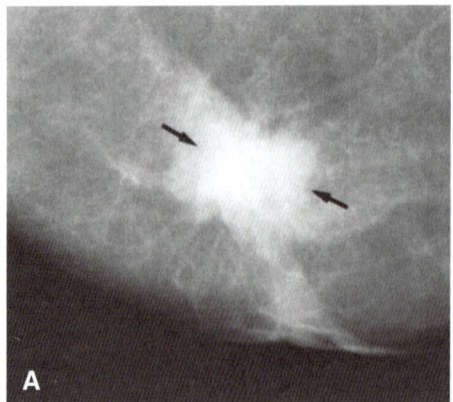 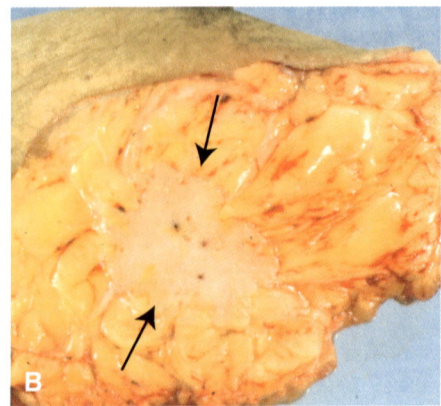

Figura 45.13 • Carcinoma de mama. **A.** Mamografia. A imagem mostrou massa densa com formato irregular (*setas*) nessa mama adiposa normal sob outros aspectos. **B.** Espécime de mastectomia. A massa branca, firme e heterogênea demarcada pelas duas setas estava no centro e era circundada por tecido gorduroso. Fonte: Strayer D. S., Rubin R. (Eds.) (2015). Rubin's pathology: Clinicopathologic foundations of medicine (7. ed., Fig. 25-35A e B, p. 1071). Philadelphia, PA: Lippincott Williams & Wilkins.

cirúrgico adicional. RM, tomografia por emissão de pósitrons (PET) e mamografia computadorizada ou digital também são modalidades diagnósticas disponíveis para avaliar câncer de mama e podem ser solicitadas para complementar a mamografia convencional nas mulheres com mamas radiograficamente densas, ou história familiar inquestionável de câncer, ou que são portadoras de mutações do gene *BRCA1* ou *BRCA2*.[83]

Os tumores são classificados histologicamente de acordo com as características dos tecidos e estagiados com base na dimensão do tumor, na invasão linfática e na existência de metástases. É recomendável realizar análises de receptores de estrogênio e progesterona nas amostras obtidas cirurgicamente. A informação quanto à existência ou não de receptores de estrogênio e progesterona pode ser usada para prever a resposta do tumor às intervenções hormonais. Níveis altos desses dois receptores melhoram o prognóstico e aumentam as chances de remissão.

Tratamento

O manejo do câncer de mama inclui ressecção cirúrgica, quimioterapia, radioterapia e intervenções hormonais. A mastectomia radical (*i. e.*, ressecção de toda a mama, dos músculos subjacentes e de todos os linfonodos axilares) raramente é realizada hoje em dia como tratamento cirúrgico primário, a menos que o câncer de mama esteja avançado por ocasião do diagnóstico. Técnicas cirúrgicas modificadas (*i. e.*, mastectomia com dissecção axilar ou lumpectomia para conservação da mama) seguidas por quimioterapia ou radioterapia têm alcançado resultados comparáveis aos obtidos com as abordagens cirúrgicas radicais e são as opções cirúrgicas preferidas.

O prognóstico está mais relacionado com a extensão da invasão linfática que com a gravidade do acometimento da mama. A invasão linfática mais ampla requer tratamento pós-operatório mais agressivo e muitos oncologistas acreditam que a investigação diagnóstica do câncer de mama não esteja concluída, até que a dissecção e o exame dos linfonodos axilares sejam realizados. Biopsia do linfonodo-sentinela (BLS) é uma técnica mais moderna de avaliação do acometimento linfático. Uma substância radioativa ou um contraste é injetado na região do tumor. Teoricamente, o contraste é levado ao primeiro linfonodo (sentinela) que recebe a linfa originada do tumor.[82] Por essa razão, esse seria o linfonodo com mais chances de conter células neoplásicas, se o tumor já tivesse espalhado. Quando a biopsia do linfonodo-sentinela é positiva, outros linfonodos são retirados. Quando a biopsia é negativa, a dissecção de outros linfonodos pode ser desnecessária.

Tratamento sistêmico é o termo usado para descrever a administração de quimioterapia, agentes biológicos ou hormônios. O tratamento neoadjuvante é administrado antes da cirurgia para reduzir a massa tumoral e tornar a ressecção cirúrgica mais eficaz. O tratamento adjuvante é administrado depois da ressecção cirúrgica às mulheres com e sem doença metastática detectável. O objetivo desse tratamento depende da existência de invasão linfática, do estado de menopausa e da positividade dos receptores hormonais. O tratamento adjuvante sistêmico foi detalhadamente estudado e demonstrou efeitos benéficos na redução dos índices de recidiva e morte por câncer de mama.[83] O tratamento com agentes biológicos usa trastuzumabe para interromper o crescimento dos tumores de mama que expressam o receptor HER2/neu na superfície de suas células. Esse receptor liga-se a um fator de crescimento epidérmico, que contribui para a proliferação das células neoplásicas. O trastuzumabe é um anticorpo monoclonal recombinante derivado do DNA, que se liga ao receptor HER2/neu.

O tratamento hormonal é usado para bloquear os efeitos do estrogênio na proliferação das células do câncer de mama. Tamoxifeno é um agente antiandrogênico não esteroide, que se liga aos receptores de estrogênio e bloqueia seus efeitos na proliferação das células malignas da mama. Redução da recidiva do tumor e das taxas de mortalidade e aumento das taxas de sobrevida em 5 anos foram observados nas mulheres com tumores positivos para receptores de estrogênio, que foram tratadas com tamoxifeno. Os inibidores de aromatase bloqueiam a enzima que converte a androstenediona em testosterona e estrogênio nos tecidos periféricos. Isso reduz os níveis circulantes nas mulheres pós-menopausa e tem se tornado o tratamento adjuvante mais eficaz para pacientes com câncer de mama em estágio inicial.[84]

Doença de Paget

A doença de Paget representa 1% de todos os cânceres de mama e evidencia-se por uma lesão eczematoide do mamilo e da aréola (Figura 45.14). Em geral, a doença de Paget está associada a um carcinoma intraductal infiltrativo. A paciente deve ser cuidadosamente examinada e isso inclui mamografia e biopsia. O tratamento depende da extensão da disseminação.[85]

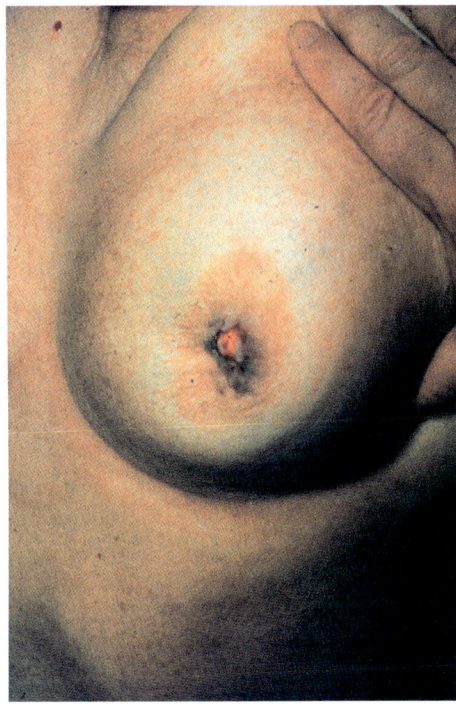

Figura 45.14 • Doença de Paget do mamilo. Fonte: Strayer D. S., Rubin R. (Eds.) (2015). *Rubin's pathology: Clinicopathologic foundations of medicine* (7. ed., Fig. 25-30A, p. 1069). Philadelphia, PA: Lippincott Williams & Wilkins.

RESUMO

As mamas podem desenvolver doenças benignas e malignas. Mastite é uma inflamação da mama, que ocorre mais comumente durante a amamentação. Galactorreia é secreção anormal de leite, que pode ser um sinal de secreção aumentada de prolactina. A dilatação dos ductos mamários e o papiloma intraductal causam secreção mamilar anormal. Fibroadenoma e alterações fibrocísticas caracterizam-se por massas benignas anormais na mama. Sem sombra de dúvida, a doença mais importante da mama é câncer mamário, que é uma causa significativa de mortes entre as mulheres. O exame clínico das mamas e a mamografia oferecem às mulheres melhor proteção contra câncer de mama. Esses exames possibilitam detectar o câncer em estágios iniciais e, em alguns casos, asseguram o tratamento imediato e a cura.

INFERTILIDADE

Depois de concluir esta seção, o leitor deverá ser capaz de:

- Definir infertilidade
- Citar os fatores masculinos e femininos que contribuem para a infertilidade.

Infertilidade é a incapacidade de conceber um filho depois de 1 ano de relações sexuais sem métodos anticoncepcionais. O termo *infertilidade primária* refere-se aos distúrbios nos quais não houve concepção no passado. Infertilidade secundária é a que ocorre depois de uma ou mais gestações anteriores. Esterilidade é a incapacidade de procriar ou engravidar em razão de anomalias congênitas, doenças ou intervenções cirúrgicas. Nos EUA, aproximadamente 6 a 12% das mulheres com 15 a 44 anos apresentam infertilidade.[86]

Para ocorrer a concepção, três elementos são imprescindíveis: (a) oócitos; (b) espermatozoides; e (c) um local para a fertilização dos oócitos pelos espermatozoides e a implantação. Qualquer condição que afete de modo adverso um desses elementos resulta em infertilidade. A complexidade intrínseca do processo da concepção não é compreendida pela maioria dos casais. Para alguns, a concepção é muito fácil, enquanto para outros é extremamente difícil ou impossível.

Existem vários fatores que contribuem para a infertilidade. Os fatores masculinos e femininos contribuem com aproximadamente um terço cada. Aproximadamente 20% dos casais apresentam infertilidade inexplicada, mesmo após uma investigação diagnóstica meticulosa. Cerca de 10% dos casos de infertilidade são causados por uma combinação de fatores femininos e masculinos.[87]

Fatores masculinos

Para que ocorra uma gestação, o homem deve ser capaz de ejacular na parte superior da vagina quantidades suficientes de espermatozoides com motilidade adequada para percorrer o sistema genital feminino. A contribuição masculina a esse processo é avaliada por um espermograma, que determina o volume (normalmente, 1,5 mℓ), a densidade de espermatozoides (15 a 39 milhões/mℓ), a motilidade (> 32% dos espermatozoides com progressão adequada), a viabilidade (58%), a morfologia (4% normais) e a viscosidade do esperma (liquefação completa em 20 min).[88] O espécime examinado deve ser obtido preferencialmente por masturbação e colocado em um recipiente estéril depois de 3 dias em abstinência. Por causa da variabilidade das amostras, resultados anormais devem levar à repetição do exame antes de decidir-se quanto à necessidade de tratamento. *Azoospermia* significa ausência de esperma, *oligospermia* indica contagens reduzidas de espermatozoides e *astenospermia* significa espermatozoides com motilidade reduzida.[89]

As causas de infertilidade masculina são varicocele, disfunção ejaculatória, hiperprolactinemia, hipogonadismo hipogonadotrófico, infecções, doenças imunes (*i. e.*, anticorpos contra espermatozoides), obstrução e anomalias congênitas. Existem alguns fatores de risco que predispõem aos problemas com esperma, inclusive história de orquite por caxumba, criptorquidia (*i. e.*, testículos que não desceram para o escroto), torção testicular, hipospadia, história pregressa de procedimento cirúrgico urológico e história pregressa de DST. O tratamento depende da causa e pode incluir cirurgia, fármacos ou uso de inseminação artificial para liberar um espécime mais concentrado no canal do colo do útero ou no fundo uterino.[87]

Fatores femininos

A contribuição feminina para a gestação é mais complexa e depende da produção e da liberação de um óvulo maduro capaz de ser fecundado; da produção de muco cervical que facilite o transporte dos espermatozoides e mantenha sua viabilidade no sistema genital feminino; de tubas uterinas pérvias com potencial de motilidade para captar e transferir o ovo para a cavidade uterina; do desenvolvimento do endométrio apropriado à implantação e à nutrição do ovo fecundado; e da cavidade uterina que viabilize o crescimento e o desenvolvimento do feto. Cada um desses fatores está descrito sucintamente a seguir, com uma revisão geral dos exames diagnósticos e dos tratamentos recomendados.

Reserva ovariana diminuída

A concepção não é possível se não houver um oócito. Questões importantes a serem levadas em consideração no tocante aos oócitos são a qualidade desses, a capacidade de serem fertilizados e a ovulação. As mulheres nascem com um número preestabelecido de oócitos; isso é o contrário do que ocorre nos homens, que produzem espermatozoides durante toda a vida. À medida que as mulheres envelhecem, a fertilidade diminui. A qualidade e o número de oócitos também diminuem (reserva ovariana diminuída [ROD]) e isso contribui para a dificuldade de engravidar. As mulheres com ROD também apresentam taxa mais elevada de aborto espontâneo se conseguem engravidar; isso estaria relacionado com a qualidade insatisfatória dos embriões.

De modo geral, a investigação de ROD é feita na fase inicial do ciclo menstrual. Os níveis de FSH, LH e estradiol devem ser mais baixos nos dias 1 a 3 do ciclo. Níveis de FSH inferiores a

10 UI/ℓ e/ou estradiol maior que 80 ng/dℓ indicam ROD. Os níveis de hormônio antimülleriano (HAM) devem estar entre 1 e 3,5 ng/mℓ; valores inferiores indicam ROD. A determinação por ultrassonografia do número de folículos ovarianos primordiais no dia 3 do ciclo menstrual e o volume ovariano baixo indicam ROD.[90] Isso não quer dizer que uma mulher com reserva ovariana diminuída não possa engravidar – é preditivo das chances de tratamento bem-sucedido quando são usados oócitos da própria mulher para a fertilização assistida. Nos casos de ROD que utilizam oócitos de doadoras, a qualidade dos oócitos deixa de ser um fator. As chances de concepção são elevadas porque as doadoras de oócitos são, habitualmente, mulheres jovens com fertilidade comprovada.

Disfunção ovulatória

Causa comum da infertilidade, a disfunção ovulatória – inclusive anovulação (ausência de ovulação) e oligovulação (ovulação irregular) – pode ser causada por distúrbios primários dos ovários ou por problemas secundários relacionados com a disfunção endócrina. Depois de confirmar a existência de distúrbios ovulatórios, é recomendável excluir outros problemas do sistema endócrino antes de iniciar o tratamento. Quando os resultados das dosagens dos hormônios hipofisários (p. ex., FSH, LH e prolactina), das provas de função da tireoide e da função suprarrenal (p. ex., DHEAS e androstenediona) são normais, a disfunção ovulatória é primária e deve melhorar com tratamento. As anormalidades de qualquer um desses sistemas endócrinos devem ser mais bem avaliadas e tratadas adequadamente. A hiperprolactinemia requer investigação diagnóstica de lesões hipofisárias ou endocrinopatias associadas (p. ex., disfunção tireóidea). A hiperprolactinemia persistente pode ser tratada com bromocriptina ou carbegolina. O hipotireoidismo deve ser tratado com reposição hormonal, enquanto o hipertireoidismo requer tratamento supressor e, em alguns casos, intervenção cirúrgica seguida de reposição hormonal. A supressão suprarrenal pode ser instituída com dexametasona, que é um análogo glicocorticoide. A função ovulatória normal pode recomeçar sem intervenções adicionais. Se isso não ocorrer, o tratamento pode ser combinado com intervenções para reverter outros distúrbios endócrinos.[90]

É importante determinar se a paciente realmente está ovulando. A progesterona após a ovulação provoca elevação da temperatura corporal basal (TCB) das mulheres. Essa propriedade termogênica da progesterona fornece a base para o teste inicial, mais simples e mais barato, da função ovariana – a aferição da TCB. As mulheres conseguem detectar a elevação de pelo menos 0,4°C da sua TCB (em repouso) após a ovulação e essa elevação deve persistir durante a fase lútea. Esse padrão bifásico de temperatura demonstra que ocorreu ovulação, em que momento do ciclo menstrual ocorreu e a duração da fase lútea. A temperatura corporal basal pode ser influenciada por muitos outros fatores, inclusive sono inquieto, consumo de bebida alcoólica, uso de drogas/fármacos, febre causada por doenças e modificação do horário de despertar habitual.

Outro teste de ovulação é o kit de previsão de LH que pode ser comprado na farmácia. Nesse teste, é pesquisada a presença de LH na urina que indica ovulação. Os níveis séricos de progesterona também podem ser determinados após o momento esperado da ovulação para confirmar que essa ocorreu. Por fim, biopsia endometrial também pode fornecer informações sobre a fase atual do ciclo da paciente. Todavia, como se trata de um procedimento invasivo, geralmente não é realizado.

Anormalidades do muco cervical

Os níveis pré-ovulatórios altos de estradiol estimulam a produção de grandes quantidades de muco cervical límpido e pegajoso, que facilita o transporte dos espermatozoides até a cavidade uterina e ajuda a manter condições ambientais que os conservam viáveis por até 72 h. Secreção insuficiente de estrogênio (i. e., intrínseca ou secundária ao tratamento com citrato de clomifeno, um fármaco antiestrogênico), anormalidades cervicais causadas por doenças ou procedimentos invasivos (p. ex., exposição ao DES, estenose, conização) e infecções do colo do útero (p. ex., infecção por *Chlamydia*, Mycoplasma ou *Neisseria gonorrhoeae*) podem afetar negativamente a produção de muco cervical normal.

O teste pós-coito (teste de Sims-Huhner) consiste em avaliar o muco cervical 1 a 8 h depois de uma relação sexual cerca de 48 h antes da ovulação. Uma amostra de muco cervical é recolhida utilizando uma seringa especial e é avaliada macroscopicamente quanto ao volume, à limpidez e à distensibilidade (i. e., filância ou capacidade do muco cervical de formar filamentos) e microscopicamente quanto à celularidade, ao número e às características dos espermatozoides móveis e à formação de arborização da amostra deixada secar em uma lâmina ao ar livre. A inseminação intrauterina (IIU) com espermatozoides pode evitar o teste do muco cervical caso sejam observados problemas. As culturas de secreção cervical para infecções por *Chlamydia*, Mycoplasma e *Neisseria gonorrhoeae* devem ser realizadas e o tratamento instituído conforme a necessidade.

Anormalidades da cavidade uterina

As anormalidades da cavidade uterina podem ser causadas por exposição ao DES, fibroides submucosos, pólipos cervicais, faixas de tecido fibrótico ou anomalias congênitas (p. ex., útero unicorno ou bicorno, septo uterino). Essas anormalidades podem ser consideradas com base na história pessoal ou no exame pélvico, mas precisam ser confirmadas por histerossalpingografia (i. e., exame radiográfico no qual um contraste é introduzido pelo colo do útero para delinear a cavidade uterina e revelar a perviedade das tubas uterinas) ou histeroscopia (i. e., exame no qual um endoscópio de fibra óptica é introduzido pelo colo do útero com anestesia geral para possibilitar a visualização direta da cavidade uterina). O tratamento é cirúrgico quando isso é possível.

Fatores tubários

As tubas uterinas devem estar pérvias para que ocorra fecundação, mas sua perviedade pode ser comprometida por DIP, gravidez ectópica, miomas volumosos, endometriose, aderências pélvicas e ligadura tubária pregressa. A histerossalpingografia pode mostrar a localização e o tipo de obstrução (p. ex., fimbrial, cornual ou hidrossalpinge). Em alguns casos, é possível realizar um reparo cirúrgico.[90]

Mesmo quando a perviedade tubária é demonstrada, algumas doenças das tubas uterinas podem impedir que o ovo seja captado. Ao contrário da crença popular, o óvulo não é extruído diretamente dentro da tuba uterina, que precisa estar livre para movimentar-se e engolfar o óvulo depois de ser liberado. Aderências pélvicas causadas por infecção, procedimento cirúrgico ou endometriose pregressa podem interferir com a motilidade das tubas uterinas. O exame laparoscópico da pelve é necessário para estabelecer o diagnóstico. Ablação a *laser* ou cautério pode ser realizada para dissolver aderências e remover focos de endometriose por laparoscopia ou, se as lesões forem graves, por meio de uma laparotomia. Se o dano tubário não puder ser reparado por meio de cirurgia, a tecnologia de reprodução assistida (TARV) pode ser recomendada.

Tecnologias de reprodução assistida

Nos EUA, o número de ciclos de tecnologia de reprodução assistida realizados anualmente aumentou de 138.198 em 2006 para 182.154 em 2015.[91] Essas técnicas incluem fertilização *in vitro* (FIV) usando oócitos da própria paciente ou de doadora, criopreservação de oócito e embrião e transferências de embrião congelado da própria paciente ou de doadora. No futuro, a pesquisa focalizará no aprimoramento do processo de implantação em um esforço de reduzir o risco de múltiplos fetos enquanto proporciona uma chance ótima de gravidez.

A FIV foi desenvolvida em 1978 para mulheres com tubas uterinas significativamente lesionadas ou ausentes para possibilitar que elas engravidassem, algo que não ocorreria normalmente. A concepção ocorre em um laboratório especializado. O processo envolve estimulação da produção de múltiplos folículos pelos ovários em um esforço para produzir múltiplos oócitos. A estimulação ovariana é feita pela administração diária de gonadotropina para estimular FSH e LH. Durante esse período, a paciente é monitorada por ultrassonografia e exames de sangue para evitar hiperestimulação dos ovários. Quando o monitoramento evidencia que os folículos estão maduros, é realizada a coleta transvaginal dos oócitos. A paciente é sedada e uma agulha, orientada por ultrassonografia, é introduzida através da parede vaginal em cada ovário para coletar os oócitos. Espermatozoides são fornecidos pelo companheiro da paciente ou por um doador. A concepção ocorre após a mistura dos oócitos e dos espermatozoides em uma placa de Petri. Em alguns casos, como na oligospermia grave, um único espermatozoide é injetado em cada oócito. Esse procedimento é denominado injeção intracitoplasmática de espermatozoide (ICSI). Após a fertilização, o(s) embrião(ões) cresce(m) na placa de Petri durante 3 a 5 dias. Os embriões são, então, transferidos para a paciente por meio de um cateter introduzido através do colo do útero até a cavidade do útero e são implantados.

O sucesso dessa intervenção não é garantido e depende de muitos fatores. Em 2015, 91.090 novos ciclos de FIV da própria paciente foram iniciados, resultando em 59.336 transferências de embriões e 21.771 de nascidos vivos. O sucesso com oócitos de doadoras é alto. Dos 7.331 ciclos que utilizaram oócitos de doadoras, 55,6% resultaram em recém-nascidos vivos. Isso é atribuído ao fato de a maioria das doadoras ter 20 a 30 anos de idade.[86]

As indicações de FIV foram expandidas para incluir fatores masculinos (ou seja, oligospermia grave ou astenospermia), disfunção ovariana, fatores uterinos, endometriose e infertilidade idiopática (ou seja, fertilidade de etiologia desconhecida). À medida que aumenta o conhecimento sobre implantação, diminui o risco substancial de gravidez múltipla em decorrência de FIV. A criopreservação do excesso de embriões possibilita outra tentativa de concepção e dá ao casal a confiança de transferir menos embriões.

Um avanço no campo da tecnologia de FIV é a transferência intratubária de gametas (TITG), que utiliza protocolos de estimulação ovariana e procedimentos de recuperação de óvulos semelhantes, mas usa laparoscopia para colocar o óvulo e o espermatozoide diretamente na tuba uterina. Como alternativa, a transferência intratubária de zigotos (TITZ) segue as mesmas etapas de um ciclo de FIV por recuperação e fertilização de óvulos em laboratório, mas o embrião resultante (zigoto) é colocado diretamente na tuba uterina durante uma laparoscopia. As técnicas de TITG e TITZ raramente são realizadas hoje em dia.

O uso de gametas de doadores (óvulos, espermatozoides ou embriões) oferece uma alternativa à fertilização dos casais que não conseguem usar seus próprios gametas e sentem-se à vontade para criar uma criança que não é geneticamente relacionada com os genitores. Os óvulos doados aumentam muito as chances de sucesso da fertilização das mulheres com mais de 40 anos, nas quais a quantidade e a qualidade dos óvulos declinam.

RESUMO

Infertilidade é a incapacidade de conceber um filho depois de 1 ano mantendo relações sexuais sem método contraceptivo. Os fatores masculinos estão relacionados com a quantidade e a motilidade dos espermatozoides e sua capacidade de penetrar no muco cervical e no óvulo. As causas de infertilidade masculina são varicocele, disfunção ejaculatória, hiperprolactinemia, hipogonadismo hipogonadotrófico, infecção, doenças imunes (*i. e.*, anticorpos contra espermatozoides), obstrução e anomalias congênitas. Os fatores de risco para ter distúrbios dos espermatozoides são história de orquite por caxumba, criptorquidia, torção testicular, hipospadia, história de cirurgia urológica, infecção e exposição a agentes gonadotóxicos.

A contribuição feminina à gestação é mais complexa e depende da produção e secreção de um óvulo maduro capaz de ser fecundado; da produção de muco cervical que facilite o transporte dos espermatozoides e mantenha sua viabilidade no sistema reprodutivo feminino; de tubas uterinas pérvias com potencial de mobilidade para captar e transferir o ovo à cavidade uterina; do desenvolvimento do endométrio apropriado à implantação e à nutrição do ovo fecundado; e da cavidade uterina favorável ao crescimento e ao desenvolvimento do feto.

A avaliação e o tratamento da infertilidade podem ser demorados e altamente estressantes para o casal. As opções de tratamento continuam a aumentar, mas as modalidades de TRA mais modernas são dispendiosas e os recursos financeiros podem ser reduzidos à medida que o casal busca realizar seu sonho (inviável em alguns casos) de ter um filho.

CONSIDERAÇÕES GERIÁTRICAS

- Vulvite senil é uma infecção vulvar associada à hipotrofia ou atrofia do tecido vulvar e, com frequência, é causada por incontinência e práticas higiênicas insatisfatórias. Prurido e coçadura da área são manifestações comuns[92]
- Câncer de vulva está, com frequência, localizado no clitóris; vulvectomia radical é o tratamento mais comum, mas radioterapia também é prescrita[92]
- O tecido vaginal é mais frágil após a menopausa, resultando em irritação e vaginite que se manifestam como prurido, sensação de queimação e dolorimento associados a corrimento de odor fétido[92]
- O câncer de colo do útero é incomum em mulheres mais velhas (menos de 20%); contudo, a taxa de mortalidade por esse câncer é elevada (um terço)[92]
- Dispareunia é mais comum em mulheres mais velhas por causa da diminuição dos níveis hormonais e elevação das infecções nos órgãos do sistema genital, como vulvite e vaginite[92]
- A ocorrência de câncer de mama aumenta com o envelhecimento, contudo, é menos provável que mulheres mais velhas participem de medidas preventivas como o autoexame das mamas e mamografia. As mulheres devem fazer mamografias anualmente até os 75 anos de idade, depois a cada 2 a 3 anos, exceto se houver indicação contrária.[92]

CONSIDERAÇÕES PEDIÁTRICAS

- Fibrose cística torna espesso e viscoso o muco normalmente encontrado no sistema genital, resultando em obstrução ductal[93]
- Aderências ou fusão dos lábios do pudendo em crianças podem causar infecções urinárias devido à urina estagnada atrás dos lábios do pudendo[94]
- Prurido e coçadura na área perineal são indícios de vulvovaginite, inflamação da vulva e da vagina, higiene insatisfatória, miliária, infecção bacteriana ou fúngica ou irritação decorrente de perfumes ou substâncias em sabonetes ou sais de banho[94]
- Adolescentes com dismenorreia ou sangramento menstrual substancial devem ser encorajadas a manter um diário com as datas e a descrição dos sinais/sintomas, inclusive a intensidade desses, e levá-lo para a consulta com o ginecologista. Se o sangramento menstrual for intenso, suplementos de ferro podem ser prescritos para prevenir/tratar anemia. AINE são prescritos para a dor menstrual[94]
- Tumores ovarianos são raros e podem ser benignos (teratoma ou cistos epiteliais) ou malignos (células germinativas). Salpingo-ooforectomia é o tratamento mais comum quando existe um tumor ovariano maligno.[95]

Exercícios de revisão

1. Uma mulher de 32 anos soube que o esfregaço de Papanicolaou anual revelou displasia suave.
   a. Que perguntas essa paciente deveria fazer como modo de informar-se quanto ao significado dessas alterações?
   b. Para conseguir mais informações sobre os resultados de seu esfregaço de Papanicolaou, disseram à paciente que as alterações displásicas eram compatíveis com a classificação de NIC I.
      - Isso significa que ela tem câncer de colo do útero?
      - O câncer de colo do útero é descrito frequentemente como uma infecção/doença sexualmente transmissível. Explique.
      - Quais cuidados subsequentes poderiam ser indicados?
2. Uma mulher de 30 anos consultou seu ginecologista porque tinha amenorreia e não conseguia engravidar. O exame físico evidenciou uma mulher obesa com hirsutismo. O médico disse-lhe que ela poderia ter uma doença conhecida como síndrome do ovário policístico e que seria necessário realizar exames laboratoriais adicionais.
   a. Entre os exames solicitados estavam glicose plasmática em jejum e níveis de LH, FSH e di-hidroepiandrosterona. Quais informações esses exames poderiam fornecer a fim de ajudar a estabelecer o diagnóstico da síndrome do ovário policístico?
   b. Qual era a causa provável da amenorreia, do hirsutismo e da incapacidade de engravidar dessa paciente?
   c. Que tipo de tratamento poderia ser usado para ajudá-la a engravidar?
3. Uma mulher de 45 anos marcou uma consulta com seu médico porque tinha um nódulo indolor na mama, que ela havia descoberto enquanto realizava seu AEM mensal rotineiro.
   a. Quais exames deveriam ser realizados para confirmar a existência ou não de um câncer de mama?
   b. Durante a ressecção do câncer de mama, uma biopsia do LNS é realizada frequentemente para determinar se o câncer se espalhou para os linfonodos. Explique como esse procedimento é realizado e sua utilidade para avaliar disseminação linfática.
   c. Depois da ressecção cirúrgica do câncer de mama, pode-se utilizar um inibidor de aromatase como tratamento sistêmico adjuvante para as mulheres que não têm doença metastática detectável. A existência ou não de receptores de estrogênio no citoplasma das células tumorais é importante para determinar a escolha de um fármaco a ser empregado como tratamento adjuvante. Explique.

REFERÊNCIAS BIBLIOGRÁFICAS

1. Strayer D., Rubin R. (Eds.) (2015). Rubin's pathology: Clinicopathologic foundations of medicine (7th ed.) Philadelphia, PA: Lippincott Williams & Wilkins.

2. Gorrol A. H., Mulley A. G. (2014). Primary care medicine: Office evaluation and management of the adult patient (7th ed.) Philadelphia, PA: Lippincott Williams & Wilkins.
3. Krissi H., Shmuely A., Aviram A., et al. (2016). Acute Bartholin's abscess: Microbial spectrum, patient characteristics, clinical manifestation, and surgical outcomes. European Journal Clinical Microbial Infectious Disease 35, 443–446.
4. Cash J. C., Glass C. A. (2014). Family practice guidelines (3rd ed.) New York, NY: Springer Publishing Company, LLC.
5. Chan M. P., Zimarowski M. J. (2015). Vulvar dermatoses: A histopathologic review and classification of 183 cases. Journal of Cutaneous Pathology 42, 510–518.
6. Girardi F., Reich O., Tamussino K. et al. (2015). Burghardt's colposcopy and cervical pathology: Textbook and atlas (4th ed.) Stuttgart, New York, Delhi, Rio de Janeiro: Thieme.
7. Lee A., Bradford J., Fischer G. (2015). Long-term management of adult vulvar lichen sclerosus a prospective cohort study of 507 women. Journal of American Medical Association Dermatology 151(10), 1061–1067.
8. De Andres J., Sanchis-Lopez N., Marcos Ansensio-Samper J. M., et al. (2016). Vulvodynia–an evidence-based literature review and proposed treatment algorithm. World Institute of Pain 16(2), 204-236.
9. International Society for the Study of Vulvovaginal Disorders. (2015). Vulvovaginal disorders. [Online]. Available: https://www.issvd.org/issvd-terminology-classification-of-vulvar-diseases/. Retrieved October 26, 2017.
10. Basson R., Driscoll M., Correia S. (2016). When sex is always painful: Provoked vestibulodynia. British Columbia Medical Journal 58(2), 77–81.
11. CerVigni M., Natale F. (2014). Gynecological disorders in bladder pain syndrome/interstitial cystitis patients. International Journal of Urology 21(suppl 1), 85–88.
12. IsHak W. W. (Ed.) (2017). The textbook of clinical sexual medicine (1 st ed.). New York, NY: Springer Publishing Company, LLC.
13. National Cancer Institute. (2017). Surveillance, epidemiology, and end results cancer statistics review: Vulva cancer. [Online]. Available: http://seer.cancer.gov/statfacts/html/vulva.html. Retrieved October 27, 2017.
14. Reyes M. C., Cooper K. (2014). An update on vulvar intraepithelial neoplasia: terminology and a practical approach to diagnosis. [abstract] Journal of Clinical Pathology 67(4), 290–294.
15. American College of Obstetrics and Gynecology and American Society for Colposcopy and Cervical Pathology. (2017). Management of vulvar intraepithelial lesions. Committee opinion. [Online]. Available: https://www.acog.org/-/media/Committee-Opinions/Committee-on- Gynecologic-Practice/co675.pdf?dmc=1&ts=20180312T0238240039. Retrieved: March 11, 2018.
16. Ramirez P. D., Gershenson D. M., Salvo G. (2018). Vulvar cancer. Merck Manual Professional. [Online]. Available: https://www.merckmanuals.com/professional/gynecology-and-obstetrics/gynecologic-tumors/vulvar-cancer. Retrieved March 4, 2018.
17. International Federation of Gynecology and Obstetrics. (2009). Vulvar cancer. [Online]. Available: http://www.ncbi.nlm.nih.gov/pmc/articles/PMC2757555/. Retrieved November 6, 2017.
18. Khanna N., Raug L. A., Lachiewicz M. P., et al. (2016). Margins for cervical and vulvar cancer. Journal of Surgical Oncology 113, 304–309.
19. Rhoads J., Murphy M. (2014). Differential diagnosis for the advanced practice nurse. New York, NY: Springer Publishing Company, LLC.
20. American Cancer Society. (2017). What are the key statistics about vaginal cancer? Retrieved from https://www.cancer.org/cancer/vaginal-cancer/about/key-statistics.html.
21. Yarbro C. H., Wujcik D., Gobel B. H. (2018). Cancer nursing: Principles and practice (8th ed.) Burlington, MA: Jones & Bartlett.
22. Jentschke M., Hoffmeister V., Soergel P., et al. (2016). Clinical presentation, treatment and outcome of vaginal intraepithelial neoplasia. Archives of Gynecology and Obstetrics 293, 415–419. doi:10:1007/s0040-015-3835-6.
23. Carcio H. N., Secor M. (2015). Advanced health assessment of women: Clinical skills and procedures (3rd ed) New York, NY: Springer Publishing Company, LLC.
24. American Cancer Society. (2018). Cervical cancer [Online]. Available: https://www.cancer.org/content/dam/cancer-org/research/cancer-facts-and-statistics/annual-cancer-facts-and-figures/2018/cancer-facts-andfigures-2018.pdf Retrieved May 5, 2018.
25. American Cancer Society. (2016). Tests for cervical cancer. [Online]. Available: https://www.cancer.org/cancer/cervical-cancer/detection-diagnosis-staging/how-diagnosed.html. Retrieved October 29, 2017.
26. United States Federal Drug Administration. (2017). Cervarix. [Online]. Available: https://www.fda.gov/BiologicsBloodVaccines/Vaccines/ApprovedProducts/ucm186957.htm. Retrieved October 29, 2017.
27. Nayar R., Wilbur D. C. (2015). The pap test and Bethesda 2014. Acta Cytologica 59, 121–132. doi:10.1159/000381842.
28. Baker E. (2013). HPV and Pap: Shifting roles in cervical cancer screening. [Online]. Medical Laboratory Observer. Available: https://www.mlo-online.com/hpv-and-pap-shifting-roles-in-cervical-screening.php. Retrieved October 29, 2017.
29. Medlin E. E., Kushner D.M., Barroilhet L. (2016). Robotic surgery for early stage cervical cancer: evolution and current trends. Journal of Surgical Oncology 112, 772–781.
30. Marnitz S., Budach V., Weiber F, et al. (2012). Rectum separation in patients with cervical cancer for treatment planning in primary chemoradiation. Radiation Oncology 7, 109.
31. Ahn S. H., Monsanto S. P., Miller C, et al. (2015). Pathophysiology and Immune dysfunction in endometriosis. Biomed Research International 2015, 795976. doi:10.1155/2015/795976.
32. Morotti M., Vincent K, Brawn J, et al. (2014). Peripheral changes in endometriosis-associated pain. Human Reproduction Update 20(5), 717–736.
33. American Society for Reproductive Medicine. (2012). Endometriosis a guide for patients [pamphlet]. Birmingham, AL: American Society for Reproductive Medicine under the direction of the Patient Education Committee and the Publications Committee.
34. Sinervo K. R. (2015). The case for surgery for endometriosis. Contemporary OB/GYN 60(10), 51–54.
35. Mishra V. V., Gaddagi R. A., Aggarwal R., et al. (2015). Prevalence; characteristics and management of endometriosis amongst infertile women: a one year retrospective study. Journal of Clinical and Diagnostic Research 9(6), 1-3.
36. Fraser I. (2016). Current trends in the medical management of endometriosis "available therapies in perspective". Indian Obstetrics and Gynaecology 6(1), 8-17.
37. American Cancer Society. (2017). Endometrial cancer. [Online]. Available: https://www.cancer.org/cancer/endometrial-cancer/about/key- statistics.html. Retrieved October 29, 2017.
38. American Cancer Society. (2017). What are key statistics about uterine sarcoma? [Online]. Available: https://www.cancer.org/cancer/uterine- sarcoma/about/key-statistics.html. Retrieved October 31, 2017.
39. Folkins A. K., Longmore T. A. (2013). Hereditary gynaecological malignancies: advances in screening and treatment. Histopathology 62(2), 2-30.
40. American Cancer Society. (2017). What is endometrial cancer. [Online]. Available: https://www.cancer.org/cancer/endometrial-cancer/about/what-is-endometrial-cancer.html. Retrieved October 29, 2017.
41. Tang Y., Chen C., Duan H., et al. (2015). Low vascularity predicts favourable outcomes in leiomyoma patients treated with uterine artery embolization. European Radiology 26, 3571–3579.
42. Centers for Disease Control and Prevention. (2015). STI pelvic inflammatory disease. [Online]. Available: https://www.cdc.gov/std/tg2015/pid.htm. Retrieved November 1, 2017.
43. Gradison M. (2012). Pelvic inflammatory disease. American Family Physician. 85(8), 791–796.
44. Taran F. A., Kagan K. O., Hubner M., et al. (2015). The diagnosis and treatment of ectopic pregnancy. Deutsches Aerzteblatt International 112, 693–704.
45. Epee-Bekima M., Overton C. (2013). Diagnosis and treatment of ectopic pregnancy. The Practitioner 257(1759), 15–17.
46. American Society of Clinical Oncology. (2017). Ovarian, fallopian tube, and peritoneal cancer: statistics. Available: https://www.cancer.net/cancer-types/ovarian-fallopian-tube-and-peritoneal-cancer/statistics. Retrieved April 17, 2018.
47. Fauser B. C., Tarlatzis B.C., Rebar R.W., et al. (2012). Consensus on women's health aspects of polycystic ovary syndrome (PCOS): the Amsterdam ESHRE/ASRM-sponsored 3rd PCOS consensus workshop group. Fertility and Sterility 97(1), 28.e25–36.e25. doi:http://dx.doi. org/10.1016/j.fertnstert.2011.09.024.
48. Franks S., Berga S. L. (2012). Does PCOS have developmental origins? Fertility and Sterility 97(1), 1–6.
49. Tsai Y., Wang T., Wei H., et al. (2013). Dietary intake, glucose metabolism and sex hormones in women with polycystic ovary syndrome (PCOS) compared with women with non-PCOS-related infertility. British Journal of Nutrition 109(12), 2190–2198.
50. Dumitrescu R., Mehedintu C., Briceag I., et al. (2015). The polycystic ovary syndrome: an update on metabolic and hormonal mechanisms. Journal of Medicine and Life 8(2), 142–145.

51. Legro R. S., Arsianian S. A., Ehrmann D. A., et al. (2013). Diagnosis and treatment of polycystic ovary syndrome: an endocrine society clinical practice guideline. Journal of Clinical Endocrinology & Metabolism 98(12), 4565–4592.
52. American Cancer Society. (2017). Ovarian cancer. [Online]. Available: https://www.cancer.org/cancer/ovarian-cancer/about/key-statistics.html. Retrieved October 31, 2017.
53. American Cancer Society. (2016). Can ovarian cancer be found early? [Online]. Available: https://www.cancer.org/cancer/ovarian-cancer/detection-diagnosis-staging/detection.html. Retrieved October 31, 2017.
54. Wentzensen N., Poole E. M., Trabert B., et al. (2016). Ovarian cancer risk factors by histologic subtype: an analysis from the ovarian cancer cohort consortium. Journal of Clinical Oncology 34(24), 2888–2897.
55. American Cancer Society. (2018). What are the risk factors for ovarian cancer? Available: https://www.cancer.org/cancer/ovarian-cancer/causes-risks-prevention/risk-factors.html. Retrieved April 17, 2018.
56. King G. G. T., Leighton J. C. (2015). CA 125. Medscape Drugs and Diseases/Laboratory Medicine. Available: https://emedicine.medscape.com/article/2087557-overview#a2. Retrieved March 5, 2018.
57. Hacker N. F., Gambone J. C., Moore C. J. (2016). Hacker and Moore's essentials of obstetrics and gynecology (6th ed.) Philadelphia, PA: Elsevier.
58. McNeely S. G. (2017). Cystoceles, urethroceles, enteroceles, and rectoceles. Merck Manual Professional version. [Online]. Available: https://www.merckmanuals.com/professional/gynecology-and-obstetrice/pelvic-relaxation-syndromes/cystoceles-urethroceles-enteroceles-andrectoceles. Retrieved March 5, 2018.
59. McNeely S. G. (2018). Uterine and vaginal prolapse. Merck manual professional version. [Online]. Available: https://www.merckmanuals.com/professional/gynecology-and-obstetrics/pelvic-relaxation-syndromes/uterine-and-vaginal-prolapse#v1064484. Retrieved March 17, 2018.
60. Kow N., Goldman H. B., Ridgeway B. (2013). Management options for women with uterine prolapse interested in uterine preservation. Current Urology Reports 14, 395–402.
61. U.S. National Library of Medicine. (2017). Premenstrual syndrome: overview. PubMed Health. [Online]. Available: https://www.ncbi.nlm.nih.gov/pubmedhealth/PMH0072449/. Retrieved March 4, 2018.
62. Callahan T. (2018). Blueprints obstetrics gynecology (7th ed.) Philadelphia, PA: Wolters Kluwer.
63. Fothergill D. (2012). Causes of primary and secondary amenorrhea. Practice Nursing 23(9), 465–469.
64. American Congress of Obstetrics and Gynecology. (2015). Dysmenorrhea, painful periods. [Online]. Available: https://www.acog.org/Patients/FAQs/Dysmenorrhea-Painful-Periods#are. Retrieved November 1, 2017.
65. Hawkins J. W., Roberto-Nichols D. M., Stanley-Haney J. L. (2016). Guidelines for nurse practitioners in gynecological settings (11th ed). New York, NY: Springer Publishing Company, LLC.
66. Hantsoo L., Epperson C. N. (2015). Premenstrual dysphoric disorder: epidemiology and treatment. Current Psychiatry; 17:87. doi 10.1007/s11920-015-0628-3.
67. Patient education: Premenstrual syndrome (PMS) and premenstrual dysphoric disorder (PMDD) (beyond the basics). [Online]. Available: https://www.uptodate.com/contents/premenstrual-syndrome-pms-and-premenstrual-dysphoric-disorder-pmdd-beyond-the-basics.
68. American College of Obstetrics and Gynecology. (2015). Frequently asked questions gynecological problems premenstrual syndrome. [Online]. Available: https://www.acog.org/Patients/FAQs/Premenstrual-Syndrome-PMS. Retrieved March 11, 2018.
69. Benjamin I. J., Griggs R. C., Wing E. J., et al. (2016). Andreoli and Carpenter's Cecil essentials of medicine (9th ed.) Philadelphia, PA: Saunders.
70. Cullinane M., Amor L. H., Donath S. M., et al. (2015). Determinants of mastitis in women in the CASTLE study: a cohort study. BMC Family Practice 16, 181. doi:10.1186/s12875-015-0396-5.
71. Yi W., Xu F., Zou Q., et al. (2013). Completely removing solitary intraductal papillomas using the mammotome system guided by ultrasonography is feasible and safe. World Journal of Surgery 37, 2613–2617.
72. American Cancer Society. (2017). Non-cancerous breast conditions mastitis. Available: https://www.cancer.org/cancer/breast-cancer/non-cancerous-breast-conditions/mastitis.html. Retrieved April 18, 2018.
73. American Cancer Society. (2018). Non-cancerous breast conditions duct ectasia. Available: https://www.cancer.org/cancer/breast-cancer/non-cancerous-breast-conditions/duct-ectasia.html. Retrieved April 17, 2018.
74. Manganaro L., D'Ambrosio I., Gigli S., et al. (2015). Breast MRI in patients with unilateral bloody and serous-bloody nipple discharge: A comparison with galactography. BioMed Research International. [Online]. Available: http://dx.doi.org/10.1155/2015/806368. Retrieved November 2, 2017.
75. American Cancer Society. (2018). Non-cancerous breast conditions. Available: https://www.cancer.org/cancer/breast-cancer/non-cancerous-breast-conditions.html. Retrieved April 17, 2018.
76. American Cancer Society. (2017). Fibrosis and simple cysts in the breast. [Online]. Available: https://www.cancer.org/cancer/breast-cancer/non-cancerous-breast-conditions/fibrosis-and-simple-cysts-in-the-breast.html. Retrieved: March 17, 2018.
77. American Cancer Society. (2017). Breast cancer. [Online]. Available: https://www.cancer.org/cancer/breast-cancer/about/how-common-is-breast-cancer.html. Retrieved October 31, 2017.
78. NIH National Cancer Institute. (2012). Breast cancer risk in American women. Online]. Available: https://www.cancer.gov/types/breast/risk-fact-sheet. Retrieved March 18, 2018.
79. Breastcancer.org (2018). U.S. breast cancer statistics. [Online]. Available: http://www.breastcancer.org/symptoms/understand_bc/statis- tics. Retrieved: March 18, 2018.
80. NIH National Cancer Institute. (2018). BRCA mutations: cancer risk and genetic counseling.[Online]. Available: https://www.cancer.gov/about-cancer/causes-prevention/genetics/brca-fact-sheet. Retrieved March 9, 2018.
81. Oeffinger K. C., Fontham E.T., Etzioni R., et al. (2015). Breast cancer screening for women at average risk 2015 guideline update from the American cancer society. Journal of the American Medical Academy 314(15):1599–1614. doi:10.1001/jama.2015.12783.
82. Breastcancer.org (2014). What can you tell me about sentinel node biopsy? [Online]. Available: http://www.breastcancer.org/questions/sen- tinel_node. Retrieved March 11, 2018.
83. Odle T. G. (2017). Precision medicine in breast cancer. Radiologic Technology 88(40), 401–424.
84. Breastcancer.org (2016). Aromatase inhibitors. [Online]. Available: http://www.breastcancer.org/treatment/hormonal/aromatase_inhibitors. Retrieved November 1, 2017.
85. American Cancer Society. (2018). Types of breast cancer. Available: https://www.cancer.org/cancer/breast-cancer/understanding-a-breast-cancer-diagnosis/types-of-breast-cancer.html. Retrieved April 17, 2018.
86. Center for Disease Control. (2017). 2015 Assisted reproductive technology national summary report. [Online]. Available: https://www.cdc.gov/art/pdf/2015-report/ART-2015-National-Summary-Report.pdf. Retrieved March 8, 2018.
87. American Society for Reproductive Medicine (2017). Quick facts about infertility. ReproductiveFacts.Org. [Online]. Retrieved March 5, 2018 from: http://www.reproductivefacts.org/faqs/quick-facts-about-infertility/.
88. Cooper T. G., Noonan E., Eckardstein S., et al. (2010). World Health Organization reference values for human semen characteristics. Human Reproduction Update 16(3), 231–245. Available: http://www.who.int/reproductivehealth/topics/infertility/cooper_et_al_hru.pdf. Retrieved April 17, 2018. [landmark study that has not changed].
89. Ochando I. (2014). Semen quality parameters according to the World Health Organisation (WHO). Available: https://www.institutobernabeu.com/foro/en/2014/02/17/semen-quality-parameters-according-to-the-world-health-organisation-who/. Retrieved April 17, 2018.
90. Gordon J.D., Rydfors J.T. (2017). Obstetrics, gynecology and infertility (pocket size) handbook for clinicians. Philadelphia, PA: Scrub Hill Press.
91. Sunderam S, Kissin D. M., Crawford S. B., et al. (2015). Assisted reproductive technology surveillance–United States, 2013. [Online]. Available: https://www.cdc.gov/mmwr/preview/mmwrhtml/ss6411a1.htm?s_cid=ss6411a1_w Retrieved November 1, 2017.
92. Epiopoulos C. (2018). Gerontological nursing (9th ed.). Philadelphia: Wolters Kluwer.
93. Bowden V. R., Greenberg C. S. (Eds.) (2014). Children and their families the continuum of nursing care. (3rd ed.). Philadelphia, PA: Wolters Kluwer.
94. Kyle T., Carman S. (Eds.) (2017). Essentials of pediatric nursing (3rd ed.). Philadelphia, PA: Wolters Kluwer.
95. Al-Salem A. (2014). Ovarian cysts and tumors. In: An illustrated guide to pediatric surgery. Cham: Springer International Publishing. doi:https://doi.org/10.1007/978-3-319-06665-3_60).

Infecções Sexualmente Transmissíveis

46

Deborah L. Hopla

INTRODUÇÃO

A expressão "infecções ou doenças sexualmente transmissíveis" (IST ou DST) engloba uma ampla gama de doenças infecciosas disseminadas por contato sexual. A incidência dessas doenças aumenta à medida que se amplia a tecnologia disponível para detectá-las.[1] Em 2014, o CDC (Centers for Disease Control and Prevention, 2014) americano tornou obrigatória a notificação[a] das infecções por clamídia, sífilis e gonorreia e, desse modo, monitora atentamente essas três DST.[1] Contudo, as taxas reais de todas as DST provavelmente são muito maiores, porque muitas dessas infecções não são de notificação compulsória nem relatadas.

Alguns fatores contribuem para o aumento da prevalência e a disseminação contínua das DST. Um fator fundamental é que essas doenças frequentemente são assintomáticas e isso pode facilitar a disseminação da infecção por indivíduos que não sabem que são portadores.[2] Além disso, geralmente é difícil notificar e tratar os parceiros dos pacientes infectados. Hoje em dia, também não há cura para duas DST virais (p. ex., infecção pelo vírus da imunodeficiência humana [HIV] e herpes-vírus simples [HSV]). Embora existam fármacos que podem ajudar a controlar as infecções, eles não impedem por completo sua disseminação.[3] Além disso, microrganismos resistentes aos fármacos desenvolvem-se rapidamente, dificultando o tratamento de algumas DST.

A transmissão por contato sexual já foi identificada em mais de 30 bactérias.[2] Atualmente, existem quatro infecções que podem ser curadas: tricomoníase, sífilis, gonorreia e infecção por *Chlamydia*. Quatro infecções são causadas por vírus e são consideradas incuráveis: hepatite B, HSV, HIV e papilomavírus humano (HPV).[2] Os locais de acesso incluem boca, órgãos genitais, meato urinário, reto e pele. As taxas de incidência de algumas DST são maiores nos adolescentes. Todas essas doenças são mais comuns nos indivíduos que têm mais de um parceiro sexual. Além disso, é comum constatar que o mesmo paciente está infectado simultaneamente por mais de um tipo de DST.[2] As DST podem resultar em natimortos, morte do neonato, prematuridade, baixo peso ao nascer, sepse, pneumonia e deformidades congênitas.[2]

Este capítulo descreve as manifestações clínicas das DST dos homens e das mulheres com base na seguinte classificação: infecções dos órgãos genitais externos, infecções vaginais e infecções que causam queixas geniturinárias e também manifestações sistêmicas.

INFECÇÕES DOS ÓRGÃOS GENITAIS EXTERNOS

Depois de concluir esta seção, o leitor deverá ser capaz de:

- Citar os microrganismos causadores do condiloma acuminado, herpes genital, molusco contagioso, cancroide, granuloma inguinal e linfogranuloma venéreo
- Descrever o significado de estar infectado por cepas de papilomavírus humano associadas a um risco elevado de câncer
- Explicar a patogênese das infecções herpéticas genitais recidivantes.

As DST podem invadir seletivamente os tecidos mucocutâneos dos órgãos genitais externos e causar vaginite nas mulheres ou manifestações geniturinárias e sistêmicas simultâneas em ambos os sexos. Algumas dessas infecções podem ser transmitidas pela mãe infectada ao feto ou ao recém-nascido, causando anomalias congênitas ou morte da criança.[2] Essa seção do capítulo enfatiza as DST que afetam os tecidos mucocutâneos da orofaringe e da genitália externa e os tecidos anorretais. Essas infecções incluem condiloma acuminado, herpes genital, molusco contagioso, cancroide, granuloma inguinal e linfogranuloma venéreo.

Condiloma acuminado

Os condilomas acuminados (ou verrugas genitais) são causados por HPV (Figura 46.1). Embora sejam conhecidas há muitos séculos, as verrugas genitais causadas por HPV tornaram-se a DST mais comum e existem mais de 40 tipos diferentes desse vírus. O CDC americano estimou que 20 milhões de americanos sejam portadores desses vírus e que até 6 milhões

---

[a] N.R.T.: no Brasil, as DST de notificação compulsória podem ser encontradas em http://www.AIDS.gov.br/tags/tags-do-portal/notificacao-compulsoria-de-doencas.

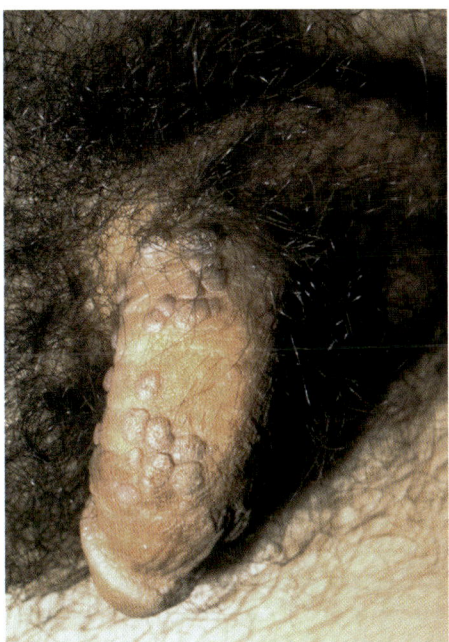

Figura 46.1 • Condilomas do pênis. O corpo do pênis apresentava lesões elevadas e circunscritas. Fonte: Rubin R., Strayer D. (Eds.) (2015). Rubin's pathology: Clinicopathologic foundations of medicine (7. ed., p. 975). Philadelphia, PA: Lippincott Williams & Wilkins.

de casos novos sejam diagnosticados todos os anos.[4] Os fatores de risco da infecção por HPV são idade baixa (< 25 anos), pouca idade por ocasião da primeira relação sexual (< 16 anos), múltiplos parceiros sexuais e ter um parceiro masculino com vários contatos sexuais. A infecção por HPV pode ocorrer com qualquer tipo de penetração vaginal ou anal e é comum nos homens que têm relações sexuais com homens e nas mulheres que têm relações com mulheres.[b]

A maioria das infecções por HPV é assintomática e transitória, regredindo espontaneamente dentro de 2 anos sem tratamento quando o paciente tem sistema imune competente.[4] Entretanto, a infecção por alguns tipos de HPV causa verrugas genitais, displasia cervical e câncer de colo do útero.[4]

Tipos de papilomavírus humanos

HPV são vírus de ácido desoxirribonucleico bicatenular (hélice dupla) não envelopados, que causam lesões proliferativas do epitélio escamoso.[5] Existem mais de 100 subtipos de HPV identificados e alguns infectam a boca e a garganta.[5] Esses subtipos foram divididos em três grupos com base no seu potencial de causar displasia e carcinoma. Por exemplo, HPV dos tipos 16 e 18 estão diretamente associados à displasia no colo do útero e aos cânceres anogenitais e são classificados como de risco alto.[5] Entretanto, apenas uma porcentagem pequena das mulheres infectadas por HPV desenvolve câncer de colo do útero. Mais de 90% das infecções desaparecem em 2 anos.[5] Isso sugere que mesmo as cepas de HPV mais agressivas possam

---

[b]N.R.T.: no Brasil, foi instituída, no âmbito do Sistema Único de Saúde (SUS), a Política Nacional de Saúde Integral de Lésbicas, Gays, Bissexuais, Travestis e Transexuais (Política Nacional de Saúde Integral LGBT). Fonte: http://bvsms.saude.gov.br/bvs/saudelegis/gm/2011/prt2836_01_12_2011.html.

variar quanto ao seu potencial oncogênico. Entre os cofatores que podem aumentar o risco de câncer cervical estão tabagismo, imunossupressão e exposição às variações hormonais (p. ex., gestação, uso de anticoncepcionais orais).[6]

Patogênese e manifestações clínicas

A infecção por HPV começa com a inoculação do vírus no epitélio escamoso estratificado, onde a infecção estimula a replicação das células epiteliais e resulta na formação de várias lesões proliferativas causadas pelo vírus.[5] O período de incubação das verrugas genitais induzidas pelo HPV varia de 3 semanas a diversos meses; para anormalidades cervicais, o período de incubação é de vários meses, e para o câncer cervical é de décadas.[5] Nos casos típicos, as verrugas genitais evidenciam-se por lesões carnosas, macias e elevadas na genitália externa, inclusive pênis (Figura 46.2), vulva, escroto, períneo e pele perianal. As verrugas externas podem formar nódulos pequenos, ou podem ser achatadas, com superfície áspera, ou pedunculadas. Em casos menos frequentes, as verrugas podem aparecer como pápulas elevadas lisas, avermelhadas ou castanhas, ou na forma de lesões cupuliformes na pele queratinizada. As verrugas internas são lesões com formato de couve-flor, que se desenvolvem nas mucosas da vagina, da uretra, do ânus ou da boca.

A infecção subclínica é mais comum que as verrugas genitais visíveis. Regressão espontânea e infecções por outros tipos de HPV são frequentes. Cerca de 70% das mulheres infectadas por HPV negativam os testes para DNA viral dentro de 1 ano e cerca de 90% tornam-se negativas dentro de 2 anos.[5] Muitas mulheres com infecções transitórias por HPV desenvolvem células escamosas atípicas de significado indeterminado (SEC-SI), ou lesões intraepiteliais escamosas (LIEE) de grau

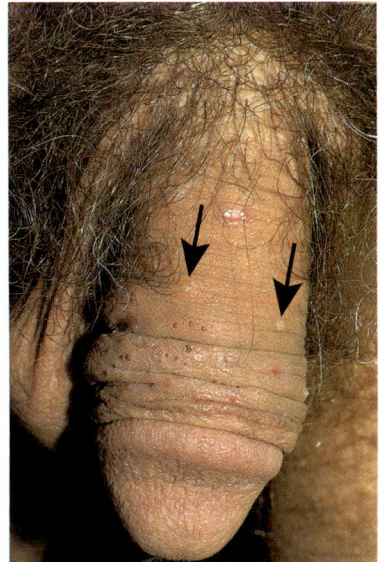

Figura 46.2 • Os herpes-vírus simples do tipo 1 (infecções dos lábios, da face, da mucosa oral e da garganta; ou HSV-1) e tipo 2 (infecções genitais; ou HSV-2) são vírus epidermotrópicos. A transmissão ocorre apenas por contato direto com as lesões em atividade, ou com líquidos contendo o vírus (p. ex., saliva). Fonte: Jensen S. (2015). Nursing health assessment: A best practice approach (2. ed., p. 730). Philadelphia, PA: Lippincott Williams & Wilkins.

baixo no colo do útero, que são detectadas por esfregaço de Papanicolaou, colposcopia ou biopsia. Nos homens, a infecção transitória por HPV pode estar associada à neoplasia intraepitelial do pênis e do ânus. O desenvolvimento de uma resposta imune efetiva ajuda a erradicar a infecção, mas o vírus pode permanecer inativo durante anos e reativar em uma época subsequente.

Diagnóstico

A relação com alterações pré-malignas e malignas acentuou o interesse em torno do diagnóstico e do tratamento dessa infecção viral. O fator principal de risco para desenvolver câncer cervical invasivo é a falta de exames periódicos de triagem (esfregaços de Papanicolaou).[5] Não existem testes sorológicos aprovados para HPV, nem técnicas padronizadas para cultura viral. Hoje em dia, o único exame aprovado pela agência americana FDA (Food and Drug Administration) é um método de hibridização em solução para testar se há DNA do HPV de risco alto.[5] O teste para DNA do HPV detecta um ou mais tipos virais de alto risco, mas não define o tipo específico de HPV. O teste para DNA do HPV está indicado quando os resultados do esfregaço de Papanicolaou são duvidosos (SEC-SI) e, hoje em dia, está recomendado para determinar quais mulheres com mais de 30 anos precisam fazer exames anuais de triagem por esfregaço de Papanicolaou.

Os condilomas genitais devem ser considerados em todas as mulheres que se queixam basicamente de prurido vulvar ou que tiveram resultados anormais no esfregaço de Papanicolaou. O exame microscópico de uma preparação em lâmina a fresco e as culturas são usados para excluir vaginite coexistente. A inspeção cuidadosa da vulva, se necessário com ampliação, geralmente revela as lesões típicas, e amostras de biopsia podem ser retiradas das áreas suspeitas. O exame colposcópico do colo do útero e da vagina pode ser recomendado como acompanhamento clínico, quando o resultado do esfregaço de Papanicolaou foi anormal, ou quando são detectadas lesões vulvares causadas por HPV.

Profilaxia e tratamento

Hoje em dia, existem três vacinas disponíveis para conferir proteção contra cepas específicas de HPV: Gardasil®, Gardasil 9® e Cevarix®.[6] Em 2016, o CDC alterou a recomendação da vacina para duas doses, se administradas antes dos 15 anos, espaçadas em 6 a 12 meses.[6] A recomendação para pessoas de 15 a 26 anos ainda é de três doses. Essas duas vacinas protegem contra os tipos 16 e 18, que causam 70% dos cânceres cervicais[6], enquanto Gardasil® também confere proteção contra os tipos 6 e 11, que são causas conhecidas das verrugas genitais. Contudo, hoje não existe tratamento para erradicar o vírus de um indivíduo infectado. Estudos não demonstraram a eficácia da prevenção da transmissão do HPV por uso de preservativos, mas alguns estudos comprovaram que a circuncisão reduz a incidência de algumas DST, inclusive HPV.[7] Os objetivos do tratamento são eliminar verrugas sintomáticas, detectar a formação de lesões pré-malignas e malignas, assim como instruir e aconselhar os pacientes para atenuar seu estresse psicossocial.

A escolha do tratamento depende da quantidade, do tamanho, da localização e da morfologia das lesões, assim como a preferência do indivíduo. As verrugas genitais podem regredir espontaneamente e, desse modo, uma conduta expectante pode ser aceitável quando o paciente aceita bem essa abordagem. A avaliação e o tratamento dos contatos sexuais podem ser sugeridos, embora isso possa ser difícil, considerando que as verrugas frequentemente não se tornam evidentes ao exame clínico senão vários anos depois da exposição.

Herpes genital

Uma das causas mais comuns de úlceras genitais nos EUA. Como a infecção por herpes-vírus não é notificável em todos os estados do país, não existem dados confiáveis quanto à sua real incidência (número estimado de casos novos por ano) e prevalência (número estimado de pacientes infectados em determinado tempo). Nos EUA, estimativas recentes sugeriram que a prevalência do herpes genital seja de 16,2%.[8] As mulheres têm superfícies mucosas expostas mais amplas e, consequentemente, têm risco mais alto de adquirir a infecção.[8]

Os herpes-vírus são vírus encapsulados grandes com genoma bicatenar (hélice dupla).[8] Existem três grupos e nove tipos de herpes-vírus que causam infecções nos seres humanos:

1. Vírus neurotrópico do grupo α, inclusive herpes-vírus simples tipo 1 (VHS-1; geralmente associado ao herpes labial, embora tenha crescido um número de infecções herpéticas anogenitais comprovadamente causadas pelo VHS-1)[3] e tipo 2 (VHS-2)
2. Vírus varicela-zóster (causa varicela e herpes-zóster)
3. Vírus linfotrópicos do grupo β, inclusive citomegalovírus (causa citomegalovirose ou doença de inclusão citomegálica), vírus Epstein-Barr (causa mononucleose infecciosa e linfoma de Burkitt) e herpes-vírus humano do tipo 8 (provavelmente causa sarcoma de Kaposi).[8]

Patogênese

O HSV-1 e o HSV-2 são geneticamente semelhantes. Ambos causam diversas infecções primárias e recidivantes semelhantes e os dois podem causar lesões genitais.[3] Esses vírus replicam-se na pele e nas mucosas infectadas (orofaringe ou genitália), onde causam lesões vesiculares da epiderme e infectam os neurônios que inervam a região.[2] O HSV-1 e o HSV-2 são vírus *neurotrópicos*, ou seja, proliferam nos neurônios e compartilham da propriedade biológica de latência. O termo "latência" refere-se à capacidade de manter potencial patogênico, mesmo que não existam sinais e sintomas clínicos. No herpes genital, o vírus ascende pelos nervos periféricos até os gânglios das raízes dorsais sacrais (Figura 46.3). O vírus pode permanecer latente nesses gânglios da raiz dorsal, ou pode reativar, quando então as partículas virais são transportadas em sentido periférico da raiz nervosa para a pele, onde se multiplicam e causam a formação de lesões. Durante o período de latência ou quiescência, o vírus replica-se por um mecanismo diferente, de modo que o sistema imune ou os tratamentos disponíveis não conseguem suprimi-lo. Ainda não está claro o que reativa o vírus. Pode ser que os mecanismos de defesa do organismo sejam alterados. Vários estudos demonstraram que as respostas do hospedeiro à infecção determinam o desenvolvimento inicial da doença, a gravidade da infecção,

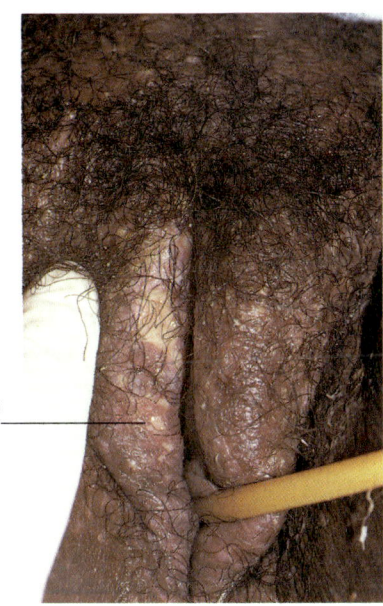

Figura 46.3 • Herpes-vírus simples do tipo 2. A paciente tinha várias vesículas na vulva. Úlceras superficiais em bases vermelhas. Fonte: Jensen S. (2015). *Nursing health assessment: A best practice approach* (2. ed., p. 772). Philadelphia, PA: Lippincott Williams & Wilkins.

o estado de latência e sua manutenção e a frequência das recidivas da infecção por HSV.

O HSV é transmitido por contato com lesões ou secreções infectantes. O HSV-1 é transmitido pelas secreções orais, que ocorrem frequentemente na infância. Esse vírus pode ser disseminado à região genital por autoinoculação depois da lavagem inadequada das mãos, ou por contato orogenital. Algumas estimativas sugeriram que, entre os adultos sexualmente ativos, as infecções genitais recentes por HSV-1 sejam praticamente tão comuns quanto as infecções recentes por HSV-2.[3] Em geral, esse último vírus é transmitido por contato sexual, mas pode ser transmitido aos recém-nascidos durante o parto se o vírus estiver sendo eliminado ativamente no sistema geniturinário. A maioria dos casos de infecção por HSV-2 é subclínica, evidenciando-se na forma de uma infecção totalmente assintomática, ou sintomática, mas não detectada. Essas infecções subclínicas podem acometer pacientes que nunca tiveram um episódio sintomático, ou podem ocorrer entre episódios detectáveis de recidiva. O herpes genital é transmitido pela disseminação assintomática de pacientes que não sabem que estão infectados. Essa transmissão "inconsciente" do vírus aos parceiros sexuais explica por que essa infecção alcançou proporções epidêmicas em todo o mundo. O período de incubação da infecção por HSV varia de 2 a 10 dias.

Manifestações clínicas

A infecção genital por HSV pode ser evidenciada por um episódio de primoinfecção (infecção primária) ou recidivante.[8] Em geral, o primeiro episódio é o mais doloroso com uma lesão evidente. Entretanto, alguns indivíduos podem ter testes positivos para HSV, embora não se lembrem de ter quaisquer sintomas. A expressão "infecção recidivante" refere-se a um segundo episódio ou aos demais que envolvem o mesmo tipo de vírus. As infecções primárias (primeiros episódios) causam lesões mais numerosas e dispersas e acarretam mais manifestações sistêmicas. A disseminação do vírus persiste por mais tempo durante os episódios de primoinfecção (10 a 15 dias), e lesões recém-formadas continuam a aparecer por cerca de 10 dias depois da infecção inicial. Alguns casos "graves" presumivelmente primários são, na verdade, recidivas detectadas pela primeira vez nos indivíduos com infecções de longa duração.

Os sintomas iniciais das infecções herpéticas genitais primárias incluem formigamento, prurido e dor na região genital, seguidos da erupção de pequenas pústulas e vesículas. Essas lesões rompem-se em torno do 5º dia e formam úlceras com bases úmidas, extremamente dolorosas ao toque e que podem causar disúria, dispareunia e retenção urinária. Esse período é seguido de um intervalo de 10 a 12 dias, durante o qual as lesões formam crostas e cicatrizam gradativamente.[8] O acometimento do colo do útero, vagina, uretra e linfonodos inguinais é comum nas mulheres com infecções primárias. Nos homens, a infecção pode causar uretrite e lesões no pênis e no escroto. As infecções retais e perianais podem ocorrer depois do contato anal. Os sinais e sintomas sistêmicos associados às infecções primárias são febre, cefaleia, mal-estar, dores musculares e linfadenopatia.

Os episódios recidivantes do HSV geralmente são mais brandos que a infecção primária. Nos casos típicos, as lesões são menos numerosas e a disseminação viral ocorre a uma taxa mais lenta e por um período mais curto (cerca de 3 dias).[8] Contudo, os sinais e sintomas prodrômicos como prurido, ardência e formigamento no local das lesões são semelhantes. Com exceção de que o HSV-2 tem mais tendência a recidivar, as manifestações clínicas causadas pelos tipos 1 e 2 do HSV são semelhantes. A frequência e a gravidade das recidivas variam de um indivíduo a outro. Vários fatores como estresse emocional, privação de sono, esforço extenuante, outras infecções, coito vigoroso ou prolongado e transtornos pré-menstrual e menstrual foram identificados como condições desencadeantes.

Diagnóstico

O diagnóstico do herpes genital se baseia nos sintomas referidos, no aspecto das lesões e no isolamento do vírus por meio de esfregaços retirados das lesões e implantados em meios de cultura. As chances de conseguir uma cultura positiva diminuem a cada dia decorrido depois do aparecimento das lesões. A possibilidade de obter uma cultura positiva de uma lesão com crostas é pequena, e os pacientes com quadro suspeito de herpes genital devem ser instruídos a fornecer material para cultura tão logo seja possível depois do aparecimento de lesões novas. A reação em cadeia de polimerase (PCR) para DNA do HSV é mais sensível que a cultura. Embora o teste de PCR seja mais dispendioso que a cultura, quantidades mesmo que pequenas do vírus podem resultar em testes positivos, os resultados ficam disponíveis em menos tempo e a técnica possibilita diferenciar entre o HSV-1 e o HSV-2. Em algumas clínicas, o teste de PCR tornou-se o método preferido para avaliar pacientes com lesões em atividade.

Os testes sorológicos tipo-específicos (HSV-1 e HSV-2) estão disponíveis para confirmar infecção progressa. Como quase todas as infecções causadas por HSV-2 são sexualmente adquiridas, a existência de anticorpos específicos contra esse vírus geralmente indica infecção anogenital, enquanto a existência de anticorpos contra HSV-1 não diferencia entre infecções anogenitais e orolabiais. Em geral, o HSV-1 causa infecções orais, enquanto o HSV-2 tende a causar infecção anogenital; contudo, é possível encontrar HSV-1 na região anogenital e HSV-2 na região oral.

Tratamento

Nenhum tratamento consegue curar herpes genital e as modalidades terapêuticas são basicamente sintomáticas. O fármaco antiviral valaciclovir tornou-se fundamental ao controle do herpes genital. Porque interfere na replicação do DNA viral, esse antiviral diminui a frequência das recidivas, abrevia a evolução das lesões em atividade, reduz o número de lesões novas formadas e abrevia o período de disseminação viral das infecções primárias. O tratamento antiviral supressor contínuo pode ser recomendado quando o paciente tem mais de seis episódios no período de 1 ano.[3]

Higiene adequada é essencial durante os episódios de reativação da infecção por HSV para evitar infecções secundárias. Em alguns casos, pode-se oferecer alívio sintomático com compressas geladas, banhos de assento, anestésicos tópicos e analgésicos orais. Também é recomendável usar roupas largas e peças íntimas de algodão. Para evitar disseminação da infecção, deve-se evitar contato íntimo até que as lesões estejam totalmente cicatrizadas.

As gestantes com história de herpes genital devem começar a fazer tratamento supressor com valaciclovir na 36ª semana de gestação. Quando a paciente tem um episódio de herpes quando está em trabalho de parto, recomenda-se cesariana. A infecção neonatal disseminada está associada a taxas elevadas de morbimortalidade.

Molusco contagioso

O vírus causador do molusco contagioso é um poxvírus comum, que acarreta a formação de várias pápulas umbilicadas. A infecção é ligeiramente contagiosa e é transmitida por contato de pele a pele, objetos contaminados e autoinoculação. As lesões são cupuliformes e têm seu centro deprimido. Um material semelhante ao coalho pode ser expressado manualmente do centro da lesão. Necrose e infecção secundária podem ocorrer. O diagnóstico se baseia no aspecto da lesão e na identificação microscópica dos corpúsculos intracitoplasmáticos do molusco contagioso. Essa doença é benigna e autolimitada.

Regressão espontânea das lesões bem desenvolvidas, seguida do aparecimento contínuo de novas lesões, é uma evolução comum do molusco contagioso. Sem tratamento, esse ciclo pode persistir por 6 meses a 1 ano.[9] Quando está indicado, o tratamento consiste em remover a cobertura da pápula com uma cureta ou um bisturi estéril, realizando a expressão manual do conteúdo de cada lesão e aplicando álcool ou nitrato de prata na base. Eletrodissecção, criocirurgia, ablação a *laser* e biopsia cirúrgica são tratamentos alternativos, mas raramente são necessários, a menos que as lesões sejam grandes ou se estendam em uma área ampla. Outra abordagem terapêutica é aplicar creme de imiquimode a 1% nas lesões.[9] Esse tratamento autoadministrado foi o primeiro a ter eficácia demonstrada nos pacientes com doenças imunossupressoras, inclusive síndrome de imunodeficiência adquirida (AIDS).

Cancroide

Cancroide (*i. e.*, cancro mole) é uma doença da genitália externa e dos linfonodos. O agente etiológico é a bactéria Gram-negativa *Haemophilus ducreyi*, que causa lesões ulcerativas agudas com secreção profusa.[10] Hoje em dia, essa doença é rara nos EUA e a maioria dos casos ocorre na África e no Caribe.[10] Nos casos típicos, o cancroide ocorre em surtos bem delimitados, em vez de caracterizar uma doença endêmica nesses países. Por ser uma doença altamente contagiosa, o cancroide geralmente é transmitido por relações sexuais ou por abrasões da pele e das mucosas. A autoinoculação pode formar vários cancros moles.

As lesões começam na forma de máculas que se transformam em pústulas e depois rompem. Essa úlcera dolorosa tem base necrótica e bordas entrecortadas. Por outro lado, o cancro sifilítico é indolor e duro. A secreção que se forma em seguida pode espalhar a infecção para outras pessoas. Ao exame físico, podem ser detectadas lesões e linfadenopatia regional. A infecção secundária pode causar destruição significativa dos tecidos. Em geral, o diagnóstico é estabelecido clinicamente, mas pode ser confirmado por cultura. A coloração com Gram raramente é realizada porque não é sensível nem específica.

Granuloma inguinal

O granuloma inguinal (*i. e.*, donovanose, granuloma venéreo) é causado por um bastonete Gram-negativo – *Klebsiella granulomatis*, antes conhecido como *Calymmatobacterium [Donovania] granulomatis* –, que é uma bactéria intracelular encapsulada minúscula. Essa doença praticamente inexiste nos EUA, mas é encontrada mais comumente nas regiões tropicais como Índia, Brasil e Índias Ocidentais e em algumas partes da China, Austrália e África.[10]

Causa ulceração da genitália, que começa como uma pápula inócua. A pápula passa por estágios nodular ou vesicular até começar a irromper na forma de tecido granulomatoso rosado. No estágio final, os tecidos tornam-se finos e friáveis e sangram facilmente. O paciente queixa-se de edema, dor e prurido. A retração inflamatória extensiva pode causar sequelas tardias como obstrução linfática com crescimento e deformação elefantoide da genitália externa. Fígado, bexiga, ossos e articulações, pulmões e intestino delgado podem ser afetados. As complicações genitais são abscesso tubo-ovariano, fístula, estenose vaginal e obstrução do orifício vaginal ou anal. As lesões podem sofrer transformação neoplásica.

O diagnóstico é firmado por identificação dos corpúsculos de Donovan (*i. e.*, células mononucleares grandes preenchidas por bastonetes Gram-negativos intracitoplasmáticos) nos esfregaços de tecidos, nas amostras de biopsia ou em cultura.[10] Um período mínimo de tratamento por 3 semanas com doxiciclina, azitromicina, ciprofloxacino ou eritromicina é usado para tratar essa doença.[10]

Linfogranuloma venéreo

Linfogranuloma venéreo (LGV) é uma doença venérea aguda ou crônica causada por *Chlamydia trachomatis* tipos L1, L2 e L3.[10,11] Embora seja encontrado em todas as regiões do mundo, a doença tem incidência baixa fora dos países tropicais. A maioria dos casos notificados nos EUA acomete homens.

As lesões do LGV podem ter um período de incubação de alguns dias a várias semanas e, em seguida, formam pápulas ou vesículas pequenas e indolores, que podem passar despercebidas. Uma característica importante dessa infecção é o desenvolvimento precoce (1 a 4 semanas depois) de linfonodos inguinais volumosos, dolorosos e flutuantes em alguns casos, também conhecidos como *bubões*.[10,11] O paciente pode ter sinais e sintomas gripais, dor articular, erupção, emagrecimento, pneumonite, taquicardia, esplenomegalia e proctite.[10,11] Nos estágios mais avançados da doença, uma porcentagem pequena dos pacientes desenvolve elefantíase da genitália externa causada por obstrução linfática, ou estenoses fibróticas do reto ou da uretra por inflamação e retrações fibróticas. O acometimento da uretra pode causar piúria e disúria. Cervicite é uma apresentação comum do LGV primário e pode evoluir para perimetrite ou salpingite, que são processos reconhecidamente associados às infecções causadas por outros tipos de *Chlamydia*.[12] As estruturas anorretais podem ser comprometidas a ponto de causar incontinência. As complicações do LGV podem ser brandas ou extensivas com comprometimento de todos os sistemas ou progressão para um estado canceroso.

Em geral, o diagnóstico é estabelecido por um teste de fixação de complemento para anticorpos contra *Chlamydia* específica do LGV. Títulos altos desses anticorpos diferenciam esse grupo dos outros subgrupos clamídicos.[10,11] O tratamento consiste em 3 semanas de doxiciclina ou eritromicina.[10,11] Tratamento cirúrgico pode ser necessário para corrigir as sequelas como estenoses ou fístulas, ou drenar linfonodos flutuantes.

RESUMO

As DST que acometem primariamente a genitália externa são verrugas genitais associadas aos HPV, herpes genital, molusco contagioso, cancroide, granuloma inguinal e LGV. As lesões causadas por essas infecções desenvolvem-se na genitália externa dos parceiros sexuais masculinos e femininos. Um aspecto preocupante é a relação entre HPV e neoplasias genitais. O herpes genital é causado por um herpes-vírus simples (HSV) neurotrópico (HSV-2 e, em alguns casos, HSV-1), que ascende pelos nervos periféricos até se localizar nos gânglios das raízes dorsais sacrais. Os herpes-vírus podem ser reativados, produzindo lesões recidivantes nas estruturas genitais inervadas pelos nervos periféricos dos gânglios afetados. As infecções herpéticas não têm cura definitiva. Molusco contagioso é uma infecção contagiosa benigna e autolimitada. Cancroide, granuloma inguinal e LGV causam lesões na genitália externa com graus variáveis de acometimento dos linfonodos inguinais. Essas três últimas doenças não são comuns nos EUA.

Conceitos fundamentais

Doenças sexualmente transmissíveis

- Em geral, as DST causadas por bactérias patogênicas podem ser tratadas eficazmente e os patógenos eliminados com tratamento antimicrobiano. Entretanto, alguns desses patógenos têm adquirido resistência aos antibióticos
- As DST causadas por vírus patogênicos, inclusive as infecções genitais por herpes-vírus simples (HSV-1 e HSV-2), não são erradicadas pelas modalidades terapêuticas modernas e persiste o risco de recidiva (infecções herpéticas recidivantes).

INFECÇÕES VAGINAIS

Depois de concluir esta seção, o leitor deverá ser capaz de:

- Explicar a diferença entre lâmina a fresco e técnicas de cultura para diagnosticar DST
- Comparar os sinais e sintomas das infecções causadas por *Candida albicans*, *Trichomonas vaginalis* e vaginose bacteriana.

Candidíase, tricomoníase e vaginose bacteriana são infecções vaginais potencialmente associadas à atividade sexual. A tricomoníase é o único tipo de vaginite comprovadamente transmitida por relações sexuais, e os contatos sexuais da paciente também devem ser tratados. Em geral, o parceiro sexual do sexo masculino é assintomático.

Candidíase

Também conhecida como *monilíase*, candidíase é a segunda causa principal de vulvovaginite das mulheres americanas. Nesse país, cerca de 75% das mulheres em idade fértil têm um episódio ao longo de suas vidas: 40 a 45% têm duas ou mais infecções.[13]

Candida albicans é o microrganismo isolado mais comumente das infecções vaginais fúngicas. Entretanto, também pode haver outras espécies de *Candida* – inclusive *Candida glabrata* e *Candida tropicalis* – e causar candidíase complicada.[13] Em geral, embora a candidíase vulvovaginal não seja sexualmente transmissível, essa infecção está incluída nas diretrizes terapêuticas para DST do CDC americano porque frequentemente é diagnosticada nas mulheres que são avaliadas para outras DST.[3] A possibilidade de transmissão sexual foi reconhecida há muitos anos. Contudo, a candidíase requer condições ambientais favoráveis para proliferação do microrganismo. O sistema digestório também funciona como reservatório desse fungo e a candidíase pode desenvolver-se por autoinoculação das mulheres que não têm relações sexuais. Embora alguns estudos tenham revelado *Candida* nos pênis dos parceiros sexuais das mulheres com candidíase vulvovaginal (Figura 46.4), poucos homens têm balanopostite que precise ser tratada.[13]

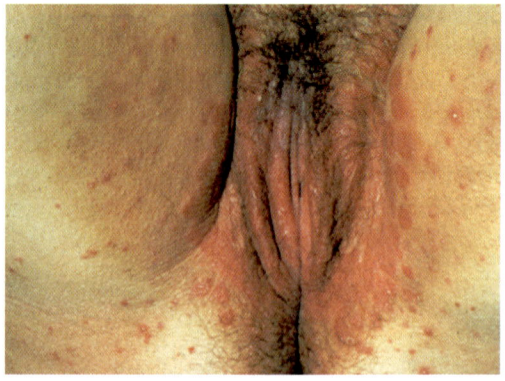

Figura 46.4 • Candidíase: as mulheres referem prurido vaginal e secreções brancas e espessas semelhantes ao coalho, mas as secreções devem ser finas. Fonte: Jensen S. (2015). *Nursing health assessment: A best practice approach* (2. ed., p. 770). Philadelphia, PA: Lippincott Williams & Wilkins.

Etiologia e manifestações clínicas

Os fatores de risco associados à proliferação descontrolada da *C. albicans* incluem tratamento recente com antibióticos, que suprimem a flora bacteriana protetora normal; níveis hormonais altos associados à gestação ou ao uso de anticoncepcionais orais, que aumentam as reservas de glicogênio vaginais; e diabetes melito ou infecção pelo HIV descontrolada, ambas doenças que podem causar imunossupressão.[2] As mulheres com candidíase vulvovaginal geralmente se queixam de prurido vulvovaginal com irritação, eritema, edema, disúria e dispareunia. Quando manifesta, a secreção típica é branca, espessa e inodora. Nas mulheres obesas, a *Candida* pode proliferar nas dobras de pele sob as mamas, do abdome e das regiões inguinais.

> **Alerta de domínio do conceito**
>
> A mulher com candidíase vulvovaginal apresentará vermelhidão, inchaço e micção dolorosa. A secreção será espessa e branca em decorrência do crescimento excessivo de leveduras e sem odor.

Diagnóstico e tratamento

O diagnóstico definitivo se baseia na demonstração dos filamentos ramificados das leveduras (*i. e.*, hifas) ou dos esporos em uma lâmina preparada a fresco com hidróxido de potássio a 20%. O pH da secreção, que é determinado por um papel de tornassol, geralmente é menor que 4,5. Quando a técnica de lâmina a fresco é negativa, mas as manifestações clínicas são sugestivas de candidíase, pode ser necessário realizar uma cultura.

Os antifúngicos como clotrimazol, miconazol, butoconazol e terconazol em diversas apresentações são eficazes para tratar candidíase. Com exceção do terconazol, esses fármacos podem ser comprados sem prescrição e usados pelas mulheres que já tiveram diagnóstico confirmado de candidíase. Alguns estudos demonstraram que o fluconazol oral é tão seguro e eficaz quanto o esquema de tratamento intravaginal convencional.[3] A candidíase vulvovaginal crônica – definida por quatro ou mais episódios confirmados por exame micológico em 1 ano – acomete cerca de 5% das mulheres e é difícil de tratar.[13] A profilaxia subsequente (tratamento de manutenção) é comumente necessária para o controle desse problema a longo prazo.[13]

Tricomoníase

De acordo com alguns relatos, a tricomoníase é uma DST muito mais comum que a gonorreia e quase tão frequente quanto as infecções por *Chlamydia*.[13-15] Nos EUA, estimativas calcularam que 7,4 milhões de casos novos de tricomoníase ocorrem anualmente.[14] Sob o aspecto epidemiológico, as infecções por *Trichomonas vaginalis* estão comumente associadas a outras DST e, por essa razão, são um dos marcadores do comportamento sexual de alto risco. Um protozoário anaeróbio que pode ser transmitido por relações sexuais, *T. vaginalis*, tem formato semelhante ao de um nabo e apresenta três ou quatro flagelos anteriores (Figura 46.5). *Trichomonas* podem habitar as glândulas parauretrais dos homens e das mulheres.

Manifestações clínicas e complicações

Os homens são portadores de *T. vaginalis* na uretra e na próstata e são assintomáticos. Embora 10 a 25% das mulheres também não tenham sintomas, a tricomoníase é uma causa comum de vaginite quando algum desequilíbrio favorece a proliferação do protozoário.[15] Esse parasito extracelular alimenta-se na mucosa vaginal e ingere bactérias e leucócitos. A infecção causa secreção amarelada ou esverdeada copiosa, espumosa e fétida. Em muitos casos, há edema e eritema da mucosa afetada, algumas vezes com prurido e irritação. Algumas mulheres desenvolvem pequenas áreas hemorrágicas no colo do útero, que também são conhecidas como *manchas de morango*.

A tricomoníase pode causar algumas complicações.[13] Essa doença é um fator de risco para transmissão do HIV e é contagiosa nos homens e nas mulheres. Nas mulheres, a infecção aumenta os riscos de infertilidade tubária e doença

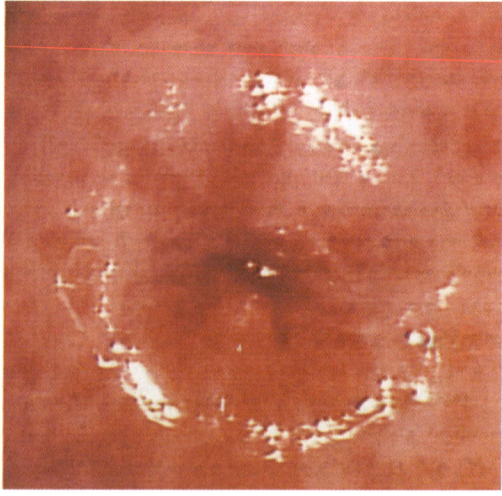

Figura 46.5 • Tricomoníase: as mulheres referem prurido vaginal com secreções espessas e fétidas, possivelmente com disúria. Fonte: Jensen S. (2015). *Nursing health assessment: A best practice approach* (2. ed., p. 771, Table 24.3). Philadelphia, PA: Lippincott Williams & Wilkins.

inflamatória pélvica (DIP) atípica e está associada às complicações como nascimento prematuro nas gestantes.[13] *Trichomonas* aderem facilmente às mucosas e podem atuar como vetores para disseminação de outros microrganismos, transportando patógenos ligados à sua superfície até as tubas uterinas. Nos homens, a tricomoníase é uma causa comum de uretrite não gonocócica e um fator de risco para infertilidade.[14]

Diagnóstico e tratamento

O diagnóstico é firmado ao exame microscópico por demonstração do protozoário móvel em uma lâmina preparada a fresco. Em geral, o pH da secreção é maior que 6,0. Como *Trichomonas* se localizam nas estruturas urogenitais fora da vagina, o tratamento recomendado é sistêmico. O tratamento preferido é com metronidazol ou tinidazol oral, que são fármacos eficazes contra protozoários anaeróbios.[13] Esses dois fármacos são quimicamente semelhantes ao dissulfiram, que é um composto usado para tratar dependência do álcool e que causa náuseas, vômitos, ruborização da pele, cefaleia, palpitações e queda da pressão arterial depois da ingestão de álcool. Distúrbios gastrintestinais e paladar metálico são efeitos adversos potenciais desses fármacos. Embora o metronidazol seja considerado seguro na gestação, existem poucas informações sobre o uso de tinidazol por gestantes.[13] Os parceiros sexuais devem ser tratados para evitar reinfecção e recomenda-se abstinência sexual até que todo o ciclo de tratamento esteja concluído.

Vaginose bacteriana

É o tipo mais prevalente de infecção vaginal encontrado pelos profissionais de saúde.[16] A prevalência anual dessa infecção é de cerca de 21,2 milhões de pessoas na faixa etária de 14 a 49 anos.[16] A vaginose bacteriana está associada a fatores como parceiros sexuais múltiplos, parceiro sexual recente, aplicação de duchas vaginais e escassez de lactobacilos vaginais. A associação dessa infecção com atividade sexual não está demonstrada. A relação sexual parece ser um fator catalisador, em vez de um mecanismo primário de transmissão; além disso, fatores endógenos podem desempenhar um papel importante no desenvolvimento dos sintomas.

Patogênese

A patogênese da vaginose bacteriana não está bem definida. Trata-se de uma infecção polimicrobiana complexa, que se caracteriza por uma alteração da flora vaginal com predomínio de lactobacilos produtores de peróxido de hidrogênio para uma flora com quantidades acentuadamente reduzidas de espécies de *Lactobacillus* e proliferação excessiva de outros microrganismos, inclusive *Gardnerella vaginalis*, espécies de *Mobiluncus*, *Mycoplasma hominis* e vários anaeróbios.[16,17] A proliferação descontrolada e exagerada dos anaeróbios vaginais está associada ao aumento da conversão dos peptídios vaginais em várias aminas que, diante de pH alto, tornam-se voláteis e exalam odor fétido. As aminas estão associadas ao aumento da transudação vaginal e à esfoliação das células epiteliais escamosas, formando a secreção típica dessa doença. Quando o pH está elevado, a *G. vaginalis* adere com mais eficiência às células epiteliais esfoliativas, formando as células coladas (células epiteliais escamosas cobertas por massas de cocobacilos, geralmente com grandes grumos de microrganismos flutuando livremente ao redor da célula). As aminas também fornecem substratos adequados à proliferação do *M. hominis*.

Manifestações clínicas

Os sinais e os sintomas predominantes da vaginose bacteriana são secreção branco-acinzentada fina com odor fétido de peixe. Ardência, prurido e eritema geralmente não ocorrem porque as bactérias têm potencial inflamatório mínimo. Em vista da inexistência de inflamação, o termo *vaginose* em vez de *vaginite* é usado para descrever essa doença. Os microrganismos associados à vaginose bacteriana podem ser abrigados por homens e mulheres sintomáticos.

Além de causar sintomas incômodos, a vaginose bacteriana está associada ao aumento do risco de DIP, trabalho de parto prematuro, ruptura prematura das membranas, corioamnionite e endometrite puerperal associada aos microrganismos relacionados com a vaginose. As infecções pós-operatórias, inclusive DIP pós-aborto, celulite do coto de histerectomia e endometrite pós-cesariana, estão comprovadamente associadas à vaginose bacteriana assintomática.

Diagnóstico e tratamento

O diagnóstico da vaginose bacteriana é estabelecido quando existem no mínimo três características seguintes:

- Secreção branca, fina e homogênea
- Odor de peixe (aminas) exalado quando uma gota de solução salina é aplicada nas secreções
- pH vaginal maior que 4,5 (em geral, na faixa de 5 a 6)
- "Células coladas" típicas nas preparações a fresco examinadas ao microscópio.

Quando está indicado, o tratamento tem como objetivos atenuar os sinais e os sintomas vaginais da infecção e reduzir o risco de complicações infecciosas depois de abortamento ou histerectomia. Todas as mulheres com doença sintomática devem ser tratadas. Outro efeito potencialmente benéfico poderia ser a redução do risco de desenvolver outras DST. O CDC americano recomenda tratamento com metronidazol oral ou em gel vaginal, ou creme vaginal de clindamicina.[16] Os mesmos esquemas de tratamento usados para mulheres que não estão grávidas podem ser usados nas gestantes. A triagem rotineira para vaginose bacteriana não é recomendada, mas todas as gestantes com essa doença devem ser tratadas. Além disso, as mulheres com risco mais alto de trabalho de parto prematuro devem fazer triagem no primeiro trimestre.[16]

RESUMO

Candidíase, tricomoníase e vaginose bacteriana são infecções vaginais comuns, que causam sintomas quando ocorrem alterações do ecossistema vaginal. Apenas a tricomoníase é disseminada por contato sexual. A candidíase, também conhecida como *monilíase*, é uma causa frequente de vulvovaginite. Pode haver *Candida* sem sintomas; em geral, algum fator do hospedeiro (p. ex., imunossupressão) contribui para o desenvolvimento da vulvovaginite, que pode ser tratada com fármacos comercializados sem prescrição. A infecção causada pelo protozoário anaeróbio *T. vaginalis* acarreta a produção de secreção amarelada ou esverdeada, espumosa, fétida e abundante. A tricomoníase é um fator de risco de transmissão do HIV e é contagiosa nos homens e nas mulheres. Nas mulheres, essa infecção aumenta os riscos de infertilidade tubária e DIP atípica e, nas gestantes, está associada a complicações como nascimento prematuro. Vaginose bacteriana é a causa mais comum de secreção vaginal. Essa doença é uma infecção polimicrobiana complexa, que se caracteriza por alteração da flora vaginal com predomínio de lactobacilos produtores de peróxido de hidrogênio para uma flora com quantidades acentuadamente reduzidas de lactobacilos e proliferação excessiva de outros microrganismos, inclusive *G. vaginalis*, espécies de *Mobiluncus*, *M. hominis* e vários anaeróbios. O sinal principal da vaginose bacteriana é secreção vaginal branco-acinzentada fina com odor fétido de peixe. Como não causa inflamação, essa condição geralmente é conhecida como *vaginose*, em vez de *vaginite*.

INFECÇÕES VAGINAIS, UROGENITAIS E SISTÊMICAS

Depois de concluir esta seção, o leitor deverá ser capaz de:

- Descrever as complicações genitais e extragenitais que podem ocorrer com as infecções por clamídia, gonorreia e sífilis
- Descrever os três estágios da sífilis.

Algumas DST afetam estruturas genitais e extragenitais de ambos os sexos. Entre as doenças infecciosas desse tipo estão infecções por clamídia, gonorreia e sífilis. Algumas dessas infecções também acarretam riscos aos recém-nascidos de mães infectadas. Outras como a sífilis podem infectar o feto durante a vida intrauterina, enquanto algumas (p. ex., infecções por *Chlamydia* e gonorreia) podem acometer os recém-nascidos durante o parto vaginal.

Infecções por *Chlamydia*

As infecções por *Chlamydia* são as DST mais prevalentes nos EUA, com incidência estimada em mais de duas vezes maior que a da gonorreia. Em 2015, as infecções por clamídia foram notificadas em todos os 50 estados americanos e no distrito de Columbia. De acordo com estimativas do CDC americano, as infecções por clamídia notificadas em cada um dos 50 estados e no distrito de Columbia representaram cerca de 1,3 milhão de casos novos naquele ano, acometendo predominantemente indivíduos jovens com menos de 25 anos.[18] O CDC americano também estimou que a taxa real de infecção seja duas vezes maior que os casos notificados.[18] Os índices de infecção por *Chlamydia* têm aumentado significativamente nos últimos 25 anos, por causa da ampliação dos programas de triagem, da sensibilidade aumentada dos exames diagnósticos e do aperfeiçoamento dos sistemas de notificação e vigilância.

Chlamydia trachomatis é um patógeno bacteriano exclusivamente intracelular, que tende a ser muito menor que a maioria das bactérias.[18] Esse microrganismo é semelhante aos vírus porque exige cultura de tecidos para seu isolamento, mas, como as bactérias, tem ácido ribonucleico (RNA) e DNA e é suscetível a alguns antibióticos. *C. trachomatis* causa diversos tipos de infecção geniturinária, inclusive uretrite não gonocócica nos homens e DIP nas mulheres. Os microrganismos diretamente relacionados *Chlamydia pneumoniae* e *Chlamydia psittacii* causam pneumonias brandas e graves, respectivamente. Nos EUA, as infecções por *C. trachomatis* estão entre as doenças sexualmente transmissíveis mais comuns.[18] As clamídias podem ser subdivididas sorologicamente em tipos A, B e C, que estão associados ao tracoma e à ceratoconjuntivite crônica; tipos D a K, que estão relacionados com as infecções genitais e suas complicações; e os tipos L1, L2 e L3 associados ao linfogranuloma venéreo. A *C. trachomatis* pode causar doença ocular significativa nos recém-nascidos e é uma das principais causas de cegueira nos países subdesenvolvidos. Nesses países, esses microrganismos são disseminados principalmente por mosquitos, objetos contaminados e contato pessoal não sexual. Nos países industrializados, a clamídia é transmitida quase exclusivamente por contato sexual e, por essa razão, afeta principalmente as estruturas geniturinárias.

Existem duas formas de clamídia: corpúsculos elementares e reticulados.[18] O ciclo de crescimento de 48 h começa com a fixação do corpúsculo elementar às células do hospedeiro suscetível, que depois é ingerido por um processo semelhante ao da fagocitose. Quando está dentro da célula, o corpúsculo elementar é organizado em um corpúsculo reticulado, que é a forma metabolicamente ativa do microrganismo capaz de reproduzir-se. O corpúsculo reticulado não é contagioso e não consegue sobreviver fora do corpo. O corpúsculo reticulado divide-se na célula por até 36 h e, em seguida, condensa para formar novos corpúsculos elementares que são liberados quando a célula infectada rompe.

Manifestações clínicas

Os sinais e sintomas da infecção por clamídia são semelhantes aos da gonorreia. A diferença mais significativa entre as salpingites causadas por gonorreia e clamídia é que esta última pode ser assintomática ou clinicamente inespecífica. Quando as mulheres são assintomáticas, a queixa mais comum é secreção cervical mucopurulenta (Figura 46.6). O colo do útero frequentemente está hipertrofiado e torna-se eritematoso, edemaciado e extremamente friável. Isso pode agravar a lesão das tubas uterinas e aumentar o reservatório para infecções subsequentes por esse microrganismo.

Nos homens sintomáticos, as infecções por clamídia causam uretrite (inclusive com eritema e hipersensibilidade no meato uretral), secreção peniana purulenta e prurido uretral (Figura 46.7).[18] Alguns pacientes podem ter prostatite e epididimite com infertilidade subsequente.

A complicação mais grave da infecção por *Chlamydia* não tratada é síndrome de Reiter. Essa tríade inclui uretrite, conjuntivite

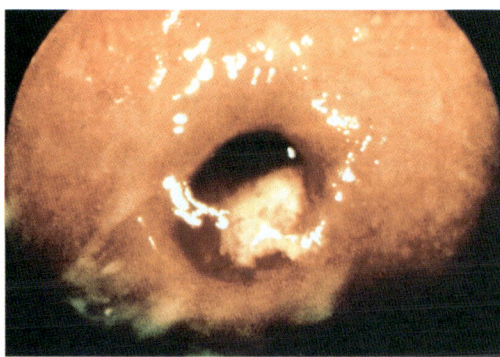

Figura 46.6 • Clamídia: as mulheres podem ser assintomáticas ou referir queixas clínicas. Em alguns casos, as pacientes têm secreções límpidas ou brancas. Fonte: Jensen S. (2015). *Nursing health assessment: A best practice approach* (2. ed., p. 770). Philadelphia, PA: Lippincott Williams & Wilkins.

e artrite das articulações que sustentam peso, inclusive joelhos e articulações sacroilíacas e vertebrais.[18] Mulheres também podem ter artrite reativa, mas a razão de incidência dessa complicação entre os sexos masculino e feminino é de 5:1. A artrite começa 1 a 3 dias depois do início da infecção por *Chlamydia*. O acometimento articular é assimétrico com várias articulações afetadas e predileção pelos membros inferiores. Também podem ocorrer lesões mucocutâneas evidenciadas por erupções papuloescamosas que tendem a localizar-se nas palmas das mãos e nas plantas dos pés de pacientes de ambos os sexos. A USPSTF americana (U. S. Preventive Services Task Force) sugeriu triagem anual das adolescentes e mulheres adultas jovens sexualmente ativas na tentativa de reduzir essa infecção.[19]

Diagnóstico e tratamento

O diagnóstico das infecções por *Chlamydia* pode ser firmado de várias formas. A demonstração de leucócitos polimorfonucleares na coloração da secreção peniana corada pelo método de Gram, ou da secreção cervical, constitui evidência presuntiva. O teste com anticorpo fluorescente direto e o ensaio imunossorvente ligado a enzima, que utilizam anticorpos dirigidos contra um antígeno da parede celular da *Chlamydia*,

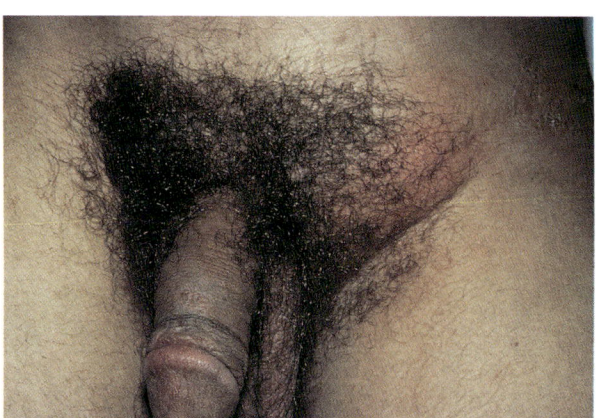

Figura 46.7 • Clamídia: *Chlamydia trachomatis* é uma bactéria com período de incubação variável, geralmente de 1 semana após a exposição. Os homens podem ter secreção mucopurulenta. Fonte: Jensen S. (2015). *Nursing health assessment: A best practice approach* (2. ed., p. 728). Philadelphia, PA: Lippincott Williams & Wilkins.

são exames rápidos e altamente sensíveis e específicos. O valor preditivo positivo desses exames é excelente nos grupos de alto risco, mas resultados positivos falsos ocorrem com mais frequência nos grupos de baixo risco. As dificuldades metodológicas envolvidas na cultura desse microrganismo levaram ao desenvolvimento de testes não baseados em cultura, que amplificam e detectam sequências específicas do DNA e do RNA da *C. trachomatis*.[18] Uma das técnicas mais recentes que não dependem de cultura são os testes de amplificação do ácido nucleico (NAAT), que não dependem de microrganismos viáveis para detecção e podem gerar um resultado positivo a partir de uma única cópia de DNA ou RNA pesquisado.[18] Os procedimentos de amplificação que estão disponíveis hoje em dia no comércio para testar a existência de clamídias são PCR, amplificação mediada por transcrição (AMT) do RNA e amplificação por deslocamento de faixa (ADF). Essas técnicas de amplificação são altamente sensíveis e, quando são monitoradas adequadamente, também são muito específicas. Os NAAT podem ser realizados com urina ou amostras colhidas por *swab* pelos próprios pacientes do terço distal da vagina e também com amostras uretrais e endocervicais tradicionais. A maioria dos NAAT utilizados hoje em dia detecta *C. trachomatis* e *Neisseria gonorrhoeae* no mesmo exame.

O CDC americano recomenda o uso de azitromicina ou doxiciclina para tratar infecções por clamídia. A penicilina não é eficaz. Azitromicina é o fármaco preferido para tratar gestantes.[3] O tratamento antibiótico simultâneo dos dois parceiros sexuais é recomendável. Também é importante recomendar abstinência sexual para aumentar as chances de cura.

Gonorreia

DST de notificação compulsória causada pela bactéria *Neisseria gonorrhoeae*. Em 2015, houve 395.216 casos notificados, em uma proporção de 123,9 casos de gonorreia por 100 mil pessoas nos EUA.[20] Como ocorre com a infecção por clamídia, a gonorreia frequentemente não é diagnosticada. O CDC americano estimou que cerca de 600 mil casos novos ocorram anualmente.[20] A ampliação dos programas de triagem e o uso mais frequente das técnicas mais sensíveis que não exigem cultura têm contribuído para essa tendência crescente.

O gonococo é um diplococo Gram-negativo piogênico (*i. e.*, formador de pus).[20] Os seres humanos são os únicos hospedeiros naturais da *N. gonorrhoeae*. O microrganismo prolifera mais facilmente em epitélios quentes secretores de muco. A porta de entrada pode ser o sistema geniturinário, os olhos, a orofaringe, a região anorretal ou a pele.

A transmissão geralmente ocorre por relações sexuais, exceto nos casos de transmissão perinatal.[2] A autoinoculação do microrganismo nas conjuntivas pode ocorrer. Recém-nascidos de mães infectadas podem adquirir a infecção durante sua passagem pelo canal de parto e estão sujeitos a desenvolver conjuntivite gonocócica, que pode causar cegueira se não for tratada adequadamente. Outra complicação das infecções gonocócicas das gestantes é uma síndrome de infecção amniótica, que se caracteriza por ruptura prematura das membranas, nascimento prematuro e risco aumentado de morbimortalidade neonatal. Gonorreia genital nas crianças pequenas deve sugerir a possibilidade de abuso sexual.

Em muitos casos, a infecção evidencia-se 2 a 7 dias depois da exposição. Nos casos típicos, a gonorreia começa na uretra anterior, nas glândulas uretrais acessórias, nas glândulas de Bartholin ou Skene e no colo do útero. Se não for tratada, a gonorreia espalha-se dos focos iniciais para os segmentos proximais do sistema geniturinário. Nos homens, a doença espalha-se para a próstata e o epidídimo. Nas mulheres, a gonorreia frequentemente causa endometrite, salpingite e DIP.[2] Faringite pode ocorrer depois do contato orogenital. Além disso, *N. gonorrhoeae* pode invadir a circulação sanguínea (*i. e.*, infecção gonocócica disseminada) e causar sequelas graves, inclusive acometimento bacteriêmico dos espaços articulares, das valvas cardíacas, das meninges e de outros órgãos e tecidos do corpo.[2]

Manifestações clínicas

Os pacientes com gonorreia podem ser assintomáticos e disseminar involuntariamente a doença para seus contatos sexuais. Nos homens, os primeiros sinais e sintomas são dor uretral e secreção amarelo-cremosa, algumas vezes sanguinolenta (Figura 46.8). A infecção pode tornar-se crônica e afetar a próstata, o epidídimo e as glândulas periuretrais.[2] As infecções retais são comuns nos homens homossexuais. Nas mulheres, os sinais e sintomas perceptíveis são secreção urinária ou genital incomum, disúria, dispareunia, dor ou hipersensibilidade pélvica, sangramento vaginal diferente (inclusive sangramento depois de relações sexuais), febre e proctite (Figura 46.9).[2] Os sintomas podem ocorrer ou piorar durante ou pouco depois das menstruações, porque a bactéria é um diplococo intracelular que prolifera no sangue menstrual, mas não consegue sobreviver muito tempo fora do corpo humano. Também podem ocorrer infecções do útero e formação de focos infecciosos agudos ou crônicos nas tubas uterinas (*i. e.*, salpingite), que por fim causam retrações fibróticas e esterilidade (Figura 46.10).

Diagnóstico

O diagnóstico se baseia na história de exposição sexual e nos sintomas referidos e pode ser confirmado pela demonstração do microrganismo por coloração com Gram ou cultura. Em geral, a coloração pelo Gram é uma técnica eficaz para diagnosticar homens sintomáticos (*i. e.*, que apresentam secreção uretral). Nas mulheres e nos homens assintomáticos, a cultura geralmente é preferível porque a coloração pelo Gram frequentemente não fornece resultados confiáveis. Cultura é o padrão

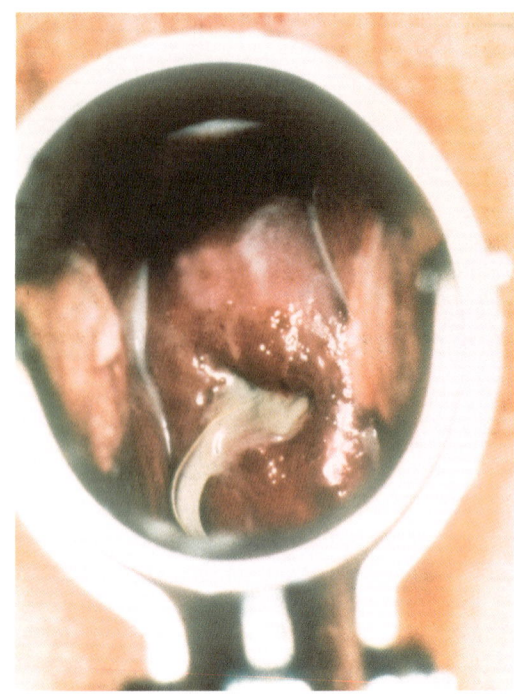

Figura 46.9 • Gonorreia: as secreções são amareladas e as mulheres referem dispareunia e disúria. Fonte: Jensen S. (2015). *Nursing health assessment: A best practice approach* (2. ed., p. 771). Philadelphia, PA: Lippincott Williams & Wilkins.

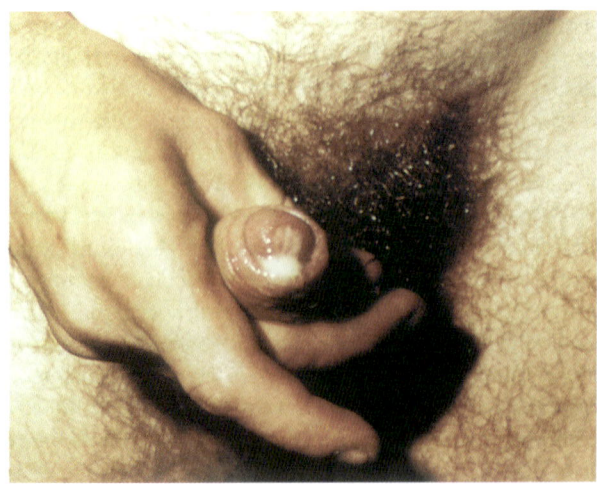

Figura 46.8 • Secreção peniana purulenta causada por gonorreia. Fonte: Jensen S. (2015). *Nursing health assessment: A best practice approach* (2. ed., p. 728). Philadelphia, PA: Lippincott Williams & Wilkins.

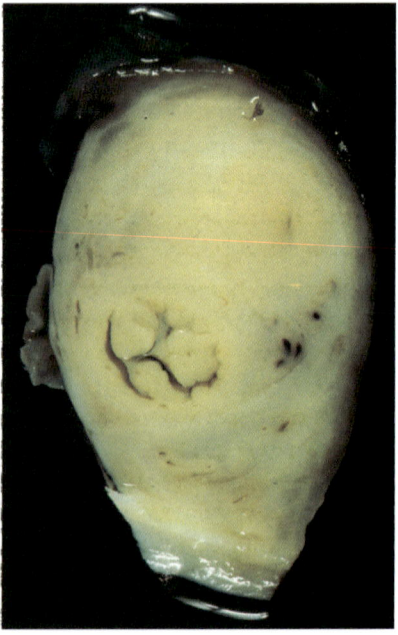

Figura 46.10 • Gonorreia da tuba uterina. Corte transversal de uma "tuba uterina purulenta" mostrando espessamento da parede e interior distendido por pus. Fonte: Rubin R., Strayer D. (Eds.). (2015). *Rubin's pathology: Clinicopathologic foundations of medicine* (7. ed., p. 394). Philadelphia, PA: Lippincott Williams & Wilkins.

de referência, principalmente quando a coloração pelo Gram não é conclusiva. Uma amostra deve ser obtida do local apropriado (i. e., endocérvice, uretra, canal anal ou orofaringe), inoculada em um meio adequado e transportada em condições controladas. A *N. gonorrhoeae* é um microrganismo sensível, que exige condições nutricionais e condições ambientais específicas. Em geral, a detecção é conseguida com o uso de NAAT (PCR). A sensibilidade desses exames é semelhante à da cultura. Os homens frequentemente preferem fornecer uma amostra de urina em vez de aceitar que seja coletado um *swab* uretral e o NAAT pode ser oferecido às mulheres que se encontram em condições nas quais o exame pélvico não seja exequível.

As recomendações atualizadas da USPSTF sugerem que os médicos realizem triagem para gonorreia em todas as mulheres sexualmente ativas, que se encontrem em risco mais elevado de adquirir essa infecção (i. e., mulheres com menos de 25 anos ou com parceiros sexuais múltiplos ou recentes, uso inconsistente de preservativos, prostituição ou uso de drogas ilícitas).[21] Testes para outras DST – principalmente sífilis e infecção por clamídia – são recomendados por ocasião do exame. As gestantes são triadas rotineiramente na primeira consulta de pré-natal. As populações de alto risco devem repetir as culturas no terceiro trimestre. Os recém-nascidos são tratados rotineiramente com vários antibióticos aplicados nas conjuntivas na primeira hora depois do nascimento a fim de conferir proteção contra gonorreia e outras doenças não diagnosticadas.

Tratamento

As estirpes de *N. gonorrhoeae* resistentes à penicilina são prevalentes em todo o planeta e estirpes com outros tipos de resistência continuam a evoluir e a se propagar. A recomendação terapêutica atual para combater as estirpes de *N. gonorrhoeae* resistentes a penicilina e à tetraciclina resultou em resistência aos antimicrobianos prescritos para tratamento da gonorreia.[20] Mais recentemente, a redução progressiva da suscetibilidade à cefixima (cefalosporina oral) fez com que o CDC modificasse as diretrizes de tratamento (2015), de modo que atualmente a associação de ceftriaxona (cefalosporina injetável) e azitromicina é o único esquema terapêutico preconizado pelo CDC para gonorreia.[20] A resistência à cefalosporina ressalta a necessidade da vigilância continuada da suscetibilidade das estirpes de *N. gonorrhoeae* aos agentes antimicrobianos.

A combinação de morbidade persistentemente elevada da gonorreia em algumas populações e a ameaça de gonorreia resistente à cefalosporina reforça a necessidade de uma melhor compreensão da epidemiologia da gonorreia.

Todos esses antibióticos são igualmente eficazes e sua administração deve ser seguida pelo tratamento com azitromicina para clamídias. Hoje em dia, cepas resistentes às quinolonas são comuns na Ásia, nas ilhas do Pacífico (inclusive Havaí) e na Califórnia, motivo que levou o CDC americano a recomendar que se evite o uso das fluoroquinolonas nessas áreas para tratar infecções dos homens homossexuais ou de pacientes com história de viagem recente ao exterior. Todos os contatos sexuais dos últimos 60 dias anteriores ao diagnóstico da infecção devem ser contatados, testados e tratados. O teste de cura não é necessário quando se administra o tratamento supervisionado em dose única.

Sífilis

DST sistêmica de notificação compulsória causada pelo espiroqueta *Treponema pallidum*. Em 2015, foram diagnosticados nos EUA 23.872 casos de sífilis primária e secundária e 26.170 casos no estágio de latência e no estágio final.[22] No total, foram notificados ao CDC americano 50.042 casos de sífilis naquele ano. Nos EUA, as taxas mais altas de casos de sífilis primária e secundária foram entre homens de 25 a 29 anos e 20 a 24 anos que residem no oeste e no sul do país e em negros.[22]

T. pallidum é disseminado por contato direto com uma lesão úmida contagiosa, geralmente por relação sexual. Secreções repletas de bactérias podem transferir o microrganismo durante qualquer tipo de contato íntimo. Abrasões da pele podem ser outra porta de entrada. A transmissão transplacentária de *T. pallidum* da mãe para o feto depois da 16ª semana é rápida, de modo que a infecção materna em atividade durante a gestação pode causar sífilis congênita do feto. A sífilis não tratada pode causar prematuridade, morte fetal e anomalias congênitas, além de infecção ativa do feto/recém-nascido. Como as manifestações clínicas da sífilis materna podem ser sutis, o teste para sífilis é obrigatório para todas as gestantes. Depois de ser tratada para sífilis, a gestante geralmente é acompanhada ao longo de toda a gestação por dosagens repetidas dos títulos séricos.

Manifestações clínicas

Clinicamente, a sífilis é dividida em três estágios: primário, secundário e terciário. A sífilis primária caracteriza-se pelo aparecimento de um cancro no local da exposição, ou seja, pênis, vulva, ânus ou boca.[2] Nos casos típicos, os cancros formam-se em média cerca de 3 semanas depois da exposição, mas o período de incubação pode chegar a 3 meses.[2] O cancro primário começa com uma única pápula endurecida com até vários centímetros de diâmetro, que sofre erosão e forma uma úlcera com base limpa e elevada. Os cancros também são solitários e têm bordas elevadas e bem demarcadas.[2] Em geral, essas lesões são indolores e estão situadas no local da exposição sexual. A sífilis primária é facilmente detectada nos homens, nos quais a lesão se localiza no escroto ou no pênis (Figura 46.11). Embora cancros possam formar-se na genitália externa das mulheres, eles são mais comuns na vagina ou no colo do útero e, por essa razão, a sífilis primária pode passar despercebida, porque não são detectáveis sem um exame especular. Em geral, há linfadenopatia inguinal associada.[2] A sífilis é altamente contagiosa nesse estágio, mas como os sintomas são brandos, a doença frequentemente passa despercebida. O cancro geralmente cicatriza dentro de 3 a 12 semanas, com ou sem tratamento.

A duração do estágio da sífilis secundária varia ainda mais que a do primeiro estágio, estendendo-se de 1 semana até 6 meses. Os sinais e sintomas de erupção (especialmente nas palmas das mãos, mucosas, meninges, linfonodos, estômago, plantas dos pés e fígado; Figura 46.12)[2], febre, dor de garganta, estomatite, náuseas, perda de apetite e inflamação ocular podem aparecer e desaparecer ao longo de 1 ano, mas geralmente se estendem por 3 a 6 meses. As manifestações clínicas da sífilis secundária podem incluir algum grau de queda dos cabelos e condilomas planos. Essas últimas lesões são placas

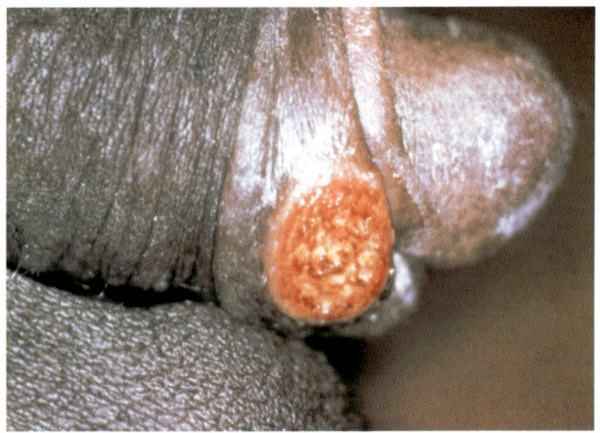

Figura 46.11 • Cancro sifilítico do corpo do pênis. Fonte: Jensen S. (2015). *Nursing health assessment: A best practice approach* (2. ed., p. 729). Philadelphia, PA: Lippincott Williams & Wilkins.

elevadas marrom-avermelhadas, que podem ulcerar e liberar secreção fétida. As lesões têm 2 a 3 cm de diâmetro, contêm muitos espiroquetas e são altamente contagiosas.

Depois do segundo estágio, a sífilis frequentemente entra em uma fase de latência, que pode estender-se por toda a vida ou progredir à sífilis terciária em alguma época. Os pacientes podem ser contagiosos durante o primeiro e o segundo anos do estágio de latência.

A sífilis terciária é uma reação tardia à doença não tratada e pode começar décadas depois da infecção inicial.[2] Quando a sífilis progride para o estágio terciário sintomático, isso geralmente se evidencia de três formas: formação de lesões granulomatosas destrutivas localizadas conhecidas como *gomas*; desenvolvimento de lesões cardiovasculares; ou desenvolvimento de lesões no sistema nervoso central. A goma sifilítica é uma lesão necrótica típica com consistência de borracha, que é causada por necrose não inflamatória dos tecidos. As gomas podem ocorrer isoladamente ou em grupos e suas dimensões variam de lesões microscópicas até massas tumorais volumosas. As gomas são encontradas mais comumente no fígado, nos testículos e nos ossos. As lesões do sistema nervoso central podem causar demência, cegueira ou acometimento da medula espinal com ataxia e déficit sensorial. Em geral, as manifestações cardiovasculares resultam das retrações fibróticas da camada média da aorta torácica com formação de aneurismas. Esses aneurismas provocam dilatação do anel da valva aórtica e causam insuficiência aórtica.[2]

Diagnóstico

O *T. pallidum* é difícil de isolar em cultura e sua detecção segura requer exame especial de microscopia em campo escuro. À medida que a infecção estimula uma resposta imune humoral com formação de anticorpos, testes sorológicos podem ser realizados. Embora os testes de PCR tenham sido desenvolvidos recentemente para sífilis, sorologia ainda é o exame diagnóstico fundamental.[22] Como o período de incubação da doença pode reduzir a sensibilidade do exame, os testes sorológicos geralmente são repetidos depois de 6 semanas quando o primeiro resultado é negativo.

Os testes não treponêmicos detectam reagina, que é um autoanticorpo dirigido contra antígenos de cardiolipina. Esses anticorpos são detectados por testes de floculação, inclusive o VDRL (Venereal Disease Research Laboratory) ou o teste da reagina plasmática rápido (RPR).[22] Como esses exames são inespecíficos, resultados positivos podem ocorrer com outras doenças além da sífilis. Esses testes são fáceis de realizar, rápidos e de baixo custo e são usados frequentemente como triagem para sífilis. Os resultados tornam-se positivos dentro de 4 a 6 semanas depois da infecção, ou 1 a 3 semanas depois do aparecimento da lesão primária. Como esses testes são quantitativos, eles podem ser usados para determinar o grau de atividade da doença ou a eficácia do tratamento. Em geral, o título de VDRL é alto durante o estágio secundário da doença, mas os títulos diminuem durante o estágio terciário. Títulos decrescentes durante o tratamento sugerem resposta favorável. O teste de absorção de anticorpo treponêmico fluorescente é usado para detectar anticorpos específicos contra *T. pallidum*. Esses testes qualitativos são usados para determinar se um resultado positivo nos exames inespecíficos (VDRL ou RPR) pode ser atribuído à sífilis.

Tratamento

Penicilina é o tratamento preferido para sífilis.[3] Em razão do período longo de desenvolvimento dos espiroquetas, os níveis teciduais eficazes de penicilina devem ser mantidos por várias semanas. As preparações injetáveis de penicilina de ação prolongada são usadas preferencialmente. Tetraciclina ou doxiciclina é usada para tratar pacientes com alergia à penicilina. As gestantes devem ser dessensibilizadas e tratadas com penicilina porque a eritromicina não erradica infecção fetal. Os contatos

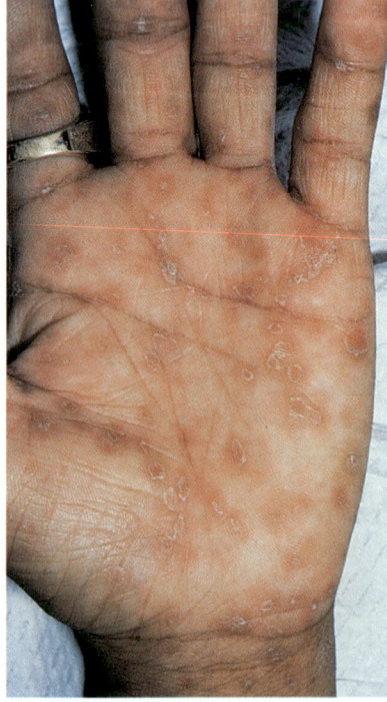

Figura 46.12 • Sífilis secundária. Erupções maculopapulosas na palma da mão. Fonte: Rubin E., Gorstein F., Rubin R. *et al.* (Eds.). (2015). *Rubin's pathology: Clinicopathologic foundations of medicine* (7. ed., p. 414). Philadelphia, PA: Lippincott Williams & Wilkins.

sexuais devem ser avaliados e tratados profilaticamente, ainda que possam não ter sintomas da infecção.

RESUMO

As DST vaginais, urogenitais e sistêmicas – infecções por clamídia, gonorreia e sífilis – podem afetar gravemente as estruturas genitais e causar manifestações sistêmicas. Gonorreia e infecções por *Chlamydia* podem causar grande variedade de complicações geniturinárias nos homens e nas mulheres e ambas podem acarretar doença ocular e cegueira dos recém-nascidos de mães infectadas. A sífilis é causada por um espiroqueta (*T. pallidum*), que pode causar efeitos sistêmicos generalizados e é transferido ao feto das mães infectadas por meio da placenta.

OUTRAS INFECÇÕES

Depois de concluir esta seção, o leitor deverá ser capaz de:

- Citar as complicações que podem ocorrer com a infecção pelo vírus Zika
- Descrever a propagação do vírus Zika
- Descrever os sintomas da infecção pelo vírus Zika.

Zika

O vírus Zika foi descoberto em 1947 na Floresta Zika de Uganda e, inicialmente, era propagado por picada de espécies de mosquitos infectados do gênero *Aedes* (*Aedes aegypti* e *A. albopictus*).[23,24] Os primeiros casos humanos de infecção pelo vírus Zika foram detectados em 1952. A infecção por esse vírus pode ocorrer por uma das seguintes maneiras:

- A partir da picada de espécies de mosquitos infectados do gênero *Aedes* (*Aedes aegypti* e *A. albopictus*)[23,24]
- A partir de exposição a um parceiro sexual infectado, inclusive relação sexual (oral, vaginal ou anal) ou compartilhamento de brinquedos sexuais sem preservativo.[23,24] (Vale mencionar que ter relações sexuais com um parceiro que viajou ou vive em regiões com vírus Zika coloca a pessoa em risco de contrair a infecção.)[23,24]
- Esse vírus pode ser transmitido da gestante para o feto, e essa infecção durante a gravidez pode causar defeitos congênitos.[23,24]

Manifestações clínicas

As pessoas infectadas pelo vírus Zika apresentam poucos sinais/sintomas.[23] As manifestações clínicas relatadas incluem febre, erupção cutânea, artralgia, conjuntivite, mialgia e cefaleia.[23] Os sinais/sintomas da infecção pelo vírus Zika podem durar alguns dias até 1 semana.

Risco

Se uma mulher for infectada pelo vírus Zika durante a gravidez, defeitos congênitos graves podem ocorrer, como microcefalia, defeitos cerebrais, defeitos visuais e auditivos e comprometimento do crescimento.[23] Também há relatos de síndrome de Guillain-Barré.[23]

Diagnóstico

Uma amostra de sangue ou de urina pode ser usada para confirmar a infecção pelo vírus Zika. Coletar amostras de soro ou líquido cerebrospinal e enviar para o CDC, onde são realizadas pesquisas de ácido nucleico (RNA NAT) e anticorpos. A pesquisa de ácido nucleico e o isolamento do vírus podem ser realizados em outros líquidos corporais para confirmar o diagnóstico (p. ex., urina e líquido amniótico) ou para fins de pesquisa (p. ex., sêmen).

Tratamento

Atualmente, não existe vacina nem tratamento disponível para a infecção pelo vírus Zika.[23]

Prevenção

Usar um repelente de insetos contendo uma ou mais das seguintes substâncias quimicas: DEET, picaridina, IR3535, óleo de eucalipto citriodora, parametanodiol ou 2-undecanona.[25] Sempre seguir as orientações do fabricante. Esses produtos são seguros para gestantes e lactantes, mas não devem ser usados em lactentes com menos de 2 meses de vida.[25] Evitar a exposição a mosquitos por meio de telas e mosquiteiros.[25] Evitar a transmissão sexual por meio de preservativos ou abstinência.[25]

RESUMO

O vírus Zika foi documentado por mais de 70 anos, mas recentemente chamou a atenção mundial após um surto de infecção e sua conexão com defeitos congênitos nos fetos. A transmissão é possível pela picada de espécies de mosquitos infectados do gênero *Aedes*, por relação sexual não protegida com parceiro infectado e da gestante para o feto. Embora o vírus provoque, tipicamente, sinais/sintomas leves, gestantes ou mulheres que planejam engravidar devem ser testadas à procura de anticorpos contra o vírus Zika. A prevenção é crucial porque não existe tratamento disponível.

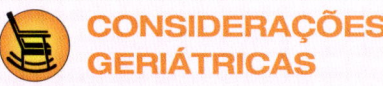

CONSIDERAÇÕES GERIÁTRICAS

- Ao final de 2014, estimava-se que 428.724 pessoas com 50 anos ou mais estariam vivendo com infecção por HIV diagnosticada nos EUA[21]
- Pessoas mais velhas permanecem sexualmente ativas e apresentam os mesmos fatores de risco para HIV dos adultos jovens; contudo, é menos provável que discutam seus hábitos sexuais ou o uso de substâncias psicoativas com seus médicos[21]
- O diagnóstico incorreto dos sinais/sintomas iniciais da infecção pelo HIV (fadiga, fraqueza e alterações da memória) ocorre porque essas manifestações são consideradas normais nos adultos mais velhos.[22]

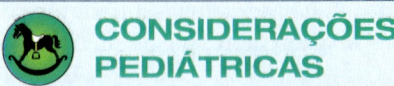

CONSIDERAÇÕES PEDIÁTRICAS

- Embora o abuso sexual tenha proporções epidêmicas nos EUA, as infecções sexualmente transmissíveis (IST) são raras (5%) em crianças que foram vítimas de violência sexual[23]
- O primeiro (e, às vezes, o único) indício de abuso sexual em crianças é a ocorrência de IST[26]
- A taxa de notificação de sífilis congênita tem aumentado a cada ano desde 2012. De 2011 a 2015, houve um aumento de 36,3%[26]
- As IST podem ser transmitidas da gestante para o feto antes e durante o parto; N. gonorrhoeae e HIV conseguem atravessar a placenta durante a gravidez.

Exercícios de revisão

1. Uma mulher de 25 anos soube que seu esfregaço de Papanicolaou indicou infecção por HPV do tipo 16.
    a. *Quais são as implicações possíveis dessa infecção?*
    b. *Como essa paciente pode tê-la adquirido?*
    c. *Quais tratamentos estão disponíveis hoje em dia?*
2. Uma mulher de 35 anos referia prurido vulvar, disúria, dispareunia e secreção vaginal espessa, inodora e com consistência de requeijão. A paciente tinha diabetes melito e, recentemente, estava recuperando-se de uma infecção respiratória que precisou ser tratada com antibióticos.
    a. *Considerando que essas manifestações clínicas eram compatíveis com infecção por Candida, quais exames poderiam ser realizados para confirmar o diagnóstico?*
    b. *Quais fatores de risco predispunham a paciente a desenvolver esse tipo de vaginite?*
    c. *Como a infecção poderia ser tratada?*
3. Mulher de 21 anos esteve recentemente em Miami, Flórida, e relatou febre baixa, erupção cutânea e dor nas articulações. Seu último período menstrual foi há 3 meses. É sexualmente ativa e seu teste de gravidez resultou positivo.
    a. *Como esses sinais/sintomas condizem com o vírus Zika, qual teste pode ser feito para confirmar o diagnóstico?*
    b. *Qual é o risco para essa mulher e seu feto?*
    c. *O que pode ser feito para evitar essa infecção em outras gestantes?*

REFERÊNCIAS BIBLIOGRÁFICAS

1. Centers for Disease Control and Prevention. (2014). Sexually transmitted disease surveillance. [Online]. Available: https://www.cdc.gov/std/stats14/. Accessed January 31, 2017.
2. World Health Organization (WHO). (2016). Sexually transmitted infections. Fact sheet. [Online]. Available: http://www.who.int/mediacentre/factsheets/fs110/en/. Accessed January 31, 2017.
3. Centers for Disease Control and Prevention. (2015). Sexually transmitted disease guidelines. [Online]. Available: https://www.cdc.gov/std/tg2015/. Accessed January 31, 2017.
4. Center for Disease Control and Prevention. (2013). Self-study STD modules for clinicians: genital human papillomavirus (HPV) infection. Pathogenesis and microbiology. [Online]. Available: https://www2a.cdc.gov/stdtraining/self-study/hpv/cdc_self_study_hpv_pathogenesis.html. Accessed February 1, 2017.
5. Centers for Disease Control and Prevention. (2016). Questions and answers about HPV. [Online]. Available: https://www.cdc.gov/hpv/parents/questions-answers.html. Accessed February 1, 2017.
6. Morris B. J., et al. (2017). Effect of male circumcision on risk of sexually transmitted infections and cervical cancer in women. The Lancet Global Health 5(11), e1054–e1055. Available: http://www.thelancet.com/journals/langlo/article/PIIS2214-109X%2817%2930386-8/fulltext.
7. Centers for Disease Control and Prevention. (2015). Molluscum Contagiosum. [Online]. Available: https://www.cdc.gov/poxvirus/molluscum-contagiosum/index.html. Accessed February 2, 2017.
8. Centers for Disease Control and Prevention. (2016). Genital herpes: CDC fact sheet. [Online]. Available: https://www.cdc.gov/std/herpes/stdfact-herpes.htm. Accessed February 1, 2017.
9. Centers for Disease Control and Prevention. (2015). Candidiasis. [Online]. Available: https://www.cdc.gov/fungal/diseases/candidiasis/index.html. Accessed February 2, 2017.
10. Center for Disease Control and Prevention. (2015). Trichomoniasis: Fact sheet. [Online]. Available: https://www.cdc.gov/std/trichomonas/STDFact-Trichomoniasis.htm. Accessed February 2, 2017.
11. Centers for Disease Control and Prevention. (2015). Lymphogranuloma Venereum. [Online]. Available: https://www.cdc.gov/std/tg2015/lgv.htm. Accessed February 2, 2017.
12. Afsar F., Seremet S., Afsar I., et al. (2017). A case of scrofuloderma complicated with genital elephantiasis and saxophone penis. Reviews in Medical Microbiology 28(1), 5–8.
13. Centers for Disease Control and Prevention. (2015). Bacterial Vaginosis: CDC fact sheet. [Online]. Available: https://www.cdc.gov/std/bv/stdfact-bacterial-vaginosis.htm. Accessed February 2, 2017.
14. Centers for Disease Control and Prevention. (2015). Chlamydia: CDC fact sheet. [Online]. Available: https://www.cdc.gov/std/chlamydia/STDFact-Chlamydia.htm. Accessed February 2, 2017.
15. Centers for Disease Control and Prevention. (2015). [Online]. Available: https://www.cdc.gov/std/tg2015/chlamydia.htm. Accessed February 2, 2017.
16. USPSTF Recommendations for STI Screening. (2016). USPSTF recommendations for STU screening. [Online]. Available: https://www.uspreventiveservicestaskforce.org/Page/Name/uspstf-recommendations-for-sti-screening. Accessed February 2, 2017.
17. Centers for Disease Control and Prevention. (2015). Gonorrhea. [Online]. Available: https://www.cdc.gov/std/stats15/gonorrhea.htm. 17. Accessed February 2, 2017.
18. U.S. Preventive Services Task Force. (2016). Screening for gonorrhea. [Online]. Available: https://www.uspreventiveservicestaskforce.org/Page/Name/uspstf-recommendations-for-sti-screening. Accessed February 2, 2017.
19. Centers for Disease Control and Prevention. (2016). Syphilis. [Online]. Available: https://www.cdc.gov/std/stats15/syphilis.htm. Accessed February 24, 2017.
20. Centers for Disease Control and Prevention. (2017). Collecting and submitting fluid specimens for Zika virus testing. [Online]. Available: https://www.cdc.gov/zika/laboratories/test-specimens-bodyfluids.html. Accessed February 24, 2017.
21. Centers for Disease Control and Prevention. (2017). CDC Prevention. [Online]. Available: https://www.cdc.gov/zika/prevention/prevent-mosquito-bites.html. Accessed February 24, 2017.
22. Center for Disease Control and Prevention. (2017). HIV among people aged 50 and over. Available: https://www.cdc.gov/hiv/group/age/olderamericans/index.html.
23. Stewart A., Graham S. (2013). Sexual risk behavior among older adults. Clinical Advisor 16(4), 28–38.
24. Centers for Disease Control and Prevention. (2017). Zika. [Online]. Available: https://www.cdc.gov/zika/about/index.html. Accessed February 24, 2017.
25. Office of Women's Health, U.S. Department of Health and Human Services. (2014). STIs, pregnancy, and breastfeeding. Available: https://www.womenshealth.gov/a-z-topics/stis-pregnancy-and-breast feeding.
26. Hornor G. (2017). Sexually transmitted infections and children: What the PNP should know. Journal of Pediatric Health Care 31(2), 222–229.

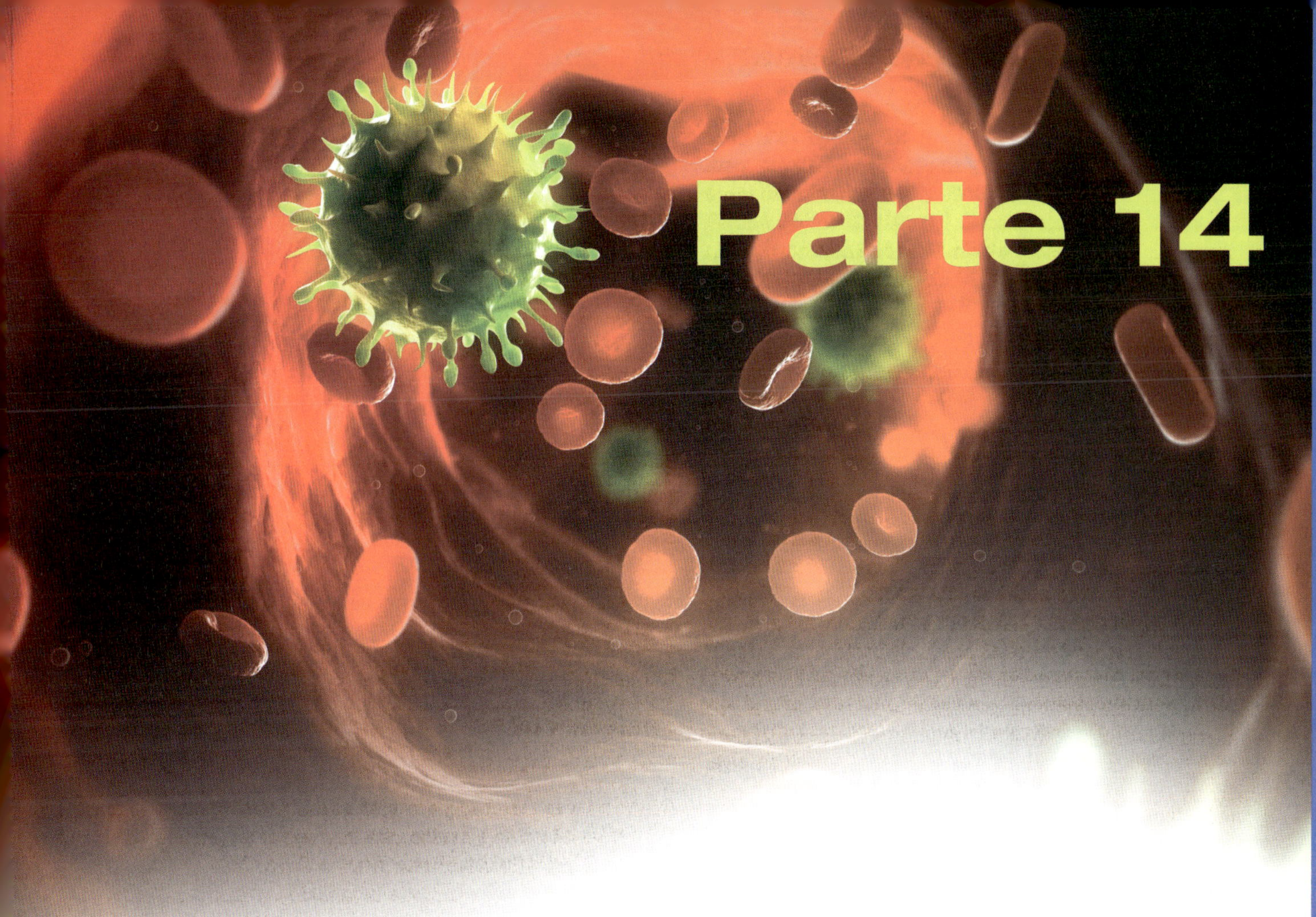

Parte 14

Distúrbios da Função Musculoesquelética

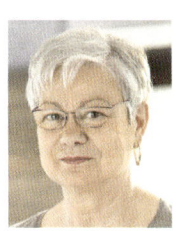

A **Sra. Tukey**, de 68 anos, chegou ao ambulatório com queixa de lombalgia, que piorou progressivamente nas últimas 2 semanas. Há 8 anos, a paciente não recebia cuidados médicos e não se lembrava de queda ou traumatismo recente, mas carregou várias caixas em seu sótão algumas semanas antes. Oito anos atrás, ela colocou pinos no quadril esquerdo depois de uma fratura. A paciente tinha cifose discreta, fumava 1,5 maço de cigarros por dia nos últimos 40 anos e não usava quaisquer fármacos. Ela afirmava que "sua mãe teve doença óssea, a que as mulheres velhas têm". A dieta da Sra. Tukey consistia basicamente em cereais e biscoitos. Ela não comia carne e raramente fazia exercícios aeróbicos. O exame neurológico estava normal, mas a paciente tinha redução da amplitude dos movimentos de várias articulações, assim como dor espontânea e à palpação nos músculos da região lombar. A paciente classificava sua dor em 6/10. Os achados do exame físico eram os seguintes: temperatura de 37,2°C; frequência cardíaca de 88 bpm com ritmo regular; frequência respiratória de 14 incursões/min; pressão arterial de 110/64 mmHg e IMC de 23 (normal). A densidade óssea da paciente estava significativamente reduzida (escore T = –3,0) e as radiografias da coluna lombar revelaram fratura da quinta vértebra lombar (L5). A concentração sérica de cálcio estava elevada (12,8 mg/dℓ) e o nível sérico de magnésio baixo (1,0 mg/dℓ). O diagnóstico foi fratura patológica secundária à osteoporose. A paciente foi encaminhada para um nutricionista e a um serviço de alimentação gratuito voltado para idosos para corrigir seus problemas nutricionais; à Visiting Nurses Association [Associação de Enfermeiros Domiciliares] para receber cuidados de acompanhamento; ao YMCA para iniciar um esquema de atividades físicas monitoradas envolvendo natação e exercícios de baixa resistência; e a um programa de abandono do tabagismo. Além disso, o médico prescreveu-lhe um bifosfonato para inibir a reabsorção óssea.

Estrutura e Função do Sistema Musculoesquelético

47

Sarah Morgan

INTRODUÇÃO

Os ossos do sistema esquelético funcionam como armação para a inserção dos músculos, tendões e ligamentos. O sistema esquelético protege e mantém os tecidos moles em sua posição certa, confere estabilidade ao corpo e conserva o formato do corpo. Os ossos funcionam como reservatório para armazenamento de cálcio e a cavidade central de alguns ossos contém tecido conjuntivo hematopoético, no qual se desenvolvem as células sanguíneas. Os movimentos coordenados do esqueleto são possibilitados pelos tendões e ligamentos que interligam os ossos nas articulações.

Para as finalidades deste capítulo, o sistema esquelético será considerado incluindo-se os ossos e as cartilagens do sistema esquelético, assim como as estruturas de tecido conjuntivo (i. e., ligamentos e tendões) que interligam ossos e músculos articulares ao osso.

ESTRUTURAS ÓSSEAS DO SISTEMA ESQUELÉTICO

Depois de concluir esta seção, o leitor deverá ser capaz de:

- Citar as características das cartilagens elásticas, hialinas e fibrocartilagens e, pelo menos, uma localização do sistema esquelético
- Citar e caracterizar as funções dos quatro tipos de células ósseas
- Descrever as funções do paratormônio (PTH), da calcitonina e da vitamina D em termos de formação e metabolismo ósseos.

O sistema esquelético consiste em elementos esqueléticos axiais e apendiculares. O *esqueleto axial*, que é formado pelos ossos do crânio, do tórax e da coluna vertebral, constitui o eixo do corpo. O *esqueleto apendicular* consiste nos ossos dos membros superiores e inferiores, inclusive ombros e quadris. O sistema esquelético contém tecidos ósseos e cartilaginosos. Os ossos conferem proteção aos órgãos internos e suporte rígido aos membros. As cartilagens fornecem flexibilidade e amortecimento às estruturas ósseas e forma a base para o desenvolvimento dos ossos nos períodos pré-natal e pós-natal.

Estruturas ósseas

Existem dois tipos de ossos plenamente desenvolvidos: cortical e esponjoso (Figura 47.1). O osso cortical (compacto) representa 80% do esqueleto e forma o envoltório externo de um osso; contém matriz intercelular calcificada e densamente compactada, que o torna mais rígido que o osso esponjoso.[1] O osso esponjoso encontra-se no interior dos ossos e é formado de *trabéculas* e *espículas* ósseas, que formam um padrão reticulado.[1] Essas estruturas reticuladas são revestidas por células osteogênicas e preenchidas com medula óssea vermelha ou amarela. O osso esponjoso é relativamente leve, mas sua estrutura lhe confere resistência elástica considerável e propriedades

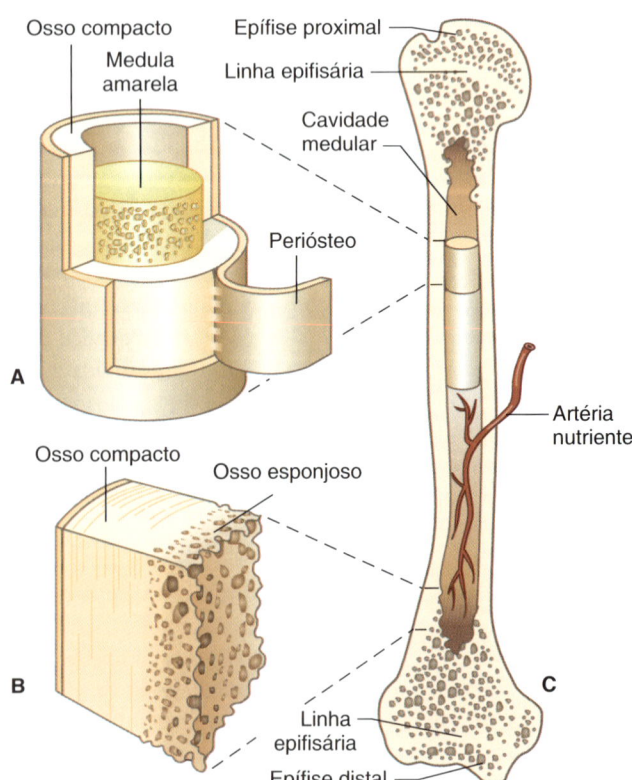

Figura 47.1 • Osso longo em corte longitudinal. **A.** Periósteo e medula óssea. **B.** Ossos compacto e esponjoso. **C.** Epífise e fonte de irrigação sanguínea proveniente das epífises e das artérias nutrientes.

favoráveis à sustentação de peso. Embora os ossos contenham elementos esponjosos e corticais, suas proporções variam nas diferentes estruturas ósseas de todo o corpo e em diferentes partes do mesmo osso, dependendo das necessidades relativas de resistência e leveza. O osso cortical é o componente principal dos ossos cilíndricos. Esse tipo de osso também é encontrado ao longo das linhas de estresse dos ossos longos e forma um envoltório protetor externo nos demais ossos.

> **Conceitos fundamentais**
>
> **Sistema esquelético**
>
> - O sistema esquelético tem dois tipos de tecido conjuntivo: (1) cartilagem, uma estrutura semirrígida e ligeiramente flexível, que desempenha um papel fundamental no desenvolvimento pré-natal e infantil do esqueleto e como superfície para articular as extremidades das articulações esqueléticas; e (2) osso, que fornece a estrutura rígida para o esqueleto e funciona como reservatório de cálcio e armazenamento de fosfato
> - A matriz óssea é mantida por quatro tipos de células: osteoblastos, que sintetizam e secretam os constituintes do osso; osteoclastos, que reabsorvem o excesso de osso e são necessários à remodelação óssea; osteócitos, que constituem o tecido osteoide do osso; e células osteoprecursoras, que são as fontes de todas as células ósseas, com exceção dos osteoclastos.

Tipos de osso

Com base no formato, os ossos são classificados em longos, curtos, planos ou irregulares. Os *ossos longos* estão localizados nos membros superiores e inferiores. Os *ossos curtos* têm formatos irregulares e estão localizados nos tornozelos e nos punhos. Com exceção de suas superfícies, que são formadas de osso compacto, esses ossos são esponjosos em toda a sua estrutura. Os *ossos planos* são formados de uma camada de osso esponjoso entre duas camadas de osso compacto.[2] Esses ossos estão localizados nas áreas como crânio e gradil costal, onde é necessária proteção máxima das estruturas subjacentes, ou nas escápulas, onde é necessário formar uma superfície ampla para inserção de músculos. Por causa de seus formatos, os *ossos irregulares* não podem ser classificados em qualquer um dos grupos descritos antes. Esse grupo inclui ossos como vértebras e osso etmoide.[2]

O osso longo típico tem um corpo ou *diáfise* e duas extremidades ou *epífises* (Figura 47.2). Em geral, os ossos longos são estreitos na parte intermediária e largos nas extremidades, de modo que o peso possa ser distribuído por uma superfície mais ampla. A diáfise do osso longo é formada principalmente por osso compacto organizado irregularmente em cavidades para formar o canal medular preenchido por medula óssea.[2] As extremidades dos ossos longos são recobertas por cartilagem articular.[2]

Nos ossos em crescimento, a parte da diáfise óssea que afunila à medida que se aproxima da epífise é conhecida como *metáfise*.[2] A metáfise é formada de trabéculas ósseas, que contêm núcleos de cartilagem.[2] Nas crianças, a epífise está separada da metáfise pela lâmina epifisial de crescimento cartilaginosa. Depois da puberdade, a metáfise e a epífise se fundem e a lâmina epifisial de crescimento é fechada.[2]

Periósteo e endósteo

O *periósteo* cobre os ossos, exceto em suas extremidades articulares (ver Figura 47.1). O periósteo tem uma camada fibrosa externa e uma camada interna que contém as células osteoprecursoras necessárias ao crescimento e ao desenvolvimento dos ossos.[3] O periósteo contém vasos sanguíneos e atua como uma âncora para os vasos sanguíneos à medida que entram e saem do osso. Endósteo é a membrana que reveste os espaços de osso esponjoso, as cavidades medulares e os canais de Havers de osso cortical. Essa membrana é composta principalmente por células osteoprecursoras, que contribuem para o crescimento e a remodelação do osso e são necessárias à consolidação óssea.[2]

Medula óssea

A medula óssea ocupa as cavidades medulares dos ossos longos de todo o esqueleto e as cavidades dos ossos esponjosos das vértebras, costelas, esterno e ossos planos da pelve. A composição celular da medula óssea varia com a idade e a parte do esqueleto. A medula óssea vermelha contém eritrócitos em desenvolvimento e é onde ocorre a formação das células sanguíneas. A medula amarela é composta principalmente de adipócitos.[3] Ao nascer, quase toda medula é vermelha e hematopoieticamente ativa. À medida que a necessidade de produzir hemácias diminui ao longo da vida pós-natal, a medula vermelha é progressivamente substituída por medula óssea amarela na maioria dos ossos.

 Alerta de domínio do conceito

No adulto, a medula vermelha persiste em vértebras, costelas, esterno e ilia.

Irrigação sanguínea

O osso cortical dos ossos cilíndricos recebe sangue proveniente de duas fontes – artérias nutrientes e perfurantes. As artérias nutrientes entram no osso por meio de um forame nutriente e irrigam o espaço medular e a metade interna do córtex.[4] As artérias perfurantes são artérias diminutas que se originam das artérias periosteais da superfície externa do periósteo e mergulham para formar anastomoses no córtex com os ramos das artérias nutrientes que provêm da medula óssea.[4] A distribuição do sangue no córtex ocorre por meio dos canais de Havers e Volkman (Figura 47.3). Os canais de Havers são espaços existentes no osso cortical, que se orientam paralelamente ao eixo longitudinal do osso por uma curta distância e, em seguida, ramificam-se e comunicam-se com outros canais semelhantes. Cada canal de Havers contém um ou dois vasos sanguíneos, linfáticos e algumas fibras nervosas.[4] Os canais de Volkman, que também contêm vasos sanguíneos, são espaços corticais perpendiculares ao eixo longitudinal do córtex que interconectam canais de Havers adjacentes.[4]

Em geral, o osso esponjoso não é penetrado por vasos sanguíneos. Em vez disso, as células ósseas do osso esponjoso

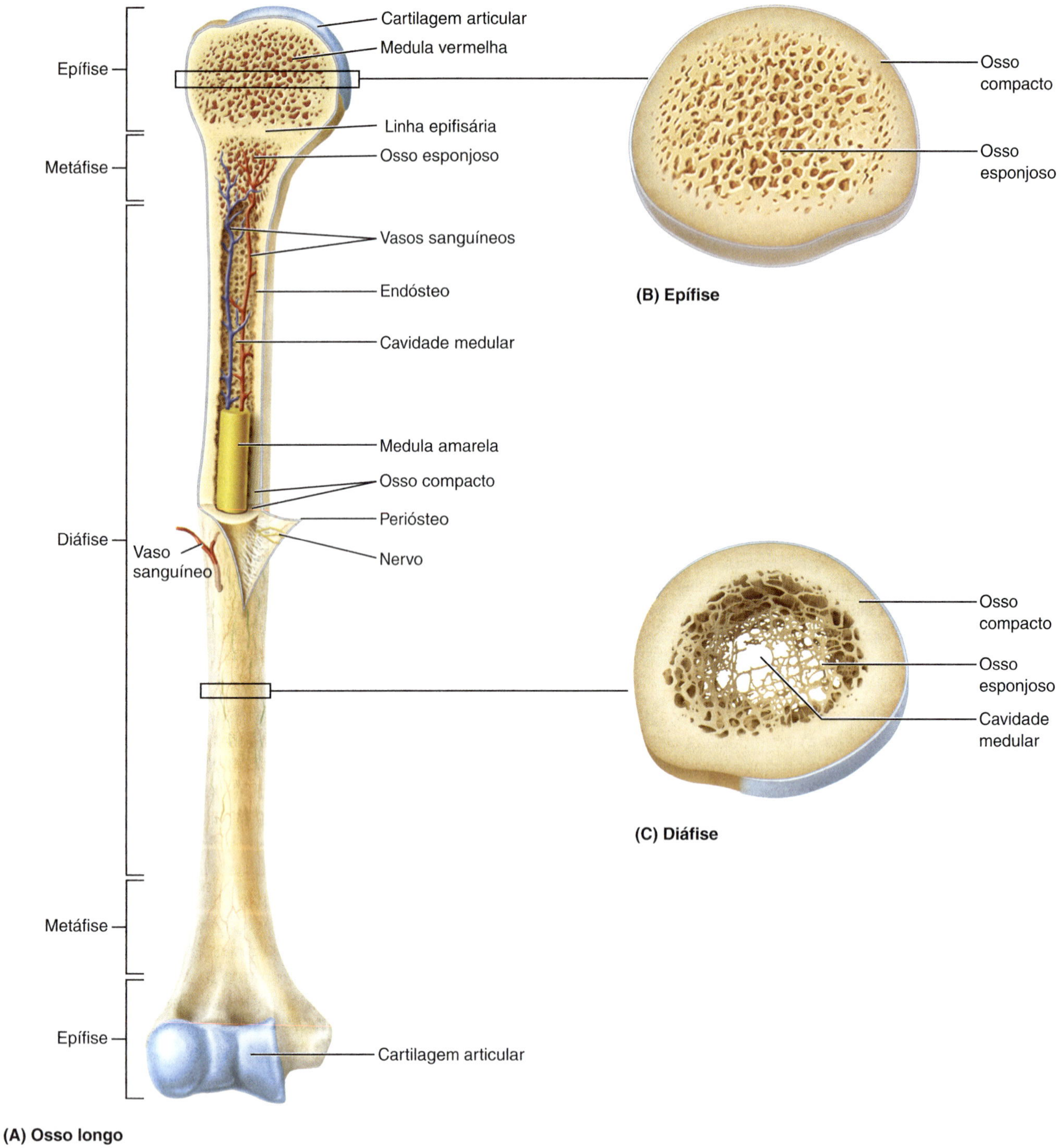

1334   **PARTE 14**   Distúrbios da Função Musculoesquelética

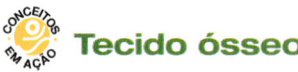

Figura 47.2 • Estrutura do osso longo. **A.** Descrição de um osso longo. **B.** Epífise. **C.** Diáfise. Fonte: McConnell T. H., Hull K. L. (2011). *Human form human function: Essentials of anatomy & physiology* (p. 169, Fig. 6.3). Philadelphia, PA: Lippincott Williams & Wilkins.

são nutridas por difusão a partir da superfície endosteal por meio dos canalículos, que interconectam as lacunas circundantes preenchidas de líquido e estendem-se até a superfície do osso.

Tecido ósseo

Osso é o tecido conjuntivo no qual a matriz intercelular foi impregnada com sais de cálcio inorgânicos, para que adquira grande resistência elástica e compressiva, embora seja suficientemente leve para ser movimentado por contrações musculares coordenadas. A matriz intercelular é composta de dois tipos de substâncias – matéria orgânica, que inclui células ósseas, vasos sanguíneos e nervos; e sais inorgânicos.

A matéria orgânica consiste em 88% de colágeno tipo I, 10% de outras proteínas e 1 a 2% de lipídios e glicosaminoglicanos.[5] A matéria inorgânica é formada de hidroxiapatita, uma estrutura macrocristalina insolúvel de sais de fosfato de cálcio $[Ca_{10}(PO_4)_6(OH)_2]$ e quantidades pequenas de carbonato e fluoreto de cálcio.[1] O osso também pode captar chumbo e outros

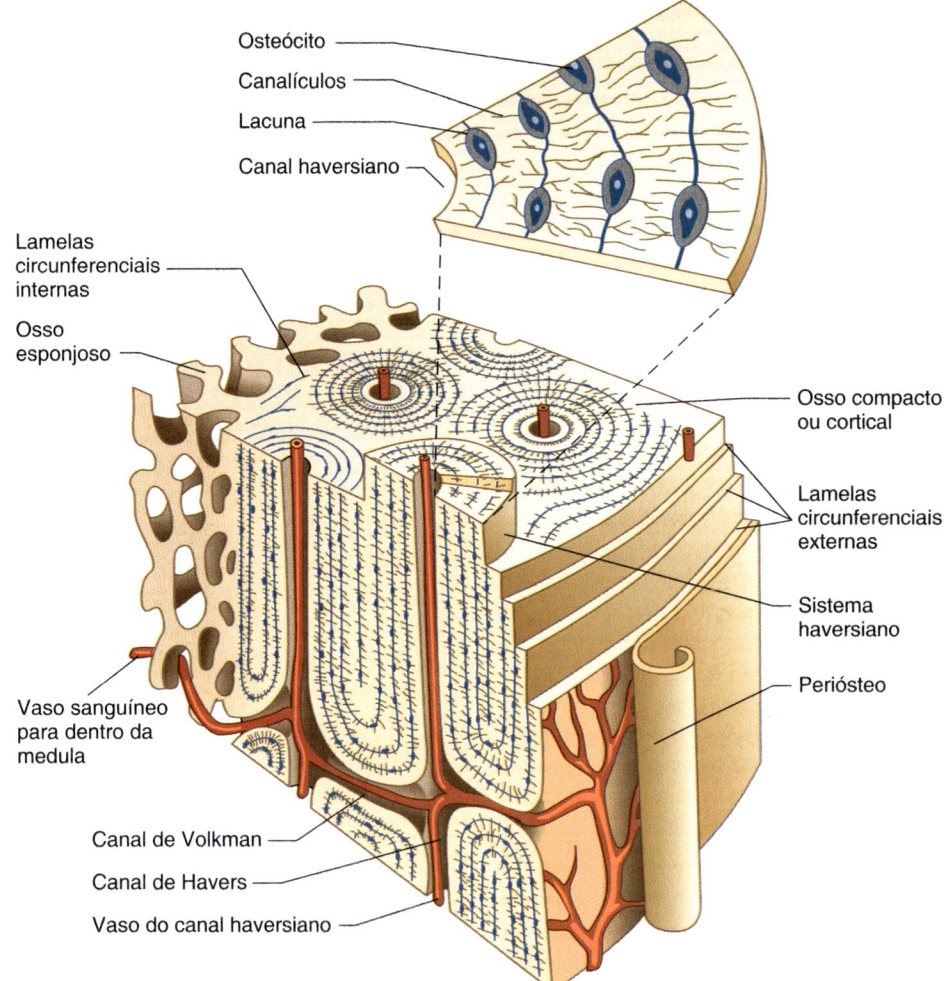

Figura 47.3 • Sistemas de Havers demonstrados em uma "cunha" de osso cortical. O periósteo foi "dobrado" para revelar um vaso sanguíneo entrando no canal de Volkman. Acima, osteócitos localizados dentro das lacunas; canalículos possibilitam que o líquido intersticial chegue a cada lacuna.

metais pesados e, desse modo, remover esses compostos tóxicos da circulação. Esse processo pode ser entendido como um mecanismo de proteção. Um exemplo disso seria a ligação imediata de um antibiótico do grupo das tetraciclinas ao cálcio depositado nos ossos e dentes recém-formados. Quando a tetraciclina é administrada durante a gestação, ela pode depositar-se nos dentes fetais e causar manchas e deformidade. Alterações semelhantes podem ocorrer quando esse antibiótico é usado por períodos longos por crianças com menos de 6 anos de idade.

Ossos lamelar e entrelaçado

Existem dois tipos de tecido ósseo: osso lamelar e osso entrelaçado. Esses dois tipos de tecido ósseo podem ser mineralizados ou não mineralizados, neste último caso conhecidos como *osteoide*.[4] O *osso lamelar* é um tipo de osso maduro e resistente, formado lentamente e com estrutura altamente organizada. No esqueleto adulto, seria anormal observar algo além de osso lamelar.[4] O osso lamelar é formado basicamente por unidades cilíndricas conhecidas como *ósteons* ou *sistemas de Havers*.[4] Os ósteons consistem em lamelas concêntricas de matriz óssea circundando um canal central conhecido como *canal de Havers*, que contém vasos sanguíneos e nervos do ósteon (ver Figura 47.3).[4] No osso cortical ou compacto, o canal de Havers central estende-se praticamente em paralelo com o eixo longitudinal do osso. Entre os ósteons, existem resquícios de lamelas concêntricas primitivas conhecidas como *lamelas intersticiais*. As lamelas circunferenciais circundam as camadas internas e externas da diáfise de um osso longo, adquirindo um aspecto semelhante ao das camadas de crescimento de uma árvore. O osso esponjoso também é formado de lamelas, mas como foi mencionado, suas trabéculas geralmente não são penetradas por vasos sanguíneos.

O *osso entrelaçado*, geralmente conhecido como osso tubular, é depositado mais rapidamente que o osso lamelar. Sua resistência elástica é baixa e esse tipo de osso funciona como estrutura de sustentação temporária. O osso entrelaçado é encontrado no feto em desenvolvimento, nas áreas ao redor de tumores e focos infecciosos e como parte do processo de consolidação de uma fratura.[4]

Células ósseas

Quatro tipos de células participam da formação e da manutenção dos tecidos ósseos: células osteoprecursoras, osteoblastos, osteócitos e osteoclastos (Tabela 47.1).

Tabela 47.1 Funções das células ósseas.

Tipo de célula óssea	Função
Células osteoprecursoras	Células indiferenciadas que se diferenciam em osteoblastos
	Encontram-se no periósteo, no endósteo e na lâmina epifisial de crescimento dos ossos em formação
Osteoblastos	Células que sintetizam e secretam matriz óssea orgânica
	Além disso, os osteoblastos participam da calcificação da matriz orgânica
Osteócitos	Células ósseas maduras que atuam na conservação da matriz óssea
	Além disso, os osteócitos desempenham um papel ativo na liberação de cálcio no sangue
Osteoclastos	Células responsáveis por reabsorver matriz óssea e liberar cálcio e fosfato armazenados no osso

Células osteoprecursoras. As células osteoprecursoras indiferenciadas estão localizadas no periósteo, no endósteo e na placa epifisária do osso em formação.[4] Essas células diferenciam-se em osteoblastos e entram em atividade durante o crescimento normal. Além disso, as células osteoprecursoras podem ser ativadas na vida adulta em processos de consolidação das fraturas e outras lesões. Por fim, essas células também participam da reposição contínua de tecido ósseo desgastado.[4]

Osteoblastos. Os osteoblastos, ou células formadoras de osso, são responsáveis pela formação da matriz óssea. A formação de um osso ocorre em duas etapas: ossificação e calcificação. A ossificação consiste na formação do osteoide, ou precursor ósseo. A calcificação do osso evidencia-se por deposição dos sais de cálcio no tecido osteoide. Os osteoblastos sintetizam colágeno e outras proteínas que constituem o osteoide. Além disso, essas células participam do processo de calcificação do tecido osteoide, provavelmente controlando a disponibilidade de cálcio e fosfato. Os osteoblastos também secretam alguns fatores de crescimento e fator de necrose tumoral, que são necessários à regulação do crescimento ósseo.[4]

Os osteoblastos secretam a enzima *fosfatase alcalina*, que parece atuar localmente nos tecidos ósseos a fim de aumentar os níveis de cálcio e fosfato até um nível em que ocorra precipitação. A atividade dos osteoblastos certamente contribui para o aumento das concentrações séricas da fosfatase alcalina, que ocorre depois de lesões e fraturas ósseas.

Osteócitos. São células ósseas maduras que participam ativamente da manutenção da matriz óssea. A morte dessas células resulta em reabsorção da matriz. Os osteócitos estão localizados em um pequeno "lago" preenchido por líquido extracelular (*lacunas*) e estão circundados por matriz intercelular calcificada (ver Figura 47.3).[2] Canais preenchidos de líquido extracelular permeiam a matriz calcificada e conectam-se com as lacunas dos osteócitos adjacentes. Esses canais são conhecidos como *canalículos*. Como a difusão não ocorre através da matriz óssea calcificada, os canalículos funcionam como vasos comunicantes para a permuta de nutrientes e metabólitos entre os osteócitos e os vasos sanguíneos da superfície da camada óssea.

Osteoclastos. São células "mastigadoras de ossos" que atuam na reabsorção do osso por remoção dos componentes minerais e da matriz orgânica. Essas células fagocitárias grandes fazem parte da linhagem dos monócitos/macrófagos.

Embora o mecanismo de formação e ativação dos osteoclastos ainda seja desconhecido, sabe-se que o paratormônio (PTH) aumenta a quantidade e estimula a função reabsortiva dessas células. A calcitonina parece reduzir a quantidade e deprimir a função reabsortiva dos osteoclastos. O estrogênio também reduz a contagem e a função dos osteoclastos. Desse modo, a redução dos níveis de estrogênio que ocorre na menopausa contribui para o aumento da reabsorção óssea. Ainda não está claro como os osteoclastos produzem seus efeitos reabsortivos no osso.

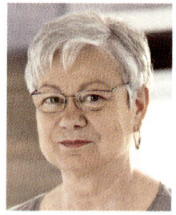

Você se lembra da **Sra. Tukey**, apresentada no estudo de caso na abertura desta Parte? Com 68 anos e pós-menopausa, a paciente quase certamente tinha pouco ou nenhum estrogênio e teve o diagnóstico de osteoporose. A paciente tinha reabsorção óssea tão aumentada que, na verdade, teve uma fratura da 5ª vértebra lombar.

Essas células podem secretar um ácido que remove o cálcio da matriz óssea, liberando fibras de colágeno para digestão pelos osteoclastos ou células mononucleares. Em razão de sua origem da linhagem fagocitária, os osteoclastos também ingerem partículas diminutas de matriz óssea e cristais e, por fim, dissolvem e liberam os compostos resultantes na circulação sanguínea.

Cartilagem

Elemento essencial do sistema esquelético e constitui as cartilagens articulares. As cartilagens estão localizadas nas inserções dos tendões e dos ligamentos, nos meniscos, na sínfise púbica e nas inserções das cápsulas articulares. Também são essenciais ao crescimento, antes e depois do nascimento. No embrião, a maior parte dos esqueletos axial e apendicular é formada primeiramente de um arcabouço de cartilagem, que depois é substituído por osso. Depois do nascimento, a cartilagem continua a desempenhar um papel fundamental no crescimento dos ossos longos e persiste na forma de cartilagem articular do adulto.

Como tecido que é, a cartilagem assemelha-se e também difere do tecido ósseo. Esses dois tipos de tecido conjuntivo consistem em células vivas, fibras intercelulares inorgânicas e substância basal amorfa. As células desses tecidos são responsáveis por secretar e manter as substâncias intercelulares nas quais se localizam. Entretanto, a cartilagem contém mais substância extracelular que o tecido ósseo e suas fibras estão embebidas em um gel firme, em vez de em uma substância calcificada semelhante ao cimento.[2] Por isso, a cartilagem tem a flexibilidade de um material plástico firme, em vez das características rígidas do osso. Na verdade, a cartilagem articular tem algumas características vantajosas e é considerada resiliente. Ainda assim, possui propriedades curativas precárias e é difícil de reparar quando lesionada.[6]

Existem três tipos de cartilagem: elástica, hialina e fibrocartilagem.[4] A *cartilagem elástica* contém alguma elastina em sua substância intercelular e é encontrada nas áreas como as orelhas, nas quais é importante ter alguma flexibilidade. A cartilagem pura é conhecida como *cartilagem hialina* e tem aspecto branco-perolado. É opaca, encontrada nas extremidades articulares e consumida em "sopas de ossos frescos". A *fibrocartilagem* tem características entre os tecidos conjuntivos e a cartilagem hialina. Esse tipo de cartilagem é encontrado nos discos intervertebrais, nas áreas de conexão entre tendões e ossos e na sínfise púbica.[4] Na gravidez, a flexibilidade da fibrocartilagem permite que a sínfise púbica aumente.[7]

Cartilagem hialina é o tipo mais abundante e forma grande parte das cartilagens do esqueleto fetal. Nos adultos, a cartilagem hialina constitui as cartilagens costais que articulam as costelas com o esterno e as vértebras; algumas cartilagens do sistema respiratório; cartilagens articulares; e placas epifisárias.

As células cartilaginosas, também conhecidas como *condrócitos*, estão localizadas dentro de lacunas. As lacunas estão circundadas por matriz intercelular não calcificada com consistência de gel, que é formada de fibras de colágeno e substância fundamental. A cartilagem não contém vasos sanguíneos e nervos.[3] As superfícies livres da maioria das cartilagens hialinas, com exceção da cartilagem articular, estão recobertas por uma camada de tecido conjuntivo fibroso conhecido como *pericôndrio*.

Alguns estudos estimaram que cerca de 80% do peso líquido da cartilagem é constituído de água conservada em sua estrutura de gel. Como a cartilagem não contém vasos sanguíneos, esse líquido tecidual viabiliza a diferenciação de gases, nutrientes e escórias metabólicas entre os condrócitos e os vasos sanguíneos situados fora da cartilagem.[4] A difusão não pode ocorrer quando a matriz cartilaginosa está impregnada com sais de cálcio, e a cartilagem morre quando se torna calcificada. Os 20% restantes consistem em dois tipos de macromoléculas: colágeno tipo II e proteoglicanos.[4]

Controle hormonal da formação e do metabolismo ósseos

Os processos de formação óssea e o metabolismo mineral são complexos e dependem da relação entre as ações do PTH, da calcitonina e da vitamina D. Outros hormônios – como cortisol, hormônio de crescimento, hormônio tireóideo e hormônios sexuais – também afetam direta ou indiretamente a formação óssea (Tabela 47.2).

Paratormônio

O paratormônio (PTH) é um importante regulador dos níveis sanguíneos de cálcio e fosfato.[5] Além disso, estudos demonstraram que o PTH causa efeitos benéficos na consolidação de fraturas e previne uma maior deterioração da osteoporose, quando administrado como suplemento.[8,9] Esse hormônio impede que os níveis séricos do cálcio diminuam acentuadamente e que os níveis séricos de fosfato aumentem acima das concentrações fisiológicas normais.[5] A secreção do PTH é regulada por *feedback* negativo: os níveis séricos altos de cálcio ionizado inibem a secreção do hormônio. O PTH mantém as concentrações séricas de cálcio iniciando a liberação do cálcio ósseo, conservando o cálcio nos rins, aumentando a absorção intestinal de cálcio por ativação da vitamina D e reduzindo as concentrações séricas de fosfato (Figura 47.4).[2,4] Além disso, o PTH aumenta a transferência de cálcio e fosfato dos ossos para o líquido extracelular. O cálcio é liberado imediatamente dos canalículos e das células ósseas. A liberação mais prolongada de cálcio e fosfato é mediada pelo aumento da atividade dos osteoclastos. Nos rins, esse hormônio estimula a reabsorção tubular de cálcio, ao mesmo tempo que reduz a reabsorção de fosfato. Esse último efeito assegura que a liberação aumentada de fosfato dos ossos durante a mobilização das reservas de

Tabela 47.2 Ações do paratormônio (PTH), da calcitonina e da vitamina D.

Ações	Paratormônio (PTH)	Calcitonina	Vitamina D
Absorção intestinal de cálcio	Aumenta indiretamente porque amplia a ativação da vitamina D	Provavelmente não é afetada	Aumenta
Absorção intestinal de fosfato	Aumenta	Provavelmente não é afetada	Aumenta
Excreção renal de cálcio	Diminui	Aumenta	Provavelmente aumenta, embora seja menos eficaz que o PTH
Excreção renal de fosfato	Aumenta	Aumenta	Aumenta
Reabsorção óssea	Aumenta	Diminui	$1,25(OH)_2D_3$ aumenta
Formação óssea	Diminui	Incerto	$24,25-(OH)_2D_3$ aumenta (?)
Níveis séricos de cálcio	Provoca aumento súbito	Diminui com doses farmacológicas	Nenhum efeito
Níveis séricos de fosfato	Impede o aumento	Diminui com doses farmacológicas	Nenhum efeito

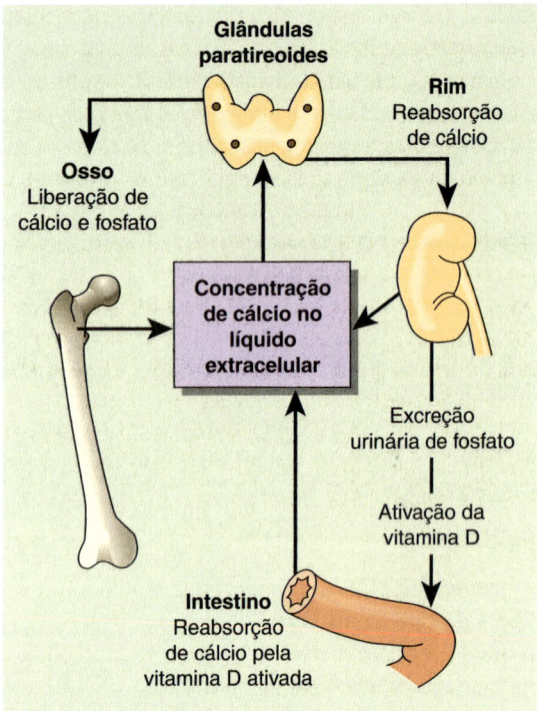

Figura 47.4 • Regulação e ações do PTH. O PTH regula o nível sérico de cálcio por estimulação da liberação do cálcio ósseo, conservação adequada de cálcio nos rins e aumento da absorção de cálcio no intestino por ativação da vitamina D.

cálcio não cause elevações dos níveis séricos de fosfato. Isso é importante porque os aumentos das concentrações de cálcio e fosfato poderiam causar cristalização dos tecidos moles. O PTH aumenta a absorção intestinal de cálcio em razão de sua capacidade de estimular a ativação de vitamina D pelos rins.

Calcitonina

Embora o PTH aumente os níveis sanguíneos de cálcio, o hormônio calcitonina diminui suas concentrações no sangue.[5] Também conhecida como *tireocalcitonina*, a calcitonina é secretada pelas células parafoliculares (ou células C) da tireoide. Esse hormônio inibe a liberação do cálcio ósseo para o líquido extracelular.[5] A calcitonina parece atuar causando sequestro do cálcio nas células ósseas e inibindo a atividade dos osteoclastos. Além disso, a calcitonina reduz a reabsorção tubular renal de cálcio e fosfato e a redução do nível sérico de cálcio que ocorre depois da administração de doses farmacológicas de calcitonina pode estar relacionada com essa ação.[2]

O estímulo principal para a síntese e a secreção de calcitonina é o aumento do cálcio sérico.[1] O papel desse hormônio na homeostasia mineral em geral não está definido. Nenhuma síndrome claramente detectável ocorre com níveis altos ou baixos de calcitonina e isso sugere que esse hormônio não altere diretamente o metabolismo do cálcio. Alguns estudos sugeriram que as ações fisiológicas da calcitonina estejam relacionadas com o controle e o processamento pós-prandiais do cálcio dietético. Essa teoria sugere que, depois das refeições, a calcitonina mantenha a secreção de PTH quando normalmente estaria reduzida pelo cálcio que provém do sistema digestório e entra na circulação sanguínea. Embora estados de excesso ou deficiência não sejam observados associados às alterações dos níveis fisiológicos de calcitonina, alguns autores demonstraram que as doses farmacológicas desse hormônio reduziam a atividade dos osteoclastos. Em razão dessa ação, a calcitonina tem sido eficaz no tratamento da doença de Paget. Esse hormônio também é usado para reduzir os níveis séricos de cálcio durante as crises de hipercalcemia.

Vitamina D

A vitamina D e seus metabólitos não são propriamente vitaminas, mas hormônios esteroides. Existem dois tipos de vitamina D: vitamina D_2 (ergocalciferol) e vitamina D_3 (colecalciferol).[5] Essas duas formas diferem pela existência de uma ligação dupla, mas têm atividades idênticas. O termo *vitamina D* é usado para se referir às duas formas. A vitamina D é um hormônio importante, e seu papel no corpo tem sido pesquisado extensivamente, além das doenças por deficiência de vitamina D, como raquitismo e osteomalacia.[10]

A vitamina D tem pouca ou nenhuma atividade até que seja convertida em compostos fisiologicamente ativos e metabolizada em compostos responsáveis por sua atividade. A Figura 47.5 ilustra as fontes de vitamina D e os

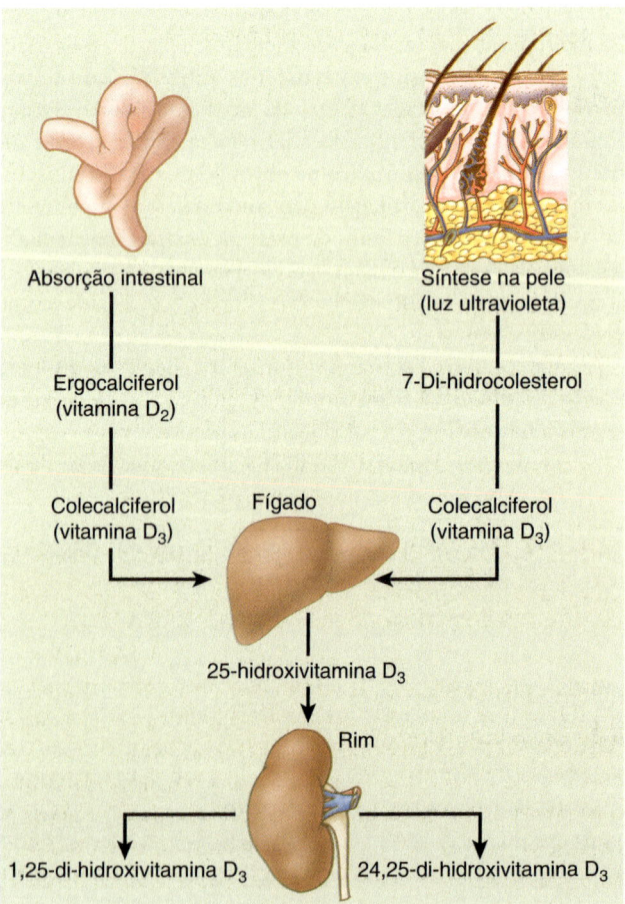

Figura 47.5 • Fontes e mecanismos de ativação da vitamina D. As fontes de vitamina D são a pele e o intestino. Em seguida, a vitamina é hidroxilada em 25-hidroxivitamina D_3 no fígado e depois é levada aos rins, onde é convertida em 24,25-di-hidroxivitamina D_3.

processos de ativação. A primeira etapa do processo de ativação ocorre no fígado, onde a vitamina D é hidroxilada para formar o metabólito 25-hidroxivitamina D [25-OH)D$_3$].[5] Do fígado, esse composto é transportado aos rins, onde é convertido em 1,25-di-hidroxivitamina D$_3$ [1,25-(OH)$_2$D$_3$] ou 24,25-di-hidroxivitamina D$_3$ [24,25-(OH)$_2$D$_3$].[5] Outros metabólitos da vitamina D foram descobertos e ainda têm sido estudados.

As duas fontes de vitamina D são absorção intestinal e síntese na pele. A absorção intestinal ocorre principalmente no jejuno e inclui as vitaminas D$_2$ e D$_3$. As fontes dietéticas mais importantes de vitamina D são peixes, fígado e leite enriquecido. Como a vitamina D é lipossolúvel, sua absorção é mediada pelos sais biliares e ocorre por meio dos vasos linfáticos.[5] Na pele, a radiação ultravioleta da luz solar converte espontaneamente o 7-di-hidrocolesterol-D$_3$ em vitamina D$_3$. Uma proteína de ligação da vitamina D circulante no sangue assegura um mecanismo de remoção da vitamina da pele, para que fique disponível para o resto do corpo.

Quando há exposição adequada à luz solar, a vitamina D produzida pela pele geralmente é suficiente para atender às demandas fisiológicas. A importância da exposição à luz solar foi evidenciada por estudos populacionais que relataram níveis mais baixos de vitamina D nos países como a Inglaterra, que têm menos exposição à luz solar que os EUA. Os idosos acamados ou internados em unidades de longa permanência frequentemente têm níveis baixos dessa vitamina. Em geral, a deficiência não é detectada até que ocorram distúrbios, como pseudofraturas ou distúrbios eletrolíticos. As variações sazonais dos níveis de vitamina D provavelmente refletem as oscilações da exposição à luz solar.

O mais potente dos metabólitos da vitamina D é a 1,25-(OH)$_2$-D$_3$.[5] Esse metabólito aumenta a absorção intestinal de cálcio e acentua as ações do PTH na reabsorção do cálcio e fosfato dos ossos.[5] A reabsorção óssea pelos osteoclastos aumenta e a formação óssea pelos osteoblastos diminui. Também há um aumento da fosfatase ácida e redução da fosfatase alcalina. A absorção intestinal e a reabsorção óssea aumentam as quantidades de cálcio e fosfato disponíveis para a mineralização da superfície óssea. O papel da 24,25-(OH)$_2$D$_3$ não está bem claro. Existem evidências de que esse composto, em combinação com a 1,25-(OH)$_2$D$_3$, possa participar da mineralização óssea normal.

Vários hormônios afetam a regulação da atividade da vitamina D. O PTH e a prolactina estimulam a conversão da 1,25-(OH)$_2$D$_3$ nos rins. Os estados de hiperparatireoidismo estão associados aos níveis altos de 1,25-(OH)$_2$D$_3$, enquanto o hipotireoidismo reduz os níveis sanguíneos desse metabólito.[5] A prolactina pode desempenhar uma ação complementar na regulação do metabolismo da vitamina D durante a gestação e a lactação. A calcitonina inibe a síntese de 1,25-(OH)$_2$D$_3$ nos rins. Além das influências hormonais, alterações das concentrações dos íons como cálcio, fosfato, hidrogênio e potássio afetam a produção de 1,25-(OH)$_2$D$_3$ e 24,25-(OH)$_2$D$_3$. Nas condições de escassez de fosfato e cálcio, os níveis da 1,25-(OH)$_2$D$_3$ aumentam, enquanto a hiperfosfatemia e a hipercalcemia reduzem os níveis desse metabólito.

RESUMO

O tecido esquelético consiste em ossos e cartilagens, que formam os esqueletos axial e apendicular. Existem dois tipos de osso: cortical ou compacto, que forma o envoltório exterior do osso; e esponjoso, que preenche o interior do osso. Endósteo é a membrana que reveste os espaços do osso esponjoso, as cavidades medulares e os canais de Havers do osso cortical. O periósteo – membrana que cobre os ossos – contém vasos sanguíneos e funciona como âncora aos vasos sanguíneos que entram e saem do osso. O osso maduro é constituído principalmente por unidades cilíndricas conhecidas como *ósteons*, que são formados por camadas concêntricas ou lamelas de matriz óssea circundando um *canal de Havers* central. Os canais de Havers contêm vasos sanguíneos e nervos do ósteon. Existem quatro tipos de células ósseas: osteócitos, ou células ósseas maduras; osteoblastos, ou células formadoras de osso; osteoclastos, que têm a função de reabsorver osso; e células osteoprecursoras, que se diferenciam em osteoblastos.

Cartilagem é um tipo de tecido esquelético firme e flexível, que é essencial ao crescimento antes e depois do nascimento. Existem três tipos de cartilagem: elástica, hialina e fibrocartilagem. A cartilagem hialina – tipo mais abundante – forma as cartilagens costais que interligam as costelas ao esterno e às vértebras, algumas cartilagens do sistema respiratório e as cartilagens articulares.

O processo de formação óssea e o metabolismo mineral dependem da interação do PTH, da calcitonina e da vitamina D. O PTH também mantém os níveis séricos do cálcio ionizado; aumenta a liberação de cálcio e fosfato armazenados no osso; conserva cálcio e elimina fosfato nos rins; e aumenta a reabsorção intestinal de cálcio por meio da ação da vitamina D. A calcitonina inibe a liberação de cálcio ósseo e aumenta a eliminação de cálcio e fosfato pelos rins e, desse modo, tem como ação reduzir os níveis séricos do cálcio. A vitamina D funciona como hormônio na regulação do cálcio corporal. Essa vitamina aumenta a absorção de cálcio no intestino e potencializa as ações do PTH nos ossos.

ARTICULAÇÕES

Depois de concluir esta seção, o leitor deverá ser capaz de:

- Descrever a irrigação sanguínea de uma articulação sinovial
- Explicar por que o paciente geralmente sente dor em todas as articulações de um membro quando algum processo patológico acomete apenas uma de suas articulações.

Articulações são áreas nas quais dois ou mais ossos se encontram. O termo *artro* é o prefixo usado para designar articulação; por exemplo, *artrologia* é o estudo das articulações e *artroplastia* é o reparo de uma articulação.

Tendões e ligamentos

No sistema esquelético, tendões e ligamentos são estruturas densas de tecido conjuntivo, que interconectam músculos e ossos. O tecido conjuntivo denso dos tendões e dos ligamentos tem pouca irrigação sanguínea e é formado basicamente por feixes intercelulares de fibras de colágeno dispostas na mesma direção e no mesmo plano (Figura 47.6). O colágeno é uma proteína forte e flexível.[2] Em razão de sua configuração molecular, o colágeno tem resistência elástica; o ponto de ruptura das fibras de colágeno dos tendões humanos é alcançado com uma força de centenas de quilogramas por centímetro quadrado. O colágeno a fresco é incolor e os tecidos que contêm grandes quantidades de fibras de colágeno geralmente têm coloração esbranquiçada.

Os *tendões* interligam músculos esqueléticos aos ossos e são relativamente inextensíveis, em vista de sua quantidade relativamente abundante de fibras de colágeno. As fibras de colágeno dos tendões agregam-se em feixes circundados por tecido conjuntivo frouxo, vasos sanguíneos e nervos. Os tendões que podem atritar com ossos ou outras superfícies geradoras de atrito estão circundados por bainhas de camada dupla. Um tubo de tecido conjuntivo externo está ligado às estruturas que circundam o tendão, enquanto uma bainha interna envolve o tendão e a ele está fixada.[3] O espaço entre as bainhas externa e interna é preenchido por um líquido semelhante ao sinovial.[3] O uso excessivo pode causar *tendinite* ou inflamação do tendão.

Os *ligamentos* são espessamentos fibrosos da cápsula articular que interligam um osso ao seu correspondente articular.[3] Os ligamentos variam quanto ao diâmetro e ao formato, dependendo de sua função específica. Embora a maioria dos ligamentos seja considerada inelástica, eles são suficientemente flexíveis para possibilitar movimentos das articulações. Contudo, os ligamentos rompem em vez de estirar quando são expostos a um estresse excessivo. Os ligamentos lacerados são extremamente dolorosos e estão associados a edema localizado.

Tipos de articulações

As articulações realizam vários movimentos. Algumas são imóveis, enquanto outras viabilizam movimentos discretos e algumas são amplamente móveis (p. ex., articulação do ombro). Existem dois tipos de articulação com base nos movimentos que realizam e na existência ou inexistência de cavidade articular: articulações sólidas ou sinartroses e articulações sinoviais.[4]

Conceitos fundamentais

Articulações esqueléticas

- Articulações são áreas nas quais dois ou mais ossos se reúnem para sustentar o esqueleto e conferir-lhe mobilidade
- Existem dois tipos de articulação: sinartroses, que são imóveis, sem cavidade e unidas pelo tecido conjuntivo ou cartilagem; e sinoviais, que são amplamente móveis e contêm cavidade.[11]

Sinartroses

As sinartroses são fibrosas ou cartilaginosas.[12] As articulações fibrosas são divididas em suturas, gonfoses e sindesmoses. As suturas são encontradas no crânio; as gonfoses conectam os dentes à mandíbula e as sindesmoses são as articulações onde um ligamento conecta dois ossos adjacentes. Esses ligamentos incluem os ligamentos amarelos, que conectam as lâminas vertebrais, e a membrana interóssea que conecta o rádio e a ulna no antebraço. As articulações cartilaginosas podem ser divididas em sincondroses e sínfises. As sincondroses são aquelas nas quais uma camada de cartilagem separa dois centros de ossificação em um osso em desenvolvimento como a lâmina

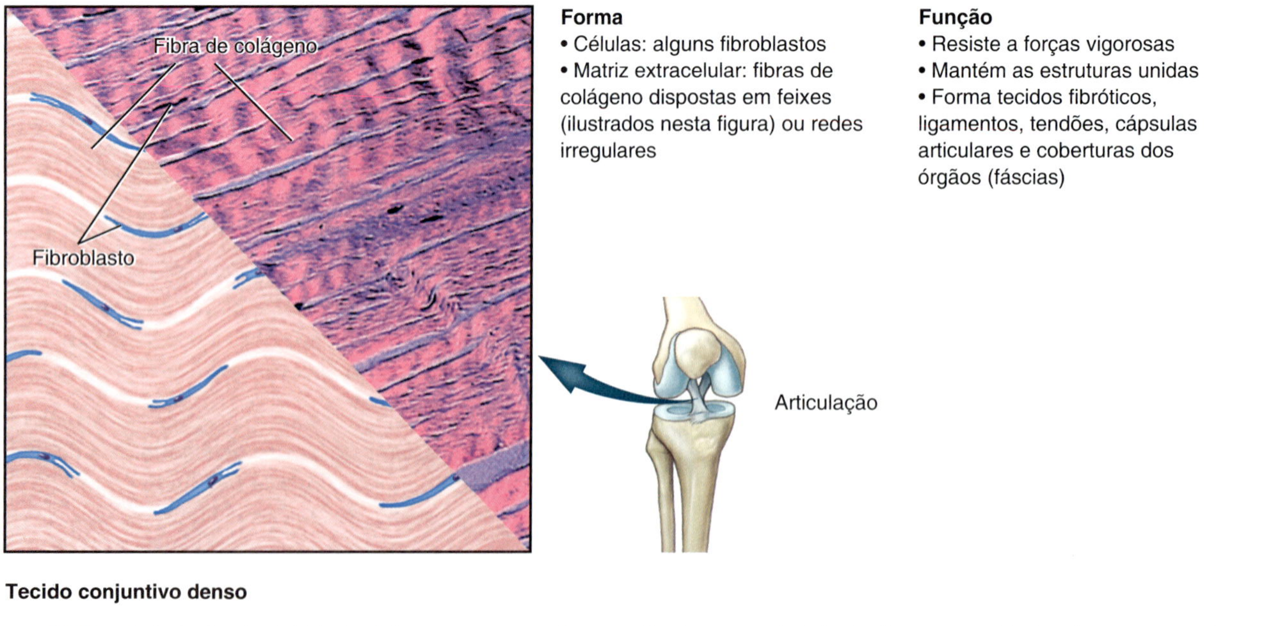

Forma
- Células: alguns fibroblastos
- Matriz extracelular: fibras de colágeno dispostas em feixes (ilustrados nesta figura) ou redes irregulares

Função
- Resiste a forças vigorosas
- Mantém as estruturas unidas
- Forma tecidos fibróticos, ligamentos, tendões, cápsulas articulares e coberturas dos órgãos (fáscias)

Tecido conjuntivo denso — Fibra de colágeno — Fibroblasto — Articulação

Figura 47.6 • Articulação sinovial (diartrodial) mostrando a cartilagem articular, a cápsula articular fibrosa, a cavidade articular e a membrana sinovial.

epifisial encontrada em um osso longo em crescimento. A lâmina epifisial possibilita o crescimento do osso e acaba sendo ossificada. As sínfises são articulações nas quais dois ossos distintos são conectados por cartilagem; exemplos são a sínfise púbica, a sínfise manubrioesternal e os discos intervertebrais.[13]

Articulações sinoviais

As articulações sinoviais ou diartrodiais movimentam-se amplamente.[3] A maioria das articulações do corpo é desse tipo. Embora sejam classificadas como amplamente móveis, a amplitude dos seus movimentos varia de praticamente nenhuma (p. ex., articulação sacroilíaca), um único movimento simples de dobradiça (p. ex., articulação interfalangiana) a movimentos em alguns planos (p. ex., articulação do ombro ou do quadril). As superfícies ósseas dessas articulações estão cobertas por camadas finas de cartilagem articular, e as superfícies cartilaginosas dessas articulações deslizam uma sobre a outra durante a mobilização. As articulações diartrodiais são as estruturas articulares afetadas mais frequentemente pelas doenças reumáticas.

Em uma articulação diartrodial, as extremidades articulares dos ossos não estão ligadas diretamente, mas indiretamente por meio de uma cápsula fibrosa forte (i. e., cápsula articular) que circunda a articulação e está em continuidade com o periósteo (Figura 47.7). Essa cápsula mantém a articulação e ajuda a sustentar os ossos no lugar. Suporte adicional pode ser fornecido por ligamentos que se estendem entre os ossos da articulação.

A cápsula articular consiste em duas camadas: uma camada fibrosa externa e uma membrana interna, ou sinóvia.[3] A sinóvia circunda os tendões que atravessam as articulações e as bordas livres das outras estruturas intra-articulares, inclusive ligamentos e meniscos. A sinóvia forma dobras que circundam as bordas das articulações, mas não cobrem a cartilagem articular que sustenta peso. Essas dobras viabilizam o estiramento da sinóvia para que ocorram movimentos sem causar danos aos tecidos.

A sinóvia secreta um líquido escorregadio com consistência de clara de ovo cru, também conhecido como *líquido sinovial*.[3] Esse líquido funciona como lubrificante e facilita os movimentos das superfícies articulares. O líquido sinovial normal é límpido ou amarelo-claro, não coagula e contém menos de 100 células/mm³. As células predominantes são leucócitos mononucleares derivados da sinóvia. A composição do líquido sinovial é alterada por algumas doenças articulares inflamatórias. A aspiração e o exame do líquido sinovial são importantes no diagnóstico das doenças articulares.

A cartilagem articular é um exemplo de cartilagem hialina e é singular porque sua superfície livre não é coberta por pericôndrio.[3] Esse tipo de cartilagem tem apenas um halo periférico de pericôndrio e calcificações da parte cartilaginosa que delimita o osso podem reduzir ou impedir a difusão a partir dos vasos sanguíneos que irrigam o osso subcondral. Aparentemente, a cartilagem articular é nutrida por difusão de substâncias no líquido sinovial que banha a cartilagem. A regeneração da maioria das cartilagens é lenta e é realizada principalmente por proliferação, que depende da atividade das células do pericôndrio. Na cartilagem articular, que não tem pericôndrio, lesões superficiais cicatrizam lentamente.

Irrigação sanguínea e inervação

Com exceção das superfícies articulares da cartilagem articular, todos os tecidos das articulações sinoviais recebem nutrição direta ou indiretamente dos vasos sanguíneos.[14] As áreas articulares são nutridas indiretamente pelo líquido sinovial que se distribui sobre a superfície da cartilagem articular.

A irrigação sanguínea de uma articulação provém dos vasos sanguíneos que entram no osso subcondral na inserção da cápsula articular ou em suas proximidades e formam um círculo arterial ao redor da articulação. A membrana sinovial tem irrigação sanguínea abundante e os constituintes plasmáticos difundem-se rapidamente entre esses vasos e a cavidade articular. Como muitos dos capilares estão perto da superfície da sinóvia, o sangue pode extravasar para o líquido sinovial depois de lesões relativamente brandas. A cicatrização e o reparo da membrana sinovial geralmente são rápidos e completos. Isso é importante porque os tecidos sinoviais são lesados com frequência em procedimentos cirúrgicos que envolvem as articulações.

A inervação das articulações é fornecida pelos mesmos troncos nervosos que inervam os músculos que as movimentam. Esses troncos nervosos também inervam a pele sobre as articulações. Como regra geral, todos os nervos periféricos que cruzam a articulação inervam todas as articulações do membro. Isso explica a dor referida de uma articulação para outra. Por exemplo, a dor causada por uma lesão do joelho frequentemente é sentida como dor no quadril. A membrana sinovial é inervada apenas por fibras autônomas que controlam o fluxo sanguíneo. Essa membrana é relativamente destituída de fibras de dor, conforme se evidencia pelo fato de que procedimentos cirúrgicos das articulações geralmente são realizados com anestesia local. A cápsula articular e os ligamentos têm receptores de dor. Esses receptores são estimulados mais facilmente por estiramento e torção que as outras estruturas articulares. A dor originada da cápsula articular tende a ser difusa e mal delimitada.

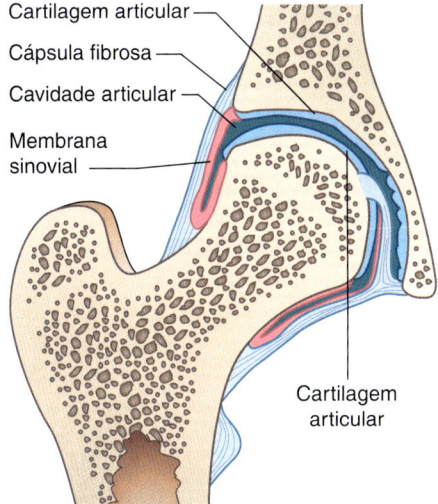

Figura 47.7 • Articulação sinovial (diartrodial), mostrando a cartilagem articular, cápsula da articulação fibrosa, cavidade articular e membrana sinovial.

Os tendões e os ligamentos da cápsula articular são sensíveis à posição e ao movimento, principalmente estiramento e torção.[14] Essas estruturas são supridas por fibras nervosas sensoriais calibrosas, que formam terminações proprioceptivas. Os proprioceptores funcionam reflexamente no sentido de ajustar a tensão dos músculos que sustentam a articulação e são especialmente importantes para a manutenção do suporte muscular da articulação. Por exemplo, quando um indivíduo levanta peso, há contração e relaxamento reflexos mediados por proprioceptores dos grupos musculares apropriados, a fim de apoiar a articulação e proteger a cápsula articular e outras estruturas da articulação. A perda da função proprioceptiva e do controle reflexo do suporte muscular causa alterações destrutivas da articulação.

Bolsas articulares

Em algumas articulações diartrodiais, a membrana sinovial forma bolsas fechadas que não fazem parte da articulação. Essas bolsas, também conhecidas como *bursas*, contêm líquido sinovial[3] e sua finalidade é evitar atrito sobre um tendão. As bolsas sinoviais estão localizadas nas áreas onde se exerce pressão em razão da proximidade direta das estruturas articulares (Figura 47.8). Essas condições ocorrem quando os tendões são defletidos sobre o osso, ou quando a pele precisa movimentar-se livremente sobre tecidos ósseos. As bolsas sinoviais podem ser lesadas ou inflamar, causando desconforto, edema e limitação dos movimentos da área afetada.[3] Joanete (hálux valgo) é uma inflamação da bolsa da articulação metatarsofalângica do primeiro dedo do pé.

Meniscos intra-articulares

Os meniscos intra-articulares são estruturas de fibrocartilagem que ocorrem em algumas articulações sinoviais. Na cápsula articular, a fibrocartilagem cresce para dentro, criando uma almofada entre os ossos articulados.[3] Os meniscos podem estender-se a meia distância através da articulação e têm uma borda livre (p. ex., superfícies articulares lateral e medial do joelho), ou podem estender-se através da articulação, separando-a em duas cavidades independentes (p. ex., articulação esternoclavicular). Os meniscos da articulação do joelho podem ser lacerados em consequência de traumatismos.

RESUMO

Articulações são áreas onde dois ou mais ossos se encontram. Tendões e ligamentos são estruturas de tecido conjuntivo denso, que interligam músculos e ossos. Os tendões ligam músculos aos ossos, enquanto os ligamentos conectam os ossos móveis das articulações.

Sinartroses são articulações nas quais os ossos são mantidos juntos por tecido fibroso, cartilagem ou osso; essas articulações não têm cavidade articular e possibilitam pouco ou nenhum movimento. As articulações sinoviais ou diartrodiais são amplamente móveis. As superfícies das extremidades articulares dos ossos das articulações sinoviais são cobertas por uma camada fina de cartilagem articular e estão envolvidas por uma cápsula articular fibrosa. A cápsula articular consiste em duas camadas: uma camada fibrosa externa e uma membrana interna ou sinóvia. O líquido sinovial secretado pela sinóvia dentro da cápsula articular funciona como lubrificante e facilita o movimento das superfícies articulares. As bolsas sinoviais, que são sacos fechados contendo líquido sinovial, impedem atrito nas áreas em que os tendões são defletidos sobre osso, ou nas quais a pele precisa mover-se livremente sobre o tecido ósseo.

Meniscos são estruturas fibrocartilaginosas que se formam a partir de partes do disco articular, que ocupavam o espaço entre as superfícies de cartilagem articular durante o desenvolvimento fetal. Os meniscos podem ter uma borda interna livre, ou podem estender-se através da articulação, separando-a em duas cavidades.

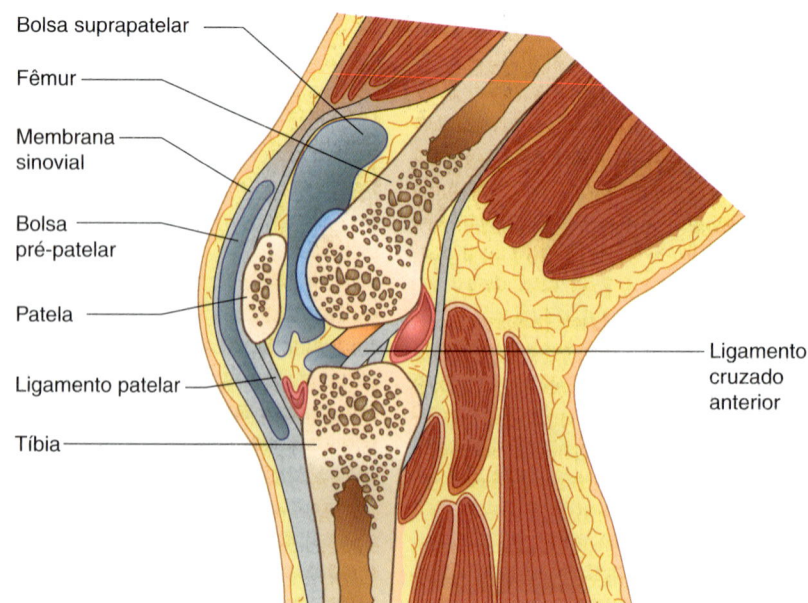

Figura 47.8 • Corte sagital da articulação do joelho mostrando as bolsas pré-patelar e suprapatelar.

CONSIDERAÇÕES GERIÁTRICAS

- Sarcopenia, a redução da massa/força muscular associada ao envelhecimento normal, é uma causa importante de perda da independência e pode resultar em fragilidade[15]
- A prática de exercícios físicos ou a atividade física consegue reduzir a taxa de sarcopenia graças ao aumento da flexibilidade e da força dos músculos, além da redução da perda óssea[15]
- Alterações degenerativas nos tendões associadas ao envelhecimento são uma causa comum de dor musculoesquelética. A diminuição do líquido sinovial por causa de alterações bioquímicas reduz os movimentos e agrava a dor[16]
- Desmineralização dos ossos e deterioração do tecido conjuntivo e das articulações reduzem a flexibilidade[16]
- Alterações da postura e redução da altura associadas ao envelhecimento são causadas por adelgaçamento dos discos intervertebrais e encurvamento das vértebras cervicais[16]
- A densidade mineral dos ossos diminui com a idade, resultando em ossos frágeis e fraturas.[16]

CONSIDERAÇÕES PEDIÁTRICAS

- O fechamento da lâmina epifisial de crescimento, que ocorre em idades diferentes para cada osso, é estimulado pelos hormônios sexuais mais precocemente nas mulheres[4]
- A formação óssea (osteogênese) começa antes do nascimento.[17] Os tendões, os ligamentos e as cartilagens também se desenvolvem precocemente no estágio embrionário. Todos os músculos, tendões, ligamentos e cartilagens são funcionais por ocasião do nascimento[18]
- O esqueleto de lactentes e crianças contêm quantidades aumentadas de cartilagem e sofre ossificação (conversão em osso) na adolescência. Fraturas em lactentes (< 1 ano de idade) são incomuns e exigem investigação de maus-tratos ou distúrbio musculoesquelético grave[18]
- Nas crianças, o osso novo é acrescido mais rapidamente do que a retirada do osso "velho" e isso resulta em aumento das dimensões e da densidade dos ossos[17]
- Os músculos representam 25% do peso total das crianças e 40% nos adultos.[18]

Exercícios de revisão

1. A dor causada por um traumatismo do joelho frequentemente é sentida também no quadril.
    a. Explique por que isso pode ocorrer.
2. Pacientes com doença renal em estágio terminal têm deficiência de vitamina D ativada.
    a. Explique por que isso pode ocorrer e qual efeito exerceria nos ossos.
3. Estudos recentes mostraram que a deficiência de estrogênio e também o envelhecimento normal podem reduzir a atividade dos osteoblastos.
    a. Explique como isso contribuiria para o desenvolvimento de osteoporose.

REFERÊNCIAS BIBLIOGRÁFICAS

1. Selitz I. A., Teven C. M., Reid R. R. (2018). Repair and grafting of bone. In Gurtner G. C., Neligan P. C. (Ed.). Plastic surgery: Volume 1: Principles (4th ed., pp. 18, 284–314.e.10). London/New York/Philadelphia/St. Louis/Sydney: Elsevier.
2. Ross M. H., Pawlina W. (2016). Histology: A text and atlas: With correlated cell and molecular biology. Philadelphia, PA: Lippincott Williams & Wilkins.
3. Saladin K. S. (2015). Anatomy & physiology: The unity of form and function (7th ed.). New York, NY: McGraw Hill Education.
4. Rubin R., Strayer D. (Ed.). (2012). Rubin's pathology: Clinicopathologic foundations of medicine (6th ed.). Philadelphia, PA: Lippincott Williams & Wilkins.
5. Hall J. E. (2016). Guyton and Hall textbook of medical physiology (13th ed.). Philadelphia, PA: Saunders.
6. Vinatier C., Guicheux J. (2016). Cartilage tissue engineering: From biomaterials and stem cells to osteoarthritis treatments. Annals of Physical and Rehabilitation Medicine 59(3), 139–144.
7. Eickmeyer S. M. (2017). Anatomy and physiology of the pelvic floor. Physical Medicine and Rehabilitation Clinics of North America 28, 455–460.
8. Chan K. Y., Mason A., Cooper C., et al. (2016). Novel advances in the treatment of osteoporosis. British Medical Bulletin 119(1), 129–142.
9. Collinge C., Favela J. (2016). Use of teriparatide in osteoporotic fracture patients. Injury 47(S1), s36–s38.
10. Deluca H. F., Plum L. (Ed.). (2012). The many faces of vitamin D. Archives of Biochemistry and Biophysics 523(1), 1–134.
11. Drake R. L., Vogl A. W., Mitchell A. W. M. (2015). Gray's anatomy for students (3rd ed.). Philadelphia, PA: Churchill Livingstone.
12. Kumar V., Abbas A. K., Aster J. C. (2015). Robbins and Cotran pathologic basis of disease (9th ed.). Philadelphia, PA. Elsevier Saunders.
13. Drake R. L., Vogl A. W., Mitchell A. W. M. (2015). Gray's basic anatomy. Philadelphia, PA: Churchill Livingstone.
14. Moore K. L., Dalley A. F., Agur A. M. R. (2017). Clinically oriented anatomy (8th ed.). Baltimore, MD: Lippincott Williams & Wilkins.
15. Eliopoulos C. (2018). Gerontological nursing (9th ed.). Philadelphia, PA: Wolters Kluwer.
16. Touhy T. A., Jett K. (2016). Ebersole & Hess' toward healthy aging human needs and nursing response (9th ed.). St. Louis, MO: Elsevier.
17. Doodolf D. (2018). Assessment of musculoskeletal function. In Hinkle J. L., Cheever K. H. (Ed.). Brunner & Sudddarth's textbook of medical-surgical nursing. (14th ed.). Philadelphia, PA: Wolters Kluwer.
18. Kyle T., Carman S. (2017). Essentials of pediatric nursing (3rd ed.). Philadelphia, PA: Wolters Kluwer.

Distúrbios da Função Musculoesquelética I Traumatismo, Infecção e Neoplasias

48

Sarah Morgan

INTRODUÇÃO

O sistema musculoesquelético inclui os ossos, as articulações e os músculos, bem como está associado a estruturas como ligamentos e tendões. Um recém-nascido humano tem mais de 300 ossos. Conforme o ser humano envelhece, alguns ossos se fundem, de modo que um adulto tem cerca de 206 ossos.[1] O sistema musculoesquelético está sujeito a numerosos distúrbios, os quais afetam indivíduos de todas as faixas etárias e estilos de vida, causando dor e incapacidade. A discussão neste capítulo está centrada nos efeitos de trauma, infecção, isquemia e neoplasias sobre as estruturas musculoesqueléticas do organismo.

LESÕES (AGRAVOS) E TRAUMATISMOS DAS ESTRUTURAS MUSCULOESQUELÉTICAS

Depois de concluir esta seção, o leitor deverá ser capaz de:

- Descrever o processo de cicatrização das lesões de tecidos moles
- Descrever o processo de consolidação da fratura
- Diferenciar as complicações precoces das fraturas das complicações tardias da consolidação da fratura.

Um amplo espectro de lesões musculoesqueléticas resulta de forças físicas, incluindo trauma tecidual contuso, ruptura de tendões e ligamentos e fraturas de estruturas ósseas. Muitas das forças que causam lesão ao sistema musculoesquelético são típicas de um ambiente, uma atividade ou uma faixa etária específica. Nos EUA, a causa mais frequente de morte de pessoas com 1 a 44 anos de idade é a lesão (agravo) musculoesquelética[2]; os acidentes automobilísticos são uma causa importante de morte entre 1 e 30 anos de idade.[3]

Nos EUA, quedas não intencionais são a principal causa de lesões musculoesqueléticas não fatais em crianças e adolescentes (0 a 14 anos de idade).[4] Quedas de crianças são responsáveis por aproximadamente 2,8 milhões de atendimentos nos setores de emergência a cada ano.[4] Lesões desportivas e relacionadas com atividades recreativas enviam 2,6 milhões de crianças e adolescentes (0 a 19 anos de idade) para os setores de emergência a cada ano.[5]

Quedas são as causas mais comuns de lesões musculoesqueléticas em pessoas com 65 anos de idade ou mais. Em 2014, aproximadamente 28,7% dos adultos mais velhos relataram um episódio de queda.[6] Os episódios de queda dos adultos mais velhos decorrem, com frequência, de alterações fisiológicas, como alteração do equilíbrio, declínio da acuidade visual e auditiva e instabilidade da marcha. Riscos ambientais, como iluminação inadequada, líquido derramado no assoalho ou até mesmo o uso de bancos e escadas para pegar objetos em locais altos, podem aumentar o número de episódios de queda. A osteoporose é um risco conhecido de lesão relacionada com quedas.[7,8] A prevenção dos episódios de queda em adultos mais velhos deve focar em exercícios de força e equilíbrio e suplementos de vitamina D para melhorar a mobilidade e a força óssea. Polifarmácia, outro fator de risco de quedas, pode ser amenizada pela revisão dos medicamentos. Embora a maioria das lesões musculoesqueléticas associadas a episódios de queda não seja grave, a taxa de mortalidade após uma fratura de fêmur varia de 18 a 33%.[8]

Lesões desportivas

As lesões desportivas são agudas ou por esforço repetitivo. As lesões agudas são causadas por traumatismo abrupto e incluem lesões dos tecidos moles (contusão, distensão, entorse) e dos ossos (fraturas). Já aquelas por esforço repetitivo ocorrem quando a atividade física impõe tensão contínua e excessiva aos tecidos musculoesqueléticos normais, que não conseguem se adaptar.[9] Esse tipo de lesão constitui a maioria das lesões desportivas em crianças e adolescentes,[1] comumente no cotovelo e nos tecidos das áreas onde os tendões se inserem nos ossos; áreas especialmente vulneráveis são as apófises e as lâminas epifisiais de crescimento cartilaginosas (p. ex., calcanhares, cotovelos, joelhos).[10] Por causa da vulnerabilidade dos ossos em crescimento, as consequências das lesões por esforço repetitivo são muito piores em crianças e adolescentes que nos adultos.[10] Muitos fatores contribuem para o potencial de lesão em atletas adolescentes, inclusive altura e peso, força e crescimento dos músculos, desempenho e habilidades motoras, biotipo, flexibilidade, estrutura das lâminas epifisiais e maturidade psicológica.[9] O tratamento das lesões por esforço repetitivo é focalizado em repouso e modificação das atividades; portanto, orientação e diagnóstico são essenciais.[10]

Lesões de tecidos moles

A maior parte das lesões esqueléticas é acompanhada por lesões de tecidos moles (músculos, tendões ou ligamentos), as quais incluem contusões, hematomas e lacerações. Elas são discutidas aqui por causa de sua associação às lesões musculoesqueléticas.

A *contusão* é uma lesão de tecido mole que resulta do trauma direto, geralmente causada pelo golpe de uma parte do corpo contra um objeto rígido. Na contusão, a pele que recobre a lesão permanece intacta. Inicialmente, observa-se uma equimose (ou seja, a torna-se preta e azul) por causa da hemorragia local; mais tarde, a coloração da equimose muda gradualmente para marrom e, em seguida, para amarelo conforme o sangue é reabsorvido. Uma grande área de hemorragia local é chamada de *hematoma*. Os hematomas causam dor quando o sangue se acumula e comprime terminações nervosas. A dor piora com o movimento ou quando se aplica pressão à área. A dor e o inchaço de um hematoma demoram mais para diminuir do que os que acompanham uma contusão. Um hematoma pode ser infectado por causa do crescimento bacteriano. Ao contrário de uma contusão, que não produz drenagem, um hematoma pode acabar rompendo a pele por causa da pressão aumentada e produzir drenagem. O tratamento de uma contusão ou hematoma consiste em elevar a parte afetada e aplicar crioterapia a cada 4 h durante cerca de 20 min a 1 h para reduzir a hemorragia da área. Um hematoma pode precisar ser aspirado.

A *laceração* é uma lesão em que a pele é rasgada ou a sua continuidade é interrompida. A gravidade da laceração depende do tamanho e da profundidade da ferida e da existência de contaminação a partir do objeto causador da lesão. Perfurações por pregos ou material enferrujado fornecem o cenário para o crescimento de bactérias anaeróbicas, como aquelas que causam o tétano e a gangrena gasosa.

As lacerações geralmente são tratadas por fechamento da ferida, feito após a área ter sido suficientemente limpa. A ferida fechada é então coberta com um curativo estéril. Isso é importante para minimizar a contaminação da ferida e controlar o sangramento. As feridas contaminadas e fraturas expostas são irrigadas copiosamente e desbridadas, e a pele geralmente é deixada aberta para cicatrizar a fim de impedir o desenvolvimento de uma infecção anaeróbia ou uma fístula. Utilizam-se agentes antimicrobianos seletivamente de acordo com a natureza suspeitada dos contaminantes.

Lesões articulares ou musculotendíneas

As articulações são os locais onde dois ou mais ossos se encontram. As articulações diartrodiais são sustentadas por feixes de fibras colágenas rígidos chamados *ligamentos*, que se inserem à cápsula articular e ligam as extremidades articulares dos ossos, e por *tendões*, que unem os músculos ao periósteo dos ossos que estão se articulando.[7] As lesões articulares envolvem sobrecarga mecânica ou torção ou distensão forçada.

Estiramentos e distensões

Estiramento. É uma lesão que se estende para um músculo ou a uma unidade musculotendínea causada por uma sobrecarga mecânica. Pode resultar de uma contração muscular inusitada ou de um alongamento com excesso de força. Embora normalmente não haja manifestações externas de uma lesão específica, ocorrem dor, rigidez e edema. Os locais mais comumente acometidos por estiramentos musculares são a parte inferior das costas e a região cervical da coluna vertebral. O cotovelo e o ombro também são apoiados por unidades musculotendíneas que estão sujeitas a estiramentos. O estiramento do pé está associado a tensões de sustentação de peso sobre os pés. Pode ser causado por um suporte muscular e ligamentar inadequado, por estar acima do peso ou por ficar em pé, andar ou correr em excesso.

Nas regiões lombar e cervical, os estiramentos musculares são mais comuns que as entorses. A lombalgia mecânica está se tornando cada vez mais comum no atleta adolescente. O uso excessivo, especialmente a hiperextensão da coluna lombar em esportes como atletismo, luta, ginástica e mergulho, pode lacerar os músculos, as fáscias e os ligamentos. Diagnóstico cuidadoso é necessário porque lombalgia crônica pode indicar espondilólise (fratura por estresse da parte intra-articular) ou espondilolistese (deslocamento de vértebra), que são as causas mais comuns.[13] A determinação do local da dor durante o movimento ajuda o diagnóstico e o tratamento.[14] As fraturas próximas às superfícies superior e inferior das vértebras podem ocorrer quando a coluna lombar em crescimento é submetida a esforços excessivos, fazendo com que os discos pressionem as raízes de nervos espinais. A detecção e o tratamento precoces são importantes para evitar complicações e a incapacidade. O tratamento dos estiramentos nas costas consiste em um período curto de repouso e no uso de analgésicos leves, seguido por um retorno gradual às atividades. Deve-se utilizar compressas frias ou gelo para reduzir a dor e o edema na área afetada. Exercícios, postura correta e boa mecânica corporal ajudam a reduzir o risco de novas lesões.

Entorse. Envolve as estruturas ligamentares (fortes bandas de tecido conjuntivo) em torno de uma articulação e assemelha-se a um estiramento, embora a dor e o edema diminuam mais lentamente. Geralmente, é causada pelo movimento anormal ou excessivo da articulação. Na entorse, os ligamentos podem ser parcialmente rompidos ou, como em um caso grave, lacerados ou rompidos totalmente (Figura 48.1).[15] Ocasionalmente evidencia-se uma lasca de osso quando todo o ligamento, incluindo a parte que se insere no osso, foi rompido ou lacerado do osso. Os sinais de entorse são dor, edema rápido, calor, incapacidade, descoloração e limitação da função.

Qualquer articulação pode ser torcida, mas a do tornozelo é a mais comumente envolvida, sobretudo em lesões de movimento rápido, em que um tornozelo ou joelho podem ser repentinamente torcidos.[8] A maior parte das entorses de tornozelo ocorre na lateral do tornozelo, quando o pé é virado para dentro sob o peso da pessoa, forçando o tornozelo em inversão além dos limites estruturais.[8] Outros locais comuns de entorse são o joelho (ligamento colateral e ligamento cruzado anterior

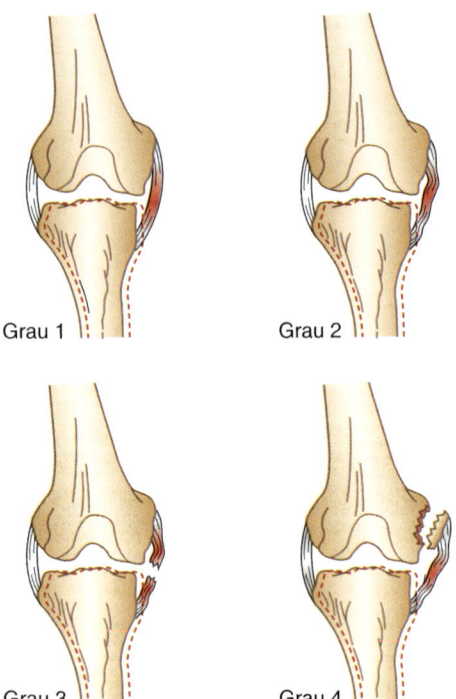

Figura 48.1 • Graus de entorse na face medial do joelho direito: grau 1, entorse leve do ligamento colateral medial; grau 2, entorse moderada com formação de hematoma; grau 3, entorse grave com ruptura total do ligamento; e grau 4, entorse grave com avulsão do côndilo medial do fêmur na inserção do ligamento colateral medial.

[LCA]) e cotovelo (face ulnar). Tal como acontece no estiramento, a lesão dos tecidos moles que ocorre com a entorse não é evidente na radiografia. As entorses de punho surgem mais frequentemente nas quedas sobre a mão espalmada.

Cicatrização. Se tratadas adequadamente, as lesões musculotendíneas geralmente cicatrizam, com restauração da força tênsil inicial. O reparo é realizado por fibroblastos no interior da bainha tendínea ou, se o tendão não tiver bainha, pelo tecido conjuntivo frouxo que circunda o tendão. Capilares infiltram a área lesionada durante o processo de cicatrização inicial e fornecem aos fibroblastos os materiais de que eles necessitam para produzir grandes quantidades de colágeno. A formação de feixes colágenos longos ocorre nas primeiras 2 semanas e, embora a resistência à tração aumente de modo constante depois disso, não é suficiente para possibilitar que o tendão tracione de modo forte durante aproximadamente 2 meses. Durante o processo de cicatrização, há o perigo de que a contração do músculo afaste as extremidades lesionadas, fazendo com que o tendão cicatrize na posição distendida. Existe também o perigo de que se desenvolvam aderências nas áreas em que os tendões passam por canais fibrosos, como na extremidade distal da palma das mãos, inutilizando o tendão.

Tratamento. O tratamento das distensões e entorses ligamentares é semelhante em vários aspectos. Para um membro lesionado, a elevação da parte seguida pela aplicação local de frio pode ser suficiente. A compressão, obtida com o uso de bandagens adesivas ou de uma tala removível, ajuda a reduzir o edema e fornece apoio. Coloca-se um aparelho gessado em caso de entorses graves, sobretudo aquelas graves o suficiente para justificar reparo cirúrgico. A imobilização de um estiramento muscular é mantida até que a dor e o edema desapareçam. Em uma entorse, a articulação afetada é imobilizada por várias semanas. A imobilização pode ser seguida por exercícios ativos graduais. O diagnóstico precoce, o tratamento e a reabilitação são essenciais para evitar a instabilidade ligamentar crônica.

Conceitos fundamentais

Lesões articulares

- As articulações são a parte mais fraca do sistema esquelético e locais comuns de lesão, em decorrência de sobrecarga mecânica, ou torção ou estiramento forçado
- A lesão pode incluir danos aos tendões, que ligam os músculos aos ossos; ligamentos, que mantêm a união dos ossos; ou cartilagens, que recobrem a superfície articular
- A cicatrização do tecido conjuntivo denso envolvido nas lesões articulares requer tempo para o restabelecimento das estruturas, de modo que estejam suficientemente fortes para suportar as forças impostas sobre a articulação. As lesões ligamentares podem precisar de uma intervenção cirúrgica, com a aproximação das diversas faixas fibrosas, para facilitar a cicatrização
- As lesões que envolvem a cartilagem articular podem predispor à doença articular posteriormente.

Luxações

A *luxação* envolve um deslocamento ou uma separação das extremidades ósseas de uma articulação, com perda do movimento articular. Geralmente ocorre depois de um trauma grave que rompe as inserções ligamentares. As luxações são vistas com mais frequência nas articulações do ombro e acromioclavicular. A articulação do ombro é complexa e instável.[16,17] A maioria das luxações traumáticas da articulação do ombro é anterior ou consiste em episódios recorrentes de uma lesão prévia: uma luxação ou uma subluxação.[18] *Subluxação* é um deslocamento parcial no qual as extremidades ósseas na articulação ainda mantêm contato parcial entre si. O primeiro episódio de uma luxação anterior é mais frequente em homens jovens e resulta de contato, sendo comuns as recorrências.[16,17] As luxações podem ser congênitas, traumáticas ou patológicas. As luxações congênitas acontecem no quadril e no joelho. As luxações traumáticas acontecem por quedas, golpes ou lesões rotacionais. Por exemplo, os acidentes automobilísticos muitas vezes causam luxações no quadril e fraturas do acetábulo associadas, em razão da direção do impacto. Isso ocorre tanto para os indivíduos que estão com cinto de segurança quanto para aqueles que estão sem. No ombro e na patela, as luxações podem tornar-se recorrentes, especialmente em atletas. As luxações recorrem com o mesmo movimento, mas cada vez mais exigem menos força para causarem o dano.

A luxação patológica no quadril é uma complicação tardia de infecções, artrite reumatoide, paralisia e doenças neuromusculares. As luxações das articulações interfalângicas não são graves e geralmente são reduzidas por manipulação. Locais menos comuns de luxação, encontrados principalmente em adultos jovens, são o punho e a região mediotarsal. Com frequência, decorrem de força direta, como no caso de queda sobre a mão espalmada. O diagnóstico de luxação é baseado na história, no exame físico e nos achados radiológicos. Os sinais/sintomas são dor, deformidade e limitação do movimento.

O tratamento depende do local, do mecanismo de lesão e das lesões associadas, como fraturas. As luxações que não se reduzem de modo espontâneo geralmente exigem manipulação ou reparo cirúrgico. Vários procedimentos cirúrgicos também podem ser utilizados para evitar a repetição da luxação das articulações do joelho, do ombro ou acromioclavicular. É necessária imobilização por várias semanas após a redução de uma luxação para possibilitar a cicatrização das estruturas articulares. Na luxação da articulação do joelho, pode ser prescrita redução fechada com imobilização do joelho, embora redução aberta seja necessária se houver lesão vascular ou de tecidos moles.[19]

Corpos livres

Os corpos livres são pequenos fragmentos de osso ou cartilagem dentro de um espaço articular. Podem resultar de traumatismo articular ou ocorrer em caso de desgaste da cartilagem articular, fazendo com que uma parte necrótica do osso se separe e flutue livremente. Os sintomas são dolorosos e muitas vezes causam o travamento e bloqueio da articulação. Os corpos livres são comumente vistos no joelho, no cotovelo, no quadril e no tornozelo. O corpo solto fica preso repetidamente em uma fenda da articulação, pinçando a cartilagem saudável subjacente. A menos que o corpo livre seja removido, pode causar osteoartrite e restrição do movimento. O tratamento consiste em remoção artroscópica.

Lesões do ombro e manguito rotador

O ombro é uma complexa série de articulações que produzem uma extraordinária amplitude de movimento. A extrema mobilidade é conseguida à custa de uma relativa instabilidade, a qual, combinada com a sua posição relativamente exposta, faz com que o ombro seja extremamente vulnerável a danos, como entorses e luxações e processos degenerativos, como transtornos do manguito rotador.

O ombro é composto por três ossos: a escápula, a clavícula e o úmero. A escápula se articula com o úmero por meio da cavidade glenoidal e com a clavícula por meio do acrômio, assim como com a caixa torácica. As fraturas de clavícula estão entre as fraturas mais comuns da infância. O mecanismo típico de fratura é uma queda sobre a ponta do ombro.

A articulação do ombro é constituída por quatro elementos: (1) a articulação acromioclavicular que conecta a clavícula ao acrômio da escápula; (2) a articulação esternoclavicular que conecta o esterno à clavícula; (3) a articulação glenoumeral que conecta a cabeça do úmero à cavidade glenoidal relativamente rasa na escápula; e (4) a articulação toracoescapular que conecta a face posterior da caixa torácica e a face anterior da escápula.[18] A estabilidade dessas articulações é conferida por vários músculos e tendões. Entorses da articulação acromioclavicular podem ser decorrentes de forças diretas ou indiretas, como esportes de contato ou quedas.[20] O local mais comum de luxação do ombro é a articulação glenoumeral.[21] As luxações mais graves envolvem a luxação anterior da cabeça do úmero em relação à cavidade glenoidal, o resultado de o ombro ser abduzido e forçadamente estendido e rodado. Outros mecanismos incluem a queda sobre o braço estendido ou um golpe na parte posterior do ombro.

O movimento do braço envolve a ação coordenada dos músculos do manguito rotador (músculos supraespinal, redondo menor, infraespinal, subescapular) e suas inserções musculotendíneas.[19,22] Estes músculos são separados do arco coracoacromial sobrejacente por duas bolsas, a subdeltóidea e subcoracoide, às vezes chamadas de *bolsas subacromiais* e que muitas vezes se comunicam e são afetadas pelas lesões do manguito rotador.

Como outros grupos musculares do corpo, o risco de lesão do manguito rotador (Figura 48.2) aumenta quando é necessário realizar uma função com alto estresse em um estado descondicionado. As lesões do manguito rotador e os distúrbios de pinçamento podem resultar de diversas causas, incluindo o uso excessivo, um golpe direto ou uma lesão por estiramento, geralmente envolvendo arremesso ou oscilação, como os realizados por arremessadores de beisebol ou jogadores de tênis. Os pesquisadores observaram que a lesão do manguito rotador em jovens é uma doença diferente daquela em adultos mais velhos.[23]

Os transtornos por uso excessivo e degenerativos têm início mais lento e são encontrados em idosos com traumatismos leves ou sem relato de traumatismo. Os tendões do manguito rotador fundem-se próximo de suas inserções nas tuberosidades do úmero formando o manguito musculotendíneo. A degeneração desses tendões pode resultar de diversos fatores, incluindo microtraumatismos repetitivos, distúrbios da vascularização resultantes do envelhecimento ou instabilidade do ombro com sobrecarga secundária do manguito, mas a incidência aumenta significativamente com a idade.[24] A degeneração é mais grave próximo da inserção tendínea. O supraespinal é o mais frequentemente afetado. O espessamento da unidade musculotendínea diminui a distância entre o punho e o arco coracoacromial sobrejacente. Pode-se observar dor e impacto quando os movimentos do braço comprimem e pinçam estes tecidos entre o úmero e o arco sobrejacente. No geral, a lesão do manguito rotador é causada por uma infinidade de fatores – extrínsecos e intrínsecos – e não está claro o peso de cada um.[19,24]

Várias manobras do exame físico são usadas para determinar processos patológicos do ombro.[21,24,25] A história e o mecanismo de lesão são importantes. Além das radiografias convencionais, podem ser utilizadas artrografias, tomografias computadorizadas (TC) ou ressonâncias magnéticas (RM). Por causa do número de lesões do manguito rotador, a ultrassonografia (US) musculoesquelética mais realizada é a do ombro.[22] O exame artroscópico sob anestesia pode ser usado para fins diagnósticos, e há possibilidade de realizar uma artroscopia para reparar lacerações graves. O tratamento conservador com agentes anti-inflamatórios, injeções de corticosteroides e

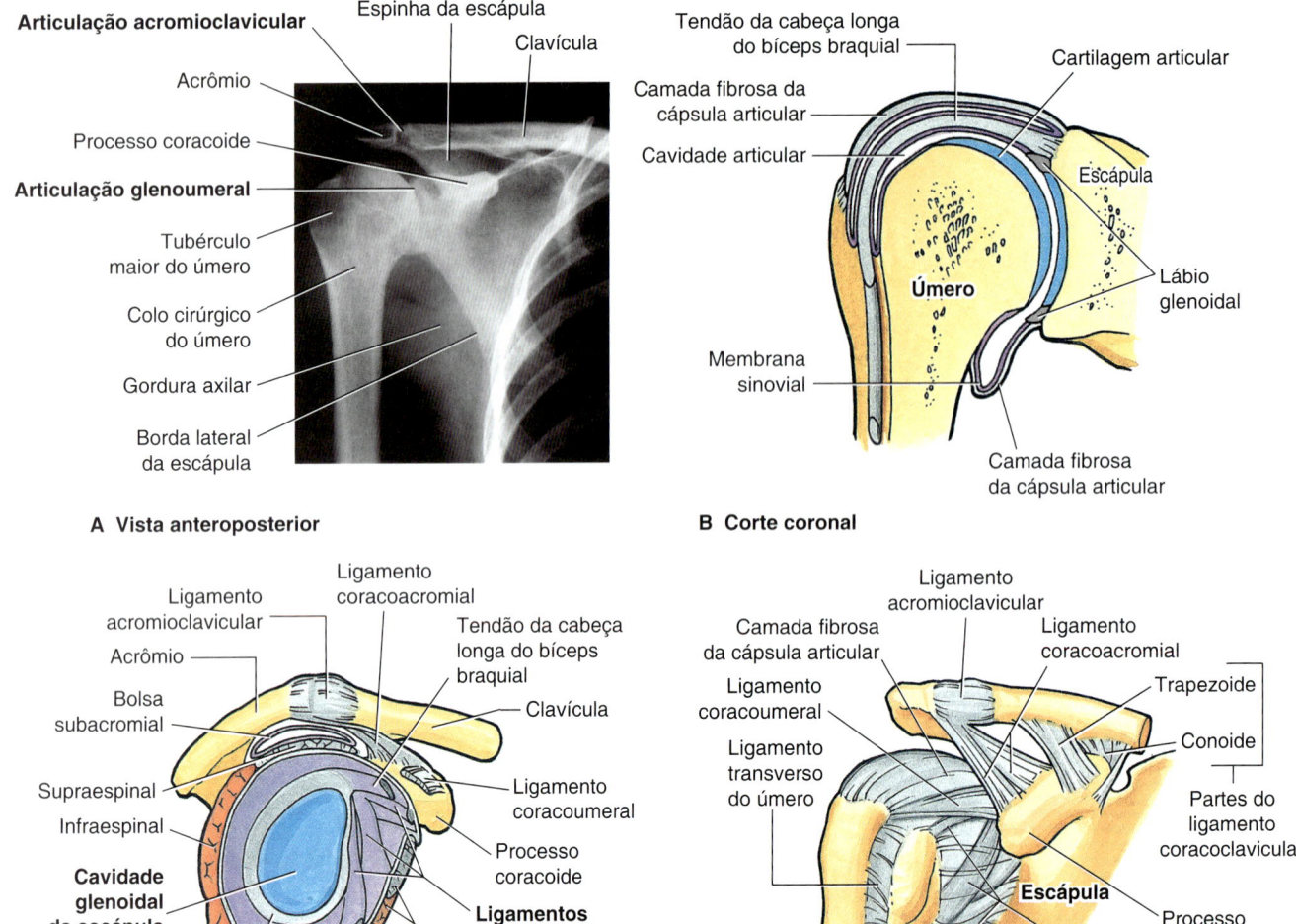

Figura 48.2 • Lesão do manguito rotador. **A.** Radiografia. **B.** Corte coronal das articulações acromioclavicular e glenoumeral do ombro. **C.** Vista lateral da cavidade glenoidal. **D.** Vista anterior dos ligamentos. Fonte: Moore K. L., Agur A. M., Dalley A. F. (2011). *Essential clinical anatomy* (4. ed., p. 478). Philadelphia, PA: Wolters Kluwer/Lippincott Williams & Wilkins.

fisioterapia muitas vezes é realizado. Um período de repouso é seguido por um programa de exercícios e reabilitação personalizado para melhorar a força muscular, flexibilidade e resistência. Após cirurgia para correção de rupturas do manguito rotador, fisioterapia é necessária por até 3 meses. Existe a expectativa de restrições e limites para a prática desportiva por vários meses e, dependendo do esporte, os atletas podem ficar até 6 meses sem jogar.[19]

Lesões do joelho

O joelho é um local comum de lesões, especialmente as lesões relacionadas com esportes em que o joelho é submetido a forças anormais de torção e compressão. Essas forças podem resultar em danos aos meniscos, subluxação e luxação patelares, e condromalacia. Lesões no joelho de adultos jovens e lesões no joelho e no quadril na meia-idade são fatores importantes no desenvolvimento de osteoartrite.[26]

Lesões meniscais. Os meniscos são lâminas de fibrocartilagem em forma de "C" que estão sobrepostas entre os côndilos do fêmur e da tíbia. Existem dois meniscos em cada joelho, um medial e um lateral (Figura 48.3). Os meniscos são mais espessos em suas margens externas e afunilam até formarem bordas finas e não acopladas em sua margem interna. Em suas extremidades, eles se inserem firmemente à área intercondilar da tíbia e são apoiados pelos ligamentos meniscotibial e transverso do joelho. Os meniscos são importantes na sustentação de carga e absorção de impactos. Eles também ajudam a estabilizar o joelho e manter o fêmur e a tíbia em uma posição adequada. Além disso, os meniscos auxiliam na lubrificação das articulações e servem como fonte de nutrição para a cartilagem articular do joelho.

As lesões meniscais geralmente ocorrem como resultado de uma lesão rotacional por um movimento de pivô súbito ou agudo ou um golpe direto no joelho, como no hóquei, no

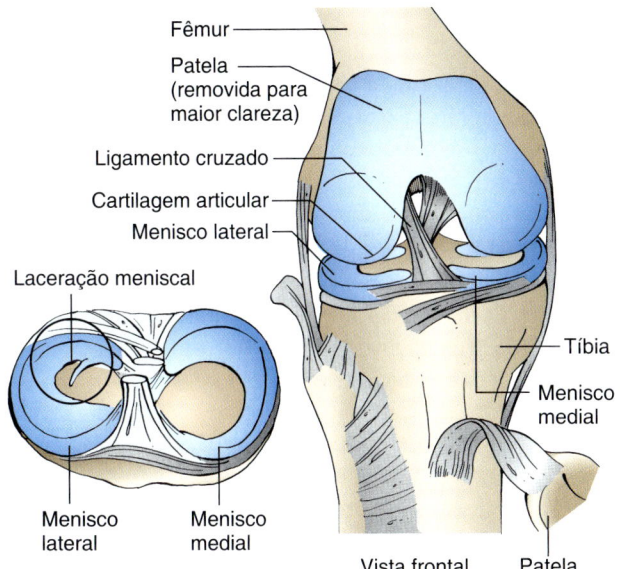

Figura 48.3 • Joelho, mostrando os meniscos medial e lateral (com a patela removida para maior clareza). Detalhe (*inferior esquerdo*) mostra menisco.

basquetebol ou no futebol. Estão frequentemente associadas a outras lesões, como uma laceração do LCA. O tipo e a localização da laceração meniscal são determinados pela magnitude e pela direção da força que age sobre o joelho e pela posição do joelho no momento da lesão. As lacerações de menisco podem ser descritas segundo seu aspecto ou sua localização (p. ex., em alça de balde ou transversais).[19] O joelho lesionado é edemaciado e doloroso, especialmente no caso de hiperflexão e hiperextensão. Um fragmento solto pode causar instabilidade e bloqueio do joelho.

O diagnóstico é feito pelo exame físico e confirmado por ressonância magnética. Pode ser necessária uma radiografia comum para descartar osteoartrite.[18] O tratamento inicial das lesões meniscais pode ser conservador, como com a colocação de um imobilizador removível de joelho. Podem ser prescritos exercícios isométricos para o músculo quadríceps femoral. A atividade geralmente é restrita até que o movimento completo tenha sido recuperado. Pode-se realizar meniscectomia por via artroscópica quando existem sinais/sintomas mecânicos, mas não se sabe se a laceração é degenerativa ou traumática. No caso de adultos de meia-idade, pode ser difícil determinar se a laceração resulta de osteoartrite ou se evoluirá para osteoartrite.[18]

Há evidências de que a perda da função meniscal está associada à deterioração progressiva da função do joelho.[18] A cartilagem articular danificada tem capacidade limitada de cicatrizar, em decorrência de sua natureza avascular e mobilização inadequada das células regenerativas. Foram desenvolvidos procedimentos de reconstrução meniscal para preservar essas funções antes que se desenvolvam alterações degenerativas importantes, evitando assim a substituição total da articulação em um momento posterior da vida.

Subluxação e luxação da patela. A luxação da patela representa aproximadamente 3% das lesões do joelho, com o primeiro episódio ocorrendo em pessoas com menos de 20 anos de idade.[27] Um estudo populacional recente encontrou uma incidência de 23,2 por 100 mil habitantes, com a incidência mais alta em adolescentes entre 14 e 18 anos de idade e sem diferenças entre homens e mulheres.[28] Luxação da patela resulta, com frequência, de traumatismo durante atividade física ou desportiva.[29] Variações congênitas de joelho também são um fator predisponente.

Muitas vezes, há uma sensação de patela "estalando" quando a luxação ocorre.[19] Outras queixas incluem falseios, edemas, crepitações, rigidez e perda da amplitude de movimento do joelho. O tratamento pode ser difícil, mas inicialmente utilizam-se métodos conservadores, que incluem imobilização com o joelho estendido, órteses, administração de agentes anti-inflamatórios e exercícios de fortalecimento isométrico do músculo quadríceps femoral. Intervenção cirúrgica é, com frequência, necessária e existem numerosas opções disponíveis.[30] Algumas evidências favorecem a intervenção cirúrgica em vez de conduta não cirúrgica, mas não são conclusivas.[31]

Condromalacia. Também conhecida como degeneração da cartilagem articular, é mais comumente encontrada na face inferior da patela.[15] Pode ser decorrente da subluxação recorrente da patela ou do uso excessivo em atividades atléticas extenuantes. As pessoas com esse transtorno geralmente se queixam de dor, especialmente ao subir escadas ou sentar-se com os joelhos flexionados. Ocasionalmente, também experimentam fraqueza do joelho.

O tratamento consiste em repouso, exercícios isométricos e aplicação de gelo após o exercício. Parte da patela pode ser removida cirurgicamente em casos graves. Em casos menos graves, a porção mole é raspada usando uma serra inserida por meio de um artroscópio. A manutenção e o reparo da cartilagem articular são processos complexos. Fatores de crescimento polipeptídicos que induzem as células a se dividirem, diferenciarem, migrarem e produzirem matriz parecem ser importantes na preservação e na degradação da matriz da cartilagem articular.

Lesões do quadril

O quadril é uma articulação elipsóidea em que a cabeça do fêmur se articula profundamente no acetábulo (Figura 48.4).[11] A parte proximal do fêmur consiste em cabeça, colo e trocânter maior. A anatomia vascular da cabeça do fêmur é de importância fundamental em qualquer transtorno do quadril. As principais fontes de irrigação sanguínea são os vasos intramedulares e as artérias retinaculares (não constam na terminologia anatômica) que emergem das artérias circunflexas femorais, ambos passando pela região intertrocantérica proximalmente para nutrir a cabeça do fêmur. Doenças ou lesões que comprometem a circulação podem danificar a viabilidade da cabeça do fêmur e levar a necrose avascular ou osteonecrose. Os distúrbios do quadril incluem luxações e fraturas do fêmur.

Luxações da cabeça do fêmur. Resultam de traumatismo importante e podem ser anteriores ou posteriores, sendo as segundas as mais comuns.[32] Lesões associadas influenciam o desfecho da luxação.[32]

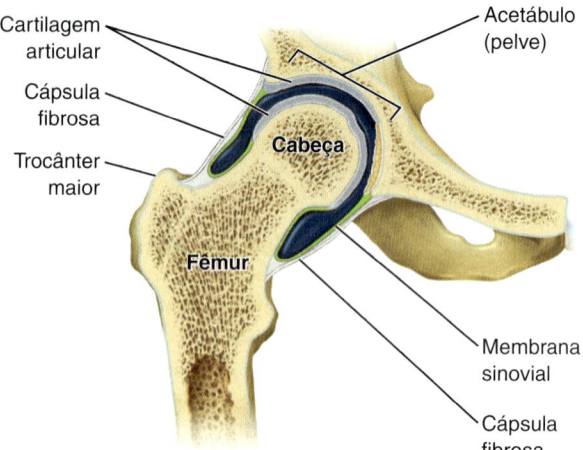

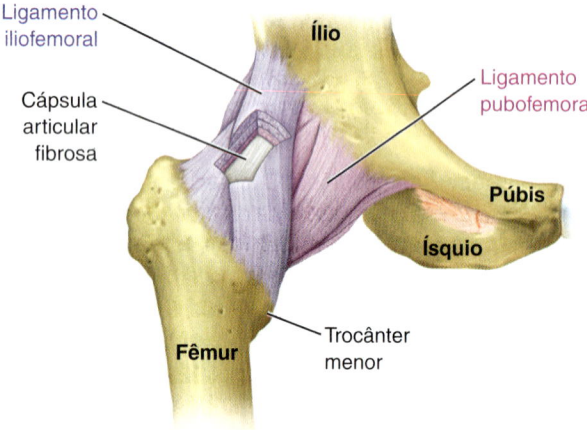

Figura 48.4 • Articulação do quadril direito. **A.** Vista em corte. **B.** Vista anterior. Fonte: McConnell T. H., Hull K. L. (2011). *Human form human function: Essentials of anatomy & physiology* (p. 218). Philadelphia, PA: Lippincott Williams & Wilkins.

A luxação da cabeça do fêmur é uma emergência.[32] Na posição luxada, grande tensão é exercida sobre a irrigação sanguínea da cabeça do fêmur e pode ocorre necrose avascular.[19,32] Osteoartrite do quadril também é uma complicação potencial a longo prazo. Redução precoce da luxação é indicada para prevenir essas complicações.[32] A sustentação de peso é, em geral, limitada após a redução para evitar nova luxação e possibilitar a cicatrização.

Fraturas do fêmur. A fratura do fêmur é um problema de saúde pública no mundo ocidental, sobretudo em idosos. Essa fratura está associada a riscos de morte e comprometimento funcional e da qualidade de vida.[33] A incidência de fraturas do fêmur aumenta com o envelhecimento. Também é mais alta em mulheres brancas em comparação a não brancas. Os fatores de risco de fratura do fêmur variam com a idade e o sexo. No caso de pessoas com menos de 80 anos de idade, o risco maior está associado a condições esqueléticas, enquanto no caso de pessoas com mais de 80 anos, o maior fator de risco consiste em quedas.[34] Osteoporose e osteopenia também são fatores contribuintes importantes. A maior parte das fraturas do fêmur resulta de quedas. Ocasionalmente, a fratura do fêmur ocorre antes de a pessoa cair, caso em que é causada pela torção ou força excessiva em um fêmur que estava enfraquecido pela osteoporose ou por neoplasias. As características da queda (direção, local do impacto e resposta protetora) e os fatores ambientais são importantes e influenciam o risco de fratura do fêmur em caso de queda.

A fratura do fêmur é classificada de acordo com a parte anatômica do fêmur em que ocorreu fratura, geralmente na extremidade proximal do fêmur. As fraturas do colo do fêmur estão localizadas na região distal à cabeça do fêmur, mas proximal aos trocânteres maior e menor; são consideradas intracapsulares porque estão localizadas na cápsula da articulação do quadril. As fraturas intertrocantéricas ocorrem na região metafisária, entre os trocânteres maior e menor do fêmur. As fraturas subtrocantéricas são aquelas que surgem logo abaixo do trocânter maior. As fraturas do colo do fêmur e intertrocantérica representam a maior parte dos casos, ocorrendo em proporções aproximadamente iguais.[18,35]

A localização de uma fratura do fêmur é importante em termos de fluxo sanguíneo para a cabeça do fêmur, que é irrigada por vasos que correm proximalmente em direção ao colo do fêmur (ver Figura 48.4). As fraturas subtrocantéricas e intertrocantéricas que ocorrem distalmente a esses vasos não costumam perturbar o suprimento sanguíneo para a cabeça do fêmur, enquanto as fraturas do colo do fêmur, particularmente aquelas associadas a luxação grave, muitas vezes interrompem a irrigação sanguínea para a cabeça do fêmur e, portanto, estão associadas a maior incidência de complicações (pseudoartrose e necrose avascular).[36,37]

A maior parte das fraturas do fêmur é diagnosticada com base nos achados clínicos e radiografias convencionais. Pode-se fazer uma cintigrafia óssea ou RM quando a radiografia é negativa, mas os achados clínicos apoiam um diagnóstico de fratura do fêmur. A necrose avascular muitas vezes é pós-traumática, mas também pode ocorrer sem traumatismo, por isso a necessidade de ser diagnosticada com uma RM.[18]

As fraturas impactadas têm melhor prognóstico em termos de consolidação e muitas vezes são tratadas de modo conservador ou por fixação interna simples para fornecer estabilidade. As fraturas intracapsulares associadas à luxação em idosos geralmente são mais bem tratadas com artroplastia de quadril e mobilização precoce. Pessoas jovens e saudáveis são tratadas com redução da fratura e fixação interna. Esse método possibilita a preservação da cabeça do fêmur se possível, de modo que uma prótese não é necessária. As fraturas intertrocantéricas geralmente são tratadas com redução aberta e fixação interna. A pseudoartrose neste tipo de fratura é muito menos comum do que nas fraturas intracapsulares. A sustentação de peso, no entanto, é habitualmente restrita por 3 meses, até que a consolidação da fratura tenha ocorrido.

Fraturas

A fratura, ou perda da continuidade do osso, é o tipo mais comum de lesão óssea.[36] O osso normal consegue suportar forças de compressão e de cisalhamento consideráveis e, em menor medida, forças tênseis. Uma fratura ocorre quando é colocada mais tensão sobre o osso do que ele consegue absorver. Agrupadas de acordo com a causa, as fraturas podem ser divididas em três categorias principais: fraturas causadas por lesão repentina, fraturas por fadiga ou estresse e fraturas patológicas.[36] As mais comuns são as que resultam de lesão repentina. A força que causa a fratura pode ser direta, como uma queda ou um golpe, ou indireta, como uma contração muscular ou traumatismo significativo transmitido ao longo do osso. Por exemplo, a cabeça do rádio ou clavícula pode ser fraturada por forças indiretas que resultam de uma queda sobre a mão espalmada. A fratura por fadiga resulta do desgaste repetido em um osso. A dor associada às lesões por sobrecarga dos membros inferiores, especialmente a dor tibial medial posterior, é um dos sintomas mais comuns em pessoas fisicamente ativas, como os corredores. As fraturas por estresse na tíbia podem ser confundidas com "canelite", um termo inespecífico para a dor na perna por uso excessivo em caminhadas e corridas, porque frequentemente não aparecem em radiografias até 2 semanas após o início dos sintomas.

A fratura patológica ocorre em ossos que já estão enfraquecidos por doenças ou tumores. As fraturas desse tipo podem surgir espontaneamente com pouco ou nenhum estresse. O estado de doença subjacente pode ser local, como nos casos de infecções, cistos ou tumores, ou generalizado, como na osteoporose, na doença de Paget ou na metástase de câncer.[36]

Classificação

As fraturas geralmente são classificadas de acordo com a sua localização, seu tipo e sua direção ou padrão da linha de fratura (Figura 48.5). Um osso longo é dividido em três partes:

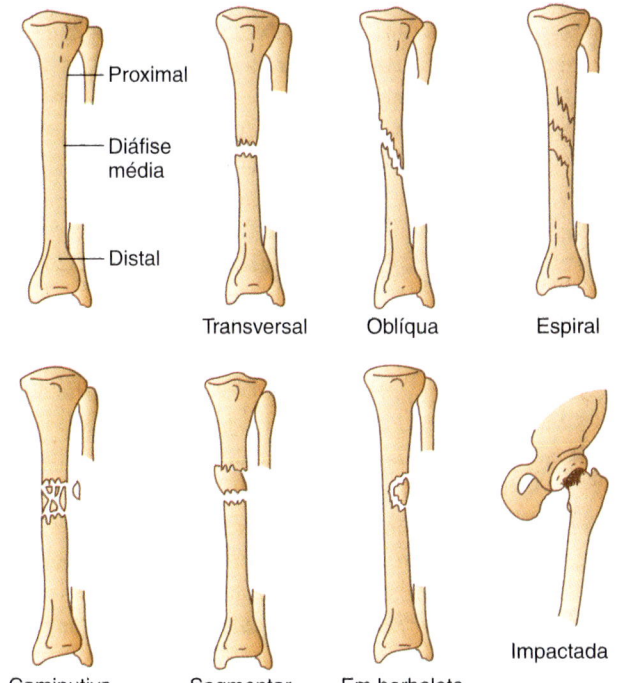

Figura 48.5 • Classificação das fraturas. As fraturas são classificadas de acordo com sua localização (proximal, da diáfise ou distal), direção da linha de fratura (transversal, oblíqua, espiral) e tipo (cominutiva, segmentar, em borboleta ou impactada).

proximal, média e distal. Uma fratura de osso longo é descrita em relação à sua posição no osso. Outras descrições são usadas quando a fratura afeta a cabeça ou o colo de um osso, envolve uma articulação ou está próxima de uma proeminência, como um côndilo ou maléolo.

O tipo de fratura é determinado pela sua comunicação com o ambiente externo, o grau de ruptura da continuidade do osso e a natureza das partes da fratura. Uma fratura pode ser classificada como aberta ou fechada. Quando os fragmentos ósseos atravessam a pele, a fratura é chamada de *fratura aberta* ou *composta*.[38] As fraturas abertas muitas vezes são complicadas por infecções, osteomielite, consolidação tardia ou pseudoartrose. Em uma fratura fechada, não há comunicação com a pele.

> **Alerta de domínio do conceito**
> É mais provável que pessoas com fraturas compostas apresentem mais complicações na consolidação óssea do que aquelas com outros tipos de fratura.

O grau de uma fratura é descrito em termos de uma ruptura parcial ou completa na continuidade do osso. Uma *fratura em galho verde*, vista em crianças, é um exemplo de uma ruptura parcial na continuidade óssea e se assemelha à observada em caso de fratura em uma pessoa jovem. Esse tipo de fratura ocorre porque os ossos das crianças, especialmente até aproximadamente 10 anos de idade, são mais resilientes que os ossos de adultos.

O caráter de uma fratura é determinado por suas partes. A *fratura cominutiva* tem mais de duas partes. A *fratura por compressão*, como ocorre no corpo vertebral, envolve dois ossos que foram esmagados ou espremidos. Uma fratura é dita *impactada* quando os fragmentos de fratura são encunhados. Esse tipo geralmente ocorre no úmero, é menos grave e tratado sem cirurgia.

A direção do traumatismo ou mecanismo de lesão produz certa configuração ou padrão de fratura. O padrão de uma fratura indica a natureza do trauma e fornece informações sobre o método mais fácil para a redução. A *redução* é a restauração de um osso fraturado à sua posição anatômica normal. As *fraturas transversais* são causadas por forças angulares simples. Uma *fratura em espiral* resulta de um movimento de torção, ou torque. Não é provável que uma fratura se desloque ou saia da posição depois de reduzida. Por sua vez, as fraturas em espiral, oblíquas e cominutivas frequentemente são instáveis e podem mudar de posição após a redução.

Manifestações clínicas

Os sinais e sintomas de uma fratura incluem dor espontânea, dor à palpação do local da perda de continuidade óssea, edema, perda da função, deformidade da parte afetada e mobilidade anormal. A deformidade varia de acordo com o tipo de força aplicada, a área do osso envolvido, o tipo de fratura produzido e a força e o equilíbrio dos músculos circundantes.

Nos ossos longos, observam-se três tipos de deformidades – angulação, encurtamento e rotação. Fragmentos de fratura muito angulados podem ser palpados no local da fratura e, muitas vezes, empurram os tecidos moles para cima causando um efeito de tenda sobre a pele. Forças de flexão e a tração muscular desequilibradas causam angulação. O encurtamento do membro ocorre quando os fragmentos ósseos deslizam e se sobrepõem uns aos outros por causa da força de tensão dos músculos no eixo longitudinal do membro (Figura 48.6).

A deformidade rotacional ocorre quando os fragmentos da fratura giram fora de seu eixo longitudinal normal; isso pode resultar de um estiramento rotacional produzido pela fratura ou tração desigual pelos músculos que estão inseridos nos fragmentos de fratura. Crepitação ou rangido podem ser palpados conforme os fragmentos ósseos atritam entre si. No caso de fratura exposta, há sangramento da ferida no ponto em que o osso atravessa a pele. A perda de sangue por uma fratura pélvica ou múltiplas fraturas de ossos longos pode causar choque hipovolêmico em alguém que sofreu um trauma.

Logo após a fratura ter ocorrido, a função do nervo no local da fratura pode ser temporariamente perdida. A área pode tornar-se adormecida, e os músculos circundantes estão flácidos. Essa condição tem sido chamada de *choque local*. Durante esse período, que pode durar de alguns minutos a meia hora, os ossos fraturados podem ser reduzidos com pouca ou nenhuma dor. Após esse breve período, a dor retorna e, com ela, ocorrem espasmos e contrações musculares nos músculos circundantes.

As complicações precoces das fraturas estão associadas a perda da continuidade esquelética, ferimentos causados pelos fragmentos ósseos, pressão do edema e hemorragia, envolvimento de fibras nervosas ou desenvolvimento de êmbolos de gordura. A extensão das complicações precoces depende da gravidade da fratura e da área do corpo que está envolvida. Por exemplo, fragmentos de ossos de uma fratura de crânio podem causar danos ao tecido cerebral, ou múltiplas fraturas de costelas são capazes de levar a um tórax instável e insuficiência respiratória. No tórax instável, a parede do tórax no lado fraturado torna-se tão instável que pode se mover na direção oposta conforme a pessoa respira (ou seja, para dentro na inspiração e para fora durante a expiração).

Diagnóstico

Primeira etapa no tratamento das fraturas, baseia-se na anamnese e nas manifestações físicas. As radiografias são utilizadas para confirmar o diagnóstico e guiar o tratamento. A facilidade do diagnóstico varia com a localização e a gravidade da fratura. Na vítima de traumatismo, outras lesões mais graves podem dificultar o diagnóstico. A anamnese completa inclui o mecanismo, a hora e o local da lesão; o reconhecimento inicial dos sintomas e qualquer tratamento iniciado. A anamnese completa é importante porque um atraso na busca por tratamento ou um período de imposição de peso sobre uma fratura pode causar danos adicionais ou luxação da fratura.

A determinação da gravidade das lesões de tecidos moles é um componente importante da avaliação e do manejo de fraturas contusas. A resposta dos tecidos moles à lesão não penetrante envolve respostas microvasculares e inflamatórias que produzem hipoxia tecidual localizada e acidose. Incisões feitas através do tecido comprometido podem levar a desagregação e infecções de feridas. Portanto, reconhecer os sinais de lesões dos tecidos moles é a base para o tratamento bem-sucedido da fratura contusa. A classificação de Oestern e Tscherne pode ser utilizada para caracterizar a gravidade das fraturas contusas[39,40] (Tabela 48.1). Esse sistema continua sendo o único sistema de classificação publicado para as lesões de tecidos moles associadas às fraturas contusas. As fraturas são classificadas em um dos quatro graus, de 0 a 3. Escoriações profundas da pele, contusão muscular, bolhas de fratura e edema maciço dos tecidos moles sugerem a necessidade de utilizar métodos de fixação externa para limitar lesões adicionais aos tecidos moles e facilitar a recuperação rápida antes de uma intervenção cirúrgica.

Tratamento

Existem três objetivos para o tratamento de fraturas: redução da fratura, imobilização e preservação e restauração da função da parte lesada. Além disso, é importante evitar complicações durante o tratamento da fratura. O cuidado preventivo é vital para evitar complicações das fraturas.

Redução e fixação interna. Quando os ossos são realinhados para restaurar a sua estrutura original, isso é chamado de *redução*, a qual pode ser obtida por meio da manipulação fechada ou redução cirúrgica (aberta). A manipulação fechada usa métodos como a compressão manual e tração. As fraturas são mantidas reduzidas com dispositivos de fixação externa ou interna. Os benefícios da fixação interna devem ser pesados em relação aos seus riscos associados. As vantagens são a restauração precisa da anatomia óssea e a mobilização precoce

Tabela 48.1 Classificação de Oestern e Tscherne das fraturas fechadas.

Grau	Lesão de tecidos moles	Lesão óssea
Grau 0	Danos mínimos aos tecidos moles Lesão indireta ao membro	Fratura de padrão simples
Grau 1	Abrasão/contusão superficial	Fratura de padrão leve
Grau 2	Abrasão profunda com contusão da pele ou músculo Trauma direto ao membro	Fratura de padrão grave
Grau 3	Contusão ou esmagamento extenso da pele Danos graves ao músculo subjacente Avulsão subcutânea Pode haver síndrome compartimental	Fratura de padrão grave

Fonte: Bucholz R. W., Heckman J. D. (2006). *Rockwood & Green's fractures in adults* (6. ed., vol. 1, p. 49). Philadelphia, PA: Lippincott Williams & Wilkins.

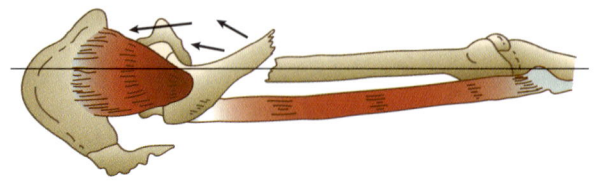

Figura 48.6 • Luxação e sobreposição dos fragmentos de fratura de um osso longo (fêmur) causadas por espasmo muscular grave.

com sustentação de peso ao menos parcial. As principais desvantagens são o risco aumentado de infecção e o fato de que a consolidação pode ser prejudicada se a técnica não for utilizada corretamente. A redução cirúrgica envolve o uso de vários tipos de placas para realizar a fixação interna dos fragmentos de fratura.

Imobilização e fixação externa.
A imobilização impede o movimento das partes lesionadas e é o elemento mais importante na obtenção da união dos fragmentos de fratura. Pode ser realizada com dispositivos externos, como talas, aparelhos gessados, tração ou dispositivos de fixação externa, ou por dispositivos de fixação interna colocados durante a redução cirúrgica da fratura.

As *talas* são feitas de muitos materiais diferentes. As de metal ou de ar podem ser usadas durante o transporte para uma unidade de saúde como uma medida temporária, até que a fratura tenha sido reduzida e até que outro modo de imobilização tenha sido instituído. As talas gessadas, moldadas de modo a ajustar-se ao membro, funcionam bem. As talas devem ser feitas se houver qualquer suspeita de fratura, porque o movimento do local da fratura pode causar dor, sangramento, danos adicionais aos tecidos moles e compressão de um nervo ou vaso sanguíneo. Se a fratura tiver fragmentos cortantes, o movimento pode causar perfuração da pele e conversão de uma fratura fechada em aberta. Quando uma tala é colocada em um membro, deve estender-se da articulação acima do local da fratura à articulação abaixo dela.

Os *aparelhos imobilizadores*, feitos de gesso ou de um material sintético, como fibra de vidro, são comumente usados para imobilizar fraturas de membros. Muitas vezes, são aplicados com a articulação em flexão parcial para evitar a rotação dos fragmentos de fratura. Sem essa flexão, o membro, que é essencialmente um cilindro, tende a rodar dentro da estrutura cilíndrica do aparelho gessado. Pode-se usar um imobilizador após o aparelho gessado ter sido removido ou em seu lugar, como acontece nos casos de fratura por estresse. A aplicação de um aparelho gessado leva a um risco de prejuízo circulatório no membro, por causa da compressão de vasos sanguíneos. Um aparelho gessado colocado logo após uma fratura pode não ser suficientemente grande para acomodar o edema que inevitavelmente ocorre nas primeiras horas que se seguem. Depois que o aparelho gessado é colocado, deve-se observar cuidadosamente a circulação periférica até que se afaste esse risco. Caso a circulação se torne inadequada, as partes que estão expostas na extremidade distal do aparelho gessado (ou seja, os artelhos em caso de aparelho gessado de perna e os dedos em caso de aparelho gessado de braço) geralmente tornam-se frias e cianóticas ou pálidas. Um aumento na dor pode ocorrer inicialmente, seguido por parestesia (ou seja, formigamento ou sensação anormal) ou anestesia conforme os neurônios sensitivos que suprem a região são afetados. Há diminuição na amplitude ou ausência de pulso em áreas em que as artérias podem ser palpadas. O tempo de preenchimento capilar, avaliado por meio da aplicação de pressão à unha e pela observação da taxa de retorno sanguíneo, é prolongado para mais de 3 s. Os sinais de circulação prejudicada exigem medidas imediatas, como cortar o aparelho gessado, para restaurar a circulação e evitar danos permanentes ao membro. Um membro em um aparelho gessado deve ser elevado acima do nível do coração durante as primeiras 24 h para minimizar o edema.

A *tração* é outro método utilizado para obter imobilidade, manter o alinhamento das extremidades ósseas e manter a redução, em particular se a fratura for instável ou cominutiva. A tração é uma força de tensão aplicada a um membro ou a uma parte do corpo, enquanto uma força contrária, ou contratração, puxa no sentido oposto. Os cinco objetivos do tratamento com tração são corrigir e manter o alinhamento esquelético de ossos ou articulações inteiras; reduzir a pressão sobre a superfície articular; corrigir, reduzir ou evitar deformidades, como contraturas e luxações; diminuir o espasmo muscular; e imobilizar o local da fratura para promover a cicatrização. A tração pode ser usada como uma medida temporária antes de uma cirurgia ou como um método de tratamento primário. Existem três tipos de tração: manual, de pele e esquelética. A *tração manual* consiste em uma tensão firme e estável exercida pelas mãos. É uma medida temporária usada para manipular uma fratura durante uma redução fechada, para apoiar uma lesão no pescoço durante o transporte quando se suspeita de uma fratura da coluna cervical ou para reduzir uma articulação luxada. A *tração de pele* é uma força de tensão aplicada a pele e tecidos moles, por meio de tiras de flanela ou espuma adesivas presas à parte lesada. A *tração esquelética* é uma força de tensão aplicada diretamente ao osso. Os pinos, fios ou pinças são inseridos através da pele e do tecido subcutâneo até o osso distal ao local de fratura. A tração esquelética fornece uma excelente tração e pode ser usada por períodos prolongados com grandes quantidades de peso. É comumente utilizada para fraturas do fêmur, do úmero e da coluna cervical (p. ex., pinças de Crutchfield aplicadas ao crânio; Figura 48.7).

Nos *aparelhos de fixação externa*, os pinos ou parafusos são inseridos diretamente no osso acima e abaixo do local da fratura. Eles são fixados a uma armação de metal e ajustados de modo a alinhar a fratura. Esse método de tratamento é usado principalmente em casos de fraturas abertas, infecções – como osteomielite e articulações sépticas –, fraturas fechadas instáveis e alongamento de membros.

Sistemas de alongamento de membros.
Os sistemas de alongamento de membros, como o fixador externo de Ilizarov (Figura 48.8), são utilizados para aumentar ou ampliar ossos, corrigir defeitos angulares ou rotacionais, ou imobilizar fraturas.[20] O aparelho é aplicado com uma técnica cirúrgica, que consiste em uma osteotomia percutânea que preserva os tecidos periosteais e endosteais. Um aparelho externo circular é ligado ao osso por fios tensionados.[38] A tensão contínua ativa a regeneração de ossos, tecidos moles, nervos e vasos sanguíneos. O osso recém-formado enche os defeitos pós-traumáticos e elimina a necessidade de enxerto ósseo. O aparelho é deixado no paciente até que o comprimento desejado seja alcançado e a consolidação esteja completa.

Preservação e restauração da função.
Durante o período de imobilização necessário para a cicatrização óssea, os músculos tendem a atrofiar pela falta de uso. As articulações

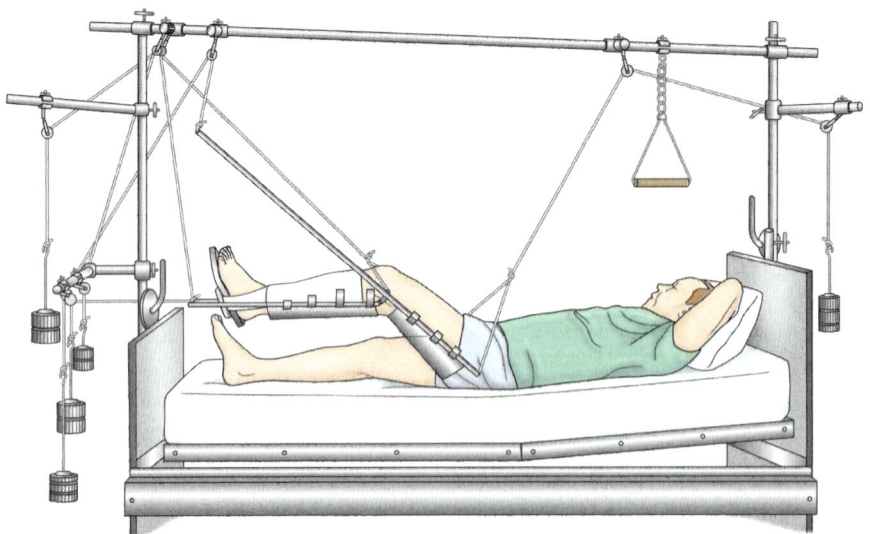

Figura 48.7 • Tração esquelética de suspensão equilibrada com tala de Thomas para a perna. O indivíduo pode se mover verticalmente enquanto a linha de força resultante é mantida. Observar o uso do trapézio de leito. Fonte: Hinkle J. L., Cheever, K. H. (2018). *Brunner & Suddarth's textbook of medicalsurgical nursing* (14. ed., Figura 40-6, p. 1140). Philadelphia, PA: Lippincott Williams & Wilkins.

enrijecem conforme os músculos e tendões se contraem e encurtam. O grau de atrofia muscular e rigidez das articulações depende de vários fatores. Nos adultos, o grau de atrofia e rigidez muscular está diretamente relacionado com o período de imobilização, com longos momentos de imobilidade resultando em maior rigidez. As crianças tendem a se mover naturalmente por conta própria, o que mantém a função muscular e articular. Elas geralmente têm menos atrofia e se recuperam mais cedo depois da remoção da fonte de imobilização. As lesões de tecidos moles associadas, infecção e doença articular preexistente aumentam o risco de rigidez. Embora os membros sejam imobilizados em uma posição funcional, os aparelhos imobilizadores são retirados logo que a consolidação da fratura tenha ocorrido, de modo que não haja rigidez articular.

Devem-se iniciar precocemente exercícios destinados a preservar a função, manter a força muscular e reduzir a rigidez articular nos membros afetados e não afetados. Exercícios de amplitude de movimento ativa, em que a pessoa move o membro, são feitos nos membros não afetados. E os isométricos, ou de tensionamento estático dos músculos, são feitos nos membros afetados. Em alguns casos, aplica-se um eletroestimulador muscular diretamente à pele para estimular a contração muscular isométrica como um meio de evitar a atrofia por desuso.

Consolidação óssea

Ocorre de maneira semelhante à cicatrização de tecidos moles, no entanto é um processo mais complexo e leva mais tempo. Embora os mecanismos exatos da consolidação óssea sejam abertos à controvérsia, foram identificadas quatro fases do processo de consolidação:

1. Formação do hematoma
2. Fase inflamatória
3. Fase reparadora
4. Fase de remodelação.[36]

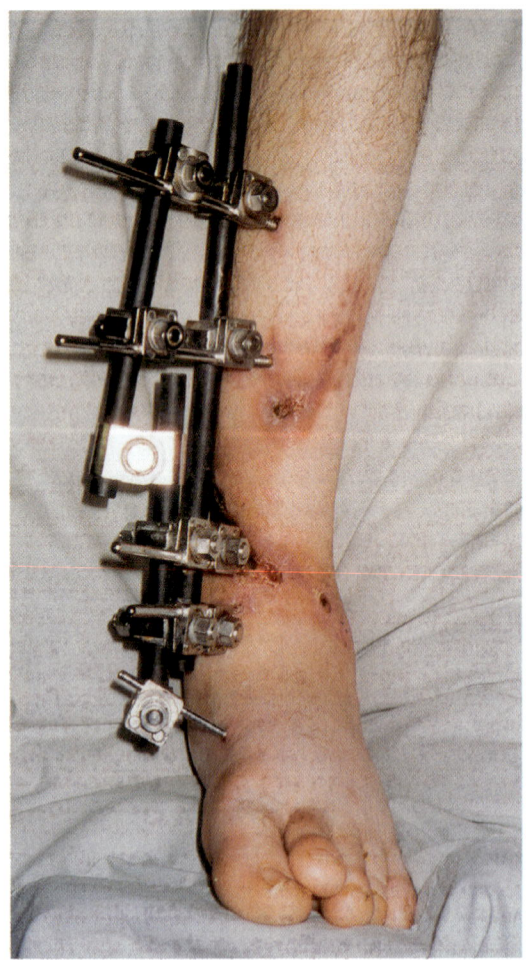

Figura 48.8 • Aparelho de fixação externa. Pinos são inseridos no osso. A fratura é reduzida e alinhada e, em seguida, estabilizada pela conexão dos pinos a uma armação rígida portátil. O aparelho facilita o tratamento dos tecidos moles danificados em fraturas complexas. Fonte: Hinkle J. L., Cheever, K. H. (2018). *Brunner & Suddarth's textbook of medical-surgical nursing* (14. ed., Figura 40-3, p. 1138). Philadelphia, PA: Lippincott Williams & Wilkins.

O grau de resposta durante cada uma dessas fases é diretamente proporcional ao grau de trauma.

O primeiro estágio, formação de hematoma, ocorre durante os primeiros 1 a 2 dias após a fratura. O hematoma se desenvolve a partir de vasos sanguíneos rompidos no periósteo e músculos e tecidos moles adjacentes. O rompimento dos vasos sanguíneos também leva à morte das células ósseas no local da fratura. Em 2 a 5 dias, a hemorragia forma um grande coágulo sanguíneo. A segunda fase é chamada de inflamação e se caracteriza pela neovascularização, que começa a ocorrer perifericamente ao coágulo sanguíneo.[36] No final da primeira semana, a maior parte do coágulo é organizada pela invasão de vasos sanguíneos e fibrose precoce. Como resultado da formação de hematoma, fatores de coagulação permanecem no local da lesão para iniciar a formação de uma malha de fibrina, a qual serve como estrutura para a incorporação de fibroblastos e novos brotos capilares. Espículas de tecido ósseo começam a aparecer ao redor do coágulo e os osteoblastos passam a sintetizar osso.[36] Há formação de tecido de granulação, a que se dá o nome de início do calo.[36] A fase reparadora segue a fase inflamatória e possibilita a continuação da formação do calo de cartilagem e tecido ósseo perto do local da fratura.[36] A fase final é a de remodelação, que dá ao córtex tempo para ele se reestabelecer. As funções osteoclásticas e osteoblásticas continuam em um ritmo acelerado até que o local da fratura esteja consolidado e o osso reconstruído.[36]

Tempo de consolidação.
Depende do local da fratura, da condição dos fragmentos de fratura, da formação de hematoma e de outros fatores locais e do hospedeiro. Em geral, as fraturas de ossos longos, fraturas deslocadas e fraturas com menos área de superfície se consolidam mais lentamente. A função geralmente retorna no prazo de 6 meses após a consolidação estar completa. No entanto, o retorno à função completa pode levar mais tempo. As fraturas por estresse habitualmente demoram menos para consolidar, 2 a 4 semanas, tempo durante o qual são necessárias redução nas atividades e proteção da área.

A consolidação de uma fratura ocorreu quando a fratura é sólida o suficiente para suportar tensões normais, e é clínica e radiologicamente seguro remover a fixação externa. Nas crianças, as fraturas geralmente consolidam mais rápido que em adultos, fator que pode estar relacionado com o aumento da celularidade e vascularização do periósteo da criança.

Os fatores que influenciam a consolidação óssea são específicos para a pessoa, o tipo de lesão sofrida e os fatores locais que prejudicam a consolidação. Entre os fatores individuais que podem atrasar a consolidação óssea, estão idade do paciente; medicamentos em uso atual; doenças debilitantes, como o diabetes e a artrite reumatoide; nível de imunocompetência; estresse local ao redor do local da fratura; problemas circulatórios e distúrbios de coagulação; e má nutrição.

Problemas na consolidação
Muitos fatores podem contribuir para os problemas na consolidação óssea, incluindo a natureza e a extensão da lesão, a saúde da pessoa com a fratura e suas respostas à lesão, a adequação do tratamento inicial e fatores farmacológicos. Em caso de grandes defeitos ósseos causados por um trauma ou tumor, pode ser necessário incentivar a regeneração óssea.

A *consolidação viciosa* é a consolidação com deformidade, angulação ou rotação visível em radiografias. O tratamento precoce e agressivo, especialmente da mão, pode evitar a consolidação viciosa e resultar no alinhamento prévio e retorno da função. A consolidação viciosa é causada por redução ou alinhamento insuficiente da fratura. A *consolidação tardia* é a falha de uma fratura em consolidar dentro do período normal.[38] As fraturas intra-articulares (ou seja, aquelas que envolvem uma articulação) podem se consolidar mais lentamente e, eventualmente, produzir artrite. A *pseudoartrose* é a incapacidade de produzir consolidação e cessação dos processos de reparação óssea.[21] É vista com mais frequência na tíbia, especialmente em fraturas expostas e lesões por esmagamento. Caracteriza-se pela mobilidade do local da fratura e dor à sustentação de peso. Podem ocorrer atrofia muscular e perda da amplitude de movimento. A pseudoartrose geralmente é estabelecida de 6 a 12 meses após a fratura. As complicações da consolidação de fraturas encontram-se resumidas na Tabela 48.2.

Os métodos de tratamento para os problemas na consolidação óssea incluem intervenções cirúrgicas, como enxertos ósseos, órtese, fixação externa, ou a estimulação elétrica das extremidades ósseas. O tratamento para a consolidação tardia consiste em determinar e corrigir a causa do atraso. Acredita-se que a estimulação elétrica estimule os osteoblastos a estabelecer uma rede óssea. Existem três tipos de estimuladores de crescimento ósseo comercialmente disponíveis: um modelo não invasivo, colocado do lado de fora do aparelho gessado; um modelo semi-invasivo, em que são inseridos pinos em torno do local da fratura; e um tipo totalmente implantável, em que uma bobina de cátodo é enrolada em torno do osso no local da fratura e operada por uma bateria implantada sob a pele. O método de Ilizarov de fixação externa circular é utilizado para tratar pseudoartroses, especialmente as infectadas.

Complicações das fraturas e outras lesões musculoesqueléticas

As complicações das fraturas e outras lesões ortopédicas estão associadas a perda da continuidade esquelética, lesão causada pelos fragmentos ósseos, pressão pelo edema e hemorragia (p. ex., bolhas de fratura, síndrome compartimental), envolvimento de fibras nervosas (p. ex., síndrome de dor regional complexa [SDRC]) ou desenvolvimento de tromboembolismo venoso e síndrome de embolia gordurosa (SEG).

Bolhas de fratura
São bolhas e vesículas cutâneas que representam zonas de necrose da epiderme, com separação da epiderme da derme subjacente por líquido de edema. Ocorrem quando a pressão intracompartimental é demasiadamente alta para ser aliviada por meios normais em lesões mais graves, do tipo envolvendo torção (p. ex., acidentes automobilísticos e quedas de lugares altos), mas também após a manipulação excessiva de articulações, posicionamento pendente e aplicação de calor, ou por doença vascular periférica. Elas podem ser solitárias, múltiplas

Tabela 48.2 Complicações da consolidação da fratura.

Complicação	Manifestações	Fatores contribuintes
Consolidação tardia	Falha da fratura em se consolidar dentro do tempo previsto, conforme determinado por radiografias	Fratura grande associada à luxação Imobilização inadequada Hematoma grande Infecção no local da fratura Perda excessiva de osso Circulação inadequada
Consolidação viciosa	Deformidade no local da fratura Deformidade ou angulação vistas em radiografias	Redução inadequada Mau alinhamento da fratura no momento da imobilização
Pseudoartrose	Ausência de consolidação antes que o processo de reparo ósseo cesse Sinais em radiografias Movimento no local de fratura Dor ao suportar peso	Redução inadequada Mobilidade no local da fratura Traumatismo grave Separação de fragmento ósseo Tecidos moles entre os fragmentos ósseos Infecção Perda substancial de massa óssea Circulação inadequada Malignidade Necrose óssea Descumprimento das restrições

ou em massa, dependendo da extensão da lesão. A maior parte ocorre em tornozelo, cotovelo, pé, joelho ou áreas em que há pouco tecido mole entre o osso e a pele. A prevenção das bolhas de fratura é importante, porque constituem um risco adicional de infecção, além de um sinal de aviso de síndrome compartimental.

Síndrome compartimental

Tem sido descrita como uma condição de aumento da pressão no interior de um espaço limitado (p. ex., compartimentos abdominal e de membros), que compromete a circulação e a função dos tecidos no espaço. A síndrome compartimental abdominal altera a hemodinâmica cardiovascular, a mecânica respiratória e a função renal. A discussão neste capítulo limita-se a tratar a respeito das síndromes compartimentais que ocorrem em membros.

Etiologia e patogênese. Os músculos e nervos de um membro são circundados por uma fáscia resistente e inelástica, frequentemente denominada *compartimento muscular* (Figura 48.9). Se a pressão no compartimento for suficientemente alta, a circulação tecidual é comprometida, causando a morte de células nervosas e musculares. Pode ocorrer perda permanente da função. A quantidade de pressão necessária para produzir síndrome compartimental depende de muitos fatores, incluindo a duração da pressão elevada, a taxa metabólica dos tecidos, o tônus vascular e a pressão arterial local. É necessário menos pressão tecidual para interromper a circulação quando há hipotensão ou vasoconstrição.

A síndrome compartimental pode resultar de redução no tamanho do compartimento, aumento no volume do seu conteúdo ou uma combinação desses dois fatores. Entre as causas de redução no tamanho do compartimento, estão curativos e aparelhos imobilizadores constritivos, fechamento de defeitos fasciais e queimaduras. Em pessoas com queimaduras circunferenciais de terceiro grau, escaras inelásticas e constrictadas diminuem o tamanho dos compartimentos subjacentes.

Um aumento no volume do compartimento pode ser causado por trauma, edema, lesão e hemorragia vascular, e obstrução venosa. Uma das causas mais importantes de síndrome compartimental são a hemorragia e o edema causados por fraturas e cirurgia óssea. As contusões e lesões de tecidos moles também são causas comuns dessa condição. O aumento do volume do compartimento também pode acompanhar eventos isquêmicos, como a oclusão arterial, de duração suficiente para

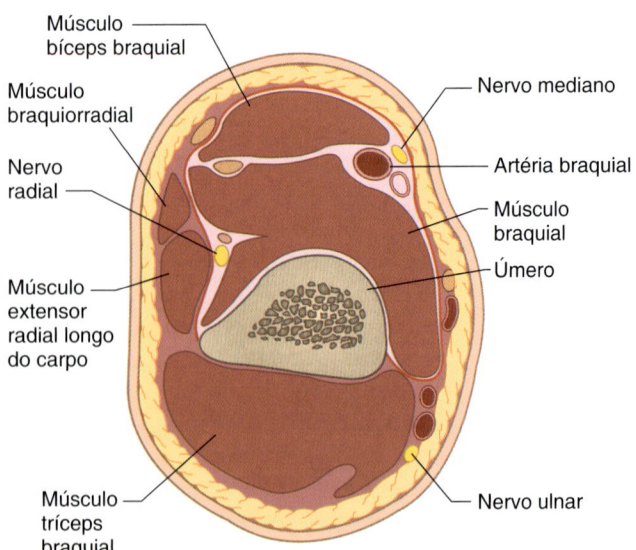

Figura 48.9 • Compartimento muscular proximal do braço, mostrando a localização da fáscia, músculos, nervos e vasos sanguíneos.

Compreenda Consolidação da fratura

Uma fratura, solução de continuidade em um osso, passa por um processo de consolidação para restabelecer a continuidade e a força dos ossos. O reparo de fraturas simples é comumente dividido em quatro fases: (1) formação de hematoma, (2) inflamação, (3) fase reparadora e (4) remodelação.

Formação de hematoma

Quando um osso é fraturado, os vasos sanguíneos do osso e dos tecidos circundantes são lacerados e sangram para dentro e em torno dos fragmentos do osso fraturado, formando um coágulo de sangue, ou hematoma. O hematoma facilita a formação da malha de fibrina que veda o local da fratura e serve como uma estrutura para o influxo de células inflamatórias, crescimento de fibroblastos e desenvolvimento de novos brotos capilares (vasos). É também fonte de moléculas de sinalização que iniciam os eventos celulares essenciais para o processo de consolidação.

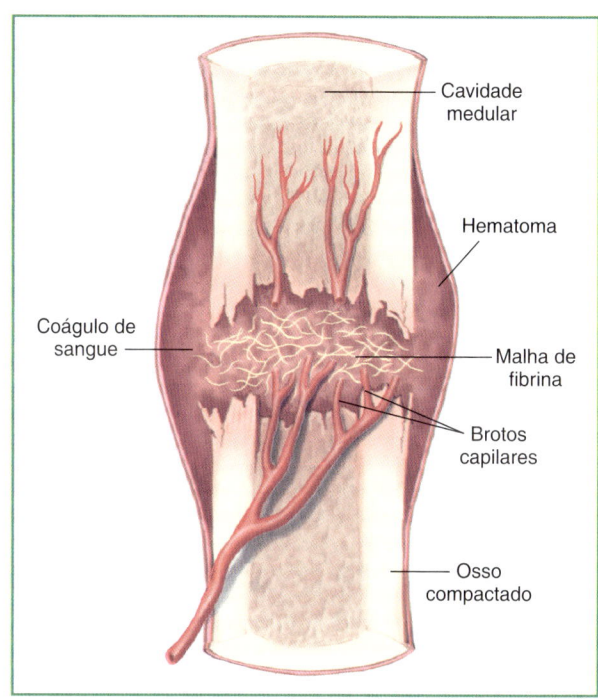

Formação do calo fibrocartilaginoso

À medida que novos capilares se infiltram no hematoma no local da fratura, tornam-se organizados na forma de granulação, chamada *pró-calo*. Fibroblastos do periósteo, do endósteo e da medula óssea proliferam e invadem o pró-calo. Os fibroblastos produzem uma ponte de calo mole fibrocartilaginoso que liga os fragmentos ósseos. Embora esse tecido de reparação geralmente alcance o seu perímetro máximo no final da segunda ou terceira semana, não é suficientemente forte para sustentar peso.

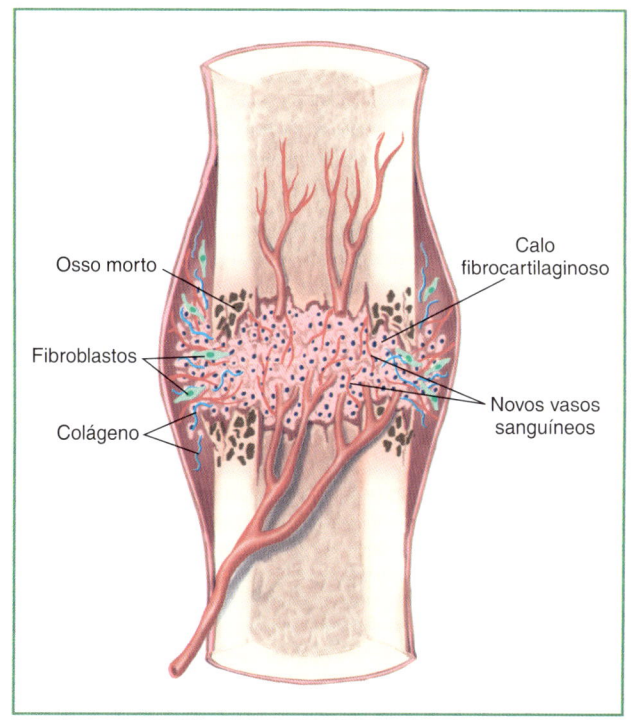

(continua)

Compreenda Consolidação da fratura (continuação)

Formação do calo ósseo

A ossificação representa a conversão da cartilagem fibrocartilaginosa em calo ósseo. Em áreas próximas a tecido ósseo bem vascularizado, as células osteogênicas se desenvolvem em osteoblastos ou células de construção óssea, que produzem osso esponjoso trabeculado. Os osteoblastos recém-formados inicialmente depositam osso na superfície externa do osso a alguma distância do local da fratura. A formação de osso avança em direção ao local da fratura até que uma nova bainha óssea cubra o calo fibrocartilaginoso. Com o tempo, a fibrocartilagem é convertida em osso esponjoso e, então, o calo é chamado de calo ósseo. Aos poucos, o calo ósseo se calcifica e é substituído por osso maduro. A formação do calo ósseo começa 3 a 4 semanas após a lesão e continua até que seja formada uma consolidação óssea firme meses depois.

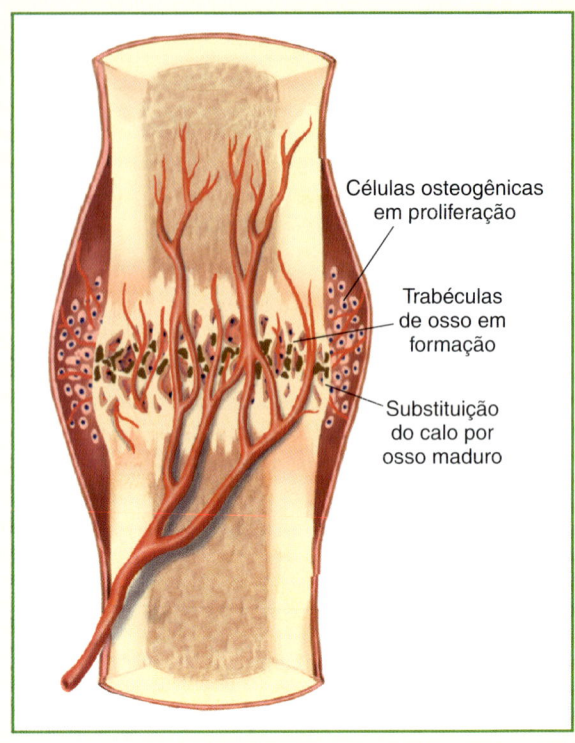

Remodelação

Durante a remodelação do calo ósseo, as porções mortas de osso são gradualmente removidas pelos osteoclastos. O osso compacto substitui o osso esponjoso em torno da periferia da fratura, havendo reorganização do osso mineralizado ao longo das linhas de esforço mecânico. Durante esse período, o excesso de material do lado de fora da diáfise do osso e no interior da cavidade medular é removido e o osso compacto é estabelecido para reconstruir a diáfise. A estrutura final da área remodelada se assemelha ao osso intacto original; no entanto, uma área mais espessa sobre a superfície do osso pode permanecer como sinal de uma fratura consolidada.

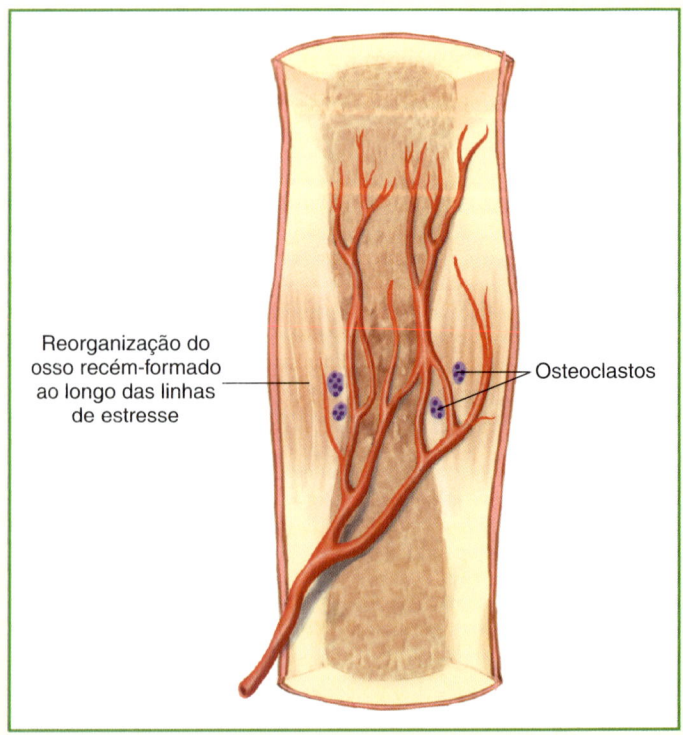

produzir danos capilares, causando o aumento da permeabilidade capilar e edema. A infiltração de líquidos intravenosos ou hemorragias a partir de uma punção arterial também pode causar isquemia e edema pós-isquêmico compartimental. Quando o paciente está sozinho e entra em coma, como aquele causado por superdosagem de drogas ilícitas ou envenenamento por monóxido de carbono, pressões compartimentais elevadas são produzidas quando um membro é comprimido pelo peso da cabeça ou do tronco sobrejacente.

A síndrome compartimental pode ser aguda ou crônica. A primeira pode ocorrer após uma fratura ou lesão por esmagamento, quando o edema excessivo em torno do local da lesão resulta em um aumento na pressão no compartimento fechado. Esse aumento na pressão ocorre porque a fáscia, que recobre e separa músculos, é inelástica e incapaz de se distender e compensar o edema extremo. A síndrome compartimental crônica pode se desenvolver pelo esforço em corredores de longa distância e outros indivíduos envolvidos em uma grande mudança no nível de atividade. A síndrome compartimental de esforço consiste em um aumento no tamanho do compartimento e pressão intramuscular durante o exercício que causa isquemia, dor e, raramente, sintomas e sinais neurológicos.

Manifestações clínicas e diagnóstico. O sintoma característico de uma síndrome compartimental aguda é uma dor grave desproporcional à lesão original ou aos achados físicos. A compressão do nervo pode causar alterações na sensibilidade (p. ex., parestesias, como queimação ou formigamento, ou perda da sensibilidade), reflexos diminuídos e, eventualmente, perda da função motora. Esses sintomas geralmente começam rapidamente após a lesão, mas também podem ocorrer em alguns dias.

Como a necrose muscular pode acontecer rapidamente, qualquer pessoa em risco de síndrome compartimental necessita de vigilância atenta. A avaliação deve incluir a avaliação da dor, o exame da sensibilidade (ou seja, tato fino e discriminação de dois pontos) e função motora (ou seja, motricidade e força muscular), bem como testes de alongamento passivo e palpação dos compartimentos musculares. Os pulsos arteriais periféricos frequentemente são normais quando há síndrome compartimental, porque as artérias principais estão localizadas fora dos compartimentos musculares. Embora o edema possa dificultar a palpação do pulso arterial, o aumento da pressão do compartimento raramente é suficiente para obstruir o fluxo de uma artéria calibrosa. Os métodos Doppler geralmente confirmam a existência de um pulso. Não existe um consenso sobre a pressão que provoca dano isquêmico e este não deve ser o único fator na confirmação do diagnóstico.[41,42] Uma aferição preconizada é a pressão diferencial (pressão arterial diastólica – pressão tecidual), na qual perfusão inadequada ocorre a menos de 30 mmHg.[42]

Tratamento. Consiste em reduzir as pressões compartimentais, o que implica secionar o aparelho gessado ou remover curativos restritivos. Esses procedimentos frequentemente são suficientes para aliviar a maior parte da pressão e sintomas subjacentes. Elevar o membro com o auxílio de travesseiros pode ajudar a reduzir o edema. No entanto, deve-se evitar a elevação excessiva, porque os efeitos da gravidade podem reduzir a pressão arterial no membro, diminuindo, desse modo, a perfusão do compartimento. Às vezes, é necessária uma fasciotomia para aliviar a pressão em uma situação aguda. Durante este procedimento, a fáscia é incisada longitudinalmente e separada de modo que o volume do compartimento possa se expandir e o fluxo sanguíneo ser restabelecido. Por causa de problemas potenciais com infecção da ferida e fechamento, esse procedimento geralmente é realizado como um último recurso.

Síndrome dolorosa complexa regional

A síndrome dolorosa complexa regional (SDCR), antes denominada distrofia simpática reflexa e causalgia, é uma condição neurológica que compromete os membros e resulta de cirurgia ou lesão.[43-45] A queixa clássica consiste em dor que parece desproporcional à lesão, aumento da sudorese e instabilidade vasomotora.

A dor, o sintoma proeminente da doença, é descrita como grave, incômoda ou em queimação. Geralmente, aumenta em intensidade com o movimento e com estímulos nocivos e não nocivos. A causa fisiopatológica da dor não é clara, mas acredita-se que tenha um componente do sistema nervoso simpático. Podem ocorrer perda de massa muscular, pele fina e frágil, e anormalidades de unhas e ossos. A diminuição da força muscular e o desuso podem levar a contraturas e osteoporose. O tratamento de primeira linha focaliza o manejo da dor, a prevenção de incapacidade e a melhora da qualidade de vida com fisioterapia e terapia ocupacional.[43]

Tromboembolia

A pessoa com uma fratura em membro inferior corre risco de desenvolver distúrbios tromboembólicos venosos, que incluem embolia pulmonar e trombose venosa profunda (TVP). Idade e cirurgia aumentam esses riscos.[46,47] A tromboprofilaxia recomendada, com intervenções farmacológicas e mecânicas, depende do tipo de cirurgia e dos fatores de risco.[47]

A maior parte dos tromboembolismos venosos sintomáticos associados a internações hospitalares ocorre pelo menos 2 meses após a alta hospitalar. A ultrassonografia com Doppler venosa é o exame aceito para o diagnóstico de TVP de membros inferiores. Pode-se realizar uma cintigrafia de pulmão para o diagnóstico de embolia pulmonar, embora esse exame não diferencia entre um trombo e um êmbolo de gordura, especialmente em um indivíduo com uma fratura de ossos longos.

Síndrome de embolia gordurosa

A síndrome de embolia gordurosa (SEG) se refere a múltiplas manifestações fatais resultantes de gotículas de gordura em pequenos vasos sanguíneos dos pulmões, rins, encéfalo e outros órgãos depois de uma fratura de osso longo ou pélvica.[21] Acredita-se que os êmbolos gordurosos sejam liberados pela medula óssea ou pelo tecido adiposo no local da fratura para o sistema venoso por meio de veias laceradas.

Patogênese. O processo fisiopatológico da SEG não é claro. A embolia gordurosa envolve êmbolos de gordura na circulação, e a SEG, um padrão de identificação clínica da disfunção de órgãos associada a êmbolos de gordura na circulação. Sugere-se que, quando um osso é fraturado, perturbações dos vasos sinusoides venosos e células de gordura possibilitem que glóbulos de gordura tenham acesso à circulação venosa. As partículas maiores então se alojam e bloqueiam capilares pulmonares de pequeno calibre, enquanto as menores podem passar através dos capilares pulmonares e entrar na circulação sistêmica.

Manifestações clínicas. As principais características clínicas da SEG são insuficiência respiratória, disfunção cerebral e petéquias na pele e nas mucosas. As manifestações cerebrais incluem encefalopatia, convulsões e déficits neurológicos focais não relacionados com lesão na cabeça. Em geral, os sintomas iniciais da SEG começam a se desenvolver 12 a 72 h após a lesão.[48] Os primeiros sintomas incluem uma mudança sutil no comportamento e sinais de desorientação resultantes de êmbolos na circulação cerebral combinados com depressão respiratória. Pode haver queixas de dor torácica subesternal e dispneia acompanhada por taquicardia e febre baixa. Sudorese, palidez e cianose se tornam evidentes conforme a função respiratória se deteriora. A erupção petequial que não empalidece à compressão muitas vezes ocorre 2 a 3 dias após a lesão. Essa erupção geralmente é encontrada na parte anterior do tórax, nas axilas, no pescoço e nos ombros. Também pode aparecer no palato mole e na conjuntiva. Acredita-se que a erupção esteja relacionada com a embolização dos capilares da pele ou trombocitopenia.

Diagnóstico e tratamento. Uma parte importante do tratamento da SEG é o diagnóstico precoce. Deve-se realizar imediatamente uma gasometria arterial após o reconhecimento das manifestações clínicas. O tratamento é direcionado a corrigir a hipoxemia e manter o equilíbrio hídrico adequado. Pode ser necessária ventilação mecânica. Administram-se fármacos corticosteroides para diminuir a resposta inflamatória dos tecidos pulmonares, diminuir o edema, estabilizar as membranas lipídicas para reduzir a lipólise e combater o broncospasmo. Os corticosteroides também são administrados profilaticamente a pessoas de alto risco. A única abordagem preventiva à SEG é a estabilização precoce da fratura.

RESUMO

Muitos agentes físicos externos podem lesionar o sistema musculoesquelético. Fatores como o ambiente, a atividade ou a idade podem colocar uma pessoa em maior risco de lesão. Algumas lesões de tecidos moles, como contusões, hematomas e lacerações, são relativamente pequenas e facilmente tratadas. Os estiramentos musculares e entorses ligamentares são causados pela sobrecarga mecânica sobre o tecido conjuntivo. Eles cicatrizam mais lentamente que as lesões de tecidos moles pequenas e requerem algum grau de imobilização. A cicatrização dos tecidos moles começa dentro de 4 a 5 dias após o ferimento e é principalmente função dos fibroblastos, que produzem colágeno. A luxação articular é causada por trauma às estruturas de suporte. O trauma repetido à articulação pode provocar o amolecimento articular (ou seja, a condromalacia) ou a separação de pequenos fragmentos de osso ou cartilagem na articulação, denominados *corpos livres*.

As fraturas ocorrem quando é colocado mais estresse sobre um osso do que ele é capaz de absorver. A natureza do estresse determina o tipo de fratura e o caráter dos fragmentos ósseos resultantes. A consolidação da fratura é um processo complexo que ocorre em quatro etapas: formação do hematoma, fase inflamatória, processo de reparação e fase de remodelação.[36] Para que ocorra consolidação satisfatória, o osso afetado precisa ser reduzido e imobilizado. A imobilização é conseguida com a utilização de dispositivos externos, como talas, aparelhos gessados, tração ou um aparelho de fixação externa, ou com um dispositivo de fixação interna implantado cirurgicamente. As complicações associadas às fraturas podem ocorrer precocemente, por causa de danos aos tecidos moles e nervos, ou tardiamente, quando o processo de consolidação da fratura é interrompido. As complicações precoces das fraturas e outras lesões ortopédicas estão associadas a edema e hemorragia (bolhas de fratura e síndrome compartimental), envolvimento de fibras nervosas (distrofia simpática reflexa e causalgia) e desenvolvimento de êmbolos gordurosos. A consolidação prejudicada de uma fratura pode causar consolidação viciosa com deformidade, angulação ou rotação; consolidação tardia, em que o processo de cicatrização é prolongado; ou pseudoartrose, em que a fratura não se consolida.

INFECÇÕES ÓSSEAS

Depois de concluir esta seção, o leitor deverá ser capaz de:

- Explicar as implicações de uma infecção óssea
- Diferenciar entre a osteomielite decorrente da disseminação de uma ferida contaminada, a osteomielite hematogênica e a osteomielite decorrente de insuficiência vascular em termos de etiologias, manifestações clínicas e tratamento
- Descrever os locais mais comumente acometidos pela tuberculose óssea.

As infecções ósseas, incluindo as osteomielites aguda e crônica, são conhecidas por sua capacidade de causar dor, incapacidade e deformidade. Apesar do uso corriqueiro de

Conceitos fundamentais

Infecções ósseas

- As infecções ósseas podem ser causadas por uma vasta variedade de microrganismos introduzidos durante a lesão, durante procedimentos cirúrgicos ou a partir da corrente sanguínea
- Uma vez no osso, os microrganismos proliferam, produzem morte celular e se espalham pelo interior da diáfise óssea, incitando uma resposta inflamatória crônica com posterior destruição do osso
- As infecções ósseas são difíceis de tratar e erradicar. As medidas para impedir infecções incluem a limpeza cuidadosa e o desbridamento de lesões ósseas e protocolos rigorosos no centro cirúrgico.

antibióticos, elas permanecem difíceis de tratar e erradicar. Um ressurgimento de infecções ósseas tuberculosas está ocorrendo nos países industrializados do mundo, atribuídas em parte à imigração proveniente de países em desenvolvimento e da maior quantidade de pessoas imunocomprometidas.

Osteomielite

A osteomielite representa uma infecção aguda ou crônica do osso. *Osteo* se refere a osso, e *mielo* à cavidade medular, ambos envolvidos nessa doença. A infecção pode ser causada pela:

- Penetração direta ou contaminação de uma fratura exposta ou ferida (origem exógena)
- Disseminada pela corrente sanguínea (disseminação hematogênica)
- Extensão de um local contíguo
- Infecções de pele em pessoas com insuficiência vascular.

A osteomielite pode ocorrer como uma condição aguda, subaguda ou crônica. Todos os tipos de organismos, incluindo vírus, parasitas, fungos e bactérias, podem produzir osteomielite, mas infecções causadas por bactérias piogênicas e micobactérias são as mais comuns.

Os agentes específicos isolados na osteomielite piogênica bacteriana muitas vezes estão associados à idade da pessoa ou condição incitante (p. ex., traumatismo ou cirurgia). *Staphylococcus aureus* é a causa mais comum, mas microrganismos como *Escherichia coli*, *Neisseria gonorrhoeae*, *Haemophilus influenzae* e espécies de *Salmonella* também são encontrados.[18,26]

Osteomielite hematogênica

Origina-se de microrganismos infecciosos que alcançam o osso por meio da corrente sanguínea. A osteomielite hematogênica aguda ocorre predominantemente em crianças.[50] Em adultos, é mais comumente vista em pessoas debilitadas, naquelas com uma história de infecções crônicas de pele, infecções crônicas do sistema urinário e uso de substâncias intravenosas e naquelas que estão imunologicamente deprimidas. Os usuários de substâncias intravenosas correm risco de infecções por *Streptococcus* e *Pseudomonas*.[36]

Patogênese. Difere em crianças e adultos. Em crianças, a infecção geralmente afeta os ossos longos do esqueleto apendicular. Começa na região metafisária próximo da lâmina epifisial, onde a terminação dos vasos sanguíneos nutrientes e o fluxo sanguíneo lento favorecem a fixação das bactérias disseminadas pelo sangue (Figura 48.10). Com o avanço da infecção, há acúmulo de exsudato purulento no tecido ósseo rigidamente fechado. Por causa da estrutura rígida do osso, há pouco espaço para o edema, e o exsudato purulento se desloca sob o periósteo, secionando as artérias perfurantes que irrigam o córtex, levando à necrose do osso cortical.

Por fim, a drenagem purulenta penetra o periósteo e a pele, formando uma cavidade de drenagem. Em crianças de até 1 ano de idade, a articulação adjacente é frequentemente envolvida, porque o periósteo não está firmemente ligado ao córtex.[36] A partir de 1 ano de idade até a puberdade, os abscessos subperiosteais são mais comuns.[36] Enquanto o processo continua, a formação de osso periosteal novo e a formação de osso reativo na medula óssea tendem a conter a infecção. *Invólucro* se refere a uma lesão em que a formação óssea forma uma bainha em torno do sequestro necrótico. Ele é visto mais comumente em casos de osteomielite crônica.

Em adultos, a microcirculação dos ossos longos já não favorece a disseminação, e a infecção hematogênica raramente afeta o esqueleto apendicular. Em vez disso, articulações vertebrais, esternoclaviculares e sacroilíacas e a sínfise púbica estão envolvidas. A infecção geralmente envolve primeiro o osso subcondral, espalhando-se para o espaço articular.[36] Na osteomielite vertebral, isso causa a destruição sequencial da placa terminal, do disco adjacente e do corpo vertebral contíguo. A infecção menos comumente começa na articulação e se espalha para o osso adjacente.

Manifestações clínicas. Os sinais e sintomas da osteomielite aguda hematogênica são os da bacteriemia, acompanhados por sintomas relacionados com o local da lesão óssea. A bacteriemia é caracterizada por calafrios, febre e mal-estar. Muitas vezes, há dor ao movimento do membro afetado, perda de movimento e dor à palpação do local, seguidos por vermelhidão e edema. Radiografias podem parecer inicialmente normais, mas mostram evidências de elevação periosteal e aumento da atividade osteoclástica depois da formação de um abscesso.

Tratamento. Começa com a identificação do microrganismo causal por meio de hemoculturas e culturas do aspirado ósseo.[36,50] Administram-se agentes antimicrobianos inicialmente por via parenteral e, em seguida, via oral. O período que o membro afetado precisa ficar em repouso e as medidas de controle da dor utilizados baseiam-se nos sintomas. Também podem ser necessários desbridamento e drenagem cirúrgica.

Penetração direta e osteomielite por disseminação contígua

A penetração direta ou extensão de bactérias provenientes de uma fonte externa (exógena) atualmente é a causa mais comum de osteomielite nos EUA.[36] As bactérias podem ser introduzidas diretamente no osso por um ferimento penetrante, uma fratura exposta ou cirurgia. A irrigação ou desbridamento inadequados, a introdução de material estranho dentro da ferida e uma lesão tecidual vasta aumentam a suscetibilidade do osso à infecção.

As infecções ósseas iatrogênicas são inadvertidamente provocadas por cirurgias ou outros tratamentos. Essas complicações incluem a infecção do trajeto do pino na tração esquelética, as articulações sépticas (infectadas) na artroplastia e as infecções da ferida após uma cirurgia. Os estafilococos e estreptococos ainda são comumente implicados, mas em 25% das infecções pós-operatórias são detectados microrganismos gram-negativos.[36] As medidas para impedir essas infecções incluem preparação da pele para reduzir o crescimento bacteriano antes de cirurgias ou da inserção de dispositivos de tração ou fios, protocolos rigorosos de centro cirúrgico, uso de antibióticos profiláticos imediatamente antes e durante 24 h

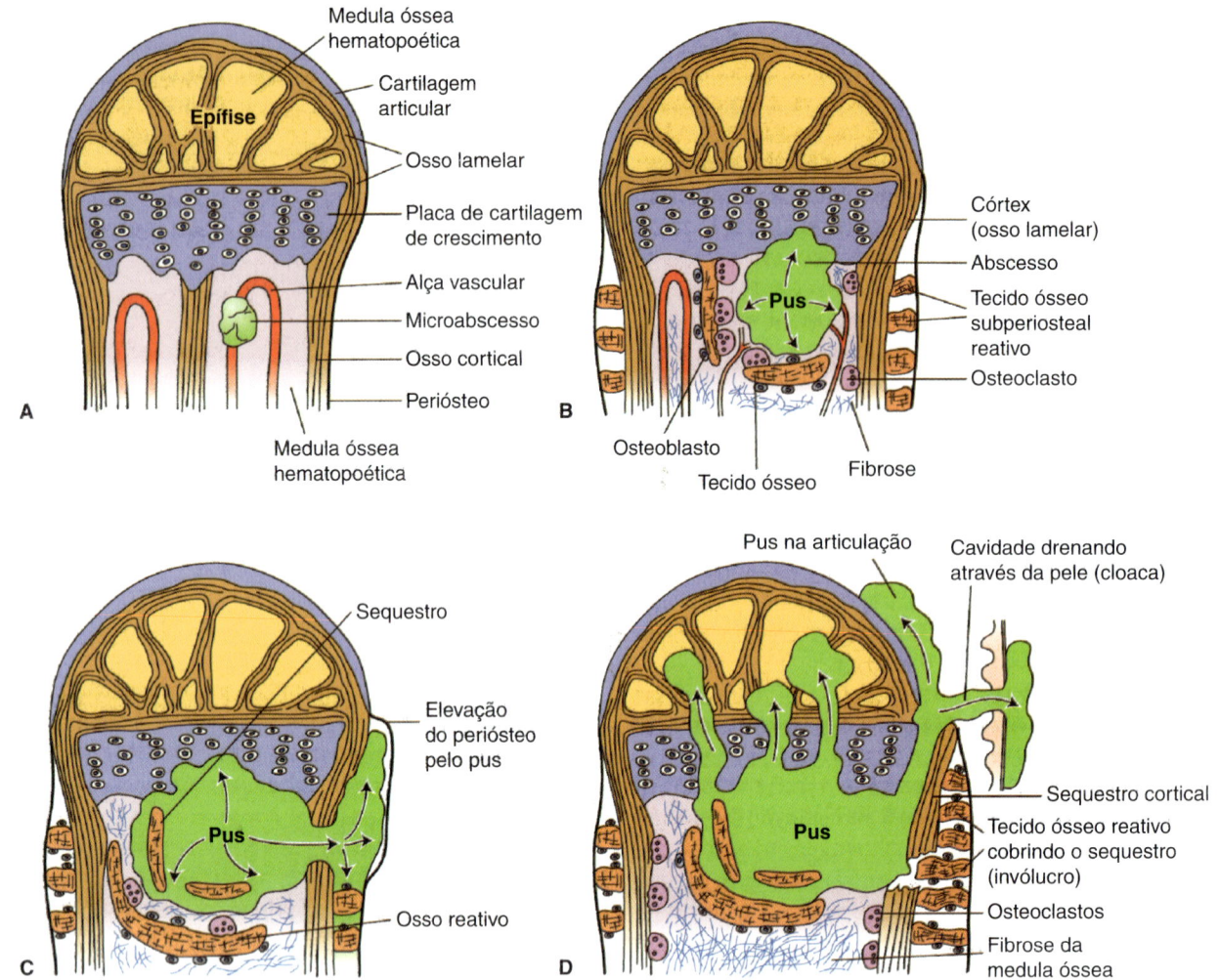

Figura 48.10 • Patogênese da osteomielite hematogênica. **A.** Epífise, metáfise e lâmina epifisial são normais. Um pequeno microabscesso séptico está se desenvolvendo na alça capilar. **B.** A expansão do foco séptico estimula a reabsorção das trabéculas ósseas adjacentes. Tecido ósseo começa a circundar este foco. O abscesso se expande para a cartilagem e estimula a formação óssea reativa pelo periósteo. **C.** O abscesso, que continua a se expandir através do córtex para o tecido subperiosteal, corta as artérias perfurantes que suprem o córtex com sangue, levando à necrose do córtex. **D.** A extensão deste processo para o espaço articular, a epífise e a pele produz uma cavidade de drenagem. O osso necrótico é chamado de sequestro, e o osso viável em torno deste leva o nome de invólucro. Fonte: Strayer D. S., Rubin R. (Eds.) (2015). *Rubin's pathology: Clinicopathologic foundations of medicine* (7. ed., Figura 30-17, p. 1325). Philadelphia, PA: Lippincott Williams & Wilkins.

após a cirurgia, bem como irrigação de feridas tópicas e manutenção de técnica estéril após a cirurgia ao lidar com drenos e trocas de curativos.

Patogênese. A patogênese da osteomielite resultante da penetração direta ou disseminação contígua difere da infecção hematogênica em que potencialmente qualquer osso traumatizado estará envolvido. Embora o osso saudável seja altamente resistente à infecção, a lesão pela inflamação local e pelo trauma pode desvitalizar o osso e tecido circundante, fornecendo uma matriz inerte na qual crescem os microrganismos introduzidos durante o traumatismo.

Manifestações clínicas. A osteomielite após um traumatismo ou cirurgia óssea geralmente está associada a febre persistente ou recorrente, aumento da dor no local da cirurgia ou trauma e cicatrização insatisfatória da incisão, que muitas vezes é acompanhada por drenagem contínua da ferida e separação de suas bordas. As infecções de próteses articulares geralmente se manifestam com dor nas articulações, febre e drenagem cutânea.

Diagnóstico e tratamento. O diagnóstico requer tanto a confirmação da infecção quanto a identificação do microrganismo agressor com exames de cultura e antibiograma. O diagnóstico da infecção esquelética implica o uso de diversas estratégias de imagem, incluindo radiografias, cintigrafia, TC e ressonância magnética.[50] A biopsia óssea pode ser usada para identificar os microrganismos causais.

O tratamento inclui antibióticos e o uso seletivo de intervenções cirúrgicas. Em geral, agentes antimicrobianos são utilizados profilaticamente em pessoas submetidas à cirurgia óssea. Para pessoas com osteomielite, o tratamento antimicrobiano precoce, antes que haja destruição extensa do osso, produz os melhores resultados. A escolha dos agentes e do método de administração depende dos microrganismos que causaram a infecção. Na osteomielite aguda que não responde à antibioticoterapia, utiliza-se a descompressão cirúrgica para liberar a pressão intramedular e remover a drenagem da área periosteal. Pode ser necessária a retirada da prótese em caso de infecção da prótese articular.

Osteomielite crônica

Normalmente, ocorre em adultos, secundariamente a uma ferida aberta, na maior parte das vezes para o tecido ósseo ou circundante. A osteomielite crônica há muito tempo é reconhecida como uma doença. No entanto, sua incidência diminuiu no século passado por causa da melhora nas técnicas cirúrgicas e do surgimento da antibioticoterapia de amplo espectro. A osteomielite crônica inclui todos os processos inflamatórios do osso, com exceção daqueles que ocorrem em doenças reumáticas causadas por microrganismos. Pode ser decorrente do tratamento tardio ou inadequado da osteomielite aguda ou osteomielite hematogênica causada pela contaminação direta do osso por organismos exógenos. A osteomielite crônica pode persistir por anos; pode aparecer espontaneamente, após traumatismo de pequeno porte, ou quando a resistência está baixa.

A principal característica da osteomielite crônica é osso morto infectado, um *sequestro*, que se separou do osso vivo.[36] Uma bainha de osso novo, chamada de *invólucro*, forma-se ao redor do osso morto. Utilizam-se radiografias, cintigrafias ósseas e fistulogramas para identificar o local infectado. A osteomielite crônica ou infecção em torno de uma prótese articular total pode ser difícil de diagnosticar, porque os sinais clássicos de infecção não são aparentes e a contagem de leucócitos no sangue pode não estar elevada. Uma infecção subclínica pode persistir por anos. As cintigrafias ósseas são usadas com a biopsia óssea para um diagnóstico definitivo.

O tratamento das infecções ósseas crônicas começa com culturas da ferida para identificar o microrganismo e sua sensibilidade à antibioticoterapia. O objetivo ao escolher o tratamento antimicrobiano para a osteomielite é utilizar o fármaco com a mais alta atividade bactericida e a menor toxicidade, bem como com o menor custo.

A antibioticoterapia inicial é seguida pela cirurgia para remover corpos estranhos (p. ex., placas e parafusos metálicos) ou sequestro e pela antibioticoterapia a longo prazo. Geralmente é necessária a imobilização da parte afetada, com restrição da sustentação de peso pelo membro inferior. Às vezes, utilizam-se aparelhos de fixação externa. Osteomielite refratária crônica (ORC) pode ser diagnosticada naqueles que não respondem após 4 a 6 semanas de terapia apropriada.[51]

Osteomielite com insuficiência vascular

Em pessoas com insuficiência vascular, a osteomielite pode se desenvolver a partir de uma lesão cutânea. Essa lesão está mais comumente associada a úlceras crônicas ou isquêmicas nos pés em pessoas com diabetes de longa data. A neuropatia provoca a perda de reflexos protetores, e a circulação arterial prejudicada e o trauma repetitivo são os principais fatores que contribuem para a fissura da pele e a formação da úlcera.

As pessoas com osteomielite com insuficiência vascular frequentemente apresentam condições aparentemente não relacionadas, como unhas encravadas, celulite ou uma úlcera perfurante no pé, dificultando o diagnóstico. Além disso, a dor muitas vezes é silenciada pela neuropatia periférica. A osteomielite é confirmada quando o osso é exposto no leito da úlcera ou após o desbridamento. A evidência radiológica compreende um sinal tardio.

O tratamento depende da tensão de oxigênio dos tecidos envolvidos. O desbridamento e a antibioticoterapia podem beneficiar as pessoas que têm boa tensão de oxigênio no local infectado. O tratamento com oxigênio hiperbárico pode ser usado como medida adjuvante.

Tuberculose do osso ou da articulação

A propagação da tuberculose (TB) para os ossos, em pessoas que correm esse risco, ocorre de várias maneiras, mas geralmente se dá pela corrente sanguínea. Embora possa surgir durante a infecção primária, é mais provável que ocorra via bacilos latentes reativados.[52]

A TB pode se disseminar de uma parte do corpo, como os pulmões ou linfonodos, para o sistema musculoesquelético. A osteomielite tuberculosa tende a ser mais destrutiva e difícil de controlar que a osteomielite piogênica. A infecção se espalha por grandes áreas da cavidade medular e causa necrose extensa. Na tuberculose da coluna vertebral, também conhecida como *doença de Pott* ou *espondilite tuberculosa*, a infecção se propaga para os discos intervertebrais envolvendo múltiplas vértebras e se estende para os tecidos moles, formando abscessos.

Os sinais/sintomas locais incluem dor, imobilidade e atrofia muscular, além de edema das articulações, febre baixa e leucocitose. A complicação mais temida da TB vertebral é o comprometimento neurológico decorrente da deformidade da coluna vertebral e formação de abscesso epidural. Como não existem achados radiológicos específicos na osteomielite tuberculosa, o diagnóstico geralmente é feito por biopsia tecidual ou achados da cultura. Na TB da coluna vertebral, frequentemente utiliza-se uma biopsia guiada por TC. A base do tratamento da osteomielite tuberculosa é semelhante às diretrizes para a TB respiratória.

RESUMO

As infecções ósseas ocorrem por causa da invasão direta ou indireta do sistema musculoesquelético por microrganismos, mais comumente S. aureus. A osteomielite, ou infecção do osso e da medula óssea, pode ser uma doença aguda ou crônica. A osteomielite aguda é vista na maior parte das vezes como resultado da contaminação direta do osso por um objeto estranho. Já a crônica representa uma infecção que continua além de 6 a 8 semanas e pode persistir por anos. A incidência de todos os tipos de infecção óssea foi reduzida drasticamente desde o surgimento da antibioticoterapia. As infecções iatrogênicas são aquelas provocadas inadvertidamente por cirurgias ou outros tratamentos. A tuberculose óssea, caracterizada pela destruição do osso e pela formação de abscessos, é causada pela disseminação da infecção dos pulmões ou linfonodos.

OSTEONECROSE

Depois de concluir esta seção, o leitor deverá ser capaz de:

- Citar as quatro principais causas de osteonecrose
- Caracterizar o suprimento sanguíneo do osso e relacioná-lo com as características patológicas da doença.

A osteonecrose, ou morte de um segmento de osso, é um estado provocado pela interrupção do suprimento sanguíneo para a medula óssea, o osso medular ou o córtex, na ausência de infecção[36] (Figura 48.11). É uma doença relativamente comum e pode ocorrer na cavidade medular da metáfise e na região subcondral da epífise, especialmente na parte proximal do fêmur, na parte distal do fêmur e na parte proximal do úmero. É um transtorno que ocorre como complicação da doença de Legg-Calvé-Perthes, deslizamento da epífise proximal do fêmur, doença falciforme, tratamento com corticosteroides, uso abusivo de álcool e traumatismo, fratura ou cirurgia de quadril. As pessoas tratadas com corticosteroides e/ou bisfosfonatos são mais vulneráveis ao desenvolvimento de osteonecrose.[53,54]

Etiologia e patogênese

Embora a necrose óssea resulte em isquemia, os mecanismos que produzem a isquemia são variados e incluem a ruptura vascular mecânica, como ocorre no traumatismo ou na fratura; a trombose e embolia (p. ex., anemia falciforme, bolhas de nitrogênio causadas pela descompressão inadequada durante a prática de mergulho); e a lesão vascular (p. ex., vasculite, radioterapia). Em muitos casos, a causa da necrose não é determinada. Além da fratura, as causas mais comuns de necrose óssea são a idiopática (*i. e.*, de causa desconhecida) e o tratamento prévio com corticosteroides. O Quadro 48.1 lista os distúrbios associados à osteonecrose.

O osso tem um rico suprimento sanguíneo que varia de um local para outro.[36] O fluxo na parte medular do osso se origina nos vasos nutritivos do plexo comunicante que irriga a medula óssea, o osso trabecular e a metade endosteal do córtex. O córtex externo recebe o seu suprimento sanguíneo dos vasos periosteais, musculares, metafisários e epifisários que circundam o osso. Alguns locais ósseos, como a cabeça do fêmur, têm apenas uma circulação colateral limitada, de modo que a interrupção do fluxo, como em caso de fratura de quadril, pode causar necrose de uma parte substancial do osso medular e cortical e danos irreversíveis.

Uma das causas mais frequentes de osteonecrose é a associada à administração de corticosteroides.[36] Apesar dos diversos estudos, o mecanismo da osteonecrose induzida por esteroides permanece obscuro. A condição pode se desenvolver após a administração de doses muito elevadas a curto prazo, durante o tratamento a longo prazo ou mesmo pela injeção intra-articular. Embora o risco aumente com a dose e a duração do tratamento, é difícil prever quem será afetado. O intervalo de tempo entre a administração de corticosteroides e o início dos sintomas raramente é inferior a 6 meses e pode ser maior que 3 anos. Não existe método satisfatório para a prevenção da progressão da doença. Foi relatada osteonecrose da mandíbula após o uso prolongado de bifosfonatos.[53]

As características anatomopatológicas da necrose óssea são as mesmas, independentemente da causa. O local da lesão está relacionado com os vasos envolvidos. Há necrose do osso esponjoso e medula óssea. O córtex geralmente não está envolvido, por causa do fluxo sanguíneo colateral. No infarto subcondral (*i. e.*, isquemia abaixo da cartilagem), um segmento triangular ou em forma de cunha do tecido que tem a placa de osso subcondral como a sua base e o centro da epífise como o seu vértice sofre necrose. Quando os infartos medulares ocorrem na medula óssea gordurosa, a morte das células ósseas provoca a liberação de cálcio e a necrose de adipócitos, com a formação de ácidos graxos livres. O cálcio liberado forma um "sabão" insolúvel com os ácidos graxos livres. Como o osso não tem mecanismos para resolver o infarto, as lesões permanecem por toda a vida.

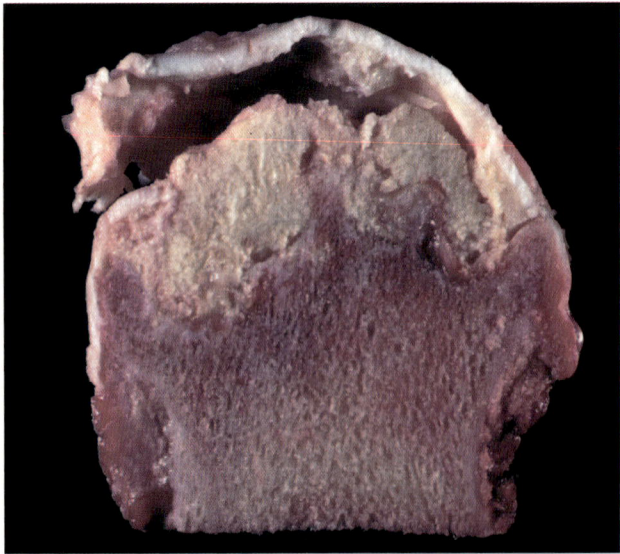

Figura 48.11 • Osteonecrose da cabeça do fêmur. Corte coronal mostra uma área circunscrita de infarto subcondral com descolamento parcial da cartilagem articular e do osso subarticular sobrepostos. Fonte: Strayer D. S., Rubin R. (Eds.) (2015). *Rubin's pathology: Clinicopathologic foundations of medicine* (7. ed., Figura 30-14A, p. 1321). Philadelphia, PA: Lippincott Williams & Wilkins.

Quadro 48.1 Causas da osteonecrose.

- Ruptura mecânica dos vasos sanguíneos:
  - Fraturas
  - Doença de Legg-Calvé-Perthes
  - Doença de Blount
- Trombose e embolia:
  - Doença falciforme
  - Bolhas de nitrogênio na doença descompressiva
- Lesão vascular:
  - Vasculite
  - Doenças do tecido conjuntivo
  - Lúpus eritematoso sistêmico
  - Artrite reumatoide
  - Radioterapia
  - Doença de Gaucher
- Corticoterapia

Manifestações clínicas, diagnóstico e tratamento

Os sintomas associados à osteonecrose são variados e dependem da extensão do infarto. Habitualmente, os infartos subcondrais causam dor crônica inicialmente associada à atividade, mas que gradualmente se torna mais progressiva até que seja experimentada em repouso. Os infartos subcondrais muitas vezes colapsam e predispõem a pessoa à osteoartrite secundária grave.

O diagnóstico de osteonecrose baseia-se na história, nos achados físicos, nos achados radiológicos e nos resultados de exames de imagem especiais, incluindo a TC e a cintigrafia óssea com tecnécio-99m. O tratamento da osteonecrose depende do processo patológico subjacente. Em alguns casos, utilizam-se apenas imobilização a curto prazo, anti-inflamatórios não esteroides (AINE), exercícios físicos e restrição da sustentação de peso. A osteonecrose do quadril é particularmente difícil de tratar. Em pessoas com doença em fase inicial, a limitação da sustentação de peso com a utilização de muletas possibilita que a condição se estabilize. Embora várias abordagens cirúrgicas tenham sido utilizadas, o tratamento mais definitivo para a osteonecrose avançada do joelho ou do quadril é a artroplastia total.

RESUMO

A osteonecrose é uma condição comum reconhecida há muito tempo, mas que não é totalmente compreendida. A morte do osso é causada pela interrupção do suprimento sanguíneo por processos intravasculares ou extravasculares. Locais com má circulação colateral, como a cabeça do fêmur, são os mais gravemente afetados. Os fatores causais incluem a corticoterapia. Os sintomas incluem dor, que varia em gravidade, dependendo da extensão do infarto. Artroplastia total é o tratamento mais utilizado para a osteonecrose avançada.

NEOPLASIAS

Depois de concluir esta seção, o leitor deverá ser capaz de:

- Diferenciar entre as propriedades dos tumores ósseos benignos e malignos
- Comparar o osteossarcoma, o sarcoma de Ewing e o condrossarcoma em termos de faixa etária e locais anatômicos mais comumente afetados
- Listar os locais primários de tumores que frequentemente produzem metástases para os ossos.

As neoplasias do sistema esquelético são chamadas de *tumores ósseos*. Os tumores ósseos malignos primários são raros, constituindo menos de 0,2% de todos os cânceres.[55] A American Cancer Society projetou 3.450 novos casos de câncer ósseo e cerca de 1.590 mortes em 2018.[55] A doença metastática do osso, no entanto, é relativamente comum. Os tumores ósseos primários podem surgir a partir de qualquer componente do esqueleto, incluindo o tecido ósseo, a cartilagem e a medula óssea. A discussão nesta seção centra-se nos tumores ósseos benignos e malignos primários, de origem óssea ou cartilaginosa, e na doença óssea metastática.

Como outros tipos de neoplasias, os tumores ósseos podem ser benignos ou malignos. Os tumores benignos superam de longe os tumores malignos. Os tipos benignos, como os osteocondromas, tendem a crescer muito lentamente e, geralmente, não destroem o tecido de suporte ou circundante nem se espalham para outras partes do corpo. Os tumores malignos, como o osteossarcoma, crescem rapidamente e podem se disseminar para outras partes do corpo por meio da corrente sanguínea ou do sistema linfático. As duas principais formas de câncer ósseo em crianças e adultos jovens são o osteossarcoma e o sarcoma de Ewing.[55] Os condrossarcomas tendem a ocorrer durante a idade adulta, sendo 51 anos a idade média para diagnóstico.[55] A classificação dos tumores ósseos benignos e malignos está descrita na Tabela 48.3.

Características dos tumores ósseos

Existem três grandes manifestações clínicas dos tumores ósseos: dor, massa e comprometimento da função. A dor é uma manifestação comum a quase todos os tumores malignos, mas não necessariamente nos tumores benignos. Por exemplo, um cisto ósseo benigno geralmente é assintomático até que ocorra uma fratura. A dor que persiste durante a noite e não é aliviada pelo repouso sugere malignidade. Massa ou nódulo rígido pode ser o primeiro sinal de um tumor ósseo. Suspeita-se de um tumor maligno quando há massa dolorosa que está crescendo ou erodindo o córtex ósseo. A facilidade em descobrir a massa depende da localização do tumor; massa pequena que emerge sobre a superfície da tíbia é fácil de detectar, ao passo que um tumor na porção média profunda

Tabela 48.3 Classificação das neoplasias ósseas primárias.

Tipo de tecido	Neoplasia benigna	Neoplasia maligna
Osso	Osteoma osteoide Osteoblastoma benigno	Osteossarcoma Sarcoma osteogênico parosteal
Cartilagem	Osteocondroma Condroma Crondroblastoma Fibroma condromixoide	Condrossarcoma
Tecido adiposo	Lipoma	Lipossarcoma
Tecido fibroso e fibro-ósseo	Displasia fibrosa	Fibrossarcoma Histiocitoma fibroso maligno
Diversos	Tumor de células gigantes	Tumor maligno de células gigantes Sarcoma de Ewing
Medula óssea		Mieloma múltiplo Sarcoma de células reticulares

da coxa pode crescer até um tamanho considerável antes que seja percebido. Os tumores benignos e malignos podem erodir o osso ao ponto em que não seja capaz de suportar a pressão durante o uso corriqueiro. Nesses casos, mesmo uma pequena deformação óssea ou microtraumatismo precipita uma fratura patológica. Um tumor pode comprimir um nervo periférico, provocando diminuição na sensibilidade, dormência, claudicação ou limitação do movimento.

> **Conceitos fundamentais**
>
> **Neoplasia óssea**
> - Os tumores do sistema esquelético podem afetar o tecido ósseo, a cartilagem ou a medula óssea
> - Os tumores benignos tendem a crescer lentamente, não se disseminam para outras partes do corpo, e exercem seus efeitos por sua natureza expansiva e sua capacidade de enfraquecer estruturas ósseas
> - Os tumores ósseos malignos são raros antes dos 10 anos de idade, têm o seu pico de incidência durante a adolescência, tendem a crescer rapidamente e apresentam alta taxa de mortalidade.

Neoplasias benignas

Os tumores ósseos benignos geralmente estão confinados aos limites do osso, têm bordas bem delimitadas e estão circundados por uma borda fina de osso esclerótico. O *osteoma* é um tumor ósseo pequeno, que se encontra na superfície de um osso longo, osso plano ou crânio. Geralmente é composto por osso rígido, compacto (osteoma ebúrneo) ou esponjoso (trabecular). Pode ser excisado ou deixado intocado.

Um *condroma* é um tumor composto de cartilagem hialina, que emergir na superfície do osso (*i. e.*, econdroma) ou na cavidade medular (*i. e.*, endocondroma). Esses tumores podem crescer bastante e são especialmente comuns nas mãos e pés. O condroma pode persistir por muitos anos e, em seguida, assumir os atributos de um condrossarcoma maligno. O condroma geralmente não é tratado, a menos que se torne esteticamente desagradável ou desconfortável.

Um *osteocondroma* é a forma mais comum de tumor benigno do sistema esquelético, representando 50% de todos os tumores ósseos benignos e aproximadamente 15% de todas as lesões ósseas primárias. Cresce somente durante períodos de crescimento esquelético, originando-se na placa de cartilagem epifisária e crescendo para fora do osso como um cogumelo. O osteocondroma é composto por cartilagem e osso e geralmente ocorre isoladamente, mas pode afetar vários ossos em uma condição chamada *exostoses múltiplas*. Alterações malignas são raras, e a excisão do tumor é feita somente quando necessário.

O *tumor de células gigantes*, ou *osteoclastoma*, é um tumor agressivo de células multinucleadas que muitas vezes se comporta como um tumor maligno, produz metástase por meio da corrente sanguínea e recorre localmente após a excisão. Surge mais frequentemente em pessoas na faixa dos 20 aos 40 anos e é encontrado mais comumente no joelho, punho ou ombro. O tumor começa na região metafisária, cresce para a epífise e pode se estender para a superfície articular. As fraturas patológicas são comuns, porque o tumor destrói a substância óssea. Clinicamente, pode ocorrer dor no local do tumor, com edema de progressão gradual. As radiografias mostram destruição do osso com expansão do córtex.

O tratamento dos tumores de células gigantes depende de sua localização. Se o osso afetado puder ser eliminado sem perda da função, como na clavícula ou fíbula, o osso inteiro ou parte dele pode ser removido. Quando o tumor está perto de uma grande articulação, como o joelho ou ombro, faz-se uma excisão local. Pode-se usar radioterapia para evitar a recorrência do tumor.

Tumores ósseos malignos

Em contraste aos tumores benignos, os tumores malignos primários tendem a ser mal definidos, carecer de fronteiras nítidas e se estender além dos limites do osso. Os tumores ósseos primários ocorrem em todas as faixas etárias e podem surgir em qualquer parte do corpo. No entanto, determinados tipos de tumores tendem a acometer grupos etários e locais anatômicos específicos (Figura 48.12). Por exemplo, a maior parte dos sarcomas osteogênicos ocorre em adolescentes e são particularmente comuns em torno da articulação do joelho. Além disso, pessoas com determinadas condições, como a doença de Paget, correm risco aumentado de desenvolvimento de câncer ósseo.

O diagnóstico dos tumores ósseos inclui o estadiamento radiológico e a biopsia.[56] As radiografias fornecem as informações diagnósticas mais gerais, como tumor maligno *vs.* benigno e primário *vs.* metastático, além de mostrarem a região de envolvimento ósseo, a extensão da destruição e a quantidade de osso reativo formado. As cintigrafias são utilizadas para estimar a extensão intramedular local do tumor e rastrear à procura de outras áreas do esqueleto envolvidas. As tomografias auxiliam ainda mais no diagnóstico e na localização anatômica e conseguem identificar pequenas metástases pulmonares não vistas em radiografias convencionais. A RM é o método mais preciso para avaliar a extensão do tumor ósseo intramedular e pode demarcar as estruturas moles em relação às estruturas neurovasculares sem a utilização de meios de contraste. É mais bem usada em conjunto com uma TC. Cintigrafias ósseas são usadas para avaliar à procura de metástases. A biopsia também é feita, porque o tratamento definitivo da maior parte dos tumores ósseos se baseia na interpretação histopatológica da amostra coletada na biopsia.

Osteossarcoma

Tumor ósseo maligno extremamente agressivo e o mais comum, costuma ocorrer em crianças.[57] É mais frequente em meninos que em meninas e responsável por 56% dos casos.[36,57] Embora os osteossarcomas possam ocorrer em

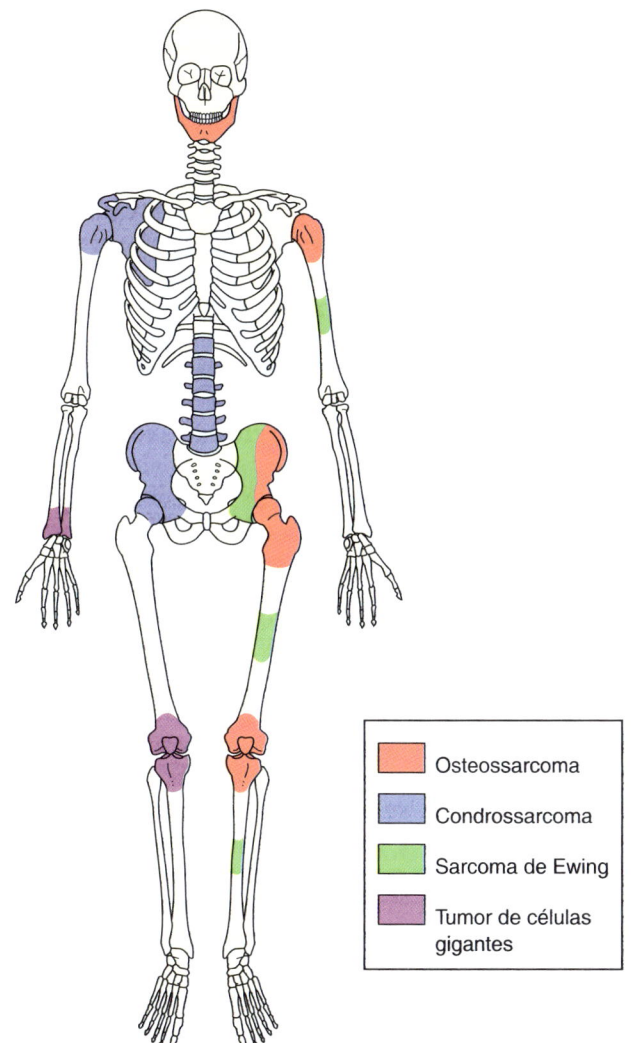

Figura 48.12 • Lugares mais comuns de tumores ósseos malignos primários (condrossarcoma, osteossarcoma e sarcoma de Ewing) e tumor de células gigantes, tumor benigno localmente agressivo.

qualquer osso, surgem mais comumente perto de locais de crescimento ósseo, como joelho, parte distal do fêmur ou parte proximal do úmero.[36,57]

Etiologia. A causa do osteossarcoma é desconhecida. O tumor tem maior probabilidade de ocorrer em pessoas com menos de 20 anos e em idosos. A correlação da idade e localização da maior parte dos tumores com o período de crescimento máximo sugere alguma relação com o aumento da atividade osteoblástica. Em pessoas mais jovens, o tumor primário mais frequente está situado nos locais anatômicos associados ao máximo de velocidade de crescimento – a extremidade distal do fêmur, proximal da tíbia e proximal do úmero.[36,57] Os tumores ósseos em idosos são mais comuns no úmero, na pelve e no fêmur proximal.[36] A doença de Paget, ligada ao osteossarcoma em adultos, também está associada ao aumento da atividade osteoblástica. A irradiação a partir de uma fonte interna, como o tecnécio radioativo utilizado em cintigrafias ósseas, ou a partir de uma fonte externa, como em radiografias, também tem sido associada ao osteossarcoma. Existem fatores genéticos conhecidos associados ao osteossarcoma. Relata-se que mutações em dois genes aumentam a suscetibilidade ao desenvolvimento de osteossarcoma: o gene do retinoblastoma (*RB*) e o gene supressor tumoral *TP53*.[36]

Patogênese. Os osteossarcomas são tumores agressivos que crescem rapidamente, formando massa circular em formato de esfera no tecido ósseo. Muitas vezes, estão dispostos excentricamente no osso e se movem da metáfise do osso para fora em direção à superfície do periósteo, com posterior disseminação para os tecidos moles adjacentes (Figura 48.13). O tumor raramente produz metástases para os linfonodos, porque as células são incapazes de crescer no linfonodo. As metástases para linfonodos geralmente ocorrem apenas no estágio final da doença disseminada. Na maior parte das vezes, as células tumorais do tumor primário saem através da extremidade venosa do capilar, e a metástase para o pulmão em uma fase precoce é comum. As metástases pulmonares, mesmo que grandes, geralmente são relativamente assintomáticas. O prognóstico para uma pessoa com osteossarcoma depende da agressividade da doença, da existência ou não de fraturas patológicas, do tamanho do tumor e da rapidez do crescimento tumoral.

Manifestações clínicas e diagnóstico. A principal manifestação clínica do osteossarcoma é a dor profunda e localizada, com despertar noturno e edema no osso afetado, que tende a ser de natureza súbita. A pele que recobre o tumor pode estar aquecida, brilhante e distendida, com veias superficiais proeminentes. A amplitude de movimento da articulação adjacente pode estar restringida.

A anamnese, o exame físico e exames radiográficos são parte da avaliação do indivíduo com osteossarcoma. Inicialmente, realizam-se radiografias do local primário e do tórax.

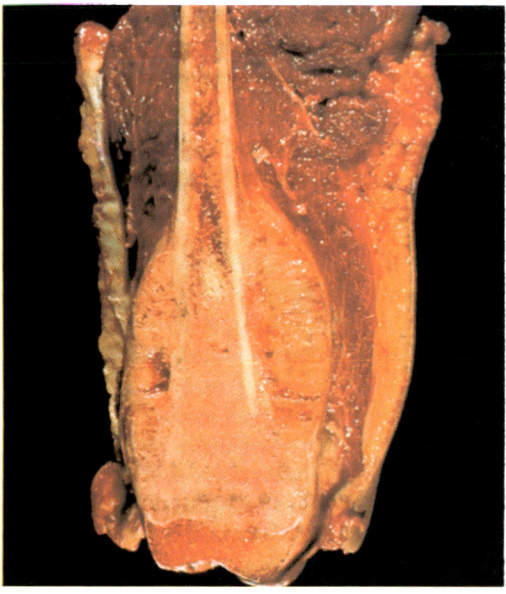

Figura 48.13 • Osteossarcoma. A extremidade distal do fêmur contém um tumor maligno osteoblástico denso que se estende através do centro nos tecidos moles e na epífise. Fonte: Strayer D. S., Rubin R. (Eds.) (2015). *Rubin's pathology: Clinicopathologic foundations of medicine* (7. ed., Figura 30-46A, p. 1352). Philadelphia, PA: Lippincott Williams & Wilkins.

Ressonância magnética, TC e cintigrafia de corpo inteiro são necessárias para avaliar a extensão da doença local e para determinar a extensão da metástase, caso haja. A cintigrafia óssea é feita para investigar metástases ósseas e pulmonares. Uma biopsia aberta é necessária para confirmar o diagnóstico e determinar as características histológicas e o tipo de células do tumor.

Tratamento. O manejo do osteosarcoma consiste em cirurgia e quimioterapia.[58] Antigamente, o tratamento residia na amputação acima do nível do tumor,[55] porém hoje existe a possibilidade de realizar procedimentos cirúrgicos que conservam o membro, usando prótese metálica ou aloenxerto de cadáver. Estudos já mostraram que a cirurgia com preservação do membro não tem efeitos adversos na sobrevida ou na função a longo prazo das pessoas com osteossarcoma.[59] É interessante mencionar que a qualidade de vida foi semelhante, e a conservação do membro apresenta alguma diferença no tocante a recorrência local e complicações.[60,61] Embora a cirurgia com preservação do membro seja atualmente mais comum, o sucesso depende de muitos fatores, como conseguir margens amplas sem células neoplásicas. Ainda não foram bem definidas as repercussões disso. Além disso, embora a quimioterapia tenha exercido um efeito significativo na sobrevida dos pacientes, os resultados atingiram um platô e houve pouco avanço nos esquemas quimioterápicos desde a década de 1980.[62] Técnicas de imagem aprimoradas, como cintigrafia com tálio e angiografia, ajudam o cirurgião a determinar o melhor tipo de tratamento. A idade do paciente parece ser um fator prognóstico quando adultos jovens e crianças são comparados com os adultos jovens, apresentando desfechos menos favoráveis.[63] A amputação também é uma opção. Trata-se da remoção de ossos não essenciais, como fíbula, costela, dedos dos pés ou ulna, ou da remoção completa do tumor e do membro afetado. O principal objetivo do tratamento global dos pacientes com osteossarcoma é a sobrevida ou cura livre de doença a longo prazo. Preservar a função do membro é um objetivo secundário. Quando a cirurgia com preservação do membro não puder ser alcançada, pode ser necessária amputação do membro.

Sarcoma de Ewing

Trata-se de um elemento de um grupo de tumores de pequenas células redondas, indiferenciadas, que se acredita que tenham origem na crista neural.[36] A família de tumores inclui o sarcoma de Ewing do osso e dos tecidos moles, o sarcoma de Ewing extraósseo, o tumor de Askin e o tumor neuroectodérmico primitivo periférico (TNEPP). Dos tumores dessa família, o sarcoma de Ewing é responsável pela maior parte dos casos. O sarcoma de Ewing e o osteossarcoma ocorrem no mesmo sexo e grupo etário, mas geralmente podem ser distinguidos radiográfica e histologicamente. Aproximadamente, 2% dos cânceres infantis são sarcomas de Ewing, que podem ocorrer em qualquer faixa etária, embora sejam mais comuns em pessoas com menos de 20 anos de idade. Raramente surge em pessoas com mais de 30 anos de idade.[64,65] Os homens são acometidos um pouco mais frequentemente que as mulheres.

Patogênese. O local mais comumente acometido pelo sarcoma de Ewing é o fêmur, geralmente a diáfise, seguido da pelve, além de outros locais, que incluem o púbis, o sacro, o úmero, as vértebras, as costelas, o crânio e outros ossos planos.[36] Os achados histopatológicos característicos do sarcoma de Ewing incluem pequenas células densamente envolvidas, de formato regular, com núcleos redondos ou ovais. A translocação recíproca específica dos cromossomos 11 e 22, ou uma variante sua, é encontrada na maior parte da família de tumores do sarcoma de Ewing.[36] A detecção da translocação por análise citogenética ou reação em cadeia da polimerase de rotina pode ser útil para a confirmação do diagnóstico de tumores altamente indiferenciados.[36]

Manifestações clínicas. Entre as manifestações comuns do sarcoma de Ewing, estão artralgia inespecífica e dor surda não necessariamente relacionada com movimento, que nas fases avançadas resulta em restrições do movimento e edema.[65] Algumas crianças também apresentam manifestações sistêmicas, como febre ou perda ponderal, dificultando o diagnóstico. Pode haver atraso no diagnóstico quando a dor e o edema associados ao tumor são atribuídos a uma lesão desportiva ou quando o tumor está localizado na pelve e a dor não é localizada e a massa não é aparente. Fraturas patológicas são comuns por causa da destruição óssea. Os locais mais frequentes de metástases são o pulmão, a medula óssea e outros ossos.

Diagnóstico e tratamento. Como o sarcoma de Ewing é um diagnóstico difícil de estabelecer, a biopsia diagnóstica torna-se muito importante. As avaliações clínicas incluem a ressonância magnética e a tomografia computadorizada (TC) do tumor primário, radiografias de tórax, TC do tórax, cintigrafia óssea, aspirado de medula óssea bilateral e biopsia do local do tumor primário.[36] A extensão da doença no momento do diagnóstico é o fator prognóstico mais importante. Doença metastática no momento do diagnóstico é um fator prognóstico ruim, independentemente do local da lesão primária.

O manejo incorpora uma combinação de poliquimioterapia (PQT), cirurgia e radioterapia. A quimioterapia geralmente é administrada antes de serem iniciadas as medidas de controle locais. O sarcoma de Ewing é considerado um tumor sensível à radioterapia, e o controle local pode ser alcançado por radiação ou cirurgia. Pacientes com tumores pequenos, não metastáticos, localizados distalmente, geralmente têm o melhor prognóstico.

Condrossarcoma

Tumor maligno da cartilagem, é o sarcoma ósseo mais comum em adultos e o segundo câncer ósseo primário mais comum no total.[38,66] Ocorre principalmente na meia-idade ou mais tarde, e é um pouco mais frequente em homens. O tumor surge nos pontos nos quais o músculo se insere no osso, sobretudo no joelho, no ombro, no quadril e na pelve. Os condrossarcomas podem surgir a partir de lesões benignas subjacentes. Existem três tipos de condrossarcomas, incluindo o periférico, o central e o justacortical; os três afetam a cartilagem.[36]

Os condrossarcomas têm crescimento lento e produzem metástases tardias, sendo muitas vezes indolores. Podem permanecer ocultos em uma área, como a pelve, por um longo período. Esse tipo de tumor, como muitas malignidades primárias, tende a destruir o osso e se estender para os tecidos moles além dos limites do osso de origem. Os condrossarcomas afetam principalmente os ossos do tronco, a pelve ou a região proximal do fêmur e raramente se desenvolvem na porção distal de um osso. Manchas irregulares e anéis de calcificação muitas vezes são achados radiológicos proeminentes.

O diagnóstico precoce é importante, porque o condrossarcoma responde bem à excisão cirúrgica radical precoce. Geralmente é resistente à radioterapia e aos agentes quimioterápicos disponíveis. Não raramente, esses tumores se transformam em um tumor altamente maligno, o condrossarcoma mesenquimal, que exige tratamento mais agressivo, incluindo a poliquimioterapia.

Metástases ósseas

Metástases ósseas (tumores secundários) são mais comuns que os tumores primários.[67,68] Aproximadamente 50% das pessoas com câncer apresentam metástases ósseas em algum momento da doença. Lesões metastáticas são observadas mais frequentemente na coluna vertebral, no fêmur, na pelve, nas costelas, no esterno, na parte proximal do útero e do crânio, sendo menos comuns em locais anatômicos mais distantes do tronco do corpo. Os tumores primários que mais frequentemente metastatizam para os ossos são os de próstata, colorretal, pulmão e mama.[69,70] A incidência de doença óssea metastática é mais elevada em pessoas com mais de 40 anos de idade.

Manifestações clínicas e diagnóstico

O principal sintoma da metástase óssea é a dor em uma área específica do osso, o que se confirma com a evidência de uma fratura patológica iminente. Ela geralmente se desenvolve gradualmente, ao longo de semanas, e é mais intensa à noite. A dor é causada pela distensão do periósteo do osso envolvido ou por compressão nervosa, como quando as raízes de nervos da medula espinal são comprimidas pelo corpo vertebral. Nas imagens radiográficas, o osso afetado pela fratura patológica parece "ter sido comido"; em casos graves, ele se desintegra no momento do impacto, como uma torrada seca. Muitas fraturas patológicas ocorrem no fêmur, no úmero e nas vértebras.

Radiografias são usadas com TC, PET-TC e cintigrafia óssea para detectar, diagnosticar e localizar lesões ósseas metastáticas.[71] Aproximadamente um terço das pessoas com metástases ósseas têm cintigrafias ósseas positivas sem achados radiológicos.

A arteriografia utilizando meio de contraste radiopaco pode ser útil para delinear as margens do tumor. A biópsia óssea geralmente é feita quando há dúvidas em relação ao diagnóstico ou tratamento. Uma biópsia fechada com agulha guiada por TC é particularmente útil nas lesões da coluna vertebral. Os níveis séricos de fosfatase alcalina e cálcio estão frequentemente elevados em pessoas com doença óssea metastática.

Tratamento

Os principais objetivos no tratamento da doença óssea metastática são evitar fraturas patológicas e promover a sobrevida com o máximo de função, possibilitando que a pessoa mantenha o máximo de mobilidade e controle da dor possível. Os métodos de manejo convencionais incluem a quimioterapia, a radioterapia e a estabilização cirúrgica. A radioterapia é usada principalmente para fins paliativos, para aliviar a dor e evitar fraturas patológicas. Depois de ocorrida uma fratura patológica, pode-se utilizar uma órtese, colocar hastes intramedulares no fêmur ou realizar a estabilização da coluna vertebral. Como a fixação adequada muitas vezes é difícil no osso doente, frequentemente utiliza-se cimento (i. e., metilmetacrilato) com dispositivos de fixação interna para estabilizar o osso.

Pesquisas recentes têm focado no papel da atividade osteoclástica e osteoblástica na patogênese da doença óssea metastática e na utilização dos inibidores da COX-2, terapia de íons carbono, bisfosfonatos (p. ex., pamidronato dissódico, ácido zoledrônico) e denosumabe, um anti-RANKL, para o seu tratamento.[38,72,73] O tecido ósseo contém um ambiente rico em fatores de crescimento e células embrionárias de diversas origens, incluindo células hematopoéticas, estromais, endoteliais e outros tipos de células. Os osteoclastos e osteoblastos, em particular, parecem desempenhar um papel dominante na patogênese da metástase óssea.

Os bisfosfonatos, que agora são agentes bem estabelecidos para a prevenção e o tratamento da osteoporose, recentemente têm mostrado diminuir os sintomas associados à metástase óssea secundária ao câncer de mama e da próstata. Esses agentes se ligam preferencialmente ao osso em locais de metabolismo ósseo ativo, são liberados da matriz óssea durante a reabsorção óssea, e potencialmente inibem a atividade e sobrevida dos osteoclastos, reduzindo assim a reabsorção óssea mediada pelos osteoclastos.

RESUMO

Os tumores ósseos, como qualquer outro tipo de neoplasia, podem ser benignos ou malignos. Os tumores ósseos benignos crescem lentamente e, em geral, não destroem os tecidos circundantes. Os tumores malignos podem ser primários ou metastáticos. Os tumores ósseos primários são raros, crescem rapidamente, produzem metástases para os pulmões e outras partes do corpo pela corrente sanguínea, e têm uma alta taxa de mortalidade. Os tumores ósseos metastáticos geralmente são múltiplos, originários principalmente dos cânceres de mama, pulmão e próstata. A incidência de doença óssea metastática provavelmente está aumentando porque o aprimoramento nos métodos de tratamento possibilita que as pessoas com câncer vivam mais tempo. Os avanços na quimioterapia, na radioterapia e nos procedimentos cirúrgicos têm aumentado substancialmente as taxas de sobrevida e de cura de muitos tipos de cânceres ósseos. A principal meta na doença óssea metastática é a prevenção de fraturas patológicas.

CONSIDERAÇÕES GERIÁTRICAS

- O risco de fraturas patológicas é cinco vezes maior nas pessoas que já tiveram fraturas; ainda, é 20% mais provável que as mulheres que já tiveram uma fratura de vértebra sofram outra fratura no decorrer de 1 ano[38]
- O equilíbrio do consumo de cálcio de adultos mais velhos é difícil; eles precisam de mais cálcio porque este não é absorvido tão rapidamente como na juventude, mas o consumo exagerado pode resultar em cálculos renais ou cardiopatia[38]
- Os homens apresentam taxa de mortalidade mais alta associada a fraturas do fêmur; contudo, mulheres com mais de 80 anos de idade correm um risco de 50% de ter osteoporose com consequente risco elevado de fratura óssea[38]
- Fratura da parte distal do rádio é comum em adultos mais velhos e ocorre tipicamente quando estes estendem o braço com a mão espalmada para interromper uma queda.[74]

CONSIDERAÇÕES PEDIÁTRICAS

- *Staphylococcus aureus* é a causa mais comum de osteomielite hematogênica aguda em crianças[75]
- Fraturas em espiral são raras em crianças e, quando ocorrem, resultam de maus-tratos físicos (torção de um membro)[75]
- Entorses de tornozelo e punho são mais comuns quando a lâmina epifisial começa a fechar[75]
- Luxação do joelho ou do quadril é rara em crianças por causa da extrema força necessária; é considerada uma emergência. A luxação do joelho coloca a criança em risco de lesão do nervo fibular e lesão da artéria poplítea.[75]

Exercícios de revisão

1. Um homem de 39 anos está em tratamento intensivo depois de um acidente de moto em que ele escorregou na calçada e caiu sobre seu lado direito. Ele teve fraturas de fêmur direito, pelve e várias costelas do lado direito. Sua perna foi esmagada debaixo da motocicleta. Ele está começando a perder o movimento de sua perna.
   a. Quais são as prioridades no tratamento de suas lesões ortopédicas? Quais são as opções para a estabilização de sua perna?
   b. Quais fatores de risco para complicações de fraturas podem ser apontados?
   c. Quais são os sintomas da síndrome compartimental e como ela é tratada?

2. Uma mulher de 73 anos de idade sofreu uma fratura cominutiva na diáfise média do úmero esquerdo quando o marido a levantou na cama. Ela tem múltiplas lesões radiotransparentes espalhadas ao longo da parte proximal do úmero, do rádio e da ulna. Recentemente, ela foi hospitalizada por causa de confusão mental, quando se identificou que tem metástases ósseas difusas. Sua biopsia de medula óssea mostrou um adenocarcinoma. Ela teve um câncer de mama há 30 anos, mas sua mamografia mais recente foi negativa.
   a. Qual você considera ser a causa mais provável de sua fratura?
   b. Quais são os locais mais comuns de metástase óssea?
   c. Explique os objetivos do tratamento para pessoas com fraturas patológicas.

3. Um garoto de 14 anos de idade se queixou de dor e edema no joelho de início recente, com alguma restrição no movimento. Embora ele ache que possa ter machucado seu joelho jogando futebol, sua mãe insiste que seja avaliado por um ortopedista especialista, que levanta a possibilidade de que o menino possa ter um osteossarcoma.
   a. Use a teoria de que o osteossarcoma tem sua origem em locais de máxima velocidade de crescimento para explicar o local do possível tumor desse garoto.
   b. Que exames complementares podem ser solicitados para determinar o diagnóstico de osteossarcoma?
   c. O menino e sua família estão preocupados de que ele precisará de uma cirurgia radical com amputação da perna. Como você explicaria as possíveis opções de tratamento para ele?

REFERÊNCIAS BIBLIOGRÁFICAS

1. Horvai A. (2015). Bones, joints, and soft tissue tumors. In Kumar V., Abbas A., Aster J. (Eds.), Robbins & Cotran Pathologic Basis of Disease (9th ed., pp. 1179–1226). Philadelphia, PA: Elsevier/Saunders; Chapter 26.
2. National Centers for Disease Control and Prevention. (2017). Key Injury and Violence Data. Available: https://www.cdc.gov/injury/wisqars/overview/key_data.html. Retrieved October 28, 2017.
3. Centers for Disease Control and Prevention Winnable Battles Motor Vehicle Injuries. Available at: https://www.cdc.gov/winnablebattles/report/motor.html. Retrieved on October 28, 2017
4. Centers for Disease Control and Prevention Protect the Ones You Love: Child Injuries are Preventable CDC Childhood Injury Report. Available at: https://www.cdc.gov/safechild/child_injury_data.html. Retrieved October 28, 2017
5. Centers for Disease Control and Prevention Protect the Ones You Love: Child Injuries are Preventable. Available at: https://www.cdc.gov/safechild/sports_injuries/index.html Retrieved October 28, 2017.
6. Bergen G., Stevens M. R., Burns E. R. (2016). Falls and fall injuries among adults aged ≥ 65 years – united states, 2014. Morbidity and Mortality Weekly Report 65(37), 993–998.
7. Vieira L. S., Gomes A. P., Bierhals I. O., et al. (2018). Falls among older adults in the South of Brazil: prevalence and determinants. Revista de Saúde Pública 52, 22. http://doi.org.ezproxy.uthsc.edu/10.11606/S1518-8787.2018052000103

8. Rubenstein L. Z. (2016). Falls in the elderly. Available: https://www.merckmanuals.com/professional/geriatrics/falls-in-the-elderly/falls-inthe-elderly. Accessed May 5, 2018
9. Patel D., Yamaski A., Brown K. (2017). Epidemiology of sports-related musculoskeletal injuries in young athletes in United States. Translational Pediatrics 6(3), 160–166.
10. Hoang Q., Mortazavi M. (2012). Pediatric overuse injuries in sports. Advances in Pediatrics 59(1), 359–393.
11. Saladin K. S. (2015) Anatomy & physiology: The unity of form and function (7th ed.). New York, NY: McGraw Hill Education.
12. Patel D., Kinsella E. (2017). Evaluation and management of lower back pain in young athletes. Translational Pediatrics 6(3), 225–235.
13. Mataliotakis G., Tsirikos A. (2017). Spondylolysis and spondylolisthesis in children and adolescents: Current concepts and treatment. Spine 31(6), 395–401.
14. Sairyo K., Nagamachi A. (2016). State-of-the-art management of low back pain in athletes: Instructional lecture. Journal of Orthopaedic Science 21(3), 263–272.
15. Gorroll A. H., Mulley A. G. (2014). Primary Care medicine: Office evaluation and management of the adult patient (7th ed.). Philadelphia, PA: Lippincott Williams & Wilkins.
16. Rosa J., Checchia C., Miyazaki A. (2017). Traumatic instability of the shoulder. Revista Brasileira de Ortopedia 52(5), 513–520.
17. Carpinteiro E., Barros A. (2017) Natural history of anterior shoulder instability. The Open Orthapaedics Journal 11(suppl-6, M9), 909–918.
18. Dunphy L. M., Windland-Brown J. E., Porter B. O., et al. (2015). Primary care: The art and science of advanced practice nursing (4th ed.). Philadelphia, PA: FA Davis.
19. National Association of Orthopedic Nurses (NAON). (2013). Core curriculum for orthopaedic nursing (7th ed.). Boston, MA: Pearson.
20. Hibberd E. E., Kerr Z. Y., Roos K. G., et al. (2016). Epidemiology of acromioclavicular joint sprains in 25 national collegiate association sports: 2009–2020 to 2014–2015 academic years. The American Journal of Sports Medicine 44(10), 2667–2674.
21. Monica J., Vredenburgh Z., et al. (2016) Acute shoulder injuries in adults. American Family Physician 94(2), 119–127.
22. Gupta H., Robinson P. Normal shoulder ultrasound: Anatomy and technique. (2015). Seminars in Musculoskeletal Radiology 19(3), 203–211.
23. Lazarides A., Alentorn E., Choi J., et al. (2015). Rotator cuff tears in young patients: A different disease than rotator cuff tears in elderly patients. Journal of Shoulder and Elbow Surgery 24, 1834–1843.
24. Oliva F., Piccirilli E., Bossa M., et al. (2015). I.S.Mu.L.T. Rotator cuff tears guidelines. Muscles, Ligaments and Tendons Journal 5(4), 227–263.
25. Jensen S. (2015). Nursing health assessment: A best practice approach (2nd ed.). Philadelphia, PA: Wolters Kluwer Health.
26. Antonelli M., Starz T. (2012). Assessing for risk and progression of osteoarthritis: The nurse's role. American Journal of Nursing 112(3), S26–S31.
27. Vetrano M., Oliva F., Bisschia S., et al. (2017). I.S.Mu.L.T. first-time patellar dislocation guidelines. Muscles, Ligaments and Tendons Journal 7(1), 1–10.
28. Sanders T., Pareek A., Hewett T., Stuart M., Dahm D., Krych A. (2018). Incidence of first-time lateral patellar dislocation: A 21-year population-based study. Sports Health 10(2), 146–151. DOI: 10.1177/1941738117725055
29. Duthon V. (2015). Acute traumatic patellar dislocation. Orthopaedics & Traumatology: Surgery & Research 101, S59–S67.
30. Laidlaw M., Diduch D. (2017). Current concepts in the management of patellar instability. Indian Journal of Orthopaedics (serial online) (cited March 7 2017) 51, 493–504. Available from http://www.ijoonline.com/text.asp?2017/51/5/493/214211
31. Smith T., Donell S., Song F., et al. (2015) Surgical versus non-surgical interventions for treating patellar dislocation. Cochrane Database of Systematic Reviews Issue 2.
32. Dortaj H., Emamifar A. (2015). Case report: Traumatic hip dislocation with associated femoral head fracture. Case Reports in Orthopedics 2015(865786), 1–3.
33. Dyer S., Crotty M., Fairhill N., et al. (2016). A critical review of the long-term disability outcomes following hip fracture. BMC Geriatrics 16(158), 1–18.
34. Anpalahan M., Morrison S. G., Gibson S. J. (2014). Hip fracture risk factors and the discriminability of hip fracture risk vary by age: A case–control study. Geriatrics & Gerontology International 14, 413–419. DOI: 10.1111/ggi.12117
35. Mangram A., Moeser P., Corneille M. G., et al. (2014) Geriatric hip trauma hip fractures: Is there a difference in outcomes based on fracture patterns? World Journal of Emergency Surgery 9(59), 1–8.
36. Rubin R., Strayer D. (Eds.). (2012). Rubin's pathology: Clinicopathologic foundations of medicine (6th ed.). Philadelphia, PA: Lippincott Williams & Wilkins.
37. Drake R. L., Vogl A. W., Mitchell A. W. M. (2015). Gray's anatomy for students (3rd ed.). Philadelphia, PA: Churchill Livingstone.
38. Hinkle J. L., Cheever K. H. (2018). Brunner & Suddarth's textbook of medical-surgical nursing (14th ed.). Philadelphia, PA: Lippincott Williams & Wilkins.
39. Browner B. Jupiter J., Krettek K., et al. (2015). Skeletal trauma: Basic science, management and reconstruction (5th ed.). Philadelphia, PA: Elsevier Saunders.
40. Valderama-Molina C. O., Estrada-Castrillón M., Hincapie J. A., et al. (2014). Intraand interobserver agreement on the Oestern and Tscherne classification of soft tissue injury in periarticular lower-limb closed fractures. Colombia Médica 45(4), 173–178.
41. Lollo L., Grabinsky A. (2016). Clinical and functional outcomes of acute lower extremity compartment syndrome at a major trauma hospital. International Journal of Critical Illness and Injury Science 6(3), 133–142.
42. Garner M. R., Taylor S. A., Gausden E., et al. (2014). Compartment syndrome: Diagnosis, management, and unique concerns in the twenty-first century. The Musculoskeletal Journal of Hospital for Special Surgery 10, 143–152.
43. Goh E. L., Chidambaram S., Daqing M. (2017). Complex regional pain syndrome: A recent update. Burns & Trauma 5(2), 1–11. DOI: 10.1186/s41038-016-0066-4
44. Tajerian M., Clark J. D. (2016). New concepts in complex regional pain syndrome. Hand Clinics 32(1), 41–49.
45. Pons T., Shipton E. A., Williman J., et al. (2015). Potential risk factors for the onset of complex regional pain syndrome type 1: A systematic literature review. Anesthesiology Research and Practice 2015(956539), 1–15.
46. Whiting P. S., Jahangir A. A. (2016). Thromboembolic disease after orthopedic trauma. Orthopedic Clinics of North America 47, 335–344.
47. Falck-Ytter Y., Francis C. W., Johanson N. A., et al. (2012). Prevention of VTE in orthopedic surgery patients: Antithrombotic therapy and prevention of thrombosis, 9th ed: American College of Chest Physicians Evidencebased Clinical Practice Guidelines. Chest 141(2 suppl), e278S–e325S.
48. Kosova E., Bergmark B., Piazza G. (2015). Fat embolism syndrome. Circulation 131, 317–320.
49. Tyagi R. (2016) Spinal infections in children: A review. Journal of Orthopaedics 13, 254–258.
50. Schmitt S. K. (2017). Osteomyelitis. Infectious Disease Clinics of North America 31, 325–338.
51. Hanley M. E., Cooper J. S. (2017). Hyperbaric, chronic refractory osteomyelitis. Available https://www.ncbi.nlm.nih.gov/books/NBK430785/. Accessed April 22, 2018
52. Hogan J. I., Hurtado R. M., Nelson S. B. (2017). Mycobacterial musculoskeletal infections. Infectious Disease Clinics of North America 31, 369–382.
53. Brown J. P., Morin S., Leslie W., et al. (2014). Bisphosphonates for the treatment of osteoporosis: Expected benefits, potential harms, and drug holidays. Canadian Family Physician 60, 324–333.
54. Liu L. H., Zhang Q. Y., Sun W., et al. (2017). Corticosteroid-induced osteonecrosis of the femoral head: Detection, diagnosis, and treatment in earlier stages. Chinese Medical Journal 130, 2601–2607.
55. American Cancer Society. (2018). Bone cancer. [Online]. Available: http://www.cancer.org/cancer/bonecancer/detailedguide/bone-cancer-key-statistics. Accessed March 4, 2018
56. American Cancer Society. (2018). Bone cancer. [Online]. Available: https://www.cancer.org/cancer/bone-cancer/detection-diagnosis-staging/how-diagnosed.html. Accessed March 4, 2018
57. American Cancer Society. (2018). Bone cancer. [Online]. Available: https://www.cancer.org/cancer/osteosarcoma/about/what-is-osteosarcoma.html. Accessed March 4, 2018

58. Cronin K., Bui M., Caracciolo J. T. (2015) Osteoblastic osteosarcoma. Applied Radiology 44(7), 38–41.
59. He X., Gao Z., Xu H., *et al.* (2017). A meta-analysis of randomized control trials of surgical methods with osteosarcoma outcomes. Journal of Orthopaedic Surgery and Research 12(5), 1–6.
60. Mavrogenis A. F., Novella C., Romagnoli C., *et al.* (2012). Similar survival but better function for patients after limb salvage *versus* amputation for distal tibia osteosarcoma. Clinical Orthopaedics and Related Research 470, 1735–1748.
61. Mei J., Zhu Z. Wang Z., *et al.* (2014). Functional outcomes and quality of life in patients with osteosarcoma treated with amputation *versus* limb-salvage surgery: A systematic review and meta-analysis. Archives of Orthopaedic and Trauma Surgery 134, 1507–1516.
62. Anderson M. E. (2016). Update on survival in osteosarcoma. Orthopedic Clinics of North America 47, 283–292.
63. Haddox C. L., Han G., Anijar L., *et al.* (2014). Osteosarcoma in pediatric patients and young adults: a single institution retrospective review of presentation, therapy, and outcome. Sarcoma Article ID 402509, 1–10.
64. Brown H. K., Schiavone K., Gouin F., *et al.* (2018). Biology of bone sarcomas and new therapeutic developments. Calcified Tissue International 102, 174–195.
65. Freeman A. K., Sumathis V., Jeys L. (2014). Primary malignant tumors of the bone. Orthopaedics 1: General Principles Surgery 33(1), 26–33.
66. The ESMO/European Sarcoma Network Working Group. (2014). Bone sarcomas: ESMO clinical practice guidelines for diagnosis, treatment and follow-up. Annals of Oncology 25(suppl 3), iii13–iii123.
67. Bharma J. S., Malik A. A., Aresti N. A., *et al.* (2012). The perioperative management of skeletal metastases. Journal of Perioperative Practice 22(1), 24–29.
68. American Cancer Society. (2018). Bone cancer. [Online]. Available: https://www.cancer.org/treatment/understanding-your-diagnosis/advanced-cancer/what-is.html. Accessed March 4, 2018
69. Hernandez R. K., Wade S. W., Reich A., *et al.* (2018). Incidence of bone metastases in patients with solid tumors: Analysis of oncology electronic medical records in the United States. BMC Cancer 18(44), 1–11.
70. Li S., Peng Y., Weinhandl E. D., *et al.* (2012), Estimated number of prevalent cases of metastatic bone disease on the US adult population. Clinical Epidemiology 4, 87–93.
71. American Cancer Society. (2018). Bone cancer. [Online]. Available: https://www.cancer.org/treatment/understanding-your-diagnosis/advanced-cancer/finding-bone-metastases.html. Accessed March 4, 2018
72. American Cancer Society. (2018). Bone cancer. [Online]. Available: https://www.cancer.org/treatment/understanding-your-diagnosis/advanced-cancer/treating-bone-metastases.html. Accessed March 4, 2018
73. Fujita Y., Inoue K. (2013). A discussion of several approaches for the future based on previous studies of metastatic bone tumors. International Medical Journal 20(5), 532–534.
74. Eliopoulos C. (2018). Gerontological nursing (9th ed.). Philadelphia, PA: Wolters Kluwer.
75. Bowden V., Greenberg C. S. (2014). Children and their families: The continuum of nursing care (3rd ed.). Philadelphia, PA: Wolters Kluwer.

Distúrbios da Função Musculoesquelética I

Distúrbios do Desenvolvimento e Metabólicos, Intolerância à Atividade e Fadiga

Kathy Diane Butler

INTRODUÇÃO

O desenvolvimento das estruturas esqueléticas tem início no útero e continua a produzir alterações durante toda a vida. Na infância, as estruturas esqueléticas crescem em comprimento e em diâmetro, apresentando um grande aumento na massa óssea. O termo *modelamento* se refere à formação do esqueleto macroscópico, que cessa na maturidade, normalmente entre os 18 e 20 anos de idade. Após o crescimento esquelético ter alcançado o seu tamanho adulto, o processo de remodelamento ósseo é responsável pela manutenção do esqueleto. Esse processo, que envolve a reabsorção e a formação ósseas, é responsável pela manutenção esquelética em locais que necessitam de reposição ou reparo. Com o envelhecimento, a reabsorção e a formação ósseas deixam de apresentar uma correspondência perfeita, e ocorre a perda de tecido ósseo.

Os distúrbios esqueléticos podem se desenvolver em razão de anormalidades nos processos do crescimento e do desenvolvimento causadas por influências hereditárias ou congênitas. Outros distúrbios esqueléticos podem ocorrer posteriormente na vida, em virtude de deficiências nutricionais, distúrbios metabólicos, influências hormonais ou do processo de envelhecimento. Este capítulo é dividido em duas partes, que incluem a alteração do crescimento e do desenvolvimento esquelético e as doenças ósseas metabólicas.

ALTERAÇÕES NO CRESCIMENTO E NO DESENVOLVIMENTO ESQUELÉTICO

Depois de concluir esta seção, o leitor deverá ser capaz de:

- Descrever a função da placa de crescimento epifisária no crescimento esquelético
- Caracterizar as anormalidades associadas à displasia do desenvolvimento do quadril e os métodos de diagnóstico e tratamento
- Diferenciar entre a escoliose congênita, idiopática e neuromuscular.

Crescimento e remodelamento ósseo

Desenvolvimento embrionário e fetal

O sistema esquelético tem origem nas células do mesoderma e da crista neural do embrião em desenvolvimento.[1] O desenvolvimento das vértebras do esqueleto axial tem início aproximadamente na 4ª semana de vida uterina. Durante a 9ª semana, a ossificação começa com o surgimento dos centros de ossificação nas vértebras torácicas inferiores e nas lombares superiores. Os botões dos membros inferiores com formato de remos surgem no final da 4ª semana do desenvolvimento; os botões das mãos se desenvolvem entre os dias 33 e 36; e os raios dos dedos estão evidentes nos dias 41 a 43.[1]

Anormalidades com origem no estágio de desenvolvimento embrionário são relativamente incomuns e, quando ocorrem, em geral estão limitadas a estruturas embrionárias definidas (p. ex., ausência congênita de uma falange; formação de ossos extra [dígitos supranumerários], ou fusão de dígitos adjacentes [sindactilia]). O posicionamento uterino durante o desenvolvimento fetal causa os problemas mais frequentes. No recém-nascido, a marca do posicionamento no útero pode estar evidente e ser confundida com uma anormalidade. Os efeitos do posicionamento uterino normalmente têm origem fisiológica e não anatômica.

Crescimento ósseo na infância

Durante as duas primeiras décadas da vida, o esqueleto passa pelo crescimento global geral. Os ossos longos do esqueleto, que crescem em uma velocidade relativamente rápida, contêm uma estrutura especializada, denominada *placa de crescimento epifisária*[2] (Figura 49.1). Os condrócitos estão envolvidos na síntese cartilagínea da placa epifisária.[2] À medida que os ossos longos crescem em comprimento, as camadas mais profundas de células cartilagíneas na placa de crescimento se multiplicam, aumentam em volume e, por fim, calcificam. As células cartilagíneas integradas morrem em seguida, atraindo a migração dos osteoblastos até aquela área. Os osteoblastos secretam o osteoide que auxilia na maturação do osso em formação. Portanto, nas placas epifisárias, continuamente ocorrem a síntese de cartilagem, a calcificação, a erosão e a invasão de osteoblastos, de modo que sempre há uma formação óssea ativa[2] (Figura 49.2). Esse processo possibilita que o crescimento ósseo prossiga sem causar alterações no formato do osso e sem afetar a cartilagem articular. As células na placa de crescimento deixam de se dividir na puberdade, período em que as epífises e as metáfises se fundem.

Diversos fatores podem influenciar o crescimento das células na placa de crescimento epifisária. Em crianças, pode haver uma separação das epífises causada por traumatismo, geralmente na

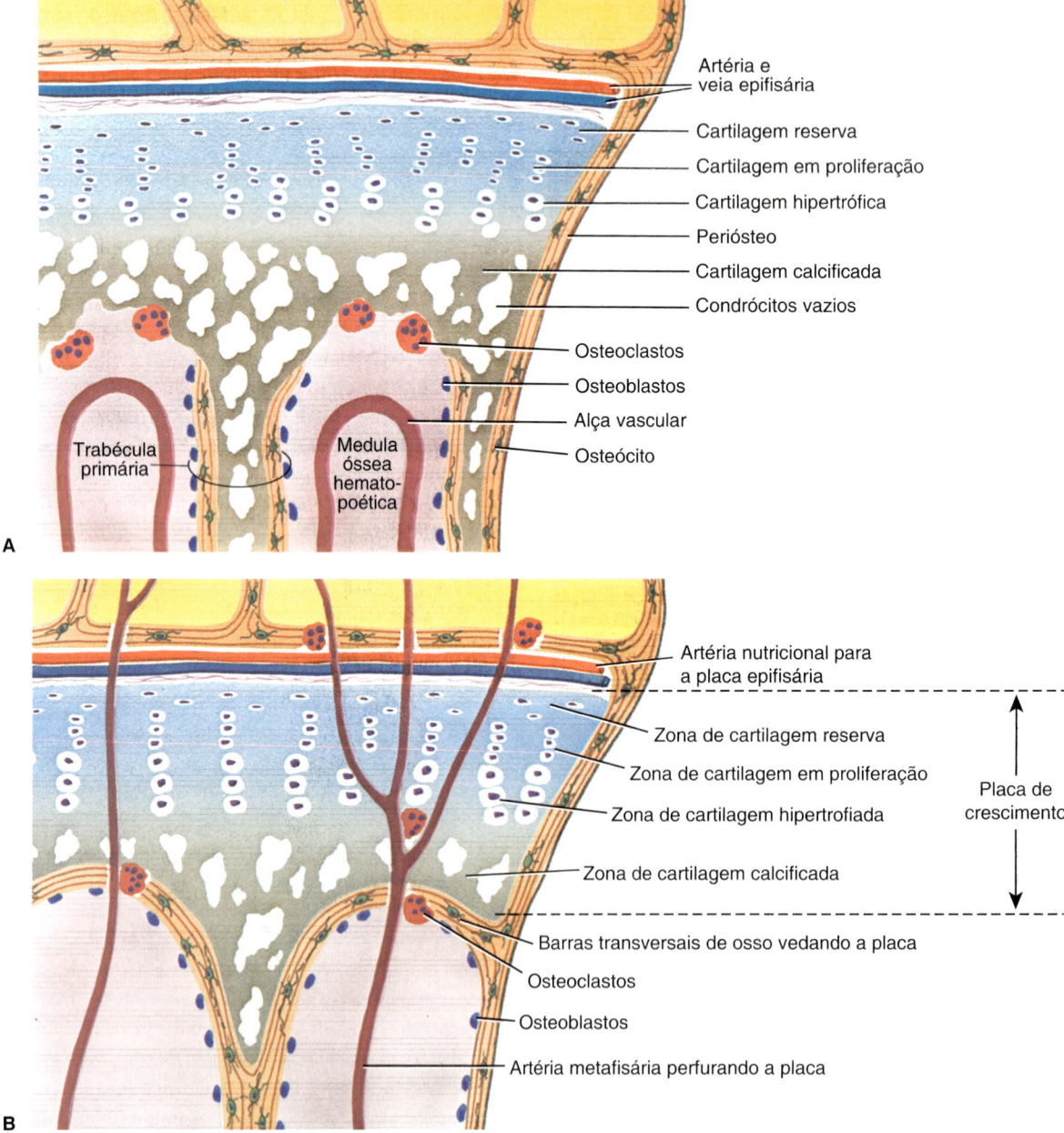

Figura 49.1 • Anatomia da placa de crescimento epifisária. **A.** Placa de crescimento epifisária normal. A epífise está separada da placa por placas transversas de osso que a selam, de modo que o crescimento ocorre somente na direção da metáfise. Existem diversas zonas de cartilagem. **B.** Fechamento normal. A cartilagem epifisária parou de crescer. Existem vasos metafisários que penetram pela placa cartilagínea. Barras transversas de osso separam a placa da metáfise. Fonte: Rubin R., Strayer D. S. (Eds.) (2015). *Rubin's pathology: Clinicopathologic foundations of medicine* (7. ed., p. 1314). Philadelphia, PA: Lippincott Williams & Wilkins.

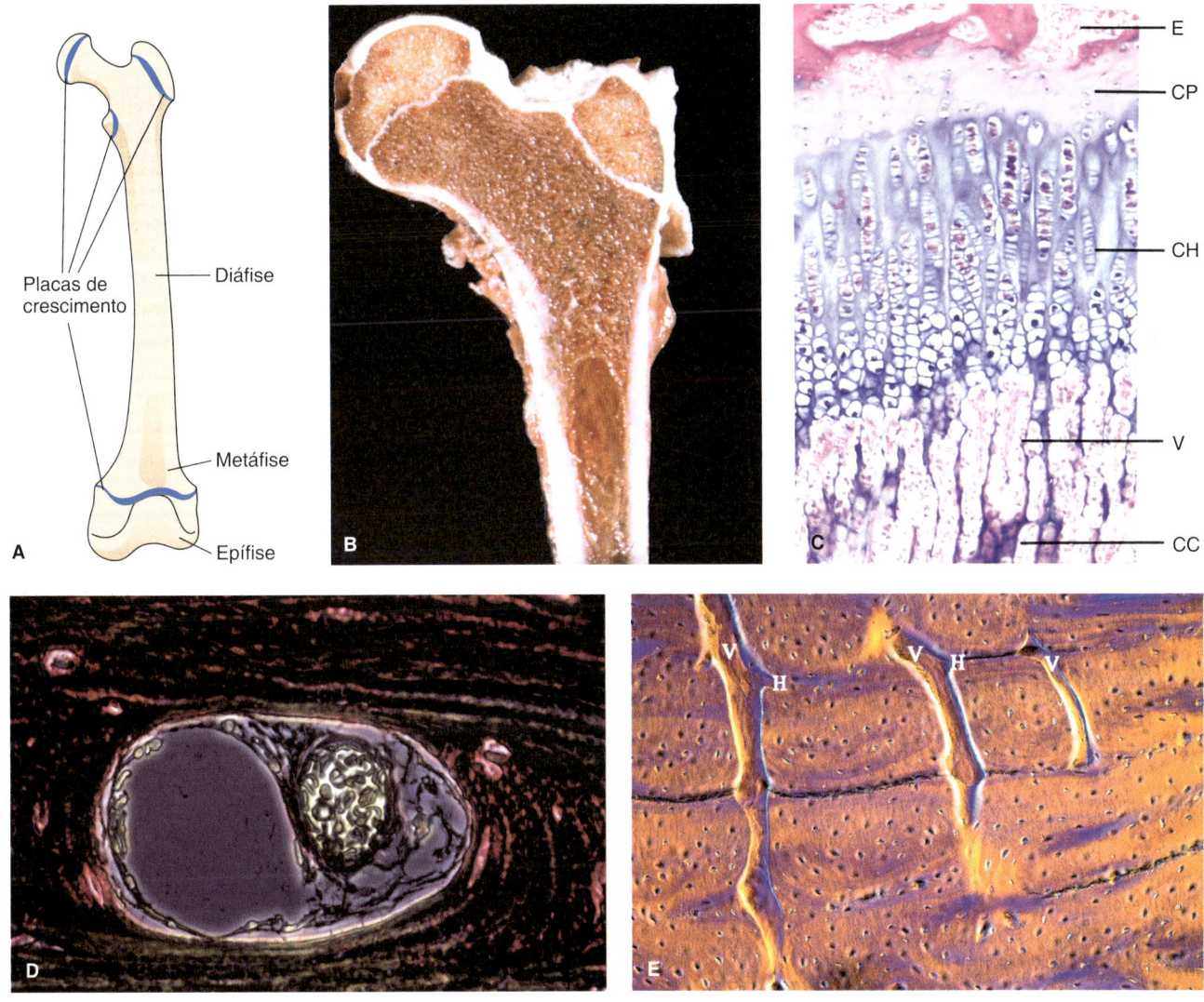

Figura 49.2 • Anatomia dos ossos longos. **A.** Diagrama do fêmur ilustrando os diversos compartimentos. **B.** O corte coronal do fêmur proximal ilustra as diversas partes anatômicas de um osso longo. A epífise da cabeça femoral e a apófise do trocânter maior são separadas da metáfise por suas respectivas placas de crescimento. O córtex e a cavidade medular são bem visualizados. A cavidade medular contém osso esponjoso até o estreitamento da metáfise na diáfise (eixo) do osso, ponto no qual a cavidade medular é completamente desprovida de osso e preenchida com medula. **C.** Corte da epífise com uma zona de células cartilagíneas em proliferação. Abaixo desta zona, as células cartilagíneas hipertróficas estão dispostas em colunas. Na parte inferior, a matriz calcificada é invadida por vasos sanguíneos. **D.** O canal de Havers apresenta uma vênula (vaso mais amplo com paredes finas à esquerda) e uma arteríola (vaso estreito com paredes mais espessas à direita). **E.** Canais de Volkmann. Existem três canais de Volkmann visíveis, paralelos entre si e perpendiculares ao córtex. As aberturas de dois destes canais também estão visíveis. CC, cartilagem calcificada; E, epífise; CH, cartilagem hipertrófica; CP, cartilagem proliferativa; V, invasão vascular. Fonte: Rubin R., Strayer D. S. (Eds.) (2015). *Rubin's pathology: Clinicopathologic foundations of medicine* (7. ed., p. 1308). Philadelphia, PA: Lippincott Williams & Wilkins.

zona das células cartilagíneas aumentadas e maduras, a parte mais fraca da placa de crescimento. Os vasos sanguíneos que nutrem as epífises passam pelas placas de crescimento e são afetados quando a placa de crescimento se separa, evento que pode causar a interrupção do crescimento e provocar o encurtamento do membro. A placa de crescimento também é sensível às alterações nutricionais e metabólicas. O escorbuto (*i. e.*, deficiência de vitamina C) compromete a formação da matriz orgânica dos ossos, causando retardo no crescimento nas placas epifisárias e diminuição do crescimento das diáfises. No raquitismo (*i. e.*, deficiência de vitamina D), ocorre o comprometimento da calcificação do osso recentemente desenvolvido na porção metafisária da placa de crescimento. O hormônio tireóideo, o fator de crescimento semelhante à insulina e a insulina são necessários para um crescimento normal. As alterações nestes e em outros hormônios também podem afetar o crescimento. Alguns anos após o início da puberdade, as placas epifisárias dos ossos longos se tornam menos responsivas aos hormônios e, em seguida, totalmente não responsivas.[2] Em geral, o final do crescimento ósseo das pessoas ocorre aproximadamente aos 20 anos, conforme as placas epifisárias se fecham. Entretanto, alguns ossos permanecem responsivos aos hormônios e continuam a crescer. Exemplos incluem o crânio, os dedos, os pés e a mandíbula.[2]

O crescimento no diâmetro dos ossos ocorre à medida que osso novo é adicionado à superfície externa do osso existente, acompanhado pela reabsorção do osso na superfície endosteal ou interna. Esse crescimento opositivo possibilita o alargamento da cavidade medular, ao mesmo tempo que evita que o córtex se torne muito espesso e pesado. Desta maneira, o formato do osso é mantido. À medida que o diâmetro do osso aumenta, anéis concêntricos são adicionados à superfície do osso, à semelhança dos anéis adicionados ao tronco de uma árvore. Esses anéis formam a estrutura lamelar do osso maduro. Os osteócitos, que se desenvolvem a partir dos osteoblastos, ficam encerrados nos anéis. Ocorre a formação dos canais de Havers à medida que os vasos periosteais situados no eixo longo se tornam circundados por osso.[3]

Alterações durante os períodos normais de crescimento

Lactentes e crianças passam por alterações no tônus muscular e na movimentação articular durante o crescimento e o desenvolvimento. Desvio medial dos artelhos, desvio lateral dos artelhos, deformidade em valgo e deformidade em varo ocorrem com frequência na infância.[4] Normalmente, esses quadros causam poucos problemas e são corrigidos durante os processos normais do crescimento. Pode haver contraturas fisiológicas em flexão do quadril, que tende a apresentar rotação externa, e direcionamento lateral das patelas, enquanto os pés aparentam estar direcionados à frente em razão da força de tração interna da tíbia. Durante o 1º ano de vida, os membros inferiores começam a endireitar enquanto se preparam para o caminhar. As rotações internas e externas se igualam e os quadris se estendem.

A avaliação musculoesquelética do recém-nascido é importante para identificar anormalidades que necessitam de intervenção precoce, facilitar o tratamento, estabelecer as bases para referências futuras e orientar e aconselhar os pais.[5,6] Existem muitos desvios clínicos que são facilmente corrigidos no recém-nascido e outros que são corrigidos espontaneamente, à medida que a criança cresce.

Conceitos fundamentais

Distúrbios esqueléticos do desenvolvimento

- Muitos distúrbios do início da infância são causados pelo posicionamento intrauterino e se resolvem com o desenrolar do crescimento da criança
- Os distúrbios nutricionais e metabólicos podem comprometer a formação da matriz orgânica do osso, causando retardo do crescimento na placa epifisária.

Deformidades com torção

Todos os lactentes e crianças até 3 anos apresentam lassidão dos ligamentos, que se tornam mais firmes com a idade e após assumirem a postura com o apoio do peso. A hipermobilidade que acompanha a lassidão articular, acoplada às forças de torção (*i. e.*, de rotação) exercidas sobre os membros durante o crescimento, é responsável por muitas variações observadas em crianças pequenas. As forças de torção causadas pelo posicionamento intrauterino e com os padrões de posicionamento ao dormir e sentar causam a rotação dos ossos em crescimento e podem produzir deformidades, à medida que a criança cresce e se desenvolve.

Em lactentes, o fêmur normalmente está rotacionado em uma posição de anteversão, com a cabeça e o colo femorais rotacionados anteriormente em relação aos côndilos femorais. A anteversão femoral (*i. e.*, rotação medial) diminui de cerca de 40° ao nascimento para algo em torno de 15° na maturidade (Figura 49.3). A tíbia normal está rotacionada na direção externa, em aproximadamente 5° ao nascimento e 15° na maturidade. As anormalidades envolvendo torção costumam apresentar tendência familiar.[5]

O ângulo de progressão dos pés descreve o ângulo entre o eixo dos pés e a linha de progressão.[4,5] É determinado observando-se a criança caminhar e correr, embora seja menos passível de observação quando a criança está correndo ou com os pés descalços. A Figura 49.4 ilustra a posição dos pés nos desvios medial e lateral dos artelhos, bem como a linha de progressão, quando uma criança está caminhando.

Desvio medial dos artelhos. O desvio medial dos artelhos (*i. e.*, adução metatársica) é a deformidade dos pés congênita mais comum, com uma incidência de aproximadamente 1 a cada 1.000 a 2.000 nascimentos vivos.[5] A condição algumas vezes é denominada "pé de pombo". O antepé em geral apresenta adução, o que lhe proporciona um aspecto com formato de rim, enquanto o retropé é normal[6] (Figura 49.5). Pode ser causada por uma torção no pé, nas pernas ou em todo o membro. O desvio medial dos artelhos em razão da adução do antepé (*i. e.*, adução metatársica congênita) em geral resulta da posição fetal mantida no útero. Pode ocorrer em um dos

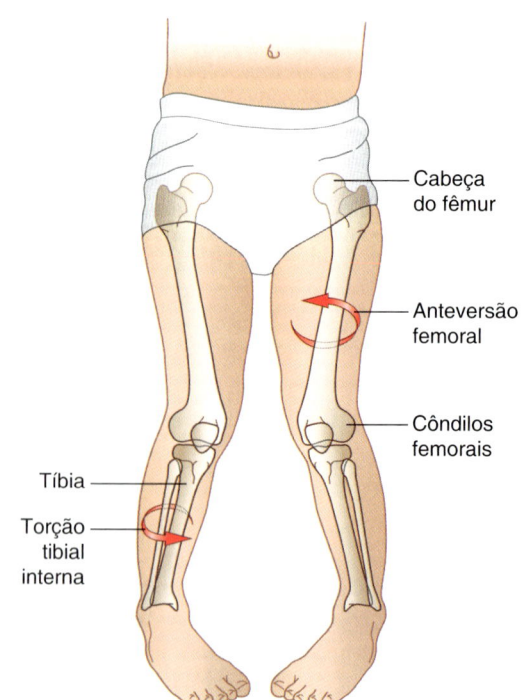

Figura 49.3 • Anteversão femoral e rotação tibial interna. A anteversão femoral normalmente diminui, de cerca de 40° ao nascimento para 15° na maturidade, enquanto a rotação tibial interna muda de 5° ao nascimento para 15° na maturidade.

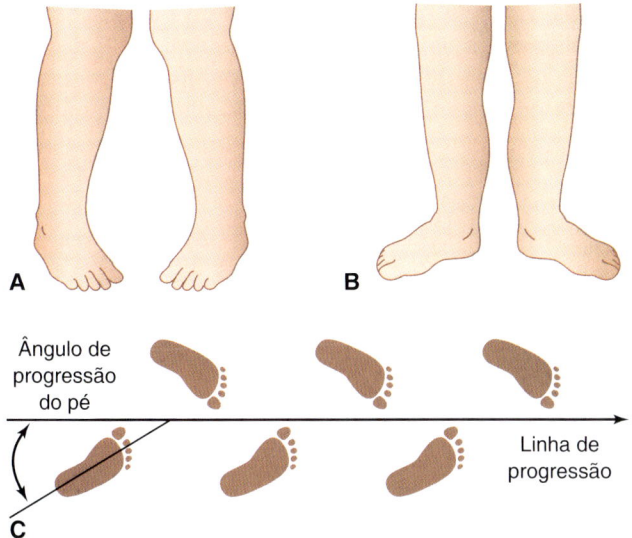

Figura 49.4 • **A.** Desvio medial dos artelhos. **B.** Desvio lateral dos artelhos. **C.** Os desvios medial e lateral dos artelhos podem ser determinados observando a criança caminhar e comparando o eixo longo do pé à direção na qual a criança caminha. Se o pé estiver direcionado para dentro, o ângulo é negativo e indica desvio medial dos artelhos; se for positivo, é indicativo de desvio lateral dos artelhos.

Desvio lateral dos artelhos. O desvio lateral dos artelhos (pé torto), um problema comum em crianças, é causado pela torção femoral externa. É menos frequente que o desvio medial dos artelhos e algumas vezes ocorre com o calcâneo valgo e o pé plano valgo.[5] Verifica-se quando o fêmur pode ser rotacionado externamente até cerca de 90°, mas internamente somente até uma posição neutra ou discretamente além desta. Como a torção femoral persiste quando a criança tem o hábito de dormir em decúbito ventral, também pode haver desenvolvimento de torção tibial externa, situação em que os pés apontam para a lateral da linha média do plano medial. São raros os casos em que a torção tibial externa causa desvio lateral dos artelhos; ela somente intensifica a condição. O desvio lateral dos artelhos normalmente é corrigido de modo espontâneo, à medida que a criança adquire mais experiência com as caminhadas. Ocasionalmente, utiliza-se uma tala noturna.

Torção tibial. É determinada medindo-se o ângulo coxa-pé, com o tornozelo e o joelho posicionados em 90°. Nessa posição, o pé normalmente rotaciona na direção lateral. A *torção tibial interna* (*i. e.*, curvatura da tíbia) é uma rotação da tíbia que faz com que o pé aparente esteja direcionado para dentro (ver Figura 49.3). Trata-se da causa mais comum de desvio medial dos artelhos em crianças com menos de 2 anos de idade. Está presente ao nascimento e pode não se resolver por si própria se a criança dormir sobre os seus joelhos com os pés virados para dentro, ou sentar-se com os pés virados para dentro.[5] Acredita-se que a condição seja causada por fatores genéticos e compressão intrauterina, como a falta de dilatação uterina durante uma primeira gravidez ou o espaço intrauterino limitado com fetos gêmeos ou múltiplos. A torção tibial em geral melhora naturalmente com o crescimento, mas isso pode demorar muitos anos.

A *torção tibial externa*, um distúrbio muito menos comum, está associada ao pé calcaneovalgo e é causada por uma variação normal do posicionamento intrauterino ou por um distúrbio neuromuscular. A condição é caracterizada por um ângulo coxa-pé anormalmente positivo, de 30 a 50°.[5] A apresentação é corrigida naturalmente, e o tratamento é de observação. A melhora significativa surge durante o 1º ano, com o início da deambulação, e normalmente está concluída aos 2 a 3 anos de idade.[5] O adulto normal apresenta cerca de 20° de torção tibial.

ou em ambos os pés. Os métodos diagnósticos incluem o exame do aspecto plantar do pé, com a observação do formato geral do pé e da presença ou ausência de um arco.[6] A presença de uma crista de pele indica uma deformidade congênita (Figura 49.5). A adução metatársica é graduada de acordo com a flexibilidade do pé durante a aplicação de pressão ao antepé medial. A alteração é definida como graus I, II ou III. O grau I é uma deformidade flexível, que pode ser manipulada passivamente até uma posição reta e não necessita de tratamento. A deformidade grau II pode ser corrigida somente até uma borda reta lateral, e a grau III é mais rígida e pode exigir tratamento adicional.[6] O tratamento consiste na aplicação seriada de gessos ou órteses ao longo das pernas, empurrando os metatarsos (não o retropé) em abdução; costuma ser necessário na condição de uma deformidade fixa (rígida; i. e., uma situação na qual o antepé não pode ser manipulado passivamente até uma posição reta).[6]

Torção femoral. Refere-se a variações anormais na rotação dos quadris. A rotação do quadril é determinada no nível pélvico, com a criança em decúbito ventral e os joelhos flexionados em um ângulo de 90°. Nessa posição, o quadril encontra-se na posição neutra. A rotação da perna para fora produz a rotação femoral interna ou medial, e, para dentro, uma rotação externa ou lateral. Durante a determinação da rotação do quadril, possibilita-se que as pernas fiquem pendentes até a rotação interna total apenas com a gravidade; a rotação lateral é determinada possibilitando que as pernas fiquem pendentes para dentro e se cruzem. A rotação do quadril na flexão e na extensão também pode ser medida com tomografia

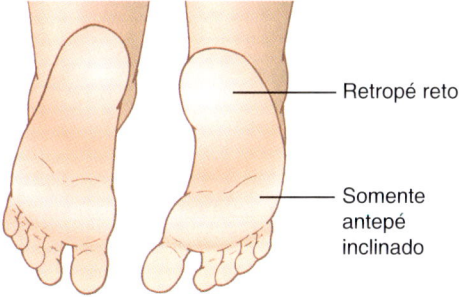

Figura 49.5 • Formato dos pés. O pé esquerdo é normal, enquanto o pé direito apresenta adução metatársica.

Compreenda | Remodelamento ósseo

O remodelamento ósseo constitui um processo de manutenção do esqueleto após a conclusão do crescimento esquelético. A compreensão a respeito desse fenômeno avançou de maneira significativa, por estar relacionado com a correspondência entre reabsorção e formação óssea.

Ciclo do remodelamento ósseo

O osso maduro é composto por unidades denominadas *ósteons*, nas quais as lamelas (camadas ósseas) concêntricas circundam um canal de Havers central. O remodelamento ósseo é formado por uma sequência de reabsorção óssea dentro de um ósteon realizada pelos osteoclastos, seguida pela formação de um osso novo pelos osteoblastos. No adulto, a duração de uma sequência (*i. e.*, reabsorção e formação ósseas) é de cerca de 4 meses. Idealmente, o osso substituído deve ser igual ao osso reabsorvido; caso contrário, há perda óssea líquida. Por exemplo, em idosos a reabsorção e a formação óssea deixam de apresentar uma correspondência perfeita, e ocorre perda de massa óssea.

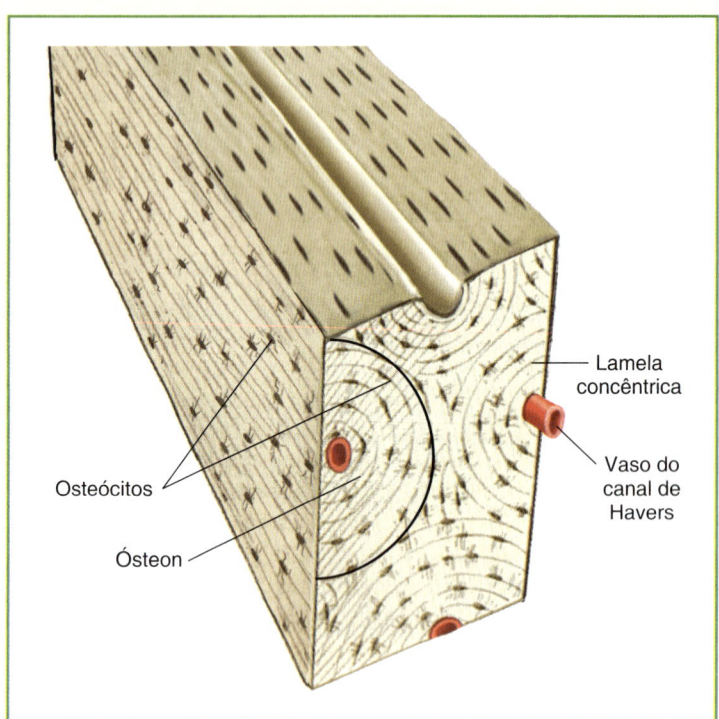

Reabsorção óssea

Os osteoclastos, células de reabsorção óssea derivadas de precursores de monócitos e macrófagos, estão envolvidos no início da remodelação óssea. A sequência de reabsorção e formação ósseas é ativada por muitos estímulos, incluindo a ação do paratormônio e da calcitonina. Tem início com a reabsorção osteoclástica do osso existente, durante a qual os componentes orgânicos (matriz proteica) e inorgânicos (minerais) são removidos, criando um espaço no ósteon semelhante a um túnel. Os fatores solúveis liberados durante a reabsorção auxiliam no recrutamento dos osteoblastos até o local, relacionando, desse modo, a reabsorção à formação óssea.

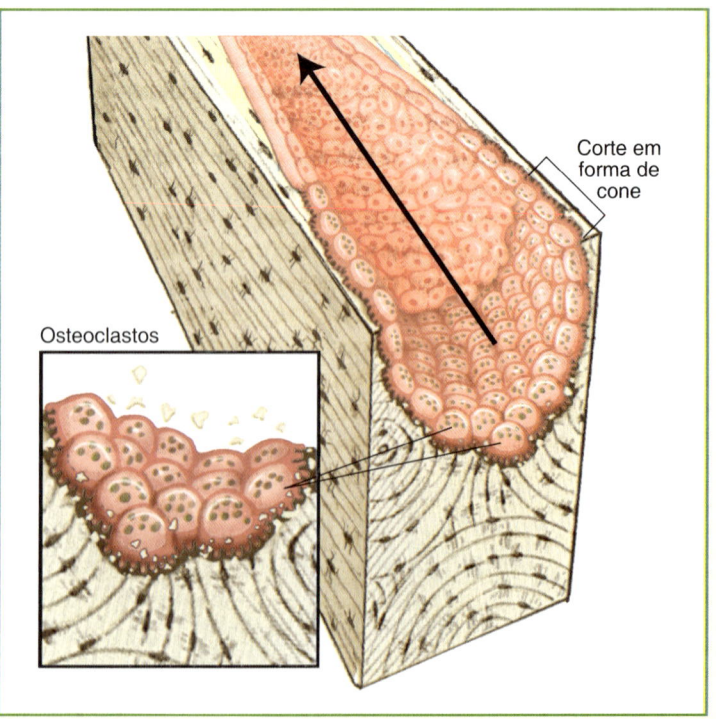

(*continua*)

> **Compreenda** Remodelamento ósseo (continuação)

Formação óssea

Após a interrupção da atividade osteoclástica, os osteoblastos começam a depositar a matriz orgânica (osteoide) sobre a parede do canal do ósteon. À medida que sucessivas lamelas de osso vão sendo depositadas, o canal enfim alcança as proporções relativas do ósteon original. Na formação e na manutenção do osso, os osteoblastos proporcionam uma grande parte do controle local, não somente por produzirem a nova matriz óssea, mas também por desempenharem um papel essencial na mediação da atividade osteoclástica. Muitos estimuladores primários da reabsorção óssea, como o paratormônio, apresentam efeitos diretos mínimos ou nenhum efeito sobre os osteoclastos. Depois que o sinal apropriado é recebido pelo osteoblasto, que contém receptores para essas substâncias, ele secreta um mediador solúvel denominado ligante do receptor ativador de fator nuclear kappa-B (*RANKL*), que induz a atividade osteoclástica.

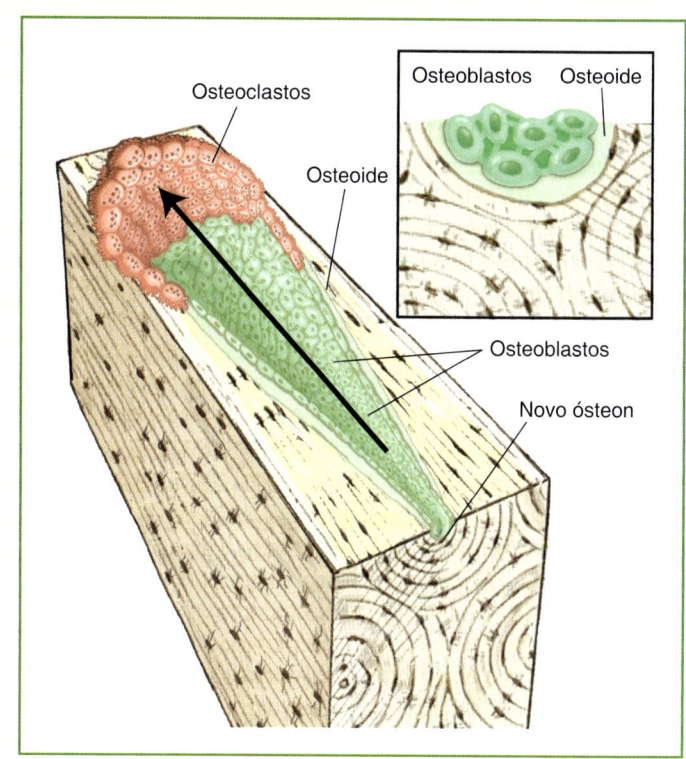

Controle do metabolismo e do remodelamento ósseos

A via central que relaciona a reabsorção óssea mediada pelos osteoclastos à formação óssea mediada pelos osteoblastos é composta por um sistema parácrino, incluindo o RANKL, seu receptor RANK, e uma proteína solúvel denominada *osteoprotegerina* (OPG). O RANKL é produzido pelos osteoblastos e por seus precursores, liga-se ao RANK e promove a diferenciação e a proliferação dos osteoclastos. A molécula solúvel de OPG, produzida por muitos tecidos, atua como *decoy receptor* que bloqueia a ação do RANKL. Esse sistema assegura a estreita correspondência entre formação e reabsorção óssea, proporcionando aos diversos mediadores biológicos (p. ex., hormônios, citocinas, fatores de crescimento) um meio de influenciar a homeostase do osso.

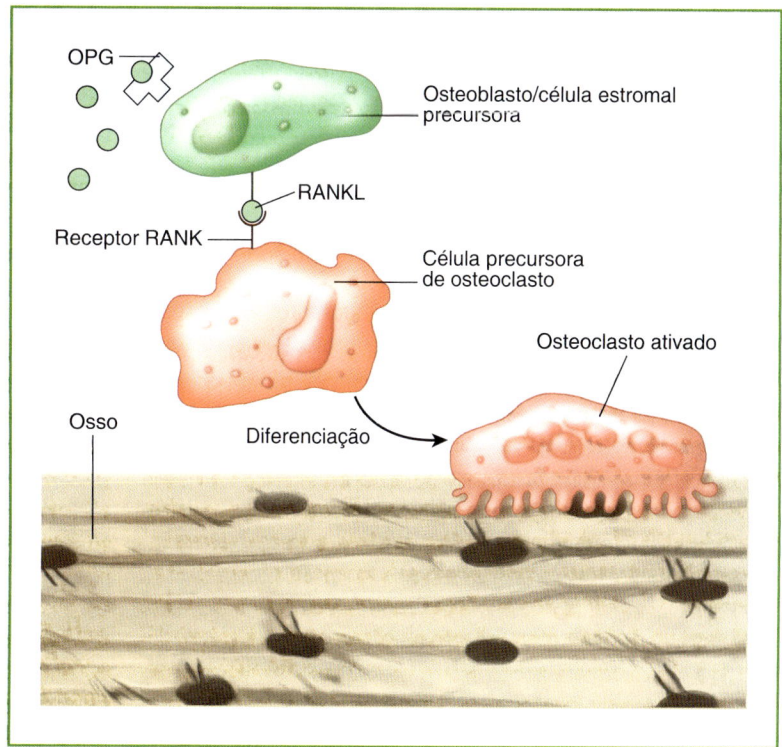

computadorizada (TC). Com 1 ano de idade, normalmente há cerca de 45° de rotação interna e 45° de rotação externa.

A *torção femoral interna*, também denominada *anteversão femoral* (ver Figura 49.3), é uma variação normal comumente observada durante os primeiros 6 anos de vida, em especial em meninas de 3 e 4 anos de idade.[6] O ponto característico é a presença de 80 a 90° de rotação interna do quadril em decúbito ventral. Acredita-se que a condição esteja relacionada com o aumento da lassidão da cápsula anterior do quadril, de modo que ele não proporciona a pressão estável necessária para corrigir a anteversão que está presente ao nascimento. As crianças sentem mais conforto ao se sentarem na posição em "W", com os quadris entre seus joelhos. Acredita-se que essa posição possibilite que a perna atue como uma alavanca, produzindo alterações de torção no fêmur. Quando a criança se levanta, os joelhos viram para dentro e os pés aparentam estar apontando para a frente. Quando a criança anda, os joelhos e os artelhos estão apontados para dentro. Crianças portadoras desse problema são encorajadas a se sentar com as pernas cruzadas ou na assim denominada *posição de índio*. Se não tratada, as tíbias compensam a condição tornando-se rotacionadas na direção externa, de modo que, aos 8 a 12 anos de idade, os joelhos podem virar para dentro, mas os pés não realizam mais esse movimento. A possível consequência disso é um alinhamento patelofemoral inadequado, com subluxação patelar ou deslocamento e dor.[6] Pode ser realizada uma osteotomia derrotacional nos casos graves ou se houver incapacidade funcional.

A *torção femoral externa* é um distúrbio incomum, caracterizado pela rotação externa excessiva do quadril. A torção externa bilateral normalmente é uma condição benigna, cujo tratamento é de observação. Quando o distúrbio é unilateral, deve-se afastar a presença de deslizamento das epífises das cabeças femorais.

Deformidade em varo e deformidade em valgo

A *deformidade em varo*, ou *genu varum*, é uma curvatura dos joelhos para fora, superior a 2,5 cm, quando os maléolos mediais dos tornozelos se tocam (Figura 49.6). À medida que as crianças crescem, o alinhamento dos membros inferiores normalmente segue um padrão previsível (Figura 49.7). A maior parte dos lactentes e das crianças apresenta algum grau de curvatura das pernas até os 18 meses de idade. Na presença de uma grande separação entre os joelhos (> 15°) após os 2 anos de idade, a criança pode necessitar de órteses. A criança também deve ser avaliada em relação a doenças como raquitismo ou tíbia vara[6] (Figura 49.8).

A deformidade em valgo, ou *genu valgum*, é uma alteração na qual há diminuição no espaço entre os tornozelos (Figura 49.6). Os maléolos mediais nos tornozelos não se tocam quando os joelhos estão se tocando. A deformidade em valgo se desenvolve gradualmente, após os 24 meses de idade, e é mais aparente entre 3 e 4 anos de idade. A condição normalmente resulta da lassidão dos ligamentos colaterais mediais do joelho. A obesidade também está associada ao desenvolvimento da deformidade em valgo e está se tornando quase epidêmica nos EUA.[7] Aos 7 anos de idade, o membro inferior apresenta uma deformidade

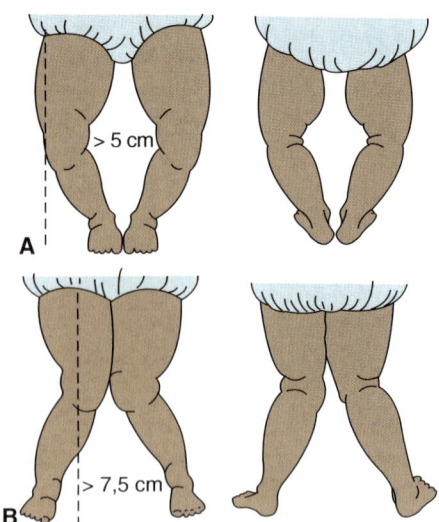

Figura 49.6 • **A.** Deformidade em varo. **B.** Deformidade em valgo. Fonte: Silbert-Flagg J., Pillitteri A. (2018). *Maternal and child health nursing: Care of the childbearing and child rearing family* (8. ed., Fig. 51.9, p. 1444). Philadelphia, PA: Lippincott Williams & Wilkins.

discreta, que posteriormente apresenta muito pouca alteração. A deformidade em valgo pode ser ignorada até os 7 anos de idade, exceto se for um ângulo maior, unilateral, ou estiver associada à estatura baixa. A resolução costuma ser espontânea e raramente exige tratamento. Havendo persistência da deformidade em varo ou valgo sem correção, é possível que se desenvolva osteoartrite na fase adulta, como resultado do estresse intra-articular anormal. Existe um novo tratamento cirúrgico para ambos os quadris, que inclui o uso de placas com bandagens de tensão extraepifisárias para manipulação do ângulo da placa de crescimento.[8] A deformidade em varo pode causar alteração da marcha e aumentar o risco de entorses e fraturas. A deformidade em valgo não corrigida pode causar subluxação e deslocamento patelar recidivante, com predisposição à condromalácia, dor articular e fadiga. Portanto, novos desafios, como a obesidade, devem se tornar um resultado prioritário do tratamento na ortopedia pediátrica.[7,9]

Pé chato

O pé chato (*i. e.*, pés planos) é uma deformidade caracterizada pela ausência do arco longitudinal do pé. Os lactentes normalmente têm pé maior e com mais tecido adiposo que os adultos. Os depósitos de gordura, comumente acentuados pelos músculos maleáveis nas crianças pequenas, conferem o aspecto de repleção que muitas vezes é confundido com pé chato.[10,11] Até que o desenvolvimento do arco longitudinal ocorra, por volta dos 2 anos de idade, a maior parte das crianças parece ter pé chato. O verdadeiro critério para o pé chato reside no fato de que, com o apoio do peso, o tálus aponta medialmente e para baixo, de modo que o calcanhar está evertido e o antepé invertido.

Obesidade, lassidão ligamentar (com uma relação genética) e uso de calçados sem apoio ao longo do tempo são outras possíveis etiologias do pé plano.[10,11] Crianças com sobrepeso apresentam altura do arco plantar mais baixa, em razão de o peso corporal excessivo impor uma pressão maior sobre seus pés.[10,11]

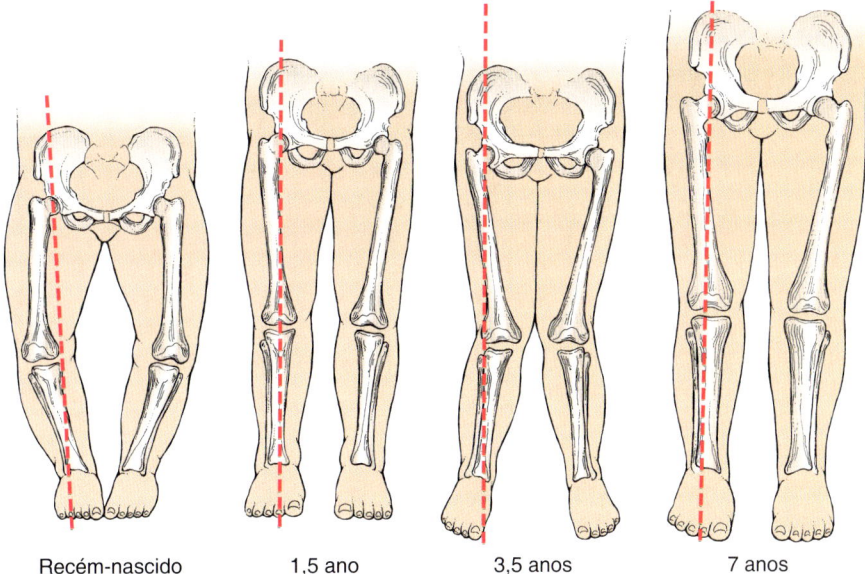

Figura 49.7 • O alinhamento dos membros inferiores segue um padrão previsível. Os lactentes tipicamente apresentam uma curvatura vara sutil ao longo do fêmur e da tíbia. Aos 18 a 24 meses, as pernas estão quase retas, com um eixo mecânico neutro. A deformidade em valgo se desenvolve gradualmente e é mais aparente entre os 3 e 4 anos de idade. Aos 7 anos de idade, a perna apresenta deformidade em valgo discreta e, posteriormente, há muito pouca alteração. A deformidade em varo não deve recidivar, e a deformidade em valgo não deve aumentar. Fonte: Morissy R. T., Weinstein S. L. (Eds.) (2006). *Lovell & Winter's pediatric orthopaedics* (6. ed.). Philadelphia, PA: Lippincott Williams & Wilkins.

Existem dois tipos de pé chato – flexível e rígido. A maior parte das crianças com pé chato flexível tem ligamentos frouxos, que possibilitam o encurvamento dos pés com o aumento do peso. Nesse tipo, o arco desaparece somente com o apoio do peso. Não é necessário nenhum tratamento especial para o pé chato flexível. Pessoas com pé chato flexível são menos propensas à dor e a lesões que aquelas com arcos normais ou altos. O pé chato rígido é fixo, sem um arco aparente em qualquer posição. É observado em conjunto com doenças neuromusculares como a paralisia cerebral.

No adulto, o tratamento do pé chato é conservador e direcionado ao alívio da fadiga e do desconforto. Calçados com apoio e do tamanho adequado, com suportes para o arco, podem ser úteis e evitar o estiramento excessivo dos ligamentos. A cirurgia pode ser realizada em casos de sintomas graves e persistentes.

Deformidades hereditárias e congênitas

As deformidades congênitas são anormalidades presentes ao nascimento. Quanto à gravidade, variam de deformidades leves dos membros, relativamente comuns, a malformações importantes dos membros, em geral raras. A anomalia mais comum dos artelhos ou dos dedos é a *polidactilia*, ou presença de um dígito extra na mão ou no pé. A macrodactilia ocorre quando um ou mais artelhos ou dedos são hipertrofiados e significativamente maiores que os artelhos ou dedos adjacentes.

Também pode haver uma membrana simples ao redor dos dedos ou artelhos (sindactilia) ou a ausência de um osso, como uma falange, costela ou clavícula. Contraturas e deslocamentos articulares produzem deformidades mais graves, assim como a ausência de ossos, articulações ou membros inteiros. A cirurgia é realizada para promover alívio dos sintomas funcionais, como dor ou dificuldade com os tamanhos dos sapatos. O objetivo cosmético é alterar o aspecto grosseiro da mão ou do pé e alcançar um tamanho semelhante ao do membro oposto.

As deformidades congênitas são causadas por muitos fatores, alguns desconhecidos. Esses fatores incluem influências hereditárias, agentes externos que lesionam o feto (p. ex., radiação, álcool e medicamentos como a talidomida — prescrita para gestantes com enjoo matinal na década de 1960

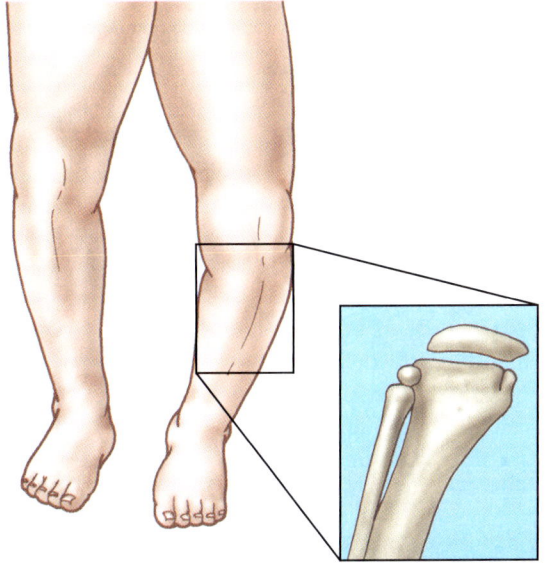

Figura 49.8 • A deformidade com rotação da tíbia proximal, especialmente quando unilateral, sugere tíbia vara (doença de Blount).

— além dos vírus) e fatores ambientais intrauterinos. Muitos componentes da matriz orgânica do osso foram identificados apenas recentemente, tendo-se observado que suas interações são mais complexas do que a princípio se acreditava. Os distúrbios das mãos e dos pés associados às anormalidades na matriz óssea incluem aqueles envolvendo deficiência na síntese de colágeno e diminuição da massa óssea.[12]

Osteogênese imperfeita

A osteogênese imperfeita (OI) é uma doença hereditária caracterizada por um defeito na síntese de colágeno tipo I[13,14] (Figura 49.9). Trata-se de uma das doenças ósseas hereditárias mais comuns, com uma estimativa de 20.000 a 50.000 pessoas com OI, nos EUA.[13] Normalmente transmitida como um traço autossômico dominante, entretanto, há casos em que o tipo III da OI, associado a uma maior deformação progressiva e a diversas alterações de risco à vida, ainda que raramente, é herdado como traço autossômico recessivo.[14]

Os problemas são causados por mutações nos genes ligados ao colágeno tipo I, as quais impactam o desenvolvimento de ossos, articulações, orelhas, ligamentos, dentes, escleras e pele.[14] Esses genes são *COL1A1* e *COL1A2*, que codificam as cadeias alfa$_1$ e alfa$_2$ do pró-colágeno tipo I.[14] Estão localizados nos cromossomos 17 e 7, e causam diferentes alterações estruturais e clínicas nos tipos de OI.

Manifestações clínicas. As manifestações clínicas da OI incluem um espectro de distúrbios marcados por fragilidade esquelética extrema. Foram identificados quatro subtipos principais do distúrbio, cada um com suas manifestações específicas[14] (Tabela 49.1).

O distúrbio se caracteriza por ossos finos e com desenvolvimento inadequado, propensos a múltiplas fraturas. As crianças afetadas têm membros curtos e um crânio macio e fino, com proeminências bifrontais que conferem um aspecto triangular à face. Outros problemas associados aos defeitos na síntese do tecido conjuntivo incluem ossos vormianos no crânio, pele fina, esclera azul ou cinza, desenvolvimento dentário anormal, músculos hipotônicos, articulações frouxas e escoliose.[15] É comum haver perda auditiva em razão da otoesclerose dos pequenos ossos da orelha média, nos adultos afetados. As alterações mais sérias ocorrem com o tipo II. Fetos gravemente afetados apresentam múltiplas fraturas intrauterinas, bem como encurvamento e encurtamento dos membros. Muitas dessas crianças são natimortas ou morrem durante a infância.

Tratamento. Não existe tratamento definitivo para a correção da alteração na síntese de colágeno, característica da OI. Entretanto, foi demonstrado que os bisfosfonatos promovem aumento na largura do osso cortical e no volume do osso esponjoso, bem como na força e no conteúdo mineral dos ossos.[15] A prevenção e o tratamento das fraturas são importantes. É necessário um alinhamento preciso para prevenir deformidades. É comum haver não união, especialmente com fraturas repetidas. Com frequência, é necessária intervenção cirúrgica para estabilizar as fraturas e corrigir as deformidades.

Displasia do desenvolvimento do quadril

A displasia do desenvolvimento do quadril (DDQ), anteriormente denominada *deslocamento congênito do quadril*, é uma anormalidade no desenvolvimento que leva a um amplo

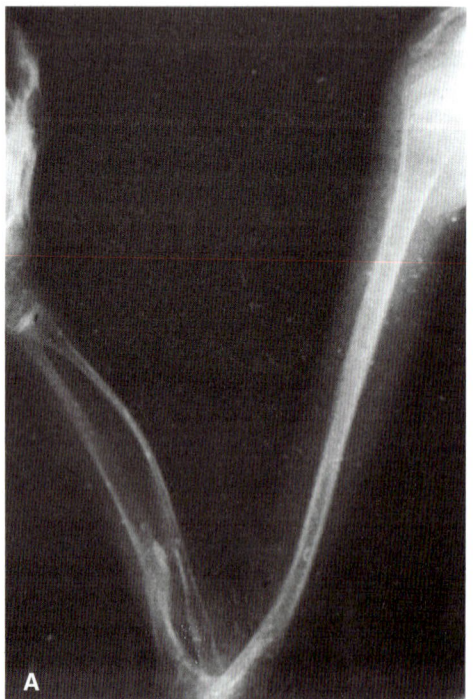
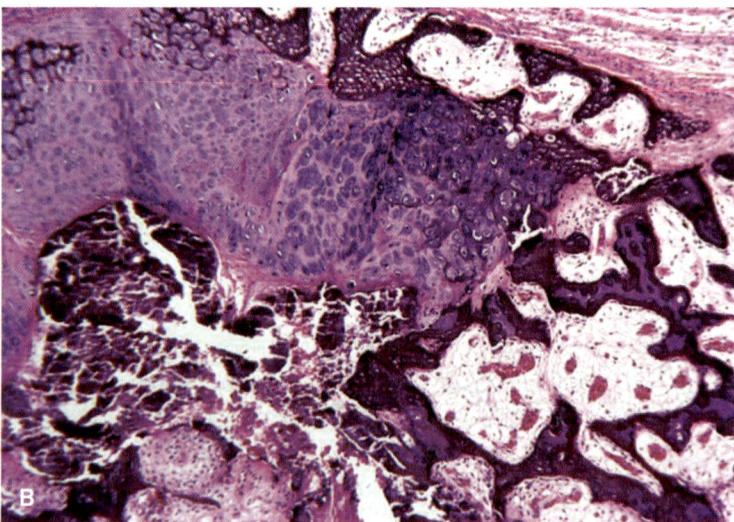

Figura 49.9 • Osteogênese imperfeita. **A.** Uma radiografia mostra o úmero e os ossos do antebraço finos. Existe um calo de fratura na ulna proximal. **B.** Uma fotomicrografia do calo de fratura com cartilagem proeminente na parte superior esquerda. O córtex é fino e composto por tecido ósseo hipercelular. Fonte: Rubin R., Strayer D. S. (Eds.) (2015). *Rubin's pathology: Clinicopathologic foundations of medicine* (7. ed., p. 1318). Philadelphia, PA: Lippincott Williams & Wilkins.

Tabela 49.1 Tipos de osteogênese imperfeita.

Tipo	Subtipo	Herança	Manifestações
I	Pós-nascimento – as manifestações são as mais leves entre os tipos de OI	Autossômica dominante	Múltiplas fraturas, esclera azul, problemas auditivos, possíveis problemas dentários
II	Perinatal – distúrbio letal, que termina com a morte precoce	Autossômica dominante	O lactente morre dentro de alguns dias ou é natimorto
III	Perinatal e pós-nascimento – as escleras são azuis ao nascimento e se tornam brancas logo depois, tipo mais progressivo e gravemente deformante	Normalmente autossômica dominante, mas pode ser recessiva	Múltiplas fraturas ósseas, retardo do crescimento, deformidades esqueléticas graves
IV	Pós-nascimento – as manifestações são semelhantes às do tipo I, com exceção das escleras, que são brancas	Autossômica dominante	Múltiplas fraturas, possíveis distúrbios dentários e auditivos; as escleras são normais
Outro tipo IV (V, VI, VII e VIII)	Características clínicas, genéticas e histológicas ósseas distintas	Tanto autossômica dominante quanto recessiva	Tipo IV heterogêneo

Fonte: Rubin R., Strayer D. S. (Eds.) (2015). *Rubin's pathology: Clinicopathologic foundations of medicine* (7. ed., pp. 1318-1319). Philadelphia, PA: Lippincott Williams & Wilkins.

espectro de problemas de quadril em lactentes e crianças, incluindo instabilidade, malformação, subluxação ou luxação completa.[16] Nos casos menos graves, a articulação do quadril pode ser instável, com lassidão excessiva da cápsula articular, ou apresentar subluxação, de modo que as superfícies articulares estão separadas e há deslocamento parcial (Figura 49.10). Com a luxação do quadril, a cabeça do fêmur está localizada fora do acetábulo.

Os resultados dos programas de triagem de recém-nascidos revelaram que, a cada 100 lactentes, um apresenta alguma evidência de instabilidade dos quadris, enquanto a luxação de quadril é observada a uma razão de 1 em 1.000 nascimentos vivos.[10] O quadril esquerdo está mais frequentemente envolvido que o direito, em consequência do posicionamento intrauterino occipital esquerdo da maior parte dos lactentes.[10] O distúrbio é mais comum em crianças primogênitas, com uma frequência 6 vezes maior em lactentes do sexo feminino.[16]

Etiologia. A causa da DDQ é multifatorial, com fatores hereditários, ambientais e mecânicos desempenhando um papel. Há uma relação entre o histórico familiar positivo e a lassidão generalizada dos ligamentos. Acredita-se que o aumento da frequência nas meninas resulte da sua suscetibilidade aos estrogênios maternos e a outros hormônios associados ao relaxamento pélvico. A luxação também pode resultar de fatores ambientais, como posicionamento fetal, útero apertado que impede o movimento fetal e parto em apresentação pélvica. A presença de outras anormalidades congênitas está associada a um aumento na incidência de DDQ. Assim, os quadris de crianças que apresentam anormalidades congênitas devem ser cuidadosamente examinados.

Diagnóstico. O diagnóstico precoce da DDQ é importante, porque o tratamento é mais fácil e mais eficaz se iniciado durante os primeiros 6 meses de vida.[16] Além disso, luxações repetidas causam lesão da cabeça femoral e do acetábulo. Não há um método unanimemente aceito para o diagnóstico do DDQ durante o período de recém-nascido. Contudo, existem evidências de que a ultrassonografia é mais eficaz durante o 1º mês de vida para a triagem de problemas nas articulações do quadril.[17] Entretanto, a U.S. Preventive Services Task Force (USPSTF) declara que 90% das anormalidades de quadril identificadas por ultrassonografia apresentam resolução espontânea.[17] O exame clínico dos quadris é recomendado ao nascimento e a cada poucos meses durante o 1º ano de vida.[17] Pesquisas relatam que 60 a 80% das deformidades de quadril identificadas em crianças a partir do exame clínico apresentam resolução espontânea.[16] Na presença de uma anormalidade, devem ser realizados exames clínicos de acompanhamento. Em lactentes, os sinais de DDQ incluem assimetria do quadril ou das dobras dos glúteos, encurtamento da coxa de tal modo que um joelho (no lado afetado) é mais alto que no outro quadril e abdução limitada do quadril afetado (Figura 49.11). A assimetria das dobras dos glúteos não é definitiva, mas indica a necessidade de avaliação adicional. Conforme a USPSTF, as evidências são insuficientes para recomendar a triagem de rotina de lactentes assintomáticos, como um meio de prevenir os resultados adversos.[16]

Diversas técnicas de exame podem ser utilizadas para triagem do quadril deslocável.[5,16,18] Duas manobras específicas

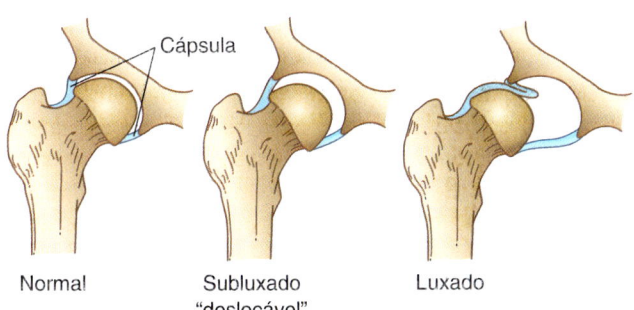

Figura 49.10 • Relação normal (**A**) e anormal da estrutura da articulação do quadril na subluxação (**B**) e na luxação (**C**).

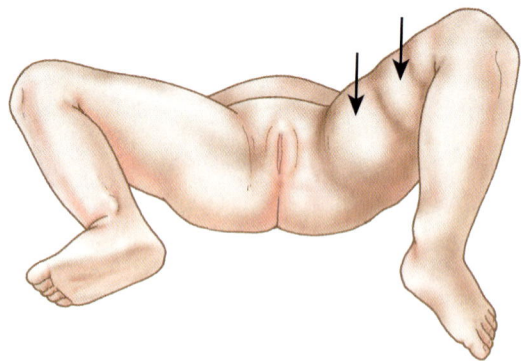

Figura 49.11 • Displasia congênita do quadril esquerdo, com encurtamento do fêmur, conforme indicada pelas pernas em abdução e pelas dobras do glúteo e da coxa assimétricas (setas).

para avaliar a estabilidade do quadril em recém-nascidos são a manobra de Ortolani (para a luxação redutível; Figura 49.12) e a manobra de Barlow (para o quadril deslocável; Figura 49.13).[5,16,18] A manobra de Barlow envolve uma tentativa manual de luxar e reduzir o quadril anormal, enquanto o lactente se encontra em decúbito dorsal, com ambos os joelhos flexionados. Com a aplicação de uma pressão cuidadosa para baixo nos joelhos, o joelho e a coxa são abduzidos manualmente, à medida que uma pressão ascendente e medial é aplicada na região proximal da coxa. Em lactentes com o distúrbio, a pressão inicial para baixo sobre o joelho produz luxação do quadril, um sinal de Barlow positivo. A esta se segue um clique palpável ou audível (i. e., sinal de Ortolani), conforme o quadril é reduzido e deslocado de volta para o acetábulo. A sensibilidade desses testes melhora significativamente com o uso de avaliadores treinados e experientes. O teste de Galeazzi é uma determinação do comprimento dos fêmures, realizada comparando-se a altura dos joelhos enquanto eles estão flexionados em 90°. Uma desigualdade na altura dos joelhos é um sinal de Galeazzi positivo, normalmente causado pela luxação do quadril ou por um encurtamento femoral congênito. Esse teste não tem utilidade na detecção do DDQ bilateral, uma vez que o comprimento de ambas as pernas será igual. Em uma criança maior, a instabilidade do quadril pode produzir retardo no posicionamento ortostático e na deambulação e, por fim, ocasionar uma marcha bamboleante característica. Quando os polegares estão posicionados sobre a crista ilíaca anterior e as mãos sobre a pelve lateral no exame, os níveis dos polegares não são iguais; a criança não consegue elevar o lado oposto da pelve (teste de Trendelenburg positivo).

O diagnóstico de DDQ é confirmado por ultrassonografia ou radiografia. A ultrassonografia é utilizada em lactentes com fatores de alto risco (p. ex., lactentes do sexo feminino nascidas em posição pélvica) ou com resultado anormal ao exame.[18,19] As radiografias de recém-nascidos com suspeita de DDQ são de valor limitado, porque as cabeças femorais não estão ossificadas antes dos 4 a 6 meses de idade. Após os 6 meses de idade, o aumento da ossificação do fêmur torna a ultrassonografia menos confiável, enquanto as radiografias são preferidas.

Tratamento. O tratamento de DDQ deve ser individualizado e depende da presença de subluxação ou luxação do quadril. A subluxação do quadril ao nascimento com frequência é resolvida sem tratamento e deve ser observada durante 2 semanas. Quando o quadro persiste além desse tempo, o tratamento pode ser indicado e recomenda-se o encaminhamento. Os melhores resultados são obtidos quando o tratamento é instituído antes que as alterações na estrutura do quadril (p. ex., 2 a 3 meses) impeçam a sua redução com manipulação cuidadosa ou dispositivos de abdução. O suspensório de Pavlik é utilizado em recém-nascidos (até 6 meses) para manter a cabeça femoral no acetábulo,[4] proporcionando à criança mais mobilidade, com a perna sendo lenta e suavemente posicionada em abdução. Lactentes apresentando luxação dos quadris decorrente de alterações anatômicas, bem como crianças de até 3 anos de idade que não apresentam desenvolvimento do soquete do acetábulo, necessitam de um tratamento mais agressivo, como

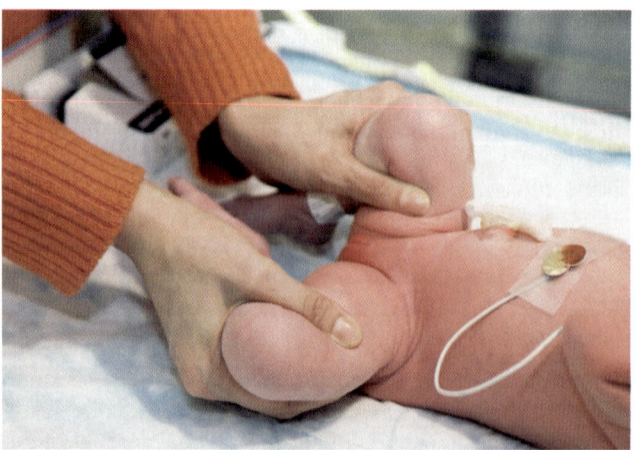

Figura 49.12 • Exame para DDQ. No recém-nascido, ambos os quadris podem ser igualmente flexionados, abduzidos e rotacionados externamente, sem produzir um "clique". O diagnóstico de luxação congênita do quadril pode ser confirmado pelo teste de "clique" de Ortolani. O quadril envolvido não pode ser tão abduzido quanto o quadril oposto, e ocorre um "clique" à redução do quadril. Fonte: Jensen S. (2015). *Nursing health assessment: A best practice approach* (2. ed., Fig. 26.9A, p. 836). Philadelphia, PA: Lippincott Williams & Wilkins.

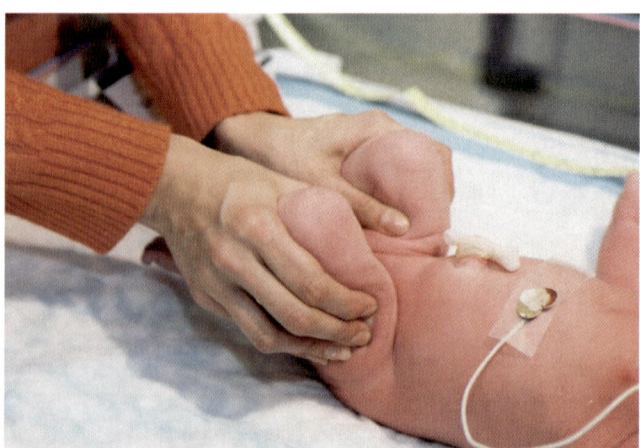

Figura 49.13 • Manobra de Barlow. Fonte: Jensen S. (2015). *Nursing health assessment: A best practice approach* (2. ed., Fig. 26.9, p. 836). Philadelphia, PA: Lippincott Williams & Wilkins.

redução aberta e reconstrução articular. O tratamento em qualquer idade inclui a redução da luxação e a imobilização das pernas em posição abduzida. A complicação mais séria de qualquer tratamento é a necrose avascular da cabeça femoral resultante da abdução forçada.[4] Isso ocorre com mais frequência como uma complicação da redução fechada ou aberta, em uma criança mais madura. Além disso, a hiperflexão tem o potencial de causar paralisia do nervo femoral. Para crianças com menos de 3 anos de idade, a tração da pele é empregada quando a redução é difícil. A esse tratamento, seguem-se diversos meses de imobilização com gesso do quadril, talas de gesso ou talas de abdução. Crianças maiores ou adultos com quadril luxável não reduzido podem necessitar de cirurgia, em consequência da lesão da superfície articular do quadril. Essas pessoas apresentam problemas consideráveis após a cirurgia, em decorrência das contraturas dos tecidos moles.

Pé torto congênito

O pé torto é uma das condições ortopédicas pediátricas mais comuns. Apresenta uma incidência aproximada de 1 a 2 casos em 1.000 nascimentos vivos, é bilateral em cerca de 50% dos casos e afeta principalmente os meninos.[20] Assim como o deslocamento congênito do quadril, sua ocorrência segue um padrão de herança multifatorial. O pé torto pode estar associado a anormalidades cromossômicas ou síndromes congênitas transmitidas segundo padrões de herança mendeliana (Figura 49.14). Entretanto, é mais comumente idiopático, sendo observado em lactentes normais, sem nenhuma anormalidade genética ou cromossômica nem outra causa extrínseca observada.

Na adução do antepé, responsável por cerca de 95% dos casos idiopáticos, o pé apresenta flexão plantar e está invertido. Este é denominado *tipo equinovaro*, no qual o pé se assemelha ao casco de cavalo. Os outros 5% dos casos são do tipo calcaneovalgo, ou pé torto reverso, no qual o pé está em dorsiflexão e evertido. O pé torto reverso pode ocorrer como uma condição isolada ou associado a vários defeitos congênitos. Ao nascimento, o pé de muitos lactentes assume uma dessas duas posições, mas pode ser sobrecorrigido passivamente ou levado até a posição oposta. Se o pé não puder ser sobrecorrigido, pode ser necessário algum tipo de correção.

O tratamento do pé torto tem início assim que o diagnóstico é obtido. Uma ferramenta de triagem do pé torto do tipo equinovaro refere-se ao protocolo de avaliação do pé torto, que também é útil no desenvolvimento de um plano de tratamento.[20] Quando o tratamento é iniciado durante as primeiras semanas de vida, um procedimento não cirúrgico pode ser efetivo. Manipulações e aplicações de gessos seriados são cuidadosamente utilizadas para corrigir cada componente da deformidade. Um método, denominado *método de Ponseti*, envolve o estiramento cuidadoso semanal e a manipulação dos ossos com alinhamento inadequado, seguidos pela aplicação de um gesso adequadamente moldado do comprimento da perna com o joelho mantido em ângulo reto.[20] O gesso mantém a correção e possibilita o relaxamento adicional das estruturas encurtadas em antecipação ao gesso da próxima semana. A correção da deformidade em geral é obtida dentro de 6 a 8 semanas. Com frequência, realizam-se o alongamento percutâneo do tendão calcâneo e a aplicação de um creme anestésico tópico, antes da colocação do gesso final, para possibilitar a correção completa da deformidade em equino. A correção é mantida pelo uso em tempo integral de uma tala de Denis Browne, durante 3 meses, e uso em tempo parcial (noturno e durante breves períodos de descanso), por aproximadamente 2 a 3 anos.[20] Pode ser necessária cirurgia para deformidades graves ou quando os métodos de tratamento não cirúrgicos fracassam.

Osteocondroses juvenis

O termo *osteocondroses juvenis* é utilizado para descrever um grupo de doenças infantis nas quais um ou mais centros de ossificação do crescimento passam por um período de degeneração, necrose ou inatividade, seguido de regeneração e deformidade usual. As osteocondroses são separadas em dois grupos, de acordo com as causas. O primeiro grupo é composto pelas osteocondroses osteonecróticas verdadeiras, assim denominadas porque as doenças são causadas pela osteonecrose localizada de um centro apofisário ou epifisário (p. ex., doença de Legg-Calvé-Perthes, doença de Freiberg, doença de Panner, doença de Kienböck). O segundo grupo de osteocondroses juvenis é causado por anormalidades na ossificação do tecido cartilaginoso resultantes de uma variação normal, geneticamente determinada, ou de traumatismo (p. ex., doença de Osgood-Schlatter, doença de Blount, doença de Sever, doença de Scheuermann). A discussão nesta seção tem por foco a doença de Legg-Calvé-Perthes do primeiro grupo e a doença de Osgood-Schlatter do segundo. O deslizamento da epífise da cabeça femoral é um distúrbio da placa de crescimento.

Doença de Legg-Calvé-Perthes

Doença osteonecrótica idiopática da epífise femoral proximal (da cabeça femoral).[21] Afeta 1 em 1.200 crianças, na maioria

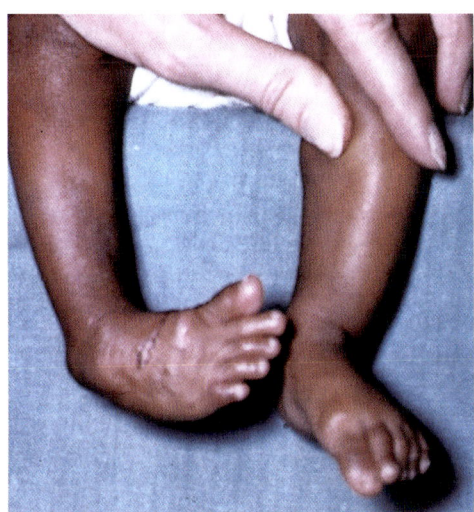

Figura 49.14 • Pé torto do lado direito. O pé está fletido para o lado, e o pé envolvido, a panturrilha e a perna são menores e mais curtos que os do lado normal. Um dos ou ambos os pés podem estar afetados. Essa condição não é dolorosa; contudo, se não tratada, haverá o desenvolvimento de desconforto e incapacidade significativos. O tratamento varia de órteses ou gessos até a cirurgia. Fonte: Jensen S. (2015). *Nursing health assessment: A best practice approach* (2. ed., Fig. 21.3, p. 648). Philadelphia, PA: Lippincott Williams & Wilkins.

meninos, primariamente dos 3 aos 12 anos de idade (mediana da idade = 7 anos).[22] Ocorre sobretudo em meninos, sendo muito mais comum em crianças brancas que nas afrodescendentes. Ainda que nenhum padrão genético definitivo tenha sido estabelecido, ocasionalmente afeta mais de um membro da família.

Etiologia e patogênese.
A causa da doença de Legg-Calvé-Perthes é desconhecida. O distúrbio normalmente apresenta início insidioso e ocorre em crianças de outro modo saudáveis. Entretanto, a condição pode estar associada a um traumatismo agudo. Evidências sugerem uma correlação entre a apresentação da doença de Legg-Calvé-Perthes e alguns parâmetros de pró-coagulação em meninos.[22] As crianças afetadas em geral apresentam estatura baixa. A subnutrição tem sido sugerida como um fator causal. As meninas, quando afetadas, em geral apresentam um prognóstico mais reservado que o dos meninos, o que se explica pelo fato de as meninas serem esqueleticamente mais maduras e terem um período de crescimento e remodelamento mais breve, em comparação aos meninos da mesma idade.[22]

A característica patológica primária da doença de Legg-Calvé-Perthes é a necrose avascular do osso e da medula que envolve o centro de crescimento epifisário da cabeça femoral.[21] O distúrbio pode estar limitado a uma parte da epífise ou envolver a sua totalidade. Nos casos graves, há um distúrbio no padrão de crescimento que dá origem a um colo femoral amplo e curto. A necrose é seguida pela lenta absorção do osso morto, no decorrer de 2 a 3 anos. Ainda que as trabéculas necróticas finalmente sejam substituídas por um novo osso saudável, a epífise raramente readquire o seu formato normal. O processo ocorre em quatro estágios previsíveis.[21,22] O *primeiro estágio*, com duração de 6 a 12 meses, é o estágio avascular, quando o centro de ossificação se torna necrótico. A lesão da cabeça femoral é determinada pela quantidade de necrose que ocorre durante esse estágio. O *segundo estágio*, com duração de aproximadamente 1 a 3 anos, é o de revascularização, durante o qual ocorre a reabsorção do osso necrótico. O *terceiro estágio* é o estágio de reossificação, durante o qual as áreas radiolucentes se tornam densas ao mesmo tempo que há melhora no formato da cabeça femoral. O *quarto estágio*, o de cicatrização, envolve a formação de células ósseas imaturas (a partir de células ósseas normais) e da resultante cabeça femoral.[21,22]

Manifestações clínicas.
Os principais sintomas da doença de Legg-Calvé-Perthes são dor na coxa ou no joelho e dificuldades na deambulação. A criança pode apresentar claudicação indolor, com abdução limitada e rotação interna e uma contratura com flexão do quadril afetado. A idade ao início é importante, uma vez que as crianças pequenas apresentam maior capacidade de remodelamento da cabeça femoral e do acetábulo e, assim, o achatamento da cabeça do fêmur é menor.

Diagnóstico e tratamento.
O diagnóstico precoce é importante e se baseia nos sintomas físicos correlacionados com os achados radiográficos (p. ex., ressonância magnética [RM], TC, ultrassonografia, artrografia, cintigrafia óssea, radiografia) que, por sua vez, estão relacionados com o estágio da doença.[21]

O objetivo do tratamento é reduzir a deformidade e preservar a integridade da cabeça femoral, enquanto o osso necrótico é reabsorvido.[21]

Intervenções conservadoras e cirúrgicas são utilizadas no tratamento da doença de Legg-Calvé-Perthes. Crianças com menos de 4 anos de idade, com pouco ou nenhum envolvimento da cabeça femoral, podem necessitar apenas de observações periódicas. Em todas as demais crianças, é necessária alguma intervenção para aliviar a força da sustentação do peso, a tensão muscular e a subluxação da cabeça femoral. É importante manter o fêmur bem posicionado no acetábulo para evitar deformidades, o que é feito mantendo-se o quadril em abdução e rotação interna leve. O tratamento envolve períodos de repouso, uso de dispositivos auxiliares para a deambulação, retirada da sustentação do peso e órteses abdutoras para manter as pernas separadas em abdução com rotação interna leve.

Pode ser realizada cirurgia para conter a cabeça femoral no acetábulo, mas esse tratamento é reservado às crianças com mais de 6 anos de idade que, na ocasião do diagnóstico, apresentam um envolvimento mais sério da cabeça femoral. Os melhores resultados cirúrgicos são obtidos quando o procedimento é realizado precocemente, antes que a epífise se torne necrótica. Um dos métodos é denominado *creeping substitution* ("substituição por arrasto") e envolve o processo por meio do qual a medula necrótica é removida e substituída por tecido neurovascular com células pluripotentes.[21,22] Algumas crianças com doença de Legg-Calvé-Perthes em algum momento podem necessitar de cirurgia com substituição total do quadril, dependendo do grau de necrose avascular.[22]

Doença de Osgood-Schlatter

Envolve microfraturas na área de inserção do tendão patelar no tubérculo tibial, que é uma extensão da epífise tibial proximal.[23] Essa área é particularmente vulnerável às lesões causadas pela tensão súbita ou contínua do tendão patelar durante os períodos de crescimento, em especial em adolescentes atletas.

O tendão patelar inflama e se torna espessado em consequência da inflamação contínua, causando dor na parte anterior do joelho. Ocorrem edema, sensibilidade e aumento da proeminência do tubérculo tibial. Os sintomas normalmente são autolimitantes. Embora possa haver recidivas durante os períodos de crescimento, estas normalmente são resolvidas após o fechamento da placa de crescimento tibial. Em alguns casos, são necessárias limitações das atividades, bandagens tibiais ou órteses para imobilizar o joelho; agentes anti-inflamatórios; e aplicação de frio para o alívio da dor.[23] O objetivo do tratamento é aliviar a tensão sobre o quadríceps, para possibilitar a revascularização e a reossificação do tubérculo tibial. A resolução completa dos sintomas por meio da cicatrização (fechamento físico) do tubérculo tibial pode se estender por 1 ou até 2 anos.[23]

Alerta de domínio do conceito

A doença de Osgood-Schlatter é caracterizada pelo espessamento do tendão patelar. Durante a atividade, há dor concentrada na parte anterior do joelho.

Deslizamento da epífise femoral proximal

Também chamado de coxa vara, é um distúrbio da placa de crescimento que ocorre perto da idade de maturidade esquelética. Envolve o deslocamento tridimensional (posterior, medial e inferior) da epífise, o que significa que o fêmur é rotacionado externamente abaixo da epífise. A condição é rara, com uma frequência estimada de 10 em 10.000.[24]

A causa do deslizamento da epífise femoral proximal é indeterminada, mas pode estar relacionada com a suscetibilidade da criança ao estresse sobre o colo femoral resultante de anormalidades genéticas ou estruturais.[24] Os meninos são afetados com uma frequência 2 vezes maior que as meninas, e a condição é bilateral em aproximadamente metade dos casos. As crianças afetadas em geral apresentam sobrepeso com desenvolvimento inadequado das características sexuais secundárias ou, em alguns casos, são extremamente altas e magras. Em muitos casos, existe histórico de crescimento esquelético acelerado que precede o deslocamento das epífises. A condição também pode ser afetada por deficiências nutricionais ou distúrbios endócrinos, como hipotireoidismo, hipopituitarismo e hipogonadismo.[24]

Crianças com a condição frequentemente se queixam de dor referida no joelho, acompanhada por dificuldade de deambulação, fadiga e rigidez.[24] O diagnóstico é confirmado por estudos radiográficos, nos quais o grau de deslizamento é determinado e graduado de acordo com a gravidade (leve, < 33%; moderado, 33% a 50%; e grave, > 50%).[9] O tratamento precoce é imperativo para evitar deformidades vitalícias. Recomenda-se a fixação *in situ*.[24] Evitar a sustentação do peso sobre o fêmur e repouso em leito são partes essenciais do tratamento. Utiliza-se tração ou manipulação cuidadosa sob anestesia para reduzir o deslizamento. A inserção cirúrgica de pinos para manter o colo e a cabeça femorais alinhados é um método de tratamento comum em crianças com deslizamentos moderados ou graves. Após a correção cirúrgica, muletas são utilizadas durante muitos meses para evitar a sustentação total do peso até que ocorra o fechamento da placa de crescimento.

Crianças com o distúrbio devem ser cuidadosamente acompanhadas até o fechamento da placa epifisária. O prognóstico a longo prazo depende da quantidade de deslocamento que ocorre. As complicações incluem necrose avascular, encurtamento da perna, má união e problemas com a fixação interna.[24] Pode haver o desenvolvimento de artrite degenerativa, que requer substituição articular em um momento posterior da vida.

Escoliose

Desvio lateral da coluna espinal, mais comum no plano coronal ou frontal, que pode ou não incluir rotação ou deformidade das vértebras.[25] A escoliose, uma deformidade tridimensional da coluna, com frequência afeta todo o esqueleto do tronco.[25] Pode ser classificada em relação à idade ao início e à etiologia. Em geral, as meninas são afetadas.[14] A maioria das deformidades escolióticas é idiopática.[25] Outras podem ser congênitas, associadas a distúrbios neuromusculares (paralisia cerebral ou distrofia muscular), resultantes de deformidades intraespinais, ou causadas por comprimento desigual dos membros inferiores.[25]

Escoliose idiopática

Classifica-se em três tipos:

1. Infantil: Quando a curvatura da deformidade se manifesta antes dos 3 anos de idade. Esse tipo é raro
2. Juvenil: Quando a(s) curvatura(s) se manifesta(m) entre 4 e 9 anos de idade. É um tipo incomum
3. Adolescente: Quando a deformidade se manifesta após os 10 anos de idade e até o término do crescimento. Representa aproximadamente 80% dos casos de escoliose.[26]

A escoliose idiopática é uma curvatura espinal estrutural, para a qual não foi estabelecida uma causa. Ocorre em crianças saudáveis e neurologicamente normais. É mais provável que a causa seja complexa e multifatorial. Provavelmente, há envolvimento de hereditariedade, devido aos pareamentos mãe-filha comuns, embora gêmeos idênticos não sejam afetados de modo uniforme. A magnitude da curvatura em uma criança afetada não está relacionada com a magnitude da curvatura em familiares. Um estudo recente envolvendo portadores de escoliose idiopática adolescente sugeriu que o gene do receptor de melatonina 1B (*MTNR1B*) pode atuar como gene de suscetibilidade à afecção.[27] Além disso, evidências sugerem que muitas pessoas com neurofibromatose tipo 1 (NF-1) apresentam algum tipo de escoliose.[28] Uma nova ferramenta de triagem disponível para o diagnóstico e a determinação do tratamento, especialmente na escoliose idiopática adolescente, é a avaliação ScoliScore (um conjunto de marcadores genéticos correlacionados com a escoliose), um teste genético que estuda uma amostra do DNA da pessoa e prevê o risco de progressão da curvatura nas pessoas com escoliose.[25]

Ainda que uma curvatura escoliótica possa estar presente em qualquer região da coluna, a mais comum é uma curvatura torácica direita, a qual cria uma proeminência de costela no lado convexo, além de hipocifose por rotação da coluna vertebral ao redor de seu eixo longo, conforme se dá o encurvamento espinal.

Escoliose congênita

Causada por distúrbios no desenvolvimento vertebral entre a 6ª e a 8ª semanas de desenvolvimento embrionário,[28] a escoliose congênita pode ser dividida em falhas de formação e de segmentação. As falhas de formação indicam a ausência de uma parte da vértebra, como na hemivértebra (ausência de um lado inteiro da vértebra) e na vértebra em cunha (ausência somente de uma parte da vértebra). A falha de segmentação é a ausência da separação normal entre as vértebras.[25] A criança pode apresentar outras anormalidades e complicações neurológicas se a espinha estiver envolvida. O diagnóstico e o tratamento precoces das curvaturas progressivas são essenciais para as crianças com escoliose congênita. A intervenção cirúrgica é o tratamento de escolha para a escoliose congênita progressiva.[6,25]

Escoliose neuromuscular

Desenvolve-se a partir de doenças neuropáticas ou miopáticas. É observada com a paralisia cerebral, distrofia muscular, mielodisplasia e poliomielite. É frequente a presença de uma longa curvatura em formato de "C", desde a região cervical até a sacral. Em crianças com paralisia cerebral, a deformidade grave pode dificultar o tratamento. A escoliose neuromuscular miopática se desenvolve com a distrofia muscular de Duchenne e, de modo geral, não é grave.

Manifestações clínicas

A escoliose em geral é notada inicialmente em função da deformidade que causa. Ombro alto, quadril proeminente ou projeção da escápula podem ser observados pelos pais ou em um programa de triagem escolar. Nas meninas, a dificuldade para fazer uma bainha ou ajustar um vestido pode chamar a atenção para a deformidade. A escoliose idiopática em geral é um processo indolor, ainda que possa haver dor nos casos graves, com frequência na região lombar. A dor pode ser causada pela pressão sobre as costelas ou a crista ilíaca. Pode haver falta de ar em consequência da diminuição da expansão torácica, bem como da presença de distúrbios gastrintestinais, devido à aglomeração dos órgãos abdominais. Adultos com deformidades menos graves podem apresentar uma leve dor nas costas. Se a escoliose não for tratada, a curvatura pode progredir a ponto de comprometer a função cardiopulmonar e acarretar risco de complicações neurológicas.

Diagnóstico

O diagnóstico precoce é importante para prevenir a deformidade espinal grave. Os sinais cardeais de escoliose são ombros ou cristas ilíacas desiguais, proeminência da escápula no lado convexo da curvatura, alinhamento inadequado dos processos espinhosos, assimetria dos flancos, assimetria da caixa torácica e curvatura das costelas ou proeminência dos músculos paravertebrais com a inclinação à frente. As crianças com escoliose requerem exame físico completo, uma vez que alteração pode ser indicativa de outros processos patológicos subjacentes.

O diagnóstico da escoliose é dado pelo exame físico e confirmado com radiografias. Deve-se utilizar um escoliômetro no ápice da curvatura para quantificar uma proeminência; uma leitura do escoliômetro superior a 5° requer o encaminhamento para um médico.[25] A curvatura é medida determinando-se a quantidade de desvio lateral nas radiografias, sendo denominada "direita" ou "esquerda" em função da parte convexa da curvatura. Podem ser realizados outros procedimentos radiográficos, incluindo TC, RM e mielografia.

Ainda que a triagem escolar continue sendo obrigatória em diversas regiões dos EUA, a recomendação da USPSTF é contra a triagem de rotina de adolescentes assintomáticos para escoliose idiopática, indicando que os possíveis prejuízos da triagem incluem consultas e avaliações de acompanhamento desnecessárias, devido aos resultados falso-positivos e efeitos psicológicos adversos, especialmente relacionados com o uso de órteses.[25,26] Ainda que a triagem de rotina não seja recomendada, os profissionais de saúde devem estar preparados para avaliar a escoliose idiopática quando de sua descoberta incidental, ou diante de um adolescente ou de pais preocupados com afecção.[25]

Tratamento

Depende da gravidade da deformidade e da probabilidade de progressão. Curvaturas maiores apresentam maior probabilidade de progressão. A idade à apresentação também é importante. As curvaturas detectadas antes da menarca apresentam maior probabilidade de progressão que aquelas detectadas posteriormente. Para pessoas com graus de curvatura menores (10 a 20°), a tendência é o distanciamento do tratamento agressivo aliada ao direcionamento para a abordagem de "aguardar e acompanhar", aproveitando-se da vantagem dos métodos diagnósticos mais sofisticados disponíveis atualmente.[25] O tratamento é considerado para crianças fisicamente imaturas com curvaturas entre 20 e 30°. As curvaturas entre 30 e 40° em geral são consideradas para a instituição de órteses, enquanto aquelas superiores a 40 a 45° para a cirurgia.[25]

> **RESUMO**
>
> Os distúrbios esqueléticos podem resultar de influências congênitas ou hereditárias ou de fatores que ocorrem durante os períodos normais de crescimento e desenvolvimento esquelético. Recém-nascidos passam por alterações normais no tônus muscular e na movimentação articular, propiciando as condições de torção do fêmur ou da tíbia. Muitas dessas condições são corrigidas à medida que o crescimento e o desenvolvimento do esqueleto ocorrem. A OI é um distúrbio hereditário autossômico raro, caracterizado por defeitos na síntese de tecido conjuntivo, incluindo a matriz óssea. Resulta em ossos inadequadamente desenvolvidos, que fraturam com facilidade. A DDQ inclui diversas anormalidades estruturais. Os quadris luxados sempre são tratados para prevenir alterações na estrutura anatômica. Outros distúrbios esqueléticos infantis, como as osteocondroses, o deslizamento da epífise femoral proximal e a escoliose, não são corrigidos pelo processo do crescimento. Esses distúrbios são progressivos, podem causar incapacidade permanente e necessitam de tratamento. Distúrbios como a DDQ e o pé torto congênito estão presentes ao nascimento, e o tratamento de ambos é mais favorável durante a infância. Exames regulares durante o 1º ano de vida são recomendados como meio de estabelecer o diagnóstico precoce dos referidos distúrbios.

DOENÇA ÓSSEA METABÓLICA

Depois de concluir esta seção, o leitor deverá ser capaz de:

- Descrever os fatores de risco que contribuem para o desenvolvimento de osteopenia, osteoporose, osteomalacia, raquitismo e doença de Paget, e relacioná-los com a prevenção dos distúrbios.

A doença óssea metabólica se refere a um grupo de doenças que causam desmineralização óssea, normalmente devido a um defeito na absorção óssea, com interferência de paratormônio, cálcio e vitamina D, ocasionando fragilidade, raquitismo ou osteoartrite. Conforme discutido anteriormente, neste mesmo capítulo, as doenças ósseas metabólicas têm origem no processo de remodelamento ósseo, que envolve uma sequência ordenada de reabsorção óssea osteoclástica, formação de osso novo pelos osteoblastos, e mineralização do tecido osteoide recém-formado.

Osteopenia

Condição comum a todas as doenças ósseas metabólicas, que se caracteriza por uma redução na massa óssea superior à esperada para a idade, a raça ou o sexo, que decorre de uma diminuição na formação de osso, da mineralização óssea inadequada ou da desossificação óssea excessiva.

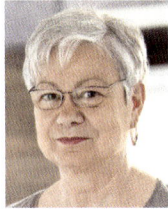

Você se lembra da **Sra. Tukey**, que compareceu ao ambulatório com dor na parte inferior das costas e apresentava um histórico familiar de osteoporose? As radiografias dela revelaram uma fratura em L5 e a paciente recebeu o diagnóstico de osteoporose. A Sra. Tukey apresentava histórico de fratura de quadril aos 60 anos de idade. É provável que tivesse osteopenia antes de fraturar o quadril e desconhecesse sua condição.

Osteopenia não é um diagnóstico, mas um termo utilizado para descrever uma aparente falta de osso observada em estudos radiográficos. As principais causas de osteopenia são osteoporose, osteomalacia, malignidades como mieloma múltiplo e distúrbios endócrinos como hiperparatireoidismo e hipertireoidismo. Nos EUA, aproximadamente 44 milhões de pessoas são afetadas pela osteopenia ou osteoporose.[29]

Osteoporose

Doença óssea metabólica caracterizada por perda da massa óssea mineralizada, causando aumento da porosidade do esqueleto e suscetibilidade a fraturas.[30] De acordo com a Organização Mundial da Saúde (OMS), a densidade óssea é relatada com base em uma pontuação T, a qual compara a densidade óssea de um adulto saudável de 30 anos à do paciente.[30] As Diretrizes para Osteoporose da OMS recomendam o tratamento de mulheres na pós-menopausa e homens com mais de 50 anos de idade, de acordo com as orientações a seguir:

- Aqueles com fratura de quadril ou vertebral
- Aqueles com pontuação T inferior a –2,5 no colo femoral ou na coluna, após uma avaliação adequada para excluir causas secundárias
- Aqueles com probabilidade de fratura de quadril em 10 anos superior a 3% e pontuação T entre –1,0 e –2,5 na coluna ou no colo femoral
- Aqueles com probabilidade de fratura importante relacionada com a osteoporose em 10 anos superior a 20%.[30]

Ainda que a osteoporose possa resultar de diversos distúrbios, está mais frequentemente associada ao processo do envelhecimento. Como a perda óssea mostra uma associação positiva com o avanço da idade, espera-se que a prevalência de osteoporose e baixa massa óssea aumente.

Patogênese

É pouco definida, mas a maior parte dos dados sugere um desequilíbrio entre a reabsorção e a formação ósseas, de tal modo que a reabsorção excede a formação de osso. Ainda que ambos os fatores sejam capazes de desempenhar um papel na maioria dos casos de osteoporose, sua contribuição relativa para a perda óssea pode variar dependendo da idade, do sexo, da predisposição genética, do nível de atividades e da condição nutricional. A prática de exercícios pode prevenir ou adiar o início da osteoporose ao aumentar o pico da densidade da massa óssea (DMO) durante os períodos de crescimento. A nutrição inadequada ou uma diminuição idade-associada na absorção intestinal do cálcio, decorrente da ativação deficiente da vitamina D, pode contribuir para o desenvolvimento de osteoporose especialmente em idosos.

Sob condições normais, a massa óssea aumenta de modo estável durante a infância, alcançando o pico durante os anos da fase de adulto jovem. O pico da massa óssea, ou DMO, é um determinante importante do risco subsequente de osteoporose. Em parte, é determinado por fatores genéticos, níveis de estrogênio, prática de exercícios, ingestão e absorção de cálcio, e fatores ambientais. Os fatores genéticos estão ligados, em grande parte, à quantidade máxima de osso em cada pessoa, denominada *pico de massa óssea*. A raça é um determinante importante da DMO e do risco de fraturas. As taxas de incidência entre grupos raciais e étnicos, fornecidas por estudos, demonstram que as mulheres apresentam taxas de fratura mais altas que os homens em geral, no entanto tais diferenças variam de acordo com a raça e a idade. Mulheres brancas e asiáticas apresentaram as taxas mais altas para todas as faixas etárias acima de 50 anos.[30] Valores mais altos de DMO e taxas de fraturas mais baixas foram relatados para mulheres negras.[30] O tamanho corporal é outro fator que afeta o risco de osteoporose e o risco de fraturas. Mulheres com constituições corporais menores apresentam maior risco de fratura de quadril, devido à DMO do quadril mais baixa.

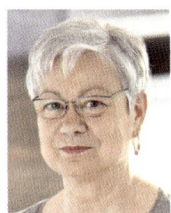

A **Sra. Tukey** é caucasiana, pesa 58 kg e tem 1,60 m de altura. O histórico familiar faz dela um bom exemplo do papel que a genética desempenha no pico da massa óssea de uma pessoa. Para ela, os 68 anos de idade e o fato de estar na pós-menopausa também implicam risco aumentado de osteoporose.

Os fatores hormonais desempenham um papel significativo no desenvolvimento de osteoporose, levando ao desequilíbrio na atividade dos osteoclastos e osteoblastos, em particular em mulheres na pós-menopausa.[31,32] A osteoporose da pós-menopausa é causada pela deficiência de estrogênio, manifestando-se com perda de osso esponjoso e predisposição a fraturas vertebrais e da porção distal do rádio. A perda de massa óssea é maior no início da menopausa, quando os níveis de estrogênio estão em queda. Diversos fatores parecem influenciar o aumento da perda de massa óssea associada à deficiência de estrogênio. A diminuição dos níveis de estrogênio está associada a um aumento nas citocinas (p. ex., interleucina-1, interleucina-6 e TNF), que estimulam a produção de precursores de osteoclastos. A deficiência de estrogênio também influencia a diferenciação dos osteoclastos via receptores RANK.[32] O estrogênio estimula a síntese de OPG e, portanto, inibe a formação de osteoclastos; também diminui a responsividade dos precursores de osteoclastos ao RANK.[32] Com a menopausa e a deficiência de estrogênio que a acompanha, essa inibição da produção de osteoclastos se perde.[32] Ocorrem a atividade osteoblástica compensatória e formação de osso novo, mas esta não corresponde à perda óssea.

A deficiência de hormônios sexuais pode contribuir para a perda óssea em homens com osteoporose senil, embora o efeito não seja da mesma magnitude daquele causado pela deficiência de estrogênio. Contrariamente às mulheres, os homens não sofrem uma perda da produção dos hormônios sexuais na meia-idade.[33] Outro fator que proporciona uma proteção relativa aos homens é o pico de massa óssea 8 a 10% superior ao das mulheres. Ainda que há muito tempo presuma-se que os androgênios sejam críticos para o crescimento e a manutenção do esqueleto masculino, os estrogênios obtidos a partir da conversão periférica dos precursores de hormônios testiculares e suprarrenais podem ser ainda mais importantes que os androgênios na manutenção da massa óssea nos homens.

As alterações na densidade óssea relacionadas com a idade ocorrem em todas as pessoas e contribuem para o desenvolvimento da osteoporose em ambos os sexos.[33] As alterações nas células e na matriz dos ossos relacionadas com a idade apresentam um forte impacto sobre o metabolismo ósseo. Os osteoblastos de idosos apresentam uma redução do potencial de replicação e biossíntese, em comparação àquele das pessoas mais jovens. Os fatores de crescimento que estimulam a atividade osteoblástica também perdem seu potencial, com o decorrer do tempo. O resultado é um esqueleto cuja capacidade de sintetizar osso está diminuída. A redução da atividade física aumenta a taxa de perda óssea, uma vez que as forças mecânicas são estímulos importantes para o remodelamento ósseo normal. Assim, a diminuição da atividade física que usualmente acompanha o envelhecimento também pode contribuir para a perda de massa óssea nos idosos.

A osteoporose secundária está associada a muitas condições, incluindo distúrbios endócrinos, distúrbios de má absorção, malignidades, alcoolismo e determinados medicamentos.[34] Pessoas com distúrbios endócrinos como hipertireoidismo, hiperparatireoidismo, síndrome de Cushing ou diabetes melito apresentam um maior risco de desenvolver osteoporose. O hipertireoidismo acelera o *turnover* ósseo. Algumas malignidades (p. ex., mieloma múltiplo) secretam fator de ativação de osteoclastos, causando perda óssea significativa. O álcool é um inibidor direto dos osteoblastos e também pode inibir a absorção de cálcio. Os corticosteroides são a causa mais comum de osteoporose relacionada a medicamentos; seu uso a longo prazo no tratamento de distúrbios como artrite reumatoide e doença pulmonar obstrutiva crônica está associado a uma alta taxa de fraturas. Com o aumento do uso de prednisona e outros medicamentos que atuam como o cortisol no tratamento de muitas doenças inflamatórias e autoimunes, esse tipo de perda óssea se tornou uma importante preocupação clínica. O uso prolongado de medicamentos que aumentam a excreção de cálcio, como antiácidos contendo alumínio, corticosteroides e anticonvulsivantes, também está associado à perda óssea.

Diversas populações de crianças e adolescentes apresentam risco aumentado de diminuição da massa óssea, incluindo lactentes prematuros e bebês com peso baixo ao nascimento, bebês cuja massa óssea é inferior à esperada nas primeiras semanas de vida, crianças que necessitam de tratamento com medicamentos corticosteroides (p. ex., aquelas com asma, doenças inflamatórias e receptores de transplantes), crianças com fibrose cística e crianças portadoras de condições envolvendo hipogonadismo (p. ex., anorexia nervosa e tríade da mulher atleta).[35] Crianças com fibrose cística costumam apresentar comprometimento da função gastrintestinal, o que reduz a absorção de cálcio e outros nutrientes, e muitas também requerem uso frequente de medicamentos corticosteroides.

A osteoporose prematura está sendo observada com uma frequência cada vez maior em mulheres atletas, em consequência do aumento na prevalência de transtornos alimentares e amenorreia.[35] Afeta mais frequentemente as mulheres envolvidas em esportes de resistência (p. ex., corrida e natação), em atividades nas quais a aparência é importante (p. ex., patinação, mergulho e ginástica) ou em esportes com categorias de peso (p. ex., hipismo, artes marciais e remo). A *tríade da mulher atleta* se refere a um padrão de transtornos alimentares que leva à amenorreia e, por fim, à osteoporose. A combinação entre nutrição inadequada e treinamentos intensos pode diminuir a proporção crítica de gordura corporal-músculo necessária à ocorrência normal das menstruações e para a produção de estrogênio pelo ovário. A diminuição dos níveis de estrogênio combinada à ausência de cálcio e vitamina D das deficiências nutricionais resulta em perda da densidade óssea e aumento do risco de fraturas. Existe uma preocupação de que atletas com DMO baixa apresentarão um aumento no risco de fraturas durante os anos de competição. Não está claro se a osteoporose induzida pela amenorreia é reversível. Estão surgindo dados que confirmam que a presença de apenas um ou dois elementos da tríade aumenta bastante o risco de morbidade a longo prazo nessas mulheres.[35]

Manifestações clínicas

As alterações osteoporóticas ocorrem na diáfise e na metáfise dos ossos. Na osteoporose grave, os ossos começam a se assemelhar à estrutura frágil de um vaso de porcelana fina. Ocorrem perda das trabéculas do osso esponjoso e adelgaçamento da cortical, a ponto de um estresse mínimo causar fraturas. As alterações observadas com a osteoporose são explicadas por dois processos patológicos distintos: osteoporose na pós-menopausa e osteoporose senil. Nas mulheres em pós-menopausa, o aumento na atividade osteoclástica afeta principalmente os ossos ou as partes dos ossos com uma superfície óssea maior, como o compartimento esponjoso dos corpos vertebrais. As trabéculas osteoporóticas afinam e perdem suas interconexões, levando a microfraturas e possível colapso vertebral. Na osteoporose senil, o córtex osteoporótico está adelgaçado em consequência da reabsorção subperiosteal e endosteal, bem como do alargamento dos sistemas de Havers. Em casos graves, os sistemas de Havers estão tão aumentados que o córtex se assemelha ao osso esponjoso (Figura 49.15). As fraturas de quadril observadas em fases posteriores da vida são mais comumente associadas à osteoporose senil.

A osteoporose costuma ser um distúrbio silencioso. Na maioria dos casos, suas primeiras manifestações são as que acompanham uma fratura esquelética – fratura vertebral por compressão ou fratura de quadril, pelve, úmero ou de qualquer outro osso (Figura 49.16). As fraturas tipicamente ocorrem com menos força que o habitual, como em uma mulher na pós-menopausa que esteja em uma área muito movimentada, como o metrô, e é empurrada discretamente pelas pessoas. Nesse caso, a mulher pode sofrer uma fratura como resultado de repetidos empurrões, por várias vezes, quando as pessoas se apoiam nela em meio à movimentação da multidão entrando e saindo do metrô, comprimindo-a o suficiente. As mulheres que apresentam fraturas são muito mais propensas a outras fraturas que as mulheres da mesma idade sem osteoporose. O acunhamento e o colapso das vértebras causam diminuição da altura da coluna vertebral e cifose, uma condição comumente denominada *corcunda da viúva*. Em geral, não há sensibilidade óssea generalizada. A dor, quando ocorre, está relacionada com as fraturas. Sintomas sistêmicos como fraqueza e perda de peso sugerem que a osteoporose pode ser causada por uma doença subjacente.

Diagnóstico

A National Osteoporosis Foundation (NOF) e a Organização Mundial da Saúde (OMS) adaptaram o *WHO Working Group on Osteoporosis Screening Tool, Fracture Risk Assessment Algorithm* (FRAX), para identificar a possibilidade de ocorrer fratura de quadril no futuro, dependendo do risco que uma pessoa pode apresentar.[30] A avaliação da DMO é mais comumente realizada por absorciometria de raios X de dupla energia (DXA) da coluna e do quadril. A prática atual consiste em DXA de quadril total, do colo femoral e da coluna lombar

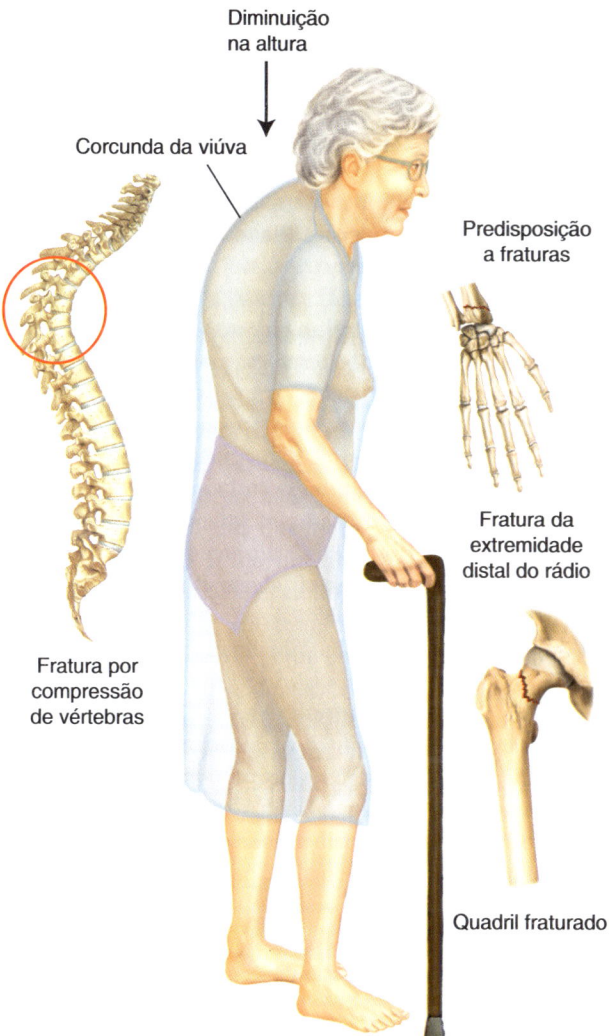

Figura 49.16 • Manifestações clínicas da osteoporose.

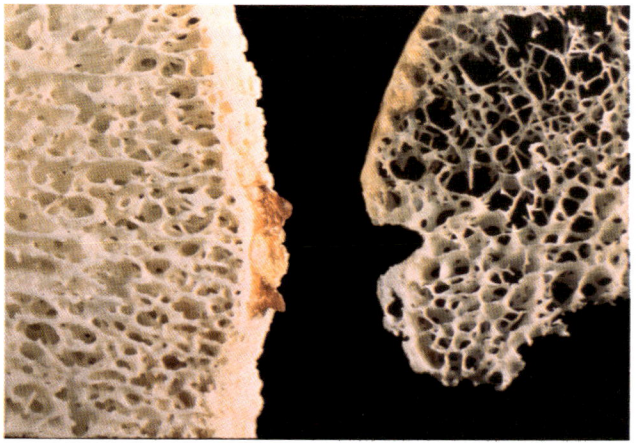

Figura 49.15 • Osteoporose. Cabeça femoral em uma mulher de 82 anos de idade com osteoporose e fratura em colo femoral (*direita*), em comparação ao corte de um osso controle normal da mesma espessura (*esquerda*). Fonte: Rubin R., Strayer D. S. (Eds.) (2015). *Rubin's pathology: Clinicopathologic foundations of medicine* (7. ed., Fig. 30.24A, p. 1331). Philadelphia, PA: Lippincott Williams & Wilkins.

anterior (L1 a L4). O sítio com pontuação mais baixa deve ser utilizado para estabelecer o diagnóstico. A determinação da DMO tem se tornado cada vez mais comum para a detecção precoce e a prevenção de fraturas. Em idosos, a medição seriada da altura é outro modo simples de triagem para osteoporose. Um avanço adicional no diagnóstico da osteoporose consiste no refinamento dos fatores de risco. O teste da DMO deve ser realizado com base no risco individual da pessoa. A NOF recomendou que todas as mulheres devem realizar uma determinação da DMO aos 65 anos de idade, exceto se apresentarem fatores de risco, implicando na realização mais precoce da triagem.[30] Os fatores de risco que podem indicar a necessidade de testes em mulheres mais jovens incluem:

- Adiamento da menarca (*i. e.*, 15 anos de idade ou mais)
- Peso corporal baixo (*i. e.*, < 21 kg/m² ou 58 kg na menopausa)
- Tabagismo atual
- Histórico de fraturas após a menopausa (outras além de crânio, osso da face, tornozelo, dedo ou artelho)
- Histórico de fratura de quadril em um dos pais.[30]

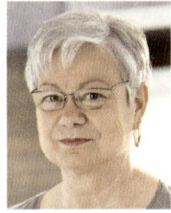

A triagem de DMO da **Sra. Tukey** demonstra um escore T igual a 3, o que a inclui na faixa de osteoporose. Infelizmente, o médico da Sra. Tukey não realizou uma triagem de DMO na ocasião de sua fratura do quadril, há 8 anos. De acordo com as diretrizes da NOF, ela deveria ter sido considerada de alto risco (fratura de quadril após a menopausa, histórico familiar e histórico de tabagismo de 1,5 maço de cigarro/dia). Se ela tivesse passado pela triagem, sua osteopenia ou osteoporose possivelmente teria sido adiada com terapia à base de bisfosfonatos.

Tratamento

A prevenção e a detecção precoces da osteoporose são essenciais para a prevenção de deformidades e fraturas correlatas. É importante identificar as pessoas em grupos de alto risco, de modo que se possa iniciar o tratamento precocemente (Quadro 49.1). A prática regular de exercícios e a ingestão adequada de cálcio são fatores importantes na prevenção da osteoporose. Exercícios com sustentação do peso, como caminhada, corrida, remo e levantamento de peso, tornam-se importantes para a manutenção da massa óssea.

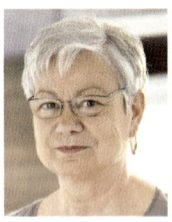

A **Sra. Tukey** não pratica exercícios e foi encaminhada a uma academia de ginástica para entrar em um programa de exercícios aeróbicos, que devem auxiliar no controle da osteoporose, aliado à terapia com bisfosfonatos e à prescrição de suplementos de cálcio e vitaminas. Ela também precisa parar de fumar. Além disso, foi encaminhada ao nutricionista que poderá ajudar no planejamento de uma dieta mais equilibrada.

Quadro 49.1 Fatores de risco associados à osteoporose.

Características pessoais

Idade avançada
Sexo feminino
Pele branca (pele clara e fina)
Estrutura óssea pequena
Pós-menopausa
Histórico familiar

Estilo de vida

Sedentarismo
Deficiência de cálcio (a longo prazo)
Dieta com alto teor de proteínas
Ingestão excessiva de álcool
Ingestão excessiva de cafeína
Tabagismo

Relacionados com medicamentos e doenças

Antiácidos que contêm alumínio
Anticonvulsivantes
Heparina
Corticosteroides ou doença de Cushing
Gastrectomia
Diabetes melito
Doença pulmonar obstrutiva crônica
Malignidade
Hipertireoidismo
Hiperparatireoidismo
Artrite reumatoide

Estudos indicaram que mulheres na pré-menopausa necessitam de mais de 1.000 mg de cálcio/dia, e mulheres na pós-menopausa devem ingerir 1.500 mg de cálcio/dia. Como a maior parte das idosas norte-americanas não consome laticínios em quantidade suficiente para atender às próprias necessidades de cálcio, recomenda-se a suplementação. Os comprimidos de cálcio variam quanto ao conteúdo de cálcio elementar. A deficiência de vitamina D pode ser um fator importante no comprometimento da absorção intestinal de cálcio no idoso. Com base nessas evidências, a 1,25-di-hidroxivitamina D_3 está sendo estudada como um tratamento para a osteoporose.[36] Recomenda-se a ingestão diária de 400 a 800 UI de vitamina D, a qual otimiza a absorção do cálcio e inibe a secreção da paratireoide.[36]

O tratamento farmacológico da osteoporose inclui medicamentos antirreabsortivos e agentes anabólicos. Existem três tipos principais de agentes antirreabsortivos: estrogênios e moduladores seletivos dos receptores de estrogênio (SERM), bisfosfonatos e calcitonina. Ainda que o estrogênio seja uma das intervenções mais eficazes para reduzir a incidência e a progressão da osteoporose em mulheres na pós-menopausa, o uso da terapia hormonal (estrogênio aliado à progestina) tem sido questionado desde a Women's Health Initiative.[37] O raloxifeno, um SERM que atua somente sobre receptores específicos de estrogênio, é eficaz na prevenção e no tratamento da osteoporose em mulheres na pós-menopausa.

Os bisfosfonatos são inibidores eficazes da reabsorção óssea e os agentes mais efetivos para a prevenção e o tratamento da osteoporose. Os bisfosfonatos (p. ex., alendronato, risedronato, ibrandronato) são análogos do pirofosfato inorgânico endógeno que o corpo não consegue degradar. Nos ossos, eles se ligam à hidroxiapatita e evitam a reabsorção óssea por meio da inibição da atividade dos osteoclastos. Os bisfosfonatos têm demonstrado eficácia na redução do risco de fraturas de quadril, vertebrais e não vertebrais; contudo, também apresentam efeitos adversos, podendo, por exemplo, causar fraturas de quadril, ainda que muito raramente.[37] O seu impacto mais dramático tem sido na redução de fraturas múltiplas de coluna, o que demonstra sua capacidade de diminuir a progressão da doença.

A calcitonina é um peptídio endógeno, que inibe parcialmente a atividade osteoclástica. As calcitoninas nasal e subcutânea foram aprovadas para o tratamento da osteoporose na pós-menopausa. A teriparatida é um tipo de paratormônio recombinante para o tratamento da osteoporose. Contrariamente aos medicamentos antirreabsortivos, o paratormônio estimula o remodelamento ósseo ao aumentar a formação óssea mediada pelos osteoblastos.

Nos homens, a testosterona aparenta desempenhar um papel importante na homeostasia óssea ao estimular os osteoblastos e inibir os osteoclastos. O uso de testosterona é contraindicado em homens com câncer de próstata. Homens com osteoporose também podem se beneficiar da terapia com bisfosfonatos, calcitonina ou paratormônio. Assim como as mulheres, eles têm as mesmas necessidades de suplementação de cálcio e vitamina D.

Pessoas com osteoporose apresentam muitas necessidades especiais. A prática de caminhadas e natação é encorajada. A intervenção cirúrgica é realizada para a fixação estável das fraturas, o que possibilita a restauração precoce da mobilidade e da função; para as fraturas de membros inferiores, isso significa a sustentação precoce do peso. As fraturas vertebrais são tratadas sintomaticamente. Vertebroplastia e cifoplastia são procedimentos espinais minimamente invasivos, que utilizam cimento ósseo para restaurar a altura vertebral e aliviar a dor. O cimento ósseo é instilado diretamente no corpo vertebral fraturado, restaurando a altura e o formato. O procedimento para a cifoplastia envolve o uso de um balão como um tampão para criar um vácuo para o cimento. A cifoplastia aparenta estar associada a menos extravasamento do cimento e uma melhor restauração da altura vertebral que a vertebroplastia.[38]

Osteomalacia e raquitismo

Contrariamente à osteoporose, que causa uma perda da massa óssea total e resulta em ossos quebradiços, a osteomalacia e o raquitismo produzem um amolecimento dos ossos, mas não envolvem uma perda da matriz óssea.[39,40] Aproximadamente 60% do osso corresponde ao conteúdo mineral, cerca de 30% à matriz orgânica e o restante a células ósseas vivas. A matriz orgânica e os sais minerais inorgânicos são necessários para a consistência óssea normal. O termo *raquitismo* se refere ao distúrbio em crianças no qual as alterações no crescimento ósseo produzem anormalidades esqueléticas características, e *osteomalacia* é o termo utilizado em adultos, porque o osso formado durante o processo de remodelamento está submineralizado.[14]

Osteomalacia

Condição óssea generalizada na qual ocorre uma mineralização inadequada do osso. Existem duas causas principais de osteomalacia:

1. Absorção insuficiente de cálcio a partir do intestino, como resultado da ausência de cálcio alimentar ou de uma deficiência na ou resistência à ação da vitamina D
2. Deficiência de fosfato causada por aumento das perdas renais ou diminuição da absorção intestinal.

A deficiência de vitamina D é mais comumente causada pela redução da sua absorção como resultado de doenças do trato biliar ou intestinais, que comprometem a absorção de gorduras e vitaminas lipossolúveis. A ausência de vitamina D na dieta é rara nos EUA, pois muitos alimentos são fortificados com essa vitamina. Medicamentos anticonvulsivantes, como fenobarbital e fenitoína, induzem as hidroxilases hepáticas que aceleram a degradação das formas ativas da vitamina D.

A incidência de osteomalacia é alta entre os idosos, em razão de dietas com deficiência de cálcio e vitamina D, um problema com frequência associado à má absorção intestinal que acompanha o envelhecimento. A osteomalacia geralmente é observada nas culturas em que há deficiência de vitamina D, como no norte da China, no Japão e no norte da Índia. As mulheres dessas regiões apresentam uma incidência maior do distúrbio do que os homens, em razão da combinação dos efeitos da gravidez, da lactação e do maior confinamento em ambientes fechados. A osteomalacia é observada ocasionalmente em vegetarianos estritos, pessoas previamente submetidas à gastrectomia e usuários a longo prazo de medicamentos anticonvulsivantes, tranquilizantes, sedativos, relaxantes musculares ou diuréticos. Também é observada uma maior incidência de osteomalacia nas regiões mais frias do mundo, em particular durante os meses do inverno, provavelmente em razão da menor exposição à luz solar.

Um tipo de osteomalacia, denominado *raquitismo renal*, ocorre em pessoas com insuficiência renal crônica.[39] É causado pela incapacidade dos rins de ativar a vitamina D e excretar fosfato, sendo acompanhado por hiperparatireoidismo, aumento do *turnover* ósseo e aumento da reabsorção óssea. O hiperparatireoidismo primário de longa duração causa um aumento na reabsorção de cálcio dos ossos e hipofosfatemia, podendo levar ao raquitismo em crianças e à osteomalacia em adultos.

Manifestações clínicas. Dor óssea, sensibilidade e fraturas à medida que a doença progride. Nos casos graves, a fraqueza muscular com frequência é um sinal precoce, mas a sua causa não está clara. A osteomalacia predispõe a pessoa a fraturas patológicas nas áreas fragilizadas, especialmente na porção distal do rádio e proximal do fêmur. Contrariamente à osteoporose, não representa uma causa significativa de fraturas de quadril. Pode haver retardo da cicatrização e retenção inadequada dos dispositivos de fixação interna. A osteomalacia geralmente é acompanhada por um hiperparatireoidismo compensatório ou secundário, estimulado pelos níveis séricos de cálcio baixos. O paratormônio reduz a absorção renal de fosfato e remove o cálcio dos ossos. Na osteomalacia, os níveis séricos de cálcio apresentam apenas uma redução discreta.

Diagnóstico e tratamento. As medidas diagnósticas são direcionadas para a identificação da osteomalacia e o estabelecimento da sua causa. Os métodos diagnósticos incluem estudos radiográficos, exames laboratoriais, exame ósseo e biopsia óssea. Os achados radiográficos típicos de osteomalacia são o desenvolvimento de linhas transversais ou pseudofraturas, aparentemente causadas por fraturas por estresse com cicatrização inadequada. Pode ser realizada uma biopsia óssea para confirmar o diagnóstico de osteomalacia em uma pessoa com osteopenia inespecífica que não apresenta melhora após o tratamento com prática de exercícios, vitamina D e cálcio.

O tratamento da osteomalacia é direcionado à causa de base.[39,40] Se o problema for nutricional, a restauração de quantidades adequadas de cálcio e vitamina D na dieta pode ser suficiente. Idosos com má absorção intestinal também podem se beneficiar da vitamina D. O tratamento menos dispendioso e mais eficaz a longo prazo é uma dieta rica em vitamina D (*i. e.*, peixes, laticínios e margarina), além de uma criteriosa exposição ao sol do meio-dia. A vitamina D é específica para a osteomalacia em adultos e o raquitismo resistente à vitamina D, mas em geral são necessárias doses altas para superar a resistência à ação de absorção do cálcio e para prevenir a perda renal de fosfato. As formas biologicamente ativas da vitamina D, 25-OH vitamina D (calciferol) ou 1,25-$(OH)_2$ vitamina D (calcitriol), estão disponíveis para uso no tratamento da osteomalacia resistente à vitamina D (*i. e.*, osteomalacia resultante de hepatopatia crônica e insuficiência renal). Se a osteomalacia for causada por má absorção, o tratamento é direcionado à correção da doença primária. Por exemplo, a reposição adequada de enzimas pancreáticas é de importância primordial na insuficiência pancreática. Nos distúrbios tubulares renais, o tratamento é direcionado à alteração da fisiologia renal.

Raquitismo

Doença óssea metabólica caracterizada por falha ou retardo na calcificação da placa de crescimento cartilaginosa em crianças cujas epífises ainda não se fundiram.[40] Também se manifesta como uma ampliação e deformidade das regiões metafisárias dos ossos longos, além de retardo na mineralização das superfícies ósseas trabeculares, endosteais e periosteais. Existem diversos tipos de raquitismo, incluindo raquitismo nutricional, dependente de vitamina D e resistente à vitamina D.

Etiologia. Assim como na osteomalacia no adulto, o raquitismo pode resultar de insuficiência renal; síndromes de má absorção, como doença celíaca e fibrose cística; e medicamentos como anticonvulsivantes, que causam resistência dos órgãos-alvo à vitamina D, e antiácidos que contêm alumínio, que se ligam ao fósforo e evitam a sua absorção.

O raquitismo nutricional resulta da exposição inadequada à luz solar ou da ingestão inadequada de vitamina D, cálcio ou fosfato. Ocorre primariamente em áreas subdesenvolvidas do mundo e entre os imigrantes em países desenvolvidos. As causas são exposição inadequada à luz solar (p. ex., as crianças com frequência são mantidas com muitas vestimentas e em ambientes internos) e amamentação prolongada sem suplementação de vitamina D. Ainda que o conteúdo de vitamina D do leite materno seja baixo, a combinação de amamentação e exposição à luz solar em geral proporciona vitamina D em quantidades suficientes. Outra causa de raquitismo é o uso de leites comerciais alternativos (p. ex., bebidas à base de soja ou arroz), que não são fortificados com vitamina D. O raquitismo dependente da vitamina D pode resultar de anormalidades no gene que codifica a enzima conversora da vitamina D inativa em vitamina D ativa e envolve a hipofosfatemia ou uma diminuição nos níveis séricos de fosfato, com o tipo mais comum sendo causado por mutações no gene de regulação do fosfato no cromossomo X.[40] A mutação genética causa perda renal de fosfato no nível dos túbulos proximais do rim.

Manifestações clínicas. O raquitismo é caracterizado por alterações nos ossos em crescimento das crianças, havendo um crescimento excessivo da cartilagem epifisária decorrente da calcificação provisória inadequada e da falha na desintegração das células cartilagíneas. Os ossos ficam deformados; a ossificação nas placas epifisárias é tardia e desordenada, resultando em ampliação da placa de cartilagem epifisária. Qualquer osso novo que cresce apresenta desmineralização. Durante o estágio não móvel da infância, a cabeça e o tórax são submetidos aos estresses mais importantes. O crânio está aumentado e macio, e o fechamento das fontanelas é tardio. Os dentes também se desenvolvem lentamente, e a criança pode apresentar dificuldades para assumir a posição ortostática. Quando uma criança que deambula desenvolve raquitismo, as deformidades provavelmente afetam a coluna, a pelve e os ossos longos (*i. e.*, tíbias), mais notavelmente causando lordose lombar e curvatura das pernas. As extremidades dos ossos longos e das costelas apresentam aumento de tamanho. O tórax pode apresentar formato anormal, com cartilagens costais proeminentes (*i. e.*, rosário raquítico). A criança normalmente apresenta crescimento atrofiado, algumas vezes com altura muito inferior à variação normal. O peso com frequência não é afetado, de modo que as crianças, muitas das quais apresentam abdome protruído (*i. e.*, abdome saliente raquítico), têm sido descritas como apresentando um aspecto de Buda quando se sentam.

Tratamento. O raquitismo nutricional é tratado com uma dieta equilibrada, com quantidades suficientes de cálcio, fósforo e vitamina D. A exposição à luz solar também é importante, especialmente para os lactentes prematuros e aqueles alimentados com leite artificial. A suplementação de vitamina D, que excede as necessidades diárias normais, é fornecida durante muitos meses. A manutenção de uma postura e posicionamento adequados e o uso de talas nas crianças maiores têm por objetivo prevenir deformidades. Após o controle da doença, as deformidades podem necessitar de correção cirúrgica, à medida que a criança cresce.

As crianças com raquitismo dependente de vitamina D ou independente de vitamina D necessitam de medidas de tratamento especiais. Crianças com raquitismo dependente de vitamina D causado por ausência da enzima necessária para a conversão da vitamina D em sua forma ativa são tratadas com calcitriol, a forma ativa da vitamina D.[40] Os tipos de raquitismo resistentes à vitamina D são tratados com fósforo oral ou fósforo e calcitriol orais.

Doença de Paget

A doença de Paget (*i. e.*, osteíte deformante) é a segunda doença óssea mais comum depois da osteoporose.[14,40,41] A afecção tende a ocorrer em pessoas na 4ª década de vida e é caracterizada por áreas localizadas de *turnover* ósseo excessivo e formação desorganizada de osteoides. É mais comum em pessoas com descendência norte-europeia.

Trata-se de um processo focal, com variação considerável no seu estágio de desenvolvimento em locais separados. A princípio, a doença é marcada por regiões de reabsorção óssea osteoclástica rápida, seguindo-se um período de formação óssea intensa, com aumento das quantidades de osteoblastos que depositam osso de maneira acelerada e caótica, de modo que o osso recém-formado é de má qualidade e desorganizado, em vez de lamelar. A qualidade inadequada do osso é responsável pela curvatura e pelas fraturas que ocorrem nos ossos afetados pela doença. A medula óssea adjacente à superfície de formação óssea é substituída por tecido conjuntivo frouxo, que contém células osteoprogenitoras e diversos vasos sanguíneos, os quais transportam sangue para e a partir desses sítios metabolicamente ativos.[40] As lesões da doença de Paget podem ser isoladas ou ocorrer em diversos pontos. Tendem a estar localizadas nos ossos do esqueleto axial, incluindo coluna, crânio, quadris e pelve. A porção proximal do fêmur e da tíbia pode estar envolvida nos tipos mais difusos da doença. Em termos histológicos, as lesões de Paget demonstram aumento da vascularidade e fibrose da medula óssea, com atividade celular intensa. O osso apresenta um padrão que se assemelha a um mosaico, causado por áreas de densidade limitadas por linhas azuis-escuras, denominadas *linhas de cimento* (Figura 49.17).

Etiologia

Embora a causa da doença de Paget ainda não esteja clara, existem evidências de influências tanto genéticas quanto ambientais. Foi relatado que em torno de 15 a 40% dos portadores da doença têm um parente de primeiro grau com doença de Paget, além de vários estudos terem descrito outros familiares afetados pela doença.[40,41] Além disso, evidências sustentam que as pessoas com a doença de Paget apresentam uma mutação do gene *SQSM1/p62* nas amostras de ossos acometidos e tumores.[40,41] É possível que outros fatores além da genética estejam envolvidos na patogênese da doença, como um paramixovírus.[40] Isso é sustentado pela observação de partículas virais que se assemelham ao nucleocapsídio do paramixovírus no citoplasma de osteoclastos em pessoas com doença de Paget.

Nas crianças, hiperostose cortical deformante juvenil (um distúrbio autossômico recessivo raro), hiperfosfatemia e doenças que causam estenose diafisária podem mimetizar a doença de Paget e algumas vezes são denominadas *doença de Paget juvenil*.[40] O distúrbio é apresentado no início da infância, com dor em razão de fraturas debilitantes e deformidades causadas por uma taxa acentuadamente acelerada de remodelamento ósseo por todo o esqueleto.

Manifestações clínicas

A gravidade da doença varia de uma simples lesão até o envolvimento de muitos ossos. A condição pode estar presente muito antes de ser clinicamente detectada. De fato, muitas pessoas não apresentam sintomas e a sua doença é descoberta durante o tratamento de outro problema de saúde. As manifestações clínicas da doença de Paget dependem da área específica envolvida (ver Figura 49.17). O envolvimento do crânio pode causar cefaleias, tinido intermitente, vertigem e, por fim, perda auditiva. Na coluna, o colapso das vértebras anteriores causa cifose da coluna torácica. O fêmur e a tíbia ficam encurvados. O amolecimento do colo femoral pode causar coxa vara (*i. e.*, redução do ângulo do colo femoral, a qual, quando combinada com o amolecimento dos ossos sacrais e ilíacos, causa marcha bamboleante. Quando a lesão afeta somente um osso, pode causar apenas dor leve e rigidez. A desossificação progressiva enfraquece e distorce a estrutura dos ossos. O processo de desossificação tem início nas superfícies corticais internas e progride até o desaparecimento da substância óssea. Podem ocorrer fraturas patológicas, especialmente nos ossos sujeitos a um estresse mais significativo (p. ex., porção proximal do fêmur, parte inferior da coluna, ossos pélvicos). Essas fraturas com frequência apresentam cicatrização inadequada, com calo excessivo e mal distribuído.

Outras manifestações da doença de Paget incluem síndromes de paralisia dos nervos em decorrência de lesões em membros superiores, deterioração mental e doença cardiovascular por insuficiência cardíaca com débito alto. A doença cardiovascular é a complicação mais séria e a causa mais comum de morte nas pessoas com doença de Paget generalizada e avançada. Pode ocorrer estenose aórtica calcificada nos casos graves. A capacidade ventilatória pode estar limitada em razão do envolvimento das costelas e da coluna.

Também foi observada a ocorrência de osteossarcomas osteogênicos em pessoas com doença de Paget. Os ossos afetados com mais frequência, em ordem de incidência, são fêmur, pelve, úmero e tíbia.

Diagnóstico e tratamento

O diagnóstico da doença de Paget é baseado nas deformidades ósseas características e nas alterações radiográficas. A elevação dos níveis de fosfatase alcalina sérica e hidroxiprolina urinária apoiam o diagnóstico, e a continuação da vigilância destes níveis pode ser utilizada para monitorar a eficácia do tratamento. Exames ósseos são utilizados para detectar o rápido *turnover* ósseo indicativo de doença ativa e para monitorar a

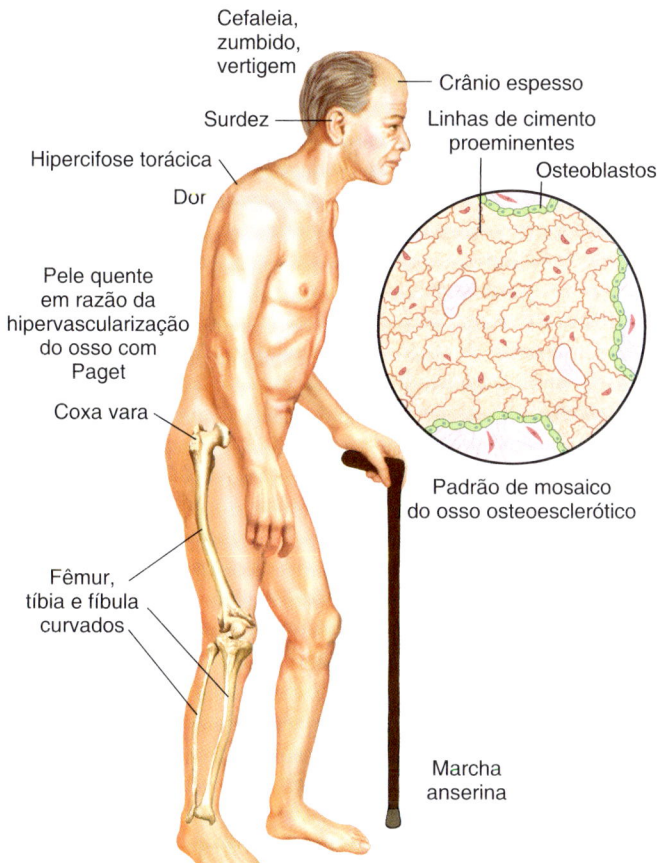

Figura 49.17 • Manifestações clínicas da doença de Paget.

resposta ao tratamento, mas não conseguem identificar a atividade óssea resultante de lesões malignas. Uma biopsia óssea pode ser obtida para diferenciar a lesão decorrente de osteomielite ou de um tumor ósseo primário ou metastático.

O tratamento da doença de Paget é baseado no grau de dor e na extensão da doença. A dor pode ser reduzida com agentes anti-inflamatórios não esteroides ou outros medicamentos. Agentes supressores, como os bisfosfonatos e a calcitonina, são utilizados para controlar a dor e para prevenir a disseminação adicional da doença, bem como as alterações neurológicas. O diagnóstico precoce e a terapia com bisfosfonatos são os modos mais efetivos de controle da doença de Paget, em razão da sua capacidade de diminuir a reabsorção óssea.[40,41] Os bisfosfonatos parenterais são particularmente úteis nas pessoas que não conseguem tolerar as preparações orais, que apresentam um protocolo de administração específico. A calcitonina também inibe a reabsorção óssea e está disponível nas formas farmacêuticas injetável e em *spray* nasal, mas somente a forma injetável está aprovada pela Food and Drug Administration (FDA) para o tratamento da doença de Paget. A calcitonina em *spray* nasal, aprovada para outras aplicações, está sendo estudada para uso na doença de Paget. Pessoas com essa afecção devem receber doses adequadas de cálcio e vitamina D. Um tipo de OPG recombinante também está sendo utilizado para inibir a osteoclastogênese em crianças, retardando a atividade dos osteoclastos. A doença de Paget juvenil está sendo descrita como uma deficiência de OPG.[40,41]

> ### RESUMO
>
> Além da sua função estrutural, o esqueleto é um órgão homeostático. Doenças ósseas metabólicas como osteoporose, osteomalacia, raquitismo e doença de Paget resultam de uma perturbação no equilíbrio entre a formação e a reabsorção ósseas. A osteoporose, a mais comum das doenças ósseas metabólicas, ocorre quando a taxa de reabsorção óssea é superior à taxa de formação óssea. É observada com frequência em mulheres na pós-menopausa, sendo a principal causa de fraturas em pessoas com mais de 45 anos de idade. A osteomalacia e o raquitismo são causados pela mineralização inadequada da matriz óssea, primariamente em razão de uma deficiência de vitamina D. A doença de Paget resulta da atividade osteoclástica excessiva e é caracterizada pela formação de ossos de má qualidade. Os diversos medicamentos e hormônios utilizados no tratamento das doenças ósseas metabólicas apresentam taxa de sucesso variável. São necessárias pesquisas adicionais para esclarecer a causa, o processo patológico e o tratamento dessas doenças.

INTOLERÂNCIA À ATIVIDADE E FADIGA

Depois de concluir esta seção, o leitor deverá ser capaz de:

- Definir a fadiga e descrever as suas manifestações
- Diferenciar a fadiga aguda e a crônica
- Definir a encefalomielite miálgica/síndrome de fadiga crônica e descrever os achados das avaliações, os sintomas apresentados e os valores laboratoriais associados ao distúrbio.

A tolerância à atividade é a quantidade de atividade física que uma pessoa consegue realizar sem que ocorra lesão ou esforço excessivo. A tolerância à atividade pode ser determinada ao estimular a pessoa a descrever suas atividades normais, a percepção da tolerância à atividade, ou o nível de fadiga. Um método para avaliar a tolerância à atividade envolve a administração de uma ferramenta de triagem, na qual os participantes descrevem as suas atividades normais, a percepção do seu nível de tolerância à atividade ou seu nível de fadiga. Uma dessas ferramentas é o Perfil de Atividade Humana (PAH).[42] O PAH foi originalmente desenvolvido para avaliar a qualidade de vida das pessoas que participam em um programa de reabilitação para a doença pulmonar obstrutiva crônica. Após a investigação de diversas determinações fisiológicas e psicológicas, observou-se que o aspecto mais importante da qualidade de vida era a quantidade de atividades diárias que a pessoa conseguia realizar. O PAH é composto por 94 itens, que representam as atividades comuns que exigem quantidades conhecidas de gasto energético médio. A pessoa assinala cada item identificando se ainda consegue realizar a atividade ou se deixou de fazê-la.

A intolerância à atividade pode ser considerada a falta de reservas de energia física ou psicológica suficientes para suportar ou concluir as atividades diárias necessárias ou desejadas. Fadiga é a sensação que ocorre com a exaustão daquelas reservas energéticas. Trata-se de um estado vivenciado por todas as pessoas em algum momento da vida. A fadiga pode ser uma resposta física normal, como aquela que se segue à prática de exercícios extremos em pessoas saudáveis, ou um sintoma apresentado por pessoas com uma reserva energética limitada, como aquelas com doença cardíaca ou respiratória, anemia ou desnutrição ou aquelas que fazem uso de determinados tipos de terapias medicamentosas. A fadiga também pode estar relacionada com a falta de sono ou o estresse mental.

Assim como a dispneia e a dor, a fadiga é um sintoma subjetivo. Com frequência, é descrita como uma sensação de mal-estar e de falta de energia e motivação para a realização de uma tarefa. A fadiga é diferente do cansaço normal que as pessoas apresentam ao final do dia. O cansaço é aliviado com uma noite de sono adequado, enquanto a fadiga persiste apesar do sono suficiente ou adequado. Ainda que a fadiga seja um dos sintomas mais comuns relatados aos profissionais de saúde, trata-se de um dos menos compreendidos de todos os problemas de saúde. A fadiga não pode ser explicada com o uso de determinações como a quantidade de atividades ou de exercícios.[43]

A base fisiológica da fadiga inclui fatores como mecanismos diafragmáticos, motores e neurológicos. A fadiga diafragmática ocorre nas condições respiratórias agudas e crônicas, nas quais a força e a duração do trabalho muscular excedem os depósitos de energia. A fadiga neuromuscular envolve a perda da capacidade máxima de gerar força durante a prática de exercícios.

Conceitos fundamentais

- A fadiga aguda é a fadiga com início rápido, que resulta da perda de sono ou de exercícios vigorosos a curto prazo. O sono e a nutrição adequados possibilitam a recuperação da fadiga aguda
- A encefalomielite miálgica/síndrome da fadiga crônica (SFC) é caracterizada por fadiga incapacitante e muitos sintomas inespecíficos, incluindo comprometimentos cognitivos, transtornos do sono e dor musculoesquelética. A etiologia da SFC é desconhecida, mas está associada a diversas doenças crônicas, como fibromialgia, depressão e síndrome do intestino irritável.

Mecanismos da fadiga

A origem ou a causa da fadiga pode ser fisiológica, psicológica, patológica ou desconhecida (p. ex., SFC ou encefalomielite miálgica [EM]). A fadiga pode ser ocasionada por fatores ambientais (p. ex., ruídos excessivos, extremos de temperatura, alterações climáticas), incidentes relacionados com medicamentos ou drogas (p. ex., uso de tranquilizantes, consumo de álcool, exposição a substâncias químicas tóxicas), causas relacionadas com um tratamento (p. ex., quimioterapia, radioterapia, cirurgia, anestesia, exames diagnósticos), esforço físico (p. ex., prática de exercícios) e fatores psicológicos (p. ex., estresse, monotonia).

Clinicamente, a fadiga pode ser descrita de acordo com seu início, o aparente fator causal e o modo como é tratada, informações que algumas vezes auxiliam na determinação da etiologia da dor. Acredita-se que uma pessoa possa apresentar fadiga tanto aguda quanto crônica, à semelhança do que ocorre com a dor aguda e crônica.

Fadiga física aguda

A fadiga aguda apresenta um início rápido e com frequência é definida como a fadiga muscular associada ao aumento das atividades, ou da prática de exercícios, que são realizadas até o ponto de exaustão. Com frequência também está associada a uma infecção viral ou bacteriana e pode apresentar outros sintomas sistêmicos, como febre ou mal-estar.[43] Se estiver associada à fadiga muscular, o alívio ocorre logo após a interrupção da atividade e atua como um mecanismo protetor. O condicionamento físico pode influenciar o início da fadiga aguda. As pessoas que mantêm a prática regular de exercícios, comparativamente às sedentárias, conseguem realizar uma atividade por um tempo maior antes de desenvolverem fadiga aguda. Em parte, essa capacidade se deve ao fato de seus músculos conseguirem utilizar o oxigênio e os nutrientes com mais eficiência, enquanto seus sistemas circulatório e respiratório apresentam maior capacidade de suprir oxigênio e nutrientes aos músculos exercitados.

A fadiga física aguda ocorre mais rapidamente no músculo sem condicionamento. Por exemplo, a fadiga aguda costuma ser observada com frequência em pessoas que estiveram em repouso no leito devido a um procedimento cirúrgico, ou que tiveram suas atividades afetadas por doença crônica, como doença cardíaca ou respiratória (Figura 49.18). Nesses casos, a fadiga aguda muitas vezes é desproporcional à atividade realizada (p. ex., sair da cama ou sentar em uma cadeira pela primeira vez). Ao retomar as atividades após um período prolongado de repouso no leito ou de inatividade, a pessoa pode apresentar taquicardia e hipotensão. Exceto se estes parâmetros forem alterados com o uso de medicamentos como os bloqueadores beta-adrenérgicos, a frequência cardíaca e a pressão arterial se tornam indicadores particularmente sensíveis da tolerância ou da intolerância à atividade.

Outro exemplo de fadiga aguda é a que ocorre nas pessoas que necessitam utilizar dispositivos de assistência como cadeiras de rodas, andadores ou muletas. Os músculos do braço são menos adaptados à prática prolongada de exercícios que os músculos da perna. Isso ocorre porque os músculos do braço são primariamente compostos por fibras musculares do tipo II, utilizadas quando o corpo necessita de breves explosões de energia e que entram em fadiga rapidamente. Como resultado, as pessoas que utilizam cadeiras de rodas ou muletas podem apresentar fadiga rapidamente até que seus braços estejam condicionados ao aumento nas atividades.

Fadiga crônica

Diferencia-se da fadiga aguda em termos de início, intensidade, percepção, duração e alívio. É muito mais complexa e difícil de diagnosticar. Existem várias causas possíveis, como hipotireoidismo, anemia, doença cardíaca, doença de Lyme, fibromialgia, doença pulmonar, disfunção eletrolítica, tuberculose, hepatite e câncer.[43] Trata-se de um problema comum, vivenciado por indivíduos com problemas crônicos de saúde (Tabela 49.2). No cenário da atenção primária, muitas pessoas se queixam de fadiga crônica. Naqueles com IC ou enfisema, a condição é aceita, dada a fisiopatologia dessas enfermidades. Outros podem apresentar fadiga transitória, passível de controle com suplementação de vitaminas ou medicamentos.

Embora a fadiga aguda com frequência desempenhe uma função protetora, a fadiga crônica não atua desse modo. Ela limita a quantidade de atividade que uma pessoa pode realizar e é capaz de interferir no emprego, na realização das atividades da vida diária e na qualidade de vida. Ainda que a fadiga frequentemente seja considerada um sintoma de ansiedade e depressão, é importante reconhecer que estes podem ser sintomas da fadiga. Por exemplo, pessoas com fadiga persistente associada a uma doença crônica podem precisar reduzir seus cronogramas de trabalho, diminuir as atividades sociais e limitar suas responsabilidades familiares habituais. Tais alterações no estilo de vida podem ser o motivo da depressão, em vez de a depressão ser causa da fadiga.

A fadiga crônica ocorre em um amplo espectro de condições de doença. Trata-se de uma queixa comum de pessoas com câncer, cardiopatia, nefropatia em estágio terminal, doença pulmonar crônica, hepatite C, artrite, infecção pelo vírus da imunodeficiência humana (HIV) e síndrome da imunodeficiência adquirida (AIDS), e distúrbios neurológicos como esclerose múltipla, síndrome pós-poliomielite e doença de Parkinson.

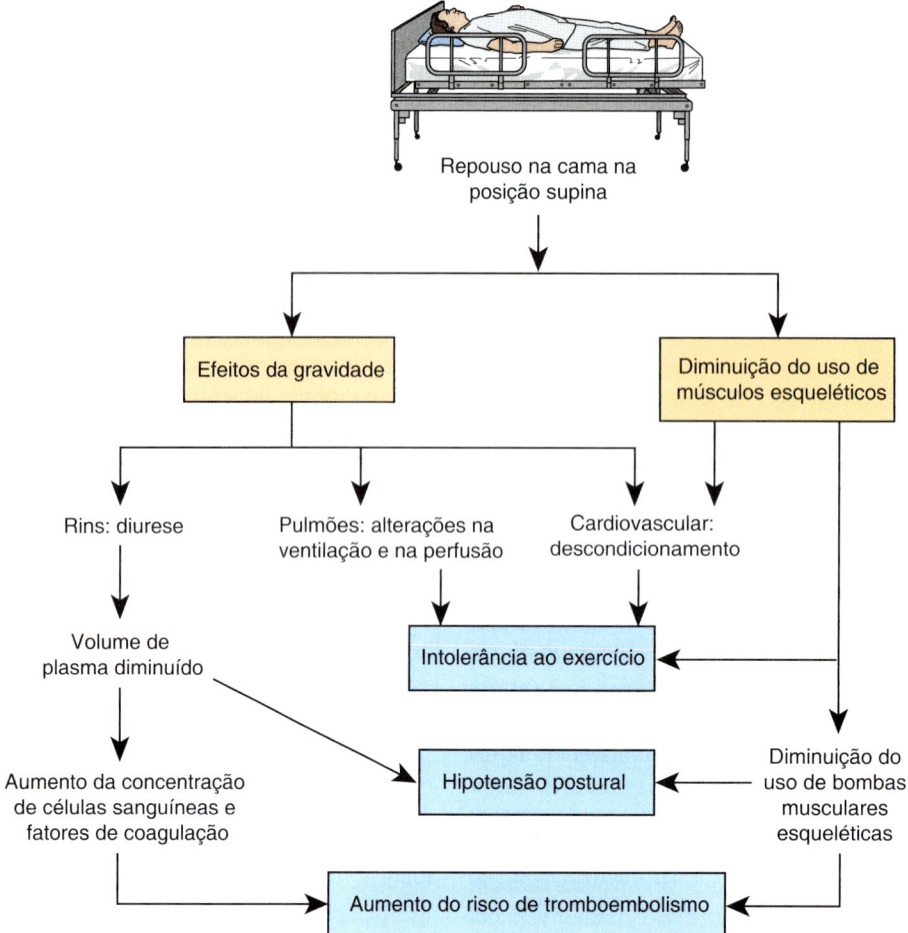

Figura 49.18 • Efeitos da gravidade e da diminuição no uso dos músculos esqueléticos, durante o repouso no leito e o posicionamento em decúbito dorsal, sobre a função cardiovascular, respiratória e renal e seu impacto sobre a tolerância aos exercícios e o risco de complicações como tromboembolia e hipotensão postural.

É um fenômeno quase universal em pessoas com câncer: entre aquelas submetidas ao tratamento da doença, 14 a 96% apresentam fadiga,[44] e, após o tratamento, esse número corresponde a 19 a 82%.[44] A fadiga relacionada com o câncer pode ser causada pela própria doença ou por seu tratamento. A fadiga relacionada com o câncer envolve diversas dimensões fisiológicas, sensoriais, afetivas e cognitivas. Com frequência, há sensação de cansaço incomum acompanhada de fraqueza generalizada e necessidade aumentada de repouso. Também pode haver uma perturbadora desmotivação, ansiedade e tristeza, bem como incapacidade de concentração ou dificuldade para pensar.

Existem diversos tipos de fatores relacionados com o câncer que podem causar fadiga, sendo os mais proeminentes aqueles associados ao desequilíbrio energético decorrente dos seguintes distúrbios: anemia, caquexia, estresse, dor, infecção, medicamentos e distúrbios metabólicos. A teoria das citocinas da fadiga relacionada com o câncer baseia-se em parte na observação de que as pessoas que recebem agentes como interferona-α incluídos no plano de tratamento apresentam uma fadiga devastadora que parece ser limitada pela dose. A interferona-α e outros agentes utilizados no tratamento do câncer também influenciam a secreção de outras citocinas relacionadas com a fadiga. As células cancerosas e o sistema imune parecem produzir ou expressar diversas citocinas com potencial de sintetizar muitos dos fatores que contribuem para a fadiga, em particular interleucina-1beta e fator de necrose tumoral alfa (TNF-α).[45] Acredita-se que uma dessas citocinas, o TNF-α, esteja associada à fadiga matutina e aos transtornos do sono.[45,46] Outro estudo demonstra que a prática de exercícios esqueléticos específicos pelos portadores de câncer resulta na secreção de interleucina-6, a qual pode diminuir os níveis de TNF-α e interleucina-1beta.[45,46]

Controle da fadiga crônica

Muitos fatores patológicos associados à fadiga, incluindo insônia, anemia, estresse psicológico e fraqueza, respondem a medidas de tratamento adequadas. A anemia, comum entre pessoas com HIV/AIDS, nefropatia em estágio terminal e câncer submetido à quimioterapia, causa fadiga por interferir na capacidade de transporte de oxigênio do sangue. Por vezes, essa anemia é tratada com tipos recombinantes de eritropoetina (epoetina-alfa), um hormônio endógeno normalmente produzido pelos rins. A insônia – que ocorre por diversos motivos, incluindo ansiedade e depressão, rubores quentes, noctúria e dor – pode ser tratada com métodos não

Tabela 49.2 Doenças crônicas e causas de fadiga crônica.

Doença crônica	Causa de fadiga
Síndrome da imunodeficiência adquirida	Comprometimento da função imune, anorexia, fraqueza muscular e fatores psicossociais associados à doença
Anemia	Diminuição da capacidade de transporte de oxigênio do sangue
Artrite	Dor e disfunção articular que levam ao comprometimento da mobilidade, perda de sono e fatores emocionais
Câncer	Presença de produtos químicos e processos catabólicos associados ao crescimento tumoral; anorexia e dificuldade com a alimentação; efeitos da quimioterapia e da radioterapia; e fatores psicossociais como depressão, luto, desesperança e medo
Cardiopatias	
Infarto do miocárdio	A morte do tecido miocárdico resulta em diminuição do débito cardíaco, perfusão tecidual inadequada e comprometimento do suprimento de oxigênio, bem como de nutrientes para os órgãos vitais
Insuficiência cardíaca congestiva	O comprometimento da capacidade de bombeamento do coração resulta em perfusão inadequada do tecido muscular e dos órgãos vitais
Distúrbios neurológicos	
Esclerose múltipla	Doença desmielinizante do sistema nervoso central, caracterizada por diminuição na velocidade da condução nervosa, que resulta em fraqueza dos membros inferiores e fadiga
Miastenia *gravis*	Distúrbio dos receptores de acetilcolina pós-sinápticos da junção mioneural, que resulta em fraqueza muscular e fadiga
Doença pulmonar crônica	Aumento do trabalho da respiração e comprometimento da troca gasosa
Insuficiência renal crônica	Acúmulo de resíduos metabólicos; distúrbios hidreletrolíticos e acidobásicos; diminuição da contagem de hemácias e da capacidade de transporte de oxigênio em virtude do comprometimento na produção de eritropoetina
Distúrbios metabólicos	
Hipotireoidismo	Diminuição na taxa metabólica basal manifestada por fadiga
Diabetes melito	Comprometimento do uso celular da glicose pelas células musculares
Obesidade	Desequilíbrio na ingestão nutricional e no gasto energético; aumento da carga de trabalho em virtude do excesso de peso
Miopatia esteroide	Os glicocorticoides interferem na síntese de proteínas e glicogênio, levando à atrofia muscular

farmacológicos e farmacológicos. Os transtornos psicológicos, como ansiedade e depressão, com frequência associados à fadiga, podem ser tratados com agentes farmacológicos selecionados. Outra causa de fadiga é a perda de massa muscular, força muscular, e resistência. A pessoa pode precisar realizar um exame físico completo, com exames laboratoriais, para determinar se existem quaisquer problemas musculoesqueléticos ou neurológicos capazes de impactar o vigor da pessoa, como miosite, síndrome de Guillain-Barré, ou polimialgia, ou para determinar se a pessoa precisa aumentar a resistência por meio da adoção de um programa de prática de exercícios consistente.

Encefalomielite miálgica/síndrome da fadiga crônica

Trata-se de uma condição de fadiga incapacitante, com duração mínima de 6 meses, geralmente acompanhada de uma diversidade de sintomas inespecíficos autorrelatados, entre os quais comprometimento cognitivo, transtornos do sono e dor musculoesquelética. Desde o final do século XX e até o atual século XXI, o distúrbio continua sendo um problema relativamente comum.

Definição. Como a etiologia da SFC é desconhecida, não existem marcadores biológicos diagnósticos nem tratamentos definitivos para essa condição. Além disso, a sobreposição dos sintomas de SFC a outros distúrbios funcionais, como fibromialgia, sensibilidade a múltiplas substâncias químicas, depressão e síndrome do intestino irritável, igualmente caracterizados por fadiga, complica a capacidade de definir a síndrome com qualquer grau de certeza. De fato, a SFC pode descrever um grupo de sintomas semelhantes que se desenvolvem a partir de diferentes distúrbios fisiopatológicos.

Em razão da necessidade de critérios diagnósticos, a definição de casos relacionados com SFC foi estabelecida em 1988, pelo Centers for Disease Control (CDC), e revisada pelo International Chronic Fatigue Syndrome Study Group, em 1994.[47] Para ser classificada como SFC, a fadiga deve ser clinicamente avaliada, causar exaustão mental e física grave, assim como resultar em uma queda significativa nos níveis de atividade pré-morbidade do indivíduo. A Tabela 49.3 ilustra exemplos de condições que podem mimetizar a SFC. O Quadro 49.2 resume os sintomas de SFC estabelecidos pelo CDC, bem como os critérios para seu diagnóstico.[47,48]

Fisiopatologia. As teorias sobre a patogênese da SFC incluem expressão genética, infecções, estresse e transtornos psicológicos anteriores, disfunção no eixo hipotalâmico-hipofisário-suprarrenal, deficiências nutricionais ou aumento do estresse oxidativo e nitrosativo.[48] Apesar de muitas pesquisas

Tabela 49.3 Exemplos de condições que podem se apresentar como fadiga crônica.

Psicológicas	Depressão
	Ansiedade
	Transtorno de somatização
Farmacológicas	Hipnóticos
	Anti-hipertensivos
	Tranquilizantes
	Abuso de substâncias e síndrome de abstinência
Endócrinas e metabólicas	Hipotireoidismo
	Diabetes melito
	Hipertireoidismo apático dos idosos
	Insuficiência hipofisária
	Hiperparatireoidismo da hipercalcemia de qualquer origem
	Doença de Addison
	Insuficiência renal crônica
	Insuficiência hepatocelular
Neoplásicas e hematológicas	Malignidade oculta (p. ex., câncer pancreático)
	Anemia grave
Infecciosas	Endocardite
	Tuberculose
	Mononucleose
	Hepatite
	Doença parasitária
	Infecção pelo HIV
	Infecção por citomegalovírus
Cardiopulmonares	Insuficiência cardíaca congestiva crônica
	Doença pulmonar obstrutiva crônica
Doenças imunes do tecido conjuntivo	Doença reumatoide
Hiper-reatividade	Encefalomielite miálgica/síndrome da fadiga crônica
Transtornos do sono	Apneia do sono
	Refluxo esofágico
	Rinite alérgica
	Etiologias psicológicas (ver as contribuições anteriores)

Quadro 49.2 Sintomas de encefalomielite miálgica/síndrome da fadiga crônica.

A EM/SFC apresenta três sintomas primários requeridos para o diagnóstico, e os sintomas adicionais comuns que podem ou não ser apresentados por todas as pessoas com tal condição. Os sintomas primários incluem:

1. Diminuição da capacidade de participar em atividades que eram comuns antes da doença, acompanhada por fadiga com duração mínima de 6 meses. A fadiga associada à EM/SFC é grave, não melhora com o sono/repouso, não estava presente antes da doença e não está relacionada com a realização de atividades difíceis
2. Aumento dos sintomas após atividades físicas ou mentais, que não estava presente antes da doença; esse "mal-estar pós-esforço" pode ter duração de dias, semanas ou mais
3. Alterações no sono, como sensação de cansaço após uma noite inteira de sono

Além dos sintomas primários anteriores, *um* dos seguintes deve estar presente para o diagnóstico de EM/SFC:

- Dificuldade de pensamento/memorização
- Intolerância ortostática, na qual os sintomas são agravados quando se assume a posição ortostática ou sentada ereta

Outros sintomas comuns:

- Sensibilidade e dor muscular
- Dor articular, sem edema ou eritema
- Cefaleias recentes ou mais graves
- Dor de garganta recidivante
- Sudorese noturna/calafrios
- Sensibilidade/alergia recente a substâncias como alimentos ou ruídos
- Sensibilidade em linfonodos cervicais/axilares

Adaptado de CDC. (2017). Myalgic encephalomyelitis/chronic fatigue syndrome. [Online.] Disponível em: https://www.cdc.gov/me-cfs/symptoms-diagnosis/symptoms.html. Acesso em 20 de fevereiro de 2018.

e do desenvolvimento de diversas teorias, a fisiopatologia de base da SFC continua indefinida. Muitas pessoas com SFC atribuem o início da sua doença a uma infecção semelhante à influenza. Portanto, a ligação entre agentes infecciosos como o vírus Epstein-Barr, o herpesvírus humano 6, a levedura *Candida* e a bactéria *Borrelia*, além de outros, foi extensivamente estudada. Entretanto, até o momento nenhum desses agentes foi conclusivamente ligado a uma relação de causa e efeito com o desenvolvimento da SFC.[48] Foi formulada a hipótese de que o sistema imune pode reagir excessivamente a um agente ambiental (mais provavelmente um agente infeccioso) ou a estímulos internos e não conseguir realizar a autorregulação após a interrupção do insulto infeccioso.

Transtornos psicológicos com frequência estão associados à SFC, em especial a ansiedade e a depressão, mas sua avaliação é difícil. Comparativamente à população em geral, os portadores de SFC apresentam maior probabilidade de já terem apresentado algum transtorno psicológico (p. ex., depressão maior ou transtorno do pânico) antes de desenvolverem SFC. Contudo, também é verdade que uma proporção significativa dessas pessoas não vivenciou tais episódios, seja antes ou depois do desenvolvimento da afecção.[48]

Anormalidades no eixo hipotalâmico-hipofisário-suprarrenal foram documentadas, incluindo atenuação da atividade do hormônio de liberação de corticotrofina e alterações no ritmo circadiano da secreção de cortisol. Ainda que níveis baixos de hormônios tireóideos, desidroepiandrosterona (DHEA) e cortisol tenham sido observados em pessoas com SFC, esses parâmetros não estão diminuídos em todas as pessoas afetadas pela condição.[48]

As relações genéticas com a SFC incluem um gene associado à proteína neurodegenerativa da doença de Huntington, anormalidades no modo como os genes afetam a produção de energia mitocondrial-celular, e conexões com a depressão e ansiedade.⁴⁷ Além disso, têm sido determinadas relações entre as pessoas com SFC e uma condição inflamatória persistente.⁴⁹

Manifestações clínicas. Um dos achados mais importantes em casos de SFC é a queixa de fadiga, sintoma geralmente precedido de um resfriado ou doença semelhante à influenza. A pessoa frequentemente descreve uma doença recidivante, com períodos de exacerbações e remissões. A cada episódio subsequente da doença, a fadiga aumenta.

Os achados físicos incluem febre de grau baixo, intermitente e que ocorre somente quando a doença recidiva. Outros achados incluem faringite não exsudativa, linfonodos cervicais palpáveis e sensíveis, leve aumento de volume da tireoide, chiados, esplenomegalia, mialgia, artralgia e fezes positivas para heme com sigmoidoscopia subsequente negativa.

Os problemas psicológicos incluem comprometimento da cognição, descrito pelo paciente como incapacidade de concentração e de realizar as tarefas anteriormente habituais. Existem relatos de transtornos do humor e do sono, problemas com o equilíbrio, distúrbios visuais e graus variados de ansiedade e depressão.

Diagnóstico e tratamento. O diagnóstico da SFC baseia-se na integração de todo o quadro clínico dos sintomas, dos achados da avaliação física e dos resultados de exames complementares da pessoa. As investigações laboratoriais são utilizadas para detectar outros distúrbios. Em geral, o diagnóstico final é baseado na definição da SFC fornecida pelo CDC⁴⁸ (ver Quadro 49.2). Existem discussões sobre a possibilidade de as pessoas com menos sintomas de SFC associados serem diagnosticadas com SFC com exatidão em um estado mais precoce.⁴⁸

Como não existe uma causa conhecida de SFC, o tratamento atual tende a permanecer sintomático, com enfoque no controle, e não na cura. É centrado na orientação, no apoio emocional, no tratamento dos sintomas e no controle global da saúde geral. O controle dos sintomas inclui o desenvolvimento de um programa de exercícios para ajudar a pessoa a recuperar a força. Além de um programa de atividades estruturado, as pessoas devem ser encorajadas a serem as mais ativas possível, conforme forem retomando as atividades do dia a dia.

É essencial haver uma abordagem holística para o tratamento da SFC. Com o tratamento e o apoio adequados, a maior parte das pessoas com SFC apresenta melhora. Entretanto, podem ocorrer recidivas. Pessoas diagnosticadas com SFC devem continuar a receber cuidados de acompanhamento e tratamento regularmente. Existem grupos de apoio locais e nacionais disponíveis para pessoas com SFC.

RESUMO

A fadiga é um estado inespecífico e autorreconhecido de exaustão física e psicológica. Resulta na incapacidade da pessoa de realizar atividades rotineiras e não há alívio com o sono ou repouso. A fadiga aguda resulta do uso excessivo do corpo ou de grupos musculares específicos, e com frequência está relacionada com a depleção das fontes de energia. Em muitos casos, a fadiga crônica está associada a uma doença específica ou enfermidade crônica e pode haver alívio quando os efeitos da doença são corrigidos. A SFC é uma enfermidade complexa, que apresenta manifestações fisiológicas e psicológicas, sendo caracterizada por fadiga incapacitante. O diagnóstico com frequência é obtido por meio de um processo de eliminação, e o tratamento exige uma abordagem holística.

CONSIDERAÇÕES GERIÁTRICAS

- A dor espinal da região lombar pode indicar osteoporose⁵⁰
- A fadiga pode estar relacionada com a perda de familiares ou amigos, comum entre os idosos.⁵¹

CONSIDERAÇÕES PEDIÁTRICAS

- O desvio medial dos artelhos (adução metatársica) representa um aumento na taxa de displasia de quadril⁵²
- De todas as crianças nascidas com pé torto, 80% vivem em países em desenvolvimento⁵²
- A osteogênese imperfeita pode não ser detectada até que a criança seja ativa e apresente fraturas frequentes.⁵²

Exercícios de revisão

1. Durante um exame de triagem rotineiro, foi observado que uma menina recém-nascida apresenta DDQ.
   a. *Descreva as anormalidades anatômicas presentes no distúrbio.*
   b. *Explique a necessidade do tratamento precoce da DDQ.*
2. Durante um exame físico de rotina, foi observado que uma menina de 12 anos de idade apresenta assimetria dos ombros, da altura escapular e da altura pélvica. Ao exame radiográfico, observou-se que ela apresenta curvatura de 30° na coluna.
   a. *Quais possíveis tratamentos estão disponíveis para essa paciente?*
   b. *Descreva os problemas físicos associados à escoliose progressiva.*
3. Uma mulher na pós-menopausa, com 60 anos de idade, apresenta fratura vertebral por compressão. Ela também observou um aumento na dor nas costas e diminuição da altura ao longo dos últimos anos.
   a. *Explique como a falta de estrogênio e o envelhecimento contribuem para o desenvolvimento da osteoporose.*
   b. *Quais outros fatores devem ser considerados na avaliação do risco de desenvolver osteoporose?*
   c. *Qual é um dos modos de determinar a densidade óssea?*

d. Cite os dois fatores mais importantes na prevenção da osteoporose.
  e. Quais medicamentos podem ser utilizados para tratar a condição dessa paciente?
4. Uma mulher de 40 anos de idade que está sendo tratada com quimioterapia para um câncer de mama queixa-se de fadiga excessiva e intolerância ao exercício. Ela relata que seu nível de energia está tão baixo que mal consegue se levantar pela manhã, além de ter dificuldades para se concentrar e realizar atividades simples, como fazer compras.
  a. Quais são algumas explicações para a fadiga excessiva dessa paciente?
  b. Quais intervenções independentes podem ser utilizadas para diminuir a fadiga?

REFERÊNCIAS BIBLIOGRÁFICAS

1. Sadler T. (2015). Langman's medical embryology (3rd ed.). Philadelphia, PA: Wolters Kluwer.
2. Rhoades R. A., Bell D. R. (2012). Medical physiology: Principles for clinical medicine (4th ed.). Philadelphia, PA: Lippincott Williams & Wilkins.
3. Ross M. H., Pawlina W. (2015). Histology: A text and atlas (7th ed.). Philadelphia, PA: Lippincott Williams & Wilkins.
4. Hockenberry M., Wilson D., Rodgers C. (2016). Wong's essentials of pediatric nursing (10th ed.). St. Louis, MO: Mosby.
5. Staheli L. (2015). Fundamentals of pediatric orthopedics (5th ed.). Philadelphia, PA: Lippincott Williams & Wilkins.
6. Cramer K., Scherl S., Tornetta P., et al. (Eds.) (2003). Pediatrics (orthopedic surgery essential series). Philadelphia, PA: Lippincott Williams & Wilkins.
7. Gilbert S. (2013). Obesity in pediatric orthopedics. Current Orthopaedic Practice 24(6), 576–580. Available: http://www.medscape.com/viewarticle/813428. Retrieved August 1, 2017.
8. Whitaker A., Vuillermin C. (2016). Lower extremity growth and deformity. Current Reviews in Musculoskeletal Medicine 9(4), 454–461.
9. Carr J., Yang S., Lather L. (2016). Pediatric pes planus: A state-of-the-art review. Pediatrics 137(3), 1–10. Available: http://pediatrics.aappublications.org/content/137/3/e20151230. Retrieved August 1, 2017.
10. Stoltzman S., Irby M., Callahan A., et al (2015). Pes planus and paediatric obesity: A systematic review of the literature. Clinical Obesity 5(6), 52–59.
11. Malik, S. (2013). Polydactyly: Phenotypes, genetics and classification. Clinical Genetics, 85(3), 203–212.
12. National Institutes of Health. (2014). What is osteogenesis imperfecta? [Online]. Available: http://www.niams.nih.gov/Health_Info/bone/Osteogenesis_Imperfecta/osteogenesis_imperfecta_ff.asp. Retrieved August1, 2017.
13. Rubin R., Strayer D. S. (Eds.) (2014). Rubin's pathology: Clinicopathologic foundations of medicine (7th ed.). Philadelphia, PA: Lippincott Williams & Wilkins.
14. Van Dijk, F., Sillence, D. (2014). Osteogenesis imperfecta: Clinical diagnosis, nomenclature and severity assessment. American Journal of Medical Genetics 164(6), 1470–1481.
15. Wright J., James K. (2016). Developmental dysplasia of the hip. In: Aresti N., Ramachandran M., Paterson M., Barry M. (Eds.) Paediatric orthopaedics in clinical practice. London, UK: Springer.
16. U.S. Preventive Services Task Force. (2015). Developmental hip dysplasia: Screening. [Online]. Available: https://www.uspreventiveservicestaskforce.org/Page/Document/UpdateSummaryFinal/developmental-hip-dysplasiascreening.Retrieved February 11, 2018.
17. Jensen S. (2014). Nursing health assessment: A best practice approach (2nd ed.). Philadelphia, PA: Lippincott Williams & Wilkins.
18. Delaney L. R., Karmazyn B. (2011). Developmental dysplasia of the hip: Background and the utility of ultrasound. Seminars in Ultrasound, CT, and MR 32(2), 151–156.
19. Hossain M., Davis N. (2017). Evidence-based treatment for clubfoot. In: Alshryda S., Huntley J., Banaszkiewicz P. (Eds.) Paediatric orthopaedics. Cham: Springer.
20. Hernandez J. (2015). Legg-Calve-Perthes disease in emergency medicine treatment and management. Available: http://emedicine.medscape.com/article/826935-overview. Retrieved August 1, 2017.
21. Chaudhry S., Phillips D., Feldman D. (2014). Legg-Calvé-Perthes disease: an overview with recent literature. Bulletin of the Hospital for Joint Diseases 72(1), 18–27. Available: http://presentationgrafix.com/_dev/cake/files/archive/pdfs/2.pdf. Retrieved August 1, 2017.
22. Gregory J. (2017). Osgood Schlatter disease. Available: http://emedicine.medscape.com/article/1993268-overview. Retrieved August 1, 2017.
23. Makhni M. C., Makhni E. C., Swart E. F., et al. (2017). Slipped capital femoral epiphysis. In: Makhni M., Makhni E., Swart E., Day C. (Eds.) Orthopedic emergencies. Springer International Publishing.
24. El-Hawary R., Chukwunyerenwa C. (2014). Update on evaluation and treatment of scoliosis. Pediatric Clinics of North America 61(6), 1223–1241.
25. Mehlman C. T. (2016). Idiopathic scoliosis. Available: http://emedicine.medscape.com/article/1265794-overview. Retrieved August 1, 2017.
26. Morningstar M. W., Strauchman M. N., Stitzel C. J., et al. (2016). Methylenetetrahydrofolate reductase (MTHFR) gene mutations in patients with idiopathic scoliosis: A clinical chart review. Available: http://file.scirp.org/pdf/OJGen_2017033015113499.pdf. Retrieved September 1, 2017.
27. Weinstein S. (2005). The thoracolumbar spine. In Weinstein S. L., Buckwalter J. A. (Eds.) Turek's orthopaedics: Principles and their application (6th ed., pp. 477–518). Philadelphia, PA: Lippincott Williams & Wilkins.
28. Looker A., Frenk S. (2015). Percentage of adults aged 65 and over with osteoporosis or low bone mass at the femur neck or lumbar spine: United States, 2005–2010. Available: https://www.cdc.gov/nchs/data/hestat/osteoporsis/osteoporosis2005_2010.pdf
29. Sigl V., Penninger J. (2014). RANKL/RANK—From bone physiology to breast cancer. Cytokine & Growth Factor Reviews 25(2), 205–214.
30. Cosman F., de Beur S., LeBoff M., et al. (2014). Clinician's guide to prevention and treatment of osteoporosis. Osteoporosis International 25(10), 2359–2381.
31. Naylor K. (2016). Response of bone turnover markers to raloxifene treatment in postmenopausal women with osteopenia. Osteoporosis International 27(8), 2585–2592.
32. Martin T.J., Sims N.A. (2016). RANKL/OPG: Critical role in bone physiology. Reviews in Endocrine & Metabolic Disorders 16(2), 131–139.
33. Willson T., Nelson S., Newbold J., et al. (2015). The clinical epidemiology of male osteoporosis: A review of the recent literature. Clinical Epidemiology 7, 65–76.
34. Bethel M., Carbone L., Lohr K., et al. (2017). Osteoporosis. Available: http://emedicine.medscape.com/article/330598-overview. Retrieved August 2, 2017.
35. Thralls K., Nichols J., Barrack M., et al. (2016). Body mass-related predictors of the female athlete triad among adolescent athletes. International Journal of Sport Nutrition and Exercise Metabolism 26(1), 17–25.
36. Aspray T. J., Bowring C., Fraser W., et al. (2014). National Osteoporosis Society Vitamin D guideline summary. Age and Ageing 43(5), 592–595.
37. Seton M. (2017). Review: Breaking from bisphosphonates. Arthritis and Rheumatology 69(3), 494–498.
38. McDonald R., Lane J., Diehn F., et al. (2016). Percutaneous vertebroplasty: Overview, clinical applications, and current state. Applied Radiology 46(1), 24–30.
39. Plotkin H., Finberg L. (2017). Disorders of bone mineralization. Available: http://emedicine.medscape.com/article/985766-overview.Retrieved August 2, 2017.
40. Alikhan M., Driver K., Lohr K.. (2016). Paget disease. Available: http://emedicine.medscape.com/article/334607-overview Retrieved August 2, 2017.

41. Grasemann C., Unger N., Hövel M., et al. (2017). Loss of functional osteoprotegerin: More than a skeletal problem. Journal of Clinical Endocrinology and Metabolism 102(1), 210–219.
42. Davidson M., Morton N. (2007). A systematic review of the Human Activity Profile. Clinical Rehabilitation 21(2), 151–162.
43. Dunphy L. M., Winland-Brown J. E., Porter B. O., et al. (2015). Primary care: The art and science of advanced practice nursing (4th ed.). Philadelphia, PA: Lippincott Williams & Wilkins.
44. National Cancer Institute. (2015). Fatigue. [Online]. Available: http://www.cancer.gov/cancertopics/pdq/supportivecare/fatigue/HealthProfessional/page1. Retrieved September 29, 2017.
45. Kwak S., Choi Y., Yoon H., et al. (2012). The relationship between interleukin-6, tumor necrosis factor-α, and fatigue in terminally ill cancer patients. Palliative Medicine 26(3), 275–282.
46. Doong S., Dhruva A., Dunn L. B., et al. (2014). Associations between cytokine genes and a symptom cluster of pain, fatigue, sleep disturbance, and depression in patients prior to breast cancer surgery. Biological Research for Nursing 17(3), 237–247.
47. Centers for Disease Control and Prevention. (2015). Chronic fatigue syndrome. [Online]. Available: http://www.cdc.gov/cfs/general/index.html. Retrieved September 19, 2017.
48. Yancey J. R., Thomas S. A. (2012). Chronic fatigue syndrome: Diagnosis and treatment. American Family Physician 86(8), 741–746. Available: http://www.aafp.org/afp/2012/1015/p741.pdf. Retrieved September 19, 2017.
49. Centers for Disease Control and Prevention. (2017). Evidence of inflammatory immune signaling in chronic fatigue syndrome: A pilot study of gene expression in peripheral blood. [Online]. Available: https://www.cdc.gov/me-cfs/about/possible-causes.html. Retrieved September 19, 2017.
50. Eliopoulos C. (2018). Gerontological nursing (9th ed.). Philadelphia, PA: Wolters Kluwer.
51. National Institute on Aging. (2016). Fatigue in older adults. Available: https://www.nia.nih.gov/health/fatigue-older-adults. Retrieved February 12, 2018.
52. Bowden V. R., Greenberg V. S. (2014). Children and their families: The continuum of nursing care. Philadelphia, PA: Wolters Kluwer.

Distúrbios da Função Musculoesquelética | Doenças Reumáticas

50

Sarah Morgan

INTRODUÇÃO

Artrite é um termo descritivo aplicado a mais de 100 doenças reumáticas, que variam de condições localizadas e autolimitantes a processos autoimunes sistêmicos. Mais de 30 milhões de norte-americanos têm osteoartrite (OA),[1] tipo que afeta pessoas de todas as idades e é a principal causa de incapacidade nos EUA.[a] Cerca de 5 milhões de norte-americanos têm artrite reumatoide e aproximadamente 300 mil pessoas com menos de 18 anos têm artrite juvenil ou algum tipo de condição reumática.[1]

A utilização do termo comum *artrite* pode simplificar a natureza dos variados processos patológicos, a dificuldade em diferenciar um tipo de artrite ou doença reumática do outro e a complexidade do tratamento dessas condições geralmente crônicas. Essas condições compartilham a inflamação da articulação como um sintoma proeminente ou acompanhante. Nas doenças reumáticas sistêmicas – aquelas que afetam outros sistemas do corpo além do sistema musculoesquelético –, a inflamação é primária, resultante de uma resposta imune. Em condições reumáticas limitadas a uma única ou poucas articulações diartrodiais, a inflamação é secundária, decorrente do processo degenerativo e das irregularidades articulares que ocorrem conforme o osso tenta se remodelar. Embora a artrite não possa ser curada, muito pode ser feito para controlar a sua progressão.

Este capítulo se concentra nas doenças reumáticas autoimunes sistêmicas, na artrite associada à espondilite, na síndrome de OA, nas doenças metabólicas associadas à artrite e nas doenças reumáticas em crianças e idosos.

DOENÇAS REUMÁTICAS AUTOIMUNES SISTÊMICAS

Depois de concluir esta seção, o leitor deverá ser capaz de:

- Descrever as características comuns das diferentes doenças reumáticas autoimunes sistêmicas

- Descrever as alterações patológicas que podem ser encontradas na articulação de uma pessoa com artrite reumatoide
- Descrever o processo imunológico que ocorre no lúpus eritematoso sistêmico (LES).

As doenças reumáticas autoimunes sistêmicas são um grupo de doenças crônicas caracterizadas por lesões inflamatórias difusas e alterações degenerativas do tecido conjuntivo.[2] Esses transtornos compartilham características clínicas similares e podem afetar muitos dos mesmos órgãos. A artrite reumatoide (AR), o lúpus eritematoso sistêmico (LES), a polimialgia reumática (PMR), a arterite temporal, a artrite juvenil e a dermatomiosite, que compartilham uma patogênese sistêmica autoimune, são discutidos nesta seção.

Artrite reumatoide

Trata-se de uma doença inflamatória sistêmica que afeta 1 a 2% da população.[2] As mulheres são afetadas em frequência aproximadamente três vezes maior que os homens.[2] Embora a doença ocorra em todas as faixas etárias, a sua prevalência aumenta com a idade.[3] A AR que ocorre depois de 65 anos é chamada de artrite reumatoide de início tardio. Há relatos divergentes na literatura sobre os desfechos serem piores na AR que envolve jovens em comparação a AR que envolve pessoas mais velhas.[3]

Etiologia e patogênese

Embora a causa da AR permaneça incerta, evidências apontam para uma predisposição genética e para o desenvolvimento de inflamação articular imunomediada. Tem-se sugerido que a doença é iniciada em um indivíduo geneticamente predisposto pela ativação de uma resposta mediada por linfócitos T a um gatilho imunológico, como um agente microbiano (Figura 50.1). A importância dos fatores genéticos na patogênese da AR é apoiada pelo aumento na frequência da doença entre parentes de primeiro grau.[2] Além disso, em geral se aceita que determinados genes do complexo principal de histocompatibilidade (MHC) são expressos de modo não aleatório em pessoas com AR. Há um *locus* genético importante que predispõe à AR nos *loci* do antígeno leucocitário humano (HLA) das moléculas MHC de classe II, com um foco específico sobre o *locus* DRB1.[4] Esse gene *HLA-DRB1*, que forma

---

[a]N.R.T.: No Brasil, a osteoartrite é responsável por 7,5% dos afastamentos do trabalho. Fonte: http://www.brasil.gov.br/saude/2012/04/osteoartrose.

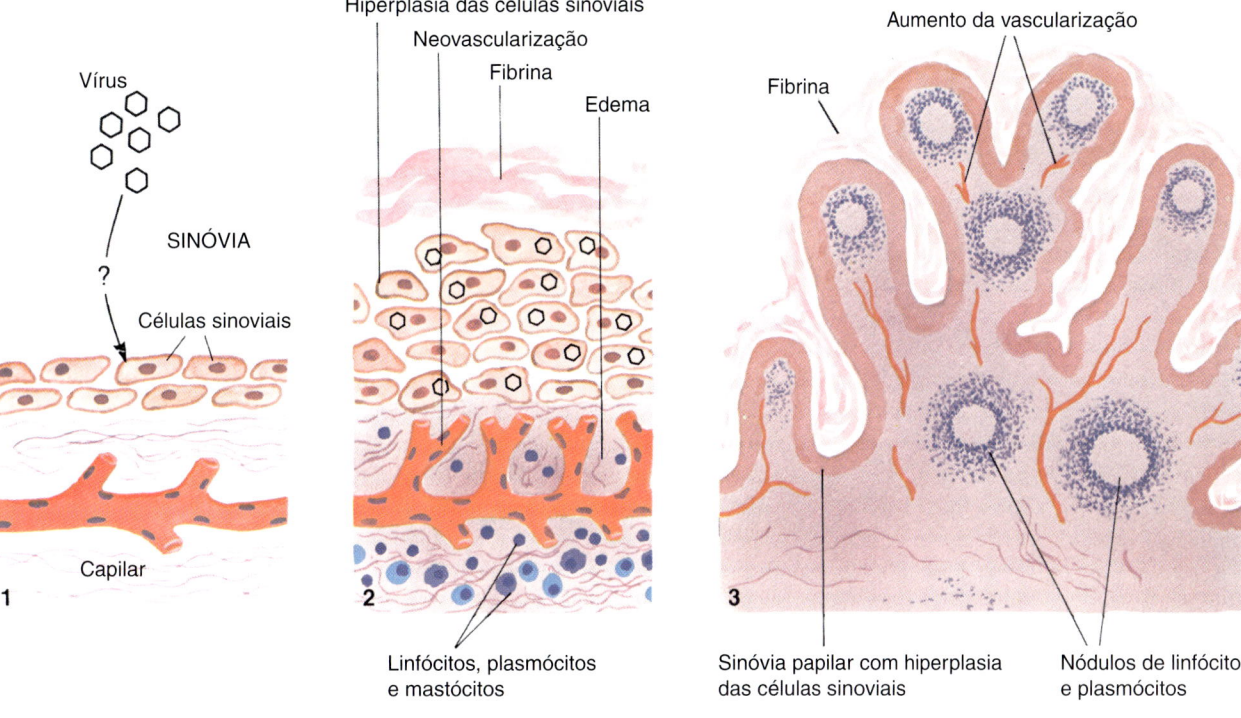
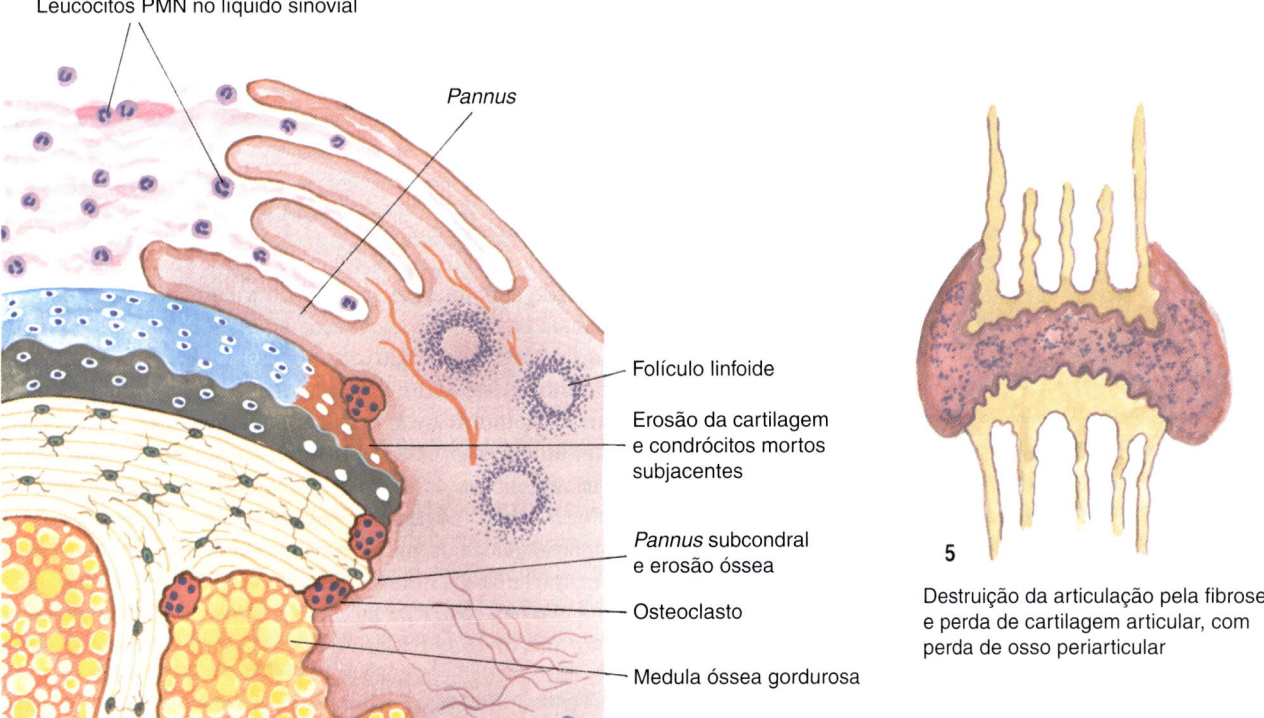

Figura 50.1 • Histogênese da artrite reumatoide. 1. Um vírus ou estresse desconhecido pode estimular as células sinoviais a proliferar. 2. O influxo de linfócitos, plasmócitos e mastócitos, com neovascularização e edema, levam a hipertrofia e hiperplasia da membrana sinovial. 3. Os nódulos linfoides estão proeminentes. 4. A proliferação sinovial se estende para o espaço articular, aprofunda-se ao osso por baixo da cartilagem articular e recobre a cartilagem como um *pannus*. A cartilagem articular é, por fim, destruída por reabsorção direta ou privação de seu líquido sinovial. O tecido sinovial continua proliferando na região subcondral e na articulação. 5. A articulação acaba sendo destruída e torna-se fundida, uma condição denominada anquilose. Fonte: Strayer D., Rubin R. (Eds.) (2015). *Rubin's pathology: Clinicopathologic foundations of medicine* (7. ed., Figura 30-55, p. 1363). Philadelphia, PA: Lippincott Williams & Wilkins.

um bolsão reumatoide na molécula de HLA, pode influenciar os tipos de peptídios eventualmente ligados pelas moléculas HLA-DR AR-associadas, afetando assim a resposta imune.[2]

A patogênese da AR pode ser vista como uma resposta imune aberrante que leva a inflamação sinovial e destruição da arquitetura da articulação. Tem-se sugerido que a doença é iniciada pela ativação de linfócitos T auxiliares, liberação de citocinas (p. ex., fator de necrose tumoral [TNF], interleucina [IL]-1) e formação de anticorpos. Aproximadamente 70 a 80% das pessoas com a doença têm uma substância chamada fator reumatoide (FR), um anticorpo (Ig FR) autólogo (produzido por si próprio) que reage com um fragmento de imunoglobulina G (IgG) para formar complexos imunes.[2] Os complexos imunes (Ig FR + IgG) e os componentes do complemento são encontrados na membrana sinovial, no líquido sinovial e nas lesões extra-articulares de indivíduos com AR. Embora os indivíduos com AR possam ser soronegativos (não ter a Ig FR em seu soro), título elevado de FR está frequentemente associado a doença grave e sem remissão, principalmente com complicações sistêmicas. O achado de autoanticorpos nas pessoas com AR é inconstante; portanto, um painel com múltiplos marcadores é mais útil para o diagnóstico e a previsão da resposta ao tratamento.[5]

O papel do processo autoimune da AR na destruição da articulação permanece obscuro. Em nível celular, neutrófilos, macrófagos e linfócitos são atraídos para a área. Os neutrófilos e macrófagos fagocitam os complexos imunes e, no processo, liberam enzimas lisossomais capazes de causar alterações destrutivas na cartilagem articular (ver Figura 50.1). A resposta inflamatória que se segue atrai células inflamatórias adicionais, colocando em movimento uma cadeia de eventos que perpetuam a doença. À medida que o processo inflamatório progride, as células sinoviais e os tecidos subsinoviais são submetidos à hiperplasia reativa. A vasodilatação e o aumento do fluxo sanguíneo causam calor e hiperemia. O edema das articulações que ocorre resulta do aumento na permeabilidade capilar que acompanha o processo inflamatório.

A característica da AR é o desenvolvimento de uma extensa rede de novos vasos sanguíneos na membrana sinovial, que contribuem para o avanço da sinovite reumatoide. Esse tecido de granulação vascular destrutivo, chamado de *pannus*, se estende desde a membrana sinovial e envolve uma região de osso desprotegido na junção entre a cartilagem e o osso subcondral. O *pannus* é uma característica da AR que a diferencia das outras formas de artrite inflamatória[2] (Figura 50.2 B). As células inflamatórias encontradas no *pannus* têm efeito destrutivo sobre a cartilagem e o osso adjacentes. Por fim, há desenvolvimento de *pannus* entre as margens articulares, levando à redução na mobilidade articular e à possibilidade de anquilose. As evidências apontam que uma das metaloproteinases da matriz (MMP) que degradam o colágeno, a MMP do tipo 1, é essencial para o *pannus* invadir e destruir articulações na AR. Uma nova pesquisa está explorando o potencial efeito protetor da partenolida (PAR) contra as alterações inflamatórias.[6] Com a progressão da doença, a inflamação das articulações e as alterações estruturais resultantes levam a instabilidade articular, atrofia muscular por desuso, distensão dos ligamentos e envolvimento dos tendões e músculos. O efeito das alterações histopatológicas sobre a estrutura e função das articulações está relacionado com o grau de atividade da doença, que pode mudar em qualquer momento. Infelizmente, as alterações destrutivas são irreversíveis.

Manifestações clínicas

A AR muitas vezes está associada a manifestações articulares e extra-articulares (Figura 50.2). Geralmente, tem um início insidioso, marcado por manifestações sistêmicas como fadiga, anorexia, perda de peso e dor generalizada e rigidez. A doença, caracterizada por remissões e exacerbações, pode envolver apenas algumas articulações por breves períodos, ou tornar-se inexoravelmente progressiva e debilitante.

Manifestações articulares. O comprometimento articular geralmente é simétrico e poliarticular. Qualquer articulação diartrodial pode estar envolvida. A pessoa pode queixar-se de dor e rigidez nas articulações, que tem a duração de 30 min e frequentemente de várias horas. A limitação do movimento articular que ocorre no início da doença geralmente é causada pela dor; depois, é causada pela fibrose. As articulações mais frequentemente afetadas inicialmente são dedos, mãos, punhos, joelhos e pés. Outras articulações diartrodiais são posteriormente acometidas, mas uma pesquisa recente mostrou redução das artroplastias relacionadas com AR por causa do tratamento farmacológico mais efetivo contra AR.[4,7]

O envolvimento vertebral geralmente é limitado à região cervical. Nas mãos, habitualmente há envolvimento bilateral e simétrico das articulações interfalângicas proximais (IFP) e metacarpofalângicas (MCF) nas fases iniciais da AR; a doença tardia afeta as articulações interfalângicas distais (IFD).[4]

A destruição progressiva das articulações pode levar à subluxação (ou seja, luxação da articulação resultando em desalinhamento das extremidades ósseas) e instabilidade da articulação e limitação do movimento. O edema e o espessamento da sinóvia podem resultar em distensão da cápsula articular e ligamentos. Quando isso ocorre, desenvolvem-se desequilíbrios entre músculos e tendões, e as forças mecânicas aplicadas às articulações pelas atividades de vida diária produzem deformidades articulares (Figura 50.3). Nas articulações MCF, os tendões extensores podem deslizar para o lado ulnar da cabeça metacarpal, causando desvio ulnar dos dedos (Figura 50.2 A). Pode haver subluxação das articulações MCF quando esta deformidade se manifesta. A hiperextensão da articulação IFP e a flexão parcial da articulação IFD são chamadas de *deformidade em pescoço de cisne*.[8,9] Depois que essa condição se torna fixa, ocorre perda grave da função, porque a pessoa já não é capaz de fechar a mão. A flexão da articulação IFP com hiperextensão da articulação IFD é chamada de *deformidade em botoeira*.[8,9]

O joelho é uma das articulações comumente afetadas associadas à doença.[4] A sinovite ativa pode se tornar evidente conforme um edema visível oblitera o contorno normal dos aspectos medial e lateral da patela. O sinal de abaulamento, que envolve a drenagem de líquido do aspecto lateral para o medial da patela, pode ser utilizado para determinar se há excesso de líquido quando ele não é visível. As contraturas articulares, a instabilidade e a deformidade em joelho valgo

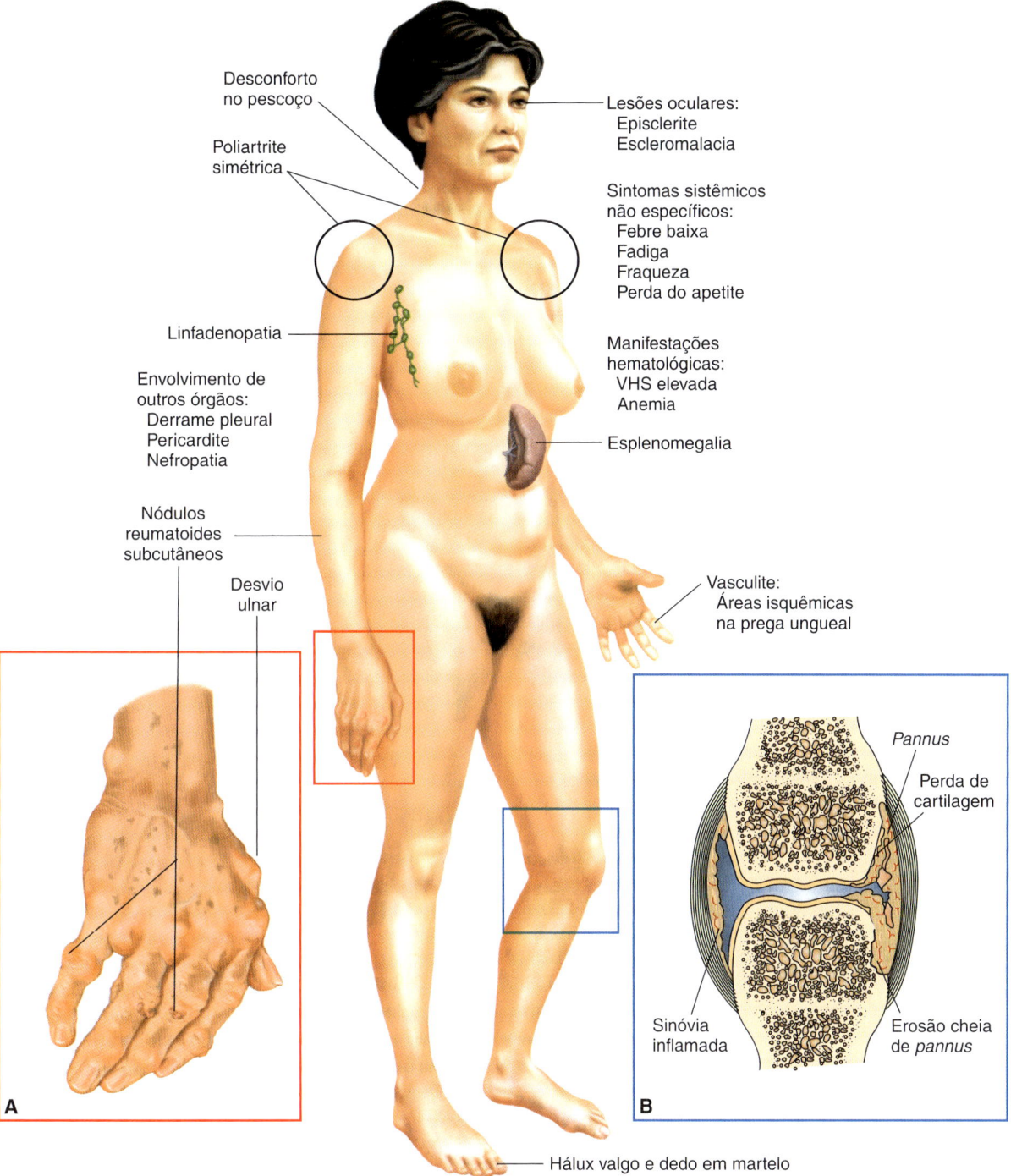

Figura 50.2 • Manifestações clínicas da artrite reumatoide mostrando as manifestações da mão e dos dedos (**A**) e as alterações articulares destrutivas (**B**).

são outras possíveis manifestações. A atrofia grave do músculo quadríceps femoral pode contribuir para a deficiência. Um cisto de Baker pode se desenvolver na área poplítea, pelo alargamento da bolsa sinovial, ainda que não costume causar sintomas, a menos que o cisto se rompa. Nesse caso, os sintomas mimetizam os de uma tromboflebite.

O envolvimento do tornozelo pode limitar a flexão e a extensão, com consequente dificuldade para deambular. O envolvimento das articulações metatarsofalângicas pode causar subluxação, hálux valgo e deformidades de dedo em martelo. Desconforto no pescoço é comum. Em casos raros, a doença de longa data resulta em complicações neurológicas, como cefaleia occipital, fraqueza muscular e dormência e formigamento nos membros superiores.

Manifestações extra-articulares. Embora seja caracteristicamente uma doença articular, a AR pode afetar vários outros tecidos. As manifestações extra-articulares provavelmente ocorrem com frequência razoável, mas em geral são leves o suficiente para causar apenas poucos problemas. Essas

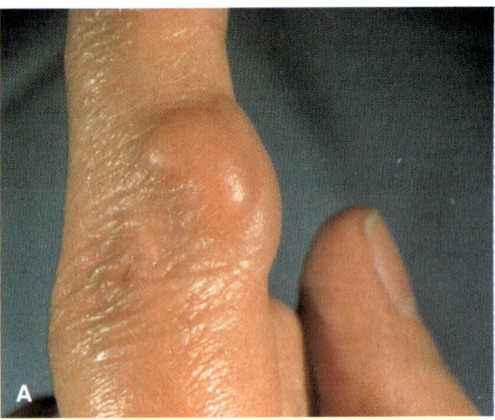
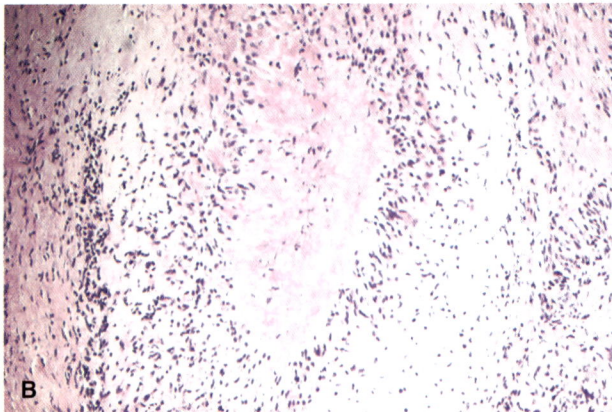

Figura 50.3 • Nódulo reumatoide. **A.** Indivíduo com AR apresentando massa subcutânea no dedo. **B.** A vista microscópica de um nódulo reumatoide mostra uma área central de necrose cercada por paliçada de macrófagos e infiltrado inflamatório crônico. Fonte: Strayer D., Rubin R. (Eds.) (2015). *Rubin's pathology: Clinicopathologic foundations of medicine* (7. ed., Figura 30-58, p. 1365). Philadelphia, PA: Lippincott Williams & Wilkins.

manifestações têm maior probabilidade de ocorrer em pessoas com FR.

Como a AR é uma doença sistêmica, pode ser acompanhada por queixas de fadiga, fraqueza, anorexia, perda de peso e febre baixa quando a doença está ativa. Já se constatou que a velocidade de hemossedimentação (VHS), que comumente está elevada durante processos inflamatórios, correlaciona-se com a atividade da doença. Os efeitos hematológicos incluem trombocitose ou anemia de doença crônica.[4] Esta anemia geralmente é resistente ao tratamento com suplementos de ferro.

A síndrome de Felty, embora rara, é caracterizada por AR, esplenomegalia e neutropenia.[4,10] Os nódulos reumatoides são lesões granulomatosas que se desenvolvem em torno de pequenos vasos sanguíneos. Os nódulos podem ser dolorosos ou não à palpação, móveis ou imóveis, e pequenos ou grandes. Tipicamente, são encontrados sobre pontos de pressão, como as superfícies extensoras da ulna. Os nódulos podem ser permanentes a menos que sejam removidos cirurgicamente ou se resolver espontaneamente.

A vasculite, ou inflamação das artérias de pequeno e médio calibres, é uma manifestação rara da AR em indivíduos com história de longa data de artrite ativa e altos títulos de FR. As manifestações incluem áreas isquêmicas na prega ungueal e polpa digital, que têm a aparência de manchas marrons. Podem ocorrer ulcerações nos membros inferiores, particularmente em torno das regiões maleolares. Em alguns casos, a neuropatia é o único sintoma de vasculite. Órgãos, como o coração, os pulmões e o sistema digestório, também podem ser afetados. As manifestações oculares incluem ceratoconjuntivite, episclerite, uveíte e esclerite nodular, que podem comprometer a acuidade visual.[4,11] Alguns indivíduos têm esplenomegalia e linfonodomegalia.

Diagnóstico

O diagnóstico da AR se baseia nos achados da anamnese, do exame físico e dos exames laboratoriais. Deve-se coletar informações a respeito da duração dos sintomas, manifestações sistêmicas, rigidez e história familiar. Os critérios para a AR, atualizados em 2010 pelo American College of Rheumatology (ACR) e pela European League Against Rheumatism (EULAR), são úteis no estabelecimento do diagnóstico de AR mais precocemente do que era feito no passado.[12,13] Pelo menos 6 dos 10 pontos possíveis devem existir para que se estabeleça um diagnóstico de AR. Esses critérios, que consistem em quatro categorias (comprometimento articular, sorologia, reagentes de fase aguda e duração dos sintomas), foram desenvolvidos para facilitar o reconhecimento precoce da AR, para que as pessoas possam começar o tratamento mais cedo a fim de evitar recidivas ou diminuir a gravidade da doença.[12,13]

Nas fases iniciais, a doença frequentemente é difícil de diagnosticar. No exame físico, as articulações afetadas mostram sinais de inflamação, edema, dor à palpação, assim como, possivelmente, calor e movimento reduzido. As articulações parecem macias e esponjosas por causa do espessamento sinovial e da inflamação. Os movimentos corporais podem ser de defesa para evitar a dor. As alterações na estrutura articular geralmente não são visíveis no início da doença.

Os resultados do teste de FR não são diagnósticos para a AR, mas podem ser importantes para diferenciar a AR de outras formas de artrite. Uma pequena porcentagem de pessoas saudáveis tem FR positivo. Além disso, uma pessoa pode ter AR sem FR. As evidências sugerem uma ligação mais forte da AR com os anticorpos antiproteínas e peptídios citrulinados (ACPA), os quais são medidos como anticorpo antipeptídio citrulinado cíclico (anti-CCP).[4] Esse teste tem uma especificidade mais elevada que o FR e sua identificação é possível

---

Conceitos fundamentais

Artrite reumatoide

- A AR é uma doença inflamatória crônica sistêmica com acometimento bilateral de articulações sinoviais ou diartrodiais
- As alterações articulares iniciais envolvem as células sinoviais que revestem a articulação. As células inflamatórias se acumulam, e ocorrem angiogênese e formação de pannus, que começam a recobrir a cartilagem articular e isolá-la do seu líquido sinovial nutritivo.

muito precocemente no processo da AR; contudo, pode não ser muito preditivo quanto ao prognóstico ou à gravidade da doença.[4] O termo "citrulinação" define a alteração pós-tradução da arginina em citrulina.[14]

A AR está ligada ao *locus* HLA-DRB1[15], que se acredita ser o resultado de antígenos locais que deflagram uma resposta inflamatória no espaço articular que resultam em destruição articular.[4] A resposta de linfócitos T é ativada e essas células constituem quase 50% das células imunes existentes em uma articulação inflamada.[4] O desafio é compreender a especificidade antigênica do primeiro conjunto de linfócitos T que iniciam a resposta imune.[4]

Os achados radiológicos também não são diagnósticos na AR, porque as erosões articulares muitas vezes não são vistas nas radiografias nas fases iniciais da doença. A análise do líquido sinovial pode ser útil no processo diagnóstico. O líquido sinovial tem uma aparência turva, a contagem de leucócitos é elevada como resultado da inflamação, e os componentes do complemento são diminuídos em decorrência do processo inflamatório.

Tratamento

Os objetivos do tratamento de uma pessoa com AR são evitar e/ou reduzir a dor, diminuir o edema e a rigidez, maximizar a mobilidade e, eventualmente, interromper o processo patológico.[4] O plano de tratamento inclui fornecer orientações sobre a doença e seu tratamento, repouso, exercícios terapêuticos e medicamentos. Em razão da cronicidade da doença e da necessidade de adesão contínua e a longo prazo às modalidades de tratamento prescritos, é importante que o tratamento possa ser integrado ao estilo de vida do indivíduo.

O repouso físico reduz o estresse sobre as articulações. Recomenda-se o repouso de articulações específicas para aliviar a dor. Por exemplo, sentar reduz a sustentação de peso sobre um joelho inflamado, e a utilização de talas leves reduz o movimento indevido da mão ou do punho. O descanso emocional ajuda os músculos a relaxarem e muitas vezes é útil para pessoas que acham que o estresse emocional piora o desconforto. Embora o repouso seja essencial, a realização de exercícios terapêuticos também é importante para manter a mobilidade articular e a força muscular. Os exercícios de amplitude de movimento envolvem a movimentação ativa e passiva das articulações. Exercícios isométricos (contração muscular estática) podem ser utilizados para fortalecer os músculos. Esses exercícios geralmente são ensinados por um fisioterapeuta e realizados diariamente em casa. Deve-se enfatizar a diferença entre a atividade normal e os exercícios terapêuticos. O exercício aeróbico e os exercícios de fortalecimento muscular podem ser um componente importante do regime de tratamento de pessoas específicas.

Também é importante fornecer instruções a respeito da utilização segura de modalidades como termoterapia e crioterapia para aliviar o desconforto, bem como de técnicas de relaxamento. Postura, posicionamento e mecânica corporal corretos e o uso de sapatos com bom apoio podem fornecer conforto adicional. Muitas vezes, é necessário ensinar os princípios de proteção articular e simplificação do trabalho. Algumas pessoas podem precisar de dispositivos de assistência para reduzir a dor e melhorar a sua capacidade de realizar atividades de vida diária.

Os objetivos do tratamento farmacológico para a AR são reduzir a dor, diminuir a inflamação, manter ou restaurar a função articular e óssea e impedir a destruição da cartilagem. Os medicamentos utilizados para alcançar esses objetivos são classificados como aqueles que fornecem alívio dos sintomas de artrite e aqueles com o potencial de modificar o curso da doença. A tendência no manejo da AR é uma abordagem farmacológica mais agressiva em uma fase mais precoce na doença. De modo ideal, deve-se usar fármacos antirreumáticos modificadores da doença (ARMD) quando o diagnóstico de AR é estabelecido e antes que alterações erosivas apareçam na radiografia, mas equilibrando-se com potenciais riscos das intervenções anti-inflamatórias e imunossupressivas.[4,16] O tratamento precoce baseia-se na teoria de que as vias dependentes dos linfócitos T que se manifestam no início do processo inflamatório são mais sensíveis ao tratamento do que aquelas que se manifestam mais tardiamente, quando a progressão da doença é controlada por fibroblastos e macrófagos ativados, e a doença pode ser mais resistente ao tratamento.

Os fármacos anti-inflamatórios não esteroides (AINE) geralmente são utilizados no início do tratamento da AR. Os AINE inibem a síntese de prostaglandinas mediada pela ciclo-oxigenase (COX), que exercem efeito prejudicial sobre as estruturas articulares. Os AINE, incluindo os salicilatos (p. ex., ácido acetilsalicílico), fornecem efeitos analgésicos e anti-inflamatórios. Consideram-se a eficácia, os efeitos colaterais, o custo e os esquemas de dosagem ao escolher um AINE. Existe uma gama de respostas aos vários AINE. O AINE específico que funciona melhor para determinada pessoa nem sempre pode ser predito. A incidência de reações adversas aos AINE (p. ex., irritação e hemorragia gástrica, retenção de líquido, danos renais) tende a aumentar com a idade e com o uso prolongado.

O tratamento precoce também inclui ARMD, que englobam vários agentes imunossupressores e imunomoduladores[4] (Tabela 50.1). Os ARMD incluem metotrexato, hidroxicloroquina e sulfassalazina.[16] Uma abordagem terapêutica mais efetiva consiste na combinação de ARMD em vez do uso de um fármaco isolado.[4] Essa abordagem é muito aceita e já se mostrou efetiva em vários estudos. Fármacos com mecanismos de ação diferentes são administrados simultaneamente para controlar a AR. As doses dos fármacos são, depois, diminuídas gradativamente à medida que os sinais/sintomas melhoram e a remissão clínica é alcançada.[4] Todos os ARMD podem ter efeitos tóxicos e é necessário monitoramento atento à procura de efeitos adversos, sobretudo efeitos mielossupressores.

Corticosteroides podem ser prescritos para reduzir o desconforto. Esses agentes interrompem as cascatas inflamatória e imune em vários níveis, como interferência na migração e na adesão das células inflamatórias, comprometimento da síntese de prostaglandinas e inibição da produção de superóxido pelos neutrófilos. Para evitar efeitos colaterais a longo prazo, corticosteroides são usados apenas em situações específicas, em doses baixas e por períodos curtos. Os corticosteroides podem ser prescritos para formas incessantes com manifestações

Tabela 50.1 ARMD e modificadores da resposta biológica.

Medicamentos antirreumáticos modificadores de doenças	Small molecule immunosuppressive agents
Inativadores sintéticos e biológicos (TNF)	Primeira linha: metotrexato*, sulfassalazina, hidroxicloroquina Segunda linha: ouro, penicilamina, ciclosporina, leflunomida
Modificadores de resposta biológica	Medicamentos de moléculas grandes que inibem o processo imunoinflamatório
Inibidores de TNF	Etanercepte, infliximabe, adalimumabe
Produtos biológicos não TNF (listados a seguir):	
• Inibidores de IL-1	Anakinra: forma recombinante de inibidor de IL-1
• Agentes anticélulas B	Rituximabe: anticorpo monoclonal anti-CD20 quimérico
• Modificadores de sinal de coestimulação	Abatacepte
• Inibidores JAK	Tofacitinibe

*Usually drug of choice for first-line treatment.
Adaptada de Goroll A. H., Mulley A. G. (2014). *Primary care medicine* (7. ed.) Philadelphia, PA: Wolters Kluwer.

extra-articulares. Os corticosteroides não modificam a doença e não conseguem impedir a destruição articular. Injeções intra-articulares de corticosteroides promovem alívio rápido das formas aguda ou subaguda de sinovite inflamatória (após descartar a possibilidade de infecção) em algumas articulações. Essas injeções intra-articulares só podem ser administradas algumas vezes por ano.

Outros antirreumáticos de primeira linha incluem agentes biológicos, como anti-TNF (p. ex., etanercepte, infliximabe, adalimumabe) e outros que não atuam contra o TNF (p. ex., abatacepte, rituximabe, tocilizumabe).[4] O TNF-α é uma citocina encontrada em processos inflamatórios, mas abundante na corrente sanguínea e nas articulações de pessoas com AR.[17] A prescrição de ARMD e agentes biológicos envolve a consideração meticulosa de fatores como indicações de uso, troca de agentes, pessoas de alto risco e agentes biológicos, rastreamento de TB e vacinações.[18] Em 2012, foram feitas atualizações nas *2008 ACR Recommendations for the Use of DMARD and Biologic Agents in the Treatment of Rheumatoid Arthritis*, que aprimoram essa opção terapêutica para AR.[18]

Cirurgia também é uma opção terapêutica para a AR. Sinovectomia seria indicada para reduzir a dor e a lesão articular quando a sinovite não responde ao tratamento clínico. A intervenção cirúrgica em tecidos moles mais comum é a tenossinovectomia (ou seja, reparo de tendões lesionados) na mão para liberar nervos comprimidos. Artroplastia total (ou seja, artroplastia) é indicada para reduzir a dor e aumentar os movimentos. Artrodese (ou seja, fusão articular) só é indicada para casos extremos quando a lesão dos tecidos moles for tão significativa que a artroplastia não é possível. Fibrose e infecção são outras indicações de artrodese. Como já mencionado, as artroplastias têm sido realizadas com menor frequência por causa de opções terapêuticas clínicas mais efetivas e instituídas mais precocemente.[7]

Lúpus eritematoso sistêmico

Trata-se de uma doença inflamatória crônica que pode afetar praticamente qualquer sistema de órgãos, incluindo o sistema musculoesquelético. É uma das principais doenças reumáticas, com aproximadamente 1,5 milhão de norte-americanos e mais de 5 milhões de pessoas no mundo diagnosticadas com lúpus.[19] A prevalência está relacionada com gênero, raça, idade e genética dos pacientes.[4] LES é mais comum em mulheres (85% dos casos) que em homens; é mais frequente em afro-americanos, hispânicos e asiáticos do que em caucasianos; a maioria dos casos ocorre entre 15 e 44 anos de idade[4,9,20] e parece ter um componente genético.[4] Existem quatro tipos de lúpus eritematoso: lúpus eritematoso sistêmico (LES), lúpus eritematoso cutâneo, lúpus eritematoso fármaco-induzido e lúpus neonatal. O tipo mais comum é o LES.[16] No lúpus eritematoso cutâneo, há acometimento somente da pele; contudo, 5 a 10% desses casos desenvolvem LES.[19,21] O lúpus eritematoso fármaco-induzido é causado por determinados fármacos, como hidralazina, procainamida e isoniazida. Aproximadamente 6 meses após a interrupção da medicação, as manifestações clínicas de lúpus desaparecem por completo.[19,21] O lúpus eritematoso neonatal ocorre quando gestantes (nem todas com lúpus) têm anticorpos específicos e, em geral, os recém-nascidos apresentam lesões cutâneas que desaparecem durante os primeiros meses de vida e raramente perduram durante a infância. Em um pequeno número de casos (1 a 2%), os recém-nascidos apresentam bloqueio atrioventricular (BAV) e precisam de marca-passo. BAV congênito é, geralmente, permanente por causa de transferência da condução de impulsos nervosos para o músculo cardíaco.[19,21]

Etiologia e patogênese

A causa do LES é desconhecida. Caracteriza-se pela formação de autoanticorpos e de complexos imunes. As pessoas com LES parecem ter hiper-reatividade dos linfócitos B e aumento na produção de anticorpos contra si mesmas (ou seja, autoanticorpos) e antígenos não próprios. Esses linfócitos B são policlonais, cada um produzindo um tipo diferente de anticorpo. Os autoanticorpos podem danificar diretamente os tecidos ou combinar-se a antígenos correspondentes para formar complexos imunes prejudiciais aos tecidos. Foram identificados autoanticorpos contra vários componentes celulares nucleares e citoplasmáticos (p. ex., microtúbulos, ribossomos, RNA). Alguns autoanticorpos identificados no LES são anticorpos antinucleares (ANA), incluindo o anticorpo antiácido desoxirribonucleico (anti-DNA), os anticorpos antifosfolipídios e os anticorpos anti-Smith (Sm). Além dos ANA, as pessoas com lúpus têm outros autoanticorpos, incluindo aqueles dirigidos contra elementos do sangue (hemácias, plaquetas, linfócitos) e proteínas plasmáticas (fatores de coagulação e do complemento).

O desenvolvimento de autoanticorpos pode resultar de uma combinação de fatores, incluindo fatores genéticos, hormonais, imunológicos e ambientais.[4] A predisposição genética é evidenciada pela ocorrência de casos familiares de LES, especialmente entre gêmeos idênticos. O aumento na incidência entre os afro-americanos em comparação aos caucasianos também sugere fatores genéticos. Um máximo de quatro genes pode estar envolvidos na expressão do LES em seres humanos. Os genes ligados aos *loci* HLA-DR e HLA-DQ nas moléculas MHC de classe II mostram um forte apoio para uma ligação genética no desenvolvimento do LES.[4] Estudos também sugerem que um desequilíbrio nos níveis de hormônios sexuais influencia o desenvolvimento da doença, especialmente em razão de a doença ser tão prevalente entre as mulheres.[4] Os andrógenos parecem proteger contra o desenvolvimento de LES, enquanto os estrógenos parecem favorecer o seu desenvolvimento. Tem sido sugerido que um desequilíbrio nos níveis de hormônios sexuais pode levar ao fortalecimento das respostas imunes dos linfócitos T auxiliares e ao enfraquecimento das respostas imunes dos linfócitos T supressores, o que poderia promover desenvolvimento de autoanticorpos.[4]

As possíveis causas ambientais incluem radiação ultravioleta (UV), produtos químicos (p. ex., medicamentos, tinturas para cabelo), alguns alimentos e agentes infecciosos (Figura 50.4).[19] A radiação UV, especificamente a UVB, associada à exposição ao sol ou a lâmpadas fluorescentes sem blindagem, pode desencadear exacerbações. A fotossensibilidade ocorre em aproximadamente um terço das pessoas com LES. Determinados medicamentos também podem provocar um distúrbio semelhante ao lúpus em pessoas suscetíveis, principalmente em idosos, sendo os mais comuns a hidralazina, a minociclina e a procainamida.[4] A doença geralmente retrocede quando da interrupção do fármaco.[19,21]

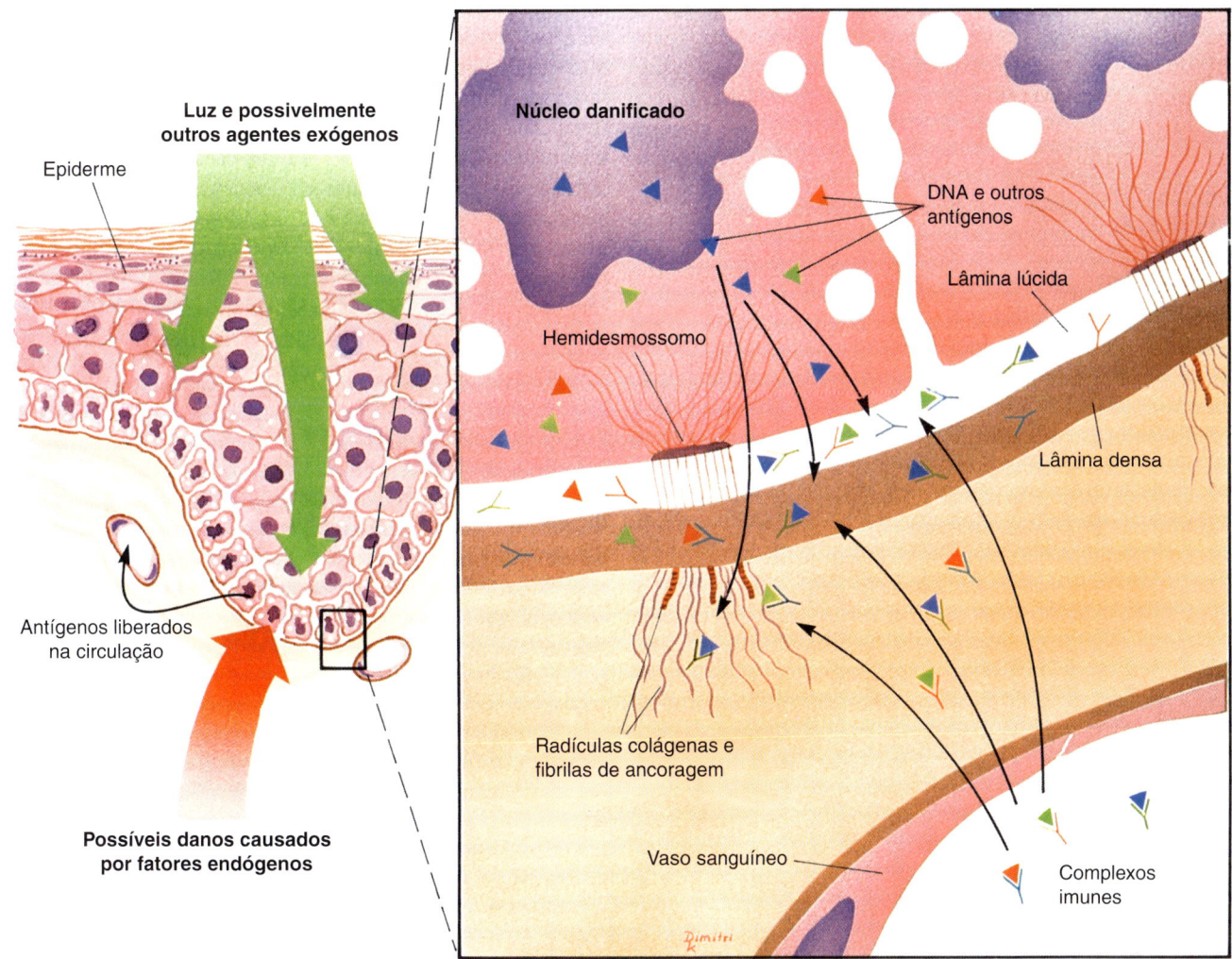

Figura 50.4 • Lúpus eritematoso. Uma reação imunomediada por células leva à lesão celular epidérmica quando iniciada por luz ou outros agentes exógenos e/ou endógenos. Essa lesão libera vários antígenos, alguns dos quais capazes de retornar para a pele na forma de complexos imunes. Os complexos imunes são também formados na pele por uma reação do DNA local com o anticorpo que também pode estar depositado por baixo da zona de membrana basal da epiderme. L: lâmina. Fonte: Strayer D., Rubin R. (Eds.) (2015). *Rubin's pathology: Clinicopathologic foundations of medicine* (7. ed., Figura 28-27, p. 1241). Philadelphia, PA: Lippincott Williams & Wilkins.

Manifestações clínicas

O LES pode se manifestar de diversas maneiras. Já foi chamado de *a grande imitadora*, porque tem a capacidade de afetar muitos sistemas diferentes do corpo, incluindo o sistema musculoesquelético, a pele, o sistema circulatório, os pulmões, os rins, o sistema nervoso central (SNC) e as hemácias e plaquetas (Figura 50.5). O aparecimento pode ser agudo ou insidioso, e o curso da doença se caracteriza por remissões e exacerbações.

Artralgia e artrite estão entre as manifestações mais comuns do LES e que ocorrem mais precocemente. Cerca de 90% de todas as pessoas com a doença se queixam de dor nas articulações, geralmente o sintoma que apresentam.[17,18] A poliartrite do LES inicialmente pode ser confundida com outros tipos de artrite, especialmente a AR, por causa da artropatia simétrica. No entanto, em um exame radiológico, raramente encontra-se destruição articular. Os ligamentos, os tendões e a cápsula articular podem estar envolvidos, causando deformidades variadas nos indivíduos com a doença. As contraturas em flexão, a hiperextensão das articulações interfalângicas e a subluxação das articulações carpometacarpais contribuem para a deformidade e a subsequente perda da função nas mãos. Outras manifestações musculoesqueléticas do LES incluem a tenossinovite, a ruptura dos tendões calcâneo e patelar e a necrose avascular, frequentemente da cabeça do fêmur.

As manifestações cutâneas podem variar grandemente e ser classificadas como agudas, subagudas ou crônicas. As lesões agudas da pele incluem o eritema malar clássico ou "em asa de borboleta" do nariz e das bochechas (ver Figura 50.5). Essa erupção é vista no LES, mas pode estar associada a outras lesões de pele, como a urticária ou o *livedo reticular* (ou seja, coloração reticular cianótica da pele, muitas vezes precipitada pelo frio) e lesões nas extremidades dos dedos, como eritema periungueal, infarto da prega ungueal e hemorragia subungueal. A queda de cabelo é comum. As lesões de mucosas tendem a ocorrer durante os períodos de exacerbação. Pode ocorrer sensibilidade ao sol no LES, mesmo após exposição leve ao sol.

O envolvimento renal ocorre em aproximadamente 50% das pessoas com LES.[4]

Vários tipos de glomerulonefrite (GN) podem ocorrer, inclusive mesangial, proliferativa focal, proliferativa difusa e membranosa.[4] Desses tipos de glomerulonefrite, a GN proliferativa difusa tem o pior prognóstico e se manifesta como hipertensão arterial e, em até 50% dos casos, pode evoluir para doença renal em estágio terminal (DRET) ou morte.[4] Também pode ocorrer nefrite intersticial. A síndrome nefrótica provoca proteinúria com edema resultante nas pernas, no abdome e periorbital. A biopsia renal é o melhor determinante da lesão renal e da extensão do tratamento necessário.

O envolvimento pulmonar no LES se manifesta principalmente por derrames pleurais ou pleurite. Com menos frequência, ocorrem problemas pulmonares que incluem a pneumonite aguda, a hemorragia pulmonar, a doença pulmonar intersticial crônica e a embolia pulmonar.

A pericardite é a mais comum das manifestações cardíacas, muitas vezes acompanhada por derrames pleurais. A miocardite afeta até 25% das pessoas com LES. A doença cardíaca secundária é também um problema em pessoas com LES. A hipertensão pode estar associada à nefrite lúpica e à utilização a longo prazo de corticosteroides. A cardiopatia isquêmica pode ocorrer em idosos com LES de longa duração.

A base anatomopatológica para os sintomas do SNC não está totalmente clara. Ela tem sido relacionada com vasculite aguda que impede o fluxo sanguíneo, causando acidentes vasculares encefálicos ou hemorragia; resposta imune envolvendo anticorpos antineuronais que atacam as células nervosas; ou produção de anticorpos antifosfolipídios que danificam os vasos sanguíneos e causam coágulos sanguíneos no encéfalo. As convulsões podem ocorrer e são mais frequentes quando há insuficiência renal. Pode haver desenvolvimento de sintomas psicóticos, incluindo depressão e euforia não natural, bem como diminuição na função cognitiva, confusão mental e alteração nos níveis de consciência.

Os distúrbios hematológicos podem se manifestar como anemia hemolítica, leucopenia, linfopenia ou trombocitopenia.

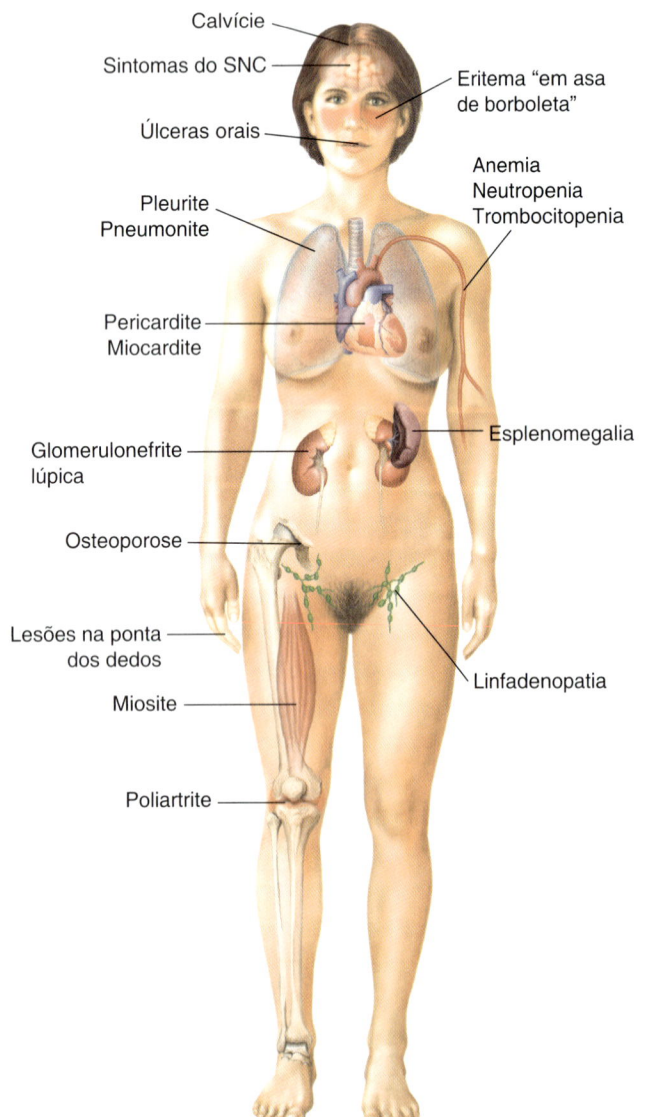

Figura 50.5 • Manifestações clínicas do lúpus eritematoso sistêmico.

Também pode ocorrer linfadenopatia em muitas pessoas com LES, uma evidência de doença sistêmica.[17] O LES discoide envolve lesões semelhantes a placas na cabeça, no couro cabeludo e no pescoço, as quais são inicialmente vermelhas e elevadas na pele; mais tarde, pode haver cicatrizes, despigmentação e obstrução dos folículos pilosos. A maioria das pessoas com lúpus discoide tem acometimento apenas da pele.

> **Conceitos fundamentais**
>
> **Manifestações clínicas do lúpus eritematoso sistêmico**
>
> - O LES é uma doença autoimune caracterizada pela produção de uma grande variedade de autoanticorpos contra componentes celulares nucleares e citoplasmáticos
> - O LES é frequentemente descrito como o grande imitador, porque pode afetar quase todos os sistemas de órgãos, incluindo as articulações do sistema musculoesquelético, pele, rins, pulmões, sistema nervoso e coração.

Diagnóstico e tratamento

O diagnóstico da doença pode ser complicado e difícil. Os critérios do ACR (atualizados em 1997 e atualmente em revisão) definiram 11 critérios que devem ser considerados no diagnóstico da doença.[22] Se o indivíduo tem pelo menos 4 dos 11 critérios, apresenta LES.[21] No entanto, esses critérios são destinados para uso em ensaios clínicos, e não para o diagnóstico individual.[23] O diagnóstico se baseia na história completa, no exame físico e na análise de exames de sangue. Não há um exame único capaz de diagnosticar o LES em todas as pessoas.

O exame laboratorial mais comumente realizado é o teste de imunofluorescência para a ANA, já que 95% das pessoas com LES não tratado têm níveis elevados de ANA. Porém, esse teste não é específico para o LES, e seus resultados positivos podem ser encontrados em pessoas saudáveis ou estar associados a outras doenças. O teste de anticorpos anti-DNA é mais específico para o diagnóstico de LES.[4] Outros testes sorológicos podem revelar anemia moderada a grave, trombocitopenia e leucocitose ou leucopenia. É possível fazer testes imunológicos adicionais para dar apoio ao diagnóstico ou diferenciar o lúpus de outras doenças do tecido conjuntivo.[4]

O tratamento do LES se concentra em controlar os sintomas agudos e crônicos da doença. A comunicação e a confiança entre os profissionais de saúde e o paciente com LES são a base para o manejo da doença a longo prazo. Os objetivos do tratamento incluem evitar a perda progressiva da função do órgão, reduzir a possibilidade de exacerbações, minimizar a deficiência decorrente do processo de doença e evitar complicações do tratamento farmacológico. O tratamento farmacológico pode ser simples, como administrar um fármaco para reduzir a inflamação (p. ex., AINE). Os AINE conseguem controlar a febre, a artrite e a pleurite leve. Um agente antimalárico (p. ex., hidroxicloroquina) é, em geral, prescrito para o tratamento de manifestações cutâneas e musculoesqueléticas do LES. Corticosteroides são prescritos para os sinais/sintomas mais significativos de LES, como distúrbios renais e do SNC; altas doses de corticosteroides são indicadas para os sinais/sintomas agudos. Embora sejam efetivos no retardo da lesão dos órgãos, seu uso precisa ser limitado porque os efeitos colaterais podem superar os efeitos benéficos desses agentes.[4] Agentes imunossupressores são usados para formas graves da doença. No caso de nefrite lúpica proliferativa difusa, está indicado o uso de altas doses de corticosteroides e imunossupressores, como ciclofosfamida, azatioprina e micofenolato de mofetila.[4] Um novo agente com comprovados efeitos positivos na redução das exacerbações inflamatórias do LES é o belimumabe, um anticorpo monoclonal que inibe o estimulador de linfócitos B.[4]

Esclerose sistêmica ou esclerodermia

A esclerose sistêmica, às vezes chamada de *esclerodermia*, é uma doença autoimune do tecido conjuntivo caracterizada por deposição excessiva de colágeno na pele e nos órgãos internos, como pulmões, sistema digestório, coração e rins. Nessa doença, a pele é espessada pela fibrose, com a fixação associada de estruturas subcutâneas, incluindo as bainhas ou fáscias que recobrem tendões e músculos.[2] A esclerose sistêmica afeta quatro vezes mais mulheres que homens, com um pico de incidência na faixa etária dos 25 aos 50 anos de idade.[2] A causa dessa rara doença é mal compreendida. Existe uma correlação entre o desenvolvimento de autoanticorpos de esclerodermia e o HLA-DQBI.[2] Há evidências de anormalidades nos sistemas imunes celular e humoral.

Manifestações clínicas

A esclerodermia se manifesta como duas entidades clínicas distintas: a modalidade difusa ou generalizada da doença e a variante CREST ou limitada. A síndrome CREST é um acrônimo para vários sintomas diferentes que tendem a ocorrer com a esclerodermia:

- C representa calcinose
- R equivale a fenômeno de Raynaud
- E representa dismotilidade do esôfago
- S equivale a esclerodactilia
- T representa telangiectasias.

Em 2004, outras quatro letras foram adicionadas à sigla CREST, de modo que agora é conhecida como ABCDCREST:

- A representa autoanticorpos contra CENP, anti-topo 1 ou fibrilarina
- B representa fibrose pulmonar bibasal
- C equivale a contraturas das articulações digitais
- D representa espessamento dérmico proximal aos punhos.[24]

Em geral, uma pessoa pode precisar ter quatro desses sintomas para ser diagnosticada com o tipo CREST de esclerodermia.

A esclerodermia difusa é caracterizada por uma doença grave e progressiva da pele e o envolvimento precoce de órgãos. O paciente típico tem "fácies de pedra", decorrente do retesamento da pele da face, com movimento restrito da boca. O envolvimento do esôfago leva a hipomotilidade e dificuldade para deglutir. Pode haver desenvolvimento de má absorção se a atrofia submucosa e muscular afetarem o intestino. O envolvimento pulmonar leva a dispneia e, por fim, insuficiência respiratória. O envolvimento vascular dos rins é responsável por hipertensão arterial maligna e insuficiência renal progressiva. Os distúrbios cardíacos incluem pericardite, bloqueio atrioventricular (BAV) e fibrose do miocárdio.

Diagnóstico e tratamento

O diagnóstico da esclerodermia sistêmica é mais difícil que o da variante CREST. A medição do autoanticorpo, Scl-70, é diagnóstica na maior parte das vezes, embora apenas aproximadamente 60% das pessoas com esclerodermia sistêmica o tenham.

O tratamento da esclerose sistêmica é em grande parte sintomático e de suporte. Estudos têm indicado que, se o envolvimento do coração, pulmão ou rim for tornar-se grave, tende a fazê-lo no início da doença e é um preditor de sobrevida encurtada. Os avanços no tratamento, principalmente a utilização de inibidores da enzima conversora da angiotensina (ECA) no envolvimento renal, levaram a diminuição substancial da taxa de mortalidade por doença renal hipertensiva.

Polimiosite e dermatomiosite

São miopatias inflamatórias crônicas, cuja patogênese é multifatorial e inclui mecanismos imunes celular e humoral. Manifestações sistêmicas podem ocorrer e influenciam as taxas de morbidade e mortalidade.[25] Essas condições são caracterizadas por fraqueza simétrica nos músculos proximais e, ocasionalmente, dor espontânea e à palpação dos músculos. Os critérios de Bohan e Peter são utilizados para a classificação de polimiosite e dermatomiosite.[26,27] Diagnóstico cuidadoso é importante porque existem muitos diagnósticos diferenciais.[25]

O tratamento para as miopatias inflamatórias deve procurar controlar a inflamação e impedir danos a longo prazo para os músculos, articulações e os órgãos internos. Os corticosteroides são o pilar do tratamento para essas condições.

RESUMO

A artrite reumatoide é uma doença inflamatória sistêmica que afeta 1 a 2% da população. As mulheres são acometidas com maior frequência que os homens. Essa modalidade de artrite, cuja causa é desconhecida, tem um curso crônico e, geralmente, é caracterizada por remissões e exacerbações. O comprometimento articular é simétrico e começa com alterações inflamatórias na membrana sinovial. Conforme a inflamação articular progride, podem ocorrer mudanças estruturais, levando a instabilidade articular e, por fim, deformidade. As manifestações sistêmicas incluem fraqueza, anorexia, perda de peso e febre baixa. Algumas características extra-articulares incluem os nódulos reumatoides e as vasculites. Os objetivos do tratamento são evitar e/ou reduzir a dor, diminuir o edema e a rigidez, maximizar a mobilidade e, eventualmente, interromper o processo patológico.

O LES é uma doença autoimune crônica que afeta vários sistemas do corpo. Não existe causa conhecida para o LES, mas a doença pode resultar de uma perturbação imunorreguladora provocada por uma combinação de fatores genéticos, hormonais e ambientais. Mostrou-se que alguns fármacos induzem ao LES, especialmente em idosos. Há produção exagerada de autoanticorpos, que interagem com antígenos para a produção de um complexo imune. Esses complexos imunes produzem resposta inflamatória nos tecidos afetados. O tratamento se concentra em impedir a perda da função do órgão, controlar a inflamação e minimizar as complicações do tratamento medicamentoso.

A esclerose sistêmica, muitas vezes acompanhada pelo termo *progressiva*, às vezes é chamada de *esclerodermia*. Nesse distúrbio, a pele é espessada pela fibrose com fixação associada às estruturas subdérmicas, incluindo as bainhas ou fáscias que recobrem tendões e músculos. A polimiosite e a dermatomiosite são miopatias inflamatórias crônicas. Sua patogênese é multifatorial e inclui mecanismos imunes humoral e celular.

ESPONDILOARTROPATIAS SORONEGATIVAS

Depois de concluir esta seção, o leitor deverá ser capaz de:

- Citar uma definição de espondiloartropatia (EspA) soronegativa
- Citar as características primárias da espondilite anquilosante (EA)
- Contrastar e comparar a EA, a artrite reativa e a artrite psoriásica em termos de causa, patogênese e manifestações clínicas.

As *espondiloartropatias* (EspA) são um grupo de transtornos inflamatórios multissistêmicos inter-relacionados que afetam principalmente o esqueleto axial, em particular a coluna vertebral. Normalmente, a inflamação começa nos locais onde os tendões e ligamentos se inserem no osso, em vez de na membrana sinovial. A sacroileíte é uma característica patológica dos distúrbios.[2] As pessoas com EspA também podem ter inflamação e envolvimento das articulações periféricas, caso em que os sinais e sintomas se sobrepõem aos de outros tipos de artrite inflamatória. Como não é detectado FR, esses transtornos são frequentemente chamados de *EspA soronegativas* e são reconhecidos como doenças específicas.[2]

As EspA soronegativas incluem a espondilite anquilosante (EA), a artrite reativa, a artrite relacionada com a doença inflamatória do intestino e a artrite psoriásica.[2] Embora elas se diferenciam em termos de fatores como a idade e o tipo de início e a extensão do comprometimento articular, não há evidências clínicas de sobreposição entre as várias EspA soronegativas. Em nenhum desses distúrbios a causa ou a patogênese são bem compreendidas. Existe uma associação impressionante ao antígeno HLA-B27, mas a existência deste por si só não é necessária nem suficiente para o desenvolvimento de qualquer uma dessas doenças.[2]

Espondilite anquilosante

É uma doença inflamatória sistêmica crônica das articulações da coluna vertebral e articulações sacroilíacas, manifestada por dor e enrijecimento progressivo da coluna vertebral.[28] De modo geral, as manifestações clínicas surgem no fim da adolescência ou no início da vida adulta, sendo discretamente mais comuns em homens que nas mulheres. A evolução da doença costuma ser mais lenta e menos grave nas mulheres.

A espondilite anquilosante pode ocorrer em pessoas mais velhas e, quando isso ocorre, os sinais/sintomas iniciais incluem acometimento mais intenso da coluna cervical e artrite dos membros superiores e inferiores.

O grupo de aparecimento tardio também tem menos manifestações nas articulações axiais e periféricas quando a doença evolui.[29]

A EA produz uma erosão inflamatória dos locais onde os tendões e ligamentos se unem ao osso.[28] Normalmente, o processo de doença começa com o envolvimento bilateral das articulações sacroilíacas e, em seguida, progride para as pequenas articulações dos elementos posteriores da coluna vertebral. O resultado é a destruição definitiva dessas articulações, com anquilose ou posterior fusão da coluna vertebral. As vértebras assumem uma aparência quadrada e pontes ósseas fundem um corpo vertebral com o próximo entre os discos intervertebrais. As alterações vertebrais progressivas normalmente seguem um padrão ascendente, começando na região sacroilíaca e, então, ascendendo pela coluna até envolver as articulações costovertebrais e a coluna cervical. Ocasionalmente, grandes articulações sinoviais (ou seja, quadris, joelhos e ombros) são envolvidas. As pequenas articulações periféricas normalmente não são afetadas. O espectro da doença varia de sacroileíte assintomática a doença progressiva capaz de afetar muitos sistemas do corpo.

Etiologia e patogênese

Embora a patogênese da EA não tenha sido estabelecida, células mononucleares no tecido agudamente envolvido sugerem uma resposta imune. Achados epidemiológicos indicam que fatores genéticos e ambientais desempenham um papel importante na patogênese da doença. Aproximadamente 90% das pessoas com EA abrigam o antígeno HLA-B27, e quase 100% daqueles que apresentam uveíte ou aortite têm o marcador; o antígeno HLA-B27 também é encontrado em cerca de 8% da população normal.[2] Várias teorias têm sido estendidas para explicar a associação entre o antígeno HLA-B27 e a EA. Uma possibilidade é que o gene que determina o antígeno HLA-B27 possa estar ligado a outros genes que determinam o fenômeno autoimune ou patológico que leva ao aumento da suscetibilidade a infecções ou agentes ambientais. Uma segunda teoria postula o mimetismo molecular. Pode ocorrer uma reação autoimune a um determinante antigênico local nos tecidos do hospedeiro como consequência de uma resposta imunológica a um antígeno idêntico ou estreitamente relacionado de um agente externo, normalmente um agente infeccioso.[30]

Manifestações clínicas

A pessoa com EA normalmente se queixa de dor lombar, que pode ser persistente ou intermitente. A dor, que piora em repouso, particularmente quando deitado na cama, inicialmente pode ser atribuída a tensão muscular ou espasmo decorrente de atividade física. Também pode haver dor lombossacral, com desconforto na região das nádegas e do quadril. Às vezes, a dor pode irradiar-se para a coxa de modo semelhante à ciatalgia. A rigidez prolongada se manifesta na parte da manhã e depois de períodos de descanso. Pode ser necessário caminhar ou fazer exercício para proporcionar o conforto necessário para voltar a dormir. O espasmo muscular também pode contribuir para o desconforto. A perda de movimento na coluna vertebral é característica da doença (Figura 50.6).

A gravidade e a duração da atividade da doença influenciam o grau de mobilidade. A perda da hiperlordose lombar ocorre conforme a doença progride, e é seguida pela hipercifose da coluna torácica e pela extensão do pescoço. Uma coluna vertebral fundida na posição de flexão é o resultado final na EA grave. Uma coluna vertebral cifótica dificulta o paciente olhar para a frente e manter o equilíbrio ao caminhar. A imagem é a de uma pessoa curvada olhando para o chão e incapaz de

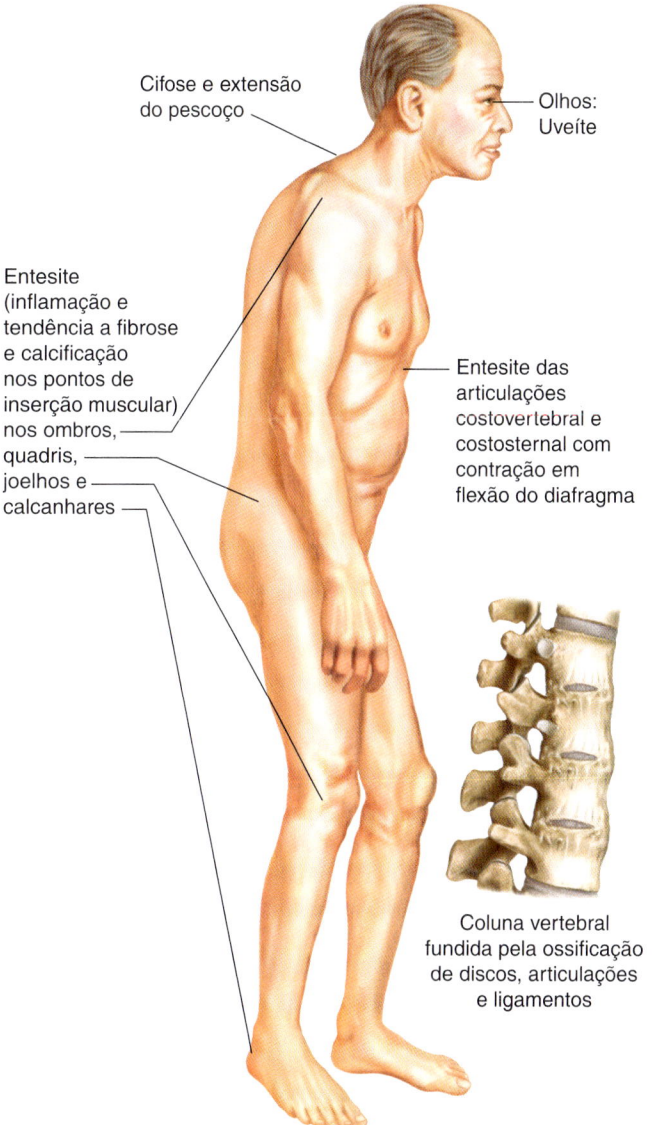

Figura 50.6 • Manifestações clínicas da espondilite anquilosante.

endireitar-se. As radiografias mostram uma coluna vertebral rígida, semelhante a um bambu. O coração e os pulmões são comprimidos na cavidade torácica. A sustentação de peso anormal pode levar a degeneração e destruição dos quadris, exigindo artroplastia. A artrite periférica é mais comum nos quadris e ombros.

O envolvimento extraesquelético mais comum é a uveíte anterior aguda, que pode ser o primeiro indicativo da doença.[28] As características sistêmicas de perda de peso, febre e fadiga podem estar aparentes. Às vezes, a fadiga é um problema maior que a dor ou rigidez. Pode ocorrer osteoporose, especialmente na coluna vertebral, que contribui para o risco de fratura vertebral. A fusão das articulações costovertebrais pode levar à redução do volume pulmonar.

O processo de doença varia consideravelmente entre as pessoas. Exacerbações e remissões são comuns. A imprevisibilidade da doença pode criar incerteza no planejamento das atividades diárias e no estabelecimento de metas. Felizmente, a maior parte dos indivíduos afetados pode levar uma vida produtiva. O prognóstico da EA, em geral, é bom. A primeira década da doença prevê o restante. A doença grave geralmente ocorre precocemente e é marcada por artrite periférica, especialmente do quadril.

Diagnóstico

O diagnóstico da EA se baseia na anamnese, no exame físico e nas radiografias. O diagnóstico precoce e preciso da EA está intimamente relacionado com um prognóstico favorável. O reconhecimento precoce possibilita a implementação de um programa de tratamento conservador e geralmente eficaz pelo restante da vida.

Existem vários métodos para avaliação da mobilidade da coluna vertebral, para detecção de sacroileíte e para diagnóstico da espondilite anquilosante. Esses métodos incluem avaliação de sacroileíte por meio de exames de imagem, flexão da coluna vertebral conforme recomendação da SpondyloArthritis International Society (ASAS), inclusive expansão torácica, teste de Schöber modificado, flexão lombar lateral, rotação cervical e a *Bath Ankylosing Spondylitis Metrology Scale* (BASMI) e valores laboratoriais como proteína C reativa e VHS.[28,31,32] Embora essas medidas isoladamente não confirmem o diagnóstico de espondilite anquilosante ou outra espondiloartropatia, são úteis para o monitoramento da doença. A medida da expansão torácica pode ser usada como indicador indireto do envolvimento torácico, que geralmente ocorre em uma fase tardia da doença.

Os achados laboratoriais frequentemente incluem VHS elevada. A tipagem de HLA não é diagnóstica da doença e não deve ser usada como um procedimento de rastreamento de rotina. As avaliações radiológicas ajudam a diferenciar a sacroileíte decorrente de outras doenças. No entanto, as imagens radiográficas podem ser negativas no início da doença. As vértebras normalmente são côncavas na borda anterior. Na EA, as vértebras assumem um aspecto quadrado (ver Figura 50.6).

Tratamento

O tratamento da EA é voltado para controlar a dor e manter a mobilidade ao suprimir a inflamação. A postura e o posicionamento corretos são importantes. Isso inclui dormir em decúbito dorsal em um colchão firme e usar um travesseiro pequeno ou nenhum travesseiro. Pode-se usar uma placa sob o colchão para fornecer firmeza adicional. Exercícios terapêuticos são importantes para ajudar a manter o movimento em articulações periféricas e na coluna vertebral. Também são prescritos exercícios de fortalecimento muscular para grupos musculares extensores. Aplicações de calor ou um banho ou ducha podem ser benéficos antes do exercício para facilitar a motricidade. A natação é um excelente exercício de condicionamento geral que evita o estresse sobre as articulações e melhora o tônus muscular. Não se recomenda imobilizar as articulações. Manter o peso ideal reduz o estresse sobre as articulações que sustentam peso. Deve-se desencorajar o tabagismo, pois ele pode agravar problemas respiratórios. O aconselhamento profissional ou avaliação ocupacional pode ser justificado por causa das alterações posturais.

O tratamento farmacológico inclui o uso de AINE para reduzir o processo inflamatório, aliviar a dor e reduzir o espasmo muscular. Recentemente, a ASAS-EULAR atualizou suas diretrizes de manejo da espondilite anquilosante para orientar profissionais de saúde e pacientes. Embora ARMD sejam prescritos para tratamento de outras doenças inflamatórias, não se mostraram efetivos na espondilite anquilosante axial; a exceção é sulfassalazina, que mostrou eficácia no acometimento articular periférico. ARMD podem ser considerados para pacientes com atividade elevada da doença que não responderam à abordagem terapêutica convencional.

A prática atual consiste em usar agentes ativos contra TNF-α, inclusive etanercepte, infliximabe e adalimumabe, que apresentam efeitos positivos comprovados na atividade da doença.[28,33]

Artropatias reativas

Podem ser definidas como doenças articulares inflamatórias estéreis distantes no tempo e no local do processo infeccioso incitante inicial. A cultura não isola os agentes infecciosos e eles não são viáveis, uma vez que alcançam as articulações. A lista de agentes desencadeantes está aumentando continuamente, os quais podem ser divididos em artrites urogênicas, enterogênicas e associadas ao sistema respiratório, e idiopáticas.

A artrite reativa também tem sido observada em pessoas com síndrome da imunodeficiência adquirida (AIDS). EspA, como a síndrome de Reiter e a artrite psoriásica, são mais graves e frequentes nas pessoas infectadas com o vírus da imunodeficiência humana (HIV) do que na população em geral. Acredita-se que a resposta imune à infecção pelo HIV é seletiva e em grande parte evita as células citotóxicas naturais, o que pode ser bastante significativo na patologia das condições de artrite reativa. Isso contrasta com o que ocorre na AR e no LES, que aumenta dramaticamente à medida que a imunodeficiência se desenvolve. A artrite reativa também pode resultar da existência de uma substância estranha no tecido articular, como em implantes de silicone nas pequenas articulações das mãos ou dos pés ou após exposição a gases industriais e óleos. No entanto, não há evidências de antigenicidade da substância causal.

Existem semelhanças entre a artrite reativa e a artrite bacteriana. Várias bactérias causam ambas as doenças. Quando a cultura isola bactérias no líquido sinovial, o diagnóstico é de artrite bacteriana. Quando elas não podem ser isoladas, embora tenha havido uma infecção anterior, estabelece-se o diagnóstico de artrite reativa.

A artrite reativa pode seguir um curso autolimitado. Pode envolver episódios recorrentes de artrite ou, em uma pequena quantidade de casos, seguir um curso contínuo e ininterrupto. O tratamento é, em grande parte, sintomático. Utilizam-se AINE no tratamento dos sintomas de artrite. Acredita-se que o tratamento vigoroso de possíveis infecções desencadeantes previna as recidivas de artrite reativa, mas em muitos casos o desencadeamento da infecção passa despercebido ou é leve, e o indivíduo contata um médico apenas com o início da artrite definitiva. Regimes curtos de antibioticoterapia não são efetivos no momento.

Síndrome de Reiter

É considerada uma manifestação clínica da artrite reativa que pode ser acompanhada por sintomas extra-articulares, como uveíte, inflamação intestinal e uretrite inespecífica.[2] A doença muitas vezes se desenvolve em um hospedeiro geneticamente suscetível depois de uma infecção bacteriana (p. ex., uma infecção transmitida sexualmente).[2]

Conceitos fundamentais

Espondiloartropatias soronegativas

- As EspA soronegativas representam um grupo de transtornos multissistêmicos relacionados que não apresentam FR
- O processo inflamatório associado aos distúrbios comumente afeta o esqueleto axial, envolvendo as áreas onde os ligamentos e tendões se inserem no osso
- Embora a causa das doenças não seja conhecida, há uma surpreendente associação entre o antígeno HLA-B27 e o desenvolvimento de EspA.

Artrite psoriásica

Artropatia inflamatória soronegativa que ocorre em 7% das pessoas com psoríase,[2] é uma doença heterogênea, com características de EspA em algumas pessoas, AR em outras e, ainda, coexistência de características de ambas em outras.

Etiologia e patogênese

A etiologia da psoríase e da artrite psoriásica é desconhecida. Fatores genéticos, ambientais e imunológicos parecem afetar a suscetibilidade e influenciar a expressão da doença de pele psoriásica e da artrite. Os fatores ambientais que podem influenciar a patogênese da doença incluem agentes infecciosos e traumatismo físico. As respostas imunes mediadas pelos linfócitos T parecem ser importantes nas manifestações cutâneas e articulares da doença, tal como indicado pela observação de que há melhora no estado de doença após o tratamento com agentes imunossupressores como a ciclosporina.

Manifestações clínicas e tratamento

Embora a artrite possa anteceder uma erupção cutânea detectável, o diagnóstico definitivo de artrite psoriásica não pode ser feito sem evidências de alterações de pele ou de unha típicas da psoríase. A artrite psoriásica é classificada em cinco subgrupos:

1. Assimétrica: aproximadamente 35% dos casos, com frequência leve
2. Espondilite: dor e rigidez no pescoço e na coluna vertebral
3. Simétrica: aproximadamente 50% dos casos
4. Interfalângica distal (IFD): inflamação e rigidez nas extremidades dos dedos das mãos
5. Mutilante: forma mais grave, apenas cerca de 5% dos casos.[34]

Essa manifestação clínica heterogênea sugere que mais de uma doença esteja associada à psoríase ou a várias respostas clínicas a uma causa comum. Alguns indivíduos com artrite psoriásica têm um nível sérico elevado de ácido úrico. O nível sérico de ácido úrico anormalmente elevado é causado pela renovação rápida da pele que ocorre na psoríase e pela subsequente decomposição dos ácidos nucleicos, seguido por seu metabolismo em ácido úrico. Essa descoberta pode levar a um diagnóstico de gota. A artrite psoriásica tende a ser lenta e progressiva, mas tem um prognóstico mais favorável que a AR.

O manejo básico é semelhante ao prescrito para a AR. A supressão do acometimento cutâneo é importante no controle da artrite. Com frequência, as articulações acometidas são espantosamente funcionais e apresentam sintomas mínimos. Se houver manifestações musculoesqueléticas, AINE podem ser usados.[35] ARMD (p. ex., metotrexato, sulfassalazina e leflunomida) devem ser considerados precocemente para os pacientes com doença ativa.[35] Metotrexato é indicado para pacientes com artrite psoriásica e psoríase significativa.[35] Inibidores do TNF são indicados quando a resposta a ARMD, AINE ou injeções de corticosteroides não for adequada.[35]

Artrite enteropática

A artrite que está associada a uma doença inflamatória do intestino geralmente é considerada uma artrite enteropática, porque a doença intestinal está diretamente envolvida na patogênese. A maior parte dos casos de artrite enteropática está classificada entre as EspA, incluindo os casos em que a artrite está associada a uma doença inflamatória do intestino (p. ex., colite ulcerativa e doença de Crohn), que geralmente corresponde a 20% dos casos, espondilite (10%) e alguns com as artrites reativas desencadeadas por infecções bacterianas do intestino, e doença de Whipple.[2]

RESUMO

As artropatias soronegativas são um grupo de doenças reumáticas que não têm FR. As *EspA soronegativas* afetam o esqueleto axial, em particular a coluna vertebral. A inflamação se desenvolve em locais onde os tendões e ligamentos se inserem no osso. As espondiloartropatias soronegativas incluem a EA, a artrite reativa, a artrite psoriásica e a artrite enteropática. A EA é considerada um arquétipo dessa categoria de classificação. A sacroileíte bilateral é a principal característica da EA. O espectro da doença varia de uma sacroileíte assintomática a uma doença progressiva que afeta muitos sistemas do corpo. A causa é desconhecida. No entanto, foi identificada uma forte associação entre o antígeno HLA-B27 e a EA. A perda de movimento na coluna vertebral é característica da doença. Pode ocorrer artrite periférica em algumas pessoas. Outro tipo de espondiloartrite é a artrite reativa. Embora haja sobreposição de características em cada uma das EspA, identificar as diferenças etiológicas e manifestações clínicas é importante para a determinação do tratamento.

A artrite psoriásica é uma artropatia soronegativa que ocorre em aproximadamente 7% das pessoas com psoríase. É uma doença heterogênea, com características de EspA em algumas pessoas, AR em outras e, ainda, coexistência de características de ambas em outras.

Quadro 50.1 Causas da osteoartrite.

- Transtornos pós-inflamatórios:
  - Artrite reumatoide
  - Articulação séptica
- Transtornos pós-traumáticos:
  - Fratura aguda
  - Lesão ligamentar ou meniscal
  - Trauma cumulativo ocupacional ou recreacional
- Alterações anatômicas ou ósseas:
  - Displasia do quadril
  - Necrose avascular
  - Doença de Paget
  - Escorregamento da epífise femoral proximal
  - Doença de Legg-Calvé-Perthes
- Transtornos metabólicos:
  - Deposição de cristais de cálcio
  - Hemocromatose
  - Acromegalia
  - Endocrinopatias
  - Doença de Wilson
  - Ocronose
- Artrite neuropática:
  - Articulação de Charcot
- Distúrbios hereditários do colágeno
- Variantes idiopáticas ou primárias

SÍNDROME DE OSTEOARTRITE

Depois de concluir esta seção, o leitor deverá ser capaz de:

- Comparar a AR e a OA em termos de comprometimento articular, grau de inflamação e manifestações locais e sistêmicas
- Descrever as alterações patológicas comumente associadas à OA.

A osteoartrite (OA), antigamente chamada de *doença articular degenerativa*, é o tipo mais prevalente de artrite e uma das principais causas de incapacidade e dor em idosos. A OA é mais um processo de doença que uma entidade específica e se considera que tem um componente inflamatório, juntamente com um aspecto degenerativo. A OA consiste na destruição lenta e progressiva da cartilagem articular das articulações que suportam peso e dos dedos de idosos, assim como das articulações que sofreram traumas de pessoas mais jovens.[2] Pode ocorrer como uma doença primária ou secundária, embora esta distinção nem sempre seja clara. As variantes primárias de OA ocorrem em razão de defeitos intrínsecos na cartilagem articular que causam estreitamento articular, espessamento do osso subcondral e, por fim, uma articulação dolorosa.[2] A OA secundária tem uma causa subjacente conhecida, como defeitos congênitos ou adquiridos de estruturas articulares, traumas, infecções, doenças endócrinas, depósitos de cristais, osteonecrose, distúrbios metabólicos ou doenças inflamatórias (Quadro 50.1).

As alterações articulares associadas à OA, que incluem perda progressiva da cartilagem articular e sinovite, resultam da inflamação que ocorre quando a cartilagem tenta se autorreparar, criando osteófitos ou esporões. Essas alterações são acompanhadas por dor articular, rigidez e limitação do movimento, e, em alguns casos, por instabilidade e deformidade articular.

Epidemiologia e fatores de risco

Idade, sexo e raça interagem para influenciar o tempo de início e o padrão de acometimento articular na OA. A OA primária afeta 4% das pessoas entre 18 e 24 anos de idade; 85% das pessoas com OA têm por volta de 70 anos.[2] Os homens são mais comumente afetados em uma idade mais jovem, como 45 anos. No entanto, aos 55 anos, as mulheres são mais acometidas.[2] A hereditariedade influencia a ocorrência de OA na articulação IFD da mão. A OA de mão tem maior probabilidade de afetar mulheres caucasianas, ao passo que a OA de joelho é mais comum nas afrodescendentes. A incidência de OA de quadril é menor entre os chineses que entre os europeus, talvez representando a influência de outros fatores, como ocupação, obesidade ou hereditariedade. A massa óssea também pode influenciar o risco de desenvolvimento de OA. Em teoria, a massa óssea subcondral mais fina consegue absorver mais impactos que o osso mais denso, possibilitando menos traumatismo direto à cartilagem.

A obesidade é um fator de risco para a OA de joelho na mulher e um fator biomecânico que contribui para a patogênese da doença. O excesso de gordura pode ter um efeito metabólico direto sobre a cartilagem, além dos efeitos do estresse articular excessivo.

Patogênese

A patogênese da OA reside nos mecanismos homeostáticos que mantêm a cartilagem articular. A cartilagem articular desempenha dois papéis mecânicos essenciais na fisiologia das articulações. Em primeiro lugar, serve como uma superfície de sustentação de peso extraordinariamente macia. Em combinação com o líquido sinovial, a cartilagem articular fornece um coeficiente de atrito extremamente baixo durante o movimento da articulação. Em segundo lugar, a cartilagem transmite a carga para baixo para o osso, dissipando a tensão mecânica.[2] Assim, o osso subcondral protege a cartilagem articular sobrejacente, fornecendo a ela um leito maleável e absorvendo a energia da força (Figura 50.7).

A cartilagem é um tipo especializado de tecido conjuntivo. Tal como acontece com outros tipos de tecido, consiste em células (i. e., condrócitos) aninhadas em matriz extracelular. Na cartilagem articular, a matriz extracelular é constituída por água, proteoglicanas, colágeno e substância fundamental. As proteoglicanas, grandes macromoléculas constituídas por dissacarídios e aminoácidos, fornecem elasticidade e rigidez, possibilitando que a cartilagem articular resista à compressão. A substância fundamental constitui um gel semissólido altamente hidratado. As moléculas de colágeno consistem em cadeias polipeptídicas que formam tiras fibrosas compridas, fornecendo forma e resistência à tração. A principal função das fibras colágenas é fornecer uma estrutura rígida para apoiar os condrócitos e a substância fundamental da cartilagem. As moléculas de proteoglicana hidratadas, por causa do seu tamanho e carga, ficam retidas na rede de colágeno da matriz extracelular e são impedidas de se expandir até a sua dimensão máxima. Em razão desse processo, há uma alta pressão osmótica intersticial e líquido suficiente disponível para a lubrificação das articulações. Tal como no caso do osso adulto, a cartilagem articular não é estática. Ela sofre renovação e seus componentes de matriz "desgastados" são continuamente degradados e substituídos. Esse volume é mantido pelos condrócitos, que não só sintetizam matriz, mas também secretam enzimas que degradam a matriz. Assim, a saúde dos condrócitos determina a integridade da articulação. Na OA, essa integridade pode ser perturbada por diversas influências.

Popularmente conhecida como artrite *wear-and-tear* (desgaste e laceração), a OA se caracteriza por alterações significativas tanto na composição quanto nas propriedades mecânicas da cartilagem. No início do curso da doença, a cartilagem contém uma quantidade aumentada de água e diminuição nas concentrações de proteoglicanas em comparação à cartilagem saudável. Além disso, parece existir um enfraquecimento da rede de colágeno, presumivelmente causado por diminuição na síntese local de colágeno novo e aumento na quebra do colágeno existente. Acredita-se que a lesão na cartilagem articular decorra da liberação de citocinas, que provoca a destruição da articulação[2] (Figura 50.8). O dano resultante predispõe os condrócitos à lesão adicional e prejudica a sua capacidade de reparar os danos pela produção de colágeno novo e proteoglicanas. Os efeitos combinados de mecanismos de reparação inadequados e desequilíbrios entre as proteases e seus inibidores contribuem adicionalmente para a progressão da doença.

As primeiras mudanças estruturais na OA incluem a ampliação e reorganização dos condrócitos na parte superficial da cartilagem articular. Isso é acompanhado por alterações edematosas na matriz cartilaginosa, principalmente a camada intermédia. A cartilagem perde sua característica lisa e a superfície "racha" e ocorrem microfraturas, possibilitando que o líquido sinovial entre e amplie as rachaduras (Figura 50.9). Conforme as rachaduras se aprofundam e se formam fendas, elas acabam se estendendo através da superfície articular e em direção ao aspecto subcondral do osso.[2] Porções de cartilagem articular acabam sendo completamente erodidas e a superfície exposta do osso subcondral fica espessa e polida até se tornar ebúrnea. Muitas vezes, fragmentos de cartilagem e osso se desalojam, criando corpos livres osteocartilaginosos flutuantes que entram na cavidade articular. À medida que a doença progride, o osso trabecular subjacente torna-se esclerótico em resposta ao aumento da pressão na superfície articular, o que o deixa menos eficaz como um amortecedor de impacto. A esclerose, ou formação de osso novo e cistos, geralmente ocorre nas margens articulares, formando excrescências ósseas anormais chamadas de *osteófitos* ou *esporões* (Figura 50.7). À medida que a articulação começa a perder a sua integridade, há trauma à membrana sinovial, o que resulta em inflamação não específica. Contudo, em comparação à AR, as alterações na membrana sinovial que acontecem na OA não são tão pronunciadas, nem ocorrem tão precocemente.

Nas formas secundárias de OA, o impacto repetitivo da carga contribui para a falha na articulação, levando à alta prevalência de OA que ocorre especificamente em locais relacionados com a prática ocupacional ou não profissional, como os ombros e cotovelos em arremessadores de beisebol, os tornozelos de bailarinos e os joelhos de jogadores de basquetebol. A imobilização também pode produzir alterações degenerativas na cartilagem articular. A degeneração da cartilagem em razão da imobilidade pode resultar em perda da ação de bombeamento da lubrificação que ocorre com o movimento articular. Essas alterações são mais evidentes e aparecem mais precocemente em áreas de contato, mas ocorrem também em áreas não sujeitas à compressão mecânica. Embora a atrofia da cartilagem seja rapidamente reversível com a atividade após um período de imobilização, o exercício de impacto durante o período de remobilização pode impedir a reversão da atrofia. Portanto, a remobilização lenta e gradual pode ser importante na prevenção da lesão da

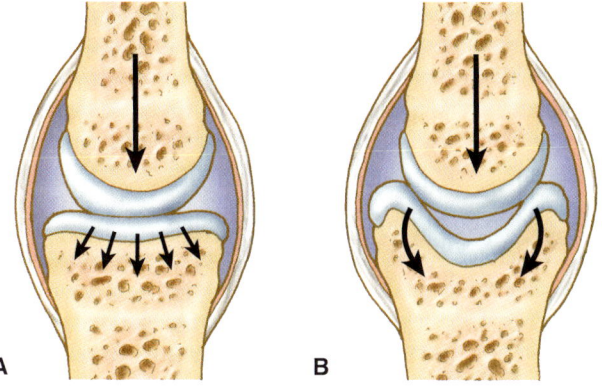

Figura 50.7 • A. Uma articulação normalmente sofre deformação da cartilagem articular e do osso subcondral ao receber carga. Isso maximiza a área de contato e espalha a força da carga. **B.** Se a articulação não deformasse com a carga, as tensões seriam concentradas e a articulação colapsaria para baixo.

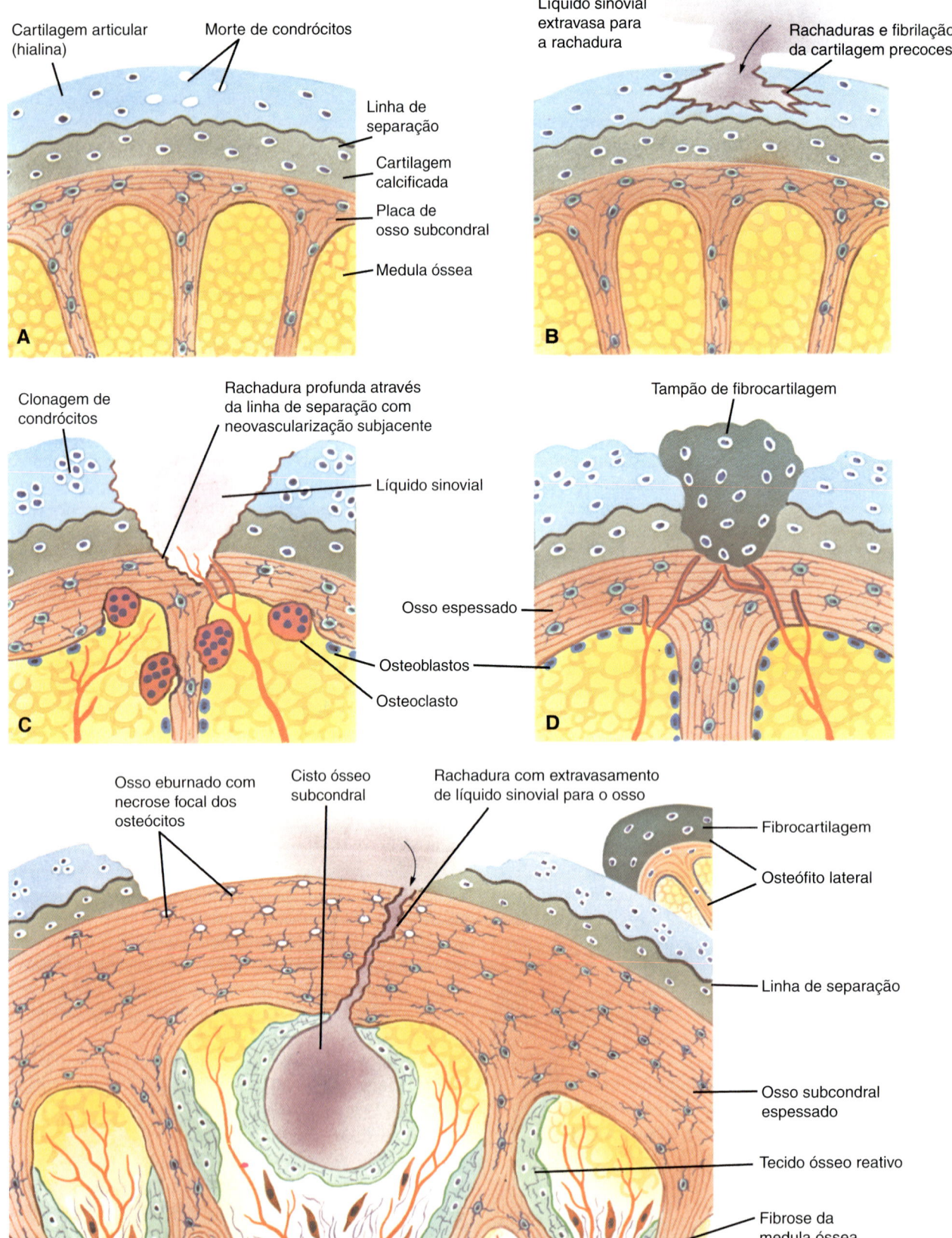

Figura 50.8 • Histogênese da osteoartrite. **A** e **B.** A morte de condrócitos leva a uma fenda na cartilagem articular, seguida pelo influxo de líquido sinovial e pela perda adicional de cartilagem. **C.** Como resultado desse processo, a cartilagem é gradualmente desgastada. Abaixo da linha de separação, novos vasos crescem a partir da epífise, e fibrocartilagem (**D**) é depositada. **E.** O tampão de fibrocartilagem não é mecanicamente suficiente e pode ser desgastado, expondo assim a placa de osso subcondral, que se torna espessa e queimada. Se houver uma solução de continuidade na região, o líquido sinovial extravasa para o espaço medular e produz um cisto ósseo subcondral. O recrescimento focal da superfície articular leva à formação de osteófitos. Fonte: Strayer D., Rubin R. (Eds.) (2015). *Rubin's pathology: Clinicopathologic foundations of medicine* (7. ed., Figura 30-53, p. 1361). Philadelphia, PA: Lippincott Williams & Wilkins.

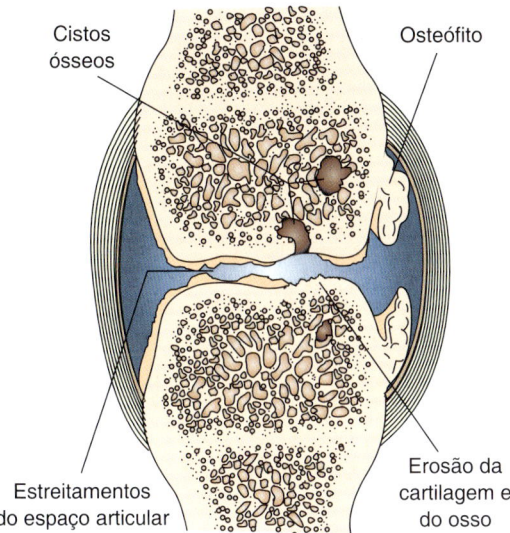

Figura 50.9 • Alterações articulares na osteoartrite. O lado esquerdo indica alterações precoces e o estreitamento do espaço articular com degradação da cartilagem. O lado direito mostra a progressão da doença mais grave com perda de cartilagem e formação de osteófitos.

cartilagem. Clinicamente, isso tem implicações para as instruções em relação ao nível recomendado de atividade física após a remoção de um aparelho gessado.

Conceitos fundamentais

Osteoartrite

- Pode manifestar-se como uma doença primária de etiologia desconhecida ou como uma doença secundária relacionada com defeitos congênitos ou adquiridos que afetam a distribuição da sobrecarga articular
- Sua patogênese inclui a ruptura progressiva da superfície lisa da cartilagem articular com o desenvolvimento de fissuras de superfície que se aprofundam até envolver o osso subcondral, seguido por erosão completa da cartilagem articular com exposição do osso subcondral ebúrneo, desalojamento de fragmentos de corpos livres osteocartilaginosos flutuantes, desenvolvimento de cistos ósseos e formação de esporões ósseos anormais nas margens articulares.

Manifestações clínicas

As manifestações da OA podem surgir repentina ou insidiosamente. Inicialmente, a dor pode ser descrita como incômoda e ser um pouco difícil de localizar. Ela geralmente se agrava com o uso ou a atividade e é aliviada pelo repouso. Nas fases posteriores da atividade da doença, a dor noturna pode ser experimentada durante o repouso. A dor pode ocorrer em repouso, várias horas após a utilização das articulações envolvidas. Pode-se observar crepitação e rangido quando a articulação é movida. Conforme a doença avança, mesmo atividades mínimas podem causar dor, por causa da limitação na amplitude de movimento resultante dos danos estruturais intra-articulares e periarticulares.

As articulações mais frequentemente afetadas são os quadris, os joelhos, as vértebras lombares e cervicais, as articulações proximais e distais das mãos, a primeira articulação carpometacarpal e as primeiras articulações metatarsofalângicas.[2] A Tabela 50.2 identifica as articulações comumente afetadas pela OA e as características clínicas comuns correlacionadas com a atividade da doença de cada articulação específica. Uma única articulação ou várias articulações podem ser afetadas. Embora uma única articulação que sustenta peso possa estar envolvida inicialmente, outras articulações frequentemente são afetadas por causa do estresse adicional imposto sobre elas enquanto se tenta proteger a articulação inicial. Não é incomum que um indivíduo submetido à artroplastia do joelho descubra logo após a cirurgia que o joelho contralateral também precisa ser operado. Outras características clínicas são a limitação do movimento articular e a instabilidade articular. O aumento no volume da articulação geralmente resulta da formação de osso novo; a articulação parece rígida, em contraste com a sensação esponjosa suave característica da articulação na AR. Às vezes, sinovite leve ou aumento do líquido sinovial causa aumento no volume articular.

Diagnóstico e tratamento

O diagnóstico de OA geralmente é determinado por história e exame físico, exames radiográficos e achados laboratoriais que excluem outras doenças. Embora a OA frequentemente seja comparada à AR para fins diagnósticos, suas diferenças nem sempre são facilmente perceptíveis. Outras doenças reumáticas podem se sobrepor à OA.

As alterações radiológicas características incluem inicialmente estreitamento do espaço articular medial, seguido por esclerose do osso subcondral, formação de irregularidades na eminência tibial e osteófitos.[2,35] De modo geral, os resultados dos exames laboratoriais são normais porque a osteoartrite não é uma doença sistêmica; contudo, podem ser úteis no diagnóstico diferencial.[4] A VHS pode estar discretamente elevada em adultos mais velhos.[4] Se houver inflamação, pode ser encontrada discreta leucocitose (aumento do número de leucócitos no sangue periférico). De modo geral, o líquido sinovial é normal. No site do ACR (2018), são apresentadas diretrizes para a classificação da OA segundo critérios na mão, no joelho e no quadril.[36]

Como não há cura, o tratamento da OA é sintomático e inclui medidas de reabilitação física, farmacológicas e cirúrgicas. As medidas físicas visam a melhorar as estruturas de suporte da articulação e fortalecer grupos musculares opostos envolvidos no amortecimento das forças de sustentação de peso. Isso inclui um equilíbrio entre repouso e exercício, o uso de talas para proteger e repousar a articulação, o uso de termoterapia e crioterapia para aliviar a dor e o espasmo muscular, além do ajuste das atividades de vida diária. A redução do peso corporal é útil quando há envolvimento do joelho. A articulação envolvida não deve ser adicionalmente sobrecarregada, sendo necessário tomar medidas para protegê-la e repousá-la, como a redução do peso (quando houver envolvimento de

Tabela 50.2 Características clínicas da osteoartrite.

Articulação	Características clínicas
Coluna cervical	Rigidez localizada
	Dor radicular ou não radicular
	Posterior formação de osteófitos pode causar compressão vascular
Coluna lombar	Dor e rigidez lombar
	Espasmo muscular
	Movimento das costas diminuído
	Compressão de raiz nervosa causando dor radicular
	Estenose espinal
Quadril	Mais comum em homens idosos
	Caracterizada por dor de início insidioso, localizada na região da virilha ou no aspecto interno da coxa
	Pode ser referida para nádegas, região isquiática ou joelho
	Movimento reduzido do quadril
	Perna pode ser mantida em rotação externa com o quadril flexionado e aduzido
	Claudicação ou marcha festinante
	Dificuldade para levantar e sentar de cadeiras
Joelho	Desconforto localizado com dor ao movimento
	Limitação do movimento
	Crepitação
	Atrofia do quadríceps decorrente da falta de uso
	Instabilidade articular
	Joelho varo ou valgo
	Derrame articular
Primeira articulação carpometacarpal	Sensação dolorosa na base do polegar
	Articulação de aparência quadrada
Articulação IFP – nódulos de Bouchard	Mesmas que para a doença articular da IFD
Articulação IFD – nódulos de Heberden	Ocorre mais frequentemente em mulheres
	Geralmente envolve múltiplas articulações IFD, desvio da articulação em flexão lateral, formação de esporão nas margens articulares, dor e desconforto após a utilização da articulação
Primeira articulação metatarsofalângica	Início insidioso
	Contorno articular irregular
	Dor e edema agravados por sapatos apertados

superfícies que sustentam peso) e o uso de uma bengala ou andador em caso de envolvimento dos quadris e joelhos.

As medicações orais visam a reduzir a inflamação ou proporcionar analgesia. Os medicamentos popularmente usados no tratamento da OA são os AINE, muitos de venda livre. Pesquisas em andamento podem confirmar que alguns AINE interferem nos mecanismos de reparo em lesões cartilaginosas iniciais. No entanto, estudos mostraram que a dor da OA pode surgir de fontes diferentes de uma membrana sinovial inflamada, incluindo: distensão da cápsula articular, dos ligamentos ou das terminações nervosas do periósteo sobre osteófitos; microfraturas não trabeculares; hipertensão intraóssea; bursite ou tendinite; e espasmo muscular. Nesses casos, o efeito analgésico dos AINE pode ser capaz de aliviar a dor com êxito. Para muitas pessoas, o paracetamol pode ser mais eficaz e menos tóxico que os AINE.

É possível utilizar injeções intra-articulares de corticosteroides quando outras medidas de tratamento não tiverem tido sucesso em aliviar os sintomas de modo adequado. Elas são especialmente úteis para as pessoas que têm derrame articular. As injeções geralmente são limitadas a um total de quatro e não mais que três no período de 1 ano, porque acredita-se que a sua utilização acelere a destruição da articulação.

Viscossuplementação é outra abordagem terapêutica e se fundamenta na hipótese de que a lubrificação articular é anormal na OA.[4] Hialuronato é injetado semanalmente na articulação (3 a 5 vezes) e pode promover alívio durante 6 meses ou mais.[4] Outros agentes, como glicosamina e sulfato de condroitina, não regulamentados pela FDA, têm sido usados para promover alívio da osteoartrite.[4] Atualmente, a American Academy of Orthopaedic Surgeons não recomenda o uso de glicosamina e sulfato de condroitina para artrite sintomática.[37] Também têm sido estudados agentes modificadores da doença para a OA. A cirurgia é considerada quando a pessoa apresenta dor intensa e função articular significativamente reduzida. Os procedimentos incluem lavagem e desbridamento artroscópico, ressecção de joanetes (hálux valgo), osteotomias para alterar o alinhamento das articulações do joelho e quadril e descompressão das raízes nervosas na estenose vertebral por OA. As artroplastias totais de quadril têm proporcionado alívio eficaz dos sinais/sintomas e melhora na amplitude de movimento para muitas pessoas, assim como as artroplastias totais do joelho. A substituição da articulação está disponível para a primeira articulação carpometacarpal. A artrodese (fixação cirúrgica de uma articulação) é utilizada na doença avançada para reduzir a dor. No entanto, resulta em perda do movimento.

O manejo futuro da OA se encontra no desenvolvimento de técnicas para identificar e monitorar as lesões de cartilagem em uma fase mais precoce. As potenciais abordagens incluem a cintigrafia óssea, a ressonância magnética e a artroscopia.

RESUMO

A OA, a forma mais comum de artrite, é uma condição localizada que afeta principalmente as articulações que suportam peso. Os fatores de risco para a progressão da OA incluem a idade avançada, a OA em múltiplas articulações, a neuropatia e, para os joelhos, a obesidade. A doença se caracteriza pela degeneração da cartilagem articular e do osso subcondral. Foi sugerido que os eventos celulares responsáveis pelo desenvolvimento da OA começam com algum tipo de insulto ou estímulo mecânico anormal, incluindo hormônios e fatores de crescimento, fármacos, estresse mecânico e o ambiente extracelular. Estudos também implicam fatores imunológicos na perpetuação e aceleração da alteração osteoartrítica. Com o envelhecimento da cartilagem, eventos bioquímicos como a fadiga do colágeno e a fratura ocorrem com menos estresse. As tentativas de reparo pelo aumento da síntese da matriz e proliferação celular mantêm a integridade da cartilagem até que a falha nos processos de reparação possibilita a progressão das alterações degenerativas. O aumento no tamanho da articulação geralmente resulta de formação de osso novo, o que faz com que a articulação tenha um aspecto rígido à palpação. A dor e a rigidez são as principais características da doença. Mediadores inflamatórios (p. ex., prostaglandinas) podem aumentar a resposta inflamatória e degenerativa.

O tratamento é dirigido ao alívio da dor e à manutenção da mobilidade, embora preservando a cartilagem articular. Embora não haja nenhuma cura conhecida para a OA, o tratamento adequado pode reduzir a dor, manter ou melhorar a mobilidade articular e limitar a incapacidade funcional.

ARTROPATIAS INDUZIDAS POR CRISTAIS

Depois de concluir esta seção, o leitor deverá ser capaz de:

- Relatar o metabolismo e a eliminação de ácido úrico na patogênese da artropatia induzida por cristais
- Descrever as manifestações clínicas, as medidas diagnósticas e os métodos utilizados no tratamento da artrite gotosa.

Os transtornos metabólicos ósseos e articulares resultam de distúrbios bioquímicos e metabólicos que afetam as articulações. As doenças metabólicas e endócrinas associadas a sintomas articulares incluem a amiloidose, a osteogênese imperfeita, o diabetes melito, o hiperparatireoidismo, as doenças da tireoide, a AIDS e as síndromes de hipermobilidade. A discussão neste capítulo se limita à artropatia induzida por cristais causada pela deposição de urato monossódico, ou gota.

A deposição de cristais nas articulações provoca artrite. Na gota, cristais de urato monossódico ou ácido úrico são encontrados na cavidade articular. Outra condição na qual os cristais de pirofosfato de cálcio di-hidratado são encontrados nas articulações às vezes é chamada de *pseudogota* ou *condrocalcinose*. Uma breve discussão da pseudogota é encontrada na seção sobre as doenças reumáticas em idosos.

Gota

Consiste em um grupo de distúrbios caracterizados por elevação dos níveis séricos de ácido úrico e depósitos de cristais de urato nos rins e nas articulações.[2] A gota é mais prevalente em homens (70% dos casos), sobretudo os de ascendência africana, e o pico etário de ocorrência é entre 40 e 50 anos de idade.[4] Níveis séricos elevados de ácido úrico ou hiperuricemia (> 7 mg/dℓ em homens e 6 mg/dℓ em mulheres) são encontrados em 5 a 10% da população nos EUA.[4] Hiperuricemia assintomática é um achado laboratorial e não é considerada uma doença. Aproximadamente, uma em cada cinco pessoas com hiperuricemia desenvolve gota.[4] Portanto, a maioria das pessoas com hiperuricemia não desenvolve gota. Apenas um terço das pessoas com hiperuricemia tem gota primária e os outros dois terços gota secundária.[2]

Os transtornos gotosos incluem a artrite gotosa aguda com crises recorrentes de inflamação articular e periarticular graves, tofos ou acúmulo de depósitos cristalinos em superfícies articulares, ossos, tecidos moles e cartilagem, nefropatia gotosa ou insuficiência renal e cálculos de ácido úrico nos rins.

O termo *gota primária* é usado para designar os casos em que a causa da doença é desconhecida ou causada por um erro inato do metabolismo e se caracteriza essencialmente por hiperuricemia e gota. A gota primária é uma doença predominantemente de homens, com um pico de incidência entre a 4ª e a 6ª décadas de vida.[2] Na gota secundária, a causa da hiperuricemia é conhecida, mas a gota não é o distúrbio principal.

Patogênese

A patogênese da gota reside em uma elevação dos níveis séricos de ácido úrico, o produto final do metabolismo das purinas.[38] Duas vias estão envolvidas na síntese de purina:

1. A via *de novo*, na qual as purinas são sintetizadas a partir de precursores não purínicos
2. A via de salvamento, em que bases purínicas são recaptadas da quebra de ácidos nucleicos derivados de fontes exógenas (dieta) ou endógenas.

A elevação do ácido úrico e o subsequente desenvolvimento de gota podem resultar do excesso de produção de purinas, da diminuição do salvamento de bases purínicas livres, do aumento na quebra de ácidos nucleicos como resultado do aumento da renovação das células, ou da diminuição da excreção urinária de ácido úrico (Figura 50.10). A gota primária, que constitui 90% dos casos, pode ser uma consequência de defeitos enzimáticos que resultam na superprodução de ácido úrico; eliminação inadequada de ácido úrico pelo rim.[38] Na maior parte dos casos, a razão é desconhecida. Na gota secundária, a hiperuricemia pode ser causada pelo aumento na degradação de ácidos nucleicos, como ocorre com a lise de células tumorais rápidas durante o tratamento para leucemia ou linfoma. Outros casos de gota secundária resultam da doença renal crônica. Alguns diuréticos, incluindo as tiazidas, podem interferir na excreção do ácido úrico.

Quando cristais de urato monossódico precipitam na articulação e iniciam uma resposta inflamatória, ocorre uma crise de gota. O líquido sinovial é um solvente para o ácido úrico pior que o plasma, e os cristais de ácido úrico são ainda menos solúveis a temperaturas abaixo de 37°C. A deposição de cristais normalmente ocorre em áreas periféricas do corpo, como o hálux, em que as temperaturas são mais frias que em outras partes do corpo. Na hiperuricemia prolongada, cristais e microtofos (i. e., nódulos pequenos e rígidos com superfícies irregulares que contêm depósitos cristalinos de urato monossódico) se acumulam nas células de revestimento sinovial e na cartilagem articular.[4] Os cristais liberados são quimiotáticos para leucócitos e também ativam complementos. Ocorre fagocitose dos cristais de urato por leucócitos polimorfonucleares, o que leva à morte das células polimorfonucleares com a liberação de enzimas lisossomais. À medida que esse processo continua, a inflamação causa destruição da cartilagem e do osso subcondral.

Crises repetidas de artrite aguda ou não tratadas, por fim, levam à artrite crônica e à formação de nódulos grandes e rígidos chamados *tofos*[4,38] (Figura 50.11). Eles são mais comumente encontrados na membrana sinovial, na bolsa subcutânea do olécrano, no tendão do calcâneo, no osso subcondral e na superfície extensora do antebraço e podem ser confundidos com nódulos reumatoides. Os tofos geralmente só aparecem 10 anos ou mais após a primeira crise de gota, chamada *gota tofácea crônica*, que se caracteriza por crises mais frequentes e prolongadas, muitas vezes poliarticulares.

Manifestações clínicas

A gota é classificada em quatro fases:

1. Hiperuricemia assintomática
2. Artrite gotosa aguda
3. Gota intercrítica
4. Gota tofácea crônica.[2]

A primeira fase pode nem mesmo ser identificada, ou detectada durante um exame físico anual de rotina, porque a pessoa

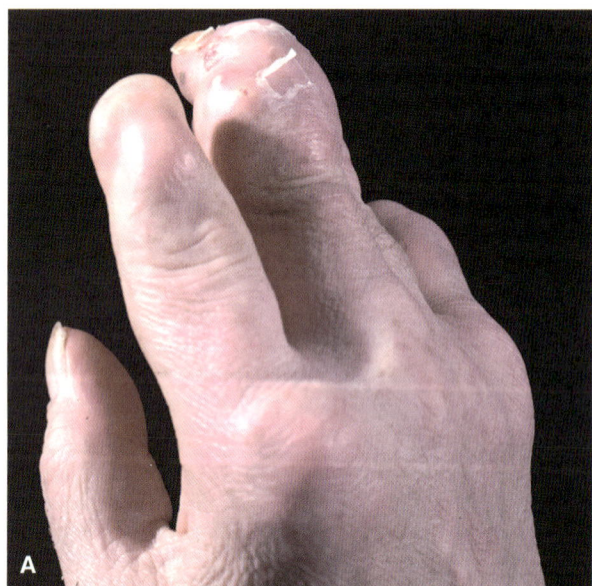

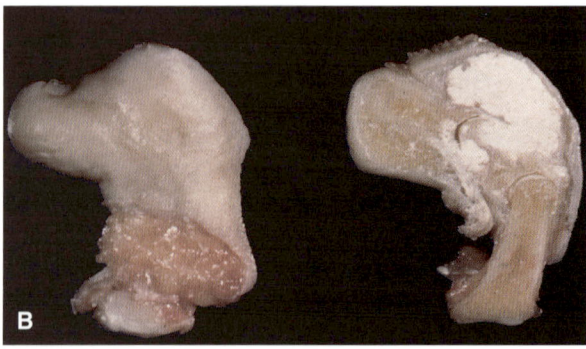

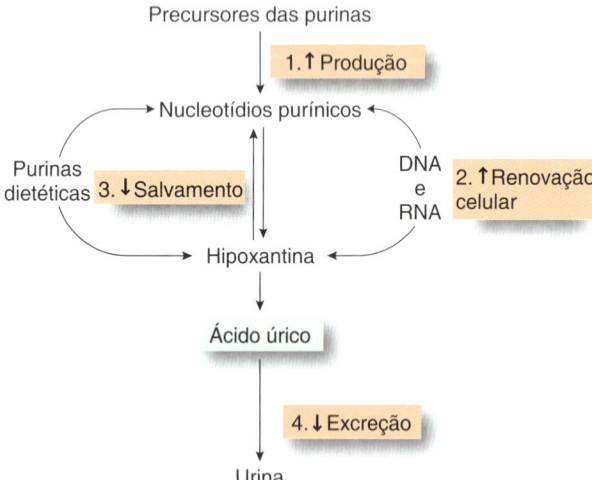

Figura 50.10 • Patogênese da hiperuricemia e gota. Nucleotídios purínicos são sintetizados a partir de precursores não purínicos ou derivados de purinas pré-formados na dieta. Nucleotídios purínicos são catabolizados em hipoxantina ou incorporados nos ácidos nucleicos. A degradação de ácidos nucleicos e purinas da dieta também produz hipoxantina. A hipoxantina é convertida em ácido úrico, que por sua vez, é excretado na urina. Hiperuricemia e gota podem ser decorrentes de (1) aumento *de novo* da síntese de purinas, (2) aumento da renovação celular, (3) redução da recaptação de hipoxantina e purinas da dieta e (4) redução da eliminação renal de ácido úrico. Fonte: Strayer D., Rubin R. (Eds.) (2015). *Rubin's pathology: Clinicopathologic foundations of medicine* (7. ed., Figura 30-60, p. 1367). Philadelphia, PA: Lippincott Williams & Wilkins.

Figura 50.11 • Gota. **A.** Tofos gotosos das mãos são vistos como múltiplos nódulos de consistência elástica, um dos quais está ulcerado. **B.** Corte transversal de um dedo mostra uma coleção tofácea de cristais de urato semelhantes a pasta de dente. Fonte: Strayer D., Rubin R. (Eds.) (2015). *Rubin's pathology: Clinicopathologic foundations of medicine* (7. ed., Figura 30-61A and B, p. 1368). Philadelphia, PA: Lippincott Williams & Wilkins.

não apresenta sintomas. A crise aguda típica da gota é monoarticular e geralmente afeta a primeira articulação metatarsofalângica. As articulações tarsais, o dorso do pé, os tornozelos, os calcanhares, os joelhos, os punhos, os dedos e os cotovelos também podem ser locais de envolvimento inicial. A gota aguda geralmente começa durante a noite e pode ser precipitada por excesso de exercício, determinados medicamentos ou alimentos, álcool ou dieta. O início da dor geralmente é abrupto, observando-se vermelhidão e edema. A crise pode durar dias ou semanas. A dor pode ser suficientemente intensa para ser agravada até mesmo pelo peso de um lençol cobrindo a área afetada.

Nos estágios iniciais da gota depois de a crise inicial ter diminuído, a pessoa é assintomática, e não há sinais de anormalidades articulares. Esta é a terceira fase ou *gota intercrítica*. Depois da primeira crise, podem se passar meses ou anos antes que haja outra crise. Conforme as crises recorrem com maior frequência, há alterações articulares, que se tornam permanentes. Esta quarta fase é chamada de gota tofácea crônica.

A gota tem sido associada a doença cardiovascular, obesidade, síndrome metabólica, hiperlipidemia, uso excessivo de álcool e insuficiência renal. Portanto, essas comorbidades potenciais precisam ser descartadas e, se forem descartadas, devem ser evitadas.[39]

Diagnóstico e tratamento

Embora a hiperuricemia seja uma característica bioquímica da gota, sua existência não pode ser equiparada à gota, porque muitas pessoas com essa condição nunca desenvolvem a doença. Um diagnóstico definitivo de gota pode ser feito apenas quando os cristais de urato monossódico estão no líquido sinovial ou em cortes teciduais de depósitos tofáceos. A análise do líquido sinovial é útil na exclusão de outras condições, como artrite séptica, pseudogota e AR. Os métodos diagnósticos também podem incluir medidas para determinar se a doença está relacionada com a produção excessiva ou subexcreção de ácido úrico.[38,39] Isso é feito pela medição dos níveis séricos de ácido úrico e pela coleta de uma amostra de urina de 24 h para a determinação da excreção de urato na urina.[39,39] Os objetivos para o tratamento da gota incluem a interrupção e a prevenção das crises agudas de artrite gotosa e a correção da hiperuricemia, com a consequente inibição da precipitação adicional de urato de sódio e a absorção de depósitos de cristais de urato que já estão nos tecidos.

O tratamento farmacológico da artrite gotosa aguda é direcionado a reduzir a inflamação das articulações. A hiperuricemia e os distúrbios relacionados de tofos, a destruição articular e os distúrbios renais são tratados após o processo inflamatório agudo ter diminuído. Os AINE, em particular a indometacina e o ibuprofeno, são utilizados para o tratamento da artrite gotosa aguda. Tratamentos alternativos incluem a colchicina e a injeção intra-articular de corticosteroides. O tratamento com colchicina é utilizado no início da fase aguda. A colchicina exerce os seus efeitos anti-inflamatórios pela inibição da migração de leucócitos e da fagocitose. Os sinais/sintomas agudos da gota geralmente desaparecem dentro de 48 h após o tratamento com colchicina oral ter sido instituído e dentro de 12 h após a administração intravenosa do fármaco. Os AINE também são eficazes durante o estágio agudo quando utilizados em sua dose máxima e, às vezes, são preferidos em relação à colchicina, porque têm menos efeitos colaterais tóxicos. Os corticosteroides não foram sistemicamente estudados, mas pode ser úteis no tratamento da gota aguda limitada a uma única articulação ou bolsa.

Após a crise aguda ter sido aliviada, institui-se o tratamento da hiperuricemia, voltado a manter os níveis normais de ácido úrico e realizado ao longo da vida. Um método envolve reduzir a hiperuricemia por meio da utilização de alopurinol ou de um agente uricosúrico. O alopurinol inibe a xantina oxidase, uma enzima necessária para a conversão da hipoxantina em xantina e da xantina em ácido úrico, o mesmo mecanismo de um fármaco mais recente, o febuxostate. Os medicamentos uricosúricos[40,44] (p. ex., probenecida ou sulfimpirazona, um derivado da fenilbutazona) previnem a reabsorção tubular de urato e aumentam a sua excreção na urina. Monitoram-se as concentrações séricas de urato para determinar a eficácia e a dosagem. O uso profilático de colchicina ou AINE pode ser feito entre as crises de gota.

Embora a gota muitas vezes possa ser controlada de modo eficaz com métodos não farmacológicos, muitas pessoas com gota têm um entendimento limitado da doença e, portanto, uma adesão ruim ao tratamento. Assim, fornecer orientações sobre a doença e sua terapia é fundamental para o tratamento e o manejo da gota. Podem ser necessárias algumas mudanças no estilo de vida, como a manutenção do peso ideal, a moderação no consumo de álcool, interrupção do tabagismo, assim como evitar alimentos ricos em purinas (p. ex., fígado, rim, sardinhas, anchovas e glândulas comestíveis), particularmente por pessoas com depósitos tofáceos excessivos.[38,39]

RESUMO

A artropatia induzida por cristais é caracterizada pela deposição de cristais na articulação. Na gota, o arquétipo desse grupo, ocorrem crises agudas de artrite, caracterizadas por cristais de urato monossódico na articulação. A doença é acompanhada por hiperuricemia, que resulta do excesso de produção de ácido úrico ou da redução na capacidade dos rins de eliminar o excesso de ácido úrico do corpo. O tratamento da gota aguda é voltado inicialmente à redução da inflamação das articulações, tratando-se depois a hiperuricemia, com agentes uricosúricos, que impedem a reabsorção tubular de urato, ou com inibidores da produção de ácido úrico. Embora a gota seja crônica, a maior parte das pessoas pode controlá-la com mudanças de estilo de vida adequadas.

DOENÇAS REUMÁTICAS EM CRIANÇAS E IDOSOS

Depois de concluir esta seção, o leitor deverá ser capaz de:

- Listar três tipos de artrite juvenil e diferenciar entre suas características principais
- Nomear uma doença reumática que afete apenas idosos.

Doenças reumáticas em crianças

As crianças podem ser afetadas por quase todas as doenças reumáticas. Além das diferenças específicas da doença, essas condições afetam não só a criança, mas também sua família. O crescimento e o desenvolvimento requerem atenção especial. A adesão ao programa de tratamento exige uma intervenção com a criança e os pais.

Artrite idiopática juvenil

A artrite idiopática juvenil (AIJ), também conhecida como artrite reumatoide juvenil (ARJ), é caracterizada por inflamação articular e possíveis impactos em outras áreas do corpo. A AIJ é a artrite da infância mais comum.[40,41] Nos EUA, quase 300 mil crianças apresentam algum tipo de artrite.[40] A AIJ se caracteriza por sinovite e pode influenciar o crescimento epifisial ao estimular o crescimento do lado oposto. Também pode ocorrer embotamento do crescimento. A AIJ pode ser considerada uma categoria de doenças com subtipos:

- AIJ sistêmica
- AIJ oligoarticular
- AIJ poliarticular
- AIJ relacionada com a entesite
- Artrite psoriásica juvenil
- Artrite indiferenciada.[4]

Os sinais/sintomas de AIJ sistêmica incluem febre alta intermitente diária, que geralmente se associa a erupção cutânea, linfadenopatia generalizada, hepatoesplenomegalia, leucocitose e anemia. A maioria das crianças com essa forma de AIJ também apresenta acometimento articular, que ocorre simultaneamente à febre e à erupção cutânea. De modo geral, os sinais/sintomas melhoram em 6 a 12 meses. Essa forma de AIJ também pode provocar um quadro inicial na vida adulta. Infecções, cardiopatia e insuficiência suprarrenal podem causar morte. A AIJ sistêmica representa aproximadamente 10% dos casos de AIJ.[40]

A artrite oligoarticular acomete quatro ou menos articulações. A uveíte é mais comum nesse subgrupo e encontrada mais frequentemente em pacientes com resultados positivos na pesquisa de anticorpo antinuclear (ANA).[40] O terceiro subgrupo, que representa aproximadamente 25% de todos os casos de AIJ, é o poliarticular, em que cinco ou mais articulações são acometidas. Nessa forma de artrite, pode ou não ser encontrado FR; contudo, quando o FR é encontrado, o processo mórbido é mais grave e, provavelmente, semelhante à artrite reumatoide do adulto.[40]

A AIJ relacionada com a entesite se caracteriza por inflamação ou dor entre ossos e tendões, ligamentos ou outro tecido conjuntivo, além de inflamação em outras partes do corpo. Também pode ser denominada espondiloartrite e ocorre mais frequentemente no sexo masculino, começando entre 8 e 15 anos de idade. Com frequência, as crianças apresentam teste positivo para HLA-B27.[40]

A artrite psoriásica infantil é mais comum em associação à psoríase, que pode surgir muito tempo antes do aparecimento das manifestações articulares. Artrite indiferenciada é o termo que descreve a artrite juvenil com manifestações de dois ou mais subtipos ou que não se encaixa nos subtipos descritos anteriormente.[40] O prognóstico da maioria das crianças com AIJ é variável e dependente de fatores clínicos, os quais variam de acordo com o subtipo e se o acometimento é ou não sistêmico.[41] O tratamento também varia de acordo com o subtipo de AIJ e com os fatores clínicos.[41] De modo geral, os AINE são os agentes de primeira linha prescritos para a AIJ.[41] Os agentes de segunda linha são metotrexato, injeção intra-articular de glicocorticoide e inibidores do TNF-α.[41] Outros aspectos do tratamento de crianças com AIJ exibem atenção especial ao crescimento e desenvolvimento, bem como à nutrição.

Lúpus eritematoso sistêmico

As características do LES em crianças são semelhantes às dos adultos. A incidência em crianças é de 0,5 a 0,6 caso por 100 mil em crianças menores de 15 anos.[42] Afro-americanos, especialmente meninas, são os mais frequentemente afetados pelo LES. A maior parte das crianças diagnosticadas com LES tem 8 anos de idade ou mais, embora o LES tenha sido encontrado desde a infância, em todas as idades.[42] As manifestações clínicas do LES em crianças refletem a extensão e a gravidade do envolvimento sistêmico. O melhor indicador de prognóstico em crianças é a extensão do envolvimento renal, mais comum e mais grave em crianças que em adultos com LES.

As crianças com LES podem apresentar sinais/sintomas como febre, mal-estar, anorexia e perda de peso. Os sinais/sintomas dos sistemas tegumentar, musculoesquelético, nervoso central, cardíaco, pulmonar e hematopoético são semelhantes aos dos adultos. As anormalidades endócrinas incluem a síndrome de Cushing pelo uso prolongado de corticosteroides e a tireoidite autoimune.

O tratamento do LES em crianças é semelhante ao dos adultos. O uso de AINE, corticosteroides, fármacos antimaláricos e agentes imunossupressores depende dos sinais/sintomas. Os corticosteroides podem causar déficit de crescimento e necrose da cabeça do fêmur e de outras articulações. Os esquemas de imunização devem ser mantidos usando vacinas de microrganismos atenuados, em vez de vivos. A diversidade de manifestações clínicas do LES nos jovens exige o estabelecimento de um programa de tratamento ou de manejo abrangente.

Dermatomiosite juvenil

A dermatomiosite juvenil (DMSJ) é uma miopatia inflamatória rara que acomete primariamente a pele e a musculatura e está associada à erupção cutânea característica. Trata-se do distúrbio mais comum do grupo de distúrbios imunomediados heterogêneos denominados miopatias inflamatórias idiopáticas juvenis.[43] A DMSJ pode afetar crianças de todas as idades, com uma idade média de início aos 7,5 anos.[43] Há um aumento na incidência entre as meninas. A causa é desconhecida. Fraqueza muscular proximal simétrica, enzimas musculares elevadas, evidência de vasculite e alterações eletromiográficas confirmando a miopatia inflamatória estabelecem o diagnóstico de DMSJ. A vasculite generalizada não é vista na forma adulta da doença. Em crianças com musculatura proximal fraca, uma erupção heliotrópica ao redor dos olhos, pápulas de Gottron e vasculopatia são sintomas característicos.[43] A erupção pode preceder ou suceder o início da fraqueza muscular proximal. Edema periorbital, eritema e telangiectasia palpebral são comuns. Usam-se os critérios de Bohan e Pila para diagnosticar essa doença. A criança deve ter três dos cinco critérios (fraqueza simétrica proximal progressiva, níveis aumentados de enzimas musculares, resultados anormais na biopsia muscular, resultados anormais na eletromiografia [EMG] e doença cutânea compatível) para ser diagnosticada com DMSJ.[27]

As calcificações podem ocorrer em 30 a 50% das crianças com DMSJ e são, de longe, os sintomas mais debilitantes. As calcificações aparecem em pontos de pressão ou locais de trauma anterior. A DMSJ é tratada principalmente com corticosteroides para reduzir a inflamação.

Espondiloartropatias juvenis

A EA, a artrite reativa, a artrite psoriásica e as EspA associadas a colite ulcerativa e enterite regional podem afetar tanto crianças quanto adultos. Em crianças, a espondiloartropatia se manifesta primeiro em articulações periféricas, mimetizando uma AIJ oligoarticular. Não há nenhuma evidência de envolvimento sacroilíaco ou da coluna vertebral até mais tarde na doença, como meses ou anos após o início. As EspA são mais comuns em meninos e comumente ocorrem em crianças que têm uma história familiar positiva. A tipagem do HLA-B27 é útil no diagnóstico de crianças, por causa do modo incomum de apresentação da doença.

O manejo da doença envolve fisioterapia, orientações e atenção a escola e problemas de crescimento e desenvolvimento. A medicação inclui o uso de salicilatos, AINE e modificadores da resposta biológica.

Doenças reumáticas em idosos

A artrite é a queixa mais comum em idosos. Dor, rigidez e fraqueza muscular afetam a vida diária, muitas vezes ameaçando a independência e a qualidade de vida. Os sintomas das doenças reumáticas também podem ter um efeito indireto sobre a sobrevivência em idosos, e até mesmo ameaçá-la. A fraqueza e os distúrbios da marcha que muitas vezes acompanham as doenças reumáticas podem contribuir para o risco de quedas e fraturas, causando sofrimento, aumento dos custos dos cuidados de saúde, perda adicional da independência e a possibilidade de redução na vida útil.

Os idosos não lidam tão bem com a doença leve a moderadamente grave, que, em pessoas mais jovens, teria menor probabilidade de levar à incapacidade grave em se tratando do mesmo grau de comprometimento. Infelizmente, os idosos – e muitas vezes os seus médicos – acham que os problemas associados à artrite são uma consequência inevitável do envelhecimento e não conseguem tirar proveito das medidas capazes de melhorar a qualidade de vida.

Os idosos muitas vezes têm vários problemas que complicam o diagnóstico e o manejo. O diagnóstico de um idoso com um distúrbio musculoesquelético deve considerar uma ampla variedade de distúrbios, geralmente tidos como estando fora do intervalo de doenças reumáticas típicas. Entre estes, estão a malignidade metastática, o mieloma múltiplo, as doenças musculoesqueléticas que acompanham transtornos endócrinos ou metabólicos, as doenças ortopédicas e a doença neurológica. O diagnóstico pode passar despercebido caso se assuma que os problemas musculoesqueléticos em idosos são causados pela OA.

Há incidência aumentada de resultados falso-positivos para FR e ANA na população idosa com ou sem doença reumática, porque os idosos são melhores produtores de autoanticorpos que os mais jovens. Existem diferenças nas manifestações clínicas, no diagnóstico e no tratamento de algumas doenças reumáticas em idosos. A manifestação habitual dessas condições foi discutida anteriormente neste capítulo. Um tipo de doença reumática que tem uma predileção por idosos é a polimialgia reumática, que geralmente acomete indivíduos acima de 60 anos.

Artrite reumatoide

A prevalência da AR aumenta com a idade.[4] As pessoas soropositivas têm maior probabilidade de ter apresentado um início agudo, com características sistêmicas e atividade da doença elevada. Pessoas com AR soronegativa, de início na terceira idade, têm uma doença que geralmente segue um curso leve. Pode ser que a AR em idosos seja um distúrbio amplo que inclui uma série de subconjuntos distintos com manifestações clínicas, cursos e desfechos característicos.

Lúpus eritematoso sistêmico

O LES é outra condição com manifestações diferentes em idosos. A doença é acompanhada com menos frequência por envolvimento renal. No entanto, pleurisia, pericardite, artrite e sinais/sintomas que se assemelham muito aos da polimialgia reumática são mais comuns que em pessoas mais jovens. As características do LES em idosos são muito semelhantes àquelas do LES fármaco-induzido.

Osteoartrite

Sem dúvida, é a forma mais comum de artrite em adultos mais velhos, além da principal causa de incapacidade e limitação da atividade em populações mais velhas em todo o planeta. O foco atual é na prevenção da doença e na intervenção precoce, mas isso é difícil por causa da epidemiologia multifatorial da OA que engloba fatores biológicos, biomecânicos e genéticos.[35]

Artropatias induzidas por cristais

Gota. A incidência de gota clínica aumenta com o avançar da idade, em parte por causa da elevação no envolvimento das articulações depois de anos de hiperuricemia continuada. Níveis séricos elevados de urato raramente são encontrados nas mulheres, especialmente antes da menopausa, por causa dos efeitos uricosúricos do estrogênio.[38] As crises de gota em idosos são, às vezes, precipitadas pelo uso de diuréticos. O tratamento da gota frequentemente é mais difícil em idosos.

Pseudogota. Como parte do processo de envelhecimento tecidual, a OA se desenvolve com a degeneração da cartilagem associada e o derramamento de cristais de pirofosfato de cálcio na cavidade articular. Esses cristais podem provocar inflamação crônica de baixo grau – a síndrome de pseudogota crônica. O acúmulo de pirofosfato de cálcio e depósitos cristalinos relacionados na cartilagem articular é comum em idosos. Não existem medicamentos que removam os cristais das articulações. Embora possam ser assintomáticos, os cristais contribuem para a deterioração mais rápida da cartilagem. Essa condição pode coexistir com a OA grave.

Polimialgia reumática

A polimialgia reumática (PMR) é uma doença inflamatória de origem desconhecida caracterizada por dor e rigidez matinal na região do ombro e da pelve.[44,45] Dos tipos de artrite que afetam idosos, é um dos mais difíceis de diagnosticar e um dos mais importantes a se identificar. As idosas estão especialmente em risco. A PMR é uma síndrome comum em idosos, raramente ocorrendo antes dos 50 e com um pico entre 70 e 79 anos.[51] O início pode ser abrupto, com a pessoa indo para a cama se sentindo bem e acordando com dor e rigidez no pescoço, nos ombros e nos quadris.

O diagnóstico se baseia na dor e na rigidez que persiste durante pelo menos 1 mês e na VHS elevada. O diagnóstico é confirmado quando os sintomas respondem drasticamente a uma baixa dose de prednisona, um corticosteroide. As biopsias revelaram que os músculos são normais, apesar do nome da doença, mas que há inflamação inespecífica que afeta o tecido sinovial. É possível que algumas pessoas sejam erroneamente diagnosticadas como tendo AR ou OA. Para as pessoas sintomáticas com VHS elevada, normalmente se faz o diagnóstico. Em geral, a pessoa recebe esteroides orais. As pessoas com polimialgia reumática geralmente apresentam melhora clínica marcante aproximadamente no segundo dia depois de iniciado o esteroide oral, o que ajuda a confirmar o diagnóstico.[45] Aquelas com AR também mostram melhora, embora geralmente não tão rapidamente.

O tratamento com AINE fornece alívio para algumas pessoas, mas a maior parte requer a manutenção do tratamento com prednisona, com redução gradual da dose ao longo de 2 a 6 anos, usando os sintomas apresentados como o guia principal. Os pacientes precisam de um acompanhamento atento durante a fase de manutenção com o tratamento com prednisona. Como seus sintomas são aliviados, muitas vezes param de tomar a prednisona e seus sintomas recidivam, ou se esquecem de tomar algumas doses e a dosagem diminuída leva à piora nos sintomas. A menos que uma avaliação cuidadosa revele a frequência das doses perdidas, o médico pode ser erroneamente levado a aumentar a dose, quando não é necessário. Por causa dos efeitos colaterais dos corticosteroides, o objetivo consiste em usar a dose mais baixa do fármaco necessária para controlar os sintomas. O desmame do paciente do tratamento com baixas doses de prednisona após esse período pode ser um processo difícil e prolongado.

Determinada porcentagem de pessoas com polimialgia reumática também desenvolve arterite de células gigantes (ou seja, arterite temporal), com envolvimento das artérias oftálmicas. Considera-se que as duas condições representam diferentes manifestações da mesma doença. A arterite de células gigantes, um tipo de vasculite sistêmica, é uma doença inflamatória sistêmica das artérias de médio e grosso calibres.[45] A resposta inflamatória parece ser uma resposta dos linfócitos T a um antígeno.

As manifestações clínicas da arterite de células gigantes normalmente começam insidiosamente e podem existir por algum tempo antes de serem reconhecidas.[44,45] É potencialmente perigosa se passar despercebida ou não for adequadamente tratada, especialmente se a artéria temporal ou outros vasos sanguíneos que irrigam o olho estiverem envolvidos, caso em que a cegueira pode acontecer rapidamente sem tratamento. O tratamento inicial consiste em altas doses de prednisona, continuadas durante 4 a 6 semanas e depois diminuídas gradualmente.

Tratamento das doenças reumáticas em idosos

Além do tratamento específico ao diagnóstico, os idosos exigem considerações especiais. As técnicas de manejo que dependem de outras modalidades além dos fármacos são particularmente importantes, incluindo dispositivos de apoio, exercícios de fortalecimento muscular e termoterapia local. Os exercícios de fortalecimento e alongamento muscular são particularmente eficazes em idosos com perdas relacionadas com a idade na função muscular, devendo ser instituídos precocemente.

A artroplastia também pode ser usada para o alívio da dor e a melhora da função. A idade cronológica não é uma contraindicação para o tratamento cirúrgico da artrite. Nos candidatos idosos apropriadamente selecionados, a sobrevida e o desfecho funcional após a cirurgia são equivalentes aos dos grupos etários mais jovens. O nível de atividade mais sedentário do idoso o torna um candidato ainda melhor à substituição da articulação, porque eles colocam menos estresse e demanda sobre a nova articulação.

RESUMO

As doenças reumáticas que afetam as crianças podem ser semelhantes às doenças do adulto, mas também há manifestações únicas para a população mais jovem. As crianças com doenças crônicas também precisam ser abordadas com prioridades diferentes das dos adultos. O manejo das doenças reumáticas em crianças requer uma abordagem multiprofissional para tratar de questões relacionadas com a família, a escola, o crescimento e o desenvolvimento, além de estratégias de enfrentamento, exigindo um programa abrangente de manejo de doença.

A artrite é a queixa mais comum da população idosa. Dor, rigidez e fraqueza muscular afetam a vida diária, muitas vezes ameaçando a independência e a qualidade de vida. Há uma diferença nas manifestações clínicas, no diagnóstico e no tratamento de algumas das doenças reumáticas em idosos, em comparação àquelas na população mais jovem. A OA é o tipo mais comum de artrite nos idosos. A prevalência de AR e de gota aumenta com o avançar da idade. Um tipo de doença reumática que tem uma predileção por idosos é a polimialgia reumática. Determinada porcentagem de pessoas com polimialgia reumática tem também arterite de células gigantes, muitas vezes com envolvimento das artérias oftálmicas. Se essa condição não for tratada, impõe uma séria ameaça de cegueira.

CONSIDERAÇÕES GERIÁTRICAS

- As pessoas com osteoartrite relatam agravamento do desconforto articular quando o tempo está úmido e após uso prolongado de uma articulação[46] (p. ex., tricô)
- Dietas ricas em ácidos graxos essenciais reduzem a inflamação associada à OA[46]
- O envolvimento sistêmico associado à AR se agrava com o envelhecimento, incluindo perda ponderal, fadiga, fraqueza, mal-estar e caquexia[46]
- A redução da autofagia associada ao envelhecimento resulta em fibrose em múltiplos órgãos, como coração, pulmões e vasculatura.[47]

CONSIDERAÇÕES PEDIÁTRICAS

- As crianças com LES se queixam de rigidez pela manhã, associada a dor e edema das articulações – mais comumente mãos, punhos e joelhos[48]
- Ibuprofeno coloca as crianças com LES em risco de meningite asséptica e seu uso deve ser evitado[48]
- Artrite idiopática juvenil é o distúrbio inflamatório crônico mais comum em crianças, com as meninas sendo acometidas mais frequentemente que os meninos[48]
- Recém-nascidos/lactentes com displasia do desenvolvimento do quadril e anteversão do fêmur correm risco de apresentar OA de aparecimento precoce e precisam ser monitorados até o estirão do crescimento da adolescência estar completo.[48]

Exercícios de revisão

1. Uma mulher de 30 anos, recentemente diagnosticada com artrite reumatoide (AR), queixa-se de fadiga geral e perda de peso, além de edema simétrico nas articulações, rigidez e dor. A rigidez é mais proeminente na parte da manhã e diminui durante o dia. Os exames laboratoriais revelam fator reumatoide (FR) de 120 UI/mℓ (não reativo, 0 a 39 UI/mℓ; fracamente reativo, 40 a 79 UI/mℓ; reativo, > 80 UI/mℓ) e anticorpo anti-CCP positivo.
    a. Descreva a imunopatogênese das alterações articulares na AR.
    b. Como essas mudanças se relacionam com os sintomas da paciente?
    c. Qual é o significado dos resultados de seu teste de FR?
    d. Qual é o significado do anticorpo anti-CCP positivo?
    e. Como suas queixas de fadiga geral e perda de peso se relacionam com o processo de doença da AR?

2. Uma mulher obesa de 65 anos com diagnóstico de osteoartrite (OA) tem tido dor crescente em seu joelho direito, que piora com o movimento e sustentação de peso e é aliviada pelo repouso. O exame físico revela uma articulação aumentada, com deformidade em varo; palpa-se crepitação áspera sobre a articulação ao movimento passivo.
    a. Compare a patogênese e as estruturas articulares envolvidas na OA e na AR.
    b. Qual é a origem do aumento da articulação afetada, da deformidade em varo e da crepitação sentida ao movimentar o joelho afetado?
    c. Explique a predileção pelo envolvimento do joelho em pacientes como esta mulher.
    d. Que tipos de tratamento estão disponíveis?

3. Uma mulher de 75 anos consulta o médico por causa de queixas de febre, mal-estar e perda de peso. Ela está tendo problemas para pentear o cabelo, vestir o casaco e levantar-se da cadeira por causa da rigidez e dor nos ombros, no quadril e na região lombar. Por causa de seus sintomas, o médico suspeita que a mulher tenha polimialgia reumática.
    a. Qual exame laboratorial pode ser usado para substanciar o diagnóstico?
    b. Que outras estratégias diagnósticas são utilizadas para confirmar o diagnóstico?
    c. Como a doença é tratada?

REFERÊNCIAS BIBLIOGRÁFICAS

1. Arthritis Foundation. (2018). Exercise benefits for hip osteoarthritis. [Online]. Available: https://www.arthritis.org/about-arthritis/types/osteoarthritis/articles/hip-oa-exercises.php. Accessed March 14, 2018
2. Strayer D., Rubin R. (Eds.). (2015). Rubin's pathology: Clinicopathologic foundations of medicine (7th ed.). Philadelphia, PA: Lippincott Williams & Wilkins.
3. Arnold M. B., Bykerk V. P., Boire G., et al. (2014). Are there differences between young- and older-onset early inflammatory arthritis and do these impact outcomes? An analysis from the CATCH cohort. Rheumatology 53, 1075–1086.
4. Dunphy L. M., Windland-Brown J. E., Porter B. O., et al. (2015). Primary Care: The Art and Science of Advanced Practice Nursing (4th ed.). Philadelphia, PA: FA Davis.
5. Schulte-Pelkum J. S., Schulz-Knappe P. S. (2015). A Multi-marker Approach to Diagnosing Autoimmune Diseases. MLO: Medical Laboratory Observer 47(10), 44–46.
6. Liu Q., Zhao J., Zhou H., et al. (2015). Parthenolide inhibits pro-inflammatory cytokine production and exhibits protective effects on progression of collagen-induced arthritis in a rat model. Scandinavian Journal of Rheumatology 44(3), 182–191.
7. Jämsen E., Virta L. J., Hakala M., et al. (2013). The decline in joint replacement surgery in RA is associated with a concomitant increase in the intensity of anti-rheumatic therapy: A nationwide register-based study from 1995–2010. Acta Orthopaedica 84(4), 331–337.
8. Jensen S. (2014). Nursing Health Assessment: A Best Practice Approach (2nd ed.). Philadelphia, PA: Lippincott Williams & Wilkins.

9. American Academy of Orthopaedic Surgeons; Armstrong A. D., Hubbard M. C. (Eds.). (2016). Essentials of Musculoskeletal Care (5th ed.). Rosemont, IL: American Academy of Orthopaedic Surgeons.
10. Woolston W., Connelly L. M. (2017). Felty's syndrome: A qualitative case study. Medsurg Nursing 26(2), 105–118.
11. Schuler S., Brunner M. Bernauer W. (2016). Rituximab and acute retinal necrosis in a patient with scleromalacia and rheumatoid arthritis. Ocular Immunology and Inflammation 24(1), 96–98.
12. American College of Rheumatology and European League Against Rheumatism Association. (2010). 2010 ACR–EULAR classification criteria of rheumatoid arthritis. [Online]. Available: https://www.rheumatology.org/Portals/0/Files/2010%20Rheumatoid%20Arthritis%20 Classification_EXCERPT%202010.pdf. Accessed March 16, 2018
13. Aletaha D., Neogi T., Silman A. J., et al. (2010). 2010 Rheumatoid arthritis classification criteria.: An American college of rheumatology/European league against rheumatism collaborative initiative. Arthritis and Rheumatism 62(9), 2569–2581.
14. Mastrangelo A., Colasanti T., Barbati C., et al. (2015). The role of post-translational protein modifications in rheumatological diseases: focus on rheumatoid arthritis. Journal of Immunolo gy Resear ch 2015(Article ID: 712490), 1–10.
15. Scally, S.W., Petersen, J., Law, S.C., et al. (2013). A molecular basis for the association of the HLA-DRB1 locus, citrullination, and rheumatoid arthritis. Journal of Experimental Medicine 210(12), 2569–2582.
16. Arthritis F oundation. (2018). Rheumatoid arthritis treatment. [Online]. Available: https://www.arthritis.org/about-arthritis/types/rheumatoid-arthritis/treatment.php. Accessed March 17, 2018
17. National Rheumatoid Arthritis Society. (2018). Anti-TNFα treatment in rheumatoid arthritis. [Online]. Available: https://www.nras.org.uk/anti-tnfa-treatment-in-rheumatoid-arthritis. Accessed March 17, 2018
18. Singh J. A., Furst D. E., Bharat A., et al. (2012). 2012 update of the 2008 American College Of Rheumatology recommendations for the use of disease-modifying antirheumatic drugs and biologic agents in the treatment of arthritis. Arthritis Care and Research 64(5), 635–639.
19. Lupus Foundation ofAmerica. What is lupus? [Online]. Available: https://resources.lupus.org/entry/what-is-lupus?utm_source=lupusorg&utm_medium=answersFAQ. Accessed March 17, 2018
20. American College of Rheumatology. Lupus. [Online]. Available: https://www.rheumatology.org/I-Am-A/Patient-Caregiver/Diseases-Conditions/Lupus. Accessed March 17, 2018
21. The Johns Hopkins Lupus Center. Lupus primer: Types of lupus. [Online]. Available: https://www.hopkinslupus.org/lupus-info/types-lupus/. Accessed March 17, 2018
22. American College of Rheumatology. (2011). Systemic lupus erythematosus. [Online]. Available: https://www.rheumatology.org/Portals/0/Files/1997%20 Update%20°f%201982%20Revised.pdf. Accessed March 17, 2018
23. Classification and Response Criteria Subcommittee of the American College of Rheumatology Committee on Quality Measures. (2006). Development of classification and response criteria for rheumatic diseases. Arthritis and Rheumatism (Arthritis Care and Research) 55(2), 348–352.
24. Nasdashkevich O., Davis P. Fritzler M. J. (2004). A proposal of criteria for the classification of systemic sclerosis. Medical Science Monitor 10, 615–621.
25. Oldroyd A., Lilleker J., Chino y H. (2017). Idiopathic inflammatory myopathies – a guide to subtypes, diagnostic approach and treatment. Clinical Medicine 17(4), 322–328.
26. Bohan A., Peter J. B. (1975). Polymyositis and dermatomyositis (first of two parts). New England Journal of Medicine 292, 344–347.
27. Bohan A., Peter J. B. (1975). Polymyositis and dermatomyositis (second of two parts). New England Journal of Medicine 292, 403–407.
28. Bond D. (2013). Ankylosing spondylitis: Diagnosis and treatment. Nursing Standard 28(16–18), 52–59.
29. Montilla C., Del Pino-Montes J., Collantes-Estevez E., et al. (2012). Clinical features of late-onset ankylosing spondylitis: comparison with early-onset disease. Journal of Rheumatology 39(5), 1008–1012.
30. Rashid T., Ebringer A. (2012). Autoimmunity in rheumatic diseases is induced by microbial infections via crossreactivity or molecular mimicry. Autoimmune Diseases 2012 (Article ID: 539282), 1–9.
31. Calvo-Gutiérrez J., Garrido-Castro J. L., González-Navas C., et al. (2016). Inter-rater reliability of clinical mobility measures in ank ylosing spondylitis. BMC Musculoskeletal Disorders 17, 1–6.
32. Rudwaleit M., van der Heijde D., Lande wé R., et al. (2009). The development of Assessment of SpondyloArthritis international Society classification criteria for axial spondyloarthritis (part II): Validation and final selection. Annals of the Rheumatic Diseases 68(6), 777–783.
33. Van der Heijde D., Ramiro S, Landew R., et al. 2016 Update of the ASAS-EULAR managements recommendations for axial spondyloarthritis. Annals of the Rheumatic Diseases 76, 978–991.
34. Arthritis F oundation. (2018). What is Psoriatic arthritis? [Online]. Available: https://www.arthritis.org/about-arthritis/types/psoriatic-arthritis/what-is-psoriatic-arthritis.php. Accessed March 18, 2018
35. Glyn-Jones S., Palmer A. J. R., Agricola R., et al. (2015). Osteoarthritis. Lancet 386, 376–387.
36. American College of Rheumatology. (2018). Osteoarthritis. [Online]. Available: https://www.rheumatology.org/Practice-Quality/Clinical-Support/Clinical-Practice-Guidelines/Osteoarthritis. Accessed March 18, 2018
37. American Academy of Orthopaedics Surgeons. Choosing W isely. [Online]. Available: http://www.choosingwisely.org/clinician-lists/american-academy-orthopaedic-surgeons-glucosamine-chondroitin-for-symptomatic-osteoarthritis-of-knee/. Accessed March 18, 2018
38. Abhishek A., Roddy E., Doherty M. (2017). Gout – a guide for the general and acute physicians. Clinical Medicine 17(1), 54–59.
39. Khanna D., Fitzgerald J. D., Khanna P. P., et al. (2012) 2012 American College of Rheumatology guidelines for management of gout. Part 1: Systemic nonpharmacologic and pharmacologic therapeutic approaches to hyperuricemia. Arthritis Care and Research 64(10), 1431–1446.
40. Arthritis F oundation. (2018). What is juvenile idiopathic arthritis? [Online]. Available: https://www.arthritis.org/about-arthritis/types/juvenile-idiopathic-arthritis-jia/what-is-juvenile-idiopathic-arthritis.php. Accessed March 18, 2018
41. American College of Rheumatology. (2011). 2011 American College of Rheumatology recommendations for the treatment of juvenile idiopathic arthritis: Initiation and safety monitoring of therapeutic agents for the treatment of arthritis and systemic features. Arthritis Care and Research 63(4), 465–482.
42. Klein-Gitelman M. S. (2015). Pediatric systemic lupus erythematosus. [Online]. Medscape. Available: http://emedicine.medscape.com/article/1008066-overview#showall. Accessed March 18, 2018
43. Rider, L. G., Katz, J. D., Jones, O.Y. (2013). Developments in the classification and treatment of juvenile idiopathic inflammatory myopathies. Rheumatic Diseases Clinics of North America 39(4), 877–904.
44. Kennedy S. (2012). Polymyalgia rheumatica and giant cell arteritis: An in-depth look at diagnosis and treatment. Journal of the American Academy of Nurse Practitioners 24(5), 277–285.
45. Werner R. Polymyalgia rheumatica and giant cell arteritis: Common, dangerous, treatable. Massage & Bodywork 32(6), 36–39.
46. Eliopoulos C. (2018). Mobility. In Gerontological Nur sing (9th ed., pp. 328–350). Philadelphia, PA: Wolters Kluwer.
47. Luckhardt T. R., Thannickal V. J. (2015). Systemic sclerosis-associated fibrosis: An accelerated aging phenotype? Current Opinion in Rheumatology 27(6), 571–576. DOI: 10.1097/BOR.0000000000000219
48. Bazner-Chandler J. (2014). The child with altered musculoskeletal status. In Bowden V., Greenberg C. S. (Eds.), Children and Their Families: The Continuum of Nursing Care. Philadelphia, PA: Wolters Kluwer.

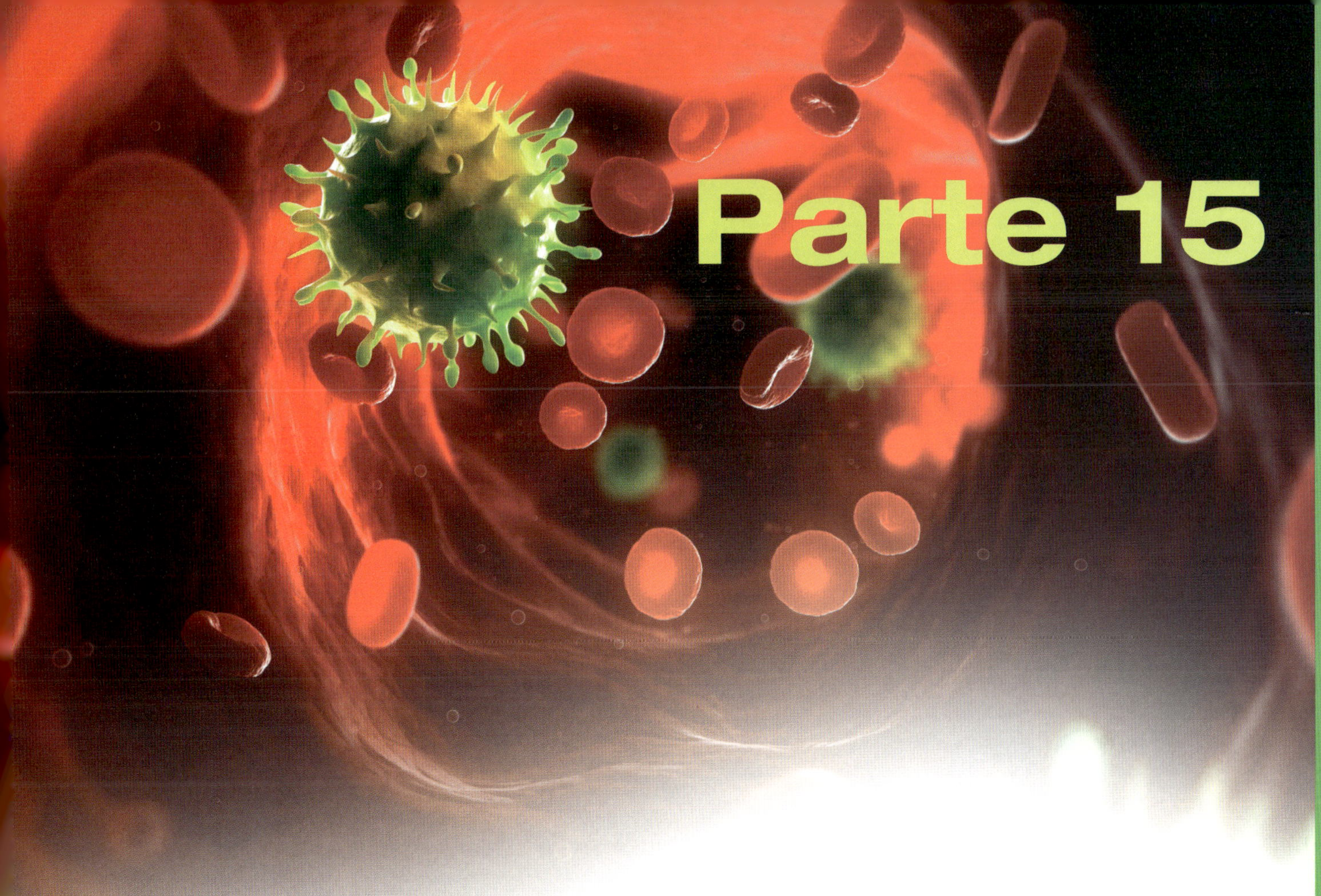

Parte 15

Distúrbios da Função Tegumentar

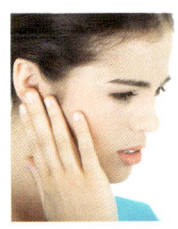
Lauren Ronde, 18 anos, é uma caloura da faculdade que apresenta um crescimento no canto inferior direito do lóbulo da orelha e uma erupção nos dedos que ela relata "coçar muito". Lauren explica que a erupção começou há 2 dias e está incomodando bastante. Depois de examinar a erupção, a cuidadora a descreve como tendo um fundo eritematoso, um pouco túrgida, não dolorosa ao toque e papular, com vesículas de 1 mm. Encontra-se predominantemente em seus dedos bilateralmente e não é possível coletar uma amostra para cultura. Algumas das bolhas estão intactas, mas a maior parte estourou e está se resolvendo, de acordo com Lauren. Depois de coletar a história completa e realizar o exame físico, presume-se que a erupção resulte de uma resposta de hipersensibilidade a substância(s) química(s) com a(s) qual(is) ela acaba de começar a trabalhar no laboratório de química. Acredita-se que a erupção seja decorrente de uma dermatite de contato alérgica. Ela foi orientada a usar luvas em todos os momentos no laboratório de química e a aplicar uma camada fina de hidrocortisona 1% em creme na erupção após o banho diariamente e após lavar as mãos depois de cada aula no laboratório. Poucos dias depois, ela liga para informar que, depois de fazer o que foi solicitado, sua erupção quase desapareceu e a hidrocortisona foi efetiva no tratamento do prurido.

O crescimento no canto inferior de lóbulo da orelha direito tem formato irregular, é elevado e firme ao toque. Está localizado no local de sua última perfuração de orelha. Lauren foi informada de que se trata de um queloide, causado pela formação excessiva de colágeno durante o reparo do tecido dérmico após a perfuração para a colocação do brinco. É seu primeiro furo, e ela estava programando fazer mais três. Depois de ouvir sobre a etiologia do queloide, ela desistiu dos furos restantes. Ela foi informada de que não há nada que se possa fazer para remover um queloide porque isso exigiria outra incisão, o que provocaria mais formação de queloides.

Estrutura e Função da Pele

51

Lisa Hight

INTRODUÇÃO

A pele, também chamada de *tegumento*, é um dos órgãos mais versáteis do corpo, representando aproximadamente 16% do peso corporal. Constitui a principal interface entre os órgãos internos e o ambiente externo. A espessura da pele pode variar entre menor que 1 e maior que 5 mm.[1] Por exemplo, a espessura da epiderme na pálpebra é de aproximadamente 0,5 mm, enquanto a na planta do pé é de 1,5 mm.[2] Como primeira linha de defesa do corpo, a pele é continuamente submetida a agentes ambientais potencialmente nocivos, incluindo substâncias sólidas, líquidos, gases, luz solar e microrganismos. Embora possa ser ferida, dilacerada, queimada ou infectada, ela tem propriedades notáveis que possibilitam um ciclo contínuo de desprendimento, cura e regeneração celular.

Como revestimento externo do corpo, a pele pode mostrar para o exterior o que ocorre no interior do corpo. Diversas doenças sistêmicas são manifestadas por doenças de pele (p. ex., erupção cutânea malar associada ao lúpus eritematoso sistêmico, pele cor de bronze na doença de Addison, icterícia na doença hepática). Assim, é importante reconhecer que, embora as erupções de pele sejam frequentemente causadas por alterações primárias da pele, também podem representar manifestações de doenças sistêmicas.

ESTRUTURA E FUNÇÃO DA PELE

Depois de concluir esta seção, o leitor deverá ser capaz de:

- Caracterizar as alterações em um queratinócito desde o seu princípio na lâmina basal até a sua chegada à superfície externa da pele
- Descrever os seguintes anexos cutâneos e suas funções: glândulas sebáceas, glândulas écrinas, glândulas apócrinas, unhas e pelo
- Caracterizar a pele em termos de funções sensitivas e sistema imunológico.

Estruturas da pele

Existem grandes variações na estrutura da pele nas diferentes partes do corpo. Portanto, a "pele normal" em uma dada superfície do corpo é difícil de descrever. São encontradas variações nas propriedades da pele, como a espessura das camadas de pele, a distribuição das glândulas sudoríferas e a quantidade e o tamanho dos folículos pilosos. Por exemplo, a epiderme é mais espessa nas palmas das mãos e plantas dos pés que em outras partes do corpo. A derme, por sua vez, é mais espessa na parte posterior, enquanto a camada de gordura subcutânea é mais espessa no abdome e nas nádegas. Os folículos pilosos estão densamente distribuídos no couro cabeludo, nas axilas e nos órgãos genitais, mas são esparsos na parte interna dos braços e do abdome. As glândulas sudoríferas apócrinas estão restritas às axilas e à região anogenital. No entanto, certas propriedades estruturais são comuns à pele de todas as áreas do corpo.

A pele é composta por três camadas:

1. Epiderme (camada externa)
2. Derme (camada interna)
3. Camada de gordura subcutânea.

A membrana basal divide as duas primeiras camadas. O tecido subcutâneo, uma camada de tecido conjuntivo frouxo e adiposo, liga a derme aos tecidos subjacentes do corpo (Figura 51.1).

Conceitos fundamentais

Organização das estruturas da pele

- A epiderme, que é avascular, é composta por quatro a cinco camadas de células epiteliais queratinizadas escamosas estratificadas, formadas na camada mais profunda da epiderme e que migram para a superfície da pele para substituir as células perdidas durante a descamação normal da pele
- A membrana basal é uma camada adesiva fina que cimenta a epiderme à derme. Esta é a camada envolvida na formação de bolhas
- A derme é uma camada de tecido conjuntivo que separa a epiderme da camada adiposa subcutânea subjacente. Ela contém os vasos sanguíneos e as fibras nervosas que suprem a epiderme

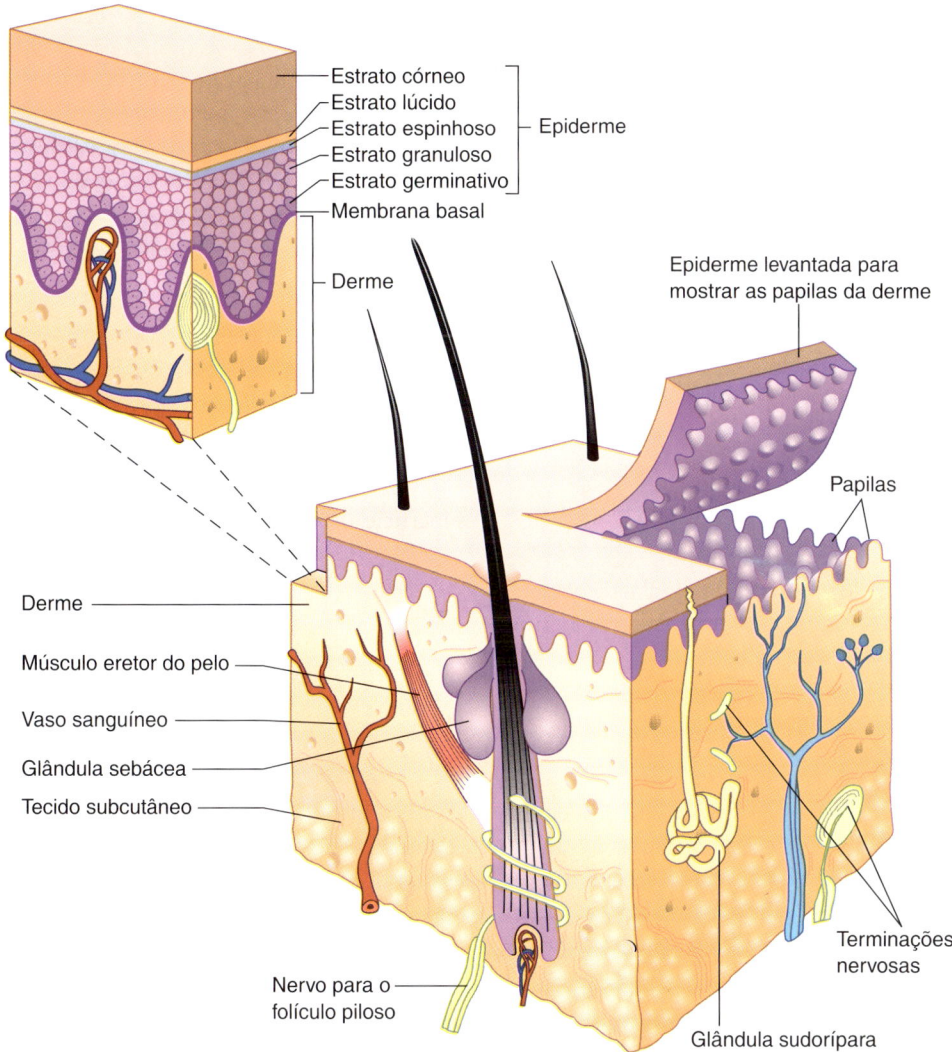

Figura 51.1 • Vista tridimensional da pele.

Epiderme

As funções da pele dependem das propriedades de sua camada mais externa, a epiderme, a qual recobre o corpo. Ela se especializa em algumas áreas para formar os vários anexos cutâneos, que incluem os pelos, as unhas e as estruturas glandulares.[3] Os queratinócitos da epiderme produzem uma proteína fibrosa chamada *queratina*, essencial para a função de proteção da pele. Além dos queratinócitos, a epiderme tem três outros tipos de células que surgem a partir de sua camada basal – os melanócitos, as células de Merkel e as células de Langerhans. Os melanócitos produzem um pigmento chamado *melanina*, responsável pela cor da pele, pelo bronzeamento e pela proteção contra a radiação ultravioleta. As células de Merkel fornecem informação sensitiva e as células de Langerhans ligam a epiderme ao sistema imune. A epiderme contém poros ou aberturas para dois tipos de glândulas – as glândulas sudoríferas, que produzem secreções aquosas, e as glândulas sebáceas, que produzem uma secreção oleosa chamada *sebo*.

Queratinócitos. São as principais células da epiderme, compreendendo aproximadamente 85% das células dessa camada. A epiderme é composta por epitélio estratificado pavimentoso queratinizado, o qual, ao microscópio, é visto como constituído por cinco camadas distintas, ou estratos, que representam a diferenciação ou maturação progressiva dos queratinócitos:

1. Estrato germinativo ou camada basal
2. Estrato espinhoso
3. Estrato granuloso
4. Estrato lúcido
5. Estrato córneo.

A camada mais profunda, o *estrato germinativo* ou *estrato basal*, é constituída por uma única camada de células basais ligadas à lâmina basal. As células basais, que são colunares, sofrem mitose para produzir novos queratinócitos, que se movem em direção à superfície da pele para repor células perdidas durante a descamação normal da pele. Ao contrário das outras camadas da epiderme, as células basais não migram para a superfície da pele, mas mantêm-se estacionárias no estrato germinativo.

A camada seguinte, o *estrato espinhoso*, é formada conforme a progênie da camada de células basais se move superficialmente em direção à superfície da pele. O estrato espinhoso tem duas a quatro camadas de espessura e suas células se diferenciam à medida que migram em direção à superfície da epiderme. Como elas desenvolvem um aspecto espinhoso no ponto em que suas bordas celulares se interconectam, as células desta camada são comumente chamadas de *células espinhosas*.[1]

O *estrato granuloso* tem apenas algumas células de espessura (a espessura varia entre 1 e 3 células).[1] É constituído por células granulares, as mais diferenciadas da pele viva. As células dessa camada são únicas, considerando que duas funções opostas ocorrem simultaneamente. Enquanto algumas células perdem citoplasma e estruturas nucleares, outras continuam sintetizando queratina. Os queratinócitos dessa camada secretam os corpos lamelares na próxima camada da epiderme, o estrato lúcido, proporcionando à pele importantes propriedades impermeáveis à água.

O *estrato lúcido*, localizada imediatamente superficial ao estrato granuloso, é uma camada fina e transparente encontrada principalmente na pele espessa, como sobre as palmas das mãos e plantas dos pés.[1] É constituído por células de transição que mantêm algumas das funções das células de pele viva das camadas inferiores, mas que de outro modo se assemelham às células do estrato córneo.

A camada mais superficial, o *estrato córneo*, é constituída por células queratinizadas, mortas, e contém a maior parte das camadas de células e as maiores células da epiderme. Ela varia de 15 camadas de espessura em áreas como o rosto a 25 ou mais camadas no braço. Áreas especializadas, como as palmas das mãos ou plantas dos pés, têm 100 ou mais camadas.

Os queratinócitos que se originam na camada basal mudam morfologicamente à medida que são empurrados para a camada externa da epiderme. Por exemplo, os queratinócitos da camada basal têm formato cuboide a colunar baixo. Conforme é empurrado para o estrato espinhoso, o queratinócito torna-se multifacetado. Fica mais plano na camada granular e é achatado e alongado no estrato córneo (Figura 51.2). Os queratinócitos também alteram a estrutura e a composição citoplasmática à medida que são empurrados em direção à superfície da epiderme. Essa transformação de células viáveis em células mortas do estrato córneo é chamada de *queratinização*. O tempo de migração dos queratinócitos da camada basal para o estrato córneo é de 20 a 30 dias. A taxa de produção de novos queratinócitos precisa ser consistente com a taxa de descamação dos queratinócitos antigos. Quando as taxas não estão em equilíbrio, ocorrem anomalias de pele.

O movimento dos queratinócitos em direção à superfície da pele é mais bem descrito como aleatório ou não sincronizado. Os queratinócitos passam outros queratinócitos, melanócitos e células de Langerhans enquanto migram de modo aparentemente aleatório. No entanto, as células estão conectadas por pontos de fixação chamados de *desmossomos,* pontos ou placas localizadas que mantêm duas células firmemente unidas. Trata-se de pontos finais terminais nas paredes celulares dos queratinócitos, constituídos por material fibroso agrupado em feixes, chamados *tonofilamentos*. Os desmossomos evitam que as células se desprendam e fornecem um pouco de estrutura à pele enquanto ela está em movimento perpétuo. A camada basal fornece a estrutura subjacente e estabilidade para a epiderme.

Além dos desmossomos, existem outros três tipos de junções celulares que ligam os queratinócitos – as junções aderentes, as junções comunicantes e as junções oclusivas. As *junções aderentes* são estruturas especializadas que fornecem fortes ligações mecânicas entre as células, sendo responsáveis pela adesão entre as células, por comunicar sobre a existência de células vizinhas e pela ancoragem das células da pele. As *junções comunicantes* são canais cilíndricos que possibilitam que íons e pequenas moléculas passem entre as células. São compostas por proteínas chamadas *conexinas*. Junções apertadas são feitas de proteínas transmembranares que funcionam para evitar substâncias entre as células.

Os queratinócitos produzem queratina, uma proteína complexa que forma a superfície da pele e é também a proteína estrutural dos pelos e das unhas. Acredita-se que as células passivas passem através das camadas epidérmicas enquanto mudam morfologicamente; agora se sabe que os queratinócitos são células secretoras ativas que desempenham um papel importante na imunobiologia da pele por meio de células de comunicação e regulação da resposta imune e secreção de citocinas e mediadores inflamatórios.

Melanócitos. Células de síntese de pigmentos que estão espalhadas na camada basal, são responsáveis pela cor da pele.[1,2] Atuam produzindo grânulos de pigmento chamados de *melanina*, a substância que dá cor à pele. Há dois tipos principais de melanina – a *eumelanina* e a *feomelanina*. Os dois tipos de eumelanina são o marrom e o preto; a feomelanina varia de amarela a vermelha. O tipo de melanina produzida depende da estimulação de hormônios ou proteínas específicas e da ligação dessas substâncias a receptores no melanócito. A eumelanina é a mais abundante nos seres humanos. A exposição aos raios ultravioleta do sol aumenta a produção de eumelanina, produzindo bronzeamento. A função principal dessa melanina consiste em proteger a pele ao absorver e dispersar os raios ultravioleta, os quais estão associados a cânceres de

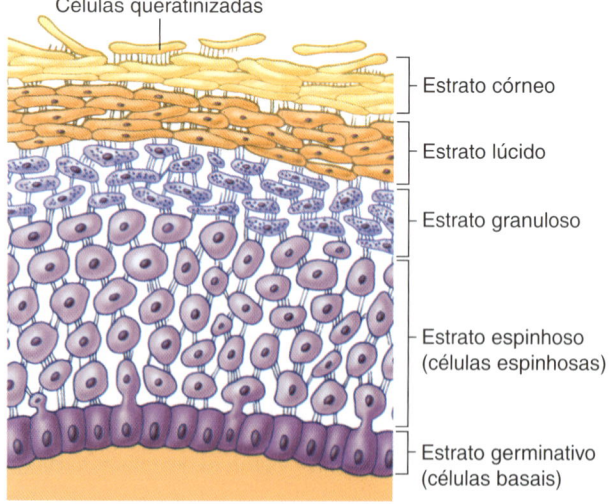

Figura 51.2 • Células epidérmicas. As células basais sofrem mitose, produzindo queratinócitos que mudam seu tamanho e formato conforme se movem para cima, substituindo as células perdidas durante a descamação normal.

pele. Concentrações localizadas de eumelanina também são responsáveis pela formação de sardas e moles.

A feomelanina, pigmento vermelho a amarelo, é encontrado em todos os seres humanos. É particularmente concentrada nos lábios, nos mamilos, na glande do pênis e na vagina. Além da pele, é encontrada nos pelos, particularmente os ruivos. Tem-se sugerido que o motivo de as pessoas ruivas serem mais suscetíveis aos cânceres de pele é a fotorreatividade aumentada da feomelanina em comparação à eumelanina.

A capacidade de sintetizar melanina depende da capacidade dos melanócitos de produzir uma enzima chamada de *tirosinase*, que converte o aminoácido tirosina em um precursor da melanina. A falta genética dessa enzima resulta em uma condição clínica chamada de *albinismo*. As pessoas com este transtorno carecem de pigmentação na pele, nos pelos e na íris do olho. A tirosinase é sintetizada no retículo endoplasmático rugoso dos melanócitos e, em seguida, encaminhada para vesículas membranosas no complexo de Golgi chamadas de *melanossomos*. A melanina é subsequentemente sintetizada nos melanossomos. Os melanócitos têm processos dendríticos longos cheios de citoplasma que contêm acúmulos de melanossomos e se estendem entre os queratinócitos. Embora os melanócitos permaneçam na camada basal, os melanossomos são transferidos para os queratinócitos por meio de seus processos dendríticos. A ponta do dendrito contendo o melanossomo é englobada por um queratinócito nas proximidades, e a melanina é transferida (Figura 51.3).

A quantidade de melanina nos queratinócitos determina a cor da pele de uma pessoa.[2] Os indivíduos de pele escura e de pele clara têm aproximadamente a mesma quantidade de melanócitos, mas a produção e o acondicionamento do pigmento são diferentes. Em pessoas de pele escura, *grandes* melanossomos contendo melanina são produzidos e transferidos individualmente para o queratinócito. Em pessoas de pele clara, melanossomos *menores* são produzidos e, em seguida, acondicionados e envolvidos por uma membrana antes de serem transferidos para o queratinócito. Todas as pessoas, independentemente da cor da pele, têm relativamente poucos ou nenhum melanócito na epiderme das palmas das mãos ou plantas dos pés. Em pessoas de pele clara, a quantidade de melanócitos diminui com a idade; e a pele torna-se mais clara e é mais suscetível ao câncer de pele quando exposta à luz ultravioleta. Por sua vez, pessoas com vitiligo (problema de pele em que os melanócitos são destruídos) têm risco significativamente reduzido de desenvolver câncer de pele não melanoma, enquanto pessoas com albinismo têm risco significativamente maior.[4]

Células de Merkel.
São células claras encontradas no estrato basal da epiderme. Elas estão ligadas a outras células da pele por desmossomos. Cada célula de Merkel está ligada a um terminal de nervo aferente, formando uma estrutura conhecida como *disco de Merkel*. Elas são as células mais esparsas da epiderme e são encontradas em todo o corpo, mas são mais abundantes na camada basal dos dedos, artelhos, lábios e cavidade oral, e na bainha mais externa dos folículos pilosos (*i. e.*, as áreas sensíveis ao toque). A função exata das células de Merkel não é clara, mas acredita-se que sejam células neuroendócrinas (ou seja, liberam hormônios no sangue em resposta a estímulos neurais) e funcionem como receptores específicos sensitivos ao toque, de adaptação lenta, atuando na sensibilidade da pele.[1] As células de Merkel também podem estar envolvidas no suporte metabólico de seus neurônios associados, desenvolvimento neuronal e regeneração pós-lesão, e neurotransmissão para nervos autônomos, vasos sanguíneos e células inflamatórias.

Células de Langerhans.
Espalhadas pelas camadas suprabasais da epiderme entre os queratinócitos, elas são menos numerosas (3 a 5% das células epidérmicas) que os queratinócitos. São derivadas de células precursoras originárias da medula óssea e repovoam continuamente a epiderme. Como os melanócitos, têm uma forma dendrítica e citoplasma claro. Os *grânulos de Birbeck*, que muitas vezes se assemelham a raquetes de tênis, são a sua característica mais distintiva microscopicamente.[1]

As células de Langerhans são células imunológicas competentes para reconhecer antígenos estranhos prejudiciais ao organismo (Figura 51.4). Assim, desempenham um papel importante na defesa do corpo contra antígenos estranhos. Essas células ligam o antígeno à sua superfície e o processam; tendo o antígeno processado, migram da epiderme para os vasos linfáticos e depois para os linfonodos regionais, onde são conhecidas como *células dendríticas*. Durante a sua migração pelo sistema linfático, as células de Langerhans tornam-se potentes células apresentadoras de antígeno.[1] As células de Langerhans são inervadas por fibras nervosas simpáticas, o que pode explicar o motivo pelo qual o sistema imune da pele é alterado sob estresse. Um exemplo disso é a exacerbação da acne vista em pessoas sob estresse. As células de Langerhans e os queratinócitos produzem diversas citocinas que estimulam a maturação dos linfócitos T localizados na pele.

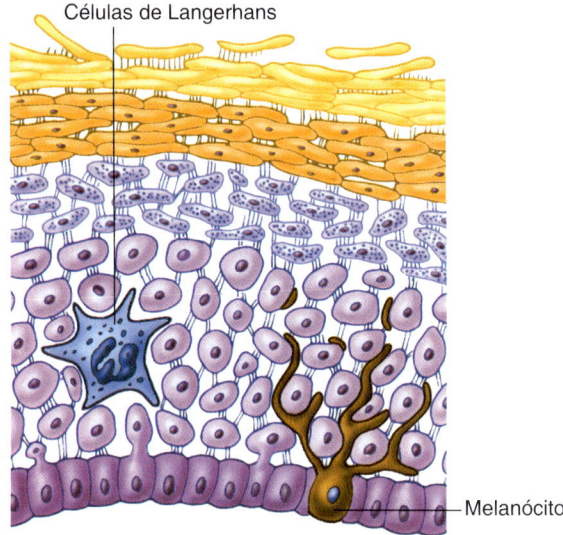

Figura 51.3 • Os melanócitos, localizados na camada basal da pele, produzem grânulos do pigmento melanina, que dá à pele sua cor. Os melanócitos têm extensões filiformes cheias de citoplasma usadas para passar os grânulos de pigmento para os queratinócitos.

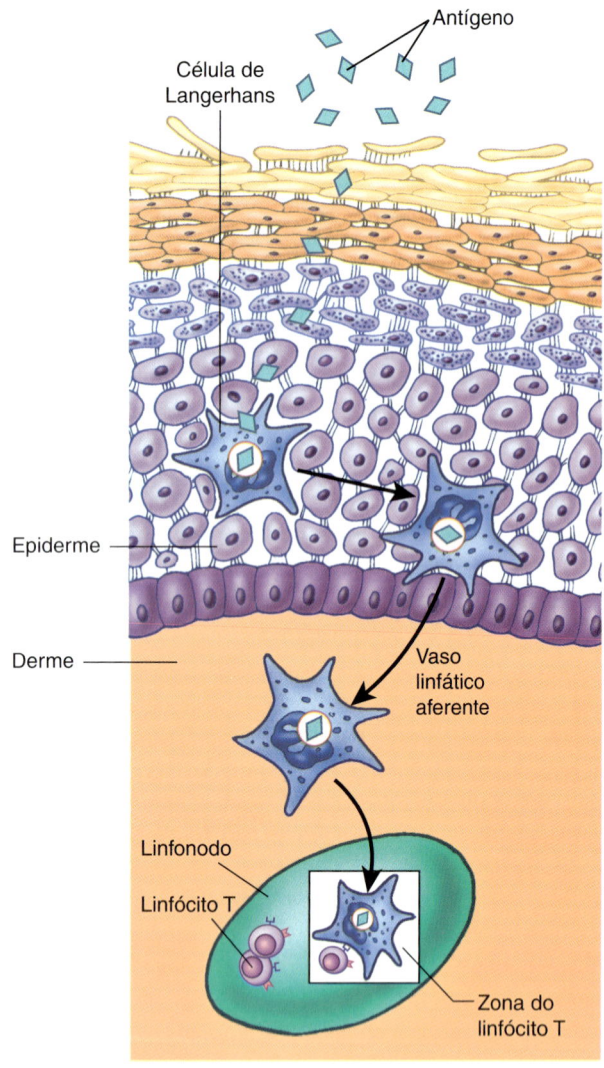

Figura 51.4 • Células de Langerhans.

Membrana basal

Os termos *membrana basal* e *lâmina basal* são frequentemente usados de modo intercambiável. Tecnicamente, no entanto, a lâmina basal é um componente da membrana basal. A membrana basal é uma camada de matrizes extracelulares e intercelulares que serve como uma interface entre a derme e a epiderme (Figura 51.5). Ela separa o epitélio do tecido conjuntivo subjacente, ancora o epitélio ao tecido conjuntivo frouxo abaixo dele e serve como um filtro seletivo para o deslocamento de moléculas entre as duas camadas. Também é um local importante de deposição de imunoglobulinas e complemento nas doenças de pele. A membrana basal está envolvida nas doenças de pele que causam a formação de bolhas ou vesículas.[1]

A membrana basal é constituída por três zonas ou camadas distintas – lâmina lúcida, lâmina densa e lâmina fibrorreticular –, todas contribuindo para a adesão entre as duas camadas da pele. A *lâmina lúcida* é uma camada elétron-lucente onde estão localizadas as proteínas de adesão, constituída por filamentos de ancoragem finos e uma glicoproteína de adesão celular chamada *laminina*, que atua na organização das macromoléculas na zona da membrana basal e promove a fixação das células à matriz extracelular. A *lâmina densa* contém um adesivo chamado *colágeno tipo IV*, bem como laminina, e é importante na ligação derme-epiderme. Combinadas, a lâmina lúcida e a lâmina densa compreendem o que é conhecido como *lâmina basal*. A *lâmina fibrorreticular*, que completa a membrana basal, contém muitas microfibrilas de ancoragem, estruturas curvas curtas que se inserem na lâmina densa e na derme superficial, onde são conhecidas como *fibrilas de ancoragem*. O colágeno tipo VII, outra substância aderente, foi encontrado nas fibrilas de ancoragem e placas. Outro componente da lâmina fibrorreticular são os feixes de fibras elásticas que se estendem até a derme.[3]

Os *hemidesmossomos* são como meio desmossomo, tanto em estrutura quanto em função. Encontram-se imediatamente na membrana plasmática basal e formam o local ou a fonte dos tonofilamentos, que ligam a derme e a epiderme (Figura 51.5).[3] Uma vez que formam uma ligação contínua entre a rede de filamentos de queratina intracelular e a membrana basal extracelular, também estão envolvidos na retransmissão de sinais entre as camadas da pele.

Derme

Camada de tecido conjuntivo que separa a epiderme da camada de gordura subcutânea (ver Figura 51.1), a derme apoia a epiderme e serve como sua fonte primária de nutrição. As duas camadas da derme, a derme papilar e a derme reticular, são compostas por células, fibras, substância fundamental, nervos e vasos sanguíneos. O principal componente da derme é o colágeno, um grupo de proteínas fibrosas. O colágeno é enredado em uma substância fundamental chamada ácido hialurônico.[3] As fibras colágenas estão frouxamente organizadas na derme papilar, mas fortemente enredadas na derme reticular.

Estruturas pilares (pelo) e glandulares estão embutidas nessa camada e continuam através da epiderme. Em geral, uma derme escura é mais compacta que uma derme branca e, consequentemente, as pessoas de pele escura mostram menos rugas.

Derme papilar. Camada fina e superficial que se encontra adjacente à epiderme, é constituída por fibras colágenas e substância fundamental. Essa camada é densamente coberta com projeções cônicas chamadas *papilas dérmicas* (ver Figura 51.1). As células basais da epiderme se projetam em direção à derme papilar, formando *cristas epiteliais*. Microscopicamente, a junção entre a epiderme e a derme tem o aspecto de cristas ondulantes e vales. Acredita-se que a estrutura densa das papilas dérmicas sirva para minimizar a separação entre a derme e a epiderme. As papilas dérmicas contêm capilares, arteríolas terminais e vênulas, que nutrem as camadas epidérmicas da pele. Essa camada da derme é ricamente vascularizada. Também são encontrados vasos linfáticos e tecido nervoso na derme papilar.

Derme reticular. Área mais espessa da derme e forma a maior parte da derme. Trata-se da camada rígida da pele de animais, a partir da qual é feito o couro. A derme reticular é caracterizada por um emaranhado complexo de feixes colágenos

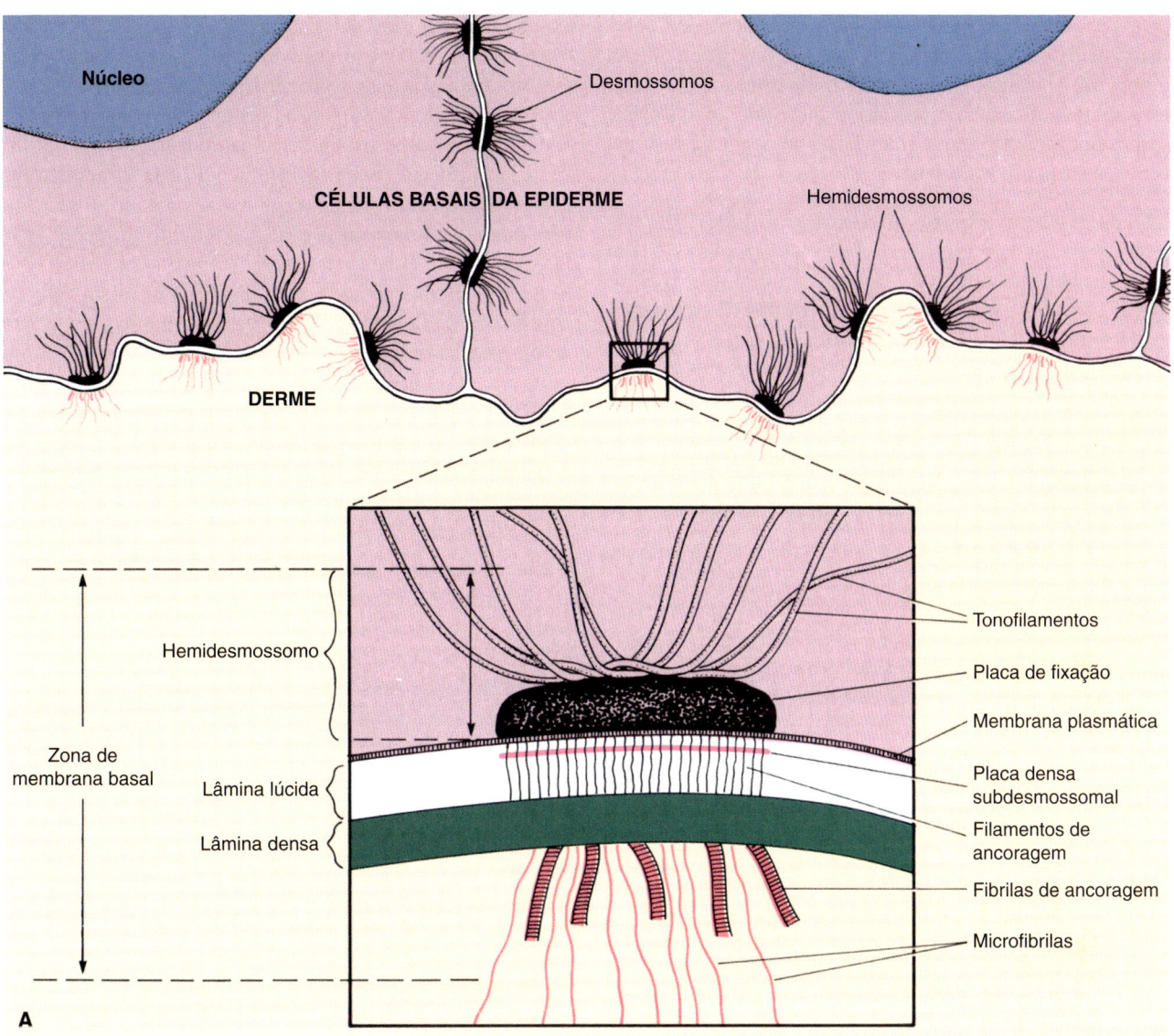

Figura 51.5 • Interface dermoepidérmica e a zona de membrana basal. A interface epiteliomesenquimal compreende a zona de membrana basal, estrutura principalmente sintetizada pelas células basais da epiderme. Esse é o local de alteração na maior parte das doenças – dos tonofilamentos e das placas de fixação basocelular a microfibrilas e fibrilas. Fonte: Strayer D. E., Rubin R. (Eds.) (2015). Rubin's pathology: Clinicopathologic foundations of medicine (7. ed., Fig. 28-7, p. 1224). Philadelphia, PA: Wolters Kluwer.

tridimensionais interligados a grandes fibras elásticas e substância fundamental, um gel viscoso rico em mucopolissacarídios. As fibras colágenas estão orientadas paralelamente à superfície do corpo em uma dada área. Os feixes colágenos podem estar organizados longitudinalmente, como no abdome, ou em aglomerados circulares, como no calcanhar. A direção das incisões cirúrgicas muitas vezes é determinada por esse padrão de organização.

Células imunes. Ao longo do tempo, a derme reticular tem sido muito estudada. Antigamente havia a crença de que fosse composta principalmente por fibroblastos, mas agora acredita-se que as principais células dessa camada são as células dendríticas, chamadas de *dendrócitos dérmicos*, células fusiformes que contêm tanto propriedades fagocíticas quanto dendríticas. Acredita-se que tenham funções apresentadoras de antígeno e que desempenhem um papel importante na imunobiologia da derme. Além disso, os dendrócitos dérmicos possam ser capazes de iniciar ou responder a eventos imunológicos na epiderme. Também se acredita que os dendrócitos dérmicos estejam envolvidos em processos como a cicatrização de feridas, a coagulação do sangue e a inflamação.

As células imunes encontradas na derme incluem os macrófagos, os linfócitos T, os mastócitos e os fibroblastos. Os macrófagos da derme podem apresentar antígenos aos linfócitos T na derme. A maior parte desses linfócitos T é formada por linfócitos T previamente ativados ou de memória. As respostas dos linfócitos T aos macrófagos ou antígenos associados ao endotélio na derme provavelmente são mais importantes na produção de uma resposta imune ao desafio antigênico em pessoas anteriormente expostas do que na iniciação de uma resposta a um antígeno novo. O principal tipo de resposta imune mediada pelos linfócitos T na pele é a hipersensibilidade do tipo tardio.

Os mastócitos, que têm um papel proeminente na hipersensibilidade imediata mediada pela imunoglobulina E, também são encontrados na derme. Essas células estão estrategicamente localizadas em interfaces corporais como a pele e as mucosas; acredita-se que interajam com os antígenos que entram em contato com a pele.

Vasos sanguíneos. Os vasos arteriais que irrigam a pele formam dois plexos (ou seja, coleções de vasos sanguíneos); um está localizado entre a derme e o tecido subcutâneo e o outro entre as camadas papilar e reticular da derme. A cor rosada da pele clara resulta principalmente do sangue nos vasos deste último plexo. O fluxo capilar que emerge dos vasos nesse plexo também se estende superiormente e nutre a epiderme sobrejacente por difusão. O sangue deixa a pele por meio de pequenas veias que acompanham as artérias subcutâneas. O sistema linfático da pele, que auxilia no combate de determinadas infecções de pele, também é limitado à derme.

A pele é ricamente suprida por anastomoses arteriovenosas, em que o sangue flui diretamente entre uma artéria e uma veia, ignorando a circulação capilar. Essas anastomoses são importantes para a regulação da temperatura, já que podem se abrir possibilitando o fluxo sanguíneo por meio dos vasos da pele quando há necessidade de dissipar o calor do corpo, e fechar conservando o calor do corpo se a temperatura ambiente estiver fria.

Inervação. A inervação da pele é complexa. A pele, com as suas estruturas acessórias, serve como um órgão para receber informações sensitivas do ambiente. A derme é bem suprida por neurônios sensitivos, bem como por nervos que suprem os vasos sanguíneos, as glândulas sudoríferas e os músculos eretores do pelo. Os músculos eretores do pelo conectam a derme aos folículos pilosos.[1]

Os receptores de toque, pressão, calor, frio e dor estão amplamente distribuídos na derme. A camada papilar da derme é irrigada por terminações nervosas livres que atuam como nociceptores (*i. e.*, receptores de dor) e termorreceptores. A derme também contém receptores encapsulados sensíveis à pressão que detectam pressão e toque. Os maiores deles são os *corpúsculos de Pacini*, amplamente distribuídos na derme e no tecido subcutâneo. As terminações nervosas aferentes do corpúsculo de Pacini são cercadas por camadas concêntricas de células de Schwann modificadas, de modo que se assemelham a uma cebola quando secionada. Os corpúsculos de Pacini são responsáveis por detectar mudanças de pressão bruscas e vibrações. A pressão faz com que o corpúsculo de Pacini mude de forma, desencadeando impulsos nervosos. Os corpúsculos de Pacini são adaptáveis e respondem mais às mudanças do que à pressão constante ou vibração.

As terminações nervosas planas e encapsuladas encontradas nas superfícies palmares de dedos e mãos e superfícies plantares dos pés são chamadas de *corpúsculos de Meissner* e servem como receptores sensíveis ao toque.[1] Estão concentrados em locais como ponta dos dedos, palmas das mãos, plantas dos pés, lábios, língua, face e genitália. Os corpúsculos de Meissner são cápsulas ovais laminadas espessas que contêm até seis terminações nervosas. Quando o corpúsculo é deformado por pressão, as terminações nervosas são estimuladas, sinalizando a porção somatossensorial do córtex cerebral e informando a pessoa sobre a localização e a força do estímulo. Eles são rapidamente adaptáveis e não reagem à estimulação constante e estável.

Os *corpúsculos de Ruffini* são pequenos mecanorreceptores ovais localizados no tecido dérmico profundo. Várias expansões de terminações nervosas ramificam-se de uma única fibra aferente mielinizada.[1] São receptores de adaptação lenta, que respondem à pressão forte e ao movimento articular. Acredita-se que também detectem frio.

A maior parte dos vasos sanguíneos da pele está sob controle do sistema nervoso simpático. As glândulas sudoríferas são inervadas por fibras colinérgicas, mas controladas pelo sistema nervoso simpático. Do mesmo modo, o sistema nervoso simpático controla o músculo eretor do pelo (pilomotor), que faz os pelos eriçarem na pele. A contração desses músculos tende a empelotar a pele, produzindo arrepios ou tremores.[1]

Tecido subcutâneo

A camada de tecido subcutâneo é a terceira camada da pele e consiste principalmente em células adiposas e tecidos conjuntivos que fornecem apoio às estruturas vasculares e neuronais que suprem as camadas superficiais da pele. Há controvérsias sobre se o tecido subcutâneo deve ser considerado efetivamente uma camada da pele. Como as glândulas écrinas e os folículos capilares profundos se estendem até essa camada e várias doenças de pele envolvem o tecido subcutâneo, o tecido subcutâneo pode ser considerado parte da pele.

A camada subcutânea pode ter diferentes níveis de espessura, dependendo da sua localização. A fáscia pode ser mais fina sobre uma proeminência óssea e mais espessa ao recobrir outros órgãos. Por isso, se houver uma ruptura na pele, o que é mais provável de ocorrer sobre uma saliência óssea, e houver infecção no tecido subcutâneo, os macrófagos vão se proliferar para combater os agentes infecciosos.[1,3] Assim, a camada subcutânea da pele contribui para a função imunológica da pele.

Anexos cutâneos

A pele abriga diversos anexos, incluindo as glândulas sudoríferas, as glândulas sebáceas, os pelos e as unhas, cujas distribuição e funções variam.

Glândulas sudoríferas

Existem dois tipos de glândulas sudoríferas – écrinas e apócrinas. As *glândulas sudoríferas écrinas* são estruturas tubulares simples que se originam na derme e se abrem diretamente na superfície da pele. Elas são numerosas (vários milhões), variam em densidade e estão localizadas ao longo da superfície de todo o corpo, exceto os lábios e a parte da genitália externa.[1] Seu objetivo consiste em transportar suor para a superfície externa da pele para regular a temperatura corporal. As *glândulas sudoríparas apócrinas* são menos numerosas que as sudoríferas écrinas, além de maiores e estarem localizadas na parte profunda da camada dérmica. Abrem-se por um folículo piloso, mesmo que não haja pelo, e são encontradas principalmente nas axilas e na virilha. A grande diferença entre essas glândulas e as glândulas écrinas reside no fato de que as glândulas apócrinas secretam uma substância oleosa. Em animais, as secreções apócrinas dão origem aos odores distintos que possibilitam que os animais reconheçam a presença de terceiros. Nos seres humanos, as secreções apócrinas são estéreis até se misturarem com as bactérias da superfície da pele. Elas, então, produzem o que é comumente conhecido como "odor corporal".

Glândulas sebáceas

Localizadas em toda a superfície da pele, com exceção das palmas das mãos, plantas dos pés e laterais dos pés, são parte da *unidade pilossebácea*. Secretam uma mistura de lipídios, incluindo triglicerídios, colesterol e cera, a que se dá o nome de *sebo*, o qual lubrifica o pelo e a pele.[1] O sebo não é o mesmo que a camada lipídica superficial. Ele impede a evaporação excessiva da umidade do estrato córneo durante o clima frio e ajuda a conservar o calor do corpo, e sua produção está sob o controle de influências genéticas e hormonais. As glândulas sebáceas são relativamente pequenas e inativas até que o indivíduo se aproxime da adolescência. As glândulas então se ampliam, estimuladas pelo aumento dos hormônios sexuais. O tamanho da glândula influencia diretamente a quantidade de sebo produzido, e o nível de andrógenos influencia o tamanho da glândula. As glândulas sebáceas são as estruturas que ficam inflamadas na acne.

Pelo

Trata-se de uma estrutura que se origina dos folículos pilosos na derme. A maior parte dos folículos pilosos está associada a glândulas sebáceas, estruturas que se combinam para formar a unidade pilossebácea. A estrutura inteira do pelo consiste em folículo piloso, glândulas sebáceas, músculo do pelo (eretor do pelo) e, em alguns casos, na glândula apócrina (Figura 51.6). O pelo é uma estrutura queratinizada empurrada para cima a partir do folículo piloso. Seu crescimento é centrado no bulbo (*i. e.*, a base) do folículo piloso e sofre mudanças quando é empurrado para fora. O pelo passa por três fases cíclicas, identificadas como anágena (fase de crescimento), catágena (fase de atrofia) e telógena (fase de repouso, ou nenhum crescimento). Como a maior parte dos animais, os seres humanos perdem os pelos ciclicamente. No entanto, os folículos pilares humanos trabalham de modo independente e, portanto, diferentemente da maior parte dos animais, os seres humanos perdem os pelos de modo assíncrono.

Uma rede vascular no local do bulbo folicular nutre e mantém o folículo piloso. Os melanócitos no bulbo transferem melanossomos para as células da matriz do bulbo, de modo muito parecido ao que ocorre na pele; assim, são responsáveis pela cor do pelo. Semelhantemente à pele, grandes melanossomos são encontrados no pelo de pessoas de pele escura, e melanossomos agregados e encapsulados em pessoas de pele clara. O pelo ruivo tem melanossomos esféricos, enquanto os cabelos grisalhos decorrem da diminuição na quantidade de melanócitos produtores de melanossomos. O músculo eretor do pelo, localizado profundamente à glândula sebácea, tem uma função de termorregulação; a contração da pele causa arrepios, que reduzem a área da superfície da pele que está disponível para a dissipação do calor corporal.

Unhas

São placas queratinizadas endurecidas chamadas de *unhas das mãos* e *unhas dos pés*, que protegem os dedos e artelhos e melhoram a destreza. As unhas crescem externamente por meio de um sulco transversal curvo chamado de *sulco ungueal*, cujo assoalho, denominado *matriz ungueal*, é a região germinativa da placa ungueal (Figura 51.7). A epiderme subjacente, ligada à placa ungueal, é chamada de *leito ungueal*. Como o pelo, as unhas são o produto final de células mortas da matriz empurradas para fora a partir da matriz da unha. Ao contrário do pelo, as unhas crescem continuamente, e não ciclicamente, a não ser que estejam permanentemente danificadas ou doentes. O epitélio da prega de pele que envolve a unha consiste nas camadas habituais da pele. O estrato córneo forma a *eponíquia* ou cutícula. A placa ungueal quase transparente fornece uma janela útil para visualizar a quantidade de oxigênio no sangue, possibilitando a visualização da cor do sangue nos vasos dérmicos. As alterações ou anomalias da unha também podem servir para ajudar a diagnosticar doenças de pele ou sistêmicas.

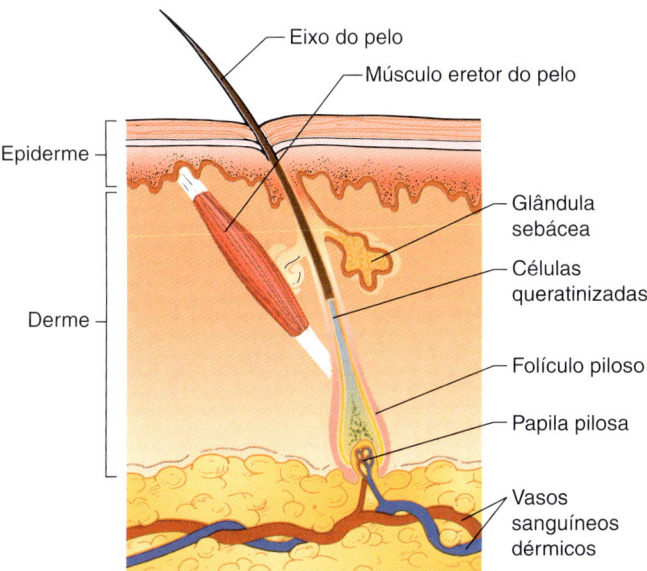

Figura 51.6 • Partes de um folículo piloso.

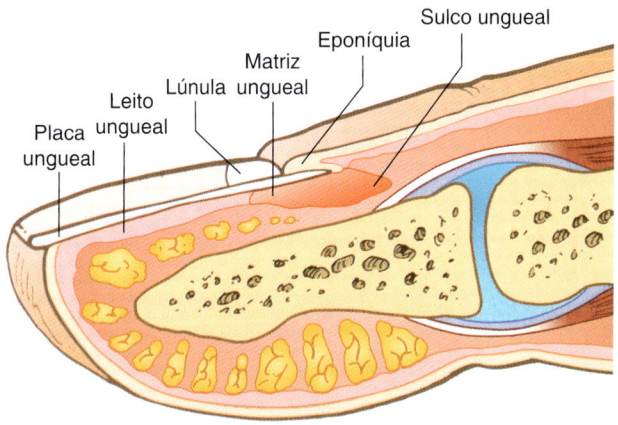

Figura 51.7 • Partes de uma unha.

Funções da pele

A pele e seus derivados constituem um órgão complexo com muitos tipos de células. A diversidade dos tipos de células e a sua capacidade de trabalhar em conjunto fornecem diversas maneiras de proteger uma pessoa contra os elementos do ambiente externo. É quase impossível para os microrganismos penetrarem na pele a partir do ambiente externo, e a perda de água é limitada do lado de dentro. A superfície da pele é recoberta com uma fina película lipídica que contém ácidos graxos bactericidas que protegem contra a entrada de microrganismos prejudiciais e que abriga uma flora constante de estirpes relativamente inofensivas de microrganismos, que protegem contra outras estirpes, mais virulentas. A pele desempenha também um papel importante na regulação imune por meio dos tecidos linfoides associados a ela, incluindo as células de Langerhans, os mastócitos e os linfócitos. As células de Langerhans, as células apresentadoras de antígenos da pele epidérmica, não só protegem contra patógenos prejudiciais, como também desempenham um papel importante no desenvolvimento de condições alérgicas da pele. À medida que o antígeno é fagocitado, fica evidente na superfície das células de Langerhans, e as células se movem para um linfonodo regional, onde interagem com linfócitos T.[1]

A pele tem diversas outras funções vitais, incluindo a função somatossensorial, a regulação da temperatura e a síntese de vitamina D. Ainda, é ricamente inervada por receptores de dor, temperatura e tato. Os receptores cutâneos retransmitem as inúmeras qualidades do tato – como pressão, discriminação, maciez e prazer – para o sistema nervoso central, para a localização e discriminação fina. A maior parte do calor produzido no corpo é fornecida por órgãos profundos, como o fígado, o coração e os músculos esqueléticos e, então, transferida para a pele, onde é perdida para o ambiente circundante. A taxa na qual o calor é dissipado do corpo é determinada pela constrição ou dilatação das arteríolas que fornecem sangue à pele e pela evaporação da umidade e do suor da superfície da pele. A pele também funciona como um órgão endócrino, em que o 7-desidrocolesterol, uma substância normalmente encontrada nas células da epiderme, é convertido em colecalciferol (uma forma inativa da vitamina D) pelos raios ultravioleta do sol. A pele é cada vez mais entendida como um sistema complexo e dinâmico que envolve interações neuroendócrinas, imunológicas e cutâneas.

Conceitos fundamentais

Funções da pele

- A pele impede os líquidos corporais de deixarem o corpo, protege o corpo contra agentes ambientais potencialmente nocivos e serve como uma área de troca de calor. Além disso, as células do sistema imune da pele fornecem proteção contra microrganismos invasores
- Os receptores da pele transmitem as sensações de tato, pressão, temperatura e dor para o sistema nervoso central para a localização e discriminação.

RESUMO

A pele é principalmente um órgão de proteção. É o maior órgão do corpo e constitui a principal barreira entre os órgãos internos e o ambiente externo. O pigmento melanina absorve a luz ultravioleta prejudicial. A pele é ricamente inervada com receptores de dor, temperatura e tato. Ela sintetiza vitamina D e desempenha um papel essencial no equilíbrio de líquidos e eletrólitos. Contribui para o metabolismo da glicose por meio de suas reservas de glicogênio. O suor é um meio de o corpo eliminar sal, dióxido de carbono, amônia e ureia. A pele absorve material lipossolúvel, substâncias tóxicas (como mercúrio, chumbo, hera venenosa, sumagre venenoso), vitaminas lipossolúveis e fármacos administrados por adesivos transdérmicos.

A pele é composta por duas camadas, a epiderme e a derme, separadas por uma membrana basal. Uma camada de tecido subcutâneo liga a derme aos órgãos e tecidos do corpo subjacentes. A epiderme, a camada mais externa da pele, contém 4 a 5 camadas ou estratos. As principais células da epiderme são os queratinócitos, os melanócitos, as células de Langerhans e as células de Merkel. O estrato germinativo, ou camada basal, é a fonte de todas as células nas cinco camadas da epiderme. Os queratinócitos, as principais células da epiderme, são transformados de queratinócitos viáveis em queratina morta conforme se movem da camada mais interna (i. e., estrato germinativo) para a camada mais externa (i. e., estrato córneo) da epiderme. Os melanócitos são as células que sintetizam os pigmentos que dão cor à pele. A derme fornece suporte e nutrição à epiderme e é a fonte de vasos sanguíneos, nervos e anexos cutâneos (ou seja, folículos capilares, glândulas sebáceas, unhas e glândulas sudoríparas). Os receptores sensitivos para tato, pressão, calor, frio e dor estão amplamente distribuídos na derme. A pele funciona como a primeira linha de defesa contra microrganismos e outros agentes nocivos. A epiderme contém células de Langerhans, que processam antígenos estranhos para apresentação aos linfócitos T, e a derme apresenta linfócitos T, macrófagos, mastócitos e fibroblastos, os quais contribuem para a defesa imune do organismo.

MANIFESTAÇÕES DAS DOENÇAS DE PELE

Depois de concluir esta seção, o leitor deverá ser capaz de:

- Descrever as seguintes erupções e lesões de pele – mácula, mancha, pápula, placa, nódulo, tumor, verruga, vesícula, bolha e pústula
- Citar duas explicações fisiológicas para o prurido
- Descrever as causas e o tratamento para a pele seca.

Não há duas doenças de pele exatamente com a mesma aparência, e nem sempre são necessariamente os mesmos agentes que as causam. O prurido excessivo, a infecção ou os efeitos do autotratamento podem influenciar ainda mais o aparecimento de muitas doenças de pele. A cor da pele também pode influenciar sua aparência. No entanto, a maior parte dos transtornos de pele tem algumas características comuns que podem ser utilizadas para descrevê-las. Esta seção do capítulo abrange as lesões e erupções cutâneas, a pele seca, o prurido, as doenças de pele decorrentes de forças mecânicas e as variações na pele escura.

Lesões e erupções cutâneas

As *erupções cutâneas* são erupções temporárias da pele, como aquelas associadas a doenças da infância, calor, irritação tecidual ou reações induzidas por fármacos. O termo *lesão* se refere a uma perda traumática ou patológica na continuidade, estrutura ou função normal do tecido. Os componentes de uma erupção geralmente são chamados de *lesões*. As erupções cutâneas e lesões podem variar em tamanho de uma fração de milímetro (p. ex., os pontos minúsculos das petéquias) a vários centímetros (p. ex., úlceras de pressão). Podem ser esbranquiçadas (brancas), eritematosas (avermelhadas), hemorrágicas ou purpúricas (contendo sangue) ou pigmentadas (coloridas). Coçar e esfregar a pele repetidamente podem levar à liquenificação (pele espessada, coriácea e áspera caracterizada por marcas proeminentes) ou escoriação (área cruenta e desnudada causada pela ruptura da epiderme). As lesões cutâneas podem ocorrer como lesões primárias provenientes da pele previamente normal ou desenvolver-se como lesões secundárias resultantes de outras condições de doença. A Tabela 51.1 ilustra vários tipos de lesões cutâneas.

Bolha é uma vesícula ou pápula cheia de líquido. As bolhas de origem mecânica são causadas por atrito, ou seja, pelo ato de esfregar repetidamente em uma única área de pele. As bolhas de atrito mais comumente ocorrem nas superfícies palmar e plantar das mãos e dos pés, onde a pele é constantemente exposta ao trauma mecânico, como por sapatos e ferramentas e aparelhos de uso doméstico. As bolhas também se desenvolvem em doenças bolhosas da pele e queimaduras. Histologicamente, há degeneração das células da epiderme e uma ruptura das junções intercelulares, fazendo com que as camadas da pele se separem. Como resultado, o líquido se acumula e forma uma bolha perceptível na superfície da pele. Esparadrapos e gazes podem ser utilizados para proteger as bolhas de atrito e evitar a irritação e o atrito adicional. É desaconselhável romper a pele de uma bolha para remover o líquido, por causa do risco de infecção secundária.

Calosidade é uma placa hiperqueratótica da pele decorrente da pressão ou do atrito crônico. Ela representa a hiperplasia das células queratinizadas mortas que compõem a camada córnea ou cornificada da pele. O aumento da coesão entre as células resulta em hiperqueratose e diminuição da descamação da pele. Um calo pode ser raspado, mas é provável que volte a ocorrer se a pressão localizada na área continuar.

Calos (helomas) são espessamentos queratinosos pequenos, bem circunscritos e cônicos da pele. Eles geralmente aparecem nos dedos do pé pelo atrito ou por sapatos mal ajustados. O calo profundo pode ser rígido (heloma duro), com um núcleo central duro, ou mole (heloma mole), como comumente visto entre os

Tabela 51.1 Lesões de pele primárias e secundárias.

Lesão	Descrição	Exemplos
Lesões primárias		
Mácula, mancha	Alteração plana e não palpável na coloração da pele (a cor pode ser marrom, branca, escurecida, roxa, vermelha) • *Mácula*: < 1 cm, borda circunscrita • *Mancha*: > 1 cm, pode ter borda irregular	Sardas, manchas planas, petéquias, rubéola, vitiligo, manchas de vinho do Porto, equimose
Pápula, placa	Massa palpável, sólida e elevada com borda circunscrita A placa pode ser originada de uma pápula fundida com a pápula acima dela • *Pápulas*: < 0,5 cm • *Placa*: > 0,5 cm	*Pápulas*: nevos elevados, verrugas, líquen plano *Placas*: psoríase, queratose actínica
Nódulo, tumor	Massa elevada, palpável e sólida, que se estende mais profundamente na derme do que uma pápula • *Nódulo*: 0,5 a 2 cm; circunscrito • *Tumor*: > 1 a 2 cm; os tumores nem sempre têm bordas nítidas	*Nódulos*: lipoma, carcinoma espinocelular, injeção mal absorvida, dermatofibroma *Tumores*: lipoma grande, carcinoma

(continua)

Tabela 51.1 Lesões de pele primárias e secundárias. (*Continuação*)

Lesão	Descrição	Exemplos
Vesícula, bolha	Massa circunscrita, elevada e palpável contendo líquido seroso • *Vesícula*: < 0,5 cm • *Bolha*: > 0,5 cm	*Vesículas:* herpes-vírus simples/zóster, varicela, hera venenosa, bolha de queimadura de segundo grau (vesícula) *Bolha:* pênfigo, dermatite de contato, grandes bolhas de queimadura, hera venenosa, impetigo bolhoso
Verruga	Massa elevada com bordas temporárias; muitas vezes irregular; o tamanho e a cor podem variar Causada pelo movimento do líquido seroso na derme; não contém líquido livre (como, por exemplo, uma vesícula tem)	Urticária, picadas de insetos
Pústula	Vesícula ou bolha cheia de pus	Acne, impetigo, furúnculos, carbúnculos
Cisto	Massa encapsulada cheia de líquido ou semissólida no tecido subcutâneo ou na derme	Cisto sebáceo, cisto epidermoide
Lesões secundárias		
Erosão	Perda da epiderme superficial que não se estende à derme; área deprimida, úmida	Vesículas rompidas, marcas de arranhões
Úlcera	Perda de pele que se estende depois da epiderme; perda de tecido necrótico; sangramento e possível cicatrização	Úlcera de estase de insuficiência venosa, úlcera de pressão
Fissura	Rachadura linear da pele que pode se estender à derme	Lábios ou mãos rachados, *tinea pedis*

(*continua*)

Tabela 51.1 Lesões de pele primárias e secundárias. (*Continuação*)

Lesão	Descrição	Exemplos
Escamas	Flocos secundários a epitélio morto descamado que podem aderir à superfície da pele; a cor varia (prateada, branca); a textura varia (espessa, fina)	Caspa, psoríase, pele seca, pitiríase rósea
Crosta	Resíduo seco de soro, sangue ou pus na superfície da pele. A crosta grande e aderida é uma casca	Resíduo deixado após a ruptura de uma vesícula: impetigo, herpes, eczema
Cicatriz	Marca na pele persistente após a cicatrização de uma ferida ou lesão; representa a substituição do tecido lesionado por tecido conjuntivo • *Cicatrizes recentes*: vermelhas ou roxas • *Cicatrizes antigas*: brancas ou brilhantes	Ferida ou incisão cirúrgica cicatrizada
Queloide	Tecido cicatricial hipertrofiado secundário à formação excessiva de colágeno durante a cicatrização; elevado, irregular, vermelho. Maior incidência entre os afro-americanos	Queloide por perfuração da orelha ou incisão cirúrgica
Atrofia	Aspecto fino, seco e transparente da epiderme; perda das marcas de superfície; secundária à perda de colágeno e elastina; vasos subjacentes podem ser visíveis	Pele envelhecida, insuficiência arterial
Liquenificação	Espessamento e enrugamento da pele ou marcas de pele acentuadas que podem ser secundárias a atrito repetido, à irritação ou ao ato de coçar	Dermatite de contato

Smeltzer S., Bare B. G., Hinkle J. *et al.* (2010). *Brunner and Suddarth's textbook of medical-surgical nursing* (12. ed., pp. 1668–1670). Philadelphia, PA: Lippincott Williams & Wilkins.

dedos. Eles podem aparecer nas mãos por um problema ocupacional. O tecido rígido no centro do calo se parece com um funil, com uma parte superior larga e uma parte inferior pontiaguda, daí o nome em inglês *corn* (milho). Os calos dos pés muitas vezes são dolorosos, enquanto os das mãos podem ser assintomáticos. Os calos podem ser abrasados ou removidos cirurgicamente, mas recorrem se o agente causador não for removido.

Prurido

O prurido, ou sensação de coceira, é um sintoma comum dos transtornos de pele. Seus sintomas variam de leve a grave. Em algumas pessoas, a condição pode ser tão grave que interrompe o sono e a qualidade de vida geral. Embora o prurido geralmente ocorra nas doenças de pele, pode também fornecer um indício de distúrbios internos, como doença renal crônica, diabetes melito ou doença biliar.

Embora quase todas as doenças de pele provoquem prurido, muito pouco se sabe a respeito dessa condição. É geralmente aceito que o prurido é uma sensação que se origina nas terminações nervosas livres da pele, é transportado por fibras nervosas mielinizadas de pequeno calibre do tipo C até o corno dorsal da medula espinal e, então, transmitido para o córtex somatossensorial via trato espinotalâmico. Até recentemente, acreditava-se que a dor e o prurido utilizassem as mesmas vias nervosas, e que o prurido fosse uma resposta de dor de baixo nível. Agora sabe-se por meio de registros micrográficos que existem vias neuronais específicas para o prurido no trato espinotalâmico e que é o sistema nervoso central que processa os estímulos periféricos do prurido.[5] Evidências coletadas ao longo dos anos têm apoiado este achado. Por exemplo, mostrou-se que o prurido e a dor são antagônicos – a dor e a inflamação periférica suprimem o prurido, enquanto os opioides muitas vezes o provocam. Além disso, o prurido induz ao ato de coçar, enquanto a dor leva à sua retirada, e o prurido e a dor podem ser percebidos simultaneamente. Por último, a crença nos receptores polimodais de dor-prurido pode ser desacreditada pelo conhecimento de que massagear ou esfregar a pele, sensações conduzidas por fibras não dolorosas, muitas vezes resulta em uma sensação de prurido. Em outras palavras, embora atritar uma área dolorosa tenda a diminuir a sensação de dor, aumenta a sensação de prurido.

Levando em consideração esses novos achados, postulou-se que o prurido exista tanto em nível local quanto central, ou seja, além do prurido localizado, existe um "centro de prurido" no córtex somatossensorial. Por exemplo, uma picada de mosquito na maior parte das pessoas coça momentaneamente e em seguida desaparece. No entanto, um prurido central pode ser semelhante à dor central, à medida que é percebida pelo encéfalo, mas não existe localmente.

Também foram feitos avanços na compreensão dos mediadores periféricos (*i. e.*, substâncias que causam prurido) que não a histamina. A triptase, uma enzima liberada pelos mastócitos, pode ser um importante mediador do prurido, porque ativa um receptor específico nos nervos sensitivos. Os opioides atuam central e perifericamente na produção do prurido, enquanto neuropeptídios como a substância P o induzem por seu efeito sobre os mastócitos. Substâncias como a bradicinina e os sais biliares atuam localmente estimulando a sensação de prurido. As prostaglandinas são moduladores da resposta de prurido, diminuindo o limiar para outros mediadores.

O ato de coçar, a conhecida resposta ao prurido, é uma resposta reflexa espinal que pode ser controlada em diferentes graus pela pessoa. Muitos tipos de prurido não são facilmente localizados ou aliviados pelo coçar. Escoriações e áreas papulosas espessadas se desenvolvem no local coçado ou esfregado, e em algumas doenças da pele, como a pele seca, o coçar aumenta ainda mais a sensação de prurido. Os tipos crônicos de prurido podem afetar gravemente a qualidade de vida de uma pessoa.

A maior parte das medidas de tratamento para o prurido é inespecífica. Medidas como o uso de toda a mão para esfregar grandes áreas e manter as unhas aparadas muitas vezes podem aliviar o prurido e evitar danos à pele. Casos autolimitados ou sazonais de prurido podem responder a medidas de tratamento como loções hidratantes, óleos de banho e o uso de umidificadores. Como a vasodilatação tende a aumentar o prurido, aplicações de frio podem fornecer alívio. Duchas frescas antes de dormir, pijamas leves e temperaturas frias em casa também podem ser úteis. Os corticosteroides tópicos podem ser úteis em alguns casos, como o prurido relacionado com a urticária mediada por alergia. No entanto, ao contrário de alguns outros problemas de pele, não há nenhum arsenal de agentes antipruriginosos eficazes disponível. Outro método alternativo que tem sido eficaz no tratamento do prurido que ocorre durante a dermatite atópica é o uso de uma loção que combine extratos de óleo vegetal (coco, semente de uva, amêndoa etc.).[7]

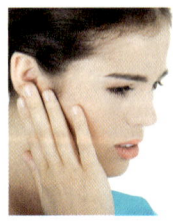

Você se lembra da **Lauren** do estudo de caso na abertura da Parte 15? Ela se queixava de que seus dedos "coçavam muito" (prurido) no local da erupção. Parece que ela tem uma dermatite de contato secundária aos produtos químicos com os quais lidou recentemente no laboratório de química. Ela prontamente disse: "Quase nunca uso luvas no laboratório". Depois de usar o corticosteroide hidrocortisona 1% (que tem propriedades anti-inflamatórias) em seus dedos por 24 h, o prurido melhorou.

Distúrbios cutâneos leves, como picadas de insetos, são mediados pela histamina. Portanto, anti-histamínicos não sedativos tendem a ser o tratamento de escolha. No entanto, como a maior parte dos casos de prurido não está relacionada com a histamina, o seu tratamento deve ser dirigido à causa subjacente. Por exemplo, anti-histamínicos e corticosteroides sistêmicos podem ser indicados para pessoas com prurido grave ou dermatite atópica. A naltrexona, um antagonista dos receptores opioides, tem mostrado ser uma medicação antipruriginosa eficaz para pessoas com icterícia.[6]

Além disso, 80 a 100% das pessoas experimentam prurido grave pós-queimadura e, geralmente, utilizam um anti-histamínico e um emoliente para o seu tratamento. No entanto, estudos documentaram que o tratamento eficaz do prurido pode ser obtido usando gabapentina, um derivado do neurotransmissor inibitório GABA, sem um anti-histamínico.[8] Portanto, mais estudos precisam ser realizados para determinar as melhores práticas para o tratamento do prurido. A capsaicina tópica em creme e o ácido acetilsalicílico tópico têm sido utilizados para distúrbios pruriginosos crônicos localizados. Os antagonistas dos opioides podem ser empregados para o prurido provocado por medicamentos opioides, como a morfina. Outras modalidades que têm sido utilizadas para todos os casos de prurido com variados graus de sucesso são a fototerapia, a acupuntura, os fármacos antidepressivos, a modificação de comportamento e terapias alternativas (fitoterapia, terapias nutricional e reflexa). Em pessoas com prurido decorrente de uma causa sistêmica, o prurido cessa gradualmente conforme a condição primária melhora.

Por causa dos avanços recentes na ciência do prurido, os médicos dispõem de agentes antipruriginosos novos, efetivos e específicos. Atualmente, estão sendo desenvolvidos agentes direcionados para vias específicas de prurido crônico e atenção especial tem sido dada a agentes biológicos. Esses fármacos revolucionarão o tratamento do prurido e incluem anticorpos contra fator de crescimento nervoso, agonistas de receptor de opioide kappa, antagonistas de receptor de histamina 4, antagonistas de receptores de citocina e neuropeptídio, inibidores do transportador de ácidos biliares e quelantes. O International Forum for the Study of Itch elaborou um sistema de classificação que divide o prurido crônico em seis grupos principais de acordo com sua causa subjacente: dermatológico, sistêmico, neurológico, psiquiátrico, multifatorial ou de origem desconhecida.[9] Como já foi feito na escala de dor, escalas de análogos visuais estão sendo desenvolvidas para uso no diagnóstico e no tratamento do prurido.[10]

Pele seca

A pele seca, também chamada de *xerose*, pode ser uma ocorrência natural, como no ressecamento da pele associado ao envelhecimento, ou uma manifestação de doença sistêmica ou distúrbio de pele subjacente, como a dermatite de contato ou o diabetes melito. As pessoas com diabetes melito muitas vezes apresentam xerose, especialmente nos membros.[11] A maior parte dos casos de pele seca é causada pela desidratação do estrato córneo. Os efeitos do envelhecimento sobre o ressecamento da pele incluem alteração na composição das secreções das glândulas sebáceas e diminuição na secreção de umidade pelas glândulas sudoríferas. O envelhecimento é também acompanhado por redução nos capilares da pele, bem como achatamento das cristas epidérmicas dérmicas, resultando em menos área de superfície para a troca de líquidos entre a derme, a epiderme e a superfície da pele.[12]

Pessoas com pele seca muitas vezes experimentam prurido intenso e desconforto, mais comumente nos membros. Outras áreas comumente envolvidas incluem as costas, o abdome e a cintura. A pele seca tem aspecto áspero e escamoso e não pode ser distendida. O ressecamento da pele também predispõe a pele ao ato de coçar, resultando em rachaduras, fissuras e diversas outras doenças de pele.

Alguns medicamentos utilizados para outras comorbidades podem causar ressecamento da pele. Por exemplo, recentemente verificou-se que os inibidores do receptor do fator de crescimento epidérmico (IRFCE) frequentemente causam efeitos adversos dermatológicos, como a xerose, mais do que efeitos sistêmicos.[13]

Os agentes hidratantes são a pedra angular no tratamento da pele seca, visto exercerem seus efeitos reparando a barreira cutânea, aumentando o teor de água da pele, reduzindo a perda de água transepidérmica e restaurando a capacidade da barreira lipídica de atrair, manter e redistribuir a água. *Emolientes* são loções que contêm ácidos graxos que repõem os óleos da superfície da pele, mas geralmente não deixam resíduo sobre ela. Eles têm uma duração de ação curta e precisam ser aplicados com muita frequência. *Os umectantes*, como os ácidos α-hidróxi e a ureia, são adicionados às loções e puxam a água para fora a partir das camadas mais profundas da pele e a mantêm na superfície da pele. No entanto, a água atraída para a pele é transepidérmica, não atmosférica. Assim, a evaporação continuada a partir da pele pode até mesmo exacerbar o ressecamento. Como os ácidos α-hidróxi são derivados de frutas, há uma abundância de aditivos de frutas em xampus e loções de venda livre. A ureia é uma substância nitrogenada que tem sido bastante eficaz na redução da xerose quando combinada às loções. É um umectante em concentrações mais baixas (10%), mas ligeiramente queratolítico em concentrações mais elevadas (20 a 30%). Agentes *oclusivos* são cremes espessos que contêm vaselina ou qualquer outro material à prova de umidade que seja capaz de formar uma barreira, evitando a perda de água da pele. Eles são os agentes mais eficazes para aliviar o ressecamento da pele, mas, por causa de sua oleosidade e da falta de apelo estético, algumas pessoas não querem utilizá-los.

As loções ou os cremes aditivos incluem os corticosteroides ou anestésicos leves, como a cânfora, o mentol, a lidocaína ou a benzocaína, agentes que atuam suprimindo o prurido enquanto hidratam a pele. Utilizar umidificadores de ambiente e manter a temperatura local a mais baixa possível para evitar a perda de água da pele também podem ser úteis. Os sabonetes de glicerina, embora populares e visualmente atraentes, ressecam a pele e podem agravar os sintomas.

Variações de pele

A cor da pele é determinada pela melanina produzida pelos melanócitos. Embora a quantidade de melanossomos na pele escura e clara seja a mesma, a pele escura produz mais melanina e mais rapidamente que a pele clara. Pessoas de pele escura estão mais bem protegidas contra o câncer de pele, rugas prematuras e envelhecimento da pele que ocorre com a exposição ao sol.

Algumas doenças de pele comuns a pessoas de ascendência africana, hispânica ou do leste da Índia não são comumente encontradas em pessoas de ascendência europeia. Do mesmo modo, algumas doenças de pele, como o câncer de pele, afetam as pessoas de pele clara mais comumente que aquelas de pele escura. Em decorrência dessas diferenças, doenças de pele graves podem passar despercebidas, e variações normais na pele mais escura ser confundidas com anomalias.

Uma condição comum em pessoas com pele escura é o aumento ou a redução da cor. Áreas de pele podem escurecer após uma lesão, como um corte ou raspão, ou depois de condições de doenças como a acne. Essas áreas escuras podem levar muitos meses ou anos para desaparecer. Áreas da pele podem ficar mais claras por causa da redução de pigmento ou melanina, resultando em vitiligo. O ressecamento cutâneo é causado por redução da umidade e do óleo, que pode problemático em pessoas com pele mais escura – a pele se torna acinzentada. Por causa do ressecamento, a pessoa sente a pele "tensa" ou "desconfortável". Embora o uso de um hidratante alivie o desconforto, pode agravar a acne em pessoas predispostas.

Variações normais na estrutura e nos tons de pele muitas vezes dificultam a avaliação da pele escura. A pigmentação mais escura dificulta a detecção de palidez cutânea, cianose e eritema. Portanto, deve-se fazer uma boa anamnese para pesquisar a ocorrência de alterações na pele nesse caso. A anamnese deve incluir a descrição da pessoa do seu tom de pele normal. Alterações na cor da pele, em particular a hipopigmentação e a hiperpigmentação, muitas vezes acompanham distúrbios de pele escura e são sinais muito importantes a se observar ao diagnosticar doenças de pele.

RESUMO

As lesões de pele e erupções cutâneas compreendem as manifestações mais comuns das doenças de pele. As erupções cutâneas são temporárias. As lesões resultam da perda traumática ou patológica da continuidade, estrutura ou função normal da pele. As lesões podem ser de origem vascular. Podem ocorrer como lesões primárias na pele previamente normal ou desenvolver-se como lesões secundárias, resultantes de lesões primárias. Bolhas, calosidades e calos resultam do atrito, da pressão e das forças de fricção aplicadas sobre a pele. O prurido e a pele seca são manifestações comuns a muitas doenças de pele. O ato de coçar decorrente do prurido pode levar a escoriação, infecção e outras complicações. Variações normais da pele escura muitas vezes dificultam o exame físico e fazem com que alguns distúrbios passem despercebidos. Alterações na cor, especialmente hipopigmentação ou hiperpigmentação, muitas vezes acompanham as doenças de pele em pessoas de pele escura.

CONSIDERAÇÕES GERIÁTRICAS

- Fotoenvelhecimento, causado por exposição solar sem proteção durante muitos anos, provoca enrugamento, aumento da pigmentação, atrofia da derme e lesões que podem ser benignas ou malignas[14]
- É normal o crescimento mais lento dos pelos nos membros inferiores[14]
- Muitas lesões cutâneas benignas fazem parte do processo de envelhecimento; é essencial que os profissionais de saúde consigam diferenciar as lesões benignas das malignas[14]
- A perda de ancoramento entre as camadas da pele coloca a pessoa mais velha em risco de lesões por cisalhamento e traumatismo. Também há retardo da cicatrização de feridas por causa de alterações vasculares[14]
- Há atrofia da pele e redução da reposição celular, que torna a pele delgada e transparente.[14]

CONSIDERAÇÕES PEDIÁTRICAS

- Eritema tóxico, uma erupção cutânea avermelhada com elevações amarelas/brancas, pode surgir nos primeiros dias de vida e é normal[15]
- Bolhas com água são evidentes em recém-nascidos que sugam uma parte do corpo durante o período intrauterino[15]
- As glândulas sudoríparas são imaturas no recém-nascido, resultando no aparecimento de diminutas lesões brancas/amarelas (mília) nas bochechas, no nariz ou no queixo. As lesões desaparecem por volta dos 3 meses de vida[15]
- Acne em recém-nascidos é consequente aos hormônios maternos, que estimulam as glândulas sebáceas, desaparecendo após os primeiros meses de vida[15]
- Diferenças biológicas são mais evidentes no tegumento que em outras áreas do corpo[15]
- O feto consegue reparar feridas com formação de cicatriz durante o 2º e o 3º trimestres da gravidez.[15]

Exercícios de revisão

1. O penfigoide bolhoso é uma doença com bolhas autoimunes causadas por autoanticorpos contra constituintes da junção dérmico-epidérmica.
    a. *Explique como os anticorpos, que atacam glicoproteínas na lâmina lúcida e sua ligação com os hemidesmossomos, podem causar a formação de bolhas (dica: ver Figura 51.5).*
2. Os "testes de alergia" envolvem a aplicação de um antígeno à pele, quer por meio de pequena escoriação, quer por injeção intradérmica.
    a. *Explique como o sistema imune do organismo é capaz de detectar e reagir a esses antígenos.*

REFERÊNCIAS BIBLIOGRÁFICAS

1. Pawlina W. (2016). Histology: A text and atlas (7th ed.). Philadelphia, PA: Wolters Kluwer Health.
2. Habif T. P. (2016). Clinical dermatology: A color guide to diagnosis and therapy (6th ed.). St. Louis, MO: Elsevier.
3. Rubin R., Strayer D. E. (Eds.) (2015). Rubin's pathology: Clinicopathologic foundations of medicine (7th ed.). Philadelphia, PA: Wolters Kluwer Health.
4. Paradisi A., Tabolli S., Didona B., et al. (2014). Marked by reduced incidence of melanoma and nonmelanoma skin cancer in a nonconcurrent cohort of 10,040 patients with vitiligo. Journal of American Academy of Dermatology 71(6), 1110–1116.
5. Mochiezuki H., Ruyusuke K. (2015). Central mechanisms of itch. Clinical Neurophysiology 126(9), 1650–1660.
6. Bassari R., Koea J. (2015). Jaundice associated pruritus: A review of pathophysiology and treatment. World Journal of Gastroenterology 21(5), 1404–1413.

7. Kim S., Hyun J., Kim H., *et al.* (2016). Evaluation of anti-pruritic and anti-inflammatory effects of 7. Korean red ginseng extract on atopic dermatitis murine model. World Allergy Organization Journal 9(1), 17–18.
8. Lau T., Leung S., Lau W. (2016). Gabapentin for uremic pruritus in hemodialysis patients: A qualitative systematic review. Canadian Journal of Kidney Health and Disease 3(2016), 14.
9. Pereira M., Ständer S. (2017). Chronic pruritus: Current and emerging treatment options. Drugs 77, 999–1007.
10. Reich A., Riepe C., Anastasiadou Z., *et al.* (2016). Itch assessment with visual analogue scale and numerical rating scale: Determination of minimal clinically important difference in chronic itch. Acta DermatoVenereologica 96(7), 978–980.
11. Lima A., Illing T., Schliemann S., *et al.* (2017). Cutaneous manifestations of diabetes mellitus: A review. American Journal of Clinical Dermatology 18, 541–553.
12. Greaney J., Stanhewicz A., Kenney W., *et al.* (2015). Impaired increases in skin sympathetic nerve activity contribute to age-related decrements in reflex cutaneous vasoconstriction. Journal of Physiology 543(9), 2199–2211.
13. Chanprapaph K., Vachiramon V., Rattanakamakorn P. (2014). Epidermal growth factor receptor inhibitors: A review of cutaneous adverse events and management. Dermatology Research and Practice 2014, 1–8.
14. Hinkle J. L., Cheever K. H. (2018). Brunner & Suddarth's textbook of medical-surgical nursing (14th ed., p. 1974). Philadelphia, PA: Wolters Kluwer.
15. Bowden V. R., Greenberg C. S. (2014). Children and their families the continuum of nursing care (3rd ed.). Philadelphia, PA: Wolters Kluwer.

Distúrbios da Integridade e da Função da Pele

52

Lisa Hight

INTRODUÇÃO

A pele é um órgão único considerando os numerosos sinais de doença ou lesão imediatamente observáveis sobre ela. Funciona como a interface entre os órgãos internos do corpo e o ambiente externo. Portanto, as doenças de pele representam a culminação de forças ambientais e o funcionamento interno do corpo. Luz solar, insetos, outros artrópodes, microrganismos infecciosos, produtos químicos e agentes físicos atuam na patogênese das doenças de pele. Embora a maior parte dos distúrbios seja intrínseca à pele, muitas condições são manifestações externas de doenças sistêmicas. Assim, a pele fornece uma valiosa janela para o reconhecimento de muitas doenças sistêmicas.

É por meio da pele que o carinho e outras sensações são transmitidos e recebidos. Na pele, são visualizadas saúde, beleza, integridade e até mesmo emoção.

LESÕES PRIMÁRIAS DA PELE

Depois de concluir esta seção, o leitor deverá ser capaz de:

- Descrever a patogênese da acne vulgar e relacioná-la com as medidas utilizadas no tratamento da lesão
- Diferenciar entre a dermatite alérgica e de contato e o eczema atópico e numular
- Definir o termo *papuloescamoso* e usá-lo para descrever as lesões associadas a psoríase, pitiríase rósea e líquen plano.

Conceitos fundamentais

Lesões primárias da pele

- As infecções da pele são causadas por vírus, bactérias e fungos que a invadem, incitam respostas inflamatórias e podem também causar erupções e lesões que rompem a superfície da pele
- As respostas alérgicas e de hipersensibilidade são causadas por reações antígeno-anticorpo resultantes da sensibilidade a antígenos tópicos ou sistêmicos.

As lesões primárias da pele são aquelas originadas na pele, incluindo distúrbios pigmentares da pele, processos infecciosos, acne, rosácea, dermatoses papuloescamosas, doenças alérgicas e reações a medicamentos, e infestações por artrópodes. Embora a maior parte delas não seja fatal, pode afetar a qualidade de vida.

Distúrbios pigmentares da pele

Os distúrbios pigmentares da pele envolvem os melanócitos. Em alguns casos, há ausência de produção de melanina, como no vitiligo ou no albinismo. Em outros, ocorre aumento na melanina ou em algum outro pigmento, como nas manchas mongólicas ou melasmas. Em ambas as situações, o impacto emocional pode causar muita preocupação e ansiedade.

Vitiligo

Trata-se de um problema pigmentar que acomete pessoas com pele de pigmentação escura de todas as raças. Afeta também pessoas de pele branca, mas não tão frequentemente, e os efeitos em geral não são tão socialmente problemáticos. O vitiligo aparece em qualquer idade. No entanto, cerca de metade dos casos começa antes dos 20 anos de idade.[1] Em todo o mundo, afeta pessoas de todas as raças, independentemente do sexo.

Etiologia. A causa do vitiligo não é conhecida. No entanto, há muitas justificativas possíveis para a sua etiologia, incluindo a genética e a autoimunidade.[1] Em alguns casos, relata-se que teria sido precipitado pelo estresse emocional ou trauma físico, como por queimaduras solares. O estresse oxidativo é responsável por iniciar a destruição de melanócitos e o desenvolvimento de vitiligo.[2] Além disso, o vitiligo está associado a doenças concomitantes, como hipotireoidismo, doença de Graves, doença de Addison, anemia perniciosa, diabetes melito do tipo 2 e melanoma.[4,5]

Manifestações clínicas. A manifestação clínica clássica do vitiligo é o aparecimento súbito de manchas brancas na pele.[1] A lesão é uma mácula despigmentada com bordas lisas definidas em face, axilas, pescoço ou membros. As manchas variam em tamanho de pequenas máculas àquelas que envolvem grandes superfícies de pele. O tipo macular grande é o mais comum. As áreas despigmentadas têm aparência branca, pálida ou, às vezes, azul-acinzentada. Os locais despigmentados podem ter melanócitos que já não produzem melanina ou não ter nenhum ou muito poucos melanócitos funcionantes.[1] Essas áreas se queimam facilmente com o sol e aumentam ao longo do tempo. O vitiligo muitas vezes é assintomático, embora possa ocorrer prurido.

Existem dois tipos de vitiligo: A e B. O vitiligo A é visto com mais frequência, e as manchas brancas são simétricas, com bordas discretas.[4] Progride lentamente ao longo dos anos até cobrir primeiro o dorso das mãos, o rosto e as pregas do corpo.[4] O vitiligo B é o tipo segmentar, o que significa que as manchas brancas não são simétricas, mas disseminadas aleatoriamente em qualquer parte do corpo. Seu início ocorre em uma fase mais precoce da vida que o vitiligo A.[4]

Tratamento. Embora existam muitas opções de tratamento para o vitiligo, nenhuma delas é curativa. Utilizam-se loções autobronzeantes, tinturas de pele e cosméticos para camuflar as lesões. Os corticosteroides administrados topicamente, intralesão e via oral têm sido utilizados com sucesso. A irradiação ultravioleta B (UVB) de banda larga (grande área) e de banda estreita (focalizada) também tem sido bem-sucedida.

Diversas técnicas de enxerto de pele vêm sendo utilizadas em pessoas que não respondem a outros tratamentos. As técnicas bem-sucedidas de enxerto de pele variam de minienxertos (enxertos em saca-bocado de 2 mm de espessura total transplantados às áreas envolvidas) a enxerto de melanócitos nas áreas envolvidas. A micropigmentação (tatuagem) tem sido feita em áreas menores, recalcitrantes, mas muitas vezes é difícil alcançar uma correspondência de cor correta.

Sempre que há envolvimento de superfícies cutâneas extensas, o tratamento pode ser revertido, branqueando as áreas pigmentadas de modo a coincidir com a coloração da pele da parte restante. Utiliza-se um agente melanocitotóxico para remover os melanócitos restantes das áreas da pele. Esse processo, chamado de *despigmentação*, é permanente e irreversível. As pessoas precisam tomar conhecimento disso e de sua necessidade de evitar o sol e usar protetores solares por toda a vida.

Albinismo

O albinismo, um distúrbio genético em que há ausência congênita completa ou parcial de pigmento na pele, nos pelos e nos olhos, é encontrado em todas as raças. Embora existam mais de 10 tipos diferentes de albinismo, o mais comum é o albinismo oculocutâneo herdado recessivamente, em que há diversos melanócitos normais, mas pouca a nenhuma tirosinase, a enzima necessária para a síntese de melanina.[5] Ele afeta a pele, os pelos e cabelos e os olhos. As pessoas apresentam pele pálida ou rosada, pelos e cabelos brancos ou amarelos, e olhos claros ou, às vezes, cor-de-rosa. Os indivíduos com albinismo têm problemas oculares, como sensibilidade extrema à luz, erros de refração, hipoplasia da fóvea e nistagmo.[5] O tipo mais grave é o OCA1A, tirosinase-negativo, uma vez que essas pessoas têm uma completa falta de tirosinase.[5] Não há cura para o albinismo. Os esforços quanto ao tratamento para as pessoas com albinismo são destinados a reduzir o risco de câncer de pele por meio da proteção contra a radiação solar e rastreamento à procura de lesões cutâneas malignas.

Melasma

Caracterizado por máculas faciais escurecidas,[6,7] é comum em todos os tipos de pele, embora seja mais proeminente em pessoas de pele escura da Ásia, da Índia e da América do Sul. Ocorre em homens, mas é mais comum em mulheres, particularmente durante a gestação ou durante a utilização de contraceptivos orais.[6,8] Pode ou não desaparecer após o parto ou a interrupção do controle de natalidade hormonal. O melasma é agravado pela exposição ao sol.[6-8] As medidas de tratamento são paliativas, constituídas principalmente pela limitação da exposição ao sol e pelo uso de protetores solares. Agentes de clareamento, contendo hidroquinona a 2 a 4%, são o tratamento padrão. A tretinoína em creme e o ácido azelaico têm sido úteis no tratamento de casos graves.

Processos infecciosos

A pele está sujeita à invasão por diversos microrganismos, incluindo fungos, bactérias e vírus. Normalmente, a flora da pele, o sebo, as respostas imunes e outros mecanismos protetores protegem a pele contra infecções. Dependendo da virulência do agente infeccioso e da competência de resistência do hospedeiro, podem ocorrer infecções.

Infecções fúngicas superficiais

Os fungos são microrganismos vegetais saprófitos de vida livre; algumas estirpes são consideradas parte da flora normal da pele. Alguns fungos causam infecções profundas e outros são superficiais. Existem dois tipos de fungos, as leveduras e os bolores. As leveduras, como *Candida albicans*, crescem como células individuais e se reproduzem assexuadamente[9] (ver Figura 52.1). Os fungos crescem em longos filamentos, chamados *hifas*.[9] Existem milhares de espécies conhecidas de bolores e leveduras, mas apenas cerca de 100 deles causam doenças em seres humanos e animais.[9] As infecções fúngicas ou micóticas da pele são tradicionalmente classificadas como superficiais ou profundas. As micoses superficiais, mais comumente conhecidas como *tinha* ou micose, invadem somente o tecido superficial queratinizado (pele, pelos e cabelos e unhas). As

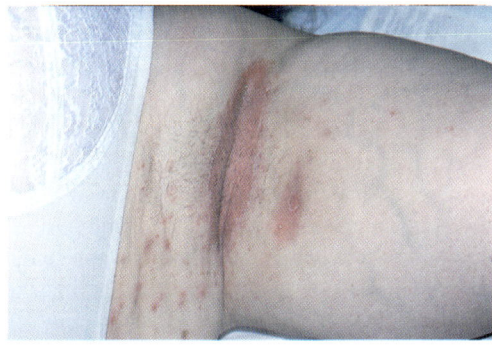

Figura 52.1 • Infecção fúngica superficial. *Candida* em uma dobra de pele. Fonte: Jensen S. (2015). *Nursing health assessment: A best practice approach* (2. ed., p. 275). Philadelphia, PA: Wolters Kluwer.

infecções fúngicas profundas envolvem a epiderme, a derme e o tecido subcutâneo. As infecções tipicamente superficiais podem apresentar envolvimento profundo em pessoas imunodeprimidas.[5]

A maior parte das micoses superficiais, também chamadas de *dermatofitoses*, é causada por dermatófitos, um grupo de fungos intimamente relacionados, classificados em três gêneros:

- *Microsporum* (*M. audouinii*, *M. canis*, *M. gypseum*)
- *Epidermophyton* (*E. floccosum*)
- *Trichophyton* (*T. schoenleinii*, *T. violaceum*, *T. tonsurans*).[5]

Dois destes, *Microsporum* e *Trichophyton*, afetam o cabelo.[5]

Outro modo de classificar os dermatófitos é de acordo com a sua origem ecológica – humana, animal ou do solo. Espécies antropofílicas (*M. audouinii*, *M. tonsurans*, *T. violaceum*) são parasitos em seres humanos e disseminadas por outros seres humanos infectados. As espécies zoofílicas (*M. canis* e *T. mentagrophytes*) causam infecções parasitárias em animais, algumas das quais podem ser transmitidas aos seres humanos. As espécies geofílicas se originam no solo, mas podem infectar animais, que, por sua vez, infectam os seres humanos.

Patogênese e manifestações clínicas.

Os fungos que causam micoses superficiais vivem nas células queratinizadas mortas da epiderme. Eles liberam uma enzima que possibilita digerir a queratina, o que resulta em escamação superficial da pele, desintegração das unhas ou quebra dos pelos ou cabelos, dependendo do local de infecção.[5] Uma exceção a isso é o fungo invasor da tinha versicolor, que não produz uma enzima queratolítica. As reações mais profundas envolvendo vesículas, eritema e infiltração são causadas pela inflamação resultante das exotoxinas liberadas pelo fungo. Os fungos também são capazes de produzir uma resposta alérgica ou imune.[5] As infecções fúngicas superficiais afetam várias partes do corpo, e as lesões variam de acordo com o local e a espécie de fungo. A tinha pode afetar o corpo (tinha do corpo), a face e o pescoço (tinha facial), o couro cabeludo (tinha do couro cabeludo), as mãos (tinha das mãos), os pés (tinha dos pés), as unhas (tinha das unhas) ou a genitália (tinha genital).[5]

Diagnóstico e tratamento.

O diagnóstico das infecções fúngicas superficiais é feito principalmente pelo exame microscópico de raspados de pele à procura de esporos fúngicos, os corpos de reprodução dos fungos. Utilizam-se preparações de hidróxido de potássio (KOH) para preparar as lâminas com os raspados de pele. O KOH desintegra o tecido humano e deixa intactos os filamentos filiformes, ou hifas, que crescem a partir dos esporos fúngicos. As culturas também podem ser feitas usando um meio de teste de dermatófitos ou uma lâmina de microcultura que produz alterações de cor e possibilita a identificação microscópica direta. A luz de Wood (luz UV) é outro método que pode ajudar no diagnóstico de tinha. Alguns tipos de fungos (p. ex., *M. canis* e *M. audouinii*) apresentam uma fluorescência amarelo-esverdeada quando a luz é dirigida sobre a área afetada.[5]

As infecções fúngicas superficiais podem ser tratadas com agentes antifúngicos tópicos ou sistêmicos. O tratamento geralmente é feito após a confirmação do diagnóstico por preparações de KOH ou cultura, em particular se for previsto o uso de um agente sistêmico. Agentes tópicos, preparações tanto de venda sob prescrição quanto de venda livre, geralmente são utilizados no tratamento das infecções por tinha. No entanto, o sucesso muitas vezes é limitado por causa da longa duração do tratamento, da baixa adesão e dos altos índices de recidiva em locais específicos do corpo.

Os agentes antifúngicos sistêmicos orais incluem a griseofulvina, os azóis e as alilaminas. A griseofulvina é um agente fungicida derivado de uma espécie de *Penicillium* usada apenas no tratamento de dermatofitoses. A griseofulvina atua por meio da ligação à queratina da pele recém-formada, protegendo a pele de novas infecções. Como sua ação é voltada a evitar novas infecções, ela deve ser administrada durante 2 a 6 semanas para possibilitar a substituição da pele. Os azóis são um grupo de fármacos antifúngicos sintéticos que atuam pela inibição das enzimas fúngicas necessárias para a síntese de ergosterol, uma parte essencial das membranas celulares dos fungos. Os azóis são classificados como imidazóis ou triazóis. Os imidazóis consistem em cetoconazol, miconazol e clotrimazol. Os dois últimos são utilizados apenas no tratamento tópico. Os triazóis incluem o itraconazol e o fluconazol, ambos utilizados para o tratamento sistêmico de infecções fúngicas. A terbinafina, uma alilamina sintética, atua interrompendo a síntese de ergosterol, causando o acúmulo de um metabólito que é tóxico para os fungos. Em contraste à griseofulvina, os agentes sintéticos são fungicidas (i. e., matam os fungos) e, portanto, são mais eficazes por períodos de tratamento mais curtos. Alguns agentes orais podem provocar efeitos colaterais graves, como hepatotoxicidade, ou interagir de modo adverso com outros medicamentos. Diversos fungicidas sintéticos (p. ex., cetoconazol, miconazol, clotrimazol e terbinafina) estão disponíveis como preparações tópicas que produzem efeitos colaterais menos graves. Os corticosteroides tópicos podem ser utilizados em conjunto com os agentes antifúngicos para aliviar o prurido e o eritema secundário à inflamação.

Tinha do corpo ou da face.

A *tinha do corpo* pode ser causada por qualquer fungo, mas é mais frequentemente causada por *M. canis* nos EUA e por *T. rubrum* em todo o mundo (Figura 52.2). Também houve aumento das infecções causadas por *T. tonsurans*. Embora a tinha do corpo afete pessoas de todas as idades, as crianças parecem mais propensas à infecção. A transmissão é mais comumente decorrente de gatos, cachorros e outras crianças acometidas.

As lesões variam conforme o agente fúngico. Os tipos mais comuns de lesões são manchas ovais ou circulares em superfícies expostas da pele e do tronco, das costas ou das nádegas. As lesões menos comuns são as infecções nos pés e na virilha. A lesão começa como uma pápula vermelha e se amplia, muitas vezes com uma área central mais clara. As manchas têm bordas vermelhas elevadas que consistem em vesículas, pápulas ou pústulas. As bordas são bem definidas, mas as lesões podem coalescer (Figura 52.3). Prurido, sensação de queimação leve e eritema frequentemente acompanham a lesão cutânea.

A *tinha da face* é uma infecção causada pelo *T. mentagrophytes* ou *T. rubrum*. A tinha da face pode mimetizar as lesões

Figura 52.2 • Dermatofitose – esta infecção fúngica é superficial. Tinha do corpo. Fonte: Jensen S. (2015). *Nursing health assessment: A best practice approach* (2. ed., p. 846). Philadelphia, PA: Wolters Kluwer.

anulares, eritematosas, em descamação e pruriginosas características da tinha do corpo. Também pode ter o aspecto de manchas eritematosas planas. Os antifúngicos tópicos geralmente são eficazes no tratamento da tinha do corpo e da tinha da face. Agentes antifúngicos orais podem ser usados em casos resistentes.

Tinha do couro cabeludo. Existem dois tipos comuns de tinha do couro cabeludo: primária (não inflamatória) e secundária (inflamatória). Nos EUA, a maioria dos casos de tinha do couro cabeludo não inflamatória é causada pelo *T. tonsurans*, que não apresenta fluorescência verde à lâmpada de Wood. A infecção é transmitida com mais frequência entre familiares que compartilham pentes e escovas nas quais os esporos estão disseminados e permanecem viáveis por longos períodos. Dependendo do fungo invasor, as lesões do tipo não inflamatório podem variar de manchas cinzentas na cabeça, redondas e sem pelos a pontos calvos, com ou sem pontilhados pretos. As lesões variam em tamanho e são mais comumente vistas na parte de trás da cabeça. Pode haver eritema leve, crostas ou escamas. O indivíduo geralmente é assintomático, embora possa existir prurido.

O tipo inflamatório de tinha do couro cabeludo é causado por estirpes virulentas de *T. mentagrophytes, T. verrucosum* e *M. gypseum*. O início é rápido, e as lesões inflamadas geralmente estão localizadas em uma única área da cabeça. Acredita-se que a inflamação seja uma reação de hipersensibilidade tardia ao fungo invasor. A lesão inicial consiste em mancha redonda pustulosa e escamosa, com cabelos quebrados. A infecção bacteriana secundária é comum e pode levar a uma lesão dolorosa, circunscrita, elástica e endurecida chamada de *quérion*.

O tratamento para os tipos inflamatório e não inflamatório da tinha do couro cabeludo consiste no uso de griseofulvina oral ou antifúngicos sintéticos. A griseofulvina tem sido o principal tratamento para as crianças, porque acreditava-se ter menos efeitos colaterais que os antifúngicos sintéticos.

Tinha dos pés e das mãos. A *tinha dos pés* (pé de atleta) é a dermatose fúngica mais comum, afetando principalmente os espaços entre os artelhos, as plantas ou laterais dos pés. É causada por *T. mentagrophytes* e *T. rubrum*. As lesões variam de levemente escamosas a exsudativas, erosivas, inflamadas e dolorosas com fissuras. Muitas vezes, são acompanhadas por prurido, dor e odor fétido. Algumas pessoas são propensas à tinha dos pés crônica. Os tipos leves são mais comuns durante climas secos.

A *tinha das mãos* geralmente é uma infecção secundária à infecção primária por tinha dos pés. Em contraste com outras doenças de pele, como a dermatite de contato e a psoríase, que afetam ambas as mãos, a tinha das mãos geralmente ocorre em apenas um lado. A lesão característica é uma bolha na palma da mão ou no dedo, circundada por eritema. As lesões crônicas são escamosas e secas. Podem ocorrer rachaduras e fissuras. As lesões podem espalhar-se para a superfície palmar da mão. Se crônica, a tinha das mãos pode levar à tinha das unhas. Formas simples de tinha dos pés e tinha das mãos são tratadas com aplicações tópicas de antifúngicos.

Tinha das unhas. É uma dermatofitose das unhas, um subconjunto da *onicomicose*, que inclui infecções dermatofíticas, não dermatofíticas e por *Candida* das unhas. Há aumento da incidência de infecções fúngicas das unhas nos últimos anos, provavelmente refletindo melhor diagnóstico, aumento do número de pessoas imunodeprimidas com maior suscetibilidade, aumento do uso de fármacos imunossupressores, número crescente de idosos, viagens ao redor do mundo e uso mais frequente de banheiros coletivos.

A tinha subungueal distal e lateral, o tipo mais comum de tinha das unhas, geralmente é causada pelo *T. rubrum* ou pelo *T. mentagrophytes*. As unhas dos pés são mais frequentemente envolvidas que as das mãos, porque estas estão mais expostas ao ar. A infecção frequentemente começa na ponta da unha, onde o fungo digere a queratina da unha. Em alguns casos, a infecção começa a partir de uma lesão por esmagamento em uma unha do pé ou por disseminação da tinha dos pés. Inicialmente, a unha tem aspecto opaco, branco ou prata, tornando-se, então, amarela ou marrom. A condição

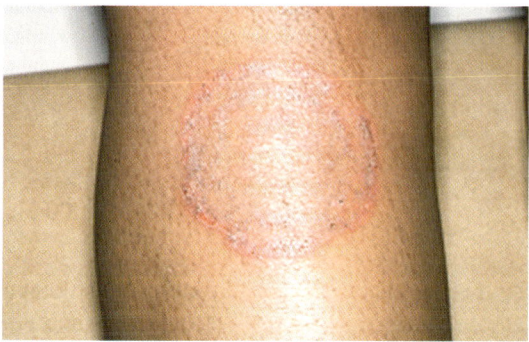

Figura 52.3 • Tinha do corpo é uma infecção de pele dermatofítica retratada como lesão anelar com borda elevada e área central mais clara. Fonte: Jensen S. (2015). *Nursing health assessment: A best practice approach* (2. ed., p. 276). Philadelphia, PA: Wolters Kluwer.

muitas vezes permanece inalterada durante anos. Durante esse período, pode envolver apenas uma ou duas unhas e produzir pouco ou nenhum desconforto. Gradualmente, a unha se espessa e racha conforme a infecção se dissemina e alcança a placa ungueal. Ocorrem descoloração e distorção permanente conforme a placa ungueal se separa do leito ungueal. Os tipos menos comuns de tinha das unhas são a tinha das unhas superficial branca, em que as áreas das unhas se tornam brancas, esfareladas e erodidas, e a tinha subungueal proximal, em que há invasão rápida da unha, deixando-a branca sem espessamento ungueal adicional. Embora seja um dos tipos menos comuns de tinha das unhas, a ocorrência da tinha subungueal proximal aumentou nas pessoas com infecção pelo vírus da imunodeficiência humana (HIV).

O tratamento da tinha das unhas geralmente requer um antifúngico oral. As infecções ungueais costumam ser tratadas com itraconazol e terbinafina. O fluconazol tem sido eficaz, particularmente em caso em que haja envolvimento de *Candida*. O itraconazol é administrado em pulsos (semanas intermitentes de tratamento), enquanto a terbinafina ou o fluconazol ininterruptamente durante 12 a 15 semanas. As infecções das unhas da mão são mais facilmente tratadas, em parte porque estão mais expostas ao ar livre. O itraconazol, a terbinafina e, em menor grau, a griseofulvina têm sido eficazes no tratamento das infecções ungueais. Todos os agentes orais requerem um acompanhamento atento à procura de efeitos colaterais. Podem ser necessários de 3 a 12 meses para que uma unha nova cresça. Assim, os indivíduos em tratamento com agentes antifúngicos precisam ser lembrados de que o desaparecimento da infecção requer 4 a 6 meses em caso de unhas das mãos e mais tempo para as unhas dos pés.

Embora tenha havido um aumento na taxa de cura das infecções fúngicas das unhas dos pés, principalmente por causa dos antifúngicos sintéticos, casos recalcitrantes permanecem. Alguns especialistas recomendam a remoção de unhas dos pés infectadas. Muitos casos de tinha das unhas seriam evitados se as infecções primárias de tinha dos pés tivessem sido diagnosticadas e tratadas prontamente.

Tinha versicolor. É uma infecção fúngica que envolve a parte superior do tórax, as costas e, às vezes, os braços. É causada pela levedura dimórfica-lipofílica *Pityrosporum orbiculare* (forma redonda) e *P. ovale* (forma oval).[4] A levedura vive dentro do estrato córneo e dos folículos pilosos em áreas com glândulas sebáceas, onde é fácil obter triglicerídios e ácidos graxos livres.[4] A lesão característica refere-se a uma área de descamação em forma de folha amarela, rosa ou marrom (Figura 52.4). O termo *versicolor* é derivado das variações multicoloridas da lesão. As manchas são despigmentadas e não escurecem quando expostas à luz UV.

O sulfeto de selênio, encontrado em várias preparações de xampu, tem sido uma medida eficaz de tratamento fungistático. O miconazol ou cetoconazol em creme ou xampu, por causa de suas propriedades fungicidas, tornaram-se os fármacos de escolha. Os antifúngicos orais são usados para casos extensos. A infecção pode recorrer após tratamento farmacológico.

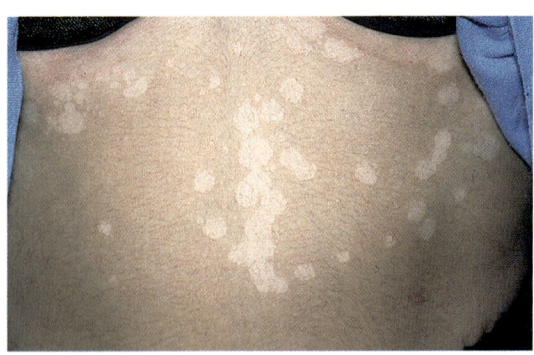

Figura 52.4 • Tinha versicolor. Fonte: Jensen S. (2015). *Nursing health assessment: A best practice approach* (2. ed., p. 276). Philadelphia, PA: Wolters Kluwer.

Tinha incógnita. É um tipo de infecção por dermatófitos que se desenvolveu com o uso generalizado de corticosteroides tópicos. Muitas vezes, é vista nos casos em que as infecções por tinha foram erroneamente diagnosticadas, como eczema e tratadas com corticosteroides. Como os corticosteroides suprimem a inflamação, pode haver ou não descamação e eritema, ou a lesão não se assemelhar em nada a uma infecção fúngica após várias tentativas de tratamento com cortisona. Houve um aumento na incidência de tinha incógnita em pessoas com infecção pelo HIV. As pessoas com o distúrbio frequentemente apresentam placas espessas com liquenificação, pápulas, pústulas e nódulos. Pode haver telangiectasias, atrofia e estrias. A tinha incógnita é vista na maior parte das vezes na virilha, nas palmas ou no dorso da mão.

As medidas de tratamento incluem a interrupção dos corticosteroides tópicos e a utilização de corticosteroides orais em doses baixas para evitar os surtos associados à interrupção dos esteroides tópicos potentes. Utilizam-se agentes antifúngicos orais ou tópicos, dependendo da gravidade da infecção.

Reação dermatofítica. A erupção cutânea secundária pode ocorrer em pessoas alérgicas ao fungo responsável pela dermatofitose. Essa reação alérgica ou dermatofítica pode ocorrer durante um episódio agudo de uma infecção fúngica. A reação mais comum ocorre nas mãos em resposta à tinha dos pés. As lesões são vesículas com eritema ao longo das palmas das mãos e dos dedos, às vezes estendendo-se a outras áreas. Menos comumente, ocorre uma reação mais generalizada, com erupção de pápulas ou vesículas no tronco ou nos membros. Essas erupções podem assemelhar-se à tinha do corpo. As lesões podem tornar-se escoriadas e infectadas por bactérias. O tratamento é dirigido ao local da infecção primária. A reação intradérmica desaparece na maior parte dos casos sem intervenção se o local primário for curado.

Infecções por *Candida*. A candidíase (moníliase) é uma infecção fúngica causada pela *C. albicans* e, ocasionalmente, por algumas outras espécies de *Candida*. Esse fungo do tipo levedura é um habitante normal do sistema digestório, da boca e da vagina. Os problemas de pele resultam da liberação de toxinas irritantes sobre a superfície da pele. *C. albicans* encontra-se quase sempre sobre a superfície da pele. Raramente penetra nas camadas mais profundas da pele. Algumas pessoas estão predispostas às infecções por *Candida*, como aquelas com condições como diabetes melito dos tipos 1 e 2, antibioticoterapia, gestação, uso de contraceptivos orais, desnutrição e doenças imunossupressoras. A candidíase oral pode ser o primeiro sinal de infecção pelo HIV.

C. albicans prospera em áreas quentes e úmidas, intertriginosas, do corpo. A erupção é vermelha com bordas bem definidas. As manchas erodem a epiderme, havendo descamação. Prurido leve a intenso e queimação muitas vezes acompanham a infecção. Os tipos graves de infecção podem envolver pústulas ou vesicopústulas. Além da microscopia, uma infecção por *Candida* muitas vezes pode ser diferenciada de uma infecção por tinha pela presença de lesões satélites, as quais são maculopapulares e encontradas fora das bordas claramente demarcadas da infecção por *Candida*. As lesões satélites muitas vezes são diagnósticas de dermatite das fraldas complicada por *Candida*. O aspecto das infecções por *Candida* varia de acordo com o local.

O diagnóstico geralmente se baseia no exame microscópico de raspados de pele ou mucosas colocados em uma solução de KOH. As medidas de tratamento variam de acordo com o local. Incentiva-se o uso de medidas preventivas, como a utilização de luvas de borracha por pessoas com infecções nas mãos. As áreas intertriginosas muitas vezes são separadas com um pano de algodão limpo e deixadas secar ao ar livre como um meio de reduzir os efeitos da maceração decorrente do calor e da umidade. Agentes antifúngicos orais e tópicos, como clotrimazol, econazol e miconazol, são utilizados no tratamento, dependendo do local e da extensão do envolvimento.

Infecções bacterianas

As bactérias são consideradas parte normal da flora da pele. A maior parte não é patogênica, mas, quando bactérias patogênicas invadem a pele, pode haver desenvolvimento de infecções superficiais ou sistêmicas. As infecções bacterianas da pele são comumente classificadas como infecções primárias ou secundárias. As primárias são infecções superficiais da pele, como impetigo ou ectima, e as secundárias consistem em infecções cutâneas mais profundas, como as úlceras infectadas. O diagnóstico geralmente se baseia em culturas do local infectado. As medidas de tratamento incluem antibioticoterapia e medidas para promover o conforto e evitar a propagação da infecção.

Impetigo. Infecção bacteriana comum e superficial causada por estafilococos ou estreptococos do grupo A beta-hemolíticos, ou ambos.[4] O impetigo é comum entre lactentes e crianças pequenas, embora crianças mais velhas e adultos ocasionalmente contraiam a doença. Sua ocorrência é maior durante os meses quentes de verão ou em climas quentes e úmidos.

O impetigo aparece inicialmente como uma pequena vesícula ou pústula, ou como uma grande bolha no rosto ou em qualquer outra parte do corpo. À medida que a lesão primária se rompe, deixa uma área desnudada que libera um líquido seroso cor de mel, que endurece na superfície da pele e seca como uma crosta cor de mel (Figura 52.5). Novas vesículas se rompem dentro de horas. O prurido muitas vezes acompanha as lesões, e as escoriações de pele que resultam do ato de coçar multiplicam os locais de infecção. Embora seja um risco muito baixo, uma possível complicação do impetigo estreptocócico não tratado é a glomerulonefrite pós-estreptocócica. A mupirocina tópica é eficaz no tratamento do impetigo e tem poucos efeitos colaterais. Na maior parte dos casos, é a primeira escolha de tratamento, mas, se uma área maior estiver envolvida, poderá ser necessário um antibiótico sistêmico.[10]

Existe outro tipo de impetigo, o *impetigo bolhoso*, geralmente causado por *Staphylococcus aureus*.[4] Comum em crianças, é decorrente da toxina epidermolítica e geralmente não contaminado por estreptococos.[4,11] Surgem bolhas finas de aparência clara a turva, que então coalescem. As bolhas se abrem, deixando a borda bolhosa original com crostas centrais finas e planas cor de mel ou, em alguns casos, áreas desnudas. A face muitas vezes é afetada, mas o impetigo bolhoso pode ocorrer em qualquer parte do corpo. As medidas de tratamento são as mesmas destinadas para o impetigo não bolhoso.

O *ectima* é um tipo ulcerativo de impetigo, geralmente secundário a traumatismo leve. É causado por estreptococos do grupo A beta-hemolíticos, *S. aureus* ou espécies de *Pseudomonas*. Frequentemente ocorre nas nádegas e coxas das crianças. As lesões são semelhantes às do impetigo. Uma vesícula ou pústula se rompe, deixando uma erosão de pele ou úlcera que goteja e seca constituindo uma mancha com crosta, muitas vezes resultando na formação de cicatrizes. No ectima vasto, há febre baixa e extensão da infecção a outros órgãos. O tratamento geralmente envolve a utilização de antibióticos sistêmicos.

Um tipo menos comum de infecção por *S. aureus*, a chamada *doença de Ritter*, manifesta-se por erupção cutânea difusa escarlate semelhante à da febre, seguida por separação da pele e descamação. Também é chamada de *síndrome da pele escaldada estafilocócica*, porque a pele parece escaldada (Figura 52.6). A doença de Ritter geralmente afeta crianças menores de 5 anos. No entanto, os adultos imunocomprometidos também correm risco. A enfermidade, considerada uma infecção mais profunda da pele porque as camadas superficiais da epiderme são separadas e descamam em camadas, é causada pela propagação hematológica de toxinas a partir de uma infecção focal, como da nasofaringe, ou uma abrasão

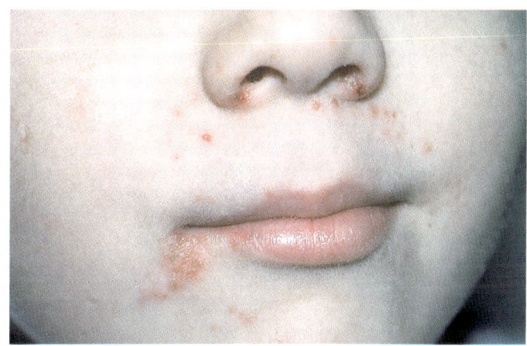

Figura 52.5 • O impetigo da face comumente é causado por *S. aureus*. Fonte: Jensen S. (2015). *Nursing health assessment: A best practice approach* (2. ed., p. 274). Philadelphia, PA: Wolters Kluwer.

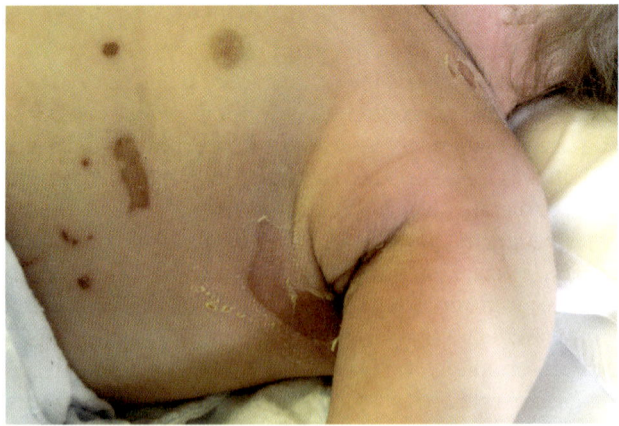

Figura 52.6 • Síndrome da pele escaldada estafilocócica. Fonte: Jensen S. (2015). *Nursing health assessment: A best practice approach* (2. ed., p. 846). Philadelphia, PA: Wolters Kluwer.

superficial da pele. O início da erupção pode ser precedido por mal-estar, febre, irritabilidade e sensibilidade extrema sobre a pele. A conjuntiva frequentemente está inflamada, com drenagem purulenta. Embora o líquido nas bolhas não rompidas seja estéril, geralmente são realizadas culturas dos locais suspeitos de infecção local e do sangue. Utilizam-se antibióticos sistêmicos, orais ou parenterais, para tratar o distúrbio. A cura geralmente ocorre em 10 a 14 dias, sem cicatrizes.

A *celulite* é a infecção mais profunda a afetar a derme e o tecido subcutâneo. Geralmente é causada por estreptococos do grupo A beta-hemolíticos ou *S. aureus*, mas pode ser causada por uma bactéria específica a algumas atividades, como manipular peixes, nadar em água doce ou salgada ou sofrer picadas de animais ou arranhões. Ferimentos preexistentes (p. ex., úlceras, erosões) e tinha dos pés muitas vezes são portas de entrada. As pernas são os locais mais comuns, seguidos pelas mãos e pelo pavilhão auricular, embora a celulite possa ser vista em muitas partes do corpo. A lesão consiste em uma placa expandida edemaciada, vermelha e sensível, com uma borda não definida, que abrange uma área pequena a ampla (Figura 52.7). A celulite frequentemente é acompanhada por febre, eritema, calor, edema e dor. Muitas vezes, envolve o sistema linfático e, uma vez comprometido, infecções repetidas podem prejudicar a drenagem linfática, resultando em pernas cronicamente edemaciadas e, eventualmente, fibrose dérmica e linfedema. Tratada incorretamente, pode resultar em sepse, nefrite ou morte. As medidas de tratamento (antibióticos orais e intravenosos) dependem dos microrganismos invasores e da extensão da infecção.

Infecções virais

Os vírus são patógenos intracelulares que dependem das células vivas do hospedeiro para sua reprodução. Não têm estrutura celular organizada, mas consistem em um núcleo de ácido desoxirribonucleico (DNA) ou ácido ribonucleico (RNA) circundado por uma camada de proteína. Os vírus observados nas lesões de pele tendem a ser vírus contendo DNA. Os vírus invadem o queratinócito, começam a se reproduzir e causam proliferação ou morte celular. O rápido aumento nas doenças virais de pele tem sido atribuído à utilização de fármacos corticosteroides, que têm qualidades imunossupressoras, bem como ao emprego de antibióticos que alteram a flora bacteriana da pele. À medida que a quantidade de infecções bacterianas diminui, há um aumento proporcional nas doenças virais da pele.

Verrugas. São papilomas benignos comuns causados pelo papilomavírus humano (HPV) contendo DNA. A transmissão da infecção por HPV se dá em grande parte por contato direto entre as pessoas ou pela autoinoculação. Como papilomas benignos, as verrugas representam um exagero nas estruturas normais da pele. Há um espessamento irregular do estrato espinhoso e um espessamento bastante aumentado do estrato córneo. A classificação das verrugas é baseada principalmente em sua morfologia e localização.

Embora as verrugas possam variar de aparência conforme a sua localização, hoje se sabe que os tipos clinicamente distintos de verrugas não resultam simplesmente dos locais anatômicos em que surgem, mas também dos diferentes tipos de HPV. Foram encontrados quase 90 tipos de HPV em seres humanos, que causam vários tipos diferentes de verrugas, incluindo as de pele e as genitais.[4] Muitos tipos de HPV que causam verrugas genitais são sexualmente transmissíveis, podendo alguns, até mesmo, aumentar o risco de câncer do colo do útero (tipos 6, 11, 16 e 18).[4,12,13]

As verrugas não genitais frequentemente ocorrem nas mãos e nos pés. Geralmente, são causadas pelos tipos 1, 2, 3, 4, 27 e 57 de HPV e não são consideradas lesões pré-cancerosas. Classificam-se como verrugas comuns, verrugas planas e verrugas plantares ou palmares. As comuns são o tipo mais frequente. As lesões podem ocorrer em qualquer lugar, porém acontecem mais frequentemente nas superfícies dorsais das mãos, especialmente na área periungueal, onde aparecem como pápulas pequenas, branco-acinzentadas a escurecidas, planas a convexas, com uma superfície áspera, semelhante a seixo. As verrugas planas são comuns na face ou na superfície dorsal das mãos. As verrugas são pápulas escurecidas um pouco elevadas, planas e lisas, ligeiramente maiores que as verrugas comuns (Figura 52.8). As verrugas plantar e palmar ocorrem nas plantas dos pés e palmas das mãos, respectivamente. Elas parecem lesões escamosas e ásperas que podem alcançar de 1

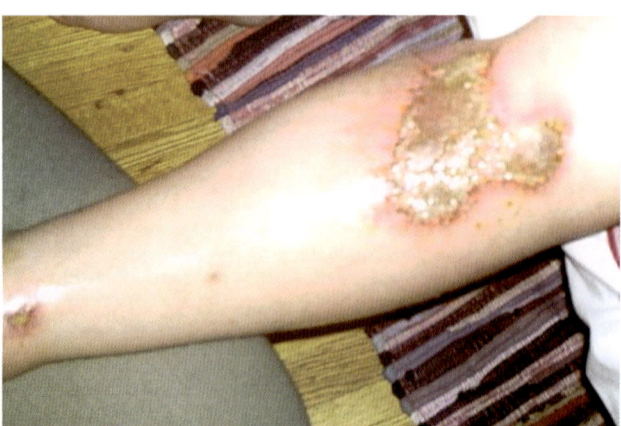

Figura 52.7 • Celulite em perna infectada por *S. aureus* e *Pseudomonas*.

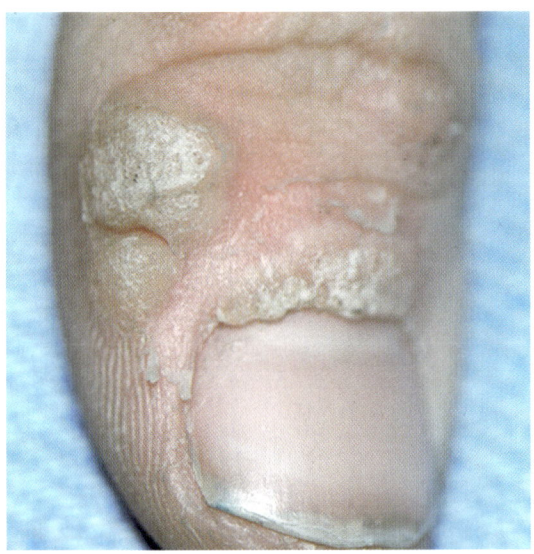

Figura 52.8 • Verrugas comuns. Fonte: Jensen S. (2015). *Nursing health assessment: A best practice approach* (2. ed., p. 273). Philadelphia, PA: Wolters Kluwer.

a 2 cm de diâmetro, coalescem e são confundidas com calos comuns. A transmissão do HPV geralmente ocorre por meio de rupturas na integridade da pele.

O tratamento geralmente é direcionado a induzir um período "livre de verrugas", sem produzir cicatrizes. As verrugas desaparecem espontaneamente quando se desenvolve imunidade ao vírus. A resposta imune, no entanto, pode tardar por anos. Por causa de sua aparência ou desconforto, as pessoas geralmente desejam a sua remoção, em vez de esperar até desenvolverem imunidade. A remoção geralmente é realizada por meio da aplicação de um agente queratolítico, como gel ou emplastro de ácido salicílico, que rompe o tecido das verrugas, ou por congelamento com nitrogênio líquido. O ácido salicílico atua dissolvendo o cimento intercelular e descamando a camada córnea da pele, sem afetar as células epidérmicas normais. Vários tipos de cirurgia a *laser*, eletrocirurgia, crioterapia, imunoterapia (p. ex., sulfato de zinco via oral) e terapia antiviral (p. ex., cidofovir) também têm sido bem-sucedidos na erradicação das verrugas.

Herpes simples. As infecções de pele e mucosas (*i. e.*, herpes labial ou bolhas de febre) pelo herpes-vírus simples (HSV) são comuns. Dois tipos de HSV infectam os seres humanos: tipo 1 e tipo 2. O HSV-1 geralmente está associado às infecções da orofaringe, e o microrganismo é transmitido por gotículas respiratórias ou pelo contato direto com a saliva infectada. O HSV-1 também pode ser transmitido para outras partes do corpo pelo contato com a pele na prática de esportes, como atletismo, e durante a prática odontológica e clínica. O herpes genital geralmente é causado pelo HSV-2. As infecções genitais provocadas pelo HSV-1 e as infecções orais causadas pelo HSV-2 estão se tornando cada vez mais comuns.

A infecção pelo HSV-1 pode manifestar-se como uma infecção primária ou recorrente. Seus principais sintomas incluem febre, dor de garganta, vesículas dolorosas e úlceras na língua, no palato, na gengiva, na mucosa bucal e nos lábios. A infecção primária resulta na produção de anticorpos para o vírus de modo que infecções recorrentes são mais localizadas e menos graves. Depois de uma infecção inicial, o herpes-vírus persiste nos gânglios trigeminais e em outras raízes dorsais no estado latente, sendo reativado periodicamente nas infecções recorrentes. A reativação de uma infecção por herpes pode ocorrer tanto no gânglio da raiz dorsal quanto localmente (o vírus já foi encontrado na epiderme e em outros órgãos). Os sintomas de uma infecção primária por HSV-1 mais frequentemente ocorrem em crianças pequenas (1 a 5 anos de idade). É provável que muitos adultos tenham sido expostos ao HSV-1 durante a infância e, portanto, apresentem anticorpos para o vírus.

As lesões recorrentes do HSV-1 geralmente começam com uma sensação de queimação ou formigamento. Seguem-se vesículas umbilicadas e eritema, que progridem para pústulas, úlceras e crostas antes de cicatrizar (Figura 52.9). As lesões são mais comuns em lábios, face, boca, septo nasal e nariz. Quando uma lesão está ativa, libera o HSV-1, e há o risco de transmissão do vírus a outras pessoas. A dor é comum, e a cura ocorre dentro de 10 a 14 dias. Estresse, menstruação ou ferimentos podem compreender fatores precipitantes. Em particular, a exposição ao UVB parece ser um gatilho comum para a recorrência. Não há cura para o herpes orofaríngeo. A maior parte das medidas de tratamento é paliativa. O penciclovir em creme ou docosanol em creme, agentes antivirais tópicos aplicados ao primeiro sintoma e, em seguida, várias vezes ao dia reduzem a duração de uma crise. Preparações tópicas de venda livre contendo agentes anti-histamínicos, antipruriginosos e anestésicos juntamente com ácido acetilsalicílico ou paracetamol podem ser aplicadas para aliviar a dor. O aciclovir oral, um fármaco antiviral que inibe a replicação do herpes-vírus, pode ser utilizado profilaticamente para evitar recidivas. Os fármacos antivirais valaciclovir e fanciclovir também podem ser utilizados para a profilaxia.

Herpes-zóster. Também conhecido como cobreiro, é uma erupção vesicular aguda, localizada e distribuída ao longo de

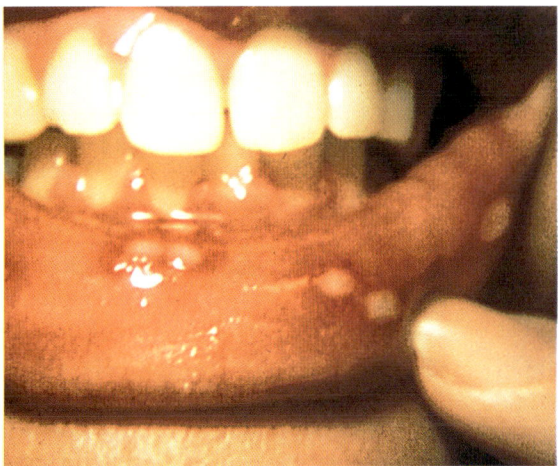

Figura 52.9 • Herpes simples 1 da mucosa oral. Fonte: Jensen S. (2015). *Nursing health assessment: A best practice approach* (2. ed., p. 407). Philadelphia, PA: Wolters Kluwer.

um segmento de dermátomo da pele. É causado pelo mesmo herpes-vírus que causa a varicela, o varicela-zóster. Acredita-se que seja decorrente da reativação de uma infecção pelo vírus da varicela-zóster latente que estava dormente nos gânglios da raiz dorsal sensitiva desde uma infecção primária na infância. Durante um episódio de herpes-zóster, o vírus reativado dirige-se do gânglio para a pele do dermátomo correspondente. Embora o herpes-zóster não seja tão contagioso quanto a varicela, o vírus reativado pode ser transmitido a contatos não imunes.

O herpes-zóster ocorre em 10 a 20% das pessoas.[4] Pode surgir em qualquer momento da vida, mas tende a acontecer com maior frequência em idosos. A incidência é muito menor entre os afro-americanos. Outros indivíduos em risco por causa da imunidade mediada por linfócitos T prejudicada são aqueles com doenças como a infecção por HIV e determinadas neoplasias malignas, os usuários crônicos de corticosteroides e aqueles submetidos a quimioterapia e radioterapia.

As lesões do herpes-zóster tipicamente são precedidas por um pródromo que consiste em dor em queimação, sensação de formigamento, sensibilidade extrema da pele ao toque e prurido ao longo do dermátomo afetado. Entre os dermátomos, os mais frequentemente envolvidos são os torácicos, cervicais, trigeminais e lombossacros. Os sintomas prodrômicos podem se manifestar em 1 a 3 dias ou mais antes do aparecimento da erupção. Durante esse período, a dor pode ser confundida com diversas outras condições, como doença cardíaca, pleurisia, distúrbios musculoesqueléticos ou gastrintestinais.

As lesões surgem como uma erupção de vesículas com bases eritematosas, restritas a áreas de pele supridas por neurônios sensitivos de um único grupo ou de grupos associados de gânglios da raiz dorsal. Em pessoas imunodeprimidas, as lesões podem se estender além do dermátomo. As erupções geralmente são unilaterais na região torácica, no tronco ou na face. Novos grupos de vesículas se rompem ao longo do trajeto do nervo durante 3 a 5 dias. As vesículas secam, formam crostas e, eventualmente, desprendem-se. As lesões geralmente desaparecem em 2 a 3 semanas, embora possam persistir por até 6 semanas em alguns idosos.

As erupções podem ser acompanhadas por complicações graves. O envolvimento dos olhos pode resultar em cegueira permanente e ocorre em uma grande porcentagem de casos que envolvem a divisão oftálmica do nervo trigêmeo (Figura 52.10). A neuralgia pós-herpética, que corresponde à dor que persiste por mais do que 1 a 3 meses após a resolução da erupção, é uma importante complicação do herpes-zóster. É mais comumente vista em pessoas com mais de 60 anos de idade; o aumento da idade é o maior fator de risco. Considerando o envelhecimento da população dos EUA, espera-se que a incidência de herpes-zóster aumente significativamente ao longo das próximas duas décadas. As pessoas afetadas queixam-se de dor aguda, em queimação, e que muitas vezes ocorre em resposta a estímulos não nocivos. Mesmo a leve pressão de roupas e lençóis pode provocar dor. Geralmente é uma condição autolimitada que persiste por meses, com os sintomas diminuindo ao longo do tempo.

O tratamento de escolha para o herpes-zóster consiste na administração de um agente antiviral (p. ex., aciclovir,

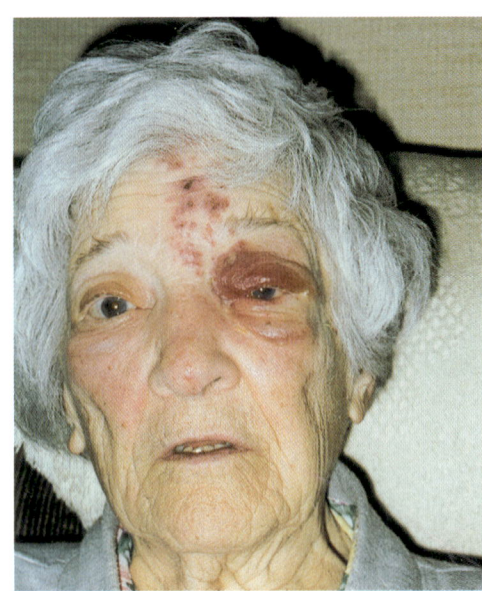

Figura 52.10 • Distribuição por dermátomos da erupção por herpes-zóster decorrente do vírus varicela-zóster. Fonte: Hinkle J. L., Cheever K. H. (2018). *Brunner & Suddarth's Textbook of medical–surgical nursing* (14. ed., p. 1819). Philadelphia, PA: Wolters Kluwer.

valaciclovir, fanciclovir). O tratamento é mais eficaz quando iniciado em 72 h do desenvolvimento da erupção cutânea. Quando administrados na fase vesicular aguda, demonstrou-se que os fármacos antivirais diminuem a quantidade de desenvolvimento de lesão e a dor. Os analgésicos narcóticos, os antidepressivos tricíclicos, a gabapentina, os fármacos anticonvulsivantes e os bloqueadores de nervos têm sido utilizados para o tratamento da neuralgia pós-herpética. A aplicação local de lidocaína em creme ou adesivos de capsaicina pode ser destinada a casos específicos. A vacina contra o herpes-zóster (Zostavax®) é eficaz na prevenção ou no decréscimo da gravidade do herpes-zóster,[14] sendo altamente recomendada para pessoas acima de 50 anos e para qualquer um com risco elevado de herpes-zóster.[15]

Acne e rosácea

A acne é uma doença da unidade pilossebácea, que compreende um pelo fino chamado velo, um folículo piloso e uma glândula sebácea.[16,17] O folículo piloso é uma invaginação tubular da epiderme na qual o pelo é produzido. As glândulas sebáceas se esvaziam no folículo capilar, e a unidade pilossebácea se comunica com a superfície da pele através de uma abertura amplamente dilatada chamada *poro*. As glândulas sebáceas produzem uma complexa mistura de lipídios chamada *sebo*, constituído por uma mistura de ácidos graxos livres, triglicerídios, diglicerídios, monoglicerídios, ésteres de esteróis, ésteres de cera e esqualeno. A produção de sebo ocorre por meio de um *processo holócrino*, em que as células das glândulas sebáceas que produzem o sebo são completamente fracionadas e seus conteúdos lipídicos esvaziados por meio do ducto sebáceo no folículo piloso. A quantidade de sebo produzido depende de dois fatores: do tamanho da glândula sebácea e da taxa de proliferação das células sebáceas. As glândulas sebáceas são maiores na face, no couro cabeludo e no escroto, mas estão em todas as áreas da pele, com exceção das plantas dos pés e palmas das mãos. A proliferação das células sebáceas e a produção de sebo são extraordinariamente sensíveis à estimulação hormonal direta dos andrógenos. Nos homens, os andrógenos testiculares constituem o principal estímulo para a atividade sebácea; nas mulheres, os andrógenos suprarrenais e ovarianos mantêm a atividade sebácea.

As lesões da acne são divididas em lesões não inflamatórias e inflamatórias.[18]

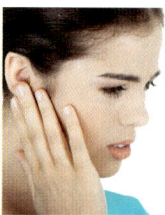

Você se lembra de **Lauren**, apresentada no estudo de caso que abre a Parte 15, que se queixou do "crescimento na parte inferior do lóbulo da orelha direita" e de uma erupção cutânea nas mãos? Ela parece estar pensando que este crescimento pode ser um problema de acne. Lauren perguntou: "O que é exatamente esse crescimento na minha orelha? Disseram que era um queloide, mas eu nunca ouvi falar de nada parecido antes". Ela é orientada sobre o queloide que se formou depois que furou a orelha e diz: "Bem, acho que não é acne, mas você acha que poderia ser um câncer de pele?".

As lesões não inflamatórias consistem em *comedões* (espinhas e cravos). Os *cravos* são tampões de material que se acumula nas glândulas sebáceas que se comunicam com a superfície da pele. A coloração dos cravos resulta da melanina que se moveu para as glândulas sebáceas das células epidérmicas adjacentes. As *espinhas* são pápulas pálidas, ligeiramente elevadas, sem orifício visível. As lesões inflamatórias consistem em pápulas, pústulas, nódulos e, em casos graves, cistos.[18] As *pápulas* são áreas elevadas de menos de 5 mm de diâmetro. As *pústulas* têm um núcleo central de material purulento. Os *nódulos* são maiores que 5 mm de diâmetro e podem tornar-se supurativos ou hemorrágicos. Os nódulos supurativos muitas vezes são chamados de *cistos*, por causa de sua semelhança com cistos epidérmicos inflamados. Acredita-se que as lesões inflamatórias se desenvolvam a partir do extravasamento de sebo para a derme e dos efeitos irritantes dos ácidos graxos no sebo.

Dois tipos de acne ocorrem durante diferentes estágios do ciclo de vida: acne vulgar, o tipo mais comum entre os adolescentes e adultos jovens, e a acne conglobata, que se desenvolve mais tarde. Outros tipos de acne ocorrem em associação a vários agentes etiológicos, como medicamentos (p. ex., esteroides, iodetos), compostos relacionados com a atividade ocupacional, cosméticos e outros agentes irritantes. As medidas de tratamento para essas acnes dependem do agente desencadeante e da extensão das lesões.

Acne vulgar

Considerada uma doença inflamatória crônica da unidade pilossebácea, é uma doença de adolescentes e adultos jovens, afetando mais de 80% das pessoas entre os 11 e 30 anos de idade nos países ocidentais.[19] Nas mulheres, a acne pode começar mais cedo e persistir por mais tempo. No entanto, em geral, a incidência e a gravidade da acne vulgar são maiores em homens. As lesões da acne vulgar se formam principalmente sobre a face e o pescoço e, em menor medida, nas costas, no tórax e nos ombros (Figura 52.11). As lesões podem consistir em comedões (espinhas e cravos) ou lesões inflamatórias (pústulas, nódulos e cistos).

Etiologia. A causa da acne vulgar permanece desconhecida. No entanto, há um fator genético. Várias gerações de familiares muitas vezes experimentam a doença. Considera-se que vários fatores contribuam para a acne, incluindo:

- Aumento na produção de sebo
- Aumento na proliferação das células epidérmicas queratinizadas que formam as células sebáceas
- Colonização e proliferação de *Propionibacterium acnes*
- Inflamação.

Esses fatores provavelmente estão inter-relacionados. O aumento na produção de andrógenos promove intensificação na atividade das células sebáceas, com resultante obstrução dos ductos pilossebáceos. O excesso de sebo fornece um meio para o crescimento de *P. acnes*. O microrganismo *P. acnes* contém lipases que quebram os ácidos graxos livres que produzem a inflamação da acne. Além disso, surgiram novas descobertas sobre a fisiologia da acne (Figura 52.12), como o fato de que o *P. acnes* forma um biofilme (um revestimento de polissacarídio extracelular em que as bactérias são envolvidas) que impede o tratamento com antibióticos. As pesquisas continuam a produzir novos fármacos e tratamentos voltados seletivamente a esses fenômenos.

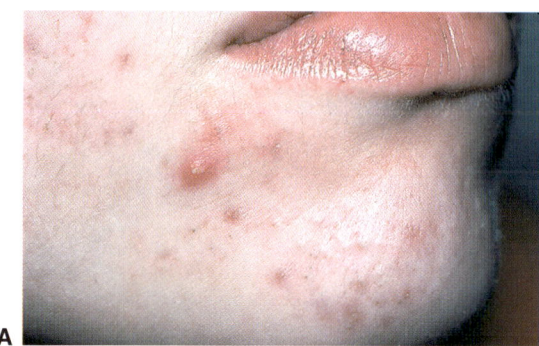

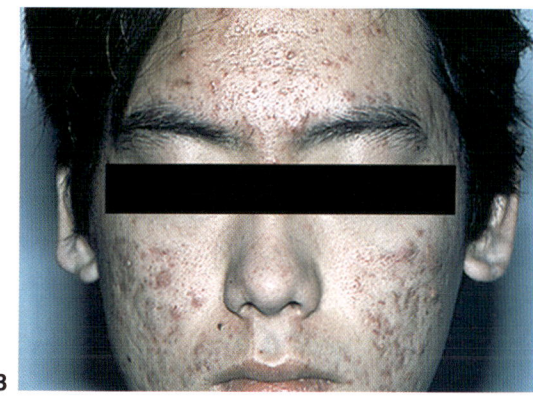

Figura 52.11 • **A.** Acne pustulosa. **B.** Acne cística. Fonte: Jensen S. (2015). *Nursing health assessment: A best practice approach* (2. ed., p. 273). Philadelphia, PA: Wolters Kluwer.

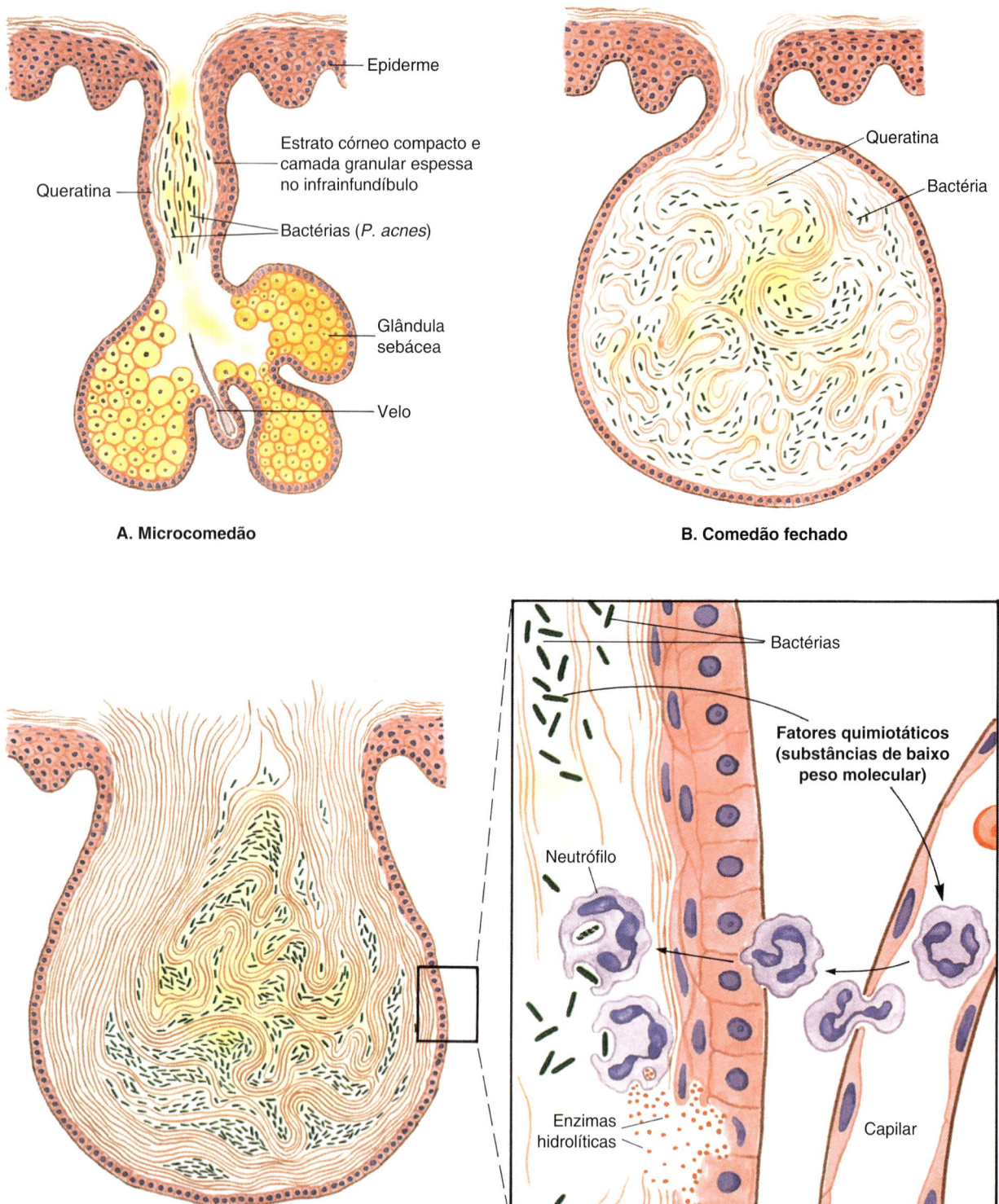

Figura 52.12 • Acne vulgar. Patogênese da distensão folicular, ruptura e inflamação. Formam-se microcomedões (**A**) e comedões fechados (**B**) e abertos (**C**). Pode ser secretado sebo excessivo e o *P. acnes* prolifera. Liberam-se enzimas neutrofílicas e o comedão se rompe, dando início a um ciclo de inflamação intensa (**D** e **E**). Fonte: Strayer D., Rubin R. (2015). *Rubin's pathology: Clinicopathologic foundations of medicine* (7. ed., p. 1250). Philadelphia, PA: Wolters Kluwer. (*continua*)

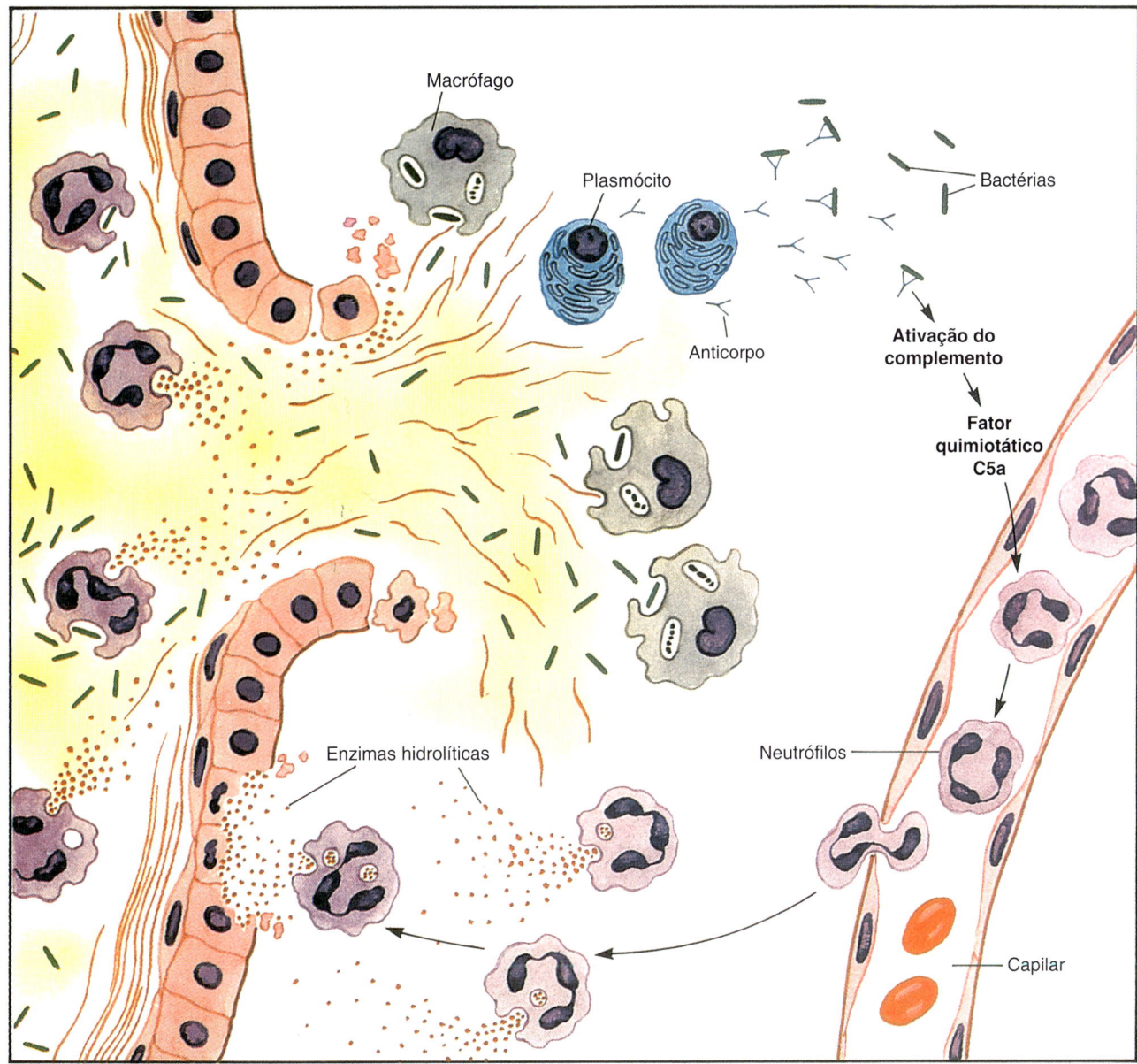

E. Inflamação e ruptura do folículo sebáceo

Figura 52.12 • (Continuação)

Ao longo dos anos, diversos fatores – como a falta de higiene, a acne como um processo infeccioso, dietas com alto teor de ácidos graxos e determinados alimentos (p. ex., chocolate, alimentos fritos) – foram estudados empiricamente e rejeitados como fatores causais do desenvolvimento da acne. Embora as medidas de higiene gerais sejam importantes, a lavagem excessiva pode traumatizar a pele e piorar a situação. Em vez disso, recomenda-se que as áreas afetadas sejam lavadas delicadamente e secas com toques leves.

Diagnóstico. O diagnóstico da acne se baseia na história e no exame físico. Em geral, o tipo e a quantidade de lesões ajudam a determinar a gravidade da acne (leve, moderada e moderadamente grave).[16,19-21] A *acne leve* geralmente é caracterizada por uma pequena quantidade (geralmente < 10) de comedões abertos e fechados, com algumas pápulas inflamatórias. A *acne moderada* se caracteriza por uma quantidade moderada (10 a 40) de pápulas eritematosas e pústulas, geralmente limitada à face. A acne moderadamente grave é definida por diversas pápulas e pústulas (40 a 100) e, ocasionalmente, lesões nodulares inflamadas maiores e mais profundas envolvendo a face, o tórax e as costas (Figura 52.13).

Tratamento. Concentra-se em remover as lesões existentes, evitar novas lesões e limitar a formação de cicatriz. Dependendo da gravidade da acne, o plano de tratamento pode incluir fármacos tópicos e/ou sistêmicos. Geralmente é necessário tratamento a longo prazo. Uma melhora significativa pode não ser evidente até 4 semanas após o início do tratamento, e os efeitos máximos podem não ser aparentes por

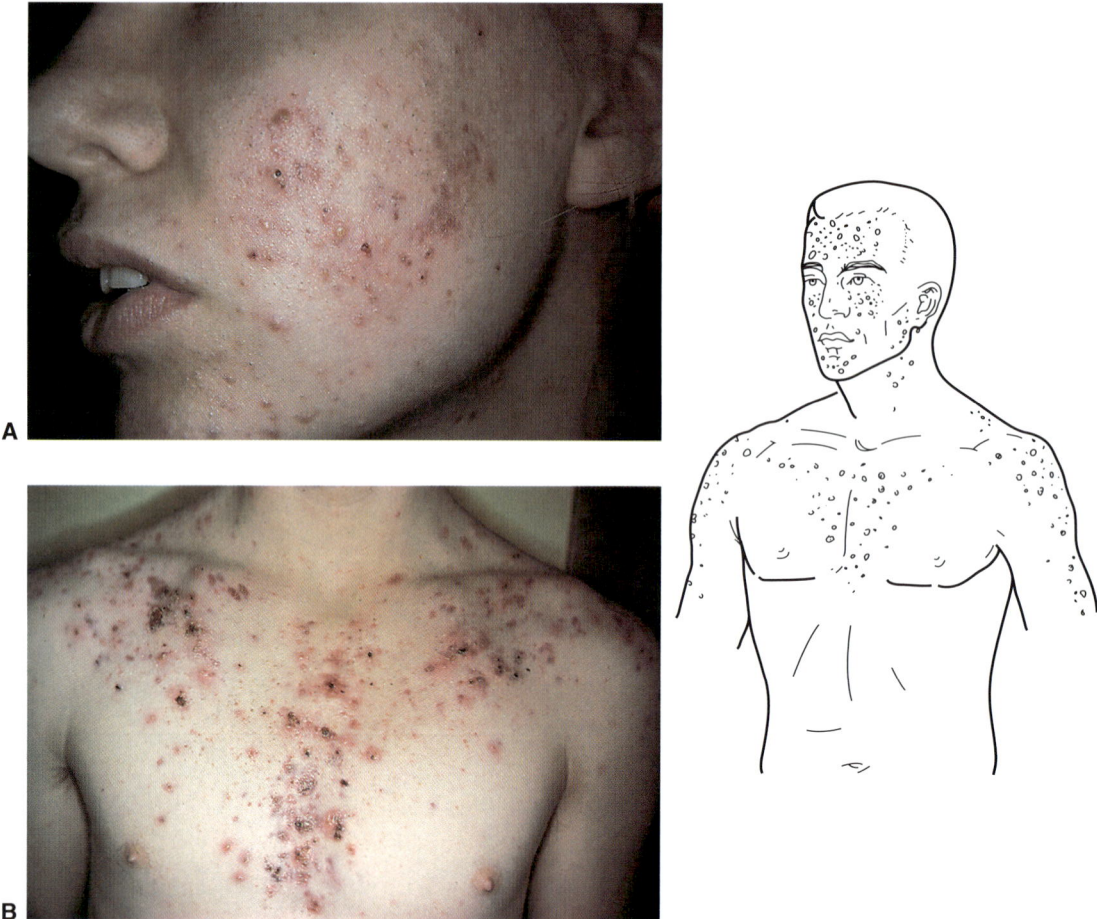

Figura 52.13 • **A.** Acne na face. **B.** Acne no tórax. Fonte: Hall B. J., Hall J. C. (2017). *Sauer's manual of skin diseases* (11. ed., p. 180). Philadelphia, PA: Wolters Kluwer.

meses. Algumas pessoas não terão uma resposta eficaz a qualquer um dos tratamentos disponíveis. No entanto, a acne é a condição de pele mais comum no mundo.²¹ Por conseguinte, é realista acreditar que continuarão sendo desenvolvidas novas e mais eficazes medidas de tratamento.

Diversos agentes tópicos estão disponíveis para o tratamento da acne, incluindo os retinoides, o peróxido de benzoíla, o ácido azelaico e os antibióticos. Os retinoides tópicos, o peróxido de benzoíla e o ácido azelaico são tratamentos eficazes para a acne leve. A acne moderada a grave muitas vezes requer terapia combinada com um agente tópico e antibióticos sistêmicos. O tipo de agente tópico (creme, gel ou loção) pode ser uma consideração importante na escolha do agente. As pessoas com pele mais seca podem se beneficiar de cremes, ao passo que aquelas com pele oleosa podem ter melhores resultados usando um gel ou loção. Existem muitos cremes e loções para acne contendo agentes queratolíticos, como enxofre, ácido salicílico, fenol e resorcinol, disponíveis como preparações de venda livre. Esses agentes atuam quimicamente quebrando a queratina, soltando comedões e exercendo um efeito de descamação sobre a pele.¹⁶,¹⁸

O *peróxido de benzoíla* é um agente tópico que tem propriedades antibacterianas e comedolíticas, e o mais eficaz na redução da população de *P. acnes*. Proteínas bacterianas são oxidadas por radicais livres de oxigênio liberadas pelo metabolismo do peróxido de benzoíla na pele. Em decorrência de seu mecanismo de ação, não se desenvolve resistência bacteriana ao peróxido de benzoíla. O efeito irritativo do fármaco também provoca vasodilatação e aumento do fluxo sanguíneo, o que pode acelerar a resolução das lesões inflamatórias. O *ácido azelaico*, derivado do trigo, centeio e cevada, tem ações semelhantes às do peróxido de benzoíla. Ele diminui a proliferação de queratinócitos e tem ações antibacterianas contra o *P. acnes*. O ácido azelaico em creme é hidratante e causa apenas irritação mínima na pele.

A *tretinoína tópica* (Retin-A®), um derivado ácido da vitamina A, atua localmente reduzindo a coesão das células epidérmicas e aumentando a renovação das células epidérmicas. Acredita-se que resulte em aumento na extrusão de comedões abertos e transformação de comedões fechados em abertos. A tretinoína é inativada pela luz UV e oxidada em peróxido de benzoíla, devendo ser aplicada apenas à noite e não com o peróxido de benzoíla. Todas as formulações de tretinoína são irritantes para a pele, um efeito que piora com a exposição ao sol. Outra forma de tretinoína, a Retin-A® Micro, atua aprisionando o fármaco em microesferas que se movem no folículo e servem como reservatório para a liberação do fármaco. Outros fármacos retinoides, como o adapaleno e o tazaroteno, têm ações semelhantes às da tretinoína. O adapaleno parece ser tão eficaz quanto o ácido retinoico, mas pode ser menos irritante à pele.

Os *antibióticos tópicos* também são eficazes no tratamento da acne leve a moderada. A tetraciclina, a eritromicina e a clindamicina tópica são mais comumente utilizadas. Elas não afetam as lesões existentes, mas evitam lesões futuras pela diminuição na quantidade de *P. acnes* na pele, reduzindo assim a inflamação subsequente formada pela presença de metabólitos de ácidos graxos sebáceos. A falha no tratamento pode ser decorrer do desenvolvimento de resistência aos antibióticos. A combinação de fármacos, como peróxido de benzoíla e eritromicina ou minociclina, também tem sido efetiva.

Os *antibióticos orais* são indicados para a doença moderada a grave, bem como para o tratamento da acne em tórax, costas ou ombros. A tetraciclina em baixas doses tem sido utilizada de modo eficaz durante muitos anos. Não tem efeito sobre a produção de sebo, mas diminui o crescimento bacteriano e a quantidade de ácidos graxos livres produzidos. A tetraciclina requer um período de tratamento suficiente para estabelecer níveis sanguíneos eficazes. Os efeitos colaterais são mínimos, razão pela qual o fármaco continua sendo tão útil. No entanto, ela tem efeitos teratogênicos sobre o desenvolvimento do esqueleto e dos dentes e não deve ser administrada a gestantes ou mulheres que estejam amamentando, ou para crianças. Os derivados da tetraciclina – minociclina e doxiciclina – são mais bem tolerados que a tetraciclina propriamente dita. A doxiciclina pode causar reações de fotossensibilidade. A eritromicina também é eficaz no tratamento da acne, especialmente quando a tetraciclina e seus derivados não podem ser utilizados.

A *isotretinoína* (Accutane®), um retinoide sintético ou forma ácida da vitamina A administrado via oral, revolucionou o tratamento de casos recalcitrantes de acne e acne cística. Em doses cuidadosamente planejadas, a isotretinoína oral resolveu casos graves de acne e iniciou remissões a longo prazo da doença. É administrada por períodos de tratamento de 3 a 4 meses. Embora o modo de ação exato seja desconhecido, diminui a atividade da glândula sebácea, impede a formação de novos comedões, reduz a contagem de *P. acnes* pela redução no sebo e tem efeito anti-inflamatório. No entanto, por causa dos seus muitos efeitos colaterais, é utilizada apenas em pessoas com acne grave e somente quando nenhum outro tratamento foi eficaz. Os efeitos colaterais incluem ressecamento da boca e de outras mucosas, conjuntivite e anormalidades do sistema musculoesquelético. Vários estudos populacionais produziram evidências inconclusivas sobre o fato de a depressão e a ideação suicida aumentarem em pessoas que tomam isotretinoína.[22,23] É necessário monitoramento clínico e laboratorial, porque o fármaco pode produzir níveis séricos elevados de lipídios, resultados anormais nos testes de enzimas hepáticas e distúrbios hematológicos. A isotretinoína é um teratogênico que causa malformações no encéfalo, no coração e na orelha. As mulheres em uso de isotretinoína são seriamente aconselhadas a não engravidar.

Os estrógenos reduzem o tamanho e a secreção das glândulas sebáceas, mas, em decorrência das dosagens elevadas exigidas, são contraindicados em homens. Nas mulheres, podem ser usados agentes contraceptivos orais que combinam estrogênio com uma progestina que tenha uma baixa atividade androgênica.

Outras medidas de tratamento para a acne incluem cirurgia, irradiação UV, crioterapia (p. ex., congelamento com dióxido de carbono associado a solvente, nitrogênio líquido), laserterapia e injeção intralesional de corticosteroides. Esta última medida, utilizando uma seringa ou um injetor sem agulha, está limitada a formas graves de acne nódulo-cística. Essas terapias têm sido eficazes na promoção da cicatrização do cisto, mas geralmente precisam ser repetidas com frequência.

Acne conglobata

Ocorre mais tardiamente na vida e é uma forma crônica da acne cística grave.[5] Comedões, pápulas, pústulas, nódulos, abscessos, cistos e cicatrizes ocorrem nas costas, nas nádegas e no tórax. As lesões surgem em menor grau em locais como abdome, ombros, pescoço, rosto, braços e coxas. Os comedões ou cistos têm várias aberturas, grandes abscessos e seios comunicantes. Nódulos inflamatórios não são incomuns. A sua descarga é odorífera, serosa ou mucoide, e purulenta. A cura muitas vezes deixa lesões profundas com queloide. As pessoas afetadas têm anemia com elevação na contagem de leucócitos, velocidade de hemossedimentação e contagem de neutrófilos. Quando as pessoas com acne conglobata têm também leucocitose, febre e artralgia, esse tipo de acne é diagnosticado como acne fulminante.[5] O tratamento geralmente inclui desbridamento, corticoterapia sistêmica, e uso de retinoides orais e antibióticos sistêmicos.

Rosácea

Doença inflamatória crônica que ocorre em adultos entre 30 e 50 anos de idade,[5] é facilmente confundida com a acne e pode coexistir com ela. A rosácea é mais comum em pessoas de pele clara. Estima-se que afete 14 milhões de pessoas nos EUA.[24] A maioria das pessoas com rosácea é formada por mulheres brancas com mais de 30 anos.

Etiologia. A causa da rosácea é desconhecida. No entanto, acredita-se que compreenda um processo inflamatório acompanhado por instabilidade vascular com perda de líquidos e de mediadores inflamatórios para a derme.[25,26] Muitas vezes, é acompanhada por sintomas gastrintestinais. *Helicobacter pylori* tem sido apontada como uma possível causa, com estudos mostrando melhora na rosácea após a erradicação dessa bactéria. Especialistas supõem que esse resultado ocorra devido aos efeitos anti-inflamatórios dos antibióticos utilizados no tratamento.[26] Além dos microrganismos, outras causas postuladas foram a genética, a ambiental e a vascular.

Tipos e manifestações clínicas. A rosácea é classificada em quatro tipos:

1. Eritematotelangiectásica (rubor e eritema facial central persistente)
2. Papulopustular (inflamatória)
3. Fimatosa (espessamento da pele com nódulos irregulares e aumento no volume)
4. Ocular.[26]

Na fase inicial do desenvolvimento da rosácea, há episódios repetidos de rubor. O rubor eventualmente torna-se um eritema vermelho-escuro permanente no nariz e nas bochechas, que às vezes se estende até a testa e o queixo. Essa fase geralmente se dá antes dos 20 anos de idade. Problemas oculares ocorrem em pelo menos 50% das pessoas com rosácea, o que pode levar a perdas visuais.[26-29] Os sintomas proeminentes incluem olhos com prurido, ardor ou ressecamento; sensação de corpo arenoso ou estranho; e eritema e edema de pálpebra.[26] Conforme a pessoa envelhece, o eritema persiste, e desenvolvem-se telangiectasias com ou sem componentes de acne (p. ex., comedões, pápulas, pústulas, nódulos, eritema, edema). Depois de anos de aflição, a acne rosácea pode evoluir para uma hiperplasia bolhosa irregular (espessamento da pele) do nariz, conhecida como *rinofima*.[16] Os folículos sebáceos e as aberturas do nariz se ampliam, e a cor da pele muda para vermelho-púrpura, resultando em hipertrofia do nariz e respiração prejudicada. Embora a rosácea seja mais comum em mulheres, o rinofima é mais comum em homens. Pessoas com rosácea são sensíveis ao calor, sendo instruídas a evitar agentes estimulantes vasculares, como calor, luz solar, líquidos quentes, alimentos e álcool.

Tratamento. As medidas de tratamento são semelhantes às utilizadas para a acne vulgar. O metronidazol tópico e o ácido azelaico têm sido eficazes. Os antibióticos tópicos (p. ex., clindamicina, eritromicina) têm sido úteis, assim como os antibióticos sistêmicos (p. ex., tetraciclina e seus derivados). O rinofima pode ser tratado por diversos métodos cirúrgicos, incluindo eletrocirurgia, ablação por *laser*, dermoabrasão, criocirurgia e excisão.

Dermatoses alérgicas e de hipersensibilidade

As dermatoses alérgicas e de hipersensibilidade envolvem uma resposta inflamatória a múltiplos agentes exógenos e endógenos. Os distúrbios, geralmente caracterizados por edema epidérmico com separação das células epidérmicas, incluem a dermatite de contato irritativa, a dermatite alérgica, o eczema atópico e numular, a urticária e as erupções cutâneas induzidas por fármacos.

Dermatite de contato e alérgica

A dermatite de contato é uma inflamação comum da pele. Existem dois tipos: a alérgica e a irritativa.

Dermatite de contato alérgica. Resulta de uma resposta de hipersensibilidade mediada por células do tipo IV, provocada pela sensibilização a um alergênio, como a toxina da hera venenosa. Foram identificados mais de 2 mil alergênios capazes de produzir uma resposta inflamatória na pele. As formas brutas de muitas substâncias de ocorrência natural são, em geral, menos alergênicas que as ligas e os produtos sintéticos. Aditivos como corantes e perfumes representam as principais fontes de alergênios conhecidos. Alguns dos agentes tópicos comuns que causam erupções cutâneas alérgicas são os agentes antimicrobianos (especialmente a neomicina), os anti-histamínicos, os agentes anestésicos locais (benzocaína), os conservantes (p. ex., parabenos) e a fita adesiva. Exemplos adicionais são a hera venenosa, o carvalho e as ligas de metais encontradas em joias. Igualmente preocupante é o aumento na incidência de dermatite de contato pelo uso intensivo de produtos de látex sintético, especificamente luvas e preservativos de látex para evitar doenças transmissíveis.

Causas comuns de dermatite de contato alérgica são parafenilenodiamina base (em tintas para cabelo), níquel, bálsamo do peru (fragrância de perfume), timerosal (conservante em cosméticos), sulfato de neomicina, mistura de fragrâncias, formaldeído (conservante em papel, tinta, medicamentos, tecidos), cloreto de cobalto (metal encontrado em produtos médicos, tintas de cabelo), aditivos de borracha e breu (resina em curativos adesivos).[30,31]

As lesões da dermatite alérgica de contato variam de um leve eritema com edema a vesículas ou bolhas grandes (Figura 52.14). Podem ocorrer lesões secundárias por infecção bacteriana. As lesões podem surgir em quase qualquer parte do corpo, e as muitas variações de eczema muitas vezes são classificadas de acordo com sua localização (p. ex., eczema de orelha, eczema de mão). A localização e o padrão muitas vezes ajudam na identificação dos agentes causais. Por exemplo, a lesão típica da hera venenosa consiste em vesículas ou bolhas em um padrão linear (causadas pelo esbarrar na planta) nas áreas expostas. As vesículas e bolhas se rompem e liberam secreção, deixando uma área escoriada.

Dermatite de contato irritativa. Substâncias químicas (sabonetes, detergentes, solventes orgânicos) que irritam a pele causam a dermatite de contato irritativa. Ela pode ocorrer por meios mecânicos, como o ato de esfregar (p. ex., lã, fibra de vidro), irritantes químicos (p. ex., produtos de limpeza doméstica) ou irritantes ambientais (p. ex., plantas, urina). Em contraste com a dermatite de contato alérgica, não é possível identificar os alergênios.

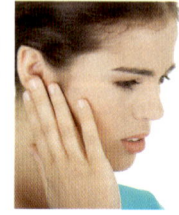

O prurido de **Lauren** se encaixa bem na descrição de dermatite de contato irritativa. Sua erupção foi evidenciada pela primeira vez depois de uma exposição a uma substância química com a qual ela havia trabalhado no laboratório de química de seu curso.

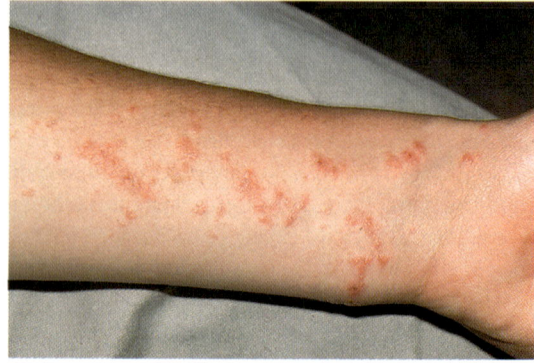

Figura 52.14 • Dermatite de contato. Erupção eritematosa e pruriginosa clássica no braço decorrente de resposta inflamatória a um antígeno que esteve em contato com a pele do braço. Fonte: Jensen S. (2015). *Nursing health assessment: A best practice approach* (2. ed., p. 270). Philadelphia, PA: Wolters Kluwer.

Uma história de dermatite atópica, atual ou pregressa, é um risco importante para o desenvolvimento de dermatite de contato irritativa. Existem quatro tipos de dermatite de contato irritativa: subjetiva, aguda, crônica e queimaduras químicas. Os casos subjetivos não têm manifestações clínicas, mas o paciente relata uma sensação de queimação ou ardor quando exposto ao irritante, e o efeito pode ser reproduzido. Os episódios agudos muitas vezes são decorrentes de exposições únicas ao irritante. Pode haver ressecamento e eritema ou edema, inflamação e vesículas.

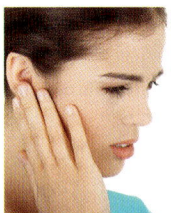

A dermatite de contato irritativa de **Lauren** parece ser decorrente de um episódio agudo desencadeado por um agente químico. Sua erupção tem um aspecto eritematoso, está um pouco edemaciada, não é dolorosa ao toque e tem pápulas de cerca de 1 mm de origem vesicular. Ela nunca havia trabalhado com este produto químico ou tido essa resposta a qualquer outro produto químico ou irritante. A hidrocortisona 1% foi eficaz, e a erupção desapareceu sem recidivas (contanto que ela não se expusesse ao produto químico novamente).

A dermatite irritativa crônica resulta da exposição continuada ao irritante. Mesmo quando o agente irritante é removido, a reação pode persistir por vários anos. Além do ressecamento e eritema, pode haver descamação, fissuras e vesículas (Figura 52.15).

Diagnóstico e tratamento. Tanto na dermatite de contato alérgica quanto na irritativa, a localização das lesões é de grande utilidade no diagnóstico do agente causador. O teste de sensibilidade, em que se aplica uma pequena quantidade do antígeno suspeito à pele, é usado para identificar os alergênios.[30,32,33]

As medidas de tratamento para ambos os tipos de dermatite de contato são destinadas a remover a fonte do irritante ou alergênio. Casos de menor importância são tratados com a lavagem das áreas afetadas para remover a contaminação adicional pelo irritante ou alergênio, a aplicação de cremes ou loções antipruriginosas, e o enfaixamento das áreas expostas. Os corticosteroides tópicos podem ser úteis nesses casos. Os regimes de tratamento sistêmicos se diferenciam de acordo com o tipo de irritante ou alergênio e com a gravidade da reação. Casos moderados a extremos são tratados com compressas úmidas, anti-histamínicos orais e corticosteroides sistêmicos.

Dermatite atópica e eczema numular

Dermatite atópica. Também conhecida como eczema atópico, é uma doença inflamatória pruriginosa da pele caracterizada por eritema mal definido com edema, vesículas e secreção na fase aguda e espessamento da pele (liquenificação) na fase crônica.[34] Embora muitas vezes descrita como doença de hipersensibilidade (atópica) mediada pela imunoglobulina E (IgE), a causalidade alérgica é difícil de documentar, e o distúrbio é cada vez mais observado como doença de pele que predispõe a alergias.[34] Aproximadamente 30% das crianças com dermatite atópica desenvolvem asma, e 35% alergias na adolescência e na idade adulta.[34]

A dermatite atópica se manifesta de modo diferente em pessoas de idades distintas (crianças e adultos) e nas diferentes raças. Aproximadamente 70% dos casos de alergia atópica começam em crianças menores de 5 anos.[34] O tipo infantil é caracterizado pela formação de vesículas, exsudação e crostas com escoriações. Geralmente começa nas bochechas e pode progredir envolvendo o couro cabeludo, os braços, o tronco e as pernas (Figura 52.16). A pele das bochechas pode ser mais pálida, com vincos extras sob os olhos, nas chamadas *linhas de Dennie-Morgan*. O tipo infantil pode se tornar mais suave conforme a criança cresce, muitas vezes desaparecendo aos 15 anos de idade. No entanto, muitas pessoas têm doenças eczematosas resultantes e sintomas de rinite ao longo da vida.

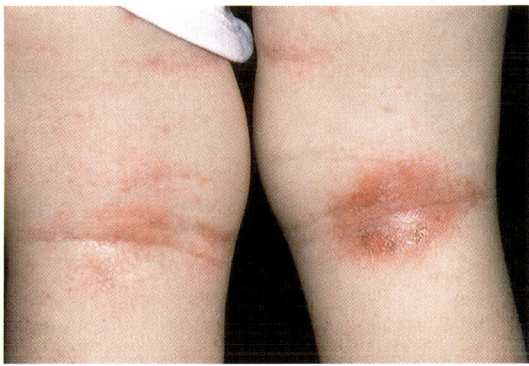

Figura 52.15 • Eczema, também chamado de dermatite atópica. Pode acometer qualquer parte do corpo. Fonte: Jensen S. (2015). *Nursing health assessment: A best practice approach* (2. ed., p. 276). Philadelphia, PA: Wolters Kluwer.

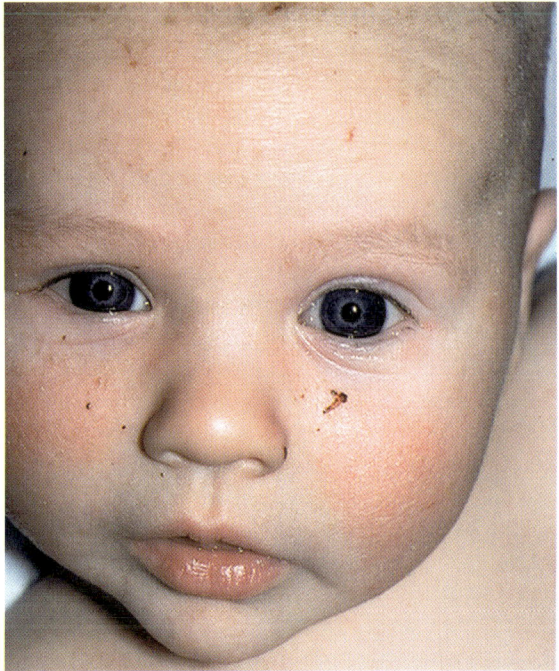

Figura 52.16 • Eczema atópico no rosto de um recém-nascido. Fonte: Jensen S. (2015). *Nursing health assessment: A best practice approach* (2. ed., p. 848). Philadelphia, PA: Wolters Kluwer.

Adolescentes e adultos costumam ter manchas vermelhas secas que afetam o rosto, o pescoço e a parte superior do tronco, mas sem espessamento e demarcação discreta associados à psoríase. As dobras dos cotovelos e joelhos geralmente estão envolvidas. Nos casos crônicos, a pele é seca, coriácea e liquenificada. As pessoas com pele escura podem ter uma erupção papular e manchas hipopigmentadas mal demarcadas nas bochechas e nos membros. Nesses casos, pode-se perder a pigmentação pela liquenificação. Os surtos agudos podem manifestar-se com manchas vermelhas úmidas, brilhantes ou liquenificadas (ou seja, espessadas, com traços mais proeminentes), além de placas e pápulas. O prurido pode ser grave e prolongado nas formas de dermatite atópica infantil e adulta. Infecções secundárias são comuns.

O tratamento do eczema atópico é voltado às anormalidades subjacentes: ressecamento, prurido, infecção e inflamação. As diretrizes derivadas de uma revisão combinada da American Academy of Allergy, Asthma, and Immunology, do American College of Allergy, Asthma, and Immunology Joint Task Force 2012, do Atopic Dermatitis Practice Parameter e da American Academy of Dermatology destacam as terapias e delineiam os princípios básicos do manejo da dermatite atópica.[35] De modo subjacente a todas as medidas de tratamento, estão um programa de orientações abrangendo a causa da doença, as medidas de tratamento e atitudes para evitar mudanças de temperatura e estresse a fim de minimizar as respostas vasculares e sudoríferas. O tratamento básico começa com o cuidado ideal da pele, abordando o defeito na barreira da pele com o uso contínuo de emolientes e hidratação da pele, somado aos cuidados no tocante à exposição a substâncias irritantes ambientais e alimentos que causem exacerbações dos sintomas. Deve-se tomar banho com água morna e sabão neutro. Embora os banhos ressequem a pele, é importante manter um baixo nível de microrganismos para impedir infecções. Uma característica-chave da dermatite atópica reside no ressecamento da pele causado por uma disfunção na barreira da pele, com a perda de água transepidérmica. Esta é acompanhada por prurido intenso e inflamação. A aplicação de hidratantes aumenta a hidratação da pele.[36] Vários ensaios clínicos demonstraram que eles diminuem os sintomas e os sinais de dermatite atópica, incluindo eritema, fissuras e prurido.[35]

Os corticosteroides tópicos continuam sendo um tratamento importante para os surtos agudos, mas podem causar efeitos colaterais locais e sistêmicos. Sua potência é classificada pelo potencial de vasoconstrição. Em geral, apenas as preparações com potência fraca ou moderada são utilizadas na face e nas áreas genitais, ao passo que aquelas com potência moderada ou elevada são usadas em outras áreas do corpo.[34] Os corticosteroides de baixa potência podem ser suficientes em todas as áreas do corpo em crianças mais jovens. Uma das principais preocupações quanto ao uso de corticosteroides tópicos é o adelgaçamento da pele, além da supressão suprarrenal secundária e da supressão do crescimento em crianças resultantes da absorção sistêmica.[34,36]

O tratamento com envoltórios úmidos, no qual um curativo úmido é aplicado sobre emolientes em combinação com antissépticos tópicos (p. ex., triclosana, clorexidina) ou corticosteroides tópicos, tem se mostrado benéfico em alguns casos de dermatite atópica.[36,37] A infecção secundária por *S. aureus* é comum e geralmente é tratada com regimes curtos de antibióticos.[34] Os corticosteroides a curto prazo também são usados durante os surtos agudos em pacientes adultos. A ciclosporina e a azatioprina, ambos agentes imunossupressores, também podem ser utilizadas, levando-se em consideração os seus efeitos potencialmente nocivos. Os anti-histamínicos são úteis por seus efeitos sedativos e podem ser favoráveis durante os episódios de prurido intenso. A fototerapia isolada ou em combinação aos corticosteroides durante as crises agudas é frequentemente praticada, com resultados benéficos.

Estudos examinaram o uso de *probióticos*, alimentos contendo microrganismos vivos, como *Lactobacillus acidophilus* ou *Bifidobacterium bifidum*. Já existem dados suficientes sobre o valor dos probióticos na prevenção de dermatite atópica, mas seu efeito na doença ainda foi esclarecido. Acredita-se que os probióticos reduzam as reações mediadas por IgE.[38] Os probióticos são comercializados na forma de pós, comprimidos, bebidas e laticínios fermentados.[38]

Eczema numular.
As lesões do eczema numular correspondem a manchas papulovesiculares em forma de moeda (daí o outro nome utilizado, *eczema discoide*), envolvendo principalmente os braços e as pernas. A liquenificação e as infecções bacterianas secundárias são comuns. Não é incomum as lesões iniciais se mostrarem cicatrizadas, mas serem seguidas por lesões secundárias de imagem em espelho no lado oposto do corpo. O eczema numular na maior parte das vezes é crônico, com intervalo de semanas a anos entre as exacerbações. As exacerbações são mais frequentes nos meses frios do inverno. A causa exata do eczema numular é desconhecida, embora muitas pessoas tenham uma história de atopia (distúrbios relacionados com a alergia) e não haja colonização intensa das lesões por estafilococos. A ingestão de iodetos e brometos geralmente agrava a doença e deve ser evitada. O tratamento é similar ao de outros tipos de dermatite. Deve-se reduzir os banhos frequentes e o estresse, ao passo que a umidade do ambiente precisa ser aumentada. Podem ser prescritos emolientes, corticosteroides tópicos, preparações de alcatrão de hulha e tratamentos com luz UV, conforme necessário.

Urticária

Envolve pápulas ou placas pálidas, elevadas e pruriginosas que ocorrem no aspecto mais superficial da derme, em qualquer área de pele,[17] as quais se branqueiam com a pressão. O tamanho varia de alguns poucos milímetros a centímetros (Figura 52.17). Ocorrem tanto como reação imunológica a um antígeno na resposta de hipersensibilidade da IgE quanto como reação não imunológica a algo desconhecido. Quando o edema se dá na derme profunda, ocorre angioedema resultando em grandes pápulas.[17] Às vezes, pode haver edema da língua e das vias respiratórias superiores. Tanto a urticária quanto o angioedema podem variar de uma irritação a uma situação anafilática com risco à vida.

Etiologia e patogênese.
A urticária pode ser aguda ou crônica e decorrente de causas conhecidas ou desconhecidas. Diversos fatores, imunológicos ou não imunológicos, podem estar

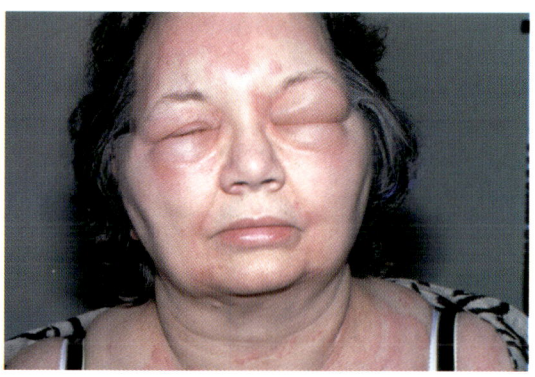

Figura 52.17 • Urticária. Evidencia-se edema resultante da liberação de histamina. Fonte: Jensen S. (2015). *Nursing health assessment: A best practice approach* (2. ed., p. 277). Philadelphia, PA: Wolters Kluwer.

envolvidos em sua patogênese. A pápula urticariforme resulta da liberação de histamina pelos mastócitos e basófilos. A histamina causa hiperpermeabilidade dos microvasos da pele e do tecido circundante, possibilitando que o líquido extravase para os tecidos, causando edema e formação de pápula.

As causas mais comuns de urticária aguda são alimentos ou bebidas, medicamentos (principalmente a penicilina e a cefalosporina), picadas de insetos, infecções virais, ácaros e exposição a pólen ou produtos químicos. O alimento é a causa mais comum de urticária aguda em crianças.

A urticária crônica afeta principalmente adultos e é duas vezes mais comum em mulheres que em homens. Em geral a sua causa não pode ser determinada, apesar de exames laboratoriais extensos. Parece ser uma doença autoimune em uma quantidade substancial de pessoas. Aproximadamente metade dos indivíduos com urticária crônica tem anticorpos IgG circulantes, que desencadeiam a liberação de histamina pelos mastócitos. Em casos raros, a urticária é a manifestação de uma doença subjacente, como certos tipos de câncer, doenças do colágeno e hepatite. Acredita-se que possa haver uma ligação entre a urticária e a apresentação de uma doença autoimune da tireoide.[39] Além disso, a deficiência genética de um inibidor de C1 (complemento 1) pode causar urticária e angioedema.

As urticárias físicas constituem outro tipo de urticária crônica.[40,41] São intermitentes, geralmente duram menos de 2 h, são produzidas por exercício físico, frio, luz solar, vibrações, calor ou pressão prolongada, têm aspectos distintos e acometem diversas partes do corpo, manifestando-se com mais frequência em adultos jovens.

Diagnóstico e tratamento. Os testes de provocação apropriados (p. ex., aplicação de um cubo de gelo na pele para desencadear o desenvolvimento de uma urticária a frio) são usados para diferenciar a urticária física da urticária crônica decorrente de outras causas.

A maioria dos tipos de urticária é tratada com anti-histamínicos de segunda geração que bloqueiam os receptores de histamina do tipo 1 (H_1), os quais, como não causam sonolência, são mais recomendados que os de primeira geração. Eles controlam a urticária inibindo a vasodilatação e o extravasamento de líquido para os tecidos circundantes. Também aliviam o prurido. Se os anti-histamínicos não forem eficazes, utilizam-se bloqueadores do receptor de leucotrienos (zafirlucaste e montelucaste).[41] Banhos do tipo coloide (p. ex., aveia) podem ser utilizados como uma medida de conforto. As pessoas com angioedema de laringe e de faringe são fortemente incentivadas a carregar uma injeção de epinefrina. Os corticosteroides orais podem ser utilizados no tratamento da urticária refratária.

Erupções cutâneas induzidas por fármacos

A maior parte dos fármacos pode causar erupção cutânea localizada ou generalizada. Os medicamentos de uso tópico geralmente são responsáveis por erupções localizadas de dermatite de contato, enquanto os fármacos sistêmicos causam lesões cutâneas generalizadas. Embora muitas erupções cutâneas induzidas por fármacos sejam morbiliformes (i. e., tipo sarampo) ou exantemáticas, podem mimetizar a maior parte das doenças de pele descritas neste capítulo. Como as lesões variam muito, o diagnóstico depende quase inteiramente da acurácia da história do paciente. O manejo de casos leves é destinado a eliminar o fármaco agressor, enquanto trata os sintomas. Os casos graves requerem avaliação médica imediata e tratamento com corticosteroides sistêmicos e anti-histamínicos.

Algumas reações a fármacos resultam em descolamento epidérmico da pele e formação de lesões bolhosas. Três tipos de reações que resultam em lesões cutâneas bolhosas são o *eritema multiforme menor* (Figura 52.18), a *síndrome de Stevens-Johnson* e a *necrólise epidérmica tóxica* (NET).

Etiologia e patogênese. O eritema multiforme menor geralmente é autolimitado, e as manifestações variam entre algumas poucas máculas em forma de anel e bolhas eritematosas. Se a reação envolve uma ulceração sistêmica de todas as mucosas e da pele, é chamada de eritema multiforme principal, ou *síndrome de Stevens-Johnson*, que pode ser uma reação a um fármaco ou a um vírus, como o HSV.[17,42] A terceira doença que causa lesões cutâneas bolhosas desencadeadas por

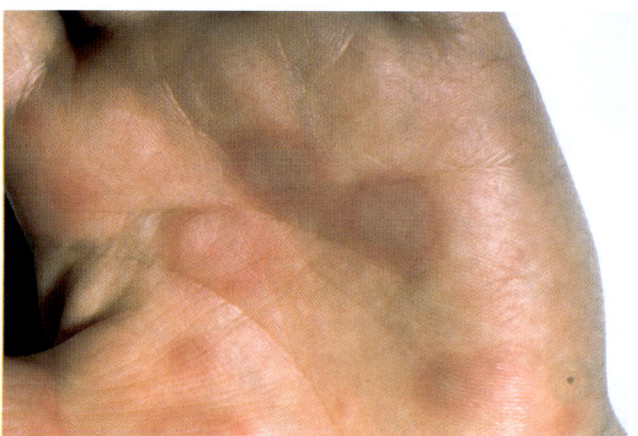

Figura 52.18 • Eritema multiforme da mão, erupção em forma de alvo formada por uma bolha central com eritema circundante, que apareceu após o tratamento com antibióticos. Fonte: Strayer D., Rubin R. (Eds. (2015). *Rubin's pathology: Clinicopathologic foundations of medicine* (7. ed., p. 1240). Philadelphia, PA: Wolters Kluwer.

uma reação adversa a um medicamento é a NET ou doença de Lyell, potencialmente letal.[17]

O eritema multiforme menor é autolimitante, com uma pequena quantidade de descolamento de pele nos locais da lesão. A síndrome de Stevens-Johnson e a NET são causadas por uma reação de hipersensibilidade a fármacos, sendo os mais comuns as sulfonamidas, os anticonvulsivantes, os anti-inflamatórios não esteroides, os antimaláricos e o alopurinol. A recuperação baseia-se na gravidade e em um tratamento rápido e agressivo.

O descolamento de pele visto nas lesões de pele bolhosas é diferente da descamação (*i. e.*, *peeling*) que ocorre em outras doenças de pele. Por exemplo, na escarlatina, há descamação da camada queratinizada morta do estrato córneo. Nas lesões bolhosas, ocorre um desprendimento de toda a espessura da epiderme da derme. Isso deixa a pessoa vulnerável a vários problemas, incluindo a perda de líquidos corporais e eletrólitos, os danos no controle da temperatura corporal e um risco aumentado de infecção.

Manifestações clínicas. As lesões do eritema multiforme menor e da síndrome de Stevens-Johnson são semelhantes. A lesão primária de ambos é uma pápula eritematosa circular semelhante a uma picada de inseto, que, dentro de horas a dias, se transforma em vários padrões diferentes. As lesões individuais podem se ampliar e coalescer, produzindo pequenas placas, ou mudar para zonas de cores concêntricas que parecem com lesões em "alvo" ou "íris". Os anéis mais externos das lesões em alvo geralmente são eritematosos; a porção central com frequência é branca opaca, amarela ou cinza (escuro). No centro, podem se formar pequenas bolhas nas máculas purpúricas escuras, dando-lhes aspecto característico semelhante a um alvo. Embora exista uma ampla distribuição das lesões ao longo da área de superfície do corpo, há uma propensão para que ocorram na face e no tórax.

A NET compreende uma reação a fármacos mais grave. Ocorre um período prodrômico de mal-estar, febre baixa e dor de garganta. Em alguns dias, surgem um eritema disseminado e grandes bolhas flácidas, seguidos pela perda da epiderme, deixando uma derme desnudada e dolorosa. A pele em torno das grandes zonas desnudadas pode ter as lesões em alvo típicas vistas na síndrome de Stevens-Johnson. A pressão lateral faz com que a pele circundante se separe facilmente da derme (sinal de Nikolsky).[42] Geralmente, o epitélio das superfícies mucosas, especialmente da boca e dos olhos, também está envolvido, podendo acarretar cegueira.

Tratamento. O tratamento do eritema multiforme menor e dos casos menos graves de síndrome de Stevens-Johnson inclui o alívio dos sintomas utilizando compressas, fármacos antipruriginosos e anestésicos tópicos. A recorrência dos casos de eritema multiforme tem sido evitada com o tratamento contínuo com aciclovir, dado o fato de que a doença muitas vezes é desencadeada pelo HSV. A corticoterapia pode ser indicada em casos moderados, embora seu uso seja controverso. Para os casos graves de síndrome de Stevens-Johnson e NET, é necessária internação para reposição de líquidos, cuidados respiratórios, administração de antibióticos e analgésicos, e aplicação de curativos úmidos. Quando grandes áreas de pele foram removidas, o cuidado é semelhante ao de pessoas com queimaduras térmicas. A imunoglobulina intravenosa pode acelerar a resposta de cicatrização da pele. Em geral, a cura é um processo lento, com a pele demorando 6 semanas ou mais para se regenerar. As mucosas cicatrizam lentamente, e muitas vezes é necessário acompanhamento após o tratamento à procura de sequelas oftalmológicas e de mucosas.[42] É essencial evitar o fármaco e compostos quimicamente relacionados responsáveis.

Dermatoses papuloescamosas

Trata-se de um grupo de doenças de pele caracterizadas por pápulas e placas descamantes. Entre as principais, estão a psoríase, a pitiríase rósea e o líquen plano.

Psoríase

É uma doença cutânea inflamatória comum, crônica, caracterizada por placas espessas vermelhas circunscritas recobertas por escamas brancas prateadas. Ocorre em todo o mundo, embora a incidência seja menor em climas quentes e ensolarados. Nos EUA e na Inglaterra, afeta 2 a 3% da população.[43] A idade média de início é na 3ª década, e sua prevalência aumenta com o passar dos anos.

Etiologia. Aproximadamente um terço das pessoas tem história genética, indicando um fator hereditário. A doença que se inicia na infância está mais fortemente associada à história familiar que a psoríase que ocorre em adultos com mais de 30 anos. A doença, que pode persistir por toda a vida e exacerbar-se em momentos imprevisíveis, é classificada como crônica. No entanto, em alguns casos, é eliminada e não recidiva. Parece haver uma associação entre a psoríase e a artrite.

A principal causa da psoríase é incerta. Acredita-se que os linfócitos T ativados (principalmente os linfócitos T auxiliares $CD4^+$) produzam mensageiros químicos que estimulem o crescimento anormal de queratinócitos e vasos sanguíneos dérmicos.[43] Alterações inflamatórias associadas são causadas pela infiltração de neutrófilos e monócitos. O trauma à pele é um fator precipitante comum em pessoas predispostas à doença. A reação da pele a um trauma original de qualquer tipo é chamada de *reação de Köbner*. Estresse, infecções, traumas, xerose e medicamentos – como os inibidores da enzima conversora da angiotensina, os fármacos bloqueadores beta-adrenérgicos, o lítio e o agente antimalárico hidroxicloroquina (Plaquenil®) – podem precipitar ou agravar a condição.[43]

Patogênese. Histologicamente, a psoríase caracteriza-se por um aumento na renovação das células da epiderme com espessamento epidérmico significativo, em um processo chamado de *hiperqueratose*. A camada granular (estrato granuloso) da epiderme é diluída ou ausente, encontrando-se neutrófilos no estrato córneo. Há também um adelgaçamento associado da camada de células epidérmicas que recobre as pontas das papilas dérmicas (placa suprapapilar), e os vasos sanguíneos das papilas dérmicas tornam-se tortuosos e dilatados. Esses leitos capilares mostram dano permanente, mesmo quando a doença está em remissão ou resolvida. A proximidade dos vasos das papilas dérmicas com as escamas hiperqueratóticas é responsável pelos vários pontos minúsculos de sangramento observados quando a escama é levantada.

Tipos de psoríase. Existem diversas variantes ou tipos de psoríase, incluindo a psoríase do tipo placas, a psoríase gutata, a psoríase pustulosa (localizada e generalizada) e a psoríase eritrodérmica.[43] A *psoríase do tipo placa* (*psoríase vulgar*), o tipo mais comum, é um tipo estacionário crônico de psoríase. As lesões podem ocorrer em qualquer lugar da pele, mas na maior parte das vezes envolvem os cotovelos, os joelhos e o couro cabeludo (Figura 52.19). As lesões primárias são placas avermelhadas espessas com escamas prateadas bem demarcadas que variam em tamanho e forma. Em pessoas de pele mais escura, as placas podem ter aparência roxa. Pode haver escoriação, espessamento ou exsudação das lesões. Um achado do diagnóstico diferencial reside no fato de que as placas sangram em pontos minúsculos quando removidas, o que é conhecido como *sinal de Auspitz*.

A *psoríase gutata* ocorre em crianças e adultos jovens e se caracteriza por lesões escamosas em forma de lágrima, rosa a salmão. Suas lesões geralmente estão limitadas à parte superior do tórax e dos membros. Esse tipo de psoríase é comumente causado por uma infecção estreptocócica.[43] Em geral responde a tratamentos como a fototerapia com UVB, para em seguida recidivar com infecções por estreptococos. A *psoríase pustulosa* é caracterizada por pápulas ou placas cravejadas de pústulas (Figura 52.20). A psoríase pustulosa localizada geralmente é limitada às palmas das mãos e plantas dos pés. A generalizada é caracterizada por um envolvimento mais geral e pode estar associada a sintomas sistêmicos, como febre, mal-estar e diarreia. Pode ou não ter ocorrido psoríase preexistente.

A *psoríase eritrodérmica* é um tipo raro de psoríase que afeta todas as superfícies do corpo, incluindo as mãos, os pés, as unhas, o tórax e os membros. Caracteriza-se por um processo em que as lesões descamam e tornam-se confluentes, deixando a maior parte da superfície do corpo vermelha brilhante, com uma descamação contínua da pele. Muitas vezes há associação de prurido intenso e dor intensa. Pode haver desenvolvimento de complicações graves relacionadas com a perda de líquidos corporais, proteínas e eletrólitos e distúrbios na regulação da temperatura.

Tratamento. Não há cura para a psoríase. O objetivo do tratamento consiste em suprimir os sinais e sintomas da doença: hiperqueratose, inflamação da epiderme e diferenciação anormal do queratinócito. O tratamento depende da gravidade da doença, bem como de idade, sexo, história de tratamento e nível de participação do paciente. Não há nenhuma ferramenta padronizada para avaliar a gravidade da psoríase.[43] As medidas de tratamento são divididas em abordagens tópicas e sistêmicas. Em geral, os agentes tópicos são utilizados em primeiro lugar em qualquer regime de tratamento e quando menos de 5% da superfície corporal está envolvida.[43] As terapias combinadas adaptadas às necessidades do cliente são mais eficazes. Além disso, o uso rotativo de vários tratamentos pode diminuir os efeitos colaterais em comparação ao uso de uma única modalidade.

Os agentes tópicos incluem os emolientes, os agentes queratolíticos, os produtos à base de alcatrão de carvão, antralina, corticosteroides e calcipotrieno. Os emolientes hidratam e amolecem as placas de psoríase. Os produtos à base de petróleo são mais eficazes que aqueles à base de água, mas geralmente menos aceitáveis cosmeticamente pelas pessoas com psoríase. Os agentes queratolíticos são agentes de descamação. O ácido salicílico, o mais amplamente utilizado, amacia e elimina placas. Tem sido usado isoladamente ou em combinação a outros agentes tópicos. O alcatrão do carvão, o subproduto do processamento do coque e gás a partir do carvão, é uma das formas mais antigas e ainda mais eficazes de tratamento. A pele é recoberta por uma película de alcatrão de carvão por até várias semanas. O mecanismo de ação exato dos produtos à base de alcatrão é desconhecido, mas os efeitos colaterais do tratamento são reduzidos.

A antralina, um produto sintetizado a partir do pó de Goa da casca de árvore araroba-brasileira, permanece como tratamento tópico de escolha. Tem sido eficaz na resolução de lesões em cerca de 2 semanas. Uma desvantagem da antralina

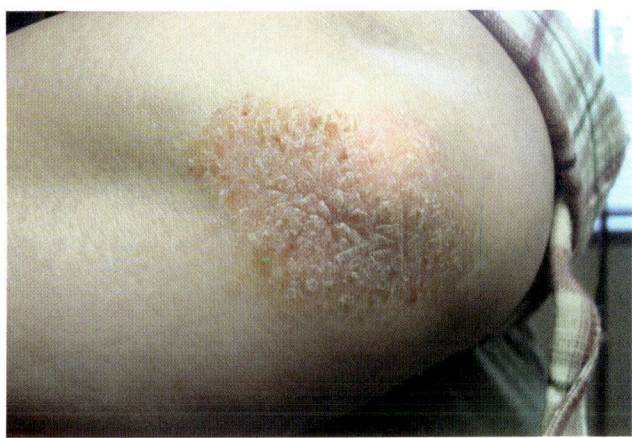

Figura 52.19 • Placa psoriasiforme, branco-prateada, bem-definida e com escama superposta no cotovelo. Fonte: Hall B. J., Hall J. C. (2017). *Sauer's manual of skin diseases* (11. ed., Figura 16.1, p. 189). Philadelphia, PA: Wolters Kluwer.

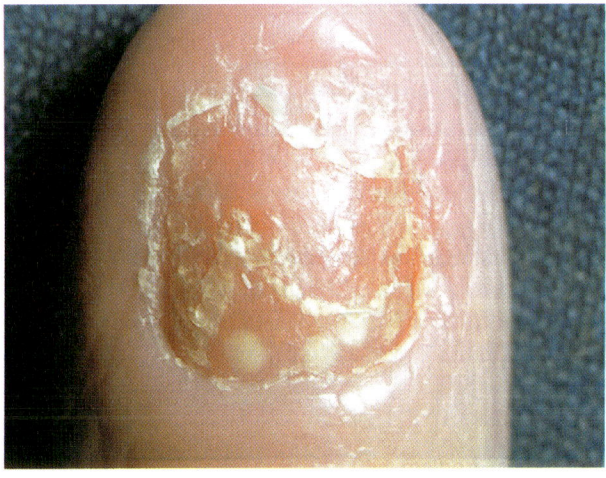

Figura 52.20 • Psoríase pustulosa ungueal. Fonte: Hall B. J., Hall J. C. (2017). *Sauer's manual of skin diseases* (11. ed., p. 404). Philadelphia, PA: Wolters Kluwer.

reside no fato de que mancha a pele não envolvida e a roupa de marrom ou roxo. Uma variação no tratamento, chamada de *método de Ingram*, envolve aplicações de alcatrão de carvão e radiação UVB, seguidas pela aplicação de antralina em pasta.

Os corticosteroides tópicos, como os agentes queratolíticos, são amplamente utilizados e relativamente eficazes. Geralmente são mais aceitáveis porque não mancham e são fáceis de utilizar. Estão disponíveis como preparações de baixa, média e alta potência. O tratamento geralmente é iniciado com um agente de média potência. Os fármacos de baixa potência geralmente são utilizados na face e em áreas do corpo onde a pele tende a ser mais fina, como as regiões da virilha e axilar. As preparações de alta potência são reservadas para o tratamento de placas espessas crônicas que não respondem às preparações menos potentes. Embora os corticosteroides sejam rapidamente eficazes no tratamento da psoríase, estão associados a crises após a interrupção e têm muitos efeitos colaterais potenciais. Sua eficácia é aumentada quando empregados em curativos oclusivos, mas há um aumento nos efeitos colaterais. O *calcipotrieno*, um derivado da vitamina D tópico, tem sido eficaz no tratamento da psoríase. Ele inibe a proliferação de células da epiderme e aumenta a diferenciação celular. O *tazaroteno*, um retinoide sintético, também tem sido eficaz, mas é teratogênico e deve ser evitado por mulheres em idade fértil.

Os tratamentos sistêmicos incluem a fototerapia, a fotoquimioterapia, o metotrexato, os retinoides, os corticosteroides e a ciclosporina. Os efeitos positivos da luz solar já foram confirmados. A fototerapia com UVB é um tratamento amplamente utilizado. A fotoquimioterapia envolve o uso de uma forma ativada pela luz do fármaco metoxisaleno.

Os corticosteroides sistêmicos têm sido eficazes no tratamento da psoríase grave ou pustulosa. No entanto, podem causar efeitos colaterais graves, incluindo a síndrome de Cushing. A injeção intralesional de triancinolona provou ser eficaz em lesões resistentes. Os retinoides representam outra classe de terapia sistêmica para a psoríase. Esses fármacos, derivados da vitamina A, são apenas moderadamente eficazes como monoterapia e estão associados a diversos efeitos colaterais mucocutâneos, como a queda de cabelos, a queilite e o enfraquecimento das unhas. A teratogenicidade limita o uso dos retinoides em mulheres em idade fértil.

O metotrexato, usado para o tratamento do câncer, é um antimetabólito que inibe a síntese de DNA e impede a mitose celular. O metotrexato oral tem sido eficaz no tratamento da psoríase quando outras abordagens falharam. O fármaco tem muitos efeitos colaterais, incluindo náuseas, mal-estar, leucopenia, trombocitopenia e anomalias da função hepática. A ciclosporina é um medicamento imunossupressor potente usado para evitar a rejeição de órgãos transplantados. Ela suprime a inflamação e a proliferação de linfócitos T em pessoas com psoríase. Sua utilização é limitada à psoríase grave em decorrência dos efeitos colaterais graves, que incluem a nefrotoxicidade, a hipertensão e o risco aumentado de cânceres. A ciclosporina intralesional também tem sido eficaz. Os agentes biológicos (p. ex., infliximabe, etanercepte, efalizumabe e alefacepte) que visam à atividade dos linfócitos T e das citocinas responsáveis pela natureza inflamatória da psoríase provaram ser eficazes não só nas lesões de pele, mas também no bloqueio dos efeitos da artrite associada à psoríase.[43]

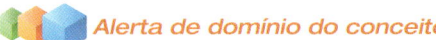

Alerta de domínio do conceito

Fototerapia, metotrexato, corticosteroides e ciclosporina são opções de tratamento sistêmico para a psoríase. Já agentes queratolíticos representam alternativas de tratamento tópico para a doença.

Pitiríase rósea

Trata-se de uma erupção cutânea que afeta principalmente crianças e adultos jovens. Sua origem é desconhecida, mas supõe-se que seja desencadeada por uma infecção viral.[44] Diversos vírus foram pesquisados até o momento, sem evidências conclusivas, exceto algum respaldo nas pesquisas aos herpes-vírus humano 6 (HHV-6) ou 7 (HHV-7).[5,44] A incidência é maior na primavera e no outono.[5] Os casos ocorrem em agrupamentos e entre pessoas que vivem ou trabalham juntas, o que indica uma disseminação infecciosa. No entanto, não há dados que sustentem a comunicabilidade. Pode se tratar de uma resposta imune a inúmeros agentes.

A lesão característica é uma mácula ou pápula oval com eritema circundante (Figura 52.21). A lesão se espalha com uma área clara central, semelhante à tinha do corpo. Essa lesão inicial é uma lesão solitária chamada de *arauto patch*, que geralmente ocorre no tórax ou no pescoço. No entanto, nem sempre há um arauto *patch*.[5] Conforme a lesão aumenta e começa a desvanecer-se (2 a 10 dias), grupos sucessivos de lesões aparecem no tórax e no pescoço ao longo das próximas 2 a 3 semanas.[5] As lesões nas costas têm um característico padrão de "ramo de árvore de Natal" sobre o dorso.[5] Membros, rosto e couro cabeludo podem estar envolvidos, com maior frequência em crianças e pessoas de pele escura.[5] Pode ocorrer

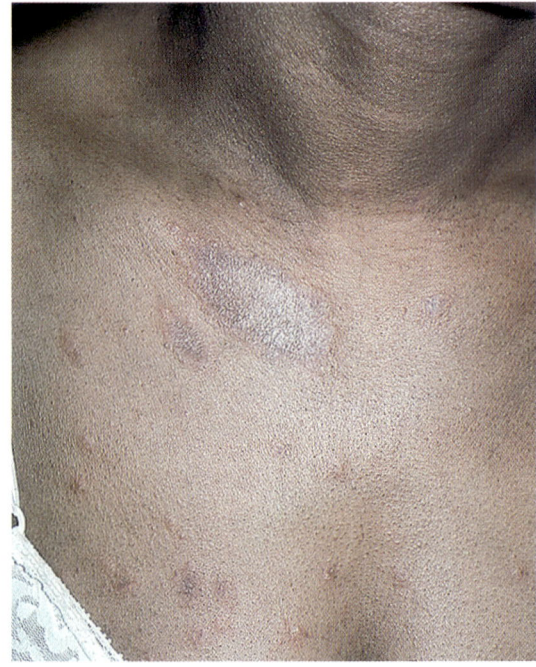

Figura 52.21 • Pitiríase rósea. Infecção viral com um arauto *patch* que pode ser visualizado na parte superior direita do tórax, inferiormente à clavícula. Fonte: Jensen S. (2015). *Nursing health assessment: A best practice approach* (2. ed., p. 275). Philadelphia, PA: Wolters Kluwer.

prurido leve a grave. A doença é autolimitada e geralmente desaparece ao fim de 6 a 8 semanas.[5] As medidas de tratamento são paliativas e incluem esteroides tópicos, anti-histamínicos e banhos de coloides. Os corticosteroides sistêmicos podem ser indicados em casos graves.

Líquen plano

Doença de pele caracterizada por pápulas violáceas pequenas (2 a 10 mm) e achatadas, com bordas anguladas irregulares[5] (Figura 52.22). Trata-se de uma doença crônica pruriginosa rara, que envolve inflamação e erupção papular da pele e das mucosas. Existem variações no padrão de lesão (p. ex., anular, linear) e diferenças nos locais (p. ex., mucosas, genitais, unhas, couro cabeludo). A lesão característica é uma pápula poligonal roxa coberta por um padrão branco, brilhante, semelhante a renda. As lesões aparecem mais frequentemente no punho, nos tornozelos e no tórax. A maior parte das pessoas com lesões de pele tem também lesões orais, com aspecto branco leitoso rendilhado na mucosa bucal ou na língua.[4] Outras superfícies mucosas, como as áreas genital, nasal, laríngea, ótica, gástrica e anal, também podem ser afetadas. Tal como acontece na psoríase, as lesões do líquen plano podem se desenvolver em arranhões ou lesões de pele; assim, podem ser secundárias ou primárias.

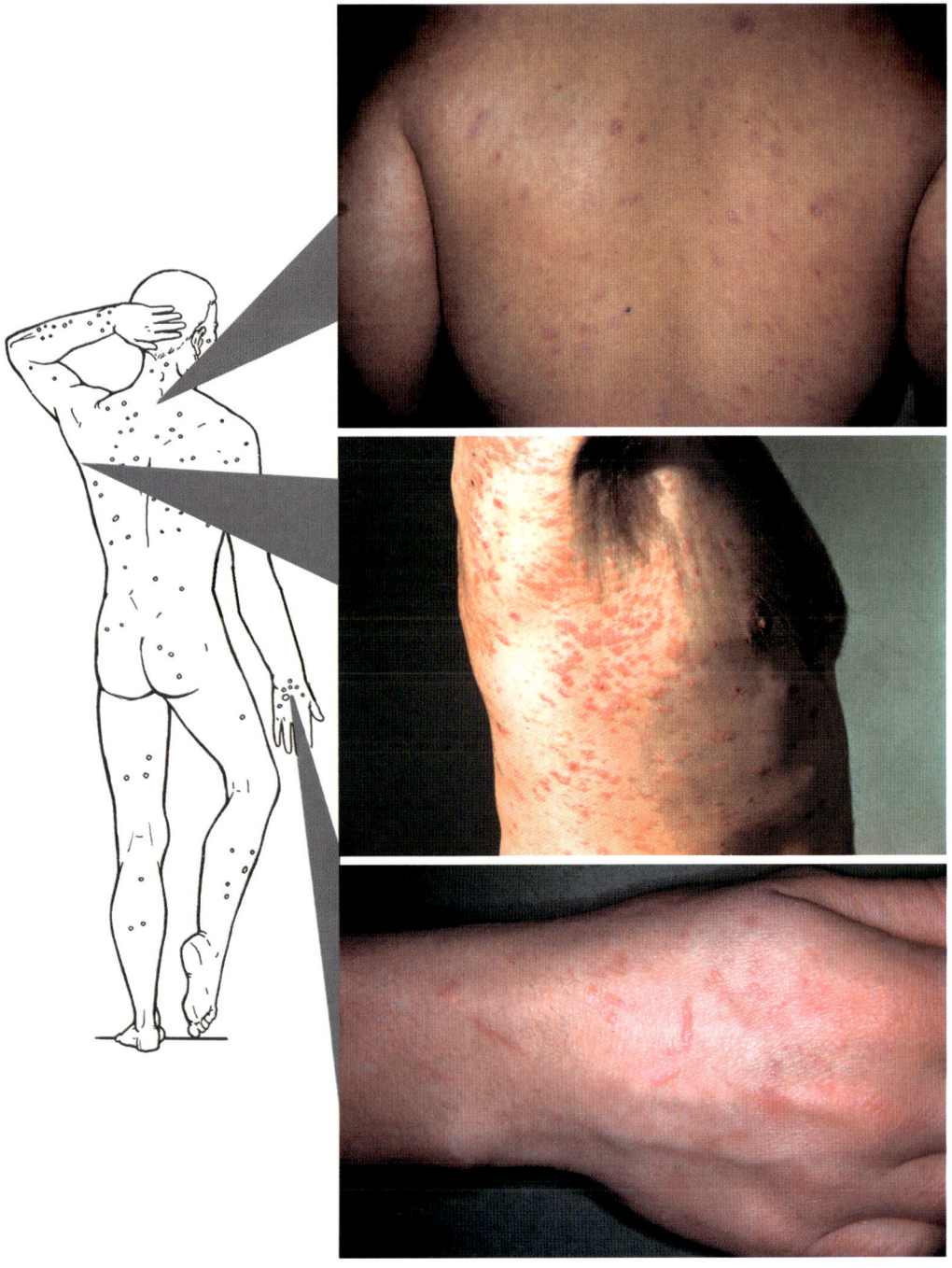

Figura 52.22 • Líquen plano nas costas, no tórax e na mão. Fonte: Hall B. J., Hall J. C. (2017). *Sauer's manual of skin diseases* (10. ed., p. 171). Philadelphia, PA: Wolters Kluwer.

A etiologia do líquen plano é desconhecida, mas acredita-se que seja uma resposta autoimune em que as células epiteliais são reconhecidas como estranhas. O transtorno envolve a junção dermoepidérmica, com danos à camada de células basais. Alguns casos de líquen plano têm sido associados a infecções pelo vírus da hepatite C ou B.[5]

O diagnóstico baseia-se no aspecto clínico das lesões e nos achados histopatológicos da biopsia por punção. Para a maior parte das pessoas, o líquen plano é uma doença autolimitada. As medidas de tratamento incluem a interrupção de todos os medicamentos, seguida por tratamento com corticosteroides tópicos e curativos oclusivos. Pode-se utilizar uma oclusão para potencializar o efeito dos medicamentos tópicos. Os agentes antipruriginosos são úteis na redução do prurido. Os corticosteroides sistêmicos podem ser indicados em casos graves. As injeções intralesionais de corticosteroides também podem ser utilizadas. A acitretina, um agente retinoide administrado via oral, também pode ser eficaz. Como os retinoides são teratogênicos, devem ser evitados por mulheres em idade fértil. A ciclosporina, o tacrolimo e outros agentes imunossupressores têm sido úteis.

Líquen simples crônico

O líquen simples crônico ou neurodermatite circunscrita é uma dermatite pruriginosa liquenoide localizada resultante do ato repetido de esfregar e coçar.[4] O termo *líquen simples* denota a ausência de uma doença de pele predisponente conhecida na pessoa afetada. Caracteriza-se por manchas pruriginosas, avermelhadas, espessadas e escamosas da pele seca. As pessoas com a doença podem ter uma única lesão ou, menos frequentemente, múltiplas lesões. As lesões são mais comumente vistas na nuca, nos punhos, nos tornozelos ou na área anal. As mulheres podem ser acometidas na vulva e queixar-se de prurido vulvar angustiante que se agrava pelo ato de coçar constante.[45] A condição geralmente começa como uma pequena mancha pruriginosa, que, depois de um ciclo repetitivo de prurido e coçar, evolui para uma dermatose crônica. Por causa do prurido e do coçar crônico, desenvolvem-se escoriações e liquenificação com espessamento da pele, muitas vezes com aspecto de casca de árvore. O tratamento consiste em medidas para diminuir a coceira na área. Muitas vezes, é prescrito um corticosteroide de potência moderada para diminuir o prurido e o subsequente processo inflamatório.

Infestações por artrópodes

A pele é sensível a uma variedade de distúrbios decorrentes da invasão ou infestação por artrópodes, incluindo os ácaros e os piolhos. O tipo de erupção ou, às vezes, lesão singular depende do agente causador.

Escabiose

Um ácaro, *Sarcoptes scabiei*, que se instala na epiderme provoca a escabiose. Depois que a fêmea de um ácaro está fecundada, ela se entoca na pele e bota de 2 a 3 ovos por dia por 4 ou 5 semanas. Os ovos eclodem após 3 a 4 dias, e as larvas migram para a superfície da pele. Nesse ponto, penetram na pele apenas à procura de comida ou proteção. As larvas passam para o estágio de ninfas, e, novamente, evoluem para se tornarem adultas. Depois que as novas fêmeas adultas são fecundadas, o ciclo se repete. A escabiose é transmitida pelo contato de uma pessoa com a outra, incluindo o contato sexual. Também é transmitida pelo contato com lençóis infestados de ácaros em hospitais e lares de idosos, porque o ácaro pode viver até 2 dias em lençóis ou roupas.

Tipos de escabiose. Existem dois tipos de escabiose: a escabiose clássica e a escabiose norueguesa (com crosta). A clássica é caracterizada por uma pequena lesão em cova (p. ex., 2 mm), que pode ser vermelha a castanho-avermelhada.[5,46] Pequenas vesículas podem cobrir as covas. As áreas mais comumente afetadas são o espaço interdigital da mão, a superfície flexora do punho, a superfície interna do cotovelo, a axila, o mamilo, o pênis, a linha de cintura e a prega glútea (Figura 52.23). O prurido é comum e pode resultar das covas, do material fecal dos ácaros ou de ambos. Podem desenvolver-se escoriações pelo ato de coçar, deixando o hospedeiro vulnerável a infecções bacterianas secundárias e lesões de pele graves se não houver tratamento. Um segundo tipo de escabiose é a escabiose norueguesa ou com crostas, um tipo grave que envolve milhões de ácaros. Ele se diferencia da escabiose comum pela grande quantidade de ácaros que vivem no hospedeiro e pelas crostas ao longo da região infestada.[46]

Diagnóstico e tratamento. O diagnóstico é feito por raspados de pele. O diagnóstico positivo baseia-se na existência de ácaros, ovos ou fezes. O tratamento é simples e curativo. Depois do banho, aplicam-se permetrina, malation ou outros agentes eficazes em matar ácaros sobre toda a superfície da pele durante 12 h. Pode ser recomendado repetir a aplicação em certos casos, mas um tratamento geralmente é suficiente. Deve-se tomar cuidado para garantir que pessoas em contato próximo também sejam tratadas. Roupas e toalhas são desinfetadas com água quente e detergente ou podem ser isoladas em um saco escuro durante 2 semanas. Se os sintomas persistirem após o tratamento, a pessoa deve ser aconselhada a não voltar a tratar a condição sem consultar um profissional de saúde. A ivermectina oral, um agente antiparasitário de largo espectro, também tem sido utilizada com sucesso.

Pediculose

Pediculose é o termo utilizado para a infestação por piolhos (gênero *Pediculus*). Os piolhos são insetos ovais sem asas, cinza, cinza-amarronzados ou vermelho-acastanhados, que vivem do sangue de humanos e animais. São específicos do hospedeiro; os que vivem em animais não se transferem para os seres humanos e vice-versa. Também são dependentes do hospedeiro, por isso sobrevivem poucas horas quando não ligados a ele.

Três tipos de piolhos afetam os seres humanos – o *Pediculus humanus corporis* (piolho-do-corpo), o *Phthirus pubis* (piolho-do-púbis) e o *Pediculus humanus capitis* (piolho-da-cabeça)[5], que, embora se diferenciem biologicamente, apresentam ciclos de vida semelhantes. O ciclo de vida de um piolho consiste em uma "lêndea" ou ovo não eclodido, três estágios de muda, um estágio adulto reprodutivo e morte.

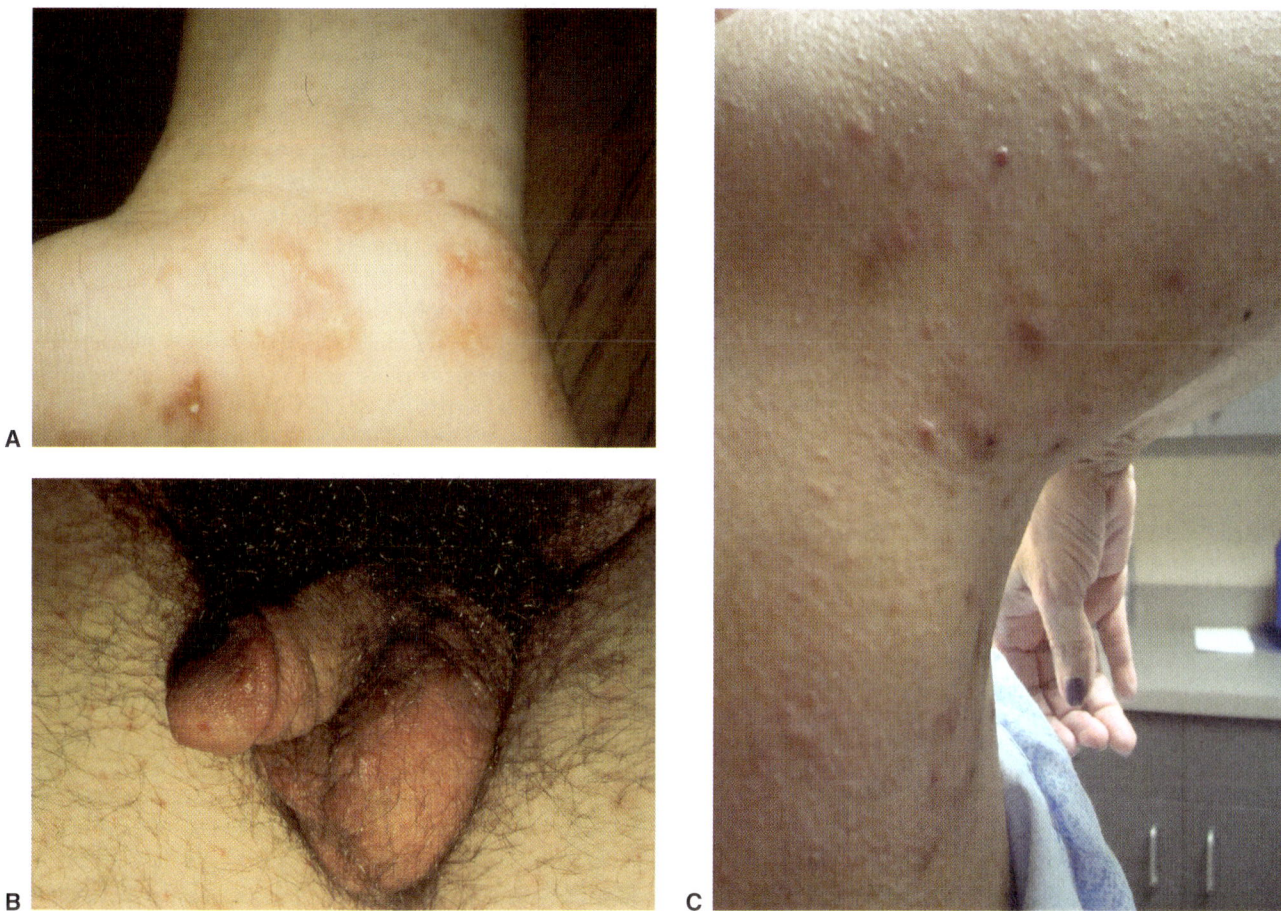

Figura 52.23 • Escabiose. **A.** Na base da palma da mão e na superfície flexora do punho, há lesões filamentares brancas com algum eritema circundante. Esses são locais comuns de lesões de escabiose. **B.** Pápulas inflamatórias no pênis e no escroto muito características de escabiose. **C.** Pápulas inflamatórias e nódulos na prega axilar posterior típicos de escabiose nodular. Nenhum microrganismo foi encontrado nessa provável reação imune. Fonte: Hall B. J., Hall J. C. (2017). *Sauer's manual of skin diseases* (11. ed., p. 210). Philadelphia, PA: Wolters Kluwer.

Antes da idade adulta, os piolhos vivem fora do hospedeiro e são incapazes de se reproduzir. Após a fecundação, o piolho fêmea põe seus ovos ao longo dos fios de pelo. As lêndeas têm aspecto perolado cinza a marrom. Dependendo do local, um piolho fêmea pode colocar entre 150 e 300 lêndeas. O tempo de vida de um piolho é 30 a 50 dias.[5] Os piolhos têm estiletes que perfuram a pele. Sua saliva contém um anticoagulante que impede que o sangue do hospedeiro coagule enquanto está se alimentando. Um piolho consome 1 mℓ de sangue ao se alimentar.

Pediculose corporal. Trata-se da infestação por *P. humanus corporis*, ou piolho-do-corpo. Esses piolhos são transferidos principalmente por meio do contato com uma pessoa, roupas ou roupas de cama infestadas. Os piolhos-do-corpo vivem nas fibras da roupa, saindo apenas para se alimentar – geralmente à noite, causando o prurido noturno. Ao contrário do piolho-do-púbis e do piolho-da-cabeça, o do corpo pode sobreviver por 10 a 14 dias longe do hospedeiro.

A lesão típica é uma mácula no local da picada, podendo-se desenvolver pápulas e pústulas. A infestação é pruriginosa e provoca coceira, que traz uma escoriação linear característica. Frequentemente encontram-se manchas eczematosas. As lesões secundárias podem se tornar escamosas e hiperpigmentadas e deixar cicatrizes. As áreas afetadas geralmente são os ombros, o tórax e as nádegas. Lêndeas nas costuras das roupas confirmam o diagnóstico.

As medidas de tratamento consistem em erradicar os piolhos e as lêndeas do corpo e das roupas. Os métodos recomendados incluem limpeza a seco, lavar em água quente ou passar as roupas com ferro a vapor. Apenas armazenar as roupas em sacos plásticos por 2 semanas também as livra dos piolhos. Muitos médicos preferem não tratar o corpo, a menos que sejam evidenciadas lêndeas nos pelos. Se for indicado tratamento, recomenda-se o uso de xampus ou preparações tópicas contendo malation ou outros pediculicidas.

Pediculose púbica. É uma infestação por "chatos" ou piolhos-do-púbis transmitida pelo contato íntimo com alguém que abriga o *P. pubis*. Os piolhos e lêndeas geralmente são encontrados na região pubiana de homens e mulheres, onde suas picadas produzem lesões eritematosas e prurido. Ocasionalmente, podem ser encontrados em locais de características sexuais secundárias, como a barba nos homens ou as axilas em ambos os sexos. Os sintomas incluem prurido e irritação intensa da pele. O diagnóstico é estabelecido com base nos sintomas e no exame microscópico. O tratamento é o mesmo estabelecido para os piolhos-da-cabeça.

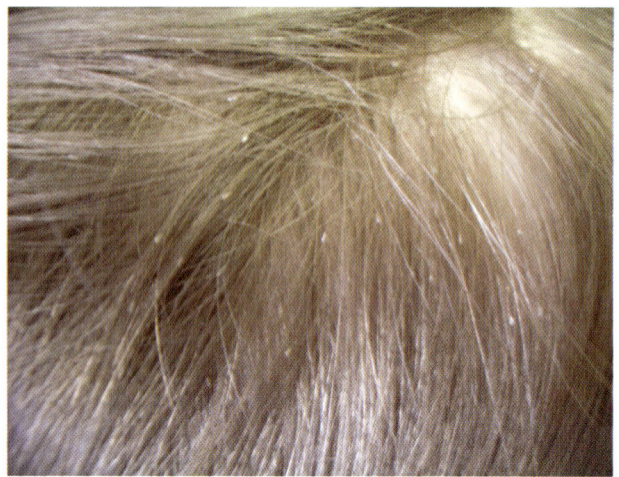

Figura 52.24 • Infestação por piolhos na cabeça (pediculose de couro cabeludo), visíveis nos fios de cabelo. Fonte: Jensen S. (2015). *Nursing health assessment: A best practice approach* (2. ed., p. 278). Philadelphia, PA: Wolters Kluwer.

Pediculose de couro cabeludo. A incidência de pediculose do couro cabeludo, ou infestação por piolhos, é maior no sexo feminino, embora o comprimento dos cabelos não tenha sido indicado como um fator contribuinte. A infestação por piolhos geralmente está restrita à nuca e à região atrás das orelhas. Menos frequentemente, os piolhos são encontrados em barba, áreas pubianas, sobrancelhas e pelos do corpo. Embora possam ser transmitidos pelo compartilhamento de pentes e bonés, em geral são disseminados de um fio de cabelo para outro pelo contato pessoal. Um diagnóstico positivo depende da existência de lêndeas firmemente presas ou piolhos adultos vivos nos fios de cabelo. Prurido e coceira na cabeça são os principais indicadores de que pode haver piolhos. O couro cabeludo pode parecer vermelho e escoriado pelo ato de coçar (Figura 52.24). Em casos graves, o cabelo se torna emaranhado em uma "capa" dura e malcheirosa. Uma erupção morbiliforme ocasional, que pode ser erroneamente diagnosticada como rubéola, pode ocorrer associada à linfadenopatia.

Os piolhos são tratados com xampus de permetrina ou malation. Podem ser necessários tratamentos repetidos para eliminar as lêndeas incubadas. As lêndeas mortas podem ser removidas com um pente de dentes finos ou enxaguantes capilares de venda livre para remoção de lêndeas. Ao longo dos anos, os piolhos adquiriram resistência à permetrina e ao malation.

RESUMO

As lesões primárias da pele incluem os distúrbios pigmentares da pele, os processos infecciosos, as condições inflamatórias, as doenças imunes, as reações alérgicas e as infestações por artrópodes. As doenças de pele pigmentares incluem o vitiligo, o albinismo e o melasma. Embora as causas variem, envolvem alterações na quantidade de melanina produzida pelos melanócitos. Acometem pessoas de todos os tipos de pele, no entanto as manifestações variam entre as de pele clara e de pele escura.

As infecções fúngicas superficiais são chamadas de *dermatofitoses* e comumente conhecidas como *tinha* ou *micose*. A tinha pode afetar o corpo inteiro (tinha do corpo), a face e pescoço (tinha facial), o couro cabeludo (tinha do couro cabeludo), as mãos (tinha das mãos), os pés (tinha dos pés) ou as unhas (tinha das unhas). As infecções fúngicas profundas invadem mais intensamente a pele, entram no tecido vivo e também são capazes de envolver outros órgãos. O impetigo, causado por estafilococos ou estreptococos beta-hemolíticos, é a infecção bacteriana superficial mais comum. Os vírus são responsáveis pelas verrugas, lesões de herpes simples tipo 1 (herpes labial ou bolhas de febre) e de herpes-zóster (cobreiro).

Condições inflamatórias não infecciosas da pele, como a acne, o líquen plano, a psoríase e a pitiríase rósea, são de origem desconhecida. Geralmente estão localizadas na pele e raramente estão associadas a uma doença interna específica. As respostas cutâneas alérgicas envolvem o sistema imune do corpo e são causadas por reações de hipersensibilidade a alergênios, como agentes ambientais, fármacos e outras substâncias. Incluem a dermatite de contato, a dermatite atópica e as erupções cutâneas induzidas por fármacos (eritema multiforme, síndrome de Stevens-Johnson e NET).

A pele também está sujeita a invasão ou infestação por diversas espécies de artrópodes, incluindo a escabiose, causada por um ácaro (*S. scabiei*), e a pediculose, provocada pelos piolhos. Existem três tipos de piolhos que afetam os seres humanos: *P. humanus corporis* (piolho-do-corpo), *Phthirus pubis* (piolho-do-púbis) e *P. capitis humanus* (piolho de couro cabeludo).

LESÕES POR RADIAÇÃO ULTRAVIOLETA, TÉRMICAS E POR PRESSÃO

Depois de concluir esta seção, o leitor deverá ser capaz de:

- Comparar o envolvimento tecidual nas queimaduras de primeiro grau, segundo grau de espessura total e terceiro grau
- Descrever as complicações sistêmicas das queimaduras
- Citar duas causas de úlceras de pressão.

Danos à pele causados pela radiação ultravioleta

A pele é o escudo protetor contra os raios UV prejudiciais do sol. Os cânceres de pele e outras doenças de pele, como as rugas precoces e o envelhecimento facial, têm sido atribuídos aos efeitos prejudiciais da luz solar.

A luz solar é medida em comprimentos de onda de nanômetros (nm; um bilionésimo de metro), variando de cerca de 290 nm na região UV até cerca de 2.500 nm na região infravermelha. A radiação ultravioleta (RUV) é dividida em três tipos: UVC, UVB e UVA.[4] Os raios UVC são curtos (100 a 290 nm) e não atravessam a atmosfera. No entanto, podem ser produzidos artificialmente e são prejudiciais aos olhos. Os raios UVB medem de 290 a 320 nm. Comumente chamados de *raios das queimaduras solares*, são responsáveis por quase todos os efeitos da luz solar sobre a pele, incluindo o *fotoenvelhecimento* – as rugas, as alterações pigmentares, o ressecamento e a perda do tom de pele que ocorre e é reforçada pela exposição à luz solar. Os raios UVA medem de 320 a 400 nm e podem atravessar o vidro da janela. São divididos em UVA2 de ondas curtas (320 a 339 nm) e UVA1 de ondas longas (340 a 400 nm).[4] No entanto, o UVA, particularmente o UVA2, contribui significativamente para as alterações da pele. As fontes artificiais de radiação UVA, como as câmaras de bronzeamento e fototerapia (PUVA) para determinadas condições de pele, também produzem os mesmos efeitos que a radiação UVB.

Os efeitos agudos das radiações UVA e UVB são de curta duração e reversíveis, incluindo o eritema, a pigmentação e a lesão às células de Langerhans e aos queratinócitos na epiderme. Essas reações variam, dependendo do fato de o agente incitante ser o UVA ou o UVB. Por exemplo, o eritema induzido pelo UVA ocorre imediatamente, desaparece em 2 h, e acredita-se ser decorrente do "acúmulo de calor". O eritema induzido pelo UVB tem resposta retardada, com pico em 6 a 24 h após a exposição à luz solar e desvanecimento ao longo de 1 ou 2 dias. A pigmentação ou o bronzeamento induzido pelo UVA e pelo UVB são decorrentes de aumento tardio na quantidade de melanócitos, distensão e extensão dos processos dendríticos, e transferência da melanina para os queratinócitos. Para que ocorra o bronzeamento, deve haver um eritema induzido pelo UVB. O bronzeamento induzido pelo UVB protege contra exposições subsequentes, enquanto aquele induzido pelo UVA oferece proteção limitada.

Acredita-se que os danos à pele induzidos pelo UVB sejam causados pela produção de espécies reativas de oxigênio e pelos danos à melanina. Esse tipo de dano é chamado de fotoenvelhecimento.[4] A elastose solar é decorrente de uma grande quantidade de material anormal e elastótico na derme superior, o que provoca o espessamento da epiderme e a perda da elasticidade.[4] Isso causa rugas profundas e grossas que nunca desapareçem.[4] As proteínas celulares e o DNA são primariamente danificados por causa de sua abundância e capacidade de absorver a RUV. Os raios UVA e UVB também esgotam as células de Langerhans e as células do sistema imunológico. Hoje, são considerados causas de câncer.[4] O UVA pode, na verdade, ser mais cancerígeno que o UVB. Embora cause menos queimaduras solares, age durante todo o dia, o ano todo. O UVB, por sua vez, varia conforme a estação, o local e o horário. O UVA penetra profundamente e provoca um dano maior aos queratinócitos, onde surge a maioria dos cânceres de pele.[4]

Fotossensibilidade induzida por fármacos

Alguns fármacos são classificados como fotossensíveis porque produzem uma resposta exagerada à RUV quando administrados em combinação com a exposição solar. Exemplos incluem alguns dos agentes anti-infecciosos (sulfonamidas, tetraciclinas, ácido nalidíxico), anti-histamínicos (cipro-heptadina, difenidramina), agentes antipsicóticos (fenotiazinas, haloperidol), diuréticos (tiazidas, acetazolamida, amilorida), hipoglicemiantes (sulfonilureias) e fármacos anti-inflamatórios não esteroides (fenilbutazona, cetoprofeno, naproxeno).

Descontinuar o fármaco e trocá-lo por um que não induza à fotossensibilidade em geral pode reduzir os danos solares induzidos por medicamentos.[4] No entanto, em alguns casos, a fotossensibilidade pode persistir por meses ou anos, mesmo depois de o medicamento ter sido descontinuado.[4]

Queimadura solar

É causada pela exposição excessiva das camadas epidérmica e dérmica da pele aos RUV, resultando em uma reação inflamatória eritematosa. A queimadura solar varia de leve a grave. A leve consiste em vários graus de vermelhidão da pele. Ela pode continuar se desenvolvendo por mais 1 ou 2 dias, ocasionalmente seguida pela descamação da pele.[4] Um pouco de descamação e prurido podem persistir por várias semanas. Inflamação, formação de bolhas, fraqueza, calafrios, febre, mal-estar e dor muitas vezes acompanham as formas graves de queimaduras solares. Descamação e *peeling* ocorrem após qualquer exposição excessiva à luz solar. A pele escura também queima e pode parecer acinzentada ou cinza-escura. As queimaduras solares graves são aquelas em que grandes porções do corpo são cobertas por bolhas ou acompanhadas por febre alta ou dor intensa.

As queimaduras solares leves a moderadas são tratadas com medicamentos anti-inflamatórios, como o ácido acetilsalicílico ou o ibuprofeno, até a vermelhidão e a dor diminuírem. Aplicar à pele afetada compressas frias, banhos frios e um creme hidratante, como aqueles com aloé, ajuda a tratar os sintomas. As bolhas não devem ser rompidas para preservar a camada protetora da pele, acelerar o processo de cura e diminuir o risco de infecção. As queimaduras de segundo grau extensas e de terceiro grau podem requerer hospitalização e técnicas de cuidados especializados em queimadura.

Prevenção da pele aos danos causados pela radiação ultravioleta

Os raios UV da luz solar ou de outras fontes podem ser completa ou parcialmente bloqueados da pele pelos protetores solares. Existem três tipos principais de filtros solares no mercado: os que reduzem ou evitam quimicamente o eritema dos raios UV, que fazem com que os produtos químicos do filtro solar absorvam a RUV; os que atuam fisicamente refletindo

---

Conceitos fundamentais

Lesões por radiação ultravioleta, térmicas e por pressão

- Os raios ultravioleta da luz solar têm o potencial de danificar diretamente as células da pele, acelerando o efeito do envelhecimento e predispondo ao desenvolvimento de cânceres de pele
- A lesão térmica pode danificar a pele e o tecido subcutâneo e destruir a função de barreira da pele em termos de prevenção da perda de líquidos corporais e de proteção contra a entrada de microrganismos infecciosos.

a RUV; e os que atuam biologicamente bloqueando a reação inflamatória.[4]

Os protetores solares não contêm mais ácido para-aminobenzoico (PABA), um agente bloqueador químico que protege contra a radiação UVB, por causa de suas propriedades alergênicas e de coloração. No entanto, os derivados do PABA são amplamente utilizados, ainda que apenas contra os raios UVB. Os protetores solares de amplo espectro protegem contra os raios UVA e UVB. Devem ser utilizados de modo diligente e de acordo com a tendência do indivíduo em se queimar, em vez de se bronzear. Os cremes bronzeadores sem sol, como a di-hidroxiacetona, produzem um bronzeado sem exposição à luz solar. São vendidos em vários tons, com adição de emolientes ou umectantes para hidratar ou produtos à base de gel ou álcool para secar.

Lesão térmica

Cerca de 490 mil pessoas nos EUA necessitam de cuidados médicos para queimaduras a cada ano, com 40 mil requerendo hospitalização.[47] Os efeitos e complicações das queimaduras ilustram completamente a função essencial que a pele desempenha em proteger o corpo dos elementos prejudiciais do ambiente, enquanto serve para manter a constância do ambiente interno do corpo. A perda maciça de tecido cutâneo predispõe a pessoa à invasão por microrganismos existentes no ambiente externo, além de possibilitar a perda substancial de líquido corporal com interferência na regulação da temperatura corporal, o comprometimento do sistema imune e a imposição de demandas metabólicas e regenerativas excessivas para a restauração da interface do corpo com o ambiente externo.

As queimaduras são causadas por diversas fontes. As queimaduras por chama ocorrem em razão da exposição direta ao fogo. As queimaduras por escaldamento resultam de líquidos quentes derramados ou vertidos sobre a superfície da pele. Em uma criança, uma queimadura por escaldamento pode ser indicativa de maus-tratos. As queimaduras químicas ocorrem por agentes industriais utilizados no local de trabalho. As queimaduras elétricas ocorrem pelo contato com fios elétricos energizados no campo ou em casa. Geralmente são mais extensas em razão da lesão dos tecidos internos e de feridas de entrada e saída. Os relâmpagos, a radiação eletromagnética e a radiação ionizante também podem causar queimaduras na pele.

Classificação das queimaduras

Geralmente, as queimaduras são classificadas de acordo com a profundidade do envolvimento como de primeiro, segundo e terceiro grau. A profundidade da queimadura é largamente influenciada pela duração da exposição à fonte de calor e pela temperatura do agente de aquecimento.

Queimaduras de primeiro grau. Também conhecidas como queimaduras superficiais de espessura parcial, envolvem apenas as camadas externas da epiderme. São vermelhas ou rosa, secas e dolorosas. Geralmente não há formação de bolhas. A queimadura solar leve é um exemplo. A pele mantém a sua capacidade de atuar como uma barreira ao vapor de água e às bactérias e cicatriza em 3 a 10 dias. As queimaduras de primeiro grau geralmente requerem apenas tratamento paliativo, como medidas de alívio da dor e ingestão adequada de líquidos. Quando extensas em crianças, idosos e pessoas submetidas a radioterapia contra o câncer, podem exigir mais cuidados.

Queimaduras de segundo grau. Envolvem tanto a epiderme quanto a derme. As de *espessura parcial* atingem a epiderme e vários graus da derme. São dolorosas, úmidas, vermelhas e bolhosas. Sob as bolhas, está uma pele úmida, rosa brilhante ou vermelha sensível a mudanças de temperatura, exposição ao ar e toque. As bolhas evitam a perda de água do corpo e das células dérmicas superficiais. Com exceção da excisão de grandes áreas de queimadura, é importante manter as bolhas intactas após a lesão, porque elas servem como um bom curativo e podem promover a cicatrização de feridas. Essas queimaduras cicatrizam em cerca de 1 a 2 semanas.

As *queimaduras de segundo grau de espessura total* envolvem toda a epiderme e derme. As estruturas que se originam na camada subcutânea, como os folículos pilosos e as glândulas sudoríferas, permanecem intactas. Essas queimaduras podem ser muito dolorosas, porque os sensores de dor permanecem intactos. A sensibilidade tátil pode estar ausente ou muito diminuída nas áreas de destruição mais profundas. Essas queimaduras têm aspecto de áreas mosqueadas rosadas, vermelhas ou branco-cera, com bolhas e edema. As bolhas lembram papel de seda plano e seco, ao contrário das bolhas vesiculares observadas na lesão superficial de espessura parcial. Após a cura, em cerca de 1 mês, elas mantêm a sua maciez e elasticidade, mas pode haver alguma perda de sensibilidade. A formação de cicatrizes é habitual. Essas queimaduras cicatrizam com medidas de suporte destinadas a evitar danos adicionais aos tecidos, proporcionando uma hidratação adequada e assegurando que o leito granular seja adequado para suportar a reepitelização.

Queimaduras de terceiro grau. As *queimaduras de terceiro grau de espessura total* se estendem até o tecido subcutâneo e podem envolver músculos e ossos. Vasos trombosados podem ser vistos sob a pele queimada, indicando envolvimento da vasculatura subjacente. As queimaduras de terceiro grau variam de branco-cera ou amarelo a castanho, marrom, vermelho-escuro ou preto. São duras, secas e coriáceas. O edema é grande na área da queimadura e dos tecidos circundantes. Não há dor porque os sensores nervosos foram destruídos. No entanto, não existe queimadura de terceiro grau "pura". As queimaduras de terceiro grau quase sempre são circundadas por queimaduras de segundo grau, rodeadas por uma área de queimadura de primeiro grau. A lesão às vezes tem aspecto quase semelhante a um alvo, por causa dos vários graus de queimadura. A queimadura de espessura total maior que 3,8 cm geralmente requer enxertos de pele, porque todos os elementos regenerativos (ou seja, elementos dérmicos) foram destruídos. As lesões menores geralmente cicatrizam a partir das margens internas em direção ao centro, com os elementos dérmicos regenerando-se a partir das margens mais saudáveis. No entanto, a regeneração pode demorar várias semanas e deixar uma cicatriz permanente, mesmo em pequenas queimaduras (Tabela 52.1; Figura 52.25).

Tabela 52.1 Classificação de queimaduras.

Profundidade da queimadura	Sangramento	Sensibilidade	Aspecto	Clareamento à compressão
Superficial	Vigoroso	Dor	Úmido, vermelho	Enchimento capilar rápido
Superficial-dérmica	Vigoroso	Dor	Ressecado, rosa-claro	Enchimento capilar alentecido
Dérmica	Tardio	Sem dor	Coloração vermelho-cereja mosqueado	Sem enchimento capilar
Toda a espessura	Não há	Sem dor	Superfície da ferida endurecida, ressecada, coriácea ou cérea	Sem clareamento

Reimpresso de Jensen S. (2015). *Nursing health assessment: A best practice approach* (2. ed., Table 11.6, p. 253). Philadelphia, PA: Wolters Kluwer, com permissão.

Extensão da queimadura. Além da profundidade da ferida, é importante a extensão da queimadura. A extensão é medida pela estimativa da quantidade de área de superfície corporal total (ASCT) envolvida, para a qual várias ferramentas. Por exemplo, a *regra dos nove* conta as partes anatômicas do corpo como múltiplos de 9% (a cabeça corresponde a 9%, cada braço a 9%, cada perna a 18%, a região anterior do tórax a 18%, a posterior a 18%), com o períneo representando 1%[48] (ver Figura 52.24). Outros fatores, como idade, localização, outras lesões e doenças preexistentes, devem ser avaliados a fim de selecionar as melhores práticas à lesão por queimadura. Esses fatores podem piorar a gravidade avaliada da queimadura e a duração do tratamento. Por exemplo, uma queimadura de primeiro grau é reclassificada como uma queimadura mais grave se houver outros fatores, como queimaduras nas mãos, no rosto e nos pés; lesão por inalação; queimaduras elétricas; outros traumas; ou problemas psicossociais. A queimadura genital quase sempre exige hospitalização, pois o edema pode causar dificuldade para urinar e a localização complica a manutenção de um ambiente livre de bactérias.

Complicações sistêmicas

As vítimas de queimaduras muitas vezes passam por várias complicações com risco à vida, como instabilidade hemodinâmica, insuficiência respiratória, infecção e, até mesmo, disfunção de múltiplos órgãos (DMO). A magnitude da resposta é proporcional à extensão da lesão, geralmente alcançando um patamar em que aproximadamente 60% do corpo é queimado. Além da perda de pele, as pessoas com queimaduras frequentemente têm lesões ou doenças associadas. O desafio do tratamento é oferecer esforços de reanimação imediatos e manutenção a longo prazo da função fisiológica. A dor e o desequilíbrio emocional representam desafios adicionais enfrentados pelas pessoas com queimaduras.

Instabilidade hemodinâmica. Começa quase imediatamente após a lesão aos capilares na área queimada e no tecido circundante. Perde-se líquido pelos compartimentos vascular, intersticial e celular. Em decorrência da perda de volume vascular, as pessoas com queimaduras graves muitas vezes chegam ao pronto-socorro em um tipo de choque hipovolêmico conhecido como choque por queimadura. Evidências sugerem que o nível sérico de lactato na admissão pode predizer se as pessoas em estado de choque por queimadura se beneficiarão da troca de plasma terapêutica (TPT).[49] Ocorrem diminuição no débito cardíaco, aumento na resistência vascular periférica e redução na perfusão de órgãos vitais. As lesões elétricas que causam queimaduras podem produzir arritmias cardíacas que exigem atendimento imediato.

Disfunção do sistema respiratório. Outra lesão comumente associada às queimaduras é a inalação de fumaça e lesão pulmonar. As pessoas muitas vezes ficam presas em uma estrutura pegando fogo e inalam grandes quantidades de fumaça, monóxido de carbono e outras fumaças tóxicas. Gases solúveis em água, como o amoníaco, o dióxido de enxofre e o cloro, encontrados na fumaça da queima de materiais plásticos e borracha, reagem com as mucosas formando soluções ácidas e alcalinas fortes que induzem à ulceração das mucosas, broncospasmo e edema. Gases lipossolúveis, como o óxido

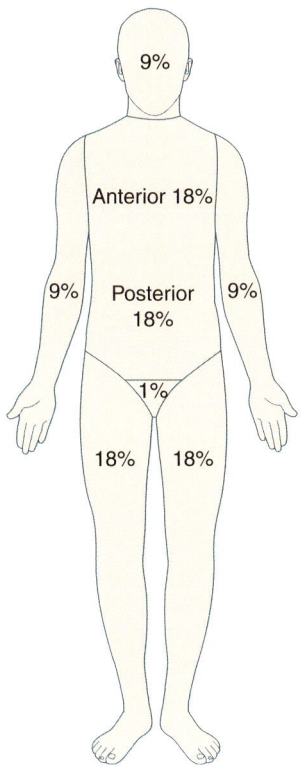

Figura 52.25 • A regra dos noves. O percentual estimado da área de superfície corporal total (ASCT) no adulto é calculado pela divisão das áreas de superfície corporal com valores múltiplos de 9. (Nota: as regiões anterior e posterior da cabeça representam 9% da ASCT.) Fonte: Hinkle J. L., Cheever K. H. (2018). *Brunner & Suddarth's textbook of medical–surgical nursing* (14. ed., p. 1849). Philadelphia, PA: Wolters Kluwer.

nitroso e o cloreto de hidrogênio, são transportados para as vias respiratórias inferiores, onde danificam o tecido pulmonar. Também pode haver lesão térmica às passagens respiratórias. As manifestações da lesão inalatória incluem rouquidão, sialorreia, incapacidade de controlar as secreções, tosse seca e respiração superficial e trabalhosa. Gasometrias em série mostram uma queda na pressão parcial de oxigênio arterial (PO_2). Os sinais de lesão da mucosa e obstrução das vias respiratórias frequentemente demoram 24 a 48 h após uma queimadura para aparecer. É necessário monitorar continuamente o paciente à procura dos primeiros sinais de angústia respiratória. Outras condições pulmonares, como a pneumonia, a embolia pulmonar ou o pneumotórax, podem ser secundárias à queimadura.

Resposta hipermetabólica.
O estresse de um ferimento de queimadura aumenta as exigências metabólicas e nutricionais. A secreção de hormônios relacionados com o estresse, como as catecolaminas e o cortisol, é aumentada em um esforço para manter a homeostase. A produção de calor é aumentada em um esforço para equilibrar as perdas de calor a partir da área queimada. O hipermetabolismo, caracterizado por aumento no consumo de oxigênio, aumento na utilização da glicose e perda de proteínas e gordura, é uma característica da resposta ao trauma da queimadura e infecção. O estado hipermetabólico alcança seu pico em aproximadamente 7 a 17 dias após a queimadura, e a ruptura do tecido diminui à medida que as feridas cicatrizam. O suporte nutricional é essencial para a recuperação da lesão de queimadura. As hiperalimentações enteral e parenteral podem ser utilizadas nesse momento para fornecer nutrientes suficientes a fim de evitar a ruptura tecidual e a perda de peso pós-queimadura.

Disfunção de outros sistemas orgânicos.
O choque por queimadura resulta em prejuízo na perfusão dos órgãos vitais. O indivíduo pode apresentar comprometimento funcional dos rins, do sistema digestório, do sistema nervoso e dos tecidos musculoesqueléticos. Embora a lesão inicial muitas vezes corresponda a choque hipovolêmico e prejuízo na perfusão dos órgãos, a sepse pode contribuir para a função prejudicada do órgão após o período de reanimação inicial.

Pode ocorrer insuficiência renal em pessoas com queimaduras decorrentes do estado de choque hipovolêmico, danos aos rins no momento da queimadura ou medicamentos administrados. Imediatamente após a queimadura, ocorre um curto período de anúria relativa, seguido por uma fase de hipermetabolismo caracterizada pelo aumento na produção de urina e pela perda de nitrogênio.

Os efeitos das lesões por queimadura no sistema digestório incluem a dilatação gástrica e a diminuição no peristaltismo e são agravados por imobilidade e analgésicos narcóticos. As pessoas com queimaduras são observadas cuidadosamente à procura de vômitos e impactação fecal. A ulceração aguda do estômago e do duodeno (chamada de *úlcera de Curling*) é uma potencial complicação em vítimas de queimaduras; acredita-se que decorra do estresse e da isquemia gástrica. É, em grande parte, controlada pela administração profilática de inibidores da bomba de prótons. Inserem-se sondas de alimentação enteral quase imediatamente, destinadas a reduzir a formação de úlceras, manter a integridade da mucosa intestinal e fornecer calorias e proteína suficientes para o estado hipermetabólico.

Podem ocorrer alterações neurológicas por causa dos períodos de hipoxia. O dano neurológico pode resultar de lesões na cabeça, uso abusivo de drogas ilícitas ou álcool, intoxicação por monóxido de carbono, déficits de volume de líquidos e hipovolemia. Na queimadura elétrica, o encéfalo ou a coluna vertebral podem ser diretamente atingidos. As respostas aos danos neurológicos podem incluir confusão mental, perda de memória, insônia, letargia e combatividade.

Os efeitos musculoesqueléticos incluem fraturas no momento do acidente, queimaduras profundas que se estendem a músculos e ossos, cicatrizes hipertróficas e contraturas. O estado de hipermetabolismo aumenta o catabolismo tecidual e produz perda grave de proteínas e tecido adiposo.

Sepse.
Uma complicação importante da fase aguda da lesão por queimadura é a sepse. Pode ocorrer pela ferida de queimadura, pneumonia, infecção do sistema urinário, infecção em outras partes do corpo ou utilização de procedimentos invasivos ou dispositivos de monitoramento. Imunologicamente, a pele constitui a primeira linha de defesa do corpo. Quando a pele já não está intacta, o corpo está aberto à infecção bacteriana. A destruição da pele também impede o fornecimento de componentes celulares do sistema imune ao local de lesão. Há a perda da flora protetora normal da pele e uma mudança para a colonização por floras mais patogênicas.

Tratamento de emergência e a longo prazo

Independentemente do tipo de queimadura, a prioridade é interromper o fogo e prestar socorro às pessoas afetadas. A fonte de calor deve ser removida, e as chamas apagadas com água ou abafadas com um cobertor. O arrefecimento ativo remove o calor e impede a progressão da queimadura. A imersão ou irrigação com água morna por pelo menos 20 min pode ser extremamente útil. Esse período deve ser aumentado para aqueles com queimaduras químicas. A submersão imediata é mais importante que a remoção do vestuário, o que pode retardar o arrefecimento das zonas envolvidas. A aplicação de gelo ou água fria não é recomendada, pois pode limitar ainda mais o fluxo sanguíneo para a área, transformando uma queimadura de espessura parcial em uma de espessura total.

Dependendo da profundidade e da extensão da queimadura, é necessário tratamento médico. O atendimento de emergência é composto por reanimação e estabilização com líquidos intravenosos, mantendo a função cardíaca e respiratória. Uma vez internado, o regime de tratamento imediato se concentra em manutenção contínua da função cardiorrespiratória, alívio da dor, cuidados com as feridas e apoio emocional. O tratamento a médio e longo prazos depende da extensão da lesão.

Depois de obtidas a estabilidade hemodinâmica e pulmonar, o tratamento é dirigido ao cuidado inicial da ferida. O tratamento da queimadura se concentra na proteção contra a dessecação e prejuízos adicionais naquelas áreas queimadas que reepitelizam em 7 a 10 dias (queimaduras superficiais de segundo grau). "Deixar a bolha seguir seu próprio curso" é a melhor proteção para essas queimaduras. Utilizam-se preparações tópicas antimicrobianas (p. ex., com sulfadiazina de prata) e curativos para cobrir a ferida quando a bolha tiver se rompido. As feridas que não cicatrizam espontaneamente em 7 a 10 dias (queimaduras de segundo grau profundas e de terceiro grau) geralmente são tratadas por excisão da pele e enxertos. O tecido necrótico, ou *escara*, produzido pela queimadura é retirado tão logo seja possível. Isso diminui a probabilidade de infecção e possibilita que a pele se regenere mais rapidamente.

As queimaduras que circundam toda a superfície do corpo ou uma parte do corpo (p. ex., braços, pernas, tórax) agem como torniquetes e podem causar danos teciduais graves aos músculos, tendões e vasos sob a área de pele coriácea da escara. São chamadas de *queimaduras circunferenciais*. A escara é incisada longitudinalmente (escarotomia), eventualmente realizando-se uma fasciotomia (incisão cirúrgica pela fáscia do músculo). O momento da realização dessas incisões é importante. A incisão é feita após a condição circulatória do paciente se estabilizar um pouco, limitando, assim, a perda de líquido massiva. No entanto, as incisões devem ser feitas antes que a formação da escara possa causar hipoxia e necrose dos tecidos e órgãos subjacentes. Isso é extremamente importante em caso de queimaduras do tórax, porque a pressão exercida sobre ele pode resultar em incapacidade de respirar e diminuição no retorno sanguíneo para o coração.

A infecção sistêmica continua sendo uma das principais causas de morbidade entre as pessoas com queimaduras extensas. A vigilância microbiológica contínua é necessária; frequentemente instituem-se medidas de isolamento para proteção. Há uma tendência crescente de utilização de tratamento antibiótico profilático em pessoas com queimaduras graves.

Os enxertos de pele são implantados cirurgicamente o mais rapidamente possível, muitas vezes ao mesmo tempo que o tecido queimado é excisado, para promover o crescimento de pele nova, limitar a perda de líquido e atuar como um curativo. Os enxertos de pele podem ser permanentes ou temporários e de espessura parcial ou total. Os permanentes são usados sobre o tecido recém-extirpado; os temporários, para cobrir uma área queimada até que o tecido abaixo dele tenha cicatrizado.

Existem várias fontes de enxertos de pele: *autoenxerto* (pele obtida a partir do próprio corpo da pessoa), *enxerto homólogo* (pele obtida a partir de outro ser humano, vivo ou morto recentemente) e *enxerto heterólogo* (pele obtida a partir de outras espécies, como porcos). A melhor escolha é o autoenxerto, quando há pele ininterrupta suficiente sobre o corpo da pessoa. A espessura desses enxertos depende do local doador e das necessidades do paciente queimado. Um *enxerto de pele de espessura parcial* inclui a epiderme e parte da derme. Pode ser passado por um gerador de malhas de pele, que corta minúsculas fendas na pele, possibilitando que se expanda até nove vezes o seu tamanho original. Esses enxertos são usados com frequência porque podem cobrir grandes áreas de superfície e há menos autorrejeição. Os *enxertos de pele de espessura total* incluem toda a espessura da camada dérmica e são utilizados principalmente em cirurgias reconstrutivas ou para áreas pequenas e profundas. A área doadora desse tipo de enxerto requer um enxerto de pele de espessura parcial para ajudar na cicatrização.

Os enxertos de pele sintética geralmente são compostos por uma camada de silicone que mimetiza as propriedades da epiderme e uma camada ou matriz de fibras. As células de pele se ligam às fibras, possibilitando o crescimento da pele dérmica. Uma vez que a pele dérmica tenha se regenerado, a camada de silicone é removida e se aplica um enxerto de pele epidérmico fino, exigindo, assim, menos enxerto de pele no total.

Outras medidas de tratamento incluem o posicionamento, a imobilização e a fisioterapia para evitar contraturas e manter o tônus muscular. Como a resposta normal do corpo ao desuso é a flexão, as contraturas decorrentes de queimadura são desfigurantes e causam perda do uso do membro ou apêndice. Uma vez que as feridas tenham cicatrizado suficientemente, muitas vezes são utilizadas peças de roupas com compressão elástica, às vezes para o corpo inteiro, para evitar cicatrizes hipertróficas.

Úlceras de pressão

São lesões isquêmicas da pele e estruturas subjacentes causadas pela pressão não aliviada que prejudica o fluxo de sangue e linfa. Muitas vezes, são chamadas de *úlceras de decúbito*. Têm maior propensão a se desenvolverem sobre uma proeminência óssea, mas podem ocorrer em qualquer parte do corpo sujeita a pressão externa, atrito ou forças de cisalhamento. Várias subpopulações estão particularmente em risco, incluindo as pessoas com tetraplegia, os idosos com restrição nas atividades e fraturas do quadril, e os pacientes em unidades de terapia intensiva. A Agency for Healthcare Research and Quality desenvolveu um *kit* de recursos para ajudar os profissionais de saúde do hospital a diminuírem a incidência de úlceras de pressão.[50] Mais de 2,5 milhões de pessoas nos EUA desenvolvem esse tipo de úlcera a cada ano.[50] A atuação das equipes multidisciplinares tem se mostrado bem-sucedida na redução da frequência desse tipo de úlcera. A elaboração de manuais com informações para prevenção das úlceras por pressão resultou na implementação de protocolos que efetivamente reduziram os casos dessa condição.[51] A prevenção e o tratamento são uma questão de saúde pública abordada no *Healthy People 2020*, uma declaração da política nacional de saúde pública dos EUA.[52]

Mecanismos de desenvolvimento

Vários fatores contribuem para o desenvolvimento das úlceras de pressão, incluindo outras comorbidades, como o diabetes tipo 2, a pressão do posicionamento e do peso corporal, a transpiração e/ou incontinência, citando apenas alguns. As pressões externas que excedem a pressão capilar interrompem o fluxo sanguíneo nos capilares. Quando a pressão entre uma proeminência óssea e uma superfície de suporte excede a pressão normal de enchimento capilar, o fluxo capilar, fundamentalmente, é obstruído. Se essa pressão é aplicada constantemente durante 2 h, a privação de oxigênio, somada a um acúmulo de produtos metabólicos finais, leva a danos irreversíveis. As pessoas com circulação deficiente precisarão de uma pressão menor para interromper a circulação, de modo que correm risco ainda maior de desenvolver uma úlcera de pressão. A mesma quantidade de pressão causa um dano maior quando distribuída sobre uma área menor do que sobre uma área maior.

Se uma pessoa está sentada ou deitada, o peso do corpo é suportado pelos tecidos que recobrem as proeminências ósseas. A maior parte das úlceras de pressão está localizada na parte inferior do corpo, na maioria das vezes sobre o sacro e sobre proeminências ósseas. A pressão sobre uma área óssea é transmitida da superfície para o osso denso subjacente, comprimindo todos os tecidos intervenientes. Como resultado, a maior pressão ocorre na superfície do osso e dissipa-se para fora de modo semelhante a um cone em direção à superfície da pele. Assim, pode haver dano tecidual subjacente extenso quando uma pequena lesão de pele superficial é inicialmente notada.

A alteração na distribuição da pressão de uma área de pele para a outra impede a lesão tecidual. As úlceras de pressão ocorrem mais comumente em pessoas com doenças como lesão da medula espinal, em que a sensibilidade e a motricidade normais para efetuar a redistribuição do peso corporal estão deficientes. Normalmente, as pessoas deslocam inconscientemente seu peso para redistribuir a pressão sobre a pele e os tecidos subjacentes. Por exemplo, durante a noite, viram-se enquanto estão dormindo, impedindo a lesão isquêmica dos tecidos que recobrem as proeminências ósseas que suportam o peso do corpo; o mesmo é verdade ao permanecerem sentadas por qualquer período. Os movimentos necessários para deslocar o peso do corpo são feitos inconscientemente, e só quando o movimento é restrito as pessoas tomam consciência do desconforto.

As *forças de cisalhamento* são causadas pelo deslizamento de uma camada de tecido sobre a outra com distensão e angulação dos vasos sanguíneos, causando ferimentos e trombose. O cisalhamento ocorre quando o esqueleto se move, mas a pele mantém-se fixa em uma superfície externa, tal como ao transferir uma pessoa da maca para o leito ou puxá-la para cima no leito. O mesmo acontece quando a cabeceira do leito é elevada, fazendo com que o tronco deslize em direção aos pés do leito enquanto o atrito e a umidade fazem com a pele permaneça fixa no lençol. O *atrito* contribui para a ulceração por pressão, danificando a pele na interface dermoepidérmica. Isso ocorre em pessoas acamadas que usam os cotovelos e calcanhares para ajudar no movimento. A umidade contribui para a formação de úlceras de pressão pelo enfraquecimento da parede das células da pele e pela alteração em seu pH protetor. Isso torna a pele mais suscetível a lesões por pressão, cisalhamento e atrito.

Prevenção

A prevenção das úlceras de pressão é preferível ao tratamento. A Agency for Healthcare Research and Quality é firme em sua convicção de que o uso do *kit* Recursos para a Prevenção de Úlceras de Pressão será eficaz em diminuir a quantidade de úlceras de decúbito.[50]

Os fatores de risco que contribuem para o desenvolvimento das úlceras de pressão foram relacionados com a percepção sensitiva (ou seja, a capacidade de dar uma resposta significativa ao desconforto decorrente da pressão), o nível de umidade da pele, a incontinência urinária e fecal, o estado de nutrição e hidratação, a mobilidade, o estado circulatório e forças de cisalhamento e atrito.

Os métodos para evitar as úlceras de pressão incluem mudança de decúbito frequente, cuidados meticulosos com a pele e a observação frequente e cuidadosa para detectar os primeiros sinais de ruptura da pele. A umidade macera e lesiona a pele. As fontes de umidade incluem o suor, a drenagem de feridas, a urina e as fezes. Tanto a incontinência urinária quanto a fecal aumentam o risco de úlceras de pressão. Migalhas de alimentos, tubos intravenosos e outros detritos no leito podem aumentar significativamente os pontos de pressão locais da pele. A prevenção da desidratação melhora a circulação, além de diminuir a concentração da urina, minimizando assim a irritação da pele em pessoas com incontinência, e reduzir os problemas urinários que contribuem para tal evento. A manutenção da nutrição adequada é importante (Tabela 52.2). A anemia e a desnutrição contribuem para a degradação tecidual e retardam a cicatrização após a ocorrência da lesão tecidual.

Estagiamento e tratamento

As úlceras de pressão podem ser estagiadas de acordo com quatro categorias.[53] As *úlceras de estágio I* são caracterizadas por uma área definida de vermelhidão persistente na pele de pigmentação clara ou uma área de vermelhidão persistente com tons azulados ou arroxeados na pele mais escura. As *úlceras de estágio II* representam uma perda parcial na espessura da pele envolvendo a epiderme, a derme, ou ambas. A úlcera é superficial e manifesta-se clinicamente como uma abrasão, bolha ou cratera rasa. As *úlceras de estágio III* representam uma perda na espessura total da pele envolvendo danos e necrose do tecido subcutâneo que podem se aprofundar até a fáscia, mas sem atravessá-la. A úlcera se manifesta como uma cratera profunda com ou sem prejuízo do tecido adjacente. As *úlceras de estágio IV* envolvem a perda da espessura total da pele e necrose com destruição ou danos extensos aos tecidos subcutâneos subjacentes, que podem se estender até envolver músculos, ossos e estruturas de sustentação (p. ex., tendão ou cápsula articular; Quadro 52.1).

Depois da ruptura da pele, são necessárias medidas de tratamento especiais para evitar danos isquêmicos adicionais, reduzir a contaminação e infecção bacteriana e promover a cura. As úlceras de estágio I geralmente são tratadas com mudanças de decúbito e medidas para eliminar a pressão frequente. As úlceras de estágio II ou III com pouco exsudato são tratadas com curativos oclusivos ou semipermeáveis. O curativo oclusivo pode ajudar na migração celular epitelial ao manter o líquido da ferida. Acredita-se que o líquido da ferida contenha uma variedade de fatores de crescimento que melhoram a cicatrização de feridas. Os curativos oclusivos também podem aliviar a dor da ferida e evitar a contaminação bacteriana. Existem vários tipos de curativos oclusivos disponíveis, incluindo películas poliméricas, hidrogéis, hidrocoloides, biomembranas e grânulos absorventes. Os produtos disponíveis se diferenciam quanto à sua permeabilidade ao vapor de água e à proteção de feridas, cada um dos quais com suas vantagens e desvantagens.

Os detritos necróticos aumentam a possibilidade de infecção bacteriana e retardam a cicatrização de feridas. As úlceras de estágio III com exsudato e detritos necróticos e as de estágio IV geralmente exigem desbridamento (remoção de tecidos necróticos e escara). Isso pode ser feito cirurgicamente, com

Tabela 52.2 Nutrientes necessários para cicatrização de feridas.

Nutriente	Função	Resultados da deficiência
Proteínas	Reparo de feridas Produção de fatores da coagulação Produção e migração de leucócitos Fagocitose mediada por células Proliferação de fibroblastos Neovascularização Síntese de colágeno Proliferação de células epiteliais Remodelagem de feridas	Cicatrização insatisfatória de feridas Hipoalbuminemia e edema generalizado, que alentece a difusão de oxigênio e os mecanismos de transporte metabólicos dos capilares e membranas celulares Linfopenia Comprometimento da imunidade celular
Carboidratos	Suprimento de energia para as células Conservação de proteínas	O corpo utiliza as proteínas musculares e viscerais para obter energia
Gorduras	Suprimento de energia para as células Suprimento de ácidos graxos essenciais Estrutura das membranas celulares Produção de prostaglandinas	Inibição do reparo tecidual Uso de proteínas musculares e viscerais para obter energia
Vitamina A	Síntese de colágeno Epitelialização	Cicatrização insatisfatória de feridas Comprometimento da imunidade
Vitamina C	Integridade das membranas Antioxidante	Comprometimento da imunidade Cicatrização insatisfatória de feridas Fragilidade capilar
Vitamina K	Coagulação sanguínea normal	Aumento do risco de hemorragia e formação de hematoma
Ferro	Síntese de colágeno Aumento da atividade antibacteriana dos leucócitos Síntese de hemoglobina	Anemia ferropriva, resultando em aumento do risco de isquemia tecidual localizada Comprometimento da resistência à tração
Zinco	Proliferação celular Cofator para enzimas Utilização de vitamina A	Comprometimento das ligações cruzadas do colágeno Alentecimento da cicatrização Alteração do paladar Anorexia Comprometimento da imunidade
Cobre	Ligações cruzadas do colágeno Síntese de eritrócitos	Diminuição da síntese de colágeno Anemia
Piridoxina, riboflavina e tiamina	Produção de energia Imunidade celular Síntese de eritrócitos	Diminuição da resistência às infecções Cicatrização insatisfatória de feridas
Arginina	Aumento do sistema imune nas feridas Rica em nitrogênio (32% de nitrogênio em comparação com os aminoácidos médios, que têm 16% de nitrogênio) Precursora de prolina, que é convertida em hidroxiprolina e, depois, colágeno	Redução do sistema imune nas feridas
Glutamina	Fonte de energia primária para fibroblastos Preservação da massa corporal magra	Menos nutrientes para os fibroblastos

Reimpresso de Hess C. T. (2012). *Clinical guide: Wound care* (7. ed.). Ambler, PA: Wolters Kluwer, com permissão.

curativos úmido-secos, ou por meio da utilização de enzimas proteolíticas. As feridas de estágio IV muitas vezes exigem o fechamento para obliterar o espaço morto e são cobertas com curativos não aderentes. As úlceras de estágio IV podem exigir intervenções cirúrgicas, como enxertos de pele ou retalhos miocutâneos.

RESUMO

A exposição repetida aos raios UV do sol predispõe a queimaduras solares, envelhecimento precoce da pele (rugas, elastose solar e irregularidades na pigmentação) e câncer de pele. As fontes solares e artificiais de RUV, como as câmaras de bronzeamento, contribuem para a quantidade de radiação à qual os seres humanos são expostos. A queimadura solar, causada pela exposição excessiva à RUV, é uma reação inflamatória eritematosa, variando de moderada a grave. Os fármacos fotossensíveis também podem produzir uma resposta exagerada à RUV quando combinados com a exposição ao sol. Os protetores solares são agentes de proteção que atuam refletindo a luz solar ou impedindo a sua absorção.

As queimaduras causam danos às estruturas da pele, variando de queimaduras de primeiro grau, que danificam a epiderme, a queimaduras de terceiro grau de espessura total, que se estendem até o tecido subcutâneo e podem envolver músculos e ossos. A extensão da lesão é determinada pela espessura da queimadura e pela ASCT abrangida. Além do envolvimento da pele, as queimaduras podem causar instabilidade hemodinâmica com choque hipovolêmico, lesão inalatória com comprometimento respiratório, estado hipermetabólico, disfunção de órgãos, supressão imunológica e sepse, dor e trauma emocional. Os métodos de tratamento variam de acordo com a gravidade da lesão e incluem reanimação imediata e manutenção da função fisiológica, limpeza e desbridamento das feridas, aplicação de agentes antimicrobianos e curativos, além de enxerto de pele. Os esforços são direcionados para impedir ou limitar a desfiguração e a incapacidade.

As úlceras de pressão são causadas por isquemia da pele e dos tecidos subjacentes. Resultam de pressões externas, que atrapalham o fluxo sanguíneo, ou forças de cisalhamento, que provocam distensão e lesões nos vasos sanguíneos. As úlceras de pressão são divididas em quatro etapas, de acordo com a profundidade do envolvimento tecidual. A prevenção é preferível ao tratamento. As metas de prevenção devem incluir identificar as pessoas em risco que precisam de prevenção, somado aos fatores específicos que as colocam em risco; manter e melhorar a tolerância dos tecidos à pressão para evitar ferimentos; e proteger contra os efeitos adversos de forças mecânicas externas (*i. e.*, pressão, atrito e cisalhamento).

Quadro 52.1 Estágios da úlcera por pressão.

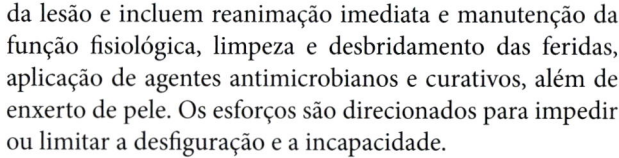

- Lesão de tecidos profundos: área arroxeada ou castanho-avermelhada de pele íntegra ou bolha preenchida por sangue consequente à lesão do tecido subjacente. A área pode ser dolorosa, de consistência firme ou amolecida, morna ou fria. Pode evoluir rapidamente com exposição de camadas adicionais de tecido
  - Estágio 1: área com vermelhidão cutânea persistente (sem solução de continuidade), que não desaparece quando se retira a pressão exercida sobre ela. Surge habitualmente sobre uma proeminência óssea
  - Estágio 2: perda parcial da espessura das camadas da pele envolvendo a epiderme, que se manifesta clinicamente como bolha íntegra ou aberta/rota ou cratera rasa aberta
  - Estágio 3: perda de toda a espessura da pele, estendendo-se pela epiderme e expondo os tecidos subcutâneos; manifesta-se como uma cratera profunda com ou sem tunelização e tecido adjacente escavado
  - Estágio 4: perda de toda a espessura da pele e dos tecidos subcutâneos, com exposição de músculo e/ou osso; manifesta-se como cratera profunda com tecido necrótico, descamação ou escara. Com frequência, há tunelização e escavação
- Não estagiável: perda de toda a espessura do tecido com base recoberta por esfacelo e/ou escara. O estágio não pode ser determinado até a retirada do esfacelo ou da escara, com exposição da base e da verdadeira profundidade da ferida
- Lesão por pressão profunda: área localizada com alteração da coloração (roxa ou vermelha e que não clareia à compressão), com leito escuro da ferida ou bolha preenchida por sangue em decorrência de compressão prolongada ou força de cisalhamento. A pele pode ou não estar íntegra.

Fonte: Eliopoulos C. (2018). *Skin care. In Gerontological nursing* (9. ed., Quadro 27-1, p. 397). Philadelphia, PA: Wolters Kluwer, with permission.

NEVOS E CÂNCERES DE PELE

Depois de concluir esta seção, o leitor deverá ser capaz de:

- Descrever a origem dos nevos e indicar a sua relação com o câncer de pele
- Comparar o aparecimento e a evolução do carcinoma basocelular (CBC), do carcinoma espinocelular (CE) e do melanoma maligno.

Nevos

Os nevos, ou moles, são tumores da pele benignos comuns, podendo ser congênitos ou adquiridos. Quase todos os adultos têm nevos, alguns em maior quantidade que outros. Podem ser pigmentados ou não pigmentados, planos ou elevados, e com ou sem pelos.

Os *nevos nevocelulares* são lesões pigmentadas da pele resultantes da proliferação de melanócitos na epiderme ou derme.[54] Os nevos nevocelulares são pequenas pápulas de cor acastanhada a marrom-escura, uniformemente pigmentadas, com bordas arredondadas bem definidas (Figura 52.26). São inicialmente formados por melanócitos com longas extensões dendríticas, normalmente intercaladas entre os queratinócitos basais. Os melanócitos são transformados em células contendo melanina redondas ou ovais, que crescem em ninhos ou agregadas ao longo da junção dermoepidérmica. Em decorrência da sua localização, essas lesões são chamadas de *nevos juncionais* ou nevos ativos.[5] Eventualmente, a maior parte dos nevos juncionais cresce na derme circundante como ninhos ou cordões de células. Os *nevos compostos* contêm componentes epidérmicos e dérmicos.[5] Em lesões mais antigas, os ninhos epidérmicos podem desaparecer completamente, deixando um *nevo dérmico*. Os nevos compostos e dérmicos geralmente são mais elevados que os juncionais.

Outro tipo de nevo é aquele com *distúrbio estrutural com ou sem atipia citológica*. (O termo utilizado anteriormente era nevo displásico, contudo um esforço está sendo feito para

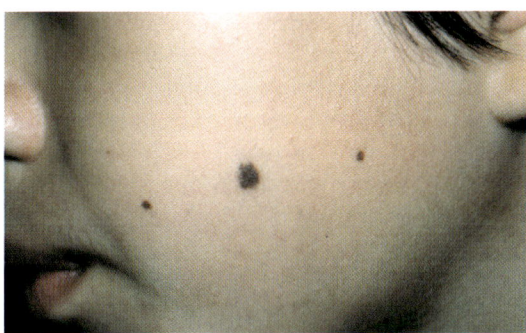

Figura 52.26 • Nevos normais. Fonte: Jensen S. (2015). *Nursing health assessment: A best practice approach* (2. ed., p. 279). Philadelphia, PA: Wolters Kluwer.

Conceitos fundamentais

Cânceres de pele

- Os melanócitos, que protegem contra as queimaduras solares por meio do aumento na produção de melanina e bronzeamento, são particularmente vulneráveis aos efeitos adversos da exposição desprotegida à luz ultravioleta. O melanoma maligno, tumor maligno dos melanócitos, é um tipo rapidamente progressivo e metastático de câncer de pele
- O CBC e o CE, que também refletem os efeitos da exposição aumentada ao sol, são formas menos agressivas de câncer de pele e mais facilmente curadas.

---

eliminá-lo, porque a pesquisa revela que melanoma pode ocorrer tanto em nevos comuns quanto nos displásicos.) Existem dois critérios que correlacionam os nevos com risco de melanoma: (1) a alta contagem de nevo se correlaciona com risco maior de melanoma e (2) a existência de nevos grandes aumenta o risco relativo de melanoma.[55]

Em razão da possibilidade de transformação maligna, qualquer pinta que sofra uma mudança exige avaliação médica imediata.[56] As mudanças a serem observadas e relatadas consistem em alterações no tamanho, na espessura ou na cor, prurido e sangramento.

Câncer de pele

Tem havido um aumento alarmante na incidência de câncer de pele ao longo das últimas décadas. Em 2017, nos EUA, havia cerca de 87.110 novos casos de melanoma, sendo 52.170 em homens e 34.940 em mulheres.[56] Ainda, eram cerca de 5,4 milhões de casos anuais de cânceres não melanoma[a] altamente curável (basocelulares e espinocelulares).[57]

Essa crescente incidência de câncer de pele tem sido atribuída ao aumento da exposição solar associado às mudanças sociais e de estilo de vida. Acredita-se que o adelgaçamento da camada de ozônio na estratosfera seja outro fator contribuinte para essa elevação. A ênfase da sociedade no bronzeamento também está implicada. As pessoas tendem a investir mais tempo em lazer e permanecer períodos mais longos expostas ao sol com a pele descoberta.

Embora os fatores que ligam a exposição ao sol ao câncer de pele não estejam completamente esclarecidos, tanto a exposição cumulativa total quanto os padrões alterados de exposição estão fortemente implicados. O carcinoma basocelular (CBC) e o carcinoma espinocelular (CE) estão frequentemente associados à exposição cumulativa total à RUV. Assim, o CBC e o CE ocorrem mais comumente em partes do corpo superexpostas ao sol, como a face e o dorso das mãos e os antebraços.[5] Os melanomas ocorrem mais frequentemente em áreas do corpo expostas ao sol de modo intermitente, como as costas em homens e as pernas em mulheres.

Melanoma maligno

Tumor maligno dos melanócitos,[5] trata-se de uma forma metastática de câncer, de progressão rápida. A elevação drástica na incidência de melanoma maligno ao longo das últimas décadas tem sido creditada ao aumento na exposição aos raios UV, incluindo a intensa procura por câmaras de bronzeamento. Medidas de saúde pública de rastreamento, diagnóstico precoce, aumento do conhecimento em relação às lesões precursoras e maior conhecimento público da doença podem contribuir para a intervenção precoce.

O risco é maior em pessoas de pele clara, particularmente com cabelos loiros ou ruivos, que apresentam queimaduras solares e sardas facilmente. Outros fatores de risco incluem um histórico familiar de melanoma maligno, sardas acentuadas na parte superior das costas, história de três ou mais queimaduras solares com bolhas antes dos 20 anos de idade e queratoses actínicas. Outros fatores de risco adicionais para o melanoma são moles atípicos/síndrome do nevo displásico, imunossupressão e fotoquimioterapia prévia [terapia com psoraleno e ultravioleta A (PUVA)].

As queimaduras de sol graves e com bolhas no início da infância e as exposições solares intermitentes intensas contribuem para o aumento na suscetibilidade ao melanoma em adultos jovens e de meia-idade. Cerca de 90% dos melanomas malignos em caucasianos ocorrem na pele exposta ao sol. No entanto, em pessoas de pele mais escura, frequentemente acometem áreas não expostas ao sol, como as mucosas e superfícies subungueais, palmares e plantares.[5]

Manifestações clínicas. Os melanomas malignos se diferenciam em tamanho e forma. Em geral, são ligeiramente elevados e pretos ou marrons. As bordas são irregulares e as superfícies são desiguais. A maior parte parece surgir a partir de nevos preexistentes ou novos crescimentos semelhantes a pintas.[56] Pode haver eritema circundante, inflamação e dor à palpação. Periodicamente, ulceram e sangram. Os melanomas escuros muitas vezes são manchados com tons de vermelho, azul e brancos, cores que representam três processos simultâneos: melanoma em crescimento (azul), inflamação e tentativa do corpo de localizar e destruir o tumor (vermelho) e formação de tecido cicatricial (branco).

Existem quatro tipos de melanomas: melanoma expansivo superficial, nodular, lentigo maligno e acrolentiginoso.[5] O *melanoma expansivo superficial* é caracterizado por um nevo

---

[a]N.R.T.: é o câncer mais frequente no Brasil e corresponde a 25% de todos os tumores malignos registrados no país. Fonte: http://www2.inca.gov.br/wps/wcm/connect/tiposdecancer/site/home/pele_nao_melanoma.

de bordas elevadas com crescimento lateral. Tem aspecto desordenado na cor e no contorno. Tende a apresentar crescimento bifásico, horizontal e verticalmente. Em geral, ulcera e sangra com o crescimento. Essas lesões são responsáveis por dois terços de todos os melanomas e mais prevalentes em pessoas que se queimam facilmente ao sol e têm exposição solar intermitente.[5] Os *melanomas nodulares*, que respondem por 15% dos melanomas, são lesões em forma de cúpula que podem ocorrer em qualquer parte do corpo, mas que aparecem mais frequentemente no tórax, na cabeça e no pescoço.[5] Comumente têm coloração azul-preta, uniforme, e tendem a parecer com bolhas de sangue. Os melanomas nodulares invadem a derme rapidamente desde o início, sem fase de crescimento horizontal aparente. O *lentigo maligno*, que representa 4 a 15% de todos os melanomas invasivos, corresponde a nevos planos de crescimento lento que ocorrem principalmente em áreas expostas ao sol em idosos.[58] Se não tratado, tende a apresentar crescimento horizontal e radial por muitos anos antes que invada a derme, tornando-se o melanoma lentigo maligno. O *melanoma acrolentiginoso*, que responde por 2% dos melanomas, ocorre principalmente nas palmas das mãos, plantas dos pés, unhas e mucosas. Tem o pior prognóstico de todos os melanomas, mas não é encontrado com frequência.[59] Seu aspecto é semelhante ao do lentigo maligno.

Detecção e diagnóstico. A detecção precoce é essencial no melanoma maligno. O autoexame regular da superfície total da pele em frente a um espelho bem iluminado representa um método para a detecção precoce. Isso exige que a pessoa se dispa completamente e examine todas as áreas do corpo usando um espelho de corpo inteiro, espelho de mão e secador de cabelo portátil (para examinar o couro cabeludo). Foi desenvolvida a regra ABCD para ajudar no diagnóstico precoce e tratamento oportuno do melanoma maligno (Figura 52.27). Trata-se de

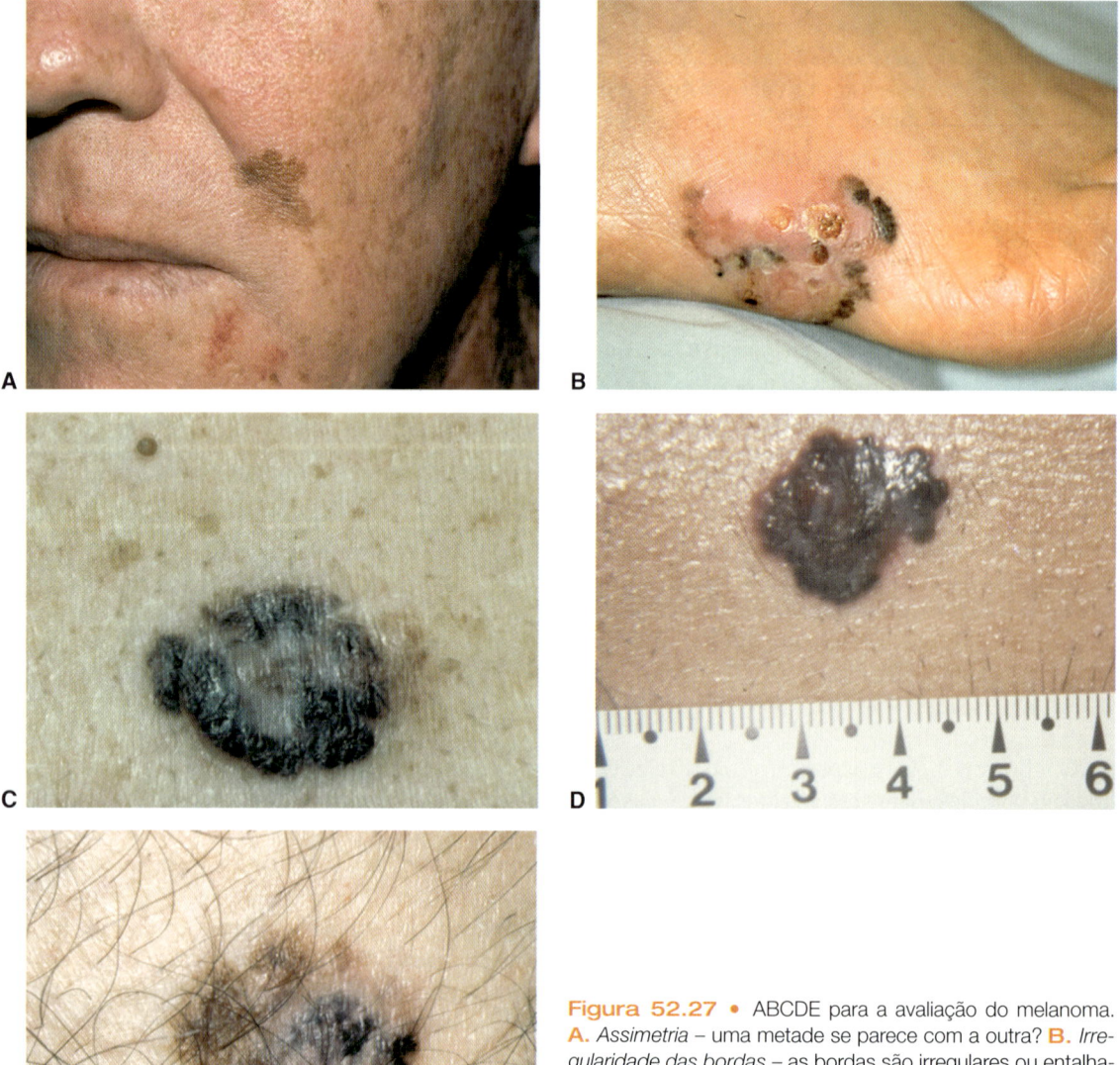

Figura 52.27 • ABCDE para a avaliação do melanoma. **A.** *Assimetria* – uma metade se parece com a outra? **B.** *Irregularidade das bordas* – as bordas são irregulares ou entalhadas? **C.** *Cor* – a pinta tem uma variedade de tons ou cores diferentes? **D.** *Diâmetro* – o diâmetro é maior que 6 mm (borracha de lápis)? **E.** *Evolução* – a lesão evoluiu ou mudou ao longo do tempo? Fonte: Jensen S. (2015). *Nursing health assessment: A best practice approach* (2. ed., p. 239). Philadelphia, PA: Wolters Kluwer.

um acrônimo que representa *a*ssimetria, irregularidade da *b*orda, alteração na *c*or e *d*iâmetro maior que 6 mm (do tamanho da borracha de um lápis com borracha).[56] As pessoas devem ser orientadas a observar essas mudanças nos nevos já existentes ou o desenvolvimento de nevos novos, bem como outras alterações, como sangramento ou prurido.

O diagnóstico de melanoma se baseia nos achados da biopsia de uma lesão. Consistentemente com outros tumores cancerosos, o melanoma é comumente estadiado usando o TNM (tumor, linfonodo e metástases) ou o American Joint Committee on Cancer Staging System for Cutaneous Melanoma de 2001, em que o tumor é classificado de 0 a 4, com mais subclassificações dependendo de vários fatores, incluindo espessura do tumor, ulceração e *status* do linfonodo sentinela e taxa mitótica para estratificar pessoas de baixo e alto risco.[60] O linfonodo sentinela é um linfonodo regional, que recebe drenagem linfática dos locais do tumor. Ulceração e presença do linfonodo sentinela resultam em pior prognóstico.[60]

Tratamento. Geralmente consiste em excisão cirúrgica, cuja extensão é determinada pela espessura da lesão, pela invasão das camadas mais profundas da pele e pela disseminação para os linfonodos regionais. Quando diagnosticado em uma fase pré-metastática, o melanoma hoje é tratado ambulatorialmente, diminuindo o custo e a inconveniência dos cuidados. A capacidade atual permite mapear o fluxo linfático para um *linfonodo sentinela*, que é, então, amostrado para biopsia. Se as células tumorais se espalharam do tumor primário para os linfonodos regionais, o linfonodo sentinela será o primeiro linfonodo no qual as células tumorais aparecerão. Portanto, a biopsia do linfonodo sentinela pode ser usada para verificar se há células de melanoma e determinar a necessidade de dissecção radical dos linfonodos.

O tratamento de rotina para o câncer, como a quimioterapia, é indicado quando a doença se torna sistêmica. Apesar das muitas intervenções utilizadas ao longo dos anos, os esforços para curar o melanoma em seus estágios tardios têm sido decepcionantes. No entanto, há esperança no desenvolvimento de vacinas ou imunoterapia. As vacinas são destinadas a evitar a recorrência, especialmente nos estádios II e III.

Carcinoma basocelular

O carcinoma basocelular (CBC), neoplasia das células não queratinizadas da camada basal da epiderme, é o câncer de pele mais comum em pessoas de pele clara (Figura 52.28). Como outros tipos de câncer de pele, tem aumentado em incidência ao longo das últimas décadas. As pessoas de pele clara com história de exposição ao sol significativa por um período prolongado são mais suscetíveis. Os indivíduos de pele morena e negra são ocasionalmente afetados. O CBC geralmente ocorre em pessoas expostas a grandes quantidades de luz solar. Dos 5,4 milhões de cânceres de pele diagnosticados anualmente, a maioria é CBC.[56]

O CBC geralmente é um tumor que não produz metástases, que cresce em largura e profundidade se deixado sem tratamento.[5] Esses tumores são mais comumente vistos na cabeça e no pescoço, ocorrendo com maior frequência na pele não glabra. Também ocorrem na superfície da pele não exposta ao sol, embora em menor frequência. Existem vários tipos histológicos de CBC, com muitos tipos de crescimento lento e muitos com crescimento rápido.[5] Alguns dos CBC mais agressivos são chamados de CBC esclerosantes, morfeaformes, micronodulares e infiltrativos.[4] Os *ulcerativos e nodulares* superficiais são os dois tipos mais frequentes. O nodular ulcerativo é o CBC mais comum e tem uma estrutura nódulo-cística que se manifesta como pápula translúcida rosada, que cresce ao longo do tempo. Vasos telangiectásicos estão frequentemente associados ao CBC nodular. Ao longo dos anos, forma-se uma depressão central, que evolui para uma úlcera cercada por uma borda brilhante e cerosa original. O CBC em pessoas de pele mais escura geralmente é mais pigmentado e frequentemente diagnosticado como outras doenças de pele, incluindo o melanoma.

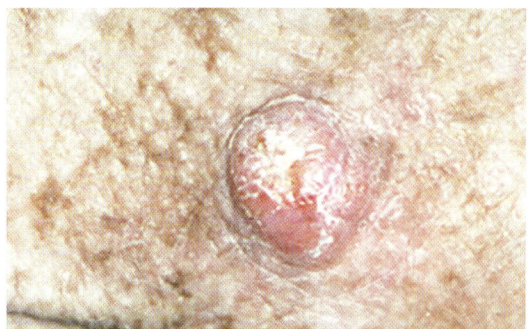

Figura 52.28 • Carcinoma basocelular: o tipo de câncer de pele mais frequente. Fonte: Jensen S. (2015). *Nursing health assessment: A best practice approach* (2. ed., p. 279). Philadelphia, PA: Wolters Kluwer.

O segundo tipo mais comum e menos agressivo de CBC é o *superficial*, observado na maior parte das vezes no tórax ou nas costas.[4] Começa como uma placa eritematosa plana não palpável. Lentamente, as áreas vermelhas escamosas se ampliam, com fronteiras nodulares e bases telangiectásicas. Em geral, há uma borda fina, elevada e branca circundando o CBC.[4] Esse tipo de câncer de pele é difícil de diagnosticar, porque mimetiza outros problemas de pele.

O CBC se desenvolve a partir dos queratinócitos basais da epiderme.[4] Os danos ao DNA decorrentes do UVB podem desencadear uma resposta imunológica que provoca alterações nas células cancerosas.[4] Embora o CBC não costume produzir metástase via vasos sanguíneos ou sistema linfático, pode aumentar lenta ou rapidamente, exclusivamente por extensão.[4]

Realizam-se biopsias de todos os CBC suspeitos para o diagnóstico. É altamente curável, se detectado e tratado precocemente. O tratamento depende do local e da extensão da lesão. O objetivo mais essencial é eliminar completamente a lesão. Também é importante manter a função e o efeito estético ideal. A curetagem com eletrodissecação, a excisão cirúrgica, a irradiação a *laser*, a criocirurgia e a quimiocirurgia são eficazes na remoção de todas as células cancerosas. A imunoterapia, a terapia gênica e a terapia fotodinâmica representam tratamentos novos. Deve-se avaliar os pacientes em intervalos regulares à procura de recidivas.

Carcinoma espinocelular

Os carcinomas espinocelulares (CE) são o segundo tipo mais comum de tumores malignos da epiderme externa, responsáveis por 10 a 20% de todos os cânceres de pele.[4,57] O aumento na incidência de CCE é consistente com o aumento na exposição à RUV. Há também uma forte ligação com o risco ocupacional de desenvolvimento de CE. As pessoas expostas a arsênico (*i. e.*, doença de Bowen, também chamada de CE *in situ*), alcatrões industriais, carvão e parafina têm maior probabilidade de desenvolver CE. Os homens são duas vezes mais propensos que as mulheres. As pessoas de pele escura raramente são afetadas.

Existem dois tipos de CE: intraepidermal e invasivo. O *intraepidermal* permanece restrito à epiderme durante um longo período. No entanto, em algum momento imprevisível, penetra na membrana basal até a derme e produz metástases para os linfonodos regionais (Figura 52.29). O CE tem um risco significativo de produzir metástases, em contraste com o CBC. Em seguida, ele se converte em um *CE invasivo*. Pode se desenvolver a partir do carcinoma intraepidermal ou de uma lesão pré-maligna (p. ex., queratoses actínicas), bem como ser de crescimento lento ou rápido, com metástase.

O CE é uma lesão queratótica de escamas vermelhas, ligeiramente elevada, com borda irregular, em geral com úlcera crônica superficial. As lesões não costumam ter borda perolada arredondada e as telangiectasias superficiais encontradas no CBC. Posteriormente, crescem para fora, mostrando grandes ulcerações, e têm crostas persistentes e bordas eritematosas e elevadas. As lesões do CE ocorrem em áreas de pele expostas ao sol, particularmente o nariz, a testa, a hélice da orelha, o lábio inferior e o dorso da mão.

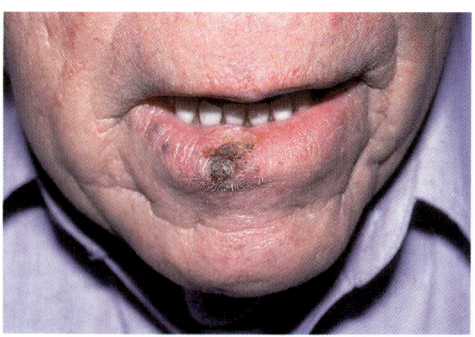

Figura 52.29 • Carcinoma espinocelular. É o segundo tipo mais frequente de câncer de pele, geralmente encontrado em superfícies expostas ao sol. Fonte: Jensen S. (2015). *Nursing health assessment: A best practice approach* (2. ed., p. 280). Philadelphia, PA: Wolters Kluwer.

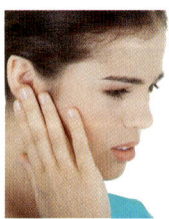

Lauren pede para consultar um médico a respeito de seu queloide. Ela quer ter certeza de que não é um câncer de pele, uma vez que sente que poderia ter sido erroneamente diagnosticada com um queloide. Ela sente que precisa ser reavaliada e que deve ser realizada uma biopsia. Afirma que sua lesão se parece com um tipo de câncer de pele que viu na internet, além de estar preocupada pelo fato de ter tido queimaduras solares anteriormente na face, incluindo a orelha. O médico lhe garantiu que se trata de um queloide, resultado direto da formação excessiva de colágeno córneo secundário à perfuração da orelha. Lauren por fim aceita o diagnóstico e jura nunca mais furar a orelha. Ela também promete sempre usar protetor solar e ficar longe do sol, sempre que possível.

Em pessoas de pele escura, as lesões podem parecer com nódulos hiperpigmentados e ocorrem com maior frequência em áreas não expostas ao sol. A metástase é mais comum no CE que no CBC.[57]

As medidas de tratamento são destinadas à remoção de todo o tecido canceroso, utilizando métodos como a eletrocirurgia, a cirurgia de excisão, a quimiocirurgia ou a radioterapia. Depois do tratamento, a pessoa é observada pelo resto da vida à procura de sinais de recorrência.

RESUMO

Os nevos ou pintas geralmente são benignos. Como podem sofrer transformação cancerosa, qualquer pinta que sofra mudança exige avaliação médica imediata. Tem havido um aumento alarmante na ocorrência de cânceres de pele ao longo das últimas décadas. A exposição repetida aos raios UV do sol tem sido apontada como a principal causa. As neoplasias da pele incluem o melanoma maligno, o CBC e o CE.

O melanoma maligno, o tumor maligno dos melanócitos, é uma forma metastática de progressão rápida do câncer. Clinicamente, geralmente é assintomático. O sinal mais importante reside na alteração no tamanho, na forma e na cor de lesões pigmentadas da pele, como as pintas. Como resultado do aumento na conscientização pública, os melanomas estão sendo diagnosticados mais precocemente, quando podem ser curados cirurgicamente. O CE e o CBC são de origem epidérmica.

O CBC é o tipo mais comum de câncer de pele entre pessoas de pele clara. Trata-se de um tumor de crescimento lento que raramente produz metástases. Os dois tipos de CE são o intraepidermal e o invasivo. O CE intraepidermal permanece confinado à epiderme durante um longo período. O invasivo pode se desenvolver a partir do carcinoma intraepidermal ou de lesões pré-malignas, como as queratoses actínicas.

CONDIÇÕES DA PELE RELACIONADAS COM A IDADE

Depois de concluir esta seção, o leitor deverá ser capaz de:

- Descrever as características distintivas das erupções cutâneas associadas às seguintes doenças infecciosas infantis: exantema súbito, sarampo, rubéola e varicela
- Caracterizar as alterações fisiológicas do envelhecimento da pele
- Descrever o aparecimento de acrocórdons, queratoses, lentiginose e lesões.

Muitos problemas de pele ocorrem mais comumente em determinados grupos etários. Em decorrência das alterações resultantes do processo de envelhecimento, lactentes, crianças e idosos tendem a apresentar problemas de pele diferentes.

Manifestações cutâneas no primeiro ano de vida e durante a infância

Doenças de pele no primeiro ano de vida

O primeiro ano de vida transmite a imagem de pele perfeita, sem máculas. E embora para a maior parte das crianças isso seja verdade, várias lesões cutâneas congênitas, como manchas mongólicas, hemangiomas e nevos, estão associadas ao período neonatal inicial. Existem também várias condições de pele adquiridas, incluindo a dermatite da fralda, a brotoeja e a crosta láctea, relativamente comuns nesse período.

Marcas de nascença pigmentadas e vasculares.

Lesões pigmentadas e vasculares compreendem a maior parte das marcas de nascença. As marcas de nascença pigmentadas representam a migração ou proliferação anormal de melanócitos. Por exemplo, as *manchas mongólicas* são causadas pela pigmentação seletiva. Geralmente ocorrem nas nádegas ou na área sacral e são comumente encontradas em indivíduos asiáticos e de pele escura. Os *nevos* ou pintas são máculas sólidas uniformemente pigmentadas, pequenas, acastanhadas a marrons. Os *nevos nevocelulares* são formados inicialmente a partir de agregados de melanócitos e queratinócitos ao longo da borda dermoepidérmica. Os *nevos melanocíticos congênitos* são coleções de melanócitos encontradas ao nascimento ou desenvolvidas durante o primeiro ano de vida. Apresentam-se como lesões pigmentadas maculares, papulares ou do tipo placa de vários tons de marrom, com um ponto central preto ou azul. A textura das lesões varia e pode haver ou não pelos. Geralmente são encontradas nas mãos, nos ombros, nas nádegas, no braço inteiro ou no tórax. Algumas envolvem grandes áreas do corpo, assemelhando-se a uma vestimenta. Geralmente crescem de modo proporcional à criança. Os nevos melanocíticos congênitos são clinicamente significativos, por causa de sua associação ao melanoma maligno.

As marcas de nascença vasculares são anomalias cutâneas da angiogênese e do desenvolvimento vascular. Dois tipos são comumente observados em lactentes e crianças pequenas: hemangioma elevado vermelho-vivo da infância e manchas de vinho do Porto planas, de cor avermelhada a abóbora.

Os *hemangiomas do primeiro ano de vida* são lesões pequenas e vermelhas notadas logo após o nascimento. São tumores vasculares benignos geralmente produzidos pela proliferação de células endoteliais vasculares[5] (Figura 52.30). Uma pequena proporção dessas lesões mostra-se ao nascimento, e o restante se desenvolve algumas semanas depois.[4] As meninas são três vezes mais propensas que os meninos.[4]

Com frequência, passam por um período inicial de proliferação durante o qual aumentam, seguidos por um período de involução lenta, em que o crescimento é invertido até o desaparecimento completo, geralmente por volta dos 5 ou 8 anos de idade.[4] Podem ocorrer em qualquer parte do corpo. No entanto, quando acometem as vias respiratórias, podem

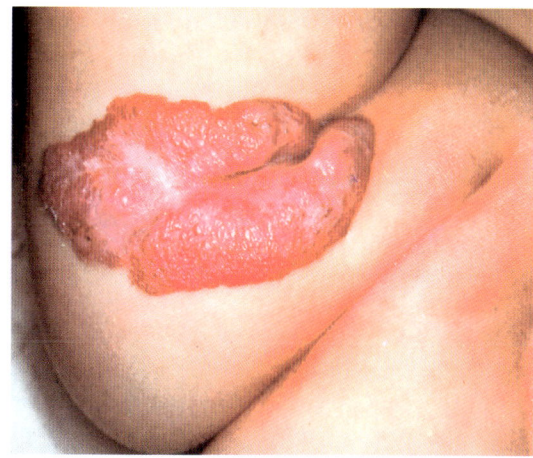

Figura 52.30 • Hemangioma do primeiro ano de vida. Fonte: Hall B. J., Hall J. C. (2017). *Sauer's manual of skin diseases* (11. ed., p. 494). Philadelphia, PA: Wolters Kluwer.

oferecer risco à vida. A ulceração, complicação mais comum, pode ser dolorosa e envolve o risco de infecção, hemorragia e cicatrizes. Uma pequena porcentagem dos hemangiomas do primeiro ano de vida desenvolve complicações, como infecções ou ulceração.[5] Alguns estão localizados em regiões anatômicas associadas a outras anomalias, exigindo acompanhamento atento e intervenção precoce.

As *manchas de vinho do Porto* são manchas rosadas ou vermelhas que podem ocorrer em qualquer parte do corpo e são muito visíveis (Figura 52.31). Representam malformações capilares de crescimento lento que aumentam proporcionalmente com a criança e persistem ao longo da vida. Há dilatação progressiva dos capilares cutâneos, inicialmente confinados à epiderme imediata, com envolvimento gradual dos vasos mais profundos da derme, embora a maior quantidade

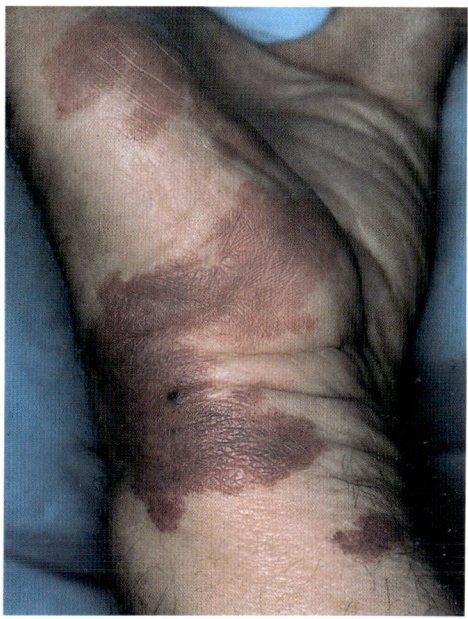

Figura 52.31 • Mancha de vinho do Porto no braço e na mão. Fonte: Hall B. J., Hall J. C. (2017). *Sauer's manual of skin diseases* (11. ed., p. 494, Figura 45.11). Philadelphia, PA: Wolters Kluwer.

esteja sempre na derme superior.[5] A distribuição das lesões na face corresponde aproximadamente aos ramos sensitivos do nervo trigêmeo. O desenvolvimento de uma mancha de vinho do Porto pode seguir um trauma. Essas manchas geralmente estão restritas à pele, mas podem estar associadas a malformações vasculares do olho, resultando principalmente em glaucoma e outros déficits neurológicos (síndrome de Sturge-Weber).[5] A cirurgia a *laser* revolucionou o tratamento das manchas de vinho do Porto.

Dermatite da fralda. Também conhecida como *assadura*, é uma forma de dermatite de contato que resulta de um contato prolongado com uma fralda molhada ou suja. O uso de fraldas provoca aumento na umidade da pele e no pH por causa da amônia da urina. A umidade prolongada leva ao amolecimento e à maceração da pele, tornando-a mais suscetível a danos por fricção da superfície da fralda e irritantes locais. O conteúdo das fraldas sujas, se não trocadas frequentemente, pode levar a dermatite de contato, infecções bacterianas ou outras doenças da pele. As proteases e lipases contidas nas fezes são particularmente irritantes.

O aspecto das assaduras varia de simples (ou seja, máculas amplamente distribuídas nas nádegas e áreas anogenitais) a grave (ou seja, superfícies de pele vermelhas, escoriadas, em carne viva, na pele da área da fralda). As infecções secundárias por bactérias e leveduras são comuns; o desconforto pode ser importante, por causa da inflamação intensa. Deve-se considerar condições como a dermatite de contato, a dermatite seborreica, a candidíase e a dermatite atópica quando a erupção for persistente e recalcitrante a medidas terapêuticas simples.

A dermatite da fralda muitas vezes responde a medidas simples, incluindo a troca frequente das fraldas com a limpeza cuidadosa da área irritada para remover todos os resíduos. Expor a área irritada ao ar livre é útil. Demonstrou-se que a aplicação de uma pomada de barreira depois de cada troca de fralda representa um componente valioso do tratamento.

A escolha da preparação de barreira é importante. Agora se sabe que a função de barreira da pele é desempenhada pelo estrato córneo, cuja função principal consiste em minimizar a perda de água e impedir a entrada por penetração de substâncias tóxicas e microrganismos. De modo ideal, a preparação de barreira deve mimetizar a função natural da pele, formando uma barreira de longa duração para aumentar a proteção contra substâncias irritantes e microrganismos e manter os níveis ideais de umidade. As preparações devem conter lipídios semelhantes aos encontrados no estrato córneo.

Os casos intratáveis e graves de dermatite da fralda devem ser avaliados por um médico para o tratamento das infecções secundárias. A cândida secundária (ou seja, leveduras; Figura 52.32) ou outras manifestações cutâneas discutidas neste capítulo podem ocorrer na área da fralda. É importante distinguir entre a dermatite da fralda normal e condições de pele mais graves.

Brotoeja. A brotoeja ou miliária resulta da maceração constante da pele decorrente da exposição prolongada a um ambiente quente e úmido. A maceração leva à obstrução

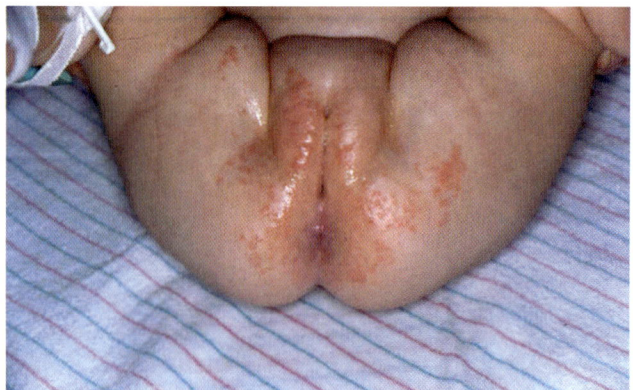

Figura 52.32 • Infecção fúngica superficial. Assaduras por *Candida*. Fonte: Jensen S. (2015). *Nursing health assessment: A best practice approach* (2. ed., p. 847). Philadelphia, PA: Wolters Kluwer.

médio-epidermal pelo bloqueio das glândulas écrinas e possível ruptura dessas glândulas sudoríferas. É possível que um lactente desenvolva hiperpirexia fatal se as glândulas écrinas estiverem congenitamente ausentes.[5] Embora comumente observada durante o primeiro ano de vida, a brotoeja pode ocorrer em qualquer idade. O tratamento inclui a remoção do excesso de roupas, o resfriamento da pele com banhos de água morna, a secagem da pele com talco e a não exposição a ambientes quentes e úmidos.

Crosta láctea. Formação gordurosa de crostas ou escamas no couro cabeludo, geralmente é atribuída à lavagem pouco frequente e inadequada. É tratada com xampu suave e escovação delicada para remover as escamas. Às vezes, pode-se deixar um óleo na cabeça por alguns minutos a horas, amolecendo as escamas antes de esfregar. Outras pomadas ou cremes emulsionantes podem ser úteis em casos difíceis. O couro cabeludo pode precisar ser esfregado vigorosamente para remover o acúmulo de células queratinizadas. Os casos recalcitrantes devem ser avaliados por um profissional da saúde. Podem existir formas graves ou crônicas de dermatite seborreica.

Manifestações cutâneas de doenças infecciosas comuns

As doenças infecciosas infantis que produzem erupções incluem o exantema súbito, o sarampo, a rubéola, a varicela e a escarlatina. Embora sejam encontradas com menor frequência em decorrência dos programas de vacinação bem-sucedidos e da utilização de antibióticos, ainda ocorrem.

Exantema súbito. Também conhecido como *sexta doença* da infância, visto ser causado pelo HHV-6, o exantema súbito é contagioso. A infecção primária por HHV-6 ocorre precocemente na vida. A maior parte dos casos acomete crianças entre 6 meses e 4 anos de idade.[4] Os anticorpos transplacentários provavelmente protegem a maior parte dos recém-nascidos até os 6 meses de idade.[4] O exantema produz uma erupção cutânea maculopapular característica que recobre o tórax e se espalha para os membros. O prurido é precedido por febre alta (≤ 40,5°C) que ocorre subitamente, membranas timpânicas inflamadas e sintomas semelhantes aos do resfriado, geralmente com duração de 3 a 4 dias.[4] Esses sintomas melhoram aproximadamente ao mesmo tempo que a erupção surge (Figura 52.33). Como os lactentes com exantema súbito exibem uma gama única de sintomas durante um curto período, a infecção pode ser confundida com outros exantemas da infância. É possível avaliar os títulos de anticorpos do sangue para determinar o diagnóstico real. Na maior parte dos casos, não há efeitos a longo prazo dessa doença. Os lactentes com picos de alta temperatura devem ser avaliados por seu pediatra.

Rubéola

Rubéola. Doença infantil causada pelo vírus da rubéola (um togavírus), caracteriza-se por erupção cutânea macular difusa, pontual, que começa no tórax e se espalha para braços e pernas. Ocorrem estados febris leves (geralmente > 37,8°C). Adenopatias pós-auriculares, suboccipitais e cervicais são comuns. Sintomas semelhantes aos de um resfriado costumam acompanhar a doença na forma de tosse, congestão nasal e coriza (ou seja, secreção nasal).

A rubéola geralmente não tem sequelas de longa duração. No entanto, a transmissão da doença a gestantes no início da gestação pode resultar na síndrome da rubéola congênita. Entre seus sinais clínicos, estão a catarata, a microcefalia, o atraso intelectual, a surdez, a persistência do canal arterial, o glaucoma, a púrpura e defeitos ósseos. A maior parte dos estados norte-americanos tem leis que exigem a vacinação para evitar a transmissão da rubéola. A imunização é realizada por injeção de vírus vivo e geralmente tem 100% de sucesso na imunização de crianças.

Sarampo

É uma doença viral aguda, altamente contagiosa, causada por um morbilivírus. A erupção característica é macular e manchada; às vezes, as máculas se tornam confluentes. A erupção cutânea do sarampo geralmente começa no rosto e se espalha para os membros. Existem vários sintomas associados: febre de 37,8°C ou mais alta, *manchas de Koplik* (manchas vermelhas pequenas e irregulares com um pontinho branco-azulado no centro) na mucosa bucal, além de fotossensibilidade leve a grave (Figura 52.34). O paciente geralmente apresenta sinais/sintomas gripais, mal-estar geral e mialgia. Em casos graves, as máculas podem sangrar para o tecido da pele ou sobre a superfície externa do corpo. Este tipo é chamado de *sarampo hemorrágico*. O curso do sarampo é mais grave em lactentes, adultos e crianças desnutridas. Pode haver complicações graves, incluindo otite média, pneumonia e encefalite. Determinam-se os títulos de anticorpos para um diagnóstico conclusivo de sarampo.

O sarampo é uma doença evitável por vacina, e a lei exige a imunização, realizada pela injeção de uma vacina de vírus vivo geralmente com 100% de sucesso.

Varicela

Também conhecida como catapora, é uma doença transmissível comum da infância. É causada pelo vírus da varicela-zóster, que também é o agente do herpes-zóster. A lesão cutânea característica ocorre em três etapas: mácula, vesícula e crosta granular. O estágio macular se caracteriza pelo desenvolvimento em algumas horas de máculas sobre o tórax, que se espalham para os membros, a mucosa bucal, o couro cabeludo, as axilas, as vias respiratórias superiores e a conjuntiva. Durante a segunda fase, as máculas formam vesículas com centros deprimidos. As vesículas se rompem e formam uma crosta durante a terceira fase. O aparecimento das lesões ocorre sucessivamente, de modo que as três formas de lesão geralmente são visíveis no 3º dia da doença.

Um prurido leve a grave acompanha as lesões, o que pode levar a coceira e subsequente desenvolvimento de infecções bacterianas secundárias. A varicela também é acompanhada por sintomas semelhantes aos do resfriado, incluindo tosse, coriza e, às vezes, fotossensibilidade. Comumente, ocorrem estados febris leves, que em geral começam 24 h antes da eclosão da lesão. Os efeitos colaterais, como pneumonia, complicações sépticas e encefalite, são raros.

A varicela em adultos pode ser mais grave, com taxa de recuperação prolongada e maiores chances de desenvolvimento

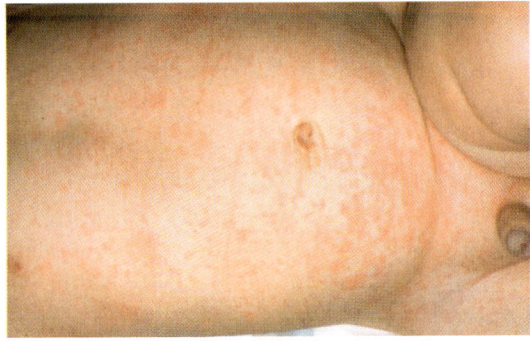

Figura 52.33 • Exantema súbito, uma doença viral que tem uma combinação de máculas e pápulas de 1 a 5 mm de diâmetro com área circundante de palidez. Fonte: Jensen S. (2015). *Nursing health assessment: A best practice approach* (2. ed., p. 275). Philadelphia, PA: Wolters Kluwer.

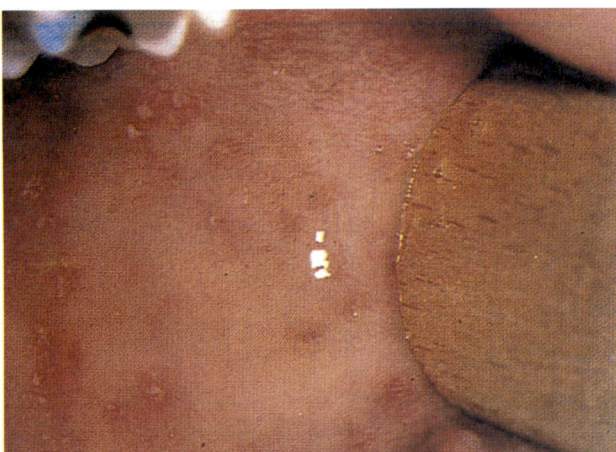

Figura 52.34 • Manchas de Koplik do sarampo, uma erupção cutânea dessa doença. Elas são vermelhas e estão localizadas ao longo da parte interna da bochecha. Fonte: SPL/Custom Medical Stock Photo. Reprinted with permission. Bowden V. R., Greenberg S. (2014). *Children and their families: The continuum of nursing care* (3. ed., p. 1263, Figura 24-8). Philadelphia, PA: Wolters Kluwer.

de pneumonite ou encefalite por varicela. Pacientes imunodeprimidos podem ser acometidos por um tipo crônico e doloroso de infecção.

Manifestações e doenças cutâneas em idosos

Os idosos sofrem uma variedade de lesões e doenças de pele relacionadas com a idade e exacerbações de problemas de pele anteriores. Acredita-se que o envelhecimento da pele envolva um complexo processo de dano actínico (solar), envelhecimento normal e influências hormonais. As alterações actínicas englobam principalmente aumento na ocorrência de lesões em superfícies do corpo expostas ao sol.

Alterações normais relacionadas com a idade

As alterações normais da pele associadas ao envelhecimento são vistas em áreas do corpo que não foram expostas ao sol, incluindo: adelgaçamento da derme e da epiderme; diminuição no tecido subcutâneo; diminuição na perfusão sanguínea; e diminuição na quantidade de melanócitos, células de Langerhans e células de Merkel.[61] Os queratinócitos diminuem, mas a quantidade de células queratinizadas mortas na superfície aumenta. Isso resulta em uma pele menos acolchoada e mais fina, com alterações na cor e na elasticidade.[61] A pele também perde a sua resistência ao trauma ambiental e mecânico. A reparação tecidual torna-se mais demorada.

Com o envelhecimento, também há menos crescimento de cabelos e unhas, além de perda permanente no pigmento dos cabelos. No tocante ao aspecto hormonal, existe menos atividade da glândula sebácea, embora as glândulas da pele da face possam aumentar de tamanho. A redução no crescimento dos cabelos também pode ser influenciada pelos hormônios. Embora a razão seja mal compreendida, a pele da maior parte dos idosos torna-se seca, áspera, escamosa e com prurido. Quando não há qualquer processo patológico subjacente, isso é chamado de *prurido senil*.[62] O prurido e o ressecamento pioram durante o inverno, quando a necessidade de aquecimento doméstico diminui a umidade.

O envelhecimento da pele, no entanto, não é apenas manifestação da idade em si. A maior parte das alterações de pele associadas aos idosos é decorrente do dano actínico ou ambiental cumulativo. Por exemplo, o aspecto enrugado e coriáceo da pele envelhecida, bem como as cicatrizes estranhas e manchas equimóticas, é resultado das alterações degenerativas elastóticas solares.

Lesões de pele comuns em idosos

Compreendem os acrocórdons, as queratoses, a lentiginose e as lesões vasculares. A maioria refere-se a manifestações actínicas, o que significa que ocorrem como resultado da exposição ao sol e clima ao longo dos anos.

Acrocórdons. São pápulas macias, marrons ou cor da pele, comumente vistas em 25% dos adultos.[4] Ocorrem em qualquer superfície da pele, mas mais frequentemente no pescoço, na axila e nas áreas intertriginosas. Variam em tamanho desde uma cabeça de alfinete a uma ervilha. Têm a textura normal da pele. São benignos e podem ser removidos com uma tesoura ou eletrodissecação para fins estéticos.

Queratoses. Uma *queratose* é um crescimento córneo ou anormal dos queratinócitos. A *queratose seborreica* (i. e., verrugas seborreicas) corresponde a uma lesão benigna, nitidamente circunscrita, semelhante a uma verruga, que tem aspecto fixo (Figura 52.35). Elas variam em tamanho até vários centímetros. Geralmente são lesões redondas ou ovais, castanhas, marrons ou pretas. As menos pigmentadas podem parecer amarelas ou rosadas. As queratoses podem ser encontradas na face ou no tórax como uma lesão solitária ou, às vezes, às centenas. As queratoses seborreicas são benignas, mas devem ser observadas à procura de alterações na cor, na textura ou no tamanho, o que pode indicar processo maligno.

As *queratoses actínicas* são as lesões cutâneas pré-malignas mais comuns que se desenvolvem em áreas expostas ao sol.[4] Geralmente têm menos de 1 cm de diâmetro e parecem áreas escamosas amarronzadas secas, muitas vezes com uma coloração avermelhada. As queratoses actínicas muitas vezes são múltiplas e mais facilmente palpadas do que vistas. São frequentemente indistinguíveis dos CE sem uma biopsia. Podem acumular escamas densas sobre a superfície da pele e tornar-se hiperqueratóticas (i. e., desenvolver tumores cutâneos de tecido semelhante a unha que crescem em apêndices em forma de chifre). Esse tipo é mais proeminente e palpável. Muitas vezes, a pele circundante tem aspecto desgastado. Pequenas alterações, como uma ampliação ou ulceração, podem indicar transformação maligna. As queratoses actínicas são CE restritos à epiderme.[4] São removidas com criocirurgia, eletrodissecação ou *lasers*. Quando não há indicação de cirurgia, são tratadas com agentes tópicos de quimioterapia, como cremes de 5-fluorouracila ou imiquimode, que corroem as lesões.

Lentiginose. *Lentigo* é uma mácula bem delimitada, marrom a preta, geralmente com menos de 1 cm de diâmetro. O *lentigo solar* refere-se a manchas benignas castanhas a marrons em áreas expostas ao sol. Comumente chamadas de *manchas do fígado*, são consideradas um risco para o desenvolvimento de câncer de pele. Os lentigos podem ser removidos cirurgicamente (crioterapia, laserterapia, nitrogênio líquido). Os cremes tópicos e loções contendo adapaleno ou tretinoína têm sido utilizados. O sucesso do tratamento depende de evitar a exposição ao sol e usar consistentemente protetores solares.

A sarda melanótica de Hutchinson (ou *lentigo maligno*) é um distúrbio pré-neoplásico de progressão lenta (≤ 20 anos) dos melanócitos. Ocorre em áreas expostas ao sol, principalmente no rosto. A lesão é uma mácula pigmentada com borda bem definida que cresce até 5 cm ou mais. À medida que cresce ao longo dos anos, pode tornar-se ligeiramente elevada e semelhante a uma verruga. Se não for tratada, muitas vezes se desenvolve um melanoma maligno verdadeiro. Cirurgia, curetagem e crioterapia têm sido eficazes na remoção dos lentigos. É importante monitorar cuidadosamente para verificar se há conversão para melanoma.

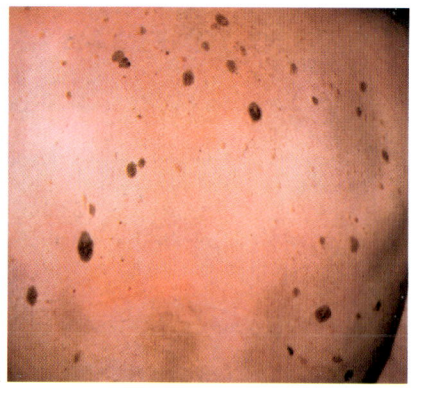 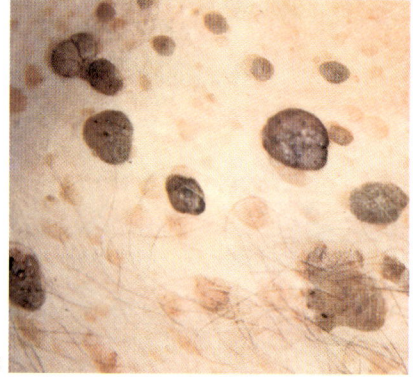 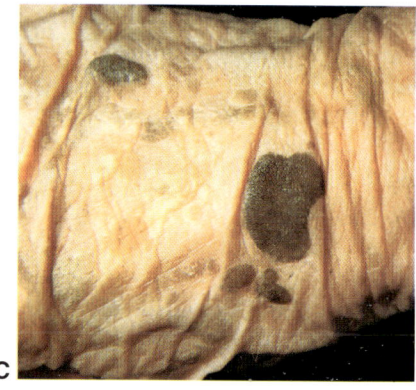
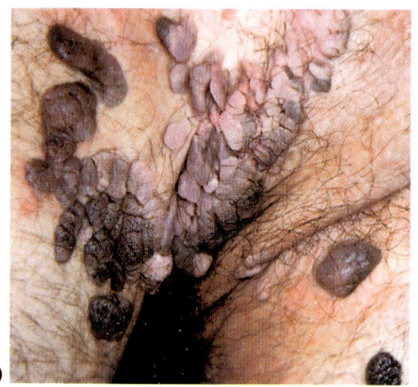 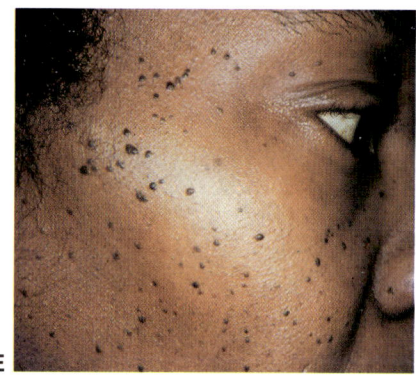

Figura 52.35 • Queratoses seborreicas. **A.** Queratoses seborreicas no dorso de um homem de 71 anos de idade. **B.** Queratoses seborreicas vistas de perto. **C.** Queratose seborreica grande na mão de uma mulher de 84 anos de idade. **D.** Múltiplas queratoses seborreicas na região crural. **E.** Queratoses seborreicas ou dermatite papulosa *nigra* na face. Fonte: Hall B. J., Hall J. C. (2018). *Sauer's manual of skin diseases* (11. ed., Fig. 46.5). Philadelphia, PA: Wolters Kluwer.

Lesões vasculares. Incluem os angiomas, as telangiectasias e os lagos venosos. Os *angiomas cereja* são pápulas lisas, de cor vermelho-cereja ou roxa, em forma de cúpula, que ocorrem em quase todas as pessoas com mais de 30 anos de idade. Geralmente são encontrados no tórax e são benignos, a menos que haja um aparecimento súbito de muitos angiomas cereja. As *telangiectasias* são vasos sanguíneos, capilares ou artérias terminais dilatados que aparecem em áreas expostas ao sol, como as bochechas e o nariz, ou a condições meteorológicas abruptas. Ocorrem individualmente ou em grupos, medem 1 cm ou menos, não são palpáveis e branqueiam facilmente. Podem se tornar grandes e desfigurantes. *Lasers* pulsados corantes têm sido eficazes em removê-las. Os *lagos venosos* são pequenas pápulas azul-escuras, ligeiramente elevadas, que têm um aspecto de lago. Ocorrem em partes do corpo expostas, particularmente no dorso das mãos, nas orelhas e nos lábios. São macios e compressíveis. Podem ser removidos por eletrocirurgia, laserterapia ou excisão cirúrgica, se o paciente desejar.

Com o envelhecimento, há adelgaçamento da derme e da epiderme, diminuição no tecido subcutâneo, perda e adelgaçamento dos vasos sanguíneos e retardo no crescimento de pelos e unhas. A pele seca é comum entre os idosos, piorando durante os meses de inverno. Entre as lesões cutâneas observadas nesse grupo, estão os acrocórdons, as queratoses, a lentiginose e as lesões vasculares.

CONSIDERAÇÕES GERIÁTRICAS

- Ressecamento cutâneo é comum por causa do declínio da função das glândulas écrinas e apócrinas[62,63]
- Pele áspera, cicatrização demorada de feridas e risco de hipotermia e insolação são comuns em adultos mais velhos em decorrência da replicação mais lenta das células epidérmicas[62,63]
- A síntese de vitamina D é modificada na pele envelhecida e exposta ao sol[4]
- A redução do número de células de Langerhans enfraquece o sistema imune da pele[4]
- Carcinoma basocelular é o câncer de pele mais comum, cujo risco aumenta com a idade[4]
- A prevalência de dermatite de estase aumenta de 6 a 7% aos 50 anos de idade para 20% após os 70 anos[4]
- O risco de úlceras venosas crônicas nos membros inferiores, úlceras por pressão e úlceras diabéticas aumenta após os 65 anos de idade.[4]

RESUMO

Algumas lesões na pele ocorrem em grupos etários específicos. As assaduras, as brotoejas e a crosta láctea são comuns em lactentes. As doenças infecciosas infantis caracterizadas por erupções incluem o exantema súbito, o sarampo, a rubéola, a varicela e a escarlatina. Existem vacinas disponíveis para proteger contra o sarampo, a rubéola e a varicela.

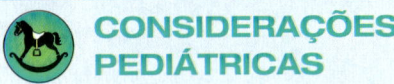

CONSIDERAÇÕES PEDIÁTRICAS

- O recém-nascido corre risco de desequilíbrio hídrico por causa da derme delgada[15]
- Cabelo ressecado e quebradiço em crianças é um sinal de desequilíbrio nutricional[15]
- Quando uma criança apresenta impetigo recorrente, deve ser coletado material e pesquisado *S. aureus* em cultura[15]
- O risco de dermatite atópica está, com frequência, associado ao risco de apresentar outras doenças atópicas de predisposição genética, como asma[4]
- Na síndrome da pele escaldada, causada por infecção por *S. aureus*, uma toxina provoca esfoliação cutânea. Essa síndrome é mais comum no primeiro ano de vida.[64]

Exercícios de revisão

1. A mãe de um menino de 7 anos percebeu que ele está coçando a cabeça com frequência. Em uma análise detalhada, notou uma área acinzentada, redonda e rugosa, onde o cabelo estava quebrado. O exame feito pelo pediatra confirmou o diagnóstico de tinha do couro cabeludo.
   a. Explique a causa da infecção e proponha possíveis mecanismos de disseminação em crianças em idade escolar, especialmente durante os meses de inverno.
   b. Explique a preferência das micoses superficiais (dermatofitoses) pelas áreas de pele cobertas do corpo.
   c. Que métodos são comumente utilizados no diagnóstico das infecções fúngicas superficiais?
2. Uma mulher de 75 anos manifestou dor em queimação intensa e erupção vesicular em faixa em um hemitórax. Ela foi diagnosticada com herpes-zóster.
   a. Qual é a fonte da erupção cutânea e da dor?
   b. Explique a distribuição em dermátomos das lesões.
3. A psoríase é uma doença de pele papuloescamosa cronicamente recorrente, caracterizada por placas vermelhas, espessas e circunscritas com escama branco-prateada sobreposta.
   a. Explique o desenvolvimento das placas em termos de renovação das células epidérmicas.
   b. As pessoas com psoríase são instruídas a abster-se de esfregar ou coçar as lesões. Explique as razões para isso.
   c. Entre os métodos utilizados no tratamento de psoríase, está o uso de agentes queratolíticos tópicos e preparações de corticosteroides para a pele. Explique como esses dois tipos diferentes de agentes exercem seus efeitos sobre as lesões em placa.
4. Durante as últimas décadas, tem havido um aumento alarmante na incidência de cânceres de pele, incluindo o melanoma maligno, que tem sido atribuído a uma elevação na exposição ao sol.
   a. Explique os possíveis mecanismos pelos quais a radiação ultravioleta promove o desenvolvimento de lesões cutâneas malignas.
   b. Cite dois sinais clínicos importantes que ajudam a distinguir um nevo displásico de um melanoma maligno.

REFERÊNCIAS BIBLIOGRÁFICAS

1. Manga P., Elbuluk N., Orlow S. (2016). Recent advances in understanding vitiligo. F1000 Research 5, 1–9.
2. Gupta S., et al. (2016). Serum homocysteine and total antioxidant status in vitiligo: A case control study in Indian population. Indian Journal of Dermatology 61(2), 131–136.
3. Sahraian M., Owji M., Moghadasi A. (2016). Concomitant multiple sclerosis and another autoimmune disease: Does the clinical course change? Clinical Neurology and Neurosurgery 150(2016), 92–95.
4. Habif T., et al. (2017). Skin disease: Diagnosis and treatment (4th ed.). Atlanta, GA: Elsevier.
5. Hall J., Hall B. (2017). Sauer's manual of skin diseases (11th ed.). Baltimore, MD: Wolters Kluwer.
6. Passeron T. (2013). Melasma pathogenesis and influencing factors–An overview of the latest research. Journal of the European Academy of Dermatology 27, 5–6.
7. Lee A. (2014). An updated review of melisma pathogenesis. Dermatologica Sinica 32(4), 233–239.
8. Snyder A., Schiecherf R., Zaiac M. (2017). Melasma associated with topical estrogen cream. Journal of Clinical Aesthetic Dermatology 10(2), 57–58.
9. Cowan M. (2016). Microbiology fundamentals: A clinical approach. (2nd ed.). New York, NY: Mc-Graw-Hill Education.
10. Koning S., et al. (2012). Interventions for impetigo. Cochrane Database System Review 1, 1–65.
11. Botka T., et al. (2017). Two highly divergent lineages of exfoliative toxin B-encoding plasmids revealed in impetigo strains of Staphylococcus aureus. International Journal of Medical Microbiology 307(6), 291–296
12. Cuzick J., et al. (2012). New technologies and procedures for cervical cancer screening. Vaccine 305(2012), F107–F116.
13. Osazuwa-Peters N., et al. (2017). Not just a woman's business! Understanding men and women's knowledge of HPV, the HPV vaccine and HPV-associated cancers. Preventive Medicine 99(2017), 299–304.
14. Leung J., Broder K., Marin M. (2017). Severe varicella in persons vaccinated with varicella vaccine (breakthrough varicella): A systematic literature review. Expert Review Vaccines 16(4), 391–400.
15. Chlibek R., et al. (2016). Long-term immunogenicity and safety of an investigational herpes zoster subunit vaccine in older adults. Vaccine 34(6), 863–868.
16. Mahto A. (2017). Acne vulgaris. Medicine 45(6), 386–389.
17. Strayer D., Rubin R. (Eds.) (2015). Rubin's pathology: Clinicopathologic foundations of medicine (7th ed.). Philadelphia, PA: Wolters Kluwer.
18. Qidwai A., et al. (2017). The emerging principles for acne biogenesis: A dermatological problem of puberty. Human Microbiome Journal 4(2017), 7–13.
19. Morris-Jones R. (Ed.) (2014). ABC of dermatology (6th ed.). Oxford, UK: Wiley-Blackwell.
20. Pommerville J. C. (2013). Alcamo's fundamentals of microbiology (10th ed.). Burlington, MA: Jones & Bartlett Publishers.
21. Que S., Whitaker-Worth D., Chang M. (2016). Acne: Kids are not just little people. Clinics in Dermatology 34, 710–716.
22. Gupta M., et al. (2017). Suicidal behaviors in the dermatology patient. Clinics in Dermatology 35(3), 302–311.
23. Huang Y., Cheng Y. (2017). Isotretinoin treatment for acne and risk for depression: A systematic review and meta-analysis. Journal of American Academy of Dermatology 76(6), 1068–1076.
24. Adams H., Coven C., Grippe K. (2016). An overview of rosacea and its challenges. Physician Assistant Clinics 1(2), 255–264.
25. Two A., et al. (2015). Rosacea: Part II–Topical and systemic therapies in the treatment of rosacea. Journal of American Academy of Dermatology 72(5), 761–770.
26. Tan J., Berg M. (2013). Rosacea: Current state of epidemiology. Journal of American Academy of Dermatology 69(6), s27–s35.
27. Wladis E., Adam A. (2018). Treatment of ocular rosacea. Survey of Ophthalmology, 63(3), 340–346.
28. Viera A., Mannis M. (2013). Ocular rosacea: Common and commonly missed. Journal of American Academy of Dermatology 69(6), s36–s41.

29. Webster G., Schaller M. (2013). Ocular rosacea: A dermatologic perspective. Journal of American Academy of Dermatology 69(6), s42–s45.
30. Lee H., et al. (2016). Patch tests with commercial hair dye products in patients with allergic contact dermatitis to para-phenylenediamine. Indian Journal of Dermatology, Venereology and Leprology 82(6), 645–650.
31. Jone R., Horn H. (2014). Identifying the causes of contact dermatitis. The Practitioner 258(1772), 27–31.
32. Mowad C., et al. (2016). Allergic contact dermatitis: Patient diagnosis and evaluation. Journal of American Academy of Dermatology 74(6), 1029–1040.
33. Kostner L., et al. (2017). Allergic contact dermatitis. Immunology and Allergy Clinics of North America 37(1), 141–152.
34. Archer C. (2017). Atopic dermatitis. Medicine 45(6), 379–382.
35. Eichenfield L., et al. (2017). Current guidelines for the evaluation and management of atopic dermatitis: A comparison of the Joint Task Force Practice Parameter and American Academy of Dermatology guidelines. Journal of Allergy and Clinical Immunology 139(4), s49–s57.
36. Eichenfield L., et al. (2014). Guidelines of care for the management of atopic dermatitis: Section 2–Management and treatment of atopic dermatitis with topic therapies. Journal of American Academy of Dermatology 71(1), 116–132.
37. Garnacho-Saucedo G., Salido-Vallejo R., Moreno-Gimenez J. (2013). Atopic dermatitis: Update and proposed management algorithm. Actas Dermo-Sifiliográficas 104(1), 4–16.
38. Fuchs-Tarlovsky V., Marquez-Barba M., Srlran K. (2016). Probiotics in dermatologic practice. Nutrition 32(2016), 289–295.
39. Kolkhir P., et al. (2017). Autoimmune chronic spontaneous urticarial: What we know and what we do not know. Journal of Allergy and Clinical Immunology 139(6), 1772–1781.
40. Sanchez J., et al. (2017). Prevalence of inducible urticarial in patients with chronic spontaneous urticarial: Associated risk factors. Journal of Allergy and Clinical Immunology: In Practice 5(2), 464–470.
41. Curto-Barredo L., Silvestre J., Gimenez-Arnau A. (2014). Update on treatment of chronic urticarial. Actas Dermo-Sifiliográficas 105(5), 469–482.
42. Creamer D., et al. (2016). UK guidelines for the management of Steven-Johnson syndrome/toxic epidermal necrolysis in adults 2016. Journal of Plastic Reconstructive and Aesthetic Surgery 69(2016), e119–e153.
43. Higgins E. (2017). Psoriasis. Medicine 45(6), 368–378.
44. Pancar G., Eyupoglu O. (2016). Red cell distribution width and mean platelet volume in patients with pityriasis rosea. Journal of Clinical Medicine Research 8(6), 445–448.
45. Fruchter R., Melnick L., Pomeranz M. (2017). Lichenoid vulvar disease: A review. International Journal of Women's Dermatology 3(1), 58–64.
46. Korycinska J., Dzika E., Lepczynska M. (2015). Scabies: Clinical manifestations and diagnosis. Polish Annals of Medicine 22(1), 63–66.
47. American Burn Association. (2017). Burn statistics. Online. Available: http://www.ameriburn.org/resources_factsheet.php. Accessed August 10, 2017.
48. Tortora G., Derrickson B. (2017). Principles of anatomy and physiology. (15th ed.) Hoboken, NJ: John Wiley and Sons.
49. Rae L., Fidler P., Gibran N. (2016). The physiologic basis of burn shock and the need for aggressive fluid resuscitation. Critical Care Clinics 32(4), 491–505.
50. Agency for Healthcare Research and Quality. (2017). Preventing pressure ulcers in hospitals: A toolkit for improving quality of care. Online. Available: https://www.ahrq.gov/professionals/systems/hospital/qitool- kit/index.html. Accessed August 14, 2017.
51. Fletcher J., et al. (2012). With a national focus on prevention, how well do we treat pressure ulcers? Wounds, UK 13(2), 10–16.
52. Healthy People 2020. (2017). Pressure ulcers. Online. Available: https://www.healthypeople.gov/2020/topics-objectives/topic/older-adults/objectives. Accessed August 14, 2017.
53. Guillen-Sola M., et al. (2013). A multi-center, randomized, clinical trial comparing adhesive polyurethane foam dressing and adhesive hydrocolloid dressing in patients with grade II pressure ulcers in primary care and nursing homes. BMC Family Practice 14, 196–213.
54. Patricio da Silva E., et al. (2015). An extensive palate nevus combining intramucosal and blue nevi aspects. Oral Surgery, Oral Medicine, Oral Pathology, and Oral Radiology 120(2), e77.
55. Rosendahl C., Grant-Kels J., Que K. (2015). Dysplastic nevus: Fact and fiction. Journal of American Academy of Dermatology 73(3), 507–512.
56. American Cancer Society. (2017). Melanoma. Online. Available: https://www.cancer.org/cancer/melanoma-skin-cancer/about/key-statistics.html. Accessed August 15, 2017.
57. American Cancer Society. (2017). Basal and squamous cell carcinoma. Available: https://www.cancer.org/cancer/basal-and-squamous-cell-skin-cancer/about/key-statistics.html. Accessed August 15, 2017.
58. Greveling K., et al. (2016). Epidemiology of lentigo maligna and lentigo maligna melanoma in the Netherlands, 1989–2013. Journal of Investigative Dermatology 136(10), 1955–1960.
59. Carrasco P., et al. (2017). RF-acral melanoma and repetitive injury to the sole of the foot. Actas Dermo-Sifiliográficas. 108(7):669–670.
60. Ferris L., et al. (2017). Identification of high-risk cutaneous melanoma tumors is improved when combining the online American Joint Committee on cancer individualized melanoma patient outcome prediction tool with a 31-gene expression profile-based classification. Journal of American Academy of Dermatology 76(5), 818–825.
61. Tobin D. (2017). Introduction to skin aging. Journal of Tissue Viability 26(1), 37–46.
62. Leslie T. (2013). Itch. Medicine 41(7), 367–371.
63. Jensen S. (2015). Nursing health assessment: A best practice approach (2nd ed., p. 274). Philadelphia, PA: Wolters Kluwer.
64. Kyle T., Carman S. (2013). Essentials of pediatric nursing (2nd ed.). Philadelphia, PA: Wolters Kluwer.

Apêndice
Valores Laboratoriais

Tabela A.1 Prefixos que denotam fatores decimais.

Prefixo	Símbolo	Fator	Prefixo	Símbolo	Fator
deca	da	10^{1}	deci	d	10^{-1}
hecto	h	10^{2}	centi	c	10^{-2}
kilo	k	10^{3}	mili	m	10^{-3}
mega	M	10^{6}	micro	μ	10^{-6}
giga	G	10^{9}	nano	n	10^{-9}
tera	T	10^{12}	pico	p	10^{-12}
peta	P	10^{15}	femto	f	10^{-15}
exa	E	10^{18}	atto	a	10^{-18}
zeta	Z	10^{21}	zepto	z	10^{-21}
iota	Y	10^{24}	yocto	y	10^{-24}

Tabela A.2 Hematologia.

Hemograma completo	Unidades convencionais	Unidades do SI
Eritrograma	Homens: 4,2 a 5,4 × 10^{6}/mm^{3}	Homens: 4,2 a 5,4 × $10^{12}/\ell$
	Mulheres: 3,6 a 5 × 10^{6}/mm^{3}	Mulheres: 3,6 a 5 × $10^{12}/\ell$
Hematócrito (Ht)	Homens: 42 a 52%	Homens: 0,42 a 0,52
	Mulheres: 36 a 48%	Mulheres: 0,36 a 0,48
Hemoglobina (Hb)	Homens: 14 a 17,4 g/dℓ	Homens: 140 a 174 g/ℓ
	Mulheres: 12 a 16 g/dℓ	Mulheres: 120 a 160 g/ℓ
Hemoglobina corpuscular média (HCM)	26 a 34 pg/hemácia	0,40 a 0,53 fmol/hemácia
Concentração de hemoglobina corpuscular média (CHCM)	32 a 36 g/dℓ ou 4,9 a 5,5 mmol/ℓ	–
Volume corpuscular médio (VCM)	82 a 98 mm^{3} ou 82 a 98 fℓ/hemácia	–
Contagem de reticulócitos	0,5 a 1,5% dos eritrócitos totais (mulheres têm percentuais discretamente maiores)	–
Contagem de plaquetas	140 a 400 × $10^{3}/\mu\ell$	140 a 400 × $10^{9}/\ell$
Contagem de leucócitos	4,5 a 10,5 × 10^{3}/mm^{3} ou 4,5 a 10,5 × $10^{9}/\ell$	4.500 a 10.500/mm^{3}
	Negros adultos: 3,2 a 10 × 10^{3} ou × 10^{9}	3.200 a 10.000/mm^{3}
Basófilos	15 a 50/mm^{3}	0,02 a 0,05 × $10^{9}/\ell$
	Contagem diferencial: 0 a 1% dos leucócitos totais	
Eosinófilos	Contagem diferencial: 0 a 3% dos leucócitos totais	0,07 × $10^{9}/\ell$
Linfócitos	24 a 40% dos leucócitos totais ou 1.500 a 4.000/mm^{3}	1,5 a 4 × $10^{9}/\ell$
Monócitos	100 a 500/mm^{3}	0,03 a 0,07 dos leucócitos totais
	Contagem diferencial: 3 a 7% dos leucócitos totais	–
Neutrófilos (segmentados)	3.000 a 7.000/mm^{3}	3 a 7 × $10^{9}/\ell$
Neutrófilos polimorfonucleares (PMN)	Contagem diferencial: 50% dos leucócitos totais	Negros adultos: 1,2 a 6,6 × $10^{9}/\ell$*
Neutrófilos (bastões)	0 a 3% dos PMN totais	

*Diferenças étnicas só ocorrem em relação aos neutrófilos.

Tabela A.3 Bioquímica sanguínea.*

Exame	Unidades convencionais	Unidades do SI
Alanina aminotransferase (ALT)	Homens: 10 a 40 UI/ℓ	Homens: 0,17 a 0,68 µkat/ℓ
	Mulheres: 7 a 35 UI/ℓ	Mulheres: 0,12 a 0,60 µkat/ℓ
Albumina	3,9 a 5 g/dℓ	39 a 50 g/ℓ
Fosfatase alcalina	52 a 142 UI/ℓ†‡	–
Amônia	15 a 60 µg/dℓ	11 a 35 µmol/ℓ
Amilase	20 a 125 unidades/ℓ†	0,4 a 2,1 µkat/ℓ†
Gasometria arterial	pH 7,35 a 7,45	–
	$PaCO_2$ 35 a 45 mmHg	
	PaO_2 > 80 mmHg	
	Excesso de base > 2 mEq/ℓ	
	Déficit de base < −2 mEq/ℓ	
	HCO_3 22 a 26 mEq/ℓ	
Aspartato aminotransferase (AST)	Homens: 14 a 20 UI/ℓ	Homens: 0,23 a 0,33 µkat/ℓ†
	Mulheres: 10 a 36 UI/ℓ†	Mulheres: 0, 17 a 0,60 µkat/ℓ†
Bilirrubina (total)	0,3 a 1 mg/dℓ	5 a 17 µmol/ℓ
Bilirrubina (direta ou conjugada)	0 a 0,2 mg/dℓ	0 a 3,4 µmol/ℓ
Ureia sanguínea	6 a 20 mg/dℓ	2,1 a 7,1 mmol/ℓ
Cálcio (Ca^{2+}) (total)	8,8 a 10,4 mg/dℓ	2,20 a 2,60 mmol/ℓ
Cloreto	96 a 106 mEq/ℓ	96 a 106 mmol/ℓ
Creatinoquinase (CK, CPK)	Homens: 38 a 174 unidades/ℓ†	Homens: 0,63 a 2,90 µkat/ℓ†
	Mulheres: 26 a 140 UI/ℓ	Mulheres: 0,46 a 2,38
Creatinoquinase, isoenzimas:		
MB (CK_2)	0 a 6%	0 a 0,06
MM (CK_3)	96 ou 100%	0,96 a 1
BB (CK_1)	0%	0
Creatinina sérica	Homens: 0,6 a 1,2 mg/dℓ	Homens: 71 a 106 µmol/ℓ
	Mulheres: 0,4 a 1 mg/dℓ‡	Mulheres: 39 a 90 µmol/ℓ‡
Gamaglutamiltranspeptidase (GGT)	Homens: 7 a 47 UI/ℓ	Homens: 0,12 a 1,80 µkat/ℓ†
	Mulheres: 5 a 25 UI/ℓ	Mulheres: 0,08 a 0,42 µkat/ℓ
Glicose plasmática (em jejum)	< 100 mg/dℓ	< 5,6 mmol/ℓ
Hemoglobina glicosilada (HbA1c)	5 a 7%	5,5 a 9,3 mmol/ℓ
Desidrogenase láctica (LDH)	140 a 280 UI/ℓ	2,34 a 4,68 µkat/ℓ†
Lipídios:		
Colesterol (em jejum)	140 a 199 mg/dℓ (desejável)	3,63 a 5,15 mmol/ℓ (ótimo)
	200 a 239 mg/dℓ (limite superior do normal)	5,18 a 6,19 mmol/ℓ (limítrofe)
	≥ 240 mg/dℓ (alto)	> 6,20 mmol/ℓ (alto)
LDL-colesterol	< 100 mg/dℓ (ótimo)	< 2,6 mmol/ℓ
	100 a 129 mg/dℓ (quase ótimo)	2,6 a 3,3 mmol/ℓ
	130 a 159 mg/dℓ (limite superior do normal)	3,4 a 4,1 mmol/ℓ
	160 a 189 mg/dℓ (alto)	4,2 a 4,9 mmol/ℓ
	> 190 mg/dℓ	> 5 mmol/ℓ
HDL-colesterol	Homens: 35 a 65 mg/dℓ	Homens: 0,91 a 1,68 mmol/ℓ
	Mulheres: 35 a 80 mg/dℓ	Mulheres: 0,91 a 2,07 mmol/ℓ
Triglicerídios	< 150 mg/dℓ (desejável)	< 1,70 mmol/ℓ (desejável)
	150 a 199 mg/dℓ (limite superior do normal)	1,70 a 2,25 mmol/ℓ
	200 a 499 mg/dℓ	2,26 a 5,64 mmol/ℓ
	≥ 500 mg/dia	≥ 5,65 mmol/ℓ
Lipase	10 a 140 UI/ℓ†	0,17 a 2,3 µkat/ℓ†
Magnésio	1,8 a 2,6 mg/dℓ	0,74 a 1,07 mmol/ℓ
Osmolalidade (urina de 24 h)	300 a 900 mOsm/kg H_2O	–
Osmolalidade (sérica)	280 a 303 mOsm/kg H_2O	–
Fósforo (inorgânico)	2,7 a 4,5 mg/dℓ	0,87 a 1,45 mmol/ℓ
Potássio	3,5 a 5,2 mEq/ℓ	3,5 a 5,2 mmol/ℓ
Antígeno prostático específico (PSA)	< 2,5 ng/mℓ	< 2,5 µg/ℓ
Proteína total	6 a 8 g/dℓ	60 a 80 g/ℓ

(continua)

Tabela A.3 Bioquímica sanguínea.* (Continuação)

Exame	Unidades convencionais	Unidades do SI
Imunoglobulinas		
IgG	700 a 1.500 mg/dℓ	7 a 15 g/ℓ
IgA	60 a 400 mg/dℓ	600 a 4.000 mg/dℓ
IgM	60 a 300 mg/dia	600 a 3.000 mg/dℓ
IgE	3 a 423 UI/mℓ	3 a 423 kUI/ℓ
Provas de função tireóidea:		
Tiroxina (T_4) total	5,4 a 11,5 µg/dℓ	57 a 148 nmol/ℓ
Tiroxina livre (FT_4)	0,7 a 2 ng/dℓ	10 a 26 pmol/ℓ†
Triiodotironina (T_3) total	80 a 200 ng/dℓ	1,2 a 3,1 nmol/ℓ
Hormônio tireoestimulante (TSH)	0,45 a 4,5 µUI/mℓ	0,45 a 4,5 mUI/ℓ
Tireoglobina	2 a 55 ng/mℓ	2 a 55 µg/ℓ
Sódio	136 a 145 mEq/ℓ	136 a 145 mmol/ℓ
Ácido úrico	Homens: 3,4 a 7 mg/dℓ	Homens: 202 a 416 µmol/ℓ
	Mulheres: 2,4 a 6 mg/dℓ	Mulheres: 143 a 357 µmol/ℓ

*Os valores apresentados são de adultos, salvo menção contrária. Os valores variam de acordo com o laboratório. Os valores de referência fornecidos pelo laboratório de análises clínicas sempre devem ser seguidos porque as faixas de referências são específicas para cada método.
† Valores específicos para o laboratório e/ou método.
‡ Varia de acordo com gestação, puberdade, idade e massa muscular.
Valores obtidos de Fischbach F. T., Fischbach, M. A. (2018). Fischbach's manual of laboratory and diagnostic tests (10. ed.). Philadelphia, PA: Lippincott Williams & Wilkins.

Glossário

Abdução. Ato de abduzir (movimentar ou afastar para longe de uma posição próxima da linha média do corpo ou da linha axial de um membro) ou estado de ser abduzido.

Abrasão. Desgaste ou raspagem de uma substância ou estrutura, como a pele, por meio de um processo mecânico incomum ou anormal.

Abscesso. Coleção de pus restrita a uma área específica em tecidos, órgãos ou espaços confinados.

Acinesia. Estado anormal no qual inexiste ou há redução de movimento.

Acomodação. Ajuste da lente (cristalino) às variações na distância.

Acrômio. Extensão lateral da espinha da escápula, que forma o ponto mais alto do ombro. (Adjetivo: acromial)

Acuidade. Clareza ou nitidez da percepção, especialmente da visão.

Adaptação. Ajuste de um organismo ao seu ambiente, físico ou psicológico, por meio de alterações e respostas ao estresse de qualquer tipo.

Adenilil ciclase. Enzima que catalisa a hidrólise de trifosfato de adenosina (ATP) em AMP cíclico.

Adesina. Componentes moleculares da parede celular bacteriana envolvidos nos processos de adesão.

Adrenérgico. Ativado pelo (ou característico do) sistema nervoso simpático ou por seus neurotransmissores (*i. e.*, epinefrina e norepinefrina).

Adução. Ato de aduzir (movimentar ou afastar para direção a uma posição próxima da linha média do corpo ou da linha axial de um membro) ou estado de ser aduzido.

Aeróbico. Que cresce, vive ou ocorre apenas quando há ar ou oxigênio.

Afagia. Condição caracterizada pela recusa ou perda da capacidade de deglutir.

Aferente. Que contém ou conduz para dentro de, ou em direção a um centro, como um neurônio aferente.

Aférese. Procedimento no qual o sangue é retirado de um doador, uma parte (plasma, leucócitos etc.) é separada e retida, e o restante é reperfundido no doador. Inclui a plasmaférese e a leucaférese.

Aglutinação. Agrupamento em conjunto de partículas, microrganismos ou células sanguíneas em resposta a uma reação de antígeno-anticorpo.

Agonista. Músculo cuja ação é oposta por outro músculo (antagonista) com o qual está pareado, ou fármaco ou outra substância química que apresenta afinidade por ou estimula uma função fisiológica previsível.

Alelo. Um de dois ou mais tipos diferentes de um gene que pode ocupar um *locus* em particular em um cromossomo.

Alvéolo. Pequena estrutura semelhante a um saco, por exemplo o alvéolo do pulmão.

Ambliopia. Condição de comprometimento da visão sem lesão orgânica detectável do olho.

Amina. Composto orgânico que contém nitrogênio.

Amorfo. Sem formato definido; disforme.

Ampola. Dilatação semelhante a um saco de um ducto, um canal, ou de qualquer outra estrutura tubular.

Anabolismo. Processo metabólico construtivo caracterizado pela conversão de substâncias simples em moléculas complexas maiores.

Anaeróbico. Que cresce, vive ou ocorre apenas quando não há ar ou oxigênio.

Análogo. Uma parte, um órgão ou uma substância química que apresenta a mesma função ou o mesmo aspecto, mas se diferencia em relação a determinado componente, como a origem ou o desenvolvimento.

Anaplasia. Alteração na estrutura das células e em sua orientação entre si caracterizada por perda da diferenciação celular, como no crescimento celular canceroso.

Anastomose. A reunião de partes normalmente separadas que ocorre durante o desenvolvimento embrionário.

Anastomose. Conexão ou união entre dois vasos ou abertura criada por meio de cirurgia, trauma ou patologia.

Andrógeno. Qualquer substância, tal como hormônio sexual masculino, que reforça as características masculinas.

Anergia. Estado de reação inexistente ou diminuída a um antígeno ou a um grupo de antígenos.

Aneuploidia. Variação na quantidade de cromossomos em uma célula que envolve um ou mais cromossomos inexistentes, em vez de conjuntos inteiros.

Aneurisma. Saculação externa ou dilatação na parede de um vaso sanguíneo ou no coração.

Anfotérico. Capaz de reagir quimicamente como um ácido ou uma base.

Anorexia. Inexistência ou perda do apetite alimentar. (Adjetivo: anoréxico)

Anoxia. Condição anormal caracterizada pela inexistência de oxigênio.

Anquilose. Rigidez ou fixação de ossos separados de uma articulação, que resulta de doença, lesão ou procedimento cirúrgico. (Verbo: anquilosar)

Antagonista. Músculo cuja ação se opõe diretamente à de outro músculo (agonista) com o qual está pareado, ou fármaco ou outra substância química que consegue diminuir ou anular a ação de um neuromediador ou uma função corporal.

Anterior. Pertencente a uma superfície ou parte situada próxima da ou em direção à frente.

Antígeno. Substância que induz resposta imune ao causar a formação de um anticorpo ou ao reagir com anticorpos ou receptores de linfócitos T.

Antiporte. Movimento de duas moléculas diferentes através de uma membrana graças a um carreador comum.

Ápice. O ponto mais elevado, a extremidade estreita, ou o ponto mais alto de uma estrutura, como um órgão.

Aplasia. Inexistência de um órgão ou tecido em virtude de uma falha do desenvolvimento.

Apneia. Ausência de respiração espontânea.

Apoptose. Mecanismo de morte celular programada, caracterizado por redução das dimensões, condensação da cromatina, formação de bolhas citoplasmáticas e fragmentação da célula em corpúsculos ligados à membrana que são eliminados por fagocitose.

Apraxia. Perda da capacidade de realizar ações familiares ou voluntárias ou de manipular objetos quando não há paralisia nem outro comprometimento motor ou sensorial.

Aquaporinas. Canais formados por proteínas especiais que atravessam a membrana celular e conduzem seletivamente as moléculas de água para dentro e fora da célula, ao mesmo tempo prevenindo a passagem de íons e outros solutos.

Articulação. Local de conexão ou junção entre dois ou mais ossos de uma articulação esquelética.

Ascite. Acúmulo anormal de líquido seroso na cavidade peritoneal.

Assepsia. Condição de estar livre ou isento de microrganismos patogênicos.

Astereognosia. Distúrbio neurológico caracterizado por incapacidade de identificar os objetos pelo toque.

Asterixe. Distúrbio motor caracterizado por tremor com agitação das mãos, decorrente de contração prolongada de grupos de músculos com lapsos intermitentes.

Ataxia. Condição anormal caracterizada por incapacidade de coordenar o movimento muscular voluntário.

Atetose. Condição neuromuscular caracterizada por movimentos lentos, sinuosos e contorcidos contínuos realizados involuntariamente. (Adjetivo: atetoide)

Atopia. Predisposição genética ao desenvolvimento de hipersensibilidade ou reação alérgica a alergênios ambientais comuns.

Atresia. Inexistência ou fechamento de um orifício corporal normal ou de um órgão tubular, como o esôfago.

Atrofia. Desgaste ou diminuição do tamanho, com frequência acompanhado por diminuição na função de uma célula, um tecido ou um órgão.

Autócrino. Modo de ação hormonal no qual um mensageiro químico atua sobre a mesma célula que o secreta.

Autofagia. Segregação de parte do material citoplasmático danificado da própria célula dentro de um vacúolo e sua disposição.

Autossomo. Qualquer cromossomo além de um cromossomo sexual.

Avascular. Adjetivo que significa ausência de vasos sanguíneos ou linfáticos.

Axilar. Da, ou pertencente à, axila ou da parte de baixo do braço.

Bactericida. Agente que destrói bactérias. (Adjetivo: bactericida)

Bacteriemia. Bactérias no sangue.

Bacteriostático. Agente que inibe o crescimento bacteriano. (Substantivo: bacteriostasia)

Balismo. Condição anormal caracterizada por movimentos de agitação violentos dos braços e, ocasionalmente, da cabeça, que resulta da lesão ou destruição do núcleo subtalâmico ou de suas conexões fibrosas.

Barorreceptor. Tipo de terminação nervosa sensorial, como as observadas na aorta e no seio carotídeo, estimulada por alterações na pressão.

Basal. Fundamental ou básico.

Basilar. Pertencente à, ou situado na, ou que forma a sustentação.

Benigno. Não maligno ou de característica que não ameaça a saúde ou a vida.

Bolha. Vesícula com paredes finas da pele ou de membranas mucosas, com diâmetro superior a 5 mm, que contém líquido seroso ou soropurulento.

Bolo. Massa arredondada de alimento pronta para a deglutição ou referida massa que passa pelo sistema digestório.

Bolus. Massa concentrada de material medicinal ou outra preparação farmacêutica injetada de uma só vez por via intravenosa para fins diagnósticos ou terapêuticos.

Borborigmo. Ruído gorgolejante ou tilintante produzido pela propulsão de gás pelo intestino.

Bronquiectasia. Lesão dos brônquios em decorrência de inflamação.

Bucal. Pertencente ou direcionado ao interior da bochecha ou boca.

Bursa ou bolsa. Estrutura ou cavidade sacular, preenchida por líquido, situada em locais nos tecidos nos quais de outro modo haveria o desenvolvimento de fricção, como entre determinados tendões e os ossos abaixo deles.

Cálculo. Massa pétrea formada nos tecidos corporais, composta, em geral, por sais minerais.

Canalopatias. Doenças consequentes à disfunção de um canal iônico.

Capsídio. Cobertura proteica que envolve e protege o ácido nucleico de um vírus.

Caquexia. Condição de enfermidade geral e desnutrição, marcada por fraqueza muscular e emaciação.

Carcinógeno. Qualquer substância ou agente que cause o desenvolvimento ou aumenta a incidência de câncer.

Carioplasma (nucleoplasma). Solução aquosa homogênea e viscosa, separada do citoplasma pela membrana nuclear; rico em moléculas orgânicas; ocupa todos os espaços do compartimento intercromatínico.

Cariótipo. As características cromossômicas totais de uma célula, ou a micrografia dos cromossomos dispostos em pares em ordem de tamanho descendente.

Carpal. Do ou pertencente ao carpo ou punho.

Caseação. Tipo de necrose tecidual no qual o tecido se torna massa amorfa e friável.

Catabolismo. Processo metabólico por meio do qual microrganismos vivos fragmentam substâncias complexas em compostos simples, liberando energia para utilização no trabalho, no armazenamento de energia ou na produção de calor.

Catalisador. Substância que aumenta a velocidade de uma reação química sem ser consumida pelo processo.

Catecolaminas. Qualquer uma de um grupo de aminas biogênicas que apresentam ação simpaticomimética e são compostas por uma molécula catecol e pela porção alifática de uma amina.

Caudal. Significa posição inferior, em direção à extremidade distal da coluna.

Cefálico. Da ou pertencente à cabeça ou à extremidade da cabeça do corpo.

Célula. Menor unidade básica de qualquer organismo vivo, circundada por uma membrana e contendo núcleo e citoplasma

Células caliciformes. Células epiteliais originalmente colunares que apresentam formato de cálice quando preenchidas por grânulos de muco; sua função primária é a secreção de muco.

Células colunares. Células epiteliais delgadas.

Células cuboides. Células bem acondicionadas da epiderme.

Células escamosas. Tipo de células planas que constitui a maior parte das células da epiderme e dos sistemas respiratório e digestório.

Células-tronco. Células indiferenciadas que conseguem se tornar células especializadas.

Celulite. Inflamação edematosa aguda, difusa e que se propaga, acometendo os tecidos subcutâneos profundos e por vezes os músculos, caracterizada mais comumente por uma área de calor, rubor, dor e edema, e ocasionalmente por febre, mal-estar, calafrios e cefaleia.

Cerume. Secreção semelhante à cera produzida por glândulas sudoríferas apócrinas vestigiais no meato acústico externo.

Cetose. Condição caracterizada pelo acúmulo anormal de cetonas (compostos orgânicos com um grupo carboxila unido a dois átomos de carbono) nos tecidos e líquidos corporais.

Cianose. Coloração azulada, especialmente da pele e das membranas mucosas, causada por excesso de hemoglobina desoxigenada no sangue.

Ciclo celular. Estágios pelos quais as células passam para se dividir e produzir novas células.

Ciclo da GTPase. Ocorre quando as enzimas hidrolases degradam trifosfato de guanosina.

Ciclo de Krebs. Ver ciclo do ácido tricarboxílico.

Ciclo do ácido tricarboxílico. Também conhecido como ciclo do ácido cítrico ou ciclo de Krebs, é uma das fases da respiração celular descoberta pelo bioquímico Hans Adolf Krebs, no ano de 1938; ocorre na matriz mitocondrial e é considerada uma via anfibólica, catabólica e anabólica.

Cifose. Condição anormal da coluna vertebral caracterizada por aumento da convexidade na curvatura da coluna torácica, conforme visualizado pela lateral.

Cílio. Prolongamento diminuto, semelhante a um pelo, que se projeta a partir de uma célula, composto por nove microtúbulos distribuídos ao redor de um único par. Os cílios batem ritmicamente para movimentar a célula no seu ambiente, ou movimentam o muco ou os líquidos pela superfície.

Cinestesia. Sensação do movimento, do peso, da tensão e da posição das partes corporais, mediada pela entrada a partir de receptores articulares e musculares e de células pilosas. (Adjetivo: cinestésico)

Circadiano. Que é, que apresenta, que pertence ou que ocorre em um período ou um ciclo de aproximadamente 24 h.

Circundução. Movimento circular ativo ou passivo de um membro ou do olho.

Cisterna. Espaço fechado, tal como uma cavidade, que atua como reservatório para a linfa ou outros líquidos corporais.

Citocina. Qualquer uma de uma classe de substâncias imunorregulatórias polipeptídicas secretadas por células, geralmente do sistema imune, que afeta outras células.

Citocromos. Hemoproteínas que transportam elétrons.

Citologia. Estudo das células, incluindo sua origem, estrutura, função e patologia.

Citoplasma. Fluido contido pela membrana celular.

Citosol. Citoplasma exclusivo de componentes membranosos (p. ex., mitocôndrias, retículo endoplasmático) e componentes insolúveis não membranosos.

Clone. Célula ou grupo de células ou organismos geneticamente idênticos derivados de um único genitor.

Coagulação. Processo de transformação de um líquido em massa semissólida, especialmente de formação de coágulo sanguíneo.

Coarctação. Condição de estreitamento ou contração das paredes de um vaso.

Cofator. Substância que deve se unir a outra para que possa atuar de maneira efetiva.

Colágeno. Substância proteica das fibras brancas, brilhantes e inelásticas da pele, dos tendões, dos ossos, da cartilagem e de todos os outros tecidos conjuntivos.

Colateral. Secundário ou acessório, em vez de direto ou imediato, ou um pequeno ramo, tal como de um vaso sanguíneo ou nervo.

Cólica. Dor abdominal aguda e intermitente localizada em um órgão oco ou tubular, que resulta de torção, obstrução ou espasmo de músculos lisos.

Complemento. Qualquer uma das proteínas séricas enzimáticas complexas envolvidas em reações fisiológicas, incluindo a reação de antígeno-anticorpo e a anafilaxia.

Condrócito. Qualquer uma das células polimórficas maduras que formam a cartilagem do corpo.

Confluente. Que flui ou que se une, não separado.

Congênito. Existente ao nascimento e, em geral, antes dele.

Conjugada. Pareada e fundida na conjugação, ou um tipo de reprodução sexuada observado em organismos unicelulares no qual o material genético é permutado durante a fusão temporária de duas células.

Contíguo. Em contato, ou quase em contato, em uma sequência ininterrupta ao longo de um limite ou em um ponto.

Contralateral. Que afeta o, que pertence ao, ou que tem origem no lado oposto de um ponto ou uma referência.

Contratransporte. Processo pelo qual uma substância se desloca através de uma membrana em sentidos opostos.

Contusão. Lesão de uma parte sem solução de continuidade na pele, caracterizada por edema, descoloração e dor.

Convolução. Elevação ou sinuosidade tortuosa, como uma das cristas irregulares sobre a superfície do encéfalo, formada por uma estrutura se desdobrando sobre si mesma.

Corpúsculo. Qualquer massa, célula ou corpo pequeno, como uma hemácia ou um linfócito.

Corpúsculos residuais. Vacúolos citoplasmáticos contendo substâncias não digeridas.

Costal. Pertencente a uma ou várias costelas.

Cotransporte. Processo pelo qual duas substâncias são transportadas através da membrana ao mesmo tempo.

Crepitação. Som ou sensação que se assemelha a um ruído de estalido ou rangido.

Cristas. Invaginação da membrana interna das mitocôndrias.

Cromátide. Um dos filamentos cromossômicos semelhantes a fios pareados, unidos no centrômero, que compõem um cromossomo na metáfase.

Cromossomo. Qualquer uma das estruturas no núcleo de uma célula que contém um filamento linear de DNA, o qual atua na transmissão das informações genéticas.

Cutâneo. Pertencente à pele.

Decibel. Unidade para a expressão da intensidade do poder relativo da energia elétrica ou do sinal acústico igual a um décimo de um bel.

Defecação. Evacuação de fezes do sistema digestório pelo reto.

Deformação. Processo de adaptação na forma ou no formato; também o produto da referida alteração.

Degeneração. Deterioração de uma célula, um tecido ou um órgão normal em um tipo menos ativo funcionalmente. (Adjetivo: degenerativo)

Deglutição. Ato ou processo de engolir.

Degradação. Redução de um composto químico em um composto menos complexo, geralmente por meio da divisão de um ou mais grupos.

Delirium. Síndrome mental orgânica aguda e reversível caracterizada por confusão, desorientação, inquietação, incoerência, medo e, com frequência, ilusões.

Dendrito. Um dos processos de ramificação que se estendem e transmitem impulsos em direção ao corpo celular de um neurônio.

Dermátomo. Área da pele suprida por fibras nervosas aferentes de uma única raiz dorsal de um nervo espinal.

Descamação. Processo normal no qual a camada córnea da epiderme é descamada em escamas ou folhetos finos.

Desidratação. Condição que resulta da perda excessiva de água dos tecidos corporais.

Desmossomo. Pequena área densa circular dentro da ponte intercelular que forma o local de adesão entre filamentos intermediários e membranas celulares.

Despolarização. Redução do potencial de membrana de uma célula para um valor menos negativo que o do potencial exterior à célula.

Diaforese. Perspiração, especialmente a perspiração difusa associada a temperatura corporal elevada, esforço físico, exposição ao calor e estresse mental ou emocional.

Diálise. Processo de separação de coloides e substâncias cristalinas em solução, que envolve os dois processos físicos distintos da difusão e da ultrafiltração, ou procedimento médico para a remoção da ureia e de outros elementos do sangue ou da linfa.

Diapedese. Passagem para o exterior de corpúsculos eritrocitários ou leucocitários através das paredes intactas dos vasos.

Diartrose. Articulação especializada que possibilita, em algum grau, a movimentação articular livre. (Adjetivo: diartrodial)

Diástole. Dilatação do coração, ou o período da dilatação, que corresponde ao intervalo entre a segunda e a primeira bulhas cardíacas e o tempo durante o qual o sangue entra nas câmaras relaxadas do coração a partir da circulação sistêmica e dos pulmões.

Diferenciação celular. Processo por meio do qual as células se tornam especializadas.

Diferenciação. Ato ou processo no desenvolvimento no qual células ou tecidos não especializados adquirem características mais especializadas, incluindo as referentes a forma física, função fisiológica e propriedades bioquímicas.

Difusão. Processo de se tornar amplamente difundido, como na movimentação espontânea de moléculas ou outras partículas em solução de uma área de concentração mais alta para uma área de concentração mais baixa, resultando em uma distribuição equilibrada das partículas no líquido.

Dímero. Composto ou unidade formado pela combinação de duas moléculas ou radicais idênticos de um composto mais simples. (Adjetivo: dimérico)

Dioptria. Unidade de medida do poder de refração dos cristalinos igual ao inverso do comprimento focal em metros.

Diploide. Pertencente a um indivíduo, um organismo, uma cepa ou uma célula que apresenta dois conjuntos completos de cromossomos homólogos.

Disfagia. Dificuldade na deglutição.

Disfonia. Qualquer comprometimento da voz que se manifesta como dificuldade de fala.

Disgênese. Desenvolvimento defeituoso ou anormal de um órgão ou uma parte, que ocorre tipicamente durante o desenvolvimento embrionário. (Também denominada disgenesia.)

Dislexia. Distúrbio na capacidade de ler, soletrar e escrever palavras.

Dispepsia. Comprometimento da digestão, especialmente desconforto epigástrico após a alimentação.

Displasia. Alteração no tamanho, no formato e na organização de tipos celulares adultos.

Disseminar. Difundir ou distribuir ao longo de uma área considerável.

Distal. Longe de ou mais distante de um ponto de referência.

Distúrbios do armazenamento lisossomial. Doenças metabólicas hereditárias consequentes à disfunção dos lisossomos, que resultam em acúmulo de açúcares, gorduras e material tóxico.

Diurno. Do, ou relativo ao, ou que ocorre no, período do dia.

Divertículo. Bolsa ou saco de tamanho variável que ocorre naturalmente ou por meio da herniação da parede muscular de um órgão tubular.

Doença renal policística. Doença hereditária na qual muitos cistos crescem nos rins, provocando hipertrofia e insuficiência renal.

Dorso. Costas ou parte posterior. (Adjetivo: dorsal)

Eburnação. Conversão do osso ou da cartilagem por meio do adelgaçamento ou da perda em massa rígida e densa com superfície desgastada e polida, semelhante ao marfim.

Ectoderme. A mais externa das três camadas germinativas primárias do embrião, a partir da qual se desenvolvem a epiderme e os tecidos epidérmicos, como unhas, pelos e glândulas da pele.

Ectópico. Relativo a, ou caracterizado por, um objeto ou órgão situado em um local incomum, longe da sua localização normal.

Edema. Acúmulo anormal de líquido nos espaços intersticiais dos tecidos. (Adjetivo: edemaciado)

Eferente. Transmitido ou direcionado para longe de um centro.

Efusão. Escape de líquido dos vasos sanguíneos para dentro de uma parte ou um tecido, como exsudação ou transudação.

Elastina. Proteína com capacidade de contração e descontração que confere elasticidade à pele.

Êmbolo. Massa de sangue coagulado ou outros elementos formados, como bolhas de ar, fragmentos de cálcio, ou fragmento de tecido ou tumor, que circula na corrente sanguínea até que se aloje em um vaso, obstruindo a circulação.

Empiema. Acúmulo de pus em uma cavidade do corpo, especialmente no espaço pleural.

Emulsionar. Dispersar um líquido por todo o corpo de outro líquido, produzindo suspensão coloidal ou emulsão.

Endocitose mediada por receptores. Processo por meio do qual as células absorvem e captam nutrientes e outros materiais para seu interior por invaginação.

Endocitose. Captação ou incorporação de substâncias dentro de uma célula por meio da invaginação da sua membrana plasmática, como nos processos de fagocitose e pinocitose.

Endoderme. A mais interna das três camadas germinativas primárias do embrião, a partir da qual tem origem o epitélio.

Endógeno. Que cresce dentro do corpo, desenvolve-se ou origina-se a partir do interior do corpo, ou que é produzido por causas internas.

Endoscopia. Visualização de qualquer cavidade do corpo com um endoscópio.

Endotélio. Camada mais interna de células nos vasos sanguíneos e linfáticos.

Enteropático. Relativo a qualquer doença do sistema digestório.

Envelope nuclear. Membrana com dupla camada que circunda o núcleo e controla a entrada e a saída de substâncias do núcleo.

Enzima. Molécula proteica produzida por células vivas que catalisa as reações bioquímicas de outras substâncias orgânicas sem ser destruída ou alterada.

Epífise. Extremidade articular expandida de um osso longo (cabeça) separada da haste do osso pela placa epifisária até que o osso pare de crescer, a placa seja obliterada e a haste e a cabeça se unam.

Epitélio colunar simples. Células cuja altura é maior que a largura e estão dispostas em uma camada; revestem a maioria dos órgãos do sistema digestório e alguns outros órgãos, como os bronquíolos respiratórios; suas funções primárias são secreção e absorção.

Epitélio cuboide simples. Epitélio que apresenta uma única camada de células com altura e largura semelhantes; os núcleos são, normalmente, esféricos. Apresenta funções secretoras, sendo encontrado nos ductos secretores das glândulas salivares e do pâncreas.

Epitélio de transição. Células com capacidade de modificar sua morfologia de acordo com o grau de estiramento

Epitélio estratificado pavimentoso queratinizado. Encontrado normalmente em superfícies secas, como a pele; as células da camada mais superficial não apresentam núcleo, são ricas em queratina e impedem a perda de água e a penetração de agressões químicas e físicas.

Epitélio estratificado. Células planas, dispostas em camadas, com apenas uma em contato com a membrana basal.

Epitélio pseudoestratificado. Epitélio de camada única de células com núcleos em alturas diferentes, dando a falsa impressão de ser estratificado.

Epitélio. Cobertura das superfícies interna e externa do corpo, que inclui o revestimento dos vasos e de outras pequenas cavidades.

Epítopo. Tipo mais simples de um determinante antigênico que se combina com um anticorpo ou um receptor de linfócitos T para causar reação específica por parte de uma imunoglobulina.

Equimose. Pequena mancha hemorrágica, maior que uma petéquia, na pele ou em membrana mucosa, causada pelo extravasamento de sangue para os tecidos subcutâneos.

Erétil. Capaz de ser erigido ou elevado até uma posição ereta.

Eritema. Rubor ou inflamação da pele ou de membranas mucosas produzido pela congestão dos capilares superficiais. (Adjetivo: eritematoso)

Esclerose. Condição caracterizada por tumefação ou enrijecimento de tecido resultante de qualquer uma de diversas causas, incluindo inflamação, doenças da substância intersticial e aumento da formação de tecidos conjuntivos.

Esfíncter. Faixa semelhante a um anel de fibras musculares que contraem uma passagem ou fecham um orifício natural do corpo.

Esfoliação. Descamação e destacamento de células teciduais em escamas ou camadas. (Adjetivo: esfoliativo)

Espacial. Relativo ao, que apresenta a característica do ou que ocupa espaço.

Espaço da matriz. Material no qual estão implantadas estruturas especializadas.

Espaço intermembrana. O hiato entre as membranas interna e externa de uma mitocôndria.

Espasticidade. Condição caracterizada por espasmos ou outras contrações descontroladas dos músculos esqueléticos. (Adjetivo: espástico)

Estenose. Condição anormal caracterizada pelo estreitamento ou pela estrutura de um ducto ou canal.

Estocástico. Envolve um processo aleatório.

Estria. Risca ou lesão semelhante a uma cicatriz linear, que com frequência resulta da tensão da pele com desenvolvimento rápido, ou estrutura semelhante a faixa estreita, especialmente coleções longitudinais de fibras nervosas no encéfalo.

Estrutura. Estreitamento temporário ou permanente anormal do lúmen de um ducto, um canal ou outra passagem, como o esôfago, em virtude de inflamação, pressão externa ou cicatrização.

Estroma. Tecido de sustentação ou matriz de um órgão, conforme diferenciado do seu elemento funcional ou parênquima.

Etiologia. Estudo ou teoria de todos os fatores que podem estar envolvidos no desenvolvimento de uma doença, incluindo suscetibilidade de um indivíduo, natureza do agente da doença e modo como o corpo é invadido pelo agente, ou a causa de uma doença.

Eucariótico. Pertencente a um organismo com células que apresentam um núcleo verdadeiro, ou seja, organizado e altamente complexo, circundado por uma membrana nuclear que contém organelas e exibe mitoses.

Euploide. Pertencente a um indivíduo, um organismo, uma cepa ou uma célula com um conjunto ou conjuntos de cromossomos equilibrados, em qualquer quantidade, múltiplo exato da quantidade haploide básica normal característica da espécie; ou um referido indivíduo, organismo, cepa ou célula.

Evisceração. Remoção das vísceras da cavidade abdominal ou desentranhamento, ou extrusão de um órgão interno por meio de ferimento ou incisão cirúrgica.

Exacerbação. Aumento na gravidade de uma doença conforme marcado por maior intensidade em qualquer um de seus sinais e sintomas.

Exocitose. Secreção de partículas celulares embaladas em vesículas ligadas por membranas, por meio da fusão da membrana vesicular com a membrana plasmática e da subsequente liberação das partículas para o exterior da célula.

Exoftalmia. Protrusão acentuada ou anormal do globo ocular.

Exógeno. Desenvolvido ou com origem fora do corpo, como uma doença causada por agente bacteriano ou viral estranho ao corpo.

Exsudato. Líquido, células ou outras substâncias que foram exsudados lentamente ou escaparam de vasos sanguíneos e foram depositados em tecidos ou sobre superfícies teciduais.

Extensão. Movimento que possibilita que os dois elementos de qualquer parte unida sejam separados, aumentando o ângulo entre eles, assim como a extensão da perna aumenta o ângulo entre o fêmur e a tíbia.

Extrapiramidal. Pertencente aos sistemas motores supridos por fibras fora dos tratos corticospinal ou piramidal.

Extravasamento. Secreção ou escape, geralmente de sangue, soro ou linfa, de um vaso para dentro dos tecidos.

Extubação. Processo de retirada de uma sonda anteriormente inserida em um orifício ou uma cavidade do corpo.

Fagocitose. Processo de ingestão de partículas sólidas por meio de prolongamentos citoplasmáticos; a partícula é englobada e passa a integrar o citoplasma da célula.

Fagocitose. Processo por meio do qual determinadas células envolvem e consomem material estranho e debris celulares.

Fagossomo. Vacúolo que se desenvolve no interior da célula durante o processo de fagocitose.

Falange. Qualquer um dos ossos que compõem os dedos de cada mão e pé.

Fáscia. Folheto ou faixa de tecido conjuntivo fibroso que pode ser separado de outras estruturas especificamente organizadas, como tendões, aponeuroses e ligamentos.

Febril. Pertinente à, ou caracterizado pela, temperatura corporal elevada, ou febre.

Fenótipo. Constituição física, bioquímica e fisiológica completa de um indivíduo, conforme determinada pela interação da constituição genética e de fatores ambientais.

Fibrilação. Pequena contração involuntária local do músculo, que resulta da ativação espontânea de uma única fibra muscular ou de um feixe isolado de fibras nervosas.

Fibrina. Proteína insolúvel filamentosa formada pela ação da trombina sobre o fibrinogênio durante o processo da coagulação.

Fibrose cística. Doença hereditária na qual há formação de muco viscoso nos pulmões e em outros órgãos.

Fibrose. Formação de tecido conjuntivo fibroso, como no reparo ou na substituição de elementos parenquimatosos.

Filtração. Processo de passagem de um líquido através de um filtro, ou como por um filtro, realizado por gravidade, pressão ou vácuo.

Fímbria. Qualquer estrutura que forma uma franja, borda ou bainha, ou os processos que se assemelham a uma referida estrutura.

Fissura. Fenda ou sulco, normal ou de outro modo, sobre a superfície de um órgão ou uma estrutura óssea.

Fístula. Passagem ou comunicação anormal a partir de um órgão interno até a superfície corporal, ou entre dois órgãos internos.

Flácido. Fraco, macio e lasso; inexistência de tônus muscular normal.

Flagelos e cílios. Estruturas filamentosas delicadas que possibilitam o deslocamento das células.

Flato. Ar ou gás no sistema digestório expelido pelo ânus. (Adjetivo: flatulento)

Flexão. Movimento que possibilita que os dois elementos de qualquer parte unida sejam aproximados, diminuindo o ângulo entre eles, como dobrar o cotovelo.

Flora. Microrganismos, como bactérias e fungos, tanto de ocorrência normal quanto patológica, observados em ou sobre um órgão.

Focal. Relativo a que apresenta ou que ocupa um foco.

Folículo. Saco ou depressão ou cavidade semelhante a uma bolsa.

Fontanela (fontículo). Abertura recoberta por membrana nos ossos ou entre ossos, como a "moleira" encontrada no crânio incompletamente ossificado de recém-nascidos/lactentes.

Forame. Abertura ou orifício natural em uma estrutura membranosa ou um osso.

Fosforilação oxidativa. Processo bioquímico por meio do qual trifosfato de adenosina (ATP) é formado nas mitocôndrias a partir de fosfato e difosfato de adenosina (ADP).

Fossa. Área oca ou deprimida, especialmente sobre a superfície da extremidade de um osso.

Fóvea. Pequeno buraco ou pequena depressão na superfície de uma estrutura ou de um órgão.

Fundo. Base, ou parte inferior de um órgão, ou porção mais distante da entrada de um órgão.

Gânglio. Um dos corpos celulares nervosos, coletado principalmente em grupos fora do sistema nervoso central.

Genótipo. Constituição genética inteira de um indivíduo, conforme determinado pela combinação particular e pela localização dos genes nos cromossomos, ou pelos alelos em um ou mais sítios em cromossomos homólogos.

Glândulas endócrinas. Liberam substâncias para o sangue ou para tecidos do corpo.

Glândulas exócrinas. Liberam substâncias como as enzimas digestivas para a parte externa do corpo ou para outra superfície do corpo.

Glia. Neuróglia ou estrutura de amparo do tecido nervoso.

Glicólise. Uma série de reações enzimaticamente catalisadas, que ocorre dentro das células, por meio das quais a glicose é convertida em trifosfato de adenosina (ATP) e ácido pirúvico durante o metabolismo aeróbico.

Gliconeogênese. Formação de glicose a partir de qualquer uma das substâncias da glicólise além dos carboidratos.

Glicosaminoglicanos. Família de polissacarídios lineares polidispersos, altamente sulfatados, complexos e com importantes funções biológicas; a principal função é manter e dar suporte ao colágeno, à elastina e à turgidez nos espaços celulares e manter as fibras proteicas em equilíbrio e proporção.

Globulina. Proteína de um amplo grupo de proteínas classificadas pela solubilidade, pela mobilidade eletroforética e pelo tamanho.

Gônada. Glândula produtora de gametas, como o ovário ou o testículo.

Gradiente. Taxa de aumento ou diminuição de um fenômeno mensurável expressa como uma função de um segundo, ou a representação visual de uma referida alteração.

Granuloma. Pequena massa de tecido de granulação nodular que resulta de inflamação crônica, lesão ou infecção. (Adjetivo: granulomatoso)

Hapteno. Pequena substância não proteica que por si própria não é antigênica, mas que pode atuar como um antígeno quando combinada com uma molécula maior.

Haustro. Estrutura que se assemelha a um recesso ou uma saculação.

Hematoma. Coleção localizada de sangue extravasado retida em um órgão, espaço ou tecido, que resulta de ruptura na parede de um vaso sanguíneo.

Hematopoese. Formação e desenvolvimento normal das células sanguíneas.

Hemianopsia. Visão defeituosa ou cegueira em metade do campo visual de um dos olhos ou de ambos.

Heterofagia. Captação, dentro da célula, de uma substância exógena por meio de fagocitose ou pinocitose e a subsequente digestão do vacúolo recentemente formado por um lisossomo.

Heterogêneo. Que consiste em ou que é composto por elementos ou partes não semelhantes ou que não apresentam qualidade uniforme completa. (Substantivo: heterogeneidade)

Heterozigoto. Que apresenta dois alelos diferentes em *loci* correspondentes em cromossomos homólogos.

Hibridoma. Tumor de células híbridas produzido pela fusão de linfócitos normais e células tumorais.

Hidrólise. Alteração química ou decomposição de um composto em fragmentos por meio da adição de água.

Hipercapnia. Quantidade excessiva de dióxido de carbono no sangue.

Hiperemia. Excesso ou ingurgitação de sangue em uma parte do corpo.

Hiperestesia. Aumento incomum ou patológico na sensibilidade de uma parte, especialmente da pele, ou de um sentido em particular.

Hiperglicemia. Níveis sanguíneos elevados de glicose.

Hiperplasia. Multiplicação ou aumento anormal na quantidade de células normais de uma parte do corpo.

Hipertônica. Solução que apresenta maior concentração de soluto que outra solução com a qual é comparada, exercendo, portanto, mais pressão osmótica que a outra.

Hipertrofia. Aumento ou crescimento excessivo de um órgão em virtude do crescimento no tamanho de suas células, em vez da proliferação da quantidade delas.

Hipestesia. Diminuição anormal da sensação em resposta à estimulação dos nervos sensoriais. (Também denominada hipoestesia)

Hipocapnia. Deficiência de dióxido de carbono no sangue.

Hipotônica. Solução que apresenta menor concentração de soluto que outra com a qual é comparada, exercendo, portanto, menos pressão osmótica que aquela.

Hipoxia. Suprimento de oxigênio inadequado para o tecido abaixo dos níveis fisiológicos, apesar da adequada perfusão do tecido pelo sangue.

Histologia. Ramo da anatomia que lida com a diminuta (microscópica) estrutura, composição e função das células e dos tecidos. (Adjetivo: histológico)

Homólogo. Qualquer órgão ou parte que corresponda a função, posição, origem e estrutura de outro órgão ou parte, tal como as nadadeiras de uma foca, que correspondem às mãos humanas.

Homozigoto. Que apresenta dois alelos idênticos em *loci* correspondentes em cromossomos homólogos.

Humoral. Relativo a elementos dissolvidos no sangue ou nos líquidos corporais.

Iatrogênico. Inadvertidamente induzido por meio da atividade de um profissional de saúde, ou por um tratamento clínico ou procedimentos diagnósticos.

Idiopático. Que surge espontaneamente ou em virtude de causa desconhecida.

Idiossincrasia. Característica ou conduta física ou comportamental única de um indivíduo ou de um grupo. (Adjetivo: idiossincrásico)

In situ. No local natural ou normal, ou algo, como o câncer, confinado ao seu local de origem e que não invadiu os tecidos vizinhos.

In vitro. Reação biológica em um ambiente artificial, como um tubo de ensaio.

In vivo. Reação biológica dentro do corpo vivo.

Incidência. Taxa na qual determinado evento ocorre (p. ex., a quantidade de novos casos de uma doença específica durante um período em particular em uma população de risco).

Inclusão. Ato de envolver ou condição de ser envolvido, ou qualquer coisa que esteja envolta.

Inerente. Natural ou próprio do país ou da região específica em que é encontrado.

Infarto. Necrose ou morte de tecidos em virtude de isquemia local que resulta da obstrução do fluxo sanguíneo.

Infrarregulação. Depressão da resposta a um estímulo em decorrência de redução do número de receptores.

Inotrópico. Que influencia a força ou a energia das contrações musculares.

Interferona. Qualquer uma de um grupo de pequenas glicoproteínas (citocinas) produzidas em resposta à infecção viral e que inibe a replicação viral.

Interleucina. Qualquer uma de diversas citocinas multifuncionais produzidas por uma diversidade de células linfoides e não linfoides, incluindo células imunes, que estimulam ou de outro modo afetam a função de células linfopoéticas e outras, bem como de sistemas no corpo.

Intersticial. Relativo a ou situado entre partes ou nos interespaços de um tecido.

Intramural. Situado na, ou que ocorre dentro da, parede de um órgão.

Intrínseco. Pertencente exclusivamente a uma parte ou situado totalmente dentro de um órgão ou tecido.

Involução. Ato ou caso de enovelamento, emaranhamento ou dobramento para dentro.

Ionizar. Separar ou transformar em íons.

Ipsilateral. Situado no, pertencente ao, ou afetando o, mesmo lado do corpo.

Isquemia. Diminuição do suprimento sanguíneo de um órgão ou uma parte do corpo, geralmente em virtude de constrição funcional ou obstrução real de um vaso sanguíneo.

Justaglomerular. Próximo de, ou junto a, um glomérulo do rim.

Justarticular. Situado próximo de uma articulação ou na região de uma articulação.

Lacuna. Pequeno buraco ou cavidade dentro de uma estrutura, especialmente tecido ósseo, ou defeito ou intervalo, como no campo da visão.

Lâmina basal. Membrana basal.

Lateral. Posição mais distante do plano mediano ou da linha média do corpo ou de uma estrutura, ou situado na, originário da ou orientado em direção à lateral.

Lesão. Qualquer ferimento, dano ou alteração patológica em tecido corporal.

Letargia. Redução do nível de consciência caracterizada por indiferença, sonolência e apatia ou estado de indiferença.

Ligamento. Uma das muitas faixas flexíveis predominantemente brancas e brilhantes de tecido fibroso que une as articulações e conecta os ossos ou as cartilagens.

Ligante. Um grupo, um íon ou uma molécula que se liga ao átomo ou à molécula central em um complexo químico.

Lipídio. Qualquer um do grupo de gorduras e substâncias semelhantes a gorduras caracterizado por ser insolúvel em água e solúvel em solventes orgânicos não polares, como clorofórmio e éter.

Lipoproteína. Qualquer uma das proteínas conjugadas que é um complexo de proteína e lipídio.

Lise. Destruição ou dissolução de uma célula ou molécula por meio da ação de um agente específico.

Lisossomos primários. Produzidos pelo complexo de Golgi, fundem-se com fagossomos ou pinossomos e se tornam lisossomos secundários, onde a lise ocorre por causa de enzimas hidrolíticas.

Lóbulo. Lobo pequeno.

Lordose. Concavidade anterior na curvatura da coluna lombar e cervical, conforme observado pela lateral.

Lúmen. Cavidade ou canal dentro de um tubo ou órgão tubular do corpo.

Lúteo. Do corpo lúteo, ou pertencente a ele, ou que apresenta suas propriedades.

Maceração. Amolecimento do tecido por imersão, especialmente em soluções ácidas.

Macroscópico. Grande o suficiente para ser visível sem auxílio para os olhos ou sem microscópio.

Mácula. Mancha, espessamento ou descoloração pequena e achatada nivelada à superfície da pele. (Adjetivo: macular)

Mal-estar. Sensação vaga de fadiga e desconforto corporal.

Manometria. Medição da tensão ou da pressão de um líquido ou gás com a utilização de um dispositivo denominado manômetro.

Marasmo. Condição de desnutrição proteico-calórica extrema caracterizada por retardo no crescimento e desgaste progressivo de tecido subcutâneo e músculos, que ocorre principalmente durante o primeiro ano de vida.

Matriz. Substância intracelular de um tecido ou uma substância básica a partir da qual um órgão ou tipo de tecido específico se desenvolve.

Meato. Abertura ou passagem por qualquer parte corporal.

Medial. Pertencente à parte intermediária, ou situado na, ou orientado em direção à linha média do corpo.

Mediastino. Massa de tecidos e órgãos na parte intermediária do tórax, que separa os sacos pleurais contendo os dois pulmões.

Meiose. Divisão de uma célula sexual à medida que ela amadurece, de modo que cada núcleo-filho receba metade da quantidade de cromossomos característicos das células somáticas da espécie.

Membrana basal. Mantém o epitélio no lugar e separa as células epiteliais do tecido subjacente.

Membrana plasmática ou membrana celular. Membrana delicada constituída por gorduras e proteínas que separa o citoplasma da célula do ambiente externo.

Mesoderme. Camada intermediária das três camadas germinativas primárias do embrião em desenvolvimento, localizada entre a ectoderme e a endoderme.

Mesotélio. Células planas derivadas do mesoderma, que revestem cavidades do corpo, como as cavidades torácica e abdominal.

Metabolismo. Soma de todos os processos físicos e químicos por meio dos quais os organismos vivos são produzidos e mantidos, além da transformação por meio da qual a energia é fornecida para processos e atividades vitais.

Metaplasia. Alteração no tipo de células adultas em um tecido para um formato que não é normal para aquele tecido.

Metástase. Transferência da doença (p. ex., câncer) de um órgão ou uma parte para outro não diretamente conectado a ela. (Adjetivo: metastático)

Midríase. Dilatação fisiológica da pupila do olho.

Mioclonia. Espasmo de uma porção de um músculo, um músculo inteiro ou um grupo de músculos.

Miofibrilas. Filamentos finos nas células musculares estriadas que se contraem.

Mioglobina. Pigmento de transporte de oxigênio do músculo composto por uma molécula heme, que contém uma molécula de ferro unida a uma cadeia de globina única.

Miopatia. Qualquer doença ou condição anormal do músculo esquelético, geralmente caracterizada por fraqueza muscular, desgaste e alterações histológicas no tecido muscular.

Miose. Contração da pupila do olho.

Miótomo. Placa ou porção muscular de um somito embrionário que se desenvolve em um músculo voluntário, ou um grupo de músculos inervados por um segmento espinal único.

Mitose. Tipo de divisão celular indireta que ocorre em células somáticas e resulta na formação de dois núcleos-filhos que contêm os complementos idênticos da quantidade de cromossomos característicos das células somáticas da espécie.

Molécula. Menor massa de matéria que exibe as propriedades de um elemento ou composto.

Morbidade. Condição ou estado de doença; incidência relativa de uma doença ou de todas as doenças em uma população.

Morfologia. Estudo do formato e da estrutura física de um organismo, ou o formato e a estrutura de um organismo em particular. (Adjetivo: morfológico)

Mosaicismo. Em genética, a existência em um indivíduo, ou em um organismo, de culturas celulares que apresentam duas ou mais linhagens celulares distintas em sua constituição genética, mas derivadas de um único zigoto.

Multípara. Que deu à luz duas ou mais descendências viáveis.

Múltiplas unidades no músculo liso. Fibras musculares que não estão próximas e se contraem como unidades separadas.

Músculo esquelético. Músculo estriado conectado ao esqueleto e sob controle voluntário.

Músculo liso. Tecido muscular que contrai involuntariamente.

Músculos involuntários. São comandados pelo sistema nervoso vegetativo e formam as paredes das vísceras e dos sistemas respiratório e circulatório, com relaxamento e contração lentos.

Mutágeno. Qualquer agente químico ou físico que induz mutação genética (alteração incomum no formato, na qualidade ou em outra característica) ou aumenta a taxa de mutações ao causar alterações no DNA.

Necrose. Morte tecidual localizada em grupos de células ou em parte de uma estrutura ou um órgão em resposta a doença ou lesão.

Neurônio bipolar. Célula nervosa que apresenta um processo em cada extremidade – um aferente e um eferente.

Neutropenia. Diminuição anormal na quantidade de leucócitos neutrofílicos no sangue.

Nidus. Ponto no qual um processo mórbido tem origem, desenvolve-se ou está localizado.

Nistagmo. Movimentos rítmicos involuntários e rápidos do globo ocular.

Nocicepção. Recepção, por terminações nervosas (geralmente encontradas na pele ou nas paredes das vísceras), de estímulos nocivos ou dolorosos em virtude de lesão física ou mecânica em tecidos corporais.

Nosocomial. Pertencente a, ou com origem em, um hospital, tal como infecção nosocomial; infecção adquirida durante a hospitalização.

Novelos neurofibrilares. Formados por proteína tau, são indícios de doença de Alzheimer e taupatias.

Oncogene. Gene capaz de causar a conversão inicial e contínua de células normais em células cancerosas.

Oncótico. Relacionado com, causado por ou acentuado por edema ou qualquer turgidez ou inchaço.

Oócito. Óvulo primordial ou incompletamente desenvolvido.

Oogênese. Processo de crescimento e maturação dos gametas femininos ou ovos.

Opsonização. Processo que torna células, como bactérias, mais suscetíveis à ação dos fagócitos.

Organela. Qualquer uma das diversas partículas ligadas por membranas de morfologia e função distintas encontradas na maior parte das células, como as mitocôndrias, o complexo de Golgi e os lisossomos.

Órtese. Aparelho ou aparato ortopédico externo, como uma braçadeira ou uma tala, utilizado para amparar, alinhar, evitar ou corrigir deformidades, ou para melhorar a função de partes móveis do corpo.

Ortopneia. Condição anormal na qual uma pessoa deve estar em posição ortostática para respirar profunda ou confortavelmente.

Osmolalidade. Concentração, no corpo, de partículas osmoticamente ativas em solução, expressa em osmóis ou miliosmóis por quilograma de solvente.

Osmolaridade. Concentração de partículas osmoticamente ativas em solução, expressa em osmóis ou miliosmóis por litro de solução.

Osmose. Movimentação ou passagem de um solvente puro, tal como água, através de uma membrana semipermeável, de uma solução que apresenta concentração de soluto inferior para uma com concentração de soluto superior.

Osteófito. Projeção ou crescimento externo ósseo.

Palpável. Perceptível por meio do toque.

Papila. Pequena projeção, elevação ou estrutura com formato de mamilo, como a papila cônica da língua.

Pápula. Pequena elevação circunscrita e sólida da pele, com diâmetro inferior a 1 cm. (Adjetivo: papular)

Parácrino. Modo de ação hormonal no qual um mensageiro químico sintetizado e liberado de uma célula atua sobre as células próximas de um tipo diferente e afeta sua função.

Paralisia. Condição anormal caracterizada pelo comprometimento ou pela perda da função motora em virtude de uma lesão do mecanismo neural ou muscular.

Paraneoplásico. Relativo às alterações produzidas em tecido remoto a partir de um tumor ou de suas metástases.

Parênquima. Tecido ou elementos básicos de um órgão conforme diferenciados do tecido ou dos elementos de amparo ou conjuntivos. (Adjetivo: parenquimatoso)

Paresia. Paralisia discreta ou parcial.

Parestesia. Qualquer sensação de toque anormal, que pode se apresentar como dormência, formigamento, ou sensação de "espetadas e agulhadas", com frequência quando não há estímulos externos.

Parietal. Pertencente à parede externa de uma cavidade ou órgão, ou pertencente ao osso parietal do crânio ou ao lobo parietal do encéfalo.

Patógeno. Qualquer microrganismo capaz de produzir doença.

Peptídio. Qualquer um de uma classe de compostos com cadeia molecular constituída por dois ou mais aminoácidos unidos por ligações peptídicas.

Perfusão. Processo ou ação de verter sobre ou por, especialmente a passagem de um líquido por um órgão ou uma área específica do corpo.

Periférico. Pertencente ao exterior, à superfície ou à área adjacente de um órgão ou outra estrutura, ou localizado longe de um centro ou uma estrutura central.

Permeável. Condição de ser pérvio ou possibilitar a passagem, de modo que líquidos e outras substâncias possam atravessar, como membrana permeável.

Peroxissomos. Encontrados no citoplasma, são responsáveis pelas reações oxidativas.

Pervasivo. Pertencente a algo que se torna difundido por toda parte.

Petéquia. Pequena mancha vermelho-arroxeada perfeitamente redonda que aparece sobre a pele como resultado de hemorragia diminuta intradérmica ou submucosa.

Pili. Pelos, ou, em microbiologia, diminutos anexos filamentosos de determinadas bactérias. (Singular: *pilus*)

Pinocitose. Processo de endocitose por meio do qual as células ingerem líquidos ou pequenas partículas em solução aquosa

Pletórica. Relativa ao excesso de qualquer um dos líquidos corporais, especialmente sangue; termo utilizado para descrever a coloração vermelho-carne de um recém-nascido.

Plexo. Rede de nervos, vasos sanguíneos ou vasos linfáticos em interseção.

Poligene. Qualquer um de um grupo de genes não alélicos que interagem para influenciar o mesmo caractere da mesma maneira, de modo que o efeito é cumulativo, geralmente de natureza quantitativa, como tamanho, peso ou pigmentação cutânea. (Adjetivo: poligênico)

Polimorfo. Um de diversos, ou muitos, tipos de um organismo ou uma célula. (Adjetivo: polimórfico)

Polipeptídio. Cadeia molecular de mais de dois aminoácidos unidos por ligações peptídicas.

Pólipo. Pequeno crescimento semelhante a um tumor que protrui a partir de uma superfície de membrana mucosa.

Potenciais de membrana. Voltagem gerada pelas diferenças iônicas entre os dois lados da membrana celular.

Presbiopia. Condição visual (hipermetropia) que se desenvolve comumente com o avanço dos anos ou na terceira idade, na qual o cristalino perde a elasticidade, causando acomodação defeituosa e incapacidade de focar com nitidez com a visão de perto.

Pressão osmótica. Pressão que deve ser exercida sobre um sistema para evitar a ocorrência de osmose.

Prevalência. Quantidade de casos novos e antigos de uma doença manifesta em uma população em determinada ocasião, ou ocorrências de um evento durante um período em particular.

Primeiros mensageiros. Fatores extracelulares que conseguem induzir uma resposta nas células.

Primípara. Que deu à luz uma descendência viável.

Procariota. Pertencente a um organismo, como uma bactéria, com células sem um núcleo verdadeiro e uma membrana nuclear, que se reproduz por meio de fissão simples.

Pródromo. Sintoma inicial que indica o começo de uma condição ou doença. (Adjetivo: prodrômico).

Prolapso. Queda ou deslizamento para baixo de um órgão de sua posição ou localização normal no corpo.

Proliferação. Reprodução ou multiplicação de tipos semelhantes, especialmente células.

Pronação. Adoção de uma posição na qual a superfície ventral ou frontal do corpo ou parte do corpo está direcionada para baixo. (Adjetivo: prona)

Propagação. Ato ou ação de reprodução.

Propriocepção. Recepção de estímulos originados no corpo a respeito da posição corporal e da atividade muscular por proprioceptores (terminações nervosas sensoriais encontradas em músculos, tendões e articulações).

Proteassomo. Complexos de diversas proteases que digerem proteínas endógenas por meio de hidrólise das ligações peptídicas nas proteínas.

Proteínas G. Proteínas envolvidas na transdução de sinais celulares, são mediadores importantes de vias metabólicas na forma de heterotrímeros, com subunidades α, β e γ.

Proteínas integrais. Proteínas integradas permanentemente à membrana celular.

Proteínas periféricas. Proteínas encontradas na membrana, que conseguem se desconectar facilmente desta.

Proteínas transmembrana. Tipo de proteína integral da membrana celular; são firmemente aderidas aos lipídios da membrana e formam canais de transporte de substâncias e, também, são receptores específicos de hormônios.

Proteinoquinases. Modificam proteínas por meio de acréscimo de grupos fosfato com consequente modificação de suas funções.

Proteoglicanos. Qualquer um de um grupo de conjugados proteicos com polissacarídios que ocorre primariamente na matriz do tecido conjuntivo e da cartilagem.

Proteólise. Degradação de proteínas, como ocorre durante a digestão.

Prótese. Substituição artificial de uma parte corporal ausente, ou um dispositivo projetado e aplicado para melhorar a função, tal como um aparelho auditivo.

Proto-oncogene. Gene celular normal que, com uma alteração, tal como mutação, torna-se um oncogene ativo.

Protoplasma. Substâncias líquidas no interior das células vivas, contendo substâncias orgânicas e inorgânicas.

Proximal. Mais próximo de um ponto de referência, geralmente do tronco do corpo, em relação a outras partes do corpo.

Prurido. Sintoma de coceira, sensação desagradável que leva à necessidade de friccionar ou arranhar a pele para obter alívio. (Adjetivo: pruriginoso)

Púrpura. Pequena hemorragia, de até aproximadamente 1 cm de diâmetro, na pele, em membrana mucosa ou em superfície serosa, ou qualquer um dos diversos distúrbios de sangramento caracterizados por lesões purpúricas.

Purulento. Que produz ou contém pus.

Queilose. Distúrbio não inflamatório dos lábios e da boca caracterizado pela formação de rachaduras e fissuras.

Quelato. Composto químico formado por um íon metálico central e uma molécula orgânica com múltiplas ligações dispostos em uma formação em anel, utilizado especialmente no tratamento da intoxicação por metal.

Queratina. Proteína fibrosa que contém enxofre, componente primário da epiderme, dos cabelos/pelos e dos tecidos córneos. (Adjetivo: queratinoso)

Queratinócitos. Célula mais comum na epiderme; produz queratina.

Queratose. Qualquer condição cutânea na qual existam crescimento excessivo e espessamento do epitélio córneo.

Quiescente. Quieto, que não causa perturbação, atividade ou sintomas.

Quimérico. Relativo a, derivado de, ou que é, um indivíduo com características imunológicas próprias e aquelas de outro indivíduo; fenômeno que pode ocorrer como o resultado de procedimentos, como enxerto de medula óssea.

Quimiorreceptor. Célula nervosa sensorial ativada por estímulos químicos, como um quimiorreceptor na artéria carótida, sensível a alterações no conteúdo de oxigênio no sangue e que aumenta ou diminui de modo reflexivo à respiração e à pressão arterial.

Quimiotaxia. Resposta que envolve a orientação ou a movimentação celular orientada em direção a (quimiotaxia positiva) ou que se distancia de (quimiotaxia negativa) um estímulo químico.

Quimo. Material cremoso, viscoso e semilíquido produzido durante a digestão de uma refeição expelido pelo estômago para o duodeno.

Rabdomiólise. Destruição ou degeneração do músculo associada à mioglobinúria (excreção de mioglobina na urina).

Reabsorção. Perda de substância ou osso por meio fisiológico ou patológico, por exemplo, perda da dentina e do cemento de um dente.

Refluxo. Fluxo retrógrado ou de retorno anormal de um líquido, tal como conteúdo estomacal, sangue ou urina.

Regurgitação. Fluxo de material na posição oposta à normal, tal como no retorno de alimento deglutido para a boca ou no fluxo retrógrado de sangue através de valva cardíaca defeituosa.

Remissão. Desaparecimento parcial ou total dos sintomas de uma doença crônica ou maligna, ou período durante o qual os sintomas diminuem.

Respiração celular. Reações metabólicas que ocorrem nas células para gerar energia pela conversão de energia bioquímica em trifosfato de adenosina (ATP).

Retículo endoplasmático liso. Serve como unidade de armazenamento e participa na formação e no armazenamento de lipídios e esteroides.

Retículo endoplasmático rugoso. Membrana tubular com ribossomos integrados que lhe conferem um aspecto irregular e participa na síntese e no armazenamento de proteínas.

Retículo sarcoplasmático. Unidade de armazenamento de cálcio nas células musculares.

Retrógrado. Que se movimenta para trás ou contra a direção habitual do fluxo, revertendo para um estado anterior ou condição pior (de degeneração), catabólica.

Retroversão. Condição na qual um órgão inteiro está apontado para trás ou em direção posterior, geralmente sem flexão ou outra distorção.

Rigor mortis. Enriquecimento dos músculos e das articulações após a morte decorrente de alterações químicas nos músculos. Também conhecida como rigidez cadavérica.

Rostral. Situado próximo de um bico (região oral ou nasal).

Ruído. Som ou murmúrio ouvido durante a auscultação de um órgão ou vaso sanguíneo, especialmente um anormal.

Sacroileíte. Inflamação da articulação sacroilíaca.

Sarcolema. Membrana celular que recobre as fibras musculares estriadas.

Sarcômeros. Unidade fundamental do tecido muscular estriado.

Sarcoplasma. Citoplasma de uma fibra muscular.

Secundípara. Que deu à luz duas descendências viáveis.

Segundos mensageiros. Substâncias intracelulares liberadas pela célula em resposta a um primeiro mensageiro.

Semipermeável. Parcial, porém não totalmente permeável, especialmente membrana que possibilita a passagem de algumas moléculas (geralmente pequenas), mas não de outras partículas (geralmente maiores).

Senescência. Processo ou condição do envelhecimento ou crescimento.

Sepse. Microrganismos patogênicos ou suas toxinas no sangue ou em outros tecidos, ou condição que resulta da propagação de microrganismos ou seus produtos. (Adjetivo: séptico)

Sequenciamento genômico familiar. Representação sistemática, tal como em uma tabela, um quadro ou uma lista, dos ancestrais de um indivíduo, utilizada em genética humana na análise da herança.

Seroso. Relativo ou que se assemelha ao soro ou contém ou produz soro, como uma glândula serosa.

Shunt. Desviar ou contornar um líquido corporal de um canal, uma via ou uma parte para outra; passagem ou anastomose entre dois canais naturais, especialmente entre vasos sanguíneos, estabelecida por cirurgia ou que ocorre como anormalidade.

Simbiose. Modo de vida caracterizado pela próxima associação entre organismos de diferentes espécies, geralmente em uma relação mutuamente benéfica.

Simpaticomimético. Agente ou substância que produz efeitos estimulantes sobre órgãos e estruturas semelhantes aos produzidos pelo sistema nervoso simpático.

Simporte. Transporte ativo no qual duas moléculas atravessam uma membrana graças a um carreador comum ou cotransportador.

Sinapses. Hiatos entre duas células nervosas através dos quais passam impulsos químicos ou elétricos.

Sincício. Massa multinucleada de protoplasma produzida pela fusão de um grupo de células.

Síncope. Breve lapso de consciência em virtude de isquemia cerebral generalizada.

Síndrome dos cílios imóveis. Também conhecida como síndrome de Kartagener, é um raro distúrbio genético autossômico recessivo no qual os cílios do sistema respiratórios perdem a capacidade de movimento.

Síndrome. Complexo de sinais e sintomas que ocorrem em conjunto para a apresentação do quadro clínico de uma doença ou anormalidade hereditária.

Sinérgico. Órgão, agente ou substância que auxilia outro órgão ou coopera com ele, com outro agente ou outra substância.

Síntese. Integração ou combinação de diversas partes ou diversos elementos para criar um todo unificado.

Sistêmico. Pertencente ao corpo inteiro, em vez de a uma área localizada ou uma porção regional do corpo.

Sístole. Contração ou período de contração do coração, que direciona o sangue adiante até a aorta e as artérias pulmonares.

Soma. Corpo de um organismo, conforme diferenciado da mente; todo um organismo, excluindo as células germinativas; corpo de uma célula.

Subcondral. Abaixo de uma cartilagem.

Subcutâneo. Abaixo da pele.

Subluxação. Deslocamento incompleto ou parcial, no qual a relação entre as superfícies articulares está alterada, mas o contato permanece.

Sulco. Entalhe, depressão ou vala na superfície de um órgão, como um sulco na superfície do encéfalo, que separa os giros.

Supinação. Posição deitada sobre as costas, em decúbito dorsal, com a face para cima. (Adjetivo: supino)

Suprarregulação. Aumento da resposta a estímulos em decorrência do aumento do número de receptores.

Supuração. Formação de pus ou material purulento.

Tampão. Substância ou grupo de substâncias que evita alterações na concentração de outra substância química.

Tamponamento. Interrupção do fluxo de sangue em um órgão ou parte do corpo por compressão patológica, tal como a compressão do coração por acúmulo de líquido pericárdico.

Tecido. Conjunto de células especializadas em realizar determinada função no organismo multicelular (p. ex., tecido muscular).

Teratógeno. Qualquer agente ou fator que induza ou aumente a incidência de anormalidades do desenvolvimento no feto.

Tinido. Ruído de tilintar, murmúrio ou zumbido escutado em um dos ou em ambos os ouvidos.

Tofo. Depósito calcário que contém urato de sódio que se desenvolve com mais frequência no tecido fibroso periarticular, tipicamente em indivíduos com gota.

Torção. Ato ou processo de girar em sentido positivo (horário) ou negativo (anti-horário).

Torpor. Nível de consciência diminuído caracterizado por letargia e não responsividade no qual uma pessoa aparenta estar inconsciente de suas adjacências.

Trabécula. Estrutura de tecido conjuntivo que ampara ou ancora, como os delicados filamentos fibrosos que conectam a superfície interna da aracnoide-máter à pia-máter.

Transdução de sinal. Reação química que ocorre quando um sinal, como um hormônio, interage com um receptor.

Transmural. Situado na, ou que ocorre através da, parede de um órgão.

Transporte ativo primário. Energia necessária para mover moléculas, que provém da degradação de trifosfato de adenosina (ATP).

Transporte ativo secundário. Energia necessária para deslocar moléculas, que provém de energia armazenada em vez de degradação de trifosfato de adenosina (ATP).

Transporte ativo. O movimento de moléculas de uma área de menor concentração para outra de concentração maior (oposto de difusão).

Transporte passivo. Movimento de substâncias através da membrana celular sem gasto de energia.

Transudato. Substância líquida que extravasou por uma membrana ou foi expelida do sangue.

Transverso. Ângulo reto em relação ao eixo longitudinal do corpo.

Tremor. Contração ou movimentos repetidos involuntários causados pela contração e pelo relaxamento alternados de grupos opostos de músculos esqueléticos.

Trígono. Área com formato triangular.

Trombo. Massa estacionária de sangue coagulado ou outros elementos formados que permanece unida ao seu local de origem ao longo da parede de um vaso sanguíneo, com frequência obstruindo a circulação.

Tropomiosina. Proteína muscular que controla a contração e a impede quando não é necessária.

Troponina. Proteína encontrada nos músculos esqueléticos e cardíaco, responsável pela contração. Quando seus níveis estão elevados, muito provavelmente ocorreu lesão do músculo cardíaco.

Tubulina. Proteína encontrada no citoplasma celular, que é elemento formador dos microtúbulos.

Túbulos T. Invaginação da membrana plasmática, contendo proteína sensível à voltagem, que interage com canal de Ca^{++} localizado na membrana do retículo sarcoplasmático.

Ubíquo. Condição ou estado de existir ou estar em todos os locais ao mesmo tempo.

Úlcera. Escavação circunscrita da superfície de um órgão ou tecido, que resulta da necrose que acompanha alguns processos inflamatórios, infecciosos ou malignos. (Adjetivo: ulcerativo)

Urticária. Erupção cutânea pruriginosa da camada superior da derme, geralmente temporária, caracterizada por vergões (urticárias) de diversos formatos e tamanhos.

Uveíte. Inflamação de todo o trato uveal do olho ou de uma parte dele.

Ventral. Pertencente a uma posição em direção ao ventre ou situado, ou orientado, em direção à frente ou à parte anterior do corpo.

Vertigem. Sensação ilusória de que o ambiente ou o próprio corpo está girando.

Vesícula. Pequena bexiga ou saco, tal como uma pequena lesão cutânea elevada com paredes finas, que contém líquido.

Vesículas secretoras. Vesículas nas quais neuropeptídios e hormônios são armazenados para posterior secreção.

Vetor. Animal invertebrado (p. ex., carrapato, ácaro, mosquito) que atua como portador, transferindo o agente infeccioso de um hospedeiro vertebrado até outro.

Vírus sem envoltório ou envelope. Vírus sem estrutura lipoproteica externa, apresentando apenas ácido nucleico e capsídio; esses vírus são mais virulentos. *Parvoviridae*, *Papillomaviridae* e *Polyomaviridae* são exemplos.

Visão escotópica. Descreve a visão, especialmente a visão noturna, quando o olho está adaptado ao escuro.

Visceral. Pertencente às vísceras ou aos órgãos internos do corpo.

Viscosidade. Pertencente à propriedade física dos líquidos, causada pela adesão de moléculas adjacentes, que determina a resistência interna às forças de cisalhamento.

Zoonose. Doença de animais que pode ser transmitida para seres humanos a partir de seu hospedeiro animal primário sob condições naturais.

Índice Alfabético

A

Abscesso(s), 260
- das criptas, 1091
- das glândulas de Bartholin, 1281
Absorção, 707, 1065
- das gorduras, 1067
- de proteínas, 1067
- dos carboidratos, 1066
Acalasia, 1075
Acanthamoeba, 556
Acantose *nigricans*, 125
Acetil-Coa, 1117
Acetilcolina, 382, 440, 710, 1043
Acetilcolinesterase, 440
Acidente
- isquêmico transitório, 487
- vascular encefálico, 486
- - de grandes vasos, 487
- - de pequenos vasos, 487
- - embólico, 488
- - hemorrágico, 488
- - isquêmico, 486
Ácido(s)
- acetilsalicílico, 421, 621, 1063
- araquidônico, 705
- azelaico, 1460
- carbônico, 198, 883
- desoxirribonucleico, 64
- fixos, 199
- fólico, 656
- fortes, 198
- não voláteis, 199
- pantotênico, 1156
- ribonucleico, 64
- volátil, 199
Acidose, 206
- hiperclorêmica, 205, 211
- láctica, 208
- metabólica, 206, 207, 208, 209, 211
- respiratória, 206, 213
- tubular renal, 210, 1004
- - distal, 1004
- - proximal, 1004
Acne, 1456
- *conglobata*, 1461
- vulgar, 1457
Acondroplasia, 83
Aconselhamento genético, 97
Acrocórdons, 1488

Acromegalia, 1181
Acrossomo, 1234
Actigrafia, 511
Actina, 42
Acumulação
- de escórias nitrogenadas, 1018
- de líquido no terceiro espaço, 165
Acúmulo
- de lipídios, 729
- intracelular, 50
Acupuntura, 404
Adaptação, 142, 144, 149
- celular, 47
Adenocarcinoma, 108, 907
Adeno-hipófise, 1173
Adenoma(s), 108
- da hipófise anterior, 1186
- tubulares, 1105
- tubulovilosos, 1105
- vilosos, 1105
Adenomiose, 1289
Adesão(ões), 228
- celulares, 39
- de leucócitos, 225
Adesina, 261
Adipocinas, 1152
Adipócitos, 1152
Adrenalina, 1212
Adrenopausa, 1201
Afasia, 491
Afterloader remoto de HDR, 131
Agamaglobulinemia ligada ao X, 305
Agenesia, 981
Agente(s)
- antibacterianos, 265
- antifúngicos, 267
- antimicrobianos, 265
- antiparasitários, 267
- antipiréticos, 421
- antivirais, 266
- de doenças infecciosas, 248, 254
- de interação
- - direta com o DNA, 132
- - indireta com o DNA, 133
- físicos, 403
- infecciosos, 97
- oclusivos, 1445
- teratogênicos, 94, 96, 97
Agranulocitose, 668
Albinismo, 556, 1435, 1449

- oculocutâneo, 83
Albumina, 164, 643
Albuminúria, 1017
Alça de Henle, 962, 964, 966
Alcalinização, 210
Alcaloides
- da vinca, 133
- vegetais, 133
Alcalose, 206
- hipoclorêmica, 205
- metabólica, 206, 207, 212
- - manutenção da, 213
- respiratória, 215
Aldosterona, 146, 169, 180, 796
Alelo(s), 75
- dominante, 82
- recessivo, 82
Alergênios, 314
Alergia(s)
- alimentares, 317
- ao látex, 323
Alfaglobulinas, 611
Alodinia, 394, 406
Aloenxertos, 324
Alogia, 529
Alopecia, 134
Alteração(ões)
- agudas no ciclo sono-vigília, 512
- ao eletrocardiograma, 763
- compensatórias e descompensatórias, 1036
- da posição e do formato do rim, 982
- da regulação da glicose, 1208
- das hemácias
- - associadas ao envelhecimento, 660
- - no recém-nascido, 658
- do citoesqueleto, 113
- do coxim endocárdico, 811
- do estado nutricional, 1151
- do fluxo sanguíneo pulmonar, 807
- do muco cervical, 1273
- durante a gestação e a lactação, 1278
- durante os períodos normais de crescimento, 1376
- endometriais, 1273
- fibrocísticas, 1306
- funcionais, 1273
- morfológicas, 3, 6
- na função tireóidea, 1196
- na sensibilidade à dor, 406
- na visão, 548

Índice Alfabético

- no crescimento e no desenvolvimento esquelético, 1373
- no ritmo circadiano, 519
- normais da pele associadas ao envelhecimento, 1488
- nos níveis de consciência, 468

Alucinações, 529
Ambliopia, 582
Amebíase, 1095
Amenorreia, 1303
- primária, 1302
- secundária, 1302
Amilina, 1211, 1212
Aminoácidos, 354
Aminotransferases, 1116
Amiotrofia, 453
Amniocentese, 99
Amplificação, 282
Ampola, 602
- de Vater, 1115
- do ducto deferente, 1231
- hepatopancreática, 1115
Anafilaxia, 316
- induzida por exercício dependente de alimentos, 318
Analgesia, 406
- induzida por estímulo, 404
Analgésicos
- adjuvantes, 405
- não narcóticos, 405
- opioides, 405
Análise(s)
- citogenética, 100
- de DNA, 100
- de troponina, 764
Anaplasia, 110, 115
Anasarca, 163
Anastomoses, 835
Anatomia
- de ventrículo funcional único, 814 funcional do coração, 686
Andrógenos, 1271
- suprarrenais, 1201
Andropausa, 1238
Anedonia, 529
Anemia(s), 55, 126, 648, 649, 1020, 1399
- aplásica, 656, 668
- da malignidade, 125
- falciforme, 83, 650
- hemolítica(s), 649
- - adquiridas, 653
- - causas intrínsecas, 649
- - formas extrínsecas ou adquiridas, 649
- - hereditárias, 650
- hipocrômicas, 642
- megaloblásticas, 654
- normocrômicas, 642
- perniciosa, 655
- por deficiência
- - de ácido fólico, 655
- - de ferro, 653
- - de vitamina B, 655
- - na produção de hemácias, 653
- por doença crônica, 656
- por perda de sangue, 649
Anergia, 327, 329
Aneuploidia, 90, 94
Aneurisma(s), 733
- aórticos, 734

- dissecante, 734
- em baga, 733
- falso, 733
- fusiforme, 733
- sacular, 734
- ventricular esquerdo, 771
- verdadeiro, 733
Anexos cutâneos, 1438
Angiite, 729
Angina
- de peito, 772
- de Prinzmetal, 772
- estável, 772
- instável, 764
- microvascular, 773
- variante (vasospástica), 772
Angiogênese sustentada, 119
Angiografia pulmonar, 948
Angiomas, 1489
- aracneiformes, 1137
- cereja, 1489
Angiostatina, 705
Angiotensina
- I, 169
- II, 147, 169, 704, 705, 796
Angiotensinogênio, 169, 717
Angiotomografia computadorizada helicoidal, 948
Anidrase carbônica, 883
Anoiquia, 112
Anomalias congênitas, 1074
Anopsia heterônoma bitemporal, 577
Anorexia, 125, 134, 1072
- nervosa, 1166
Anormalidades
- cromossômicas estruturais, 89
- da cavidade uterina, 1311
- do muco cervical, 1311
- hemodinâmicas, 783
- metabólicas, 743
Anosognosia, 491
Anquirina, 637
Ânsia, 1073
Antagonistas
- da aldosterona, 974
- do receptor de aldosterona, 802
Anteversão femoral, 1380
Antiácidos, 1077
Antibiótico(s), 265
- aminoglicosídios, 441
- antineoplásicos, 132
- orais, 1461
- tópicos, 1461
Anticoagulantes, 623
Anticoncepcionais orais, 744
Anticonvulsivantes, 501
Anticorpo(s), 283
- anticitoplasma de neutrófilos, 729
- monoclonais, 134, 263
- que reagem ao
- - calor, 653
- - frio, 653
Antidepressivos tricíclicos, 531
Antígenos, 283
- CD, 127
- do HBV, 1126
- leucocitários humanos, 288
- MICA, 289
- neoplásicos, 121
- teciduais, 112

Anti-inflamatórios não esteroides, 1063, 1409
Antioxidantes, 57
Antirreumáticos
- de primeira linha, 1410
- modificadores da doença, 1409
Anti-TNF, 1410
Antralina, 1467
Antro, 1051, 1272
Aparelho(s)
- auditivos, 599
- de fixação externa, 1353
- de Golgi, 16
- imobilizadores, 1353
- vestibular periférico, 601
Apatia, 529
Apendicite, 222, 1096
Apetite, 1157
Apneia
- central do sono, 517
- do sono, 516
- obstrutiva do sono, 743
Apoptose, 59, 119, 312
Apotransferrina, 639
Aquaporinas, 20, 159, 171
Aracneiformes, 84
Aracnodactilia, 84
Aracnoide-máter, 373
Aranhas vasculares, 1137
Arco senil, 556
Área
- de Wernicke, 596
- silenciosa do encéfalo, 447
- transversal, 699, 700
Arginina, 1479
Arreflexia, 437
Arritmias, 800, 841, 843
- de origem atrial, 844
- do nó sinusal, 843
- hereditárias, 848
- juncionais, 846
- ventriculares, 846
Artéria, 714
- basilar e vertebral, 490
- cerebral
- - anterior, 490
- - média, 490
- - posterior, 490
- coronária
- - direita, 756
- - principal esquerda, 756
- descendente anterior esquerda, 756
Arteriografia, 762
Arteríola, 714
Arteriosclerose obliterante, 731
Arterite, 729
- de células gigantes, 730
- de Takayasu, 730
- temporal de células gigantes, 730
Artralgia, 1412
Artrite, 1399, 1404, 1412, 1427
- do deserto, 904
- enteropática, 1417
- idiopática juvenil, 1426
- psoriásica, 1417
- reumatoide, 1404, 1408, 1427
- *wear-and-tear*, 1419
Artrologia, 1339
Artropatias
- induzidas por cristais, 1423, 1427

- reativas, 1416
Artroplastia, 1339, 1428
Artrópodes, 256
Árvore
- hepatobiliar, 1114
- traqueobrônquica, 860
Ascite, 1134
Asma, 931
- cardíaca, 799
- classificação da gravidade da, 934
- em crianças, 935
- em idosos, 935
- grave ou refratária, 934
- noturna, 932
Aspiração e biopsia de medula óssea, 618
Astenospermia, 1310
Astereognosia, 389
Astigmatismo, 563
Astrocitomas, 496
- anaplásicos, 496
Astrócitos, 45, 348, 375
Ataque(s)
- cardíaco, 765
- de pânico, 533
- de Stokes-Adams, 848
Ataxia, 437
- do tronco, 448
Ataxia-telangiectasia, 310
Atelectasia, 929
Aterosclerose, 725
- coronariana, 762
- desenvolvimento da, 728
Atetose, 450
Ativação de leucócitos, 225, 228
Ativador de plasminogênio tecidual, 492
Atividade
- de ondas lentas geradas pelo marca-passo, 1055
- do sistema nervoso simpático, 796
- física, 1162
- medular reflexa, 437
- mineralocorticoide, 180
- reflexa, 461
Atopia, 316
Átrio, 695
Atrofia, 47, 1443
- muscular, 438
- - espinal, 442
- por denervação, 438
- por desuso, 438
Aumento
- da pressão intracraniana, 474
- da produção de dióxido de carbono, 214
- das perdas de bicarbonato, 210
Autoanticorpos, 327
Autocorpo neuromatriz, 395
Autoenxertos, 324, 1477
Autofagia, 17
Autossomos, 72
Avaliação
- clínica da função somatossensorial, 393
- da dor, 402, 412
- da função
- - hipotalâmica-hipofisária, 1186
- - motora, 434
- da taxa de filtração glomerular, 1017
- genética, 97
Avolição, 529
Axônios, 44, 380

Azoospermia, 1310
Azotemia, 1011

B

Bacillus anthracis, 269
Baço, 296
Bactérias, 252
- aeróbicas, 253
- anaeróbicas, 253
- fastidiosas, 253
Bacteriemia, 259
Bacteriostático, 265
Bainha
- epineural, 349
- linfoide periarterial, 296
Balanite, 1242
Balanopostite, 1242
Balismo, 450
Barorreceptores, 169, 717
Barotrauma, 590
Barreira(s)
- epiteliais, 277
- hematencefálica, 374, 375
- hematoliquórica, 374
- imune, 1068
- mucosa, 1063
- - do estômago, 1080
- - gástrica, 1080
Bases
- anatômica e fisiológica da consciência, 469
- genética e molecular do câncer, 116
- pirimídicas, 65
- púricas, 65
Basófilos, 227, 613
Bastões, 226
Bastonetes, 566, 613
Betaglobulinas, 611
Bexiga, 1031
- desinibida, 1038
- espástica, 1037
- - tratamento da, 1038
- flácida, 1039
- hiperativa, 1040, 1041
- neurogênica, 1038
- - desinibida, 1038
- - reflexa, 1038
Bicarbonato, 199, 200
Bigeminismo ventricular, 847
Bilirrubina, 1118
- livre, 1118
Biomarcadores séricos, 764
Biopsia
- de medula óssea, 618
- de tecido, 128
- de vilosidade coriônica, 99
- percutânea de sangue do cordão umbilical, 99
Bioterrorismo, 268
Biotina, 1156
Bisfosfonatos, 1392
Blastomicose, 255, 905
Blastomyces dermatitidis, 255
Blefarite, 550
- posterior, 550
Bloqueio
- atrioventricular, 847
- - de primeiro grau, 848
- - de segundo grau, 848
- - de terceiro grau, 848

Bolha(s), 1441
- de fratura, 1355
Bolsa(s)
- articulares, 1342
- de Douglas, 1266
- escrotal, 1247
Bomba(s)
- cardíaca, 686
- de prótons, 1063
- muscular esquelética, 737
- venosa ou muscular, 703
Borrelia burgdorferi, 258
Botulismo, 440
Bradicardia sinusal, 843
Bradicinesia, 451
Bradicinina, 705
Braquiterapia, 131, 1287
Bromocriptina, 452
Broncopneumonia, 895
Bronquiectasia, 940
- generalizada ou difusa, 940
- localizada ou focal, 940
Bronquiolite, 915
- aguda, 916
Brônquios segmentares, 863
Bronquite crônica, 937
Brotoeja, 1486
Bulbo, 368, 469
- cardíaco, 805
- do olho, 548
Bulimia nervosa, 1167

C

Cabeça de Medusa, 1135
Cãibras pelo calor, 422
Calafrios, 416, 419
Calázio, 551
Calcificação(ões)
- distrófica, 51
- metastática, 51
- patológicas, 51
Cálcio, 186, 1157
Calcipotrieno, 1468
Calcitonina, 1337, 1338, 1392
Cálculo(s)
- coraliformes, 989
- de cistina, 989
- de estruvita, 988
- do pH, 201
- renais, 988, 989
Calmodulina, 44
Calor, 222, 403
Calorias, 1026, 1151, 1155
Calos, 1441
Calosidade, 1441
Camada(s)
- basal, 1273
- externa, 363
- funcional, 1273
- interna, 360
- média, 362
- mucosa, 261
- muscular externa, 1052
- parietal, 687, 925
- serosa, 1053
- submucosa, 1052
- visceral, 687, 925
Canal(is)
- aquaporina-2, 969

- arterial, 805
- com comportas
- - acionadas mecanicamente, 31
- - acionadas quimicamente, 31
- - dependentes de ligante, 31
- de Havers, 1335
- de sódio rápidos, 838
- iônicos, 30

Canalículos, 1336
- biliares, 1114

Canalopatias, 20
- iônicas, 776

Câncer, 113, 1399
- colorretal, 1106
- consumo de álcool e, 122
- da bolsa escrotal, 1252
- da tuba uterina, 1294
- da vesícula biliar, 1142
- de bexiga, 1045
- de colo do útero, 1285
- de endométrio, 1289
- de esôfago, 1079
- de estômago, 1085
- de fígado, 1137
- de mama, 1307
- de ovário, 1297
- de pâncreas, 1145
- de pele, 1480, 1481
- de pênis, 1247
- de próstata, 1258
- de pulmão, 906
- de vagina, 1284
- de vulva, 1283
- endometriais do tipo 1, 1290
- etiologia do, 116
- infantil, 135
- primários do fígado, 1137
- pulmonares, 907
- testicular, 1252
- tratamento do, 129

Cancroide, 1320
Candida albicans, 255, 1321
Candidíase, 1321, 1452
Capacidade
- inspiratória, 873
- pulmonar total, 873
- residual funcional, 873
- vital, 873

Capilar(es), 714
- peritubulares, 962

Capnocytophaga canimorsus, 242
Cápsula
- articular, 1341
- de Bowman, 962
- fibrosa, 109

Caquexia, 125, 799
Carbamino-hemoglobina, 883
Carboidratos, 421, 1026, 1066, 1156, 1479
Carcinogênese, 120
Carcinógenos
- completos, 120
- químicos, 122

Carcinoma, 108
- basocelular, 1483
- da nasofaringe, 251
- de células
- - grandes, 908
- - renais, 1007
- espinocelular, 907, 1484

- gástrico, 125
- hepatocelular, 1138
- *in situ*, 110

Cárdia, 1051
Cardiopatia(s)
- cianótica, 808
- congênitas, 806
- - em lactentes e crianças, 803
- - isquêmica crônica, 762, 772
- - reumática, 781
- - valvar, 783, 785

Cardioversão sincronizada, 852
Cardite, 782
Carina, 861
Carioplasma, 14
Cariotipagem, 74
Cariótipo, 74
Cartilagem, 1336
- elástica, 1337
- hialina, 1337

Catapora, 1487
Catarata, 563
- congênita, 563
- senil, 563
- traumática, 563

Catecolaminas, 146, 383
Cateterização, 1039
- cardíaca, 762

Cátions, 159
Cauda equina, 364
Cefaleia, 497
- crônica diária, 411
- e dor associada, 409
- em salvas, 410
- tensional, 411

Cegueira
- cortical, 578
- para cores, 567

Células, 14
- aferentes viscerais especiais, 359
- alveolares, 864
- apresentadoras de antígenos, 289, 1069
- B, 613
- blásticas, 664
- caliciformes, 40
- cancerígenas, 110
- - indiferenciadas, 115
- ciliadas, 595
- citotóxicas naturais, 279
- componentes funcionais da, 14
- da crista neural, 357, 364
- da imunidade inata, 278
- da neuróglia, 347
- das ilhotas pancreáticas, 1173
- de imunidade adaptativa, 286
- de inflamação, 223
- de Kupffer, 614, 1114
- de Langerhans, 1435
- de Merkel, 1435
- de Reed-Sternberg, 673
- de Schwann, 45, 349, 443
- de Sertoli, 1233
- dendríticas, 272, 279, 1435
- diploide, 103
- do parênquima, 108
- do tecido nervoso, 346
- endoteliais, 223
- ependimárias, 45, 349
- epitelioides, 233

- espinhosas, 1434
- estaminais hematopoéticas, 313
- estáveis, 235
- fixas, 235
- foliculares, 1173
- gigantes de corpo estranho, 233
- haploides, 103
- imunes, 1437
- iniciadoras de tumor, 107
- intercaladas, 967
- intersticiais, 1271
- - de Cajal, 1058
- justaglomerulares, 971
- M, 1069
- microgliais, 614
- musculares lisas vasculares, 714
- *natural killer*, 333, 613
- organização funcional da, 15
- ósseas, 1335, 1336
- osteoprecursoras, 1336
- permanentes, 235
- principais, 967
- progenitoras, 663
- reguladoras, 286
- sanguíneas, 610, 611
- somática, 103
- T, 333, 613
- - auxiliares, 288, 293
- - reguladoras, 293
- unipotentes, 663

Células-mãe, 106
Células-satélite, 45
Células-tronco, 36, 107
- adultas, 107
- embrionárias, 107
- multipotentes, 107
- pluripotentes, 107, 615, 663
- somáticas, 107
- totipotentes, 107
- unipotentes, 107

Celulite, 1454
Centro(s)
- apnêustico, 884
- cardioinibitório, 710
- cardiovascular, 717
- cerebrais, 398
- corticais, 1032
- da deglutição, 1056
- da medula espinal, 1032
- de reflexo medulares, 435
- do vômito, 1073
- miccional da ponte, 1032
- pneumotáxico, 884
- respiratório, 884
- subcorticais, 1032
- vasomotor, 710

Ceratite, 555
Cerebelo, 369, 432
Cerume
- endurecido, 588
- impactado, 588

Cérvice, 1266
Cervicite, 1285
Cetoacidose, 209
- alcoólica, 209
- diabética, 1219

Cetoconazol, 1452
Chaperonas moleculares, 69, 72
Chlamydia trachomatis, 254, 1321, 1324

Chlamydiaceae, 254
Choque
- anafilático, 826
- cardiogênico, 820, 822
- circulatório, 752, 789, 820, 822
- complicações do, 828
- distributivo, 826
- endotóxico, 261
- hipovolêmico, 823, 825
- local, 1352
- medular, 458, 826
- neurogênico, 826
- normovolêmico, 826
- obstrutivo, 828
- pós-guerra, 153
- séptico, 259, 827
Chumbo, 55
Cianose, 799, 812, 813, 922
- central, 800, 922
- periférica, 922
Cicatriz, 1443
Cicatrização, 1346
- de feridas, 235, 237, 238, 240
- por primeira ou segunda intenção, 238
Ciclinas, 106
Ciclo(s)
- cardíaco, 689
- celular, 23, 102, 105, 107
- de GTPase, 22
- de Krebs, 26
- do ácido cítrico, 821
- do ácido tricarboxílico, 26
- do remodelamento ósseo, 1378
- menstruais, 1268, 1273
- - disfuncionais, 1302, 1303
- - irregulares, 1302
- sono-vigília, 505, 509
Cicloplegia, 563
Ciclotimia, 532
Ciclotropia, 581
Cílios, 18, 40, 252
Cinetose, 604
Cininase, 231
Cinocílio, 602
Cintigrafia
- cardíaca, 761
- da vesícula biliar, 1142
- de ventilação-perfusão, 948
- nuclear, 990
Circuitos
- e vias da medula espinal, 396
- espinais, 387
Circulação
- brônquica, 865
- cerebral, 484
- coronariana, 756
- êntero-hepática, 1118
- fetal, 805
- linfática, 865
- perinatal, 805
- pulmonar, 695, 865
- sanguínea, 697
- sistêmica, 695, 701
Círculo de Willis, 484
Cirrose, 1132
- alcoólica, 1131
- biliar
- - primária, 1129
- - secundária, 1130

Cirurgia, 129
- a *laser*, 130
- bariátrica para redução do peso, 1163
- de *bypass* arterial coronariano, 769
- laparoscópica, 130
Cisto(s), 1442, 1457
- da glândula de Bartholin, 1281
- de ovário, 1294, 1295
- nabothianos, 1285
- renais simples e adquiridos, 985
Cistocele, 1299
Cistometria, 1035
Cistoscopia, 978
Citocinas, 149, 231, 267, 293, 931
- e imunidade, 272, 274
- inflamatórias, 281
- propriedades gerais das, 273
- quimiotáticas, 232
Citocromos, 26
Citogenética, 74
Citoplasma, 14, 16, 252
- extranuclear, 15
Citosol, 14
Citotoxinas, 261
Classificação
- das queimaduras, 1474
- de Oestern e Tscherne das fraturas fechadas, 1352
Climatério, 1273
Clivagem, 335
Clonagem genética, 78
Clopidogrel, 767
Clostridium
- *botulinum*, 440
- *difficile*, 265
Coagulação
- intravascular disseminada, 633, 829
- sanguínea, 622, 625
Coagulopatias, 1021
Coarctação da aorta, 744, 813
Cobalto, 1157
Cobertura mucociliar, 859
Cobre, 1479
Cobreiro, 408, 555
Coccidioides immitis, 255
Coccidioidomicose, 255, 904
Cóclea, 594
Código genético redundante ou corrompido, 67
Códon(s), 67
- de parada, 67
Colágeno, 45, 707
- tipo IV, 1436
Colangiocarcinoma, 1138
Colangite, 1142
Colchicina, 74
Colecistites aguda e crônica, 1141
Colecistocinina, 1061, 1140
Colestase, 1118
- extra-hepática, 1118
- intra-hepática, 1118
Colesterol ruim, 722
Cólica renal, 989
Colite
- causada por *Clostridium difficile*, 1094
- pseudomembranosa, 1094
- ulcerativa, 1091
Colo do útero, 1266
Colposcópio, 1285

Coluna(s)
- cervical, 1422
- de células, 358
- - do corno, 359
- lombar, 1422
Coma, 470
Comedão(ões), 1457
- aberto, 1458
Compactação do DNA, 65
Complacência, 701
- e curva de volume-pressão, 477
- pulmonar, 868, 869, 870
Complexo
- CD3, 293
- de Eisenmenger, 811
- de fator IX, 643
- de Ghon, 900
- de Golgi, 16
- de nefronoftise-doença cística medular, 985
- justaglomerular, 970
- ostiomeatal, 890
- principal de histocompatibilidade, 288
- QRS, 840
Componentes
- funcionais da célula, 14
- sanguíneos, 643
- tubulares do néfron, 964
Composição do sangue, 610
Compressão
- das vias respiratórias durante a expiração forçada, 872
- dos vasos, 759
Comprometimento
- da difusão, 954
- da função
- - do sistema nervoso autônomo, 462
- - plaquetária, 631
- - somatossensorial e da musculatura esquelética, 460
- - vesical, intestinal e sexual, 464
- da homeostase do cálcio, 58
- das respostas inflamatória e imunológica, 241
- de outras funções, 464
Concentrado
- de antitrombina III, 643
- de hemácias, 643
Condições
- congênitas, 3
- da pele relacionadas com a idade, 1484
Condiloma acuminado, 1316
Condrócitos, 1337
Condroma, 1366
Condromalacia, 1349
Condrossarcoma, 1368
Cone(s)
- de luz, 587
- e sensibilidade à cor, 566
Conexinas, 1434
Conexões no centro encefálico, 436
Confusão mental, 470, 799
Conídios, 255
Conjuntiva, 551
- do bulbo, 552
Conjuntivite, 552
- alérgica, 552
- bacteriana, 552
- de inclusão, 553
- infecciosa, 552
- por *Chlamydia*, 553

- viral, 553
Consolidação
- da fratura, 1357
- óssea, 1354
- problemas na, 1355
- tardia, 1355, 1356
- viciosa, 1355, 1356
Constipação intestinal, 1099
Constrição vascular, 620
Consumo
- de álcool, 742
- - e câncer, 122
- de energia, 1153
Contagem de hemácias, 641
Continência urinária das crianças, 1034
Contração
- da ferida, 238
- do músculo
- - liso, 44
- - piloeretores, 417
- isovolumétrica, 691
- muscular esquelética, 41
Contratilidade
- cardíaca, 694
- miocárdica, 790
Controle
- da dor, 402
- da eliminação de urina, 1031
- da função
- - cortical suprarrenal, 1200
- - da tireoide, 1193
- da motilidade gastrintestinal, 1054
- da pressão intraocular, 558
- da respiração, 884
- da ventilação, 912
- do desempenho e do débito cardíaco, 790
- do fluxo sanguíneo, 701, 702
- do metabolismo e do remodelamento ósseos, 1379
- dos níveis hormonais, 1176
- endotelial da função vascular, 704
- genético da função celular, 64
- hormonal
- - da formação e do metabolismo ósseos, 1337
- - da função reprodutiva masculina, 1234
- - do ciclo menstrual, 1268
- - do metabolismo da glicose, das gorduras e das proteínas, 1208
- humoral da função vascular, 705
- local e humoral do fluxo sanguíneo, 704
- neural, 1237
Contusão, 1345
Convulsões, 498, 501
- psicomotoras, 499
Cor pulmonale, 793, 950
Coração, 689
Corda(s)
- do tímpano, 587
- tendíneas, 689
Coreia, 437, 450
- de Sydenham, 782
Corioide, 556
Córnea, 551, 554, 556
Cornos, 364
- dorsais, 358, 364
- ventrais, 358, 364
Corpo(s)
- albicante, 1272
- caloso, 371

- cavernosos, 1232
- celular, 44, 346
- ciliar, 556
- de Aschoff, 781
- de Lewy, 450
- densos, 43
- do períneo, 1266
- do útero, 1266
- esponjoso, 1232
- estranhos, 241
- livres, 1347
- lúteo, 1272
- residuais, 17
- vítreo, 565
Corpúsculos
- de Meissner, 391, 1438
- de Pacini, 391, 1438
- de Ruffini, 1438
- renal, 963
Corrente de cálcio, 839
Corticosteroides, 456
Cortisol, 146, 147
Coxa vara, 1387
Coxiella, 254, 255
Coxins endocárdicos, 804
Cravos, 1457
Creatinina sérica, 977
Creatinoquinase, 764
Crepitações, 799
Crescimento
- celular, 13, 102, 104
- e distúrbios do hormônio do crescimento, 1187
- e remodelamento ósseo, 1373
- neoplásico, 115
- ósseo na infância, 1374
Criocirurgia, 130
Criptorquidia, 1248
Crise(s)
- atônicas, 500
- clônicas, 500
- convulsivas
- - focais, 499
- - generalizadas, 500
- de ausência, 500
- hipercalcêmica, 192
- miastênica, 442
- mioclônicas, 500
- não convulsivas, 502
- não epilépticas psicogênicas, 501
- suprarrenal aguda, 1206
- tireóidea, 1200
- tireotóxica, 1200
- tônicas, 500
- tônico-clônicas, 500
Crista(s), 18
- ampular, 602
- epiteliais, 1436
Cristalino, 562
Cromatina, 65
Cromossomo(s), 72, 73
- Filadélfia, 116
- metacêntrico, 74
- sexuais, 1229
Crosta, 1443
- láctea, 1486
Crupe, 915
- bacteriano, 915
- espasmódico, 915
- viral, 915

D

Dacriocistite, 551
Daltonismo, 567
Dano(s)
- à pele causados pela radiação ultravioleta, 1472
- neurológico primário, 458
- pela formação de radicais livres, 56
Débito
- cardíaco, 693
- urinário, 166
Defecação, 1060
Defeitos
- adquiridos, 3
- congênitos, 82
- da retina, 577
- do campo visual, 577
- no reparo do DNA, 118
Defesas do hospedeiro, 992
Deficiência(s)
- auditiva, 600
- de ácido fólico, 97
- de hormônio do crescimento
- - em adultos, 1190
- - em crianças, 1189
- de subclasse de imunoglobulina G, 306
- de vitamina D, 1393
- enzimáticas hereditárias, 653
- seletiva de imunoglobulina A, 306
Deformidade(s)
- com torção, 1376
- em botoeira, 1406
- em pescoço de cisne, 1406
- em valgo, 1380
- em varo, 1380
- hereditárias e congênitas, 1381
Degeneração
- axônica, 443
- da cartilagem articular, 1349
- frontotemporal, 539
- macular, 573
Deglutição, 1056
Degranulação celular, 312
Demanda
- de oxigênio do miocárdio, 757, 759
- metabólica do tecido nervoso, 350
Dendritos, 44, 346
Dendrócitos dérmicos, 1437
Densidade específica da urina, 976
Dependência de ancoragem, 112
Depósitos anormais na córnea, 556
Depuração renal, 972
Dermatite
- atópica, 1463
- da fralda, 1486
- de contato
- - alérgica, 322, 1462
- - irritativa, 1462
Dermatófitos, 255
Dermatofitoses, 1450
Dermatomiosite, 1414
- juvenil, 1426
Dermátomo, 387
Dermatoses
- alérgicas e de hipersensibilidade, 1462
- papuloescamosas, 1466
Derme, 1436
- papilar, 1436
- reticular, 1436

Derrame(s), 165
- parapneumônicos, 926
- pericárdico, 754
- pleural(is), 866, 925
Desaminação oxidativa, 1116
Descolamento
- de retina, 571
- - exsudativo, 572
- - por tração, 572
- do vítreo posterior, 572
- regmatogênico, 572
Descritor verbal, 402
Desenvolvimento
- da respiração do feto e do recém-nascido, 911
- de angiogênese sustentada, 119
- do folículo ovariano, 1271
- do sistema imunológico, 298
- dos pulmões, 910
- embrionário, 356, 1229
- - do coração, 804
- embrionário e fetal, 1373
Desequilíbrio
- acidobásico, 207, 215
- entre ventilação e perfusão, 954
Desfibrilação, 852
Desmielinização segmentar, 443
Desmossomos, 1434
Desnutrição, 240, 799, 1164
- associada ao traumatismo e à doença, 1165
- proteicocalórica, 1164
Desoxirribose, 65
Despertar confusional, 520
Despigmentação, 1449
Despolarização, 351, 837
Destruição
- celular ativada por complemento, 318
- das hemácias, 640
Desvio
- lateral dos artelhos, 1377
- medial dos artelhos, 1376
Detecção
- de antígeno, 263
- de *quorum*, 253
Deterioração da função encefálica, 470
Determinação dos fatores de risco, 8
Determinantes antigênicos, 283
Diabetes
- autoimune latente em adultos, 1215
- com início juvenil, 1215
- complicações agudas do, 1219
- em virtude de outras causas, 1213
- gestacional, 1218
- insípido, 171
- insulinodependente, 1215
- melito, 1213, 1399
- - gestacional, 1213
- - manifestações clínicas, 1218
- - tipo 1, 1213, 1215
- - tipo 2, 1213, 1215
- por outras causas, 1218
Diagnóstico(s), 5, 6, 127
- de transtornos psiquiátricos, 524
- genético, 97
- pré-natais, 98
Diálise
- e transplante, 1023
- peritoneal, 1025
Diário do sono, 511
Diarreia, 1097

- aguda, 1097
- crônica, 1097, 1098
- inflamatória, 1097, 1098
- não inflamatória, 1097
- osmótica, 1097
- secretória, 1098
Diástole(s), 689
- ventriculares, 691
Diencéfalo, 370, 469
Diferença osmolar, 160
Diferenciação celular, 36, 102, 104
2,3-difosfoglicerato, 880
Difusão, 28, 159, 878
- facilitada, 28
Digestão, 1065
- do amido, 1066
Digitálicos, 802
Dilatação pupilar, 557
Diminuição da função renal, 210
Dióxido de carbono, 199, 200, 879
Diparesia, 434
Diplegia, 434
Diplococos, 252
Disartria, 491
Discinesia, 450
Disco
- de Merkel, 391, 1435
- estrangulado, 569
Discrasias plasmocitárias, 679
Discriminação do estímulo, 390
Disdiadococinesia, 437
Disfagia, 1075
- progressiva, 1079
Disfunção
- celular mediada por anticorpos, 319
- cognitiva, 451
- da tuba auditiva, 589
- de outros sistemas orgânicos, 1476
- diastólica, 791, 792
- do sistema respiratório, 1475
- endotelial, 714
- erétil, 1238, 1244, 1246
- ovulatória, 1290, 1311
- sexual, 1023
- sistólica, 791, 792
- ventricular
- - direita, 792
- - esquerda, 792, 793
- vesical, 1038
Dislipidemia, 721, 723, 742
- primária, 724
- secundária, 724
Dismenorreia, 1266, 1304
Displasia, 50, 437, 448, 1285
- broncopulmonar, 914
- cística, 982
- do desenvolvimento do quadril, 1382
- renal, 982
- ventricular direita arritmogênica, 775
Dispneia, 798, 886
- associada a transfusão, 647
- de esforço, 798
- noturna paroxística, 798
Disreflexia autônoma, 463, 464
Dissecção, 733
- aórtica, 735
Dissincronia cardíaca, 797
Dissinergia detrusor-esfíncter, 1032, 1038
Dissociação

- do oxigênio nos tecidos, 883
- dos eletrólitos, 159
Dissolução do coágulo, 623, 626
Dissomia uniparental, 76
Distimia, 530
Distonia, 437, 450
Distresse, 145
Distribuição
- compartimental dos líquidos corporais, 161
- da ventilação, 876
- de volume e pressão, 696
- do fluxo sanguíneo, 877
Distrofia
- de Duchene, 83
- muscular, 438, 447
- - de Becker, 439
Distrofina, 439
Distúrbios
- acidobásicos, 1018
- - metabólicos e respiratórios, 206
- - puros e mistos, 207
- adquiridos, 627, 632
- agudos da ventilação, 214
- cardiovasculares, 1021
- cianóticos *versus* acianóticos, 807
- congênitos e adquiridos, 1241
- convulsivos, 498
- crônicos da ventilação, 214
- da absorção intestinal, 1102
- da bolsa escrotal e dos testículos, 1247
- da circulação
- - pulmonar, 946
- - venosa sistêmica, 737
- da conjuntiva e trato uveal, 551
- da córnea, 551, 554
- da ereção peniana, 1244
- da função
- - auditiva, 587
- - biliar, 1121
- - cardíaca, 752
- - cardiovascular, 685
- - cortical suprarrenal, 1200
- - do pâncreas exócrino, 1113
- - do sistema hepatobiliar, 1113
- - encefálica, 468
- - endócrina, 1171
- - erétil, 1243
- - gastrintestinal, 1049, 1072
- - geniturinária, 1227
- - glomerular, 996
- - hepática, 1121
- - motora, 429
- - musculoesquelética, 1331, 1344, 1373, 1404
- - renal, 959, 981
- - reprodutiva, 1227
- - respiratória, 857
- - tegumentar, 1431
- - vesical, 1036
- - vestibular, 587, 601
- da genitália, 1281
- da hemostasia, 620
- da hipófise e do crescimento, 1186
- da hipoventilação da obesidade, 518
- da homeostasia
- - do cálcio, 188
- - do fósforo, 192
- - do magnésio, 195
- - do potássio, 181
- - do sódio e da água, 173

- da integridade da pele, 1022, 1448
- da junção neuromuscular, 440
- da motilidade
  - - gastrintestinal, 1097
  - - intestinal, 1096
- da musculatura esquelética, 438
- da orelha
  - - externa, 587
  - - interna, 594
  - - média, 589
- da pleura, 925
- da posição uterina, 1299
- da próstata, 1253
- da regulação da pressão arterial, 741
- da resposta imunológica, 302
- da retina, 564, 565
- da sede, 169
- da sustentação pélvica, 1299, 1301
- da troca gasosa, 920
- da tuba auditiva, 589
- da unidade motora, 438
- da valva
  - - aórtica, 787
  - - mitral, 784
- da vesícula biliar, 1139
- da visão, 548
- das células-tronco hematopoéticas, 617
- das estruturas oculares acessórias, 548
- das hemácias, 637
- das pálpebras, 549
- das tubas uterinas e dos ovários, 1292
- de acomodação, 562, 563
- de centros corticais, 575
- de condução ventriculares, 846
- de fagocitose, 303
- de hipersensibilidade, 314
- de imunodeficiência, 302
- de inflação dos pulmões, 925, 929
- de refração, 562
- de ritmo, 846
- de vias neurais, 575
- dermatológicos, 1137
- do cerebelo, 447
- do córtex visual, 578
- do desenvolvimento
  - - e metabólicos, 1373
  - - sexual, 1241
- do equilíbrio acidobásico, 206
- do fluxo sanguíneo arterial sistêmico, 721
- do gene mitocondrial, 93
- do hormônio antidiurético, 171
- do metabolismo de cálcio e fósforo, 1019
- do movimento
  - - associados ao cerebelo, 447
  - - associados aos núcleos da base, 449
  - - ocular, 578
- do neurônio motor superior, 453
- do pâncreas exócrino, 1139, 1143
- do pênis, 1241
- do pericárdio, 752
- do ritmo, 841
- do sistema
  - - auditivo, 587
  - - complemento, 303, 310
  - - ductal, 1306
  - - lacrimal, 551
  - - nervoso autônomo, 748
  - - reprodutor masculino, 1241
- do suprimento sanguíneo da retina, 568

- do trato uveal, 556
- do vítreo, 564, 565
- dominantes ligados ao X, 87
- dos ductos biliares extra-hepáticos, 1139
- dos hormônios adrenocorticais, 743
- dos nervos periféricos, 442
- dos neurônios motores inferiores, 442
- dos núcleos da base, 447, 448
- e função do cristalino, 561
- endócrinos, 1136
- esqueléticos do desenvolvimento, 1376
- estrutural com ou sem atipia citológica, 1480
- fagocíticos, 241, 311
  - - primários, 312
  - - secundários, 313
- gastrintestinais, 1022, 1072
- hematológicos, 1020, 1136
- hemorrágicos, 629, 631
- hepatotóxicos, 1121
- hidreletrolíticos, 1018
- hipocinéticos, 450
- induzidos por toxinas e outras substâncias, 440
- infecciosos, 779
- mediados por
  - - anticorpos tipo II, 318
  - - imunocomplexos tipo III, 320
- menstruais, 1302
- metabólicos, 206
- não neoplásicos de leucócitos, 668
- neuromusculares, 1022
- numéricos, 90
- obstrutivos, 986
  - - das vias respiratórias, 930
- ósseo mineral da doença renal crônica, 188
- pigmentares da pele, 1448
- primários, 1185
  - - do sistema complemento, 310
- respiratórios
  - - agudos, 951
  - - do sono, 516
- secundários, 1185
  - - de imunodeficiência mediada por células, 308
  - - do sistema complemento, 311
- sistêmicos dos imunocomplexos, 320
- terciários, 1185, 1186
- tireóideos, 1193
- tubulointersticiais, 1003, 1004
- vasculares periféricos, 730
- vesicais neurogênicos, 1037, 1039
- vestibulares, 606
Diurese por pressão, 718
Diuréticos, 801
- ação dos, 974
- de alça, 974
- osmóticos, 975
- poupadores de potássio, 974
- que bloqueiam a reabsorção de sódio, 974
- tiazídicos, 974
Divertículo, 1095
- de Meckel, 1096
- esofágico, 1075
Divisão
- celular, 23, 72
- craniossacral do SNA, 381
- toracolombar do SNA, 379
DNA
- agentes de interação
  - - direta, 132
  - - indireta, 133

- compactação, 65
- defeitos no reparo, 118
- estrutura e função, 65
- ligase, 78
- no controle do funcionamento celular, 64
- recombinante, 78
- replicação semiconservativa, 65
- sequenciamento de, 264
- síntese proteica dirigida por, 70, 71
- sonda de hibridação de, 264
Doador, 324
- compatível não aparentado, 313
- familiar incompatível, 313
Doença(s), 1, 2, 6
- alérgicas, 320
- arterial
  - - coronariana, 756, 762, 763
  - - dos membros, 730
  - - periférica, 731
- autoimune, 326
- autossômicas
  - - dominantes, 83
  - - recessivas, 85
- cardíaca, 1021
- celíaca, 1103, 1104
- cerebrovascular, 484
- com corpos de Lewy, 539
- congênitas, 82
- cromossômicas, 82, 88
- crônica, 6
- da bexiga e das vias urinárias inferiores, 1031
- da mama, 1305
- da membrana hialina, 913
- da vagina, 1283
- de Addison, 174
- de Alzheimer, 536
- de armazenamento de glicogênio, 83
- de Berger, 1001
- de Crohn, 420, 1089
- de Cushing, 175, 1206
- de Graves, 187, 1199
- de herança
  - - mendeliana, 83
  - - multifatorial, 87
- de hipersensibilidade, 944
- de Huntington, 83, 539
- de Kawasaki, 730, 815
- de Legg-Calvé-Perthes, 1385
- de Leigh, 93
- de lesão mínima, 1000
- de Lou-Gehrig, 453
- de Lyme, 258
- de Ménière, 605
- de Osgood-Schlatter, 1386
- de Paget, 1309, 1394
- de Parkinson, 449, 538
- de pele, 1440
- de Peyronie, 1243, 1246
- de Raynaud, 732
- de Ritter, 1453
- de Tay-Sachs, 83, 86
- de von Gierke, 50
- de von Willebrand, 83, 631, 632
- diarreica aguda em crianças, 1098
- diverticular, 1095
- do colo do útero, 1285
- do esôfago, 1074
- do estômago, 1079
- do neurônio motor inferior, 438

- do refluxo gastresofágico, 1076
- do sistema genital feminino, 1281
- do útero, 1284, 1287
- dos intestinos delgado e grosso, 1086
- dos legionários, 899
- em fase clínica, 6
- endêmica, 256
- genéticas, 82
- glomerular(es), 998
- - hipertensiva, 1003
- granulomatosa crônica, 312
- hemolítica do recém-nascido, 660
- hemorrágicas hereditárias, 631
- hepáticas, 1123
- - fármaco-induzida, 1122
- - induzida pelo álcool, 1130
- hereditárias, 627
- infecciosa(s), 246
- inflamatória pélvica, 1292
- insidiosa, 259
- intestinal inflamatória, 1087
- mieloproliferativas, 617
- monogênicas, 82, 83, 87
- neurodegenerativas transmissíveis, 248
- oclusiva aterosclerótica, 731
- óssea(s), 1019
- - metabólica, 1388
- por príon, 540
- progressiva, 456
- pulmonar(es)
- - crônica, 1399
- - intersticial(is), 943, 944
- - obstrutiva crônica, 935, 936
- recessivas ligadas ao cromossomo X, 86
- renal(is), 981
- - císticas hereditárias, 982
- - congênitas, 981
- - crônica, 1011, 1015, 1017
- - hereditárias, 981
- - policística, 19
- - - autossômica dominante, 982
- - - autossômica recessiva, 985
- respiratórias, 910, 913
- reumáticas, 1404
- - autoimunes sistêmicas, 1404
- - em crianças, 1425, 1426
- - em idosos, 1425, 1427
- sexualmente transmissíveis, 1321
- ulcerosa péptica, 1082
- vascular, 538
- venoclusiva hepática, 1133
Dopamina, 710
Dor, 222, 393, 394
- aguda, 399, 400
- alterações na sensibilidade à, 406
- avaliação da, 402
- conduzida por fibras C, 396
- controle da, 402
- crônica, 399, 400
- cutânea, 400
- de ondas lentas, 396
- do membro-fantasma, 408
- em crianças, 412
- em idosos, 412, 413
- lombar, 444
- na articulação temporomandibular, 412
- neuropática, 394, 407
- nociceptiva, 394
- óssea, 680

- pélvica crônica, 1255
- rápida, 396
- referida, 401
- somática profunda, 400
- tipos de, 399, 402
- - especiais, 406, 407
- visceral, 400
Dorsalgia, 444
Drenagem
- linfática, 168
- venosa do fígado, 1114
Drusas, 573

E

Eclâmpsia, 746
Ecocardiograma, 761
- bidimensional, 761
- com Doppler, 761
- transesofágico, 761
Ecopraxia, 529
Ectima, 1453
Ectrópio, 549
Eczema
- discoide, 1464
- numular, 1463, 1464
Edema, 163, 165, 464
- angioneurótico hereditário, 311
- causas de, 163
- cerebral, 479
- citotóxico, 479
- com cacifo, 164
- de laringe, 311
- generalizado, 163
- gravitacional, 163
- postural, 163
- pulmonar agudo, 799
- sem cacifo, 164
- vasogênico, 479
Efeito
- *booster*, 292
- citopático, 262
- de Somogyi, 1222
- do aumento da carga de proteína e glicose, 971
- endócrino, 1172
- incretina, 1062, 1212
- térmico dos alimentos, 1153
Eficiência e esforço respiratório, 874
Ehrlichia
- *canis*, 254
- *chaffeensis*, 254
- *ewingii*, 255
- *sennetsu*, 254
Ejaculação, 1237, 1238
Eletrocardiografia, 839
Eletroconvulsoterapia, 531
Eletromiografia esfinctérica, 1035
Eletronistagmografia, 606
Elevação da temperatura corporal, 418
Eliminação
- da bilirrubina e icterícia, 1118
- da ureia, 973
- de fármacos, 973, 1023
- de íons hidrogênio e conservação de bicarbonato, 203
- dependente de pH dos íons orgânicos, 973
- do ácido úrico, 973
- renal, 972
Embolia pulmonar, 740, 946

Embotamento afetivo, 529
Emergência(s)
- hipertensiva, 745
- relacionadas com a dorsalgia, 446
Empiema, 926
Encefalite, 495
Encéfalo, 364, 367, 377, 468
Encefalomielite miálgica, 1399
Encefalopatia(s)
- espongiformes, 540
- hepática, 1137
- urêmica, 1022
Enchimento e contração atriais, 693
Endocárdio, 688
Endocardite
- bacteriana, 780
- infecciosa, 779
- trombolítica não bacteriana, 125
Endométrio, 1266, 1290
Endometriose, 1288
Endometrite, 1287
Endoneuro, 349, 442
Endonucleases, 66
Endostatina, 705
Endósteo, 1333
Endotelina-1, 704
Endotelinas, 797
Endotélio, 40, 713
Endotoxinas, 261
Enfisema, 936
Engenharia genética, 80
Ensaio
- imunoenzimático, 1181
- imunorradiométrico, 1181
- imunossorvente ligado a enzima, 339
Entamoeba histolytica, 1095
Enterocele, 1300
Enterócitos, 1066
Enterocolite infecciosa, 1093
Enteropatia sensível ao glúten, 1103
Enterotoxinas, 261
Entorse, 1345
Entrópio, 549
Envelhecimento, 747
- celular, 61
- cognitivo normal, 535
Envoltório nuclear, 15
Enxaqueca, 409
- transformada, 410
Enxerto(s), 324
- de pele de espessura
- - parcial, 1477
- - total, 1477
- heterólogo, 1477
- homólogo, 1477
Enzima
- 5-alfa-redutase, 1229
- adenilil ciclase, 22
- álcool desidrogenase, 210
- conversora da angiotensina, 718
- da borda em escova, 1066
- de restrição, 78
Eosinófilos, 227, 612, 613
Epêndima, 374
Ependimomas, 496
Epicárdio, 687
Epidemia, 257
- da AIDS, 331, 332
Epiderme, 1433

Epididimite, 1251
Epífises, 1333
Epigenética, 329, 525
Epiglotite, 915, 916
Epinefrina, 146, 705
Epineuro, 442
Epispadia, 1241
Epistasia, 75
Epitélio
- alveolar, 864
- de transição, 41
- estratificado, 39, 40
- glandular, 41
- pseudoestratificado, 39, 40
- simples, 39, 40
Epítopos, 283
Eponíquia, 1439
Equinocandinas, 267
Ereção, 1237
Eritema
- marginado, 782
- multiforme menor, 1465, 1466
Eritroblastos, 639
Eritroblastose fetal, 318, 660
Eritrócitos, 611
Eritropoese, 639
Eritropoetina, 617, 974, 1021
Erliquiose granulocítica humana, 255
Erosão, 1442
Erupções cutâneas induzidas por fármacos, 1465
Escabiose, 1470
Escala
- analógica visual, 402
- numérica de intensidade da dor, 402
Escara, 1477
Esclera, 548
Esclerodermia, 1413
Esclerose
- lateral amiotrófica, 453
- múltipla, 448, 454, 1399
- sistêmica, 1113
Escoliose, 1387
- congênita, 1387
- idiopática, 1387
- neuromuscular, 1387
Escorbuto, 1375
Escotoma, 577
Escroto, 1229, 1230
Esferocitose, 83
- hereditária, 650
Esfíncter(es)
- artificiais implantados, 1044
- de Oddi, 1115
- esofágico, 1074
- externo não relaxável, 1039
- faringoesofágico, 1051
- gastresofágico, 1051
- pilórico, 1051
- uretral interno, 1032
Esôfago, 1050
- de Barrett, 1077
Esotropia, 581
- não paralítica, 581
Espaço
- de Bowman, 963
- intermembranoso, 18
- matricial, 18
- morto, 876
Espasmo muscular, 402

Espécies reativas de oxigênio, 56
Espectrina, 637
Espermátides, 74
Espermatocele, 1250
Espermatogênese, 1233
Espículas, 1332
Espinhas, 1457
Espirômetro, 873
Espiroquetas, 253
Esplenomegalia, 1135
Espondilite anquilosante, 1415
Espondiloartropatias
- juvenis, 1427
- soronegativas, 1414, 1417
Esporangiósporos, 255
Espru celíaco, 1103
Esqueleto
- apendicular, 1332
- axial, 1332
- fibroso, 688
Esquizofrenia, 528, 529
Estado
- compensatório ou adaptativo, 207
- de hipercoagulabilidade, 626
- de imunodeficiência, 303
- de mal epiléptico, 501
- de portador, 6, 1124
- de saúde, 151
- hiperglicêmico hiperosmolar, 1221
- nutricional, 151, 1151
- vegetativo persistente, 471
Estafilococos, 252
Estágio
- de desenvolvimento dos leucócitos, 664
- de hepatização
- - cinzenta, 897
- - vermelha, 897
Estatura, 1188
Esteatorreia, 1067
Esteatose hepática, 1131
Estenose
- aórtica, 787
- da valva
- - aórtica, 787
- - mitral, 785
- pilórica hipertrófica, 1059
- pulmonar, 812
Estereocílios, 602
Estereognosia, 389
Estimulação
- de nociceptores, 396
- encefálica profunda, 452
- sexual, 1237
Estiramentos, 1345
Estômago, 1051, 1064, 1079
Estrabismo, 580
- acomodativo, 581
- intermitente ou periódico, 581
- medial, 579
- não paralítico, 581
- paralítico, 582
Estrato
- basal, 1433
- córneo, 1434
- espinhoso, 1433
- germinativo, 1433
- granuloso, 1434
- lúcido, 1434
Estreptococos, 252

Estresse, 142, 144, 149
- agudo, 152
- crônico, 152
- oxidativo, 56
- pesquisa, 155
- provocado pela dor, 394
Estrias gordurosas, 727
Estribo, 589
Estridor, 917
Estrogênios, 1269, 1270, 1271
Estroma, 554, 1271
Estrutura(s)
- do cromossomo, 74
- ósseas, 1332
- reprodutivas, 1264
Etilenoglicol, 210
Eumelanina, 1434
Eustresse, 145
Evacuação, 1060
Exame(s)
- da função hepatobiliar, 1120
- de imagem, 1183
- de Papanicolaou, 128
- de sangue, 977, 1180, 1213
- de urina, 976, 1181, 1215
- físico, 1035
- ocular em lactentes e crianças, 583
- radiológicos, 978
- urodinâmicos, 1035
Exantema súbito, 1486
Exaustão pelo calor, 422
Excesso
- de base, 205, 212
- de hormônio
- - do crescimento, 1190
- - glicocorticoide, 1206
- de volume de líquidos isotônicos, 175, 179
Excitação catatônica, 529
Exercícios
- de contração muscular dos músculos pélvicos, 1043
- de Kegel, 1043
- de reabilitação vestibular, 607
- em esteira, 760
Exocitose, 30, 36
Exostoses múltiplas, 1366
Exotoxinas, 261
Exotropia, 581
Expressão
- do antígeno, 112
- gênica, 69, 71
Exsudato(s), 926
- hemorrágico, 232
- membranosos, 232
- pseudomembranosos, 232
- purulento, 232
- seroso, 232
- supurativo, 232
Extensão da queimadura, 1475
Extrassístoles
- atriais, 844
- ventriculares, 847
Extremos de temperatura, 52

F

Fadiga, 126, 799, 1373
- crônica, 1397
- - controle da, 1398

- de combate, 153
- física aguda, 1397
- mecanismos da, 1397
Fagocitose, 36, 225, 228
Fagossomo, 17, 228
Faixa motora, 430
Fármacos da classe
- I, 851
- II, 851
- III, 851
- IV, 851
Fasciculações, 437
Fascículo, 349
- anterior e posterior esquerdos, 836
- atrioventricular, 836
- longitudinal medial, 579
Fase(s)
- aguda, 259
- celular, 225, 228
- clínica, 6
- da cicatrização de feridas, 238
- de alerta, 145
- de exaustão, 145
- de memória, 292
- de remodelação, 238, 239
- de resistência, 145
- do potencial de ação, 837
- do sono, 506
- esofágica da deglutição, 1056, 1058
- faríngea da deglutição, 1056
- G, 106
- G1, 105
- inflamatória, 237, 238
- oral da deglutição, 1056
- pré-clínica, 6
- prodrômica, 259
- proliferativa, 237, 239
- subclínica, 6
- tardia de ataque à membrana, 285
- vascular, 224, 227
Fator(es)
- alimentares, 742
- ambientais, 329
- de adesão, 261
- de ativação plaquetária, 231
- de crescimento, 236
- - derivado de plaquetas, 621
- - do fibroblasto e angiotensina, 705
- - hematopoéticos, 663
- - semelhante à insulina 1, 148
- - vascular endotelial, 705
- de evasão, 261
- de invasão, 262
- de necrose tumoral alfa, 273, 274
- de relaxamento derivado do endotélio, 702
- de risco, 3, 8
- de transcrição, 69, 71
- de virulência, 260
- de von Willebrand, 621
- do hospedeiro e do ambiente, 120
- estimuladores de colônias, 617
- - hematopoéticas, 223
- - de granulócitos, 274, 617
- - de macrófagos, 274, 617
- - de monócitos, 274, 617
- indutores de hipoxia, 57
- IX concentrado, 643
- liberador de corticotrofina, 146
- neurotróficos, 355

- psicossociais, 151
- Rh, 644
- tecidual, 625
- V de Leiden, 627
Febre, 418
- contínua, 419
- de origem indeterminada, 420
- em adultos mais velhos, 421
- em crianças, 421
- intermitente, 419
- medicamentosa, 423
- neurogênica, 418
- Q, 255
- recorrente, 419
- remitente, 419
- *sennetsu*, 254
Fechamento do tubo neural, 357
Feedback
- das células-alvo hipotalâmicas-hipofisárias, 1182
- negativo, 142, 1182
- positivo, 1183
Feixe
- de His, 836
- de radiação externa, 131
Fenda palatina, 88
Fenilcetonúria, 83, 86
Fenômeno
- de eliminação, 991
- de Raynaud, 732
- do alvorecer, 1222
- *on-off*, 452
Fenótipo, 75, 82
Feocromocitoma, 744
Feomelanina, 1434
Feridas por mordedura, 242
Ferritina, 639
Ferro, 639
Fibras, 1157
- aferentes, 359
- de elastina e colágeno, 870
- intrafusais, 433
Fibrilação, 438
- atrial, 845
- ventricular, 847
Fibrilina I, 84
Fibrinólise, 623
Fibroadenoma, 1306
Fibroblastos, 237, 239
Fibrocartilagem, 1337
Fibrose cística, 20, 83, 941
Fígado, 1113
- funções, 1116
- - metabólicas, 1115
- gorduroso, 1131
Filamentos
- grossos de miosina, 19
- intermediários, 19
Filância, 1273
Filtração, 707
- capilar, 162
- glomerular, 964
Fímbrias, 252, 1267
Fimose, 1242
Fissura, 371, 1442
- labial, 88
Flagelos, 18, 252
Flexão
- anormal e extensão postural, 470
- plantar, 1385

Flexibilidade cérea, 529
Flora, 247
- intestinal, 1064
Fluconazol, 1452
Flúor, 1157
Flutter
- atrial, 845
- ventricular, 847
Fluxo, 698
- de ar nas vias respiratórias, 871
- inspiratório forçado, 874
- laminar, 699, 700
- linfático obstruído, 163, 164
- sanguíneo, 241, 697
- - miocárdico, 758
- - retrógrado, 689
- turbulento, 699, 700
FMR1 (*fragile X mental retardation 1*), 87
Fobias, 533
Foco de Ghon, 900
Foice cerebral, 373
Folículo(s), 1193
- graafianos maduros, 1267
- piloso, 1456
- primários, 665
- secundários, 665
Fome, 1157
Fômites, 258
Fontes
- de energia, 24
- de radiação internas não seladas, 131
- e funções dos minerais, 1157
Forame
- interventricular, 371
- oval, 805
- primário, 804
Forças
- de cisalhamento, 1478
- hidrostáticas, 707
- mecânicas, 52
- muscular, 434
- osmóticas, 708
Formação
- da urina, 964
- das células sanguíneas, 615
- de anel, 89
- de hematoma, 1357
- de úlceras, 1080
- do calo
- - fibrocartilaginoso, 1357
- - ósseo, 1358
- do tampão de plaquetas, 620, 625
- óssea, 1379
- reticular, 360, 364
Fórnices, 1266
Fosfatase alcalina, 1336
Fosfatoninas, 193
Fosforilação oxidativa, 26
Fósforo, 186, 1157
Fotocoagulação com laser de argônio, 571
Fotoenvelhecimento, 1473
Fotorreceptores, 566
Fotossensibilidade induzida por fármacos, 1473
Fóvea, 567
Fração
- de crescimento, 115
- de ejeção, 692, 791
Fragmentos de ligação ao antígeno, 290
Fraqueza, 799

Fratura(s), 1350
- aberta ou composta, 1351
- classificação, 1351
- cominutiva, 1351
- do fêmur, 1350
- do quadril, 1276
- em espiral, 1351
- em galho verde, 1351
- impactada, 1351
- por compressão, 1351
- transversais, 1351
Frequência cardíaca, 693, 694
Frio, 404
Frutose, 1066
FSH, 1268
Função(ões)
- auditiva e vestibular, 587
- capilares, 706
- celular, 13
- circulatória controle neural da, 710
- de eliminação renal, 972
- endócrina(s)
- - aspectos gerais da alteração da, 1185
- - renais, 973
- motora
- - distúrbios da, 429
- - e somatossensorial, 460
- - organização e controle da, 429
- muscular respiratória, 462
- renal, 973
- somatossensorial, 386
- vesical, 1034
- vestibular, 601
Fundo de saco, 1266
Fungemia, 259
Fungos, 255, 903
- dimórficos, 255, 903
Fusão cêntrica, 89
Fusos musculares, 367

G

Galactografia, 1306
Galactorreia, 1306
Gamaglobulina(s), 611
- intravenosa, 643
Gametas, 103
Gânglios
- cranianos, 357
- da raiz dorsal, 357
Gangliosidoses, 86
Gangrena, 61
- gasosa, 61
- úmida, 61
Gap junctions, 352, 355, 382, 1055
Gastrina, 1061
Gastrite, 1080
- aguda, 1080
- atrófica, 1082
- causada por infecção por *Helicobacter pylori*, 1081
- crônica, 1081
Gastropatia química, 1082
Genes, 66
- associados ao câncer, 116
- colaborativos, 75
- complementares, 75
- HLA, 289
- supressores de neoplasia, 116

Genética, 150, 525
Genitália
- externa, 1264, 1281
- interna, 1266
Genótipo, 75, 82
Genu
- *valgum*, 1380
- *varum*, 1380
Giro, 371
- pré-central, 372
Glande, 1232
Glândula(s)
- de Brunner, 1064
- de Meibômio, 549
- de Skene, 1264
- endócrinas, 41
- exócrinas, 41
- mestra, 1179
- sebáceas, 1439
- sudoríferas, 1438
- - apócrinas, 1438
Glaucoma, 558
- congênito e infantil, 561
- de ângulo
- - aberto primário, 559
- - fechado, 560
Glicocorticoides, 1202
Glicogênio sintase, 1210
Glicogenólise, 1209
Glicólise, 25
Gliconeogênese, 25, 1209
Glicoquinase, 1210
Glicosaminoglicanas, 45
Glicose, 1208
Glicosídios cardíacos, 802
Glioblastoma multiforme, 496
Glomérulo, 962, 963
Glomerulonefrite, 996
- crônica, 1002
- do lúpus eritematoso sistêmico, 1002
- membranosa, 1000
- pós-infecciosa aguda, 998
- rapidamente progressiva, 999
Glomérulos, 996
Glomerulosclerose
- diabética, 1002
- segmentar focal, 1001
Glote, 860
Glucagon, 1210
Glutamato, 473
Glutamina, 1479
GnRH, 134, 1268
Gonadotrofina, 134
Gonorreia, 1325
Gorduras, 1026, 1155, 1209, 1479
Gota, 1423, 1427
Gota intercrítica, 1425
- primária, 1423
- tofácea crônica, 1424
Gradientes eletroquímicos, 28
Grandes lábios, 1264
Granulócitos, 314, 612, 643
Granuloma, 233
- inguinal, 1320
Granulomatose de Wegener, 730
Grânulos
- de Birbeck, 1435
- de secreção, 41
Gravidez ectópica, 1293

Grelina, 1158, 1061
Gripe
- aviária, 250
- suína, 250, 894
Grupos sanguíneos do sistema ABO, 644

H

Haemophilus influenzae, 891
Hálito hepático, 1136
Haplótipo, 289
Haptenos, 283
Haptoglobina, 641
Haustros, 1060, 1096
Helicobacter pylori, 259, 260, 1063, 1081
Helmintos, 256
Hemácias, 611, 637
- envelhecidas, 639
Hemangiomas do primeiro ano de vida, 1485
Hematocele, 1249
Hematócrito, 641
Hematoma(s), 482, 1345
- epidural, 482
- intracerebrais traumáticos, 483
- subdural, 482
Hematopoese, 615, 616, 663, 664
- medular e extramedular, 615
Hematúria, 1001
Hemianopsia, 577
- heterônoma, 577
- homônima direita completa, 577
Hemidesmossomos, 1436
Hemiparesia, 434
Hemiplegia, 434
Hemisférios
- cerebelares, 369
- cerebrais, 371, 377, 468
Hemodiálise, 1024
Hemodiluição, 644
Hemodinâmica do fluxo sanguíneo, 698
Hemofilia, 631
- A, 83, 632
Hemoglobina, 200, 612, 641, 652, 879
- a1c, 1214
- corpuscular média, 642
- desoxigenada ou reduzida, 879
Hemograma, 612, 618
Hemólise
- extravascular, 649
- intravascular, 649
Hemorragia(s)
- associada a
- - deficiências de fatores de coagulação, 631
- - distúrbios plaquetários, 629
- - doenças vasculares, 632
- intrarretinianas, 570
- pré-retinianas, 570
- subaracnóidea aneurismática, 488
- sub-retiniana, 570
Hemostasia, 621, 624
Hemotórax, 926
Heparina, 623
Hepatite(s)
- A, 1124
- alcoólica, 1131
- autoimune, 1129
- B, 1125
- C, 1126
- crônica, 1123

- D, 1127
- E, 1127
- viral(is), 1123
- - crônica, 1128
Hepatopatia
- alcoólica, 1131
- esteatótica não alcoólica, 1132
Herança, 64
- multifatorial, 75
- poligênica, 75
Hereditariedade, 121, 329
Heredograma, 77
Hérnia(s)
- de hiato, 1076
- discal, 445
- do disco intervertebral, 445
- do giro do cíngulo, 478
- infratentorial, 479
- supratentoriais, 475
- transtentorial central, 477, 478
- uncal, 478
Herniação encefálica, 475
Herpes
- genital, 1318
- simples, 1455
Herpes-zóster, 408, 555, 1455, 1456
- oftálmico, 555
Heterofagia, 17
Heteroplasmia, 93
Heterozigoto, 82, 117
Hiato
- aniônico, 205, 208
- osmolar, 160
Hibridização
- de células somáticas, 78
- *in situ*, 78
Hibridomas, 263
Hidratação, 421
Hidrocefalia, 479
Hidrocele, 1249
Hidronefrose, 986, 987, 991
Hidropisia fetal, 660
Hidrotórax, 165, 926
Hidróxido de alumínio, 1084
Hierarquia de controle, 356
Hifas, 255, 903
Hilo, 862, 960
Hímen, 1265
Hiperalgesia, 394, 406
Hiperbilirrubinemia em recém-nascidos, 659
Hipercalcemia, 191
- humoral, 125
Hipercapnia, 924
Hipercoagulabilidade, 739
- associada ao aumento da
- - atividade de coagulação, 627
- - função plaquetária, 627
Hipercolesterolemia familiar, 83, 724
Hiperemia reativa, 704
Hiperesplenismo, 1135
Hiperestesia, 406
Hiperfosfatemia, 194
Hiperglicemia, 29
Hipermagnesemia, 197
Hipermetropia, 562
Hipernatremia, 178
Hiperparatireoidismo, 188
Hiperpatia, 406
Hiperplasia, 49, 52

- benigna da próstata, 49
- e neoplasias, 1255
- prostática benigna, 1255
- suprarrenal congênita, 1203
Hiperpotassemia, 184
Hipertensão, 741
- arterial, 1021
- - pulmonar, 948, 949
- gestacional, 746
- porta, 1132, 1133
- primária, 742
- pulmonar, 948
- - secundária, 950
- renal, 743
Hipertermia, 422
- maligna, 423
Hipertireoidismo, 1199
Hipertrofia, 48, 797
- concêntrica, 797
- excêntrica, 797
- simétrica, 797
Hipertropia, 581
Hiperuricemia, 677
Hipervigilância, 153, 529
Hipocalcemia, 189, 190
Hipocretinas, 515
Hipodipsia, 170
Hipófise, 1177, 1179
- anterior, 1177
- posterior, 1177
Hipofosfatemia, 193
Hipogamaglobulinemia
- do tipo Bruton, 83
- transitória
- - da infância, 304
- - do lactente, 304
Hipoglicemia, 1221
Hipogonadismo, 1235
Hipomagnesemia, 196
Hiponatremia, 175, 176
- dilucional, 179
- hipertônica, 177, 179
- - translocacional, 176
- hipotônica, 177, 179
- - dilucional, 176
- - euvolêmica, 176
- - hipervolêmica, 176
- - hipovolêmica, 176
- - normovolêmica, 176
- translocacional, 179
Hipoparatireoidismo, 187
Hipopituitarismo, 1187
Hipoplasia, 981
- renal, 981
Hipopneia, 517
Hipopolarização, 351
Hipopotassemia, 182
Hiporreflexia, 437
Hipospadia, 1241
Hipotálamo, 1173, 1177
Hipotensão
- induzida por medicamentos, 748
- ortostática, 747, 748
- postural, 464
Hipotermia, 424
- neonatal, 424
- perioperatória, 425
- terapêutica, 426
Hipótese

- carcinogênica, 117
- da vigilância imunológica, 121
- de Monro-Kellie, 474, 476
Hipotireoidismo, 1197, 1399
- adquirido, 1197
- congênito, 1197
Hipotropia, 581
Hipovolemia, 173
Hipoxemia, 921, 922
Hipoxia, 57, 241
Histamina, 229, 705, 1084
Histiócitos, 614
Histonas, 65
Histoplasma capsulatum, 255
Histoplasmose, 255, 903
Homeostase, 142, 143
Homeostasia
- da água, 166, 168
- do cálcio, 186, 188
- do fósforo, 186, 195
- do magnésio, 186, 197
- do potássio, 180, 181
- do sódio, 166, 168
Homoplasmia, 93
Homozigoto, 82
Homúnculo
- motor, 430
- sensorial, 390
Hordéolo, 550
Hormônio(s), 121, 1172, 1174
- adrenocorticotrófico, 146
- antidiurético, 146, 148, 169, 717, 968
- antimülleriano, 1229
- classificação estrutural, 1174
- com base na estrutura, 1174
- contrarregulatórios, 1212
- corticais adrenais, 1201
- da fome, 1061
- de regulação da glicose, 1209
- derivados do intestino, 1211, 1212
- do crescimento, 1187, 1188, 1212
- gastrintestinais, 1061
- glicocorticoides, 146, 147, 1212
- gonadotróficos, 1235
- hipofisários, 1179, 1268
- hipotalâmicos, 1177, 1268
- intracelulares, 1176
- liberador de gonadotrofina, 1235
- mecanismos de ação, 1176
- metabolismo e eliminação, 1175
- mineralocorticoides, 146, 180
- ovarianos, 1268
- sexuais masculinos, 1234
- tireóideo, 1375
- transporte, 1175
Hospedeiro, 324
- imunossuprimido, 896

I

Ibuprofeno, 421
Icterícia, 641, 1118, 1119
- colestática, 1120
- hepatocelular, 1120
- intra-hepática, 1120
- nuclear, 660
- obstrutiva, 1120
- pós-hepática, 1120
- pré-hepática, 1119

Índice Alfabético

Ictiose, 125
Impactação
- de cerume, 588
- fecal, 1100
Impetigo, 1453
- bolhoso, 1453
Impotência, 1238
Impressão digital genética, 79
Imprinting genômico, 75
Imunidade
- adaptativa, 273, 276, 283, 293
- adquirida, 276
- ativa, 297
- celular, 292
- gastrintestinal, 1068
- humoral, 276, 283, 286, 289, 292
- inata, 272, 273, 275, 277
- mediada por
- - anticorpos, 286
- - células, 276, 283, 292, 294
- natural, 272, 275
- passiva, 297
Imunização, 297, 1125
- contra hepatite B, 1126
- contra influenza, 894
Imunodeficiência, 302
- celular, 303
- com hiper-IgM ligada ao X, 308
- combinada de células B e T, 303, 309
- humoral, 303, 304
- mediada por células, 307
- primária, 302, 303
- variável comum, 305
Imunógenos, 283
Imunoglobulina, 283, 290, 291
- A, 291
- D, 292
- E, 291, 292
- G, 291, 291
- inibidora da ligação de tireotropina, 320
- M, 291, 292
Imuno-histoquímica, 129
Imunopatologia dos transplantes, 324
Imunoterapia, 121, 134, 267
Inanição, 1164
Incapacidade
- de armazenar urina, 1037
- de eliminar urina, 1039
Incidentaloma, 1208
Incisura
- dicrótica, 715
- do tentório, 475
Incontinência, 1044
- de esforço, 1040
- de transbordamento, 1042
- de urgência, 1041
- funcional, 1042
- outras causas de, 1042
- urinária, 1040, 1041, 1044
Indicadores da função renal, 1017
Índice
- de calor, 422
- de massa corporal, 1159
- de maturação, 1266
Indução, 69
Inervação
- da pele, 1438
- do sistema nervoso, 1057
Infarto
- do miocárdio, 1399
- - com elevação do segmento ST, 765
- - sem elevação do segmento ST, 764
- lacunar, 487
Infecção(ões), 241, 246, 1223, 1344
- bacteriana, 1093, 1453
- congênita, 257
- da próstata, 1254
- das vias respiratórias
- - inferiores, 916
- - superiores, 914
- do sistema nervoso central, 493
- dos órgãos genitais externos, 1316
- dos testículos, 1251
- em grupos especiais, 994
- fúngicas, 903
- - superficiais, 1449
- hospitalares (nosocomiais), 258
- induzida por cateter, 993
- oportunistas, 337
- ósseas, 1360
- pelo HIV, 331
- por *Candida*, 1452
- por *Chlamydia*, 1324
- por *Escherichia coli* O157:H7, 1094
- por protozoários, 1095
- primária, 336
- respiratórias, 889
- - infantis, 914
- sexualmente transmissíveis, 1316
- sistêmicas, 1324
- transmitida pela transfusão, 647
- urinárias, 991
- urogenitais, 1324
- vaginais, 1321, 1324
- viral, 1093, 1454
Infertilidade, 1310
- primária, 1310
Infestações por artrópodes, 1470
Inflamação, 233
- aguda, 223, 224
- crônica, 233
- da conjuntiva, 552
- da orelha média, 587
- da próstata, 1254
- do tendão, 1340
- dos testículos, 1251
- granulomatosa, 233, 614
- neurogênica, 396
- palpebral, 550
Influenza, 892
- aviária, 894
Inibição
- celular dependente de densidade, 112
- por contato, 112
Inibidor(es)
- da aromatase, 134
- da ciclo-oxigenase-1, 621
- da DNA topoisomerase, 133
- da enzima conversora da angiotensina, 768, 802
- da protease, 267
- imunes, 135
Inotropismo, 790
Insolação, 422
Insônia, 513, 519
- crônica, 513
- de curta duração, 513
Instabilidade
- genética, 111
- hemodinâmica, 1475
Insuficiência
- cardíaca, 752, 789, 790, 798, 808
- circulatória (choque), 820
- com débito
- - alto, 794
- - baixo, 794
- cortical suprarrenal, 1204
- - primária, 1204
- - secundária, 1206
- gonadal primária, 1237
- hepática, 1132, 1136
- ovariana prematura, 1273
- renal
- - aguda, 829
- - crônica, 1399
- respiratória
- - aguda, 952
- - hipercápnica, 954
- - hipoxêmica, 954
- - iminente, 917
- suprarrenal, 1205, 1206
- venosa
- - avançada, 739
- - crônica, 739
Insulina, 1209
Insulinase, 1210
Integridade
- cutânea, 465
- do tecido, 124
Integrina, 228
Interações patógeno-hospedeiro, 991
Interferonas, 135, 273
- do tipo 1, 274
- γ (IFN γ), 274
Interleucinas, 135, 273, 274
Interneurônios, 346
Intervenção(ões)
- cognitivo-comportamentais, 403
- coronariana percutânea, 768
- elétricas, 851
Intestino
- delgado, 1064
- grosso, 1064
Intolerância à atividade e fadiga, 1373, 1396
Intorsão, 579
Intoxicação
- alimentar, 1093
- hídrica, 177
- por chumbo, 55
- por mercúrio, 56
- por metanol e etilenoglicol, 210
- por salicilato, 210
Introito, 1264
Íntrons, 68
Intrusão, 153
Intussuscepção, 1100
Invasão, 113
- do folículo por neutrófilos, 1458
Inversão, 89
- paracêntrica, 89
- pericêntrica, 89
Irregularidade do ritmo sono-vigília, 512
Irrigação sanguínea, 1333
- e circulação linfática dos pulmões, 865
- e inervação, 1341
Isocromossomos, 89
Isotretinoína, 1461
Isquemia

- do miocárdio silenciosa, 772
- global, 472
Itraconazol, 1452

J

Jamais vu, 499
Jet lag, 512
Joelho, 1348, 1422
Junção(ões)
- aderentes, 1434
- AV, 835
- celulares, 39
- comunicantes, 39, 352, 355, 382, 1434
- de adesão, 39
- de oclusão contínuas, 39
- neuromuscular, 440

K

Kernicterus, 376, 660
Kwashiorkor, 1155, 1164
- marasmático, 1164

L

Lacerações, 1075, 1345
- de Mallory-Weiss, 1075
Lagos venosos, 1489
Lamelas intersticiais, 1335
Lâmina
- basal, 39, 1436
- densa, 1436
- fibrorreticular, 1436
- lúcida, 1436
Laringe, 860
Laringotraqueobronquite, 915
Latência do sono, 511
Látex de borracha, 323
Lectina(s), 261
- ligadora de manose, 311
Legionella pneumophila, 253, 259, 899
Lei(s)
- de difusão de Fick, 878
- de Laplace, 700
- de Mendel, 76
- de Poiseuille, 871
- de Starling do coração, 693
Leito ungueal, 1439
Lemnisco medial, 388
Lentiginose, 1488
Lentigo, 1488
- maligno, 1482, 1488
- solar, 1488
Leptina, 1152
Lesão(ões), 4, 1441
- articulares, 1345, 1346
- celular, 47, 52
- - causas de, 52
- - hipóxica, 57
- - reversível, 58
- cerebral traumática, 538
- da coluna vertebral, 457
- da mucosa gástrica, 1080
- das células endoteliais, 728
- das estruturas musculoesqueléticas, 1344
- de contragolpe, 481
- de pele comuns em idosos, 1488
- de rebote, 481
- de tecidos moles, 1345

- desportivas, 1344
- do eritema marginado, 782
- do joelho, 1348
- do ombro e manguito rotador, 1347
- do quadril, 1349
- dos órgãos-alvo, 744
- e erupções cutâneas, 1441
- e reparação de um nervo periférico, 443
- elétricas, 53
- encefálica, 468
- - e níveis de consciência, 469
- - excitotóxica, 473
- - mecanismos de, 471
- - primárias e secundárias, 481
- - traumática, 480
- epiteliais não neoplásicas, 1282
- glomerular(es), 996
- - associadas a doenças sistêmicas, 1002
- granulomatosa, 233
- hepatotóxica direta, 1123
- hipóxico-isquêmica, 472
- intercaladas, 1089
- medular, 457
- meniscais, 1348
- musculotendíneas, 1345
- parcial do trato óptico esquerdo, 577
- por agentes
- - biológicos, 56
- - físicos, 52
- por desequilíbrio nutricional, 56
- por golpe, 481
- por pressão, 1472, 1473
- por radiação, 53
- - ultravioleta, 1472, 1473
- primárias da pele, 1448
- pulmonar aguda, 828, 951
- - relacionada a transfusão, 647, 648
- química, 54
- raquimedular, 461
- - aguda, 457
- renal aguda, 1011
- - intrarrenal, 1013
- - pós-renal, 1014
- - pré-renal, 1012
- - tipos de, 1011
- secundárias, 458
- térmicas, 1472, 1473, 1474
- tubular aguda, 1013
- vasculares, 1489
- vertebral, 457
Letargia, 470
Leucemia(s), 674, 678
- agudas, 676
- crônicas, 678
- linfocítica crônica, 678
- mieloide crônica, 679
Leucócitos, 286, 612, 663
- mononucleares, 613
- polimorfonucleares, 613
Leucocitose, 226, 234
Leucopenia, 668
Leucostase, 677
Levodopa, 452
LH, 1268
Liberação de antígenos sequestrados, 329
Ligação
- à hemoglobina e transporte, 882
- com o receptor, 353

- gênica, 78
Ligamentos, 1339, 1340, 1345
- de Cooper, 1277
- largos, 1266
- redondos, 1266
Ligante, 261
Limiar
- à dor, 399
- de despolarização, 838
- renal, 966
Limo, 261
Linfadenite, 235
Linfedema, 164, 708
Linfoblastos, 676
Linfócitos, 286, 613
- B, 287, 289, 290, 613
- crioprecipitado, 643
- da lâmina própria, 1069
- intraepiteliais, 279, 1069
- T, 287, 292, 613, 1069
- - auxiliares, 333
- - de "memória", 287
Linfogranuloma venéreo, 1321
Linfoma(s)
- da zona marginal, 673
- de Burkitt, 251, 672
- de células do manto, 672
- de linfócitos B maduros, 671
- difuso de grandes células B, 671
- malignos, 671, 673
- não Hodgkin, 671
- primários do sistema nervoso central, 496
Linfonodo(s), 295
- sentinela, 113
Linha(s)
- de cimento, 1395
- de Dennie-Morgan, 1463
- densa menor, 348
- densa principal, 348
Liomiomas, 1291
Lipólise, 1172
Lipoproteína, 721
Líquen
- escleroso, 1282
- plano, 1282, 1469
- simples crônico, 1282, 1470
Líquido(s)
- cefalorraquidiano, 374
- e eletrólitos, 1026
- sinovial, 1341
Lise, 626
Lisossomos, 17
- primários, 17
- secundários, 17
Listeria monocytogenes, 294
Lobo
- frontal, 372
- occipital, 373
- parietal, 372
- temporal, 372
Lóbulos, 863, 1114
Locus, 75, 82
- *ceruleus*, 146
Lombalgia, 444
Lúpus eritematoso, 420
- sistêmico, 1410, 1413, 1426, 1427
Luxação, 1346
- da cabeça do fêmur, 1349, 1350

- da patela, 1349
- patológica no quadril, 1347

M

Má absorção, 1102
Macrófagos, 226, 278, 614
- alveolares, 864
Macrominerais, 1157
Mácula, 567, 602, 1441
- densa, 970
Magnésio, 186, 195, 1157
Malformações
- arteriovenosas, 489
- do septo
- - interatrial, 810
- - interventricular, 810
Mamas, 1277
Mamilo, 1278
Mamografia, 1308
Manchas, 1441
- café com leite, 85
- de Koplik, 1487
- de morango, 1322
- de vinho do Porto, 1485
- do fígado, 1488
- mongólicas, 1485
Manutenção da continência, 1033
Mapeamento
- de haplótipos, 78
- genético, 77
Marcadores
- do soro materno, 99
- sorológicos, 1124, 1126, 1127
- tumorais, 127
Marca-passo(s)
- cardíaco, 851
- ectópico, 842
- temporários, 852
- transcutâneo, 852
- transvenosos, 852
Marginação, 228
- de leucócitos, 225
Massa
- muscular, 437
- suprarrenal incidental, 1208
Mastite, 1306
Mastócitos, 227, 1438
Mastoidite, 593
Matriz
- extracelular, 45, 236
- intersticial, 236
- ungueal, 1439
Meato acústico, 588
- externo, 587
Mecanismos
- analgésicos endógenos, 399
- autorreguladores, 970
- compensatórios, 207, 794, 824, 825
- da hemostasia, 620
- da lesão renal, 986
- das doenças autoimunes, 328
- de autorregulação, 758
- de controle da ingestão alimentar, 1157
- de controle endócrino, 1172
- de dano celular, 56
- de doenças infecciosas, 246
- de enfrentamento, 150
- de equilíbrio acidobásico, 198
- de *feedback*, 144

- de Frank-Starling, 693, 790, 794
- de infecção, 256
- de lesão encefálica, 471
- de perda de calor, 417
- de produção de calor, 416
- de regulação, 168
- - da pressão arterial, 716
- - de potássio, 180
- de síntese e secreção hormonal, 1175
- do equilíbrio acidobásico, 199
- e vias da dor, 395
- envolvidos na rejeição ao transplante, 324
- epigenéticos, 117
- humorais, 717
- imunológicos, 121
- inflamatórios, 228, 797
- na medula espinal, 396
- neurais, 717
- químicos, 236
- renais de controle, 203
- renina-angiotensina-aldosterona, 796, 973
- respiratórios de controle, 202
- solúveis da imunidade inata, 281
Mediastino, 858
Medicamentos
- anticolinérgicos, 452
- vasoativos, 826
- vasodilatadores, 802
Medula
- espinal, 364, 429
- oblonga, 368
- óssea, 639, 663, 1333
- - amarela, 615
- - vermelha, 615
- suprarrenal, 380, 1173
Megacariócitos, 620
Meiose, 72, 73, 1234
Melanina, 448, 1433, 1434
Melanócitos, 1434, 1485
Melanoma(s)
- acrolentiginoso, 1482
- expansivo superficial, 1481
- maligno, 1481
- nodulares, 1482
Melanossomos, 1435
Melasma, 1449
Melatonina, 509
Membrana(s)
- basal, 39, 236, 963, 1436
- basolateral, 965
- celular, 20
- citoplasmática, 252
- de Bowman, 554
- de Bruch, 565
- de Descemet, 554
- de Reissner, 595
- impermeáveis, 27
- luminal, 965
- otolítica, 602
- permeáveis, 27
- plasmática, 20
- timpânica, 587, 589
Memória, 527, 535
Meninges, 373
Meningiomas, 496
Meningite, 494
- bacteriana, 494
- viral, 495
Meniscos intra-articulares, 1342

Menopausa, 1273, 1277
Mercúrio, 56
Mesângio, 964
Mesencéfalo, 370, 469
Mesentério, 1053
Mesoderme, 356
Metabolismo, 1151
- aeróbico, 26
- anaeróbico, 25
- celular, 24, 25
- da glicose, 1208
- das gorduras, 1209
- das hemácias, 641
- das proteínas, 1209
- do álcool etílico, 1130
- dos carboidratos, 1115
- dos fármacos e dos hormônios, 1121
- dos lipídios, 1117
- energético, 24, 1151
- oxidativo, 26
Metabólitos, 757, 1152
- do ácido araquidônico, 230
Metamielócitos, 664
Metanol, 210
Metaplasia, 50, 1285
Metástase(s), 110, 113
- ósseas, 1369
Método(s)
- citológicos e histológicos, 128
- de Ingram, 1468
- de mapeamento genético, 77
- de Ponseti, 1385
Metotrexato, 1468
Miastenia gravis, 125, 441, 1399
Micção, 1033
Miconazol, 1452
Micoplasmas, 254
Micoses superficiais, 255
Microalbuminúria, 976
Microambiente, 120
Microaneurismas, 569
Microcirculação, 706
- controle do fluxo sanguíneo na, 707
- estrutura e função da, 706
Microfilamentos, 19
- finos, 19
Micróglia, 45, 349
Microssomos, 1121
Microtúbulos, 18
Midríase, 557
Mielinólise pontina central, 178
Mieloblastos, 664
Mieloma múltiplo, 680
Migração de células inflamatórias, 728
Miliária, 1486
Milieu intérieur, 143
Mimetismo molecular, 330, 781
Mineralocorticoides, 1202
Miocárdio, 687
Miocardiopatia(s), 774, 775
- adquiridas, 777
- de Takotsubo, 778
- dilatada, 776
- - idiopática, 776
- genéticas, 774
- hipertrófica, 774
- idiopática, 774
- inflamatória, 777
- isquêmica, 773

- mistas, 776
- periparto, 778
- por estresse, 778
- primárias, 774
- restritiva primária, 777
- secundárias, 778
Miocardite, 777
Miofibrilas, 41
Miométrio, 1266
Miopatia(s), 438
- esteroide, 1399
Miose, 557
Mitocôndrias, 17
Mitose, 105
Mitoxantrona, 457
Mittelschmerz, 1272
Mixedema, 1197
Modíolo, 594
Molusco contagioso, 1320
Moníliase, 1321, 1452
Monitoramento
- da glicose em sangue total capilar, 1214
- Holter do eletrocardiograma, 849
Monoamina, 354
- oxidase, 384
Monócitos, 226, 614
Mononeuropatias, 443
Mononucleose infecciosa, 251, 670
Monoparesia, 434
Monoplegia, 434
Monossomia, 94
Monte do púbis, 1264
Morte
- celular, 47, 52, 58
- - apoptótica, 17
- - programada, 59, 312
- encefálica, 471
- súbita cardíaca, 800
Motilidade, 1054
- do intestino, 1057, 1059
- esofágica, 1056
- gástrica, 1058
Movimento(s)
- associados, 371
- de vergência, 580
- entre as fases do sono, 508
- oculares, 470, 580
- - sacádicos, 580
- paradoxal, 869
- peristálticos, 1059
- rítmicos, 1055
- suaves de seguimento, 580
- tônicos, 1055
Mucoproteína de Tamm-Horsfall, 976
Musculatura
- extraocular e sua inervação, 579
- lisa
- - intestinal, 1058
- - vascular, 702
Músculo(s)
- acessórios da inspiração, 869
- cardíaco, 43
- detrusor, 1031
- esfíncter externo, 1032
- esquelético, 41
- extraoculares, 579
- involuntário, 43
- liso, 41, 43, 44
- piloeretores, 417

- respiratórios, 868
- tensor do véu palatino, 590
Musicoterapia, 154
Mutação(ões), 66
- genética, 82
Mutismo seletivo, 533
Mutualismo, 247
Mycobacterium tuberculosis, 253, 865
- *hominis*, 900
Mycoplasma pneumoniae, 259, 899

N

Nanismo
- de Laron, 1190
- psicossocial, 1189
Narcolepsia, 515, 519
Natriurese por pressão, 718
Náuseas, 134, 1072, 1073
Necrólise epidérmica tóxica, 1465
Necrose, 60
- caseosa, 61
- de coagulação, 60
- de liquefação, 60
- tubular aguda, 1013
Nefrite da púrpura de Henoch-Schönlein, 1001
Nefrolitotripsia percutânea, 990
Néfron(s), 962, 963
- justamedulares, 962
Nefronoftise, 985
Nefropatia(s), 981
- diabética, 1002
- por imunoglobulina A, 1001
- relacionadas com fármacos, 1006
Nefrose lipoídica, 1000
Neisseria
- *gonorrhoeae*, 253, 553
- *meningitidis*, 260, 553
Neoplasia(s), 102, 107, 1105, 1252, 1344, 1365
- benignas, 108, 109, 1366
- do sistema nervoso central, 93
- embrionárias, 136
- intraepitelial vaginal, 1284
- malignas, 108, 109, 110
- óssea, 1366
Nervo(s)
- abducente, 369
- acessório espinal, 368
- aferente sensorial especial vestibulococlear, 369
- auditivo, 369
- erigentes, 381
- espinais, 366
- facial, 369
- glossofaríngeo, 369
- hipoglosso, 368
- óptico, 358
- periférico, 360, 443
- pudendo, 1032
- segmentares, 361
- trigêmeo, 369
- troclear, 370
- vago, 368, 462
Neuralgia, 407
- do trigêmeo, 407
- pós-herpética, 408
Neurite, 222
Neurobiologia do sono, 505
Neuroblastomas, 136
Neurodermatite circunscrita, 1470

Neuroestimulação, 404
Neurofibromatose, 83, 84
Neurofisiologia, 350
- dos sintomas, 531, 532, 533, 534, 536
Neuro-hipófise, 1173
Neuro-hormônios, 1158
Neuromas do acústico, 598
Neuromediadores endógenos, 384
Neuromoduladores, 355
Neurônios, 346
- aferentes, 44, 358
- - somáticos especiais, 386
- - somáticos gerais, 386
- - viscerais gerais, 359, 386
- de associação de *input*, 358
- de segunda ordem, 386
- de terceira ordem, 386
- do corno dorsal, 397
- do gânglio da raiz dorsal, 387
- eferentes, 44, 360
- internunciais, 346
- motores, 44
- - inferiores, 432
- parassimpáticos, 710
- periféricos, 44
- pós-ganglionar, 378
- pré-ganglionar, 360, 378
- sensoriais, 44
Neuronite vestibular aguda, 605
Neuropatia(s)
- óptica hereditária de Leber, 93
- periféricas, 438
Neuropeptídio(s), 354
- Y, 1158
Neuroplasticidade, 525
Neuroprotetores, 473
Neurotoxinas, 261
Neurotransmissão autonômica, 381
Neurotransmissores, 354
- autônomos, 710
- excitatórios, 526
- inibitórios, 526
- síntese e liberação de, 353
Neutrófilos, 226, 278, 613
- polimorfonucleares, 226
Neutropenia, 668
- adquirida, 668
- autoimune, 669
- cíclica, 668
- congênita, 668
- fármaco-induzida, 669
- febril, 669
- relacionada com infecção, 669
Nevos, 1480
- aracneiformes, 1137
- ativos, 1480
- compostos, 1480
- dérmico, 1480
- juncionais, 1480
- melanocíticos congênitos, 1485
- nevocelulares, 1480
Nictúria, 799
Nistagmo, 448, 603
- patológico, 603
Nitroglicerina, 767
Nó
- AV, 835
- de Ranvier, 349
Nocicepção, 395

Nódulos, 1441, 1457
- de Bouchard, 1422
- de Heberden, 1422
- subcutâneos, 782
Norepinefrina, 146, 705, 710
Notocorda, 356
Núcleo(s), 15
- caudado, 371, 432
- cerebelares profundos, 369
- da base, 371
- de Edinger-Westphal, 557
- do NC III, 579
- goticulares, 900
- lentiforme, 371, 448
- magno da rafe, 398
- pulposo, 445
- subtalâmico, 448
- supraquiasmático, 509
Nucléolo, 68
Nucleoplasma, 14
- intranuclear, 15
Nucleotídios, 65

O

Obesidade, 1158, 1399, 743
- abdominal, 1160
- central, 1160
- da parte inferior do corpo, 1160
- da parte superior do corpo, 1160
- feminina (ginecoide), 1160
- gluteofemoral, 1160
- masculina ("andróide"), 1160
- periférica, 1160
- visceral, 1160
Obnubilação, 470
Obstrução
- adinâmica, 1101
- das vias urinárias inferiores, 1036, 1037
- do sistema urinário, 986
- e refluxo, 992
- funcional, 590
- intestinal, 1100
- mecânica, 590
- paralítica, 1101
Ocitocina, 148
Oclusão
- arterial aguda, 730
- dos vasos, 762
Odinofagia, 1075
Oferta de oxigênio, 241
Oftalmoplegia externa progressiva crônica, 93
Oligodendrócitos, 45, 348
Oligodendrogliomas, 496
Oligoelementos, 1157
Oligo-hidrâmnio, 981
Oligospermia, 1310
Oligúria, 799
Omento, 1053
- maior, 1053
- menor, 1053
Oncologia, 108
Ondas
- cerebrais, 505
- de segmentação, 1059
- lentas, 1055
- ultrassônicas, 597
Onicomicose, 1451
Oogênese, 1267

Ora serrata, 565
Órbita, 548
Orelha, 587
- externa, 587
- interna, 594
- média, 589
Organelas, 16
Organismos
- gram-negativos, 253
- gram-positivos, 253
Organofosforados, 441
Organogênese, 94
Órgão(s)
- acessórios, 1050, 1231
- espiral de Corti, 595
- linfoides, 294
- tendinosos de Golgi, 367, 432
- terminais
- - de Ruffini, 392
- - dos folículos pilosos, 391
Orgasmo masculino, 1238
Orquite, 1252
Ortopneia, 798
Oscilação, 67
Osmolalidade, 160
- urinária, 161, 977
Osmolaridade, 160, 968
Osmose, 29, 159
Osso(s), 1334
- curtos, 1333
- entrelaçado, 1335
- irregulares, 1333
- lamelar, 1335
- longos, 1333
- planos, 1333
Osteíte
- deformante, 1394
- fibrosa, 1019
- - cística, 1020
Osteoartrite, 1421, 1422, 1427
Osteoblastos, 1336
Osteócitos, 1336
Osteoclastoma, 1366
Osteoclastos, 1336, 1378
Osteocondroma, 1366
Osteocondroses juvenis, 1385
Osteodistrofia, 1020
- adinâmica, 1020
- renal, 1019
Osteófitos, 1419
Osteogênese imperfeita, 83, 1382, 1383
Osteoide, 1335
Osteoma, 108
Osteomalacia, 1020, 1393
Osteomielite
- com insuficiência vascular, 1363
- crônica, 1363
- hematogênica, 1361
Osteonecrose, 1364
Ósteons, 1335, 1378
Osteopenia, 1389
Osteoporose, 1389
- prematura, 1390
- secundária, 1390
Osteoprotegerina, 1379
Osteossarcoma, 1366
Óstio(s), 890
- cervical, 1266
Otite

- externa, 589
- média, 590
- - aguda, 587, 590
- - com derrame, 590
Otólitos, 602
Otosclerose, 593
Otoscopia pneumática, 592
Ovários, 1173, 1267, 1292
Ovulação, 1271
Oxidação da hemoglobina, 641
Oxi-hemoglobina, 879
Óxido nítrico, 704
Oxigênio, 879
- dissolvido, 880
Oxigenoterapia, 802
Oxímetro de pulso, 923

P

Paget extramamária, 125
Pálpebras, 549
Pancitopenia, 617
Pâncreas, 1143
- exócrino, 1113, 1139
Pancreatite
- aguda, 1143
- crônica, 1144
Pandemia, 257
- global causada por H1N1, 250
Pannus, 1406
Papilas, 552
- dérmicas, 1436
Papiledema, 569
Papilomas, 108
Papilomavírus humanos, 1317
Pápula, 1441, 1457
Paracetamol, 421
Paracórtex, 666
Parada sinusal, 843
Parafimose, 1242
Paralisia, 434
- de Bell, 369
- periódica hiperpotassêmica, 185
Paraparesia, 434
Paraplegia, 434, 459
Parasitos, 255, 256
Parassonias, 518, 519
Paratireoides, 1173
Paratormônio, 186, 1337
Paresia, 434
Parkinsonismo, 449
- idiopático, 449
Past pointing, 437
Pasteurella multocida, 242
Pausa sinusal, 843
Pé
- chato, 1380
- equinovaro, 1385
- torto congênito, 1385
Pediculose, 1470
- corporal, 1471
- de couro cabeludo, 1472
- púbica, 1471
Pedúnculos cerebrais, 370
Pele, 1432
- seca, 1445
Pelo, 1439
Pendrina, 1193
Pênfigo, 125

Pênis, 1232, 1241
Pentalogia de Fallot, 812
Peptídio(s)
- inibitório gástrico, 1059
- natriuréticos, 796
Peptídio-1 semelhante ao glucagon, 1061
Pequenos lábios, 1264
Perda(s)
- auditiva, 593, 597, 598
- - condutiva, 597
- - em idosos, 600
- - em lactentes e crianças, 600
- - neurossensorial, 598
- de ácidos fixos, 212
- de heterozigotia, 117
- heterônoma, 577
- imperceptíveis de água, 166
Pericárdio, 686
- parietal, 752
- visceral, 752
Pericardite, 222, 1022
- aguda, 753
- constritiva, 755
- constritiva-exsudativa, 755
- recidivante, 754
Pericôndrio, 1337
Perimenopausa, 1273
Perimétrio, 1266
Perineuro, 349, 442
Período(s)
- alveolar, 910
- canalicular, 910
- de convalescença, 259
- de ejeção, 691
- de enchimento rápido, 691
- de incubação, 259
- de janela, 1126
- de recuperação pós-infarto, 770
- de relaxamento isovolumétrico, 691
- de vulnerabilidade, 94
- embrionário, 910
- excitatório supranormal, 839
- pseudoglandular, 910
- refratário
- - absoluto, 352, 839
- - efetivo, 839
- - relativo, 352, 839
- sacular, 910
Periósteo, 1333
Peristalse, 1058
Peritônio, 1102
- parietal, 1053
- visceral, 1053
Peritonite, 1102
- bacteriana espontânea, 1134
Permeabilidade
- anormal, 590
- capilar aumentada, 163, 164
Peróxido de benzoíla, 1460
Peroxissomos, 17
Persistência
- do canal arterial, 809
- ou acúmulo das alterações alostáticas, 146
Perspiração insensível, 417
Pesadelos, 519
pH plasmático, 201
Pia-máter, 373
Pico de massa óssea, 1389
Pielonefrite, 1004

- aguda, 1004
- crônica, 1005
Piolhos, 1470
Pirâmides, 368
Pirexia, 418
Piridoxina, 1479
Pirógenos, 418
- endógenos, 418
- exógenos, 418
Pitiríase rósea, 1468
Pityrosporum orbiculare, 1452
Placa(s), 1441
- ateromatosa, 727
- de crescimento, 1375
- - epifisária, 1374
- de Peyer, 1069
- estável *versus* instável, 762
- estrutura da, 729
- neural, 356
- terminal motora, 440
- ungueal, 1439
Plaquetas, 223, 614, 620, 767
- de doadores aleatórios, 643
- de um único doador, 643
Plasma, 200, 610, 643
- componentes do, 611
Plasmaférese, 442
Plasmídio, 78, 252
Plasmina, 623
Plasmodium falciparum, 267
Pleomorfismo, 115
Pleotrofismo, 273
Pletórico azulado, 937
Pleura, 865
Pleurisia, 929
Pleurite, 929
Plexo(s)
- coroide, 349, 374
- de Auerbach, 1055, 1057
- de Meissner, 1055, 1057
- mioentérico, 1055, 1057
- pampiniforme, 1230
- submucoso, 1055, 1057
Pneumócitos, 864
Pneumoconioses, 944
Pneumonia(s), 894, 895
- adquirida
- - na comunidade, 895
- - no hospital, 896
- atípica(s), 895
- - primária, 899
- bacterianas agudas ou típicas, 896
- do paciente imunossuprimido, 896
- lobar, 895
- pneumocócica, 897, 898
- por aspiração, 860
- típicas, 895
- viral, 893
Pneumotórax, 927
- catamenial, 927
- de tensão, 928
- espontâneo, 927
- traumático, 927
Podócitos, 996
Poiquilotermia, 464
Poliangiite microscópica, 730
Poliarterite nodosa, 730
Poliartrite, 782
Policitemia, 657

- absoluta, 657
- vera, 657
Polidactilia, 1381
Polidipsia, 170, 1218
- psicogênica, 171
Polifagia, 1218
Polimenorreia, 1302
Polimialgia reumática, 1428
Polimiosite, 1414
Polimorfismos, 66
- de nucleotídio único, 78
Polineuropatias, 444
Polipeptídio amiloide das ilhotas, 1212
Pólipo(s), 108
- adenomatosos, 1105
- cervicais, 1285
Poliproteína, 335
Polissomia, 90, 94
Polissonografia, 511
Poliúria, 1218
Ponto(s)
- cego, 577
- de controle, 106
- de gatilho, 407
- de impulso máximo, 686
Poros
- capilares, 707
- de Kohn, 864
Potássio, 180, 1157
Potencial, 31
- auditivo do tronco encefálico, 599
- de ação, 35, 351, 355, 837
- de difusão, 33
- de equilíbrio, 33, 34
- de membrana, 27, 31, 33, 34, 35
- - em repouso, 32, 34, 181, 351
- gerador, 352
- limiar, 351
- pós-sináptico
- - excitatório, 352
- - inibitório, 352
Pramipexol, 452
Prática baseada em evidências, 10
- e diretrizes para a prática clínica, 9
Pré-adipócitos, 1152
Pré-diabetes, 1213, 1215
Pré-eclâmpsia, 746
Pregas
- vestibulares, 860
- vocais, 860
Presbiopia, 563
Pressão, 697, 698, 700
- alveolar, 868
- aórtica, 758
- arterial, 719
- - alta
- - - em crianças e adolescentes, 746
- - - em idosos, 746
- - - na gestação, 746
- - sistêmica, 715
- atmosférica, 867
- barométrica, 867
- capilar aumentada, 163
- coloidosmótica, 163, 167
- crítica de fechamento, 700
- de filtração capilar aumentada, 163
- de oclusão da artéria pulmonar, 801
- de perfusão cerebral, 475
- de pulso, 715

- diastólica, 715, 720
- hidrostática, 162, 167
- intracraniana, 476
- intraocular, 558
- intrapleural, 868
- intratorácica, 868
- osmótica, 29
- - coloidal, 707
- parcial, 867
- respiratórias, 868
- sistólica, 715, 719
- transpulmonar, 868
- venosa central, 703
Pressorreceptores, 717
Priapismo, 1246
Primeira articulação
- carpometacarpal, 1422
- metatarsofalângica, 1422
Princípio de Lyon, 72
Príons, 248
Probióticos, 1065
Pró-calo, 1357
Pró-carcinogênicos, 122
Pró-caspases, 60
Processo(s)
- holócrino, 1456
- infecciosos, 1449
- inflamatório
- - agudo, 222
- - crônico, 222
Prodrômico, 419
Progesterona, 1271
Pró-hormônio, 1175
Prolactina, 1268
Prolapso
- da valva mitral, 786
- uterino, 1300
Proliferação
- celular, 102, 103, 104
- de células musculares lisas, 729
Promielócitos, 664
Propriedades básicas dos gases, 867
Propriocepção, 367, 392
Prosencéfalo, 370
Prostaglandinas, 705, 1080
- vasoconstritoras, 704
Próstata, 1232, 1253
Prostatite
- bacteriana, 1254
- inflamatória, 1255
- não inflamatória, 1255
Proteases, 936
Proteína(s), 66, 1026, 1155, 1209, 1479
- ABC, 1122
- C, 623
- de Bence Jones, 680
- de fase aguda, 234, 281
- de ligação ao IGF, 1188
- G, 22
- integrais, 20
- periféricas, 21
- plasmáticas, 164, 231, 611
- relacionada com o agouti, 1158
- S, 623
- surfactante pulmonar, 871
- transmembrana, 20
Proteinoquinases, 22
Proteinúria, 976
- assintomática, 1001

Proteoglicanos, 707
Proteólise, 17
Proto-oncogenes, 116
Protoplasma, 14
Prova(s)
- de esforço, 850
- de função
- - hepática, 1120
- - pulmonar, 873, 874
- - renal, 976
Prurido, 1118, 1444
Pseudoaneurisma, 733
Pseudoartrose, 1355, 1356
Pseudogota, 1427
Pseudo-hipertrofia, 439
Pseudo-hipoparatireoidismo, 187
Pseudomonas aeruginosa, 891
Pseudopólipos, 1091
Psoríase, 1466
- do tipo placa, 1467
- eritrodérmica, 1467
- gutata, 1467
- pustulosa, 1467
- tipos de, 1467
- vulgar, 1467
Ptose, 549
Puberdade precoce, 1192
Pulmões, 863
Pulsações da pressão arterial, 702
Pulso(s)
- de Corrigan, 789
- de martelo d'água, 789
- de Quincke, 789
- paradoxal, 754
Pupila, 557
Púrpura
- não trombocitopênica, 632
- pós-transfusão, 647
- trombocitopênica
- - imune, 630
- - trombótica, 630
Pústula, 1442, 1457
Putame, 371

Q

Quadrado de Punnett, 76
Quadrantopsia, 577
- homônima, 577
Quadril, 1349, 1422
Quadriparesia, 434
Quadriplegia, 434, 459
Quebra na anergia das células T, 329
Queda de cabelo, 134
Queimadura(s)
- circunferenciais, 1477
- de primeiro grau, 1474
- de segundo grau, 1474
- de terceiro grau, 1474
- solar, 1473
Queloides, 240, 1443
Queratina, 39, 1433
Queratinização, 1434
Queratinócitos, 39, 1433, 1485
Queratite, 555
- por *Acanthamoeba*, 556
- por herpes-vírus simples, 555
Queratose(s), 1488
- actínicas, 1488

- seborreica, 1488
Quilotórax, 926
Química acidobásica, 198
Quimiocinas, 231, 232, 274, 276
Quimiocirurgia, 130
Quimiorreceptores, 885
- arteriais, 717
- centrais, 885
- periféricos, 885
Quimiotaxia, 228
Quimioterapia, 132
Quimo, 1058
Quinases dependentes da ciclina, 103
Quociente respiratório, 924

R

Radiação, 94, 122, 417
- ionizante, 53, 122
- não ionizante, 54
- terapêutica, 131
- ultravioleta, 54, 123
Radioprotetores, 131
Radiossensibilidade, 130
Radioterapia, 130
Raio(s), 700
- das queimaduras solares, 1473
- do vaso, 699
Ramo(s)
- cinzentos, 381
- circunflexo da artéria coronária esquerda, 756
- direito e esquerdo, 836
Raquitismo, 1393, 1394
Reabilitação cardíaca, 771
Reabsorção(ões)
- óssea, 1378
- tubulares, 964
Reação(ões)
- à transfusão de sangue, 644
- alérgica, 645, 647
- anafiláticas ou sistêmicas, 316
- atópicas ou locais, 316
- colestáticas, 1123
- da cadeia da polimerase, 339
- da fase
- - 1, 1121
- - 2, 1122
- - 3, 1122
- de Arthus, 321
- de Cushing, 711
- de hipersensibilidade, 423
- - citotóxica, 318
- - do tipo I, 315
- - do tipo II, 318
- de Köbner, 1466
- dermatofítica, 1452
- em cadeia da polimerase, 264
- febris, 647
- idiossincrásicas, 1123
- localizadas de imunocomplexos, 321
- transfusionais, 645
- - hemolítica
- - - aguda, 644, 645
- - - tardia, 644, 646
- - hipotensora, 646
- - não hemolítica febril, 646
- - sorológica tardia, 646
Receptor(es), 324, 354, 384
- adrenérgicos, 383

- alfa-adrenérgicos, 384
- ativados por protease, 231
- celulares, 22
- colinérgico, 354, 382
- de estiramento, 886
- de superfície celular, 22, 1176, 1178
- do reflexo de estiramento, 435
- hormonais, 1176, 1178
- intracelulares, 23
- irritativos, 886
- J, 886
- justacapilares, 886
- ligados
- - a canais iônicos, 23
- - à enzima, 23
- - à proteína G, 22
- nicotínicos, 1033
- nucleares, 1179
- polimodais, 396
- pulmonares, 886
- *toll-like*, 280
Rede testicular, 1231
Redução, 1351
- da temperatura corporal, 424
- do volume sanguíneo, 747
Reflexo(s)
- circulatórios intrínsecos, 717
- da tosse, 886
- de barorreceptores, 717
- de Cushing, 475
- de estiramento, 432, 435
- de quimiorreceptores, 717
- de retirada, 366
- espinais, 366, 432
- extrínsecos, 717
- patelar, 436
- pupilares, 470, 557
- - à luz direta, 557
- - consensual à luz, 557
- tendinoso profundo, 432, 436
- vestibulares, 601
Refluxo
- gastresofágico, 1076, 1079
- - em crianças, 1078
- vesicoureteral, 992
Regeneração dos tecidos, 235
Regulação
- ascendente, 22, 1176
- autônoma da função
- - cardíaca, 710
- - vascular, 710
- da concentração da urina, 967
- da expressão gênica, 69
- da hematopoese, 616
- da homeostasia do potássio, 180
- da pressão arterial sistêmica, 715
- da respiração, 884
- da resposta imune adaptativa, 297
- da temperatura, 464
- - corporal, 414
- descendente, 22, 1176
- do desempenho cardíaco, 693
- do fluxo sanguíneo
- - cerebral, 485
- - renal, 969
- do pH, 201, 972
- do processo de cicatrização, 236
- dos eletrólitos, 972
- dos níveis hormonais por *feedback*, 1182

- hipotalâmica-hipofisária, 1177
- pelo sistema nervoso autônomo, 710
- por *feedback*, 1180
- rápida, 716
- renal de potássio, 180
Regurgitação
- aórtica aguda, 788
- da valva
- - aórtica, 788
- - mitral, 785
Rejeição
- aguda mediada por anticorpos, 325
- celular, 324
- crônica, 325
- hiperaguda, 325
Relação parasitária, 247
Remoção do neurotransmissor, 354
Reparo
- do DNA, 66
- por tecido fibroso, 235
- tecidual, 235, 240
Repressão gênica, 69
Resfriado comum, 889
Resistência, 151, 697, 698
- à insulina, 743, 1216
- à leptina, 1153
- ao fluxo, 698
- das vias respiratórias, 871, 911
- hormonal, 1185
- vascular, 697
Respiração
- celular, 17
- de Cheyne-Stokes, 471, 478, 799
Resposta(s)
- à radiação, 130
- ao estresse, 143, 144
- de fase aguda, 222, 234
- de hipersensibilidade secundária, 316
- de luta ou fuga, 146
- do sistema nervoso central, 710
- hemodinâmica tardia, 227
- hipermetabólica, 1476
- imune, 148
- - adaptativa, 272
- - em idosos, 299
- - secundária, 292
- imunológica, 272
- - primária, 292
- inflamatória, 222, 232
- isquêmica do SNC, 711
- lenta, 839
- leucocitária, 234
- neuroendócrinas, 145
- rápida e lenta, 838
- respiratória, 471
- sustentada imediata, 227
- transitória imediata, 227
- vasovagal, 462
Ressecamento
- da boca, 170
- ocular, 551
Ressincronização cardíaca, 802
Ressonância magnética, 761
Retina, 568
- neural, 565
Retinite pigmentosa, 567
Retinoblastoma, 574
Retinopatia(s), 569
- diabética, 570

- hipertensiva, 571
Retirada do cerume, 588
Retocele, 1300
Riboflavina, 1156, 1479
Ribossomos, 16
Rickettsiaceae, 254
Rigidez, 437, 451
Rigor mortis, 43
Rim, 961, 1173
- em ferradura, 982
- policístico, 982
Rinite
- alérgica, 317
- - sazonal, 317
- perene, 317
Rinossinusite, 890
Risco
- cardiovascular, 1275
- de câncer de mama, 1275
Ritmo
- circadiano, 151, 509, 510
- diário do ciclo sono-vigília, 509
RNA
- de transferência, 15
- estrutura e função do, 66
- interferente, 80
- mensageiro, 15, 67
- polimerases, 68, 70
- ribossômico, 15, 67
- sequenciamento de, 264
- transportador, 67, 68
Rombencéfalo, 367
Ropinirol, 452
Rosácea, 1456, 1461
Rotavírus, 1093
Rubéola, 1487
Rubor, 222
- cutâneo, 419

S

Saciedade, 1158
Saco pericárdico, 752
Sais biliares, 1063
"Salada" de palavras, 529
Salicilato, 210
Saliva, 1062
Sangramento
- anovulatório, 1303
- intermenstrual, 1302
- irregular volumoso, 1302
- menstrual
- - discreto, 1302
- - volumoso, 1302
Sangue, 643
- total, 643
Saprófitos, 247
Sarampo, 1487
- hemorrágico, 1487
Sarcoidose, 945
Sarcolema, 41
Sarcoma(s), 108
- de Ewing, 1368
Sarcômeros, 41, 687
Sarcoptes scabiei, 1470
Sarda melanótica de Hutchinson, 1488
Sebo, 1433, 1439, 1456
Secreção(ões)
- ácida do estômago, 1062

Índice Alfabético

- gástricas, 1062
- gastrintestinais, 1062
- intestinais, 1063
- salivares, 1062
- tubulares, 964

Secretina, 1061
Sede, 169, 174
- inadequada ou excessiva, 170
- sintomática, 170

Sedimentos hialinos, 976
Segmento de diluição, 964, 966
Seios
- de Valsalva, 689
- esfenoidais, 891
- etmoidais, 890
- frontais, 890
- maxilares, 890

Sela turca, 1186
Selectina, 228
Senescência celular, 119
Sensação
- dolorosa, 396
- tátil, 391
- térmica, 392

Sensibilidade, 5
Separação de feridas, 241
Sepse, 259, 827, 1476
Septo
- interventricular, 811
- secundário, 805

Sequenciamento de DNA e RNA, 264
Serotonina, 148, 705
Shunt, 878
- anatômico, 878
- fisiológico, 878
- portossistêmico, 1135, 1136

Sífilis, 1327
Sinal(is), 4, 6
- cardinais do processo inflamatório, 222
- de alerta (*red flags*), 446
  de Auspitz, 1467
- de Chvostek, 190
- de Musset, 789

Sinapse(s), 44, 352
- elétricas, 352
- química, 352

Sinartroses, 1340
Sincondroses, 1340
Sincronização, 509
Síndrome(s), 5, 6
- adaptativa geral, 145
- alcoólica fetal, 96
- antifosfolipídica, 628
- - catastrófica, 628
- cardíaca X, 773
- compartimental, 1356, 1359
- coronariana aguda, 762, 763, 766
- cutâneas, 125
- da angústia respiratória
- - aguda, 828
- - do lactente, 871
- da anorexia-caquexia do câncer, 125
- da apneia obstrutiva do sono, 517, 519
- da fadiga crônica, 1399
- da fase avançada do sono-vigília, 512
- da imunodeficiência adquirida, 331, 1399
- da insuficiência cardíaca, 789
- da pele escaldada estafilocócica, 1453
- da sela vazia, 1187

- da valva mitral frouxa, 786
- da veia cava superior, 909
- da vestibulite vulvar, 1282
- das pernas inquietas, 516, 1022
- de Alagille, 1118
- de Alport, 1002
- de Angelman, 75
- de angústia respiratória, 913
- - aguda, 871, 951
- de Bartter, 183
- de Brown-Séquard, 459
- de Brugada, 849
- de Budd-Chiari, 1133
- de Chédiak Higashi, 312
- de Cushing, 125, 1206
- de DiGeorge, 307
- de disfunção de múltiplos órgãos, 829
- de dor regional complexa, 407
- de Down, 90
- de Dressler, 770
- de *dumping*, 1059
- de Eaton-Lambert, 125
- de embolia gordurosa, 1359
- de Fanconi, 1004
- de Gitelman, 183
- de Goodpasture, 999
- de Guillain-Barré, 443, 444
- de Horner, 557
- de insuficiência cardíaca aguda, 798
- de Kearns-Sayre, 93
- de Klinefelter, 92, 1236
- de Kostmann, 668
- de Laron, 1190
- de Liddle, 183
- de Lynch II, 1297
- de má absorção, 1103
- de Mallory-Weiss, 1075
- de Marfan, 83, 84
- de obstrução sinusoidal, 1133
- de osteoartrite, 1418
- de Potter, 981
- de Prader-Willi, 75
- de prostatite, 1255
- de Reiter, 1417
- de resistência à insulina, 1216
- de resposta inflamatória sistêmica, 234
- de sono-vigília sem padrão de 24 h, 511
- de Stevens-Johnson, 1465
- de Sturge Weber, 1486
- de Turner, 91
- de Weil, 253
- de Wiskott-Aldrich, 310
- de Zollinger-Ellison, 1084, 1086
- do câncer
- - de mama-ovário, 1297
- - familiar, 1297
- do cólon irritável, 1087
- do cone medular e da cauda equina, 460
- do coração partido, 778
- do cromossomo X frágil, 87
- do nó sinusal doente, 843
- do ovário policístico, 1295
- do QT
- - curto, 849
- - longo, 846
- do túnel do carpo, 444
- do X frágil, 83, 87
- dolorosa complexa regional, 1359
- dos cílios imóveis, 19

- dos linfonodos mucocutâneos, 815
- hepatorrenal, 1137
- medular
- - anterior, 460
- - central, 459
- metabólica, 725, 1213, 1215, 1216
- nefrítica aguda, 998
- nefrótica, 125, 1000
- neuroléptica maligna, 423
- paraneoplásica, 124, 125
- pós-concussão, 481
- pré-menstrual, 1304, 1305
- torácica aguda, 651
- X, 1216

Sintase do óxido nítrico, 704
Síntese, 105
- de hemoglobina, 638
- de proteínas, 1115
- e liberação de neurotransmissores, 353
- proteica dirigida por DNA, 70, 71

Sintoma(s), 4, 6
- cardeal de mania do transtorno bipolar, 532
- negativos, 529
- subjetivo, 6

Sinusoides, 1114
Sistema(s)
- arterial, 702
- auditivo, 587
- cinina, 231
- complemento, 231, 281, 284
- de alongamento de membros, 1353
- de analgesia, 398
- de ativação reticular, 360
- de classificação TNM, 129
- de condução do coração, 835, 836
- de contratransporte ou antiporte, 30
- de controle, 143
- de ductos genitais, 1231
- de *feedback*, 144
- de Havers, 1335
- de Purkinje, 836
- digestório, 1050
- endócrino, 1172
- fagocítico, 311
- genital
- - feminino, 1264
- - masculino, 1229, 1230
- geniturinário masculino, 1229, 1241
- hematopoético, 610
- hepatobiliar, 1113
- imunológico, 298, 302
- límbico, 373
- linfático, 706, 708
- motores, 429
- musculoesquelético, 1332, 1344
- nervoso
- - autônomo, 377, 378
- - entérico, 381, 1055, 1057
- - parassimpático, 381
- - periférico, 438
- - simpático, 379
- renina-angiotensina-aldosterona, 717
- respiratório, 858, 889
- sensoriais, 386
- somatossensorial, 386, 387
- talamocorticais, 505
- vascular, 702
- venoso, 703
- ventricular, 374

- vestibular, 601
Sistema(s)-tampão
- amônia, 204
- bicarbonato, 201
- proteína, 201
- químicos, 201
- tubulares, 203
Sístole, 689
- ventricular, 691
Sobrecarga
- circulatória, 175
- - associada a transfusão, 646, 648
- de pressão, 797
- do volume ventricular, 797
Sobrepeso, 1158
Somação
- espacial, 352
- temporal, 352
Somatomedinas, 1187
Somatopausa, 1190
Somatostatina, 1211
Sonambulismo, 519, 520
Sonda de hibridação de DNA, 264
Sonhos, 509
Sono, 505
Sons de Korotkoff, 789
"Soprador rosado", 937
Soroconversão, 332
Sorologia, 263
Splicing, 68
Staphylococcus
- *aureus*, 260, 261, 550, 891, 1453
- *epidermidis*, 550
Stents coronarianos, 769
Streptococcus, 891
- *pneumoniae*, 891, 897
- *pyogenes*, 253
Subluxação, 1346
- da patela, 1349
Substância(s)
- branca, 348
- cinzenta, 358
- - intermediária, 364
- - periaquedutal, 398
- de reação lenta de anafilaxia, 230
- negra, 448
- neuroquímicas, 526
- ototóxicas, 598
- própria, 554
- químicas, 55
Substituição por arrasto, 1386
Substrato, 1152
Sulco(s), 371
- calcarino, 373
- central, 372
- ungueal, 1439
Sulfassalazina, 1091
Sulfeto de selênio, 1452
Superantígenos, 330
Suporte mecânico, 802
Suprassegmentar, 360
Suprimento
- de oxigênio do miocárdio, 757
- sanguíneo renal, 961
Surdez, 93
- induzida por fatores ambientais, 598
Surfactante pulmonar, 864, 870
Suscetibilidade genética, 329

T

T. mentagrophytes, 1450, 1451
T. rubrum, 1450, 1451
T. tonsurans, 1450
Tabaco, 742
Tabagismo, 906
Tálamo, 370
Talas, 1353
Talassemias, 652
Tamponamento cardíaco, 754
Tanicitos, 376
Taquicardia(s)
- atriais, 844
- sinusal, 843
- supraventricular paroxística, 845
- ventricular, 847
Taxa
- de filtração glomerular, 964, 977
- de repolarização, 181
- metabólica basal, 1153
Taxanos, 133
Tazaroteno, 1468
Tecido(s), 14
- adiposo, 1152
- conjuntivo, 41
- corporais, 36
- cúbico, 39
- de apoio, 41
- de granulação, 236
- de suporte, 108
- epitelial, 37, 39
- escamoso, 39
- linfoide(s), 665
- - associado à mucosa, 297, 667, 1069
- - associado ao intestino, 1069
- - difuso, 667
- - secundários, 297
- muscular, 41
- nervoso, 44
- ósseo, 1334
- subcutâneo, 1438
Tecnologia(s)
- de DNA recombinante, 78
- de *microarrays*, 129
- de reprodução assistida, 1312
- do RNA interferente, 80
- genética, 77
Tegumento, 1432
Telangiectasias, 1137, 1489
Telômeros, 74
Tempo, 150
- de consolidação, 1355
- de duplicação, 115
- de vida, 112
Tendinite, 1340
Tendões, 1339, 1340, 1345
Tênias do cólon, 1095
Tensão
- da parede, 700
- de cisalhamento, 704
- superficial, 870
Tentório do cerebelo, 373
Teoria(s)
- da especificidade, 394
- da regurgitação/implantação, 1288
- da senescência celular, 61
- de controle das comportas para a dor, 394
- de estresse-diátese, 525

- de Sampson, 1288
- do padrão, 394
- evolutivas, 61
- metaplásica, 1288
- moleculares, 61
- neurogênica da bexiga hiperativa, 1041
- sobre a dor, 394
- vascular ou linfática, 1288
Terapia(s)
- comportamental, 1163
- de imagens mentais, 154, 403
- fibrinolítica, 768
- genética, 79
- hiperbárica com oxigênio, 241
- hormonal, 134
- transfusional, 642
Terbinafina, 1452
Terceiro
- espaço, 161
- estágio, 419
Terminação(ões)
- anuloespiral, 433, 435
- nervosas livres, 391
- primária, 433
Terminais axônicos, 44
Termogênese
- induzida pela dieta, 1153
- induzida por atividades que não exigem esforço, 1154
- relacionada com as condições ambientais, 1154
Termômetro auricular, 415
Termorregulação, 415
Terrores noturnos, 519, 520
Teste(s)
- com dímero D, 948
- de campo visual, 578
- de Chvostek, 190
- de Coombs, 653
- de desafio com oxigênio, 808
- de estimulação e supressão hormonal, 1181
- de estresse farmacológico, 760
- de função suprarrenal, 1203
- de glicemia aleatório, 1214
- de glicose plasmática em jejum, 1213
- de hemoglobina glicada, 1214
- de latências múltiplas do sono, 511
- de respiração única, 879
- de Romberg, 606
- de Sims Huhner, 1311
- de tolerância à glicose oral, 1214
- de Trousseau, 190
- direto de antiglobulina, 653
- do suor, 942
- ergométrico, 760, 850
- genéticos, 1181
- laboratoriais, 641
- pós-coito, 1311
Testículos, 1173, 1229, 1230, 1247
Testosterona, 1234, 1239
Tetracloreto de carbono, 54
Tetralogia de Fallot, 812
Tetraparesia, 434
Tetraplegia, 434, 459
Tiamina, 1156, 1479
Timo, 295
Timopoetina, 292
Timulina, 292
Tinha
- da face, 1450

- das mãos, 1451
- das unhas, 1451
- do corpo, 1450
- do couro cabeludo, 1451
- dos pés, 1451
- incógnita, 1452
- subungueal distal e lateral, 1451
- versicolor, 1452
Tinido, 596
Tipagem sanguínea, 642
Tireocalcitonina, 1338
Tireoglobulina, 1193
Tireoide, 1173
Tireoidite de Hashimoto, 187
Tireotoxicose, 1199
Tirosinase, 1435
Tofos, 1424
Tolerância, 297
- à dor, 399
- central, 326
- das células
- - B, 327
- - T, 327
- imunológica, 326, 329
- periférica, 327
Tomografia
- com emissão de pósitrons, 761
- computadorizada, 761
Tonofilamentos, 1434
Tonometria, 558
Tônus, 378
- muscular, 435, 437
Tórax em tonel ou barril, 937
Torção
- extravaginal, 1250
- femoral, 1377
- intravaginal, 1250
- testicular, 1250
- tibial, 1377
Torpor, 470
Torsade de pointes, 846, 849
Tosse, 886
Toxinas, 260
Trabéculas, 1332
Tração, 1353
- de pele, 1353
- esquelética, 1353
- manual, 1353
Traço de único gene, 75
Tracoma, 553
Transferência
- de imunidade da mãe para o feto/recém-nascido, 298
- dos alvéolos aos capilares, 882
- extracelular-intracelular do potássio, 180
Transferrina, 639
Translocação, 89
- recíproca, 89
- robertsoniana, 89
Transmigração, 228
- de leucócitos, 225
Transmissão
- da infecção pelo HIV, 331, 332
- de informação genética, 76
- sináptica, 352, 353
- vertical, 257
Transplante(s), 324, 1025
- de células-tronco, 313
- de coração, 802, 803

- de córnea, 556
Transporte
- ativo, 29, 35
- - primário, 30
- - secundário, 30, 965
- de oxigênio, 879, 882
- do dióxido de carbono, 200, 879, 883
- máximo, 965
- passivo, 28
- pela hemoglobina, 879
- vesicular, 27
Transposição
- das grandes artérias, 813
- dos grandes vasos, 805
Transtorno(s)
- alimentar(es), 1164, 1166
- - não especificado, 1167
- bipolar, 532
- cognitivos, 540
- da função neurológica, 345
- da memória e cognição, 535
- da resposta ao estresse, 152
- de acumulação, 534
- de ansiedade, 532
- de atraso de fase do sono, 512
- de compulsão alimentar, 1167
- de estresse pós-traumático, 153
- de pesadelo, 519
- de tricotilomania e escoriação, 534
- depressivo(s), 530
- disfórico pré-menstrual, 531, 1304
- dismórfico corporal, 534
- disruptivo da desregulação do humor, 531
- do humor, 530
- do movimento relacionados com o sono, 515
- do pânico, 533
- do pensamento, das emoções e da memória, 526
- do sono, 126, 510, 514
- do sono-vigília, 505
- neurocognitivos, 535
- obsessivo-compulsivo, 534
- por mudança no turno do trabalho, 513
- por uso abusivo de substâncias, 534
- psiquiátricos, 524, 528
- sintomáticos pré-menstruais, 1304
Traqueia, 861
Traqueíte bacteriana, 915
Tratamento, 127, 265
- de reposição hormonal, 1274
- dietético, 1026
- farmacológico, 404
Trato(s)
- longitudinais, 360
- neoespinotalâmico, 389
- paleoespinotalâmico, 389, 397
- uveal, 551, 556
Traumatismo(s), 1344
- da córnea, 555
- das estruturas musculoesqueléticas, 1344
Tremor, 450
- cerebelar, 448
- intencional, 448
- óptico, 580
Treponema pallidum, 1327
Tretinoína tópica, 1460
Triagem neonatal, 942
Tricomoníase, 1322
Trifosfato de adenosina, 1152
Troca(s)
- capilar-intersticial de líquidos, 707

- de cloreto e bicarbonato, 205
- de líquidos
- - capilares, 167
- - entre capilares e interstício, 162
- de potássio e hidrogênio, 205
- e transporte dos gases, 875
- gasosas, 920
- - entre a atmosfera e os pulmões, 867
- hidrogênio-potássio, 202
Trofozoítos, 256
Tromboangiite obliterante, 730, 732
Trombocitopatia, 631
Trombocitopenia, 629
- induzida por fármacos, 630
- induzida por heparina, 630
Trombócitos, 223, 620
Trombocitose, 627
- primária ou essencial, 627
Tromboembolia, 1359
Tromboflebite, 739
Trombopoetina, 617, 620
Trombose, 487, 762
- venosa, 125, 739
- - profunda, 464
Tronco
- encefálico, 367, 430
- pulmonar, 689
Tropomiosina, 42
Troponina, 42
Tuba(s)
- auditiva, 589
- uterinas, 1266, 1292, 1311
Tubérculos de Montgomery, 1278
Tuberculose, 899, 900
- do osso ou da articulação, 1363
- miliar, 901
- primária, 900
- progressiva primária, 901
Tubo neural, 357
Tubulinas, 18
Túbulo(s)
- coletor, 964, 966
- convoluto proximal, 964
- distal, 964, 966
- proximal, 965
- transversais ou T, 41
Tumefação, 222
Tumor(es), 1441
- cerebrais, 495
- de células gigantes, 1366
- de Wilms, 1006
- gliais, 495
- hipofisários, 1186
- malignos do rim, 1006
- metastáticos, 1139
- ósseos, 1365
- ovarianos, 1294
Túnica
- adventícia, 701
- conjuntiva da pálpebra, 552
- externa, 701, 713
- íntima, 713
- média, 701, 713
- vascular do bulbo, 556
Turgor cutâneo ou tecidual, 174

U

Ubiquitina, 48
Úlcera(s), 1442

- de Curling, 1085, 1476
- de Cushing, 1085
- de decúbito, 1477
- de estágio
- - I, 1478
- - II, 1478
- - III, 1478
- - IV, 1478
- de estresse, 1085
- de pressão, 1477, 1480
- do pé diabético, 1223
- pépticas, 1082
Ultrafiltrado de urina, 964
Ultrassonografia, 98, 978
Umbigo da membrana, 589
Umectantes, 1445
Unhas, 1439
Urease, 988
Ureia, 978
Uremia, 1018
Ureteroscopia, 978
Uretra, 1264
Urinálise, 976
Urobilinogênio, 1118
Urofluxometria, 1035
Urticária, 1464
Útero, 1266
Uveíte, 556

V

Vacinas
- contra hepatite B, 1126
- contra o câncer, 135
Vagina, 1266, 1281
Vaginite, 1283
Vaginose bacteriana, 1323
Valva(s)
- aórtica, 787
- cardíacas, 688
- da aorta, 689
- mitral, 689
- semilunar(es), 689
- - aórtica, 787
Valvotomia pulmonar, 812
Varfarina, 623
Variações
- da posição do útero, 1301
- de pele, 1445
Varicela, 1487
Varicela-zóster oftálmico, 555
Varicocele, 1250
Varizes, 737
Vasa recta, 967, 968
Vasculite, 727, 729, 1408
- de vasos de
- - grande calibre, 730
- - médio calibre, 730
- - pequeno calibre, 730
Vasoconstrição, 624
- induzida por hipoxia, 877

Vasodilatação, 227
Vasopressina, 146, 148, 171, 717, 718, 969
Vasos
- de resistência, 716
- retos, 963
- sanguíneos, 701, 713, 1438
- - cerebrais, 484
Veia, 714
Velocidade, 700
- de hemossedimentação, 618
- do fluxo, 699
Ventilação, 875, 920
- alveolar, 875
- pulmonar, 875
- voluntária máxima, 873
Ventrículo, 695
Verme, 369
Verruga(s), 1442, 1454
- não genitais, 1454
- palmar, 1454
- planas, 1454
- plantar, 1454
Vertigem, 604
- posicional paroxística benigna, 605
Vesícula(s), 1442
- biliar, 1139, 1140
- seminais, 1231
- sinápticas, 354
- urinária, 1031
Vestíbulo, 1264
Vestibulodinia localizada, 1282
Via(s)
- aeróbica, 24
- anterolateral, 387, 389
- auditivas centrais, 596
- centrais para a modulação da dor, 398
- cerebrocerebelar, 447
- colaterais de comunicação, 363
- coluna dorsal-lemnisco medial, 388
- corticopontina cerebelar, 447
- da caspase, 17
- discriminativa, 387, 388
- eferentes autonômicas, 378
- espinocerebelar, 447
- extrínseca, 60
- glicolítica anaeróbica, 24
- induzida pela mitocôndria, 60
- integrativas centrais, 381
- intrínseca, 60
- molecular e celular, 118
- motoras, 434
- neurais, 596, 603
- - ascendentes, 387
- nigroestriatal, 448
- ópticas, 575
- respiratórias, 858, 863
- - de condução, 858
- - nasofaríngeas, 860
- vestibulocerebelar, 447
Videonistagmografia, 606
Vilosidades aracnoides, 374

Viremia, 259
Virulência dos patógenos, 992
Vírus, 250, 889, 1454
- Epstein-Barr, 251
- hepatotrópicos, 1123
- influenza, 259
- - B e C, 892
- oncogênicos, 123
- sincicial respiratório, 916
- Zika, 269, 1329
Visão, 549
- escotópica ou noturna, 566
- fotópica, 566
Vísceras, 356
Vitamina, 1156
- A, 1156, 1479
- B_{12}, 1156
- C, 1156, 1479
- D, 186, 974, 1156, 1337, 1338
- K, 622, 1479
Vitiligo, 187, 1448
Vitrectomia, 565
Voltagem, 31
Volume(s)
- circulante efetivo, 168
- corpuscular médio, 641
- corrente, 873
- de líquido
- - extracelular, 162
- - intracelular, 162
- de reserva
- - expiratória, 873
- - inspiratória, 873
- de sangue arterial efetivo, 169
- diastólico final, 692, 790
- expiratório forçado, 874
- minuto, 874
- pulmonares, 873
- - e troca gasosa, 912
- residual, 873
- sistólico, 692, 693, 715
- - final, 692
Vólvulo, 1100
Vômitos, 134, 497, 1072, 1073
Vulva, 1264
Vulvodinia, 1282
- generalizada, 1282
- localizada, 1282

X

Xantomas, 724
Xeroderma pigmentoso, 54
Xerose, 1445

Z

Zigoto, 64
Zika, 1329
Zinco, 1157, 1479
Zoonoses reversas, 258